临床麻醉学
Clinical Anesthesia

第8版

主编　Paul G. Barash　　Bruce F. Cullen

　　　Robert K. Stoelting　　Michael K. Cahalan

　　　M. Christine Stock　　Rafael Ortega

　　　Sam R. Sharar　　Natalie F. Holt

主译　左明章　杨丽芳　苏殿三　易　杰

主审　（按姓氏笔画排序）

　　　王英伟　刘克玄　李　洪　张加强　董海龙

人民卫生出版社

·北京·

图书在版编目（CIP）数据

临床麻醉学 /（美）保罗·G.巴拉什
（Paul G. Barash）等主编；左明章等主译 . -- 北京：
人民卫生出版社，2025. 6. -- ISBN 978-7-117-37375-3

Ⅰ. R614
中国国家版本馆 CIP 数据核字第 2025WW1516 号

人卫智网	www.ipmph.com	医学教育、学术、考试、健康，购书智慧智能综合服务平台
人卫官网	www.pmph.com	人卫官方资讯发布平台

图字：01-2017-6558 号

临床麻醉学
Linchuang Mazuixue

主　　译：左明章　杨丽芳　苏殿三　易　杰
出版发行：人民卫生出版社（中继线 010-59780011）
地　　址：北京市朝阳区潘家园南里 19 号
邮　　编：100021
E - mail：pmph @ pmph.com
购书热线：010-59787592　010-59787584　010-65264830
印　　刷：三河市宏达印刷有限公司
经　　销：新华书店
开　　本：889×1194　1/16　　印张：118
字　　数：3489 千字
版　　次：2025 年 6 月第 1 版
印　　次：2025 年 8 月第 1 次印刷
标准书号：ISBN 978-7-117-37375-3
定　　价：899.00 元

打击盗版举报电话：010-59787491　E-mail：WQ @ pmph.com
质量问题联系电话：010-59787234　E-mail：zhiliang @ pmph.com
数字融合服务电话：4001118166　　E-mail：zengzhi @ pmph.com

临床麻醉学

Clinical Anesthesia

第 8 版

主编　Paul G. Barash　　　　Bruce F. Cullen
　　　　Robert K. Stoelting　　Michael K. Cahalan
　　　　M. Christine Stock　　 Rafael Ortega
　　　　Sam R. Sharar　　　　 Natalie F. Holt

主译　左明章　杨丽芳　苏殿三　易　杰

主审　（按姓氏笔画排序）
　　　　王英伟　刘克玄　李　洪　张加强　董海龙

译者　（按姓氏笔画排序）

丁　倩	马　锐	马剑波	王　一	王　震	王心怡	王宏伟	王境一
牛婉秋	毛庆祥	邓文涛	左明章	白　玉	曲宗阳	吕淼淼	朱晓凤
刘　建	刘伟华	闫春伶	孙　琛	孙焱芫	苏殿三	杜晓红	李　维
李　燕	李俊峰	杨　宁	杨丽芳	杨贵英	时胜男	谷长平	冷　焰
张　莹	张　圆	张　博	张宁晨	张宏业	陈　杨	陈　榕	陈梦媛
林　博	易　杰	罗　香	金　华	赵思文	侯立朝	姜　好	秦　霈
袁咏倩	党杨杰	钱璐璐	徐　铭	郭　翔	郭志佳	黄　琦	黄莉莉
曹学照	盖晓冬	彭显江	董一女	蒋　婷	景栋昆	谭　骁	魏毓良

审校　（按姓氏笔画排序）

于　晖	马　锐	王英伟	王海云	卢锡华	田　毅	田首元	华　震
刘克玄	孙　杰	严超男	杜晓红	李　洪	李　偲	李正迁	李治松
杨　冬	吴镜湘	宋丹丹	张　惠	张加强	张玮玮	陈力勇	易　斌
孟庆涛	赵思文	赵振龙	秦再生	都义日	聂　煌	顾卫东	顾健腾
葛圣金	董海龙	程宝莉	鲁开智	薛庆生			

人民卫生出版社
·北　京·

作者名单

Ramon Abola, MD
Assistant Professor
Department of Anesthesiology
Stony Brook Medicine
Stony Brook, New York

Ron O. Abrons, MD
Associate Professor
Department of Anesthesiology
The University of Iowa Hospitals and Clinics
Iowa City, Iowa

Shamsuddin Akhtar, MD
Associate Professor
Department of Anesthesiology and Pharmacology
Yale University School of Medicine
New Haven, Connecticut

Michael L. Ault, MD, FCCP, FCCM
Associate Professor of Anesthesiology, Medical Education,
    Neurological Surgery and Surgery
Chief and Fellowship Program Director, Section of Critical
    Care Medicine
Department of Anesthesiology
Northwestern University Feinberg School of Medicine
Chicago, Illinois

Douglas R. Bacon, MD, MA
Professor and Chair
Department of Anesthesiology
University of Mississippi Medical Center
Jackson, Mississippi

Gina C. Badescu, MD
Division of Cardiothoracic Anesthesiology
Maui Memorial Medical Center
Wailuku, Hawaii

Dalia Banks, MD, FASE
Clinical Professor
Division Chief of Cardiothoracic Anesthesiology
Director of Cardiothoracic Anesthesiology Fellowship
Clinical Director of Sulpizio CVC and PTU
University of California San Diego
San Diego, California

Paul G. Barash, MD
Professor Emeritus and Past Chair
Department of Anesthesiology
Yale University School of Medicine
Honorary Attending Anesthesiologist
Yale-New Haven Hospital
New Haven, Connecticut

John F. Bebawy, MD
Associate Professor of Anesthesiology & Neurological Surgery
Northwestern University
Feinberg School of Medicine
Chicago, Illinois

Itay Bentov, MD, PhD
Associate Professor
Anesthesiology and Pain Medicine
Adjunct Associate Professor
Department of Medicine
University of Washington School of Medicine
Harborview Medical Center
Seattle, Washington

Honorio T. Benzon, MD
Professor of Anesthesiology
Northwestern University Feinberg School of Medicine
Chicago, Illinois

Marcelle E. Blessing, MD
Assistant Professor of Anesthesiology
Yale University School of Medicine
New Haven, Connecticut

Michelle Y. Braunfeld, MD
Professor and Vice Chair
Department of Anesthesiology
David Geffen School of Medicine at UCLA
Chair, Department of Anesthesiology
Greater Los Angeles VA Hospital
Los Angeles, CA

Ferne R. Braveman, MD
Vice-Chair for Clinical Affairs
Director of Division of Obstetrical Anesthesiology
Professor of Anesthesiology and Obstetrics, Gynecology and
    Reproductive Medicine
Department of Anesthesiology
Yale School of Medicine
New Haven, Connecticut

Sorin J. Brull, MD, FCARCSI (Hon)
Professor of Anesthesiology
Department of Anesthesiology
Mayo Clinic College of Medicine
Mayo Clinic Florida
Jacksonville, Florida

Brenda A. Bucklin, MD
Professor of Anesthesiology
University of Colorado School of Medicine
Aurora, Colorado

Michael K. Cahalan, MD
Professor and Chair
Department of Anesthesiology
The University of Utah School of Medicine
Salt Lake City, Utah

Levon M. Capan, MD
Professor of Clinical Anesthesiology
New York University School of Medicine
Associate Director of Anesthesia Service
Bellevue Hospital Center
New York, New York

Louanne M. Carabini, MD
Assistant Professor
Department of Anesthesiology
Northwestern University Feinberg School of Medicine
Chicago, Illinois

Christopher G. Choukalas, MD, MS
Associate Clinical Professor
Department of Anesthesia and Perioperative Care
University of California, San Francisco
San Francisco VA Medical Center
San Francisco, California

Amalia Cochran, MD, MA
Associate Professor of Surgery
Vice-Chair of Education and Professionalism
University of Utah School of Medicine
Salt Lake City, Utah

Edmond Cohen, MD
Professor of Anesthesiology and Thoracic Surgery
Director of Thoracic Anesthesia
Icahn School of Medicine at Mount Sinai
New York, New York

Christopher M. Conley, MD
Clinical Assistant Professor of Anesthesiology
Boston University School of Medicine
Boston, Massachusetts

Christopher W. Connor, MD, PhD
Associate Professor of Anesthesiology and Biomedical
   Engineering
Department of Anesthesiology
Boston Medical Center
Boston, Massachusetts

C. Michael Crowder, MD, PhD
Allan J. Treuer Endowed Professor and Chair
Department of Anesthesiology and Pain Medicine
Adjunct Professor of Genome Sciences
University of Washington School of Medicine
Seattle, Washington

Marie Csete, MD, PhD
President and Chief Scientist
Huntington Medical Research Institutes
Pasadena, California
Professor of Anesthesiology
Keck USC School of Medicine
Los Angeles, California
Visiting Associate
Medical Engineering
California Institute of Technology
Pasadena, California

Bruce F. Cullen, MD
Emeritus Professor
Department of Anesthesiology and Pain Medicine
University of Washington School of Medicine
Seattle, Washington

Albert Dahan, MD, PhD
Department of Anesthesiology
Leiden University Medical Center
Leiden, The Netherlands

Rossemary De La Cruz, MD
Academic, Media, and Risk Management Associate
Department of Anesthesiology
Boston Medical Center
Boston, Massachusetts

Steven Deem, MD
Director, Neurocritical Care
Swedish Medical Center
Physicians Anesthesia Service
Clinical Professor of Anesthesiology
University of Washington
Seattle, Washington

Stephen F. Dierdorf, MD
Professor of Clinical Anesthesia
Department of Anesthesia and Perioperative Medicine
Medical University of South Carolina
Charleston, South Carolina

Karen B. Domino, MD, MPH
Professor and Vice-Chair for Clinical Research
Department of Anesthesiology and Pain Medicine
University of Washington School of Medicine
Seattle, Washington

Thomas J. Ebert, MD, PhD
Vice-Chair for Education
Professor of Anesthesiology
Medical College of Wisconsin and Zablocki VA Medical Center
Milwaukee, Wisconsin

Jan Ehrenwerth, MD
Professor Emeritus
Department of Anesthesiology
Yale University School of Medicine
New Haven, Connecticut

John H. Eichhorn, MD
Professor of Anesthesiology
College of Medicine
Provost's Distinguished Service Professor
Department of Anesthesiology
University of Kentucky Medical Center
Lexington, Kentucky

James B. Eisenkraft, MD
Professor
Department of Anesthesiology
Icahn School of Medicine at Mount Sinai
New York, New York

Alex S. Evers, MD
Henry S. Mallinckrodt Professor and Head
Department of Anesthesiology
Professor of Developmental Biology and Internal Medicine
Washington University School of Medicine
St. Louis, Missouri

Ana Fernandez-Bustamante, MD, PhD
Associate Professor
Department of Anesthesiology
University of Colorado School of Medicine
Aurora, Colorado

Lynne R. Ferrari, MD
Chief, Perioperative Anesthesia
Medical Director, Operating Rooms and Perioperative Programs
Department of Anesthesiology, Perioperative and Pain Medicine
Boston Children's Hospital
Boston, Massachusetts

Scott M. Fishman, MD
Professor, Department of Anesthesiology and Pain Medicine
Chief, Division of Pain Medicine
Vice-Chair, Department of Anesthesiology and Pain Medicine
Director, Center for Advancing Pain Relief
University of California Davis School of Medicine
Sacramento, California

Michael A. Fowler, MD, MBA
Assistant Professor
Residency Program Director
VCU Department of Anesthesiology
Richmond, Virginia

J. Sean Funston, MD
Professor
Department of Anesthesiology
The University of Texas Medical Branch
Galveston, Texas

Tong J. Gan, MD, MHS, FRCA
Professor and Chairman
Department of Anesthesiology
Stony Brook University
Stony Brook, New York

Steven I. Gayer, MD
Professor of Anesthesiology
University of Miami Health System
Miami, Florida

Sofia Geralemou, MD
Department of Anesthesiology
Stony Brook University Hospital
Stony Brook, New York

Loreta Grecu, MD
Clinical Associate Professor of Anesthesiology
Stony Brook University School of Medicine
Stony Brook, New York

Dhanesh K. Gupta, MD
Professor of Anesthesiology
Chief of Neuroanesthesiology
Department of Anesthesiology
Duke University Medical Center
Durham, North Carolina

Carin A. Hagberg, MD
Joseph C. Gabel Professor and Chair
Department of Anesthesiology
UTHealth Medical School
Houston, Texas

Matthew R. Hallman, MD
Assistant Professor
Department of Anesthesiology and Pain Medicine
University of Washington School of Medicine
Seattle, Washington

Kylene E. Halloran, MD
Assistant Professor of Anesthesiology
Dartmouth-Hitchcock Medical Center
Lebanon, New Hampshire

Stephen C. Haskins, MD
Assistant Anesthesiologist
Hospital for Special Surgery
Clinical Assistant Professor of Anesthesiology
Weill Cornell Medical College
New York, New York

J. Steven Hata, MD, MSc
Vice Chairman, Education Continuum
Center for Critical Care
Anesthesiology Institute
Cleveland Clinic
Cleveland, Ohio

Tara M. Hata, MD
Clinical Assistant Professor
Department of Pediatric Anesthesia
Cleveland Clinic
Cleveland, Ohio

Laurence M. Hausman, MD
Professor of Anesthesiology
Vice-Chair, Academic Affiliations
Director, Ambulatory Anesthesia
Department of Anesthesiology
Perioperative and Pain Medicine
Icahn School of Medicine at Mount Sinai
New York, New York

Salim M. Hayek, MD, PhD
Professor
Department of Anesthesiology
Case Western Reserve University
Chief, Division of Pain Medicine
University Hospitals Cleveland Medical Center
Cleveland, Ohio

Christopher L. Heine, MD
Assistant Professor
Department of Anesthesia and Perioperative Medicine
Medical University of South Carolina
Charleston, South Carolina

Thomas K. Henthorn, MD
Professor, Anesthesiology
Department of Anesthesiology
University of Colorado
Aurora, Colorado

Simon C. Hillier, MB, ChB
Professor
Departments of Anesthesiology and Pediatrics
Geisel School of Medicine
Dartmouth-Hitchcock Medical Center
Lebanon, New Hampshire

Natalie F. Holt, MD, MPH
Assistant Professor
Department of Anesthesiology
Yale University School of Medicine
Medical Director
Ambulatory Procedures Unit
VA Connecticut Healthcare System
West Haven, Connecticut

Robert S. Holzman, MD, MS (Hon), FAAP
Senior Associate in Perioperative Anesthesiology
Department of Anesthesiology, Perioperative and Pain Medicine
Boston Children's Hospital
Professor of Anesthesia
Harvard Medical School
Boston, Massachusetts

Harriet W. Hopf, MD
Professor and Vice-Chair
Department of Anesthesiology
University of Utah School of Medicine
Salt Lake City, Utah

Robert W. Hurley, MD, PhD
Professor and Vice-Chair
Department of Anesthesiology
Medical College of Wisconsin
Milwaukee, Wisconsin

Adam K. Jacob, MD
Associate Professor of Anesthesiology
Mayo Clinic College of Medicine
Rochester, Minnesota

Farid Jadbabaie, MD
Associate Professor of Medicine (Cardiology)
Director of Echocardiography Laboratory
VA Connecticut Healthcare System
Yale School of Medicine
New Haven, Connecticut

Rebecca L. Johnson, MD
Assistant Professor of Anesthesiology
Department of Anesthesiology
Mayo Clinic College of Medicine
Rochester, Minnesota

Sharma E. Joseph, MD
Instructor of Anesthesia
Boston University School of Medicine
Boston Medical Center
Boston, Massachusetts

Jonathan D. Katz, MD
Clinical Professor of Anesthesiology
Yale University School of Medicine
Professor of Anesthesiology
Frank H. Netter MD School of Medicine at Quinnipiac
  University
Attending Anesthesiologist
St. Vincent's Medical Center
Bridgeport, Connecticut

Christopher D. Kent, MD
Associate Professor
Department of Anesthesiology and Pain Medicine
University of Washington
Seattle, Washington

Meghan A. Kirksey, MD, PhD
Assistant Attending Anesthesiologist
Hospital for Special Surgery
Clinical Assistant Professor of Anesthesiology
Weill Cornell Medical College
New York, New York

Sandra L. Kopp, MD
Associate Professor of Anesthesiology
Department of Anesthesiology
Mayo Clinic College of Medicine
Rochester, Minnesota

Catherine Kuhn, MD
Director & Associate Dean, Graduate Medical Education
Designated Institutional Official
Professor of Anesthesiology
Department of Anesthesiology
Duke University
Durham, North Carolina

Jerrold Lerman, MD, FRCPC, FANZCA
Clinical Professor of Anesthesiology
Women and Children's Hospital of Buffalo
State University of New York
Buffalo, New York

Jerrold H. Levy, MD, FAHA, FCCM
Professor of Anesthesiology
Associate Professor of Surgery
Division of Cardiothoracic Anesthesiology and Critical Care
Duke University School of Medicine
Co-Director, Cardiothoracic ICU
Duke University Hospital
Durham, North Carolina

Adam D. Lichtman, MD, FASE
Associate Professor of Anesthesiology
Director of Vascular Anesthesia
Weill Cornell Medical College
New York Presbyterian Hospital
New York, New York

J. Lance Lichtor, MD
Department of Anesthesiology
Yale University School of Medicine
New Haven, Connecticut

Yi Lin, MD, PhD
Assistant Attending Anesthesiologist
Hospital for Special Surgery
New York, New York

Spencer S. Liu, MD
Clinical Professor of Anesthesiology
Weill College of Medicine at Cornell University
Department of Anesthesiology
Hospital for Special Surgery
New York, New York

Justin B. Long, MD, FAAP
Assistant Professor
Emory University School of Medicine
Department of Pediatric Anesthesiology
Children's Healthcare of Atlanta at Henrietta Egleston Hospital
    for Children
Atlanta, Georgia

Stephen M. Macres, MD, PharmD
Professor
Department of Anesthesiology and Pain Medicine
University of California Davis Medical Center
Sacramento, California

Peter Mancini, MD
Assistant Clinical Professor
Department of Anesthesiology
Yale University School of Medicine
New Haven, CT

Aaron J. Mancuso, MD
Assistant Professor of Anesthesiology
Geisel School of Medicine
Dartmouth-Hitchcock Medical Center
Lebanon, New Hampshire

Gerard Manecke, MD
Chair, Department of Anesthesiology
UCSD Medical Center
San Diego, California

Melissa M. Masaracchia, MD
Assistant Professor of Anesthesiology
Dartmouth-Hitchcock Medical Center
Geisel School of Medicine
Lebanon, New Hampshire

Joseph P. Mathew, MD, MHSC, MBA
Jerry Reves, MD, Professor and Chairman
Department of Anesthesiology
Duke University Medical Center
Durham, North Carolina

Kathryn E. McGoldrick, MD, FCAI (Hon)
Professor and Chair of Anesthesiology, Emeritus
Advisory Dean, Emeritus
New York Medical College
Valhalla, New York
Accreditation Council for Graduate Medical Education
Department of Institutional Accreditation
Chicago, Illinois

Joseph H. McIsaac III, MD, MS
Associate Clinical Professor of Anesthesiology
Associate Adjunct Professor of Biomedical Engineering
University of Connecticut
Avon, CT

Sanford M. Miller, MD
Clinical Professor (Emeritus) of Anesthesiology
NYU School of Medicine
Former Assistant Director of Anesthesiology
Bellevue Hospital Center
New York, New York

Shawn L. Mincer, MSW
Research Coordinator
Department of Anesthesiology and Pain Medicine
University of Washington
Seattle, Washington

Peter G. Moore, MBBS, PhD, FANZCA, FICM
Professor of Anesthesiology and Pain Medicine and Internal
    Medicine
University of California, Davis Health System
Sacramento, California

Candice Morrissey, MD, MSPH
Assistant Professor
Department of Anesthesiology
University of Utah
Salt Lake City, Utah

Michael J. Murray, MD, PhD
Department of Critical Care Medicine
Geisinger Medical Center
Danville, Pennsylvania

Sawyer A. Naze, MD
Resident
Department of Anesthesiology
Feinberg School of Medicine
Northwestern University
Chicago, Illinois

Steven M. Neustein, MD
Professor of Anesthesiology
Icahn School of Medicine at Mount Sinai
New York, New York

Marieke Niesters, MD, PhD
Department of Anesthesiology
Leiden University Medical Center
Leiden, The Netherlands

Mark C. Norris, MD
Director of Obstetric Anesthesia
Boston Medical Center
Clinical Professor of Anesthesiology
Boston University School of Medicine
Boston, Massachusetts

E. Andrew Ochroch, MD, MSCE
Professor of Anesthesiology, Critical Care, and Surgery
University of Pennsylvania
Philadelphia, Pennsylvania

Rafael Ortega, MD
Professor
Vice-Chairman of Academic Affairs
Department of Anesthesiology
Boston University School of Medicine
Boston, Massachusetts

Charles W. Otto, MD, FCCM
Professor of Anesthesiology
Associate Professor of Medicine
Department of Anesthesiology
University of Arizona College of Medicine
Tucson, Arizona

Frank Overdyk, MSEE, MD
Department of Anesthesiology
Roper St. Francis Health System
Charleston, South Carolina

Nathan Leon Pace, MD, MStat
Professor
Department of Anesthesiology
University of Utah
Salt Lake City, Utah

Paul S. Pagel, MD, PhD
Staff Physician
Anesthesiology Service
Clement J. Zablocki VA Medical Center
Milwaukee, Wisconsin

Ben Julian Palanca, MD, PhD, MSc
Assistant Professor
Department of Anesthesiology
Washington University School of Medicine
St. Louis, Missouri

Raymond S. Park, MD
Assistant in Perioperative Anesthesia
Department of Anesthesiology, Perioperative and Pain Medicine
Boston Children's Hospital
Instructor in Anaesthesia
Harvard Medical School
Boston, Massachusetts

Jeffrey J. Pasternak, MS, MD
Associate Professor of Anesthesiology
Mayo Clinic College of Medicine
Rochester, Minnesota

Albert C. Perrino Jr
Professor
Yale University School of Medicine
Chief, Anesthesiology
VA Connecticut Healthcare System
New Haven, Connecticut

Carly Peterson, MD, FRCPC
Division of Cardiothoracic Anesthesia
Department of Anesthesiology and Pain Medicine
University of Washington
Seattle, Washington

Andrew J. Pittaway, BM, BS FRCA
Associate Residency Program Director
Associate Professor
University of Washington
Attending Anesthesiologist
Department of Anesthesiology & Pain Medicine
Seattle Children's Hospital
Seattle, Washington

Mihai V. Podgoreanu, MD
Perioperative Genomics Program
Division of Cardiothoracic Anesthesia and Critical Care
Department of Anesthesiology
Duke University Medical Center
Durham, North Carolina

Wanda M. Popescu, MD
Associate Professor of Anesthesiology
Director, Thoracic and Vascular Anesthesia Division
Co-Director, Grand Rounds
Yale School of Medicine
New Haven, Connecticut

Karen L. Posner, PhD
Research Professor
Laura Cheney Professor in Anesthesia Patient Safety
Department of Anesthesia and Pain Medicine
University of Washington
Seattle, Washington

Jamie R. Privratsky, MD
Department of Anesthesiology
Duke University Medical Center
Durham, North Carolina

Donald S. Prough, MD
Rebecca Terry White Distinguished Professor
Chair of Anesthesiology
The University of Texas Medical Branch at Galveston
Galveston, Texas

Glenn Ramsey, MD
Professor
Department of Pathology
Feinberg School of Medicine
Northwestern University
Medical Director
Blood Bank
Northwestern Memorial Hospital
Chicago, Illinois

Kevin T. Riutort, MD, MS
USAP Colorado
Greenwood Village, Colorado

Gerardo Rodriguez, MD
Assistant Professor
Department of Anesthesiology
Boston University School of Medicine
Director, East Newton Surgical Intensive Care Unit
Boston Medical Center
Boston, Massachusetts

G. Alec Rooke, MD, PhD
Professor of Anesthesiology and Pain Medicine
University of Washington
Seattle, Washington

Stanley H. Rosenbaum, MA, MD
Professor of Anesthesiology, Internal Medicine and Surgery
Yale University School of Medicine
New Haven, Connecticut

Meg A. Rosenblatt, MD
Site Chair, Department of Anesthesiology, Mount Sinai West
Professor of Anesthesiology
Professor of Orthopaedics
Mount Sinai St. Luke's
New York, New York

William H. Rosenblatt, MD
Professor of Anesthesiology
Yale University School of Medicine
New Haven, Connecticut

Richard W. Rosenquist, MD
Chairman
Pain Management Department
Anesthesiology Institute
Cleveland Clinic
Cleveland, Ohio

Antonio F. Saad, MD, MFM/CCM
Fellow, Anesthesia and Obstetrics and Gynecology
University of Texas Medical Branch
Galveston, Texas

Aaron Sandler, MD
Assistant Professor of Anesthesiology
Department of Anesthesiology
Duke University
Durham, North Carolina

Barbara M. Scavone, MD
Professor of Anesthesia and Critical Care, and Obstetrics and
    Gynecology
University of Chicago
Chicago, Illinois

Corey Scher, MD
Clinical Professor of Anesthesiology
New York University School of Medicine-Bellevue Hospital Center
New York, New York

Jeffrey J. Schwartz, MD
Associate Professor
Department of Anesthesiology
Yale University School of Medicine
New Haven, Connecticut

Sam R. Sharar, MD
Professor
Vice-Chair for Faculty Affairs and Development
Department of Anesthesiology and Pain Medicine
University of Washington School of Medicine
Seattle, Washington

Aarti Sharma, MD
Associate Professor of Clinical Anesthesiology
Department of Anesthesiology
Weill Cornell Medical College
New York Presbyterian Hospital
New York, New York

Benjamin M. Sherman, MD
Cardiothoracic Anesthesiology
TeamHealth Anesthesia
Legacy Good Samaritan Hospital
Portland, Oregon

Nikolaos J. Skubas, MD, DSc, FASE, FACC
Professor of Anesthesiology and Cardiothoracic Surgery
Weill Cornell Medicine
Director, Cardiac Anesthesia
NewYork-Presbyterian Hospital
New York, New York

Hugh M. Smith, MD
Assistant Professor of Anesthesiology
Department of Anesthesiology and Perioperative Medicine
Mayo Clinic
Rochester, Minesota

Terry Smith, PhD
Associate Professor
Department of Anesthesiology
Leiden University Medical Center
Leiden, The Netherlands

Ellen M. Soffin, MD, PhD
Assistant Attending Anesthesiologist
Hospital for Special Surgery
New York, New York

Karen J. Souter, MB, BS, FRCA, MACM
Professor
Department of Anesthesiology and Pain Medicine
University of Washington
Seattle, Washington

Bruce D. Spiess, MD, FAHA
Professor and Associate Chair (Research)
Department of Anesthesiology
University of Florida
Gainesville, Florida

Mark Stafford-Smith, MD, CM, FRCP
Professor of Anesthesiology
Vice-Chair of Education
Fellowship Education Director
Adult Cardiothoracic Anesthesiology Fellowship
Department of Anesthesiology
Duke University Medical Center
Durham, North Carolina

Andrew F. Stasic, MD
Associate Professor of Clinical Anesthesia
Department of Anesthesia
Indiana University School of Medicine
Riley Hospital for Children
Indianapolis, Indiana

Randolph H. Steadman, MD, MS
Professor and Vice-Chair
Department of Anesthesiology and Perioperative Medicine
UCLA Health System
Los Angeles, California

Robert K. Stoelting, MD
Emeritus Professor and Past Chair
Department of Anesthesia
Indiana University School of Medicine
Indianapolis, Indiana

M. Christine Stock, MD
Professor
Department of Anesthesiology
Feinberg School of Medicine
Northwestern University
Chicago, Illinois

David F. Stowe, MD, PhD
Professor of Anesthesiology and Physiology
Anesthesia Service, Clement J. Zablocki Veterans Affairs
  Medical Center
Departments of Anesthesiology and Physiology
Medical College of Wisconsin
Milwaukee, Wisconsin

Wariya Sukhupragarn, MD
Associate Professor
Department of Anesthesiology
Faculty of Medicine
Chiang Mai University
Chiang Mai, Thailand

Santhanam Suresh, MD, FAAP
Arthur C. King Professor and Chair
Department of Pediatric Anesthesiology
Ann and Robert H. Lurie Children's Hospital of Chicago
Northwestern University Feinberg School of Medicine
Chicago, Illinois

Christer H. Svensén, MD, PhD, Lt Cdr, EDA, MBA
Professor, Senior Consultant
Director of Doctoral Education
KarolinskaInstitutet
Department of Clinical Science and Education
Section of Anaesthesiology and Intensive Care
Södersjukhuset, Stockholm, Sweden
Associate Professor,
University of Texas Medical Branch,
UTMB Health, Department of Anesthesiology
Galveston, Texas

Martin Szafran, MD
Assistant Professor
Department of Anesthesiology
Stony Brook University
Stony Brook, New York

Paul C. Tamul, DO
Assistant Professor
Departments of Anesthesiology and Neurological Surgery
  Feinberg School of Medicine
Northwestern University
Chicago, Illinois

Stephen J. Thomas, MD
Topkin-Van Poznak Professor and Vice-Chairman
Department of Anesthesiology
Weill Medical College
Cornell University
Attending Anesthesiologist
New York Presbyterian Hospital
New York, New York

Ban C. H. Tsui, Dip Eng, BSc, MSc, MD, FRCP
Pediatric and Adult Anesthesiologist
Alberta Heritage Foundation for Medical Research Clinical Scholar
Site Chief, Anesthesia
Cross Cancer Institute, Edmonton
Professor
Department of Anesthesiology and Pain Medicine
Stollery Children's Hospital/University of Alberta Hospital
Edmonton, Alberta, Canada

Cristiane M. Ueno, MD
Assistant Professor
Division of Plastic, Hand and Reconstructive Surgery
West Virginia University
Morgantown, West Virginia

Elizabeth A. Valentine, MD
Assistant Professor
Department of Anesthesiology and Critical Care
Perelman School of Medicine at the Hospital of the University
  of Pennsylvania
Philadelphia, Pennsylvania

Amy E. Vinson, MD, FAAP
Assistant in Perioperative Anesthesia
Department of Anesthesia, Perioperative and Pain Medicine
Boston Children's Hospital
Instructor in Anaesthesia
Harvard Medical School
Boston, Massachusetts

J. Scott Walton, MD
Associate Professor
Department of Anesthesia and Perioperative Medicine
Medical University of South Carolina
Charleston, South Carolina

Cindy J. Wang, MD
Assistant Professor of Anesthesiology
Weill Cornell Medicine
New York, New York

Mary E. Warner, MD
Associate Professor of Anesthesiology
Mayo Clinic College of Medicine
Rochester, Minnesota

Cynthia A. Wong, MD
Professor and Chair
Department of Anesthesia
University of Iowa Carver College of Medicine
Iowa City, Iowa

James R. Zaidan, MD, MBA
Professor and Chair Emeritus
Department of Anesthesiology
Emory University School of Medicine
Atlanta, Georgia

Joshua Zimmerman, MD
Associate Professor
Director of Perioperative Echocardiography
Department of Anesthesiology
University of Utah School of Medicine
Salt Lake City, Utah

译者名单

丁 倩	西安国际医学中心医院	张 莹	北京大学第一医院
马 锐	西安交通大学附属儿童医院	张 圆	天津市南开医院
马剑波	陆军军医大学附属西南医院	张 博	中国医学科学院 北京协和医院
王 一	西安交通大学附属儿童医院	张宁晨	中国医学科学院 北京协和医院
王 震	陆军特色医学中心	张宏业	北京医院 国家老年医学中心
王心怡	天津市第三中心医院	陈 杨	重庆市第七人民医院（重庆理工大学附属中心医院）
王宏伟	浙江省立同德医院		
王境一	中国医学科学院 北京协和医院	陈 榕	武汉大学人民医院 湖北省人民医院
牛婉秋	上海同济大学医学院附属第十人民医院麻醉科	陈梦媛	空军军医大学 西京医院
		林 博	福建医科大学附属第一医院
毛庆祥	陆军军医大学大坪医院	易 杰	中国医学科学院 北京协和医院
邓文涛	南方医科大学南方医院	罗 香	中国医学科学院整形外科医院
左明章	北京医院 国家老年医学中心	金 华	云南省第一人民医院
白 玉	河南省肿瘤医院 郑州大学附属肿瘤医院	赵思文	中国医学科学院整形外科医院
曲宗阳	北京医院 国家老年医学中心	侯立朝	厦门大学医学中心 厦门大学附属翔安医院
吕淼淼	郑州大学第二附属医院	姜 妤	南方医科大学南方医院
朱晓凤	空军军医大学第三附属医院	秦 霖	西安交通大学附属儿童医院
刘 建	南方医科大学南方医院	袁咏倩	浙江大学医学院附属第一医院
刘伟华	天津市第一中心医院	党杨杰	西安交通大学附属儿童医院
闫春伶	北京医院 国家老年医学中心	钱璐璐	北京医院 国家老年医学中心
孙 琛	中国医学科学院 北京协和医院	徐 铭	复旦大学附属华山医院
孙焱芫	深圳大学总医院	郭 翔	北京医院
苏殿三	浙江大学医学院附属第一医院	郭志佳	山西医科大学第一医院
杜晓红	南昌大学附属第二医院	黄 琦	上海交通大学医学院附属胸科医院
李 维	武汉大学人民医院 湖北省人民医院	黄莉莉	上海交通大学医学院附属仁济医院
李 燕	哈尔滨医科大学附属第四医院	曹学照	中国医科大学附属第一医院
李俊峰	北京医院 国家老年医学中心	盖晓冬	复旦大学附属中山医院
杨 宁	北京医院 国家老年医学中心	彭显江	西安交通大学附属儿童医院
杨丽芳	西安交通大学附属儿童医院	董一女	南方医科大学南方医院
杨贵英	陆军军医大学 第二附属医院	蒋 婷	西安交通大学附属儿童医院
时胜男	北京医院 国家老年医学中心	景栋昆	陆军军医大学附属西南医院
谷长平	山东省立医院	谭 骁	中国医学科学院 北京协和医院
冷 焰	西安交通大学附属儿童医院	魏毓良	中国医学科学院 北京协和医院

审校者名单

于　晖	北京医院 国家老年医学中心	张加强	河南省人民医院
马　锐	西安交通大学附属儿童医院	张玮玮	山西省人民医院
王英伟	复旦大学附属华山医院	陈力勇	陆军军医大学大坪医院
王海云	天津市第三中心医院	易　斌	陆军军医大学附属西南医院
卢锡华	郑州大学附属肿瘤医院	孟庆涛	武汉大学人民医院 湖北省人民医院
田　毅	海口市人民医院	赵思文	中国医学科学院整形外科医院
田首元	山西省人民医院	赵振龙	南方医科大学南方医院
华　震	北京医院 国家老年医学中心	侯立朝	厦门大学医学中心 厦门大学附属翔安医院
刘克玄	南方医科大学南方医院	秦再生	南方医科大学南方医院
孙　杰	东南大学附属中大医院	都义日	内蒙古医科大学第一附属医院
严超男	厦门大学医学中心 厦门大学附属翔安医院	聂　煌	空军军医大学 西京医院
杜晓红	南昌大学附属第二医院	顾卫东	复旦大学附属华东医院
李　洪	陆军军医大学 第二附属医院	顾健腾	陆军军医大学附属西南医院
李　偲	南方医科大学南方医院	葛圣金	复旦大学附属中山医院
李正迁	北京大学第三医院	董海龙	空军军医大学 西京医院
李治松	郑州大学第二附属医院	程宝莉	浙江大学医学院附属第一医院
杨　冬	中国医学科学院整形外科医院	鲁开智	陆军军医大学附属西南医院
吴镜湘	上海交通大学医学院附属胸科医院	薛庆生	上海交通大学医学院附属瑞金医院
宋丹丹	北部战区总医院		
张　惠	空军军医大学第三附属医院		

译者序

《临床麻醉学》系列著作自其诞生以来，便以其独特的魅力吸引着无数麻醉学者的目光。每一版都承载着编者的心血与智慧，不断融入最新的科研成果和教学实践，为麻醉学的发展注入了源源不断的活力。

如今，我们迎来了《临床麻醉学》第8版的问世。这一版不仅继承了前几版的优点，更在内容和形式上进行了全面升级。全书共10篇，59个章节和7个附录，包括麻醉的历史与执业情况、麻醉的基础科学和原理、麻醉的核心监护原则、麻醉药物和辅助药物、麻醉术前评估和围手术期监测、基础麻醉管理、外科各专业手术麻醉、择期手术的麻醉、麻醉后管理、重症监护和疼痛管理等，内容全面，非常适合麻醉专业医学生、研究生、住院医师、规培医生和从事麻醉专业的医务工作者参考和学习。

在翻译过程中，我们深感责任重大。为了确保译文的准确性和流畅性，我们团队付出了巨大的努力。我们反复研读原文，深入理解每一个概念和术语，力求做到忠实传达原意。同时，我们也充分借鉴了国内外相关领域的最新研究成果，对译文进行了必要的补充和完善。

我们要特别感谢原书编者的辛勤工作和卓越贡献。他们不仅为我们提供了宝贵的专业资源，更以其深厚的学术功底和严谨的治学态度为我们树立了榜样。此外，我们还要感谢所有的翻译者和校对者，感谢为本书翻译工作提供帮助和支持的人员，包括编辑、校对、排版等各个环节的工作人员。正是他们的共同努力，才使得本书得以顺利出版。本书的出版得到了国家自然科学基金(82174493)、西安英才计划领军(创新)人才(XAYC210024)、陕西省科技厅重点项目-关键核心技术攻关项目(2024SF-GJHX-21)、陕西省卫生健康科研创新能力提升计划立项项目(2024TD-20)等多项课题的资助，在此一并表示感谢！

翻译本书的过程中，我们深刻体会到麻醉学对人类医学事业的重要性。麻醉专业的发展和进步，不仅极大地减轻了患者的痛苦，更为手术的成功提供了安全保障，确保了围手术期患者的安全，共同促进手术患者的加速康复。因此，我们希望通过这部译作，能够让更多的读者了解麻醉学的魅力，激发他们对这一领域的兴趣和热情。

最后，我们要向所有读者表示衷心的感谢。我们期待这部译作能够为中国麻醉学事业的发展贡献一份力量，同时也希望它能够成为广大麻醉专业工作者学习和研究的重要参考。

左明章　杨丽芳　苏殿三　易　杰

前言

这本教科书凝聚了所有编辑的心血和投入，必须特别感谢 Rafael Ortega 博士及其团队，包括 Faina Kotova 博士和 Rosemary De La Cruz 博士（波士顿大学麻醉学系），他们为本书临床案例的创建做出了巨大贡献。

本版教科书的重要更新包括新增的心血管药理学章节，以及在自主神经药理学章节中针对自主神经药物的专门讨论。我们扩展了附录内容，加入了经胸超声心动图（包括 FAST 和 FOCUS 检查）的部分，展示了这一强大成像技术的核心临床应用。"临床更新"部分深受读者喜爱，是了解当代医学文献的一种方式，在第 8 版中篇幅更大。重要的是，职业危害章节已得到扩展，显著强调了医生健康（情感因素、营养、生活方式干预和正念）这一话题。

在本版中，我们欢迎两位新编辑的加入：Sam Sharar 博士和 Natalie Holt 博士。他们都对《临床麻醉学》系列丛书的后勤工作有丰富的经验。Sam 在我们针对麻醉学早期学生和学员的新书《临床麻醉学基础》中发挥了重要作用，而娜塔莉则一直负责上述的"临床更新"部分。

我们向所有作者表达诚挚的感谢，正是他们渊博的知识、辛勤的工作、无私的奉献以及及时的交稿，使我们能够在紧张的编写日程中保持高质量。读者们提出的意见对《临床麻醉学》持续改进的编辑过程起到了重要作用。同时，我们也感谢包括 Gail Norup 在内的行政助理们。我们还要感谢沃尔特斯·科鲁维尔出版社的编辑 Keith Donnellan，他致力于追求卓越。最后，我们特别感谢策划编辑 Grace Caputo 和 Brendan Huffman、市场经理 Dan Dressler，以及阿普塔拉的生产经理 Chris Miller，他们日常的辛勤管理使得本书的出版超出了编辑们的预期。

正如我们在前几版中指出的那样，麻醉的发现与应用是美国医学对人类做出的最重大贡献。如果没有麻醉学先驱们的远见卓识，现代外科手术的重大成就是不可能实现的。外科医生兼作家阿图尔·葛文德（Atul Gawande）在《新英格兰医学杂志》上发表的《外科手术两百年》（*Two Hundred Years of Surgery*）一文中也表达了同样的观点：

引发变革的关键火花——不仅改变了外科手术的未来，也改变了整个医学领域的未来的那一刻——是 1846 年 11 月 18 日，亨利·雅各布·比格洛（Henry Jacob Bigelow）发表的开创性报告《通过吸入麻醉产生手术过程中的无痛感》（*Insensibility during Surgical Operations Produced by Inhalation*）。

编辑们期望，《临床麻醉学》的每一页都能唤起读者身为麻醉医生的自豪感，以及对该专业为人类福祉所取得的成就而感到骄傲。

Paul G. Barash, MD

Bruce F. Cullen, MD

Robert K. Stoelting, MD

Michael K. Cahalan, MD

M. Christine Stock, MD

Rafael Ortega, MD

Sam R. Sharar, MD

Natalie F. Holt, MD

（郭翔 译，赵思文 校）

目录

第一篇 介绍与回顾

第1章 麻醉的历史

Adam K. Jacob　Sandra L. Kopp　Douglas R. Bacon　Hugh M. SmitH

要点

1. 从历史的角度看，特别是相对于外科或内科来说，麻醉学是一门年轻的专业。
2. 经过许多人的观察和实验，麻醉学的发现经过了数十年的积累，而在某些情况下，我们仍在探索中。例如，理想的挥发性麻醉药尚未被发现。
3. 我们目前许多麻醉设备都是麻醉医师对现有工具不满并需要更好的工具来妥善麻醉患者的直接结果。
4. 许多安全标准的建立，是那些对现状感到沮丧的麻醉医师为了防患于未然所做的工作。
5. 区域麻醉是由一名实习医师的偶然观察发现的，他后来成为成功的眼科医师。
6. 疼痛医学开始是由区域麻醉医学延伸发展而来。
7. 麻醉专业组织在确立教育和熟练程度的高标准方面发挥了关键作用，而这又反过来定义了该专业。
8. 呼吸危重症医学始于麻醉医师使用正压通气来帮助脊髓灰质炎受害者的需求。
9. 手术麻醉和医师在其管理方面的专业化，使得能够为危重症患者进行越来越复杂的手术操作。

　　无充分镇痛的手术对于当代读者可能很残忍，并且我们容易忽略无麻醉行手术的事实。Fanny Burney 是一名 19 世纪早期的著名文学艺术家。她在"葡萄甜酒"的单一麻醉下，忍受行乳房切除术，手术在 7 名男性助手的帮忙按压下开始。"当那可怕的铁具穿过静脉 - 动脉 - 血管 - 神经插入乳房，我的泪水止不住地流下。我开始尖叫，持续整个过程，那种叫声甚至现在还在我的耳中徘徊不去！简直太疼了。噢，老天！我感觉到刀片在胸部的骨头上刮划，而我一直处于不能言语的清醒状态。"[1]Burney 的描述说明人们往往低估了麻醉对人类状况的影响。麻醉学创始人之一的 William

Thomas Green Morton,他的墓志铭总结了麻醉学的贡献为:"麻醉学出现前的手术,都是痛苦的。"[2]尽管大多数人类文明中包括很多减少患者疼痛的方法,但依据麻醉学当代的意义,其开端可追溯至19世纪中期。从了解手术疼痛,到逐步发展至术中如何保证患者安全、无痛并无意识的观念是一部引人入胜的故事,本章将就这一主题进行阐述。

麻醉医师和其他医师不一样:我们是控制气道和紧急复苏的专家;我们是实时的心肺学家,保证麻醉患者的血流动力学和呼吸稳定;我们是药理学和生理学家,计算适当的药物剂量并达到预期反应;我们是术后护理和保证患者安全的大师;我们是麻醉评估的内科医师;我们是跨越所有医学领域的疼痛专家,并在疼痛门诊和产房使用专门技术;我们管理重症监护病房的重患和外伤者;我们是神经病学家,可选择性使用区域技术阻滞交感神经、感觉或运动功能;我们是受过培训的研究者,发现科学奥秘和临床现象。

麻醉学是由专业技术、设备、药物和知识组成的,它像树木年轮一样成长着。当代的麻醉学,是由无数人的努力和几世纪的偶然发现积累而成,其每个组成部分都或多或少是一种新发现,并反映着我们前辈的经验、知识和创新。历史的验证能让我们理解上述的演变。麻醉的历史知识,可增进对现状的理解,并预言专业的发展方向。

乙醚发现前的麻醉

生理和心理麻醉

Edwin Smith 手术羊皮卷是已知最古老的记录手术的文献,描述了埃及外科医师在公元前3000—公元前2500年完成的48个病例。尽管这篇非凡的外科专著中没有直接提到减轻患者疼痛或痛苦的方法,但同时期的埃及象形文字,展示了一位外科医师在给患者做手部手术时压迫肘窝部位神经的情景。另一个图像展示了一位患者行手掌手术过程中压迫自己的臂丛神经[3]。在16世纪,军医 Ambroise Paré 熟练掌握了神经压迫的方法,在某种意义上创立了麻醉。

医学同样从冰和雪的自然冷冻特性中受益。几个世纪以来,解剖标本只能在冬季进行,因为更冷的温度能够延缓尸体腐烂。在17世纪,Marco Aurelio Severino 描述了"冷冻麻醉"技术:把雪放置与切口平面平行,几分钟内就使其麻木。该技术因无法解决全年储藏雪这一难题,而没有广泛使用[4]。Severino 也在白喉流行期间,通过实施气管切开术并插入套管,以保持气道的通畅,因而拯救了无数生命而著名[5]。

正式对心理进行干预以缓解手术疼痛,是由法国医师 Charles Dupotet 和 Jules 在18世纪20年代晚期和催眠一起进行的,然后称为催眠术。虽然之前经过几十年的正式调查,Anton Mesmer 的工作被法国科学院质疑,但是 Dupotet 和 Cloquet 的支持者坚持实施催眠试验,并且向医学院恳求重新考虑它的应用[6]。在1828年的一场参加人数众多的演示中,Cloquet 对一名64岁的患者进行了乳房切除术,据报道她一直维持在平静的睡眠状态中。这次演示给英国医师 John Elliotson 留下了深刻的印象,他后来成为19世纪30和40年代英格兰催眠运动的领军人物。在创新和快速采用新进展的年代,Elliotson 进行了催眠术演示,并于1843年出版了《催眠状态:许多没有痛苦的外科手术病例》。当1846年,著名外科医师 Robert Liston 在英格兰首次演示使用乙醚麻醉的手术时,催眠术被摒弃,并表示:"美国佬的这个东西彻底击败了催眠术[7]。"

早期镇痛药和催眠药

Dioscorides 是一名公元1世纪的希腊医师,他评论了曼陀罗的镇痛作用,曼陀罗是一种从曼德拉植物的树皮和叶子上制备的药物。他观察到这种植物材料可以在酒中煮沸、过滤,并用于"准备切开或烧灼消毒的患者,希望产生麻醉效果时[8]"。直到17世纪,曼陀罗仍在使用,使患者受益。从第9世纪到13世纪,催眠海绵是在手术期间提供镇痛的一种主导模式。曼德拉叶子里混入龙葵、罂粟和其他草药一起煮沸,烘干在海绵上。手术前,将海绵重新放入热水中,放在患者鼻子的下方。在皮下注射和常规静脉通路使用之前,口服和吸入是已知的仅有的给药途径,以获得全身效果。根据已发表的报道,这种催眠海绵中通常含有不同剂量的吗啡和东莨菪碱,这些药物在现代麻醉仍被使用[9]。

乙醇是乙醚之前的另一种医疗用药,因为它被认为会引起麻木和减弱疼痛的影响。虽然乙醇是一种中枢神经系统的抑制剂,但在可使用的剂量内,对于实际的手术疼痛起到的镇痛作用很小。

Fanny Burney 记述了乙醇作为麻醉药的作用很小。乙醇不仅镇痛作用小，而且对减少术中记忆也没有帮助。阿片酊是阿片的一种乙醇溶液，在 16 世纪首先由 Paracelsus 混合而成。它在维多利亚浪漫主义时期应用很广泛，并成为各种各样疾病的处方，从普通感冒到肺结核。虽然在某些情况下被适当地用作镇痛药，阿片酊经常被误用和滥用。保姆用阿片酊来使啼哭的婴儿安静，许多上流社会的妇女、诗人和艺术家滥用，因其成瘾性成为受害者。

19 世纪的前 30 年，Seisyu Hanaoka 在日本施行了一台手术，并称其为全身麻醉[10]。在 20 世纪后期，以 Hanaoka 麻醉方法命名的手稿《开始使用 Mafutsuto》被翻译成英语。由 Hajime Matsuoka 所著的手稿详细介绍了麻醉前的评估、麻醉时间和手术时间。原稿中表明应注意确保适当的照明，建议在中午进行手术；同时指出手术不应该持续超过 2 小时，因为无法补充术中液体或血液损失。原稿中也包含了一部分术后护理[11]。

吸入麻醉药

多年来，氧化亚氮一直因其引起头晕目眩的功能而被人熟知，而且经常被那些寻找刺激感的人吸入。它是在加热存在铁屑的硝酸铵而制成的。在储存之前，生成的气体经过水，清除有毒的氮氧化物。氧化亚氮最早在 1773 年，由英国人 Joseph Priestley 首次制备。他是位牧师和科学家，也是伟大的化学先驱者之一。他没有经过正式的科学培训，Priestley 就制备和研究了几种气体，包括氧化亚氮、氨、二氧化硫、氧气、一氧化碳和二氧化碳。

在 18 世纪末的英国，人们设想矿物质水和气体对健康的有益作用，产生强烈兴趣，特别是在治疗维生素 C 缺乏症、肺结核和其他疾病方面。Thomas Beddoes 在靠近 Bristol 市的 Hotwell 小型矿泉区，开设了他的气体研究所，研究吸入气体的有益作用。他在 1798 年雇用了 Humphry Davy 在这进行项目研究。Davy 对几种气体都进行了卓越的研究，但将他的大部分注意力集中在氧化亚氮上。他将人体实验结果以及气体的物理性质，发表在 1800 年出版的著作——《氧化亚氮》上，有 580 页之厚。在这部令人印象深刻的著作当中，如今被人记住的是一些偶然的观察发现。Davy 指出氧化亚氮可以暂时性减轻严重的头痛，消除轻微的头痛，并可快速止住剧烈的牙痛。这本书最常被引用的是写得很随意的一句话："由于氧化亚氮在其广泛的手术中似乎能够消除身体疼痛，它可能在没有大量出血的外科手术中使用有优势。"[12] 这也许是手术麻醉药发现史上最著名的一次"错失机会"。关于氧化亚氮，Davy 留给后世深远的影响是用"笑气"来形容它的独特性质。

接近发现：Hickman，Clarke，Long 和 Wells

随着 19 世纪的发展，社会对疼痛的态度也随之改变。也许最好的例子展示在浪漫主义诗人的作品里[13]。因此，人们开始努力减轻疼痛，值得一提的是几个更接近突破的事件。一名叫 Henry Hill Hickman 的英国外科医师特意寻找一种吸入麻醉药以减轻患者的疼痛[14]。Hickman 使用高浓度的二氧化碳对老鼠和狗进行试验。二氧化碳具有一定的麻醉作用，表现为他的实验动物对切皮没有反应，但是未能确定动物是否因为缺氧而没有知觉，还是被麻醉。Hickman 的理念是宏大的，而他选择的药物却是令人遗憾的。

现代手术麻醉药的发现一直与吸入麻醉药有关。现在被熟知的乙醚，被发现已经几个世纪了，它可能最早是由 8 世纪阿拉伯哲学家 Jabir-ibn Hayyan，或者是由 13 世纪的欧洲炼金术士 Raymond Lully 所合成的，但肯定是在 16 世纪被人们熟知的，由 Valerius Cordus 和 Paracelsus 通过蒸馏硫酸（浓硫酸）和加乙醇的葡萄酒，生产一种叫硫酸醚甜酒（硫酸甜油）来制备的。观察吸入剂对人体的影响，是乙醚发现史上首次"擦肩而过"，其中之一是 Paracelsus 观察到乙醚会使鸡进入睡眠状态，并且唤醒后安然无恙。他一定注意到了乙醚的止痛功效，因为他报告并推荐可用于疼痛性的疾病。

此后的 3 个世纪，这种简单的化合物，仅偶尔作为治疗药物使用。它的一些属性被验证过，但没有引起英国不同权威的科学家：Robert Boyle，Isaac Newton，和 Michael Faraday 持久的兴趣，他们中没有人把它和手术麻醉的概念联系起来。乙醚常规应用仅作为一种廉价的娱乐性药物，当税收使杜松子酒的价格高得吓人时，英国和爱尔兰的穷人有时会喝一杯 30ml（1oz）或 60ml（2oz）的乙醚[15]。这种做法被众多的学生进行了改进，他们把浸入过乙醚的毛巾敷在脸上，进行深夜"乙醚嬉戏"。

来自纽约 Rochester 的医学生 William E. Clarke

在 1842 年 1 月实施了第一例乙醚麻醉。Clarke 利用 1839 年学的化学知识,曾用氧化亚氮和乙醚与同伴娱乐。受到这些经验的启发,他用一条毛巾给一名叫 Hobbie 的年轻女人使用乙醚,继而牙医 Elijah Pope 在无痛状态下拔出了她的一颗牙齿[16]。然而,有人认为这个女人的意识消失是因为癔症,因而建议 Clarke 不再做进一步麻醉试验[17]。

两个月后的 1842 年 3 月 30 日,在 Georgia 州的 Jefferson,Crawford Williamson Long 使用乙醚毛巾行手术麻醉。他的患者 James M. Venable 是一名已经熟知乙醚的令人振奋效果的年轻人,因为他在一张证书上报告说曾吸过乙醚,并且喜欢使用它。Venable 有两个小肿瘤长在他的颈部,但由于害怕手术疼痛,他拒绝切除。Long 医师在得知他熟悉乙醚的反应之后,提出乙醚可能会减轻疼痛,然后得到患者的同意后继续进行。在吸入毛巾上的乙醚之后,手术成功地完成,而 Venable 说他不知道肿瘤被摘除的过程[18]。面对首次的麻醉和外科手术收费,Long 收取了 2.00 美元的费用[19]。

19 世纪中期的牙医面临的一个常见问题是,患者因害怕手术疼痛,而拒绝对牙齿进行有益的治疗。从牙医的角度看,疼痛不致命,但影响生活。Horace Wells 是最早提出解决方案的牙医,其发现源于 1844 年 12 月 10 日,这天他在 Connecticut 州的 Hartford,观看了一场由巡回的"科学家"Gardner Quincy Colton 进行的氧化亚氮相关讲演,他鼓励观众吸入样本气体,Wells 注意到一个年轻人在吸入氧化亚氮后,对受伤的腿感觉不到疼痛。Wells 感觉到氧化亚氮可能会在牙科手术中提供镇痛,他联系 Colton,并大胆地提出了一个试验,他自己成为受试者。第二天,Colton 在另一位牙医 William Riggs 的面前给予了 Wells 氧化亚氮,并拔了一颗牙[20]。后来 Wells 宣称他没有感到任何疼痛,认为试验是成功的。Colton 教 Wells 如何准备氧化亚氮,使牙医术中能成功地用药。他的仪器可能与 Colton 所使用的相似:将一根木管放在口腔内,通过它从一个装满气体的小袋子里吸入氧化亚氮。

公开演示乙醚麻醉

另一个新英格兰人 William Thomas Green Morton,在 Hartford 的一个牙科诊所简要地与 Wells 分享了牙科操作实践。Wells 的日记显示他给 Morton 上了一节麻醉操作的指导课,但 Morton

显然是没有付钱就搬到了波士顿[21]。在波士顿,Morton 继续着他对麻醉的兴趣,寻求化学家和生理学家 Charles T. Jackson 的指导。在得知乙醚滴在皮肤上能产生镇痛作用后,他开始尝试有关吸入乙醚的试验,这种药剂比氧化亚氮用途更多。瓶装的液体乙醚很容易运输,而且药物的挥发特性方便有效地吸入。手术麻醉所需的浓度很低,从而患者在吸入空气中蒸发的乙醚时不会发生缺氧。这之后被认为是所有吸入麻醉药的独特属性:在不引起呼吸抑制的情况下保证手术麻醉的质量。这些性质,加上缓慢的诱导速度,即便由相对不熟练的麻醉医师来管理,也能给患者提供相当大的安全空间[22]。

在麻醉了一只宠物狗之后,Morton 对自己的技术很有信心,并在他的牙科诊所里麻醉患者。被自己的成功所鼓舞,Morton 寻求了在麻省总医院的 Bullfinch 圆形剧场进行公开演示的机会(Wells 演示失败的场所,他演示氧化亚氮作为完美手术麻醉药的功效,并不成功,但确实他做了此事)[146]。关于 1846 年 10 月 16 日演示的许多细节是众所周知的。Morton 得到对 Edward Gilbert Abbott 使用麻醉药的许可,他是外科医师 John Collins Warren 的患者。Warren 计划从 Abbott 的左颈部切除血管病变,当 Morton 晚到时,他正准备开始手术。Morton 因为不得不等一名乐器制造商完成一个新的吸入器而迟到(图 1-1)。它由一个大的玻璃球和一个放在患者嘴里的喷口构成。玻璃球里面有一块浸满橘子油和乙醚混合液体的海绵。在玻璃球的另一边开口允许空气进入。随着每一次呼吸,空气经过醚浸泡过的海绵被吸入[23]。

那天上午的谈话并未被完整记录,但普遍的说法是,外科医师 Warren 对 Morton 关于迟到的道歉表现得不耐烦。"先生,你的患者准备好

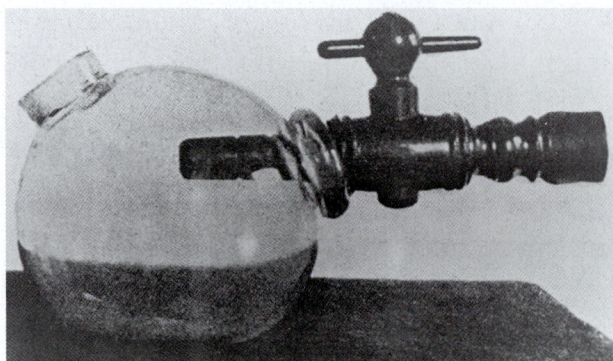

图 1-1　Morton 的乙醚吸入器(1846)

了。" Morton 将他的注意力引向患者，首次做了一个很简略的术前评估。他问道："你害怕吗？" Abbott 回答说他没有，并把吸入器放进嘴里。过了几分钟，Morton 转向外科医师说："先生，你的患者已经准备好了。" Abbott 后来说，他知道做手术但是没有感觉到疼痛。据称当手术结束时，Warren 立即转向他的听众并发表了这样的声明："先生们，这不是骗术。"但这次演示一直存在争议[24]。

美国对 19 世纪医学做出的最大贡献已经出现了。然而 Morton 希望利用他的"发现"，拒绝透露放入吸入器中的物质。几个星期过去了，Morton 承认了这种被他称作"Letheon"的有色液体的活性成分，就是简单的乙醚。Morton、Wells、Jackson 和他们的支持者很快就陷入了争论，关于这个发现的优先权的争论旷日持久，但是毫无结果，后来被称为乙醚争论。简而言之，Morton 已经对 Letheon 申请了专利，试图收取使用乙醚作为麻醉药的费用，也是理所当然。

当 Morton 的麻醉技术的细节成为公共知识，信息通过火车、公共马车和沿海船只传递到其他北美城市，并通过航海传向世界。因为乙醚很容易制备和管理，麻醉药在英国、法国、俄罗斯、韩国、非洲、澳大利亚，以及其他国家，外科医师耳闻这一惊人发现的好消息后迅速开始使用。即使那时手术可以在"控制疼痛入睡"来进行，但手术率并没有迅速上升，麻醉也经过好几年后才受到普遍推荐。

氯仿和产科

James Young Simpson 是苏格兰爱丁堡的一位成功的产科医师，是第一批使用乙醚来缓解分娩痛的人。由于对乙醚不满意，Simpson 很快找到了一个更加令人满意的快速起效的麻醉药。他和他的下级同事们，通过吸入几种挥发性样品进行大胆的搜索，样品是英国药剂师为他收集的。David Waldie 建议使用最早制备于 1831 年的氯仿。1847 年 11 月 4 日晚在家里，Simpson 和他的朋友们在一次聚会吃完晚饭后吸入了氯仿。他们很快就失去了知觉，当他们醒来时，对自己的成功感到很高兴。Simpson 很快就着手推广氯仿的使用。不到两周，他就提交了第一份报告给《柳叶刀》杂志，发表氯仿的用途。

在 19 世纪，缓解产科疼痛具有显著的社会影响，这使分娩麻醉成为一个有争议的话题。主流观点认为解除分娩痛苦违背上帝意志，Simpson 反对这种观点。产妇分娩的疼痛被看作是对原罪的惩罚和补偿中的一部分。在第一次行分娩麻醉后一年，Simpson 在一本名为《对反对在助产和外科及产科中应用麻醉药的宗教异议的答复》的小册子中谈到了这些问题。在书中，他认定《创世纪》一书是这种情绪的根源，并指出上帝承诺过要减轻对亚当和夏娃的后裔的诅咒。此外，Simpson 断言分娩痛的原因是科学和解剖性质导致，而不是宗教谴责的结果。他阐述了人类直立姿势需要强壮的骨盆肌肉来支持腹部内容物。因此，他认为子宫必然发育强壮的肌肉组织克服骨盆底的阻力，巨大的收缩力会造成剧烈的痛苦。尽管 Simpson 的小册子也许没有对主流观点产生重大的影响，但是他提出许多超越时代的概念[25]。

令氯仿名声大噪的事件是，John Snow 用它来帮助 Victoria 女王分娩最后两个孩子。在 John Snow 被召唤到白金汉宫用氯仿协助女王生产之前，女王的配偶 Albert 亲王接见了他。在女王生产中，Snow 在一块折叠的手绢上涂了麻醉药氯仿。这种技术很快被称为"献给女王的氯仿"。维多利亚憎恶分娩的痛苦，享受氯仿带来的缓解。她在日记中写道："Snow 医师给予祝福的氯仿，舒缓的、安静的、宜人的效果无法估量。"[26]当女王作为英国教会负责人赞同产科麻醉时，关于分娩镇痛的宗教争论戛然而止。

John Snow 已经是一位受人尊敬的医师了，他对麻醉实践很感兴趣，很快被邀请与当时许多外科领军人物一起工作。1848 年，Snow 引入了一种氯仿吸入器。他已经认识到这种药剂的多样用途，并且在他的实践中更为青睐它。与此同时，他开始一系列该领域卓越的试验，这些实验在 1 个世纪后被认为是非常先进的。Snow 认为成功的麻醉药应该消除患者的疼痛和不必要的活动。他使用不同强度的乙醚和氯仿麻醉了几种动物，来确定避免因强刺激引起反射所需的浓度。这个做法很接近现代概念中的最低肺泡浓度[27]。Snow 对大量可行的麻醉药进行了评估，但没发现可以与氯仿或乙醚匹敌的。他的研究认识了溶解度、蒸气压和麻醉效能之间的关系，但直到第二次世界大战后才得到人们的重视。Snow 发表了两本里程碑的书 *On the Inhalation of the Vapour of Ether*（1847）和 *On Chloroform and Other Anaesthetics*（1858）。后者几乎在他 45 岁死于卒中前才完成,并在他逝世后出版。

麻醉原则、设备和标准

气道控制

现在麻醉医师所公认的首要技能——气道精准控制,是由许多悲惨的窒息事件所推进的、更加安全的气道管理技术。从 19 世纪末期到气管插管使用前,也发现几个重要的技术并成为麻醉学教育和实践的一部分。Joseph Clover 是第一位使用目前普遍应用的托下颌法的英国人,避免上呼吸道被舌头阻塞。Clover 在 1877 年发表了一篇具有里程碑意义的病例报告,描述了外科气道的建立:患者睡着后,他发现其口腔内有个肿瘤,即使使用托下颌法,仍完全阻塞了气道。他通过环甲膜插入自己设计的一个小型的弯曲套管而避免了这场灾难事件。他通过套管继续麻醉,直到肿瘤切除。Clover 是精准麻醉学家的典范,他说:"我之前从来没用过这个套管,虽然它已经陪伴我完成几千个麻醉病例。"[28]

气管插管

气管插管技术和仪器的发展,是麻醉学历史上的重大进步之一。气管导管首先应用于溺水者的复苏,直到 1878 年才被用于麻醉。第一次行选择性经口气管插管麻醉是由苏格兰外科医师 William Macewan 实施的。他在尸体上练习将弹性金属软管插入喉部后,在 1878 年 7 月 5 日对在格拉斯哥皇家医院接受口腔肿瘤切除的患者在清醒状态下使用该技术[29]。因表面麻醉还没有发现,这要求他的患者必须具有顽强的精神。当准确放置后,助手开始通过导管进行氯仿 - 空气的麻醉。在麻醉不久后,患者就停止了咳嗽。遗憾的是,Macewan 因为一名患者死亡放弃了这种操作,那位患者在清醒状态下插管成功,但在入睡后导管移位,拔出后曾经试图通过面罩提供氯仿麻醉,但是没有成功,最终死亡。

Joseph O'Dwyer 是一名美国外科医师,因对气管插管发展做出的卓越贡献而被人铭记。1885 年,O'Dwyer 设计了一系列的金属喉管,盲插在声带之间用于白喉危急患儿的抢救。三年后,O'Dwyer 设计了第二款锥形尖端的钢管,可更有效的堵塞喉部,它与 George Fell 设计的风箱和 T 形管一起使用时,可进行人工通气。随着被人们逐渐熟知,新奥尔良的 Rudolph Matas 开始在胸科手术中使用。Matas 非常满意并预测:"它最大的益处是预防胸科手术的肺塌陷,它可以将插入声门的导管与风箱直接相连,保持有节律的人工通气。"[147]

在 O'Dwyer 去世后,气管插管方面杰出的先驱者是德国卡塞尔的外科医师 Franz Kuhn。从 1900 年到 1912 年,Kuhn[148]发表了几篇文章和一本经典的专著: *Die Perorale Intubation*,虽然在他生前不为人熟知,后来却获得了广泛的赞誉。他的作品如果当时被翻译成英文,可能会产生更深远的影响。Kuhn 描述了经口腔和鼻腔的插管技术,他使用由螺旋管组成的有弹性的金属管子,类似于现在金属汽油罐的喷口。将可卡因应用在气道之后,Kuhn 把他的管子导引在一个弯曲的金属探条上面,他用左手示指将探条直接指向喉部。虽然他知道 Victor Eisenmenger 曾短暂地使用过声门下套囊,但他更喜欢在导管尖端附近使用喉上凸缘,然后在咽部填塞纱布来封闭气道。Kuhn 甚至通过一种单声道听筒持续监控患者的呼吸声,听筒主要通过一根狭窄的管子连接到气管导管。

通过触诊明确气管插管是不准确的,并会造成损伤;从解剖学角度看,外科医师甚至不相信可能直接看到声带。这个错误观念在 1895 年被 Alfred Kirstein 纠正,他在柏林发明了第一个直接喉镜[30]。他的想法是受一个朋友的报告启发,报告中描述一个患者在做食管镜检查时,意外地插入了气管。Kirstein 很快就制作了一种手持式仪器,很像缩短的圆柱形食管镜。不久后,他使用可以口朝下的半圆形镜片进行取代。Kirstein 现在可以站在坐姿患者的身后检查喉部,患者的头部被放置在现在称为"嗅物位"的姿势。尽管 Alfred Kirstein 的"autoscope"并没有被麻醉医师使用,但它是所有现代喉镜的先驱。内镜是由费城的 Chevalier Jackson 创建的,他设计了一个 U 型喉镜,增加了与叶片平行的把手。Jackson 的镜片是内镜医师的标准仪器,但并不被麻醉医师接受。两个美国外科医师 Henry Janeway 和 George Dorrance 在 1910 年和 1913 年设计了两种非常类似于现代 L 型喉镜的内镜。尽管仪器设计得很好,但还是没有被持续使用[31]。

在 20 世纪 40 年代使用肌松药之前,气管插管是很有挑战性的。然而，随着喉镜的出现，尤其是可更好暴露声带镜片的发明，一定程度上使气管插管变得容易。相隔两年，得克萨斯州圣安东尼奥的 Robert Miller 和牛津大学的 Robert Macintosh 相继发明以自己名字命名的镜片。1941 年，Miller 使用细长直镜片，尖端轻度弯曲可使气管导管更容易通过喉部。虽然 Miller 的镜片是一种改进，但其技巧与更早的模型相同，即提起会厌暴露喉部[32]。

Macintosh 镜片被放置在会厌谷中，而不是在会厌的下方，是在扁桃体切除术中偶然发明的。Macintosh 后来在致谢中描述了当时发现的情况，并夸奖创造这种镜片的技术员 Richard Salt 先生。Macintosh 回忆："扁桃体切除术中放置比预想大的 Boyle-Davis 开口器，当嘴充分张开，可看见声带。这是一个惊喜，在肌松药使用前的年代，传统的喉镜很难像这样暴露。用了几个小时，Salt 已经改善了 Boyle-Davis 开口器的镜片，加装了一个喉镜柄并制成流线型（测试了几个型号之后），并最终获得了广泛使用[33]。"Macintosh 低估了这款镜片的流行度，它已经生产了 80 多万个，并且很多具有特殊用途的型号也已经上市。

气管插管中最著名的创新者是一位自学成才的英国麻醉医师，名叫 Ivan Magill（后称为 Ivan 爵士）[34]。1919 年，Magill 在皇家军队服役时，作为一名普通的军医，被分配到伦敦附近的一家军事医院。尽管对麻醉只接受过初步的训练，但是被分配和另一个新手 Stanley Rowbotham 在一起做麻醉工作[35]。Magill 和 Rowbotham 一起参与了面部严重受伤伤员的反复重建手术，其外科医师 Harold Gillies，需要不受限制地在面部和气道实施手术。这些患者面临巨大的挑战，但 Magill 和 Rowbotham 很快掌握了气管插管，并了解其局限性。在观察和学习中，他们很快增加了气管插管麻醉的适用范围。

在使用软化半硬度的喷气管通过鼻孔后，他们成为经鼻盲插管的专家。即使他们最初的意图是将鼻导管的尖端放于咽后部，但经常放到气管中。受这次偶然经历的激发，他们创建了成熟的经鼻气管插管的技术。1920 年，Magill 设计了一个可辅助导管尖端操纵的工具"Magill 角钳"，并按照最初手稿继续生产了 90 多年。

随着战争的结束，Magill 转入民用研究，他发明了一种能够抵抗扭转的宽口径管，但符合上气道的轮廓。在五金店里，他使用矿化的红色橡皮管，经过切割斜面平整，生产出被世界各地医师称作"Magill tubes"的管子。这种气管导管使用了 40 多年，直到橡胶制品被惰性塑料所取代。Magill 还发现了在鼻黏膜使用可卡因的好处，很大程度地改进了清醒经鼻盲插管。

1926 年，Arthur Guedel 开始了一系列关于套囊导管的试验。Guedel 将位于 Indianapolis 家中的地下室改造成了实验室，对套囊的准备和应用进行一步步仔细的研究[36]。他用从牙科工具、避孕套和手术手套得到的橡胶做套囊，黏在管子的外壁上面，使用家庭屠夫捐赠的动物气管作为他的模型，确定套囊应该放在声带上方、下方或在声带的水平上。他建议将套囊放在稍下方以便封闭气道。Ralph Waters 后来建议使用双层软橡胶黏合制成的套囊。Waters 的孩子最初创造了这种可拆卸套囊，并卖给了 Foregger 公司。

Guedel 寻找很多展示套囊导管安全性和实用性的方法。他先将患者麻醉插管，然后往口中灌水，来表明套囊封闭了气道。这次演示尽管很成功，但为了引起那些不熟悉插管优点的人士的更多注意，他找了更加戏剧的方法。他推断：如果套囊能够阻止水进入插管患者的气管，它也应该可以防止动物溺水，即使将它淹没在水下。为了鼓励医师参加使用他的气管导管技术的医学会议，Guedel 提前准备了几次"溺水狗"的演示（图 1-2）。Guedel 给名叫"气道"的自己的宠物狗麻醉和插管，将其浸没在水箱里。在演示结束之后，将它从水中取出，停用麻醉药，据说它迅速醒来后，并向参观者甩干身上的水，伴随着掌声逃离大厅。

在一位患者意外地经历支气管插管后，Ralph Waters 推断使用带套囊的很长的管子，可以隔离肺部。在肺的上部分切除时，其他独立的肺可以继

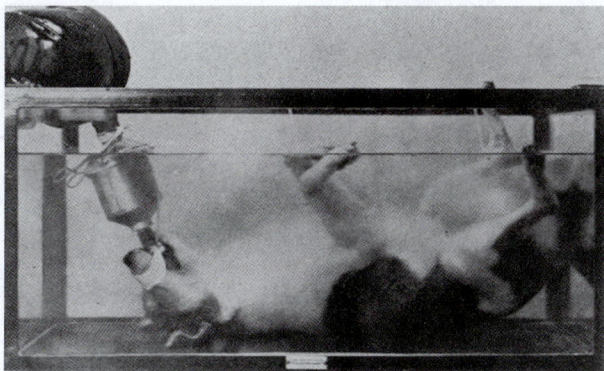

图 1-2 那只"溺水狗"

续通气[37]。在了解朋友有目的地行单肺麻醉成功之后，Arthur Guedel 对于胸部手术提出了一个重要的修改，即 Emery Rovenstine 介绍的双套囊的单腔管。这些管子很容易定位，相比支气管阻塞器的优越性在于，不需要由熟练的支气管镜医师插入。1953 年，单腔管被双腔支气管内导管所取代。目前最流行的双腔管是由来自英格兰曼彻斯特的 Frank Robertshaw 设计的。他设计了左侧肺和右侧肺两个型号。Robertshaw 的导管最初用矿化的红色橡胶材料制成，但现在由 David Sheridan 提炼的压缩塑料制成。Sheridan 也是第一个在气管导管的侧面嵌入厘米标记的人，这减少了管子放置不正确的风险。

高级气道设备

普通喉镜被证实不适用于"困难气道"的患者。一些医师认为棘手的插管经历是发明的动力。1928 年，硬支气管镜被专门设计用于检查大气道，并被呼吸科医师使用和改进。尽管在 1870 年，人类就知道光线可沿着玻璃的长径传输，但直到 1964 年才攻克该技术限制，那时 Shigeto Ikeda 发明了第一个软的纤支镜。在行困难气道患者手术时，纤支镜辅助气管插管已成为麻醉管理的一种常见方法。

Roger Bullard 畅想使用一个设备可同时进行喉部检查和经声带插管。他因未能够看到一名 Pierre-Robin 综合征患者的喉部而备受打击。为此，他发明了 Bullard 喉镜，将纤维光束放在弯曲的喉镜片旁。相似地，1994 年由 Tzu-Lang Wu 设计的 Wu-scope 喉镜，将可视化和插管结合，用于困难气道患者[38]。

1981 年，像许多英国医师一样，在使用 Goldman 鼻部面罩行牙科麻醉时，AIJ "Archie" Brain 博士发现喉罩通气（LMA）的原理。但与前人不同，他意识到牙科的面罩可以与鼻子紧密贴合，同理可将宽口径管上的面罩放在喉上部。他不仅在 1983 年[39]首次介绍了这种创新的气道管理方法，而且用数年时间独自制造和测试了几个修改的参数。他的许多原型被展示在英格兰 Reading 镇的 Royal Berkshire 医院里面，那里提供了 LMA 发展的详细记录。Brain 以 Magill 导管和 Goldman 面罩为基础制作了第一个模型，然后通过进行尸体下咽喉的实验来确定套囊的形状，使之更实用。在使用硅橡胶之前，他甚至已经掌握使用液体乳胶制造的技术。关于 LMA 每个细节，如开口处数量和位置、形状和大小，都需要反复调整[40]。

早期麻醉输送系统

从乙醚吸入器和氯仿浸泡手帕，到更加复杂的麻醉输送设备渐进式出现取代传统方式，是一个逐渐发展的过程。John Snow 是最早的麻醉设备设计人之一，他认识到乙醚吸入器的气体反复吸入的缺点。经过两周实践后，他创造了他众多巧妙的乙醚吸入器当中的第一个[41]。他最著名的设计是具有可延展的单向阀门，配合他自己设计的面罩很合适，非常接近现代面罩的形式。面罩部分与挥发器通过呼吸管路相连接，管路故意设计得比气管宽，这样即使加快呼吸也不会受阻。在挥发器内的金属线圈确保患者在呼吸时，可以有一个大的表面积来促进吸入乙醚。该设备还需要加入温水浴来保持药物的挥发性（图 1-3）。与 William Morton 形成鲜明的对比，Snow 并没有试

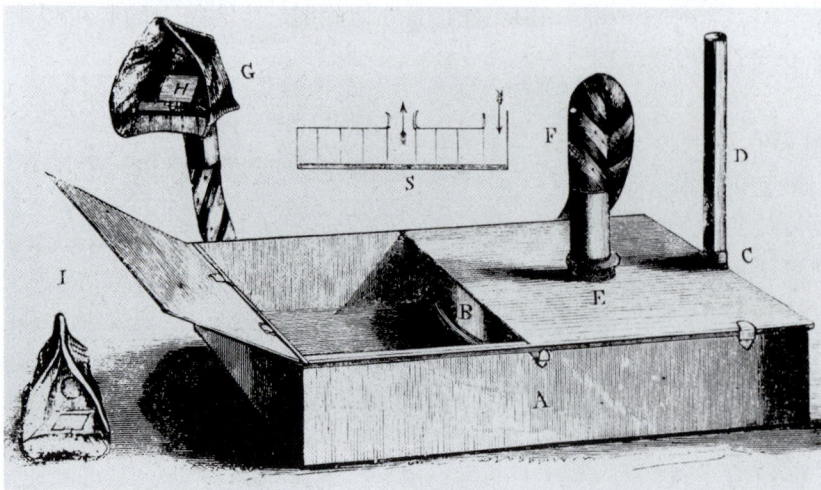

图 1-3　John Snow 的吸入器（1847）乙醚密封舱（B）内的金属线圈确保气体经过黄铜管（D）在上升柔性管到达面罩（G）之前，乙醚的吸收已达饱和。这个乙醚密封舱放置在一个温水浴（A）当中

图独享他的创新；他提供免费的观摩，"使用它不受限制[42]。"

另一位英国医师 Joseph Clover 是第一个在已知浓度下使用氯仿的麻醉医师。他通过 "Clover bag" 获得了 4.5% 的氯仿浓度——用风箱泵出定量的空气通过一个装有已知体积的液态氯仿的热蒸发容器[43]。尽管人们认识到氧化亚氮在空气中稀释通常会产生低氧混合气且更安全，芝加哥外科医师 Edmund Andrews 抱怨在患者家中行麻醉时运送的物理局限性，那个大袋子很显眼，带着它行走在熙熙攘攘的街道上很尴尬。他说："在城市的上层社会，因其可放在马车里，袋子不会成为引起关注的妨碍物[44]。"1872 年，Andrews 非常兴奋地报道氧化亚氮可以在 340kg（750 磅）压力下液化装在一个圆筒之中，足够供三个患者使用。

提高患者安全的关键，是发展一种能够提供标定量气体和挥发性麻醉药的机器。在 19 世纪后期，牙科的需求推动了第一个独立麻醉机的发展。三个美国的牙医企业家，Samuel S.White、Charles Teter 和 Jay Heidbrink，开发了一系列原版的使用氧化亚氮和氧压缩钢瓶的美国仪器。1900 年之前，美国的 White SS 公司修改了 Frederick Hewitt 的设备并对在 1903 年由 Teter 研制的连续流量机进行了营销。Heidbrink 在 1912 年添加了减压阀。同一年，医师们开始了其他重要的进展。水泡流量计由哈佛大学的 Frederick Cotton 和 Walter Boothby 发明，使气体的比例和流速接近。Cotton and Boothby 机器由纽约的 James Tayloe Gwathmey 改造成了一台实用的便携式机器。Gwathmey 机器吸引了伦敦麻醉医师 Henry EG "科基"·Boyle 的注意，他在将 Gwathmey 的构想融入首批 "Boyle" 系列机器时，承认了这位美国人的贡献，这些机器由 Coxeter 和 British Oxygen 公司销售。在同一时期，德国 Lubeck 市的 Heinrich Draeger 和他的儿子 Bernhaard，采用了最初是为矿井的救援设备开发的压缩气体技术，制造乙醚和氯仿-氧气机。

在第一次世界大战之后的几年里，美国的几家制造商仍在继续生产广受好评的麻醉机。Richard von Foregger 是一位与众不同的工程师，他接受临床医师的建议，为他的机器添加额外功能。1910 年，美国首批麻醉专家之一 Elmer McKesson，开发了一系列的气体麻醉机。在一个易燃的麻醉药时代，McKesson 实施氧化亚氮麻醉，观察其治疗量窗口，通过使用 100% 的氧化亚氮诱导，然后

加入小量的氧气。如果发绀变得严重，McKesson 在他的机器上按压一个阀门，使少量的氧气充入回路当中。尽管他关于氧化亚氮的主要与次要饱和度的技术已经不再使用了，充氧气阀仍旧是 McKesson 的遗产之一。

可更换性回路

Ayre T-piece 是一个无阀装置，已经在插管患者的管理中获得了广泛的应用。Phillip Ayre 在英国进行麻醉，当时对于儿科患者来说设备有很多缺陷，他描述道："外科医师和麻醉医师之间长期而激烈的战斗，以贫穷不幸的婴儿作为战场[45]。"1937 年，Ayre 使用他的无阀 T-piece，以缓解神经外科手术中患者的呼吸困难。T-piece 很快在腭裂修复手术中大受欢迎，因为外科医师可以不受影响地进入口腔。当麻醉医师阻塞呼气通路时可以达到正压通气。这个精妙轻巧无重复呼吸的装置，根据各种特殊情况及时进行了 100 多种修改。一个重要的改变是 Gordon Jackson Rees 的回路，可以允许通过呼气通路上的一个可替代呼吸袋，来改善对通气的控制[46]。减少患者附近的设备数量的另一种方法是 Bain-Spoerel 装置的同轴回路[47]。自从加拿大发明者在 1972 年描述它之后，这种轻量级的管中之管，在许多情况下使用良好。

呼吸机

机械通气是现在麻醉机的一个组成部分。患者在全身麻醉期间，通过易于控制又功能复杂的电子或气体驱动的装置进行通气。机械正压通气始用于尝试抢救溺水者，接在面罩或者气管导管上。多年来这些实验在麻醉管理中几乎没有发挥什么作用。然而在 20 世纪初，在间歇性正压通气机发展之前，已经探索过几种模式。

胸外科医师发现，当切开胸膜时肺就塌陷了。为了避免这种令人沮丧的事件，诸多人造环境发明应运而生。在 1900—1910 年之间，持续的正压或负压通气设备的建立是为了在胸腔打开时，使自主呼吸的患者保持肺膨胀。Brauer（1904）和 Murphy（1905）将患者的头部和颈部放置在一个不断保持正压的盒子里。Sauerbruch（1904）创建了一个负压操作室，将手术团队与患者的身体都置于其内，只有患者的头部除外[48]。

1907 年，第一个间歇式正压装置 Draeger

"Pulmotor" 能有节奏地给予肺部充气。这一设备和后来的美国模式的 E&J 复苏机，几乎完全由消防员使用和矿井救援人员使用。1934 年，一支瑞典团队研发了 "Spiropulsator"，C. Crafoord 后来修改应用于环丙烷麻醉[49]。它受到一种叫作闪光器的磁控阀的控制，是一种最初为航行浮标的灯光提供间歇性气体流动使用的工具。在第二次世界大战期间，当丹麦麻醉医师 Trier Morch 无法获得 Spiropulsator 时，他制造了一个 "呼吸器"，用活塞泵来有节奏地传送给患者特定体积的气体[48]。

1952 年，丹麦哥本哈根发生了一场毁灭性的脊髓灰质炎流行，这对于呼吸机的发展产生了很大的促进作用。随着大量的患者住院，能够为延髓性麻痹患者提供持续治疗的唯一有效的通气支持的，就是通过气管造口术进行人工通风的设备，例如 Waters 的 "to-and-fro" 回路。这通过数百名志愿者的不懈努力而获得成功。医学生轮流给麻痹的患者通气。哥本哈根的危机激发了欧洲对于便携式呼吸器研发的广泛热潮，以备下次脊髓灰质炎的流行。在这个时候，北美的惯例是将脊髓灰质炎患者放置在呼吸系统 "铁肺" 中，由金属钢瓶包围脖子以下的身体。吸气间歇性地由电驱动作用于类似活塞上产生的负压所触发，这个装置占据了封闭空间的底部。

在美国，一些早期的呼吸器是由最初用于雾化药物治疗的呼吸辅助机器演化而成的。两种类型都使用了 Bennett 或者 Bird "流量敏感型" 活瓣。Bennett 活瓣设计于第二次世界大战期间。当时一组南加州大学的生理学家为飞行员设计在高海拔提供正压呼吸的一项实验装置，在将吸气从呼气中分离时遇到了困难；一名工程师 Ray Bennett 参观了他们的实验室，用流量敏感型自动活瓣技术解决了问题。第二个活瓣技术是后来由航空工程师 Forrest Bird 设计的。

这种 Bird-Bennett 活瓣用于麻醉，从阀门流出的气体定向注入呼吸袋或风箱的刚性塑料瓶中或麻醉回路。这个 "瓶中袋" 的装置模仿了临床医师手部的动作，当气体流压缩呼吸袋时提供正压的吸气。被动呼气是由在袋子或风箱上的重量下降来驱动的。

二氧化碳吸收

二氧化碳（CO_2）的吸收是现代麻醉机的基本元素。它最初的开发是为允许气体重复呼吸，尽

量减少易燃气体进入房间，从而降低爆炸的风险。在目前的实践中，它可减少氧气和麻醉药的使用而降低成本。麻醉中的第一个二氧化碳吸收器是 1906 年德国外科医师 Franz Kuhn 制作的。他使用的罐是由 Draeger 为矿井营救而开发时创新的，但不幸的是非常狭窄的呼吸管和巨大的无效腔使其应用受限，因此 Kuhn 的设备未被重视。

几年之后，美国药理学家 Dennis Jackson 独立制作了第一台配有二氧化碳吸收器的仪器。1915 年，Jackson 发明了一种封闭麻醉回路下二氧化碳吸收的早期技术，利用氢氧化钠和氢氧化钙溶液吸收二氧化碳。他的实验室位于密苏里州圣路易斯地区，这里有大量的煤烟，Jackson 报告说这台仪器使他在那个城市第一次呼吸到绝对新鲜的空气。Jackson 仪器的复杂性限制了它在医院的应用，但他的开创性工作鼓励了 Ralph Waters 在 9 年后将一种使用苏打石灰颗粒的更简单的设备引入这一领域。Waters 将苏打石灰罐（图 1-4）放置在面罩与相邻的吸入新鲜气体的气囊之间。只要面罩扣在脸上，只需要少量的新鲜气体流量，而且不需要活瓣[50]。

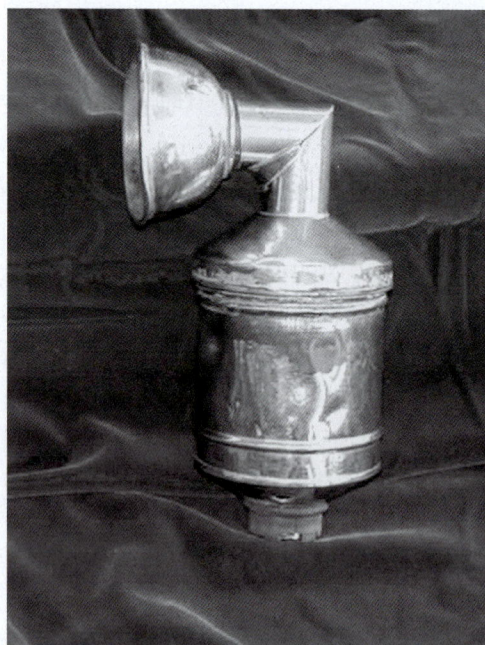

图 1-4　Waters 的二氧化碳吸收罐

Waters 装置的特点是罐的位置靠近患者的面部，很不方便。Brian Sword[51]于 1930 年克服了这个缺点。他使用一个具备单向活瓣的独立机器，用在回路系统连接二氧化碳吸收器。James Elam

等人在 New York Buffalo 的 Roswell Park 癌症研究所工作，进一步改进了二氧化碳吸收器，以最低限度的呼吸阻力，增加了二氧化碳的去除效率[52]。在 20 世纪 30 年代，循环系统被 Sword 引入，经过几次改进后成为北美标准的麻醉回路。

流量计

当封闭和半封闭回路变得实用时，气体流动可以被更准确地测量。气泡流量计被干燥筒或滚珠式流量计所代替，气泡流量计虽然没有泄漏液体，但可能由于附着在玻璃柱上而导致测量不准确。1910 年，M. Neu 第一个在氧化亚氮和氧气的麻醉管理中应用转子流量计，也许是因为成本巨大，他的机器并未获得商业上的成功。为德国工业而设计前，转子流量计最早由 Richard Salt 于 1937 年在英国开始使用。但随着第二次世界大战的临近，英国人拒绝提供这种复杂流量计。第二次世界大战之后，英国的麻醉机中常规使用转子流量计，但大多数美国设备的特色仍然是不旋转浮标。现在世界通用的做法是以 L/min 展示气体的流量，但在美国，直到第二次世界大战结束十多年后，才成为麻醉机常规的一部分。

蒸发器

使用强效麻醉药进行平稳诱导是一门艺术，也是巨大的挑战，特别当吸入浓度不能够准确限定时。即使在 1956 年之后氟烷临床诱导也会失败，幸运的巧合是精准蒸发器雏形的出现。在氟烷销售之前，已经有两种类型的校准蒸发器为其他麻醉药设计使用。对氟烷的迅速接受，在某种程度上是因为有能力小心翼翼地根据滴定浓度使用它。

"铜壶"是第一个具有温度补偿的准确的蒸发器。它是由 Wisconsin 大学的 Lucien Morris 为了回馈 Ralph Waters 通过在受控浓度下测试氯仿的计划而开发的[53]。Morris 通过测量氧气的流动来达到这个目标，他使氧气通过装有烧结青铜片的一个蒸发器密封舱，将氧气分离成微小的气泡。当气体通过液体时，与麻醉药达到完全饱和状态。患者吸入麻醉药物的浓度可以通过了解液体麻醉药的蒸气压、氧气流经液体的体积，以及麻醉回路中所有来源的气体总量来计算。虽然 Morris 的蒸发器实验模型使用水浴来保持蒸发器温度的稳定性，铜的导热性优良，尤其当设备连接到金属麻醉

机上时，这种方式在后来的模型中被取代。第一次上市时，"铜壶"没有指示液体的温度（和蒸气压）变化的机制。Shuh-Hsun Ngai 提议设立一个温度计，这个建议后来被添加到同类的所有蒸发器中[54]。铜壶（Foregger 公司）和 Vernitrol（Ohio Medical Products）是通用的蒸发器，可以加入任何液体麻醉药，并提供压力和温度已知的蒸气，而且很快就可以计算出吸入浓度。

当氟烷第一次在英国上市时，一种有效的具有温度补偿的特殊蒸发器已投入临床使用。TECOTA（temperature compensated trichloroethylene air）蒸发器的特点是双金属带由黄铜和镍钢合金组成，两种金属具有不同的膨胀系数。随着麻醉气体冷却之后，条带弯曲从孔中移开，从而允许更多的新鲜气体进入气化密封舱。尽管温度蒸气压力发生了变化，仍然能够保持了恒定的吸入浓度。在 TECOTA 蒸发器被麻醉实践广为接受之后，这项技术被用于创建"Fluotec"，这是用于手术室内特定药物的"tec"的众多蒸发器中的第一个。

患者监护仪

19 世纪末 20 世纪初的麻醉学历史中，许多方面是为了追求最安全的麻醉。心电图、脉搏血氧仪、血气分析、二氧化碳描记图和神经肌肉阻滞监测的发现与广泛使用，降低了患者的发病率和死亡率，使麻醉操作发生了彻底变革。尽管更加安全的机器能保证医师可以给患者提供适当的混合气体，而监护仪可以在患者遭受不可挽回的伤害前，提供早期的生理方面恶化的预警。

Joseph Clover 是最早常规使用基本血流动力学监测的临床医师之一。Clover 养成监测患者脉搏的习惯，令人惊讶的是，这在当时是一个有争议的问题。苏格兰著名的外科医师蔑视 Clover 关于重视氯仿对心脏作用的警告。Lister 男爵和其他一些人更喜欢由高年级医学生给予麻醉药物，并要求他们"严格执行简单规定的指示，其中就包括决不触摸患者的脉搏，以免从关注患者呼吸情况中分心"[55]。Lister 还建议说："被认为必不可少的初步胸部检查，却是完全没有必要的，相比警示患者去避免晕厥，这更有可能诱发可怕的晕厥。"[56]。在这种反动的言论下，麻醉进步很少。相反，Clover 观察了氯仿对动物的效应，并要求其他麻醉医师在麻醉全过程监测脉搏，如果观察到脉搏力度不正常或者虚弱的情况，要终止麻醉。

两位美国外科医师, George W. Crile 和 Harvey Cushing 对麻醉期间测量血压产生了浓厚的兴趣。两人都描述过详尽的血压监测检查,然而 Cushing 的贡献更为人们所记住,因为他是第一个应用 Riva Rocci 袖带的美国人。他在访问意大利时看到的 Riva Rocci 袖带。Cushing 在 1902 年引入了这个理念,并在麻醉记录上有了血压的测量[57]。1894 年, Cushing 和哈佛医学院的一名医学生 Charles Codman, 开始使用一种可以记录患者脉搏的系统来评估给麻药的过程。到 1902 年, Cushing 仍继续监测和记录患者的血压与脉搏。1936 年第一次出现血压计从手动到自动的更替,主要根据振荡原理,并已经不断改进。

据说,第一个心前听诊器是 Johns Hopkins 大学的 S. Griffith Davis 使用的[41]。他改进了 Harvey Cushing 实验室开发的一项技术,将听诊器附在手术导致瓣膜损伤的狗的胸壁上,以便医学生听出特殊杂音的特点。Davis 的技术被遗忘了,但后来在 20 世纪 40 年代的波士顿,被小儿麻醉学的积极倡导者 Robert Smith 医师恢复了使用。同年代的加拿大多伦多儿童医院的 Albert Codesmith, 因要在手术单下反复移动位置使用胸部听诊器而苦恼,于是他使用导尿管和 Penrose 引流管创造了他的第一个食管听诊器。他言简意赅地报道展示了它的临床作用,可作为正常与非正常的呼吸音和心音的一种监测手段[58]。

心电图、脉搏氧饱和度和二氧化碳描记图

临床心电图始于 Willem Einthoven 的弦电流计在 1903 年的应用。在 20 多年中, Thomas Lewis 曾描述过其在诊断心律失常中的作用。而 James Herrick 和 Harold Pardee 首先提请注意心肌缺血所产生的变化。1928 年后,阴极射线示波器出现了,但由于麻醉药物存在易燃易爆的危险,阻止了心电图被纳入常规麻醉操作,直到第二次世界大战后。那时,外壳笨重而屏幕又小的"子弹"示波器只显示 3 秒的数据,但这些信息却是非常珍贵的。

脉搏氧饱和度、组织氧饱和度的光学测量方法,是近期麻醉医师的常规监测之一。尽管这方面的研究从 1932 年就开始了,但它的第一个实际应用出现在第二次世界大战期间。一位美国生理学家 Glen Millikan 给英国航空研究部同事的请求给予反馈。Millikan 准备了很多设备来改善氧气供应,用来提供给在高海拔驾驶无加压飞机的飞行员。为了监测氧气的输送和预防飞行员因为意识不到的氧气供给不足而死亡, Millikan 制造了一个戴在飞行员的耳垂上的氧气传感监视器,并命名为"血氧计"。Millikan 在 1947 年的一次登山意外中不幸去世之前,就已经开始评估血氧计的麻醉应用。日本工程师 Takuo Aoyagi 对血氧定量法的精确度进行改良,并促进了脉搏血氧定量法的发展。正如 John Severinghaus 的叙述,当 Aoyagi 意识到这种波动可以用来同时测量脉搏和氧饱和度时,他曾试图消除由脉搏的变化引起的信号变化[56]。

麻醉学家已经认识到需要连续监测每一次呼吸和麻醉气体。1954 年后,红外吸收技术可以立即显示呼出二氧化碳的浓度。从 1943 年开始,监测呼出气体中二氧化碳浓度可以用于确定气管内插管和监控呼吸。当时 Luft[59] 曾报道二氧化碳的红外吸收原理并开发了一种仪器用于测量。Smalhout 和 Kalenda 首先在荷兰把二氧化碳描记图常规应用在麻醉实践中。连续呼吸监测和二氧化碳水平示波,帮助麻醉医师识别出代谢、通气和循环的异常。后来红外线分析技术被进一步完善,能够连续监测呼吸中的麻醉气体。这种技术在 1954 年梅奥诊所的 Albert Faulconer 首先用于监测呼出气麻醉药物的浓度之前,基本上取代了最初应用于工业的质谱分析法。

安全标准

安全性的引入是由美国国家标准协会(American National Standards Institute, ANSI)委员会 Z79 协调的,其从 1956 年到 1983 年由美国麻醉医师协会赞助。自 1983 年起,工业、政府和卫生保健专家的行业代表已经在美国测试和材料学会委员会 Z79 进行了会晤。他们的目标是建立可被采纳的麻醉设备的国内安全标准。

Ralph Tovell 在世界上首次呼吁制定标准,他是二战期间美国陆军在欧洲的麻醉学顾问。Tovell 发现,有四种不同尺寸的连接器、管、面罩和呼吸囊,在送到野战医院补给时可能不匹配那里的麻醉机。正如 Tovell[60] 所观察到的:"当突然需要配备辅助设备时,医护人员可能会带来不合适的部件。"尽管 Tovell 的报告没有得到立即的回应,在战后 Vincent Collins 和 Hamilton Davis 延续了他的想法,并成立了 ANSI 委员会 Z79。委员会中最活跃的成员之一是 Leslie Rendell-Baker[61], 负责记录

委员会的国内和国际成就。他报告说，Tovell 鼓励所有的制造商为成人和儿童面罩选择 22mm 为孔口的统一口径，并使每个气管导管转接头的直径为 15mm。Z79 设计的面具 - 导管弯头适配器将首次适用于每个面罩和气管插管接头。

Z79 委员会还有其他的进展。无毒塑料制成的气管导管带有 Z79 或 IT（植入测试）的标记。委员会在 Roderick Calverley[62] 的推荐下，还授权了触摸识别的麻醉机氧气流量控制旋钮，降低了在进行内部机械控制之前选择错误气体的风险，防止选择低氧混合物，可减少氧气钢瓶安装错误的危险。连接器直径的指引防止类似高压管路中的错误。然而多年来，错误一直存在于重组医院氧气供给线路的过程中，在极谱氧分析仪增加到麻醉回路的吸气分支之前，发生过一系列悲剧。

麻醉药及其辅助药物的历史

吸入麻醉药

在 19 世纪后半叶，人们对其它化合物的麻醉潜力进行了检测。这一偶然发现的模式在 1844—1847 年之间，相继发现氧化亚氮、乙醚、氯仿。而后经常使用的吸入麻醉药是氯乙烷和乙烯，也是因意外观察而发现的。在 18 世纪，氯乙烷和乙烯首先被制备。氯乙烷被用作局部麻醉药和抗刺激剂；它挥发性很强，以至于在喷上氯乙烷后皮肤会出现暂时性的"冰冻感"。它在 1894 年才作为麻醉药被重新发现，一位名叫 Carlson 的瑞典牙医将氯乙烷喷到患者的口腔中来"冰冻"口腔脓肿。Carlson 惊讶地发现他的患者突然失去了知觉。

由于药物的作用机制逐渐明确，新种类的药物也被开发出来，目的是提供更安全、更舒适的疼痛控制。乙烯是乙醚和氯仿的第一个替代品，但它有一些大的缺点。1923 年重新发现乙烯也是来自偶然的观察。得知在芝加哥的温室里，乙烯被用来抑制康乃馨的开放，人们推测这种能够催眠花朵的气体，对于人类也可能会有麻醉作用。Arno Luckhardt 在 1923 年 2 月第一个发表了临床研究。不到一个月，芝加哥的 Isabella Herb 和多伦多的 W. Easson Brown 提出了另外两个独立的研究。乙烯并不是一种成功的麻醉药，因为它需要很高的浓度，而且易于爆炸。另一个显著缺点是具有特别令人讨厌的气味，只能使用橙子油或者廉价香水来部分地掩盖。当环丙烷引入时，乙烯就被舍弃了。

1929 年，环丙烷的麻醉作用在无意中被发现[63]。Brown and Henderson 之前展示过，新鲜制备的丙烯在麻醉时具有令人满意的特性。但经钢瓶储存后，它变质产生令人恶心和心律不齐症状的有毒物质。多伦多大学的药理学教授 Velyien Henderson 建议识别这种有毒物质。化学家 George Lucas 在确认罐中的化学物质中有环丙烷后，他准备了一份低浓度样本与氧气，给予两只小猫。动物们安静地睡着了，但很快就恢复了安然无恙。Lucas 认为环丙烷是一种强效麻醉药，而不是有毒的污染物。在研究它对其他动物的影响且证实环丙烷储存具有稳定性之后，人体试验开始了。

Henderson 是第一个志愿者，接着是 Lucas。他们安排了一场公开演示，其中包括发现胰岛素的诺贝尔奖得主 Frederick Banting，在一群医师面前被麻醉了。尽管有这种充满前途的开始，但进一步的研究突然停止了。多伦多发生了几例被认为是氯乙烷引起的麻醉死亡，对加拿大环丙烷临床试验的担心阻止了人体试验的进行。Henderson 鼓励美国朋友 Ralph Waters 在 Wisconsin 大学使用环丙烷，而不是放弃研究。Wisconsin 小组彻底研究了环丙烷并在 1934 年报告其临床成功[64]。

1930 年，Chauncey Leake 和 MeiYu Chen 对乙烯醚（vinethene）的试验取得了成功，但是被一位旧金山的外科教授阻止了进一步的发展。具有讽刺意味的是，停止研究环丙烷的加拿大人到了 Wisconsin，从 California 的 Leake 和 Chen 那里见识了乙烯醚，并于 1932 年在 Edmonton 的 Alberta 大学进行了第一次人体试验。若国际科研合作使早期的麻醉都能够使用环丙烷和乙烯醚，那么麻醉相关的进步就不仅仅在美国或加拿大发生了。

在这一时期的所有强力麻醉药都是易爆性的。氯仿因肝脏和心脏毒性，在美国的使用受到限制。麻醉爆炸仍然是一种罕见但具有破坏性的事件，对麻醉医师和患者都有风险。在第二次世界大战期间，为了减少燃烧爆炸的危险，英国的麻醉医师转向使用三氯乙烯。这种不燃烧的麻醉药物在美国的应用有限，因为它在遇碱石灰加热时分解释放光气。然而，到第二次世界大战结束时，又有一类非易燃的麻醉药物等待试验。十多年后，氟化烃改变了吸入麻醉。

氟是最轻和最活泼的卤素,形成异常稳定的结合键。这些结合键尽管有时会产生爆炸,但可抵抗化学或热的分离。由于氟这个显著的化学活性,许多在条件控制下氟化碳氢化合物的早期尝试都失败了。1930 年,氟化物的第一个商业应用以制冷剂氟利昂的形式出现。随后在 1932 年由 Harold Booth 和 E. May Bixby 第一次尝试制备了氟化麻醉药。虽然他们的药物,一氯二氟甲烷缺乏麻醉作用,就像那十年研究的其他药物一样,他们的报告预测了未来的发展。"一项关于 166 种已知气体性质的调查表明,发现一种新的不可燃麻醉气体的最佳可能性,就在有机氟化合物里。用氟替换其他卤素,降低了沸点,增加了稳定性,通常也降低毒性[65]。"

战争结束后,Maryland 大学药理学教授 John C. Krantz 的一个团队,在几年的时间内调查了数十种碳氢化合物的麻醉特性。但是只有一种乙基乙醚在 1947 年进入临床使用。因为它是易燃的,Krantz 要求将其氟化。相应地,Julius Shukys 准备了几个氟化类似物。其中一种,三氟乙基乙烯醚,或氟罗辛烯,成为第一个氟化麻醉药。氟乙烯醚,在麻醉所需浓度下是不易燃的,从 1954 年上市到 1974 年。尽管其在高浓度下具有可燃性,仍然很受欢迎,因为不像氟烷,它具有良好的呼吸和循环抑制剂的特性,类似于它的"表亲"二乙醚。

1951 年,英国 Imperial Chemical Industries 的化学家 Charles Suckling 被要求制造一种新的麻醉药。Suckling 已经对氟化有了专业的了解,他首先请临床医师描述一种理想麻醉药的特性。从这次调查中得知,他的搜索必须考虑几个限制因素,包括挥发性、易燃性、稳定性和化合物的效力。经过 2 年的研究和尝试后,Charles Suckling 发明了氟烷。他首先麻醉了肉虫和家蝇,确定氟烷具有麻醉作用,然后把它分享给药理学家 James Raventos。Suckling 也准确预测了麻醉高等动物所需要的浓度。在 Raventos 完成了支持意见后,氟烷被提供给一名受人尊敬的英格兰曼彻斯特麻醉医师 Michael Johnstone,他承认了它具有超过 1956 年其他麻醉药的巨大优势。在 Johnstone 的支持下,氟烷迅速而广泛地在麻醉应用中传播[66]。

1960 年,氟烷被甲氧基氟烷取代,这种新麻醉药流行了十多年。然而到了 1970 年,经研究发现,长期使用甲氧基氟烷麻醉后与剂量相关肾毒性是由无机物氟引起的。同样地,对少数麻醉病例肝炎可能缘于氟烷代谢物的持续思考,促使新型吸入性麻醉药的研究重点转向阻止代谢降解。

两种液体氟化麻醉药,恩氟烷及其异构体异氟烷,是寻找稳定麻醉药的结果。它们分别于 1963 年和 1965 年由 Ross Terrell 合成。因为恩氟烷容易制造,它先于异氟烷被合成。它的使用因出现心血管抑制和致惊厥的性质受限制。因为纯化有困难,异氟烷几乎被舍弃,但是在 Louise Speers 克服了这个问题之后,一些成功的试验在 1971 年发表。因为对药物可能致癌的毫无根据的担心,人们要求在低等动物身上反复试验,异氟烷临床应用的时间又推迟了六年以上。结果,异氟烷比其他的麻醉药物得到了更彻底的测试。偶然的观察引入麻醉药的时代已被谨慎的评估和再评估程序所取代。值得注意的是,20 年内再没有麻醉药被纳入临床使用。其后,地氟烷发现于 1992 年,七氟烷发现于 1994 年。氙,一种具有许多理想性质的麻醉气体,在 20 世纪 50 年代早期的一些患者中被使用过,它从来没有受欢迎的原因是,从空气中清除它的相关成本极其高昂。然而,现在对于氙的兴趣已经被重新唤醒,在低流量下进行管理时气体的浓度可以精确测量,而且设备可以清除和重新使用气体。

静脉麻醉药

William Harvey 在 Motu Cordis(1628)对完整和连续的血管内通路进行描述之前,人们普遍认为血液从心脏流出并输送至外周被利用。关于可通过注入血管并将物质运输至全身的想法来源自 Christopher Wren。1657 年,Wren 通过一根连在猪膀胱上的鹅毛笔,将液态阿片注入一只狗身上,使动物"恍恍惚惚"[67]。Wren 还静脉注射 crocus metallorum,一种不纯的锑,并观察动物呕吐并死亡。循环系统和血管内通路的认识,促进了其他领域的研究。与 Wren 同时代的 Richard Lower,完成第一次的输血,将羊的血液输入狗和其他动物。

在 19 世纪中期,有效的血管内注射设备被构想出。疫苗接种采血针在 19 世纪 30 年代,用于穿刺皮肤,进行皮下注射强力吗啡来镇痛[68]。而后几十年,研发了空心针和皮下注射器,但最初的设计不是用于静脉注射。1845 年,都柏林外科医师 Francis Rynd 发明了注射吗啡的空心针,用来治疗"神经痛"。Charles Gabriel Pravaz 在 1853 年为神经周围注射设计了第一个有功能的注射器。通常认为是 Alexander Wood 完善了皮下玻璃注射器。1855 年，Wood 发表了一篇文章，报道使用空心针和玻璃注射器在痛点注射阿片类药[69]。

1872 年，里昂的 Pierre Oré 进行了可能是首次成功的静脉手术麻醉，在切皮前进行水合氯醛的注射。他于 1875 年发表的文章描述了在 36 个患者身上应用上述技术，但因几例术后死亡事件发生，并未向其他医师推广此方法[70]。1909 年，Ludwig Burkhard 在德国通过静脉注射氯仿和乙醚进行手术麻醉。七年后，瑞士的 Elisabeth Bredenfeld 报道了静脉内注射吗啡和东莨菪碱。这些试验没有显示静脉麻醉要优于吸入麻醉。静脉麻醉的低应用或未普及，主要是因为缺少合适的药物。随后的几十年里，这种情况逐步有所改变。

第一个巴比妥酸——巴比妥——是 Fischer 和 von Mering 在 1903 年合成的。苯巴比妥和其他巴比妥衍生物都有非常持久的作用，麻醉应用很少。1929 年以后，口服戊巴比妥作为术前镇静剂，但给予麻醉浓度剂量时，常伴随长时间的意识障碍。第一个短效的氧巴比妥酸盐是环己烯巴比妥（evipal），在 1932 年应用于临床。环己烯巴比妥受到了欧洲和北美麻醉界的好评，因其极短的诱导时间是任何其他技术无法媲美的。伦敦的麻醉医师 Ronald Jarman 发现，它在小手术中比吸入诱导麻醉有显著的优势。Jarman 从患者前臂静脉注射环己烯巴比妥时，要求其举起另一只胳膊，当举起的胳膊放下时，提示患者入睡，外科医师可以开始手术了。患者也很惊讶，许多人醒来时很难相信他们被麻醉了[71]。

尽管环己烯巴比妥的迅速起效的麻醉效果显著，但很快被两个巴比妥酸盐取代。1932 年，雅培公司的 Donalee Tabern 和 Ernest HVolwiler 合成了硫喷妥（pentothal）和硫戊巴比妥（surital）。事实证明硫巴比妥酸盐比氧巴比妥酸盐类似物，更令人满意、更强效、起效更迅速。1934 年 3 月，在 Wisconsin 大学的一位患者身上首次使用了硫喷妥，随后的 1934 年 6 月，John Lundy 等在进行深入研究后，成功地将其应用于临床。

首次作为长时间手术的主要麻醉药，硫喷妥钠要进行重复给药。其弊端很快被重视。首先是呼吸抑制，可通过鼻孔处棉花的浮动来监测。如果患者呼吸停止，只有少数技能娴熟的医师准备行气管插管，操作中发现单用硫喷妥钠无法抑制

气道反射，因此，他们建议提前对气道进行预防性表面麻醉。巴比妥酸盐的血管扩张作用，因二战中血容量不足的烧伤平民和受伤的士兵发生了心血管衰竭才得到广泛的重视。为此，补液治疗变得更为积极，而硫喷妥的使用则变得更为谨慎。

1962 年，氯胺酮由密歇根州 Parke Davi 实验室的 Calvin Stevens 博士合成。含有苯环己胺的环己胺化合物中，氯胺酮是唯一的临床应用药物。其他化合物产生了非理想的麻醉后谵妄和类精神病反应。1966 年，"分离麻醉"的新名词由 Guenter Corrsen 和 Edward Domino 创建，用来描述由氯胺酮深度镇痛产生的恍惚状态[72]。1970 年，氯胺酮被投入使用，尽管它仍然是麻醉诱导的主要药物，其镇痛性质的研究逐渐增多并被疼痛专家们使用。

依托咪酯最初由保罗·詹森和他的同事在 1964 年描述，最初被命名为"催眠"。它轻微血流动力学抑制和不引起组胺释放的优势，是其经久不衰应用于临床的原因。依托咪酯在 1974 年开始使用，尽管存在注射疼痛、肌阵挛、术后恶心呕吐和肾上腺类固醇生成抑制等缺点，但依托咪酯仍是麻醉血流动力学不稳定患者的首选药物。

丙泊酚，或称 2, 6-二异丙基苯酚，由 Imperial Chemical Industries 首次合成，并且在 1977 年进行了临床试验。研究人员发现，它能以最小刺激迅速产生催眠，且一旦停药患者会立即醒来。另外，除极好的诱导特性外，丙泊酚的止吐作用使其成为在容易出现恶心和呕吐的人群中可选的一种药物。令人遗憾的是，它的溶剂 Cremophor EL 造成多次严重的过敏事件，阻碍其应用。当丙泊酚被重新配制，使用卵磷脂、甘油和大豆油后，重新被临床应用并取得了巨大的成功。在英国它的大受欢迎伴随 LMA 的引入，人们很快观察到丙泊酚可以一定程度抑制咽部反射，在不使用肌肉松弛药或强效吸入麻醉药时，也可以放入 LMA。

局部麻醉药

在占领秘鲁后的几个世纪，欧洲人开始认识一种被秘鲁人称为 khoka 的当地植物的刺激性质。Khoka 在欧洲被称为古柯而熟知。1860 年，当奥地利人 Carl von Scherzer 进口了足够的古柯树叶用于分析研究之后，德国化学家 Albert Niemann 和 Wilhelm Lossen 分离了其主要生物碱并命名为可

卡因。25年后，在朋友 Sigmund Freud 的推荐下，Carl Koller 对可卡因的作用产生兴趣。经过一些动物实验后，Koller 成功地在青光眼患者眼部，证明了其镇痛特性[73]。遗憾的是，可卡因应用被报道的同时，也有很多其中枢神经系统和心血管毒性的报告[74,75]。随着可卡因的普及，可卡因的毒性反应和成瘾的频率也相继增加[76]。关于可卡因使用的质疑在医学界迅速增多，迫使药厂寻找可替代的局部麻醉药。

1898年，Alfred Eihorn 合成了第一个酰胺类局部麻醉药——氯喹[77]，但被证实存在组织刺激性，随即停用。Eihorn 将精力转移至氨基酯类的研究，他在1900年合成了苯佐卡因，不久于1905年合成了普鲁卡因（奴佛卡因）。氨基酯类常用于局部浸润和椎管内麻醉，不过其效能低，易导致过敏。丁卡因，最后一种（也可能是最安全的）氨基酯局部麻醉药，经多年临床应用被证明是相当有用的。

1944年，Nils Löfgren 和 Bengt Lundquist 发明了一种氨基酰胺类局部麻醉药利多卡因[76]。利多卡因随即广受欢迎，源于其效力强，起效快，减少过敏发生率，以及适用于各种区域麻醉阻滞。自利多卡因使用开始，所有局部麻醉药开发和销售都限于氨基酰胺类。

由于外科手术时间和复杂性的增加，长效局部麻醉药的研究提上日程。布比卡因在1965年被用于解决此需求。布比卡因在1957年由 B. Ekenstam[78] 合成，起初因剧毒性而被弃用。到1980年，引入美国几年之后，几篇文章报道布比卡因意外血管内注射，可同时发作惊厥和心血管衰竭[79]。此后不久，由于布比卡因的心血管毒性，以及依替卡因导致的严重运动阻滞，药业开始探索一种新的长效局部麻醉药。罗哌卡因于1996年问世，其结构上与甲哌卡因和布比卡因相似，但它是一种左旋异构体而非外消旋体混合物。左旋异构体与右旋异构体相比，毒性较小[80]。罗哌卡因的潜在安全性仍有争议，因为罗哌卡因的效力比布比卡因弱25%。因此，当罗哌卡因和布比卡因的效能等价时，两者的安全窗差别变得不那么明显，尽管罗哌卡因的全身毒性可能对常规复苏反应更快[81]。

每一种局部麻醉药都有其自身的优点和缺点，这就是为什么有些至今仍在使用，而另外一些弃用了。药业在利用脂质体微球体开发缓释局部麻醉药[81-83]。

阿片类药物

阿片类药物（在历史上被称为麻醉药，尽管在语义上不正确——参见第19章）一直是麻醉中镇痛的主力。它们被常规用在围手术期治疗急性疼痛、各种终末期和慢性疼痛。短、中、长效阿片类药物，以及给药途径多样，使医师在使用这些药物时有很大的灵活性。阿片用于镇痛和镇静，已经有两千多年的历史了。当然，希腊和中国文明在医疗和文化实践中使用过这些特性。阿片是从罂粟的种子（罂粟花）提取的，是一种超过25种药用生物碱的混合物。第一个分离的生物碱是吗啡，1803年由普鲁士化学家 Freidrich AW Sertürner 提取，他把这个生物碱以希腊梦之神 Morpheus 的名字命名。在19世纪下半叶，吗啡普遍用作吸入麻醉和术后疼痛控制的辅助药物。可卡因是1832年由 Robiquet 分离的另一种生物碱，但是由于其相对较弱的镇痛作用和高剂量诱发恶心的情况，限制了其在管理围手术期中至重度外科手术疼痛的作用。

哌替啶是第一个合成的阿片类药物，在1939年由 IG Farben 的两位德国研究人员 Otto Eisleb 和 O. Schaumann 合成。虽然很多药理学家因发现一种药物被人铭记，但一位多产的研究员 Paul Janssen 自1953年以来，在他的实验室里共制造出7万种化学物质，并从中提出有70多种药品。他的成果对寄生虫学和精神病学等不同学科有着深远的影响。Janssen 的研究实验室的创造速度是惊人的。在1960年合成化学 R4263（芬太尼），之后仅仅一年后合成 R4749（氟哌利多），然后是1964年的依托咪酯。他合成的药品尽管现在应用不那么普及了，除了芬太尼和氟哌利多经久不衰的组合，但 Janssen 的苯基哌啶衍生物，芬太尼、舒芬太尼、阿芬太尼，仍是麻醉药典中的常规用药。瑞芬太尼，一种超短效的阿片类药物于1996年由 Glaxo-Wellcome 推出，与其他阿片类药物不同的是，它具有非常快的起效和失效速度，因其由非特异性组织酯酶代谢。酮咯酸是一种非甾体抗炎药（NSAID），使用始于1990年，是第一个用于术后疼痛的非肠道 NSAID 药物。具有相当于6～8mg 的吗啡镇痛作用。酮咯酸可提供了明显的术后疼痛管理，至关重要的是可以减少阿片类药物用量。酮咯酸因其副作用而受限制，不适用于潜在的肾功能障碍或有出血疾病的患者，而且会影响骨折愈合。

肌肉松弛药

肌肉松弛药晚于吸入麻醉药一个世纪后用于麻醉。箭毒是第一个已知的神经肌肉阻滞剂，它最初被南美洲土著民族用于狩猎和部落战争，是由原产于赤道的雨林植物制成的一种生物碱。这种由藤蔓植物的无害汁液提取制成的毒素，只在注射时才产生致命性反应（全身肌肉麻痹和呼吸暂停）。这个发现是古代药理学家的一项伟大成就，其又因在南美洲、非洲和亚洲三个独立的洲均独立存在而更加具有代表性。这些地区的丛林部落使用几乎相同的方法而壮大，即使用箭毒浸泡飞镖并长期维持其药效，通过吹管去狩猎猴子和树上的其他动物。此外，美洲印第安人还知道一种草药的汁液，如果及时服用可以中和箭毒毒性[84]。

箭毒最早的临床应用是改善破伤风导致的肌肉痉挛。1858 年，纽约医师 Louis Albert Sayres 报道了他尝试在 Bellevue 医院用箭毒治疗重度破伤风的两个病例，但患者均死亡了。此外，也被用于治疗癫痫、狂犬病、舞蹈病样障碍。在用于麻醉之前，箭毒也用于治疗帕金森样强直和预防癫痫发作[85]。

有趣的是，在肌肉松弛药用于手术前，箭毒拮抗剂已经被进行很好的研究。1900 年，维也纳内科医师 Jacob Pal 认识到箭毒可以被毒扁豆碱拮抗。它在 36 年前由苏格兰药理学家 Sir TR Fraser 从毒扁豆中分离出。甲基硫酸新斯的明在 1931 年被合成，拮抗作用更强[86]。

1938 年，Richard Gill 和 Ruth Gill 从南美回到纽约，带了 11.9kg 在厄瓜多尔农场附近收集的天然箭毒。他们的动机混杂了个人和利他利益。在几个月前访问美国时，Richard Gill 得知自己患有多发性硬化症。他的医师 Walter Freeman 博士提到了箭毒有治疗痉挛性障碍的可能性。当 Gill 夫妇带着天然箭毒回到美国，他们鼓励 ER Squibb & Co. 的科学家们对箭毒的独特性质产生兴趣。Squibb 很快向两组美国麻醉学家提供了半纯化的箭毒，他们对箭毒的作用进行评估，但很快因导致两名患者全呼吸麻痹和实验室动物死亡而放弃实验。

最早且有效的箭毒的临床应用是理疗学。1939 年，AR McIntyre 改进了原始箭毒的部分结构后，Nebraska Omaha 的 Abram E. Bennett 将它注射给患有痉挛性障碍的儿童。虽然未观察到持续的好处，但他将箭毒用于准备接受环戊并四唑（电休克疗法前的方案）治疗的患者时，发现其能避免癫痫发作引起的骨折，因而被称为"减震器"。到了 1941 年，其他精神病科医师继续使用这种方法，当他们发现箭毒的作用比较持久时，新斯的明偶尔才作为解毒剂使用。

箭毒最初是在 1912 年由 Arthur Lawen 在手术中使用的，但发表的报告是用德语写的，所以被忽视了几十年。莱比锡的生理学家和内科医师 Lawen，在实验室研究箭毒后，大胆地在手术患者的浅麻醉下用于松弛腹部。几十年来，Lawen 的努力没有受到重视，尽管他的开创性工作预示了以后的临床应用，箭毒的安全使用仍需等待常规气管插管方法和肺部控制通气的引入[87]。

Lawen 的研究之后 30 年，Montreal Homeopathic 医院的麻醉科主任 Harold Griffith，知道 AE Bennett 已成功地使用箭毒，并决定将其应用于麻醉。因为 Griffith 已经是气管插管方面的专家，因此他对于潜在并发症的准备比他同时代的大多数人更好。1942 年 1 月 23 日，Griffith 和他的住院医师 Enid Johnson 给一名年轻男子进行麻醉插管，并在阑尾切除术的早期注射了箭毒，手术在令人满意的腹部松弛下顺利进行。Griffith 和 Johnson 的 25 位患者成功使用箭毒的报告，在麻醉界引发了一场革命[88]。

在肌肉松弛药使用之前，麻醉医师会回想起在环丙烷麻醉下，过早尝试气管插管时引起持续喉痉挛的焦虑。1942 年前，只有耐受高浓度的吸入麻醉药时，患者腹部才有可能松弛，因此可能带来严重的呼吸抑制和复苏延迟。箭毒和随后的药物极大地改变了麻醉。因为现在气管插管可以通过从容不迫的方式来教导，新手的第一次尝试失败对患者安全无损害。第一次使用箭毒补充较浅的吸入麻醉药，或者联合静脉注射药剂的组合时，即提供"平衡麻醉"时，就可以达到腹部松弛。新的篇章开启了！镇静麻醉的患者现在可以成功地耐受一些重大的生理干预措施，例如体外循环、控制低体温，或术后长期呼吸支持。

成功和安全地在麻醉中使用箭毒和右旋筒箭毒碱，必须部分归功于 Squibb 的研究人员 HA Holladay。天然的、未经标准制备的箭毒，可产生不确定的临床效果，以及与各种杂质相关的不良反应。1935 年分离的右旋筒箭毒碱重新引起了临床医师的兴趣，但是标准化的 "Intocostrin" 和纯化方法还未被设计出来。在 20 世纪 40 年代早期，由于 Griffith 和 Johnson 的成功试验，Squibb 开始大规模生产。Holaday 开发了一种可靠的、简单易重复性的箭毒标准化方法，即众所周知的兔头滴落试验（图 1-5）。该试验用野性箭毒溶液，每 15s 静脉注射 0.1ml 的剂量直到兔子无法抬起头时，作为结束终点事件[89]。

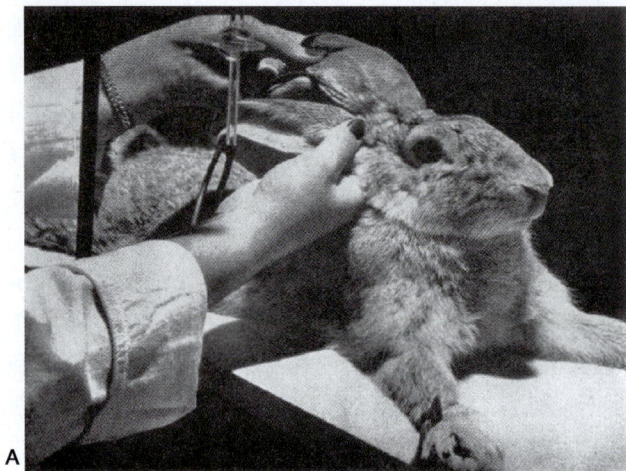

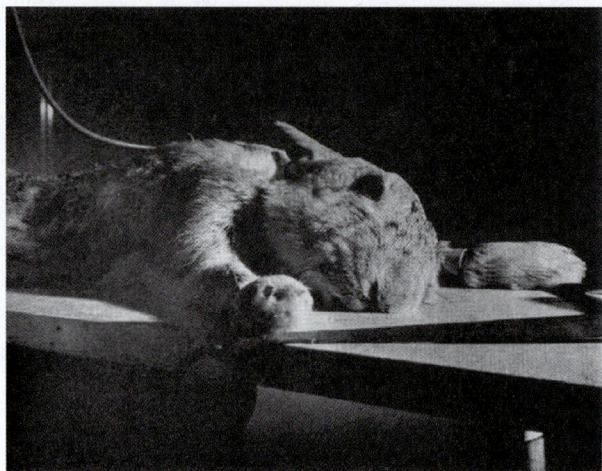

箭毒临床应用的成功是其他肌肉松弛药被引入麻醉学的主要原因。到 1948 年，加拉碘铵和十烃季铵被合成。Metubine，这种箭毒在 20 世纪 70 年代被"重新发现"，同年被临床应用。琥珀胆碱是由诺贝尔奖得主 Daniel Bovet 于 1949 年制备的。在历史学家记录此药前，它已经合成且经过了长时间的测试，并获得广泛的国际使用。1906 年 Reid Hunt 和 R. Taveaux 在多种胆碱酯类中制备

图 1-5　兔头下落试验：Squibb 药品公司的 Halladay HA 发明了该方法，了解箭毒和右旋筒箭毒碱的剂量
（A）为正常的兔子，每 15s 从静脉注射 0.1ml 的剂量直到兔子无法抬头（B）时为终点

了琥珀胆碱，并给兔子注射来观察对心脏的影响。如果他们的兔子事先没有被箭毒麻醉过，琥珀胆碱的去极化作用可能早几十年前被发现。

1958 年开始使用神经刺激器监测术中神经肌肉阻滞。伦敦 St. Thomas 医院的 TH Christie 和 H. Churchill-Davidson 发明了一种麻醉中监测周围神经肌肉阻滞的方法。然而直到 1970 年，HH Ali 等人[90]才设计出了在 2Hz（间隔 0.5s）发出的 4 个超大脉冲，或称"四个成串刺激"，作为一种神经肌肉阻滞残留量的量化方法。

当研究人员开始意识到一种来源于刚果盆地的松弛药 maloetine 的作用时，在 1960 年重新点燃了对肌肉松弛药的研究。不寻常是，maloetine 有一个甾体核。1968 年，对 maloetine 的研究发现了泮库溴铵。20 世纪 70 年代和 20 世纪 80 年代，研究转向了明确特异性受体生化和受体特异性药物的发展。从这些异喹啉类化合物中，发现了四种相关产物：维库溴铵、哌库溴铵、罗库溴铵和瑞库溴铵。20 世纪 90 年代早期使用的瑞库溴铵从临床应用中撤出，原因是几个难治性支气管痉挛病例发生脑损伤或死亡。四种基于类固醇母药右旋筒

箭毒碱的药物（阿曲库铵，美维库铵，多库氯铵和顺式阿曲库铵）也用于临床。当了解阿曲库铵和顺式阿曲库铵是通过 Hoffmann 法自行降解时，这类药在肝肾功能不全的患者中有很大应用。

止吐药

PONV 的有效治疗直到近现代才形成，目的是为了缩减住院费用和提高患者满意度。但 PONV 是一个老问题，19 世纪晚期的实践者发现许多原因，包括焦虑、剧烈疼痛、突然血压变化、肠梗阻、血液摄入，阿片类药物和吸入麻醉药残留的影响。胃内容物误吸入肺部的危险，及随后的窒息或吸入性肺炎死亡，都是麻醉期间可怕的并发症，尤其是在气管内导管的使用之前。麻醉所致呕吐和误吸促使术前维持空腹，这是一项延续至今的策略。尽管有证据表明，在手术前 3h 内饮用清亮液体，并不增加术前胃容积，不改变胃 pH 值，或增加误吸的风险。

早期的麻醉医师提出了多种治疗恶心和呕吐的方法。James Gwathemy 在 1914 年出版的《麻醉》提到英国外科医师习惯在一茶匙水里放碘

酊，每半小时三到四次。吸入醋烟，直肠内注射30～40 滴阿片酊与 60 粒溴化钠颗粒，也被认为能抑制呕吐中枢[91]。其他人通过在患者上唇上放置橘子精油或芳香香精制成的薄纱，来试图控制嗅觉[92]。1937 年的麻醉教科书鼓励采用侧卧位，"冰苏打水、浓黑咖啡和三氯叔丁醇"来治疗 PONV。对抗刺激，例如在上腹部放芥菜叶，被认为有限制呕吐的作用[93]。早在 1951 年，麻醉教材就推荐使用吸氧管理、氨气和控制血压和体位[94]。恶心和呕吐的复杂中枢机制对大部分的治疗方法不受很大影响。对特定通路干预的新药需要被研发来对PONV 产生作用。随着越来越多的短效麻醉药被研制，在恢复室清醒的术后患者当中的问题更加突出。新型化疗药物所致恶心，为止吐剂药物的发展提供了额外的动力。

1955 年，一项非随机病例研究表明抗组胺苯甲嗪显著降低了 PONV。第二年，Knapp 和Beecher 进行了更严格的研究，表明抗精神病药氯奥沙普秦对于预防性治疗具有显著的益处。1957年研究发现预防性用药时，异丙嗪（Phenergan）和氯奥沙普秦都降低了 PONV。13 年后发表了一项双盲研究评价了甲氧氯普胺，并使该药物成为PONV 管理中的一线药物。在 20 世纪 60 年代早期发现的氟哌利多，直到 2001 年才被人们广泛使用，考虑到其延长 Q-T 间期的作用，食品和药品监督管理局对其持续使用提出了警告。

糖皮质激素的镇吐作用首先被治疗肿瘤引起的颅内水肿的肿瘤学家发现[95]。随后的研究证实了这类药物在治疗 PONV 中的抗呕吐特性。对5-HT3 途径在 PONV 的认知，导致了一类独特的药物类别，专用于解决 PONV。昂丹司琼是该类药物的第一个代表，在 1991 年获得食品和药物监督管理局批准。其他的 5-HT3 拮抗剂已获批准，今天仍在使用。

麻醉亚专业

区域麻醉

可卡因，是古柯叶的提取物，是第一个有效的局部麻醉药。在 Albert Niemann 提炼出活性生物碱后，它被命名为可卡因，并被一些人用于实验。有人指出可卡因可提供表面麻醉，甚至注射时产生局部的不敏感，但是维也纳的外科实习生 Carl Koller，首次认识到可卡因可在临床中应用。

1884 年，Carl Koller 完成了他的医学培训，在那时许多眼部手术都是在没有全身麻醉的情况下进行的。在乙醚发现后的近四十年里，使用面罩的全身麻醉用于眼科手术仍有局限性：缺乏患者的配合，麻醉设备与手术入路相互干扰，PONV的发生率高。当时因为没有合适的缝合线，眼部的手术切口不进行缝合，术后的呕吐存在使眼球内容物突出的威胁，患者将面临不可挽回的失明风险[96]。

医学生时候的 Koller 曾经在维也纳的实验室工作，探索一种能够克服全身麻醉局限性的眼科表面麻醉药。遗憾的是，他曾经使用过的吗啡、水合氯醛和其他药物均无效。1884 年，Koller 的朋友 Sigmund Freud 对可卡因的大脑刺激作用很感兴趣，并给了他一个小样本装在信封里，他把它放在口袋里。信封漏了，有几个可卡因颗粒黏在了Koller 的手指上，他无心地用舌头舔了一下。当他的舌头变得麻木，他立刻意识到找到了寻找的药物。在他的实验室，他用可卡因晶体制造了混悬液。他和实验室的一位助手在青蛙、兔子和一只狗的眼睛中进行实验。在对动物模型的麻醉效果感到满意后，Koller 把溶液滴到自己的角膜上。令他惊讶的是，他的眼睛对针触无感觉[97]。Carl Koller 作为一个实习生，他负担不起参加 1884 年 9月 15 日海德堡德国眼科医师代表大会的费用。然而，一位朋友在会议上展示了他的文章，在眼科手术和其他外科领域的一场革命开始了。在接下来的一年里，有 100 多篇支持使用可卡因的文章，在欧洲和美国的医学期刊上出现。1888 年，Koller 移民到了纽约，在那里他在职业生涯的余生中一直从事眼科工作。

美国外科医师很快就开发出了可卡因的新应用。它对鼻、口、喉、气管、直肠和尿道的麻醉效果在 1884 年 10 月均被描述。次月，第一份关于皮下注射的报道发表。1884 年 12 月，两位年轻的外科医师 William Halsted 和 Richard Hall 报道了面部和手臂感觉神经阻滞。Halsted[98] 甚至做了臂丛神经阻滞，但是在患者接受吸入麻醉药后直接操作的。遗憾的是，可卡因的自我实验是危险的，因为这两个外科医师对其成瘾[99]。上瘾在 19 世纪是一种很不容易理解但经常出现的问题，尤其是当可卡因和吗啡出现在许多专利药品和民间疗法中时。

19 世纪末以前人们尝试过其他区域麻醉技

术。1885 年脊髓麻醉这个词被观察过 Hall 和 Halsted 的神经内科医师 Leonard Corning 创造出。Corning 想要评估可卡因作为神经系统问题的特殊疗法的作用。首先在狗身上的进行评估，产生了后腿运动受限的快速阻滞效果，然后他使用可卡因对一名"手淫成瘾"的人做了神经轴阻滞，首次给药没有效果，然后在第二次给药后患者的腿开始"发困"。他的下肢感觉丧失大约持续 20 分钟，在离开 Corning 的办公室说"没有比这更糟糕的经历了[100]。"虽然 Corning 在这两个病例中没有描述脑脊液（CSF）的外流，但是这只狗很可能接受了脊髓麻醉，而这个患者有可能接受了硬膜外麻醉。具体的获益没有进行描述，但 Corning 关闭了他的实验，没再关注这方面的情况，他表示可卡因化可能是"一种作为泌尿外科或其他外科手术麻醉药的替代物"[101]。

另外两位作者，August Bier 和 Theodor Tuffier 描述了确切的脊髓麻醉，并提到了脑脊液，注射了可卡因以及适当的快速起效。阅读 Bier、Tuffier 和 Corning 的文献可以发现，Corning 是在硬膜之外行药物注射的，而 Bier 对引入脊髓麻醉功不可没[102]。

14 年之后脊髓麻醉才用于外科手术。在这段时间里，德国基尔的 Heinrich Quincke 描述了他的腰椎穿刺技术。他提供了很有意义的观察，他认为最安全的穿刺位置在第三或第四腰椎间隙的水平，因为在这个水平入路低于脊髓末端。1899 年在基尔，他的外科同事 August Bier 用 Quincke 的技术首次慎重实施了可卡因脊髓麻醉。6 名患者在鞘内接受少量的可卡因，但是因为有些人在手术中喊叫，有些人呕吐头痛，Bier 认为有必要在这项技术用于手术之前进行进一步的实验。

Bier 教授允许他的助手 Hildebrandt 医师给他做腰穿，但当针穿透硬膜后，Hildebrandt 未将注射器接到针上，导致教授的脊髓液大量流出。当他们打算放弃研究时，Hildebrandt 自告奋勇再次成为第二次受试对象。他们的坚持不懈获得了惊人的成功。脊髓注射 23min 后，Bier 说："用铁锤敲打胫骨时，没有感觉到疼痛。"在 25min 后，"对睾丸强大的压力和拉力并不疼痛[92]。"他们用葡萄酒和雪茄庆祝他们的成功。那天晚上，两人都患上了剧烈的头痛，开始他们认为这是由于庆祝的原因。经过 9d 的卧床休息，Bier 的头痛后来减轻了。Hildebrandt 作为一名房屋官员，未能享受连续的休息。Bier 假定他们头痛是由于大量的脑脊液流失

而引起的，如果可能的话应该尽量避免。使用宽口径针腰椎穿刺后并发症的发生率很高，可卡因引起的中毒反应也解释了他为何后来失去了对脊髓麻醉的兴趣[103]。

其他国家的外科医师很快就开始使用脊髓麻醉，并在技术上有许多小的贡献。Theodor Tuffier 发表第一批的 125 种来自法国的脊髓麻醉药，后来建议说在看到 CSF 之前，不应该给药。第一份美国报告是由新奥尔良的 Rudolph Matas 撰写的，他的第一个患者出现了麻醉后假性脑膜炎，这是一种常见的并发症，使用费城 EW Lee 推荐的密封无菌溶液，以及 Halsted 提倡的无菌手套在某种程度上能够避免发生。1899 年，旧金山的 Dudley Tait 和 Guidlo Caglieri 进行了动物实验和对骨科患者的脊椎治疗的研究。他们鼓励使用细针以减少脑脊液的流失，并建议在穿刺前对皮肤及更深层的组织进行局部麻醉浸润[104]。这点早被 William Halsted 和浸润麻醉的重要提倡者柏林的 Carl Ludwig Schleich 提出过。一位早期美国麻醉专家 Ormond Goldan，在 1900 年发表了一份麻醉记录，准确记录了"椎管内可卡因化"的过程。同年，Heinrich Braun 了解到一种肾上腺提取物，肾上腺素，他用它来延长局部麻醉药的作用时间效果显著。Braun 发明了几种新的神经阻滞，创造了传导麻醉这个术语，被欧洲作家铭记为"传导麻醉之父"。Braun 是第一个使用普鲁卡因的人，与最早合成的局部麻醉药斯妥伐因一起，用于减少可卡因的毒性。

在 1907 年之前，麻醉医师有时因脊髓麻醉不完全而失望。大多数人认为药物只通过局部扩散传播，直到伦敦的外科医师 Arthur Barker 观察到比重的特性[105]。Barker 制作了一个玻璃管，形状上模仿人类脊柱的曲线，并用它来证明那些他通过 T 型管，注射至腰部区域的彩色溶液扩散的范围有限。Barker 使用这种观察方法，使用加入 5% 葡萄糖的重比重斯妥伐因溶液，并取得了预想的效果。当注射后，Barker 将患者的头置于枕头上，维持麻醉药在乳头平面下。Lincoln Sise 在 1935 年介绍盐酸丁卡因（潘妥卡因）的高比重溶液时，强调了 Barker 的工作。John Adriani 在 1946 年使用了重比重溶液实施"鞍区"或会阴麻醉时进一步证实此理念。Adriani 的患者在注射后继续坐着，为了让药物下降到骶神经。

Tait、Jonnesco 和其他早期脊髓麻醉的专家一

样，使用颈部入路实施甲状腺切除术和胸部手术。但是这种激进的做法在 1928 年被 GP Pitkin 腰椎注射轻比重溶液"轻的"奴白卡因所取代。现在使用轻比重的解决方案主要受限于患者的折刀位体位，既往在用于胸部手术需要技巧和精确的计时。使用轻比重麻醉的崇尚者设计了一些公式，试图用于预测轻比重的奴白卡因温热溶液，在从腰部注射部位扩散到第四胸椎的皮肤水平所需的时间。

单次脊髓麻醉持续时间不足的问题，促使费城外科医师 William Lemmon 在 1940 年为连续的脊髓麻醉设计了一个装置[106]。患者采用侧位，使用柔韧的银针行脊髓穿刺，然后固定。当患者变成仰卧位时，针通过手术台和床单上的洞穿出。如若需要，可额外再注射局部麻醉药。当 1942 年 Waldo Edwards 和 Robert Hingson 鼓励使用 Lemmon 针做产科的连续麻醉时，柔韧性的银针也认为是一种不那么烦琐并常见的应用。1944 年，梅奥诊所的 Edward Tuohy 对连续脊髓麻醉技术进行两项重要的改进。他发明了现在熟悉的 Tuohy 针[107]，它是一种可更容易穿过细丝输尿管导管的方法，并通过导管逐渐增加局部麻醉药的注射[108]。

1949 年，古巴哈瓦那的 Martinez Curbelo 使用了 Tuohy 针和输尿管导管进行第一次连续硬膜外麻醉。丝胶弹性导管消毒很困难，有时造成硬膜外感染，直到被一次性塑料替代。然而，几十年来有意的单次硬膜外麻醉注射仍偶尔进行，在连续技术出现之前还更受欢迎。在 20 世纪初，两位法国医师独立进行了骶管麻醉的试验。神经学家 Jean Athanase Sicard 将这种技术应用于非手术治疗，用来缓解背部疼痛。Fernand Cathelin 使用骶管麻醉做疝修补手术，认为这是比脊髓麻醉风险更小的一种替代方法。他通过将印度墨水的溶液注入狗的椎管末端，证实硬膜外腔终止于颈部。在 Pagés-Dogliotti 单次注射技术被接受之前，腰部入路首次单独用于多个椎旁神经阻滞。因为他们的工作是独立的，所以这一技术带有两个人的名字。Fidel Pagés 上尉在 1921 年准备了一场优雅的节段性单次硬膜外麻醉的演示，但他在西班牙军事杂志的文章发表不久后就去世了[109]。10 年后，意大利都灵的 Achille M. Dogliotti 的一篇经典的研究，使硬膜外技术得到了广泛的了解[72]。Pagés 用触觉法来识别硬膜外间隙，而 Dogliotti 则通过失去阻力技术来识别它。

四肢的外科手术本身也适用其他区域麻醉技术。1902 年，Harvey Cushing 创造了区域麻醉这个短语，用来描述全身麻醉直视下阻断臂丛或骶丛神经，以此减少麻醉需求并提供术后镇痛的这项技术[57]。在之前的 15 年，George Crile 提出过类似的一种方法，以减少外科手术的应激和打击。Crile，是提倡麻醉期间行局部麻醉和浸润技术的人，创造了"anoci-association"一词[110]。

脊髓麻醉先驱外科医师 August Bier 在 1908 年 8 月报道了普鲁卡因静脉注射的区域阻滞技术。Bier 将普鲁卡因注入上肢两个止血带之间的静脉。虽然这项技术被称为 Bier 阻滞，但在被重新引入之前的几十年里都没有使用过。55 年后，Mackinnon Holmes 改进此方法：在近端使用一个袖带进行驱血。Holmes 使用的利多卡因，是一个非常成功的酰胺类局部麻醉药，1943 年由瑞典的 Lofgren 和 Lundquist 合成。

有几位研究人员使用经皮的臂丛注射完成了上肢麻醉。1911 年，Hirschel 基于腋窝的解剖学知识，推行一种"盲法"腋窝注射。同年，Kulenkampff 描述了一种锁骨上的路径，操作者将针维持在第一肋骨和胸膜的浅部，来寻找臂丛异常感觉。Kulenkampff 的方法可能会导致气胸，这使得 Mulley 尝试用椎旁外入路进行更近端阻滞，即现在人们所熟知的 Winnie 阻滞的前身（来自芝加哥的 Alon Winnie）。

Heinrich Braun 撰写了最早的局部麻醉教材，并在 1914 年首次翻译成英语。1922 年后，Gaston Labat 的区域麻醉占据了美国市场。Labat 从法国移居到明尼苏达州的梅奥诊所，在那里短暂工作，后来获得纽约 Bellevue 医院的永久职位。他建立了美国第一个区域麻醉协会[111]。在 Labat 去世之后，Emery A. Rovenstine 被聘至 Bellevue 医院继续 Labat 的工作和其他职责。Rovenstein 创建了美国第一家治疗慢性疼痛的诊所。在这里，他和同事们改良了细胞溶解酶注射治疗技术，并通过美国区域麻醉协会，在全美进一步推广疼痛管理的知识[112]。

John J. Bonica 是一位著名的区域麻醉教师，他对麻醉学有许多贡献，其中多学科疼痛诊疗所是之一。他在从事军事、文职和在华盛顿大学服务期间，制定了一系列改进措施来治疗慢性疼痛的患者。他的经典教科书《疼痛管理》被认为是麻醉书籍的标杆。

心血管麻醉

对心脏进行手术的最早尝试仅限于心脏外伤的修复。这些尝试通常都失败了，直到德国外科医师 Ludwig Rehn 在 1896 年 9 月修复了右心室刺伤[113]。尽管取得了成功，但该领域还没有准备好进一步发展。Theodore Billroth 对心脏手术的禁忌进行了总结，曾说过"尝试做心脏手术的任何外科医师，都会失去同事们的尊敬[114]。"对这种手术的抵抗，部分原因是缺乏麻醉药物，缺乏足够的监测，甚至缺乏被现代麻醉普及的心血管生理学的了解。

幸运的是，20 世纪初在麻醉实践中取得了许多进步，血型和输血、抗凝和抗菌技术以及外科器械和技术发展。在这些技术进步的过程中，有些人继续尝试如二尖瓣闭锁切开的手术，但结局仍然很差，死亡率超过 80%。许多人认为，Robert Gross 在 1938 年成功地完成一例 7 岁女孩的动脉导管未闭结扎术，可作为现代心脏手术的标志性案例。在 Gross 成功后不久，一系列新的手术被提出用来修复先天性心脏缺损，其中包括第一例 Blalock-Taussig 分流术。1944 年一例 15 个月的"蓝色婴儿"进行了分流手术[68]。虽然这种分流在动物模型中得到了成功的证明，但约翰·霍普金斯大学麻醉科主任 Austin Lamont 并不支持这类手术。他强调："我不会让那个孩子死！"并把打开滴定的乙醚氧麻醉药留给了麻醉住院医师 Merel Harmel[115]。2 个月后 Lamont 参加了第二例 Blalock-Taussig 分流手术。1946 年，Harmel 和 Lamont[116] 一起发表了第一篇关于心脏手术麻醉的文章，文章的基础是与 Alfred Blalock 一起完成的 100 例先天性肺动脉瓣狭窄症的修复。

随着非开胸心脏手术的发展，麻醉先驱 William McQuiston 和 Kenneth Keown 在首例主肺动脉吻合术和首例经心腔二尖瓣分离术中，与外科医师并肩工作。在这之前，麻醉医师从来没有因患者利益与外科医师这样密切合作过。二战期间的麻醉医师兼医师 Max Samuel Sadove 说："麻醉医师的"小武器"联合实验室的"间谍系统"，共同支援外科医师的大炮火力，以此共同攻克疾病。"[117]

从 20 世纪 30 年代到 40 年代，John Gibbon 一直在尝试设计几种体外循环回路，直到 1947 年底，他才成功地给狗建立了心肺旁路体外循环。第一次成功地给人使用 Gibbon 的体外循环机是 1953 年 5 月，这是外科治疗在复杂的心脏疾病方面的重大进步，因此引起了国际社会对开心手术和心脏麻醉专业性的兴趣。

在接下来的 10 年里，随着心脏手术数量和应用的逐渐增加，包括人工瓣膜和冠状动脉旁路移植术，需要更多熟悉应用这些专门技术的麻醉医师。1967 年，J. Earl Wynands 发表了一篇关于冠状动脉疾病手术患者麻醉管理的早期文章。

随着心脏手术的发展，围手术期的监测以及心脏手术患者的护理也随之发展。术后机械通气和外科重症监护病房出现在 20 世纪 60 年代末。像左心房压力监测和主动脉内球囊反搏这样的装置，为了解心肺生理和治疗术后心室衰竭提供了新的方法。随着心脏麻醉医师很快地将肺动脉导管（PAC）引入手术，这提供了更精确的血流动力学监测和干预手段。Joel Kaplan 因使用 V5 导联来监测心肌缺血并使用硝酸甘油予以治疗而闻名，他推广了 PAC 用于监测心肌缺血。在 Texas 心脏研究所，Stephen Slogoff 和 Arthur Keats 展示了心肌缺血对临床预后的负面影响。到 20 世纪 80 年代末，他们两人揭示了麻醉药的选择对结果的影响很小，挑战了 Sebastian Reiz 早先提出的"异氟烷窃血"的理论。

像冷钾停搏液、肝素的监测与拮抗、抑肽酶减少失血量等进展，将改变心脏麻醉的临床实践。在 20 世纪 80 年代，Roizen、Cahalan 和 Kremer 将经食管超声心动图引入心脏外科手术，进一步肯定了心脏麻醉的亚专科性。

神经外科麻醉

一些人认为脑外科是最古老的医学艺术。钻孔是神经外科手术的证据，通过在颅骨上刮钻的洞来进入硬脑膜，其在公元前 6500 年的一个法国墓地的头骨上发现了这种情况。南美洲、非洲和亚洲的文明也进行了史前脑外科手术[118]。

随着 19 世纪中叶吸入麻醉的引入，苏格兰外科医师暨神经外科先驱 William Macewen 爵士于 1879 年第一次在开颅肿瘤切除手术中成功地使用了这种新的方法。Macewen 以引入气管插管技术而闻名，并在格拉斯哥皇家医务室推动了教授医学生使用氯仿麻醉的艺术。

和 Macewen 一样，Victor Horsely 爵士是一名对麻醉感兴趣的神经外科医师。他试验了乙醚、氯仿和吗啡对颅内容物的影响，使他得出结论："选择使用氯仿，因吗啡具有一定的价值但对脑血管起收缩作用[119]。" 1886 年，他第一次在《英国医学杂志》(*British Medical Journal*) 上发表了他的麻醉技术[120]。之后，他发现吗啡有产生呼吸抑制的倾向之后，便从方案中去掉了吗啡。

与此同时，哈佛医学院的学生和雄心勃勃的神经外科医师 Harvey Cushing 发明了第一张可记录麻醉期间心率、体温和呼吸的图表。不久之后，他将血压读数增加到其中。Cushing 是第一批认识到神经外科需要专业的经过专门训练的麻醉人员中的一员。Charles Frazier[121] 是和 Cushing 同时代的神经外科医师，他也认识到这个所需，他说："除非有熟练的麻醉医师的帮助，否则就不进行［颅脑］手术。"

因为乙醚和氯仿麻醉具有明显的缺点，从 1918 年起 Cushing 等开始探讨区域或局部麻醉用于颅内手术的优点。推动这一变化的部分原因是手术时间的延长。Cushing 等在大多数手术中都采用了"慢速"手术的技术，当时颅脑手术的时间平均为 5h[122]。相比之下，Horseley 和 Percy Sargeant 爵士等早期神经外科医师可以在不到 90min 内完成类似的手术。因此，患者长时间接触氯仿或乙醚麻醉很可能导致出血增加，术后头痛、意识模糊，伴或不伴呕吐。Cushing 等认为区域或局部麻醉，可以减少这些并发症的风险。

十年后，人们意识到区域麻醉下行脑外科手术时，麻醉医师因其所在位置较远，导致管理清醒或轻度镇静患者的气道时很麻烦。尽管在 21 世纪初，气管内插管就已经引入使用，并作为保证患者气道安全，并提供吸入麻醉的流行工具。综上所述，以上情况导致了全身麻醉在脑外科手术中的迅速流行，并持续到今天。

虽然像硫喷妥、箭毒和氟烷这样的药物引入总体上对麻醉实践有很大的促进，但 Kety 和 Schmidt 引入的测量脑电活动、脑血流量和代谢率，以及 Lundburg 引入的测量颅内压的方法"把神经外科麻醉建立在科学的基础上，并开启通往神经麻醉研究的大门[123]。"临床医师兼科学家的 John D.(Jack) Michenfelder，后来被称为神经麻醉之父，开展了各种不同麻醉药和技术对于脑血流、脑功能与保护的基础科学和临床研究。在这次开创性的研究期间吸取了许多经验教训，直到现代神经外科麻醉的实践当中仍在普遍使用。

产科麻醉

在 19 世纪 60 年代，社会对于分娩疼痛管理的态度开始变化，妇女开始要求在麻醉下分娩。社会舆论压力太大了，以至于尽管医师不相信镇痛的好处，但仍然觉得有义务为产科患者提供这种服务[124]。1907 年，奥地利医师 Richard von Steinbüchel 使用了吗啡联合东莨菪碱，制造了 Dämmerschlaff 或称"半麻醉"[125]。虽然这两种药物被众所周知，但医师仍然怀疑半麻醉对分娩和分娩的作用，与大多数女性的观点截然相反。这种方法在德国产科医师 Carl Gauss 和 Bernhardt Krönig 大范围宣传后得到了普及。与乙醚和氯仿相比，许多广告都吹嘘半麻醉的好处（镇痛、部分止痛和失忆），相比之下乙醚和氯仿却导致了完全的意识丧失[126]。Gauss 了解到这些药物的治疗窗很窄，并对其使用给予了精确的指示：在分娩活动后不久进行第一次注射（吗啡 10mg 和东莨菪碱）——这是为了减轻分娩的痛苦；随后继续注射的只有东莨菪碱——这是用来消除分娩记忆的。由于东莨菪碱的作用，许多患者会出现定向障碍，并在分娩期间叫喊和乱动。Gauss 相信通过减少感知，可以把这种反应减小到最低限度。因此，他会把患者关进黑暗的房间，用纱布盖住眼睛，然后把浸油的棉花塞耳朵里。在分娩期间，患者常常被皮带绑住，被固定在垫床上[127]。随着时间的推移，注射吗啡的剂量似乎增加了，但很少有对新生儿不良影响的报告。Virginia Apgar 里程碑式的新生儿评估系统（Apgar 评分）在 1953 年出版，有助于证明接受全身麻醉或局部麻醉的产妇，其新生儿确实存在差异[128]。

大多数人对"半麻醉"的兴趣超过医学范围，在很短的一段时间内，美国也进行跟风[129]。公众对半麻醉的热情随着一位著名的倡导者在分娩过程中死亡而迅速消退。医师声称她的死亡与半麻醉的并发症无关[130]。

在 1900—1930 年间出现第一批文章，它们描述了在产科麻醉当中，应用脊髓、硬膜外、骶管、椎旁、骶旁和阴部神经阻滞的技术。然而，由于产科医师很少使用这些技术，多年来低估了其益处[130]。1944 年，Hingson 和 Edwards 引入了连续骶管麻醉[131]。在此后不久，脊髓麻醉开始流行。最初，脊髓麻醉可以由经验缺乏的人在没有监测的情况下进行。操作者缺乏经验和患者缺乏监测，导致了发病率和死亡率高于全身麻醉[132]。因此，在20世纪50年代，脊髓麻醉受到很大阻碍，导致产科麻醉"黑暗时代"的出现。产科镇痛基本上被弃用，女性被迫忍受"自然分娩"的疼痛，来避免与麻醉相关严重并发症的发生[133]。

随着对神经轴索麻醉的加深了解，加之训练有素的麻醉医师参与，和对妊娠期间生理变化的评估，因此产妇和胎儿的安全大大提高。在21世纪初，据报道全身麻醉下剖宫产手术中的麻醉相关死亡，比神经轴索麻醉相关的可能性更大，使区域麻醉的方法成为选择[134,135]。随着在生产分娩期间可以获得安全有效的镇痛选择，如今的重点是提高准家长分娩过程的舒适度。

输血医学

在法国发现的旧石器时代的洞穴画里，描绘了一只被茅多处刺伤而失血的熊，表明原始人了解血液和生命之间的简单关系[136]。10 000 多年后，现代的麻醉医师试图维持这种关系，在面临血管内容量耗竭或因失血导致降低携氧能力下降时，使用替代液体和血液制品。

1667 年，路易十四的医师 Jean Baptiste Denis 首次尝试输血。Denis 听说前一年 Richard Lower 把羊羔的血输给了一只狗。羔羊的血液是最常用的，因为捐献的动物的特殊品行被认为会转移到接受者。尽管这种跨种输血有危险，Denis 的第一位患者还是好转了。然而，他接下来的两个患者却没有那么幸运，Denis 也因此避免进一步的尝试。考虑到这些早期输血的不良结果，以及对于跨物种转移动物特殊品行的影响的激烈宗教争论，从 1670 年开始，在法国和英国给人类输血被禁止了 100 多年[68]。

1900 年，Karl Landsteiner 和 Samuel Shattock 分别单独奠定了所有后续的输血的科学基础，认识到血液相容性是基于不同血型的。Landsteiner 是一位奥地利医师，最初根据红细胞中存在的物质将人类血液分为三组。第四种类型是 AB 型，由两名学生 Decastrello 和 Sturli 在 1902 年鉴定出。在这些发现的基础之上，Reuben Ottenberg 在 1907年进行了第一次血型匹配的输血。生理液体的输注发生在 1831 年，由英国的 O'Shaughnessy 和 Lewins 独立完成。在给《柳叶刀》的信中，Lewins 描述了给霍乱患者输注大量盐水的情况。他报告说，他将向成年人注射 2.27~4.5kg（5~10Ib）的盐水，并按需要重复[137]。尽管发表在主流杂志之上，Lewins 的技术被人们忽视了几十年，平衡生理溶液的有效性，将不得不等待分析化学的到来。

专业化及麻醉实践

麻醉组织

麻醉医师试图通过组织专业协会和提高培训质量来获得外科医师的尊重。第一个美国组织成立于 1905 年 10 月 6 日，由 9 名成员组成，称为长岛麻醉医师协会，年费为 1 美元。1911 年，当长岛协会成为纽约麻醉医师协会时，每年费用涨到 3 美元。虽然新的组织仍以地名著称，但吸引了多个州的成员，在 1915 年有 70 名医师参加[138]。

在麻醉学专业化的争议中，最值得注意的人物之一是 Francis Hoffer McMechan。他曾是辛辛那提的一名执业麻醉医师，直到 1911 年患上了严重的类风湿关节炎，最终迫使无法离开轮椅，并于 1915 年退休。McMechan 仅工作 15 年，但他在这么短的时间内写了 18 篇临床文章。作为一名多产的专家和作家，他不允许致残性疾病使他的职业生涯边缘化。他没有从事临床医学，而是运用自己的才能建立了麻醉学学会[139]。

从 1914 年到 1926 年 8 月，McMechan 靠编辑（*Quarterly Anesthesia Supplement*）维持生计。他成为第一本麻醉期刊的编辑：*Current Researches in Anesthesia and Analgesia*——即 *Anesthesia and Analgesia* 的前身，该期刊是麻醉专业最早的期刊。在 1925 年建立国际麻醉研究会（IARS）时，McMechan 和他的妻子 Laurette 成为美国麻醉的海外大使。因为 Laurette 是法国人，所以 McMechan 把自己的麻醉理念与国外的理念相结合也是可以理解的[123]。

1926 年，McMechan 与英国医学会麻醉学分会联合召开了麻醉医师大会。后来，他走遍了欧洲，举办讲座并与该领域的医师建立关系。在他最后一次回到美国时，他病得很重，卧床了两年。他辛勤的工作和不断的旅行带来了回报：1929 年，McMechan 创建于 1922 年的 IARS，其成员不仅有来自北美的，还有来自几个欧洲国家、日本、印度、阿根廷和巴西的[119]。最值得一提的是，McMechan 在 1929 年墨尔本的一次会议上影响了一位年轻的澳大利亚麻醉医师 Geoffry Kaye。Kaye 因此成为 McMechan 的忠实追随者，并在随后的几十年中帮助建立了澳大利亚麻醉医师协会，并在他家的一楼创建了一个会议室、工作间、图书馆和博物馆[140]。

在 20 世纪 30 年代，McMechan 把他的使命从麻醉医师组织化转向促进专业学术问题的研究上。1931 年，他开始筹备国际麻醉医师学院。该机构在 1935 年开始颁发认证工作。医师第一次被公认为可作为麻醉学的专家。认证资格是全球性的，在多个国家被认同。尽管认证的标准并不严格，但该学院在许多国家成功地提高了麻醉的标准[141]。

麻醉学会

很多美国人促进了麻醉学组织的发展。Ralph Waters 和 John Lundy 等参与了发展麻醉组织。Waters 对该专业的最大贡献是提高了它的学术标准。他在 1913 年完成实习后，来到 Iowa 州的 Sioux 开始工作，在那里逐渐将自己的专业定为麻醉。他的个人经历和丰富的阅历在一次毕业后的培训课程中得到极大的充实，是在 Ohio 州由 McKesson 进行指导的一个月课程。那时自称为医学和外科专家几成习惯。Waters 为低标准感到沮丧，他对麻醉住院医师培训和正式考试流程的最终建立产生了巨大影响，1920 年他回忆道："许多中西部医院对专业化的要求包括拥有足够的胆量去尝试流程和极好的说服力，足以获得患者或其家人的同意[142]。"

为了改善麻醉护理，Waters 定期与 Dennis Jackson 和其他科学家通信交流。1925 年，他搬到堪萨斯城，目的是在堪萨斯大学获得一个学术职位，但外科教授并不支持他的提议。这座更大的城市确实让他建立了独立的门诊外科诊所"市中心外科诊所"，该诊所是最早建立的麻醉恢复室之一[130]。1927 年，威斯康星大学医学院的外科教授 Erwin Schmidt 建议 Charles Bardeen 院长雇用 Waters。

在接受第一个美国麻醉学术职位时，Waters 描述了四个目标，这些目标后来被许多其他学术部门采纳。他的目标如下：①为该机构的患者提供尽可能好的服务；②向所有攻读医学学位的学生讲授麻醉学相关的知识原理；③帮助长远从事麻醉专业的毕业生，不仅要获得该学科的基本知识，还要掌握麻醉管理的艺术性，而且尽可能多地学习有效的教学方法；④经过努力以及尽可能多的合作研究，一起实现上述的目标[129]。

Waters 的个人和专业素质，给那些在他科室申请住院医师职位的有才华的年轻男女留下了深刻印象。他鼓励住院医师发展对科研的兴趣，让他们与 Waters 来威斯康星州之前认识的两位药师 Arthur Loevenhart 和 Chauncey Leake，以及和他在麦迪逊有联系的其他人合作。临床的问题也需要进行研究。如麻醉记录被编码到穿孔卡上，形成一个数据库，用于分析科室的工作。发病率和死亡率的讨论会议，现在是所有培训计划的要求，也起源于 Madison。该科室人员和其他医学中心的贵宾一起参加这些会议。由于他们对麻醉的批判性评论，手术不幸的责任逐渐从患者转移到医师身上。很多时候医师可能会抱怨说："患者是因为没有接受良好的麻醉而死亡。"或者，死亡可能归因于一种神秘的力量，比如"淋巴状态异常"，讽刺幽默方面的大师 Arthur Guedel 观察到："淋巴状态异常的确有时对麻醉医师有很大帮助。当患者在麻醉下死亡而无法解释时，他很乐于承认这种情况是真实存在的[129]。"

1929 年梅奥诊所的 John Lundy 组建了麻醉医师旅行俱乐部，其成员是美国或加拿大的主要麻醉教师。每年均有一位成员主持 20~40 名麻醉医师，聚在一起进行非正式讨论。主要讨论手术室和实验室有前景的创新，因其"热情、充满激情、批判性的评价"而被熟知[127]。在不久后组建美国麻醉学委员会（American Board Of Anesthesiology）的争斗中，旅行俱乐部的作用是至关重要的。

即使在大萧条时期，国际友人也来参观了 Waters 的科室。对于澳大利亚的 Geoffrey Kaye、瑞典的 Torsten Gordh、英国的 Robert Macintosh 和 Michael NOS，以及其他人来讲，Waters 的科室是他们的"麻醉朝圣之地"。Ralph Waters 在做"主任"的 22 年中培养了 60 名住院医师。从 1937 年开始，这些自称为"Aqualumni"的校友们每年都会回来参加一次学术和社交聚会。34 名 Aqualumni 担任学术职务，其中 14 名担任麻醉系主任。他们遵循 Waters 的专业原则，并传授给自己的许多毕业生[143]。Waters 的不朽遗产曾被他在 1927 年聘用的 Charles Bardeen 认识到，他说："Ralph Waters 是大学聘用的首个让人们入睡的人，但他却唤醒了全世界对麻醉的兴趣[144]。"

建立协会

Waters 和 Lundy，还有纽约市的 Paul Wood，在建立麻醉组织和专业认证上扮演了重要的角色。在大萧条的关键期，这三位医师意识到麻醉学需要有一流程来确定谁是美国医学会（AMA）认可的麻醉医师。他们通过 Paul Wood 担任秘书处财务主管的纽约麻醉师协会，创建一种新的成员类型——"会员"。会员标准遵循既定的 AMA 专业资格的认证准则。然而，AMA 希望有一个全国性的组织来赞助这个专业委员会。纽约麻醉医师协会于 1936 年更名为美国麻醉医师协会（ASA）。与 Emery Rovenstein 任主席的美国区域麻醉协会，联合成立美国麻醉学委员会（ABA），于 1938 年作为美国外科委员会的下属委员会成立。McMechan 于 1939 年去世，1940 年 AMA 支持 ABA 独立，并于 1940 年批准独立[126,131]。

几年后，美国麻醉医师协会的官员受到 MJ Seifert 博士的质疑，他写道："麻醉医师是技术人员，麻醉医师是麻醉和麻醉药方面的专业权威。我不明白你们为什么不称自己为美国麻醉医师协会[133]。"Ralph Waters 在 1945 年被宣布为新命名的 ASA 美国麻醉医师协会的第一任主席。在二战结束那年，1 977 名 ASA 成员中有 739 人（37%）参加过武装部队。同年，ASA 颁发了第一个杰出服务奖给 Paul M. Wood，以表彰他为该专业不懈的服务，今天可以在协会的 Wood 图书馆（位于 Illinois 州 Park Ridge 的 ASA 总部的博物馆）保存的大量档案中得到证实[144]。

总结

对麻醉学发展的概述，仅是麻醉医师服务在医院、门诊和实验室的角色简介。手术室和产科分娩仍然是大多数专家们的主要兴趣所在。除了本章描述的经常被使用的技术外，麻醉医师在这些领域提供服务时，也常会在药理学和生物工程领域触到新的进展。

手术后，患者被送到麻醉术后监护室或恢复室，现在被认为是麻醉医师的"病房"。50 年前，患者被直接从手术室送回只有一个初级护士处理的外科病房。当出现并发症时，那里的人员缺乏干预的技能和设备。二战的经历教会了集中护理的价值之后，医师和护士们建立了恢复室，很快就要求在所有大医院设立。到了 1960 年，危重医学的发展通过使用机械通气机器取得了进展。对需要很多天的重症监护和护理管理的患者，被安置在恢复室的一个挂帘子的角落里。随着时间的推移，一张或两张病床的窗帘被固定的隔间所取代，这些地方被重新安置成重症监护病房。麻醉医师制定的复苏和重症监护的原则也改进了重症医学。

麻醉学的未来是光明的。那些曾经使手术患者的护理进步的更安全药物，正被持续地改进。随着具有麻醉专业背景的医师建立慢性疼痛诊所和门诊手术中心，并在大的医疗中心的围手术期病房担任行政职务，麻醉医师的角色持续扩大。麻醉范围的持续增加，手术室内外均有参与，麻醉医师越来越成为整个围手术期不可或缺的一部分。

（时胜男 译，左明章 校）

参考文献

1. Joyce H. *The journals and letters of Fanny Burney*. Oxford: Clarendon; 1975. As quoted in: Papper EM. *Romance, Poetry, and Surgical Sleep*. Westport, CT: Greenwood Press; 1995:12.
2. Epitaph to W.T.G. *Morton on a Memorial from the Mt. Auburn Cemetery*. Cambridge, Massachusetts.
3. These Egyptian pictographs are dated approximately 2500 BC. See Ellis ES: *Ancient Anodynes: Primitive Anaesthesia and Allied Conditions*. London, UK: WM Heinemann Medical Books; 1946:80.
4. Bacon DR. Regional anesthesia and chronic pain therapy: a history. In: Brown DL, ed. *Regional Anesthesia and Analgesia*. Philadelphia, PA: WB Saunders; 1996:11.
5. Rutkow I. *Surgery, an Illustrated History*. St. Louis, MO: Mosby; 1993:215.
6. Winter A. *Mesmerized: Powers of Mind in Victorian Britain*. Chicago, IL: University of Chicago Press; 1998:42.
7. Marmer MJ. *Hypnosis in Anesthesiology*. Springfield, IL: Charles C Thomas; 1959:10.
8. Dioscorides. On mandragora. In: *Dioscorides Opera Libra*. Quoted in: Bergman N. *The Genesis of Surgical Anesthesia*. Park Ridge, IL: Wood Library-Museum of Anesthesiology; 1998:11.
9. Dote K. General anesthesia in Japan around 1830. *J Anesth Hist*. 2015;1:88
10. Dote K. *Mafutsutoron*. Japan: Ehime University School of Medicine; 2016.
11. Infusino M, O'Neill YV, Calmes S. Hog beans, poppies, and mandrake leaves: a test of the efficacy of the soporific sponge. In: Atkinson RS, Boulton TB, eds. *The History of Anaesthesia*. London, UK: Parthenon Publishing Group; 1989:31.
12. Davy H. *Researches Chemical and Philosophical Chiefly Concerning Nitrous Oxide or Dephlogisticated Nitrous Air, and Its Respiration*. London, UK: J Johnson; 1800:533.
13. Papper EM. *Romance, Poetry, and Surgical Sleep*. Westport, CT: Greenwood Press; 1995.
14. Hickman HH. A letter on suspended animation, containing experiments showing that it may be safely employed during operations on animals, with the view of ascertaining its probable utility in surgical operations on the human subject, addressed to T.A. Knight, Esq. Imprint Ironbridge, W. Smith, 1824.
15. Strickland RA. Ether drinking in Ireland. *Mayo Clin Proc*. 1996;71:1015.
16. Lyman HM. *Artificial Anaesthesia and Anaesthetics*. New York, NY: William Hood; 1881:6.
17. Stetson JB, William E. Clarke and the discovery of anesthesia. In: Fink BR, Morris L, Stephen ER, eds. *The History of Anesthesia: Third International Symposium Proceedings*. Park Ridge, IL: Wood Library-Museum of Anesthesiology; 1992:400.
18. Long CW. An account of the first use of sulphuric ether by inhalation as an anaesthetic in surgical operations. *South Med Surg J*. 1849;5:705.
19. Robinson V. *Victory Over Pain*. New York, NY: Henry Schuman; 1946:91.
20. Smith GB, Hirsch NP. Gardner Quincy Colton: pioneer of nitrous oxide anesthesia. *Anesth Analg*. 1991;72:382.
21. Menczer LF. Horace Wells's "day book A": a transcription and analysis. In: Wolfe RJ, Menczer LF, eds. *I Awaken to Glory*. Boston, MA: Boston Medical Library; 1994:112.
22. Greene NM. A consideration of factors in the discovery of anesthesia and their effects on its development. *Anesthesiology*. 1971;35:515–522.
23. Fenster J. *Ether Day*. New York, NY: Harper Collins; 2001:76.
24. Haridas RP. "Gentlemen! This Is no humbug!": Did John Collins Warren, M.D., proclaim these words on October 16, 1846, at Massachusetts General Hospital, Boston? *Anesthesiology*. 2016;124:553–560.

25. Caton D. *What a Blessing She Had Chloroform*. New Haven, CT: Yale University Press; 1999:103.
26. Journal of Queen Victoria. In: Strauss MB, ed. *Familiar Medical Quotations*. Boston, MA: Little Brown; 1968:17.
27. Eger EI, Saidman LJ, Brandstater B. Minimum alveolar anesthetic concentration: a standard of anesthetic potency. *Anesthesiology*. 1965;26:756–763.
28. Clover JT. Laryngotomy in chloroform anesthesia. *Br Med J*. 1877;1:132–133.
29. Macewan W. Clinical observations on the introduction of tracheal tubes by the mouth instead of performing tracheotomy or laryngotomy. *Br Med J*. 1880;2:122, 163–165.
30. Hirsch NP, Smith GB, Hirsch PO. Alfred Kirstein, pioneer of direct laryngoscopy. *Anaesthesia*. 1986;41:42–45.
31. Burkle CM, Zepeda FA, Bacon DR, et al. A historical perspective on use of the laryngoscope as a tool in anesthesiology. *Anesthesiology*. 2004;100:1003–1006.
32. Miller RA. A new laryngoscope. *Anesthesiology*. 1941;2:317.
33. Macintosh RR. Richard Salt of Oxford, anaesthetic technician extraordinary. *Anaesthesia*. 1976;31:855.
34. Thomas KB. Sir Ivan Whiteside Magill, KCVO, DSc, MB, BCh, BAO, FRCS, FFARCS (Hon), FFARCSI (Hon), DA: a review of his publications and other references to his life and work. *Anaesthesia*. 1978;33:628–634.
35. Condon HA, Gilchrist E. Stanley Rowbotham: twentieth century pioneer anaesthetist. *Anaesthesia*. 1986;41:46–52.
36. Calverley RK. Classical file. *Surv Anesth*. 1984;28:70.
37. Gale JW, Waters RM. Closed endobronchial anesthesia in thoracic surgery: preliminary report. *Curr Res Anesth Analg*. 1932;11:283.
38. Wu TL, Chou HC. A new laryngoscope: the combination intubating device (letter). *Anesthesiology*. 1994;81:1085–1087.
39. Brain AIJ. The laryngeal mask: a new concept in airway management. *Br J Anaesth*. 1983;55:801–805.
40. Van Zundert TC, Briacombe JR, Ferson DZ, et al. Archie Brain: celebrating 30 years of development in laryngeal mask airways. *Anaesthesia*. 2012;67(12):1375–1385.
41. Calverley RK. An early ether vaporizer designed by John Snow, a Treasure of the Wood Library-Museum of Anesthesiology. In: Fink BR, Morris LE, Stephen CR, eds. *The History of Anesthesia*. Park Ridge, IL: Wood Library-Museum of Anesthesiology; 1992:91.
42. Snow J. *On the Inhalation of the Vapour of Ether*. London, UK: J Churchill; 1847:23. Reprinted by the Wood Library-Museum of Anesthesiology.
43. Calverley RK, Clover JT. A giant of Victorian anaesthesia. In: Rupreht J, van Lieburg MJ, Lee JA, Erdmann W, eds. *Anaesthesia: Essays on Its History*. Berlin: Springer-Verlag; 1985:21.
44. Andrews E. The oxygen mixture, a new anaesthetic combination. *Chicago Med Exam*. 1868;9:656.
45. Obituary of T. Philip Ayre. *Br Med J*. 1980;280:125.
46. Rees GJ. Anaesthesia in the newborn. *Br Med J*. 1950;2:1419–1422.
47. Bain JA, Spoerel WE. A stream-lined anaesthetic system. *Can Anaesth Soc J*. 1972;19:426–435.
48. Mushin WW, Rendell-Baker L. *Thoracic Anaesthesia Past and Present*. Springfield, IL: Charles C Thomas; 1953:44. Reprinted by the Wood Library-Museum of Anesthesiology, 1991.
49. Shephard DAE. Harvey Cushing and anaesthesia. *Can Anaesth Soc J*. 1965; 12:431–442.
50. Waters RM. Clinical scope and utility of carbon dioxide filtration in inhalation anesthesia. *Curr Res Anesth Analg*. 1923;3:20.
51. Sword BC. The closed circle method of administration of gas anesthesia. *Curr Res Anesth Analg*. 1930;9:198.
52. Sands RP, Bacon DR. An inventive mind: The career of James O. Elam, M.D. (1918–1995). *Anesthesiology*. 1998;88:1107–1112.
53. Morris LE. A new vaporizer for liquid anesthetic agents. *Anesthesiology*. 1952;13:587–593.
54. Sands R, Bacon DR. The copper kettle: a historical perspective. *J Clin Anesthesiol*. 1996;8:528–532.
55. Duncum BM. *The Development of Inhalation Anaesthesia*. London, UK: Oxford University Press; 1947:538.
56. Severinghaus JC, Honda Y. Pulse oximetry. *Int Anesthesiol Clin*. 1987;25:205–214.
57. Cushing H. I. On the avoidance of shock in major amputations by cocainization of large nerve trunks preliminary to their division: with observations on blood-pressure changes in surgical cases. *Ann Surg*. 1902;36:321–345.
58. Codesmith A. An endo-esophageal stethoscope. *Anesthesiology*. 1954;15:566.
59. Luft K. Methode der registrieren gas analyse mit hilfe der absorption ultraroten Strahlen ohne spectrale Zerlegung. *Z Tech Phys*. 1943;24:97.
60. Tovell RM. Problems in supply of anesthetic gases in the European theater of operations. *Anesthesiology*. 1947;8:303–311.
61. Rendell-Baker L. History of standards for anesthesia equipment. In: Rupreht J, van Lieburg MJ, Lee JA, et al., eds. *Anaesthesia: Essays on Its History*. Berlin, Germany: Springer-Verlag; 1985:161.
62. Calverley RK. A safety feature for anaesthesia machines: Touch identification of oxygen flow control. *Can Anaesth Soc J*. 1971;18:225–229.
63. Lucas GH. The discovery of cyclopropane. *Curr Res Anesth Analg*. 1961;40:15–27.
64. Seevers MH, Meek WJ, Rovenstine EA, et al. Cyclopropane study with special reference to gas concentration, respiratory and electrocardiographic changes. *J Pharmacol Exp Ther*. 1934;51:1.
65. Calverley RK. Fluorinated anesthetics. I. The early years. *Surv Anesth*. 1986; 29:170.
66. Suckling CW. Some chemical and physical factors in the development of fluothane. *Br J Anaesth*. 1957;29:466–472.
67. Wren PC. *Philosophical Transactions*. Vol 1. London, UK: Anno; 1665 and 1666.
68. Keys TE. *The History of Surgical Anesthesia*. New York, NY: Dover Publications; 1945:38.
69. Dundee J, Wyant G. *Intravenous Anesthesia*. Hong Kong: Churchill Livingstone; 1974:1.
70. Oré PC. Etudes, cliniques sur l'anesthésie chirurgicale par la methode des injection de choral dans les veines. Paris: JB Balliere et Fils; 1875. As quoted in: Hemelrijck JV, Kissin I. History of intravenous anesthesia. In: White PF, ed. *Textbook of Intravenous Anesthesia*. Baltimore: Williams & Wilkins; 1997:3.
71. Macintosh RR. Modern anaesthesia, with special reference to the chair of anaesthetics in Oxford. In: Rupreht J, van Lieburg MJ, Lee JA, et al., eds. *Anaesthesia: Essays on Its History*. Berlin: Springer-Verlag; 1985:352.
72. Hemelrijck JV, Kissin I. History of intravenous anesthesia. In: White PF, ed. *Textbook of Intravenous Anesthesia*. Baltimore: Williams & Wilkins; 1997:3.
73. Fink BR. Leaves and needles: the introduction of surgical local anesthesia. *Anesthesiology*. 1985;63:77–83.
74. Koller C. Über die Verwendung des Cocain zur Anästhesirung am Auge. *Wien Med Wochenschr*. 1884;34:1276.
75. Calatayud J, Gonzalez A. History of the development and evolution of local anesthesia since the coca leaf. *Anesthesiology*. 2003;98:1503–1508.
76. Fink BR. History of local anesthesia. In: Cousins MJ, Bridenbaugh PO, eds. *Neural Blockade*. Philadelphia, PA: JB Lippincott; 1980:12.
77. Ruetsch YA, Boni T, Borgeat A. From cocaine to ropivacaine: The history of local anesthetic drugs. *Curr Top Med Chem*. 2001;1:175.
78. Ekenstam B, Egnev B, Pettersson G. Local anaesthetics: I. N-alkyl pyrrolidine and N-alkyl piperidine carboxylic acid amides. *Acta Chem Scand*. 1957; 11:1183.
79. Albright GA. Cardiac arrest following regional anesthesia with etidocaine or bupivacaine. *Anesthesiology*. 1979;51:285.
80. Aberg G. Toxicological and local anaesthetic effects of optically active isomers of two local anaesthetic compounds. *Acta Pharmacol Toxicol (Copenh)*. 1972;31:273–286.
81. Polley LS, Santos AC. Cardiac arrest following regional anesthesia with ropivacaine: here we go again! *Anesthesiology*. 2003;99:1253–1254.
82. Castillo J, Curley J, Hotz J, et al. Glucocorticoids prolong rat sciatic nerve blockade in vivo from bupivacaine microspheres. *Anesthesiology*. 1996;85:1157–1166.
83. Mowat JJ, Mok MJ, MacLeod BA, et al. Liposomal bupivacaine: extended duration nerve blockade using large unilamellar vesicles that exhibit a proton gradient. *Anesthesiology*. 1996;85:635–643.
84. McIntyre AR. *Curare, Its History, Nature, and Clinical Use*. Chicago: University of Chicago Press; 1947:6, 131.
85. Thomas BK. *Curare: Its History and Usage*. Philadelphia, PA: JB Lippincott Company; 1963:90.
86. Rushman GB, Davies NJH, Atkinson RS. *A Short History of Anaesthesia*. Oxford: Butterworth-Heinemann; 1996:78.
87. Knoefel PK. *Felice Fontana: Life and Works*. Trento: Societa de Studi Trentini; 1985:284.
88. Griffith HR, Johnson GE. The use of curare in general anesthesia. *Anesthesiology*. 1942;3:418.
89. McIntyre AR. Historical background, early use and development of muscle relaxants. *Anesthesiology*. 1959;20:409–415.
90. Ali HH, Utting JE, Gray C. Quantitative assessment of residual antidepolarizing block (part II). *Br J Anaesth*. 1971;43:478–485.
91. Gwathmey JT. *Anesthesia*. New York, NY: Appleton and Company; 1914:379.
92. Flagg PJ. *The Art of Anaesthesia*. Philadelphia, PA: JB Lippincott Company; 1918:80.
93. Hewer CL. *Recent Advances in Anaesthesia and Analgesia*. Philadelphia, PA: P Blakiston's Son & Co. Inc; 1937:237.
94. Collins VJ. *Principles and Practice of Anesthesiology*. Philadelphia, PA: Lea & Febiger; 1952:327.
95. Raeder J. History of postoperative nausea and vomiting. *Int Anesthesiol Clin*. 2003;41:1–12.
96. Koller C. Personal reminiscences of the first use of cocaine as local anesthetic in eye surgery. *Curr Res Anesth Analg*. 1928;7:9.
97. Becker HK. Carl Koller and cocaine. *Psychoanal Q*. 1963;32:309–373.
98. Halsted WS. Practical comments on the use and abuse of cocaine; suggested by its invariably successful employment in more than a thousand minor surgical operations. *N Y Med J*. 1885;42:294.
99. Olch PD, William S. Halstead and local anesthesia: Contributions and complications. *Anesthesiology*. 1975;42:479–486.
100. Marx G. The first spinal anesthesia: Who deserves the laurels? *Reg Anesth*. 1994;19:429–430.
101. Corning JL. Spinal anaesthesia and local medication of the cord. *N Y Med J*. 1885;42:483.
102. Bier AKG. Experiments in cocainization of the spinal cord, 1899. In: Faulconer A, Keys TE (trans), eds. *Foundations of Anesthesiology*. Springfield, IL: Charles C Thomas; 1965:854.
103. Goerig M, Agarwal K, Schulte am Esch J. The versatile August Bier (1861–1949), father of spinal anesthesia. *J Clin Anesth*. 2000;12:561–569.
104. Larson MD. Tait and Caglieri: The first spinal anesthetic in America. *Anesthesiology*. 1996;85:913–919.
105. Lee JA. Arthur Edward James Barker, 1850–1916: British pioneer of regional anaesthesia. *Anaesthesia*. 1979;34:885–891.
106. Lemmon WT. A method for continuous spinal anesthesia: a preliminary report. *Ann Surg*. 1940;111:141–144.
107. Martini JA, Bacon DR, Vasdev GM. Edward Tuohy: The man, his needle, and its place in obstetric anesthesia. *Reg Anesth Pain Med*. 2002;27:520–523.
108. Tuohy EB. Continuous spinal anesthesia: Its usefulness and technique involved. *Anesthesiology*. 1944;5:142.
109. Pagés F. Metameric anesthesia, 1921. In: Faulconer A, Keys TE (trans), eds.

Foundations of Anesthesiology. Springfield, IL: Charles C Thomas; 1965:927.

110. Crile GW, Lower WE. *Anoci-Association.* Philadelphia, PA: WB Saunders Company; 1915.

111. Brown DL, Winnie AP. Biography of Louis Gaston Labat, M.D. *Reg Anesth.* 1992;17:249–262.

112. Bacon DR, Darwish H. Emery Rovenstine and regional anesthesia. *Reg Anesth.* 1997;22:273–279.

113. Rehn L. On penetrating cardiac injuries and cardiac suturing. *Arch Klin Chir.* 1897;55:315.

114. Naef AP. The mid-century revolution in thoracic and cardiovascular surgery: part 1. *Interact Cardiovasc Thorac Surg.* 2003;2:219–226.

115. Baum VC. Pediatric cardiac surgery: An historical appreciation. *Pediatr Anesth.* 2006;16:1213–1225.

116. Harmel M, Lamont A. Anesthesia in the treatment of congenital pulmonary stenosis. *Anesthesiology.* 1948;7:477–498.

117. With gas & needle. *Time.* Monday, October 19, 1953.

118. Tracy PT, Hanigan WC. The history of neuroanesthesia. In: Greenblatt SH, ed. *The History of Neurosurgery.* New York, NY: Thieme; 1997:213.

119. Samuels SI. The history of neuroanesthesia: a contemporary review. *Int Anesthesiol Clin.* 1996;34:1–20.

120. Horsley V. Brain surgery. *Br Med J.* 1886;2:670.

121. Frazier C. Problems and procedures in cranial surgery. *JAMA.* 1909;52:1805.

122. Bacon DR. The World Federation of Societies of Anesthesiologists: McMechan's final legacy? *Anesth Analg.* 1997;84:1130–1135.

123. Seldon TH. Francis Hoeffer McMechan. In: Volpitto PP, Vandam LD, eds. *Genesis of American Anesthesiology.* Springfield, IL: Charles C Thomas; 1982:5.

124. Canton D. The history of obstetric anesthesia. In: Chestnut DH, ed. *Obstetric Anesthesia: Principles and Practice.* Philadelphia, PA: Elsevier Mosby; 2004.

125. Barnett R. A horse named 'Twilight Sleep': the language of obstetric anaesthesia in 20th century Britain. *Int J Obstet Anesth.* 2005;14:310–315.

126. Canton D. *What a Blessing She Had Chloroform.* New Haven: Yale University Press; 1999.

127. MacKenzie RA, Bacon DR, Martin DP. Anaesthetists' Travel Club: a transformation of the Society of Clinical Surgery? *Bull Anesth Hist.* 2004;22:7–10.

128. Apgar V. A proposal for a new method of evaluation of the newborn infant. *Curr Res Anesth Analg.* 1953;32:260–267.

129. Guedel AE. *Inhalation Anesthesia: A Fundamental Guide.* New York, NY: Macmillan; 1937:129.

130. Waters RM. The down-town anesthesia clinic. *Am J Surg.* 1919;33:71.

131. Hingson RA. Continuous caudal analgesia in obstetrics, surgery, and therapeutics. *Br Med J.* 1949;2:777–781.

132. Gogarten W, Van Aken H. A century of regional analgesia in obstetrics. *Anesth Analg.* 2000;91:773–775.

133. Little DM Jr, Betcher AM. *The Diamond Jubilee 1905–1980.* Park Ridge, IL: American Society of Anesthesiologists; 1980:8.

134. Hawkins JL, Koonin LM, Palmer SK, et al. Anesthesia-related deaths during obstetric delivery in the United States, 1979–1990. *Anesthesiology.* 1997;86:277–284.

135. Hawkins JL. Anesthesia-related maternal mortality. *Clin Obstet Gynecol.* 2003;46:679–687.

136. Gottlieb AM. *A Pictorial History of Blood Practices and Transfusion.* Scottsdale, AZ: Arcane Publications; 1992:2.

137. Jenkins MT. *Epochs in Intravenous Fluid Therapy: From the Goose Quill and Pig Bladder to Balanced Salt Solutions.* Park Ridge, IL: The Lewis H. Wright Memorial Lecture, Wood Library-Museum Collection; 1993:4.

138. Betcher AM, Ciliberti BJ, Wood PM, et al. The jubilee year of organized anesthesia. *Anesthesiology.* 1956;17:226–264.

139. Bacon DR. The promise of one great anesthesia society. *Anesthesiology.* 1994;80:929–935.

140. Edwards ML, Waisel DB. 49 Mathoura Road: Geoffrey Kaye's letters to Paul M. Wood, 1939–1955. *Anesthesiology.* 2014;121:1150–1157.

141. Bacon DR, Lema MJ. To define a specialty: a brief history of the American Board of Anesthesiology's first written examination. *J Clin Anesth.* 1992;4:489–497.

142. Waters RM. Pioneering in anesthesiology. *Postgrad Med.* 1948;4:265–270.

143. Bacon DR, Ament R. Ralph waters and the beginnings of academic anesthesiology in the United States: the Wisconsin template. *J Clin Anesth.* 1995;7:534–543.

144. Bamforth BJ, Siebecker KL. Ralph M. Waters. In: Volpitto PP, Vandam LD, eds. *Genesis of American Anesthesiology.* Springfield, IL: Charles C Thomas; 1982.

第 2 章

执业范围

John H. Eichhorn

要点

1. 许多麻醉实习生和研究生往往对执业模式、就业、各种类型的财务问题以及塑造他们的背后力量缺乏足够的认知，尤其是如何签订合同（有时可能造成不幸的后果）。他们必自学并寻求专家的意见和建议才能在当今极其复杂的医疗实践环境中生存和发展。

2. 美国医疗成本不可持续增长的担忧促使人们开始高度重视价值（以更少的成本获得更多更好的结果）和质量（避免高花费的并发症，改善护理的同时降低成本）的重要性。新的外科医疗服务模式对临床麻醉实践和支付方式有着重要的影响，并在不断完善和发展。麻醉专业人员必须理解和重视麻醉的实践和范围及其可能产生的潜在变化。

3. 美国麻醉医师协会等处有一些关于实践和手术室管理的非常详细而有用的信息。影响麻醉实践情况的因素正在迅速变化，因此如今的麻醉专业人员必须熟知相关的概念，如"责任护理组织""质量报告"和"绩效工资"，这些概念是近几年新产生的。

4. 确保医院特权不受制于官僚思想，而是由麻醉医生认真评估后决定。

5. 麻醉学是制定和颁布医学专业实践标准的领头羊，它积极显著地影响着临床实践。

6. 对主要麻醉不良事件的及时反应对最终转归有着至关重要的影响。相关协议可在 www.apsf.org——资源中心——临床安全工具中查询。

7. 为了提高实践能力和形象，麻醉医生必须成为社区医疗及机构的积极参与者、关注者和领导者。

8. 尽管"托管式医疗"基本没有对麻醉行业造成威胁，然而其他重组机构可能会带来不同程度的影响。"大萧条"对卫生保健系统的影响是巨大的，并将在未来的预算、资源的可用性和医疗实践的经济性方面产生影响。

9. 麻醉医生必须参与到手术室设备的管理中，并且应发挥核心领导作用。手术室调度，人员配置和利用，患者的周转是一系列复杂的问题，麻醉医生应该努力去熟悉并积极地改善这些问题。

10. 麻醉工作人员构成较为复杂，难以平衡，经常涉及多方利益冲突问题。麻醉科/部门应针对这些人员和问题给予比既往更多的精力和关注。

11. 关注那些常常被忽视的基础设施、组织和管理的细节，把平淡无奇的麻醉实践转变为一种安全、高效、深刻、富有成效的大学教育，甚至变为一门有趣的学科。

在美国，随着整个医疗系统的改革，麻醉执业的结构和功能正在迅速发展变化。

随着格局的变化，麻醉专业组织的许多领导人以及一些从业者正积极努力地参与其中，来改变麻醉执业的决策。

麻醉专业人员作为一个群体，过去很少参与超出严格医学范畴学科实践的管理，如应用生理学、药理学、病理生理学和治疗学。这也是可以理解的，因为麻醉专业人员通常大部分时间都在手术室中度过。商业和管理方面的问题常常留给旧式传统私人执业小组的一个或两个感兴趣或愿意与外部承包商、收费机构、医院管理部门等联系的成员。在那个时代，很少有关于麻醉或实践管理的正式教学。现在，毕业后医学教育认证委员会麻醉学住院医师审查委员会要求麻醉科住院医师教学课程包括"实践管理"。培训项目至少包含相关介绍等内容，但这些可能还不足以满足当下麻醉执业所需的基础结构、行政、商业、管理挑战等

专业知识储备。麻醉学执业所经历的所有重大变化都进一步强调了眼界和理解力在未来变革中的重要性。

本章介绍了以前没有被纳入麻醉学教科书或住院医师课程的多种多样的内容。概述部分由基本的背景、管理、组织实施（包括实践安排和手术室的日常运作），特别是在复杂的现代医疗环境中的麻醉执业的财务等几个方面组成。尽管世界上许多问题几乎经历持续不断的、有时不可预测的变化，但理解这个动态宇宙中的基本词汇和原则是很重要的。如果对这些问题缺乏了解，在试图最大限度地发挥专业日常活动的效率和效果时，在做关于实践安排的重要决策时，在需要从一个日益复杂的医疗保健系统中竞争紧缺资源并获得合理补偿时，麻醉专业可能会处于劣势。

由于本章内容与我国国内实际情况有很大差别，故予以删节。

（李俊峰 译，左明章 校）

第 3 章

职业卫生

Jonathan D. Katz　Robert S. Holzman　Amy E. Vinson

要点

1. 通过使用废气净化装置、定期维护麻醉机和遵循正确的工作规范，可以将麻醉废气的暴露降至美国国家职业安全卫生研究所的建议水平以下。
2. 保持警惕是麻醉医师最关键的任务之一，可能受到许多职业相关因素的不良影响，例如设备功能和设计落后、噪声过多、人际冲突、工作压力和疲劳。
3. 睡眠剥夺和疲劳在麻醉医师中非常常见，由于其对医师的认知功能、情绪和健康有不良影响，可能对患者安全产生负面影响。
4. 可以通过标准预防、基于感染患者传播途径的预防和避免针刺伤的安全建议来降低感染暴露的风险。
5. 麻醉科所有人员都应当接种乙肝疫苗，因为职业相关的传播途径增加了这种血液传播疾病的感染风险。
6. 药物成瘾性疾病，或称药物依赖，是一种应当受到重视，往往会致命的麻醉医师职业危害。管制药物滥用发生率为 1%~2%，这个数据在麻醉培训项目中反复被报道。尽管进行了教育和系统干预，但发生率没有改变。
7. 麻醉医师的自杀率异常高。影响因素包括先天的人格特征、药物成瘾障碍和压力。
8. 医师的健康是职业健康和患者安全的重要组成部分。逐渐进步的专业承诺可以优化医生的工作方式、生活方式和身体健康（例如：更好的营养、健身和休息）。
9. 正念减压法可以改善医师的健康、工作表现和患者的安全。

引言

医疗卫生行业无疑是美国风险最高的工作之一。根据美国劳工部的报告，在私营企业中，医疗卫生和社会援助行业非致命职业伤害的发生率和事件数是最高的[1]。遗憾的是，不同于其他广为人知的高危行业如农业和建筑业，医疗卫生业发生职业伤害的频率仍在持续上升。

除了医疗卫生小组的其他成员所面对的职业风险之外，通常认为麻醉工作人员所面对的职业危险包括麻醉废气（waste anesthetic gases，WAG）暴露、电离辐射、火灾和传染性病原。此外，麻醉工作人员容易受到情绪和心理疾病的影响，例如倦怠和药物成瘾障碍。

尽管已经提高了降低职业相关疾病的意识并共同为之努力，但在麻醉医师中仍然不成比例地发生着许多的职业相关疾病。本章将会讨论这些危害及所实施的工作以减少职业相关危害和通过促进医生健康来增加患者安全。

身体危害

麻醉废气

麻醉废气的分级

在缺乏足够的空气交换和废气清除的情况下，在麻醉区域周围的空气环境中可以检测到高浓度的挥发性麻醉药。在 1969 年，还没有常规使用清除装置，Linde 和 Bruce[2] 观察到在麻醉区域周围的空气中，氟烷的平均浓度为 10ppm，氧化亚氮则为 130ppm，而麻醉医师呼出气体的氟烷浓度高达 12ppm。其后的研究显示在通风不佳和 / 或未使用清除装置的地方这些浓度甚至更高[3]。

出于健康的考虑，1977 年国家职业安全与健康研究所（National Institute for Occupational Safety and Health，NIOSH）建议，单独使用时卤代麻醉药暴露限制在 2ppm 以下，复合使用时限制卤代类药物 0.5ppm、氧化亚氮 25ppm 以下〔时间加权平均（Time Weighted Average，TWA）〕[4]。报告中还包括了清除设备的规范和监测麻醉废气浓度的方法。

随后的版本中，NIOSH 对暴露于吸入麻醉药的医务人员发出了警告，特别是氧化亚氮，可能导致"有害的影响"，另外包括建议监测手术室（operating rooms，ORs）里的空气、实施恰当的机械控制、实施特定的工作规程和设备维护程序，并制定工作人员培训项目[5]。其他组织，例如美国政府工业卫生专家会议和一些国家卫生部门，也提出麻醉废气职业暴露限值，多数情况下比 NIOSH 推荐的值高。

事实证明了通过严格执行 NIOSH 的建议，麻醉废气的浓度通常可以降至可接受的水平[6]。然而，仍然有一些潜在的手术室污染源和不可避免的情况，如面罩诱导（常见于小儿麻醉），这时麻醉废气的水平可以超过限值（表 3-1）[3]。在麻醉后复苏病房（postanesthesia care unit，PACU）也发现了高水平的麻醉废气[7]，显然是由于苏醒患者呼出的气体导致的[8]。通过保证充足的室内通风和在

离开手术室前停用麻醉气体足够长时间可以降低 PACU 中的废气水平。

表 3-1　手术室污染源
麻醉操作
• 给麻醉挥发罐加药
• 冲洗回路
• 在为患者覆盖面罩前即打开气体
• 面罩或喉罩不合适
• 气管导管气囊未充气或充气不足
• 儿童开放循环
• 麻醉结束时未关闭气体控制阀
麻醉机传输系统和清除系统
• 开放系统
• 医院的废气清除系统失效
• 高压软管和连接器泄漏
• CO_2 吸收器
• 储气罐压力增加
其他原因
• 冷冻手术
• 心肺转流术

麻醉废气暴露对健康的影响

关于慢性麻醉废气职业暴露的报告首次发表于 1967 年，描述了俄罗斯女性麻醉医师疲劳、恶心、头痛和流产的高发生率[9]。尽管之后其研究方法受到了质疑，但它开启了一场持续的讨论：长期暴露于麻醉废气是否会导致麻醉医师更容易受到细胞损伤、器官毒性、不良生殖结局、精神运动机能损伤、药物滥用障碍和过早死亡。

麻醉药物作为一类具有生理作用广泛而显著的化学物质，以足够浓度作用于组织就会显出其毒性是不足为奇的。例如，有充分的证据证明，培养细胞和实验动物慢性暴露于高浓度的多种麻醉气体时可导致细胞损伤[10-12]。然而，临床文献仍未能确定不良健康结果和麻醉人员接受的麻醉废气职业暴露水平之间的因果关系。临床研究的局限包括研究人群同时发生其他职业暴露的危险因素例如放射、长时间工作、压力和不健康的个人习惯，以及发生在回顾性研究中的研究者偏倚。

大多数关于发生麻醉废气暴露者的可能健康问题的研究集中于细胞毒性变化、癌症和生殖预后方面。关于微量麻醉药暴露所导致的可能基因作用的研究报道是相互矛盾的。例如，一项研究中暴露于七氟烷（8.9±6.6ppm）和氧化亚氮（119±39ppm）会增加姐妹染色交换水平（基因毒性

的标志），在离开手术室两个月后细胞学异常恢复正常[13]。然而，其他研究显示，在有充分的通风和清除装置的手术室中，没有发现临床水平的麻醉药暴露可导致细胞损伤[14]。从这些相矛盾的报告中可以得到结论，在有良好清除装置的手术室中，低剂量麻醉废气暴露导致的基因毒性风险是极低的[15,16]。

不良生殖结果的可能性是麻醉废气职业暴露研究最深入的方面。早期的报告显示长期暴露于麻醉废气与不孕、自然流产和先天畸形有关[17]。1974 年美国麻醉医师协会（ASA）和 NOISH 发表了一份回顾性分析，比较了 49 585 例发生了麻醉废气职业暴露的手术室人员和 23 911 例非暴露组的医务人员[18]。这项研究发现，手术室工作的女性发生自发性流产和先天性异常的风险增加，且男性手术室工作人员未暴露的妻子所生胎儿先天性畸形的风险增加。

1985 年，为了回应这项研究和其他早期报告中方法学和数据分析受到的批评，并且认识到许多研究是在麻醉废气常规清除前进行的，ASA 委托对现有数据进行荟萃分析[19]。这项研究显示，手术室工作的女医师和女护士发生自发流产的相对风险分别为 1.4 和 1.3。对于暴露医师，后代先天性畸形相对风险的增加值仅在具有统计学意义的临界水平。麻醉气体暴露所带来的总体风险相对于其他已被证明的孕妇危险因素（例如吸烟烟雾和长时间工作）要小。这项回顾性研究还指出，所有研究均没有测量麻醉暴露的持续时间和水平，并且其他混杂因素没有得到充分的控制。

在随后的一项对于医院工作人员、牙科助手、兽医和兽医助手的自发流产的荟萃分析中，强调了充分清除废气的重要性[20]。这项研究发现，在普遍使用清除装置之前进行的手术中，自发流产的风险很大，但在麻醉废气被清除的环境中工作的人员风险并未增加。

关于不良生殖结果风险增加的报告在持续出现。大部分这类报告关注的是在没有实施适当的麻醉废气清除装置的地区工作的人员。女性牙科助手[21]和在大型动物医院工作的女性兽医[22]被明确认定有发生不良生殖结果的风险。

除了麻醉气体暴露以外的其他工作相关因素，例如压力、感染、长时间工作、轮班工作和放射暴露，都可能导致许多不良生殖结果。一项对 3 985 名瑞典助产士的调查显示，孕 12 周后，夜班和自发流产显著相关（优势比 3.33），而暴露于氧化亚氮中似乎没有影响[23]。产科和新生儿护士的早产与增加工作时长、站立工作的时间和职业疲劳有关[24]。此外，在一项对女性兽医的研究中，麻醉废气暴露不是发生先天缺陷最高的危险因素，而是放射暴露和长时间工作（＞45 小时/周）[22]。

关于这个问题文献当中仍然没有定论。许多流行病学研究存在重大设计缺陷。例如，麻醉废气暴露的水平通常是未知的或没有报告，回顾性的问卷调查本身就会导致报告者偏倚。尽管如此，整体来说证据显示，暴露于麻醉废气的女性发生自发流产和后代先天畸形的相对风险略有增加。但在使用适当的废气清除技术时，这种风险可以被最小化[25]。

NOISH 在其关于麻醉废气的首篇文章中认定的首要原因之一是对"行为表现、认知、听力和敏捷度降低"的担忧[26]。麻醉废气暴露对精神运动行为的影响，很大程度上取决于暴露者所面对的麻醉气体浓度。短时间暴露于亚麻醉浓度的麻醉气体时，最常见的症状是暂时的嗜睡和疲劳。长时间高浓度的暴露会导致如头痛、抑郁、焦虑、食欲缺乏、记忆力减退、反应迟钝和认知功能减退等多种症状。大多数由短时间暴露引起的可测量的精神运动和认知功能障碍，在停止暴露的 5 分钟内即可消失。

另外一个关于麻醉废气的问题是对环境和全球变暖的影响。在麻醉气体中，由于与其他吸入麻醉药相比，其使用量相对较大、使用时期更长，氧化亚氮的影响最显著，事实上，消耗臭氧的主要气体就是非医学来源的氧化亚氮[28]。麻醉来源的氧化亚氮仅占平流层中所发现的氧化亚氮的一小部分，但无论如何氧化亚氮确实对温室效应有所影响[29]。

化学物质

甲基丙烯酸甲酯常用于多种外科手术。已知的外科患者使用甲基丙烯酸甲酯的心血管并发症包括低血压、心动过缓和心搏骤停。已报道的反复暴露于甲基丙烯酸甲酯的风险包括皮肤刺激和灼伤、全身过敏反应、眼刺激、头痛、神经症状、不良生殖结局和器官损害。在一项报告中，一名牙科技师在反复暴露于甲基丙烯酸甲酯后发生了严重的下肢神经病变[30]。据报道，现代化手术室中使用清除装置的水平远低于美国环境保护署建议的每 8 小时（TWA）暴露 100ppm 限值的标准。

过敏反应

对挥发性麻醉药和一些肌肉松弛药的过敏反应会导致某些麻醉医师发生接触性皮炎、肝炎和全身过敏反应[31,32]。对暴露于氟烷中的小儿麻醉医师的血清分析表明，细胞色素 P450 2E1 和肝内质网蛋白（ERp58）的自身抗体水平增加[33]。病理生理学似乎比抗体改变更复杂，可能更多的是由一种卤代烃自体免疫反应损伤了肝脏。这些自身抗体也可在大约 1/3 的晚期酒精性肝病和慢性丙肝患者身上检出[34]。尽管存在这些自身抗体，但每 105 名麻醉医师中仅有 1 人发现肝损伤。因此，尽管经常暴露于挥发性麻醉药的麻醉医师可能产生自身抗体，但它们一般并不会导致麻醉相关性肝炎。

手术手套或检查手套中的乳胶是手术室工作人员常见的过敏原。很多情况下，对乳胶过敏的医务人员发生第一次不良反应是在其为患者进行手术时，尽管大部分症状很轻微，也可能发生荨麻疹、支气管痉挛和鼻炎。大部分严重的症状与阳性的个人史或家族史密切相关。在医务人员中，乳胶过敏的发生率可高达 16%～20%[35,36]。麻醉医师中的发生率大约是 12%[37]。

医疗用品中的乳胶实际上是由蛋白质、多异戊二烯、脂质、磷脂合成的，再加上防腐剂、催化剂、抗氧化剂、硫化物和润滑剂（如玉米淀粉或滑石粉）。多数情况下是其中所含的蛋白质导致对含乳胶的手术手套发生全身过敏反应。这种反应由于存在增强润滑的粉末而加重。

乳胶手套引起反应大多是刺激性或接触性皮炎（表 3-2）。真正的过敏反应表现为 T 细胞介导的接触性皮炎（Ⅳ型）或者是免疫球蛋白 E 介导的过敏反应（Ⅰ型）。

认为自己对乳胶过敏的麻醉医师必须避免直接接触含有乳胶的产品。同样重要的是，合作者也要戴上非乳胶手套或低粉、低乳胶过敏原手套来限制环境中过敏原的含量。

		表 3-2　对乳胶手套的反应分型		
分类	症状	体征	诱因	处理
接触性皮炎	刺激、瘙痒、疼痛	皮肤剥脱、干燥、皲裂	粉末、皂液、手套	鉴别反应，避免刺激源，使用手套衬垫、使用替代产品
Ⅳ型-迟发型超敏反应	刺激、瘙痒、疼痛（延迟 6～72 小时）	皮肤剥脱、干燥、皲裂；水疱	生产时使用的化学添加剂（如加速剂）	明确诱发反应的化学物质，可以使用无化学添加剂的替代产品，可以使用手套衬垫
Ⅰ型-速发型超敏反应			含天然橡胶或乳胶的产品中的蛋白质	明确反应；避免使用含有乳胶的产品；合作者使用非乳胶或无粉、低蛋白手套
局部接触性荨麻疹	接触区域瘙痒（速发）	接触区形状的荨麻疹；皮肤"毒藤疹"样红肿		抗组胺药，局部/全身使用类固醇
全身反应	瘙痒、鼻塞、气短、不祥的预感、瘙痒	荨麻疹、流涕、喘息、低氧血症、心血管系统不稳定包括低血压和休克		过敏反应处理方案强调使用合适剂量的肾上腺素

辐射

麻醉工作人员有辐射暴露的风险，包括原始 X 线束和从桌子、设备和患者表面反射的散射射线。辐射暴露的生物学影响取决于暴露者的年龄、性别和暴露的器官。已确定的辐射暴露的不良后果包括 DNA 损伤、细胞死亡和器官损伤。辐射导致损伤的一个例子就是癌症的发生，其潜伏期长且没有已知的可规避风险的阈值。

职业安全卫生管理署（Occupational Safety and Health Administration，OSHA）公布了电离辐射暴露工作者的职业限制[38]。每年限制在 5rem 以下，同时允许的长期辐射限额为（N−18）×5rem，N 为年龄。孕妇或哺乳期工作者接受的最大暴露量不应超过每月 0.5rem（不包括医疗和自然背景辐射）。

早期研究称麻醉工作人员的辐射暴露量是低于 OSHA 标准的安全值[39]。然而，随着手术室、心导管室和介入放射间的增加，研究者发现麻醉工作人员的辐射暴露有逐渐增加的趋势（尽管仍低于 OSHA 标准）[40,41]。一项研究发现，在引入一间电生理实验室后，麻醉科成员的总辐射量翻了一倍[42]。为了减少辐射相关损伤，麻醉医师的预防策略包括减少暴露强度和时间、远离放射源、最大限度上使用屏蔽装置隔离原始和散射的射线。

另一种有潜在不良健康后果的辐射形式是长期暴露于低频电磁场中，例如磁共振成像（magnetic resonance imaging，MRI）设备所发出的辐射[43]。有报道的短期症状包括眩晕、恶心、目眩、光幻视（闪光）等。这些症状的严重程度取决于扫描设备的磁场强度、相对位置和在磁场内运动的速度。美国目前还没有限制职业暴露的规定。国际非电离辐射防护委员会的指南提供了一些关于技术和工作者操作的建议，以减少神经行为方面的影响[44]。迄今为止尚没有研究确定长期暴露于高频磁场中是否对健康有长期的不良影响。然而，在获得更多信息之前，谨慎起见，应当遵守对所有形式辐射暴露的普适警告：保持尽可能低的辐射量。

噪声污染

噪声的严重程度是由声音的强度（以分贝为量度）和声音的持续时间共同决定的。普遍接受的噪声暴露的最大安全等级是 8 小时 90dB[45]。噪声每增加 5dB 其持续时间应当减半，即每天仅可接受 2 小时 100dB 的噪声。工业环境下允许的最大暴露峰值是 115dB。

现代手术室中的平均噪声通常远超建议水平（表 3-3）。由于大容量供暖和换气系统、呼吸机、除尘设备、强制空气患者加温装置、音乐和对话，手术室环境噪声水平通常高达 90dB。在 40% 的时间里，器械掉落的零星响声、手术锯和钻机及麻醉报警声增加了背景噪声，在某些手术室中噪声水平可高达 100dB，峰值甚至可超过 120dB[46]。

过度的噪声会分散注意，尤其是实习生和缺乏经验的临床医师[47]。噪声也会干扰手术室中的医师，使他们不能保持沟通及听到重要的音调和报警[48,49]。为了使人声和其他听觉信号能够被听到和准确地理解，这些声音必须提高至高于背景噪声 20dB[50]。由于噪声污染对效率、短期记忆和执行复杂精神运动任务的能力的负面影响，麻醉医师尤其容易受到影响[51]。因为诱导和急救时是手术室中最嘈杂的时刻，这些障碍在诱导和急救时影响最大。

长期暴露于过量的噪声中会危害健康。最直接的并发症就是听力丧失[52]。听力丧失是逐渐发生的，最初影响到高频听力（300~6 000Hz），随着持续暴露的程度增加，直到发生不可逆转的严重损伤时才会被意识到。有趣的是，一项研究表明有 66% 的麻醉医师有听力的异常，尽管这和在手术室中长期过量噪声暴露没有直接的因果关系[53]。有 7% 的受访者的听力障碍可能会影响到他们听到标准音量的手术室内报警。其他手术小组成员，包括手术医师和洗手护士，也表现出听力的持续下降[54]。

有一种形式的噪声应当特别注意，就是音乐[55]。选择合适的背景音乐可以帮助一些外科医师集中注意力、提高工作效率[56,57]。然而，音乐也显著增加了手术室中已经相当可观的环境噪声水平。许多外科医师，尤其是正在受到培训或缺乏经验的外科医师，发现不是自己选择的音乐会分散注意并妨碍他们操作[58]。特别是麻醉医师经常指出音乐妨碍了团队成员之间的交流并干扰了他们的一些工作[59]。如果手术室中要播放音乐，曲目和音量的选择应当受到在场的各方一致同意。

工效学/人为因素

人为因素分析，也称为工效学，是研究人和机器之间的相互作用以及设备设计在使用中的影响。这是一门多学科的科学，运用了人体测量学、人种学、生物力学、工业和社会心理学、建筑学、教育学、信息技术等多种基本理论。人为因素分析在航空和核电等行业获得了最广泛的认可，这些行

表 3-3　噪声水平比较	
来源	噪声强度
EPA 推荐值	45dB
持续吸引	75~85dB
器械敲击	75~85dB
外科锯	80~105dB
音乐	75~105dB
平均手术室噪声	77dB
OSHA 限值（8 小时）	90dB
地铁	100dB
OSHA 限值（0 小时）	115dB

EPA，环境保护处；OSHA，职业安全卫生管理署。

业发生的许多广为人知的灾难都与人为失误有关。麻醉医师所从事的工作与这些行业有许多共通之处，包括任务的复杂性、容错范围小以及容易收到人为失误影响。

麻醉医师的工作区域有许多人为因素缺陷。例如，麻醉设备的设计和放置位置不合适。手术室中放有麻醉监护仪和电子病历会使麻醉医师的注意力不能集中于手术区域。麻醉工作站设计不佳时，最易受到影响的是麻醉医师的警惕性，ASA将"警惕"作为唯一的座右铭，是因为这对于麻醉安全管理是至关重要的。

麻醉医师以最佳状态完成复杂任务的能力还会受到其他工效学因素的影响。任何需要额外消耗脑力或体力的障碍都会导致工作效能下降。显示器的设计不佳，会导致其演示界面不理想，进而增加了获取相关信息的难度并对手术室工作人员的表现产生不利影响。

即使是特地为了增加警惕性而设定的警报，也有相当大的缺点。一般来说，警报是非特异性的（同一个警报代表多达 12 种不同的非"正常"偏差），由于假象和误报的影响，会导致"警报疲劳"，并会把监测者的注意力从更重要的临床信息中引开[60]。新兴的知识型警报技术的开发运用是一种良好的发展趋势，它可以收集来自多个监护仪的信息并列出可能的诊断和所需的治疗。

沟通问题，例如不能与其他团队成员沟通，会对麻醉医师的表现产生负面影响。沟通不畅导致的潜在灾难性后果已经在许多空难中阐明了。在手术室中发生沟通差错并最终导致发生错误的可能性更高，这是由于不同于固定的等级制度，手术室中职业责任划分有很多重叠的部分。沟通不畅会导致冲突并危及患者安全，被认为是许多麻醉相关警讯事件的根本原因。现在已经在航空航天业完善建立的危机资源管理培训可以解决这个问题[61,62]。

有效解决冲突是成功的外科手术中团队合作的一个重要因素。在高强度工作的区域如手术室或重症监护室中，有高达 78% 的患者管理过程中发生了一定程度的冲突[63]。团队成员之间的冲突和令人不快的人际关系是麻醉医师工作压力最大的方面之一，并且会妨碍麻醉安全。

如何成功地解决冲突是一种可以学习的技能[64]。团队成员中需要互相尊重并愿意接受不同意见。中立的第三方介入常常有助于找到一个新的解决方案。航空业已经成功实施了机组人员资源管理计划，以提高驾驶团队的效率[65]。这些也可以应用于手术室工作人员。

"产量压力"可能营造一种生产率问题重于安全问题的环境，直接导致由于仓促操作和/或故意违背安全操作而发生错误[66]。常规使用术前核对表可以帮助预防发生多种潜在的错误，包括与产量压力直接相关的错误[67]。

工作时间、夜班和疲劳

清醒和睡眠的昼夜节律是人体健康的基本要素。睡眠不足可能由很多因素引起，包括阻塞性睡眠呼吸暂停或工作时间颠倒，会对健康造成不良影响，包括心血管疾病和心理疾病。

睡眠不足的员工更容易发生工作失误和受工伤[68]。甚至在工作以外的日常生活中的意外发生率也会更高，例如在驾驶时。睡眠不足引起的改变与酒精中毒的表现惊人地相似[69]。现在已经明确认识到疲劳导致的损害有很明显的个体差异[70]。睡眠不足和疲劳对事故的影响在许多广为人知的工业灾难中都有记载。睡眠不足是灾难性工业事故的一个成因，例如切尔诺贝利和三里岛的核事故，以及埃克森·瓦尔迪兹号油轮和挑战者号航天飞机事件等。

许多报告也指出，睡眠不足是医疗行业发生差错的一个诱因[71]。早在 1971 年，Friedman 等[72]就报道过，在延长工作时间后，实习医师在阅读心电图时犯的错误几乎是睡眠后的两倍。夜班工作的急诊医师的插管技术比起白班医师也有所下降，且两组医师在他们工作时间快结束时的模拟分诊测试中发生错误的概率更高[73]。在一项研究中检查了医学实习生所管理的病例，与使用不延长工作轮班时间并减少每周工作时的排班表相比，使用传统的值班表（>24 小时轮班制）时医疗差错发生率高 36%[74]。

夜班麻醉医师通常会受到睡眠剥夺的影响，可分为明确定义的三个级别：完全、部分和选择性。当在凌晨 2 点到 4 点间频繁被电话吵醒时，会更容易发生疲劳导致的差错。

睡眠剥夺对临床预后终点的具体作用尚不明确。许多研究已经确定了睡眠剥夺会对麻醉安全产生负面影响，包括认知、短期记忆和临床决策能力受损，延长反应时间，以及注意力、警惕性和能力下降。Howard 等[75]的研究发现，在一台 4 小时的模拟麻醉中,睡眠剥夺者表现出警觉性、情绪和能力的逐渐下降,并且对警报事件反应时间延长。在一项针对美国麻醉护理人员的研究中,超过50%的人报告他们曾经因为疲劳而犯过一个医疗错误[76]。58%的新西兰麻醉医师报告称自己超过了其自我限定的连续麻醉管理安全时限,同时有86%报告曾经发生过疲劳相关错误[77]。外科文献中也有相似的疲劳相关并发症的报告,多达16%的可预防的手术不良事件是由于外科医师疲劳而发生的[78,79]。

　　然而,也有报告称没有证据表明睡眠不足的临床医师出现临床管理或预后不佳。Chu等[80]发现,在手术前夜睡眠时间不同(从0到大于6小时)的手术医师实施的4 000例连续心脏手术中,其死亡率或主要并发症没有增加。其他有关外科医师和重症监护医师的研究证实了这些发现[81,82]。

　　疲劳导致工作能力下降的报告和显示疲劳与医疗差错或不良后果之间没有关联的研究,这两者之间的显著差异可以用某些因素来解释。睡眠剥夺是主观定义的,其具有非休息状态的多个特征。同时,消除混淆变量也很困难,例如护理丧失连续性的影响、患者"交接"时发生的差错,以及医疗任务从医疗人员到非医疗人员之间的重新分配。最后,很难从实验室中的志愿者模拟研究结论推断出现实工作中的医师情况。

　　通过定义和规范以往过长时间轮班的工作制度,医疗卫生业正在慢慢赶上其他行业,特别是交通和航空业。直到广为人知的1984年利比锡安案(本案表明疲惫且无人监督的住院医师可能犯下本可避免的致命错误),医疗机构和州立法机构才开始限制住院医师的工作时间。2000年,毕业后医学教育认证委员会(Accreditation Council for Graduate Medical Education,ACGME)制定了第一套标准以限制住院医师工作时间。2011年ACGME修订了本标准并于2014年再次更新[83]。标准中详细列出了一系列工作时间限制,包括著名的每周工作上限80小时。这套标准的实施引起了争议,许多作者评论称这些改变并没有提高临床结果。具有讽刺意味的是,在长工作时间限制列表最后,条目Ⅵ.G.5.c声明:培训最后几年的住院医师应当准备好在不规则和超长的工作时间中进行无人监督的医疗和护理。该声明承认这些限制仅适用于受培训者,在医疗工作中的工作时间仍旧不受约束。

在许多麻醉医师职业生涯中工作时间延长和睡眠剥夺普遍存在。许多学院教师现在的工作时间比之前作为住院医师时的工作时间更长,这是因为工作方向从学生转变为了教师。近期一项调查显示,美国麻醉医师中,男性平均每周工作57小时,女性为51小时[84]。

　　当不得不工作很长时间时,可以用某些方法来减少疲劳和睡眠不足带来的负面影响。这些建议包括在接班前最大限度地睡眠以减少睡眠不足;利用活动来克服睡眠惯性,例如增加环境光照水平、进行伸展运动、频繁休息和在可能时小睡。一些药物例如咖啡因和莫达非尼(一种Ⅳ级药物),已经被批准军事使用,如果在监督和严密监测下使用,可能对有倒班睡眠障碍的临床医师有帮助[85]。

感染风险

　　麻醉工作人员可能会因患者、患者家属和医疗机构其他工作人员而被感染。随着抗菌药物变得更有效,病原体也产生耐药性和抗药性,可能使得感染风险增加。越来越多的免疫功能低下的患者成为这些耐药机会致病病原的载体。此外,全球化使得世界上欠发达地区的生物广泛传播,例如1999年纽约暴发的西尼罗河脑炎病毒和2003年中国香港特别行政区流行的重症急性呼吸综合征(severe acute respiratory syndrome,SARS)。最后,以往被认为不具传染性的疾病,现在被进一步认识到是长期感染的结果,例如消化道溃疡(幽门螺杆菌)、浸润性宫颈癌(人乳头瘤病毒)、卡波西肉瘤(人疱疹病毒8型)和某些淋巴瘤如Burkitt和非霍奇金淋巴瘤[EB病毒(Epstein-Barr virus,EBV)],使得职业健康防护更为重要。

　　对医护人员最严重的威胁就是病毒感染。对于通过接触传播的感染,最重要的预防措施是洗手[86]。可以通过接种疫苗来防护某些病毒,例如乙肝病毒[87]。通过血液传播的病原可以利用机械屏障来防护,例如乙肝病毒(hepatitis B virus,HBV)、丙肝病毒(hepatitis C virus,HCV)和人免疫缺陷病毒(human immunodeficiency virus,HIV)。目前疾病控制和预防中心(Centers for Disease Control and Prevention,CDC)的建议包括入职前筛查、感染控制培训、接种疫苗、暴露后治疗和对已感染人员的工作限制等方面,应当根据病原体的不同来获取具体信息[88,89]。

OSHA 标准、标准预防和基于传播途径的预防措施

在 20 世纪 80 年代末，CDC 制定了关于医务人员预防血液传播感染的建议（"普遍预防措施"）。这个指南的基础是根据 HBV 的流行病学设定的最坏情况下的血液传播模型和已知的 HIV 和 HCV 流行病学知识。由于许多血液传播疾病的无症状携带者不能被准确识别，建议在与所有患者接触时均采取常规预防措施。尽管血液暴露导致职业相关感染的风险最大，常规预防措施也同样适用于唾液、精液、阴道分泌物、人体组织、脑脊液、关节液、胸腔积液、腹腔积液、心包积液和羊水。之后，CDC 将常规预防措施的主要特征纳入"标准预防措施"（表 3-4），应用于所有患者[90]，目前已更新包括埃博拉病毒（表 3-5）[91]。

表 3-4　标准预防措施

传播方式

直接接触传播	感染原直接从一个人到另一个人的传播方式；可以通过接触血液或黏膜分泌物、开放伤口、螨虫类等
间接接触传播	病原通过被污染过的中间物体（污染物）传播，可能包括（但不限于）患者护理设备、环境表面和衣物呼吸道释放的分泌物颗粒从气溶胶粒子大小（≤5μm）到液滴大小（＞5μm）不等
飞沫传播	液滴（＞5μm）悬浮在空气中的时间很短，会在产生位置的 3 英尺（1 英尺 =0.304m）范围内沉积。液滴运动的距离可能受到温度、湿度和气流的影响。液滴优先沉积在上呼吸道，而气溶胶则更容易深入到下呼吸道。
空气传播	在液滴核（＜5μm 的颗粒）随空气播散时，经过一段距离和时间后仍具有传染性的生物体。

标准预防措施

降低传染性病原从患者到患者、患者到医护工作者（HCW）、HCW 到患者的传播风险
用于所有患者，因为任何人都可能会传播或携带传染性疾病病原体
任何时候接触血液、体液（除了汗液）、不完整的皮肤和黏膜时都要戴手套。在接触后或需接触干净部位时更换手套。接触患者后摘掉手套。减少环境污染
接触患者前和戴手套前进行手卫生
有液体喷溅的风险时应穿戴防护衣、口罩和护目镜
在被患者污染后清洁环境
在进行脊柱穿刺或椎管内麻醉时戴标准外科口罩
针和锐器安全：
　　避免回套针帽（需要时，使用单手回套技术）
　　避免弯曲或折断锐器，丢弃锐器到防穿刺的容器中
练习并鼓励呼吸卫生/咳嗽礼仪

接触隔离措施（标准预防措施以外）

在房间外的指示牌上标明预防等级
在进入房间和接触患者及周围环境时穿防护衣和戴手套
有液体喷溅风险时戴面部防护装置和防护眼镜
离开房间前脱下手套和防护衣
脱下个人防护装置（personal protective equipment, PPE）时避免自我污染
脱下 PPE 后进行手卫生
尽可能使用患者专用的设备，在其他患者使用前恰当地清洁设备
在转运时和整个围手术期维持接触隔离
与将在手术后接收患者的人员沟通隔离等级

飞沫传播预防措施（标准预防措施以外）

最好使用单人病房，必要时可以安排到有相同感染患者的房间
患者间间隔 3 英尺。如果有窗帘，保持拉上的状态
室外的指示牌标明预防等级。
在标准预防措施以外，HCW 应当在必要时穿戴标准外科口罩、手套、防护衣和防护眼镜
当需要转运出房间时，患者应当佩戴标准口罩（如可耐受）
呼吸道卫生/咳嗽礼仪
在围手术期维持隔离措施
与将在术后接收患者的人员沟通隔离等级

表 3-4   标准预防措施（续）

空气传播预防措施（标准预防措施以外）

将患者安置在空气传播感染隔离病房（airborne infection isolation room，AIIR）

室外的指示牌标明预防等级

与该患者在同一房间时使用 N95 口罩或进一步的防护措施

患者应当一直留在 AIIR 中并关上门，除非有必要的医疗活动

择期手术应当推迟到患者不需呼吸隔离之后

患者在转运出 AIIR 时应佩戴标准外科口罩，该口罩的目的是防止患者的呼吸道飞沫排出到环境中转变为液滴核

手术室的设计是对内部环境产生正压，因此，选择最合适的手术室以尽可能减小污染整个手术区域的风险，可选的方法包括选择最偏远的手术室、有前厅的手术室或在手术室门口安装一个便携式负压隔离室

手术应当安排在能够使其他患者和医务人员暴露于呼吸道传播疾病的风险最小的时间

麻醉后恢复应当在有同样等级的呼吸道隔离措施的房间中进行

与接收者沟通预防等级

患者离开后，房间应当被空置直到空气流通率达到 99.9%（所需时间取决于室内每小时的空气交换数）

表 3-5   埃博拉的预防措施

埃博拉出血热

感染地点、传播方式	感染通常在暴露于黏膜或 RT 后，或通过破损的皮肤或经皮外伤发生
潜伏期	2～19 天，通常为 5～10 天
临床特征	发热性疾病，伴有不适、肌痛、头痛、呕吐和腹泻，这些症状由于低血压、休克和出血性症状很快变得难以处理。不到 50% 的患者会出现大出血
诊断	应用 RT-PCR、血清抗体和抗原检测、免疫组化病理评估和病毒培养后 EM 下形态学证实可以进行病因诊断
传染性	人 - 人传播主要通过未保护的血液和体液接触，经皮损伤（例如针刺伤）与高传染率有关；有报告医疗卫生场所的传播，但可以通过使用隔离措施加以预防
推荐的预防措施	出血热典型的隔离措施：如果认为疾病与生化武器的故意释放有关，在疾病传播的观察期间传播的流行病学是不可预测的。直到了解了病原的性质，确定了其传播模式，应当使用标准、接触和空气传播预防措施（表 3-4）。一旦病原体的特征确定，如果传播流行病学与自然疾病一致，飞沫预防措施就可以取代空气传播预防措施。重点是（1）锐器安全使用和安全工作措施；（2）手卫生；（3）进入房间前进行血液和体液隔离防护（单层手套和防液体或防渗透防护衣 / 面部 / 眼部防护罩 / 护目镜或面罩）；（4）适当处理废物。在进行可能产生气溶胶的操作时使用 N95 或更高级的呼吸装置。在 AIIR 不可用或现有 AIIR 不能接受大量患者的情况下，见飞沫预防措施（加上标准预防措施和接触预防措施），与非疑似感染 VHF 的患者隔离。必要的护理范围内尽量减少抽血

来源：Infection Prevention and Control Recommendations for Hospitalized Patients Under Investigation（PUIs）for Ebola Virus Disease（EVD）in U.S. Hospitals（last reviewed January 24, 2016）.http://www.cdc.gov/vhf/ebola/healthcare-us/hospitals/infection-control.html。

RT, 呼吸道；PCR, 聚合酶链反应；EM, 电子显微镜；AIIR, 空气传播感染隔离病房；VHF, 病毒性出血热。

标准预防措施包括适当地应用和使用手卫生、个人防护设备和呼吸道卫生 / 咳嗽礼仪。选择特定的隔离屏障或 PPE 时应当与执行的操作相对应。在许多操作中应当充分使用手套，包括接触黏膜或口腔液体，例如常规气管插管或置入外周静脉导管。然而，当患者有呕血或进行支气管镜或气管内吸引时，可能需要额外的个人防护如防护衣、口罩和面罩。

OSHA 的血源性病原体标准（29CFR 1910.1030）规定了保护工作人员免受血液传播病原威胁的保障措施[92]。这些标准需要求雇主提供一个暴露控制方案，其中具体详细的说明减少雇员血液传播病原暴露风险的方法。雇主必须鼓励实施减少血液暴露的措施，提供适当的 PPE（如手套、防护衣等），免费向员工提供 HBV 疫苗，以及提供每年一次的教育培训以告知员工血液传播感染的风险。

OSHA 的国会证词显示,在 8 年时间中(1987～1995)乙肝感染率下降了一个数量级[93]。

该机构的员工健康服务需要获得并记录新员工的传染病史,并提供疫苗接种和每年纯化蛋白衍生物(purified protein derivative, PPD)皮肤测试。此外,员工健康服务必须有处理工作人员暴露于传染性疾病和 HIV、HBV、HCV 感染者的血液时的流程。拨打 CDC 暴露后预防热线(post-exposure prophylaxis hotline, PEPline)1-888-448(HIV)-4911 可以免费咨询。

呼吸道病毒

呼吸道病毒占所有急性疾病的一半以上,通常通过以下两种方式传播:含有流感和麻疹等病毒的小分子气溶胶通过咳嗽、打喷嚏或说话产生,可以传播很远的距离;咳嗽或打喷嚏产生的大液滴可以污染传染者的手或无生命的物体表面,然后病毒通过自体接种转移到易感者的口腔、鼻腔或结膜黏膜,鼻病毒和人呼吸道合胞病毒(human respiratory syncytial virus, HRSV)都是以此方式传播的。

流感病毒

根据核蛋白(nucleoprotein, NP)和基质(matrix, M)蛋白抗原的特点,流感病毒(正黏病毒科)分为甲、乙、丙型。甲型流感病毒是根据表面血凝素(hemagglutinin, H)和神经氨酸酶(neuraminidase, N)抗原进行亚型分型的。个别菌株是通过产地来源、隔离数、隔离年和亚型命名的,例如甲型/加利福尼亚/07/2009 流感(2009 年臭名昭著的 H1N1)。甲型流感病毒有 18 个 H 亚型和 11 个 N 亚型,其中只有 H1、H2、H3、N1 和 N2 与人类流行病有关。乙型流感病毒并没有被分为亚型,而是谱系和毒株,而丙型流感感染会导致轻微的呼吸道疾病,但不会引起流行病。急性重症患者在出现症状后 5 天就会通过小颗粒气溶胶传播病毒。由于接触鼻咽分泌物,麻醉医师极易成为流感传播的受害者和载体。

甲型流感(H1N1 或 H3N2)和一两种乙型流感病毒(取决于疫苗)会包含在每年的流感疫苗中。CDC(其所属免疫实践咨询委员会和医疗感染控制措施咨询委员会)建议,所有美国医务人员每年都要接种灭活病毒流感疫苗。通过美国医疗卫生流行病学协会的努力,这逐渐成为医务人员获得就业资格的条件[94,95]。由于美国和许多其他国家

使用的疫苗都是在鸡蛋中生产的,对鸡蛋制品严重过敏者可选择脱敏或不接种疫苗。现在有一种减毒流感疫苗,获准用于 2 岁至 49 岁的未怀孕者,通过鼻内喷雾给药。纳入和排除标准列于 http://www.cdc.gov/flu/about/qa/nasalspray.htm。

流感大流行

流感暴发几乎每年都发生,尽管范围和严重程度各不相同。20 世纪发生了三次流感大流行(1918 年、1957 年和 1968 年),1918 年的"大流感"在全球杀死了 4 000 万到 5 000 万人。最近的一次大流行发生在 2009 年 3 月,是由一种甲型 H1N1 流感病毒引起的,几个月内在全球快速传播。控制传播需要早期识别和隔离被感染者。在可能产生传染性呼吸道气溶胶的活动或操作中,操作者应使用 NIOSH 认证的呼吸装置(N95 或更高等级)。

甲型禽流感

1997 年家禽大规模暴发流感时,中国香港特别行政区发现了禽流感病毒(A/H5N1)的人感染病例。全球共报告约 850 例患者,死亡率超过 50%,几乎全都与接触感染的家禽有关。尚未观察到有效的人 - 人传播途径。由于缺乏对 H5、H7 和 H9 病毒的普遍免疫性,人们担心禽流感病毒的禽 - 人传播可能会导致大流行毒株的出现[96]。一种预防禽流感 H5N1 的疫苗于 2007 年在美国获准使用。

人呼吸道合胞病毒

HRSV 是引起全球婴幼儿严重支气管炎和下呼吸道疾病的最常见原因。HRSV 在社区流行期间(美国的 11 个月下旬至 5 个月),许多住院的婴儿和儿童可能携带该病毒。大量的病毒存在于受感染儿童的呼吸道分泌物中。病毒可在受污染的环境表面存活长达 6 小时。这种病毒很容易用肥皂、水和消毒剂灭活。易感人群通过自我接种感染,分泌物中的 HRSV 转移到手上,然后接触到眼睛或鼻子的黏膜。虽然大多数儿童之前就接触过 HRSV,但免疫不是永久性的,再感染很常见。HRSV 可能也是健康老年患者和慢性心肺疾病患者生病的重要原因。感染[96]后大约 7 天 HRSV 开始传播。仔细洗手和使用标准预防措施可以减少医院工作人员的 HRSV 感染。

重症急性呼吸综合征

SARS 是由 SARS 相关的冠状病毒(SARS-associated coronavirus, SARS-CoV)引起的呼吸道感染。SARS 的典型症状是发热超过 38℃,接着

是头痛、全身疼痛和咳嗽。严重肺炎可导致急性呼吸窘迫综合征和死亡。SARS 的传播机制尚未完全了解。通过体积大或小的气溶胶均可能传播，或者可能是粪 - 口途径，以及人与人间密切接触传播。在医务人员中的传播与在咳嗽或气管内吸引时呼吸道分泌物的飞沫吸入有关，包括麻醉医师和重症监护护士[97]。2002 年底亚洲出现首个病例后，2003 年这种疾病在被控制前迅速蔓延到全球。2004 年以来，对 SARS-CoV 的全球监控没有发现确诊病例。

肠道感染

腹泻是全世界导致死亡的感染性疾病中仅次于呼吸道感染的第二常见疾病。传染源包括病毒、细菌和寄生虫，通过非炎症（肠毒素）、炎症（细胞毒素）或渗透机制作用。旅行者腹泻是最常见的旅行相关感染病（20%～50%），大肠埃希菌是最常见的病原。小于 2 岁的儿童中最常见的是轮状病毒，尤其是日托中心的儿童。轮状病毒可以在日托中心和儿科病房中快速传播。大龄儿童中常见的是贾第鞭毛虫和诺如病毒，在家庭成员中有很大概率发生继发病例。艰难梭菌是美国成人住院患者发生院内腹泻的主要原因。每年疗养院中的老人有 1/3 发生严重的腹泻，其中超过一半由艰难梭菌引起，特别是在进行抗生素治疗之后。该病区的临床医师应注意个人卫生，以控制继发的粪 - 口传播。

DNA 病毒

单纯疱疹病毒（HSV-1，HSV-2；人疱疹病毒）引起多种感染，包括黏膜表面、中枢神经系统和内脏器官。黏膜表面或损伤的皮肤暴露于 HSV 可以使病毒侵入并诱发复制。HSV-1 型的早期感染通常有临床隐匿性，但可能伴有严重口腔病变、发热和淋巴结肿大。在原发性感染消退后，病毒持续潜伏在感觉神经节内。牙龈炎和咽炎是 HSV-1 感染最常见的一期临床症状。HSV-2 再次活化的临床症状中最常见的是复发性唇疱疹。疱疹性指头炎——手指的 HSV 感染——可能是口腔或生殖器疱疹的并发症，病毒通过皮肤表面的破口侵入或直接将病毒染到手部，这对于医务人员来说非常重要。眼部 HSV 感染是美国角膜盲的常见原因。在所有 HSV 感染人群中，小于 6 周的婴儿最容易发生内脏和 / 或中枢神经系统感染。产科麻醉中应

注意，有 32% 没有生殖器疱疹病史的产妇检测到 HSV-2 抗体。在妊娠晚期和分娩期间，0.43% 的孕妇出现无症状的 HSV 分泌物，有 16% 的女性在妊娠期间发现了一期临床生殖器疱疹[98]。医务人员可能通过直接接触含有 HSV-1 或 HSV-2 的体液导致感染。

水痘 - 带状疱疹病毒（varicella-zoster virus，VZV）引起两种不同的临床疾病：水痘和带状疱疹。水痘，无处不在且极具传染性，是儿童常见的良性疾病，通过呼吸道传播。潜伏 VZV 的再活化（带状疱疹），在 60 岁后最常见，是一种疼痛明显的水疱皮疹。怀孕期间感染可能导致胎儿死亡或先天缺陷（罕见）。活动性 VZV 感染的患者或医务人员可能传播病毒。在疼痛病房工作的麻醉医师可能会在护理带状疱疹感染的患者时发生 VZV 暴露。从疱疹出现前 1 天至 2 天，到疱疹出现后 4 天至 6 天皮损全部结痂后，这段时间具有传染性[99]。对水痘或播散性带状疱疹患者应采取呼吸隔离[90]。使用手套以避免接触水疱液，可以充分预防局部带状疱疹患者的 VZV 传播。

大多数美国成年人有 VZV 保护性抗体。由于有许多 VZV 院内传播的报告，建议所有医务人员都应对该病毒具有免疫力。感染史阴性或不详的麻醉工作人员应当考虑进行血清检测[99]。所有抗体滴度为阴性的医务人员不应照顾活动性 VZV 感染的患者，并应接种两剂减毒水痘活疫苗。

易感人群在暴露于感染 VZV 的患者后，会有 10～21 天的潜伏期，在此期间不应与患者接触。患者暴露后接受水痘带状疱疹免疫球蛋白（varicella zoster immune globulin，VariZIG）的期限最近已从 4 天增加至 10 天，但还是应当尽早注射[100]。

EBV，也是疱疹病毒家族的一员，是嗜异性阳性的传染性单核细胞增多症的病因，特征性表现是发热、咽痛、淋巴结病和非典型淋巴细胞增生。美国约 15% 的 Burkitt 淋巴瘤和 EBV 相关，在非洲有 90% 的病例与之相关[101]。中国南方常见的未分化鼻咽癌与 EBV 有一致关联。EBV 也与霍奇金病有关，尤其是混合细胞型。

EBV 通过接触口腔分泌物传播。这种病毒常常通过接吻时唾液交换从无症状的成人传染给婴儿，或在年轻人间传播。非亲密接触导致的传染是很罕见的。EBV 可以通过输血或骨髓移植传播。超过 90% 的无症状血清阳性者口咽分泌物会携带病毒。

40 岁以下的美国人中有 50%～85% 感染了巨细胞病毒(cytomegalovirus,CMV),大部分感染者仅表现极少的症状[102]。在初次感染后,病毒保持休眠状态,仅会在免疫系统损害时复发。CMV 不容易因偶然接触传播,而是反复或长期的亲密接触导致传染。气溶胶或小液滴在 CMV 传播中基本不起作用。

妊娠期间的原发性或复发性 CMV 使胎儿感染的发生率高达 2.5%[103]。感染婴儿中约有 10% 会发生先天性 CMV 综合征。因此,虽然 CMV 感染通常不会导致健康成人的发病,但妊娠妇女的感染会导致严重的后遗症,因此其仍是威胁医务人员职业健康的问题。

院内 CMV 感染的两个主要群体是已感染的婴儿和免疫缺陷患者。常规感染控制流程(标准预防措施)足以预防医务人员发生 CMV 感染[104]。妊娠妇女应当认识到孕期 CMV 感染的相关风险,并在护理高危患者时采取适当的感控措施。

风疹

尽管美国大部分成人都接种了风疹疫苗,但仍有 20% 的育龄妇女容易发生感染,可能导致胎盘内病毒复制和胎儿器官感染[先天性风疹综合征(congenital rubella syndrome,CRS)]。感染会从整个胎儿期持续到出生后 1 年。因此只有对风疹免疫者可以接触患有 CRS 或感染了风疹病毒但没有 CRS 症状的婴儿[105]。

风疹通过感染者咳嗽或打喷嚏的鼻咽分泌物的飞沫传播。感染者在皮疹暴发时最具传染性,但从皮疹发作前 1 周到之后 5～7 天都可传。应当采用飞沫预防措施(表 3-6)[90]。

病史不宜作为是否具有免疫力的指标。因此,应当在入职时确保免疫情况(有接种风疹活疫苗的证据或血清学检查证实)以避免风疹在院内传染。风疹病毒减毒活疫苗[(麻疹、腮腺炎、风疹(MMR)]可使易感人群产生免疫[106]。许多州或地方卫生部门要求所有医务人员都应接种风疹疫苗,具体可查阅当地法规。

麻疹

麻疹病毒具有高度传染性,通过大液滴和空气传播途径传播。这种病毒可在感染者的鼻咽黏液中发现的,通过咳嗽和打喷嚏传播。在皮疹发生前后各 4 天均可传。针对感染者应使用空气

传播预防措施(表 3-6)[90, 104]。易感家庭和机构的二次发病率一般超过 90%[107]。2014 年,美国麻疹病例报告数量创最高纪录,27 个州向 CDC 的国家免疫和呼吸疾病中心(National Center for Immunization and Respiratory Diseases,NCIRD)报告了 668 个病例[108]。这是美国自 2000 年报告称消灭麻疹以来的最高病例数。2015 年 1—8 月,24 个州及哥伦比亚特区上报了 188 名麻疹患者[108]。超过一半的病例是大规模多州流行病暴发的一部分,其与加利福尼亚州的一个游乐园有关[108]。

医疗场所是公认的麻疹病毒传播区域。当诊断尚不明确时,高传染性的前驱期儿童可能会出现在医疗机构。医务人员感染麻疹及将病毒传染给易感染的同事和患者的风险增加。CDC 建议医务人员应对麻疹有足够的免疫力,有如下的记录:注射两剂麻疹活疫苗的证据,医生诊断麻疹的记录或麻疹免疫的血清学证据(表 3-6)[106]。1957 年及以后出生的易感人群应在就业时注射两剂麻疹活疫苗[109]。

病毒性肝炎

许多病毒会导致肝炎。最常见的是甲型(HAV,传染性肝炎)、乙型(HBV,血清型肝炎)和丙型[HCV 和非甲型非乙型肝炎(non-A,non-B hepatitis,NANBH)],美国大部分非肠道传播的肝炎与此有关。丁型肝炎(HDV),是由一种不完全的病毒导致的,只发生在 HBV 感染者中。戊型肝炎病毒(HEV)是一种肠道病毒,以前被认为是流行性或肠内传播的 NANBH,主要发生在印度、亚洲、非洲和中美洲。在这些地方,HEV 是急性肝炎最常见的病因。所有类型的肝炎都有临床相似性。包括从无症状和隐性感染到暴发性的致命感染,以及从亚临床状态到伴有肝硬化的慢性持续性肝病和肝细胞癌,常见于血液传播的肝炎(HBV、HCV 和 HDV)。麻醉工作人员职业相关感染风险最大的是 HBV 和 HCV(表 3-7)。

在美国成人病毒性肝炎的 20%～40% 是由甲型肝炎病毒(HAV)导致的。甲型肝炎通常是一种自限性疾病,没有慢性携带病毒状态。传播主要是通过粪-口途径,也可通过人与人之间的接触或摄入受污染的食物或水传播。通常疫情发生在卫生状况不良的大型机构或其他封闭团体中。医院内传播较罕见,因此医务人员似乎没有增加患甲型肝炎的风险。暴露于甲型肝炎的人员为减少感

表 3-6　获得性职业感染的预防		
感染/状态	预防措施	意见
脓肿		
排脓/大	接触	
排脓/小	标准	
获得性免疫缺陷病毒（HIV）	标准	暴露后预防（PEP）
禽流感	飞沫	升级预防措施（如可能建议使用空气传播预防措施）
细支气管炎	接触	
梭菌属		
肉毒梭菌	标准	无人-人传播
艰难梭菌	接触	
产气荚膜梭菌	标准	无人-人传播
结膜炎		
细菌	标准	
病毒	接触	最常见的是：腺病毒、肠病毒、柯萨奇病毒 A24
克-雅病	标准	使用一次性器材，被污染的仪器和环境需要特殊清洁（NaOH、高温和时间要求）
白喉，咽型	飞沫	直到分别培养两次 >24 小时，结果均为阴性
大肠埃希菌	标准	如患者失禁则应采取接触预防措施
流感嗜血杆菌		
季节性	飞沫	单人病房或同病种隔离，防护衣和手套
流行性	飞沫	升级预防措施（如可能建议使用空气传播预防措施）
肝炎，病毒性		
甲型	标准	如患者失禁则应采取接触预防措施
乙型	标准	
丙型	标准	
戊型	标准	如患者失禁则应采取接触预防措施
疱疹，带状疱疹（水痘-带状疱疹）		
播散性	空气传播，接触	在有免疫力的医务人员存在时避免由无免疫力的医务人员照顾患者
局限性	标准	
脓疱病	接触	
军团菌病	标准	无人-人传播
虱		
头	接触	
身体	标准	
阴部	标准	
莱姆病	标准	
疟疾	标准	
麻疹	空气传播	在有免疫力的医务人员存在时避免由易感医务人员照顾患者。皮疹发生后 4 天持续实施预防措施。没有免疫力者暴露后 5~21 天可能发生感染。可使用 PEP（疫苗，免疫球蛋白）
脑膜炎		
细菌性	标准	
真菌性	标准	
奈瑟菌	飞沫	

表 3-6　获得性职业感染的预防（续）

感染/状态	预防措施	意见
链球菌	标准	可使用 PEP
多重耐药微生物（MDRO：MRSA, VRE, VISA/VRSA, ESBL, 耐药肺炎链球菌）	标准/接触	
流行性腮腺炎	飞沫	在有免疫力的医务人员存在时避免由易感医务人员照顾患者
支原体	飞沫	
结核分枝杆菌	空气传播	
副流感病毒	接触	
百日咳	飞沫	单人病房或同病种隔离。可使用 PEP，建议使用百白破混合疫苗
脊髓灰质炎	接触	
狂犬病	标准	
呼吸道合胞病毒	接触	戴标准口罩
鼻病毒	飞沫	
风疹	飞沫	在有免疫力的医务人员存在时避免由易感医务人员照顾患者。使用疫苗。没有免疫力者暴露后 5~21 天可能发生感染
沙门氏菌	标准	如患者失禁则应采取接触预防措施
SARS-CoV	空气传播、飞沫、接触	高热消退后 10 天持续实施预防措施
志贺氏菌	标准	如患者失禁则应采取接触预防措施
天花	空气传播、接触	持续实施预防措施直至全部痂皮脱落（3~4 周）。在有免疫力的医务人员存在时避免由未注射疫苗的医务人员照顾患者
葡萄球菌		
大伤口	接触	
链球菌		
大伤口	接触、飞沫	

MRSA, 耐甲氧西林金黄色葡萄球菌；VRE, 耐万古霉素肠球菌；VISA/VRSA, 耐万古霉素金黄色葡萄球菌；ESBL, 产生超广谱 β-内酰胺酶的微生物；SARS-CoV, 重症急性呼吸综合征相关冠状病毒。

源自 CDC Guideline for Isolation Precautions: Preventing Transmission of Infectious Agents in Healthcare Settings, 2007. 完整生物学列表参见附录 A. 针对特定感染和疾病建议的预防措施类型和持续时间：http://www.cdc.gov/ncidod/dhqp/pdf/guidelines/Isolation 2007.pdf。

表 3-7　血液传播病原职业感染的风险

1. 经血液传播感染 HIV、HBV 和 HCV 风险最大的是皮肤损伤被血液污染
2. 风险取决于病原体类型，当患者病毒滴度高（针对 HIV、HBV、HCV 分别是：HIV 急性发病期或晚期；乙型肝炎 e 抗原阳性；HCV 的 RNA 滴度升高）时风险增加，因为患者来源的病毒转移接种量增加

意外非肠道暴露的平均风险（针刺伤或割伤）：

已知 HIV 感染的患者	0.3%[a]	
	临床肝炎风险	血清阳性风险
已知乙肝表面抗原（HBsAg）阳性/乙肝 e 抗原（HBeAg）阴性	1%~6%	23%~37%
已知乙肝表面抗原（HBsAg）阳性/乙肝 e 抗原（HBeAg）阳性	22%~31%	37%~62%
已知丙肝阳性		0.3%~0.74%[b]

[a]. 超过 0.3% 的暴露涉及更大的感染剂量，由于被转移的血量更大、患者血液中的 HIV 滴度更高或两者兼而有之。（Updated U.S. Public Health Service Guidelines for the Management of Occupational Exposures to HBV, HCV, and HIV and Recommendations for Postexposure Prophylaxis）。

[b]. Jagger J, Puro V, De Carli G. Occupational transmission of hepatitis C virus. JAMA.2002; 288: 1469。

染的可能性应该尽快在 2 周内接受免疫球蛋白肌内注射[110]。

乙型肝炎是麻醉医师和其他频繁与血液和血液制品接触的医务人员的重大职业危害。据统计，美国乙型肝炎在 1999—2006 年的患病率［抗 -HBc=4.7%，乙型肝炎表面抗原（HbsAg）=0.27%］对比 1988—1994 年的患病率（分别为 5.4% 和 0.38%）没有统计学差异[111]。自 1990 年以来，由于有效的疫苗接种发病率有所下降，但美国 2013 年的急性乙型肝炎病例增加了 5.4%[111]。虽然患病率升高可能反映了与药物和卫生保健有关的乙型肝炎暴发增加的问题，但为原因下定论可能为时过早[111]。

急性乙型肝炎感染可无症状，通常无明显肝损害[112]。仅不到 1% 的急性感染患者发展为急性重型肝炎。约有 10% 成为慢性乙型肝炎病毒携带者（血清学证据＞6 个月）。一半的慢性感染携带者会在 2 年内自我痊愈而没有明显的肝功能损害。慢性活动性肝炎，可能进展为肝硬化并与肝细胞癌有关，最常见于 2 年以上的慢性病毒感染者。

乙型肝炎病毒（HBV）感染的诊断和分期是在血清学试验的基础上进行的。第一个标记（HBsAg）在 1～12 周内可检测到。HBsAg 在黄疸开始后的 1～2 个月内逐渐降低，很少持续超过 6 个月。HBsAg 消失后，乙型肝炎表面抗体（HBsAb）可在血清中检测到，并可长期检测到。急性感染后出现乙型肝炎表面抗体（抗 -HBs）并获得持久的免疫力（图 3-1）。慢性乙型肝炎病毒携带者的血清中可能有乙肝表面抗原和乙型肝炎核心抗体（抗 -HBc）。血清中乙型肝炎 e 抗原（HBeAg）的存在提示肝细胞内病毒复制活跃。

麻醉医师由于皮肤或黏膜偶然地与受感染的患者的血液或体液接触从而有在职业中感染乙型肝炎病毒的风险。乙型肝炎流行率较高的患者群体包括来自流行地区的移民、非法输注药物的使用者、男同性恋者和血液透析患者[112]。在住院期间，携带者往往没有被确诊，因为临床病史和常规术前实验室检查可能不足以诊断。乙型肝炎病毒（HBV）经皮暴露后感染的风险，例如意外针刺伤，如果患者的 HBeAg 阳性，感染乙型肝炎的风险为 37%～62%，如果患者 HBeAg 阴性，感染乙型肝炎的概率为 23%～37%（表 3-7）[112]。在唾液中可以发现乙型肝炎病毒（HBV），但感染黏膜分泌物的黏膜接触比经皮接触血液传播率明显降低。乙型

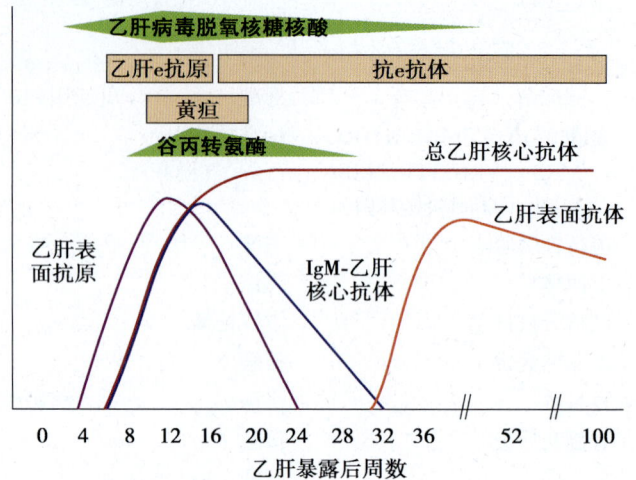

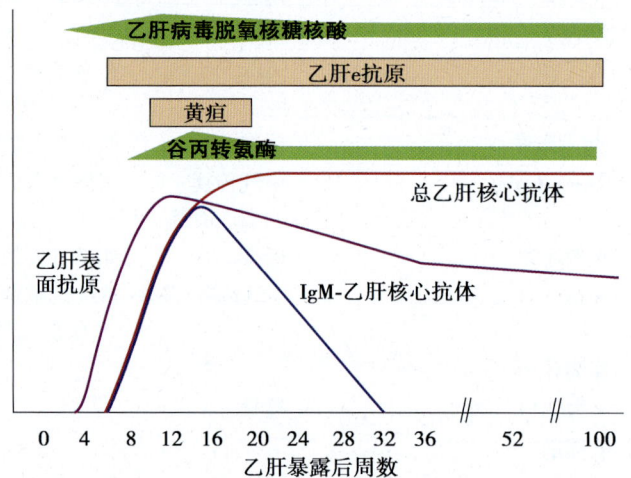

图 3-1　急性和慢性乙型肝炎的临床病程和血清型概况，谷氨酸氨基转移酶，丙氨酸氨基转移酶
（来源：Liang T. Hepatitis B: the virus and disease. Hepatology. 2009; 49[5]: S13-S21.）

肝炎病毒（HBV）是一种顽强的病毒，在环境中物体表面的干燥血液中至少存活 1 周，仍有感染力。

乙型肝炎疫苗是预防乙型肝炎病毒（HBV）向麻醉人员和其他卫生人员进行职业性传播的主要策略。在 90% 以上的健康人员中接种三剂疫苗可产生保护性抗体（抗 -HBs）[113]。医院或麻醉科应制订对工作人员提供教育、筛查和咨询的政策，以了解其感染乙肝病毒的风险，并应为易感人员提供疫苗接种。如果接种三剂疫苗后未形成确定的抗体，应该继续给予三剂疫苗。接种疫苗后无抗体生成者仍有 HBV 感染的风险，应告知防止感染和暴露后预防（PEP）的策略。疫苗诱导产生的抗体浓度随时间下降。CDC 指出，对于正常免疫状态的接种疫苗的成年人，常规的加强剂量是不必

要的，也不建议定期监测抗体浓度[113]。

丙型肝炎病毒（HCV）是不经胃肠道传播的非甲非乙型肝炎，在美国，是导致慢性肝病的主要原因。虽然丙型肝炎病毒（HCV）抗体可以在大多数丙型肝炎患者中检测到，但是它的存在并不与急性感染或肝炎进展相关联，也不具备对丙型肝炎病毒感染的免疫力[114]。HCV RNA 阳性是慢性感染的指标和持续病毒感染的标记物。丙型肝炎病毒（HCV）血清转阳后，只有 15%～25% 会自动清除病毒[115]。在那些发展为慢性肝炎的患者中，20% 在 20～30 年内会发展成肝硬化，1%～2% 的人会被诊断为肝细胞癌[115]。

像 HBV 一样，丙型肝炎病毒（HCV）通过血液传播，但 HCV 职业性感染率低于 HBV。虽然 HCV 的流行传播已经记录在卫生保健环境中，但美国医务人员中抗 -HCV 的阳性率并不比一般人群中的高（1.6%）[113]。HCV 职业传播的最大风险与接触 HCV 阳性的血液有关。HCV 是通过血液飞溅到眼睛和通过破损皮肤暴露。在环境表面干燥血中的 HCV 病毒可能会持续具有感染性长达 16 小时，但环境污染似乎并不是一种常见的传染途径。HCV 可在感染者的唾液中发现，但它不是导致职业传播的主要风险[113]。

接触预防仍是预防 HCV 感染的主要策略。经皮肤或黏膜于暴露 HCV 阳性血液后应该根据暴露后治疗和预防性抗反转录病毒疗法一节的指南中的条目进行咨询和血清学检测[116]。

致病性人类反转录病毒

反转录病毒科包括七个亚科，其中导致人类致病的两种——人类 T 淋巴细胞病毒（human T lymphotropic viruses, HTLV）-I 和 HTLV-II，即转化型反转录病毒，以及 HIV-1 和 HIV-2，其可以直接或间接导致细胞病变效应的。组织破坏可能直接来自病毒感染，或由感染细胞的恶变和病毒的引起的免疫缺陷状态间接引起，导致肿瘤和感染性疾病。HTLV-I 感染至少有三个途径：垂直传播（特别是通过母乳）、性传播以及通过不洁输血或受污染的针头的非肠道传播。根据联合国艾滋病毒/艾滋病联合规划署（Joint United Nations Programme on HIV/AIDS, UNAIDS）的统计，到 2014 年底，估计有 3 690 万人感染艾滋病毒[117]。自 1990 年以来，全球流行率增加了大约 4 倍，这受到了艾滋病毒新增感染率持续增高，以及抗反

转录病毒疗法有益影响（延长寿命）的综合作用。2014 年全世界估计新增 200 万艾滋病毒感染病例，其中 15 岁以下的儿童为 220 000 例[117]。美国大约有 110 万人感染艾滋病毒，近 20% 人不知道他们感染了艾滋病毒。

HIV 感染初期表现为单核细胞增多症样综合征，症状是淋巴结肿大和皮疹。接着患者进入无症状期，单核巨噬细胞作为病毒库，CD4+T 细胞在血液中携带病毒。在几周内，可以通过酶免疫分析或快速 HIV 抗体检测法检测到抗体，但必须通过免疫印迹法或免疫荧光试验证实阳性结果。经过一段长短不定的无症状 HIV 感染期，病毒滴度增加，宿主免疫受损，导致机会性感染和获得性免疫缺陷综合征（AIDS）相关恶性肿瘤。

职业性 HIV 感染风险

HIV 传染对医务人员、实验室工作人员以及其他接触携带 HIV 材料的工作人员来说是一个小而明确的职业风险。据估计，美国每年有 600 000 名至 800 000 名医务人员被针头或其他锐器刺伤。有感染 HIV 的潜在危险暴露是受伤（经皮针刺或用利器割）以及血液或其他感染性体液接触黏膜或破损皮肤。受污染的针头或尖锐物体刺破皮肤后 HIV 传播的风险为 0.3%，黏膜暴露后，如果受伤者和/或暴露者在 24 小时内没有接受抗反转录病毒药物治疗，则感染率为 0.09%[118]。已有 HIV 通过破损皮肤传播的记录，但病毒经过该途径传播的平均风险尚不能确切估计。还未有艾滋病毒通过完整的皮肤传播的记录。

在 1985—2013 年之间，58 名美国的医疗人员已证实 HIV 职业暴露后血清转阳，并已完成病例调查；另外疾病预防控制中心（CDC）收到了 150 例可疑的职业性 HIV 感染。自 1999 年以来，只有一宗个案报告。接触途径：经皮穿刺（穿刺/切割伤）49 例；经皮肤黏膜（黏膜和/或皮肤）5 例；2 例同时发生经皮刺伤和黏膜接触；2 例途径未知。记录在案的血型转阳的人员包括 20 个实验室的工作人员（16 例位于临床实验室）、24 名护士、6 名医生（非手术）、2 名外科技师，1 名透析技师、1 名呼吸治疗师、1 名健康助手、1 名尸体防腐/太平间技师及 2 名家政/维修工人[119]。

麻醉医师会在侵入性操作如置入血管内导管、动脉穿刺和气管插管过程中频繁地接触到血液和体液。虽然大多数的黏膜皮肤暴露，可以通过使用个人防护用品隔离，但是这些不能预防经皮肤

刺伤暴露[120-122]。因为麻醉医师操作时，可能因使用大口径空心针而受伤，如静脉留置针和针头。无针或针头保护安全装置可以用来代替标准装置从而降低针刺伤的危险。有安全装置的耗材通常比无安全装置的耗材更昂贵，但与针刺伤的调查研究和对感染人员进行治疗的医疗药物成本相比较更划算。

HIV 感染的职业风险是每年血液暴露的数量、每次接触受感染血液的 HIV 传播率以及在特定患者人群中艾滋病毒感染率的一个相关函数。Greene 等[120]人收集 138 名麻醉医师经皮损伤的前瞻性数据。每个全职麻醉工作者每年经皮损伤污染的发生率为 0.42，据估算平均每年的 HIV 和 HCV 感染风险分别为 0.001 6%（0.16∶10 000）和 0.015%（1.5∶10 000）。

尽管可以从少数感染者唾液中发现低浓度滴度的艾滋病毒，但是很少有证据表明唾液能传播人类免疫缺陷病毒，或者通过接吻或其他职业暴露。唾液中含有多种抗病毒因子包括艾滋病毒的特异性免疫球蛋白（IgA、IgG、和 IgM 同型抗原）。此外，没有证据表明 HIV 传播可能是由于接触到眼泪、汗水或尿液而引起的。然而，已经有可能通过污染或未被血液污染的体液传播艾滋病毒感染的个别病例。

自从 HIV 开始流行以来，以往很少由医务人员感染传染给患者的病例，现在似乎也变得极有可能。在佛罗里达州，一名感染 HIV 的牙医可能通过污染的器械感染了多达 6 位患者[123, 124]。然而，从医务人员向患者传播 HIV 的风险仍然极低。

暴露后治疗和预防性抗反转录病毒疗法

当医务人员接触到患者的血液或体液时，应立即向雇员健康服务部门或机构内指定人员报告事件。根据损伤的性质，应对暴露人员和感染来源个体进行 HIV、HBV 和 HCV 感染血清学检测[118]。必须咨询现行的地方法律，以确定对感染来源患者进行测试的政策，并必须保密。美国公共卫生署的建议包括以下方面：

1. 建议职业暴露于 HIV 时采取 PEP。

2. 如有可能，应确定暴露源患者的 HIV 活力状况，以指导 HIV 暴露后预防。

3. HIV 职业暴露后尽早开始 PEP 药物治疗，至少应持续 4 周的时间。

4. PEP 的药物治疗方案应该包含 3 个（或更多）抗反转录病毒药物，用于 HIV 病毒所有职业暴露。

5. 建议对任何接触艾滋病毒的职业开展专家咨询。

6. 应对接触人员提供密切的追踪，包括对 HIV 检测进行咨询、基线数据和随访以及对药物毒性的监测；这一系列措施应在 HIV 暴露后 72 小时内开始。

7. 如果采取更新的第四代联合 HIV p24 抗原 -HIV 抗体检测法用于随访 HIV 暴露的医务人员，HIV 检测可在暴露后 4 个月结束；如果没有采用新的检测方法，HIV 检测随访一般在 HIV 暴露后 6 个月结束。

世界卫生组织（WHO），在恩曲他滨/替诺福韦（Truvada）的临床试验成功后，为了推动早期治疗和预防修订了指南，倾向于对有确切风险者进行早期治疗（诊断后尽快）而非针对高危人群进行暴露前预防（pre-exposure prophylaxis, PrEP）[125]。

暴露后预防（PEP）的失败归因于大量的病毒接种、单一抗病毒药物的使用、病毒源患者的耐药性以及 PEP 治疗延迟或时效不够。对 HIV 和其他血源性病原体职业暴露的处理咨询，临床医生暴露后可拨打全国临床医生暴露后预防热线（PEP 热线）1-888-448-4911。

朊病毒病

朊病毒（Prions，来源于 protein 和 infection，是由无核酸的折叠蛋白构成。朊病毒可导致传染性海绵状脑病：牛海绵状脑病或"疯牛病"和人类的克雅氏病（Creutzfeldt-Jakob disease, CJD），都是无法治愈且致命的。当病毒进入一个健康的机体，它引导正常的蛋白质错误折叠成极稳定的朊病毒结构，在物理和化学环境中极难变性。这使得可重复使用的医疗器械的消毒和灭菌成为一项独特的挑战，因为有效的朊蛋白灭活依赖于蛋白质水解或蛋白质三级结构的破坏。

朊病毒引起神经退行性疾病是通过在中枢神经系统细胞外聚集形成淀粉样斑块，其组织学特征是海绵状结构。克雅氏病，由一种传染性蛋白或朊病毒引起的，患者可能出现进行性痴呆[126]。对朊病毒污染的医疗器械进行消毒和灭菌有明确的指南[127]。

肺结核

结核病是世界范围内死亡的主要原因，如果治疗得当,可以治愈。在未经治疗的情况下,50%~65% 的结核病患者可能在 5 年内死亡[128]。2009 年世界卫生组织报告了 580 万多起新增结核病病例,95% 的病例来自发展中国家。美国 2014 年报告给 CDC 的结核病病例有 9 421(0.3∶10 000)例[129],其中 66% 的病例发生在国外出生的人。

传染性肺结核的患者传染给其他人最常见的方式是通过咳嗽、打喷嚏和说话过程中的飞沫中的结核分枝杆菌的扩散。每次咳嗽会有多达 3 000 个传染性结核细胞在空气中停留数小时,随着呼吸可到达末端呼吸道。最具传染性的患者会出现空洞性肺病或不太常见的喉结核,产生痰液中含有多达 10^5~10^7 抗酸杆菌(AFB)/ml。其他传播途径不常见。直接感染后的临床疾病被列为原发性肺结核,常见于幼儿和免疫受损者。

预防结核病的最好方法是迅速诊断和隔离感染病例并进行适当的治疗,通常开始治疗 2 周到 4 周后患者会失去感染性。在资源丰富的低发病率国家,高危人群一般是从高流行率国家移民、流动工人、囚犯、无家可归者、吸毒者和 HIV 阳性的人。

医疗卫生机构中结核病的爆发是由传染源患者的结核病诊断延误、空气预防措施的延迟启动或部署不足、气溶胶产生过程中的预防措施失误以及医护人员缺乏适当的呼吸道保护造成的。

有效防止医务人员感染需要及早识别感染患者并立即开始进行空气传播隔离(表 3-4)。患者在接受充分的治疗前必须保持隔离。进入隔离室或对患者进行可能引起咳嗽的操作如气管插管或气管内吸痰的人员应佩戴合适的呼吸保护装置。CDC 建议,为预防结核病而穿戴的呼吸保护装置应能在流速 50L/min 的情况下过滤 95% 的 0.3μm 大小的颗粒,并且密封试验中在密封圈周围的泄漏率小于 10%[130]。高效微粒空气(high-efficiency particulate air,HEPA)呼吸器(N95 类)通过 NIOSH 批准,是符合 CDC 标准的预防结核病的呼吸道保护装置[131]。在感染者完成足够的治疗前,应推迟择期手术。如果需要在结核患者完成治疗前进行外科手术,在结核患者的麻醉呼吸回路上应使用细菌过滤器(HEPA 过滤器),患者必须在符合空气预防措施要求的房间内恢复。

定期对员工进行结核病筛查是医院保证员工健康政策的一部分,筛查的频率取决于住院患者中受感染患者的患病率。当皮肤试验发现阳性

者后,应寻找暴露史以确定源患者。根据患者已知的结核病源患者的药敏试验进行治疗或预防性治疗。

烟雾中的病毒

手术室内激光和电刀的使用对患者和手术室人员造成多种危害。物理危害包括热灼伤、眼损伤、电气危害、火灾和爆炸。烟雾中包括水和有机蒸汽、碳化的细胞碎片、甲醛、丙烯醛、苯、多环芳烃碳氢化合物和一氧化碳。虽然在激光汽化烟雾中未检测到空气中的癌细胞,但检测到的潜在有害粒子从 0.5μm 到 5μm(相比之下,红细胞=7.5μm)。疣的激光治疗中可以检测到完整的、具有传染性的病毒 DNA。存活的病毒携带在蒸发产生的大颗粒上,距离被蒸发的部位低于 100mm[131,132]。

当人员靠近外科烟雾时,建议使用真空吸尘系统和 PPE[133,134]。烟雾吸引系统应与目标保持在 1cm 以内,因为在 2cm 处会有 50% 不能吸除。应使用 HEPA 或超低渗透空气过滤器,并应使用木炭过滤器进行气味和气体吸收。如果可能的话应与室外通风,通风系统应该有能力检测过滤器过载(即压力下降)。这些过滤装置不包括液体吸入,必须独立进行。此外,在激光烟雾附近的工作人员应戴手套、护目镜、高效过滤口罩(N95 口罩)[133]。

情绪因素

压力

麻醉医师的工作在精神、心理和身体上都有压力。压力是持续的,并在生活和职业中动态变化。可预见的压力有几个方面:围手术期事故、医疗事故和人际冲突。如何应对这些挑战,无论是积极性的或消极的方式,都将影响到个人。

职业压力是不可避免的,常常具有激励性,但当它超过了员工的极限时,就会导致身心健康不佳、事故和职业倦怠。Hans Selye 描述了一种压力三联征:紧张性刺激、心理评估以及面对挑战的应对机制[135]。这具有明显的个体化差异,因为对一个人来说是压力可能对另一个人是消遣。压力与心血管、肌肉骨骼和胃肠道疾病,睡眠和情绪紊乱,以及人际关系中断有关。压力的代价也是昂贵的,如可预测的高旷工率、受伤、残疾和生产力下降。

认识到了麻醉医师中逐渐增高的抑郁、自杀和物质使用障碍后，Jackson 研究了有关压力的个人因素[136]。他将压力定义为"身体对任何变化、需求、压力、挑战、威胁或创伤的非特异性适应反应"，并描述了性格类型、性别、生命周期和压力消除方案对个人应对压力的影响。围手术期的环境可能产生持续的低压力，在麻醉医师无法预料的情况下这种低压力状态会被极端的压力事件打破。缺乏适当的应对措施可能会带来可怕的后果，而会给麻醉医师带来压力的情况有以下几方面：工作的不可预测性、对不良事件的恐惧、对诉讼的恐惧、需要持续的警觉、工作量的压力、经济的不确定性以及紧张的人际关系。住院医师和主治医师都在麻醉管理的某些关键阶段证明了压力客观存在的证据[137,138]。有证据表明，急性应激可以抑制前额皮质的学习和工作记忆，因此麻醉医师需要对压力进行适当调整[139]。

像强迫行为和依赖型的人格特征与适应不良性压力反应有关，如悲观、自我怀疑、内化和抑郁。这些特征与未来的药物滥用、精神疾病，以及大学生之间的关系不和谐有关[140,141]。

不良事件的影响

对于麻醉医师来说，不良事件是最重要的压力源之一。在 2000 年的一篇社论中，Wu[142] 提出了"第二受害者"即医疗服务提供者和"第三受害者"也就是后来被照顾的患者。在此之后，英国对外科医师和麻醉医师进行调查是在 1998 年在同一天进行的两名择期整形外科手术的患者死亡之后。在经历围手术期死亡病例后，27% 的外科医师和 26% 的麻醉医师认为他们应该停止当天的工作，而实际上有 53% 的外科医师和 22% 的麻醉医师停止了当天诊疗患者的工作[143]。

在一项对美国麻醉医师协会（ASA）成员的研究中，84% 的人经历过围手术期的死亡病例，88% 的人需要时间来恢复，19% 的人没有完全康复，12% 的人考虑换工作，67% 的人在接下来的 4 个小时内感到工作有问题，只有 7% 的人有时间休息[144]。医疗事故后有强烈的情绪反应是正常的，最有帮助的应对机制是与同伴行交谈[145]。有研究中发现，在经历不良事件发生后，得到部门领导和同事的支持，是对当事人最有效的支持方式[146]。医疗同伴支持系统的参与度和成功度各有不同[146-148]。

倦怠

压力和倦怠，尽管是因果关系，但是两者截然不同。倦怠是"由长期压力或挫折导致的身体或情绪力量或激情的耗竭"[149]，概述了其多维性质和动力结果。倦怠的概念最初是在 20 世纪 70 年代[150] 开始研究，定量调查始于 20 世纪 80 年代出现 Maslach 倦怠量表（Maslach Burnout Inventory，MBI）[151]，描述了倦怠的三个主要特征：情绪衰竭、人格解体/犬儒主义和低个人成就感。职业倦怠通常出现在服务行业中，由于人际关系动态和压力源，职业满意度和工作 - 生活失衡。Freudenberger 描述了一系列导致"倦怠综合征"的因素[150]。具有讽刺意味的是，成功地进入医学院的必要条件，首先是要强迫性证明自己，之后努力工作，忽视个人需求，最后以戒断、行为改变、人格解体和抑郁结束。根据 Maslach 的说法，敬业与倦怠在心理上是相反的状态[152]。

倦怠对医生的影响是显著的。Shanafelt 发表的一个大型研究（7 288 名受访者）表明了美国医生的倦怠水平，45.8% 的医生表达了一种或更多的主要症状，这一水平比非医生的背景数据高得多[153]。在所有的医生中，麻醉医师的得分高于倦怠的平均水平，并且接近工作生活平衡的平均水平。在随后的报告中，麻醉医师（40% 的倦怠风险）[154]、学术型麻醉医师[155]、科室主任[156]、麻醉护士[157] 和在全球范围内的麻醉医师都表现出了倦怠[158-160]。

倦怠对健康的影响（心血管、肌肉骨骼和心理疾病、药物滥用和皮质醇表达的改变）已经被很好地证明了[161-163]。职业倦怠与医疗事故[164]、住院医生的医疗差错和对患者治疗时的同理心[165,166]、自杀意念和医学生的医疗行为[167,168]，以及外科医师的职业满意度和医疗差错[169,170] 之间也存在着相关性。Dyrbye[171] 认为，职业倦怠是对医疗改革的威胁，Wallace[172] 提出医生的健康应作为一项质量指标。一个加拿大模型显示，职业倦怠造成的影响超过 2 亿美元，主要是工作时间减少和提前退休[173]。芬兰的一项以人群为基础的队列研究认为，职业倦怠与因病缺勤和残疾津贴启用有关联[174,175]。

无数的解决方案都被提出来解决卫生保健系统的倦怠危机，解决方案包括一系列的个体化的干预措施。

药物的滥用和成瘾

尽管随着时间的推移,药物的成瘾性已经发生了变化,但社会发展仍然在对药物使用障碍进行探索。滥用意味着使用一种药物而忽视其不良反应,而成瘾的特征是持续地滥用而不愿减少使用,需要剂量增加,身体依赖(在不用药物时发生戒断反应)以及对药物的渴望持续增加。目前,美国在1999—2011年期间,使用、滥用和依赖处方药阿片类止痛剂(OPR)导致的死亡人数增加了四倍[176]。据估计,在职业生涯的某个阶段,10%～12%的医生会形成对一种药物滥用的习惯[177]。尽管这种流行程度与美国一般人群相似,但选择的药物更多是处方药和控制药物[178],一些研究表明,使用这些药物的概率高于普通人群[179-181]。

医学界长期以来一直关注医生的药物滥用,尤其是麻醉医师[182,183]。有趣的是,这个问题并没有让成瘾的医学名人,例如Sigmund Freud、Freeman Allen、Sigmund Freud和Sigmund Freud成为鲜明的例子[182,184]。数据还表明,卓越的学术成就(如考试分数高和Alpha Omega Alpha会员)是对药物滥用住院治疗的独立预测因素[185,186]。进一步的数据收集始于20世纪80年代,乔治亚州的医师协会发现,在最初的1 000名参与者中,麻醉医师是不成比例的(参与者的12.1%,但仅占美国医生的3.9%;占居民参与者的33.7%,但仅占美国居民的4.6%)。此外,麻醉医师更有可能滥用麻醉药,滥用多种药物,并利用静脉注射途径,而其他医生则更倾向于滥用酒精[181]。最近,丙泊酚已经成为滥用药物的一种,它突出了麻醉医师滥用药物的危险性增加[180,187-189]。与酗酒不同,静脉麻醉和催眠药滥用能较快起效、高死亡率,还涉及药物转移。

在2002年的一份报告中,学术麻醉学项目主席阐明了已知的滥用药物的发生率,在教员中占1%,在住院医师中占1.6%[190]。最近的数据通过跟踪所有医生在40年间进入麻醉学住院医师的结果证实了这一观点。尽管有教育、治疗和药物统计员等干预措施,但药物滥用的发生率为每年每1 000个住院医师2.16例,发病率最高的是2003年。在384名被确诊患有药物滥用的病例中(住院医师总数的0.86%),有28人在治疗期间死亡(全部源于药物相关原因)。如果要考虑麻醉医师药物滥用相关死亡的职业风险,这个职业比消防员更危险[191,192]。

麻醉住院医师不成比例的患病率已经反复出现并且正在受到关注[181,190,193]。在一项对260名麻醉学学生进行的回顾性研究中,32%的人承认曾有过非法药物使用,15.8%的人报告有问题药物滥用史,20%的人报告说,由于老师使用药物,他们的教学受到了影响[194]。

目前还不清楚为什么麻醉医师会特别倾向于使用药物,但意志力薄弱者处在"有利"环境中可能是主要原因。有文献记载的因素包括娱乐性药物使用史或其他高风险行为,这些行为被证明会使人容易受到药物依赖。理论上的因素包括高压力的工作环境,缺乏外部认可和低自尊,但是没有一种预测工具能够识别出所有有药物使用障碍风险的人员[195]。对于麻醉医师滥用药物的其他解释,包括将可获得控制药物作为麻醉事业的动力[193,196],易于获得和长期接触麻醉药[197],以及实际上施行私人管理强效精神药物。麻醉医师选择的药物随着可用药物的种类改变而改变。最初的报道表明,有哌替啶、地西泮和巴比妥[198],然后是人工合成的阿片类药物和吸入麻醉药[190],还有最近出现的丙泊酚[189]。

早期发现药物成瘾的对实施治疗措施挽救生命至关重要。重要的是,麻醉医师不仅能够认识到自己,还要识别他们的同事,在药物滥用中表现出的生理状态、行为和关系特征(表3-8)。滥用者的典型特征职业和个人退缩,同时在工作中保持正常的工作状态,以保持药物的使用。当大多数同事看来滥用者已经出现明显症状时,通常已经到了晚期,而且是致命的。

与内科医师相比,麻醉医师自杀率的相对危险率(RR)是在增加的,无论是所有原因引起的自杀率(RR 1.45),药物相关自杀率(RR 2),还是与毒品有关的死亡率(RR 2.79)[198]。值得注意的是,在医学院毕业后的5年里与毒品有关的死亡更为普遍,65岁以下的麻醉医师总共丧失2 000生命年。Warner发现,在接受了药物依赖治疗后,在麻醉住院医师中,有28人死亡与毒品有关[191,192]。这一研究呼应了一项研究报告,报告称,在接受治疗后的100名住院医师中,有9人死亡[193]。那些恢复并完成住院医师培训的医师死亡风险明显更高,危险比为7.9[192]。

医生的药物性损害受许多特定的国家法律影响,如果相关医生自愿寻求治疗,则可减轻其影

表 3-8　药物滥用和依赖的特征

在麻醉工作中
- 开出较多的麻醉/催眠药物（较平时剂量高）
- 为需要高剂量麻醉药的患者提供志愿服务
- 提早到达，晚退，接听额外的电话，要求额外的休息时间来获得药物（或者在酗酒的情况下请病假）
- 拒绝午餐或休息，在恢复室亲自管理药物，并且更愿意单独工作以掩盖药物转移行为
- 要求额外的去卫生间的时间，或者在卫生间里待上很长时间以使用药物
- 休息后很难找到，因为使用药物后往往会打盹
- 穿长袖衣服以掩盖针眼
- 字迹潦草或草率填表
- 频繁更换工作以保持秘密

行为改变
- 情绪波动和情绪不稳定
- 社交活动减少（远离人群或之前喜爱的活动）
- 易冲动
- 在公共区域留下吸毒用具（沾血的棉签、针头等）
- 性欲下降
- 家庭纠纷增加

体征
- 针尖样瞳孔
- 由于寒冷敏感而穿长袖（与麻醉药有关）
- 呼气有酒精气味或被目睹使用静脉毒品
- 体重减轻和皮肤苍白
- 麻醉药戒断（出汗、震颤）
- 昏迷和死亡——遗憾的是，这种情况并不罕见

响。在某些州，未报告同事出现损害者甚至可能受到纪律处分和刑事处罚。根据联邦法律，国家执业医师数据库（National Practitioner Data Bank）必须公示对药物滥用的医生所采取的纪律处分。在医生观念中，通常因为完成培训和行医行为带来自我否定观念而不愿意寻求帮助。一个完善的防御机制使许多成瘾医生能够最大程度的减少损害进展和延误治疗引起的毁灭性后果[199]。

　　一项旨在预防和早期发现药物滥用的策略是强制性地对入职前员工和麻醉医师进行随机筛查，这是其他备受瞩目的行业（航空、军事、核相关）[199]的一项实践标准。尽管随机的药物筛查是再次签订合同的一个因素，但很少有麻醉科会随机地对麻醉医师进行筛查[200]。虽然这一方法的合法性和有效性仍存在疑问，但许多学术麻醉学主席都比较支持该项测试[194]。

　　对于已经成功完成药物滥用治疗的麻醉医师的适当处置，仍存在争议。尽管对于医生来说，持续恢复的预后比一般的公众要高[201]，但在那些恢复到麻醉工作状态的医生中，复发通常是致命的。在药物治疗后恢复训练的麻醉住院医师中，死亡率高达 9%[193]，这让人警醒，并加剧了认为这些医生恢复麻醉工作风险太大的论点[202]。反驳这种观点的理由是，使用一种风险分层方法，重视与复发有关的三大因素[203]：药物滥用的家族史、滥用药物为一种主要的阿片类药物及存在一种精神疾病[204]。在严格的治疗方案之后，恢复到工作中可以达到与其他医学专业的复发率相似的水平[205]。

　　康复中的医生恢复工作必须是在协作下完成，包括康复医生、治疗成瘾的咨询师、职业卫生专家、部门领导、组织认证委员会等等。联邦法律，如美国残疾人法，附加了额外的要求。一份措辞谨慎的合同是必要的，应该包括以下几点：
- 持续戒断监测（如随机的药物筛查，阿片类药物拮抗剂）
- 继续治疗［成瘾咨询，匿名戒酒协会（alcoholics anonymous，AA）或匿名戒麻醉药品协会（Narcotics Anonymous，NA）］
- 一段时间的监督工作（如不亲自处理麻醉药）或减少值班（如没有夜班/周末值班）

　　尽管有预防措施，但还是有复发的可能，医生治疗中心的建议可能会有所帮助。那些能够接

受并了解他们的疾病，没有伴随精神疾病，有强烈的社会支持，能够得到资助，努力康复，并与 AA（http：//www.aa.org/）或 NA（http：/www.na.org）联系的人，最有可能成功重返工作岗位。此外，他们的科室和医院必须支持他们的回归。那些患有活动性疾病、严重的精神障碍、长期静脉注射药物使用及之前复发或治疗失败的人应该被重新安排到另一个专业工作[206,207]。

药物滥用的预防需要严格控制滥用的药物。随着卫星药房和自动药品配药机等设备的出现，严格控制的药物管理和计数是必要的。有待开发用于监测药物转移模式和事件的系统[208,209]。

反映药物滥用和患者看护不佳之间关联的数据较少[210]。然而，该病对受影响的医生个体的影响是巨大的。药物使用障碍的负面影响在麻醉学中尤其重要，而且似乎并没有减轻。必须在多个方面做出努力，以减少这一悲剧性的职业危害，包括教育、药物管理专员，以及发现、治疗和康复系统的建立。

伤残

身体、心理、情感、感觉或发育的原因都可能导致受伤[a]和残疾[b]。发病可能是突然发生的，就如受伤或急性疾病，或者是渐进的，如许多慢性疾病。

关于伤残的医生[c]数量的数据是很难获得的。许多病例是由与药物相关的障碍引起的（见前述）。其他可能导致医生伤残的因素包括身体或精神疾病。不愿意或无法跟上当前的知识和技术可以被视为一种伤残形式。

抑郁症是伤残医生中的突出特征。遗憾的是，许多确保医生成功的人格特征，如自我牺牲、好胜心、成就取向、拒绝情绪和情感的理智化，也可能是抑郁症的危险因素。对酗酒者的观察提供了一些成就取向和情绪障碍之间的联系。在一项研究中，医学院毕业班上一半以上酗酒的医学生成绩在他们班级的前 1/3，23% 在他们班级排名前十分之一，只有 5% 的人在他们班级排名的后 1/3[211]。同样，一个关于医学院酒精滥用报告中显示，被国家委员会法医检验鉴定为酒精滥用者的学生在第一年成绩较好且在国家医学考试委员会第一部分测试中得分较高[186]。

要避免麻醉医师所面临的所有致残或不安全因素具有非常大的挑战[212]。Canavan 和 Baxter 的一系列文章中介绍了对伤残的医生的治疗方案[213]。

麻醉医师的老龄化

伴随衰老过程的自然而不可避免的变化会影响麻醉学的实践发展[214]。最值得注意的是在中枢神经系统中出现的解剖学和功能变化，如短期记忆、创造性思维和解决问题的能力下降等。思维敏捷性、现场推理、学习和反应时间都会衰退。这些症状经常伴随着其他的生理变化，包括听力和视力的损害，这些变化会加重认知障碍。正在经历这些神经变化的老年麻醉医师可能更容易在吸收和应用新知识、信息快速处理、复杂的决策制定和正确的开始响应过程中遇到困难[215]。这些潜在的缺陷在压力环境中尤其突出。

通常心血管和肌肉骨骼系统也会出现重要的改变，并且会影响老年麻醉医师的实践能力。年龄较大的麻醉医师通常不够强壮以完成某些需要体力的工作，比如延长工作时间和夜间值班，而且可能更容易发生深夜差错。视力下降、关节炎和震颤都可能损害麻醉师的执行能力，如血管通路的建立或神经阻滞。

与正常衰老有关的常见生理变化可能会阻碍麻醉医师的工作，而这些变化往往伴随着其他的变化，这些变化可以带来优势，比如智慧、判断力和经验。这些属性和临床表现的某些因素之间存在着很强的正相关。不太清楚的是，这种优势是否延伸到了一些更为复杂的安全麻醉所需的认知技能上。正如 Weinger[216]指出的那样，经验不等同于专业知识。

在所有的医生中，尤其是麻醉医师的老龄化，会引发复杂的法律和伦理问题。任何州的许可和医院的权限都不受医生的年龄的限制。在许多情况下，限制或退出工作的决定权仍然在医生个人。关于能否继续工作，许多联邦法律影响了老年医师的权利和责任，包括年龄歧视法案、民权法案第七章、医疗和家庭休假法、公平劳动标准法案以及雇员退休收入保障法。

年龄是决定退休的一个重要因素。截至 2012 年，麻醉医师退休的平均年龄约为 64 岁[217]。老年麻醉医师的退休原因通常包括：责任、财务原因、缺乏职业满意度、健康问题以及政府政策和卫生保健工作环境的变化。麻醉学术的考虑常常是由于担心

---

[a]　损伤是任何身体部位、器官系统或器官功能的丧失。
[b]　残疾是一个严重限制一个或多个主要生活活动的障碍。
[c]　伤残的医师是指一个专业的医疗从业者因为酗酒，滥用药物，精神疾病，衰老，或致残疾病而受损伤。

临床技能的退化。在很多情况下,退休的麻醉医师只是觉得"是时候了"[218]。推迟退休的老年麻醉医师会提到职业满意度、未完成的债务,以及需要维持家庭成员健康保险,这是他们继续工作的主要原因。

麻醉医师的死亡率

有一些相互矛盾的关于麻醉医师死亡原因和年龄的报道。几乎所有的研究都报告了自杀率的上升[198,219]。一些早期的研究也报道了癌症的发病率,特别是白血病和淋巴瘤的发病率,这是由于长期暴露于麻醉废气、辐射和压力的结果[18,19,220]。随后的研究未能证实与癌症相关的死亡风险增加,但是与毒品有关的死亡和自杀的比例仍过高[198,221,222]。

对于麻醉医师的平均寿命,也有一些相互矛盾的报道。使用不同的数据库、统计人口的方法,这些研究会得出不同的预期寿命:缩短的[198,223]、平均的[224,225]或延长的[219,222]。2006 年的一项研究报告称,在 1992—2001 年期间,在整个 10 年研究期间死亡的麻醉医师的寿命显著增加,在研究的最后一年,平均死亡年龄为 78 岁,与所有美国人的全国平均水平相同[226]。

自杀

美国的数据显示,医生的自杀率偏高。麻醉医师被单列出来,是因为自杀率更高[227,228]。这是因为工作中不可缺少的一部分就是高强度的压力[198]。在极度的压力下,有许多个性特征可能使一个人更容易产生自杀想法。这些特征包括高焦虑、不安全感、低自尊、冲动和自我控制能力差。在一项对麻醉医师的人格特征进行研究的报告中显示,有 20% 的人在极端压力下,会出现崩溃和企图自杀的倾向[229]。这项研究提出了一种令人不安的观点,在进入专业培训之前,在招生中即可识别"病态"人格特征的存在。

麻醉医师的一种特定类型的压力,是由灾难性的麻醉结果和/或医疗事故引起的,可能与自杀有直接的因果关系[144,230]。麻醉医师滥用药物是导致自杀率上升的另一个潜在因素。没有被确认有药物依赖的个体,处于疾病的最后阶段可能会死于药物过量,这是一种很难与自杀区分开来的死亡原因。药物滥用是造成死亡的最高原因之一,也是麻醉医师最常见的自杀方式[198]。在恢复麻醉学住院医师培训的注射阿片类药物滥用者中,有

16%(79 人中的 13 人)最初的复发症状为药物过量和死亡[231]。在最近的一项调查中,研究了那些被发现存在药物使用障碍的人的结局,14.1% 的人在发病的 12 年内死亡[192]。那些因药物滥用而健康受损的医生,以及其行医资格被吊销的医生,也面临着更高的自杀风险[232]。

健康

William Osler 先生说:"没有什么是比对自己的责任更容易被医生疏忽的。"[233]在国际上,对健康的重视已成为一种法律要求。在美国,通过了ACGME[235]的里程碑项目,要求培训生[234]应该表现出"保持个人情感、身体和精神健康的责任"。尽管强调了这一点,但在教育和实施方面却没有提供多少具体的指导,而且在不同生命时期遇到的不同健康挑战进一步混淆了这一主题。外部的压力因素,如疾病、残疾、离婚、死亡、医疗事故和财务困境,可能会引发恶性循环的重复机制,带来短期或长期的后果[136]。

在美国有一半的死亡与早期或潜在的 10 种行为有关:吸烟、饮食模式、体力活动水平、饮酒、暴露于微生物药物、接触有毒试剂、使用枪支、性行为、机动车事故和非法使用毒品[236,237]。

营养、饮食和健康

到 2025 年,预计将会有 3 亿 8 000 万肥胖病例[238]。超过 1/4(27.7%)的美国人的 BMI 达到了肥胖标准,而在医疗卫生环境中每周工作超过 40 个小时则是肥胖的独立风险因素[239]。显然,麻醉医师也不能幸免于这场健康危机。

在细胞层面上,身体运动的有益影响是显而易见的。一氧化氮(NO)是人体主要的抗氧化因子之一,它在参与了急性或慢性运动的久坐和活动的人体中都会增加。那些坚持锻炼的人体内一氧化氮水平较高[240]。在老鼠模型中,身体运动导致了海马回再生的调节,这意味着提高了学习能力[241]。

一项大型的(n=17 549)的纵向研究表明,从 1916—1950 年,进入哈佛大学的有较高水平的体力活动的男生,相较于余下的 2/3 的同学,死亡率降低了 32%[242]。一项对住院医师和主治医师的研究表明,31% 的参与者坚持美国卫生和公共服务部的体育锻炼,23% 的受邀者参加了一个锻炼计划[243]。参加锻炼计划的人有更高目标的生活质

量,并且精力消耗减少。瑞典卫生保健工作者对体育锻炼、倦怠、抑郁和焦虑的客观测量的纵向研究表明,体育活动,特别是体育活动的增加,与心理健康的改善有关[244]。

如果成为一名优秀运动员的想法令人生畏,那么就有令人鼓舞的数据显示,较长时间的适度体育运动(例如走路),相比较短时间的剧烈活动(如跑步),对身体带来的益处相似,而且较少受伤(图 3-2)[245]。

实施与生活方式相关疾病的生活方式干预

鉴于吸烟、久坐不动的生活方式和不良的饮食习惯导致的过早死亡人数多且可预期,生活方式的改变应该集中在这些危险因素上[236,237]。一项循证回顾性研究表明,一种包括心理咨询和行为、饮食及锻炼相结合的多方面的减肥方法,产生了 3～4kg 的可持续减肥效果[246]。一项包含 33 项试验的荟萃分析显示,节食和锻炼比单独

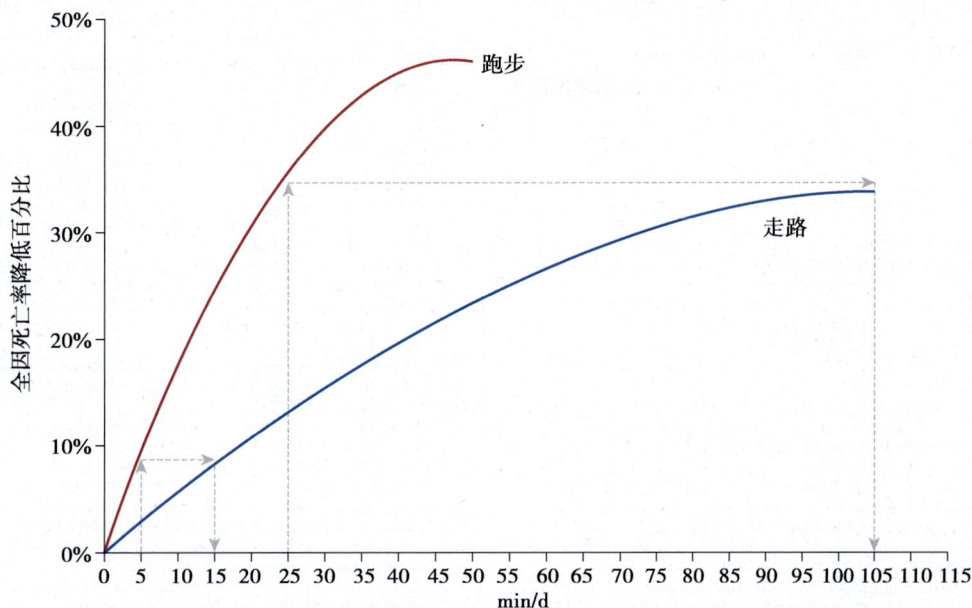

图 3-2　与较短时间的剧烈运动相比,从较长时间的适度体育活动中减少全因死亡率
(Modified from Wen CP, Wai JPM, Tsai MK, et al. Minimal amount of exercise to prolong life: to walk, to run, or just mix it up? J Am Coll Cardiol. 2014; 64[5]: 482-484)

节食更能减肥,而且更有可能持续减肥[247]。减少和/或改变热量摄入的策略(如低糖饮食、地中海饮食法、减少部分食量)可以改善心血管风险因素,预防 2 型糖尿病,改善高血压,并可以持续减肥[248]。

戒烟是一项艰难的工作。通过对 26 项研究的回顾和荟萃分析,发现那些成功戒烟的人精神健康改善(减少了焦虑、抑郁和压力),情绪更积极并且整体生活质量有所提高[249]。目前关于不雇佣吸烟者的做法存在争议。一些人认为歧视是存在的,而另一些人则认为这是一种潜在的挽救生命的行为[250,251]。不管动机如何,戒烟的实践是困难的,但是可以通过药理学和非药理学的综合方法来取得成功[252]。

正念减压

正念减压是一种有意识的、非批判的注意力

练习,基于佛教冥想训练,旨在培养对当下时刻的觉知[253]。在 20 世纪 80 年代的医学文献中,主要是由于 Jon kabat-zinn[254-256]的工作,引入了基于正念禅修的减压(MBSR)技术来提高生活质量,减少倦怠,并补充综合治疗方法。冥想技术已经被证明可以改变转录谱和生化环境(特别是在缓冲氧化压力和修复细胞损伤方面)[257-259],以及影响皮质结构和功能(特别是与学习、记忆、情绪稳定和积极性有关)[260-262]。在减少精力消耗和改善身体和精神健康方面,卫生保健服务提供者使用 MBSR 给人们带来希望[263]。这是一项旨在提高医学生的内心交流的计划,旨在减少倦怠,增加同情心,并全面提高以患者为中心的护理[264]。

正念减压的实践需要有经验的人进行指导,通过从否定到概括、洞察、新行为、同情和存在的进步阶段[254]。许多医疗机构理所当然地追求成为一个"高可靠度组织"的目标[265],这种组织的特点

是"集体正念"[266]。有些人认为,以患者安全的名义,正念修炼是我们麻醉医师的道德责任[267]。

总结

围手术期和特殊的护理环境可能会使麻醉医师接触到诸如有毒化学物质、麻醉废气、各种形式的辐射和传染介质等物理危害。此外,持续的认知、情感和心理需求对表现和职业行为都有重要的影响。本章回顾了一些与职业疾病相关的进展以及在这些情况下麻醉人员的健康状况。

(朱晓凤 译,张惠 校)

参考文献

1. Gomaa AE, Tapp LC, Luckhaupt SE, et al. Occupational traumatic injuries among workers in health care facilities - United States, 2012–2014. *MMWR Morb Mortal Wkly Rep.* 2015;64(15):405–410.
2. Linde HW, Bruce DL. Occupational exposure of anesthetists to halothane, nitrous oxide and radiation. *Anesthesiology.* 1969;30(4):363–368.
3. Hoerauf KH, Wallner T, Akça O, et al. Exposure to sevoflurane and nitrous oxide during four different methods of anesthetic induction. *Anesth Analg.* 1999;88(4):925–929.
4. National Institute for Occupational Safety and Health (NIOSH): Criteria for a Recommended Standard: Occupational Exposure to Waste Anesthetic Gases and Vapors. http://www.cdc.gov/niosh/docs/1970/77–140.html. Accessed November, 2015.
5. Centers for Disease Control and Prevention (CDC). NIOSH alert: request for assistance in controlling exposures to nitrous oxide during anesthetic administration. *MMWR Morb Mortal Wkly Rep.* 1994;43(28):522.
6. Panni MK, Corn SB. Scavenging in the operating room. *Curr Opin Anaesthesiol.* 2003;16(6):611–617.
7. McGlothlin JD, Moenning JE, Cole SS. Evaluation and control of waste anesthetic gases in the postanesthesia care unit. *J Perianesth Nurs.* 2014;29(4):298–312.
8. Sessler DI, Badgwell JM. Exposure of postoperative nurses to exhaled anesthetic gases. *Anesth Analg.* 1998;87(5):1083–1088.
9. Vaisman AI. [Working conditions in the operating room and their effect on the health of anesthetists]. *Eksp Khir Anesteziol.* 1967;12(3):44–49.
10. Matsuoka H, Kurosawa S, Horinouchi T, et al. Inhalation anesthetics induce apoptosis in normal peripheral lymphocytes in vitro. *Anesthesiology.* 2001;95(6):1467–1472.
11. Sanders RD, Weimann J, Maze M. Biologic effects of nitrous oxide: a mechanistic and toxicologic review. *Anesthesiology.* 2008;109(4):707–722.
12. Culley DJ, Raghavan SV, Waly M, et al. Nitrous oxide decreases cortical methionine synthase transiently but produces lasting memory impairment in aged rats. *Anesth Analg.* 2007;105(1):83–88.
13. Eroglu A, Celep F, Erciyes N. A comparison of sister chromatid exchanges in lymphocytes of anesthesiologists to nonanesthesiologists in the same hospital. *Anesth Analg.* 2006;102(5):1573–1577.
14. Wiesner G, Hoerauf K, Schroegendorfer K, et al. High-level, but not low-level, occupational exposure to inhaled anesthetics is associated with genotoxicity in the micronucleus assay. *Anesth Analg.* 2001;92(1):118–122.
15. Task Force on Trace Anesthetic Gases of the Committee on Occupational Health of Operating Room Personnel. *Waste Anesthetic Gases: Information for Management in Anesthetizing Areas and the Postanesthesia Care Unit (PACU).* Park Ridge, IL: American Society of Anesthesiologists; 1999
16. Burm AGL. Occupational hazards of inhalational anaesthetics. *Best Pract Res Clin Anaesthesiol.* 2003;17(1):147–161.
17. Cohen EN, Bellville JW, Brown BW. Anesthesia, pregnancy, and miscarriage: a study of operating room nurses and anesthetists. *Anesthesiology.* 1971;35(4):343–347.
18. Occupational disease among operating room personnel: a national study. Report of an Ad Hoc Committee on the Effect of Trace Anesthetics on the Health of Operating Room Personnel, American Society of Anesthesiologists. *Anesthesiology.* 1974;41(4):321–340.
19. Buring JE, Hennekens CH, Mayrent SL, et al. Health experiences of operating room personnel. *Anesthesiology.* 1985;62(3):325–330.
20. Boivin JF. Risk of spontaneous abortion in women occupationally exposed to anaesthetic gases: a meta-analysis. *Occup Environ Med.* 1997;54(8):541–548.
21. Rowland AS, Baird DD, Shore DL, et al. Nitrous oxide and spontaneous abortion in female dental assistants. *Am J Epidemiol.* 1995;141(6):531–538.
22. Shirangi A, Fritschi L, Holman CDJ. Associations of unscavenged anesthetic gases and long working hours with preterm delivery in female veterinarians. *Obstet Gynecol.* 2009;113(5):1008–1017.
23. Axelsson G, Ahlborg G, Bodin L. Shift work, nitrous oxide exposure, and spontaneous abortion among Swedish midwives. *Occup Environ Med.* 1996;53(6):374–378.
24. Luke B, Mamelle N, Keith L, et al. The association between occupational factors and preterm birth: a United States nurses' study. Research Committee of the Association of Women's Health, Obstetric, and Neonatal Nurses. *Am J Obstet Gynecol.* 1995;173(3 Pt 1):849–862.
25. Lawson CC, Rocheleau CM, Whelan EA, et al. Occupational exposures among nurses and risk of spontaneous abortion. *Am J Obstet Gynecol.* 2012;206(4):327.e1–e8.
26. National Institute for Occupational Safety and Health (NIOSH): *Criteria for a Recommended Standard: Occupational Exposure to Waste Anesthetic Gases and Vapors.* Cincinnati, Ohio, Department of Health, Education, and Welfare (NIOSH), Publication No. 77–140. 1977. http://www.cdc.gov/niosh/docs/1970/77–140.html.
27. Zacny JP, Yajnik S, Lichtor JL, et al. The acute and residual effects of subanesthetic concentrations of isoflurane/nitrous oxide combinations on cognitive and psychomotor performance in healthy volunteers. *Anesth Analg.* 1996;82(1):153–157.
28. Ravishankara AR, Daniel JS, Portmann RW. Nitrous oxide (N_2O): the dominant ozone-depleting substance emitted in the 21st century. *Science.* 2009;326(5949):123–125.
29. Ryan SM, Nielsen CJ. Global warming potential of inhaled anesthetics: application to clinical use. *Anesth Analg.* 2010;111(1):92–98.
30. Sadoh DR, Sharief MK, Howard RS. Occupational exposure to methyl methacrylate monomer induces generalised neuropathy in a dental technician. *Br Dent J.* 1999;186(8):380–381.
31. Klatskin G, Kimberg DV. Recurrent hepatitis attributable to halothane sensitization in an anesthetist. *N Engl J Med.* 1969;280(10):515–522.
32. Vellore AD, Drought VJ, Sherwood-Jones D, et al. Occupational asthma and allergy to sevoflurane and isoflurane in anaesthetic staff. *Allergy.* 2006;61(12):1485–1486.
33. Njoku DB, Greenberg RS, Bourdi M, et al. Autoantibodies associated with volatile anesthetic hepatitis found in the sera of a large cohort of pediatric anesthesiologists. *Anesth Analg.* 2002;94(2):243–249.
34. Sutti S, Rigamonti C, Vidali M, et al. CYP2E1 autoantibodies in liver diseases. *Redox Biol.* 2014;3:72–78.
35. Amarasekera M, Rathnamalala N, Samaraweera S, et al. Prevalence of latex allergy among healthcare workers. *Int J Occup Med Environ Health.* 2010;23(4):391–396.
36. Filon FL, Radman G. Latex allergy: a follow up study of 1040 healthcare workers. *Occup Environ Med.* 2006;63(2):121–125.
37. Brown RH, Schauble JF, Hamilton RG. Prevalence of latex allergy among anesthesiologists. *Anesthesiology.* 1998;89(2):292–269.
38. Occupational Safety and Health Administration, United States Department of Labor. Maximum Permissible Dose Equivalent for Occupational Exposure. http://www.osha.gov/SLTC/radiationionizing/introtoionizing/ionizingattachmentsix.html. Accessed November, 2015.
39. McGowan C, Heaton B, Stephenson RN. Occupational x-ray exposure of anaesthetists. *Br J Anaesth.* 1996;76(6):868–869.
40. Anastasian ZH, Strozyk D, Meyers PM, et al. Radiation exposure of the anesthesiologist in the neurointerventional suite. *Anesthesiology.* 2011;114(3):512–520.
41. Ismail S, Khan F, Sultan N, et al. Radiation exposure to anaesthetists during interventional radiology. *Anaesthesia.* 2010;65(1):54–60.
42. Katz JD. Radiation exposure to anesthesia personnel: the impact of an electrophysiology laboratory. *Anesth Analg.* 2005;101(6):1725–1726.
43. Gorlin A, Hoxworth JM, Mueller J. Occupational hazards of exposure to magnetic resonance imaging. *Anesthesiology.* 2015;123(4):976–977.
44. International Commission on Non-Ionizing Radiation Protection. Guidelines on limits of exposure to static magnetic fields. *Health Phys.* 2009;96(4):504–514.
45. U.S. Department of Labor. Occupational Noise Exposure. 29 CFR x1910.95. http://www.osha.gov/dts/osta/otm/noise/standards.html. Accessed November, 2015.
46. Kracht JM, Busch-Vishniac IJ, West JE. Noise in the operating rooms of Johns Hopkins Hospital. *J Acoust Soc Am.* 2007;121(5 Pt 2):2673–2680.
47. Gillie T, Broadbent D. What makes interruptions disruptive? A study of length, similarity, and complexity. *Psychol Res. American Medical Association;* 1989;50(4):243–250.
48. Way TJ, Long A, Weihing J, et al. Effect of noise on auditory processing in the operating room. *J Am Coll Surg.* 2013;216(5):933–938.
49. Stevenson RA, Schlesinger JJ, Wallace MT. Effects of divided attention and operating room noise on perception of pulse oximeter pitch changes: a laboratory study. *Anesthesiology.* 2013;118(2):376–381.
50. NIOSH Publication No. 98–126. Criteria for a Recommended Standard: Occupational Noise Exposure: Basis for the Exposure Standard. Chapter 3.3. http://www.cdc.gov/iosh/docs/98–126chap3.html. Accessed May 2, 2009.
51. Katz JD. Noise in the operating room. *Anesthesiology.* 2014;121(4):894–898.
52. Fritsch MH, Chacko CE, Patterson EB. Operating room sound level hazards for patients and physicians. *Otol Neurotol.* 2010;31(5):715–721.
53. Wallace MS, Ashman MN, Matjasko MJ. Hearing acuity of anesthesiologists and alarm detection. *Anesthesiology.* 1994;81(1):13–28.
54. Willett KM. Noise-induced hearing loss in orthopaedic staff. *J Bone Joint Surg Br.* 1991;73(1):113–115.
55. Moris DN, Linos D. Music meets surgery: two sides to the art of "healing". *Surg Endosc.* 2013;27(3):719–723.
56. Allen K, Blascovich J. Effects of music on cardiovascular reactivity among surgeons. *JAMA.* 1994;272(11):882–884.
57. George S, Ahmed S, Mammen KJ, et al. Influence of music on operation theatre staff. *J Anaesthesiol Clin Pharmacol.* 2011;27(3):354–357.

58. Miskovic D, Rosenthal R, Zingg U, et al. Randomized controlled trial investigating the effect of music on the virtual reality laparoscopic learning performance of novice surgeons. Surg Endosc. 2008;22(11):2416–2420.

59. Hawksworth C, Asbury AJ, Millar K. Music in theatre: not so harmonious. A survey of attitudes to music played in the operating theatre. Anaesthesia. 1997;52(1):79–83.

60. Edworthy J, Hellier E. Alarms and human behaviour: implications for medical alarms. Br J Anaesth. 2006;97(1):12–17.

61. Gaba DM. Crisis resource management and teamwork training in anaesthesia. Br J Anaesth. 2010;105(1):3–6.

62. Arriaga AF, Bader AM, Wong JM, et al. Simulation-based trial of surgical-crisis checklists. N Engl J Med. 2013;368(3):246–253.

63. Breen CM, Abernethy AP, Abbott KH, et al. Conflict associated with decisions to limit life-sustaining treatment in intensive care units. J Gen Intern Med. 2001;16(5):283–289.

64. Katz JD. Conflict and its resolution in the operating room. J Clin Anesth. 2007;19(2):152–258.

65. Helmreich RL, Merritt AC, Wilhelm JA. The evolution of Crew Resource Management training in commercial aviation. Int J Aviat Psychol. 1999;9(1):19–32.

66. Gaba DM, Howard SK, Jump B. Production pressure in the work environment. California anesthesiologists' attitudes and experiences. Anesthesiology. 1994;81(2):488–500.

67. Russ S, Rout S, Sevdalis N, et al. Do safety checklists improve teamwork and communication in the operating room? A systematic review. Ann Surg. 2013;258(6):856–871.

68. Fisman DN, Harris AD, Rubin M, et al. Fatigue increases the risk of injury from sharp devices in medical trainees: results from a case-crossover study. Infect Control Hosp Epidemiol. 2007;28(1):10–17.

69. Dawson D, Reid K. Fatigue, alcohol and performance impairment. Nature. 1997;388(6639):235.

70. King AC, Belenky G, Van Dongen HPA. Performance impairment consequent to sleep loss: determinants of resistance and susceptibility. Curr Opin Pulm Med. 2009;15(6):559–564.

71. Barger LK, Ayas NT, Cade BE, et al. Impact of extended-duration shifts on medical errors, adverse events, and attentional failures. PLoS Med. 2006;3(12):e487.

72. Friedman RC, Bigger JT, Kornfeld DS. The intern and sleep loss. N Engl J Med. 1971;285(4):201–203.

73. Smith-Coggins R, Rosekind MR, Hurd S, et al. Relationship of day versus night sleep to physician performance and mood. Ann Emerg Med. 1994;24(5):928–934.

74. Landrigan CP, Rothschild JM, Cronin JW, et al. Effect of reducing interns' work hours on serious medical errors in intensive care units. N Engl J Med. 2004;351(18):1838–1848.

75. Howard SK, Gaba DM, Smith BE, et al. Simulation study of rested versus sleep-deprived anesthesiologists. Anesthesiology. 2003;98(6):1345–1355.

76. Gravenstein JS, Cooper JB, Orkin FK. Work and rest cycles in anesthesia practice. Anesthesiology. 1990;72(4):737–742.

77. Gander PH, Merry A, Millar MM, et al. Hours of work and fatigue-related error: a survey of New Zealand anaesthetists. Anaesth Intensive Care. 2000;28(2):178–183.

78. Gawande AA, Zinner MJ, Studdert DM, et al. Analysis of errors reported by surgeons at three teaching hospitals. Surgery. 2003;133(6):614–621.

79. Haynes DF, Schwedler M, Dyslin DC, et al. Are postoperative complications related to resident sleep deprivation? South Med J. 1995;88(3):283–289.

80. Chu MWA, Stitt LW, Fox SA, et al. Prospective evaluation of consultant surgeon sleep deprivation and outcomes in more than 4000 consecutive cardiac surgical procedures. Arch Surg. 2011;146(9):1080–1085.

81. Ellman PI, Law MG, Tache-Leon C, et al. Sleep deprivation does not affect operative results in cardiac surgery. Ann Thorac Surg. 2004;78(3):906–911; discussion 906–911.

82. Schieman C, MacLean AR, Buie WD, et al. Does surgeon fatigue influence outcomes after anterior resection for rectal cancer? Am J Surg. 2008;195(5):684–687; discussion 687–688.

83. The Accreditation Council for Graduate Medical Education (ACGME). Common Duty Hour Requirements. Effective July 1, 2011. Updated June 18, 2014. https://www.acgme.org/acgmeweb/Portals/0/PDFs/dh-faqs2011.pdf. Accessed December, 2015.

84. Baird M, Daugherty L, Kumar KB, et al. Regional and gender differences and trends in the anesthesiologist workforce. Anesthesiology. 2015;123(5):997–1012.

85. Caldwell JA, Caldwell JL. Fatigue in military aviation: an overview of U.S. military-approved pharmacological countermeasures. Aviat Space Environ Med. 2005;76(7 Suppl):C39–C51.

86. Katz JD. Hand washing and hand disinfection: more than your mother taught you. Anesthesiol Clin North America. 2004;22(3):457–471; vi.

87. Prevention: Recommended Adult Immunization Schedule-United States-2015. U.S. Department of Health and Human Services; 2015. http://www.cdc.gov/vaccines/schedules/downloads/adult/adult-combined-schedule.pdf. Accessed November, 2015.

88. Centers for Disease Control and Prevention. Updated CDC recommendations for the management of Hepatitis B virus–infected health-care providers and students. MMWR Recomm Rep. 2012;61:1–10.

89. Centers for Disease Control and Prevention. Updated U.S. Public Health Service guidelines for the management of occupational exposures to HIV and recommendations for postexposure prophylaxis. MMWR Morb Mortal Wkly Rep. 2005;54:1–11.

90. Siegel JD, Rhinehart E, Jackson M. Health Care Infection Control Practices Advisory Committee. 2007 Guideline for Isolation Precautions: Preventing Transmission of Infectious Agents in Health Care Settings. Am J Infect Control. 2007;35(Suppl 2):S65–S164.

91. Centers for Disease Control and Prevention. Infection Prevention and Control Recommendations for Hospitalized Patients Under Investigation (PUIs) for Ebola Virus Disease (EVD) in U.S. Hospitals. Atlanta, GA, Centers for Disease Control and Prevention; 2015.

92. Occupational Safety and Health Administration. Occupational Exposure to Bloodborne Pathogens; Needlestick and Other Sharps Injuries; Final Rule. 29 CFR Part 1910. Washington, D.C: U.S. Government Printing Office; 2001.

93. Occupational Safety and Health Administration. Statement of Charles N. Jeffress, Assistant Secretary, Occupational Safety and Health Administration, U.S. Department of Labor, Subcommittee on Workforce Protections, House Education and the Workforce Committee, 2000.

94. Quach S, Pereira JA, Kwong JC, et al. Immunizing health care workers against influenza: a glimpse into the challenges with voluntary programs and considerations for mandatory policies. Am J Infect Control. 2013;41(11):1017–1023.

95. Talbot TR, Babcock H, Caplan AL, et al. Revised SHEA position paper: influenza vaccination of healthcare personnel. Infect Control Hosp Epidemiol. 2010;31(10):987–995.

96. Abdel-Ghafar A-N, Chotpitayasunondh T, Gao Z, et al. Writing Committee of the Second World Health Organization Consultation on Clinical Aspects of Human Infection with Avian Influenza A (H5N1) Virus. Update on avian influenza A (H5N1) virus infection in humans. N Engl J Med. 2008;358(3):261–273.

97. Kamming D, Gardam M, Chung F. Anaesthesia and SARS. Br J Anaesth. 2003;90(6):715–718.

98. Frenkel LM. Clinical reactivation of Herpes simplex virus type 2 infection in seropositive pregnant women with no history of genital herpes. Ann Intern Med. 1993;118(6):414–418.

99. Marin M, Güris D, Chaves SS, et al. Advisory Committee on Immunization Practices, Centers for Disease Control and Prevention (CDC). Prevention of varicella: recommendations of the Advisory Committee on Immunization Practices (ACIP). MMWR Recomm Rep. 2007;1–40.

100. Centers for Disease Control and Prevention (CDC). FDA approval of an extended period for administering VariZIG for postexposure prophylaxis of varicella. MMWR Morb Mortal Wkly Rep. 2012;61(12):212.

101. Brady G, MacArthur GJ, Farrell PJ. Epstein-Barr virus and Burkitt lymphoma. J Clin Pathol. 2007;60(12):1397–1402.

102. National Center for Immunization and Respiratory Diseases, Division of Viral Diseases: Cytomegalovirus (CMV) and Congenital CMV Infection. Originally published July 28, 2010. http://www.cdc.gov/cmv/index.html. Accessed November, 29, 2015.

103. Cannon MJ, Schmid DS, Hyde TB. Review of cytomegalovirus seroprevalence and demographic characteristics associated with infection. Rev Med Virol. 2010;20(4):202–213.

104. Bolyard EA, Tablan OC, Williams WW, et al. Guideline for infection control in healthcare personnel, 1998. Hospital Infection Control Practices Advisory Committee. Infect Control Hosp Epidemiol. 1998;19(6):407–463.

105. Watson JC, Hadler SC, Dykewicz CA, et al. Measles, mumps, and rubella–vaccine use and strategies for elimination of measles, rubella, and congenital rubella syndrome and control of mumps: recommendations of the Advisory Committee on Immunization Practices (ACIP). MMWR Recomm Rep. 1998. 1–57.

106. Immunization of Health-Care Personnel. Recommendations of the Advisory Committee on Immunization Practices (ACIP). MMWR Recomm Rep. 2011.

107. Measles (Rubeola) Fact Sheet, CDC. http://www.cdc.gov/measles/. Accessed November, 29, 2015.

108. Clemmons NS, Gastanaduy PA, Fiebelkorn AP, et al. Centers for Disease Control and Prevention (CDC). Measles - United States, January 4–April 2, 2015. MMWR Morb Mortal Wkly Rep. 2015;64(14):373–376.

109. Advisory Committee on Immunization Practices. Centers for Disease Control and Prevention (CDC). Immunization of health-care personnel: recommendations of the Advisory Committee on Immunization Practices (ACIP). MMWR Recomm Rep. 2011. 1–45.

110. Advisory Committee on Immunization Practices (ACIP), Fiore AE, Wasley A, Bell BP. Prevention of hepatitis A through active or passive immunization: recommendations of the Advisory Committee on Immunization Practices (ACIP). MMWR Recomm Rep. 2006. 1–23.

111. Centers for Disease Control and Prevention. Viral Hepatitis Surveillance: United States, 2013. Atlanta, GA: U.S. Government Printing Office; 2013.

112. Updated U.S. Public Health Service Guidelines for the Management of Occupational Exposures to HBV. HCV, and HIV and Recommendations for Postexposure Prophylaxis. MMWR Recomm Rep. 2001;50:1–52.

113. U.S. Public Health Service. Updated U.S. Public Health Service Guidelines for the Management of Occupational Exposures to HBV, HCV, and HIV and Recommendations for Postexposure Prophylaxis. MMWR Recomm Rep. 2001. 1–52.

114. Scott JD, Gretch DR. Molecular diagnostics of hepatitis C virus infection: a systematic review. JAMA. 2007;297(7):724–732.

115. World Health Organization. Hepatitis C. Geneva, Switzerland: World Health Organization; 2002.

116. Diseases AAFTSOL. Recommendations for testing, managing, and treating hepatitis C. Revised March; 2014.

117. Joint United Nations Programme on HIV/AIDS (UNAIDS): Global Aids Response Progress Reporting: 2014. Geneva, Switzerland: World Health Organization; 2014.

118. Kuhar DT, Henderson DK, Struble KA, et al. Updated U.S. Public Health Service guidelines for the management of occupational exposures to human immunodeficiency virus and recommendations for postexposure prophylaxis. Infection control and hospital epidemiology. Cambridge University Press; 2013. pp. 875–892.

119. Joyce MP, Kuhar D, Brooks JT. Notes from the field: occupationally acquired HIV infection among health care workers - United States, 1985–2013. MMWR Morb Mortal Wkly Rep. 2015;63(53):1245–1246.

120. Greene ES, Berry AJ, Jagger J, et al. Multicenter study of contaminated percuta-

neous injuries in anesthesia personnel. *Anesthesiology.* 1998;89(6):1362–1372.

121. Greene ES, Berry AJ, Arnold WP, Jagger J. Percutaneous injuries in anesthesia personnel. *Anesth Analg.* 1996;83(2):273–278.

122. Task Force on Infection Control of the Committee on Occupational Health of Operating Room Personnel. *Recommendations for Infection Control for the Practice of Anesthesiology,* 3rd ed. Park Ridge, Ill: American Society of Anesthesiologists; 2011.

123. Barr S. The 1990 Florida Dental Investigation: is the case really closed? *Ann Intern Med.* 1996;124(2):250–254.

124. Ciesielski C, Marianos D, Ou CY, et al. Transmission of human immunodeficiency virus in a dental practice. *Ann Intern Med.* 1992;116(10):798–805.

125. *Guideline on When to Start Antiretroviral Therapy and on Pre-Exposure Prophylaxis for HIV.* Geneva: World Health Organization; 2015.

126. Johnson RT, Gibbs CJ. Creutzfeldt-Jakob disease and related transmissible spongiform encephalopathies. *N Engl J Med.* 1998;339(27):1994–2004.

127. Rutala WA, Weber DJ, Society for Healthcare Epidemiology of America. Guideline for disinfection and sterilization of prion-contaminated medical instruments. *Infection control and hospital epidemiology.* 2010. 107–117.

128. Blumberg HM, Burman WJ, Chaisson RE, et al. American Thoracic Society/ Centers for Disease Control and Prevention/Infectious Diseases Society of America: treatment of tuberculosis. *Am J Respir Crit Care Med.* 2003;603–662.

129. CDC. *Reported Tuberculosis in the United States, 2014.* Atlanta, GA: U.S. Department of Health and Human Services, CDC, 2015.

130. Jensen PA, Lambert LA, Iademarco MF, et al. *Guidelines for preventing the transmission of Mycobacterium tuberculosis in health-care settings, 2005.* MMWR. 2005. 1–141.

131. Register F, U.S. Department of Health and Human Services. *Respiratory protective devices; final rule and notice.* Washington D.C, U.S. Government Printing Office; 1995:30336.

132. Hallmo P, Naess O. Laryngeal papillomatosis with human papillomavirus DNA contracted by a laser surgeon. *Eur Arch Otorhinolaryngol.* 1991;248(7): 425–427.

133. Sehulster L, Chinn R, Arduino MJ. Guidelines for environmental infection control in health-care facilities. *MMWR Recomm Rep.* 2003;52:1–48.

134. Control of smoke from laser/electric surgical procedures. *National Institute for Occupational Safety and Health. Applied occupational and environmental hygiene.* Taylor & Francis Group; 1999:71.

135. Selye H. *The Stress of Life.* New York: McGraw-Hill Book Co; 1984.

136. Jackson SH. The role of stress in anaesthetists' health and well-being. *Acta Anaesthesiol Scand.* 1999;43(6):583–602.

137. Kain ZN, Chan KM, Katz JD, et al. Anesthesiologists and acute perioperative stress: a cohort study. *Anesth Analg.* 2002;95(1):177–183.

138. Eisenach JH, Sprung J, Clark MM, et al. The psychological and physiological effects of acute occupational stress in New Anesthesiology Residents: A pilot trial. *Anesthesiology.* 2014:1.

139. Arnsten AF. Catecholamine modulation of prefrontal cortical cognitive function. *Trends Cogn Sci (Regul Ed).* 1998;2(11):436–447.

140. McDonald JS, Lingam RP, Gupta B, et al. Psychologic testing as an aid to selection of residents in anesthesiology. *Anesth Analg.* 1994;78(3):542–547.

141. Vaillant GE, Brighton JR, McArthur C. Physicians' use of mood-altering drugs. A 20-year follow-up report. *N Engl J Med.* 1970;282(7):365–370.

142. Wu AW. Medical error: the second victim. The doctor who makes the mistake needs help too. *BMJ.* 2000;320(7237):726–727.

143. Goldstone AR, Callaghan CJ, Mackay J, et al. Should surgeons take a break after an intraoperative death? Attitude survey and outcome evaluation. *BMJ.* 2004;328(7436):379.

144. Gazoni FM, Amato PE, Malik ZM, et al. The impact of perioperative catastrophes on anesthesiologists. *Anesth Analg.* 2012;114(3):596–603.

145. Schwappach DL, Boluarte TA. The emotional impact of medical error involvement on physicians: a call for leadership and organisational accountability. *Swiss Med Wkly.* 2009;139(1–2):9–15.

146. Vinson AE, Mitchell JD. Assessing levels of support for residents following adverse outcomes: a national survey of anesthesia residency programs in the United States. *Med Teach.* 2014;36(10):858–866.

147. van Pelt F. Peer support: healthcare professionals supporting each other after adverse medical events. *Qual Saf Health Care.* 2008;17(4):249–252.

148. Saadat H, Snow DL, Ottenheimer S, et al. Wellness program for anesthesiology residents: a randomized, controlled trial. *Acta Anaesthesiol Scand.* 2012;56(9):1130–1138.

149. burnout. 2015. In Merriam-Webster.com. Retrieved Dec 3, 2015, from http://www.merriam-webster.com/dictionary/burnout.

150. Freudenberger HJ. Staff Burn-Out. *J Soc Issues.* 1974;30(1):159–165.

151. Maslach C, Jackson SE, Leiter MP. Maslach burnout inventory. 1986.

152. Maslach C, Schaufeli WB, Leiter MP. Job burnout. *Annu Rev Psychol.* 2001;52:397–422.

153. Shanafelt TD, Boone S, Tan L, et al. Burnout and satisfaction with work-life balance among U.S. physicians relative to the general U.S. population. *Arch Intern Med.* 2012;172(18):1377–1385.

154. Nyssen AS, Hansez I, Baele P, et al. Occupational stress and burnout in anaesthesia. *Br J Anaesth.* 2003;90(3):333–337.

155. De Oliveira GSG, Ahmad SS, Stock MCM, et al. High incidence of burnout in academic chairpersons of anesthesiology: should we be taking better care of our leaders? *Anesthesiology.* 2011;114(1):181–193.

156. De Oliveira GS, Almeida MD, Ahmad S, et al. Anesthesiology residency program director burnout. *J Clin Anesth.* 2011;23(3):176–182.

157. Chipas A, McKenna D. Stress and burnout in nurse anesthesia. *AANA J.* 2011;79(2):122–128.

158. Chiron B, Michinov E, Olivier-Chiron E, et al. Job satisfaction, life satisfaction and burnout in French anaesthetists. *J Health Psychol.* 2010;15(6): 948–958.

159. Kluger MT, Townend K, Laidlaw T. Job satisfaction, stress and burnout in Australian specialist anaesthetists. *Anaesthesia.* 2003;58(4):339–345.

160. Walsh AM, McCarthy D, Ghori K. Anesthesiology resident burnout-an Irish perspective. *Anesth Analg.* 2014;118(2):482–483.

161. Shirom A. Burnout and health: expanding our knowledge. *Stress and Health.* John Wiley & Sons, Ltd; 2009;25(4):281–285.

162. Honkonen T, Ahola K, Pertovaara M, et al. The association between burnout and physical illness in the general population—results from the Finnish Health 2000 Study. *J Psychosom Res.* 2006;61(1):59–66.

163. McCall SV. Chemically dependent health professionals. *West J Med.* 2001; 174(1):50–54.

164. Jones JW, Barge BN, Steffy BD, et al. Stress and medical malpractice: Organizational risk assessment and intervention. *J Appl Psychol.* 1988;73(4): 727–735.

165. West CP, Huschka MM, Novotny PJ, et al. Association of perceived medical errors with resident distress and empathy: a prospective longitudinal study. *JAMA.* 2006;296(9):1071–1078.

166. Shanafelt TD, Bradley KA, Wipf JE, et al. Burnout and self-reported patient care in an internal medicine residency program. *Ann Intern Med.* 2002; 136(5):358–367.

167. Dyrbye LN, Thomas MR, Massie FS, et al. Burnout and suicidal ideation among U.S. medical students. *Ann Intern Med.* 2008;149(5):334–341.

168. Dyrbye LN, Massie FS, Eacker A, et al. Relationship between burnout and professional conduct and attitudes among U.S. medical students. *JAMA.* 2010;304(11):1173–1180.

169. Shanafelt TD, Balch CM, Bechamps GJ, et al. Burnout and career satisfaction among American surgeons. *Ann Surg.* 2009;250(3):463–471.

170. Shanafelt TD, Balch CM, Bechamps G, et al. Burnout and medical errors among American surgeons. *Ann Surg.* 2010;251(6):995–1000.

171. Dyrbye LN, Shanafelt TD. Physician burnout: a potential threat to successful health care reform. *JAMA.* 2011;305(19):2009–2010.

172. Wallace JE, Lemaire JB, Ghali WA. Physician wellness: a missing quality indicator. *The Lancet.* 2009;374(9702):1714–1721.

173. Dewa CS, Jacobs P, Thanh NX, et al. An estimate of the cost of burnout on early retirement and reduction in clinical hours of practicing physicians in Canada. *BMC Health Serv Res.* 2014;14(1):254.

174. Ahola K, Kivimäki M, Honkonen T, et al. Occupational burnout and medically certified sickness absence: a population-based study of Finnish employees. *J Psychosom Res.* 2008;64(2):185–193.

175. Ahola K, Gould R, Virtanen M, et al. Occupational burnout as a predictor of disability pension: a population-based cohort study. *Occup Environ Med.* 2009;66(5):284–290; discussion 282–283.

176. Kolodny A, Courtwright DT, Hwang CS, et al. The prescription opioid and heroin crisis: a public health approach to an epidemic of addiction. *Annu Rev Public Health.* 2015;36(1):559–574.

177. Hughes PH, Baldwin DC, Sheehan DV, et al. Resident physician substance use, by specialty. *Am J Psychiatry.* 1992;149(10):1348–1354.

178. Hughes PH, Brandenburg N, Baldwin DC, et al. Prevalence of substance use among U.S. physicians. *JAMA.* 1992;267(17):2333–2339.

179. Gold MS, Melker RJ, Dennis DM, et al. Fentanyl abuse and dependence: further evidence for second hand exposure hypothesis. *J Addict Dis.* 2006;25(1):15–21.

180. McLellan AT, Skipper GS, Campbell M, et al. Five year outcomes in a cohort study of physicians treated for substance use disorders in the United States. *BMJ.* 2008;337(nov04 1):a2038–8.

181. Talbott GD, Gallegos KV, Wilson PO, et al. The Medical Association of Georgia's Impaired Physicians Program. Review of the first 1000 physicians: analysis of specialty. *JAMA.* 1987;257(21):2927–2930.

182. Schonwald G, Skipper GE, Smith DE, et al. Anesthesiologists and substance use disorders. *Anesth Analg.* 2014;119(5):1007–1010.

183. Brewster JM. Prevalence of alcohol and other drug problems among physicians. *JAMA.* 1986;255(14):1913–1920.

184. Morris SD, Morris AJ, Rockoff MA. Freeman Allen: Boston's pioneering physician anesthetist. *Anesth Analg.* 2011;113(5):1186–1193.

185. Arnold WP. Substance abuse survey in anesthesiology training programs: A brief summary. *ASA Newsl.* 1995;59(10):12–13; 18.

186. Clark DC, Eckenfels EJ, Daugherty SR, et al. Alcohol-use patterns through medical school. *JAMA.* 1987;257(21):2921–2926.

187. Skipper GE, Campbell MD, Dupont RL. Anesthesiologists with substance use disorders: a 5-year outcome study from 16 state physician health programs. *Anesth Analg.* 2009;109(3):891–896.

188. Earley PH, Finver T. Addiction to propofol: a study of 22 treatment cases. *J Addict Med.* 2013;7(3):169–176.

189. Wischmeyer PE, Johnson BR, Wilson JE. A survey of propofol abuse in academic anesthesia programs. *Anesth Analg.* 2007;105(4):1066–1071.

190. Booth JV, Grossman D, Moore J, et al. Substance abuse among physicians: a survey of academic anesthesiology programs. *Anesth Analg.* 2002;95(4): 1024–1030.

191. Warner DO, Berge K, Sun H, et al. Substance use disorder among anesthesiology residents, 1975–2009. *JAMA.* 2013;310(21):2289–2296.

192. Warner DO, Berge K, Sun H, et al. Risk and outcomes of substance use disorder among anesthesiology residents: A matched cohort analysis. *Anesthesiology.* 2015;123(4):929–936.

193. Collins GB, McAllister MS, Jensen M, et al. Chemical dependency treatment outcomes of residents in anesthesiology: results of a survey. *Anesth Analg.* 2005;101(5):1457–1462.

194. Lutsky I, Abram SE, Jacobson GR, et al. Substance abuse by anesthesiology residents. *Acad Med.* 1991;66(3):164–166.

195. Moore RD, Mead L, Pearson TA. Youthful precursors of alcohol abuse in physicians. *Am J Med.* 1990;88(4):332–336.

196. Yarborough WH. Substance use disorders in physician training programs. *J Okla State Med Assoc.* 1999;92(10):504–507.

197. Hughes PH, Storr CL, Brandenburg NA, et al. Physician substance use by medical specialty. *J Addict Dis.* 1999;18(2):23–37.

198. Alexander BH, Checkoway H, Nagahama SI, et al. Cause-specific mortality risks of anesthesiologists. *Anesthesiology.* 2000;93(4):922.

199. Scott M, Fisher KS. The evolving legal context for drug testing programs. *Anesthesiology.* 1990 Nov;73(5):1022–1027.

200. Fitzsimons MG, Baker KH, Lowenstein E, et al. Random drug testing to reduce the incidence of addiction in anesthesia residents: preliminary results from one program. *Anesth Analg.* 2008;107(2):630–635.

201. Marshall EJ. Doctors' health and fitness to practise: treating addicted doctors. *Occup Med.* 2008;58(5):334–340.

202. Berge KH, Seppala MD, Lanier WL. The anesthesiology community's approach to opioid- and anesthetic-abusing personnel: time to change course. *Anesthesiology.* 2008;109(5):762–764.

203. Fitzsimons MG, Baker KH. Not all strikes are easy to call. *Anesth Analg.* 2009;109(3):693–694.

204. Domino KB, Hornbein TF, Polissar NL, et al. Risk factors for relapse in health care professionals with substance use disorders. *JAMA.* 2005;293(12):1453–1460.

205. Paris RT, Canavan DI. Physician substance abuse impairment: anesthesiologists vs. other specialties. *J Addict Dis.* 1999;18(1):1–7.

206. Angres DH, Talbott GD, Bettinardi-Angres K. *Anesthesiologist's Return to Practice, in Healing the Healer: The Addicted Physician.* Madison, CT: Psychosocial Press; 1998.

207. Task Force on Chemical Dependence of the Committee on Occupational Health of Operating Room Personnel. *Chemical Dependence in Anesthesiologists: What You Need to Know When You Need to Know It.* Park Ridge, IL: American Society of Anesthesiologists; 1998.

208. Epstein RH, Gratch DM, Grunwald Z. Development of a scheduled drug diversion surveillance system based on an analysis of atypical drug transactions. *Anesth Analg.* 2007;105(4):1053–1060.

209. Epstein RH, Gratch DM, McNulty S, et al. Validation of a system to detect scheduled drug diversion by anesthesia care providers. *Anesth Analg.* 2011;113(1):160–164.

210. Sivarajan M, Posner KL, Caplan RA, et al. Substance abuse among anesthesiologists. *Anesthesiology.* 1994;80(3):704.

211. Bissell L, Jones RW. The alcoholic physician: A survey. *Am J Psychiatry.* 1976.

212. Atkinson RS. The problem of the unsafe anaesthetist. *Br J Anaesth.* 1994;73(1):29–30.

213. Canavan DI, Baxter LE. The twentieth anniversary of the Physicians' Health Program of the Medical Society of New Jersey. *N J Med.* 2003;100(10):27–29.

214. Katz JD. Issues of concern for the aging anesthesiologist. *Anesth Analg.* 2001;92(6):1487–1492.

215. Eva KW. The aging physician: changes in cognitive processing and their impact on medical practice. *Acad Med.* 2002;77(10 Suppl):S1–S86.

216. Weinger MB. Experience not equal expertise: can simulation be used to tell the difference? *Anesthesiology.* 2007;107(5):691–694.

217. Orkin FK, McGinnis SL, Forte GJ, et al. United States anesthesiologists over 50: retirement decision making and workforce implications. *Anesthesiology.* 2012;117(5):953–963.

218. Travis KW, Mihevc NT, Orkin FK, et al. Age and anesthetic practice: a regional perspective. *J Clin Anesth.* 1999;11(3):175–186.

219. Carpenter LM, Swerdlow AJ, Fear NT. Mortality of doctors in different specialties: findings from a cohort of 20000 NHS hospital consultants. *Occup Environ Med.* 1997;54(6):388–395.

220. Bruce DL, Eide KA, Linde HW, et al. Causes of death among anesthesiologists: a 20-year survey. *Anesthesiology.* 1968;29(3):565–569.

221. Bruce DL, Eide KA, Smith NJ, et al. A prospective survey of anesthesiologist mortality, 1967–1971. *Anesthesiology.* 1974;41(1):71–74.

222. Lew EA. Mortality experience among anesthesiologists, 1954–1976. *Anesthesiology.* 1979;51(3):195–199.

223. Svärdsudd K, Wedel H, Gordh T. Mortality rates among Swedish physicians: a population-based nationwide study with special reference to anesthesiologists. *Acta Anaesthesiol Scand.* 2002;46(10):1187–1195.

224. Katz JD. Do anesthesiologists die at a younger age than other physicians? Age-adjusted death rates. *Anesth Analg.* 2004;98(4):1111–1113.

225. Mostafa MS, Freeman RA. The specialty of physicians in relation to longevity and mortality, 1978–1979. *Ala Med.* 1985;54(11):13–18; 23.

226. Katz JD, Slade MD. Anesthesiologists are living longer: mortality experience 1992 to 2001. *J Clin Anesth.* 2006;18(6):405–408.

227. Center C, Davis M, Detre T, et al. Confronting depression and suicide in physicians: a consensus statement. *AMA.* 2003;3161–3166.

228. North CS, Ryall JE. Psychiatric illness in female physicians. Are high rates of depression an occupational hazard? *Postgrad Med.* 1997;101(5):233–236; 239–240; 242.

229. Reeve PE. Personality characteristics of a sample of anaesthetists. *Anaesthesia.* 1980;35(6):559–568.

230. Birmingham PK, Ward RJ. A high-risk suicide group: the anesthesiologist involved in litigation. *Am J Psychiatry.* 1985;142(10):1225–1226.

231. Menk EJ, Baumgarten RK, Kingsley CP, et al. Success of reentry into anesthesiology training programs by residents with a history of substance abuse. *JAMA.* 1990;263(22):3060–3062.

232. Crawshaw R, Bruce JA, Eraker PL, et al. An epidemic of suicide among physicians on probation. *JAMA.* 1980;243(19):1915–1917.

233. Osler W, Silverman ME, Murray TJ, et al., *2003 ACOP. The quotable Osler.* Philadelphia, PA: American College of Physicians; 2008.

234. Frank JR, Jabbour M, Frechette D. *Report of the CanMEDS Phase IV Working Groups.* Ottawa: The Royal College of Physicians and Surgeons of Canada; 2005. 2014.

235. The anesthesiology milestone project. *J Grad Med Educ.* 2014;6(1 Suppl 1):15–28.

236. McGinnis JM, Foege WH. Actual causes of death in the United States. *JAMA.* 1993;270(18):2207–2212.

237. Mokdad AH, Marks JS, Stroup DF, et al. Actual causes of death in the United States, 2000. *JAMA.* 2004;291(10):1238–1245.

238. Hossain P, Kawar B, Nahas El M. Obesity and diabetes in the developing world—a growing challenge. *N Engl J Med.* 2007;356(3):213–215.

239. Luckhaupt SE, Cohen MA, Li J, et al. Prevalence of obesity among U.S. workers and associations with occupational factors. *Am J Prev Med.* 2014;46(3):237–248.

240. Jenkins NT, Witkowski S, Spangenburg EE, et al. Effects of acute and chronic endurance exercise on intracellular nitric oxide in putative endothelial progenitor cells: role of NAPDH oxidase. *Am J Physiol Heart Circ Physiol.* 2009;297(5):H1798–H1805.

241. Ni H, Li C, Tao L-Y, et al. Physical exercise improves learning by modulating hippocampal mossy fiber sprouting and related gene expression in a developmental rat model of penicillin-induced recurrent epilepticus. *Toxicol Lett.* 2009;191(1):26–32.

242. Paffenbarger R. Physical exercise to reduce cardiovascular disease risk. *Proc Nutr Soc.* 2000;59(3):421–422.

243. Weight CJ, Sellon JL, Lessard-Anderson CR, et al. Physical activity, quality of life, and burnout among physician trainees: the effect of a team-based, incentivized exercise program. *Mayo Clin Proc.* 2013;88(12):1435–1442.

244. Lindwall M, Gerber M, Jonsdottir IH, et al. The relationships of change in physical activity with change in depression, anxiety, and burnout: a longitudinal study of Swedish healthcare workers. *Health Psychol.* 2014;33(11):1309–1318.

245. Wen CP, Wai JPM, Tsai MK, et al. Minimal amount of exercise to prolong life: to walk, to run, or just mix it up? *J Am Coll Cardiol.* 2014;64(5):482–484.

246. McTigue KM, Hess R, Ziouras J. Obesity in older adults: a systematic review of the evidence for diagnosis and treatment. *Obesity (Silver Spring).* 2006;14(9):1485–1497.

247. Curioni CC, Lourenço PM. Long-term weight loss after diet and exercise: a systematic review. *Int J Obes.* 2005;29(10):1168–1174.

248. Avenell A, Broom J, Brown TJ, et al. Systematic review of the long-term effects and economic consequences of treatments for obesity and implications for health improvement. *Health Technol Assess.* 2004;8(21):iii–iv; 1–182.

249. Taylor G, McNeill A, Girling A, et al. Change in mental health after smoking cessation: systematic review and meta-analysis. *BMJ.* 2014;348:g1151.

250. Asch DA, Muller RW, Volpp KG. Conflicts and compromises in not hiring smokers. *N Engl J Med.* 2013;368(15):1371–1373.

251. Schmidt H, Voigt K, Emanuel EJ. The ethics of not hiring smokers. *N Engl J Med.* 2013;368(15):1369–1371.

252. Rennard SI, Daughton DM. Smoking Cessation. *Clin Chest Med.* 2014;35(1):165–176.

253. Rapgay L, Bystrisky A. Classical mindfulness: an introduction to its theory and practice for clinical application. *Ann N Y Acad Sci.* 2009;1172:148–162.

254. Epstein RM. Mindful practice. *JAMA.* 1999;282(9):833–839.

255. Kabat-Zinn J, Massion AO, Kristeller J, et al. Effectiveness of a meditation-based stress reduction program in the treatment of anxiety disorders. *Am J Psychiatry.* 1992;149(7):936–943.

256. Kabat-Zinn J. An outpatient program in behavioral medicine for chronic pain patients based on the practice of mindfulness meditation: theoretical considerations and preliminary results. *Gen Hosp Psychiatry.* 1982;4(1):33–47.

257. Dusek JA, Otu HH, Wohlhueter AL, et al. Genomic counter-stress changes induced by the relaxation response. Awadalla P, ed. *PLoS ONE.* 2008;3(7):e2576.

258. Sharma H, Datta P, Singh A, et al. Gene expression profiling in practitioners of Sudarshan Kriya. *J Psychosom Res.* 2008;64(2):213–218.

259. Bhasin MK, Dusek JA, Chang B-H, et al. Relaxation response induces temporal transcriptome changes in energy metabolism, insulin secretion and inflammatory pathways. *PLoS ONE;* 2013;8(5):e62817.

260. Luders E, Kurth F, Toga AW, et al. Meditation effects within the hippocampal complex revealed by voxel-based morphometry and cytoarchitectonic probabilistic mapping. *Front Psychol.* 2013;4:398.

261. Hölzel BK, Carmody J, Vangel M, et al. Mindfulness practice leads to increases in regional brain gray matter density. *Psychiatry Res.* 2011;191(1):36–43.

262. Kilpatrick LA, Suyenobu BY, Smith SR, et al. Impact of mindfulness-based stress reduction training on intrinsic brain connectivity. *Neuroimage.* 2011;56(1):290–298.

263. Irving JA, Dobkin PL, Park J. Complementary Therapies in Clinical Practice. *Complement Ther Clin Pract.* 2009;15(2):61–66.

264. Krasner MS, Epstein RM, Beckman H, et al. Association of an educational program in mindful communication with burnout, empathy, and attitudes among primary care physicians. *JAMA.* 2009;302(12):1284–1293.

265. Christianson MK, Sutcliffe KM, Miller MA, et al. Becoming a high reliability organization. *Critical care.* 2011;15(6):314.

266. Weick KE, Sutcliffe KM, Obstfeld D. Organizing for high reliability: Processes of collective mindfulness. *Crisis management.* 2008:267.

267. Vinson AE, Wang J. Is Mindful Practice Our Ethical Responsibility as Anesthesiologists? *Int Anesthesiol Clin.* 2015;53(3):1–11.

第4章

麻醉风险、质量改进和责任

Karen L. Posner   Christopher D. Kent   Shawn L. Mincer   Karen B. Domino

要点

1. 麻醉相关死亡率已经下降，但潜在可预防的死亡事件和致残并发症仍然存在。
2. 风险管理方案主要目的是减少机构的责任风险。风险管理方案补充了质量改进方案，以最大限度地减少责任风险，同时最大限度地提高患者的医疗服务质量。
3. 持续质量改进是一种识别和提高医疗服务质量的系统性措施。质量改进计划的重点在于改善医疗服务的结构、过程和结果。
4. 质量改进计划通常是以经过联合委员会授权的医疗保健组织和医疗保险及医疗补助服务机构的报告和绩效要求为指导。
5. 医疗事故是职业过失的法律概念。作为原告的患者必须证明麻醉医生对其负有责任，但未履行这一职责，其行为造成了伤害，且造成的伤害是由于违背麻醉标准导致的。
6. 针对麻醉医生最常见的诉讼（除牙齿损伤外）依次为死亡、脑损伤、神经损伤和气道损伤。慢性疼痛的管理也越来越多地成为针对麻醉医生的医疗事故索赔来源。

在麻醉实践中，如同在生活的其他领域一样，一切并不总是按原计划进行。不论提供的医疗服务质量如何，都可能出现不良事件。持续质量改进（continuous quality improvement, CQI）计划的目的在于最大限度地从过去的失误和不良后果中吸取教训，以预防未来的再次发生。而麻醉风险管理计划可以与质量改进计划相结合，以减少实践的责任风险。

本章节将讨论麻醉相关的死亡和并发症、风险管理、CQI、绩效评估和医疗责任。本章为从事风险管理活动者提供减少和控制违约风险的背景知识。同时，本章也阐述了医疗法律制度，麻醉医师遭到诉讼的最常见原因，以及其在医疗事故诉讼中应采取的适当行动。

麻醉风险

麻醉相关的死亡及重大并发症

针对麻醉相关的死亡率及重大并发症的发生率的评估难以量化。不仅是因为难以获得并发症的相关数据，而且受限于不同方法会产生不同的麻醉风险评估结果。不同的研究对并发症的定义、随访时间，尤其是评估麻醉对患者预后影响的方法上存在差异。本章的范畴不包括对麻醉并发症的全面综述。本章将展示麻醉相关死亡和并发症的部分研究的历史观点，并对近期的研究结果进行有限的概述。

美国早期研究估算，与麻醉相关的死亡率为 1/1 560[1]。最近的一些研究统计了美国 20 世纪 90 年代的数据后，发现麻醉相关死亡率低于 1/10 000[2-7]。表 4-1 提供了目前来自世界各地的关于麻醉相关死亡率的估算的部分情况[2-25]。不同的估计可能会受到不同的报告方法、定义、麻醉方法、患者数量及实际潜在的并发症发生率的差别的影响。

从 20 世纪 70 年代到 2011 年，对全身麻醉的死亡率进行了系统的回顾和荟萃分析，结果表明在全球范围内，特别是发达国家，麻醉相关死

参考文献	国家	时间	数据源/方法	死亡率
Bainbridge 等[8]	全球	1940—2011 年 a. 1970 年以前 b. 1970—1980 年 c. 1990—2000 年	系统回顾和荟萃分析已发表的不限语言，样本量超过 3 000 例接受过全身麻醉手术患者的麻醉死亡率（n=87 项研究，包括 2 140 万名接受全身麻醉的手术患者） 利用联合国人类发展指数（HDI）的国家发展状况来评估国家发展对麻醉死亡率的影响	完全由麻醉导致的死亡 a. 3.57/10 000 b. 0.52/10 000 c. 0.34/10 000 与麻醉相关的死亡 a. 6.5/10 000 b. 3.23/10 000 c. 1.43/10 000 完全由麻醉导致的死亡 a. 高 HDI 3.57/10 000，低 HDI 未报道 b. 高 HDI 0.32/10 000，低 HDI 1.01/10 000 c. 高 HDI 0.25/10 000，低 HDI 1.41/10 000 与麻醉相关的死亡 a. 高 HDI 6.84/10 000，低 HDI 3.26/10 000 b. 高 HDI 2.34/10 000，低 HDI 4.32/10 000 c. 高 HDI 0.85/10 000，低 HDI 4.67/10 000
Flick 等[2]	美国	1988—2005	在三级转诊医院的儿科患者围手术期心搏骤停事件（n=92 881 例麻醉）	麻醉导致的死亡：0.22/10 000 例麻醉
Biboulet 等[9]	法国	1989—1995	ASA 1—4 级接受麻醉的患者（n=101 769 例麻醉）；麻醉后 12 小时心搏骤停事件（n=24）	麻醉相关的死亡：0.6/10 000 例麻醉
Newland 等[3]	美国	1989—1999	教学医院手术后 24 小时心搏骤停事件（n=72 959 例麻醉）	麻醉导致的心搏骤停后死亡：0.55/10 000 例麻醉
Eagle 和 Davis[10]	西澳大利亚	1990—1995	在 48 小时内死亡或麻醉被认为是导致死亡的因素（n=500 例死亡）	麻醉相关的死亡：0.025/10 000 例麻醉
Lagasse[4]	美国	a. 1992—1994 b. 1995—1999	a. 郊区的教学医院（n=115 例死亡；n=37 924 例麻醉） b. 市区的教学医院（n=232 例死亡；n=146 548 例麻醉）	麻醉相关死亡： a. 0.79/10 000 例麻醉 b. 0.75/10 000 例麻醉
Khan 和 Khan[11]	巴基斯坦	1992—2003 a. 1992—1998 b. 1999—2003	大学附属医院，麻醉后 24 小时死亡率（n=111 289 例麻醉）	3.14/10 000 例麻醉； 完全由麻醉导致的死亡：0.35/10 000 部分由麻醉导致的死亡：0.7/10 000 a. 0.68/10 000 例麻醉 b. 0.18/10 000 例麻醉
Ahmed 等[12]	巴基斯坦	1992—2006	大学附属医院的儿科患者围手术期心搏骤停事件（n=20 216 例麻醉）	主要由麻醉导致的死亡：0.49/10 000 例麻醉
Davis[13]	澳大利亚	1994—1996	社区报道的死亡（n=8 500 000 例麻醉）	麻醉相关死亡：0.16/10 000 例麻醉

表 4-1　麻醉相关死亡率的估算

表 4-1　麻醉相关死亡率的估算（续）

参考文献	国家	时间	数据源/方法	死亡率
Morray 等[5]	美国	1994—1997	63 家医院的儿科患者（n=1 089 200 例麻醉）	麻醉相关死亡：0.36/10 000 例麻醉
Kawashima 等[14]	日本	1994—1998	教学医院的问卷调查（n=2 363 038 例麻醉）	完全由麻醉导致的死亡：0.21/10 000 例麻醉
Arbous 等[15]	荷兰	1995—1997	64 家医院麻醉后 24 小时内的所有死亡或非故意昏迷患者（n=811/869 483 例麻醉）	麻醉相关死亡：1.4/10 000 例麻醉
Braz 等[16]	巴西	1996—2005	三甲综合型教学医院（n=53 718 例麻醉）	麻醉相关死亡：1.12/10 000 例麻醉 完全由麻醉导致死亡：0.56/10 000 部分由麻醉导致死亡：0.56/10 000
lienhart 等[17]	法国	1999	麻醉相关死亡事件的全国调查	完全由麻醉导致的死亡：0.069/10 000 部分由麻醉导致的死亡：0.47/10 000
Kawashima 等[18]	日本	1999	教学医院的问卷调查（n=793 840 例麻醉）	完全由麻醉导致的死亡：0.13/10 000 例麻醉
Irita 等[19]	日本	1999—2002	教学医院手术室中危及生命的事件导致死亡（n=3 855 384 例麻醉）	完全由麻醉导致的死亡：0.1/10 000 例麻醉
Li 等[6]	美国	1999—2005	麻醉相关的并发症导致的死亡数据 a. 人口普查记录的数据 b. 全国医院出院调查数据（住院患者）	麻醉相关死亡： a. 1.1/1 百万人口/年 b. 8.2/百万医院手术出院患者
Ellis 等[7]	美国	1999—2009	单中心术后 24 小时内心搏骤停事件（n=217 365 例麻醉）	完全由麻醉导致的心搏骤停后死亡：0.2/10 000 例麻醉 与麻醉相关的心搏骤停后死亡：0.7/10 000 例麻醉
Charuluxa-nanan 等[20]	泰国	2003—2004	20 家医院术后 24 小时死亡（n=163 403 例麻醉）	完全由麻醉导致的死亡：1.7/10 000 部分由麻醉导致的死亡：4.0/10 000
Gibbs[21]	澳大利亚	2003—2005	麻醉死亡委员会登记的死亡（n=5 983 704 例麻醉）	麻醉相关的死亡：0.19/10 000
Rukewe 等[22]	尼日利亚	2005—2010	大学附属医院术中心搏骤停（n=12 143 例麻醉）	麻醉相关的死亡：11.5/10 000 例麻醉
Gonzalez 等[23]	巴西	2005—2010	大学附属医院儿科患者麻醉相关的心搏骤停后死亡（n=10 469）	麻醉相关死亡：0.0/10 000 例麻醉
Van der Griend 等[24]	澳大利亚	2003—2008	单中心儿童医院≤18 岁儿童麻醉相关死亡（n=101 885）	麻醉相关死亡：0.98/10 000
De Bruin 等[25]	荷兰	2006—2012	单中心儿童医院＜18 岁儿童术后 30 天死亡（n=45 182 例麻醉）	部分与麻醉相关的 24 小时内死亡：0.7/10 000 部分与麻醉相关的 30 天死亡：1.1/10 000

亡率有所下降。以上结论也证实了公众普遍接受的观点，即麻醉安全在过去 50 多年中得到了改善。

其他与麻醉相关的并发症近年来受到更多的关注，包括术后神经损伤、全麻过程中的知晓、眼睛损伤和视力缺损、牙齿损伤、老年患者术后认知功能障碍以及儿童患者的长期认知影响（表 4-2）[26-60]。

表 4-2　麻醉相关并发症的发生率					
并发症	参考文献	国家	时间	具体的并发症	发生率
神经损伤	Brull 等[26]	多个国家	1987—1999 各个时期	脊椎麻醉后神经根病变或周围神经病变	3.78/10 000 例脊椎麻醉
				硬膜外麻醉后神经根病变或周围神经病变	2.19/10 000 例硬膜外麻醉
				脊椎麻醉后的永久性神经损伤	0～4.2/10 000 例脊椎麻醉
				硬膜外麻醉后的永久性神经损伤	0～7.6/10 000 例硬膜外麻醉
				肌间沟神经阻滞后短暂的神经功能缺损	2.84/10 000 例麻醉
	Warner 等[27]	美国	1995	成人非心脏手术后尺神经病变（$n=1\,502$）	47/10 000
	Warner 等[28]	美国	1997—1998	≥18 岁成年患者截石位全麻（GA）后下肢神经病变（$n=991$）	151/10 000
	Welch 等[29]	美国	1997—2007	镇静或麻醉后 48 小时内外周神经损伤（$n=380\,680$）	2.9/10 000
	Auroy 等[30]	法国	1998—1999	区域麻醉后严重的外周神经病变	非产科的脊椎麻醉（$n=35\,439$）：3.4/10 000 产科的脊椎麻醉：（$n=5\,640$）：3.5/10 000 上肢的外周神经阻滞（$n=23\,784$）：1.7/10 000 下肢的外周神经阻滞（$n=20\,162$）：4/10 000
	de Sèze 等[31]	法国	2000	椎管内麻醉≥3 个月的神经系统并发症	非产科的脊椎麻醉（$n=67\,884$）：0.15/10 000 非产科的硬膜外麻醉（$n=65\,464$）：0.015/10 000 产科的硬膜外麻醉（$n=116\,639$）：0.09/10 000
	Sites 等[32]	美国	2003—2011	超声引导 PNB 术后感觉或运动功能障碍（$n=12\,668$）	症状持续＞5 天：18/10 000 症状持续＞6 个月：9/10 000
	Barrington 等[33]	美国	2006—2008	PNB 或臂丛神经阻滞后晚期神经并发症（$n=7\,156$）	4.2/10 000
术中知晓	Errando 等[34]	西班牙	1995—1997 和 1998—2001	全麻术中知晓（$n=3\,921$）	99.5/10 000
	Sandin 等[35]	瑞典	1997—1998	全麻中术中知晓（$n=11\,785$）	15.3/10 000
	Sebel 等[36]	美国	2001—2002	7 家医院≥18 岁成年人术中知晓（$n=19\,575$）	12.8/10 000
	Avidan 等[37]	美国	2005—2006	单中心前瞻性研究≥18 岁成年患者（$n=1\,941$）	20.6/10 000

表 4-2　麻醉相关并发症的发生率（续）

并发症	参考文献	国家	时间	具体的并发症	发生率
术中知晓	Xu 等[38]	中国	NA	多中心研究，使用肌松药的全麻患者（n=11 101）	41.4/10 000
	Mas hour 等[39]	美国	2008—2010	3 家三甲医院的随机对照试验，评估干预措施对术中知晓的影响（n=18 836）	整体术中知晓发生率：10/10 000 麻醉浓度监测组：12/10 000 BIS 值监测组：5/10 000 无干预组：15/10 000
	Pandit 等[40]	英国	2011	全麻患者术中知晓的调查报告（n=2 355 532）	0.65/10 000
	Pandit 等[41]	英国	2012—2013	全麻患者术中知晓的调查报告（n=2 766 600） 使用肌松药（n=1 272 700） 镇静过程中（n=308 800） 未使用肌松药（n=1 494 000） 剖宫产镇静（n=8 000） 心胸外科手术（n=68 600） 儿科手术（n=488 500）	明确 / 疑似术中知晓： 0.51/10 000 1.2/10 000 0.65/10 000 0.7/10 000 14.9/10 000 1.16/10 000 0.16/10 000
视力丧失和损伤	Chang 和 Miller[42]	美国	1983—2002	脊柱手术相关的缺血性视神经病变导致视力丧失（n=14 102） 角膜擦伤	2.8/10 000 1.4/10 000
	Warner 等[43]	美国	1986—1998	非心脏手术后新发的持续＞30 天视力丧失或改变（n=125 234）	0.08/10 000
	Roth 等[44]	美国	1988—1992	非眼科手术后视力损伤（n=60 965） 角膜擦伤 缺血性视神经病变	5.6/10 000 3.4/10 000 0.16/10 000
	Patil 等[45]	美国	1993—2002	脊柱手术后视力丧失或损伤（n=4 728 815）	9.4/10 000 缺血性视神经病变：0.57/10 000 视网膜中央动脉堵塞：0.1/10 000
	Holy 等[46]	美国	1998—2004	缺血性视神经病变的回顾性研究（n=126 666）	1.3/10 000
	Shen 等[47]	美国	1996—2005	手术导致视力丧失	总体：2.35/10 000 心脏手术：8.64/10 000 脊柱融合术：3.09/10 000 胆囊切除术：0.66/10 000 阑尾切除术：0.12/10 000
	Warner 等[48]	美国	1999	新发的持续≥3 天视力下降（n=410 189）	4.6/10 000
	Nandyala 等[49]	美国	2002—2009	脊柱椎体融合术后视力丧失（调研美国住院患者数据样本，n=541 485）	1.9/10 000

表 4-2　麻醉相关并发症的发生率（续）

并发症	参考文献	国家	时间	具体的并发症	发生率
视力丧失和损伤	Martin 等[50]	美国	2005	术后角膜损伤（n=84 796）	15.1/10 000
			2006—2007	术后角膜损伤	7.9/10 000
			2007—2008	术后角膜损伤	4.7/10 000
	Kara-Junior 等[52]	巴西	2007—2010	综合医院非眼科手术全麻患者术后视力改变（n=39 431）	暂时性视力损伤：2.3/10 000
牙齿损伤	Warner 等[53]	美国	1987—1997	需要治疗的＜7 天的麻醉相关牙齿损伤（n=4 537）	2.2/10 000
				气管插管全麻后牙齿损伤（n=2 805）	3.6/10 000
	Newland 等[54]	美国	1989—2003	麻醉相关牙齿损伤（n=161 687）	4.8/10 000
	Adolphs 等[55]	德国	1990—2004	综合医院全麻后牙槽损伤（n=375 000）	2.2/10 000
	Vogel 等[56]	瑞士	1995—2005	大学附属医院气管插管全麻患者术后牙齿损伤（n=115 151）	11/10 000
	Gaudio 等[57]	意大利	2000—2009	气管插管全麻后牙齿损伤（n=62 898）	37.4/10 000
	Martin 等[58]	美国	2001—2009	三甲医院紧急气管插管后牙齿损伤（n=3 423）	17.5/10 000
	Vallejo 等[59]	美国	2001—2008	大型大学附属医院接受麻醉术后牙齿损伤（n=816 690）	总体：4.4/10 000 全麻：5.7/10 000 监测麻醉：0.8/10 000
	Mourao 等[60]	葡萄牙	2011	大学附属医院直接喉镜气管插管后由牙医诊断为牙齿损伤的前瞻性研究（n=536）	2 500/10 000

据估计，尺神经损伤的发生率为 47/10 000[27]。截石位手术后的下肢神经损伤的发生率为 151/10 000[28]。在椎管内麻醉中，腰麻后永久性神经损伤的发生率约为 0~4.2/10 000，硬膜外麻醉后永久性神经损伤的发生率约为 0~7.6/10 000[26,30,31]。外周神经阻滞（peripheral nerve blocks，PNB）后周围神经损伤的发生率为 1.7/10 000~4.2/10 000[29,30,33]。据估计，超声引导下的 PNB 术后神经症状持续时间小于 5 天和大于 6 个月的发生率分别为 18/10 000 和 9/10 000[32]。而全麻过程中知晓的发生比例据估算为 15/10 000~100/10 000[34-41]。在英国和爱尔兰的国家审计项目中，术中知晓的发生率在 0.51/10 000~14.9/10 000 之间[41]。

眼睛损伤是其中一种麻醉风险，其包括角膜擦伤以及一些更罕见的并发症，如缺血性视神经病变（ischemic opic neuropathy，ION）或视网膜中央动脉闭塞所致的失明[42-52]。角膜擦伤的发生率为 1.4/10 000~15.1/10 000[42,44,50]。据报道，脊柱手术后 ION 的发生率为 0.57/10 000~2.8/10 000[42,45]。近期，有研究报道脊柱融合术后 ION 的危险因素，包括各种患者、手术、麻醉因素[61]。其中包括使用威尔逊手术床架、肥胖和长时间麻醉。这些因素都有可能造成视神经管的静脉淤血,并可能减少视神经灌注压。但是尚无充分的证据表明术中贫血或短暂性低血压会引起ION。有证据显示,在美国,术后视力下降的发生率正在减少[47]。

牙齿或义齿的损伤是导致麻醉医疗事故的最常见的原因。牙齿损伤的投诉通常由医院风险管理部门解决。在美国,气管插管全身麻醉后牙齿损伤的发生率约为1/3 000~1/2 000[53,54]。葡萄牙一项前瞻性研究中,通过牙科医生来诊断直接喉镜检查后牙齿损伤,研究报告中其发生比例高达2 500/10 000[60]。

麻醉对认知功能的潜在影响越来越引起人们的关注,尤其是在儿童和老年患者中。但是仍然难以区别手术、麻醉和疾病对神经认知功能的潜在影响。在重大手术后的许多成年患者中已经观察到认知功能障碍,这种认知功能障碍通常是短期的。据推测,老年患者可能存在更大的长期认知功能损害的风险[62]。虽然麻醉对术后认知功能障碍的影响尚未确定,但基于双胞胎研究的最新证据表明,大手术中麻醉对中老年患者的认知功能造成的影响微不足道[63]。麻醉对儿童长期认知的影响令人担忧,但研究数据有限。一项随机对照试验发现,没有证据表明经历过1小时全麻下腹股沟疝修补术的健康婴儿,其2岁时神经发育缺陷的风险增加。对以上婴儿5岁时的随访仍在进行中[64]。最新的研究结果和来自不同专家小组关于婴幼儿使用麻醉药品的共识声明,请参见SmartTots网站(SmartTots.org)。SmartTots是由美国食品药品管理局和国际麻醉学研究协会之间的公私合作而产生的。

风险管理

概念介绍

风险管理和质量改进计划协同合作,最大限度地减少责任风险,同时最大限度地提高患者医疗服务质量。尽管这些计划的功能在各个机构中不尽相同,但它们在患者安全方面的作用是重叠的。通常能够通过它们在定位上的基本差异来区分。医院的风险管理计划大体上是为了减少所在机构的责任风险。这不仅包括职业责任(患者安全),还包括合同、员工安全、公共安全以及该机构的任何其他责任风险。作为其主要目标,质量改进计划的目的在于不断地维护和提高患者的医疗服务质量。这些计划可能比严格的风险管理更广泛地关注患者的安全问题。质量改进部门(有时称为患者安全部门)负责提供资源,以提供安全、以患者为中心、及时、高效、有效和平等的医疗服务[65]。

麻醉中的风险管理

与麻醉医师的责任风险最直接相关的风险管理方面包括预防患者伤害、坚持标准化医疗、文件证据和医患沟通。

预防患者伤害的关键因素是保持警惕、充分监测和掌握最新知识[66]。对心肺功能的生理监测,结合设备功能的监测,可将麻醉损伤减少到最低限度。这是美国麻醉医师协会(ASA)采用基本麻醉监测标准的依据[67]。关于麻醉监测技术的详细信息参见第26章“常用监测技术”。

ASA网站是一种可访问的资源,可以定期查阅发布的指南和声明中的任何更改。值得一提的是,虽然ASA的成员资格并不需要麻醉实践经验,但实际上确定的是,专家认证将要求任何执业者遵循ASA标准。也有可能,作为一种风险管理策略,专业的责任保险公司或医院可能会将某一麻醉医师的标准提高到高于ASA颁布的标准。

另一个风险管理方法是使用核查表来防止错误。自从第一张核查表由美国军方为飞行员开发后,许多行业都采用了核查表,因为其流程太多,或者复杂到无法依靠人的记忆。核查表是一种简单但功能强大的工具,它确保没有重要的细节被遗忘,它消除了变异性,提高了一致性,减少了错误的可能性。该患者安全工具有助于提醒医疗从业者关键步骤,从而促进安全有效的医疗服务。为了提高患者的安全性,提倡将常规麻醉的核查表纳入日常麻醉工作流程中[68]。

以往看来,核查表已经被用于麻醉机器检查程序中。有关麻醉工作站的预处理程序以及工作站的安全,参见第25章“麻醉工作站和吸入麻醉药的输送系统”。最近,临床医疗服务核查表已进一步完善,以改善在各种临床情景中患者的安全和医疗管理,例如中心静脉置管、术中紧急情况和围手术期管理。导管相关血流感染在标准化流程实施后显著减少,其中包括导管放置和导管护理的核查表[69]。ASA因此开发了一种中心静脉导管管理的流程[70]。在模拟紧急情况下,核查表改善了对局部麻醉药物系统性毒性的管理[71],并改进了术中危机的管理,如恶性高热、大量失血、空气栓塞和心搏骤停[72,73]。

外科手术安全核查表在全球各大医院的广泛使用,减少了手术并发症和死亡率[74]。在不同阶段中(麻醉诱导前、切皮前、缝合伤口前、患者离开手术室前),此清单确认患者信息和在场人员,能够解决特定个案的问题,包括从术前暂停(time-out)到术后小结在内的重要流程(表 4-3)。外科安全核查表已在美国广泛应用。此外,还开发并验证了特定的麻醉诱导核查表,以提高信息沟通和患者安全[75]。

也许显而易见,但在所有麻醉的实施过程中,有资质的麻醉人员应一直在场。少数例外情况应是外行人(如法官)能够理解的,例如辐射危害或外部突发的危及生命的紧急事件。即在这些情况下,也应该对患者进行充分的监测。麻醉护士和住院医师的充分监管也是重要的,当出现麻醉不良事件时,需要与外科医师进行良好的沟通。

知情同意书

关于麻醉的知情同意应在手术知情同意书中一同记录,其中应包括一份声明,大意是:"我明白

表 4-3　世界卫生组织外科安全核查表
诱导前
患者核对并确认身份、手术部位、手术方式、以及对手术的知情同意
医护人员对患者的手术部位在术前用马克笔进行标记,诱导前对标记进行核对确认
手术部位标记
麻醉机和药物检查
脉搏血氧计的功能检查
患者是否有:
已知的过敏?
困难气道或反流误吸风险?
切皮前
团队成员介绍自己的名字和角色
确认患者的身份、手术和切口部位
1 小时内抗生素使用情况
预期的重要事项:
术中关键或非常规步骤
预计手术时间
预计出血量
麻醉风险的顾虑
无菌性确认
设备问题
显示设备功能检查
患者离开手术室前
再次确认手术
完整的仪器、纱布和针数
标本标签
出现的设备问题
患者复苏时关键因素?

摘自 WHO 手术核查表 http://whqlibdoc.who.int/publications/2009/9789241598590_eng_Checklist.pdf。

所有麻醉药都涉及并发症、严重损伤或极少死亡,包括已知的和未知的原因。"此外,同意书的记录中应该有对麻醉风险和替代方案的讨论,且患者接受了建议的麻醉计划。记录推荐的麻醉技术的常见并发症和可能风险的讨论并形成文件是有帮助的。在一些机构和国家,必须使用一种单独格式的书面麻醉同意书,其中可能包括关于风险的更多细节。如果有必要在患者用药前或麻醉后改变原定的麻醉计划,应将改变的原因记录在案。

知情同意书存在一定的问题,往往是因为标准形式通常让患者很难理解,对治疗的风险和获益,患者的理解往往与医生存在差异[76-78]。患者的投诉常常基于知情同意书中的条目,即使是没有导致医疗事故的投诉,也会浪费宝贵的卫生保健系统资源[79]。可以通过患者的投诉来确定存在高风险的医疗从业者,以进行干预以提高其沟通技巧[80,81]。

共享决策是一种增强型的知情同意,适用于某些患者可选择治疗方案的情况。共享决策是一

种策略，可以授权患者在治疗过程中积极地做出基于证据的决策[82]。在共享决策中，使用教学资料（"决策辅助"）与患者共享基于证据的信息，在决策过程中以患者偏好和价值取向为导向。当各方都感到满意的时候，他们理解了可供选择的方案和相应的期望，就可以做出关于治疗的知情决定[83,84]。

越来越多的证据表明，与患者共享信息，尤其是在可能出现不良后果的情况下、有可能涉及医疗差错时，可能是有益的。有效的解释可以改善医患关系，促进患者更好地了解流程，并有可能降低医疗事故成本[85]。

麻醉记录的保存

良好的记录如果足够全面，可以作为强有力的辩护证据；然而，如果不充分，记录可能是灾难性的。麻醉记录本身应尽可能准确、完整、整洁。除了至少每 5 分钟记录生命体征，还应特别注意确保患者的 ASA 分级、使用的监护仪、补充的液体及所有药物的剂量和给药时间都是准确记录的。由于在麻醉过程中造成缺氧脑损伤和死亡的主要原因与通气和 / 或氧合有关，所有被监测的呼吸参数都应被准确地记录下来。在实施麻醉过程时，需要注意麻醉医师的交接。草率、不准确的麻醉记录，甚至在关键事件中有遗漏，当其呈现在法庭时，会对辩护造成极大的伤害。

电子健康档案（electronic health records，EHR）已被授权在医疗卫生行业使用，目前在美国在大多数手术室麻醉信息管理系统（anesthesia infor-mation management systems，AIMS）已经取代了传统的麻醉纸质记录。CMS 已经为那些能够证明"合理使用"EHR 的医生提供了奖励支持，并可能会对那些不符合标准的医生实施经济处罚。麻醉实践的一些领域已经得到了豁免，可以不使用 EHR，但目前还不清楚这是否会继续下去。AIMS 连接到患者监护仪和麻醉机，并记录限于麻醉的围手术期数据（如生命体征、诱导时间、插管和紧急事件、药物和液体）。有证据显示，能够完全整合 EHR 的机构能够改善患者的医疗服务，并可以节约成本[86]。在适当的配置下，AIMS 可以提高医疗从业者的效率[87]，提高医疗质量[88]，提高记录和数据的准确性[89,90]，减少文书工作，并且是一个动态的、可获取的临床医疗服务的记录文件。AIMS 的使用具有潜在的临床决策机制[91]。其可以处理来自多个设备和 EHR 的信息，经过分析提示医生及时

执行关键的临床步骤[92,93]，并提醒医生患者术中病情变化[94]。

一些医生对 EHR 存有戒心，担心其可能会增加医生被起诉的风险。人们对使用电子系统后大量的数据在诉讼中被运用的风险提出了担忧[95,96]。虽然有越来越多的数据和意见，但是关于使用 EHR 对医疗过失的影响仍没有明确的结论[97]。在一项研究中，EHR 与较少的纠纷赔偿有关[98]。电子数据在法庭上审查时可能会对医生作为被告的案件产生不利影响，因为当随时间变化的数据出现异常，会使人对记录的完整性产生怀疑，例如在事件发生之前记录数据[99]。在手术室外，术前评估、疼痛管理和危重症病诊疗的记录中，如果医生使用复制和粘贴功能，或在未仔细审查这些记录的准确性及与本次诊疗的相关性的情况下使用他处获取的信息，HER 可能会带来法医和计费风险。

不良事件的应对

如果在麻醉的过程中发生了严重的不良事件，麻醉医师应该以叙述的形式记录发生的情况：使用的药物、时间顺序及在场人员。如果在常规麻醉记录中没有足够的空间或格式来总结一个复杂的麻醉事件，应该将其记录在患者的进展报告中。关键事件的记录应该尽快写出来。对于病因尚不清楚的事件，关于因果关系推测的记录应该仅限于可能有助于患者持续治疗的鉴别诊断上。报告应尽可能与其他记录一致，如麻醉、手术室、恢复室和心搏骤停的记录。如果存在严重的不一致性，应该有相应的解释。记录不应在事后进行更改。如果在记录保存中出现错误，则应在错误处绘制一条斜线，使其清晰可见，并应准确及时地记录更改内容。诉讼是一个漫长的过程，在法庭上解释案件可能会在若干年之后，此时记忆早已模糊。

当麻醉并发症出现时，应尽快进行合理的会诊，并通知部门或机构风险管理部门。如果并发症容易导致长期住院或永久性损伤，则应通知保险公司。患者在住院期间应密切随访，如有必要，出院后应进行电话随访。麻醉医师、外科医师、家庭医师和所在机构人员应对任何并发症的原因向患者及其家属的解释中协调整合并保持一致。

如果出现麻醉并发症，麻醉医师应该对患者和患者家属都坦诚相见。医疗从业者应提供有关事件的事实情况，向患者和家属表示遗憾，如果未预料到的结果是由于过失或系统故障导致，则应给予正式的道歉[85,100]。一些国家的法律规定，需

向患者披露严重的不良事件，并将披露信息纳入医生的质量报告。另外一些国家则禁止透露这些讨论，避免作为医疗纠纷的证据。

披露被视为符合伦理的事情，并可能减少医疗差错风险[101]，尽管通过披露来降低医疗风险仍有待商榷[102]。一些机构、卫生系统和保险公司已经采取了正规的"沟通和解决"方法来应对不良事件[103,104]。这些方法在细节上各不相同，但有一个基本前提，即及早披露和提供补偿可以为患者提供满意的解决方案，避免正式的诉讼程序[105]。

特殊情况："拒绝复苏"和基督徒拒绝输血

值得意识到的是，患者拥有基本的权利，其中包括拒绝具体治疗的权利。两种与麻醉有关的情况是"拒绝复苏"（DNR）和为基督徒患者输血的特殊情况。

患有严重疾病的患者可能会选择放弃在心搏骤停的情况下进行复苏的尝试。这些 DNR 指令可在入院时指定，或在入院前以预先指示的形式进行。DNR 指令或预先指令可以是一般性的或具体的，如拒绝气管插管或机械通气。当一个存在 DNR 情况的患者接受麻醉时，重要的是与患者或患者的代理人讨论这个问题，以阐明患者的意图。在许多医院，其政策是在紧急手术期间暂停 DNR 的指令，因为心搏骤停的原因可能很容易识别和治疗。在其他机构中，患者在整个围手术期可以选择暂停 DNR 指令。应该明确 DNR 指令是否需要恢复（如康复后出院，或从手术后恢复），并记录在患者的病历中。围手术期时也应与外科医生和其他参与患者护理的提供者澄清患者 DNR 指令。对于签署过 DNR 指令或其他限制治疗的指令文件的患者，ASA 协会发布过相关的麻醉管理伦理指南[106]。

在患者为基督徒的情况下，血液或血液制品的输注是可能被拒绝的治疗方式[107]。麻醉医师必须尊重这些信念，但也要认识到这些信念可能与自己的个人或医学伦理准则相冲突。

一般来说，医生没有义务在可选择的情况下对所有申请治疗的患者全部进行治疗。在医生的权利范围内，可以拒绝照顾任何希望对医生施加苛刻要求的患者，或各种限制使医生无法提供最佳治疗的患者。当有机会为基督徒提供选择性治疗时，医生可能会与患者协商经双方同意的前提下采取成分输血等措施。如果达成了这样的协议，必须在病历中清楚地记录下来，并要求患者能在病历上签字。并非所有的基督徒都有相同的关于输血和血液保存或隔离方法的观念。部分患者不允许血液流出以后回输至体内，但也有患者允许自体输血（若通过管道他们流出的血液与体内保持接触）[107]。因此，重要的是要清楚地认识到要使用哪些技术来保存血液，并将该计划记录在案。未成年子女的父母在法律上无权阻止该儿童接受血制品。在这种情况下，可能有必要获得法院的指令。

全美执业医师数据库

通常，医院风险管理部门的职责是向全国执业数据库（NPDB）提供报告和查询[108]，这是一种全国性的信息系统，理论上允许授权委员会和医院鉴定医生的不良信息[109]。简单地进入另一个国家执业并不能为不称职的医生提供安全的避难所。

NPDB 要求对医生的各种处罚进行公示，如医生发生医疗过错赔偿、医学委员会或政府对医生执照的行政处罚、同行评审机构或私人认证机构对医生的处罚或发现过错、医疗资质降级、以及专业委员协会对医生作出的处罚[110]。相关人员已作出大量努力建立起一保护制度，若医疗过错导致的赔付额小于某下限值，不需对医生留下处分记录；但至今为止，若患者作出书面投诉，因而医生作出的任何赔偿都必须被记录在案。若免除患者医疗账单以达成和解或患者仅进行口头投诉，则不需对医生进行医疗赔偿记录。

当赔偿记录被上传至数据库，医生会收到通知并有权利辩驳记录的准确性。这时候编写报告的机构可以进行修正或者认为辩驳无效。如果未能做到这一点，医生可以选择在文件中发表简短声明，或向美国健康与公共服务部部长提出申诉，后者也可能纠正或取消该表格。从业者可以随时查询他或她的文件。医生也可以在任何时候给报告添加一个陈述。这些陈述将包括在答复调查的任何报告中。由于 NPDB 的赔偿记录机制，对于无理取闹的诉讼医生绝不通过赔付达成和解，因为这会令他们的名字被记录在数据库里。

麻醉质量改善和患者安全

质量是一个概念，在医学实践中一直没有精确的定义。然而，人们普遍认为重视质量会提高患者的安全和对麻醉的满意度。质量改进的领域在不断地发展，而用来描述这种努力的术语也在变化。最近的一个趋势是强调患者的安全，预防医疗的危害。在撰写本文时，CMS 已经采用了患者安全措施和"绩效工资（P4P）"（医护过程与预后及赔偿之间的直接联系）。这些将在单独的部分中讨论。

美国在服务水平上的麻醉质量改进方案一般都是根据联合委员会的要求来指导的，该委员会将医院和卫生保健组织纳入其中。质量改善计划主要是为了改善医疗保健的结构、过程和结果。理解麻醉质量改进基本原则便理解了联合委员会不停进展的各种达标要求、质量改进的强制性以及各种报告机构之间的关系。

结构、过程和结果：质量的组成部分

尽管医疗质量难以定义，但人们普遍认为它由三个组成部分组成：结构、过程和结果[111]。结构指的是提供保健的场所，例如提供保健服务的人员和设施以及它们的运作方式。这包括人员的资格和许可证、从业人员与患者的比率、提供医疗服务的设施和设备的标准，以及医疗保健的组织架构。医疗过程包括患者治疗期间的流程和统筹安排，也就是说，实际上做了什么。是否进行了麻醉前评估并记录？在整个麻醉过程中，是否对患者进行了持续地监测？医疗结果是指患者在接受医疗后的健康状况的变化。质量改进计划的重点是评估和改进这些医疗行为的基本组成部分。

CQI 采用一种系统的方法来识别和提高医疗质量[112,113]。运算符只是复杂系统的一部分。一个重要的基本前提是，不良事件可能是随机或系统错误的结果。随机的错误本质上是难以避免的，随机性失误是无法避免的，专注于修正这些失误是没有意义的。然而，系统错误应该是可控的，并且应该尽量减少这些错误。CQI 基本上是持续评估麻醉实践的过程，以识别系统的问题和实施策略以防止其发生。

一个 CQI 项目可能会把关注点放在不希望发生的结果上，以此来寻找在结构和医疗过程中改善的机会。重点不在于指责，而在于找出不良事件的原因。CQI 项目并没有去调查哪些从业者的患者死亡率最高，而是关注医疗过程和患者死亡率之间的关系。有多少比例的死亡与患者的疾病过程或虚弱的情况有关？这些患者是否接受了合适的麻醉和手术评估？有没有什么可控因素，比如在复苏过程中缺乏帮助？后者可能导致人员资源（结构）或任务（过程）的调整，以确保在任何时候都有充足的人手。

在形式上，CQI 的过程涉及通过持续评估医疗服务的重要方面来明确可改善的地方。这是一个自下而上的过程，由那些真正参与到这个过程中的人员来改进，而不是由管理者自上而下地进行。通过各种方式确定改进的地方，从集中于系统地评价医疗活动的头脑风暴会议到仔细监测质量指标（如发病率和死亡率）。在任何情况下，一旦确定了改进的方向，就会测量和记录其当前的状态。这可能包括结果的测量，如麻醉苏醒延迟或周围神经损伤。然后分析导致这些问题的医疗过程。如果确定了应该需要改进的地方，则进行改进。在适当的时间之后，再次测量状态，以确定是否实际得到改进。关注点可能是继续改进这个过程，或转向一个不同的过程来达到改进的目标。

麻醉结果测量中的困境

医疗质量的改进通常是通过降低不良事件的比例来衡量的。然而，在麻醉中，不良事件相对少见，因此很难进行改进监测。例如，如果一个机构将其手术患者的死亡率从 1‰ 降低到 0.5‰，这一差别在统计学上可能并不显著。换句话说，我们不可能知道结果的变化是由于医疗质量的改变，还是仅仅是随机的波动。在麻醉中许多不良事件是非常罕见的，使它们成为质量改进措施的难题。

为了补充结果测量，CQI 麻醉程序可以集中于关键事件、突发事件和人为错误。关键事件如果没有及时被发现和纠正的话，是造成或有可能造成患者伤害的事件。例如，在造成患者损伤之前，呼吸回路的部分断开可能会被纠正，但却有可能导致低氧脑损伤或死亡。关键事件比不良事件更常见。在针对于提高患者安全及预防损伤的 CQI 质改计划中，可以应用严重事件发生率作为不良麻醉结局的测量标准。

突发事件是单个、孤立的事件，可能反映系统问题。联合委员会对突发事件有一个具体的定义（任何涉及死亡或严重的身体或心理伤害或风险的意外事件），将在以后讨论。一般来说，突发事件可能是一个重大的或令人震惊的关键事件，没有造成患者的伤害，如注射器交换和注射可能致命剂量的药物时被及时发现和治疗，避免灾难。或突发事件可能是未预料的严重伤害，如术中死亡。在这两种情况下，一个 CQI 项目都可以对突发事件进行调查，以发现可能被纠正的系统性问题。例如，一个注射器交换可能会被分析为：混淆或不清楚的药物标签或不必要的药物经常在麻醉车上，为无意识的混淆设置了场景。在死亡病例中，可以分析患者从手术选择到麻醉管理的各个方面，以确定是否可以通过改变医疗服务系统来预防类似的死亡。

1999 年的一份美国政府报告指出，每年有 98 000 名美国人死于医院的医疗事故，这引起了人们的极大关注[114]。人类的错误是不可避免的，但可以通过适当的制度保障加以预防。计划的错误在于使用错误的计划来达到目的。执行的错误在于为完成预定目标的计划行动操作失败。现代麻醉设备的设计有安全保障，如警报系统，以检测可能导致患者损伤的错误。其他的麻醉处理过程也符合人为因素的设计原则，如药物标签的颜色编码。质量改进程序可以识别人为错误，并建立安全系统以协助预防错误。

最近，许多机构实施了"沟通和解决方案"，这些项目已被证明可以显著降低医疗差错的发生率[115]。在这些机构中，当一个错误发生，相关各方（包括医护人员、风险管理、医疗责任保险公司和患者）立即相互沟通，将错误的原因进行彻底调查，患者迅速获得经济赔偿（如果有必要的话），和制定策略防止再次发生类似的错误。这些机构的数据显示，错误的发生率显著降低，诉讼大大减少，患者满意度提高。

联合委员会对质量改进的要求

美国的联合委员会是一个非营利性组织，它是由 20 世纪早期美国外科医师学院倡议发起的。该组织于 1951 年成为评审医院的联合委员会，1987 年该委员会将其评审范围扩大到医院以外的机构，成为认证卫生保健组织的联合委员会。其名称在 2007 年被缩短为联合委员会[116]。虽然医院和外科中心获得联合委员会的认证是自愿的，但在许多州，这是参与医疗补助账单的必要条件。

联合委员会对质量改进活动的要求每年更新一次，并在网上提供。一般而言，医院必须采用一种方法，以循环的方式系统地评估和改进医疗工作中的重要功能、过程及结果。CQI 循环的总体框架是一个过程或功能的设计，性能的测量，通过统计分析或与其他数据源的比较来评估性能度量，进而改进过程或功能。然后循环不断重复着。联合委员会提供必需满足的具体标准，并举例说明

适当的执行措施。这个设计、测量、评估和提高重要功能和过程的性能，其目标是为了提高患者的安全和医疗质量。

联合委员会在国家患者安全目标中的许多具体要求是提纲式的[117]。这些囊括了医院医疗服务的所有方面的要素，包括提供围手术期医疗服务的过程，如药物标示、预防泌尿道和中心静脉导管相关的感染，以及"暂停"的前程序[117]。"暂停"是为了确保整个团队（麻醉医师、外科医师、护理人员）都同意这个程序，患者和程序细节是准确无误的。本章前面所述的手术核查表经常用于此目的。自 2006 年以来，联合委员会会在未通知或短时间通知情况下进行突击视察，检查患者的医疗服务，以确保安全和可接受的做法得到贯彻执行。调查组也可以与任何工作人员讨论机构的政策和程序。虽然授权视察是不可避免的，但 ORYX 执业表现评定机构[118]是一个联合委员会的长期程序，它把视察过程的重点从机构绩效检查时简单的拍摄快照改变为使用 ORYX 工具连续报告绩效数据的过程。与大多数以首字母缩略词而闻名的质量评估的工具不同，ORYX 是以动物的名字命名的，它的迅捷和优雅的外观是为了让人难忘和唤起积极的属性[118]。

联合委员会还要求对所有的哨点事件（任何涉及死亡或严重的身心损害或危险的意外事件）进行根本原因分析[119]。通常由医院方进行医疗事故根本原因分析，通过调研所有相关医疗人员进行复盘，从而发现导致医疗过错的流程漏洞。对错误患者或错误部位进行的任何手术的情况都要进行这种分析。联合委员会发布哨点事件警报，这样卫生保健组织可以从其他机构的经验中学习并预防未来的医疗错误。

替代支付模式和绩效工资

替代支付模式（APM）是指部分从传统的批量驱动的付费服务系统转向其他旨在提高质量、患者价值和医疗服务效率的支付方式。这些模式试图通过将一些负面风险转嫁到供应商身上，使其通过资本化和/或捆绑付款，从而降低成本。一些模式还通过提高供应商的效率来分担成本节约带来的上行风险。医疗赔偿和卫生保健组织对这一趋势进行全面的探索，包括它今后将对麻醉医师产生怎样的潜在影响，这些内容超出了本章的范围，在此处提及是因为它作为形成质量改进方案

的一部分十分重要。

绩效工资（P4P）是一个广泛的术语，它包括旨在通过向医院和卫生保健专业人员提供财政激励措施来衡量和报告卫生保健结果，并满足结果和过程的具体目标和标准的项目和倡议，以提高卫生保健的质量和效率。在私营企业有大量的措施，但历史上最著名的 P4P 项目是 CMS，医院和机构基于价值的采购项目，以及个人卫生专业人员和团体实践的医师质量报告系统（PQRS）。在这些程序中，性能参数被划分为：医疗服务的过程、结构、结果、效率和患者体验。这些项目最初是通过一个公式来引进的，该公式向机构和供应商支付了一定百分比的奖金，用于报告和满足适用的绩效目标。随着程序的发展，对没有报告数据或没有达到绩效目标的参与者进行了负支付调整或处罚。直接适用于围手术期医疗服务的绩效参数只是这些程序中所有参数的一小部分。与围手术期医疗服务相关的各项参数和目标的具体、全面的概要将不一一列举，因为它们已经改变并且将继续改变，这样它们在较长时间内可能不相关。例如，以前的一个长期的绩效参数，也与联合委员会的外科护理改进项目（SCIP）一致，是在切皮前 60 分钟内提供预防性的外科感染预防的抗生素预防措施。这个参数被 CMS 删除，因为依从性接近 100%，所以它不再提供可以区分参与提供者的实践信息[120,121]。

CMS 在 2018 年的后续 P4P 项目将把 PQRS 计划和基于价值的采购项目合并到一个系统中，这一系统是根据联邦医疗保险（Medicare）和 CHIP 再次授权法案（MACRA）创建的。在 10 年的时间里，这个系统将通过绩效奖励（MIPS）激励从业者，或者通过参与 APM 来取代传统的服务付费支付。MIPS 系统将评估从业医生在四个方面的表现：质量、资源使用、有意义地使用认证的 EHR 技术，以及临床实践改进活动，以在 0~100 分的范围内生成综合评分。在 2019 年全面实施该计划后，参与MIPS 的医生将根据其高于或低于平均综合得分的排名，对他们的医疗保险支付进行积极或消极的调整。因为从表面上看，APM 已经被创建，把从业者从基于数量转到基于质量的实践中，所以那些在考核中得到医疗保险支付方认为"大部分"符合 APM 整体要求的从业者将被免除 MIPS 的要求，并将被认为是"合格的 APM 参与者"。

P4P 的概念已经存在了很长时间，有足够证据表明这个概念在达到预期目标的过程中表现得如何。这一证据主要适用于普遍的方案，而不是适用于围手术期医疗服务的具体参数。关于 P4P 计划是否改变了过程和从业者的行为，证据是混淆的，仅有非常有限的数据支持患者结果得到了改善。英国的一项研究发现，在引入 P4P 倡议后，肺炎死亡率有所降低[122]。然而，美国的一项大型研究并没有显示任何类似的改进[123]，系统综述[124]并未找到任何证据证明 P4P 计划的有效性。一些调查人员认为，医疗文件和医疗服务之间存在很大的差距[125]，P4P 鼓励从业者更多地关注某些医疗方面的文件，但可能会将资源和精力从实际的医疗服务中转移出来[121]。尽管目前缺乏证据证明这些措施的有效性，但 MACRA 和 MIPS 将确保它们仍将是卫生保健领域的一部分，麻醉学家应该采取积极的方法，对未来的 P4P 项目进行整改。

麻醉质量研究机构（AQI）开发了全国麻醉临床结果注册表（NACOR），可以作为麻醉医师的基准资源。AQI 是 ASA 在 2009 年批准的资源[126]。AQI 的发展是为了帮助从业者保持认证和符合更新的标准，并收集案例电子信息。NACOR是通过定期从信息系统（电子账单和健康记录、her、AIMS 等），直接转移到收集数据的注册表。可以使用 NACOR 数据来满足当前的 CMS P4P 评估。NACOR 注册表是一个丰富的数据，可用于未来的结果分析，可用于个人基准评估、比较医疗质量、保证许可和认证，以及临床研究。通过NACOR，可以分析获得的数据（人口统计学、具体案例数据、结果数据和风险校正数据），进而改进医疗保健质量。

职业责任

本节讨论医疗责任的基本概念。关于责任问题的更详细的讨论和诉讼过程的步骤，以及医生在被起诉时应怎样采取适当行动，在《ASA 手册》中职业责任章节中可查询[127]。

侵权行为系统

虽然医生可能会以专业的身份参与到刑事案件中，但他们更普遍地参与到民事案件中。民法大体上分为合同法和侵权法。侵权行为可以宽泛地定义为民事不法行为；过失行为是一种侵权行为。渎职实际上指的是任何专业的不当行为，但其在法律上的使用通常是指职业过失。

要想在医疗事故中胜诉，患者原告必须证实四件事：

1. 职责：麻醉医师对患者负有责任。

2. 违反职责：麻醉医师未能履行其职责。

3. 因果关系：麻醉医师的行为与由此造成的伤害之间存在相当密切的因果关系。

4. 损害：因违背医疗服务标准而造成的实际损害。

如果这四个条件中有任何一项不成立，都可能导致裁定利于麻醉医师被告

职责

作为一名医生，麻醉医师在医患关系成立时就对患者负有一种责任。当术前访视时麻醉医师同意为患者提供麻醉时，对患者的责任已经建立。在普遍情况下，麻醉医师对患者的责任是遵守治疗标准。由于几乎不可能对医疗实践的所有方面和所有可能的情况制定具体的标准，法院已经形成一个合理、严谨的"医生"概念。所有的专业领域，都会有一个国家标准取代地方标准。

违反职责

在医疗事故中，专家证人将审查案件的医疗记录，并确定麻醉医师在具体情况下是否采取了合理谨慎的行为，并履行了对患者的责任。如果他们发现麻醉医师做了一些本不该做的事情，或者未做一些本该做的事情，那就意味着麻醉医师违反了遵守医疗标准的职责。所以，胜诉的第二个条件就满足了。

因果关系

法官关注的是：违反职责是否造成伤害的直接原因。如果违反职责导致伤害的可能性较高，这个条件就会得到满足。有两个常见的测试用来建立因果关系。第一个是假如测试，第二个是实质性因素测试。假如作为被告的麻醉医师履行了职责，伤害是否会发生；或者麻醉医师的行为有既往数据证实是造成伤害的一个重要因素：那么直接因果关系就建立了。虽然证明因果关系的举证责任通常会落在患者身上，但在特殊情况下，它可能会被归为作为被告的医师的事实自证（简单地说，是"对事实进行自我辩护"）。这项举证需要证明以下几点：

1. 这种伤害通常不会发生在没有过失的情况下。

2. 这种伤害必须由麻醉医师的个人行为导

致的。

3. 伤害不应归咎于任何患者的因素。

4. 事件相关的证据掌控于麻醉医生手中而非患者。

由于麻醉医生使患者对环境失去感知以及失去自我保护能力，因此麻醉相关医疗事故诉讼案中，会启用"事实本身说明问题"原则。如果原告能够成功地辩称，在没有过失的情况下不会发生伤害，那么被告的麻醉医师必须证明他/她在案件中并非疏忽大意。

损害

法律允许三种不同类型的损害。一般的损害是指那些直接导致伤害的疼痛。特殊损害是指造成的实际损害，如医疗费用、收入损失和丧葬费用。惩罚性损害赔偿的目的是惩罚重大过失、肆意妄为、欺诈或故意。在医疗事故中，惩罚性赔偿是极其罕见的。发生重大过失更可能的结果是丧失实施麻醉的执照。在极端情况下，可能会对医生提起刑事诉讼，尽管这很罕见。赔偿金额的确定通常是基于原告在没有过失的情况下的一些评估。原告的律师通常会收取一定比例的赔偿金，因此，他们会寻求最大限度地获取该赔偿。一些州已经立法限制损害赔偿金额。对于普通的医疗损伤案件，赔偿金额会设置上限；但某些州对恶性的医疗过错也设置了赔偿上限。

医疗标准

由于医疗事故通常涉及的问题超出了陪审员和法官的理解范围，法院通过专家证人的证词确立了特定案件的医疗标准。这些证人不同于事实证人，主要是他们可以发表意见。初审法院的法官在决定证人是否有资格成为专家时，可全权决定。尽管任何有执照的医生都可能是专家，但在证人的教育和培训、个人执业的性质和范围、会员资格和附属机构以及论文发表方面，都将进行评估。收集这些资料的目的不仅是为了确定证人的资格，以便提供专家证词，而且还要确定法庭对该证词的重视程度。在许多情况下，诉讼的成功主要取决于专家证人的声望和可信度。

遗憾的是，专家们倾向于将严重的伤害与不适当的治疗联系起来（如"糟糕的结果意味着糟糕的治疗"的偏见）。为了探索损伤严重程度对治疗标准评估的影响，112 名执业麻醉医生评判 21 个不良麻醉案例中的麻醉方案是否恰当[128]。每个病例的原始效果可能是暂时的，也可能是永久性的。

把每一个原始的案例，都匹配一个替代案例，其在每一个方面都是相同的，只有严重程度被替换成相反的结果。参与评审的麻醉医生在每个案例中都判定了治疗标准。结果发现：对损伤严重程度的认识使得治疗的适当性判断产生了显著的负向效果[128]。当不良结果由临时变为永久时，适当的治疗评分比例会下降。这些结果表明，评估标准的结果偏差可能会导致赔偿的频率和数目的增加。

在某些情况下，治疗标准也可由公布的指南、医院或部门的政策、教科书和专著决定。一些医学专业团体小心翼翼地避免将术语标准应用于他们的指导方针，希望不会产生任何有约束力的行为或强制实践。标准和指南的本质区别在于，指南需要被遵守，而标准必须被遵守。ASA 在他们的网站中有一个可搜索所有标准、指南、和实践参数的数据库[67]。同样，ASA 在其网站上也有大量的质量改进和实践管理的材料[129]。

麻醉相关诉讼的原因

相对来说，只有很小部分的不良事件会以诉讼行为收场。据估计，在 25 例患者损伤中，有不到 1 人会发生医疗事故诉讼[130]。自 1985 年以来，

ASA 专业委员会在全国范围内对麻醉医师除牙齿损伤外的医疗事故索赔进行了分析（即封闭索赔项目）[131-133]。尽管大多数的医疗事故索赔仍与手术麻醉有关，产科麻醉、急性疼痛管理和慢性疼痛管理在麻醉索赔也占了 1/3（图 4-1）。

在 21 世纪，麻醉相关的医疗事故的主要伤害是死亡（30%）、神经损伤（22%）、永久性脑损伤（10%）和气道损伤（6%）（图 4-2）。烧灼伤，尤其

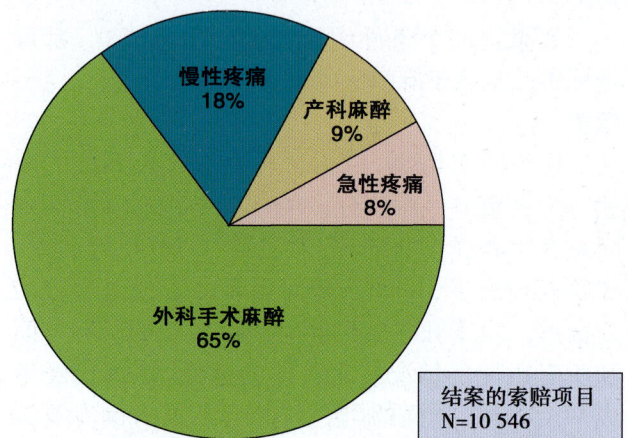

图 4-1　2000 年或以后的医疗事故索赔中各种麻醉类型比例
大多数索赔都与外科手术麻醉有关。结案的索赔项目（n=10 546）

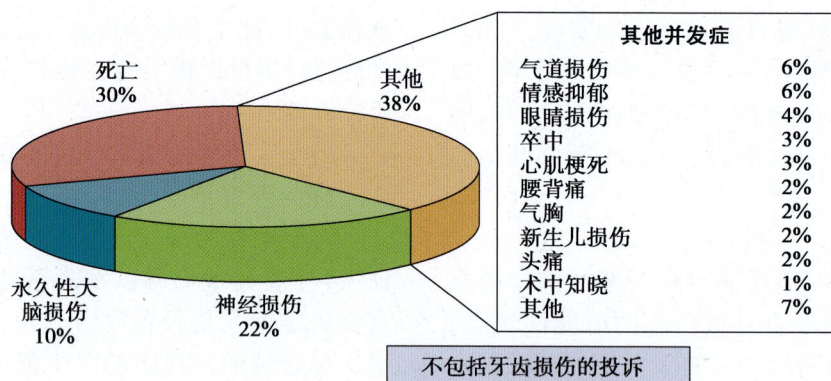

图 4-2　2000 年或以后的医疗事故索赔中最常见的损伤
牙齿和义齿的损伤除外。结案的麻醉索赔项目（n=10 546）

是在监测麻醉期间，比前几十年有所增加[134,135]。造成死亡和永久性脑损伤的主要原因是气道管理（如通气不足、插管困难、过早拔管）和其他并发症，如肺栓塞、不适当的液体治疗、卒中、出血和心肌梗死[136]。神经损伤，尤其是尺神经，即使有很明确的定位，也经常发生[137,138]。神经损伤也是神经阻滞麻醉术后最常见的并发症[139]。脊髓损伤是 20 世纪 90 年代对麻醉科医师造成索赔的最常见原因[137]。

慢性疼痛管理是麻醉科医师遭遇治疗不当索赔日益增加的来源之一[133,140,141]。在 21 世纪，对颈椎非神经损毁性注射是最常见的慢性疼痛的治疗，占了疼痛治疗索赔的 27%。而永久性神经损伤，通常是脊髓，占了颈椎治疗索赔的 54%[141,142]。药物治疗占慢性疼痛治疗索赔的 17%，死亡是最常见的结果[141,143]。腰椎注射比例逐年下降，其占了疼痛治疗索赔的 17%，永久性神经损伤占了其中的 26%[141]。与此同时，随着时间的推移，与植

入设备相关的索赔要求增加了，这一数字占了疼痛治疗索赔的 16%[141]。

倘若出现一种不好的结果，麻醉医师很可能会成为诉讼的目标，因为医生和患者的关系通常是脆弱的。患者很少选择麻醉科医生，术前的访问时间很短，而在术前看到患者的麻醉医师可能不会真正对患者实施麻醉。麻醉科医生和外科医生之间的沟通常常缺乏，而外科医生则倾向于"指责麻醉"。除此之外，当出现不良事件时，麻醉科医生通常会和外科医生一起被起诉。即使结果与麻醉管理没有任何关系，这也可能发生。然而，如前所述，有越来越多的证据表明，早期向患者充分披露不良事件，如可能最好是由受过披露流程方面专业培训的人员进行，可以显著降低医疗事故索赔的发生率[85, 100, 115]。

被起诉时需要做什么

当原告的律师向法院起诉时，诉讼就开始了。然后，麻醉医师会接到投诉和传票，要求对该投诉做出答复。在此之前，诉讼仍未生效。在收到投诉后，麻醉医师必须立即通知保险公司或法务人员。

在这一点上的具体行动包括：

1. 不要与任何人讨论这个案件，包括可能涉及的同事、手术室的人员或朋友（尽管在许多司法管辖区，法院会对一名在不良后果发生后很快就告知患者的医生表示赞许，并给予同情和道歉，而不必承认其有罪）[115]。

2. 不要更改任何记录。

3. 收集所有相关的记录，包括一份麻醉记录、账单和有关案件的信函。

4. 将所有关于案件的回忆记录下来。

5. 与保险公司提供的律师充分合作。

麻醉医师必须与律师一起完成的第一个任务是准备对该投诉的答复。诉状中包含了某些事实和指控，被告辩护人可能同意或不同意。辩护律师依赖于麻醉医生完全坦白的表述来准备对指控的答复。医生应该愿意告知其律师案件相关的医学事实，尽管大多数医疗事故律师会有医学经验。

医疗事故诉讼的下一个阶段称作举证。举证的目的是在审判前收集事实和澄清问题。在所有可能的情况下，麻醉医师最初会收到书面的询问，这将要求真实的信息。在与辩护律师协商时，应以书面形式回答讯问，因无意或粗心的表述会在以后变得麻烦。

口供是举证的第二种途径。被告麻醉医师不能作为事实证人，将由其他麻醉医师作为专家证人，并从他们那里获得证词。明智的做法是，被告麻醉医师推荐领域内全国公认的专家，这可能非常有价值，但不能是他的私人朋友或站在他的辩护立场。

原告的律师，而不是辩护律师，将会对麻醉医师不利。尽管证词明显随意，麻醉医师必须时刻意识到，在举证中所说的分量和在法庭上所说的一样重要。通过回顾个人笔记、麻醉记录和病历，对证词的真实性做好准备是很重要的。医生应该穿着正式和专业，因为外观和形象非常重要。对方时刻在评估这位医生，看他或她将如何面对诉讼。只回答被问到的问题，不要主动提供信息。在准备证词时要依靠律师的协助。

法庭上将会有来自专家证人的证词，包括原告和被告。麻醉医师应该与他或她的律师合作提出问题和反驳。对于案件医学背景越了解的律师，越能明白麻醉医师在案件中为何要这样处理及其他可能的方案，越能应对证人专家的询问。如果案件中医生存在一定功劳且损失较小，或者如果证据确凿，那么很可能会有和解方案。因此，即使医生相信他们是完全无辜的，没有任何不当行为，他们也不应该对案例生气或愤怒：这仅仅是钱的问题，不是医疗问题。

如果调解阶段未解决问题，将会进行审判。在美国，只有大约 20% 的渎职案件需要达到陪审团审判的地步。只有那些双方都认为自己能赢，而且可能会产生重大财务影响的案件，才会进行审判。

如果一个问题的答案是未知的，那就避免猜测。如果记不起具体的事实，那就坦白承认。没人能指望你能记住几年前发生的全部事情。

被告医生在整个审判过程中需要在场，即使没有出庭作证，也应该正装出席。愤怒、悔恨或敌意会伤害法庭上的医生。医生应该能够不使用笔记或文档的情况下提供他或她的证词。如果有必要参考医疗记录时，它将被认为是证据。麻醉医师的目标是让人相信，他或她在这个案件中表现得像任何其他称职而谨慎的麻醉医师一样。

重要的是要记住，医疗事故中的证据只意味着"更有可能"。原告患者必须"证明"四个过失的要素，而不是绝对的确定性，只需超过 50% 的概率。从积极的方面来看，这意味着被告麻醉医师只需要表明他或她的行动，更有可能是在一个可接受的医疗处置范围内。

致谢

感谢 Cheney FW 和 kroll DA，本章的部分内容仍然保留了他们以前的版本。

（刘建 译，刘克玄 校）

参考文献

1. Beecher HK, Todd DP. A study of the deaths associated with anesthesia and surgery: based on a study of 599,548 anesthesias in 10 institutions 1948–1952, inclusive. *Ann Surg.* 1954;140:2–35.
2. Flick RP, Sprung J, Harrison TE, et al. Perioperative cardiac arrests in children between 1988 and 2005 at a tertiary referral center: a study of 92,881 patients. *Anesthesiology.* 2007;106:226–237.
3. Newland MC, Ellis SJ, Lydiatt CA, et al. Anesthetic-related cardiac arrest and its mortality: a report covering 72,959 anesthetics over 10 years from a US teaching hospital. *Anesthesiology.* 2002;97:108–115.
4. Lagasse RS. Anesthesia safety: Model or myth? A review of the published literature and analysis of current original data. *Anesthesiology.* 2002;97:1609–1617.
5. Morray JP, Geiduschek JM, Ramamoorthy C, et al. Anesthesia-related cardiac arrest in children: initial findings of the Pediatric Perioperative Cardiac Arrest (POCA) Registry. *Anesthesiology.* 2000;93:6–14.
6. Li G, Warner M, Lang BH, et al. Epidemiology of anesthesia-related mortality in the United States, 1999–2005. *Anesthesiology.* 2009;110(4):759–765.
7. Ellis SJ, Newland MC, Simonsen JA, et al. Anesthesia-related cardiac arrest. *Anesthesiology.* 2014;120;829–838.
8. Bainbridge D, Martin J, Arango M, et al. Perioperative and anesthesia-related mortality in developed and developing countries: a systematic review and meta-analysis. *Lancet.* 2012;380:1075–1081.
9. Biboulet P, Aubas P, Dubourdieu J, et al. Fatal and non fatal cardiac arrests related to anesthesia. *Can J Anaesth.* 2001;48:326–328.
10. Eagle CC, Davis NJ. Report of the Anaesthetic Mortality Committee of Western Australia 1990–1995. *Anaesth Intensive Care.* 1997;25:51–59.
11. Khan M, Khan FA. Anesthetic deaths in a developing country. *Middle East J Anesthesiol.* 2007;19:159–172.
12. Ahmed A, Ali M, Khan M, et al. Perioperative cardiac arrests in children at a university teaching hospital of a developing country over 15 years. *Paediatr Anaesth.* 2009;19:581–586.
13. Davis NJ, ed. *Anaesthesia Related Mortality in Australia 1994. Report of the Committee convened under the auspices of the Australian and New Zealand College of Anaesthetists.* Melbourne: Capitol Press; 1999.
14. Kawashima Y, Takahashi K, Suzuki M, et al. Anesthesia-related mortality and morbidity over a 5-year period in 2,363,038 patients in Japan. *Acta Anaesthesiol Scand.* 2003;47:809–817.
15. Arbous MS, Grobbee DE, van Kleef JW, et al. Mortality associated with anaesthesia: a qualitative analysis to identify risk factors. *Anaesthesia.* 2001; 56:1141–1153.
16. Braz LG, Modolo NSP, do Nascimento P, et al. Perioperative cardiac arrest: a study of 53,718 anaesthetics over 9 yr from a Brazilian teaching hospital. *Br J Anaesth.* 2006;96:569–575.
17. Lienhart A, Auroy Y, Pequignot F, et al. Survey of anesthesia-related mortality in France. *Anesthesiology.* 2006;105:1087–1097.
18. Kawashima Y, Seo N, Morita K, et al. Annual study of perioperative mortality and morbidity for the year of 1999 in Japan: THE outlines report of the Japan Society of Anesthesiologists Committee on Operating Room Safety (in Japanese). *Masui.* 2001;50:1260–1274.
19. Irita K, Kawashima Y, Iwao Y, et al. Annual mortality and morbidity in operating rooms during 2002 and summary of morbidity and mortality between 1999 and 2002 in Japan: a brief review (in Japanese). *Masui.* 2004;53:320–335.
20. Charuluxananan S, Chinachoti T, Pulnitiporn A, et al. The Thai Anesthesia Incidents Study (THAI Study) of perioperative death: ANALYSIS of risk factors. *J Med Assoc Thai.* 2005;88(7):S30–S40.
21. Gibbs N, ed. *Safety of Anaesthesia: A Review of Anaesthesia-Related Mortality Reporting in Australia and New Zealand 2003–2005. Report of the mortality working group convened under the auspices of the Australian and New Zealand College of Anaesthetists.* Melbourne: Australian and New Zealand College of Anaesthetists; 2009.
22. Rukewe A, Fatiregun A, Osunlaja TO. Cardiac arrest during anesthesia at a university teaching hospital in Nigeria. *Niger J Clin Pract.* 214;17:28–31.
23. Gonzalez LP, Braz JR, Modolo MP, et al. Pediatric perioperative cardiac arrest and mortality: a study from a tertiary teaching hospital. *Pediatr Crit Care Med.* 2014;18:878–884.
24. van der Griend BF, Lister NA, McKenzie IM, et al. Postoperative mortality in children after 101,885 anesthetics at a tertiary pediatric hospital. *Anesth Analg.* 2011;112:1440–1447.
25. de Bruin L, Pasma W, van der Werff DBM, et al. Perioperative hospital mortality at a tertiary paediatric institution. *Br J Anaesth.* 2015;115:608–615.
26. Brull R, McCartney CJ, Chan VW, et al. Neurological complications after regional anesthesia: contemporary estimates of risk. *Anesth Analg.* 2007;104:965–974.
27. Warner MA, Warner DO, Matsumoto JY, et al. Ulnar neuropathy in surgical patients. *Anesthesiology.* 1999;90:54–59.
28. Warner MA, Warner DO, Harper CM, et al. Lower extremity neuropathies associated with lithotomy positions. *Anesthesiology.* 2000;93:938–942.
29. Welch MB, Brummett CM, Welch TD, et al. Perioperative peripheral nerve injuries: a retrospective study of 380,680 cases during a 10-year period at a single institution. *Anesthesiology.* 2009;111:490–497.
30. Auroy Y, Benhamou D, Bargues L, et al. Major complications of regional anesthesia in France: the SOS Regional Anesthesia Hotline Service. *Anesthesiology.* 2002;97:1274–1280.
31. de Sèze MP, Sztark F, Janvier G, et al. Severe and long-lasting complications of the nerve root and spinal cord after central neuraxial blockade. *Anesth Analg.* 2007;104:975–979.
32. Sites BD, Taenzer AH, Herrick MD, et al. Incidence of local anesthetic systemic toxicity and postoperative neurologic symptoms associated with 12,668 ultrasound-guided nerve blocks: an analysis from a prospective clinical registry. *Reg Anesth Pain Med.* 2012;37:478–482.
33. Barrington MJ, Watts SA, Gledhill SR, et al. Preliminary results of the Australasian Regional Anaesthesia Collaboration: a prospective audit of more than 7000 peripheral nerve and plexus blocks for neurologic and other complications. *Reg Anesth Pain Med.* 2009;34:534–541.
34. Errando CL, Sigl JC, Robles M, et al. Awareness with recall during general anesthesia: a prospective observational evaluation of 4001 patients. *Br J Anaesth.* 2008;101:178–185.
35. Sandin RH, Enlund G, Samuelsson P, et al. Awareness during anaesthesia: a prospective case study. *Lancet.* 2000;355:707–711.
36. Sebel PS, Bowdle TA, Ghoneim MM, et al. The incidence of awareness during anesthesia: a multicenter United States study. *Anesth Analg.* 2004;99:833–839.
37. Avidan MS, Zhang L, Burnside BA, et al. Anesthesia awareness and the bispectral index. *N Engl J Med.* 2008;358:1097–1108.
38. Xu L, Wu AS, Yue Y. The incidence of intra-operative awareness during general anesthesia in China: a multi-center observational study. *Acta Anaesthesiol Scand.* 2009;53:873–882.
39. Mashour GA, Shanks A, Tremper KK, et al. Prevention of intraoperative awareness with explicit recall in an unselected surgical population: a randomized comparative effectiveness trial. *Anesthesiology.* 2012;117:717–725.
40. Pandit JJ, Cook TM, Jonker WR, et al. A national survey of anaesthetists (NAP5 Baseline) to estimate an annual incidence of accidental awareness during general anaesthesia in the UK. *Br J Anaesth.* 2013;110:501–509.
41. Pandit JJ, Andrade J, Bogod DG, et al. 5th National Audit Project (NAP5) on accidental awareness during general anaesthesia: summary of main findings and risk factors. *Br J Anaesth.* 2014;113:549–559.
42. Chang SH, Miller NR. The incidence of vision loss due to perioperative ischemic optic neuropathy associated with spine surgery: the Johns Hopkins experience. *Spine.* 2005;30:1299–1302.
43. Warner ME, Warner MA, Garrity JA, et al. The frequency of perioperative vision loss. *Anesth Analg.* 2001;93:1417–1421.
44. Roth S, Thisted RA, Erickson JP, et al. Eye injuries after nonocular surgery: a study of 60,965 anesthetics from 1988 to 1992. *Anesthesiology.* 1996;85:1020–1027.
45. Patil CG, Lad EM, Lad SP, et al. Visual loss after spine surgery: a population-based study. *Spine.* 2008;33:1491–1496.
46. Holy SE, Tsai JH, McAllister RK, et al. Perioperative ischemic optic neuropathy: a case control analysis of 126,666 surgical procedures at a single institution. *Anesthesiology.* 2009;110:246–253.
47. Shen Y, Drum M, Roth S. The prevalence of perioperative visual loss in the United States: a 10-year study from 1996 to 2005 of spinal, orthopedic, cardiac, and general surgery. *Anesth Analg.* 2009;109:1534–1545.
48. Warner ME, Fronapfel PJ, Hebl JR, et al. Perioperative visual changes. *Anesthesiology.* 2002;96:855–859.
49. Nandyala SV, Marquez-Lara A, Fineberg SJ, et al. Incidence and risk factors for perioperative visual loss after spine fusion. *Spine J.* 2014;14:1866–1872.
50. Martin DP, Weingarten TN, Gunn PW, et al. Performance improvement system and postoperative corneal injuries: incidence and risk factors. *Anesthesiology.* 2009;111:320–326.
51. Yu HD, Chou AH, Yang MW, et al. An analysis of perioperative eye injuries after nonocular surgery. *Acta Anaesthesiol Taiwan.* 2010;48:122–129.
52. Kara-Junior N, Espindola RF, Valverde Filho J, et al. Ocular risk management in patients undergoing general anesthesia: an analysis of 39,431 surgeries. *Clinics (Sao Paulo).* 2015;70:541–543.
53. Warner ME, Benenfeld SM, Warner MA, et al. Perianesthetic dental injuries: frequency, outcomes, and risk factors. *Anesthesiology.* 1999;90:1302–1305.
54. Newland MC, Ellis SJ, Peters KR, et al. Dental injury associated with anesthesia: a report of 161,687 anesthetics given over 14 years. *J Clin Anesth.* 2007; 19:339–345.
55. Adolphs N, Kessler B, von Heyman C, et al. Dentoalveolar injury related to general anaesthesia: a 14 years review and a statement from the surgical point of view based on a retrospective analysis of the documentation of a university hospital. *Dent Traumatol.* 2011;27:10–14.
56. Vogel J, Stubinger S, Kaufmann M, et al. Dental injuries resulting from tracheal intubation—a retrospective study. *Dent Traumatol.* 2009;25:73–77.
57. Gaudio RM, Barbieri S, Feltracco P, et al. Traumatic dental injuries during anaesthesia. Part II: medico-legal evaluation and liability. *Dent Traumatol.* 2011;27:40–45.
58. Martin LD, Mhyre JM, Shanks AM, et al. 3,423 emergency tracheal intuba-

tions at a university hospital: airway outcomes and complications. *Anesthesiology.* 2011;114:42–48.

59. Vallejo MC, Best MW, Phelps AL, et al. Perioperative dental injury at a tertiary care health system: an eight-year audit of 816,690 anesthetics. *J Healthcare Risk Manag.* 2012;31:25–32.

60. Mourao J, Neto J, Luis C, et al. Dental injury after conventional direct laryngoscopy: a prospective observational study. *Anaesthesia.* 2013;68:1059–1065.

61. The Postoperative Visual Loss Study Group. Risk factors associated with ischemic optic neuropathy after spinal fusion surgery. *Anesthesiology.* 2012;116:15–24.

62. Avidan MS, Evers AS. The fallacy of persistent postoperative cognitive decline. *Anesthesiology.* 2016;124:255–258.

63. Dokkedal U, Hansen TG, Rasmussen LS, et al. Cognitive functioning after surgery in middle-aged and elderly Danish twins. *Anesthesiology.* 2016;124: 312–321.

64. Davidson AJ, Disma N, de Graff JC, et al. Neurodevelopmental outcome at 2 years of age after general anaesthesia and awake-regional anaesthesia in infancy (GAS): an international multicentre, randomized controlled trial. *Lancet.* 2016;387:239–250.

65. Committee on Quality of Health Care in America, Institute of Medicine. *Crossing the Quality Chasm, A New Health System for the 21st Century.* Washington, DC: National Academy Press; 2001.

66. Gaba DM, Maxwell M, DeAnda A. Anesthetic mishaps: breaking the chain of accident evolution. *Anesthesiology.* 1987;66:670–676.

67. Standards & Guidelines. American Society of Anesthesiologists website http://asahq.org/quality-and-practice-management/standards-and-guidelines. Accessed February 19, 2016.

68. Krombach JW, Marks JD, Dubowitz G, et al. Development and implementation of checklists for routine anesthesia care: a proposal for improving patient safety. *Anesth Analg.* 2015;121:1097–1103.

69. Provonost P, Needham D, Berenholtz S, et al. An intervention to decrease catheter-related bloodstream infections in the ICU. *N Engl J Med.* 2006;355: 2725–2732.

70. American Society of Anesthesiologists (ASA). Task Force on Central Venous Access: practice guidelines for central venous access. *Anesthesiology.* 2012;116: 539–573.

71. Neal JM, Hsiung RL, Mulroy MF, et al. ASRA checklist improves trainee performance during a simulated episode of local anesthetic systemic toxicity. *Reg Anesth Pain Med.* 2012;37:8–15.

72. Ziewacz JE, Arriaga AF, Bader AM, et al. Crisis checklists for the operating room: development and pilot testing. *J Am Coll Surg.* 2011;213:212–219.

73. Arriga AF, Bader AM, Wong JM, et al. Simulation-based trial of surgical trial checklists. *N Engl J Med.* 2013;368:246–253.

74. Haynes AB, Weiser TG, Berry WR, et al. A surgical safety checklist to reduce morbidity and mortality in a global population. *N Engl J Med.* 2009;360: 491–499.

75. Tscholl DW, Weiss M, Kolbe M, et al. An anesthesia preinduction checklist to improve information exchange, knowledge of critical information, perception of safety, and possibly perception of teamwork in anesthesia teams. *Anesth Analg.* 2015;121:948–956.

76. Etchells E, Ferrari M, Kiss A, et al. Informed decision-making in elective major vascular surgery: analysis of 145 surgeon-patient consultations. *Can J Surg.* 2011;54:173–178.

77. Ankuda CK, Block SD, Copper Z, et al. Measuring critical deficits in shared decision making before elective surgery. *Patient Educ Couns.* 2014;94:328–333.

78. Whittle J, Conigliaro J, Good CB, et al. Understanding of the benefits of coronary revascularization procedures among patients who are offered such procedures. *Am Heart J.* 2007;154:662–668.

79. Posner KL, Severson JR, Domino KB. The role of informed consent in patient complaints: Reducing hidden health system costs and improving patient engagement through shared decision-making. *J Healthcare Risk Manag.* 2015; 35:38–45.

80. Hickson GB, Jenkins DA. Identifying and addressing communication failures as a means of reducing unnecessary malpractice claims. *NC Med J.* 2007;68: 362–364.

81. Pichert JW, Moore IN, Karrass J, et al. An intervention model that promotes accountability: peer messengers and patient/family complaints. *Jt Comm J Qual Patient Saf.* 2013;39:435–446.

82. Charles C, Gafni A, Whelan T. Shared decision-making in the medical encounter: what does it mean? (Or it takes at least two to tango). *Soc Sci Med.* 1997;44:681–692.

83. Cooper Z, Sayal P, Abbett SK, et al. A conceptual framework for appropriateness in surgical care: reviewing past approaches and looking ahead to patient-centered shared decision making. *Anesthesiology.* 2015;123: 1450–1454.

84. Fowler FJ Jr, Levin CA, Sepucha KR. Informing and involving patients to improve the quality of medical decisions. *Health Aff.* 2011;30:699–706.

85. Souter KJ, Gallagher TH. The disclosure of unanticipated outcomes of care and medical errors: what does this mean for anesthesiologists? *Anesth Analg.* 2012;114:615–621.

86. Hillestad R, Bigelow J, Bower A, et al. Can electronic medical record systems transform health care? Potential health benefits, savings and costs. *Health Aff (Millwood).* 2005;24:1103–1117.

87. McLellan S, Galvin M, McMaugh D. Benefits measurement from the use of an automated anaesthetic record keeping system (AARK). *Electron J Health Inform.* 2011;6(1):e6.

88. Chaudhry B, Wang J, Wu S, et al. Systematic review: impact of health information technology on quality, efficiency, and costs of medical care. *Ann Intern Med.* 2006;144:742–752.

89. Reich DL, Kahn RA, Wax D, et al. Development of a module for point-of-care charge capture and submission using an anesthesia information management system. *Anesthesiology.* 2006;105:179–186.

90. Spring SF, Sandberg WS, Anupama S, et al. Automated documentation error detection and notification improves anesthesia billing performance. *Anesthesiology.* 2007;106:157–163.

91. Wanderer JP, Sandberg WS, Ehrenfeld JM. Real-time alerts and reminders using information systems. *Anesthesiol Clin.* 2011;29:389–396.

92. Nair BG, Grunzweig K, Peterson GN, et al. Intraoperative blood glucose management: impact of a real-time decision support system on adherence to institutional protocol. *J Clin Monit Comput.* 2015.

93. Nair BG, Newman SF, Peterson GN, et al. Feedback mechanisms including real-time electronic alerts to achieve near 100% timely prophylactic antibiotic administration in surgical cases. *Anesth Analg.* 2010;111:1293–1300.

94. Nair BG, Horibe M, Newman SF, et al. Anesthesia information management system-based near real-time decision support to manage intraoperative hypotension and hypertension. *Anesth Analg.* 2014;118:206–214.

95. Vigoda MM, Lubarsky DA. Failure to recognize loss of incoming data in an anesthesia record-keeping system may have increased medical liability. *Anesth Analg.* 2006;102:1798–1802.

96. Miller AR, Tucker CE. Electronic discovery and the adoption of information technology. *J Law Econ Organ.* 2014;30:217–243.

97. Mangalmurti SS, Murtagh L, Mello MM. Medical malpractice liability in the age of electronic health records. *N Engl J Med.* 2010;363:2060–2067.

98. Virapongse A, Bates DW, Shi P, et al. Electronic health records and malpractice claims in office practice. *Arch Intern Med.* 2008;168:2362–2367.

99. Vigoda MM, Lubarsky DA. The medicolegal importance of enhancing timeliness of documentation when using an anesthesia information system and the response to automated feedback in an academic practice. *Anesth Analg.* 2006;103:131–136.

100. Gallagher TH, Studdert D, Levinson W. Disclosing harmful medical errors to patients. *N Engl J Med.* 2007;356:2713–2719.

101. Kachalia A, Bates DW. Disclosing medical errors: the view from the USA. *Surgeon.* 2014;12:64–67.

102. Studdert DM, Mello M, Gawande AA, et al. Disclosure of medical injury to patients: an improbable risk management strategy. *Health Aff.* 2007;26:215–226.

103. Mello MM, Gallagher TH. Malpractice reform: opportunities for leadership by health care institutions and liability insurers. *N Engl J Med.* 2010;362:1353–1356.

104. Boothman RC, Blackwell AC, Campbell DA, et al. A better approach to medical malpractice claims? The University of Michigan experience. *J Health Life Sci Law.* 2009;2:125–159.

105. Quinn RE, Iechler MC. The 3Rs Program: the Colorado experience. *Clin Obstet Gynecol.* 2008;51:709–718.

106. Ethical Guidelines of the Anesthesia Care of Patients with Do-Not-Resuscitate Orders or Other Directives That Limit Treatment. American Society of Anesthesiologists website. http://www.asahq.org/~/media/sites/asahq/files/public/resources/standards-guidelines/ethical-guidelines-for-the-anesthesia-care-of-patients.pdf. Updated October 16, 2013. Accessed February 19, 2016.

107. Lawson T, Ralph C. Perioperative Jehovah's Witnesses: a review. *Br J Anaesthesia.* 2015;115(5):676–687.

108. National Practitioner Data Bank for Adverse Information on Physicians and Other Health Care Practitioners. Code of Federal Regulations. Title 45, Subtitle A, Subchapter A, Part 60 (2002). http://www.ecfr.gov/cgi-bin/text-idx?tpl = /ecfrbrowse/Title45/45cfr60_main_02.tpl. Accessed February 19, 2016.

109. Baldwin LM, Hart LG, Oshel RE, et al. Hospital peer review and the National Practitioner Data Bank: clinical privileges action reports. *JAMA.* 1999;282:349–355.

110. Health Resources and Services Administration (HRSA), HHS. National Practitioner Data Bank for adverse information on physicians and other health care practitioners: reporting on adverse and negative actions. Final rule. *Fed Regist.* 2010;75(18):4655–4682.

111. Donabedian A. The quality of care: how can it be assessed? *JAMA.* 1988;260: 1743–1748.

112. Deming WE. *Out of the Crisis.* Cambridge: Massachusetts Institute of Technology; 1986.

113. Juran JM. *Juran on Planning for Quality.* New York: Free Press; 1988.

114. Kohn LT, Corrigan JM, Donaldson MS, eds. Committee on Quality of Health Care in America, Institute of Medicine. *To Err Is Human: Building a Safer Health System.* Washington, DC: National Academy Press; 1999.

115. Mello MM, Boothman RC, McDonald T, et al. Communication and resolution programs: the challenges and lessons learned from six early adopters. *Health Aff.* 2014;1;11–19.

116. Roberts JS, Coale JG, Redman RR. A history of the Joint Commission on Accreditation of Hospitals. *JAMA.* 1987;258:936–940.

117. National patient safety goals. The Joint Commission website. http://www.jointcommission.org/standards_information/npsgs.aspx. Accessed February 19, 2016.

118. What does "ORYX" stand for? The Joint Commission website. March 29, 2013. https://manual.jointcommission.org/Manual/Questions/UserQuestion100049. Accessed February 19, 2016.

119. Sentinel event policy and procedures. The Joint Commission website. http://www.jointcommission.org/Sentinel_Event_Policy_and_Procedures./ Updated January 6, 2016. Accessed February 19, 2016.

120. Hospital value-based purchasing. The Centers for Medicare & Medicaid Services website. https://www.cms.gov/Medicare/Quality-Initiatives-Patient-Assessment-Instruments/hospital-value-based-purchasing/index.html?redirect = /Hospital-Value-Based-Purchasing. Updated October 30, 2015. Accessed February 19, 2016.

121. Schonberger RB, Barash PG, Lagasse RS. The Surgical Care Improvement Project antibiotic guidelines: should we expect anything more than good intentions? *Anesth Analg.* 2015;121:397–403.

122. Sutton M, Nikolova S, Boaden P, et al. Reduced mortality with hospital pay for performance in England. *N Engl J Med.* 2012;367:1821–1828.

123. Jha AK, Joynt KE, Orav EJ, et al. The long-term effect of Premier pay for per-

formance on patient outcomes. *N Engl J Med.* 2012;366:1606–1615.

124. Flodgren G, Eccles MP, Shepperd S, et al. An overview of reviews evaluating the effectiveness of financial incentives in changing healthcare professional behaviours and patient outcomes. *Cochrane Database Syst Rev.* 2011;7: CD009255.

125. Hawkins RB, Levy SM, Senter CE, et al. Beyond surgical care improvement program compliance: antibiotic prophylaxis implementation gaps. *Am J Surg.* 2013;206:451–456.

126. Dutton RP, DuKatz A. Quality improvement using automated data sources: the Anesthesia Quality Institute. *Anesthesiol Clin.* 2011;29:439–454.

127. Committee on Professional Liability, American Society of Anesthesiologists. *Manual on Professional Liability.* Schaumburg, IL: American Society of Anesthesiologists, 2010.

128. Caplan RA, Posner KL, Cheney FW. Effect of outcome on physician judgments of appropriateness of care. *JAMA.* 1991;265:1957–1960.

129. Quality and practice management. American Society of Anesthesiologists website. http://www.asahq.org/quality-and-practice-management. Accessed on February 19, 2016.

130. Localio AR, Lawthers AG, Brennan TA, et al. Relation between malpractice claims and adverse events due to negligence: results of the Harvard Medical Practice Study III. *N Engl J Med.* 1991;325:245–251.

131. Cheney FW, Posner K, Caplan RA, et al. Standard of care and anesthesia liability. *JAMA.* 1989;261:1599–1603.

132. Cheney FW. The American Society of Anesthesiologists Closed Claims Project: what have we learned, how has it affected practice, and how will it affect practice in the future? *Anesthesiology.* 1999;91:552–556.

133. Metzner J, Posner KL, Lam MS, et al. Closed claims' analysis. *Best Pract Res Clin Anaesthesiol.* 2011;25:263–276.

134. Bhananker SM, Posner KL, Cheney FW, et al. Injury and liability associated with monitored anesthesia care: a closed claims analysis. *Anesthesiology.* 2006; 104:228–234.

135. Mehta SP, Bhananker SM, Posner KL, et al. Operating room fires: a closed claims analysis. *Anesthesiology.* 2013;118:1133–1139.

136. Cheney FW, Posner KL, Lee LA, et al. Trends in anesthesia-related death and brain damage: a closed claims analysis. *Anesthesiology.* 2006;105:1081–1086.

137. Cheney FW, Domino KB, Caplan RA, et al. Nerve injury associated with anesthesia: a closed claims analysis. *Anesthesiology.* 1999;90:1062–1069.

138. Warner MA, Warner ME, Martin JT. Ulnar neuropathy: incidence, outcome, and risk factors in sedated or anesthetized patients. *Anesthesiology.* 1994;81:1332–1340.

139. Lee LA, Posner KL, Kent CD, et al. Complications associated with peripheral nerve blocks: Lessons from the ASA closed claims project. *Int Anesthesiol Clin.* 2011;49:56–67.

140. Fitzgibbon DR, Posner KL, Domino KB, et al. Chronic pain management: American Society of Anesthesiologists Closed Claims Project. *Anesthesiology.* 2004;100:98–105.

141. Pollak KA, Stephens LS, Posner KL, et al. Trends in pain medicine liability. *Anesthesiology.* 2015;123:1133–1141.

142. Rathmell JP, Michna E, Fitzgibbon DR, et al. Injury and liability associated with cervical procedures for chronic pain. *Anesthesiology.* 2011;114:918–926.

143. Fitzgibbon DR, Rathmell JP, Michna E, et al. Malpractice claims associated with medication management for chronic pain. *Anesthesiology.* 2010;112:948–956.

第 5 章　用电和消防安全 [1]

Jan Ehrenwerth

要点

1. 欧姆定律是电学的基本原理之一（电压＝电流×电阻）。
2. 一个完整的闭合回路以及能驱动电流克服电阻的电压，是电流能在回路流动的必要条件。
3. 身体触电必须满足两个条件，一是身体与电流回路中的两点产生接触，二是存在有能驱动电流流经人体的电压。
4. 在电学术语中，"接地"有两层意义：供电电力系统接地和电器设备的接地。
5. 为了提供额外的防护措施，大多数手术室的电力供应采用的都是未接地的电力线路以此来防止强电击（宏电击）。
6. 线路隔离监视仪是一个能持续监测隔离电源系统完整性的设备。
7. 接地故障断路器是在接地电力系统中广泛使用的装置，其作用是防止人员触电。
8. 对于一个对电流敏感的患者（即其心脏与外部有直接的线路连接），即使非常小的电流也能导致其遭受电击，这被称为微电击。
9. 如果将电外科回路板放置在患者身上不恰当的位置，或者连接回路板与电外科设备的电线断开或损坏，则可能会发生电击事故。
10. 当今手术室内发生的火灾，就如同100年前对患者使用易燃麻醉剂一样具有危险性。
11. 火灾发生所需的三个要素分别是：热源或火源，可燃物质和助燃物。
12. 引起手术室火灾的两个主要起火源分别是电外科设备和激光设备。
13. 在极少数情况下，干燥的二氧化碳吸收剂会与七氟烷发生反应从而引发火灾。
14. 所有手术室人员均应熟悉灭火器的存放位置及其使用方法。

现代手术室中大量的电气和电子设备极大的提高了患者的医疗和安全水平。然而，这些设备也使患者和手术室人员面临更大的风险。为了降低触电的风险，大多数手术室都配备了具有特殊安全功能的电气系统，因此，麻醉医师也需要深入了解电的基本原理，以及充分掌握适用于手术室环境的电气安全理念。

电学原理

电学的基本原理即为欧姆定律，其公式为

$$电压＝电流×电阻（E＝I×R）$$

---

[1]　本章内容和插图都出自以下两本书并征得其编辑和出版社同意。一本是 *Clinical Anesthesia*（《临床麻醉学》），第 8 版，由 Barash PG、Cullen BF、Stoelting RK 等人编辑，出版商 Wolters Kluwer Health 和 Lippincott Williams&Wilkins，费城，宾夕法尼亚州。另一本是 *Anesthesia Equipment：Principles and Applications*（《麻醉设备：原理和应用》），第 2 版，由 Ehrenwerth J、Eisenkraft JB、Berry JM 编辑，出版商 Elsevier，费城，宾夕法尼亚州。

其中 E 代表电压(伏特),I 代表电流(安培),R 代表电阻(欧姆)。欧姆定律是生理学中血压计算公式 BP=CO×SVR 的基础,即血压(BP)等于心排出量(CO)乘以心血管外周阻力(SVR)。在这个例子中,心血管系统的血压类似于电压,心排出量类似于电流,心血管外周阻力类似于电阻。电功率(P)的单位是瓦特(W)。电功率是电压(E)和电流(I)的乘积,用公式表示为:

$$电功率=电压×电流(P=E×I)$$

电流所做的功可以用瓦特乘以单位时间来计算。瓦特·秒(焦耳)是在做功过程中所耗电能的常用单位。除颤器产生的能量以瓦特·秒(或焦耳)来衡量,而千瓦时是电力公司用来计量大规模电能消耗所使用的单位。

功率不仅能用来计量电流所做的功,还可以计量电路中产生的热量。将欧姆定律代入以下几个公式可得:

$$电功率=电压×电流(P=E×I)$$
$$电功率=电流×电阻×电流(P=I×R×I)$$
$$电功率=电流^2×电阻(P=I^2×R)$$

因此,电功率等于电阻 R 与电流 I(安培)平方的乘积。如果已知瓦数和电压,则可利用这些公式计算出一个特定电器设备的安培数和电阻。例如,在家庭 120V 电路上运行的 60W 灯泡需要 0.5A 的电流才能正常工作。将公式重新排列可以得出:

$$电流=电功率/电压(I=P/E)$$

如上例:

$$I=(60W)/120V$$
$$I=0.5A$$

代入欧姆定律中:

$$电阻=电压/电流(R=E/I)$$

可以计算出电阻为 240Ω:

$$电阻=(120V)/(0.5A)$$
$$电阻=240Ω$$

从前面的讨论可以看出,1V 的电压通过 1Ω 的电阻时,会产生 1A 的电流。同样的,1V 电压所产生的 1A 电流将生成 1W 的电功率。

直流电和交流电

能允许电子流动的各种物质都被称为导体。电流的特点是电子在导体中流动。如果电子流动的方向总是处于相同的方向,则称为直流电(DC)。然而,若电子在固定的时间间隔内改变方向,则称为交流电(AC)。这两种电流的类型既可以是脉冲式,也可以是连续式。

以上关于欧姆定律的讨论仅适用于直流电路。但是,在应用于交流电路时,情况更为复杂,因为一种更为复杂的阻力会阻碍电流的流动,也即阻抗。

阻抗

阻抗,常用字母 Z 表示,是指交流电路中阻碍电流流动的总阻力。阻抗不仅包括电阻(欧姆),同时也将电容和电感纳入在内。实际上,在交流电路中,欧姆定律如下列公式所示:

$$电压=电流×阻抗(E=I×Z)$$

绝缘体是一种能阻碍电子流动的物质。因此,绝缘体对电子流动的阻抗很高,而导体对电子流动的阻抗则很低。

在交流电路中,电容和电感可能是决定总阻抗的重要因素。这两者都受交流电频率(每秒周期或赫兹(Hz))的影响。阻抗与频率(f)和电感(IND)的乘积成正比:$Z \propto (f×IND)$;阻抗与频率(f)和电容(CAP)的乘积成反比:$Z \propto 1/(f×CAP)$。

随着交流电流频率的增加,电容和电感的净效应也随之增加。然而,由于阻抗和电容成反比关系,随着频率和电容乘积的增加,总阻抗也因此而减小。此外,随着频率的增加,总阻抗也会下降,也就能让更多的电流得以通过。

电容

电容器是由两个平行导体构成的,而它们之间则由绝缘体分隔开来(图 5-1)。电容器具有存储电荷的能力,而电容则是衡量该物质存储电荷能力的指标。在直流电路中,电容器的极板由电压源(即电池)充电,并且只有瞬时电流。若不在电容器的两个极板之间接入电阻并使电容器放电,电路将不会形成闭合回路,进而导致电流也无法继续流动。

与直流电路不同,即使电路中没有电阻,交流

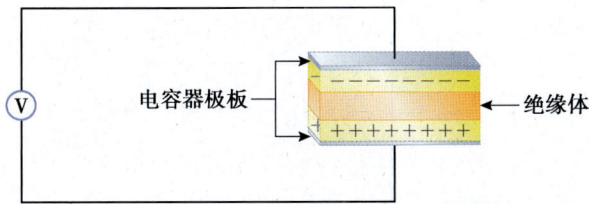

图 5-1　电容器由两个平行的导体组成，它们之间由绝缘体隔开。电容器能够存储由电压源提供的电荷

电路中的电容器也能允许电流通过。这是由交流电路的特点决定的，因为交流电路的电流方向总是会不断的反转。因为电流是电子流动的结果，因此电容器的极板会随着交流电流方向的改变而交替充电——即使在没有完全接入电路的情况下，电路的其他部分也仍可产生有效的电流流动。

由于电容对阻抗的影响与赫兹成正比，因此交流频率越高，阻抗越低。同理，应用于电外科设备（ESUs）的高频电流（50 万～200 万 Hz），将导致阻抗显著降低。

电气设备应用电容器可以实现各种有用的功能。然而，有一种称为杂散电容的现象，即系统中未明确设计的这种电容，而是由于设备的构造而偶然产生的，并且所有由交流电供电的设备都会产生杂散电容。例如，由两根彼此相邻的绝缘导线并排组成的一根普通电源线，即使设备没有打开，只要插入 120V 的电路中，也会产生相当大的电容。另一个存在杂散电容的实例是电动机，这是因为电动机中的电路布线会使电动机的金属外壳产生杂散电容。本章后面将重点阐述电容的临床意义。

电感

当电子在电线中流动时，电线周围就会产生磁场。如果将电线以螺旋状缠绕在铁芯上，就像变压器一样，磁场就可以非常强。电感是交流电路的一种特性，在电路中通过电磁场可以产生与原电流方向相反的电动势。电感的净效应是增加阻抗。由于电感对阻抗的影响也取决于交流电频率，因此，频率的增加会增加总阻抗，线圈的总阻抗也将比其简易电阻大的多。

触电的危害

交流电和直流电

当人接触到外部电源时，就可能发生触电。

电流可以刺激骨骼肌细胞收缩，从而可用于心脏起搏器或除颤器等器械。然而，无论是交流电还是直流电，即使偶然接触电流，也都有可能导致受伤或死亡。虽然引起心室颤动所需的直流电是交流电的三倍左右，但并不意味着直流电没有危害。汽车电池或直流电除颤器之类的设备都可能导致直流电电击。

在美国，公用事业公司以 60Hz 的频率，120V 的交流电形式提供电能，而 120V 的电动势和 1A 的电流是交流电路中的有效电压和电流。这也被称为均方根（RMS）。在正弦曲线上，需要 1.414A 的峰值电流才能产生 1A 的有效电流。同样，在交流电压曲线的峰值时需要 170V（120×1.414）才能获得 120V 的有效电压。60Hz 指的是电流在 1 秒钟内改变其流向的次数。电压和电流均呈正弦分布。（图 5-2）

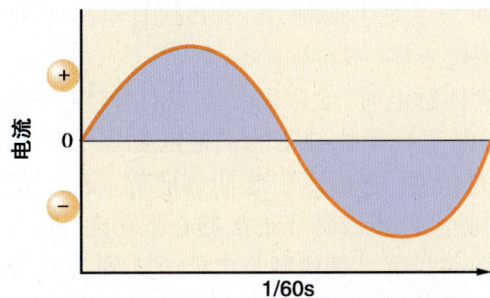

图 5-2　60Hz 交流电中的电流正弦波

为了使电流能够流动，必须建立一个完整的闭合回路，同时还需要有电压来驱动电流通过电阻。如果电路中有电流流动，就必须存在电压差或者驱动压在阻抗中出现下降。根据欧姆定律，如果电阻保持不变，那么电流越大，电压差也必须越大。

电力公司会努力将线路电压保持在 120V。因此，根据欧姆定律，电流的流动与阻抗成反比。标准的电源线由两根导线组成，其中一根是火线，将电流传送到电阻；另一根是零线，它将电流返回给电源。两者之间的电势差实际上为 120V（图 5-3）。通常，流过某个电器设备的电流量称为该设备的负载，而后者取决于阻抗。阻抗非常高的电路只允许少量电流通过，因此负载很小，而阻抗很低的电路能允许大量的电流通过，即高负载电路。如果阻抗负载为零且电流极大时，就会发生短路[1]。

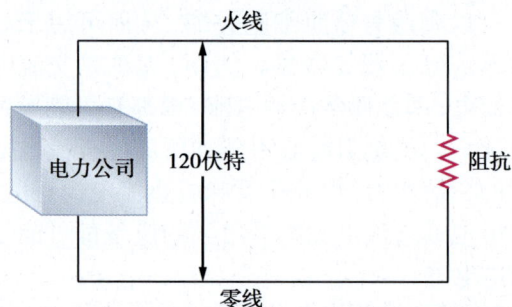

图 5-3　一个标准的交流电路，在电路的火线和零线之间存在 120V 的电势差。电流通过一个电阻，在交流电路中该电阻更精确说应称为阻抗，通过电阻后电流返回到电力公司

电击的来源

当个人成为电路的一部分或助力电路形成一个完整的回路时，就会发生电气事故或触电。触电必须满足两个条件，一是身体必须与电流回路中的两个点发生接触，二是必须有电压源能驱动电流流过人体（图 5-4）。

人体触电时，会以两种方式对身体造成伤害。第一，电流会干扰细胞的正常电生理功能。根据电流的强度，它可以引起肌肉收缩，改变大脑功能，使呼吸停止或破坏正常的心脏功能，最终导致心室颤动。第二种机制是电能进入到身体的各个组织造成的，这是因为电流通过任一有电阻的物体时会使该物体的温度升高。如果释放出足够的热量，温度将上升到能够导致烧伤的程度。而家庭用电引起的事故通常不会导致严重的烧伤。然而，在高电压所导致的事故（比如输电线路）中，严

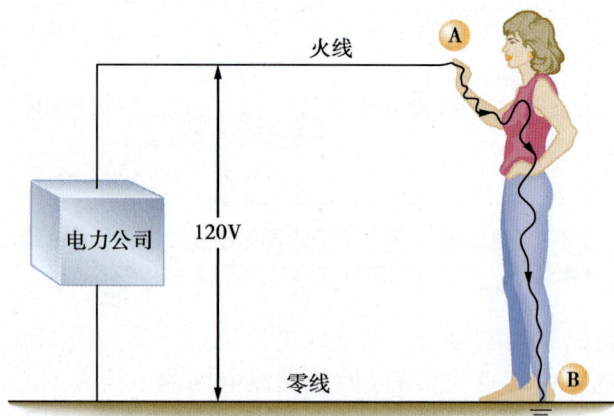

图 5-4　人体通过与电路的火线（A 点）接触而构成一个电流回路，从而发生触电。这是因为他或她站在地面上（B 点），而接触点 A 和接地点 B 构成了完整电路所需的两个接触点。人体受到电击的严重程度取决于他或她的皮肤电阻

重的烧伤却经常发生。

电击的严重程度取决于电流量的大小（安培数）和电流持续的时间。为了方便讨论，我们把电击分为两类，其中宏电击指的是，大量电流通过人体并能够造成人体受到伤害或导致死亡。而微电击指的是，通过人体的电流非常少，但这种情况仅适用于对电敏感的患者，并且这类患者的心脏往往直接与外部通道相连。这个通道可以是起搏导线或充满盐水的导管，例如中心静脉或肺动脉导管。对于电敏感的患者，即使微小的电流（微电击）也可能导致心室颤动。

表 5-1 列举的是，在与 60Hz 的电流接触 1 秒后，各种不同强度电流产生的影响。当人接触到 120V 的家用电流时，他或她所遭受的电击程度将

表 5-1　接触 60Hz 电流 1 秒后对普通人产生的影响	
电流	影响
宏电击	
1mA（0.001A）	感知阈
5mA（0.005A）	最大无害电流强度
10～20mA（0.01～0.02A）	在肌肉持续收缩之前，能"摆脱"电线的电流值
50mA（0.05A）	疼痛，可能出现昏厥，机械损伤；但心脏和呼吸功能存在
100～300mA（0.1～0.3A）	心室颤动将开始，但呼吸中枢仍保持完整
6 000mA（6A）	心肌持续收缩，随后恢复正常心律。可能出现暂时性呼吸停止；如果电流密度很高，可能会导致烧伤
微电击	
100μA（0.1mA）	心室颤动
10μA（0.01mA）	建议将最大泄漏电流限制在 60Hz 以内

取决于其皮肤电阻、接触的持续时间和电流强度。皮肤电阻可以从几千到一百万 Ω 不等。如果皮肤阻抗为 1 000Ω 的人接触了 120V 的电路,则他或她将接收到 120mA 的电流,这很可能是致命的。然而,如果一个人的皮肤电阻是 100 000Ω,那么接收到的电流将是 1.2mA,这几乎是察觉不到的。

$$I=E/R=(120V)/(1\ 000\Omega)=120mA$$
$$I=E/R=(120V)/(100\ 000\Omega)=1.2mA$$

个体与电源接触的时间越长,其后果越严重,因为释放的能量会增加,导致受损伤的组织也更多。如果发生在心电图(ECG)周期的易感时期,心脏的兴奋性增加可能会提高心室颤动的发生风险。

电流密度是用在组织的单位面积上通过的电量来表示。电流在人体内的扩散通常呈多方向性。电流越大或施加的面积越小,电流密度就会越高。对于心脏来说,通常需要在体表施加 100mA(100 000μA)的电流才能引起心室颤动。然而,当微小电流通过起搏导线这种具有极小接触面积的仪器,而直接作用于心肌时,只需 100μA(0.1mA)即可引起心室颤动。在这种情况下,直接作用于心脏时,电流密度是施加于皮肤的 1 000 倍;因此,只需要施加相当于皮肤部位 1/1 000 的能量就能引起心室颤动。在这种情况下,电敏感患者可能在电流低于 1mA 的情况下就遭受触电事故,而 1mA 是人类感知电流的阈值。

电流改变方向的频率也是决定个人所能安全接触电流的重要因素之一。美国的公用事业公司以 60Hz 的频率发电。他们之所以使用 60Hz,是因为较高的频率会导致传输线路上更大的功率损失,而较低的频率则会使光源产生明显的闪烁[2]。"摆脱"电流指的是可以引起肌肉持续收缩的电流临界值;一旦高于"摆脱"电流,人体触电时将不能自行脱离通电的电线。对于 60Hz 的交流电源,"摆脱"电流在 10~20mA 之间,而对于 100 万 Hz 的频率,一般认为 3A(3 000mA)是一个安全的数值[1,3,4]。值得注意的是,极高频率的电流不会刺激组织收缩,因此它们不会引起心律失常。

可以看出,电流的流动符合欧姆定律。一个完整的电路必须存在一个闭合环路,并且还需要驱动电压来驱使电流流过电阻,就像在心血管系统中必须有血压来驱动心排出量克服外周阻力一样。如图 5-5 所示,一根 120V 的火线通过一个

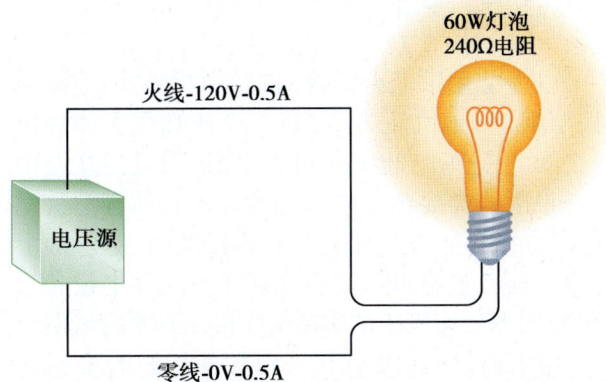

图 5-5 一个 60W 的灯泡内部电阻为 240Ω,其电流是 0.5A。电路中的电压差从火线中的 120 下降到零线中的 0,但火线和零线中的电流均为 0.5A

60W 灯泡的电阻时,将产生 0.5A 的电流。零线的电压大约为 0V,而其电流始终保持在 0.5A。这与我们的心血管系统类比相吻合,在主动脉根部和右心房之间,当平均血压降低 80mmHg 时,迫使心输出量(CO)在 6L/分时通过 13.3 个阻力单位的外周血管阻力(SVR)。然而,电流量(在上述例子中,指的是心排出量,在电气模型中,则指电流)在电路中的任何地方仍然是相同的。也就是说,动脉侧的心排出量与静脉侧的回心血量总是相同的。

接地

为了充分了解触电危险及其预防措施,必须对接地的概念有深入的理解。这些接地的概念可能是电气安全领域中最令人困惑的部分,因为相同的术语被用来描述几种不同的原理。在电气术语中,接地指的是两个不同的概念。一是电力系统的接地,二是电气设备的接地。因此,①电力系统可以选择接地或不接地;②电源可以为接地或不接地的电气设备供电,而这两种概念并不相互排斥。理解这一点对理解电气安全的基础至关重要(表 5-2)。在家庭中,电力系统通常是是接地的,但在手术室中却通常是没有接地的。在家庭中,电气设备可以接地,也可以不接地,但在手术室,电气设备应始终保持接地状态。

表 5-2 家庭和手术室中电力和设备接地的区别

	电力	电气设备
家	+	±
手术室	−	+

+,接地;−,不接地;±,可能接地,可能不接地。

电力系统：接地

电力公用事业公司普遍提供的都是接地电源（按照惯例，地电压为零，所有电压都代表两种电压之间的差值）。也就是说，向家庭供电的线路中有一根电线需要特意接入到地面上。而电力公司这样做的目的，是为了防止在雷暴期间，在电线上积聚电荷。这也可以防止在高压系统发生设备故障时，输电公司所用的超高电压进入到家庭线路。

电力通过两根电线接入到普通家庭中，并且这两根电线都会连接到进户线的主保险丝或断路器上。火线需连接到火线配电带上，零线则连接到零线配电带和地面的进户线上（如埋在地下的管道，图5-6）。从保险丝盒中引出三根电线，用以为房屋内的电源插座供电。在美国，火线的颜色为黑色，其电压比地电压高120V。第二根线是零线，颜色为白色；第三根线是地线，颜色为绿色或是未包覆绝缘材料的电线（裸线）。在断路器箱中，地线和零线连接在同一点上，然后再连接到冷水管上（图5-7和图5-8）。因此，该接地电力系统也被称为零线接地电力系统。由于会造成短路，因此，黑色电线没有与地面连接，而是将其连接到断路器或保险丝所在的火线（即高于地面的120V）配电带上。在这里，可以接出许多分支电路向房屋内的插座输送电力，并且每个分支电路都由一个断路器或保险丝保护，以限制电流在特定的最大安培值范围内。大多数家庭都是15或20A的电路。通常，这些电路为房屋内的电源插座和灯具供应电力，但也为诸如电炉或

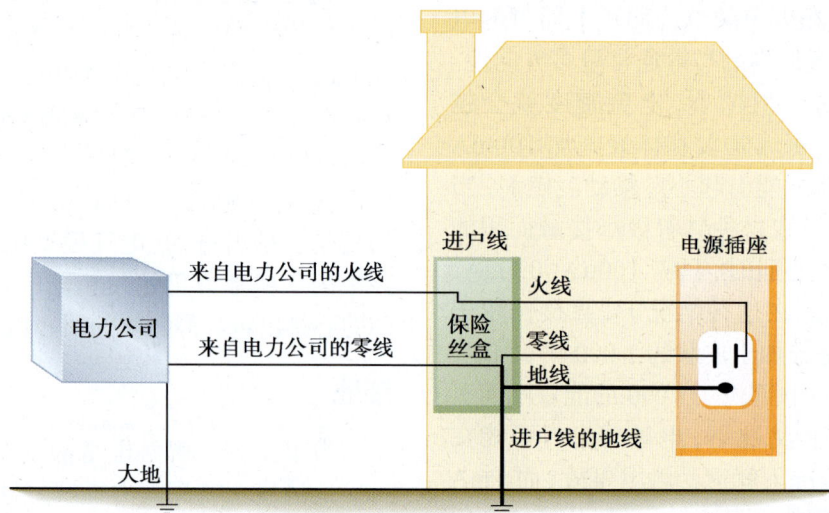

图5-6　在零线接地的电力系统中，电力公司向普通民宅提供两条线路。电力公司将零线直接接地，当它进入保险丝盒时，又再次与进户线的地线相连。在保险丝盒里的汇流排上，零线和地线是连接在一起的，而这两条线也与进户线的地线相连

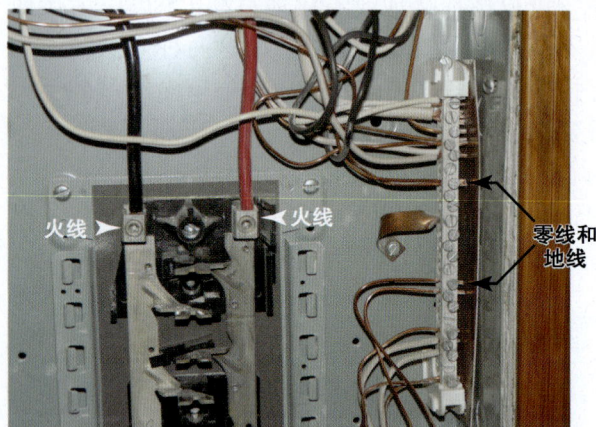

图5-7　拆下断路器的保险丝盒内部。箭头所示为火线通向断路器所在的配电带。箭头所示为零线和地线连接的零线汇流排

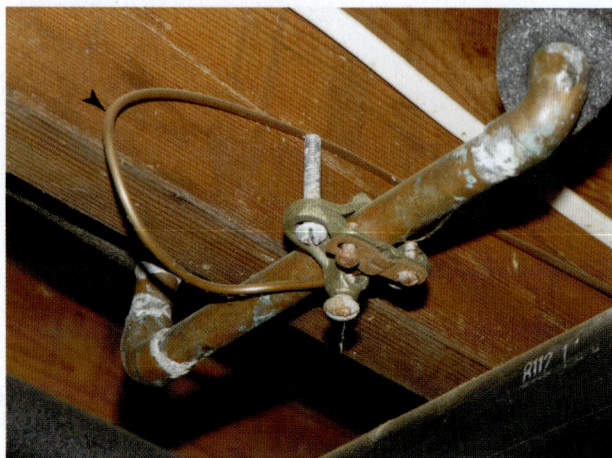

图5-8　箭头表示连接到冷水管道的断路器盒的接地线

干衣机等设备提供了几个更高电流的电路。这些电器由 240V 电路供电,其电流为 30～50A。在发生短路或电路负载过高的情况下,断路器或保险丝会切断电路中火线的电流。以一个 15A 的分支电路为例,它可以承载 1 800W 的功率。

$$P=E \times I$$
$$P=120V \times 15A$$
$$P=1\ 800W$$

因此,如果同时将两台 1 500W 的吹风机插入一个 15A 的插座,电路的负荷就会过大,电路断路器(保险丝)就会断开(跳闸)或熔化。这样做是为了防止电路中的供电线因过热而融化并引发火灾。该分支电路中的断路器的额定电流取决于其所供电导线的厚度。如果使用额定电流为 15A 的电线,却连接了额定电流为 20A 的断路器,那么在断路器跳闸之前,电线可能已经熔化并引发火灾。需要注意的是,15A 的断路器并不能保护人体免受致命的电击,这是因为能使断路器跳闸的 15A 电流已远远超过能导致心室颤动的 100～200mA 电流。

从断路器引出的电线为房屋的其他区域提供电源插座和照明供电。在老式房屋里,电缆由两根电线组成,一根是火线,另一根是零线,它们为电源插座提供电力(图 5-9)。在一些较新的房屋中,电缆中增加了第三根电线(图 5-10)。作为电源插座的接地线,这第三根电线可以是绿色的,也可以是裸露的(没有绝缘层)(图 5-11)。接地线的一端连接到电源插座上(图 5-12);另一端则与零线(白线)一起连接到断路器盒中的零线配电带上(图 5-13)。

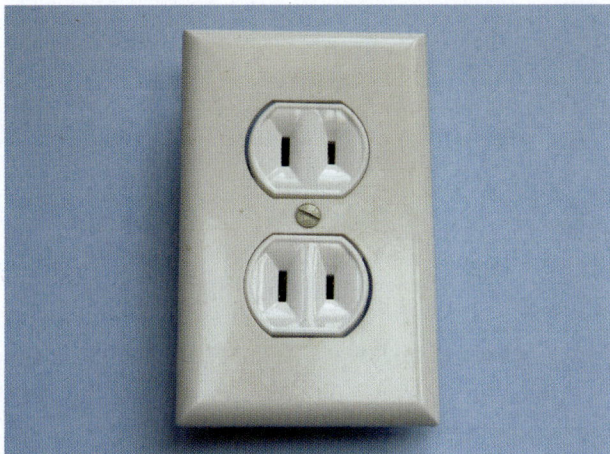

图 5-10　现代电缆中增加了第三根线,即地线

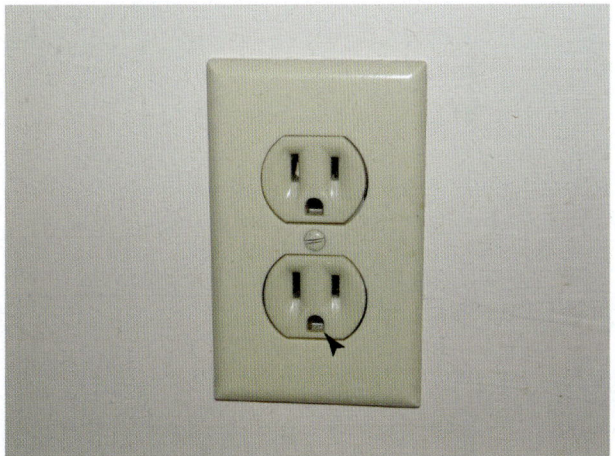

图 5-11　现代电源插座,增加了地线。箭头指向接地线连接的插座部分

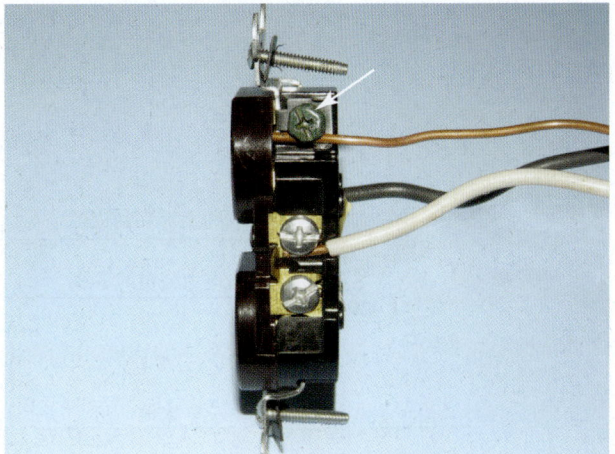

图 5-9　一个老式的电源插座,只有两根电线(火线和零线),没有地线

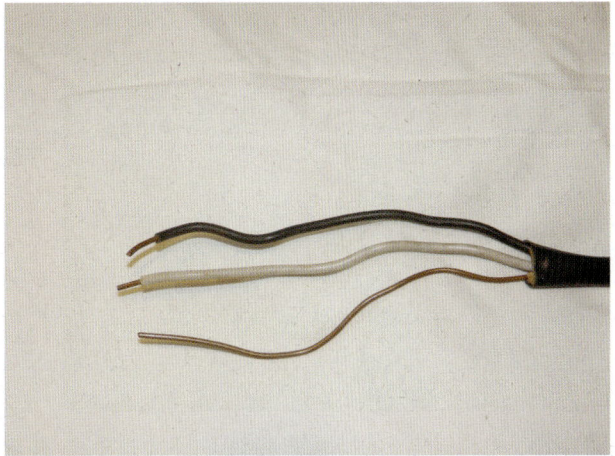

图 5-12　现代电源插座的细节图。箭头指向接地线(裸线),它连接到电源插座上的绿色接地螺钉

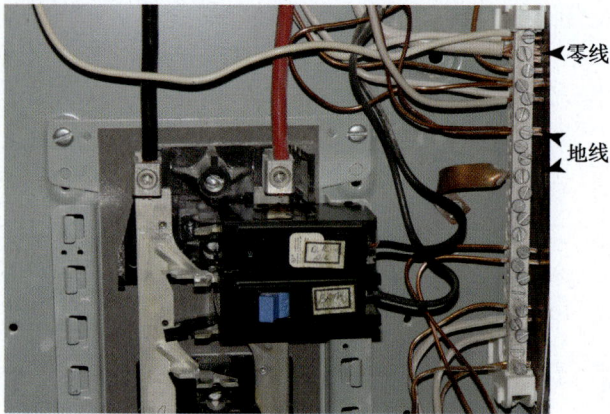

图 5-13　电源插座上的接地线（裸线）并入中性总线，并与零线（白线）连接（箭头）

应该认识到，无论是新式房屋还是旧式房屋，都需要将电源接入地面。也就是说，在火线（黑线）和零线（白线）之间，以及火线和地线之间都存在 120V 的电压差。在这种情况下，地线就是大地（图 5-14）。在现代家庭建筑中，火线（黑线）和零线（白线）之间，火线和设备地线（第三根线）之间，以及火线和地线之间仍然存在 120V 的电压差（图 5-15）。

以 60W 的灯泡为例来进一步说明这一点，通常情况下，火线和零线连接到灯泡插座的两根电线上，然后打开开关即可点亮灯泡（图 5-16）。同样，如果将火线连接到灯泡插座的一侧，而将灯泡

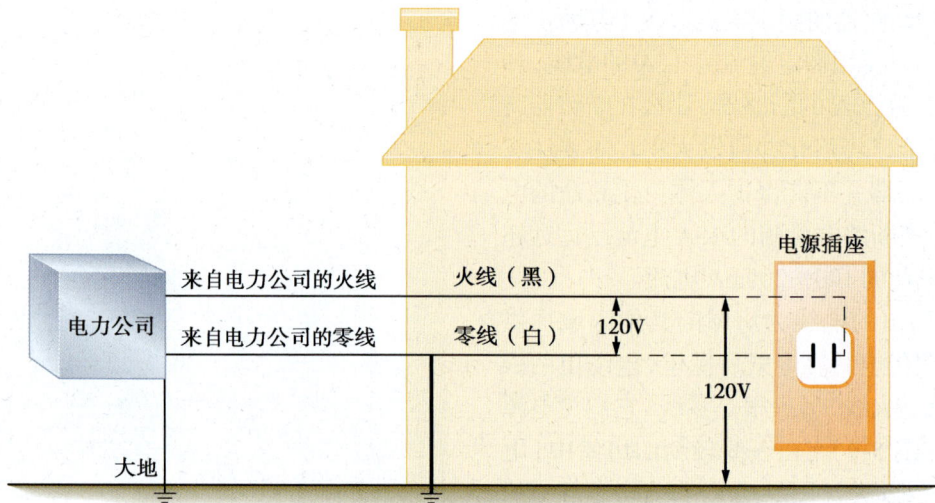

图 5-14　不含地线的旧式房屋布线图：火线和零线之间，以及火线和地线之间均存在 120V 的电压差

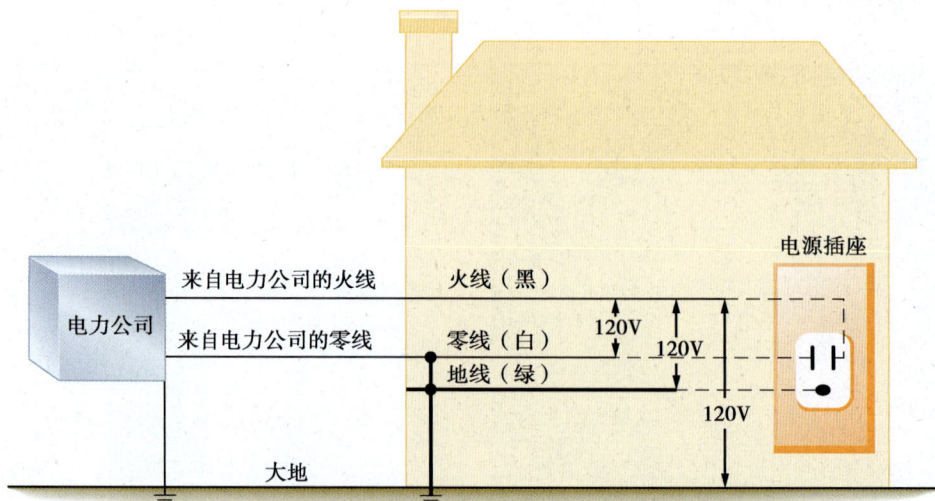

图 5-15　具有设备地线（第三根线）的现代房屋布线图：火线和零线、火线和设备地线、火线和地线之间均存在 120V 的电势差

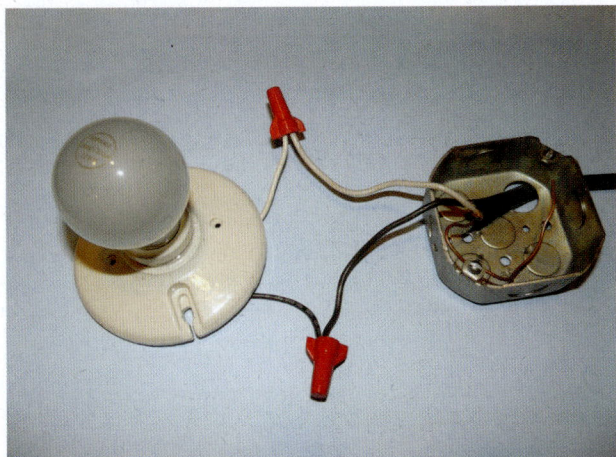

图 5-16　一个简单的灯泡电路，其中火线（黑色）和零线（白色）与灯泡设备的相应导线连接

的另一根导线连接到设备接地线，则灯泡仍然会亮起。如果没有设备接地线，即使将第二根导线连接到如水管或水龙头等接地金属物体上，灯泡依然会亮起。这说明 120V 的电压差不仅存在于火线与零线之间，也存在于火线和任何接地物体之间。因此，在接地的电力系统中，电流会从火线流向与之相连的任一接地导体。

如前所述，电流流动需要一个具有电压源的闭合环路。要使一个人受到电击，则身体必须与环路中的两个点发生接触。由于我们站在地面上或者与某个触地物体发生了接触，因此只需要在增加一个接触点就可以形成完整的电路，从而受到电击。这是由接地电力系统带来的不幸以及其自身危险性所致的必然结果。现代布线系统增加了第三根导线，即设备接地线，作为一项安全措

施，它可以减少潜在电击的严重程度。要实现以上目的，可通过铺设另一条低电阻的通路，让电流能借此通路流向地面即可。

随着时间的推移，覆盖电线的绝缘可能会老化。这种情况下，裸露的火线有可能接触到电气设备的金属外壳或框架，并使其带电，随后与其触碰的人就会发生触电危险。图 5-17 所画的是一个典型的短路情况，其中人体与带电的设备外壳发生了接触。该图显示了旧式房屋的布线方式。电源插座与电气设备均未配备接地线，那么在这种情形下，人体成为完整电路的一部分，因此，会受到严重的电击。图 5-18 画的是一个相似的范例，但不同的是，该设备的地线已成为配电系统的一部分。在这个范例中，该设备的地线提供了一条可以使电流通过的低阻抗通路，因此，大部分电流会经由地线导入到地面。尽管在这种情况下人体也可能会受到电击，但却不太可能致命。

给家庭供电的电路通常都应用了地线。也就是说火线与地线或者地面间总是存在 120V 的电压差。在现代电气布线系统中使用的第三根线或设备接地线通常不会有电流通过，但在发生短路的情况下，带有三孔插头的电气设备（即与外壳相连的地线）将通过地线将大部分短路或"故障"电流导入到地面，使其远离人体。对于意外接触有缺陷设备的人来说，这提供了更为安全的保障。如果故障电流足够大，地线也将成为短路的一种途径，并使电流回到断路器或保险丝，最终令保险丝融化或使断路器跳闸。因此，在具有地线的电力系统中，可以选择使用具有地线的设备，也可以

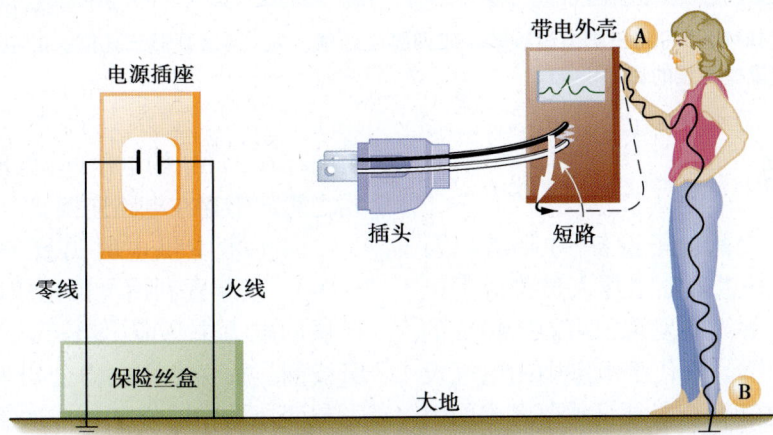

图 5-17　当一台没有地线的故障设备插入一个未接地线的插座时，仪器的外壳将处于带电状态。当人体接触到仪器的外壳（A 点）时会受到电击，这是因为人体站在地面上（B 点），从而构成了完整的电路。电流（虚线）将从仪器流经接触带电外壳的人体

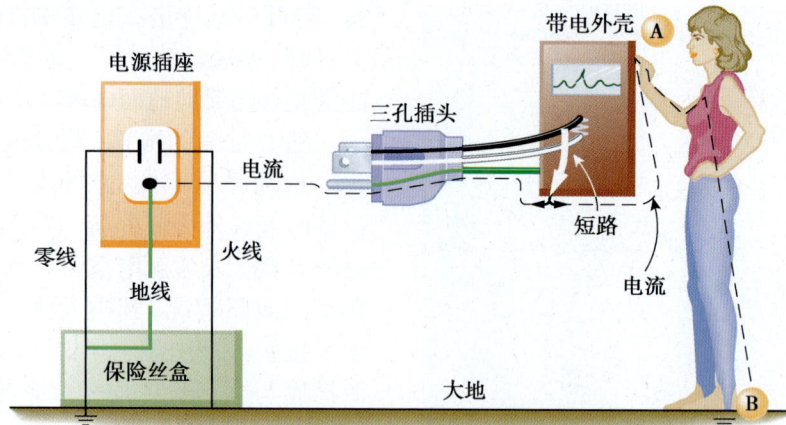

图 5-18　当具有地线的故障设备正确插入带有地线的电源插座时，电流（虚线）将优先沿着流向低电阻的地线流动。虽然人体站在地面（B 点）触摸外壳（A 点）仍然会形成完整的电路；但通过人体的电流只占极小的比例

使用未配备地线的设备，但需要根据布线安装的时间以及电气设备是否配备带有地线的三孔插头来决定。显然，试图规避设备接地系统的安全措施是不可取的。诸如"假三孔插头"（图 5-19）之类的设备绝对不可使用，因为它们可能会破坏设备地线的安全功能。

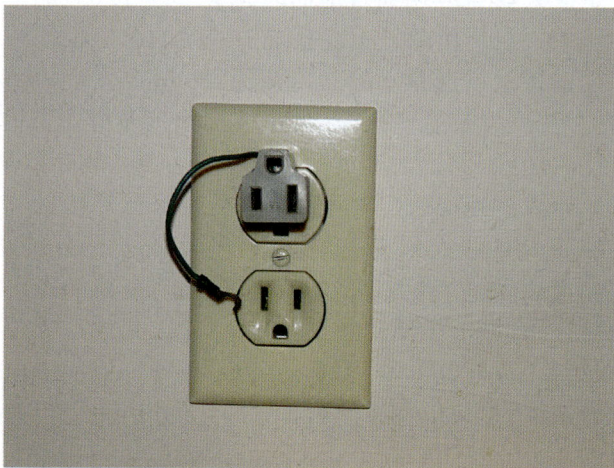

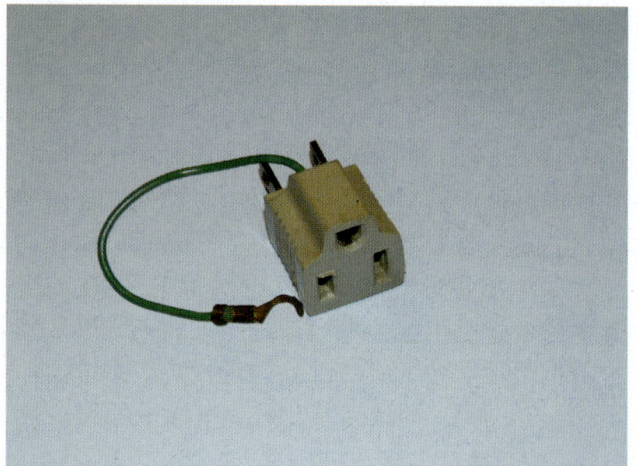

图 5-19　右：一种"插座转换器"可将三脚电源线转换成两脚电源线。左：连接到假三孔插头的电线很少与插座中间的螺钉相连接，这完全违背了设备地线的目的

电力系统：不接地

　　手术室内数量众多的电子设备、电源线以及地板上的盐水溶液，对患者和工作人员构成了电气安全隐患。Bruner 等人[5]发现，医院中 40% 的电气事故发生在手术室。现代手术室中的电气设备设计复杂，因此，电气安全必须是首要考虑的因素。为了在宏电击下能提供额外的安全保障，大多数手术室的电源系统采用的都是非接地设计。在这个不接地的电力系统中，电流与地电位实现了隔离。在隔离电源系统（IPS）中，只有两根电线

之间存在 120V 的电压差，但地面和这两条隔离电线之间却不存在电路连接。

　　向手术室供电时需要使用隔离变压器（图 5-20）。该装置利用电磁感应原理，从向初级线圈提供的电力中感应出电流，再传输至未接地或次级线圈。而由公用电力公司为初级线圈提供的电力与变压器中的未接地或次级线圈感应产生的电力之间并没有直接的电路连接。因此，提供给手术室的电源与地线是隔离的（图 5-21）。由于 120V 的电压差只存在于隔离电路的两根导线之间，因此相对于地面而言，这两根导线既不是火线也不

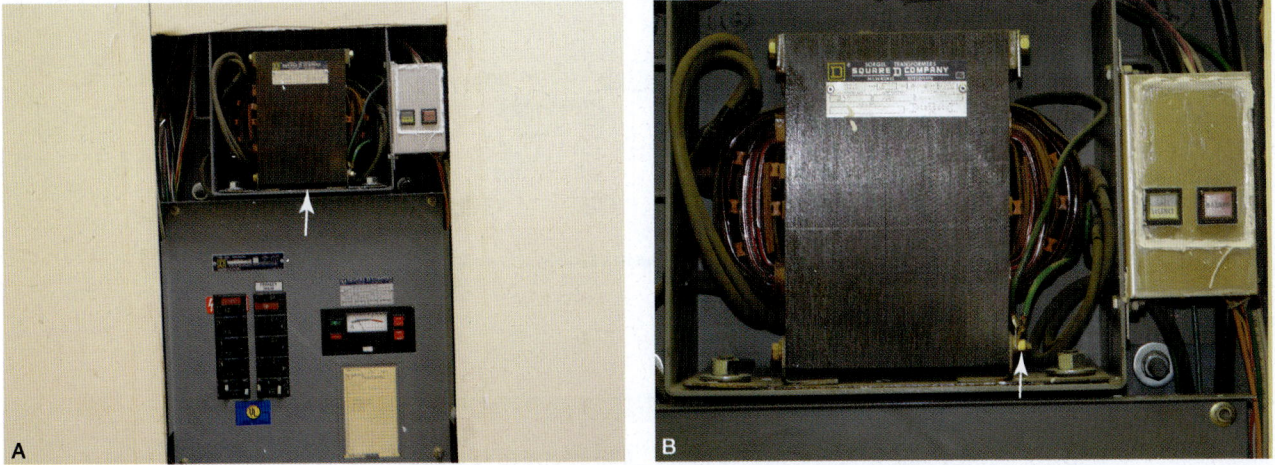

图 5-20

A：隔离式电源面板，显示断路器、线路隔离监视器和隔离变压器（箭头）。B：带有警示灯的隔离变压器的细节。箭头指向变压器初级线圈的地线连接。请注意，变压器的次级线圈不存在类似的连接

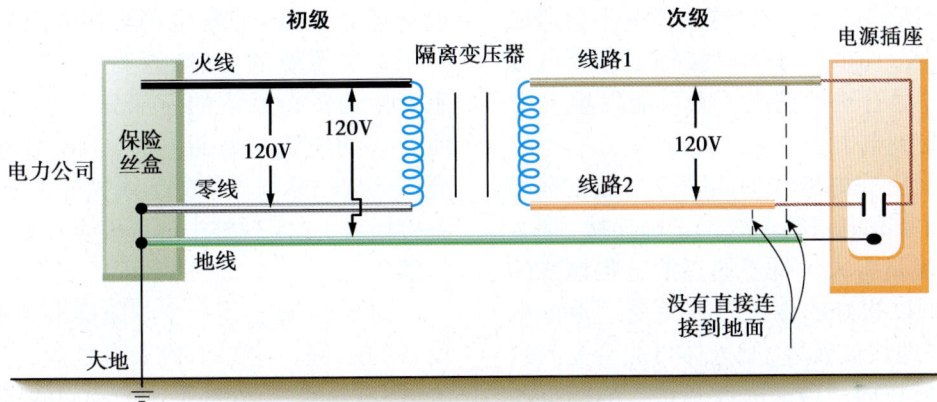

图 5-21

在手术室中，隔离变压器将初级绕组侧的接地电源转换为变压器次级绕组侧的不接地电源系统。线路 1 和线路 2 之间存在 120V 的电压差。次级线圈侧的电源与地面之间没有直接连接。但是，设备接地线仍然存在

是零线。在这种情况下，它们被简称为线路 1 和线路 2（图 5-22）。以灯泡为例，如果将灯泡插座的两根导线连接到隔离电源系统的两根导线上，则灯泡将亮起。然而，如果将其中一根导线连接到隔离电源的一侧，另一根导线连接到地面，则灯泡不会亮起。如果将隔离电源系统的导线连接在一起，则短路会使断路器跳闸。在比较这两个系统时，标准的接地电源与地面之间有直接连接，而隔离系统对任何流向地面的电流都会施加很高的阻抗。图 5-23 清晰展示了该系统额外的安全性。在这种情况下，尽管人体已接触到隔离电源系统的一侧（A 点），但由于站在地面上（B 点）并不构成闭合电路的一部分，因此，人体没有构成完整的回路，也就不会受到电击。这是因为地面是主电路（实线）的一部分，而人体只接触到隔离的次级电路（虚线）

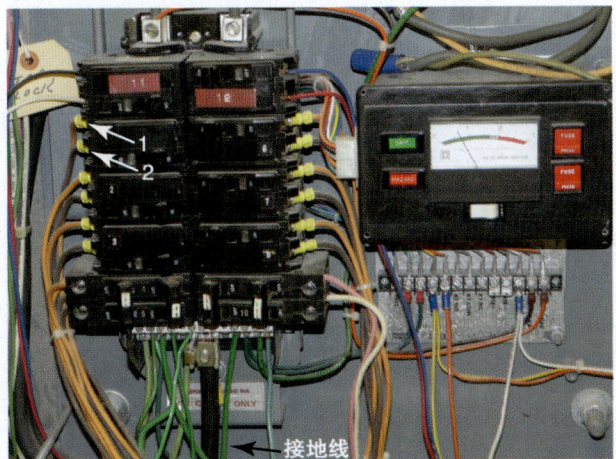

图 5-22　隔离电源系统断路器盒内部的细节。底部箭头为在公共接地端的（绿色）电线。箭头 1 和 2 分别表示隔离电源断路器的线路 1 和 2（橙色和棕色）。线路 1 和线路 2 都没有连接到与地线相同的终端，这与图 5-13 形成鲜明对比，图 5-13 零线和地线连接在同一点

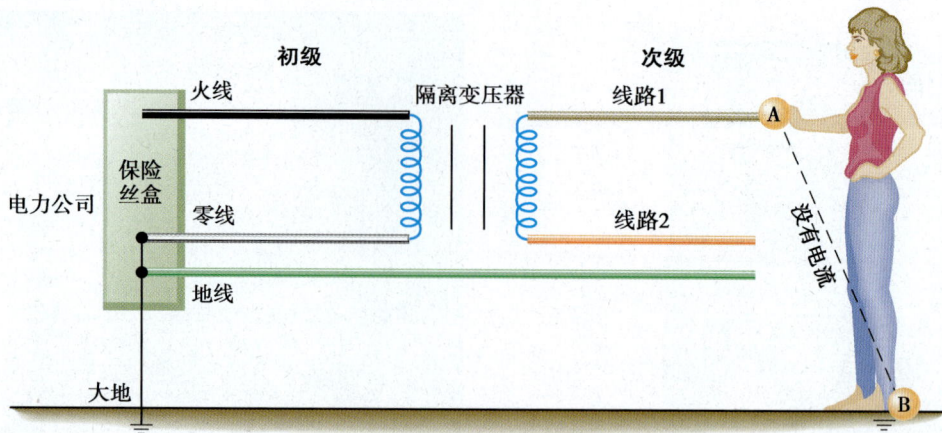

图 5-23　显示了隔离电源系统的安全特性。人接触隔离电源系统的一侧（A 点）和站在地面（B 点）将不会受到电击。在这种情况下，这个人没有在两点接触电路，因此没有形成完整电路。A 点是隔离电源系统的一部分，B 点是电路初级或接地侧的一部分

的一侧。由于人体没有使任何一条线路具有完整性（即没有两个接触点），因此，这种情况不会造成触电危险。当然，如果人体同时接触了隔离电源系统的两条线（尽管这种情况不太可能发生），那么他或她将会受到电击。

如果一个具有完好地线的故障设备插在标准家用插座上，而家庭电路的地线也正确连接，那么流过人体的电流量将大大低于通过低电阻地线的电流。这样，可以很好的保护个人免受严重的电击。但是，如果地线被破坏，则人体可能会受到致命的电击。如果将同一台故障设备接入隔离电源系统，那即使设备的地线损坏，也不会发生短路。因此，隔离电源系统能为人体提供相当程度的宏电击防护。隔离电源系统的另一个优势是，即使设备部分短路，通常也不会使断路器跳闸。这是一个非常重要的功能，因为有故障的设备可能是患者生命支持系统的一部分。需要注意的是，即使设备的电源与地面隔离，但所有电气设备的外壳或框架仍然与设备的地线相连。第三根电线（设备接地线）是实现整个电气安全计划所不可或缺的一部分。

图 5-24 显示了一个与隔离电源系统相连故障设备的示例。这并不代表有危险；它只是将隔离的电源转换为与外部手术室相同的接地电源系统。事实上，只有发生第二个故障时才会造成危害。

之前讨论的前提是隔离电源系统与地面完全

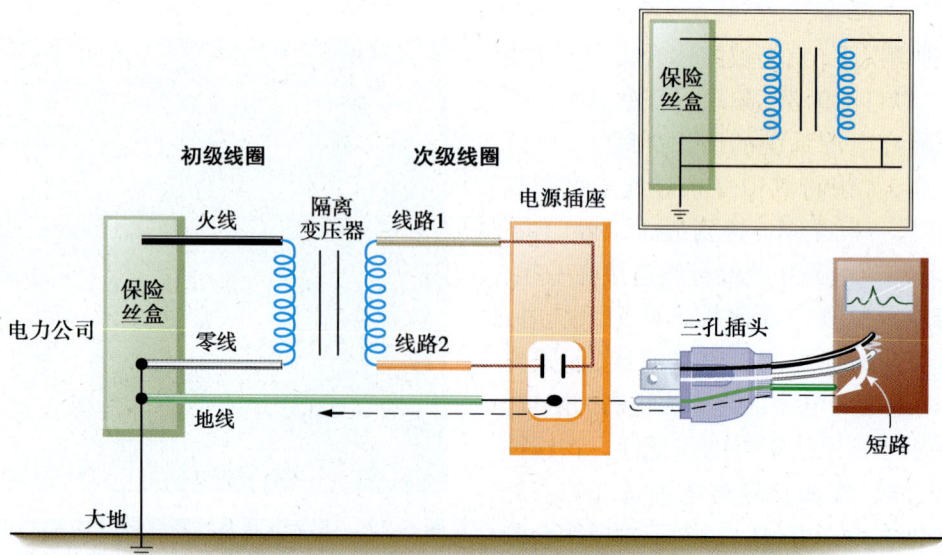

图 5-24　插入隔离电源系统的故障设备不会造成电击危险。它只是把隔离的电源系统转换成接地的电源系统。该图说明了隔离电源系统现在与接地的电源系统是同一系统。虚线表示接地线中的电流

隔离,但实际上,完全隔离是不可能实现的。所有交流供电的电力系统和电气设备都具有一定的电容特性。正如前面所讨论的,电源线、电缆和电动机通过电容耦合与地线和金属导管相连,并将少量电流"泄漏"到地面(见图 5-25),而这些所谓的

"泄漏电流"可能会使隔离电源系统的接地并不完全。这在手术室中通常不会超过几个 mA。因此,当人体接触到隔离电源系统的一侧时,只会受到很小的电击(1~2mA)。虽然这种电流可以感觉到,但并不会构成危险。

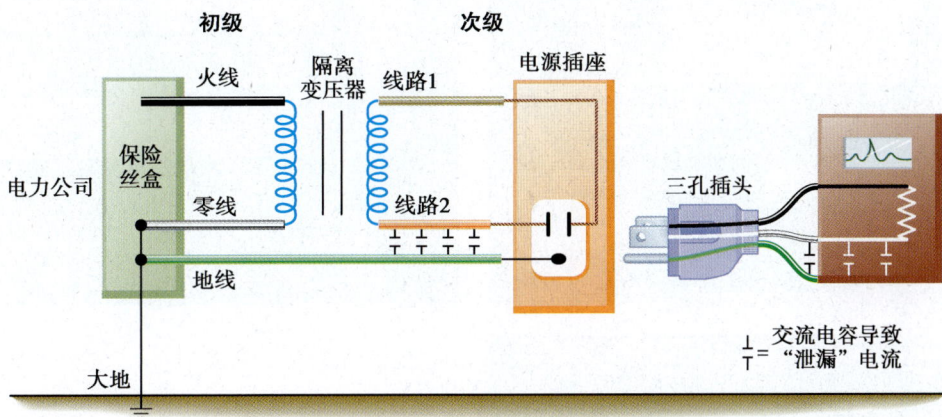

图 5-25　交流(AC)电源和交流操作设备中存在的电容导致小的"泄漏电流",这会降低隔离电源系统的安全性

线路隔离监视器

　　线路隔离监视器(LIM)是一种持续监视隔离电源系统完整性的设备。如果有故障设备连接到隔离电源系统上,实际上会将系统恢复为传统的接地系统。并且,该故障设备也将继续正常运行。因此,需要建立一个警报系统来提醒工作人员电源已不再接地。LIM 能持续监测隔离电源,以确保它与地面真正隔离,此外,该设备还配有显示器,可持续显示系统的完整性(图 5-26)。LIM 实际上测量的是隔离电源系统两端与地面之间的阻抗。正如前面所讨论的,如果完全隔离,阻抗将趋近于无穷大,在第一次故障情况下,就不会有电流流过(Z=E/I;如果 I=0,则 Z=∞)。由于所有交流电路和交流供电的电气设备都具有一定的电容,因此会存在一些小的泄漏电流,这在一定程度上降低了系统的隔离性能。LIM 的仪表会显示系统中由电容、电线和接入隔离电源系统的任一设备而引起的电流泄漏总量(以 mA 为单位)。

　　线路隔离监视器仪表上的读数并不意味着实际有电流流动;相反,它表示在发生第一次故障时有多少电流流过。根据系统的使用年限和品牌,线路隔离监视器的报警电流值一般为为 2 或 5mA。一旦超过这个预设的极限值,就会触发视觉和听觉警报,告知工作人员地面隔离已经超出了预先

设定的限值(图 5-27)。这并不一定意味着存在危险情况,而是指系统不再与地面完全隔离。当出现第二次故障时,才会导致危险的状况。

　　举例如下,如果将线路隔离监视器设置为在 2mA 时报警,则根据欧姆定律,隔离电源系统任一侧的阻抗将是 60 000Ω。

$$Z=E/I$$
$$Z=(120V)/(0.002A)$$
$$Z=60\ 000\ \Omega$$

　　因此,如果隔离电源系统的任一侧与地面的阻抗小于 60 000Ω,线路隔离监视器就会触发警报。这种情况可能会在两种情形下出现。第一种情况,是将一个有故障的设备接入到隔离电源系统,如果是这种情况,那在某条线路上确实存在着接地故障。此时该系统将转换为与接地电力系统等效的系统。因此,这台存在故障的设备应该尽快拆除并进行维修。但是,如果这台设备对于患者的治疗至关重要,它仍然可以安全使用。然而,需要注意的是,继续使用这种故障设备可能会导致严重的电击事故。如果同时有第二个故障设备连接到隔离电源系统上,则会发生电击。

　　第二种情况,是将许多完全正常的设备连接到隔离电源系统上。尽管每台设备只有少量的泄漏电流,但如果总泄漏电流超过 2mA,线路隔离监

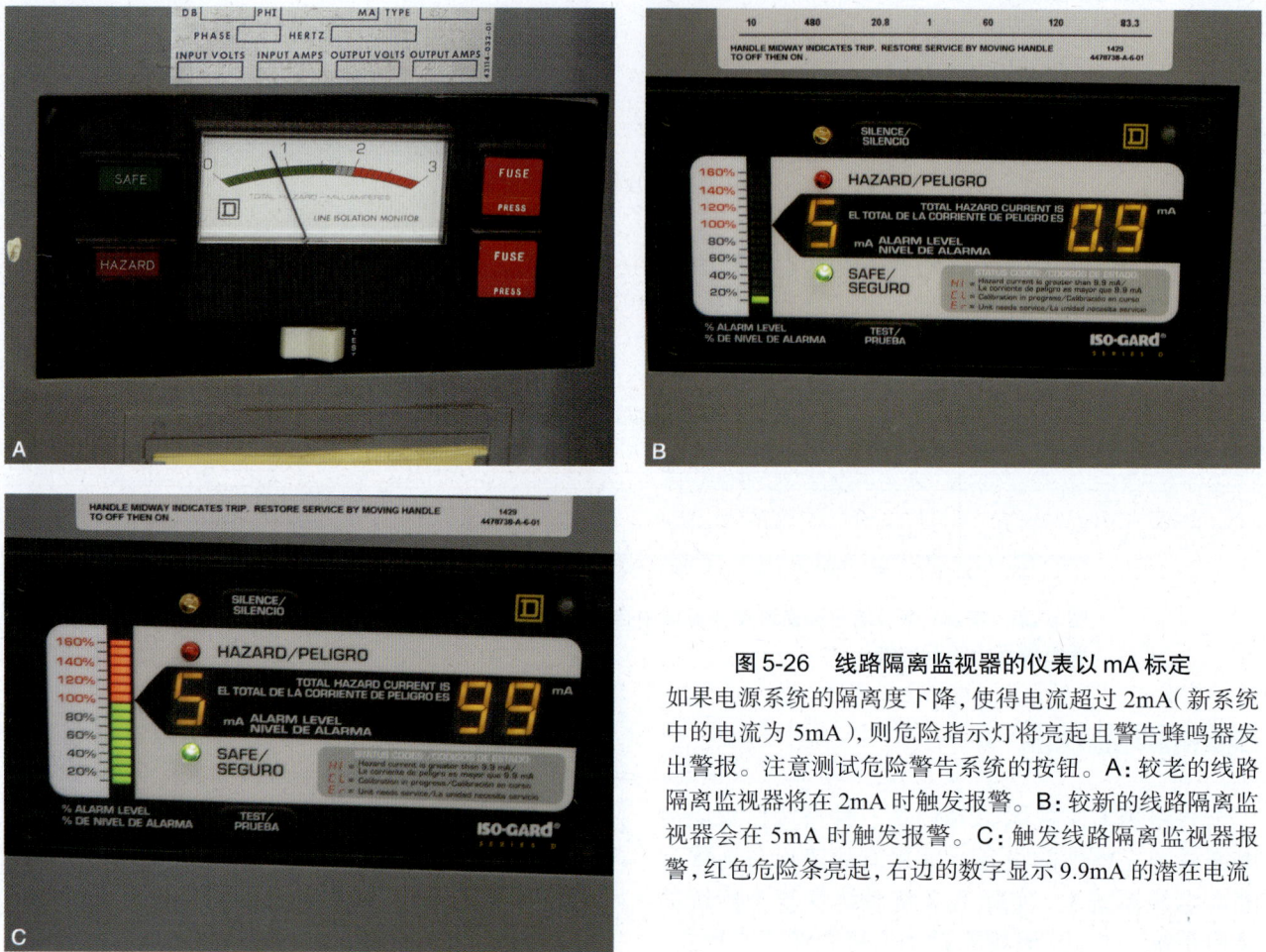

图5-26 线路隔离监视器的仪表以 mA 标定
如果电源系统的隔离度下降，使得电流超过 2mA（新系统中的电流为 5mA），则危险指示灯将亮起且警告蜂鸣器发出警报。注意测试危险警告系统的按钮。A：较老的线路隔离监视器将在 2mA 时触发报警。B：较新的线路隔离监视器会在 5mA 时触发报警。C：触发线路隔离监视器报警，红色危险条亮起，右边的数字显示 9.9mA 的潜在电流

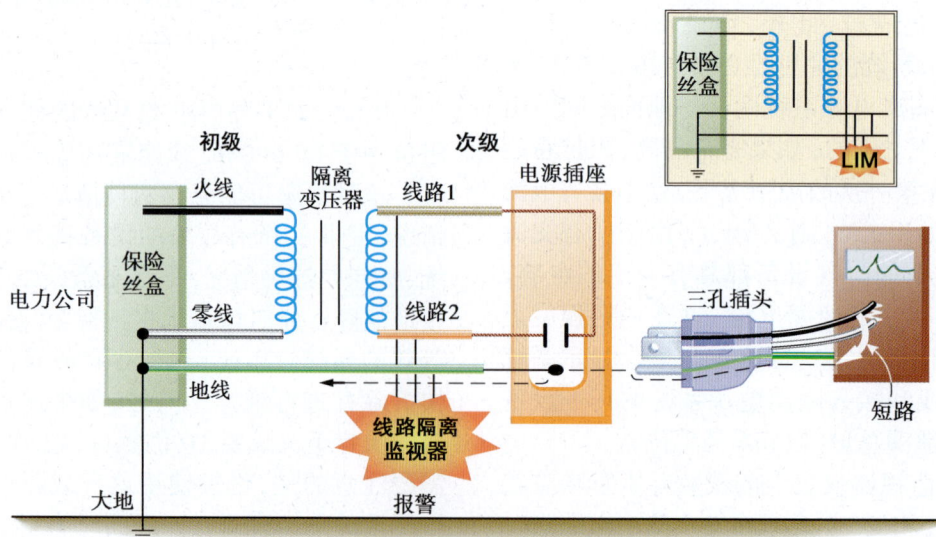

图5-27 当有故障的设备插入隔离电源系统时，会明显降低线路 1 或线路 2 对地面的阻抗。这将被线路隔离监视器检测到，并会发出警报。LIM，线路隔离监视器

视器也将触发警报。假设在同一个手术室中有 30 台电气设备，每台设备的泄漏电流为 100μA，那么总泄漏电流为 3mA（30×100μA），对地的阻抗仍然是 40 000Ω（120/0.003）。由于触发了 2mA 的设定值，因此，线路隔离监视器会发出警报。然而，该系统仍然是安全的，并且这种情况也与第一种情况明显不同。由于这个原因，新的线路隔离监视器将报警阈值设置为 5mA，而不是 2mA。

最新的线路隔离监视器被称为第三代监视器。第一代监视器，即静态线路隔离监视器，无法检测到平衡故障（即线路 1 和线路 2 同时发生相同的接地故障）。第二代，即动态线路隔离监视器，不存在这个问题，但可能会干扰生理监测。这两种监视器都会在电流达到 2mA 时触发警报，从而导致不必要的"假"警报。第三代线路隔离监视器解决了前两代产品存在的问题，并将报警阈值设定为 5mA[6]。线路隔离监视器的正常运行依赖于拥有完整的设备接地线以及其自身的接地连接，而第一代和第二代线路隔离监视器无法检测到 LIM 接地连接的丢失情况，但第三代 LIM 则可以检测到这种接地连接的丢失问题。在这种情况下，线路隔离监视器的警报将会响起，红色危险指示灯也将会亮起，但是线路隔离监视器仪表显示数值为零。这种情况会提醒工作人员对线路隔离监视器进行修理。但是，线路隔离监视器仍然无法检测到破损的设备接地线。第三代线路隔离监视器的代表产品是 Square D 公司（北卡罗来纳州 Monroe）制造的 Iso-Gard。设备接地线是安全系统的另一个重要组成部分。如果这跟电线断开，插座上连接的故障设备仍可正常运行，但是线路隔离监视器不会发出警报。因此，第二个故障可能会在 LIM 没有发出任何警报的情况下导致电击。而且，如果发生第二次故障，设备接地线会为大部分故障电流提供低电阻的接地路径（图 5-24）。该线路隔离监视器只能够检测与隔离电源系统相连且具有完好接地线设备的泄漏电流。

如果线路隔离监视器警报被触发，首先应检查仪表以确定它是否存在真正的故障。另一种可能性是接入的电气设备太多，超过了 2mA 的限制。如果仪表显示的数字在 2 和 5mA 之间，那么很可能是插入的电气设备太多所致。如果仪表读数大于 5mA，则很可能是手术室里面存在一台有故障的设备。下一步是找出故障设备，方法是将每台设备逐一拔掉，直到警报停止。如果故障设备不是生命支持系统，则应当将其从手术室取走。如果它是生命支持设备的关键部件，就可以安全地使用。（注意：如果怀疑某个关键的生命支持设备（如体外循环机）引发了警报，则在不需要使用该设备时再将其断开。）但要谨记，隔离电源系统和线路隔离监视器的保护作用已不再具备效力。因此，在故障设备修复之前，应尽量避免与其他电气设备进行连接，或等到故障设备被安全取走再进行连接。

接地故障断路器

接地故障断路器（GFCI，有时也简写为 GFI）是另一种在接地电源系统中广泛使用的设备，其目的是防止人体受到电击。大多数新建筑的电气规范要求，在可能存在危险（例如潮湿）的区域，如浴室、厨房或室外电源插座，必须安装接地故障断路器。它可以作为一个独立的电源插座安装（图 5-28），也可以作为连接到单个点的特殊断路器，用于保护所有插座。专用的接地故障断路器位于主保险丝 / 断路器箱内，可通过其红色的测试按钮进行区分（图 5-29）。如图 5-5 所示，一般情况下，火线和零线上的电流大小相等。接地故障断路器会检测电路两端的电流流动情况；如果检测到差异，则会立即中断电源。如果一个人接触到有故障的设备时，电流会流经人体，电路两端的电流就会不平衡，这种不平衡将会被接地故障断路器所检测到。由于接地故障断路器可以检测到非常小的电流差异（在 5mA 的范围内），因此它能够在几毫秒内断开电路，从而在严重电击发生之前中断电流流动。因此，接地故障断路器可以在极

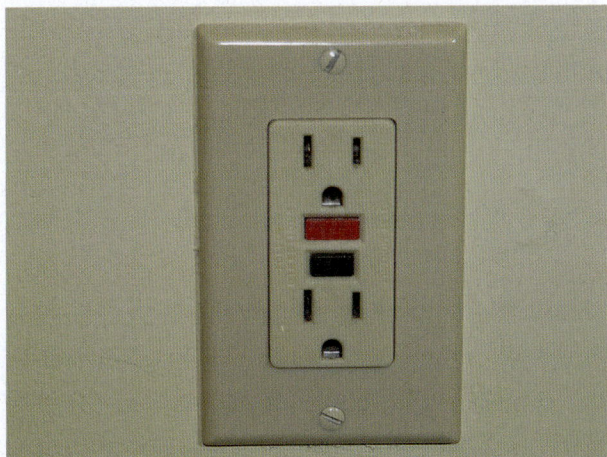

图 5-28 接地故障断路器电源插座包含了测试（黑色）和复位（红色）按钮

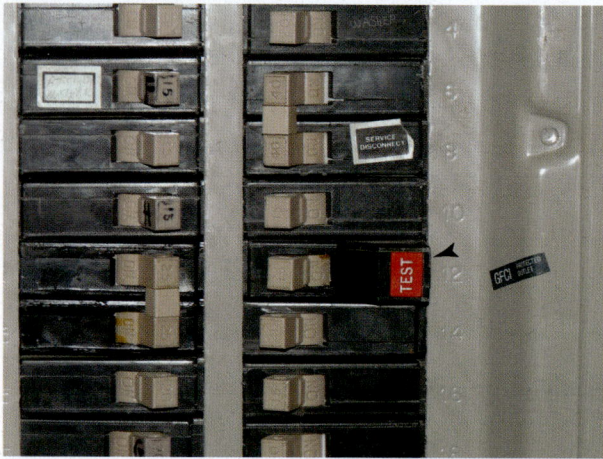

图 5-29　专用的接地故障断路器断路器。箭头指向区分的红色复位按钮

低的成本下提供极高的安全保护。如果手术室内的接地故障断路器发生跳闸，那么应该首先尝试按下复位按钮来重新启动它。这是因为电流激增可能导致接地故障断路器跳闸。如果无法进行复位，则必须停用该设备并由生物医学工程人员进行检查。在手术室中使用接地故障断路器时，每个接地故障断路器只能保护一个插座，这一点至关重要。不能将接地故障断路器串联在一起，来确保每个 GFCI 只能保护一个插座。Courtney 等[7]人的一份报告对此进行了阐述。他们的监护仪和麻醉机之所以断电，是因为电热毯的电源线被夹在手术台之间而导致了短路。接地故障断路器跳闸并切断了电热毯的电源。然而，该接地故障断路器还控制着麻醉机和监护仪连接的电源插座。

在手术室中使用接地故障断路器的缺点是它会无预警的中断电源。如果一台设备存在故障，可能会导致其无法继续使用，若该设备是用于生命维持的设备，则可能会带来严重的问题，然而，如果将同一台有故障的设备插入到隔离电源系统中，线路隔离监视器会发出警报，但设备仍可以继续使用。

双重绝缘

在某些情况下，设备可以只使用双孔插头而不是三孔插头。当仪器具有所谓的双重绝缘时，这是允许的。这些仪器具有两层绝缘层，并且通常配有一个塑料外壳。双重绝缘在许多家用电动工具和医院设备中十分常见，例如输液泵。在配备隔离电源系统的手术室中，可以使用双重绝缘

设备。然而，如果水或盐水进入设备内部，可能会因为绕过双重绝缘而造成危险。如果手术室没有隔离电源或接地故障断路器，则会更为危险[8]。

微电击

如前所述，宏电击是指在人体表面施加相当大的电流。电流会根据各组织在垂直于电流方向的平面内的导电性和面积比例，在各个组织中进行传导。因此，到达心脏的电流"密度"（每平方米安培数）远低于施加到身体表面的电流密度。然而，对于电敏感患者（即通过中心静脉压力导管或经静脉心脏起搏导线使心脏直接与外部相连的患者）来说，即使电流微小也可能存在风险；这就是所谓的微电击[9]。导管或电极的接触面积较小，当与心脏接触时会产生较大的电流密度[10]。换句话说，即使直接施加到心肌上的电流非常小，也会引起心室颤动。由于这种危害具有隐蔽性，因此微电击是一个特别棘手的问题。

在电敏感患者中，即使电流低于人类所能感知的阈值，也可以引起心室颤动。目前，尚不清楚导致这类患者出现心室颤动的电流量大小。Whalen 等人[11]发现，在狗的心肌上直接施加 20μA 的电流，能够引起心室颤动。Raftery 等人[12]发现，80μA 的电流能够使某些患者发生心室颤动。Hull[13]使用 Watson 等人[14]的数据证明，50% 的患者在 200μA 的电流下会出现心室颤动。通常人们认为 60Hz 的交流电是人类感知的阈值（1 000μA（1mA）），因此，对电敏感的患者来说，可感知电流的十分之一也会导致触电事件的发生。这不仅在学术上具有重要意义，而且在临床中具有关注的价值，因为已报道了许多由微电击引起心室颤动的病例[15-19]。

所有由交流电源供电的电气设备都可能存在杂散电容，这可能导致设备外壳上积聚大量的电荷。如果一个人同时接触到这类仪器的外壳和对电敏感的患者，他或她可能会无意中将电流传导至患者，从而引起心室颤动。同样，设备接地线是电敏感患者抵御微电击的主要防护措施。在这种情况下，设备接地线提供了一个低电阻路径，使大部分泄漏电流可通过该路径得以耗散，而不是以电荷的形式储存起来。

图 5-30 显示了一个患者所处的场景，该患者心脏中有一根充满盐水的导管，其电阻约为

500Ω。一根电阻为 1Ω 的地线与设备外壳相连。当泄漏电流为 100μA 时,电流会根据两条路径的相对电阻进行分流。在这种情况下,会有 99.8μA 的电流通过设备接地线,而只有 0.2μA 的电流会通过充满盐水的导管。这种极小的电流不会对患者造成伤害。然而,如果设备接地线破损,电敏感患者将面临巨大的风险,因为 100μA 的泄漏电流可能会通过导管进入体内,引起心室颤动(图 5-31)。目前,电子设备允许的泄漏电流为 100μA。

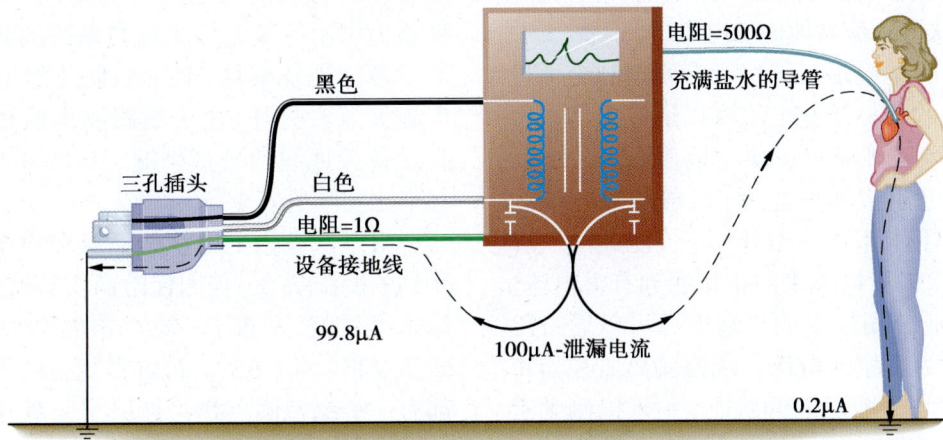

图 5-30　由于存在完整的设备接地线,电敏感的患者可免受微电击的影响。设备接地线提供了低阻抗路径,可让大部分泄漏电流(虚线)流过

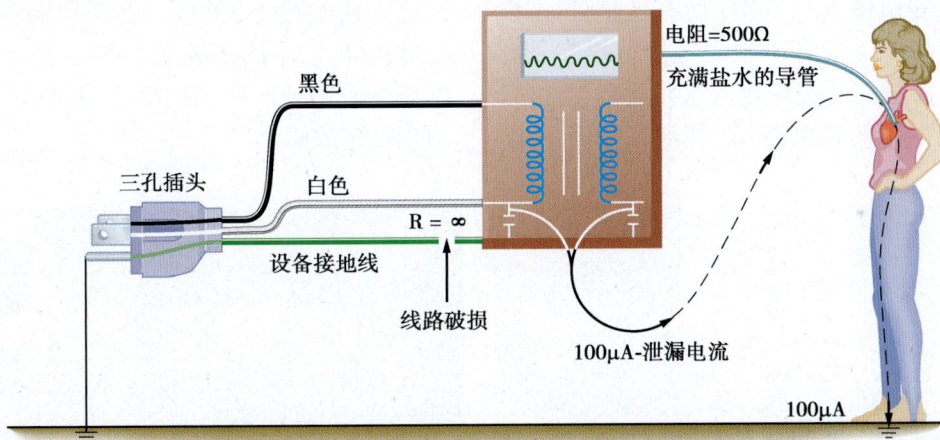

图 5-31　破损的设备接地线对电敏感患者造成重大危害。在这种情况下,所有的泄漏电流都会传导到心脏,并可能导致心室颤动

现代监护仪还采用了另一种机制来降低电敏感患者发生微电击的风险[20]。这种机制是通过在患者与任一设备之间放置一个非常高的阻抗,将所有直接与患者连接的设备与监护仪的电源隔离开来。从而把流过患者连接的内部电流泄漏量限制在一个极小的范围内。目前的标准是小于 10μA。例如,通过在 ECG 监护仪和患者的 ECG 导线之间放置一个非常高的阻抗来实现监护仪的电源输出与患者的电气隔离[21]。隔离技术旨在防止患者和监护仪之间可能存在的危险电路,同时保证生理信号的传输。

一个完整的设备地线可能是防止微电击最重要的因素。除此之外,麻醉医师还可以采取其他措施来减少微电击的发生率。任何人都不应该同时触摸带有电线的医疗设备和含有生理盐水的中心导管或外部起搏导线。在进行中心静脉导管或起搏导线操作时,建议佩戴橡胶手套以确保个人安全。此外,所有人都不应该让任一外部电流源(如神经刺激器)接触到导管或导线。最后,应该警惕可能向患者传输电流的来源。即使是来自电外科设备(电灼器)的杂散射频电流,在适当的条件下也可能成为微电击的来源[22]。必须记住的是,线路隔离监视器并不是为了防止微电击而设计的。微电击中的微安电流远低于线路隔离监视器的保护阈值。另外，线路隔离监视器不会记录单个监护仪的泄漏情况，而是显示整个系统的状态。线路隔离监视器读数反映的是整个系统中所有电容的泄漏电流总量。如果发生第一次故障，电流将会流向地面，这即为流向地面的电流量。

电气安全的本质是对接地所有原理的全面理解。电气安全的目标是使电流难以通过人体。因此，患者和麻醉医师应尽可能与地面隔离。也就是说，他们的电阻应尽可能大，以增加对电流的阻碍作用。在手术室这种本身并不安全的电气环境中，可以采取以下措施来防止接触到有害电流。首先，公用事业公司提供的接地电源可以通过隔离变压器转换为不接地电源。线路隔离监视器将持续监测电路与地面之间的状态，一旦检测到有故障的设备插入隔离线路插座，即发出警告提示该电路（与地面）的隔离失效。此外，个体从故障设备中接收到的电击强度取决于系统电容，并且被限制在几毫安范围内。其次，所有连接到隔离电源系统的设备都需配备一根设备接地线，并且该接地线应与仪器的外壳相连。这跟设备接地线提供了一条低电阻的替代路径，使潜在危险的电流能够流向地面。因此，患者和麻醉医师应尽可能保持与地面绝缘，所有电气设备都应接地。

设备接地线具有三个功能。首先，它为故障电流提供了一个低电阻通路，从而降低了发生宏电击的风险。其次，它可以消除对电敏感患者可能造成伤害的泄漏电流。最后，它为线路隔离监视器提供了有关未接地电力系统的状态信息。如果设备接地线损坏，将导致防止触电的一个重要措施失效。另外，由于线路隔离监视器不能检测到设备接地线的破损情况，因此隔离电源系统看起来比实际更安全。

由于医院内的电源线插头和插座比在家庭中受到的磨损更大，美国保险商实验所（位于纽约州梅尔维尔）已发布了一项严格的"医院级"插头和插座规格（图 5-32）。符合本规范的插头和插座上都有一个绿色圆点作为标记[23]。医用插头是一种可以进行目视检查或容易拆卸的插头，以确保接地线连接的完整性。注塑成型的不透明插头是不符合要求的。Edwards[24]等人报道，在一座新建医院大楼安装的 3 000 个非医用插座中，3 年后有 1 800（60%）个出现故障。在将 2 000 个非医用插座换为医用插座后，在 18 个月的使用期间内没有出现任何故障。

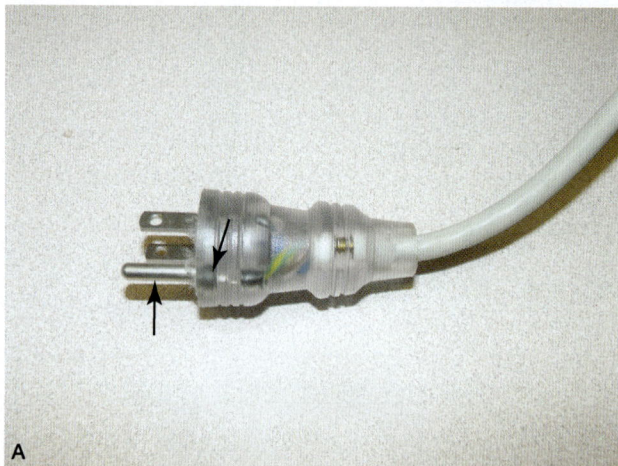

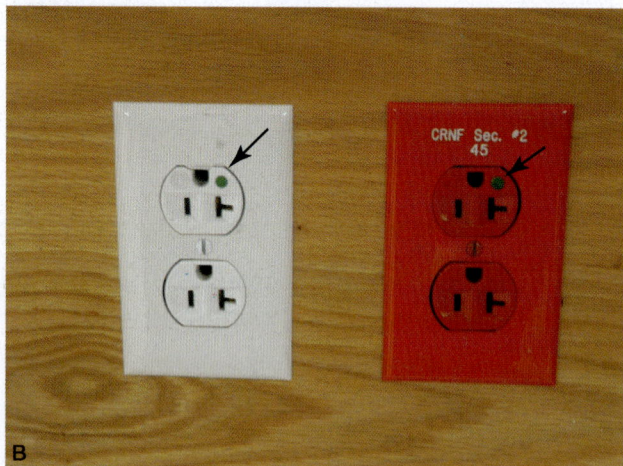

图 5-32

A：医用插头，可以通过目测检查。箭头指向设备接地线，其完整性可以很容易验证。请注意接地线（箭头）的插脚比火线插脚或零线插脚长，因此它会第一个进入插座。B：箭头指向表示医用电源插座的绿点。右侧的红色插座连接到应急电源（发电机）系统

电外科学

在 1926 年十月那个意义非凡的日子里，Harvey W. 博士首次运用由 William T. Bovie 教授发明的电外科设备（ESU）进行脑肿瘤切除手术，从此现代外科手术和麻醉学迎来了永久性的改变[25]。电外科手术的广泛应用充分证明了 Bovie 教授发明的成功。然而，这项技术的应用并非毫无代价。电凝

技术的广泛使用至少加速了手术室中易爆性麻醉剂的淘汰速度。另外，每位麻醉医师都清楚，手术室内很多设备都会受到"Bovie"的干扰。电外科设备产生的高频电能对 ECG 信号、心排出量检测仪、脉搏血氧仪，甚至植入的心脏起搏器等所有设备均会造成干扰[26]。

电外科设备通过产生从 50 万到 100 万 Hz 的极高频电流（射频范围）来运行。这些电流流经组织，与组织电阻相互作用而产生热能。产生的热量（H）与电流的平方成正比，与电流通过的面积成反比（$H=I^2/A$）[27]。通过将能量集中在"Bovie 笔"的尖端，外科医生可以在任何给定的部位进行切割或凝固操作。这种超高频电流与标准的 60Hz 交流电流不同，它可以直接通过心前区而不会导致心室颤动[27]。这是因为高频电流的组织穿透力较弱，不会刺激心肌细胞产生收缩。

经常有人将电灼这个词误用为电外科。电凝器通常是一种小型、手持式、电池供电的设备，它使用电流来加热金属丝，然后将加热的金属丝直接应用于组织以达到所需的效果。

尽管电外科设备每年安全使用达数十万次，

但有证据表明在某些情况下，它可能是导致心室颤动的原因[28-31]。据推测，其机制与电外科设备激活时产生的低频（50～60Hz）"杂散电流"有关。频率在 50～60Hz 之间的电流可能会导致心室颤动。这些病例与应用的凝血模式有关，特别是当外科医生在心脏附近使用该设备时，以及当患者心脏中存在导体，如中心静脉导管（CVP）或肺动脉导管时。但是，确切的机制尚未阐明。

电外科设备产生的大量能量可能会给操作者和患者带来其他问题。Cushing 医生意识到了其中一个问题，他写道："有一次，术者受到了电击，电流通过金属牵引器传导至他的手臂上，然后通过头灯上的电线传到他的头部，这种经历可以说是相当不愉快"[32]。只有将能量从 ESU 传导至患者身上，再由患者传回至 ESU 设备，才能确保 ESU 安全运行。理想情况下，主动电极产生的电流集中在电外科设备尖端，其表面积非常小。这种能量具有极高的电流密度，能够产生足够的热量，从而实现治疗性切割或凝固效果。然后，能量将传递到患者身上，再通过一个大面积的分散电极安全地返回到电外科设备（如图 5-33 所示）。

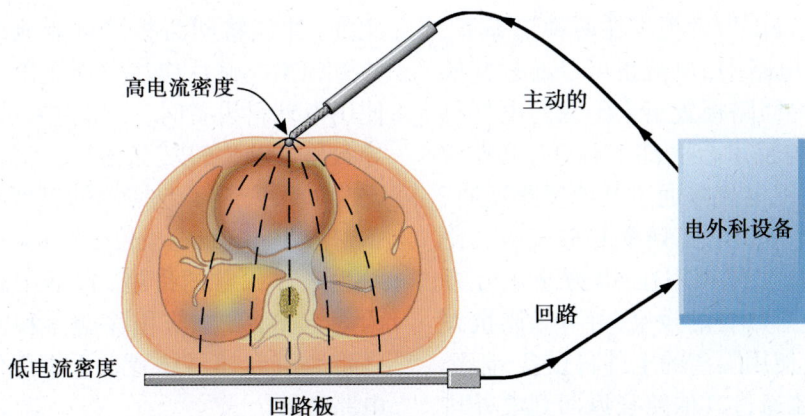

图 5-33　正确应用的电外科设备回路板。回路板上的电流密度低，不会对患者造成危险

在术语中有一个比较专业的名词叫高频电刀（ESU）的返回（分散）板。这个板通常被误称为接地板，实际上它是一个表面积很大的分散电极，通过低电流密度的路径使产生的能量安全地返回到电外科设备。在询问是否已将分散电极贴在患者身上时，手术室的工作人员经常会问："患者接地了吗？"由于用电安全的目标在于实现患者与地面隔离，因此这种表达方式非但不准确，还可能引发误解。由于回路板面积较大，电流密度较低，因

此，不会产生有害的热量，也不会造成组织损伤。在正常运行的系统中，唯一可能引起组织效应的部位是外科医生握持的主动电极所在的部位。

如果电外科回路板在患者身上放置不当，或者连接回路板与电外科设备的电线受损或断裂，则可能会出现电击事故。在这些情况下，电外科设备产生的高频电流会寻找其他返回路径。那么任何连接在患者身上的东西，如心电图导联或温度探头，都可以成为这种返回路径。由于 ECG 贴

片的表面积远小于电外科设备回路板的表面积，因此其电流密度将明显高于正常值。这可能会导致位于这条返回路径处的组织严重烧伤。同样，如果电外科设备回路板没有正确贴在患者身上或在手术过程中部分脱落（图 5-34），可能会对回路板应覆盖的区域造成烧伤。这不仅仅在理论上是可能的，而是已有大量电外科设备导致患者烧伤的病例报道[33-39]。

最初的电外科设备是直接将电源连接到设备接地线上。这些设备使得电外科设备电流很容易通过其他路径回流。即使没有连接患者的回路板，电外科设备也将继续正常运行。在大多数现代电外科设备中，电源与地面进行了隔离，以保护患者免受烧伤[40]。它旨在通过将返回路径与地面隔离，实现电流只能通过返回电极进行流动。从理论上讲，这可以消除其他返回路径，极大减少烧伤

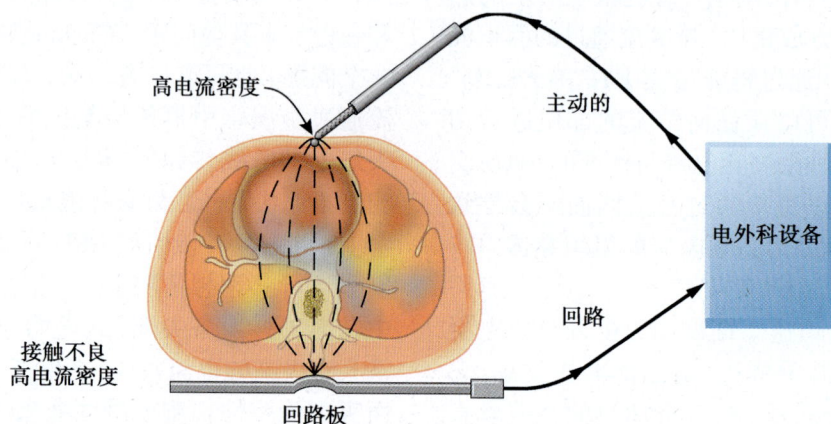

图 5-34   使用不当的电外科设备回路板。与回路板的不良接触导致高电流密度并且可能灼伤患者

的发生。然而，Mitchell[41]发现了在两种情况下，即使在隔离的 ESU 电路中，电流也可以通过其他的路径返回。如果将回路板置于未绝缘的电外科设备的机壳顶部或与手术台底部接触，则电外科设备可以正常运行，但电流将通过其他通路返回。如前所述，阻抗与电容和电流频率的乘积呈反比关系。电外科设备的工作频率在 50 万至 100 万Hz，这极大增强了电容耦合的效果，并导致阻抗大幅降低。因此，即使使用隔离的电外科设备，阻抗的降低也会使得电流通过其他路径返回到电外科设备。另外，如果回路板没有与患者正确接触，那隔离的电外科设备也无法保护患者免受烧伤。虽然隔离的电外科设备确实能为患者提供额外的安全，但它绝不能保证患者不会被烧伤。

防止电外科设备烧伤患者是手术室所有专业技术人员的责任。不仅巡回护士需要了解正确的技术，外科医生和麻醉医师也都必须时刻警惕潜在的风险。正确应用回路板是最关键的因素。确保回路板上有适量的电解质凝胶，并且回流导线完好无损是非常重要的。可重复使用的回路板在每次使用后必须进行彻底的清洁，而一次性回路板则需要检查以确保在储存期间电解液没有干涸。

此外，建议将回路板尽可能地靠近手术切口部位放置，ECG 贴片应尽可能远离手术部位放置。在使用电外科设备时，手术室人员必须警惕，可能会导致易燃的"备皮"溶液（如乙醇和丙酮）起火的情况。如果安装了起搏器的患者必须使用电外科设备，应确保返回电极位于胸部以下，并准备好处理发生心律失常的措施，包括用磁铁将起搏器转换为固定率模式，应用除颤器和体外起搏器。最好是将心脏起搏器放置在手术部位和回路板之间的电路之外。

电外科设备还会给装有心脏起搏器的患者带来其他问题，包括参数重置和微电击[42,43]。如果外科医生要求电外科设备的功率设置高于正常值，这应该引起巡回护士和麻醉医师对潜在风险的注意。必须立即对回路板和电缆进行检查，以确保其正常运行，位置准确。如果这样不能解决问题，则应更换回路板[44,45]。如果问题仍然存在，应停用整个电外科设备。最后要说的是，如果电外科设备跌落或损坏，必须立即将其从手术室中取走，并由专业的生物医学工程师进行全面检测。遵循这些简单的安全措施，可以有效预防大多数患者因电外科设备而烧伤。

前面的讨论只涉及单极电外科设备。还有第二种类型的电外科设备，其电流仅在一对镊子的两个电极片之间流动。这种类型的设备被称为双极电外科设备。由于主动电极和返回电极是镊子的两个极片，因此无需在患者身上另外连接一个分散电极，除非同时使用单极电外科设备。双极电外科设备产生的功率远低于单极 ESU，主要用于眼科和神经外科手术。

1980 年，Mirowski 等人[46]首次报道了在人体内植入装置以治疗顽固性室性心动过速，这种名为埋藏式自动复律除颤器（AICD）的装置能够感知室性心动过速和心室颤动，并自动对患者进行除颤治疗。自 1980 年以来，已有数千名患者接受了 AICD 植入术[47,48]。由于其中一些患者可能接受非心脏手术，因此麻醉医师有必要了解出现的问题。使用单极电外科设备可能会产生电干扰，这可能被 AICD 误判为室性心动过速。这将触发向患者输送除颤脉冲，引发真正的室性心动过速或心室颤动。同样，安装了 AICD 的患者在接受电休克治疗期间也存在心室颤动的风险[49]。在这两种情况下，可以通过在设备上放置磁铁或者使用特定的方案来关闭 AICD。因此，在手术开始前，最好咨询一下熟悉该设备的专家。该设备可以通过反向操作重新激活。此外，为 AICD 的患者实施麻醉时，手术室内应备有体外除颤器和无创心脏起搏器。

手术室的电气安全需要将常识与一些基本的电学原理相结合。一旦手术室人员认识到安全用电的重要性，他们就能够对潜在的风险提高警惕。所有电气设备必须定期进行维护、检修和检查，以确保其符合规定的电气安全标准。必须保存这些检测结果的记录，以备将来检查，因为人为错误很容易造成电气安全隐患。Starmer 等人[50]引用了一个新建实验室的案例，该实验室的地线没有连接到插座上。在另一项研究中，Albisser 等人[51]发现，有 14%（198/1 424）的插座接线存在不当或错误。此外，应在潜在的危险情况成为问题之前进行识别和纠正。例如，电源线经常放在地板上，可能会被各种手推车或麻醉机压坏，因此，可将这些线置于上方或放置在人员流动较少的地方。多插头插排不应该放在地板上，以免接触到电解液。这些设备可以方便地安装在手推车或麻醉机上。已经损坏或者电源线有明显缺陷的设备必须经过适当的维修才能使用。如果每个人都能

清晰认识到潜在的危险因素，那么为预防危险情况发生所做的努力就会事半功倍。

由电外科设备产生的火花可能为火灾提供了火源，从而导致患者和手术室人员烧伤。当在富氧环境中使用电外科设备时，例如患者的呼吸道或接近患者面部的位置，这将是一个高风险因素。在进行面部和眼睛手术时，对处于镇静状态的患者使用高流量经鼻吸氧是非常危险的。大多数塑料如气管插管和麻醉呼吸系统的部件在室温下不会燃烧，但在氧气和/或氧化亚氮存在的环境中可被点燃。用手术消毒铺巾搭建成帐篷状，使积聚的氧气分散和/或使其被室内空气稀释，能够降低电外科设备产生火花引发火灾的风险。通过使用闭合循环麻醉呼吸系统，并使麻醉面罩周围密封严密，几乎不发生气体泄漏的情况下，也可以降低发生火灾的风险。

导电地板

在过去的几年里，使用易燃麻醉剂的手术室必须安装导电地板。这将最大限度地减少静电电荷的积累，从而防止易燃麻醉剂被点燃，但现在的标准已经进行了更新，不再要求在使用易燃剂的麻醉区域内铺设导电地板了。

环境危险

手术室中存在许多与电气相关的潜在隐患，这些隐患是麻醉医师需要关注的。不仅患者有可能遭受电击，手术室人员也有可能受到电击的威胁。另外，电气设备和监控设备的电缆和电源线也可能成为危险因素。最后要说的是，所有手术室的工作人员都应该制定停电发生时的应急处理措施。

在今天的手术室中，配备了数十种电器设备，而经常可以看见许多电源线散落在地板上，这也使得它们很容易受到损坏。如果电力电缆的绝缘层遭到损坏，那么火线就很容易与金属设备发生接触。如果手术室没有隔离电源，那么这台设备将会通电，成为潜在的电击危险源[52]。使用隔离电源可有效降低患者和手术室人员的触电风险。很显然，将电源线从地面上移开是有效的安全措施。这可以通过在天花板上安装电源插座，或者在天花板上安装带有插座的人工吊臂来实现。而且，使用放在地板上的多插头插排也存在危险性，

应该避免使用，这是因为它们可能被液体打湿，很容易导致断路器跳闸。在一次事故中，它导致了整个手术室的主电路断路器跳闸，造成除了顶灯以外的所有电力都中断[53]。

现代监护设备集成了多项安全功能，而几乎所有的设备都将电源与患者的输入端进行了隔离，要实现这一功能，通常需要应用光电耦合器隔离电路，该电路能利用光波来传输电信号。这是原始的心电监护仪所不具备的一个重要功能。在早期，患者实际上可以成为监护仪电路的一部分。自从将设备电源与患者输入端隔离的技术应用以来，患者和监护设备之间出现的问题就相对较少了。然而，从1985年到1994年期间，美国食品药品监督管理局（FDA）收到了大约24份关于婴儿和儿童遭受电击伤害（包括5名儿童因触电致死）的报告[54,55]。这些电力事故是由于将心电监护仪或呼吸监护仪的电极导线直接插入120V的电源插座，而非正确连接到患者端电缆所引起的。1997年，FDA发布了一项新的电极导线和患者电缆的性能标准，要求消除电极导线一端暴露的阳性连接端子。因此，电极导线的另一端必须配备阴性连接端子，并且连接端子必须被封装在保护患者的电缆中（图5-35）。这就有效地消除了将患者电极导线直接连接到交流电电源的可能性，因为电极导线上的连接端子没有暴露在外。

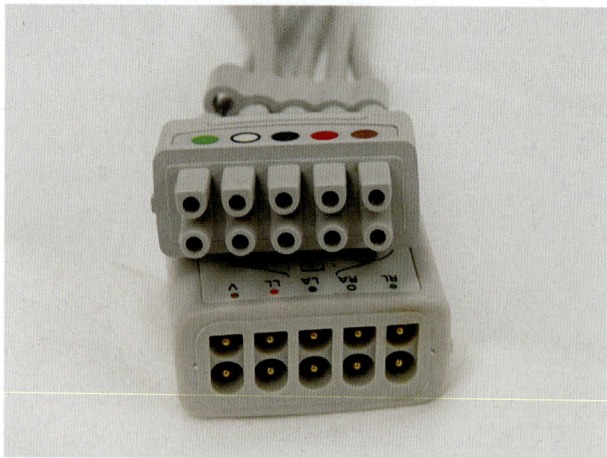

图5-35 当前标准要求患者导线（顶部）需要阴性接口。可插入导线的患者电缆（底部）的连接端子具有屏蔽保护孔

所有医疗机构均应配备应急电源。通常，该应急电源由一个或多个发电机组成。这些发电机已配置为自动启动，一旦检测到公用事业公司的供电中断，它将在10秒内向医院设施提供电力，但医疗机构需要定期检测这些发电机。然而，在过去，并不是所有的医疗机构都在公用事业公司供电正常时对其进行检测。在实际停电期间，有许多关于发电机未能正常工作的事件报道。如果发电机没有在公用事业公司供电正常时进行测试，可能需要很长时间才会出现一次真正的电力中断，这会给发电机带来严重的负荷。如果这个医院有多台发电机，一旦其中一台发生故障，会增加其他几台发电机的负荷，进而可能导致它们在短时间内相继发生故障[56]。根据现行的国家消防协会（NFPA）99标准，医院必须每月对应急供电系统进行至少30分钟的连续检测。如果发电机的功率超过应用所需，并且无法以至少额定功率的30%负载运行，则必须进行负载测试并每年运行2小时。最近的一项要求是，应急电力系统每3年需要进行一次为期4小时的连续测试，并建议在系统使用高峰时进行测试[57,58]。

尽管所有医院都需要配置应急发电机，以确保在停电时为关键设备供电，但这些发电机并非在任何情况下都能工作。如果电力供应出现中断，继电器开关将检测到这一情况并激活一系列程序，以启动。通常情况下，这一过程都能顺利完成，然而，如果转换开关或发电机出现故障，那就没有备用电源了。

造成部分或全部停电的另一个原因是施工事故[56]。随着医院频繁进行翻新、扩建或升级现有设施，总是有可能意外中断供电。这可能是由于工作人员触动了接地故障断路器，导致继电器故障，将电力传输到了无法工作的发电机上，或者是医院的电气配电室发生了火灾[59-61]。由于电力公司仍在供电，因此，发电机可能不会启动。

停电的原因有很多，本地的停电事件通常可以在几个小时内恢复。然而，自然灾害的影响往往是毁灭性的。医院可能必须得依靠应急电源运转数天乃至数周。如果在合理的时间内无法恢复供电，部分或全部患者可能需要疏散。

有些灾难，如飓风，会让医院有几天的时间来做准备。然而，龙卷风或地震会毫无预兆地突然发生。手术室管理者需要知道哪些设备可以在应急电源下正常运行。虽然通风系统常由发电机供电，但空调系统可能无法运行。在炎热潮湿的夏季，这种情况可能会造成毁灭性的后果。发电机将运行多久？两天是最低限度的，但是否有足够的燃料能让它们运行的更久？[62]在一场大飓风及其引发的洪水灾害中,纽约市一家大型医院将其应急发电机安全地放置在高楼层。然而,为发电机提供燃料的泵位于淹没的地下室中,导致医院没有了紧急电力供应。

每个手术室都必须制定针对停电情况的应急方案,这是非常重要的。每个手术室都应备有由电池供电的照明设备。喉镜可以作为一个现成的光源,便于人们可以找到手电筒和其他设备。手术室的顶灯也应连接到某种电池供电的照明系统上。传统的麻醉机配有备用电池,可持续使用30~60分钟。如果断电持续时间超过此时间,麻醉医师必须制定继续实施麻醉的方案。较新的电子麻醉机可能比老式的传统机器存在更多的问题,因为它们使用的是电子气体或蒸发系统。麻醉科应配备由电池供电的监测设备,但可能无法为每个手术室配备这样的设备。注射泵通常配备有电池,血压可以采用手动血压计来进行测量。由于许多手术室都配备了自动药物分发系统,因此在没有电力以及与医院信息系统联通的情况下,这些设备将无法正常工作。

现代麻醉工作站高度依赖电力才能正常工作,因此所有设备都有备用电池系统。通常,这些电池可以为工作站供电1~2个小时。一旦电池耗尽,麻醉医师只能使用基本功能,包括可用于常规蒸发器的紧急供氧系统,以此来实施吸入麻醉。然而,地氟烷 Tec 6 蒸发器和许多新型电子蒸发器在没有电力供应的情况下无法输送麻醉剂。Arkon工作站(Spacelabs Healthcare, Snoqualmie, WA)具有独特的设计。该工作站最多可容纳 4 节电池,可将运行时间延长至 4 小时。在停电时,用户可以便捷地添加或更换这些电池。

事实上,应急发电机通常会在紧急情况下提供电力。然而,医院可能会面临部分或完全停电的情况。这些应急措施的成本相对较低,但在紧急情况下所能带来的益处却是无法比拟的。

电磁干扰

技术的快速发展使市场上无线通信设备的数量激增。这些设备包括移动电话、无线电话、对讲机和无线上网设备等。所有这些设备都有一个共同点:它们都会发出电磁干扰(EMI)。这在乘飞机旅行时最为常见。大多数航空公司要求在飞机起飞或着陆时,或者在某些情况下,在整个飞行过程中关闭这些设备。有人担心这些设备发出的电磁干扰可能会干扰飞机的导航和通信系统。

近年来,拥有这些设备的人数呈指数级增长。事实上,在一些医院,它们是常规或紧急通信系统的重要环节。医生、护士、急救人员和其他医护人员拥有个人手机并不罕见。此外,患者和访客也可能携带有移动电话和其他类型的通信设备。医院的维护和保安人员经常使用对讲机类型的无线电设备,一些医院甚至建立了内部移动电话网络,以弥补或取代寻呼系统。有人担心,这些设备发出的电磁干扰可能会干扰植入的起搏器、各种类型的监测设备以及重症监护室的呼吸机[63]。有报道称,一名患者因呼吸机受到电磁干扰而不幸身亡[64]。

已有几项研究来确定手机是否会对心脏起搏器造成影响。Hayes 等人[65]进行了一项研究,调查了 980 名使用五种不同类型手机的患者,他们进行了 5 000 多次的测试,发现超过 20% 的患者可以检测到移动电话的干扰,在这些病例中,有 7.2% 的患者出现症状,6.6% 的患者出现了具有临床意义的干扰。在正常使用电话时,未发现有临床意义的干扰。事实上,只有将电话直接放置在起搏器上方时,才会产生引起临床症状的干扰。其他研究也已经证明了存在诸如错误感应和起搏器抑制等变化[66,67]。只有当电话靠近起搏器时才会发生这些情况,但这些变化是暂时的,当移动电话被移至安全距离时,起搏器又恢复了正常。目前,FDA的指导方针是手机与起搏器之间的距离至少应为 6 英寸。因此,装有心脏起搏器的患者不应把手机放在靠近起搏器的衬衣口袋中。如果医院人员携带移动电话,应确保与起搏器的患者保持适当的距离,这样风险就会很小了。

生物医学工程师还关注另一种类型的设备:自动复律除颤器(AICD)。Fetter 等人[68]在 41 名植入 AICD 的患者中进行了一项研究,他们的结论是手机不会干扰 AICD。不过,他们却建议至少将移动电话与设备保持 6 英寸的距离。

不止移动电话会发出电磁干扰。医院的维护和保安人员经常使用的对讲机、寻呼系统、警察的无线呼叫设备,甚至电视机都可能会产生电磁干扰,这可能会对任何类型的医疗设备造成干扰。虽然存在很多传闻,但关于这个问题的研究资料却很少。报告中所提及的干扰事件包括关闭或重新设置呼吸机和输液泵,心电监护仪受到干扰,甚至有一辆电子轮椅因电磁干扰而不慎启动。由于存在多种类型的设备可能会产生电磁干扰,并且有许多医疗设备可能与这些设备发生交互作用,因此,这个问题变得非常复杂。尽管在医疗环境中,设备看似是"安全的",但如果在同一区域同时使用2-3台移动电话或对讲机,就可能会出现意想不到的干扰问题。

任何时候只要开启一部手机,即使没有进行通话,它实际上都在与蜂窝网络保持通信。因此存在干扰设备的可能性。在1999年10月,美国急救医学研究所(ECRI)报告称,对讲机比移动电话更有可能导致医疗设备的故障[69]。这是因为它们使用的是比蜂窝电话频率更低的无线电波,并且功率也更大。ECRI建议,手机应与医疗设备保持至少1米的距离,而对讲机则应保持6~8米的距离。

有些医院对使用手机制订了限制性政策,特别是在重症监护区域[70]。由于这些政策缺乏科学依据,因此几乎不具备可行性。医院工作人员和访客随身携带的移动电话无处不在,这使得执行禁令几乎是不可能的。即使人们遵守禁令,风险也几乎是不可避免的,因为公众通常不知道处于待机模式的移动电话仍在与信号塔通信并产生电磁干扰。

真正的解决方案是通过"加固"设备来抵御电磁干扰。但由于这些设备在不同的频率下工作,因此很难做到这一点。对医务人员的培训是至关重要的。在手术室或重症监护室工作时,所有人员都必须意识到,电子设备和起搏器可能会受到电磁干扰的影响。制订一项严格的政策必然会引起员工和访客的不满,甚至在某些情况下还可能会导致紧急通信系统瘫痪[71]。

新手术室的建设

一般情况下,麻醉医师会受邀与医院管理人员和建筑师合作,共同设计新手术室或改造旧手术室。过去,由于使用易燃的麻醉剂,必须执行严格的电气规范。该规范包括了对隔离电源系统和线路隔离监视器的要求。美国消防协会(NFPA)于1984年修订了医疗保健机构的标准(NFPA 99-1984)。这个标准指出,在使用非易燃性麻醉剂的区域内不需要安装隔离电源系统或线路隔离监视器[72,73]。尽管NFPA标准不是强制性的,但地方政府在修订电气规范时通常会采纳NFPA的标准。

这个标准的改变造成了一个两难的局面。根据NFPA 99-2012和NFPA 99-2015的医疗机构规范规定,"潮湿的工作区域应提供特殊防护以预防电击"。第6.3.2.2.8.2节进一步规定:这种特殊的保护应如下(1)配电系统在发生首次故障时,能够将可能产生的接地故障电流限制在较低的范围内,并且不会中断供电;(2)如果接地故障电流实际上超过了A类接地故障断路器的跳闸值时,那么该配电系统可以自动切断电力供应[74]。

是否需要安装隔离电源取决于两个因素。第一个问题是,手术室是否是潮湿的地方。如果是,是否容许中断电源?如果容许中断电源,可以采用接地故障断路器作为保护措施。但是,该标准还指出:作为一种能够在不中断供电的情况下限制接地故障电流的保护手段,允许使用隔离电源系统。

大多数在手术室工作的人都会认为,手术室是一个潮湿的工作场所。溅到地板上的血液、体液和盐水溶液都在导致这里成为潮湿的环境。膀胱镜检查室就是一个典型的例子。

一旦人们接受了手术室是一个潮湿场所这一前提,就必须确定是否可以使用接地故障断路器来提供保护措施。反对在手术室使用GFCIs的事例如下,假设在心脏手术期间,体外循环机和患者监护仪插在同一分支电路的插座上。如果在体外循环期间,巡回护士接入了一个有故障的头灯,而此时如果有GFCI保护电路,则会检测到故障并切断向体外循环机和监护仪供电的电源。这无疑会引起手术室人员的极大混乱和不安,并可能使患者面临受伤的危险。在问题得到解决之前,体外循环机必须手动操作。另外,除非确认头灯是故障原因并从插座上拔下,否则GFCI无法复位(无法恢复供电)。然而,如果手术室配置了隔离电源系统和线路隔离监视器,相同的情况下只会触发线路隔离监视器报警,但体外循环机和患者监护仪仍可正常运行,并且也不会中断电力供应,在不危及患者安全的前提下,问题就可以解决。

应该认识到,接地故障断路器是一种主动系统。也就是说,可能存在危险的电流已经在流动,必须主动将其中断,而隔离电源系统(带有线路隔离监视器)的设计目的是在第一次故障时保证安全。因此,它是一种被动系统,因为不需要任何机械动作来启动保护机制[75]。

许多医院管理人员和工程师认为IPS价格昂

贵且可有可无，因此，他们在新建手术室时倾向于取消隔离电源系统，并且他们还夸大了 IPS 的维护成本。事实上，现代系统的维护成本非常低，安装成本仅占新建手术室成本的 1% 到 2%。然而，美国麻醉医师学会（ASA）和其他一些组织则主张保留隔离电源系统[75-78]。2006 年，ASA 通过其代表与 NFPA 99 代表及其电气系统技术委员会开展了一场重大运动，旨在将手术室默认为潮湿的工作区域，这一提议遭到了美国医院协会和美国医疗保健工程师协会的强烈反对。NFPA99-2012 和 NFPA99-2015 版的最终版本包含以下内容：第 6.3.2.2.8.4 节规定：除非医疗保健管理机构进行的风险评估得出其他结论，否则应将手术室视为潮湿的工作区域。此外，第 6.3.2.2.8.7 节还规定：将手术室定义为潮湿的工作区域的，应采用隔离电源或接地故障断路器进行保护。虽然这个规范只适用于新建或改造的手术室，但这仍然是 ASA、患者和手术室工作人员的重大胜利。如果医疗保健机构想将手术室归类为"干燥"的区域，那么他们就必须进行风险评估，根据 NFPA99 附录（A.6.3.2.2.8.4）规定，这里面应当包括临床医生[74]。

虽然不够完美[79]，但是隔离电源系统和线路隔离监视器在存在电气危险的环境中确实为患者和手术室人员提供了相当程度的保护。隔离电源系统能够提供干净稳定的电压，这对于精密的诊断设备来说非常重要[80]。此外，现代基于微处理器的线路隔离监视器只需要年度测试，而无需每月测试。

在 1994 年 Day[81]的一份报告指出了隔离电源系统在手术室中的重要性。报告称在一年时间内，有四名手术室人员遭遇了触电事件。当时手术室刚刚经历翻新隔离电源系统也被移除，直到手术室人员受到电击才发现该问题。另外，在 2010 年，Wills 等人[82]报道了一起案例，一名手术室护士在插入设备时受到了严重的电击。这个案例进一步说明了手术室在没有隔离电源系统或接地故障断路器时，湿滑地面可能带来的危险。

麻醉医师需要了解这些新的规定，并强烈建议新建手术室应配备隔离电源系统。虽然不安装隔离电源系统能节约成本，但这种较小的成本节约却不足以抵消这种有用的安全系统的缺失。如果经过精心规划和设计，在手术室中使用接地故障断路器是可以接受的。为了避免多台仪器和监护仪同时断电，每个插座必须配备独立的接地故

障断路器。如果这样做，那么故障只会导致一台设备断电。使用接地故障断路器还可以避免在手术室中使用多个插座条。

2011 年，August 报告称，在他的医院又新增了 24 个手术室。令他们惊愕的是，每个手术室外面的配电盘都被锁住了，并且将手术室重新归类为"干燥"区域，而麻醉科对此一无所知[83]。Barker 也报告了一个有关术后恢复室（PACU）监护仪过热并冒出烟雾的事件。当试图关闭电源时，却发现断路器箱被上了锁[84]。他还呼吁应该把手术室明确划分为潮湿的工作区域。

希望随着 NFPA 99 新标准的颁布，能够显著减少将新手术室指定为"干燥"区域的事例，尤其是在麻醉科不知情的情况下。手术室内的每个人都应该关注电气安全问题。只有在手术室正确安装和维护了相应的安全设备，并且手术室人员了解电气安全概念并能警惕地发现新危险时，才能有效预防事故的发生[85]。

消防安全

现今，手术室的火灾风险与 100 年前使用易燃麻醉剂时期一样大，当时对患者应用的是易燃的麻醉药物[86,87]。众所周知，乙醚或环丙烷可能引发火灾或爆炸，并造成毁灭性后果，因此手术室一直严格遵守消防安全措施[88,89]。

目前，手术室的火灾的风险可能比使用乙醚和环丙烷的时期更大，部分原因是在富含易燃材料（易燃材料）和氧化剂（如氧气和氧化亚氮）的环境中，经常使用潜在的点火源（包括电灼器）。尽管美国每年发生手术室火灾的次数尚不清楚，但有些评估表明，每年有 550～650 起火灾，其中 5%～10% 造成了严重伤害或死亡[90]。与易燃麻醉药的时代相比，目前似乎缺乏对手术室火灾潜在风险的认识。针对这一情况所带来的风险，ASA 在 2008 年发布了《手术室火灾预防和管理实践指南》，并在 2013 年对该指南进行了更新。（表 5-3）[91]。

燃烧必须满足三个要素。"火灾三角"的组成是热源或点火源、燃料和氧化剂（图 5-36）[92]。当燃料迅速与氧化剂发生化学反应，释放出热量和光能时，就会发生火灾。在手术室中，有许多热源或点火源，例如电外科设备、激光和光导纤维的末端。手术室中的主要氧化剂是空气、氧气和氧化

表 5-3 手术室火灾预防与管理建议

准备
- 手术室人员火灾管理培训
- 对火灾的实战演习（消防演习）
- 确保消防管理设备随时可用
- 确定是否存在高风险情况
- 团队决定如何预防/管理火灾
- 每人分配一个任务（如拔除气管插管或断开回路）

预防
- 在铺巾前让易燃皮肤消毒液干燥
- 调整手术单以避免氧化剂堆积
- 整个过程中，麻醉医师与团队合作，尽量减少点火源附近的富氧环境形成
- 满足临床需求的同时尽可能保持低 O_2 浓度
- 避免 N_2O
- 如果氧化剂和点火源靠近，请通知外科医生
- 沾湿靠近点火源的纱布和海绵

管理
- 寻找火灾的早期预警标志（如爆炸声、闪光或冒烟）
- 停止手术，每个成员立即执行分配的任务

气道火灾
- 同时取出气管插管并停止气体/断开回路
- 将生理盐水注入气道
- 清除燃烧的材料
- 为患者面罩通气，评估损伤，考虑支气管镜检查，再插管

患者身上着火
- 关掉气体
- 去除铺巾和燃烧材料
- 用水、盐水或灭火器熄灭火
- 评估患者的状况，制定护理计划，评估吸入烟雾的程度

灭火失败
- 使用 CO_2 灭火器
- 激活火警
- 考虑撤离房间：关门，不要重新开门
- 关闭供应到手术室的医疗气体

风险管理
- 保护现场
- 通知医院风险管理人员
- 遵守当地的管理报告要求
- 把火灾当作不良事件来对待
- 消防演习

改编自《手术室火灾预防和管理实践指南：美国麻醉医师协会手术室安全专家组最新报告》；美国伊利诺伊州 Schaumburg 市。由 ASA 代表大会于 2012 年 10 月批准；2013 年 2 月发表于《麻醉学》。

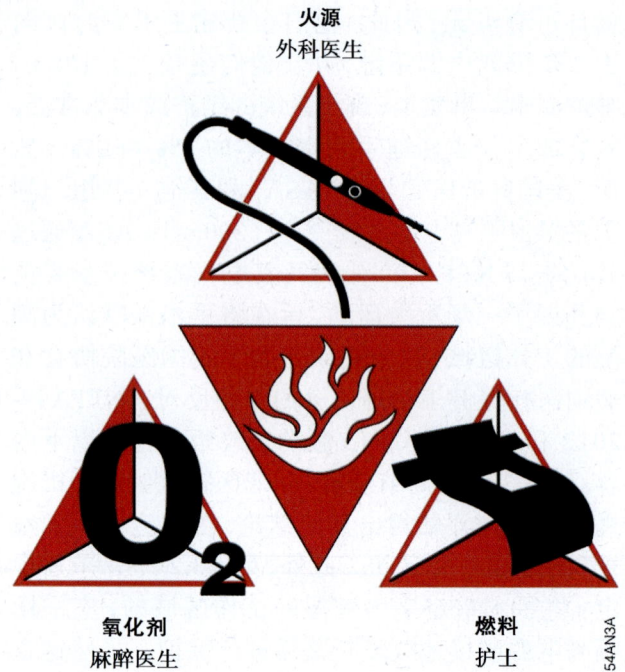

图 5-36 火灾三角（经 ©ECRI Institute 允许使用）

亚氮。氧气和氧化亚氮同样可以作为氧化剂，因此将 50% 的氧气和 50% 的氧化亚氮混合，或者使用 100% 的氧气，都可以有效的促进燃烧。手术室中随处都可以见到能燃烧的材料。广泛取代布质敷料的纸质敷料实际上更容易点燃，并且燃烧的强度也更大[93,94]。其他燃料来源包括纱布敷料、气管插管、凝胶床垫，甚至脸部或身体的毛发（表 5-4）[95]。

消防安全的实现是通过不让火灾三角的三个要素同时聚集在一起[96]。手术室面临的挑战是，火灾三角的每个要素都由不同的专业人员控制。例如，外科医生经常触发火源，麻醉医师通常负责提供氧化剂，而手术室护士负责掌控燃料源。对于任何一个人来说，所有这些因素同时聚集在一起并不总是显而易见的。尤其是当可能向手术部位部位输送氧气或氧气-氧化亚氮混合物时，更加需要注意在这种情况下，手术室起火的风险会明显增加，因此在整个手术过程中，外科医生、麻醉医生和手术室护士之间的沟通至关重要。

手术室火灾可能导致几种危险情况。最严重的是患者和手术室人员可能会遭受严重的烧伤。然而，燃烧的产物（又称为毒性物质）可能会带来一种不太明显但更致命的风险。当塑料等材料燃烧时，会产生多种有害化合物，包括一氧化碳、氨气、氯化氢，甚至氰化物。有毒物质可能对呼吸道

表 5-4　手术室常见的燃料来源

备皮消毒剂	抗生素（杆菌肽、新霉素、多黏菌素 B）
乙醇	硝酸甘油膏
脱脂剂（丙酮、乙醚）	EMLA 局部麻醉膏
黏合剂（安息香酊，Aeroplast 酊剂）	唇膏
氯己定二葡糖酸盐（氯己定）	**麻醉设备**
碘伏（Dura-Prep 消毒液）	呼吸回路螺纹管
消毒铺巾和敷料	面罩
患者的铺巾（纸、塑料、布）	气管插管
设备的铺巾（纸、塑料、布）	口咽通气管和鼻咽通气管
毛毯和床单	喉罩
枕头、床垫和填充物	鼻胃管
手术衣	吸引导管和管道
面罩	废物收集管
鞋套	挥发性麻醉剂
手套（乳胶、非乳胶）	二氧化碳吸收剂
衣物	静脉输液管
弹力（抗栓）袜	压力监测管和塑料传感器
患者	**其他设备**
毛发	图表和记录单
消化道气体（甲烷、氢气）	纸板、木制或刨花板箱和橱柜
干燥的组织	包装材料［（纸板、发泡聚苯乙烯（泡沫塑料）］
敷料	光纤电缆保护层
纱布和海绵	电线保护层和绝缘
凡士林浸渍敷料	纤维内镜保护层
三溴酚铋	血压计袖口和橡胶管
胶带（布、塑料、纸）	充气止血带袖带和管材
弹性绷带	听诊器管
弹力针织物	血管分流管（Gore-Tex，Dacron）
缝合线	透析和体外循环回路
免缝胶带	伤口引流和收集系统
火棉胶	拖把和扫帚
软膏	教科书和说明手册
凡士林	

和肺组织造成损伤，并导致窒息。手术室火灾通常会产生大量的烟雾和有毒物质，但可能不会产生足够的热量来激活天花板自动喷淋系统。如果烟雾特别大，则手术室人员可能需要撤离该区域。因此，在火灾发生之前，必须制定手术室人员和患者的撤离计划，并进行周密考虑和规划。

手术室火灾可以分为两种不同的类型。较常见的火灾发生在患者身上或其附近，特别是在富含氧化剂的环境中，使用火源进行高风险手术时，如气道火灾（包括气管插管火灾，扁桃体切除术中可能发生的口咽火灾，呼吸回路中的火灾）以及腹腔镜手术中的火灾。2005 年，Katz 和 Campbell[97]报告了一例胸外科手术中的火灾事件，由于胸腔中存在 100% 的氧气，而外科医生正在使用电凝器，因此一块干纱布被点燃了。在涉及剥离胸膜或切除肺泡的病例中，如果气体泄漏导致肺重新充气，则很容易在胸腔内产生高浓度的氧气[98,99]。解决此问题的方法之一是确保纱垫保持湿润，如果外科医生需要肺充气时，那么用空气替代氧气进行持续正压通气，这些措施都可极大降低发生火灾的风险。

发生在患者身上的火灾主要发生在接受区域麻醉（RA）或麻醉监护（MAC）下的头颈部手术时，以及患者在吸入高流量的氧气时。由于这些火灾发生在富氧的环境中，手术巾、敷料、甚至体毛等物品都容易被点燃，造成严重的烧伤。ECRI 研究所警告说："富氧环境会降低燃料的燃点"[90]。此外，这种火灾会燃烧得更加剧烈，蔓延得更快。另一种类型的手术室火灾是远离患者的火灾。这包括设备中的电气故障火灾或二氧化碳（CO_2）吸收器火灾。Lepiane 的一份报告叙述了一起案例：手术床的电源线被卡在了手术床底下，当手术床的升降控制被启动时，出现了一阵火花，随即点燃了床上的床单[100]。

所有材料在富氧环境中都会燃烧。Wolf 等人[101]进行了一项实验，测试了几种外科敷料在 21%、50% 和 95% 的氧气环境下的燃烧性能。他们发现，氧气浓度越高，材料越容易被点燃。在 50% 和 95% 的氧气中，所有的材料都燃烧了。棉质毛巾在 21% 的氧气中着火的时间平均为 12 秒，而在 95% 的氧气中只需 0.1 秒内即可点燃。Goldberg[102] 和 Culp 等人[103]最近的研究也表明，对各种常见的手术室材料，也出现了类似的结果。也就是说，所有的材料在富氧环境中都会燃烧，特别是在 100% 氧气的环境中，可燃性会急剧上升。

在 Culp 文章的一篇评论中，Eichhorn 呼吁对接受头颈部或在麻醉监测下接受上半身手术的患者，避免采用开放式输氧方式。他强调，麻醉医师必须停止使用这种常规的给氧方式，不要只因为"我们一直都是这样做的"而去这样做[104]。

手术室中的两个主要火源是电外科设备和激光。然而，如果将光导纤维的末端接触到纸质敷料，也可能因此产生足够的高温而引发火灾。虽然电外科设备常是导致手术室大多数火灾的主要原因[105]，但是激光技术却受到最多的关注和研究。激光的英文词 laser，是英文全称 light amplification by stimulated emission of radiation 的首字母缩写，即通过受激辐射光扩大。激光由能量源和被能量激发而发出光的材料组成[106-108]。激发能量的物质被称为激光介质，也是特定类型激光的名称来源。激光具有几个重要的特性：相干性（即所有波具有相同的频率和相位），单色性（只有一个颜色或波长），准直性（随着距离增加，光束不会散射）。这种相干光可以聚焦成极细的点，具有极高的功率密度。

有许多不同类型的医用激光，每一种都具有特定的应用。氩激光适用于眼科和皮肤科手术，因为它可被血红蛋白吸收，穿透组织的深度在 0.05～2.0mm 之间。磷酸钛钾（KTP）或倍频钇铝石榴石（YAG）激光也能被血红蛋白吸收，并且其穿透组织的深度与氩激光类似。可调谐染料激光的波长具有易于调节的优势，并且可以广泛用于不同的疾病，尤其是皮肤科手术。钕合钇铝石榴石（Nd：YAG）激光器是医疗激光器中功率最大的，由于其组织穿透度在 2～6mm 之间，因此可用于肿瘤切除，特别是肿瘤位于气管和主支气管或上呼吸道中。能量可以通过放置在纤维支气管镜（FOB）的吸引口下的光缆传输。然后可以使用接触模式的激光来治疗肿瘤组织。二氧化碳激光器的组织穿透力非常少，因此，在需要高度精确的手术时可以使用它。它还能被水吸收，使少量热量分散到周围组织中。二氧化碳激光主要用于口咽部及声带周围的手术。氦-氖（He-Ne）激光可以产生强烈的红光，可用于引导 CO_2 和 Nd：YAG 激光。由于它的功率很低，因此不会给手术室人员带来严重的危害。

气管导管火灾是最致命的手术室火灾类型之一[109-114]。当使用氧气和（或）氧化亚氮为患者进行通气时，如果气管导管被点燃，会产生类似焊枪的火焰，从而导致气管、肺及周围组织严重受伤（图 5-37）。红色橡胶、聚氯乙烯和硅胶气管导管的氧气可燃性指数（定义为在 N_2 中，使用标准火源点燃给定燃料后，以产生蜡烛状火焰所需的最小氧气含量）[115]均低于 26%[116]。之前，麻醉医师曾试图通过用某种反光胶带包裹红色橡胶或聚氯乙烯管来提高这些导管的安全性。然而，缠绕胶带的导管经常会发生扭曲，胶带之间的缝隙仍然会使导管暴露在激光下，并且有时也会在无意中使用不耐受激光的胶带。为防止在高风险手术中发生这些问题，已经研发出"耐激光"的气管插管[117-119]。麻醉医师现在可以在手术中使用能够抵抗特定类型激光的气管插管。例如，当使用

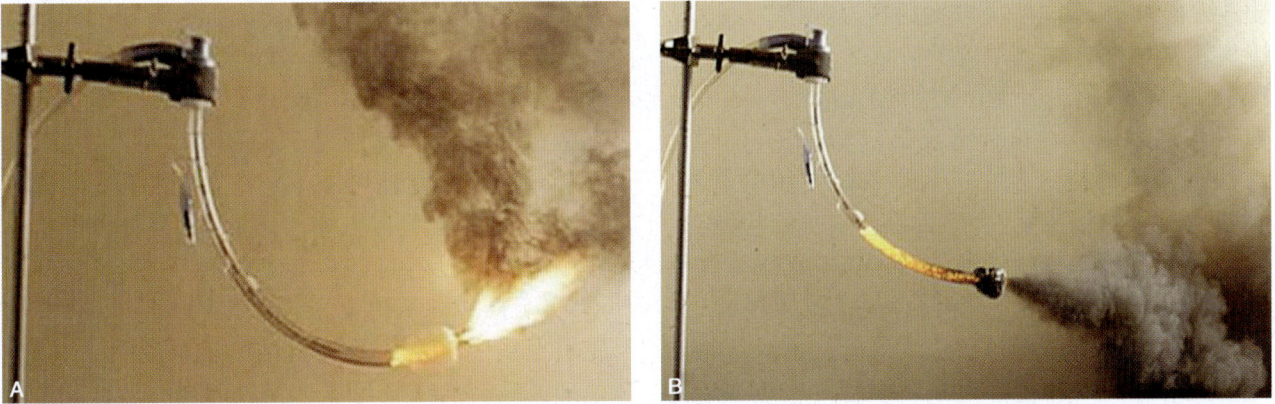

图 5-37

A：含有高浓度氧气或氧气 / 氧化亚氮的气管插管在燃烧时会呈现"吹火管"的效果。B：燃烧的气管插管会产生大量碎片（经 ©ECRI 研究所许可使用）

CO_2 激光时，LaserFlex（Mallinckrodt, Pleasanton, CA）（图 5-38）就是一个很好的选择。这是一个由柔性金属制成的导管，具有两个套囊，并且可以使用亚甲蓝染色的盐水注入套囊。亚甲蓝使外科医生能够轻松识别是否意外刺穿了套囊。LaserFlex 导管可以很好地耐受激光的冲击。如果使用 Nd：YAG 激光，则可以使用 Lasertubus（RüschInc., Duluth, GA）导管（图 5-39）。Lasertubus 导管的管身由柔软的橡胶制成，外面包裹着一层银色波纹铝箔，然后用 Merocel 海绵覆盖在铝箔上。为了提供最大限度的保护，Merocel 海绵必须用盐水将其浸湿并保持湿润状态。需要注意的是，只有管道上覆盖 Merocel 海绵的部分才具备耐激光的特性。

手术室火灾的另一个潜在火源是电外科设备[120, 121]。电外科设备如何引起火灾的一个典型范例是，当患儿接受扁桃体切除术时，麻醉医生使用了一根无套囊且易燃的气管插管。在这种情况

下，氧气或氧气 - 氧化亚氮的混合物可能会从气管周围泄漏并积聚在手术部位，形成一个富氧环境。当外科医生使用电外科设备（或激光）烧灼扁桃体床时，高浓度的氧化剂（氧气或氧气 - 氧化亚氮混合物）、燃料（气管导管）和火源（电外科设备或激光）的结合很容易引发火灾[122-124]。

防止这种火灾的最好办法是采取措施，避免火灾三角的三个元素同时出现。例如，通过将氧气与空气混合来降低吸入氧气的浓度，从而减少可用的氧化剂。另一种方法是在气管插管周围放置湿棉球，以阻止氧气或氧气 - 氧化亚氮的混合物从气管逸出到手术区域，这样可以减少可用的氧化剂，并且可以避免导管和组织变得干燥，从而降低了它们作为燃料来源的适用性。然而，需要确保棉球保持湿润，以免干燥并成为火灾新的燃料来源。

当危重患者需要接受气管切开术时，可能会

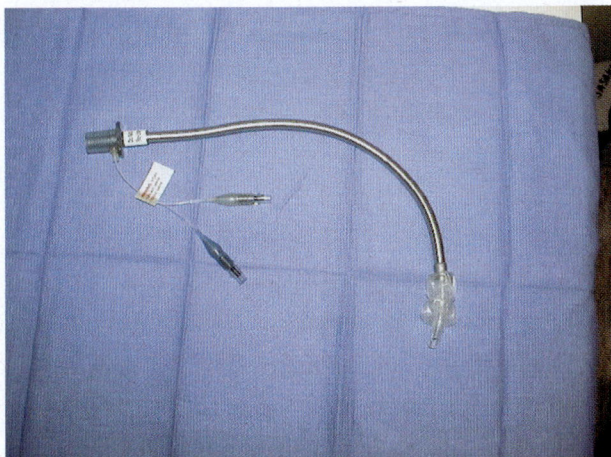

图 5-38　LaserFlex 耐激光气管插管

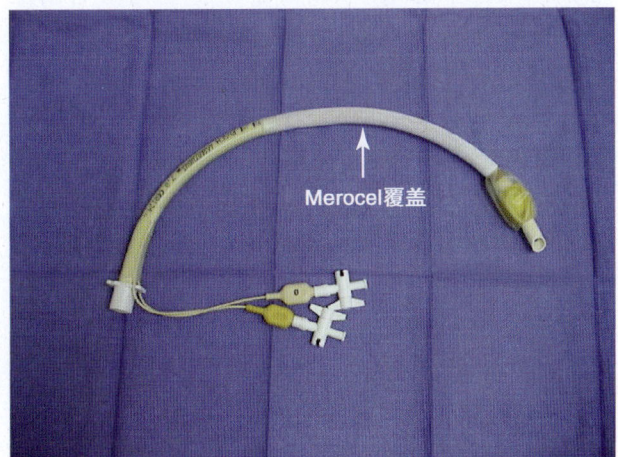

图 5-39　Lasertubus 耐激光气管插管

出现需要采用不同解决方案的情况[125-128]。这些患者可能需要非常高浓度的吸入氧气才能维持组织的氧合，因此患者无法耐受吸入氧浓度的降低或通气的中断。在这种情况下，防止火灾的最佳方法是避免外科医生在进入气管时使用电灼器。一般情况下，外科医生会借助纤维支气管镜，将引入激光纤维插入支气管镜的吸入口。纤维支气管镜可与硬质金属支气管镜配合使用，或通过8.5或9.0mm聚氯乙烯气管插管进入气管。由于纤维支气管镜和激光纤维能穿过气管插管并聚焦在远离气管插管的组织上，因此这种情况下就不需要使用特殊的耐激光导管。此时可采取的消防安全措施包括将吸入氧浓度调整到患者能够耐受的最低浓度，同时维持血氧饱和度在90%～95%之间（最好将吸入氧浓度保持在30%以下），气管插管和光纤支气管镜的尖端应远离手术部位，避免激光的直接照射，并及时从手术区域清除烧焦和干燥的组织。

使用硬质金属支气管镜代替气管插管可以消除气管导管着火的可能性，但并不能消除纤维支气管镜着火的可能性。同时需要借助喷气式文丘里系统为患者通气，以确保吸入氧浓度维持在40%～60%之间。

在进行激光手术时，必须采取一些基本的安全预防措施。由于激光光束可以从任何金属表面反射出来，因此所有手术室人员均需佩戴与所使用激光器类型相匹配的护目镜。麻醉医师需要知道，激光护目镜可能会使读取监护仪的某些数字变得困难。另外，用湿纱布或眼罩覆盖患者的眼睛也非常重要。手术室人员还应该佩戴高过滤口罩，因为激光所产生的"烟雾"可能含有汽化物、病毒颗粒或化学毒素。最后，在手术室内所有门上都应贴有正在使用激光设备的警示标志，并且所有窗户都应该用黑色窗帘遮盖。

腹腔镜手术是手术导致火灾的另一个潜在风险。通常情况下，腹腔会充入二氧化碳，这种气体不支持燃烧。因此，手术前确认只使用了二氧化碳是很重要的，因为错误地混入氧气可能会导致严重的后果[129,130]。此外，在麻醉过程中给予患者的氧化亚氮将在30分钟内扩散到腹腔并达到可能支持燃烧的浓度[131]。实际上，在30分钟后对腹腔内气体进行取样时，氧化亚氮的平均浓度为36%，但在某些患者中，其浓度可高达47%。甲烷和氢气都是易燃性气体，它们在肠道中浓度通

常都比较高，其中甲烷为56%，氢气为69%。当以47%的氧化亚氮与二氧化碳的混合气体作为最大腹腔浓度时，此时还需要56%的甲烷才能达到可燃状态。因此，这意味着风险相对较小。相反，如果氧化亚氮浓度超过29%，则会导致氢气的浓度达到69%时就可以点燃。因此，如果外科医生在使用电外科设备时，进入到含有高浓度氢气的肠道，并且腹腔内氧化亚氮的含量超过29%时，就可能引发火灾。在急诊施行结肠手术期间，未预先处理或破裂的结肠可能会释放可被电外科设备点燃的氢气或甲烷，这种风险会更大[132]。近年来，患者身上的火灾已成为手术室火灾中最常见的类型。这些情况常发生在头颈部手术期间、接受麻醉监测下的治疗，以及通过面罩或鼻套管给予吸氧的患者[133-137]。氧气流量越高，消毒铺巾下累积的氧气浓度就会越高，并且需要长时间才能散去[138,139]，在这种情况下，如果空气流通不畅，氧气可能会积聚在铺巾下，当外科医生使用电外科设备或激光时，就很容易引发火灾。已经证明将改良过的鼻导管放置在鼻咽气道中可以降低铺巾下的氧气浓度[140,141]。

有很多物质可以作为燃料，如手术巾、纸铺巾、消毒溶液、海绵、氧气面罩的塑料管，甚至体毛等。这些物质燃烧速度极快，几秒钟内就能形成猛烈的火焰。即使迅速扑灭了火焰，患者通常也会遭受严重的烧伤。

目前，大部分手术室火灾发生在麻醉监护下，实施头颈手术期间。毫无例外的是，这些火灾都与富氧环境有关，因为大部分外科手术普遍采用的是高浓度吸氧。目前，麻醉患者安全基金会（APSF）和ECRI研究所建议在这些情况下不要采用开放式吸氧策略[90,142]。如果在外科医生使用电外科设备或激光时，患者需要加深镇静水平，那么需要使用喉罩或气管插管来确保气道用通畅。偶尔，也存在患者和麻醉医师需要保持沟通的情况，比如在局部麻醉下进行的清醒开颅手术或颈动脉内膜剥脱术。在这些情况下，最好将吸入氧浓度设置在30%以下。如有可能，对患者最好只使用室内空气，这样会更为安全。

ASA结案索赔研究提供了更深入的见解[143]。自1985年以来，他们一直维护着一个关于结案索赔的数据库。对该数据库的分析显示，1985—2009年期间，共有103起与手术室火灾相关的索赔案件。这占所有索赔案件总数的1.9%（n=5 297）。其中，

78 例（76%）发生在麻醉监测下或局部麻醉期间，25 例（24%）发生在全身麻醉期间。

研究发现，电外科设备是 90% 的火灾事故的起火源。近年来，电外科设备作为起火源的案例有所增加。从 1985 年到 1994 年，电外科设备引发的火灾事故仅占所有外科手术索赔的 1%，但从 2000 年到 2009 年，这一比例上升至 4.4%。85% 的电外科设备火灾事故涉及头部、颈部或上胸部，而 97% 的麻醉监测下治疗或局部麻醉火灾事故发生在头颈部或上胸部区域。在 95% 的电外科设备引起的火灾中，氧气是氧化剂，并且 84% 的病例采用的是开放式吸氧策略。

麻醉医师必须铭记的最重要的原则是，将吸入的氧气调节至最低浓度，并确保患者的氧合水平处于安全范围内，以此来最大程度地降低火灾风险。如果麻醉机具有输送空气的能力，那么可以通过使用一个 3 号或 4 号的 15mm 气管插管适配器，将鼻导管或面罩连接到麻醉回路上[144]。也可将它们接在回路的直角弯头上。如果麻醉机配备了可拆卸的氧气流量计接头，则可在此位置安装加湿器。加湿器配备了一个文丘里装置，通过该装置可以吸入室内空气，从而将输送到面罩的氧气浓度从 28% 调节至 100%。最后，如果这台机器有一个便于连接的通用气体出口，那可以在这个位置使用小型 3 或 4mm 的气管插管适配器来连接鼻导管或面罩（图 5-40）。如果需要给患者输送超过 30% 的氧气，那么建议在铺巾下方输送 5～15L/min 的空气以稀释氧气[145]。在外科医生使用电外科设备之前，氧气应至少停止供应 1 分钟。此外，双极电外科设备优于单极电外科设备。无菌单的铺设也非常重要，应避免在铺单时为氧气积聚留下空间。保持铺巾下的空气流动以稀释氧气，并让外科医生使用黏性胶来密封手术部位以阻止氧气流入手术区，这些措施都是有助于降低火灾风险的措施[146]，然而，黏性胶布的密封可能会失效，从而使氧气进入手术区域。因此，并不能指望这种技术可靠地保护患者。

在外科医生计划使用电凝或激光之前，理论上可以不使用氧气，但必须提前几分钟就停止使用氧气，以便让已经积聚的氧气得以消散。但如果外科医生计划在整个手术全程使用电凝或激光，这种方法就无法应用了。而这种情况下，使用双极电外科设备比使用单极电外科设备要更为安全。

一些较新的外科消毒液可能会引发与手术相

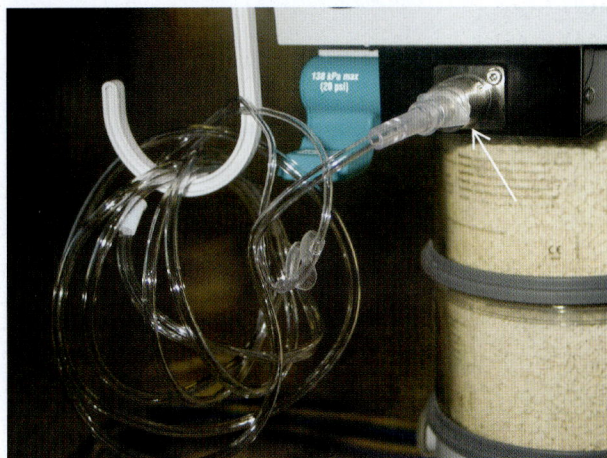

图 5-40　连接到 GE-Datex-Ohmeda Aestiva 麻醉机备用新鲜气体出口的鼻套管（箭头）

关的火灾[147-150]。这些液体通常以"涂料棒"的形式预先包装好，其末端带有海绵（例如 DuraPrep，3M 公司位于明尼苏达州圣保罗；ChloraPrep 或 Prevail，BD 公司位于新泽西州弗兰克林湖）。它们通常由碘伏或葡萄糖酸氯己定与至少 70% 的异丙醇混合而成，这种溶液非常易燃，很容易地成为手术室火灾的燃料。2001 年，Barker 和 Polson[133] 报道了这种情况。在实验室的模拟实验中，他们发现如果 DuraPrep 消毒剂完全干燥（4～5 分钟），就不会发生火灾（图 5-41）。这种消毒溶液的另一个问题是，如果操作人员不够小心，可能会积聚小量的溶液，这一小滩溶液中的乙醇会继续蒸发一段时间，而乙醇蒸汽也非常易燃。易燃的消毒溶液应该至少干燥 3 分钟，并且在盖无菌巾之前清除所有积聚的溶液（图 5-42）。如果消毒溶液进入患者的头发，则干燥时间可能需要 60 分钟。

需要注意的是，尽管烃类麻醉药经过卤化处理可以具备一定程度地抗燃性，但这种抗燃性并非绝对可靠。即使是最新的"不可燃"挥发性麻醉剂，在某些情况下也可能存在火灾隐患。例如，七氟烷在空气中虽不易燃，但在氧气浓度为 11%，氧化亚氮浓度为 10% 的混合气体中，即可以作为燃料[151]。此外，七氟烷和干燥的二氧化碳吸收剂（碱石灰或钡石灰）可能会发生放热的化学反应，这也被认为是涉及麻醉呼吸回路几起火灾的起因[152-155]。2003 年，七氟烷制造商向医护人员发布了一封《致健康工作者》的信函和警示通知[156]。为了预防未来可能发生的火灾，七氟烷生产商建议麻醉医师采取以下措施，包括：避免使用干燥的二氧化碳吸收剂并监测吸收剂的温度和七氟烷的

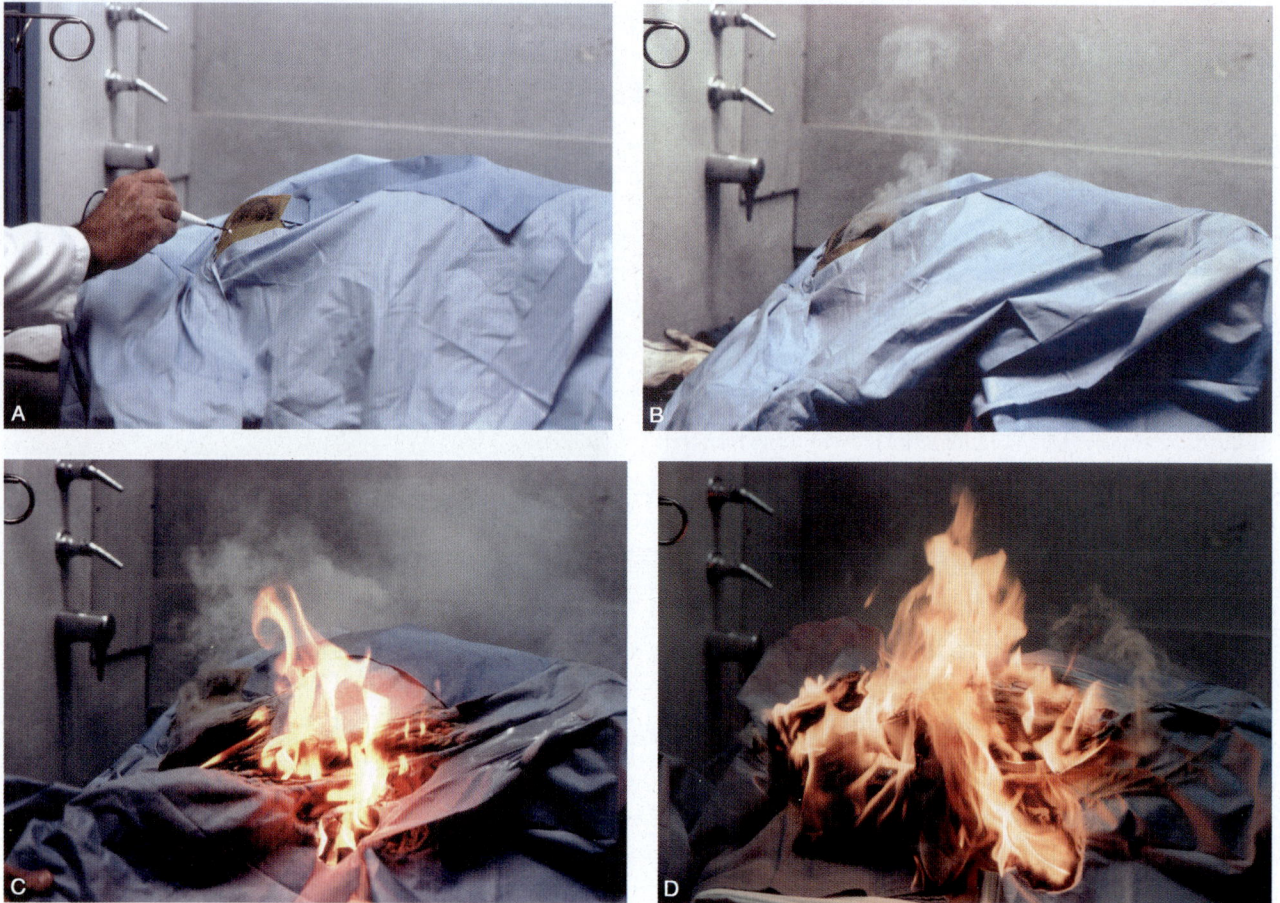

图 5-41　电外科设备的电极在手术过程中引起的火灾模拟

A：准备好人体模型并铺巾。手术开始时，在手术部位应用电外科单极笔形电极。B：电外科设备使用后六秒钟，烟雾从手术布下面出现。C：电外科设备使用后 14s，火焰燃烧手术布。D：电外科设备使用后 24 秒，患者整个头部和手术巾燃起大火（经 Barker SJ、Polson JS 许可重印。图片来源于《Fire in the operating room: A case report and laboratory study》，Anesth Analg。2001；93：960。版权所有 ©2001，国际麻醉研究学会）

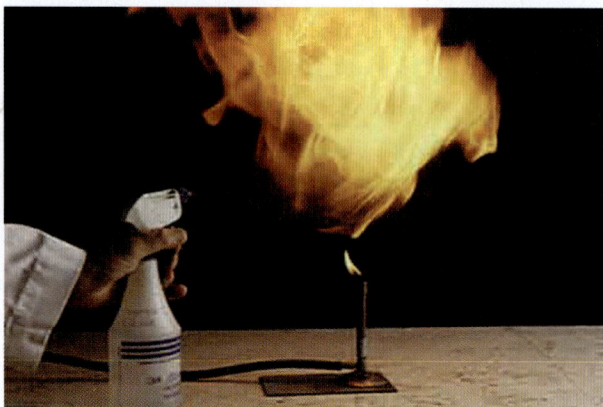

图 5-42　乙醇火灾中存在的强烈的热量和火焰（照片由紧急护理研究所的 Mark Bruley 提供。ECRI 研究所 2009 版权所有，经许可转载。www.ecri.org）

吸入浓度；如果检测到温度升高或七氟烷吸入浓度与蒸发器设置的浓度不符等情况，建议将患者从麻醉回路中断开，并对其进行观察，以监测是否有热损伤或化学损伤的迹象，并更换回路中的二氧化碳吸收剂。

另一种预防此类火灾的方法是使用不含强碱的二氧化碳吸收剂，如碱石灰和钡石灰 Chemetron Medical Division, Allied Healthcare Product，圣路易斯，密苏里州）强碱吸收剂如碱石灰（含氢氧化钠）和钡石灰（含氢氧化钡）。Amsorb（Armstrong Medical Limited, Coleraine, Northern Ireland）是一种含有氢氧化钙和氯化钙的二氧化碳吸收剂，其内不含强碱[157]。在实验研究中发现，Amsorb 与目前使用的挥发性麻醉剂不发生反应，也不会与干燥的二氧化碳吸收剂产生一氧化碳或化合物 A。因此，它不会与七氟烷发生相互作用，也不会发生放热的化学反应[155]。

如果发生火灾，尽快将其扑灭是非常重要的。首先需要切断火灾三角中的一个元素，最好是通过去除氧化剂来实现。因此，如果气管插管着火了，则将麻醉机的通气管道从气管插管上断开或断开回路的吸气端通常能够立即熄灭火势。同时医务人员应该移除燃烧的气管插管。一旦火势得到控制，应当使用支气管镜检查气道，并重新进行插管。

如果火源在患者身上，那么用一盆生理盐水来灭火可能是处理这类火灾最快速和最有效的方法。还有一种方法是使用床单或手术巾来灭火。如果消毒铺巾燃烧，特别是纸质铺巾，那么必须将其移除，并放置在地板上。由于纸质铺巾不透水，因此，向其泼洒水或盐水并不能灭火。当将燃烧的铺巾从患者身上移除后，可使用灭火器进行扑救。在大多数手术室内发生的火灾中，并不会激活喷水灭火系统。这是因为喷洒器通常并非直接安装在手术台上面，并且手术室内火灾几乎不能够产生足够的热量来触发天花板上的喷水系统。

所有手术室人员都应接受手术室消防安全培训，包括单位消防安全规程培训，以及灭火器的位置和操作方法。通过消防安全培训，包括消防演习，使得手术室团队的每个成员都能学习和实践，在发生火灾时，他们知道自己应该承担何种责任并采取何种行动[158]。消防演习是手术室安全计划中至关重要的一部分，可以帮助人员熟悉出口、疏散路线、灭火器的位置以及如何关闭医用气体和电力供应。虽然每个单位的消防安全操作流程各不相同，但对手术室火灾采取的一般原则可以用 "ERASE" 来概括：即灭火、救援、启动、关闭和评估。按顺序进行：首先，团队通常应尽量扑灭患者体内、身上或身体附近的火势。根据具体情况，可能还需要使用盐水或二氧化碳灭火器（稍后将详细讨论）。如果初步尝试灭火未能成功，如果可能的话，应立即将患者和其他受威胁的人员转移出手术室，并疏散现场，同时启动火警警报。一旦手术室里的人员撤离完毕，应该关闭房门并切断该房间的医疗气体供应。然后对患者进行评估，并妥善处理其受伤部位。

预防手术室火灾应该成为所有消防安全计划和培训的重点内容。第一步是确定是否存在高风险情况。这可以通过在手术开始前进行 "火情暂停" 来实现。危险因素包括：①开放式吸氧/富氧环境；②电外科设备，激光或电凝等火源/热源；③头部、颈部或上胸部区域的手术；④含乙醇的消毒溶液。如果存在其中三个或更多因素，则表示存在高火灾风险，团队应该采取必要措施以预防火灾的发生。

其他预防火灾的安全措施还包括将氧气浓度尽可能降低至临床允许的最低水平。如果存在富氧环境并且靠近火源，应立即通知外科医生。在使用电外科设备或激光之前，要留出足够的时间使富氧环境消散。在铺设无菌单之前，应确保患者皮肤上的乙醇消毒液已经干燥，并且要确保所有靠近火源的海绵都已润湿[159-161]。

在手术室火灾中，由电外科设备所引发的火灾高达 90%[143]。在富氧环境中，这种情形更加明显，因为燃料源会被快速点燃，并且燃烧速度也会更快，更剧烈。如果有一种工程方案可以解决这个问题，那么消防安全将得到极大提升[162]。Culp 等人[163, 164]可能已经开发出了这样的设备。他们的装置由一个可套在 ESU 笔上的聚合物套管组成，然后，他们将连续供应的二氧化碳连接到套管上，使二氧化碳能通过 ESU 笔的尖端而流出。二氧化碳作为一种灭火剂，在实验室测试中，即使在 100% 氧气的环境中，也没有任何测试材料被点燃。（见图 5-43 和图 5-44）

根据适用于不同火灾类型的特征，将灭火器分为 A、B、C 三类。A 类灭火器用于纸张、布料和塑料材料的火灾；B 类灭火器适用于液体或油脂引起的火灾；C 类灭火器适用于带电的电气设备引发的火灾。一个灭火器可能对任何一种、两种或三种类型的火灾都有用，但对于手术室来说，最好的灭火器可能是二氧化碳灭火器。它可以用来扑灭 B 类和 C 类火灾，以及部分 A 类火灾。其他类型的灭火器包括水雾灭火器和新型环保氟碳灭火器，它们替换了原先的卤代烷灭火器。最后，许多手术室都配备了消防水管，每分钟可提供 50 加仑的高压水。但这样的设备最好留给消防部门使用，除非需要从火灾中救人。为了有效地使用灭火器，可以使用 "PASS" 这一缩写，其中 P 代表拔掉保险栓以启动灭火器，A 代表瞄准火源的底部，第一个 S 代表按下把手，第二个 S 代表将灭火器来回扫过火源底部。在处理火灾时，RACE 这个缩写非常实用：其中 R 代表营救；A 代表报警；C 代表控制火势；E 代表扑灭火灾。很显然，制定一个大家都熟悉的应急预案将极大有助于扑灭火灾，并最大限度地减少对患者和设备的损害。

然而，仅仅依靠消防演习或熟悉灭火器的位置以及使用方法并不能提供一个安全的消防环境。只有通过提高意识，持续教育和持续沟通，才能把火灾三角的三个元素分开，并将手术室火灾的危险降到最低。

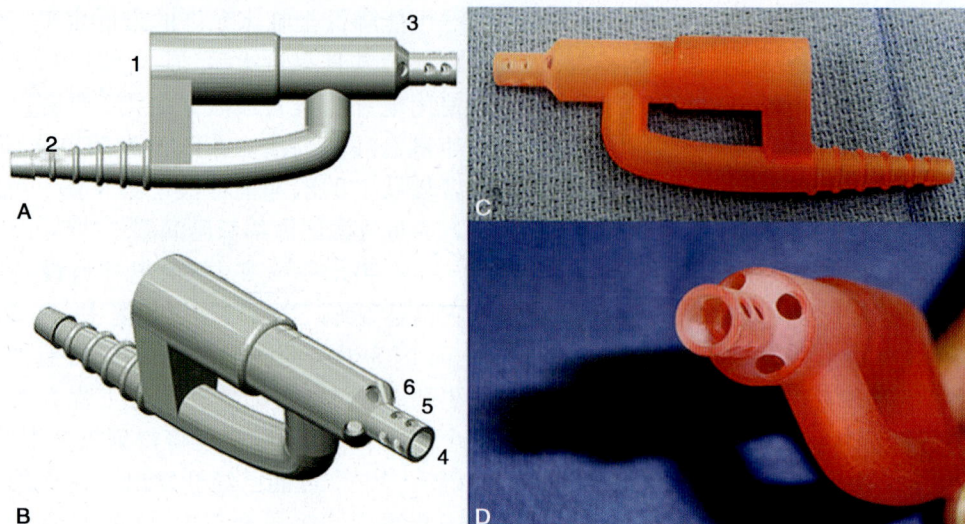

图 5-43   该图显示的是二氧化碳灭火装置

图 A 和图 B 为三维模型, 图 C 和图 D 为聚合物原型。1 代表可套电外科设备的外壳; 2 代表二氧化碳的入口; 3~6 是二氧化碳的套管和出口(经许可改编自 Culp WC Jr, Kimbrough BA, Luna S, et al. Operating room fire prevention: creating an electrosurgical unit fire safety device. Annals of Surgery.2014.260: 214-217)

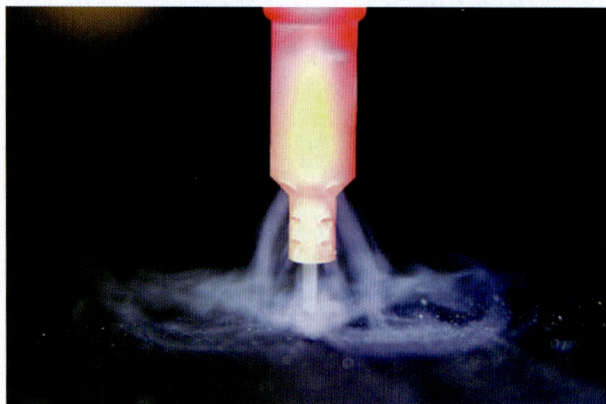

图 5-44

二氧化碳防火装置, 装置外有白色烟雾(模拟二氧化碳流动)并围绕在电外科笔尖周围(经许可改编自 Culp WC Jr, Kimbrough BA, Luna S, et al. Operating room fire prevention: creating an electrosurgical unit fire safety device.Annals of Surgery.2014.260: 214-217)

（党杨杰 译，杨丽芳 校）

参考文献

1. Harpell TR. Electrical shock hazards in the hospital environment. Their causes and cures. *Can Hosp.* 1970;47:48–53.
2. Buczko GB, McKay WP. Electrical safety in the operating room. *Can J Anaesth.* 1987;34:315–322.
3. Wald A. Electrical safety in medicine. In: Skalak R, Chien S, ed. *Handbook of Bioengineering.* New York, NY: McGraw-Hill; 1987.
4. Dalziel CF, Massaglia FP. Let-Go Currents and Voltages. *IEEE Transactions on Education.* 1956;75.
5. Bruner JM, Aronow S, Cavicchi RV. Electrical incidents in a large hospital: a 42 month register. *J Assoc Adv Med Instrum.* 1972;6:222–230.
6. Bernstein MS. Isolated power and line isolation monitors. *Biomed Instrum Technol.* 1990;24:221–223.
7. Courtney NM, McCoy EP, Scolaro RJ, et al. A serious and repeatable electrical hazard–compressed electrical cord and an operating table. *Anaesth Intensive Care.* 2006;34:392–396.
8. Gibby GL. Shock and electrocution. In: Lobato EB GN, Kirby Robert R, eds. *Complications in Anesthesiology.* Philadelphia, PA: Wolters Kluwer/Lippincott Williams & Wilkins; 2008.
9. Weinberg DI, Artley JL, Whalen RE, et al. Electric shock hazards in cardiac catheterization. *Circ Res.* 1962;11:1004–1009.
10. Starmer CF, Whalen RE. Current density and electrically induced ventricular fibrillation. *Med Instrum.* 1973;7:158–161.
11. Whalen RE, Starmer CF, McIntosh HD. Electrical hazards associated with cardiac pacemaking. *Ann N Y Acad Sci.* 1964;111:922–931.
12. Raftery EB, Green HL, Yacoub MH. Disturbances of heart rhythm produced by 50 Hz leakage currents in human subjects. *Cardiovasc Res.* 1975;9: 263–265.
13. Hull CJ. Electrocution hazards in the operating theatre. *Br J Anaesth.* 1978;50: 647–657.
14. Watson AB, Wright JS, Loughman J. Electrical thresholds for ventricular fibrillation in man. *Med J Aust.* 1973;1:1179–1182.
15. Furman S, Schwedel JB, Robinson G, et al. Use of an intracardiac pacemaker in the control of heart block. *Surgery.* 1961;49:98–108.
16. Noordijk JA, Oey FT, Tebra W. Myocardial electrodes and the danger of ventricular fibrillation. *Lancet.* 1961;1:975–977.
17. Pengelly LD, Klassen GA. Myocardial electrodes and the danger of ventricular fibrillation. *Lancet.* 1961;277:1234.
18. Rowe GG, Zarnstorff WC. Ventricular fibrillation during selective angiocardiography. *JAMA.* 1965;192:947–950.
19. Hopps JA, Roy OZ. Electrical hazards in cardiac diagnosis and treatment. *Med Electron Biol Eng.* 1:133–134.
20. Baas LS, Beery TA, Hickey CS. Care and safety of pacemaker electrodes in intensive care and telemetry nursing units. *Am J Crit Care.* 1997;6:302–311.
21. Leeming MN. Protection of the "electrically susceptible patient": a discussion of systems and methods. *Anesthesiology.* 1973;38:370–383.
22. McNulty SE, Cooper M, Staudt S. Transmitted radiofrequency current through a flow directed pulmonary artery catheter. *Anesth Analg.* 1994;78: 587–589.
23. Cromwell L, Weibell FJ, Pfeiffer EA. *Biomedical Instrumentation and Measurements.* Englewood Cliffs, NJ: Prentice-Hall; 1973.
24. Edwards NK. Specialized electrical grounding needs. *Clin Perinatol.* 1976;3: 367–374.
25. Goldwyn RM. Bovie: the man and the machine. *Ann Plast Surg.* 1979;2:135–153.
26. Lichter I, Borrie J, Miller WM. Radio-frequency hazards with cardiac pacemakers. *Br Med J.* 1965;1:1513–1518.
27. Dornette WHL. An electrically safe surgical environment. *Arch Surg.* 1973;107: 567–573.
28. Klop WM, Lohuis PJ, Strating RP, et al. Ventricular fibrillation caused by electrocoagulation during laparoscopic surgery. *Surg Endosc.* 2002;16:362.
29. Fu Q, Cao P, Mi WD, et al. Ventricular fibrillation caused by electrocoagulation during thoracic surgery. *Acta Anaesthesiol Scand.* 2010;54:256.
30. Yan CY, Cai XJ, Wang YF, et al. Ventricular fibrillation caused by electrocoagulation in monopolar mode during laparoscopic subphrenic mass resection. *Surg Endosc.* 2011;25:309–311.
31. Dalibon N, Pelle-Lancien E, Puyo P, et al. Recurrent asystole during electrocauterization: an uncommon hazard in common situations. *Eur J Anaesthesiol.* 2005;22:476–478.

32. Cushing H, Bovie W. Electro-surgery as an aid to the removal of intracranial tumors: With a preliminary note on a new surgical-current generator. *Surg Gyn Obs.* 1928;47:751.

33. Meathe EA. Electrical safety for patients and anesthetists. In: Saidman LJ, Smith NT, eds. *Monitoring in Anesthesia.* 2nd ed. Boston: Butterworth-Heinemann; 1984.

34. Rolly G. Two cases of burns caused by misuse of coagulation unit and monitoring. *Acta Anaesthesiol Belg.* 1978;29:313–316.

35. Parker EO 3rd. Electrosurgical burn at the site of an esophageal temperature probe. *Anesthesiology.* 1984;61:93–95.

36. Schneider AJ, Apple HP, Braun RT. Electrosurgical burns at skin temperature probes. *Anesthesiology.* 1977;47:72–74.

37. Bloch EC, Burton LW. Electrosurgical burn while using a battery-operated Doppler monitor. *Anesth Analg.* 1979;58:339–342.

38. Becker CM, Malhotra IV, Hedley-Whyte J. The distribution of radiofrequency current and burns. *Anesthesiology.* 1973;38:106–122.

39. Russell MJ, Gaetz M. Intraoperative electrode burns. *J Clin Monitor Comp.* 2004;18:25–32.

40. Jones CM, Pierre KB, Nicoud IB, et al. Electrosurgery. *Curr Surg.* 2006;63:458–463.

41. Mitchell JP. The isolated circuit diathermy. *Ann R Coll Surg Engl.* 1979;61:287–290.

42. Titel JH, el-Etr AA. Fibrillation resulting from pacemaker electrodes and electrocautery during surgery. *Anesthesiology.* 1968;29:845–846.

43. Domino KB, Smith TC. Electrocautery-induced reprogramming of a pacemaker using a precordial magnet. *Anesth Analg.* 1983;62:609–612.

44. ECRI Institute. Damaged reusable ESU return electrode cables. *Health Devices.* 1985;14:214.

45. ECRI Institute. Sparking from and ignition of damaged electrosurgical electrode cables. *Health Devices.* 1998;27:301–303.

46. Mirowski M, Reid PR, Mower MM, et al. Termination of malignant ventricular arrhythmias with an implanted automatic defibrillator in human beings. *N Engl J Med.* 1980;303:322–324.

47. Crozier IG, Ward DE. Automatic implantable defibrillators. *Br J Hosp Med.* 1988;40:136–139.

48. Elefteriades JA, Biblo LA, Batsford WP, et al. Evolving patterns in the surgical treatment of malignant ventricular tachyarrhythmias. *Ann Thorac Surg.* 1990;49:94–100.

49. Carr CM, Whiteley SM. The automatic implantable cardioverter-defibrillator. Implications for anaesthetists. *Anaesthesia.* 1991;46:737–740.

50. Starmer CF, McIntosh HD, Whalen RE. Electrical hazards and cardiovascular function. *N Engl J Med.* 1971;284:181–186.

51. Albisser AM, Parson ID, Pask BA. A survey of the grounding systems in several large hospitals. *Med Instrum.* 1973;7:297–302.

52. McLaughlin AJ, Campkin NT. Electrical safety—a reminder. *Anaesthesia.* 1998;53:608–609.

53. Nixon MC, Ghurye M. Electrical failure in theatre—a consequence of complacency? *Anaesthesia.* 1997;52:88–89.

54. ECRI Institute. Medical devices; establishment of a performance standard for electrode lead wires and patient cables. *Federal Register.* 1997;62:25477.

55. ECRI Institute. FDA establishes performance standards for electrode lead wires. *Health Devices.* 1998;27:34.

56. Tye JC, Chamley D. Complete power failure. *Anaesthesia.* 2000;55:1133–1134.

57. National Fire Protection Association. *NFPA-99, Health Care Facilities Code, 2015 Edition, Article 6.4.4.1.1. Maintenance and Testing of Alternate Power Source and Transfer Switches.* Quincy, MA.

58. National Fire Protection Association. *NFPA-110, Standard for Emergency and Standby Power Systems.* Chapter 8, 2016 Edition. Quincy, MA.

59. Pagan A, Curty R, Rodriguez MI, et al. Emergency—total power outage in the OR. *AORN Journal.* 2001;74:514–516.

60. Carpenter T, Robinson ST. Case reports: response to a partial power failure in the operating room. *Anesth Analg.* 2010;110:1644–1646.

61. Eichhorn JH, Hessel EA 2nd. Electrical power failure in the operating room: a neglected topic in anesthesia safety. *Anesth Analg.* 2010;110:1519–1521.

62. Mathias JM. Blackout, Isabel offer lessons in preparing for emergencies. *Or Manager.* 2003;19:1, 7–8.

63. Jones RP, Conway DH. The effect of electromagnetic interference from mobile communication on the performance of intensive care ventilators. *Eur J Anaesthesiol.* 2005;22:578–583.

64. Lawrentschuk N, Bolton DM. Mobile phone interference with medical equipment and its clinical relevance: a systematic review. *Med J Aust.* 2004;181:145–149.

65. Hayes DL, Wang PJ, Reynolds DW, et al. Interference with cardiac pacemakers by cellular telephones. *N Engl J Med.* 1997;336:1473–1479.

66. Schlegel RE, Grant FH, Raman S, et al. Electromagnetic compatibility study of the in-vitro interaction of wireless phones with cardiac pacemakers. *Biomed Instrum Technol.* 1998;32:645–655.

67. Chen WH, Lau CP, Leung SK, et al. Interference of cellular phones with implanted permanent pacemakers. *Clin Cardiol.* 1996;19:881–886.

68. Fetter JG, Ivans V, Benditt DG, et al. Digital cellular telephone interaction with implantable cardioverter-defibrillators. *J Am Coll Cardiol.* 1998;31:623–628.

69. ECRI Institute. Cell phones and walkie-talkies. Is it time to relax your restrictive policies? *Health Devices.* 1999;28:409–413.

70. Adler D, Margulies L, Mahler Y, et al. Measurements of electromagnetic fields radiated from communication equipment and of environmental electromagnetic noise: impact on the use of communication equipment within the hospital. *Biomed Instrum Technol.* 1998;32:581–590.

71. Schwartz J, Ehrenwerth J. Electrical safety. In: Lake C, Hines R, Blitt C, eds. *Clinical Monitoring: Practical Applications for Anesthesia and Critical Care.* Philadelphia, PA: WB Saunders; 2000.

72. Kermit E, Staewen WS. Isolated power systems: Historical perspective and update on regulations. *Biomed Tech Today.* 1986;1:86.

73. National Fire Protection Association. *NFPA-70:National Electric Code (NEC). 2014 Edition, Article 6.4.4.1.1. Maintenance and Testing of Alternate Power Source and Transfer Switches.* Quincy, MA.

74. National Fire Protection Association. *NFPA-99:Health Care Facilities Code. 2015 Edition.* Quincy, MA.

75. Bruner JMR, Leonard PF. *Electricity, Safety and the Patient.* Chicago, IL: Year Book Medical Publishers; 1989.

76. Matjasko MJ, Ashman MN. All you need to know about electrical safety in the operating room. In: Barash PG, Deutsch S, Tinker J, eds. *ASA Refresher Courses in Anesthesiology.* Philadelphia, PA: JB Lippincott; 1990:251.

77. Lennon RL, Leonard PF. A hitherto unreported virtue of the isolated power system. *Anesth Analg.* 1987;66:1056–1057.

78. Barker SJ, Doyle DJ. Editorial: electrical safety in the operating room: Dry versus wet. *Anesth Analg.* 2010;110:1517–1518.

79. Gilbert TB, Shaffer M, Matthews M. Electrical shock by dislodged spark gap in bipolar electrosurgical device. *Anesth Analg.* 1991;73:355–357.

80. Van Kerckhove K. Re-evaluating the isolated power equation. *Electrical Products and Solutions.* 2008;25–27.

81. Day FJ. Electrical safety revisited: a new wrinkle. *Anesthesiology.* 1994;80:221–221.

82. Wills JH, Ehrenwerth J, Rogers D. Electrical injury to a nurse due to conductive fluid in an operating room designated as a dry location. *Anesth Analg.* 2010;110:1647–1649.

83. August DA. Locked out of a box and a process. *Anesth Analg.* 2011;112:1248–1249.

84. Barker SJ. In response to August DA. *Anesth Analg.* 2011;112:1249.

85. Litt L, Ehrenwerth J. Electrical safety in the operating room: important old wine, disguised new bottles. *Anesth Analg.* 1994;78:417–419.

86. Seifert HA. Fire safety in the operating room. In: Eisenkraft J, ed. *Progress in Anesthesiology.* Philadelphia, PA: WB Saunders; 1994.

87. Neufeld GR. Fires and explosions. In: Orkin FK, Cooperman LH, eds. *Complications in Anesthesiology.* Philadelphia: Lippincott; 1983:671.

88. Moxon MA, Ward ME. Fire in the operating theatre. Evacuation pre-planning may save lives. *Anaesthesia.* 1986;41:543–546.

89. Vickers MD. Fire and explosion hazards in operating theatres. *Br J Anaesth.* 1978;50:659–664.

90. ECRI Institute. New clinical guide to surgical fire prevention. Patients can catch fire—here's how to keep them safer. *Health Devices.* 2009;38:314–332.

91. Apfelbaum JL, Caplan RA, Barker SJ, et al. Practice advisory for the prevention and management of operating room fires: an updated report by the American Society of Anesthesiologists Task Force on Operating Room Fires. *Anesthesiology.* 2013;118:271–290.

92. de Richemond AL. The patient is on fire! *Health Devices.* 1992;21:19.

93. Cameron BG, Ingram GS. Flammability of drape materials in nitrous oxide and oxygen. *Anaesthesia.* 1971;26:281–288.

94. Johnson RM, Smith CV, Leggett K. Flammability of disposable surgical drapes. *Arch Ophthalmol.* 1976;94:1327–1329.

95. Simpson JI, Wolf GL. Flammability of esophageal stethoscopes, nasogastric tubes, feeding tubes, and nasopharyngeal airways in oxygen- and nitrous oxide-enriched atmospheres. *Anesth Analg.* 1988;67:1093–1095.

96. Ponath RE. Preventing surgical fires. *JAMA.* 1984;252:1762.

97. Katz JA, Campbell L. Fire during thoracotomy: a need to control the inspired oxygen concentration. *Anesth Analg.* 2005;101:612.

98. Errando CL, Garcia-Covisa N, Del-Rosario E, et al. An infrequent case of fire in the operating room during open surgery of a tracheobronchopleural fistula. *J Cardiothorac Vasc Anesth.* 2005;19:556–557.

99. Hudson DW, Guidry OF, Abernathy JH 3rd, et al. Case 4–2012. Intrathoracic fire during coronary artery bypass graft surgery. *J Cardiothorac Vasc Anesth.* 2012;26:520–521.

100. Lepiane SE. Fire in the OR: this can't be happening to me. *ORL - Head & Neck Nursing.* 2001;19:18–19.

101. Wolf GL, Sidebotham GW, Lazard JL, et al. Laser ignition of surgical drape materials in air, 50% oxygen, and 95% oxygen. *Anesthesiology.* 2004;100:1167–1171.

102. Goldberg J. Brief laboratory report: surgical drape flammability. *AANA Journal.* 2006;74:352–354.

103. Culp WC Jr, Kimbrough BA, Luna S. Flammability of surgical drapes and materials in varying concentrations of oxygen. *Anesthesiology.* 2013;119:770–776.

104. Eichhorn JH. A burning issue: preventing patient fires in the operating room. *Anesthesiology.* 2013;119:749–751.

105. Food and Drug Administration. Surgical Fires Reported January 1995-June 1998. FDA Databases MDR/MAUDE. 1999.

106. Rampil IJ. Anesthetic considerations for laser surgery. *Anesth Analg.* 1992;74:424–435.

107. Pashayan AG, Ehrenwerth J. Lasers and electrical safety in the operating room. In: Ehrenwerth J, Eisenkraft, JB, eds. *Anesthesia Equipment: Principles and Applications.* St. Louis, MO: Mosby; 1993.

108. ECRI Institute. Lasers in medicine—An introduction. *Health Devices.* 1984;13:151.

109. Casey KR, Fairfax WR, Smith SJ, et al. Intratracheal fire ignited by the Nd-YAG laser during treatment of tracheal stenosis. *Chest.* 1983;84:295–296.

110. Burgess GE 3rd, LeJeune FE Jr. Endotracheal tube ignition during laser surgery of the larynx. *Arch Otolaryngol.* 1979;105:561–562.

111. Cozine K, Rosenbaum LM, Askanazi J, et al. Laser-induced endotracheal tube fire. *Anesthesiology.* 1981;55:583–585.

112. Geffin B, Shapshay SM, Bellack GS, et al. Flammability of endotracheal tubes during Nd-YAG laser application in the airway. *Anesthesiology.* 1986;65:511–515.

113. Hirshman CA, Smith J. Indirect ignition of the endotracheal tube during carbon dioxide laser surgery. *Arch Otolaryngol.* 1980;106:639–641.

114. Krawtz S, Mehta AC, Wiedemann HP, et al. Nd-YAG laser-induced endobronchial burn. Management and long-term follow-up. *Chest.* 1989;95:916–918.

115. Goldblum K. Oxygen index: Key to precise flammability ratings. *Soc Plast Eng J.*

1969;25:50–52.

116. Wolf GL, Simpson JI. Flammability of endotracheal tubes in oxygen and nitrous oxide enriched atmosphere. *Anesthesiology*. 1987;67:236–239.

117. de Richemond AL. Laser resistant endotracheal tubes—Protection against oxygen enriched airway fires during surgery? In: Stoltzfus JM, McIlroy K, eds. *Flammability and Sensitivity of Material in Oxygen-Enriched Atmospheres*, vol 5 (ASTM STP 1111). Philadelphia, PA: American Society for Testing and Materials; 1991:157.

118. ECRI Institute. Airway fires: reducing the risk during laser surgery. *Health Devices*. 1990;19:109–139.

119. ECRI Institute. Laser-resistant tracheal tubes. *Health Devices*. 1992;21: 4–14.

120. Aly A, McIlwain M, Duncavage JA. Electrosurgery-induced endotracheal tube ignition during tracheotomy. *Ann Otol Rhinol Laryngol*. 1991;100:31–33.

121. Simpson JI, Wolf GL. Endotracheal tube fire ignited by pharyngeal electrocautery. *Anesthesiology*. 1986;65:76–77.

122. Gupte SR. Gauze fire in the oral cavity: a case report. *Anesth Analg*. 1972;51: 645–646.

123. Snow JC, Norton ML, Saluja TS, et al. Fire hazard during CO2 laser microsurgery on the larynx and trachea. *Anesth Analg*. 1976;55:146–147.

124. Kaddoum RN, Chidiac EJ, Zestos MM, et al. Electrocautery-induced fire during adenotonsillectomy: report of two cases. *J Clin Anesth*. 2006;18:129–131.

125. Lew EO, Mittleman RE, Murray D. Endotracheal tube ignition by electrocautery during tracheostomy: case report with autopsy findings. *J Forensic Sci*. 1991;36:1586–1591.

126. Marsh B, Riley RH. Double-lumen tube fire during tracheostomy. *Anesthesiology*. 1992;76:480–481.

127. Thompson JW, Colin W, Snowden T, et al. Fire in the operating room during tracheostomy. *Southern Med J*. 1998;91:243–247.

128. Paugh DH, White KW. Fire in the operating room during tracheotomy: a case report. *AANA Journal*. 2005;73:97–100.

129. Neuman GG, Sidebotham G, Negoianu E, et al. Laparoscopy explosion hazards with nitrous oxide. *Anesthesiology*. 1993;78:875–879.

130. Di Pierro GB, Besmer I, Hefermehl LJ, et al. Intra-abdominal fire due to insufflating oxygen instead of carbon dioxide during robot-assisted radical prostatectomy: case report and literature review. *Eur Urol*. 2010;58:626–628.

131. Greilich PE, Greilich NB, Froelich EG. Intraabdominal fire during laparoscopic cholecystectomy. *Anesthesiology*. 1995;83:871–874.

132. Raghavan K, Lagisetty KH, Butler KL, et al. Intraoperative fires during emergent colon surgery. *American Surgeon*. 2015;81:E82–E83.

133. Barker SJ, Polson JS. Fire in the operating room: a case report and laboratory study. *Anesth Analg*. 2001;93:960–965.

134. Bruley ME, Lavanchy C. *Oxygen-Enriched Fires During Surgery of the Head and Neck. Symposium on Flammability and Sensitivity of Material in Oxygen-Enriched Atmospheres(ASTM STP 1040)*. Philadelphia, PA: American Society for Testing and Materials; 1989:392.

135. de Richemond AL, Bruley ME. Head and neck surgical fires. In: Eisele DW, ed. *Complications in Head and Neck Surgery*. St. Louis, MO: Mosby; 1993.

136. ECRI Institute. Fires during surgery of the head and neck area (hazard). *Health Devices*. 1979;9:50.

137. Ramanathan S, Capan L, Chalon J, et al. Minienvironmental control under the drapes during operations on the eyes of conscious patients. *Anesthesiology*. 1978;48:286–288.

138. Greco RJ, Gonzalez R, Johnson P, et al. Potential dangers of oxygen supplementation during facial surgery. *Plast Reconstr Surg*. 1995;95:978–984.

139. Barnes AM, Frantz RA. Do oxygen-enriched atmospheres exist beneath surgical drapes and contribute to fire hazard potential in the operating room? *AANA Journal*. 2000;68:153–161.

140. Engel SJ, Patel NK, Morrison CM, et al. Operating room fires: part II. Optimizing safety. *Plastic & Reconstructive Surgery*. 2012;130:681–689.

141. Meneghetti SC, Morgan MM, Fritz J, et al. Operating room fires: optimizing safety. *Plastic & Reconstructive Surgery*. 2007;120:1701–1708.

142. Anesthesia Patient Safety Foundation. Prevention and management of operating room fires (Video). apsf.org; 2010.

143. Mehta SP, Bhananker SM, Posner KL, et al. Operating room fires: a closed claims analysis. *Anesthesiology*. 2013;118:1133–1139.

144. Lampotang S, Gravenstein N, Paulus DA, et al. Reducing the incidence of surgical fires: supplying nasal cannulae with sub-100% O$_2$ gas mixtures from anesthesia machines. *Anesth Analg*. 2005;101:1407–1412.

145. Rinder CS. Fire safety in the operating room. *Curr Opin Anaesthesiol*. 2008; 21:790–795.

146. Tao JP, Hirabayashi KE, Kim BT, et al. The efficacy of a midfacial seal drape in reducing oculofacial surgical field fire risk. *Ophthal Plast Reconstr Surg*. 2013; 29:109–112.

147. Patel R, Chavda KD, Hukkeri S. Surgical field fire and skin burns caused by alcohol-based skin preparation. *J Emerg Trauma Shock*. 2010;3:305.

148. Prasad R, Quezado Z, St Andre A, et al. Fires in the operating room and intensive care unit: awareness is the key to prevention. *Anesth Analg*. 2006; 102:172–174.

149. ECRI Institute. Improper use of alcohol-based skin preps can cause surgical fires. *Health Devices*. 2003;32:441–443.

150. Rocos B, Donaldson LJ. Alcohol skin preparation causes surgical fires. *Ann R Coll Surg Engl*. 2012;94:87–89.

151. Wallin RF, Regan BM, Napoli MD, et al. Sevoflurane: a new inhalational anesthetic agent. *Anesth Analg*. 1975;54:758–766.

152. Fatheree RS, Leighton BL. Acute respiratory distress syndrome after an exothermic Baralyme-sevoflurane reaction. *Anesthesiology*. 2004;101:531–533.

153. Castro BA, Freedman LA, Craig WL, et al. Explosion within an anesthesia machine: Baralyme, high fresh gas flows and sevoflurane concentration. *Anesthesiology*. 2004;101:537–539.

154. Wu J, Previte JP, Adler E, et al. Spontaneous ignition, explosion, and fire with sevoflurane and barium hydroxide lime. *Anesthesiology*. 2004;101: 534–537.

155. Laster M, Roth P, Eger EI 2nd. Fires from the interaction of anesthetics with desiccated absorbent. *Anesth Analg*. 2004;99:769–774.

156. Abbott A. Dear healthcare provider (letter). November 17, 2003. [http://www.fda.gov/downloads/Safety/MedWatch/SafetyInformation/SafetyAlertsforHumanMedicalProducts/UCM169499.pdf].

157. Murray JM, Renfrew CW, Bedi A, et al. Amsorb: a new carbon dioxide absorbent for use in anesthetic breathing systems. *Anesthesiology*. 1999;91: 1342–1348.

158. Flowers J. Code red in the OR—implementing an OR fire drill. *AORN Journal*. 2004;79:797–805.

159. ECRI Institute. ECRI's latest audio conference targets surgical fires. Training and communication are key, say speakers. *Health Devices*. 2003;32: 396–398.

160. ECRI Institute. A clinician's guide to surgical fires. How they occur, how to prevent them, how to put them out. *Health Devices*. 2003;32:5–24.

161. Guglielmi CL, Flowers J, Dagi TF, et al. Empowering providers to eliminate surgical fires. *AORN Journal*. 2014;100:412–428.

162. Feldman JM, Ehrenwerth J, Dutton RP. Thinking outside the triangle: a new approach to preventing surgical fires. *Anesth Analg*. 2014;118:704–705.

163. Culp WC Jr, Kimbrough BA, Luna S, et al. Operating room fire prevention: creating an electrosurgical unit fire safety device. *Annals of Surgery*. 2014;260:214–217.

164. Culp WC Jr, Kimbrough BA, Luna S, et al. Mitigating operating room fires: development of a carbon dioxide fire prevention device. *Anesth Analg*. 2014; 118:772–775.

第二篇　基础科学和原理

第6章　围手术期医学的基因组学基础

Mihai V.　Podgoreanu　Joseph P.　Mathew

要点

1. 候选基因研究和最近的全基因组关联研究表明：一系列常见的围手术期不良事件的易感性由基因和表观遗传决定，这些事件包括有关心脏（心肌梗死、心功能不全、心房颤动）、神经以及肾脏。目前，人们日益注重优先甄别需采取临床干预的遗传变异。

2. 生物标志物在围手术期医学中的潜在应用包括预后评估、诊断和监测不良事件，以及为治疗决策提供信息。然而，目前只有极少数生物标记物经过严格评估，证明其在加入现有风险分层模型（临床有效性）或改变治疗方法（临床实用性）时具有更高的判别准确性。其中最具前景的是用于预测心血管风险的利钠肽和 C 反应蛋白（CRP），术后用于诊断心肌损伤的肌钙蛋白以及用于评估重症患者感染情况的降钙素原。

3. 对麻醉药物的个体反应差异可高达 24%，这一差异的背后可能存在遗传机制。

4. 个体对镇痛药物的反应存在差异，这是由于外周痛觉通路和下行中枢疼痛调节通路的遗传控制所致。

5. 调节药物作用的基因所涉及的药理学遗传变异解释了药物反应中的某些变异性，并在围手术期使用的多种药物类别中展现出良好的临床应用前景。

6. 为了促进基因组学向医学实践的转化，目前需要在整个围手术期对现有帮助临床决策的基因组证据进行系统评估，更新实践指南，此外，还需明确收入来源，以弥补生成和使用基因组信息所产生的成本。

围手术期精准医学的科学原理

整个人类群体在形态学、行为、生理、发育和疾病易感性均存在内在差异性。特别是在医学领域，人们对应激刺激和药物治疗的反应性也存在巨大差异性。在手术室和重症监护病房的日常工作中，我们常常能体会到，围手术期生理学的一个特点是，患者会对一系列强烈刺激，如手术、血流动力学障碍、气管插管、机械循环支持、主动脉内球囊反搏、机械通气、部分/器官整体切除、短暂的肢体/器官缺血再灌注、输液、麻醉药物和围手术期使用的一系列药品（围术期暴露组）产生广泛而多样化的生理反应。这导致了术后早期不良事件（如死亡或器官功能障碍的发生率/严重程度）以及长期结局之间存在明显的个体差异（即表 6-1 中的表型）。数十年来，我们一直将这种差异性归因于那些会增强个体生物易感性或削弱其对手术抵抗力的因素（如年龄、性别、虚弱、心肺适能、营养状况、并存疾病等）—也就是我们口语中所说的"原生质"—或者归因于围术期应激源强度的异质性，但我们现在开始认识到基因组和表观遗传变异也在一定程度上导致了患者的易感性和预后的差异性。个体对围手术期不良事件的易感性不仅源自其一生中与合并症风险因素（如冠心病、术前心肺储备降低)的形成和进展有关的遗传作用,还与机体对手术损伤应答的特定生物学途径的遗传变异有关(图 6-1)。越来越多的研究表明,基因组和表观遗传调控可以明显改变围手术期不良事件的风险[1-7],因此新兴的"围手术期基因组学"旨在应用功能基因组学的方法,来揭示为何相似的患者在术后会出现截然不同结果的生物学机制,而这一现象是由手术和重症患者人群所独有的环境应激暴露以及术后表型所决定的。

传统的流行病学方法限制了我们对导致个体在围手术期发生不良事件时具有不同易感性因素的分析,因此我们通常只能从有限的同质群体中进行概括,以推断对整个人群的影响。然而,很明显的是,个体层面的反应差异往往会"勾画出"体现群体水平反应分布的曲线(图 6-1)[9]。精准医学是一种新兴的疾病预防和治疗方法,它兼顾了每个患者在基因、环境和生活方式等方面的个体差异。尽管这个概念并不新颖,但最近这一概念在三个机遇的共同作用下变得触手可及:大规模生物数据库迅速和明显的扩展(如人类基因组参考数据库、人类基因变异目录、RNA 和蛋白质数据库和策划的生物通路数据库);能够对患者进行特征化和监测的强大方法(包括在基因组、蛋白质组、代谢组和微生物组水平进行分子图谱分析的能力,细胞分析,多参数数据流,移动医疗技术、由患者激活的社交网络);以及用于管理和分析大数据集的计算工具的改进("大数据"分析)[10]。精准医学在 2015 由总统发起,旨在通过建立一个由 100 多万名代表美国多元化人口的参与者组成的全国性队列研究,将精准医学应用于各类疾病,并承诺保护参与者隐私、推进监管现代化以及建立公私合作伙伴关系。

围手术期所具备的一系列独特特征表明它可能是实施精准医学策略最佳的急症治疗模式。首先,作为一个有计划的医疗活动(在大多数情况下),在手术开始前可以预先进行分子或遗传分析,从而为术前的优化策略提供信息。其次,围手术期的环境包含着强烈的刺激和应激因素,这些因素可能会暴露出患者潜在的遗传易感性。围手术期的第三个独特之处是动态决策过程,即在相对较短的时间内需要在多个决策点上做出决定,这需要根据药物基因组学来制定决策支持,以提高药物的疗效和安全性,并为患者提供针对性的用药选择及剂量指导(图 6-2)。第四,快速开展初始手术也会迎来一个快速恢复期或短暂的时间窗来发展不良事件,从而允许快速评估临床预后及干预措施[1]。在围手术期,临床医生普遍对风险预测工具及其在临床实践中的应用较为熟悉,也悉知将个体差异纳入风险决策、有效开展风险沟通的方法,以及在整个围手术期全流程护理转变的细节。最后要探讨的是,围手术期医疗保健服务系统作为

表 6-1　围手术期表型分类

围手术期即刻结局	• 院内死亡
	• 围手术期心肌梗死
	• 围手术期低心排综合征/急性失代偿性心力衰竭/心室功能障碍
	• 围手术期血管痉挛综合征
	• 围手术期心律失常(心房颤动,QTc 间期延长)
	• 术后出血
	• 围手术期静脉血栓形成
	• 急性术后卒中
	• 术后谵妄
	• 围手术期急性肾损伤
	• 围手术期急性肺损伤/术后机械通气时间延长
	• 急性同种异体移植物功能障碍/排斥
	• 术后脓毒症
	• 多器官功能障碍综合征
	• 术后恶心和呕吐
	• 急性术后疼痛
	• 对麻醉药、镇痛药和其他围手术期药物的反应存在变异性
	• 中间表型(血浆生物标志物水平)
术后长期结局	• 无事件生存/重大心脏不良事件
	• 静脉移植物疾病的进展
	• 慢性同种异体移植物功能障碍/排斥
	• 术后认知功能障碍
	• 术后抑郁症
	• 从急性疼痛向慢性疼痛的转变
	• 癌症进展
	• 生活质量

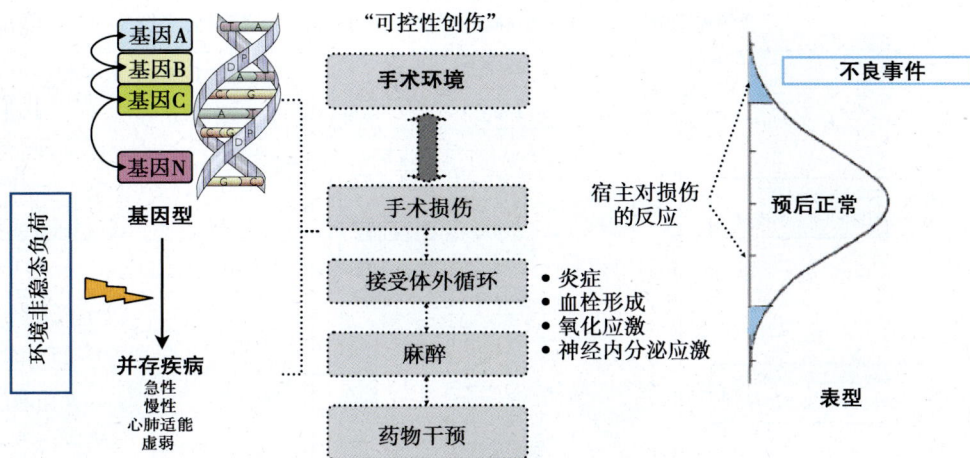

图 6-1　围手术期是一个独特且极端的基因 - 环境相互作用的范例

围手术期不良事件具有复杂的特征，其特征涉及短时间暴露于高强度手术环境刺激（如手术创伤、血流动力学不平稳、体外循环、药物应用—围手术期暴露）之间的相互作用，这些暴露发生在由个体临床和遗传特征（固有因素）所决定的易感性背景之上。观察到的围手术期预后的变异性在一定程度上可归因于基因和表观遗传变异参与调节宿主对手术损伤的反应。只要当遗传和环境风险因素的综合负担超过一定阈值时，患者才会出现不良结局，而这一阈值可能会随年龄变化。事实上，与致命损伤相关的生理性应激能够揭示原本未被注意到的遗传异常。识别这些遗传因素不仅有助于揭示疾病的发生和易感性，还能帮助了解患者个体对疾病和药物治疗的反应，并将遗传风险信息纳入到临床决策中，从而有助于改善健康结局并降低成本。然而，有些人更易受到围手术期应激因素的影响，这使得他们更容易出现不良事件。在个体层面，对围术期应激反应的异质性往往会"勾画出"群体水平剂量 - 反应曲线[8]。围术期不良事件的发生程度进一步受到适应性（激素效应）反应对围术期应激因素有效性的影响，并且这些适应性反应可减轻有害的全身宿主反应

电子病历（EMRs）的早期使用者，目前正在进行多个大型多机构数据整合项目，例如多中心围术期小组（www.mpogresearch.org）和麻醉学绩效改进和报告交换系统（www.aspirecqi.org），这些项目旨在支持围术期医学研究，提高遵循循证治疗标准的依从性，并减少临床实践及常见术后不良后果、住院时间和费用方面的差异。

围手术期精准医疗旨在将个体划分为不同的亚群，而这些亚群在某些围手术期不良事件的发生、不良结局的生物学或预后，以及在整个围手术期对特定治疗和干预的反应方面均存在差异。基于精准医学的分子与分析方法所制定的预防或治疗干预决策，将聚焦于可能受益的患者群体之中，从而为不太可能受益的患者节省费用并降低副作用的发生。然而，将这种新一代的分子检测方法应用于临床实践的前提是，围手术期医生越来越熟悉以下几个关键概念，包括人类基因组变异模式、基因调控、基本的群体遗传学方法、基因和蛋白质表达，而最重要的是熟悉评估生物标志物效能的一般原则。本章旨在通过强调基因组技术在围手术期风险分层、预后预测、理解手术应激反应的复杂

生物学机制以及识别和验证围手术期器官保护的新靶点等方面的应用，为基因组学和精准医学提供入门指导。

人类基因组变异

在阐明疾病的遗传基础过程中，在人类基因组计划之前所进行的大部分研究都集中在识别导致 1 500 多种单基因疾病的罕见遗传变异（突变）上，例如肥厚型心肌病、长 QT 综合征、镰状细胞贫血、囊性纤维化或家族性高胆固醇血症等。然而，人群中大多数的遗传多样性可归因于更广泛的 DNA 序列变异（基因多态性），而这种变异通常是单核苷酸碱基替换（单核苷酸多态性，SNPs），以及其他结构性遗传变异类型，包括短串联重复序列（微卫星序列）、一个或多个核苷酸的插入 / 缺失（I/D（插入 / 缺失））、倒位和拷贝数变异（CNVs、大量具有不同拷贝数的 DNA 片段）[11]，所有这些变异都可能与特定的表型有关或无关（图 6-3）。除了核基因组外，线粒体基因组还编码了 37 个对线粒体功能至关重要的基因，而线粒体 DNA 的变异与越来越多的疾病有关，包括神经退行性疾病、肌

围手术期治疗过程中有多种基于药物遗传学指导的干预机会

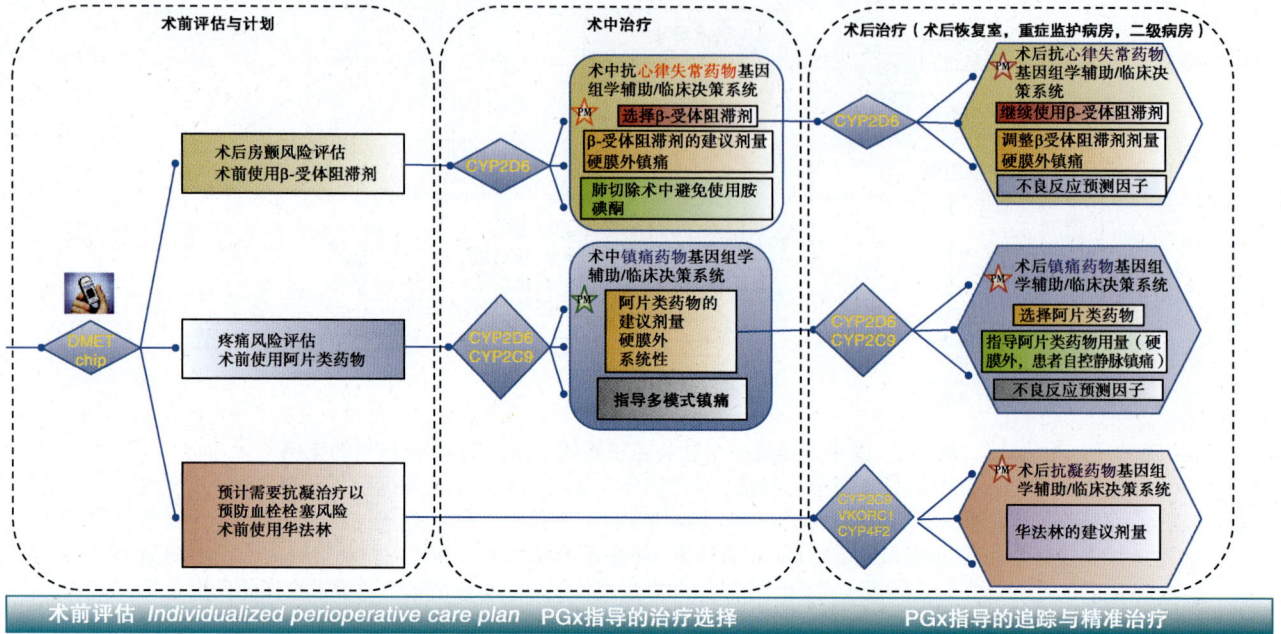

术前评估 *Individualized perioperative care plan*　PGx指导的治疗选择　PGx指导的追踪与精准治疗

图6-2

在新的临床模式下,有很多机会可以实施一系列可操作、易获取、可持续的临床决策支持工具,以便于在围手术期治疗的整个过程中,医务人员能根据药物基因组学(PGx)开具药品,从而减少住院时间和费用。CYP2C9,细胞色素 P450 酶 CYP2C9;CYP2D6,细胞色素 P450 酶 CYP2D6;CYP4F2,细胞色素 P450 酶 CYP4F2;VKORC1,维生素 K 环氧化物还原酶复合体亚基 1;DMET chip,药物代谢酶和转运蛋白遗传检测芯片

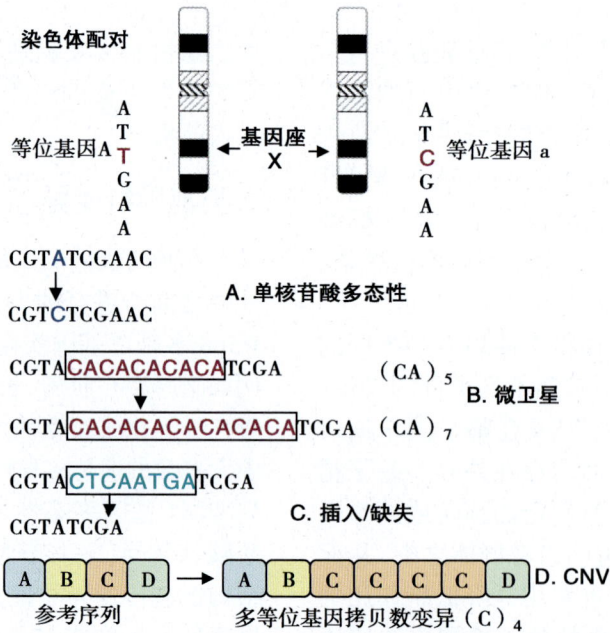

图6-3　常见的人类遗传变异类型

A:单核苷酸多态性(SNP)既可能表现为无功能效应,也可以具有显著的生物学影响:如氨基酸序列的改变或蛋白质合成的提前终止(当它们出现在基因的编码区中),或基因表达的改变,从而导致蛋白质产生量的变化(当它们出现在基因的调节区中,例如启动子区或内含子/外显子边界)。结构性遗传变异包括:B:具有不同数量的二核苷酸(CA)n 的微卫星重复序列;C:插入/缺失;D:拷贝数变异(CNV),A～D 均为长 DNA 片段,C 片段显示出拷贝数的变异。术语表:基因座,基因组中基因/遗传标记的位置;等位基因,基因/遗传标记的替代形式;基因型,个体在基因座上所呈现的等位基因组合;杂合子,基因座上存在有两个不同的等位基因;纯合子,在基因座上有两个相同的等位基因。举例而言,位于基因 1691 位点的一个 SNP,等位基因为 G 和 A,可以写作 1691G>A

病、心血管疾病和代谢疾病，这对围手术期和重症监护治疗具有重要意义[12]。只有当 DNA 序列中的变异形式（即等位基因）在人群中以高于 1% 的频率出现时，才能被归类为多态性。预计人类基因组中约有 1 500 万个 SNP，大约每 300 个碱基对就有一个，这些变异分布于基因中及其周围区域。多态性可能会直接影响氨基酸序列，从而潜在地改变蛋白质的功能，或通过调控序列影响蛋白质的表达。同一染色体上的邻近 SNPs 通常会以整体的形式遗传给后代，而这些由相互邻近的 SNPs 组成的整体被称为单倍体。如下所示，单倍体分析是利用基因型信息发现疾病基因的一种有用方法。

解析监管基因组以深入理解围手术期生物学，并识别不良结局的生物标志物

基因组学方法以分子生物学的"中心法则"为基础，即从 DNA 模板转录出信使 RNA（mRNA），随后将 RNA 翻译成蛋白质（图 6-4）。由于转录可能是最终引发其他级联事件的关键调控步骤，因

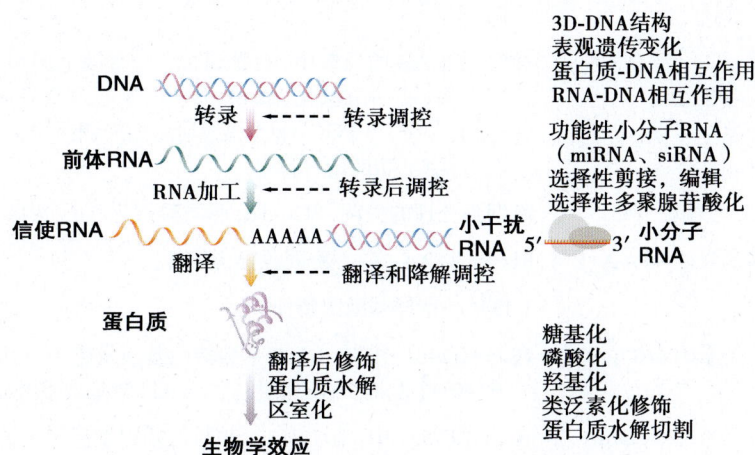

图 6-4　分子生物学中心法则的复杂性日益增加

蛋白质表达涉及两个主要过程：RNA 合成（转录）和蛋白质合成（翻译），以及许多中间调控步骤。单个基因能够通过对前体 RNA 分子的加工，生成多种蛋白质产物（异构体）及多样化的 RNA 产物，包括微小 RNA（miRNA）和小干扰 RNA（siRNA），但这一过程也涉及选择性剪接与 RNA 编辑。因此，最终导致生物效应的蛋白质水平的功能变异是遗传变异以及广泛的转录、转录后、翻译和翻译后修饰的累积结果

此研究细胞或器官中 RNA 的丰度（即定量基因表达）可以增进对多种生物系统的理解。此外，尽管人类基因组仅包含约 2.6 万个基因，但由于存在广泛的转录后和翻译后修饰，因此蛋白质在功能上的多样性远超这一数字。研究表明，人类体内大约有 20 万种不同的蛋白质，这些蛋白质受到一系列动态翻译后修饰（如磷酸化、糖基化、乙酰化、S- 亚硝基化、羰基化、类泛素化修饰、二硫键结构等）的影响，而这些修饰与蛋白质的稳定性、协调蛋白质间相互作用以及执行关键调节功能又密切相关。越来越多的证据表明，基因表达水平的变异是复杂疾病的基础，并且后者还由影响转录、剪接和翻译效率的调控性 DNA 多态性所决定，并且这些多态性在组织特异性和刺激特异性方面也发挥着重要作用[13]。因此，除了通过 DNA 序列水平

（静态基因组学）评估遗传变异性外，还应使用微阵列、下一代测序和蛋白质组学方法，对基础状态下和暴露于多种围术期刺激后 RNA 和蛋白质表达模式的大规模变异进行分析（动态基因组学），从而为我们理解术后不良并发症的病理生理学涉及的整体调节网络提供必要的理解（表 6-2）。这种动态基因标记可以被整合到基因组分类器中，并应将其应用于临床以改善围手术期风险分层或监测术后恢复[14]。下面是一个利用静态基因组信息和动态基因组信息之间的相互作用来预测胸主动脉疾病围手术期风险的示例。虽然通常建议在主动脉直径达到 5.0 至 5.5 厘米时就实施胸主动脉瘤手术修复，但研究表明，60% 的主动脉夹层发生在直径小于 5.5cm 的情况下。然而，特定基因的 DNA 变异（静态基因组学）不仅可以区分有胸主动脉疾

表 6-2　围术期心血管预后相关基因表达的研究概况

组织（物种）	刺激因素/方法	基因组特征：基因的数量/类型	参考文献
心肌（大鼠）	缺血/μA	14（伤口愈合，钙处理）	17
心肌（人类）	CPB/循环骤停/μA	58（炎症，转录激活因子，凋亡，应激反应）- 成人 50（心脏保护，抗增殖，抗心肌肥厚）- 新生儿	18 19
心肌（人类）	CPB/低温停跳液引起的缺血/RNA-序列	下调了 3 724 个转录物（90%），其中包括体液免疫应答和补体途径基因；上调 374 个转录本（9.1%），其中包括血红蛋白基因	20
心肌（大鼠）	IPC 与 APC/μA	566 个差异性调控/56 个共同调控（细胞防御）	21
心肌（大鼠）	APC 与 ApostC/μA	相反的基因组特征，8 个基因簇，其中 <2% 的基因受到共同调控	22
心肌（人类）	APC，OPCAB，术后 LV 功能/μA	在对 OPCAB 的反应中，观察到 319 个基因上调和 281 个基因下调；脂肪酸氧化、DNA 损伤信号通路及 G-CSF 生存（围手术期）与 PGC-1α（恒定）通路的失调预测了接受七氟烷患者 LV 功能的改善	23
PBMC（人）	APC，七氟烷/μA	晚期预处理的失调，PGC-1α，脂肪酸氧化和 L-选择素途径	24
心房肌（猪）	起搏诱发的 AF/μA+P	81（MCL-2 心室/心房同源异构体转换）	25
心房肌（人）	AF/μA	1 434（心室样基因组特征）	26
PBMC（人）	心脏手术，PoAF/μA	在 PoAF/401 中，有 1 302 个独特的基因发生了表达改变，其中 401 个基因上调（氧化应激），902 个基因下调	27
PBMC（人）	心脏手术，POCD/μA	在 POCD/531 中，有 1 201 个独特的基因发生了表达改变，其中 670 个基因表达上调（与炎症、抗原呈递、细胞黏附和细胞凋亡有关），531 个基因表达下调	28
PBMC（人）	心脏移植/μA	30（与活检证实的排斥反应相关的特征表现；对治疗的反应表现为持续的免疫激活）	29
PBMC（人）	心脏移植/RT-PCR	11（AlloMap，AlloMap 得分）	30
心肌（人）	心脏移植/P	2（血清 αB-晶体蛋白和原肌球蛋白水平升高）	31
PBMC，血浆（人）	TAAA/μA+P	预测 MODS 的 138 个基因和 7 种血浆蛋白	16
PBMC（人）	非糖尿病患者的梗阻性 CAD/RT-PCR	23-基因表达标志物	32
心室肌（人）	LVAD/μA 的终末期心肌病	28 个 microRNA 和 29 个 mRNA 的联合标志物在区分状态和预测恢复方面具有很好的效能	33

AF，心房颤动；APC，麻醉预处理，ApostC，麻醉后处理；CPB，体外循环；CAD，冠状动脉疾病；G-CSF，粒细胞集落刺激因子；IPC，缺血预处理；LV，左心室；μA，微阵列；MCL-2，肌球蛋白轻链 2；MODS，多器官功能障碍综合征；OPCAB，非体外循环下冠状动脉旁路移植术；P，蛋白质组学；PBMC，外周血单核细胞；PGC-1α，过氧化物酶体增殖物激活受体 γ 辅因子 -1α；PoAF，术后房颤；POCD，术后认知功能下降；RT-PCR，实时聚合酶链反应；TAAA，胸腹主动脉瘤修补术；LVAD，左心室辅助装置

病风险的患者，还可以预测直径小于 5.0cm 的早期夹层的风险，从而有可能个体化胸主动脉手术的时机[15]。此外，利用外周血白细胞中 138 个基因表达模式和七种循环血浆蛋白水平进行的基因组和蛋白质组（动态基因组学）联合分析，可以准确地区分出在胸腹主动脉瘤后出现多器官功能障碍综合征（MODS）的患者与未发生 MODS 的患者。更重要的是，在手术创伤和内脏缺血再灌注损伤发生之前，医务人员即可以了解这些全基因组的基因表达和血浆蛋白浓度水平，而这也表明，最终出现 MODS 的患者其术前的遗传易感性或原有的炎症状态就与未发生 MODS 的患者存在差异[16]。

除了用于风险预测外，动态基因组标记还可

以通过评估和分类特定器官对手术损伤和严重全身刺激，如体外循环（CPB）、缺血 - 再灌注和内毒素血症的反应，来增进对围手术期应激机制的理解。进而可以使用这些信息来发现和验证器官保护策略的新目标。我们通过围手术期的几个实例来阐明这些应用。对体外循环前后患者外周血的转录组和蛋白质组进行综合分析，使我们能够描述体外循环或非体外循环下心脏手术的分子响应特征[34]，这为我们理解重大手术引起的炎症反应的接触激活和区室化机制提供了新的见解。尽管在传统上人们一直认为 CPB 是全身炎症的重要诱因，但事实上在非体外循环心脏手术后，关键炎症介质的水平也出现了类似变化，尽管其出现时间有所延迟。与先前的看法相反，外周血白细胞并不是血清细胞因子的主要来源，而是在接受体外循环后才呈现出激活的表型，从而促进其被捕获并引起随后的组织相关炎症反应。对心脏外科患者进行的类似全血转录组分析已发现，缺血再灌注可触发会聚调节机制（如 HIF-1α），这是因为体外循环可以导致白细胞激活（例如 TLR4、TLR6），同时也使下游促炎与抗炎基因信号通路（如正五聚蛋白、抵抗素）受到影响，但这些机制此前被认为是独立存在的[35]。然而，其他研究却发现，术后神经认知功能下降患者[28]与术后新发房颤（AF）患者的外周血白细胞存在基因组差异[27]。利用循环血细胞作为哨兵或报告组织的研究相当丰富，这些研究揭示了心肌组织在急性缺血反应中的基因表达变化，例如在缺血心肌组织中，即刻早期基因（c-fos、junB）、编码钙调节蛋白的基因（隐钙素、受磷蛋白）、细胞外基质和细胞骨架蛋白的表达发生改变[17]，此外，在心肌顿抑的组织中，还观察到与细胞保护（热休克蛋白）、抗凋亡及细胞生长相关的转录物表达显著上调[36]。此外，CPB 及心脏停搏后心脏基因表达谱的分析揭示了与年龄相关的炎症和转录激活因子，以及凋亡和应激基因的上调现象[18-19]。相反，在低温停跳液诱导的缺血状态下，通过对人心室肌进行下一代 RNA 测序，发现免疫炎症及补体系统相关基因大幅下调，并且在调控活性氧生成、细胞凋亡及炎症反应的转录因子中发现了一些有意义的靶点[20]。全基因组表达分析也被用于研究心肌预处理引起的分子变化。被鉴定为可能参与心血管保护途径的基因，其主要功能类别涵盖多种转录因子、热休克蛋白、抗氧化基因（血红素氧化酶、谷胱甘肽过氧化物酶）和生长因子，但在缺血预处理和麻醉预处理中发现激活了不同的基因程序，从而形成了两种截然不同的分子保护表型[21]。进一步研究发现，在健康志愿者接受七氟烷麻醉后，外周血白细胞中出现了与晚期预处理一致的转录反应模式，该模式的特征为 L- 选择素表达水平降低，以及脂肪酸氧化和 PCG1α（过氧化物酶体增殖物激活受体 γ 共激活因子 1α）相关基因的下调[24]，而这一变化与接受非体外循环下冠状动脉旁路移植术（CABG）的患者心肌组织中观察到的现象相似（见表 6-2）[23]。因此，这些保守的生存相关信号通路的失调似乎在各种组织中普遍存在，这也使它们成为心脏保护的重要靶点，然而，仍需进一步研究以比较在可获得的替代组织（如外周血白细胞）中观察到的围手术期基因表达反应模式与心肌等终末器官中所观察到的反应模式之间的相关性。

如前所述，评估 RNA 丰度的基因表达研究存在一个局限性，即转录组（基因组中所有转录成分的完整集合）的变化并不能完全反映蛋白质组（由基因组编码的所有蛋白质）的变化，因为许多转录并不会被翻译，这一现象可以通过 RNA 干扰引起的基因沉默概念得到验证，因此，通过基因表达谱分析无法检测到多样化的可变剪接、多种翻译后修饰以及负责生物学功能的蛋白质 - 蛋白质相互作用（图 6-4）。这催生了蛋白质组学的兴起，这一领域聚焦于探究生物体系在特定时点上及其针对疾病状态、创伤、应激或干预治疗所产生的反应中，蛋白质的序列、丰度、修饰、定位和功能[37]。因此，蛋白质组学为生物学提供了更全面、更综合的视角，有效补充了其他功能基因组学方法。几项与围术期医学相关的临床前蛋白质组学研究揭示了在吸入麻醉剂[38-39]作用下或心脏手术低温停循环后脑部蛋白质表达的动态变化[40]。这可能会促使进一步的研究，以确定新的麻醉药结合位点，并制定神经保护策略。最近，通过比较蛋白质组学的方法，对冬眠的哺乳动物应对缺血再灌注损伤的自然心脏保护适应机制进行了研究，发现这一过程涉及广泛的代谢重构，包括脂肪酸代谢相关蛋白表达的增加和有害脂质代谢产物的减少，为代谢优化这一变革性围手术期器官保护策略提供了新的见解[41]。此外，深入了解血浆蛋白质组的相关知识[42]，特别是血液制品储存期间出现的肽和蛋白质变化，这对于围手术期输血医学具有重要的意义。

先天性和适应性免疫宿主对手术的反应在围手术期器官损伤和功能障碍的发病机制中起着关键作用，因此需要通过流式细胞术（精确测定血液免疫细胞表面标志物的表达）和细胞因子测定来进行全面的免疫监测，以预测患者的结局。单核细胞表面 HLA-DR 的表达和血浆 IL-10 水平是心脏术后感染风险的最佳预测因子[43]，而 CD99 及中性粒细胞迁移反应标志物 CD47 的表面表达则可用于预测急性肾损伤，如果将这些指标与欧洲心脏手术风险评估系统联用时，能够显著改善对心脏手术后重症监护室（ICU）住院时间的预测[44]。

新兴的代谢组学工具为确定组织损伤的代谢标志物提供了新的机遇。在接受乙醇心肌消融治疗的肥厚型梗阻性心肌病患者中，有人构建了一种计划性心肌梗死的人体模型，在初步验证组中，人们通过靶向质谱代谢物组学分析发现，心肌梗死（MI）发生后仅 10 分钟，即可观察到参与嘌呤代谢、三羧酸循环（TCA 循环）及磷酸戊糖途径的代谢物水平变化，这一结果在第二个独立验证组中也得到了进一步确认。冠状窦采样能够有效区分心脏代谢变化和外周代谢变化，为评估其普遍适用性，研究人员计划利用心肌梗死（MI）衍生的代谢标志物（由乌头酸、次黄嘌呤、三甲胺 N-氧化物和苏氨酸组成）对自发性心肌梗死患者进行区分，而这种方法具有极高的准确度[45]。此外，我们对拟行全心缺血/再灌注的冠状动脉外科手术患者采用了类似的方法，并根据患者先前的左心室功能（包括左心室功能不全、冠状动脉疾病或两者皆无）以及代谢标志物的变化，确定了患者在代谢能量摄入方面存在明显的差异，并且这些标志物的改变也预示着术后会发生血流动力学变化和围手术期心肌梗死[46]。虽然同时评估冠状窦流出物和外周血能够提高观察指标的心脏特异性，但与血浆相比，直接测定心肌组织内的代谢物能够更为显著地提升富集水平，并更有效地检测潜在的生物标志物，还可评估代谢底物在相关组织中的利用情况。在施行心脏外科手术的患者中，心房组织往往会予以切除，故而此类研究具备切实的可行性；譬如，一项研究借助高分辨率的 ¹H-NMR 光谱技术揭示了与持续性心房颤动（AF）相关联的心肌酮代谢变化，并且糖酵解代谢产物同脂质代谢产物的比值和术后 AF 的发作时间呈正相关[47]。

表观遗传学：环境与基因之间的联系

面对外界刺激，基因组有可能会发生可遗传的变异，从而显著影响基因表达与调控，但 DNA 序列本身并不会发生改变——因此这一现象被称为表观遗传学。尽管 DNA 是生物体的蓝图，但表观遗传信息则提供了对该蓝图的具体使用指令。表观遗传编码由多种基于 DNA 的修饰（如 DNA 甲基化）、组蛋白翻译后修饰（如乙酰化）以及日益重要的非编码 RNA（例如 miRNA）组成，这些机制对环境高度敏感，并在不同细胞类型之间表现出差异，且易受外部因素影响，因此成为影响健康结局的重要靶点。来自动物和人类的研究证据表明，表观遗传机制可以解释急性和慢性疼痛的易感性，使其成为潜在的治疗靶点，而与围手术期镇痛相关的特定表观遗传机制包括阿片受体的发育表达和阿片药物引起的痛觉敏化。一般来说，阿片类药物会增加整体 DNA 的甲基化水平，相反，局部麻醉剂则具有去甲基作用，并且局部麻醉药的这种作用可能在慢性疼痛和围手术期抗癌药物的发展中具有很好的潜力[7]。此外，与围手术期相关的重要病理生理过程，如应激诱导的促炎反应，就是由表观遗传因素，如组蛋白乙酰化调控的。同样，目前已有研究证明，利多卡因既能使 DNA 去甲基化，又具有强大的抗炎作用，但目前尚缺乏直接的表观遗传学关联研究。最后要说的是，近期有报道指出非编码 RNA 在调节重要组织保护机制如麻醉预处理方面发挥了关键作用[6,48]。

接下来，我们将回顾用于研究疾病和药物反应的常见基因组策略。

遗传流行病学和功能基因组方法概述

目前，针对复杂疾病的大部分研究都集中在识别能够影响特定疾病易感性或药物反应的遗传变异上。然而，由于存在多种风险因素、基因与环境之间的相互作用，以及无法对复杂性状背后的基因数量进行粗略估计等因素，这类研究设计往往较为复杂。遗传关联研究旨在评估在人群中无关的患病个体与适当匹配的未患病对照人群中，特定遗传或表观遗传变异的频率。一般来说，大多数复杂疾病的性质，尤其是围手术期的不良结局（手术患者通常是老年人），使得研究多代家族谱系（除恶性高热等少数情况外）变得不切实际，因为缺乏谱系信息和/或 DNA 样本。尽管详细的家族病史是基因组工具箱中的首要工具，但对于大多数围手术期不良事件而言，这一信息往往也难以获取。相较于传统连锁分析方法，基因关联方法的主要优势在于无需依赖家族样本收集，并且能够提高发现多个基因微小临床效应的统计学功效。

通过关联分析识别复杂性状位点的主要策略有两种。候选基因方法是基于对该性状生物学特性的理解而提出的，所选择的基因则源于对当前疾病病理生理机制的认知，形成了先验假设，认为这些基因可能在疾病发生中发挥重要作用[49]，尽管这一方法可视为一种假设检验，但本质上这种方法还是存在偏倚风险的。然而，直到最近，大多数具有显著意义的研究结果仍然来自候选基因关联研究。稍后我们将详细介绍相关内容，其中涵盖了大多数已发表的关于特定基因型与多种特定器官围手术期不良结局相关联的报告，包括心肌梗死[50-51]、神经认知功能障碍[52-54]、肾功能损害[55-57]、静脉移植物再狭窄[58-59]、术后血栓形成[60]、血管反应性[61]、严重脓毒症[62-63]、移植排斥反应[64]和死亡（有关综述，请参见参考文献 1 和 4）。

第二种策略为全基因组扫描，利用分布于整个基因组或表观基因组的数千个标记，以定位可能影响表型变异的基因或调控区域。例如，全基因组关联研究（GWAS）和表观基因组关联研究（EWAS），以及采用新一代测序技术（NGS）的全外显子测序（即对所有编码蛋白质的基因进行分析），这些都是没有偏倚风险的方法，也就是说，没有对涉及的生物学过程做出任何先入为主的假设，也没有给已知的基因赋予任何权重，因此可以发现以前未知的性状位点。在过去的十年中，一系列重量级研究成果以及成功复制的全基因组关联研究（GWAS）已确定了在多种常见多基因疾病风险中具有重要意义的遗传因素，这些疾病包括 CAD[65-67]、MI[68]、糖尿病（1 型和 2 型）[69-70]、房颤[71]、高血压[72]、哮喘、常见癌症、类风湿关节炎、克罗恩病。近年来，全基因组关联分析方法已延伸至对围手术期关键不良事件结局的探究，比如心肌梗死[73]、房颤[74]、心功能不全[75]以及急性肾损伤等[76]。尽管其在疾病预测方面的能力仍显不足，但新发现的遗传关联为揭示未知的疾病机制提供了重要见解，并且其中许多机制与已

知的药物靶点是密切相关的[77]，但这些研究得益于几个关键项目的完成，其中包括人类基因组计划的几个重要扩展项目：国际人类基因组多样性图谱计划（高分辨率的人类遗传变异和单倍型图谱）[78]、1 000 个基因组计划（不同种族人群的人类遗传变异初步目录）[79]以及 DNA 元素百科全书（ENCODE，人类基因组功能元件图谱，包括它们在不同组织中的分布以及它们对基因功能和调控的影响）[80]。此外，这些成果也得益于高通量基因分型技术的进步。在本书出版之时，NHGRI-EBI GWAS 目录（www.ebi.ac.uk/gwas）已经囊括了 2 193 篇出版物以及 16 976 个关联基因，并且该目录每天都在增加[81]，然而，人们在使用 GWAS 进行研究时，也涌现出了几个重要的主题，首先，与常见疾病相关的绝大多数 SNPs 所共同阐释的遗传要素对于疾病罹患风险的贡献比例颇为低微（如 2 型糖尿病为 6%），而对于其他复杂性状（如体质指数为 2%，身高为 5%）的解释力度同样有限。这种"遗传缺失"的问题在一定程度上可以通过 GWAS 的潜在假设进行解释——即"常见疾病——常见变异"假说，该假说认为常见疾病可能是由常见基因变异的累积效应所引起的，然而，大多数基因都没有一个具有明显功能效应的常见功能性变异，但它们通常含有几个罕见变异。此外，另一种假设认为，还有其他一些新基因含有这种低频率变异（可能具有更大的效应），它们可能是常见疾病的主要驱动因素。目前，这些变异在基因微阵列检测上的效果不尽如人意，然而，随着下一代测序技术的进步，通过识别和分型罕见变异，有望彻底革新复杂性状的遗传学研究，从而使几乎所有基因均易于进行遗传学分析。此外，GWAS 研究也指出，即便基因效应较小，也并不意味着无法通过干预相应生物学途径实现显著的治疗效果。举例来讲，尽管在 GWAS 中，HMG CoA 还原酶的风险变异仅与低密度脂蛋白（LDL）2.3mg/dl 的微小变异存在关联[82]，但通过干预 LDL 代谢途径，可以使 LDL 水平降低高达 60%。其次，迄今为止在发现的变异中，有三分之二以上位于基因间区域或功能未知的基因中。这些发现对"基因"作为传统遗传单位的概念提出了挑战。对新型 RNA（包括 miRNA 和 siRNA）的多样性及其普遍作用的发现，使得人们对基因调控的理解逐渐形成了一幅清晰的图景，这一图景由 DNA、调节蛋白与 RNA 之间相互作用构成，形成了一个相互依存的

控制层级（图 6-4）[83]。此外，如前所述，在 DNA 序列之上还有另一种（表观遗传）编码，它影响着基因在何时以及以何种方式被转录或沉默，而表观基因组则是在胚胎期和产后发育过程中形成的，并通过细胞分裂得以遗传。

基因关联研究的主要不足之一是，除非所关注的标记"伴随"（即处于连锁不平衡状态）一个功能性变异，或者该标记的等位基因就是实际的功能性（致因性）变异，否则检测和定位复杂性状位点的能力就会降低，而基于直接全基因组测序的新型（下一代）方法摒弃了连锁的概念，旨在直接识别致病的等位基因[84]。全基因组测序的一个具体应用是全外显子测序，而外显子组是指基因组中编码蛋白质的部分，在人类中大约有 30 兆碱基对（1%），分布在大约 200 000 个外显子中。除了能够识别罕见变异和大幅降低成本（约 20 倍）之外，这种方法的优势在于，它侧重于编码基因中的非同义变异，而这些基因中的非同义变异已经有了完善的功能验证和生物效应解释方法，因此使其可被视为致病变异。然而，全基因组外显子测序完全忽略了基因组中的非编码区域和结构变异。早期的研究结果表明，全外显子测序是一种有效的方法，既能够识别单基因疾病的致病突变，也可以区分复杂性状中的信号（致病的罕见变异）与噪声（罕见突变的背景发生率）。迄今为止，几项卓有成效的研究（如早发性 MI 的相关研究）通过对个体进行测序得出了几下几个关键结论：MI 发生的年龄越小，其遗传倾向越显著；并且选择表型分布的极端样本（如年轻且患有心肌梗死的人与年长且未患心肌梗死的人作为"超正态的"对照组）能提升研究的统计学效能；而通过对多种族人群的研究，或许有助于揭示潜在的遗传因素，但这些研究亟待开发新的统计方法，用以将罕见变异与表型进行关联分析。在应对与低频变异相关联的统计难题方面，存在一种颇具潜力的解决策略，即将所有非同义 SNPs（依照基因或生物学通路）整合为一项单一的统计检验。2010 年，《柳叶刀》杂志发表了首个针对具有家族性血管疾病及早期猝死病史患者的人类基因组临床相关综合分析报告[85]，该研究结果表明，该患者罹患 CAD、MI、2 型糖尿病及某些癌症的风险明显增加，同时还发现与猝死相关的三种基因存在罕见变异。此外，该患者还存在与氯吡格雷耐药相关的变异、对降脂疗法有积极的反应以及对华法林的初始用量需求较低，

这表明常规全基因组测序可以为患者提供具有临床意义的个体化信息。下一代技术的几个额外优势包括对每个人的多个基因组进行测序，例如在癌症基因组图谱中，对 20 种常见癌症的匹配肿瘤和血液 DNA 样本的分析，使我们能够根据病因的详细分子机制来研发靶向治疗成为可能。作为"人类微生物组计划"的一部分，对定植在人体内的数十亿微生物的基因组进行测序，对医学的进步也具有至关重要的意义。

其他已知的遗传关联研究的局限性还包括由于人群分层（即病例组和对照组中不同种族或遗传背景的混杂）可能导致的假阳性结果，以及在评估大量基因或变异时出现的多重比较问题[86]。在不同人群或相关表型中复制研究结果仍然是验证基因多态性与疾病之间真实关系的最可靠方法，然而，后续研究的可重复性欠佳始终是候选基因关联方法备受诟病的重要原因之一[87]。因此，在体外、体内实验中进行功能分析，以识别致病遗传变异、致病表观遗传学和受影响的生物学途径，并验证初始关联分析的结果是特别重要的。

将基因组学研究成果应用于临床实践的最终目标是揭示新的疾病机制（更精准的疾病定义或疾病分层）或开发新的治疗策略（新的治疗靶点，药物再利用或药物反应分层）。近期在将基因序列信息转化为临床决策的实践过程中，需要解决一个关键问题，即特定遗传变异的"可干预性"，以及判定某一变异是否具有可干预性所必需的证据层级。当一个变异被偶然发现或存在于一个无症状的个体时，临床可操作性意味着在做出临床诊断之前，是否有一种能够减轻损伤程度的干预举措。相关术语包括临床有效性，即在无症状个体中识别或预测具有生物学或医学意义的事件时，变异的准确性和可靠性，另一个术语是临床实用性，即此类信息在临床决策制定和改善健康结局方面的实用价值[88]。美国国家卫生研究院创建了临床基因组资源（ClinGen），作为权威的公共门户网站，旨在定义基因变异在精准医学中的临床相关性（www.clinicalgenome.org）[89]。在下面的几个部分中，将介绍一些与围手术期医学相关的应用。

基因组学和围手术期风险分析

美国每年有超过 4 000 万名患者接受手术治疗，相关费用高达 4 500 亿美元，然而，每年也有

约 100 万名患者在手术后出现了医疗并发症，并造成 250 亿美元的损失。据估计，美国 65 岁以上人口的比例在未来 20 年内将增加一倍，从而致使手术量增长 25%，外科手术相关费用增长 50%，并使手术并发症增加 100%。虽然已经确定了许多术前预测因子，并且这些因子还在不断得到改进，但基于临床、手术和生物学标志物的风险分层仅能解释围手术期并发症变异性的一小部分。正如前文所述，越来越多的人意识到，出现围手术期并发症是手术引发的环境应激作用于个体易感性这一背景下的结果，而个体的临床特征和遗传因素决定了这种易感性，并且这种不良后果甚至在原本健康的人群中也可能会发生。而只有当遗传及环境风险因素的综合负荷超出一定阈值的患者才会产生上述不良结局，而该阈值可能因年龄差异而有所变化。识别这些遗传因素不仅有助于揭示疾病的发生和易感性，也有助于了解疾病的反应和药物治疗的效果，并将遗传风险信息纳入到临床决策之中，这极有可能造就更为理想的健康结局以及医疗成本的削减。例如，了解基因变异在促炎与促血栓形成通路中的作用，以及这些主要的病理生理机制在围手术期并发症中的作用，可能有助于研发针对特定靶点的治疗策略，从而降低高危患者不良事件的发生率。为了增强围术期医生在临床实践中的相关性，我们根据特定的结局对现有的证据进行了总结，并突出了与相关机制通路有关的候选基因（见表 6-3 到表 6-5）。

表 6-3　能改变围手术期心血管不良事件易感性的代表性遗传多态性

基因	多态性	手术类型	效应量	参考文献
围手术期心肌梗死、心功能不全、早期静脉移植物功能不全				
IL6	−572G＞C	心脏/CPB	2.47	50
	−174G＞C	胸腔	1.8	90
ICAM1	E469L	心脏/CPB	1.88	50
SELE	98G＞T		0.16	50
MBL2	LYQA 分泌型等位基因	CABG/CPB	3.97	51
ITGB3	L33P	CABG/CPB	2.5[a]	91
	（PI^{A1}/PI^{A2}）	主要血管	2.4	92
GP1BA	T145M	主要血管	3.4	92
TNFA	−308G＞A	胸腔	2.5	90
TNFB（LTA）	TNFB2	心脏/CPB	3.84	93
IL10	−1082G＞A		n.r.	94
F5	R506Q（FVL）	CABG/CPB	3.29	95
CMA1	−1905A＞G		n.r.	58
ANRIL	rs10116277G＞T（9p21）		1.7	96
NPR3	rs700923A＞G		4.28	97
	rs16890196A＞G		4.09	
	rs765199C＞T		4.27	
	rs700926A＞C		3.89	
NPPA/NPPB	rs632793T＞C		0.52	97
	rs6668352G＞A		0.44	

表6-3　能改变围手术期心血管不良事件易感性的代表性遗传多态性（续）

基因	多态性	手术类型	效应量	参考文献
	rs549596T＞C		0.48	
	rs198388C＞T		0.51	
	rs198389A＞G		0.54	
PAI-1	4G/5G		n.r.	98
PAR4	rs773857		2.4	99
PAPPA2[g]	rs10454444		0.46[b]	73
	rs10913237		0.46[b]	
HDAC4[g]	rs10200850		2.23[b]	
SEC24D[g]	rs4834703		1.98[b]	
	rs6822035		1.65[b]	
3p22.3[g]	rs17691914		2.01[b]	75
围手术期血管痉挛、血管反应性、冠状动脉张力				
DDAH Ⅱ	−449G＞C	心脏/CPB	0.4	100
NOS3	E298D		n.r.	101, 102
ACE	In/del		n.r.	61, 103
AGTRAP	rs11121816	CABG/CPB，感染性休克	1.42[d]	104
ADRB2	Q27E	气管插管	11.7[c]	105
GNB3	825C＞T	对α-AR激动剂的反应	n.r.	102
PON1	Q192R	静息冠状动脉张力	n.r.	102
TNFβ+250	−1082G＞A	高动力循环状态		106
术后心律失常：心房颤动，QTc间期延长				
IL6	−174G＞C	CABG/CPB	3.25	107, 108
		β受体阻滞剂失败	n.r.	109
		胸腔	1.8	90
RANTES	−403G＞A	β受体阻滞剂失败	n.r.	109
TNFA	−308G＞A	胸腔	2.5	90
ATFB5（4q25）	rs2200733C＞T	心脏/CPB	1.97[b]	110, 111
	rs2220427T＞G		1.76[b]	
	rs10033464		1.28[d]	
IL1B	−511T＞C		1.44	
	5810G＞A		0.66	112
ADRB1	rs1801253（Arg389Gly）		2.63[b]	113
GRK5	rs3740563	CABG/CPB	2.6[b]	114
LY96[g]	rs10504554	CABG/CPB	0.48[b]	74

表 6-3　能改变围手术期心血管不良事件易感性的代表性遗传多态性（续）

基因	多态性	手术类型	效应量	参考文献
术后 MACE，晚期静脉移植物失败				
ADRB1	R389G	蛛网膜下腔阻滞的非心脏手术	1.87[d]	115
ACE	In/del	CABG/CPB	3.1[e]	116
ITGB3	L33P		4.7	117
MTHFR	A222V	PTCA 和 CABG/CBP	2.8	118
ADRB2	R16G	心脏手术 /CPB	1.96	119
	Q27E		2.82	
HP	Hp1/Hp2	CABG	n.r.	120
CR1, KDR		CABG/CPB	n.r.	59
MICA				
HLA-DPB1				
VTN				
LPL	HindⅢ		n.r.	121
THBD	A455V		2.78	122
ATFB5（4q25）	rs2200733		1.57[d]	111
IL6	–174G＞C	非心脏血管手术	2.14	123
	nt565G＞A		1.84	123
IL10	–1082G＞A			
	–819C＞T			
	–592C＞A			
	ATA haplotype		2.16	
心脏同种异体移植排斥				
TNFA	–308G＞A	心脏移植	n.r.	124
IL10	–1082G＞A		n.r.	124
ICAM1	K469E		n.r.	125
IL1RN	86-bp VNTR	胸腔移植	2.02	126
IL1B	3953C＞T		20.5[f]	126
TGF-β	915G＞C	心脏移植	n.r.	127

　　ACE，血管紧张素转换酶；ADRB1，β1 肾上腺素能受体；ADRB2，β2 肾上腺素能受体；AGTRAP，血管紧张素Ⅱ 1 型受体相关蛋白；ANRIL，位于 INK4 位点的反义非编码 RNA；ATFB5，心房颤动，家族性 5 型；CABG，冠状动脉搭桥术；CMA1，心脏糜蛋白酶 1；CPB，体外循环；CR1，补体成分 3b/4b；DDAH Ⅱ，二甲基精氨酸二甲基氨基水解酶Ⅱ；F5，因子 V；GNB3G，G 蛋白β3 亚基；GP1BA，糖蛋白Ⅰbα；HLA-DPB1，Ⅱ类主要组织相容性复合物β链；HP，触珠蛋白；ICAM1，细胞间黏附分子 1；IL1B，白细胞介素 1β；IL1RN，白细胞介素 1 受体拮抗剂；IL6，白细胞介素 6；IL10，白细胞介素 10；ITGB3，糖蛋白Ⅲa；KDR，激酶惰性结构域受体；LPL，脂蛋白脂酶；MACE，主要不良心脏事件；MBL2，甘露糖结合凝集素 2；MICA，MHC I 多肽；MTHFR，亚甲基四氢叶酸还原酶；n.r.，未报告；NOS3，内皮型一氧化氮合酶；NPPA/NPPB，利尿钠肽前体 A/B；NPR3，利尿钠肽受体 3；PAI-1，纤溶酶原激活物抑制剂 1；PON1，对氧磷脂酶 1；RANTES，正常 T 细胞表达和分泌的活性调节蛋白；SELE，E- 选择素；TGF-β，转化生长因子β；TNFA，肿瘤坏死因子α；VNTR，可变数目串联重复序列；VTN，玻连蛋白。

　　[a]，相对风险；[b]，比值比；[c]，F 值；[d]，风险比；[e]，β 系数；[f]，具有 IL1RN VNTR 的单倍型；[g]，在围手术期 GWAS 中发现的位点。

表 6-4　能改变围手术期神经系统不良事件易感性的代表性遗传多态性				
基因	多态性	手术类型	优势比	参考文献
围手术期卒中				
IL6	−174G>C	心脏/CPB	3.3	128
CRP	1846C>T			
围手术期认知功能障碍、神经功能发育障碍				
SELP	E298D	心脏/CPB	0.51	52
CRP	1059G>C	心脏/CPB	0.37	52
ITGB3	L33P(PI^{A1}/PI^{A2})	心脏/CPB	n.r.	53
APOE	ε4	CABG/CPB（成人）	n.r.	129
	ε2	心脏/CPB（儿童）	7；11	130，131
APOE	ε4	CABG/CPB	1.26	132
术后谵妄				
APOE	ε4	非心脏大手术	3.64	133
		危重患者	7.32	134
SLC6A3	rs393795	心脏和非心脏，老年人	0.4	135

IL6，白细胞介素 6；CPB，体外循环；CRP，C 反应蛋白；SELP，P-选择素；ITGB3，血小板糖蛋白Ⅲa；APOE，载脂蛋白 E；SLC6A3，溶质运载体家族 6，成员 3；n.r.，未报告。

表 6-5　与围手术期其他不良结局相关的代表性遗传多态性				
基因	多态性	手术类型	效应量	参考文献
围手术期血栓事件				
F5	FVL	非心脏/心脏	n.r.	60
围手术期出血				
F5	R506Q（FVL）	心脏/CPB	−1.25[a]	136
PAI-1	4G/5G		10[b]	137
ITGA2	−52C>T，807C>T		−0.15[a]	138，139
GP1BA	T145M		−0.22[a]	138
TF	−603A>G		−0.03[a]	138
TFPIe	−399C>T		−0.05[a]	138
F2	20210G>A		0.38[a]	138
ACE	In/del		0.15[a]	138
ITGB3	L33P(Pl$^{A[1]}$/Pl$^{A[2]}$)		n.r.	140
PAI-1	4G/5G		10[b]	137
ELAM-1	98G>T，561A>C	CABG/CPB	n.r.	141
PROC	rs1799809	心脏/CPB	1.97[b]	139
ABO	rs630014		1.83[b]	139
F9	rs6048		1.72[b]	139
TNFA	−238G>A	脑 AVM 治疗	3.5[c]	142
APOE	ε2		10.9[c]	142

表6-5　与围手术期其他不良结局相关的代表性遗传多态性（续）

基因	多态性	手术类型	效应量	参考文献
围手术期急性肾损伤				
IL6	*−572G＞C*	CABG/CPB	20.04[d]	55
AGT	*M235T*		32.19[d]	55
NOS3	*E298D*		4.29[d]	55
APOE	*ε4*		−0.13[a]	55, 57
3p21.6[f]	*rs13317787*	心脏/CPB	21.7[a]	76
BBS9[f]	*rs10262995*		12.8[a]	
围手术期严重脓毒症				
APOE	*ε3*		0.28[e]	63

ABO，ABO 血型；ACE，血管紧张素转换酶；AGT，血管紧张素原；APOE，载脂蛋白 E；AVM，动静脉畸形；BBS9，Bardet-Biedl 综合征9；CPB，体外循环；ELAM-1，内皮白细胞黏附分子 1；F2，凝血酶原；F5，因子 V；FVL，莱顿第五因子；F9，因子Ⅸ；GP1BA，糖蛋白Ⅰbα；IL6，白细胞介素 6；ITGA2，糖蛋白ⅠaⅡa；ITGB3，糖蛋白Ⅲa；NOS3，内皮型一氧化氮合酶；n.r.，未报告；PROC，蛋白质 C；TF，组织因子；TFPIe，组织因子途径抑制剂。

ᴬ，β- 系数；ᵇ，优势比；ᶜ，风险比；ᵈ，F 值；ᵉ，相对风险；ᶠ，在围手术期 GWAS 中发现的位点。

围手术期心脏不良事件的预测性生物标志物

围手术期心肌梗死和心功能不全

有基础心血管疾病的患者在围手术期可能面临较高的心脏并发症风险。在过去的几十年里，人们已经开发并验证了多种多因素风险指数，既有针对非心脏手术患者的（如 Lee 改良心脏风险指数），也有针对心脏手术患者的（如 Hannan 评分），其目的是将手术前后的不良事件风险进行分层。然而，这些多因素风险指数仅对识别术后心肌梗死（PMI）风险最高的患者具有有限的预测价值[143]。在这种背景下，有人提出，基因组学方法可以帮助完善个人的风险评估。尽管手术、心脏保护和麻醉技术水平取得了长足进步，但心血管手术后 PMI 的发生率仍然维持在 7% 到 19% 之间[144-145]，并且 PMI 也使这些患者的短期和长期生存率持续降低。心脏手术后 PMI 的病理生理学涉及全身性和局部炎症、"易受伤害"的血液系统和神经内分泌应激反应[1]。在非心脏手术中，有两种不同的机制均可引起 PMI：（1）冠状动脉斑块破裂后，随之而来的多种围手术期应激因素，包括儿茶酚胺的激增、促炎细胞因子及高凝状态，共同诱发了血栓的形成；（2）心肌氧供需失衡[146]。在引起 PMI 的机制通路中，个体间的遗传变异极为广泛，这些变异在特定患者中可能以不同组合出现，从而调节其对围手术期应激的整体易感性，最终影响心肌损伤的程度。然而，直到最近，只有少数几项研究探讨了遗传因素在 PMI 发展中的作用[58, 116, 120]，并且这些研究主要是在接受 CABG 手术的患者中进行的（表 6-3）。

炎症生物标志物和围手术期心脏不良事件。虽然炎症在心血管疾病生物学中的作用早已明确，但我们才刚刚开始理解基因控制的炎症反应对手术和 PMI 病理过程的影响。几项研究报道了在体外循环心脏手术后几种基因的多态性对 PMI 的独立预测价值，包括促炎基因白细胞介素 -6（IL6）、细胞间黏附分子 1（ICAM1）、E 选择素（SELE）[50]，以及补体途径中一个重要的识别分子——甘露糖结合凝集素基因（MBL2LYQA 分泌型单倍体）的复合型等位基因[51]。同样，也有研究证实了 IL6 和 TNFA 基因的变异可以导致肺癌手术后心血管并发症与 PMI 发生率的增加[90]。目前，已证实某些关键促炎基因的多态性能够导致接受体外循环心脏手术的患者在围手术期发生强烈的炎症反应，这些多态性包括 IL6 基因启动子区域的 SNPs（−572G＞C 和 −174G＞C）[147]，其也被证实会延长住院时长[148]；此外，载脂蛋白 E 基因型（ε4 等位基因）[149]；肿瘤坏死因子基因的 SNPs（TNFA-308G＞A 和 −863C＞A，LTA＋250G＞A）[150-151]，它们还能导致术后发生左心室功能障碍；另外，在巨噬细胞迁移抑制因子（MIF）中，也存在一个有功能的 SNP[152]。相反，有一种遗传变异对 CPB 后抗炎细

胞因子白介素 -10（IL10-1082G＞A）的释放起到调控作用，令人惊讶的是，高水平的 IL10 竟与术后心血管功能障碍存在关联[94]，而在择期接受血管重建术的外周血管疾病患者中，*IL6*（*-174G＞C, NT565G＞A*）和 *IL10*（*-1082G＞A, -819C＞A, -592C＞A 和 ATA* 单倍体）中的几个 SNP 与内皮功能障碍，以及急性术后心血管复合终点事件风险的升高紧密相关[123]。

　　C 反应蛋白（CRP）是一种典型的急性期反应物，也是临床研究中应用最广泛的炎症标记物，而高敏 CRP（hs-CRP）已成为心血管疾病风险的重要预测因子，它在健康个体、急性冠状动脉综合征以及急性心力衰竭患者的所有病程阶段均彰显出了卓越的稳定性[153]。目前还不清楚 CRP 仅仅是一个标记物还是炎症过程的调节因子，但有一些证据支持后一种观点。在围手术期医学中，术前 CRP 水平升高与择期接受 CABG 的患者（阈值＞3mg/L）的短期及长期并发症发生率和死亡率增加具有相关性[154]，同时也与接受更复杂 CABG 手术的患者（阈值＞10mg/L）的上述情况存在关联[155]。有趣的是，在对非体外循环下行 CABG 且 hs-CRP 基础值升高的患者进行回顾性分析时，人们发现术前他汀治疗与术后心肌损伤减轻及透析需求减少之间存在相关性[156]。在择期行非心脏手术患者中，术前 CRP 水平（阈值＞3.4mg/L）能够独立预测围手术期主要心血管事件（包括心肌梗死、肺水肿和心源性猝死），并在受试者工作特征（ROC）分析中显著提高了改良心脏危险指数（RCRI）的预测能力[157]。除了已确认血浆 CRP 基础水平升高具有遗传性外，新近的研究成果还表明，术后血浆 CRP 水平在急性期的显著升高亦由遗传因素所主导。CRP 1059G＞C 的多态性与体外循环下的 CABG[158] 以及经胸食管癌切除术[159] 后的血清 CRP 峰值降低存在关联。此外，CRP-717C＞T 多态性与接受食管癌切除术患者的应激性高血糖有关，进而致使术后感染并发症增多以及 ICU 住院时间延长[160]。

　　止血生物标志物和围手术期心脏不良事件。宿主对手术的反应还可以导致凝血系统发生改变，包括纤维蛋白原浓度的升高、血小板黏附性增强，以及血浆纤溶酶原激活物抑制剂 -1（PAI-1）产生的增加。这些变化在心脏手术后尤为明显，这可能是由于低体温、血液稀释、CPB 诱发的凝血激活、纤维蛋白溶解和炎症等复杂因素相互作用而

引起的。心脏手术后，凝血系统功能障碍可表现为一系列症状，涵盖冠状动脉移植术的血栓形成、PMI、中风、肺栓塞等血栓并发症，乃至过度出血这一极端状况。正常的止血机制、出血现象及血栓形成之间的平衡，受到凝血酶生成速率和血小板激活程度的显著影响，目前已知遗传变异能够调节这些生理机制[161]，这表明与血栓前状态相关的遗传因素具有重要意义，充分说明了促凝血状态的遗传性特征（见表 6-5，了解与术后出血相关的遗传变异）。现已证实多种与止血过程相关的基因型与 CAGB 术后的血栓形成和心肌损伤的风险增加有关。*PAI-1* 基因启动子中的一种遗传变异，由插入（5G）/ 缺失（4G）多态性构成，并与血浆中 PAI-1 水平的变化有关。由于 PAI-1 是纤维蛋白溶解活性的关键负调节因子，因此其多态性也已被证实与冠状动脉旁路移植术后早期血栓形成风险增加具有相关性[98]，此外，在一项荟萃分析中，该多态性还与心肌梗死发生率的上升存在关联[162]。调节血小板活性的功能性基因变异现象也与术后不良结局有关。这些变异包括血小板糖蛋白Ⅲa 基因（ITGB3）的多态性，能导致血小板聚集增加（Pl^{A2} 的多态性），并与围术期心肌损伤加重[91]、血栓性冠状动脉闭塞风险上升、心肌梗死及一年死亡率增高有关[117]，此外，蛋白酶激活受体 -4（PAR4）基因的变异也与冠状动脉旁路移植术后的围手术期心肌梗死具有相关性[99]。需要心脏机械辅助的晚期心力衰竭患者乃是一个特殊的群体，鉴于植入心室辅助装置或许会暴露出先前未曾诊断出的血栓形成趋向，因此，这些患者极有可能从全方位的术前风险评估中获取裨益。在非心脏手术中，已经发现血小板糖蛋白受体（ITGB3 和 GP1BA）的两个多态性是接受大血管手术患者发生 PMI 的独立风险预测因子，当将其融入病史及手术风险要素时，能够显著提升缺血风险评估工具的判别效能[92]。最后，发生在凝血因子 V 上的一种点突变（1 691G＞A）导致对活化蛋白 C（莱顿第五因子）的抵抗，也与非心脏手术后的各种术后血栓并发症有关[60]。相反，在接受心脏手术的患者中，莱顿因子 V 与术后出血量的大幅减少以及总体输血风险的降低存在紧密关联[136]。然而，在一项针对 CABG 患者进行术后常规 3 个月血管造影随访的前瞻性研究中，研究人员发现莱顿因子 V 的携带者出现移植物阻塞的风险却明显更高[95]。

利钠肽与围手术期心脏不良事件。在许多情况下，循环 B 型利钠肽（BNP）是心血管出现不良后果的一个重要的生物标志物。BNP 主要是在心室肌合成的，其前体经过丝氨酸蛋白酶剪切，形成具有生物活性的 C 端片段（BNP）和无活性的 N- 端片段（NT-proBNT）。目前已知刺激 BNP 释放的因素包括心肌机械牵张（由容量或压力超负荷引起）、急性缺血损伤以及其他多种促炎和神经内分泌刺激，这些均可导致心肌产生应激反应。尽管 BNP 与 NT-proBNP 的分泌比例为 1:1，但由于其清除特性存在差异，因此，循环中二者的水平具有明显的差异。众多研究已报告了血浆 BNP 或 NT-proBNP 的基础值与术后多种短期及长期不良结局之间存在一致关联，并且这些不良结局不受传统风险因素的影响。针对非心脏手术的结果，已有两篇荟萃分析对此进行了总结，总体显示围手术期心血管不良结局的风险增加约 20 倍[163-164]。同样，对于接受心脏手术的患者，术前 BNP 是住院期间左室功能障碍、住院时长以及首次 CABG 之后 5 年死亡率的重要独立预测因子[165]，并且其表现优于术后峰值 BNP[166]。在接受 CABG 手术的患者中，围手术期血浆丝氨酸蛋白酶浓度会显著降低，且此种更为明显的降低幅度与长期心力衰竭所致的住院及死亡风险存在紧密关联[167]。目前非心脏手术术前心血管风险评估指南将 BNP 和 NT-proBNT 的测量值定为 IIa 类推荐 /B 级证据[168]。然而，尽管针对心脏和非心脏手术患者进行了大量的研究，但 BNP 的精确阈值仍需要根据年龄、性别和肾功能进行调整和确定。同样地，尽管有人提出通过 BNP 检测来监测主动脉瓣疾病以确定最佳手术时机，但在围手术期尚未有基于 BNP 的目标导向治疗的报道[169]。此外，最近 Fox 等人的一项研究发现，利钠肽前体基因（NPPA/NPPB）的遗传变异与首次 CABG 术后的心室功能障碍风险降低独立相关，但利钠肽受体 NPR3 的变异则与这一风险的增加具有相关性（表 6-3）；这为阐明术后心室功能不全的分子机制提供了新的线索。

血管反应性遗传变异与围手术期心脏不良事件。在围手术期，交感神经系统会受到强烈的激活，这在 PMI 的病理生理学中发挥着关键作用。因此，携带特定肾上腺素能受体（AR）多态性基因的 CAD 患者，可能会面临较高的儿茶酚胺中毒和心血管并发症的风险。目前，已有研究报道了几

个能够调节 AR 通路的重要的 SNP[170]，其中一个是 β1-AR 基因（ADRB1）上的 Arg389Gly 多态性，该基因的 SNP 能够导致在腰麻下接受非心脏手术的患者，在术后一年内罹患心血管疾病的风险增加[115]。值得注意的是，由于围手术期 β 受体阻滞剂治疗并未显示出任何效果，因此，这些发现促使研究人员建议，在未来的临床试验中对 AR 基因型进行分层，以便更好地识别出可能从围手术期 β 受体阻滞剂治疗中获益的患者。在接受体外循环心脏手术的患者中，人们观察到携带内皮型一氧化氮合酶（NOS3）894＞T 多态性[101]和血管紧张素转换酶（ACE）I/D 多态性的个体[61, 103]，其血管对 α- 肾上腺素能刺激（苯肾上腺素）的反应明显增加。相反，某些患者，尤其是那些在 CPB 下接受心脏手术的患者，会出现一种称为血管麻痹综合征的血管扩张性休克，其发生率为 8% 至 20%。虽然确切的机制还不清楚，但已有研究发现，血管麻痹综合征和对血管加压药的需求与二甲基精氨酸二甲胺水解酶 II（DDAH II）基因的一种常见多态性有关，并且 DDAH II 也是一氧化氮合酶活性的重要调节因子[100]，另一方面，血管紧张素 II 1 型受体相关蛋白（AGTRAP）的一个功能性 SNP 与 CABG 术后血压降低以及脓毒症休克的死亡率增加有关，而 AGTRAP 则是血管紧张素 II 1 型受体的负调节因子[104]。肺血管张力的调节也受到遗传因素的影响，携带 NOS3 基因 Glu298Asp 多态性的儿科患者在 CPB 下行先心病心内修补术后，更易出现急性肺动脉高压[171]。研究显示，在体外循环心脏手术后，可以观察到术后内皮功能发生了明显的改变，而这也与内源性生物标志物如可溶性 P 和 E 选择素、四联素、血管性血友病因子及血管紧张素转换酶（ACE）活性的明显变化密切相关[172]。此外，血浆 IL-1β、可溶性 TREM-1、内皮细胞特异性分子和细胞游离 DNA 的浓度是心血管手术后无菌性全身炎症反应综合征（SIRS）的早期预测生物标志物[173]。除了围手术期血管张力的遗传变异外，人们还发现了术后液体管理紊乱的遗传易感性，具体包括尿调素（UMOD）基因中的常见多态性以及由与炎症和血流动力学相关的 14 个 SNP 所构成的遗传风险评分，这些均与术后液体超负荷的风险有关[174]。同样，在接受非心脏手术的患者中也观察到了与 β2- 肾上腺素能受体（ADRB2）遗传变异相关的围手术期血管反应性差异。ADRB2 上一个常见的功能性 SNP

（Glu27）与气管插管引起的血压升高具有相关性[105]，而分娩时采用硬膜外麻醉的产妇在产后出现低血压的几率和严重程度则受到 ADRB2 基因型的影响（Gly16 和 / 或 Glu27 导致用于治疗低血压的血管加压药使用量较低）[175]。

全基因组关联研究和围手术期心肌不良事件。在多项重复的 GWAS 中，人们发现 9p21 基因座上的一个常见 SNP 与门诊人群中的多种血管表型存在显著的相关性，包括冠状动脉疾病、心肌梗死、颈动脉粥样硬化、腹主动脉瘤和颅内动脉瘤。此外，还有两项研究证实了 9p21 位点的多态性与围术期心肌损伤[176]及 CABG 术后全因死亡率存在关联[96]，然而，该位点上的 SNP 在 PMI 进展和死亡发生过程中的作用机制目前尚不完全清楚，但可能与细胞增殖、衰老和凋亡的调控异常有关。此外，CPB 下的心脏手术可能会诱发 9p21 基因变异的效应，从而导致衰老细胞的积聚或出现细胞坏死的表征，并伴随有细胞水肿和溶解的病理变化。

最近，在一项针对接受 CABG 患者的 GWAS 中发现，妊娠相关血浆蛋白 A2（PAPPA2）、组蛋白脱乙酰酶 -4（HDAC4）和 SEC24 家族的成员 D（SEC24D，细胞外膜蛋白质复合物 II 的一个成员）和两个基因间区域的多态性与术后 MI 有关[73]。这些新发现表明，胰岛素样生长因子生物利用度的调控以及修复过程（PAPPA2），心肌细胞的细胞周期、分化和细胞凋亡，都与个体对 HDAC 抑制剂（HDAC4）的反应密切相关，并且在预测内质网对错误折叠蛋白质捕获方面展现出潜在的应用价值，尤其是在缺血和氧化损伤（SEC24D）等内质网应激条件下。尽管这些观察结果极具吸引力，但仍需开展后续研究，以将这些初步发现转化为生物学见解，从而为围手术期管理带来预测性和治疗方面的进步。

围手术期心房纤颤

围手术期房颤（PoAF）是心脏和非心脏胸腔手术后的一个重大临床问题。PoAF 的发病率为 27% 至 40%，且与更高的致残率、住院时间延长、再入院、医疗费用增加以及生存率降低有关。这促使一些研究人员根据人口统计学、临床、心电图和手术风险因素，开发了全面的房颤风险预测指数。然而，这些风险指数的预测准确性仍然有限[177]，表明基因变异可能在 PoAF 的发生中扮演着重要角色。在门诊非手术患者中已经发现了遗传性 AF

病例，它似乎既有单基因形式，如"孤立性"房颤，也存在多基因倾向，从而导致更为常见的获得性 AF，如 PoAF。一项全基因组关联研究（GWAS）发现，4 号染色体 q25 区域的两个多态性位点与房颤有明显的相关性[71]，并且这一发现已在来自瑞典、美国和中国香港的其他患者群体中得到了验证，此外，该位点还与 CPB 下心脏手术（冠状动脉旁路移植术联合或不联合同期瓣膜手术）后新发房颤的发生有关[110]。尽管这个基因位点的作用机制尚未明确，但它邻近多个与肺心肌发育相关的基因，或位于心室肌细胞从左心房延伸至肺静脉初始段的"袖套"区域。临床研究表明，起源于肺静脉和左后上腔的局灶性电活动在触发和维持房颤中起着重要作用。

其他可能与 PoAF 相关的易感基因涵盖了决定动作电位持续时间（电压门控离子通道、离子转运体）、对细胞外因子（肾上腺素和其他激素受体、热休克蛋白）的反应、重塑过程以及炎症和氧化应激程度的基因。有研究表明，CRP 或 IL-6 的基础值升高以及术后白细胞增多等炎症反应的表现，能够预示着 PoAF 的发生。此外，也有证据表明，术后应用非甾体抗炎药可显著降低 PoAF 的发生率，这进一步支持了炎症与 PoAF 之间的关联。此外，多项研究表明，IL-6 启动子区（-174G ＞C）中的一个功能性 SNP 与围手术期血浆 IL-6 水平升高以及 CABG 术后不良结局有关，其中包括 PoAF[107, 108, 178]。最近，针对 PoAP 的首个 GWAS 研究结果表明，CABG 术后患者体内的固有免疫反应被激活，另外，该研究还发现，淋巴细胞抗原 96（LY96）的变异与调整了临床和手术风险因素后的新发 PoAF 发生率降低有关[74]。在非心脏手术中，IL-6 和 TNFA 基因的多态性已被证实与术后并发症风险增加相关，包括新发心律失常[90]。然而，在接受心脏手术的女性患者中，CRP 水平（受 IL-6 的严格调控）与房颤之间缺乏关联[179]，这可能反映出性别相关的差异。另一方面，术前和术后 PAI-1 水平均与心脏手术后发生 PoAF 的风险独立相关[180]。

肾上腺素通路中的基因多态性也被认为是 CABG 术后新发 PoAF 的易感因素，其中，β1- 肾上腺素能受体基因的一个功能性变异（ADRB1Arg389Gly）与 PoAF 的发生密切相关，并且其作用受到 BB 治疗的调控，而没有接受 BB 治疗的患者比接受 BB 治疗的患者表现出更强烈的易感性[113]。此外，即便在围手术期已接受了 BB 治疗，但在接受 CABG 手术的患者中，G 蛋白偶联激酶 5（GRK5）的基因多态性也与 PoAF 存在相关性[114]。GRK5 在正常人心肌细胞中表达，并通过生理性调节 β-AR 活性来调控儿茶酚胺对心肌正性肌力和正性频率的作用；而 β-AR 的生理活性的调节则是通过受体磷酸化、β 蛋白的富集、G 蛋白解偶联和 β-AR 脱敏作用来实现的。尽管 GRK5 的作用机制尚未完全阐明，但其功能变异可能会像部分 β-肾上腺素能受体拮抗剂一样，改变 β1-肾上腺素能受体的信号传导通路，从而影响其生物效应。总而言之，这些多态性可能为新发 PoAF 的发病机制和对 BB 治疗的不同反应提供新的见解，从而为针对这一常见并发症制定个性化的围手术期治疗策略提供线索。

通过在心脏手术期间收集的人类心耳心肌或临床前模型中的转录反应研究（表 6-2）中，发现了在颤动的心房中存在类似心室的基因组特征，并且心室与心房异构体的比例增加，这表明了去分化现象[26]。目前尚不清楚，心房基因"心室化"表达是否是房颤的原因或其结果，但可能代表了一种适应性的节能过程，以满足纤颤的心肌对高代谢需求的适应，这种情况类似于长期冬眠。由于心房组织的基因表达谱分析可能有助于确定在 CPB 前人类心房中差异表达的基因与随后的生物路径激活模式之间的关系，以及特定的表达谱是否与 PoAF 的风险增加或 CABG 术后对 BB 治疗的反应改变有关，因此我们最近报道了一项 PoAF 的表达数量性状位点（eQTL）分析[181]。我们发现在 PoAF 患者中，尽管围手术期已应用 β 受体阻滞剂进行了治疗，但 VOPP1 基因（一种在癌症中显著表达于囊泡的生存促进蛋白 1）的表达仍显著上调，并且该基因的表达上调与 GRK5 的转录激活变异有关，这表明 VOPP1 可能在房颤的病理生理过程中发挥着潜在的作用。心脏手术后出现 PoAF 的患者，其外周血白细胞中也表现出对 CPB 的差异性基因表达反应，具体体现为氧化应激相关基因的上调，这与全身（通过总过氧化物水平测量）及心肌水平（通过右心房测量）的氧化应激显著增加密切相关[27]。最后，一项研究使用高分辨率 ^{1}H-NMR 光谱技术对心脏手术中获取的心房组织样品进行了代谢组学和蛋白质组学分析，发现与持续性房颤相关的心肌酮代谢异常，并且糖酵解产物与脂质代谢产物的比例与 PoAF 发作时间呈正相关[47]。

遗传变异与术后无事件生存期

大规模的随机临床试验比较了 CABG 和经皮冠状动脉介入治疗（PCI）与药物治疗的效果，以及两者之间的差异，这使我们对 CABG 术后的早期和长期生存情况有了更深入的了解。虽然这些研究有助于确定哪些患者能从外科血管重建术中获益，但它们也揭示了 CABG 术后长期生存率的显著差异，并且这些差异也受到重要的人口统计学和环境风险因素的影响。越来越多的证据表明，ACE 基因插入/缺失的多态性可能会影响 CABG 术后的并发症，携带 D 等位基因的患者在 CABG 术后的死亡率和再狭窄率高于 I 等位基因携带者[116]。如前所述，血小板糖蛋白 IIb/IIIa 受体 β3 整合素链上的一个促血栓氨基酸突变（即 Pl^{A2} 多态性）与 CABG 术后发生重大心血管事件（包括 MI、冠状动脉旁路移植物闭塞或心源性猝死）的风险增加有关（表 6-3）[117]。先前的研究表明，染色体 9p21 位点的变异与 CABG 术后五年的全因死亡率存在相关性，并显著提升了 EuroSCORE 的预测能力[96]。我们在心脏病手术后死亡或发生重大心脏事件的患者中发现了两个功能性 SNP（Arg16Gly 和 Gln27Glu）调节 β2-AR 活性的初步证据[119]，并且进一步识别出一个与 CABG 术后 5 年死亡率增加相关的血栓调节蛋白基因（THBD Ala455Val）的功能多态性，并且该多态性独立于 EuroSCORE 评分[122]。

围手术期神经系统不良结局的遗传易感性

尽管手术和麻醉技术有了长足发展，但心脏手术后仍会出现严重的神经系统疾病，其严重程度从昏迷和局灶性脑卒中（发生率 1% 至 3%）到微小的认知功能障碍（发生率高达 69%）不等，这对围手术期死亡风险、患者生活质量和医疗资源利用率产生了深远影响。所报告的早期和晚期神经功能缺陷发生率的可变性仍难以用手术相关的风险因素来解释，这表明环境（手术）和遗传因素可能相互作用来决定疾病的发生、进展和恢复。围术期神经损伤的病理生理机制被认为涉及与动脉粥样硬化和血栓形成相关的主要途径之间的复杂相互作用，以及炎症、血管反应性和直接细胞损伤等二级反应途径。已有研究报道在调节神经损伤程度及其反应方面，各机制通路中存在多种功能遗传变异，这可能对慢性与急性围术期神经认知结果产生重要影响。例如，CRP（1846C>T）和 IL-6 启动子 SNP-174G>C 的次要等位基因的相互作用可以显著增加心脏手术后急性卒中的风险[128]。同样，P-选择素及 CRP 基因也均对心脏术后认知功能障碍（POCD）的易感性进行调控[52]。具体来说，在调整了已知的临床和人口统计学协变量后，次要等位基因 CRP 1059G>C 和 SELP1087G>A 的功能缺失与观察到的 POCD 发病率的降低独立相关（表 6-4）。

我们的研究小组已经证实，在接受心脏手术的患者中，载脂蛋白 E（APOE）E4 基因型与脑部不良结局之间存在明显的相关性[129, 182]。这与 APOE 基因型在急性脑损伤，如颅内出血[183]、闭合性颅脑损伤[184]和脑卒中[185]，以及脑缺血再灌注损伤的实验模型中的作用相一致[186]；然而，对于 CABG 患者的两项后续研究未能重复这些初步发现。此外，携带 APOE ε4 等位基因的老年人[133]及危重症患者[134]在接受非心脏大手术后，其发生术后谵妄的风险显著增加。与成人心脏手术患者不同，携带 APOEε2 等位基因的婴儿在心脏手术后将面临更高的神经发育后遗症风险[130-131]。APOE 基因型影响神经系统预后的可能机制尚未确定，但似乎与 CPB[187]期间全脑血流量或氧代谢的改变无关；然而，APOE 基因型可能在调节炎症反应[149]、主动脉粥样硬化负荷程度[188]和早期冠状动脉粥样硬化风险[189]方面起到了关键作用。

与观察到的血小板激活在不良神经系统后遗症的病理生理学中的作用相一致，表面血小板膜糖蛋白（血小板黏附和血小板间相互作用的重要介质）的基因变异增加了患者对促血栓形成事件的易感性。其中，糖蛋白 IIb/IIIa 的 PlA2 多态性与多种不良血栓事件有关，包括急性冠脉血栓形成[190]和动脉粥样硬化性血栓性卒中[191]。我们发现，在体外循环后，带有 PlA2 等位基因的人会出现更严重的神经认知功能下降[53]，这可能反映了与血栓栓塞相关的血小板依赖性血栓形成过程的恶化。

心脏外科手术患者出现术后认知功能障碍（POCD）时，其对 CPB 的基因反应与未出现 POCD 的患者存在明显差异，这一现象可通过对外周血白细胞中涉及炎症、抗原呈递及细胞黏附相关基因表达途径的急性失调来进行验证[28]。这些发现与蛋白质组学的变化相一致，患有 POCD 的患者

血清炎症指标明显高于未患 POCD 的患者[192-193]，这进一步夯实了日渐丰富的证据，表明 CPB 不会引起基因表达的随机变化，而是在特定路径中表现出独特的模式，这些模式与术后并发症，如 POCD 的发生高度相关。这对于围手术期医学的影响包括识别风险人群，这些人群不仅可以从改进的信息告知、分层管理和资源分配中受益，还可以从有针对性的抗炎策略中获益。

在非心脏外科手术中，一项针对接受颈动脉内膜切除术患者的研究利用 MRI 弥散加权成像技术发现，术前血浆纤维蛋白原和 hsCRP 水平与微血栓事件引起的围手术期新发脑缺血性病变独立相关[194]。

围手术期肾脏不良结局的遗传易感性

急性肾损伤（AKI）是心脏手术常见的严重并发症，约 8% 至 15% 的患者会出现中度肾损伤（血清肌酐峰值升高 >1.0mg/dl），其中高达 5% 的患者会出现需要透析的肾功能衰竭[195]。AKI 与住院死亡率之间存在独立相关性，并且超过 60% 的患者需要透析治疗[195]。多项研究表明，APOE 基因（ε4 等位基因）[57]和 IL6 基因启动子区域（-174C 等位基因）[178]的遗传多态性与 CABG 手术后 AKI 的发生密切相关（表 6-5）。我们曾报道过，CABG 术后血清肌酐峰值升高的显著差异可由携带不同组合的多态性进行预测，但令人注意的是，这些多态性在不同种族间存在明显差异：在白种人中，血管紧张素原（AGT）842T>C 和 IL6572G>C 的变异以及非裔美国人中内皮型一氧化氮合酶（NOS3）894G>T 和 ACE I/D 的多态性与术后肾小球滤过率降低 50% 以上相关[55]。最近对心脏手术相关性 AKI 的 GWAS 研究发现了两个新的易感位点，其中一个位于巴尔得-别德尔综合征 9 号基因（BBS9）上，这可能暗示原发性肾纤毛功能异常在 AKI 的发病机制中起作用[76]。进一步明确预测围手术期肾脏不良结局的基因型可能有助于实现个体化治疗，对基因产物本身进行干预性实验并且对该实验的患者进行风险分层，将有助于医疗决策的制订（如选择药物治疗而非手术干预）。

遗传变异与术后肺损伤的风险

长期的机械通气（术后 24 小时无法拔管）是心脏手术后的另一个严重的并发症，其在首次和

再次接受 CABG 患者中的发生率分别为 5.6% 和 10.5%[196]。目前已经确定了导致长期机械通气的一些肺部和非肺部原因，并基于术前和手术风险因素提出了评分系统并进行了验证。最近发现，肾素 - 血管紧张素通路和炎性细胞因子基因中存在的遗传变异与 CPB 后的呼吸系统并发症密切相关，其中 ACE 基因中一个常见的功能性 I/D 多态性位点的 D 等位基因占循环 ACE 水平变异的 47%[197]，它与 CABG 术后机械通气时间延长[198]，以及急性呼吸窘迫综合征（ARDS）的易感性和预后具有相关性[199]。此外，位于第 6 号染色体上的肿瘤坏死因子 α（TNFA）及淋巴毒素 α（LTA）相邻基因中的低表达型单倍型（TNFA-308G/LTA+250G 单倍型）[200]以及一个调节术后 IL6 水平的功能多态性（IL6～174G＞C）[178]，它们均与 CABG 术后长期机械通气的高风险存在独立的相关性。相对于非体外循环 CABG 手术（OPCAB），在接受常规 CABG 手术的患者中，这种关联性更加显著，这表明通过术前基因筛查确定的高风险患者可能最适合采用 OPCAB。有研究表明，在儿童群体中，血浆凝溶胶蛋白和可溶性晚期糖基化终产物受体（sRAGE）能够显著提高对 CPB 所致急性肺损伤的预测能力[201-202]。

理解围手术期并发症复杂性的下一个关键步骤在于评估多种基因变异对个体患者长期预后的影响，以及其与传统风险因素之间的相互作用。将包含遗传信息的预后预测模型应用于外科患者，能够有效地对死亡和病残风险进行分层，从而提升预后评估的准确性，并为手术期间和术后随访中的医疗决策提供指导。此外，该模型还可能为围手术期治疗干预提出新的靶向策略。

药物基因组学和麻醉

无论是在疗效还是安全性方面，药物治疗的个体差异应始终是麻醉医师遵循的重要原则。实际上，麻醉学的艺术在于临床医生能够敏锐地应对各种异常情况。"药物基因组学"一词旨在阐释遗传变异怎样作用于调控药物效应的基因，进而致使个体间在药物反应方面呈现出差异性，而药物作用的此种差异性或许与药代动力学或药效动力学存在关联（见图 6-5）。药代动力学变异性是指在药物的吸收、分布、代谢和排泄过程中所表现出的个体差异，这种变异性介导了药物的疗效和 / 或毒性。参与这些过程的关键分子包括药物代谢酶（如细胞色素 P450 或细胞色素酶 CYP 超家族成员），以及负责将药物吸收进入细胞内部以及从细胞内部排出的药物转运分子。药效学变异性指的

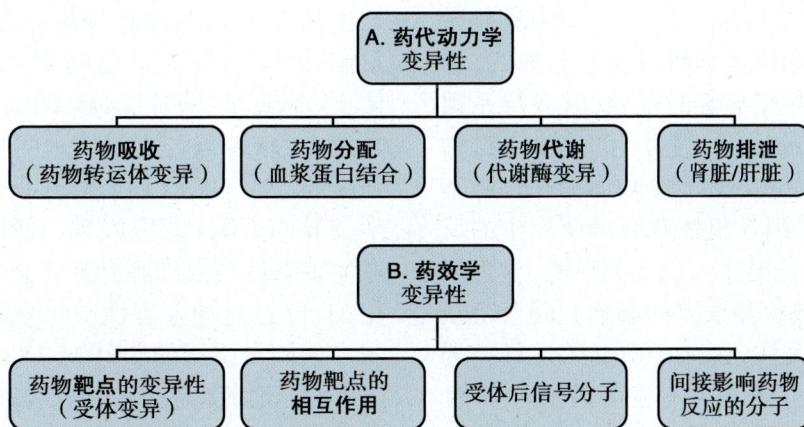

图 6-5　药物基因组学通过药代动力学与药效动力学机制决定了个体对药物的反应性

A：药物转运蛋白（如 ATP 结合盒亚家族 B 成员 1，*ABCB1* 基因）和药物代谢酶（例如细胞色素 P450 2D6，即 *CYP2D6* 基因、*CYP2C9* 基因、N-乙酰转移酶，简称 *NAT2* 基因、以及血浆胆碱酯酶，*BCHE* 基因）在药物反应的药代动力学变异性中发挥着重要作用。B：药物靶点（如 β1 和 β2- 肾上腺素能受体 *ADRB1*，*ADRB2* 基因；血管紧张素 -I 转换酶 ACE 基因），受体后信号分子（例如鸟嘌呤核苷酸结合蛋白 β3，*GNB3* 基因）以及间接影响药物反应的分子（如参与药物诱导心律失常的多种离子通道基因）均为药效动力学变异性的重要来源

是尽管向分子作用位点提供相同剂量的药物，但药物的作用效果却因个体差异而有所不同。这可能反映了药物分子靶点功能的变异性，或者反映了药物与其受体靶点相互作用的病理生理背景（例如亲和力、偶联、表达等）[203]。因此，药物基因组学研究的是由多基因决定的复杂表型，如药物的疗效或毒性，其目的是识别新的治疗靶点并制定个性化的药物治疗方案。

历史上，1956 年对血浆假性胆碱酯酶缺乏症遗传基础的阐明，对麻醉学及进一步理解由遗传因素引起的药物反应差异具有根本性的重要意义[204]，但目前，不建议在整个人群中开展药物遗传学检测，仅作为解释不良事件的参考[205]。此外，针对恶性高热的研究揭示了这一罕见常染色体显性遗传疾病的遗传机制，该疾病是由对易感个体应用挥发性麻醉剂或琥珀酰胆碱引起的骨骼肌钙代谢紊乱所致，而研究表明，恶性高热的易感性源于多种基因与环境因素之间复杂的相互作用[206]。尽管目前还不建议在普通人群中进行 MH 易感性的直接 DNA 检测，但针对拥有阳性家族病史的个体施行该项检测，却极有可能大幅削减其死亡率与发病率[205]。

遗传变异对麻醉药物的影响

麻醉药效是指吸入性麻醉剂的最小肺泡浓度（MAC），即在吸入该类麻醉剂后，个体对有害刺激的反应不再出现有意识运动所需的最低浓度，个体之间的麻醉药效存在显著的差异，其变异系数（即标准差与平均值的比值）约为 10%[207]。这种观察到的变异性或许可归因于个体间存在多种基因的差异、而这些基因在机体对麻醉药产生的反应中发挥着作用，但同时也可能受到环境、生理因素（如脑温、年龄）或检测误差的影响。随着公众对术中知晓的日益关注，深入了解导致这种差异的机制可能有助于制定针对个体患者的预防策略。研究表明，麻醉药物需求的增加可能具有遗传基础，例如在不同种族（因其遗传背景差异）的人群中，使患者无体动的七氟烷剂量，存在明显的差异性（高达 24%）[208]。

根据迄今为止的药理学和遗传学的体内研究，有几个受体不太可能是 MAC 的直接介质，包括 GABA$_A$ 受体（尽管它们在静脉麻醉诱导的无体动中扮演着至关重要的角色）、5-HT$_3$ 受体、AMPA 受体、红藻氨酸受体、乙酰胆碱受体以及

α2-ARs 和钾通道[209]，但甘氨酸、NMDA 受体和钠通道仍然是可能的候选靶点[210]。然而，这些结论并不适用于其他麻醉药物作用终点，如催眠、遗忘和镇痛。一些临床前蛋白质组学分析已经以一种更公正的方式确定了氟烷、地氟烷和七氟烷的潜在麻醉靶点，这为深入研究麻醉剂结合位点奠定了基础。这种"组合式"方法展现出了巨大的潜力，有望发展为有效的术前筛查方案，以指导个性化治疗决策，例如可以避免那些具有遗传倾向且需使用更多麻醉药物的患者出现术中知晓现象。

疼痛反应的遗传多样性

与麻醉药效的可变性相似，个体对疼痛刺激及镇痛干预的反应也存在显著的差异性。越来越多的证据表明，个体对有害刺激所产生的疼痛反应及其在药物使用或环境应激下中枢神经系统的调节，以及通过疼痛放大导致的慢性疼痛状况，都受到遗传因素的强烈影响[211-213]。对双胞胎[214]和近交小鼠品系[215]的研究结果表明，慢性疼痛综合征和痛觉敏感，似乎是由多个基因介导的。各类基因敲除小鼠模型中，缺失的目标基因包括神经营养因子及其受体（如神经生长因子）、与痛觉和痛觉过敏相关的外周介质（如 P 物质）、阿片类和非阿片类递质及其受体，以及细胞内信号分子，这些研究对深入理解疼痛处理机制做出了重要贡献[216]。研究人员已确定一个位于 10 号染色体上、靠近 μ- 阿片受体（OPRM）基因的遗传变异位点，该位点与小鼠体内吗啡类药物镇痛作用强度的 28% 相关，而 μ 阿片受体同样也受到药效学变异的影响；研究发现，OPRM 基因启动子区域的多态性与白细胞介素 4 介导的基因表达调节相关，并且这种多态性与吗啡的镇痛效应存在关联。人们常引用的 OPRM 188A＞G 多态性与对吗啡 -6- 葡萄糖醛酸的反应减弱有关，这不仅导致了对镇痛药需求的改变，还降低了术后恶心呕吐的发生率，并降低了肾功能不全患者的毒性风险。相反，导致红发白肤表型的黑皮质素 1 型受体（MC1R）基因变异与女性对 κ 型阿片受体激动剂的镇痛反应增强存在相关性，而在男性中则未观察到此种关联，这为性别在调节镇痛反应中的作用提供了证据（有关综述，请参见 Somogyi 等人[217]）。最近的研究表明，周围组织中的 β2- 肾上腺素能受体不仅在基础疼痛敏感性和慢性疼痛

状态的形成中发挥重要作用,还参与了阿片类药物引发的痛觉敏化机制[213]。此外,ADRB2[212]和儿茶酚-O-甲基转移酶(COMT)[218]基因中具有重要功能的单体型与人类疼痛敏感性增强存在关联。

除了对外周神经痛觉通路的遗传调控外,已有大量证据表明下行中枢疼痛调节通路也存在遗传变异,这进一步阐释了个体间镇痛反应的差异性。与镇痛效果相关的一个典型例子是细胞色素P450D6(CYP2D6),作为微粒体酶超家族的一员,它负责催化药物代谢的第一阶段,并代谢多种治疗性化合物。CYP2D6基因型与酶代谢率之间的关系已经得到了广泛的研究,并且至少发现了12种已知的突变,这些突变导致CYP2D6的活性呈现四种模态分布:超快代谢者(5%～7%的人群),广泛代谢者(60%),中间代谢者(25%)和慢代谢者(10%)。目前,药物基因组筛查试验预测CYP2D6

表型的可靠性超过95%。携带影响CYP2D6功能的等位基因所导致的后果包括无法通过O-去甲基化将可卡因(一种前体药物)代谢为吗啡,这就会导致镇痛功能消失,同时使得慢代谢者(如感到疲劳)面临更多的副作用[205, 211]。

遗传变异对围手术期其他药物的影响

围手术期使用的多种药物均表现出明显的由遗传因素调控的药代动力学或药效动力学变异性(见表6-6)。虽然药物代谢酶或药物靶点的遗传变异通常会导致异常的药物反应,但研究也发现,某些遗传标记与罕见且危及生命的药物副作用有关。值得注意的是,最常见的涉及不良反应的药物类别包括心血管药物、抗生素、精神药物和镇痛药物,并且,每个类别的药物均具有已知的遗传基础,而这些基础可能会增加不良反应发生的风险。

在人体上有30多个药物代谢酶家族,其中大

药物类别	基因名称(基因符号)	多态性的影响
表6-6　围手术期药物反应的遗传多态性相关影响要素示例		
药代动力学变异性		
β受体阻滞剂	细胞色素P450 2D6(CYP2D6)	增强药物作用
可待因,右美沙芬	CYP2D6	降低药物作用
钙通道阻滞剂	细胞色素P450 3A4(CYP3A4)	不确定
阿芬太尼	CYP3A4	增强药物反应
血管紧张素-Ⅱ1型受体阻滞剂	细胞色素P450 2C9(CYP2C9)	增强血压反应
华法林	CYP2C9	增强抗凝效果,有出血风险
苯妥英钠	CYP2C9	增强药物作用
ACE抑制剂	血管紧张素转换酶(ACE)	血压出现反应
普鲁卡因胺	N-乙酰基转移酶2(NAT2)	增强药物作用
琥珀酰胆碱	丁酰胆碱酯酶(BCHE)	增强药物作用
地高辛	P-糖蛋白(ABCB1,MDR1)	生物利用度增加
药效学变异性		
β受体阻滞剂	β1和β2肾上腺素能受体(ADRB1,ADRB2)	出现血压与心率的反应,以及β2受体激动剂对气道反应性的影响
QT间期延长药物(抗心律失常药,西沙必利,红霉素等)	钠离子和钾离子通道(SCN5A,KCNH2,KCNE2,KCNQ1)	长QT间期综合征,有发生尖端扭转型室性心动过速的风险
阿司匹林,糖蛋白Ⅱb/Ⅲa抑制剂	血小板糖蛋白Ⅱb/Ⅲa的糖蛋白Ⅲa亚基(ITGB3)	抗血小板作用的变异性
去氧肾上腺素	内皮型一氧化氮合酶(NOS3)	血压出现反应

多数存在基因多态性，这些多态性会显著影响酶的活性。对于麻醉医师而言，CYP2D6 尤为重要，因为它是药物遗传学变异研究最深入并且理解最充分的实例之一，并且它还参与了镇痛药（可卡因、右美沙芬）、BBs、抗心律失常药物（氟卡尼、普罗帕酮、奎尼丁）和地尔硫䓬在内的多种药物的代谢。CYP2D6 也参与了昂丹司琼的生物转化过程，其遗传变异可导致所谓的超快代谢表型，这与昂丹司琼预防术后呕吐的失败率增加有关，但与恶心无关[219]，此外，当使用托烷司琼时，这种影响会更加显著[220]。对基于基因型的 CYP2D6 和 CYP3A4 活性进行联合评估的结果表明，昂丹司琼的代谢具有对映选择性，因此将昂丹司琼的剂量加倍对于 CYP2D6/3A4 活性较高的患者并无效果[221]。

另一种重要的药代动力学遗传变异存在于细胞色素 P450C9（CYP2C9）中，该酶参与了抗凝药（华法林）、抗惊厥药（苯妥英钠）、降糖药（格列吡嗪、甲苯磺丁脲）和非甾体抗炎药（塞来昔布、布洛芬）等药物的代谢。目前，人们发现了三种 CYP2C9 等位基因的变异体，而这些变异体也导致了酶活性的不同（广泛代谢、中间代谢和慢代谢表型），在标准华法林治疗期间，慢代谢者面临致命出血的风险将会大幅增加，这一现象具有重要的临床意义。这阐释了"高风险药代动力学"的概念，该概念适用于那些通过单一途径（在此例中为 CYP2C9 介导的氧化）被清除且治疗比率较低的药物；而该途径的遗传变异可能会导致药物清除、浓度和效应发生巨大的变化[203]。针对通过 CYP2D6 和 CYP2C9 代谢的药物，已有人提出了基于药理学遗传表型的剂量调整方案[205]，而一种由美国食品药品监督管理局（FDA）批准并商业化的检测工具（罗氏分子诊断公司的 CYP450AmpliChip），则使临床医生首次能够对患者进行全面的药物代谢酶遗传变异检测。迄今为止，药物基因组学检测中最有力的证据是通过 CYP2C9 和维生素 K 环氧还原酶复合物 1（VKORC1）基因型来辅助确定华法林剂量，并且目前已有四项获得 FDA 批准的商业化检测方法可供使用。此外，对于接受华法林长期治疗的患者，在等待择期手术期间，可以根据 CYP2C9 基因型和年龄来个性化确定术前停药所需的时间（不是一概遵循指南推荐的术前5 天停用），从而可能避免因手术延误而产生的额外费用[222]。

药物靶点（受体）的遗传变异可能对药物疗效产生深远的影响，并且迄今已发现逾 25 种此类范例。例如，β_2-AR（Arg16Gly，Gln27Glu）的功能多态性会显著影响 β 受体激动剂在支气管扩张和血管反应中的作用，而 β_1-AR 变异体（Arg-389Gly）则可能改变 β 受体阻滞剂的效果，并潜在地影响术后心血管不良事件的发生[115, 170]。在 Nagele[223] 最近发表的一篇优秀综述里，研究者利用 BB 代谢（CYP2D6）和受体信号转导途径（ADRB1、ADRB2 和下游基因）的药物基因组变异，来确定围手术期 β- 受体阻滞剂预防围手术期 MI 的有效性和安全性，研究考虑到 POISE 实验提出的矛盾结果，提供了强有力的理论依据[224]。最后要探讨的是，已有人阐述了一些在临床上具有重要意义的遗传多态性，而这些多态性对药物反应能够产生间接影响，这些变异包括钠离子通道（SCN5A）及多个钾离子通道（KCNH2，KCNE2，KCNQ1）等候选基因的变异，而这些变异可能会影响药物引起的长QT 综合征以及与药物使用相关的室性心律失常（如扭转型室性心动过速）的易感性，这些药物包括红霉素、特非那定、丙吡胺、索他洛尔、西沙必利或奎尼丁。除非叠加使用会引起 QT 延长的药物，否则携带这种易感等位基因的个体不会有明显的 QT 间期延长或家族猝死史[203]。近年来，由于 QT 间期延长的易感性（被视为致命性室性心律失常的风险因素），导致其引发的药物退市超过了其他任何类型的不良事件，因此，深入了解遗传易感因素已成为当前药物基因组学研究的重要任务之一。

药物基因组学正逐渐成为麻醉过程中的另一个可调节因素，并且与年龄、性别、共患疾病及药物使用情况一样重要。针对某些化合物，人们已制定了具体的检测与治疗指南，这些指南允许临床医生根据需要适当调整药物使用（例如，调整剂量或更换药物）[205]，此外，这些指南可能会扩展至所有相关治疗药物（见图 6-2），并识别出新的治疗靶点。

结论与未来方向

人类基因组计划彻底改变了医学的各个方面，使我们能够评估遗传变异对疾病分类、特征和预后的影响，以及个体对各种药物和损伤的反应。从机制上讲，通过基因组学方法获取的信息已经揭示了长期以来困扰人们的关于全身麻醉作用和围手术期用药不良反应的谜团。为了充分利用基因组革命所带来的独特机遇，并开始实施精准医学的理念，围术期医学的创新周期必须转移至一个新的框架，这一框架应包括通过开发和完善基于电子病历（EMR）的表型算法[225]，以制定全面且标准化的表型定义（包括短期和长期的不良后果，如器官损伤或功能障碍、药物不良反应、转变为慢性疼痛）；接下来，需要识别相关基因，描述从DNA到表型的机制，并采用与EMR集成的临床决策支持工具，在床旁对有实际应用价值的伴随诊断工具进行严格的开发和验证（图6-2）[226]。对于麻醉医师来说，这可能会迅速转化为前瞻性风险评估方法，涵盖与围术期应激相关的血栓形成、炎症反应以及血管和神经反应的遗传标志物基因分型，其影响范围从个体化的额外术前检查和生理优化，到围手术期监测策略及重症监护资源利用的选择。此外，借助当前可用的高通量分子技术对药物代谢酶、载体蛋白及受体进行基因分型，将使医务人员能够依据患者的药代动力学特征选择最为合适的药物和剂量方案。届时，麻醉医师将掌握更为详尽的信息，以便为特定患者设计出最优且安全的麻醉方案。

虽然人类基因组计划的目标之一是通过基于基因组的预测来优化治疗方案，但个人基因组学的兴起却引发了一系列伦理问题，包括隐私问题和对有遗传病倾向个体的歧视风险。这种歧视可能表现为在获取健康、生活或长期护理保险时遇到障碍，或者在就业机会方面受到限制。因此，人们付出了巨大的努力，以保护参与基因研究的患者免受偏见、歧视或对其基因信息的不当利用所带来的不利影响。为应对生物医学研究和卫生保健领域的相关担忧，美国参议院于2003年批准了"遗传信息非歧视法案"为参与人类基因组研究的公众提供了必要的保护措施。另一个伦理问题是跨种族群体基因检测的可转移性，该问题在预测药物不良反应方面尤为突出。众所周知，多数与药物反应性相关的基因多态性，其等位基因频率在不同人群和种族之间具有明显的差异性。此外，不同群体之间的连锁不平衡模式也明显不同，当在跨人群的诊断检测中使用标记物而不是致病变异体时，极有可能会催生错误的结论。在探索健康和疾病结果的种族差异时，人们普遍关注种族

和民族身份主要是由社会还是生物学因素决定的，以及基因变异对解释不同种族间疾病发生率差异方面的贡献。随着个性化医学的目标转向根据个体基因型对疾病风险进行预测并实施针对性治疗，一些学者认为，基于种族的生物学考虑将不再适用。然而，在后基因组时代的探索阶段，继续在遗传学研究中融入种族信息将有助于我们更深入地理解人类基因组的结构，以及其对识别能够预防或增加常见疾病易感性的变异和调节药物效应的新策略所蕴含的意义[227]。

致谢

该研究部分由MVP（百万老兵计划）所获美国国立卫生研究院基金项目资助（HL075273，HL092071）。

（马锐 译，孙杰 校）

参考文献

1. Podgoreanu MV, Schwinn DA. New paradigms in cardiovascular medicine: emerging technologies and practices: perioperative genomics. *J Am Coll Cardiol.* 2005;46:1965–1977.
2. Fox AA, Shernan SK, Body SC. Predictive genomics of adverse events after cardiac surgery. *Semin Cardiothorac Vasc Anesth.* 2004;8:297–315.
3. Stuber F, Hoeft A. The influence of genomics on outcome after cardiovascular surgery. *Curr Opin Anaesthesiol.* 2002;15:3–8.
4. Ziegeler S, Tsusaki BE, Collard CD. Influence of genotype on perioperative risk and outcome. *Anesthesiology.* 2003;99:212–219.
5. Neudecker V, Brodsky KS, Kreth S, et al. Emerging roles for MicroRNAs in perioperative medicine. *Anesthesiology.* 2016;124:489–506.
6. Stary CM, Patel HH, Roth DM. Epigenetics: the epicenter for future anesthesia research? *Anesthesiology.* 2015;123(4):743–744.
7. Lirk P, Fiegl H, Weber NC, et al. Epigenetics in the perioperative period. *Br J Pharmacol.* 2015;172:2748–2755.
8. National Research Council. *Science and Decisions: Advancing Risk Assessment.* Washington, DC: The National Academies Press; 2009.
9. Betts K, Shelton-Davenport M, Rapporteurs, et al. *Interindividual Variability: New Ways to Study and Implications for Decision Making: Workshop in Brief. Interindividual Variability: New Ways to Study and Implications for Decision Making: Workshop in Brief.* Washington, DC: National Academies Press; 2016.
10. Collins FS, Varmus H. A new initiative on precision medicine. *N Engl J Med.* 2015;372:793–795.
11. Redon R, Ishikawa S, Fitch KR, et al. Global variation in copy number in the human genome. *Nature.* 2006;444:444–454.
12. Niezgoda J, Morgan PG. Anesthetic considerations in patients with mitochondrial defects. *Paediatr Anaesth.* 2013;23:785–793.
13. Stranger BE, Nica AC, Forrest MS, et al. Population genomics of human gene expression. *Nat Genet.* 2007;39:1217–1224.
14. Hopf HW. Molecular diagnostics of injury and repair responses in critical illness: what is the future of "monitoring" in the intensive care unit? *Crit Care Med.* 2003;31:S518–S523.
15. Milewicz DM, Regalado ES. Use of genetics for personalized management of heritable thoracic aortic disease: how do we get there? *J Thorac Cardiovasc Surg.* 2015;149:S3–S5.
16. Feezor RJ, Baker HV, Xiao W, et al. Genomic and proteomic determinants of outcome in patients undergoing thoracoabdominal aortic aneurysm repair. *J Immunol.* 2004;172:7103–7109.
17. Sehl PD, Tai JT, Hillan KJ, et al. Application of cDNA microarrays in determining molecular phenotype in cardiac growth, development, and response to injury. *Circulation.* 2000;101:1990–1999.
18. Ruel M, Bianchi C, Khan TA, et al. Gene expression profile after cardiopulmonary bypass and cardioplegic arrest. *J Thorac Cardiovasc Surg.* 2003;126:1521–1530.
19. Konstantinov IE, Coles JG, Boscarino C, et al. Gene expression profiles in children undergoing cardiac surgery for right heart obstructive lesions. *J Thorac Cardiovasc Surg.* 2004;127:746–754.
20. Muehlschlegel JD, Christodoulou DC, McKean D, et al. Using next-generation RNA sequencing to examine ischemic changes induced by cold blood cardioplegia on the human left ventricular myocardium transcriptome. *Anesthesiology.* 2015;122:537–550.

21. Sergeev P, da Silva R, Lucchinetti E, et al. Trigger-dependent gene expression profiles in cardiac preconditioning: evidence for distinct genetic programs in ischemic and anesthetic preconditioning. *Anesthesiology*. 2004;100:474–488.

22. Lucchinetti E, da Silva R, Pasch T, et al. Anaesthetic preconditioning but not postconditioning prevents early activation of the deleterious cardiac remodelling programme: evidence of opposing genomic responses in cardioprotection by pre- and postconditioning. *Br J Anaesth*. 2005;95:140–152.

23. Lucchinetti E, Hofer C, Bestmann L, et al. Gene regulatory control of myocardial energy metabolism predicts postoperative cardiac function in patients undergoing off-pump coronary artery bypass graft surgery: inhalational versus intravenous anesthetics. *Anesthesiology*. 2007;106:444–457.

24. Lucchinetti E, Aguirre J, Feng J, et al. Molecular evidence of late preconditioning after sevoflurane inhalation in healthy volunteers. *Anesth Analg*. 2007;105:629–640.

25. Lai LP, Lin JL, Lin CS, et al. Functional genomic study on atrial fibrillation using cDNA microarray and two-dimensional protein electrophoresis techniques and identification of the myosin regulatory light chain isoform reprogramming in atrial fibrillation. *J Cardiovasc Electrophysiol*. 2004;15:214–223.

26. Barth AS, Merk S, Arnoldi E, et al. Reprogramming of the human atrial transcriptome in permanent atrial fibrillation: expression of a ventricular-like genomic signature. *Circ Res*. 2005;96:1022–1029.

27. Ramlawi B, Otu H, Mieno S, et al. Oxidative stress and atrial fibrillation after cardiac surgery: a case-control study. *Ann Thorac Surg*. 2007;84:1166–1172.

28. Ramlawi B, Otu H, Rudolph JL, et al. Genomic expression pathways associated with brain injury after cardiopulmonary bypass. *J Thorac Cardiovasc Surg*. 2007;134:996–1005.

29. Horwitz PA, Tsai EJ, Putt ME, et al. Detection of cardiac allograft rejection and response to immunosuppressive therapy with peripheral blood gene expression. *Circulation*. 2004;110:3815–3821.

30. Pham MX, Teuteberg JJ, Kfoury AG, et al. Gene-expression profiling for rejection surveillance after cardiac transplantation. *N Engl J Med*. 2010;362:1890–1900.

31. Borozdenkova S, Westbrook JA, Patel V, et al. Use of proteomics to discover novel markers of cardiac allograft rejection. *J Proteome Res*. 2004;3:282–288.

32. Rosenberg S, Elashoff MR, Beineke P, et al. Multicenter validation of the diagnostic accuracy of a blood-based gene expression test for assessing obstructive coronary artery disease in nondiabetic patients. *Ann Intern Med*. 2010;153:425–434.

33. Matkovich SJ, Van Booven DJ, Youker KA, et al. Reciprocal regulation of myocardial microRNAs and messenger RNA in human cardiomyopathy and reversal of the microRNA signature by biomechanical support. *Circulation*. 2009;119:1263–1271.

34. Tomic V, Russwurm S, Moller E, et al. Transcriptomic and proteomic patterns of systemic inflammation in on-pump and off-pump coronary artery bypass grafting. *Circulation*. 2005;112:2912–2920.

35. Liangos O, Domhan S, Schwager C, et al. Whole blood transcriptomics in cardiac surgery identifies a gene regulatory network connecting ischemia reperfusion with systemic inflammation. *PLoS One*. 2010;5:e13658.

36. Depre C, Tomlinson JE, Kudej RK, et al. Gene program for cardiac cell survival induced by transient ischemia in conscious pigs. *Proc Natl Acad Sci U S A*. 2001;98:9336–9341.

37. Atkins JH, Johansson JS. Technologies to shape the future: proteomics applications in anesthesiology and critical care medicine. *Anesth Analg*. 2006;102:1207–1216.

38. Futterer CD, Maurer MH, Schmitt A, et al. Alterations in rat brain proteins after desflurane anesthesia. *Anesthesiology*. 2004;100:302–308.

39. Kalenka A, Hinkelbein J, Feldmann RE Jr, et al. The effects of sevoflurane anesthesia on rat brain proteins: a proteomic time-course analysis. *Anesth Analg*. 2007;104:1129–1135.

40. Sheikh AM, Barrett C, Villamizar N, et al. Proteomics of cerebral injury in a neonatal model of cardiopulmonary bypass with deep hypothermic circulatory arrest. *J Thorac Cardiovasc Surg*. 2006;132:820–828.

41. Quinones QJ, Zhang Z, Ma Q, et al. Proteomic profiling reveals adaptive responses to surgical myocardial ischemia-reperfusion in hibernating arctic ground squirrels compared to rats. *Anesthesiology*. 2016;124:1296–1310.

42. Queloz PA, Thadikkaran L, Crettaz D, et al. Proteomics and transfusion medicine: future perspectives. *Proteomics*. 2006;6:5605–5614.

43. Strohmeyer JC, Blume C, Meisel C, et al. Standardized immune monitoring for the prediction of infections after cardiopulmonary bypass surgery in risk patients. *Cytometry B Clin Cytom*. 2003;53:54–62.

44. Kennedy SA, McEllistrem B, Kinsella A, et al. EuroSCORE and neutrophil adhesion molecules predict outcome post-cardiac surgery. *Eur J Clin Invest*. 2012;42:881–890.

45. Lewis GD, Wei R, Liu E, et al. Metabolite profiling of blood from individuals undergoing planned myocardial infarction reveals early markers of myocardial injury. *J Clin Invest*. 2008;118:3503–3512.

46. Turer AT, Stevens RD, Bain JR, et al. Metabolomic profiling reveals distinct patterns of myocardial substrate use in humans with coronary artery disease or left ventricular dysfunction during surgical ischemia/reperfusion. *Circulation*. 2009;119:1736–1746.

47. Mayr M, Yusuf S, Weir G, et al. Combined metabolomic and proteomic analysis of human atrial fibrillation. *J Am Coll Cardiol*. 2008;51:585–594.

48. Qiao S, Olson JM, Paterson M, et al. MicroRNA-21 Mediates isoflurane-induced cardioprotection against ischemia-reperfusion injury via Akt/nitric oxide synthase/mitochondrial permeability transition pore pathway. *Anesthesiology*. 2015;123:786–798.

49. Tabor HK, Risch NJ, Myers RM. Opinion: candidate-gene approaches for studying complex genetic traits: practical considerations. *Nat Rev Genet*. 2002;3:391–397.

50. Podgoreanu MV, White WD, Morris RW, et al. Inflammatory gene polymorphisms and risk of postoperative myocardial infarction after cardiac surgery. *Circulation*. 2006;114:1275–1281.

51. Collard CD, Shernan SK, Fox AA, et al. The MBL2 'LYQA secretor' haplotype is an independent predictor of postoperative myocardial infarction in whites undergoing coronary artery bypass graft surgery. *Circulation*. 2007;116:1106–1112.

52. Mathew JP, Podgoreanu MV, Grocott HP, et al. Genetic variants in P-selectin and C-reactive protein influence susceptibility to cognitive decline after cardiac surgery. *J Am Coll Cardiol*. 2007;49:1934–1942.

53. Mathew JP, Rinder CS, Howe JG, et al. Platelet PlA2 polymorphism enhances risk of neurocognitive decline after cardiopulmonary bypass. Multicenter Study of Perioperative Ischemia (McSPI) Research Group. *Ann Thorac Surg*. 2001;71:663–666.

54. Bartels K, Li YJ, Li YW, et al. Apolipoprotein epsilon 4 genotype is associated with less improvement in cognitive function five years after cardiac surgery: a retrospective cohort study. *Can J Anaesth*. 2015;62:618–626.

55. Stafford-Smith M, Podgoreanu M, Swaminathan M, et al. Association of genetic polymorphisms with risk of renal injury after coronary bypass graft surgery. *Am J Kidney Dis*. 2005;45:519–530.

56. Chew ST, Newman MF, White WD, et al. Preliminary report on the association of apolipoprotein E polymorphisms, with postoperative peak serum creatinine concentrations in cardiac surgical patients. *Anesthesiology*. 2000;93:325–331.

57. MacKensen GB, Swaminathan M, Ti LK, et al. Preliminary report on the interaction of apolipoprotein E polymorphism with aortic atherosclerosis and acute nephropathy after CABG. *Ann Thorac Surg*. 2004;78:520–526.

58. Ortlepp JR, Janssens U, Bleckmann F, et al. A chymase gene variant is associated with atherosclerosis in venous coronary artery bypass grafts. *Coron Artery Dis*. 2001;12:493–497.

59. Ellis SG, Chen MS, Jia G, et al. Relation of polymorphisms in five genes to long-term aortocoronary saphenous vein graft patency. *Am J Cardiol*. 2007;99:1087–1089.

60. Donahue BS. Factor V Leiden and perioperative risk. *Anesth Analg*. 2004;98:1623–1634.

61. Lasocki S, Iglarz M, Seince PF, et al. Involvement of renin-angiotensin system in pressure-flow relationship: role of angiotensin-converting enzyme gene polymorphism. *Anesthesiology*. 2002;96:271–275.

62. Stuber F, Petersen M, Bokelmann F, et al. A genomic polymorphism within the tumor necrosis factor locus influences plasma tumor necrosis factor-alpha concentrations and outcome of patients with severe sepsis. *Crit Care Med*. 1996;24:381–384.

63. Moretti EW, Morris RW, Podgoreanu M, et al. APOE polymorphism is associated with risk of severe sepsis in surgical patients. *Crit Care Med*. 2005;33:2521–2526.

64. Slavcheva E, Albanis E, Jiao Q, et al. Cytotoxic T-lymphocyte antigen 4 gene polymorphisms and susceptibility to acute allograft rejection. *Transplantation*. 2001;72:935–940.

65. The Wellcome Trust Case-Control Consortium. Genome-wide association study of 14000 cases of seven common diseases and 3000 shared controls. *Nature*. 2007;447:661–678.

66. Samani NJ, Erdmann J, Hall AS, et al. Genomewide association analysis of coronary artery disease. *N Engl J Med*. 2007;357:443–453.

67. McPherson R, Pertsemlidis A, Kavaslar N, et al. A common allele on chromosome 9 associated with coronary heart disease. *Science*. 2007;316:1488–1491.

68. Helgadottir A, Thorleifsson G, Manolescu A, et al. A common variant on chromosome 9p21 affects the risk of myocardial infarction. *Science*. 2007;316:1491–1493.

69. Todd JA, Walker NM, Cooper JD, et al. Robust associations of four new chromosome regions from genome-wide analyses of type 1 diabetes. *Nat Genet*. 2007;39:857–864.

70. Saxena R, Voight BF, Lyssenko V, et al. Genome-wide association analysis identifies loci for type 2 diabetes and triglyceride levels. *Science*. 2007;316:1331–1336.

71. Gudbjartsson DF, Arnar DO, Helgadottir A, et al. Variants conferring risk of atrial fibrillation on chromosome 4q25. *Nature*. 2007;448:353–357.

72. International Consortium for Blood Pressure Genome-Wide Association Studies, Ehret GB, Munroe PB, et al. Genetic variants in novel pathways influence blood pressure and cardiovascular disease risk. *Nature*. 2011;478:103–109.

73. Kertai MD, Li YJ, Li YW, et al.; Duke Perioperative Genetics and Safety Outcomes Investigative Team. Genome-wide association study of perioperative myocardial infarction after coronary artery bypass surgery. *BMJ Open*. 2015;5:e006920.

74. Kertai MD, Li YJ, Ji Y, et al; Duke Perioperative Genetics and Safety Outcomes Investigative Team. Genome-wide association study of new-onset atrial fibrillation after coronary artery bypass grafting surgery. *Am Heart J*. 2015;170:580–590.

75. Fox AA, Pretorius M, Liu KY, et al. Genome-wide assessment for genetic variants associated with ventricular dysfunction after primary coronary artery bypass graft surgery. *PLoS One*. 2011;6:e24593.

76. Stafford-Smith M, Li YJ, Mathew JP, et al. Genome-wide association study of acute kidney injury after coronary bypass graft surgery identifies susceptibility loci. *Kidney Int*. 2015;88:823–832.

77. Collins FS. Reengineering translational science: the time is right. *Sci Transl Med*. 2011;3:90cm17.

78. Frazer KA, Ballinger DG, Cox DR, et al. A second generation human haplotype map of over 3.1 million SNPs. *Nature*. 2007;449:851–861.

79. 1000 Genomes Project Consortium, Abecasis GR, Auton A, Brooks LD, et al. An integrated map of genetic variation from 1092 human genomes. *Nature*. 2012;491:56–65.

80. Kellis M, Wold B, Snyder MP, et al. Defining functional DNA elements in the human genome. *Proc Natl Acad Sci U S A*. 2014;111:6131–6138.

81. Welter D, MacArthur J, Morales J, et al. The NHGRI GWAS Catalog, a curated resource of SNP-trait associations. *Nucleic Acids Res*. 2014;42:D1001–D1006.

82. Kathiresan S, Willer CJ, Peloso GM, et al. Common variants at 30 loci contrib-

ute to polygenic dyslipidemia. *Nat Genet*. 2009;41:56–65.
83. Feero WG, Guttmacher AE, Collins FS. Genomic medicine: an updated primer. *N Engl J Med*. 2010;362:2001–2011.
84. Wheeler DA, Srinivasan M, Egholm M, et al. The complete genome of an individual by massively parallel DNA sequencing. *Nature*. 2008;452:872–876.
85. Ashley EA, Butte AJ, Wheeler MT, et al. Clinical assessment incorporating a personal genome. *Lancet*. 2010;375:1525–1535.
86. Cardon L, Bell JI. Association study designs for complex diseases. *Nat Rev Genet*. 2001;2:91–99.
87. Hirschhorn JN, Lohmueller K, Byrne E, et al. A comprehensive review of genetic association studies. *Genet Med*. 2002;4:45–61.
88. Beachy SH, Johnson SG, Olson S, et al.; Institute of Medicine (U.S.). *Roundtable on Translating Genomic-Based Research for Health. Assessing Genomic Sequencing Information for Health Care Decision Making: Workshop Summary*. Washington, DC: The National Academies Press; 2014.
89. Rehm HL, Berg JS, Brooks LD, et al. ClinGen: the clinical genome resource. *N Engl J Med*. 2015;372:2235–2242.
90. Shaw AD, Vaporciyan AA, Wu X, et al. Inflammatory gene polymorphisms influence risk of postoperative morbidity after lung resection. *Ann Thorac Surg*. 2005;79:1704–1710.
91. Rinder CS, Mathew JP, Rinder HM, et al. Platelet PlA2 polymorphism and platelet activation are associated with increased troponin I release after cardiopulmonary bypass. *Anesthesiology*. 2002;97:1118–1122.
92. Faraday N, Martinez EA, Scharpf RB, et al. Platelet gene polymorphisms and cardiac risk assessment in vascular surgical patients. *Anesthesiology*. 2004;101:1291–1297.
93. Tomasdottir H, Hjartarson H, Ricksten A, et al. Tumor necrosis factor gene polymorphism is associated with enhanced systemic inflammatory response and increased cardiopulmonary morbidity after cardiac surgery. *Anesth Analg*. 2003;97:944–949.
94. Galley HF, Lowe PR, Carmichael RL, et al. Genotype and interleukin-10 responses after cardiopulmonary bypass. *Br J Anaesth*. 2003;91:424–426.
95. Moor E, Silveira A, van't Hooft F, et al. Coagulation factor V (Arg506->Gln) mutation and early saphenous vein graft occlusion after coronary artery bypass grafting. *Thromb Haemost*. 1998;80:220–224.
96. Muehlschlegel JD, Liu KY, Perry TE, et al. Chromosome 9p21 variant predicts mortality after coronary artery bypass graft surgery. *Circulation*. 2010;122:S60–S65.
97. Fox AA, Collard CD, Shernan SK, et al. Natriuretic peptide system gene variants are associated with ventricular dysfunction after coronary artery bypass grafting. *Anesthesiology*. 2009;110:738–747.
98. Rifon J, Paramo JA, Panizo C, et al. The increase of plasminogen activator inhibitor activity is associated with graft occlusion in patients undergoing aorto-coronary bypass surgery. *Br J Haematol*. 1997;99:262–267.
99. Muehlschlegel JD, Perry TE, Liu KY, et al. Polymorphism in the protease-activated receptor-4 gene region associates with platelet activation and perioperative myocardial injury. *Am J Hematol*. 2012;87:161–166.
100. Ryan R, Thornton J, Duggan E, et al. Gene polymorphism and requirement for vasopressor infusion after cardiac surgery. *Ann Thorac Surg*. 2006;82:895–901.
101. Philip I, Plantefeve G, Vuillaumier-Barrot S, et al. G894 T polymorphism in the endothelial nitric oxide synthase gene is associated with an enhanced vascular responsiveness to phenylephrine. *Circulation*. 1999;99:3096–3098.
102. Heusch G, Erbel R, Siffert W. Genetic determinants of coronary vasomotor tone in humans. *Am J Physiol Heart Circ Physiol*. 2001;281:H1465–H1468.
103. Henrion D, Benessiano J, Philip I, et al. The deletion genotype of the angiotensin I-converting enzyme is associated with an increased vascular reactivity in vivo and in vitro. *J Am Coll Cardiol*. 1999;34:830–836.
104. Nakada TA, Russell JA, Boyd JH, et al. Association of angiotensin II type 1 receptor-associated protein gene polymorphism with increased mortality in septic shock. *Crit Care Med*. 2011;39:1641–1648.
105. Kim NS, Lee IO, Lee MK, et al. The effects of beta2 adrenoceptor gene polymorphisms on pressor response during laryngoscopy and tracheal intubation. *Anaesthesia*. 2002;57:227–232.
106. Iribarren JL, Sagasti FM, Jimenez JJ, et al. TNFbeta+250 polymorphism and hyperdynamic state in cardiac surgery with extracorporeal circulation. *Interact Cardiovasc Thorac Surg*. 2008;7:1071–1074.
107. Gaudino M, Andreotti F, Zamparelli R, et al. The -174G/C interleukin-6 polymorphism influences postoperative interleukin-6 levels and postoperative atrial fibrillation: is atrial fibrillation an inflammatory complication? *Circulation*. 2003;108(Suppl 1):II195–II199.
108. Motsinger AA, Donahue BS, Brown NJ, et al. Risk factor interactions and genetic effects associated with post-operative atrial fibrillation. *Pac Symp Biocomput*. 2006:584–595.
109. Donahue BS, Roden D. Inflammatory cytokine polymorphisms are associated with beta-blocker failure in preventing postoperative atrial fibrillation. *Anesth Analg*. 2005;100:SCA30 (abstract).
110. Body SC, Collard CD, Shernan SK, et al. Variation in the 4q25 chromosomal locus predicts atrial fibrillation after coronary artery bypass graft surgery. *Circ Cardiovasc Genet*. 2009;2:499–506.
111. Virani SS, Brautbar A, Lee VV, et al. Usefulness of single nucleotide polymorphism in chromosome 4q25 to predict in-hospital and long-term development of atrial fibrillation and survival in patients undergoing coronary artery bypass grafting. *Am J Cardiol*. 2011;107:1504–1509.
112. Kertai MD, Ji Y, Li YJ, et al. Interleukin 1-beta gene variants are associated with QTc interval prolongation following cardiac surgery. *Can J Anaesth*. 2016;63(4):397–410.
113. Jeff JM, Donahue BS, Brown-Gentry K, et al. Genetic variation in the beta1-adrenergic receptor is associated with the risk of atrial fibrillation after cardiac surgery. *Am Heart J*. 2014;167:101–108.
114. Kertai MD, Li YW, Li YJ, et al.; Duke Perioperative G and Safety Outcomes Investigative Team. G protein-coupled receptor kinase 5 gene polymorphisms are associated with postoperative atrial fibrillation after coronary artery bypass grafting in patients receiving beta-blockers. *Circ Cardiovasc Genet*. 2014;7:625–633.
115. Zaugg M, Bestmann L, Wacker J, et al. Adrenergic receptor genotype but not perioperative bisoprolol therapy may determine cardiovascular outcome in at-risk patients undergoing surgery with spinal block. The Swiss Beta Blocker in Spinal Anesthesia (BBSA) study: a double-blinded, placebo-controlled, multicenter trial with 1-year follow-up. *Anesthesiology*. 2007;107:33–44.
116. Volzke H, Engel J, Kleine V, et al. Angiotensin I-converting enzyme insertion/deletion polymorphism and cardiac mortality and morbidity after coronary artery bypass graft surgery. *Chest*. 2002;122:31–36.
117. Zotz RB, Klein M, Dauben HP, et al. Prospective analysis after coronary-artery bypass grafting: platelet GP IIIa polymorphism (HPA-1b/PIA2) is a risk factor for bypass occlusion, myocardial infarction, and death. *Thromb Haemost*. 2000;83:404–407.
118. Botto N, Andreassi MG, Rizza A, et al. C677 T polymorphism of the methylenetetrahydrofolate reductase gene is a risk factor of adverse events after coronary revascularization. *Int J Cardiol*. 2004;96:341–345.
119. Podgoreanu MV, Booth JV, White WD, et al. Beta adrenergic receptor polymorphisms and risk of adverse events following cardiac surgery. *Circulation*. 2003;108:IV-434.
120. Delanghe J, Cambier B, Langlois M, et al. Haptoglobin polymorphism, a genetic risk factor in coronary artery bypass surgery. *Atherosclerosis*. 1997;132:215–219.
121. Taylor KD, Scheuner MT, Yang H, et al. Lipoprotein lipase locus and progression of atherosclerosis in coronary-artery bypass grafts. *Genet Med*. 2004;6:481–486.
122. Lobato RL, White WD, Mathew JP, et al. Thrombomodulin variants are associated with increased mortality following CABG surgery in replicated analyses. *Circulation*. 2010;122:A13651 (abstract).
123. Stoica AL, Stoica E, Constantinescu I, et al. Interleukin-6 and interleukin-10 gene polymorphism, endothelial dysfunction, and postoperative prognosis in patients with peripheral arterial disease. *J Vasc Surg*. 2010;52:103–109.
124. Holweg CT, Weimar W, Uitterlinden AG, et al. Clinical impact of cytokine gene polymorphisms in heart and lung transplantation. *J Heart Lung Transplant*. 2004;23:1017–1026.
125. Borozdenkova S, Smith J, Marshall S, et al. Identification of ICAM-1 polymorphism that is associated with protection from transplant associated vasculopathy after cardiac transplantation. *Hum Immunol*. 2001;62:247–255.
126. Vamvakopoulos JE, Taylor CJ, Green C, et al. Interleukin 1 and chronic rejection: possible genetic links in human heart allografts. *Am J Transplant*. 2002;2:76–83.
127. Benza RL, Coffey CS, Pekarek DM, et al. Transforming growth factor-beta polymorphisms and cardiac allograft rejection. *J Heart Lung Transplant*. 2009;28:1057–1062.
128. Grocott HP, White WD, Morris RW, et al. Genetic polymorphisms and the risk of stroke after cardiac surgery. *Stroke*. 2005;36:1854–1858.
129. Tardiff BE, Newman MF, Saunders AM, et al. Preliminary report of a genetic basis for cognitive decline after cardiac operations. The Neurologic Outcome Research Group of the Duke Heart Center. *Ann Thorac Surg*. 1997;64:715–720.
130. Gaynor JW, Gerdes M, Zackai EH, et al. Apolipoprotein E genotype and neurodevelopmental sequelae of infant cardiac surgery. *J Thorac Cardiovasc Surg*. 2003;126:1736–1745.
131. Zeltser I, Jarvik GP, Bernbaum J, et al. Genetic factors are important determinants of neurodevelopmental outcome after repair of tetralogy of Fallot. *J Thorac Cardiovasc Surg*. 2008;135:91–97.
132. McDonagh DL, Mathew JP, White WD, et al. Cognitive function after major noncardiac surgery, apolipoprotein E4 genotype, and biomarkers of brain injury. *Anesthesiology*. 2010;112:852–859.
133. Leung JM, Sands LP, Wang Y, et al. Apolipoprotein E e4 allele increases the risk of early postoperative delirium in older patients undergoing noncardiac surgery. *Anesthesiology*. 2007;107:406–411.
134. Ely EW, Girard TD, Shintani AK, et al. Apolipoprotein E4 polymorphism as a genetic predisposition to delirium in critically ill patients. *Crit Care Med*. 2007;35:112–117.
135. van Munster BC, de Rooij SE, Yazdanpanah M, et al. The association of the dopamine transporter gene and the dopamine receptor 2 gene with delirium, a meta-analysis. *Am J Med Genet B Neuropsychiatr Genet*. 2010;153B:648–655.
136. Donahue BS, Gailani D, Higgins MS, et al. Factor V Leiden protects against blood loss and transfusion after cardiac surgery. *Circulation*. 2003;107:1003–1008.
137. Duggan E, O'Dwyer MJ, Caraher E, et al. Coagulopathy after cardiac surgery may be influenced by a functional plasminogen activator inhibitor polymorphism. *Anesth Analg*. 2007;104:1343–1347.
138. Welsby IJ, Podgoreanu MV, Phillips-Bute B, et al. Genetic factors contribute to bleeding after cardiac surgery. *J Thromb Haemost*. 2005;3:1206–1212.
139. Greiff G, Pleym H, Stenseth R, et al. Genetic variation influences the risk of bleeding after cardiac surgery: novel associations and validation of previous findings. *Acta Anaesthesiol Scand*. 2015;59:796–806.
140. Morawski W, Sanak M, Cisowski M, et al. Prediction of the excessive perioperative bleeding in patients undergoing coronary artery bypass grafting: role of aspirin and platelet glycoprotein IIIa polymorphism. *J Thorac Cardiovasc Surg*. 2005;130:791–796.
141. Welsby IJ, Podgoreanu MV, Phillips-Bute B, et al. Association of the 98 T ELAM-1 polymorphism with increased bleeding after cardiac surgery. *J Cardiothorac Vasc Anesth*. 2010;24:427–433.
142. Achrol AS, Kim H, Pawlikowska L, et al. Association of tumor necrosis factor-alpha-238G>A and apolipoprotein E2 polymorphisms with intracranial hemorrhage after brain arteriovenous malformation treatment. *Neurosurgery*.

2007;61:731–739.

143. Howell SJ, Sear JW. Perioperative myocardial injury: individual and population implications. *Br J Anaesth.* 2004;93:3–8.

144. Mangano DT. Effects of acadesine on myocardial infarction, stroke, and death following surgery. A meta-analysis of the 5 international randomized trials. The Multicenter Study of Perioperative Ischemia (McSPI) Research Group. *JAMA.* 1997;277:325–332.

145. Mahaffey KW, Roe MT, Kilaru R, et al. Creatine kinase-MB elevation after coronary artery bypass grafting surgery in patients with non-ST-segment elevation acute coronary syndromes predict worse outcomes: results from four large clinical trials. *Eur Heart J.* 2007;28:425–432.

146. Landesberg G, Beattie WS, Mosseri M, et al. Perioperative myocardial infarction. *Circulation.* 2009;119:2936–2944.

147. Brull DJ, Montgomery HE, Sanders J, et al. Interleukin-6 gene -174 g>c and -572 g>c promoter polymorphisms are strong predictors of plasma interleukin-6 levels after coronary artery bypass surgery. *Arterioscler Thromb Vasc Biol.* 2001;21:1458–1463.

148. Burzotta F, Iacoviello L, Di Castelnuovo A, et al. Relation of the -174 G/C polymorphism of interleukin-6 to interleukin-6 plasma levels and to length of hospitalization after surgical coronary revascularization. *Am J Cardiol.* 2001; 88:1125–1128.

149. Grocott HP, Newman MF, El-Moalem H, et al. Apolipoprotein E genotype differentially influences the proinflammatory and anti-inflammatory response to cardiopulmonary bypass. *J Thorac Cardiovasc Surg.* 2001;122:622–623.

150. Roth-Isigkeit A, Hasselbach L, Ocklitz E, et al. Inter-individual differences in cytokine release in patients undergoing cardiac surgery with cardiopulmonary bypass. *Clin Exp Immunol.* 2001;125:80–88.

151. Boehm J, Hauner K, Grammer J, et al. Tumor necrosis factor-alpha -863 C/A promoter polymorphism affects the inflammatory response after cardiac surgery. *Eur J Cardiothorac Surg.* 2011;40:e50–e54.

152. Lehmann LE, Schroeder S, Hartmann W, et al. A single nucleotide polymorphism of macrophage migration inhibitory factor is related to inflammatory response in coronary bypass surgery using cardiopulmonary bypass. *Eur J Cardiothorac Surg.* 2006;30:59–63.

153. Willerson JT, Ridker PM. Inflammation as a cardiovascular risk factor. *Circulation.* 2004;109:II2–II10.

154. Perry TE, Muehlschlegel JD, Liu KY, et al. Preoperative C-reactive protein predicts long-term mortality and hospital length of stay after primary, non-emergent coronary artery bypass grafting. *Anesthesiology.* 2010;112:607–613.

155. Kangasniemi OP, Biancari F, Luukkonen J, et al. Preoperative C-reactive protein is predictive of long-term outcome after coronary artery bypass surgery. *Eur J Cardiothorac Surg.* 2006;29:983–985.

156. Song Y, Kwak YL, Choi YS, et al. Effect of preoperative statin therapy on myocardial protection and morbidity endpoints following off-pump coronary bypass surgery in patients with elevated C-reactive protein level. *Korean J Anesthesiol.* 2010;58:136–141.

157. Choi JH, Cho DK, Song YB, et al. Preoperative NT-proBNP and CRP predict perioperative major cardiovascular events in non-cardiac surgery. *Heart.* 2010;96:56–62.

158. Perry TE, Muehlschlegel JD, Liu KY, et al. C-Reactive protein gene variants are associated with postoperative C-reactive protein levels after coronary artery bypass surgery. *BMC Med Genet.* 2009;10:38.

159. Motoyama S, Miura M, Hinai Y, et al. C-reactive protein 1059G>C genetic polymorphism influences serum C-reactive protein levels after esophagectomy in patients with thoracic esophageal cancer. *J Am Coll Surg.* 2009;209:477–483.

160. Motoyama S, Miura M, Hinai Y, et al. C-reactive protein -717 C>T genetic polymorphism associates with esophagectomy-induced stress hyperglycemia. *World J Surg.* 2010;34:1001–1007.

161. Voetsch B, Loscalzo J. Genetic determinants of arterial thrombosis. *Arterioscler Thromb Vasc Biol.* 2004;24:216–229.

162. Iacoviello L, Burzotta F, Di Castelnuovo A, et al. The 4G/5G polymorphism of PAI-1 promoter gene and the risk of myocardial infarction: a meta-analysis. *Thromb Haemost.* 1998;80:1029–1030.

163. Karthikeyan G, Moncur RA, Levine O, et al. Is a pre-operative brain natriuretic peptide or N-terminal pro-B-type natriuretic peptide measurement an independent predictor of adverse cardiovascular outcomes within 30 days of noncardiac surgery? A systematic review and meta-analysis of observational studies. *J Am Coll Cardiol.* 2009;54:1599–1606.

164. Ryding AD, Kumar S, Worthington AM, et al. Prognostic value of brain natriuretic peptide in noncardiac surgery: a meta-analysis. *Anesthesiology.* 2009;111:311–319.

165. Fox AA, Shernan SK, Collard CD, et al. Preoperative B-type natriuretic peptide is as independent predictor of ventricular dysfunction and mortality after primary coronary artery bypass grafting. *J Thorac Cardiovasc Surg.* 2008;136:452–461.

166. Fox AA, Muehlschlegel JD, Body SC, et al. Comparison of the utility of preoperative versus postoperative B-type natriuretic peptide for predicting hospital length of stay and mortality after primary coronary artery bypass grafting. *Anesthesiology.* 2010;112:842–851.

167. Barnet CS, Liu X, Body SC, et al. Plasma corin decreases after coronary artery bypass graft surgery and is associated with postoperative heart failure: a pilot study. *J Cardiothorac Vasc Anesth.* 2015;29:374–381.

168. Poldermans D, Bax JJ, Boersma E, et al. Guidelines for pre-operative cardiac risk assessment and perioperative cardiac management in non-cardiac surgery. *Eur Heart J.* 2009;30:2769–2812.

169. Shaw SM, Lewis NT, Williams SG, et al. A role for BNP assays in monitoring aortic valve disease for optimal timing of surgery. *Int J Cardiol.* 2008;127:328–330.

170. Zaugg M, Schaub MC. Genetic modulation of adrenergic activity in the heart and vasculature: implications for perioperative medicine. *Anesthesiology.* 2005;102:429–446.

171. Loukanov T, Hoss K, Tonchev P, et al. Endothelial nitric oxide synthase gene polymorphism (Glu298Asp) and acute pulmonary hypertension post cardiopulmonary bypass in children with congenital cardiac diseases. *Cardiol Young.* 2011;21:161–169.

172. Panagiotopoulos I, Palatianos G, Michalopoulos A, et al. Alterations in biomarkers of endothelial function following on-pump coronary artery revascularization. *J Clin Lab Anal.* 2010;24:389–398.

173. Stoppelkamp S, Veseli K, Stang K, et al. Identification of predictive early biomarkers for sterile-SIRS after cardiovascular surgery. *PLoS One.* 2015;10:e0135527.

174. Enger TB, Pleym H, Stenseth R, et al. Genetic and clinical risk factors for fluid overload following open-heart surgery. *Acta Anaesthesiol Scand.* 2014;58:539–548.

175. Smiley RM, Blouin JL, Negron M, et al. Beta2-adrenoceptor genotype affects vasopressor requirements during spinal anesthesia for cesarean delivery. *Anesthesiology.* 2006;104:644–650.

176. Liu KY, Muehlschlegel JD, Perry TE, et al. Common genetic variants on chromosome 9p21 predict perioperative myocardial injury after coronary artery bypass graft surgery. *J Thorac Cardiovasc Surg.* 2010;139:483–488.

177. Mathew JP, Fontes ML, Tudor IC, et al. A multicenter risk index for atrial fibrillation after cardiac surgery. *JAMA.* 2004;291:1720–1729.

178. Gaudino M, Di Castelnuovo A, Zamparelli R, et al. Genetic control of postoperative systemic inflammatory reaction and pulmonary and renal complications after coronary artery surgery. *J Thorac Cardiovasc Surg.* 2003;126:1107–1112.

179. Hogue CW Jr, Palin CA, Kailasam R, et al. C-reactive protein levels and atrial fibrillation after cardiac surgery in women. *Ann Thorac Surg.* 2006;82:97–102.

180. Pretorius M, Donahue BS, Yu C, et al. Plasminogen activator inhibitor-1 as a predictor of postoperative atrial fibrillation after cardiopulmonary bypass. *Circulation.* 2007;116:I1–I7.

181. Kertai MD, Qi W, Li YJ, et al.; Duke Perioperative G and Safety Outcomes Investigative Team. Gene signatures of postoperative atrial fibrillation in atrial tissue after coronary artery bypass grafting surgery in patients receiving beta-blockers. *J Mol Cell Cardiol.* 2016;92:109–115.

182. Newman MF, Booth JV, Laskowitz DT, et al. Genetic predictors of perioperative neurological and cognitive injury and recovery. *Best Pract Res Clin Anesthesiol.* 2001;15:247–276.

183. Alberts MJ, Graffagnino C, McClenny C, et al. ApoE genotype and survival from intracerebral haemorrhage. *Lancet.* 1995;346:575.

184. Teasdale GM, Nicoll JA, Murray G, et al. Association of apolipoprotein E polymorphism with outcome after head injury. *Lancet.* 1997;350:1069–1071.

185. Slooter AJ, Tang MX, van Duijn CM, et al. Apolipoprotein E epsilon4 and the risk of dementia with stroke. A population-based investigation. *JAMA.* 1997;277:818–821.

186. Sheng H, Laskowitz DT, Bennett E, et al. Apolipoprotein E isoform-specific differences in outcome from focal ischemia in transgenic mice. *J Cereb Blood Flow Metab.* 1998;18:361–366.

187. Ti LK, Mathew JP, Mackensen GB, et al. Effect of apolipoprotein E genotype on cerebral autoregulation during cardiopulmonary bypass. *Stroke.* 2001;32:1514–1519.

188. Ti LK, Mackensen GB, Grocott HP, et al. Apolipoprotein E4 increases aortic atheroma burden in cardiac surgical patients. *J Thorac Cardiovasc Surg.* 2003;125:211–213.

189. Newman MF, Laskowitz DT, White WD, et al. Apolipoprotein E polymorphisms and age at first coronary artery bypass graft. *Anesth Analg.* 2001;92:824–829.

190. Weiss EJ, Bray PF, Tayback M, et al. A polymorphism of a platelet glycoprotein receptor as an inherited risk factor for coronary thrombosis. *N Engl J Med.* 1996;334:1090–1094.

191. Carter AM, Catto AJ, Bamford JM, et al. Platelet GP IIIa PlA and GP Ib variable number tandem repeat polymorphisms and markers of platelet activation in acute stroke. *Arterioscler Thromb Vasc Biol.* 1998;18:1124–1131.

192. Ramlawi B, Rudolph JL, Mieno S, et al. Serologic markers of brain injury and cognitive function after cardiopulmonary bypass. *Ann Surg.* 2006;244:593–601.

193. Ramlawi B, Rudolph JL, Mieno S, et al. C-Reactive protein and inflammatory response associated to neurocognitive decline following cardiac surgery. *Surgery.* 2006;140:221–226.

194. Heider P, Poppert H, Wolf O, et al. Fibrinogen and high-sensitive C-reactive protein as serologic predictors for perioperative cerebral microembolic lesions after carotid endarterectomy. *J Vasc Surg.* 2007;46:449–454.

195. Mangano CM, Diamondstone LS, Ramsay JG, et al. Renal dysfunction after myocardial revascularization: risk factors, adverse outcomes, and hospital resource utilization. The Multicenter Study of Perioperative Ischemia Research Group. *Ann Intern Med.* 1998;128:194–203.

196. Yende S, Wunderink R. Causes of prolonged mechanical ventilation after coronary artery bypass surgery. *Chest.* 2002;122:245–252.

197. Rigat B, Hubert C, Alhenc-Gelas F. An insertion/deletion polymorphism in the angiotensin I-converting enzyme gene accounting for half the variance of serum enzyme levels. *J Clin Invest.* 1990;86:1343–1346.

198. Yende S, Quasney MW, Tolley EA, et al. Clinical relevance of angiotensin-converting enzyme gene polymorphisms to predict risk of mechanical ventilation after coronary artery bypass graft surgery. *Crit Care Med.* 2004;32:922–927.

199. Marshall RP, Webb S, Bellingan GJ, et al. Angiotensin converting enzyme insertion/deletion polymorphism is associated with susceptibility and outcome in acute respiratory distress syndrome. *Am J Respir Crit Care Med.* 2002;166:646–650.

200. Yende S, Quasney MW, Tolley E, et al. Association of tumor necrosis factor gene polymorphisms and prolonged mechanical ventilation after coronary artery bypass surgery. *Crit Care Med.* 2003;31:133–140.

201. Shi S, Chen C, Zhao D, et al. The role of plasma gelsolin in cardiopulmonary bypass induced acute lung injury in infants and young children: a pilot study. *BMC Anesthesiol.* 2014;14:67.

202. Liu X, Chen Q, Shi S, et al. Plasma sRAGE enables prediction of acute lung injury after cardiac surgery in children. *Crit Care.* 2012;16:R91.

203. Roden DM. Cardiovascular pharmacogenomics. *Circulation.* 2003;108:3071–3074.

204. Lehmann H, Ryan E. The familial incidence of low pseudocholinesterase level. *Lancet.* 1956;271:124.

205. Bukaveckas BL, Valdes R Jr, Linder MW. Pharmacogenetics as related to the practice of cardiothoracic and vascular anesthesia. *J Cardiothorac Vasc Anesth.* 2004;18:353–365.

206. Pessah IN, Allen PD. Malignant hyperthermia. *Best Pract Res Clin Anesthesiol.* 2001;15:277–288.

207. Eger EI II. *Anesthetic uptake and action.* Baltimore: Williams & Wilkins; 1974.

208. Ezri T, Sessler D, Weisenberg M, et al. Association of ethnicity with the minimum alveolar concentration of sevoflurane. *Anesthesiology.* 2007;107:9–14.

209. Gerstin KM, Gong DH, Abdallah M, et al. Mutation of KCNK5 or Kir3.2 potassium channels in mice does not change minimum alveolar anesthetic concentration. *Anesth Analg.* 2003;96:1345–1349.

210. Sonner JM, Antognini JF, Dutton RC, et al. Inhaled anesthetics and immobility: mechanisms, mysteries, and minimum alveolar anesthetic concentration. *Anesth Analg.* 2003;97:718–740.

211. Sternberg WF, Mogil JF. Genetic and hormonal basis of pain states. *Best Pract Res Clin Anesthesiol.* 2001;15:229–245.

212. Diatchenko L, Anderson AD, Slade GD, et al. Three major haplotypes of the beta2 adrenergic receptor define psychological profile, blood pressure, and the risk for development of a common musculoskeletal pain disorder. *Am J Med Genet B Neuropsychiatr Genet.* 2006;141:449–462.

213. Diatchenko L, Nackley AG, Tchivileva IE, et al. Genetic architecture of human pain perception. *Trends Genet.* 2007;23:605–613.

214. Bengtsson B, Thorson J. Back pain: a study of twins. *Acta Genet Med Gemellol (Roma).* 1991;40:83–90.

215. Mogil JS, Wilson SG, Bon K, et al. Heritability of nociception I: responses of 11 inbred mouse strains on 12 measures of nociception. *Pain.* 1999;80:67–82.

216. Lacroix-Fralish ML, Ledoux JB, Mogil JS. The Pain Genes Database: An interactive web browser of pain-related transgenic knockout studies. *Pain.* 2007;131:3–4.

217. Somogyi AA, Barratt DT, Coller JK. Pharmacogenetics of opioids. *Clin Pharmacol Ther.* 2007;81:429–444.

218. Diatchenko L, Nackley AG, Slade GD, et al. Catechol-O-methyltransferase gene polymorphisms are associated with multiple pain-evoking stimuli. *Pain.* 2006;125:216–224.

219. Candiotti KA, Birnbach DJ, Lubarsky DA, et al. The impact of pharmacogenomics on postoperative nausea and vomiting: do CYP2D6 allele copy number and polymorphisms affect the success or failure of ondansetron prophylaxis? *Anesthesiology.* 2005;102:543–549.

220. Kaiser R, Sezer O, Papies A, et al. Patient-tailored antiemetic treatment with 5-hydroxytryptamine type 3 receptor antagonists according to cytochrome P-450 2D6 genotypes. *J Clin Oncol.* 2002;20:2805–2811.

221. Stamer UM, Lee EH, Rauers NI, et al. CYP2D6- and CYP3 A-dependent enantioselective plasma concentrations of ondansetron in postanesthesia care. *Anesth Analg.* 2011;113:48–54.

222. Abohelaika S, Wynne H, Cope L, et al. The impact of genetics on the management of patients on warfarin awaiting surgery. *Age Ageing.* 2015;44:721–722.

223. Nagele P, Liggett SB. Genetic variation, beta-blockers, and perioperative myocardial infarction. *Anesthesiology.* 2011;115:1316–1327.

224. Devereaux PJ, Yang H, Yusuf S, et al. Effects of extended-release metoprolol succinate in patients undergoing non-cardiac surgery (POISE trial): a randomised controlled trial. *Lancet.* 2008;371:1839–1847.

225. Liao KP, Cai T, Savova GK, et al. Development of phenotype algorithms using electronic medical records and incorporating natural language processing. *BMJ.* 2015;350:h1885.

226. Castaneda C, Nalley K, Mannion C, et al. Clinical decision support systems for improving diagnostic accuracy and achieving precision medicine. *J Clin Bioinforma.* 2015;5:4.

227. Phimister EG. Medicine and the racial divide. *N Engl J Med.* 2003;348:1081–1082.

要点

1. 统计学和数学是医学科学的语言。
2. 良好的研究计划包括明确的生物学假设、结果变量的阐述及选择、预期的统计方法和样本大小的规划。
3. 为了减少干预性临床研究中的偏倚，良好的研究设计的关键要素应包括：设计对照组，受试者随机分配到治疗组，随机分配隐藏，治疗安排对患者、医护人员、结果评估者保密，以及所有患者结果的全面报道。
4. 用图表、描述性统计（如平均数、标准差）和推论直观地表示数据（如 t 检验、置信区间）都是展示研究成果的基本方法。
5. 贝叶斯统计方法将研究结果与历史数据或历史知识相比较，其统计学功能主要是观测数据。
6. 多变量逻辑回归和倾向评分匹配是识别非随机研究中危险因素与结果之间关联的统计学方法。
7. 系统回顾和荟萃分析对个体研究结果进行总结，使得干预研究的推论更有说服力。
8. 麻醉数据还没有大数据的容量、速率、多样性特征。
9. 实验设计和统计方法的资源和指导包括策略声明、教科书、期刊文章和公共领域软件。

引言

　　作为一名医生，想要成为医学科学的专业人才，必须具备读懂科学性语言及能独立地评估和解释学术报告的能力。医学报道的阐述越来越具有统计学特性。作为麻醉学著作的读者，不论是在社区医院还是在综合性大学的环境中，都不能也不应该完全通过文章的编辑去避免统计性分析的错误及解释说明的错误。除此之外，麻醉医师考试中也经常有简单的统计学试题。最后，某些统计学方法在临床医学中有着广泛的应用。本章将对研究设计和统计分析的一些基础内容进行简要描述。

背景

　　统计是处理数据的常见方法，包括数据的描述、不同理论模型下数据的比较、不同数据集之间的比较，以及当前数据集与历史数据集的比较。常见的科学假设像是 X、Y 两种治疗手段哪种效果更好。其中统计学的应用是必要的，因为在比较过程中存在数据集的变异，包括随机生物变异、测量误差。这些误差会造成不可避免的偏倚和不精确。它会因无法得到真正的数值造成决策错误，影响数据分布的精确性，造成量化的不确定性，影响总体抽样的精确性。这些统计方法是相对独立的研究领域。

数据结构

研究的数据采集包括明确研究对象的特性，以及该项目或特性的数值随时间和环境发生的变化。前者称之为解释变量，后者称之为反应变量。例如性别、年龄和伴随用药剂量这类参数可以表现出研究对象的变化倾向。解释变量旨在说明反应变量的变化规则。在某种意义上，反应变量随解释变量的变化而变化。反应变量又称之为因变量。反应变量呈现出的是研究对象关注点的主要特性。麻醉学的研究尤其有可能对参数进行反复验证，这就意味着对每一个研究个体的针对性实验记录将不止一次。一些变量可能同时互为因果变量，这些变量称为中间反应变量。假设实施一项研究来对比某一阿片类药物在五种使用剂量下对心电图或心肌的影响。如果分析心电图 ST 段在不同药物剂量下的改变，此时，ST 段最大压低幅度就是反应变量。如果要分析不同阿片药物剂量对术后心肌梗死的影响，可用 ST 段改变表达这一程度的微妙关系，说明 ST 段最大压低幅度可同时用作是一个解释变量。对于一个变量的可能的数据类型，它的数据特性可以分为 5 类（表 7-1）。对变量数据类型的正确识别是恰当选择统计方法的基本要素。对于连续区间变

量，需要在其间等距离划分，如 15 和 10 之间的间距区别需与 25 和 20 之间的一致。离散型区间数据只能取整数数值，例如存活儿童的数目；连续型区间数据可以在连续的数值区域内测量得到并可以小数表示，例如血压可以按照描述需求尽可能的准确（如 136、136.1 或 136.14mmHg）。对于离散数据和连续数据，可以使用相同的统计方法。

将观察资料划分成两种或者更多的离散型类别得到的是分类变量，为了进行统计分析，数字值被指定为类别的标签。二元资料只允许取两个数值，例如男性与女性。有序资料包含三种或以上类别并可以依逻辑进行排列划分，然而，变量的排序或组织仅表示数值间的相对差异，而没有绝对差异。在美国麻醉医师协会的身体状况评分中，Ⅰ和Ⅱ之间的差别不一定与Ⅲ和Ⅳ之间的一致。虽然在选择统计方法时有序变量常被当作区间变量对待，这样分析也可能存在质疑，有序变量的替代统计方法是可行的。名义变量被归为没有逻辑顺序的类别。眼球的颜色有蓝色、淡褐色和棕色，可以指定数字 1、2 和 3，但是说蓝色比淡褐色低或比棕色低是没有意义的。

描述统计学

特定的实验结果是整组重复数据结果的显示，可将整个数据集的信息总结为几个简单的数字。这些数字被称为样本统计或汇总统计，汇总统计是计算样本数据。按照习惯，统计数据使用的符号是罗马字母。这两个汇总统计中最常用于区间变量的是集中量数和变异性，但还有其他的汇总统计。尽管描述性统计的目的是描述样本数据，但也可以用来描述样本中包含的总体汇总统计。总体中包括集中量数和变异性，又称作总体参数，使用希腊字母表示总体参数。通常，总体参数不能直接计算，因为总体数据无法直接获得。汇总统计的优势在于可以较好地进行总体参数的评价。样本抽样与概率密度函数相结合可以描述样本和总体之间的情况。为描述概率分布 $f(x)$，可使用概率密度函数方程，计算理论上的 x 的分布比例。每个 x 的值都对应一个发生概率 $f(x)$。最重要的概率分布是正态分布或高斯函数。

$$f(x) = \frac{1}{\sqrt{2\pi\sigma^2}} \exp\left[-\frac{1}{2}\left(\frac{x-\mu}{\sigma}\right)^2\right]，总体均数使用$$

表 7-1　数据类型

数据类型	定义	示例
区间		
离散	使用整数标度测量的数据	价值、牙齿数量
连续	用固定尺度间隔测量的数据	血压、体温
分类		
二元资料	二元数据	死亡率、性别
名义变量	无法排序或排名的定性数据	眼睛颜色、药物种类
有序变量	排序、排名数据，或不用恒定间隔标度测量的有序数据	ASA 物理状态评分、疼痛评分

μ表示,总体方差使用σ^2表示。此方程被称为正态方程,数据可绘制出钟形曲线。为什么曲线形态对生物统计学如此重要?首先,经过实验证明,当对于一个生物变量反复采样,根据其数据绘制出的直方图呈正态分布曲线。因此,大多数生物数据遵循正态分布。其次,如果一个样本来自正态分布的总体数据,根据统计学特性使用正态分布方程,可以使用抽样统计估计总体参数,进而描述样本和总体。再次,根据中心极限定理,可假设数据呈正态分布,即使某些特定情况下数据并非呈正态分布。

集中量数

集中量数中三个最常见的汇总统计的区间变量是算术平均数、中位数、众数。平均数是数据集中的数据的平均值。算术平均数使用罗马字母x上方加一横线表示,$\bar{x} = \frac{1}{n}\sum_{i=1}^{n}x_i$,$n$代表样本的数量。如果总体中的所有数值都可以获取,总体均数μ可以同样计算。因为无法获得总体中的所有样本数,将使用样本均数。统计学中,样本均数对总体均数的评价是无偏倚、一致、差异小、估计充分的。因此,样本均数可用于评估总体均数μ。中位数是位于正中的数字或将样本划分成两个相等数量的部分,将样本中的数值从低到高进行排列,取中间的数字称为中位数。排序使用的是非参数统计。中位数一般不受总体中个别极高值或极低值的影响。众数是样本中出现最多的数值,即一组数据中占比例最多的那个数。样本中的众数和多次出现的数值可能相邻,原始数据中差异较大的数值需要进行核对。这种方式称为描述性统计,在统计实践中较少使用。

分散或变异

除非所有的数值是相同的,否则任何一组区间数据都存在变异。年龄范围从最小到最高排列可表现出最大的差异。数据的分散、多样性和变异性也可以用简明的方式表达。变异性指的是计算偏差绝对值或计算样本x中的每一个数值x_i到中间值(平均数)的差异。除非所有子集的数值都相同,否则偏差值的平方和总是得正值。总数除以测量的个体的例数得到的数值就是均方差,在统计学范畴里,均方差无处不在。通过计算每

一个数值到数据中间值的平均差值,作为描述该数据集的离散程度,这一概念对某个样本或总体的数据都适用;这一差值平方后再取平均值称之为方差。总体方差是一个参数,用σ^2表示。和总体平均数一样,总体方差往往是未知的并且不能计算出来的。正如用样本均数来代替总体均数一样,同样用样本方差来代替总体方差。样本方差是$VAR = SD^2 = \frac{\sum_{i=1}^{n}(x_i - \bar{x})^2}{(n-1)}$,统计学理论证明如果$SD^2$方程里面的除数是$(n-1)$而不是$n$,样本的方差能准确反映总体的方差。虽然方差在统计学计算中应用广泛,但方差是原始观察资料的平方值。方差的平方根与原始观察资料有着相同的单位;样本方差和总体方差的平方根称之为样本标准差(SD)和总体标准差(σ)。

以前曾提到,大多数生物观测似乎来自正态分布的种群。接受了正态分布的假设,可以给出已计算的样本汇总统计(平均值和SD)的进一步含义。这涉及使用$\bar{x} \pm k \times SD$,其中$k=1,2,3$等等。如果数据资料的总体呈单峰和大致对称的,那么1,2和3的界限包含了大约68%、95%和99%的样本和总体的成员。

研究设计的类型

研究设计包括研究对象、实验条件、研究标准和入组标准。试验设计中数据处理的科学性是十分关键的。常见的统计数据的方法如下(表7-2)。这种分类揭示了各种实验设计的优点和缺点,以及设计中可能遇到的问题。

表7-2　临床研究分类

Ⅰ.纵向研究

　A.前瞻性(队列)研究

　　1.蓄意干预研究

　　　a.同步对照

　　　b.历史对照

　　2.观察性研究

　B.回顾性(病例对照)研究

Ⅱ.横向研究

首先是纵向比较和横向比较之间的区别。前者是研究变量在不同时间的变化,而后者描述一个现象在某个时间点上的区别。如研究某一麻醉

药物在一定时间内的使用频率称为横断面研究，调查麻醉期间不同药物对血流动力学的影响称为纵向研究。

纵向研究通过不同的研究对象对统计方法进行分类。通过不同的研究对象可将实验进行分类，可以是前瞻性或回顾性，也称为队列研究（前瞻性）或病例对照研究（回顾性）。前瞻性研究中初始设计原则会影响实验结果，如麻醉期间阿片类药物管理，可设计使用药物为瑞芬太尼或芬太尼。回顾性研究根据研究对象的结果收集数据，评价的是研究对象经过某种处理后的结果，例如发生心肌梗死的原因。前瞻性研究中，将接受神经外科手术的患者分为两组，使用两种不同的阿片类药物（瑞芬太尼或芬太尼），评价围手术期发生心肌梗死的概率。回顾性研究中，采集院内围手术期发生心肌梗死患者的信息，包括特定的年龄、性别、疾病等，其中也可能收集围手术期未发生心肌梗死患者的数据，进而比较两组使用阿片类药物的情况（瑞芬太尼或芬太尼）。回顾性研究是流行病学调查中最常用的调查方式。病例对照研究通常研究试验处理和结果之间的关系，但两者之间的因果关系或关联性更加难以预测。前瞻性研究是研究人员对实验精密设计，进行相关干预，再观察干预结果。

在前瞻性研究中，研究人员可能会选择麻醉后发生率比较高的几个并发症，如恶心、呕吐作为评价指标。如果是观察性研究，由麻醉医生自由地选择使用的麻醉药物，观察患者术后出现恶心、呕吐症状时使用的麻醉药物种类。显然，在此观察性研究中，研究者实施了干预手段，而关键的区别在于研究者是否对干预进行了控制。观察性研究可能揭示各治疗组之间的差异，但这些差异是由于不同的治疗方式造成的，还是由于治疗中的其他因素的影响尚不明确。当试验对象未经过试验设计干预的，是典型的流行病学调查研究。

研究中对研究对象的干预，进一步细分为同步对照和历史对照。同步对照指同时进行的对照研究或自身对照研究。历史对照研究包括既往的研究和文献报告。随机对照试验（RCT）是纵向对照、前瞻性研究，对研究对象进行干预并与同步对照组相比较。

大多数关于实验设计的讨论都与人体试验相关，在动物试验中应遵循同样的原则。随机对照临床试验是评估临床医疗最强有力的科学工具，将患者随机分入不同治疗组之间，各组之中遵循相同的治疗原则，可保障测试者的测试结果和患者权益。

实验医学：偏倚的管理

病例报道引发了兴趣、疑问、不确定、惊讶，也许还有尝试的欲望，然而，病例报道并不是推动医学科学前进的充分证据。实验者收集数据证明假设的时候，会尽可能限制和控制环境。实验设计的要素在于想要防止和尽量减少可能的偏倚，即结果的偏差或对结论造成影响。

抽样

对统计人员非常重要的两个词是总体和样本。在统计语言中，每个词都有特殊的含义。感兴趣的任何目标群体（有生命的或无生命的），统计语言称之为总体。对于麻醉研究者来说，一个典型的目标总体可能是第一产程的母亲或接受开颅手术的头部创伤患者。

虽然总体的研究对象至少在某一层面上具有相似之处，但这些总体的成员在其他方面通常是完全不同的。因为研究人员只能选取总体中的一部分子集，并希望试验中的样本能够代表总体。颅脑损伤患者可以有开放性或闭合性伤口，多种并存的疾病，以及正常或增高的颅内压。总体中的这些子集称为层。研究人员往往希望通过将目标总体限制在少数几个层来增加其同质性或一致性，也许只有闭合的和不开放的头部受伤病例被包括在内。限制目标人群以消除过多的多样性，结果尽可能广泛的适用于患者，研究者需要在这两者之间进行平衡。

如果总体中的每一个体都有同样的机会被观察到，那么样本就能最大程度得代表总体，这称之为随机抽样。如果有几个重要的分层，从每一个层面随机抽样是适宜的。遗憾的是，在大多数临床麻醉研究中，研究人员仅限于研究那些碰巧出现在医院的患者，这称之为任意抽样。任意抽样还取决于手术时间表的细微差别、主管医生和主治医生的信誉，以及患者合作的意愿。任意抽样仅代表了该机构的患者，但不能保证这些患者与其他机构的患者相似。任意抽样也是研究新麻醉药物的一种方法，这种研究通常是在健康的年轻志愿者身上进行的。

试验要求

研究者需要向患者明确他们将处于什么样的境遇中。特别是要明确在临床研究中，处置方式是需要严格标准化还是根据具体患者进行具体调整。在关于麻醉药物的研究中，所有研究对象都给予固定剂量还是根据药物对不同患者的作用调整剂量，抑或是以达到某一最终目的作为标准。标准的设置有较大难度，主要有以下三种困难：①使用固定的药物剂量可能对某些患者有较大副作用。②所使用的固定药物剂量对于某些治疗患者可能剂量不足。③治疗协议中标准化的治疗可能没有广泛的临床意义，即使证明对于某些患者效果是良好的。研究者应仔细选择和报告，调整并个性化实验治疗方案。

对照组

即使研究人员只研究一个实验组，实验的结果通常也不只是通过那一组来解释，而是与其他实验组进行对比和比较。在麻醉诱导过程中检查新药对血压的影响是很重要的，但更重要的是将这些结果与一种或多种常用的标准药物在相同情况下的效果进行比较。研究人员从哪里可以获得这些对比数据呢？有以下几种可以选择的方法：①每个患者都可以在另一个时间以相同的实验条件下接受标准药物；②可以同时进行研究另一组接受标准药物治疗的患者；③在相似的环境下，一组患者曾经用标准药物进行研究；④可以使用有关该药物在相关但不一定相同的环境中的作用的文献报告。在前两种途径下，对照组是同时进行的——要么是自身对照（交叉），要么是平行对照组；后两种途径是使用历史对照的例子。

因为历史对照是已经存在的，它们使用起来很方便，而且似乎很便宜。遗憾的是，医学史上到处充斥着治疗的"垃圾"，它们都是在与以往治疗经验比较的基础上被医生广泛接受的。一个典型的例子是手术结扎胸廓内动脉用于治疗心绞痛，这是目前已知的无价值的治疗方法。它曾作为改善冠状动脉血流的一种推荐方法，在一项研究中对一些患者做了手术，而有些患者假装做了手术，两组表现无差异，该研究证明手术对患者预后无明显益处[1]。现在有确凿的经验证据表明，使用历

史对照的研究通常会显示出对新疗法有利的结果。而同步对照组研究，即平行对照或自身对照组，则很少显示出这种"好处"。似乎没有什么方案能比遗漏同步对照组更能增加人们对新治疗方案的热情[2]。如果旧的治疗方案的结果与新方案的结果不是同步研究得出的，人们就无从知道该结果的差异是由于这两种治疗方式导致的，还是由于患者之间隐藏的或未知的差异导致的，或是由于医疗环境的变化引起的差异。一个可能的例外就是在很短的时间内研究一种相同致命的疾病（100%的死亡率）。

治疗组的随机分配

实验中的实验组及对照组的治疗方法需要提前决定。研究中是否受以下因素的影响，如研究者的一时兴起、治疗医生的偏好、患者的治疗期望、分配时遇到的限制、试验药物使用时的可行性、医院患者的数量，以及其他的影响因素。所有这些影响因素如果存在，这些因素就可能破坏实验的纯粹性和实用性。牢记随机抽样的目的对于实验十分重要：可通过实验的小部分受试者揭示目标人群的情况，并期望推演其对所有人口的作用情况。因此，实验受试人群应尽可能接近目标人群，如果分组不同，分组过程中可能产生偏倚。因而实验中对受试者的随机分配入组需要额外人员进行工作，这一原则可以防止研究人员的选择偏倚，最大限度地减少（但不能阻止）试验时分组的差异性，解除评审专家对于分组方法的疑虑。计算机生成随机数字是随机分配中最常见的方法。在随机分配过程中，如果分组人员被允许了解入组患者信息，那么选择偏倚仍会出现。做不到随机分组的保密，会造成临床研究结果产生偏倚[3,4]。

盲法

盲法是在患者的角度隐藏其被分入哪个组的信息。在临床试验中，即使患者被分入了治疗组，在试验开始时也需要进行盲法，这称为随机分配中的盲法。有充分证据表明，如果随机分组过程是可见的，可发现医疗人员、研究团队人员的倾向，或者两者的共同倾向，可能操纵入组患者的分组[5]，可能由于个人倾向将患者分入较适合的组别，这会造成分组的偏倚。

每个患者的入组信息都应该保存，如果可能，分入治疗组的患者可签署研究协议，以提高患者

的治疗期望、安慰剂效应,在临床治疗中是真实有效的。实验中需要确保试验治疗不会导致因患者预期值的改变而造成结果的偏倚,研究人员的相关专业知识可管理相关的试验协议并且客观地记录原始数据。这适用于临床研究、动物研究和体外研究。如果知晓分组,在观察数据时就不能保证公正和客观。我们使用单盲和双盲形容试验中使用的盲法,使用的盲法通常不尽相同,试验研究者需要仔细设计并详细描述是哪种盲法。

实验医学:统计学分析

提出假设

研究者开始时根据对某些现象的直观感觉进行研究,称为生物假说。实验预期中包括实验团队可接受的实验工具、实验仪器、实验方法。如关于异氟烷相比芬太尼可降低心肌缺血的发生率的实验,实验方法可能是通过观察心电图 ST 段的变化评定的。在研究计划中将生物假说设计成为统计假设。研究人员可设置变量,如心率、温度或 ST 段改变。统计假设中,研究参数和总体之间的关系(参数是描述总体中的变量,使用希腊字母 ϕ 表示)。在课题研究中,除了研究方法、研究材料、研究目的,典型的统计学假设可能是有定式的。最常用的统计假设方法,是建立关于参数和总体互斥的代数公式的假设(表 7-3)。使用抽样数据评估参数的值。如关于异氟烷和芬太尼比较中,$\phi 1$

和 $\phi 2$ 表示使用两种药物后 ST 段的变化。使用异氟烷和芬太尼后 ST 段改变无差别是无效假设。备择假设通常是没有方向的,也就是说,既可以是 $\phi 1$ 小于 $\phi 2$,也可以是 $\phi 1$ 大于 $\phi 2$,这被称为双边备择假设。这是一个比较保守的选择假设,假设不相等即假设小于或者大于。

论证逻辑

最常用的决策策略是在无效假设和替代假设之间进行选择。这种方法就是认定无效假设是正确的,研究目的是探讨两者之间是否有差异。通过对获取的目的变量确切的样本数据进行检验分析,来验证研究假设的结果。这是通过计算所谓的样本检验统计量来完成的,样本检验统计量是从样本数据中计算出来的。与样本检验统计量相关的是概率。还有一个决策策略是选择显著性水平,若显著性水平太低,不足以支持被检验的无效假设。如果样本值不太可能偶然发生(即样本检验统计量的概率小于所选择的显著性水平),则无效假设将被拒绝。否则,无效假设不会被拒绝。

由于统计学涉及的是概率,而不是确定性,所以关于无效假设的决定有可能是错误的。这些错误以表格形式显示(表 7-4);条件 1 和条件 2 可能是不同的药物,或者两种剂量的同一药物,或者不同的患者组。

在四种可能的结果中,有两种决定显然是不可取的。错误地拒绝无效假设(假阳性)的错误被称为 I 型错误或 α 型错误。研究者在收集数据前应选取 α 的概率值,试验者决定如何谨慎地反对错误,并提出存在差异。α 值的最常见选取值是 0.05。选取 0.05 的 α 值会带来什么后果? 假设这两种条件实际上没有区别,并且实验要重复 20 次,那么在其中一个实验复制过程中(20 次中的 5%),就会产生一个错误的结论,即存在差异。I 型误差的概率取决于所选择的显著性水平和两个实验条

表 7-3　统计学假设

H0:$\phi 1 = \phi 2$(无效假设)
H0:$\phi 1 \neq \phi 2$(备择假设)
$\phi 1$ 总体的第一个参数估计
$\phi 2$ 总体的第二个参数估计

表 7-4　假设检验中的错误:双向真值表

		真值(总体参数)	
		条件 1 和条件 2 等效	条件 1 和条件 2 不等效
从样本中得出结论 (抽样统计)	条件 1 和 2 等效	正确结论	假阴性 II 型错误 (β 错误)
	条件 1 和条件 2 不相等	假阳性 I 型错误 (α 错误)	正确结论

件之间是否存在差异。选择的 α 越小，Ⅰ类错误的风险就越小。拒绝一个虚假的无效假设失败的错误（假阴性）称为Ⅱ型错误或 β 错误（测试的有效率是 1-β）。Ⅱ型错误的概率取决于四个因素：①α 越小，得到假阴性结论的可能性就越大，这一事实使实验者无法自动选择一个很小的 α。②被比较的总体的变异性越大，Ⅱ类错误的可能性就越大。这类似于听嘈杂的无线电广播，越是静止，就越难区分单词。③增加样本的数量将降低Ⅱ型错误的概率。④最重要的因素，是两种研究条件的差异的大小。当研究条件有很小的差异时，Ⅱ类误差的概率很高，当这两个条件使总体参数产生较大的差异时，误差的概率极低。

样本量计算

以前，研究人员通常在试验设计中忽略这个问题导致错误。几十年前，医学研究团体已意识到规避Ⅱ类错误的重要性。一些临床对照试验声称与标准疗法相比没有发现新疗法的优势，研究组间缺乏充分的统计效能来区分差异，并且会错过一项重要的治疗方式的改进。例如，在一项比较两个群体的平均数的研究中，计算每个样本大小的公式是：$n = 2\left[\dfrac{(z_\alpha - z_\beta)\sigma}{\mu_1 - \mu_2}\right]^2$。z 值是从正态分布中取出来的，代表了预先指定的 α 和 β 的假设；σ 是假定的总体标准差；μ 为已知的总体均数数值。有四种方法可以减少Ⅱ类错误（增加统计效能）：①使 α 值增大；②减小总体变异率；③样本量尽量大；④研究条件差异尽量显著。在大多数研究条件下，只有样本量大小是可以变化的。样本量计算已成为临床对照试验研究设计的重要组成部分。一些已发表的研究，如检查计算其样本量，仍有不够的情况。

推断统计

假设或试验的重要性是推断统计的重点。假设检验允许研究者使用样本数据进行总体推断。统计学家创造了公式，通过使用计算样本的值从而统计数据。统计学家也探讨了各种概率的理论分布。根据假设采集数据，选择合适的概率分布作为重要的依据，接受或拒绝无效假设。如果检验统计量计算出的值大于样本临界值，则拒绝无效假设。临界值是Ⅰ类错误后选择相应的概率分布。

方程中有一些参数可以生成任何特定的概率分布。正态分布中，参数为 μ 和 σ^2。μ 和 σ^2 的每一组值都会使正态曲线生成不同的形状。所有的概率分布都包含一个或多个参数，可以绘制成曲线，这些参数可以是离散的（仅为整数）或连续的。参数的每个值或值的组合令概率分布呈现不同的曲线。因此，每个概率分布实际上是一个概率曲线族。一些概率理论的分布的参数，被赋予了特定的名称，用拉丁字母表示，如 m、n 和 s。

与计算统计量的公式相关联并将整数值赋值给一个或多个参数的规则，叫做自由度。自由度的数目和每个自由度的价值取决于：①样本数目；②实验组数；③实验中统计学假设的具体情况；④统计检验的类型。大概率分布的校正曲线与测试统计量的值比较的临界值是用一个或多个自由度的数值获得的。

若要接受或拒绝无效假设，需进行以下步骤：①确认实验数据符合预期统计检验的假设；②选择一个显著性水平；③计算检验统计量；④确定自由度；⑤确定 α 的临界值和自由度的适当的概率分布；⑥如果测试统计量超过临界值，拒绝无效假设；⑦如果检验统计量不超过临界值，不拒绝无效假设。

易变的 *P* 值

在典型的无效假设/替代假设检验中，对于 *P* 值的含义存在着极为普遍的误解[6,7]。如果统计检验在 *P*=0.05 时被认定为显著，大多数医生会说有 95% 的把握认定无效假设是不正确的[6]。正如 Goodman[6] 所指出的："这是一个可以理解但绝对错误的解释，因为 *P* 值是在假定无效假设为真的前提下计算的。因此，它不能直接作为否定无效假设概率的测量方法。预期结果，即替代假设正确的可能性，不仅取决于试验数据，还取决于在进行研究之前该假设是否可信。这种假设的合理性和统计结果的相互影响可以图形方式表现（图 7-1）[8,9]。如果实验的 *P* 值为 0.05，那么一个长期的、不可信的假设（19 比 1 的概率与之相对）仍然是不可信的（11% 的实际效果的可能性）。

贝叶斯推断

无论是在随机对照试验中还是观察性研究报告中，研究结果和医学研究的要求都不应与背景因素分开考虑。医学研究中最常见的统计推断方

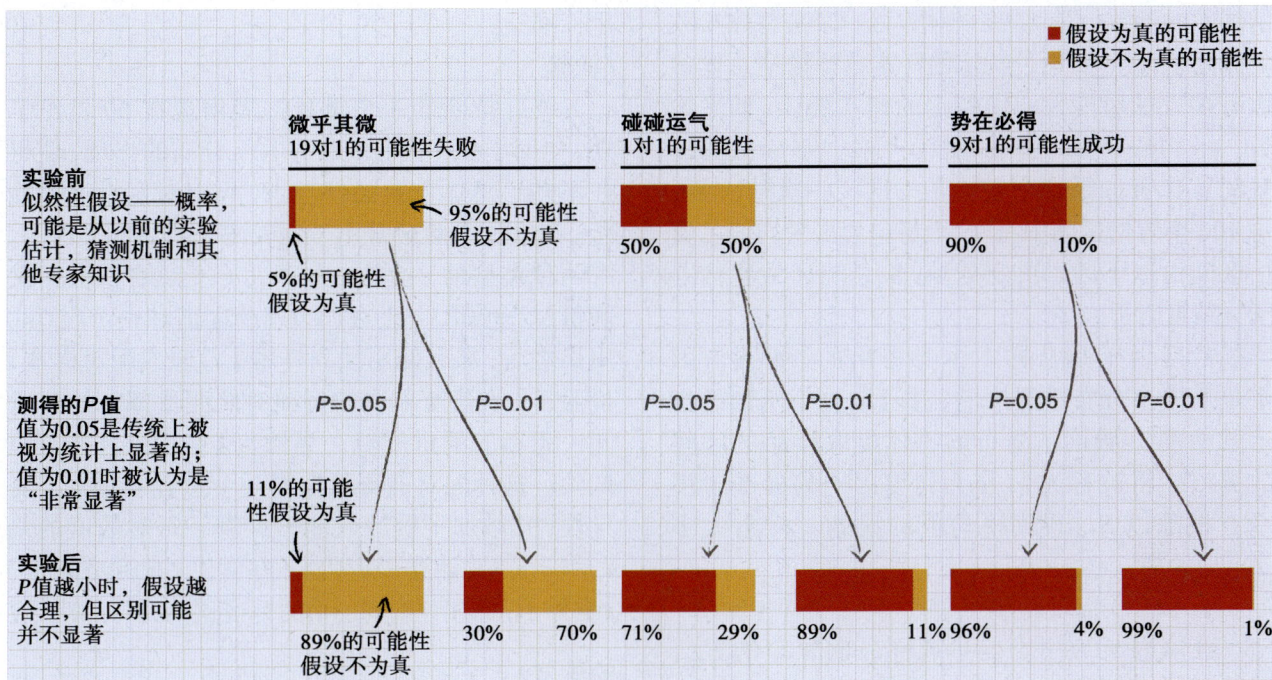

图 7-1　可能的原因

P 值可衡量观察到的结果是否可归因于偶然。但它不能回答研究人员的真实问题：假设正确的概率有多大？这些可能性取决于 *P* 值大小，最重要的这个假设是否可信。[经授权同意转载自 Nuzzo R. 的论文：*Statistical errors. P values, the 'gold standard' of statistical validity, are not as reliable as many scientists assume*（《统计误差，*P* 值，统计效度的"金标准"并不像许多科学家所认为的那么可靠》）。*Nature*. 2014, 506: 150-152. 2014 *Nature* 版权所有，经 Macmillan Publishers 有限公司许可]

法（见上文）仅明确使用最新获得的数据。这是频率论者的方法或推论，概率值的精确定义取决于假设。研究的内容是函数的数据。

这种方法叫作贝叶斯推断，明确地将研究的新信息以函数报告的形式表示。包括观测数据和历史（先验）知识。频率论者和贝叶斯推断均描述了参数。但贝叶斯方法涉及乘法。表示为概率分布的经验知识的参数乘以观测数据的可能性。乘积是新的参数概率分布[10, 11]。贝叶斯方法被提出来解决一些临床上 *P* 值被反驳或被发现对于效果评价过于乐观的研究难题[12-15]。采用贝叶斯推断速度较慢的原因之一是对先验定义的主观性的关注，以及概率分布计算的难度和较大计算量。

实验医学：统计检验

区间数据

无论是离散的还是连续的数据，参数统计都是区间数据分析常用的选择。这种分析的目的是检验与总体均数差异的假设。总体均数未知，由样本均数估计。一个典型的例子是比较使用阿托品和不使用阿托品的患者的平均心率。利用正态概率分布的性质和两个相关概率分布，*t* 分布和 *f* 分布，建立了参数检验统计。在使用这类参数统计方法时，假设样本是从具有正态分布的总体（*S*）中提取的。为区间数据创建的参数检验统计数据都以比率的形式表示。一般来说，这一比率的分子项表示样本均数的可变性；这一比率的分母是样本中所有成员之间的变异性。这些变异类似于为适用于描述性统计的方差分析。因此，检验统计就是变异或方差的比率。所有参数检验统计量都以相同的方式表达，如果检验统计率变大，则代表不存在差异的无效假设被拒绝。比较检验统计量的临界值取自三个相关概率分布（正态分布、*t* 分布或 *f* 分布）的表。在假设检验中，至少有一个总体均值是未知的，但总体方差可能已知也可能未知。根据总体方差是否已知，参数统计可分为两组。如果已知总体方差，则使用的检验统计量称为 *z* 得分；临界值是从正态分布中得到的。在大多数生物医学应用中，总体方差很少已知，*z* 评分很少使用。

置信区间

统计推断的其他主要领域是估计具有关联置

信区间的参数(CIs)。在统计方面，CI是总体参数的区间估计。CI通过特定的样本统计描述总体参数有多大的可能性。由特定的样本统计，如平均数。平均数的CI的定义更为严格。95%的置信区间意味着如果这个实验是一次又一次的重复，每100个置信区间中有95个将包含真平均值。置信区间由以下因素决定范围：汇总统计±置信因子×精度因子。

精度因子是从样本本身得出的，而置信因子是从概率分布中提取的，并且取决于所选的指定置信度。从正态分布的总体提取样品的区间数据CIs将被称为$\bar{x}$，作为精度因子的标准。用平方根除以SD得到平均值的误差。样本大小或$SE = \dfrac{SD}{\sqrt{n}} = \sqrt{\sum_{i=1}^{n}(x_i - \bar{x})^2 / n(n-1)}$。

置信因子与用于差量或样品的分布的置信因子相同，获得正态分布。对于置信因子1、2、3的可信区间有大约68%、95%和99%的机会包含总体均数。严格地说，从样本量中估算标准差时，其置信因子一定要用另一种概率分布得到，t分布。这些系数会之前用到的那些更大。通常情况下，当样本数量大小合理的时候，比如n大于25，这些误差可以被忽略。而当样本数量只有5或更多的时候，使用置信因子1、2、3来快速的口头估算置信区间，是很简单，且足够准确的参数估算。

关于总体抽样的概率分布中，几乎所有的研究报告都包括标准误SE的使用。这是使用中心极限定理的结果，中心极限定理是数学定理中最重要的结论之一。中心极限定理指出，如果样本容量足够大，则可以一直使用SE，在样本均值周围选定CIs。CIs值是按照前面描述的计算的。即使总体分布不符合正态，也不能使用标准差描述总体情况。指南只能给出所需的粗略的样本大小，对于区间数据，25及以上数据足够大，4及以下数据太小。

虽然标准误经常与其他描述性统计一起来描述统计数据，其实际上是一种推断性统计。标准误和标准差由于计算上的相似性经常被同时提及，但在研究中的应用中经常被混淆，如在"均数±标准差"使用中。±后面的数字是标准误还是标准差经常使研究者判断错误，从而造成结果混淆。其实选择很简单。当描述样品的离散、分散或差量时，使用标准差；在描述均值已知，描述精度时，使用标准误。

t检验

统计推断的一个重要进展出现在20世纪早期，当时学生t检验统计量和t分布的出现，使得在不知道总体方差的情况下，可以对假设进行检验。学生t检验最常用于比较两个群体的平均值。有两种类型的t检验。如果每个受试者都被两次衡量过，例如，一个在(x_i)用药之前和一个在(y_i)用药之后，那么使用独立样本t检验或配对样本t检验；在给药前采取的每项对照测量都与给药后同一患者的测量配对。当然，这是一个自身对照试验。这种配对的测量在同一个患者中减少了变异性，并增加了统计效能。计算了每对数值的差$d_i = x_i - y_i$，并计算了平均$\bar{d}$。在学生t检验方程里，$\bar{d}$是分子，而用$SE_{\bar{d}}$表示$\bar{d}$的标准误当分母，则t检验就是$t = \dfrac{\bar{d}}{SE_{\bar{d}}}$。

所有t统计数据都是这样完成的。分子是两种均值的差值，分母是这两种均值的标准误。如果两种均值之间的差异比它们的变异性大很多，则不存在差异的无效假设被拒绝。t检验的临界值取自t概率分布表。t分布是对称的，呈钟形分布，但比正态分布要离散得多。t分布只有一个整数参数。对于配对t检验，这个单一自由度的值是样本大小减去1。对于字母t的使用可能会有一些混淆。它既指用公式计算的检验统计量的值，也指理论概率分布中的临界值。临界值t值是在选择了一个显著性水平并计算出自由度后，通过查看t表来确定的。

更常见的是，分别对两个组中的样本进行研究。例如，一组接受血压控制治疗受试者在样本值为x_i，而对样本值为y_i的对照组则不给予治疗。每一组受试者的数量可能相同，也可能不相同；无论如何，在任何意义上，第一组中的单个测量都是与第二组中的特定测量相匹配或配对的。用未配对或两个样本t检验来比较两组的均值。t统计量的分子是$\bar{x} - \bar{y}$。分母是每个样本标准差的加权平均值，因此检验统计量t为

$$t = \frac{\bar{x} - \bar{y}}{\sqrt{\left(\dfrac{1}{n_x} + \dfrac{1}{n_y}\right)\left(\dfrac{(n_x - 1)s_x^2 + (n_y - 1)s_y^2}{n_x + n_y - 2}\right)}}$$

未配对t检验的自由度计算为两组受试者的和减2，与配对t检验一样，当t比值变大时，无效假设被拒绝。

来自于两个总体中的样本的比较结果应该是完整的。除了显示各自的平均值 $\bar{x}$ 和 $\bar{y}$ 它们的顺式和 t 检验的结果外，还有均数差异，$\bar{x}-\bar{y}$，也被包含在相关置信区间中。均数的差异是效应量的定量度量。对效应大小的报告有助于解释临床重要性，而不是研究结果的统计意义。

方差分析

在麻醉实验中，无论是人体试验还是动物试验，每个变量都可能不止一组或两组数据。纵向跟踪变量是非常常见的，例如在麻醉诱导前和麻醉期间，心率可以测量五次，实验者希望对比初始心率与诱导中的心率，这些被称为重复测量实验。实验设计中还包括其他几组接受不同诱导药物，例如比较各组使用喉镜后的心率。研究人员错误地运用 t 检验来分析这些数据。如果收集心率五次，这些收集时间可以标记为 A，B，C，D，E。可以将 A 与 B、C、D 和 E 进行比较，B 与 C，D，E 等比较。A、B、C、D、E 组可能的配对总数是 10，可以计算出所有的配对 t 检验。类似的方法可以用于比较两组以上未配对数据。

此时运用 t 检验是不合适的，在验证统计假设中，研究者设定Ⅰ类错误，通常选择 0.05。在前面给出的示例中，当多次使用 t 检验时，其错误率远高于 0.05，尽管对于每个比较，Ⅰ类错误设置为 0.05。事实上，所有 t 检验均为Ⅰ类错误，发现至少一种多重 t 检验统计量由公式 $\alpha=1\sim0.95\kappa$ 给出了偶然的结果。如果进行 13 次 t 检验（$\kappa=13$），则实际错误率为 49%。将 t 检验反复地应用到一个变量的所有可能的配对中，将会错误地得出统计意义，而实际上没有。

在两个以上的组之间或同一组的几个测量之间进行比较的最通用的方法被称为方差分析，经常被缩写为 ANOVA。方差分析适用于不止两组的对比中。这些检验统计量被称为 F 比，命名自 Ronald Fisher。F 检验统计量的临界值是由 Fisher 的 F 概率分布函数导出的。

假设研究者获取了三组数据。关于这三组目标总体的平均值我们可以得到什么？F 检验实际上同时提出了几个问题：第 1 组与第 2 组是否不同？第 2 组与第 3 组是否不同？第 1 组与第 3 组是否不同？和 t 检验一样，F 检验的统计量是一种比率，一般来说，分子表示三组平均值的变异性，而分母表示平均可变性或差异，从所有样本值的平均值中提取每个样本值。检验统计量公式在计算上很简洁，但很难凭直觉去鉴别。F 统计量中的两个自由度，分别是 m 和 n：m 的值是实验组数的函数；n 的值为各实验组受试者数量。多组数据的分析不一定是在进行方差分析。如果无效假设被拒绝，则测试组之间存在差异，如何测试进一步明确这些差异具体在哪？在进行方差分析后，各种统计方式可用于进行多个变量之间的比较。

稳健性和非参数检验

大多数统计检验取决于某些假设，即从试验样本中获取的潜在的总体中的数值分布的特性。对于参数统计，即 t 检验和方差分析是假设总体服从正态分布的。然而，由于一些数据、经验或历史原因，提示这些正态分布的假设并不成立，一些例子包括比例、百分比和响应时间。如果实验者担心数据不符合正态分布，该怎么办？

研究者可能会选择忽略数据不正常和方差不均匀的问题，希望一切都能解决。这种漫不经心的态度，其实是一种非常切合实际和合理的方法。参数统计称为稳健统计，它们经受住了许多逆境。对于统计学家来说，稳健性意味着Ⅰ类错误的大小不会受到病态数据的严重影响。参数统计的稳健性足以使通过 t 检验和方差分析得出的决策的准确性仍然非常可信，即使是在与假设有中度严重偏离的情况下也是如此。

另一种可能是使用不需要对总体的概率分布进行任何假设的数据统计。这种统计被称为非参数检验。如果对数据的形状非常担忧，就可以使用它们。非参数统计也是有序数据选择的检验。非参数统计背后的基本概念是对观测数据进行排序或排序的能力，非参数检验也称为序数统计。

大多数非参数统计仍然需要使用理论概率分布。检验统计必须超过的临界值来自二项分布、正态分布和卡方分布，这取决于所使用的非参数检验。非参数检验符号检验、Mann-Whitney 秩和检验和 Kruskal-Wallis 单向方差分析，分别类似于配对 t 检验、未配对 t 检验和单因素方差分析。目前可用的非参数检验没有得到更普遍的使用，因为它们不能很好地适应复杂的统计模型，而且如果数据实际上是正态分布的，那么它们就不能比参数检验更难区分零假设和替代假设。有一些通用的准则将变量类型和试验设计与统计检验的选择联系起来（表 7-5）。

变量类型	单样本检验	双样本检验	多样本检验
二值或分类变量	二项式分布	卡方检验, 费舍尔精确检验	卡方测验
序数	卡方检验	卡方检验, 非参数检验	卡方检验, 非参数检验
连续的或离散的	Z 分布或 t 分布	非对 t 检验, 配对 t 检验, 非参数检验	方差分析, 非参数方差分析

表 7-5　何时使用何种方法

二元变量

比较置信区间

分类二元数据（也称为计数数据）提供受试者响应的计数。给定一组受试者的样本，其中一些人具有一定的特征（例如死亡、女性），应答者与受试者的比率可以很容易地计算为 p=x/n；这个比率或等级可以表示为十进制分数或百分比。应该清楚的是，这是对二元数据的中心位置的度量。在抽样的总体中，响应者与总受试者数量的比率是一个总体参数，用 π 表示（这与几何常数 π=3.141 59… 无关）。样本比例 p 是总体比例 π 的估计量。与其他数据类型一样，π 通常不为人所知，但必须从样本中估计。样本比 p 是 π 的最佳估计值。由于总体不为一般所知，实验者通常希望用样本比 p 来估计 π，并指定所知的 π 精度。当样本足够大（n×p≥5；n×（1-p）≥5）时，利用中心极限定理优势，与计算区间数据相似推导出：$SE = \sqrt{\dfrac{p \times (1-p)}{n}}$。这个样本 SE 与区间数据平均值的样本 SE 完全类似，只是它是比例的 SE。正像计算了均值的 95% 置信区间一样，也可以得到关于这个比例的置信区间。较大的样本将使置信区间更精确。

如果没出现任何问题，就能确定是正确的吗？这个问题是由 Henley 和 Lippman-Hand[16] 探讨用 3/n 规则对零数字的解释。考虑一项观察性研究，报告 167 名接受静脉麻醉的患者没有发病。那就真的没有风险吗？虽然总体参数 π 的最佳估计值是 0/167 或 0%，但一个比 95% 置信区间更高的界限与考虑的不良事件的发生率的大小是相关的。由于二元数据的概率是由二项式概率分布函数提供的，这个上界可由 1-（0.05）^{1/n} 导出，其中 n 是分母；当 n 大于 30 时，这很好地近似为 3/n=3/167≈1.8%。

零分子的例子可以用来说明贝叶斯方法和频率方法之间的区别。如果没有先验信息（Bayes-Laplaceβ- 概率分布函数），3/（N1）=3/168≈1.8%；则上界为 CI 的贝叶斯等价称为可信区间（CI）[17]。随着样本数量的增加，3/n 和 3/（N1）的距离越来越近。相反，当有先验信息时，贝叶斯推理将提供比频数方法更确切的确信区间。假设先前的一项使用同样的新麻醉剂的研究已经发现了 10 000（0.15%）个患者中的 15 个不正常事件。根据新数据，人口发病率的估计值为 0.12%（上限为 95%CI=0.36%）[17]。利用先验信息和新资料对 167 例患者的 0 次事件进行分析，使总体估计率由 0.15% 降至 0.12%，95%CI 的上界（0.36% 比 1.8%）远低于频数估计。

假设检验

在否定乳腺动脉结扎的治疗价值的研究中，8 例患者中有 5 例（62.5%）显示有效果，9 名患者中有 5 名（55.6%）做过虚假手术的也显示有效果[1]。本实验取样来自两个人群的患者——进行了真正手术的患者还有那些做虚假手术的患者。可以通过各种统计方法来比较成功率。这些方法包括费舍尔精确检验和（皮尔逊的）卡方检验。卡方检验具有计算简单的优点，还可以分析多于两行或两列的方列联表。当某些假设的样本大小和回应率无法获得时，费舍尔精确检验无法拒绝该数据的无效假设。

这些实验的结果通常以率/风险比（相对危险度，RR），一种效应量，来表示（其他用来比较两组人群的二元变量结果的效应量包括，比值比[OR]、风险差异、以及需要治疗的数量）。实验组的改进比率（5/8=62.5%）与对照组的改善率（5/9=55.6%）有差别。当两组之间的相对危险度为 1.00（100%）时，两组之间的优缺点无差异。在本例中，相对危险度为 1.125。因此，实验组与对照组相比具有 12.5% 的改善机会。通过置信区间可计算出相对危险度；在此例中是（0.40，3.13），得到两者的相对危险度无显著差异（如果这样的实验现在进行，为了具有更强的统计学可信度，需要的样本的大小就会大得多）。

线性回归

通常，实验的目的是找出两个变量，通过一个变量了解另一个变量对新患者进行预测。最常用的技术是线性回归分析。为达到此目的，需收集实验数据(x_i, y_i)；这些数据可以进行临床试验或观察性研究。y 变量被称为依赖变量或响应变量，x 变量被表示为自变量或解释变量。这些数据在散点图中显示。在最简单的类型中两个变量是线型关系（直线）。y 变量是考虑 x 变量的函数。这表示为线性回归方程 y=a+bx；回归参数方程是 a 和 b。（严格定义，a 和 b 是总体参数 α 和 β 的估计量。参数 b 是与 x 和 y 相关的直线的斜率；每 1 个单位在 x 中变化，在 y 中都有 b 单位变化。估计参数是从最小二乘法获得的，即回归数据对中，垂直距离之和最小的斜率 b 值。b 对回归最重要的通常是斜率，尤其是斜率是否为非零；零值斜率意味着 x 和 y 不是线性相关的。二元正态性假设中 t 检验（x 和 y 均为正态分布），可用来检验边坡的斜率意义。相同的(x_i, y_i)数据对通常是相关分析。相关系数 r 是线性度，x 和 y 的协变，r 在 −1～1 之间。r 为零值时，x 与 y 不是线性关系。

$$r = \frac{\sum_{i=1}^{n}(x_i - \bar{x})(y_i - \bar{y})}{\sqrt{\sum_{i=1}^{n}(x_i - \bar{x})^2}\sqrt{y_i - \bar{y}}}$$

统计检验 r 的显著性等价于检验 r 的显著性回归斜率 b。r 的平方值，称为决定系数(r^2)，变化在 0～1 之间，有时用百分比表示。决定系数有一个非常有用的解释：变化的分数由 x 的变化来表示。

假设收集了 11 个儿童的年龄和血浆中成熟度生物标志物，记录的数值如下：（10，8.04），（8，6.95），（13，7.58），（9，8.81），（11，8.33），（14，9.96），（6，7.24），（4，4.26），（12，10.84），（7，4.82），（5，5.68）。不是检验这些值或者摘要统计数据（$\bar{x}$=9.00，$\bar{y}$=7.50），而是允许由读者检测其中的关系。通过系数的计算（r^2=0.67），得到生物标记物中 67% 的变异是与年龄的变化相关的。

研究人员或读者不应满足于只看到回归和相关的统计结果。统计学家 Anscombe[18]创建了四个假设数据集来说明数据可视化检查的重要性。每个数据集有 11 组数据(x_i, y_i)（图 7-2）。假设的例子（前面列出的）显示在左上象限，显示为线性关系。右上象限的数据，x 与 y 的关系是曲线（二次）的。当位于右下象限，x 与 y 之间没

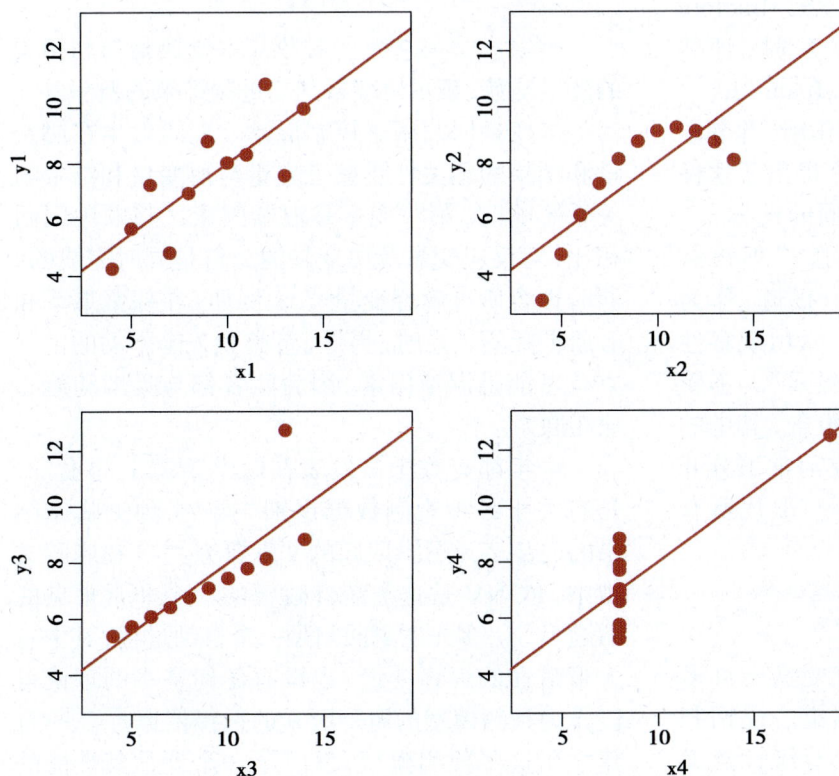

Anscombe' 的4个回归数据集

图 7-2　来自 Anscombe 的四个散点图数据集

对于每个数据集，$n=11$，$\bar{x}=9.00$，$SD_x=3.31$，$\bar{y}=7.50$，$SD_y=2.03$，y=3.00+0.50x，$SE_a=1.12$，$SE_b=0.12$，$r^2=0.67$，依此类推。全统计数据精确至小数点第四位。

有任何关系，只有当所有数据都具有相同 x 值时是一个例外。在左下象限，x 和 y 之间的相关性近乎完美。只有一个数据的 y 值比较高。然而，所有的汇总统计、回归和四组数据的相关值，包括均值、标准差、斜率、截距、回归参数的标准误差，统计回归参数的意义及其相关性系数相等。通过目测可以有四种不同的模式。即使是最简单的回归和相关分析的形式是基于假设 x 与 y 之间存在潜在的线性关系，这种假设的失败会导致错误的统计推断。仅使用汇总、回归和相关统计数据，这四个数据集被认为有非常相似的／相同的潜在关系。

流行病学

流行病学是对健康和疾病情况、原因和影响的研究。流行病学是以观察为基础的。在实验控制下，但不干预分配给患者的麻醉药品和技术，进而系统地收集数据。流行病学研究的主要领域是一系列非随机研究（NRSs），包括麻醉药物、麻醉技术及护理对麻醉手术后患者预后的影响，围手术期并发症的鉴别诊断，结局事件的危险因素的识别和评估，个体的风险预测模型。系统评价（SRs）和荟萃分析（MA）也在其中，正如"大数据"的出现一样。

流行病学的一个基本原则是"有关联并不一定存在因果关系"。1965 年，流行病学家 Bradford Hill 提出了在观察环境与疾病的关联时，评估因果关系证据的准则。五十多年后，Ioannidis[19] 重新审视这些标准，评估其中哪些起作用，并确定了其中两点：一致性和实验性。Hill[20] 提出了这样的问题："它是否由不同的人，在不同的地方，不同的情况，不同的时间反复地提出过？"但没有什么能取代临床试验。Ioannidis[13] 报道：作为生物医学中被引用最多的文献之一，六项观察性研究中有五项被随后的随机实验"驳斥"。不管是临床随机对照试验还是观察研究报告，其中的医学研究的结果和主张，也不应与先前常识分开考虑。计算 P 值的精度统计本身不应取代所有证据。

多元线性回归

回归方法可以扩展到回归反应变量与许多解释变量线性相关的其中一个数据集。此回归关系包括选择解释变量回归斜率具有统计意义

（即，非零）。多变量线性回归是创建一个与某些连续反应相关的模型，例如心率为解释变量 k 这些也被称为协变量。这个回归从表格中的 n 个患者开始。$(y_1, x_{i,1}, x_{i,2} \cdots x_{1,k})$，其中下标 i 表示第 i 个患者，"$y_i$"是第 i 个患者的反应，$x_i$是一个协变量的值。$x_i$ 的第二个下标 k 表示从 1 到 k 个协变量。第一阶段个人的线性模型方程是：$\mu_i = \beta_0 + \beta_1 x_{i,1} + \beta_2 x_{i,2} + \cdots + \beta_k x_{i,k} = \sum_{j=1}^n \beta_j x_{i,j}$。$\beta_j$s 是根据观测数据估计模型的未知系数（参数）。对于第 i 个人来说，模型的期望值 μ_i 是每个协变量的线性和。观测值（y_i）与期望值（μ_i）之间的差异反映了生物变异性、测量误差等。

单变量和多变量的逻辑回归

如果线性回归已被扩展，反应变量是二元的（存活／死亡、并发症有／无）。此时，二元结果的估计方程是典型的 S 型生长曲线（例如存活情况）与麻醉剂剂量相比。二元结果的回归有多种方法，最常见的是逻辑回归。响应变量"y_i"指第"i"个体的二元结果的值。通常编码为 0 或 1，表示事件的不存在或存在（如手术死亡率）。π 表示响应变量值为 1 的概率，然后进行对数几率变换，率的对数值 $= \ln\left(\dfrac{\pi}{1-\pi}\right)$，使用 π 表示为协变量的线性组合：$\ln\left(\dfrac{\pi_i}{1-\pi_i}\right) = \beta_0 + \beta_1 x_{i,1} + \beta_2 x_{i,2} + \cdots + \beta_k x_{i,k} = \sum_{j=1}^n \beta_j x_{i,j}$。对数几率变换是与和相关的链接函数，表示协变量到二进制结果的概率。

多变量回归用于控制混淆。混淆发生在协变量和结果的相关性受第三变量与协变量和结果的关系影响时，第三变量是混杂因素。与顺序回归相比，对反应变量及协变量的分析是同时完成的，同时拟合所有解释变量[21]。例如，在探索烟草和心肌梗死的关系时，男性、贫穷和久坐不动的生活方式可能是混淆因素，因为两者都与吸烟和冠心病相联系。

每年都有数千份发表在医学杂志上的报告，是有关于各种观测数据识别"独立"预测临床结果的逐步多元逻辑回归的文献研究[22]。在麻醉文献中，PONV 是这类统计建模的一个非常常见的话题[23-26]。多元逻辑回归是一个自动过程，其中有大量潜在的解释变量，也没有任何基本的理论可以作为预测模型的风险因素的选择依据[27]。一旦建立了这些预测模型，就有了一个评估其性能的

框架[28-30]。大多数的这些预后模型都应该保持极大的怀疑，特别是那些关于死亡率的模型，因为它们通常没有被证实，而且准确性不高，而且没有临床实用的记录[31, 32]。

倾向得分匹配与分析

另一种在 NRSs 中提供治疗效果评估的方法是倾向评分匹配的方法[33]。这种使用 NRS 数据的目的是调查治疗 x 对指定的二分法结果 y 的影响。好的结果可以用 y+ 来表示，例如，生存；而死亡用 y− 表示。通常情况下，一个或多个基线预后协变量（C_1, C_2···, C_k）混淆因素可能在接受（X+）和没有（X−）治疗的患者之间不平衡。接受治疗 X+，得到有利的结果，表示为 Y+|X+，而表示在那些没有接受治疗的得到有利的结果，为 Y+|X−。对结果 y 的干预措施之间的任何差异可能是影响治疗和结果的混杂因素的结果；没有在结果中观察到差异也可能是混淆的结果。举例说明，肺动脉导管（PAC）在大约 40 年前就用于危重患者的护理中，并在没有严格评估的基础上广泛运用。由于医生不愿意让患者参与，研究者发起的一项对比患者有无肺动脉导管监护治疗的随机对照研究被迫终止[34]。Connors 等人[35]利用 5 735 名危重患者的数据，整理数据后发现，2 184 例 PACs 患者 6 个月生存率较低（Y+|X+=46.3%vs.Y+|X−=53.7%）。但在放置 PAC 时，更多的患者出现多器官系统衰竭（MOSF：57% 比 35%）。统计中最初协变量还有其他不平衡，是由于使用 PACs 抑或是病情更严重而导致的死亡率更高？通过倾向匹配，Connors 创建了一对亚群（1 008 名 PACs 患者对 1 008 名非 PACs 患者），两组患者的预后因素比例相似（如 MOSF：34%）；6 个月的生存率仍然较低（Y+|X+=46.0%，而 Y+|X−=51.2%）。

倾向分数匹配是一般匹配概念中的一种统计技术。如果只有一个预后因素是重要的，例如性别，那么通过重复和随机地将一个男人和一个女人放在每个子集中，就可以很容易地产生一对匹配的子集——仅仅根据性别来匹配。然而，在 NRS 中观察到的患者通常有大量的基线信息，Connors 等人[35]详细获取了 40 多项基线协变量信息。此外，通常不清楚哪些基线特征可以预测结果。通过简单匹配通常不可能使用极少数协变量创建匹配组。

倾向评分被定义为一个受试者接受许多基线协变量的特定治疗的概率。倾向评分通常采用多元逻辑回归分析。通过 NRS 数据的逻辑回归模型，尝试建立一个简约模型，并对结果进行独立的预测，与之相反，所有可用的协变量都被保留在模型中，用于一个倾向评分，无论它们是否具有统计学意义。这些协变量必须仅限于干预前已知的。在 Connors 的研究中，入院时存在或不存在 MOSF 应包括在倾向评分中；而在入院后一周后发展的 MOSF 不应包括在内。

对于数据集中的每个患者，每一个协变量之和乘以其回归系数之和 $z=\beta_0+\beta_1 C_{i,1}+\beta_2 C_{i,2}+\cdots+\beta_k C_{1-k}=\sum_{j=1}^n \beta_j x_{i,j}$，取 Z 评分的逆对数（$p=\dfrac{1}{1-e^{-z}}$），得到具有这些协变量值的患者接受干预的概率。当然，患者是否接受了干预，是众所周知的。通过随机选择和匹配一名接受干预的患者和一名没有接受 z 评分的患者，建立患者倾向匹配子集。通常，倾向概率（分数）与小数点第三位或更高的位置相匹配。通过 Wijeysundera 等人对中、高风险非心脏手术硬膜外麻醉的观察比较，证明了倾向评分匹配在平衡多个协变量方面的成功[36]。如 Gayat 等人[37]所绘制的图 7-3 所示，两个匹配的亚组的 45 个基线特征（每组约有 44 000 名患者）变得非常均衡。在原始数据集中，59% 和 33% 使用动脉导管；在平衡后，动脉导管的使用率为 48%。两个匹配子集的患者总数总是小于 NRS 数据集的患者总数，有些患者是无法匹配的。使用简单的配对统计量来比较这两个子集的结果。

研究者在 NRSs 中使用倾向评分方法来减少选择偏差在估计因果治疗效果方面的影响。现在，在重症监护和麻醉文献中，使用倾向分析来观察 NRS 已成为惯例——最常见的是使用匹配法[37]。倾向分数匹配分析应包括：①倾向评分的建立细节；②匹配方法；③用表格或图形显示的协变量平衡演示[37]。倾向评分可以减少由于观察到的协变量造成的偏差。

但倾向评分方法不能取代 RCT，因为随机化可以最小化治疗组之间对于观察、未观察和不可观测的协变量的不平衡。在 2007 年，Murphy 等人[38]统计了一个大约有 8 700 名患者进行手术的数据库，报告了心脏手术后的结果。根据术前危险因素和术中事件估计的倾向评分来调整所有的统计比较，以解决这一潜在的混淆问题。在接受

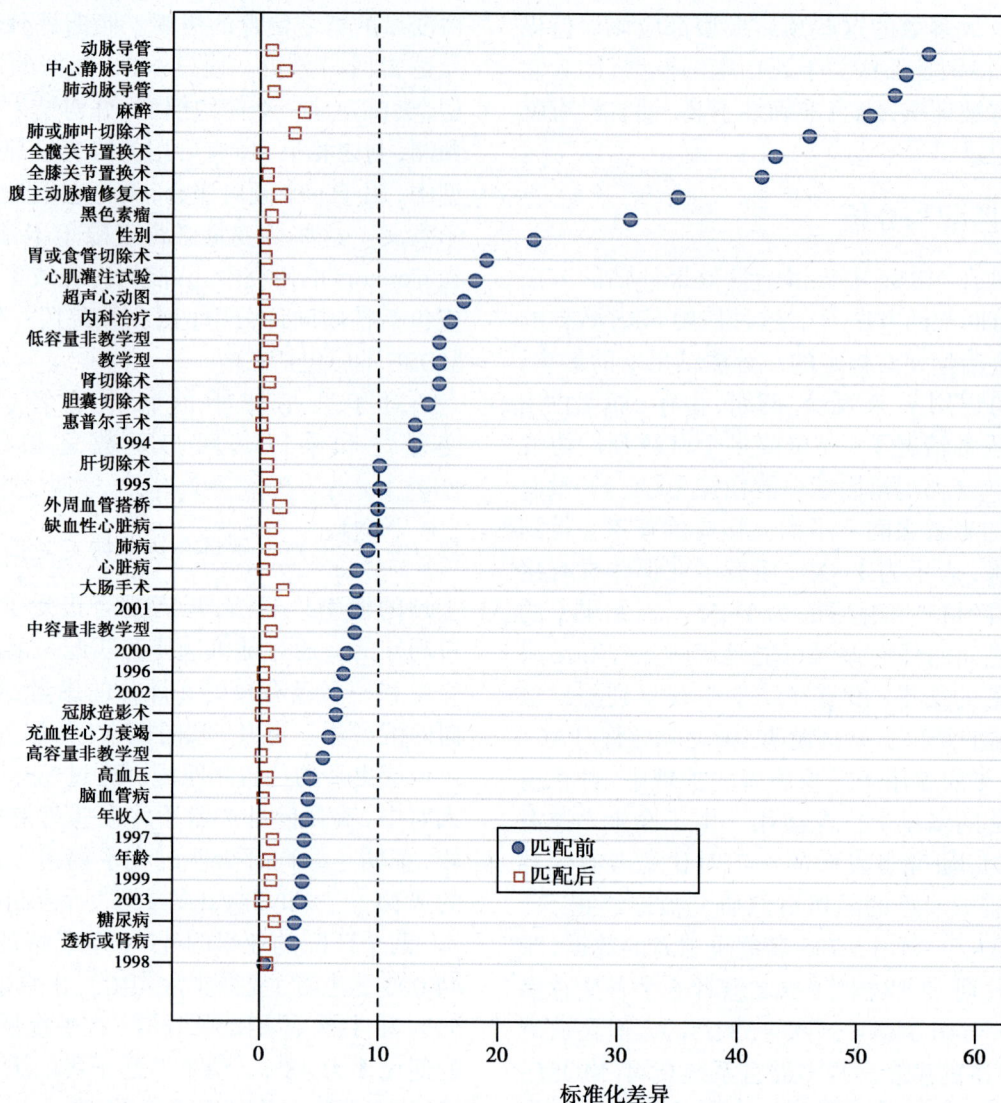

图 7-3

使用 Wijeysundera 提供的数据，在倾向评分匹配前后，45 个基线协变量的图形表示 36 个协变量的标准差异是各组间的平均差异，这两组除以平均标准差。标准化差异随着群体间不平衡的增加而直接增大。如果倾向分数匹配，所有协变量的标准化差异接近于零[转自 Gayat E，Pirracchio R，Resche-Rigon M，等.Propensity scores in intensive care and anaesthesiology literature：a systematic review.（《重症监护和麻醉学文献中的倾向分数：一项系统回顾》），Intensive Care Med.，36；2010；1997.[37]获得 Springer Science Business Media 许可]

血液治疗的患者中，死亡率、发病率和护理费用都有所增加。2015 年，Murphy 等人[39]报告了 2 000名患者的 TITRe2 试验，假设限制红细胞输血的阈值可以降低术后并发症。输血策略对主要结局、复合结局（严重感染或缺血性事件）无明显影响。事实上，限制性阈值组 3 个月的死亡率更高（4.2%比 2.6%）。作者对 RCT 和 NRS 进行了对比，得出结论：“差异可能是由于观察分析受到影响输注红细胞的因素所干扰。”即使是经过良好处理的倾向调整分析也不能消除协变量之间的混淆，无论协变量可观察还是不可观测。

系统回顾与荟萃分析

自第一次系统性回顾研究（SR）及荟萃分析（MA）在麻醉杂志上发表以来，已有 25 年多的时间[40]，目前使用这些研究方法的报告已经很普遍了[41-44]。其中的核心问题、干预措施的高级部分可归入缩略语 PICO：P——患者；I——干预；C——比较；O——结果。SR 的结构化标题通常包含大部分 PICO 元素。

其中的数据是从对照试验（通常是随机）中获得的。已经记录在医学文献中而不是新进行的临床试验，这一观察的基本分析单位是已发表的研究。荟萃分析的方案通常包括：①纳入、排除标准的选择；②明确文献检索内容；③从纳入的研究中提取数据；④对每项研究的偏倚进行评估；⑤系统地汇集数据；⑥推论的讨论。这个结构化的报告可尽量减少偏倚。即使是随机对照试验也可能是偏倚的来源。例如：①选择偏倚：每个接受干预的患者的系统性差异；②实施偏倚：与预先计划的干预措施不一致的患者的干预的差异；③失访偏倚：两组干预患者随访中失访的差异；④检测偏倚：系统性差异和记录结果的差异。纳入系统回顾的试验中检测偏倚的主要焦点为：①随机化过程；②随机隐藏分配；③盲法的使用；④失访患者的报告/分析。

在一项研究中，二元结果（是/否、生/死、有/无）通常通过 RR 或 OR 大小进行比较；对于连续变量，影响因素是平均值。如果在所纳入的研究中，有足够的临床相似性，干预效果的整体效应的汇总值比较可用荟萃分析来估计。荟萃分析是一组统计数据。是综合不同研究结果的技巧。荟萃分析结果通常使用森林图表示（图 7-4）。最左边的一列标志表示包括的研究；中间的左列显示观察到的数据；中间右列列出了独立研究 95% 置信区间和统计数据。最右列的水平线和菱形表示研究的相对风险和总体相对风险。关于荟萃分析统计的异质性及其意义的汇总统计数据，有描述性的和推断性的统计。荟萃分析的方法不断得到改进。具体来说，荟萃分析的统计学能力之强大，促使人们尝试新的统计方法，以保证荟萃分析更新的同时维持其 I 类错误率[45]。此外，有人指出，在评估效应量时，回顾性分析的初始效益通常是被夸大的，同时回顾性分析的更新也是滞后的[46]。

对图 7-4 的检查显示，15 项研究中有 11 项有比较广泛的、无统计学意义的、跨过"RR=1 竖线"的相对危险度。图中可见，只有一个研究中发现利多卡因是"受欢迎的"。所有研究计算的相对危险值为 7.31，其中 95% 可信区间（4.16，12.86）。汇总统计数据的结果是显而易见的。每七分之一的患者（92/637），利多卡因导致脊髓阻滞并发短暂性神经功能综合征（TNS）；与其他局部麻醉剂相比，TNS 的发病风险大约高出 7 倍[47]。

系统回顾研究有多种来源。许多来自于发表在麻醉相关领域的独立研究。美国麻醉医师学会倡导的循证医学的证据，其中就包括系统回顾研究。系统回顾性研究的一个主要支持机构是 Cochrane 协作组：一个由 30 000 多名志愿者组成的网络国际组织，来自 100 多个国家，在 Cochrane 图书馆上出版了超过 6 500 个系统回顾性研究。Cochrane 和非 Cochrane 之间重要的区别是，随着新的研究报告的发布，定期维护和更新 Cochrane 系统回顾性研究是作者的义务。系统回顾性研究结果是暂时的，有新证据出现时需要及时的更新。Cochrane 协作组有丰富的文献资料、教程和软件，来指导系统回顾性研究和荟萃分析的方法[48]。在 Cochrane 协作组内，有超过 50 个合作评审小组提供了对系统性回顾研究的质量控制和监督；其中之一是对麻醉干预的审查，以及关键和紧急事件的应对[49]。

大数据

大数据具有"3V"的属性，海量（volume）、速度（velocity）、多样性（variety）。多大的样本量可称为大数据？通常引用的海量是每天以百万计的速度制作的数十亿条记录，其中包含许多变量类型。计算机存储大数据需要一个超过 GB 和 TB 的新名称：petabyte=10^6GBs；exabte=10^9GBs；甚至更大。大数据现在是美国国立健康研究院的一项正式活动。大数据到知识倡导（BD2K）[50]，BD2K 的任务包括：进行研究和开发分析生物医学大数据所需的方法、软件和工具。

大数据也可以定义需要新方法来收集、管理和分析那些常用或可用的数据的研究。历史上，有两个 50 多年前麻醉流行病学的发表报告包含在大数据中。第一个研究是在 1948～1952 年，调查了 5 年间横跨美国的 10 个学术医疗中心分布的 600 000 种麻醉剂[51]。另一个是国家氟烷研究报告的四年间（1959～1962 年），共有大约 850 000 种麻醉剂的死亡率和致死性肝坏死[52]。这两项研究都要求扩大数据收集和管理的资源，并包括新的统计方法。

除了基因组学和医学图像的大数据外，大数据公司还有什么有前景的研究？发布在社交媒体上的信息以及网络搜索引擎的查询每天达数百万。这被称为当代的数字排量，其中是否有可用的有益内容？来自搜索引擎公司 Google 报告显示，通

研究或分组	利卡多因 事件数	总数	其他局麻药 事件数	总数	比重	风险比 M-H，校正后，95% CI	风险比 M-H，校正后，95% CI
2.1.1 布比卡因							
Hampl 1995b	9	28	0	16	4.9%	11.14[0.69，179.55]	
Pollock 1996	16	107	0	52	5.2%	16.19[0.99，264.78]	
Salmela 1998	3	15	0	30	2.6%	13.56[0.75，246.76]	
Hampl 1998	4	15	0	30	2.6%	17.44[1.00，304.11]	
Keld 2000	9	35	1	35	7.8%	9.00[1.20，67.31]	
Philip 2001	1	30	2	28	16.1%	0.47[0.04，4.87]	
Aouad 2001	0	100	0	100		不可估	
小计（95% CI）		330		291	39.3%	7.60[3.00，19.30]	
总事件数	42		3				

异质性检验：Chi^2=6.30，df=5（P=0.28）；I^2=21%
整体效应检验：Z=4.27（P<0.000 1）

2.1.2 丙胺卡因							
Martinez-Bourio 1998	4	98	1	102	7.6%	4.16[0.47，36.60]	
Hampl 1998	5	15	1	30	5.2%	10.00[1.28，78.12]	
Østgaard 2000	7	49	2	50	15.4%	3.57[0.78，16.35]	
de Weert 2000	7	35	0	35	3.9%	15.00[0.89，252.96]	
小计（95% CI）		197		217	32.1%	6.14[2.31，16.32]	
总事件数	23		4				

异质性检验：Chi^2=1.21，df=3（P=0.75）；I^2=0
整体效应检验：Z=3.63（P=0.000 3）

2.1.3 普鲁卡因							
Hodgson 2000	11	35	2	35	15.6%	5.50[1.31，23.03]	
Le Truong 2001	8	30	0	30	3.9%	17.00[1.03，281.91]	
小计（95% CI）		65		65	19.4%	7.80[2.19，27.77]	
总事件数	19		2				

异质性检验：Chi^2=0.52，df=1（P=0.47）；I^2=0
整体效应检验：Z=3.17（P=0.002）

2.1.4 罗哌卡因							
Breebaart 2003	1	15	0	30	2.6%	5.81[0.25，134.73]	
小计（95% CI）		15		30	2.6%	5.81[0.25，134.73]	
总事件数	1		0				

异质性检验：不可用
整体效应检验：Z=1.10（P=0.27）

2.1.5 左布比卡因							
Breebaart 2003	2	15	0	30	2.6%	9.69[0.49，189.93]	
小计（95% CI）		15		30	2.6%	9.69[0.49，189.93]	
总事件数	2		0				

异质性检验：不可用
整体效应检验：Z=1.50（P=0.13）

2.1.6 2-氢普鲁卡因							
Casati 2007	5	15	0	15	3.9%	11.00[0.66，182.87]	
小计（95% CI）		15		15	3.9%	11.00[0.66，182.87]	
总事件数	5		0				

异质性检验：不可用
整体效应检验：Z=1.67（P=0.09）

总计（95% CI）		637		648	100.0%	7.31[4.16，12.86]	
总事件数	92		9				

异质性检验：Chi^2=8.34，df=14（P=0.87）；I^2=0
整体效应检验：Z=6.91（P<0.000 01）
组间异质性检验：Chi^2=0.27，df=5（P=1.00）；I^2=0

0.005　0.1　1　10　200
偏好治疗组　　偏好对照组

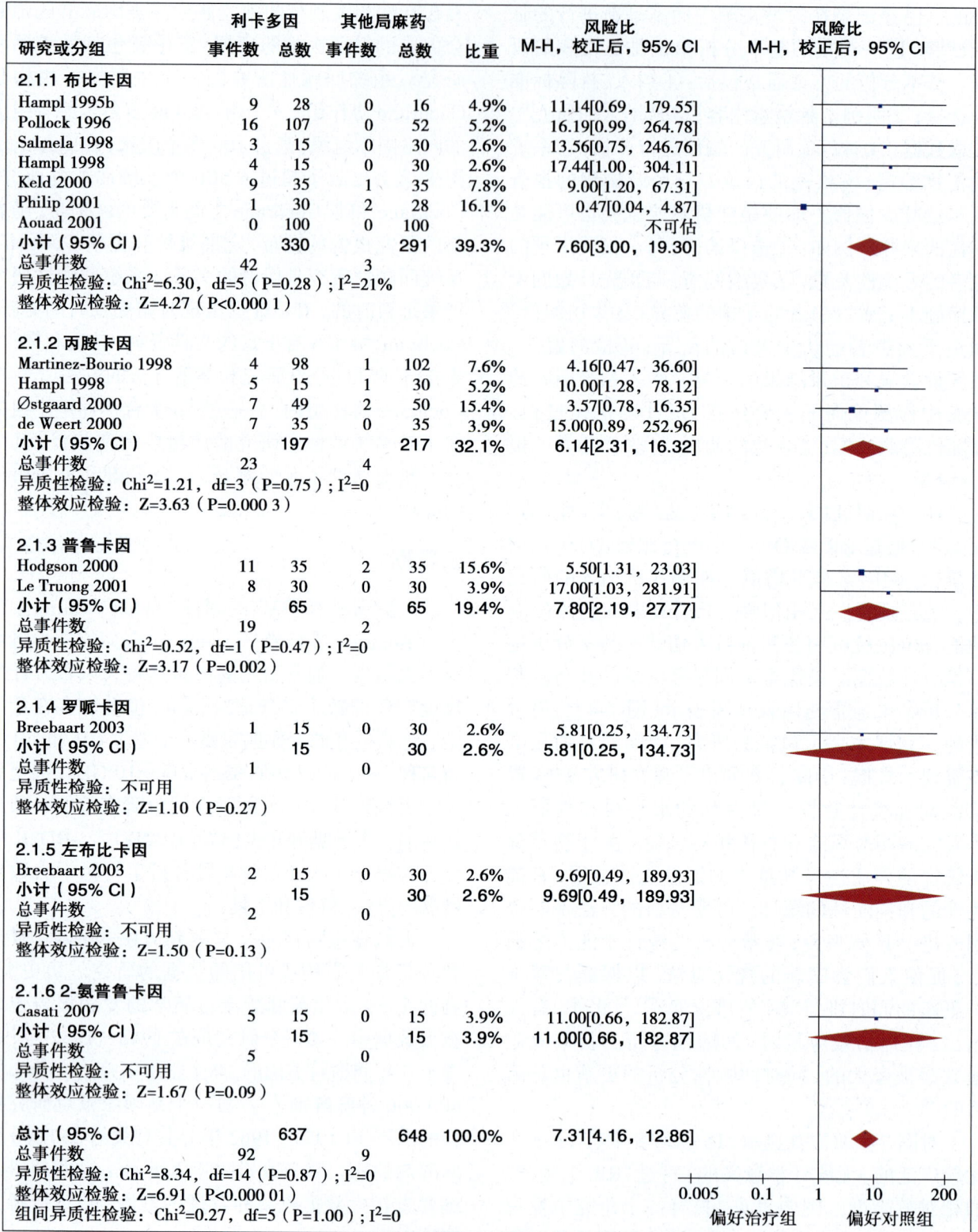

图 7-4　森林图说明了多项研究的治疗效果的相对强度

每项研究的点估计都表示出来，95% 可信区间使用水平线表示。在森林图中的 RRs（相对风险）或 OR 中，图的 x 轴是对数标度，因此在点估计上是对称的。无影响在垂直线中为 1。每个方格的面积与它的重量成正比。RRs 归纳表示为菱形，其侧边点表示总结值的 95%CI。评论发表于 Cochrane2009 年第 2 期。随着新证据的出现进行评论定期更新，以及对评论和批评的回应，应查阅 Cochrane 系统审查数据库最新版本的评论

过搜索例如"感冒／流感疗法"或"流感并发症"等主题，社交媒体中的数据准确地预测了流感的发展趋势。在几年的流感大流行中，这些预测反映了官方卫生统计数据显示的感染人数的上升和下降[53]。对使用者来说，它是可以通过利用数百万人的集体智慧，更快地监测疾病。对这些网络媒体模式更严格地重新审视发现，它们不足以取代地方和国家对健康趋势及时的监测[54]。

大数据在麻醉中的应用是怎样的呢[55-57]？大数据在机构和政府行政和计费数据库的麻醉的流行病学报告中有很多用途。目前几个国家建立了围手术期数据库，包括国家临床结果登记处（NACOR），多中心全国外科围手术期结局组（MPOG）、质量计划（NSQIP）和胸外科医师协会、国家数据库[56]。虽然均有数百万名患者记录，但只有 MPOG 常规记录所有生理监测，每 5 分钟或更频繁间隔的数据。即使有了这些围手术期数据，也没有存储库或管理数据库满足大数据的定义。在国家存储库中，高分辨率的波形（如心电图）在高分辨率下的常规数字化会迅速产生大数据[58]。在麻醉和手术前对患者进行基因分型的应用也会产生大数据[56,59]。在此之前，麻醉不适合大数据。

总结

结果阐释

科学研究不因统计检验结束而结束[60]。其研究成果应向世界各地展示。即使研究在统计上有显著的差异，实验者必须明确这种差异在医学或生理上是否重要。统计学均有意义并不总是等同于其具有生物相关性。实验者对实验结果的解释中，其很大程度上取决于实验的设计。一方面，临床上不显著的组间差异可能是由于检验样本不够大。另一方面，如果样本量较小，则必须始终考虑已知或未知的混杂变量会导致统计学差异；随着样本数量的减少，随机化过程中保证同质性的概率就会下降。如果实验组被给予三种剂量或更多种剂量的药物，结果会如何？建议建立一个稳定增加或减少的剂量‐反应关系。可能存在剂量‐反应关系，但对实验方法的一些怀疑是有根据的。

另外，对于比较不同药物、设备和手术对患者预后的临床研究，患者、临床护理和研究的治疗方法是否与其他地方提供的治疗方法存在相似的地方，广泛的从业人员是否对其感兴趣？这是有效的区别——它是在最好的（研究）环境下进行的，而且是有效的——它在常规的临床治疗的情况下有效吗？

最后，在比较替代疗法时，更好的治疗是否正确，取决于研究设计。个案报道证据级是最低的，回顾性研究高一级，然后是前瞻性研究与历史研究作为对照组，证据级最高的是临床随机对照试验。临床治疗中证据级别最高的是一系列证实了相同的假设的随机对照临床试验。

统计资源

随着医学信息的指数增长，创造了丰富的生物统计学知识。对循证医学的日益重视，造就了对未来和当前医生进行定量推理、概率和统计教育的迫切需要。这些领域内的特定和推荐论题的详细论述可供使用[61]。医学统计学的教科书中关于基本、中级和高级统计的论述比比皆是[62-67]。生物医学统计杂志，包括流行病学、研究综合方法、系统评述、医学统计和医学研究中的统计方法，他们的读者都是统计学家和生物医学研究人员。一些医学杂志，例如英国医学杂志，定期出版基础和更新统计学方法。广泛的互联网资源，包括数据分析方法、在线统计计算器的免费在线课程，可以很容易地找到数据集和统计软件。高性能统计软件可免费从奥地利维也纳 R 基金会获得。

在方法学上，提供指导的资源不断增加。大部分的改进是由与 Cochrane 有关的流行病学家合作的统计学家推动的。关于临床试验和观察研究的报告包括 SR 和 MA 技术，包括：①2010CONSORT（合并报告标准）[68,69]；②CONSORT（流行病学观察性研究的加强报告）[70,71]；③PRISMA（优先报告系统评价项目荟萃分析）[72,73]；④ MOOSE（荟萃分析在流行病学的观察性研究）[74]。可在 Equator-Network 获取这些和其他资源。

统计与麻醉

麻醉杂志上的报告现在包括许多在这一章未提到的较新的方法。下面介绍三种：①药物动力学和药代动力学研究，药物或药物的组合通常使用线性、混合效应或广义线性混合效应模型；②生存分析技术在出院患者中的应用,手术时间或术后发病率/死亡率的结果;③中期分析或序贯试验设计的方法,用来停止无效或危险的治疗。

麻醉学需要更多工作者增强他们的统计学基础。在这样做之后,这些统计学知识渊博的麻醉医师可以改进自己的研究项目,以此协助他们从事研究工作的同事,专业统计学家加强期刊编辑评审工作,向临床读者阐述统计数字的含义。临床读者也需要尽量获得一些基本的统计技能。如果没有一些基本知识,就越来越难理解期刊中的统计。最后,理解实验设计和统计推断可以防止过早地接受错误研究的新疗法。

（魏毓良 译，易杰 校）

参考文献

1. Cobb LA, Thomas GI, Dillard DH, et al. An evaluation of internal-mammary-artery ligation by a double-blind technic. *N Engl J Med.* 1959;260:1115–1118.
2. Sacks H, Chalmers TC, Smith HJ. Randomized versus historical controls for clinical trials. *Am J Med.* 1982;72:233–240.
3. Kunz R, Oxman AD. The unpredictability paradox: review of empirical comparisons of randomised and non-randomised clinical trials. *BMJ.* 1998;317:1185–1190.
4. Herbison P, Hay-Smith J, Gillespie WJ. Different methods of allocation to groups in randomized trials are associated with different levels of bias: a meta-epidemiological study. *J Clin Epidemiol.* 2011;64:1070–1075.
5. Schulz KF, Chalmers I, Hayes RJ, et al. Empirical evidence of bias: dimensions of methodological quality associated with estimates of treatment effects in controlled trials. *JAMA.* 1995;273:408–412.
6. Goodman SN. Toward evidence-based medical statistics: 1. The P value fallacy. *Ann Intern Med.* 1999;130:995–1004.
7. Goodman SN. Toward evidence-based medical statistics: 2. The Bayes factor. *Ann Intern Med.* 1999;130:1005–1013.
8. Goodman SN. Of P-values and Bayes: a modest proposal. *Epidemiology.* 2001;12:295–297.
9. Nuzzo R. Scientific method: statistical errors. *Nature.* 2014;506:150–152.
10. Little RJ. Calibrated Bayes: A Bayes/Frequentist roadmap. *Am Stat.* 2006;60:213–223.
11. Sterne JA, Davey Smith G. Sifting the evidence-what's wrong with significance tests? *BMJ.* 2001;322:226–231.
12. Ioannidis JP. Why most published research findings are false. *PLoS Med.* 2005;2:e124.
13. Ioannidis JP. Contradicted and initially stronger effects in highly cited clinical research. *JAMA.* 2005;294:218–228.
14. Ioannidis JP. Effect of formal statistical significance on the credibility of observational associations. *Am J Epidemiol.* 2008;168:374–383.
15. Katki HA. Invited commentary: evidence-based evaluation of p values and Bayes factors. *Am J Epidemiol.* 2008;168:384–388.
16. Hanley JA, Lippman-Hand A. If nothing goes wrong, is everything all right? Interpreting zero numerators. *JAMA.* 1983;249:1743–1745.
17. Tuyl F, Gerlach R, Mengersen K. A comparison of Bayes-Laplace, Jeffreys, and other priors: the case of zero events. *Am Stat.* 2008;62:40–44.
18. Anscombe FJ. Graphs in statistical analysis. *Am Stat.* 1973;27:17–21.
19. Ioannidis JP. Exposure-wide epidemiology: revisiting Bradford Hill. *Stat Med.* 2016;35:1749–1762.
20. Hill AB. The environment and disease: association or causation? *Proc R Soc Med.* 1965;58:295–300.
21. Katz MH. Multivariable analysis: a primer for readers of medical research. *Ann Intern Med.* 2003;138:644–650.
22. Brotman DJ, Walker E, Lauer MS, et al. In search of fewer independent risk factors. *Arch Intern Med.* 2005;165:138–145.
23. Eberhart LH, Morin AM. Risk scores for predicting postoperative nausea and vomiting are clinically useful tools and should be used in every patient. Con: 'life is really simple, but we insist on making it complicated.' *Eur J Anaesthesiol.* 2011;28:155–159.
24. Kranke P. Effective management of postoperative nausea and vomiting: let us practise what we preach! *Eur J Anaesthesiol.* 2011;28:152–154.
25. Pierre S. Risk scores for predicting post-operative nausea and vomiting are clinically useful tools and should be used in every patient: 'Don't throw the baby out with the bathwater.' *Eur J Anaesthesiol.* 2011;28:160–163.
26. Pace NL, Eberhart LH, Kranke PR. Quantifying prognosis with risk predictions. *Eur J Anaesthesiol.* 2012;29:7–16.
27. Pace NL. Independent predictors from stepwise logistic regression may be nothing more than publishable p values. *Anesth Analg.* 2008;107:1775–1778.
28. Cook NR. Statistical evaluation of prognostic versus diagnostic models: beyond the ROC curve. *Clin Chem.* 2008;54:17–23.
29. Cook NR, Ridker PM. Advances in measuring the effect of individual predictors of cardiovascular risk: the role of reclassification measures. *Ann Intern Med.* 2009;150:795–802.
30. Steyerberg EW, Vickers AJ, Cook NR, et al. Assessing the performance of prediction models: a framework for traditional and novel measures. *Epidemiology.* 2010;21:128–138.
31. Siontis GC, Tzoulaki I, Ioannidis JP. Predicting death: an empirical evaluation of predictive tools for mortality. *Arch Intern Med.* 2011;171:1721–1726.
32. Wyatt JC, Altman DG. Prognostic models: clinically useful or quickly forgotten? *BMJ.* 1995;311:1539–1541.
33. Haukoos JS, Lewis RJ. The propensity score. *JAMA.* 2015;314:1637–1638.
34. Guyatt G. A randomized control trial of right-heart catheterization in critically ill patients. Ontario Intensive Care Study Group. *J Intensive Care Med.* 1991;6:91–95.
35. Connors AF, Jr., Speroff T, Dawson NV, et al. The effectiveness of right heart catheterization in the initial care of critically ill patients. SUPPORT Investigators. *JAMA.* 1996;276:889–897.
36. Wijeysundera DN, Beattie WS, Austin PC, et al. Epidural anaesthesia and survival after intermediate-to-high risk non-cardiac surgery: a population-based cohort study. *Lancet.* 2008;372:562–569.
37. Gayat E, Pirracchio R, Resche-Rigon M, et al. Propensity scores in intensive care and anaesthesiology literature: a systematic review. *Intensive Care Med.* 2010;36:1993–2003.
38. Murphy GJ, Reeves BC, Rogers CA, et al. Increased mortality, postoperative morbidity, and cost after red blood cell transfusion in patients having cardiac surgery. *Circulation.* 2007;116:2544–2552.
39. Murphy GJ, Pike K, Rogers CA, et al. Liberal or restrictive transfusion after cardiac surgery. *N Engl J Med.* 2015;372:997–1008.
40. Pace NL. Prevention of succinylcholine myalgias: a meta-analysis. *Anesth Analg.* 1990;70:477–483.
41. Biondi-Zoccai G, Lotrionte M, Landoni G, et al. The rough guide to systematic reviews and meta-analyses. *HSR Proc Intensive Care Cardiovasc Anesth.* 2011;3:161–173.
42. Carlisle JB. Systematic reviews: how they work and how to use them. *Anaesthesia.* 2007;62:702–707.
43. Kranke P. Evidence-based practice: how to perform and use systematic reviews for clinical decision-making. *Eur J Anaesthesiol.* 2010;27:763–772.
44. Pace NL. Research methods for meta-analyses. *Best Pract Res Clin Anaesthesiol.* 2011;25:523–533.
45. Imberger G, Gluud C, Boylan J, et al. Systematic reviews of anesthesiologic interventions reported as statistically significant: problems with power, precision, and type 1 error protection. *Anesth Analg.* 2015;121:1611–1622.
46. Pereira TV, Ioannidis JP. Statistically significant meta-analyses of clinical trials have modest credibility and inflated effects. *J Clin Epidemiol.* 2011;64:1060–1069.
47. Zaric D, Pace NL. Transient neurologic symptoms (TNS) following spinal anaesthesia with lidocaine versus other local anaesthetics. *Cochrane Database Syst Rev.* 2009;(2):CD003006.
48. Cochrane Handbook for Systematic Reviews of Interventions. Version 5.1.0: The Cochrane Collaboration; 2011. Available from: http://www.cochrane-handbook.org.
49. Pedersen T, Møller A. The Cochrane Collaboration and the Cochrane Anaesthesia Review Group. In: Møller A, Pedersen T, Cracknell J, eds. *Evidence-Based Anaesthesia and Intensive Care.* New York, NY: Cambridge University Press; 2006:77–87.
50. Margolis R, Derr L, Dunn M, et al. The National Institutes of Health's Big Data to Knowledge (BD2K) initiative: capitalizing on biomedical big data. *J Am Med Inform Assoc.* 2014;21:957–958.
51. Beecher HK, Todd DP. A study of the deaths associated with anesthesia and surgery: based on a study of 599548 anesthesias in ten institutions 1948–1952, inclusive. *Ann Surg.* 1954;140:2–35.
52. Summary of the national Halothane Study. Possible association between halothane anesthesia and postoperative hepatic necrosis. *JAMA.* 1966;197:775–788.
53. Ginsberg J, Mohebbi MH, Patel RS, et al. Detecting influenza epidemics using search engine query data. *Nature.* 2009;457:1012–1014.
54. Olson DR, Konty KJ, Paladini M, et al. Reassessing Google Flu Trends data for detection of seasonal and pandemic influenza: a comparative epidemiological study at three geographic scales. *PLoS Comput Biol.* 2013;9:e1003256.
55. Giambrone GP, Hemmings HC, Sturm M, et al. Information technology innovation: the power and perils of big data. *Br J Anaesth.* 2015;115:339–342.
56. Levin MA, Wanderer JP, Ehrenfeld JM. Data, big data, and metadata in anesthesiology. *Anesth Analg.* 2015;121:1661–1667.
57. Simpao AF, Ahumada LM, Rehman MA. Big data and visual analytics in anaesthesia and health care. *Br J Anaesth.* 2015;115:350–356.
58. Liu D, Gorges M, Jenkins SA. University of Queensland vital signs dataset: development of an accessible repository of anesthesia patient monitoring data for research. *Anesth Analg.* 2012;114:584–589.
59. Pulley JM, Denny JC, Peterson JF, et al. Operational implementation of prospective genotyping for personalized medicine: the design of the Vanderbilt PREDICT project. *Clin Pharmacol Ther.* 2012;92:87–95.
60. Sutherland WJ, Spiegelhalter D, Burgman MA. Policy: Twenty tips for interpreting scientific claims. *Nature.* 2013;503:335–337.
61. Baldi B, Utts J. What your future doctor should know about statistics: must-include topics for introductory undergraduate biostatistics. *Am Stat.* 2015;69:231–240.
62. Campbell MJ, Machin D, Walters SJ. *Medical Statistics: A Textbook for the Health Sciences.* 4th ed. Chichester, England: John Wiley & Sons; 2007.
63. Dalgaard P. *Introductory Statistics with R.* 2nd ed. New York, NY: Springer; 2008.

64. Dawson B, Trapp R. *Basic & Clinical Biostatistics*. 4th ed. New York, NY: McGraw-Hill; 2004.
65. Glantz SA. *Primer of Biostatistics*. 7th ed. New York, NY: McGraw-Hill; 2012.
66. Guyatt G, Rennie D, Meade MO, et al. *Users Guides' Manual for Evidence-Based Clinical Practice*. 3rd ed. New York, NY: McGraw-Hill Education; 2014.
67. Riffenburgh RH. *Statistics in Medicine*. 3rd ed. San Diego, CA: Academic Press; 2012.
68. Moher D, Hopewell S, Schulz KF, et al. CONSORT 2010 explanation and elaboration: updated guidelines for reporting parallel group randomised trials. *BMJ*. 2010;340:c869.
69. Schulz KF, Altman DG, Moher D. CONSORT 2010 statement: updated guidelines for reporting parallel group randomised trials. *BMJ*. 2010;340:c332.
70. Vandenbroucke JP, von Elm E, Altman DG, et al. Strengthening the Reporting of Observational Studies in Epidemiology (STROBE): explanation and elaboration. *PLoS Med*. 2007;4:e297.
71. von Elm E, Altman DG, Egger M, et al. Strengthening the Reporting of Observational Studies in Epidemiology (STROBE) statement: guidelines for reporting observational studies. *BMJ*. 2007;335:806–808.
72. Liberati A, Altman DG, Tetzlaff J, et al. The PRISMA statement for reporting systematic reviews and meta-analyses of studies that evaluate healthcare interventions: explanation and elaboration. *BMJ*. 2009;339:b2700.
73. Moher D, Liberati A, Tetzlaff J, et al. Preferred reporting items for systematic reviews and meta-analyses: the PRISMA statement. *BMJ*. 2009;339:b2535.
74. Stroup DF, Berlin JA, Morton SC, et al. Meta-analysis of observational studies in epidemiology: a proposal for reporting: Meta-analysis of Observational Studies in Epidemiology (MOOSE) group. *JAMA*. 2000;283:2008–2012.

第8章 炎症、伤口愈合与感染

Harriet W. Hopf   Amalia Cochran   Cristiane M. Ueno   Candice Morrissey

要点

1. 预防感染最重要的部分是经常有效的手部卫生。戴手套不会降低对手部卫生的要求。

2. 理想的手部卫生杀菌剂杀灭广泛的微生物,抗菌活性至少持续使用后6小时,使用简单,副作用少。在有可能被感染的手术中预防性抗生素使用已经成为标准。用于手术预防最常用的抗生素是第一代头孢菌素头孢唑啉,因为大多数手术的潜在病原体是来自皮肤的革兰氏阳性球菌。

3. 抗生素给药的确切时间取决于药物的药理学和半衰期,但通常应在切皮前0~60分钟。麻醉医生应该与外科医生协商,使用由当地感染控制委员会制定的指导方针,主动给予预防性抗生素,因为他们在切皮前60分钟接触患者,并且可以优化给药时间。标准的教科书上氧供更多地依赖于血红蛋白结合的氧气(氧气含量)而不是动脉血氧分压,这对于运动中的肌肉可能是正确的,但是伤口愈合并不是这样。

4. 虽然伤口的氧耗量相对较低,但是需要在高浓度氧环境中消耗氧气。将氧气输送到伤口的效率取决于动脉血氧分压而不是血红蛋白结合的氧气(氧气含量)。只有在灌注正常且动脉血氧分压高的情况下,伤口才能达到高氧压(≥100mmHg)。由皮下血管张力中枢交感神经控制引起的外周血管收缩,可能是影响伤口氧合和伤口愈合最常见且临床上最重要的障碍因素。所有引起血管收缩的刺激必须同时纠正,以达到最佳治愈效果。影响伤口感染的因素包括吸烟、营养不良、肥胖、高血糖症、高胆固醇血症和高血压、手术前应尽可能评估和纠正。

5. 已证明,对腹部大手术患者,预防或纠正体温过低可减少伤口感染和增加胶原沉积。在手术前、手术中和手术后维持较高的室温或主动加温比其他加温方法明显有效。例如应用加温毯,放置在手术台表面的循环水毯以及加湿呼吸回路。

6. 优化围手术期输液量以尽量减少发病率和死亡率仍然是一个重大而有争议的挑战。目前关于容量管理的最好建议包括补充根据手术类型标准化计算丢失的液体、失血以及其他正在丢失的液体(如由利尿剂或染料给药引起的高尿量,高血糖或温度调节血管收缩)。

7. 通过面罩或鼻导管给予补充氧气增加了接受全身性阿片类药物的患者的安全性。作为额外效果,它也可以改善伤口愈合。疼痛控制也十分重要,因为它影响肺功能和血管张力。

8. 在手术部位感染中等至高危风险的患者中,麻醉医生有机会通过简单、廉价和容易获得的手段来促进伤口愈合并减少伤口感染的发生率。

引言

尽管手术患者的管理取得了重大进展,包括无菌技术、预防性抗生素使用以及诸如腹腔镜等手术方法的进步,外科手术伤口感染和愈合不良仍然是常见的手术并发症(图8-1)[1]。美国疾病控制和预防中心(The Centers for Disease Control and Prevention,CDC)统计,2010年在美国急诊医院进行的1 800万例手术中,在2011年大约有157 500例发生了手术部位感染(surgical site infections,SSI)(表8-1)[2]。伤口并发症与住院时间延长、资源消耗增加、甚至死亡率增加有关。

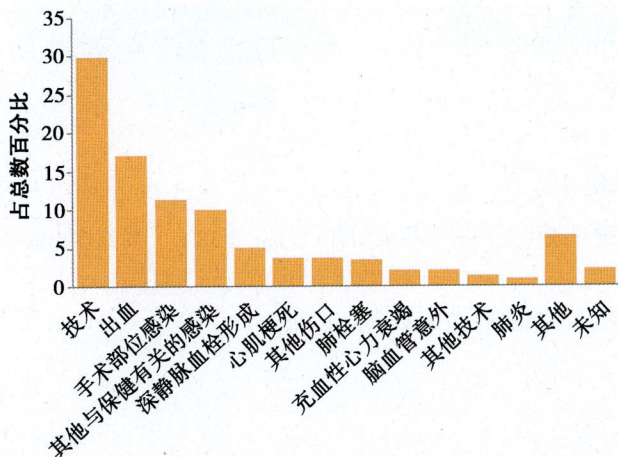

图 8-1
Thomas 等人回顾了 1992 年犹他州和科罗拉多州医院代表性样本中 15 000 名非精神病患者的出院记录。发现 17 912 例不良事件,占住院总数的 2.9%±0.2%。其中,近一半(45%)涉及手术护理。该图显示了手术护理子范畴内不良事件的分布(7 716 例手术不良事件)。约 20% 与感染有关,约 15% 与伤口有关(数据来源:Thomas EJ, Studdert DM, Burstin HR, et al.Incidence and types of adverse events and negligent care in Utah and Colorado.Med Care.2000, 38:261-271)

越来越多的文献支持这样的观点,即患者因素是手术后伤口结局的主要决定因素,如糖尿病和心脏病等并发症以及患者的基因结构因素[3]。环境因素和个体对压力的反应也很重要,伤口对缺氧是非常敏感的,这是常见的并可预防的。可以调整围手术期的管理,以促进术后伤口愈合和抗感染。随着无菌技术和预防性抗生素使用,维持伤口灌注和氧合是最重要的。本章讨论感染控制原理,伤口修复的生物学和生理学,以及抗感染如何改善预后。

表 8-1　手术部位感染(SSI)的定义标准

浅表切口 SSI

- 手术后 30 天内发生感染

  和

- 感染仅涉及切口的皮肤或皮下组织

  和

- 至少有以下一项

  1. 经或未经实验室确认的来自浅表切口化脓性引流

  2. 从浅表切口无菌获得的液体或组织培养物中分离出的生物体

  3. 至少有以下感染体征或症状之一:疼痛或压痛,局部肿胀,发红,或发热,外科医生故意打开浅表切口,除非切口培养阴性

  4. 外科医生或主治医师诊断浅表切口 SSI

- 不要将以下情况报告为浅表切口 SSI

  1. 缝合脓肿(局限于缝合穿透点的轻微炎症和分泌物)

  2. 会阴切开术或新生儿包皮环切术部位感染

  3. 烧伤伤口感染

  4. 延伸到面部和肌肉层的切口 SSI(见"深部切口 SSI")

注:特定标准用于识别感染的会阴切开术和包皮环切部位以及烧伤伤口

深部切口 SSI

- 如果没有植入物,手术后 30 天内发生感染。或在植入物到位后一年内发生感染,感染似乎与手术有关

  和

- 感染涉及切口的深部软组织(如筋膜和肌肉层)

表 8-1 手术部位感染(SSI)的定义标准(续)

和

- 至少有以下一项:

  1. 来自深部切口,而不是来自手术部位的器官/空腔部分的脓性引流

  2. 当患者至少有以下症状或体征之一时,深部切口会自然地裂开或由外科医生故意切开:发热($\geq 38℃$),局部疼痛或压痛。除非该部位是培养阴性

  3. 在直接检查、再次手术、组织病理学或放射学检查时发现深部切口感染的脓肿或其他证据

  4. 由外科医生或主治医师诊断深部切口 SSI

注意:

  1. 涉及浅表和深部切口部位的感染以深部切口 SSI 报告

  2. 通过切口引流的器官/空腔 SSI 以深部切口 SSI 报告

器官/空腔 SSI

- 如果没有植入物,手术后 30 天内发生感染。或在植入物到位后一年内发生感染,感染似乎与手术有关

  和

- 感染涉及解剖的任何部分(如器官或空腔),而不是在手术过程中被切开的伤口

  和

- 至少有以下一项:

  1. 通过穿刺放入器官/空腔的引流管的脓液

  2. 从器官/空腔中无菌获得的液体或组织培养物中分离的生物体

  3. 在直接检查、再次手术、组织病理学或放射学检查时发现涉及器官/空腔感染的脓肿或其他证据

  4. 由外科医生或主治医师诊断器官/空间 SSI

来源:Mangram AJ, Horan TC, Pearson ML, et al.Guideline for prevention of surgical site infection, 1999.Centers for Disease Control and Prevention(CDC)Hospital Infection Control Practices Advisory Committee.Am JInfect Control.1999, 27: 97-132, 经许可。

感染控制

手部卫生

预防感染最重要的部分是频繁和有效的手部卫生。1847 年,Ignaz Semmelweis 观察到,在主要由医学生与医生工作的维也纳总医院第一诊所分娩的产妇死亡率为 5%~15%,主要原因是产褥感染,这远远高于在主要由助产学生与助产士工作的第二诊所分娩的产妇死亡率(2%)[4]。而第一诊所的医学生和医生通常先进行尸体解剖(包括死于产褥热的患者),然后回到诊所,进行产妇的检查。Semmelweis 对这两者做了联系。尽管离细菌理论的产生还有几年的时间,他坚持医生和医学生离开病理学实验室时用氯化液洗手,这使得产褥热的发生率降低到与第二诊所相同水平。很快,Semmelweis 发现了从感染患者传染到未感染患者

的情况,并且还在不同患者之间使用了氯化液洗手。他还证明氯化液比肥皂和水更有效。遗憾的是,他的创新并没有得到广泛的认同,这是由于他迟迟不发表他的结果,他的同事不愿意接受他们可能负责传播疾病,以及他无法说服医护人员采取他的措施。尽管目前我们掌握了细菌学理论,但是手部卫生仍然是感染控制中一个令人难以理解的忽略因素:大量研究表明,手部卫生指南[4]的遵守率约为 40%(5%~81%),手术室(operating room, OR)内的麻醉医生明显偏低[5]。

细菌驻留在皮肤中,不可能被完全消除[6]。嵌入定植在皮肤深层褶皱中的微生物更难被移除,但一般也不致病。凝固酶阴性葡萄球菌和类白喉菌属是最常见的。暂住菌在皮肤的表层定植,因此用手部卫生更容易去除。暂住菌也是大多数与保健有关的感染来源,因为医务工作者的皮肤可

能因接触患者或接触污染表面而受到污染。表面污染最常见的是葡萄球菌和肠球菌等耐干燥的生物体。即使是"干净"的活动，如检测患者脉搏或应用监护仪，也可能导致手部污染：在一项研究中，这些活动之后，在护士的手上检测到100~1 000个克雷伯菌菌落单位[7]。虽然没有研究表明手污染与实际传播感染有关，然而从Semmelweis开始的大量研究表明，在手部卫生或改善对手部卫生依从性之后，卫生保健相关的感染有所减少[6]。

许多产品可用于手部卫生。理想的杀菌剂能杀灭广泛的微生物，具有抗微生物活性，使用后至少持续6小时，而且使用简单，副作用小。这里介绍最常用和最有效的药物。

普通（非防腐）肥皂和水对于减少手部污染通常效果最差[8]。虽然肥皂的清洁效果和清洗的机械作用清除了明显的污垢，但是细菌负荷不会大幅度减少。此外，肥皂和水的手部卫生会造成高概率的皮肤干燥与刺激，这两者都是增加细菌负荷的风险因素。然而，肥皂和水对于去除孢子是最有效的，因此在难辨梭状芽孢杆菌或炭疽芽孢杆菌污染时应该使用肥皂和水[6]。

醇基冲洗剂、凝胶和泡沫塑料使蛋白质变性，这赋予其抗微生物活性[6]。乙醇是最常用的，因为它具有比异丙醇更高的抗病毒活性。含有60%~95%乙醇的杀菌剂对革兰氏阳性和革兰氏阴性细菌，亲脂性病毒如单纯疱疹病毒、人类免疫缺陷病毒、流感病毒、呼吸道合胞体病毒和痘苗病毒以及乙型肝炎病毒和丙型肝炎病毒均有效。虽然使用乙醇类产品后细菌的再生确实变得得很慢，但是它们的持续活性很小。与低剂量的其他药物如氯己定、季铵化合物或三氯生组合可以赋予持久性效果。功效取决于应用的体积（3ml优于1ml）和接触的持续时间（理想情况下，30秒）。

氯己定是一种阳离子双胍，能破坏细胞质膜，导致细胞内容物沉淀[6]。它对革兰氏阳性细菌和亲脂性病毒具有杀菌作用，对革兰氏阴性细菌和真菌的活性稍低，对结核杆菌的活性最低。它在皮肤上有相当的持久性。CDC已经确定氯己定为首选的局部用药。氯己定直接接触眼睛后会造成严重的角膜损伤，直接接触内耳或中耳会出现耳毒性，以及与大脑或脑膜直接接触后有神经毒性。有报道说已经出现了对氯己定敏感性降低的细菌，但由于发现耐药性的浓度显著低于市售产品的浓度，因此这些细菌的临床相关性还值得探讨。最近有报道指出免疫球蛋白E介导对氯己定的过敏反应[9]，由于难以确定围手术期过敏反应的来源，病例可能报告不足。氯己定存在于广泛的医疗和社区产品中，包括湿巾、浸渍的中心静脉导管、牙膏、漱口水、角膜接触镜清洁剂和食物防腐剂。因此，潜在的敏感性暴露是常见的。

碘和碘化物（碘与聚合物载体）渗透到细胞壁，损害蛋白质合成和细胞膜功能[6]。虽然对孢子无效，它们对革兰氏阳性、革兰氏阴性和一些孢子形成细菌（包括梭状芽孢杆菌和芽孢杆菌属物种）具有杀灭作用。它们还具有抗分枝杆菌、病毒和真菌的活性。它们的持久性一般相当差。它们比其他常用药物导致更多的接触性皮炎，并且对这类局部药物过敏是常见的。聚维酮碘溶液引起的副作用一般比碘剂更少。

杀菌剂的选择取决于预期的病原体、医务工作者的可接受性和成本。一般来说，使用杀菌剂每人每天大约需要1美元，远远低于医疗保健相关感染的治疗成本。9项研究对比改善手部卫生依从性对保健相关感染的影响，大多数研究表明随着手部卫生习惯的改善，感染率下降[6]。

手部卫生的障碍包括皮肤刺激和对皮肤刺激的恐惧、不方便性、时间问题和医护人员接受程度（主要与其他因素有关）。虽然长期以来认为醇基制剂引起更多的皮肤刺激，但最近的一些试验显示，含润肤剂的醇基擦手剂因较少的皮肤刺激性，比抗菌或非抗菌肥皂更易被接受。在一项研究中，每天两次使用合适的（与手套相容的）乳液也能减少皮肤刺激，并且能使一天中的手部卫生频率增加50%[6]。醇基凝胶和泡沫通常也比杀菌肥皂和水更容易获得，因为分装器可以放入口袋或方便放置在患者护理部位附近。据估计，使用醇基凝胶和泡沫的时间大概是去水槽洗手时间的25%。但是，应该使用肥皂和水去除包括血液和其他体液在内的微粒物质，或者在五至十次应用醇基试剂后洗手。

一般随着指定洗手次数的增加，随着工作量的增加以及人员的减少，遵守手部卫生指南（表8-2~表8-4）的依从性开始变差。疾病预防控制中心的卫生保健指导方针把关注点集中于进入病房之前和之后的手部卫生。最近，世界卫生组织开展了一场突出手部卫生"五个时刻"的运动

表8-2   手部卫生的适应证
当双手明显变脏或被蛋白质物质污染，或被血液或其他体液明显污染时，用非抗菌肥皂和水或抗菌肥皂和水洗手
如果双手没有明显的脏污，请使用乙醇擦手液，以常规去除手上的污垢。另外，用抗菌肥皂和水洗手
在与患者直接接触之前清洁双手
置入中心静脉导管时，请在戴上无菌手套前对手部进行消毒
在留置导尿管、外周血管导管或其他不需要外科手术的侵入性装置之前对手部进行消毒
接触患者的完整皮肤后去污（如应用监护仪、移动患者）
接触体液或排泄物、黏膜，非完整的皮肤和伤口敷料后，如果手部没有明显的脏污，则应对其进行消毒
如果在患者护理期间从受污染的身体部位（例如气管插管中的口腔）移动到清洁身体部位（如调节气流、打开呼吸机、开始静脉输液），则消毒双手
在与患者紧邻的无生命物体（包括医疗设备）接触之后去除污染物，注意减少麻醉机的污染（例如气管插管后）
摘下手套后洗手
在吃饭前和使用洗手间之后，用非抗菌肥皂和水或抗菌肥皂和水洗手
使用浸渍抗生素的湿巾（即小毛巾）可以被认为是用非抗菌肥皂和水洗手的替代方法。因为它们不如用乙醇擦手或用抗菌皂和水洗手以减少医护人员手上的细菌那样有效，所以它们不能替代使用醇基擦手剂或抗菌肥皂。

改编自：Boyce JM, Pittet D.Guideline for hand hygiene in health-care settings.Recommendations of the Healthcare Infection Control Practices Advisory Committee and the HIPAC/SHEA/APIC/IDSA Hand Hygiene Task Force.*Am J Infect Control*.2002，30（8）：S1。

表8-3   手部卫生技术
当用乙醇擦手时，将推荐量的产品涂抹在一只手的掌心上，两手一起搓，覆盖手和手指的所有表面，直到手干燥。
用肥皂和水洗手时，先用水湿手，将推荐量的产品涂抹在手上，并用力搓手至少15秒，覆盖在手和手指的所有表面上。用水冲洗双手并用一次性毛巾彻底擦干。用毛巾把水龙头关掉。避免使用热水，因为反复接触热水可能会增加皮炎的风险
用非抗菌肥皂和水洗手时，可使用液状、块状、片状或粉末状的肥皂。当使用块状肥皂时，应使用便于排水的肥皂架和小皂条

改编自：Boyce JM, Pittet D.Guideline for hand hygiene in health care settings.Recommendations of the Healthcare Infection Control Practices Advisory Committee and the HIPAC/SHEA/APIC/IDSA Hand Hygiene Task Force. *Am J Infect Control*.2002，30（8）：S1。

表8-4   皮肤护理
为护理人员提供洗手液或霜，以减少与手部消毒或洗手有关的刺激性接触性皮炎的发生
向制造商获取其洗手液、霜或乙醇擦手剂对于机构内同时使用的抗菌肥皂持久效果和手套完整性的影响资料，选择使这些影响最小化的产品组合

改编自：Boyce JM, Pittet D. Guideline for hand hygiene in health care settings.Recommendations of the Healthcare Infection Control Practices Advisory Committee and the HIPAC/SHEA/APIC/IDSA Hand Hygiene Task Force.*Am J Infect Control*.2002，30（8）：S1。

（图8-2）。该运动强调在每次与患者或其直接环境接触之后，应行手部卫生[10]。

在重症监护病房（intensive care unit，ICU），护士的手部卫生通常每小时约20次，在低级别护理单元，这个数字大约是每小时8次[6]。在手术室，麻醉医生频繁地接触患者需要频繁的手部卫生，

可能与ICU的护士水平相当，但是通常很难做到。水槽只能在手术室外使用，因此，醇类擦手剂应该在麻醉机周围触手可及的位置。Loftus等[11]研究了麻醉工作区（可调节的压力限制阀复合体和流量计）的细菌污染，以及旋塞阀在61例首台无菌手术患者中的交叉污染情况。他们发现病例中工

Your 5 moments for
HAND HYGIENE

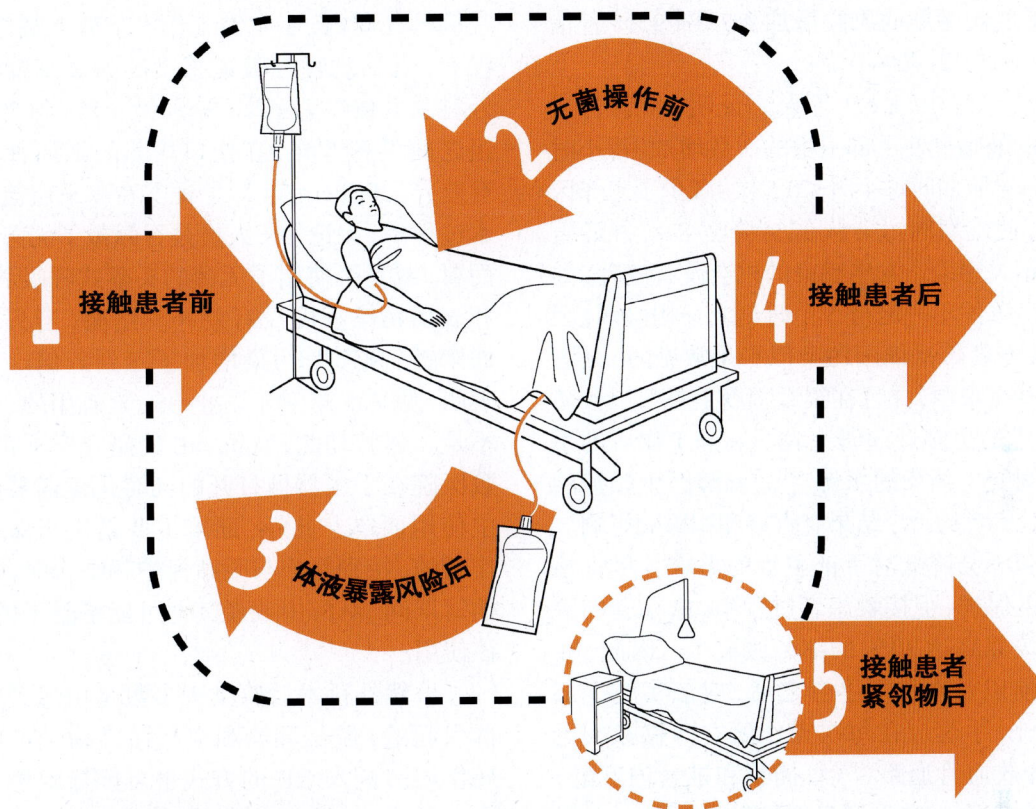

1	接触患者前	何时？ 为什么？	在接触患者前消毒双手 保护患者，避免你手上的有害生物接触患者
2	无菌操作前	何时？ 为什么？	任何无菌操作前消毒双手 保护患者，避免你和患者自身携带的有害生物进入患者体内
3	体液暴露风险后	何时？ 为什么？	体液暴露风险后立刻消毒双手（包括去除手套后） 保护自己和周围环境不被患者身上的致病微生物所污染
4	接触患者后	何时？ 为什么？	接触患者或者患者紧邻物后消毒双手 保护自己和周围环境不被患者身上的致病微生物所污染
5	接触患者紧邻物后	何时？ 为什么？	接触紧邻患者的物体或者设备后消毒双手，即使你并没有接触患者 保护自己，和周围环境不被患者身上的致病微生物所污染

WORLD ALLIANCE for PATIENT SAFETY

WHO acknowledges the Hôpitaux Universitaires de Genève (HUG), in particular the members of the Infection Control Programme, for their active participation in developing this material.

World Health Organization

October 2006, version 1.

图 8-2　世界卫生组织 5 个手部卫生时刻示意图

作区域每个表面积的细菌污染平均增加 115 个菌落（95% 置信区间：62~169；$P<0.001$）。在患者的静脉输液管道中，从工作区域到无菌管道的细菌传播发生率为 32%，其中 2 例发生耐甲氧西林金黄色葡萄球菌（MRSA），1 例发生耐万古霉素肠球菌。工作区域的高度污染（每个表面积取样 100 个菌落）使旋塞阀污染的风险增加 4.7 倍（95% 置信区间：1.42~15.42；$P=0.011$）。

在后续研究中，Koff 等人[5]证明，由警告或教育培训的鼓励促使手部卫生的次数增加（每小时 7~9 次，而对照期间每小时<0.5 次）减少了工作区域的污染，使旋塞阀污染从 32% 降至 8%，并显著降低医疗相关感染。发生感染的机会没有统计，并且手部卫生事件不一定与 5 个时刻之一相协调，因此，麻醉工作者传播细菌污染似乎是常见的，是医院感染的潜在来源，并且在很大程度上是可以预防的[11]。同组的更多近期研究表明麻醉工作者的手是患者之间交叉污染的来源[12]。麻醉医生频繁的手部卫生对患者的治疗结果有直接和积极的影响。

戴手套不会降低对手部卫生的需求。尽管手套可以提供保护，但接触患者过程中，戴手套的医护人员可培养高达 30% 的细菌菌群[6]。因此，在戴手套之前以及在取下手套之后，应该实施手部卫生。此外，手套应在每次操作后立即移除或更换，包括开放血管通路、气管插管和椎管内麻醉，因为手套会像手一样受到患者接触的污染。在操作的关键步骤（如固定气道）期间如何平衡手部卫生与密切观察患者可能具有挑战性。使用双层手套，把受污染的设备摆放在更方便的位置，这些被认为是有效方法[13,14]。

人造指甲、长指甲以及指甲油碎片都与医护人员手上的细菌浓度增高有关。人造指甲已被确定是革兰氏阴性杆菌和酵母感染的几个医院相关暴发感染的来源，CDC 指南不鼓励医务工作者在高风险环境下佩戴人造指甲；许多医院已经禁止直接与患者接触的任何员工佩戴人造指甲[6]。尽管尚未有调查研究，但术前告知、教育择期手术患者人造指甲可能会增加其感染风险可能是适当的。手指甲下通常藏着大量的细菌，2002 年的 CDC 指南建议医护人员将指甲尖修剪到小于 1/4 英寸[6]。

戒指等下面的皮肤，进行细菌培养通常浓度会更高。但另一方面，戴戒指不会增加医护人员手上的总体细菌含量。因此，通过禁止医护人员佩戴戒指，是否可以减少感染传播尚不清楚[6]。

消毒

长期以来，口罩一直被认为可以阻止 SSI，在美国 OR 中几乎普遍使用。Tunevall[15]进行了超过 115 周研究，观察 3,088 名患者的伤口感染率。在交接的几周内，手术室工作人员要么戴口罩，要么没有（有活动性呼吸道感染的人员继续戴口罩）。外科手术伤口感染率（分别为 4.7% 和 3.5%）在两组之间没有差异，在伤口培养的细菌种类中也没有差异。Friberg 等人[16]证实在水平层流的模拟手术过程中，无论 OR 人员是否佩戴了无菌的头罩和面罩，或是否使用了无菌的头盔式呼吸面具，空气和表面污染程度没有差异。然而，当头罩而不是面罩被省略时，污染增加了三到五倍。这些数据表明，佩戴头罩对于防止 SSI 是有用的，而面罩则不是。尽管如此，Tunevall 的研究样本很小，大多数医院在手术器械打开的同时仍然需要在手术室中使用面罩。此外，面罩主要是用于保护医护工作者的，特别是当与眼睛保护相结合时，因此气管插管期间、麻醉中或者其他可能暴露于体液时，应该使用。

虽然外科术后感染大多数是由患者内源性菌群引起的，但是环境和空气污染物也可能起到致病作用。进入 OR 的方式也可能导致患者暴露于空气污染，这个因素很重要但常常被忽视。最近以色列关于全膝关节置换术后感染危险因素的研究表明，随着 OR 中骨科医生或麻醉医生人数的增加，患者感染率有增高的趋势[17]。这项研究再次证实了先前一项关于手术室内人员数目的增加导致 SSI 增加的研究[18]。然而研究也发现，医生和护士在手术过程中很难限制通过 OR 的人数[19]。目前推荐的做法是限制人流进入一个正在使用中的 OR，且尽量减少 OR 内的非必要人员[20]。麻醉医生显然可以在控制 OR 人流方面发挥领导作用。

Mermel 等[21]在 1991 年证明了 OR 中由麻醉医生放置的中心静脉导管感染概率通常［相对危险度（RR），2.1；$p=0.03$）比外科医生或其他操作者要高，无论其是在 OR 中还是 OR 外操作，影响因素似乎是放置的位置和无菌技术的严格性。在腹股沟（HR3.5）或颈静脉（HR2.1）放置的感染风险显著高于在锁骨下放置。然而，锁骨下放置却有着更高的气胸发生率[22]。对比聚维酮碘与乙醇，氯己定-乙醇皮肤消毒能减少中心静脉导管相关血液感染率，应优先使用[23]。Raad 等[24]证明与无菌手套和小的无菌盖布相比，使用最大的无菌屏障技术能使中心静脉导管相关感染率从 7.2% 显著降低到 2.2%（p=0.03）。因此，应该常规使用无菌衣和手套，完善的无菌技术以及广泛的消毒区域[25]。使用超声技术指导放置不增加感染率，因此推荐使用，因为它可以降低放置过程中的机械并发症[26]。对于麻醉患者，要在消毒单覆盖手术部位之前把导线（监护仪导线或中心静脉导管）放置在理想的位置，以避免手术单下方的消毒部位被污染。

硬膜外脓肿形成是椎管内麻醉和硬膜外导管放置的极其罕见但潜在的灾难性并发症，所以注意无菌技术和感染控制是必需的。最重要的考虑是防止针和导管的污染。因此，洗手、皮肤准备、铺单和维持无菌区域都应严格执行。穿无菌衣与口罩可能起到较小的作用，但考虑到感染的破坏性后果，使用这些都是合理的。最后，对于已知或怀疑有菌血症的患者，应尽可能避免使用硬膜外麻醉，或在使用合适的抗生素后再行硬膜外麻醉。

抗生素预防

抗生素在 20 世纪 40 年代和 50 年代广泛使用后，抗生素预防性使用阻止 SSI 的可能性引起了诸多争议。1957 年，Miles 等人[27]使用豚鼠模型来证明在污染（切皮）之前使用抗生素可以降低 SSI 风险。在皮内注射细菌之前或之后 2 小时内给予适当的抗生素，可有效预防侵入性感染和坏死。但在这个窗口期外使用则没有效果。这引出了抗生素有效的"决定性时期"的概念，这仍然是抗生素预防的指导原则。Miles 等人还用增加的伤口感染率表明在使用抗生素之前皮内注射肾上腺素将导致抗生素失效。这证明了局部灌注在抗生素递送中的关键作用。Knighton 等[28]使用相同的模型，证明增加吸氧量与抗生素在预防感染方面同样有效，并且这两种效应是相加的（图 8-3）。Knighton[29]也将吸氧延迟到接种后 6 小时，并显示效果没有减少。因此，氧气的决定性时期比抗生素的时间要长得多。

1964 年，在圣·路易斯的华盛顿大学的两位外科医生 Harvey Bernard 和 William Cole[30]报道了第一个对抗生素预防有效性的对照临床试验，并证实对腹部手术有益。此后，进行了许多临床试验，结果有些变化。这些结果最终决定了预防性抗生素的使用时间和人群。到 20 世纪 70 年代，尽管一些怀疑论者依然存在，高风险手术（清洁 - 污

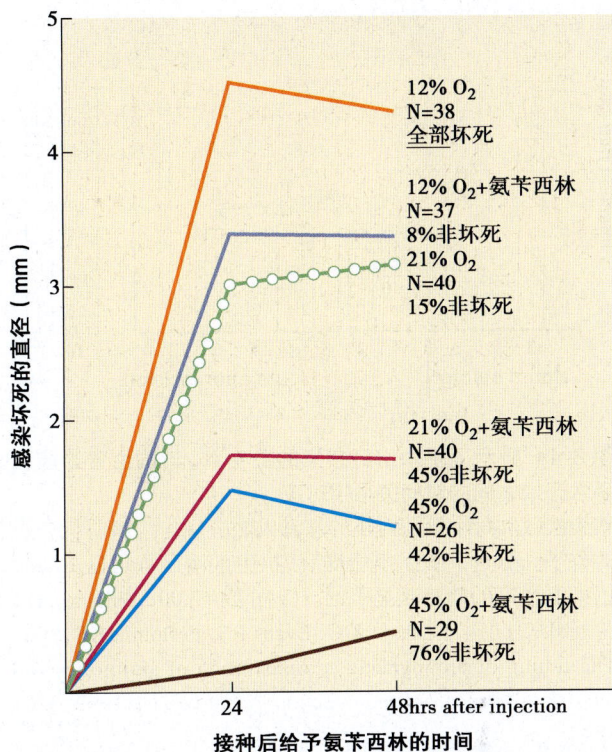

图 8-3 皮内注射细菌到豚鼠后氧和（或）抗生素对病变直径的影响

请注意，在每一个级别，氧气增加了抗生素的作用，并且将氧气浓度从 12% 增加到 20% 或从 20% 增加到 45%，产生与适量定时的抗生素相当的效果（经许可摘自 Rabkin J, Hunt TK.Infection and oxygen.In: Davis J, Hunt TK, eds. *Problem Wounds：The Role of Oxygen*.New York: Elsevier, 1988：1）

染或者污染手术）的抗生素预防正在被广泛接受和使用。1992 年，Classen 等[31]研究了包括 2 847 名在犹他州盐湖城 LDS 医院接受清洁或清洁 - 污染手术的患者（图 8-4），发表了他们的前瞻性系列文章，他们证明，进行手术的人类 SSI 的决定性时期基本上与豚鼠的实验性感染相同。也就是说，他们发现在切皮前后 2 小时内给予抗生素的感染率最低，而在这个范围之外，SSI 发生率迅速增加。最好的结果是在手术后 0 分钟和 60 分钟内，尽管只有很小的差距，而且没有统计学意义，这结果后来成为了临床标准。

抗生素预防现在已成为感染风险超过最低限度的手术的标准。虽然并不是所有手术和情况都已经被研究，但预防性抗生素使用的一个强有力的理论依据出现了。理想情况下，用于预防的抗菌药物应能预防 SSI，防止 SSI 相关的发病率和死亡率，具有成本效益，避免不良反应，并且对患者或医院的微生物菌群没有不良影响[32]。预防

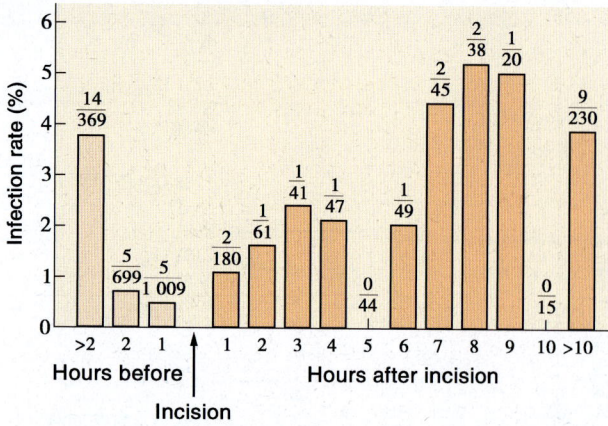

图 8-4   显示了手术伤口感染的发生率，与抗生素给药和手术开始之间的时间关系相对应

感染次数和每个给药时机的患者人数分别作为该时机分数的分子和分母。在手术切皮后，抗生素治疗每延迟 1 小时感染率增高的趋势是显著的。（z 分数 =2.00；Wilcoxon 检验 $p=0.05$）（摘自 ClassenDC, Evans RS, Pestotnik KS, et al. The timing of prophylactic administration of antibiotics and the risk of surgical-wound infection. *N Engl J Med*.1992, 326：281）

性抗生素必须覆盖手术领域中最可能存在的细菌谱。清洁手术中最常见的手术部位病原体是皮肤

菌群，包括金黄色葡萄球菌和凝固酶阴性葡萄球菌（例如表皮葡萄球菌）。在清洁 - 污染手术中，最常见的病原体除了皮肤菌群外还包括革兰氏阴性杆菌、肠球菌。来自 2006—2007 年的美国医院感染监测（National Nosocomial Infections Surveillance, NNIS）系统的数据表明，由金黄色葡萄球菌引起的 SSI 的比例增至 30%，其中约一半由 MRSA 引起。由 MRSA 引起的感染死亡率高，住院时间长，住院费用高于其他因素导致的感染。然而，不建议将万古霉素用作手术抗菌预防的常规用药[32]。

很多研究团队分别制定了使用外科预防性抗生素的指导方针，最终于 2004 年由 National Surgical Infection Prevention Project 发表建议，并于 2013 年更新[32]。这些建议强调药物的选择与使用的时机；对于每一种手术，推荐多种药物使用，允许根据当地敏感性模式进行选择，并在药物敏感性和过敏的情况下提供替代药物（一般建议见表8-5）。最常用于手术预防的抗生素是头孢唑林，第一代头孢菌素，因为它是最广泛研究的药物，具有可靠的疗效、安全性和理想的作用时间，其作用范

表 8-5   抗生素预防使用的一般建议

- 抗生素预防使用的选择，剂量和时机应由医院委员会根据国家指导方针[32]、局部抗生素敏感模式和其他考虑因素来确定

- 在三方核对或更早的时候，请务必与外科医生确认抗生素的选择
  - 外科医生可能希望延迟抗生素直到培养后
  - 可能不会使用抗生素（如低风险的择期手术，如腹腔镜胆囊切除术或不使用植入物的乳房活检）
  - 确保记录不给抗生素的原因

- β- 内酰胺过敏
  - 青霉素过敏几乎不是头孢唑林或其他头孢菌素给药的禁忌证。有记载的过敏反应史或其他严重反应（血管性水肿、荨麻疹、支气管痉挛、史 - 约综合征或中毒性表皮坏死松解症）是例外。在选择替代抗生素之前，确定患者的 β- 内酰胺过敏的严重程度
  - 对真正的过敏反应缺乏了解可能会导致选择的抗菌药物疗效降低，成本增加和更大的副作用风险

- 理想的情况下，切皮前应完成抗生素输注，但 CMS 指南考虑在切皮前开始输注就足够了。在可能的情况下，对于需要缓慢（＞30 分钟）输注的药物，应在术前开始输注

- 使用止血带时，应在止血带充气前至少 5 分钟完成剂量输注

- 给药方案比治疗时更加频繁，以维持整个手术期间和持续污染中的伤口组织水平。尽管初始剂量通常不受影响，肾功能不全可能会延迟再次给药

- 当出现显著失血时（约一半血量），应给予额外的术中剂量。为此使用建议的第二剂量

- 在术前给予治疗性抗生素治疗感染或预计可能出现的感染（如急性阑尾炎）时，不需要使用预防性抗生素。每种情况都应该单独检查：在某些情况下，在皮肤切开之前皮肤菌群的覆盖范围可能是适当的，但通常需要持续使用治疗性抗生素

在犹他大学的允许下使用。

围涵盖了手术中常见的生物体[32,33]。

根据定义，预防性抗生素在术前或术中给予。抗生素给药的确切时间取决于药物的药理学和半衰期。有人建议理想的抗生素给药时间是在切皮前 30 分钟到 1 小时[33,34]。通过推注给药（例如头孢唑林）迅速获得足够的组织浓度，使得在切皮的 0 分钟和 30 分钟内给予这些药物同样有效。在很多医院中，过早给予抗生素（使得切皮时间在给药后超过 60 分钟）是一个反复出现的问题，特别是在需要定位情况下的复杂患者。给抗生素更接近切口时间可防止这个问题。对于可以单次给药（如头孢菌素）或几分钟内输注（如克林霉素）的抗生素，提供及时的预防性抗生素相对不复杂，因此可以在几分钟内提供组织水平。对于像万古霉素这样需要一小时或更长时间输注的药物来说，给药配合更为复杂。一般来说，如果在切皮前 120 分钟内开始输液，则认为是可以接受的。万古霉素通常在已知或怀疑 MRSA 定植的情况下给予；在切皮一小时内给予一定剂量的头孢唑林是确保在切皮时足够的抗生素水平，同时为万古霉素覆盖 MRSA 的方法。当使用止血带时，在止血带充气之前必须完成输注。应该给予基于体重和分布体积的合适的剂量[32]，根据半衰期，抗生素应在长时间手术或大量失血的手术中重复使用。例如，头孢唑林通常每 8 小时给药一次，但术中每 4 小时重复给药一次[32]。最后，如果选择术后给药，应在术后 24 小时停用预防性抗生素。延长预防性抗生素治疗的过程并不能降低感染风险，但会增加风险[32]，包括抗药性、艰难梭菌感染和致敏。

因为麻醉医生能够在切皮前 60 分钟内接触到患者，并优化给药时机，麻醉医生应与外科医生协商，根据由当地感染控制组织确定的指导建议，主动给予预防性抗生素。这样，麻醉医生可以为预防 SSI 做出重大贡献。美国医疗保险和补助服务中心已经确定及时和适当的抗生素预防管理作为 SSI 预防的基石。医生和医院的报销越来越多地与这种绩效挂钩，这意味着麻醉医生也能在确保依从指南中获得经济利益。

伤口修复机制

伤口愈合是一个复杂的过程，需要一个协调的修复反应，包括炎症、基质生成、血管生成、上皮形成和重塑（图 8-5）。许多因素可能会影响伤口愈合。诸如医疗并发症、营养[35]、交感神经系统激活[36]和年龄[37-39]等系统性因素对修复过程具有实质性影响。伤口周围的局部环境因素包括细菌负荷[40]、炎症程度、水分含量[41]，氧张力[42]和血管灌注[43]也对愈合有深远的影响。尽管所有这些因素都很重要，但最关键的因素还是伤口的氧气供应。伤口缺氧会损害愈合的各个组成环节[44]。

虽然氧气的作用通常被认为是通过氧化磷酸化的有氧呼吸和产生能量，但在伤口愈合过程中，需要氧气作为酶促过程和细胞信号转导机制的辅因子。氧气是白细胞介导的细菌杀灭和胶原形成的限速成分，因为特定的酶需要在至少 40mmHg 分压下的氧气[45,46]。其他过程的氧气依赖机制仍不太清楚，但是这些过程也需要氧浓度远高于细胞呼吸所需的浓度[47-49]。

对损伤的初始反应

手术切口会破坏皮肤屏障，造成急性伤口，对损伤的有效初始反应取决于清除异物和抵抗感染的能力。这种反应启动了一系列的事件，这些事件以伤害源开始，会对机体内环境稳态造成破坏，但最终会愈合。

伤口愈合可以用四个重叠阶段描述：止血，炎症，增殖和重塑[50]。每个阶段由宿主细胞、污染物、细胞因子和其他化学介质之间的复杂相互作用组成，当正常运行时，能够修复损伤。这些过程在物种之间高度一致[51]，表明炎症反应在介导细胞/组织修复过程中的重要性。当任何治疗成分受到干扰并中断修复的有序进行时，可能导致伤口愈合失败[50]。

伤口损伤局部循环，导致血小板聚集并释放多种物质，包括趋化因子和生长因子[50]。最初的结果是凝血，阻止出血，但也扩大了不再灌注的区域。血小板脱颗粒释放出血小板衍生生长因子、转化生长因子 β（TGF-β）、表皮生长因子和胰岛素样生长因子 -1（IGF-1），它们共同引发炎症过程[50]。肥大细胞释放的缓激肽、补体和组胺可引起血管舒张和血管通透性增加。多核白细胞几乎立即到达伤口，在 24～48 小时之后是巨噬细胞。这些炎性细胞响应于内皮整合素、选择素、细胞黏附因子、钙黏蛋白、纤维蛋白、乳酸盐、缺氧、异物、感染因子和生长因子而激活[50]，巨噬细胞和

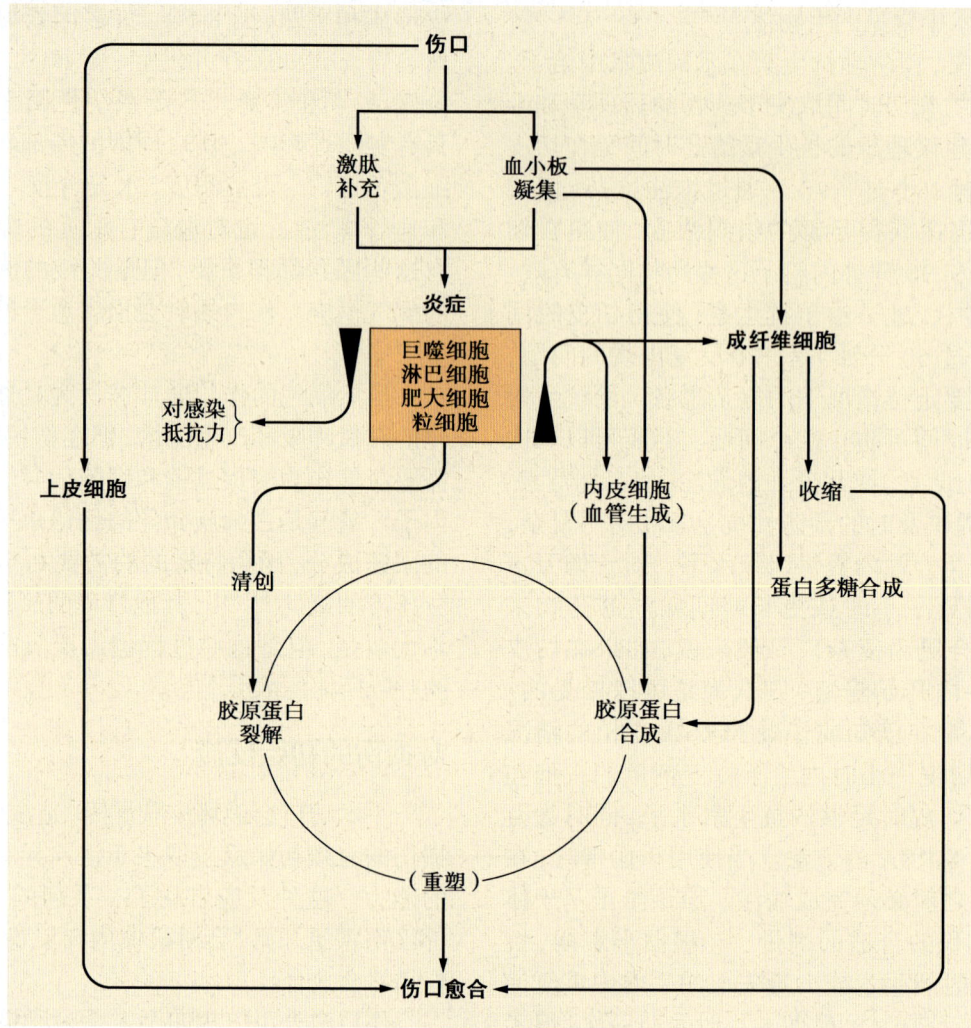

图 8-5　伤口愈合过程示意图

（经许可摘自 Hunt T.*Fundamentals of Wound Management in Surgery*, *Wound Healing*: *Disorders of Repair*. South Plainfield, NJ: Chirugecom, Inc., 1976）

淋巴细胞反过来产生更多的乳酸[52]和生长因子，包括 IGF-1、白细胞生长因子、白细胞介素（IL）1 和 2、TGF-β 和血管内皮生长因子（VEGF）[53]。这种早期炎症阶段的特征在于伤口边缘的红斑和水肿。

活化的中性粒细胞和巨噬细胞也释放蛋白酶，包括中性粒细胞弹性蛋白酶、中性粒细胞胶原酶、基质金属蛋白酶和巨噬细胞金属弹性蛋白酶[50]。这些蛋白酶降解受损的细胞外基质组分以允许其替换。蛋白酶也会降解毛细血管的基底膜，使炎性细胞迁移到伤口中。

在伤口中，在代谢需求增加的同时，局部血液供应受损。结果，伤口环境变成缺氧、酸化和高乳酸水平，[54,55]这代表了三种效应的总和：①由于血管损伤和凝血而导致供氧减少；②由于细胞反应增强（无氧酵解）导致的代谢需求增加；③炎性细

胞的有氧糖酵解[56,57]。白细胞含有少量线粒体，因此从葡萄糖获得能量并主要产生乳酸（即使是在氧供充分的条件下）[56]。在活化的中性粒细胞中，氧和葡萄糖转化为超氧化物，氢离子和乳酸的呼吸爆发占氧消耗的 98%；在损伤的情况下，这种活动比基线增加高达 50 倍[58]。

缺氧是组织损伤常见并不可避免的结果[59,60]。缺氧作为修复刺激因子[61]，但也导致愈合不良[42]和增加对感染的易感性[62,63]。许多实验模型[27,62,64,65]以及人类临床经验[63,66]已经得出了缺氧伤口愈合延迟的结论。皮肤伤口中的氧气分压是不均匀的，在伤口的中心（"死空间"）部分范围为 0～10mmHg，邻近灌注的小动脉和毛细血管的范围为 80～100mmHg（接近动脉）（图 8-6）[60]。既定区域的血氧分压取决于灌注毛细血管的氧气

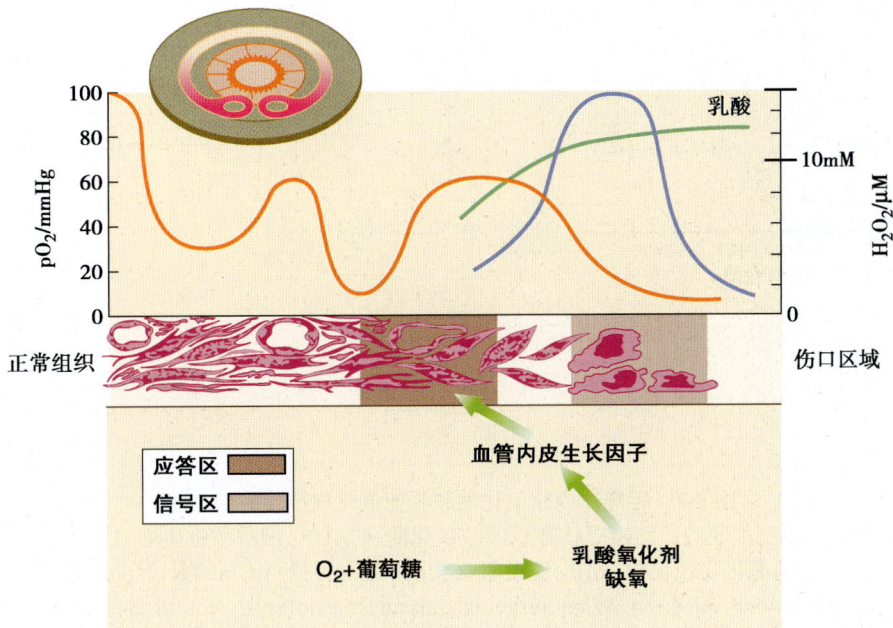

图 8-6 伤口模块中不同的氧气张力

兔耳室中伤口模块的横截面位于图的左上角。在横截面上方（橙线）以图形描绘的血氧分压在血管旁边是最高的，在伤口边缘处的梯度降至零。还要注意乳酸梯度（绿线），在死空间中较高，而朝脉管系统较低（但仍高于血浆）。过氧化氢（H_2O_2）以相当高的浓度存在（蓝线），并且也是伤口修复的主要刺激因子[67]。生长因子如 VEGF 由缺氧、高乳酸盐、高过氧化氢的"信号区"中的炎性细胞产生，然后扩散到"应答区"，在那里它们作用于成纤维细胞和内皮细胞以促进愈合（改编自 Silver IE.The physiology of wound healing.In：Hunt TK, Dunphy JE, eds.*Fundamentals of Wound Management*.New York：Appleton-Century-Crofts, 1980：30）

扩散，因此伤口血氧分压取决于毛细血管密度、动脉血氧分压和细胞的代谢活性，其中一些影响来自氧合血红蛋白与伤口 pH 值和温度相关的解离曲线。

抵抗感染

在正常的皮肤屏障损伤后，成功的伤口愈合需要能够清除异物并抵抗感染的能力。中性粒细胞提供非特异性免疫和预防感染。白细胞通过趋化性在组织中向损伤部位迁移，趋化性被定义为沿化学梯度定向的运动[50]。化学梯度可以由外生和内生产生。由污染组织中存在的细菌产物产生外源性梯度。内源性介质包括补体系统（C5a）、脂氧合酶途径产物（白三烯 B4）和细胞因子（IL-1, 8）以及乳酸盐[67,68]。这些化学介质共同协助组织控制白细胞侵入，杀死细菌，去除坏死组织，以及生成血管和启动基质的产生。在没有感染的情况下，中性粒细胞约 48 小时后消失。非特异性吞噬和细胞内杀伤是创伤中激活的主要免疫途径[69]。

中性粒细胞是非特异性免疫的主要细胞，它们的功能依赖于高氧分压[46,70]，这是因为活性氧是对伤口病原体的杀菌防御的主要成分[69]。病原体的吞噬作用激活吞噬膜中的吞噬体氧化酶[也称为主氧化酶或还原型烟酰胺腺嘌呤二核苷酸磷酸氧化酶（NADPH）连接的加氧酶]。它存在于吞噬膜中，以氧为底物催化超氧阴离子的形成。超氧化物本身具有杀菌作用，但更重要的是它启动了一系列级联反应，产生了其他氧化剂，增加细菌杀伤能力（图 8-7）。例如，在超氧化物歧化酶的存在下，超氧化物被还原成过氧化氢（H_2O_2）。H_2O_2 与氯化物结合，在髓过氧化物酶的存在下形成杀菌次氯酸，通常被认为是漂白剂中的活性成分[71]。由于胞内氧化剂的产生依赖于向超氧化物的转化，所以该过程对组织中的氧分压是非常敏感的。以氧为底物的吞噬体氧化酶 Km（最大半速值）为 40～80mmHg[46]。意味着对感染的抵抗力受创伤性缺氧的严重损害，并且随着血氧分压升高到甚至非常高的水平（500～1 000mmHg）而变得更有效[46]。这样的水平不是天然存在于组织中，而是可以通过使用高压氧治疗达到[72-74]。这是高压氧

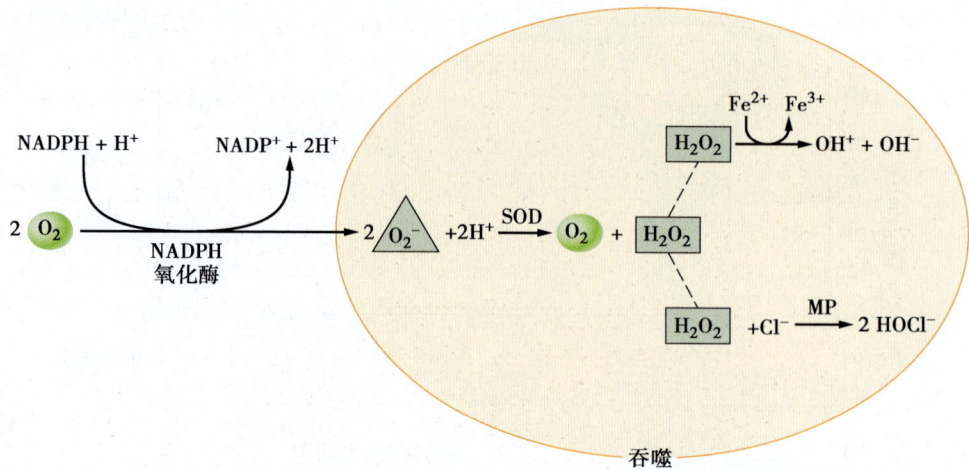

图 8-7　吞噬体内超氧化物和其他氧化剂产生的示意图
NADPH：还原型烟酰胺腺嘌呤二核苷酸磷酸氧化酶；NADP：烟酰胺维生素 B4 二核苷酸磷酸盐；SOD：超氧化物歧化酶；MP：髓过氧化物酶［经许可摘自 Hunt TK, Hopf HW. Wound healing and wound infection. What surgeons and anesthesiologists can do. *Surg Clin North Am.*1997, 77（3）: 587-606］

治疗作为坏死性感染和慢性难治性骨髓炎的辅助治疗的一种机制[75]。

由炎性细胞产生的氧化剂在伤口修复中具有双重作用。它们不仅对抗感染至关重要，而且还在启动和指导愈合过程中发挥重要作用。氧化剂，特别是通过呼吸爆发产生的过氧化氢在体内和体外均增加新血管形成和胶原沉积[67]。

增殖

增殖期通常在损伤后大约 4 天开始，与炎症期的减少同时进行。它由肉芽组织形成和上皮化组成。肉芽组织包括新生血管、胶原和结缔组织蛋白的合成。

新生血管

新的血管必须替代受伤的微循环。伤口中新生血管的形成是通过血管发生和血管新生来进行的。血管发生是现有血管通过萌芽产生新生血管的现象。在创伤的情况下，新血管从成熟的血管中生长，通常在紧邻损伤部位的完好的后毛细血管静脉中生长，邻近组织中的氧气张力足以支持这一过程。新的血管生长延伸并进入乳酸盐含量高、氧分压低的受损区域。成熟血管向内生长需要成熟的细胞外基质[76]。

在血管新生中，骨髓来源的内皮前体细胞（EPC）填充组织并分化生长进入新的血管小管。在伤口处，这些小管出现在受损区域，然后与预先存在的血管进行直接吻合。这些小管必须与现有的血管连接，以在伤口中建立完整的血液供应。血管新生一直被认为是肉芽组织中新血管生长的主要机制。然而，最近的研究表明，创伤中新生血管的 15%～20% 来自造血干细胞[76-78]。

血管发生和血管新生均反应于相似的刺激，包括氧化还原压力、缺氧和乳酸的组合。但是，他们进行的具体机制似乎有所不同。血管发生涉及内皮细胞对三波生长因子运动的反应。第一波生长因子伴随着血小板衍生生长因子、TGF-β、IGF-1 等血小板在炎症阶段的释放。第二波来自结缔组织分子正常结合位点释放的成纤维细胞生长因子。第三波主要来自 VEGF，由纤维蛋白肽、缺氧和乳酸盐刺激的巨噬细胞产生[79]。虽然缺氧通常存在，但是对于肉芽而言不是必需的，因为炎性细胞和成纤维细胞产生（有氧）乳酸盐。乳酸过少导致肉芽形成不足，超过 15mm 的延迟性肉芽通常与炎症或感染相关[80]。毛细血管内皮对血管生成素的反应需要氧气，使得血管再生与血液灌注和动脉血氧分压呈正相关[81]。

和血管发生一样，血管新生发生在类似的刺激源中。EPC 通过氧化亚氮介导的机制从骨髓移动到循环中。组织缺氧诱导 VEGF-A 的释放，VEGF-A 激活骨髓基质一氧化氮合酶。骨髓一氧化氮的增加导致内皮祖细胞释放到循环中。这些循环的 EPC 通过组织缺氧诱导的基质细胞衍生因子 1a 的上调回到伤口。在伤口内，EPC 经历分化并参与新血管的形成[77]。

胶原蛋白和细胞外基质沉积

新血管生长在由成纤维细胞产生的基质中。虽然成纤维细胞的复制和迁移主要是对生长因子和趋化物的反应，但是成熟的胶原蛋白的产生需要氧气[45]。乳酸、缺氧和一些生长因子诱导胶原mRNA合成和前胶原产生。需要通过脯氨酰和赖氨酰羟化酶进行翻译后修饰以使胶原肽聚集成三重螺旋。当它处于这种三重螺旋结构时，胶原蛋白只能从细胞中输出。螺旋形状也是组织强度的主要原因。羟化酶的活性严重依赖于维生素C和组织氧张力，氧气的Km值约为$25mmHg$[45,82]。伤口强度因胶原沉积而产生，因此极易受创伤性缺氧的影响[42]。

新生血管和细胞外基质（主要是胶原蛋白）的生产密切相关。没有成熟的血管输送氧气，成纤维细胞将不能产生成熟的胶原蛋白。没有强大的胶原蛋白基质，新血管不能成熟。小鼠在缺氧的环境中保持13%的吸入氧气，在外伤性VEGF或乳酸盐的作用下，在受伤的创面上形成一些新的血管，但是这些血管不成熟，周围基质很少，并且出现频繁的出血区域[47]。

上皮化

上皮化的特征在于响应于生长因子，皮肤边缘上皮细胞出现复制和迁移。细胞迁移可以从含有活角质形成细胞的任何部位开始，包括毛囊残留物、皮脂腺、活表皮岛或正常伤口边缘。在一期封闭的急性伤口中，上皮化通常在1～3天内完成。在二期愈合的开放伤口中，上皮形成是愈合的最后阶段，并且直到伤口床被肉芽完全充满才能进展。像免疫和肉芽肿一样，上皮细胞依赖于生长因子和氧气。Silver[83]和Medawar[49]在体内证明上皮化的速度取决于局部氧。作为提高上皮化速度的方法，提倡以不使上皮细胞干燥的方式使用局部氧[84]。Ngo等[85]在人类角质形成细胞培养中展现了氧依赖性分化和细胞生长。相反，O'Toole等[86]证实缺氧增加体外上皮迁移。以上现象至少部分可以由上皮化对健康肉芽组织床的依赖性来解释，而后者是氧依赖性的。

成熟和重塑

伤口修复的最后阶段是成熟，其涉及肉芽组织的持续重塑和伤口拉伸强度的增加。随着基质变得更密集，胶原纤维越来越厚，它变得越来越硬，柔韧性越来越差。成纤维细胞能够适应变化的机械应力和负荷。成纤维细胞在整个基质中迁移以帮助将伤口模制成新的应力。基质金属蛋白酶和其他蛋白酶有助于成纤维细胞迁移和持续的基质重塑，以响应机械应力。一些成纤维细胞在TGF-β的作用下分化为肌成纤维细胞，导致细胞收缩。随着肌成纤维细胞收缩，胶原基质在缩短的位置交联。这有助于加强矩阵和减少瘢痕的大小。使用高剂量的皮质类固醇可以抑制收缩[87]。甚至在伤后几天给予类固醇也会产生这种效果。在那些收缩有害的伤口中，这种效果可以获益。尽管没有明确的证据，术中用单剂量地塞米松预防术后恶心和呕吐似乎不会损害愈合。

损伤后的胶原蛋白合成持续至少6周，可长达6个月。随着时间的推移，最初的胶原蛋白线被重新吸收并沿应力线沉积，赋予更大的拉伸强度。在肉芽组织中发现的胶原蛋白与未损伤的皮肤的胶原蛋白在生物化学上是不同的，并且瘢痕无法达到未受损皮肤的拉伸强度。肉芽组织胶原中赖氨酸残基的羟基化和糖基化导致更薄的胶原蛋白纤维。在1周时，一期封闭的伤口仅达到正常皮肤拉伸强度的3%。3周时达到30%，3～6个月才达到最大抗拉强度80%。

有些伤口愈合过度。肥厚性瘢痕和瘢痕疙瘩是由于对愈合的异常反应而形成的异常瘢痕的常见形式。肥厚性瘢痕可被认为是伤口边界内的"旺盛的"瘢痕。伤口愈合的炎症过程过度活跃，导致僵硬的、橡胶状的、不可移动的瘢痕组织。肥厚性瘢痕最常见于烧伤后，而且认为与闭合伤口所需的时间长短以及伤口中存在的相反张力相关，尽管其他因素也被认为起了作用并正在被积极地探索。瘢痕疙瘩是瘢痕超出了最初的瘢痕的边界，并且最常见于皮肤切口之后。瘢痕疙瘩形成最可能是由于遗传易感性，尽管外源性炎性因子也可能起作用。

伤口灌注与氧合

伤口的并发症包括无法愈合、感染、过度瘢痕或挛缩。快速修复在感染和过度瘢痕伤口中可能性最小。因此，围手术期的目标是避免污染，确保快速的组织合成，并优化免疫反应。所有手术过程都会导致一定程度的污染，必须由宿主防御来控制。污染后的最初几小时是一个决定性的时期，在此期间，宿主防御不足可能导致感染的产生。

正常情况下，四肢和躯干的愈合比脸上的愈合要慢。这些伤口的主要区别在于组织灌注的程度以及由此产生的伤口组织氧张力。一般而言，当伤口氧气水平高时，免疫力最强，修复进行得最快，这只能通过维持受伤组织的灌注来实现[88]。另一方面，缺血或缺氧的组织很容易感染[66]。伤口组织氧合是复杂的，取决于血液灌注、动脉氧张力、血红蛋白解离条件、携带能力、传质阻力和局部氧消耗的相互作用。伤口氧气输送依赖于血管解剖、血管收缩的程度和动脉血氧分压。

标准教学是，氧气输送更多地依赖于血红蛋白结合的氧气（氧气含量）而不是动脉血氧分压，对于运动肌肉可能是正确的，但是伤口愈合并不是这样。在肌肉中，毛细血管间距小，耗氧量高。相反，毛细血管间距较大，皮下组织耗氧量相对较低[48]。在损伤微血管的伤口中，扩散距离大大增加。外周血管收缩进一步增加扩散距离[60]。扩散的驱动力是分压差。因此，需要较高的血氧分压来迫使氧气进入损伤和愈合的组织，特别是在皮下组织、筋膜、肌腱和骨骼中，这是最有可能愈合不良的组织。

虽然伤口的氧气消耗量相对较低，但是需要在高浓度氧气的环境中消耗氧气。炎症细胞使用少量的氧气进行呼吸，主要通过己糖单磷酸盐分流产生能量[46]。伤口中消耗的大部分氧气用于生产氧化剂（杀灭细菌），合成胶原，生成血管和上皮。这些修复成分的氧气速率常数（Km）均在25～100mmHg的生理范围内[45,46,49,70,89]。

由于修复成分的氧底物的速率常数很高，修复进行的速度根据组织血氧分压从零到至少250mmHg而变化。在约40mmHg～60mmHg的血氧分压下，体外成纤维细胞复制是最佳的。中性粒细胞在约40mmHg的血氧分压下丧失体外杀死细菌的能力[90,91]。这些体外观察在临床上是相关的。在没有受伤、容量充足、呼吸室内空气的欧洲志愿者身上，从测试伤口中测量的"正常"皮下血氧分压是65±7mmHg[92]。因此，伤口血氧分压的减少可能会影响免疫力和修复。在手术患者中，伤口感染率与术后皮下伤口组织氧张力成反比[63]，而胶原沉积与之成正比[42]。

只有在灌注很快并且动脉血氧分压高的时候[42,88]，伤口才可以达到很高的氧气张力（>100mmHg）。这是因为皮下组织具有储存功能，所以通常存在超过营养需求的流量，而且伤口细

胞消耗相对较少的氧气，在正常灌注速率下约0.7/100ml的血流量[48,93]。当动脉氧分压（PaO_2）较高时，这种小体积可以仅由血浆携带。因此，与流行的观点相反，只要灌注正常，携氧能力即血红蛋白浓度对伤口愈合不是特别重要的[94,95]。在血细胞比容水平低的个体中，伤口血氧分压和胶原合成保持正常（15%～18%），可以适当增加心排出量，防止血管收缩[95,96]。

由中枢交感神经控制皮下血管张力引起的外周血管收缩可能是创伤氧化最常见和临床上最重要的障碍。皮下组织既是维持中央体积的储备库，又是温度调节的主要部位[97]。因此，皮下组织特别容易受血管收缩的影响。交感神经引起的外周血管收缩受到冷、疼痛、恐惧和血容量不足[98,99]以及各种药物包括尼古丁[92]、β-肾上腺素能拮抗剂和α1-激动剂的刺激，这些都是围手术期常见的环境。然而，使用低剂量的血管加压药物来纠正麻醉（血管舒张）引起的低血压通常不会损伤伤口灌注或游离皮瓣存活[100]。围手术期低温是麻醉药物、寒冷和体热再分配引起的[101]。失血和不显性液体丢失会增加围手术期的液体需求量，从而使患者容易受到补液不足的影响。因此，血管舒缩在很大程度上在围手术期医师的控制之下[98,99]。

已经证明，预防或纠正体温过低[102]和血液容量不足[103]可减少腹部大手术患者的伤口感染和增加胶原蛋白沉积。术前全身（空气加温器）或局部（加温绷带）加温也可以减少伤口感染，即使在清洁，低风险的手术中，如乳房手术和腹股沟疝修补术[104]。疼痛控制良好的患者的皮下组织氧张力显著高于疼痛控制不佳的患者[105]。压力也会导致伤口缺氧，并显著损伤伤口愈合和抵抗感染[106,107]。这些效应在很大程度上由受伤组织中氧分压的变化介导。

一些小组已经评估了在手术期间是否可以通过增加吸入氧气来增加伤口氧气水平从而减少 SSI。大多数研究发现是获益的。Greif 等[108]在包含 500 名患者的随机、对照、双盲试验中进行了验证，在温暖、容量充足、疼痛控制良好的患者中进行大肠、结肠手术，术中及术后 2 小时给予 80% 氧气吸入对比同等条件下吸入 30% 氧气的患者，伤口感染率显著降低 50%。在 80% 氧气组中术中和术后麻醉监护室（PACU）的伤口氧水平显著更高（几乎是双倍）。Belda 等[109]的研究重

复了这个结果，在一项随机、对照、双盲试验中，300 名结肠手术患者在手术中和术后前 6 小时内随机接受 80% 和 30% 的氧气治疗，SSI 显著降低了 40%。手术和麻醉管理是标准化的，旨在支持最佳的灌注。Myles 等[110]研究表明，2 050 例随机接受 20% 氮气和 80% 氧气与 70% 氧化亚氮和 30% 氧气的大手术患者的主要手术并发症显著减少，特别是伤口感染。Bickel 等[111]显示接受开腹阑尾切除术（n=210）的患者术中接受 80% 的氧气和术后 2 小时的高流量氧气与术中接受 30% 氧气的患者相比，SSI 显著降低（5.6%vs.13.5%；p=0.04）。Schietroma 等[112]在接受直肠癌手术的患者（n=72）中证实 80% 吸氧组与 30% 吸氧组相比，吻合口瘘风险降低了 46%（RR，0.63，95%CI，0.42～0.98）。在接受脊柱手术患者的回顾性病例对照研究中[113]，术中给予的吸入氧分数低于 50% 是 SSI 最强的预测指标（OR，12；94%CI，4.5～33；P<0.001）。

Pryor 等[114]证实术中随机分配吸入 80% 和 35% 氧的患者的 SSI 增加一倍，（n=165）。研究中存在一些方法学上的缺陷，但更重要的是，这两组患者并不相同，这可能解释了 80% 氧气组感染增加的原因。Meyhoff 等[115]发现，在接受结肠和妇科手术的 1 400 例患者中，SSI 发生率（20.1%vs.19.1%，p=NS）与氧气摄入量无关。研究表明，获益的主要差异在于使用高度限制性的容量替代疗法。所述的目标是在术后第二天患者体重增加不超过 1kg，没有关于伤口氧气（未测量）的数据，与 Greif、Belda 和 Myles 研究相比，该研究很难确定结果差异的原因，但伤口血管收缩和由此造成的伤口氧气张力缺乏可能性很大。

虽然大量的证据表明术中使用高浓度的氧气、术后给予充分灌注的腹腔手术患者补充氧气，可以降低伤口感染的风险，但是高浓度氧气的获益仍然存在争议。不建议采用高浓度氧气的一个因素是对 80% 氧气的潜在副作用或毒性的担忧。上述两项研究详细检验了这个问题，并没有发现肺部并发症或肺不张的差异[115,116]。对于 SSI 低危患者（n=100），一项随机对照试验发现，随机接受 30% 氧气的患者与随机接受 90% 以上氧气的患者术后氧气需求无差异[117]。一项最近 Cochrane 分析表明围手术期吸入高浓度氧[118]对死亡率没有显著影响，虽然作者指出样本量不足以排除伤害的可能性。因此，高浓度氧气似乎是加强宿主防御和减少 SSI 的低风险方法。

灌注和氧气也在抗生素预防的有效性中起关键作用。抗生素的输送取决于灌注。所给予的肠胃外抗生素使血药浓度迅速提高，到达伤口部位则显著减少，但不能消除伤口感染[31]。在所有伤口感染的约 1/3 中，伤口培养的细菌对给予的预防性抗生素敏感（即使按照标准程序给予抗生素时也是如此）[31]。此类易感的 1/3 患者似乎是缺氧和血管收缩组。当伤口处存在抗生素时，它们被困在伤口部位的纤维蛋白凝块中，在伤口部位可能对污染生物体有效。抗生素很难扩散到纤维蛋白凝块中，然而，后续的治疗，不管是伤后 2 小时还是伤口感染，都不会有什么作用。另一方面，氧气很容易通过血纤维蛋白凝块扩散，甚至在污染后 6 小时仍然有效[29]。

目前使用的抗生素以与吞噬细胞非常相似的方式使用氧来杀死有机体。Kohanski[119]已经证明，尽管进入细菌的机制不同，喹诺酮类、β-内酰胺类和氨基糖苷类都是通过刺激氧自由基产生来杀死金黄色葡萄球菌和大肠埃希菌。Suller 和 Lloyd[120]在有氧条件下观察到细菌细胞计数在 10～15 小时内的对数减少，与在厌氧环境中四个兼性厌氧葡萄球菌菌株暴露于万古霉素超过 60 小时相比，达到相同的结果，因此，保持优化伤口氧气的条件也将优化许多常用抗生素的有效性。

患者管理

最近对 16 项随机对照试验、准实验研究和队列研究[121]的荟萃分析表明，在接受结肠直肠外科手术的患者中使用"捆绑式"循证护理显著降低了 SSI 风险。遗憾的是，正如作者所指出的那样，目前关于最佳结直肠手术护理标准还没有达成共识。护理的标准化可能有一些好处。需要进一步的研究来确定个体化。同时，以下是麻醉医生可采取的改善患者伤口愈合和抗感染的方法。

术前准备

鉴于伤口愈合的生理学知识，麻醉医生应采取哪些最佳策略来确保最佳愈合？SSI 是由多种因素引起，包括患者的健康状况、手术类型、污染手术部位的生物体的数量和类型以及手术技术。根据预测的损伤程度，干预措施可以集中于最有风险的患者（表 8-6）。

表 8-6　术前检查清单
评估和优化心肺功能，正确地测量高血压
治疗血管收缩：关注血容量、温度调节引起的血管收缩、疼痛和焦虑
评估近期的营养功能并酌情治疗
治疗现有的感染，除其他措施外，清洁和治疗皮肤感染
通过 SENIC 评分评估伤口风险，以确定应采取何种预防措施
服用泼尼松的患者开始使用维生素 A 或合成代谢类固醇
改善并控制血糖

经许可摘自 Hunt TK, Hopf HW.Wound healing and wound infection.What surgeons and anesthesiologists can do.Surg Clin North Am.1997, 77: 587.

CDC 在"医院感染控制（Study of the Effect of Nosocomial Infection Control, SENIC）影响研究"[122] 中为以下四个患者因素提供了基于 0 或 1 评分的显著有效且简单的预测工具：腹部手术，持续 2 小时以上的手术，手术部位受到污染或感染，以及出院时除伤口感染外有 3 个或以上确诊疾病的患者。得分 0 分的患者感染风险为 1%，得分 1 分患者为 3.6%，得分 2 分患者为 9%，得分 3 分患者为 17%，得分 4 分患者为 27%。这些百分比可能看起来很高，但是这个指数是 1975—1976 年和 1983 年美国外科手术患者中的 3% 构建的，整体结果与许多其他研究一致。基于更简单的预测因子（例如美国麻醉医师学会身体状况分类法）的同一组的近期风险分析具有较低的敏感性，但总体感染率相同[123]。

可纠正或潜在可纠正的风险包括吸烟、营养不良、肥胖、糖尿病和高血糖、使用类固醇、贫血、高胆固醇血症和高血压，手术前应尽可能评估和纠正。延迟手术的决定必须考虑到手术的紧迫性和风险的严重性。

压力也会使伤口愈合不良。围手术期的不良心理社会环境可能会使患者面临伤口愈合不良的风险。Kiecolt-Glaser 等[124]研究了不良婚姻对实验性水疱伤口愈合的影响。高敌对夫妇产生更多的促炎细胞因子，愈合速度比低敌对夫妇慢。Muizzuddin 等[125]使用胶带剥离模型研究了解除婚姻对皮肤屏障恢复的影响，发现高压与恢复较慢有关。Bosch 等[126]研究了抑郁症和（或）烦躁不安患者口腔硬腭圆形伤口的愈合情况。高焦虑症患者从第 2 天开始就有更大的伤口直径，抑郁症状预示伤口愈合速度更慢。总的来说，这些研究指出了社会心理困扰、系统水平失调和伤口愈合能力受损之间的联系。压力减轻技术似乎可能会减少伤口并发症，而且这个领域需要设计良好的临床试验。

术中管理

严谨的手术操作是最佳伤口愈合的基础（表 8-7）。精细的组织处理、充分的止血和外科医生的经验能使伤口愈合更好。切口应该考虑到血供问题，特别是在靠近或者在原有切口中操作。机械牵拉器应定时释放，以便对伤口边缘进行灌注。慎重的污染区域抗生素灌洗可能是有效的。由于干燥的伤口失去灌注，伤口应该保持湿润，尤其是在长时间的手术过程中。并非所有伤口都可以解剖闭合。水肿、肥胖、可能发生的呼吸道并发症、必要时清除严重污染或坏死软组织都可能影响伤口的闭合。

表 8-7　术中管理
当感染极有可能和（或）可能造成灾难性后果时，在操作前应先给予适当的预防性抗生素，并在长期的操作过程中保持抗生素血药浓度
保护患者的体温
操作尽可能轻柔，少用止血带和烧灼技术
保持伤口湿润
污染区域使用抗生素灌洗
提高血氧分压
延迟关闭严重污染的伤口
使用合适的缝线（和皮肤胶带）
使用合适的敷料

随着手术的进行，新的伤口也在继续产生。所有的麻醉药物往往会导致体温降低，首先是引起血管扩张，血管扩张将先前血管收缩的患者的热量从核心再分配到外周，其次是散热增加产热减少[101]。血管收缩在手术中并不常见，因为麻醉作用会使体温调节血管收缩的阈值降低，但手术刚结束停止麻醉时，体温调节阈值根据核心温度恢复到正常，这个问题就变得严重了。且麻醉后出现的疼痛使儿茶酚胺释放，又加重了血管收缩[105]。在麻醉后监护室（post-anesthesia care unit，PACU）使用空气加温器对低温患者进行快速复温似乎是有效的[127]，尽管这么做的目的其实是为了预防低体温[102]。在手术前、手术过程中和手术后维持高室温或主动加温比其他加温方法明显更有效，例如加温毯、放在手术台表面上的循环水毯及呼吸回路的加湿[128]。

提高室温是保持患者术中温度的第一个实用手段。最近，还引进了其他一些有效的方法，包括电阻加热、负压加温和直接施用于皮肤的薄黏合剂循环水垫[129]。

容量管理

手术期间的血管内容量管理影响组织灌注，从而影响伤口愈合。许多因素，包括患者并发症、利尿剂、发热、术前容积状态、手术操作、血液和不显性损失以及手术应激等都会影响手术过程中的液体需求量。人们普遍认为，术中液体管理的目标是确保足够的血管内容量来维持灌注，并最大限度地向组织输送氧气，同时避免血容量过多的不良影响，即间质水肿。难以确定的是如何实现这一目标。患者的监测、液体的选择和容量输注策略是争论的热点，文献往往互相矛盾，没有既定标准。有关容量管理的综合评述，请参阅第 16 章：体液、电解质和酸碱生理学。

评估术前容量状况可能具有挑战性，因为有许多因素需要考虑。术前容量可能因为禁食、机械肠道准备或药物使用而减少。已存在的并发症，如收缩性和舒张性心力衰竭可能会引起高血容量并使机体对液体超负荷特别敏感。而血液透析很可能诱发血容量不足，终末期肾病患者也容易发生液体超负荷，术中补液复杂。简单患者的病史和体格检查，以及复杂患者的术前超声心动图等工具，可以帮助麻醉医生评估术前患者的总体容量状态。

高血容量和低血容量尤其是在围手术期会引发严重的并发症。低血容量的主要并发症除血流动力学不稳定外，还包括手术伤口氧合减少（伤口易于感染）[42,63,88,130-132]，降低胶原形成[42,103]，伤口愈合受损，以及增加伤口裂开。与高血容量相关的主要并发症包括肺水肿、充血性心力衰竭、持续肠梗阻肠道水肿，并可能增加心律失常[133]。液体输注过多可能使心房钠尿肽升高，诱导内皮细胞糖皮质激素功能障碍，最终导致血管通透性增加液体向血管外转移[134]。

最近的研究表明，患者在手术前 2～3 小时摄入高糖清液，以提高术前血容量是有益的。除了提供水化之外，有证据表明，这是一种安全的做法，还可以增加患者满意度[135]和减少术后胰岛素抵抗[136]。

术中评估体液状态是优化血管内容量的必要条件。出血量、第三间隙体液损失量和生理需要量的估计是非常不准确的，如果作为指南使用，可能导致输液过度或者不足。手术应激可能会导致静脉输液需求增加。液体需求增加可能部分是由于诸如 IL-6、TNF、P 物质和缓激肽之类的介质，这些介质响应并与外科刺激成比例地释放[137]。这些炎症介质引起血管舒张和血管通透性增加[138]。过去认为第三间隙是功能性血管内液体缺乏的原因之一，这个概念已受到挑战[139]。

优化围手术期输液以尽量减少并发症和死亡率仍然是一个重大而有争议的挑战。目前，大多数医务人员依靠临床经验、心率和血压等生命体征以及尿量来控制围手术期的液体。由于外周血管收缩的代偿作用，手术患者可显著低血容量，而上述这些变量却不出现任何变化[42,88,132]。遗憾的是，这会使伤口灌注减少，增加伤口低氧血症，并增加手术伤口感染的风险。静态监测如心率、血压、尿量、中心静脉压[42,63,103,140]和肺动脉导管已被证明是有限的。更多的动态监测，如每搏输出量评估、脉压变异和收缩压变异可以预测液体反应[141]。然而，这些都有其局限性，包括心率规整、胸部闭合和潮气量充足的要求。超声心动图，包括评估每搏量和其他指标如前负荷、后负荷和收缩性，可能是一个有用的术中指标[142]，但需要大规模的临床试验，来验证其作为动态监测手段的有效性。此外，硬件的配备与专业的技巧也限制了它的应用。

术中液体优化策略的范围从宽松到限制（也称为零平衡），到目标导向（SV 优化）。有证据表明增加体液可能有利于皮肤灌注。Arkilic 等[130]将 56 例患者根据术中液体治疗量随机分为自由型[16～18ml/（kg·h）]或保守型[8ml/（kg·h）]，测量组织灌注和氧气张力作为伤口愈合的替代指标。自由型患者通过组织氧传感器测量的术中皮下氧张力显著升高。这项研究样本太小，无法评估对伤口并发症的影响。Kabon 等[143]进行了一项随机对照试验，将 253 例接受择期结肠切除术患者分为两组，对照组[8ml/（kg·h）]与高容量组[16～18ml/（kg·h）]，他们发现高容量组的伤口感染减少（8.5%

对比 11.3%），这是一个显著的阳性结果。遗憾的是，这项研究提前终止了，所以效力不足。心脏衰竭或终末期肾病高危患者被排除入组，因此该研究的普遍性有限。另一方面，人们担心自由输注可能过量，对患者不利。Holte 等[138]在一项系统性综述中发现，避免在大手术中使用过量的液体是有益的。

"自由"和"限制"液体的讨论需要考虑术中液体治疗是选择胶体还是晶体[144]。大量输注胶体可能引起凝血功能障碍，这可能与凝血因子被稀释有关[144]。另一方面，晶体可能引起高凝状态[143]。胶体（白蛋白或合成胶体）在血管内半衰期比晶体的长得多，可减少在手术液体复苏中所输注的液体总量[144]，也可以减少水肿的形成。许多研究[133, 144-147]旨在从限制性与传统液体管理的角度评估术中或术后液体管理。几乎所有人都将胶体（"限制性"组）与晶体（"传统"组）给药进行了比较。因此，"限制"组比"传统"或"自由"组可能获得更大量的有效血管内容量。一般来说，这些研究已经证明胶体组的结果改善（SSI 减少，肠功能早期恢复）。然而，有益的机制尚不清楚，因为在有效血管容量的基础上，晶体组的实际体积可能不如胶体组更好。

清楚的是，液体超负荷导致间质性水肿不利于大多数器官功能，包括肾、肝、肺和心脏。由于氧扩散距离减小，间质性水肿可导致伤口愈合不良和感染。如何平衡液体充分灌注和避免组织水肿是一个挑战。在对液体管理的文献进行解读时，其中一个困难是缺乏"自由"和"限制"等定义的标准化，缺乏液体治疗体积和种类的标准化。此时，根据术前和术中容量的个性化评估，以及根据并发症的复杂性和手术进程进行适当的监测，来试图为每位患者找到这种平衡。目标导向液体疗法，使用每搏输出量变化或超声心动图有希望达到这个目标，但仍有很多工作要做，以确定和实施可靠的标准。

目前的最佳建议包括根据指南（表 8-8），通过手术类型、失血以及其他可能的液体损失（例如利尿剂或染料给药导致的高尿量、高血糖或体温调节血管收缩）来进行容量管理。维持正常体温也是至关重要的。温暖的患者由于血管舒张血管床容积增大，不太可能因为快速输液发生肺水肿。而低体温患者即使经过相对较少的液体输注，也很容易发生肺水肿。温度调节血管收缩增加后负荷，

导致心脏负荷增加。而且，在低温被纠正之前，机体血管床容积无法扩大，给予的液体不能打开收缩的血管。

表 8-8　手术患者的标准容量管理指南

液体需要量＝累计损失量＋生理需要量（生理基础＋额外补充）＋估计失血量＋不显性损失量

累计损失量＝生理需要量[1.5ml/(kg·h)]×禁食时间(h)

根据发热、高鼻胃管输出、肠道准备和其他导致体液丢失的术前准备进行调整

使用可用的目标导向疗法

用 3:1 的晶体和 1:1 的胶体来替代估计丢失的血液

不同手术的液体维持要求

浅表手术创伤：1～2ml/(kg·h)

外周手术

微创手术创伤：3～4ml/(kg·h)

头颈部、疝气、膝关节手术

中等手术创伤：5～6ml/(kg·h)

不暴露腹部内容物的大手术

大手术创伤：8～10ml/(kg·h)

暴露腹部内容物的大手术

在术中就应该控制疼痛，以避免患者术后出现剧烈疼痛。牢记这个目标比掌握技术更重要。虽然区域性阻滞和镇痛可以缓解疼痛，但是具体的镇痛方案对伤口结果的影响尚未充分研究。

术后管理

手术后头几个小时伤口最脆弱（表 8-9）。虽然抗生素在第一个小时后失效，但是氧介导的自然伤口免疫力持续时间更长[29]。术后第一天即使是短时间的血管收缩也足以减少氧气供应并增加感染风险[63]。纠正和预防术后 24～48 小时的血管收缩将使患者明显获益[63]。从大量接受手术的糖尿病患者来看，即使在非糖尿病患者中，应激反应也常常诱发高血糖，控制围手术期患者血糖对预防 SSI 至关重要。遗憾的是，平衡低血糖和高血糖之间狭窄的治疗窗口是血糖控制的难题。临床试验提供了相互矛盾的结果。2001 年的一项随机对照试验显示危重症外科患者的血糖水平严格控制组比对照组的败血症风险降低 25%[148]。另一方面，2007 年 Gandhi 等[149]研究 400 名心脏手

术患者,发现血糖严格控制组(80～100mg/dl)与对照组(＜200mg/dl)术后SSI无明显差异。在6 104例ICU患者中进行的"好糖研究"(NICE-SUGARstudy)显示,严格控制组(81～108mg/dl)与标准治疗组(≥180mg/dl)组死亡率相当[150]。目前的建议是保持血糖接近正常(100～180或200mg/dl)[151]。

表8-9 术后管理
保护患者体温
如果没有疼痛,则提供镇痛以保持患者舒适状态。患者的报告和自由移动的能力是疼痛充分缓解的最佳标志
除非存在感染或污染继续,否则只需再加一剂抗生素
跟上第三间隙的液体损失,请记住发烧会增加液体损失
评估灌注,若有异常及时处理
避免利尿,直到疼痛消失,患者温暖
评估开放性创伤的损伤(包括热损失)
评估对肠外或肠内营养的需求并处理
继续控制高血压和高血糖

经许可摘自 Hunt TK, Hopf HW.Wound healing and wound infection.What surgeons and anesthesiologists can do.Surg Clin North Am.1997, 77: 587。

所有引起血管收缩的刺激必须被纠正,以达到最佳治愈效果。容积是最后被纠正的,因为其他原因引起的血管收缩导致多尿和血容量相对减少(外周性,非中枢性)。这些措施对由于其他原因(例如营养不良、使用类固醇、糖尿病)导致伤口并发症高风险的患者尤其重要。对于需要使用血管收缩药物如β-受体阻滞剂和α-受体激动剂的患者也是如此。

直到患者血容量正常、温暖无痛、不使用血管收缩药物,也就是说,直到交感神经系统失活,局部灌注才能保证。应该继续保温,直到患者彻底清醒并且能够保持自身的热平衡。大手术后,保温可能需要持续数小时甚至数天。即使核心温度较高,寒冷的环境也会造成伤口血管收缩,所以保温的目的是保持皮肤的温暖。中度体温增高本身不是问题。当大面积伤口处于开放状态时,应继续保暖,并防止因蒸发导致的热量损失,以避免血管收缩并尽量减少卡路里损失。

评估灌注,特别是在PACU中的灌注是至关重要的。遗憾的是,尿量是一个很差的,往往有误导性的外周灌注指标[131]。明显少尿可能表明肾灌注减少,但正常甚至高的尿量与伤口或组织血氧分压几乎没有相关性。围手术期许多常见的因素,包括高血糖、给予染色剂、体温调节血管收缩、肾上腺功能不全和各种药物应用,在轻度血容量不足的情况下可能引起不适当的利尿。

对患者进行体格检查可以更好地发现血容量减少和血管收缩。通过额头的毛细血管充盈时间超过2～3秒和髌骨的毛细血管充盈时间超过5秒来评估血管收缩。眼睛水肿是评估容量状态的另一个好方法。最后,患者通常可以从口干中辨别口渴,皮肤可能是温暖而干燥的。

腹部大手术后,第三间隙损失持续约12～24小时,因此液体需求量继续增加。一般情况下,对于较大的腹部手术,术后12～24小时,静脉输液2～3ml/(kg·h)是足够的。此后,机体开始动员间质液来增加循环血管内容量,静脉输液速度可以降至计算出来的维持水平以下。

当过多的组织液聚集,应该轻度利尿,以便通过毛细血管的再充盈来保持血容量。这也适用于需要进行肾透析的患者。此类患者透析期间血管收缩可以使组织血氧分压降低30%甚至更多,并且需要约24小时使血管再次舒张从而使伤口以及组织血氧分压恢复正常[152]。血管内容量的丢失不一定马上需要组织液的补充,组织液的补充速度不一定与血管内容量的丢失速度一样快,组织水肿可能是为足够的血管内容量付出的代价。水肿增加了毛细血管间距离,所以可能存在过度水肿和外周血管收缩之间的微妙平衡(这恶化了由水肿引起的缺氧)。

应该避免使用血管收缩药物。香烟中的尼古丁是最常见也是最容易避免的。β-受体阻滞剂只能在明确的医学指征下使用。两者都可以减少伤口和组织血氧分压。可乐定是控制心率的另一种药物[153,154],也可诱导血管舒张,并可增加伤口血氧分压[155]。高剂量的α-受体激动剂或其他血管加压因子可能通过减少组织血氧分压而造成伤害,但较低剂量对伤口/组织血氧分压几乎没有影响[100]。重要的是要记住,降低心排出量也可减少伤口灌注。因此,在尽量减少血管升压药的使用和维持适当的心排出量之间必须保持平衡。

维持组织血氧分压需要在术后注意肺功能。通过面罩或鼻导管给予补充氧气增加了接受全身性阿片类药物[156]患者的安全性,一项研究显示下肢血运重建后SSI降低[157]。疼痛控制也很重要,因为它影响肺功能和血管床，尤其是对于术后肺部并发症高危患者，如病态肥胖患者和肺部疾病患者[158]。硬膜外镇痛可能是这些患者的首选途径，与肠胃外给药的阿片类药物相比，它具有几个优点，能达到良好的镇痛效果但没有明显的镇静效果。但是，阿片类药物引起的瘙痒在硬膜外给药中更为常见，而且在一些患者中可能严重到足以抵消疼痛控制的益处。

患者自控镇痛在获得低疼痛评分方面也非常有效。它能让患者自己控制给药，在许多情况下达到和硬膜外镇痛类似的患者满意度[159]。当需要使用静脉内或肌肉内阿片类药物时，应避免让护士管理，因为这种方法的疼痛控制不当率常常超过50%[160]。控制疼痛的关键是认识到需要镇痛和注意患者对疼痛的主诉。阿片类药物的个体化差异很大，并不总是可预测的，但即使是耐受的患者（静脉药物滥用者或有癌症疼痛的患者）也可以给予足够的疼痛治疗并给予足够的重视。多模式镇痛可能是一种有价值的方法，在减少疼痛的同时减少呼吸抑制。

总结

对于SSI中高风险患者，麻醉医生有机会通过简单、廉价和可行的方法来增强伤口愈合和降低伤口感染率。在术中，适当使用抗生素，预防血管收缩和保温，维持高血氧分压（300～500mmHg）是关键。术后关注点仍在于预防血管收缩，可以在PACU通过疼痛控制、保温和容量管理来实现。尽管需要进一步的研究，但进一步减少和预防应激反应的一些措施也可能是有效的。

未来研究领域

- 推广遵守"手部卫生5个时刻"是否会改善结果？
- 为培养推迟使用抗生素，是否合理？
- 心理准备和干预可以调节应激反应。这会减少伤口并发症吗？
- 非甾体类抗炎药会增加伤口并发症的风险吗？
- 地塞米松预防术后恶心呕吐是否增加了伤口并发症的风险？
- 硬膜外麻醉降低了SSI的风险吗？是否具有成本-效益（对比时间和风险）？
- 需要补多少液体？目标导向的液体疗法是否能

改善预后？
- 谁应该达到高FiO$_2$？这有潜在的毒性吗？
- 术后吸氧减少伤口并发症吗？术后患者需要吸氧多长时间？

（董一女 译，秦再生 校）

参考文献

1. Brennan TA, Leape LL, Laird NM, et al. Incidence of adverse events and negligence in hospitalized patients: results of the Harvard Medical Practice Study I. N Engl J Med. 1991;324:370–376.
2. Magill SS, Edwards JR, Bamberg W, et al. Multistate point-prevalence survey of health care–associated infections. N Engl J Med. 2014;370:1198–1208.
3. Lee JP, Hopf HW, Cannon-Albright L. Empiric evidence for a genetic contribution to predisposition to surgical site infection. Wound Rep Regen. 2013;21:211–215.
4. Noakes TD, Borresen J, Hew-Butler T, et al. Semmelweis and the aetiology of puerperal sepsis 160 years on: an historical review. Epidemiol Infect. 2007;136(1):1–9.
5. Koff MD, Loftus RW, Burchman CC, et al. Reduction in intraoperative bacterial contamination of peripheral intravenous tubing through the use of a novel device. Anesthesiology. 2009;110:978–985.
6. Boyce JM, Pittet D. Healthcare Infection Control Practices Advisory Committee; HICPAC/SHEA/APIC/IDSA Hand Hygiene Task Force. Guideline for Hand Hygiene in Health-Care Settings. Recommendations of the Healthcare Infection Control Practices Advisory Committee and the HIPAC/SHEA/APIC/IDSA Hand Hygiene Task Force. Am J Infect Control. 2002;30:S1–S46.
7. Casewell M, Phillips I. Hands as route of transmission for Klebsiella species. Br Med J. 1977;2:1315–1317.
8. Ehrenkranz NJ, Alfonso BC. Failure of bland soap handwash to prevent hand transfer of patient bacteria to urethral catheters. Infect Control Hosp Epidemiol. 1991;12:654–662.
9. Sivathasan N, Goodfellow PB. Skin cleansers: the risks of chlorhexidine. J Clin Pharmacol. 2011;51:785–786.
10. Sax H, Allegranzi B, Uçkay I, et al. 'My five moments for hand hygiene': a user-centered design approach to understand, train, monitor and report hand hygiene. J Hosp Infect. 2007;67:9–21.
11. Loftus RW, Koff MD, Burchman CC, et al. Transmission of pathogenic bacterial organisms in the anesthesia work area. Anesthesiology. 2008;109:399–407.
12. Loftus RW, Koff MD, Birnbach DJ. The dynamics and implications of bacterial transmission events arising from the anesthesia work area. Anesth Analg. 2015;120:853–860.
13. Mecham E, Hopf HW. A proposal to minimize work area contamination during induction. Anesthesiology. 2011;116:712.
14. Birnbach DJ1, Rosen LF, Fitzpatrick M, et al. Double gloves: a randomized trial to evaluate a simple strategy to reduce contamination in the operating room. Anesth Analg. 2015;120:848–852.
15. Tunevall TG. Postoperative wound infections and surgical face masks: a controlled study. World J Surg. 1991;15:383–387.
16. Friberg B, Friberg S, Ostensson R, et al. Surgical area contamination—comparable bacterial counts using disposable head and mask and helmet aspirator system, but dramatic increase upon omission of head-gear: an experimental study in horizontal laminar air-flow. J Hosp Infect. 2001;47:110–115.
17. Babkin Y, Raveh D, Lifschitz M, et al. Incidence and risk factors for surgical infection after total knee replacement. Scand J Infect Dis. 2007;39:890–895.
18. Pryor F, Messmer PR. The effect of traffic patterns in the OR on surgical site infections. AORN J. 1998;68:649–660.
19. Moro ML. Health care-associated infections. Surg Infect (Larchmt). 2006;7:S21–S23.
20. Allo MD, Tedesco M. Operating room management: operative suite considerations, infection control. Surg Clin North Am. 2005;85:1291–1297.
21. Mermel LA, McCormick RD, Springman SR, et al. The pathogenesis and epidemiology of catheter-related infection with pulmonary artery Swan-Ganz catheters: a prospective study utilizing molecular subtyping. Am J Med. 1991;91:197S–205S.
22. Parienti JJ, Mongardon N, Megarbane B, et al. Intravascular complications of central venous catheterization by site. N Engl J Med. 2015;373:1220–1229.
23. Mimoz O, LocetJC, Kerforne T, et al. Skin antisepsis with chlorhexidine-alcohol versus povidone iodine-alcohol, with and without skin scrubbing, for prevention of intravascular-catheter-related infection (CLEAN): an open-label, multicentre, randomised, controlled, two-by-two factorial trial. Lancet. 2015;386:2069–2077.
24. Raad II, Hohn DC, Gilbreath BJ, et al. Prevention of central venous catheter-related infections by using maximal sterile barrier precautions during insertion. Infect Control Hosp Epidemiol. 1994;15:231–238.
25. O'Grady NP, Alexander M, Dellinger EP, et al. Guidelines for the prevention of intravascular catheter-related infections. Infect Control Hosp Epidemiol. 2002;23:759–769.
26. Carier V, Haenny A, Inan C, et al. No association between ultrasound-guided insertion of central venous catheters and bloodstream infection: a prospective observational study. J Hosp Infect. 2014;87:103–108.
27. Miles AA, Miles EM, Burke J. The value and duration of defence reactions of the skin to the primary lodgement of bacteria. Br J Exp Pathol. 1957;38:79–96.
28. Knighton DR, Halliday B, Hunt TK. Oxygen as an antibiotic: the effect of

inspired oxygen on infection. *Arch Surg.* 1984;119:199–204.

29. Knighton DR, Halliday B, Hunt TK. Oxygen as an antibiotic: a comparison of the effects of inspired oxygen concentration and antibiotic administration on in vivo bacterial clearance. *Arch Surg.* 1986;121:191–195.

30. Bernard HR, Cole WR. The prophylaxis of surgical infection: the effect of prophylactic antimicrobial drugs on the incidence of infection following potentially contaminated operations. *Surgery.* 1964;56:151–157.

31. Classen D, Evans R, Pestotnik S, et al. The timing of prophylactic administration of antibiotics and the risk of surgical-wound infection. *N Engl J Med.* 1992;326:281–286.

32. Bratzler DW, Dellinger EP, Olsen KM. Clinical practice guidelines for antimicrobial prophylaxis in surgery. *Am J Health Syst Pharm.* 2013;70:195–283.

33. Nichols RL, Condon RE, Barie PS. Antibiotic prophylaxis in surgery: 2005 and beyond. *Surg Infect (Larchmt).* 2005;6:349–361.

34. Burke JP. Maximizing appropriate antibiotic prophylaxis for surgical patients: an update from LDS Hospital, Salt Lake City. *Clin Infect Dis.* 2001;33(Suppl 2): S78–S83.

35. Arnold M, Barbul A. Nutrition and wound healing. *Plast Reconstr Surg.* 2006;117:42S–58S.

36. Jensen JA, Jonsson K, Goodson WH III, et al. Epinephrine lowers subcutaneous wound oxygen tension. *Curr Surg.* 1985;42:472–474.

37. Mogford JE, Tawil N, Chen A, et al. Effect of age and hypoxia on TGFbeta1 receptor expression and signal transduction in human dermal fibroblasts: Impact on cell migration. *J Cell Physiol.* 2002;190:259–265.

38. Mogford JE, Sisco M, Bonomo SR, et al. Impact of aging on gene expression in a rat model of ischemic cutaneous wound healing. *J Surg Res.* 2004;118:190–196.

39. Lenhardt R, Hopf HW, Marker E, et al. Perioperative collagen deposition in elderly and young men and women. *Arch Surg.* 2000;135:71–74.

40. Robson MC, Mannari RJ, Smith PD, et al. Maintenance of wound bacterial balance. *Am J Surg.* 1999;178:399–402.

41. Winter GD. Formation of the scab and the rate of epithelisation of superficial wounds in the skin of the young domestic pig. 1962. *J Wound Care.* 1995;4: 366–367.

42. Jonsson K, Jensen J, Goodson W, et al. Tissue oxygenation, anemia, and perfusion in relation to wound healing in surgical patients. *Ann Surg.* 1991;214: 605–613.

43. Hopf HW, Ueno C, Aslam R, et al. Guidelines for the treatment of arterial insufficiency ulcers. *Wound Repair Regen.* 2006;14:693–710.

44. Ueno C, Hunt TK, Hopf HW. Using physiology to improve surgical wound outcomes. *Plast Reconstr Surg.* 2006;117:59S–71S.

45. De Jong L, Kemp A. Stoichiometry and kinetics of the prolyl 4-hydroxylase partial reaction. *Biochim Biophys Acta.* 1984;787:105–111.

46. Allen DB, Maguire JJ, Mahdavian M, et al. Wound hypoxia and acidosis limit neutrophil bacterial killing mechanisms. *Arch Surg.* 1997;132:991–996.

47. Hopf HW, Gibson JJ, Angeles AP, et al. Hyperoxia and angiogenesis. *Wound Repair Regen.* 2005;13:558–564.

48. Evans NTS, Naylor PFD. Steady states of oxygen tension in human dermis. *Respir Physiol.* 1966;2:46–60.

49. Medawar PS. The behavior of mammalian skin epithelium under strictly anaerobic conditions. *Q J Microsc Sci.* 1947;88:27.

50. Schultz G. Molecular regulation of wound healing. In: Bryant R, Nix D, eds. *Acute and Chronic Wounds: Current Management Concepts.* 3rd ed. St. Louis, MO: Mosby Elsevier; 2006:82–99.

51. Adams JC. Functions of the conserved thrombospondin carboxy-terminal cassette in cell-extracellular matrix interactions and signaling. *Int J Biochem Cell Biol.* 2004;36:1102–1114.

52. Constant J, Suh D, Hussain M, et al. Wound healing angiogenesis: the metabolic basis of repair. In: *Molecular, Cellular, and Clinical Aspects of Angiogenesis.* New York: Plenum Press; 1996:151–159.

53. Dvonch VM, Murphey RJ, Matsuoka J, et al. Changes in growth factor levels in human wound fluid. *Surgery.* 1992;112:18–23.

54. Zabel DD, Feng JJ, Scheuenstuhl H, et al. Lactate stimulation of macrophage-derived angiogenic activity is associated with inhibition of poly(ADP-ribose) synthesis. *Lab Invest.* 1996;74:644–649.

55. Heppenstall RB, Littooy FN, Fuchs R, et al. Gas tensions in healing tissues of traumatized patients. *Surgery.* 1974;75:874–880.

56. Trabold O, Wagner S, Wicke C, et al. Lactate and oxygen constitute a fundamental regulatory mechanism in wound healing. *Wound Repair Regen.* 2003;11:504–509.

57. Caldwell MD, Shearer J, Morris A, et al. Evidence for aerobic glycolysis in lambda-carrageenan-wounded skeletal muscle. *J Surg Res.* 1984;37:63–68.

58. Klebanoff SJ. Oxygen metabolism and the toxic properties of phagocytes. *Ann Intern Med.* 1980;93:480–489.

59. Niinikoski J, Hunt TK, Dunphy JE. Oxygen supply in healing tissue. *Am J Surg.* 1972;123:247–252.

60. Silver IA. Cellular microenvironment in healing and non-healing wounds. In: Hunt TK, Heppenstall RB, Pines E, eds. *Soft and Hard Tissue Repair.* New York: Praeger; 1984:50–66.

61. Falcone PA, Caldwell MD. Wound metabolism. *Clin Plast Surg.* 1990;17: 443–456.

62. Chang N, Mathes SJ. Comparison of the effect of bacterial inoculation in musculocutaneous and random-pattern flaps. *Plast Reconstr Surg.* 1982;70(1): 1–10.

63. Hopf HW, Hunt TK, West JM, et al. Wound tissue oxygen tension predicts the risk of wound infection in surgical patients. *Arch Surg.* 1997;132:997–1004.

64. Schwentker A, Evans SM, Partington M, et al. A model of wound healing in chronically radiation-damaged rat skin. *Cancer Lett.* 1998;128:71–78.

65. Bauer SM, Goldstein LJ, Bauer RJ, et al. The bone marrow–derived endothelial progenitor cell response is impaired in delayed wound healing from ischemia. *J Vasc Surg.* 2006;43:134–141.

66. Wütschert R, Bounameaux H. Determination of amputation level in ischemic limbs: reappraisal of the measurement of TcPo2. *Diab Care.* 1997;20: 1315–1318.

67. Sen CK, Khanna S, Babior BM, et al. Oxidant-induced vascular endothelial growth factor expression in human keratinocytes and cutaneous wound healing. *J Biol Chem.* 2002;277:33284–33290.

68. Beckert S, Farrahi F, Aslam RS, et al. Lactate stimulates endothelial cell migration. *Wound Repair Regen.* 2006;14:321–324.

69. Babior BM. Oxygen-dependent microbial killing by phagocytes (first of two parts). *N Engl J Med.* 1978;298:659–668.

70. Edwards S, Hallett MB, Campbell AK. Oxygen-radical production during inflammation may be limited by oxygen concentration. *Biochem J.* 1984;217: 851–854.

71. Lam GY, Huang J, Brumell JH. The many roles of NOX2 NADPH oxidase-derived ROS in immunity. *Semin Immunopathol.* 2010;32:415–430.

72. Smith BM, Desvigne LD, Slade JB, et al. Transcutaneous oxygen measurements predict healing of leg wounds with hyperbaric therapy. *Wound Repair Regen.* 1996;4:224–229.

73. Fife CE, Buyukcakir C, Otto GH, et al. The predictive value of transcutaneous oxygen tension measurement in diabetic lower extremity ulcers treated with hyperbaric oxygen therapy: a retrospective analysis of 1,144 patients. *Wound Repair Regen.* 2002;10:198–207.

74. Rollins MD, Gibson JJ, Hunt TK, et al. Wound oxygen levels during hyperbaric oxygen treatment in healing wounds. *Undersea Hyperb Med.* 2006;33:17–25.

75. Thom SR. Hyperbaric oxygen: its mechanisms and efficacy. *Plast Reconstr Surg.* 2011;127(Suppl 1):131S–141S.

76. Hunt TK, Aslam RS, Beckert S, et al. Aerobically derived lactate stimulates revascularization and tissue repair via redox mechanisms. *Antioxid Redox Signal.* 2007;9:1115–1124.

77. Velazquez OC. Angiogenesis and vasculogenesis: inducing the growth of new blood vessels and wound healing by stimulation of bone marrow–derived progenitor cell mobilization and homing. *J Vasc Surg.* 2007;45(Suppl A): A39–A47.

78. Capla JM, Ceradini DJ, Tepper OM, et al. Skin graft vascularization involves precisely regulated regression and replacement of endothelial cells through both angiogenesis and vasculogenesis. *Plast Reconstr Surg.* 2006;117:836–844.

79. Schultz GS, Grant MB. Neovascular growth factors. *Eye (Lond).* 1991;5: 170–180.

80. Beckert S, Hierlemann H, Muschenborn N, et al. Experimental ischemic wounds: correlation of cell proliferation and insulin-like growth factor I expression and its modification by different local IGF-I release systems. *Wound Repair Regen.* 2005;13:278–283.

81. Knighton DR, Silver IA, Hunt TK. Regulation of wound-healing angiogenesis-effect of oxygen gradients and inspired oxygen concentration. *Surgery.* 1981;90: 262–270.

82. Uitto J, Prockop DJ. Synthesis and secretion of under-hydroxylated procollagen at various temperatures by cells subject to temporary anoxia. *Biochem Biophys Res Commun.* 1974;60:414.

83. Silver IA. Oxygen tension and epithelialization. In: Maibach HI, Rovee DT, eds. *Epidermal Wound Healing.* Chicago: Year Book Medical Publishers; 1972:291.

84. Feldmeier JJ, Hopf HW, Warriner RA III, et al. UHMS position statement: Topical oxygen for chronic wounds. *Undersea Hyperb Med.* 2005;32:157–168.

85. Ngo MA, Sinitsyna NN, Qin Q, et al. Oxygen-dependent differentiation of human keratinocytes. *J Invest Dermatol.* 2007;127:354–361.

86. O'Toole EA, Marinkovich MP, Peavey CL, et al. Hypoxia increases human keratinocyte motility on connective tissue. *J Clin Invest.* 1997;100:2881–2891.

87. Doughty DB. Preventing and managing surgical wound dehiscence. *Adv Skin Wound Care.* 2005;18:319–322.

88. Gottrup F, Firmin R, Rabkin J, et al. Directly measured tissue oxygen tension and arterial oxygen tension assess tissue perfusion. *Crit Care Med.* 1987; 15:1030–1036.

89. Hutton JJ, Tappel AL, Udenfriend S. Cofactor and substrate requirements of collagen proline hydroxylase. *Arch Biochem Biophys.* 1967;118:231–240.

90. Jönsson K, Hunt TK, Mathes SJ. Oxygen as an isolated variable influences resistance to infection. *Ann Surg.* 1988;208:783–787.

91. Hohn DC, MacKay RD, Halliday B, et al. Effect of O_2 tension on microbicidal function of leukocytes in wounds and in vitro. *Surg Forum.* 1976;27:18–20.

92. Jensen JA, Goodson WH, Hopf HW, et al. Cigarette smoking decreases tissue oxygen. *Arch Surg.* 1991;126:1131–1134.

93. Hopf H, Hunt T, Jensen J. Calculation of subcutaneous tissue blood flow. *Surg Forum.* 1988;39:33–36.

94. Hopf HW, Viele M, Watson JJ, et al. Subcutaneous perfusion and oxygen during acute severe isovolemic hemodilution in healthy volunteers. *Arch Surg.* 2000;135:1443–1449.

95. Hopf H, Hunt T. Does—and if so, to what extent—normovolemic dilutional anemia influence post-operative wound healing? *Chir Gastroenterol.* 1992;8:148–150.

96. Jensen JA, Goodson WH III, Vasconez LO, et al. Wound healing in anemia. *West J Med.* 1986;144:465–467.

97. Sheffield CW, Sessler DI, Hopf HW, et al. Centrally and locally mediated thermoregulatory responses alter subcutaneous oxygen tension. *Wound Repair Regen.* 1996;4:339–345.

98. Derbyshire DR, Smith G. Sympathoadrenal responses to anaesthesia and surgery. *Br J Anaesth.* 1984;56:725–739.

99. Halter JB, Pflug AE, Porte D Jr. Mechanism of plasma catecholamine increases during surgical stress in man. *J Clin Endocrinol Metab.* 1977;45:936–944.

100. Motakef S, Mountziaris PM, Ismail IK, et al. Emerging paradigms in perioperative management for microsurgical free tissue transfer: review of the literature and evidence-based guidelines. *Plast Reconstr Surg.* 2015;135(1): 290–299.

101. Matsukawa T, Sessler DI, Sessler AM, et al. Heat flow and distribution during induction of general anesthesia. *Anesthesiology*. 1995;82:662–673.

102. Kurz A, Sessler DI, Lenhardt R. Perioperative normothermia to reduce the incidence of surgical-wound infection and shorten hospitalization: study of wound infection and temperature group. *N Engl J Med*. 1996;334: 1209–1215.

103. Hartmann M, Jönsson K, Zederfeldt B. Effect of tissue perfusion and oxygenation on accumulation of collagen in healing wounds: randomized study in patients after major abdominal operations. *Eur J Surg*. 1992;158:521–526.

104. Melling AC, Ali B, Scott EM, et al. Effects of preoperative warming on the incidence of wound infection after clean surgery: a randomised controlled trial. *Lancet*. 2001;358:876–880.

105. Akça O, Melischek M, Scheck T, et al. Postoperative pain and subcutaneous oxygen tension [letter]. *Lancet*. 1999;354:41–42.

106. Rojas IG, Padgett DA, Sheridan JF, et al. Stress-induced susceptibility to bacterial infection during cutaneous wound healing. *Brain Behav Immun*. 2002;16:74–84.

107. Horan MP, Quan N, Subramanian SV, et al. Impaired wound contraction and delayed myofibroblast differentiation in restraint-stressed mice. *Brain Behav Immun*. 2005;19:207–214.

108. Greif R, Akça O, Horn EP, et al. Supplemental perioperative oxygen to reduce the incidence of surgical-wound infection. Outcomes Research Group. *N Engl J Med*. 2000;342:161–167.

109. Belda FJ, Aguilera L, Garcia de la Asuncion J, et al. Supplemental perioperative oxygen and the risk of surgical wound infection: a randomized controlled trial. *JAMA*. 2005;294:2035–2042.

110. Myles PS, Leslie K, Chan MT, et al. Avoidance of nitrous oxide for patients undergoing major surgery: a randomized controlled trial. *Anesthesiology*. 2007; 107:221–231.

111. Bickel A, Gurevits M, Vamos R, et al. Perioperative hyperoxygenation and wound site infection following surgery for acute appendicitis: a randomized, prospective, controlled trial. *Arch Surg*. 2011;146:464–470.

112. Schietroma M, Carlei F, Cecilia E, et al. Colorectal infraperitoneal anastomosis: the effects of perioperative supplemental oxygen administration on the anastomotic dehiscence. *J Gastrointest Surg*. 2012;16:427–434.

113. Maragakis LL, Cosgrove SE, Martinez EA, et al. Intraoperative fraction of inspired oxygen is a modifiable risk factor for surgical site infection after spinal surgery. *Anesthesiology*. 2009;110:556–562.

114. Pryor KO, Fahey TJ 3rd, Lien CA, et al. Surgical site infection and the routine use of perioperative hyperoxia in a general surgical population: a randomized controlled trial. *JAMA*. 2004;291:79–87.

115. Meyhoff C, Wetterslev J, Jorgensen LN, et al. Effect of high perioperative oxygen fraction on surgical site infection and pulmonary complications after abdominal surgery: the PROXI randomized clinical trial. *JAMA*. 2009;302:1543–1550.

116. Akça O, Podolsky A, Eisenhuber E, et al. Comparable postoperative pulmonary atelectasis in patients given 30% or 80% oxygen during and 2 hours after colon resection. *Anesthesiology*. 1999;91:991–998.

117. Mackintosh N, Gertsch MC, Hopf HW, et al. High intraoperative inspired oxygen does not increase postoperative supplemental oxygen requirements. *Anesthesiology*. 2012;117:271–279.

118. Wetterslev J, Meyhoff CS, Jørgensen LN, et al. The effects of high perioperative inspiratory oxygen fraction for adult surgical patients. *Cochrane Database Syst Rev*. 2015;6:CD008884

119. Kohanski MA, Dwyer DJ, Hayete B, et al. A common mechanism of cellular death induced by bactericidal antibiotics. *Cell*. 2007;130:797–810.

120. Suller MT, Lloyd D. The antibacterial activity of vancomycin towards *Staphylococcus aureus* under aerobic and anaerobic conditions. *J Appl Microbiol*. 2002;92:866–872.

121. Tanner J, Padley W, Assadian O. Do surgical care bundles reduce the risk of surgical site infections in patients undergoing colorectal surgery? A systematic review and cohort meta-analysis of 8,515 patients. *Surgery*. 2015;158:66–77.

122. Haley RW, Culver DH, Morgan WM, et al. Identifying patients at high risk of surgical wound infection: a simple multivariate index of patient susceptibility and wound contamination. *Am J Epidemiol*. 1985;121:206–215.

123. Culver DH, Horan TC, Gaynes RP, et al. Surgical wound infection rates by wound class, operative procedure, and patient risk index. National Nosocomial Infections Surveillance System. *Am J Med*. 1991;91:152S–157S.

124. Kiecolt-Glaser JK, Loving TJ, Stowell JR, et al. Hostile marital interactions, proinflammatory cytokine production, and wound healing. *Arch Gen Psychiatry*. 2005;62:1377–1384.

125. Muizzuddin N, Matsui MS, Marenus KD, et al. Impact of stress of marital dissolution on skin barrier recovery: tape stripping and measurement of transepidermal water loss (TEWL). *Skin Res Technol*. 2003;9:34–38.

126. Bosch JA, Engeland CG, Cacioppo JT, et al. Depressive symptoms predict mucosal wound healing. *Psychosom Med*. 2007;69:597–605.

127. West J, Hopf H, Sessler D, et al. The effect of rapid postoperative rewarming on tissue oxygen. *Wound Repair Regen*. 1993;1:93.

128. Kurz A, Kurz M, Poeschl G, et al. Forced-air warming maintains intraoperative normothermia better than circulating water mattresses. *Anesth Analg*. 1993;77:89–95.

129. Galvão CM, Marck PB, Sawada NO, et al. A systematic review of the effectiveness of cutaneous warming systems to prevent hypothermia. *J Clin Nurs*.

130. Arkiliç CF, Taguchi A, Sharma N, et al. Supplemental perioperative fluid administration increases tissue oxygen pressure. *Surgery*. 2003;133:49–55.

131. Jonsson K, Jensen JA, Goodson WH III, et al. Assessment of perfusion in postoperative patients using tissue oxygen measurements. *Br J Surg*. 1987;74: 263–267.

132. Gosain A, Rabkin J, Reymond JP, et al. Tissue oxygen tension and other indicators of blood loss or organ perfusion during graded hemorrhage. *Surgery*. 1991;109:523–532.

133. Nisanevich V, Felsenstein I, Almogy G, et al. Effect of intraoperative fluid management on outcome after intraabdominal surgery. *Anesthesiology*. 2005;103: 25–32.

134. Alphonsus CS, Rodseth RN. The endothelial glycocalyx: a review of the vascular barrier. *Anaesthesia*. 2014;69:777–784.

135. Hausel J, Nygren J, Lagerkranser M, et al. A carbohydrate-rich drink reduces preoperative discomfort in elective surgery patients. *Anesth Analg*. 2001;93: 1344–1350.

136. Nygren J, Soop M, Thorell A, et al. Preoperative oral carbohydrate administration reduces postoperative insulin resistance. *Clin Nutr*. 1998;17:65–71.

137. Kehlet H. Surgical stress response: does endoscopic surgery confer an advantage? *World J Surg*. 1999;23:801–807

138. Holte K, Sharrock NE, Kehlet H. Pathophysiology and clinical implications of perioperative fluid excess. *Br J Anaesth*. 2002;89:622–632.

139. Chappell D, Jacob M, Hofmann-Kiefer K, et al. A rational approach to perioperative fluid management. *Anesthesiology*. 2008;109:723–740.

140. Marik PE, Baram M, Vahid B. Does central venous pressure predict fluid responsiveness? A systematic review of the literature and the tale of seven mares. *Chest*. 2008;134:172–178.

141. Marik PE, Cavallazzi R, Vasu T, et al. Dynamic changes in arterial waveform derived variables and fluid responsiveness in mechanically ventilated patients: a systematic review of the literature. *Crit Care Med*. 2009;37: 2642–2647.

142. Porter TR, Shillcutt SK, Adams MS, et al. Guidelines for the use of echocardiography as a monitor for therapeutic intervention in adults. *J Am Soc Echocardiogr*. 2015;28:40–56.

143. Kabon B, Akca O, Taguchi A, et al. Supplemental intravenous crystalloid administration does not reduce the risk of surgical wound infection. *Anesth Analg*. 2005;101:1546–1553.

144. Grocott MP, Mythen MG, Gan TJ. Perioperative fluid management and clinical outcomes in adults. *Anesth Analg*. 2005;100:1093–1106.

145. Ruttmann TG, James MF, Aronson I. In vivo investigation into the effects of haemodilution with hydroxyethyl starch (200/0.5) and normal saline on coagulation. *Br J Anaesth*. 1998;80:612–616.

146. Lobo DN, Bostock KA, Neal KR, et al. Effect of salt and water balance on recovery of gastrointestinal function after elective colonic resection: a randomised controlled trial. *Lancet*. 2002;359:1812–1818.

147. Brandstrup B, Tønnesen H, Beier-Holgersen R. Effects of intravenous fluid restriction on postoperative complications: comparison of two perioperative fluid regimens: a randomized assessor-blinded multicenter trial. *Ann Surg*. 2003;238:641–648.

148. van den Berghe G, Wouters P, Weekers F, et al. Intensive insulin therapy in the critically ill patients. *N Engl J Med*. 2001;345:1359–1367.

149. Gandhi GY, Nuttall GA, Abel MD, et al. Intensive intraoperative insulin therapy versus conventional glucose management during cardiac surgery: a randomized trial. *Ann Intern Med*. 2007;146:233–243.

150. Finfer S, Chittock DR, Su SY, et al. Intensive versus conventional glucose control in critically ill patients. *N Engl J Med*. 2009;360:1283–1297.

151. Griesdale DE, de Souza RJ, van Dam RM, et al. Intensive insulin therapy and mortality among critically ill patients: a meta-analysis including NICE-SUGAR study data. *CMAJ*. 2009;180:821–827.

152. Jensen JA, Goodson WH III, Omachi RS, et al. Subcutaneous tissue oxygen tension falls during hemodialysis. *Surgery*. 1987;101:416–421.

153. Stühmeier K, Mainzer B, Cierpka J, et al. Small, oral dose of clonidine reduces the incidence of intraoperative myocardial ischemia in patients having vascular surgery. *Anesthesiology*. 1996;85:706–712.

154. Wallace AW, Galindez D, Salahieh A, et al. Effect of clonidine on cardiovascular morbidity and mortality after noncardiac surgery. *Anesthesiology*. 2004;101:284–293.

155. Hopf H, West J, Hunt T. Clonidine increases tissue oxygen in patients with local tissue hypoxia in non-healing wounds. *Wound Repair Regen*. 1996;4:A129.

156. Stone JG, Cozine KA, Wald A. Nocturnal oxygenation during patient-controlled analgesia. *Anesth Analg*. 1999;89:104–110.

157. Turtiainen J, Saimanen E, Partio T, et al. Supplemental postoperative oxygen in the prevention of surgical wound infection after lower limb vascular surgery: a randomized controlled trial. *World J Surg*. 2011;35:1387–1395.

158. Wisner D. A stepwise logistic regression analysis of factors affecting morbidity and mortality after thoracic trauma: effect of epidural analgesia. *J Trauma*. 1990;30:799–804.

159. Owen H, McMillan V, Rogowski D. Postoperative pain therapy: a survey of patients' expectations and their experiences. *Pain*. 1990;41:303–307.

160. Donovan M, Dillon P, McGuire L. Incidence and characteristics of pain in a sample of medical-surgical inpatients. *Pain*. 1987;30:69–78.

第9章　过敏反应

Jerrold H. Levy

要点

1. 围手术期引起过敏反应的原因有以下几个：麻醉医师常规使用的多种药物［包括抗生素、麻醉药、肌松药（NMBA）］、多肽（例如鱼精蛋白）和血制品，或者由于患者接触环境抗原（例如乳胶）。

2. 细胞因子是炎症细胞的触发因子，在体内合成后作为第二信使激活内皮细胞和白细胞。

3. 抗体是一种被称为免疫球蛋白的特殊蛋白质，能识别并结合特定的抗原，通常由 IgE 或 IgG 介导。

4. 手术期间影响免疫功能的因素包括麻醉药物的直接作用和激素作用、使用的其他药物的免疫效应、手术、术中感染、以及输注血液制品。

5. 大多数过敏反应发生在静脉注射药物 5 分钟内，在麻醉的患者中，危及生命的过敏反应常表现为反射性的血管扩张，导致静脉回流减少，引起循环衰竭。

6. 在围手术期，许多不同的分子以剂量依赖的方式释放组胺，而不是以免疫的形式。

7. 必须在过敏反应发生前制订相应的治疗方案，包括吸入纯氧、维持气道通畅、扩容，而治疗由血管扩张、毛细血管通透性增加和支气管痉挛所致的低血压和低血氧，肾上腺素是必备的药物。对顽固性休克应考虑使用血管升压素以及其他监测来辅助治疗。

8. 过敏反应发生后，设法找到致敏药物并防止再次使用，这一点非常重要。

9. 卫生保健工作者和患有脊柱裂、泌尿生殖系统畸形或对某些食物过敏的儿童已被确定为乳胶过敏的高危人群。

10. NMBA 拥有多种独特的分子特征而成为潜在的抗原。

引言

　　过敏反应是围手术期并发症的重要原因之一，它的发生是由于在围手术期治疗中，麻醉医师常规会使用多种药品和血液制品，并在围手术期麻醉管理中给予患者多种药物［如抗生素、麻醉药、肌松药（NMBA）］、多肽（鱼精蛋白）以及血液制品，并使患者接触到环境致敏原（如乳胶）所导致的。因此，麻醉医师必须要迅速诊断并处理过敏反应最严重的一种情况-过敏性休克[1]。

　　过敏反应仅是免疫系统在进化过程中对外来物质所产生的一种病理性反应。作为正常宿主监视机制的一部分，一系列细胞和体液因子对细胞的表层和被称为抗原的分子进行监测，以增强宿主的防御能力。这些外源性物质（抗原）包括细胞上的分子排布、细菌、病毒、蛋白质或复杂的大分子[2-3]。免疫机制包括如下几种方面：①由抗原与抗体或特异性效应细胞之间的相互作用产生；②具有记忆性；③还具有特异性和适应性，通过一系列炎性细胞和蛋白质识别外来物质并增强反应性。免疫系统能够保护机体免受外部微生物和毒素的侵害，以及来自肿瘤细胞的内在威胁；然而，不恰当的免疫应答会引起超敏（过敏）反应。围手术期所见的由药物和其他外来物质引起的危及生命的过敏反应可能是免疫应答的不同表达方式[2-3]。

免疫学基本原理

　　免疫系统通过识别和清除一种被称为抗原的外来物质来保护机体免受微生物的侵害,而抗原具有分子结构,普遍都是蛋白质和/或碳水化合物。机体也有耐受宿主相似分子结构的机制(自我耐受)。然而,当免疫系统功能出现异常时就会产生问题,比如自身免疫性疾病,可引起包括风湿性关节炎和系统性红斑狼疮在内的严重疾病。免疫反应包括细胞免疫和体液免疫两种形式。细胞免疫是指免疫细胞直接清除或破坏病原体或细胞。体液免疫包括多种抗体和蛋白质,例如补体,它们可以直接或与细胞免疫相互协作,从而导致细胞损伤和破坏。细胞免疫和体液免疫的目的是为宿主产生防御机制。

　　作为体液免疫的一部分,最初的炎症反应会释放细胞因子和炎症趋化因子这种蛋白质介质,而它们可以将其他的免疫细胞带到损伤或感染部位,从而引起进一步的炎症反应和发热,此外,它们还可以增加毛细血管的通透性,使其他的免疫细胞能够迁移和定植至损伤部位,这种炎症反应也会激活凝血功能,在局部产生疼痛、红肿和水肿,并且严重时还可能对整个机体造成影响。在脓毒血症研究中,人们发现细胞因子具有广泛的炎症效应[4]。过敏反应的免疫应答可在数分钟至数天内出现,并能够对抗原保持记忆长达数年,尤其是在接种疫苗后。

　　虽然这是对免疫系统的简单回顾,但讨论免疫应答的各个环节和它们的重要性也是非常必要的。

抗原

　　如前所述,能够刺激机体产生免疫应答(产生抗体或激活淋巴细胞)的分子称为抗原[5-6],但在麻醉医师使用的药物中,只有少数是完全抗原,如多肽(鱼精蛋白)和其他大分子物质(葡萄糖酐),(表9-1)。最常用的药物普遍都是低分子量(大约1 000Da)的简单有机化合物。对于大多数小分子药物来说,要具有免疫原性,就必须要与两种循环蛋白或组织结合才能形成抗原(即半抗原-大分子复合物)。能够与宿主蛋白质或细胞膜结合,从而使患者对药物或其代谢产物发生致敏的小分子物质被称为"半抗原",但后者本身没有抗原性。目前人们普遍认为,一种反应性药物代谢产物(如青

霉噻唑基-青霉素衍生物)可以与大分子结合成为抗原。免疫系统的多种特点决定了它可以把细菌或真菌中的某些分子结构作为外来物质迅速识别。

表9-1　麻醉期间用的具有抗原性的药物

半抗原	大分子
青霉素和它的衍生物	抑酞酶
麻醉药物	血液制品
	糜木瓜酶
	用于扩容的胶体
	神经肌肉阻滞药
	鱼精蛋白
	乳胶

胸腺源性的 T 淋巴细胞和法氏囊源性的 B 细胞

　　胎儿的胸腺会将未成熟的淋巴细胞分化为胸腺源性细胞(T 细胞)。T 细胞具有受体,当其与外来抗原结合后会激活 T 细胞,后者可以分泌调节免疫应答的炎症介质。人类的 T 细胞亚群包括辅助性 T 细胞、抑制性 T 细胞、细胞毒性 T 细胞和杀伤性 T 细胞[5-6]。辅助细胞(OKT4)和抑制细胞(OKT8)两种类型又被称为调节性 T 细胞。辅助细胞对关键效应细胞的反应非常重要,而抑制细胞则具有抑制免疫的功能。当人类免疫缺陷病毒感染辅助性 T 细胞后,会特异性增加抑制细胞的数量。细胞毒性 T 细胞可以破坏分枝杆菌、真菌和病毒,还有一些淋巴细胞称为自然杀伤细胞,它不需要特异性抗原刺激就能发挥作用。而细胞毒性T 细胞和自然杀伤细胞都会参与对肿瘤细胞的防御和移植器官排斥反应。此外,T 细胞分泌的多种介质也可以调节其他细胞在识别和清除外来物质过程中所做出的免疫应答[5-6]。

　　B 细胞是一种独特的淋巴细胞系,在辅助性T 细胞和抑制性 T 细胞的共同调节下,它可以分化为特定的浆细胞,从而合成出抗体。由于在鸟类中,法氏囊是相关细胞合成抗体的重要部位,因此,将 B 细胞也称为法氏囊源性细胞。

抗体

　　抗体是一种被称为免疫球蛋白(Igs)的特异性蛋白质,能够识别并与特定的抗原结合。抗体分子的基本结构如图 9-1 所示。每种抗体至少由两

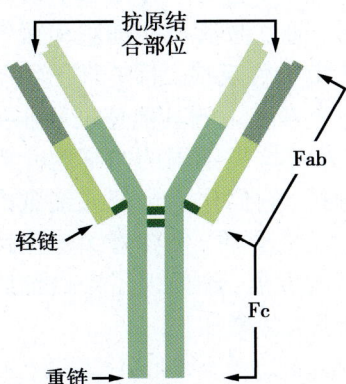

图 9-1　人类免疫球蛋白 G（ IgG ）分子的基本结构
免疫球蛋白由两条重链和两条轻链组成，这些链通过二硫键（用横杠表示）相互连接。木瓜蛋白酶将分子切割为两个 Fab 片段和一个 Fc 片段。抗体与抗原在 Fab 片段上结合，而 Fc 片段则负责介导膜结合或激活补体系统。（经许可摘自 Levy JH. *Anaphylactic Reactions in Anesthesia and Intensive Care*.2nd ed. Boston, MA：Butterworth-Heinemann, 1992）

个重链和两个轻链组成，链间由二硫键连接。Fab 片段能够结合抗原，而 Fc 片段，也称可结晶片段，则赋予了不同类型免疫球蛋白（细胞结合和补体激活）独特的生物学特性。抗体作为特异性受体分子，能够与免疫细胞与蛋白质进行结合，当抗原通过共价键与 Fab 片段结合时，抗体会发生构象变化，激活 Fc 片段受体。抗原 - 抗体结合的结果受到细胞类型的影响，从而引起特定类型的细胞活化（如淋巴细胞增殖和分化为抗体分泌细胞，肥大细胞脱颗粒以及补体激活）。有多种治疗药物都是以 Fab 片段与一种特定的分子结构或药物不可逆结合为基础，包括阿昔单抗类药物（一种能与 IIb/IIIa 受体结合的血小板抑制剂）和依达赛珠单抗（可与达比加群结合逆转其抗凝作用）。

人类体内有五种主要的抗体：IgG、IgA、IgM、IgD 和 IgE，而重链决定了每个分子的结构和功能。每种抗体的基本特性列于表 9-2 中。

表 9-2　免疫球蛋白的生物学特性

	IgG	IgM	IgA	IgE	IgD
重链	γ	μ	α	ε	δ
分子量	160 000	900 000	170 000	188 000	184 000
亚类	1, 2, 3, 4	1, 2	1, 2		
血清浓度（mg/dl）	6～14	0.5～1.5	1～3	$<0.5\times10^3$	<0.1
激活补体	IgG_4 除外	+	−	−	−
胎盘转运	+	−	−	−	−
血清半衰期（天）	23	5	6	1～5	2～8
结合细胞	肥大细胞	淋巴细胞		肥大细胞	中性粒细胞
	中性粒细胞			嗜碱性粒细胞	淋巴细胞
	淋巴细胞				
	单核细胞				
	血小板				

经许可改编自 Levy JH. *Anaphylactic Reactions in Anesthesia and Intensive Care*. 2nd ed.Boston, MA：Butterworth-Heinemann, 1992。

免疫应答的效应细胞和蛋白质

细胞

单核细胞、中性粒细胞［多形核白细胞（PMN）］、嗜酸性粒细胞是非常重要的效应细胞，因为它们会对特异性趋化因子如淋巴因子、细胞因子和补体来源的炎症介质做出应答，从而向炎症区域进行迁移。抗体或补体片段在外来细胞表面的沉积称为调理作用，这一过程能促进效应细胞杀死外来细胞。此外，淋巴因子和细胞因子还会对其他炎性细胞产生趋化作用，其作用方式会在下面的段落中讲述[5-6]。回顾最近的文献发现，这种细胞过程的激活受到多种机制的协调与控制，并且近期有人已对此进行了详细的综述[7]。

单核细胞和巨噬细胞

巨噬细胞通过处理和呈递抗原来调节免疫反应,从而发挥抗炎、杀伤肿瘤细胞和微生物的作用。巨噬细胞来源于血液中的单核细胞,也可能局限于特定的器官,比如肺。微生物或组织损伤可以激活它们并使其聚集起来。巨噬细胞在与淋巴细胞表面受体相互作用之前,首先会通过吞噬抗原来调节其功能,随后巨噬细胞会合成介质来促进B淋巴细胞和T淋巴细胞的应答。

多形核白细胞(中性粒细胞)

中性粒细胞是急性炎症反应中最早出现的细胞,它含有酸性水解酶、中性蛋白酶和溶酶体。一旦被激活,就会释放羟自由基、过氧化物和过氧化氢,这些物质能协助杀死微生物。

嗜酸性粒细胞

嗜酸性粒细胞在宿主防御中的确切作用尚不清楚。然而,炎症细胞会招募嗜酸性粒细胞聚集在寄生虫感染、肿瘤和过敏的部位。

嗜碱性粒细胞

嗜碱性粒细胞在血液中所占粒细胞的比例为0.5%~1%,其表面的IgE受体功能与肥大细胞的IgE受体功能相似。

肥大细胞

肥大细胞是引起速发型超敏反应的重要细胞,它们为组织驻留型细胞,主要分布在皮肤、肺和肠的血管周围间隙中。肥大细胞的表面具有可以结合特异性抗原的IgE受体。这些细胞一旦被激活,就会释放在速发型超敏反应中具有重要作用的生理活性介质(详见过敏反应中IgE介导的病理生理学部分),而一系列免疫和非免疫刺激因素都能够激活肥大细胞。

蛋白质

细胞因子/白细胞介素

细胞因子是由巨噬细胞合成的炎性细胞激活剂,作为第二信使可以激活内皮细胞和白细胞[8]。白细胞介素-1和肿瘤坏死因子既是公认的细胞因子代表,也是机体对感染及其他炎症反应做出应答的重要介质。它们会导致发热、神经肽的释放、内皮细胞的活化、黏附分子的表达增加、中性粒细胞的激活、低血压、心肌抑制和分解代谢状态[8]。"白细胞介素"一词指的是一组能够促进白细胞(leukin)之间(inter)相互交流的细胞因子,由白细胞产生又在白细胞间发挥作用。白细胞介素是一类具有调节功能的蛋白质,广泛参与免疫与炎症

反应的多个环节,它是一种由激活的细胞合成的多肽类物质,通过激活炎症细胞和血管上的特异性受体来产生炎性反应,而T淋巴细胞也能分泌多种白细胞介素来影响其他免疫和非免疫细胞的活化,已有人对这类不同的白细胞介素进行了分离和特性分析,它们作为局部或细胞内可溶性的免疫与炎症反应介质,发挥着关键作用。由于基因克隆技术的发展,细胞因子中白细胞介素家族成员的数量也大幅增加。

补体

抗原与抗体结合后,体液免疫首先会激活补体系统[9-10]。补体系统由约20种不同的蛋白质构成,这些蛋白质能够与激活的抗体、其他补体蛋白和细胞膜结合。此外,补体系统也是炎症反应的重要效应系统,而补体的激活可由IgG或IgM与抗原结合、经典途径的纤溶酶和内毒素,或通过旁路途径(备解素途径)的药物等因素引发(图9-2)。补体系统激活时会释放出特异性片段,包括C3a、C4a和C5a,它们在体液免疫和趋化过程中发挥着重要作用(见非-IgE介导的过敏反应一节)。补体系统的主要功能是通过吸引吞噬细胞(趋化作用)直接或间接地识别细菌,以及通过激活完整的补体级联反应来增强吞噬细胞与抗原的黏附(调理作用),并最终导致细胞溶解[9-10]。

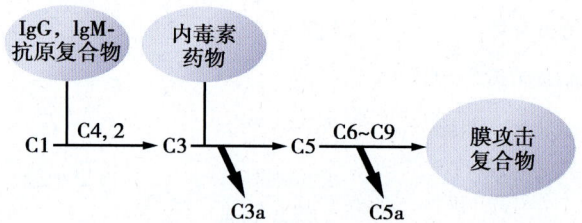

图9-2　补体激活示意图

补体系统可以通过经典途径(IgG、IgM-抗原相互作用)或旁路途径(内毒素,药物相互作用)被激活。在激活过程中释放的小分子肽片段称为过敏毒素(C3a、C5a),它们是强效的血管活性介质。完整的补体系统级联反应会形成一个膜攻击复合物,从而破坏细胞壁和细胞膜。C1酯酶抑制剂,是补体级联反应的一种抑制因子,能确保补体系统大部分时间处于关闭状态

一系列抑制因子通过调节激活过程,借以限制补体系统的激活程度,而遗传性(常染色体显性遗传)或获得性(与淋巴瘤、淋巴肉瘤、慢性淋巴细胞白血病、巨球蛋白血症有关)血管神经性水肿就是C1补体抑制剂缺乏的典型表现(C1酯酶缺乏

症）。该综合征的特点是在特定的皮下和浆膜组织中反复出现血管通透性增加（血管神经性水肿），在组织创伤和手术后，甚至在没有任何明显诱发因素的情况下，还会导致喉梗阻、呼吸和心血管功能异常[11]。补体激活的另一个重要的病理表现是给予鱼精蛋白后引起的急性肺血管收缩[1]。

麻醉对免疫功能的影响

麻醉和手术会抑制非特异性宿主防御机制，包括淋巴细胞的激活和吞噬作用[12]。手术期间，免疫功能可能会受到多种因素的影响，包括麻醉药物的直接作用或间接产生的激素效应，其他药物的免疫效应，手术操作，并发感染以及输注血液制品。由于血液是一种复杂的体液和细胞成分的混合物，因此，它可能会改变机体对各种抗原的免疫调节作用。尽管已有多项离体试验表明麻醉药物能够改变免疫功能，但尚无研究证明其临床重要性[12]。此外，与应激反应相比，麻醉药物对激素水平的影响较轻微。

超敏反应（过敏反应）

Gell 和 Coombs 首次提出了一种对免疫反应进行分类的方法，这可以使我们更好地理解免疫反应所介导的特异性疾病。免疫反应对机体具有保护作用，但不恰当的反应，却可以引起超敏或过敏反应。他们将超敏反应分为四个基本类型，即 I 型至 IV 型，而对四种超敏反应的发生机制进行回顾，有助于我们理解在人类身上所发生的不同的免疫反应。

I 型超敏反应

I 型超敏反应指的是速发型或即刻型超敏反应（图 9-3）。当抗原与肥大细胞和嗜碱性粒细胞膜上的 IgE 抗体结合后，这些细胞就会释放生物活性介质。I 型超敏反应包括过敏性休克、外源性哮喘和过敏性鼻炎。

II 型超敏反应

II 型超敏反应又称为抗体依赖性细胞介导的细胞毒超敏反应或细胞毒性反应（抗体依赖性介导的细胞毒作用）（图 9-4）。这类反应是由针对外源细胞表面抗原的 IgG 或 IgM 介导的，而这些抗原可以是细胞膜的组成成分（如在 ABO 血型不

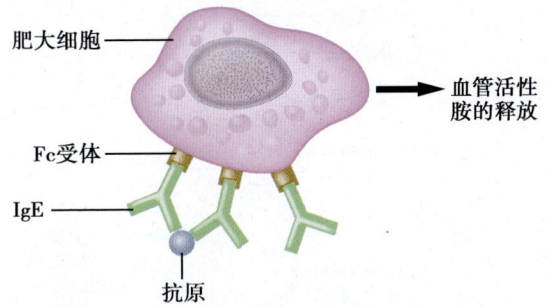

图 9-3 I 型速发型超敏反应（过敏性休克）

I 型速发型超敏反应（即过敏性休克）是指，IgE 抗体通过其 Fc 受体与肥大细胞或嗜碱性粒细胞结合所引发的免疫反应。当遇到特异性抗原时，IgE 会发生交联反应，从而引起脱颗粒，细胞内激活和释放介质，但此类反应并不依赖补体

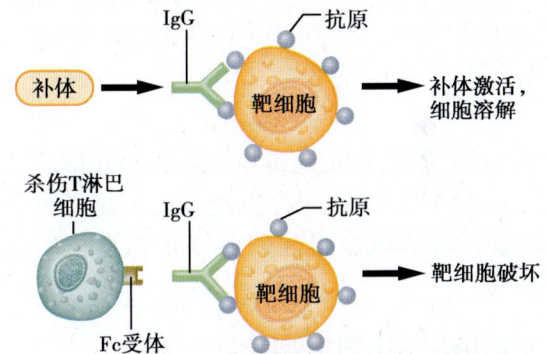

图 9-4 II 型或细胞毒性反应

IgG 或 IgM 抗体直接针对个体自身细胞（靶细胞）上的抗原，这些抗原可能是完整的细胞膜成分或是已被吸收的外源性分子。这可能会导致补体激活，包括细胞溶解（上图）或由杀伤 T 淋巴细胞介导的细胞毒作用（下图）

相容反应中的 A 型或 B 型抗原），也可能是能够吸附在细胞表面的半抗原，进而刺激机体产生针对该半抗原的抗体（如自身免疫性溶血性贫血）。II 型超敏反应中的细胞损伤是由下列因素引起的：①补体系统级联激活后直接导致细胞溶解，②巨噬细胞吞噬作用的增强，③杀伤 T 淋巴细胞产生的抗体依赖性细胞介导的细胞毒作用。人类 II 型超敏反应典型实例有：ABO 血型不符的输血反应，药物诱发的免疫性溶血性贫血，肝素导致的血小板减少症。

III 型超敏反应（免疫复合物反应）

III 型超敏反应是由于循环中可溶性抗原与抗体结合形成的不溶性复合物沉积在微血管引起的（图 9-5），随后补体系统被激活，中性粒细胞被吸收至补体沉积部位，从而造成组织损伤。III 型

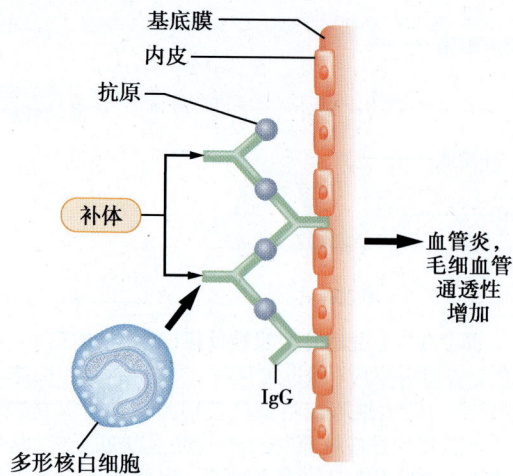

图 9-5　Ⅲ型免疫复合物反应

IgG 或 IgM 抗体会与可溶性盐基中的抗原结合,随后在微血管沉积。补体的激活引发了抗原-抗体复合物所在部位的趋化反应,并进一步激活多形核白细胞,最终导致组织损伤

超敏反应包括注射抗蛇毒血清或抗胸腺细胞球蛋白后出现的经典血清病,以及通过鱼精蛋白介导的肺血管收缩机制引起的免疫复合物相关血管损伤[1]。

Ⅳ型超敏反应(迟发型超敏反应)

　　Ⅳ型超敏反应是由致敏淋巴细胞与特异性抗原相互作用引起的(图 9-6)。迟发型超敏反应主要是由单核细胞介导的,通常在 18~24 小时内出现,在 40~80 小时达到高峰,并在 72~96 小时后消失。抗原-淋巴细胞的结合可诱导淋巴因子的合成,促进淋巴细胞增殖,并生成细胞毒性 T 细胞,同时吸引巨噬细胞及其他炎症细胞,而细胞毒性 T 细胞的产生主要是针对携带与诱发免疫反应相同抗原的靶细胞,以实现特异性识别和杀伤。这种免疫机制在组织排斥、移植物抗宿主反应、接触性

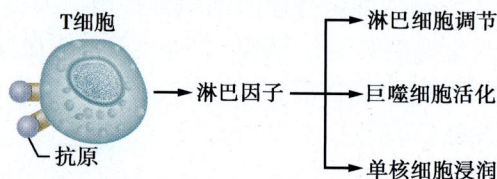

图 9-6　Ⅳ型免疫复合物反应(迟发型超敏反应或细胞介导的免疫反应)

机体再次接触相同抗原时,后者会与已致敏的 T 淋巴细胞结合并释放出淋巴因子,并且这种反应不依赖于循环中的抗体或补体活化。淋巴因子可诱导炎症反应,并激活和募集巨噬细胞和其他单核细胞,从而产生迟发性组织损伤

皮炎(如毒葛)和结核菌素免疫中发挥着至关重要的作用。

术中过敏反应

　　了解围手术期发生的过敏反应非常重要,因为它可能会导致严重的并发症,甚至危及生命[13]。然而,对发生率的估计大多是基于回顾性的研究,因此可能导致发病率具有差异性。据报道,围手术期过敏性休克的发生率在 1∶3 500~1∶20 000 之间,其死亡率为 4%,此外,还有 2% 的幸存者出现了严重的脑损伤[13-14]。在静脉注射药物引发的过敏反应中,90% 以上的病例发生于给药后 5 分钟内。在麻醉患者中,过敏反应最常见的致命表现是循环衰竭,这一现象反映了血管扩张所导致的静脉回流减少(表 9-3),因此,过敏反应的唯一表现可能就是顽固性低血压。Portier 和 Richet 首次使用"过敏性休克"(anaphylaxis,其中 ana 表示"对抗、防御",prophylaxis 意为"预防")一词,来描述狗在第二次接触抗原后,有时会出现的严重休克和随后而来的死亡[15]。当发生由抗体介导的致命性过敏反应时,他们将其定义为过敏性休克。虽

表 9-3　区域麻醉和全身麻醉中过敏反应的识别

系统	症状	体征
呼吸系统	呼吸困难 胸口不适	咳嗽 哮鸣 喷嚏 喉头水肿 肺顺应性下降 暴发性肺水肿 急性呼吸衰竭
心血管系统	头晕 全身乏力 胸骨后压迫感	定向障碍 出汗 意识丧失 低血压 心动过速 心律失常 全身血管阻力降低 心脏停搏 肺动脉高压
皮肤	瘙痒 烧灼感 刺痛感	风疹(荨麻疹) 面色潮红 眶周水肿 口周水肿

经许可摘自 Levy JH.*Anaphylactic Reactions in Anesthesia and Intensive Care*.2nd ed. Boston, MA: Butterworth-Heinemann, 1992。

然过去一直用类过敏反应这个词来描述非免疫性反应,但现在已很少使用。

过敏反应

IgE 介导的病理生理学

抗原与 IgE 抗体的结合可以引起过敏反应(图 9-7),虽然患者可能并不知道自己的过敏史,但事先必须接触抗原或类似结构的物质,才能产生致敏作用;而当再次接触后,抗原会与肥大细胞和嗜碱性粒细胞表面的两种免疫特异性 IgE 抗体相结合,释放出储存的介质,包括组胺、类胰蛋白酶和趋化因子[13, 16-17]。在细胞激活后,会进一步合成和释放花生四烯酸代谢物(白三烯和前列腺素)、激肽和细胞因子[18]。介质的释放产生一系列症状,如呼吸系统可出现支气管痉挛和上呼吸道水肿,心血管系统会出现血管扩张和毛细血管通透性增加,而在皮肤中则出现为荨麻疹,但肥大细胞和嗜碱性粒细胞激活后则会释放不同的介质。

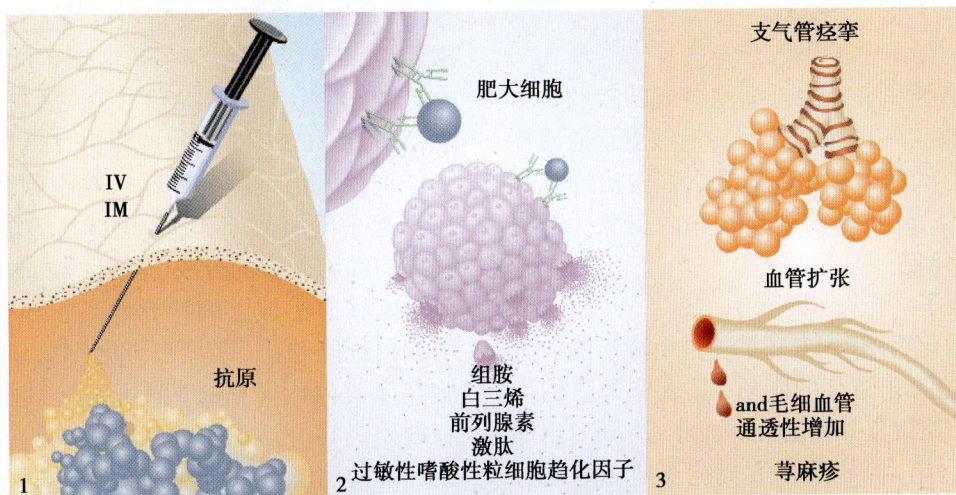

图 9-7 在过敏性休克(I 型速发型超敏反应)发生期间
①在麻醉期间,抗原通过静脉途径进入患者体内。②它与肥大细胞或嗜碱性粒细胞表面的两个 IgE 抗体发生交联,在一个依赖钙和能量的生物过程之后,细胞会释放多种物质——组胺、过敏性嗜酸性粒细胞趋化因子、白三烯、前列腺素和激肽。③这些释放的介质在肺、心血管和皮肤中会产生特征性影响。血管活性物质所产生的最严重和危及生命的影响主要体现在呼吸系统和心血管系统(经许可摘自 Levy JH.Identification and Treatment of Anaphylaxis:Mechanisms of Action and Strategies for Treatment Under General Anesthesia. Chicago, IL: Smith Laboratories, 1983)

过敏性休克的化学介质

组胺能刺激 H_1、H_2 和 H_3 受体,其中 H_1 受体的激活能使血管内皮细胞释放出内皮舒张因子(一氧化氮),导致毛细血管的通透性增加,另外还会出现气道痉挛以及血管平滑肌的收缩[16, 19]。H_2 受体的激活可引起胃液分泌,抑制肥大细胞的活化,促使血管扩张。在人类皮肤内注射组胺会产生典型的风团(由于毛细血管通透性增加导致的组织水肿)和皮肤潮红(因皮肤血管扩张导致)[20-21]。人体的内皮细胞含有组胺 N-甲基转移酶和双胺氧化酶两种酶,它们能迅速分解组胺。

过敏性休克的肽类介质

肥大细胞和嗜碱性粒细胞释放的因子,会刺激粒细胞向炎症刺激部位迁移(趋化作用)和聚集[17-18]。过敏性嗜酸性粒细胞趋化因子(ECF-A)是一种小分子肽类物质,可引起嗜酸性粒细胞的趋化[22]。虽然 ECF-A 或嗜酸性粒细胞在急性过敏反应中的确切作用尚不清楚,但嗜酸性粒细胞释放的酶类能使组胺和白三烯失活[18]。此外,嗜酸性粒细胞还会释放一种中性粒细胞趋化因子,它能引起中性粒细胞的趋化和激活[18,23],而中性粒细胞的活化可能是过敏性休克复发的原因之一。

花生四烯酸代谢产物

肥大细胞激活后,磷脂细胞膜中的花生四烯酸通过脂氧酶或环氧合酶代谢,合成为白三烯和前列腺素[22]。过敏性休克的经典慢反映物质是白三烯、C_4、D_4 和 E_4 的复合体。白三烯可引起支气管痉挛（较组胺的作用更为强烈）、毛细血管通透性增加、血管扩张、冠脉收缩和心肌抑制等多种生理效应[24]，而肥大细胞产生的前列腺素也是一种强烈的炎性介质，也能够引起血管扩张、支气管痉挛、肺动脉高压和毛细血管通透性增加。此外，前列腺素 D_2 作为肥大细胞的主要代谢产物，同样可以导致支气管痉挛和血管扩张。血栓素 B_2（血栓素 A_2 的代谢产物）也是一种由肥大细胞和 PMNs 合成的前列腺素，并且已经证实当鱼精蛋白引起的过敏反应导致肺动脉高压后，其在血浆中的水平也会升高。

激肽

由肥大细胞和嗜碱性粒细胞合成的激肽是小分子肽，它既能够引起血管扩张、毛细血管通透性增加和支气管收缩，也可以刺激血管内皮细胞释放血管活性因子，包括前列环素和内皮源性舒张因子，如一氧化氮。

血小板活化因子

血小板活化因子（PAF），是一种由激活的人类肥大细胞合成的非储存的脂质，具有非常强的生理活性。PAF 能聚集并激活人体血小板，同时也能刺激白细胞活化，促使其释放炎症介质。发生过敏性休克的患者，其 PAF 水平明显高于对照组，且与过敏性休克的严重程度具有相关性[23]。

过敏性休克的诊断

过敏性休克的发生和严重程度与介质对特异性靶器官的影响有关。对已致敏的个体进行抗原刺激通常会迅速引发过敏性休克的临床表现，但其发作时间可能延迟 2 至 20 分钟[24-27]。表 9-4 列举了过敏性休克的部分或全部的症状和体征。由于过敏性休克的临床表现和病程存在很大的个体差异，因此，患者会出现一系列不同的症状，从轻

微的临床变化到引起死亡的综合症状[24, 28]。另外，过敏性休克的诊断难点在于它的不可预测性、发病的严重程度，以及缺乏对既往过敏史的了解。

非 IgE 介导的过敏反应

之前已经讨论过，还有一些免疫及非免疫机制可释放多种与 IgE 无关的介质，从而引起与过敏性休克相似的临床表现，因此，接下来我们就将讨论导致相似临床表现的具体途径。

补体的激活

补体系统的激活可以通过免疫途径（抗体介导的，即经典途径），或非免疫性途径（旁路途径）来实现，而后者需要一系列多分子自我组装蛋白，并释放出有生物活性的 C3 和 C5 补体片段才能激活[9-10]。C3a 和 C5a 被称为过敏毒素，因为它们能促使肥大细胞和嗜碱性粒细胞释放组胺，从而引起平滑肌收缩，增加毛细血管的通透性，并诱导白细胞介素的合成（表 9-4）。此外，C5a 可与 PMNs 和血小板上的特异性高亲和力受体结合，引起白细胞趋化、聚集和活化[9-10]，而聚集的白细胞在多脏器内滞留，进而可引起微血管闭塞，并释放出炎症介质如花生四烯酸代谢产物、氧自由基和溶酶体酶（图 9-8）。此外，IgG 类的抗体直接作用于抗原决定簇或粒细胞表面，也能导致白细胞的聚集[29]，因此，这类抗体也称为白细胞凝集

表 9-4　过敏毒素的生物学效应

生物学效应	C3a	C5a
组胺释放	+	+
平滑肌收缩	+	+
血管通透性增加	+	+
趋化现象		+
白细胞和血小板聚集		+
白介素释放	+	+

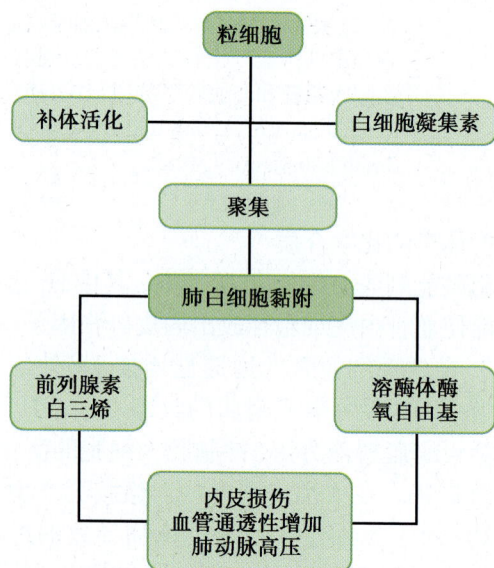

图 9-8　导致粒细胞聚集、肺白细胞黏附及心肺功能障碍的一系列病理事件

（经许可摘自 Levy JH. *Anaphylactic Reactions in Anesthesia and Intensive Care*. 2nd ed. Boston, MA: Butterworth-Heinemann, 1992）

素。研究人员发现补体的激活和 PMN 的聚集与输血反应、鱼精蛋白过敏后的肺血管收缩、成人呼吸窘迫综合征以及感染性休克的发生都是密切相关的[9-10]。

过敏反应和补体缺乏都可以导致血管神经性水肿的发生[11]，而遗传性血管性水肿（HAE）就是补体缺乏的一个实例，这种疾病可能会出现致命性的气道水肿和胃肠道水肿/腹泻，因而需要急救或紧急治疗。由于血管舒缓素、缓激肽、多种激肽和介质这些能够导致血管通透性增加和水肿的物质都可以被过度激活，因此 HAE 可有不同的表现形式[11]。早先对该病治疗是应用合成的类固醇药物和抗纤溶药物。但目前美国已批准了 C1 酯酶抑制剂（C1-INH）浓缩物用于 HAE 患者的治疗，其中一种用于预防治疗（ViroPharma 公司研发的 Cinryze，3～4 天为 HAE 患者注射一次，以预防血管性水肿发作），另一种则用于治疗 HAE 患者的急性腹痛和面部肿胀（CSL Behring 公司研发的 Berinert P）[11]。另外，美国政府也批准了 ecallantide（Dyax 公司研发的 Kalbitor）用于 HAE 患者的治疗[11]，而该药也是首个激肽通路的调节剂。

非免疫性组胺释放

在围手术期给予的多种药物中，有许多药物都是以剂量依赖性和非免疫的方式释放组胺（表 9-5 和图 9-9）[1]。尽管非免疫性组胺释放的机制尚不清楚，但有代表性的是这些药物选择性激活肥大细胞而不是嗜碱性粒细胞（图 9-10）[30-31]。人类皮肤的肥大细胞是唯一一种在受到药物和内源性刺激（神经肽）时会释放组胺的细胞种群。非免疫性组胺释放可能是通过特定的细胞信号激活导致了肥大细胞的活化（图 9-11）。在人类，不同的分子结构均可引起组胺释放，这表明参与其中的机制是不同的。由于临床上常用的强效 μ 受体激动

表 9-5　能够以非免疫性机制导致组胺释放的药物
抗生素（万古霉素、喷他脒）
碱性复合物
高渗性制剂
肌肉松弛剂（右旋筒箭毒碱、双甲筒箭毒、阿曲库铵、米库氯铵、杜什氯铵）
阿片类（吗啡、哌替啶、可卡因）
硫酸巴比妥类

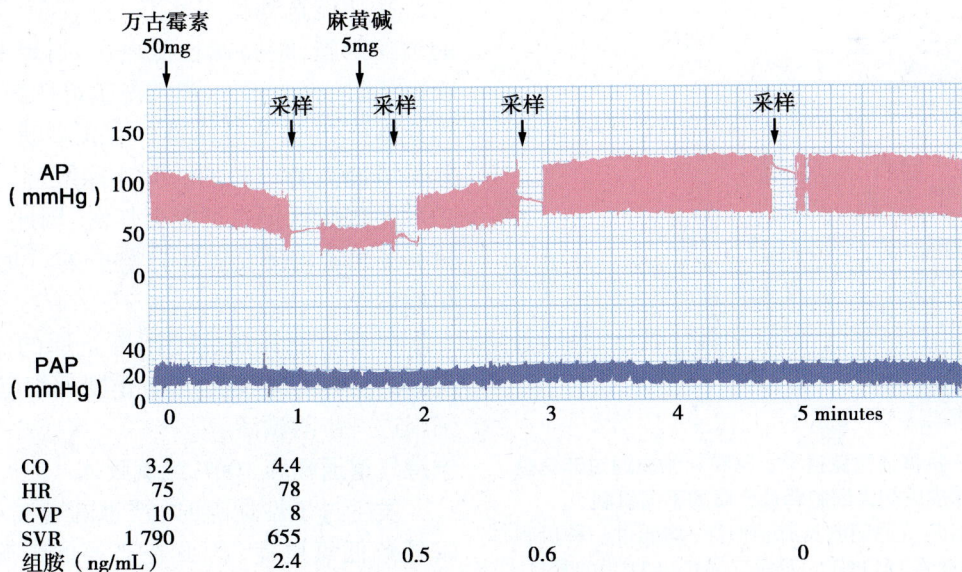

CO	3.2	4.4
HR	75	78
CVP	10	8
SVR	1 790	655
组胺（ng/mL）		2.4

图 9-9　给患者快速注射万古霉素引起过敏反应的一个病例

低血压与心排出量的增加和计算出的全身血管阻力下降有关。万古霉素给药 1 分钟后血浆组胺水平为 2.4ng/ml，随后降到零。给予患者麻黄碱 5mg，血压恢复到基础值。AP，动脉血压；PAP，肺动脉压；CO，心排出量；HR，心率；CVP，中心静脉压力；SVR，全身血管阻力。（经许可摘自 Levy JH, Kettlekamp N, Goertz P, et al. Histamine release by vancomycin: A mechanism for hypotension in man. Anesthesiology.1987, 67：122.）

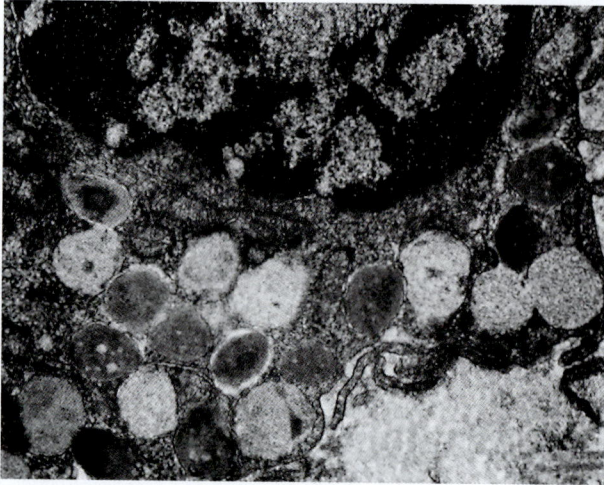

图 9-10   注射 κ-阿片受体激动剂——强啡肽后，人类皮肤肥大细胞的电子显微镜图

从图中可以看到细胞轮廓呈圆形，大多数细胞质颗粒肿胀，电子密度及絮状物出现不同程度的降低，这表明细胞正在进行脱颗粒。细胞边缘相邻颗粒的外周膜发生彼此融合，并与细胞膜融合。原始放大倍数 ×72 000（经许可摘自 Casale TB, Bowman S, Kaliner M.Induction of human cutaneous mast cell degranulation by opiates and endogenous opioid peptides: Evidence for opiate and nonopiate receptor participation. *J Allergy Clin Immunol*.1984, 73：778）

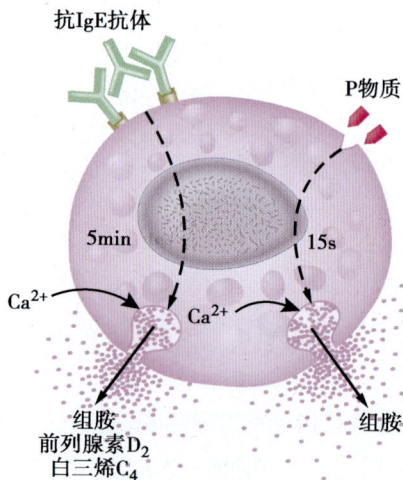

图 9-11   抗 IgE 抗体通过免疫学机制和 P 物质通过非免疫性机制刺激人体皮肤肥大细胞释放介质的不同机制

抗 IgE 抗体刺激与抗原刺激具有相似性，均通过一种机制引起组胺、前列腺素 D_2（PGD_2）及白三烯 C_4（LTC_4）的释放，整个作用过程用时 5 分钟，并依赖于细胞内钙离子的流入。药物或 P 物质通过非免疫性机制激活肥大细胞后，释放的则是组胺而不是 PGD_2 或 LTC_4，整个作用过程在 15 秒内完成，但需要依赖于细胞内来源的钙离子。（经许可摘自：Caulfield JP, El-Lati S, Thomas G, et al. Dissociated human foreskin mast cells degranulate in response to anti-IgE and substance P. *Lab Invest*.1990, 63：502）

剂如芬太尼和舒芬太尼不引起皮肤组胺释放，因而组胺的释放并不依赖 μ 受体[32]。尽管新研发的肌松药能够更有效地作用于神经肌肉接头，但它一样可以导致肥大细胞脱颗粒从而释放组胺[33]。在等摩尔浓度的情况下，阿曲库铵与右旋筒箭毒碱或双甲筒箭毒一样具有使肥大细胞脱颗粒的能力[33]。新型氨基甾体类药物如罗库溴铵和瑞库溴铵，使用临床推荐的剂量时对组胺释放的影响极为有限[34-35]。

在应用有组胺释放的药物前，预先给予抗组胺药物并不能抑制组胺释放；相反，抗组胺药会与组胺竞争受体，可能导致全身血管阻力的下降[1]。然而，任何药物对全身血管阻力的影响可能还取决于除组胺释放之外的其他因素。

治疗方案

在发生过敏反应之前，必须制定相应的治疗方案。维持气道通畅、100% 纯氧吸入、扩容、肾上腺素是治疗由血管扩张、毛细血管通透性增加和支气管痉挛导致的低血压和低氧血症所必需的措施[1]。表 9-6 中，列出了全身麻醉期间发生过敏性休克的处理步骤，以及一个 70kg 患者的药物用量，然而，必须要在严密的监测下逐步调整剂量，从而使心肺功能达到稳定状态[1]。尽管已采取了积极的治疗措施，但持续性低血压、肺动脉高压、下呼吸道梗阻或喉梗阻这类情况仍可持续 5～32 小时，因此对于严重的过敏性休克需要进行冲击治疗，并且可能需要较长的时间才能缓解。由于救治成功后这些症状仍有可能会复发，因此，发生过敏性休克的患者均需要在 ICU 监护 24 小时。

初始治疗

尽管可能无法完全阻断抗原的使用，但限制抗原的应用可能有助于防止肥大细胞和嗜碱性粒细胞进一步的激活。

维持气道通畅和 100% 纯氧吸入

发生过敏性休克时，严重的通气 - 血流异常可以导致低氧血症，因此在必要的情况下，需给予 100% 氧气并辅助呼吸，而动脉血气分析结果可能会在急救中提供重要的信息。

停用所有麻醉药物

吸入麻醉药不是治疗过敏性休克后支气管痉挛的首选支气管扩张剂，尤其是合并有低血压的情况。这些药物会干扰机体对心血管衰竭的代偿反应，并且氟烷还会增加心肌对肾上腺素的敏感性。

表9-6 全身麻醉期间过敏性休克的治疗

初始治疗

1. 停止输注抗原药物
2. 维持呼吸道通畅和100%纯氧吸入
3. 停用所有麻醉药物
4. 开始扩容（2～4L晶体液/合并低血压者，使用胶体液）
5. 给予肾上腺素（合并低血压者，静脉注射5～10μg，根据需要逐步增加药量，合并心血管衰竭时，静脉注射0.1～1mg）

后续治疗

1. 抗组胺药（0.5～1mg/kg苯海拉明）
2. 输注儿茶酚胺类药物（起始剂量：静脉滴注肾上腺素4～8μg/min；去甲肾上腺素4～8μg/min；异丙肾上腺素0.5～1μg/min；逐步增加剂量达到预期效果）
3. 支气管扩张剂（对于支气管持续痉挛的患者，吸入沙丁胺醇、特布他林和（或）应用抗胆碱能药物）
4. 皮质类固醇（氢化可的松0.25～1g，或者1～2g甲泼尼龙）[a]
5. 碳酸氢钠（合并持续性低血压或酸中毒的患者，0.5～1mEq/kg）
6. 评估气道（拔管前）
7. 顽固性休克：使用血管加压素以及采取进一步监测方法/超声心动图

[a] 如果怀疑这种反应是由补体介导的，则首选甲泼尼龙。

经许可摘自 Levy JH. *Anaphylactic Reactions in Anesthesia and Intensive Care*. 2nd ed. Boston, MA: Butterworth-Heinemann, 1992: 162。

扩容

在过敏反应期间，有高达40%的血管内液体转移到组织间隙，而当过敏性休克发生后，患者就会迅速出现低血容量。因此，扩容和肾上腺素对纠正急性低血压同样重要。在早期治疗阶段，应给予2～4L乳酸林格液、生理盐水或胶体液。如果低血压持续存在，可额外输注25～50ml/kg的液体。对于接受扩容和肾上腺素治疗后仍有顽固性低血压者，则需要采用进一步的血流动力学监测。经食管超声心动图能快速评估心室容积和心室功能，并且还可以明确急性心血管功能紊乱的其他隐匿性原因，这对于准确评估血容量和指导合理的治疗至关重要[1]。过敏性休克后可发生突发性的非心源性肺水肿，并伴有血容量的减少，这种情况需要通过静脉补液来补充血容量，同时要进行严密的血流动力学监测直到毛细血管功能得到改善。在治疗过敏性休克时，还未有证据表明胶体液比晶体液更有效。

应用肾上腺素

肾上腺素是过敏性休克患者复苏时的首选药物。α-肾上腺素能受体的作用是使血管收缩以逆转低血压；β$_2$受体兴奋能使支气管扩张并通过增加肥大细胞和嗜碱性粒细胞中的环腺苷酸（cAMP）来抑制介质释放。肾上腺素的给药途径和剂量取决于患者的病情，而迅速及时的处理是治疗过敏性休克的关键。此外，接受全身麻醉的患者可能会对急性过敏性休克的交感-肾上腺素能反应产生变化，而接受脊髓或硬膜外麻醉的患者可能因交感神经的传递部分被阻断而需要更大剂量的儿茶酚胺。

对于低血压患者，应静脉推注5～10μg的肾上腺素，并逐步增加剂量直至血压恢复。[该肾上腺素的剂量即为1:10 000的稀释液（100μg/ml），0.05～0.1ml，或将2mg肾上腺素稀释至250ml液体中，配制成8μg/ml来推注。]在低血压得到纠正之前，应额外补充容量并逐步增加肾上腺素的剂量。虽然静脉输注肾上腺素是理想的给药途径，但在急性容量复苏的过程中，往往无法通过外周静脉注入肾上腺素。在出现心力衰竭时，应按照心肺复苏的剂量静脉注射肾上腺素0.1～1.0mg，并重复使用，直到血流动力学恢复稳定。对于没有低血压的喉头水肿患者，应皮下注射肾上腺素，而对于血压正常的患者，则不应静脉注射肾上腺素。

后续治疗

抗组胺药

由于H$_1$受体介导了组胺的多种不良反应，因此，静脉注射0.5～1mg/kg的H$_1$受体拮抗剂如苯海拉明，可能对治疗急性过敏性休克具有良好的效果，但抗组胺药不能抑制过敏反应或阻止组胺的释放，而是通过与组胺竞争受体位点来发挥作用。H$_1$受体拮抗剂适用于所有类型的过敏反应，然而,可用于静脉注射的 H_1 受体拮抗剂可能有抗多巴胺作用,因此,应缓慢给药以防止可能存在低血容量的患者出现血压骤降[1]。一旦发生过敏性休克后,是否需要给予 H_2 受体拮抗剂的指征还不明确。

儿茶酚胺类

在初步复苏开始后,静脉滴注肾上腺素可能对仍然存在持续低血压或支气管痉挛的患者具有一定的疗效[1]。它的输注量应从 $0.05\sim0.1\mu g/$ $(kg\cdot min)$($5\sim10\mu g/min$)开始,并根据需要逐步增加剂量以纠正低血压。对于因全身血管阻力降低而出现顽固性低血压的患者,可能需要输注去甲肾上腺素,它的初始输注量应从 $0.05\sim0.1\mu g/$ $(kg\cdot min)$($5\sim10\mu g/min$)开始,并根据需要逐步调整剂量以纠正低血压[1]。

支气管扩张剂

如果患者的主要临床症状是支气管痉挛,应吸入 β-肾上腺素能药物如沙丁胺醇或特布他林[36],对于正在接受 β-肾上腺素受体阻滞剂治疗的患者,吸入异丙托溴铵可能尤为有效[36]。此外,应用专门的接头可以实现通过气管内导管进行给药。

皮质激素

皮质激素具有多种调节机制,包括在急性过敏反应后改变其他炎症细胞(如 PMNs)的激活和迁移,从而发挥其抗炎作用。尽管它的疗效至少在 $4\sim6$ 小时后才会出现,但在治疗的早期就应考虑给予大剂量的皮质激素[36]。尽管皮质激素在治疗急性过敏反应中的有效性还没有得到证明,然而,在复苏治疗后出现难治性支气管痉挛或难治性休克时,往往都需要使用它们以辅助治疗。虽然皮质激素的确切剂量和剂型尚未明确,但研究人员建议在 IgE 介导的反应中静脉注射 $0.25\sim1g$ 的氢化可的松。另外,对于由补体介导的过敏反应,如鱼精蛋白输注后产生的致命性的肺血管收缩,静脉注射甲泼尼龙 $1\sim2g$($30\sim35mg/kg$),可能具有一定的疗效。此外,有报道表明,在过敏反应发生后,给予皮质激素可有助于缓解过敏性休克发生 12 至 24 小时后出现的迟发型反应。

碳酸氢盐

持续性低血压的患者容易出现酸中毒,而这种酸中毒会降低心脏和全身血管对肾上腺素的反应。因此,对于顽固性低血压或合并酸中毒的患者,建议给予 $0.5\sim1mEq/kg$ 的碳酸氢钠,每 5 分钟重复一次,或根据动脉血气分析结果调整给药间隔。

评估气道

由于可能发生严重的喉水肿,因此在拔除气管插管之前,应对气道情况进行评估,而持续存在的面部水肿往往提示存在气道水肿,因而应保留这些患者的气管插管,直到水肿消退。拔管前,可将气管导管套囊中的气体抽出,观察是否有明显的漏气,这种方法有助于评估气道的通畅情况。如果怀疑存在有气道水肿,应在拔管前进行直接喉镜检查。

顽固性低血压

血管加压素是治疗顽固性休克,以及由过敏反应导致的血管扩张性休克的重要药物。血管扩张性休克的特点是高心输出量伴随低血压,这种情况可能是由于多种血管舒张机制的激活和 α-肾上腺素能机制失代偿引起的。尽管大剂量注射血管加压素是高级生命支持(ACLS)指南的一部分,但输注的起始剂量应从 $0.01\mu g/min$ 开始[36]。血管加压素可能有助于减轻病理性血管扩张。此外,对顽固性低血压患者,应考虑进行包括超声心动图在内的进一步监测,以更好地评估心脏功能或低血容量。

过敏反应患者的围手术期管理

药物引起的过敏反应占所有不良反应的 $6\%\sim$ 10%,而大多数药物发生过敏反应的风险约为 $1\%\sim3\%$。在美国,约 5% 的成人可能对一种或多种药物存在过敏现象[37-39],但遗憾的是,患者常常把药物不良反应误认为过敏反应,例如阿片类药物可引起恶心、呕吐,甚至在注射部位附近释放组胺。当患者发生不良反应时,他们往往会声称对某一特定的药物发生"过敏",但事实上这些不良反应与真正的过敏并无关系。此外,近 15% 的美国成年人认为自己对某种或某些药物存在过敏,因此可能会拒绝接受这些药物的治疗。而要了解过敏反应,就需要考虑药物的不良反应。

可预见的药物不良反应约占所有药物不良反应的 80%,这些反应常见于正常患者群体中,并与已知的药理作用密切相关,且具有显著的剂量依赖性。大多数严重且可预测的药物不良反应属于毒性反应,其直接原因与药物在体内的作用(如过量用药)或非故意给药途径(如利多卡因导致的癫病或心力衰竭)有关。副作用是最常见的药物不良反应，指的是在常用处方剂量下药物所产生的非预期药理学效应。大多数麻醉药具有多种副作用，可能导致严重的低血压。例如，吗啡通过扩张静脉容量血管来降低前负荷；同时使皮肤肥大细胞释放组胺，引起动脉和静脉扩张；还可以减慢心率并降低交感神经张力。然而，吗啡对血压和心肌功能的总体影响取决于患者的血容量、交感神经张力和心室功能，而容量衰竭的创伤患者在接受吗啡治疗后就会迅速出现低血压。药物间的相互作用也是一种重要的可预测的药物不良反应。刚接受静脉苯二氮䓬类药物或其他镇静催眠药治疗的患者，若再进行静脉注射芬太尼，可能会导致血压迅速下降，这主要是由于交感神经张力降低或丙泊酚给药后直接引起血管扩张所致[40]。这种不良反应具有可预测性以及剂量依赖性，但与过敏反应并无关系。

不可预料的药物不良反应通常与剂量无关，也不与药物的药理作用有关，而往往与个体的免疫应答(如过敏)密切相关。有时，这些不良反应可能与易感个体的遗传差异(即特异体质)有关，即该易感者患有孤立性遗传酶缺乏症。在大多数情况下，药物过敏反应中都涉及免疫机制，或者更常见的是人们认为存在此类机制。然而，确定引起过敏反应的原因，是否为药物或其代谢产物与特异性药物抗体或致敏 T 淋巴细胞之间的相互作用并非易事。在缺乏直接的免疫学证据的情况下，这可能有助于区分过敏反应与其他类型的不良反应，包括仅在少数接受药物治疗患者中出现且临床表现不符合已知药理机制的过敏反应。此外，在先前没有药物接触史并且连续治疗不足一周时，则发生过敏的概率会非常低。然而，当药物使患者致敏后，再次接触该药物，过敏反应就会迅速出现。一般来说，在数月或更长时间内未出现并发症的药物很少会引起药物过敏反应。从接触药物到出现明显症状之间的时间间隔，通常是决定哪些药物可能导致疑似过敏反应的重要依据。

虽然这种过敏反应可能导致心肺系统出现致命性反应(过敏性休克)，但多种皮肤表现，发热和肺部反应亦可归因于药物过敏。通常，这种反应可以通过小剂量的可疑药物或其他具有相似或交叉反应化学结构的药物来重现。有时会发现针对特定药物的抗体或淋巴细胞，它们可能与所怀疑

的药物发生反应，但在临床工作中，这种关系往往缺乏诊断价值。即使能够证明对该药物存在免疫反应，也不一定与临床过敏反应有关。与一般的药物不良反应一样，这种反应通常在停药后几天内就会消退。

药物过敏的免疫学机制

针对任何抗原机体都可以产生不同的免疫应答，而药物引发的过敏反应与 Gell 和 Coombs 所提出的所有免疫机制密切相关。虽然在某个特定反应中可能存在多种机制的共同作用，但任一单独机制均有可能发挥作用。例如，青霉素在不同的患者中可引发症状不同的反应，或在同一个患者体内产生一系列不同的反应。在某位患者身上，青霉素能引起过敏性休克(Ⅰ型超敏反应)、溶血性贫血(Ⅱ型反应)、血清病(Ⅲ型反应)及接触性皮炎(Ⅳ型反应)[5-6]。因此，任何一种抗原都具备在人体内引发广泛过敏反应的能力。然而，为什么有些患者对青霉素的反应是局部皮疹或血管性水肿，而另一些人却出现严重的心肺衰竭，目前尚无明确解释。已有报道表明，围手术期给予的大多数麻醉药品和其他药物均可引起过敏反应(表9-7)[31,39]。肌松药是诱发术中过敏反应最常见的药物。在这方面，琥珀胆碱和非去极化肌松药两者之间存在着交叉过敏现象，而术中不明原因的心血管衰竭通常都会归因于由乳胶(天然橡胶)引发的过敏反应。

人们普遍认为，有过敏史、过敏性体质或哮喘病史的患者发生致命性过敏反应的可能性较高，但这一观点也存在争议，因为部分论据是基于早期的数据[41]。尽管如此，由于此类事件的发生率较低，仅凭病史并不能可靠地预测是否会发生过敏反应，也不足以要求对这类患者进行研究、预防性治疗或选择特定药物或避免使用某些药物。虽然提出了不同的机制，但没有一种理论得到证实。表9-7中列出的药物和外源物质在人体内可能引发免疫性和非免疫性两类不良药物反应机制。

过敏反应患者的评估

确定引起疑似过敏反应的药物仍然依赖于间接证据，即给药顺序。目前，由于用于诊断大多数麻醉药物过敏反应的体内及体外检测方法均不可用或不适用。因此，诊断中最重要的因素是医生意识到患者出现的异常情况可能与所应用的药物

表 9-7   麻醉期间能引发过敏反应的药物

麻醉药物

诱导药物（聚山梨酯溶解的药物、巴比妥类、依托咪酯、异丙酚）

局部麻醉药（对氨基苯甲酸酯类药物）

肌肉松弛剂（琥珀胆碱、加拉碘铵、泮库溴铵，右筒箭毒碱、双甲筒箭毒、阿曲库铵、维库溴铵，米库氯铵，多库氯铵）

阿片类药（哌替啶、吗啡、芬太尼）

其他药物

抗生素（头孢菌素类、青霉素、磺胺类药、万古霉素）

抑酞酶

血液制品（全血、浓缩细胞、血浆／新鲜冰冻血浆、血小板、冷沉淀、纤维蛋白胶、免疫球蛋白）

骨水泥

糜木瓜酶

皮质类固醇

环孢素

药物添加剂（防腐剂）

呋塞米

胰岛素

甘露醇

甲基丙烯酸甲酯

非甾体类抗炎药

鱼精蛋白

造影剂

乳胶（天然橡胶）

链激酶

血管移植材料

维生素 K

用于扩容的胶体液（葡萄糖酐、蛋白质组分、白蛋白、羟乙基淀粉）

经许可摘自 Levy JH. *Anaphylactic Reactions in Anesthesia and Intensive Care*. 2nd ed. Boston, MA: Butterworth-Heinemann, 1992。

有关，并且医务人员必须时刻意识到任何药物都有可能引发过敏反应。在评估一种药物不良反应是否为过敏反应或该药物是否可以再次使用时，患者的病史具有重要意义。尽管掌握所用药物的既往过敏反应非常重要，但这种情况相对罕见。通过药物试验剂量来直接激发患者，是证明过敏反应的唯一方法，但此举存在极大的危险性，因此不建议采用这种方法。虽然麻醉医师通常会给患者注射小剂量的麻醉药作为试验剂量，但这些剂量与免疫学剂量无关。此外，药物特异性 IgE 抗体的检测结果可以作为判断使用该药是否会发生过敏性休克的证据。尽管不同的临床试验都具有历史意义，但很少有试验能够真正用于确定或诊断

药物过敏反应，以下将对此进行深入探讨。

过敏试验

在发生过敏反应后，识别出致敏原以防止再次给药是非常重要的。在对患者应用某种特定药物并明确观察到用药时间与反应发生时间之间存在相关性时，可能无需进行进一步试验，并立即停止该药物的使用。然而，当患者同时接受多种药物（如阿片类药物、肌肉松弛剂、镇静催眠药和抗生素）时，通常很难证明是哪种药物引起了反应。此外，这种反应可能由药物或某种防腐剂引起。对于想要了解哪种药物导致过敏以及需要进行后续治疗的患者，则应该对存在风险的药物进行适度的过敏试验，但遗憾的是，目前很少有针对麻醉药物的实验室检测方法，因此接下来将讨论临床上已开展的检测方法。

白细胞组胺释放

白细胞组胺是通过将患者的白细胞与致敏药物共同培养，并通过测定组胺释放量来作为嗜碱性粒细胞激活的标志物，但这种方法可能会出现假阳性的结果。虽然存在一些变通的方法可以使用全血替代分离的 PMNs 进行检测，但此类检测实施难度较大，且普遍不具备实用性，也不常被采用。

体外免疫学检测

酶联免疫吸附试验（ELISA）是一种用于测定抗原特异性抗体的技术。该方法通过将抗 IgE 抗体与过氧化物酶等酶类结合，利用过氧化物酶作为显色剂，以定量检测针对特定抗原的 IgE 水平，而过氧化物酶作为显色剂，能够将无色底物转化为有色产物，从而实现检测。目前，ELISA 已被广泛应用于检测针对鱼精蛋白等特定蛋白质的 IgE 抗体，并且已经开发出用于筛查多种其他物质抗体的方法，已成为免疫学检测的重要手段。尽管患者可能存在相应的抗体，但并不一定表现出临床症状。此外，以往采用的一种较为传统的检测方法是放射性过敏吸附试验（RAST），该方法利用放射性标记的人 IgE 抗体，并通过闪烁计数器进行计数，但目前大部分已被 ELISA 检测法所取代。许多麻醉药物在体外免疫学检测中面临着很多限制因素，其中之一是作为抗原制备的药物是否能在市场上购得。

皮内试验（皮肤试验）

皮肤试验是患者对麻醉药物发生过敏反应后，根据病史的提示对相关抗原进行检测时最常用的

方法[42]。在抗原进入皮肤后的数分钟内，皮肤肥大细胞释放的组胺会导致血管扩张（表现为红斑）和局部水肿（即风团），而这一现象是由于血管通透性增加所致。Fisher 认为，在围手术期发生的大多数过敏反应病例中，这是一种简单、安全且有效的诊断方法。如果严格遵循 Fisher 所建立的流程，皮内试验将发挥重要作用[42]。然而，皮内试验对造影剂或胶体液导致的过敏反应没有价值，但通过皮肤试验，可以评估结构相似药物之间的交叉过敏反应。

与过敏反应有关的药物

任何药物或生物制剂都能导致患者发生过敏性休克。然而，在围手术期最容易引发过敏反应的药物有抗生素、血液制品、氯己定、神经肌肉阻断药（NMBDs）、多肽类（抑肽酶、乳胶和鱼精蛋白）和扩容液体。关于围手术期过敏反应的大多数数据来自于澳大利亚、欧洲、英国和新西兰，这些国家在很多年前就成立了专业的机构，致力于研究围手术期过敏反应的发生情况[43-48]。在一项大样本报告中，有人对法国 1997—2004 年这 8 年时间内围手术期发生过敏反应的情况进行了调研。在 2 516 例过敏性休克患者中，有 1 816 例（72.2%）发生了 IgE 介导的反应，而在 IgE 介导的反应中，最常见的原因是：NMBDs 占 58%（n=1 067），其次为乳胶，占 19.6%（n=316），抗生素则占 12.8%（n=236）[49]。关于 NMBA 过敏的一个担忧是，如果患者对某种肌松药发生过敏，由于不同类型肌松药的活性位点相似，都有一个季铵分子，因此可能存在交叉反应，并且在缺乏明确免疫学检测结果的情况下，选择替代药物将面临困难。

从美国 / 北美的情况来看，只有少数报告提到了围手术期过敏性休克的发病率或涉及的药物。1990 年的一项早期报告曾指出，在 IgE 介导的过敏性休克中，有 38% 的病例是由巴比妥类药物引起的，但这种药物在美国的临床实践中已不再使用[50]。然而，欧洲的一些报告显示，在 IgE 介导的过敏性休克中，最常见的诱因药物是 NMBA[51]。2011 年，美国的一项最新研究分析了 38 例围手术期过敏性休克患者的皮肤试验数据库，这些患者均接受了对可能引发过敏反应的药物测试[52]。此外，该研究是由免疫科医师收集病史、皮肤试验结果以及类胰蛋白酶的测定结果[52]。需要注意

的是，40% 的手术被迫中止，58% 的过敏性休克患者进入 ICU，这些数据均提示过敏反应的严重性[52]。在这 38 例患者中，有 18 例经皮肤试验认定为是 IgE 介导的反应；6 例是非 IgE 介导的过敏性休克，因为其血清类胰蛋白酶水平升高且皮肤试验结果阴性；14 例可能是非 IgE 介导的过敏反应，因为类胰蛋白酶水平正常或未检测到，皮肤试验结果为阴性。在 IgE 介导的过敏反应中，抗生素是 50% 患者的致敏因素，而 NMBA 仅被认为是另一起反应的可能诱因[52]。另外，作者指出，另一半患者的致病原因无法确定。在本项研究中，作者仅确认了一例 IgE 介导的过敏反应是由 NMBA 引起的；然而，另外一个患者在对包括维库溴铵、丙泊酚和头孢唑啉等三种药物进行皮肤试验时呈阳性反应，这使得诊断变得更加复杂。丹麦的一项既往研究表明，在 68 名患者中，有 36 人接受了包括体外试验和皮肤试验在内的全面检查，结果发现只有一名患者对 NMBA 检测呈阳性反应（4.8%：1/21），而氯己定导致的过敏反应占比达 19.1%，抗生素占 14.3%[53]。而在上述的研究中，仅对 4% 的病例进行了氯己定检测，这可能是某些患者类胰蛋白酶水平升高，但却未诊断出过敏反应的原因[52]。鉴于这些数据，我们将对抗生素、乳胶、NMBA 以及局麻药（LA）进行更详细的讨论。

抗生素

大多数外科手术患者会接受一种头孢菌素或万古霉素等抗生素的预防性治疗。尽管这类药物的使用相当普遍，但抗生素过敏反应的发生率与其报告的流行率却差别很大，因为皮肤表现通常是过敏反应的主要表现形式[39]。如最近的一篇文章所述[1]，对青霉素的过敏反应很少见，估计发生率在 0.004%～0.015% 之间，但这个广为引用的参考数据已经过时，并且目前已经很少使用青霉素了[54]。此外，关于头孢菌素过敏反应的相关数据也相对稀少，其发生率在 0.000 1%～0.1% 之间，但这一数字并非为零[55]。万古霉素引起过敏反应的情况较为罕见，然而，我们已经证明，它是一种强效的组胺释放剂，在快速注射时可能导致严重低血压和颜面潮红[30-31]。

正如前文所述，当外科医生要求使用头孢菌素时，对于如何管理有青霉素过敏史的患者，目前尚缺乏明确的报告数据[1]。之前的研究表明，对青霉素过敏的患者对头孢菌素的交叉反应率也很

高,因此建议选择其他药物。这一建议源于对第一代头孢菌素与青霉素引起过敏性休克的病例报告,以及体外试验和皮肤试验,这些研究显示青霉素和第一代头孢菌素之间存在广泛的交叉反应[1]。但这种体外交叉反应的临床相关性从未得到证明[56]。然而,有研究表明青霉素皮肤试验阳性的患者发生头孢菌素严重过敏的风险约为 4.4%,而青霉素皮肤试验阴性的患者出现此类反应的风险仅为 0.6%[56-57],但在这些开放性研究中,出现速发型过敏反应的患者则被排除在外。此外,患者对头孢菌素的过敏反应可能与先前青霉素的致敏无直接关联。一位权威专家指出,大多数有青霉素过敏史的患者能够耐受头孢菌素类药物,但不能随意使用,尤其是曾经出现过对某种 β- 内酰胺类发生严重过敏的患者[39]。当有条件进行青霉素皮试时,它可以有效鉴别出 85% 有青霉素过敏史的患者,这些患者不再(或从未产生)产生针对主要和次要抗原决定簇的 IgE 抗体,因此对头孢菌素过敏反应的风险微乎其微。对于皮肤试验阳性的其他患者,可在密切监测下逐步增加头孢菌素的首剂剂量,能够进一步降低罕见但可能严重的急性反应风险。

如果患者有与过敏性性休克相符的青霉素过敏史,且无法进行青霉素皮试时,则应谨慎使用头孢菌素类药物,并逐步递增首次剂量。对某种特定头孢菌素发生过敏反应的患者不宜再次接受这种头孢菌素的治疗。然而,当使用不同种类的头孢菌素时,急性反应的风险似乎较低,但对于那些针对特定头孢菌素产生出 IgE 抗体的患者,在给予其他头孢菌素或 β- 内酰胺类抗生素时,目前还缺乏系统性评估其反应风险的数据。遗憾的是,在这种情况下,患者的病史往往也是不可靠的。

乳胶过敏

对麻醉医生来说,乳胶常被视为是导致围手术期过敏反应的重要环境因素。乳胶是从巴西橡胶树提取的乳白色树液,通过向其中添加多种添加剂,包括防腐剂、催化剂和抗氧化剂,来制备最终的橡胶产品。乳胶存在于各种不同的产品中。乳胶过敏是一种由乳胶蛋白引起的 IgE 依赖型的速发型超敏反应。1979 年报道了首例乳胶过敏反应,表现为接触性荨麻疹,而到 1989 年,第一次报道了因乳胶而导致术中发生过敏性休克的病例。

目前,医疗工作者和患有脊柱裂、泌尿生殖系统畸形或某些食物过敏的儿童均被认定为因接触乳胶而面临发生过敏性休克的高危人群。Brown 及其同事的研究报告指出,在麻醉医师中,刺激性或接触性皮炎的发生率为 24%,针对乳胶的 IgE 抗体阳性率为 12.5%。而在这组人群中,有 10% 的麻醉医师无明显症状,但其 IgE 仍呈阳性[58]。过敏史也是导致对乳胶过敏的重要风险因素。Brown 和他的同事们认为,这些人正处于过敏的早期阶段,通过避免接触乳胶,或许可以阻止他们发展为有症状的疾病[58]。据报道,对香蕉、鳄梨和猕猴桃过敏的患者,体内也存在与乳胶发生交叉反应的抗体[59-60]。人们正在采取多种措施以降低医护人员和患者接触乳胶的情况。如果发生乳胶过敏,应严格避免接触乳胶手套及其他含有乳胶的物品,并遵循 Holzman 报告中的相关建议[61-62]。虽然乳胶曾经是一种常见的环境抗原,但近年来,得益于医院设备供应商的不懈努力,医护人员与乳胶接触的几率已大幅降低。

更重要的是,麻醉医师必须做好充分治疗准备,以应对过敏性休克后可能出现的致命性心肺衰竭,这一点在之前已进行了阐述,而最关键的预防措施是避免接触抗原,尽管有临床医生曾使用抗组胺药(苯海拉明和西咪替丁)以及皮质类固醇进行预防性治疗,但目前还没有文献数据表明预防性治疗可以预防过敏性休克或减轻其严重程度[1]。当怀疑患者对乳胶过敏时,应将其转诊给免疫科医生进行专业的评估,并实施相关检测以明确诊断。如果无法确定患者是否对乳胶过敏,则应将其视为对乳胶过敏,并避免接触该抗原。此外,对于有明确乳胶过敏病史的患者应为其佩戴医疗警示腕带。

局部麻醉药

人们普遍认为局部麻醉药(LAs)的皮肤试验是一种直接激发或诱发剂量试验。在可控条件下,逐步增加局麻药物的注射剂量。这种测试能够确定受试者是否可以安全接受酰胺类衍生物(如利多卡因),同时也可有效甄别受试者对于对氨基苯甲酸酯类药物(例如普鲁卡因、丁卡因)的致敏情况。由于人们对 LAs 的速发型过敏反应缺乏了解,通常将其视为"假过敏"或"非免疫型"过敏性休克,因为在皮肤点刺实验中几乎观察不到由免疫介导的反应[63]。此外,LA 制剂中的其他成分也必须被视为致敏原,例如苯甲酸盐或亚硫酸盐等防腐剂,以及注射瓶中的乳胶污染物。对于有局麻药过敏史的患者,其具体管理措施应包括详细询问过敏史、进行皮肤点刺试验以及皮内注射试验。使用未经稀释的局麻药溶液进行皮内实验,可能会出现假阳性结果。如果点刺试验和皮内注射试验均为阴性,则应采用对照试验的方法进行皮下激发试验,当患者持续对安慰剂表现出反应时,便可实施"反安慰剂激发"方案,即在告知患者接受安慰剂的情况下注射 LA(真药),以排除心理生理因素的干扰。通过这种方法,可以消除患者的焦虑和恐惧,也使他们有证据表明自己已经耐受了相应的 LA 药物[63]。

然而,对经历过 LAs 反应但怀疑对 LAs 过敏的患者进行诊断评估仍存在诸多争议。对 LA 过敏评估的重要皮肤试验报告之一是通过回顾性分析接受 LA 皮肤试验患者的病历,这些患者首先接受了皮肤点刺试验和皮内试验,随后又接受了皮下递增和开放性的皮下激发试验[64]。共有 178 名患者接受了 227 次 LA 皮肤试验,其中 220 次(97%)为阴性反应,214 次(97%)在激发期间或可能在非 IgE 介导的反应中表现为阴性反应,而在 6 次阴性皮肤试验中,有 3 名患者在激发期间出现了局部反应。每 5 例患者中只有 7 例皮肤试验符合阳性标准,1 例患者有皮肤反应而无全身反应,3 例患者的皮下激发试验为阴性,1 例患者未接受皮下激发试验。总体而言,在接受开放性的皮下激发试验后,有 98% 的患者可以很好地耐受 LAs。在极少数皮肤试验结果呈阳性的情况下,LA 皮肤试验的阴性预测值高达 97%。由于 LA 皮肤试验为阳性的情况非常少见,因此 LA 皮肤试验具有极佳的阴性预测价值[64]。

神经肌肉阻滞剂

NMBA 具有几种独特的分子结构,使其成为潜在的抗原。而所有的 NMBA 在功能上都是二价化合物,因此它们能与细胞表面的 IgE 结合,促使肥大细胞和嗜碱性粒细胞释放介质,而无需与较大的载体分子结合或形成半抗原,而 NMBA 也被纳入了麻醉药物引起的过敏性休克流行病学研究之中。法国的流行病学资料表明,根据评估时间段的不同,62%~81% 的过敏反应是由 NMBA 引起的。

近年来,尤其是类固醇衍生的神经肌肉阻滞剂(NMBA)被报道为麻醉期间过敏反应的潜在致病因素。法国近期发布的报告中提到的 NMBA 数据主要基于皮肤测试;然而,先前的研究已指出,甾体衍生的 NMBA 和其他分子可能导致会假阳性

的皮肤测试结果(如红斑和水肿)。其中一个主要问题是,在美国,对 NMBA 的过敏反应很少见,但在欧洲却有更多报道。尽管有人提出这是由于报告不足导致的,但根据美国当前的医疗法律环境,考虑到过敏性休克的严重程度及其可能导致的不良后果,这种情况不太可能发生。要解释这种广泛的差异,唯一可行的方法就是了解诊断是如何得出的,因为没有确定推荐的阈值检测浓度,因此导致结果的可靠性受到影响。

我们以前曾报道过,皮内注射类固醇衍生的神经肌肉阻滞剂后,即使浓度较低也可以引起与肥大细胞脱颗粒无关的阳性风团和潮红。这种效应很可能源于大多数非去极化肌肉松弛剂(NMBA)在浓度仅为 $10^{-5}M$ 时便能直接作用于皮肤血管,而这一现象是在对 30 名志愿者进行的皮内皮肤试验中观察到的。在几乎所有的志愿者中,低浓度(100μg/ml)的罗库溴铵都会导致皮肤试验呈阳性,但却没有肥大细胞脱颗粒的证据。我们已经用皮内注射的方法比较了麻醉药和其他药物对皮肤的影响。

其他研究者也报告了类似的结果。由于点刺试验普遍是用于验证 NMBA 是否是致病药物,因此 Dhonneur 及其同事对 30 名志愿者进行了点刺试验。每个受试者都在双侧前臂上接受了 10 次点刺试验(50μl)[65]。研究人员研究了罗库溴铵和维库溴铵点刺试验引起的风团和潮红,他们采用了四种浓度的稀释溶液(1/1 000,1/100,1/10 和 1)以及两个对照组,并测量即刻和 15 分钟后的风团及潮红表现。他们发现,50% 和 40% 的受试者分别对未稀释的罗库溴铵和维库溴铵产生了皮肤阳性反应。为了避免出现假阳性结果,他们建议在麻醉期间发生过超敏反应的患者,应进行罗库溴铵和维库溴铵的点刺试验,且皮试浓度低于无麻醉史但可在健康受试者中引起阳性反应的浓度(即男性使用 1/10 的稀释液,女性使用 1/100 的稀释液)[65]。此外,国际间也需要建立公认的皮肤点刺试验指南。然而,众多此类试验的差异或许能够阐释各国在 NMBA 过敏发生率上的不同。另外,对罗库溴铵和维库溴铵的浓度-皮肤反应曲线的研究表明,进行点刺试验时应使用商业制剂的稀释液。女性志愿者对低浓度维库溴铵和罗库溴铵的反应明显高于男性($P<0.01$)。在女性受试者中,观察到在这两种肌肉松弛剂的 1/100 浓度下出现了皮肤反应。而在男性受试者中,除了一名志愿

者对罗库溴铵的稀释液（1/10）产生反应之外，其他所有受试者均在应用未稀释的罗库溴铵时出现了皮肤阳性反应[65]。

总结

　　尽管免疫系统能够让宿主对外来物质产生防御反应，但它有时会做出不适当的反应，导致过敏或过敏反应。在围手术期，任何药物或生物制品都可能产生一系列威胁生命的过敏反应，而这些过敏反应的可怕之处在于它们的发生无法预测。某些接受高风险手术并多次接触血液制品的患者，其发生过敏反应的概率也更高。但无论如何，高度的警惕性怀疑、迅速的诊断和恰当而积极的治疗有助于避免出现致死性的后果。

（冷焰　译，马锐　校）

参考文献

1. Levy JH, Adkinson NF Jr. Anaphylaxis during cardiac surgery: Implications for clinicians. *Anesth Analg*. 2008;106:392–403.
2. Kay AB. Allergy and allergic diseases. First of two parts. *N Engl J Med*. 2001;344:30–37.
3. Kay AB. Allergy and allergic diseases. Second of two parts. *N Engl J Med*. 2001;344:109–113.
4. Hotchkiss RS, Karl IE. The pathophysiology and treatment of sepsis. *N Engl J Med*. 2003;348:138–150.
5. Delves PJ, Roitt IM. The immune system. Second of two parts. *N Engl J Med*. 2000;343:108–117.
6. Delves PJ, Roitt IM. The immune system. First of two parts. *N Engl J Med*. 2000;343:37–49.
7. Skrupky LP, Kerby PW, Hotchkiss RS. Advances in the management of sepsis and the understanding of key immunologic defects. *Anesthesiology*. 2011;115:1349–1362.
8. Pober JS, Cotran RS. Cytokines and endothelial cell biology. *Physiol Rev*. 1990;70:427–451.
9. Walport MJ. Complement. Second of two parts. *N Engl J Med*. 2001;344:1140–1144.
10. Walport MJ. Complement. First of two parts. *N Engl J Med*. 2001;344:1058–1066.
11. Levy JH, Freiberger DJ, Roback J. Hereditary angioedema: current and emerging treatment options. *Anesth Analg*. 2010;110:1271–1280.
12. Stevenson GW, Hall SC, Rudnick S, et al. The effect of anesthetic agents on the human immune response. *Anesthesiology*. 1990;72:542–552.
13. Sampson HA, Munoz-Furlong A, Bock SA, et al. Symposium on the definition and management of anaphylaxis: summary report. *J Allergy Clin Immunol*. 2005;115:584–591.
14. Mertes PM, Laxenaire MC, Alla F. Anaphylactic and anaphylactoid reactions occurring during anesthesia in France in 1999–2000. *Anesthesiology*. 2003;99:536–545.
15. Portier P, Richet CR. De l'action anaphylactique de certains venins. *C R Soc Biol*. 1902;54:170–172.
16. MacGlashan D Jr. Histamine: a mediator of inflammation. *J Allergy Clin Immunol*. 2003;112:S53–S59.
17. Kalesnikoff J, Galli SJ. Anaphylaxis: mechanisms of mast cell activation. *Chem Immunol Allergy*. 2011;95:45–66.
18. Wedemeyer J, Tsai M, Galli SJ. Roles of mast cells and basophils in innate and acquired immunity. *Curr Opin Immunol*. 2000;12:624–631.
19. Marone G, Bova M, Detoraki A, et al. The human heart as a shock organ in anaphylaxis. *Novartis Found Symp*. 2004;257:133–149.
20. Majno G, Palade GE. Studies on inflammation. 1. The effect of histamine and serotonin on vascular permeability: an electron microscopic study. *J Biophys Biochem Cytol*. 1961;11:571–605.
21. Majno G, Palade GE, Schoefl GI. Studies on inflammation. II. The site of action of histamine and serotonin along the vascular tree: a topographic study. *J Biophys Biochem Cytol*. 1961;11:607–626.
22. Holgate ST, Peters-Golden M, Panettieri RA, et al. Roles of cysteinyl leukotrienes in airway inflammation, smooth muscle function, and remodeling. *J Allergy Clin Immunol*. 2003;111:S18–S34, discussion S34–S36.
23. Vadas P, Gold M, Perelman B, et al. Platelet-activating factor, PAF acetylhydrolase, and severe anaphylaxis. *N Engl J Med*. 2008;358:28–35.
24. Pumphrey RS. Lessons for management of anaphylaxis from a study of fatal reactions. *Clin Exp Allergy*. 2000;30:1144–1150.
25. Pumphrey R. Anaphylaxis: can we tell who is at risk of a fatal reaction? *Curr Opin Allergy Clin Immunol*. 2004;4:285–290.
26. Pumphrey RS. Fatal anaphylaxis in the UK, 1992–2001. *Novartis Found Symp*. 2004;257:116–128.
27. Delage C, Irey NS. Anaphylactic deaths: a clinicopathologic study of 43 cases. *J Forensic Sci*. 1972;17:525–540.
28. Pumphrey RS, Roberts IS. Postmortem findings after fatal anaphylactic reactions. *J Clin Pathol*. 2000;53:273–276.
29. Sheppard CA, Logdberg LE, Zimring JC, et al. Transfusion-related acute lung injury. *Hematol Oncol Clin North Am*. 2007;21:163–176.
30. Veien M, Szlam F, Holden JT, et al. Mechanisms of nonimmunological histamine and tryptase release from human cutaneous mast cells. *Anesthesiology*. 2000;92:1074–1081.
31. Levy JH, Kettlekamp N, Goertz P, et al. Histamine release by vancomycin: a mechanism for hypotension in man. *Anesthesiology*. 1987;67:122–125.
32. Levy JH, Brister NW, Shearin A, et al. Wheal and flare responses to opioids in humans. *Anesthesiology*. 1989;70:756–760.
33. Levy JH, Adelson D, Walker B. Wheal and flare responses to muscle relaxants in humans. *Agents Actions*. 1991;34:302–308.
34. Levy JH, Davis GK, Duggan J, et al. Determination of the hemodynamics and histamine release of rocuronium (Org 9426) when administered in increased doses under N_2 O/O_2-sufentanil anesthesia. *Anesth Analg*. 1994;78:318–321.
35. Levy JH, Pitts M, Thanopoulos A, et al. The effects of rapacuronium on histamine release and hemodynamics in adult patients undergoing general anesthesia. *Anesth Analg*. 1999;89:290–295.
36. 2005 CARE AHAGFCRAEC. Part 10.6: anaphylaxis. *Circulation*. 2005;112:IV143–IV145.
37. DeSwarte RD. Drug allergy: problems and strategies. *J Allergy Clin Immunol*. 1984;74:209–224.
38. Gruchalla RS. Drug allergy. *J Allergy Clin Immunol*. 2003;111:S548–S559.
39. Gruchalla RS, Pirmohamed M. Clinical practice: antibiotic allergy. *N Engl J Med*. 2006;354:601–609.
40. Reich DL, Hossain S, Krol M, et al. Predictors of hypotension after induction of general anesthesia. *Anesth Analg*. 2005;101:622–628.
41. Laforest M, More D, Fisher M. Predisposing factors in anaphylactoid reactions to anaesthetic drugs in an Australian population: the role of allergy, atopy and previous anaesthesia. *Anaesth Intensive Care*. 1980;8:454–459.
42. Fisher MM, Bowey CJ. Intradermal compared with prick testing in the diagnosis of anaesthetic allergy. *Br J Anaesth*. 1997;79:59–63.
43. Galletly DC, Treuren BC. Anaphylactoid reactions during anaesthesia: seven years' experience of intradermal testing. *Anaesthesia*. 1985;40:329–333.
44. Laxenaire MC. Drugs and other agents involved in anaphylactic shock occurring during anaesthesia: a French multicenter epidemiological inquiry. *Ann Fr Anesth Reanim*. 1993;12:91–96.
45. Laxenaire MC, Mertes PM. Anaphylaxis during anaesthesia: RESULTS of a two-year survey in France. *Br J Anaesth*. 2001;87:549–558.
46. Harboe T, Guttormsen AB, Irgens A, et al. Anaphylaxis during anesthesia in Norway: a 6-year single-center follow-up study. *Anesthesiology*. 2005;102:897–903.
47. Mertes PM. Anaphylactic reactions during anaesthesia: let us treat the problem rather than debating its existence. *Acta Anaesthesiol Scand*. 2005;49:431–433.
48. Fisher M, Baldo BA. Anaphylaxis during anaesthesia: current aspects of diagnosis and prevention. *Eur J Anaesthesiol*. 1994;11:263–284.
49. Mertes PM, Alla F, Trechot P, et al. Anaphylaxis during anesthesia in France: an 8-year national survey. *J Allergy Clin Immunol*. 2011;128(2):366–367.
50. Moscicki RA, Sockin SM, Corsello BF, et al. Anaphylaxis during induction of general anesthesia: subsequent evaluation and management. *J Allergy Clin Immunol*. 1990;86:325–332.
51. Levy JH. Anaphylactic reactions to neuromuscular blocking drugs: are we making the correct diagnosis? *Anesth Analg*. 2004;98:881–882.
52. Gurrieri C, Weingarten TN, Martin DP, et al. Allergic reactions during anesthesia at a large United States referral center. *Anesth Analg*. 2011;113(5):1202–1212.
53. Garvey LH, Roed-Petersen J, Menne T, et al. Danish anaesthesia allergy centre: preliminary results. *Acta Anaesthesiol Scand*. 2001;45:1204–1209.
54. Idsoe O, Guthe T, Willcox RR, et al. Nature and extent of penicillin side-reactions, with particular reference to fatalities from anaphylactic shock. *Bull World Health Organ*. 1968;38:159–188.
55. Kelkar PS, Li JT. Cephalosporin allergy. *N Engl J Med*. 2001;345:804–809.
56. Pichichero ME. A review of evidence supporting the American Academy of Pediatrics recommendation for prescribing cephalosporin antibiotics for penicillin-allergic patients. *Pediatrics*. 2005;115:1048–1057.
57. Pichichero ME. Cephalosporins can be prescribed safely for penicillin-allergic patients. *J Fam Pract*. 2006;55:106–112.
58. Brown RH, Schauble JF, Hamilton RG. Prevalence of latex allergy among anesthesiologists: Identification of sensitized but asymptomatic individuals. *Anesthesiology*. 1998;89:292–299.
59. Lavaud F, Prevost A, Cossart C, et al. Allergy to latex, avocado pear, and banana: Evidence for a 30 kd antigen in immunoblotting. *J Allergy Clin Immunol*. 1995;95:557–564.
60. Blanco C, Carrillo T, Castillo R, et al. Latex allergy: Clinical features and cross-reactivity with fruits. *Ann Allergy*. 1994;73:309–314.
61. Holzman RS. Clinical management of latex-allergic children. *Anesth Analg*. 1997;85:529–533.
62. Holzman RS, Katz JD. Occupational latex allergy: the end of the innocence. *Anesthesiology*. 1998;89:287–289.
63. Ring J, Franz R, Brockow K. Anaphylactic reactions to local anesthetics. *Chem Immunol Allergy*. 2011;95:190–200.
64. McClimon B, Rank M, Li J. The predictive value of skin testing in the diagnosis of local anesthetic allergy. *Allergy Asthma Proc*. 2011;32:95–98.
65. Dhonneur G, Combes X, Chassard D, et al. Skin sensitivity to rocuronium and vecuronium: a randomized controlled prick-testing study in healthy volunteers. *Anesth Analg*. 2004;98:986–989.

第10章 麻醉与意识的机制

Crowder CM　Palanca BJ　Evers AS

要点

1. 麻醉状态的构成要素:意识丧失、遗忘、镇痛、抑制体动和对伤害性刺激的自主神经反应减弱。

2. 最低肺泡有效浓度(minimum alveolar concentration, MAC)仍是评估吸入麻醉药麻醉效能的可靠指标和金标准。

3. 全身麻醉药分子与蛋白质的直接作用不仅符合 Meyer-Overton 法则,而且对于背离该法则的化合物的作用机制也能提供最简单的解释。

4. 现有证据强烈表明,蛋白质(而非脂质)是全身麻醉药作用的分子靶点。

5. 尽管现有数据仍然支持"全身麻醉仅轻度影响神经元兴奋性"这一观点,但这一小的影响却可能介导了吸入麻醉药的临床作用。

6. 通常认为,突触是全身麻醉药最可能的作用靶点。现有证据表明,即使在同一个突触部位,全身麻醉药也可产生多种不同的效应,如神经递质释放的突触前抑制、兴奋性神经递质传递的抑制、抑制性神经递质传递的强化等。此外,不同的全身麻醉药、神经递质和神经组织中,全身麻醉药对突触功能的影响也不尽相同。

7. 现有证据表明,大多数电压依赖型钙离子通道(voltage-dependent calcium channels, VDCC)对全身麻醉药轻度敏感或不敏感。但吸入麻醉药可抑制钠离子通道的某些亚型,这一效应可部分解释某些突触的神经递质的释放减少。

8. 背景钾离子通道的激活可能是吸入麻醉药调控神经元静息膜电位与兴奋性的主要机制。

9. 新近发现,临床浓度的吸入麻醉药和部分静脉麻醉药可以抑制超极化激活的环核苷酸门控通道(hyperpolarization-activated cyclic nucleotide-gated channels)。

10. 大量证据表明,在临床浓度下,许多全身麻醉药可以增强中枢神经系统中γ氨基丁酸(GABA)激活电流。临床浓度的全身麻醉药还可影响配体激活离子通道家族的其他成员,包括甘氨酸受体、神经元烟碱受体和5-羟色胺3(5-HT3)受体等,它们也可能是全身麻醉药的作用靶点。

11. 小鼠的基因实验为 GABA-A 受体通道、双孔钾离子通道和 HCN 通道在麻醉药行为学效应中的作用提供了明确的证据。基因工程小鼠实验还证实,不同的麻醉作用靶点可介导不同的麻醉终点效应。同时,并非所有的全身麻醉药都作用于同一作用靶点。

12. 全身麻醉药抑制体动效应的作用部位主要位于脊髓,而遗忘作用的特定分子靶点位于海马。

13. 全身麻醉药诱导的意识丧失可被视为唤醒和觉醒功能的受损。这些作用由分布于脑干、下丘脑、丘脑和大脑皮质的作用靶点所介导。

14. 全身麻醉药对唤醒功能的抑制作用与其对调节睡眠和皮质活动模式的皮质下冗余系统的干扰有关。

15. 全身麻醉药可改变负责认知功能的脑皮质网络之间的相互作用,进而通过抑制信息表达和整合功能,从而改变意识状态。

150 年前全身麻醉药被应用于临床,成为医学史上的重大突破。全身麻醉的发明推动了现代外科学的发展,同时也促进了麻醉学科的诞生。尽管全身麻醉药非常重要,人们对其的研究也已持续了 100 多年,但全身麻醉药作用的分子机制至今也只有部分得以阐明。

全身麻醉药的作用机制为何如此难以阐明?作为一类单独的药物,全身麻醉药研究上的困难主要源于以下三方面原因。

1. 从定义上来看,麻醉是动物对外界刺激反应性的整体改变。因此,很难将体外观察到的麻醉效应与在体观察到的麻醉状态形成直接的联系。

2. 全身麻醉药的结构 - 活性关系不明显。许多结构上并不相关的化合物(从类固醇到氙气)均能产生临床麻醉作用,这也提示可能存在多种分子机制介导临床麻醉效应。

3. 相较于其他的药物、神经递质和作用于特定受体的激素而言,全身麻醉药需要在较高浓度下才能发挥作用。这一现象提示,如果全身麻醉药真的是通过结合特定受体而发挥作用的话,则它们与受体的亲和力一定非常低,并且结合时间一定很短。相较于亲和力高的药物而言,亲和力低的药物很难进行观察,也很难掌握其特征。

尽管困难重重,但在接下来的 10 年中,分子学和基因学工具的出现将有助于全身麻醉药作用机制的阐明。本章的主要目的是为读者提供一个理论框架,介绍当前有关全身麻醉药作用机制的知识及未来的研究方向。本章主要讨论以下五个问题。

1. 什么是麻醉以及如何测量麻醉?

2. 全身麻醉药的分子靶标是什么?

3. 麻醉的神经生理学分子机制是什么(例如,是突触功能的效应还是对动作电位的效应)? 全身麻醉药对离子通道和其他神经元蛋白的哪些影响与麻醉药的作用机制有关?

4. 全身麻醉药的分子和细胞学机制如何与在体观察到的麻醉药行为学效应关联?

5. 麻醉作用于中枢神经系统的哪些解剖部位? 全身麻醉药如何干扰这些部位的相互作用?

麻醉是什么?

广义而言,全身麻醉可定义为药物所致的可逆性中枢神经系统抑制,使机体对所有的外部刺激失去反应和知觉。然而,这一定义并不十分恰当,原因如下:第一,该定义涵盖的范围不够广,麻醉并非简单的去神经传入状态。遗忘和意识丧失同样是麻醉状态很重要两个方面;第二,该定义太宽泛,并非所有的全身麻醉药对感官都产生相同程度的抑制,例如,巴比妥类药物是一种全身麻醉药,但其镇痛作用却很小。对麻醉状态的描述通常包括行为或知觉改变在内的五项要素:意识丧失、遗忘、镇痛、抑制体动以及自主神经系统对伤害性刺激的反应减弱。

无论使用何种定义,麻醉的基本要素是由药物引起的机体行为和知觉的快速和可逆的改变。因此,麻醉只能在完整的生物体上才能得以定义和测量。意识丧失和遗忘等行为变化可在哺乳动物等高等生物上得到直观的理解,但在进化树底端的生物上则较难进行定义。因此,尽管从蠕虫到人类,全身麻醉药对各种生物体都有作用,但很难确定在低等生物身上观察到的麻醉作用是否能与人体在麻醉下的行为改变相对应。这就是为什么很难用生物模型研究麻醉药分子机制的原因。同样,任何在高等生物身上观察到的麻醉药的细胞或分子效应也很难与构成麻醉状态的一系列行为改变相联系。由于至今麻醉仍缺乏简单明确的定义,这严重阻碍了麻醉药在细胞和分子层面作用机制的阐明。准确定义麻醉状态的每一项行为学改变,将有助于剖析全身麻醉药临床效应的细胞学和分子学机制。

定义麻醉的另一个困难在于,目前我们对于意识机制的了解还很模糊,我们仍无法理解麻醉引起的神经生物学现象,因而也很难给麻醉下定义。然而,正如本章后面所讨论的,随着研究的深入,意识的神经载体正逐渐被揭晓[1-2],新的理论[3-4]正与这些新的解剖学知识相结合,这将有助于我们找到意识的替代性生理学标志物[5]。关于意识机制研究的新进展将在"麻醉药物在中枢神经系统中的作用部位在哪里?"一节进一步讨论。

长期以来,人们一直认为麻醉是麻醉药物在效应部位达到一定浓度后形成的一种状态。长时间给予麻醉药后,如果机体对麻醉药形成耐受,就可能需要增加麻醉药浓度才能维持恒定的麻醉深度。与这一假说相矛盾的是,麻醉诱导所需的脑内麻醉药浓度要比麻醉维持时高(即麻醉苏醒时脑内麻醉药浓度明显低于麻醉诱导时脑内麻醉药浓度)[6]。这一现象被称为"神经惯性",它给麻醉的定义增加了难度,但同时也提示麻醉诱导和麻醉维持的机制可能有所不同。最近的一项发现支持了这一观点,即使吸入麻醉药已到达麻醉浓度,刺激脑内特定的觉醒通路即可逆转麻醉的镇静作用[7-8]。

麻醉如何测量?

为了研究麻醉药的药理学特点,定量测定麻醉药的效能是非常必要的。为此,Quasha 等[9]提出了最低肺泡有效浓度(minimum alveolar concentration, MAC)的概念。MAC 是指使 50% 的患者对切皮不产生反应的肺泡内麻醉气体分压。对于动物,MAC 即 50% 的动物对伤害性刺激(如夹尾)[10]不产生反应或翻正反射消失时的肺泡内麻醉气体分压。采用 MAC 评估麻醉效能的优点有两个。首先,这一方法的重复性非常好,在各类物种中非常恒定[9]。其次,MAC 采用的是呼气末气体浓度,提供了麻醉所需“游离”药物浓度的指数,因为呼气末气体浓度与血浆中的游离药物浓度很接近。

MAC 这一概念也有很大的局限性,尤其当我们试图将 MAC 与体外研究观察到的麻醉效能相联系时。首先,用于测定 MAC 的终点指标是有或无的,即受试对象要么处于麻醉状态要么处于非麻醉状态,而不可能被部分麻醉。而且,MAC 代表的是整个受试人群的平均反应,而不是单一个体的反应。由于 MAC 的有或无特性,因而很难将 MAC 的测得值与体外研究中的浓度-反应曲线相比较,因为在体外研究中单一样本的分级反应与麻醉药浓度值之间是函数关系。MAC 的第二个局限性在于,它仅能用于吸入麻醉药效能的评估。静脉麻醉药(如巴比妥类、神经甾体、丙泊酚)的效能不能采用 MAC 进行评估,因而很难比较静脉麻醉药和吸入麻醉药的麻醉效能。对于静脉麻醉药而言,1 个 MAC 相当于使 50% 的受试对象对伤害性刺激不产生反应的游离药物浓度。这一参数已被用于一些静脉麻醉药的效能评估[11]。MAC 的第三个局限性在于,其数值的大小高度依赖于定义中的麻醉终点事件。例如,如果把对语言指令失去反应作为麻醉终点事件,则获得的 MAC 值(MAC_{awake})将会远低于经典的 MAC 值(对伤害性刺激的反应消失)。事实上,麻醉状态的每一种行为学成分都可能有不同的 MAC 值。尽管存在上述局限性,MAC 依然是目前评估吸入麻醉药麻醉效能的可靠指标和标准。

由于 MAC 存在局限性,测定麻醉深度相关指标的监测仪已用于临床[12]。其中,最受欢迎的是将同步化的脑电图波形转换成可反映麻醉深度的单一数值变量。然而,目前这些监测方法在预防术中知晓方面,并不比简单地维持足够的呼气末麻醉药浓度[13-14]或者给予标准剂量的静脉麻醉药更有效。尽管如此,不同个体对全身麻醉药的敏感性可能并不相同,与单纯测定血药浓度相比,测定替代性终点事件的指标(如经处理的脑电图参数[15]、诱发电位[16]或者反应整合皮质活性的功能神经影像指标)可能更好地反映麻醉深度。

全身麻醉药作用靶点的化学本质

Meyer-Overton 规则

一百多年前,Meyer[17]和 Overton[18]各自独立观察到麻醉气体的效能与它们在橄榄油中的溶解度密切相关(图 10-1)。由于许多结构上无关的化合物均遵守 Meyer-Overton 法则,所以有人推测所

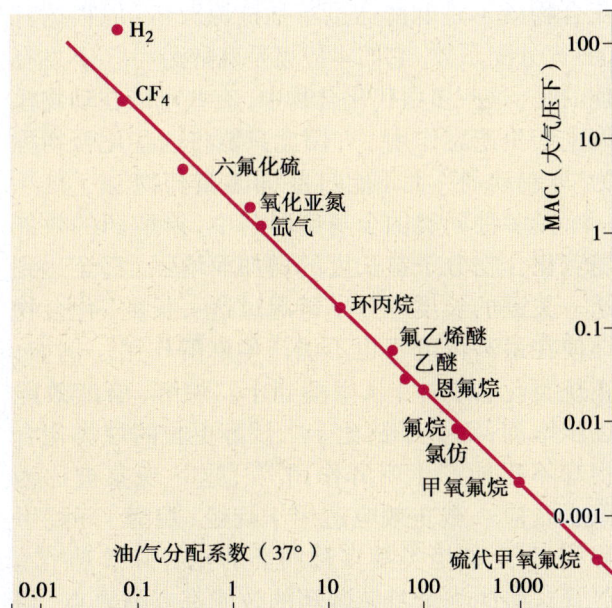

图 10-1　Meyer-Overton 法则

油/气分配系数与多种气体的麻醉效能(MAC,最低肺泡有效浓度)之间存在线性相关(以对数-对数标尺表示)。不同脂溶性的全身麻醉药在麻醉效能上可相差 70 000 倍以上(经许可,改编自:Tanfiuji Y, Eger EI, Terrell RC, Some characteristics of an exceptionally potent inhaled anesthetic: thiomethoxyflurane. Anesth Analg. 1977; 56: 387)

有全身麻醉药可能作用于同一分子位点。这一观点也被称为麻醉一元论学说。也有人认为，由于在特定溶剂中的溶解度与麻醉效能密切相关，因此该溶剂很可能与中枢神经系统中全身麻醉药作用靶点的理化性质非常相似。根据这一推论，全身麻醉药作用靶点被认为具有疏水特性。由于麻醉气体和挥发性液体的橄榄油/气分配系数可以测量（非挥发性的液体麻醉药的油/气分配系数无法测定），因此人们尝试将麻醉效能与溶剂/水分配系数相关联。迄今发现，正辛醇/水分配系数与麻醉效能的相关性最好。这一相关性适用于许多类型的全身麻醉药，且这些麻醉药的麻醉效能相差可达 10 000 倍[19]。溶剂正辛醇的理化特性提示，全身麻醉药靶点可能是同时具有亲水和亲脂特性的两性分子，同时具有极性和非极性的特征。

Meyer-Overton 规则的例外

有些化合物的化学结构与卤化麻醉药[20]、巴比妥类[21]、神经甾体[22]非常相似，但却是抗惊厥药物而非麻醉药物。根据卤族抗惊厥药物的油/气分配系数，在一定的浓度范围内，这些抗惊厥药理论上应该能够产生麻醉作用[23]。此外，有些卤族化合物既不是麻醉药也不是抗惊厥药，但根据其油/气分配系数，它们本应该是麻醉药[23]。不过有趣的是，这些多卤代化合物中，有些可以在动物模型中产生遗忘作用[24]，因此只能将这些化合物称为"非制动剂"，而不能归为"非麻醉药物"。

在多种同类的全身麻醉药中，麻醉药的效能随着化合物分子链长度的增加而增强，直至达到某一关键的长度。分子链超过这一长度，化合物即使在最高浓度下也不能产生麻醉作用。例如，在烷类化合物中，从甲醇到十二烷醇，麻醉效能逐步增加，而分子链比十二烷醇更长的烷类化合物却不再能产生麻醉作用[25]，这一现象被称为截止效应。截止效应适用于烷烃、烷醇、环烷甲醇[26]和全氟烃类等多种同类的全身麻醉药[27]。尽管这些同类全身麻醉药的效能都有临界点，但辛醇/水或油/气分配系数却未发现有相应的临界点。因此，临界点以外的化合物不符合 Meyer-Overton 法则。

最后一种不符合 Meyer-Overton 法则的情况是，麻醉药对映异构体的效能存在显著差异。对映异构体（镜像化合物）是一类具有相同物理性质（包括辛醇或橄榄油等溶剂中有相同的溶解度）的立体异构体。动物研究显示，巴比妥类[28]、氯胺酮[29]、神经甾体[30]、依托咪酯[31]和异氟烷[32]的对映异构体的麻醉效能均存在差异。因而有人认为，一对对映异构体之间麻醉效能的显著差异只能通过蛋白质结合位点的不同来解释（参见"全身麻醉的蛋白质假说"一节），此类情况可见于依托咪酯和神经甾体。Meyer-Overton 法则存在例外情况也表明，辛醇等溶剂的特性仅描述了全身麻醉药结合位点的部分特性而非全部特性。结合位点的大小和形状等特性一定也是影响麻醉药作用靶点性能的重要因素。

脂质靶点与蛋白质靶点

全身麻醉药可能作用于多种分子靶点，从而对离子通道和其他蛋白质的功能产生影响。全身麻醉药可能通过溶解于脂质双分子层，引起膜结构的理化改变，从而影响镶嵌其中的膜蛋白的构象改变能力。构象改变对膜蛋白的功能至关重要。另一种可能是，全身麻醉药可与蛋白质（离子通道蛋白或调节蛋白）直接结合，从而干扰配体（如神经递质、底物、第二信使分子）的结合，或改变蛋白质行使功能必需的构象改变能力。下面对支持和反对全身麻醉脂质假说和蛋白质假说的证据进行了总结。

全身麻醉的脂质假说

简单而言，全身麻醉的脂质学说假设全身麻醉药溶解在生物膜的脂质双层中，当其达到临界浓度时便产生麻醉作用。支持这一假设的证据是，麻醉气体在纯脂质双层中的膜/气分配系数与麻醉效能密切相关[33]。此外，另一项支持脂质假说的证据是，全身麻醉药对生物膜有多种干扰作用。然而，临床浓度的全身麻醉药对膜的干扰似乎很小，不太可能会破坏神经系统的功能[34]。尽管一些更复杂的脂质假说可以解释截止效应和非制动剂的无效，但没有一种脂质假说可以很好地解释全身麻醉药的所有药理学特性。因此，多数研究者认为脂质并不是全身麻醉药最有可能的作用靶点。

全身麻醉的蛋白质假说

Meyer-Overton 法则也可采用全身麻醉药与蛋白质疏水位点的直接相互作用来解释。以下是可能与麻醉药相互作用的三种疏水部位类型：

1. 疏水性氨基酸形成水溶性蛋白质的核心，全身麻醉药恰巧可与蛋白质核心的疏水腔相结合。

2. 疏水性氨基酸还可形成疏水性配体结合位点的内层。例如，在疏水腔中，脂肪酸可与蛋白质（如白蛋白和低分子量脂肪酸结合蛋白）紧密结合。全身麻醉药可与内源性配体竞争水溶性蛋白或膜蛋白上的这些结合位点。

3. 疏水性氨基酸是 α- 螺旋的主要组成成分，它们形成膜蛋白的跨膜区域。疏水性氨基酸侧链形成面向膜脂质的蛋白质表面。全身麻醉药分子可与 α- 螺旋之间的囊腔或与这些膜蛋白上的疏水表面相互作用，破坏正常的脂质 - 蛋白质相互作用，并可能直接影响蛋白质的构象。

全身麻醉药分子与蛋白质的直接相互作用不仅符合 Meyer-Overton 法则，而且还可为背离该法则的化合物作用机制提供最简单的解释。除了溶剂的性质，还可采用大小和形状来定义蛋白结合位点的特性。大小和形状的限制可能会降低临界点之外的化合物的亲和力，这也就解释了为什么这些化合物无麻醉作用。麻醉分子与蛋白质特定位点的直接结合可以解释为什么对映异构体具有不同的麻醉效能。具有特定立体结构的蛋白结合位点可以根据形状的不同区分出对映异构体。麻醉药蛋白结合位点还可解释某些多卤代烷烃的抗惊厥作用。不同的化合物（以稍稍不同的方式）结合于相同的结合腔，可以对蛋白质构象产生不同的影响，并因此对蛋白质功能产生不同的影响。例如，多卤代烷烃（非制动剂）可能是反向激动剂，而结合于相同位点处的卤化烷烃麻醉药却是激动剂。下面将简要回顾全身麻醉药与蛋白质直接相互作用的证据。

全身麻醉药与蛋白质结合的证据

全身麻醉药蛋白质假说的突破性发现是，全身麻醉药可抑制纯化的水溶性蛋白质——萤光素酶。这一发现为全身麻醉药可以在无细胞膜的情况下与蛋白质结合提供了重要的证据。许多研究已阐明了全身麻醉药抑制萤光素酶活性的特征，并证实全身麻醉药可在接近临床麻醉所需的浓度下发挥抑制作用，且这一作用符合 Meyer-Overton 法则。全身麻醉药与底物 d- 萤光素具有竞争作用，正构烷烃和正构烷醇的麻醉效能存在临界点[35-36]。这些数据表明，荧光素结合受体与中枢

神经系统中可能的全身麻醉药结合位点有相似的理化特性。为了进一步研究中枢神经系统中与麻醉作用关系密切的蛋白质，许多研究对麻醉药敏感的离子通道进行了定点突变，以确定对麻醉作用至关重要的氨基酸残基。尽管这些研究发现的氨基酸残基可能参与介导了全身麻醉药与相关位点的结合，但它们也可能是全身麻醉药引起蛋白质构象改变的必需位点。有关采用定点突变技术研究全身麻醉药与离子通道的可能结合位点的内容将在全身麻醉药对离子通道的影响一节中详细阐述。

研究全身麻醉药与蛋白质结合更为直接的方法还有 NMR 波谱法和光亲和标记。采用 ^{19}F-NMR 波谱法的早期研究表明，异氟烷可与牛血清白蛋白（bovine serum albumin, BSA）上的脂肪酸结合位点结合，并且这一结合作用可被氟烷、甲氧氟烷、七氟烷和辛醇竞争性地抑制[37-38]。采用 BSA 模型，通过光亲和标记的 ^{14}C 标记氟烷可以找到全身麻醉药的结合位点并描述其特征[39-40]。随后人们又开发了多种全身麻醉药（包括依托咪酯[41]、丙泊酚[42-43]、巴比妥类[44]和神经甾体[45]）的光亲和标记试剂。这些光亲和标记试剂可用于发现可能的全身麻醉药结合位点，其功能可采用定点突变技术进行进一步验证。

近年来，光亲和标记研究已采用依托咪酯类似物的光标记试剂来寻找依托咪酯在纯化 GABA$_A$ 受体上的结合位点。最初，人们使用 azi- 依托咪酯（一种标记亲核氨基酸的光标记试剂）标记牛脑的纯化 GABA$_A$ 受体[46]。研究发现，两个甲硫氨酸残基是 azi- 依托咪酯的结合位点。其中，一个位于 α$_1$ 亚基的 TM1 螺旋（Met-236），另一个位于 β$_3$ 亚基的 TM3 螺旋（Met-286）。这些数据表明，在 α$_1$ 和 β$_3$ 亚基之间的跨膜区域中存在依托咪酯的结合位点。随后的一项研究使用 TDBzl- 依托咪酯（具有较广泛氨基酸侧链反应活性的光亲和标记试剂），发现了其他结合依托咪酯的氨基酸残基，从而进一步证实和明确了这一亚基之间的结合位点[44]。有研究将定点突变技术和光亲和标记技术相结合，确定了依托咪酯在 GABA$_A$ 受体上的特异性功能相关结合位点，反驳了全身麻醉药作用的脂质假说。此外，光亲和标记研究还找到了其他麻醉药物（如丙泊酚[43,47]和巴比妥[48]类药物）的结合位点，这些位点正有待通过定点突变研究进一步确认。

虽然光亲和标记技术可以提供关于全身麻醉药在蛋白质上的结合位点的大量信息，但无法揭示这些位点的三维结构细节。X线衍射晶相分析可以提供这方面的细节，已用于麻醉药与部分蛋白质相互作用的研究。目前已完成萤光素酶在有和没有麻醉药三溴甲烷时的晶体衍射，结果证实，全身麻醉药可结合在 d- 萤光素结合腔中[49]。人血清白蛋白也可在有丙泊酚或氟烷时进行晶体衍射。研究表明，两种全身麻醉药都可以与预先形成的脂肪酸结合腔结合。虽然这些数据使我们对全身麻醉药结合位点的结构有了更多的了解，但由于膜蛋白的晶体衍射比较困难，这限制了对全身麻醉药在生物相关靶标（如离子通道）上的结合位点的 X 线晶相分析研究。最近，配体门控通道 GLIC 的细菌同源体的晶体衍射已完成，并已确定了它的晶体结构[50]。GLIC 对临床浓度的全身麻醉药敏感。此外，与地氟烷或丙泊酚结合的 GLIC 晶体结构也已明确[51]。结果表明，在离子通道每个亚基的跨膜结构域界面存在预先形成的结合腔。近来对 GABA$_A$ 受体[52]的高分辨率晶体结构研究应该很快就能确定麻醉药结合腔的三维结构及其结合位置。但我们也需要认识到，即使明确了与麻醉药结合的离子通道的 X 线晶体结构，也不能完全阐明麻醉药的作用方式及作用部位，因为离子通道是在多种构象之间变化的变构蛋白质，而 X 线晶体结构只是对一种构象的静态"快照"。尚不能确定与全身麻醉药结合并使之稳定的蛋白质构象正好是对蛋白质进行 X 线晶相分析时的构象。

小结

针对水溶性蛋白质的研究表明，全身麻醉药可以与蛋白质上的疏水腔结合，麻醉药与蛋白质的相互作用可以解释 Meyer-Overton 法则及其例外情况。光亲和标记研究表明，依托咪酯可与 GABA$_A$ 受体 α_1 和 β_3 亚基之间的界面的结合腔结合。依托咪酯结合腔氨基酸的基因突变可致依托咪酯失去麻醉作用，提示全身麻醉药可通过与特定蛋白质位点结合而发挥麻醉作用。丙泊酚和巴比妥类似物的光亲和标记研究也证实了 GABA$_A$ 受体上的可能结合位点。最后，采用细菌离子通道 GLIC 的 X 线晶相分析研究明确了蛋白质模型上全身麻醉药结合位点的三维结构。虽然全身麻醉药脂质学说和蛋白质学说的长时间争论已经成

为过去，但全身麻醉药 - 蛋白质相互作用的细节仍有许多问题有待解答，包括以下内容。

1. 全身麻醉药与蛋白质结合的化学计量是多少？（如多种麻醉药分子与单一的蛋白质分子相互作用还是与一部分蛋白质分子相互作用？）

2. 全身麻醉药与内源性配体竞争结合蛋白质疏水腔还是与蛋白质中偶然出现的腔隙结合？

3. 所有全身麻醉药与蛋白质的同一个结合腔结合还是不同的全身麻醉药与多个不同的疏水腔结合？

4. 有多少蛋白质具有与临床浓度的全身麻醉药结合的疏水腔？

全身麻醉药如何干扰神经系统的电生理功能？

中枢神经系统的功能单位是神经元，全身麻醉药会扰乱调节行为、意识和记忆的神经元的功能。简单而言，全身麻醉药可通过改变单个神经元的固有放电速率（又称为神经元兴奋性）和 / 或改变多个神经元之间的信息传递（通常通过突触传递）产生麻醉作用。

神经元的兴奋性

神经元通过动作电位沿轴突进行信息传递。神经元产生动作电位并从胞体到神经末梢传播动作电位的特性称为兴奋性。神经元的兴奋性主要取决于以下三个因素：静息膜电位、动作电位的产生阈值以及动作电位的大小 / 传播。全身麻醉药可使脊髓运动神经元和皮质神经元[53-54]超极化（使静息膜电位负值更大），且使神经元超极化的能力与其效能具有相关性。一般来说，全身麻醉药产生的超极化作用很小，不可能改变动作电位沿轴突的传导。然而，静息电位的微小变化可以抑制突触兴奋和神经元自主放电引起的动作电位启动。研究表明，异氟烷可使丘脑神经元超极化，从而抑制动作电位的强直性放电[55]。目前，尚未明确全身麻醉药是否可改变神经元动作电位的阈值。此外，动作电位一旦激发后，全身麻醉药是否会抑制其幅度仍存在争议。Larrabee 和 Posternak[56]的一项经典的研究表明，在可完全阻断哺乳动物交感神经节突触传递的浓度下，乙醚和氯仿对突触前电位的幅度没有影响。在哺乳动物大脑中，含氟挥发性麻醉药也有相似的影响[57-58]。近来

的研究发现，临床浓度的挥发性麻醉药对哺乳动物神经元动作电位幅度的抑制作用虽小，却有重要意义，这一发现改变了以往关于动作电位对全身麻醉药相对不敏感的错误认识[59-61]。在可以直接测量动作电位和递质释放的大突触中，动作电位的轻微减小可使递质的释放显著减少[60]，这是因为两者间呈指数关系。因此，目前的证据表明，尽管全身麻醉药对神经元兴奋性的影响较小，但这一轻微影响可能介导了挥发性麻醉药的临床作用。

突触传递

普遍认为，突触传递是全身麻醉药最可能的亚细胞作用位点。全身麻醉药可以显著改变兴奋性突触和抑制性突触的神经传递。研究表明全身麻醉药可以抑制交感神经节[56]、嗅觉皮质[57]、海马[58]和脊髓[62]等多种神经组织的兴奋性突触传递。然而，并非所有的兴奋性突触都对全身麻醉药有相同的敏感性。事实上，吸入麻醉药反而可增强某些海马兴奋性突触传递[63]。同样，全身麻醉药也可增强或抑制各种神经组织的抑制性突触传递。在 1975 年的一项经典研究中，Nicoll 等[64]发现巴比妥类药物可通过延长 GABA 能抑制性突触后电流的衰减，来增强抑制性突触传递。依托咪酯[65]、丙泊酚[66]、吸入麻醉药[67]、神经甾体[68]等许多其他全身麻醉药也具有增强抑制性传递的作用。正如下面的章节所讨论的，越来越多的小鼠遗传实验表明，GABA 能抑制性突触后电流的增强对于全身麻醉药的行为学效应至关重要。

突触前效应

临床浓度的挥发性麻醉药可抑制谷氨酸能突触的神经递质释放。Perouansky 等[69]采用小鼠海马切片发现，氟烷可以抑制突触前电刺激诱发的兴奋性突触后电位，但对谷氨酸直接作用诱发的兴奋性突触后电位无影响。这表明氟烷一定是通过抑制谷氨酸的释放而发挥作用。MacIver 和 Roth[63]进一步发现，对海马神经元谷氨酸释放的抑制并非通过作用于 GABA 能突触而间接减少谷氨酸能神经元神经递质的释放。还有研究表明，静脉麻醉药也可使谷氨酸的释放减少，但这方面的证据较有限，而且可能只是间接作用[70-71]。

麻醉药对抑制性神经递质的释放可能有多种作用，研究发现，挥发性麻醉药和静脉麻醉药对 GABA 释放的影响包括抑制[72]、兴奋[73-74]或者无

影响[75]。在可同时研究 GABA 和谷氨酸释放的脑突触体的标本中，Westphalen 和 Hemmings[76]发现临床浓度的异氟烷可抑制谷氨酸和 GABA 的释放，其中对 GABA 释放的抑制程度较小。该研究小组最近的研究发现，异氟烷还可抑制去甲肾上腺素、多巴胺和含乙酰胆碱突触小体的释放，尽管其作用不如对谷氨酸能突触小体的影响那么大[77]。全身麻醉药影响递质释放的机制尚且不明，但似乎并非通过作用于神经递质的合成或储存，而是通过直接作用于神经分泌。各种证据表明，在某些突触，麻醉效应主要是通过作用于递质释放机制的上游结构[78]，如突触前钠通道或漏钾通道（详见后文）。然而，秀丽隐杆线虫的基因研究显示，递质释放机制的突变显著影响挥发性麻醉药的敏感性[79-80]。最近在啮齿类动物的研究表明，这一机制可能同样存在于哺乳动物中[81]。

突触后效应

全身麻醉药可以改变各种突触的神经递质引起的突触后效应。麻醉药对兴奋性神经递质受体的调节作用取决于受体的类型、麻醉药的种类和研究选取的神经组织。在一项经典的研究中，Richards 和 Smaje[82]观察了多种麻醉药如何影响嗅皮质神经元对谷氨酸（中枢神经系统中主要的兴奋性神经递质）的反应。研究发现，戊巴比妥、乙醚、甲氧氟烷和阿法沙龙可抑制神经元对谷氨酸的电反应，但氟烷对其无影响。相反，采用乙酰胆碱作用于同样的嗅皮质神经元，氟烷和甲氧氟烷可刺激神经元的电反应，戊巴比妥却对其无影响，而阿法沙龙则可抑制神经元的电反应[82-83]。

麻醉药调节神经元对抑制性神经递质反应的作用较为一致。现已证明，巴比妥类、依托咪酯、神经甾体、丙泊酚和氟化挥发性麻醉药等均可增强外源性 GABA 引起的电反应（详见参考文献 84-85）。图 10-2 示意恩氟烷可增强 GABA 诱发的海马神经元的电流幅度和持续时间[86]。

小结

全身麻醉药可改变神经传导的两个基本决定因素，即神经元兴奋性和突触传递。全身麻醉药对突触传递有着深远的影响，这一作用可能介导了全身麻醉效应。因此，通常认为突触是全身麻醉药作用的靶点。现有证据表明，全身麻醉药对突触有多种不同的作用，包括神经递质释放的突触前抑制、对兴奋性神经递质效应的抑制作用以

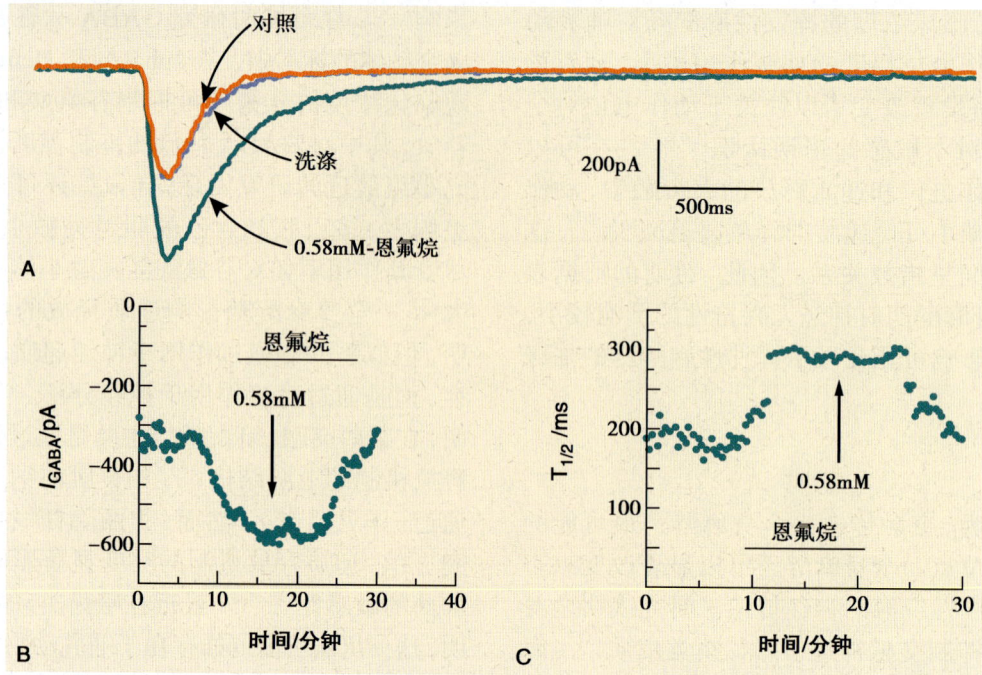

图 10-2　恩氟烷可增强培养的大鼠海马细胞中 GABA（γ-氨基丁酸）激活氯离子电流的能力

去除恩氟烷后（洗涤；A），这一增强效应迅速被逆转。恩氟烷可增加电流的波幅（B）和电流衰减所需的时间（$T_{1/2}$）（C）（经许可，改编自：Jones MV, Brooks PA, Harrison L. Enhancement of γ-aminobutyric acidactivated Cl-currents in cultured rat hippocampal neurones by three volatile anaesthetics. J Physiol. 1992; 449: 289）

及对抑制性神经递质效应的增强作用。此外，不同的全身麻醉药、不同的神经递质和不同的神经组织中，全身麻醉药对突触的影响也不同。

全身麻醉药对离子通道的影响

离子通道是全身麻醉药的可能作用靶点。在 20 世纪 80 年代初，膜片钳技术的出现使得直接测量单离子通道蛋白的电流成为可能。因此，20 世纪 80 年代和 90 年代，许多研究观察了全身麻醉药对各种离子通道的影响。下面的章节对上述研究结果进行了总结。为方便阐述，将按引起离子通道开启或关闭的刺激进行分类（离子通道的门控机制）和讨论。

全身麻醉药对电压依赖性离子通道的影响

各种离子通道均可感知膜电位的变化，并通过打开或关闭通道对其做出反应。这类通道有电压依赖性钠离子通道、钾离子通道和钙离子通道，它们都具有明显的结构同源性。电压依赖性钠离子通道和钾离子通道主要参与动作电位的形成，并可影响其波形。Haydon 和 Urban[87]采用乌贼的

巨轴突研究了全身麻醉药对这些离子通道的影响。结果表明，这一无脊椎动物的钠离子通道和钾离子通道对吸入麻醉药并不敏感。例如，氟烷抑制 50% 的钠通道峰电流所需的浓度是产生麻醉作用所需浓度的 8 倍。延迟整流钾通道对麻醉药的敏感性更差，所需氟烷浓度是产生麻醉作用所需浓度的 20 倍。在哺乳动物细胞系（GH_3 脑垂体细胞）中也观察到了相似的结果，抑制钠通道和钾通道电流所需氟烷浓度超过产生麻醉作用所需浓度的 5 倍[88]。然而，最近有研究否定了"电压依赖钠通道对全身麻醉药不敏感"的观点[89]。Rehberg 等[90]将大鼠脑ⅡA 钠通道表达于哺乳动物细胞系，发现临床相关浓度的吸入麻醉药可抑制电压依赖性的钠离子电流。Ratnakumari 和 Hemmings[91]证实，临床浓度的氟烷可显著抑制大鼠脑中钠通道介导的钠电流。Shiraishi 和 Harris[92]记录了异氟烷对多种钠通道亚型的影响，发现部分（但非全部）钠通道对临床浓度的异氟烷敏感。在大鼠的脑干神经元中，Wu 等[60]发现异氟烷对钠电流的微弱抑制作用可致突触活性受到显著抑制。因此，挥发性麻醉药不仅可抑制钠通道活性，而且这一抑制作用会显著降低突触的功能，至少在某些哺乳动物

的突触上是如此。研究发现，静脉麻醉药也可抑制钠离子通道，但所需浓度远远超过临床所需浓度[93-94]。

电压依赖性钙离子通道（voltage-dependent calcium channels, VDCC）通过与电活动形成耦联，完成相应的细胞功能。神经系统中，位于突触前末梢的 VDCC 可对动作电位做出反应，使得通道开放，钙离子进入细胞，进而激活钙离子依赖的神经递质分泌进入突触间隙。根据电生理特性和氨基酸序列的相似性，目前至少已发现六种钙通道（分别命名为 L 型、N 型、P 型、Q 型、R 型和 T 型）。N 型、P 型、Q 型和 R 型以及一些未命名的通道多表达于神经系统，在突触传递中起主要作用。L 型钙离子通道虽然在大脑中有表达，但在心肌、骨骼肌和平滑肌的兴奋收缩耦联中的作用更明显，在突触传递中的重要性较小。全身麻醉药对 L 型和 T 型钙通道电流的影响已较明确[88, 95-96]，近来也有研究报道了全身麻醉药对 N 型和 P 型通道电流的影响。一般来说，吸入麻醉药对 VDCC（电流衰减50%）具有抑制作用[97-99]，其浓度是麻醉所需浓度的 2～5 倍，临床浓度的全身麻醉药仅能抑制 20% 的钙电流。但也有研究发现，VDCC 对全身麻醉药非常敏感。Takenoshita 和 Steinbach[100] 报道，背根神经节神经元中的 T 型钙电流能被亚麻醉浓度的氟烷所抑制。此外，Ffrench-Mullen 等[101] 报道，豚鼠海马中有一种未被分型的 VDCC，能被临床麻醉浓度的戊巴比妥抑制。总之，VDCC 可能介导了全身麻醉药的某些作用，但它们大多对全身麻醉药不敏感，因而不太可能是全身麻醉药的主要作用靶点。

钾通道是种类最多的离子通道，包括电压门控通道和背景通道（或漏电流通道）。引起背景通道开放的电压范围较广，神经元的静息膜电位、第二信使和配体均可使之激活，因而它又被称为内向整流通道。有些通道可分属多个类别。吸入麻醉药和静脉麻醉药影响电压门控钾通道的所需浓度较高[87, 102-103]。同样，经典的内向整流钾通道对七氟烷和巴比妥类药物也相对不敏感[104-106]，但也有一些背景钾通道对吸入麻醉药非常敏感。

挥发性和气体麻醉药物均可激活背景通道或漏电流钾通道[107-108]。背景或漏电流通道之所以得名是因为包括神经元的静息膜电位在内的所有电压均可使之开放，形成"泄漏电流"。泄漏电流可

以调节神经元的兴奋性。在静水椎实螺[109]的神经节中，首次观察到了全身麻醉药对漏电流通道的激活作用。研究发现，临床浓度的氟烷可激活 $I_{K(AN)}$ 通道，导致神经元自发性电活动暴发的静止（图 10-3A）。Winegar 和 Yost[110]在海洋软体动物海兔身上，也观察到了全身麻醉药对背景钾通道的激活作用。随着哺乳动物钾离子通道大家族的发现，挥发性麻醉药对钾通道激活作用的重要性已越发明显。哺乳动物的钾通道有一种独特的结构，即两个串联的成孔结构域加上四个跨膜片段（2P/4TM）（图 10-3C, D）[111]。Patel 等[112]研究了吸入麻醉药对哺乳动物 2P/4TM 家族成员的影响，发现临床浓度的氯仿、乙醚、氟烷和异氟烷可激活 TREK-1 通道（图 10-3B）。与此相反，TRAAK 通道对所有的吸入麻醉药均不敏感，而 TASK 通道可被氟烷和异氟烷激活，被乙醚抑制，但不受氯仿的影响。进一步的研究表明，TASK 和 TREK-1 的羧基末端区域含有与麻醉作用相关的氨基酸。TREK-1（而非 TASK）可被临床浓度的气态麻醉药物（氙气、氧化亚氮和环丙烷）所激活[113]。因此，在哺乳动物中，背景钾通道的激活可能介导了吸入麻醉药和麻醉气体对神经元静息膜电位及其兴奋性的调节作用。近年来，基因研究的证据也支持这些通道对于麻醉作用的产生起有重要作用（请参阅后面的章节）。

超极化激活环核苷酸通道（HCN 通道）是新近发现的一种通道类型，它可被临床浓度的吸入麻醉药和静脉麻醉药所调节。HCN 通道可传递由钠离子和钾离子混合而成的去极化电流（在中枢神经系统中称为 I_h），并可被膜超极化所激活。第二信使 cAMP 可使依赖于 HCN 通道的膜电压朝去极化方向移动[114]。因此，在大多数生理条件下，cAMP 可激活 HCN 通道。HCN 通道由同源和异源的四个亚基（hcn1、2、3、4）构成，主要表达于大脑和心脏。研究表明，HCN 通道可以调节窦房结和自发放电神经元的静息膜电位及节律性放电。因此，HCN 通道对于神经元网络的同步振荡非常重要[114]。

研究发现，在培养细胞和小鼠原代神经元中，吸入麻醉药、丙泊酚和氯胺酮可抑制 HCN 介导的电流。Bayliss 研究小组发现，氟烷可使 I_h 电流的电压依赖性激活移向负值更大的膜电位，并可抑制其最大波幅[115]。在表达有 HCN1 和 HCN2 同源通道的培养细胞中，氟烷可改变 HCN1 通道电

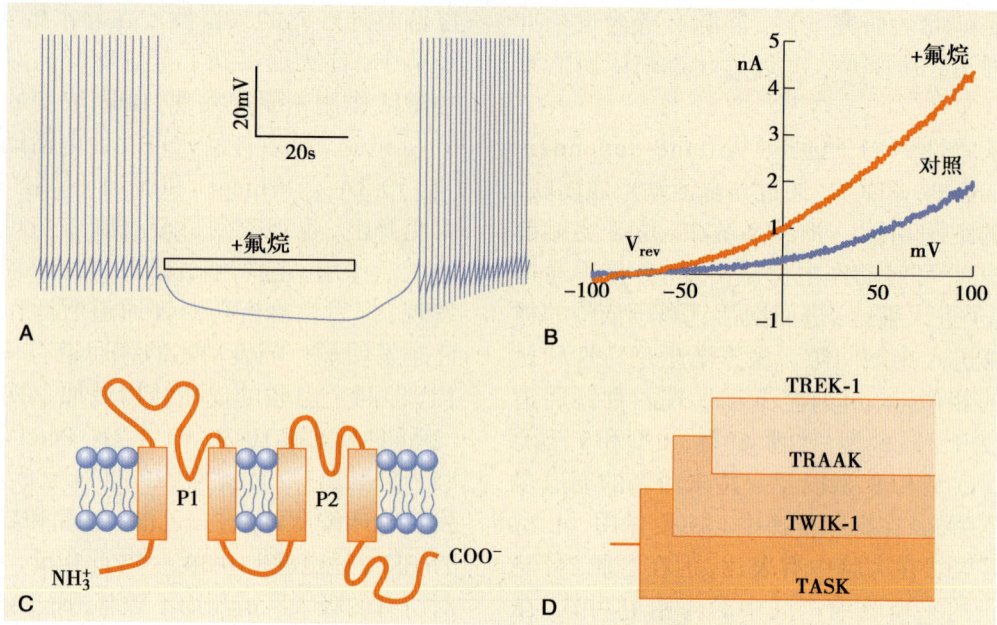

图 10-3　吸入麻醉药激活背景 K⁺ 通道

A：氟烷通过激活 I_{Kan} 可逆性地超极化静水椎实螺的起搏神经元。B：氟烷（300μM）激活表达于 COS 细胞的人类重组 TREK-1 通道。图示电流 - 电压关系，逆转电位为 –88mV，说明是 K⁺ 通道。C：推测的哺乳动物背景 K⁺ 通道亚单位的典型结构。注意存在四个跨膜片段（橙色矩形）和两个成孔区域（P1 和 P2）。并非所有的 2P/4TM K⁺ 通道都可被吸入麻醉药激活。D：2P/4TM 家族的进化树（经许可，改编自：Franks NP，Lieb WR. Background K+channels：an important target for anesthetics？Nat Neurosci. 1999；2：395）

压依赖性的激活，并降低 HCN2 电流的最大波幅。在培养的脊髓运动神经元中，氟烷可降低 Ih 电流，提示氟烷对 HCN 通道有抑制作用。随后的研究发现，临床浓度的丙泊酚和氯胺酮对 HCN1 通道也有相似的抑制作用[116-117]。氯胺酮对 HCN1 有立体结构选择性的抑制作用，这与其全身麻醉作用的立体结构选择性相似[116]。值得注意的是，在这项研究中，没有发现依托咪酯对 HCN1 通道的激活有抑制作用。因此，HCN1 通道对挥发性麻醉药和部分静脉麻醉药的麻醉作用很重要。遗传学实验表明，对 HCN1 和 HCN2 通道的抑制可能介导了全身麻醉药的麻醉作用。

小结

现有证据表明，大多数 VDCC 对全身麻醉药仅部分敏感或不敏感。然而，一些钠离子通道的亚型可被吸入麻醉药抑制，这一作用可能部分与突触神经递质的释放减少有关。最近的证据表明，背景钾通道的 2P/4TM 家族成员在麻醉状态的产生中可能具有重要作用。此外，HCN 通道家族可能是挥发性麻醉药和静脉麻醉药的作用靶点。

全身麻醉药对配体门控离子通道的影响

快速兴奋性和抑制性神经传导由配体离子通道所介导。突触前膜释放的谷氨酸或 GABA 等神经递质在突触间隙中扩散，并与相应的通道蛋白结合，使通道开放。与 GABA 结合的通道蛋白（GABA_A 受体）是结构相关性配体门控离子通道蛋白的超家族成员，包括烟碱型乙酰胆碱受体、甘氨酸受体和 5-HT_3 受体。基于烟碱型乙酰胆碱受体的结构可以推断，每个配体门控型离子通道由 5 个亚基组成。谷氨酸受体则包括另一类通道蛋白家族，它们是由结构相关的亚基组成的四聚体蛋白质。这些配体门控型离子通道很可能是全身麻醉药作用的靶点，因为全身麻醉药对这些离子通道的选择性作用可导致快速兴奋性突触传递的抑制和（或）快速抑制性突触传递的增强。全身麻醉药对配体门控型离子通道的影响已经在一些综述中得以详尽地阐述[34,84,118,119]。下面我们将对此进行简要的介绍。

谷氨酸激活离子通道

根据激动剂选择性的不同，可将谷氨酸激活离子通道分为三类：AMPA 受体、红藻氨酸受体和 NMDA 受体。AMPA 受体和红藻氨酸受体是非选择性的一价阳离子通道,参与快速兴奋性突触传递,而 NMDA 通道不仅可以通过 Na^+ 和 K^+,还可以通过二价的 Ca^{2+},参与突触传递的长时间调控(长时程增强)。20 世纪 80 年代早期,在小鼠和大鼠脑组织上的研究表明,AMPA、红藻氨酸激活电流对临床浓度的氟烷[120]、恩氟烷[121]和神经甾体四氢黄体酮[122]均不敏感,但对巴比妥类药物敏感。在大鼠海马神经元中,50μM 的戊巴比妥(戊巴比妥产生麻醉作用的浓度为 50μM)可抑制 50% 的红藻氨酸和 AMPA 激活电流[122]。采用克隆和表达谷氨酸受体亚基的小鼠发现,GluR3(AMPA 型)受体的次最大剂量激动剂反应可被含氟的吸入麻醉药所抑制,而 GluR6(红藻氨酸型)受体的激动剂反应则可得到增强[123]。与之相反,GluR3 和 GluR6 受体可被戊巴比妥类药物抑制。吸入麻醉药对不同谷氨酸受体亚型的不同作用可以解释以往在表达有不同受体亚型的组织中观察到的不一致结果。全身麻醉药对不同谷氨酸受体的相反作用已被用于识别麻醉作用分子中的关键部位。通过合成 GluR3-GluR6 受体的嵌合体(由不同 GluR3 和 GluR6 组合组成的受体),并筛查吸入麻醉药对这些嵌合受体的作用,目前已确定了与吸入麻醉药增强作用有关的 GluR6 受体的特定区域。随后的定点突变研究证实,特定的甘氨酸残基(Gly-819)在吸入麻醉药对 GluR6 受体的效应中起关键作用[124]。

NMDA 激活电流对部分全身麻醉药也较敏感。电生理研究显示,临床浓度的吸入麻醉药[120-121]、神经甾体或巴比妥[122]类药物对 NMDA 激活电流没有明显的影响。相反,生化通量研究表明,吸入麻醉药对 NMDA 激活通道可能具有抑制作用。一项有关大鼠脑微泡的研究表明,麻醉浓度(0.2~0.3mM)的氟烷和恩氟烷可抑制 NMDA 激活的钙通量的 50%[125]。氯胺酮是一种强效的选择性 NMDA 激活电流抑制剂。氯胺酮可通过与 NMDA 受体蛋白上的苯环己哌啶位点形成立体结构选择性的结合从而抑制 NMDA 电流[126-128]。与离体试验中观察到的结果一致,活体动物中也观察到氯胺酮麻醉作用具有立体结构选择性[29],从而进一步证实了 NMDA 受体是氯胺酮麻醉作用的相关分子靶点的假说。此外,最近的两项研究表明,NMDA 受体还可能是 N_2O 和氙气的重要作用靶点。这些研究表明 N_2O[129-130]和氙气[131]是

NMDA 激活电流有效的选择性抑制剂。如图 10-4 所示,N_2O 可抑制海马神经元中的 NMDA 诱发电流,但对 GABA 诱发电流无影响。

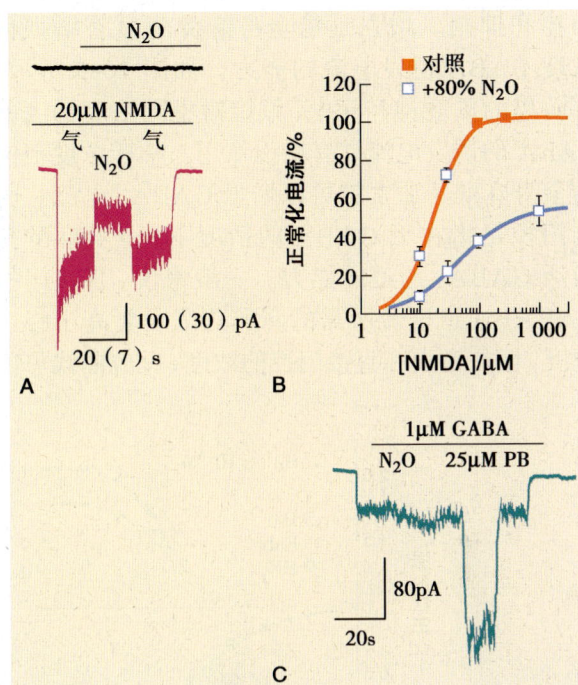

图 10-4　N_2O 抑制大鼠海马神经元中的 NMDA 诱发电流,但对 GABA 诱发电流无影响

A:80% 的 N_2O 对维持电流(上方的曲线)无影响,但可抑制 NMDA 诱发的电流。B:N_2O 可使 NMDA 浓度-反应曲线向右和向下移动,提示 N_2O 是竞争/非竞争混合性拮抗剂。C:80% 的 N_2O 对 GABA 诱发电流几乎没有影响。相反,等效麻醉浓度的戊巴比妥可显著增加 GABA 诱发电流(经许可,改编自:Jevtovic-Todorovic V, Todorovic SM, Mennerick S, et al. Nitrous oxide(laughing gas)is an NMDA antagonist, neuroprotectant, and neurotoxin. Nat Med.1998; 4:460)

GABA 激活离子通道

GABA 是哺乳动物中枢神经系统中最重要的抑制性神经递质。GABA 激活离子通道($GABA_A$ 受体)可通过选择性地允许氯离子进入细胞内,介导突触后膜对 GABA 的反应,使神经元超极化。$GABA_A$ 受体是五聚体蛋白质,由 α、β、δ、和 ε 五种亚基组合构成,不同的亚基组合可构成不同的受体亚型。$GABA_A$ 受体的功能可受多种药物的调控,如抗惊厥药、镇静药、抗焦虑药和全身麻醉药等[84]。这些不同种类的药物对 $GABA_A$ 受体功能的影响取决于其作用的大脑区域和细胞类型。下面的章节简要回顾了全身麻醉药对 $GABA_A$ 受体功能的影响。

巴比妥类药物、全身麻醉药、苯二氮䓬类、丙泊酚、依托咪酯以及吸入麻醉药对 GABA$_A$ 受体的功能均有调节作用[86,132-135]。这些药物对 GABA$_A$ 受体通道电生理特性的影响有三种：增强、直接门控和抑制。增强是指全身麻醉药显著增强低浓度 GABA 诱发电流的能力。如图 10-5 所示，在游离的皮质神经元中，氟烷对不同浓度梯度的 GABA 的诱发电流具有增强作用。临床浓度范围的全身麻醉药通常就可以增强 GABA$_A$ 电流。直接门控是指在无 GABA 的情况下，全身麻醉药激活 GABA$_A$ 通道的能力。一般来说，直接门控 GABA$_A$ 通道电流所需的麻醉药浓度要高于临床浓度，但是增强和直接门控的浓度-反应曲线可能会有重叠。目前尚不清楚体内 GABA$_A$ 通道的直接门控作用对于麻醉药影响 GABA 抑制性突触传递是必需的还是仅仅起到参与调节的作用。麻醉甾体的研究结果表明，对 GABA$_A$ 通道电流的增强作用（而非直接门控作用）对于麻醉作用的产生是必需的[30]。全身麻醉药也可以抑制 GABA 激活电流。抑制指的是全身麻醉药阻止 GABA 诱发的 GABA$_A$ 通道电流的能力。通常在 GABA 和全身麻醉药浓度很高的情况下才能观察到[136-137]。对 GABA$_A$ 通道的抑制可能有助于解释为什么在某些情况下吸入麻醉药对抑制性突触传递起抑制作用而非促进作用[138]。

全身麻醉药对单个 GABA$_A$ 通道的功能也有

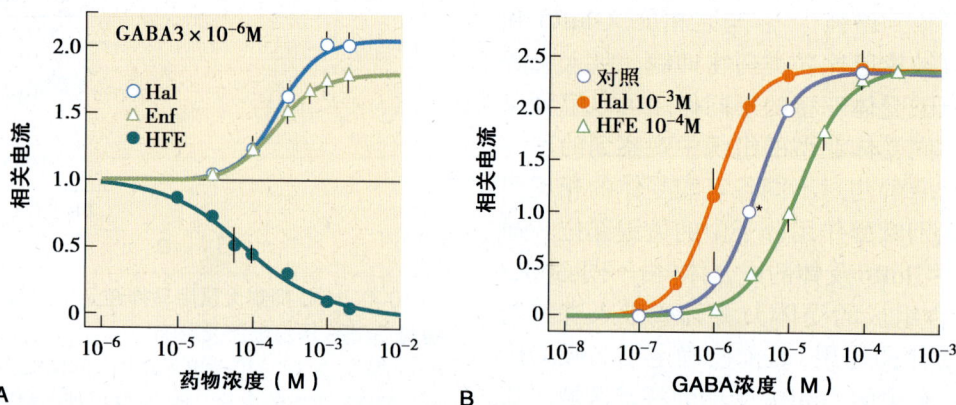

图 10-5　氟烷（Hal）、恩氟烷（Enf）和氟乙醚（HFE）对大鼠离体中枢神经元 GABA 激活氯离子电流的影响

A：临床浓度的氟烷和恩氟烷可增强 GABA 诱发的氯离子电流。致惊厥药氟乙醚可拮抗 GABA（γ-氨基丁酸）的作用。B：GABA 可浓度依赖性地激活氯离子电流。氟烷可使 GABA 浓度-反应曲线左移（增加 GABA 与通道的亲和力），而氟乙醚可使曲线右移（降低 GABA 和通道的亲和力）（经许可，改编自：Wakamori M, Ikemoto Y, Akaike N. Effects of two volatile anesthetics and a volatile convulsant on the excitatory and inhibitory amino acid responses in dissociated CNS neurons of the rat. J Neurophysiol. 1991；66：2014）

影响。研究表明，巴比妥类药物[135]、丙泊酚[133]和吸入麻醉药[139]不改变通道的电导（离子穿过开放通道的速率），但可增加通道开放的频率和（或）通道保持开放的平均时间。总的来说，在全细胞和单个通道上的研究表明，临床浓度的全身麻醉药可改变 GABA$_A$ 受体的构象，从而增加 GABA 和受体的亲和力。这与全身麻醉药能延长抑制突触后电位持续时间的发现是一致的，因为 GABA 的亲和力增加可减慢 GABA 与突触后 GABA$_A$ 通道的分离。由于突触释放的 GABA 在突触中可能已达到非常高的浓度，因而全身麻醉药不太可能会增加 GABA 抑制性突触后电位的波幅。更高浓度的

全身麻醉药还可产生其他作用，如直接激活或抑制 GABA$_A$ 通道。Banks 和 Pearce[140]的研究表明，异氟烷和恩氟烷可同时增加海马切片中 GABA 能抑制性突触后电流的持续时间并降低其幅度。

尽管许多全身麻醉药对 GABA$_A$ 受体功能有相似的作用，但不同的全身麻醉药作用的 GABA$_A$ 受体亚型并不相同。苯二氮䓬类的作用需要有 γ$_2$ 亚基的存在[141]。依托咪酯的作用需要 β$_2$ 或 β$_3$ 亚基的存在[142]。GABA$_A$ 受体中的 δ 或 ε 亚基可能与受体对某些全身麻醉药的增强作用不敏感有关[143-144]。有趣的是，由 ρ 亚基组成的 GABA$_A$ 受体（即 GABA$_C$ 受体）可被吸入麻醉药抑制而非增强[145]。因此，可以利用这

一特性来构建嵌合受体,将部分的 ρ 受体与部分 α、β 或甘氨酸受体进行耦联。通过筛查这些嵌合体对全身麻醉药的敏感性,以确定 α 亚基、β 亚基和甘氨酸亚基上与麻醉作用有关的区域。根据嵌合体的研究结果,采用定点突变技术,可以进一步确定与全身麻醉药敏感性有关的特定氨基酸。研究发现,甘氨酸受体和 $GABA_A$ 受体的跨膜结构的胞外区 2 和 3(TM2、TM3)附近存在两个关键的氨基酸,它们可能是吸入麻醉药发挥激动作用的主要作用位点[146]。目前尚不清楚这些氨基酸是吸入麻醉药的结合位点还是麻醉药诱导受体分子发生构象改变的关键位点。有趣的是,其中的一个氨基酸(位于 TM3 位点)不仅对吸入麻醉药的作用很关键,对依托咪酯的增强作用(位于 β_2/β_3 亚基)也是必不可少的[147]。相反,丙泊酚、巴比妥类药物和神经甾体的增强作用不需要 TM2 和 TM3 位点[148]。在 $GABA_A$ 受体 β_1 亚基的 TM3 区域有一个特殊的氨基酸,它可选择性地调节丙泊酚对 GABA 激动效应的增强作用。神经甾体通过作用于与 α_1 和 β_2 亚基跨膜区域中的特定位点而影响 $GABA_A$ 受体,这些位点与苯二氮䓬类和戊巴比妥的作用位点不同[149]。上述研究为全身麻醉药作用于 $GABA_A$ 受体蛋白的多个独立位点提供了有力的证据。

其他的配体激活离子通道

与 $GABA_A$ 受体结构相似的配体门控受体有烟碱型乙酰胆碱受体(肌肉型和神经型)、甘氨酸受体和 5-HT$_3$ 受体,这些受体都可被全身麻醉药调控[150]。由于肌肉的烟碱型乙酰胆碱受体的含量多,对其结构比较清楚,因而已成为全身麻醉机制研究的常用模型。临床浓度[151]的全身麻醉药可抑制烟碱型受体的亚型,更高浓度的全身麻醉药可使其脱敏[152]。神经的烟碱型乙酰胆碱受体在结构上与肌肉型相似,在哺乳动物的中枢神经系统中有广泛的表达。研究发现,在软体动物的神经元[153]和牛肾上腺髓质细胞[154]中,临床浓度的吸入麻醉药可抑制神经的烟碱型乙酰胆碱受体。采用克隆和表达神经烟碱型乙酰胆碱受体亚基的研究显示,受体亚基和全身麻醉药之间有高度的选择性。通过 α_2、α_4、β_2 和 β_4 亚基多种组合构成的受体中,亚麻醉浓度的氟烷[155]和异氟烷[156]可抑制乙酰胆碱诱发电流,但这些受体对丙泊酚相对不敏感。仅由 α_7 亚基组成的受体则对异氟烷和丙泊酚均不敏感[156-157]。采用神经烟碱型乙酰胆碱受体

选择性抑制剂的药理学研究发现,这些受体不太可能在吸入麻醉药的抑制体动作用中发挥重要作用[158-159],但它们可能在吸入麻醉药的遗忘或催眠作用中有一定作用[160]。

甘氨酸是一种重要的抑制性神经递质(尤其在脊髓和脑干)。甘氨酸受体是配体激活通道超家族的成员。同 $GABA_A$ 受体一样,甘氨酸受体对氯离子具有选择性。大量的研究表明,临床浓度的吸入麻醉药可增强完整神经元[120]和表达于卵母细胞克隆甘氨酸受体的甘氨酸激活电流[161-162]。吸入麻醉药通过增加受体和甘氨酸亲和力,增强甘氨酸电流[161],这与 $GABA_A$ 受体较相似。丙泊酚[133]、阿法沙龙和戊巴比妥也可增强甘氨酸激活电流,而依托咪酯和氯胺酮则无此作用[162]。对甘氨酸受体功能的增强作用可能介导了吸入麻醉药和部分静脉麻醉药的麻醉作用。

5-HT$_3$ 受体也是配体门控型通道受体超家族的成员。临床浓度的吸入麻醉药可以增强完整细胞[163]及表达于卵母细胞上的克隆受体的 5-HT 激活电流[164]。与之相反,硫喷妥钠可抑制 5-HT$_3$ 受体电流[163],而丙泊酚则对这类通道受体无影响[164]。5-HT$_3$ 受体可能在吸入麻醉药麻醉状态的形成中发挥作用,并可能介导了恶心和呕吐等不愉快的麻醉副作用。

小结

临床浓度的全身麻醉药可调节多种配体门控型离子通道。氯胺酮、N_2O 和氙气可抑制 NMDA 型谷氨酸受体,这一效应在全身麻醉作用机制中可能具有重要作用。大量研究表明,许多全身麻醉药可增强中枢神经系统中的 GABA 激活电流。这提示 $GABA_A$ 受体可能是全身麻醉药的分子作用靶点。全身麻醉药还可影响甘氨酸受体、神经的烟碱型乙酰胆碱受体和 5-HT$_3$ 受体等配体激活离子通道家族,这些离子通道也可能是全身麻醉药的作用靶点。

麻醉药物作用于完整机体,其分子机制是什么?

前面的章节描述了麻醉药物如何影响某些离子通道及信号蛋白的功能,其可能是通过直接的麻醉药物-蛋白质相互作用进行的。然而,这些体外实验并不能帮我们认识到,在完整机体中麻醉

药物对蛋白质功能的哪种影响是产生麻醉效应的必要和（或）充分条件。已经有许多方法被用来将麻醉药物在分子水平上的作用与完整动物的麻醉联系在一起。在下面的章节中，我们简要探讨这些方法以及它们的缺陷。

药理学方法

有一种经常被用来研究麻醉药物机制的实验模式：将一种能特异性作用于某一麻醉靶点上的药物（如受体激动剂或拮抗剂、离子通道激动剂或拮抗剂）应用于动物，然后确定该药物是否增加或降低了动物对某种麻醉药物的敏感性。基本假设是如果麻醉药物的敏感性发生改变，那么该麻醉药很有可能是通过作用于这一特异性靶点而发挥作用的。然而，用这种方法得出结论必须考虑一系列的因素。用来调节麻醉敏感性的药物通常对中枢神经系统兴奋性有直接的影响，因而可能间接影响麻醉药物用量。例如，虽然 α_2 肾上腺素能受体激动剂可降低氟烷的最低肺泡有效浓度（minimum alveolar concentration, MAC）[165]，但它们本身就有强大的中枢神经系统镇静作用，可以产生麻醉效应，而且其作用机制与吸入麻醉剂作用机制不同。因此，α_2 受体激动剂的这种"节约MAC"效应对研究氟烷的作用机制有影响。一种更有效的药理学策略是确定某药物对中枢神经系统兴奋性没有影响，但可以抑制特定麻醉药物的作用。然而，目前还没有这样的麻醉药物拮抗剂。麻醉药物特异性拮抗剂的开发将提供一种重要的工具，使麻醉药物在分子水平上的作用与完整动物的麻醉联系在一起，同时也可能具有重要的临床实用价值。

另一种药理学方法是对在体外观察到的麻醉药物作用的相关性进行"石蕊试验"。其中一种试验方法是利用非麻醉药物，并且不考虑 Meyer-Overton 规则[23]。另一种试验方法是利用麻醉药物立体选择性（stereoselectivity）进行鉴别：如果麻醉药物的一种异构体可使整个动物麻醉，而某靶点不能与该异构体作用，那么该靶点可能与麻醉效应的产生不相关[166]。虽然这些试验可以增加某些特殊靶点的可信度，但并不能明确排除潜在的靶点。例如，一种非麻醉药物可能通过作用于重要的麻醉靶点来抑制中枢神经系统兴奋性，而同时又作用于另一靶点增加中枢神经系统的兴奋性。在这种情况下，"石蕊试验"将错误地排除掉该麻

醉靶点，因其与整体动物的麻醉不相关。如果考虑到非麻醉药物卤代烃的致惊厥作用，那么这个例子很有说服力。同样，麻醉药物可以立体选择性地作用于某些相关靶点而非立体选择性地作用于其他靶点。另一类石蕊试验是拮抗麻醉靶点。如果麻醉药物作用是通过该靶点介导的，那么使用拮抗剂使靶点失活将导致麻醉药物耐药。应用这个逻辑，氨酪酸 A 型受体（γ-aminobutyric acid receptor type A，$GABA_A$）和甘氨酸受体拮抗剂有轻度的节约 MAC 效应，说明在啮齿动物中 $GABA_A$ 和甘氨酸受体仅介导了部分而非全部的吸入麻醉药的制动作用[167-169]。同一研究小组推论：由于神经元烟碱型受体拮抗剂对异氟烷 MAC 值没有影响，因此这些受体与吸入麻醉剂的制动作用没有关系[158]。拮抗剂的特异性及效能的问题使这些实验不能得出明确的结果。然而，这些结果却很重要，它们说明吸入麻醉药影响许多重要的神经元蛋白质，而且没有一个靶点能介导这些药物的所有作用。

遗传学方法

研究麻醉药物的在体作用和体外作用之间的关系还有另一种方法，就是改变麻醉药物靶点的结构或者数量，然后观察在体实验中其如何影响麻醉药物的敏感性。虽然也存在潜在的缺陷，但遗传学方法可以用多种方法来改变麻醉药物靶点的结构或数量。对全身麻醉药物敏感性发生改变的突变体，由 Phil Morgan 和 Margaret Sedensky 首次运用遗传学的方法在隐杆线虫（nematode C. elegans）中筛选出来的[170]。他们在线虫中筛选出对氟烷制动作用敏感性改变的突变体（其中氟烷的用量大于临床剂量），分离出的第一个突变体，其氟烷的 EC_{50} 降低为原来的 1/3。有趣的是，在没有氟烷作用的情况下，该突变体有运动缺陷，称为晕厥型。正常线虫能够连续爬行，而"晕厥型"突变体在很长一段时间内自主停止运动。在测试其他既往分离出的晕厥型突变体时，Morgan和 Sedensky 发现晕厥型普遍对氟烷的敏感性较高[171]。随后，对晕厥型突变体进行的基因筛选和定位主要集中在一个新型的阳离子通道上，称为 NCA-1/NCA-2。它控制线虫和果蝇（fruit fly Drosophila）的氟烷敏感性[172]。这种对麻醉药物高敏感的表型在不同物种中显著保守，说明 NCA-1/NCA-2 在氟烷的机制中起重要作用。

使用临床剂量的吸入麻醉药不能使秀丽隐杆线虫（C. elegans）制动，但可以对其行为产生影响，包括协调运动的丧失[173]。Crowder 等人分离出的突变体可以对抗麻醉药物诱导的运动不协调，并发现突变基因编码的一系列蛋白质可以调节神经递质释放，从而影响麻醉药物的敏感性[79-80]。其中影响最大的是编码突触融合蛋白 1A（syntaxin 1A）的基因。从线虫到人类，突触融合蛋白 1A 在各种物种中高度保守，是突触前膜神经递质膜囊泡融合所必需的蛋白[80]。重要的是，有些突触融合蛋白突变可提高吸入麻醉药的敏感性，而有些突变则表现出耐药性。这些等位基因的变化导致了麻醉药物敏感性的差异，但这并不直接影响突触的递质释放；相反，遗传数据显示突触融合蛋白与另一蛋白相互作用，这一蛋白对于吸入麻醉药药理机制非常重要，很可能是麻醉药物靶点。其他研究人员随后所做的大鼠实验显示，同样的变异突触融合蛋白在大鼠神经元中的表达可使异氟烷抑制神经递质释放的效价降低[81]。在线虫中有一种进化上高度保守的突触前膜蛋白 UNC-13，它与突触融合蛋白影响吸入麻醉药的机制密切相关[174]。线虫 unc-13 的突变体对临床剂量的异氟烷完全耐药，并且异氟烷抑制了线虫中 UNC-13 的正常突触定位功能，但 UNC-13 是否是吸入麻醉药的直接作用靶点还尚未可知。同实验室通过突变分析证明了在线虫中 N-甲基-D-天冬氨酸（N-methyl-D-aspartic acid，NMDA）谷氨酸受体亚单位对氧化亚氮敏感性的作用至关重要[175]，同时另一个谷氨酸受体亚单位是氙气作用所必需的[176]。

临床剂量的吸入麻醉药可以破坏果蝇的负向趋地性行为，也干扰其对有害光热刺激的反应[177-179]。利用吸入麻醉药这样的特性，Krishnan 和 Nash[179]对氟烷的耐药性进行了一次正向基因筛选。这次筛选的结果重点在果蝇的同源 NCA-1/NCA-2。正如前文所述，就像线虫突变体一样，果蝇同源 NCA-1/NCA-2 的突变体对氟烷具有高敏感性[172]。把果蝇和线虫的基因学结合起来进行研究，可以让我们更加容易理解这个通道如何影响吸入麻醉药的敏感性。

在哺乳动物中，最强大的遗传学模型生物是小鼠，有许多技术可以用来改变或删除任何目的基因。利用小鼠的遗传学技术，GABA$_A$ 受体被广泛研究[180]。携带 GABA$_A$ 受体亚单位 α、β 和 δ 突变的小鼠用来实验以研究它们对麻醉药物结点事件的影响（表 10-1）。α 亚单位，有四个敲除突变

表 10-1　麻醉药物相关小鼠遗传学

基因产物	突变	麻醉药物行为效应				参考文献
		催眠	制动	镇静	遗忘	
GABA$_A$ α$_1$	全身和大脑敲除	**氟烷**；异氟烷、戊巴比妥钠	异氟烷、氟烷、地氟烷		异氟烷	Sonner（2005），Blednov（2003）
GABA$_A$ α$_1$	S270H/L277A	**异氟烷、恩氟烷、依托咪酯**；氟烷	异氟烷、氟烷、地氟烷	**依托咪酯**；戊巴比妥钠		Borghese（2006），Sonner（2007），Werner（2006）
GABA$_A$ α$_4$	全身敲除	氟烷；异氟烷	异氟烷、氟烷		异氟烷	Rau（2009）
GABA$_A$ α$_5$	全身敲除	依托咪酯		依托咪酯	**依托咪酯**；氯胺酮	Cheng（2006），Martin（2009）
GABA$_A$ α$_6$	全身敲除	氟烷、恩氟烷、戊巴比妥钠	恩氟烷			Homanics（1997）
GABA$_A$ β$_2$	全身敲除	依托咪酯、戊巴比妥钠	依托咪酯	**依托咪酯**		Blednov（2003），O'Meara（2004）
GABA$_A$ β$_2$	N265S	**依托咪酯**；丙泊酚、戊巴比妥钠	**依托咪酯**；丙泊酚	**依托咪酯**；丙泊酚		Reynolds（2003），Cirone（2004）
GABA$_A$ β$_3$	全身和大脑敲除	**依托咪酯**；氟烷、恩氟烷、戊巴比妥钠	**氟烷、恩氟烷**；异氟烷		**异氟烷**；依托咪酯	Quinlan（1998），Rau（2011）

表 10-1　麻醉药物相关小鼠遗传学（续）

基因产物	突变	麻醉药物行为效应				参考文献
		催眠	制动	镇静	遗忘	
GABA$_A$β$_3$	N265M	**依托咪酯、丙泊酚、戊巴比妥钠**；神经类固醇、氟烷、恩氟烷	*依托咪酯、丙泊酚、戊巴比妥钠*；**氟烷、异氟烷、恩氟烷、环丙烷**；神经类固醇	依托咪酯	丙泊酚、异氟烷	Zeller（2007）、Zeller（2007）、Jurd（2003）、Lambert（2005）、Liao（2005）
GABA$_A$δ	全身敲除	**神经类固醇**；依托咪酯、丙泊酚、氯胺酮、戊巴比妥钠、氟烷、恩氟烷	氟烷、恩氟烷	神经类固醇		Mihalek（1999）
TREK-1	全身敲除	**氯仿、地氟烷、异氟烷、氟烷、七氟烷**；戊巴比妥钠	**氯仿、地氟烷、氟烷、异氟烷、七氟烷**			Herteaux（2004）
TASK-1	全身敲除	**异氟烷**；氟烷	**氟烷**；异氟烷			Linden（2006）、Linden（2008）
TASK-2	全身敲除		氟烷、异氟烷、地氟烷			Gerstin（2003）
TASK-3	全身敲除	**氟烷**；环丙烷、丙泊酚	**氟烷**；异氟烷			Linden（2007）、Pang（2009）
HCN1	全身和大脑敲除	**氯胺酮、丙泊酚、异氟烷、七氟烷**；依托咪酯			**异氟烷、七氟烷**	Chen（2009）、Zhou（2015）
HCN2	全身敲除			氙气		Mattusch（2015）

粗体字代表对该麻醉药物敏感性降低；斜体字代表不敏感。

（基因完全失活）和一个敲入突变（产生一种有功能但已变化了的基因产物）。敲除 α$_1$ 和 α$_4$ 亚单位产生一种类似的表型，使突变体小鼠较野生型对照小鼠在异氟烷作用时的学习和记忆能力大幅下降[181-183]。同样，敲除 α$_5$ 的小鼠对依托咪酯的遗忘作用有较强的耐药性[184]。敲除 α$_1$ 和 α$_4$ 的小鼠，氟烷催眠作用的效价也有差异。敲除 α$_6$ 的小鼠品种在催眠和制动功能上，对氟烷、恩氟烷和戊巴比妥的敏感性没有变化[185]。敲入 α$_1$ 的小鼠品种表达一种双重突变（S270H，L277A）的 α$_1$ 亚单位，已有学者对其麻醉药物的敏感性进行检测[186-188]。α$_1$（S270H）突变可抑制吸入麻醉药对 GABA 的强化作用[189]，但这一突变也使其本身对 GABA 的敏感性增强，这对数据的解读有混淆作用。此外，α$_1$（S270H）单独突变小鼠产生异常的行为学，更倾向于产生麻醉药物诱导的癫痫发作[190]。因此，第二种突变 L277A 被引入 α$_1$ 亚

单位中，以弥补其本身门控特性的变化[186]。α$_1$（S270H，L277A）小鼠可生育而且其行为学基本正常。这些小鼠对异氟烷、恩氟烷和依托咪酯的催眠作用有轻度的耐药，对依托咪酯的致运动失调作用也有耐药；然而，对于 α$_1$ 亚单位双重突变的小鼠，这些药物 MAC 的效价及其条件恐惧实验（fear-conditioning assays）（一种检测学习能力的方法）并没有改变。

虽然 α 亚单位变异小鼠的麻醉药物相关行为表型与野生型小鼠相比仅有较小的差异，但是 β 亚单位变异小鼠在静脉内使用依托咪酯和丙泊酚后，表现出较大的差异。基因突变小鼠的电生理实验表明依托咪酯能较强地抑制含有 β$_2$ 和 β$_3$ 亚单位的 GABA$_A$ 受体，而对含有 β$_1$ 亚单位的 GABA$_A$ 受体的抑制作用较弱[142, 147]。小鼠的 β$_2$ 亚单位和 β$_3$ 亚单位与 β$_1$ 亚单位的差别在第二个跨膜域的氨基酸残基 265 位上。在 β$_2$ 亚单位和 β$_3$ 亚单位上是天

冬酰胺（N），在 β₁ 亚单位上是丝氨酸（S），在一种依托咪酯不敏感的昆虫的 GABA 受体中是蛋氨酸（M）。重组 β₃ 亚单位（N265M）受体的电生理试验显示，这些突变抑制了依托咪酯和丙泊酚对受体的强化作用[147,191]。Rudolph 等人在体外实验中证实了它们的关系，研究表明敲入 β₃ 亚单位（N265M）的小鼠品系对依托咪酯、丙泊酚和戊巴比妥钠的制动作用完全耐药（图 10-6）[192-193]。这些结果第一次明确地将麻醉药物在体外的作用与哺乳动物的行为结点联系在一起。然而，β₃ 亚单位（N265M）小鼠对这些麻醉药物的催眠作用不完全耐药，预示着存在其他靶点介导了这一行为学作用（表 10-1）。有趣的是，β₃ 亚单位（N265M）突变使依托咪酯和丙泊酚的呼吸抑制作用被抑制，但是这些药物的心血管及低温方面的作用没有受到影响[194-195]。β₃ 亚单位（N265M）小鼠对吸入麻醉药制动作用的敏感性有轻度的下降，提示 β₃ 亚单位可能在制动作用中仅起到部分作用，但是该突变体对异氟烷和丙泊酚的致遗忘作用的敏感性没有改变[194,196]。另外，选择性敲除小鼠前脑的 β₃ 亚单位的研究也说明了 β₃ 亚单位的重要性。在场景条件恐惧试验（context fear conditioning

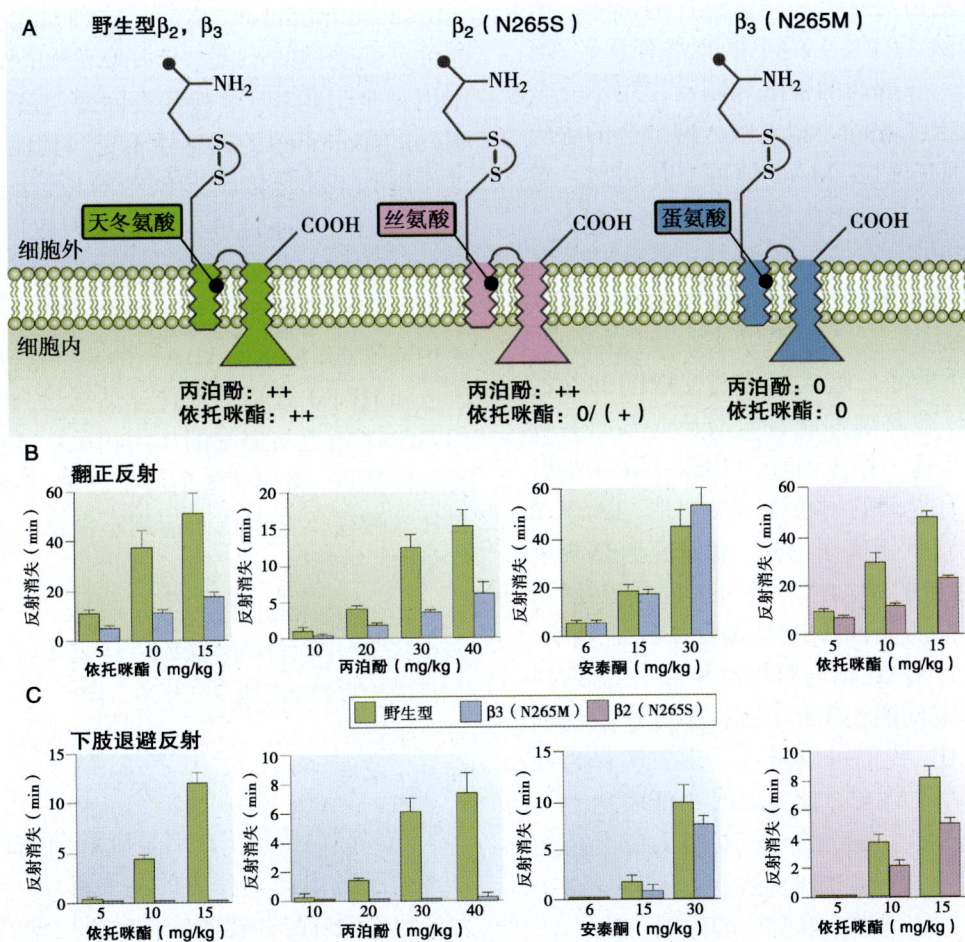

图 10-6　GABA_A 受体 β₂ 和 β₃ 亚单位突变降低依托咪酯和丙泊酚的敏感性

A：在第二个跨膜域上保守的天冬氨酸（Asp）发生突变形成敲入转基因小鼠，其中在 β₂ 亚单位上突变为一个丝氨酸（Ser）或者在 β₃ 亚单位上突变为一个蛋氨酸（Met）。B：野生型小鼠和两个敲入转基因小鼠品系的翻正反射消失测试，其中翻正反射消失可用于模拟催眠状态。与野生型小鼠相比，突变体对依托咪酯和丙泊酚的敏感性有显著差异。神经类固醇安泰酮在野生型小鼠和 β₃（N265M）品系小鼠中的效价相等。C：野生型小鼠和两个敲入转基因小鼠品系的敏感性使用对疼痛刺激是否出现下肢退避反射的方法进行测试，退避反射消失用于模拟制动。测试表明 β₃（N265M）品系小鼠对依托咪酯或丙泊酚缺乏显著的敏感性。（改编自 Rudolph U，Antkowiak B.Molecular and neuronal substrates for general anaesthetics.Nat Rev Neurosci.2004；5：709）

assays）（用于衡量依赖海马的记忆形成功能）中，该品系较野生型小鼠的异氟烷 EC_{50} 升高三倍[197]。β_2 亚单位也证明对麻醉药物的敏感性至关重要。β_2 亚单位（$N265S$）变异小鼠对依托咪酯的敏感性降低，但没有一个麻醉结点事件可以被这一突变体完全阻滞（图 10-6）[198-199]。另外，敲除 $GABA_A$ 受体 δ 亚单位的突变品系有较短时间的由神经类固醇诱导的翻正反射（righting reflex）丧失，而该突变品系对其他静脉麻醉药和吸入麻醉药的敏感性不变[200]。因此，δ 亚单位可能对神经类固醇的功能有影响。

在有限的几个小鼠基因研究中，学者们检测了钾离子通道蛋白对麻醉药物敏感性的影响。研究人员发现敲除 TREK-1 的小鼠非常有意义，虽然它对多种吸入麻醉药的催眠和制动作用不完全耐药[201]。TREK-1 敲除小鼠对吸入麻醉药的耐药非常显著，特别是氟烷，MAC 值可上升 48%。重要的是，正如上文中的电生理结果一样，TREK-1 敲除小鼠对戊巴比妥钠的敏感性不变，提示其特异性仅针对吸入麻醉药。最近，Westphalen 等人[202]用 TREK-1 敲除小鼠品系来验证这样的假说：TREK-1 介导部分吸入麻醉药突触前抑制的作用。事实上，就氟烷抑制谷氨酸从成熟的突触小泡中释放出来这一作用而言，TREK-1 敲除小鼠较野生型小鼠有显著的耐药性。类似地，TASK-2 是另一种双孔背景钾离子通道，有研究通过测量 TASK-2 敲除小鼠的 MAC 值来验证其功能。然而与 TREK-1 不同的是，TASK-2 敲除小鼠地氟烷、氟烷和异氟烷的 MAC 值与野生型相似[104]。这样的结果有些偏离预期，因为 TASK-2 可被氟烷和异氟烷高度活化，我们可以将这一现象解释为在整个神经系统中 TASK-2 比 TREK-1 低表达[107]。TASK-1 和 TASK-3 敲除的小鼠对吸入麻醉药的催眠和制动作用有轻度但明显的耐药性（表 10-1）[203-205]，这与这些通道在麻醉中的作用一致。

最后，全脑及前脑 HCN1 亚单位敲除的小鼠品系和全脑 HCN2 亚单位敲除的小鼠品系已被用来验证它们的麻醉药物敏感性[48,116,206-208]。全脑 HCN1 亚单位敲除小鼠对氯胺酮（ED_{50} 升高 85%）和丙泊酚（ED_{50} 升高 47%）有较高的耐药性，而对依托咪酯的敏感性不变[116]。对依托咪酯的敏感性不变说明 ED_{50} 的升高不是对所有催眠药物敏感性的非特异性增加。全脑及前脑 HCN1 亚单位敲除的小鼠对异氟烷和七氟烷的催眠和致遗忘作用也

有轻度但明显的耐药性[206]。氙气对丘脑神经电流及丘脑皮质信号转导有影响，同时氙气有镇静作用，全脑 HCN2 亚单位敲除的小鼠对其敏感性降低[207]。

小结

脊椎动物和非脊椎动物遗传学的结果提示多种蛋白质影响吸入麻醉药的敏感性。其中有些可能是麻醉药物靶点，而有些不是。然而，含有 β_3 亚单位的 $GABA_A$ 受体是依托咪酯和丙泊酚的相关靶点的证据非常充足。两种药物均可强化异源表达的含有 β_3 亚单位的受体；然而，一个错义突变（missense mutation）阻断了这种强化作用。表达这种突变受体的小鼠对依托咪酯和丙泊酚的制动作用完全耐药，但对神经类固醇类麻醉药物安泰酮（alphaxalone）的敏感性不变。其他麻醉药物结点作用并不完全依赖于 β_3 亚单位，因此一定包含了其他靶点。通过电生理和基因数据分析，证明 HCN1 通道对于丙泊酚和氯胺酮而言是作用靶点，而对于依托咪酯而言并非如此。吸入麻醉药有多个相关靶点，包括 $GABA_A$ 受体、某些双孔钾离子通道和 HCN1 通道。遗传学证据认为谷氨酸受体和 HCN2 通道与氙气的作用相关。其他可能的麻醉药物靶点，例如某些钠离子通道、突触前膜蛋白和甘氨酸受体还有待于运用小鼠遗传学的方法进行验证。

麻醉药物在中枢神经系统中的作用部位在哪里？

制动

许多证据提示，脊髓是麻醉药物抑制身体对有害刺激做出运动反应的主要部位。当然，这是大多数检测麻醉药物效价强度所用到的结点事件。Rampil 等人[209-210]的研究表明对小鼠进行去大脑[209]或颈椎横断术处理[210]后，氟化吸入麻醉药的 MAC 值不受影响。Antognini 和 Schwartz[211]分离出山羊的脑循环系统，研究大脑和脊髓在影响 MAC 值方面所占的比重。他们发现当异氟烷只用于大脑时，MAC 值是 2.9%，而当用于全身和大脑时，MAC 值是 1.2%。令人惊讶的是，当异氟烷优先用于全身而不是大脑时，异氟烷的 MAC 值降至 0.8%[212]，这表明对大脑的麻醉作用可能是通过

中脑运动区的神经元使脊髓对有害刺激敏感产生的[213]，而脊髓的麻醉作用是通过多个靶点实现的。吸入麻醉药直接抑制脊髓神经元的兴奋性突触传导[62, 214-216]。丙泊酚通过 GABA 能机制抑制前角神经元的活性，该过程可被拮抗药物印防己毒素（picrotoxin）所拮抗[217]。与此相反，异氟烷可抑制后角神经元和运动神经元，其机制与 GABA 受体无关[217]。异氟烷也抑制参与协调运动的中枢模式发生器的中间神经元[218]。因此，对有害刺激反应的反射弧的下行支、传入神经、传出神经和调节支均可受麻醉药物影响。

自主神经调节

麻醉药物可影响位于脑干和下丘脑的与心肺功能和体温调节有关的自主神经中枢。位于髓质的吸气神经元可驱动膈肌运动神经元，使膈肌收缩。在狗的在体实验中，氟烷可通过抑制谷氨酸的摄取以抑制这些神经元的自发性活动[219]。麻醉药物也会干扰参与心血管反射的脑干核团。例如，疑核（nucleus ambiguus）包含了心迷走神经元，其传入神经对副交感神经系统调节心率至关重要。在小鼠中，丙泊酚和异氟烷增强心迷走神经元由 GABA 介导的抑制电位[220]。同样，孤束核（nucleus of the solitary tract）神经元接收由颈动脉体和主动脉体压力感受器传入的感觉信号；体外研究表明丙泊酚[221]和异氟烷[222]是通过 GABA 介导抑制这些神经元的。

遗忘

虽然学习和记忆的神经生物学机制尚不明确，但倾向于认为海马（hippocampus）是麻醉药物抑制记忆形成的靶点。将双侧海马切除可导致顺行性遗忘（anterograde amnesia）。Henry Gustav Molaison 被称为"H.M. 患者"，就是双侧海马切除的典型病例。同样，麻醉药物抑制新记忆的形成，实质上是改变了神经的活跃性，仅使先前的记忆保持完整。基因和病理学实验的证据均支持海马在麻醉药物致遗忘作用中的重要性。α_5 亚型的 $GABA_A$ 受体主要在海马中表达，并且控制该结构中的突触传导[223]。海马中含有 α_5 亚单位的 GABA 受体对异氟烷特别敏感[224]，它介导的记忆功能缺陷可持续至麻醉药物作用之后[225]。此外，α_5 $GABA_A$ 受体敲除的小鼠对依托咪酯的致遗忘作用耐药[184]。因此，海马中的 α_5 $GABA_A$ 受体是不同麻醉药物的靶点，它对术中和术后遗忘有潜在的临床意义。

意识消失

意识（Consciousness）是一种复杂的状态，可人为的分为觉醒（arousal）和认知（awareness）两个部分，他们对麻醉药物有不同的敏感性[226]。认知是一种处理和储存信息的能力，使人与内部或外部环境相互影响。与之不同，觉醒是一种感受外部环境的状态，其很有可能是通过网状激活系统（reticular activating system, RAS）和其他觉醒中枢这类皮质下结构介导的（图 10-7）。

网状激活系统和觉醒中枢

RAS 是一个集中了脑干神经元的弥散结构，它介导觉醒，在该区域的电刺激可使麻醉的动物苏醒[227]。RAS 包括网状结构（reticular formation, RF）、结节乳头核（tuberomammillary nucleus, TMN）、腹侧被盖区（ventral tegmental area, VTA）和丘脑板内核（thalamic intralaminar nucleus）。

RF 是中脑和脑桥不同神经元的集合，它与睡眠和觉醒的调控有关。中脑 RF 的损伤可导致昏迷，Moruzzi 和 Magoun 的经典实验显示，电刺激中脑可使睡眠中的动物被唤醒。经氟烷或异氟烷麻醉的大鼠经上述电刺激模式后，会诱发出恢复觉醒的脑电图（electroencephalogram, EEG）形式[228]。中脑 RF 的损伤可导致昏迷。在脑桥的 RF 中，觉醒状态时的 GABA 水平高于快速动眼睡眠（rapid eye movement sleep, REM）[229]或异氟烷诱导的无意识状态[230]。人为改变脑桥 RF 的 GABA 水平可延长或缩短诱导时间[230]，脑桥 RF 可能是麻醉药物抑制觉醒的直接靶点。

下丘脑的 TMN 和腹外侧后视核（ventrolateral posterior optic nucleus, VLPO）是麻醉药物抑制觉醒的可能位点（图 10-7）。这些相互抑制的结构形成了一个觉醒和非快速动眼睡眠的稳态调节[231]。TMN 是中枢神经系统中唯一一个可发出兴奋性组胺能传出神经的部位。有双侧 TMN 病变或者脑室内注射组胺受体拮抗剂的大鼠，经异氟烷给药后表现为诱导时间缩短、苏醒时间延长[232]。在 TMN 中直接注射 GABA 受体拮抗剂，可使丙泊酚和苯巴比妥钠的效能降低[233]。在 β_3（N265M）$GABA_A$ 受体变异小鼠中，TMN 也被认为是丙泊酚的靶点；该小鼠 TMN 神经元的突触后抑制性电位及丙泊酚的催眠作用均被抑制[234]。除了 TMN

有直接的拮抗作用,VLPO 的抑制性传入神经也会抑制蓝斑(locus coeruleus, LC)和穹隆周围区(perifornical area, PF)(图 10-7)。虽然麻醉药物被证明可活化 VLPO 神经元,但是切除该结构并不会长期妨碍全身麻醉的诱导[235]。因此,VLPO 可能对仅对麻醉药物诱导时的意识丧失起间接作用,而 TMN 作为麻醉药物作用靶点的实验证据非常充分。

相较于对意识丧失的作用,位于外侧下丘脑的 PF 对麻醉苏醒的意义更重要。这里是下丘脑泌素(orexin)的唯一来源,下丘脑泌素是使由 VLPO/TMN 睡眠机制向 TMN 促觉醒机制转换更稳定的神经递质(图 10-7)。下丘脑泌素敲除的动物表现为频繁的睡眠/觉醒转换,与发作性睡病类似。在被异氟烷麻醉的啮齿动物中,在脑室内注射下丘脑泌素 A,可将 EEG 由暴发抑制状态转变为觉醒

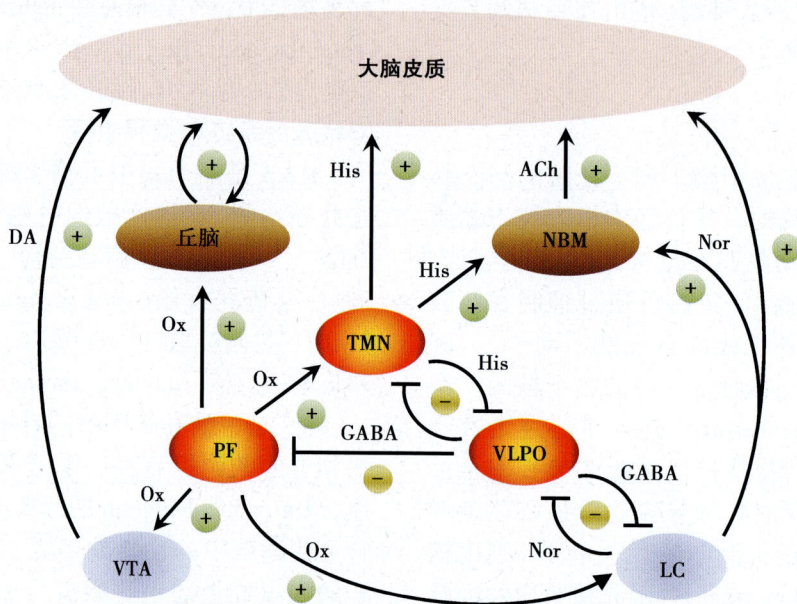

图 10-7　麻醉药物诱导意识消失相关的皮质下觉醒回路图解

结节乳头核(TMN)与腹外侧后视核(VLPO)形成双稳态的睡眠/觉醒转换。TMN 也发出组胺能传出神经至大脑皮质并加强发自基底核(NBM)的兴奋性胆碱能信号释放。下丘脑泌素由穹隆周围区(PF)释放,可稳定 VLPO/TMN 睡眠转换,并在调控以下过程中发挥重要作用:腹侧被盖区(VTA)的多巴胺能传出信号、蓝斑(LC)的去甲肾上腺素能传出信号以及参与维持周期性丘脑皮质兴奋和分布式皮质区域网络完整性的丘脑传出信号。ACh=乙酰胆碱;DA=多巴胺;GABA=氨酪酸;His=组胺;Nor=去甲肾上腺素;Ox=下丘脑泌素

状态[236]。向脑脊液(cerebrospinal fluid, CSF)内注射下丘脑泌素 A 亦可使经丙泊酚[234, 237]或右美托咪定[234]麻醉后动物的苏醒时间缩短。虽然在下丘脑泌素敲除的动物中,异氟烷或七氟烷抑制觉醒的作用不受影响,但麻醉苏醒时间延长[238],提示麻醉诱导和苏醒的神经机制存在不对称性。

麻醉药物可能通过抑制基底核(nucleus basalis of Meynert, NBM)来诱导觉醒抑制。NBM 接收来自觉醒中枢的传入信号(图 10-7),它是丘脑、RAS和大脑皮质(cerebral cortex)兴奋性胆碱能传入信号的主要来源。使用地氟烷抑制翻正反射后的大

鼠,将去甲肾上腺素注入其 NBM 可诱导大鼠觉醒[239]。使用组胺活化 NBM 可逆转 EEG 减速[232]并加速异氟烷麻醉后的苏醒,但其对静脉麻醉药无作用[240]。NBM 是否是针对吸入麻醉药的特异性靶点还有待进一步探究。

VTA 是前部额叶皮质区域、海马以及杏仁核多巴胺能传入信号的主要来源。同时,位于脑桥的 LC 是大脑皮质、丘脑和下丘脑肾上腺能信号的主要来源(图 10-7)。在异氟烷麻醉的大鼠中同时注射这两种通路的抑制剂可使翻正反射恢复[7]。最近的研究数据均强调了 VTA 和多巴胺 D1 受体

在异氟烷[241]、七氟烷[242]和丙泊酚麻醉中的重要性。LC 活化可延长诱导时间,可拮抗麻醉维持期间的大脑皮质抑制,亦可加速与 α₁ 肾上腺素能受体机制相关的麻醉苏醒[243]。这些研究提示 VTA 和 LC 在麻醉意识丧失中均有重要的作用。

丘脑

丘脑可调节大脑皮质的兴奋性并将信息传递至特异的皮质区域,它可能是麻醉药物抑制觉醒的作用靶点[244]。在视觉(外侧膝状体核)或其他感觉的中继核中,麻醉药物并不能阻滞丘脑的传入神经;在全身麻醉状态甚至是暴发抑制状态时,外周感觉刺激亦可使相关皮质活化[246]。相反,丘脑网状核(thalamic reticular nuclei, TRN)和丘脑内侧核(medial thalamic nuclei)的神经元很有可能是麻醉药物的潜在靶点。TRN 神经元处理来自大脑皮质、背侧丘脑核(dorsal thalamic nuclei)和 RAS 的兴奋性传入信号。它们位于抑制丘脑和大脑皮质间回路的关键位置[244]。虽然 TRN 神经元可被依托咪酯[247]和异氟烷[248]抑制,但尚未有文章报道其在体外实验中的作用。在丘脑的其他部位,如中央核,刺激或抑制该核团可改变注意力和觉醒。在这些区域,针对 Kv1.2 钾离子通道[249]或烟碱样胆碱能受体[250]的微注射可逆转吸入麻醉药的催眠作用。丙泊酚[251]或七氟烷[252]诱导意识消失后,在丘脑中心区和与注意力及内省相关的大脑皮质之间的相关神经活动被减弱。未来的研究将阐明麻醉药物是否主要作用于这些部位从而诱导意识消失,这些部位包括上述丘脑核团、与特异皮质区域的回路联系以及介导时空意识的大脑皮质区域。

大脑皮质

大脑皮质是对外界环境形成意识的主要场所。初级感觉区域向神经元集合及"高级"大脑皮质提供集中的前反馈,而"高级"大脑皮质可做出相互的弥散的反馈。

麻醉药物使分布于大脑皮质区域间的信息整合功能减弱,使意识受损,以阻断反馈联系。大鼠视觉神经元末端部位对闪烁刺激的反应可被地氟烷削弱[253]。这些高潜能反应与反馈活动有关,它们可介导高级皮质区域的复杂调控。在清醒和麻醉状态下,对大鼠进行电极记录,比较在额叶和顶叶间皮质区域活动的方向偏倚。虽然清醒期间反馈相互作用处于平衡状态,但当大鼠被异氟烷麻醉后其相互作用首先消失[254]。对人

类 fMRI[255-257]以及 EEG 的研究也有类似的发现:经丙泊酚[258-261]、七氟烷[262]或氯胺酮[261]麻醉后,额叶向后区域的反馈减少。证实这种机制的直接证据还有待研究。

麻醉药物通过限制代表性信息的多样性及神经信息整合,对皮质放电率和动作电位时间发生作用,以抑制意识形成[1]。麻醉药物改变分布式皮质区域不同网络的拓扑学,这些皮质区域可促进与相关活动形式有关的注意力和高级认知过程。经丙泊酚或七氟烷诱导意识消失后,在各皮质区域间有两个这样的网络显示出轻度相关:与记忆和意识[263-264]相关的预设模式网络[252, 255],以及与外在意向关注[266-267]相关的腹侧注意网络[252, 256, 265]。这些网络代表着麻醉药物作用的潜在皮质靶点。在不同网络区域[255-256]之间相关大脑活动减弱说明大脑特异性区组间的模糊界限与意识受损有关。

麻醉药物减弱高频同步震荡的皮质活动,这些皮质活动与信息整合功能相关[268]。在大鼠中,异氟烷抑制额叶皮质、视觉皮质和海马的高伽马范围(70~140Hz)同步性[269]。在人体硬膜下置入皮质脑电图电极,记录显示在丙泊酚诱导和苏醒期间,高伽马频带(>75Hz)功率降低[270]。丙泊酚麻醉后的人 EEG 分析显示位于伽马带的信息整合功能减弱[258],多种麻醉药物可导致伽马带功率降低[271]。

小结

麻醉药物抑制位于脊髓和脑干的神经回路,诱导制动并影响自主神经稳态。海马是麻醉药物导致顺行性遗忘的主要位点。觉醒和意识的神经生物学基础分布于脑干、皮质下和大脑皮质结构,没有一个单一的解剖位点可以影响麻醉药物诱导的意识丧失作用。近期的研究显示皮质下和丘脑核团的网络系统在觉醒抑制后发生改变。对意识的认知过程至关重要的皮质网络是主观知觉消失的基础。网络信息频率和时间顺序的不稳定是整合功能以及神经表征改变的可能机制。

总结

本章对麻醉药物作用的解剖、生理和分子位点进行综述。很明显,所有的麻醉效应不能局限于中枢神经系统的一个特异性解剖位点。事实上,大量的证据支持这样的结论:麻醉过程中的不同

状态是由不同解剖位点介导的。同样,麻醉药物作用不能局限于单一的生理学过程。有这样的共识:麻醉药物最终影响突触功能,而不是神经元的兴奋性,它们对突触前和突触后的特殊效应随药物和突触的变化而变化。在分子水平,吸入麻醉药显示出某些选择性,但其仍然影响多种离子通道和突触蛋白的功能。静脉麻醉药依托咪酯、丙泊酚和巴比妥类特异性的以 $GABA_A$ 受体作为主要靶点。虽然这些效应可能是由直接的蛋白质-麻醉药物相互作用来介导,但很多蛋白质也可以与麻醉药物直接作用。遗传数据清晰地表明,单一的麻醉理论是不正确的。没有一个单一的机制可以解释所有全身麻醉药物的效应,也没有一个单一的机制可以解释某一麻醉药物的所有效应。图 10-8 提出了一个简单的模型来解释全身麻醉药物已知的分子和细胞学效应如何产生麻醉作用。但这幅图并不能包含所有全身麻醉潜在的分子靶点,而是仅包含那些经多个研究证实具有强烈证据支持的分子。

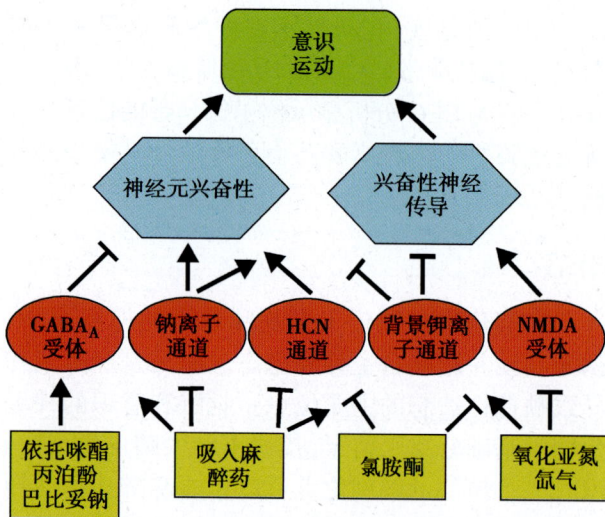

图 10-8　麻醉的多位点模型

麻醉药物根据相似机制进行分组。箭头代表兴奋或增强,T 代表抑制或拮抗。全身麻醉药物的神经生理学作用集中表示为神经元兴奋性(神经元放电和传递轴突电位的可能性)和兴奋性神经传导(兴奋性突触活动,如谷氨酸能突触)。在此背景下的神经兴奋性是内在和外在因素的总和(如 GABA 能抑制)

虽然产生麻醉的精确的分子相互作用还未被完全阐明,但麻醉药物的确通过选择性地作用于特异的分子靶点而发挥作用。分子生物学、遗传学、神经病理学和神经影像学的技术革命将在下一个十年内为麻醉机制难题得出更多的答案。

致谢

作者鸣谢慷慨地提供持续资金支持的 National Institute of General Medical Sciences、National Institute of Neurological Disorders and Stroke、National Center for Research Resources、the National Center for Advancing Translational Sciences 以及 the Taylor Institute for Innovative Psychiatry。感谢 ASE-R01GM108799,CMC-RO1NS045905,R21NS084360 和 BJP-UL1TR000448 以及 KL2TR000450 这些项目资金为我们提供了大力支持。

（盖晓冬　译,顾卫东　校）

参考文献

1. Alkire MT, Hudetz AG, Tononi G. Consciousness and anesthesia. *Science*. 2008;322:876–880.
2. Mashour GA. Top-down mechanisms of anesthetic-induced unconsciousness. *Front Syst Neurosci*. 2014;8:115.
3. Tononi G. Consciousness as integrated information: a provisional manifesto. *Biol Bull*. 2008;215:216–242.
4. Tononi G, Koch C. Consciousness: here, there and everywhere? *Phil Trans Royal Soc Lond Series B Biol Sci*. 2015;370(1668). pii: 20140167.
5. Akeju O, Loggia ML, Catana C, et al. Disruption of thalamic functional connectivity is a neural correlate of dexmedetomidine-induced unconsciousness. *eLife*. 2014;3:e04499.
6. Friedman EB, Sun Y, Moore JT, et al. A conserved behavioral state barrier impedes transitions between anesthetic-induced unconsciousness and wakefulness: evidence for neural inertia. *PLoS ONE*. 2010;5:e11903.
7. Solt K, Cotten JF, Cimenser A, et al. Methylphenidate actively induces emergence from general anesthesia. *Anesthesiology*. 2011;115:791–803.
8. Solt K, Van Dort CJ, Chemali JJ, et al. Electrical stimulation of the ventral tegmental area induces reanimation from general anesthesia. *Anesthesiology*. 2014;121:311–319.
9. Quasha AL, Eger EI II, Tinker JH. Determination and applications of MAC. *Anesthesiology*. 1980;53:315–334.
10. White PF, Johnston RR, Eger EI 2nd. Determination of anesthetic requirement in rats. *Anesthesiology*. 1974;40:52–57.
11. Franks NP, Lieb WR. Molecular and cellular mechanisms of general anaesthesia. *Nature*. 1994;367:607–614.
12. Bowdle TA. Depth of anesthesia monitoring. *Anesthesiol Clin*. 2006;24:793–822.
13. Avidan MS, Jacobsohn E, Glick D, et al. Prevention of intraoperative awareness in a high-risk surgical population. *N Engl Jo Med*. 2011;365:591–600.
14. Avidan MS, Zhang L, Burnside BA, et al. Anesthesia awareness and the bispectral index. *N Engl J Med*. 2008;358:1097–1108.
15. Palanca BJ, Mashour GA, Avidan MS. Processed electroencephalogram in depth of anesthesia monitoring. *Curr Opin Anaesthesiol*. 2009;22:553–559.
16. Bruhn J, Myles PS, Sneyd R, et al. Depth of anaesthesia monitoring: what's available, what's validated and what's next? *Br J Anaesth*. 2006;97:85–94.
17. Meyer H. Theorie der alkoholnarkose. *Arch Exp Pathol Pharmacol*. 1899;42:109–118.
18. Overton CE. *Studies of Narcosis*. London, UK: Chapman and Hall; 1891.
19. Franks NP, Lieb WR. Where do general anaesthetics act? *Nature*. 1978;274:3393–3342.
20. Larson ER. Fluorine compounds in anesthesiology. In: Trarrant P, ed. *Fluorine Chemistry Reviews*. 3rd ed. New York, NY: Dekker; 1969.
21. Andrews PR, Jones GP, Poulton DB. Convulsant, anticonvulsant and anaesthetic barbiturates: in vivo activities of oxo- and thiobarbiturates related to pentobarbitone. *Eur J Pharmacol*. 1982;79:61–65.
22. Paul SM, Purdy RH. Neuroactive steroids. *FASEB J*. 1992;6:2311–2322.
23. Koblin DD, Chortkoff BS, Laster MJ, et al. Polyhalogenated and perfluorinated compounds that disobey the Meyer–Overton hypothesis. *Anesth Analg*. 1994;79:1043–1048.
24. Kandel L, Chortkoff BS, Sonner J, et al. Nonanesthetics can suppress learning. *Anesth Analg*. 1996;82:321–326.
25. Alifimoff JK, Firestone LL, Miller KW. Anaesthetic potencies of primary alkanols: implications for the molecular dimensions of the anaesthetic site. *Br J Pharmacol*. 1989;96:9–16.

26. Raines DE, Korten SE, Hill AG, et al. Anesthetic cutoff in cycloalkanemethanols: a test of current theories. *Anesthesiology*. 1993;78:918–927.
27. Liu J, Laster MJ, Koblin DD, et al. A cutoff in potency exists in the perfluoroalkanes. *Anesth Analg*. 1994;79:238–244.
28. Andrews PR, Mark LC. Structural specificity of barbiturates and related drugs. *Anesthesiology*. 1982;57:314–320.
29. Ryder S, Way WL, Trevor AJ. Comparative pharmacology of the optical isomers of ketamine in mice. *Eur J Pharmacol*. 1978;49:15–23.
30. Wittmer LL, Hu Y, Kalkbrenner M, et al. Enantioselectivity of steroid-induced gamma-aminobutyric acid A receptor modulation and anesthesia. *Mol Pharmacol*. 1996;50:1581–1586.
31. Tomlin SL, Jenkins A, Lieb WR, et al. Stereoselective effects of etomidate optical isomers on gamma-aminobutyric acid type A receptors and animals. *Anesthesiology*. 1998;88:708–717.
32. Lysko GS, Robinson JL, Casto R, et al. The stereospecific effects of isoflurane isomers in vivo. *Eur J Pharmacol*. 1994;263:25–29.
33. Smith RA, Porter EG, Miller KW. The solubility of anesthetic gases in lipid bilayers. *Biochim Biophys Acta*. 1981;645:327–338.
34. Franks NP. Molecular targets underlying general anaesthesia. *Br J Pharmacol*. 2006;147(Suppl 1):S72–S81.
35. Franks NP, Lieb WR. Do general anaesthetics act by competitive binding to specific receptors? *Nature*. 1984;310:599–601.
36. Franks NP, Lieb WR. Mapping of general anaesthetic target sites provides a molecular basis for cutoff effects. *Nature*. 1985;316:349–351.
37. Dubois BW, Cherian SF, Evers AS. Volatile anesthetics compete for common binding sites on bovine serum albumin: a 19F-NMR study. *Proc Natl Acad Sci U S A*. 1993;90:6478–6482.
38. Dubois BW, Evers AS. 19F-NMR spin-spin relaxation (T2) method for characterizing volatile anesthetic binding to proteins: analysis of isoflurane binding to serum albumin. *Biochemistry*. 1992;31:7069–7076.
39. Eckenhoff RG, Shuman H. Halothane binding to soluble proteins determined by photoaffinity labeling. *Anesthesiology*. 1993;79:96–106.
40. Eckenhoff RG. Amino acid resolution of halothane binding sites in serum albumin. *J Biol Chem*. 1996;271:15521–15526.
41. Husain SS, Ziebell MR, Ruesch D, et al. 2-(3-Methyl-3*H*-diaziren-3-yl)ethyl 1-(1-phenylethyl)-1*H*-imidazole-5-carboxylate: a derivative of the stereoselective general anesthetic etomidate for photolabeling ligand-gated ion channels. *J Med Chem*. 2003;46:1257–1265.
42. Hall MA, Xi J, Lor C, et al. m-Azipropofol (AziPm) a photoactive analogue of the intravenous general anesthetic propofol. *J Med Chem*. 2010;53:5667–5675.
43. Yip GM, Chen ZW, Edge CJ, et al. A propofol binding site on mammalian $GABA_A$ receptors identified by photolabeling. *Nat Chem Biol*. 2013;9:715–720.
44. Chiara DC, Dostalova Z, Jayakar SS, et al. Mapping general anesthetic binding site(s) in human $\alpha1\beta3$ γ-aminobutyric acid type A receptors with [3H]TDBzl-etomidate, a photoreactive etomidate analog. *Biochemistry*. 2012;51:836–847.
45. Chen ZW, Wang C, Krishnan K, et al. 11-Trifluoromethyl-phenyldiazirinyl neurosteroid analogues: potent general anesthetics and photolabeling reagents for $GABA_A$ receptors. *Psychopharmacology*. 2014;231:3479–3491.
46. Li GD, Chiara DC, Sawyer GW, et al. Identification of a $GABA_A$ receptor anesthetic binding site at subunit interfaces by photolabeling with an etomidate analog. *J Neurosci*. 2006;26:11599–11605.
47. Jayakar SS, Zhou X, Chiara DC, et al. Multiple propofol-binding sites in a γ-aminobutyric acid type A receptor ($GABA_AR$) identified using a photoreactive propofol analog. *J Biol Chem*. 2014;289:27456–2768.
48. Chiara DC, Jayakar SS, Zhou X, et al. Specificity of intersubunit general anesthetic-binding sites in the transmembrane domain of the human $\alpha1\beta3\gamma2$ gamma-aminobutyric acid type A ($GABA_A$) receptor. *J Biol Chem*. 2013;288:19343–19357.
49. Franks NP, Jenkins A, Conti E, et al. Structural basis for the inhibition of firefly luciferase by a general anesthetic. *Biophysical Journal*. 1998;75:2205–2211.
50. Bocquet N, Nury H, Baaden M, et al. X-ray structure of a pentameric ligand-gated ion channel in an apparently open conformation. *Nature*. 2009;457:111–114.
51. Nury H, Bocquet N, Le Poupon C, et al. Crystal structure of the extracellular domain of a bacterial ligand-gated ion channel. *J Mol Biol*. 2010;395:1114–1127.
52. Miller PS, Aricescu AR. Crystal structure of a human $GABA_A$ receptor. *Nature*. 2014;512:270–275.
53. MacIver MB, Kendig JJ. Anesthetic effects on resting membrane potential are voltage-dependent and agent-specific. *Anesthesiology*. 1991;74:83–88.
54. Madison DV, Nicoll RA. General anesthetics hyperpolarize neurons in the vertebrate central nervous system. *Science*. 1982;217:1055–1057.
55. Ries CR, Puil E. Mechanism of anesthesia revealed by shunting actions of isoflurane on thalamocortical neurons. *J Neurophysiol*. 1999;81:1795–1801.
56. Larrabee MG, Posternak JM. Selective action of anesthetics on synapses and axons in mammalian sympathetic ganglia. *J Neurophysiol*. 1952;15:91–114.
57. Richards CD, Russell WJ, Smaje JC. The action of ether and methoxyflurane on synaptic transmission in isolated preparations of the mammalian cortex. *J Physiol*. 1975;248:121–142.
58. Richards CD, White AE. The actions of volatile anaesthetics on synaptic transmission in the dentate gyrus. *J Physiol*. 1975;252:241–257.
59. Langmoen IA, Larsen M, Berg-Johnsen J. Volatile anaesthetics: cellular mechanisms of action. *Eur J Anaesthesiol*. 1995;12:51–58.
60. Wu XS, Sun JY, Evers AS, et al. Isoflurane inhibits transmitter release and the presynaptic action potential. *Anesthesiology*. 2004;100:663–670.
61. Purtell K, Gingrich KJ, Ouyang W, et al. Activity-dependent depression of neuronal sodium channels by the general anaesthetic isoflurane. *Br J Anaesth*. 2015;115:112–121.
62. Kullmann DM, Martin RL, Redman SJ. Reduction by general anaesthetics of group Ia excitatory postsynaptic potentials and currents in the cat spinal cord. *J Physiol*. 1989;412:277–296.
63. MacIver MB, Roth SH. Inhalational anaesthetics exhibit pathway-specific and differential actions on hippocampal synaptic responses in vitro. *Br J Anaesth*. 1988;60:680–691.
64. Nicoll RA, Eccles JC, Oshima T, et al. Prolongation of hippocampal inhibitory postsynaptic potentials by barbiturates. *Nature*. 1975;258:625–627.
65. Proctor WR, Mynlieff M, Dunwiddie TV. Facilitatory action of etomidate and pentobarbital on recurrent inhibition in rat hippocampal pyramidal neurons. *J Neurosci*. 1986;6:3161–3168.
66. Collins GG. Effects of the anaesthetic 2,6-diisopropylphenol on synaptic transmission in the rat olfactory cortex slice. *Br J Pharmacol*. 1988;95:939–949.
67. Nicoll RA. The effects of anaesthetics on synaptic excitation and inhibition in the olfactory bulb. *J Physiol*. 1972;223:803–814.
68. Harrison NL, Vicini S, Barker JL. A steroid anesthetic prolongs inhibitory postsynaptic currents in cultured rat hippocampal neurons. *J Neurosci*. 1987;7:604–609.
69. Perouansky M, Baranov D, Salman M, et al. Effects of halothane on glutamate receptor-mediated excitatory post-synaptic currents: a patch-clamp study in adult mouse hippocampal slices. *Anesthesiology*. 1995;83:109–119.
70. Buggy DJ, Nicol B, Rowbotham DJ, et al. Effects of intravenous anesthetic agents on glutamate release: a role for GABAA receptor-mediated inhibition. *Br J Pharmacol*. 1988;95:939–949.
71. Kendall TJ, Minchin MC. The effects of anaesthetics on the uptake and release of amino acid neurotransmitters in thalamic slices. *Br J Pharmacol*. 1982;75:219–227.
72. Larsen M, Haugstad TS, Berg-Johnsen J, et al. Effect of isoflurane on release and uptake of gamma-aminobutyric acid from rat cortical synaptosomes. *Br J Anaesth*. 1998;80:634–638.
73. Collins GG. Release of endogenous amino acid neurotransmitter candidates from rat olfactory cortex slices: possible regulatory mechanisms and the effects of pentobarbitone. *Brain Research*. 1980;190:517–528.
74. Murugaiah KD, Hemmings HC Jr. Effects of intravenous general anesthetics on [3H]GABA release from rat cortical synaptosomes. *Anesthesiology*. 1998;89:919–928.
75. Mantz J, Lecharny JB, Laudenbach V, et al. Anesthetics affect the uptake but not the depolarization-evoked release of GABA in rat striatal synaptosomes. *Anesthesiology*. 1995;82:502–511.
76. Westphalen RI, Hemmings HC Jr. Selective depression by general anesthetics of glutamate versus GABA release from isolated cortical nerve terminals. *J Pharmacol Exp Ther*. 2003;304:1188–1196.
77. Westphalen RI, Desai KM, Hemmings HC Jr. Presynaptic inhibition of the release of multiple major central nervous system neurotransmitter types by the inhaled anaesthetic isoflurane. *Br J Anaesth*. 2013;110:592–599.
78. Baumgart JP, Zhou ZY, Hara M, et al. Isoflurane inhibits synaptic vesicle exocytosis through reduced Ca^{2+} influx, not Ca^{2+}-exocytosis coupling. *Proc Natl Acad Sci U S A*. 2015;112:11959–11964.
79. Hawasli AH, Saifee O, Liu C, et al. Resistance to volatile anesthetics by mutations enhancing excitatory neurotransmitter release in *Caenorhabditis elegans*. *Genetics*. 2004;168:831–843.
80. van Swinderen B, Saifee O, Shebester L, et al. A neomorphic syntaxin mutation blocks volatile-anesthetic action in *Caenorhabditis elegans*. *Proc Natl Acad Sci U S A*. 1999;96:2479–2484.
81. Herring BE, Xie Z, Marks J, et al. Isoflurane inhibits the neurotransmitter release machinery. *J Neurophysiol*. 2009;102:1265–1273.
82. Richards CD, Smaje JC. Anaesthetics depress the sensitivity of cortical neurones to L-glutamate. *Br J Pharmacol*. 1976;58:347–357.
83. Smaje JC. General anaesthetics and the acetylcholine-sensitivity of cortical neurones. *Br J Pharmacol*. 1976;58:359–366.
84. Olsen RW, Li GD. $GABA_A$ receptors as molecular targets of general anesthetics: identification of binding sites provides clues to allosteric modulation. *Can J Anaesth*. 2011;58:206–215.
85. Akk G, Steinbach JH. Structural studies of the actions of anesthetic drugs on the gamma-aminobutyric acid type A receptor. *Anesthesiology*. 2011;115:1338–1348.
86. Jones MV, Brooks PA, Harrison NL. Enhancements of gamma-aminobutyric acid-activated Cl^- currents in cultured rat hippocampal neurones by three volatile anesthetics. *J Physiol*. 1992;449:279–293.
87. Haydon DA, Urban BW. The actions of some general anesthetics on the potassium current of the squid giant axon. *J Physiol*. 1986;373:311–327.
88. Herrington J, Stern RC, Evers AS, et al. Halothane inhibits two components of calcium current in clonal (GH_3) pituitary cells. *J Neurosci*. 1991;11:2226–2240.
89. Herold KF, Hemmings HC Jr. Sodium channels as targets for volatile anesthetics. *Front Pharmacol*. 2012;3:50.
90. Rehberg B, Xiao YH, Duch DS. Central nervous system sodium channels are significantly suppressed at clinical concentrations of volatile anesthetics. *Anesthesiology*. 1996;84:1223–1233.
91. Ratnakumari L, Hemmings HC Jr. Inhibition of presynaptic sodium channels by halothane. *Anesthesiology*. 1998;88:1043–1054.
92. Shiraishi M, Harris RA. Effects of alcohols and anesthetics on recombinant voltage-gated Na+ channels. *J Pharmacol Exp Ther*. 2004;309:987–994.
93. Frenkel C, Weckbecker K, Wartenberg HC, et al. Blocking effects of the anaesthetic etomidate on human brain sodium channels. *Neurosc Lett*. 1998;249:131–134.
94. Rehberg B, Duch DS. Suppression of central nervous system sodium channels by propofol. *Anesthesiology*. 1999;91:512–520.
95. Eskinder H, Rusch NJ, Supan FD, et al. The effects of volatile anesthetics on L- and T-type calcium channel currents in canine cardiac Purkinje cells. *Anesthesiology*. 1991;74:919–926.
96. Terrar DA. Structure and function of calcium channels and the actions of anaesthetics. *Br J Anaesth*. 1993;71:39–46.
97. Gundersen CB, Umbach JA, Swartz BE. Barbiturates depress currents through human-brain calcium channels studied in xenopus oocytes. *J Pharmacol Exp Ther*. 1988;247:824–829.
98. Hall AC, Lieb WR, Franks NP. Insensitivity of P-type calcium channels to inhalational and intravenous general anesthetics. *Anesthesiology*. 1994;81:117–1123.
99. Study RE. Isoflurane inhibits multiple voltage-gated calcium currents in hip-

pocampal pyramidal neurons. *Anesthesiology*. 1994;81:104–116.
100. Takenoshita M, Steinbach JH. Halothane blocks low-voltage-activated calcium current in rat sensory neurons. *J Neurosci*. 1991;11:1404–1412.
101. Ffrench-Mullen JM, Barker JL, Rogawski MA. Calcium current block by (-)-pentobarbital, phenobarbital, and CHEB but not (+)-pentobarbital in acutely isolated hippocampal CA1 neurons: comparison with effects on GABA-activated Cl^- current. *J Neurosci*. 1993;13:3211–3221.
102. Correa AM. Gating kinetics of Shaker K+ channels are differentially modified by general anesthetics. *Am J Physiol*. 1998;275:C1009–C1021.
103. Friederich P, Urban BW. Interaction of intravenous anesthetics with human neuronal potassium currents in relation to clinical concentrations. *Anesthesiology*. 1999;91:1853–1860.
104. Gerstin KM, Gong DH, Abdallah M, et al. Mutation of KCNK5 or Kir3.2 potassium channels in mice does not change minimum alveolar anesthetic concentration. *Anesth Analg*. 2003;96:1345–1349.
105. Gibbons SJ, Nunez-Hernandez R, Maze G, et al. Inhibition of a fast inwardly rectifying potassium conductance by barbiturates. *Anesth Analg*. 1996;82:1242–1246.
106. Stadnicka A, Bosnjak ZJ, Kampine JP, et al. Effects of sevoflurane on inward rectifier K+ current in guinea pig ventricular cardiomyocytes. *Am J Physiol*. 1997;273:H324–H332.
107. Patel AJ, Honore E. Anesthetic-sensitive 2P domain K+ channels. *Anesthesiology*. 2001;95:1013–1021.
108. Steinberg EA, Wafford KA, Brickley SG, et al. The role of K_2p channels in anaesthesia and sleep. *Pflugers Arch*. 2015;467:907–916.
109. Franks NP, Lieb WR. Volatile general anaesthetics activate a novel neuronal K+ current. *Nature*. 1988;333:662–664.
110. Winegar BD, Yost CS. Volatile anesthetics directly activate baseline S K^+ channels in aplysia neurons. *Brain Res*. 1998;807:255–262.
111. Honore E. The neuronal background K2P channels: focus on TREK1. *Nat Rev Neurosci*. 2007;8:251–261.
112. Patel AJ, Honore E, Lesage F, et al. Inhalational anesthetics activate two-pore-domain background K^+ channels. *Nat Neurosci*. 1999;2:422–426.
113. Gruss M, Bushell TJ, Bright DP, et al. Two-pore-domain K+ channels are a novel target for the anesthetic gases xenon, nitrous oxide, and cyclopropane. *Mol Pharmacol*. 2004;65:443–452.
114. Postea O, Biel M. Exploring HCN channels as novel drug targets. *Nat Rev Drug Discov*. 2011;10:903–914.
115. Chen X, Sirois JE, Lei Q, et al. HCN subunit-specific and cAMP-modulated effects of anesthetics on neuronal pacemaker currents. *J Neurosci*. 2005;25:5803–5814.
116. Chen X, Shu S, Bayliss DA. HCN1 channel subunits are a molecular substrate for hypnotic actions of ketamine. *J Neurosci*. 2009;29:600–609.
117. Cacheaux LP, Topf N, Tibbs GR, et al. Impairment of hyperpolarization-activated, cyclic nucleotide-gated channel function by the intravenous general anesthetic propofol. *J Pharmacol Exp Ther*. 2005;315:517–525.
118. Akk G, Mennerick S, Steinbach JH. Actions of anesthetics on excitatory transmitter-gated channels. *Handb Exp Pharmacol*. 2008:53–84.
119. Krasowski MD, Harrison NL. General anaesthetic actions on ligand-gated ion channels. *Cell Mol Life Sci*. 1999;55:1278–1303.
120. Wakamori M, Ikemoto Y, Akaike N. Effects of two volatile anesthetics and a volatile convulsant on the excitatory and inhibitory amino acid responses in dissociated CNS neurons of the rat. *J Neurophysiol*. 1991;66:2014–2021.
121. Lin L, Chen LL, Harris RA. Enflurane inhibits NMDA, AMPA and kainate-induced currents in *Xenopus* oocytes expressing mouse and human brain mRNA. *FASEB J*. 1992;7:479–485.
122. Weight FF, Lovinger DM, White G, et al. Alcohol and anesthetic actions on excitatory amino acid-activated ion channels. *Ann NY Acad Sci*. 1991;625:97–107.
123. Dildy-Mayfield JE, Eger EI II, Harris RA. Anesthetics produce subunit-selective actions on glutamate receptors. *J Pharmacol Exp Ther*. 1996;276:1058–1065.
124. Minami K, Wick MJ, Stern-Bach Y, et al. Sites of volatile anesthetic action on kainate (glutamate receptor 6) receptors. *J Biol Chem*. 1998;273:8248–8255.
125. Aronstam RS, Martin DC, Dennison RL. Volatile anesthetics inhibit NMDA-stimulated ^{45}Ca uptake by rat brain microvesicles. *Neurochem Res*. 1994;19:1515–1520.
126. Anis NA, Berry SC, Burton NR, et al. The dissociative anaesthetics, ketamine and phencyclidine, selectively reduce excitation of central mammalian neurones by N-methyl-aspartate. *Br J Pharmacol*. 1983;79:565–575.
127. Lodge D, Anis NA, Burton NR. Effects of optical isomers of ketamine on excitation of cat and rat spinal neurons by amino-acids and acetylcholine. *Neurosci Lett*. 1982;29:281–286.
128. Zeilhofer HU, Swandulla D, Geisslinger G, et al. Differential effects of ketamine enantiomers on NMDA receptor currents in cultured neurons. *Eur J Pharmacol*. 1992;213:155–158.
129. Jevtovic-Todorovic V, Todorovic SM, Mennerick S, et al. Nitrous oxide (laughing gas) is an NMDA antagonist, neuroprotectant and neurotoxin. *Nat Med*. 1998;4:460–463.
130. Mennerick S, Jevtovic-Todorovic V, Todorovic SM, et al. Effect of nitrous oxide on excitatory and inhibitory synaptic transmission in hippocampal cultures. *J Neurosci*. 1998;18:9716–9726.
131. Franks NP, Dickinson R, de Sousa SL, et al. How does xenon produce anaesthesia?. *Nature*. 1998;396:324.
132. Barker JL, Harrison NL, Lange GD, et al. Potentiation of gamma-aminobutyric-acid-activated chloride conductance by a steroid anesthetic in cultured rat spinal neurons. *J Physiol Lond*. 1987;386:485–501.
133. Hales TH, Lambert JJ. Modulation of the $GABA_A$ receptor by propofol. *Br J Pharmacol*. 1988;93:84P.
134. Macdonald RL, Olsen RW. GABAA receptor channels. *Annu Rev Neurosci*. 1994;17:569–602.
135. Macdonald RL, Rogers CJ, Twyman RE. Barbiturate regulation of kinetic properties of the GABAA receptor channels of mouse spinal neurones in culture. *J Physiol*. 1989;417:483–500.
136. Hall AC, Lieb WR, Franks NP. Stereoselective and non-stereoselective actions of isoflurane on the $GABA_A$ receptor. *Br J Pharmacol*. 1994;112:906–910.
137. Nakahiro M, Yeh JZ, Brunner E, et al. General anesthetics modulate GABA receptor channel complex in rat dorsal root ganglion neurons. *FASEB J*. 1989;3:1850–1854.
138. Fujiwara N, Higashi H, Nishi S, et al. Changes in spontaneous firing patterns of rat hippocampal neurones induced by volatile anaesthetics. *J Physiol*. 1988;402:155–175.
139. Yeh JZ, Quandt FN, Tanguy J, et al. General anesthetic action on gamma-aminobutyric acid-activated channels. *Ann NY Acad Sci*. 1991;625:155–173.
140. Banks MI, Pearce RA. Dual actions of volatile anesthetics on GABA(A) IPSCs: dissociation of blocking and prolonging effects. *Anesthesiology*. 1999;90:120–134.
141. Pritchett DB, Sontheimer H, Shivers BD, et al. Importance of a novel $GABA_A$ receptor subunit for benzodiazepine pharmacology. *Nature*. 1989;338:582–585.
142. Hill-Venning C, Belelli D, Peters JA, et al. Subunit-dependent interaction of the general anaesthetic etomidate with the gamma-aminobutyric acid type A receptor. *Br J Pharmacol*. 1997;120:749–756.
143. Davies PA, Hanna MC, Hales TG, et al. Insensitivity to anaesthetic agents conferred by a class of $GABA_A$ receptor subunit. *Nature*. 1997;385:820–823.
144. Zhu WJ, Wang JF, Krueger KE, et al. Delta subunit inhibits neurosteroid modulation of GABAA receptors. *J Neurosci*. 1996;16:6648–6656.
145. Mihic SJ, Harris RA. Inhibition of rho1 receptor GABAergic currents by alcohols and volatile anesthetics. *J Pharmacol Exp Ther*. 1996;277:411–416.
146. Mihic SJ, Ye Q, Wick MJ, et al. Sites of alcohol and volatile anaesthetic action on GABA(A) and glycine receptors. *Nature*. 1997;389:385–389.
147. Belelli D, Lambert JJ, Peters JA, et al. The interaction of the general anesthetic etomidate with the gamma-aminobutyric acid type A receptor is influenced by a single amino acid. *Proc Natl Acad Sci U S A*. 1997;94:11031–11036.
148. Krasowski MD, Koltchine VV, Rick CE, et al. Propofol and other intravenous anesthetics have sites of action on the gamma-aminobutyric acid type A receptor distinct from that for isoflurane. *Molec Pharmacol*. 1998;53:530–538.
149. Hosie AM, Wilkins ME, da Silva HM, et al. Endogenous neurosteroids regulate GABAA receptors through two discrete transmembrane sites. *Nature*. 2006;444:486–489.
150. Forman SA, Miller KW. Anesthetic sites and allosteric mechanisms of action on Cys-loop ligand-gated ion channels. *Can J Anaesth*. 2011;58:191–205.
151. Dilger JP, Vidal AM, Mody HI, et al. Evidence for direct actions of general anesthetics on an ion channel protein: an new look at a unified mode of action. *Anesthesiology*. 1994;81:431–442.
152. Firestone LL, Sauter JF, Braswell LM, et al. Actions of general anesthetics on acetylcholine receptor-rich membranes from Torpedo californica. *Anesthesiology*. 1986;64:694–702.
153. Franks NP, Lieb WR. Stereospecific effects of inhalational general anesthetic optical isomers on nerve ion channels. *Science*. 1991;254:427–430.
154. Charlesworth P, Richards CD. Anaesthetic modulation of nicotinic ion channel kinetics in bovine chromaffin cells. *Br J Pharmacol*. 1995;114:909–917.
155. Violet JM, Downie DL, Nakisa RC, et al. Differential sensitivities of mammalian neuronal and muscle nicotinic acetylcholine receptors to general anesthetics. *Anesthesiology*. 1997;86:866–874.
156. Flood P, Ramirez-Latorre J, Role L. Alpha 4 beta 2 neuronal nicotinic acetylcholine receptors in the central nervous system are inhibited by isoflurane and propofol, but alpha 7-type nicotinic acetylcholine receptors are unaffected. *Anesthesiology*. 1997;86:859–865.
157. Evers AS, Steinbach JH. Supersensitive sites in the central nervous system. Anesthetics block brain nicotinic receptors. *Anesthesiology*. 1997;86:760–762.
158. Eger EI 2nd, Zhang Y, Laster M, et al. Acetylcholine receptors do not mediate the immobilization produced by inhaled anesthetics. *Anesth Analg*. 2002;94:1500–1504.
159. Wong SM, Sonner JM, Kendig JJ. Acetylcholine receptors do not mediate isoflurane's actions on spinal cord in vitro. *Anesth Analg*. 2002;94:1495–1499.
160. Raines DE, Claycomb RJ. The role of electrostatic interactions in governing anesthetic action on the torpedo nicotinic acetylcholine receptor. *Anesth Analg*. 2002;95:356–361.
161. Downie DL, Hall AC, Lieb WR, et al. Effects of inhalational general anaesthetics on native glycine receptors in rat meduallary neurons and recombinant glycine receptors in *Xenopus* oocytes. *Br J Pharmacol*. 1996;118:493–502.
162. Mascia MP, Machu TK, Harris RA. Enhancement of homomeric glycine receptor function by long-chain alcohols and anaesthetics. *Br J Pharmacol*. 1996;119:1331–1336.
163. Jenkins A, Franks NP, Lieb WR. Actions of general anaesthetics on 5-HT3 receptors in N1E-115 neuroblastoma cells. *Br J Pharmacol*. 1996;117:1507–1515.
164. Machu TK, Harris RA. Alcohols and anesthetics enhance the function of 5-hydroxytryptamine3 receptors expressed in *Xenopus laevis* oocytes. *J Pharmacol Exp Ther*. 1994;271:898–905.
165. Segal IS, Vickery RG, Walton JK, et al. Dexmedetomidine diminishes halothane anesthetic requirements in rats through a postsynaptic alpha-2 adrenergic-receptor. *Anesthesiology*. 1988;69:818–823.
166. Moody EJ, Harris BD, Skolnick P. The potential for safer anesthesia using stereoselective anesthetics. *Trends Pharmacol Sci*. 1994;15:387–391.
167. Zhang Y, Laster MJ, Hara K, et al. Glycine receptors mediate part of the immobility produced by inhaled anesthetics. *Anesth Analg*. 2003;96:97–101.
168. Zhang Y, Sonner JM, Eger EI II, et al. Gamma-aminobutyric $acid_A$ receptors do not mediate the immobility produced by isoflurane. *Anesth Analg*. 2004;99:85–90.
169. Zhang Y, Wu S, Eger EI, et al. Neither GABA(A) nor strychnine-sensitive glycine receptors are the sole mediators of MAC for isoflurane. *Anesth Analg*. 2001;92:123–127.
170. Morgan PG, Cascorbi HF. Effect of anesthetics and a convulsant on normal and mutant Caenorhabditis elegans. *Anesthesiology*. 1985;62:738–744.
171. Sedensky MM, Meneely PM. Genetic analysis of halothane sensitivity in *Caenorhabditis elegans*. *Science*. 1987;236:952–954.

172. Humphrey JA, Hamming KS, Thacker CM, et al. A putative cation channel and its novel regulator: cross-species conservation of effects on general anesthesia. *Curr Biol*. 2007;17:624–629.
173. Crowder CM, Shebester LD, Schedl T. Behavioral effects of volatile anesthetics in Caenorhabditis elegans. *Anesthesiology*. 1996;85:901–912.
174. Metz LB, Dasgupta N, Liu C, et al. An evolutionarily conserved presynaptic protein is required for isoflurane sensitivity in *Caenorhabditis elegans*. *Anesthesiology*. 2007;107:971–982.
175. Nagele P, Metz LB, Crowder CM. Nitrous oxide (N(2)O) requires the N-methyl-D-aspartate receptor for its action in Caenorhabditis elegans. *Proc Natl Acad Sci U S A*. 2004;101:8791–8796.
176. Nagele P, Metz LB, Crowder CM. Xenon acts by inhibition of non-N-methyl-D-aspartate receptor-mediated glutamatergic neurotransmission in *Caenorhabditis elegans*. *Anesthesiology*. 2005;103:508–513.
177. Campbell DB, Nash HA. Use of drosophila mutants to distinguish among volatile general-anesthetics. *Proc Natl Acad Sci U S A*. 1994;91:2135–2139.
178. Campbell JL, Nash HA. The visually-induced jump response of Drosophila melanogaster is sensitive to volatile anesthetics. *J Neurogenet*. 1998;12: 241–251.
179. Krishnan KS, Nash HA. A genetic study of the anesthetic response: mutants of *Drosophila melanogaster* altered in sensitivity to halothane. *Proc Natl Acad Sci U S A*. 1990;87:8632–8636.
180. Drexler B, Antkowiak B, Engin E, et al. Identification and characterization of anesthetic targets by mouse molecular genetics approaches. *Can J Anaesth*. 2011;58:178–190.
181. Blednov YA, Jung S, Alva H, et al. Deletion of the alpha1 or beta2 subunit of GABAA receptors reduces actions of alcohol and other drugs. *J Pharmacol Exp Ther*. 2003;304:30–36.
182. Rau V, Iyer SV, Oh I, et al. Gamma-aminobutyric acid type A receptor alpha 4 subunit knockout mice are resistant to the amnestic effect of isoflurane. *Anesth Analg*. 2009;109:1816–1822.
183. Sonner JM, Cascio M, Xing Y, et al. Alpha 1 subunit-containing GABA type A receptors in forebrain contribute to the effect of inhaled anesthetics on conditioned fear. *Mol Pharmacol*. 2005;68:61–68.
184. Cheng VY, Martin LJ, Elliott EM, et al. $Alpha_5GABA_A$ receptors mediate the amnestic but not sedative-hypnotic effects of the general anesthetic etomidate. *J Neurosci*. 2006;26:3713–3720.
185. Homanics GE, Ferguson C, Quinlan JJ, et al. Gene knockout of the alpha6 subunit of the gamma-aminobutyric acid type A receptor: lack of effect on responses to ethanol, pentobarbital, and general anesthetics. *Mol Pharmacol*. 1997;51:588–596.
186. Borghese CM, Werner DF, Topf N, et al. An isoflurane- and alcohol-insensitive mutant $GABA_A$ receptor α1 subunit with near-normal apparent affinity for GABA: characterization in heterologous systems and production of knockin mice. *J Pharmacol Exp Ther*. 2006;319:208–218.
187. Sonner JM, Werner DF, Elsen FP, et al. Effect of isoflurane and other potent inhaled anesthetics on minimum alveolar concentration, learning, and the righting reflex in mice engineered to express alpha1 gamma-aminobutyric acid type A receptors unresponsive to isoflurane. *Anesthesiology*. 2007;106:107–213.
188. Werner DF, Blednov YA, Ariwodola OJ, et al. Knockin mice with ethanol-insensitive alpha1-containing gamma-aminobutyric acid type A receptors display selective alterations in behavioral responses to ethanol. *J Pharmacol Exp Ther*. 2006;319:219–227.
189. Nishikawa K, Jenkins A, Paraskevakis I, et al. Volatile anesthetic actions on the GABAA receptors: contrasting effects of alpha 1(S270) and beta 2(N265) point mutations. *Neuropharmacology*. 2002;42:337–345.
190. Homanics GE, Elsen FP, Ying SW, et al. A gain-of-function mutation in the GABA receptor produces synaptic and behavioral abnormalities in the mouse. *Genes Brain Behav*. 2005;4:10–19.
191. Siegwart R, Jurd R, Rudolph U. Molecular determinants for the action of general anesthetics at recombinant $\alpha2\beta3\gamma2\gamma$-aminobutyric $acid_A$ receptors. *J Neurochem*. 2002;80:140–148.
192. Jurd R, Arras M, Lambert S, et al. General anesthetic actions in vivo strongly attenuated by a point mutation in the GABA(A) receptor beta3 subunit. *Faseb J*. 2003;17:250–252.
193. Zeller A, Arras M, Jurd R, et al. Identification of a molecular target mediating the general anesthetic actions of pentobarbital. *Mol Pharmacol*. 2007;71:852–859.
194. Zeller A, Arras M, Jurd R, et al. Mapping the contribution of beta3-containing GABAA receptors to volatile and intravenous general anesthetic actions. *BMC Pharmacol*. 2007;7:2.
195. Zeller A, Arras M, Lazaris A, et al. Distinct molecular targets for the central respiratory and cardiac actions of the general anesthetics etomidate and propofol. *FASEB J*. 2005;19:1677–1679.
196. Liao M, Sonner JM, Jurd R, et al. Beta3-containing gamma-aminobutyric acidA receptors are not major targets for the amnesic and immobilizing actions of isoflurane. *Anesth Analg*. 2005;101:412–418.
197. Rau V, Oh I, Liao M, et al. Gamma-aminobutyric acid type A receptor beta3 subunit forebrain-specific knockout mice are resistant to the amnestic effect of isoflurane. *Anesth Analg*. 2011;113:500–504.
198. Cirone J, Rosahl TW, Reynolds DS, et al. Gamma-aminobutyric acid type A receptor beta 2 subunit mediates the hypothermic effect of etomidate in mice. *Anesthesiology*. 2004;100:1438–1445.
199. Reynolds DS, Rosahl TW, Cirone J, et al. Sedation and anesthesia mediated by distinct GABA(A) receptor isoforms. *J Neurosci*. 2003;23:8608–8617.
200. Mihalek RM, Banerjee PK, Korpi ER, et al. Attenuated sensitivity to neuroactive steroids in gamma-aminobutyrate type A receptor delta subunit knockout mice. *Proc Natl Acad Sci U S A*. 1999;96:12905–12910.
201. Heurteaux C, Guy N, Laigle C, et al. TREK-1, a K+ channel involved in neuroprotection and general anesthesia. *EMBO J*. 2004;23:2684–2695.
202. Westphalen RI, Krivitski M, Amarosa A, et al. Reduced inhibition of cortical glutamate and GABA release by halothane in mice lacking the K+ channel, TREK-1. *Br J Pharmacol*. 2007;152:939–945.
203. Linden AM, Aller MI, Leppa E, et al. The in vivo contributions of TASK-1-containing channels to the actions of inhalation anesthetics, the alpha(2) adrenergic sedative dexmedetomidine, and cannabinoid agonists. *J Pharmacol Exp Ther*. 2006;317:615–626.
204. Linden AM, Sandu C, Aller MI, et al. TASK-3 knockout mice exhibit exaggerated nocturnal activity, impairments in cognitive functions, and reduced sensitivity to inhalation anesthetics. *J Pharmacol Exp Ther*. 2007;323:924–934.
205. Pang DS, Robledo CJ, Carr DR, et al. An unexpected role for TASK-3 potassium channels in network oscillations with implications for sleep mechanisms and anesthetic action. *Proc Natl Acad Sci U S A*. 2009;106:17546–17551.
206. Zhou C, Liang P, Liu J, et al. HCN1 channels contribute to the effects of amnesia and hypnosis but not immobility of volatile anesthetics. *Anesth Analg*. 2015;121:661–666.
207. Mattusch C, Kratzer S, Buerge M, et al. Impact of hyperpolarization-activated, cyclic nucleotide-gated cation channel type 2 for the xenon-mediated anesthetic effect: evidence from in vitro and in vivo experiments. *Anesthesiology*. 2015;122:1047–1059.
208. Zhou C, Douglas JE, Kumar NN, et al. Forebrain HCN1 channels contribute to hypnotic actions of ketamine. *Anesthesiology*. 2013;118:785–795.
209. Rampil IJ, Mason P, Singh H. Anesthetic potency (MAC) is independent of forebrain structures in the rat. *Anesthesiology*. 1993;78:707–712.
210. Rampil IJ. Anesthetic potency is not altered after hypothermic spinal cord transection in rats. *Anesthesiology*. 1994;80:606–610.
211. Antognini JF, Schwartz K. Exaggerated anesthetic requirements in the preferentially anesthetized brain. *Anesthesiology*. 1993;79:1244–1249.
212. Borges M, Antognini JF. Does the brain influence somatic responses to noxious stimuli during isoflurane anesthesia? *Anesthesiology*. 1994;81:1511–1515.
213. Jinks SL, Bravo M, Satter O, et al. Brainstem regions affecting minimum alveolar concentration and movement pattern during isoflurane anesthesia. *Anesthesiology*. 2010;112:316–324.
214. Takenoshita M, Takahashi T. Mechanisms of halothane action on synaptic transmission in motoneurons of the newborn rat spinal cord in vitro. *Brain Res*. 1987;402:303–310.
215. Zorychta E, Esplin DW, Capek R. Action of halothane on transmitter release in the spinal monosynaptic pathway. *Fed Proc Am Soc Exp Biol*. 1975;34.
216. Fujiwara N, Higashi H, Fujita S. Mechanism of halothane action on synaptic transmission in motoneurons of the newborn rat spinal cord in vitro. *J Physiol*. 1988;412.
217. Kungys G, Kim J, Jinks SL, et al. Propofol produces immobility via action in the ventral horn of the spinal cord by a GABAergic mechanism. *Anesth Analg*. 2009;108:1531–1537.
218. Jinks SL, Atherley RJ, Dominguez CL, et al. Isoflurane disrupts central pattern generator activity and coordination in the lamprey isolated spinal cord. *Anesthesiology*. 2005;103:567–575.
219. Stucke AG, Zuperku EJ, Tonkovic-Capin V, et al. Halothane depresses glutamatergic neurotransmission to brain stem inspiratory premotor neurons in a decerebrate dog model. *Anesthesiology*. 2003;98:897–905.
220. Wang X. Propofol and isoflurane enhancement of tonic gamma-aminobutyric acid type a current in cardiac vagal neurons in the nucleus ambiguus. *Anesth Analg*. 2009;108:142–148.
221. McDougall SJ, Bailey TW, Mendelowitz D, et al. Propofol enhances both tonic and phasic inhibitory currents in second-order neurons of the solitary tract nucleus (NTS). *Neuropharmacology*. 2008;54:552–563.
222. Peters JH, McDougall SJ, Mendelowitz D, et al. Isoflurane differentially modulates inhibitory and excitatory synaptic transmission to the solitary tract nucleus. *Anesthesiology*. 2008;108:675–683.
223. Collinson N, Kuenzi FM, Jarolimek W, et al. Enhanced learning and memory and altered GABAergic synaptic transmission in mice lacking the alpha 5 subunit of the GABAA receptor. *J Neurosci*. 2002;22:5572–5580.
224. Caraiscos VB, Newell JG, You-Ten KE, et al. Selective enhancement of tonic GABAergic inhibition in murine hippocampal neurons by low concentrations of the volatile anesthetic isoflurane. *J Neurosci*. 2004;24:8454–8458.
225. Zurek AA, Bridgwater EM, Orser BA. Inhibition of alpha5 gamma-aminobutyric acid type A receptors restores recognition memory after general anesthesia. *Anesth Analg*. 2012;114:845–855.
226. Laureys S. The neural correlate of (un)awareness: lessons from the vegetative state. *Trends Cogn Sci*. 2005;9:556–555.
227. French JD, Verzeano M, Magoun HW. A neural basis of the anesthetic state. *AMA Arch Neurol Psychiatry*. 1953;69:519–529.
228. Orth M, Bravo E, Barter L, et al. The differential effects of halothane and isoflurane on electroencephalographic responses to electrical microstimulation of the reticular formation. *Anesth Analg*. 2006;102:1709–1714.
229. Vanini G, Wathen BL, Lydic R, et al. Endogenous GABA levels in the pontine reticular formation are greater during wakefulness than during rapid eye movement sleep. *J Neurosci*. 2011;31:2649–2656.
230. Vanini G, Watson CJ, Lydic R, et al. Gamma-aminobutyric acid-mediated neurotransmission in the pontine reticular formation modulates hypnosis, immobility, and breathing during isoflurane anesthesia. *Anesthesiology*. 2008;109:978–988.
231. Saper CB, Chou TC, Scammell TE. The sleep switch: hypothalamic control of sleep and wakefulness. *Trends Neurosci*. 2001;24:726–731.
232. Luo T, Leung LS. Involvement of tuberomamillary histaminergic neurons in isoflurane anesthesia. *Anesthesiology*. 2011;115:36–43.
233. Nelson LE, Guo TZ, Lu J, et al. The sedative component of anesthesia is mediated by GABA(A) receptors in an endogenous sleep pathway. *Nat Neurosci*. 2002;5:979–984.
234. Zecharia AY, Nelson LE, Gent TC, et al. The involvement of hypothalamic sleep pathways in general anesthesia: testing the hypothesis using the GABAA receptor beta3N265M knock-in mouse. *J Neurosci*. 2009;29:2177–2187.
235. Eikermann M, Vetrivelan R, Grosse-Sundrup M, et al. The ventrolateral preoptic nucleus is not required for isoflurane general anesthesia. *Brain Res*. 2011;

1426:30–37.

236. Yasuda Y, Takeda A, Fukuda S, et al. Orexin a elicits arousal electroencephalography without sympathetic cardiovascular activation in isoflurane-anesthetized rats. *Anesth Analg.* 2003;97:1663–1666.

237. Zhang LN, Li ZJ, Tong L, et al. Orexin-A facilitates emergence from propofol anesthesia in the rat. *Anesth Analg.* 2012;115:789–796.

238. Kelz MB, Sun Y, Chen J, et al. An essential role for orexins in emergence from general anesthesia. *Proc Natl Acad Sci U S A.* 2008;105:1309–1314.

239. Pillay S, Vizuete JA, McCallum JB, et al. Norepinephrine infusion into nucleus basalis elicits microarousal in desflurane-anesthetized rats. *Anesthesiology.* 2011;115:733–742.

240. Luo T, Leung LS. Basal forebrain histaminergic transmission modulates electroencephalographic activity and emergence from isoflurane anesthesia. *Anesthesiology.* 2009;111:725–733.

241. Taylor NE, Chemali JJ, Brown EN, et al. Activation of D1 dopamine receptors induces emergence from isoflurane general anesthesia. *Anesthesiology.* 2013;118:30–39.

242. Kenny JD, Taylor NE, Brown EN, et al. Dextroamphetamine (but not atomoxetine) induces reanimation from general anesthesia: implications for the roles of dopamine and norepinephrine in active emergence. *PLoS One.* 2015;10:e0131914.

243. Vazey EM, Aston-Jones G. Designer receptor manipulations reveal a role of the locus coeruleus noradrenergic system in isoflurane general anesthesia. *Proc Natl Acad Sci U S A.* 2014;111:3859–3864.

244. Alkire MT, Haier RJ, Fallon JH. Toward a unified theory of narcosis: brain imaging evidence for a thalamocortical switch as the neurophysiologic basis of anesthetic-induced unconsciousness. *Conscious Cogn.* 2000;9:370–386.

245. Imas OA, Ropella KM, Wood JD, et al. Halothane augments event-related gamma oscillations in rat visual cortex. *Neuroscience.* 2004;123:269–278.

246. Hudetz AG, Imas OA. Burst activation of the cerebral cortex by flash stimuli during isoflurane anesthesia in rats. *Anesthesiology.* 2007;107:983–991.

247. Herd MB, Lambert JJ, Belelli D. The general anaesthetic etomidate inhibits the excitability of mouse thalamocortical relay neurons by modulating multiple modes of GABAA receptor-mediated inhibition. *Eur J Neurosci.* 2014;40:2487–2501.

248. Yen CT, Shaw FZ. Reticular thalamic responses to nociceptive inputs in anesthetized rats. *Brain Res.* 2003;968:179–191.

249. Alkire MT, Asher CD, Franciscus AM, et al. Thalamic microinfusion of antibody to a voltage-gated potassium channel restores consciousness during anesthesia. *Anesthesiology.* 2009;110:766–773.

250. Alkire MT, McReynolds JR, Hahn EL, et al. Thalamic microinjection of nicotine reverses sevoflurane-induced loss of righting reflex in the rat. *Anesthesiology.* 2007;107:264–272.

251. Liu X, Lauer KK, Ward BD, et al. Differential effects of deep sedation with propofol on the specific and nonspecific thalamocortical systems: a functional magnetic resonance imaging study. *Anesthesiology.* 2013;118:59–69.

252. Palanca BJ, Mitra A, Larson-Prior L, et al. Resting-state functional magnetic resonance imaging correlates of sevoflurane-induced unconsciousness. *Anesthesiology.* 2015;123:346–356.

253. Hudetz AG, Vizuete JA, Imas OA. Desflurane selectively suppresses long-latency cortical neuronal response to flash in the rat. *Anesthesiology.* 2009;111:231–239.

254. Imas OA, Ropella KM, Ward BD, et al. Volatile anesthetics disrupt frontal-posterior recurrent information transfer at gamma frequencies in rat. *Neurosci Lett.* 2005;387:145–150.

255. Boveroux P, Vanhaudenhuyse A, Bruno MA, et al. Breakdown of within- and between-network resting state functional magnetic resonance imaging connectivity during propofol-induced loss of consciousness. *Anesthesiology.* 2010;113:1038–1053.

256. Schrouff J, Perlbarg V, Boly M, et al. Brain functional integration decreases during propofol-induced loss of consciousness. *Neuroimage.* 2011;57:198–205.

257. Jordan D, Ilg R, Riedl V, et al. Simultaneous electroencephalographic and functional magnetic resonance imaging indicate impaired cortical top-down processing in association with anesthetic-induced unconsciousness. *Anesthesiology.* 2013;119:1031–1042.

258. Lee U, Mashour GA, Kim S, et al. Propofol induction reduces the capacity for neural information integration: implications for the mechanism of consciousness and general anesthesia. *Conscious Cogn.* 2009;18:56–64.

259. Ku SW, Lee U, Noh GJ, et al. Preferential inhibition of frontal-to-parietal feedback connectivity is a neurophysiologic correlate of general anesthesia in surgical patients. *PLoS One.* 2011;6:e25155.

260. Lee U, Kim S, Noh GJ, et al. The directionality and functional organization of frontoparietal connectivity during consciousness and anesthesia in humans. *Conscious Cogn.* 2009;18:1069–1078.

261. Lee U, Ku S, Noh G, et al. Disruption of frontal-parietal communication by ketamine, propofol, and sevoflurane. *Anesthesiology.* 2013;118:1264–1275.

262. Blain-Moraes S, Tarnal V, Vanini G, et al. Neurophysiological correlates of sevoflurane-induced unconsciousness. *Anesthesiology.* 2015;122:307–316.

263. Raichle ME, MacLeod AM, Snyder AZ, et al. A default mode of brain function. *Proc Natl Acad Sci U S A.* 2001;98:676–682.

264. Greicius MD, Krasnow B, Reiss AL, et al. Functional connectivity in the resting brain: a network analysis of the default mode hypothesis. *Proc Natl Acad Sci U S A.* 2003;100:253–258.

265. Guldenmund P, Demertzi A, Boveroux P, et al. Thalamus, brainstem and salience network connectivity changes during propofol-induced sedation and unconsciousness. *Brain Connect.* 2013;3:273–285.

266. Corbetta M, Shulman GL. Control of goal-directed and stimulus-driven attention in the brain. *Nat Rev Neurosci.* 2002;3:201–215.

267. Seeley WW, Menon V, Schatzberg AF, et al. Dissociable intrinsic connectivity networks for salience processing and executive control. *J Neurosci.* 2007;27:2349–2356.

268. Mashour GA. Consciousness unbound: toward a paradigm of general anesthesia. *Anesthesiology.* 2004;100:428–433.

269. Hudetz AG, Vizuete JA, Pillay S. Differential effects of isoflurane on high-frequency and low-frequency gamma oscillations in the cerebral cortex and hippocampus in freely moving rats. *Anesthesiology.* 2011;114:588–595.

270. Breshears JD, Roland JL, Sharma M, et al. Stable and dynamic cortical electrophysiology of induction and emergence with propofol anesthesia. *Proc Natl Acad Sci U S A.* 2010;107:21170–21175.

271. John ER, Prichep LS, Kox W, et al. Invariant reversible QEEG effects of anesthetics. *Conscious Cogn.* 2001;10:165–183.

第11章

临床药理学基本原理

Dhanfesh K. Gupta　　Thomas K. Henthorn

要点

1. 大多数药物必须穿透细胞膜到达其作用部位。因此,药物往往是相对亲脂性,而非亲水性的。

2. 高度亲脂性的麻醉药物,由于能快速扩散到高度灌注的脑组织中而起效迅速,但作用时间很短,因为药物很快从中枢神经系统重新分布到血液中。

3. 细胞色素P450(CYP)超家族是参与药物代谢的最重要的一组酶,它和其他药物代谢酶均显示出遗传多态性。

4. 亲水性药物和亲脂性药物的相对亲水性代谢产物都通过肾脏清除;但肾脏对亲脂性药物的清除微乎其微。

5. 肝脏是药物代谢最重要的器官。肝脏对药物的清除取决于三个因素:肝脏本身代谢药物的能力,肝脏血流量以及药物与血液组分结合的程度。

6. 分布容积(volume of distribution)是研究药物分布程度的量化参数。药物和各组织的亲和力相对于血液越大,其分布容积越大(即,亲脂性药物具有更大的分布容积)。

7. 清除率(elimination clearance)描述了组织将药物从体内不可逆地去除的能力。药物从体内清除的效率与清除率成正比。

8. 在其他条件相同的情况下,药物分布容积(volume of distribution)的增加将增加其消除半衰期;清除率的增加会减少其消除半衰期。

9. 大多数药物通过与特定受体结合,导致细胞功能改变以产生其药理作用。

10. 虽然大多数药理作用可以通过剂量-反应曲线(dose-response curves)和浓度-反应曲线(concentration-response curves)来分析,但剂量-反应曲线不能用来确定药物反应的差异是否因药代动力学、药效学的不同(或两者皆有)而引起。

11. 药代动力学-药效学的整合模型描绘了剂量、血药浓度和药理作用之间的关系和随时间的变化。

12. 由药物本身(生物化学)性质引起在体外的药-药相互作用可能显著改变药物的生物利用度并产生意想不到的毒副产物。

13. 已开发出新型神经肌肉阻滞剂的拮抗剂,利用了药-药在体内的生物化学相互作用,从而避免一些与抑制血浆乙酰胆碱酯酶相关的全身性副作用。

14. 分布清除率(distribution clearance)受到心排出量和局部血流量变化的影响。

15. 可卡因和曲马多等阿片类药物的代谢需要CYP 2D6的活性将其转化为具有生物活性的阿片样物质,因而抑制CYP同工酶的活性可削弱其镇痛效果。

16. 一系列与血清素活性相关的多种药物,包括SSRI、NSRI和苯基哌啶阿片类药物可能引发5-羟色胺综合征。

17. 模拟静脉麻醉药的多房室药代动力学模型表明,对于大多数麻醉剂给药方案,药物从血浆到惰性外周组织的重新分布对药物的血药浓度的影响大于药物从身体中的消除。

18. 靶控输注是通过使用计算机控制的输液泵实现的(尚未在美国获得 FDA 批准),使得临床医生可以充分利用药物浓度-效应关系,最精确地考察药代动力学,并能预测药物作用的消失。

19. 典型的药代动力学模型在描述药物刚刚起效时最初几分钟的分布并不准确,因此高估了个体间药效学变异性。

20. 通过了解阿片类药物与镇静催眠药之间的相互作用(如响应表面模型),可以调整两种药物的目标浓度以产生期望的临床效果,同时把高浓度单一药物相关的不良副作用最小化。

1943 年,Halford[1]提出硫喷妥钠应禁用于战争伤员等失血过多患者,并宣称:"开放式乙醚仍将保留首要地位!"基于珍珠港硫喷妥钠使用经验的记录,Adams 和 Gray[2]详细描述了一例平民枪伤案例,他们小心翼翼用滴定的方法逐渐增加硫喷妥钠的剂量,并没有发生任何不利的呼吸或心血管事件。为了强调病例报告的重要性,表达对失血性休克患者使用静脉麻醉的强烈谴责,一篇匿名社论出现在同一期 *Anesthesiology* 中,试图用科学论证意见出现的分歧[3]。社论详述,硫喷妥钠的治疗指数很小,在极端身体状况下(如失血、败血症),对正常剂量的耐受性降低。因此,就像开放式乙醚一样,小剂量硫喷妥钠应以滴定方式应用,以达到所需的效果并避免与过量相关的副作用。意外的是,麻醉医生并没有简单放弃使用硫喷妥钠,并且 Price[4]在 1960 年利用数学模型描述了低血容量对硫喷妥钠分布的影响。

麻醉药物的使用目的是快速建立和维持治疗效果,同时使副作用最小化。尽管开放式乙醚和氯仿是根据剂量效应关系的相关知识给药的,但更有效的挥发性药物、静脉催眠药、神经肌肉接头阻断剂和静脉阿片类药物,都需要完备的药代动力学和药效学知识,在所需的时间内准确达到所需的药理作用,并且避免药物毒性。

本章力求引导读者了解身体对药物做了什么(即药代动力学)以及药物对身体做了什么(即药效学)。本章的第一部分将会讨论影响药物从体内吸收、分布和消除的生物学和药理学因素,这些是很难通过文本单独描述的,必要时对这些过程的定量分析进行讨论,以便读者了解药代动力学的复杂性。第二部分将集中讨论决定药物浓度与药理作用之间关系的因素,其中为了阐明药效学概念,我们需要再次提出数学模型。第三部分将应用前两部分的概念来描述围手术期临床上重要的药物相互作用。最后一节基于读者从前两节中获得的知识,应用药代动力学和药效学原理,确定所需静脉麻醉药的目标浓度以及产生足够麻醉状态所需的用药剂量策略。理解这些概念应该能使读者将未来的麻醉用药整合到合理的麻醉方案中。尽管本章中会利用一些特定药物进行阐述,但讨论的药代动力学和药效学原理是普遍的。本书后续章节将会介绍麻醉药典的详细药理学信息。

药代动力学原理

药物吸收和给药途径

跨膜转运

即使是最简单的药物,直接施用于血液以发挥其作用,它也必须穿过至少一个细胞膜到达其作用部位。由于生物膜是由亲脂性中心夹在两个亲水层之间组成的脂质双分子层,所以只有小的亲脂性药物可以按其浓度梯度被动扩散穿过细胞膜。为了使水溶性药物也能按其浓度被动扩散穿过细胞膜,就需要形成亲水通道的跨膜蛋白。这些非特异性亲水通道在大部分器官的毛细血管内皮细胞中都广泛存在,只有在中枢神经系统(CNS)中,血脑屏障毛细血管内皮细胞的跨膜亲水通道非常有限。因此,将这些药物从血管内被动转运至各器官间质的过程受血流限制,而不受药物脂溶性的限制[5]。

在中枢神经系统,亲水性药物必须与药物特异性跨膜蛋白结合,通过主动地运送后才能使其穿过毛细血管内皮到达中枢神经系统间质。这些跨膜载体蛋白通过消耗能量,可将药物逆浓度梯度转运穿过细胞膜,这一过程被称为主动转运。相反,当这些载体蛋白不消耗能量时,它们便不能逆浓度梯度转运物质,这一过程被称为被动扩散。主动运输不限于中枢神经系统,在一些与药物消除有关的器官(例如肝细胞、肾小管细胞、肺毛细血管内皮)中也存在。在这些器官中,逆浓度梯度运输药物的能力具有特定的生物学优势。主动转运和被动扩散都是可饱和的过程,主要受可用来转运某种特定药物的载体蛋白数量的限制[5]。

亲脂性化合物不需要依赖转运蛋白穿过毛细血管壁扩散到组织中,但转运蛋白的存在确实会影响浓度梯度。例如,一些亲脂性药物通过 ATP 依赖性转运蛋白如 p-糖蛋白(p-glycoprotein, P-gp)转运出组织。洛哌丁胺(loperamide),用于治疗腹泻的亲脂性强效阿片类激动剂,由于肠道-门静脉毛细血管界面的 P-gp 转运蛋白的限制而生物利用度十分有限;而真正到达循环系统后,其中枢神经系统的渗透性也受到血脑屏障 P-gp 的限制[6]。相反,可以将亲脂性药物主动转运至组织中,增加药物的组织浓度,超过其被动扩散所能达到的程度。被称为有机阴离子多肽转运蛋白(OATP)的一类转运蛋白位于脑的微血管内皮中,它们将内源性阿片类物质转运入大脑[7-8],同时这些 OATP 也运输药物。转运蛋白会在多大程度上影响个体内部和个体之间对麻醉药物的反应,迄今仍未得到很好的研究[9]。

静脉给药

为了将药物运送到药物作用的部位,必须将其吸收到体循环中。因此,静脉给药可使药物迅速递送,并且具有 100% 生物利用度。但这可能会导致血药浓度急速过量,对于低治疗指数(即半数中毒浓度与半数有效浓度之比)的药物可能发生即时且严重的副作用。除静脉注射外,药物在体循环中的吸收是药物作用时间和产生最大效应的决定因素。随着药物的吸收减慢,所达到的最大血药浓度以及最大药物效应均受到限制。但是,只要将药物血药浓度维持在最低有效血药浓度以上,药物就会产生药效[10]。因此,非静脉方法可以产生持续的和显著的药物效应,这可能比通过静脉途径给药更有利[11]。

生物利用度是指药物被吸收进入体循环中未发生改变的相对剂量,以及达到这种效果的给药速率。对于大多数静脉给药的药物,药物的绝对生物利用度接近 100%,并且速率几乎是瞬时的。然而,如果药物在肺泡内皮分布广泛,例如肺部摄取芬太尼时,肺内皮可以减缓静脉药物到达全身循环的速度。肺内皮中还含有酶类,可在药物首次通过时代谢静脉用药物(例如丙泊酚)并且降低它们的绝对生物利用度[12]。

口服给药

在各个医疗领域的所有药物中,口服给药几乎是最安全和最方便的给药方法。然而,由于生物利用度、速率有限且变动较大,这种途径在麻醉实践中并未得到广泛应用。胃肠道中的吸收速率高度可变。因为吸收时间的主要决定因素是胃排空到小肠,在这里的吸收表面积比胃或大肠的表面积要大几个数量级之多。此外,小肠黏膜上皮细胞对药物的有效代谢,以及进入体循环之前必须通过门脉循环,都会导致口服药物的生物利用度下降[13]。事实上,肝脏对药物的代谢能力如此之高,以至于大多亲脂性药物只有一小部分最终到达体循环。由于这种广泛存在的首过代谢,所以大多数药物的口服剂量必须显著高于静脉用药以产生治疗性血药浓度。通常从口服给药达到峰值浓度的时间较静脉均有所延长并且变动很大(几十分钟到几小时),使得使用这种模式来施用围手术期麻醉药物是不切实际的。

那些能够与鼻腔或口腔(舌下)黏膜保持较长时间接触的高度亲脂性药物,可以不需要穿过胃肠道而被直接吸收。与经消化道吸收相比,舌下给药具有额外的优势,药物可直接被吸收进入全身静脉循环,因而能够绕过肠黏膜和肝脏的首过代谢。所以,服用小剂量的药物就可以迅速升高血药浓度并产生治疗效果[14]。但是,由于制剂的限制和可用于药物吸收的表面积太小,适用于舌下给药的药物数量十分有限的(如硝酸甘油、芬太尼)。

经皮给药

一些亲脂性药物已经被制成相应的制剂,它们足以能渗透完整的皮肤。虽然东莨菪碱、硝酸甘油、阿片类药物和可乐定作为"药物贴剂"给药时都能产生治疗性全身血药浓度,但达到有效治疗浓度所需的时间过长,这一问题限制了药物的实际应用,只能用于维持治疗。

尽管对于芬太尼,人们已经尝试过利用电流提高药物被动扩散的速度[15],但是它的实际应用仍然很有限。

肌内和皮下给药

从皮下组织或肌肉组织中吸收药物直接取决于药物剂型和流向这些组织的血流量。在大多数生理状态下,肌肉中存在着大量的血流,因此药物溶液的肌内吸收相对较快且较完整。因此，一些水溶性药物可以肌内注射，具有快速、可预测的药效（如神经肌肉接头阻断剂）。皮下途径的药物吸收在起效阶段更易发生变化，因为在生理状态发生变化时，皮下血流的变动很大——这也是围手术期使用皮下肝素和常规胰岛素时，其起效时间和最大药效可发生成倍变化的主要原因。

鞘内、硬膜外和神经周围注射

由于脊髓是许多麻醉剂的主要作用部位，因此直接将局麻药和阿片类药物注射到鞘内的方法能够避开其他任何给药途径中药物吸收和药物分配的限制。局麻药的硬膜外和神经周围给药与鞘内给药不同，因为不将药物直接注射到脑脊液中，这就需要通过硬脊膜或神经鞘吸收药物以到达作用部位。相比口服、静脉和吸入给药，此类给药方式的主要缺点是麻醉者需要具备相对更加专业的操作技术。

吸入给药

肺毛细血管中的血流量很大，可与肺泡巨大的表面积进行交换，这使得吸入给药成为一种极具吸引力的给药方式[16]。目前已有很多新型技术的出现，能够快速且可预测地雾化多种药物，从而近似静脉给药[17]。这些技术目前正在进行Ⅱ期FDA试验。

药物分布

药物一旦进入血液循环，它就会通过大量的血液被运送到整个身体的各个器官。心排出量在各器官血管床之间的相对分布决定了器官暴露于药物的速度。循环高灌注的器官包括：脑、肺、心和肾。它们接受心排出量的相对分布是最高的，因此是血药浓度最早达到平衡的器官[4]。之后，药物在灌注相对不充分的肌肉和肝脏中达到平衡；最后，是灌注更少的内脏脉管系统、脂肪组织和骨骼。

无论是被动扩散还是转运蛋白介导，毛细血管中的药物输送通常都不会达到饱和状态，因此组织和器官的药物摄取量受流经它们的血流量的限制（即流量受限的药物摄取）。

尽管初始药物运送的速率可能取决于器官的相对血流量，但组织中药物浓度平衡的速率取决于血流量与组织含量之比。因此，药物摄取后在几分钟内随即迅速到达高灌注、体积较低的脑，肾和肺并到达平衡；而药物在灌注相对不足、中等体积的肌肉组织可能需要几小时才能达到平衡；在低灌注且体积大的脂肪组织中数天都不能达到平衡[11]。

再分布

在静脉注射后不到一分钟内，高度亲脂性药物如硫喷妥钠和丙泊酚即可迅速开始扩散到灌注丰富的脑组织中。由于脑组织体积低但脑灌注高，所以脑动脉中的血药物浓度通常在3min内即可与脑组织的药物浓度迅速达到平衡。随着药物继续被其他血流量较低但重量和体积较高的组织吸收，药物的血药浓度继续迅速下降。一旦药物在脑组织中的浓度高于血药浓度，药物浓度梯度就会发生逆转，这使得亲脂性药物扩散回到血液中，并重新分布到其他仍在吸收该药物的组织中去[4, 18-19]。这一过程在每个器官的血管床中持续进行，直到最终，未被身体代谢或排泄的亲脂性药物，绝大部分将会存在于脂肪组织中。然而，在高度亲脂性药物单次推注后，由于药物重新分布到肌肉组织中，大脑组织浓度迅速下降到治疗水平以下，这时肌肉具有比脂肪组织更大的灌注[4, 19]。尽管由于药物的重新分配，高度亲脂性药物在单次、中等剂量使用时具有非常短的中枢神经系统作用时间，但重复注射药物可以快速提高外周组织药物浓度。当药物的组织浓度足够高时，治疗阈值以下的血药浓度降低仅取决于药物的消除[20]。

药物消除

除了以原型从身体排出，药物还可以被生物转化（代谢）成一种或多种新化合物，然后从体内消除。任何一种消除机制都会降低体内的药物浓度，使得浓度最终非常低，以致可以忽略不计，从而无法产生药物效应。消除是描述药物从身体移除的所有过程的药代动力学术语。尽管肝脏和肾脏被认为是药物消除的主要器官，但是药物代谢也可以发生在许多其他含有活性药物代谢酶（如肺血管/红细胞）的位置，并且药物可以原型从其他器官排泄出来（如肺）。

清除率（药物清除率）是药物在一个单位时间内完全、不可逆地去除的血液理论体积[21]。总药物清除率可以用血药浓度-时间的药代动力学模型计算。

生物转化反应

从人体以原型排出的药物大部分都是亲水性

的，因此很容易进入尿液或粪便。亲水性不够强，不能以原型被排泄掉的药物，需要通过转化，使其成为更亲水的、可排泄的化合物。代谢药物的酶促反应可分为Ⅰ期和Ⅱ期生物转化反应。Ⅰ期反应是将药物转化为一种或多种极性化合物，因此有利于从体内排泄。Ⅱ期反应通过将各种内源性化合物缀合至药物的极性官能团来转化原始药物，使得代谢产物更具亲水性。通常药物将经历Ⅰ期反应以产生具有极性官能团的新化合物，然后该极性官能团将经历Ⅱ期反应。然而，药物也可以单独进行Ⅰ期反应或单独进行Ⅱ期反应。

Ⅰ期反应

Ⅰ期反应可以将原始化合物水解、氧化或还原。水解是将一个水分子插入另一个分子中，形成不稳定的中间化合物，随后分裂开来。因此，水解将原始物质裂解成两个单独的分子。水解反应是酰胺类（如利多卡因和其他酰胺类局麻药）以及酯类（如琥珀酰胆碱）药物被代谢的主要方式。

许多药物是通过氧化反应生物转化的。氧化被定义为从分子中去除电子的反应。大多数（如果不是全部的话）氧化的共同要素是将羟基（OH）插入药物分子中的酶促反应。在某些情况下，这会产生化学性质稳定的、更具极性的羟基化代谢物。然而，通常情况下，羟基化产生的化合物并不稳定，可自发地分裂成单独的分子。这种基本机制在许多不同的生物转化过程中都发挥着作用。脱烷基化（去除含碳基团）、脱氨基（去除含氮基团）、含氮基团的氧化、脱硫、脱卤和脱氢都遵循初始羟基化。水解和羟基化有一定的相似性，两者都具有初始的酶促介导的步骤，产生不稳定的化合物，并快速解离成单独的分子。

一些药物通过还原反应代谢，即将电子加到分子上的反应。与氧化反应相反，在氧化反应中，电子从 NADPH 转移到氧原子上；而在还原反应中，电子转移到药物分子上。外源性化学物质的氧化需要氧气，但还原性生物转化受氧气的抑制。因此细胞内较低的氧气张力，对还原反应起到促进的作用。

细胞色素 P450 酶

细胞色素 P450（CYP）是一类组成型和诱导型酶的超家族，催化大多数Ⅰ期生物转化过程。CYP3A4 是最重要的一个酶，占所有 CYP 介导的药物代谢的 40%～45%。CYP 以高浓度结合到肝细胞的光滑内质网和高位小肠的肠细胞膜中。CYP 也存在于肺、肾和皮肤中，但数量要少得多。CYP 同工酶主要通过在底物中加入羟基的形式插入氧原子，从而使其氧化，而另一个氧原子被还原成水。

几种组成型 CYP 参与各种内源性化合物的生成，如胆固醇、类固醇激素、前列腺素和类花生酸。除此之外，各种外源性化学物质都可以诱导多种 CYP 的产生。在暴露于各种外源性化学物质（包括许多药物）后，CYP 的药物代谢活性增加。在任何时候，CYP 存在的数量和种类取决于它们暴露于不同的化学物质。CYP 系统能够保护生物免受外源性化合物累积的有害影响，因为它具有两个基本特征——广泛的底物特异性，和通过诱导不同的 CYP 同工酶适应暴露于不同物质的能力。表 11-1 根据生物转化的 CYP 同工酶把麻醉实践中不同的药物进行分组。

表 11-1　麻醉学中遇到的 CYP 同工酶底物

CYP3A4	CYP2D6
对乙酰氨基酚	卡托普利
阿芬太尼	可卡因
阿普唑仑	氢可酮
丁哌卡因	美托洛尔
西沙必利	昂丹司琼
可卡因	羟考酮
地西泮	普萘洛尔
地高辛	噻吗洛尔
地尔硫䓬	**CYP2B6**
芬太尼	美沙酮
利多卡因	丙泊酚
咪达唑仑	**CYP2C9**
尼卡地平	双氯芬酸
硝苯地平	布洛芬
奥美拉唑	吲哚美辛
罗哌卡因	**CYP2C19**
他汀类药物	地西泮
舒芬太尼	奥美拉唑
维拉帕米	普萘洛尔
华法林	华法林

如果不同底物竞争同一 CYP 上的药物结合位点,这时生物转化就会受到抑制。两种竞争底物对彼此代谢的影响取决于它们对酶的相对亲和力。生物亲和力较低的化合物,其生物转化会被更大程度地抑制。这是 H2 受体拮抗剂西咪替丁抑制许多药物(包括哌替啶、普萘洛尔和地西泮)代谢的机制。较新的 H2 拮抗剂雷尼替丁具有不同的结构,它在临床上引起的药物相互作用较少。其他药物,特别是钙通道阻滞剂和抗抑郁药,也会抑制人体内氧化药物的代谢。由于 CYP 系统改变了药物代谢,这使临床医生能够预测哪些药物组合更可能导致临床显著的药物相互作用。

II期反应

II期反应也被称为结合或合成反应。许多药物不具极性化学基团用来结合,因此只有在 I 期反应后才发生结合。其他药物,例如吗啡,已经含有一个极性基团,可以作为偶联的"手柄",直接进行 II 期反应。各种内源性化合物可以与母体药物或其 I 期代谢物连接,形成不同的缀合产物,这些内源性底物包括葡糖醛酸、乙酸盐和氨基酸。巯基酸缀合物由外源性化合物与谷胱甘肽的结合产生。其他结合反应可产生药物或其代谢物的硫酸化或甲基化衍生物。像细胞色素 P450 系统一样,催化 II 期反应的酶也是可诱导的。II 期反应的产物是极性的水溶性化合物,这有助于药物通过肾脏或肝胆系统的最终排泄。像 CYP 一样,催化 II 期生物转化的酶也有不同的家族和超家族。

药物代谢的遗传变异

对于涉及 I 期和 II 期反应的大多数酶,存在多种具有生物活性的同工酶。由于负责控制这些大量酶的基因变异性,所以个体之间的药物代谢存在显著差异。对于大多数药物而言,人群代谢率的分布是单峰分布。如果存在影响药物代谢速率的遗传变异(多态性),则人群代谢率的分布将是多峰分布。对这种多峰分布的更详细分析能够揭示具有不同药物消除速率的人群亚组,而且在每个亚组中,每一个药物的代谢速率都会通过单峰分布来描述。例如,不同基因型的个体血浆假性胆碱酯酶活性不同,存在正常、较低或缺失(罕见)之分,这就导致了众所周知的对于琥珀酰胆碱反应的个体差异(琥珀酰胆碱被假性胆碱酯酶水解)。许多药物代谢酶均表现出遗传多态性,包括 CYP 和催化 II 相反应的各种转移酶。但是,这些差异中无一与性别相关。

药物代谢随年龄的变化

CYP 酶的活性和能力从胎儿和新生儿时期的低于正常水平,到大约 1 岁时增加到正常水平。尽管年龄是药物消除数学模型的协变量之一,但是我们尚不清楚,这些变化是否与器官功能随年龄变化(年龄相关器官功能障碍),或随着年龄的增加 CYP 水平降低。相反,我们已经清楚的是,新生儿在进行 II 期结合反应方面的能力是有限的,但在将 II 期反应标准化至幼年之后,高龄本身并不影响进行 II 期反应的能力。

肾脏的药物消除

肾脏在药物消除中的主要作用,是将亲水性药物的原型、亲脂性药物的 I 期、II 期反应肝脏代谢产物排入尿液中。通过肾小球被动滤过而被动消除药物是一个非常低效的过程——药物与血浆蛋白或红细胞的任何一种紧密结合都会使肾脏药物清除率降低到肾小球滤过率以下。为了使肾清除效率更高,在近端肾小管细胞中存在着一些散在的有机酸和有机碱的主动转运蛋白。尽管这些转运蛋白可能达到饱和状态,但它们允许肾脏清除药物以接近整个肾血流。

实际上,主动分泌药物的肾脏药物清除过程可以被一些其他活动所抑制,这些活动包括亲脂性药物在肾小管被动重吸收和亲水性药物在载体介导下在肾小管主动重吸收过程。因此,少量的过滤和分泌的亲脂性药物很容易在远端小管被重吸收,使得肾净清除率可以忽略不计。相反,如果肾小管流量显著减少(如少尿)和(或)尿液 pH 有利于非离子化形式的亲水性药物,则大量过滤和分泌的亲水性药物可以被动地重吸收。肾脏药物清除依赖于肾功能,即使对于主要通过肾小管分泌消除的药物也是如此。因此,对于急性或慢性原因导致肾功能减退(通常以肌酐清除率降低为指标)的患者,包括老年、低心排血量状态和肝肾综合征,必须改变药物剂量以避免药物本身和潜在毒性代谢产物的蓄积(如利多卡因、哌替啶)(表 11-2)。

肝脏的药物消除

肝脏中的药物消除取决于肝脏代谢药物的内在能力(固有清除率,Cl_i)和可弥散进入肝脏的药物量。已经开发出许多种数学模型来试图准确描述肝动脉血流量、门静脉血流量、固有清除率和与血浆蛋白结合的药物之间的关系[22,23]。根据这些模型,肝静脉血液中未结合的药物浓度(C_v)和可

表 11-2　麻醉学中遇到的主要经肾脏排泄的药物

氨基糖苷类	泮库溴铵
阿替洛尔	青霉素
头孢类抗生素	普鲁卡因
地高辛	溴吡斯的明
依酚氯铵	喹诺酮类
纳多洛尔	罗库溴铵
新斯的明	舒更葡糖钠

用于消除的肝脏内的药物浓度处于平衡状态。这些模型还假设所有输送到肝脏的药物都可用于消除，并且消除是一级过程——每单位时间消除药物的比例是恒定的。血液中的药物通过肝脏清除的部分，是肝脏提取率 E。

$$E = \frac{C_a - C_v}{C_a} \qquad (11-1)$$

其中 C_a 是肝动脉 - 门静脉混合药物浓度，C_v 是肝静脉 - 门静脉混合药物浓度。总的肝脏药物清除率 Cl_H 是：

$$Cl_H = Q \cdot E \qquad (11-2)$$

其中 Q 是肝血流量。因此，肝脏清除率是肝血流量和肝脏从血液中提取药物能力的函数。

提取药物的能力取决于药物代谢酶的活性和肝胆系统排泄的能力——肝脏的固有清除率（Cl_i）。

固有清除率表示在没有任何血流量或药物结合限制的情况下，肝脏从血液中除去药物的能力。总肝药物清除率与提取率和固有清除率 Cl_i 的关系为：

$$Cl_H = Q \cdot E = Q\left(\frac{Cl_i}{Q + Cl_i}\right) \qquad (11-3)$$

公式 11-3 的右边表明，如果固有清除率非常高（比肝血流量大很多倍，$Cl_i \gg Q$），肝总清除率就会接近肝血流量。另一方面，如果固有清除率非常小（$Q + Cl_i \approx Q$），肝脏清除率将与固有清除率相似。这些关系如图 11-1 所示。

因此，肝药物的清除率和提取率由两个独立的变量确定，即固有清除率和肝血流量。两者的变化都会改变肝脏清除率。然而，根据非线性关系，变化的程度取决于固有清除率与肝血流量之间的初始关系：

$$E = \frac{Cl_i}{Q + Cl_i} \qquad (11-4)$$

如果最初的固有清除率相对于肝血流量较小，那么提取比率也很小，并且公式 11-4 可简化为以

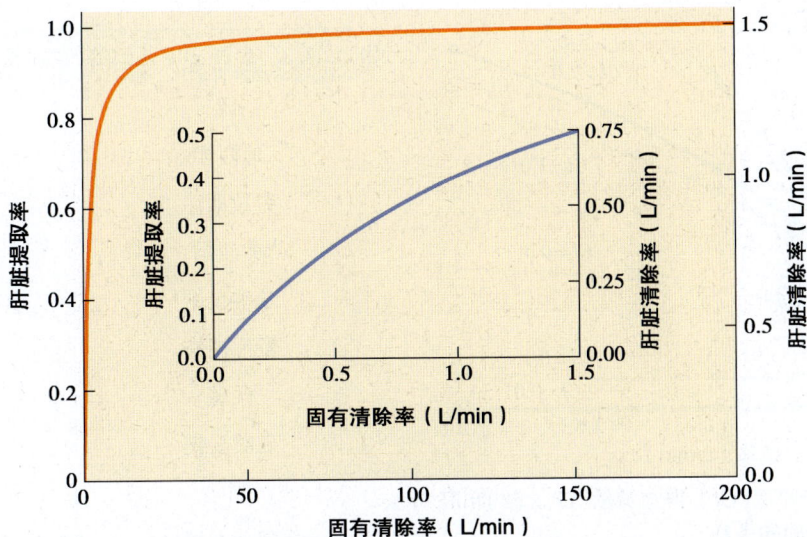

图 11-1　在 1.5L/min 的正常肝血流量（Q）下肝脏提取率（E，右 y 轴）、固有清除率（Cl_i，x 轴）和肝脏清除率（Cl_H，左 y 轴）之间的关系 对于具有高固有清除率（$Cl_i \gg Q$）的药物来说，增加固有清除率对肝脏提取的影响不大，并且肝脏总清除率接近于肝脏血流量。相反，如果固有清除率很小（$Cl_i \leq Q$），则提取率与固有清除率（插图）相似（摘自 Wilkinson GR, Shand DG. A physiologic approach to hepatic drug clearance. Clin Pharmacol Ther. 1975, 18: 377）

下关系：

$$E = \frac{Cl_i}{Q} \ll 1 \qquad (11\text{-}4a)$$

公式 11-4a 表明，加倍的固有清除率将使提取率发生几乎成比例的增加，并因此产生肝脏清除率（图 11-1，插图）。但是，如果固有清除率比肝血流量大得多，则公式 11-4 简化为以下关系：

$$E = \frac{Cl_i}{Cl_i} \approx 1 \qquad (11\text{-}4b)$$

公式 11-4b 表明提取比率与固有清除率无关，因此固有清除率的变化对提取率和肝药物清除率的影响可以忽略不计（图 11-1）。在非数学术语中，固有清除率高表示有效的肝脏消除。已经很有效的过程很难再次提高，而对于固有清除率低、药物清除相对低效率的个体进行改进则相对容易。

对于具有高提取率和高固有清除率的药物，肝脏消除清除率与肝血流量成正比。因此，肝脏血流量的任何变化都会直接反映在肝脏消除清除率成比例的变化上（图 11-2）。相反，当固有清除率较低时，肝血流量的变化会导致提取率的反比变化（图 11-3），因此肝脏消除清除率基本上与肝血流量无关，而与固有清除率密切相关。因此，将

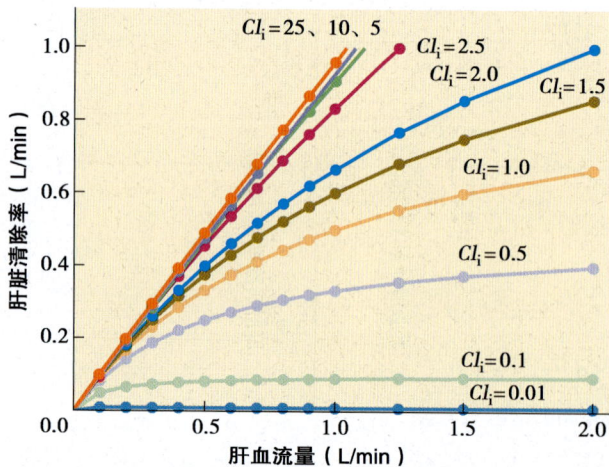

图 11-3　不同的固有清除率（Cl_i）、肝血流量（Q，x 轴）与肝脏提取率（E，y 轴）之间的关系

当固有清除率低时，由于肝脏的代谢能力有限，肝血流量增加导致提取率下降。相反，当内在清除率高时，由于肝脏消除药物的能力远高于正常肝脏血流提供的药物量，因此提取率基本上与肝血流量无关

药物分类为低、中、高的提取率（表 11-3），可以预测肝脏固有清除率和肝血流量如何影响肝脏清除率。这样就可以在经肝代谢药物剂量中进行总体调整，以避免药物的过度蓄积（减少肝脏消除而不调整剂量）或亚治疗剂量策略（增加肝脏消除而不调整剂量）。

在设计药物剂量策略时，心脏输出量的药理学和病理学变化，及其对肝脏/内脏血流量和肾血流量的影响是重要的协变量[24]。如上所述，在

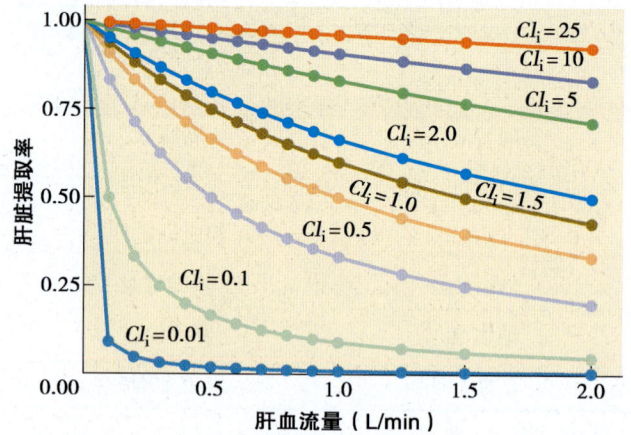

图 11-2　不同的固有清除率（Cl_i）、肝血流量（Q，x 轴）和肝脏清除率（Cl_H，y 轴）之间的关系

当固有清除率低时，肝脏消除清除率与肝血流量无关——药物清除受肝脏代谢药物能力（即，固有清除率）的限制。相反，随着固有清除率的增加，肝脏消除变得更依赖于肝血流量——肝脏能够代谢所有暴露于其中的药物，因此仅受到流入到肝脏药物量的限制（即流量受限的药物代谢）

表 11-3　麻醉学中遇到的药物（根据肝脏提取率分类）	
低	**高**
地西泮	普萘洛尔
劳拉西泮	丁哌卡因
美沙酮	地尔硫䓬
苯妥英钠	芬太尼
罗库溴铵	氯胺酮
茶碱	利多卡因
硫喷妥钠	哌替啶
中	美托洛尔
阿芬太尼	吗啡
美索比妥	纳洛酮
咪达唑仑	硝苯地平
维库溴铵	丙泊酚
	普萘洛尔

心排出量减少的状态（如心力衰竭、休克、脊髓麻醉），高提取率药物的肝脏清除率会降低，而低提取率药物的清除率变化很小[25-26]。相反，肾脏血流量的自动调节能维持相对恒定的肾脏清除率，直至低尿量状态使得从远端肾小管重吸收的药物增加[27]。

药代动力学模型

药物在其作用部位的浓度是药物药理作用的基本决定因素。尽管血液很少是药物作用部位，但每个器官的组织药物浓度是以下变量的函数：流向器官的血流量，流入器官的动脉中药物的浓度，器官摄取药物的能力，以及药物在血液和器官之间的扩散性。

生理模型与房室模型

静脉注射和吸入麻醉药的初始药代动力学模型采用生理或灌注模型[4]。在这些模型中，人体组织器官被集中近似为具有相似心排出量和药物吸收能力的组。单位体积中具有大血流量的高灌注组织被分类为血管富集组，而每单位体积中具有平衡量血流量的组织被分类为寡血管组或快组织组，贫血管组（慢组织组）由具有药物摄取能力强但组织灌注有限的组织组成。虽然从数学模型中不可能确定构成每个组的确切器官，但很显然，高灌注的组织是由大脑、肺、肾和一部分肌肉组成的；快速平衡的组织将由大多数肌肉和一部分内脏器官（例如肝脏）组成，缓慢平衡的组织包含大部分脂肪组织和其余的内脏器官。

基于这些计算和实验上的生理模型，Price[4, 18]证明了单次硫喷妥钠给药后的觉醒主要是硫喷妥钠从大脑到肌肉再分布的结果，而与其他因素——如分布到灌注不充分的组织或药物代谢——关系很小。这种再分布的基本概念适用于所有亲脂性药物，并且直到精确的药代动力学模型建立后才被详细描述。

这种基于灌注的生理药代动力学模型已经在心排出量的生理、药理、病理学分布如何影响药物分布和消除上提供了重要见解[28-29]。然而，验证这些模型的预测需要测量许多不同组织中的药物浓度，这对实验系统而言是低效甚至有害的。因此，已经开发出更简单的数学模型。在这些模型中，身体由一个或多个房室组成。血液中的药物浓度

用于定义给药剂量与药物浓度变化的时间过程之间的关系。房室药代动力学模型的房室不能等同于组成生理药代动力学模型的群组，因为房室是用数学方法表征血药浓度特征的理论实体。这些模型可用来推导用于量化药物分布和消除的参数——分布容积、清除率和半衰期。

尽管与生理药代动力学模型相比，房室模型的简便性是其优点，但它也存在一些缺点。例如，心排出量不是房室模型的参数，因此房室模型不能直接预测心力衰竭对药物代谢的影响[30]。但是，如果一组心脏衰竭的患者与另外一组健康受试者进行比较，房室药代动力学模型仍然可以量化心排出量减少对药物代谢的影响。

对许多人来说，药代动力学的原理是以数学为基础的。在接下来的部分中，将用公式来说明药代动力学研究所需的各种概念。鼓励读者们更多关注概念，而不是公式。

药代动力学概念

大多数药物遵循一级动力学。一级动力学过程是指不论药物的量或浓度如何，规定时间内清除药物的恒定比例。这一恒定的比例相当于速率常数。速率常数通常由字母 k 表示，并具有"时间倒数"单位，如 min^{-1} 或 h^{-1}。如果每分钟消除 10% 的药物，那么速率常数为 $0.1 min^{-1}$。因为在一级动力学中每单位时间除去一个恒定的分数，所以去除的药物绝对量与药物浓度成正比。因此，在一级动力学中，任何特定时间的药物变化率与当时的药物浓度成正比。当浓度很高时会比浓度低时有更多的药物被清除掉。一级动力学不仅适用于消除，还适用于吸收和分配。

药代动力学过程的快慢通常用半衰期来描述，而不是使用速率常数，即浓度降低一半所需的时间。半衰期直接由相应的速率常数计算。这个简单的方程：

$$t_{1/2} = \frac{\ln 2}{k} = \frac{0.693}{k} \tag{11-5}$$

因此，$0.1 min^{-1}$ 的速率常数转化为 $6.93 min$ 的半衰期。可以计算任何一级动力学过程的半衰期，包括药物吸收、分布和消除。一级动力学过程只会逐渐接近完成，因为每单位时间内药物的一个恒定部分（而不是绝对数量）被清除掉。但是，5 个半衰期后，这一过程将完成近 97%（表 11-4）。实

表 11-4　消除半衰期和相应的药物消除百分比

半衰期数	剩余药物百分比	消除药物百分比
0	100	0
1	50	50
2	25	75
3	12.5	87.5
4	6.25	93.75
5	3.125	96.875

际上，这基本上是 100%，因此体内残留的药物量可以忽略不计。

分布容积

分布容积量化了药物分配的程度。决定药物分布范围的生理因素是组织的总容量与血液对该药物的容量之比。组织吸收药物的总体能力是药物分布的组织总量以及它们对药物的平均亲和力的函数。在房室药代动力学模型中，药物被设想分布到一个或多个"盒子"或房室中。这些房室不能直接等同于特定组织，而是可以用来分析药物分布和消除以及描述药物浓度与时间曲线的假想实体。

分布容积是一个"表观"体积，因为它代表了这些假想的盒子或房室的大小，这些盒子或房室是解释参照隔室（通常称为中央室或血浆室）中药物浓度的必要因素。分布容积 V_d、药物总量与中央隔室药物浓度，三者关系为：

$$V_d = \frac{给药剂量}{初始药物血药浓度} \quad (11\text{-}6)$$

如果药物广泛分布，那么药物浓度将比较低，这相当于更大的分布容积。例如，如果总共含有 10mg 药物并且浓度为 2mg/L，则表观分布容积为 5L。如果浓度为 4mg/L，则分布容积将是 2.5L。

简单地说，表观分布容积是药物分布范围的数字指数，与任何组织或组织的实际体积没有任何关系，它可能与血浆容量一样小，如果整个组织的摄取量很大，分布的表观容积也可能大大超过身体的实际总容量。通常，亲脂性药物比亲水性药物具有更大的分布容积。因为分布容积是模拟药物在体内分布的数学概念，所以它不能提供关于身体中任何特定真实器官的实际组织浓度的任何信息。不过这个简单的数学概念很实用，它提

供了药物在体内情况的总结性描述。事实上，通过如下重新排列公式 11-6，可以容易计算达到目标血药浓度所需的药物负荷剂量：

$$负荷剂量 = V_d × 目标浓度 \quad (11\text{-}7)$$

基于这个等式，很明显，分布容积的增加意味着需要更大的负荷剂量来"填满箱子"并达到相同的浓度。因此，由于生理和病理状况的变化而导致的任何状态改变都会改变分布容积，需要进行用药调整。

总药物（消除）清除率

消除清除率（药物清除率）是药物在一个单位时间内完全、不可逆地去除的理论血液体积。消除清除率具有流量的单位——单位时间内的体积。总药物清除率可以用血药浓度-时间的药代动力学模型计算。药物清除率通常会根据体重或体表面积进行校正，这时的单位名称分别为 ml/(min·kg) 或 ml/(min·m²)。

消除清除率 Cl 可以从静脉注射后观察到的血药浓度下降水平计算如下：

$$Cl = \frac{给药剂量}{浓度对时间的曲线下面积} \quad (11\text{-}8)$$

如果药物迅速从血浆中去除，其浓度下降速率将比不易清除的药物更快。这导致浓度对时间曲线下的面积更小，也就意味着于更大的清除率（图 11-4）。

如果没有额外的器官特异性数据（如尿液药物浓度测量、药物动脉流入浓度）计算来自房室药代

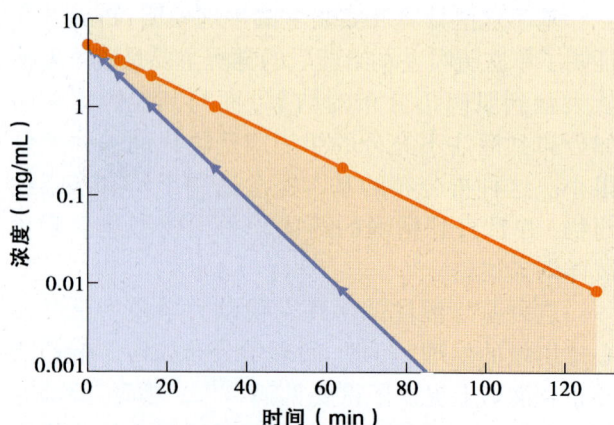

图 11-4　两种消除清除率不同的药物的血药浓度（y 轴）随时间（x 轴）变化曲线的差异

请注意，曲线下面积的不同，表示曲线下面积较小的药物比消除清除率慢的药物更快地从体内排出

动力学模型的消除清除率，通常不能说明不同器官对药物消除的相对贡献。尽管如此，用这些模型估计药物的清除率还是对临床药理学做出了重要贡献。特别是，这些模型提供了大量在各种病理状态下改变药物消除的临床实用信息。

消除半衰期

尽管消除清除率是最能描述药物消除的生理过程（即，输送给消除器官的药物与器官消除药物的能力相结合）的药代动力学参数，但最经常在教科书和文献中报道的药代动力学参数是药物的消除半衰期（$t_{1/2}\beta$）。消除半衰期是体内药物量减少50%的时间。尽管这个参数似乎是药物消除生理学的简单总结，但它实际上是一个复杂的参数，受到药物分布和消除的影响，如下所示：

$$t_{1/2}\beta = \frac{\ln 2}{k_\beta} = 0.693 \times \frac{V_d}{Cl_E} \qquad (11\text{-}9)$$

因此，当生理或病理性紊乱改变药物的消除半衰期时，它并不简单，能够反映药物代谢或消除药物能力变化。例如，老年人硫喷妥钠的消除半衰期延长，但是其消除清除率不变，分布容积增加[31]。因此，老年患者需要适应药物分布变化的剂量策略，而不是药物代谢的降低。相反，在肾功能不全患者中，泮库溴铵消除半衰期的增加仅仅是由于药物肾脏清除率的下降，而分布容积不变[32]。

除了不能深入了解药物保留在体内的机制之外，消除半衰期还无法解释单次给药或重复给药时，其作用终止所需的时间。尽管药物在被输送到消除器官的那一刻起从身体中消除，但快速静脉推注药物的作用终止是由于药物从脑再分配到血液和其他组织（如肌肉）而产生的。因此，在一次消除半衰期之内大多数麻醉药的作用早已消退了，这使得这种药代动力学测量法不能提供有关静脉给药后作用持续时间的实用信息。因此消除半衰期在麻醉实践中的作用是有限的[10]。

肝肾疾病对药代动力学参数的影响

多种病理生理变化，都阻碍着患有肝肾疾病的个体中给定药物的药代动力学精准预测。另外，肝功能化验（如转氨酶）在估测肝脏功能和剩余药物消除代谢能力方面并不可靠。但是，仍然可以进行一些概括总结。在肝病患者中，因为清除率的降低，肝脏代谢或排泄药物的清除半衰期通常会增加，其他原因可能还包括腹水引起的分布容积增加和蛋白结合力的改变[10,33]。药物在稳态下的浓度与消除清除率成反比。因此，当肝脏药物清除率降低时，反复静脉推注或连续输注苯二氮䓬类、阿片类和巴比妥类药物可能导致药物过度积累和过长的药理作用时间。由于小剂量给予硫喷妥钠和芬太尼等药物时，药效消失很大程度上是再分布的结果，因此在保守剂量给药的情况下，药效消失受到清除率降低的影响程度很小。在肾衰竭患者中，类似的概念也适用于经肾排泄药物的使用。似乎我们总应当适当低估患者对药物的剂量要求，观察给药后的反应并在必要时追加更多药物，这样几乎永远是更好的做法。

非线性药代动力学

迄今为止，讨论的生理学和房室模型都是基于药物分配和消除是一级动力学过程的假设。因此，其中的参数，如清除率和消除半衰期，都与药物的剂量或浓度无关。但是，也存在几种药物的消除速率是剂量依赖性，或非线性的。

药物的消除过程涉及与催化生物转化反应的酶或与跨膜转运的载体蛋白的相互作用。如果存在大量的药物，则可能超过药物清除系统的清除能力。这种情况时，不可能再以恒定比例清除药物，而是每单位时间内排出恒定量的药物。苯妥英（phenytoin）是一种在治疗浓度下可表现出非线性药物消除的著名实例[34]，而在麻醉实践中，用于脑保护的极高剂量的硫喷妥钠可显示零级消除[35]。理论上，所有药物都是非线性消除的。而在实践中，由于大多数药物的消除能力非常强大，所以即使在毒性浓度下非线性消除也并不明显。

药代动力学的房室模型

单室模型（一室模型）

虽然对于大多数药物来说，单室模型过于简化了，但它的确可以说明清除率、分布容积和消除半衰期之间的基本关系。在这个模型中，身体被假想为一个单一的均质房室。假定注射后的药物分布是瞬时的，因此房室内部没有浓度梯度。只有通过消除才能降低系统中的药物浓度。图11-5显示了一种具有单室动力学模型的假想药物，其血药浓度随时间变化的曲线。血药浓度（C）随着时间从初始浓度（C_0）逐渐降低可以用简单的单指数函数表征：

$$C(t) = C_0 \times e^{-k_e \times t} \qquad (11\text{-}10)$$

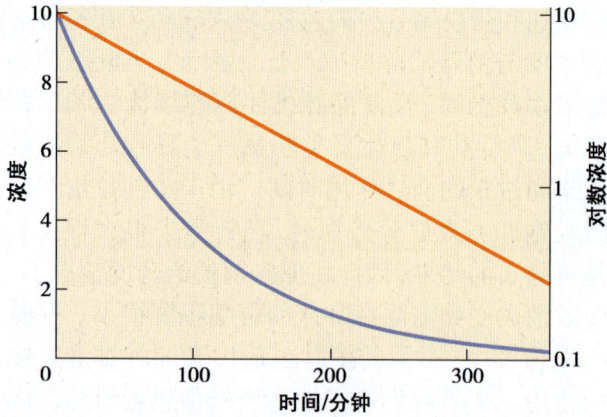

图 11-5   单室一级药代动力学模型中血药浓度对时间的变化曲线

图中同时绘制出药物在线性(蓝线,左 y 轴)和对数(红线,右 y 轴)标度的曲线。请注意,对数浓度分布曲线的斜率等于消除速率常数(k_e),并与方程式 11-9 中所述的消除半衰期($t_{1/2\beta}$)有关

当把浓度以对数标度绘制时,浓度随时间的曲线就变成直线。这时的斜率等于一级消除速率常数(k_e)。

在单室模型中,药物清除率 Cl 等于消除速率常数 k_e 和分布容积的乘积。

$$Cl = k_e \cdot V_d \qquad (11\text{-}11)$$

结合等式 11-5 和等式 11-10,产生等式 11-9(其中 $k_e = k_\beta$)

$$t_{1/2\beta} = \frac{\ln 2}{k_e} = 0.693 \times \frac{V_d}{Cl_E} \qquad (11\text{-}9)$$

因此,当可以简单假设瞬时混合药物进入单个隔室时,消除半衰期与浓度时间曲线的斜率成反比。对于需要考虑多个房室药代动力学的药物,其清除率、分布容积、消除半衰期之间的关系就不是如方程式 11-9 所示简单的线性关系。但是,同样的原理仍然适用。所有其他条件相同时,清除率越高,消除半衰期越短;分布容积越大,消除半衰期越长。因此,消除半衰期取决于另外两个变量,即清除率和分布容积,这两个变量分别表示了药物分布的程度和药物清除的效率。

二室模型

对于许多药物,静脉注射后的血药浓度对时间的对数图与图 11-6 的示意图类似。血药浓度下降有两个不连续的阶段。注射后第一阶段的特征是药物浓度以非常快的速率下降。在这个"分布阶段",浓度的快速下降很大程度上是由药物从血浆

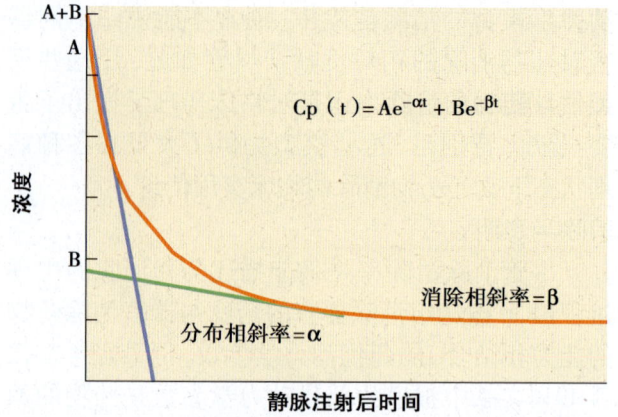

图 11-6   二室一级药代动力学模型中对数血药浓度对时间的变化曲线

请注意,分布阶段的斜率显著大于消除阶段的斜率,表明分布过程不仅比消除过程更快,而且还是给药后几分钟内血药浓度的下降的主要因素

进入组织当中引起的。分布阶段之后,随着药物的清除,浓度下降更加缓慢。尽管消除是也在注射后立即开始的,但在初始阶段,其对血药浓度下降的贡献远小于因药物分布造成的浓度下降。

考虑到这种双相的行为,我们必须考虑人体由两个房室组成:一个中央室(包括血浆)和一个外周室(图 11-7)。这种二室模型需要假定注射药物进入的是中央室,并且从中央室获得用于测量血药浓度的样品,而且该药物仅从中央室消除。中央室内的药物分布被认为是瞬时的。实际上,这最后一个假设并不真实。但是,一些高灌注组织的药物吸收速度非常快,以至于在血药浓度随时间变化的曲线上无法检测出两个分离的阶段。

分布和消除阶段可通过血药浓度对时间曲线的图形分析来表示,如图 11-6 所示,其中消除线被外推到时间零点(注射时间)。在图 11-6 中,分配线和消除线在时间零点的截距分别为 A 和 B。混

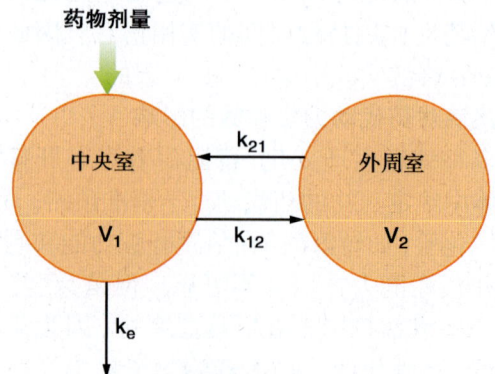

图 11-7   二室药代动力学模型示意图

合速率常数 α 和 β 等于两条线的斜率,用于计算分布和消除半衰期。α 和 β 之所以被称为混合速率常数,是因为它们同时由分配和消除过程所决定。

在静脉注射后的任何时间,具有二室动力学的药物的血药浓度等于两个指数项的总和:

$$C_p(t) = Ae^{-\alpha t} + Be^{-\beta t} \qquad (11\text{-}12)$$

其中 t 是时间,$C_p(t)$ 是在 t 时间的血药浓度,A 是分布线的 y 轴截距,α 是分布阶段的混合速率常数,B 是消除相线的 y 轴截距,β 是消除阶段的混合速率常数。第一项用于表征分配阶段,而第二项表征消除阶段。注射后即刻,第一项表示总血药浓度比第二项大得多。在几个分布半衰期后,第一项的值接近零,此时的血药浓度基本上等于第二项的值(图 11-6)。

在多室模型中,药物最初仅分布在中央室内。因此,初始表观分布容积是中央室的容积。在注射后即刻,药物量就是给药剂量,浓度是在时间 t=0 处的外推浓度,等于分布线和消除线的截距之和。通过修改公式 11-6 计算中心室 V_1 的容积:

$$V_1 = \frac{\text{剂量}}{\text{初始血药浓度}} = \frac{\text{剂量}}{A+B} \qquad (11\text{-}13)$$

中央室的容积在临床麻醉学中很重要,因为这个药代动力学参数决定了静脉推注后的血浆峰浓度。例如,低血容量会减少中央室的容积。如果剂量不相应降低的话,较高的血药浓度会增加不良药理作用的发生率。

静脉注射后,所有药物都在中央室。同时,三个过程开始:药物从中央部位移动到外周部位,容积为 V_2。这种跨室间的转移是一级过程,其大小由速率常数 k_{12} 量化。一旦药物出现在外周室中,一些药物就还会回到中央室,这是一个以速率常数 k_{21} 为特征的过程。中心和外周室之间的药物转移由分布清除率或隔室间清除率来量化:

$$\text{隔室间清除率} = Cl_{12} = Cl_{21} = V_1 \times k_{12}$$
$$= V_2 \times k_{21} \qquad (11\text{-}14)$$

药物给药后即开始的第三个过程是通过中央室不可逆地从系统中除去药物。如在单室模型中,消除速率常数是 k_e,消除清除率是:

$$\text{清除清除率} = Cl_E = V_1 \times k_e \qquad (11\text{-}15)$$

静脉注射后中央室浓度下降的快速性取决于

房室容积的大小、隔室间清除率和消除清除率。

在平衡状态下,药物分布在中央室和外周室之间。根据定义,区室之间的药物浓度是相等的。因此,最终的分布容积被称为稳态分布容积(V_{ss}),是 V_1 和 V_2 之和。药物大量的组织摄取会反映在大的外周室容积上,接下来又会导致大的 V_{ss}。因此,V_{ss} 可以大大超过身体的实际体积。

与单室模型一样,在多室模型中,消除清除率等于剂量除以浓度对时间曲线下的面积。这一面积,以及房室容积和隔室间清除率,可通过截距和混合速率常数计算,而不必达到稳态条件。

三室模型

在静脉注射一些药物后,初始的快速分布阶段之后是第二个较慢的分布阶段,最后消除阶段才会显现。因此,血药浓度是三个指数项的总和:

$$C_p(t) = Ae^{-\alpha t} + Be^{-\beta t} + Ge^{-\gamma t} \qquad (11\text{-}16)$$

其中 t 是时间,$C_p(t)$ 是在 t 时间的血药浓度,A 是快速分布线的截距,α 是快速分布阶段的混合速率常数,B 是慢速分布线的截距,β 是慢速分布阶段的混合速率常数,G 消除线的截距,g 是消除阶段的混合速率常数。这种三相行为由三室药代动力学模型解释(图 11-8)。和在二室模型中一样,

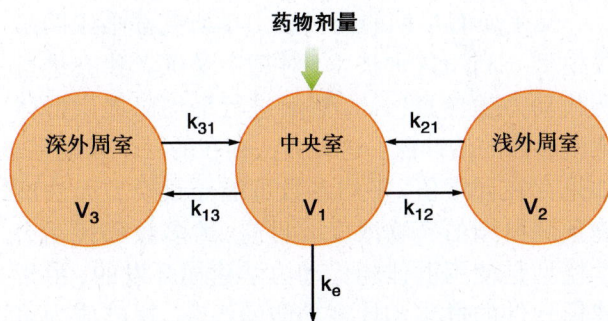

图 11-8　三室药代动力学模型示意图

药物被注入中央室并从中央室消除。药物在中央室和两个外周室之间可逆地转移,这就形成两个分布阶段。中央室与快平衡外周室或"浅"外周室之间的药物转移由一级速率常数 k_{12} 和 k_{21} 表示。进入和离开慢平衡外周室或"深"外周室,用速率常数 k_{13} 和 k_{31} 表示。在这个模型中,有三个房室容积:V_1、V_2 和 V_3,其总和等于 V_{ss};有三种清除率:快速隔室间清除率、慢速隔室间清除率和消除清除率。

临床医生感兴趣的药代动力学参数,例如清

除率、分布容积、分布半衰期和消除半衰期都是通过类似于在二室模型中的计算来确定的。这些参数的精确估计取决于测量的血药浓度随时间变化数据的准确表征。一个经常遇到的问题是采样的持续时间不够长，无法准确定义消除阶段。如果无法检测到低浓度的药物，也会出现类似的问题。相反，有时在给药后采样间隔时间太久，以至于无法准确表征消除阶段[36-37]。药物是否表现出二室或三室动力学模型，并不具有临床后果[10]。事实上，一些药物具有双重作用，在某些患者中表现出二室动力学，而在其他患者的中为三室动力学。在选择药代动力学模型时，最重要的因素是它能最准确地表征测量的浓度。

通常，只要能准确反映数据，一般使用具有最小数量的房室或指数模型。然而，考虑到在特定研究中收集的数据可能无法反映另一种情况下所关注的临床药理学问题，这就使公布的药代动力学模型参数可能没有意义。例如，新数据表明静脉注射药物 X 后的低血压与注射后 1min 的动脉血浆药物 X 浓度峰值有关，但先前的药代动力学模型是基于给药后 5min 才开始测量的静脉血浆药物 X 浓度。在这种情况下，若设计药物 X 的给药方案，避免其在 1min 时药物毒性，药代动力学模型将没有参考价值[10,38-39]。

几乎所有早期的药代动力学研究都采用两阶段模型。利用这种技术，对每个受试者独立进行药代动力学参数估计，然后进行平均以提供群体典型参数的估计值。这种方法存在的一个问题是，如果存在异常值，平均参数可能导致模型无法准确预测典型的药物浓度。目前，大多数药代动力学模型是使用群体药代动力学建模开发的，由于建模软件的进步和计算功能的提高，这已成为可行的方法。使用这些技术，可以通过复杂的非线性回归方法，利用来自单个阶段的整组受试者的所有浓度随时间变化的数据来估计药代动力学参数。这种建模技术提供了群体典型参数值的单一估计。

非房室（随机）药代动力学模型

研究药物药代动力学分析的人员通常希望避免生理模型的实验需求——为了确定模型的组成部分，需要依据数据或经验来估计个别器官的流入和流出浓度，及器官组织药物浓度[40]。尽管房室模型并不假设其中的结构具有任何生理学或解剖学基础，但研究者往往仍旧将解剖学和生理学功能归因于这些经验模型[41]。即使纪律严明的临床药理学家也会尽量避免过度解释房室模型的含义，但是事实会导致许多人质疑特定药物是否存在真实最佳模型架构，因为几种相互竞争的模型都可以提供同样好的数据描述，或者数据集里的一些数据可能更适合三室模型，而其他数据用二室模型表述最适合。因此，一些研究人员选择使用数学技术来表征药代动力学数据，以避免任何先入为主的结构概念，并最终总结出药物分布和消除的药代动力学参数。这些技术被分类为非房室技术或随机技术，并且类似于化学工程系统的分析过程中使用的矩分析方法。虽然这些技术就像任何数学结构一样，通常被认为与模型无关，但必须做出假设来简化数学。非房室分析的基本假设是所有消除清除直接来自血浆，药物的分配和消除是线性和一级过程，并且系统的药代动力学在数据收集的时间内不发生变化（时不变系统）。所有这些假设也是在基本的房室模型和大多数生理模型中进行的。因此，非房室药代动力学方法的主要优点是可以不采用更复杂的数学建模技术，即可对药物吸收、分布和消除进行大致的描述[40]。

非房室分析的另一个吸引人之处是描述药物分布（稳态分布容积，Vd_{ss}）和药物消除（消除清除率，Cl_E）的参数与其他药代动力学技术中的参数类似。事实上，如果定义得当，从非房室模型和房室模型预估的这些参数会产生相似的值。非房室分析中主要的独特参数是平均停留时间（MRT），它是指药物分子在被消除之前在体内停留的平均时间[42]。遗憾的是，MRT 具有房室模型中消除半衰期衍生的主要不足——它不仅没有捕捉到药物在体内广泛分布与消除受限从而使药物滞留在体内的作用，而且这两个参数也都未能描述药物可以通过再分布重新回到血液中，然后进入其他灌注不充分的组织而逐渐失效[43]。

药效学原理

20 世纪 80 年代到 90 年代后期的大部分临床药理学研究致力于应用台式个人计算机的新计算能力来解密静脉麻醉药的药代动力学。然而，开发模型以更好地理解各种生理和病理状态对药物分布和消除的影响的前提，是药物的剂量与其作用之间的关系已经被描述清楚。随着计算能力和药物分析技术的发展，我们已经能够描述药物浓度与相关药理作用之间的关系。因此，20世纪90年代以来，药效学研究集中在定量分析血液中药物浓度与药物对生理过程的影响之间的关系。

药物-受体相互作用

大多数药物制剂通过与药物特异性受体结合产生其生理效应，同时导致细胞功能的改变。大多药物受体是细胞膜结合蛋白，但也有一些受体位于细胞的细胞质或细胞核中。

药物与受体的结合，类似于药物与血浆蛋白的结合，通常是可逆的，并遵循"大规模行动法则"。

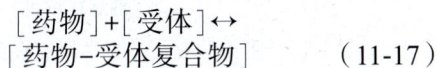

$$[药物]+[受体] \leftrightarrow [药物–受体复合物] \qquad (11-17)$$

这种关系表明，游离药物或未被占据的受体浓度越高，形成药物-受体复合物的倾向就越大。根据药物占据的受体百分比与药物浓度的对数，可绘制出一条S形曲线，如图11-9所示[44]。

药物占据的受体百分比不等于药物产生的最大效应百分比。事实上，大多数受体系统具有比达到最大药物效应所需数量更多的受体[45]。"额外"未结合药物的受体将促进药物-受体复合物的形成（"大规模行动法则"，等式11-17）。因此，在药物浓度非常低的情况下可能会出现接近最大的药物效应。这不仅使机体可以对药物做出极为有效的反应，而且还提供了很大的安全空间——必须有极大数量的药物受体与拮抗剂结合，才能使药物失去其药理作用。例如，在神经肌肉接头处，只需20%～25%的突触后膜功能性烟碱胆碱能受体结合乙酰胆碱，就可以产生肌肉中所有纤维的收缩，而必须有75%的受体被非去极化的神经肌肉拮抗剂阻断从而导致肌肉力量显著下降。这就是神经肌肉传导的"安全空间"[45]。

药物与受体的结合以及由此导致的细胞功能变化是药物施用和其药理作用产生之间复杂的一系列事件中的最后两个步骤。激动剂与受体的结合主要通过两种机制改变细胞功能：受体连接的膜离子通道，称为离子载体；鸟嘌呤核苷酸结合蛋白，称为G蛋白。神经肌肉突触后膜中的烟碱胆碱能受体，是一个是受体-离子载体复合物的例子。乙酰胆碱的结合打开阳离子离子载体，导致 Na^+ 流入，动作电位的传入，并最终导致肌肉收缩。β-氨基丁酸（GABA）受体-氯离子载体复合物是这种机制的另一个例子。内源性神经递质（GABA）或外源性激动剂（苯二氮䓬类药物和静脉麻醉药）的结合增加了 Cl- 传导，使神经元超极化并降低其兴奋性。肾上腺素能受体是G蛋白偶联受体原型。G蛋白改变各种被称为第二信使的细胞内浓度，例如 Ca^{2+} 和环形 AMP，以便转导它们的信号并改变细胞行为。

受体的脱敏和下调

受体不是静态实体。相反，它们是适应其环境的动态细胞组件。长时间暴露于激动剂会导致受体脱敏——其后相同剂量的激动剂将只能产生较低的效应。随着G蛋白下游的胞质第二信使的持续升高，阻止G蛋白信号进一步转导的途径被

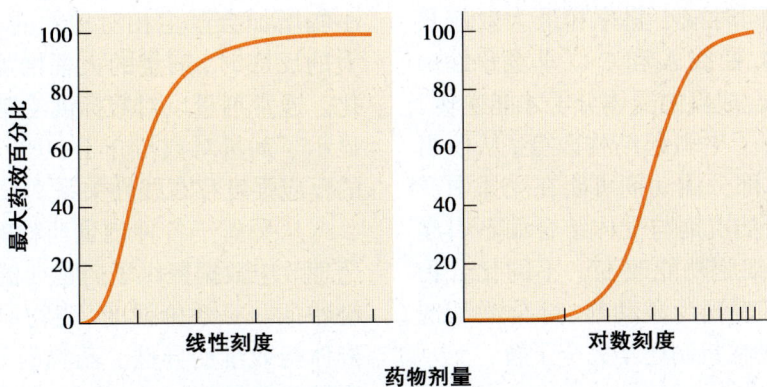

图11-9 药物剂量对药效的示意曲线
在左图中，药效数据相对剂量数据在线性标度上作图。在右图中，将相同的药效数据相对剂量数据在对数刻度上作图，形成S形剂量-效应曲线，并且在最大药效的20%和80%之间呈线性

激活。G 蛋白受体激酶的磷酸化和形成活性异三聚体 G 蛋白复合物所需的抑制蛋白介导的偶联位点阻断均阻止了 G 蛋白偶联受体的激活。抑制蛋白和其他细胞膜蛋白可以标记具有持续活性的受体，使得这些非 G 蛋白受体被内化并隔离，因此不能再结合激动剂。类似的机制也会阻止胞内贮存的受体向细胞膜运输。内化速率的增加和受体补充速率的降低导致总体的下调——受体总数减少。在持续受体失活的情况下，产生下调的信号基本上被逆转。因此，长期失神经支配的神经肌肉接头，就像心脏组织不断地应用肾上腺素能拮抗剂一样，会上调特异性受体，试图在较低浓度的激动剂作用下产生信号。

激动剂、部分激动剂和拮抗剂

与受体结合并产生作用的药物被称为激动剂。作用于相同受体的不同药物可能会产生相同的最大效应（E_{max}），但是它们产生该效应的浓度（即效能）可能不同。激动剂的效能不同但与相同受体结合会产生平行的浓度-反应曲线（图 11-10，曲线 A 和 B）。激动剂效价强度的差异反映了对受体亲和力的差异。部分激动剂即使在非常高的浓度下也不能产生最大效应（图 11-10，曲线 C）。

与受体结合而在细胞功能上不产生任何改变的化合物被称为拮抗剂——拮抗剂使得激动剂不可能结合它们的受体。竞争性拮抗剂可逆地与受体结合，它们的阻断作用可以通过高浓度的激动剂（即竞争）来克服。因此，竞争性拮抗剂在剂量-反应曲线中产生平行移动，但最大效应不会改变（图 11-10，曲线 A 和 B）。非竞争性拮抗剂不可逆地结合受体。这与减少受体数量、将剂量-反应曲线向下向右移动、同时减小斜率和最大效应具有相同效果（图 11-10，曲线 A 和 C）。非竞争性拮抗剂的作用只有通过合成新的受体分子才能逆转。

激动剂在受体分子中引起结构改变，从而引发细胞功能的改变。部分激动剂可能在受体中产生性质不同的变化。拮抗剂与受体结合而不引起结构改变，从而导致细胞功能改变。不同化合物在结合相同受体时可表现为激动剂、部分激动剂或拮抗剂，这其中的潜在机制还不完全了解。

剂量-反应关系

剂量反应研究决定了药物剂量增加与随后发生的药理作用变化之间的关系。图 11-9 示意了剂量-反应曲线，剂量分别在线性和对数刻度上绘

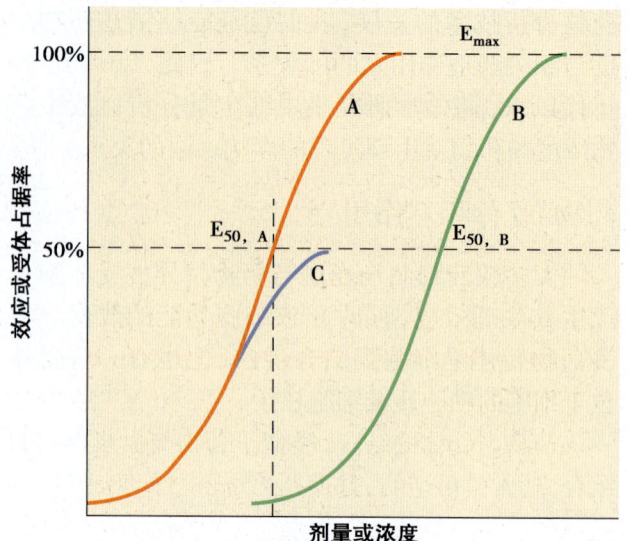

图 11-10　药效学示意曲线

其中 x 轴表示剂量或浓度，y 轴表示效应或受体占据率，图中显示了激动作用、部分激动作用和拮抗作用。药物 A 产生的最大效应为 E_{max}，在剂量或浓度 $E_{50, A}$ 下产生最大效应的 50%。药物 B 是一种完全激动剂，可以产生最大效应也为 E_{max}；但它的效价强度较弱（$E_{50, B} > E_{50, A}$）。药物 C 是一种部分激动剂，只能产生约 $50\% E_{max}$ 的最大效应。如果给予患者竞争性拮抗剂，激动剂的剂量反应将从曲线 A 转变为曲线 B，尽管受体对激动剂具有相同的亲和力，但是竞争者的存在使得激动剂需要增加剂量才能产生相同的效果。事实上，如果给予足够多过量的药物以取代竞争性拮抗剂，激动剂仍能产生最大效应。然而，竞争性拮抗剂并不改变激动剂与受体的结合特性，因此曲线 B 只是单纯向右移动，但仍与曲线 A 平行。相反，如果非竞争性拮抗剂与受体结合，则无论给予多少过量的药物，激动剂都不能再产生最大效应（曲线 C）

制。剂量与反应强度之间存在曲线关系。低剂量几乎不产生药理作用；一旦效应变得明显，剂量的小幅增加会产生相对较大的效应变化；在接近最大的反应时，剂量的大幅增加几乎不产生效应变化。通常剂量以对数标度绘制（图 11-9，右图），其显示了剂量对数与介于 20%～80% 最大效应之间的反应强度存在线性关系。

从暴露于各种剂量药物的受试者群体获得的药理效应数据提供了药物剂量-反应关系的四个关键特征——效价强度、药物-受体亲和力、效能和群体药效学变异性。药物的效价强度——产生给定效果所需的剂量——通常表示为在 50% 受试者中产生给定效果所需的剂量，即 ED_{50}。20%～80% 最大效应之间的曲线斜率表示剂量增加时效应增加的速率，也反映了药物-受体的亲和力。最大的效果被称为药物的效能。最后，如果生成来自多

个受试者的曲线,则可以估计效价强度、效能和剂量-反应曲线的斜率的变异度。

产生给定药理作用所需的剂量差异很大,即使在"正常"患者中也是如此。对药物耐受性最强的患者通常需要比剂量要求最低的患者大两倍至三倍的剂量。这种变异性是由于药物浓度与药理作用之间的关系存在个体差异,叠加在药代动力学差异上。剂量反应研究的缺点是,不能确定药物反应的差异是否由药代动力学、药效学的不同(抑或两者皆有)而引起。

浓度-反应关系

药理作用的起效和持续时间不仅取决于药代动力学因素,还取决于浓度变化和效果变化之间不平衡程度的药效学因素。药理作用的大小取决于作用部位的药量,因此增加剂量会增加峰值效应。大剂量的作用更迅速,这是因为药理学更早达到活化浓度。增加剂量也增加了药物作用的持续时间,因为药理上有效浓度的维持时间也更长。

理想情况下,药物在其作用位点的浓度应被定义为浓度-反应关系。然而这些数据很难得到,因此作为替代,我们研究血药浓度与药理作用之间的关系。如果在静脉注射一种药物时发生的药理作用的变化是已知的,那么这种关系是很容易理解的。如果一种药物以恒定的速度注入,血药浓度最初会迅速增加,在大约五次消除半衰期后,逐渐接近稳态水平。(图11-11)药物作用最初的增长是非常缓慢的,然后加快,最终达到稳定的状态。当输液停止时,如图11-11所示,由于药物的分布和消除,血药浓度立即降低。然而,这种效应在短时间内保持不变,然后开始下降——血药浓度的变化与药理学反应的变化之间总是存在时间差。图11-11还表明,如果浓度发生变化,相同的血药浓度与不同的反应有关。在图11-11的A点和B点处,血药浓度是相同的,但每次的效应不同。当浓度增加时,血浆中会存在浓度梯度。当输液停止时,血浆中存在反向浓度梯度。因此,在相同的血药浓度下,效应位点的浓度与注射药物时浓度更高。这与相应的更大效应有关。

从理论上讲,所有药物在血管外的活动部位的血药浓度和药物效应之间一定存在一定程度的时间失衡。然而,对于某些药物来说,时间的延迟可能因很短而无法证明。这种暂时不平衡的主要原因是多方面的。

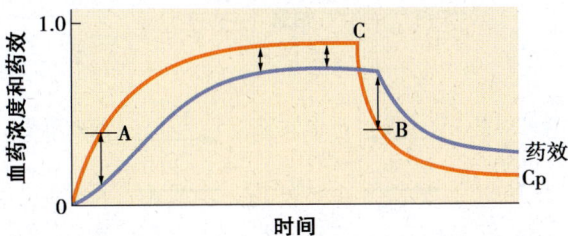

图 11-11　静脉注射期间和之后的血药浓度-药理作用的变化

(来源:Stanski DR, Sheiner LB. Pharmacokinetics and pharmacodynamics of muscle relaxants. Anesthesiology. 1979, 51: 103)

- 药物作用的器官的灌注情况。
- 组织:药物的分配系数。
- 药物从血浆到细胞作用位点的弥散和转运速度。
- 药物受体结合的速率和亲和力。
- 产生细胞功能变化的药物受体交互作用启动过程所需的时间。

浓度变化与效应变化之间的时间差的结果是:在稳态情况下,血药浓度与药理作用的关系是不变的。在稳态情况下,血药浓度与体外浓度处于平衡状态,与作用地点的稳态浓度亦成正比。绘制血药浓度对反应的对数关系,生成与图11-9右侧所示的剂量-响应曲线相同的曲线。$Cp_{ss}50$由浓度-反应曲线确定,为血药浓度产生最大反应的50%。和ED_{50}一样,$Cp_{ss}50$也是一种药物敏感的指标,但$Cp_{ss}50$的优点是不受药物的影响。通过采用五次消元法求解稳态条件而直接确定$Cp_{ss}50$是不实际的。对于消除半衰期较长的药物,因为血浆中的浓度和作用位点变化非常缓慢,在消除阶段的状态可近似于稳态条件。

联合药代药效动力学模型

联合药代药效动力学模型充分描述了时间、剂量、等离子体和药理作用之间的关系。这是通过"效果室"(生物相)的假设增加至标准的药代动力学模型来完成的(图11-12)[46-48]。从中央室到效应室的药物转移被认为是一级过程,该药理作用被认为与生物相的浓度直接相关。该生物相是一种"虚拟"的间隔,虽然生物相与药代动力学模型有关系,但其并不会将药物从模型中吸收或注入。因此,确保了效应位点进程不会影响身体其他部分的药代动力学变化。通过描述药物的药代动力学变化和药效的时间曲线,联合药代药效动力学模型能够利用血浆(中心室)与生物相之间平衡的速度常数k_{e0},量化血浆浓度与效应之间的时间解

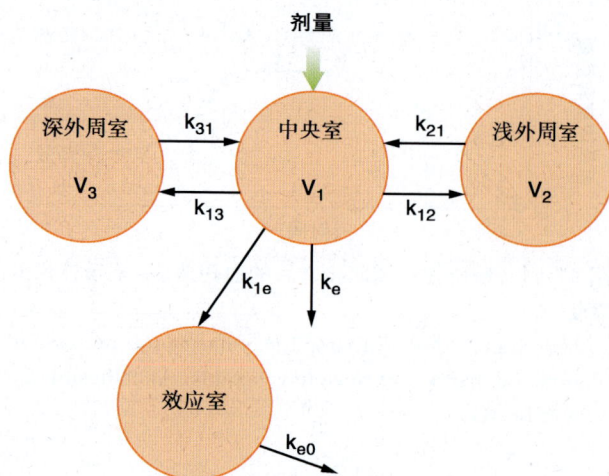

图 11-12   三室药代动力学模型的示意图，其效应部位与中央室相连接

血浆（中央室）和效应部位之间药物转移的速率常数 k_{1e} 和效应部位的容积均被假定为可忽略不计，以确保效应部位不影响药代动力学模型。从效应室消除药物的速率常数是 k_{e0}，这一常数将中央室中的浓度与药理作用联系起来

离。通过量化血浆浓度变化与药理效应变化之间的时间滞后，这些模型还可以在非稳态条件下定义 $Cp_{ss}50$。这些模型大大有助于我们理解人类对静脉麻醉剂、阿片类药物和非去极化肌松药反应的影响因素。

血浆和生物相之间的平衡速率，k_{e0}，也可以用下列公式来描述效应位点达到平衡的 1/2 时间（$T_{1/2k_{e_0}}$）。

$$T_{1/2k_{e_0}} = \frac{\ln 2}{k_{e0}} = \frac{0.693}{k_{e0}} \qquad (11\text{-}18)$$

$T_{1/2k_{e_0}}$ 是当血药浓度维持稳定时，效应位点浓度到达血药浓度 50% 时的时间。对于麻醉药物来说，短 $T_{1/2k_{e_0}}$ 表明血浆和生物相可以迅速达到平衡，在单次给予药物时也可以更快地起效。然而，由于效应位点浓度的下降也依赖于效应位点与血浆之间的浓度梯度，与生物相快速达到平衡的药物可能也需要更长的时间才能重新分配[49]。因此，药物失效更依赖于机体的药代动力学，而不是生物相与血浆平衡的快速性[20,49]。

群体药代动力学-药效学模型

群体药代动力学-药效学模型（Population pharmacokinetic-pharmacodynamic，PKPD）已经成为临床麻醉药物学术研究和数据分析不可或缺的一部分。尽管该模型为"群体"，但这些技术旨在将个人的具体生理特征纳入剂量方案选择。这些分析之所以成为可能，是得益于理论统计学家 Stuart Beal 和著名的临床药理学家 Lewis Sheiner 的共同努力，并最早在麻醉学中得到了应用[51、52]。Sheiner 和 Beal 称他们的技术为非线性混合效应（即固定和随机效应），并编写了一个计算机程序（NONMEM），该程序可以从多个个体甚至多个研究中拟合 PKPD 数据，同时构建一个全面的统计描述。[53]通过这种方式，PKPD 模型（在 NONMEM 术语中称为固定效应或 θ）的每个参数（如清除率、容积、EC_{50}）的典型值（或中位数）可以与随机效应变量（在 NONMEM 中称为 η）相结合，该变量描述了每个参数 θ 的所有 η 的分布（如高斯分布）中每个个体 η 的位置[50]。

通过采用非线性混合效应建模就可以将每个参数的相互间可变性包括在研究群体的 PKPD 模型中，这在我们试图预测下一位患者的下一次用药剂量时是十分重要的概念。此外，当我们包括了每个个体的人口统计数据，随机效应的分布（ηs）可以缩小。例如，当我们将个体的基因组和生理因素纳入模型中，就可以通过协变量的形式来完善模型，通过将人口统计数据纳入剂量计算中，从而提高模型的准确性、加强其预测下一个患者对药物的反应的能力。

异速生长已经成为 PKPD 模型的一种推论。异速生长起源于物种间的新陈代谢因动物体重的增加而变化的权重为 0.75（而不是 1.0）。它已被广泛地应用于药代动力学模型中。最近，异速生长被应用于物种内（人类）极端情况下的人口混合效应 PKPD 模型中，如年龄（即儿童和老人）或体型（即病态肥胖）[55-57]。

PKPD 模型正被研究用于促进医药治疗的个体化。然而，给药方案正在迅速成为计算密集型，包含越来越多的重要的协变量，特别是额外的非线性异速生长的因素。因此，为了在麻醉实践中实现精确给药，这些复杂的计算应理想地融入特定药物的输注泵（如 TCI 泵）或融入临床医生可以在床边个人数字助理（PDA）上使用的应用程序中。

治疗阈值和治疗窗

药物作用的开始和停止时间并不仅仅依赖于效应位点的浓度分布（即药物的药代动力学和药效学特点），还取决于产生可辨的药物效应水平的最小浓度，即药物的治疗阈值。药物的治疗阈值取决于期望的药效大小或者刺激被治疗的强度。例如，表浅手术（如乳房切除术、黑色素瘤切除术等）

不会像骨科手术（如长骨成型、脊柱融合等）那样疼（图 11-13）。因此，表浅手术的芬太尼用量无法对骨科手术产生临床上清晰的镇痛作用。相反，骨科手术所用的芬太尼用量不仅能够为表浅手术提供镇痛作用，还具有更快的药效开始时间，这是因为其能更快地到达治疗阈值。此外，由于大量的芬太尼导致药物浓度超过表浅手术的中毒阈值，患者会产生明显的呼吸抑制直至药物浓度下降至该中毒阈值以下。这种呼吸抑制大约会在给药 2min 后开始，持续到大量给药后 18min。治疗窗应针对性地为表浅手术提供足够的镇痛，既低于中毒阈值（红色虚线），又高于治疗阈值（绿色虚线）。而针对骨科手术的治疗窗需要整体移位（红色点虚线和绿色点虚线之间）。

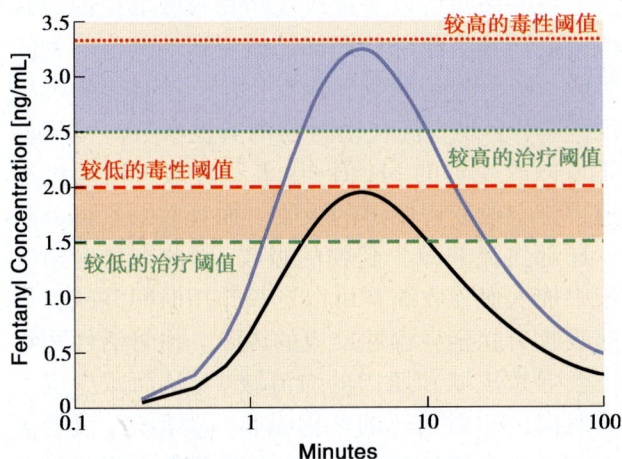

图 11-13　经静脉单次给予小剂量（黑色曲线）和大剂量（蓝色曲线）芬太尼作用位点药物浓度随时间变化曲线
治疗阈值（产生临床镇痛效果所需要的最少的药物浓度）和毒性阈值（药物浓度导致呼吸抑制作用）在不同手术条件下被采集。例如乳腺切除术（下方的绿色虚线，较低的治疗阈值）和长骨成形术（上方绿色点虚线，较高的治疗阈值）。芬太尼的输注仅从它产生的作用部位浓度高于患者的治疗阈值浓度时，到作用部位浓度降低至治疗阈值浓度以下时，才会产生临床上可察觉的镇痛效果。如果作用位点浓度低于毒性阈值，患者不会发生呼吸抑制副反应；相反，如果作用位点药物浓度超过毒性阈值，患者则发生呼吸抑制直至药物浓度低于毒性阈值。例如，在表浅手术后，小剂量芬太尼可以在给药 2min 后产生临床镇痛效果并持续 10min 直至低于治疗阈值，由于该剂量小于毒性阈值，因此不会产生呼吸抑制作用。相反，对于相同的手术刺激，如果给予大剂量芬太尼，可以在给药后 1min 内产生镇痛效果，并且持续至给药后 30min，但由于药物浓度高于毒性阈值，患者会在给药后 2～18min 出现呼吸抑制的副反应。所以，尽管大剂量的芬太尼可以更快、更久地发挥镇痛作用，但也会产生副作用。骨科手术后，小剂量芬太尼无法达到治疗阈值，因而无法产生镇痛作用。相反，大剂量芬太尼可以在给药后 2～10min 发挥临床镇痛作用。

药物相互作用

考虑麻醉前用药、围手术期抗生素、诱导和维持期间的静脉麻醉药、吸入药物、阿片类药物、肌松药、用于恢复神经肌肉传导的药物以及术后镇痛药，在围手术期我们可以常规地给予 10 种或更多的与麻醉相关的药物。因此，了解麻醉药物的相互作用机制和特定交互作用，对于麻醉学的安全实践是至关重要的。事实上，麻醉医生也会经常利用药物的相互作用。例如，中至大剂量的阿片类药物常被用来减少手术切口时（如 MAC 和 MAC_{BAR}）无体动和维持血流动力学稳定所需的挥发性麻醉药，从而避免吸入性麻醉药物浓度升高导致的副作用（如血管舒张、觉醒时间延长）。在本节中，我们将通过详细介绍围手术期经常遇到的例子，来研究药物与药物之间相互作用。

药物理化相互作用

体外相互作用

麻醉医生往往常常忽视因理化性质产生的药物相互作用，这是因为大多数围手术期药物是通过静脉注射或吸入的，具有高的生物利用度。然而，在体外，由于药物的理化性质，药物-药物相互作用会导致生物利用度显著改变并发生意想不到的毒副作用。基本的酸、碱化学性质可以预测许多观察到的体外相互作用。举一个经典的例子：当酸性药物（如硫苯妥）和碱性药物（如阿片类药物或肌肉松弛剂）被注射到静脉输液通道中且流速较慢时，药物混合会因为药物相互作用形成不溶性盐的沉淀[58]。另一个例子是关于局部麻醉药溶液的，含有肾上腺素的局麻药溶液的 pH 值比用药之前不久添加肾上腺素的局麻药溶液的 pH 值要低一些。这是因为成品中包含高酸性的抗氧化稳定剂，如亚硫酸钠或焦亚硫酸钠[59]。这种商业配方的结果是局部麻醉的效果似乎不那么有效，这是因为在酸性环境中低渗透性的局部麻醉剂的浓度越来越高。

尽管影响药物理化性质的药物相互作用是较容易避免或可以通过增加药物剂量克服的，但某些理化反应还是会导致意想不到的毒性化合物。一个常常被麻醉医生忽视的化学试剂是用于现代麻醉机的碱石灰或二氧化碳吸收剂，其可以将二氧化碳从呼出气体中吸收。尽管患者并不直接接触该试剂，但患者吸入的气体通常包含呼出气体与二氧化碳吸收剂反应产生的副产物。这会让患者吸收一种"加热加湿"的气体混合物,如果条件正确,卤化的挥发性麻醉剂可以在二氧化碳吸收剂的强碱条件下发生降解(即氢氧化钠或氢氧化钾)[60]。因此 FDA 推荐在新鲜气体流量在 1～2L/min 的情况下七氟烷的 MAC 值不应超过 2,以最大限度地减少对可能由碱石灰或 Barolyme 通过脱氟化作用产生的潜在肾毒性卤代烯烃("化合物 A")的暴露[61]。尽管化合物 A 对人类肾功能的影响在临床上并不值得过分担忧,但二氧化碳中的强碱也可能使含二氟甲基的卤代挥发性麻醉剂(即地氟烷和异氟烷)降解为一氧化碳[62]。这些患者安全方面的担忧促使了 Amsorb 的开发和增加使用,Amsorb 是一种含有氢氧化钙石灰的二氧化碳吸附剂,这些可能危及患者安全的问题促使了 Amsorb 钙石灰的开发和使用,该二氧化碳吸收剂为含有氢氧化钙的吸附剂,而不是氢氧化钾或氢氧化钠,可以减少一氧化碳和复合物 A 的生成[63]。

体内相互作用

许多体外物理化学相互作用由于暴露于低于治疗浓度的药物或有毒降解产物的物理化学相互作用而可能导致意外的毒性,因此,人们已经利用这些物理化学相互作用开发出两种对抗神经肌肉接头阻滞剂的新方法。第一种是选择性肌松药拮抗剂,舒更葡糖钠(sugammadex),该药于 2008 年在欧洲和 2016 年在美国应用于临床。舒更葡糖是一种人工合成环糊精,可以选择性地与罗库溴铵结合。由于其不可逆地与血浆中的罗库溴铵相结合,舒更葡糖不仅可以快速降低游离血浆罗库溴铵浓度,还可以促进罗库溴铵的再分布,使其从神经肌肉接头(细胞外间隙)转移至血管内间隙。因此,如果舒更葡糖的分子数较罗库溴铵多,神经肌肉阻滞作用就可以被拮抗。尽管舒更葡糖是被研发用于拮抗罗库溴铵产生的神经肌肉阻滞作用的,但其也能够对其他常用甾体类神经肌肉阻滞药物产生拮抗作用,如维库溴铵和哌库溴铵[65-66]。但其不能拮抗苄基喹啉类神经肌肉阻滞药物产生的肌松作用,如顺式阿曲库铵。然而,在临床前模型中,葫芦脲类分子可以包裹甾体类和苄基喹啉类神经肌肉阻滞剂分子,这可能是一种更好的通过分子包裹来拮抗神经肌肉阻滞的综合方法[67-69]。另一种选择是通过设计一种非生物途径灭活分子来拮抗神经肌肉阻滞。这种方式导致了一种新的非去极化肌松拮抗药物的Ⅰ期实验研究,称为富马酸(fumarate)。这些分子与血浆半胱氨酸结合后形成非酶性的半胱氨酸加合物[70]。因此,半胱氨酸提供神经肌肉阻滞的拮抗作用。可以预见,如果全身麻醉药物镇静作用和以往作用的重要靶受体被发现,我们可以通过这两种药物研发策略,采用非生物途径来设计拮抗药物。

药代动力学相互作用

药物可以改变彼此的吸收、分布和消除等药代动力学特点。了解药物动力学改变的特点会让麻醉医生避免过多或过少地给予围手术期药物,而且可以根据药代动力学的变化有策略地改变给药方案以达到理想的药物浓度分布。

吸收

一些药物可以通过改变药物吸收部位的分布或改变药物吸收部位局部的血流影响其他药物的吸收。尽管这种药物间相互作用会改变生物利用度,但不会改变药代动力学的其他参数。雷尼替丁可以改变胃的 pH 值;甲氧氯普胺可以通过加速胃排空改变胃肠道的吸收。血管收缩素可以减少局部血流并减少药物的吸收,因此在局麻药溶液中加入血管收缩素可以延长作用时间并减少快速吸收引起全身毒性反应的风险。血管活性药物也会导致皮肤和肌肉的血流减少,从而减少皮下或肌肉内注射给药的药物吸收。类似地,血管活性药会改变通气血流比,从而改变吸入麻醉药在肺部的吸收。鉴于血管活性药对于药物吸收影响的多样性,临床上使用非静脉通路给药时要格外小心。

分布

一些药物可以改变其他药物的系统分布。药物分布的改变会影响一种药代动力学模型的某些或所有容积参数。也会改变多室药代动力学模型中某些或所有室间清除率参数。在教科书和临床药理学文献中有两种药物间相互作用改变药物分布的机制。(a)改变可用于药物摄取的组织容积。(b)改变可用于组织吸收的药物剂量。由于达到理想药物浓度所需的药物剂量与全身药物分布有着密切关系,因此理解药物间相互作用导致的药物分布变化可以避免不必要的药物浓度过高或过低。

尽管一种药物不会真正改变可用于药物摄取的组织容积,然而通过改变组织血管床可以改变药物的组织容积分布。因此,药物导致的心排出量变化和组织分布可以改变其他药物的分布间隙。

进而，血管活性药可以在即使整体心排出量不变的情况通过改变局部血流影响组织分布。由于在一定给药方案下，血药浓度与分布间隙呈负相关，当血管活性药物降低了心排出量或心输出分布时，应减少给药剂量，否则患者的药物浓度会相对过高[71-73]。此外，全身麻醉药物，如可以导致直接心肌抑制作用的氟烷，或导致动脉舒张的异氟烷，都会导致血药浓度的升高[74-75]。

有大量的临床药理学研究致力于检验一种药物将另一种药物从其蛋白质结合位点取代的能力。因此，增加游离药物的血药浓度可以导致血药浓度过高和潜在的药物毒性。当检查特定的药代动力学参数，从理论上讲增加血浆中游离药物的比例可以增加总表观分布容积（V_{ss}），更多的药物分子可以分布到组织中。虽然大多数蛋白质结合的变化不会影响临床药物暴露，稳态药代动力学的分析方程表明，药物广泛的蛋白结合，具有较高的肝萃取率，且治疗指数低可能是需要额外的药物剂量调整的[76]。然而，麻醉药物中蛋白质结合的临床重要性是基于几个关于药物分布的常见误解。首先，未占据的结合位点数量比临床实践中给药的麻醉药物分子数量高出几个数量级。因此很难设想会发生大量取代的情况。即使一种药物可以大量取代另一种药物，占据其蛋白质结合位点，肝脏也有能力代谢这种突然涌入的大量游离药物，从而使游离药物浓度恢复到取代前的浓度。最后，支持蛋白质结合对高亲脂性药物重要性的理论论点忽略了这样一个事实，亲脂性药物不仅具有流量限制的消除清除率，而且还有流量限制的组织分布。因此，蛋白结合对流动受限清除的作用在流动受限的组织分布中是可以忽略不计的[76]。关于这点的间接证据是在临床应用中，并没有研究表明药物相互作用导致阿片类药物和催眠药物的蛋白结合力的改变[77]。

代谢

改变肝脏血流的药物（如血管活性药、吸入麻醉药）会成比例地改变经肝代谢药物的流量限制清除率[71-75]。此外，促进或抑制生物转化酶活性的药物会改变其他伴随药物的清除率（表 11-5）。同时使用 CYP 同工酶的药物通常可以通过增加药物浓度来克服，尤其是当某种药物的治疗浓度是容易计算或已知的情况下。例如，抗惊厥药物苯妥英钠可以通过 CYP3A4 和增加药物清除，从而缩短非去极化神经肌肉结阻滞药物的作用时间[78]。相反，当 CYP 同工酶受到抑制时，除非有一种快速的方法测定药物的生物活性，否则很难在药物没有过量或到达中毒剂量时判断药物剂量。也许我们可以在蛋白酶抑制剂如利托那韦的存在下安全地使用阿片类药物。这是因为阿片类药物可以通过小剂量滴定以达到更好的临床效果。然而我们很难在短期抗真菌治疗时滴定华法林或格列布林药物浓度。此外，如果有其他来源个体间差异性的药物剂量反应，需要 CYP 同工酶转化为活性物质的药物可能很难通过滴定来确定足够的临床效果。阿片类药物如可卡因、羟考酮、氢可酮和曲马多等都需要 CYP2D6 转化为具有活性的阿片[77]。由于 CYP2D6 的多态性。很难确定哪些患者在服用选择性 5-羟色胺再摄取抑制剂也会抑制 CYP2D6 活性。因此很难确定患者是否从这些药物中获得了足够的镇痛。因此，其他阿片类药物也许在阿片剂量反应性上的可变性较低并且优于这些药物。

表 11-5　肝脏药物代谢的诱导剂和抑制剂

诱导剂

卡马西平

乙醇

糖皮质激素

苯巴比妥

苯妥英钠

利福平

贯叶金丝桃

他莫昔芬

抑制剂

唑类抗真菌药物（即酮康唑、伊曲康唑）

西咪替丁

双硫仑

葡萄柚汁

大环内酯抗生素（即克拉霉素和红霉素）

蛋白酶抑制剂（即利托那韦、茚地那韦、沙奎那韦）

奎尼丁

选择性血清素再摄取抑制剂（即氟西汀和舍曲林）

CYP3A4 和 CYP2D6

药效动力学相互作用

药效动力学相互作用可以分为两种广泛的分类。药物可以在相同受体上直接或间接地相互作用。阿片拮抗剂将阿片直接从阿片受体上取代下来。胆碱酯酶抑制剂间接地通过增加乙酰胆碱数量拮抗神经肌肉阻滞药的作用，并且将肌松药从烟碱受体上取代下来。药效动力学相互作用还会在两种药物影响一种生理系统的不同位点时发生[79-80]。安帕金可以加强 AMPA 受体介导的谷氨酸释放，从而选择性抑制 μ 阿片受体导致的呼吸抑制而不影响阿片类导致的镇痛作用[80]。

在药效动力学相互作用中，被麻醉医生使用最广泛的是镇静药和阿片类药物的相互作用。镇静药和阿片类药物可以与各自受体结合并产生协同交互作用[82]。药效动力学相互作用可以使用响应面模型来阐述[83-88]。通过这种三维模型，我们可以有效地计算镇静药物（如吸入性麻醉药、丙泊酚、咪达唑仑）和阿片类药物（如瑞芬太尼、阿芬太

尼、芬太尼）的配合关系，从而在尽量减少副作用的情况下提供充分的麻醉深度[89]。（见后文响应面模型）

5- 羟色胺综合征

一些通过影响 5- 羟色胺途径产生作用的药物正被逐渐广泛地使用，这可能造成药效动力学相互作用导致潜在的致命性 5- 羟色胺综合征[90-91]中枢神经系统高浓度的 5- 羟色胺会产生神经系统症状（意识不清、多动、记忆问题），肌肉抽搐，多汗，寒战和发热。典型的例子是高浓度中枢神经系统 5- 羟色胺与单胺氧化酶的抑制有关，这种酶主要负责降解大脑中的 5- 羟色胺。体内过量的 5- 羟色胺水平的再摄取与其他抗抑郁药物有关，包括 5- 羟色胺再摄取抑制剂和 5- 羟色胺去甲肾上腺素再吸收抑制剂（表 11-6）。哌替啶与单胺氧化酶抑制剂

表 11-6　五羟色胺能精神药物与 5- 羟色胺综合征亚甲蓝事件相关研究

分类	通用名	商品名
选择性血清素再摄取抑制剂（SSRI）	帕罗西汀	百可舒（Paxil），百可舒控释胶囊（Paxil CR），Pexeva
	氟伏沙明	兰释（Luvox），兰释控释胶囊（Luvox CR）
	氟西汀	百忧解（Prozac），Sarafem，Symbyax
	舍曲林	左洛复（Zoloft）
	西酞普兰	喜普妙（Celexa）
	艾司西酞普兰	依他普仑（Lexapro）
	维拉佐酮	Viibryd
血清素 - 去甲肾上腺素再摄取抑制剂（SNRI）	文拉法辛	郁复伸（Effexor），郁复伸缓释胶囊（Effexor XR）
	去甲文拉法辛	Pristiq
	度洛西汀	欣百达（Cymbalta）
三环类抗抑郁药（TCA）	阿米替林	Amitid, Amitril, Elavil, Endep, Etrafon, Limbitrol, Triavil
	地昔帕明	Norpramin, Pertofrane
	氯丙米嗪	氯米帕明（Anafranil）
	丙米嗪	Tofranil, Tofranil PM, Janimine, Pramine, Presamine
	去甲替林	Pamelor, Aventyl hydrochloride
	普罗替林	Vivactil
	多赛平	Sinequan, Zonalon, Silenor
	三甲丙咪嗪	Surmontil
单胺氧化酶抑制剂（MAOI）	异卡波肼	Marplan
	苯乙肼	Nardil
	司来吉兰	Emsam, Eldepryl, Zelapar
	反苯环丙胺	Parnate

表 11-6　五羟色胺能精神药物与 5-羟色胺综合征亚甲蓝事件相关研究（续）

分类	通用名	商品名
其他	阿莫沙平	Asendin
	马普替林	马普替林（Ludiomil）
	奈法唑酮	Serzone
	曲唑酮	Desyrel，Oleptro，Trialodine
	安非他酮	Wellbutrin，Wellbutrin SR，Wellbutrin XL，Zyban，Aplenzin
	丁螺环酮	布斯帕（Buspar）
	米氮平	瑞美隆（Remeron），瑞美隆口腔崩解片（Remeron Soltab）

的相互作用是最经典的与 5-羟色胺综合征有关的药物间相互作用。当然，还要知道一些常用的围手术期药物，如亚甲蓝也是一种潜在的可逆性单胺氧化酶抑制剂（MAOI），还有含有苯基哌啶的阿片类药物（如芬太尼、美沙酮、甲哌啶、曲马多等）会产生微弱的 5-羟色胺再摄取抑制作用，有一些病例报道证明这些药物与 5-羟色胺毒性反应有关[91-94]。理想条件下，5-羟色胺药物可以被保留至中枢神经系统进行充分的药物洗脱以减轻药物间相互作用。由于选择性 5-羟色胺再吸收抑制剂具有较长的药物半衰期，需要中枢神经系统经过 4 周的充分药物洗脱。而停止这些药物会导致抑郁或神经病理性疼痛。因此，临床上常常不能对这些药物进行充分洗脱，而一些手术亚甲蓝是必需的药物，因此，5-羟色胺应该在最后一次给予亚甲蓝的 24 小时后才可以使用[93]。当服用 5-羟色胺药物的患者必须摄取亚甲蓝或苯基哌啶的阿片类药物时，临床医生应该高度警惕 5-羟色胺毒性反应的发生。当患者出现术后谵妄或围手术期发热等症状时，可能与全身 5-羟色胺毒性反应有关，从而延迟诊断。虽然赛庚啶（一种 5-羟色胺受体拮抗剂）常用于治疗中度至重度 5-羟色胺毒性反应，但该药物只有口服制剂，限制了围手术期重症患者的生物利用度。氯丙嗪可以通过静脉给药，是另一种 5-羟色胺受体拮抗剂，该药已成功用于支持治疗。

药代动力学和药效学在静脉麻醉管理中的临床应用

虽然自从 20 世纪 60 年代后没有新的吸入麻醉药被合成，但是作用于中枢神经系统的静脉麻醉药物取得了发展。麻醉医生已经习惯于精确控制现代挥发性气体及其汽化器并耦合到麻醉机气体检测，以掌握患者的血药浓度和效应室浓度。虽然药代动力学和药效学原理和数据帮助我们了解了静脉麻醉药物的基本特点，但我们还能在临床中尽量优化静脉麻醉药的使用，以取得更好的准确性。在麻醉监护以外的场景中，药效的时间曲线、维持作用时间等参数通常以天或周甚至年来计算，在这些例子中，药代动力学变量参数如全部容积分布（V_{ss}）、清除率（CI_e）和半衰期（$t_{1/2}$）可以被充分利用以计算给药方案。然而在手术室和 ICU 中，药物的起效和停止作用时间是以分钟来计算的[38-39]。因此，这些全局变量不足以描述静脉注射后几分钟内药物动力学行为的细节。脂溶性镇静剂和阿片类药物尤其如此，它们迅速而广泛地分布在身体的各个组织中，因为分布过程在大多数麻醉剂的时间范围内主导着药代动力学行为。而静脉麻醉药的治疗指数是较小和呈双尾性的（例如剂量不足导致的术中知晓）。在这些情况下最好使用多室药代动力学模型的所有变量描述血液中和其他组织中药物的分布。

仅仅使用药代动力学参数是难以对多室药代动力学模型的特点进行检验的[10]。计算机模拟可以更好更精确地设计给药方案。此外，有一些在给予静脉药物输注时需要了解的其独有的一些药代动力学概念。

为了使静脉麻醉药物在血中和在中枢神经系统中的水平相似，研究者开发出一些静脉输注的新技术，以及使用更好的软件来模拟药代动力学模型。本节介绍静脉输注系统和目前麻醉药物药代动力学、药效动力学的特点。

达到药物稳态浓度

为了维持既定的药物浓度,药物必须以与清除速率相同的速度进行输注。在药物浓度随时间下降的单室模型中,单次给药后药物浓度升高至稳定状态浓度(C_{ss})与连续输入的单指数是相同的。也就是说,一次给药后到达其最终的稳定状态浓度是一个消除半衰期,在另一个半衰期后它将到达剩余的一半并处于半稳定状态,以此类推(如75%的情况下,最终稳定状态可以在两个消除半衰期内达到)。表述公式如下:

$$C_p(t) = C_{ss}\left[1 - e^{-kt}\right] \qquad (11\text{-}19)$$

$C_p(t)$代表t时间的药物浓度,k是与消除半衰期有关的常数,t为给药后的时间。该关系也可以用一下公式表述:

$$C_p(n) = C_{ss}\left[1 - (1/2)^n\right] \qquad (11\text{-}20)$$

$C_p(n)$代表第n个半衰期时的药物浓度。公式11-20表明当以恒定速度给药,3.3个半衰期后药物浓度可以达到90%C_{ss},这一浓度与临床需求十分接近。

然而,以丙泊酚为例,丙泊酚会广泛地分布至惰性体组织(如肌肉、肠道)中,因此,单指数方程或者单室模型不足以描述丙泊酚在开始服药后的最初几分钟和几小时内浓度的时间方程。因此,需要使用多室或者多指数方程。在该模型中,药物血药浓度迅速到达稳态浓度。达到稳定的速度是由其分布的各自指数常数在浓度时间曲线下面积所决定的。因此,将三效应室模型用以描述丙泊酚的药代动力学。方程式11-19将变为:

$$C_p(t) = C_{ss}\left[\frac{A}{A+B+G}(1-e^{-\alpha t}) + \frac{B}{A+B+G}(1-e^{-\beta t}) + \frac{G}{A+B+G}(1-e^{-\gamma t})\right] \qquad (11\text{-}21)$$

其中$t=$时间,$C_p(t)$代表t时间的血药浓度;A=快速分布时相系数,α=快速分布时相混合速率常数;B=缓慢分布时相系数,β=缓慢分布时相混合速率常数;G=消除时相系数,γ=消除时相混合速率常数。A+B+G为所有指数项系数的总和。对于大多数亲脂性的麻醉药物和阿片类药物来说,A的数量级大于B,而B的数量级更大于G。因此,静脉麻醉药的分布相动力学对于到达C_{ss}的速度的影响较消除时相动力学要大得多[49]。

例如,丙泊酚的消除半衰期大约为6个小时,按照公式11-2,如果持续输注丙泊酚,我们将在6小时后达到最终稳态的丙泊酚血药浓度,12小时后得到75%稳态浓度。然而,丙泊酚药代动力学三室模型中,在30min内就可以到达50%稳态浓度,4小时内可到达75%稳态浓度。这个例子证明了多室模型在描述临床静脉麻醉药药代动力学的必要性。

手动单次和输注给药方案

根据单室药代动力学模型,我们在已知药物从身体的消除(Cl_E)情况下,可以通过以一定的速度(I)输出药物以达到稳态血药浓度($C_{p,ss}$):

$$I = C_{p,ss} \times Cl_E \qquad (11\text{-}22)$$

然而,如果药物一开始就以恒速输入的形式给予,要耗费1个消除半衰期以达到50%靶血药浓度并耗费3个半衰期达到90%靶血药浓度。为了缩短这个时间,我们通常开始给予一定的符合剂量来达到靶血药浓度。

$$Bolus = C_{p,ss} \times V_{d,ss} \qquad (11\text{-}23)$$

尽管这种方法在实现和维持药物在整个身体组织中瞬时混合和平衡的目标血浆浓度方面非常有效(例如,用一室药代动力学模型建模的药物),但利用稳态清除率和分布容积来计算负荷剂量和维持输注速率将导致整个初始分布阶段的血浆药物浓度更高。(图11-14)

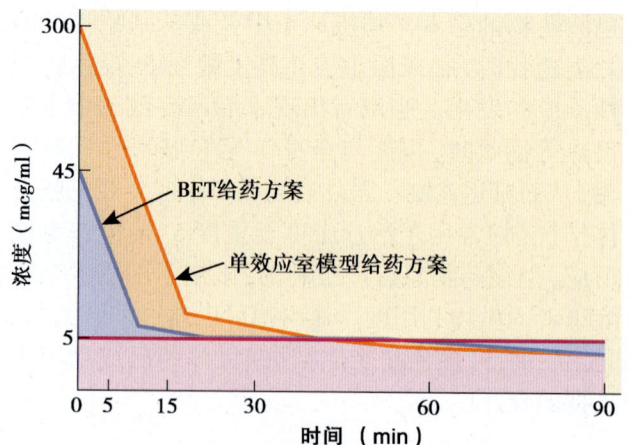

图 11-14

使用稳态一室药代动力学参数(橙线)和来自表11的BET方案(蓝线)计算的单次推注和输注方案期间和之后的丙泊酚的血药浓度分布,以达到血浆浓度5mcg/ml的计算机模拟图。对于一名50岁,身高178cm,体重70kg的男性,$V_{d,ss}=262L$ 和 $Cl_E=1.7L/min$

利用公式 11-22 和公式 11-23，V_d, $_{ss}$=262L，CI_E=1.7L/min（对于一个身高 178cm，体重 70kg 的施耐德地区的 50 岁成人），要达到稳态血药浓度 5μg/ml 的符合剂量是 1 300mg（18mg/kg），持续输注剂量是 120μg/（kg·min）。显然，符合剂量与临床实用的 1～2mg/kg 相比过高，而持续输注剂量与临床用药相比为可接受剂量。负荷量的错误估计在于最初单次给药并不是瞬间在整个组织中混合和平衡的。因此，手动单次给予静脉麻醉药需要考虑的事实是：药物迅速在血浆和一小部分组织（如中央效应室）中混合并达到平衡，然后才随着时间进入其他组织中。

要想设计一个更加准确地到达靶血药浓度的手动单次给药剂量，就应该选择基于小的、初始分布的剂量（V_c）来单次给药。要维持靶血药浓度，一系列的降低输注速率的措施需要使用。这是由于从药物分布的初始阶段和二次分布中，药物会从效应室清除和丢失。该手动剂量给药方案成为 BET 方案。B 代表符合剂量，E 代表弥补药物清除所补充的药物剂量，T 代表持续减少输注的药物剂量用于补偿转移至外周组织的药物（例如分布）。BET 方案到达靶药物浓度为 5μg/ml 的例子在表 11-7 中。

表 11-7　使用推注 - 消除灌注（BET）方案以达到 5μg/ml 的丙泊酚血药浓度持续 120min

推注剂量	2.8mg/kg	
输注速率	238μg/（kg·min）	0～10min
	187μg/（kg·min）	10～20min
	136μg/（kg·min）	20～60min
	112μg/（kg·min）	60～120min

等浓度列线图

在多室药物动力学模型中，想要计算维持靶血药浓度所需的输注速率，临床医生需要借助基本的计算机软件来进行模拟计算。只要有适当的公式，这在基本的计算机和电子表格中都是可行的。然而，即便有更加复杂的药代动力学软件（如 SAAM II，WinNonLin，RugLoop，Stanpump），对于临床医生来说，这依然是费时费力，并占用他们很多的注意力。在 1994 年，Shafer 引入了基于等浓度列线图的多室系统进行丙泊酚输注（图 11-15）[96]。该图形工具允许用户使用集中效果，而不

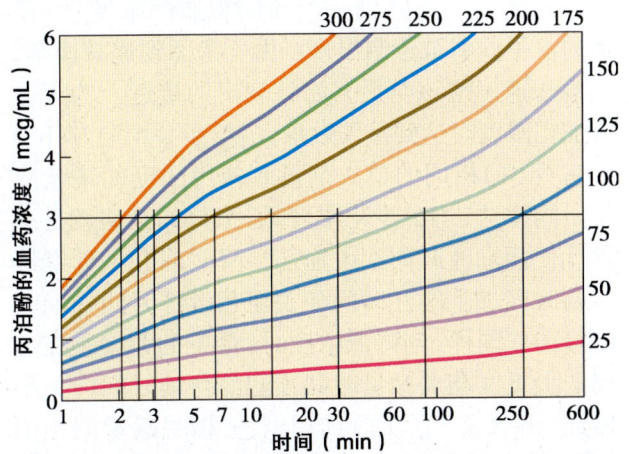

图 11-15　用于确定丙泊酚输注速率的等浓度差列线图，旨在维持所需的丙泊酚浓度

该列线图基于 Schnider 等的药代动力学。并绘制在对数标度上以更好地描述早期时间点。曲线代表血浆丙泊酚浓度与时间的关系曲线，由沿右边界和上边界指示的各种连续输注速率[单位为 μg/（kg·min）]产生。将一条水平线放置在所需的目标丙泊酚血药浓度（在这种情况下为 3μg/ml），垂直线放置在弯曲的浓度 - 时间曲线的每个交点处。垂直线表示输注速率应当设置为由下一个相交曲线表示的时间，因为沿着以 3μg/ml 绘制的水平线从左至右移动的输注速率应当被设定为下一个相交曲线所表示的时间。在该实施案例中，输注速率将在 2.5min 时从 300μg/（kg·min）降至 275μg/（kg·min），3min 时降至 250μg/（kg·min），4.5min 时降至 225μg/（kg·min），直到在 260min 时变为 100μg/（kg·min）

是剂量效应来达到最佳的静脉麻醉药剂量。等浓度列线图是通过计算一种特定药物在持续输注情况下的药代动力学变化来描绘的药物血药浓度和时间的关系曲线。从这个简单的模拟，我们可以很容易地通过药代动力学模型来估计升至稳态血药浓度的情况。通过对输注速度的一系列模拟，可以在一张图中描绘出相同形状的曲线，任一时间的药物浓度与输注速度呈正比。

在理想血药浓度处放置一条水平线（Y 轴），时间为 X 轴。以特定输注速度的水平相交的线代表输注速度应该调节为相交处的速度。在示例中（图 11-15），我们预计以 25μg/（kg·min）增量，丙泊酚血药浓度在 2min 内保持在靶浓度的 10% 以内。如果理想情况下估计的浓度不会低于靶浓度，下次较低输注的时间应该是随后时间间隔的中点。在该时间中点增加药物会造成一个大约有 17% 的高估偏差增量。该偏差会被等浓度列线图的较大或较小的输液量分别放大或缩小。

等浓度列线图还可以用来增加或减少丙泊酚

靶血药浓度。要达到一个新的靶血药浓度,一条新的水平线将被绘制出来。由于考虑到递减速率,该输注速度应该与最开始计算出的接近。为了在增加靶浓度时达到最佳效果,应给予一个与Vc(中心室容积)相同的单次剂量和使用浓度的增量变化。同样地,当减少靶浓度时,最好的策略就是在预计使用输注时间相关血药半降时间和预计继续给药时间加上输注时间相关血药半降时间的期间内停药。同样,当降低浓度时,最好的策略是在适用的上下文相关减量时间预测的持续时间内关闭输注,并恢复当前时间加上下文相关减量的预测输注速率。例如,如果希望患者30min后把丙泊酚血药浓度从3μg/ml降至2μg/ml(递减33%),应该停止给药1分10秒以让浓度下降33%,然后再以75μg/(kg·min)速度重新启动。通过等浓度列线图指导给药剂量的丙泊酚血药浓度估计如图11-16中所示。

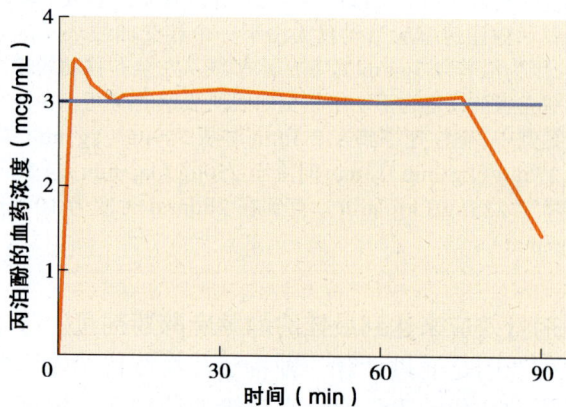

图 11-16　模拟的丙泊酚血药浓度

历史由图11-15中等浓度差列线图中的信息产生,并延长了将输注速率切换到下一个较低点的时间段中点的时间[如从250～225μg/(kg·min)为5min,而不是4.5min]。请注意,在开始的30min内,该预测血浆丙泊酚浓度始终略高于3μg/ml(请参阅正文)。在这种情况下,输注在90min时停止

时量相关的衰减时间

在输注过程中,药物会被惰性的其他组织吸收[16]。当药物停止输注,一旦效应位点的药物浓度低于阈值浓度,就会产生恢复(如MAC$_{AWAKE}$——50%患者能够听从指令的药物浓度)[49,88]。虽然药物的消除速度可以为药物达到低于治疗效果所需的时间提供一些帮助,但药物位点、浓度和分布至外周组织中的情况也对中央室和效应室浓度的下降起作用。在多室动力学模

型中,通过药物消除半衰期通常会高估麻醉的恢复时间。时量相关半衰期定义为:在药物输注过程中,血浆中药物浓度下降50%所需要的时间[97]。常用的阿片类药物的输注时间相关的血药半降时间如图11-17所示。

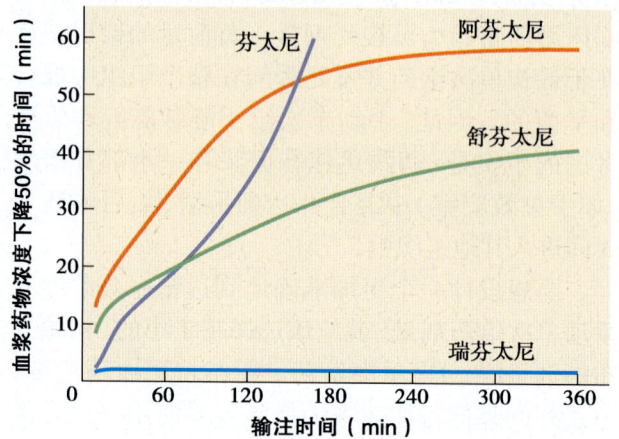

图 11-17　芬太尼、阿芬太尼、舒芬太尼和瑞芬太尼的输注时间相关血浆递减时间

输注时间相关的血药半降时间不是药代动力学的本身参数。它是通过靶控输注(TCI)的特定时间计算的,这个时间是与输注时间相关的。需要观察的时间为停止输注药物以后血药浓度下降至目标浓度一半的时间。随着输注药物的增加,半降时间也会增加,最终会逐渐接近稳态状态下的最大半衰期。一般对于多室药代动力学模型,该半降时间会小于药物的消除半衰期。

当输注过程最终达到稳态,进入中央效应室的输入量发生丢失,药物转移不再为零。相反,药物净转移为从外周组织向中央效应室方向,在这种情况下,中央效应室的消除不受输注的影响。血浆和效应室浓度相比消除半衰期会下降得更快,直到中央:快速与中央:慢速达到设定浓度。这种情况下,外周室的高药物浓度会导致净转移至中央效应室,从而达到恒定的消除速率。

在消除时相,多室药代动力学模型在药物动力学上类似单室模型,这是由于多室间药物发生混合的原因。在短时间输注后,外周效应室浓度只能达到低药物浓度,而血药浓度也会下降已达到预定的中央:外周血药浓度比,从而进入药物恒速消除时相。因此,在短时间给药后半衰期更短。而在长时间输注后,外周血药浓度会相对更高,这是由于其达到了稳态血药浓度。血药浓度

就不需要快速下降以达到所需的消除时相了,而在停药不久后会进入消除时相,因此导致了半衰期更长。

我们应该认识到输注时间相关的血药半降时间概念的局限性[10,20]。首先,它不是一个动力学参数,只能描绘特定的模拟时间。这意味着它不能进行回推,或者更重要的是,推广到更大或更小的药物浓度降解计算,就像真实的动力学参数那样。第二,它不能通过动力学参数计算得出,而是在具体的药代动力学模型的编程得到的给药方案。如果用笔、纸或手动计算,这是复杂的问题,而用计算机则是只需通过适当计算的简单问题。第三,药物往往并不是以半衰期的形式,而是少于一半(在实践中更常见)或超过一半。因此,模拟药物输注和所需的药物浓度下降应该在药物作用达到临床希望的终点时进行评估。

尽管血药浓度降低50%是最常用且易于理解

的参数,然而真正药物作用的恢复可能需要更大或更小的血浆浓度。模拟结果表明,不同比例的血药浓度的下降时间并不是线性的。[10,20]因此,如果我们需要血药浓度下降25%或75%,就需要计算输注相关的25%递减时间或者75%递减时间(图11-18)。此外,如果我们感兴趣的是作用位点药物浓度,而不是血药浓度,可以通过模拟计算输注相关作用位点药物递减时间来获得。最后,如果在药物分布期间作用位点或血药浓度并不恒定的情况下(尤其是在手动单次给药方案以及因为手术刺激原因导致的药物剂量调整),输注相关递减时间较单纯根据药物浓度半衰期更加准确。如果我们已知给药方案的具体数据,就可以用计算机模拟个体的输注时间相关的递减时间。尽管输注时间的相关递减时间仍有限制,但这一概念也能帮助我们更好、更准确地记录静脉麻醉药的使用方案。

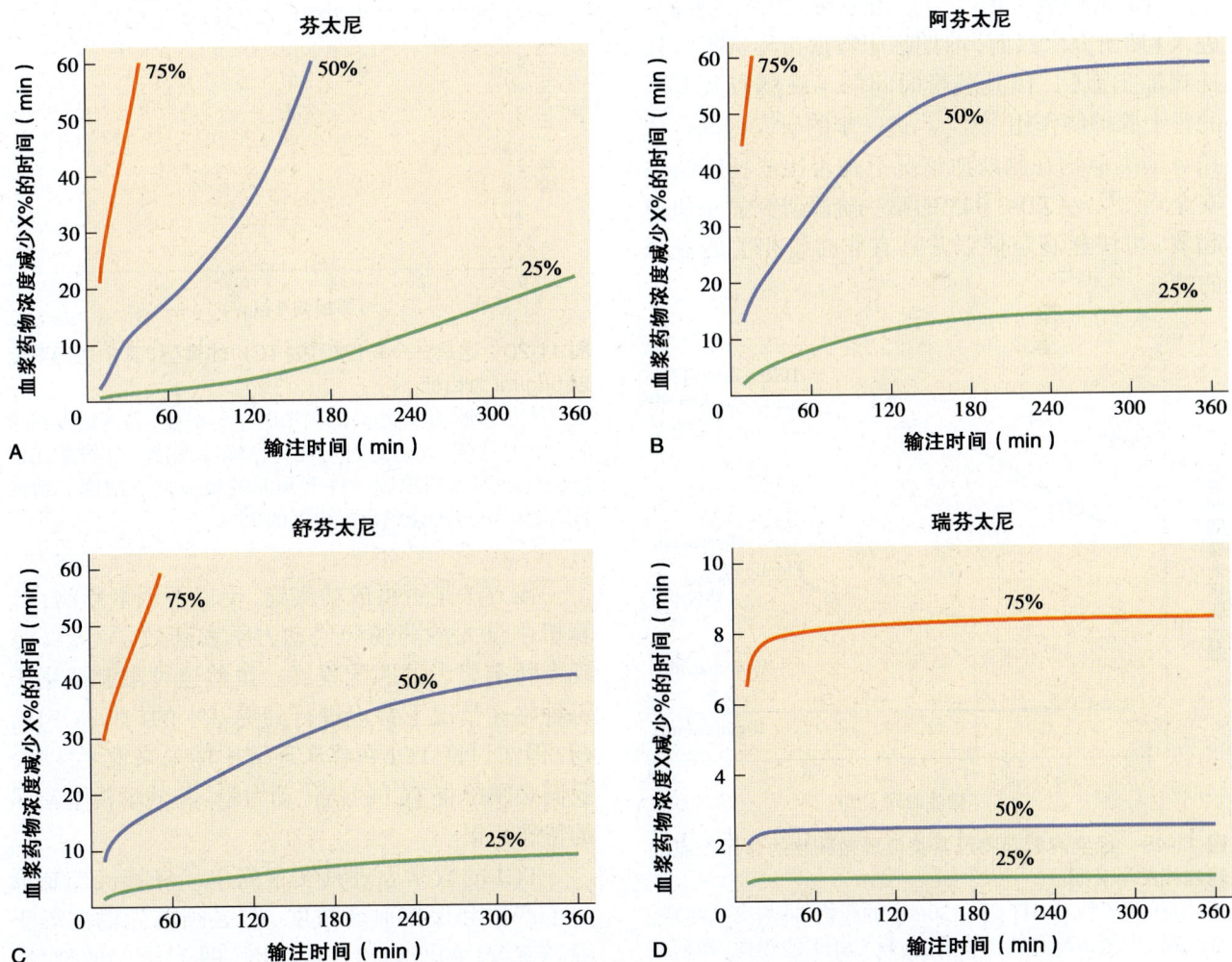

图 11-18　芬太尼、阿芬太尼、舒芬太尼和瑞芬太尼的血浆递减25%,50%和75%时间

软药的药理学和麻醉学

药物在灌注良好但不活跃的组织床（即骨骼肌）中蓄积会产生药物的组织库。当药物血浓度小于任何一种组织库浓度时，药物将从组织转移到血浆中进行重新分布，从而减缓血药浓度的下降。一种用于限制组织药物摄取的策略是设计活性化合物，该类药物被血浆和（或）组织酶快速代谢为非活性的代谢产物，这种药物即所谓软药。[98,99]瑞芬太尼是使用这种方法的原型药物，其独特的药代动力学特征（即非时量相关的衰减）使这种芬太尼类合成药物得以取代其它候选药物而获得研究开发。[48,100]瑞芬太尼的成功使得研究者试图合成其他环境敏感的衰减催眠药（图 11-19）。这些尝试合成了一种新的苯二氮䓬类药物，几个依托咪酯类似物，和一种新的抑制 GABA 受体的安眠药[101-104]。血浆和组织酯酶代谢苯二氮䓬类药物——雷米马唑仑目前正在进行Ⅱ期临床试验，研究它在镇静以及全身麻醉中的应用[105-107]。依托咪酯类似物尚未进入Ⅰ期研究。然而，前期临床数据指导选择了依托咪酯类似物，因其减量时间的不敏感以及有限的肾上腺抑制作用[108-114]。进一步的研究将确定依托咪酯类似物在脑缺血情况下是否比依托咪酯更安全[115-117]。AZD-3 043 的第一阶段研究显示快速起效，可快速滴定催眠并具有非时量相关的衰减的特征[104,118-120]。

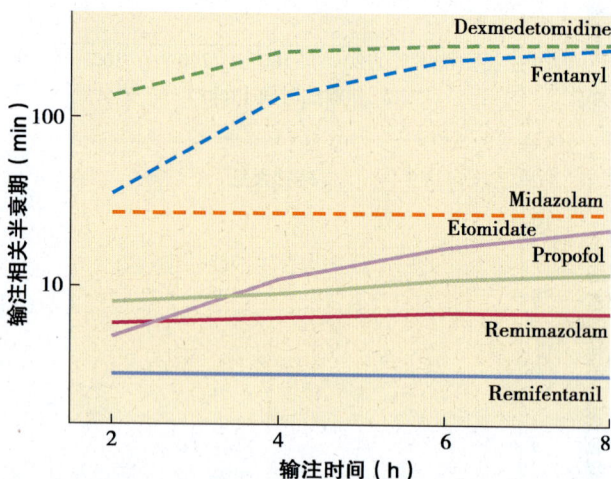

图 11-19　经典麻醉药物及其类似弱效药物的作用位点的输注相关半衰期
请注意，为了使 CSHT 超过 30min 的药物（即右美托咪定、芬太尼、中氮杂醇和依托咪酯）与短 CSHT 的药物（即瑞芬太尼、雷马替唑和丙泊酚）一起显示，y 轴为对数坐标轴

靶控输注

在实施麻醉之前，可以进行上述计算并得出针对预计血浆或效应部位药物浓度的 BET 方案。然而，在手术室中，一旦开始麻醉就没办法再用计算机、软件或助手帮助来做任何计算，也就无法调整输注或如何推注（或停止输液）来增加或减少目标血药浓度[121]。通过将计算机与适当的药代动力学模型连接到输液泵，医师可输入所需的目标药物血药浓度，并使计算机几乎可以瞬间计算出合适的输注方案，以在几秒钟内达到此目标[122]。由于药物在体内各种组织和器官中以不同速率累积，计算机不断计算当前药物浓度并调整输液泵，以便描述当前药物吸收、分配和消除的状态。因此，计算机驱动的 BET 方案可以实际控制输液泵以实现稳定的目标浓度（图 11-20）。

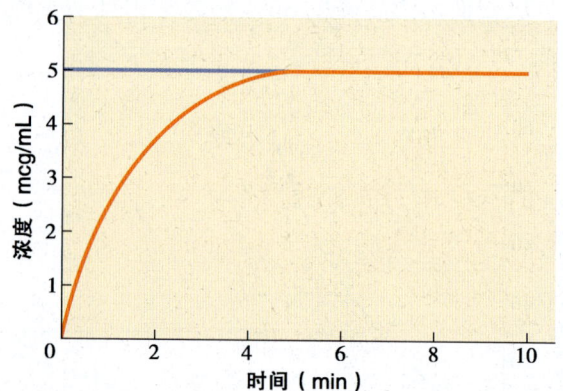

图 11-20　这是一个靶控输注（TCI）的模型，其中血药浓度以 5μg/ml 为目标
蓝线表示预测的 5μg/ml 的丙泊酚血药浓度，其理论上在时间 t=0 时达到，然后通过可变速率输注维持。红线是在恒定的伪稳态血药浓度条件下预测的效应位点浓度。请注意，大约 4min 时达到目标浓度的 95%

该方法是否可成功实施，受以下因素影响：计算机中录入的药物药代动力学和药效学参数，与现有特定患者的匹配程度。虽然这种限制适用于每种临床情况下常规进行的更基本的（非 TCI）给药，但在讨论 TCI 在临床环境中的未来重要性时，我们必须检查 TCI 的药代动力学-药效学模型错误的特殊后果。

TCI 的数学原理其实很简单。计算机控制泵为了产生和保持血药浓度，它必须首先输注等于中心室 V1 的产物和目标浓度（图 11-21）的剂量。然后，在此之后的每个时刻，为了维持目标浓度而施加到中央隔室的药物量＝中央隔室药物清除

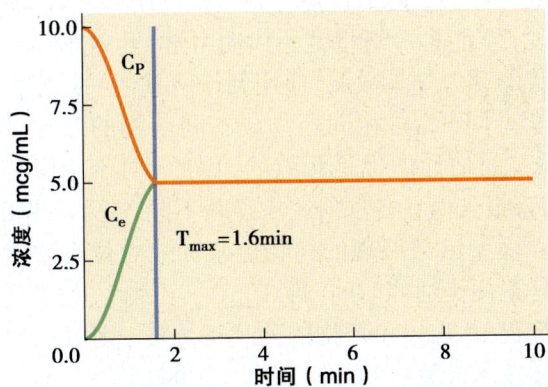

图 11-21 这是模拟靶控输注（TCI），其中效应位点浓度（Ce）以 5μg/ml 为目标

橙色线表示在时间 t=0 给予的推注剂量产生的预测丙泊酚血药浓度（Cp），预计到时间 t=Tmax（1.6min）时最终超过丙泊酚血药浓度的效应位点浓度。在 Tmax 处，药物浓度在效应部位和血浆之间发生伪平衡，两种浓度被预测为相等，直到目标浓度发生改变。请注意，与图 11-20 中所示的血药浓度目标相比，效应位点在不到一半的时间达到了目标浓度，并实现了目标效应

量＋从中央隔室转移到外周隔室的药物量﹣从外周室返回中央室的药物量。该软件随时间追踪每个隔室中的药物预估量，并将从药代动力学模型到室间药物转移的速率常数应用于这些量，以确定在任何给定时间的药物移动。然后在任何时候将预估的浓度与目标浓度相匹配，以确定应该输注的药物量。该软件还可以预测未来的浓度，通常假设输注将停止，根据时量相关衰减时间得出从麻醉中恢复的最佳时间。

由于血浆中达到药物浓度和产生药物作用之间存在延迟或滞后，将此延迟的数学模型纳入 TCI 是有利的。通过添加效应位点的动力学，可以按照密切相关的浓度-效应关系的原则来设定效应位点浓度。靶点远离中央隔室（即效应部位）的隔室药物浓度计算，没有使用调整输注速率解决。相反，可在数学方式上得到解决，并且涉及一些必须考虑的附加概念，即峰值效应时间（Tmax）和峰值效应分布容积（VDPE）。这些在稍后讨论。原则上，针对效应部位达到预计浓度，需要在诱导期间产生血药浓度的过载以及随后目标浓度增加。这在概念上类似于超压吸入麻醉剂浓度以达到目标呼气末浓度。然而，与麻醉回路不同，血浆室似乎与心血管效应密切相关，并且血药浓度的大量超载可能产生不必要的副作用。

TCI 的性能受所选药代动力学模型的影响。

虽然大多数现代 TCI 模型，无论是血浆还是靶点，在性能上似乎都是相似的，但在提高目标浓度时，它们都会产生 10～20min 的超载[36]。这是因为剂量调整的计算是基于中央室的，忽略血管内混合的复杂性，从而高估了中央室的真实体积（VC）并高估了向快速周边组织（ClF）的转移速率和周围组织室（VF）的大小（图 11-22）。TCI 的表现还受到从群体或人群研究中确定的药代动力学参数与个体患者之间差异的影响。芬太尼[123]、阿芬太尼[124]、舒芬太尼[125]、咪达唑仑[126-127]和丙泊酚[127-128]的中位绝对性能误差在 ±30% 范围内，当使用药代动力学参数的文献值驱动 TCI 装置，和使用测试对象本身的平均动力学相比下降约 ±7%。虽然当目标浓度保持相对稳定时，差异（绝对性能误差的百分比变化）通常很低（约 1%），但当浓度增加频率达到每 12min 一次时，该差异增加到接近 20%。这些数据表明，目标药物浓度与患者实际达到的浓度之间可能存在相当大的误差（±30%），但达到的浓度将不会随时间变化很大。因此，只要增量调整别太频繁，目标的增量调整应可落到患者的药物浓度增量，和一个稳定的新浓度。

施维尔登等人首先描述了 TCI 概念。在 80

输注组分对误差的影响：

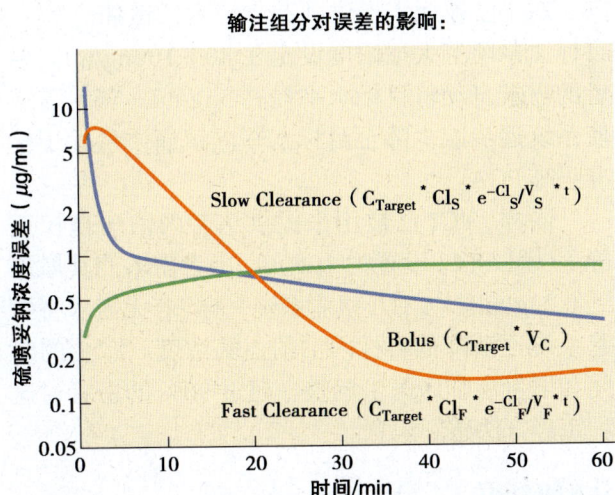

图 11-22 传统三室药代动力学模型中每种成分的错误假设对预测靶浓度与靶控输注之间长期差异（过量）的影响

消除间隙造成的误差可以忽略不计，因此没有说明。注意负荷剂量（基于 VC）在最初的分钟内产生大量的错误；然而，从 1—20min，与目标浓度的偏差很大程度上是由于高估 ClF。列出的公式适用于 TCI 系统各 BET 注入（经 Avram MJ 许可转载：Krejcie TC.Using front-end kinetics to optimize target-controlled drug infusions. Anesthesiology.2003，99：1078-1086）

年代初期。其他软件系统由斯坦福大学和杜克大学的团队在北美开发。到 20 世纪 90 年代后期，引入了市售的用于丙泊酚（Diprifusor）的 TCI 系统。这大大增加了麻醉医师对这种药物输注方式的兴趣以及他们对催眠药和阿片类药物浓度 - 效应关系的理解。在世界上大部分地区，TCI 提供丙泊酚的装置可以从至少三家公司（Graseby, Alaris 和 Fresenius）购得，具有相似的性能参数[129]。在美国，还没有 FDA 批准的装置。出于研究目的，Stanpump（由斯坦福大学的 Steve Shafer 开发）可通过 RS232 端口连接到输液泵。Stanpump 目前提供 19 种不同药物的药代动力学参数，但能够接受用户提供的任何药物的任何动力学模型。RugLoop 是 TCI 软件（由根特大学的 Michel Struys 开发），其类似于 stanpump 但运行在 Windows 而不是 DOS 上，能同时控制多个药物注射（关于 RugLoop 的资料可查询 http://www.demed.be/index.html）。

虽然有关浓度而不是剂量的药理学原理在科学上是正确的，但很少有研究去试图确定 TCI 是否确实改善了临床表现或结果。只有少数有限的研究比较手动输注控制与 TCI。一些研究显示使用 TCI 会达到更好的控制[129-130]。而其他研究没有此发现[131-132]。

TCI 理论继续发展超出了静脉麻醉技术的范围。TCI 已被用来提供阿芬太尼术后镇痛[133-134]。目标血浆阿芬太尼浓度设定在 40～100ng/ml。患者的需求自动将目标水平提高 5ng/ml。若无需求使系统逐步减少降至目标水平。镇痛质量优于标准吗啡 PCA。

同样，TCI 已被用来提供患者丙泊酚自控镇静[135-136]。TCI 设置为 1μg/ml，患者需求使其增加到 0.2μg/ml。与 TCI 镇痛系统一样，若无需求将引起系统逐渐降低目标丙泊酚血药浓度。减少的时间和增量由临床医生调整。超过 90% 的患者对这种镇静方法感到满意。

达峰时间（T_{max}）

本章前面描述了药物血药浓度和效应位点浓度之间的时间延迟（图 11-11）。推测这种延迟或滞后现象是由于药物在血浆、V_C、效应室和 V_E 之间转移的结果，以及细胞反应所需的时间。通过血药浓度与时间数据（药代动力学）模型和测量的药物作用（药效学），估计血浆与推定效应位点之间的药物转移速率常数 k_{e0}[47]。然而，像所有速率

常数一样，k_{e0} 的估计值是基于模型的[137-138]。也就是说，不能将一组特定药代动力学 - 药效学研究中确定的动力学参数 k_{e0} 应用到任何其他一组药代动力学。同样，在相同药物或不同药物的研究中比较 k_{e0} 的估计值也是无效的，因此，对于相同药物的 k_{e0} 报告值在各项研究中显著不同，是不奇怪的。独立模型参数展现的药物血浆和效应位点浓度之间延迟便是达峰时间，即 T_{max}[138]。因此，如果独立研究已知 T_{max} 和药物的药代动力学，则可以通过数学技术计算已知效应部位 T_{max} 的 k_{e0}。

依据独立模型参数体现的效应位点动力学特征，对计算机靶控输注非常重要。这是因为基于多种患者类型的药代动力学文献研究多于完整的药代动力学 - 药效学研究文献。通过对药物的效应位点平衡速率的个体差异进行总体上有效的假设，在仅知晓药代动力学的基础上，可以用已知的 T_{max} 来评估药物在各种患者组中的效应位点动力学。还有没有效的方式仅通过 k_{e0} 或者 $t_{1/2}k_{e0}$ 来实现[137-138]。

峰值效应分布容积（VDPE）

通过向中央室推注给药（C×VC），然后通过计算机靶控输注（图 11-20）将血浆药物迅速带到靶点（图 11-20），但效应位点达到目标浓度的时间将比 T_{max} 长得多（丙泊酚作用位点浓度达到目标浓度的 95% 需要 4min）。有可能计算出推注剂量，其将在 T_{max} 达到效应位点目标浓度，却没有效应位点药物过量。但是，血药浓度将过量（图 11-19）。这是通过将描述药物分布的概念从 V_C 开始并随着时间的推移接近 $V_β$（在消除阶段期间的分布的表观容积）的不断扩大的分布容积的概念与 T_{max} 的概念相结合来实现的。

随时间推移，通过将每个时间的血药浓度除以体内剩余的药物总量来计算分布容积。在峰值效应（或 T_{max}）时的时间相关容积是 VDPE。目标效应部位浓度和 VDPE 的乘积加上在 T_{max} 时间内消除的量将成为适当的推注剂量，其将在效应部位尽可能快地达到目标浓度而没有药物过量。实际上应该推注在时间 t=0 时开始，直到时间 t=T_{max} 时停止。然后继续以"止损"方式继续注射药物。

一些用于控制 TCI 的软件程序在其算法中包括这个概念。在图 11-15 中，一些病例中研究者将丙泊酚动力学用于构建等浓度线性图的情况，Schnider 等人[141]根据药代动力学 - 药效学参数预

测 T^{max} 为 1.6min，VDPE 为 16.62L，一名 70kg 男子在 1.6min 内的药物消除为给药剂量的 23.8%。因此，靶向效应位点丙泊酚浓度为 5μg/ml 时的正确丙泊酚推注量为 109mg。计算机控制的输液泵将尽可能快地输送该剂量，然后在 t=1.6min 时开始以 5μg/ml 速度输注药液（图 11-21）。

前端药代动力学

经典的 PK-PD 模型做出简化假设：药物在血管内空间的混合是瞬时和完整的。该数学结构忽视了药物的生理学特性[142-144]。因此，经典 PK 模型描述初始/中央分布容积（V_C）是不准确的，他们估计隔室间隙，无法描述心排出量及其分布[36,39,71,142,144-147]。V_C 的错误假设也导致效应部位动力学的错误假设，以及 PD 个体差异性的过高估计[36,144,147]。基于生理学的 PK-PD 模型可准确估计分布容积和清除率，从而得出更真实的 PD 变异性预估（图 11-23）[147]。PK 和 PD 变异性的另一个来源是心排出量及其分布[71,144-145,147-148]。心排出量及其分布通过改变药物在组织隔室的分布来影响 PK。另外，心排出量通过改变血液效应位点的平衡速率来影响 PD（图 11-24）[147]。由于它们不能表现心排出量及其分布的特征，经典 PK-PD 模型将无法确定心排出量及其分布的变化，这些变化是

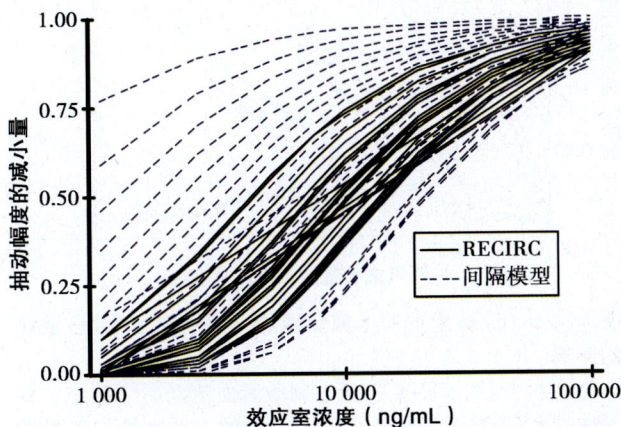

图 11-23　传统的房室 PK-PD 模型对中心分布容积（V_C）的错误估计导致药效学预估值的个体差异比高分辨率再循环 PK-PD 模型的药效学预估值更大

该图使用蒙特卡洛模拟效应部位浓度 - 药理效应关系来证明来自传统的室内 PK-PD 模型（2COMP，蓝色虚线）和高分辨率再循环 PK-PD 模型（RECIRC，黑色实线）。（改编自 Kuipers JA，Boer F，Olofsen E 等的罗库溴铵数据：Recirculatory pharmacokinetics and pharmacodynamics of rocuronium in patients：the influence of cardiac output. Anesthesiology.2001，94：47-55）

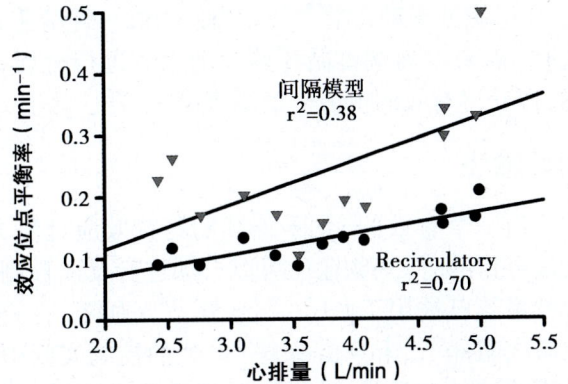

图 11-24　当 PK-PD 模型是高分辨率"再循环"模型（黑色圆圈）与传统隔室模型（三角形）时，心排出量对血液效应位点平衡率（k_{e0}）的影响

尽管传统模型在测量的心排出量与 k_{e0} 具有显著的系统误差（灰线）之间具有中等相关性，但高分辨率再循环模型在测量的心排出量与 k_{e0}（黑线）之间具有非常强的相关性。因此，对于组织分布流量受限的亲脂性药物（即阿片类药物、催眠药等），高分辨率 PK-PD 模型提供了将药物从血液转移至效应部位的生理学基础。此外，与传统的房室模型相比，高分辨率 PK-PD 模型可以更准确地测量出这些药物对 PK 和 PD 的生理影响。（改编自 Kuipers JA，Boer F，Olofsen E 等的罗库溴铵数据：Recirculatory pharmacokinetics and pharmacodynamics of rocuronium in patients：the influence of cardiac output. Anesthesiology.2001，94：47-55）

与性别、年龄、身体组成或病理过程有关[149-150]。因此，传统的 PK-PD 模型不能识别仅改变心排出量及其分布作为 PK 变异性来源的因素，并且会高估真实的 PD[36,147,151-152]。

这个术语指的是发生在药物静脉注射最初的几分钟期间，血管内混合、肺吸收和再循环事件中的药代动力学[39]。这些动力学事件和时间相关的药物浓度很重要，因为速效药物峰效应发生在这个很短的时间窗内[38,147,153-154]。虽然有人建议使用前端药动学来指导药物给药[36]，但目前 TCI 技术没有在药物输注速率的模型中纳入前端动力学。如上所述，不这样做会带来进一步的错误。

TCI 是基于 V_C 中瞬时和完全混合的简化假设的药动学模型。然而，在大多数药代动力学研究中，V_C 的测定通常被高估。在计算靶控输注率时，高估的 V_C 会导致血药浓度超过预期目标，尤其是在 TCI 开始的最初几分钟。此外，药物分布的准确描述依赖于准确的预估 V_C，所以不考虑前端药代动力学所造成的错误会持续存在。模拟表明，与通过快速静脉推注输注相比，通过短时（约 2min）输注给药的研究得出的药代动力学参数能更好地评估

V_C 和组织分布动力学[36-37]。当使用后一种给药方法时,需要对前端再循环药代动力学进行全面描述,以获得有效的预估 V 值用于 TCI[36-37]。

闭环输注

当一个有效的、几乎连续的药物效应计算方法是可行的时,药物输注可以自动进行反馈控制。这种系统已被用于血压[155]、血氧[156]、血糖[157]、神经肌肉阻滞[158]和麻醉深度[159-165]的控制实验中。所期望的效应量的目标值(系统的输出)的选择,以及药物投递速率(输入系统)取决于效应测量值是在高于、低于还是在目标值上。因此,输出反馈控制输入。标准控制器[比例积分微分(PID控制器)]根据目标偏差和偏差率的积分或大小来调整药物输注。在一系列反馈下,标准 PID 控制器正常工作。然而,已证明在输出可能迅速而广泛地变化的情况下,它表现出不稳定的特征。Schwilden 等人[161]提出了一种控制器,其中输出(测量响应)不仅控制输入(药物输注速率),还控制驱动输注速率的药代动力学模型。这被称为模型驱动或自适应闭环系统。这样的系统在临床试验中表现良好[160],并且在模拟极端条件时其性能优于标准 PID 控制器[163]。

麻醉闭合环路系统是最难设计和实施的,因为“麻醉”的确切定义仍然难以捉摸,“麻醉深度”监测也是如此[88]。因为意识的改变必须伴随麻醉,所以与意识水平相关的 EEG 参数,如脑电双频指数(BIS),脑电图熵和听觉诱发电位,可以进行麻醉的闭环控制。人们对进一步开发这些更可靠的工具有着浓厚的兴趣,因为药代动力学建模的进展,包括效应室、药物输送模型系统,以及基于这些模型的自适应控制器的创建,使得常规麻醉的闭环输注变为可行[159]。在过去的 10 年中,与通过有经验的麻醉医师进行手动滴定相比,临床试验研究丙泊酚或丙泊酚和瑞芬太尼的闭环输注已经证明,闭环装置的药物输送和麻醉效率更高[167-172]。

到目前为止,由于监管机构,真正的闭环系统难以在医疗应用中推向市场。从监管的角度来看,开环 TCI 系统更容易实现,并提供了实际闭环系统的许多优点。除非有监管或设计的“突破”,否则麻醉闭环系统可能会留在理论和实验领域[173-174]。

药物相互作用的响应面模型

在手术过程中,麻醉医师调整麻醉药物的给药水平以确保术中的意识消失,对伤害性刺激无体动,并减弱对有害刺激的交感反射。尽管单独使用大剂量的镇静药物(如一种吸入麻醉剂或丙泊酚)可以达到满意的麻醉深度,但所需的麻醉效果常伴有血流动力学的过度抑制[80]以及过度的镇静催眠水平,副作用是可能与远期的发病率及死亡率相关的[175-176]。因此为了限制药物的副作用,阿片类药物与镇静催眠药物常合用。尽管使用两种吸入性麻醉剂或一种吸入麻醉剂与丙泊酚合用会产生网状附加效应,但是一种阿片类药物与一种镇静催眠药物合用会产生很多药效学的协同作用。通过了解阿片类药物与镇静安眠药之间的相互作用,选择合适的药物配比浓度即可达到所需的临床效果,同时将使用高浓度单一药物的相关不良副作用(如血流动力学不稳、延迟性呼吸抑制)降至最低。研究设计旨在评估阿片样药物与镇静催眠药之间的药效学相互作用的研究。研究重点集中于将一种或两种固定剂量或浓度的阿片类药物添加至几种确定的浓度或剂量的镇静催眠药物中的效果[79-80, 177-184]。这些相互作用数据的图形演示通常通过平行剂量-反应曲线的移动实现(图 11-25)。

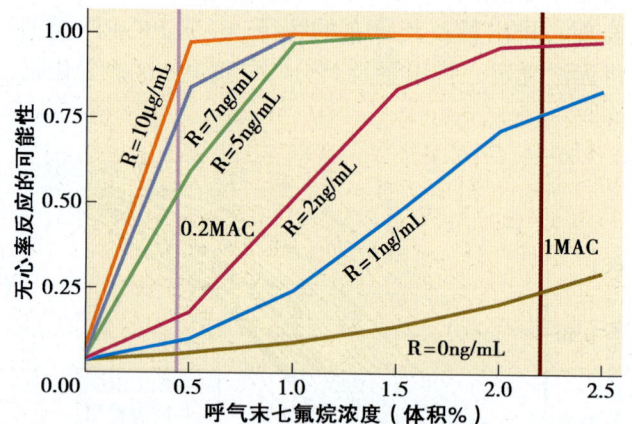

图 11-25　瑞芬太尼对七氟烷诱导镇痛的浓度-效应曲线的影响

志愿者对 5 秒,50mA 强直电刺激无血流动力学反应。每条曲线代表瑞芬太尼具有固定效应位点浓度的七氟烷浓度-效应关系。曲线向左移,表明瑞芬太尼减少了产生足够镇痛所需的七氟烷量。浓度-效应曲线斜率的变化表明七氟烷-瑞芬太尼之间存在显著的药效协同作用。还要注意的是,这种药效相互作用存在上限效应。随着瑞芬太尼浓度增加,向左移位的幅度降低。(改编自 Manyam SC,Gupta DK,Johnson KB 等,Opioid-volatile anesthetic synergy:a response surface model with remifentanil and sevoflurane as prot-type.Anesthesiology.2006,105:267-278。)

另一种数学模型是等效辐射图效应曲线，显示可产生相同效应的剂量组合（图11-26）。等效辐射图效应曲线分析还有另外一个好处，即可以将两种药物之间的相互作用表征为相加性、拮抗性或协同性（图11-27），而剂量-反应曲线的变化则需要更复杂的浓度来确定相互作用曲线左移所表现出的相互作用是否大于相加性。

一个可以充分描述两种药物之间所有可能的浓度和作用之间相互作用的完整谱的替代数学模型是响应面模型。[84,87]响应面不仅表明相互作用是加性的还是协同性的，或者对立的，而且模型本身可以定量描述两种药物之间的相互作用程度。

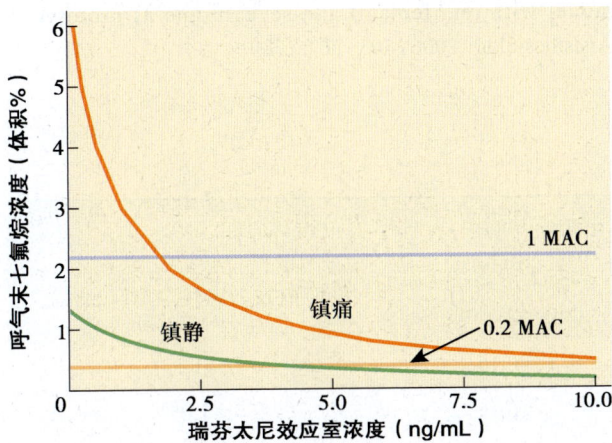

图 11-26 瑞芬太尼-七氟烷对志愿者镇静（绿线）和强直电刺激镇痛（红线）的相互作用

各自95%的等效线表明瑞芬太尼和七氟烷的大量目标浓度配比具有产生相同所需药效学终点的可能性（改编自 Manyam SC，Gupta DK，Johnson KB 等，Opioidvolatile anesthetic synergy：a response surface model with remifentanil and sevoflurane as prototypes.Anesthesiology.2006，105：267-278）

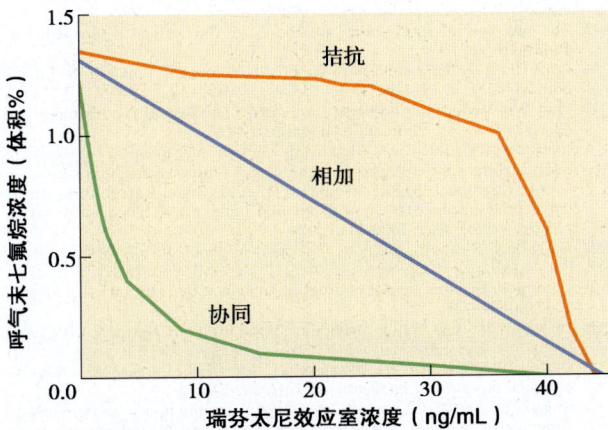

图 11-27 等效线表明药物 A 和药物 B 之间的相加（蓝线）、协同（绿线）和拮抗（红线）作用

此外，可以通过将响应面投影到适当的水平效应平面（图11-28）中得出等效辐射图，可以通过响应曲线上的垂线得出浓度-响应曲线，以计算感兴趣的固定阿片类药物的浓度（图11-28）[84,87-88]因此，

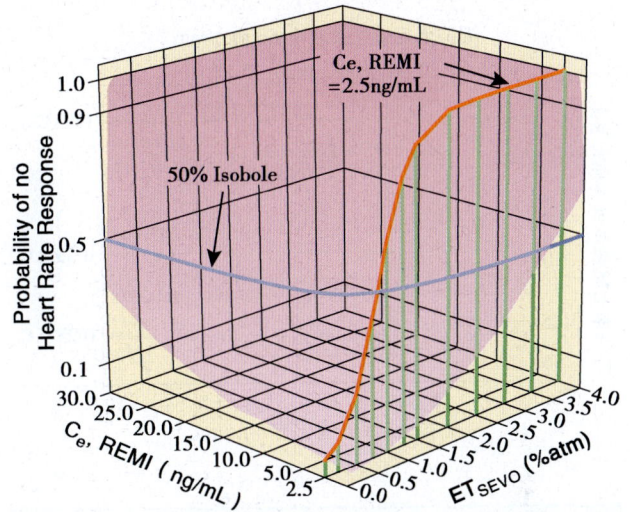

图 11-28 一个描述瑞芬太尼-七氟烷对强直电刺激相互作用的镇痛效应的响应面模型

响应面在50%概率水平面上的投影产生50%等效线，通过响应面投射到2.5ng/ml瑞芬太尼效应位点浓度平面上的投影可得出七氟烷浓度-响应曲线下面积低于2.5ng/ml瑞芬太尼（改编自 Manyam SC，Gupta DK，Johnson KB 等，Opioid-volatile anesthetic synergy：a response surface model with remifentanil and sevoflurane as prot-type. Anesthesiology.2006，105：267-278）

响应曲面模型可以看作是传统药物动力学分析方法的推广。响应曲面模型的主要局限性在于，他们需要大量的药物动力学测量来测量所有可能的浓度，以达到完整的准确描述[185]。在实验室中将志愿者暴露于亚治疗（如低于保证遗忘的水平）和过度治疗药物浓度，可最有效地完成测量。然而，因为响应表面模型描述了提供充分麻醉并且麻醉恢复充分的药物浓度组合，所以这些模型提供的信息通常不适用于手术患者。等值线图和响应面模型清楚地表明，有多种目标浓度的阿片类药物和镇静催眠药可以提供足够的麻醉深度，即对伤害性刺激没有血流动力学反应的可能性为95%，临床足够镇静的可能性为95%[85-86,89]。响应面模型，结合药效学药代动力学模型允许计算机模拟识别靶浓度，来计算阿片类药物和镇静催眠产生足够的麻醉深度的使用，优化一个或多个临床药效目标，如全麻苏醒的速度，药物引起的呼吸抑

制, 或药物的使用成本[82,86]。对于七氟烷-瑞芬太尼麻醉药, 这些类型的药代动力学-药效学模型证明了将低溶解度挥发性麻醉七氟烷的给药剂量最小化至接近 0.5MAC, 可达到瑞芬太尼的药代动力学效率的最优, 特别是随着麻醉持续时间的增加

（图 11-29 和表 11-8）[86]。这些响应表面模型可以准确地预测反射消失及对疼痛刺激的反应丧失, 以及患者在恢复室中需要镇痛的时间[186-189]。此外, 这些药效学目标可以结合到闭环控制器中以提供闭环麻醉[172]。

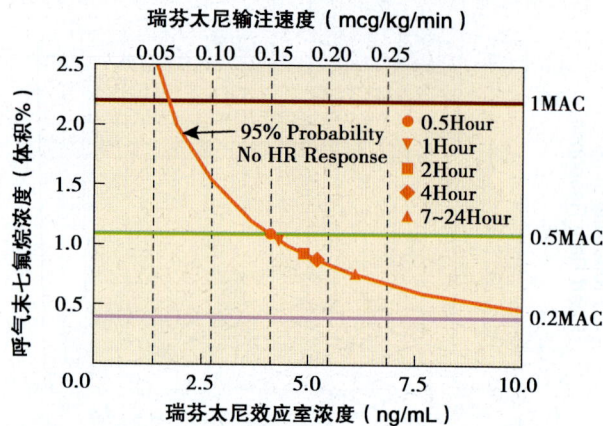

图 11-29　瑞芬太尼和七氟烷维持足够镇痛的最佳目标浓度配比（强直电刺激 95% 镇痛等效线）, 以及不同手术麻醉持续时间的最快苏醒配比

例如, 对于 2 小时的麻醉持续时间, 目标浓度为 0.93% 的七氟烷和 4.9ng/ml 的瑞芬太尼将导致 5.8min 的苏醒时间。随着麻醉持续时间的增加, 七氟烷目标浓度达到最小值 0.75%（改编自 Manyam SC, Gupta DK, Johnson KB 等, Opioid-volatile anesthetic synergy: a response surface model with remifentanil and sevoflurane as prototypes. Anesthesiology.2006, 105: 267-278）

表 11-8　七氟烷和瑞芬太尼用于麻醉的最佳目标浓度配比（30 ~ 900min 持续时间）

麻醉持续时间(h)	最短苏醒时间（min）	效应位点瑞芬太尼浓度(ng/ml)	瑞芬太尼输注速率（$\mu g \cdot kg^{-1} \cdot min^{-1}$）	呼气末七氟烷浓度(vol%）
0.5	4.5	4.1	0.15	1.1
1	5.0	4.3	0.16	1.05
2	5.8	4.9	0.18	0.93
4	6.7	5.2	0.19	0.88
7~24	7.2~7.7	6.1	0.22	0.75

总结

　　自第二次世界大战以来, 我们已经从所有麻醉剂的剂量-反应关系的特征转向于利用镇静催眠药和阿片类药物之间的协同相互作用来开发复杂的模型, 并使用物理装置和计算机支持以精确施用药物, 使得药物在作用效应部位达到所需浓度。合理选择药物靶浓度以使得患者能被充分麻醉和尽量减少副作用（如延长觉醒、血流动力学抑制）, 在有效实现这些浓度目标的同时实现最小超调量, 这需要对麻醉药的临床药理学有深入的了解。随着新药进入麻醉设备, 仔细分析其药代动力学和药效学特性以使得它们能够安全恰当地用作平衡麻醉药的一部分[88]。

（谭骁 译, 易杰 校）

参考文献

1. Halford FJ. A critique of intravenous anesthesia in war surgery. *Anesthesiology.* 1943;4:67–96.
2. Adams RC, Gray HK. Intravenous anesthesia with pentothal sodium in the case of gunshot wound associated with accompanying severe traumatic shock and loss of blood: report of a case. *Anesthesiology.* 1943;4:70–73.
3. The question of intravenous anesthesia in war surgery. *Anesthesiology.* 1943;4:74–77.
4. Price HL. A dynamic concept of the distribution of thiopental in the human body. *Anesthesiology.* 1960;21:40–45.
5. Pratt WB, Taylor P. *Principles of Drug Action: The Basis of Pharmacology.* 3rd ed. New York, NY: Churchill Livingstone; 1990.
6. Johnstone RW, Ruefli AA, Smyth MJ. Multiple physiological functions for multidrug transporter P-glycoprotein?. *Trends Biochem Sci.* 2000;25:1–6.
7. Gao B, Hagenbuch B, Kullak-Ublick GA, et al. Organic anion-transporting polypeptides mediate transport of opioid peptides across blood-brain barrier. *J Pharmacol Exp Ther.* 2000;294:73–79.
8. Hagenbuch B, Gao B, Meier PJ. Transport of xenobiotics across the blood-brain barrier. *News Physiol Sci.* 2002;17:231–234.
9. Upton RN. Cerebral uptake of drugs in humans. *Clin Exp Pharmacol Physiol.* 2007;34:695–701.
10. Shafer SL, Stanski DR. Improving the clinical utility of anesthetic drug pharmacokinetics. *Anesthesiology.* 1992;76:327–330.
11. Stanski DR, Greenblatt DJ, Lowenstein E. Kinetics of intravenous and intramuscular morphine. *Clin Pharmacol Ther.* 1978;24:52–59.
12. Kuipers JA, Boer F, Olieman W, et al. First-pass lung uptake and pulmonary clearance of propofol: assessment with a recirculatory indocyanine green pharmacokinetic model. *Anesthesiology.* 1999;91:1780–1787.
13. Ding X, Kaminsky LS. Human extrahepatic cytochromes P450: function in

xenobiotic metabolism and tissue-selective chemical toxicity in the respiratory and gastrointestinal tracts. *Annu Rev Pharmacol Toxicol.* 2003;43:149–173.

14. Stanley TH, Hague B, Mock DL, et al. Oral transmucosal fentanyl citrate (lollipop) premedication in human volunteers. *Anesth Analg.* 1989;69:21–27.

15. Ashburn MA, Streisand J, Zhang J, et al. The iontophoresis of fentanyl citrate in humans.*Anesthesiology.* 1995;82:1146–1153.

16. Eger EI 2nd, Severinghaus JW. Effect of uneven pulmonary distribution of blood and gas on induction with inhalation anesthetics. *Anesthesiology.* 1964;25:620–626.

17. Avram MJ, Henthorn TK, Spyker DA, et al. Recirculatory pharmacokinetic model of the uptake, distribution, and bioavailability of prochlorperazine administered as a thermally generated aerosol in a single breath to dogs. *Drug Metab Dispos.* 2007;35:262–267.

18. Price HL, Kovnat PJ, Safer JN, et al. The uptake of thiopental by body tissues and its relationship to the duration of narcosis. *Clin Pharmacol Ther.* 1960;1:16.

19. Saidman LJ, Eger EI II. The effect of thiopental metabolism on duration of anesthesia. *Anesthesiology.* 1966;27:118–126.

20. Shafer SL, Varvel JR. Pharmacokinetics, pharmacodynamics, and rational opioid selection. *Anesthesiology.* 1991;74:53–63.

21. Wilkinson GR. Clearance approaches in pharmacology. *Pharmacol Rev.* 1987;39:1–47.

22. Ahmad AB, Bennett PN, Rowland M. Models of hepatic drug clearance: discrimination between the 'well stirred' and 'parallel-tube' models. *J Pharm Pharmacol.* 1983;35:219–224.

23. Wilkinson GR, Shand DG. Commentary: a physiological approach to hepatic drug clearance. *Clin Pharmacol Ther.* 1975;18:377–390.

24. Weiss M, Krejcie TC, Avram MJ. Transit time dispersion in pulmonary and systemic circulation: effects of cardiac output and solute diffusivity. *Am J Physiol Heart Circ Physiol.* 2006;291:H861–H870.

25. Nies AS, Shand DG, Wilkinson GR. Altered hepatic blood flow and drug disposition. *Clin Pharmacokinet.* 1976;1:1351–1355.

26. Wilkinson GR. Pharmacokinetics of drug disposition: hemodynamic considerations. *Annu Rev Pharmacol.* 1975;15:11–27.

27. Rane A, Villeneuve JP, Stone WJ, et al. Plasma binding and disposition of furosemide in the nephrotic syndrome and in uremia. *Clin Pharmacol Ther.* 1978;24:199–207.

28. Ebling WF, Wada DR, Stanski DR. From piecewise to full physiologic pharmacokinetic modeling: applied to thiopental disposition in the rat. *J Pharmacokinet Biopharm.* 1994;22:259–292.

29. Wada DR, Bjorkman S, Ebling WF, et al. Computer simulation of the effects of alterations in blood flows and body composition on thiopental pharmacokinetics in humans. *Anesthesiology.* 1997;87:884–899.

30. Henthorn TK, Avram MJ, Krejcie TC. Intravascular mixing and drug distribution: the concurrent disposition of thiopental and indocyanine green. *Clin Pharmacol Ther.* 1989;45:56–65.

31. Homer TD, Stanski DR. The effect of increasing age on thiopental disposition and anesthetic requirement. *Anesthesiology.* 1985;62:714–724.

32. Miller RD, Stevens WC, Way WL. The effect of renal failure and hyperkalemia on the duration of pancuronium neuromuscular blockade in man. *Anesth Analg.* 1973;52:661–666.

33. Patwardhan RV, Johnson RF, Hoyumpa A Jr, et al. Normal metabolism of morphine in cirrhosis. *Gastroenterology.* 1981;81:1006–1011.

34. Lund L, Alvan G, Berlin A, et al. Pharmacokinetics of single and multiple doses of phenytoin in man. *Eur J Clin Pharmacol.* 1974;7:81–86.

35. Stanski DR, Mihm FG, Rosenthal MH, et al. Pharmacokinetics of high-dose thiopental used in cerebral resuscitation. *Anesthesiology.* 1980;53:169–171.

36. Avram MJ, Krejcie TC. Using front-end kinetics to optimize target-controlled drug infusions. *Anesthesiology.* 2003;99:1078–1086.

37. Chiou WL, Peng GW, Nation RL. Rapid estimation of volume of distribution after a short intravenous infusion and its application to dosing adjustments. *J Clin Pharmacol.* 1978;18:266–271.

38. Fisher DM. (Almost) everything you learned about pharmacokinetics was (somewhat) wrong! *Anesth Analg.* 1996;83:901–903.

39. Krejcie TC, Avram MJ. What determines anesthetic induction dose? It's the front-end kinetics, doctor! *Anesth Analg.* 1999;89:541–544.

40. Weiss M, Krejcie TC, Avram MJ. A minimal physiological model of thiopental distribution kinetics based on a multiple indicator approach. *Drug Metab Dispos.* 2007;35:1525–1532.

41. Hull CJ. How far can we go with compartmental models? *Anesthesiology.* 1990;72:399–402.

42. Kong AN, Jusko WJ. Definitions and applications of mean transit and residence times in reference to the two-compartment mammillary plasma clearance model. *J Pharm Sci.* 1988;77:157–165.

43. Jacobs JR, Shafer SL, Larsen JL, et al. Two equally valid interpretations of the linear multicompartment mammillary pharmacokinetic model. *J Pharm Sci.* 1990;79:331–333.

44. Norman J. Drug-receptor reactions. *Br J Anaesth.* 1979;51:595–601.

45. Waud BE, Waud DR. The margin of safety of neuromuscular transmission in the muscle of the diaphragm. *Anesthesiology.* 1972;37:417–422.

46. Segre G. Kinetics of interaction between drugs and biological systems. *Farmaco [Sci].* 1968;23:907–918.

47. Sheiner LB, Stanski DR, Vozeh S, et al. Simultaneous modeling of pharmacokinetics and pharmacodynamics: application to d-tubocurarine. *Clin Pharmacol Ther.* 1979;25:358–371.

48. Kern SE, Stanski DR. Pharmacokinetics and pharmacodynamics of intravenously administered anesthetic drugs: concepts and lessons for drug development. *Clin Pharmacol Ther.* 2008;84:153–157.

49. Jacobs JR, Reves JG. Effect site equilibration time is a determinant of induction dose requirement. *Anesth Analg.* 1993;76:1–6.

50. Olofsen E, Dahan A. Population pharmacokinetics/pharmacodynamics of anesthetics. *AAPS J.* 2005;7:E383–E389.

51. Sheiner LB, Beal SL. Evaluation of methods for estimating population pharmacokinetics parameters. I. Michaelis-Menten model: routine clinical pharmacokinetic data. *J Pharmacokinet Biopharm.* 1980;8:553–571.

52. Maitre PO, Vozeh S, Heykants J, et al. Population pharmacokinetics of alfentanil: the average dose-plasma concentration relationship and interindividual variability in patients. *Anesthesiology.* 1987;66:3–12.

53. Group NP. *NONMEN User's Guide.* San Francisco, CA: University of California; 1999.

54. West GB, Brown JH, Enquist BJ. A general model for the origin of allometric scaling laws in biology. *Science.* 1997;276:122–126.

55. Mahmood I. Dosing in children: a critical review of the pharmacokinetic allometric scaling and modelling approaches in paediatric drug development and clinical settings. *Clin Pharmacokinet.* 2014;53:327–346.

56. Cortinez LI, De la Fuente N, Eleveld DJ, et al. Performance of propofol target-controlled infusion models in the obese: pharmacokinetic and pharmacodynamic analysis. *Anesth Analg.* 2014;119:302–310.

57. Mahmood I. Prediction of drug clearance in premature and mature neonates, infants and children ≤2 years of age: a comparison of the predictive. *J Clin Pharmacol.* 2016;56(6):733–739.

58. Morton WD, Lerman J. The effect of pancuronium on the solubility of aqueous thiopentone. *Can J Anaesth.* 1987;34:87–89.

59. Dejong RH, Cullen SC. Buffer-demand and Ph of local anesthetic solutions containing epinephrine. *Anesthesiology.* 1963;24:801–807.

60. Anders MW. Formation and toxicity of anesthetic degradation products. *Annu Rev Pharmacol Toxicol.* 2005;45:147–176.

61. Kharasch ED. Adverse drug reactions with halogenated anesthetics. *Clin Pharmacol Ther.* 2008;84:158–162.

62. Baxter PJ, Garton K, Kharasch ED. Mechanistic aspects of carbon monoxide formation from volatile anesthetics. *Anesthesiology.* 1998;89:929–941.

63. Kharasch ED, Powers KM, Artru AA. Comparison of Amsorb, sodalime, and Baralyme degradation of volatile anesthetics and formation of carbon monoxide and compound a in swine in vivo. *Anesthesiology.* 2002;96: 173–812.

64. Bom A, Bradley M, Cameron K, et al. A novel concept of reversing neuromuscular block: chemical encapsulation of rocuronium bromide by a cyclodextrin-based synthetic host. *Angew Chem Int Ed Engl.* 2002;41:266–270.

65. Suy K, Morias K, Cammu G, et al. Effective reversal of moderate rocuronium- or vecuronium-induced neuromuscular block with sugammadex, a selective relaxant binding agent. *Anesthesiology.* 2007;106:283–288.

66. Tassonyi E, Pongracz A, Nemes R, et al. Reversal of pipecuronium-induced moderate neuromuscular block with sugammadex in the presence of a sevoflurane anesthetic: a randomized trial. *Anesth Analg.* 2015;121:373–380.

67. Haerter F, Eikermann M. Reversing neuromuscular blockade: inhibitors of the acetylcholinesterase versus the encapsulating agents sugammadex and calabadion. *Exp Opin Pharmacother.* 2016;17:819–833.

68. Haerter F, Simons JC, Foerster U, et al. Comparative effectiveness of calabadion and sugammadex to reverse non-depolarizing neuromuscular-blocking agents. *Anesthesiology.* 2015;123:1337–1349.

69. Hoffmann U, Grosse-Sundrup M, Eikermann-Haerter K, et al. Calabadion: a new agent to reverse the effects of benzylisoquinoline and steroidal neuromuscular-blocking agents. *Anesthesiology.* 2013;119:317–325.

70. Heerdt PM, Malhotra JK, Pan BY, et al. Pharmacodynamics and cardiopulmonary side effects of CW002, a cysteine-reversible neuromuscular blocking drug in dogs. *Anesthesiology.* 2010;112:910–916.

71. Avram MJ, Krejcie TC, Henthorn TK, et al. Beta-adrenergic blockade affects initial drug distribution due to decreased cardiac output and altered blood flow distribution. *J Pharmacol Exp Ther.* 2004;311:617–624.

72. Niemann CU, Henthorn TK, Krejcie TC, et al. Indocyanine green kinetics characterize blood volume and flow distribution and their alteration by propranolol. *Clin Pharmacol Ther.* 2000;67:342–350.

73. Krejcie TC, Wang Z, Avram MJ. Drug-induced hemodynamic perturbations alter the disposition of markers of blood volume, extracellular fluid, and total body water. *J Pharmacol Exp Ther.* 2001;296:922–930.

74. Avram MJ, Krejcie TC, Niemann CU, et al. Isoflurane alters the recirculatory pharmacokinetics of physiologic markers. *Anesthesiology.* 2000;92:1757–1768.

75. Avram MJ, Krejcie TC, Niemann CU, et al. The effect of halothane on the recirculatory pharmacokinetics of physiologic markers. *Anesthesiology.* 1997;87: 1381–1393.

76. Benet LZ, Hoener BA. Changes in plasma protein binding have little clinical relevance. *Clin Pharmacol Ther.* 2002;71:115–121.

77. Gupta DK, Krejcie TC, Avram MJ. Pharmacokinetics of opioids. In: Evers A, Maze M, Kharasch ED, eds. *Anesthetic Pharmacology: Physiologic Principles and Clinical Practice.* 2nd ed. Cambridge, UK: Cambridge University Press; 2011:509–530.

78. Wright PM, McCarthy G, Szenohradszky J, et al. Influence of chronic phenytoin administration on the pharmacokinetics and pharmacodynamics of vecuronium. *Anesthesiology.* 2004;100:626–633.

79. Zbinden AM, Maggiorini M, Petersen-Felix S, et al. Anesthetic depth defined using multiple noxious stimuli during isoflurane/oxygen anesthesia. I. Motor reactions. *Anesthesiology.* 1994;80:253–260.

80. Zbinden AM, Petersen-Felix S, Thomson DA. Anesthetic depth defined using multiple noxious stimuli during isoflurane/oxygen anesthesia. II. Hemodynamic responses. *Anesthesiology.* 1994;80:261–267.

81. Oertel BG, Felden L, Tran PV, et al. Selective antagonism of opioid-induced ventilatory depression by an ampakine molecule in humans without loss of opioid analgesia. *Clin Pharmacol Ther.* 2010;87:204–211.

82. Vuyk J, Mertens MJ, Olofsen E, et al. Propofol anesthesia and rational opioid selection: determination of optimal EC50-EC95 propofol-opioid concentrations that assure adequate anesthesia and a rapid return of consciousness. *Anesthesiology.* 1997;87:1549–1562.

83. Bouillon TW, Bruhn J, Radulescu L, et al. Pharmacodynamic interaction between propofol and remifentanil regarding hypnosis, tolerance of laryngoscopy, bispectral index, and electroencephalographic approximate entropy. *Anesthesiology*. 2004;100:1353–1372.

84. Greco WR, Bravo G, Parsons JC. The search for synergy: a critical review from a response surface perspective. *Pharmacol Rev*. 1995;47:331–385.

85. Kern SE, Xie G, White JL, et al. A response surface analysis of propofol-remifentanil pharmacodynamic interaction in volunteers. *Anesthesiology*. 2004; 100:1373–1381.

86. Manyam SC, Gupta DK, Johnson KB, et al. Opioid-volatile anesthetic synergy: a response surface model with remifentanil and sevoflurane as prototypes. *Anesthesiology*. 2006;105:267–278.

87. Minto CF, Schnider TW, Short TG, et al. Response surface model for anesthetic drug interactions. *Anesthesiology*. 2000;92:1603–1616.

88. Shafer SL, Stanski DR. Defining depth of anesthesia. *Handb Exp Pharmacol*. 2008:409–423.

89. Manyam SC, Gupta DK, Johnson KB, et al. When is a bispectral index of 60 too low? Rational processed electroencephalographic targets are dependent on the sedative-opioid ratio. *Anesthesiology*. 2007;106:472–483.

90. Boyer EW, Shannon M. The serotonin syndrome. *N Engl J Med*. 2005;352: 1112–1120.

91. Rastogi R, Swarm RA, Patel TA. Case scenario: opioid association with serotonin syndrome: implications to the practitioners. *Anesthesiology*. 2011;115: 1291–1298.

92. Gillman PK. Monoamine oxidase inhibitors, opioid analgesics and serotonin toxicity. *Br J Anaesth*. 2005;95:434–441.

93. Gillman PK. CNS toxicity involving methylene blue: the exemplar for understanding and predicting drug interactions that precipitate serotonin toxicity. *J Psychopharmacol*. 2011;25:429–436.

94. Schwiebert C, Irving C, Gillman PK. Small doses of methylene blue, previously considered safe, can precipitate serotonin toxicity. *Anaesthesia*. 2009; 64:924.

95. Schuttler J, Schwilden H, Stoekel H. Pharmacokinetics as applied to total intravenous anaesthesia: practical implications. *Anaesthesia*. 1983;38(Suppl): 53–56.

96. Shafer SL. Towards optimal intravenous dosing strategies. *Semin Anesth*. 1994;12:222.

97. Hughes MA, Glass PS, Jacobs JR. Context-sensitive half-time in multicompartment pharmacokinetic models for intravenous anesthetic drugs. *Anesthesiology*. 1992;76:334–341.

98. Egan TD. Is anesthesiology going soft? Trends in fragile pharmacology. *Anesthesiology*. 2009;111:229–230.

99. Johnson KB. New horizons in sedative hypnotic drug development: fast, clean, and soft. *Anesth Analg*. 2012;115:220–222.

100. Egan TD, Muir KT, Hermann DJ, et al. The electroencephalogram (EEG) and clinical measures of opioid potency: defining the EEG-clinical potency relationship ('fingerprint') with application to remifentanil. *Int J Pharmaceutical Med*. 2001;15:11–19.

101. Kilpatrick GJ, McIntyre MS, Cox RF, et al. CNS 7056: a novel ultra-short-acting benzodiazepine. *Anesthesiology*. 2007;107:60–66.

102. Cotten JF, Husain SS, Forman SA, et al. Methoxycarbonyl-etomidate: a novel rapidly metabolized and ultra-short-acting etomidate analogue that does not produce prolonged adrenocortical suppression. *Anesthesiology*. 2009;111: 240–249.

103. Jonsson Fagerlund M, Sjodin J, Dabrowski MA, et al. Reduced efficacy of the intravenous anesthetic agent AZD3043 at GABA(A) receptors with beta2 (N289M) and beta3 (N290M) point-mutations. *Eur J Pharmacol*. 2012;694:13–19.

104. Egan TD, Obara S, Jenkins TE, et al. AZD3043: a novel, metabolically labile sedative-hypnotic agent with rapid and predictable emergence from hypnosis. *Anesthesiology*. 2012;116:1267–1277.

105. Antonik LJ, Goldwater DR, Kilpatrick GJ, et al. A placebo- and midazolam-controlled phase I single ascending-dose study evaluating the safety, pharmacokinetics, and pharmacodynamics of remimazolam (CNS 7056). Part I. Safety, efficacy, and basic pharmacokinetics. *Anesth Analg*. 2012;115:274–283.

106. Wiltshire HR, Kilpatrick GJ, Tilbrook GS, et al. A placebo- and midazolam-controlled phase I single ascending-dose study evaluating the safety, pharmacokinetics, and pharmacodynamics of remimazolam (CNS 7056). Part II. Population pharmacokinetic and pharmacodynamic modeling and simulation. *Anesth Analg*. 2012;115:2842–2896.

107. Pambianco DJ, Borkett KM, Riff DS, et al. A phase IIb study comparing the safety and efficacy of remimazolam and midazolam in patients undergoing colonoscopy. *Gastrointest Endosc*. 2016;83:984–992.

108. Cotten JF, Forman SA, Laha JK, et al. Carboetomidate: a pyrrole analog of etomidate designed not to suppress adrenocortical function. *Anesthesiology*. 2010;112:637–644.

109. Cotten JF, Le Ge R, Banacos N, et al. Closed-loop continuous infusions of etomidate and etomidate analogs in rats: a comparative study of dosing and the impact on adrenocortical function. *Anesthesiology*. 2011;115:764–773.

110. Ge R, Pejo E, Husain SS, et al. Electroencephalographic and hypnotic recoveries after brief and prolonged infusions of etomidate and optimized soft etomidate analogs. *Anesthesiology*. 2012;117:1037–1043.

111. Husain SS, Pejo E, Ge R, et al. Modifying methoxycarbonyl etomidate inter-ester spacer optimizes in vitro metabolic stability and in vivo hypnotic potency and duration of action. *Anesthesiology*. 2012;117:1027–1036.

112. Ge R, Pejo E, Cotten JF, et al. Adrenocortical suppression and recovery after continuous hypnotic infusion: etomidate versus its soft analogue cyclopropyl-methoxycarbonyl metomidate. *Crit Care*. 2013;17:R20.

113. Pejo E, Santer P, Jeffrey S, et al. Analogues of etomidate: modifications around etomidate's chiral carbon and the impact on in vitro and in vivo pharmacology. *Anesthesiology*. 2014;121:290–301.

114. Pejo E, Liu J, Lin X, et al. Distinct hypnotic recoveries after infusions of

115. methoxycarbonyl etomidate and cyclopropyl methoxycarbonyl metomidate: the role of the metabolite. *Anesth Analg*. 2016;122:1008–1014.

115. Edelman GJ, Hoffman WE, Charbel FT. Cerebral hypoxia after etomidate administration and temporary cerebral artery occlusion. *Anesth Analg*. 1997;85:821–825.

116. Hoffman WE, Charbel FT, Edelman G, et al. Comparison of the effect of etomidate and desflurane on brain tissue gases and pH during prolonged middle cerebral artery occlusion. *Anesthesiology*. 1998;88:1188–1194.

117. Drummond JC, McKay LD, Cole DJ, et al. The role of nitric oxide synthase inhibition in the adverse effects of etomidate in the setting of focal cerebral ischemia in rats. *Anesth Analg*. 2005;100:841–846.

118. Kalman S, Koch P, Ahlen K, et al. First human study of the investigational sedative and anesthetic drug AZD3043: a dose-escalation trial to assess the safety, pharmacokinetics, and efficacy of a 30-minute infusion in healthy male volunteers. *Anesth Analg*. 2015;121:885–893.

119. Norberg A, Koch P, Kanes SJ, et al. A bolus and bolus followed by infusion study of AZD3043, an investigational intravenous drug for sedation and anesthesia: safety and pharmacodynamics in healthy male and female volunteers. *Anesth Analg*. 2015;121:894–903.

120. Bjornsson MA, Norberg A, Kalman S, et al. A recirculatory model for pharmacokinetics and the effects on bispectral index after intravenous infusion of the sedative and anesthetic AZD3043 in healthy volunteers. *Anesth Analg*. 2015;121:904–913.

121. Maitre PO, Shafer SL. A simple pocket calculator approach to predict anesthetic drug concentrations from pharmacokinetic data. *Anesthesiology*. 1990;73: 332–336.

122. Egan TD. Target-controlled drug delivery: progress toward an intravenous "vaporizer" and automated anesthetic administration. *Anesthesiology*. 2003;99: 1214–1219.

123. Shafer SL, Varvel JR, Aziz N, et al. Pharmacokinetics of fentanyl administered by computer-controlled infusion pump. *Anesthesiology*. 1990;73: 1091–1102.

124. Barvais L, Cantraine F, D'Hollander A, et al. Predictive accuracy of continuous alfentanil infusion in volunteers: variability of different pharmacokinetic sets. *Anesth Analg*. 1993;77:801–810.

125. Barvais L, Heitz D, Schmartz D, et al. Pharmacokinetic model-driven infusion of sufentanil and midazolam during cardiac surgery: assessment of the prospective predictive accuracy and the quality of anesthesia. *J Cardiothorac Vasc Anesth*. 2000;14:402–408.

126. Barvais L, D'Hollander AA, Cantraine F, et al. Predictive accuracy of midazolam in adult patients scheduled for coronary surgery. *J Clin Anesth*. 1994;6:297–302.

127. Veselis RA, Glass P, Dnistrian A, et al. Performance of computer-assisted continuous infusion at low concentrations of intravenous sedatives. *Anesth Analg*. 1997;84:1049–1057.

128. Vuyk J, Engbers FH, Burm AG, et al. Performance of computer-controlled infusion of propofol: an evaluation of five pharmacokinetic parameter sets. *Anesth Analg*. 1995;81:1275–1282.

129. Schraag S, Flaschar J. Delivery performance of commercial target-controlled infusion devices with Diprifusor module. *Eur J Anaesthesiol*. 2002;19:357–360.

130. Passot S, Servin F, Allary R, et al. Target-controlled versus manually-controlled infusion of propofol for direct laryngoscopy and bronchoscopy. *Anesth Analg*. 2002;94:1212–1216.

131. Gale T, Leslie K, Kluger M. Propofol anaesthesia via target controlled infusion or manually controlled infusion: effects on the bispectral index as a measure of anaesthetic depth. *Anaesth Intensive Care*. 2001;29:579–584.

132. Suttner S, Boldt J, Schmidt C, et al. Cost analysis of target-controlled infusion-based anesthesia compared with standard anesthesia regimens. *Anesth Analg*. 1999;88:77–82.

133. Checketts MR, Gilhooly CJ, Kenny GN. Patient-maintained analgesia with target-controlled alfentanil infusion after cardiac surgery: a comparison with morphine PCA. *Br J Anaesth*. 1998;80:748–751.

134. van den Nieuwenhuyzen MC, Engbers FH, Burm AG, et al. Target-controlled infusion of alfentanil for postoperative analgesia: contribution of plasma protein binding to intra-patient and inter-patient variability. *Br J Anaesth*. 1999;82: 580–585.

135. Campbell L, Imrie G, Doherty P, et al. Patient maintained sedation for colonoscopy using a target controlled infusion of propofol. *Anaesthesia*. 2004;59: 127–132.

136. Irwin MG, Thompson N, Kenny GN. Patient-maintained propofol sedation: assessment of a target-controlled infusion system. *Anaesthesia*. 1997;52:525–530.

137. Gentry WB, Krejcie TC, Henthorn TK, et al. Effect of infusion rate on thiopental dose–response relationships: assessment of a pharmacokinetic-pharmacodynamic model. *Anesthesiology*. 1994;81:316–324.

138. Minto CF, Schnider TW, Gregg KM, et al. Using the time of maximum effect site concentration to combine pharmacokinetics and pharmacodynamics. *Anesthesiology*. 2003;99:324–333.

139. Henthorn TK, Krejcie TC, Shanks CA, et al. Time-dependent distribution volume and kinetics of the pharmacodynamic effector site. *J Pharm Sci*. 1992;81:1136–1138.

140. Shafer SL, Gregg KM. Algorithms to rapidly achieve and maintain stable drug concentrations at the site of drug effect with a computer-controlled infusion pump. *J Pharmacokinet Biopharm*. 1992;20:147–169.

141. Schnider TW, Minto CF, Gambus PL, et al. The influence of method of administration and covariates on the pharmacokinetics of propofol in adult volunteers. *Anesthesiology*. 1998;88:1170–1182.

142. Chiou WL. Potential pitfalls in the conventional pharmacokinetic studies: effects of the initial mixing of drug in blood and the pulmonary first-pass elimination. *J Pharmacokinet Biopharm*. 1979;7:527–536.

143. Henthorn TK. The effect of altered physiological states on intravenous anesthetics. *Handb Exp Pharmacol*. 2008:363–377.

144. Henthorn TK, Krejcie TC, Avram MJ. Early drug distribution: a generally

neglected aspect of pharmacokinetics of particular relevance to intravenously administered anesthetic agents. *Clin Pharmacol Ther.* 2008;84:18–22.

145. Krejcie TC, Henthorn TK, Gentry WB, et al. Modifications of blood volume alter the disposition of markers of blood volume, extracellular fluid, and total body water. *J Pharmacol Exp Ther.* 1999;291:1308–1316.

146. Krejcie TC, Henthorn TK, Niemann CU, et al. Recirculatory pharmacokinetic models of markers of blood, extracellular fluid and total body water administered concomitantly. *J Pharmacol Exp Ther.* 1996;278:1050–1057.

147. Kuipers JA, Boer F, Olofsen E, et al. Recirculatory pharmacokinetics and pharmacodynamics of rocuronium in patients: the influence of cardiac output. *Anesthesiology.* 2001;94:47–55.

148. Avram MJ, Sanghvi R, Henthorn TK, et al. Determinants of thiopental induction dose requirements. *Anesth Analg.* 1993;76:10–17.

149. Forbes GB, Hursh JB. Age and sex trends in lean body mass calculated from K40 measurements: with a note on the theoretical basis for the procedure. *Ann N Y Acad Sci.* 1963;110:255–263.

150. Sathyaprabha TN, Pradhan C, Rashmi G, et al. Noninvasive cardiac output measurement by transthoracic electrical bioimpedance: influence of age and gender. *J Clin Monit Comput.* 2008;22:401–408.

151. Avram MJ, Henthorn TK, Spyker DA, et al. Recirculatory kinetic model of fentanyl administered as a thermally generated aerosol to volunteers. *Anesthesiology.* 2008;109:A815.

152. Avram MJ, Henthorn TK, Spyker DA, et al. Recirculatory pharmacokinetic model of fentanyl aerosol in volunteers. *Clin Pharmacol Ther.* 2008;83:PI-76.

153. Avram MJ, Krejcie TC, Henthorn TK. The concordance of early antipyrine and thiopental distribution kinetics. *J Pharmacol Exp Ther.* 2002;302:594–600.

154. Kuipers JA, Boer F, Olofsen E, et al. Recirculatory and compartmental pharmacokinetic modeling of alfentanil in pigs: the influence of cardiac output. *Anesthesiology.* 1999;90:1146–1157.

155. Woodruff EA, Martin JF, Omens M. A model for the design and evaluation of algorithms for closed-loop cardiovascular therapy. *IEEE Trans Biomed Eng.* 1997;44:694–705.

156. Tehrani F, Rogers M, Lo T, et al. Closed-loop control if the inspired fraction of oxygen in mechanical ventilation. *J Clin Monit Comput.* 2002;17:367–376.

157. Renard E. Implantable closed-loop glucose-sensing and insulin delivery: the future for insulin pump therapy. *Curr Opin Pharmacol.* 2002;2:708–716.

158. O'Hara DA, Hexem JG, Derbyshire GJ, et al. The use of a PID controller to model vecuronium pharmacokinetics and pharmacodynamics during liver transplantation: proportional-integral-derivative. *IEEE Trans Biomed Eng.* 1997;44:610–619.

159. De Smet T, Struys MM, Greenwald S, et al. Estimation of optimal modeling weights for a Bayesian-based closed-loop system for propofol administration using the bispectral index as a controlled variable: a simulation study. *Anesth Analg.* 2007;105:1629–1638.

160. Mortier E, Struys M, De Smet T, et al. Closed-loop controlled administration of propofol using bispectral analysis. *Anaesthesia.* 1998;53:749–754.

161. Schwilden H, Schuttler J, Stoeckel H. Closed-loop feedback control of methohexital anesthesia by quantitative EEG analysis in humans. *Anesthesiology.* 1987;67:341–347.

162. Schwilden H, Stoeckel H. Effective therapeutic infusions produced by closed-loop feedback control of methohexital administration during total intravenous anesthesia with fentanyl. *Anesthesiology.* 1990;73:225–229.

163. Struys MM, De Smet T, Greenwald S, et al. Performance evaluation of two published closed-loop control systems using bispectral index monitoring: a simulation study. *Anesthesiology.* 2004;100:640–647.

164. Struys MM, De Smet T, Mortier EP. Closed-loop control of anaesthesia. *Curr Opin Anaesthesiol.* 2002;15:421–425.

165. Struys MM, De Smet T, Versichelen LF, et al. Comparison of closed-loop controlled administration of propofol using Bispectral Index as the controlled variable versus "standard practice" controlled administration. *Anesthesiology.* 2001;95:6–17.

166. Tzabazis A, Ihmsen H, Schywalsky M, et al. EEG-controlled closed-loop dosing of propofol in rats. *Br J Anaesth.* 2004;92:564–569.

167. Liu N, Chazot T, Genty A, et al. Titration of propofol for anesthetic induction and maintenance guided by the bispectral index: closed-loop versus manual control: a prospective, randomized, multicenter study. *Anesthesiology.* 2006;104:686–695.

168. Liu N, Chazot T, Hamada S, et al. Closed-loop coadministration of propofol and remifentanil guided by bispectral index: a randomized multicenter study. *Anesth Analg.* 2011;112:546–557.

169. Liu N, Lory C, Assenzo V, et al. Feasibility of closed-loop co-administration of propofol and remifentanil guided by the bispectral index in obese patients: a prospective cohort comparison. *Br J Anaesth.* 2015;114:605–614.

170. Orliaguet GA, Benabbes Lambert F, Chazot T, et al. Feasibility of closed-loop titration of propofol and remifentanil guided by the bispectral monitor in pediatric and adolescent patients: a prospective randomized study. *Anesthesiology.* 2015;122:759–767.

171. Puri GD, Mathew PJ, Biswas I, et al. A multicenter evaluation of a closed-loop anesthesia delivery system: a randomized controlled trial. *Anesth Analg.* 2016;122:106–114.

172. Short TG, Hannam JA, Laurent S, et al. Refining target-controlled infusion: an assessment of pharmacodynamic target-controlled infusion of propofol and remifentanil using a response surface model of their combined effects on bispectral index. *Anesth Analg.* 2016;122:90–97.

173. Manberg PJ, Vozella CM, Kelley SD. Regulatory challenges facing closed-loop anesthetic drug infusion devices. *Clin Pharmacol Ther.* 2008;84:166–169.

174. Liu N, Rinehart J. Closed-loop propofol administration: routine care or a research tool? What impact in the future? *Anesth Analg.* 2016;122:4–6.

175. Monk TG, Saini V, Weldon BC, et al. Anesthetic management and one-year mortality after noncardiac surgery. *Anesth Analg.* 2005;100:4–10.

176. Monk TG, Weldon BC, Garvan CW, et al. Predictors of cognitive dysfunction after major noncardiac surgery. *Anesthesiology.* 2008;108:18–30.

177. Katoh T, Ikeda K. The effects of fentanyl on sevoflurane requirements for loss of consciousness and skin incision. *Anesthesiology.* 1998;88:18–24.

178. Katoh T, Kobayashi S, Suzuki A, et al. The effect of fentanyl on sevoflurane requirements for somatic and sympathetic responses to surgical incision. *Anesthesiology.* 1999;90:398–405.

179. Katoh T, Nakajima Y, Moriwaki G, et al. Sevoflurane requirements for tracheal intubation with and without fentanyl. *Br J Anaesth.* 1999;82:561–565.

180. Katoh T, Uchiyama T, Ikeda K. Effect of fentanyl on awakening concentration of sevoflurane. *Br J Anaesth.* 1994;73:322–325.

181. McEwan AI, Smith C, Dyar O, et al. Isoflurane minimum alveolar concentration reduction by fentanyl. *Anesthesiology.* 1993;78:864–869.

182. Sebel PS, Glass PS, Fletcher JE, et al. Reduction of the MAC of desflurane with fentanyl. *Anesthesiology.* 1992;76:52–59.

183. Vuyk J, Lim T, Engbers FH, et al. Pharmacodynamics of alfentanil as a supplement to propofol or nitrous oxide for lower abdominal surgery in female patients. *Anesthesiology.* 1993;78:1036–1045.

184. Vuyk J, Lim T, Engbers FH, et al. The pharmacodynamic interaction of propofol and alfentanil during lower abdominal surgery in women. *Anesthesiology.* 1995;83:8–22.

185. Short TG, Ho TY, Minto CF, et al. Efficient trial design for eliciting a pharmacokinetic-pharmacodynamic model-based response surface describing the interaction between two intravenous anesthetic drugs. *Anesthesiology.* 2002;96:400–408.

186. Johnson KB, Syroid ND, Gupta DK, et al. An evaluation of remifentanil propofol response surfaces for loss of responsiveness, loss of response to surrogates of painful stimuli and laryngoscopy in patients undergoing elective surgery. *Anesth Analg.* 2008;106:471–479.

187. Johnson KB, Syroid ND, Gupta DK, et al. An evaluation of remifentanil-sevoflurane response surface models in patients emerging from anesthesia: model improvement using effect-site sevoflurane concentrations. *Anesth Analg.* 2010;111:387–394.

188. Syroid ND, Johnson KB, Pace NL, et al. Response surface model predictions of emergence and response to pain in the recovery room: an evaluation of patients emerging from an isoflurane and fentanyl anesthetic. *Anesth Analg.* 2010;111:380–386.

189. Ting CK, Johnson KB, Teng WN, et al. Response surface model predictions of wake-up time during scoliosis surgery. *Anesth Analg.* 2014;118:546–553.

第三篇 核心监护原则

第 12 章 心脏解剖与生理学

Paul S. Pagel　David F. Stowe

要点

1. 心脏的纤维支架、心肌纤维定向排列、瓣膜、冠状动脉的供血和传导系统决定了它的机械性能。
2. 心肌细胞的功能主要是收缩和舒张。
3. 离体心肌肌小节张力和长度的改变在整体心脏表现为压力和容积的变化。
4. 压力 - 容量环为评估心房和心室收缩、舒张功能提供了一个有用的框架。
5. 收缩末期和舒张末期压力 - 容量关系决定每个心室的工作周期。
6. 心率、前负荷、后负荷和心肌收缩力决定心泵功能。
7. 前负荷是心室在收缩前容纳的血液量。
8. 后负荷是心室在收缩开始和主动脉瓣打开后射血所遇到的外部阻力。
9. 心肌收缩力是一定范围内的心率和负荷条件下心肌的收缩能力,可以使用压力 - 容量关系、等容收缩或射血分数来量化。
10. 心室在正常充盈压力下有效容纳血液的能力决定其舒张功能。
11. 舒张期是一个受时间和多元因素影响的复杂过程,没有单一的指标可全面地描述舒张功能。
12. 左室舒张功能障碍是 50% 心脏衰竭患者的致病因素。
13. 应用压力 - 容量模型可进行舒张功能的侵入性分析。
14. 脉冲多普勒超声心动图测量二尖瓣和肺静脉血流速度常用于舒张功能的非侵入性评估。
15. 心包约束力是影响心室充盈和心室相互作用的重要因素。
16. 心房的功能是容纳、传输血液。

引言

　　心脏是一个自带血供且有周期性、变速性和电生理特性的肌肉泵。两对串联排列、充满弹性的心房和心室的主要功能是为肺循环和体循环血管床供应等量血液。心房肌和心室肌受自主节律驱动,通过收缩运动克服前负荷和后负荷。冠状动脉血管为心脏供应氧气和代谢底物。心肌的机械特性及其对自主神经系统活动变化的反应使心脏能够适应迅速变化的生理环境。心房和心室固有的收缩能力以及适度压力下的充盈水平是决定心脏整体性能的主要因素。因此，无论收缩还是舒张功能异常都可导致心力衰竭。理解并掌握心脏解剖学和生理学的综合知识对麻醉学的实践至关重要。本章介绍成人心脏解剖和生理学的基本原理。除非另有说明，作者后续的讨论将主要侧重于左心房（left atrium，LA）和左心室（left ventricle，LV）。

大体解剖

心脏结构

结构是决定功能的基础。首先介绍的心脏骨架是一种柔软的纤维支架，包含了心脏瓣膜、主动脉和肺动脉根部、中心纤维体和左右纤维三角（要点1）。其作用是为瓣膜等结构应对心脏内部压力的改变提供支撑，以保持心脏结构的完整性。除了少量表浅的心外膜下心室肌是附着在心脏骨架上，大多数心房心室肌主要附着和嵌插入邻近心肌上。心肌纤维紧密缠绕，无法逐层分离。心房肌仅有两层超薄的相互垂直的心肌带，而左心室和相对较小的右心室（right ventricle，RV），具有深窦状肌、浅窦状肌和浅球状肌（图12-1）。从心内膜到心外膜，心肌纤维的排列角度在心室壁厚度范围内不断变化。左心室的心肌纤维从心脏基底（纵隔上部）沿垂直、斜向及螺旋形的平面排列至心尖部。这种心肌纤维的排列方向约在左心室中点水平翻转，形成一种形似扁平"8"字的整体结构。心肌纤维的这种排列有助于左心室沿心脏纵轴缩短并在收缩过程中产生一种独特的扭转效应（类似于"纽绞洗衣的动作"）。这种螺旋扭转作用充

分增强了左心室的射血能力，而心衰患者由于该作用减弱导致射血分数降低[1]。左心室舒张时由收缩期扭转产生的弹性回缩作用也是舒张早期充盈的一个重要因素，尤其在低血容量和运动时[2]。相比于心外膜下和心内膜下肌层，中层心肌纤维主要呈环形排列，主要作用是在收缩时减小腔室直径。从心脏基底部到心尖由于中层心肌含量逐渐减少，左心室游离壁厚度会随之降低。左心室和右心室的心内膜下肌层，及自左心室前壁发出的左心室中层心肌构成了室间隔。因为室间隔的主要成分来自左心室，正常情况下收缩期室间隔主要凸向左心室。然而，后负荷增加［如肺动脉（pulmonary artery，PA）高压］所致的右心室肥厚可能导致室间隔出现矛盾运动。左心室壁增厚和心肌纤维排列方式的局部差异也与负荷依赖性左心室力学改变相关[3]。右心室腔内边缘不规则的心内膜下还存在心肌，称为肉脊（"trabeculae carnae"源于拉丁语"meaty ridges"），其准确生理意义未知。

无论收缩还是舒张，左心室心尖部和室间隔在纵隔空间内的活动位置都相对固定。相对地，左心室侧壁和后壁在收缩过程中会向前向右移位。这种运动改变了左心室纵轴的方向，从有利于左心室充盈（垂直于二尖瓣）的位置转到有利于射血（与左心室流出道和主动脉瓣垂直）的位置。左心室侧壁和后壁在收缩过程中的运动也与左胸壁可触及的最明显搏动点相关。收缩期，心内膜下和心外膜下心肌的收缩、乳头肌缩短和射血时主动脉根部产生的弹性回缩是一种协同运动，其效果是使左心室基底部靠近心尖。因此，正常心电活动可使左心室沿长轴缩短，心室腔直径减小，心尖朝前-右方向扭转（图12-2）。左心室射血过程中室壁张力的微小的变化也会产生心尖到基底部心室内压力梯度。这一系列协同运动促进了每搏输出量从心室向升主动脉和大血管根部的传送。

右心室的横截面呈新月形，位于左心室右前方。其功能是将静脉血泵入低压低阻的肺动脉血管床。相比左心室，右心室室壁更薄，心肌细胞含量更少。在收缩期峰值，右心室的室壁张力只有左心室的15%～20%。右心室的流入和流出道在胚胎期即分化成型。因此，右心室的收缩比左心室更平缓柔顺。收缩时，右心室游离壁以室间隔为支撑运动。在收缩晚期，左心室的收缩运动还

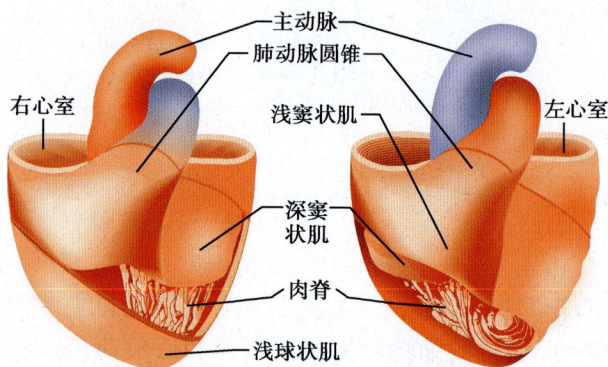

图 12-1　图示心肌的组成

外层心肌将心脏基底部拉向心尖。内层心肌收缩心室，特别是左心室

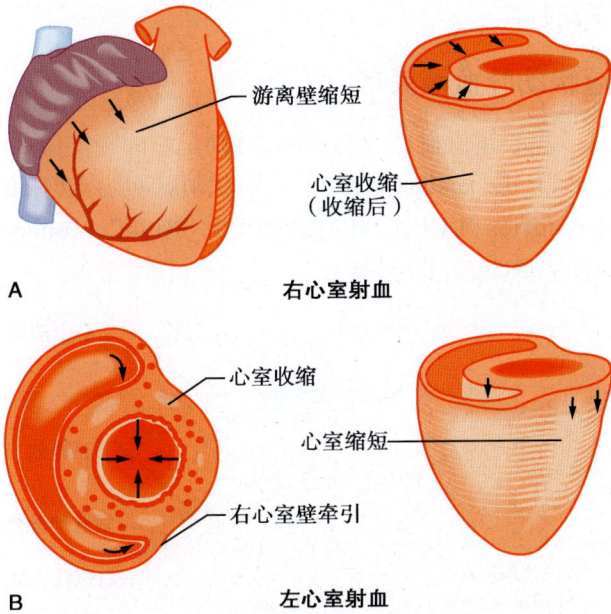

图 12-2　右心室和左心室收缩特征和排空方式
两心室排空体积相等，但左心室在排空时需要克服高于右心室 4～5 倍的压力，故左心室需要更强有力的心肌环

能给予右心室额外的外部协助。以上两因素的协同作用使右心室的工作表现超越了其单独的收缩能力，也部分弥补了心室壁的薄弱。故右心室能在心动周期泵出与左心室相同的每搏血量。但由于右心室最大每搏量要比心肌更厚实有力的左心室少 20%，故后负荷升高时右心室更易衰竭。相对地，因为顺应性更好，右心室比左心室更容易耐受前负荷的骤增。

瓣膜结构

　　正常心脏内有两对半透明、无肉眼可见血管的瓣膜确保血液单向运动。肺动脉瓣隔开了右心室和肺动脉，主动脉瓣隔开了左心室和主动脉。在收缩和舒张过程中，这些瓣膜响应压力梯度的变化被动地打开和关闭。肺动脉瓣的瓣叶根据解剖位置的不同分为右、左和前叶，主动脉瓣叶则根据与邻近冠状动脉开口的关系分为右冠瓣、左冠瓣和无冠瓣。射血时肺动脉瓣和主动脉瓣的瓣口面积几乎等于其瓣环的横截面积。主动脉窦部是主动脉根部的扩张段，射血时先于瓣叶打开。窦部内部还会产生涡流，以防止射血时瓣叶黏附在主动脉壁上，舒张时也可保持瓣叶活动，帮助瓣膜闭合[4]。这种瓣叶运动形式还防止了瓣叶阻挡左右冠状动脉开口。在肺动脉近端则没有类似结构。

　　二尖瓣在左心房和左心室之间，由椭圆形前叶和新月形后叶组成，整体呈近似鞍形的椭球体三维结构[5-6]。瓣叶吻合的边缘是一条沿着中线的凸线，前叶的边缘是突出的。尽管前叶和后叶的形状不同，但瓣叶的截面积相似，后叶在瓣环周长中占据的比例更大。瓣环前外侧和后内侧，瓣叶和对应的乳头肌上方都有纤维连接。左心室和左心房之间的正向压力梯度在舒张晚期逐渐下降，直至低于左心房压力，随后二尖瓣打开，血液从左心房流向左心室（即早期心室充盈）。左心室的舒张和自身弹性回缩可促进心室充盈。收缩早期，左心室快速增加的室内压力促使二尖瓣向上关闭。腱索不仅可以限制二尖瓣瓣叶向上过度移动，还能帮助瓣叶闭合。正常功能状态下，腱索既能防止二尖瓣脱垂，也能防止瓣叶倒转入左心房。因此，二尖瓣关闭不全的主要原因就是腱索断裂。瓣叶活动失去腱索的限制而偏离了闭合区域，使血流不受限制地从压力更高的左心室反向流入压力更低的左心房。腱索还有其他的畸形情况，比如由于原发性或继发性原因插入到瓣叶边缘和瓣叶中，特别是三级腱索插入到远端后瓣叶或瓣环下心肌。乳头肌主要由源自左心室的心内膜下心肌组成。每个乳头肌通常同时连接二尖瓣两个瓣叶的腱索。乳头肌收缩可以拉紧腱索，是腱索限制瓣叶过度运动的另一机制。瓣周的心外膜下心肌可以像括约肌一般收紧瓣环有助于关闭二尖瓣。二尖瓣复合体对于正常的左心室功能非常重要，主要有两个原因。首先，阀门装置通过防止血液在左心室收缩时回流到左心房和肺静脉从而保证了从左心房到左心室的单向血流。除了前面提到的腱索断裂，乳头肌缺血或梗死也可造成二尖瓣功能失调，导致急性二尖瓣反流。其次，二尖瓣复合体也有助于左心室收缩功能，因为乳头肌缩短有助于左心室心尖收缩。二尖瓣对左心室收缩功能的贡献在二尖瓣置换术中表现得尤为明显。这种手术常需切断瓣环周围的附属乳头肌，可削弱心室收缩能力，可能导致术前已经存在左心室收缩功能受损的二尖瓣置换术患者出现体外循环撤机困难。

　　三尖瓣通常由前、后、间隔小叶组成[7]。后小叶通常比前小叶和间隔小叶小。三尖瓣的生理作用是确保血液从右心房（right atrium，RA）到右心室的单向运动。形态学上间隔处乳头肌可以作为解剖标志来区分右心室与左心室，特别是在几种先天性心脏病患者（如大动脉转位）。一段在前乳头肌和间隔乳头肌顶端维持张力的外侧段心肌，称为调节带，在胚胎期将右心室的流入道和流出道分开。与二尖瓣不同，三尖瓣没有胶原环。所以，三尖瓣小叶起源于房室沟，将右心房和右心室分开。值得注意的是，近端右冠状动脉位于这个凹槽内，在三尖瓣修复或置换过程中必须小心避开该血管。

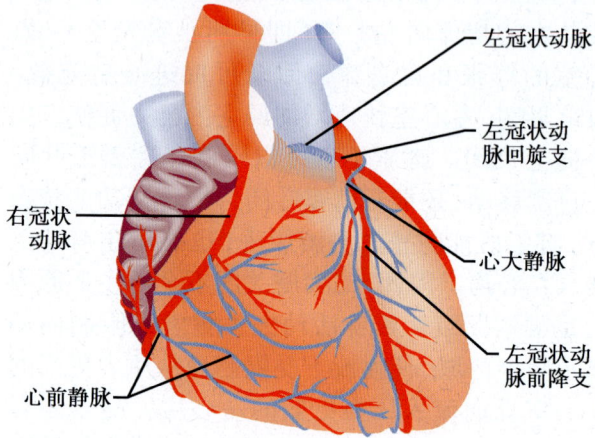

冠状动脉血液循环

左心室供血血管有三条，分别是左前降支（Left anterior descending, LAD）、左冠状动脉回旋支（Left circumflex, LCCA）和右冠状动脉（Right coronary artery, RCA）（图 12-3）。

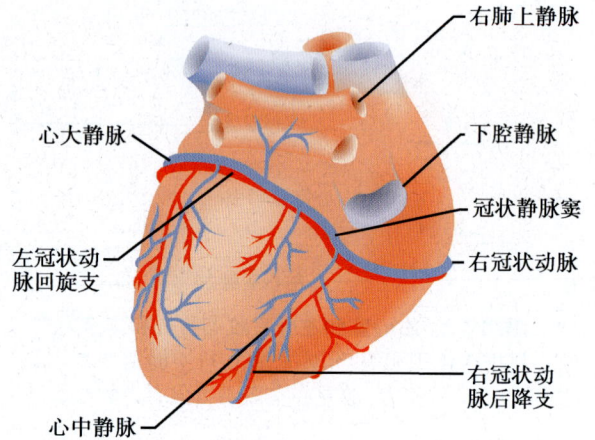

图 12-3

心脏前视图（左）显示了右冠状动脉和左冠状动脉前降支。后视图（右）显示了左冠状动脉回旋支和右冠状动脉后降支。心前静脉主要引流灌注右心室的血液，冠状静脉窦主要引流灌注左心室的血液，回流到右心房

冠脉血流的供应主要出现在主动脉压力高于左心室压力的舒张期。当 LAD、LCCA 和 RCA 发生严重狭窄或急性阻塞时，就会立刻出现心肌缺血和梗死，并伴有局部收缩功能障碍，根据已知的冠状动脉血供支配范围来预测影响的区域。LAD 和对角支供应左心室前壁内侧、室间隔的前 2/3 和心尖部。LCCA 及其边缘分支灌注侧壁的前后两面。RCA 血液灌注后壁的内侧部分及室间隔的后 1/3。右冠状动脉后降支（Posterior descending coronary artery, PDA）的主要供血血管心外膜冠状血管是冠脉循环的"优势"血管。大约 80% 的人是右侧占优，RCA 向 PDA 供血；左侧占优约占 20%，LCCA 向 PDA 供血。主要冠状动脉之间的远端连接或侧支血管也可能成为严重狭窄或梗死的心肌区域边缘的替代血供路径。值得一提的是，冠心病患者心肌慢性缺血诱导形成的冠脉侧支循环是千变万化和不可预测的。约 2/3 的患者的后内侧乳头肌血供是单支冠状血管（RCA 比 LCCA 为 2 比 1）。因此，RCA 或者 LCCA 阻塞可造成后内侧乳头肌缺血甚至梗死，进而导致二尖瓣关闭不全。然而，这种情况不常发生，因为这类患者的后内侧乳头肌有双血管供血[8]。与后内侧乳头肌多样化的血供相比较，前内侧乳头肌有充分的双血供（LAD 和 LCCA），故很少出现缺血性功能障碍。

左心房、右心房和右心室的冠脉血流在收缩期和舒张期都有，除了血压极低的情况，左心室的压力一般超过其他腔室（图 12-4）（视频 1）。

RCA 及其分支血流主要灌注右心室，但 LAD 的远端对角支和间隔支同时灌注右心室前壁。因此，RCA 或 LAD 梗死可能造成右心室缺血或梗死，导致收缩功能障碍。LCCA 分支是左心房血供的主要来源。因此，LCCA 闭塞往往造成左心房收缩力急性失调，相反，LAD 急性梗阻往往使左心房收缩力代偿性增加（基于 Frank-Starling 定律）[9]。RCA 和 LCCA 的分支共同维持右心房血供。例如，窦房结（Sinoatrial node, SA node）血供可能来自 RCA（约占 55%），也可能来自 LCCA。而房室结（Atrioventricular node, AV node）血供较为复杂，根据冠脉循环占优势的是右侧还是左侧，可能是 RCA 也可能是 LCCA。这些血供支配关系的临床意义是明确的：无论是 RCA 还是 LCCA 的严重狭窄或急性梗死都可能中断心房或房室结的正常传导，引起缓慢性心律失常。

RCA、LCCA 和 LAD 的近端分支都分布在心

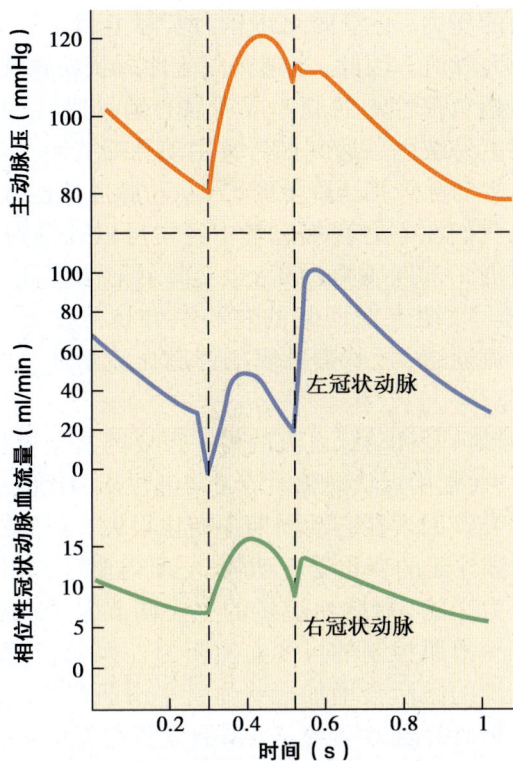

图 12-4 随心动循环相位变化的左右冠状动脉血流示意图
切记，左冠状动脉血流大多出现在舒张期，而右冠状动脉血流（和冠状窦血流）主要出现在收缩期晚期和舒张早期

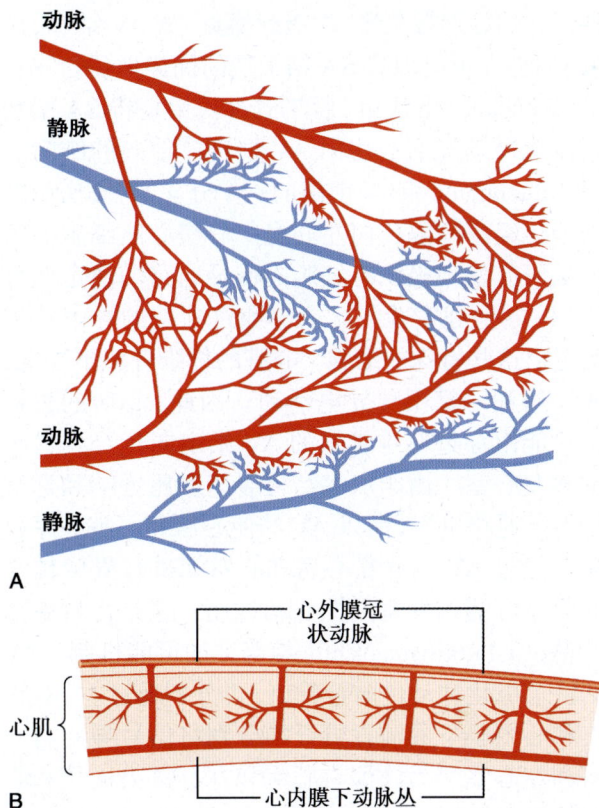

图 12-5
A：冠状动脉系统动脉与动脉之间、静脉与静脉之间血管连接的示意图，阐释了一根血管梗死后侧支循环建立的方式。B：心肌表面冠状血管、深部穿支血管和心内膜下动脉丛之间连接方式的示意图

脏心外膜表面并向心肌深处发出垂直或倾斜走行的分支血管。除了每个腔室内膜表面的薄层组织外，心脏的血供几乎完全来自三个主要心外膜冠状动脉的分支。这些分支血管进而形成与心肌束平行的密集毛细血管网。直径 50～500μm 动脉分支之间形成互连的吻合（图 12-5），而直径 100～200μm 的形成心内膜下血管丛。

同一冠状动脉的分支之间和不同冠状动脉的分支之间广泛的侧支连接也是可变的。在没有血流动力学显著变化的情况下，冠状动脉侧支血流通常最少，因为横跨侧支血管的驱动压力相等。一旦供应侧支血管的主干动脉发生明显的狭窄或梗死，随着压力梯度的出现血液会经侧支循环从相邻动脉流向受阻动脉的供血心肌。从理论上讲，侧支循环建立的水平决定了冠心病患者随着心肌氧耗增加是否出现心绞痛症状。

主要的冠状静脉沿着房室沟和室间沟与主要的冠状动脉伴行将血液引流回心脏。主要的冠状静脉有三条：分布于房室沟且与 LAD 伴行的是心大静脉；邻近 RCA 的是心前静脉；邻近 PDA 的是心中静脉。通常，每个冠状动脉主干的两侧都有两条冠状静脉。主要冠状静脉汇合到冠状静脉窦，

进入三尖瓣上方的右心房后壁[10]。左心室总冠状动脉血流的约 85% 回流入左冠状窦，而剩下的流量通过 Thebesian 氏静脉直接进入心房和心室腔。右心室的静脉流入心前静脉，单独进入右心房。

冠脉毛细血管网与其他血管结构上相似。由于心脏特别高的代谢需求，毛细血管与心肌肌原纤维的密度之比大约是 1∶1。相邻毛细血管的距离约为单个心肌细胞的直径。除了在房室结及室间隔毛细血管分布大幅减少，在心房和心室的分布密度是一致的（3 000～4 000/mm²）。这一观察结果解释了为什么右心室和左心室传导系统的近端部分更容易缺血。与其他毛细血管床一样，冠脉毛细血管是氧和二氧化碳交换的场所，大分子（如葡萄糖）可通过内皮细胞而不受血管平滑肌阻碍的。

冲动的传导

心脏电活动的机制对心脏的功能至关重要。SA 结是主要的心脏起搏点。射血速度的降低、正

常传导的延迟或阻滞、次级起搏点(如 AV 结、希氏束)的存在可能取代 SA 结天然的优势地位。(前、中)Wenckebach 氏束、后 Thorel 氏束是将 SA 结初始极化冲动经右心房向 AV 结迅速传导的结间通路。Bachmann 束(节前路的一个分支)将窦房结的去极化经房间隔传向左心房。心房心肌细胞的组织学研究发现极少有细胞向传导通路功能定向分化,但电生理实验技术能够通过独特的导电特性鉴定出这些特殊的细胞。心脏的纤维骨架不导电,使心房和心室不传导电活动。因此,心房的去极化只能由穿过纤维骨架的 AV 结定向传导到右心室和左心室。由于房室结传导速度比近端和远端的传导通路更慢,所以 AV 结使心房和心室顺序收缩。绕过 AV 结并在心房和心室间进行异常传导的旁路可能诱发室上性心动过速。这是肯特束诱发 Wolff-Parkinson-White 综合征的可能机制。AV 结将去极化冲动传向希氏束,再分别通过左、右束支和心内膜下的浦肯野纤维分别将信号导向右心室和左心室。为确保右心室和左心室去极化和收缩的协调性,通过希氏束、束支和浦肯野网络的传导速度是非常快的。浦肯野纤维在整个左心室心肌中分布均匀,可控制整个心室快速一致的收缩激活(可视为功能合胞体)。需注意,人工右心室心外起搏(有时在心脏手术中用到)不依赖于这种正常的传导顺序,结果导致左心室非同步激活,这种现象常被错误地理解为由于新的缺血灶引起的局限性室壁运动异常。长期右心室心尖起搏也可因长时间被动非同步收缩导致左心室功能障碍和继发的心脏衰竭[11]。因此,恢复正常的电传导顺序也是心脏再同步化治疗改善心力衰竭患者左心室收缩功能的基础[12]。

冠状动脉循环生理学

左室血供直接依赖于主动脉舒张压和左心室舒张末期压(冠状动脉灌注压)的压差,并与血流阻力负相关,血流阻力随血管半径的 4 次方变化(泊肃叶定律)。冠状动脉血流的另外两个影响因素是血管长度和血液黏度,但这些因素是相对恒定的。成人静息冠状动脉血流约为 250ml/min (1ml/min/g;占成人正常心输出量的 5%)。主动脉压力的周期性变化和心室壁内冠状动脉物理性压迫引起的血流阻力决定了左心室冠状动脉血流的脉冲模式。收缩期左心室心内膜受到比心外膜

更高的压力,心室内组织压力实际上超过了左心室压力峰值。因此,当遇到限流性冠状动脉狭窄、压力超负荷性心肌肥厚或明显心动过速时,心内膜层更易缺血。遇到如严重主动脉瓣关闭不全等导致主动脉舒张压降低时,冠状动脉血流也减少。正如我们在心力衰竭患者中经常可以观察到,左心室舒张末期压力过高,也会降低冠脉灌注压和血流。收缩末期回缩的左心室会挤压主要的静脉引流通道,冠状静脉窦的静脉血流量此刻达到高峰。

影响冠状动脉血流的另一重要因素是冠状动脉阻力(常用冠状动脉血流量与灌注压的比值进行评估),该因素在心动周期中变化很大。虽然冠状动脉灌注压的变化受主动脉、心肌内血管、冠状静脉压力影响,冠脉血流量的主要调节因子是冠脉血管平滑肌控制的可变血流阻力。例如,交感神经系统的激活会增加冠状血管平滑肌张力,从而使冠脉血管阻力增大。平滑肌紧张程度也影响冠脉血管张力和阻力。但是,代谢因素是冠脉血管张力和心肌灌注的主要生理性决定因素。尽管心内膜承受了更大的收缩期压力,但心外膜和心内膜下的血流比率在整个心动周期中仍保持相对恒定。心内膜下血流阻力的调节可能依赖 β 受体介导的血管扩张和局部代谢分泌物质的释放(如腺苷)。除了灌注压力以外,心内膜下心肌血流量的相对稳定还受小动脉与毛细血管吻合度的调节。

心脏通常摄取动脉血氧含量的 75% 到 80%,是已知的人体氧摄取最高的器官。心肌氧耗主要受等容收缩期时左心室压力的大小和压力产生的速度两个因素影响。左心室的直径和室壁厚度根据拉普拉斯定律(见下文)也对心肌耗氧量有重要的影响。心率是心肌总耗氧量的主要因素。心肌收缩力、前负荷和后负荷的升高也会增加心肌耗氧量。静息状态下心脏氧摄取量接近峰值,在运动过程中不会显著增加。故满足心肌在运动过程中氧耗的主要机制是通过增加氧的供给,当血红蛋白浓度恒定时,其与冠状动脉血流量成正比。因此,心肌耗氧量是冠状动脉血流最重要的决定因素。例如,剧烈运动时心肌耗氧量和相应的冠状动脉血流量增加了 4 到 5 倍。最大和静息状态下冠脉血流量之间的差异(即冠脉储备)决定了运动状态下心肌耗氧量增加时冠状动脉血流量的上升幅度。静息和充盈状态时心脏的冠脉血管阻力大于收缩时。这些数据表明,当心脏收缩时与舒

张时相比，冠状动脉血流量的增加超过灌注压力的增加以满足更大的心肌耗氧量。心肌耗氧量与冠状动脉血管舒缩张力密切相关的确切机制仍需研究。参与冠状动脉自主调节的具体因素（调节冠脉血流量而非灌注压力）和反应性充血（心肌短暂缺血后冠脉血流量相比基线可数倍增高）机制尚不清楚。运动时心肌耗氧量升高诱导的代谢性冠状动脉扩张，至少部分是由于代谢底物（如腺苷、ADP）局部释放的增加和交感神经系统对冠状动脉血管的刺激。后者的效应是一种通过激活 β 肾上腺素能受体导致小冠状动脉"前反馈"性舒张[13]。在运动过程中，较大的冠状动脉同时也存在由 α 肾上腺素能受体介导的血管收缩。尽管看上去自相矛盾，但上游较大口径冠状动脉的这种差异性血管收缩有两个重要功能：正常心动周期中降低血管顺应性和衰减冠状动脉血流波动幅度。这些调节作用能在心率、心肌张力和心肌耗氧量升高时保护更脆弱的左心室心内膜下心肌的冠脉灌注。与心脏交感神经系统的重要作用不同的是，副交感神经系统的作用侧重于负性肌力调节和变时作用，而非对冠脉血流的直接调控。

上述关于交感神经系统调控冠脉循环的结论主要基于：定量运动时外源性 α 或 β 受体阻滞剂对调节心肌氧耗-冠状静脉血氧分压斜率变化关系的观察。运动性充血时，β 肾上腺素能受体仅参与所有冠脉血管舒张调节的 1/4，绝大多数的舒张是由局部释放或自分泌形式的代谢性因子调节冠脉血管平滑肌来完成，伴或不伴血管内皮的参与。来自红细胞或心肌本身的腺嘌呤核苷酸可能激活内皮嘌呤能受体，在运动期间产生冠状动脉舒张[14]。许多因子已经被认为可以单独或联合地在小动脉或毛细血管水平调节冠脉血流量，包括腺苷、缓激肽、氧化亚氮、动脉氧分压和二氧化碳分压、酸碱状态、渗透压、血浆电解质（如 K^+、Ca^{2+}）浓度以及多种花生四烯酸代谢产物。其中许多因子发挥了可预测的直接作用。例如，缺氧或缺血降低动脉血氧分压和 pH 值，同时伴有二氧化碳分压、腺苷释放和血浆 K^+ 和 Ca^{2+} 浓度的增加。这些变化的协同作用增加了运动期间的冠状动脉血流量，但其中任一单个因素对这种血管扩张的影响可忽略。静息状态或运动时腺苷受体的阻滞不改变冠脉血流量。同样，分级运动中，抑制氧化亚氮（Nitric oxide，NO）的产生或拮抗三磷腺苷敏感型钾离子（Adenosine triphosphate-sensitive potassium，KATP）

通道不影响心肌氧耗-冠状静脉氧含量的关系。不过，静息状态下 NO 和 KATP 通道是心肌氧供-需求关系的重要调节因子。在缺氧或缺血时释放的腺苷也会导致冠状动脉舒张，该效应通过激活 KATP 通道介导。腺苷和 KATP 通道在短暂心肌缺血后反应性充血中也发挥了核心作用，但都未参与冠脉自主调节。静息状态下 KATP 通道的确参与了降低冠脉血管平滑肌张力并维持较高的冠状动脉血流量基础水平。NO 虽然实质上不是针对小冠状动脉和小动脉的局部代谢性血管扩张因子，但可以随下级小血管舒张反应性地扩张上级较大的心外膜冠状血管，以抵抗冠状血管内皮过度的剪切力。内皮素和血栓素 A2 在体外直接引起冠脉血管收缩，但这些物质对体内冠脉血流调节的确切作用有待明确。

心肌细胞的结构与功能

超微结构

根据平均每分钟 70 次的心率和 75 岁的预期寿命，心脏在平均一生中收缩和舒张可达近 30 亿次。一篇关于心肌细胞超微结构的综述为这一壮观的景象的产生机制做出了详细的解释（要点 2）。肌膜是心肌细胞的外膜。肌膜上分布有各种离子通道（如 Na^+、K^+、Ca^{2+}）、离子泵和交换子（如 Na^+-K^+ ATP 酶、Ca^{2+}-ATP 酶、Na^+-Ca^{2+} 或 Na^+-H^+ 交换子）、G 蛋白偶联受体和其他受体（如 $β_1$ 肾上腺素能受体、嘌呤受体、腺苷受体、阿片类受体）以及各种转运酶，发挥调节细胞内的离子浓度、促进信号转导并提供代谢底物用于产能等功能。肌膜上规律节段性出现的陷凹被定义为横（T）小管，穿透表面与细胞内部结构相连。T 小管的作用是确保启动细胞收缩的去极化脉冲同步且迅速地传递。心肌细胞富含线粒体，其负责产生收缩和舒张所需的大量高能磷酸盐（如 ATP）。肌小节是心肌收缩的基本单位。在每个肌小节的肌丝中由细纤维（含有肌动蛋白、肌球蛋白、和肌钙蛋白复合体）和粗纤维（主要由肌凝蛋白及其支持蛋白组成）间隔且平行排列成横纹束。肌节串联在一起，在收缩时分别控制各个肌细胞长轴和短轴的典型缩短和增厚。

在光学显微镜和电子显微镜的帮助下揭示了肌小节丰富而又独特的结构特征。粗纤维和细纤维的重叠区域是"A"带的特征。收缩时肌小节缩短会使"A"带延长。"I"带代表肌小节仅含细肌丝的区域,细胞收缩时变短。每个"I"带被一个"Z"字线一分为二(源自 German Zuckung 氏[折叠]),如此形成了两个相邻肌小节的边界。因此,一个肌小节长度包含一个完整的"A"带和位于"Z"线之间的两个对称的"I"带。在"A"带中间还存在一个"M"带。这种"M"带是由肌球蛋白结合蛋白 C 立体缠绕成横截面为六角形的粗肌丝组成。肌质网(Sarcoplasmic reticulum, SR)作为钙库,呈密集的网状交织缠绕在成束的收缩蛋白边上。SR 的存在确保了无论是收缩还是舒张肌丝运动的激活因子 Ca^{2+} 都能够均匀分布和重摄取。SR 肌膜下池是一种特殊结构,不连续地紧贴在肌膜和 T 小管膜上。小池内挤满了兰尼碱受体,作为 SR 上主要的 Ca^{2+} 释放通道。收缩结构和供能线粒体占心肌细胞总空间的 80% 以上。这个观察结果凸显了心肌细胞的主要功能是机械运动,而不是新蛋白质的合成。相邻细胞间存在着由黏着筋膜和桥粒组成的闰盘,通过肌动蛋白和其他蛋白质连接彼此。闰盘还通过大的非特异性离子通道(称为缝隙连接)提供了一个无缝的电连接,促进了离子和小分子的细胞内扩散。

收缩单元

心肌细胞的收缩单元有六个主要部分:肌球蛋白、肌动蛋白、原肌球蛋白和三种蛋白与肌钙蛋白的复合体。肌球蛋白(分子量约为 500kDa,长度为 0.17μm)的结构包含两个相互交织的螺旋链,两个与肌动蛋白结合的球状头部,还有两对额外的轻链。酶消化肌球蛋白可将酶解产物从结构上分为轻型亚基(含复合体的尾部)和重型亚基(含球状的头部和轻链)。肌球蛋白复合体细长的尾部(肌球蛋白轻型亚基)是这个分子的主要结构支撑(图 12-6)肌球蛋白二聚体的球状头部包含两个"铰链",位于远端的轻链和螺旋尾交界处,在心肌细胞收缩时肌丝缩短运动中起着至关重要的作用。这种球状结构与肌动蛋白结合,在收缩和舒张过程中靠激活 ATP 酶分别参与铰链旋转和肌动蛋白松弛。这种肌动蛋白激活肌球蛋白 ATP 酶活性是肌小节缩短最大速度的主要因素。值得注意的是,成人和新生儿心房和心室心肌含有几种不同的肌球蛋白 ATP 酶亚型,因酶活性不同而区别。肌球蛋白分子主要沿粗肌丝的长轴串联排列,"尾对尾"地对接在粗肌丝的中心。这种排列方式有利于在收缩时缩短"Z"线之间距离,而细肌丝也是指向肌小节中心呈对称排列的。

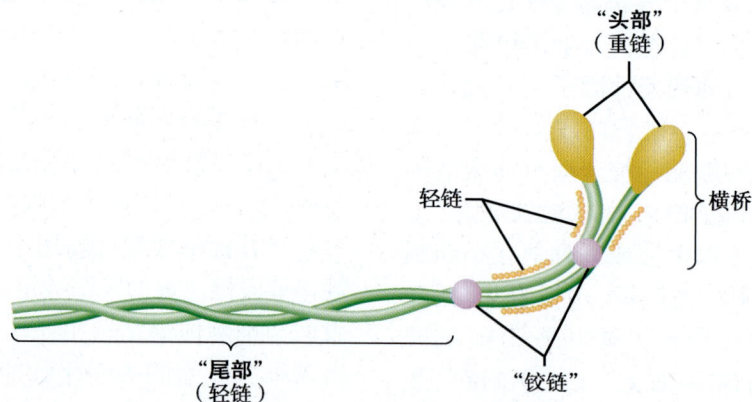

图 12-6　肌球蛋白分子结构示意图
含双螺旋尾巴、球状头部,与肌动蛋白收缩时形成的横桥、两对轻链和将分子酶解为亚基的"铰链"部位-蛋白水解酶裂解位点(详见正文)

肌球蛋白复合体中的轻链起着"调节"或"必需"的作用。肌球蛋白轻链的"调节"功能表现为通过 Ca^{2+} 依赖性蛋白激酶的磷酸化反应快速调节肌球蛋白-肌动蛋白的相互作用;而"必需"功能表现为清除变性肌球蛋白分子,但这一保守功能尚未完全确认。肌球蛋白轻链亚型的讨论超出了本

章的范围,但需要注意的是,在左心室肥厚的患者中发现了亚型从心室型向心房型的转换,这可能是收缩功能障碍的原因[15]。除了肌球蛋白及其结合蛋白,粗肌丝还含有肌联蛋白,一种长条的弹性蛋白,将肌球蛋白黏附在"Z"线上。肌联蛋白也被认为是一种"长度传感器",可在肌小节长度接近

其最大值或最小值时逐渐增大被动回缩力，功能类似于一个双向弹簧[16]。肌肉负荷增加或降低时肌联蛋白也同时收缩或拉伸，既限制了肌小节的过度收缩也限制了过度伸长。因此，肌联蛋白是除了肌动蛋白和肌球蛋白外第三重要的弹性元件，有助于维持心肌应力 - 应变的力学特性[17]。

肌动蛋白是细肌丝的主要成分，分子量为 42kDa，是一种外观为卵圆形的球状蛋白（形似大写字母 "G" 形，直径为 5.5nm），在心肌中呈丝状（F）多聚体。F- 肌动蛋白能结合 ADP 和二价阳离子（Ca^{2+} 或 Mg^{2+}），但不像肌球蛋白那样能水解高能核苷酸（如 ATP）。F- 肌动蛋白是由 G- 肌动蛋白单体缠绕而成的双股螺旋链，形似两条缠绕在一起的珍珠链。单条完整螺旋缠绕的丝状肌动蛋白约有 77nm 长，包含 14 个 G- 肌动蛋白单体。肌动蛋白因可与肌球蛋白可逆结合并发挥激活肌球蛋白的 ATP 酶活性而得名。肌节收缩 - 舒张循环的化学能来自肌动蛋白 - 肌球蛋白复合体对 ATP 的水解，该作用需要肌球蛋白头部的构象变化。原肌球蛋白是肌动蛋白 - 肌球蛋白相互作用的两个主要的负性调控因子之一。原肌球蛋白是刚性双链 α- 螺旋蛋白，分子长度约 40nm，分子量约在 68 和 72kDa 之间。原肌球蛋白的两个螺旋臂之间有一个二硫键连接。人原肌球蛋白有 α 和 β 两种异构体（分子量分别为 34kDa 和 36kDa），可能有同源或异源二聚体存在[18]。原肌球蛋白通过向缠绕的 F- 肌动蛋白聚合物之间的纵向移动来稳定细肌丝（图 12-7）。

原肌球蛋白的主要功能是与肌钙蛋白复合蛋白体呈 Ca^{2+} 依赖性的相互作用。这种相互作用提供了从膜的去极化到肌动蛋白 - 肌球蛋白结合（激

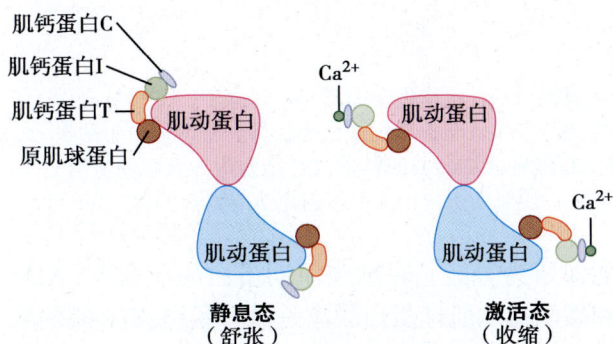

图 12-7　肌丝横截面示意图
图片展示了心肌肌钙蛋白 - 原肌球蛋白复合体和肌动蛋白的复杂结构关系。左图为静息状态；右图为激活状态，Ca^{2+} 与肌钙蛋白 C 结合

动 - 收缩偶联）的微观连接。包括肌动蛋白和伴肌动蛋白在内的细胞骨架蛋白将细肌丝固定在 "Z" 线上[19]。

肌钙蛋白家族作为收缩结构的调节器起着既相辅相成但又截然不同的作用[20]。肌钙蛋白复合物以 40nm 的间距沿细肌丝长轴排列。肌钙蛋白 C 因结合 Ca^{2+} 的能力得名，是存在于心肌中的一种高度保守的单一亚型。其分子结构中央为一个 9 圈 α 螺旋，两侧各有一个球状区域，共含有 4 个能够结合二价阳离子的氨基酸序列。这 4 个氨基酸 - 阳离子结合序列中的 2 个位点（Ⅰ和Ⅱ）是 Ca^{2+} 特异性的。这一特性使肌钙蛋白 C 分子能对收缩和舒张时伴随的胞内 Ca^{2+} 浓度的急剧变化做出反应。心肌中的肌钙蛋白 I（抑制蛋白）是一种分子量为 23kDa 的单一亚型。肌钙蛋白 I 单独存在时对肌动蛋白和肌球蛋白的相互作用具有较弱的抑制，一旦与原肌球蛋白形成了原肌球蛋白 - 肌钙蛋白 I 复合物后就成为肌动蛋白 - 肌球蛋白结合的主要抑制剂。肌钙蛋白 I 含有丝氨酸残基，可被蛋白激酶 A 通过 cAMP 磷酸化，最终降低肌钙蛋白 C-Ca^{2+} 的结合，这一机制可能是给予 $β_1$ 肾上腺素能受体激动剂（如多巴酚丁胺）或磷酸二酯酶亚基Ⅲ抑制剂（如米力农）时可增强心肌舒张的原因。肌钙蛋白 T（因结合其他肌钙蛋白分子和原肌球蛋白而得名）是数量最多的肌钙蛋白成员，有 4 个主要亚型。肌钙蛋白 T 能结合其他肌钙蛋白分子，并影响复合物对钙的相关敏感性[21]。

钙 - 肌丝相互作用

Ca^{2+} 和肌钙蛋白 C 的结合引发肌钙蛋白 - 原肌球蛋白复合物一系列复杂的构象变化，最终使肌动蛋白分子上的肌球蛋白结合位点暴露。静息状态下 Ca^{2+} 浓度很低（心脏舒张时在 10^{-7}M 左右），仅有极少量的 Ca^{2+} 与肌钙蛋白 C 结合在一起。肌钙蛋白复合体的构象结构迫使原肌球蛋白分子转向相邻 F- 肌动蛋白丝沟槽外侧区域，这种结构阻断了横桥的形成并抑制肌球蛋白 - 肌动蛋白间相互作用。因此，肌钙蛋白 - 原肌球蛋白复合体在静息条件下形成了一个基础抑制状态。收缩状态时心肌细胞膜去极化诱使细胞内 Ca^{2+} 浓度增加 100 倍（10^{-5}M）。心肌细胞膜上 L 型和 T 型 Ca^{2+} 通道的开放使胞外 Ca^{2+} 内流并通过 SR 上的兰尼碱受体激活 Ca^{2+} 依赖性释放机制。Ca^{2+} 与肌钙蛋白 C 的结合使其分子构象伸长，增强了肌钙蛋白 C 和肌钙

蛋白 I、T 的相互作用。这种构象重排和连接转换的特性削弱了肌钙蛋白 I 和肌动蛋白的相互作用，允许原肌球蛋白分子沿 F-肌动蛋白丝轴向重新排列，逆转了由原肌球蛋白导致的肌动蛋白-肌球蛋白结合基线的抑制作用[22]。因此，Ca^{2+} 与肌钙蛋白 C 结合直接关系到调节蛋白的一系列构象变化，解除了肌球蛋白与肌动蛋白结合位点的抑制状态，允许横桥的形成。这种拮抗作用的抑制作用是完全可逆的：Ca^{2+} 与肌钙蛋白 C 解离恢复了 F-肌动蛋白上肌钙蛋白-原肌球蛋白初始构象，有利于舒张。

肌质网钙泵（Sarcoendoplasmic reticulum Ca^{2+}-ATPase，SERCA）是一种位于肌质内质网膜上的 Ca^{2+}-ATP 酶，可重摄取胞膜去极化后释放到肌丝和胞质中的绝大多数 Ca^{2+}。SR 中的 Ca^{2+}（约 $10^{-3}M$）以与隐钙素和钙网织蛋白结合的形式储存，直至下次心肌细胞膜去极化再释放。心肌细胞膜上的 Na^+-Ca^{2+} 交换通道和 Ca^{2+}-ATP 酶也参与清除心肌胞质内少量的 Ca^{2+}。受磷蛋白是 SR 膜上的一个分子量为 6kDa 的小分子蛋白质，部分参与抑制心肌 SERCA 主要亚型（2A 型）基础条件下的活动。相对而言，蛋白激酶 A 对这种蛋白的磷酸化就能拮抗这种抑制作用并增强 SERCA 重摄取 Ca^{2+} 的效率[23]。该作用增加了舒张的速度和程度（正性舒张作用）并提高了下轮收缩时 Ca^{2+} 的可用量（正性肌力作用）。因此，对 β_1 肾上腺素受体刺激或磷酸二酯酶亚基 III 抑制有反应的 cAMP 依赖型蛋白激酶也可以调节 SERCA 活性。这一研究结果解释了为什么正性肌力药物如多巴酚丁胺和米力农可增强舒张。

肌球蛋白-肌动蛋白相互作用

肌节收缩中的生化反应常用一个简化的四元模型来解释（图 12-8）[24]。

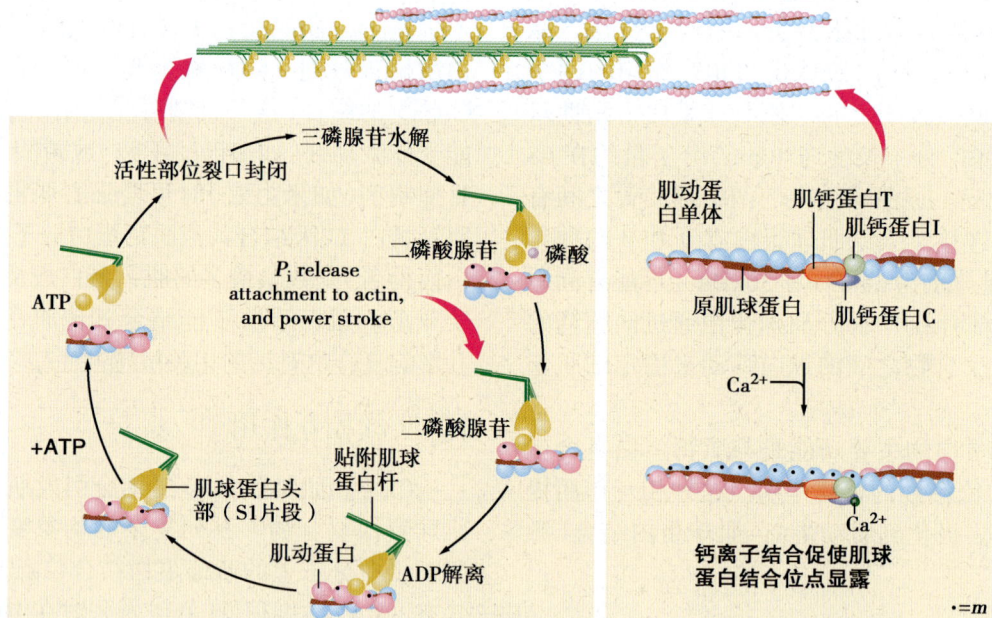

图 12-8
左图为肌动蛋白丝、其分离单体和活性肌球蛋白结合位点的示意图（m）。肌球蛋白头部与三磷腺苷（ATP）结合后即松开肌动蛋白。随后 ATP 水解并释放磷酸根离子（Pi）的"翘起"头部呈准备释放张力的状态。肌球蛋白头贴附到肌动蛋白上即让头部对肌球蛋白棒和肌动蛋白丝释放张力。右图显示 Ca^{2+} 与肌钙蛋白 C 结合后导致肌钙蛋白 I 对肌动蛋白的亲和力降低。随之原肌球蛋白构象转换（详见正文），使肌动蛋白单体上暴露出 7 个结合位点

肌节收缩的生物化学变化过程通常用简化的四组分模型描述。肌球蛋白催化结构域与 ATP 的高亲和力结合诱导了一系列反应，最终导致肌小节收缩。肌球蛋白 ATP 酶将 ATP 分子水解为 ADP 和无机磷，但反应产物并不立即与肌球蛋白分离，而是形成一个有"活性"的络合物，将反应的化学能保留为势能。在缺失肌动蛋白的前提下，ADP 和磷酸盐从肌球蛋白脱离是肌球蛋白 ATP 酶的限速步骤。这时肌肉仍保持松弛。然而，当肌球蛋白-ADP-磷酸盐复合物与肌动蛋白结合时，肌球蛋白 ATP 酶的活性显著增强，从 ATP 水解得到的化学能被转化为机械能做功。肌球蛋白上的结合位点贴

上肌动蛋白分子时肌球蛋白从头部释放磷酸根离子，产生横桥结构的一个独特分子构象，在两根肌丝间产生张力[25]。活性构象中 ADP 和储存势能的释放推动横桥在铰链点扭转（动力冲程）使肌球蛋白的螺旋形尾部与球状肌球蛋白头部及其相关的轻链蛋白分离。每个横桥的扭转可产生 3×10^{-12}N 至 4×10^{-12}N 的力，推动肌球蛋白向着肌动蛋白分子运动 11nm[26]。肌球蛋白头部旋转和 ADP 释放的完成并不能立即解离肌球蛋白-运动复合物，而是使其处于一种低能量束缚状态（僵直态）。肌球蛋白和肌动蛋白的分离需要一个新的 ATP 分子与肌球蛋白结合。只要有足够的 ATP 供给且肌钙蛋白-原肌球蛋白复合物没有阻挡肌球蛋白结合位点和肌动蛋白的贴附，这个复杂的运动过程可不断重复。

有几个因素可能独立于自主神经系统活性或血管活性药物而影响横桥反应的效率和心肌收缩力。肌球蛋白 ATP 酶的活性与无负荷最大肌肉缩短速度（V_{max}）之间有直接关系。心肌细胞膜去极化后正常增加的细胞内 Ca^{2+} 浓度（从 $10^{-7} \sim 10^{-5}$M）可将尚未与肌动蛋白相互作用的肌球蛋白 ATP 酶活性提高至基线的五倍，也增加最大速度。收缩力也取决于心肌细胞膜去极化前肌小节长度。这种长度依赖性激活（Frank-Starling 效应）可能与肌丝内 Ca^{2+} 的敏感性增加、肌丝之间有利间距的改变或肌联蛋白诱导的弹性反冲等因素有关。例如，突然增加负荷时的收缩（Anrep 效应）或心跳之间长时间的停顿后（Woodworth 现象）可通过长度依赖性激活机制瞬时增强收缩力。肌丝内 Ca^{2+} 敏感性的增加和 SR 内 Ca^{2+} 的释放增加则被推定为心肌细胞刺激频率更快时正性肌力作用的可能机制（阶梯现象，详见下文）。

拉普拉斯定律

拉普拉斯定律此处用以探讨完整心脏的压力、容积的变化和心肌细胞张力与长度改变的联系（视频 2，要点 3）。加压球壳是研究心肌细胞的张力和长度与左心室压力和体积之间联系的一个简单模型（图 12-9）。

尽管左心室的实际形状更象是一个椭球体[28]，但加压球壳更适用于当前的讨论。每个细胞的张力变化都影响左心室室壁应力（σ，作用在横截面积的张力），作用在流体（血液）上即转化为压力

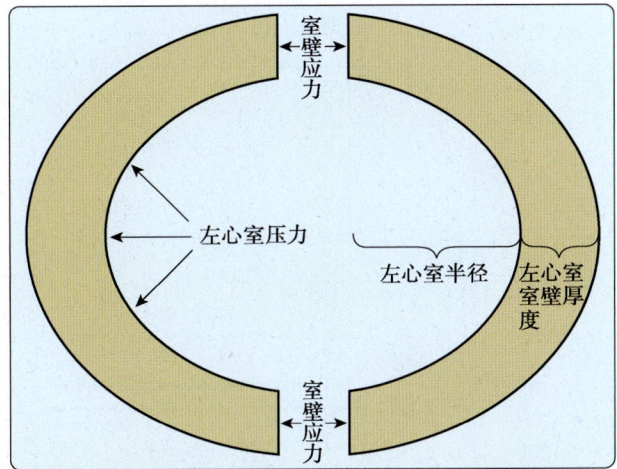

图 12-9　图片描述了理想左心室球状模型下决定拉普拉斯定律的相互拮抗的作用力和相关指标

左心室压力（P）使球状模型分开，而室壁应力（σ）将球状模型合在一起（经许可转载，来源：Kaplan JA，Reich DL，Savino JS. Kaplan Cardiac Anesthesia：The Echo Era.6th ed.St.Louis, MO：Elsevier Saunders，2011：105）

（P）。拉普拉斯定律的推导用到了 3 个假设：第一，左心室是球形，内半径（r）和壁厚均匀（h）；第二，σ 被假定恒定作用于整个左心室壁的厚度上；第三，左心室处于静态平衡（即不主动收缩）。在这个模型中，"p"是使左心室扩张的作用力，而"σ"代表抵抗这种扩张的力。可以很容易地得到公式 σ=pr/2 小时，表明室壁应力变化直接与压力和腔室直径成正比，与室壁厚度成反比。尽管模型有假设的限定和简化，但实际运用拉普拉斯定律时仍需考虑其他改变左心室室壁应力的影响因素和心脏病理的影响。例如，严重的主动脉瓣狭窄或未控制的高血压会长期升高左心室压力（p），这些直接相关变量的存在可升高 σ。同样，慢性二尖瓣反流导致左心室扩张也增加 σ，因为左心室的内部直径（r）更大了。请注意，任何情况下室壁应力的增加都会导致心肌耗氧量增加，因为每个心肌细胞为维持更大的张力都消耗更多的能量[29]。相反，壁厚的增加（h）降低 σ。这一观察强调，肥厚是一个重要的代偿反应，以提高室壁应力，可以减少每一个肌细胞的紧张状态。这一研究表明，肥厚是对室壁应力增高的一个重要代偿反应，以降低每个心肌细胞所需张力。为更全面的理解拉普拉斯定律的影响，左心室实际几何解剖形状和室壁应力差异等因素也被纳入研究，但与压力相关的室壁应力、心室半径和室壁厚度仍是研究模型的基本要素[30-31]。

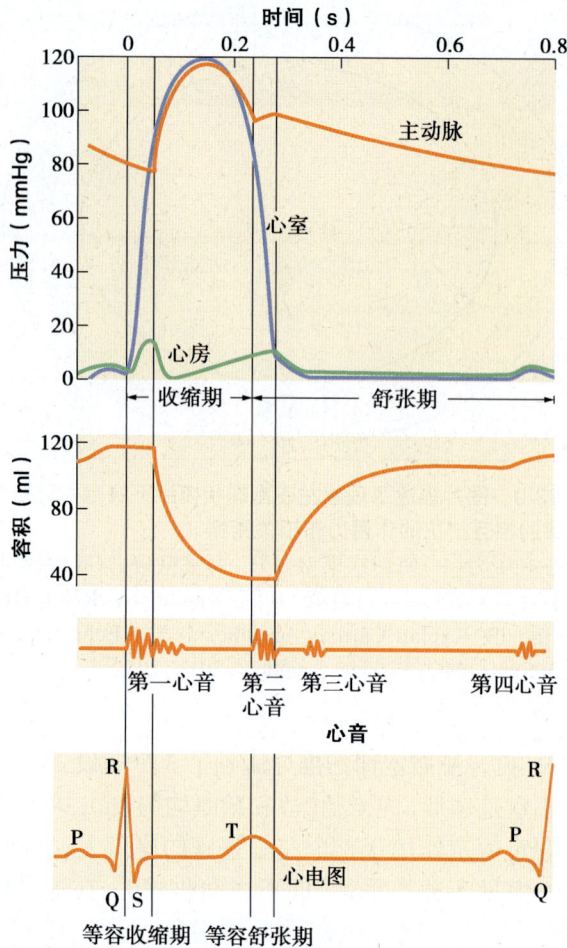

图 12-10　心动周期中左心室容积曲线、心音、机械活动和心电活动对比示意图

左心室等容收缩期（ICP）和等容舒张期（IRP）有个值得关注的共同特点，由于主动脉瓣和二尖瓣的关闭导致这两个阶段左心室容积无变化。随着向主动脉射血，左心室体积逐渐减小。在收缩期射血的前 1/3（快速射血期）阶段，射血曲线非常陡峭

心动周期

图 12-10 说明了心电活动、机械运动和瓣膜运动等心动周期过程中发生的事件之间的即时关系[32]。

心电图 QRS 波群表明右心室和左心室去极化已经完成。这种电激活引起的收缩（收缩期）与两心室压力的迅速增加有关（左心室＞右心室）。当右心室和左心室的压力大于右心房和左心房压力时，三尖瓣和二尖瓣分别关闭，并产生第一心音（S1）。等容收缩期、快速射血期和慢速射血期是左心室收缩期的三个主要阶段。左心室等容收缩期无论是主动脉瓣还是二尖瓣都处于关闭状态，故左心室容积是恒定的。而且，由于纵向直径的减小，左心室形状变得更像球形。左心室压力最大

上升速度（+dp/dt），是一种常用的左心室等容收缩期心肌收缩力指数。与左心室的同步运动相反，右心室蠕动样收缩的流入道和流出道妨碍了右心室的等容收缩[33-34]。在相应瓣膜开放前，主动脉和肺动脉根部压力达到最小值。当左心室和右心室的压力分别大于主动脉和 PA 压力时，会快速射出每个腔室舒张末期容积的约 2/3 容量。左心室和右心室收缩的动能作为势能分别存储在弹性的主动脉和 PA，然后在舒张期释放到相应的远端血管床。体循环和肺动脉近端血管的相对顺应性决定了此存储潜能释放的大小。主动脉和肺动脉的压力达到最大值后，射血速度明显下降，至完全停止时，心室开始复极。当减慢射血期临近结束时，主动脉和 PA 的压力可短暂超过左心室和右心室的压力，然后对应的瓣膜关闭以应对逆转的压力梯度。瓣膜关闭产生第二心音（S2），此事件表示到达收缩末期。因为肺动脉瓣关闭略晚于主动脉瓣，故 S2 有通常有分裂音。

左心室舒张期有四个阶段：等容舒张期、早期心室充盈期、减慢充盈期和心房收缩期。等容舒张期由于主动脉瓣和二尖瓣的关闭左心室的容积是恒定的。肌丝解偶联后左心室压力迅速下降。当左心房压力超过左心室时，二尖瓣开放，房室间的压力梯度驱动储存在左心房的血液进入左心室。二尖瓣开放后[35]，因为肌小节弛张不完全、被压缩的弹性元件的回弹，左心室压力继续下降。该过程在左心房和左心室之间建立了一个随时间变化的压力梯度[36]。二尖瓣开放前即刻，左心房压力影响压力变化的速度；左心室压力下降的程度则是两个腔室压力梯度的主要因素[37]。早期左心室充盈相当迅速：早期充盈期二尖瓣血流峰值速度和射血期主动脉血流速度相似（约 1m/s）[38]。因为左心室的结构不对称，二尖瓣血流可导致左心室内形成涡环，使左心室流出道的选择性填充更容易实现[39]。年龄和心脏疾病（如心肌缺血、压力超负荷性肥大）的原因常使左心室舒张延迟，造成左心房-左心室压力梯度降低、早期左心室充盈减弱和涡环形成部分被抑制，这是舒张功能障碍的一个重要原因[40-41]。研究还发现，阻断二尖瓣血流可使左心室的压力值继续下降到低于大气压[42]。这种"舒张期吸吮"效应确保了即使左心房压力为零左心室也能继续充盈（如在重度血容量不足或剧烈运动时）[43]。舒张早期充盈期通常提供了最终心搏容量的 70%～75%。在舒张期的第三个阶段，左

心房作为管道引导肺静脉血流经开放的二尖瓣自由流入左心室。减慢充盈期中仅有不到最终心搏容量 5% 的血液进入左心室，且极易因心动过速减少或消除[44]。舒张期的最后阶段是心房收缩。左心房再次收缩建立了一个从左心房到左心室的正压梯度和主动血流。肺静脉-左心房交界处的括约肌样解剖结构在很大程度上阻止了血流逆行进入肺静脉，除非左心房压力显著升高（如心力衰竭、二尖瓣严重反流）。心房收缩通常提供了最终心搏容量的 15% 至 25%，但有左心室舒张延迟或左心室顺应性降低存在时该百分比增加。因此，患有导致左心房收缩的时序不稳定（如房室传导阻滞）或完全消失（如房颤）等疾病的患者发生急性血流动力学不稳定是很常见的。

窦性心律时，左心房压力波形有三个主要切迹。左心房收缩紧随心房去极化 P 波，产生心房收缩的"a"波。左心房前负荷增加或收缩力增强可的提高"a"波的幅度。"a"波的减速率是左心房舒张的一个指标[45]。左心房压力的第二次轻微增加发生于左心室收缩开始即刻，产生机制是因为二尖瓣的关闭。对应的第二个切迹定名为"c"波。最后的"v"波来自左心室收缩和早期舒张时左心房的充盈，原因是二尖瓣关闭时肺静脉血回流入左心房。二尖瓣关闭不全或左心房顺应性降低能增强这种"v"波的幅度[46]。右心房压力波形也有相似的切迹变化。事实上，大多数患者仰卧位检查时容易在颈外静脉观察到右心房的"a-c-v"形态。

压力-容量环

连续记录左心室压力和体积在同一时间的数值点图就可生成一个相位-空间图，用于左心室收缩和舒张功能评估极具价值（图 12-11）（要点 4）。

左心室压力-容量（P-V）环沿逆时针方向描记。心动周期始于舒张末期（A 点，图 12-11）。随即是等容收缩，在左心室容积保持不变时左心室压力迅速增加。当左心室压力大于主动脉压时，主动脉瓣开放（B 点，图 12-11）。血液由左心室泵入主动脉和临近大血管会导致左心室容积急剧下降。当左心室压力低于主动脉压力时主动脉瓣关闭（C 点，图 12-11）。等容舒张期左心室压力低于左心房压力时二尖瓣开放（D 点，图 12-11）；在舒张期的剩余时间内左心室开始充盈时，左心室容积大量增加并伴随左心室压力轻微上升（视频 3）。

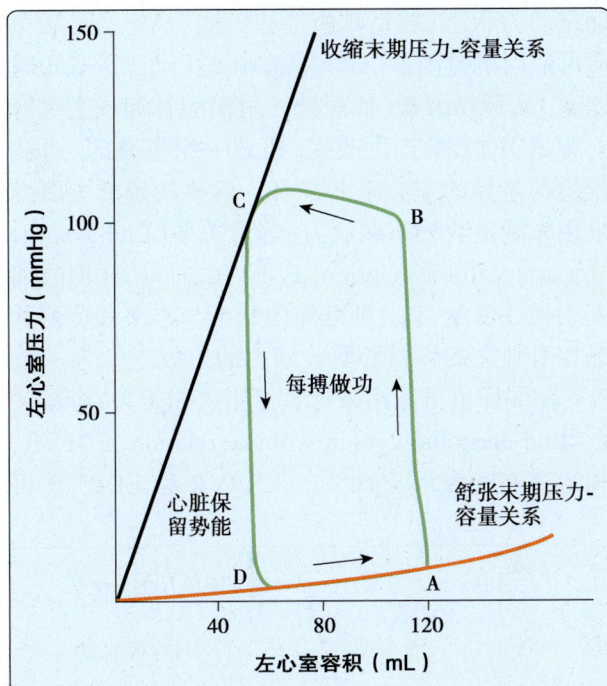

图 12-11　稳态左心室压力-容量（P-V）示意图
心动周期以逆时针方向进行（箭头所示方向）。A、B、C、D 4 个点分别对应：左心室舒张末期（二尖瓣关闭）、主动脉瓣开放、左心室收缩末期（主动脉瓣关闭）和二尖瓣开放。线段 AB、BC、CD、和 DA 分别代表等容收缩、射血、等容舒张和充盈。左心室的工作能力被分别限制在收缩末期压力-容量关系和舒张末期压力-容量关系（ESPVR 和 EDPVR）的边界内。左心室压力-容量环所圈出的区域是心动周期的每搏做功（Stroke work, SW）。左心室压力-容量环左边界、ESPVR 和 EDPVR 之间的区域代表的是保留势能（The remaining potential energy, PE）。（经许可转载，出处：Kaplan JA, Reich DL, Savino JS. Kaplan Cardiac Anesthesia：The Echo Era.6th ed. St. Louis, MO: Elsevier Saunders, 2011：107）

最后就沿着 P-V 环完成一个回路（心动周期）。

即使没有相关的完整心电图，左心室的 P-V 环仍可用于识别主要的心脏事件（如主动脉瓣和二尖瓣的开放和关闭）。P-V 环的右下和左上角可分别确定左心室舒张末期容积（end-diastolic volumes, EDV）和收缩末期容积（end-systolic volumes, ESV），进而可计算出每搏量（stroke volume, SV=EDV−ESV）和射血分数（ejection fraction, EF=SV/EDV）。正常的 EDV、ESV 分别约为 120 和 40ml，因此 SV 约为 80ml，EF 约为 67%。左心室的 P-V 环面积定义了心动周期的每搏做功。前负荷增加在 P-V 环上表现为右侧向右偏移。P-V 环高度提升显示左心室收缩压增高，宽度变窄则说明 SV 减少，提示后负荷增加。多个心动周期内左心室负荷条件的急剧变化可得到一系列左心室 P-V 环，并有助于确定肌力状态、腔室顺应性和机械功率。前、后负荷可能因机械因素（如下腔静脉或主动脉近端短时闭塞）或药物因素（如静脉注射硝酸甘油或去氧肾上腺素）的影响产生改变，生成一组重叠的、可比较负荷差异的左心室 P-V 环。这些轨迹圈可以继续用来确定收缩末期压力 - 容量关系（End-systolic pressure-volume relation, ESPVR）的斜率（即收缩末期弹性模量, E_{es}）则是体内一个与心率和负荷状况相对独立的评估心肌收缩力的指数[47]。左心室 P-V 环同样也可以用来计算舒张末期压力 - 容量关系（End-diastolic pressure-volume relation, EDPVR）和定量左心室顺应性[27]。ESPVR 和 EDPVR 可

以显示左心室的工作范围, 分别确定左心室收缩和舒张时的机械特性[48]（要点 5）。位于 ESPVR、EDPVR 和稳态左心室 P-V 环左侧之间的三角空间代表左心室的保留势能，常被用来量化左心室的动力学和机械效率[49]。压力 - 容量分析的原理也被同样成功地用于右心室和左心房功能的研究[50-51]。

可以用 P-V 环分析清楚地鉴别左心室的收缩性或舒张性心力衰竭[52]。单纯的左心室收缩功能不全表现为 ESPVR 斜率下降，常伴有左心室扩张，如图所示 P-V 环向右移位，同时 EDPVR 的位置没有实质性改变（图 12-12）。

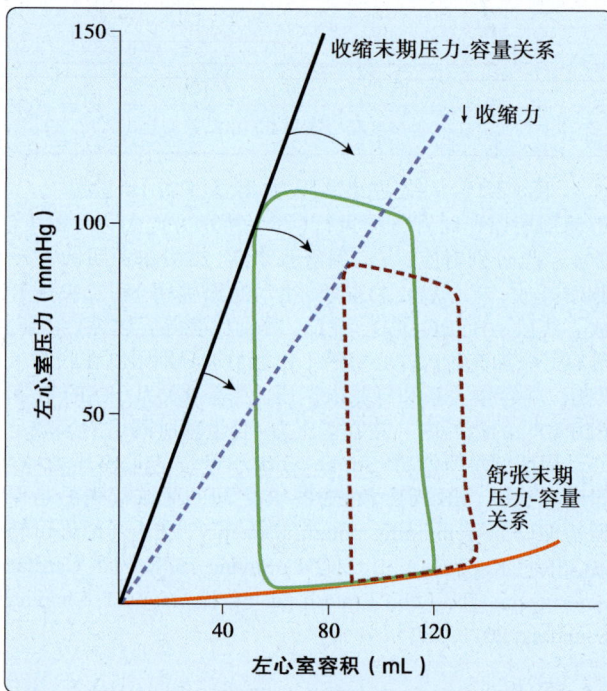

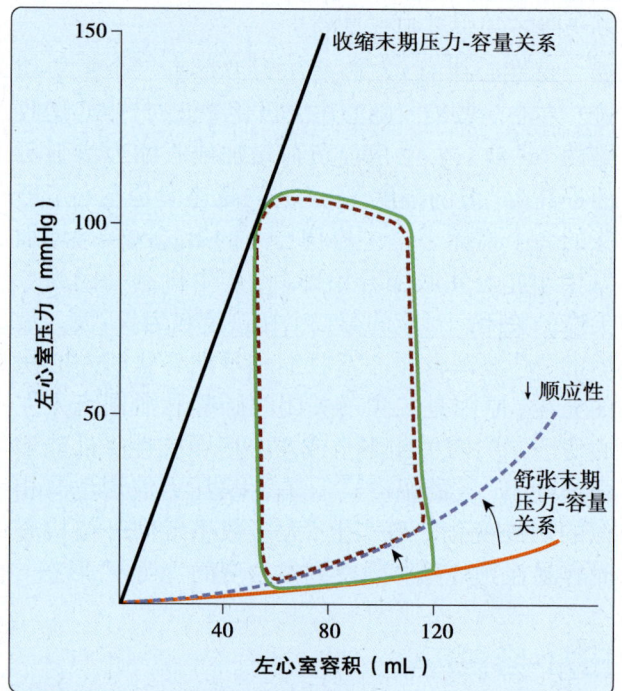

图 12-12　本图示以稳态左心室压力 - 容积环为基础，展示了心肌收缩力的下降会导致收缩末期压力容积关系的斜率（ESPVR，左图）下降；而左心室顺应性降低可导致舒张末期压力容积关系曲线（EDPVR，右图）上移
说明心力衰竭的原因可能是左心室收缩功能障碍，也可能是单一的舒张功能障碍（摘自 Kaplan JA, Reich DL, Savino JS.Kaplan Cardiac Anesthesia: The Echo Era.6th ed.St.Louis, MO: Elsevier Saunders, 2011: 109）

前负荷的增加（右移）是一种心肌收缩力下降时为了维持每搏量的代偿性反应，但以左心室充盈压增高、左心室容量增大和心肌耗氧量增加为代价。

预负荷的增加（右移）是一种代偿性的收缩能力，可以维持每搏输出量，但以左心室充盈压增高、左心室容量增加和心肌耗氧量增加为代价。EDPVR 的增加则表明左心室顺应性下降且伴有左心室舒张功能障碍，因为对于一定的左心室体积所需左心室压力更大。单纯的舒张性心力衰竭，尽管心肌收缩功能完好（ESPVR 不变），但临床症状也

因左心室充盈压的升高而造成每搏量降低。左心室收缩和舒张功能共同障碍时则观察到 ESPVR 下降伴 EDPVR 增高。在这种情况下，左心室做功则同时受到前、后负荷的共同限制。往往引起每搏量和心排出量大幅下降，导致全身组织灌注不良。

收缩功能的决定因素

左心室收集和泵出血液的能力决定了它的整体功能。前负荷是左心室收缩即刻所容纳的血液；

后负荷是左心室射血时为排空血液而需克服的动脉血管阻力，肌力状态是左心室心肌的收缩性能，三要素共同决定每个心动周期的每搏量（图 12-13）。

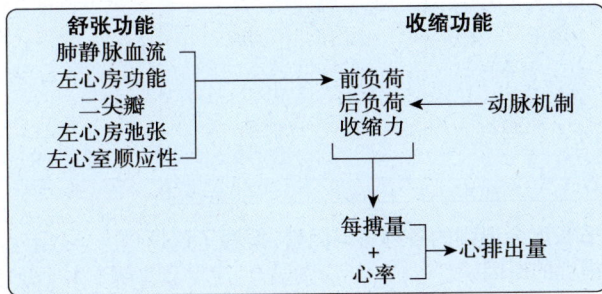

图 12-13　本图示描述了决定左心室舒张功能合收缩功能的主要因素
注意，肺静脉（PV）血流、左心房功能、二尖瓣完整性、左心房弛张和左心室顺应性联合确定左心室前负荷（摘自 Kaplan JA, Reich DL, Savino JS. Kaplan Cardiac Anesthesia: The Echo Era.6th ed.St.Louis, MO: Elsevier Saunders, 2011: 111）

这三个因素结合心率和心律决定了心排出量（要点 6）。左心室结构完整性对其泵出效率至关重要。例如，有腔室异常血流路径（如室间隔缺损，伴左向右分流）或瓣膜功能不全（如二尖瓣重度关闭不全）则因为血液向低压区（上述例子中分别为右心室或左心房）分流而导致向前血流减少，且不直接泵入主动脉。肺静脉血流、左心房和二尖瓣功能、心包张力、左心室主动的（放松）和被动的（顺应性）舒张特性决定了左心室在正常压力（约 10mmHg）下充分充盈的能力[53]。这些变量中的任何扰动都会削弱最佳的左心室充盈，并可能导致独立于左心室收缩功能不全的心力衰竭的发生。

心率

离体心肌肌力状态与刺激频率有直接关系。这种现象被称为"Bowditch"氏、"楼梯"或"阶梯"效应，或"力-频率"关系。增强的 Ca^{2+} 循环效率和肌原纤维内 Ca^{2+} 敏感性的增加是引起该效应的最有可能的原因。离体心肌在刺激频率为 150bpm～180bpm 时产生最大收缩力。该研究结果支持在专业耐力型运动员中观察到的临床现象：有氧运动时与静脉回流的理想匹配心率是 175bpm。心率超过 175bpm 时左心室出现异常舒张，收缩力开始下降。收缩结构 Ca^{2+} 摄取不足、左心室舒张期充盈时间不足和由于舒张时间不足引发的冠状动脉灌注减少导致严重心动过速时肌力状态和心排

出量都下降。因此，即使在健康人快速性心律失常或快速起搏也可引起明显的血流动力学损害。"Bowditch"氏效应是一种特别重要的机制，它能在以左心室充盈明显受损为特征的疾病状态中（如心脏压塞、缩窄性心包炎等）增强心肌收缩力和维持足够的动脉血压。"间隔-强化"效应表现为期前收缩后左心室收缩力增强，可能是"Bowditch"氏效应的另一种表现[54]。重要的是，"Bowditch"氏效应在心率的正常心理范围（例如 50bpm～150bpm）可能没有影响[55]。

前负荷

尽管在体外观察心肌细胞肌小节长度是理解"前负荷"概念的有效方式，但这种微观概念很难与在体左心室复杂的三维结构进行对应（要点 7）。取而代之，EDV 是最常用的评估左心室前负荷的指标，因为确定容量的血液既能对应每个左心室心肌细胞收缩前的肌小节长度也直接与左心室舒张末期室壁应力有关。临床上左心室 EDV 实时定量分析仍然是相当具有挑战性的。因为需要侵入性器械，尽管实验室测量左心室 EDV 的方法（例如：微型声呐测量、传输性导管技术）非常精确，但实用性差[56-57]。包括放射性核素血管造影或动态磁共振成像等非侵入性的方法也可用于测量左心室 EDV，但这些成像技术不能用于手术间或重症监护病房（Intensive care unit, ICU）。三维经食管超声心动图（Transesophageal echocardiography, TEE）越来越多地用于手术期间提供左心室 EDV 和 EF 的实时评估[58-60]，但该技术可能很难应用在血流动力学迅速变化的情况。心脏麻醉医师经常用二维 TEE 在经胃左心室乳头肌中段短轴平面评估左心室 EDV 或可视化评测左心室舒张末期直径或截面积。尽管明显的动脉扩张也可能产生相似的结果，但左心室舒张末期直径或截面积减少常被推定为左心室前负荷降低。

其他的临床常用左心室 EDV 评估指标也有其固有局限（图 12-14）。

将一根充满液体的导管插入左心室可以测量左心室舒张末期压力，通过 EDPVR 指数曲线可间接获得 EDV。这种侵入性技术一般在心导管室或手术室进行。为取代该方法，从左心室"上游"获得压力数值以评估左心室 EDV 更常用，包括左心房平均压、肺毛细血管楔压、肺动脉舒张压、右心室舒张末期压和右心房（中心静脉）压力。根据伯

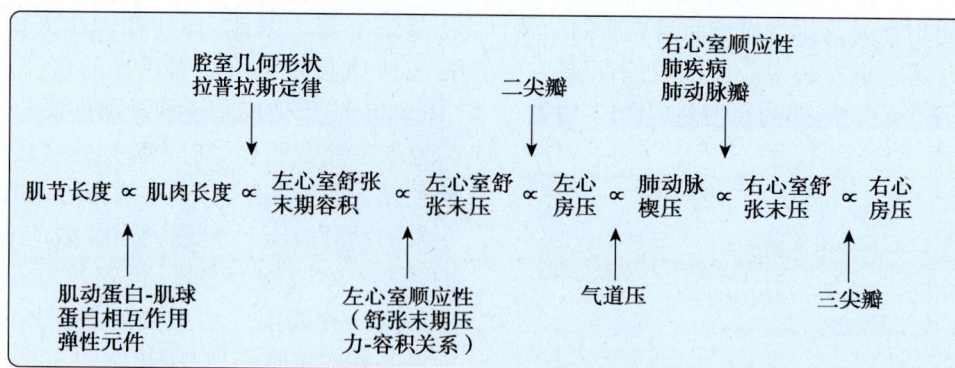

图 12-14　本图示描述了实验室和临床上评估肌小节长度会遇到的各种影响因素，解释了该指标不能作为反映左心室心肌细胞收缩前负荷的简单指标的原因

（摘自 Kaplan JA, Reich DL, Savino JS. Kaplan Cardiac Anesthesia: The Echo Era.6th ed. St. Louis, MO: Elsevier Saunders, 2011: 112）

努利定律，从左心室序贯连通每个测量点的解剖结构的完整性可影响这些测量方法的相对准确性。例如，要用中心静脉压去预测左心室舒张末期压，就需要假定在肺部疾病、呼吸时的气道压力、右心室或肺血管疾病、左心房功能障碍、二尖瓣功能异常或左心室顺应性不良等情况下从右心房到左心室之间的流体压力传导未受到不利影响。但许多严重肺或心脏病患者的情况并非如此。例如，众所周知左心室功能不全患者的左心室 EDV 与肺动脉楔压和中心静脉压之间缺乏关联[61]，而这类患者左心室 EDV 的准确测量对于临床优化血流动力学管理尤其重要。

后负荷

心肌收缩开始后承受的额外负荷被称为"后负荷"（要点 8）。实验条件下研究孤立心肌时后负荷的概念直观明了，但由于左心室与动脉血管的相互作用使在体时难以量化。完整的心血管系统中有四个因素参与确定左心室后负荷的大小：动脉血管的口径和力学特性；反映终末小动脉血管张力的总动脉阻力；由左心室压力发展和左心室几何形变决定的左心室收缩末期室壁应力；作为液压流体的血液的力学特性和体积。本节重点讨论左心室后负荷，但可用于评估右心室后负荷的方法与用于定量左心室后负荷的雷同[62]。尽管如此，读者应清楚左心室和右心室后负荷系统之间存在两大差异：体循环系统与肺动脉血管存在较大差异；另外，如前所述，左心室相较右心室对后负荷的变化较不敏感。

对左心室后负荷最全面的描述是主动脉输入阻抗 $[Zin(\omega)]$，定义是主动脉连续压力（作用于血液的力量）与血流（代表由这种力量创造的运动）的比值。功率谱和傅里叶级数分析是对压力和血流量进行用高精度测量以计算 $Zin(\omega)$ 的常用方法。$Zin(\omega)$ 综合了动脉血管的频率相关特性，包括黏弹效应和波反射特性。从生物力学工程的角度来看这种方法是非常有用的，但实际适用性有限。对左心室后负荷的另一定义是量化的左心室暴露于射血结束时的机械力，即左心室收缩末期室壁应力。前面提及，主动脉瓣开放后左心室容积大幅度下降，同时左心室压力升高和壁厚增加。根据拉普拉斯定律，这些变量的变化导致左心室收缩末期应力明显增加，在左心室射血早期达到最大值，随后下降[28]。射血时左心室收缩期室壁应力的改变是重要的。在后负荷长期升高时最大的左心室收缩期室壁应力是引起心肌细胞肥大的一个强有力的刺激，常见于严重主动脉瓣狭窄或不受控制的高血压等患者[63]。左心室收缩期室壁应力曲线下面积与心肌耗氧量有直接关系[64]。在收缩末期，驱使进一步射血的力量和抵抗它的力量是相等的。因此，左心室收缩期室壁应力也是每搏输出量的决定因素。

后负荷也可从机械系统的角度来讨论，原因是左心室和动脉血管必须适当的匹配以保证它们之间最佳的能量转移。在这种"耦合"模型中，左心室和动脉循环可被视为串联的弹性腔室。左心室动脉耦合是利用左心室收缩末期弹性模量（E_{es}）和有效动脉弹性（Ea）的比值来描述，其中每个指标都用 P-V 环确定（图 12-15）[65]。

Ea 还可以收缩末期动脉压与每搏量之比来预

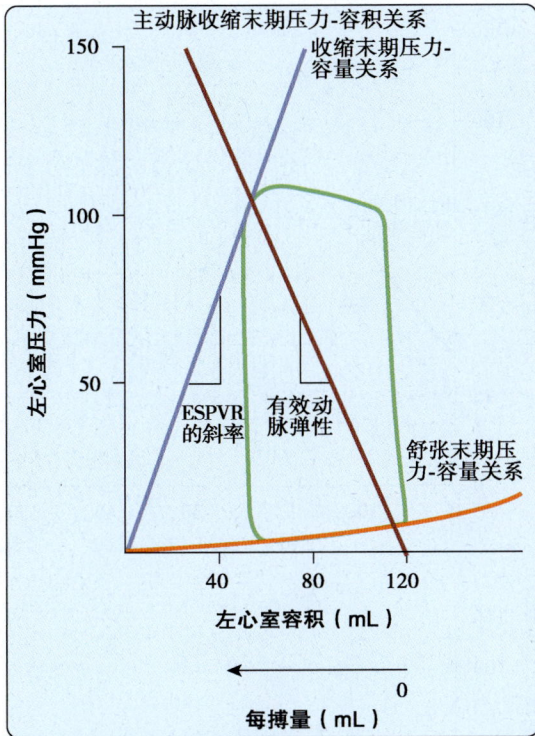

图 12-15

本图示解释了如何运用左心室收缩末期压力-容积关系（Endsystolic pressure-volume relation，ESPVR）和主动脉收缩末期压力-容积关系（Aortic end-systolic pressure-stroke volume relation，A_oP_{es}-SVR）来确定左心室-动脉耦合关系，即收缩末期弹性模量（E_{es}，ESPVR 的斜率）和有效动脉弹性（E_a，A_oP_{es}-SVR 的斜率）的比值

计，临床上也可应用 Ea 来预测左心室后负荷。小动脉的阻力和大血管根部的顺应性可影响 Ea，但 Ea 并未考虑动脉频率依赖性或波反射特性，故不能作为左心室的最终定量指标。

　　临床上最常用于评价左心室后负荷的方法是计算"全身血管阻力"=[（MAP−RAP）×80]/CO，MAP 是平均动脉压，RAP 是右心房压，CO 是心排出量，80 是将单位 $mmHg \cdot min^{-1} \cdot L^{-1}$ 转换为 $dyn \cdot s \cdot cm^{-5}$（$1dyn=10^{-5}$ 牛）的常数。全身血管阻力主要反映终末小动脉的阻力，这是后负荷的主要组成部分。然而，与左心室收缩期室壁应力和 Ea 相似，用全身血管阻力来拟似左心室后负荷没有考虑血液和动脉壁的机械特性、动脉血压和血流的频率依赖性和动脉波反射特性等。需注意的是，老年或合并动脉粥样硬化的患者中这些未虑及的因素对于左心室后负荷的评估可能更重要[66]，定量评估左心室后负荷在临床情况中可能与这些因素特别相关。一般而言，评估应用了血管活性药物或伴有心血管疾病的患者的左心室后负荷时，

宜将全身血管阻力作为一种非参数估计，而非定量指标[67]。

　　受损的左心室对后负荷的增加特别敏感[68]。左心室收缩功能不全时交感神经系统的激活起到改善收缩力的作用，但也同时造成左心室后负荷不经意但至关重要的等量增加，常导致预期的心排出量增长被抵消。左心室肥厚也是左心室后负荷慢性增长的一个重要适应性反应，即通过增加壁厚的方式适应左心室室壁应力（图 12-16）。

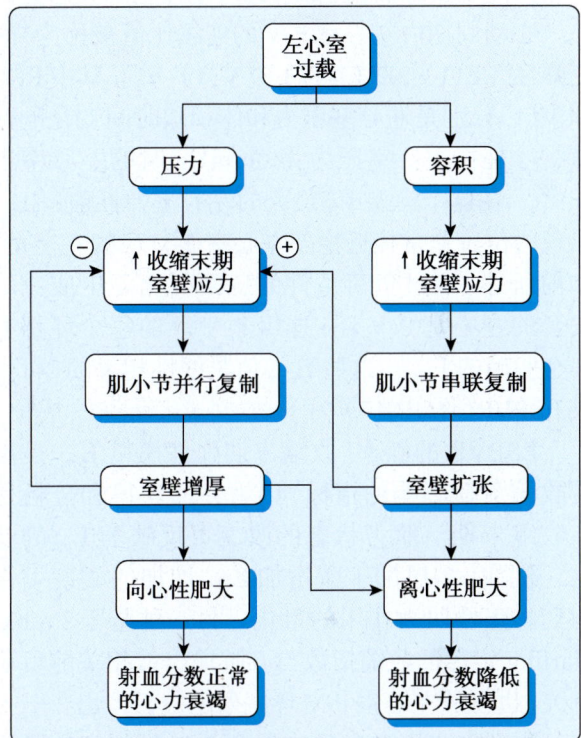

图 12-16　本图示解释了左心室压力和容积过载时根据刺激性应激的内在特质产生的代偿反应

根据拉普拉斯定律可以推断室壁增厚会减少（−）收缩末期室壁应力，腔室扩大则会增加（+）应力。左心室压力过载性肥厚可能引起射血分数正常的心力衰竭（HFNEF），左心室容积过载性肥厚最常引射血分数（EF）降低的心力衰竭（HF）（摘自 Kaplan JA，Reich DL，Savino JS. Kaplan Cardiac Anesthesia：The Echo Era.6th ed. St. Louis，MO：Elsevier Saunders，2011：114）

　　然而，这种代偿反应也不经意地增加心肌耗氧量并降低左心室顺应性。这些效应也使肥厚的左心室分别对心肌缺血和舒张功能障碍更敏感。因此，通过减少应激性压力以降低左心室后负荷是心力衰竭临床管理最重要的目标。

心肌收缩力

　　心肌收缩力是指在一定的负荷和刺激频率下

心肌在收缩过程中产生的力（要点 9）。在分离的心肌中测定心肌收缩力相对容易，但在完整心脏中进行测量是非常困难的。在左心室或右心室收缩功能不全患者的临床治疗中量化肌力状态的能力具有重要意义，但独立于心率和负荷情况下评估心肌收缩的"金标准"尚待研究。肌力状态和负荷情况在肌小节中是密不可分的[69]，故它作为一个测量收缩力的独立变量因之不可行。到目前为止，左心室 P-V 环、等容收缩和射血是在体测量收缩力的主要方法，但都有其局限性。

心动周期内左心室 P-V 的连续比值被称为"时变弹性"[E(t)]，$E(t)=P(t)/[V(t)-V_0]$，其中 $P(t)$ 和 $V(t)$ 分别是左心室压力和体积随时间变化的数值，V_0 是在左心室压力为 0mmHg 时的左心室容积[70]。在这个模型中，最大的左心室弹性值（E_{max}）出现的位置非常接近稳态左心室 P-V 环的左上角。如前所述，通过负荷条件的急剧变化可生成一组嵌套的左心室 P-V 环；这组 P-V 环的每个环都有一个明确的 E_{max}。这些 E_{max} 值是线性相关的，可生成 ESPVR（图 12-17）。

ESPVR 的斜率（收缩末期弹性模量 E_{es}）是不受收缩负荷影响的指标，因为它的获得和分析是在收缩末期。肌力状态的改变可反映为 E_{es} 的变化。例如，多巴酚丁胺增加 E_{es}，增加的幅度可作为药物正性肌力作用的量化。另一种基于 Frank-Starling 定律的收缩指数与心脏输出量相关前负荷有关，也可从左心室 P-V 环序列中分析得出。

序列左心室 P-V 环中每个 P-V 环圈定的面积被称为每搏输出量（Stroke volume, SW），与其相应的 EDV 是线性相关的，如 $SW=M_{sw}\cdot(EDV-V_{sw})$，$M_{sw}$ 和 V_{sw} 分别是截距对应的斜率和容积。这种由"前负荷诱导每搏输出量"的斜率关系已被证明是一个可以对负荷相对不敏感的收缩力改变量化评估指标[71]。由于临床麻醉上常需侵入性测量操作才能获得左心室的压力和体积，故 E_{es} 和 M_{sw} 并不作为常规基础指标，而是扩展的离线分析更常用。无论如何，这两个评价肌力状态的指数对于理解完整心脏的左心室、右心室和心房收缩仍是有用的概念工具。

反映整体心肌收缩性能的指标还可能衍生自等容收缩时的左心室压力波形测量。最常用的等容收缩能力指标是 dp/dt。获得该指标常需要在实验室内侵入性地置入心脏导管以连续测定左心室压力，但也能用 TEE 技术非侵入性地评估[72]。左

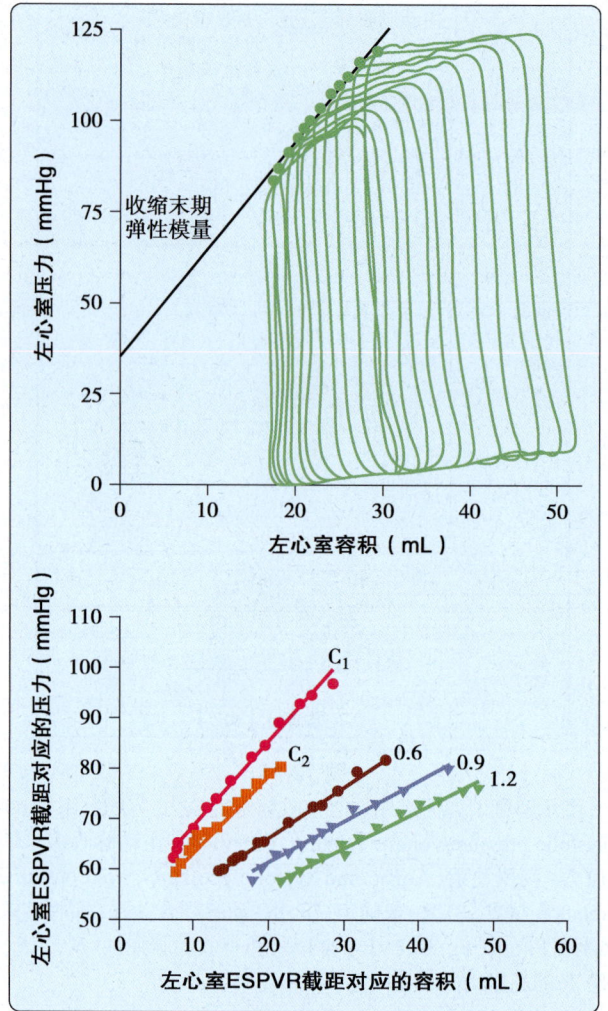

图 12-17 本图示描述了通过分析序列压力 - 容积环得到左心室收缩末期压力 - 容积关系（ESPVR）的方法，即通过阻塞实验犬的下腔静脉而诱导不同的心脏后负荷，从而得到一系列左心室压力 - 容积环
最大弹性模量（E_{max}；压力/容积比）为每个压力 - 容积环的左上角，可用线性回归分析来确定斜率和 ESPVR 的截距对应的容积（上图）。异氟烷对 ESPVR 的作用显示在下图（MAC 分别为 0.6、0.9 和 1.2。）。C_1，对照组 1（使用异氟烷前）；C_2，对照组 2（使用异氟烷后）（摘自 Kaplan JA, Reich DL, Savino JS.Kaplan Cardiac Anesthesia: The Echo Era.6th ed.St. Louis, MO: Elsevier Saunders, 2011: 116）

心室 +dp/dt 可敏感地反映收缩状态的变化，但在使用一种正性肌力药物（如肾上腺素）时，用于观察心脏对某种干预的反应时其变化幅度甚至比绝对值更重要。因为主动脉瓣开放是在左心室压力最大上升速度出现后，故左心室 +dp/dt 通常被认为不受后负荷影响。但是，+dp/dt 深受前负荷影响，另一个基于左心室 P-V 环分析且与前负荷紧密联系的收缩力指标已经开发并应用于实验室和临床工作[73]。左心室重量、腔室几何构型和瓣膜

病变也影响 +dp/dt。由于局部心肌缺血引起的整体左心室肌力状态下降也可能无法用 +dp/dt 准确地量化，因为周围的未缺血的心肌收缩力可代偿性增加，从而有效地维持了整体功能。其他基于 +dp/dt 来评估收缩力的等容性指标，包括在达到预定左心室压力值的左心室压力上升速率（如测量达到 40mmHg 的 dp/dt）或 dp/dt 与最大左心室压力的比值（dp/dt/P）也在使用，但这些方法与 dp/dt 相比并不能提供更多有效的信息。

射血分数是最常用的左心室收缩力临床指标。射血分数通常用两维或三维超声心动图测量，也包括放射性核素血管造影和磁共振成像（MRI）在内的其他方法，也能可靠地评估这一肌力状态的时相性收缩性指数。检查室内，用二维 TEE 在食管中段四腔心或二腔心窗口可以得到收缩末期和舒张末期图像，并使用辛普森圆盘法则确定 EF 值。然而，这种技术相当耗时，且在血流动力学不稳时不实用。取而代之，对 EF 进行区域近似的指标如缩短分数（Fractional shortening, FS）和面积变化分数（Fractional area change, FAC）；FAC=EDA−ESA/EDA，EDA 和 ESA 分别为收缩末期和舒张末期面积，通过追踪测量左心室心内膜边界获得（图 12-18）。

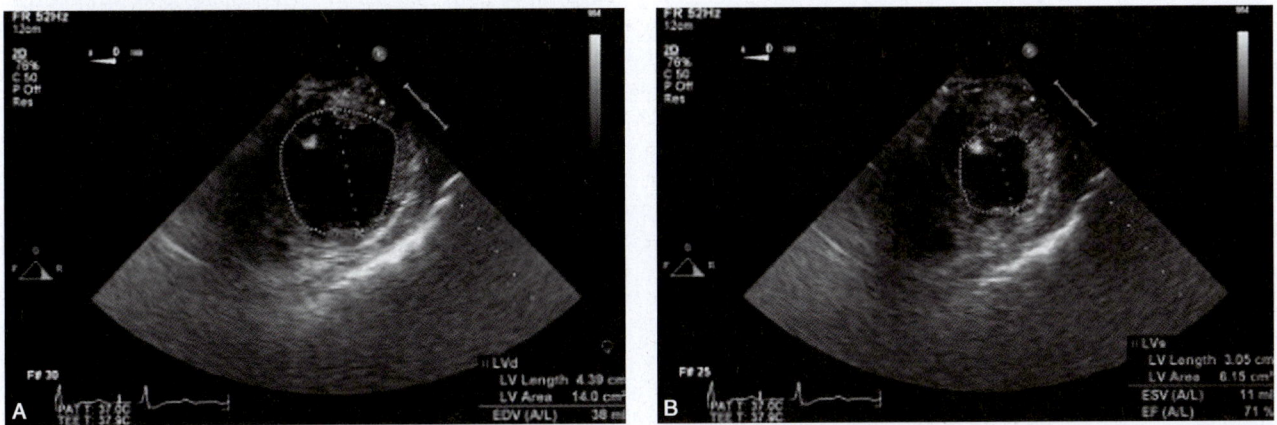

图 12-18　根据经左心室乳头肌中段短轴平面采集的图像计算面积变化分数的方法
左图为舒张末期，右图为收缩末期。经手动方式描记左心室内膜边界（不包括乳头肌）。该软件自动计算左心室腔面积（摘自 Kaplan JA, Reich DL, Savino JS.Kaplan Cardiac Anesthesia: The Echo Era.6th ed. St. Louis, MO: Elsevier Saunders, 2011: 119）

所有射血期收缩参数的评估都取决于负荷情况和肌力状态。因此，解读 EF、FAC 或缩短分数等数据必须结合临床实际情况。例如，重度高血压的患者会出现后负荷显著升高而导致 EF 严重下降，并非因为心肌收缩力严重受损。有二尖瓣、主动脉瓣疾病或室间隔缺损存在时，射血期的各种指数也存在误差。实践中，EF 在有急性二尖瓣反流时会出现超过正常值的虚高，原因是在收缩过程中有相当一部分的血流从左心室转入左心房，而非左心室内在性"高动力"。

舒张功能的决定因素

心脏的每一个腔室必须在正常压力下充分充盈，以便在随后的收缩中优化最佳功能（要点 10）。我们将在本章的当前部分强调左心室舒张功能，但是读者应当明白右心室和心房的舒张特性对心脏的整体功能也很重要。由于舒张本质是一个时序相关的复杂运动（表 12-1），故没有一个单一的指数能完整地反映心动周期这一阶段的左心室舒张功能，或用于选择性地预测哪些患者可能因为异常的舒张功能进而发展为心力衰竭的相关风险最高[74]（要点 11）。

需注意，近一半的心力衰竭患者没有明显的左心室收缩功能不全的证据（如左心室 EF 下降）[75]（要点 12）。老年高血压合并肥胖、肾功能不全、贫血及房颤的女性患者有很高的风险发展成"正常射血分数的心力衰竭（Heart failure with normal ejection fraction, HFNEF），也被称为"舒张性心力衰竭"[76]。HFNEF 病理生理学涉及左心室舒张延迟，顺应性降低，左心室-动脉吻合异常（表 12-1）[77-78]。因此，左心室舒张功能障碍是 HFNEF 的主要原因。HFNEF 的严重程度和对药物治疗的反应性是评估运动耐量和预测预后的关键因素[79-80]。从麻醉医师的角度理解，左心室舒张功能是负荷情况改变后左心室的反应的主要因素。对于正常和心衰患者，许

表 12-1　左心室舒张功能的决定因素
心率和节律
左心室收缩功能
室壁厚度
室腔几何形状
心肌细胞舒张的持续时间、速度和程度
LV 抗扭和弹性回弹
舒张期充盈量
左心房 - 左心室压力梯度
左心室心肌的被动弹性特性
黏弹性效应（左心室快速充盈和心房收缩）
左心房结构与功能
二尖瓣结构与功能
肺静脉血流量
心包受压
右心室负荷状态和功能
心室间相互作用
冠状动脉血流量和血管充血
纵隔肿物压迫

摘自 Kaplan JA, Reich DL, Savino JS. Kaplan Cardiac Anesthesia: The Echo Era.6th ed. St. Louis, MO: Elsevier Saunders, 2011: 121。

多吸入和静脉麻醉药能影响左心室舒张和充盈[81]。因此，当患者围手术期血容量可能发生较大波动时，术前预判左心室舒张功能障碍是否存在、严重程度以及可能病因（表 12-2）是非常重要的。左心室舒张功能不全也是接受重大手术的患者包含死亡率在内的各种心血管不良事件的独立危险因素[82]。

表 12-2　左心室舒张功能障碍的常见原因
年龄＞60 岁
急性心肌缺血（氧供不足或耗氧增加）
心肌顿抑、冬眠或梗死
梗死后心室重塑
压力超载性肥大（如主动脉瓣狭窄、高血压）
容积超载性肥大（如主动脉瓣或二尖瓣反流）
肥厚型梗阻型心肌病
扩张型心肌病
限制性心肌病（如淀粉样变性、血红蛋白沉着症）
心包疾病（如心脏压塞、缩窄性心包炎）

摘自 Kaplan JA, Reich DL, Savino JS. Kaplan Cardiac Anesthesia: The Echo Era.6th ed. St. Louis, MO: Elsevier Saunders, 2011: 121。

左心室舒张功能的侵入性评估

从收缩单元和胞质中清除 Ca^{2+} 是一个主动的、耗能的过程，以便收缩蛋白的快速解离和被压缩的弹性元件反弹。肌动蛋白 - 肌球蛋白横桥不能正常解离或细胞内钙清除异常可致整个左心室延迟舒张[83]。如前所述，左心室早期充盈取决于左心室舒张的速度和程度，因此，当舒张延迟时充盈是减弱的。在这种情况下，最终的 EDV 更依赖于心房收缩的协助。因此，急性发作的房颤常导致有明显左心室舒张延迟的心脏病患者（如肥厚型心肌病）出现心力衰竭。冠状动脉主干急性闭塞引起的心肌缺血也是导致左心室弛张舒张的常见原因，可伴有左心室顺应性的降低，进一步限制左心室充盈，引起左心房和肺静脉高压，并促进肺水肿的发展[84]。

测量等容舒张期左心室压力下降的速率是量化左心室舒张的最常用技术。这种类型的评估通常需要持续的对左心室压力进行侵入性测量，一般在心导管室完成。用这种方法可以得到左心室舒张的几个指标，其中左心室压力下降最大速率（ $-dp/dt$ ；类似等容收缩期 $+dp/dt$ ）和左心室舒张的时间常数（ τ ）是最常见的。左心室 $-dp/dt$ 并非理想的左心室舒张指数，因为该指标基本上只是一个受左心室收缩末期压力值影响的即时舒张状态的"快照"。舒张时左心室压力在主动脉瓣关闭和二尖瓣开放之间呈指数变化。用来量化舒张的时间常数（ τ ）可用方程计算得到： $P(t)=P_0e^{-t/\tau}$ ，其中 $P(t)$ 是随时间变化的左心室压力， P_0 是左心室收缩末期压力， e 是自然指数， t 是左心室收缩后的时间。尽管这一简单模型存有局限[85-86]， τ 增加仍表明已有左心室舒张延迟发生。该技术已被用来量化心脏疾病（如心肌缺血[87]，压力过负性心肌肥大[88]）或因给予包括吸入麻醉药在内的负性肌力药造成的左心室舒张延迟[89]。相对地，心动过速、交感神经系统激活或给予正性肌力药物能观察到 τ 减少（即更快速地弛张）。从临床角度看，左心室的舒张及其药理调节在心力衰竭中非常重要。正常情况下左心室舒张依赖于适当的后负荷[27]，但心力衰竭时左心室舒张对后负荷的敏感性会明显增加[90]。故给予心力衰竭患者降低后负荷的药物不仅增加左心室收缩功能，也同时改善左心室舒张（减小 τ ）[68]。后者的作用改善了早期左心室动态充盈，减少了充血症状和体征。

左心室充盈和顺应性的侵入性评估

左心室充盈指数可通过侵入性或非侵入性方法(如二维或三维超声心动图、放射性核素血管造影术、心脏 MRI)测量连续左心室容积来计算。左心室容积波相对于时间的一阶导数(dt/dt)就形成双相波形,峰值出现在左心室充盈早期(E)和心房收缩(A)。应用脉冲多普勒超声心动图在左心室充盈期获得的二尖瓣血流速度信号波形(见下文)酷似这种 dv/dt 的波形(要点 13)。采用脉冲波多普勒技术可以发现随着心力衰竭的发展引起的 dv/dt 波形的特征性变化,与"弛张延迟""假阴性"和"限制性"充盈等相同(图 12-19)[91]。

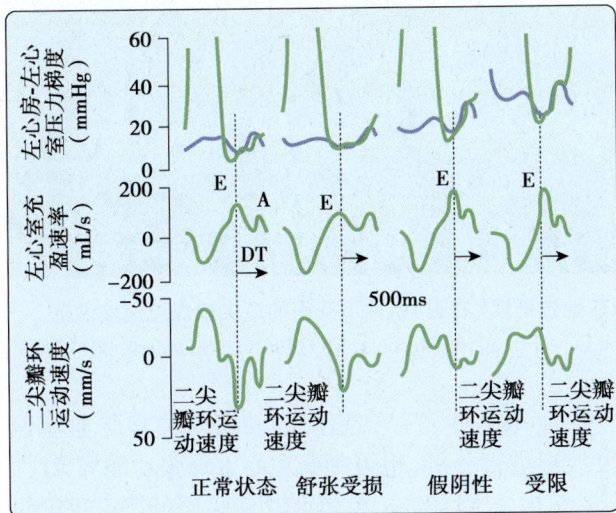

图 12-19

本图示描述了在正常条件下和在舒张功能障碍(舒张功能受损,假阴性和受限)发展进程中的左心房压和左心室压之间的同步关系(P_{LA} 和 P_{LV} 分别表示左心房压和左心室压,上图)、早期充盈阶段的左心室充盈速率(E)和心房收缩(A,中图)以及早期二尖瓣环运动速度(E,底图)。E:充盈早期左心室充盈速率;A:左心房收缩;DT:E 波减速时间。注意,舒张功能减退时 E 波减速时间延长(E wave deceleration time, DT),DT 进一步缩短表示舒张功能恶化(摘自 Kaplan JA, Reich DL, Savino JS.Kaplan Cardiac Anesthesia:The Echo Era.6th ed.St.Louis, MO:Elsevier Saunders, 2011:122)

连续左心室容积及其一阶导数对左心室充盈的侵入性分析几乎仅限于实验室,除了作为一种教学工具外,在临床麻醉学中几乎没有实用价值。如前所述,EDPVR 作为一个左心室顺应性指标是通过对一组嵌套的左心室 P-V 环图形进行分析得来的。舒张末期压力(end-diastolic pressure, EDP)和 EDV 之间呈关系指数,公式表达为:$EDP=Ae^{K(EDV)}+B$,其中 K 是腔室刚度系数,A 和 B

是拟合曲线的常数。K 的增加表明左心室顺应性降低,即需要更高的左心室压力来扩张左心室至一定体积。EDPVR 一般也平行上升,但心脏压塞时是一个例外,因为该情况下即使每个左心室容积对应的左心室压力都变大但 K 值仍保持不变[52]。因此,在 P-V 相位空间里 EDPVR 的相对位置可能比 K 的确定数值更重要,因为 EDPVR 升高或左移提示需要较高的左心室压力来达到类似的左心室容积[92]。

舒张期应力 - 应变关系是另一种左心室顺应性实验室描述的常用模型。心肌是遵循胡克定律的弹性材料,左心室充盈时随着肌肉长度增加(应变,ε)静息阻力(应力,σ)也随之增长。两者也呈指数关系,公式表达为:$\sigma=\alpha(e^{\beta\varepsilon}-1)$,其中 α 是增益系数,β 是心肌的弹性系数[93]。类似于 EDPVR,β 增加的同时应力-应变关系会上移或左移,从病理的角度理解,可能原因是影响心肌弹性的基本结构异常(如肥厚型心肌病、淀粉样变)。临床上一般不会用到 EDPVR 和心肌应力-应变关系分析,因为完成这类检查比较复杂费时,且受到稳定的血流动力学状态的限制。

舒张功能的非侵入性评估

主动脉瓣关闭(收缩末期)至二尖瓣开放(二尖瓣血流出现)之间的时间被定义为等容舒张期(isovolumic relaxation time, IVRT),常作为评估左心室舒张程度的一种非侵入性指标,通常采用 M 型超声或脉冲多普勒超声心动图来获取。在主动脉或二尖瓣疾病的情况下,左心室舒张速度、左心室收缩末期压力和左心房压力间差异的共同决定了二尖瓣开放后的 IVRT[94]。显而易见,IVRT 取决于左心室舒张功能和前后状态。实际上 IVRT 很少单独用于量化左心室舒张功能,常联合二尖瓣血流速度波形以全面地定义左心室舒张速度和舒张程度。

左心室舒张功能的非侵入性分析是基于多普勒超声心动图技术对二尖瓣血流速度的评估[95]。脉冲波多普勒取样容积需置于完整二尖瓣血流波形尖峰之间以获得高分辨率的二尖瓣血流速度波形曲线。二尖瓣血流速度正常的模式有两个峰:与早期左心室充盈有关的"E"峰和代表左心房收缩晚期的"A"峰[96]。E 和 A 两峰读数的比值常用来量化早期左心室充盈和心房收缩对 EDV 的相对贡献。E 波从峰值到速度降为零的时间称为减速时间,该指标常和 IVRT 联用于左心室舒张功能的评估。例如,E 波减速时间的增加表明,由于早期左心室充盈时间延长导致左心室弛张延迟。左心室弛张速度随着年龄增长逐渐减慢，故年龄对左心室舒张功能有影响。总之，IVRT、减速时间、和A波速度随年龄增长而增加，同时E波速度和E/A比值降低[97]。衰老的心脏顺应性下降，特别是伴有原发性高血压和左心室肥厚的情况下。这种机制使老年人易于出现心力衰竭[98]。

E/A比值随着年龄的增长出现下降是"舒张延迟"型舒张功能不全的一种表现。描述持续性左心

室舒张功能障碍的3种异常左心室充盈模式中，这种二尖瓣血流速度模式是最不严重的。临床症状、运动耐量、纽约心脏协会（NYHA）功能分级和病死率与经该方法量化的左心室舒张功能障碍的严重程度密切相关[99]。E/A＜1是舒张延迟的特征，表明早期左心室充盈减弱且左心房对充盈的贡献增强（心房收缩强化）[91]。原发性高血压、压力超负荷性左心室肥厚和心肌缺血的患者中常观察到"舒张延迟"的模式（图12-20）。

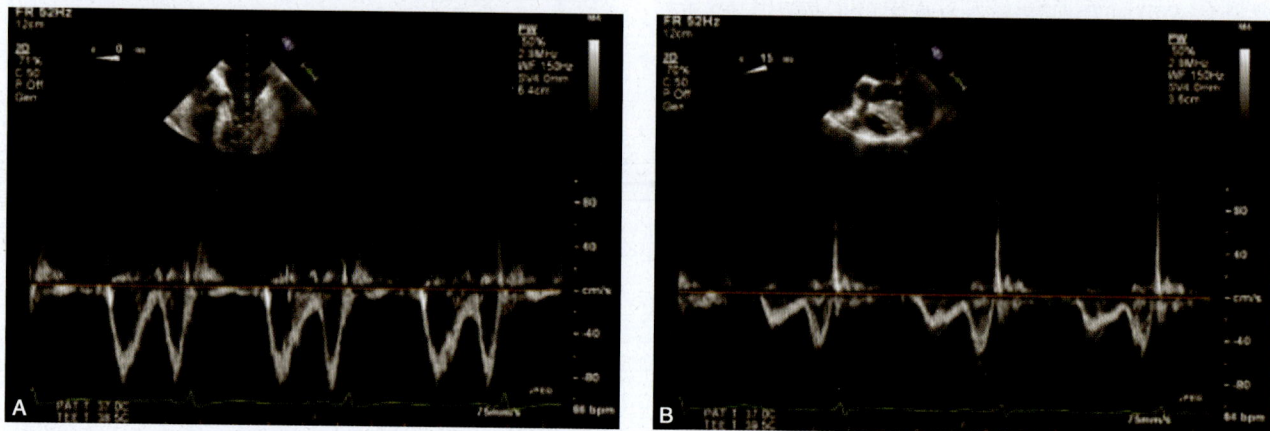

图12-20　脉冲波多普勒超声心动图在正常情况下（左图）和在弛张延迟（右图）条件下获得的二尖瓣血流速度波形
（摘自 Kaplan JA, Reich DL, Savino JS. Kaplan Cardiac Anesthesia: The Echo Era. 6th ed. St. Louis, MO: Elsevier Saunders, 2011: 123）

舒张功能障碍持续进展，"舒张延迟"会转换成"假性正常"模式。这种假性正常模式（因波形轮廓类似于正常，故称为"假性正常"。）见于E/A比值＞1时，因为左心房压力为弥补左心室顺应性的降低而进一步增长。因此，E波速度随着二尖瓣开放后左心房-左心室压力梯度逐渐增大而呈现"正常"化。要将"假性正常"模式与正常的二尖瓣血流速度波形区分开，常需用到评估舒张功能的其他指标，如肺静脉血流速度和组织多普勒成像。另外，给予小剂量的血管舒张药物（如硝酸甘油）可通过瞬时降低左心房压力将"假性正常"模式转换为"舒张延迟"模式[100]。二尖瓣血流速度的"限制型"模式代表最严重的左心室舒张功能障碍，因为出现了左心房高压且左心室顺应性进一步降低。随着左心房压力的升高和左心房-左心室压力梯度的升高（E波峰值速度更大），同时伴有左心房收缩功能障碍的进展（A波峰值速度下降），E/A比值变为2。"限制性"充盈模式会失去对血管舒张药物的反应，波形不会恢复为"假性正常"或"延迟[100]"模式，这意味着心力衰竭患者预后不良，除非植入机械循环支持装置或进行心脏移植手术[95]。

应用脉冲多普勒超声心动图对肺静脉血流速度波形进行分析，也可判断左心室舒张功能异常[101]（要点14）。量化左心室舒张功能障碍的严重程度时常联合评估肺静脉血流速度和二尖瓣血流速度[102]。正常的肺静脉血流速度波形含两个大的正偏转（从肺静脉到左心房的正向血流）和一个小而孤立的负偏转（从左心房到肺静脉的反向流动，称为"心房反转"）。第一个正偏转称为"S"（收缩）波，出现于二尖瓣关闭的时候（左心室收缩和舒张早期）[103]。"S"波来自左心房舒张，促进血液从肺静脉流向左心房。收缩过程中二尖瓣环也向左心室心尖部下降，促进更多的血液从肺静脉注入左心房（类似于发动机活塞的作用）[104]。后一种作用在左心室收缩力降低时减弱，强调左心室收缩功能对左心房充盈有直接影响。右心室收缩形成的压力脉冲可通过肺循环的传输进一步促进左心房的充盈。二尖瓣开放后，左心室收缩期间储存在左心房的血液可进入左心室，这个动作允许额外的血液从肺静脉流入左心房。这个动作也是形成肺静脉血流速度波形中第二个正偏转（"D"波，舒张波）的原因。"D"波依赖于左心室早期充盈的程度和顺应

性[105]。"心房反转"（atrial reversal，AR）波的大小则受左心房前负荷、左心房收缩力和舒张晚期左心室压力的影响[106]。

　　"S"波与"D"波的比值和"AR"波的峰值速度

会随着年龄的增长而增加[96]。这些发现强调对于老年人左心房功能比左心室充盈更为重要。左心室舒张功能恶化时左心房压力增加且 S 波衰减（图 12-21）。

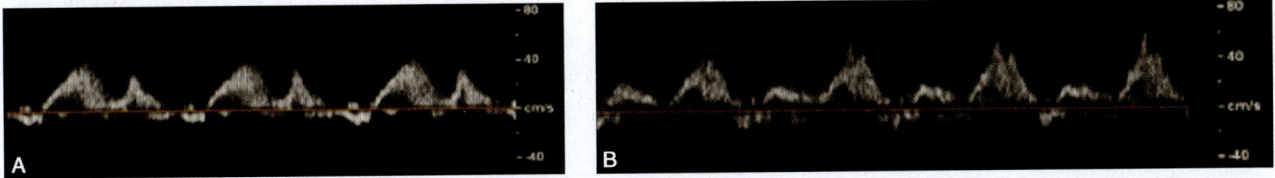

图 12-21　本图示显示了采用脉冲波多普勒超声心动图在正常（左图）和左心房压增高（右图）条件下采集的肺静脉血流速度波形
（摘自 Kaplan JA，Reich DL，Savino JS. Kaplan Cardiac Anesthesia：The Echo Era.6th ed.St.Louis，MO：Elsevier Saunders，2011：125）

　　这种波形钝化的 S 波的存在使得进行超声心动图检查的人员可以区分正常的和"假性正常"的二尖瓣血流速度波形，因为后者的 S/D＜[101]。在"限制性"充盈模式时由于左心室舒张压和左心房压力进一步升高，这种改变更为显著。事实上，"限制性"充盈模式的病理生理学表现还有"S"波可能完全消失甚至逆转（血流从左心房回流到肺静脉），并伴有"D"波的增强。因此，肺静脉血流速度波形为左心室舒张功能障碍提供了非常有用的信息。肺静脉血流速度波形监测在二尖瓣反流严重程度的分级中也非常重要。此时左心房压力在"S"波时相迅速上升，导致血液从左心室回流到左心房。这种情况下"S"波明显压低或逆转，分别显示中度或重度二尖瓣反流的存在。舒张功能的其他指标（如组织多普勒成像[107]和彩色 M 型超声速度波谱[108]），也可被用来确定左心室舒张功能障碍的进展。读者如欲详细了解超声心动图对舒张功能的评估，请参考第 27 章。

心包

　　心包是包裹心脏、大血管根部、腔静脉和肺静脉的薄层结缔组织。其作用是将心脏与纵隔中的其他结构分开，并通过在膈肌和大血管的附着部分限制心脏的运动。心包中的液体起到润滑剂的作用，是包含血浆超滤液、淋巴液、心肌间质液体的混合物（总体积 15～35ml）。心包的顺应性远低于心肌，体积上有严格的限制（图 12-22）[109]。因此，心包体积的急剧增加（如心脏压塞）会导致心包压力显著升高，从而严重限制了心腔的充盈[110]。心包主要抑制低压的心房和右心室的扩张，因为这些腔室心肌壁薄于左心室。事实上，心包受压

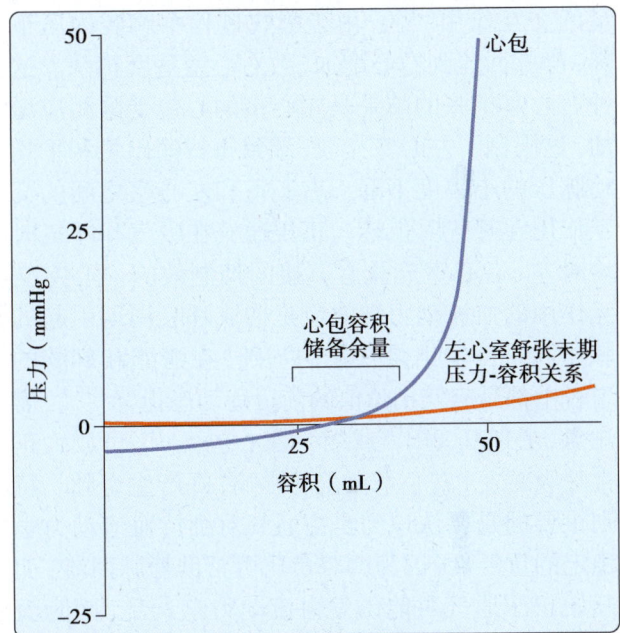

图 12-22　心包的压力‐容积关系（蓝线）与左心室舒张末期压力‐容积关系的比较（EDPVR，黄线）
注意，增加的容积超过储备余量后，心包压力（译者注，原书此处为"volume"，即"容积"；但结合图示及上下文分析，应该为"pressure"，即"压力"。）会大幅度增加（摘自 Kaplan JA，Reich DL，Savino JS.Kaplan Cardiac Anesthesia：The Echo Era.6th ed.St. Louis，MO：Elsevier Saunders，2011：127）

是右心房、左心房和右心室舒张期压力‐容积关系的主要因素，故这些腔室的顺应性影响不大。心包也显著影响左心室充盈[111]（要点 15）。如前所述，心包压力急性增加时 EDPVR 出现平行上移[112]。EDPVR 的这种平移表明，左心室压力必须更大才能维持同样的左心室容积，这是心脏压塞导致左心室充盈受损的生理机制。尽管心包的顺应性无法快速改变，但心包压力增加缓慢时（如慢性心包积液或双心室扩张）可导致心包体积逐渐扩大。这

种代偿反应增加了心包的顺应性，也降低了心包的约束力，从而保证心脏能继续工作而不至于出现血流动力学障碍。

心室交互作用是指一个心室的压力和容积对另一个心室功能的影响。心包对右心室和左心室有同样的限制，故在这种交互作用中起着中心作用。因此，右心室压力和容积的迅速增加（如容量超负荷、肺动脉压力的急剧增加）也会导致心包内的压力增加，并且进一步挤压左心室，降低了左心室的有效顺应性并影响左心室充盈[113]。同理，左心室扩张对右心室也有类似的作用，并通过相同的机制限制右心室充盈[114]。通过观察自主通气过程中左、右心室充盈的变化，可以很容易地了解心室的交互作用[115]。由于吸气过程中胸腔内压下降，静脉回流到右心增加，致右心室适度扩张。这种右心室扩张的结果是左心室的心包受限相应增加，这限制了左心室充盈，导致每搏输出量和平均动脉压的小幅度下降。右心室和左心室之间的交互作用在呼气时逆转。正压通气在吸气和呼气时均对左、右心室充盈有直接的抑制效应。心室交互作用的血流动力学效应是构成呼吸周期引起的脉压和每搏输出量变化的基础，在清醒和麻醉的患者中都是有实用价值的前负荷动态指标[116]。需注意，心脏压塞[117]或缩窄性心包炎[118]可放大正常呼吸对左、右心室充盈的影响，并产生奇脉。特别重要的是要认识到自主通气对维持血流动力学稳定的重要性，因为胸腔负压可帮助静脉回流；而开始正压通气可能诱发血流动力学紊乱，因为没有了胸腔负压的帮助，静脉回流可能明显减少。

心房功能

左心房的力学特征常在讨论心脏生理学时被人忽视，但全面认识左心房的功能是非常重要的，这体现在三个具体的方面：特征收缩功能、血液存储（在二尖瓣开放前储存血液）和通道作用（肺静脉的延伸）（要点16）。左心房的功能对左心室性能至关重要。相似的负荷条件下，左心房心肌的最大收缩速度等于或大于左心室[119]。除了左心房极度扩张而致使肌丝拉伸长度远超其正常工作范围的情况，正常状态下左心房的排空指数（类似左心室EF）取决于左心房的收缩力、前负荷和左心室顺应性三个因素[120]。当左心房压力因重度左心室舒张功能障碍或二尖瓣关闭不全而长期升高时，这种情况会导致左心房扩张。在这样的条件下，

左心房无法作为收缩性腔室而参与完成EDV。左心房对自主神经系统活动、正性肌力药物和麻醉药物的反应非常类似左心室[121-122]。左心室顺应性和舒张晚期压力决定左心房收缩的后负荷。因此，左心室舒张功能障碍时，后负荷的增加致使左心房做功增大。左心房也如右心室一样对后负荷的增加敏感，因为左心房心肌含量更少，且壁更薄。结果，左心房排空分数可能随着左心室功能障碍的进展出现先升高后下降的情况[123]，其机制就是最终左心房的收缩功能可随着左心房极度扩大而出现障碍[124]。左心室舒张功能障碍也导致左心房重塑和顺应性降低，这也进一步限制了肺静脉回流。

左心房也有储血和通道的功能。左心房的舒张、左心室收缩功能、右心室每搏量的传递和左心房的顺应性共同决定了左心房的储血能力。左心房缺血、肥大或扩大可使储血功能减弱，同时左心室或右心室的收缩功能也受影响[104, 106]。疾病状态使左心房顺应性选择性减少，左心房充盈随之受损，进而发生肺静脉压力升高[46, 125]。左心房附属物在左心房充盈中起着重要的作用，因为临床发现左心耳的功能性去除或手术切除可降低整个左心房腔室的顺应性[126-127]。左心耳的功能性去除常在慢性房颤的冰冻消融治疗期间发生，尽管可恢复窦性心律，但左心房的顺应性的降低必然会使肺静脉压力升高。

运动可增强左心房的收缩和储血功能[128]。储血作用的重要意义在于：需要更大的左心室每搏量和心排出量时，左心室早期充盈时更大的左心房储血容量可诱导更大的左心房-左心室压力梯度，从而促进更多的血液流到左心室。在耐力型运动员中，左心房的通道功能也会增强[129]。健康人中，左心房会随着年龄的增长开始扩大，左心房排空指数会代偿性增大，被动排空能力逐渐降低[130]。刚开始，左心房的扩大可增加左心房储血量与左心室每搏量的比值（称为"储存分数"）[131]，但这种有益的效果有其相应的代价：容量的扩大增加了左心房壁应力，这可能导致最终的左心房收缩功能障碍和房性心律失常的发展[132]。

（王震 译，李洪 校）

参考文献

1. Buckberg GD, Coghlan HC, Torrent-Guasp F. The structure and function of the helical heart and its buttress wrapping. VI. Geometric concepts of heart failure and use for structural correction. *Semin Thorac Cardiovasc Surg.* 2001;13:386–401.

2. Cheng C-P, Noda T, Nozawa T, et al. Effect of heart failure on the mechanism of exercise-induced augmentation of mitral valve flow. *Circ Res.* 1993;72:795–806.
3. Takayama Y, Costa KD, Covell JW. Contribution of laminar myofiber architecture to load-dependent changes in mechanics of LV myocardium. *Am J Physiol Heart Circ Physiol.* 2002;282:H1510–H1520.
4. Gharib M, Rambod E, Kheradvar A, et al. Optimal vortex formation as an index of cardiac health. *Proc Natl Acad Sci U S A.* 2006;103:6305–6308.
5. Sidebotham DA, Allen SJ, Gerber IL, et al. Intraoperative transesophageal echocardiography for surgical repair of mitral regurgitation. *J Am Soc Echocardiogr.* 2014;27:345–366.
6. Pagel PS, Diciaula G, Schroeder AR. Edible model of mitral valve leaflet surface geometry. *J Cardiothorac Vasc Anesth.* 2015;29:e4–e5.
7. Montealegre-Gallegos M, Bergman R, Jiang L, et al. Tricuspid valve: an intraoperative echocardiographic perspective. *J Cardiothorac Vasc Anesth.* 2014;28:761–770.
8. Voci P, Bilotta F, Caretta Q, et al. Papillary muscle perfusion pattern. A hypothesis for ischemic papillary muscle dysfunction. *Circulation.* 1995;91:1714–1718.
9. Stefanadis C, Dernellis J, Tsiamis E, et al. Effects of pacing-induced and balloon coronary occlusion ischemia on left atrial function in patients with coronary artery disease. *J Am Coll Cardiol.* 1999;33:687–696.
10. Katti K, Patil NP. The Thebesian valve: gatekeeper to the coronary sinus. *Clin Anat.* 2012;25:379–385.
11. Tops LF, Schalij MJ, Bax JJ. The effects of right ventricular apical pacing on ventricular function and dyssynchrony implications for therapy. *J Am Coll Cardiol.* 2009;54:764–776.
12. Epstein AE, DiMarco JP, Ellenbogen KA, et al. ACC/AHA/HRS 2008 Guidelines for Device-Based Therapy of Cardiac Rhythm Abnormalities: a report of the American College of Cardiology/American Heart Association Task Force on Practice Guidelines (Writing Committee to Revise the ACC/AHA/NASPE 2002 Guideline Update for Implantation of Cardiac Pacemakers and Antiarrhythmia Devices): developed in collaboration with the American Association for Thoracic Surgery and Society of Thoracic Surgeons. *Circulation.* 2008;117:e350–e408.
13. Gorman MW, Tune JD, Richmond KN, et al. Feedforward sympathetic coronary vasodilation in exercising dogs. *J Appl Physiol.* 2000;89:1892–1902.
14. Gorman MW, Rooke GA, Savage MV, et al. Adenine nucleotide control of coronary blood flow during exercise. *Am J Physiol Heart Circ Physiol.* 2010;299:H1981–H1989.
15. Schaub MC, Hefti MA, Zuellig RA, et al. Modulation of contractility in human cardiac hypertrophy by myosin essential light chain isoforms. *Cardiovasc Res.* 1998;37:381–404.
16. Cazorla O, Vassort G, Garnier D, et al. Length modulation of active force in rat cardiac myocytes: is titin the sensor? *J Mol Cell Cardiol.* 1999;31:1215–1227.
17. Helmes M, Trombitas K, Granzier H. Titin develops restoring force in rat cardiac myocytes. *Circ Res.* 1996;79:619–626.
18. Schiaffino S, Reggiani C. Molecular diversity of myofibrillar proteins: gene regulation and molecular significance. *Physiol Rev.* 1996;76:371–423.
19. Moncman CL, Wang K. Nebulette: a 107 kD nebulin-like protein in cardiac muscle. *Cell Motil Cytoskel.* 1995;32:205–225.
20. Solaro RJ, Rarick HM. Troponin and tropomyosin. Proteins that switch on and tune in the activity of cardiac myofilaments. *Circ Res.* 1998;83:471–480.
21. Tobacman LS. Thin filament-mediated regulation of cardiac contraction. *Annu Rev Physiol.* 1996;58:447–481.
22. Solaro RJ, Van Eyk J. Altered interactions among thin filaments proteins modulate cardiac function. *J Mol Cell Cardiol.* 1999;28:217–230.
23. Luo W, Grupp IL, Harrer J, et al. Targeted ablation of the phospholamban gene is associated with markedly enhanced myocardial contractility and loss of β-agonist stimulation. *Circ Res.* 1994;75:401–409.
24. Rayment I, Holden HM, Whittaker M. Structure of the actin-myosin complex and its implications for muscle contraction. *Science.* 1993;261:58–65.
25. Dominguez R, Freyzon Y, Trybus KM, et al. Crystal structure of a vertebrate smooth muscle myosin motor domain and its complex with the essential light chain: visualization of the prepower stroke state. *Cell.* 1998;94:559–571.
26. Finer JT, Simmons RM, Spudich JA. Single myosin molecule mechanics: piconewton forces and nanometer steps. *Nature.* 1994;368:113–119.
27. Gilbert JC, Glantz SA. Determinants of left ventricular filling and of the diastolic pressure-volume relation. *Circ Res.* 1989;64:827–852.
28. Grossman W, Jones D, McLaurin LP. Wall stress and patterns of hypertrophy in the human left ventricle. *J Clin Invest.* 1975;56:56–64.
29. Florenzano F, Glantz SA. Left-ventricular mechanical adaptation to chronic aortic regurgitation in intact dogs. *Am J Physiol.* 1987;252:H969–H984.
30. Regen DM. Calculation of left ventricular wall stress. *Circ Res.* 1990;67:245–252.
31. Regen DM, Anversa P, Capasso JM. Segmental calculation of left ventricular wall stresses. *Am J Physiol.* 1993;264:H1411–H1421.
32. Wiggers CJ. The Henry Jackson Memorial Lecture. Dynamics of ventricular contraction under abnormal conditions. *Circulation.* 1952;5:321–348.
33. Haddad F, Couture P, Tousignant C, et al. The right ventricle in cardiac surgery, a perioperative perspective: I. Anatomy, physiology, and assessment. *Anesth Analg.* 2009;108:407–421.
34. Haddad F, Couture P, Tousignant C, et al. The right ventricle in cardiac surgery, a perioperative perspective: II. Pathophysiology, clinical importance, and management. *Anesth Analg.* 2009;108:422–433.
35. Cheng C-P, Freeman GL, Santamore WP, et al. Effect of loading conditions, contractile state, and heart rate on early diastolic left ventricular filling in conscious dogs. *Circ Res.* 1990;66:814–823.
36. Courtois M, Kovacs SJ Jr, Ludbrook PA. Transmitral pressure-flow velocity relation. Importance of regional pressure gradients in the left ventricle during diastole. *Circulation.* 1988;78:661–671.
37. Ishida Y, Meisner JS, Tsujioka K, et al. Left ventricular filling dynamics: influence of left ventricular relaxation and left atrial pressure. *Circulation.* 1986;74:187–196.
38. Little WC, Oh JK. Echocardiographic evaluation of diastolic function can be used to guide clinical care. *Circulation.* 2009;120:802–809.
39. Kheradvar A, Gharib M. On mitral valve dynamics and its connection to early diastolic flow. *Ann Biomed Eng.* 2009;37:1–13.
40. Pagel PS, Gandhi SD, Iqbal Z, et al. Cardiopulmonary bypass transiently inhibits intraventricular vortex ring formation in patients undergoing coronary artery bypass graft surgery. *J Cardiothorac Vasc Anesth.* 2012;26:376–380.
41. Pagel PS, Hudetz JA. Chronic pressure-overload hypertrophy attenuates vortex formation time in patients with severe aortic stenosis and preserved left ventricular systolic function undergoing aortic valve replacement. *J Cardiothorac Vasc Anesth.* 2013;27:660–664.
42. Yellin EL, Nikolic S, Frater RWM. Left ventricular filling dynamics and diastolic function. *Prog Cardiovasc Dis.* 1990;32:247–271.
43. Suga H, Yasumura Y, Nozawa T, et al. Pressure-volume relation around zero transmural pressure in excised cross-circulated dog left ventricle. *Circ Res.* 1988;63:361–372.
44. Keren G, Meisner JS, Sherez J, et al. Interrelationship of mid-diastolic mitral valve motion, pulmonary venous flow, and transmitral flow. *Circulation.* 1986;74:36–44.
45. Barbier P, Solomon SB, Schiller NB, et al. Left atrial relaxation and left ventricular systolic function determine left atrial reservoir function. *Circulation.* 1999;100:427–436.
46. Mehta S, Charbonneau F, Fitchett DH, et al. The clinical consequences of a stiff left atrium. *Am Heart J.* 1991;122:1184–1191.
47. Sagawa K. The end-systolic pressure-volume relation of the ventricle: definition, modifications and clinical use. *Circulation.* 1981;63:1223–1227.
48. Kass DA, Maughan WL, Guo ZM, et al. Comparative influence of load versus inotropic states on indexes of ventricular contractility: experimental and theoretical analysis based on pressure-volume relationships. *Circulation.* 1987;76:1422–1436.
49. Suga H. Ventricular energetics. *Physiol Rev.* 1990;70:247–277.
50. Brown KA, Ditchey RV. Human right ventricular end-systolic pressure-volume relation defined by maximal elastance. *Circulation.* 1988;78:81–91.
51. Pagel PS, Kehl F, Gare M, et al. Mechanical function of the left atrium: new insights based on analysis of pressure-volume relations and Doppler echocardiography. *Anesthesiology.* 2003;98:975–994.
52. Grossman W. Diastolic dysfunction and congestive heart failure. *Circulation.* 1990;81(2 suppl):III1–7.
53. Little WC, Downes TR. Clinical evaluation of left ventricular diastolic performance. *Prog Cardiovasc Dis.* 1990;32:273–290.
54. Wier W, Yue DT. Intracellular [Ca^{++}] transients underlying the short-term force-interval relationship in ferret ventricular myocardium. *J Physiol (Lond).* 1986;376:507–530.
55. Vatner SF. Sympathetic mechanisms regulating myocardial contractility in conscious animals. In: Fozzard HA, Haber E, Jennings RB, et al., eds. *The Heart and Cardiovascular System: Scientific Foundations.* 2nd ed. New York: Raven Press; 1991:1709–1728.
56. Little WC, Freeman GL, O'Rourke RA. Simultaneous determination of left ventricular end-systolic pressure-volume and pressure-dimension relationships in closed-chest dogs. *Circulation.* 1985;71:1301–1308.
57. Burkhoff D. The conductance method of left ventricular volume estimation. Methodologic limitations put into perspective. *Circulation.* 1990;81:703–706.
58. Dorosz JL, Lezotte DC, Weitzenkamp DA, et al. Performance of 3-dimensional echocardiography in measuring left ventricular volumes and ejection fraction: a systematic review and meta-analysis. *J Am Coll Cardiol.* 2012;59:1799–1808.
59. Cowie B, Kluger R, Kalpokas M. Left ventricular volume and ejection fraction assessment with transoesphageal echocardiography: 2D vs 3D imaging. *Br J Anesth.* 2013;110:201–206.
60. Meris A, Santambrogio L, Casso G, et al. Intraoperative three-dimensional versus two-dimensional echocardiography for left ventricular assessment. *Anesth Analg.* 2014;118:711–720.
61. Hansen RM, Viquerat CE, Matthay MA, et al. Poor correlation between pulmonary arterial wedge pressure and left ventricular end-diastolic volume after coronary artery bypass graft surgery. *Anesthesiology.* 1986;64:764–770.
62. Tousignant C, Van Orman JR. Pulmonary impedance and pulmonary Doppler trace in the perioperative period. *Anesth Analg.* 2015;121:601–609.
63. Borow KM, Colan SD, Neumann A. Altered left ventricular mechanics in patients with valvular aortic stenosis and coarctation of the aorta: effects on systolic performance and late outcome. *Circulation.* 1985;72:515–522.
64. Weber KT, Janicki JS. Myocardial oxygen consumption: the role of wall force and shortening. *Am J Physiol.* 1977;233:H421–H430.
65. Little WC, Cheng CP. Left ventricular-arterial coupling in conscious dogs. *Am J Physiol.* 1991;261:H70–H76.
66. Nichols WW, Nicolini FA, Pepine CJ. Determinants of isolated systolic hypertension in the elderly. *J Hypertens.* 1992;10:S73–S77.
67. Lang RM, Borow KM, Neumann A, et al. Systemic vascular resistance: an unreliable index of left ventricular afterload. *Circulation.* 1986;74:1114–1123.
68. Little WC. Enhanced load dependence of relaxation in heart failure. Clinical implications. *Circulation.* 1992;85:2326–2328.
69. de Tombe PP, Little WC. Inotropic effects of ejection are myocardial properties. *Am J Physiol.* 1994;266:H1202–H1213.
70. Suga H, Sagawa K, Shoukas AA. Load-independence of the instantaneous pressure-volume ratio of the canine left ventricle and effects of epinephrine and heart rate on the ratio. *Circ Res.* 1973;32:314–322.
71. Glower DD, Spratt JA, Snow ND, et al. Linearity of the Frank-Starling relationship in the intact heart: the concept of preload recruitable stroke work. *Circulation.* 1985;71:994–1009.
72. Chen C, Rodriguez L, Guerrero JL, et al. Noninvasive estimation of the instantaneous first derivative of left ventricular pressure using continuous-wave

Doppler echocardiography. *Circulation*. 1991;83:2101–2110.

73. Little WC. The left ventricular dP/dt$_{max}$-end-diastolic volume relation in closed-chest dogs. *Circ Res*. 1985;56:808–815.

74. Yew WYW. Evaluation of left ventricular diastolic function. *Circulation*. 1989;79:1393–1397.

75. Gaasch WH, Zile MR. Left ventricular diastolic dysfunction and diastolic heart failure. *Annu Rev Med*. 2004;55:373–394.

76. Maeder MT, Kaye DM. Heart failure with normal left ventricular ejection fraction. *J Am Coll Cardiol*. 2009;53:905–918.

77. Zile MR, Baicu CF, Gaasch WH. Diastolic heart failure – abnormalities in active relaxation and passive stiffness of the left ventricle. *N Engl J Med*. 2004;350:1953–1959.

78. Bench T, Burkhoff D, O'Connell JB, et al. Heart failure with normal ejection fraction: consideration of mechanisms other than diastolic dysfunction. *Curr Heart Fail Rep*. 2009;6:57–64.

79. Grewal J, McCully RB, Kane GC, et al. Left ventricular function and exercise capacity. *JAMA*. 2009;301:286–294.

80. Traversi E, Pozzoli M, Cioffi G, et al. Mitral flow velocity changes after 6 months of optimized therapy provides important hemodynamic and prognostic information in patients with heart failure. *Am Heart J*. 1996;132:809–819.

81. Pagel PS, Farber NE. Inhaled anesthetics: cardiovascular pharmacology. In: Miller R D, Cohen N, Eriksson LI, et al. *Miller's Anesthesia*, 8th ed. Philadelphia, PA: Elsevier Churchill Livingstone; 2014:706–751.

82. Flu WJ, van Kuijk JP, Hoeks SE, et al. Prognostic implications of asymptomatic left ventricular dysfunction in patients undergoing vascular surgery. *Anesthesiology*. 2010;112:1316–1324.

83. Morgan JP, Erny RE, Allen PD, et al. Abnormal intracellular calcium handling, a major cause of systolic and diastolic dysfunction in ventricular myocardium from patients with heart failure. *Circulation*. 1990;81(Suppl III):21–32.

84. Carroll JD, Hess OM, Hirzel HO, et al. Left ventricular systolic and diastolic function in coronary artery disease: effects of revascularization on exercise-induced ischemia. *Circulation*. 1985;72:119–129.

85. Weiss JL, Frederiksen JW, Weisfeldt ML. Hemodynamic determinants of the time course of fall in canine left ventricular pressure. *J Clin Invest*. 1976;58:751–760.

86. Raff GL, Glantz SA. Volume loading slows left ventricular isovolumic relaxation rate: evidence of load-dependent relaxation in the intact dog heart. *Circ Res*. 1981;48:813–824.

87. Serizawa T, Vogel WM, Apstein CS, et al. Comparison of acute alterations in left ventricular relaxation and diastolic chamber stiffness induced by hypoxia and ischemia. Role of myocardial oxygen supply-demand imbalance. *J Clin Invest*. 1981;68:91–102.

88. Eichhorn P, Grimm J, Koch R, et al. Left ventricular relaxation in patients with left ventricular hypertrophy secondary to aortic valve disease. *Circulation*. 1982;65:1395–1404.

89. Pagel PS, Kampine JP, Schmeling WT, et al. Alteration of left ventricular diastolic function by desflurane, isoflurane, and halothane in the chronically instrumented dog with autonomic nervous system blockade. *Anesthesiology*. 1991;74:1103–1114.

90. Eichhorn EJ, Willard JE, Alvarez L, et al. Are contraction and relaxation coupled in patients with and without congestive heart failure? *Circulation*. 1992;85:2132–2139.

91. Ohno M, Cheng C-P, Little WC. Mechanism of altered patterns of left ventricular filling during the development of congestive heart failure. *Circulation*. 1994;89:2241–2250.

92. Glantz SA. Computing indices of diastolic stiffness has been counterproductive. *Fed Proc*. 1980;39:162–168.

93. Mirsky I. Assessment of diastolic function: suggested methods and future considerations. *Circulation*. 1984;69:836–841.

94. Myreng Y, Smiseth OA. Assessment of left ventricular relaxation by Doppler echocardiography. Comparison of isovolumic relaxation time and transmitral flow velocities with time constant of isovolumic relaxation. *Circulation*. 1990;81:260–266.

95. Nishimura RA, Tajik AJ. Evaluation of diastolic filling of left ventricle in health and disease: Doppler echocardiography is the clinician's Rosetta stone. *J Am Coll Cardiol*. 1997;30:8–18.

96. Nagueh SF, Appleton CP, Gillebert TC, et al. Recommendations for the evaluation of left ventricular diastolic function by echocardiography. *J Am Soc Echocardiogr*. 2009;22:107–133.

97. Klein AL, Burstow DJ, Tajik AJ, et al. Effects of age on left ventricular dimensions and filling dynamics in 117 normal persons. *Mayo Clin Proc*. 1994;69:212–224.

98. Genovesi-Ebert A, Marabotti C, Palombo C, et al. Left ventricular filling: relationship with arterial blood pressure, left ventricular mass, age, heart rate, and body build. *J Hypertens*. 1991;9:345–353.

99. Cohen GI, Petrolungo JF, Thomas JD, et al. A practical guide to assessment of ventricular diastolic function using Doppler echocardiography. *J Am Coll Cardiol*. 1996;27:1753–1760.

100. Hurrell DG, Nishimura RA, Ilstrup DM, et al. Utility of preload alteration in assessment of left ventricular filling pressure by Doppler echocardiography: a simultaneous catheterization and Doppler echocardiographic study. *J Am Coll Cardiol*. 1997;30:459–467.

101. Rakowski H, Appleton C, Chan KL, et al. Canadian consensus recommendations for the measurement and reporting of diastolic dysfunction by echocardiography: from the Investigators of Consensus on Diastolic Dysfunction by Echocardiography. *J Am Soc Echocardiogr*. 1996;9:736–760.

102. Dini FL, Dell'Anna R, Micheli A, et al. Impact of blunted pulmonary venous flow on the outcome of patients with left ventricular systolic dysfunction secondary to either ischemic or idiopathic dilated cardiomyopathy. *Am J Cardiol*. 2000;85:1455–1460.

103. Smiseth OA, Thompson CR, Lohavanichbutr K, et al. The pulmonary venous systolic flow pulse. Its origin and relationship to left atrial pressure. *J Am Coll Cardiol*. 1999;34:802–809.

104. Fujii K, Ozaki M, Yamagishi T, et al. Effect of left ventricular contractile performance on passive left atrial filling: clinical study using radionuclide angiography. *Clin Cardiol*. 1994;17:258–262.

105. Appleton CP, Gonzalez MS, Basnight MA. Relationship of left atrial pressure and pulmonary venous flow velocities: importance of baseline mitral and pulmonary venous flow velocity patterns in lightly sedated dogs. *J Am Soc Echocardiogr*. 1994;7:264–275.

106. Keren G, Bier A, Sherez J, et al. Atrial contraction is an important determinant of pulmonary venous flow. *J Am Coll Cardiol*. 1986;7:693–695.

107. Garcia MJ, Thomas JD, Klein AL. New Doppler echocardiographic applications for the study of diastolic function. *J Am Coll Cardiol*. 1998;32:865–875.

108. Takatsuji H, Mikami T, Urasawa K, et al. A new approach for evaluation of left ventricular diastolic function: spatial and temporal analysis of left ventricular filling flow propagation by color M-mode Doppler echocardiography. *J Am Coll Cardiol*. 1996;27:365–371.

109. Watkins MW, LeWinter MM. Physiologic role of the normal pericardium. *Annu Rev Med*. 1993;44:171–180.

110. Maruyama Y, Ashikawa K, Isoyama S, et al. Mechanical interactions between four heart chambers with and without the pericardium in canine hearts. *Circ Res*. 1982;50:86–100.

111. Refsum H, Junemann M, Lipton MJ, Skioldebrand C, Carlsson E, Tyberg JV. Ventricular diastolic pressure-volume relations and the pericardium. Effects of changes in blood volume and pericardial effusion in dogs. *Circulation*. 1981;64:997–1004.

112. Junemann M, Smiseth OA, Refsum H, et al. Quantification of effect of pericardium on LV diastolic PV relation in dogs. *Am J Physiol*. 1987;252:H963–H968.

113. Santamore WP, Dell'Italia LJ. Ventricular interdependence: significant left ventricular contributions to right ventricular systolic function. *Prog Cardiovasc Dis*. 1998;40:289–308.

114. Weber KT, Janicki JS, Shroff S, et al. Contractile mechanics and interaction of the right and left ventricles. *Am J Cardiol*. 1981;47:686–695.

115. Gonzalez MS, Basnight MA, Appleton CP. Experimental cardiac tamponade: a hemodynamic and Doppler echocardiographic reexamination of the relation of right and left heart ejection dynamics to the phase of respiration. *J Am Coll Cardiol*. 1991;18:243–252.

116. Pinsky MR. Functional hemodynamic monitoring. *Crit Care Clin*. 2015;31:89–111.

117. Santamore WP, Heckman JL, Bove AA. Right and left ventricular pressure-volume response to elevated pericardial pressure. *Am Rev Respir Dis*. 1986;134:101–107.

118. Santamore WP, Bartlett R, Van Buren SJ, et al. Ventricular coupling in constrictive pericarditis. *Circulation*. 1986;74:597–602.

119. Goldman S, Olajos M, Morkin E. Comparison of left atrial and left ventricular performance in conscious dogs. *Cardiovasc Res*. 1984;18:604–612.

120. Payne RM, Stone HL, Engelken EJ. Atrial function during volume loading. *J Appl Physiol*. 1971;31:326–331.

121. Dernellis J, Tsiamis E, Stefanadis C, et al. Effects of postural changes on left atrial function in patients with hypertrophic cardiomyopathy. *Am Heart J*. 1998;136:982–987.

122. Gare M, Schwabe DA, Hettrick DA, et al. Desflurane, sevoflurane, and isoflurane affect left atrial active and passive mechanical properties and impair left atrial-left ventricular coupling in vivo. Analysis using pressure-volume relations. *Anesthesiology*. 2001;95:689–698.

123. Prioli A, Marino P, Lanzoni L, et al. Increasing degrees of left ventricular filling impairment modulate left atrial function in humans. *Am J Cardiol*. 1998;82:756–761.

124. Ito T, Suwa M, Kobashi A, et al. Reversible left atrial dysfunction possibly due to afterload mismatch in patients with left ventricular dysfunction. *J Am Soc Echocardiogr*. 1998;11:274–279.

125. Plehn JF, Southworth J, Cornwell GG III. Brief report: atrial systolic failure in primary amyloidosis. *N Engl J Med*. 1992;327:1570–1573.

126. Tabata T, Oki T, Yamada H, et al. Role of left atrial appendage in left atrial reservoir function as evaluated by left atrial appendage clamping during cardiac surgery. *Am J Cardiol*. 1998;81:327–332.

127. Hoit BD, Shao Y, Tsai LM, et al. Altered left atrial compliance after atrial appendectomy. Influence on left atrial and ventricular filling. *Circ Res*. 1993;72:167–175.

128. Nishikawa Y, Roberts JP, Tan P, et al. Effect of dynamic exercise on left atrial function in conscious dogs. *J Physiol*. 1994;481:457–468.

129. Toutouzas K, Trikas A, Pitsavos C, et al. Echocardiographic features of left atrium in elite male athletes. *Am J Cardiol*. 1996;78:1314–1317.

130. Triposkiadis F, Tentolouris K, Androulakis A, et al. Left atrial mechanical function in the healthy elderly: new insights from a combined assessment of changes in atrial volume and transmitral flow velocity. *J Am Soc Echocardiogr*. 1995;8:801–809.

131. Nishigaki K, Arakawa M, Miwa H, et al. A study of left atrial transport function. Effect of age or left ventricular ejection fraction on left atrial storage function. *Angiology*. 1994;45:953–962.

132. Zuccala G, Cocchi A, Lattanzio F, et al. Effect of age on left atrial function in patients with coronary artery disease. *Cardiology*. 1994;85:8–13.

要点

1. 模拟乙酰胆碱效应的药物最常用于眼科。

2. 抗胆碱酯酶药通过阻止乙酰胆碱代谢延长其作用时间;临床上这些药物用于逆转神经肌肉阻滞和治疗中枢抗胆碱能综合征。

3. 抗毒蕈碱药通过调节副交感神经系统抑制乙酰胆碱的作用。

4. 内源性和外源性儿茶酚胺的心血管效应取决于对 α 肾上腺素受体和 β 肾上腺素受体亚型的特异性。

5. 儿茶酚胺在治疗急性左心功能不全方面有明确的效用,但可能会导致心律失常、高血压和心肌缺血。

6. α_1 肾上腺素受体拮抗剂不仅会降低动脉血压,也会引起反射性心动过速和直立性低血压,尤其好发于低血容量患者。

7. α_2 肾上腺素受体激动剂可乐定和右美托咪定被广泛用于镇静、抗焦虑和镇痛。

8. β 受体阻滞剂主要用于治疗高血压、冠心病、心肌梗死和心力衰竭。

9. 米力农和左西孟旦是治疗急性左心功能不全的重要药物,当与儿茶酚胺合用时,通过增强细胞内 cAMP 介导的信号通路产生协同正性肌力效应。

10. 血管升压素是目前最有效的动脉血管收缩剂,用于治疗脓毒症或心脏手术相关的血管麻痹。

11. 钙通道阻滞剂可降低动脉血压、扩张冠状动脉,但其中有些药物也影响窦房结自主节律性和房室结传导。后者可能对室上性快速型心律失常有益。

12. 血管紧张素转化酶抑制剂和血管紧张素受体阻滞剂可用于治疗高血压和心力衰竭。

引言

本章讨论影响自主神经和心血管系统的药物的药理学。充分理解拟胆碱药和抗胆碱药、内源性和外源性儿茶酚胺、拟交感药、α_1 肾上腺素受体拮抗剂、α_2 肾上腺素受体激动剂、β 肾上腺素受体拮抗剂、磷酸二酯酶抑制剂、强心苷、血管升压素、抗高血压药（硝基血管扩张剂、Ca^{2+} 通道阻滞剂和血管紧张素转化酶抑制剂）的药理学是临床麻醉必需的。每类药物都将进行详细概述，尤其是药物的心血管作用。

拟胆碱药

拟胆碱药通过位于自主神经节和骨骼肌的烟碱型（N）受体或副交感节后神经元的毒蕈碱型（M）受体模拟（激动剂如：醋甲胆碱）、增强（抗胆碱酯酶抑制剂如：新斯的明）或阻断（拮抗剂如：阿托品）乙酰胆碱（Ach）的作用。相比内源性神经递质，拟胆碱药通常有更好的位点特异性和更长的作用持续时间。与影响交感神经系统的众多药物（见下文）相比，目前临床上使用的通过调节 Ach 活性或代谢从而影响副交感神经系统功能的药物相对较少。由于 Ach 作用部位分散、副作用大且易被乙酰胆碱酯酶和丁酰胆碱酯酶（假性胆碱酯酶）快速水解的原因，Ach 本身几乎没有治疗作用。Ach 眼药水偶尔局部应用于需要急性缩瞳的眼科手术（例如：白内障摘除术）或青光眼的治疗。在这些治疗中，由于 Ach 吸收少且代谢快，通常不会引起全身拟胆碱作用。

胆碱受体激动剂

合成的胆碱受体激动剂不用于临床麻醉，但了解其药理学仍然很重要，因为麻醉医生经常会遇到使用这类药物治疗的患者（图 13-1；表 13-1）。Ach 是一种季铵化合物，当它与突触后膜上 Ach 受体相互作用时会引起膜构象的改变，增加 Na^+、K^+ 和 Cl^- 顺式化学梯度的通透性，导致细胞膜去极化。构效关系与位于突触后膜 Ach 受体上的两个

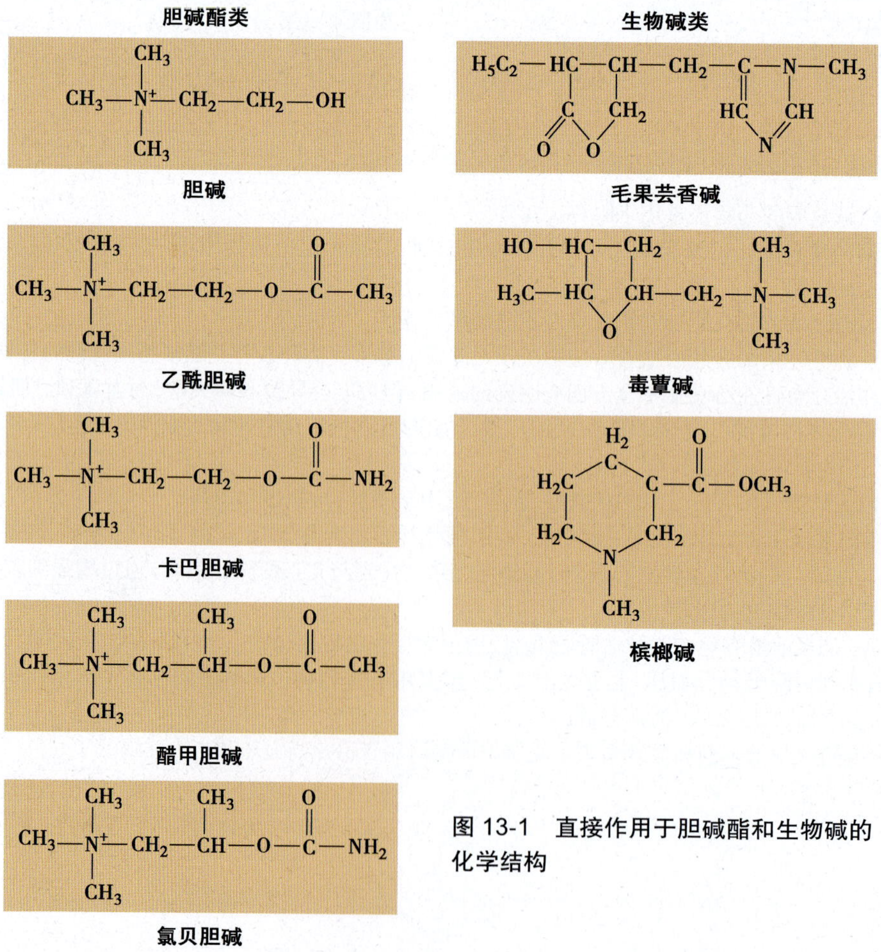

图 13-1　直接作用于胆碱酯和生物碱的化学结构

表 13-1 拟胆碱药 M 样作用的比较

	系统性				
	乙酰胆碱	醋甲胆碱	卡巴胆碱	氯贝胆碱	毛果芸香碱
酯酶水解	+++	+	0	0	0
眼(局部)					
虹膜	++	++	+++	+++	+++
睫状肌	++	++	+++	+++	++
心脏					
心率	−	−	−	−	
收缩力	−	−	−	−	
传导	−	−	−	−	
平滑肌					
血管	−	−	−	−	− −
支气管	++	++	+	+	++
胃肠蠕动	++	++	+++	+++	++
胃肠道括约肌	−	−			++
胆道	++	++	+++	+++	++
膀胱					
逼尿肌	++	++	+++	+++	++
括约肌	−	−	−	−	−
外分泌腺					
呼吸道	+++	++	+++	++	++++
唾液腺	++	++	++	++	+++++
咽喉	++	++	++	++	++++
泪腺	++	++	++	++	++++
汗腺	++	++	++	++	+++++
胃肠道酸和分泌物	++	++	++	++	++++
烟碱(N)样作用	+++	+	+++		+++

+,兴奋;−,抑制。

重要结合位点相关,这在整个过程中至关重要:酯位点连接分子部分、离子位点连接季铵基。拟胆碱药化学结构的细微差别有助于产生具有更多毒蕈碱特异性和更少烟碱特异性的药物,从而也可减慢药物代谢速度。根据结构不同将胆碱受体激动剂分为两大类:胆碱酯类和生物碱。例如:由胆碱 β 甲基化产生的醋甲胆碱是一种合成的拟胆碱药——M 受体激动剂,它几乎完全耐受胆碱酯酶的水解。醋甲胆碱作为一种激动剂,用于诊断无

哮喘症状和体征的反应性呼吸道疾病。醋甲胆碱通过激动支气管 M_3 受体引起支气管收缩,来增加气道分泌物和降低呼气流速峰值[1]。由于它会选择性激动心肌和血管内皮 M_3 受体,可能导致心动过缓和低血压。醋甲胆碱引发的 M_3 受体兴奋可激活百日咳毒素不敏感性 $G_{q/11}$ 蛋白-磷脂酶 C-三磷酸肌醇(IP_3)介导的信号级联,最终激活内皮氧化亚氮合成酶,生成氧化亚氮后使血管平滑肌扩张[2]。由于可能诱发明显支气管痉挛和严重低血压,对于

已知的哮喘、慢性阻塞性肺疾病、原发性高血压、近期脑血管意外和心肌梗死患者，醋甲胆碱的应用是相对禁忌的。事实上，在行醋甲胆碱兴奋试验时，紧急气道设备、氧气、吸入性 β_2 肾上腺素受体激动剂以及复苏药必须备好。

氯贝胆碱是一种胆碱酯（醋甲胆碱的氨基甲酸酯衍生物），对尿道和胃肠道黏膜 M_3 受体具有相对的选择性，而对心血管和呼吸系统的作用相对较弱。氯贝胆碱用于术后非梗阻性尿潴留的治疗，或某些情况下可在神经源性膀胱治疗中代替长期尿管留置[3]。氯贝胆碱可增加胃肠运动，刺激蠕动。曾用于术后腹胀、胃迟缓征、胃食管反流疾病，但现在有更多有效的药物可用于治疗这些疾病。卡巴胆碱也是一种胆碱酯衍生物，对于开角型青光眼的患者，局部用药产生缩瞳作用。毛果芸香碱是一种生物碱类胆碱受体激动剂，作为局部使用的缩瞳剂用于降低青光眼患者的眼压。口服毛果芸香碱可增加唾液腺和泪腺分泌，常用于头颈部放疗后和干燥综合征（Sjögren syndrome）口干患者的治疗[4]。M 受体激动剂可能用于阿尔兹海默病患者认知障碍的治疗。

胆碱酯酶抑制剂

熟悉胆碱酯酶抑制剂（抗胆碱酯酶药）对麻醉医生是必需的，因为这类药物产生持续的胆碱能效应，可用于拮抗非去极化神经肌肉阻滞。这类药物用于治疗重症肌无力、青光眼，偶尔也用于治疗肠道和膀胱迟缓，而且有重要的麻醉意义。抗胆碱酯酶药用作为神经肌肉阻滞拮抗药的药理学将在 21 章进行详细描述。目前的讨论将只集中在这类药物的拟胆碱作用。相比有机磷化合物（例如杀虫剂：马拉硫磷和对硫磷，神经毒素：沙林、索曼、乙基毒气），不可逆地抑制乙酰胆碱酯酶和丁酰胆碱酯酶，临床上使用的胆碱酯酶抑制剂（例如：新斯的明、依酚氯铵）是可逆地抑制这些酶，这些酶正常情况下可快速将 Ach 水解成乙酸和胆碱（半衰期为微秒），从而使神经递质失活。乙酰胆碱酯酶和丁酰胆碱酯酶的抑制作用使位于节后神经纤维的乙酰胆碱 M 受体的活性被明显放大，导致类似直接胆碱受体激动剂强烈的副交感神经系统活性。乙酰胆碱不断地聚集会对自主神经系统和骨骼肌产生双重作用，通过 N 受体对神经传递起到先兴奋后抑制作用。类似的中枢神经系统胆碱能受体先兴奋后抑制作用也发生在暴露于抗胆碱酯酶的致死剂量，例如：当有机磷酸酯作为一种杀虫剂或者在战争和恐怖袭击中作为一种化学武器过量使用时发生[5]。

临床上使用的胆碱酯酶抑制剂是氨基甲酰酯类（包括新斯的明、毒扁豆碱、溴吡斯的明）或季铵醇（依酚氯铵，图 13-2）。乙酰胆碱酯酶分子具有可结合抑制性配体的三个位点：两个位点位于酶的活性中心（酰基口袋和胆碱亚位点，统称为酯位点），而第三个位点是位于神经末梢的阴离子位点[6]。胆碱酯酶抑制剂活性的特异性和持续时间取决于结合位点、亲和力和水解速率。例如，依酚氯铵可逆地结合胆碱亚位点，但是胆碱酯酶抑制剂的化学结构有利于其快速的肾排泄和维持相对较短的持续时间（大约 1 小时）。氨基甲酰酯乙酰胆碱酯酶抑制剂可结合乙酰胆碱酯酶的酯位点，但这类药物代谢相对较慢，由于他们的氨基甲酰酯键不易被水解，因此其临床活性持续时间可延长至约 4 小时。相反，有机磷酸酯与抗胆碱酯酶药的活性中心不可逆地结合，需要使用氯碘解磷定（2-PAM）这类药刺激磷酸酶复合物水解，

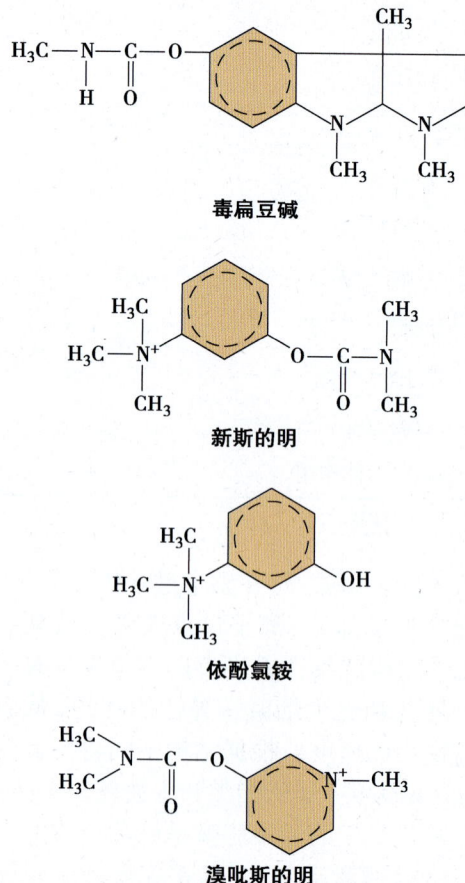

图 13-2　临床抗胆碱酯酶药的化学结构

以此恢复酶的活性。有机磷酸酯类是一种特殊的潜在毒素，可能因为其没有气味、能够迅速被皮肤吸收、有很强的脂溶性，而且可自由进入中枢神经系统[7]。

胆碱酯酶抑制剂最显著的药理作用是对 M 受体，但当用于拮抗非去极化神经肌肉阻滞时，这类药物的结合位点是骨骼肌运动终板的 N 受体。值得注意的是，激活 N 受体比 M 受体需要更高浓度的 Ach。因此，需要相对过量的 Ach 来拮抗 N 受体的非去极化神经肌肉阻滞作用，可预测会造成 M 受体的过度兴奋和胆碱能副作用。因此，常常需要使用 M 受体拮抗剂（例如：阿托品、格隆溴铵）阻断胆碱酯酶抑制剂的副作用（例如：心动过缓、低血压、支气管痉挛、分泌物过多、缩瞳、胃肠蠕动增强、括约肌松弛），同时不影响药物对 N 受体的作用。不同于新斯的明、溴吡斯的明、依酚氯铵，毒扁豆碱属叔胺，能迅速通过血脑屏障并抑制中枢神经系统的乙酰胆碱酯酶。因此，毒扁豆碱常被用于治疗阿托品或东莨菪碱过量（这类 M 受体拮抗剂也会透过血脑屏障）和中枢抗胆碱能综合征（见下文）[8]。

碘依可酯是临床上唯一使用的有机磷酸酯胆碱酯酶抑制剂，因其缩瞳作用可以局部用药治疗青光眼。相较于其他局部青光眼药物，该药的主要优势是持续时间较长。事实上，碘依可酯停止治疗后，其临床作用仍可能保留数周时间。碘依可酯的局部吸收具有很大差异性，但吸收的量是可以接受的。因此，对于使用碘依可酯治疗的患者，琥珀胆碱的作用时间可能被延长。尽管理论上有这种可能，但是当有使用去极化神经肌肉阻滞剂的临床指征时，不应该刻意避免使用琥珀胆碱。

抗毒蕈碱药

毒蕈碱（M）受体拮抗剂阿托品、东莨菪碱、格隆溴铵常被用于临床麻醉（表 13-2）。阿托品和东莨菪碱是颠茄生物碱，来源于多个物种（包括致死性的龙葵、曼陀罗、天仙子），已经作为毒素或治疗性药物被使用了数千年。M 受体拮抗剂是副交感神经乙酰胆碱 M 受体的竞争性抑制剂，其作用表现为心率加快，唾液腺、支气管、胃肠道分泌物减少，胃酸生成减少，胃肠蠕动减弱，支气管扩张，和拮抗抗胆碱酯酶药在恢复神经肌肉阻滞时的毒蕈碱样副作用。值得注意的是，这类药物也结合位于节后神经元突触前膜分泌去甲肾上腺素的 M 受体。这一作用能增强交感神经系统活性，因为 Ach 引起这些突触前膜 M 受体兴奋同时抑制了去甲肾上腺素释放，而 M 样阻滞可消除这种抑制作用[9]。麻醉医生率先在开放式滴定乙醚或氯仿麻醉中使用阿托品，减轻过多的唾液分泌，减弱迷走神经介导的心动过缓。这种过时的适应证在现代麻醉中已不再重要，但是麻醉医生仍然将 M 受体拮抗剂的止涎作用（尤其是格隆溴铵）用于纤支镜插管前

		表 13-2 M 受体拮抗剂作用的比较					
名称	化学结构	静脉注射持续时间 /h	肌内注射持续时间 /h	中枢神经系统	心率	止涎作用	散瞳睫状肌麻痹
阿托品		0.25～0.5	2～4	兴奋	+++	+	+
东莨菪碱		0.5～1	4～6	镇静	0	++	+
格隆溴铵		2～4	6～8	0	+	++	0

或一些成人和儿童耳鼻喉科或牙科手术中。尽管阿托品、东莨菪碱、格隆溴铵的效能不完全相同，但这些药物仅有很小或几乎没有 M 受体亚型特异性，因此，在除了心脏和中枢神经系统以外的大多数靶器官中均发挥类似的抗胆碱能作用。相反，选择性 M 受体拮抗剂已经被合成并广泛用于治疗膀胱过度活动症，且不会引起明显的全身性不良抗胆碱能效应[10]。

阿托品和东莨菪碱是叔胺，容易透过血脑屏障对中枢神经系统产生影响。例如，东莨菪碱主要是一种中枢神经系统抑制剂，引起镇静、遗忘、欣快感。在 20 世纪 80 年代以前，咪达唑仑还没有用于临床，这种特性使得通过肌内注射东莨菪碱作为麻醉前用药，同时联合静脉使用长效阿片类药物（如吗啡、哌替啶），对于心脏手术或大型非心脏手术的患者特别有效。东莨菪碱透皮贴目前用于预防运动病（晕动病），对术后恶心呕吐的治疗也有效，但这种给药途径仍然会产生抗胆碱能副作用。小剂量阿托品对中枢神经系统的副作用很小，但是大剂量（≥2mg，通常与胆碱酯酶抑制剂联合使用，以逆转神经肌肉阻滞或治疗有症状的心动过缓）常常引起躁动、定向障碍、幻觉和谵妄。与阿托品和东莨菪碱相反，合成的 M 受体拮抗剂格隆溴铵是季铵，不能透过血脑屏障，没有中枢神经系统作用，再加上格隆溴铵作用时间更长，这一特性使其在常规临床麻醉使用中比阿托品更具吸引力。

阿托品，作用时间较格隆溴铵短，当迷走神经兴奋（例如：腹部手术时牵拉腹膜）发生窦性心动过缓，或脊麻及硬膜外麻醉时心脏交感神经被抑制时，能够加快心率。阿托品也是有症状的窦性心动过缓的一种治疗方法（如Ⅱ度或Ⅲ度房室传导阻滞）。然而，在心动过速有危害的情况下（例如：冠状动脉狭窄、主动脉瓣膜狭窄、梗阻性肥厚型心肌病、嗜铬细胞瘤、甲状腺危象），阿托品必

须非常谨慎地使用。矛盾的是，由于副交感神经元突触前膜 M1 受体被阻滞，非常小剂量的阿托品（<0.1mg）也会减慢心率[11,12]。东莨菪碱作为术前药肌内注射使用时，通常很少或几乎不会产生心率的变化。值得注意的是，临床上所有颠茄类生物碱在小剂量使用时，都会造成心动过缓（东莨菪碱较阿托品程度更大）。由于阿托品和东莨菪碱对乙酰胆碱介导的第二对（传入神经）和第三对（传出神经）脑神经瞳孔对光反射和眼调节控制的 M 受体发挥拮抗作用，从而导致瞳孔扩大和睫状肌麻痹。事实上，阿托品类似物被广泛用于眼科学，原因是瞳孔扩大有助于眼后房和视网膜的视觉检查。显而易见，M 受体拮抗剂对于闭角型青光眼患者是相对禁忌的，因为瞳孔扩大会使周边虹膜变厚，缩小虹膜角，从而机械性地影响房水排出，增加眼压。M 受体拮抗剂抑制交感神经系统对汗腺的神经支配，因为 Ach 是这些节后神经元的神经递质。这些药物特别容易引发儿科患者高热，因为儿童比成人更依赖发汗来维持正常的体温。因此，M 受体拮抗剂对于发热患者也属相对禁忌。

异丙托溴铵和噻托溴铵是类似于阿托品的 M 受体拮抗剂，用于高反应性气道疾病的治疗（图 13-3）[13,14]。当使用定量吸入器吸入时，这些药物是支气管平滑肌扩张剂。异丙托溴铵和噻托溴铵的支气管扩张作用不如 β2 肾上腺素受体激动剂显著。尽管如此，异丙托溴铵和噻托溴铵可以有效抑制由各种激发性物质（醋甲胆碱、组胺、前列腺素 $F_{2-\alpha}$）引发的气道高反应性，但对于白三烯诱发的支气管收缩是无效的。两者都不能充分影响黏膜纤毛的清除能力。由于是季铵盐结构，异丙托溴铵和噻托溴铵不被体循环吸收，除了口腔干燥外不会引起不良的抗胆碱能副作用。这种吸入性 M 受体拮抗剂对慢性阻塞性肺疾病的患者可能比哮喘患者更有效[15]。

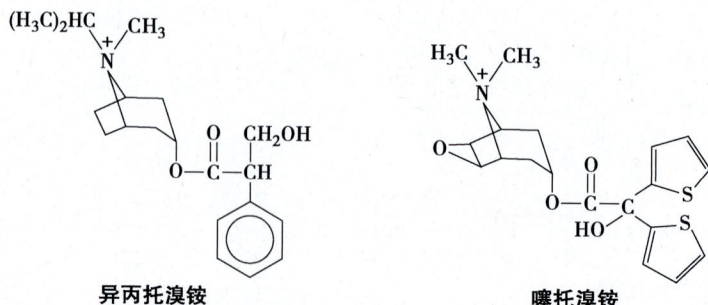

图 13-3   吸入性 M 受体拮抗剂的化学结构

抗毒蕈碱药毒性

阿托品和其他 M 受体拮抗剂引起的症状与位于副交感神经和交感神经（汗腺）节后神经元上的 Ach 被阻断相关（表 13-3）。医学院常见的助记词"干得像骨头，红得像甜菜，瞎得像蝙蝠，热得像野兔，疯得像帽匠"总结了这些效应。M 受体拮抗剂的中枢神经系统效应尤其值得关注，因为乙酰胆碱 M 受体在大脑分布广泛，被阻滞后可能引起精神症状，包括激动、烦躁、镇静、困惑、幻觉、昏睡、谵妄、精神错乱、癫痫或昏迷。这种与中枢 M 受体拮抗剂相关的感觉中枢的改变是中枢抗胆碱能综合征的特征性表现（当发生在全身麻醉苏醒时被称为术后谵妄），持续时间可能远远超出预期的药物代谢时间。抗组胺药、三环类抗抑郁药、吩噻嗪类药物、苯二氮䓬类药物以及其他多种药物也与中枢抗胆碱能综合征有关（表 13-4）。如前所述，中枢抗胆碱能综合征的治疗选择叔胺抗胆碱酯酶药物毒扁豆碱，其可透过血脑屏障，增加中枢神经系统的 Ach 浓度。通常使用 1～2mg 毒扁豆碱来避免产生外周胆碱能活性。重要的是，毒扁豆碱的持续时间可能比 M 受体拮抗剂短。因此当症状复发时重复给药治疗是必需的。尽管如此，在缺乏 M 受体拮抗剂的情况下使用该药时需要谨慎，因为会产生不受抑制的胆碱受体激动效应。

表 13-3 阿托品毒性

剂量范围（mg）	M 受体拮抗剂作用
0.5～1.0	加快心率，口干，口渴，无汗，轻度瞳孔扩大
2～5	心动过速，心悸，瞳孔散大，睫状肌麻痹，躁动或混乱，吞咽、排尿、排便、排汗困难，皮肤灼热
≥10	心动过速，瞳孔散大，睫状肌麻痹，面部潮红，发热，幻觉，谵妄，昏迷，死亡

摘自 Brown JA, Laiken N. Muscarinic receptor agonists and antagonists. In: Brunton LL, Chabner BA, Knollmann BC, eds. *Goodman & Gilman The Pharmacological Basis of Therapeutics*. 12th ed. New York, NY: McGraw-Hill Medical, 2011: 226。

表 13-4 中枢抗胆碱综合征相关的抗毒蕈碱样化合物

颠茄生物碱类
硫酸阿托品
氢溴酸东莨菪碱
合成和天然叔胺化合物
局麻作用的双环胺解痉药
局麻作用的双苯乙硫酯解痉药
普鲁卡因
可卡因
环喷托酯散瞳药
颠茄生物碱的四元衍生物
甲基东莨菪碱-解痉药
溴甲基后马托品-镇静、解痉药
氢溴酸后马托品-滴眼液-散瞳药
合成四元化合物
溴甲胺太林
丙胺太林
抗组胺药
氯苯那敏
苯海拉明
植物
颠茄（阿托品）
蜀羊泉
马铃薯叶和芽
危劲松或疯草
古柯叶（可卡因）

非处方药
Asthmador-类阿托品
Compoz-山莨菪碱镇静
Sleep Eze-山莨菪碱镇静
盐酸苯海拉明片剂-山莨菪碱镇静
抗帕金森药
苯托品
苯海索
比哌立登
普罗吩胺
丙环定
抗精神病药
氯丙嗪
甲硫哒嗪
氟哌利多
氟哌利多
异丙嗪
三环类抗抑郁药
阿米替林
丙米嗪
地昔帕明
合成阿片类药
哌替啶
美沙酮

儿茶酚胺药理学基础

α、β 和多巴胺肾上腺素受体亚型介导内源性儿茶酚胺(肾上腺素、去甲肾上腺素、多巴胺)和外源性儿茶酚胺(多巴酚丁胺、异丙肾上腺素)的心血管效应(表 13-5)。这些药物不同程度上兴奋位于心房和心室肌细胞膜上的 β 肾上腺素受体。β_1 肾上腺素受体的激活产生正性变时(加快心率)、变传导(加快传导速度)、变力(增强心肌收缩力)和促进心肌松弛(缩短心肌舒张时间)的作用。兴奋的鸟嘌呤核苷酸结合蛋白(Gs 蛋白)使 β_1 肾上腺素受体耦合于细胞内腺苷酸环化酶(图 13-4)。β_1 肾上腺素受体激动剂加速三磷腺苷(ATP)形成第二信使环腺苷酸(cAMP)。这一信号级联的激活对心肌钙离子(Ca^{2+})稳态主要有三个影响:①更多的 Ca^{2+} 参与收缩;②肌钙蛋白 C 收缩"装置"的 Ca^{2+} 激动剂效能增加;③收缩后 Ca^{2+} 离开收缩"装置"和肌质网的速度加快。前两种作用直接增强心肌收缩力(正性变力作用),而第三种作用促进舒张早期更加快速的心肌舒张(心肌松弛作用)。这正是围手术期使用儿茶酚胺治疗左心(LV)功能不全的主要原因。由于左心功能不全时通常发生 β_1 受体下调和细胞内 Ca^{2+} 稳态异常,因此 β_1 肾上腺素受体的相对密度、功能完整性以及它的下游信号级联明显影响儿茶酚胺的临床疗效[16,17]。显然,β_2 肾上腺素受体也存在于心肌(心房>心室)[18]。β_2 肾上腺素受体同样也通过 Gs 蛋白与腺苷酸环化酶耦合,当 β_1 肾上腺素受体下调或功能紊乱时,β_2 肾上腺素受体在一定程度上维持心肌对儿茶酚胺刺激的反应性[19,20]。

α 和 β 肾上腺素受体亚型的组织分布特异性,以及儿茶酚胺化学结构的差别和对受体相对选择性,共同决定儿茶酚胺在其他血管床的作用。这种选择性通常呈剂量相关。多巴胺为这一规律提供了非常有用的教学例证(尽管不是完全准确)。小剂量多巴胺[<3μg/(kg·min)]主要兴奋多巴

表 13-5　内源性和外源性儿茶酚胺作用的比较

名称	化学结构	β_1	β_2
肾上腺素	HO— —CH—CH$_2$—NH—CH$_3$ (HO, HO)	++++	+++
去甲肾上腺素	HO— —CH—CH$_2$—NH$_2$ (HO, HO)	+++	+
多巴胺	HO— —CH$_2$—CH$_2$—NH$_2$ (HO)	++++	++
多巴酚丁胺	HO— —CH$_2$—CH$_2$—NH—CH—CH$_2$—CH$_2$— —HO (HO, CH$_3$)	+++++	+++
异丙肾上腺素	HO— —CH—CH$_2$—NH—CH(CH$_3$)$_2$ (HO, HO)	+++++	+++++
去氧肾上腺素	HO— —CH(OH)—CH$_2$—NH—CH$_3$	0	0

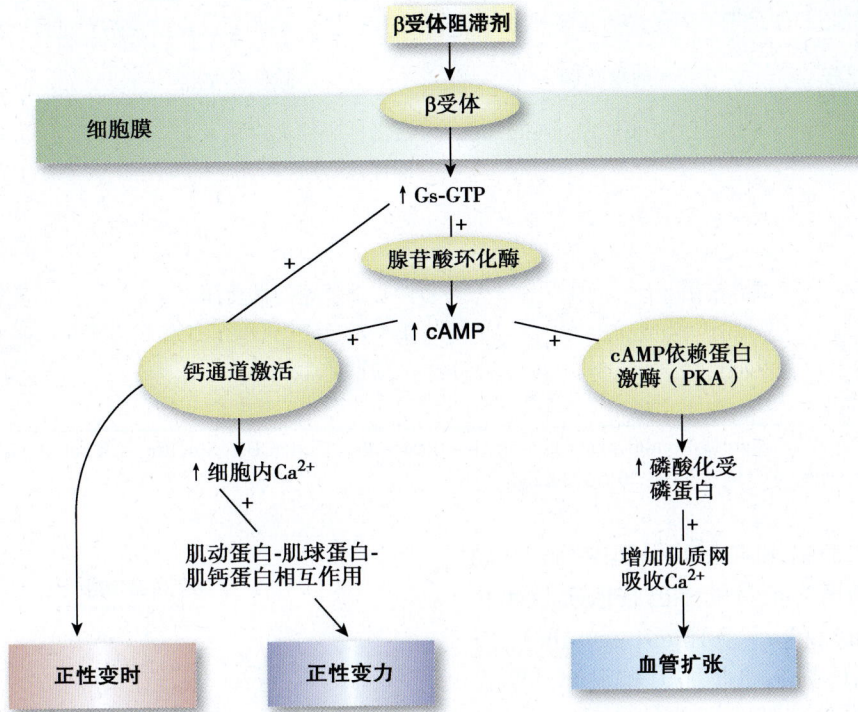

图 13-4　β 受体激动剂的作用机制示意图

cAMP，环腺苷酸；Gs，兴奋性；GTP，三磷酸鸟苷（摘自 Gillies M, Bellomo R, Doolan L, et al. Benchto-bedside review: Inotropic drug therapy after adult cardiac surgery: a systematic literature review. *Crit Care*.2005，9：266-279）

表 13-6　作用于不同受体的儿茶酚胺的临床适应证、主要副作用以及使用剂量范围

α_1	多巴胺	剂量范围	临床适应证	主要副作用
+++++	0	静脉注射： 0.01～0.2µg/（kg·min） 丸剂：每 3min 到 5min 静脉注射 　　1mg 肌内注射（1∶1 000）： 0.1～0.5mg	休克（心源性，血管源性） 支气管痉挛 过敏反应 对阿托品或起搏无反应的症状性 　心动过缓	心律失常 心肌缺血 心搏骤停 高血压 休克
+++++	0	静脉注射： 0.01～0.2µg/（kg·min）	休克（心源性，血管源性）	心律失常 心动过缓 外周缺血 高血压 外渗引起的组织坏死
+++	+++++	静脉注射：2µg～20µg/（kg·min）	休克（心源性，血管源性） 对阿托品或起搏无反应的症状性 　心动过缓	高血压 心动过速 心肌缺血 外周缺血（高剂量）
+	0	静脉注射：2µg～20µg/（kg·min）	低心排出量（充血性心力衰竭、心 　源性休克、脓毒症诱发的心功能 　不全） 对阿托品或起搏无反应的症状性 　心动过缓	心动过速 心律失常 心肌缺血 高血压 低血压

表 13-6　作用于不同受体的儿茶酚胺的临床适应证、主要副作用以及使用剂量范围(续)

α_1	多巴胺	剂量范围	临床适应证	主要副作用
0	0	静脉注射：$2\mu g \sim 10\mu g/(kg \cdot min)$	缓慢性心律失常 视神经心脏	心律失常 心肌缺血 高血压 低血压
+++++	0	静脉注射 $0.15 \sim 0.75\mu g/(kg \cdot min)$ 丸剂：$0.1 \sim 0.5mg$	伴心动过速的低血压 主动脉瓣狭窄和充血性心力衰竭 伴低血压	反射性心动过缓 高血压 外周和内脏血管收缩 外渗引起的组织坏死

改编自 Linn KA, Pagel PS. Cardiovascular pharmacology.In: Barash PG, Cullen BF, Stoelting RK, et al.eds. *Clinical Anesthesia Fundamentals*.Philadelphia, PA: Wolters Kluwer, 2015: 234-235。

胺受体亚型 1 和 2(DA_1 和 DA_2)，引起内脏和肾动脉血管扩张。逐渐增大剂量的多巴胺依次激活 β_1[$5\sim 10\mu g/(kg \cdot min)$]和 α_1[$>10\mu g/(kg \cdot min)$][肾上腺素受体，分别增强心肌收缩力和引起动脉血管收缩。α_1 肾上腺素受体主要调控动脉、小动脉和静脉的血管张力。因此，α_1 肾上腺素受体激动活性强的儿茶酚胺（例如：去甲肾上腺素）分别通过收缩动脉和静脉血管增加体循环阻力、降低外周静脉血容量。1，4，5 三磷酸肌醇信号通过抑制鸟嘌呤核苷酸结合蛋白（Gi 蛋白）介导 α_1 肾上腺素受体的血管收缩（图 13-5）。这一级联反应开放 Ca^{2+} 通道，从细胞内钙贮存池（心肌肌质网和钙调蛋白）释放 Ca^{2+}，激活 Ca^{2+} 依赖性蛋白激酶。这些作用共同增加细胞内的 Ca^{2+} 浓度，导致血管平滑肌收缩。α_1 肾上腺素受体在许多血管床中占主导地位，但 β_2 肾上腺素受体是骨骼肌最常见的肾上腺素受体亚型。儿茶酚胺引发的 β_2 肾上腺素受体激活通过腺苷酸环化酶信号转导使小动脉扩张。血管扩张的结果是增加骨骼肌的血流量，有助于对感知到的威胁做出或战或逃的反应。

每种特异性儿茶酚胺对心率、心肌收缩力、左心前后负荷的影响共同决定其对动脉血压的总体影响。例如：如果一种儿茶酚胺主要作用于 α_1 肾上腺素受体，由于增加的动脉和静脉血管张力分别增加体循环阻力（增加前负荷）、促进静脉血回流入心脏（增加前负荷），动脉血压的升高是可以预测的。相比之下，以 β 肾上腺素受体活性为主、少或无 α_1 肾上腺素受体活性的儿茶酚胺会适度降低动脉血压，因为降低的体循环阻力（通过 β_2 肾上腺素受体活性）会抵消心动过速和心肌收缩力增

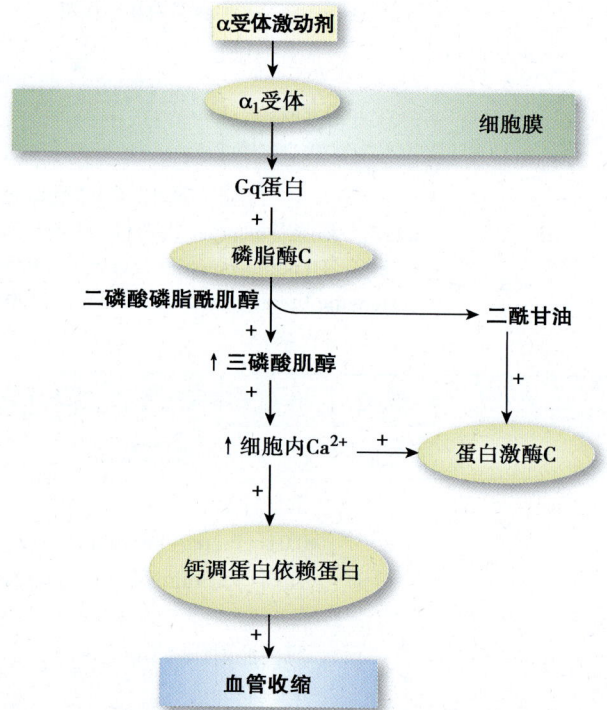

图 13-5　α 受体激动剂的作用机制示意图

(摘自 Gillies M, Bellomo R, Doolan L, et al. Bench-to-bedside review: Inotropic drug therapy after adult cardiac surgery: a systematic literature review. *Crit Care*.2005, 9: 266-279)

强（通过 β_1 肾上腺素受体活性）引起的心排出量增加。对血流受限的冠状动脉狭窄患者来讲，所有儿茶酚胺都有潜能增加心肌氧耗，可能引发急性心肌缺血。因此，对于有心力衰竭或冠状动脉疾病的患者，使用儿茶酚胺维持左心功能需要特别谨慎。正因如此，对于冠心病合并心力衰竭的患者，降低后负荷通常是增加心排出量和减轻充血症状更为谨慎明智的方式。

肾上腺素

在肾上腺髓质嗜铬细胞，通过苯乙醇胺-N-氨基转移酶，去甲肾上腺素甲基化转变为肾上腺素。与去甲肾上腺素不同，肾上腺素由特定的嗜铬细胞贮存和释放。在不同的刺激下，含有肾上腺素和去甲肾上腺素的嗜铬细胞亚型选择性释放各自的儿茶酚胺。例如：贮存肾上腺素的嗜铬细胞对组胺释放极其敏感，而烟碱样受体激动剂导致去甲肾上腺素释放[21]。肾上腺素通过激活 α_1、β_1、β_2 肾上腺素受体发挥其主要的心血管效应。肾上腺素是典型的正性肌力分子。肾上腺素激活位于窦房结和心肌细胞膜上的 β_1 肾上腺素受体，分别加快心率和增强心肌收缩力。肾上腺素引起的 β_1 肾上腺素受体的激活也会提高心肌舒张的速度和幅度。这种作用在舒张早期可以改善心室充盈。对心率和左心室舒缩功能的共同作用显著增加心排出量。例如：分别给人体静脉输注肾上腺素 $0.01\mu g/(kg \cdot min)$、$0.02\mu g/(kg \cdot min)$、$0.04\mu g/(kg \cdot min)$，可以观察到心脏指数分别增加 $0.1L/(min \cdot m^2)$、$0.7L/(min \cdot m^2)$、$1.2L/(min \cdot m^2)$[22]。由于压力感受器介导的反射被激活，静脉使用肾上腺素最初导致的心动过速会在一定程度上随着时间减弱。由于可预见地会增加心排出量，肾上腺素对于心脏手术中急性全心衰竭的治疗是非常有效的。对于冠状动脉搭桥手术后的患者，肾上腺素 $[0.01\sim0.03\mu g/(kg \cdot min)]$ 可以产生与多巴酚丁胺 $[2.5\sim5.0\mu g/(kg \cdot min)]$ 相似的血流动力学效应，但心动过速不明显[23]。作者推荐肾上腺素作为主要的正性肌力药，治疗体外循环术后急性左心室功能不全，因为相比它的衍生物，肾上腺素会产生可预见的心排出量增加。数据显示心脏手术中常规使用多巴酚丁胺对预后不利，也支持上述推荐[24]。对于脓毒症患者，肾上腺素同样增加心排出量和心肌氧供，不会造成有害的心动过速。然而，由于儿茶酚胺有引起房性或室性心律失常的倾向，肾上腺素用作正性肌力药常常受到限制。肾上腺素可加快传导，缩短房室结、希氏束、浦肯野纤维和心室肌细胞的不应期。肾上腺素对房室结的正性传导作用可能会导致室上性快速性心律失常或房扑和房颤的心室率显著增加。所有这些临床情况可能无意地导致低血压，因为严重的心动过速会影响冠脉灌注和左心室充盈时间。肾上腺素会增加潜在起搏点的自主节律性，因为其增强了舒张期的自动去极化。传导系统其他部分的兴奋也可能加

速室性心律失常（室性期前收缩、室性心动过速和室颤），尤其对于已经存在可导致心律失常的基础疾病（例如：局部心肌缺血或心肌梗死，心肌病）。

由于肾上腺素是 α_1 受体激动剂，可引起皮肤、肠系膜、脾脏、肾灌注区域的血管收缩，但由于 β_2 受体的激动作用，肾上腺素同时扩张供应骨骼肌的血管[25]。因此，肾上腺素对血流的综合影响取决于 α_1 和 β_2 受体的器官特异性分布。这些作用可能也存在剂量相关性：小剂量 $[<0.02\mu g/(kg \cdot min)]$ 肾上腺素激动 β_2 受体，引起血管扩张，动脉血压也会适度下降。相反，大剂量 $[>0.1\mu g/(kg \cdot min)]$ 肾上腺素激动 α_1 受体，增加体循环阻力和动脉血压。在 α_1 受体激动剂的直接作用和促进肾素释放的间接作用下，大剂量的肾上腺素也会引起强烈的肾血管收缩。单次大剂量（成人 1mg）肾上腺素引起的动脉血压升高，可改善冠脉血流和心肺复苏的预后[26]。因此，对于恶性心律失常、无脉性电活动和心搏骤停，肾上腺素是美国心脏协会成人心肺复苏高级生命指南推荐的药物选择[27]。

静脉循环同样也有高密度的 α_1 受体。因此，肾上腺素可引起静脉血管收缩，增加静脉回心血量（前负荷）。肾上腺素通过激活 α_1 受体引起肺动脉血管平滑肌收缩，增加肺动脉压力。这些作用对于存在肺动脉高压的患者（例如：肺心病、左向右分流的先心病）尤为显著。α_1 和 β_2 受体存在于冠脉循环，但是选择性激活任一受体亚型均不是肾上腺素影响冠脉血流的主要机制。相反，使用肾上腺素时冠脉血流增加主要是因为代谢性自身调节。事实上，心率、心肌收缩力、前后负荷增加引起的心肌氧耗增加是引起冠脉血管扩张的原因。然而，通过直接激活 α_1 受体，在冠脉已经最大扩张的情况下（例如：严重冠脉狭窄远端的急性心肌缺血），肾上腺素可以直接收缩心外膜冠状动脉、减少冠脉血流量。

肾上腺素的缩血管特性使其有一些其他临床应用。在牙科、耳鼻喉科、整形外科、骨科手术中，肾上腺素皮下浸润可大大减少或几乎避免出血。在负压吸脂局部麻醉时，稀释的肾上腺素与局部麻醉药（例如：利多卡因）混合可以减少出血。肾上腺素引起的血管收缩也大大降低心血管不良反应的发生（例如：高血压、心律失常）的风险，因为在这些情况下肾上腺素吸收很缓慢。麻醉医生经常使用肾上腺素作为血管收缩剂，从而延缓局部麻醉药的吸收、延长神经轴索麻醉或外周神经阻

滞的持续时间。这种作用也可以降低血清局麻药的浓度，降低全身毒性反应的风险。雾化吸入外消旋肾上腺素（左旋和右旋光学异构体的混合物）可引起黏膜血管收缩，常用于治疗长期气管插管、气道损伤及急性喉炎相关的呼吸道水肿。对于严重急性喉炎的儿科患者，肌内注射肾上腺素优于吸入肾上腺素。因为吸入肾上腺素的半衰期相对较短，使用后可能发生反弹性喉头水肿[28]。肾上腺素诱发的气管平滑肌上 β_2 受体的激活导致反应性呼吸道疾病患者的支气管舒张。肾上腺素也抑制抗原介导的肥大细胞释放组胺和白三烯，可用来治疗过敏反应相关的支气管痉挛[29]。

预先使用 α 或 β 受体拮抗剂非常影响肾上腺素的心血管效应。例如：已使用非选择性 β 受体阻断剂普萘洛尔的情况下，肾上腺素引起更加明显的体循环阻力和动脉血压的增加，因为 β_2 受体介导的动脉血管扩张不再拮抗 α_1 受体介导的血管收缩。β 受体阻滞剂也竞争性抑制肾上腺素诱发的 β_1 受体的激活。这种竞争性抑制削弱儿茶酚胺的正性变时和变力作用。其实，已使用完全性 β_1 受体阻滞剂和 β_2 受体阻滞剂的情况下，肾上腺素的血流动力学效应非常类似于外源性完全性 α_1 受体激动剂去氧肾上腺素（见下文）。相反，已使用 α_1 受体阻滞剂的情况下，肾上腺素的 β_2 受体介导的扩血管作用被显露了，在这些条件下肾上腺素会导致低血压。α_2 受体拮抗剂（例如：可卡因）通过抑制肾上腺素再摄取，增强其心血管效应的强度和持续时间。

去甲肾上腺素

去甲肾上腺素是由交感神经系统神经末梢节后纤维释放的内源性神经递质。去甲肾上腺素激动 α_1、α_2 和 β_1 受体，但对 β_2 受体几乎没有作用，这与其甲基化衍生物肾上腺素不同。由于这种肾上腺素能受体选择性，去甲肾上腺素可以增强心肌收缩力，引起强烈的动脉血管收缩。这些作用会显著升高动脉血压，而心排出量保持相对不变。相比之下，完全性 α_1 受体激动剂（例如：去氧肾上腺素）由于不激动 β_1 受体，所以不会增加心肌收缩力，而左心室后负荷增加通常导致正常心肌和心力衰竭心肌的心排出量剂量依赖性下降。不同于肾上腺素，去甲肾上腺素通常不会引起心动过速，因为升高的血压激活压力感受器介导的反射，

有效平衡了 β_1 受体兴奋的直接正性变时作用。总之，与等剂量肾上腺素相比，去甲肾上腺素更能增加动脉舒张压和体循环阻力。去甲肾上腺素通过激活 α_1 受体收缩静脉容量血管，这一作用增加静脉回流（前负荷），联合 β_1 肾上腺素受体介导的正性肌力作用，可适当增加每搏量，尽管伴随左心室后负荷的增加。

去甲肾上腺素常用于治疗显著血管扩张引起的顽固性低血压。由于儿茶酚胺具有升高血压、增加心脏指数以及增加尿量的作用，去甲肾上腺素是对容量管理和其他血管活性药物无反应的感染性休克患者的确切疗法[30]。去甲肾上腺素也常常联合氧化亚氮清除剂亚甲蓝，用于血管麻痹综合征的管理[31]。这种低血压状态与低体循环阻力相关，通常发生心脏手术患者长时间体外循环的术中或术后。临床治疗中强效的血管收缩剂血管升压素很大程度上取代了去甲肾上腺素。去甲肾上腺素可增加严重冠状动脉疾病患者的冠脉灌注压，但也显著增加心肌氧耗，当存在冠状动脉狭窄的情况下，尽管升高了舒张压，仍可能导致急性心肌缺血。由于激动了 α_1 受体，去甲肾上腺素也会导致用于冠状动脉搭桥手术的乳内动脉或桡动脉血管桥的痉挛。使用去甲肾上腺素时常见室性或室上性心律失常，但其致心律失常的可能性低于肾上腺素。因此，当房性或室性心律失常明显影响血流动力学稳定时，用去甲肾上腺素代替肾上腺素是恰当的。

去甲肾上腺素激活肺动脉上 α_1 受体，导致肺动脉压呈剂量依赖性升高，加速右心功能不全或右心衰竭，因为相比肌肉更多、壁更厚的左心室，右心室相对不易耐受急性后负荷增加。当去甲肾上腺素用于肺动脉高压或心肌收缩力差的患者时，吸入选择性肺血管扩张剂（氧化亚氮、依前列醇）有助于减弱其直接缩血管效应。另外，小剂量去甲肾上腺素可以直接通过左房导管用于左心功能不全和肺动脉高压的患者，因为外周组织代谢会减少通过静脉循环返回肺血管的去甲肾上腺素的量。这种选择性左房给药方式使去甲肾上腺素在增加冠脉灌注压的同时，增强左心室心肌收缩力。这些作用可以降低左右心室充盈压，增加心排出量。当动脉血压正常或轻度降低时，去甲肾上腺素通过 α_1 受体引发的血管收缩引起肝脏、骨骼肌、内脏及肾脏血流量呈剂量依赖性的减少。然而，当动脉血压显著降低时，去甲肾上腺素增加这些

血管床的灌注压和血流量。不过，肾脏、肠系膜及末梢血管血流量的持续减少是限制去甲肾上腺素长期使用的主要因素。小剂量多巴胺或选择性 DA_1 受体激动剂非诺多泮引起肾脏多巴胺受体兴奋，可部分抵消去甲肾上腺素对肾血流的不利影响，能够保证肾灌注和尿量，但不能降低低血压患者急性肾功能不全的发生率和严重程度。去甲肾上腺素需要通过中心静脉导管输注以避免由于外渗导致组织坏死的可能性。

多巴胺

多巴胺是去甲肾上腺素的生化前体。多巴胺呈剂量相关性地兴奋几种肾上腺素能和多巴胺能受体亚型。小剂量[$<3\mu g/(kg\cdot min)$]多巴胺选择性激动 DA_1 受体，扩张肾、肠系膜和脾动脉，增加肾和内脏血流量。小剂量多巴胺也通过交感神经节前或节后纤维 DA_2 受体介导减少去甲肾上腺素的释放。这些作用的结果是小剂量多巴胺轻度降低动脉血压。中等剂量[$3\sim8\mu g/(kg\cdot min)$]多巴胺激动 α_1 和 β_1 受体，升高动脉血压和产生正性肌力作用。相反，大剂量[$>10\mu g/(kg\cdot min)$]的多巴胺主要作用于 α_1 受体，通过收缩小动脉来升高血压。遗憾的是，这种多巴胺药效动力学的剂量反应性描述过于简单，即使对于健康人群，由于受体密度和调节的差异、药物相互作用以及个体差异也会产生一系列广泛的难以预测的临床反应[32,33]。例如：曾经认为低剂量多巴胺通过 DA_1 受体介导的肾血流增加提供肾保护作用。然而这种假说不再被支持，因为即使是小剂量多巴胺也会同时激动 α_1 和 β_1 受体，从而削弱甚至抵消预期的多巴胺能肾保护作用。相反，当使用大剂量多巴胺时，肾血流量和尿量得以保证（肯定不会减少），因为尽管 α_1 受体激动效应占优势，DA_1 受体仍持续被兴奋。诸如此类的各种反应可以解释为何多项临床实验结果都提示：尽管多巴胺改善肾灌注和尿量，仍不能一致地提供肾保护效应。一项包含 61 项临床试验 3 359 名患者的荟萃分析显示：小剂量多巴胺仅短暂增加尿量，并不能降低肾功能不全的发生率和严重程度，也不能降低死亡率[34]。因此，不再推荐使用小剂量多巴胺维持或增强肾功能、预防急性肾损伤[35]。

多巴胺仍然偶尔被用作正性肌力药，用于急性左心功能不全的患者，尽管作者更倾向于使用更有效的、药效学证据确切的儿茶酚胺（例如：肾上腺素、去甲肾上腺素），联合或不联合使用磷酸二酯酶Ⅲ抑制剂（例如：米力农）。多巴胺通过激动 β_1 受体增强心肌收缩力。多巴胺也激动动静脉 α_1 受体，分别增加左心室后负荷和静脉回流。由于 α_1 和 β_1 受体的联合作用，多巴胺能提高动脉血压和心排出量。对于存在肺动脉高压、高左心室充盈压心力衰竭的患者，使用多巴胺治疗心肌收缩力减退的低血压在一定程度上受到限制。例如：心脏手术患者术中使用多巴胺与多巴酚丁胺相比较，尽管心排出量的增加作用类似，但多巴胺组右房压、平均肺动脉压及肺毛细血管楔压更高。相比肾上腺素，多巴胺引起心脏手术患者更加明显的心动过速。动脉血管扩张药（例如：硝普钠）能削弱多巴胺介导的左心室后负荷增加，从而进一步增加心排出量。然而在现代麻醉实践中，相比多巴胺联合硝普钠方案，强心扩血管药（例如：米力农、左西孟旦）使用更为广泛。与肾上腺素和去甲肾上腺素相同，存在明显冠状动脉狭窄的情况下，多巴胺直接增加心肌氧耗可能导致或恶化心肌缺血。

多巴酚丁胺

外源性儿茶酚胺多巴酚丁胺包括两种异构体（ + 和 − ）：都激动 β 受体，但 − 和 + 异构体分别对 α_1 受体产生相反激动或拮抗作用[36]。因此，当注入速度小于 $5\mu g/(kg\cdot min)$ 时，多巴酚丁胺是强效的 β 受体激动剂，但对 α_1 受体几乎没有作用。这一独特的药理学使得多巴酚丁胺可以增强心肌收缩力，同时降低动脉血管张力，分别通过激动 β_1 和 β_2 受体。这些联合作用明显改善左心室 - 动脉耦合、增强心肌效能、增加心排出量，无论是否存在左心功能不全[37]。多巴酚丁胺对于左心室和动脉血管力学匹配的有利影响一定程度上解释了扩张型心肌病和左心室充盈压增加的患者使用多巴酚丁胺后二尖瓣反流减少的情况。当多巴酚丁胺的剂量增加到大于 $5\mu g/(kg\cdot min)$ 时，异构体（ − ）逐渐激活 α_1 受体。这一作用减轻了由 β_2 受体兴奋引起的血管扩张的程度，有效保证了左心室前负荷、后负荷和动脉血压[39]。大剂量多巴酚丁胺的 α_1 受体激动作用也减弱了可能发生的压力感受性反射介导的心动过速。尽管如此，多巴酚丁胺经常通过直接兴奋 β_1 受体介导的正性变时变传导作用加快心率。

事实上，在冠状动脉手术后心脏指数等效情况下，多巴酚丁胺比肾上腺素引起更快的心率[23]。多巴酚丁胺直接增加心肌氧耗，引起血流受限冠脉狭窄患者的急性心肌缺血。这就是多巴酚丁胺负荷试验用于诊断冠状动脉疾病的基本原理。因为当短暂使用多巴酚丁胺时，由于心肌氧供需失调，受影响的冠脉灌注区域会发生局灶性室壁运动异常[39]。相反，多巴酚丁胺通常减慢心力衰竭患者的心率，因为心排出量和氧供的增加改善了组织灌注、降低了长期过高的交感神经系统张力。多巴酚丁胺也能有效降低衰竭心脏的心肌氧耗，因为 β_2 受体的兴奋降低了左心室前后负荷，从而分别降低了左心室舒张末和左心室收缩末室壁张力。

多巴酚丁胺通过激动 β_2 受体适当降低肺动脉压和肺血管阻力。因此，对于重症监护室的肺动脉高压患者，多巴酚丁胺可能是一种很好的正性肌力药[40]。如前所说，与多巴酚丁胺相反，多巴胺激活肺动脉和肺静脉容量血管的 α_1 受体，分别增加肺动脉压、左心室前负荷。因此，对于高肺循环阻力和高左心室充盈压的心脏患者，优先选择多巴酚丁胺而非多巴胺。然而，多巴酚丁胺引发的肺血管扩张有加剧通气-灌注失调、增加肺内分流以及造成相对低氧血症的风险。多巴酚丁胺也能通过增加心排出量改善肾灌注，但不同于多巴胺，多巴酚丁胺不通过直接激动 DA_1 受体引起肾血管收缩。遗憾的是，尽管理论上多巴酚丁胺是有益心血管的药物，但多项临床实验证明多巴酚丁胺与主要心血管不良事件的发生率增加相关，包括增加失代偿心力衰竭患者的死亡率[41,42]。多巴酚丁胺对于接受心脏手术的患者也产生不利影响[24]。基于以上和其他值得关注的数据，作者个人已经淘汰了多巴酚丁胺用于接受心脏手术的左心功能不全患者的正性肌力支持。然而，多巴酚丁胺仍然是治疗脓毒症患者心肌收缩力减弱的有效药物[43]。

异丙肾上腺素

异丙肾上腺素是由多巴胺衍生的、合成的非选择性 β 受体激动剂。异丙肾上腺素对 α 受体亲和力低，不发挥活性。因此，异丙肾上腺素分别通过激动 β_1 和 β_2 受体，加快心率、增强心肌收缩力和降低血压。历史上，由于异丙肾上腺素的正性变时作用，其曾作为"药物起搏"用于治疗有症状的心动过缓、房室传导阻滞（例如：莫氏Ⅱ型、Ⅲ度

房室传导阻滞）。异丙肾上腺素也用于心脏移植手术中，加快供体心率、增强心肌收缩力。然而，在现代实践中，经皮起搏或经静脉已经大大取代了儿茶酚胺来控制心率，尤其是考虑到药物导致恶性室上性或室性心律失常的倾向[44]。异丙肾上腺素以前被用于治疗严重肺动脉高压导致的右心室功能不全，因为其通过兴奋位于肺动脉血管平滑肌上的 β_2 受体降低肺循环阻力，但是选择性吸入肺血管扩张药（例如：氧化亚氮、依前列醇）更有效、副作用更少。因此，尽管目前异丙肾上腺素临床使用非常受限，对异丙肾上腺素和其他儿茶酚胺的药理学优势的比较仍在继续。

异丙肾上腺素引起 β_2 受体介导的肾、肠系膜、脾、骨骼肌动脉血管扩张。这些作用降低体循环阻力，从而降低血压。异丙肾上腺素通过激动 β_1 受体产生直接正性变时变传导作用，同时加快心率。因为低血压会激活压力感受性反射介导的心率加快，所以心动过速也会发生。异丙肾上腺素是一种正性肌力药，但心排出量可以不增加，因为心动过速会影响左心室充盈，且 β_2 受体介导的扩血管作用降低左心室前负荷。例如：不同于多巴酚丁胺，异丙肾上腺素不增加接受冠状动脉移植或瓣膜手术患者的心排出量。很明显，异丙肾上腺素的药效动力学效应可引起心肌氧耗剂量依赖增加。异丙肾上腺素也降低冠脉灌注压、减少舒张充盈时间。即使没有冠状动脉疾病，心肌氧供需关系的改变可能促进急性心肌缺血的进展或导致心内膜下坏死。因此，异丙肾上腺素对于血流受限的冠脉狭窄患者特别不利。

选择性 β_2 肾上腺素受体激动剂

许多短效或长效的选择性 β_2 受体激动剂，包括异丙托溴铵、沙丁胺醇、沙美特罗、非诺特罗，目前临床上用来治疗哮喘和慢性阻塞性肺疾病。苯环或附着于儿茶酚胺基本化学结构氨基大部分被羟基取代增加分子对 β_2 受体的相对亲和力。这类药物激活支气管平滑肌的 β_2 受体，导致支气管扩张、降低呼吸道阻力、改善梗阻症状。肺肥大细胞的组胺和白三烯的释放减少和黏膜功能的改善也使得选择性 β_2 受体激动剂对反应性呼吸道疾病患者产生有利影响[45]。为了最小化 β_2 受体激动剂的全身性副作用（例如：震颤、焦虑、躁动），药物常常被定量雾化吸入。然而，当使用大剂量时，这些药

物的 β_2 受体选择性逐渐减弱，β_1 受体介导的副作用（心动过速、心律失常）更加明显。特布他林是另一种 β_2 受体激动剂，可以皮下或肌内注射，有助于哮喘持续状态的管理。

非诺多泮

甲磺酸非诺多泮是一种选择性 DA_1 受体激动剂，对 α 和 β 受体不发挥活性[35]。非诺多泮扩张肠系膜、脾和肾动脉，增加肾血流量，降低肾血管阻力和体循环阻力，提高肌酐清除率，促进利钠利尿作用。由于其血管扩张作用，非诺多泮最初作为一种降压药被发现，但是该药也可以使肾脏免受造影剂引发的肾病综合征，大概是通过增加肾血流量的作用[46,47,48]。这种阻断肾损伤的潜能提示对非诺多泮作为可能的肾保护剂进行深入的研究，特别是存在低血压或已经存在肾损伤的情况下。例如：基于一些小型单中心研究的大样本荟萃分析显示，非诺多泮能降低急性肾小管坏死的风险、肾脏代替治疗的必要性以及存在急性肾损伤或有急性肾损伤风险患者的死亡率[49]。遗憾的是，大型随机对照研究没能支持这些早期的预想。非诺多泮对于造影剂肾病没有产生肾保护作用[50]。同样，非诺多泮不能降低重症监护室早期急性肾小管坏死患者透析的需求[51]，也不降低接受心脏手术后的急性肾损伤患者肾脏代替治疗的需求或术后 30 天死亡率[52]。因此，尽管非诺多泮是一种强烈的直接肾血管扩张剂可增加尿量，但该药似乎对肾损伤没有临床意义的保护作用。静脉使用非诺多泮作为一种降压药起效迅速。该药通过肝脏代谢，随尿液排出。非诺多泮的消除半衰期大约 5 分钟。与静脉注射硝基血管扩张剂的研究结果不同，非诺多泮降压作用的耐药性似乎不会发生。突然停药导致的反跳性高血压似乎也没有被观察到。非诺多泮最常见的副作用与其血管扩张作用有关，包括低血压、心动过速、脸红、头晕、头痛和恶心。

拟交感神经药

麻黄碱

拟交感药麻黄碱对肾上腺能受体发挥直接和间接作用。节后神经纤维突触前膜 α_1 和 β_1 受体对麻黄碱的胞吞作用替代突触小泡内的去甲肾上腺素。被替换的去甲肾上腺素随后被释放，激动相应的突触后膜受体，分别引起动静脉血管收缩、心肌收缩力增强。这种间接作用是麻黄碱的主要药理学作用。的确，麻黄碱最初的药理学效应与肾上腺素类似，因为可观察到剂量相关的心率、心排出量和体循环阻力的增加。然而，麻黄碱的效果比肾上腺素弱，而且间接拟交感作用的持续时间比内源性儿茶酚胺长。麻黄碱也直接激动 β_2 受体，限制 α_1 受体兴奋引起的血压升高。由于突触前膜贮存库的去甲肾上腺素被迅速耗尽，麻黄碱作为替代性的假性神经递质被突触囊泡释放，麻黄碱重复使用时会发生血流动力学效应的快速耐药性。相比之下，肾上腺素不会发生快速耐药性，因为内源性儿茶酚胺直接激动 α 和 β 受体，而不依赖去甲肾上腺素的转移和释放。值得注意的是，阻断麻黄碱被肾上腺素能神经摄取的药物（如可卡因）和消耗去甲肾上腺素储备的药物（如利血平）可以很明显减弱麻黄碱的心血管效应。麻醉中麻黄碱最常用于治疗伴随心动过缓的急性动脉血压下降。麻黄碱以前用于治疗分娩产妇的低血压，因为该药增加子宫血流量，但现在推荐首选去氧肾上腺素，因为麻黄碱会通过胎盘，可能导致胎儿酸中毒[53]。

去氧肾上腺素

去氧肾上腺素的化学结构与肾上腺素类似：不同于内源性儿茶酚胺，该拟交感神经药苯环上不含羟基。由于这种细微的化学结构差异，去氧肾上腺素几乎只通过激动 α_1 受体增加动脉和静脉血管张力，而对 β 受体影响较小或几乎不影响。与麻黄碱相比，去氧肾上腺素通过直接激动 α_1 受体产生心血管效应，而不依赖突触前膜去甲肾上腺素的替代。去氧肾上腺素收缩静脉容量血管，引起皮肤、骨骼肌、肠系膜、脾和肾血管收缩。这些作用增加左心室前后负荷，引起剂量相关的动脉血压增加。显而易见，会出现压力感受性反射介导的心率减慢。当左心室功能正常时，心排出量通常维持相对不变，但当左心室功能受损时心排出量会下降，因为衰弱的心肌对急性后负荷的增加很敏感[54,55]。去氧肾上腺素也通过肺动脉血管收缩和静脉回流增加升高肺动脉压力。不同于内源性和外源性儿茶酚胺，去氧肾上腺素不会导致心律失常。静脉注射或输注去氧肾上腺素通常用于治疗心率正常或加快的低血压。

α₁肾上腺素受体拮抗剂

基于前面的讨论，显而易见的是，通过阻断动静脉血管平滑肌α₁受体，抑制内源性儿茶酚胺和其他拟交感胺类与α₁受体的作用，引起血管扩张。因此，α₁受体阻断剂以前被用来治疗原发性高血压，然而在现代临床工作中，β受体阻滞剂、血管紧张素转化酶抑制剂、血管紧张素Ⅱ受体抑制剂、钙通道阻滞剂、利尿剂、硝酸酯类已经很大程度上代替了这类药用于原发性高血压的治疗。α₁受体拮抗剂（如哌唑嗪）是非常有效的降压药，但很多患者抱怨长期使用这些药物时其副作用是难以忍受的，包括使人虚弱的直立性低血压、压力感受性反射介导的伴或不伴心悸的心率加快、鼻塞及体液潴留[56]。α₁受体阻滞的存在也有导致β₁和β₂受体活性不受控制的可能性。例如：已使用一种α₁受体阻滞剂的情况下，由于α₁受体的激动作用被抑制，肾上腺素只激动β₁和β₂受体，因此产生明显的心动过速（α、β₁效应）和严重低血压（激动β₂受体导致动静脉血管扩张）。类似地，由于α₁受体激动作用被抑制，去甲肾上腺素和麻黄碱只激动β₁受体。在这种情况下，完全性α₁受体激动剂去氧肾上腺素很少或不会产生缩血管效应。一个特定的血管床对α₁受体阻滞剂的反应取决于血管收缩的固有水平，因为血管平滑肌张力较高的血管通常对α₁受体阻滞剂的反应也更强烈。

酚苄明是一种口服的相对非选择性α受体阻滞剂，不可逆的结合α₁和α₂受体（对这两种受体亚型选择性的比率约为100:1），由于酚苄明对α受体的作用是不可逆的，需要合成新受体来逆转该药的扩血管作用。酚苄明口服使用后的长半衰期也有利于该药对α受体的持续作用。酚苄明几乎仅用于嗜铬细胞瘤患者术前使动脉血压正常化[57]。酚苄明产生的α受体阻滞起效缓慢，因为分子需要结构修饰才能具有药物活性。因此，可能需要几星期的治疗才能获得动脉血压的充分控制。高浓度的血清肾上腺素和去甲肾上腺素引发的低血容量导致嗜铬细胞瘤切除术中血流动力学不稳定，因此恢复正常的血管容量状态也是使用酚苄明治疗的一个重要目标。β受体阻滞剂的后续使用也有助于实现这些目标，也可用于保护心肌免受儿茶酚胺慢性刺激的副作用。在嗜铬细胞瘤切除术中，肿瘤操作引起额外的去甲肾上腺素和肾上腺素释放入血，这些联合干预措施可以增加血流动

力学稳定性。酚苄明最显著的副作用是直立性低血压，这在已经存在高血压或低血容量的情况下更加严重。血管升压素可用于治疗酚苄明过量使用相关的难治性低血压。

竞争性α₁受体拮抗剂和α₂受体拮抗剂酚妥拉明也可用于嗜铬细胞瘤患者。与酚苄明不同的是，酚妥拉明的作用是可逆的（半衰期小于10分钟），不需要合成新受体即可以恢复α受体的活性以及血管平滑肌的张力。酚妥拉明是强效的血管扩张药，迅速降低动脉血压，但也会引起压力感受性反射介导的心动过速。酚妥拉明导致的心肌α₂受体阻滞可能会促进心律失常发展。酚妥拉明也发挥抗组胺和胆碱能活性，后者可能会导致腹部疼痛、腹泻。由于酚妥拉明会引起低血压和心动过速，该药对于血流受限的冠状动脉狭窄患者相对禁忌，使用时必须格外谨慎。当发生血管收缩剂（例如：去甲肾上腺素、异丙肾上腺素）引起的医源性外渗时，酚妥拉明偶尔被用作局部扩血管剂，以预防组织坏死。在治疗可乐定停药相关的难治性高血压或接受单胺氧化酶抑制剂患者的酪胺暴露时，α受体阻滞剂也有效。

不同于酚妥拉明和酚苄明，哌唑嗪是相对选择性α₁受体拮抗剂（α₁和α₂比约为1000:1），导致动静脉血管扩张。这不影响α₂受体调控交感神经节后神经元释放去甲肾上腺素。因此在使用哌唑嗪治疗高血压时，压力感受性反射介导的心动过速明显减弱。而此时直立性低血压是其最主要的临床副作用。哌唑嗪经肝脏代谢。该药也增加高密度脂蛋白和低密度脂蛋白的比例。不同于血管紧张素转化酶抑制剂，哌唑嗪不能改善心力衰竭患者的存活率，因此该药不再被推荐用于此临床适应证。其他α₁受体拮抗剂（例如：特拉唑嗪、多沙唑嗪、坦索罗辛）可用于治疗良性前列腺增生，因为前列腺含有大量的α₁ₐ受体[58]。使用这些药物治疗的患者偶尔需要急诊手术，对于泌尿外科已使用α₁受体拮抗剂的情况，麻醉医生需要意识到麻醉引发的血管扩张可能会被进一步恶化。

α₂肾上腺素受体激动剂：可乐定和右美托咪定

α₂肾上腺素受体激动剂可乐定和右美托咪定常被麻醉医生和疼痛医生用于镇静、抗焦虑和镇痛[59,60]。可乐定与交感神经节后纤维末端突触前

膜上的 α_2 肾上腺素受体结合,激动该受体,抑制节后神经元突触前膜向突触间隙释放去甲肾上腺素; α_2 肾上腺素能受体激动剂不仅通过中枢神经系统突触前和突触后机制,也通过脊髓的交感神经系统突触前机制抑制交感神经突触间传递的作用。可乐定是 α_2 肾上腺素受体的部分激动剂,它对 α_2 受体的选择性是对 α_1 受体的 200 倍左右。因为可乐定具有抗交感作用,它最初被用于治疗高血压,其可能的降压机制为:激活血管舒缩中枢的 α_2 肾上腺素能受体、减少外周交感神经节后纤维去甲肾上腺素的释放和刺激中枢神经系统的咪唑基受体[61,62]。可乐定钝化中枢介导的交感神经系统张力,降低血浆去甲肾上腺素水平,抑制肾素-血管紧张素-醛固酮系统的活性;另外,可乐定可激活副交感神经系统,再加上抑制交感神经张力的作用,可导致心动过缓。与其他治疗高血压的药物不同,可乐定不影响压力感受器参与的心率负反馈调节[63]。不同于 α_1 肾上腺素受体阻滞剂和血管紧张素转化酶抑制剂,α_2 肾上腺素受体激动剂用于治疗高血压时,通常不导致直立性低血压。尽管如此,当大剂量用药时仍可能发生低血压和心动过缓,但这些效应很容易被常规的血管活性药逆转。

可乐定一直作为抗高血压药物被使用,但也可减少术中吸入或静脉麻醉药的用量,减少喉镜置入和气管插管时血流动力学波动,利于术中心血管系统稳定,部分减弱术中交感神经系统对外科刺激的应激,减少术后组织需氧量[64-66]。一项包含 23 项随机对照研究、超过 3 395 例患者的荟萃分析显示[67]:对于接受心脏及大血管手术的患者,可乐定和包括右美托咪定在内的 α_2 肾上腺素受体激动剂可降低心肌缺血和梗死的风险,并降低围手术期死亡率。其抗心肌缺血作用可能与抗交感作用致减少心肌氧耗有关。当用于神经丛阻滞或区域阻滞时,可乐定可增强局部麻醉药和阿片类药物的效能并延长作用时间[68],因为可乐定减少了局麻药和阿片类药物的用量,所以减少了这两类药物严重不良反应的发生率。可乐定作为一种有效的术后镇痛药,充分的证据表明其可用于治疗慢性局部疼痛综合征和神经病理性疼痛。可乐定的镇静和抗焦虑作用是由于其激活了蓝斑的 α_2 肾上腺素受体;值得注意的是,α_2 肾上腺素受体激动剂发挥镇静作用的同时几乎不产生呼吸抑制,无论是否合用阿片类药物[69];因此,在使用可乐定的镇静-镇痛效应时,不需要担心其可能产生呼吸抑制。因为 α_2 肾上腺素受体激动剂可抑制胰岛素释放,所以有可能导致患者高血糖,对于控制欠佳的糖尿病患者,这个副作用尤其需要关注。麻醉医生偶尔会碰到用可乐定来治疗药物滥用所致的戒断症状的情况[70]。

当围手术期患者无法经口服用可乐定时,则有必要停用可乐定。但突然停药可能导致严重的高血压,伴有心动过速、头痛、焦虑、震颤和发汗。当这种情况发生时,应当将患者转入 ICU,进行有创动脉血压监测并使用其他静脉降压药物,直到恢复口服可乐定为止。这种情况下不应单独使用 β 受体阻滞剂,因为这样会导致 α_1 肾上腺素受体被激活,引起强烈的血管收缩,使已存在的高血压危象恶化。对于无法继续口服可乐定的患者,可使用可乐定透皮贴经皮给药,以减弱甚至避免突然撤药导致的高血压危象;应特别注意,可乐定经皮给药需要 48 小时才能达到有效的血药浓度。

右美托咪定作为 α_2 肾上腺素受体激动剂,其选择性约是可乐定的 7 倍(α_2:α_1=1 600:1)且具有更短的时量相关半衰期,该特点使右美托咪定可通过静脉输注,用于手术室和 ICU 的镇静、遗忘和镇痛[71,72]。与可乐定类似,右美托咪定可减少全麻、神经丛阻滞和区域阻滞时麻醉药物用量;降低心率、血压和血浆儿茶酚胺水平;稳定术中心血管系统,且不引起严重的呼吸抑制。不引起严重呼吸抑制的特点使得右美托咪定特别适合于纤维支气管镜引导气管插管和呼吸机脱机的镇静镇痛。右美托咪定保留自主呼吸和对电生理监测无影响的特点使其特别适合于功能性神经外科手术[73]。右美托咪定可表现出对抗大脑缺氧缺血的神经保护作用,这一作用可能与直接的细胞保护作用有关[74]。右美托咪定具有镇痛作用,减少阿片类药物需求量,不存在潜在的呼吸抑制的优点,有利于合并阻塞性呼吸睡眠暂停和接受减肥手术的肥胖患者的围手术期管理[75]。与咪达唑仑相比,右美托咪定用于 ICU 患者的镇静可减少谵妄的发生,缩短机械通气时间和 ICU 住院时间,并且降低患者死亡率[76]。右美托咪定可能与患者低体温发生有关,因为其可以降低体温补偿调控机制被激活时的温度阈值。

β 肾上腺素受体拮抗剂(β 受体阻滞剂)

对多种 β 肾上腺素受体拮抗剂(常被称作"β 受体阻滞剂")心血管作用的预测都是基于之前对

儿茶酚胺作用的讨论。关于 β 受体阻滞剂的作用、用法和局限性的同行评审文献已非常详尽，在此并不打算详细叙述；相反，我们想强调目前普遍使用的 β 受体阻滞剂心血管系统的主要药效和其临床应用。β 受体阻滞剂可产生重要的抗缺血作用，对于 ST 抬高或非 ST 抬高型心肌梗死患者，不合并心源性休克心肌梗死患者、影响血流动力学的缓慢型心律失常或高反应性气道疾病患者，β 受体阻滞剂是一线用药。大量临床试验反复证明，此类药物可降低心肌梗死患者的死亡率和并发症发生率。β 受体阻滞剂与 β_1 肾上腺素受体结合，阻止血浆中的儿茶酚胺发挥作用并抑制交感神经节后纤维释放去甲肾上腺素，最终导致心率减慢和心肌收缩力降低。减慢心率可使心脏舒张期延长，增加左心室冠脉血流量，增强缺血心肌的灌注，改善冠脉微循环氧供，这些综合效应可减少心肌氧耗，同时增加心肌氧供。β 受体阻滞剂被证实可抑制血小板集聚，这对于心肌梗死急性期或心肌梗死的进展是尤为重要的，因为动脉粥样硬化斑块处的血小板聚集可使本已存在的冠脉狭窄变严重，或导致血管的急性阻塞。β 受体阻滞剂对原发性高血压的治疗非常有效，其负性变时作用可对抗心律失常的发生；在治疗心力衰竭、肥厚梗阻性心肌病、主动脉夹层、甲状腺功能亢进、嗜铬细胞瘤和偏头痛的预防方面有着重要的地位；局部应用 β 受体阻滞剂还可用于治疗开角型青光眼。与麻醉医生最相关的是，β 受体阻滞剂用于减少非心脏手术患者术中非致死性心肌梗死的发生[77,78]，特别推荐确诊心肌梗死或合并多个心肌梗死风险因素的患者使用[79]，对没有明确冠心病证据的患者不推荐使用[80,81]。

普萘洛尔是典型的 β 受体阻滞剂，所有的 β 受体阻滞剂都可以与之做对比（表 13-7）。普萘洛尔和其他 β 受体阻滞剂的化学结构与异丙肾上腺素类似，它们都含有一个与乙醇胺基团相连芳香环，乙醇胺基团与 β 肾上腺素受体发生反应，与芳香环连接的其他基团决定了该药物分子与 β_1 肾上腺素受体结合的特异程度。所有的 β 受体阻滞剂都有一个手性中心，每种药物的左旋异构体都有生物学活性。依据 β 受体阻滞剂对 β_1 受体或 β_2 受体的相对选择性、它们的脂溶性、是否具有内在的拟交感活性（如部分激活 β_1 受体）、心肌细胞膜稳定能力和其他心血管作用以及药代动力学特性将每种 β 受体阻滞剂区分开来。通过抑制异丙肾上腺素升高心率的能力反映 β 受体阻滞剂效能（以普萘洛尔作为测定标准）。普萘洛尔是"第一代"（非选择性）β 受体阻滞剂，完全阻滞 β_1、β_2 受体，而美托洛尔、阿替洛尔和艾司洛尔被归为"第二代"β 受体阻滞剂，因为这类药物选择性阻滞 β_1 受体；需要注意，这种选择性是相对的，当大剂量使用第二代 β 受体阻滞剂时，β_1 和 β_2 受体都可被阻滞。"第三代"β 受体阻滞剂存在除作用于 β 受体之外的其他心血管药理作用，如拉贝洛尔可阻滞 α_1 肾上腺素受体；卡维地洛可表现出抗氧化和抗炎作用；布新洛尔是 β_1 受体的部分激动剂，具有内在拟交感活性；奈必洛尔可作用于血管内皮产生氧化亚氮介导的血管舒张效应。

当交感神经张力增高（如外科手术应激、情绪激动或心衰）时，β 受体阻滞剂降低心率和心肌氧耗的作用更加显著，因为在基础状态下，迷走神经的活动是调节心血管稳态的主导因素。非选择性 β 受体阻滞剂通过负性变时变力作用，最初减少心排出量；与此同时，通过阻滞血管平滑肌 β_2 受体和补偿性刺激 α_1 受体使动脉收缩。长时间使用非选择性 β 受体阻滞剂时，其最初的升高全身血管阻力的作用将逐渐减弱[82]。选择性 β 受体阻滞剂无论是否伴有 α_1 受体阻滞剂活性，均具有血管舒张效应，尽管同时抑制心肌收缩力，但通常皆可通过降低全身血管阻力并不同程度维持心排出量。β 受体阻滞剂被广泛应用于高血压病的治疗，但 β 受体阻滞剂不具有特定额外的血管舒张活性，其降压的详细机制有待被进一步阐明（图 13-6）。交感神经节后纤维释放去甲肾上腺素，激活肾脏近球细胞的 β 受体，可导致肾素分泌并激活肾素 - 血管紧张素 - 醛固酮系统（见下文）。大多数 β 受体阻滞剂抑制这种途径的肾素释放，但它们的抗高血压作用通常发生在血浆肾素浓度下降之前[83]；一部分 β 受体阻滞剂不显著影响肾素的代谢，但仍可有效降低高血压患者的动脉血压。β 受体阻滞剂似乎也不可能通过降低中枢调节的交感神经张力产生抗高血压作用，因为脂溶性差异很大的 β 受体阻滞剂降压效果几乎相同。β 受体阻滞剂最可能通过某些机制间接调节交感神经节后纤维去甲肾上腺素释放产生降压作用，尽管目前已知，激活交感神经节后纤维突触前膜上的 β 受体可导致神经递质的释放。很明显，选择性 β 受体阻滞剂不影响 β 受体活性，其阻滞 α_1 受体或通过其他机制产生血管舒张作用，从而降低动脉血压（图 13-6）[84]。尽管

表 13-7　β 受体阻滞剂药效的比较

名称	化学结构	选择性			血浆半衰期 /h	内在拟交感活性	膜稳定活性	脂溶性	代谢
		β_1	β_2	α					
普萘洛尔		+	+	0	3~4	0	+	+++	肝脏
美托洛尔		+	0	0	3~4	0	0	++	肝脏
阿替洛尔		+	0	0	6~9	0	0	+	肾脏
艾司洛尔		+	0	0	0.15	0	0	+	红细胞酯酶
拉贝洛尔		+	+	+	6	+	0	+	肝脏
卡维地洛		+	+	+	2~8	0	+	+++	肝脏

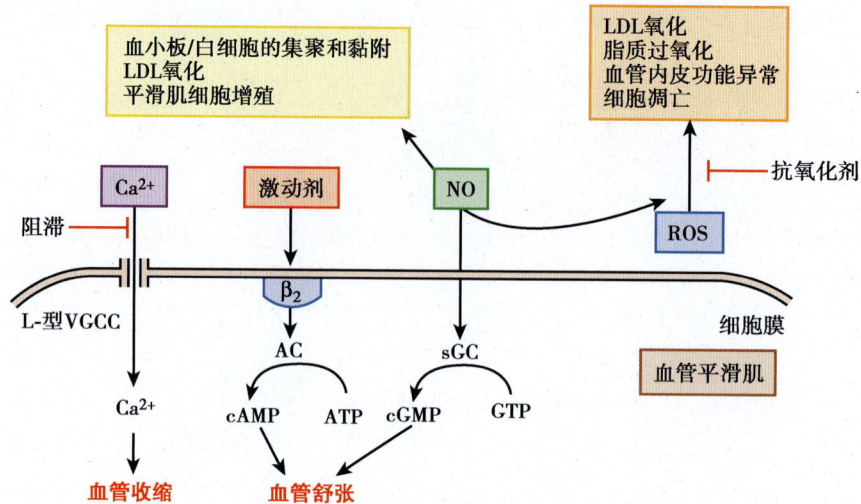

图 13-6 β 受体阻滞剂产生舒血管作用可能机制的示意图

VGCC，电压门控钙通道；AC，腺苷酸环化酶；NO，氧化亚氮；sGC，可溶性鸟苷酸环化酶；ROS，氧自由基；LDL，低密度脂蛋白（改编自 Toda N. Vasodilating in β-adrenoceptor blockers as cardiovascular therapeutics. Pharmaco Ther, 2003, 100: 215-234。Elsevier 公司版权所有，保留所有权利）

非选择性的 β 受体阻滞剂如普萘洛尔并不依赖上文所述的其他降压机制，其仍是非常有价值的抗高血压药。

自 20 世纪 60 年代 β 受体阻滞剂被用于临床以来，其一直是急性心肌缺血和急性心肌梗死药物治疗的重要组成部分。前已述及，β 受体阻滞剂直接降低心肌氧耗，改善冠脉灌注，从而改善心肌氧供-需关系，并降低缺血负荷。这些作用可降低心肌坏死的程度、维持左心室收缩功能、抑制恶性室性心律失常的发生、减少患者死亡率、并改善长期生活质量。在先前出版的文献纳入的最具说服力的数据中，其结论支持急性心肌梗死患者使用 β 受体阻滞剂；许多安慰剂-对照随机临床试验明确指出：β 受体阻滞剂不仅可有效治疗急性心肌梗死，还可以显著降低冠心病患者发展成心肌梗死的风险[85, 86]；使用 β 受体阻滞剂治疗的心肌梗死患者总死亡率降低约 25%[87]。β 受体阻滞剂对心衰的长期治疗也有显著疗效。将 β 受体阻滞剂用于心衰的治疗的观点最初是被怀疑的，因为在此类治疗中使用抑制心肌收缩的药物似乎违反常理。然而，心衰患者的交感神经张力会随着病情进展缓慢升高，对心肌 β 受体的密度和功能、细胞内信号转导、收缩性蛋白的表达以及钙离子稳态产生一系列的影响，导致线粒体功能异常、促进心肌细胞凋亡（程序性死亡），最终导致病理性心室重塑，加速心衰进展[88, 89]。临床试验证实，β 受体阻滞剂可显著降低心衰患者的死亡率，且与心衰的严重程度无关[90]。事实上，与接受安慰剂的患者比较，因为接受 β 受体阻滞剂治疗的中重度心衰患者的死亡率明显下降，所以许多大样本随机研究在达到目标前便被提前终止[91]。β 受体阻滞剂可缓解心衰患者的临床症状、提高运动耐量、减少住院治疗需求并缩短住院时间、降低心源性猝死的风险[92]。

β 受体阻滞剂的电生理作用使其非常适合于治疗快速心律失常：可降低窦房结的自律性、抑制异位起搏点的活动、减慢通过心房通路冲动传导的速率、减慢房室结传导速率并延长房室结不应期。β1 和 β2 受体都介导负性变时变传导作用[20]。一些 β 受体阻滞剂也具有膜稳定作用，可能从理论上解释其抗心律失常作用，但只有 β 受体阻滞剂被过量使用时，这些"奎尼丁样作用"才具有临床关联性。β 受体阻滞剂可用于减慢窦性心动过速、心房颤动或扑动、室上性心动过速、折返性快速心律失常（如 WPW 综合征、LGL 综合征）患者的心室率；也可防止置入喉镜及气管内插管刺激造成的心动过速；还可以减轻血管扩张治疗时压力感受器导致的反射性窦性心动过速，例如：使用 β 受体阻滞剂可缓解因治疗嗜铬细胞瘤时使用 α1 肾上腺素受体阻滞剂造成的反射性心动过速。嗜铬细胞瘤患者体内高儿茶酚胺水平可导致心肌病，使用 β 受体阻滞剂可延缓这一病理过程的进展。对于 Standford A 型（Debakey Ⅰ型或Ⅱ型）主动脉夹层患者，静脉血管扩张剂（如硝普钠、氯维地平）和β受体阻滞剂联合应用时，后者的负性变时变力作用可降低心率、抑制主动脉近心端剪切力的升高。同样地，对于马方综合征患者，β受体阻滞剂通过降低心搏射血对大动脉根部的冲击力，降低主动脉夹层的发生风险，改善主动脉扩张[93]。β受体阻滞剂可降低甲亢和甲状腺危象患者的心率，通过抑制外周 T_4 向 T_3 转化，防止快速心律失常的发生。因此，丙硫氧嘧啶联合β受体阻滞剂可有效治疗甲状腺功能亢进。对于梗阻性肥厚型心肌病患者，β受体阻滞剂的降心率和负性变力作用可明显降低左心室流出道动态压力差，降低二尖瓣反流的程度，改善临床症状[94]。

局部用β受体阻滞剂（如噻吗洛尔、倍他洛尔）可用于治疗开角型青光眼。不同于局部应用抗胆碱药，β受体阻滞剂可减少房水产生的同时不影响瞳孔的大小和调节。必须注意到，局部β受体阻滞剂可能被全身吸收，产生心血管或呼吸系统的副作用。有症状的缓慢型心律失常和支气管痉挛性肺疾病是其相对禁忌证。β受体阻滞剂对偏头痛的预防有确切效果，但其具体的机制尚不明确[95]。β受体阻滞剂也可用于缓解由表演场合（如当众演讲、口语考试）的焦虑导致的交感神经兴奋症状，包括心悸、心动过速和震颤。同样地，对于药物滥用者，β受体阻滞剂还可用于抑制戒药导致的交感神经兴奋。

β受体阻滞剂具有一系列严重的副作用。尽管对于心衰患者有肯定的疗效，但β受体阻滞剂的负性变力作用可加重心衰症状，可导致严重左心室功能异常患者的失代偿。对于合并严重冠状动脉狭窄的易感者，长期服用β受体阻滞剂后突然停药可导致心肌缺血、心肌梗死或突发性心源性猝死。因为β受体阻滞剂的电生理作用，对于已存在房室传导异常或使用负性变传导药物（如地尔硫草、维拉帕米）的患者可导致出现Ⅱ度或Ⅲ度房室传导阻滞[96]。非选择性β受体阻滞剂可阻滞动脉平滑肌上的β受体，导致动脉收缩，偶尔可恶化周围血管疾病患者的血管功能不全或加重易感患者的雷诺现象。尽管如此，β受体阻滞剂仍然是周围血管疾病的主要治疗药物，因为此类患者中大多数合并临床症状明显的冠心病，其心肌缺血、心律失常和死亡率明显增加。普萘洛尔和其他一代β受体阻滞剂阻滞支气管上的β受体，对于合并支气管哮喘

和慢性阻塞性肺疾病的患者，可造成致死性支气管收缩。对于存在反应性气道疾病的患者，长期使用β受体阻滞剂（如阿替洛尔）治疗高血压、心肌缺血和心肌梗死、心衰时应格外小心，因为此类药物对β受体的选择性不是绝对的，且有适合于这类患者的替代药物（如钙通道受体阻滞剂、硝酸酯类和 ACE 抑制剂）可选择。尽管如此，选择性β受体阻滞剂仍可使合并慢性阻塞性肺疾病的部分冠心病患者获益[97]。β受体阻滞剂也可干扰碳水化合物和脂质的代谢。当低血糖发生时，内源性儿茶酚胺可使肝糖原分解、脂质分解和糖异生，促进葡萄糖向循环血中释放，非选择性β受体阻滞剂可抑制这一过程，特别是对于 1 型糖尿病患者，还可弱化由于低血糖兴奋交感神经导致的震颤、心动过速合焦虑。因此，非选择性β受体阻滞剂对于控制不佳、经常有低血糖发生的糖尿病患者是相对禁忌的，这类患者更适合使用选择性β受体阻滞剂[98]。

普萘洛尔

如前所述，普萘洛尔是典型的非选择性β受体阻滞剂。普萘洛尔有口服剂型和注射剂型，阻断 $β_1$ 受体和 $β_2$ 受体，但不阻断 $α_1$ 受体，大剂量使用时具有一定的膜稳定作用，但不具有内在拟交感活性。该药具有较高的亲脂性，口服很容易通过胃吸收，大部分经肝脏首过消除作用代谢。患者对普萘洛尔代谢差异非常大，肝脏疾病或者肝血流减少可抑制该药的代谢，此时需减量；但肾功能不全对该药物的代谢无影响。普萘洛尔适用于高血压和有症状的冠心病。尽管半衰期较短（约 4 小时），因其持久的抗高血压作用，普萘洛尔仍可每日两次给药。普萘洛尔需要持续使用几周的才能达到理想的降压效果。运动时心动过速的抑制意味着足够的β受体被阻滞。静脉注射普萘洛尔用于治疗快速心律失常，但目前更推荐静脉注射艾司洛尔，因为其半衰期更短。具有里程碑意义的 Beta-Blocker Heart Attack Trial 指出，普萘洛尔可显著降低（从 9.8% 降低到 7.2%）急性心肌梗死患者死亡率[99]。由于β选择性阻滞剂的广泛使用和三代阻滞剂具有其他心血管活性，普萘洛尔的使用正在逐渐减少。

美托洛尔

美托洛尔选择性阻滞 $β_1$ 受体，但不具有内在拟交感和膜稳定活性。该药具有口服剂型和静脉

剂型。与普萘洛尔类似，口服美托洛尔可被快速吸收，但肝细胞色素 P450 2D6 的首过消除限制其初始的生物利用度；少于 10% 的原型药物经肾脏排泄。对于代谢正常的患者，美托洛尔 3～4 小时的半衰期允许其每日两次给药，缓释剂可每日一次给药。对于细胞色素 P450 2D6 代谢异常的患者，美托洛尔的半衰期可加倍，这类患者口服该药发生不良反应的可能性是正常人的 5 倍[100]。美托洛尔常被用于治疗高血压、心绞痛、急性心肌梗死和慢性心衰[101]。

阿替洛尔

与美托洛尔类似，阿替洛尔是选择性 β_1 受体抑制剂，不具有内在拟交感或膜稳定活性。该药半衰期比美托洛尔长（6～9 小时），可每日一次给药。阿替洛尔不经肝脏代谢，大部分以原型经肾脏排泄，因此，对于中、重度肾功能不全患者，阿替洛尔应减量。因为不存在首过消除，口服阿替洛尔后人群中血药浓度的差异减小[102]。与其他 β 受体阻滞剂类似，阿替洛尔可用于治疗高血压、冠心病、急性心肌梗死和心力衰竭。

艾司洛尔

艾司洛尔是相对选择性 β_1 受体阻滞剂。艾司洛尔的化学结构与普萘洛尔和美托洛尔非常相似，其结构中的甲酯基使其可以被红细胞中的酯酶快速水解，因此其清除半衰期仅 9 分钟。艾司洛尔起效快、代谢快的特点使其非常适合于处理手术中的心动过速和高血压。艾司洛尔常通过静脉给药，可立即引起剂量相关的心率下降和心肌收缩力下降，血压下降继发于该药的负性变时变力作用。艾司洛尔常用于减弱交感神经对喉镜置入、气管插管和手术刺激的反应，特别适合于已存在或是怀疑合并有冠心病、面临较高急性心肌梗死风险的患者。艾司洛尔也可用于快速控制室上性快速心律失常（如房颤、房扑）患者的心率。艾司洛尔还在电惊厥治疗过程中诱发惊厥发作后，有效减弱交感神经兴奋导致的心动过速和高血压。由于艾司洛尔是选择性阻滞 β_1 受体，其不会明显阻滞 β_2 受体，使得给药后低血压的发生较其他非选择性 β 受体阻滞剂常见。

拉贝洛尔

拉贝洛尔由 4 种立体异构体组成，可不同程度阻滞 α 和 β 肾上腺素受体[103]。在 4 种立体异构体中，一种是 α_1 受体阻滞剂，另一种是非选择性的 β 受体阻滞剂，其他两种对肾上腺素能受体无明显作用，四种异构体混合物的净作用是：选择性阻滞 α_1 受体的同时，非选择性阻滞 β_1 受体和 β_2 受体。拉贝洛尔的静脉剂型所含 α_1 和 β 受体阻滞剂的比例约为 1∶7，其中的 α_1 受体阻滞剂可舒张小动脉，通过降低全身血管阻力降低动脉血压，这样的药理特点使其非常适用于围手术期高血压的治疗。除非选择性阻滞 β 受体，拉贝洛尔也可部分激动 β_2 受体，后者是其降压机制之一。拉贝洛尔通过阻滞 β_1 受体产生降低心率和心肌收缩力的作用。由于拉贝洛尔对 α_1 和 β 受体具有混合作用，因此可维持每搏输出量和心排出量基本不变。与其他血管舒张剂不同，拉贝洛尔产生舒血管作用时并不引起反射性心率加快，因为该药阻滞了参与反射性升心率的 β_1 受体，这可使合并心肌缺血的高血压患者受益。在治疗高血压危象和主动脉夹层患者的高血压时，使用拉贝洛尔可不引起心动过速。拉贝洛尔可减弱喉镜置入和气管插管时交感神经系统的反应，但由于其半衰期相对较长（约 6 小时），限制了此方面的应用。

卡维地洛

卡维地洛是另外一种第三代 β 受体阻滞剂，可阻滞 β_1、β_2 肾上腺素受体和 α_1 肾上腺素受体[104]。与拉贝洛尔相似，该药通过阻滞 α_1 受体发挥血管舒张作用。该药具有膜稳定性，但不具有内在拟交感活性。卡维地洛具有重要的抗氧化和抗炎作用：该药不仅抑制氧自由基的产生，也可清除这些自由基的中间产物。卡维地洛通过抑制细胞毒性中性粒细胞的募集、驱化和激活发挥抗炎和抗氧化作用，阻止冠脉内皮细胞吸收有害的低密度脂蛋白，并对抗心肌的缺血 - 再灌注损伤[105]。卡维地洛可用于治疗高血压、稳定型心绞痛和急性心肌梗死，且证实此药对于心力衰竭患者特别有效。几项大型临床试验结果证实：卡维地洛可改善左心室功能；逆转或减慢左心室病理性重构过程；减少住院次数或住院时间；显著降低由各种原因（包括冠心病）导致的慢性心衰患者的死亡率[106]。事实上，相比美托洛尔，卡维地洛更能使心衰患者获益，部分专家在治疗心衰时更倾向于选择卡维地洛[107]。卡维地洛亲脂性强，口服后几乎全部被吸收;与普萘洛尔和美托洛尔相似,该药通过肝细胞色素 P450 2D6 的氧化代谢,大部分药物被首过消除,几乎不经肾脏排泄。

磷酸二酯酶抑制剂

磷酸二酯酶是水解第二信使 cAMP 和 cGMP 的一类结构相似的酶,在不同组织中发挥其生理学效应。已经发现了至少 7 种亚型。这些酶的抑制剂可减少 cAMP 和 cGMP 的水解,因此其细胞内的效应。目前临床应用的磷酸二酯酶抑制剂在小剂量使用时,具有一些同工酶选择性;但大剂量使用时,这种选择性消失。心肌细胞和血管平滑肌细胞含有 Ⅲ 型磷酸二酯酶同工酶(PDE Ⅲ),它结合在肌质网,将 cAMP 分解为单磷酸腺苷(AMP)[108]。二吡啶类化合物,如米力农和氨力农,可选择性阻滞心脏的 PDE Ⅲ,改变心肌细胞内 Ca^{2+} 调节,增强心肌细胞收缩力且不影响儿茶酚胺的释放或 $β_1$ 肾上腺素受体的激活。PDE Ⅲ 抑制剂可增加细胞内 cAMP 浓度,增强蛋白激酶 A 的活性,使电压门控 Ca^{2+} 通道[109]和受磷蛋白(主要的肌质网调节蛋白)磷酸化[110]。这些效应综合在一起,可增加 Ca^{2+} 向心肌细胞内回流,并促进肌质网 Ca^{2+} 介导的 Ca^{2+} 释放,大量的 Ca^{2+} 可使心肌细胞收缩,最终产生正性肌力效应。因为抑制 cAMP 的代谢可使更多的 Ca^{2+} 被重吸收回肌质网,所以 PDE Ⅲ 抑制剂可增强心肌舒张的比例和程度。这种主动的心肌舒张效应可改善心衰患者的心室舒张功能。

通过抑制血管平滑肌细胞内 cGMP 的代谢并增强其第二信使功能,PDE Ⅲ 抑制剂可明显舒张动、静脉血管。因为 PDE Ⅲ 抑制剂在增强心肌收缩力的同时可扩张血管,所以被定义为"正性肌力-血管扩张剂"。PDE Ⅲ 抑制剂的血管扩张作用强于具有 $β_2$ 肾上腺素受体激动剂活性的药物,诸如多巴酚丁胺和异丙肾上腺素;这种扩血管作用减轻了左心室后负荷,增加心排出量,改善左心室-动脉匹配,并提高左心室机械效率。静脉注射或吸入 PDE Ⅲ 抑制剂也可降低肺血管阻力,特别适用于接受心脏或心脏移植手术且合并肺动脉高压的患者[111,112];然而,这种肺血管扩张作用可导致肺内分流的增加,出现低氧血症。PDE Ⅲ 抑制剂可扩张静脉容量血管,降低前负荷。值得注意的是,PDE Ⅲ 抑制剂降低前、后负荷的作用常使心衰患者心肌耗氧量降低,尽管同时也产生正性肌力、主动舒张和正性变时作用[113]。若血容量充足,使用 PDE Ⅲ 抑制剂后,平均动脉压维持不变或轻度下降,因为心排出量的增加可代偿后负荷的下降。

PDE Ⅲ 抑制剂可导致心率加快,但作用不如儿茶酚胺显著。使用选择性 β 受体阻滞剂可终止 PDE Ⅲ 抑制剂的正性变时作用,且不影响其主动舒张作用。PDE Ⅲ 抑制剂可导致恶性室性心律失常,因为此类药物可提高细胞内 cAMP 和 Ca^{2+} 的浓度[114]。PDE Ⅲ 抑制剂可抑制血小板集聚,抑制血管内皮细胞损伤导致的内膜增生,并减弱体外循环时的促炎症效应[115]。此外,这类药物可舒张心外膜固有的冠状动脉和(冠状动脉搭桥术移植的)旁路动脉[116]。因此,对于冠心病需要接受 CABG 手术的患者,PDE Ⅲ 抑制剂具有重要的抗心肌缺血作用。对于失代偿的心脏,PDE Ⅲ 抑制剂的效能减弱,但减弱程度不及 $β_1$ 肾上腺受体阻滞剂。因此,尽管 β 肾上腺素受体下调和功能异常,PDE Ⅲ 抑制剂仍可增强心肌收缩力。这种药理特性促使出现了大量的大样本临床研究,来评估口服 PDE Ⅲ 抑制剂对严重慢性心衰患者的疗效。这些研究显示,虽然 PDE Ⅲ 抑制剂增强患者心功能并改善表观生活质量,但是患者室性心律失常和突发心源性猝死的死亡率显著升高[117]。尽管心衰是 PDE Ⅲ 抑制剂的禁忌证,该药在治疗心脏手术术中或 ICU 的急性左心衰竭时一直占有重要地位。对于合并左心室舒张功能异常的患者,在体外循环机脱机前,作者会联合使用 PDE Ⅲ 抑制剂和 β 受体激动剂,因为这两类药物可对 cAMP 介导的细胞内信号转导产生协同作用。

米力农(表 13-8)和氨力农作为 PDE Ⅲ 抑制剂,被广泛应用于心脏手术术中和术后的心肌功能支持。米力农的作用强度是与其化学结构相似的氨力农的 15～20 倍。米力农增强心肌收缩力并扩张动、静脉血管,因此可提高左心功能差患者的体外循环机脱机成功的可能性[118]。对于米力农药效学和药代动力学,已有大量的基于心脏手术[119]和 ICU 患者[120]的研究,使用 25～50 $μg \cdot kg^{-1}$ 的负荷量和 0.375～0.75 $μg/(kg \cdot min)$ 的持续输注速率可有效增加心排出量和氧输送。氨力农是最早使用的 PDE Ⅲ 抑制剂,其心血管效应几乎与米力农完全相同,但因为长期使用有导致血小板减少的可能性,已不再用于治疗左心室功能异常[121]。

表 13-8　米力农、左西孟旦和血管升压素的比较

名称	化学结构	作用机制	剂量范围	适应证	主要副作用
米力农		PDE Ⅲ 抑制剂	负荷：25～50μg/kg 静脉注射：0.375～0.75μg/(kg·min)	急性 LV 功能异常	心律失常 心肌缺血 突发心源性猝死 高血压休克
左西孟旦		肌丝 Ca^{2+} 增敏剂 PDE Ⅲ 抑制剂 K_{ATP} 通道开放剂	负荷：12～24μg/kg 静脉注射：0.05～0.2μg/(kg·min)	急性 LV 功能异常 心衰	心动过速 低血压
血管升压素		V_1（血管平滑肌） V_2（肾集合管激动剂）	静脉注射：0.01～0.1U/min	休克（血管源性、心源性） 心搏骤停	心律失常 高血压 心肌缺血 心排出量降低 周围缺血 内脏血管收缩

LV，左心室；Ca^{2+}，钙离子；PDE，磷酸二酯酶；K_{ATP}，腺苷三磷酸敏感钾离子通道（改编自 Linn KA，Pagel PS.Cardiovascular pharmacology. In: Barash PG, Cullen BF, Stoelting RK, et al., eds.Clinical Anesthesia Fundamentals. hiladelphia, PA: Wolters Kluwer, 2015: 234-235）。

左西孟旦

　　肌丝 Ca^{2+} 增敏剂是正性肌力血管扩张药，其通过增强收缩结构对 Ca^{2+} 的敏感性增强心肌收缩力[122]。尽管之前对大量的肌丝 Ca^{2+} 增敏剂进行过临床研究，左西孟旦（表 13-8）是目前唯一应用于临床的此类药物。在欧洲，左西孟旦被广泛用于心衰的短期治疗[123]和心脏手术患者的正性肌力支持[124]。然而在美国，由于尚不明确左西孟旦与传统治疗相比是否更具有临床优势，其使用相对受限[125]。最初认为，左西孟旦用于治疗慢性心衰急性失代偿时，可减少患者的发病率和死亡率；但后续研究证实：与多巴胺相比，肌丝 Ca^{2+} 增敏剂并不能减少死亡或主要心脏不良事件的发生[126]。对于晚期心衰患者，间断使用左西孟旦并不能改善身体功能或生存质量[127]。左西孟旦可快速缓解急性失代偿心衰患者的临床症状，但也会增加心血管相关并发症的风险[123]。根据上述和其他既往的临床研究，左西孟旦用于治疗心衰的前景并不明确。

　　左西孟旦通过以下三个机制实现正性肌力和血管扩张作用[128]。首先，左西孟旦与肌钙蛋白 C（TnC）结合，通过 Ca^{2+} 依赖的方式稳定 Ca^{2+} 结合构象，来延长肌动蛋白和肌球蛋白相互作用的时间，增加心肌细胞收缩的比例和强度，最终使心肌收缩力增强。Ca^{2+} 依赖的左西孟旦和 TnC 结合可防止心肌舒张异常的发生。第二，左西孟旦是强效 PDE Ⅲ 抑制剂，可产生正性肌力和主动舒张效应，导致全身、肺、冠状动脉血管扩张。最后，左西孟旦开放 ATP 依赖的 K^+ 通道（K_{ATP}），产生血管舒张作用，也可对抗可逆[129]或不可逆[130]的心肌缺血损伤。左西孟旦降低心衰患者的左心室充盈压、平均动脉压、肺血管阻力及全身血管阻力，并增加心排出量。左西孟旦产生的中度降压作用与米力农相当，并且血压的降低通常对扩容有反应。左西孟旦也可改善左心室 - 动脉匹配和左心室机械效率，同时仅轻微增加心率和心肌氧耗。与治疗心衰时的发现类似，对于左心室舒张功能正常或受限的接受心脏手术的患者，左西孟旦改善心功能的同时，可降低肺毛细血管楔压和全身血管阻力[131]。左西孟旦的代谢产物（OR-1896）具有生物学活性，这可能与儿茶酚胺和 PDE Ⅲ 抑制剂相对比，其能产生更长时间的血流动力学效应有关[132]。

强心苷

尽管经过几十年心血管药理学的研究，但对增强心脏衰竭的收缩力的新药的结果仍令人异常失望[133]。几个世纪以来，强心苷类药物一直是唯一的口服正性肌力药物，用来治疗轻、中度心力衰竭。强心苷在自然界存在于洋地黄在内的几种植物中。目前临床上最常用的强心苷类药物是地高辛和洋地黄毒苷，但一些与之相关的药物也用于临床。强心苷类药物增强心肌收缩功能，但在治疗急性左心室功能异常时，其他药物相比，其正性肌力作用较弱。强心苷选择性地与肌膜外侧的 Na^+-K^+ATP 酶 α-亚基结合，可逆性地抑制该酶的活性[134]。细胞外 K^+ 浓度增高可部分抑制洋地黄与 Na^+-K^+ATP 酶的结合，因此，钾可逆转由于低钾血症造成的洋地黄中毒。抑制 Na^+-K^+ATP 酶可间接提高心肌细胞内 Ca^{2+} 的浓度，增强心肌收缩力。正常情况下，Na^+-K^+ATP 酶将 3 个 Na^+ 逆离子浓度梯度转出细胞的同时，将 2 个 K^+ 转入细胞内；抑制这样的离子交换可使细胞内 Na^+ 浓度轻度升高，抑制 Na^+-Ca^{2+} 转运体将 Ca^{2+} 泵出肌质网；多出的 Ca^{2+} 被储存在肌质网，在下一次心肌收缩时被释放。不同于其他增强心肌收缩力的药物，机体不会对强心苷类药物的正性肌力作用产生快速耐药性。强心苷的作用机制与"阶梯现象"（详见第 12 章）的原理类似：快速提高心率可导致 Na^+-K^+ATP 酶的活性延迟，使得细胞内 Na^+ 离子浓度短暂升高，通过 Na^+-Ca^{2+} 交换作用增强心肌收缩力。

强心苷引起的心肌收缩增强可降低衰竭心脏的左心室前、后负荷、左心室壁张力和心肌氧耗。强心苷可维持患者的心率不变。因为强心苷可增强心肌收缩力和增加心排出量，从而抑制逐渐提高的交感神经系统活性，其是心衰的一个典型特征。血浆去甲肾上腺素水平的降低和由此导致的左心室后负荷降低可视为是交感神经张力降低的表现。强心苷降低交感神经张力的作用也与其对心脏压力感受器的直接作用有关。以上作用在强心苷降低心衰患者发病率和死亡率的过程中占有重要地位[135]。然而，强心苷阻滞 Na^+-K^+ATP 酶的作用可导致心肌电生理改变（如影响窦房结和房室结、传导通路和希氏束），因为该酶维持了正常的膜静息电位；交感神经受抑制和副交感神经活性增强进一步调节强心苷的直接电生理效应；因此，

强心苷可导致多种心律失常，包括窦性心动过缓或窦性停搏、房室传导延迟、Ⅱ度或Ⅲ度房室传导阻滞。值得注意的是，中毒剂量的强心苷可以反常性地引起交感神经张力增加，导致快速室性心律失常的发生。强心苷类药物治疗指数低、安全范围窄，因此，药物的血浆浓度直接决定了发生心律失常时的死亡率。因为可以延长房室结传导时间，强心苷类药物最常用于控制围手术期阵发性室上性心动过速导致的心室率过快。

血管升压素

血管升压素（抗利尿激素，表 13-8）是垂体后叶分泌的肽类激素，可调节肾脏对水的重吸收，可不依赖肾上腺素受体产生强大的血流动力学效应。血管升压素受体有 3 种亚型（V_1、V_2 和 V_3），皆是 5 个亚基组成的 G 蛋白偶联螺旋形膜蛋白。血管升压素的心血管效应主要由分布在血管平滑肌细胞膜表面的 V_1 受体介导[136]。激活 V_1 受体可活化磷脂酶 C，后者将 4,5-二磷酸肌醇（PIP_2，磷脂酰肌醇）水解为 1,4,5-三磷酸肌醇（IP_3）和二酰基甘油（DAG）；这些第二信使可使细胞内 Ca^{2+} 浓度升高，导致血管平滑肌细胞收缩。V_2 受体表达于肾集合管细胞，其激活可导致水的重吸收；V_3 受体分布于垂体本身，调节垂体的内分泌功能。

机体分泌的血管升压素与交感神经系统和肾素-血管紧张素-醛固酮系统一起，在人体血压的维持中发挥着重要的作用。对神志清醒的健康人，外源性注射血管升压素不会对血压造成严重的影响，因为注射的血管升压素可激活中枢神经系统最后区的 V_1 受体，增强压力感受器反射介导的交感神经传出抑制，抵消由外周 V_1 受体兴奋导致的动脉血管收缩所引起的全身血管阻力增高。与此相反，当交感神经系统和肾素-血管紧张素-醛固酮系统功能异常时，血管升压素介导的升压机制可发挥重要的血压维持作用。诚然，当血管升压素相对不足时（如对儿茶酚胺无反应的低血压、血管源性休克、脓毒症、心搏骤停），外源性使用血管升压素可有效维持血压。用于治疗高血压的 ACEI 和血管紧张素Ⅱ受体阻滞剂（ARBs）可影响自主神经系统和肾素-血管紧张素-醛固酮系统的功能，接受此类药物治疗的高血压患者术中发生儿茶酚胺和拟交感活性药物难治的低血压的案例屡被报道。全麻或神经丛阻滞也可降低交感神经张力，

导致包括血管升压素在内的血浆应激激素水平降低。因此，麻醉中使用血管升压素可激活血管平滑肌 V_1 受体，引起血管平滑肌收缩，快速升高血压。现已证实，血管升压素的治疗可降低急性血管扩张状态（如过敏反应）患者的死亡率。另外，血管升压素可治疗长时间体外循环后，对去氧肾上腺素和去甲肾上腺素无反应（血管麻痹）的严重低血压。

血管升压素是治疗脓毒症和心搏骤停的有效药物。脓毒症的典型特征之一是对液体复苏无效的血管扩张，同时内源性血管升压素相对缺乏。交感神经系统和肾素-血管紧张素-醛固酮系统对低血压反应不足也可见于脓毒症。血管升压素联合或不联合其他血管活性药治疗脓毒症可稳定患者的血流动力学情况，提高患者生存的可能。将血管升压素和其他血管活性药联合使用可降低维持血压所需要的血管升压素的总剂量，因此可减少血管升压素对器官灌注的不利影响。事实上，持续注射大剂量血管升压素可导致肠系膜缺血、外周血管功能不全，甚至心搏骤停，因为该药可引起皮肤、骨骼肌、内脏和冠状动脉血管床的明显收缩，导致这些组织灌注不足和氧供减少。静脉注射血管升压素也是美国心脏协会成人高级心血管生命支持指南中对于室颤、无脉电活动和心搏停止造成的心搏骤停的抢救流程的一部分。

硝基血管扩张剂

硝基血管扩张剂是指硝酸酯（如硝酸甘油）和氧化亚氮（NO）供体，通过酶促巯基还原反应或不依赖代谢反应的自发机制释放 NO。与血管内皮细胞分泌的 NO 类似，外源性 NO 可激活血管平滑肌细胞中的鸟氨酸环化酶，将三磷酸鸟苷环化为 cGMP，后者作为第二信使激活 cGMP-依赖的蛋白激酶（蛋白激酶 G），使肌球蛋白的轻链去磷酸化，导致血管平滑肌细胞舒张。NO 通过非 cGMP-依赖途径激活肌质网 Ca^{2+} ATP 酶，促使胞质内的 Ca^{2+} 被肌质网重吸收，导致胞质内 Ca^{2+} 浓度降低，血管平滑肌舒张。NO 也可激活 K^+ 通道，使得 K^+ 外流，导致细胞膜超极化，进一步导致电压门控 Ca^{2+} 通道关闭，促进平滑肌舒张。

硝基血管扩张剂常用于改善心衰患者的血流动力学和心肌氧供-需关系。该药的静脉扩张作用可减少静脉回流，进一步降低左心室和右心室的舒张末容积、压力和室壁压；该药的动脉扩张作用可降低全身和肺动脉阻力，进而降低左心室和右心室收缩末室壁压；以上效应可降低心肌氧耗。同时，硝基血管扩张剂直接扩张心外膜不存在血流受限的狭窄冠状动脉，增加心肌氧供。硝基血管扩张剂降低左心室舒张末压的作用联合扩张冠脉的作用，可显著增加心内膜下心肌灌注。硝基血管扩张剂的临床效能最初在患者间可能存在差异，但随着用药时间的延长，其心血管药效会不可避免地消失。有些患者可能在氧化应激时对硝酸酯存在相对抵抗，因为超氧化阴离子可吞噬 NO，导致可逆性鸟苷酸环化酶氧化，并抑制乙醛脱氢酶活性，这些效应抑制了硝酸酯释放 NO。因为交感神经系统和肾素-血管紧张素-醛固酮系统的激活，一部分患者的血流动力学对硝基血管扩张剂反应的逐渐减弱，这种现象被称为"假性耐受"，可见于由于突然终止服用硝基血管扩张剂而发生反跳性高血压的患者。真正对硝酸酯产生耐受的机制可能是鸟氨酸环化酶活性受抑制；对于需要长期使用该药物的患者，每日的"药物假期"可有效逆转这种耐受；使用 N-乙酰半胱氨酸作为巯基供体，也可有效逆转这种耐受效应。需要注意，长期使用硝酸酯还可导致高铁血红蛋白血症、血小板聚集被干扰和肝素抵抗。必须意识到，对于使用 V 型磷酸二酯酶抑制剂的患者，使用硝酸酯时需格外小心，因为此时 NO 介导的舒血管作用可能增强，导致严重低血压、心肌缺血或心肌梗死，甚至死亡。

硝酸甘油

硝苯甘油对小静脉的扩张作用远强于小动脉。低剂量时，硝酸酯产生静脉扩张作用的同时，并不引起明显的全身血管阻力降低；尽管压力感受器反射会导致心率中度升高，但前负荷的降低可使得动脉血压和心排出量下降。硝酸甘油也可降低肺动脉压和肺血管阻力。高剂量时，硝酸甘油可舒张小动脉并减轻左心室后负荷，导致更显著的动脉血压降低，同时引起更强的反射性心动过速。对于控制较差的高血压患者和妊娠导致的高血压孕妇，当血容量不足时，使用硝酸甘油常导致严重的低血压和心动过速。

通过直接的扩张冠状动脉血管作用（提高氧供）和全身血流动力学效应（降低氧耗），硝酸甘油可改善心肌的氧供-需平衡。硝酸甘油既可扩张正常的心内膜下冠状动脉，也可扩张狭窄后的心内膜下冠状动脉，增加冠脉血流量，优先改善心内膜下心肌灌注。该药也可阻止冠脉痉挛，扩张 CABG 术中使用的动脉桥血管（如乳内动脉、桡动脉）。通过降低左心室前负荷，硝酸甘油降低心肌氧耗，同时一定程度降低左心室后负荷，从而使左心室收缩、舒张末室壁压降低，以上效应对于由心肌缺血导致的急性失代偿性心衰患者尤为重要。因此，硝酸甘油是心肌缺血治疗的一线用药。尽管如此，在治疗伴有血容量不足的心肌缺血时，使用硝酸甘油需格外小心，因为其可以导致危及生命的低血压，进一步导致冠脉灌注压的降低和冠脉血流量的减少。尽管此时心外膜下冠脉扩张，但上述效应可导致心肌缺血进一步加重。

硝普钠

硝普钠是超短效的直接 NO 供体。该药是强效动、静脉扩张剂，通过降低左心室前、后负荷快速降低动脉压。毋庸置疑，硝普钠是高血压危象治疗的一线用药。硝普钠对心源性休克的治疗也有效，因为扩张动脉可降低左心室射血阻力，改善前向血流，同时静脉扩张可降低左心室充盈压。不同于硝酸甘油，硝普钠相对禁用于急性心肌缺血患者，因为该药可造成远离缺血区域冠脉血流异常分布（冠脉窃血现象）。发生这种现象的原因是：缺血心肌的冠脉已经达到最大扩张，因此硝普钠对灌注正常区域的冠脉的扩张作用强于缺血区域，造成血流向阻力小的正常区域分布。与使用硝酸甘油相比，使用硝普钠造成的压力感受器反射性心动过速更加显著，这是因为硝普钠的动、静脉扩张作用比硝酸酯类药物强大。反射性心率加快可增加心肌耗氧量，恶化心肌缺血。对于主动脉夹层患者，常将硝普钠和 β 肾上腺素受体阻滞剂（如艾司洛尔）合用以降低血压、降低心肌收缩力、抑制主动脉壁压力的升高，直到患者可以接受外科治疗。因为硝普钠的代谢产物具有毒性，长期或大剂量使用将会造成蓄积，所以其临床应用受到了限制。硝普钠代谢后可产生氰化物，氰化物与细胞色素 C 结合可抑制有氧代谢，导致乳酸酸中毒；氰化物还可以和血红蛋白结合产生高铁血红蛋白，与硫元素结合产生硫氰酸盐，后者可在肾功能不全患者体内积累，导致包括谵妄和癫痫在内的神经系统并发症。

肼屈嗪

肼屈嗪通过降低血管平滑肌细胞内 Ca^{2+} 浓度产生直接的血管舒张作用。K_{ATP}-通道的激活是产生舒血管的原因之一，其可以舒张冠状动脉系统、脑、内脏和肾血管床的小动脉和细动脉，降低全身血管阻力，进而降低动脉压。因为肼屈嗪不舒张静脉容量血管，所以左心室前负荷可维持不变。后负荷降低可刺激压力感受器，介导反射性心率增快，使心排出量增加。使用肼屈嗪后观察到的心率增快比预期的单凭压力感受器反射增快心率的程度大，这意味着肼屈嗪有可能直接作用于心血管调节中枢。对于冠状动脉狭窄的患者，这种心率增快可导致心肌耗氧量增加，可能进一步导致急性心肌缺血。β 肾上腺素受体阻滞剂可抑制肼屈嗪导致的心率增快，但需要注意其进一步导致的血压降低。肼屈嗪常用于控制术后不伴有心动过速的持续高血压。

钙通道阻滞剂

Ca^{2+} 通道是由至少 5 个亚基（α_1，α_2/δ 和 β，包括或不包括 γ）组成的不对称孔状生化结构，贯穿于多种生物膜[137]。Ca^{2+} 通道静息状态是关闭的，通过电压依赖或受体调控机制可使其开放，允许 Ca^{2+} 流入细胞内或细胞器（如线粒体、肌质网）内。心肌及血管平滑肌细胞表面分布着两种类型的电压门控-Ca^{2+} 通道，根据其开放时间分为 T（transient）型和 L（long）型，L-型 Ca^{2+} 通道是目前临床应用的 Ca^{2+} 通道阻滞剂的主要靶点，这类药物不阻滞 T-型 Ca^{2+} 通道。根据化学结构，可将 Ca^{2+} 通道阻滞剂分为 4 类：1,4-二氢吡啶类（如硝苯地平、尼卡地平、尼莫地平、氯维地平）；苯二氮䓬类（地尔硫䓬）；苯烷胺类（维拉帕米）和二芳胺基丙胺醚类（苄普地尔），前三类被应用于临床（表 13-9）。

总体而言，Ca^{2+} 通道阻滞剂选择性作用于心肌细胞 L 型-Ca^{2+} 通道，产生不同程度的降压作用、负性变时、变传导和变力作用，但压力感受器反射可导致心率增快。所有 Ca^{2+} 通道阻滞剂对动脉血管平滑肌的舒张作用都强于静脉，因此在降低左心室后负荷的同时可维持左心室前负荷。Ca^{2+} 通道阻滞剂舒张冠状动脉并防止其痉挛。如果冠脉的充盈压不因血管扩张而明显变化，以上效应可

表 13-9　Ca²⁺ 通道阻滞剂的比较

名称	化学结构	心肌抑制	冠脉血流	窦房结抑制（自律）	房室结抑制（传导）
硝苯地平		+	+++++	+	0
尼卡地平		0	+++++	+	0
氯维地平		+	+++++	+	0
尼莫地平		+	++++	+	0
地尔硫草		++	+++	+++++	++++
卡维地洛		++++	++++	+++++	++++

改编自 Michel T, Hoffman BB. Treatment of myocardial ischemia and hypertension. In Brunton LL, Chabner BA, Knollman BC, eds. Goldman and Gliman The Pharmacologic Basis of Therapeutic.12th ed. New York, NY: McGraw-Hill Medical, 2011: 756。

增加冠脉血流量。除降低左心室后负荷以外，部分 Ca²⁺ 通道阻滞剂（如地尔硫草、维拉帕米）也可通过降低心率和心肌收缩力减少心肌氧耗；然而另一部分 Ca²⁺ 通道阻滞剂（如二氢吡啶类）可造成反射性心率增快，增加心肌氧耗，因此，对于严重影响血流动力学的冠状动脉狭窄，此类药物可能无法表现出抗心肌缺血作用。

硝苯地平

硝苯地平和其他相关的二氢吡啶类 Ca²⁺ 通道阻滞剂（如氨氯地平、非洛地平、伊拉地平）是目前最常用的原发性高血压长期治疗药物。和其他

Ca^{2+} 通道阻滞剂类似，硝苯地平可相对地选择性舒张动脉，且不对静脉血管紧张度产生显著影响，这一效应可降低动脉压，但会导致交感神经激活，引起压力感受器反射介导的心率加快。体外条件下，硝苯地平可产生直接的心肌抑制，但这种负性肌力效应在临床并不显著，因为导致血管舒张的血药浓度远低于抑制心肌收缩力的浓度。同样地，降压所需的硝苯地平血药浓度仅轻微影响窦房结自律性和房室传导。硝苯地平维持静脉回流及静脉收缩状态、中度加快心率和降低左心室后负荷的作用可使心排出量稍增加。硝苯地平联合 $β_1$ 肾上腺素受体拮抗剂常用于冠心病患者，后者用于抵消压力感受器反射介导的心率增快[138]。通过降低左心室后负荷和直接的心内膜下曲美他嗪张作用，Ca^{2+} 通道阻滞剂可降低心肌氧耗。硝苯地平也适用于变异性心绞痛，一种由局部冠状动脉收缩造成冠脉血流减少，且与病理性狭窄无关的疾病[138]。硝苯地平对变异性心绞痛的疗效可能比硝酸盐类药物更显著，因为 Ca^{2+} 通道阻滞剂可产生更加强大和持久的曲美他嗪舒张作用。动脉粥样硬化也可导致不稳定型心绞痛患者发生冠脉痉挛，此时使用硝苯地平可能使患者获益[139]。尽管存在上述有益作用，不同于其他 Ca^{2+} 通道阻滞剂（如地尔硫草和维拉帕米），硝苯地平用于急性心肌梗死患者时并不能降低死亡率，甚至会增加患者的死亡率[140]。硝苯地平也用于存在雷诺现象的患者的动脉扩张[141]。

尼卡地平

尼卡地平是另一种二氢吡啶类 Ca^{2+} 通道阻滞剂，对血管平滑肌具有很高的选择性。尼卡地平对心血管系统的作用与硝苯地平类似，但半衰期更长。尼卡地平是强效血管扩张剂，因为其可以显著抑制 Ca^{2+} 流入血管平滑肌细胞。与其他二氢吡啶类 Ca^{2+} 通道阻滞剂类似，尼卡地平更倾向于扩张动脉血管，导致动脉血压降低。不同于地尔硫草或维拉帕米，尼卡地平既不抑制心肌收缩也不影响窦房结起搏频率。尼卡地平的降压作用可激活压力感受器反射，导致心率加快，但在维持相同动脉压时，尼卡地平导致的心率加快不如硝普钠显著。尼卡地平具有强大的曲美他嗪舒张作用，常用于冠脉旁路移植术中扩张动脉桥血管。因为半衰期相对较长，尼卡地平主要用于治疗围手术期持续性高血压，而非急性高血压，包括术中常见的短暂急性血压升高状态。

氯维地平

氯维地平是超短效二氢吡啶类 Ca^{2+} 通道阻滞剂，静脉给药后其血浆半衰期仅约 2 分钟[142, 143]。与硝苯地平和尼卡地平类似，氯维地平对静息膜电位负值较小的血管平滑肌细胞作用较强，对膜电位负值较大的心肌细胞作用较弱。正因为这种细胞间电生理作用的差异，氯维地平对动脉血管平滑肌具有选择性，但几乎不产生负性变时变力作用。氯维地平的血流动力学作用使其非常适用于伴左心室功能不全的高血压患者，无论是否存在急性心衰[144]。氯维地平产生剂量依赖性动脉舒张作用，同时维持静脉血管紧张度，因此在降低全身血管阻力和动脉血压同时，不影响左心室前负荷；上述效应综合在一起，可增加心排出量。由于压力感受器反射的激活，使用氯维地平时可见心率中度增快。与其他短效抗高血压药不同，氯维地平不产生快速耐药性，突然停药也不会导致反跳性高血压，因为氯维地平依靠血浆酯酶代谢，即使肝肾功能异常患者也不会产生该药物蓄积。氯维地平对于心脏手术中急性高血压的治疗效果与硝酸甘油、硝普钠和尼卡地平相当[145]。氯维地平也被证实可有效治疗嗜铬细胞瘤[146]和急性脑出血[147]导致的高血压。该药也可用于脊柱手术的控制性降压[148]。

尼莫地平

和其他二氢吡啶类 Ca^{2+} 通道阻滞剂相比，尼莫地平具有具更强的亲脂性，更易通过血脑屏障，因此尼莫地平具有更佳的脑动脉舒张作用。尼莫地平是目前美国 FDA 唯一批准用于临床治疗动脉瘤引起的蛛网膜下腔出血的药物[149, 150]。一些临床研究证实，尼莫地平显著改善脑血管痉挛患者临床症状、降低脑梗死风险、减少延迟性神经功能缺陷的发生并降低死亡率；同时可改善出血后神经功能长期状态[151, 152]。尼莫地平无法抑制再出血和其他不良反应的发生[152]。尼莫地平无法逆转脑血管痉挛的血管造影改变，意味着 Ca^{2+} 通道阻滞剂改善此类患者预后的机制与脑的大动脉舒张无关；相反，尼莫地平可降低脑动脉阻力并增加软脑膜侧支血管血流量。另外，尼莫地平可减弱 Ca^{2+} 介导的神经毒性，因此产生神经保护效应[153]。

地尔硫草

地尔硫草是目前唯一应用于临床的苯二氮

草类 Ca^{2+} 通道阻滞剂[154]。地尔硫䓬对心血管系统的作用与二氢吡啶类药物产生的作用略有不同。静脉注射地尔硫䓬可导致动脉扩张和动脉压降低，这些作用刺激压力感受器反射，最初应导致心率加快并增加心排出量；但地尔硫䓬可明显降低心率，因为不同于二氢吡啶类降压药，地尔硫䓬抑制窦房结自律性和房室传导，产生强大的负性变时和负性变传导作用。口服地尔硫䓬可降低心率、动脉血压和心肌氧耗，所有给药途径都可舒张冠脉并产生轻度负性变力作用。上述药理特性使地尔硫䓬可用于治疗使用 β 肾上腺素受体拮抗剂相对禁忌（如哮喘，慢性阻塞性肺疾病）的高血压患者和有症状的冠心病患者[155]。同样，地尔硫䓬也可用于已发生心肌梗死但无法使用 β 肾上腺素受体拮抗剂的患者，防止进一步心肌梗死的发生。因为地尔硫䓬延长房室传导时间，该药可有效控制慢性房颤、房扑或阵发性室上性心动过速患者的心室率[156,157]。然而，美国心脏协会 2015 版成人高级心血管生命支持指南仍推荐腺苷或电复律（决定于伴随低血压的程度）作为有症状阵发性室上性心动过速的治疗手段[158]。

维拉帕米

维拉帕米是苯烷胺类 Ca^{2+} 通道阻滞剂，与二氢吡啶类相比，该药物动脉舒张作用弱，但可强效抑制心肌的自律性、传导性和收缩力。因此，由于动脉血管紧张度降低和全身血管阻力降低导致的压力反射介导的心率加快可能不发生。因为交感神经系统的激活可抵消维拉帕米的负性变力作用，再加上前负荷降低，所以左心室功能正常者应用该药物时心排出量可轻度增加或维持不变。因为心肌抑制作用，维拉帕米可严重恶化心衰患者本已存在的左心室收缩功能异常。与地尔硫䓬类似，维拉帕米具有扩张冠脉的作用，并通过其血流动力学效应降低心肌氧耗，因此，非常适合于无法耐受 β₁ 肾上腺素受体阻滞剂的心绞痛和心肌梗死患者[159]。

维拉帕米的心肌电生理作用使其可以替代腺苷有效治疗阵发性室上性心动过速[158]。除异常传导（"预激动"）通路存在（如导致 WPW 综合征的 Kent 束），大部分室上性快速心律失常是由窦房结和房室结折返造成的[160]。作为Ⅳ类抗心律失常药，维拉帕米抑制窦房结兴奋传出频率，显著降低房室结传导速率，并且延长房室结不应期，其作用机制与地尔硫䓬类似但作用强度更大，推

测上述药理作用可延长 PR 间期和房室传导时间。例如，对于接受心脏或非心脏手术的患者，维拉帕米被证实可显著降低发生室上性快速心律失常的风险，正是因为具有上述心脏传导系统作用[161,162]。维拉帕米也可用于治疗快心室率的房颤或房扑，因为该药可显著降低心室率，或许可促使该心律失常转复窦性心律。维拉帕米禁用于存在异常折返通路的室上性快速心律失常者，因为阻滞房室传导可易化异常传导通路，使患者面临恶性室性心律失常和突发心源性猝死的风险[163]。维拉帕米和 β 肾上腺素受体阻滞剂合用可导致完全房室阻滞和强大的心肌抑制。维拉帕米也禁用于病态窦房结综合征或房室结功能异常者[164]。

血管紧张素转化酶抑制剂

肾素 - 血管紧张素 - 醛固酮系统是另一个重要的心血管稳态调节系统。当致密斑重吸收 Na^+ 减少、入球小动脉充盈压降低和交感神经系统兴奋激活 β₁ 肾上腺素受体时，可使皮质肾小球近球细胞分泌肾素。肾素将血管紧张素原分解成 10 肽的血管紧张素Ⅰ（图 13-7）；接着，血管紧张素转化酶（在肺血管内皮细胞合成）从血管紧张素Ⅰ分子的 C 末端切除组氨酸和亮氨酸残基，使之形成具有生物活性的八肽血管紧张素Ⅱ。它通过激活血管紧张素Ⅰ型受体（AT₁），激活 G_q 蛋白 - 磷酸二酯酶 C - 三磷酸肌醇 - Ca^{2+} 信号转导途径[165]，产生强烈的肾和肠系膜细动脉收缩作用；血管紧张素Ⅱ也可促进交感神经节后纤维释放去甲肾上腺素，并放大内源性儿茶酚胺对血管平滑肌的作用。另外，血管紧张素Ⅱ促进肾上腺髓质释放肾上腺素和去甲肾上腺素，并弱化压力感受器反射介导的交感神经张力抑制，这种抑制用以抵消血压升高。血管紧张素Ⅱ抑制肾小管对 Na^+ 的重吸收，减少水和 Na^+ 的排泄并增加 K^+ 的排泄。血管紧张素Ⅱ还可进一步促进肾上腺皮质球状带分泌醛固酮，后者增强血管紧张素Ⅱ对肾小管的保 Na^+ 排 K^+ 作用。上述效应的净作用是升高动脉压并增加血容量。

ACE 抑制剂阻滞血管紧张素Ⅰ向血管紧张素Ⅱ的转化，基于前文述及的血管紧张素Ⅱ的生理学效应，不难推测 ACE 抑制剂是强效的抗高血压药。目前美国有 11 种 ACE 抑制剂应用于临床，它们的区别在于作用强度、作用时间、代谢和清除，以及是否需要肝脏酯酶将前体药物转化成具有生物

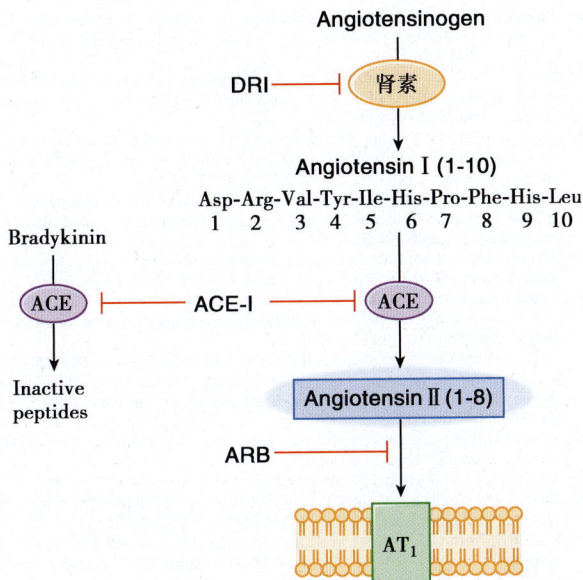

图 13-7　肾素-血管紧张素系统抑制剂示意图

DRI，直接肾素抑制剂；ACE，肾素转化酶；ACE-I，血管紧张素转化酶抑制剂；ARB，血管紧张素Ⅱ受体阻滞剂；AT$_1$，肾素Ⅰ型受体（改编自 Hilal-Dandan R.Renin and man and Gilman The Pharmacological Basis of Therapeutic.12th ed. New York, NY：McGraw-Hill Medical, 2011：731）

活性的产物（如依那普利、喹那普利和雷米普利）。卡托普利是首先被使用的 ACE 抑制剂，但相比其他同类药物，该药有很多不良反应且可能与很多药物发生相互作用，因此其使用范围受限。依那普利是唯一拥有静脉剂型（依那普利拉）的 ACE 抑制剂；赖诺普利是唯一具有较长半衰期，不必每日多次服药的口服 ACE 抑制剂。对于原发性和肾血管性高血压患者，ACE 抑制剂通过降低动脉血管紧张度，降低左心室后负荷和动脉血压，对于原发性醛固酮增多症患者无此效应。因为该药物不影响左心室前负荷，所以心排出量可维持不变或稍增加。尽管该药具有降压作用，但交感神经系统的张力和压力感受器反射并未受影响，因此，患者不产生直立性低血压或活动耐量受限，除非联合利尿药治疗导致血容量相对不足或与另一种动脉舒张剂（如 Ca^{2+} 通道阻滞剂）合用或血浆肾素水平升高时。

　　ACE 抑制剂被证实可有效治疗左心室收缩功能障碍，伴或不伴心脏衰竭。几项大型双盲随机对照研究可靠地证实：对于左心室收缩或舒张功能障碍的患者，ACE 抑制剂可阻止或延缓心衰进展，并改善患者生活质量。ACE 抑制剂也可减少住院需求、心肌梗死的发生和突发心源性猝死的风险。当存在左心室功能障碍时，ACE 抑制剂可降低左心室后负荷、增加心排出量、增加肾血流量

并促进尿钠排泄。该药的血流动力学作用可降低持续升高的交感神经系统张力，因为其改善组织灌注，其对肾脏的作用可使血管内容量有益地减少。有证据表明，ACE 抑制剂可使急性心肌梗死，特别是合并糖尿病和高血压者获益[166]。对于主要心血管不良事件高风险患者，ACE 抑制剂可显著降低其发生心肌梗死、脑血管意外的风险和死亡率[167]。ACE 抑制剂还可延缓其他肾病导致肾功能异常的进程[168]。

　　ACE 抑制剂也具有一些副作用，其中最常见的是干咳，约20% 可发生此副作用。抑制 ACE 介导的缓激肽降解可加重炎症因子对肺的影响，并导致干咳。非甾体消炎药可弱化 ACE 抑制剂对高血压患者的降压作用。对于慢性肾损伤患者、肾功能正常但服用保钾利尿剂（如螺内酯、氨苯蝶啶）或正在补钾的患者，使用 ACE 抑制剂可导致高钾血症；相反，ACE 抑制剂可弱化噻嗪类利尿剂和袢利尿剂导致血钾降低的作用。其他 ACE 抑制剂的不良反应包括急性肾衰竭、可逆性中性粒细胞减少、严重致畸作用和皮炎。尽管 ACE 抑制剂导致的血管性水肿少见（仅发生于 0.1% 到 0.5% 的患者），但却可致命，快速的水肿可见于唇、鼻、舌、口腔、喉咽和声门，迅速破坏气道的完整性[169]。ACE 抑制剂导致的水肿常发生于首剂给药后，为防止窒息，需紧急气管插管或建立外科气道。值得注意的是，非洲裔美国人发生此并发症的可能性是白种美国人的 4.5 倍[170]。与麻醉医生相关的是，对于长期使用 ACE 抑制剂的患者，使用血管舒张作用的全麻药时，可导致严重的低血压，并且对去氧肾上腺素、肾上腺素和去甲肾上腺素反应较差[171,172]。血管升压素能 V$_1$ 激动剂（如特利升压素）对于治疗这种类型的术中低血压比去甲肾上腺素有效[173,174]。为避免此类并发症，建议择期手术前停用 ACE 抑制剂。

血管紧张素受体阻滞剂

　　血管紧张素受体阻滞剂对 AT$_1$ 受体具有高亲和性，可阻断该受体，弱化血管紧张素Ⅱ对心血管系统、内分泌系统和肾脏的作用[175]。所有的 ARBs 都是强效抗高血压药，阻断血管紧张素Ⅱ对 AT$_1$ 受体的作用，药效强于 ACE 抑制剂。与 ACE 抑制剂不同，ARBs 不影响血管紧张素Ⅱ对血管紧张素受体 2（AT$_2$）的激活作用。目前尚不清楚

ARBs 和 ACE 抑制剂的药效学差异对临床的影响。ARBs 和 ACEI 对血压的降低程度相当，但 ARBs 可产生一些副作用。与 ACE 抑制剂类似，ARBs（如氯沙坦、坎地沙坦、缬沙坦）可改善心衰患者的心脏功能储备并降低发病率和死亡率[176]，减少左心室功能异常患者急性心肌梗死的发生[177]。目前尚不清楚两种药物联合应用是否能给此类患者带来更多益处[178]。ARBs 常被用于无法耐受 ACE 抑制剂副作用的心衰患者，但 ACE 抑制剂一直是心衰药物治疗的一线用药。与 ACE 抑制剂类似，ARBs 可对糖尿病患者产生肾保护作用，这种作用与其降压作用无关[179]。ARBs 也可降低高血压患者的卒中风险，维持长期房颤电复律后的窦性心律，并改善肝硬化患者的门静脉高压症状。通过其药理作用机制不难推测，ARBs 导致咳嗽、皮炎和血管性水肿的可能性比 ACE 抑制剂低。然而，与 ACE 抑制剂类似，ARBs 可导致使用保钾利尿剂或肾功能不全的患者发生致命性高钾血症。

（郭志佳 译，田首元 校）

参考文献

1. Crapo RO, Casaburi R, Coates AL, et al. Guidelines for methacholine and exercise challenge testing—1999. This official statement of the American Thoracic Society was adopted by the ATS Board of Directors, July 1999. *Am J Respir Crit Care Med.* 2000;161:309–329.
2. Ignarro LJ, Cirino G, Casini A, et al. Nitric oxide as a signaling molecule in the vascular system. *J Cardiovasc Pharmacol.* 1999;34:879–886.
3. Wein AJ: Practical uropharmacology. *Urol Clin North Am.* 1991;18:269–281.
4. Porter SR, Scully C, Hegarty AM. An update of the etiology and management of xerostomia. *Oral Srug Oral Med Oral Pathol Oral Radiol Endod.* 2004;97:28–46.
5. Nozaki H, Aikawa N. Sarin poisoning in Tokyo subway. *Lancet.* 1995;346:1446–1447.
6. Taylor P, Radic Z. The cholinesterases: from genes to proteins. *Annu Rev Pharmacol Toxicol.* 1994;34:281–320.
7. Storm JE, Rozman KK, Doull J. Occupational exposure limits for 30 organophosphate pesticides based on inhibition of red blood cell acetylcholinesterase. *Toxicology.* 2000;150:1–29.
8. Nilsson E. Physostigmine treatment in various drug-induced intoxications. *Ann Clin Res.* 1982;14:165–172.
9. Dampney RA, Coleman MJ, Fontes MA, et al. Central mechanisms underlying short- and long-term regulation of the cardiovascular system. *Clin Exp Pharmacol Physiol.* 2002;29:261–268.
10. Chapple C, Khullar V, Gabriel Z, et al. The effects of antimuscarinic treatments on overactive bladder: a systematic review and meta-analysis. *Eur Urol.* 2005;48:5–26.
11. Alcalay M, Izraeli S, Wallach-Kapon R, et al. Paradoxical pharmacodynamic effect of atropine on parasympathetic control: a study of spectral analysis of heart rate fluctuations. *Clin Pharmacol Ther.* 1992;52:518–527.
12. Wellstein A, Pitschner HF. Complex dose-response curves of atropine in man explained by different functions of M1- and M2-cholinoreceptors. *Naunyn Schmiedbergs Arch Pharmacol.* 1988;338:19–27.
13. Gross NJ. Ipratropium bromide. *N Engl J Med.* 1988;319:486–494.
14. Gross NJ. Tiotropium bromide. *Chest.* 2004;126:1946–1953.
15. Barnes PJ, Hansel TT. Prospect for new drugs for chronic obstructive pulmonary disease. *Lancet.* 2004;364:985–996.
16. Morgan JP, Erny RE, Allen PD, et al. Abnormal intracellular calcium handling, a major cause of systolic and diastolic dysfunction in ventricular myocardium from patients with heart failure. *Circulation.* 1990;81(Suppl III):21–32.
17. Post SR, Hammond HK, Insel PA. Beta-adrenergic receptors and receptor signaling in heart failure. *Annu Rev Pharmacol Toxicol.* 1999;39:343–360.
18. Vanhees L, Aubert A, Fagard R, et al. Influence of beta1- versus beta2-adrenoceptor blockade on left ventricular function in humans. *J Cardiovasc Pharmacol.* 1986;8:1086–1091.
19. Brodde O. The functional importance of beta 1 and beta 2 adrenoceptors in the human heart. *Am J Cardiol.* 1988;62:24C–29C.
20. Brodde OE, Michel MC. Adrenergic and muscarinic receptors in the human heart. *Pharmacol Rev.* 1999;51:651–690.
21. Marley PD, Livett BG. Differences between the mechanisms of adrenaline and noradrenaline secretion from isolated, bovine, adrenal chromaffin cells. *Neurosci Lett.* 1987;77:81–86.
22. Leenen FH, Chan YK, Smith DL, et al. Epinephrine and left ventricular function in humans: effects of beta-1 vs nonselective beta blockade. *Clin Pharmacol Ther.* 1988;43:519–528.
23. Butterworth JF IV, Prielipp RC, Royster RL, et al. Dobutamine increases heart rate more than epinephrine in patients recovering from aortocoronary bypass surgery. *J Cardiothorac Vasc Anesth.* 1992;6:535–541.
24. Fellehi JL, Parienti JJ, Hanouz JL, et al. Perioperative use of dobutamine in cardiac surgery and adverse cardiac outcome: propensity-adjusted analyses. *Anesthesiology.* 2008;108:979–987.
25. Allwood MJ, Cobbold AF, Ginsberg J. Peripheral vascular effects of noradrenaline, isopropylnoradrenaline, and dopamine. *Br Med Bull.* 1963;19:132–136.
26. Paradis NA, Martin GB, Rivers EP, et al. Coronary perfusion pressure and the return of spontaneous circulation in human cardiopulmonary resuscitation. *JAMA.* 1990;263:1106–1113.
27. Link MS, Berkow LC, Kudenchuck PJ, et al. Part 7: Adultadvanced cardiovascular life support: 2015 American Heart Association Guidelines for Cardiopulmonary Resuscitation and Emergency Cardiovascular Care. *Circulation.* 2015;132:S444–S464.
28. Walker DM: Update on epinephrine (adrenaline) for pediatric emergencies. *Curr Opin Pediatr.* 2009;21:313–319.
29. Bochner BS, Lichtenstein LM: Anaphylaxis. *N Engl J Med.* 1991;324:1785–1790.
30. Russell JA, Walley KR, Singer J, et al. Vasopressin versus norepinephrine in patients with septic shock. *N Engl J Med.* 2008;358:877–887.
31. Leyh RG, Kofidis T, Struber M, et al. Methylene blue: the drug of choice for catecholamine-refractory vasoplegia after cardiopulmonary bypass? *J Thorac Cardiovasc Surg.* 2003;125:1426–1431.
32. Griffin MJ, Hines RL. Management of perioperative ventricular dysfunction. *J Cardiothorac Vasc Anesth.* 2001;15:90–106.
33. MacGregor DA, Smith TE, Prielipp RC, et al. Pharmacokinetics of dopamine in healthy male subjects. *Anesthesiology.* 2000;92:338–346.
34. Friedrich JO, Adhikari N, Herridge MS, et al. Meta-analysis: low-dose dopamine increases urine output but does not prevent renal dysfunction or death. *Ann Intern Med.* 2005;142:510–524.
35. Venkataraman R. Can we prevent acute kidney injury? *Crit Care Med.* 2008;36:S166–S171.
36. Ruffalo RR. The pharmacology of dobutamine. *Am J Med Sci.* 1987;294:244–248.
37. Binkley PF, Van Fossen DB, Nunziata E, et al. Influence of positive inotropic therapy on pulsatile hydraulic load and ventricular-vascular coupling in congestive heart failure. *J Am Coll Cardiol.* 1990;15:1127–1135.
38. Keren G, Laniado S, Sonnenblick EH, et al. Dynamics of functional mitral regurgitation during dobutamine therapy in patients with severe congestive heart failure: A Doppler echocardiograhic study. *Am Heart J.* 1989;118:748–754.
39. Aronson S, Dupont F, Savage R, et al. Changes in regional myocardial function after coronary artery bypass are predicted by intraoperative low-dose dobutamine echocardiography. *Anesthesiology.* 2000;93:685–692.
40. Zamanian RT, Haddad F, Doyle RL, et al. Management strategies for patients with pulmonary hypertension in the intensive care unit. *Crit Care Med.* 2007;35:2037–2050.
41. Abraham WT, Adams KF, Fonarow GC, et al. In-hospital mortality in patients with acute decompensated heart failure requiring intravenous vasoactive medications: an analysis from the Acute Decompensated Heart Failure National Registry (ADHERE). *J Am Coll Cardiol.* 2005;46:57–64.
42. Follath F, Cleland JG, Just H, et al. Efficacy and safety of intravenous levosimendan compared with dobutamine in severe low-output heart failure (the LIDO study): a randomised double-blind trial. *Lancet.* 2002;360:196–202.
43. Dellinger RP, Levy MM, Carlet JM. Surviving Sepsis Campaign: international guidelines for management of severe sepsis and septic shock: 2008. *Crit Care Med.* 2008;36:296–327.
44. Altschuld RA, Billman GE. Beta2-adrenoceptors and ventricular fibrillation. *Pharmacol Ther.* 2000;88:1–14.
45. Seale JP. Whither beta-adrenoceptor agonists in the treatment of asthma? *Prog Clin Biol Res.* 1988;263:377–377.
46. Feneck R. Drugs for the perioperative control of hypertension: current issues and future directions. *Drugs.* 2007;67:2023–2044.
47. Kini AS, Mitre CA, Kim M, et al. A protocol for prevention of radiographic contrast nephropathy during percutaneous coronary intervention: effect of select dopamine receptor agonist fenoldopam. *Catheter Cardiovasc Interv.* 2002;55:169–173.
48. Tumlin JA, Wang A, Murray PT, et al. Fenoldopam mesylate blocks reductions in renal plasma flow after radiocontrast dye infusion: a pilot trial in the prevention of contrast nephropathy. *Am Heart J.* 2002;143:894–903.
49. Landoni G, Biondi-Zoccai GG, Tumlin JA, et al. Beneficial impact of fenoldopam in critically ill patients with or at risk for acute renal failure: a meta-analysis of randomized clinical trials. *Am J Kidney Dis.* 2007;49:56–68, 2007.
50. Stone GW, McCullough PA, Tumlin JA, et al. Fenoldapam mesylate for the prevention of contrast-induced nephropathy: a randomized controlled trial. *JAMA.* 2003;290:2284–2291.
51. Tumlin JA, Finkel KW, Murray PT, et al. Fenoldopam mesylate in early acute tubular necrosis: a randomized, double-blind, placebo-controlled clinical trial. *Am J Kidney Dis.* 2005;46:26–34.
52. Bove T, Zangrillo A, Guarracino F, et al. Effect of fenoldopam on use of renal replacement therapy among patients with acute kidney injury after cardiac surgery: a randomized clinical trial. *JAMA.* 2014;312:2244–2253.
53. Ngan Kee WD. Prevention of maternal hypotension after regional anaesthesia for caesarean section. *Curr Opin Anaesthesiol.* 2010;23:304–309.
54. Rooke GA, Freund PR, Jacobson AF. Hemodynamic response and change in organ blood volume during spinal anesthesia in elderly men with cardiac dis-

ease. *Anesth Analg.* 1997;85:99–105.
55. Little WC: Enhanced load dependence of relaxation in heart failure. Clinical implications. *Circulation.* 1992;85:2326–2328.
56. Starke K, Gothert M, Kilbinger H. Modulation of neurotransmitter release by presynaptic autoreceptors. *Physiol Rev.* 1989;69:864–989.
57. Pacak K. Preoperative management of the pheochromocytoma patient. *J Clin Endocrinol Metab.* 2007;92:4069–4079.
58. Michel MD, Vrydag W. Alpha1-, alpha2-, and beta-adrenoceptors in the urinary bladder urethra and prostate. *Br J Pharmacol.* 2006;147:S88–S119.
59. Hayashi Y, Maze M. Alpha$_2$-adrenoceptor agonists and anaesthesia. *Br J Anaesth.* 1993;71:108–118.
60. Sanders RD, Maze M. Alpha2-adrenoceptor agonists. *Curr Opin Investig Drugs.* 2007;8:25–33.
61. van Zwieten PA. Centrally acting antihypertensives: a renaissance of interest. Mechanisms and haemodynamics. *J Hypertens.* 1997;15(Suppl):S3–S8.
62. Zhu QM, Lesnick JD, Jasper JR, et al. Cardiovascular effects of rilmenidine, moxonidine and clonidine in conscious wild-type and D79N alpha2A-adrenoceptor transgenic mice. *Br J Pharmacol.* 1999;126:1522–1530.
63. Muzi M, Goff DR, Kampine JP, et al. Clonidine reduces sympathetic activity but maintains baroreflex responses in normotensive humans. *Anesthesiology.* 1992;77:864–871.
64. Flacke JW, Bloor BC, Flacke WE, et al. Reduced narcotic requirement by clonidine with improved hemodynamic and adrenergic stability in patients undergoing coronary bypass surgery. *Anesthesiology.* 1987;67:11–19.
65. Quintin L, Viale JP, Annat G, et al. Oxygen uptake after major abdominal surgery: effect of clonidine. *Anesthesiology.* 1991;74:236–241.
66. Quintin L, Roudot F, Roux C, et al. Effect of clonidine on the circulation and vasoactive hormones after aortic surgery. *Br J Anaesth.* 1991;66:108–115.
67. Wijeysundera DN, Naik JS, Beattie WS. Alpha-2 adrenergic agonists to prevent perioperative cardiovascular complications: a meta-analysis. *Am J Med.* 2003;114:742–752.
68. Eisenach JC, De Kock M, Klimscha W. Alpha2-adrenergic agonists for regional anesthesia. A clinical review of clonidine (1984–1995). *Anesthesiology.* 1996;85:655–674.
69. Bailey PL, Sperry RJ, Johnson GK, et al. Respiratory effects of clonidine alone and combined with morphine, in humans. *Anesthesiology.* 1991;74:43–48.
70. Gold MS, Pottash AC, Sweeney DR, et al. Opiate withdrawal using clonidine. A safe, effective, and rapid nonopiate treatment. *JAMA.* 1980;243:343–346.
71. Arain SR, Ebert TJ. The efficacy, side effects, and recovery characteristics of dexmedetomidine versus propofol when used for intraoperative sedation. *Anesth Analg.* 2002;95:461–466.
72. Hoy SM, Keating GM. Dexmedetomidine: a review of its use for sedation in mechanically ventilated patients in an intensive care setting and for procedural sedation. *Drugs.* 2011;71:1481–1501.
73. Rozet I. Anesthesia for functional neurosurgery: the role of dexmedetomidine. *Curr Opin Anaesthesiol.* 2008;21:537–543.
74. Ma D, Hossain M, Rajakumaraswamy N, et al. Dexmedetomidine produces its neuroprotective effect via the alpha 2A-adrenoceptor subtype. *Eur J Pharmacol.* 2004;502:87–97.
75. Carollo DS, Nossaman BD, Ramadhyani U. Dexmedetomidine: a review of clinical applications. *Curr Opin Anaesthesiol.* 2008;21:457–461.
76. Shehabi Y, Riker RR, Bokesch PM, et al. Delirium duration and mortality in lightly sedated mechanically ventilated intensive care patients. *Crit Care Med.* 2010;38:2311–2318.
77. Wijeysundera DN, Duncan D, Nkonde-Price C, et al. Perioperative beta blockade in noncardiac surgery: a systematic review for the 2014 ACC/AHA guideline on perioperative cardiovascular evaluation and management of patients undergoing noncardiac surgery: a report of the American College of Cardiology/American Heart Association Task Force on practice guidelines. *J Am Coll Cardiol.* 2014;64:2406–2425.
78. Fleisher LA, Fleischmann KE, Auerbach AD, et al. 2014 ACC/AHA guideline on perioperative cardiovascular evaluation and management of patients undergoing noncardiac surgery: a report of the American College of Cardiology/American Heart Association Task Force on practice guidelines. *J Am Coll Cardiol.* 2014;64:e77–e137.
79. Fleischmann KE, Beckman JA, Buller CE, et al. 2009 ACCF/AHA focused update on perioperative beta blockade: a report of the American College of Cardiology Foundation/American Heart Association Task Force on Practice Guidelines. *Circulation.* 2009;120:2123–2151.
80. Lindenauer PK, Pekow P, Wang K, et al. Perioperative beta-blocker therapy and mortality after major noncardiac surgery. *N Engl J Med.* 2005;353:349–361.
81. Devereaux PJ, Yang H, Yusuf S, et al. Effects of extended-release metoprolol succinate in patients undergoing non-cardiac surgery (POISE trial): a randomised controlled trial. *Lancet.* 2008;371:1839–1847.
82. Man in't Veld AJ, Van den Meiracker AH, Schalekamp MA. Do beta blockers really increase peripheral vascular resistance? Review of the literature and new observations under basal conditions. *Am J Hypertens.* 1988;1:91–96.
83. van den Meiracker AH, Man in't Veld AJ, van Eck HJ, et al. Hemodynamic and hormonal adaptations to beta-adrenoceptor blockade. A 24-hour study of acebutolol, atenolol, pindolol, and propranolol in hypertensive patients. *Circulation.* 1988;11:413–423.
84. Toda N. Vasodilating beta-adrenoceptor blockers as cardiovascular therapeutics. *Pharmacol Ther.* 2003;100:215–234.
85. Antman EM, Hand M, Armstrong PW, et al. 2007 Focused Update of the ACC/AHA 2004 Guidelines for the Management of Patients with ST-Elevation Myocardial Infarction: a report of the American College of Cardiology/American Heart Association Task Force on Practice Guidelines: developed in collaboration with the Canadian Cardiovascular Society endorsed by the American Academy of Family Physicians: 2007 Writing Group to Review New Evidence and Update the ACC/AHA 2004 Guidelines for the Management of Patients with ST-Elevation Myocardial Infarction, Writing on Behalf of the 2004 Writing Committee. *Circulation.* 2008;117:296–329.
86. Amsterdam EA, Wenger NK, Brindis RG, et al. 2014 AHA/ACC Guideline for the Management of Patients with Non-ST-Elevation Acute Coronary Syndromes: a report of the American College of Cardiology/American Heart Association Task Force on Practice Guidelines. *J Am Coll Cardiol.* 2014;64:e139–e228.
87. Freemantle N, Cleland J, Young P, et al. Beta blockade after myocardial infarction: systematic review and meta regression analysis. *BMJ.* 1999;318:1730–1737.
88. Lefkowitz RJ, Rockman HA, Koch WJ. Catecholamines, beta-adrenergic receptors, and heart failure. *Circulation.* 2000;101:1634–1637.
89. Ding B, Abe J, Wei H, et al. A positive feedback loop of phosphodiestersase 3 (PDE3) and inducible cAMP early repressor (ICER) leads to cardiomyocyte apoptosis. *Proc Natl Acad Sci USA.* 2005;102:14771–14776.
90. Cleland JG: Beta-blockers for heart failure: Why, which, when, and where. *Med Clin North Am.* 2003;87:339–371.
91. Packer M, Colucci WS, Sackner-Bernstein JD, et al. Double-blind, placebo-controlled study of the effects of carvedilol in patients with moderate to severe heart failure. The PRECISE Trial. Prospective Randomized Evaluation of Carvedilol on Symptoms and Exercise. *Circulation.* 1996;94:2793–2799.
92. Bolger AP, Al-Nasser F. Beta-blockers for chronic heart failure: surviving longer but feeling better? *Int J Cardiol.* 2003;92:1–8.
93. Lacro RV, Dietz HC, Sleeper LA, et al. Atenolol versus losartan in children and young adults with Marfan's syndrome. *N Engl J Med.* 2014;371:2061–2071.
94. Nishimura RA, Holmes DR Jr. Clinical practice. Hypertrophic obstructive cardiomyopathy. *N Engl J Med.* 2004;350:1320–1327.
95. Tfelt-Hansen P. Efficacy of beta-blockers in migraine. A critical review. *Cephalalgia.* 1986;6(Suppl 5):15–24.
96. Strauss WE, Parisi AF. Combined use of calcium-channel and beta-adrenergic blockers for the treatment of chronic stable angina. Rationale, efficacy, and adverse effects. *Ann Intern Med.* 1988;109:570–581.
97. Salpeter SR, Ormiston TM, Sapleter EE. Cardioselective beta-blockers for chronic obstructive pulmonary disease. *Cochrane Database Sys Rev.* 2005;CD003566.
98. DiBari M, Marchionni N, Pahor M. Beta-blockers after acute myocardial infarction in elderly patients with diabetes mellitus: Time to reassess. *Drugs Aging.* 2003;20:13–22.
99. National Heart Lung and Blood Institute. A randomized trial of propranolol in patients with acute myocardial infarction. I. Mortality results. *JAMA.* 1982;247:1707–1714.
100. Wuttke H, Rau T, Heide R, et al. Increased frequency of cytochrome P450 2D6 poor metabolizers among patients with metoprolol-associated adverse effects. *Clin Pharmacol Ther.* 2002;72:429–437.
101. Prakash A, Markham A. Metoprolol: a review of its use in chronic heart failure. *Drugs.* 2000;60:647–678.
102. Feldman RD, Hussain Y, Kuyper LM, et al. Intraclass differences among antihypertensive drugs. *Annu Rev Pharmacol Toxicol.* 2015;55:333–352.
103. Donnelly R, Macphee GJ. Clinical pharmacokinetics and kinetic-dynamic relationships of dilevalol and labetalol. *Clin Pharmacokinet.* 1991;21:95–109.
104. DiNicolantonio JJ, Hackam DG. Carvedilol: a third-generation beta-blocker should be a first-choice beta-blocker. *Expert Rev Cardiovasc Ther.* 2012;10:13–25.
105. Vinten-Johansen J. Involvement of neutrophils in the pathogenesis of lethal myocardial reperfusion injury. *Cardiovasc Res.* 2004;61:481–497.
106. Keating GM, Jarvis B. Carvedilol: a review of its use in chronic heart failure. *Drugs.* 2003;63:1697–1741.
107. Doughty RN, White HD. Carvedilol: use in chronic heart failure. *Expert Rev Cardiovasc Ther.* 2007;5:21–31.
108. Movsesian MA, Smith CJ, Krall J, et al. Sarcoplasmic reticulum-associated cyclic adenosine 5′-monophosphate phosphodiesterase activity in normal and failing human hearts. *J Clin Invest.* 1991;88:15–19.
109. Kajimoto K, Hagiwara N, Kasanuki H, et al. Contribution of phosphodiesterase isozymes to the regulation of L-type calcium current in human cardiac myocytes. *Br J Pharmacol.* 1997;121:1549–1556.
110. Koss KL, Kranias EG: Phospholamban: a prominent regulator of myocardial contractility. *Circ Res.* 1996;79:1059–1063.
111. Doolan LA, Jones EF, Kalman J, et al. A placebo-controlled trial verifying the efficacy of milrinone in weaning high-risk patients from cardiopulmonary bypass. *J Cardiothorac Vasc Anesth.* 1997;11:37–41.
112. Chen EP, Bittner HB, Davis RD, et al. Hemodynamic and inotropic effects of milrinone after heart transplantation in the setting of recipient pulmonary hypertension. *J Heart Lung Transplant.* 1998;17:669–678.
113. Konstam MA, Cody RJ. Short-term use of intravenous milrinone for heart failure. *Am J Cardiol.* 1995;75:822–826.
114. Tisdale JE, Patel R, Webb CR, et al. Electrophysiologic and proarrhythmic effects of intravenous inotropic agents. *Prog Cardiovasc Dis.* 1995;38:167–180.
115. Hayashida N, Tomoeda H, Oda T, et al. Inhibitory effect of milrinone on cytokine production after cardiopulmonary bypass. *Ann Thorac Surg.* 1999;68:1661–1667.
116. Cracowski JL, Stanke-Labesque F, Chavanon O, et al. Vasorelaxant actions of enoximone, dobutamine, and the combination on human arterial coronary bypass grafts. *J Cardiovasc Pharmacol.* 1999;34:741–748.
117. Packer M, Carver JR, Rodeheffer RJ, et al. Effect of oral milrinone on mortality in severe chronic heart failure. The PROMISE Study Research Group. *N Engl J Med.* 1991;325:1468–1475.
118. Rathmell JP, Prielipp RC, Butterworth JF IV, et al. A multicenter, randomized, blind comparison of amrinone and milrinone after elective cardiac surgery. *Anesth Analg.* 1998;86:683–690.
119. Butterworth IV JF, Hines RL, Royster RL, et al. A pharmacokinetic and pharmacodynamic evaluation of milrinone in adults undergoing cardiac surgery. *Anesth Analg.* 1995;81:783–792.
120. Prielipp RC, MacGregor DA, Butterworth JF IV, et al. Pharmacodynamics and pharmacokinetics of milrinone administration to increase oxygen delivery in critically ill patients. *Chest. 1996;*109:1291–1301.

121. Kikura M, Lee MK, Safon RA, et al. The effects of milrinone on platelets in patients undergoing cardiac surgery. *Anesth Analg.* 1995;81:44–48.

122. Toller WG, Stranz C. Levosimendan: a new inotropic and vasodilator agent. *Anesthesiology.* 2006;104:556–569.

123. Packer M, Colucci W, Fisher L, et al. Effect of levosimendan on the short-term clinical course of patients with acutely decompensated heart failure. *JACC Heart Fail.* 2013;1:103–111.

124. Toller W, Heringlake M, Guarracino F, et al. Preoperative and perioperative use of levosimendan in cardiac surgery: European expert opinion. *Int J Cardiol.* 2015;184:323–336.

125. Pagel PS. Levosimendan in cardiac surgery: a unique drug for the treatment of perioperative left ventricular dysfunction or just another inodilator searching for a clinical application? *Anesth Analg.* 2007;104:759–761.

126. Mebazaa A, Nieminen MS, Packer M, et al. Levosimendan vs dobutamine for patients with acute decompensated heart failure: the SURVIVE Randomized Trial. *JAMA.* 2007;297:1883–1891.

127. Altenberger J, Parissis JT, Costard-Jaeckle A, et al. Efficacy and safety of pulsed infusions of levosimendan in outpatients with advanced heart failure (LevoReP) study: a multicentre randomized trial. *Eur J Heart Fail.* 2014;16:898–906.

128. Papp Z, Edes I, Fruhwald S, et al. Levosimendan: molecular mechanisms and clinical implications: consensus of experts on the mechanisms of action of levosimendan. *Int J Cardiol.* 2012;159:82–87.

129. Sonntag S, Sundberg S, Lehtonen LA, et al. The calcium sensitizer levosimendan improves the function of stunned myocardium after percutaneous transluminal coronary angioplasty in acute myocardial ischemia. *J Am Coll Cardiol.* 2004;43:2177–2182.

130. Kersten JR, Montgomery MW, Pagel PS, et al. Levosimendan, a positive inotropic agent, decreases myocardial infarct size *via* activation of K_{ATP} channels. *Anesth Analg.* 2000;90:5–11.

131. De Hert SG, Lorsomradee S, Cromheecke S, et al. The effects of levosimendan in cardiac surgery patients with poor left ventricular function. *Anesth Analg.* 2007;104:766–773.

132. Kivikko M, Lehtonen L, Colucci WS. Sustained hemodynamic effects of intravenous levosimendan. *Circulation.* 2003;107:81–86.

133. Armstrong PW, Moe GW. Medical advances in the treatment of congestive heart failure. *Circulation.* 1993;88:2941–2952.

134. Hauptman PJ, Kelly RA. Digitalis. *Circulation.* 1999;99:1265–1270.

135. The Digitalis Investigation Group. The effect of digoxin on mortality and morbidity in patients with heart failure. *N Engl J Med.* 1997;336:525–533.

136. Treschan TA, Peters J. The vasopressin system: physiology and clinical strategies. *Anesthesiology.* 2006;105:599–612.

137. Schwartz A. Molecular and cellular aspects of calcium channel antagonism. *Am J Cardiol.* 1992;70:6F–8F.

138. Gibbons RJ, Abrams J, Chatterjee K, et al. ACC/AHA guideline update for the management of patients with chronic stable angina–summary article: a report of the American College of Cardiology/American Heart Association Task Force on Practice Guidelines (Committee on the Management of Patients With Chronic Stable Angina). *Circulation.* 2003;107:149–158.

139. Yeghiazarians Y, Braunstein JB, Askari A, et al. Unstable angina pectoris. *N Engl J Med.* 2000;342:101–114.

140. Opie LH, Yusuf S, Kubler W. Current status of safety and efficacy of calcium channel blockers in cardiovascular diseases: A critical analysis based on 100 studies. *Prog Cardiovasc Dis.* 2000;43:171–196.

141. Thompson AE, Pope JE. Calcium channel blockers for primary Raynaud's phenomenon: a meta-analysis. *Rheumatology.* 2005;44:145–150.

142. Kenyon KW. Clevidipine: an ultra short-acting calcium channel antagonist for acute hypertension. *Ann Pharmacother.* 2009;43:1258–1265.

143. Keating GM. Clevidipine: a review of its use for managing blood pressure in perioperative and intensive care settings. *Drugs.* 2014;74:1947–1960.

144. Peacock WF, Chandra A, Char D, et al. Clevidipine in acute heart failure: Results of the A Study of Blood Pressure Control in Acute Heart Failure-A Pilot Study (PRONTO). *Am Heart J.* 2014;167:529–536.

145. Aronson S, Dyke CM, Stierer KA, et al. The ECLIPSE trial: comparative studies of clevidipine to nitroglycerin, sodium nitroprusside, and nicardipine for acute hypertension treatment in cardiac surgery patients. *Anesth Analg.* 2008;107:1110–1121.

146. Lord MS, Augoustides JG. Perioperative management of pheochromocytoma: focus on magnesium, clevidipine, and vasopressin. *J Cardiothorac Vasc Anesth.* 2012;26:526–531.

147. Graffagnino C, Bergese S, Love J, et al. Clevidipine rapidly and safely reduces blood pressure in acute intracerebral hemorrhage: the ACCELERATE trial. *Cerebrovasc Dis.* 2013;36:173–180.

148. Tobias JD, Hoernschemeyer DG. Clevidipine for controlled hypotension during spinal surgery in adolescents. *J Neurosurg Anesthesiol.* 2011;23:347–351.

149. Mocco J, Zacharia BE, Komotar RJ, et al. A review of current and future medical therapies for cerebral vasospasm following aneurysmal subarachnoid hemorrhage. *Neurosurg Focus.* 2006;21:E9.

150. Adamcyzk P, He S, Amar AP, et al. Medical management of cerebral vasospasm following aneurysmal subarachnoid hemorrhage: a review of current and emerging therapeutic interventions. *Neurol Res Int.* 2013;2013:462–491.

151. Pickard JD, Murray GD, Illingworth R, et al. Effect of oral nimodipine on cerebral infarction and outcome after subarachnoid haemorrhage: British aneurysm nimodipine trial. *BMJ.* 1989;298:636–642.

152. Liu GJ, Luo J, Zhang LP, et al. Meta-analysis of the effectiveness and safety of prophylactic use of nimodipine in patients with aneurysmal subarachnoid hemorrhage. *CNS Neurol Disord Drug Targets.* 2011;10:834–844.

153. Feigin VL, Rinkel GJ, Algra A, et al. Calcium antagonists in patients with aneurysmal subarachnoid hemorrhage: a systematic review. *Neurology.* 1998;50:876–883.

154. Grossman E, Messerli FH. Calcium antagonists. *Prog Cardiovasc Dis.* 2004;47:34–57.

155. Claas SA, Glasser SP. Long-acting diltiazem HCl for chronotherapeutic treatment of hypertension and chronic stable angina pectoris. *Expert Opin Pharmacother.* 2005;6:765–776.

156. Wattanasuwan N, Khan IA, Mehta NJ, et al. Acute ventricular rate control in atrial fibrillation: IV combination of diltiazem and digoxin vs. IV diltiazem alone. *Chest.* 2001;119:502–506.

157. Lim SH, Anantharaman V, Teo WS, et al. Slow infusion of calcium channel blockers compared with intravenous adenosine in the emergency treatment of supraventricular tachycardia. *Resuscitation.* 2009;80:523–528.

158. Link MS, Berkow LC, Kudenchuk PJ, et al. Part 7: Adult Advanced Cardiovascular Life Support. 2015 American Heart Association Guidelines Update for Cardiopulmonary Resuscitation and Emergency Cardiovascular Care. *Circulation.* 2015;132(18 Suppl 2):S444–S464.

159. Eisenberg MJ, Brox A, Bestawros AN. Calcium channel blockers: an update. *Am J Med.* 2004;116:35–43.

160. Cohen MI, Triedman JK, Cannon BC, et al. PACES/HRS expert consensus statement on the management of the asymptomatic young patient with Wolff-Parkinson-White (WPW, ventricular preexcitation) electrocardiographic pattern: developed in partnership between the Pediatric and Congenital Electrophysiology Society (PACES) and the Heart Rhythm Society (HRS). Endorsed by the governing bodies of PACES, HRS, the American College of Cardiology Foundation (ACCF), the American Heart Association (AHA), the American Academy of Pediatrics (AAP), and the Canadian Heart Rhythm Society (CHRS). *Heart Rhythm.* 2012;9:1006–1024.

161. Wijeysundera DN, Beattie WS. Calcium channel blockers for reducing cardiac morbidity after noncardiac surgery: a meta-analysis. *Anesth Analg.* 2003;97:634–641.

162. Wijeysundera DN, Beattie WS, Rao V, et al. Calcium antagonists reduce cardiovascular complications after cardiac surgery: a meta-analysis. *J Am Coll Cardiol.* 2003;41:1496–1505.

163. Redfearn DP, Krahn AD, Skanes AC, et al. Use of medications in Wolff-Parkinson-White syndrome. *Expert Opin Pharmacother.* 2005;6:955–963.

164. Arroyo AM, Kao LW. Calcium channel blocker toxicity. *Pediatr Emerg Care.* 2009;25:532–538.

165. Mehta PK, Griendling KK. Angiotensin II cell signaling: Physiological and pathological effects in the cardiovascular system. *Am J Physiol Cell Physiol.* 2007;292:C82–C97.

166. ACE Inhibitor Myocardial Infarction Collaborative Group. Indications for ACE inhibitors in the early treatment of acute myocardial infarction: systematic review of individual data from 100,000 patients in randomized trials. *Circulation.* 1998;97:2202–2212.

167. Heart Outcomes Prevention Study Investigators. Effects of an angiotensin-converting enzyme inhibitor ramipril on cardiovascular events in high-risk patients. The Heart Outcomes Prevention Evaluation Study Investigators. *N Engl J Med.* 2000;342:145–153.

168. Ruggenenti P, Cravedi P, Remuzzi G. The RAAS in the pathogenesis and treatment of diabetic nephropathy. *Nat Rev Nephrol.* 2010;6:319–330.

169. Warner NJ, Rush JE: Safety profiles of angiotensin-converting enzyme inhibitors. *Drugs.* 1988;35(Suppl 5):89–97.

170. Brown NJ, Ray WA, Snowden M, et al. Black Americans have an increased rate of angiotensin converting enzyme inhibitor-associated angioedema. *Clin Pharmacol Ther.* 1996;60:8–13.

171. Kheterpal S, Khodaparast O, et al. Chronic angiotensin-converting enzyme inhibitor or angiotensin receptor blocker therapy combined with diuretic therapy is associated with increased episodes of hypotension during noncardiac surgery. *J Cardiothorac Vasc Anesth.* 2008;22:180–186.

172. Lange M, Van Aken H, Westphal M, et al. Role of vasopressinergic V1 receptor agonists in the treatment of perioperative catecholamine-refractory arterial hypotension. *Best Pract Res Clin Anaesthesiol.* 2008;22:369–381.

173. Boccara G, Ouwattara A, Godet G, et al. Terlipressin versus norepinephrine to correct refractory arterial hypotension after general anesthesia in patients chronically treated with renin-angiotensin system inhibitors. *Anesthesiology.* 2003;98:1338–1344.

174. Morelli A, Tritapepe L, Rocco M, et al. Terlipressin versus norepinephrine to counteract anesthesia-induced hypotension in patients treated with renin-angiotensin system inhibitors: effects on systemic and regional hemodynamics. *Anesthesiology.* 2005;102:12–19.

175. Csajka C, Buslin T, Brunner HR, et al. Pharmacokinetic-pharmacodynamic profile of angiotensin II receptor antagonists. *Clin Pharmacokinet.* 1997;32:1–29.

176. Maggioni AP, Anand I, Gottlieb SO, et al. Effect of valsartan on morbidity and mortality in patients with heart failure not receiving angiotensin-converting enzyme inhibitors. *J Am Coll Cardiol.* 2002;40:1414–1421.

177. Pfeffer MA, McMurray JJ, Velazquez EJ, et al. Valsartan, captopril, or both in myocardial infarction complicated by heart failure, left ventricular dysfunction, or both. *N Engl J Med.* 2003;349:1893–1906.

178. McMurray JJ, Ostergren J, Swedberg K, et al. Effects of candesartan in patients with chronic heart failure and reduced left ventricular systolic function taking angiotensin-converting-enzyme inhibitors: the CHARM-Added Trial. *Lancet.* 2003;362:767–771.

179. Viberti G, Wheeldon NM, MicroAlbuminuria Reduction with VALsartan (MARVAL) Study Investigators. Microalbuminuria reduction with valsartan in patients with type 2 diabetes mellitus: a blood pressure-independent effect. *Circulation.* 2002;106:672–678.

第14章

自主神经系统的解剖和生理

Loreta Grecu

要点

1. 自主神经系统(ANS)包括部分中枢神经系统以及与心肌、平滑肌、腺体和内脏功能非自主调节相关的外周神经系统。
2. 交感神经系统(SNS)和副交感神经系统(PNS)从三个方面影响心排血功能：①改变心率(变时作用)；②改变心肌收缩强度(变力作用)；③调节冠状动脉血流。
3. SNS 神经是目前为止调节外周循环最重要的调节因素。
4. 通过效应细胞分泌的神经递质在药理学上可将 ANS 分为：PNS 释放的乙酰胆碱(ACh)，儿茶酚胺肾上腺素(EPI)和去甲肾上腺素(NE)，它们是调节外周 SNS 活性的介质。
5. 激动剂是指能与受体相互作用并产生生物反应的一类物质。拮抗剂是指能够在受体结合位点阻断激动剂触发生物效应的一类物质。
6. 肾上腺素能受体被称为肾上腺素能或去甲肾上腺素能，这取决于它们对 EPI 和 NE 的反应性。
7. 肾上腺素能受体的数量和敏感性可能受到普通因素、遗传因素和发育因素的影响。
8. ANS 反射包括：①传感器；②传入途径；③CNS 整合；④到受体和传出器官的传出通路。
9. ANS 药理学的临床应用基于 ANS 解剖学、生理学和分子药理学知识。
10. 临床上，抗胆碱酯酶药可分为两种类型：可逆性和不可逆性胆碱酯酶抑制剂。

麻醉与自主神经系统

　　麻醉学是自主神经医学的实践应用。能够产生麻醉效应的药物也意味着可能产生自主神经方面的副作用。我们学习和临床实习中的很大一部分时间就是花在这上面——学习有用的方法和技能，使我们在各种病理生理条件下能够最大限度地避免因麻醉药物应用引起自主神经系统(ANS)副作用。任何一种麻醉药的成功应用取决于维

持内环境稳定的程度。麻醉记录反映了 ANS 的功能。

　　ANS 包括部分中枢神经系统以及与心肌、平滑肌、腺体和内脏功能非自主调节相关的外周神经系统。ANS 活动是指在意识水平以下出现的内脏反射。ANS 也会对人体的躯体运动和感觉活动的变化做出反应。由于躯体活动导致内脏反射出现的生理学证据显而易见。因此，ANS 不像术语中所描述的那样是明显的实体。不管是躯体活动还是 ANS 活动都不能单独发生。ANS 对躯体行为进行内脏支持，并根据预期情绪行为或对疾病的压力反应来调整身体状态。简而言之，ANS 要么

---

[1] 详细信息见 59 章拟交感神经、肾上腺素能拮抗剂和交感神经阻滞药。

组织战斗要么逃跑。

来自内脏结构的传入纤维是 ANS 反射弧的第一环节，并且可能传递内脏疼痛或血管张力的变化。大多数 ANS 传出纤维与感觉纤维相伴行，现在它们通常被认为是 ANS 的组成部分。然而，ANS 的传入成分不能像传出神经那样被区分开来。ANS 内脏感觉神经在解剖学上与躯体感觉神经难以区分。内脏传入纤维的临床重要性与慢性疼痛状态的管理密切相关。

功能解剖

根据解剖、生理学和药理学，ANS 分为两部分。Langley 于 1921 年将这一神经系统分为两部分。他保留了 Willis 在 1665 年提出的"*sympathetic*"这一术语，把第一部分命名为"交感神经"（sympathetic nervous system，SNS）；并将第二部分命名为"副交感神经"（parasympathetic nervous system，PNS）。ANS 这一术语是两者的综合名称。表 14-1 列出了

表 14-1　肾上腺素能和胆碱能作用之间的稳态平衡

器官系统	受体	
	肾上腺素能受体	胆碱能受体
心脏		
窦房结	心动过速	心动过缓
房室结	增强传导	减慢传导
浦肯野纤维	增加自律性和传导速率	抑制自律性和传导速率
心肌	增强收缩、传导速度和自律性	收缩力的降低
冠状血管	收缩（α_1）受体和扩张（β_1）受体	扩张和收缩 [a]
血管		
皮肤和黏膜	收缩	扩张
骨骼肌	收缩（α_1）＞扩张（β_2）	扩张
肺	收缩	扩张
支气管平滑肌	松弛	收缩
胃肠道		
胆囊和胆管	松弛	收缩
肠道运动	减缓	增加
分泌物	减少	增加
括约肌	收缩	松弛
膀胱		
逼尿肌	松弛	收缩
膀胱三角区	收缩	松弛
腺体		
鼻部腺体	血管收缩和减少分泌	刺激分泌物分泌
泪腺		
腮腺		
颌下腺		
胃部腺体		
胰腺		
汗腺	发汗（胆碱能）	无
顶泌汗腺	浓厚,有气味的分泌物	无
眼		
瞳孔	放大	缩小
睫状肌	远视时松弛	近视时收缩

[a] 见"自主神经系统受体的相互作用"。

器官系统的 SNS（肾上腺素能、交感神经）和 PNS（胆碱能、副交感神经）活动的互补作用。

中枢自主神经组织

目前还不知道是否存在能够对抗躯体中心的单纯中枢 ANS。ANS 活动的整合存在于脑脊髓轴的各个水平。ANS 传出活动可以开始于脊髓、脑干和下丘脑的局部或中枢。大脑皮质是 ANS 整合的最高水平。晕血就是一个躯体 ANS 整合高级水平的例子。通过有意识的或者刻意的努力，能有效地调节 ANS 的功能，表明躯体反应总是伴有内脏反应，反之亦然。

ANS 组织的主要作用位点是下丘脑。SNS 功能受下丘脑后外侧核控制。这些细胞核受刺激后导致交感肾上腺系统的递质大量分泌。PNS 功能由中线核和下丘脑的一些前核所控制。下丘脑前部参与体温调节。下丘脑视上核调节水代谢，并且在解剖和功能上与垂体后叶相关（参见自主神经系统受体的相互作用）。这种下丘脑 - 神经垂体关联的中枢 ANS 机制，最典型的表现是通过抗利尿激素（ADH）调节肾脏功能。血压的长期控制，对身体和情绪压力的反应，睡眠和性反射都由下丘脑调节。

延髓和脑桥是急性 ANS 组织的重要中心。它们一起整合瞬间血流动力学调整并保持通气的连续和自主性。中枢神经系统（CNS）对传入和传出冲动的整合是 ANS 表现出紧张性活动的主要原因。ANS 紧张性使内脏器官处于中间活动状态，通过改变神经放电速度，减弱或增强内脏器官的活动。位于延髓内的孤束核是接受来自舌咽神经和迷走神经的化学感受器和压力感受器信息的主要区域。这两个神经的传入冲动增加会抑制外周 SNS 的血管张力，引起血管扩张；它也增加迷走神经张力，导致心动过缓。ANS 反射亢进是脊髓介导的 ANS 反射没有整合来自更高抑制中心功能的一个实例[1]。

外周自主神经系统

外周 ANS 是 ANS 的传出（运动）部分，由上述的两个互补部分组成：SNS 和 PNS。大多数器官接受来自两者神经纤维的共同支配（图 14-1）。一般来说，这两个系统的活动产生相反但互补的效应（表 14-1）。少数组织，例如汗腺和脾脏，只受 SNS 纤维的支配。尽管躯体和 ANS 感觉通路的

解剖是完全相同的，但运动通路的特点是不同的。躯体运动系统的传入纤维与传出纤维一样，由单个（单极或单轴）神经元组成，其细胞体位于脊髓腹侧灰质，其有髓神经轴突直接延伸到随意横纹肌单位。相反，传出（运动）ANS 是从 CNS 到效应器的两个神经（双极）链。SNS 和 PNS 的一级神经元均起源于 CNS，但是不直接接触效应器官。相反，它将冲动传递到所谓的第二站称为 ANS 神经节的位置，后者包含第二个 ANS（节后）神经元的细胞体，其突触直接作用于效应器官。因此，ANS 两部分的运动通路是由图示的节前神经元和节后效应神经元组成的串联双神经元链（图 14-2）。

两个亚单位的神经节前纤维都是有髓鞘的，直径小于 3mm[1]，冲动以 3～15m/s 的速度进行传导。节后神经纤维无髓鞘，以小于 2m/s 速度进行冲动传导，其传导速度较慢类似于无髓鞘的内脏和躯体传入 C 纤维（表 14-2）。与有髓鞘的躯体神经相比，ANS 以能够阻止其参与躯体反应即时阶段的速度来传导冲动。

交感神经系统

传出性 SNS 指的是胸腰段的神经系统。图 14-1 展示了内脏器官的 SNS 分布及其神经支配情况，SNS（胸腰段）的节前纤维起源于脊髓 12 胸椎（T1-T12）和前 3 个腰椎节段（L1-L3）的脊髓灰质中间带外侧核。这些神经细胞的有髓轴突离开脊髓后与运动纤维一起形成白交通支（有髓鞘）（图 14-3）。神经分支在各自节段水平进入 22 对交感神经节中的一对，在进入横侧交感干的椎旁神经节后，节前纤维可能有三种走行方式：①与节后纤维在传出通道形成突触，②在 SNS 的交感干中，节前纤维上升或下降与其他水平的神经节形成突触，③通过交感干追踪可变距离，并且在没有形成突触的情况下，终止于远端、不成对的 SNS 副神经节。但肾上腺是个例外，节前纤维不在神经节中形成突触而是直接进入肾上腺髓质（图 14-2），髓质细胞起源于神经元组织并与节后神经元类似。

交感神经节后神经元细胞体位于成对的 SNS 链外侧的神经节或外周神经丛中的未配对的副神经节。副神经节，如腹腔和肠系膜下神经节（丛），是由节前纤维和许多节后神经元胞体会聚形成的。SNS 神经节几乎总是靠近脊髓而不是它们所支配的器官。因此，交感神经节后神经元可以起源于成对的外侧椎旁 SNS 神经节或不成对的侧副神经丛。无髓鞘的神经节后纤维随之从神经节

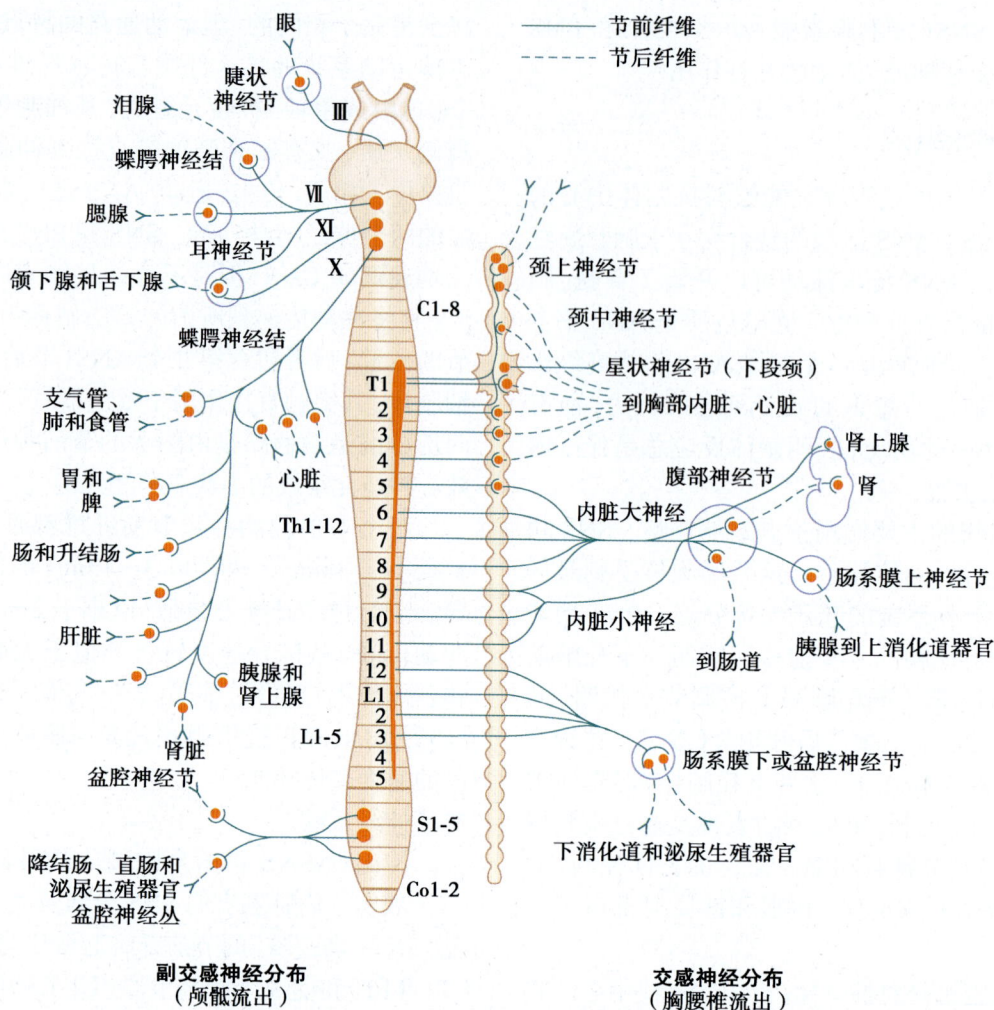

图 14-1　颅骶部(副交感神经)和胸腰段(交感神经)神经系统的分布示意图

副交感神经节前纤维直接通向其支配的器官。它们的节后神经元细胞体位于其支配内脏或内脏附近。副交感神经节后纤维的这种有限的分布与副交感神经功能的离散和有限的作用是一致的。节后交感神经元起源于成对的交感神经或未成对的侧支神经丛。一根节前纤维影响许多节后神经元。SNS 的激活产生更为广泛的生理效应而不是离散的局部效应

发出后终止于它们所支配的器官。许多节后纤维经过外侧 SNS 链后回到脊神经，在脊髓的各个水平形成灰（无髓鞘）交通支（图 14-2），它们的远端分布于汗腺、竖毛肌以及皮肤和肌肉的血管。这些神经是无髓鞘的 C 型纤维（表 14-2），并与躯体神经内同行。躯体神经纤维中平均约 8% 为交感神经。

前 4 或 5 个胸椎节段发出的节前纤维，其上升至颈部形成三个特殊成对的神经节，分别是颈上、颈中和颈胸神经节。最后一个又被称为星状神经节，实际上由下段颈椎和第一胸椎 SNS 神经节融合而成。这些神经节为头部、颈部、上肢、心脏以及肺提供交感神经支配。疼痛的传入纤维与该神经伴行，这就可以解释为什么心肌缺血时会发生胸部、颈部或上肢疼痛的原因。

激活 SNS 产生弥漫性生理反应（总体反射）而不是离散效应。SNS 节后神经元数目远比节前神经元多，它们的平均比值约为 20∶1～30∶1[2]。一个节前纤维能够影响分布在器官中的多个节后神经元。

副交感神经系统

与 SNS 一样，PNS 也有节前和节后神经元。节前神经元胞体源于脑干和脊髓骶段。在第Ⅲ（动眼神经）、Ⅶ（面神经）、Ⅸ（舌咽神经）和Ⅹ（迷走神经）脑神经中发现了 PNS 节前神经纤维。骶部传出部起源于第二、第三和第四骶神经的灰质中外侧角。图 14-1 显示了 PNS 的分配及其神经所支配内脏器官的分布。

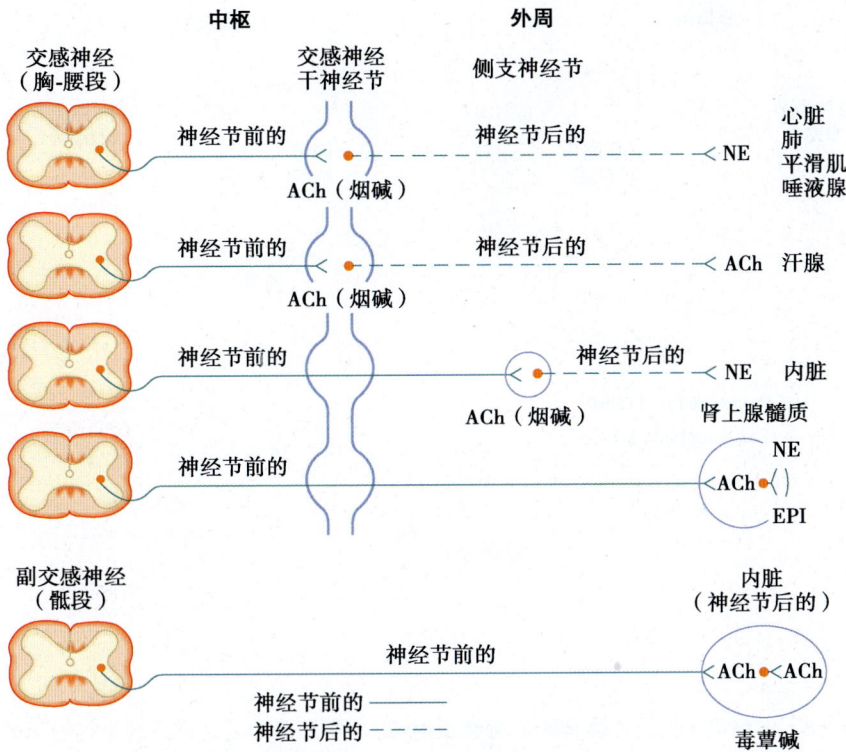

图 14-2 ANS 的传出通路示意图

传出冲动集中到中枢，并反射到肾上腺素受体和胆碱能受体。终止于肾上腺髓质的交感神经纤维是节前性的，其神经递质为乙酰胆碱（ACh），嗜铬细胞兴奋后，可像节后神经元一样释放肾上腺素（EPI）和去甲肾上腺素（NE）

表 14-2 神经纤维的分类			
神经纤维的描述	分组	直径（μm）	传导速率（m/s）
有髓鞘的躯体神经	A { α β γ δ ε	20	120
			5～40（疼痛纤维）
		3～4	5～40（疼痛纤维）
		2	5
有髓鞘的内脏神经（节前自主神经）	B	<3	3～15
无髓鞘的躯体神经	C	<2	0.5～2.0（疼痛纤维）

　　迷走神经（第 X 对脑神经）在所有 PNS 中分布最广，占 PNS 活性的 75% 以上。成对的迷走神经主要分布在心脏、肺、食管、胃、小肠、近端前半部分结肠、肝脏、胆囊、胰腺和输尿管上段。骶段神经纤维形成盆腔内脏神经，或勃起神经，这些神经分布在无迷走神经支配的其余脏器，包括降结肠、直肠、子宫、膀胱和输尿管下段，主要与排空有关。各种性反射也由骶部 PNS 控制。PNS 负责阴茎勃起，而 SNS 兴奋则控制射精。

　　与 SNS 分区相反，PNS 节前纤维直接分布于其神经支配的器官。节后神经元位于神经支配内脏器官的附近或内部，通常不可见。接近内脏或在内脏器官中的 PNS 神经节的节后神经纤维分布有限，许多器官中节后纤维与节前纤维的比例大约是 1:1～3:1，而在 SNS 系统中这一比例为 20:1。远端结肠的奥尔巴克神经丛例外，其比例为 8 000:1。PNS 神经节前纤维仅与少数节后神经元形成突触，这与 PNS 功能分散且效应局限相一致。例如，迷走神经性心动过缓可能在没有伴随肠道运动或流涎变化的情况下发生。总体反射

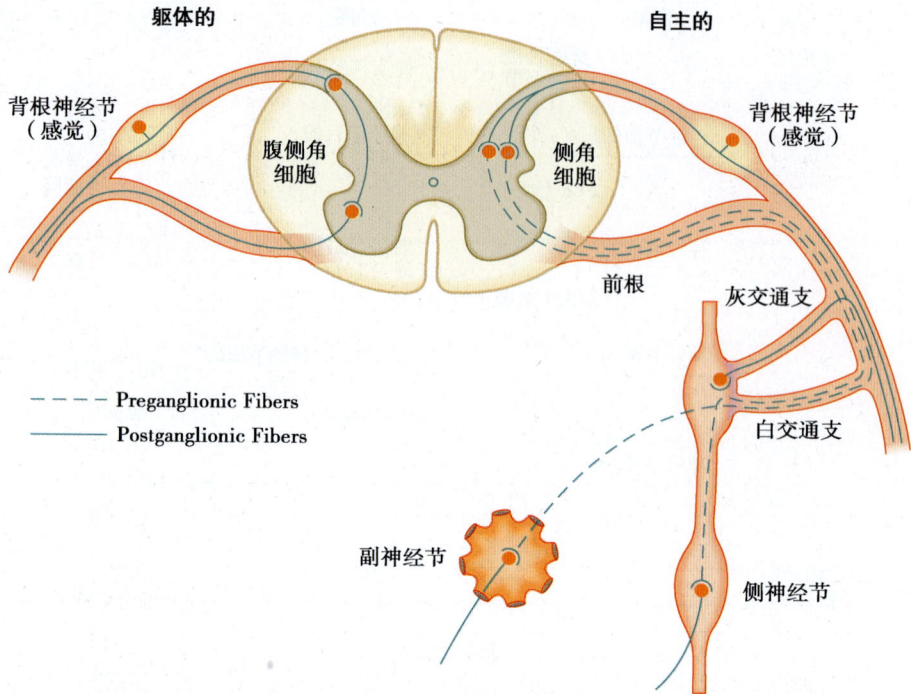

图 14-3   左侧显示的是躯体神经的脊髓反射弧，右侧显示的是交感系统中神经元的不同排列

节前纤维通过白质分支传出并可能会通过以下三个过程之一产生突触连接：①在出口水平形成神经节突触联系；②交感神经链向上或向下在另一节段形成突触联系；③不与远端的副神经节形成突触联系而退出神经链

活动不是 PNS 的特征。表 14-1 列出了器官对 PNS 兴奋的反应。

自主神经支配

心脏

心脏受 SNS 和 PNS 支配。这些神经以下三种方式影响心脏泵血功能：①通过改变心率（变时作用），②通过改变收缩强度（变力作用），③通过调节冠状动脉血流。PNS 心脏迷走神经纤维接近星状神经节，然后加入心脏传出 SNS 纤维，因此，支配心脏和肺的迷走神经是含有 PNS 和 SNS 传出纤维的混合神经。PNS 纤维主要分布于窦房结和房室结（AV），而在心房分布较少，在心室分布也少或几乎没有。因此，心脏迷走神经兴奋对心脏的主要作用是变时性。迷走神经兴奋降低了窦房结的放电速率和 AV 连接纤维的兴奋性，减缓了电冲动传导到心室的速率。强烈的迷走神经放电可以完全抑制窦房结放电阻止其冲动传导至心室[3]。

PNS 对心肌收缩力的生理重要性与 SNS 不同。胆碱能阻滞可使心率（HR）加倍而不改变左心室的收缩功能。心脏的迷走神经兴奋可以降低左心室等容收缩期左心室最大张力发展速率（dP/dT），并使收缩力减少 10% 至 20%。然而，与其对 HR 的

主要影响相比，PNS 兴奋作用在这方面相对来说并不重要。SNS 和 PNS 具有相同的室上性分布，但 SNS 对心室的作用代表性更强。SNS 通过成对的星状神经节传出至心肌漏斗部，右侧星状神经节主要分布于心外膜前表面和室间隔，其兴奋后减少心肌收缩持续时间并增加 HR。左侧星状神经节主要分布在两个心室的后表面和侧表面。左侧星状神经节兴奋可使平均动脉压和左心室收缩力增加而不引起 HR 的显著变化。与没有任何 SNS 刺激时相比，正常的 SNS 张力使心脏收缩能力高出大约 20%[4]。因此，ANS 主要通过 SNS 来影响心肌收缩力。然而，心脏的内在机制可以使其在没有 ANS 的情况下保持良好的循环，心脏移植的成功就是证明（见第 51 章）。心脏和 ANS 处于完美的共生状态。ANS 通过其组分，印证了其潜在的心脏电生理影响，可能导致显著的心律失常或心电图异常，最终可能导致全面的心脏功能障碍。ANS 的确切作用并不清楚，特别是当它作为一个活跃组分或仅仅是附属成分时。未来的研究兴趣涉及通过药理学或使用替代方法改变心脏的自主神经支配[5]。在麻醉的开胸动物中进行的早期研究表明，心脏 ANS 神经对冠状血管床仅产生轻微

影响；然而，最近关于持续性心房颤动、完整的、意识清醒的动物研究显示有相当多的证据表明 SNS 对小冠状动脉阻力和大的容量血管[6-7]具有很强的调节作用（见下文，肾上腺素能受体）。

冠状动脉树的不同部分对各种刺激和药物的反应不同。通常，大的容量血管对总体冠状动脉血管阻力的影响很小（见第 12 章）。阻力的波动反映了小的前毛细血管管腔大小的变化。通过阻力血管的血流量主要受心肌局部代谢需求的调节。然而，较大的容量血管由于神经源性刺激可产生明显收缩。当它们缺氧并丧失自我调节功能时，神经源性因素在阻力血管中也将扮演更为重要的角色。

外周循环

SNS 神经是目前最重要的外周循环调节者，PNS 神经在这方面发挥的作用不大。PNS 扩张血管，但只限于生殖器等有限的区域。SNS 兴奋能使血管产生舒张和收缩，以血管收缩效应为主。SNS 对血管床的作用由 SNS 纤维终止的受体类型决定（见下文，肾上腺素能受体）。SNS 收缩型受体分布在循环的所有部分。皮肤、肾脏、脾脏和肠系膜的血管具有广泛的 SNS 分布，而心脏、大脑和肌肉中的血管只有较少的 SNS 神经支配。

延髓血管舒缩中枢外侧部发出冲动维持基本血管舒缩活动，通过 SNS 不断传导冲动，来维持局部小动脉和小静脉的收缩。来自肾上腺髓质的循环中的肾上腺素（EPI）具有累加效应。这种基本的 ANS 张力能使中等直径的小动脉产生收缩。因此，小动脉有可能进一步收缩或扩张。如果基础张力不存在，SNS 只能影响血管收缩而不是血管舒张[8]。与小动脉和动脉相比，小静脉中的 SNS 张力对血流的阻力小。静脉 SNS 兴奋的重要性在于减少或增加其容量。容量血管作为一个储库，其储存血量占总血容量的 80%，其静脉的微小变化会导致静脉回流的巨大变化，并因此产生心脏前负荷。

肺

肺由 SNS 和 PNS 共同支配。来自胸上神经节（星状）的节后 SNS 纤维移行至肺部以支配支气管和肺血管的平滑肌。PNS 通过迷走神经支配这些结构。SNS 兴奋引起支气管扩张和肺血管收缩[9]。除了肺血管调节以适应右心室的输出量之外，几乎没有其他关于血管运动控制的结论。肺部 SNS 神经兴奋对肺血管阻力的作用并不理想，但可能在通过平衡左右心室输出量来维持应激和运动期间的血流动力学稳定方面起重要作用。迷走神经兴奋几乎不产生肺血管舒张。低氧性肺血管收缩是一种局部现象，能够更快地调节机体的需要。

支气管运动受 SNS 和迷走神经的主动控制。SNS 兴奋引起支气管扩张，而迷走神经兴奋引起收缩。PNS 兴奋也可以引起支气管腺体的分泌物增加。分布在肺泡管末梢中的迷走神经受体在通气周期的反射调节中也起着重要作用。肺还具有重要的非通气活动，它作为一种代谢器官，去除循环中去甲肾上腺素（NE）等局部介质，并将其他物质（如血管紧张素 1）转化为活性化合物（见下文，与其他调节系统的相互作用）[10]。

自主神经系统的传递

外周 ANS 的末端连接部位（突触间隙）通过释放化学物质，介导兴奋传导。（图 14-4）。递质与末端器官上的受体相互作用从而引发生物学反应。

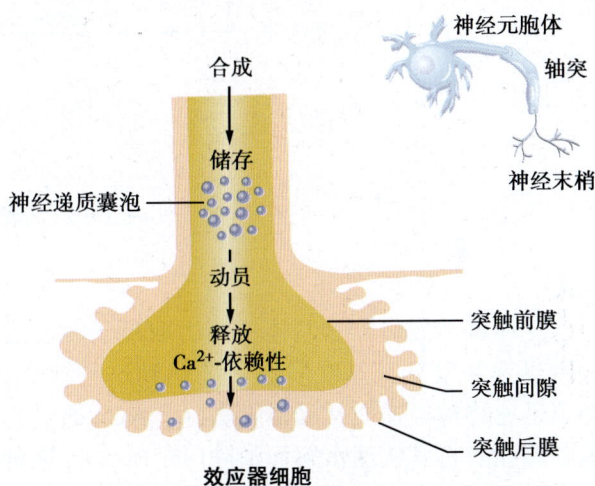

图 14-4　终末节后交感神经和副交感神经纤维的解剖和生理学是相似的

ANS 可以根据效应细胞分泌的神经递质在药理学上进行细分。药理学术语将 SNS 和 PNS 分别命名为肾上腺素能神经和胆碱能神经。PNS 节后纤维的末端释放乙酰胆碱（ACh）。除汗腺外，NE 是交感神经节后纤维末端释放的主要神经递质（图 14-2）。已经证明，包括肌肉、肠、肾和皮肤在内的许多不同组织的血管交感神经末梢存在三磷腺苷（ATP）、神经肽 Y（NPY）和 NE 的共同传递。两个系统的节前神经元均可分泌 ACh。

ANS 分支节后纤维的末端在解剖学和生理学

上是相似的。末端由于多分支的特征被称为末端效应器丛或网。这些细丝"像网状长袜"一样围绕效应器单元的元件[8]。因此，一个SNS节后神经元可以支配约25 000个效应细胞，如血管平滑肌。终末微丝在突触前终止膨大，称为突触小体。每个突触小体中均含有多个囊泡后者直径约500Å，其内含有神经递质（图14-4）。囊泡的合成速率取决于ANS活动的水平，并受局部反馈的调节。突触小体和效应细胞之间的距离（突触或连接间隙）从神经节和小动脉的100Å到大动脉的20 000Å不等。扩散时间与突触间隙的宽度成正比。神经去极化通过胞吐作用将囊泡内容物释放到突触间隙。

副交感神经系统的传递

合成

ACh被认为是PNS的主要神经递质。Ach在突触前膜通过乙酰辅酶A将胆碱乙酰化而形成，该步骤由胆碱乙酰转移酶催化（图14-5），然后ACh以浓缩形式储存在突触前膜囊泡中。静息状态下小囊泡会持续释放少量的ACh。每个小囊泡都会引发突触终板电位产生微小变化而不产生去极化，这些被称为微型终板电位。动作电位的产生导致数百个小囊泡同步释放，最终导致终板去极化。ACh从囊泡释放取决于来自细胞间隙间隙的钙（Ca^{2+}）的内流。ACh不像NE那样可以进行重摄取，因此，它必须不断合成。

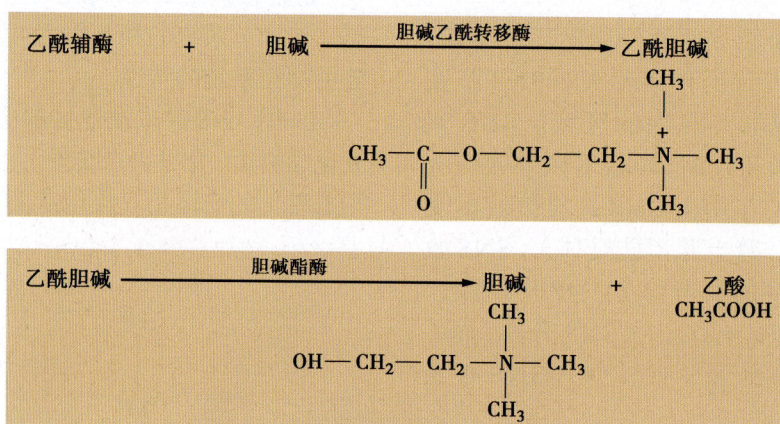

图14-5　乙酰胆碱的合成和代谢

代谢

受体调节效应器官功能的能力取决于激动后能否迅速恢复到其基线状态。要达到这种状态，必须迅速将神经递质从受体上去除。ACh通过乙酰胆碱酯酶将其快速水解而消除（图14-5）。这种酶在神经元、神经肌肉接头和体内的各种其他组织中都有发现。类似的酶、假性胆碱酯酶或血浆胆碱酯酶也在整个体内有发现，但两者在神经组织中的分布范围局限。它们在终止Ach活性中的作用似乎并不具生理重要性。乙酰胆碱酯酶和假性胆碱酯酶均可水解ACh以及其他酯类（如酯类局麻药），而且它们可以通过特定的生化试验来进行区分[3]。

交感神经系统传递

一般来说，儿茶酚胺类化合物EPI和NE被认为是外周SNS活性的主要介质。几乎所有节后交感神经的局部突触前囊泡释放NE。然而，血管SNS神经末梢也释放ATP。因此，ATP和NE是协同神经递质。它们被直接释放到作用位点，它们的接头后效应在组织中似乎是协同的。

终止于肾上腺髓质的SNS纤维是节前纤维，而ACh是神经递质（图14-2），它与肾上腺髓质嗜铬细胞相互作用，导致EPI和NE的释放。嗜铬细胞代替节后神经元。然而，支配肾上腺髓质的交感神经兴奋可引起EPI和NE的混合物被大量释放到循环中，这种激增的激素中通常大部分是EPI。当它们被释放到循环中时，EPI和NE被分类为激素，因为它们被肾上腺髓质合成、储存并释放到远距离位点发挥作用。

激素EPI和NE对效应细胞的作用，与局部直接兴奋交感神经具有基本相同的效应。激素效应虽然短暂，但持续时间大约是直接兴奋引起的10倍。EPI比NE具有更强的代谢效果，它可以提高身体的代谢率达100%，也会促进肝脏和肌肉中的糖原分解，并释放葡萄糖进入血液。这些功能都是机体准备战斗或逃跑所必需的。

儿茶酚胺：第一信使

儿茶酚胺是指具有儿茶酚核（具有两个相邻羟基的苯环）和含胺基侧链的任何化合物。图 14-6 显示了临床常用的五种儿茶酚胺的化学结构。人体内源性儿茶酚胺类指的是多巴胺（DA）、NE 和 EPI。多巴胺是存在于 CNS 中的神经递质，主要参与协调大脑的运动活动。它是 NE 的前体，NE 被

合成并存储在节后 SNS 神经元的神经末梢中。它也可以在肾上腺髓质中合成同时是 EPI 的化学前体。被储存的 EPI 主要存在于肾上腺髓质的嗜铬细胞中。肾上腺髓质中儿茶酚胺的含量约 80%～85% 为 EPI，15%～20% 为 NE。脑内含有去甲肾上腺素能和多巴胺能受体，但循环中的儿茶酚胺不能穿过血脑屏障，大脑中的儿茶酚胺是脑内合成的。

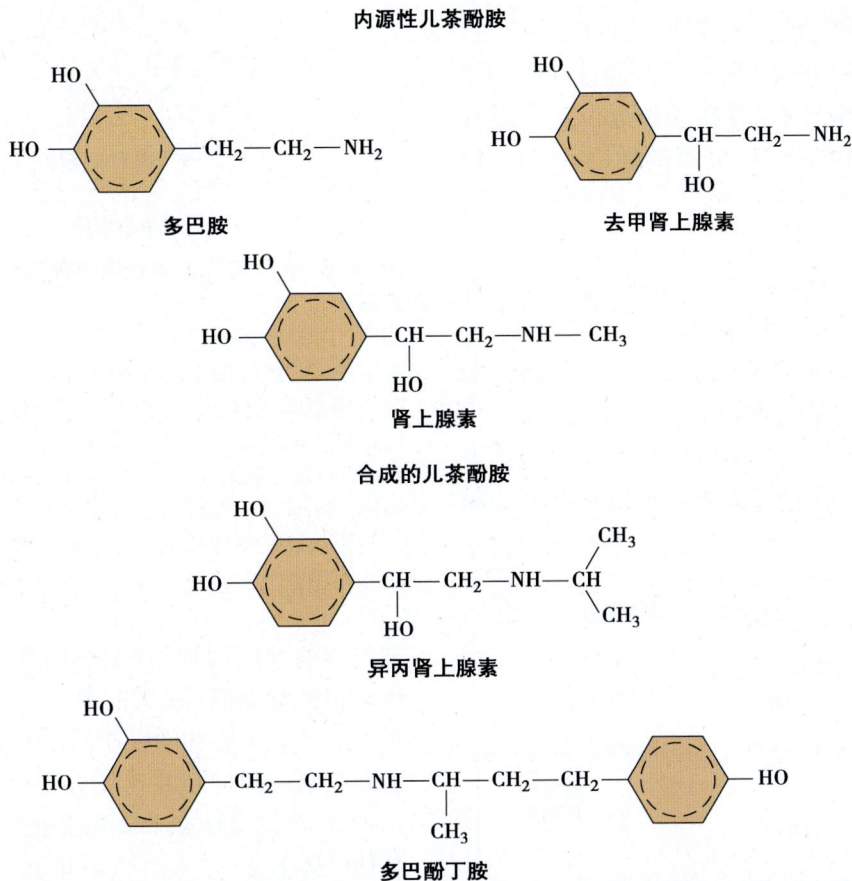

内源性儿茶酚胺

多巴胺

去甲肾上腺素

肾上腺素

合成的儿茶酚胺

异丙肾上腺素

多巴酚丁胺

图 14-6　三种内源性儿茶酚胺的化学构型与两种合成儿茶酚胺的化学构型比较
拟交感神经药物的血流动力学效应不同，主要是因为胺基在儿茶酚核上取代的差异

儿茶酚胺通常被称为肾上腺素能药物，因为它们的效应器作用是通过 SNS 特异性受体介导的。拟交感神经类药物可以激活这些受体，因为它们的结构相似。例如，可乐定是 α_2 受体激动剂，它不具有儿茶酚核，甚至具有两个相互并列的环行结构。然而，可乐定与 NE 具有明显的空间相似性，因而前者能够激活 α 受体。能产生交感神经样作用但缺乏碱性儿茶酚胺结构的药物被定义为拟交感神经类药物。所有临床上使用的儿茶酚胺都是拟交感神经类药物，但不是所有的拟交感神经类药物都是儿茶酚胺。内源性或合成的儿茶酚胺对肾上腺素能受体的影响可以是直接的也可以是

间接的。间接作用的儿茶酚胺（即麻黄碱）对肾上腺素能受体的内在影响不大，其作用的产生主要通过刺激 SNS 神经末梢释放储存的神经递质。一些合成的和内源性儿茶酚胺则直接兴奋肾上腺素能受体位点（例如去氧肾上腺素），而另一些则具有混合作用模式。直接作用的儿茶酚胺不依赖于内源性 NE 的储存；然而，间接作用的儿茶酚胺则完全依赖于内源性 NE 神经元的大量储存。

合成

NE 合成的主要部位在节后神经末梢中或附近。一些合成确实发生在细胞体附近的囊泡中，这些囊泡会传递到神经末梢。苯丙氨酸或酪氨

酸被摄取至神经末梢轴索中并被修饰成 NE 或 EPI。图 14-7 演示了这种合成级联反应。酪氨酸羟化酶催化酪氨酸转化为二羟基苯丙氨酸，这是通过反馈抑制来控制 NE 合成的限速步骤。多巴胺（DA）合成发生在神经元的细胞质中。外周神经节神经元的囊泡含有能将多巴胺转化为 NE 的多巴胺 -β- 羟化酶。肾上腺髓质还含有苯基乙醇胺 -N- 甲基转移酶，后者可将 NE 转化为 EPI。这种反应发生在髓质囊泡之外，新形成的 EPI 随后进入囊泡并储存（图 14-8）。所有的内源性儿茶酚胺储存在突触前膜囊泡中，并在动作电位产生时释放。交感神经元中的兴奋 - 分泌耦联是呈 Ca^{2+} 依赖性的。

调节

同充血性心力衰竭或慢性应激一样，SNS 神经活动增加将促进儿茶酚胺的合成。来自肾上腺皮质的糖皮质激素刺激苯乙醇胺 -N- 甲基转移酶使其增加，将 NE 甲基化为 EPI。

NE 的释放取决于神经细胞的去极化和钙离子通透性的增加。这种释放方式可以被秋水仙碱

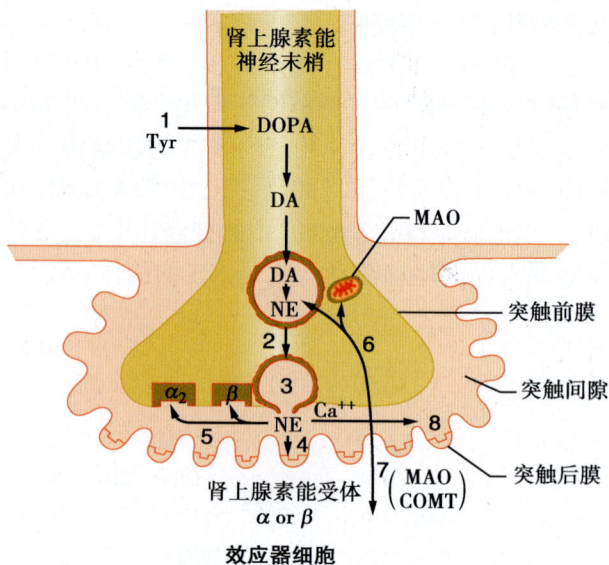

图 14-8 NE 在肾上腺素能神经传递中的合成和处置示意图

图注：1：神经元囊泡的合成和储存；2：合成的 NE 储存在囊泡中；3：胞吐的 NE 进入突触间隙；4：释放的 NE 与效应细胞上的受体反应；5：NE 可以与突触前 α_2 受体结合以抑制 NE 释放或与突触前 β 受体结合增强 NE；6：摄取 1 的再摄取。神经元外摄取（摄取 2）将 NE 吸收进入效应细胞；7：全身发生溢流；8：MAO，单胺氧化酶；COMT，儿茶酚 -O- 甲基转移酶；Tyr，酪氨酸；DOPA，左旋多巴；NE，去甲肾上腺素

和地诺前列酮抑制，提示一种负反馈机制。NE 通过兴奋突触前膜（接头前膜）α_2 受体来抑制其自身释放。苯氧苄胺和酚妥拉明是 α 受体拮抗剂，通过阻断突触前膜抑制性 α_2 受体来增加 NE 的释放（图 14-9）。其他受体在 NE 调控中也很重要（见下文，其他受体）。

失活

儿茶酚胺通过三种机制从突触间隙消除（图 14-8），包括被重摄取进入突触前末梢、神经元外摄取和扩散作用。效应器部位 NE 作用的终止几乎完全是通过将 NE 重摄取入突触前神经元末梢而实现的。这是一个主动、耗能和温度依赖性的过程。突触前末梢 NE 的重摄取同样也是一个独特的过程。结构上相似的化合物（胍乙啶、间羟胺）可进入囊泡并取代神经递质。三环类抗抑郁药和可卡因抑制 NE 的重吸收，导致突触间隙 NE 浓度过高以及强化受体反应。此外，有证据表明，NE 的重摄取是由突触前 β 肾上腺素能机制介导的，因为 β 受体阻滞剂可引起 EPI 和 NE 含量的显著升高（图 14-8 和图 14-9）[11]。神经元外摄取是使 NE 失活的次要途径，包括效应细胞和其他神经元外组

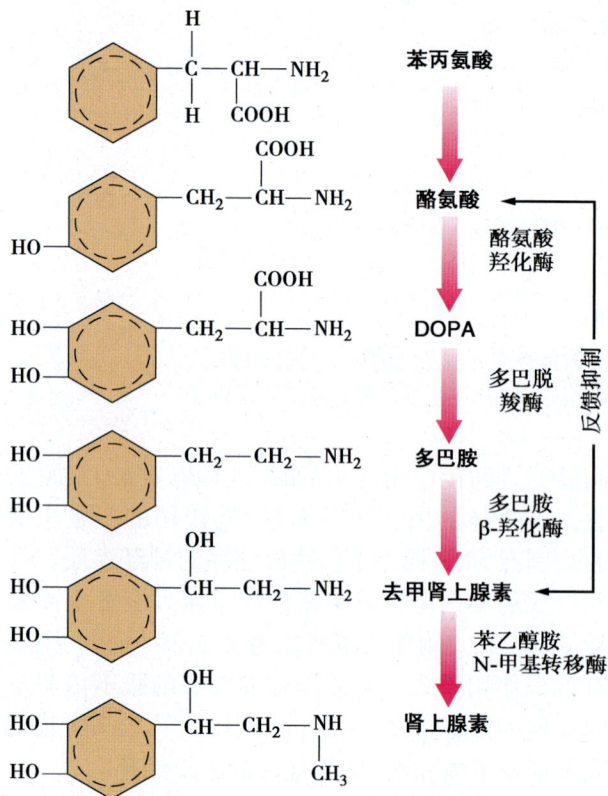

图 14-7 儿茶酚胺合成示意图

酪氨酸羟化酶将酪氨酸转化为 DOPA 受到 NE 合成增加的抑制。这些步骤中显示了肾上腺素，但其主要在肾上腺髓质中合成。DOPA，左旋多巴

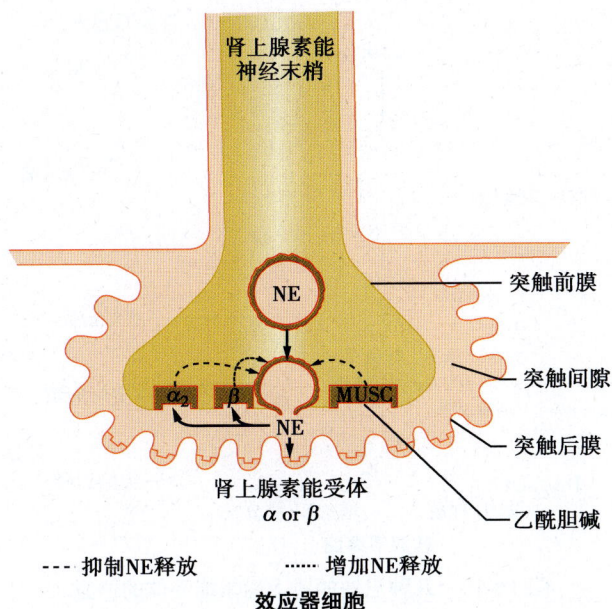

肾上腺素能
神经末梢

突触前膜

突触间隙

NE

突触后膜

α_2 | β | MUSC

NE

肾上腺素能受体
α or β

乙酰胆碱

--- 抑制NE释放　　…… 增加NE释放

效应器细胞

图 14-9　该示意图仅演示被认为一些存在的突触前肾上腺素能受体

临床上可用于这些受体的激动剂和拮抗剂（表 14-5）。α_2 受体充当负反馈机制，由此 NE 兴奋抑制其自身释放。突触前 β 刺激增加 NE 摄取，增加其可用性。突触前毒蕈碱（MUSC）受体对从附近的胆碱能末端扩散的 ACh 起反应，它们抑制 NE 释放并可被阿托品阻断。NE，去甲肾上腺素

织会摄取 NE。被神经元外组织摄取的 NE 经单胺氧化酶（MAO）和儿茶酚 -O- 甲基转移酶（COMT）代谢形成香草酸。极少量的儿茶酚胺逃脱这两种机制扩散至循环中，经肝脏和肾脏代谢。使 EPI 失活的酶与 NE 一致。再摄取是内源性儿茶酚胺失活的主要途径，而肝脏和肾脏的代谢是外源性儿茶酚胺失活的主要途径。这就可以解释为什么外源性儿茶酚胺的作用时间比在局部突触处观察到的更长。

儿茶酚胺的最终代谢产物是香草扁桃酸。香草扁桃酸是尿液中 NE 的主要代谢产物（80%～90%）。排泄到尿液中的 NE 只有不到 5% 的没有变化。尿中排泄的代谢产物可大致估计 SNS 的活性，有助于嗜铬细胞瘤的临床诊断（见第 46 章）。

受体

激动剂是一种能与受体相互作用并引起生物反应的物质。Ach、NE、EPI、DA 和 ATP 是 ANS 的主要激动剂。拮抗剂是一种能够干扰激动剂在受体部位引起生物反应的物质。因此受体是被激动剂激活时会引起效应细胞应答的靶点。受体是位

于质膜中的蛋白质大分子物质。已经证实单个细胞中可包含有数千个受体。当人们认为 25 000 个单细胞可以被单个神经元支配时，这个网络的巨大性就显而易见了。

胆碱能受体

ACh 是三类不同类型受体的神经递质。这些受体可以通过它们的解剖位置和对各种激动剂以及拮抗剂的亲和力来进行区分。Ach 在 PNS、SNS 的神经节、横纹肌神经效应器接头处以及随意肌内介导传递脉冲的"第一信使"功能（图 14-2）。胆碱能受体进一步细分为毒蕈碱型受体和烟碱型受体，因为毒蕈碱和烟碱能选择性地兴奋它们。然而，毒蕈碱和烟碱型受体对 Ach 都有反应（见下文，胆碱能药物）。毒蕈碱激活心脏和平滑肌节后 PNS 连接处的胆碱能受体。毒蕈碱型受体激活的特征是心动过缓、肌力减退、支气管收缩、瞳孔缩小、流涎、胃肠蠕动亢进和胃酸分泌增加（表 14-1）。毒蕈碱型受体可被阿托品阻断而不影响烟碱型受体（见下文，胆碱能药物）。已知毒蕈碱型受体存在于 PNS 神经节后连接处以外的其他部位。它们存在于心肌、冠状血管和外周血管系统中交感神经末梢的突触前膜上（图 14-9）。由于其位置不同，这些受体被称为肾上腺素能毒蕈碱样受体，但 Ach 仍能使它们激活。这些受体激活后会以类似于 α_2 受体的方式抑制 NE 的释放。毒蕈碱型受体阻断剂则可消除对 NE 释放的抑制，增强 SNS 活性。阿托品是典型的毒蕈碱型受体阻断剂，它既可以产生拟交感神经活性，也可产生迷走神经阻滞作用。能够引起心动过速的神经肌肉阻滞药物具有类似的作用机制。作用于突触前肾上腺素能毒蕈碱受体的 ACh 是 NE 释放的有效抑制剂[11]。由于若干自主神经支配的组织（例如心脏）具有 ANS 丛，在这些 ANS 丛中 SNS 和 PNS 神经末梢紧密相关，因此，接头前毒蕈碱型受体可以发挥重要的生理作用。在这些神经丛中，相邻的 PNS 神经末梢（迷走神经）释放的 Ach，可以通过激活突触前肾上腺素能毒蕈碱受体来抑制 NE 释放。

烟碱样受体存在于 SNS 和 PNS 神经节的突触连接处。因为两个连接点都是胆碱能的，ACh 或 ACh 样物质如烟碱会兴奋两个系统的神经节后纤维（图 14-2）。低剂量的烟碱使 ANS 神经节产生兴奋，而高剂量则会导致神经阻滞。这种双重性效应被称为烟碱效应（见下文，神经节药物）。SNS

神经节的烟碱型受体兴奋可引起肾上腺髓质释放 EPI 和 NE 而导致高血压和心动过速。肾上腺激素释放由类似于节后神经元的嗜铬细胞中的 ACh 介导。烟碱浓度进一步增加会引起低血压和神经肌肉无力，使其成为神经节阻滞剂。骨骼肌的胆碱能神经效应连接处也含有烟碱受体，尽管它们与 ANS 神经节中的烟碱受体不完全相同。

肾上腺素能受体

肾上腺素能受体，根据其对 EPI 或 NE 的反应性，又被称为肾上腺素能或去甲肾上腺素能受体。由于这两种药物的不同，Ahlquist 于 1948 年提出了两种对立的肾上腺素能受体，称为 α 受体和 β 受体。具有相对选择性活性的新型激动剂和拮抗剂的开发使得 β 受体进一步细分为 β_1 和 β_2 两种亚型；α 受体随后被细分为 α_1 和 α_2。这些受体随后又通过分子克隆技术进行进一步细分。目前使用的拟交感神经系统肾上腺素类药物的疗效互不相同，很大程度上是由于胺基取代基团的差异，影响了 α 或 β 的有关效应（图 14-6）。

另一种外周特异性的肾上腺素受体被称为多巴胺能（DA）受体。进一步的研究不仅发现了 α 和 β 受体的亚型，还发现了 DA 受体。在 CNS 以及肾、肠系膜和冠状血管中已经确定存在 DA 受体。有关这些受体的生理重要性目前仍存在争议，因为没有可识别的外周 DA 神经元。在循环中检测到的多巴胺被认为是从大脑溢出的结果。

多巴胺在 CNS 中的功能早已被知道，但外周多巴胺受体作用仅在过去 25 年内才得到阐明。因为多巴胺不仅仅作用于 DA 受体，因而外周 DA 受体存在的真相似乎被掩盖了，多巴胺还以剂量相关的方式兴奋 α 和 β 受体。然而，DA 受体功能不受 α 或 β 阻滞的影响，并且被 DA 拮抗剂如氟哌利多、氟哌啶醇和吩噻嗪修饰。因此，有必要增加 DA 受体及其亚型（DA_1 和 DA_2）。

肾上腺素能受体在器官和组织中的分布不均匀，其功能不仅因其位置而异，也因其数量和/或分布而不同。肾上腺素能受体存在于交感神经效应器连接处的两个基因位点中。它们在突触前（连接前）和突触后（连接后）位点以及突触外位点均有发现（图 14-10）。表 14-3 回顾了一些临床上重要的受体及其亚型的功能和突触位置。

α 肾上腺素能受体

α 肾上腺素能受体已被进一步细分为两个临

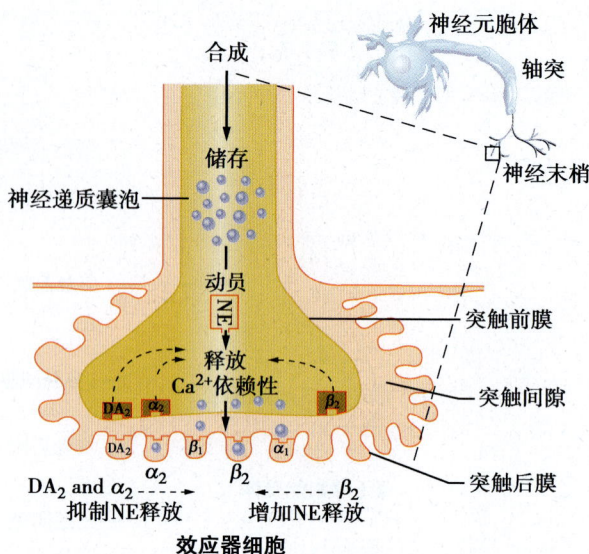

图 14-10　几种已知的肾上腺素能受体的位置
突触前 α_2 和 DA 受体作为负反馈机制，由此激动 NE 抑制其自身释放。突触前 β_2 受体激动增加 NE 摄取，增加其可用性。突触后 α_2 受体和 β_2 受体是突触外的并被认为是非神经支配的激素受体。DA，多巴胺；NE，去甲肾上腺素

床重要类别 α_1 和 α_2。这种分类是基于它们对 α 拮抗剂育亨宾和哌唑嗪的反应。哌唑嗪是更有效的 α_1 受体拮抗剂，而 α_2 受体对育亨宾更敏感。最近，药理学实验已经证明 α_1 组内存在两种亚型，即 α_{1A} 和 α_{1B}，并且 α_2 内至少有两种亚型 α_{2A} 和 α_{2B}。这些亚群的重要性仍在不断显现，有证据表明脾脏和肝脏主要含有 α_{1B} 受体，而心脏、大脑新皮质、肾脏、输精管和海马含有等量的 α_{1A} 和 α_{1B} 受体。α_1 肾上腺素能受体存在于外周血管、冠状动脉、皮肤、子宫、肠黏膜和内脏血管床的平滑肌细胞中（表 14-4）[12]。α_1 受体是血管和肠道平滑肌以及内分泌腺的突触后激活剂，它们活化后导致紧张性降低或增加，这取决于效应器官。阻力和容量血管的反应是收缩的，而肠道中的则是舒张。现在有大量证据表明哺乳动物心脏中存在连接后 α_1 肾上腺素能受体。已经有研究表明 α_1 肾上腺素能受体在包括人类在内的大多数哺乳动物中对心脏组织具有正性肌力作用。实验研究有力地证明：心肌缺血和再灌注期间，心肌 α1 受体反应性增强在儿茶酚胺诱发的恶性心律失常中起主要作用。拥有强效 α_1 受体拮抗剂活性的药物如哌唑嗪和酚妥拉明具有显著的抗心律失常作用。这些现象发生的机制和临床意义尚不清楚。然而，α_1 肾上腺素能拮抗剂无疑可以预防儿茶酚胺诱发的室性心律失常[13]。相反，在 β 受体拮抗剂对实验性和临床上心肌梗死的作

表 14-3　肾上腺素能受体：激动剂和拮抗剂的效能顺序

受体		激动剂 [a]	拮抗剂	位置	活动
α_1	++++	去甲肾上腺素	酚苄明 [b]	平滑肌（血管、虹膜、输尿管、竖毛	收缩
	+++	肾上腺素	酚妥拉明 [b]	肌、子宫、膀胱三角区、胃肠道和	血管收缩
	++	多巴胺	麦角碱类 [b]	膀胱括约肌）	
	+	异丙肾上腺素	哌唑嗪	脑	神经传递
			苄唑啉 [b]	平滑肌（胃肠道）	松弛
			拉贝洛尔 [b]	心脏	糖原分解
				唾液腺	增加强度 [c]，糖酵解
				脂肪组织	分泌（K^+，H_2O）
				汗腺（局部的）	糖原生成
				肾（近端小管）	分泌
					糖异生 Na^+ 重吸收
α_2	++++	可乐定	育亨宾	肾上腺素能神经末梢	抑制去甲肾上腺素释放
	+++	去甲肾上腺素	哌罗克生	突触前 -CNS	
	++	肾上腺素	酚妥拉明 [b]		
	++	去甲肾上腺素	酚苄明 [b]	血小板	聚集，颗粒释放
	+	去氧肾上腺素	苄唑啉 [b]		
			拉贝洛尔 [b]	脂肪组织	抑制脂解
				胰腺内分泌部	抑制胰岛素释放
				血管平滑肌？	收缩
				肾	抑制肾素释放
				脑	神经传导
β_1	++++	异丙肾上腺素 [b]	醋丁洛尔	心脏	增加心率、收缩性、传导速率
	+++	肾上腺素	普拉洛尔		
	++	去甲肾上腺素	普萘洛尔 [b]		冠状动脉扩张
	+	多巴胺	阿普洛尔 [b]	脂肪组织	脂类分解
			美托洛尔		
			艾司洛尔		
β_2	++++	异丙肾上腺素 [a]	普萘洛尔 [b]	肝脏	糖原分解，糖原合成
		肾上腺素	布托沙明		
	+++	去甲肾上腺素	阿普洛尔		
	++	多巴胺	艾司洛尔	骨骼肌	糖原分解，乳酸释放
	+		纳多洛尔		
			噻吗洛尔	平滑肌（支气管、子宫、血管、胃肠	松弛
				道、逼尿肌、脾包膜）	
			拉贝洛尔	胰腺内分泌部	胰岛素分泌
				唾液腺	淀粉酶分泌
DA_1	++++	非诺多泮	血管平滑肌	血管舒张	
	++	多巴胺	氟哌啶醇	肾脏和肠系膜	
	+	肾上腺素	氟哌利多		
	+	甲氧氯普胺	吩噻嗪类		
DA_2	++	多巴胺	多潘立酮	突触前 - 肾上腺素能神经末梢	抑制去甲肾上腺素释放
	+	溴隐亭			

DA，多巴胺。

[a]，按效力降序排列。

[b]，非选择性。

[c]，β_1- 肾上腺素能反应更强。

加号表示效力的强度。

表 14-4　肾上腺素能受体

受体	突触位置	解剖学位置	作用	左心室功能和每搏量
α_1	突触后	外周血管平滑肌	收缩	下降
		肾血管平滑肌	收缩	
		冠状动脉；心外膜	收缩	
		心肌	正性肌力	增加
		静息时 30%～40% 的肾小管	抗利尿作用	
α_2	突触前	外周血管平滑肌释放	抑制去甲肾上腺素	增加
		冠状动脉	继发性血管舒张	
		中枢神经系统	抑制中枢神经活动	
			镇静	
			降低最低肺泡有效浓度	
	突触后	冠状动脉，心内膜	收缩	下降
		中枢神经系统	抑制胰岛素释放	
			肠蠕动下降	
			抗利尿激素的抑制作用	
			镇痛	
		肾小管	促进 Na^+ 和水排泄	
β_1	突触后	心肌	正性肌力和变时性	增加
	去甲肾上腺素敏感			
		窦房结		
		心室传导		
		肾脏	肾素释放	
		冠状动脉	舒张	
β_2	突触前	心肌	加速去甲肾上腺素释放	增加
	去甲肾上腺素敏感	窦房结心室传导	与突触前 α_2 受体作用相反	
		血管	激动剂	
			收缩	
	突触后	心肌	正性肌力和变时性	增加
	突触外	血管平滑肌	舒张	增加
	肾上腺素敏感	支气管平滑肌	舒张	增加
		肾血管	舒张	
DA_1	突触后	血管（肾、肠系膜、冠脉）	血管舒张	增加
		肾小管	排钠	
			利尿	
		球旁细胞	肾素释放（调节利尿）	
		交感神经节	轻微抑制	
DA_2	突触前	节后交感神经	抑制去甲肾上腺素释放	增加
			继发性血管舒张	
	突触后	肾和肠系膜血管	？血管收缩	

LV，左心室；NE，去甲肾上腺素；MAC，最低肺泡有效浓度；EPI，肾上腺素；DA，多巴胺。

用研究中则显示了相互矛盾的结果。

突触前 α 肾上腺素能受体的发现及其在调节 NE 传递中的作用，提供了将 α 受体细分为 α_1 和 α_2 亚型的思路。突触前 α_1 受体尚未被发现，受体似乎仅限于突触后膜。另一方面，α_2 受体在肾上腺素能神经效应器连接处的突触前和突触后膜上都有发现。表 14-4 回顾了这些位点。突触后膜含有几乎等量的 α_1 和 α_2 受体混合物。

α_2 肾上腺素能受体可以进一步细分为多达 4 种可能的亚型。突触后 α_2 受体具有多种作用，包括动脉和静脉血管收缩、血小板聚集、抑制胰岛素释放、抑制肠蠕动、刺激生长激素释放和抑制 ADH 释放。

在胆碱能通路和肾上腺素能通路中均可发现 α_2 受体。它们也能显著调节副交感神经活动。目前的研究表明副交感神经通路 α_2 受体激活在调节压力感受器反射（敏感性增加）、迷走神经调节心率（心动过缓）、支气管收缩和流涎（口干）中起重要作用。然而，胆碱能受体也可存在于肾上腺素能通路中。因此，在突触前和突触后都可发现毒蕈碱型和烟碱型受体，进而可参与调节交感神经活动（图 14-9）。据推测，麻醉过程需要的一些作用如镇静、抗焦虑、镇痛和催眠，是通过 α_2 受体来介导的。

突触前 α_2 受体激动，作为一种负反馈机制，抑制去甲肾上腺素释放到突触间隙。α_2 受体的中枢效应主要是交感神经流出减少伴随副交感神经流出增加（如增强的压力感受器活性），导致全身血管阻力下降，心排出量（CO）减少，心肌收缩力下降以及心率减慢。外周突触前 α_2 受体的效应是相似的，抑制节后神经元释放 NE。然而，激动突触后 α_2 受体，同 α_1 受体一样，影响血管收缩。去甲肾上腺素可同时作用于 α_1 和 α_2 受体，因此去甲肾上腺素不仅可以引起平滑肌血管收缩（突触后 α_1 和 α_2 受体），还可以激动突触前 α_2 受体并抑制其自身释放。选择性激动突触前 α_2 受体可有效降低外周血管阻力。遗憾的是，大多数已知的突触前 α_2 激动剂也激活突触后 α_2 受体，引起血管收缩。然而，阻断突触前 α_2 受体会解除对去甲肾上腺素的正常抑制，引起血管收缩。阻断突触后 α_1 和 α_2 受体都会引起血管舒张。

心血管系统中的 α 肾上腺素能受体

哺乳动物心肌和冠状动脉中的突触后 α_1 和 α_2 受体介导了一系列反应。

冠状动脉

已经证实哺乳动物模型中存在突触后 α_1 和 α_2 受体。交感神经引起冠状动脉血管收缩，主要由突触后 α_2 受体介导，而不是 α_1 受体。较大的心外膜动脉中主要存在的是 α_1 受体，而 α_2 受体和部分 α_1 受体则存在于小冠状动脉阻力血管中[14]。心外膜血管仅占冠脉循环总阻力的 5%，因此 α_1 受体激动剂如去氧肾上腺素对冠脉阻力的影响很小[15-16]。已证实心肌缺血可使冠状动脉 α_2 受体密度增加，并且可以引起由 α 受体介导的交感神经活性的反射性增加。这种级联反应可能会进一步增强冠脉收缩。突触后 α_1 受体不依赖于细胞外 Ca^{2+} 流入来收缩血管，而 α_2 受体收缩反应则高度依赖于细胞外 Ca^{2+} 的流入且对钙通道抑制剂极其敏感[17]。

心肌

β 受体对儿茶酚胺诱导的变力性和心律失常的调节作用是众所周知的（参见下文 β 肾上腺素能受体）。研究表明，突触后心肌内 α_1 受体，对包括人类在内的几种哺乳动物的心肌也发挥重要的正性肌力作用，它们在恶性再灌注心律失常中发挥的作用也得到公认。

去氧肾上腺素是一种 α_1 受体激动剂，可使心肌收缩力增加 2～3 倍。相比之下，单纯 β 受体激动剂异丙肾上腺素可使心肌收缩力增加 6～7 倍。心肌突触后 α_1 受体可使正常心脏的收缩力较基础值上升 30%～50%。

突触后心肌 α_1 受体作为 β_1 受体的补充在心脏衰竭过程中发挥更显著的正性肌力作用。尽管衰竭心肌对 α_1 和 β_1 激动剂的反应都降低了，但两种受体之间的相互作用更为明显。慢性心力衰竭引起心肌 β_1 受体密度降低（下调），导致循环中儿茶酚胺水平升高。然而，没有证据表明 α_1 或 β_2 受体密度在心力衰竭患者中下调。心肌中 α_1 受体密度在心脏衰竭和心肌缺血时增加更为明显[18]。因此，α_1 受体数量和敏感性增加可能与心肌缺血时出现的正性肌力作用和再灌注引起恶性心律失常有关。在局部缺血期间，激活的 α_1 受体胞内动员胞质 Ca^{2+} 可能导致了这些心律失常的发生。α_1 受体也增加了收缩纤维对 Ca^{2+} 的敏感性。具有强效 α_1 拮抗作用的药物如哌唑嗪和酚妥拉明具有显著的抗心律失常作用，但由于其可能导致低血压而限制了使用。心肌缺血时 α_1 活性的增强可以解释为何 β 受体拮抗剂在急性心肌梗死患者中的抗心律失常效果并不确切。在急性心力衰竭和缺血期间，β受体对缺血再灌注的正性肌力作用和抗心律失常作用可能被α受体的作用所掩盖。

外周血管

突触前血管α_2受体的激活产生血管舒张，而突触后α_1和α_2血管受体促进血管收缩。突触前血管α_2受体抑制NE释放，NE通过节前α_2受体抑制其自身释放是一种负反馈机制。突触前α_2激动剂（例如可乐定），抑制神经交感神经节处的NE释放，引起血管舒张。选择性突触前α_2受体激动剂改善人类冠状血管收缩的作用机制尚不清楚。内源性或合成的儿茶酚胺激活抑制性突触前α_2受体同时也抑制NE释放。然而，大多数拟交感神经药是非选择性α受体激动剂，它们将同样兴奋突触前α_2受体使血管舒张和突触后α_1、α_2受体使血管收缩。突触后α_1和α_2受体共存于循环中的动脉和静脉，静脉α_2受体的分布相对较大[12]。这可以解释为什么单一α_2激动剂（如甲氧明）几乎不产生静脉收缩，而许多非选择性激动剂如去氧肾上腺素产生显著的静脉收缩。NE是所有儿茶酚胺中最强大的静脉收缩剂。临床上，静脉收缩可通过转移静脉容量中心来影响前负荷，而动脉突触后α_1和α_2受体的兴奋会通过增加动脉阻力而影响后负荷。

中枢神经系统中的α肾上腺素能受体

α、β和DA受体的所有亚型在脑和脊髓的各个区域均已被发现。脑内α和β受体的功能与血压和心率密切相关。脑和脊髓的突触前α_2受体也参与抑制突触前NE的释放。虽然大脑含有去甲肾上腺素能和多巴胺能受体，但循环中的儿茶酚胺不能穿过血脑屏障，因此大脑中的儿茶酚胺只能在大脑内合成。许多行为归因于大脑突触后α_2受体，包括抑制胰岛素释放、抑制肠蠕动、刺激生长激素释放和抑制ADH释放。中枢神经轴内注入α_2受体激动剂，如可乐定，可产生镇痛、镇静和心血管抑制。局部麻醉药中加入非选择性α激动剂，可增加硬膜外或椎管内麻醉的持续时间可通过该机制产生额外的镇痛作用。

肾脏中的α受体

肾脏的肾小球小动脉、近端和远端肾小管、髓袢升段和球旁器，都具有广泛和独特的肾上腺素能神经传入和传出。神经支配的最密集区域在髓袢升支粗段，随后是远曲小管和近端肾小管。α_1

和α_2两种亚型受体均存在于肾脏中，以α_2受体为主。α_1受体在肾血管系统中占优势，该受体激活能引起血管收缩，调节肾血流量。肾小管中的α_1受体促进钠和水的重吸收，减少水钠排泄，而肾小管中的α_2受体则促进钠和水的排泄。

β肾上腺素能受体

同α受体一样，β肾上腺素能受体也被分成多种亚型，β受体被分为β_1和β_2两种亚型。最近，分子克隆技术已经证实了第三种亚型的存在，即β_3受体。所有这些亚型激活后，将诱导腺苷酸环化酶的活化促使ATP向环腺苷"酸（cAMP）的转化。β_1受体主要存在于心肌、窦房结和心室传导系统。β_1受体也参与调节儿茶酚胺对心肌的作用。这些受体对肾上腺素和去甲肾上腺素同样敏感，这使它们与β_2受体区分开来。表14-4列出了β_1受体激动的作用，包括它们对心血管系统的特异性作用。

β_2受体位于皮肤、肌肉、肠系膜血管以及支气管的平滑肌中。β_2受体激动可引起血管和支气管舒张。β_2受体对肾上腺素比去甲肾上腺素更敏感。β受体存在于肾上腺素能神经效应器连接处的突触前膜和突触后膜。β_1受体分布于突触后，而在突触前膜上并未发现β_1受体。突触前β受体为β_2亚型，突触前β_2受体激活的作用与突触前α_2受体的作用截然相反。突触前β_2受体加速内源性去甲肾上腺素释放，阻断该受体将抑制去甲肾上腺素释放。突触前β_2受体的拮抗后产生类似于突触前α_2受体激活的生理学效应。突触后β_1受体位于突触膜上并主要对内源性去甲肾上腺素起反应。突触后β_2受体，类似于突触后α_2受体，主要对循环中的肾上腺素起作用。

心血管系统中的β受体

心肌

存在于心肌中的β受体最早被归类为β_1受体，血管和支气管平滑肌中的β受体被归为β_2受体。然而，研究表明β_1和β_2受体在心肌中同时存在[19]。β_1和β_2受体在功能上与腺苷酸环化酶偶联，表明两者在调节心肌变力性和变时性方面的作用类似。突触后β_1受体主要分布于心肌，窦房结和心室传导系统。突出前β_2受体的分布与β_1相同。突触前β_2受体的激活加速去甲肾上腺素向突触间隙释放。心室内β_2受体占心肌β受体的20%～30%，心房内可达40%。

去甲肾上腺素对正常心脏变力性的影响完全

由突触后 β_1 受体介导,而肾上腺素的变力性作用则是通过 β_1 和 β_2 受体介导。β_2 受体还可能介导对肾上腺素的变时性反应,这解释了为什么选择性 β_1 受体拮抗剂对心动过速的抑制效果不如非选择性 β_1 受体拮抗剂普萘洛尔。

外周血管

突触后血管的 β 受体几乎都是 β_2 亚型。β_2 受体位于皮肤、肌肉、肠系膜的血管以及支气管平滑肌中。突触后 β_2 受体激动引起血管和支气管舒张。β_2 受体受抑制时会产生一定的血管收缩,因为血管突触后 β_2 受体被抑制后不能再拮抗 α_1 和 α_2 突触后受体的作用。

肾脏中的 β 受体

肾脏含有 β_1 和 β_2 两种受体,而主要为 β_1 受体。β 受体激动促进球旁器的肾素释放。β_1 受体引起人体肾素的释放。β_2 受体似乎在血管水平能够对肾血流量进行调节。药理学上已经鉴定两者参与并调节血管的舒张反应。

多巴胺能受体

多巴胺于 1910 年合成,1959 年发现多巴胺不仅是血管升压素和肾上腺素及去甲肾上腺素的前体,而且还是一种重要的中枢和外周神经递质。多巴胺受体(DA)位于中枢神经系统、血管和神经节后交感神经(表 14-4)。已经发现临床上两种重要的 DA 受体类型:DA_1 和 DA_2,而其他亚型如 DA_4 和 DA_5 仍在研究中。DA_1 受体位于突触后,而 DA_2 受体则在突触前和突触后均有分布。突触前 DA_2 受体,类似于突触前 α_2 受体,可抑制去甲肾上腺素释放并可引起血管舒张。突触后 DA_2 受体与突触后 α_2 受体相似可以促进血管收缩,这种作用与突触后 DA_1 肾血管受体的作用相反。肾上腺皮质的球状带也含有 DA_2 受体,可抑制醛固酮的释放。

心肌

定义特定的多巴胺能受体一直很困难,因为多巴胺也作用于 α 和 β 受体。DA 受体尚未在心肌中被描述。多巴胺的作用与 β_1 受体的激活有关,促进正性肌力和变时性。β_2 受体激活可能会引起一些全身性血管舒张。

外周血管

DA_1 突触后受体数量最多的是肾和肠系膜的血管平滑肌细胞,但在其他系统动脉包括冠状动脉、大脑和皮肤动脉中也有。血管 DA 受体类似于 β_2 受体,与腺苷酸环化酶相耦连并介导平滑肌松弛。这些受体的激活引起血管舒张,使相应器官的血流量增加。血管突触前 DA_2 受体激活的同时也抑制突触前 α_2 受体去甲肾上腺素释放,促进外周血管舒张。较高剂量的多巴胺可以通过突触后 α_1 和 α_2 受体调节血管收缩。心血管系统中,多巴胺对肾上腺素能受体的作用强度分别为 EPI 和 NE 的 1/35 和 1/50[20],因此多巴胺的心脏收缩效应相对较弱。

中枢神经系统

研究发现,存在于下丘脑多巴胺受体参与催乳素的释放;而存在于基底神经节多巴胺受体则负责协调运动功能。黑质多巴胺能神经元的减少是引起帕金森病的原因。多巴胺的另一个中枢功能是可以刺激延髓的化学感受器,引起恶心和呕吐,而临床应用多巴胺拮抗剂氟哌啶醇和氟哌利多可以有效对抗这种反应。

肾脏和肠系膜

除了对肾脏和肠系膜血管有影响之外,食管、胃和小肠平滑肌的多巴胺受体激活可以促进消化液的分泌和减少肠道的蠕动[21-22]。多巴胺拮抗剂甲氧氯普胺,可以通过促进胃排空预防误吸发生。肾血管系统中多巴胺受体的分布已经众所周知,但其在肾脏中还有其他功能。肾小管上分布的 DA_1 受体,抑制钠的重吸收,随后出现利钠利尿作用。尿钠增多可能是肾血管舒张、CO 增多和 DA_1 受体的管状作用共同作用的结果。肾小球旁细胞也含有 DA_1 受体,激活后可以增加肾素的释放,这种效应调节了肾小管 DA_1 受体活化后引起的利尿作用。

多巴胺通过激活外周多巴胺能受体产生特异的自主神经效应,通过扩张肾和肠系膜动脉来促进排钠和减少后负荷。外周多巴胺能神经元活性作为一种天然的降压机制,它的作用被其主要的生物伙伴 NE 的相反作用所掩盖。血浆中的 NE 水平随着年龄增大而增加,可能是清除率降低的结果,而外周多巴胺能神经元活性则会减弱。衰老中 DA-NE 平衡的细微变化可能是老年人肾脏排泄盐负荷能力下降的原因。

其他受体

腺苷受体

腺苷会抑制 NE 的释放。它的作用可被咖啡因和其他甲基黄嘌呤物质所阻断。缺氧条件下,腺苷合成增加,这些腺苷受体的生理学作用主要是降低交感神经张力。由于 NE 释放减少,心脏做功会减少,氧需求下降,因此腺苷已被有效地用于控制低血压[22]。

血清素

5-羟色胺可抑制分离的血管对 SNS 的兴奋反应和减少 NE 标记物在这些制剂中的释放。提高外部钙离子浓度可以对抗 5-羟色胺的这种抑制作用。因此,5-羟色胺可以通过限制神经末梢钙离子的可用性来抑制神经元 NE 释放。

地诺前列酮、组胺和阿片类药物

据报道地诺前列酮、组胺和几种阿片类物质作用于接头前受体位点可抑制某些交感神经支配的组织中 NE 的释放。然而,这些抑制性受体不太可能在抑制 NE 释放方面发挥生理作用,因为它们的直接拮抗剂(化合物如环氧合酶抑制剂、组胺拮抗剂和纳洛酮)不增加 NE 的释放。

组胺以类似于 SNS 神经递质的方式起作用。细胞膜上有特异性组胺受体,个体反应取决于被激动的细胞类型(见第 9 章)。组胺的两种受体已经确定,为 H_1 和 H_2,因此有可能开发特异性的激动剂和拮抗剂。H_1 受体激动引起支气管收缩和肠道蠕动。H_2 受体的主要作用与胃壁细胞泌酸有关,但组胺在心肌和心脏传导组织中也有相对较高的浓度,在传导受抑时发挥正性变力作用和变时作用。组胺的正性变力和变时效应作用是 H_2 受体的作用,且不会被 β 拮抗剂所阻断,这些效应只能被 H_2 拮抗剂所阻断,例如西咪替丁,偶有报道称患者使用西咪替丁后出现心血管衰竭,这就是其原因所在。组胺引起冠状动脉痉挛和负性变力作用主要是 H_1 受体的作用结果。

肾上腺素能受体的数量和敏感性

受体,曾被认为是静态实体,现在被认为是受各种条件动态调节并处于恒定的流动状态。受体在母细胞的肌质网中(SR)合成,它们可能停留在突触外或被外化至突触膜表面——受体可以聚集在一起的地方。膜受体可被移除或内化至细胞内进行降解或再循环。

肾上腺素能受体的数量和敏感性可受普通因素、遗传因素以及发育因素的影响。受体数量的变化将改变其对儿茶酚胺的反应。受体的数量或密度的变化称为上调或下调。一般来说,受体的数量与周围儿茶酚胺浓度成反比。延长受体与激动剂的接触时间,受体与儿茶酚胺生物反应明显下降,但不能消除。例如,在急性或慢性心肌功能障碍导致灌注减少时,肾上腺素能活性增加。血

浆儿茶酚胺增加。随后,心肌突触后 $β_1$ 受体"下调"(见第 11 章),这可以解释慢性心力衰竭患者对 $β_1$ 受体激动剂和运动的变力性和变时性反应减弱。然而,由于突触外 $β_2$ 受体数量保持相对完整。因此,钙诱导的变力性并未受损。在心衰患者中,$β_2$ 受体可能占心衰患者心肌收缩力的 40%,而在正常心脏中则为 20%[18,23]。儿茶酚胺输注后的快速耐受也被认为是受体急性"下调"的结果。血浆儿茶酚胺水平升高的高血压患者,其 β 受体数量减少或敏感性可能降低。下调是嗜铬细胞瘤患者血浆儿茶酚胺水平和血压升高缺乏相关性的假定解释。长期使用 β 激动剂如特布他林异丙肾上腺素或 EPI 治疗哮喘可因下调而导致快速耐受。即使是短期使用(1~6h)β 激动剂也会导致受体数量下调。停止使用激动剂后,受体下调是可逆的。在动物实验中,长期使用非选择性 β 受体阻滞剂进行治疗可致 β 受体数量增加 100%,这也解释了在普萘洛尔戒断综合征中,β 拮抗剂的急性中止除了增加 β 受体数量外,对 α 受体无任何抑制作用的原因。可乐定戒断效应可以用相同的机制解释。上调或下调受体数量可能并不会改变受体的敏感性。同样地,受体敏感性可能在受体数量正常的情况下增加或降低。影响 α 和 β 受体上调或下调的药理因素是相似的。

自主神经系统反射和相互作用

自主神经系统反射和计算机回路相似。同所有反射系统一样,这个控制系统包括:①传感器;②传入通路;③中枢神经整合系统;④通向受体的传出通路以及效应器官。微调是在局部通过正和负反馈机制进行。压力感受器就是一个例子。要控制的变量(血压)被感知(颈动脉窦),整合(髓质血管舒缩中心),并通过特定的效应器受体进行调整。药物或疾病可以在任一节点中断这一环路。β 受体阻滞剂可能会减弱效应器反应,而 α 受体激动剂如可乐定可能会改变血压控制的效应器和整合中心的功能。

压力感受器

心血管系统中的几个反射有助于控制动脉血压、控制心排出量(CO)和心率(HR)。循环的目的是为人体所有器官提供血液(见第 12 章)。然而,传感器最重要的调节变量是由血流量和血管

阻力作用产生的血压，Étienne Marey 在 1859 年指出，心率与血压成反比，这就是所谓的马雷定律。随后，Hering、Koch 和其他人发现，血压的变化引起 HR 的改变依赖于主动脉弓和颈动脉窦的压力感受器。这些压力传感器对由血压引起的血管张力变化做出反应。来自颈动脉窦和主动脉弓的信号分别通过舌咽神经和迷走神经传到延髓血管舒缩中心。血压升高使来自压力感受器的冲动传导增加抑制了 SNS 效应器冲动传导。迷走神经张力的相对增加引起血管舒张、心率减慢、血压降低。当血压超过正常范围时，迷走神经张力会大大增加。Valsalva 动作是动脉压力感受器反射的最好的展示（图 14-11）。Valsalva 动作通过强制呼气来提高胸腔内压力，以对抗声门闭合。随着胸腔内血液被迫进入心脏（增加前负荷）动脉血压会瞬间升高。持续胸腔内压力增高会导致静脉回心血量减少，CO 降低，血压下降，随之而来的是反射性血管收缩和心动过速。随着强迫呼气的结束，血压恢复正常。但由于血管收缩和静脉回流增加，会出现短暂的"超射"现象，心率降低伴随血压超射。心血管系统对 Valsalva 运动的反应需要一个完整的从外周传感器到外周肾上腺素能受体的 ANS 环路。Valsalva 动作已被用于识别因 ANS 不稳定而有麻醉风险的患者。这曾经是对服用耗竭儿茶酚胺药物（如利血平）患者的主要担忧。在强制呼气期间，如果发生持续强烈的低血压（50% 来自静息

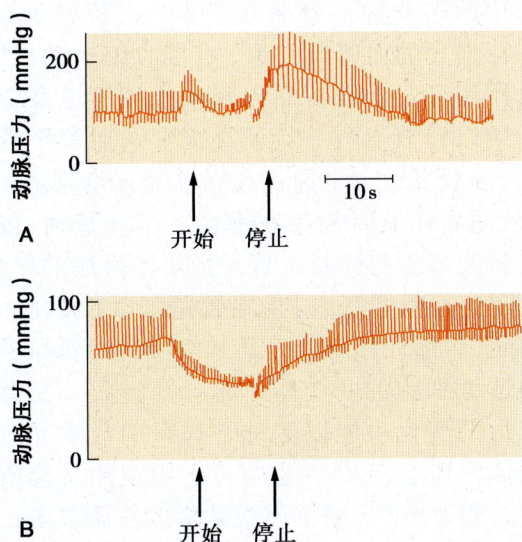

图 14-11
A：演示了对 Valsalva 动作的正常血压反应，根据心脏的 Marey 定律，心率按相反方向移动。B：患有 C5 四肢瘫痪的患者显示出异常 Valsalva 反应

平均动脉压力），提示 SNS 有可能会发生功能障碍。此外，Valsalva 运动的最后不存在超射。如果心率没有对血压变化做出适当的反应，那么可以预测 PNS 会出现功能障碍。

静脉压力感受器可能在心排出量的瞬时调节中更占主导地位。当右心房压力增加时，右心房和大静脉的压力感受器使心率加快。静脉压力下降会降低 HR。不同于动脉压力感受器，静脉传感器不会改变血管张力，但在心房压力下降时会引起静脉收缩。拉伸静脉受体产生的 HR 变化与动脉压力感受器被刺激时产生的变化完全相反。动脉和静脉压力受体分别监测影响心排血量的四大决定因素中的两个：后负荷和前负荷。静脉压力感受器通过牵拉心房感受前负荷。动脉压力感受器如平均动脉压所反映的那样，监测血管阻力或后负荷。后负荷和前负荷对 CO 产生相反影响，因此静脉和动脉压力感受器对类似的牵拉刺激-压力产生相反效果也就不足为奇了。

Bainbridge 描述了静脉压力感受器反射并证明它可以通过切除迷走神经被消除。众多研究人员已经证实心率加速低血容量应答。但是，心率应答的程度和方向依赖于刺激当时的心率。去神经后，移植的哺乳动物心脏依然可以加速对容量负荷的反应。同 CO 一样，HR 显然可以根据进入心脏的血流量进行调节。心房反射与脊髓麻醉时可见心脏独特而反常的心率缓慢。阻滞 SNS 的 T1-T4 水平可使心脏加速神经的传出支被阻滞。心脏减速的原因是显而易见的，因为迷走神经失去抑制。在椎管内麻醉期间，心动过缓的原因相对于高位阻滞，与动脉血压过低的相关性更高。导致脊髓性低血压发生的最主要原因是静脉回流减少。理论上来说，动脉血压低应该通过动脉压力感受器反射性地引起心动过速。事实上，心动过缓更常见。Greene 表示，在未经药物治疗的患者中，与动脉压力感受器相比，静脉压力感受器占主导地位。因此，静脉压力降低会使心率减慢[24]。相反，体液介导的心动过速是对其他原因引起低血压或酸中毒的常见反应。在难控制血压的患者中，减少交感神经传出似乎有利于更好地调节血压。因此，射频消融术通过股动脉插管中断肾交感神经传出而促进利钠和利尿，并减少肾素的生成。此外，通过植入颈动脉窦刺激器的增敏器似乎对顽固性高血压患者治疗效果更好，更多的研究正在进行中[25]。

去神经的心脏

肾上腺素能激动剂的反射调节在去神经的移植心脏中最常见,移植心脏保留了受体的神经支配窦房结和供体的去神经窦房结[26](见第51章)。给移植心脏中输注NE,可使血压升高,通过迷走神经反馈从而使受体的心率减慢。在没有神经调节的供体心脏中,心率加快。因此,压力感受器在移植的心脏中不起作用。异丙肾上腺素是一种单纯的β受体激动剂,可直接增加受体和供体起搏点的放电频率,使供体的心率接近受体的两倍。现在用来控制心率的阿托品能加快受体的心率,而对供体则没有影响。

β受体阻滞剂对受体和供体可产生相当的减慢窦房结节律的作用。β受体阻滞剂可以明显降低去神经心脏的运动能力,这一作用依赖于循环中的儿茶酚胺。普萘洛尔也被证明可以降低移植心脏中β受体对NE和异丙肾上腺素的变时性作用。移植心脏的CO会随前负荷和后负荷变化做出适当变化。

自主神经系统受体的相互作用

我们注意到,在接受SNS、PNS双重支配并相互拮抗的器官中,两者之间有很强的相互作用。突触前末梢释放NE由PNS修饰。例如,随着SNS活动水平增加,迷走神经对左心室收缩功能的抑制增强。这种由突触前和突触后机制介导的相互作用被称为“强化对抗”。冠状动脉就是这种现象的一个例子,值得特别注意。

心肌和冠状血管中存在大量肾上腺素能和胆碱能纤维。已经证明α和β受体在活性冠状动脉血管床中均表现出较强的活性。选择性激动α$_1$受体和突触后α$_2$受体可增加冠状动脉血管阻力,而选择性阻滞α受体则消除了这种效应。因此,β$_1$和α$_1$肾上腺素能受体均存在于冠状动脉上并可通过交感神经释放NE[6,15]。

与之前研究的所有血管一样,心肌和冠状血管的突触前肾上腺素能末梢也含有毒蕈碱受体[11]。最近的观察证实作用于突触前SNS毒蕈碱受体的毒蕈碱类药物和迷走神经刺激,以类似于突触前α$_2$和DA$_2$受体的方式抑制NE的释放(图14-9)。相反,用阿托品阻断毒蕈碱受体可显著增强儿茶酚胺的正性肌力作用[6]。对NE释放的抑制一定程度上解释了迷走神经对强SNS刺激引发变力性反

应的衰减(强化对抗),而当SNS活性降低时,迷走神经兴奋则产生微弱的负性变力性作用。这也可以解释输注NE期间,为什么迷走神经活动会降低心肌对纤维震颤的易损性。

SNS张力增高期间,ACh可能导致冠状动脉痉挛[6]。冠状血管平滑肌通过突触前肾上腺素能毒蕈碱受体抑制NE释放,可减轻NE对β$_1$受体正常产生的冠状动脉松弛作用(图14-9)。在麻醉的犬中,通过同步迷走神经传出兴奋,可使SNS兴奋诱发的NE进入冠状窦血液的速度明显降低[27]。众所周知,这一活动可被阿托品所抑制,同时也可引起冠状血管舒张。

与其他调节系统的相互作用

ANS与几个内分泌系统有着不可分割的联系,最终达到控制血压和调节稳态的目的。这些包括肾素-血管紧张素系统、ADH、糖皮质激素和胰岛素(见第46章)。α和β受体均存在于胰腺中并调节胰岛素释放(表14-4)。β受体兴奋增加胰岛素释放,而α受体兴奋减少释放。这种相互作用的总体重要性并不完全清楚,但已经注意到在服用β受体阻滞剂药物的受试者对葡萄糖和钾的耐受性降低。肾素-血管紧张素系统是一个复杂的内分泌系统,可调节血压和水电解质平衡(图14-12)。肾素是一种由肾皮质肾小球旁细胞释放的蛋白水解酶。肾素作用于血浆中的血管紧张素原,以形成血管紧张素Ⅰ,然后血管紧张素Ⅰ通过肺中的转化酶转化为血管紧张素Ⅱ。血管紧张素Ⅱ是一种强大的血管收缩素,直接收缩动脉血管。它也作用于肾上腺皮质以释放醛固酮以及肾上腺髓质以释放EPI。除了直接影响血管平滑肌之外,血管紧张素Ⅱ通过突触前受体增强NE释放,从而增强外周SNS的张力。卡托普利、依那普利和赖诺普利抑制血管紧张素转换酶的作用,从而阻止血管紧张素Ⅰ向血管紧张素Ⅱ转化。低钠血症、肾灌注压降低以及ANS兴奋,都可通过肾小球旁细胞的β受体引起肾素释放。交感神经张力的变化可能以多种方式影响肾素释放并影响体内稳态。ANS也与肾上腺皮质功能密切相关。如上所述,糖皮质激素释放并调节苯乙醇胺-N-甲基转移酶的形成以及EPI的合成。糖皮质激素在调节外周组织对SNS张力变化的反应方面也很重要。因此,ANS与其他稳态机制密切相关。

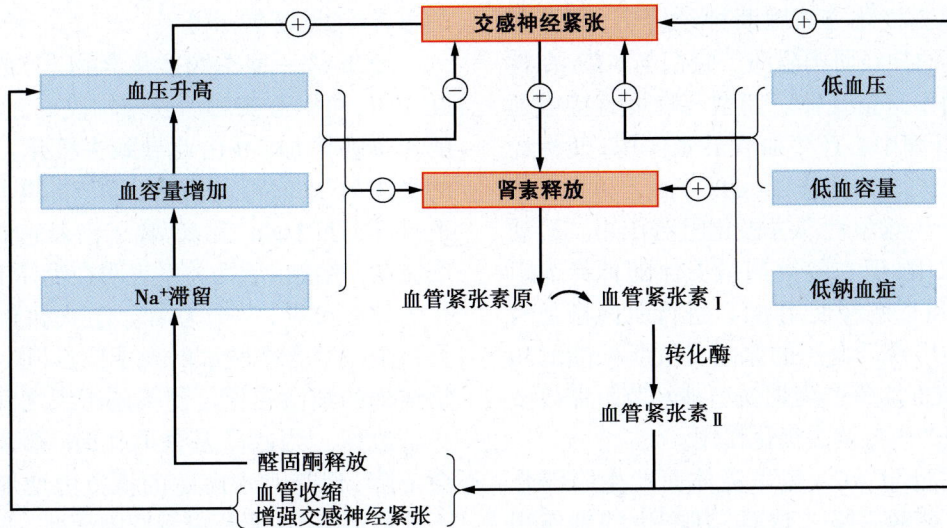

图 14-12　肾素-血管紧张素和 SNS 在调节体内平衡中的相互作用及其功能调节的生理变量示意图
带有加号（+）的箭头表示促进，带有减号（−）的箭头表示抑制

临床自主神经系统药理学

ANS 药理学的临床应用建立在 ANS 解剖学、生理学以及分子药理学的理论基础上。调节 ANS 活性的药物可以按照其作用部位、作用机制以及最常用的病理来进行分类。抗高血压药物属于第三类。由于这类药物发生了很多的功能重叠，因此这种分类是一个程度问题。神经节激动剂或阻断剂是按照作用部位进行分类的。ANS 药物可以进一步分类为作用于接头前膜和接头后膜的药物。接下来，我们可以通过它们起作用的主要受体或受体所在的部位对它们进行更具体的分类。

作用方式

ANS 药物可根据相似或相反作用方式进行大概分类，也可以被称为激动剂或拮抗剂。拟交感神经药如麻黄碱，通过直接或间接激动肾上腺素受体位点模拟 SNS 交感神经活性。交感神经阻滞药物作用于相同受体部位引起 SNS 活性下降。β受体阻滞剂是交感神经阻滞药物的示例。由于神经传递的级联效应，ANS 药物的几种作用模式效果显著。因此，作用于接头前膜的药物可能通过以下途径发挥作用：①干扰递质合成（α-甲基对酪氨酸）；②干扰递质储存（利血平）；③干扰递质释放（可乐定）；④促进递质释放（麻黄碱）；⑤干扰递质的再摄取（可卡因）；⑥作用于接头后位点的药物还可能改变突触间隙中神经递质的代谢（抗胆碱酯酶）；⑦直接刺激接头后膜上受体；⑧干扰接头

后膜受体的激动剂。

效应器对激动剂或拮抗剂的最终反应取决于：①药物的种类；②其血浆浓度；③效应器中受体的数量；④与受体的结合力；⑤其他药物和激素的合用；⑥细胞代谢状态；⑦机体的反射调节。

神经节药物

SNS 和 PNS 这些 ANS 神经节在药理学上是相似的，因为它们通过 ANS 神经节的递质传递都受 ACh 影响（图 14-2）。大多数神经节激动剂和拮抗剂不具有选择性，因此对 SNS 和 PNS 神经节的影响是相同的。这种非选择性特性产生了许多不良和不可预测的副作用，从而限制了这类药物的临床应用。

激动剂

神经节激动剂在临床上基本没有用。烟碱是一种典型的神经节激动剂，低剂量使用时，可兴奋 ANS 神经节和横纹肌的神经肌肉接头；高剂量时引起神经节和神经肌肉阻滞。兴奋的副作用使烟碱仅作为一种研究工具。

拮抗剂

干扰 ANS 神经节神经传递的药物被称为神经节阻滞剂。高剂量的烟碱也是典型的神经节阻滞剂，只不过烟碱早期的兴奋活性在神经节和肌肉终板处被其他神经节阻滞剂和肌肉松弛剂分别阻断，而没有呈现阻断毒蕈碱效应。神经节阻滞剂通过竞争、模拟或干扰 ACh 代谢等作用而产生烟碱效应。六甲铵、咪噻盼和戊双吡铵在 ANS 神经

节以选择性非去极化方式阻断神经传递,而不产生烟碱型受体的神经肌肉阻滞。它们与ACh在神经节中竞争而不兴奋受体。新型药物可直接或通过SNS血管舒缩中心产生血管舒张作用,使神经节阻滞剂被淘汰。D-筒箭毒(dTC)在运动终板和ANS神经节产生竞争性非去极化阻滞作用。运动麻痹是主要作用,但在较高剂量下伴随神经节阻滞作用,这就可以解释使用dTC进行肌肉松弛时会有部分患者出现低血压的原因。抗胆碱酯酶药可能通过与ACh竞争产生烟碱型神经节阻滞以及通过Ach蓄积产生持续去极化作用。

咪噻吩通过与ACh竞争受体而产生阻滞作用,从而稳定突触后膜。然而,其产生的副作用和快速耐受性使其在麻醉中的使用明显减少[28]。患者的瞳孔在给药期间变得固定和散大,掩盖了眼睛的体征,这是神经外科手术的一个重要考虑因素。在这方面,它明显不如硝普钠。咪噻吩的主要优点是作用时间短,这是拟胆碱酯酶水解的结果。

胆碱能药物

毒蕈碱激动剂

拟胆碱作用的毒蕈碱类药物在以Ach为神经递质的冲动传导部位起作用。这些药物可分为三类,其中前两种是直接毒蕈碱激动剂,第三种是间接毒蕈碱激动剂。这三类分别是胆碱酯类(Ach、醋甲胆碱、卡巴胆碱、氯贝胆碱)、生物碱类(毛果芸香碱、毒蕈碱)和抗胆碱酯酶类(毒扁豆碱、新斯的明、溴吡斯的明、依托溴铵、乙膦硫胆碱)。

直接拟胆碱药物

由于Ach的作用广泛和且容易被胆碱酯酶快速水解,实际上ACh几乎没有治疗应用(图14-5)。白内障摘除术中可能会局部使用ACh(1%)滴剂,来快速缩小瞳孔。由于ACh快速水解,通常不会出现全身作用。目前已经合成了ACh衍生物和其他胆碱酯类,这些药物同Ach相比,对毒蕈碱型受体具有更高的选择性,且不同于ACh,其对胆碱酯酶的失活作用更有抵抗力,因此作用时间更长且效果更好。它们在有关毒蕈碱和烟碱活性方面也不同于ACh。这些药物研究中最成熟的是醋甲胆碱、氯贝胆碱和甲酰胆碱。ACh和这些胆碱酯类药物的化学结构如图14-13所示,药理作用比较如表14-5。在临床麻醉中,这些并非重要的药物,但麻醉医生在工作中可能会遇到正在使用这些药物

的患者。(见第23章)

ACh是一种季铵盐化合物,与突触后受体相互作用,可引起突触后膜结构改变,使其对小离子的通透性增加,并由此导致去极化。兴奋性膜上的受体与ACh可逆性结合后,将膜上离散型的通道打开,使得Na^+和K^+离子沿着它们的电化学梯度流动。结构-活性关系表明在受体上存在两个重要的结合位点,一个为结合分子酯端的酯基位点,另一个为结合季胺部的离子位点(图14-5)。化合物结构的细微变化可使不同组织之间的反应发生显著改变。当乙酰基被取代时,毒蕈碱的活性就会下降,但是对水解酶的抵抗力增加。氯贝胆碱不易被水解,主要具有毒蕈碱活性。β-甲基取代成为醋甲胆碱,后者容易被水解并且主要为毒蕈碱激动剂。醋甲胆碱减缓心率并扩张末梢血管,它可用于终止其他措施无效的快速室上性心律失常,特别是阵发性心动过速,也可增加肠鸣音。哮喘患者禁用醋甲胆碱。高血压患者使用醋甲胆碱后,可能出现明显的低血压。其副作用主要为PNS兴奋症状,如恶心、呕吐和潮红出汗等,使用过量时可给予阿托品治疗。氯贝胆碱对胃肠道和泌尿道有相对较高的选择,正常剂量不会使心率或血压降低。对于术后腹胀(非梗阻性麻痹性肠梗阻)、双侧迷走神经切断术后胃弛缓、先天性巨结肠、非梗阻性尿潴留和一些神经源性膀胱病例,氯贝胆碱均具有治疗价值。

直接作用的拟胆碱类生物碱包括毒蕈碱和毛果芸香碱。它们的作用部位与ACh相同,且其作用效果与ACh类似,如表14-5。这些药物在麻醉学上没有任何用途。在美国,毛果芸香碱是该类药物中唯一的用于临床治疗的药物。其唯一用途是作为治疗青光眼的标准用药,在眼科的临床应用中,它作为一种缩瞳药进行局部使用,可以降低青光眼患者的眼压。

毒蕈碱激动剂对于重症肌无力(接受抗胆碱酯酶治疗)、延髓麻痹、心脏疾病、哮喘、消化性溃疡、进行性肌萎缩或机械性肠梗阻或尿潴留患者中使用时尤为危险,因为该类药物可以使这些疾病恶化。

间接拟胆碱药物

与直接作用药物相比,间接作用的拟胆碱类药物对麻醉医生更为重要。因乙酰胆碱酯酶通常容易被水解破坏,这些药物通过抑制乙酰胆碱酯酶而间接发挥拟胆碱作用,被称为胆碱酯酶抑制

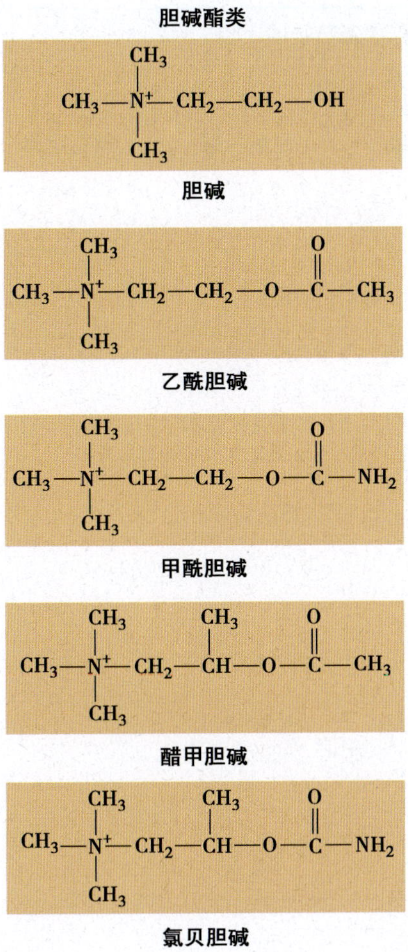

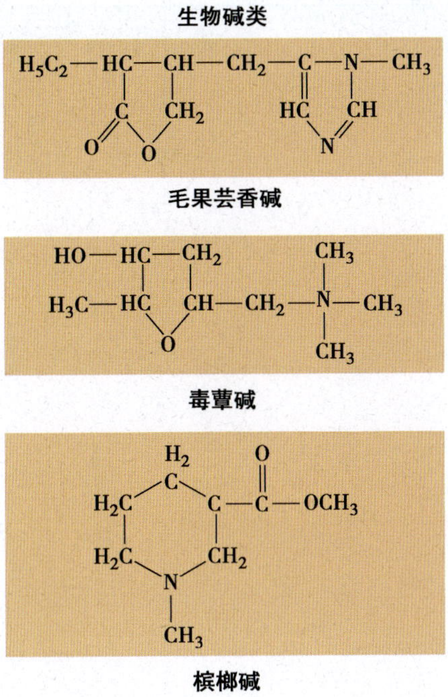

图 14-13　直接拟胆碱酯类和生物碱的化学结构

剂或抗胆碱酯酶药。这类药物大多数抑制乙酰胆碱酯酶和假性胆碱酯酶。乙酰胆碱酯酶的抑制使ACh 递质在突触间隙蓄积，导致产生与直接拟胆碱类药物类似的强 PNS 效应。抗胆碱酯酶药使ACh 蓄积可产生以下所有效应：①激动自主神经系统的毒蕈碱受体；②兴奋后抑制所有自主神经系统的神经节和骨骼肌（烟碱）；③兴奋后期抑制中枢神经系统的胆碱能受体位点。致命剂量的抗胆碱酯酶药物可以观察到上述所有影响，但治疗剂量仅产生前两种。

抗胆碱酯酶药治疗作用的临床应用中，与麻醉医生相关的涉及眼睛、肠道和神经肌肉接头等方面。抗胆碱酯酶药对于治疗重症肌无力、青光眼、胃肠道和尿路失弛缓症方面有一定作用。抗胆碱酯酶药物在麻醉中常规用来逆转非去极化神经肌肉阻滞。抗胆碱酯酶药物最显著的药理作用是毒蕈碱效应，最有用的是烟碱效应。低浓度的乙酰胆碱产生毒蕈碱样作用，而不产生烟碱效应。例如，抗胆碱酯酶药新斯的明通过增加运动肌肉终板处烟碱型受体的 ACh 浓度来逆转神经肌肉阻滞。只有当患者受到阿托品或其他毒蕈碱阻滞剂保护时，烟碱逆转神经肌肉阻滞才能安全产生。这可以预防心动过缓、低血压、支气管痉挛或肠痉挛等不良毒蕈碱效应。对行肠吻合术的患者，神经肌肉阻滞的逆转一度存在很大争议（见第 21 章）。有人认为抗胆碱酯酶药物的毒蕈碱效应（运动过度）增加了吻合口瘘的风险，而另一些人则认为它们的使用与随后的破裂无关，而国内临床经验支持后一种观点。

临床上，抗胆碱酯酶药物可分为两类：可逆性和不可逆性胆碱酯酶抑制剂[28]。可逆性胆碱酯酶抑制剂将 ACh 的水解时间从 1h 延迟至 8h。不可逆性药物之所以如此命名，是因为它们的抑制作用可能持续数天甚至数周。不同的抗胆碱酯酶药持续时间的差异可能取决于它们是否抑制了乙酰胆碱酯酶的阴离子或酯解部位。因此，抗胆碱酯酶药物在药理学上还可以被细分。抑制阴离子位点的药物被称为竞争性抑制剂，它们的作用是由于抗胆碱酯酶和 ACh 之间竞争阴离子位点，这类药物往往是短效的，依酚氯铵就是这类药物的代

表 14-5   毒蕈碱与直接拟胆碱药物的比较

	全部				
	乙酰胆碱	醋甲胆碱	甲酰胆碱	氯贝胆碱	毛果芸香碱
酯酶水解	+++	+	0	0	0
眼					
虹膜	++	++	+++	+++	+++
睫状体	++	++	+++	+++	++
心脏					
心率	−	−	−	−	
收缩力	−	−	−	−	
传导	−	−	−	−	
平滑肌					
血管	−	−	−	−	−
支气管	++	++	+	+	++
胃肠蠕动	++	++	+++	+++	++
胃肠括约肌	−	−		−	++
胆汁	++	++	+++	+++	
膀胱					
逼尿肌	++	++	+++	+++	++
括约肌	−	−		−	−
外分泌腺					
呼吸系统	+++	++	+++	++	++++
唾液腺	++	++	++	++	+++++
咽喉	++	++	++	++	++++
泪腺	++	++	++	++	++++
汗腺	++	++	++	++	+++++
胃酸及胃肠分泌物	++	++	++	++	++++
烟碱样作用	+++	+	+++	−	+++

+,兴奋；−,抑制。

表。抑制酯解部位的药物被称为酸转移抑制剂,这类药物包括长效的新斯的明、溴吡斯的明和毒扁豆碱。

大多数可逆性胆碱酯酶抑制剂属于季铵类化合物,不能穿过血脑屏障。毒扁豆碱是一种容易进入中枢神经系统的叔胺(图 14-14),它引起中枢性毒蕈碱兴奋作用,因此不能用于逆转神经肌肉阻滞,而是用来治疗阿托品中毒。相反,阿托品可用于治疗毒扁豆碱中毒。毒扁豆碱也被发现是治疗术后谵妄的特效药(见下文,中枢抗胆碱能综合征)[3]。

不可逆性胆碱酯酶抑制剂多为有机磷酸酯类化合物,有机磷酸酯化合物呈高度脂溶性,容易进入中枢神经系统,并迅速通过皮肤吸收。它们被用作强效杀虫剂,也是有着"神经毒气"之称的化学战剂的活性成分(见第 53 章)。该类唯一的治疗药物是乙膦硫胆碱,该药以滴剂形式通过局部用药可用于治疗青光眼。它的主要优势是延长作用的持续时间。局部吸收是可变的,但注意这点很重要。停止治疗后,乙膦硫胆碱作用可持续 2 周到

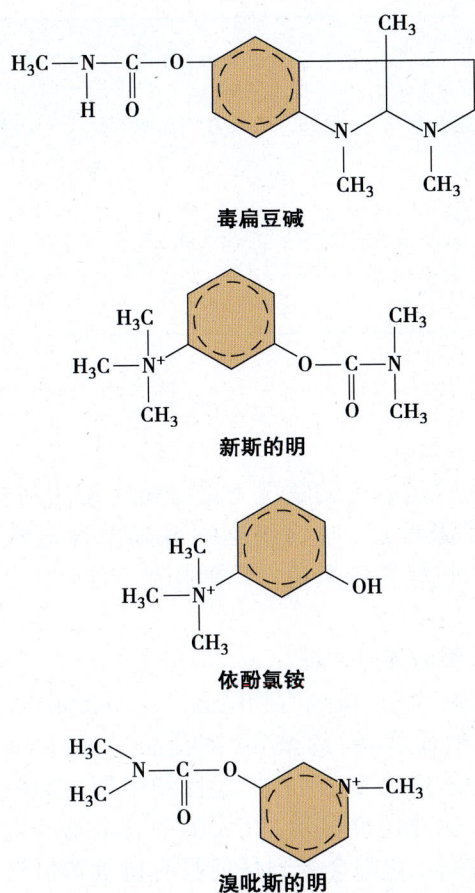

图 14-14　临床上有效的可逆性抗胆碱酯酶药物的结构式
毒扁豆碱是一种叔胺，能够穿过血脑屏障，可用于治疗中枢抗胆碱能综合征

3 周。对于避免琥珀酰胆碱的作用时间延长，乙膦硫胆碱的用药史是很重要的。因为琥珀酰胆碱的水解需要假性胆碱酯酶。有机磷中毒表现出 Ach 过量的所有体征和症状。向部队发放的治疗抗胆碱酯酶神经毒气的解毒药只含有阿托品，它能有效地对抗毒气的毒蕈碱效应，不过阿托品对于高剂量烟碱型肌肉麻痹或由神经毒气引起能致死的中枢性呼吸抑制的作用不大。治疗需要大剂量的阿托品，每 3～10min 静脉注射 35～70μg/kg，直到肌肉症状减轻。但低剂量、低频率的阿托品治疗可能仍需要数天。中枢性呼吸抑制和衰弱则需要呼吸支持和针对胆碱酯酶功能障碍的特异性治疗。据报道，碘解磷定通过水解磷酸酶复合物使胆碱酯酶活性重新恢复。它对硫磷中毒特别有效，是美国唯一在用的胆碱酯酶复活剂[28]。

毒蕈碱拮抗剂

　　毒蕈碱拮抗剂是一种广泛用于抗胆碱能的特定药物。任何干扰 ACh 作为神经递质的药物都被认为是抗胆碱能药物。抗胆碱能是一种更广泛的分类，也包括烟碱拮抗剂。

阿托品样药物

　　阿托品、东莨菪碱和格隆溴铵是麻醉最常用的毒蕈碱拮抗剂（图 14-15）。这些药物的作用包括抑制唾液、支气管、胰腺和胃肠分泌，并拮抗在逆转肌肉松弛剂过程中抗胆碱酯酶的毒蕈碱样副作用。历史上，阿托品被引入到临床麻醉中以防止乙醚麻醉期间引起的分泌物过多，并预防氯仿给药期间的迷走神经性心动过缓[28]。抗毒蕈碱类药物对递质传递的抑制作用并不均一，而且由于各个受体的渗透性和亲和力的不同，不同部位的毒蕈碱敏感性也存在显著差异。表 14-6 中概述了不同抗毒蕈碱药物的相对效力差异。阿托品和东莨菪碱属于叔胺类化合物（图 14-15），易于穿透血脑屏障和胎盘。格隆溴铵是一种季铵类化合物，与可逆性抗胆碱酯酶药物一样，不易穿透这些屏障。格隆溴铵是一种合成的抗毒蕈碱药物，因其避免了其他两种药物的中枢作用而受到广泛欢迎。临床观察表明，与脊髓麻醉相关的心动过缓，使用格隆溴铵是基本无效的，阿托品和麻黄碱是预防可能出现心搏骤停患者可选择的药物。尽管如此，最近的数据表明（69 例产妇），预防性应用格隆溴铵可以预防剖宫产时脊髓麻醉相关的心动过缓[29]。阿托品和东莨菪碱的中枢神经系统效应明显不同。东莨菪碱与阿托品的主要区别在于前者可以产生镇静、遗忘和欣快感的中枢抑制作用，这些特性使之与吗啡以及一种主要的镇静剂合用被广泛用于心脏病患者的术前用药。东莨菪碱的遗忘作用也被用于围手术期发生术中知晓风险较高的患者，如

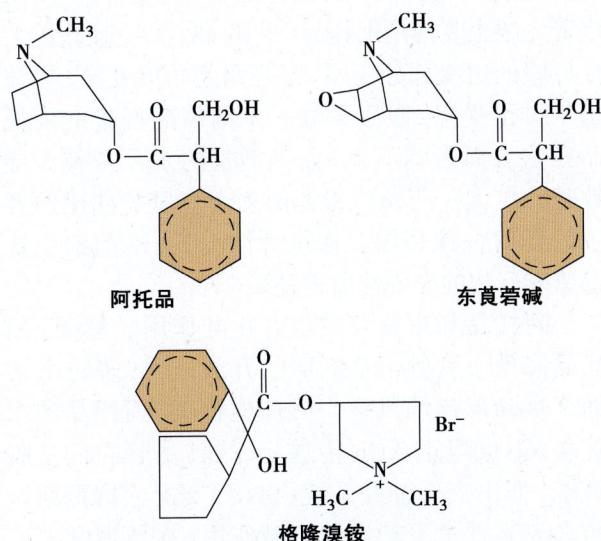

图 14-15　临床有效的抗毒蕈碱药物的结构式

表 14-6　抗心律失常药物的比较

	持续时长		中枢神经系统	胃肠道	胃酸	气道分泌物[a]	心率
	静脉注射	肌内注射(h)					
阿托品	15～30min	2～4	++	-	-	-	+++[c]
东莨菪碱	30～60min	4～6	+++[b]	-	-	-	-0[c]
格隆溴铵	2～4h	6～8	0	-	-	-	+0

[a] 通过浓缩可被减少的分泌物。
[b] 刺激前 CNS 效应通常表现为镇静作用。
[c] 最初可能会减速。

血流动力学不稳定且无法获得足够麻醉深度的创伤患者。阿托品作为一种术前用药,对中枢神经系统仅有轻微影响,包括轻度兴奋。较高的剂量,如肌肉松弛剂的逆转所需的剂量(1～2mg)可能会导致烦躁不安、定向障碍、幻觉和谵妄(见下文,中枢抗胆碱能综合征)。

阿托品在迷走神经兴奋引起窦性心动过缓的情况下可用于增加 CO。阿托品和东莨菪碱在低剂量情况下反而会引起心动过缓。东莨菪碱(0.1～0.2mg)引起的心动过缓通常比阿托品更明显,而高剂量时导致的心跳加速的作用却不及阿托品。通常术前肌内注射东莨菪碱会导致 HR 降低或无变化。阿托品也可通过阻断肾上腺素能神经末梢的突触前毒蕈碱受体产生拟交感神经效应[30]。Ach 兴奋这些受体可抑制 NE 的释放,阿托品的阻断会解除这种抑制(参见胆碱能受体:毒蕈碱)。穿过血脑屏障的阿托品样药物也会引起瞳孔扩大(散瞳)和调节麻痹(睫状肌麻痹)。阿托品样药物作为散瞳剂和睫状肌麻痹剂广泛应用于眼科。闭角型青光眼患者禁用阿托品(见第 48 章)。瞳孔扩大使虹膜的边缘部分变厚,虹膜角膜角度变窄,导致房水排出受阻,眼压升高。术前用药剂量的阿托品在这方面影响不大,而等剂量的东莨菪碱会导致瞳孔扩大。闭角型青光眼患者应避免使用两者中的任何一种药物。在这种情况下,术前给予抗毒蕈碱药物的必要性值得怀疑。

阿托品和东莨菪碱也有止吐作用。然而,阿托品降低了食管下括约肌的开放压力,理论上增加了被动反流的风险。颠茄生物碱(阿托品和东莨菪碱)也阻止 ACh 传递至汗腺,尽管它们是胆碱能,但由交感神经系统(SNS)支配。抗毒蕈碱药在较高剂量下产生抗烟碱作用,在药理学上产生与神经节后胆碱能类似的重要 CNS 传递作用。

在心动过速有害的情况下最好避免使用阿托品,如甲状腺毒症、嗜铬细胞瘤或阻塞性冠状动脉病。高热患者应避免使用阿托品,因为它会抑制出汗。

中枢抗胆碱能综合征

众所周知,颠茄生物碱会产生不良副作用,从昏迷(东莨菪碱)到谵妄(阿托品)。这种综合征被称为术后谵妄、阿托品毒性和中枢抗胆碱能综合征。生化研究显示,在大脑中有丰富的毒蕈碱 ACh 受体,它们会受到任何具有抗毒蕈碱活性并能穿过血脑屏障的药物影响。数百种符合这些标准的药物与此综合征相关。表 14-7 列出了其中的一些药[3]。高剂量的阿托品迅速产生口干、视力模糊伴畏光(瞳孔散大)、皮肤干燥(潮红)以及发热。精神症状包括镇静、昏迷、焦虑、烦躁不安、定向障碍、幻觉和谵妄。如果发生致命的中毒,可能会出现惊厥。虽然可能发生令人担忧的反应,但很少引起死亡。中毒通常是短暂的,随后会被遗忘。这些反应可以通过静脉注射毒扁豆碱来控制。毒扁豆碱是一种叔胺类抗胆碱酯酶药,易于进入中枢神经系统对抗抗毒蕈碱活性。应该以 1mg 剂量缓慢给药,最多不超过 3mg,以免产生外周胆碱能活性。新斯的明、溴吡斯的明和依酚氯铵则是无效的,因为它们无法进入中枢神经系统。毒扁豆碱作用的持续时间可能短于有害的抗毒蕈碱药的持续时间,并且如果症状复发需反复注射。当使用推荐剂量且指征明确时,毒扁豆碱似乎是安全的。单凭中枢定向障碍不能确诊,除一种中枢抗胆碱能综合征外,还应存在抗毒蕈碱活性的外周体征。

据报道,毒扁豆碱能逆转表 14-7 中列出的许多药物的 CNS 效应,包括抗组胺药、三环类抗抑郁药和镇静剂。也有报道称阿片类药物和苯二氮䓬

表 14-7 与中枢抗胆碱能综合征相关的抗毒蕈碱化合物

颠茄生物碱	**非处方的**
硫酸阿托品	Asthmador-阿托品样
氢溴酸东莨菪碱	褪黑素片(苯海拉明)-东莨菪碱镇静
合成和天然的叔胺化合物	盐酸苯海拉明片剂(苯海拉明)-东莨菪碱镇静
具有局部麻醉活性的双环胺解痉药	**抗帕金森药**
具有局部麻醉活性的双苯乙硫酯	苯扎托品
普鲁卡因	苯海索
可卡因	比哌立登
环喷托酯散瞳药	二乙异丙嗪
颠茄生物碱的第四代衍生物	丙环定
甲溴东莨菪碱-解痉药	**抗精神病药**
甲溴后马托品-镇静药,解痉药	氯丙嗪
氢溴酸后马托品-滴眼液-扩瞳药	甲硫哒嗪
合成的季铵化合物	氟哌利多
溴甲胺太林	氟哌啶醇
溴丙胺太林	异丙嗪
抗组胺药	**三环类抗抑郁药**
氯苯那敏	阿米替林
苯海拉明	丙米嗪
植物	地昔帕明
颠茄(阿托品)	**合成的阿片类药物**
蜀羊泉	哌替啶
马铃薯叶和芽	美沙酮
曼陀罗或者疯草	
古柯树(可卡因)	

类药物的镇静作用可被逆转[31]。然而,即使没有受体拮抗剂存在,抗胆碱酯酶药物也能增强胆碱能突触传递并增加神经元活性。因此,觉醒可能不是一种独立于其胆碱酯酶活性的功能,并且毒扁豆碱是非特异性 CNS 兴奋剂的说法可能是不当的,事实上可能是危险的。这些考虑因素加上可能出现明显的心动过缓,使得毒扁豆碱在麻醉后护理中的使用相当罕见。

自主神经综合征和自主神经调节

最近在不同临床领域的研究似乎将自主系统及其调节与各种疾病的过程联系起来,这可以证明其在战斗或逃跑中的经典作用之外,还有别的重要作用。

外周的促炎细胞因子可激活其相关的感受性传入通路,继而激发大脑内的孤束核投射至外周的迷走神经反馈通路,释放 Ach,这可能是机体产生抗炎作用和迷走神经系统调控肿瘤进程的机制。

对这种迷走神经抗炎通路进行干预或许是一条延长患者生存期的最有前途的策略,尤其是因为迷走神经的活动受多种手段调控时,这些手段包括行为干预、手术干预和药物干预,也包括使用 β 受体阻滞剂等[33]。

在颞叶癫痫发作时,副交感神经张力下降,而在发作结束时,副交感神经张力逐渐恢复正常。这一现象与患者的年龄、癫痫发作持续时间以及发作后低氧血症呈负相关,在极端情况下可能增加患者的死亡风险[34]。

更重要的是,研究表明心脏自主神经失调在多种心血管疾病如高血压、心律失常、心力衰竭甚至心肌梗死的疾病进展中发挥着至关重要的作用[35]。因此,纠正心脏自主神经失调,尤其是心力衰竭过程中交感神经的异常活动,可能对这些疾病的治疗有重大的影响。

目前学界普遍认为交感神经张力过高可诱发恶性心律失常。因此,某些形式的自主神经功能测试可以帮助识别高危人群,并为如何进一步干预提供依据。心脏自主神经功能测试包括心率变异性、压力反射敏感性、心率震荡、心率减速力和T波交替。在可能导致的病理状态中，我们可以举出一些，如心房颤动、缺血后室性心动过速、心肌病、心力衰竭、Q-T间期延长综合征，Brugada综合征和特发性心室颤动[35]。我们可以大胆地预测，对于这种交感神经紧张相关的心律失常和心力衰竭等，迷走神经刺激可能是一种有效的治疗途径[36]。

一些研究者认为心房颤动是由于交感神经与副交感神经两者之间放电不平衡所致，星状神经节和迷走神经在该过程中发挥了至关重要的作用。肾脏去神经支配疗法可引起心率减慢以及房室传导延迟，从而降低NE的分泌，因此这一疗法已被提议作为高血压、心房颤动和室性心律失常的辅助治疗。针灸疗法，虽然不是惯例，近来也被提议作为一种有效的房颤治疗手段。其他的治疗干预手段仍需要进一步研究，包括低水平迷走神经刺激、脊髓刺激、左心交感神经去神经支配、神经节神经丛消融和经皮刺激（适用于药物治疗不耐受患者）。上述这些技术中部分也可以用于慢性心力衰竭患者的治疗[37-40]。更有研究表明，高频超声导管双侧肾脏交感神经消融术，和最近通过植入刺激器刺激单侧颈动脉压力感受器对顽固性高血压患者有着确切的疗效。然而，在一些受试者中也发现没有显著差异的阴性结果，因此，需要更多随机实验来阐明这一重要的临床治疗方法[41]。关于在心力衰竭患者中使用β受体阻滞剂仍存在一些尚未解决的问题，特别是SNS的中枢性抑制可能会增加患者的死亡率，因此就目前来说，更优化的治疗方法仍然是抑制相关的受体，而运用β受体阻滞剂有益于抵消心动过速的影响[42]。

除了干预自主神经系统以外，医务人员甚至能够通过观察一组入住急诊部患者的心跳减速能力（一个用心率和R-R间期计算获得的指标）来预测他们的短期死亡率，心跳减速能力越低提示预后越差[43]。此外，在创伤性脑损伤患者中以心率变异性和压力反射敏感性变化反应自主神经损伤似乎会加大这些患者的死亡风险[44]。ANS被认为可能通过多种机制参与了癫痫发作过程中心搏骤停的发生，包括长或短Q-T间期、Brugada综合征、Dravet综合征、心率变异性降低、慢性自主神经改变、室性心律失常、心动过缓、心搏停止和抗癫痫药物等[45]。另外，研究发现交感神经阻滞，包括药物治疗或肾脏去神经支配疗法均对肥胖患者的胰

岛素抵抗有一定的疗效，但仍需要更多的研究来完全阐明这些疗法的具体机制[46]。

Horner综合征

Horner综合征，又称眼交感神经麻痹，典型的临床表现为瞳孔缩小，眼上睑下垂及患侧额部无汗（图14-16）。头颈部交感神经起自下丘脑，通过臂丛到达颈上交感神经节换元，发出节后纤维通过颈内动脉外膜内的海绵窦进入眼部。在那与三叉神经的分支眼神经会合，最终支配Muller肌，控制下睑回缩以及上睑上提。该肾上腺素能三级神经通路的任何一处损伤均会导致Horner综合征。

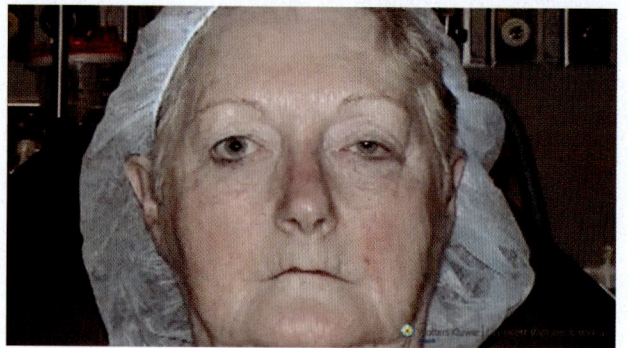

图14-16　霍纳综合征（左眼）
典型的瞳孔缩小和眼上睑下垂，患侧额部无汗未显示

Horner综合征常见的原因有脑卒中、肿瘤、外伤、脱髓鞘疾病、夹层动脉瘤、颈内动脉动脉瘤以及特发性Horner综合征。

医务人员需注意区分交感神经通路损伤的位置，如一级、二级或三级神经元，以便于针对不同的损伤进行具体的检测从而进一步准确的诊断Horner综合征。例如，一级神经元损伤主要包括外侧髓质脑梗死、脑卒中、肿瘤和脱髓鞘疾病，常伴发其他中枢神经系统症状，如虚弱、感觉缺陷、声音嘶哑和眩晕等。二级神经元损伤主要包括肺尖肿瘤和甲状腺恶性肿瘤。一些局部麻醉过程如硬膜外神经阻滞中局麻药可能对节前神经元产生阻滞作用并产生Horner综合征症状。最后，三级神经元损伤包括颈动脉疾病，如动脉瘤、动脉夹层、血栓形成，以及颈动脉内膜切除术损伤，三级神经元损伤主要表现为面部和颈部疼痛[47]。

如果临床上可以做出诊断，下一步便是定位；如无法判断，可以使用可卡因阻断去甲肾上腺素再摄取，引起正常眼的瞳孔比受影响的瞳孔扩大，通过这个特征加以确认，或使用α肾上腺素能受体

激动剂安普乐定来逆转瞳孔不等。

　　为了确定交感神经束的病变位置，可以利用可释放去甲肾上腺素的羟苯丙胺或其衍生物福来君来判断，在第一或第二级病变中瞳孔会扩张，而在第三级瞳孔不会扩张。显然，为了更精确的诊断，需要进行CT扫描甚至MRI检查。

　　Horner综合征治疗手段主要为对症支持治疗，因此识别明确原发病变部位至关重要[48-49]。

糖尿病性神经病变

　　糖尿病性神经病变可能是与ANS功能障碍相关的最常见的疾病。疾病的进展以感觉消失开始，随着症状的进展，出现运动功能的减退。早期症状涉及振动感觉的缺失，以及痛觉、轻触觉、温度感觉障碍，即所谓的袜-手套样感觉障碍。这些症状与踝关节反射减弱有关，逐渐演变为全身性的运动无力和反射丧失。这在成年人糖尿病患者中并不少见，最近的研究发现其发病率为26.4%～41.9%[50-51]。关注这一疾病发生发展最重要的原因是它可以导致急性或慢性足部溃疡，以及肌肉和关节病变，包括肌肉萎缩、关节病和应力性骨折。

　　评价神经病变的严重程度有多种方法，可以通过评估症状和体征将其分为正常、轻度、中度或重度。

　　针对不典型表现，电生理测试是必要的，它也可以为临床分类提供依据以及有助于流行病学研究[52-53]。

　　在诊断和定期随访时应对患者进行监测，以防止糖尿病足并发症的发生发展。

直立性低血压

　　直立性低血压特征为站立或进食后血压下降，表现为头晕和晕厥，可能进展为心绞痛，甚至出现死亡，不过死亡罕见。

　　在正常情况下，站立时，一定量的血液由于重力作用聚集到内脏血管和下肢，导致静脉回流减少，血压随之下降。正常的反应一种是包括中枢和外周神经系统在内的代偿机制，交感神经冲动传出增加，从而增加外周血管阻力、静脉回流和心排出量，维持血压在正常范围内，最终维持直立。

　　直立性低血压主要是由于自主神经功能障碍和显著的低血容量，这在老年人中更为常见。

　　这些情况不同于短暂的反射性晕厥，后者包括血管迷走性、情境性和颈动脉窦晕厥；反射性晕厥表现为血管舒张和心动过缓而不是心动过速，从而引起低血压，随后发生脑灌注不足，导致短暂丧失意识的症状[54]。

　　这种情况可能是由于神经退行性疾病引起，其共同点是从节后交感神经元释放的去甲肾上腺素异常降低，导致血管收缩减弱、血容量减少、直立性低血压。这些疾病包括帕金森病、Lewy小体痴呆、多系统萎缩和单纯自主神经障碍。此外，有周围神经病变和自身免疫性神经节传导阻滞会产生相同的表现，包括糖尿病、吉兰-巴雷综合征、副肿瘤性自主神经病变、家族性自主神经功能障碍。直立性低血压也是多种药物的副作用之一，包括乙醇、α受体阻滞剂、抗抑郁药、交感神经阻滞剂、抗帕金森病药物、β受体阻滞剂、利尿剂、肌松药、吗啡、磷酸二酯酶抑制剂、镇静剂以及血管扩张剂。年龄的增大会降低压力感受器的敏感性，这可能与轻度直立性低血压有关。

　　不同程度的症状包括眩晕、头昏、乏力、视力模糊，以及严重的晕厥、心绞痛，甚至卒中。较不特异的症状可能包括全身无力、疲劳、认知迟钝、颈部疼痛和颈肩后的局部头痛，也称为衣架状头痛。

　　从卧位到站立位后2～5min内，收缩压至少下降20mmHg和（或）舒张压下降10mmHg诊断才能成立，同时可伴随心率增快[55-57]。

　　治疗时应根据症状，从停止使用可能导致这种病变的药物开始，改变生活方式，避免脱水，加强锻炼和身体对抗练习，例如站立时交叉双腿，增加盐和水的摄入量，避免大量饮食，以及边吃饭边喝水。可以用于缓解症状的药物包括氟氢化可的松，交感神经药物如麻黄碱、肾上腺素、米多君，以及其他补充剂如溴吡斯的明、非甾体类药物、咖啡因、促红细胞生成素等。其他实验性药物包括血管升压素类似物、育亨宾、生长抑素、双氢麦角胺、二羟基苯基丝氨酸，多巴胺拮抗剂如甲氧氯普胺、阿托莫西汀，甚至动态输注去甲肾上腺素也已经取得一些阳性结果[58]。

单胺氧化酶抑制剂

　　单胺氧化酶抑制剂（MAOI）和三环类抗抑郁药用来治疗精神病性抑郁[61-63]。这些药物并不用于临床麻醉，而是长期使用这些药物的患者使用麻醉药物后可能出现严重不良反应（见第22章）。由于非三环类抗抑郁药如氟西汀（百忧解）更有效且副作用更少,因而上述药物的使用正在迅速减少。在现在的临床麻醉中几乎不会遇到单胺氧化酶抑制剂或三环类抗抑郁药,除了苯乙肼和阿米替林例外。它们的药理作用和副作用是它们对儿茶酚胺代谢级联反应作用的直接结果。单胺氧化酶抑制剂阻断内源性儿茶酚胺转化为无活性的香草扁桃酸的氧化脱氨基过程。它们不抑制合成,因此,阻断单胺氧化酶会导致去甲肾上腺素、肾上腺素、多巴胺和5-羟色胺在肾上腺素能组织,包括在大脑的蓄积。在服用单胺氧化酶抑制剂的患者中,拟交感神经胺的作用是潜在的。间接激活拟交感神经药(麻黄碱、酪胺)引发蓄积的儿茶酚胺释放,导致机体产生强烈的反应。含有高酪胺的食物如奶酪、意大利红酒、腌鲱鱼也能诱发高血压危象[28]。有报道哌替啶联用单胺氧化酶抑制剂可发生高血压危象、抽搐及昏迷。据报道肝毒性似乎与剂量或疗程无关,它的发病率很低,但仍然是麻醉选择时的一个考虑因素。

对于服用单胺氧化酶抑制剂的患者,麻醉管理仍存在争议。目前,管理建议包括在手术前至少2周停用药物,然而这项建议不是基于对照研究,而是基于少数有限的提示潜在药物相互作用的病例报告而做出的。

三环类抗抑郁药

根据它们的化学结构,这类抗抑郁药物被称为三环类抗抑郁药。由于更少的副作用,这些药物几乎取代了单胺氧化酶抑制剂[62-63]。这些药物阻断肾上腺素能神经末梢对去甲肾上腺素的摄取。与单胺氧化酶抑制剂一样,高剂量的三环类抗抑郁药可诱发地西泮敏感型癫痫。抗精神病药物通过在肝脏的代谢竞争增强三环类抗抑郁药的效果。长期巴比妥类药物的使用通过诱导微粒体酶可增加三环类抗抑郁药的代谢。但其他的镇静药,则以类似于单胺氧化酶抑制剂的方式增强三环类抗抑郁药的效果。由于三环类抗抑郁药的抗胆碱能效应,阿托品也能产生放大的效果。有报道该药能延长硫喷妥钠镇静效果。对服用三环类抗抑郁药的患者,使用氯胺酮可能产生急性高血压和心律失常。尽管存在这些严重的相互作用,手术前停用这些药物可能不是必要的。这些药物起效时间从2~5周不等,然而三环类抗抑郁药的排出速度很快,大约70%的药量会出现在前72h的尿液中。考虑到此类药物较长的起效时间,中断治疗

会对整个治疗过程产生不利影响。因此对于药物相互作用和自体清除的全面了解能够有效避免此类对整个治疗过程的不利影响。

选择性5-羟色胺再摄取抑制剂

选择性抑制神经元摄取5-羟色胺是SSRI的作用机制。这一作用增强了由5-羟色胺酸(5-羟色胺前体)引起的行为学改变[62-63]。运用交感神经拮抗剂防治可能的麻醉不良反应需要在持续治疗与加重抑郁症风险之中进行权衡。氟西汀是临床常用的口服非三环类抗抑郁药。氟西汀在体内的半衰期为1~3d,连续给药可导致药物在体内显著的蓄积。氟西汀的代谢涉及P450 II D6系统,同样通过P450 II D6系统代谢的药物还包括三环类抗抑郁药、苯巴比妥、乙醇和硫喷妥钠,合并使用该酶系统代谢的药物,可能导致药物相互作用并延长苯二氮䓬类药物的作用时间。盐酸安非他酮既有常规(安非他酮)也有持续释放(安非他酮缓释片)两种剂型。安非他酮临床上被用于抗抑郁治疗,而安非他酮缓释片则被用于非尼古丁辅助戒烟治疗。脯氨酸抗抑郁作用的神经化学机制尚不清楚,它是5-羟色胺和去甲肾上腺素能神经元摄取的弱阻断剂,并且不抑制MAO。脯氨酸也能在一定程度上抑制多巴胺神经元摄取。目前尚未有关于安非他酮和其他药物相互作用的报道。鉴于抑郁症与心血管疾病密切相关,因此心血管疾病患者在运用SSRI时需格外谨慎。一些研究支持SSRI的安全性,其结果显示持续SSRI治疗能降低心血管疾病的发病率和死亡率,尤其是在老年人中。尽管如此,也有一些证据表明,这些药物可能会增加出血风险。由于这类患者可能会同时使用其他抗血小板/抗凝治疗,因此必须提高警惕[61-63]。

(黄莉莉 译,苏殿三 校)

参考文献

1. Guyton AC, Hall JE. The autonomic nervous system and the adrenal medulla. In: Guyton AC, Hall JE, eds. *Textbook of Medical Physiology*. 13th ed. Philadelphia, PA: Saunders/Elsevier; 2015:773–786.
2. Eisenhofer G. Sympathetic nerve function: assessment by radioisotope dilution analysis. *Clin Auton Res*. 2005;15:264–283.
3. Flacke WE, Flacke JW. Cholinergic and anticholinergic agents. In: Smith NT, Corbascio AN, eds. *Drug Interactions in Anesthesia*. 2nd ed. Philadelphia, PA: Lea & Febiger; 1986:160–175.
4. Guyton AC, Hall JE. Cardiac output, venous return, and their regulation. In: Guyton AC, Hall JE, eds. *Textbook of Medical Physiology*. 13th ed. Philadelphia, PA: Saunders/Elsevier; 2015:245–258.
5. Kapa S, Venkatachalam KL, Asirvatham SJ. The autonomic nervous system in cardiac electrophysiology: An elegant interaction and emerging concepts. *Cardiol Rev*. 2010;18:275–284.
6. Ajani AE, Yan BP. The mystery of coronary artery spasm. *Heart Lung Circ*. 2007;16:10–15.
7. Kawano H, Ogawa H. Endothelial dysfunction and coronary artery spasm. *Curr Drug Targets Cardiovasc Haematol Disord*. 2004;4:23–33.

8. Bevan JA. Some bases of differences in vascular response to sympathetic activity. *Circ Res.* 1979;45:161–171.

9. O'Rourke ST, Vanhoutte PM. Adrenergic and cholinergic regulation of bronchial vascular tone. *Am Rev Respir Dis.* 1992;146:S11–S14.

10. Pearl RG, Maze M, Rosenthal MH. Pulmonary and systemic hemodynamic effects of central venous and left atrial sympathomimetic drug administration in the dog. *J Cardiothorac Anesth.* 1987;1:29–35.

11. Sinski M, Lewandowski J, Abramczyk P, et al. Why study sympathetic nervous system? *J Physiol Pharmacol.* 2006;57(Suppl 11):79–92.

12. Civantos Calzada B, Aleixandre de Artiñano A. Alpha-adrenoceptor subtypes. *Pharmacol Res.* 2001;44:195–208.

13. Aubry ML, Davey MJ, Petch B. Cardioprotective and antidysrhythmic effects of alpha 1-adrenoceptor blockade during myocardial ischaemia and reperfusion in the dog. *J Cardiovasc Pharmacol.* 1985;7(Suppl 6):S93–102.

14. Cohen RA, Shepherd JT, Vanhoutte PM. Effects of the adrenergic transmitter on epicardial coronary arteries. *Fed Proc.* 1984;43:2862–2866.

15. Baumgart D, Haude M, Görge G, et al. Augmented alpha-adrenergic constriction of atherosclerotic human coronary arteries. *Circulation.* 1999;99:2090–2097.

16. Griggs DM Jr, Chilian WM, Boatwright RB, et al. Evidence against significant resting alpha-adrenergic coronary vasoconstrictor tone. *Fed Proc.* 1984;43:2873–2877.

17. Heusch G, Baumgart D, Camici P, et al. Alpha-adrenergic coronary vasoconstriction and myocardial ischemia in humans. *Circulation.* 2000;101:689–694.

18. Lymperopoulos A, Rengo G, Koch WJ. Adrenal adrenoceptors in heart failure: Fine-tuning cardiac stimulation. *Trends Mol Med.* 2007;13:503–511.

19. Vanhoutte PM. Endothelial adrenoceptors. *J Cardiovasc Pharmacol.* 2001;38:796–808.

20. Tobata D, Takao K, Mochizuki M, et al. Effects of dopamine, dobutamine, amrinone and milrinone on regional blood flow in isoflurane anesthetized dogs. *J Vet Med Sci.* 2004;66:1097–1105.

21. Hilberman JM, Maseda J, Stinson EB, et al. The diuretic properties of dopamine in patients after open-heart operation. *Anesthesiology.* 1984;61:489–494.

22. Owall A, Gordon E, Lagerkranser M, et al. Clinical experience with adenosine for controlled hypotension during cerebral aneurysm surgery. *Anesth Analg.* 1987;66:229–234.

23. Brodde OE. Beta-adrenoceptors in cardiac disease. *Pharmacol Ther.* 1993;60:405–430.

24. Pitkänen M. Spinal (subarahnoid) neural blockade. In: Cousins MJ, Carr DB, Horlocker TT, et al., eds. *Cousins & Bridenbaugh's Neural Blockade in Clinical Anesthesia and Pain Medicine.* 4th ed. Philadelphia, PA: Lippincott Williams & Wilkins; 2009:213–240.

25. Krum H, Sobotka P, Mahfoud F, et al. Device-based antihypertensive therapy: therapeutic modulation of the autonomic nervous system. *Circulation.* 2011;123:209–215.

26. Valantine H. Cardiac allograft vasculopathy after heart transplantation: risk factors and management. *J Heart Lung Transpl.* 2004;23:S187–S193.

27. Levy MN, Blattberg B. Effect of vagal stimulation on the overflow of norepinephrine into the coronary sinus during cardiac sympathetic nerve stimulation in the dog. *Circ Res.* 1976;38:81–84.

28. Flood P, Rathmell JP, Shafer S. *Pharmacology & Physiology in Anesthetic Practice.* 5th ed. Philadelphia, PA: Lippincott Williams & Wilkins; 2014:960.

29. Chamchad D, Horrow JC, Nakhamchik L, et al. Prophylactic glycopyrrolate prevents bradycardia after spinal anesthesia for cesarean section: a randomized, double-blinded, placebo-controlled prospective trial with heart rate variability correlation. *J Clin Anesth.* 2011;23:361–366.

30. Dampney RA, Coleman MJ, Fontes MA, et al. Central mechanisms underlying short- and long-term regulation of the cardiovascular system. *Clin Exp Pharmacol Physiol.* 2002;29:261–268.

31. Spaulding BC, Choi SD, Gross JB, et al. The effect of physostigmine on diazepam-induced ventilatory depression: a double-blind study. *Anesthesiology.* 1984;61:551–554.

32. Miano TA, Crouch MA. Evolving role of vasopressin in the treatment of cardiac arrest. *Pharmacotherapy.* 2006;26:828–839.

33. Giese-Davis J, Wilhelm FH, Tamagawa R, et al. Higher vagal activity as related to survival in patients with advanced breast cancer: An analysis of autonomic dysregulation. *Psychosom Med.* 2015;77(4):346–355.

34. Szurhaj W, Troussière AC, Logier R, et al. Ictal changes in parasympathetic tone: Prediction of postictal oxygen desaturation. *Neurology.* 2015;85(14):1233–1239.

35. Fukuda K, Kanazawa H, Aizawa Y, et al. Cardiac innervation and sudden cardiac death. *Circ Res.* 2015;116(12):2005–2019.

36. Tomaselli GF. Introduction to a compendium on sudden cardiac death: epide-

37. Shen MJ, Zipes DP. Role of autonomic nervous system in modulating cardiac arrhythmias. *Circ Res.* 2014;114:1004–1021.

38. Schwartz PJ, La Rovere MT, De Ferrari GT, et al. Autonomic modulation for the management of patients with chronic heart failure. *Circ Heart Fail.* 2015;8:619–628.

39. Chen PS, Chen LS, Fishbein MC, et al. Role of the autonomic nervous system in atrial fibrillation: pathophysiology and therapy. *Circ Res.* 2014;114;1500–1515.

40. Zannad F, Stough WG, Mahfoud F, et al. Design considerations for clinical trials of autonomic modulation therapies targeting hypertension and heart failure. *Hypertension.* 2015;65:5–15.

41. Mancia G, Grassi G. The autonomic nervous system and hypertension. 2014;114:1804–1814.

42. Florea VG, Cohn JN. The autonomic nervous system and heart failure. *Circ Res.* 2014;114:1816–1826.

43. Eick C, Rizas KD, Meyer-Zurn CS, et al. Autonomic nervous system activity as risk predictor in the medical emergency department: a prospective cohort study. *Crit Care Med.* 2015;43:1079–1086.

44. Bermeo-Ovalle AC, Kennedy JD, Schuele SU. Cardiac and autonomic mechanisms contributing to SUDEP. *J Clin Neurophysiol.* 2015;32:21–29.

45. Sykora M, Czosnyka M, Liu X, et al. Autonomic impairment in severe traumatic brain injury: a multimodal neuromonitoring study. *Crit Care Med.* Epub 2016.

46. Gamboa A, Okamoto LE, Arnold AC, et al. Autonomic blockade improves insulin sensitivity in obese patients. *Hypertension.* 2014;64;867–874.

47. Lyrer PA, Brandt T, Metso TM, et al. Clinical import of Horner syndrome in internal carotid and vertebral artery dissection. *Neurology.* 2014;82:1653–1659.

48. Chen PL, Chen JT, Lu DW, et al. Comparing efficacies of 0.5% alpraclonidine with 4% cocaine in the diagnosis of Horner syndrome in pediatric patients. *J Ocul Pharmacol Ther.* 2006;22:182–187.

49. Wilhelm H, Ochsner H, Kopycziok E, et al. Horner's syndrome: a retrospective analysis of 90 cases and recommendations for clinical handling. *Ger J Ophthalmol.* 1992;1:96–102.

50. Partanen J, Niskanen L, Lehtinen J, et al. Natural history of peripheral neuropathy in patients with non-insulin-dependent diabetes mellitus. *N Engl J Med.* 1995;333:89–94.

51. Davies M, Brophy S, Williams R, et al. The prevalence, severity, and impact of painful diabetic peripheral neuropathy in typ2 diabetes. *Diabetic Care.* 2006;29:1518–1522.

52. Young MJ, Boulton AJ, Macleod AF, et al. A multicenter study of the prevalence of diabetic peripheral neuropathy in the United Kingdom hospital clinic population. *Diabetologia.* 1993;36:150–154.

53. Feldman EL, Stevens MJ, Thomas PK, et al. A practical two-step quantitative clinical and electrophysiological assessment for the diagnosis ad staging of diabetic neuropathy. *Diabetes Care.* 1994;17:1281–1289.

54. Task Force for the Diagnosis and Management of Syncope, European Society of Cardiology (ESC), European Heart Rhythm Association (EHRA), et al. Guidelines for the diagnosis and management of syncope (version 2009). *Eur Heart J.* 2009; 30:2631–2671.

55. Freeman R, Wieling W, Axelrod FB, et al. Consensus statement on the definition of orthostatic hypotension, neutrally mediated syncope and the postural tachycardia syndrome. *Clic Auton Res.* 2011;21:69–72.

56. Feldstein C, Weder AB. Orthostatic hypotension: a common, serious and underrecognized problem in hospitalized patients. *J Am Soc Hypertens.* 2012;6:27–39.

57. Metzler M, Duerr S, Granata R, et al. neurogenic orthostatic hypotension: pathophysiology, evaluation, and management. *J Neurol.* 2013;260:2212–2219.

58. Mills PB, Fung CK, Travlos A, et al. Nonpharmacologic management of orthostatic hypotension: a systematic review. *Arch Phys Med Rehabil.* 2015;96:366–375.

59. Lanier JB, Mote MB, Clay EC. Evaluation and management of orthostatic hypotension. *Am Fam Physician.* 2011;84:527–536.

60. Izcovich A, Gonzalez Malla C, Manzotti M, et al. Midorine for orthostatic hypotension and recurrent reflex syncope: a systematic review. *Neurology.* 2014;83;1170–1177.

61. Krings-Ernst I, Ulrich S, Adl M. Antidepressant treatment with MAO-inhibitors during general and regional anesthesia: a review and case report of spinal anesthesia without discontinuation of tranylcypromine. *Int J Clin Pharmacol Ther.* 2013;51:763.

62. Peck TP, Wong A, Norman E. Anaesthetic implications of psychoactive drugs. *Cont Educ Anaes Crit Care Pain.* 2010;10:177.

63. Bromhead H, Feeney A. Antidepressant and psychiatric drugs. Part 1. Antidepressants. *Anaesthesia Tutorial of the Week.* 2009;14:1.

麻醉中的呼吸功能

Paul C. Tamul   Michael L. Ault

要点

1. 肺功能正常时，仅依赖膈肌即可完成呼吸运动。

2. 成年人颈部前屈或后伸时，经口气管插管尖端可平均移动 3.8cm，最多达 6.4cm。而对于新生儿与儿童，导管即使移动 1cm 也有可能使尖端移至声门上或气管隆嵴下。

3. 使用双腔气管导管时，应考虑以下解剖结构：成年人右主支气管分出叶支气管前长约 2.5cm，约 10% 的成年人右肺上叶支气管分叉点与气管隆嵴距离少于 2.5cm，2%～3% 的成年人右肺上叶支气管在气管隆嵴上直接由气管分出。

4. 肺顺应性降低时，为保证潮气量（tidal volume，Vt）相同需增大胸膜压。患者肺顺应性降低时 Vt 变小而呼吸频率加快，因此自主呼吸频率可作为临床评估肺顺应性最敏感的指标之一。

5. PaO_2 低于 60mmHg～65mmHg 时可刺激颈动脉体和主动脉窦，因此患者 PaO_2 低于 65mmHg 时躯体才会自主对缺氧产生应答而改变通气，而全身麻醉和恢复期低氧血症刺激外周感受器并不能有效地增加呼吸频率和分钟通气量。

6. 动脉低氧血症、代谢性酸血症和中枢神经系统疾病（如颅内压增高、肝硬化、焦虑和药物因素）是过度通气三大病因。

7. 生理无效腔增加主要影响 CO_2 排出（对动脉氧合影响最小），动静脉短路增加主要影响动脉氧合（对 CO_2 排出影响最小）。

8. 自主呼吸时，肺泡通气量与生理无效腔比值为 2：1。正压通气时，肺泡通气量与生理无效腔比值为 1：1。机械通气时，若 $PaCO_2$ 要与自主呼吸相同，则需增加每分通气量。

9. 患者未吸入外源性 CO_2 时，$PaCO_2 \geqslant PETCO_2$。$PaCO_2$ 与 $PETCO_2$ 差值取决于生理无效腔。心排出量减少是生理无效腔急剧增加的主要原因。

10. 计算肺内分流是评估肺氧合动脉血的最好的工具。肺内分流是唯一考虑到混合静脉血对动脉氧合影响的指标。

11. 当功能残气量（functional residual capacity，FRC）降低时，肺顺应性降低（引起呼吸急促），动静脉分流增加，进而导致动脉低氧血症。

12. 目前尚无强有力的证据以制订预约术前肺功能检查的规则。肺功能检查只能用于确定是否存在可逆性肺功能障碍（支气管痉挛）或评估晚期肺部疾病的严重程度。

13. 为减少术后肺部并发症（postoperative pulmonary complications，PPC），吸烟患者择期手术前应至少戒烟2个月。

14. 术后PPC发生率主要取决于手术部位，非腹腔镜上腹部手术术后肺部并发症发生率最高，其次是下腹部和胸部手术。

15. 早期活动是术后肺保护及预防术后肺部并发症的要点，应鼓励患者尽早下床活动。

麻醉医生是术中肺功能的直接管理者，全面透彻了解肺生理学知识对于安全实施麻醉至关重要。本章主要探讨的内容包括：肺解剖结构，通气控制，氧气与二氧化碳的运输，通气血流间关系，肺容积、肺功能检查，异常生理与麻醉，吸烟对肺功能影响及PPC风险评估。

肺的功能解剖学

本节重点是肺的功能解剖，描述应用于肺机械和生理功能的结构。

胸廓

胸廓形似截断的圆锥，上横截面较小，底部横截面较大且有膈肌附着。胸骨角平第4或5胸椎，此平面分割上下纵隔。在通气过程中，主要是上胸部前后径及下胸部横径发生变化。

呼吸肌

呼吸是呼吸肌耗能过程。与其他骨骼肌类似，呼吸肌是耐力肌肉，可因缺氧、营养不良和慢性阻塞性肺疾病（chronic obstructive pulmonary disease，COPD）而疲劳。COPD主要表现为气体闭塞和气道阻力增加。呼吸肌包括膈肌、肋间肌、腹壁肌、颈前带状肌、胸锁乳突肌、背部肌群和椎间肌群。吸气时，膈肌发挥主要作用，而肋间肌起辅助作用。在休息状态下，吸气是主动过程，呼气是被动过程。呼吸强度增大时腹壁肌帮助肋骨凹陷，增加腹内压力以增大被动呼气，会造成如运动员在快速呼吸时会感到针刺样或肋骨痛。当呼吸强度进一步加大时，颈前带状肌使胸骨和上胸部上移而增大胸腔容积。背部肌群和椎间肌群最后参与呼吸运动。腹壁肌是呼气过程中最有力的肌肉，在呼气过程中发挥重要作用，也参与咳嗽等防御反射[1]。然而，在肺部正常的情况下，仅靠膈肌即可完成呼吸运动。

呼吸是一个耐力过程，涉及对电刺激不敏感的肌肉纤维，这种肌肉的特点是对电刺激有缓慢的收缩响应，使肌肉纤维有足够的力量提升肋骨，引起胸膜腔负压。抗疲劳的肌肉纤维约占总膈肌纤维50%，这些氧化能力强的纤维可产生耐力[2]。对电刺激反应敏感的易疲劳快肌纤维可在短时间内传递电流并产生较大的力量。在最大通气过程（如咳嗽、喷嚏）中发挥作用的快肌纤维与为呼吸提供耐力（呼吸过程无停止）的慢肌纤维构成了膈肌具有独一无二功能的基础[3]。

像膈肌这样的工作肌肉必须牢牢地固定在起点和附着点，但膈肌的附着点是处于活动状态下的中心腱，它起源于附着在椎体上的纤维，其他的附着点还有低位肋骨和胸骨。膈肌收缩时穹窿下移而增加胸腔容积，降低胸腔内和胸膜腔压力同时增大腹压。

颈前带状肌，即使在静息状态下也很活跃，是最重要的吸气辅助肌。当颈髓横断等导致膈肌功能受损时，颈前带状肌将成为最重要的吸气肌。

肺脏结构

在完整的呼吸系统中，扩张的肺组织充满胸腔。脏胸膜与壁胸膜相对，形成潜在的胸膜腔，膈肌下移和肋骨扩张时其压力下降。在呼气末，胸膜腔压力低于大气压，代表肺萎陷和保持肺扩张的胸壁肌肉组织之间相互制约力量。呼气末时，这种制约的力量是功能残气量（FRC）存在的原因，FRC指被动呼气末仍残留在肺组织的气体量。存在FRC时胸膜腔通常为轻度负压（$-3 \sim -2$mmHg）。表15-1列出右肺与左肺的主要分段。支气管肺段相关知识在肺部病理定位、胸片定位、支气管镜检及肺部手术中定位至关重要。每一个支气管肺段通过完整的结缔组织与相邻肺段分离，这在解剖学上限制了肺部病理的扩散。

根据肺功能解剖学可将肺实质分为三种气道（表15-2）。通气气道只进行基础气体运输而不进行气体交换。过渡气道直径较小，不仅可运输气体，也可进行部分气体扩散和交换。最后，直径最

表 15-1 肺的主要分段

肺叶	支气管肺段
右肺	
上叶	尖段
	前段
	后段
中叶	内段
	外段
下叶	背段
	内基底段
	外基底段
	前基底段
	后基底段
左肺	
上叶	尖后段
	前段
舌叶	上段
	下段
下叶	背段
	后基底段
	前内基底段
	外基底段

表 15-2 功能气道分类

类型	功能	结构
通气	主要气体运输	气管至终末细支气管
过渡	主要气体运输 有限气体交换	呼吸性细支气管 肺泡管
呼吸	气体交换	肺泡囊

小的呼吸气道主要功能是气体交换。

直径>2mm 的大气道引起的气道阻力占总气道阻力的 90%。肺泡数量与年龄成正比，刚出生时约 2 400 万个，8～9 岁时增长至 3 亿个。这些肺泡与 2.5 亿个前毛细血管和 2 800 万个毛细血管段连接，使得气体交换面积达到 70m²。

通气气道

成人气管为长 10～12cm、外径约 20mm 的纤维肌性管道，主要以 20 个透明软骨构成的缺口向后的 U 型结构为支架。气管在第 6 颈椎椎体水平通过环状膜与环状软骨连接。气管进入上纵隔后在胸骨角（第四胸椎体下缘）水平分叉，一半位于胸腔内，一半在胸腔外。气管末端不稳定导致成人气管隆嵴较静息状态最多可上移 5cm。了解气道可移动性对插管患者护理至关重要。在颈部前屈和后伸时，成人经口气管导管尖端平均移动 3.8cm，最多可移动 6.4cm[4]。气管导管移位对新生儿和儿童尤为重要，移动 1cm 即可造成意外脱管或支气管内插管。

气道在气管隆嵴处分为右主支气管和左主支气管。右主支气管直径较粗，走向与气管中线延长线约呈 25° 角，而左主支气管约呈 45° 角。因此支气管内插管或误吸主要发生在右侧。右肺上叶支气管与右主支气管几乎呈 90° 向后，因此仰卧位时异物或液体极易进入右肺上叶支气管。3 岁以下的儿童右、左主支气管与气管中线延长线所成角度接近，约为 55°。

成人右主支气管在分出叶支气管前长约 2.5cm。10% 的成年人右肺上叶支气管分叉点与气管隆嵴距离少于 2.5cm，2%～3% 的成年人右肺上叶支气管在气管隆嵴上直接由气管分出。解剖结构异常的患者在置入双腔管时应特别注意，尤其要插入右侧支气管时。右主支气管分出右肺上叶和右肺中叶支气管后，主干继续前行称为右肺下叶支气管。

左主支气管分出左肺上叶和舌叶支气管前约 5cm，主干继续前行称为左肺下叶支气管。

直径约 1mm 的细支气管管壁主要结构为平滑肌而缺乏软骨支架。细支气管分出 3 级～4 级后，最后一级为终末细支气管，是无气体交换功能的最后一段气道。

过渡气道

终末细支气管后的呼吸性细支气管是气管支气管树中有气体交换功能的第一段。成人呼吸性细支气管分出 2 级～3 级形成肺泡管，后者再分出 4 级～5 级，每一级有多个开口形成肺泡囊。肺泡管终支为肺泡囊，后者开口形成肺泡群。

呼吸气道和肺泡-毛细血管膜

肺泡-毛细血管膜主要有两个功能：运输气体（氧气和二氧化碳）和局部及全身代谢产物。气体运输主要通过密集的毛细血管网构成的毛细血管床进行。血管分支系统主要起源于呼吸性细支气管处的肺小动脉。每个肺泡约与 1 000 个毛细血管段连接。

肺泡-毛细血管膜结构复杂但有利于气体交

换。电镜下肺泡壁结构包括薄层毛细血管上皮细胞、基底膜、肺毛细血管内皮细胞和表面活性物质。肺泡表面 80% 由 I 型肺泡扁平鳞状细胞覆盖。I 型肺泡上皮细胞核扁平，细胞质少，便于气体交换，但因高度分化且代谢差而易受损。当 I 型肺泡上皮细胞严重受损（急性肺损伤或成人呼吸窘迫综合征）时，II 型肺泡上皮细胞会复制、修饰形成新的 I 型肺泡上皮细胞[5]。

　　II 型肺泡上皮细胞在 I 型肺泡上皮细胞间散在分布，主要位于肺泡连接区。这些多角形细胞代谢活跃，酶活性高，能产生表面活性物质。生成表面活性物质所需的能量仅占 II 型肺泡上皮细胞内总能量的 50%[6]。余下的能量用于调节局部电位平衡及内皮细胞和淋巴细胞的功能活动。I 型和 II 型肺泡上皮细胞之间通过紧密连接形成了液体相对不可渗透的屏障。

　　III 型肺泡上皮细胞和肺泡巨噬细胞是肺免疫防御系统主要成分，它们通过迁移和吞噬摄取肺泡内异物[7]。尽管功能性肺巨噬细胞可减少肺部感染[8]，但它们在继发性肺炎症反应中发挥重要作用，因此这些细胞的存在有益（减少感染的后遗症）还是有害（导致炎症反应）仍存在高度争议[9]。

肺血管系统

　　肺包括两套供血系统：肺血管网和支气管血管网。肺血管网通过两条肺动脉将混合静脉血从右心室运输到肺毛细血管网。血液在肺毛细血管床进行气体交换后通过四条肺静脉回流入左心房。肺静脉在叶间组织独立走行。肺毛细血管网为肺泡实质提供代谢所需足够的物质和氧气。支气管动脉系统为通气气道和肺血管供氧。支气管和肺静脉循环的解剖学连接造成的绝对分流占心排出量 2%～5%，称为"正常"分流。

肺的力学

　　肺的运动继发于肺外部的力量。自主呼吸时，外力主要由呼吸肌产生。肺对这些外力的反应由两个主要因素决定：胸壁弹性回缩的难易程度以及气道对气流的阻力。

弹性做功

　　由于肺弹性回缩的存在，萎陷是肺的自然趋势，因此静息状态下呼气是被动过程，气体从肺内流出。胸廓产生的力量向外，而肺产生的力量向内，胸廓向外的力量超过肺脏向内的力量，导致肺在胸廓内的总体趋势保持膨胀。FRC 表示向内和向外力量平衡时，肺内残存的气体量。重力使肺不稳定区的负压大于稳定区。正常成年人直立时，肺顶部与底部的压力差可达 $7cmH_2O$。

　　气-液界面的表面张力有使其缩小的倾向。为保持气泡膨胀，表面张力产生的内压必须高于外界压力。肺泡在这方面与气泡相似，但与气泡不同的是肺泡通过气道与大气相通。Laplace 定律描述这一现象为：P=2T/R，式中 P 为气泡内压（$dyn \cdot cm^{-2}$，$1dyn=10^{-5}N$），T 为液体表面张力（$dyn \times cm^{-1}$，$1dyn=10^{-5}N$），R 为气泡半径（cm）。

　　吸气时，肺泡液体表面张力可增至 40mN/m，接近血浆表面张力。呼气时，其表面张力可低至 19mN/m，低于大多数液体的表面张力。表面张力的变化造成肺泡的滞后现象，即吸气期和呼气期肺泡的压力-容积关系不同。与气泡不同，肺泡内压降低引起曲率半径减小，大肺泡内的气体流入小肺泡而保持结构稳定，防止肺萎陷。

　　肺泡壁压力梯度或跨肺压是指胸腔与肺泡内的压力差，其值与肺容量成正比。经皮导管可安全直接地测量胸膜腔内压[10]，但临床较少应用。采用带薄壁气囊的导管测量食管内压可间接反映胸膜腔内压[11]。市场上的食管压力检测器提高了舒适度及准确性[12]。无论患者进行自主呼吸，辅助呼吸，或者自主呼吸联合辅助呼吸，这些检测器均可有效评估肺弹性做功。通过实时监测胸膜腔内压可量化患者的呼吸做功。例如，低水平吸气压力支持可代偿气管内插管时的吸气做功[13]。

　　生理意义上的呼吸功包括弹性功（克服肺弹性阻力的吸气功）和阻力功（克服气道阻力所做的功）。对于气管内插管或应用呼吸机的患者，呼吸功的概念不仅包括生理意义上的做功，还包括克服呼吸机阻力的机械性呼吸功。

　　缓慢吸气和呼气时所得到的压力-容积曲线不同。潮气量逐渐增加时，两条曲线构成的滞后环也随之增大（图 15-1）。肺膨胀时所需的压力大于肺萎缩时需要的弹性力，意味着肺不易变形，即使变形也会逐渐恢复至正常形态。滞后现象对于肺维持正常形态至关重要，但无临床意义。

　　胸腔与肺的压力-容积关系之和表现为 S 形曲线（图 15-2）。呼气末处画的垂直线与 FRC 重合。正常情况下，呼吸过程对应 S 形曲线上最陡峭的部

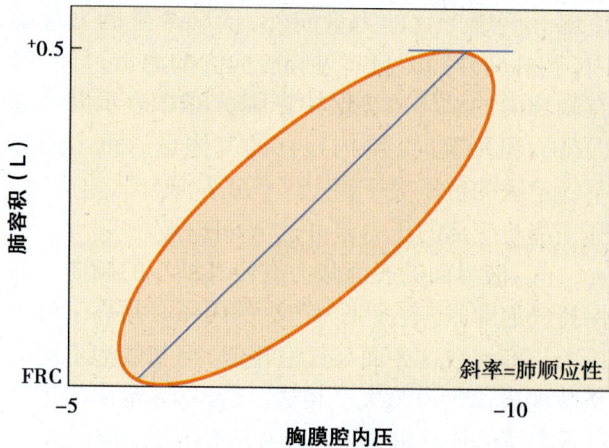

图 15-1　静息潮气量下的动态压力 - 容积环

安静状态下，正常呼吸的压力 - 容积曲线存在滞后现象。出乎意料的是，肺不容易变形，且变形后不易恢复到原形。曲线中连接肺容量最高点和最低点的斜率表示肺顺应性，约 500ml/3cmH$_2$O=167ml/cmH$_2$O

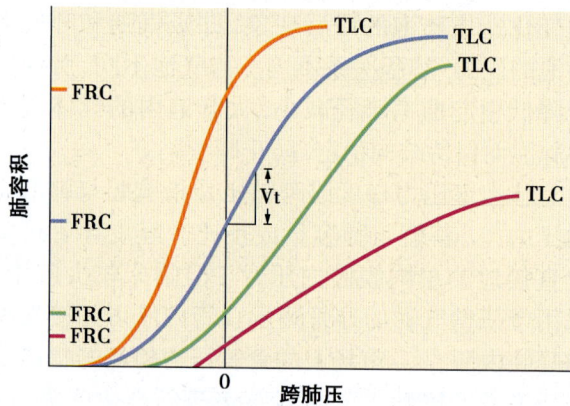

图 15-2　不同肺总量（total lung capacity，TLC）下压力 - 容积关系（忽略滞后现象条件下）

蓝线表示正常压力 - 容积关系。正常人呼吸过程对应 S 形曲线中最垂直的部分，此处斜率（顺应性）最大。无论曲线位置如何，零点处的黑色垂直线均表示 FRC。代表轻度限制性疾病患者的绿线较正常曲线右移，同时斜率轻微改变。限制性肺疾病的患者 FRC 减小，表现为与黑线交点处曲线斜率变小。严重限制性肺疾病时 FRC 进一步减少，伴随着整个曲线斜率降低（红线）。阻塞性肺疾病（橙线）时 FRC 和顺应性均升高

分，此处肺顺应性（$\Delta V/\Delta P$）或斜率最大。限制性肺疾病时曲线右移，或斜率（$\Delta V/\Delta P$）降低，或两种情况同时出现。肺顺应性降低会导致 FRC 减少。当肺顺应性降低时，为保证潮气量相同需增大胸膜腔内压，意味着等量气体进入肺内需要的胸腔做功量增加。人作为一种节能生物体，与用力呼吸来保证相同的潮气量相比，身体更倾向于每次减少呼吸气体的量。限制性肺疾病患者呼吸典型表现为低潮气量和高频率呼吸，因此自主呼吸频率

可作为评估肺顺应性最敏感的指标之一。当肺顺应性降低时，治疗性持续气道正压通气（continuous positive airway pressure，CPAP）可使表示 FRC 的垂直线右移，同时压力 - 容积曲线更陡峭。换言之，CPAP 可增加 FRC，同时保证低呼吸频率下的高潮气量。

另一种情况是患者肺顺应性增加，吸气时弹性做功减少，但弹性回缩力降低导致 FRC 增加（气体俘获，gas trapping）。这种患者压力 - 容积曲线左移且斜率增大。COPD 和哮喘是最常见的肺顺应性增高的疾病。如果肺顺应性和 FRC 足够高导致弹性回缩力很小，此时患者需依靠呼吸肌辅助主动呼气。这些患者排空肺的困难还因为气道阻力增加而加重。

肺顺应性和吸气弹性做功可利用单次呼吸时气道压、胸膜腔内压和潮气量评估。如果能够准确测量食管内压，可利用食管内压代替胸膜腔内压。肺顺应性（Lung compliance，C_L）是压力 - 容积曲线的斜率，可表示为：

$$C_L = \frac{\Delta V}{\Delta P_L} + \frac{Vt}{P_{L_i} - P_{L_e}} = \frac{Vt}{(Paw_i - Ppl_i) - (Paw_e - Ppl_e)}$$

（15-1）

其中 P_L 表示跨肺压，P_{Li} 和 P_{Le} 分别表示吸气末和呼气末的跨肺压，Vt 表示潮气量，Paw_e 和 Paw_i 表示呼气和吸气时的气道压，Ppl_e 和 Ppl_i 表示呼气和吸气时的胸膜腔内压。

正常呼吸时呼气是被动过程，因此弹性做功（W_{el}）仅发生在吸气期。图 15-2 中三角区域表示吸气时所需做功量。下面的等式可得出弹性做功（等于三角形面积）：

$$W_{el} = \frac{1}{2}(Vt)(P_{L_i} - P_{L_e})$$

$$= \frac{1}{2}(Vt)[(Paw_i - Ppl_i) - (Paw_e - Ppl_e)]$$

（15-2）

对气流的阻力

呼吸道内层流和湍流通常同时存在，然而两者的物理特性显著不同。

层流

气体在一系列同轴的圆柱形气道内流动时，低于临界流速会引起湍流。层流时气体流动形态呈抛物线，即靠近管壁处流速接近 0，而管腔中央流速最快，但实际上这种层流是不存在的。这种

向前的圆锥形意味着在整个管腔充满新鲜气体前，已有一部分新鲜气体到达管腔末端。即使潮气量低于解剖无效腔，层流也会引起肺泡通气，这一现象具有重要的临床意义。1915 年，Rohrer[14]注意到层流使高频通气可达到足够的肺泡通气量。

直行无分支的气管内气体流动的阻力（R）可通过下面 Poiseuille 公式计算：

$$阻力 = \frac{8×长度×黏度}{\pi×（半径）^4} = \frac{P_B - P_A}{流量} \quad （15\text{-}3）$$

其中 P_B 和 P_A 分别表示大气压和肺泡压。值得注意的是狭窄气道中半径减小，阻力会以四次幂形式增加。层流状态下，黏度是有关系的唯一物理性质。氦气密度低，但黏度与空气相似。因此在层流状态下氦气不会提高气体流速。但如果因气道严重狭窄或气道阻力异常增高而发生湍流时，低密度的氦气可能是一种有效的治疗方法（见下节）。

湍流

高流速，特别是通过分叉或形态不规则的管腔时，会破坏层流的有序流动。当气流阻力显著时会发生湍流且通常是可听见的。湍流时气体呈方形向前，直到进入管腔的气体量几乎等于管腔容积时新鲜气体才会到达管腔末端。因此，湍流可有效地清除管腔内容物。有四种情况可使层流转变为湍流：高气流量，管腔突然转角，气管分支和气管直径变小。层流时，阻力与气体流速呈反比。相反，湍流时阻力与气体流速呈正比。这些现象的细节已超出本节范围，详细内容读者可查阅 Nunn 的相关文章[15]。

气道阻力增加

细支气管平滑肌高敏（真支气管痉挛），黏膜水肿，黏液堵塞，上皮脱落，肿瘤和异物均可使气道阻力增加。清醒状态下可察觉到气道阻力的轻微变化[16]。气道阻力增加的正常反应是增加吸气肌做功，而 FRC 变化小[17]。肺气肿患者即使在严重气道阻塞时也有保证足够肺泡通气量的出色能力。术前 FEV₁ 值低于 1L 时，多数患者 $PaCO_2$ 可维持正常。此外，哮喘患者可良好地代偿增大的气道阻力从而使平均 $PaCO_2$ 维持在正常范围下限[18]。因此应高度重视气道阻力增加情况下升高的 $PaCO_2$，它表明患者已达代偿极限。清醒或麻醉状态下，呼气时轻度呼气阻力并不会使呼吸肌做功主动呼气。因此，克服呼气阻力的首要条件是增大吸气动力至肺容量增大引起足够的弹性回缩力，从而克服呼气阻力[19]。只有当呼气阻力极大时，才利用呼吸肌辅助呼气。当呼气阻力急剧升高时，多数患者可耐受。长期应用呼吸肌辅助呼气后，若呼吸功进一步增加，呼吸衰竭的可能性显著升高。呼吸功超出生理储备量时不利于生理稳态，同时会增加呼吸衰竭的风险。继发于肌肉疲劳的急性呼吸衰竭表现为动脉 CO_2 急剧升高，常见于肺炎或心衰。

与衰老相关的呼吸功能生理改变

肺脏生理老化与肺泡扩张、气腔增大、气体交换面积减小和支撑组织丧失有关。肺和胸壁老化会引起弹性回缩力（弹性）减弱，同时残气量和 FRC 增加。与年轻人相比，老年人胸壁顺应性减低，使呼吸功增加。随着年龄增长，呼吸肌力量减弱程度与营养状况和心排血指数成正比。流速-容量曲线中呼气流速减低提示存在气道阻力。尽管如此，呼吸系统在休息状态下仍能够维持足够的气体交换，但在日常活动时，PaO_2 减低而 $PaCO_2$ 保持稳定。随着年龄增长，神经系统呼吸中枢对由心衰、呼吸道梗阻和肺炎引起的低氧血症和高碳酸血症敏感性降低[20]。

通气控制

通气控制的机制极其复杂，需要整合中枢和外周神经系统多个部分（图 15-3）。1812 年，LeGallois 发现呼吸中枢位于脑干，表明呼吸运动并不依赖于大脑的完整性。相反，呼吸运动依赖于迷走神经起点周围的小部分髓质区[21]。过去的两个世纪里，大量研究增加了我们对通气控制解剖构成的知识和理解。但由于种间变异，针对动物的研究难以应用于人类。

术语

呼吸活动（breathing）、通气（ventilation）和呼吸作用（respiration）这几个词通常互相替换使用，但其意义截然不同。呼吸活动（breathing）指吸气和呼气的动作，需要肌肉做功，因此这一过程受能量储备的限制。而通气（ventilation）是指气体进出肺的运动，自主呼吸时，通气也需耗能让肌肉做功，因此等同于呼吸活动（breathing）。呼吸作用（respiration）发生在有机分子释放能量时，这种能量释放依赖于二氧化碳和氧气等气体分子跨越肺

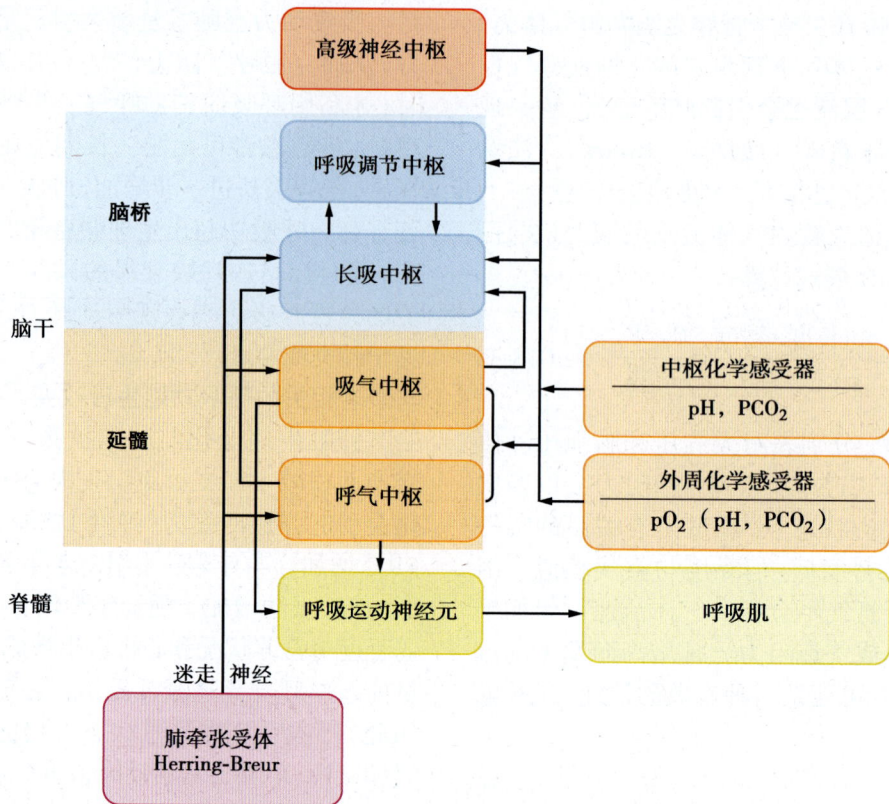

图15-3　经典中枢神经系统（CNS）呼吸中枢图表
阐述了主要呼吸中枢，神经反馈通路，初级神经体液感觉传入及机械输出

泡膜或线粒体膜的运动。因此，人类用呼吸活动来通气，用通气来发生呼吸作用。尽管在术语中这些词语有明显差异，但在日常对话中这些词汇的使用常常是混乱的。例如：*呼吸机（respirator）* 用于治疗呼吸骤停和没有呼吸频率的患者，有时也建议住院医师把呼吸机给应用强效麻醉药的患者使用，以维持呼吸。

通气模式的产生

表15-3列出了本节使用的术语的定义。大脑整合神经信息以产生自主呼吸的特定区域称为呼吸中枢，包括脑桥和脊髓网状结构在内的多个散在呼吸中枢在控制系统中发挥作用（图15-3）。

对脑干呼吸中枢的研究最初以传统消融和电刺激为基础。另一种方法是利用微电极记录脑干不同区域动作电位来研究局部呼吸中枢。这种方法的基础是局部脑电活动与呼吸活动相互协调，成为呼吸神经元[22]。但这些技术不能准确地定位散在的呼吸中枢。

延髓中枢

延髓是大脑最重要的呼吸中枢。延髓特定区

表15-3　呼吸模式术语的定义	
词语	**定义**
平静呼吸	"好的呼吸"：无中断的持续吸气和呼气运动
窒息	"无呼吸"：被动呼气末后通气运动的停止（肺容积=FRC）
长吸式呼吸	肺容积达到TLC时通气运动停止
长吸式通气	伴随周期性呼气痉挛的长吸式呼吸
比奥呼吸	长呼吸伴间断呼吸暂停，也叫"濒死呼吸（agonal ventilation）"

FRC，功能残气量；TLC，肺总量。

域的吸气和呼气神经元网络在吸气或呼气时激活。属于背侧呼吸组（dorsal respiratory group，DRG）的吸气中枢位于脊髓网状结构。DRG是通气基本节律的源头[23,24]，是呼吸系统的"起搏点"[25]。尽管静息肺容量发生在呼气末，通气中枢的电活动在吸气末仍处于静息状态。即使将DRG所有的传入神经元和连接神经元切断或阻滞，其节律性仍然存在。通过这种方式孤立DRG会导致频繁深吸气后的共济失调性喘息通气（长吸式呼吸）。

位于腹侧脊髓网状结构的腹侧呼吸组（ventral

respiratory group，VRG）属于呼吸协调中枢。吸气和呼气神经元构成交互神经支配系统或负反馈系统[22]。当 DRG 发出刺激会引起呼吸运动，但 VRG 的刺激可抑制 DRG 的作用。VRG 可抑制吸气肌运动，因而导致被动呼气运动的发生。

脑桥中枢

脑桥处理来自延髓的信息。长吸中枢位于脑桥中部或下部。刺激长吸中枢后可通过 DRG 吸气神经元维持吸气运动。电刺激长吸中枢会引起吸气痉挛[26]。脑桥中部和下部的特定区域[27]可促进吸气与呼气的相互转换，但对呼吸肌无直接作用。

呼吸调节中枢位于脑桥头端。在上位脑干与脑桥头端之间横断脑干会导致呼吸频率减慢和潮气量增加。同时切断双侧迷走神经会导致长吸式呼吸[28]。因此，呼吸调节中枢最主要的功能是限制吸气深度。当最大限度地激活后，呼吸调节中枢能继发性增加通气频率。但呼吸调节中枢无起搏功能，也无内在节律性。

高级呼吸中枢

许多大脑高级中枢都可影响呼吸过程。刺激中脑网状系统可增加呼吸频率和幅度[29]。虽然确切的神经通路并不清楚，但大脑皮质也可影响呼吸模式。有时其他控制中枢也会影响控制呼吸的过程。例如，呼吸运动在体温调节方面发挥重要作用，因为呼吸系统提供了很大的热量交换界面。这对以喘息为基本散热方式的动物来说至关重要。因此，从下丘脑前部和后部到脑桥上部呼吸调节中枢的神经传入信号可影响呼吸模式。

血管舒缩与特定的呼吸反应密切相关。刺激颈动脉窦不仅会降低血管紧张度，还会抑制呼吸。刺激颈动脉体化学感受器（见通气的化学控制一节）可同时增加呼吸频率和血管紧张度。

通气的反射控制

直接影响呼吸模式的反射通常可预防气道阻塞。吞咽动作与舌咽神经和迷走神经有关。刺激后咽部的前后柱会引起吞咽反射。吞咽时，吸气运动短暂停止，随后通常有一次深呼吸以短暂地增加通气量。

呕吐明显地改变了正常的呼吸运动[30]。吞咽，流涎，胃肠道反应，节律性间歇的呼吸运动以及膈肌和腹肌活动必须在短时间内相互协调。由于存在明显的胃内容物误吸的风险，因此呕吐时停止吸气运动至关重要。呼吸中枢的传入信号来自脑神经和脊髓神经。

咳嗽来源于气管表皮受刺激，尤其是沿着气管后壁和隆突[31]。咳嗽也需要气道和呼吸肌协调运动。一个有效的咳嗽首先需要深吸气，随后立即关闭声门以增加胸膜腔内压进行强制呼气，从而完成一个排出性呼气动作。

肺脏系统的本体感觉，即气体容量定性可通过平滑肌纺锤体受体进行评估。位于气道平滑肌的受体对压力变化敏感。离体气道伸展证明气道牵张反射的存在，说明气道压力是牵张反射的主要刺激，而不是容量改变[32]。刺激肺气道拉伸受体的临床条件包括肺水肿和肺不张等。

呼吸肌内的 Golgi 腱器官（腱梭）可促进本体感觉。肋间肌含有丰富腱梭，但膈肌内腱梭数量有限。因此肺牵张反射首先涉及肋间肌，而不是膈肌。当肺脏充满气体，胸壁扩张时，上述牵张感受器会向脑干发出信号从而抑制吸气运动。

1868 年，Hering 和 Breure 报道浅麻醉时，保留自主呼吸的动物在维持肺膨胀的条件下会抑制或减少呼吸做功[33]。双侧迷走神经切断术会抑制这种反应。肺牵张反射（Hering-Breuer reflex）在低级哺乳动物中至关重要，$5cmH_2O$ 的 CPAP 即可激活上述反射导致窒息。这种反射在人体作用较小，因此当 CPAP 达到 $40cmH_2O$ 时仍可保持自主呼吸。

通气的化学控制

外周化学感受器

呼吸的化学性调节中，外周化学感受器的主要刺激因素是缺氧，中枢化学感受器主要是感受 PCO_2、pH 变化和酸碱平衡失调。

外周化学感受器包括颈动脉体和主动脉体。颈动脉体位于颈总动脉分叉处，主要影响呼吸运动。主动脉体由主动脉弓及其分支发出，主要影响循环系统。颈动脉体传出信号通过舌咽神经到达呼吸中枢，而主动脉体信号则通过迷走神经至延髓中心。颈动脉体和主动脉体均接受 $PaCO_2$ 降低的刺激，而对 SaO_2 或 CaO_2 的刺激无反应。当 PaO_2 低于 $100mmHg$ 时，这些感受器的神经活性增强。当 PaO_2 降至 $60mmHg$～$65mmHg$ 时，神经冲动增加以提高分钟通气量。因此依赖于低氧刺激呼吸的患者 PaO_2 应维持在 $60mmHg$ 左右，一旦

PaO_2 超出 60mmHg～65mmHg,呼吸动力和 PaO_2 均会减低直至动脉血氧低下再次刺激呼吸运动。依赖低氧刺激呼吸的患者在进行机械辅助通气时应使 PaO_2 低于 65mmHg 以维持自主呼吸。

颈动脉体也对降低的 pHa 敏感,但反应轻微。同样的,$PaCO_2$ 的改变无法足够刺激这些受体来改变分钟通气量。血液温度升高,颈动脉体自身低灌注及某些化学物质可刺激这些受体。烟碱或乙酰胆碱刺激交感神经节后可进一步激活颈动脉体和主动脉体,这种反应可利用六甲铵抑制。利用氰化物阻断细胞色素电子转运系统可抑制氧化代谢,但可激活上述受体。

刺激这些感受器可导致呼吸频率和潮气量增加。刺激这些感受器导致的血流动力学改变包括心动过缓、高血压、细支气管张力增加和肾上腺激素分泌增多。颈动脉体化学感受器被叫作 "ultimum moriens"("最后一个死的")。虽然以前认为外周感受器对低氧血症的反应可不受麻醉的影响,但是强效吸入麻醉药似乎可通过抑制颈动脉体对低氧血症的反应而抑制低氧通气反应[34]。全身麻醉或麻醉复苏时,外周化学感受器无法有效增加呼吸频率和分钟通气量,可能会导致动脉低氧血症。此外,氟马西尼可缓解地西泮对呼吸的部分抑制作用[35],这表明人类对地西泮引起的呼吸抑制耐受性逐渐增加。

中枢化学感受器

吸入 CO_2 对呼吸的刺激作用 80% 发生在脊髓。酸碱调节与 CO_2、H^+ 和碳酸氢盐有关,并涉及脑脊液(CSF)周围髓质区的化学感受器。脑干化学敏感区主要位于髓质下侧舌咽神经和迷走神经起点处。上述区域位于腹侧髓质深层,对细胞外液 H^+ 高度敏感[36]。虽然这些中枢反应对呼吸作用调节至关重要,但 CO_2 无法直接刺激这些化学感受器。上述感受器主要感受 H^+ 浓度的变化,因此 CO_2 需要与 H_2O 结合形成碳酸,再解离成 H^+ 和 HCO_3^- 后才能发挥作用[37]。

$PaCO_2$ 急剧增高与代谢引起的动脉血 H^+ 浓度升高相比对呼吸作用的影响力更大。CO_2 可迅速通过血-脑屏障和血-脑脊液屏障,但 H^+ 不能。尽管动脉和体液缓冲系统可迅速中和 H^+,但脑脊液缓冲能力较弱。因此,一旦 CO_2 进入脑脊液会产生 H^+,而这些 H^+ 会局限在脑脊液内,导致脑脊液内 H^+ 远高于血液。由于 CO_2 可迅速通过血脑屏障,因此脑脊液,脑组织和颈静脉内 PCO_2 可迅速

升高达到 $PaCO_2$ 水平,甚至高于 $PaCO_2$ 10mmHg 左右。

$PaCO_2$ 变化对呼吸的作用迅速(增加潮气量,增加呼吸频率),并在 1～2min 内达到高峰,但这种持续刺激带来的通气改变可在几小时后逐渐减弱,可能是 HCO_3^- 通过蛛网膜绒毛从血液转运至脑脊液后使其 pH 值升高至正常范围的结果[38]。

慢性 CO_2 潴留会使脑脊液的 pH 发生再正常化,然后决定动脉二氧化碳张力随后改变的通气反应。这一现象表现为急性与慢性高碳酸血症时 CNS 对呼吸反应的调节有所不同。由于这种差异的存在,对于长期 CO_2 蓄积和正常的患者应采取不同形式的机械辅助通气。机械通气调整患者 $PaCO_2$ 使 pH 正常的通气模式被称为"维持血碳酸正常的通气"。长期 CO_2 蓄积的患者 $PaCO_2$ 达到正常水平时可导致医源性碱血症,伴随脑脊液的 pH 和呼吸暂停阈值升高[39]。温度变化也可刺激中枢化学感受器。脑脊液温度低(pH 正常)或局部麻醉剂会刺激髓质表面抑制呼吸。

海拔对呼吸的影响

呼吸作用对海拔的反应和适应是中枢和外周化学感受器对呼吸作用影响最好的例子。近期已证实 Severinghaus 等[40]在 1963 年提出的环境适应机制。

从海平面上升至 4 000m 后,高海拔造成的低氧(P_{IO_2})环境会导致低氧血症。PaO_2 减低可通过刺激颈动脉体和主动脉体引起通气反应和分钟通气量增加。分钟通气量增加会导致 $PaCO_2$ 和脑脊液的 PCO_2 下降,伴随着 pHa 和脑脊液的 pH 升高。碱性脑脊液可通过中枢化学感受器抑制呼吸,并减弱低氧对呼吸作用的刺激。当 $PaCO_2$ 低于正常值 2～5mmHg,PaO_2 约 45mmHg 时,上述平衡可短暂维持数分钟。最初,低氧血症会引起呼吸窘迫和其他相关症状(头痛,腹泻)。2～3d 后,中枢神经系统可激活 HCO_3^- 泵促进脑脊液内 HCO_3^- 排除,最终使脑脊液的 pH 恢复正常(7.236),在此过程中,脑脊液内 HCO_3^- 每降低 5mEq/L 可使 pH 值恢复 0.01 个单位。随后,中枢调控系统,低氧刺激和外周受体作用均恢复正常。因此,在海拔 4 000m 停留 3d 后,呼吸系统会达到新的平衡,即 $PaCO_2$ 和 PaO_2 分别约 30mmHg 和 55mmHg。到达海平面后,脑脊液内碳酸氢盐浓度偏低状态会持续数天,登山者表现为"过度呼吸"直至脑脊液内碳酸氢盐和 pH 值恢复正常。

屏气

在呼吸空气但不进行过度通气的条件下，肺功能和气体交换过程正常的成年人可屏气约 1min。1min 后，PaO_2 可降至 65mmHg~70mmHg，而 $PaCO_2$ 可升高约 12mmHg。在不进行吸氧和通气时，正常人 $PaCO_2$ 达到 50mmHg 时会停止屏气[41,42]。如果屏气前吸入纯氧，则屏气时间可延长至 2 分钟~3 分钟或 $PaCO_2$ 升高至 60mmHg 时。屏气前过度通气使 $PaCO_2$ 降至 20mmHg 后可延长屏气时间至 3 分钟~4 分钟[43]。屏气前吸入纯氧进行过度通气后可屏气 6 分钟~10 分钟。未进行预充氧的正常成年人清醒状态下屏气后，第 1 个 10 秒 $PaCO_2$ 上升速度为 7mmHg/min，第 2 个 10 秒 $PaCO_2$ 上升速度为 2mmHg/min，随后 $PaCO_2$ 上升速度为 6mmHg/min[42]。

屏气时间与肺容量成正比，并且与肺泡氧储备和 $PaCO_2$ 上升速度有关。肺容量较小时，等量的 CO_2 优先填满小肺泡，因此与较大肺容量相比，CO_2 浓度上升速率较快。值得注意的是，全身麻醉时呼吸暂停的患者相当于在 FRC 而非肺活量的基础上屏气，表现为 $PaCO_2$ 上升速度加快。尽管肺容量不同，但麻醉状态下呼吸暂停的患者其 $PaCO_2$ 上升速度第 1 分钟约 12mmHg，随后为 3.5mmHg/min，与清醒状态相比其速率显著降低[43,44]。麻醉状态与清醒状态相比，代谢速率和 CO_2 生成率显著降低，这可能是麻醉状态下 $PaCO_2$ 上升速度较慢的原因。

运动时为延长屏气时间而在空气下过度通气是错误的。在过度通气之后，刺激呼吸的首要指标是 $PaCO_2$ 升高。在潜水前在空气中进行过度通气的游泳者，常常会因为动脉低氧血症而失去意识，而此时 $PaCO_2$ 还未上升至刺激呼吸的水平。

清醒状态下过度通气后也不会引起呼吸暂停，尽管此时 $PaCO_2$ 显著降低，但分钟通气量会明显减少。依靠 CO_2 刺激呼吸的 COPD 患者在进行间断正压通气治疗时可减少分钟通气量，使得终止治疗后患者维持动脉低氧血症的状态，以衔接治疗后在空气中呼吸的情况[45]。相反，在全身麻醉中即使轻微的过度通气也会导致长时间的呼吸暂停[46]。

化学控制呼吸的定量分析

氧气和二氧化碳刺激的呼吸反应可定量评估，但由于评估范围广且受多种环境因素影响，因此低氧血症敏感性的定量指标并没有临床意义。本节主要针对低氧血症敏感性评价指标进行讨论[47]。

在 CO_2 生成量保持稳定的条件下，可通过下列方法评估 $PaCO_2$ 改变对呼吸的影响。当个体自主增加分钟通气量至正常水平时，$PaCO_2$ 非线性下降。分钟通气量（自变量）和 $PaCO_2$（因变量）构成代谢双曲线（图 15-4）。但代谢双曲线评估过程烦琐，难以应用于临床。

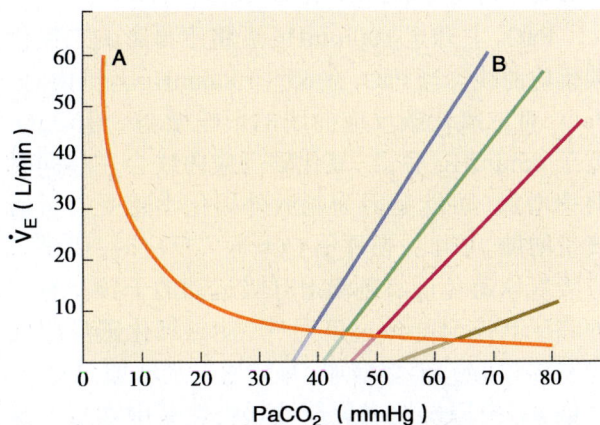

图 15-4　二氧化碳-通气反应曲线

曲线 A，代谢双曲线，是通过改变每分通气量（V_E）和测量二氧化碳浓度的变化而产生的。曲线难以应用于临床。曲线 B，二氧化碳-通气反应曲线，在 $PaCO_2$ 为 20~80mmHg 范围内呈线形。通过不同的 $PaCO_2$（控制吸入 CO_2 浓度）和对应的 V_E 得出。这是最常用的呼吸反应试验。斜率表示敏感性。代谢双曲线与二氧化碳-通气反应曲线的交点表示静息状态下的 $PaCO_2$。二氧化碳-通气反应在 X 轴上的截距表示窒息阈值。在缺乏手术刺激时，增加吸入麻醉药和阿片类药物使用剂量导致曲线右移和斜率减小（绿线，红线和棕线）。疼痛刺激可缓解这些改变，但程度未知

更常使用的曲线是 $PaCO_2$ 通气反应曲线（图 15-4），它描述 $PaCO_2$ 改变对分钟通气量的影响。通常，受试者吸入二氧化碳以提高 $PaCO_2$，然后测量对分钟通气量的影响。二氧化碳反应曲线也可通过增加吸入二氧化碳分数（$FICO_2$）和让受试者复吸呼出的气体而更快速得到。但是由于没有控制 $FICO_2$，该技术获得的结果不够准确。

不同环境下建立的曲线可实现对 CO_2 控制通气影响因素的定量分析。$PaCO_2$ 值在 20~80mmHg 范围内时，二氧化碳反应曲线呈线形。一旦 $PaCO_2$ 超过 80mmHg，曲线会变成抛物线形，在 100~120mmHg 范围内达到峰值。$PaCO_2$ 超过 100mmHg 后，二氧化碳对呼吸和 CNS 发挥抑制作用，称为"二氧化碳麻醉"，此时肺泡最低有效浓度（MAC）约 200mmHg。

二氧化碳反应曲线的斜率表示二氧化碳敏感

性。当 $PaCO_2$ 为 100mmHg 时，CO_2 敏感性达到峰值。二氧化碳反应曲线和代谢双曲线的交点表示静息时的 $PaCO_2$。二氧化碳反应曲线在 x 轴上的截距（分钟通气量为 0）表示窒息阈值。正常成年人清醒状态下，$PaCO_2$ 在 32mmHg 左右为窒息阈值，由于窒息感令人不安，即使达到窒息阈值，仍会继续呼吸运动。曲线的斜率可用于评估 CO_2 刺激对整个呼吸系统的作用。

PaO_2 上升至 100mmHg 后将不再影响二氧化碳反应曲线。当 PaO_2 在 65～100mmHg 范围内时，PaO_2 对二氧化碳反应曲线的影响微弱。但 PaO_2 低于 65mmHg 后，二氧化碳反应曲线会左移同时斜率增加，可能是因为刺激外周化学感受器后通气量增加。因此，在评估 CO_2 通气反应时，受试者应吸氧以避免低氧刺激对呼吸运动的干预。有三种临床状态会导致过度通气，使二氧化碳反应曲线左移和（或）斜率增加，每分通气量增加，$PaCO_2$ 降低，引发原发性或代偿性呼吸性碱中毒这。这三个原因包括动脉低氧血症、代谢性酸中毒和中枢神经系统源性疾病。中枢源性疾病包括药物应用、颅内压增高、肝硬化和非特异性兴奋状态，如焦虑和恐惧。氨茶碱、多沙普仑、水杨酸盐和去甲肾上腺素可作用于外周化学感受器刺激呼吸。阿片受体拮抗剂在无阿片类药物应用的条件下不会刺激呼吸作用。但使用阿片类药物后再应用阿片受体拮抗剂会减弱阿片类药物对二氧化碳反应曲线的影响。

通气抑制剂可导致二氧化碳反应曲线右移，或斜率降低，或同时存在。抑制呼吸运动的生理学改变包括代谢性碱中毒，外周化学感受器去神经，睡眠和药物。睡眠状态下二氧化碳反应曲线右移，且右移的程度与睡眠深度有关。通常深度睡眠时 $PaCO_2$ 升高 10mmHg。睡眠不会影响低氧血症对呼吸运动的影响，这是高海拔睡眠状态下仍可存活的原因。

镇静剂量的阿片类药物可使二氧化碳反应曲线右移而小剂量阿片药物不改变曲线斜率。但在剂量增加下可引起曲线明显右移同时斜率变小，类似于强效的吸入麻醉药对该曲线的影响（图 15-4）。在没有其他通气抑制药物的情况下应用阿片类抑制呼吸的药物会引起呼吸模式特殊改变：呼吸频率减低但潮气量增加，直到呼吸停止潮气量才减少。大剂量使用阿片类药物通常会在意识丧失前就导致窒息。

镇静或轻度催眠剂量的巴比妥类药物对二氧化碳反应曲线影响较小。允许手术操作剂量的巴比妥类药物可导致二氧化碳反应曲线右移。巴比妥类药物引起的呼吸模式改变的特征为潮气量减少同时呼吸频率增加。强效吸入麻醉剂使二氧化碳反应曲线右移且斜率降低，但斜率降低的程度与麻醉剂量和手术刺激强度有关。与巴比妥类药物相似，应用吸入麻醉剂对呼吸模式的改变表现为潮气量减少和呼吸频率增加。随着强效吸入麻醉药物剂量增加，呼吸频率逐渐减少直至呼吸停止。这种临床状态对应二氧化碳反应曲线接近水平（斜率=0）时，表现为 $PaCO_2$ 对呼吸运动无影响。

强效吸入麻醉药和阿片类药物使两条曲线交点右移，表明静息状态下 $PaCO_2$ 升高的同时分钟通气量减少。此外，当二氧化碳反应曲线右移时，窒息阈值也升高（图 15-4）。临床刺激可缓解吸入麻醉药和阿片类药物对呼吸的影响，但程度无法预测。

氧和二氧化碳的运输

本节主要讨论 O_2 从大气环境进入肺毛细血管和 CO_2 从肺毛细血管进入大气环境的外呼吸过程。气体通过肺泡-毛细血管膜的过程依赖于肺脏和心血管系统的完整性。除非另做说明，读者应假设肺泡-毛细血管膜的通气血流是正常的。后面将讨论肺通气-灌注分布不平衡的情况（见通气灌注关系一节）。

气体的流动（对流）

对流，是指所有气体分子向同一方向运动，它是大气道和多数小气道（支气管到 14 或 15 级细支气管）内气体流动的主要形式。利用泊肃叶定律可计算阻力（等式 15-2），当气管半径或横截面积缩小时，阻力会显著增大。与支气管相比，气流在 14 级细支气管内可能受到更大阻力，但整个气道总阻力与平行气道的数量也有关系。总气道阻力低于任何一部分的气道阻力，表示为：

$$1/R_{total}=1/R_1+1/R_2+1/R_3+\cdots\cdots \qquad (15\text{-}4)$$

气管支气管树解剖结构的特征为每分一级，总平行气道数量和总横截面积均增加。因此，外周气道总阻力低于大支气管气道阻力。

肺外周部位平行气道呈指数增长的总横截面

积会影响气流速度。类似于气流阻力，气流速度与总横截面积成反比。因此，与支气管相比，气管支气管树越分级，气流速度越慢。总之，从气管到远端气道，气流速度逐渐减慢。平静呼吸时气道内的气流主要为层流。

气体的扩散

在充满气体的空间内进行扩散属于分子随机运动，最终使所有气体充分混合。从终末细支气管（16 级气道）到远端气道，扩散是气体交换的主要方式。气体到达肺泡管、肺泡囊和肺泡后，扩散和局部 $\dot{V}/\dot{Q}$ 关系都会影响气体交换。过去临床医生认为气体交换障碍与动脉低氧血症有关，但引起动脉低氧血症最主要的原因是分流（见通气灌注关系一节）[48]。

"扩散"的另一个概念是指浓度梯度控制分子跨膜被动转运。从这个意义上说，CO_2 的扩散系数是 O_2 的 20 倍，因此 CO_2 更容易通过肺泡膜。总之，扩散异常不会导致高碳酸血症。但是，肺泡通气不良所致的 CO_2 蓄积会导致高碳酸血症。

由扩散异常引起的动脉低氧血症很少见。扩散异常最常见的原因是引起扩散面积减少的通气灌注失调（见肺功能检查一节）。

通气和灌注的分布

氧气与二氧化碳在肺泡 - 毛细血管进行交换，其效率高度依赖于毛细血管血流灌注与肺泡通气量，需肺和循环系统紧密且高效的配合。

血流分布

肺内血流分布主要受重力影响。因肺泡 - 毛细血管床并非由僵硬血管构成，其周围组织压力可影响毛细血管阻力，所以血流动力取决于肺动脉压（P_{pa}）、肺泡压（P_A）和肺静脉压（P_{pv}）之间关系（图 15-5）。West 创造了一个肺模型，将肺分为三个区域[48,49]。1 区（肺尖）受重力影响不明显，因肺泡压接近大气压，肺动脉压始终高于肺静脉压而低于大气压，该区可表示为：$P_A > P_{pa} > P_{pv}$。肺毛细血管因肺泡压而塌陷，理论上该区血流灌注为零，但肺泡存在通气，所以相当于肺泡无效腔。通常情况下 1 区范围有限，但当肺动脉压降低时，如低血容量性休克可导致 1 区扩大，肺泡无效腔也随之增多。

2 区位于 1 区下限和 3 区上限之间，此处 $P_{pa} > P_A > P_{pv}$，血流动力取决于肺动脉压和肺泡压之差，肺静脉压对其无甚影响。该区绝大多数肺泡通气与血流灌注良好。

最后，3 区是肺内最易受重力影响区域，$P_{pa} > P_{pv} > P_A$，肺动脉压与肺静脉压之差是调节血流动力的主要因素。因为重力也会增加肺静脉压，使肺毛细血管扩张。因此 3 区灌注充分，造成毛细血管灌注超过通气量或生理性分流。

通气分布

整个肺部的肺泡压力是相同的。由于肺尖（或

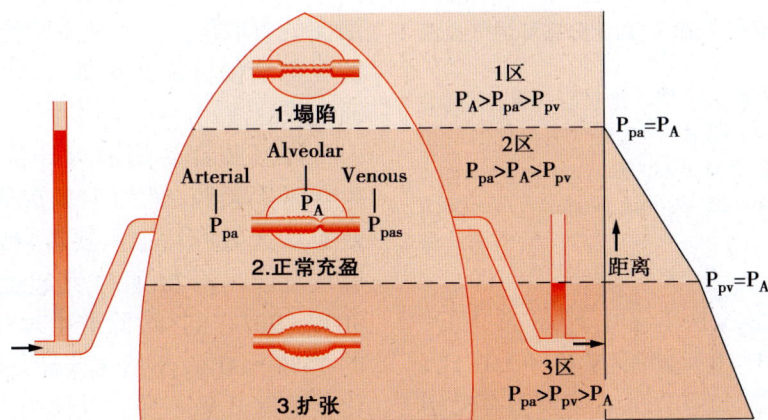

图 15-5　单肺血流分布

1 区肺泡压（P_A）超过肺动脉压（P_{pa}），血管受压无血流。2 区肺动脉压超过肺泡压，肺泡压超过肺静脉压（P_{pv}），其血流灌注取决于肺动脉压与肺泡压之差（$P_{pa}-P_A$），且向下逐渐增加。3 区肺静脉压超过肺泡压，血流灌注由肺动脉压与肺静脉压之差（$P_{pa}-P_{pv}$）决定，并保持稳定。然而血管跨壁压向下逐渐增加，血管直径增加，血流也就随之增加（改编自 West JB, Dollery CT, Naimark A. Distribution of blood flow in isolated lung: Relation to vascular and alveolar pressures. *J Appl Physiol*. 1964, 19: 713-724）

非重力依赖区)的胸膜腔内负压更大,所以肺泡比起其他部位就会越大。跨肺压(P~aw~–P~pl~)或肺扩张压在肺尖部较高而底部较低,因为肺底部胸膜腔内负压较小。尽管肺底部的肺泡较小,更多的气体还是被运送到重力依赖区域进行通气的。但在吸气时,肺底更接近膈肌,其胸膜内负压下降比肺尖明显,跨肺压变化最大,因此可吸入更多气体。

通气-灌注关系

如上所述,血流主要分布在肺重力依赖区,而自主呼吸时大部分潮气量也是如此,因此非重力依赖区通气(V_A)与血流灌注(Q)均较低,而重力依赖区通气-血流比值更高。然而通气血流比例并不完美,且肺内各处 $\dot{V}/\dot{Q}$ 比值也不尽相同。大约在第三肋骨水平,$\dot{V}/\dot{Q}$ 为理想比值1,高于此平面,通气值略高于灌注值,低于平面下,$\dot{V}/\dot{Q}$ 比值则小于1(图15-6)。

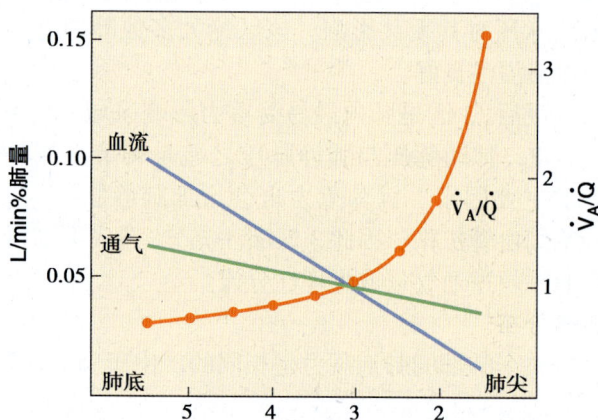

图15-6　正常直立位肺通气下通气、血流分布和通气血流灌注比
本图根据通气和血流相关数据绘制。比起通气量,血流灌注量随解剖位置向上减少更明显,因此通气血流比值最初缓慢增加,随后迅速增加(摘自 West JB. Ventilation/Blood Flow and Gas Exchange, 4th ed. *Oxford, England, Blackwell Scientific*, 1985)

在简化模型中,气体交换单位可分为正常($\dot{V}/\dot{Q}$=1:1),无效腔($\dot{V}/\dot{Q}$=1:0),分流($\dot{V}/\dot{Q}$=0:1),沉默($\dot{V}/\dot{Q}$=0:0)4组(图15-7),虽然该模型有助于理解通气血流间关系及其对气体交换影响,但 $\dot{V}/\dot{Q}$ 实际上是一个连续性指标。健康受检者直立自主呼吸时,肺内大多数肺泡毛细血管进行正常的气体交换,$\dot{V}/\dot{Q}$ 比值变化在绝对分流($\dot{V}/\dot{Q}$=0)和绝对无效腔($\dot{V}/\dot{Q}$=∞)之间。大多数 $\dot{V}/\dot{Q}$ 不匹配单位并非绝对分流也不是绝对无效腔,分流腔只是通气量相对于血流灌注量较低,无效腔相反。对于

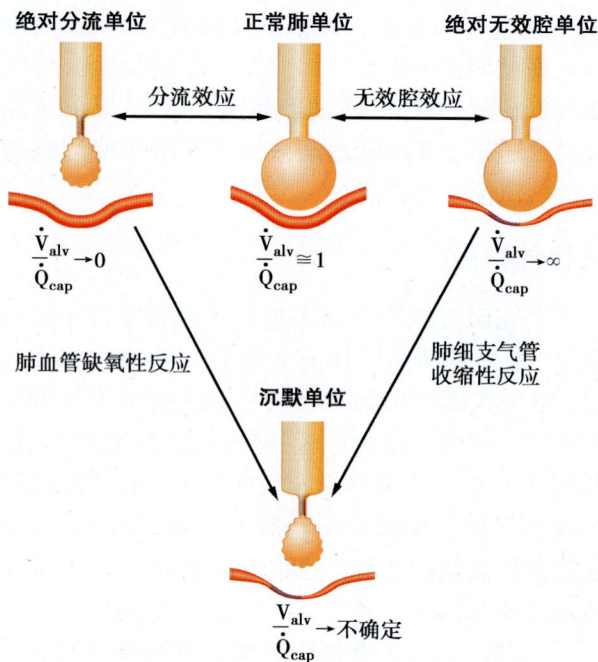

图15-7　通气血流连续统一关系
正常肺单位气体交换效率最高,分流和无效腔效应单位只部分有效。沉默单位,绝对分流和无效腔完全无有效气体交换

急性肺损伤和成人呼吸窘迫综合征患者,低 $\dot{V}/\dot{Q}$ 区通常毗邻高 $\dot{V}/\dot{Q}$ 区[50]。因此,West 肺模型虽能帮助我们理解肺生理活动,但非真正解剖模型。

缺氧性肺血管收缩与支气管收缩可使肺保持 $\dot{V}/\dot{Q}$ 最佳比值。肺泡缺氧可引起低氧性肺血管收缩,使血流严重减少,由此可见通气不良的肺泡也会存在微小血流。此外,肺内血流减少又可导致细支气管收缩,进而减少肺泡无效腔[51,52]。两种情况都会使分流或无效腔成为沉默单位,几乎无通气或灌注。

许多肺部疾病既可导致生理性分流又可产生异常无效腔,然而大多在早期即产生分流或无效腔。无效腔增加主要影响二氧化碳清除,对动脉氧合影响不大,除非其超过每分通气量(V_E)的80%~90%;同样,除非生理分流量超过心排出量的75%~80%,不然主要还是影响动脉氧合,二氧化碳清除几乎不变。气体交换不良是在上述两种异常情况极端的净效应。

生理无效腔

每一次呼吸的吸入气体量由肺泡通气量(V_A)和无效腔通气量(V_D)组成,潮气量(V_t)=V_A+V_D。正常情况下,单次自主呼吸时的肺泡通气量与无效腔通气量比值为2:1。我们可采用"1,2,3"规

则进行计算，V_D 为 1ml/Ib（去脂体重），V_A 为 2ml/Ib 及 V_t 为 3ml/Ib。

生理无效腔包括解剖无效腔和肺泡无效腔。解剖无效腔是指气体留在口或鼻与呼吸性细支气管之间的呼吸道而不进行气体交换，通气量约为 2ml/kg 理想体重，大部分生理无效腔属于解剖无效腔。临床上来讲，解剖无效腔包括气管插管、气管造口、气管导管与呼吸机之间较长的呼吸管路。值得注意的是，肺通气时气体进出肺泡为双向，而麻醉循环系统吸气或呼气为单向，因此其不属于解剖无效腔。

肺泡无灌注或灌注不足时可产生肺泡无效腔，对解剖无效腔影响不大，生理无效腔主要受肺泡无效腔影响。多数情况下，当肺血流灌注改变引起通气肺泡灌注不足时，可引起生理无效腔迅速变化，导致通气肺泡灌注减少。所以心排出量突然减少是生理无效腔大量增加的最常见原因。另一干扰肺血流从而产生无效腔的原因是静脉栓塞，可能是血栓、脂肪、空气或羊水阻碍血液流动。尽管各类型肺栓会阻碍肺血流，但肺血流减少最多的是因局部释放白三烯等血管活性物质引起血管收缩。

慢性肺病可致肺泡通气与血流灌注间发生不可逆的改变进而产生无效腔，慢性阻塞性肺部疾病（COPD）患者尤其明显。COPD 急性发作时引起炎症，黏液增多及支气管痉挛进而导致支气管阻塞，使得通气量较灌注量下降幅度大。然而，COPD 可能在低通气区引起缺氧性肺血管收缩，灌注减少，导致侧支通气，$\dot{V}/\dot{Q}$ 的不匹配则比预计要轻。成人呼吸窘迫综合征等急性病症同 COPD 急性加重期类似，无效腔可因肺血管收缩而增多。正压通气或气道正压法等治疗性或支持性操作尽管可改善通气，但其使静脉回流减少，心排出量及肺血流灌注减少，导致肺泡灌注不足，肺泡无效腔增加的现象。然而静脉液体管理可改善这一现象。肺内正压疗法偶尔可能会增加生理分流，因为正压通气会将气体送到肺顺应性更好的地方，先前沉默的 $\dot{V}/\dot{Q}$ 区域可被重新分配血流。

生理无效腔的评估

由于肺接受几乎 100% 的心排出量，在紧急情况下评估生理无效腔通气量可提供肺血流最终是心排出量的重要信息。肺血流量减少最可能原因就是心排出量减少，所以评估无效腔通气量具有临床意义。

评估无效腔通气量有两种简单方法。比较每分通气量和 $PaCO_2$ 可粗略定性评估生理无效腔。$PaCO_2$ 仅由肺泡通气量与 CO_2 生成量（Vco_2）决定。如 Vco_2 保持不变，只要每分通气量提供相同程度肺泡通气量，$PaCO_2$ 也将保持不变。若自主呼吸下的患者增加分钟通气量以维持相同的 $PaCO_2$，他的无效腔会增加因为更少的分钟通气量有助于肺泡通气。另外，当患者进行机械通气时，每分通气量固定，Vco_2 不变，如 $PaCO_2$ 上升，可能是因无效腔增多。因此，当机械通气 $PaCO_2$ 增加时，有必要确定是因为无效腔增多还是 Vco_2 增加所致。

正压通气可使肺泡压升高，因而机械通气时，如患者肺无异常，其无效腔通气量与肺泡通气量比值（V_D/V_A）为 1∶1（多为 West 模型 1 区），而不是 1∶2，自主呼吸时也一样。如果机械通气时 V_T 是 1 000ml，则 V_A、V_D 均为 500ml。静息状态下，Vco_2 正常，V_A 约 60ml/（kg·min）。如一人重 70kg，则 V_A 为 4 200ml/min，V_E 在自主呼吸和机械通气时分别需达到 6 300ml/min 和 8 400ml/min。根据这种算法，如果静息状态下 70kg 的患者 V_E 远超过 8 400ml/min，V_D 或 Vco_2 增加。根据机械通气计算法则：若基础分钟通气量加倍，$PaCO_2$ 可从 40mmHg 降至 30mmHg，若增至 4 倍，则可降至 20mmHg。

通常，$PaCO_2$ 大于等于呼气末 CO_2 分压（$PETCO_2$），除非患者能吸入或接受外源性 CO_2（如 CO_2 气腹）。$PETCO_2$ 与 $PaCO_2$ 之差由无效腔通气量决定，无效腔急剧增加最常见原因是心排出量减少。临床上，测量该差值方法既简单，又可了解无效腔程度，即比较 $PETCO_2$ 与温度相关 $PaCO_2$ 可发现足以引起无效腔增加的肺血流变化。Yamanaka 和 Sue[53] 发现患者进行机械通气时，$PETCO_2$ 与 V_D/V_t 比值呈线性相关，而与 $PaCO_2$ 相关性较差。因此对于危重、机械通气下及麻醉状态下的患者，$PETCO_2$ 要比 $PaCO_2$ 更能反映通气效果与无效腔程度。

麻醉医师常通过监测 $PETCO_2$ 以尽早察觉患者麻醉期间是否可能发生空气栓塞。只要心排出量降低，即便无空气栓塞，也足以引起肺灌注减少，进而无效腔增加，$PETCO_2$ 降低。因此，$PETCO_2$ 降低是心排出量降低的敏感指标，而不仅仅是肺栓塞的特异性指标。空气在肺动脉可机械性阻滞血流，引起肺动脉收缩，肺血流进一步减少。$PETCO_2$ 减少表明已发生严重生理性空气栓塞，监测肺血栓栓塞也是同样情况。

一些临床医生将 $PETCO_2$ 与 $PaCO_2$ 差值作为肺血流反映指标。药物或手术操作干扰肺血流时，该差值可用于监测其有效性。此外，$PETCO_2$ 可反映肺灌注情况，用于研究监测复苏效果，作为复苏后生存标志[54]。

修正后玻尔方程用于定量测定生理无效腔：

$$\frac{V_D}{V_t} = \frac{PaCO_2 - P_{\overline{E}CO_2}}{PaCO_2} \qquad (15-5)$$

其中，$P_{\overline{E}CO_2}$ 是测量期间所有呼出混合气体中的 P_{CO_2}。该计算可估算出单次呼吸时未进行气体交换的部分。患者自主呼吸时，V_D/V_t 通常在 0.2～0.4 之间，约为 0.33。而接受正压通气时，V_D/V_t 约为 0.5。此计算方法难在收集与测量呼出气中 $P_{\overline{E}CO_2}$，用道格拉斯气袋收集时易受吸入的空气或补充的氧气污染，且测量也会因通气模式不稳定而不准确，因此在测量过程中须格外谨慎。然而实际上，很少采用这种计算方式。

生理分流

生理无效腔指肺泡存在通气却无血流灌注，生理分流恰与其相反。总心排出量（Q_T）中，回到左心进入体循环而不接受肺内氧气的部分为 Q_{sp}（生理分流）。当肺血管周围不存在肺泡或肺泡缺乏通气时，就会发生绝对分流或真性分流，即 $\dot{V}/\dot{Q}=0$。分流效应或动静脉分流是比较常见的临床现象，常存在与肺泡通气与灌注不称区域，即 $0<\dot{V}/\dot{Q}<1$。

绝对分流区血液不接受氧气可导致低氧血症，通过补充氧疗法可解决。另外，动静脉分流所导致的低氧血症可使用补充氧疗法提高 PaO_2。尽管这些肺泡缺乏通气，但仍可携带少量氧气至毛细血管床。因此评估动脉血氧水平对补充氧疗法的反应可作为一种诊断方法。

通常有一小部分静脉血会绕过右心室和空腔直接进入左心房。这种解剖分流、绝对或真性分流由胸膜，细支气管和冠状静脉回流引起。动静脉分流约占总心排出量的 2%～5%，是正常小分流。解剖分流与右向左分流的先天性心脏病有关。肺内解剖分流也会引起解剖分流，例如，晚期肝衰竭出现动脉低氧血症（肝肺综合征），部分是因为动静脉畸形[55,56]。急性肺不张，广泛急性肺损伤，晚期肺水肿及实变性肺炎等疾病可能导致绝对或真性分流。轻度肺水肿，术后肺不张，慢性阻塞性肺疾病等往往引起静脉混流。

动脉氧合与生理分流的评估

定性比较患者 F_{IO_2} 与 PaO_2 是评估氧合最简单的方法。若设定 F_{IO_2}（和 $PaCO_2$）值，可以通过肺泡气公式计算出 PaO_2 能达到的最高值。

$$PaO_2 = F_{IO_2}(P_b - P_{H_2O}) - \frac{PaCO_2}{R} \qquad (15-6)$$

其中，PaO_2 与 $PaCO_2$ 分别指肺泡 PO_2 和 PCO_2，P_{H_2O} 是 37°C 下饱和水蒸气压，P_b 是大气压，R 是呼吸商。假设肺泡灌注良好，肺泡与动脉 PCO_2 即相等，因此，动脉 PCO_2 可以代替肺泡 PCO_2。呼吸商（R）是消耗氧（V_{O_2}）与 CO_2 生成量（V_{CO_2}）之比。

$$\frac{V_{CO_2}}{V_{O_2}} = \frac{200mL/min}{250mL/min} = 0.8 \qquad (15-7)$$

氧张力指标并不能反映混合静脉血对动脉氧合影响，且可能具有误导性[57]。即使动静脉分流不多，因其含氧量非常低也会加大这些小分流的影响。氧张力指标比如 PaO_2/F_{IO_2}、肺泡 PO_2 与动脉 PO_2 之差（$P[A-a]O_2$）和 PaO_2/PAO_2，未考虑混合静脉氧含量（$C_{\overline{V}O_2}$）对动脉氧合影响，因而对于危重患者，如发生低氧血症，可穿刺置入肺动脉导管，评估分流并测量心排出量，进而了解心功能对动脉氧合影响。

临床上，肺泡气公式可帮助我们识别肺泡通气不足，因为其对动脉氧合影响。道尔顿定律指出，混合气体中各组分气体可产生其自身分压，且总和与混合气体总压力相等[58]。方程第一项是肺泡氧分压，第二项代表二氧化碳分压。肺泡通气严重不足时，二氧化碳会在动脉与肺泡中积聚；吸入室内气体氧浓度降低时，可发生低氧血症。当 $PaCO_2$ 为 80mmHg 时，经肺泡气公式算得 PaO_2 约为 50mmHg。假设 P_{50} 正常，A-a 梯度正常，则动脉氧张力与 80% 动脉氧饱和度相应，且略高于混合静脉血氧饱和度[39]。为了应对低氧血症，肺泡过度通气可降低 P_aCO_2 和 $PaCO_2$。吸入室内气体时，若 $PaCO_2$ 降低，必然伴随氧分压增加以保持肺泡总压力不变。例如，$PaCO_2$ 降到 20mmHg 时，PaO_2 将增加大约 25mmHg，从而提高动脉氧饱和度、氧含量与氧供。

评估动脉氧合情况至少需要了解 F_{IO_2}、PaO_2 或 SaO_2。氧张力指标虽可以提供相关信息，但它们并未考虑混合静脉血对动脉氧合影响。危重患者由于心排出量不足、贫血、动脉低氧血症、VO_2 增加或血红蛋白异常等原因，可能导致混合静脉血氧饱和度极低，因此只有通过计算分流比率才能了解肺动脉氧合。

生理分流的计算

计算生理分流比率的临床参考标准衍生自双室肺动脉血流模型。其中一室为理想气体交换状态，肺泡-毛细血管协调完美。另一室则是分流隔间，该室肺泡无通气，根据 Fick 定律可导出以下公式：

$$\frac{Q_{SP}}{Q_T} = \frac{Cc'O_2 - CaO_2}{Cc'O_2 - C_{\bar{V}O_2}} \quad (15\text{-}8)$$

其中，Q_{sp}/Q_T 为分流比率（Q_{sp} 是通过分流室的血流量，Q_T 是总心排出量）；$Cc'O_2$ 末端毛细血管血氧含量，CaO_2，和 $C_{\bar{V}O_2}$ 分别是动脉与混合静脉血氧含量，肺内分流比率正常约为 5%。此公式基于人工双室模型，其绝对值无生理意义。若计算出 Q_{SP}/Q_T 为 25% 表明，如肺部存在两室，25% 的心排出量流向分流室。然而实际上肺并非存在于两室中，所以此公式只是粗略评估肺内气体交换缺陷。但其却是临床上评估肺氧合动脉血的最佳方法。治疗或疾病可引起分流比率相应变化，观察这些变化比知道其绝对值更为重要。

因为整个血液系统中血红蛋白浓度保持均匀，所以分流公式中氧含量主要取决于血红蛋白氧饱和度。因此我们可将每一项替换为饱和度值以计算 VQI（通气灌注比）[56]，如下：

$$VQI = \frac{Sc'O_2 - SaO_2}{Sc'O_2 - S\bar{v}O_2} \cong \frac{1 - SaO_2}{1 - S\bar{v}O_2} \quad (15\text{-}9)$$

如患者既没有呼吸低氧混合气体，高铁血红蛋白或碳氧血红蛋白值也未超过 5%～6%，则 $Sc'O_2$ 必然为 1，因为模型中肺泡-毛细血管界面完美匹配。其替换结果是上一公式的一种表达方式，尽管正常值应为 0～4%，但 VQI 绝对值无意义，如 Q_{SP}/Q_T，其重要性在于体现疾病和治疗的进展趋势。

利用脉搏血氧仪与肺动脉导管血氧定量功能可连续评估 SaO_2 和 $S\bar{v}O_2$，通过计算机整合两设备测量结果可连续计算 VQI。Q_{SP}/Q_T 或 VQI 考虑到了混合静脉血对动脉氧合的影响，这是其最大优势。

肺功能检查

麻醉医生不可避免要接触有严重肺功能障碍的患者，所以必须明确了解肺功能（和肺功能障碍）检查。这一节讨论肺容积，肺力学检查和肺扩散功能。

肺容积与肺容量

肺容积和肺容量为判断肺功能是否正常提供了可靠依据[59]。吸入气体的测量值正常情况下会随着肺的大小变化而变化，而大小常被用来判断是否为正常值。肺容积中两项或两项以上的联合气体量为肺容量，图 15-8 为肺容量与肺容积关系。

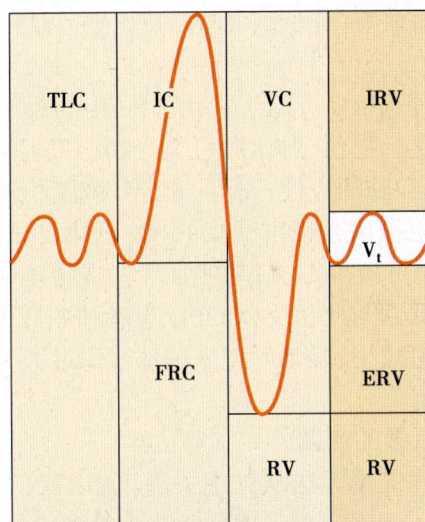

图 15-8　肺容积与肺容量
最右侧阴影栏里是 4 个基础肺容积，总和等于 TLC。其他肺容量由两个或两个以上肺容积组成。肺量计测定仪显示肺容量、肺容积与肺量图的关系。TLC 是肺总量，IC 是吸气量，FRC 是功能余气量，VC 是肺活量，RV 是余气量，IRV 是补吸气量，V_t 是潮气量，ERV 是补呼气量

平静呼吸时肺吸入或呼出的气体量为潮气量，约为 6～8ml/kg。当患者肺顺应性下降或呼吸肌张力下降时，潮气量也随之下降。

肺活量通常为 60ml/kg 左右，但在健康个体中存在 20% 的差异，其与深呼吸及有效咳嗽密切相关。发生限制性肺疾病如肺水肿或肺不张时，肺活量可降低。如存在胸腔积液、气胸、妊娠、腹水

或呼吸肌无力时，肺活量也会因机械性肺外限制而减少。

吸气量是平静呼气末所能吸入最大气体量，当上呼吸道明显阻塞时可降低。测量吸气量是少数几个能检出胸外气道阻塞的方法之一。大多数常规肺功能检查只是测出呼出气体流量和体积，如胸外梗阻不严重，相对不会影响测量结果。通常最大吸气量改变，肺活量也发生相应变化，而呼气储备容积对此诊断价值不高。

FRC（功能余气量）为平静呼气末肺内剩余气量，残气量为最大呼气末肺内剩余气量。FRC主要有两个生理功能。第一，它可定义静态肺容积-压力曲线上某一点（图 15-2）。中段肺容积-压力曲线不同 FRC 处的切线斜率可定义肺顺应性。因此，FRC 决定肺弹性回缩力与体积间关系。此外，FRC 为静态肺呼气量，是呼吸暂停时氧储备的主要因素，因而它明显影响肺内通气与灌注关系。当 FRC 减少时，动静脉分流（低 $\dot{V}_A/\dot{Q}$）增加，导致低氧血症（详见氧气与二氧化碳运输和肺力学部分）。

此外，FRC 可用于量化肺限制程度。一些疾病如急性肺损伤、肺水肿、肺纤维化和肺不张可降低 FRC 和肺顺应性；怀孕，肥胖，胸膜积液，体位等一些机械因素也可减少 FRC；健康受试者仰卧时，FRC 可减少 10%；呼吸肌无力或瘫痪时，FRC 也可降低。与此相反，COPD 患者肺顺应性增加，弹性阻力减小，被动呼气末肺部容积过大，称之为气体陷闭。

功能残气量的测量

因残气量无法从肺中去除，所以我们须间接测量 FRC 和残气量。多次呼吸去氮试验是指受试者吸入 100% 纯氧几分钟，逐渐去除肺泡中氮。每次呼吸时，测量呼出气体中的气体体积和氮浓度。将快速氮分析仪连接到肺活量计或气流记速器上，测量逐次呼吸的氮气。分析仪产生的电子信号与每次呼吸的氮气浓度和氮呼出量成正比，整合后计算出每次呼吸呼出的氮气量。然后对所有呼吸值进行求和以求出肺中氮去除总量，进而分析氮去除状态。该试验需持续至肺泡氮浓度低于 7%，通常为 7~10 分钟。FRC 的计算公式为：

$$FRC = N_2 \text{体积} \times \frac{[N_2]_f}{[N_2]_i} \quad (15\text{-}10)$$

其中，$[N_2]_i$ 与 $[N_2]_f$ 分别是试验开始和结束时肺泡内氮浓度。

肺功能检查

用力肺活量

用力肺活量（FVC）指最大吸气后尽力尽快呼出的气体量，通常情况下，FVC 等于肺活量。虽然用力呼气时胸膜内负压明显增加，但却最低限度改变气道压，细支气管塌陷，阻塞性病变及气体陷闭也会因此而加重。所以，即便肺活量接近正常值，FVC 也可因慢性阻塞性疾病而降低。FVC 减少几乎都是因为限制性疾病，FCV 值低于 15ml/kg 与术后肺部并发症（PPC）发生率增加有关，可能是因为不能有效咳嗽[60]。如降至该水平说明情况非常严重，最常见于四肢瘫痪或严重神经肌肉疾病。总之，FVC 很大程度上取决于患者的配合。

用力呼气量

用力呼气量（FEV_T）指某段时间间隔内的 FVC，下标 T 为时间间隔，自呼气开始计算的秒数。FEV_T 记录的是一段时间内呼出气体量，因而实际是对呼气流速的测量，从而确定气道阻塞严重程度。阻塞性和限制性疾病通常表现为 FEV_T 降低。临床上，比较 FEV_T 与 FVC 非常重要，正常受试者在用力呼气第一秒内至少可呼出 75%FVC。FEV_1 是评定肺功能的常用指标，正常为 ≥75%FVC 或 FEV_1/FVC≥0.75。

正常情况下，一个人在 0.5 秒内可呼出 50% 到 60%FVC，在 1 秒内达 75% 到 85%，2 秒为 94%，3 秒为 97%。大多数情况下，合并阻塞性疾病患者表现为 FEV_1/FVC 减少，然而限制性疾病患者 FEV_1/FVC 多为正常。评估 FEV_1/FVC 是否有效取决于患者配合，患者可能有意使 FEV_1/FVC 降低。

用力呼气流速

$FEF_{25\%\sim75\%}$ 为用力呼气中期平均呼气流速，该检查又称为最大呼气中段流速测定。FVC 中半段时间定为呼出 50%FVC 时间，图 15-9 标记了 $FVC_{25\%\sim75\%}$，构成 50%FVC 区段，通过 25% 与 75% 两点的直线斜率约等于平均流速。70kg 健康成人的 $FEF_{25\%\sim75\%}$ 正常值大约是 4.7L/s（或 280L/min）。通常要记录绝对值和预测值百分比，正常值为预测值 ±25%。50%FVC 中段流速降低表明存在中等大小的气道发生阻塞性疾病。而限制性疾病该值通常处于正常范围。阻塞性肺部疾病早期对此测试非常敏感，在其他阻塞性症状出现之前，即可

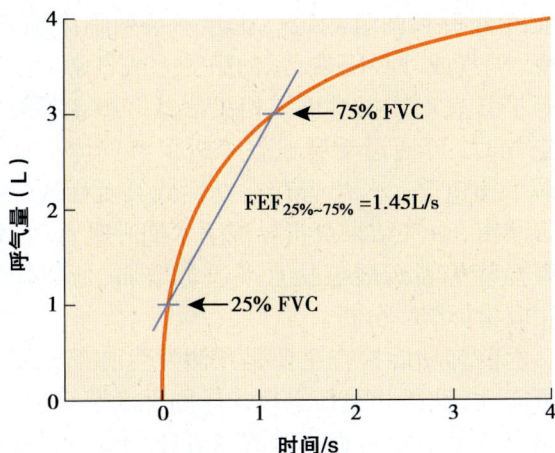

图 15-9　FEF₂₅%~₇₅%

呼吸描计图上 FVC 为 4L，标记 25%FVC 和 75%FVC 两点，连线斜率即 FEF$_{25\%\sim75\%}$

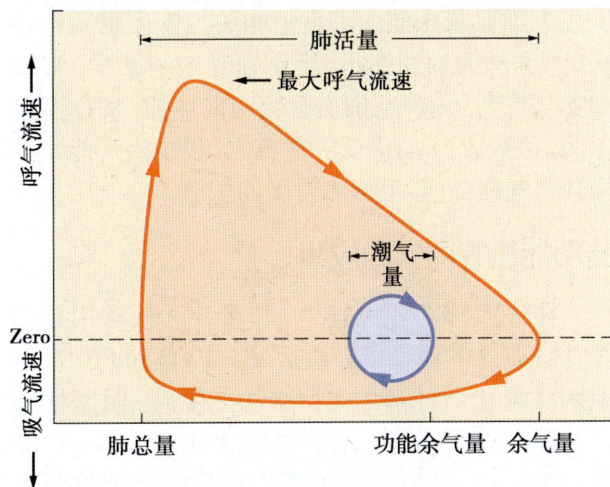

图 15-10　流量-容积曲线

该图为正常成人流量-容积曲线，当达到呼气流速峰值时，曲线斜率几乎呈直线

发现 FEV$_{25\%\sim75\%}$ 降低。与 FEV$_1$/FVC 相比，其在一定程度上依赖于仪器测量，但其可靠性与可重复性要高得多。

最大通气量

最大通气量（maximum voluntary ventilation，MVV）是单位时间内所能吸入或呼出的最大气量。受试者尽可能加深加快呼吸 10、12 或 15 秒，借此推测 1 分钟的结果。检查要求受试者设定其自身呼吸频率，每次呼吸动度要大于潮气量而小于肺活量。

MVV 可测出呼吸肌耐力，并间接反映肺顺应性和气道阻力，是实验室测试呼吸耐力的最佳方法，通常与预测值相差 30% 是正常的，因而只有MVV 大幅减少时才能检出。MVV 可随年龄增加而下降，健康青年 MVV 平均值约为 170L/min，女性相对较低。该测试可能加重气体陷闭，而且主要是呼吸肌在做功，所以中至重度阻塞性疾病患者 MVV 明显减少，而限制性疾病患者 MVV 通常正常。

流量-容积环

流量-容积曲线可在用力呼气后将用力吸气产生的气流图形化，并与呼出气体量相对应（图15-10）。这一测试要求受试者用力完全呼气后立即用力吸气至肺活量，横坐标为呼吸气体容积，纵坐标为流速，实际上，曲线走形比通过曲线得出的各种参数可能更有意义。

流量-容积曲线可用于诊断大气道和胸外气道阻塞疾病，而 MRI 等成像技术对此可提供更精确有用的信息，并取代了流量-容积曲线的作用，

因此在现代影像学中，流量-容积曲线对术前肺功能评估鲜有使用。

一氧化碳弥散量

肺毛细血管内 pO$_2$ 随氧气流经肺微血管时间而变，因此其不能用于评估气体扩散能力，而一种含一氧化碳的混合气体可以。血液中一氧化碳分压几乎为零，其与血红蛋白亲和力是氧气的 200 倍[61]。标准状态下（STPD），一氧化碳扩散量（D$_{LCO}$）单位记为 ml CO/（min·mmHg）。利用 D$_{LCO}$ 可计量所有影响肺泡-毛细血管膜扩散的相关因素；当血红蛋白浓度与 $\dot{V}/\dot{Q}$ 比值正常时，肺泡-毛细血管膜是限制扩散的主要因素。依据如下公式，有几种方法可以确定 D$_{LCO}$。

$$D_{LCO}=VA \times (60/t) \times [1/(PB-47)] \times \ln(FACOo/FACOt) \quad (15-11)$$

受试者单次平静吸气时，D$_{LCO}$ 平均值为 25ml CO/（min·mmHg）。运动时，D$_{LCO}$ 可增至正常值的两到三倍。

D$_{LCO}$ 通常为报告值，估计 D$_{LO_2}$ 可用 D$_{LCO} \times 1.23$ 所得，单位肺容积扩散量可用 D$_{LCO}$ 除以肺容积所得。其他影响因素如下：①血红蛋白浓度：血红蛋白浓度降低时 D$_{LCO}$ 降低；②肺泡 PCO$_2$：P$_A$CO$_2$ 增加时 D$_{LCO}$ 增加；③体位：仰卧位时 D$_{LCO}$ 增加；④肺毛细血管容量。

结节病、石棉沉着病、铍中毒、氧中毒和肺水肿等可引起肺纤维化，导致气体扩散量降低，我们将之归为扩散障碍，但 D$_{LCO}$ 降低或许与肺容积减

少或毛细血管床灌注不足更相关。发生阻塞性疾病时,肺泡表面积缩小,毛细血管数量减少,末端细支气管与肺泡-毛细血管膜距离增加,$\dot{V}/\dot{Q}$ 不成比例,可造成 D_{LCO} 降低。简言之,较少疾病能真正抑制氧气在肺泡-毛细血管膜的扩散。

肺功能检查的实际应用

在许多肺功能检查中,肺量计法最常用且划算[62]。筛选的肺量指标包括 VC、FVC 和 FEV_1,可识别并量化两种基本类型肺功能障碍:阻塞性和限制性。评定气流受阻主要标准是 FEV_1/FVC 降低;$FEF_{25\%\sim75\%}$ 可用于阻塞性疾病的支持诊断或指导治疗(例如使用支气管扩张剂);限制性疾病所有肺量指标(VC、FVC 和 FEV_1)成比下降,但 FEV_1/FVC 仍正常;如不确定 VC 降低是否为限制性疾病,可测量 TLC,除非 VC 减少,不然 TLC 减少对诊断限制性疾病价值不大。美国胸科协会发表关于肺功能检查专家共识[63],表 15-4 为限制性和阻塞性疾病肺量计测定结果比较。

表 15-4　限制性肺病与阻塞性肺病的肺功能检查结果

肺量指标	限制性肺病	阻塞性肺病
定义	各呼吸量成比下降	小气道阻塞呼气流量
FVC	↓↓↓	正常/↑
FEV1	↓↓↓	正常/↓
FEV1/FVC	正常	↓↓↓
FEF$_{25\sim75}$	正常	↓↓↓
FRC	↓↓↓	正常/↑(如气体陷闭)
TLC	↓↓↓	正常/↑(如气体陷闭)

FEV,用力呼气量;FRC,功能余气量;FVC,用力肺活量;TLC,肺总量;↓↓↓,显著下降;↑↑↑,显著增加;↓,轻度下降;↑,轻度增加。

术前肺功能评估

以下情况表明肺功能可能明显受损。
1. 慢性肺部疾病。
2. 吸烟,持续咳嗽和(或)气喘。
3. 胸廓畸形,脊柱畸形。
4. 病态肥胖。
5. 需单肺通气手术或肺叶切除术。
6. 严重神经肌肉疾病。

术前肺功能评估必须包括病史与体格检查,要视患者病史再决定是否进行胸部 X 线检查、动脉血气分析和肺量测定。比起一系列临床检查,咳痰、喘气或呼吸困难、运动耐受差或日常活动受限等平常表现能提供更多相关信息。患者呼吸室内空气时,可通过动脉血气分析了解气体交换和酸碱平衡情况。若患者存在慢性低氧血症或二氧化碳潴留,血气结果可指导围手术期呼吸管理;慢性酸血症患者碳酸氢盐水平通常增加,所以应结合相应指标统一分析。

术前肺功能检查主要是预测发生肺部并发症的可能性,获得相关信息以指导围手术期管理,还可确定术前治疗是否可改善患者肺功能。患者拟行肺叶切除术前,肺功能检查可预测相关信息[64]。然而证据表明其对于其他患者并不能预测或确定 PPC 风险[65,66]。

2012 年美国麻醉医师协会(ASA)麻醉前评估工作组发布了最新实践建议[67]指出"没有证据来定义哪些参数或者规则可用来对临床上各项术前检查的重要性进行排序"。有文献[68]也表明肺功能特定检查并不能预测 PPC。临床医生可从患者病史中提取有用信息,而肺功能检查应该用以确诊可逆性肺部疾病(支气管痉挛)或明确晚期肺部疾病严重程度。McAlister[69]等人统计 272 名接受非胸外科手术的成年患者资料表明,PPC 独立危险因素包括:65 岁以上,吸烟史超 40 年,COPD,哮喘,咳嗽及运动耐力不足上一层楼。

对于术前肺功能严重受损患者,如四肢瘫痪或肌无力等,我们应保留其基础肺功能数据,在此客观基础上决定是否停止机械通气和(或)气管拔管。

除非患者病史提示存在动脉低氧血症或严重慢阻肺,否则动脉血气没有显著意义。血气分析应和术前肺功能检查的一样,用来确诊可逆性疾病或作为疾病严重程度的基线。若需预测严重慢阻肺患者术后通气功能,确定 PaO_2 和 $PaCO_2$ 基线值尤其重要。

麻醉与阻塞性肺部疾病

伴明显阻塞性肺病的患者,其术中与术后肺部并发症发生风险增加,例如 FEV_1/FVC 或中段呼气流速减少患者同时存在小气道阻塞和气道反应性增加。喉镜下气管插管操作可引起反射性支气管收缩,所以 COPD 或哮喘患者应在此前接受支气管扩张剂治疗;气管插管前静脉注射阿片类药物和利多卡因可通过加深麻醉从而降低气道反应性；肺泡中高浓度吸入麻醉药可抑制反应性支气管收缩；此外，给予单次剂量糖皮质激素可预防术后气道阻力增加。

比起肺功能正常患者，严重阻塞性肺病患者在全身麻醉期间进行自主呼吸更易导致高碳酸血症[70]。麻醉期间 $PaCO_2$ 增加与术前 FEV_1 减少有关。低频机械通气（8～10 次 /min）使呼气时间延长，所以需设置较高 V_t 以维持正常 $PaCO_2$；较高 V_t 则可能使患者因高气道压而发生肺压伤，吸气量较高通常也会导致吸气时间较短，气道压较高，如果可能，有必要调整潮气量和吸气量以保证气道压低于 $40cmH_2O$[71,72]。因此，设置参数要达到一种平衡，既要保证足够呼气时间又要避免高气道压和过高 V_t。

大多数情况下，因为气管导管增加气道阻力，引起反应性支气管收缩，使患者清除分泌物能力降低并增加医源性感染风险，所以手术结束时需要拔除气管导管。气管导管在全身麻醉时可引起反应性支气管痉挛，因此对于一些阻塞性肺部疾病患者（如年轻哮喘患者），手术结束时需要在深麻醉状态下拔除气管。

麻醉与限制性肺部疾病

肺容积成比降低是限制性肺病的特征。FRC 减少时，肺顺应性降低，$\dot{V}/\dot{Q}$ 比值降低，发生低氧血症，通常表现为浅快呼吸。

限制性疾病患者可使用正压通气以对抗高气道压并扩张受限肺。V_t 调低，频率加快可降低肺气压伤发生风险，但肺不张发生概率可能增加。V_t 较高则会增加气压伤[73]和容积伤[50]风险。对于严重限制性肺疾病患者，我们可依据不同肺保护策略采取不同通气方法（详见 36 章和 56 章）。

因为 FRC 减少，严重限制性肺部疾病患者对呼吸暂停耐受性较差，同时氧储备较差。在呼吸停止或呼吸机回路暂停的几秒钟内，即使预充氧 F_{iO2} 为 1，也会发生低氧血症，因其进展速度快，所以转移这些患者期间需用脉搏血氧仪进行监测。

健康个体在麻醉期间也会出现轻度肺限制性障碍，体位也会影响呼吸功能，仰卧位自主呼吸时，FRC 可下降 10%～15%；气管插管可导致 FRC 降低；全身麻醉使 FRC 再减少 5%～10%[74]，肺顺应性降低[75]。无论患者是自主呼吸还是控制呼吸，

FRC 在麻醉开始 10 分钟内可降到最低点[74,76,77]。FRC 降低可持续至术后，采取呼气末正压通气或 CPAP 可以改善[74,78,79]。然而一旦气道正压消失，FRC 则会下降至先前水平并于术后 12 小时达到最低值[80]。

吸烟对肺功能的影响

吸烟在许多方面影响肺功能，刺激性烟雾使纤毛运动减少，痰液增多，因此患者有大量痰液，且清除分泌物能力降低，而且吸烟也会引起阻塞性疾病及气道反应性增加。COPD 发病机制表明，吸烟可引起蛋白水解酶过量并直接破坏肺实质[81]，烟雾使肺泡巨噬细胞合成释放弹性酶增加，虽然巨噬细胞利用活性氧（羟自由基和过氧化氢）杀灭微生物，但也可能因此导致肺组织进一步损伤。此外，巨噬细胞免疫调节功能也会因吸烟而改变，包括抗原表达及 T 淋巴细胞反应[82]。吸烟还可能增加肺上皮细胞通透性[83]并改变肺泡表面活性[84]。尼古丁可刺激中心气道感觉末梢，可激发气道或引起小气道反应[85]。

COPD 早期表现为轻度 $\dot{V}/\dot{Q}$ 比例失调、支气管炎、气道高反应性，而后逐渐发展为气体陷闭、横隔膜变平（隔膜效率降低）、桶状胸等。肺顺应性显著增强，肺弹性回缩受限使被动呼气困难，所以许多 COPD 患者只能用力呼气以减少气体潴留。

随气体陷闭增多，$\dot{V}/\dot{Q}$ 比例失调加重，导致大面积无效腔通气及动静脉分流，二氧化碳清除率也因无效腔通气增多而降低。晚期阻塞性肺病患者每分通气量可达正常值两倍。此外，动静脉分流性低氧血症对低浓度氧疗非常敏感。非吸烟者碳氧血红蛋白浓度正常约为 1%，而吸烟者碳氧血红蛋白浓度增加，可能高达 8%～10%，进一步损害气体交换功能。在术前，即使是 12～24h 内才停止吸烟，也能使一氧化碳浓度降到近正常水平。

吸烟是术后并发症主要危险因素之一[86]，可使 COPD 患者术后发生肺炎风险提高 2～6 倍[87]。此外，即使没有相关证据表明肺部疾病或肺功能异常，但吸烟者发生 PPC 风险相对增加一倍[88]。戒烟可使吸烟者的 PPC 发生率降低，但最小或最佳术前戒烟时间尚未达成共识[89-91]。Warner 等人[86]对 200 名接受冠状动脉旁路移植术患者进行研究发现，患者术前继续吸烟或停止吸烟少于 8 周，其术后并发症概率是戒烟 8 周以上患者的 4 倍。正

常需要 2～3 周戒烟时间黏膜功能才可恢复，在此期间痰液增多，而痰液清除功能恢复正常则需要戒烟数月[92]。在安非他酮辅助戒烟研究中，Hurt 等人[93]发现戒烟 4 周后术后并发症风险可降低。

尽管如此，2000 年 Public Health Service 指南明确强调卫生保健机构责任，以配合相应烟草依赖治疗措施。指南表明，虽然每位吸烟者在接受烟草依赖的短期治疗后有效果，但烟草依赖常需反复干预治疗。同时也公布了提高戒烟成功率的一线辅助药物，包括安非他酮、尼古丁口香糖、尼古丁吸入剂、尼古丁鼻腔喷雾剂和尼古丁贴片，克隆尼丁和去甲替林为二线辅助药物[94]。

2000 年公布指导方针后，一项随机对照试验表明，服用 N 型乙酰胆碱受体部分拮抗剂伐伦克林后戒烟率与服用安非他酮缓释片相比有所提高[95]，据此应考虑在戒烟治疗中使用伐伦克林。

没有使用尼古丁替代疗法戒烟的吸烟者，只想减少吸烟，可以通过改变吸烟方式在更少的香烟中得到等量的尼古丁，最大限度提高尼古丁摄入[96]，血清中尼古丁和可替宁及尿中代谢产物水平保持不变，因此减少吸烟数量几乎不会抑制 PPC 进展[87]。吸烟患者应在术前 2 个月停止吸烟以最大限度提高戒烟效果[86]，或至少 4 周时间以改善黏膜功能并降低 PPC 发生率。如患者术前 4～8 周不能停止吸烟，对于是否应在术前 24 小时停止吸烟还存在争议，术前 24 小时禁烟可使碳氧血红蛋白水平降至正常水平，但可能会增加 PPC 发生风险。

术后肺功能

术后主要发生限制性肺功能障碍，所有肺量成比例下降，然而气道阻力无变化。FRC 减少是衡量限制性疾病严重程度的指标。限制性肺功能障碍可表现为浅快呼吸，可能因腹内容物妨碍纵隔正常运动所致，也可能由异常呼吸模式引起。正常成人自主呼吸频率为 12 次/min，而术后通常为 20 次/min。此外，大多数（不是所有）可加重限制性疾病的危险因素都与 PPC 发生风险增加有关。

手术部位是术后肺功能不全与 PPC 发生风险的决定因素。非腹腔镜上腹部手术可引起严重限制性障碍，常规术后镇痛也会使 FRC 比术前骤降 40% 到 50%。下腹部与胸部手术也会严重影响肺功能，FRC 可降至术前 70%。其他如颅内、外周血管或耳鼻喉等部位手术对 FRC 影响大致相同，比术前减少约 15% 到 20%。

术后肺部并发症

关于 PPC 的两个问题有待明确，首先就是 PPC 构成，比如一些临床研究只包括肺炎，而其他则添加了肺不张和（或）呼吸衰竭，因此了解哪些并发症需要具体处理很重要。其次，对术后肺炎或肺不张诊断标准各不相同。本讨论中，PPC 仅包括肺不张和肺炎。肺炎普遍诊断标准包括：痰量与颜色，口腔温度超过 38.5℃ 及胸片新发炎性渗区。

手术是 PPC 进展的主要危险因素。非腹腔镜上腹部手术将 PPC 风险提高至少 2 倍[90]，发生率 20% 至 70% 不等。下腹和胸部手术风险略低，但仍比四肢、颅内、头颈部手术风险高。

COPD 患者发生 PPC 风险增高，如能确保他们没有活动性肺部感染可以将这种风险降至最低，并且通过使用支气管扩张剂可以最小化气道阻力的增加。有趣的是，哮喘患者发生肺不张或肺炎的风险并未增加，但术后哮喘可能加重。围手术期必须确保支气管扩张剂与类固醇药物的合理使用（吸入或静脉注射）。

降低 PPC 发生风险有几种方法：术后肺扩张疗法，选择适宜的术后镇痛方法[97]及戒烟。FRC 通常在上腹部手术后 3～7 天恢复正常，间歇 CPAP 面罩通气可使 FRC 在 72 小时内即恢复正常[97]。如不监督，患者只有 10% 的时间可以正确使用诱发性肺量计[98]。深呼吸并咳嗽，适度运动配合疼痛管理，此组合疗法对于预防 PPC 同诱发性肺量测定法一样有效[99]，且成本更低，因此也更受欢迎。

心脏手术胸骨切开后，如不考虑术后肺治疗，数周内 FRC 不会恢复正常[100]。此类患者 FRC 持续低值也可能是机械因素所致，如纵隔增宽，胸膜腔积液，胸廓顺应性改变。术后肺功能恢复最重要一点就是减少卧床，最好可以适当下地行走。

手术部位或手术持续时间是 PPC 独立危险因素，不受术中麻醉技术影响。手术时间超过 3 小时与 PPC 发生率增加有关；术后镇痛方法也会对 PPC 产生影响[90]，尤其胸腹部手术后，采用硬膜外镇痛可明显降低 PPC 发生风险并缩短住院时间。

尽管肥胖与典型肺限制性功能障碍有关，但

肥胖是否为 PPC 独立危险因素尚存争议[101]。数据[101]支持高龄是 PPC 独立危险因素。

有研究者试图评估整体健康对于 PPC 发生风险的影响，对生理与健康各方面指标进行衡量后发现，术前健康状态较差的患者往往更易发生 PPC[91]。

患者如存在阻塞性气道疾病和呼气流量减少，术前进行支气管扩张剂治疗和正规肺部清洗可获益颇多[102]。支气管扩张、胸部理疗、深呼吸、口服液体（>3L/d）、正确指导术后呼吸以及术前戒烟 2 个月以上等措施，可使合并 COPD 高风险患者的 PPC 发生率约等于正常患者[103]。有趣的是，尽管 PPC 发生率显著降低[104]，但气道阻塞和低氧血症在术前 48～72h 治疗期间并未发生明显逆转[105]，所以有可能 PPC 发生率降低是因患者其他因素，而不是特定治疗方案。

（王心怡 译，王海云 校）

参考文献

1. Lieberma.DA, Faulkner JA, Craig AB Jr, et al. Performance and histo-chemical composition of guinea-pig and human diaphragm. J Appl Physiol. 1973;34(2):233–237.
2. Roussos CS, Macklem PT. Diaphragmatic fatigue in man. J Appl Physiol. 1977;43(2):189–197.
3. Campbell EJ, Green JH. The behavior of the abdominal muscles and intra-abdominal pressure during quiet breathing and increases pulmonary ventila-tion: A study in man. J Physiol (Lond). 1955;127:423–426.
4. Conrady PA, Goodman LR, Lainge F, et al. Alteration of endotracheal tube position: Flexion and extension of the neck. Crit Care Med. 1976;4:8–12.
5. Bachofen M, Weibel ER. Basic pattern of tissue repair in human lungs follow-ing unspecific injury. Chest. 1974;65(4):14S–19S.
6. Fishman A. Non-respiratory function of lung. Chest. 1977;72.
7. Hocking WG, Golde DW. The pulmonary-alveolar macrophage (first of two parts). N Engl J Med. 1979;301(11):580–587.
8. Whitehead TC, Zhang H, Mullen B, et al. Effect of mechanical ventilation on cytokine response to intratracheal hypopolysaccharide. Anesthesiology. 2004;101(1):52–58.
9. Dreyfuss D, Rouby JJ. Mechanical ventilation-induced lung release of cyto-kines: a key for the future or pandora's box? Anesthesiology. 2004;101(1):1–3.
10. Downs JB. A technique for direct measurement of intrapleural pressure. Crit Care Med. 1976;4(4):207–210.
11. Baydur A, Behrakis PK, Zin WA, et al. A simple method for assessing the validity of the esophageal balloon technique. Am Rev Respir Dis. 1982;126(5):788–791.
12. Banner MJ, Kirby RR, Gabrielli A, et al. Partially and totally unloading respira-tory muscles based on real-time measurements of work of breathing. A clini-cal approach. Chest. 1994;106(6):1835–1842.
13. Brochard L, Rua F, Lorino H, et al. Inspiratory pressure support compensates for the additional work of breathing caused by the endotracheal-tube. Anes-thesiology. 1991;75(5):739–745.
14. Rohrer F. Der Strömungswiderstand in den menschlichen Atemwegen. Pflugers Arch. 1915;162:225.
15. Nunn J. Resistance to gas flow and airway closure. 1987.
16. Campbell EJ, Freedman S, Smith PS, et al. The ability of man to detect added elastic loads to breathing. Clin Sci. 1961;20:223–231.
17. Fink BR, Ngai SH, Holaday DA. Effect of air flow resistance on ventilation and respiratory muscle activity. J Am Med Assoc. 1958;168(17):2245–2249.
18. Palmer KN, Diament ML. Effect of aerosol isoprenaline on blood-gas tensions in severe bronchial asthma. Lancet. 1967;2(7528):1232–1233.
19. Campbell EJ. The effects of increased resistance to expiration on the respira-tory behavior of the abdominal muscles and intraabdominal pressure. J Physiol. 1957;136:556–562.
20. Janssens JP, Pache JC, Nicod LP. Physiologic changes in respiratory function associated with aging. Eur Respir J. 1999;13:197–205.
21. LeGallois C. Expériences sur le Principe de la Vie. 1812.
22. Salmoiraghi GC, Burns BD. Localization and patterns of discharge of respira-tory neurons in the brainstem of a cat. J Neurophysiol. 1960;23:2–13.
23. Cohen MI. Neurogenesis of respiratory rhythm in the mammal. Physiol Rev. 1979;59(4):1105–1173.
24. Guz A. Regulation of respiration in man. Annu Rev Physiol. 1975;37:303–323.
25. Pitts RF, Magoun HW, Ranson SW. The origin of respiratory rhythmicity. Am J Physiol. 1939;127(4):654–670.
26. Lumsden T. Observations on the respiratory centers in the cat. J Physiol. 1923;57(3–4):153–160.
27. Cohen MI, Wang SC. Respiratory neuronal activity in pons of the cat. Am J Physiol. 1956;187(3):592.
28. Stella G. On the mechanism of production and the physiologic significance of "apneusis." J Physiol (Lond). 1938;93(1):10–23.
29. Kabat H. Electrical stimulation of points in the forebrain and mid-brain: The resultant alterations in respiration. J Comp Neurol. 1936;64(187).
30. Wang SC, Borison HL. The vomiting center—a critical experimental analysis. Arch Neurol Psych. 1950;63(6):928–941.
31. Gaylor J. The intrinsic nervous mechanisms of the human lung. Brain. 1934;57(143).
32. Davis HL, Fowler WS, Lambert EH. Effect of volume and rate of inflation and deflation on transpulmonary pressure and response of pulmonary stretch receptors. Am J Physiol. 1956;187(3):558–566.
33. Hering EB, J. Die Sebsteuerung der Atmung durch den Nervus vagus. Stizber Akad Wiss Wien. 1868;57(682).
34. Ide T, Sakurai Y, Aono M, et al. Contribution of peripheral chemoreception to the depression of the hypoxic ventilatory response during halothane anesthe-sia in cats. Anesthesiology. 1999;90(4):1084–1091.
35. Mora CT, Torjman M, White PF. Effects of diazepam and flumazenil on seda-tion and hypoxic ventilatory response. Anesth Analg. 1989;68(4):473–478.
36. Leusen I. Regulation of cerebrospinal fluid composition with reference to breathing. Physiol Rev. 1972;52(1):1–56.
37. Cohen M. Discharge patterns of brainstem respiratory neurons in relation to carbon dioxide tension. J Neurophysiol. 1968;31(2):142–165.
38. Heinemann HO, Goldring RM. Bicarbonate and the regulation of ventilation. Am J Med. 1974;57(3):361–370.
39. Shapiro BA PW, Kozlowski-Templin R, eds. Clinical Application of Blood Gases. 5 ed. Elsevier Health Sciences; 1993.
40. Severinghaus JW, Mitchell RA, Richardson BW, et al. Respiratory control at high altitude suggesting active transport regulation of CSF pH. J Appl Physiol. 1963;18:1155–1156.
41. Ferris EB, Engel GL, Stevens CD, et al. Voluntary breath holding. J Clin Invest. 1946;25:734–743.
42. Stock MC, Downs JB, McDonald JS, et al. The carbon dioxide rate of rise in awake apneic man. J Clin Anesth. 1988;1:96–103.
43. Eger EI, Severinghaus JW. The rate of rise of PaCO2 in the apneic anesthe-tized patient. Anesthesiology. 1961;22:419–425.
44. Stock MC, Schisler JQ, McSweeney TD. The $PaCO_2$ rate of rise in anesthetized patients with airway obstruction. J Clin Anesth. 1989;1(5):328–332.
45. Wright FG, Jr., Foley MF, Downs JB, et al. Hypoxemia and hypocarbia fol-lowing intermittent positive-pressure breathing. Anesth Analg. 1976;55(4):555–559.
46. Fink BR. The stimulant effect of wakefulness on respiration: clinical aspects. Br J Anaesth. 1961;33:97–101.
47. Berger AJ, Mitchell RA, Severinghaus JW. Regulation of respiration (third of three parts). N Engl J Med. 1977;297(4):194–201.
48. West JB, Dollery CT, Naimark A. Distribution of blood flow in isolated lung; relation to vascular and alveolar pressures. J Appl Physiol. 1964;19:713–724.
49. West JD, Dollery CT. Distribution of blood flow and the pressure-flow rela-tions of the whole lung. J Appl Physiol. 1965;20:175–183.
50. Gattinoni L, Pesenti A, Avalli L, et al. Pressure-volume curve of total respira-tory system in acute respiratory-failure—computed tomographic scan study. Am Rev Respir Dis. 1987;136:730–736.
51. Benumof JP, Pirlo AF, Johanson I, et al. Interaction of PvO2 with PaO2 on hypoxic pulmonary vasoconstriction. J Appl Physiol. 1981;51:871–874.
52. Swenson EW, Finley TN, Guzman SV. Unilateral hypoventilation in man during temporary occlusion of one pulmonary artery. J Clin Invest. 1961;40(5):828–835.
53. Yamanaka MS, Sue DY. Comparison of arterial-end-tidal PCO2 difference and deadspace/tidal volume ratio in respiratory failure. Chest. 1987;92:832–835.
54. Tyburski JG, Collinge JD, Wilson RF, et al. End-tidal CO2-derived values dur-ing emergency trauma surgery correlated with outcome: A prospective study. J Trauma. 2002;53(4):738–743.
55. Huffmyer JL, Nemergut EC. Respiratory dysfunction and pulmonary disease in cirrhosis and other hepatic disorders. Respir Care. 2007;41:1030–1036.
56. Gaines DI, Fallon MB. Hepatopulmonary syndrome. Liver Int. 2004;24(5):397–401.
57. Räsänen J, Downs JB, Malec DJ, et al. Oxygen tensions and oxyhemoglobin saturations in the assessment of pulmonary gas exchange. Crit Care Med. 1987;15:1058–1061.
58. Cruickshank S HN. The alveolar gas equation. Contin Educ Anaesth Crit Care Pain. 2004;4(1):24–27.
59. Christi RV. The lung volume and its subdivisions: I. Methods of measure-ment. J Clin Invest. 1932;11:1099–1118.
60. Tisi GM. Preoperative evaluation of pulmonary-function—validity, indica-tions, and benefits. Am Rev Respir Dis. 1979;119(2):293–310.
61. Apthorp GM, Marshall R. Pulmonary diffusing capacity: A comparison of breath-holding and steady-state methods using carbon monoxide. J Clin Invest. 1961;40:1775–1784.
62. Crapo RO. Pulmonary-function testing—reply. N Eng J Med. 1994;331(19):1313–1314.
63. American Thoracic Society. Lung function testing: Selection of reference val-ues and interpretive strategies. Am Rev Respir Dis. 1991;144:1202–1218.
64. Kearney DJ, Lee TH, Reilly JJ, et al. Assessment of operative risk in patients undergoing lung resection—importance of predicted pulmonary-function. Chest. 1994;105(3):753–759.
65. Ferguson MK. Preoperative assessment of pulmonary risk. Chest. 1999;115(5):58s–63s.
66. Bapoje SR, Whitaker JF, Schulz T, et al. Preoperative evaluation of the patient

with pulmonary disease. *Chest*. 2007;132:1637–1645.

67. American Society of Anesthesiologists Task Force on Preanesthesia Evaluation. Practice advisory for preanesthetic evaluation: A report by the American Society of Anesthesiologists. *Anesthesiology*. 2002;96:485–496.

68. Zollinger AH, C Pasch T. Preoperative pulmonary evaluation: Fact and myth. *Curr Opin Anaesth*. 2002;14:59.

69. McAlister FA, Khan NA, Strauss SE, et al. Accuracy of the preoperative assessment in predicting pulmonary risk after non-thoracic surgery. *Am J Respir Crit Care Med*. 2003;167:741–744.

70. Pietak S, Weenig CS, Hickey R, et al. Anesthetic effects on ventilation in patients with chronic obstructive pulmonary disease. *Anesthesiology*. 1975;42(2):160–166.

71. Connors AF, Jr., McCaffree DR, Gray BA. Effect of inspiratory flow rate on gas exchange during mechanical ventilation. *Am Rev Respir Dis*. 1981;124(5):537–543.

72. Tuxen DL, Lane S. The effects of ventilatory pattern on hyperinflation, airway pressures, and circulation in mechanical ventilation of patients with severe airflow obstruction. *Am Rev Respir Dis*. 1987;136:872–879.

73. Petersen GW, Baier H. Incidence of pulmonary barotrauma in a medical ICU. *Crit Care Med*. 1983;11(2):67–69.

74. Brisner B, Hedenstierna G, Lundquist H, et al. Pulmonary densities during anesthesia with muscular relaxation: A proposal of atelectasis. *Anesthesiology*. 1985;62:422–428.

75. Don HF, Robson JG. The mechanics of the respiratory system during anesthesia. *Anesthesiology*. 1965;26:168–178.

76. Don HF, Wahba M, Cuadrado L, et al. The effects of anesthesia and 100 percent oxygen on the functional residual capacity of the lungs. *Anesthesiology*. 1970;32:521–529.

77. Westbrook PR, Stubbs SE, Sessler AD, et al. Effects of anesthesia and muscle paralysis on respiratory mechanics in normal man. *J Appl Physiol*. 1973;34(1):81–86.

78. Wyche MQ, Teichner RL, Kallos T, et al. Effects of continuous positive-pressure breathing on functional residual capacity and arterial oxygenation during intra-abdominal operation. *Anesthesiology*. 1973;38:68–74.

79. Rose DM, Downs JB, Heenan TJ. Temporal responses of functional residual capacity and oxygen tension to changes in positive end-expiratory pressure. *Crit Care Med*. 1981;9(2):79–82.

80. Craig DB. Postoperative recovery of pulmonary function. *Anesth Analg*. [Review]. 1981;60(1):46–52.

81. Diamond L, Lai YL. Augmentation of elastase-induced emphysema by cigarette smoke: effects of reducing tar and nicotine content. *J Toxicol Environ Health*. [Research Support, Non-U.S. Gov't]. 1987;20(3):287–301.

82. DeShazo RD, Banks BD, Diem JE, et al. Bronchoalveolar lavage cell-lymphocyte interactions in normal non-smokers and smokers. *Am Rev Respir Dis*. 1983;127:545–548.

83. Hogg JC. The effect of smoking on airway permeability. *Chest*. [Editorial]. 1983;83(1):1–2.

84. Clements JA. Smoking and pulmonary surfactant. *N Engl J Med*. 1972;286(5):261–262.

85. Lee LY, Gerhardstein DC, Wang AL, et al. Nicotine is responsible for airway irritation evoked by cigarette smoke inhalation in men. *J Appl Physiol*. 1993;75:1955–1961.

86. Warner MA, Divertie MB, Tinker JH. Preoperative cessation of smoking and pulmonary complications in coronary artery bypass patients. *Anesthesiology*. [Comparative Study]. 1984;60(4):380–383.

87. Bluman LG, Mosca L, Newman N, et al. Preoperative smoking habits and postoperative pulmonary complications. *Chest*. 1998;113(4):883–889.

88. Chalon J, Tayyab MA, Ramanathan S. Cytology of respiratory epithelium as a predictor of respiratory complications after operation. *Chest*. 1975;67(1):32–35.

89. Theadom A, Cropley M. Effects of preoperative smoking cessation on the incidence and risk of intraoperative and postoperative complications in adult smokers: a systematic review. *Tob Control*. 2006;15:352–358.

90. Quraishi SA, Orkin FK, Roizen MF. The anesthesia preoperative assessment: an opportunity for smoking cessation intervention. *J Clin Anesth*. 2006;18:635–640.

91. Warner MA, Offord KP, Warner ME, et al. Role of preoperative cessation of smoking and other factors in postoperative pulmonary complications: a blinded prospective study of coronary artery bypass patients. *Mayo Clin Proc*. 1989;64(6):609–616.

92. Beckers S, Camu F. The anesthetic risk of tobacco smoking. *Acta Anaesthesiol Belg*. [Review]. 1991;42(1):45–56.

93. Hurt RD, Sachs DP, Glover ED, et al. A comparison of sustained-release bupropion and placebo for smoking cessation. *N Engl J Med*. 1997;337(17):1195–1202.

94. Fiore MB. US public health service clinical practice guideline: treating tobacco use and dependence. *Respir Care*. 2000;45(10):1200–1262.

95. Gonzales D, Rennard SI, Nides M, et al. Varenicline, an alpha4beta2 nicotinic acetylcholine receptor partial agonist, vs sustained-release bupropion and placebo for smoking cessation: a randomized controlled trial. *JAMA*. 2006;296(1):47–55.

96. Benowitz NL, Jacob P, 3rd, Kozlowski LT, et al. Influence of smoking fewer cigarettes on exposure to tar, nicotine, and carbon monoxide. *N Engl J Med*. 1986;315(21):1310–1313.

97. Gust R, Pecher S, Gust A, et al. Effect of patient-controlled analgesia on pulmonary complications after coronary artery bypass grafting. *Crit Care Med*. 1999;27:2218–2223.

98. Stock MC, Downs JB, Gauer PK, et al. Prevention of postoperative pulmonary complications with CPAP, incentive spirometry, and conservative therapy. *Chest*. 1985;87(2):151–157.

99. Lyager S, Wernberg M, Rajani N, et al. Can postoperative pulmonary complications be improved by treatment with Bartlett Edwards incentive spirometer after upper abdominal surgery? *Acta Anaesthesiol Scand*. 1979;23:312–319.

100. Stock MC, Downs JB, Cooper RB, et al. Comparison of continuous positive airway pressure, incentive spirometry, and conservative therapy after cardiac operations. *Crit Care Med*. [Clinical Trial Comparative Study Randomized Controlled Trial]. 1984;12(11):969–972.

101. Smetana GW, Lawrence VA, Cornell JE. Preoperative pulmonary risk stratification for non-cardiothoracic surgery: a systematic review for the American College of Physicians. *Ann Intern Med*. 2006;144:581–595.

102. Chumillas S, Ponce JL, Delgado F, et al. Prevention of postoperative pulmonary complications through respiratory rehabilitation: A controlled clinical study. *Arch Phys Med Rehabilit*. 1998;79(1):5–9.

103. Brooks-Brunn JA. Validation of a predictive model for postoperative pulmonary complications. *Heart Lung*. 1998;27(3):151–158.

104. Gracey DR, Divertie MB, Didier EP. Preoperative pulmonary preparation of patients with chronic obstructive pulmonary-disease—prospective-study. *Chest*. 1979;76(2):123–129.

105. Petty TL, Brink GA, Miller MW, et al. Objective functional improvement in chronic airway obstruction. *Chest*. 1970;57(3):216–223.

第16章　体液电解质与酸碱平衡生理

Donald S. Prough　J. Sean Funston　Antonio F. Saad　ChriSter h. SvenSén

要点

1. Henderson-Hasselbalch 公式介绍了 pH、$PaCO_2$ 以及血液碳酸氢盐之间的关系。Henderson 公式则将通过计算得到的 H^+ 浓度代替 pH，也反映了三者之间的关系。
2. 代谢性碱中毒的病理生理学分为碱的产生与碱的维持两部分。肾脏对低血容量的反应对于代谢性碱中毒的维持有着重要的影响。
3. 代谢性碱中毒的基础上如并发呼吸性碱中毒，则可出现重度碱血症。
4. 用碳酸氢盐缓冲内生性有机酸或体内碳酸氢盐丢失均会继发代谢性酸中毒。前者是因为体内阴离子间隙增大，计算公式为：阴离子间隙 $=[Na^+]-([Cl^-]+[HCO_3^-])$
5. 对于重度代谢性酸中毒的患者，当用机械通气替代自主呼吸时，在有效治疗原发病之前，应给予合适的通气代偿。
6. 因为碳酸氢钠从未被证明可以改善酸血症患者的预后，故仅建议用于重度酸血症患者。
7. 对外科危重症患者血糖的控制可促进临床转归。但是，将血糖控制在 180mg/dl 或者稍低的水平比将血糖严格控制在 81~108mg/dl 之间的死亡率更低。
8. 对于行中等创伤性手术的患者来说，开放的液体管理与更少的轻度并发症（如恶心、呕吐、困倦）相关。
9. 对于行结肠手术的患者来说，围手术期限制性液体治疗与更低的死亡率和更好的伤口愈合相关。
10. 依靠体内的自我平衡机制足以维持电解质的平衡。但是，一些危重疾病本身或其治疗方法可引起电解质的严重紊乱，可能会使患者的转归恶化。
11. 钠离子是细胞外的主要阳离子，其浓度主要取决于体内总水量（TBW）的浓度，如异常可引起神经功能障碍。钾离子为细胞内的主要阳离子，其浓度的变化主要受两方面的影响：创伤所致的体内总钾离子丢失增多以及其细胞外分布的变化。
12. 钙、磷酸盐和镁为心血管系统功能的维持所必需，也为神经-肌肉传递创造了合适的周围环境。但是，任何一种电解质的紊乱都可导致严重的功能障碍，甚至可引起呼吸心脏骤停。

外科患者会因基础疾病和治疗操作而发生潜在不利的酸碱和电解质紊乱以及血管内外容量失调。对酸碱、体液和电解质水平的精细管理，或可降低围手术期并发症的发病率和死亡率。

酸碱状态的解读和治疗

进行围手术期酸碱平衡管理，需要了解四种基本的酸碱紊乱形式（代谢性碱中毒、代谢性酸中毒、呼吸性碱中毒、呼吸性酸中毒）和这四种形式间的复杂组合。这部分将回顾其发病机制、主要并发症、生理代偿机制以及围手术期常见的酸碱紊乱的治疗方法。

酸碱平衡概述

酸碱平衡通常用 Henderson-Hasselbalch 公式

描述：

$$pH = 6.1 + \log \frac{[HCO_3^-]}{0.03 \times PaCO_2} \quad (16\text{-}1)$$

6.1 为碳酸的解离常数，0.03 为 CO_2 在血中的溶解系数[1]。式中 pH 是因变量，而 HCO_3^- 浓度（$[HCO_3^-]$）和 $PaCO_2$ 是自变量。可见，代谢性碱中毒和代谢性酸中毒分别是由于 $[HCO_3^-]$ 原发性增高和降低造成的；而呼吸性碱中毒和呼吸性酸中毒则分别是由于 $PaCO_2$ 原发性降低和升高导致的。pH，即氢离子浓度（$[H^+]$）的负对数，表示溶液或血液的酸碱度。将 pH 换算为 $[H^+]$ 得到的 Henderson 简化方程式也反映了血气样本中这三个主要变量之间的关系。

$$[H^+] = \frac{24 \times PaCO_2}{[HCO_3^-]} \quad (16\text{-}2)$$

为了近似 pH 与 $[H^+]$ 之间的对数关系，假设在 pH 为 7.4 时，$[H^+]$ 为 40mmol/L，pH 每增加 0.1 个单位，$[H^+]$ 减少到初始浓度的 0.8 倍；pH 每减少 0.1 个单位，$[H^+]$ 增加到初始浓度的 1.25 倍；并且小的变化（即 <0.05pH 单位），pH 每增加或减少 0.01 单位，$[H^+]$ 会相应地减少或增加 1mmol/L。

另一种酸碱解读方法，即"Stewart 法"，不同点在于决定 pH 值的自变量和因变量不同[2-3]：自变量是 $PaCO_2$、强离子（高度解离的离子）差、蛋白质（通常不是强离子）的浓度。强离子包括钠离子（Na^+）、钾离子（K^+）、氯离子（Cl^-）和乳酸盐。强离子差约为 42mEq/L，其计算公式为（$Na^+ + K^+ - Cl^-$）。

Stewart 法着重强调酸碱紊乱的发生机制，而传统的 Henderson-Hasselbalch 法和 Henderson 法则侧重对酸碱紊乱的状态进行描述，公式虽简单，但并不妨碍临床上对酸碱紊乱状态的解读和进行相应的治疗[4]。

代谢性碱中毒

代谢性碱中毒以高重碳酸血症（$[HCO_3^-]$ > 27mEq/L）为特点，通常 pH > 7.45，多发生于术后和危重患者身上。其产生因素包括呕吐和使用利尿药（表 16-1）[5]。代谢性碱中毒状态的维持依赖于持续的刺激，如肾脏低灌注、低钾血症、低氯血症或低血容量，这些刺激会促进肾远端小管对 HCO_3^- 的重吸收（表 16-2）[5]。

代谢性碱中毒与低钾血症、低钙血症、继发性室性心律失常、地高辛毒性增加和代偿性低通气（高碳酸血症）有关。但是这种代偿很少会使 $PaCO_2$ 超过 55mmHg（表 16-3）。碱血症使氧合血红蛋白解离曲线左移，并能减少每搏输出量，从而减少组织氧供。麻醉管理中，如在已有代谢性碱中毒的基础上不慎发生医源性呼吸性碱中毒，那么可能会促成严重的碱中毒，并导致心血管抑制、心律失常和低钾血症。

如患者动脉血气尚未测定，血清电解质和一些主要危险因素史（如呕吐、鼻胃吸引和长期使用利尿剂等）能够提示代谢性碱中毒。对血清电解质中 $[HCO_3^-]$（即总二氧化碳）的估算值应比同一时刻测定的动脉血气结果高 1mEq/L。如果从动脉血气结果计算得到的 $[HCO_3^-]$ 浓度和经血清电

表 16-1　代谢性碱中毒的产生机制

产生	举例
Ⅰ. 胞外间隙酸丢失	呕吐
A. 胃液丢失（HCl）	原发性醛固酮增多症 + 利尿
B. 经尿液酸丢失：醛固酮过多症时远端钠转运增加	钾缺乏
C. 酸转运至细胞内	先天性失氯性腹泻
D. 酸经粪便流失	乳碱综合征
Ⅱ. HCO_3^- 超负荷	乳酸、醋酸或枸橼酸盐注射
A. 绝对超负荷	$NaHCO_3$ 透析
1. 经口摄入或肠外摄入过多	纠正慢性高碳酸血症（如通过机械呼吸支持）
2. 有机酸盐的代谢转化为 $[HCO_3^-]$	
B. 相对超负荷	
Ⅲ. 高碳酸血症后的状态	

改编自 Khanna A，Kurtzman NA. Metabolic alkalosis. J Nephrol. 2006，19（Suppl 9）：S86-S96。

表16-2 代谢性碱中毒的维持因素

因素	可能机制
肾小球滤过率（GFR）下降	部分 HCO_3^- 重新吸收增加，防止血浆 $[HCO_3^-]$ 超过其最大转运量
血容量减少	刺激近端管状 HCO_3^- 重吸收
低钾血症	肾小球滤过率（GFR）下降，近端小管 HCO_3^- 重吸收增加；刺激皮质集合管 Na^+-独立性/K^+-依赖性（低）分泌
低氯血症	肾素增加，GFR 降低，Cl^- 远端转运降低（髓质集合管 H^+ 分泌增加）
HCO_3^- 的被动逆流动	为 HCO_3^- 被动地从近端管腔到血液的运动创造一个合适的浓度梯度
醛固酮	增加皮质集合管 Na^+ 依赖性质子分泌和皮质集合管及髓质集合管的非 Na^+ 依赖性的质子分泌

以上所有的因素都会减少体内 HCO_3^- 的尿路排泄。

动物模型与低钾血症有关；在人体中，氯化物的确切作用尚不清楚。

GFR，肾小球滤过率。

改编自 Khanna A, Kurtzman NA. Metabolic alkalosis. J Nephrol. 2006, 19（Suppl 9）: S86-S96.

表16-3 代谢性碱中毒和代谢性酸中毒的呼吸代偿

代谢性碱中毒

1. $[HCO_3^-]$ 每增加 1mEq/L，$PaCO_2$ 增加 0.5～0.6mmHg
2. pH 的后两位数字约为 $[HCO_3^-]$+15

代谢性酸中毒

1. $PaCO_2=[HCO_3^-]×1.5+8$
2. $[HCO_3^-]$ 每增加 1mEq/L，$PaCO_2$ 下降 1.2mmHg。$PaCO_2$ 最低可降至 10～15mmHg。
3. pH 值的末两位数 = $[HCO_3^-]$+15

解质测定的 $[HCO_3^-]$ 浓度均超出正常值（分别为 24mEq/L 和 25mEq/L）4mEq/L 以上，那么患者要么为原发性代谢性碱中毒，要么为高碳酸血症导致的碳酸氢盐积聚。识别术前血清电解质中的重碳酸血症可为动脉血气分析提供依据，也提醒麻醉医师注意产生或维持代谢性碱中毒的可能因素（表16-1 和表16-2）。

代谢性碱中毒的治疗包括病因学治疗和非病因学治疗。病因治疗包括增加血容量或补钾等措施。注射 0.9% 的盐水将会剂量依赖性地增加血清 Cl^-，减少血清 HCO_3^- [6]。非病因治疗包括乙酰唑胺（一种碳酸酐酶抑制剂，可抑制肾脏对 HCO_3^- 的重吸收），对高 Cl^-/ 低 HCO_3^- 的透析，或以氯化铵、盐酸精氨酸盐或稀盐酸（100mmol/L）的形式输注 H^+。在提到的这些因素中，0.1N 盐酸能够最迅速地纠正危及生命的代谢性碱中毒，且必须从中心静脉输注，经外周输注会造成严重的组织损害。

代谢性酸中毒

代谢性酸中毒以低重碳酸血症（<21mEq/L）为特点，通常 pH<7.35，可以是无害的，也可以在危及生命的紧急情况下发生。代谢性酸中毒是由于内源性或外源性重碳酸盐的缓冲作用或 HCO_3^- 异常的外部丢失造成的[7-9]。人体每天大约有 70mmoL 的酸性代谢产物产生、被缓冲和排泄；其中包括氨基酸代谢产生的约 25mmol 的硫酸，40mmol 的有机酸，以及磷酸和其他酸。一个 70kg 的成年人细胞外容积（ECV）中含有 336mmol 碳酸氢盐缓冲剂（24mEql/L×14L，ECV 为 14L）。血浆容量（PV）经肾小球滤过，这使得每天有 4 500mmol HCO_3^- 被重吸收，其中近端小管吸收 85%，髓袢升支粗段吸收 10%，剩余部分则被集管分泌的 H^+ 中和。

两种类型的代谢性酸中毒在对阴离子间隙 $[AG; [Na^+]-([Cl^-]+[HCO_3^-])]$ 的计算上有所不同（表16-4）[10]。在腹泻、胆道引流和肾小管酸中毒等情况下，HCO_3^- 外部丢失，AG 正常（<13mEq/L）；如围手术期输注大量 0.9% 的生理盐水导致高氯性酸中毒，此时 AG 降低或者也可能正常[6,11]。当有机酸过量产生而排泄减少或摄入其中一种有毒化合物时，会出现伴有高 AG（>13mEq/L）的代谢性酸中毒（表16-4）。此时 H^+ 缓冲消耗血清中的 HCO_3^-，HCO_3^- 被其他相关的阴离子所取代。正常情况下，AG 的 3/4 由白蛋白构成。为了校正低蛋白血症时的 AG 计算值，将实测的血清白蛋白浓度与正常白蛋白浓度（4g/dl）之间的差乘以 2～2.5[12]。经白蛋白校正的 AG 高于 AG 正常值的量（ΔAG）约等于正常 $[HCO_3^-]$ 与实测 $[HCO_3^-]$ 之间的差值（Δ$[HCO_3^-]$）[13]。ΔAG 与 Δ$[HCO_3^-]$ 的比率（ΔAG : Δ$[HCO_3^-]$）如低于 0.8 或高于 1.2，则提示混合性酸碱平衡紊乱。

如 pH 降得足够低，则心肌收缩力可能减退，肺血管阻力增加，体循环阻力降低。代谢性酸中

表 16-4　代谢性酸中毒的鉴别诊断	
阴离子间隙增宽[a]	**阴离子间隙正常**[b]
三种疾病	• 肾小管酸中毒
• 尿毒症	• 腹泻
• 酮症酸中毒	• 碳酸酐酶抑制
• 乳酸中毒	• 输尿管分流
毒素	• 早期肾衰
• 甲醇	• 肾盂积水
• 乙二醇	• HCl 输注
• 水杨酸盐	• 生理盐水输注
• 三聚乙醛	

[a] 围术期如需使用 AG，必须对低蛋白血症时的阴离子间隙进行校正。

[b] 正常血清白蛋白浓度（4g/L）和实际血清白蛋白浓度之差乘以 2，以校正低白蛋白血症的阴离子间隙的计算值。

毒的患者，如没能相应地进行适当地过度通气代偿，这在生理上与呼吸性酸中毒[7]的反应是等同的，暗示临床病情的恶化，这点尤其重要。如果

一个代谢性酸中毒的患者需行机械通气（如全身麻醉期间），此时应尽一切可能应将通气补偿维持在一个适当的水平（表 16-3），直到原发病得以纠正。表 16-5 讲的是未能代偿性过度通气时的情况。

代谢性酸中毒相关的麻醉风险与产生代谢性酸毒症的原发疾病的严重程度成正比。高氯性代谢性酸中毒相对较轻；乳酸中毒、酮症酸中毒、尿毒症的病程较长；毒物摄入则多位为急性。术前评估应强调容量状态和肾功能水平。如果代谢性酸中毒是由休克所引起，此时应监测直接动脉压力。在给予负荷量的液体前最好能先行超声心动图或肺动脉导管检查以评估机体的容量状态。术中应注意药物和正压通气引起的强烈低血压反应。如考虑经静脉进行液体治疗，应注意平衡盐可使 pH 和 [HCO_3^-]升高（乳酸盐代谢产生 HCO_3^-）；0.9% 的生理盐水可降低 pH 和 [HCO_3^-]。

表 16-5　未能对代谢性酸中毒进行适当的呼吸补偿[a]			
		自主呼吸	机械通气
动脉血气	pH	7.29	7.13
	$PaCO_2$（mmHg）	29　→→→→→→→	49
	[HCO_3^-]（mEq/L）	14	16

[a] 在代谢性酸中毒条件下，即使 $PaCO_2$ 微小增加，都可能造成威胁生命的 pH 值降低。

代谢性酸中毒的治疗包括对原发性病理生理过程的治疗（如低灌注或缺氧）。如 pH 严重降低，应输注 $NaHCO_3$。过度通气虽是对代谢性酸中毒的一个重要的补充性的代偿反应，但它并不是治疗代谢性酸中毒的根本的治疗方法。$NaHCO_3$ 的初始剂量的计算公式为：

$$[NaHCO_3](mEq/L) = \frac{Wt(kg) \times 0.3(24mEq/L - Actual\ HCO_3^-)}{2}$$

（16-3）

式中，0.3 为碳酸氢盐的假定分布空间，24mEq/L 为经动脉血气测得的 [HCO_3^-] 的正常值。但这种算法严重低估了重度代谢性酸中毒时 $NaHCO_3$ 的剂量。在婴儿和儿童中，通常的初始剂量按 1～2mEq/kg。

现有的证据和观点都不支持用 $NaHCO_3$ 治疗代谢性酸中毒引起的酸血症[7-8,14]。0.9M $NaHCO_3$ 和 0.9M NaCl 用于乳酸中毒的重症患者，除了 pH 值变化之外，其他生理作用并无显著区别。而且，

$NaHCO_3$ 并不能改善心血管对儿茶酚胺的反应性，实际上却能降低血浆游离 Ca^{2+} 的浓度[15]。尽管许多临床医生选择将 $NaHCO_3$ 用于持续乳酸中毒和持续恶化的患者的治疗，但是并没有临床试验证明这样能够改善预后。与 $NaHCO_3$ 相比，三羟甲基氨基甲烷（THAM）能有效地降低 [H^+]，而不增加 [Na^+]，且无副产物 CO_2 产生，也不会降低 [K^+][16]。然而，目前来看，THAM 尚未被普遍接受。

呼吸性碱中毒

每分钟肺泡通气量（V_A）的增加超出 CO_2 排泄所需的通气量，因而导致呼吸性碱中毒。呼吸性碱中毒以低碳酸血症（$PaCO_2 \leqslant 35mmHg$）为特点，通常 pH > 7.45。由于呼吸性碱中毒可能是疼痛、焦虑、低氧、中枢神经系统疾病或败血症的表现，因此对于此前血中 CO_2 正常而自发进展为呼吸性碱中毒的患者，需立即进行评估。"过度通气综合征"作为一种排除诊断，在急诊科最常遇到[17]。

呼吸性碱中毒可导致低钾血症、低钙血症、心

律失常、支气管收缩和低血压，并可增强地高辛的毒性。另外，大脑的 pH 值和脑血流量都受到严格的调节，可迅速对 $PaCO_2$ 的变化做出反应[18]。如每分钟肺泡通气量（V_A）增加 1 倍，则 $PaCO_2$ 降至 20mmHg，脑血流量减半；相反，如每分钟通气量减半，那么相应地，$PaCO_2$ 和脑血流量均加倍。因此，急性过度通气在神经外科手术操作时降低脑体积，或者控制急性闭合性头外伤相关的急诊非脑损伤手术时的颅内压（ICP）或许有用。在这些时候，动脉血气测定结合 CO_2 监测，即使 $PaCO_2$ 只是轻微降低，也能检测出来。急性严重的低碳酸血症（$PaCO_2 < 20mmHg$）可能产生脑缺血的脑电证据。如果 $PaCO_2$ 连续 8~24h 维持在高水平或低水平，脑血流量会回到之前的水平，这与脑脊液中 $[HCO_3^-]$ 回归正常水平有关。

　　呼吸性碱中毒本身通常无需治疗。重要的是识别和治疗基础病因[17]。例如，纠正低血氧血症或有效处理败血症，就能解决引起呼吸驱动增加相关的原因。术前准确识别慢性过度通气，术中必须维持与之相近的 $PaCO_2$ 水平。

呼吸性酸中毒

　　呼吸性酸中毒以高碳酸血症（$PaCO_2 > 45mmHg$）为特点，通常 pH < 7.35。从公式上看，呼吸性酸中毒的产生是由于 V_A 减少，二氧化碳生成量（V_{CO_2}）增多，或者两者共同存在。

$$PaCO_2 = K \frac{V_{CO_2}}{V_A} \qquad (16-4)$$

　　K 为常量（呼出气的再呼吸率。吸入含 CO_2 的气体也会引起 $PaCO_2$ 增高）。如肾脏有代偿性减少 HCO_3^- 的排出，则此时为急性呼吸性酸中毒；如肾代偿性减少 HCO_3^- 的排出，抵消 pH 的下降，则此时为慢性呼吸性酸中毒（表 16-6）。从公式上看，V_A 减少可能是因为总的分钟通气量（V_E）少，或者死腔通气量（V_D）增加。

$$V_A = V_E - V_D \qquad (16-5)$$

　　每分钟通气量（V_E）减低见于药物和中枢神经系统损伤所致的中枢性呼吸抑制、呼吸做功增加、气道阻塞和神经肌肉功能障碍。死腔通气量（V_D）增加见于慢性阻塞性肺疾病、肺栓塞、心排出量减低和呼衰的多种类型。二氧化碳生成量（V_{CO_2}）增多则见于脓毒血症、高糖性的肠外营养以及发热。

表 16-6　$PaCO_2$ 急性和慢性改变时，$[HCO_3^-]$ 和 pH 的变化

$PaCO_2$ 降低

- $PaCO_2$ 每下降 10mmHg，pH 将增加 0.10
- $PaCO_2$ 每下降 10mmHg，$[HCO_3^-]$ 将降低 2mEq/L
- 如果低碳酸血症持续，pH 可趋近正常
- $PaCO_2$ 每缓慢降低 10mmHg，$[HCO_3^-]$ 会减少 5~6mEq/L[a]

$PaCO_2$ 升高

- $PaCO_2$ 每急性升高 10mmHg，pH 将下降 0.05
- $PaCO_2$ 每急性升高 10mmHg，$[HCO_3^-]$ 将增加 1mEq/L
- 如果低碳酸血症持续，pH 将恢复正常
- $PaCO_2$ 每缓慢增加 10mmHg，$[HCO_3^-]$ 会增加 4~5mEq/L

[a] 住院患者很少会对低碳酸血症进行慢性代偿，因为存在促进远端小管对钠重吸收的刺激因素。

　　对于因内在肺疾病而出现慢性高碳酸血症的患者，术前应仔细评估。上腹部手术或胸外科手术后的呼吸受限可能会使术前已有的呼吸功能障碍加重。即使是小剂量的镇静催眠药也可能导致危险的通气抑制。术前评估应把直接动脉压力监测和术中多次的血气检测结果考虑在内，宜采取用最少量的阿片类药物进行术后镇痛的策略。术中，慢性代偿性高碳酸血症的患者机械通气应维持正常 pH。如不慎以正常的每分钟肺泡通气量（V_A）作为标准进行机械通气，那么可能会导致严重的碱中毒。对于某些慢性高碳酸血症的患者，术后可能需要预防性的呼吸支持。

　　对呼吸性酸中毒进行治疗，首先要区分急性和慢性。对于急性呼吸性酸中毒，一般需要机械通气辅助。如果病因能被迅速纠正（如麻醉过量或肌松残留），那么也可不需机械通气辅助。除非合并有严重的代谢性酸中毒，或者机械通气不能有效降低急性的 CO_2 潴留，否则不建议使用碳酸氢盐。与之相反，慢性呼吸性酸毒症很少需要进行机械通气治疗，应尽力改善肺功能。需要机械通气治疗的急性呼衰患者，保护性肺通气策略可能会导致高碳酸血症，偶尔可能需要用到缓冲碱[19]。

酸碱解读的实用方法

　　快速解读患者酸碱状态需要三方面的资料：动脉血气结果、电解质水平和病史。系统性的方法有助于我们解读酸碱状态（表 16-7）。对酸碱状态的评估通常应在开始治疗前完成。第一步应明确是否存在危及生命的 pH 异常（如 pH < 7.1 的呼

表 16-7   酸碱解读的顺序步骤

1. pH 的变化是否有生命危险,是否需要立即处理?
2. pH 是酸性还是碱性?
3. 血气分析的所有指标是否仅表现为 $PaCO_2$ 的急性升高或降低?
4. 如果问题 3 的答案为"否",那么有无慢性呼吸功能障碍和急性代谢性紊乱的证据?
5. 如存在急性代谢性紊乱,那么是否有合适的呼吸代偿改变?
6. 阴离子间隙是否正常?
7. 血气解读与临床资料是否吻合?

吸性酸中毒症或代谢性酸中毒)。

第二步是确定患者是否为酸血症(pH<7.35)或碱血症(pH>7.45)。pH 通常反映起主导作用的基本过程,即酸中毒导致酸血症,碱中毒导致碱性症。"-osis"这个后缀代表酸碱状态变化的基本过程,如不干预处理,就会产生相应的 pH 变化。"-emia"这个后缀表示 pH。代偿过程不用"-osis"表示。当然,如果一个患者有两种以上的"-osis",说明存在不止一种基本过程。

第三步是看整个动脉血气的结果是否与简单的急性呼吸性碱中毒或急性呼吸性酸中毒相一致(表 16-6)。例如,一个急性低碳酸血症的患者($PaCO_2$=30mmHg),pH 会增加 0.10 个单位至 7.50,而[HCO_3^-]的计算值则减少到 22mEq/L。

第四步,如发现 $PaCO_2$、pH 和[HCO_3^-]的改变与简单的急性呼吸性紊乱不一致,应立即考虑是否为慢性呼吸性酸中毒(≥24h)、代谢性酸中毒或代谢性碱中毒。慢性呼吸性酸中毒时,可因肾脏对碳酸氢盐的重吸收,pH 恢复到接近正常的水平(表 16-6)。$PaCO_2$ 每慢性升高 10mmHg,肾脏对碳酸氢盐的重吸收增加 4~5mEq/L。例如,$PaCO_2$ 为 60mmHg 的慢性肺通气不足,[HCO_3^-]会升高 8~10mEq/L。这样的话,估计[HCO_3^-]应在 32~34mEq/L 范围内,pH 应为正常低值(7.35~7.38)。如果急性的和慢性的呼吸改变都不能解释动脉血气结果,那么一定存在代谢性紊乱的因素。

第五步,是关于代谢紊乱的呼吸代偿。呼吸代偿要比肾脏代偿更为迅速(表 16-3)。一般认为:一,很少会发生过度代偿。二,代偿不足或过度代偿说明存在其他的原发性紊乱。三,阴离子间隙增加相关的低重碳酸血症不具代偿功能。

第六步,尽管从血气结果上可以直接得到阴离子间隙(AG)的值,但仍需对它进行评估。如果

代谢性碱中毒和代谢性酸中毒同时发生,那么 pH 和[HCO_3^-]的变化可能不明显。因此,如果代谢性酸中毒的原因与高的阴离子间隙相关,只有检测阴离子间隙,才能判断有无这种并存的异常。如前文所述,对于低蛋白血症的患者,正确评估阴离子间隙需先对计算公式进行校正。合并阴离子间隙增高的代谢性酸中毒需特殊治疗,这就需要诊断明确,并与高氯酸中毒进行鉴别。例如,如果代谢性酸中毒继发于大量输注 0.9% 的生理盐水,那么这种情况通常不需要特殊治疗。

第七步,最后要看对酸碱平衡状态的解读与临床资料是否一致。如没能结合临床表现,那么在酸碱解读和处理方面就可能会犯严重的错误。

举例

用以下两个案例来说明前面介绍的方法使用。

例 1

女性,65 岁,行根治性颈部淋巴结清扫 + 皮瓣重建术。原预计手术时间为 16h,结果仅用时 12h 结束。估计失血 1 000ml。给她输了 3 个单位的浓缩红细胞和 6L 0.9% 的生理盐水。麻醉用含 0.5%~1% 异氟烷的氧化亚氮/氧气 70:30 复合气体。术中血压和心率平稳,尿量足够。动脉血气结果见表 16-8。

表 16-8   长时间手术过程中的高氯酸中毒

参数	数值
动脉血气	
pH	7.40
$PaCO_2$	32mmHg
[HCO_3^-]	19mEq/L
电解质	
[Na^+]	140mmol/L
[Cl^-]	114mmol/L
CO_2	20mEq/L
阴离子间隙	8mEq/L
血清白蛋白	3g/dl

分步解读如下。

1. pH 无须立即处理。

2. pH 正常。

3. 仅用急性低碳酸血症不足以解释血气结果。预期的 pH 应为 7.48,[HCO_3^-]应为 22mEq/L(表 16-6)。

4. 存在代谢性酸中毒。

5. 机械通气不能代偿全麻患者的代谢性酸中毒。但是，自发性低碳酸血症达到这种程度，说明患者对代谢性酸中毒的代偿稍有过度（表16-3），提示存在原发性呼吸性碱中毒。

6. 代谢性酸中毒如发生于长时间麻醉和手术过程中，提示可能为乳酸中毒，应立即处理，进行液体治疗，或者采取其他能够增加灌注的措施。但是AG比正常值稍低（表16-8），说明这种代谢性酸中毒很可能是因为细胞外液被高氯溶液稀释的结果。校正血清白蛋白的AG为3g/dl仅使阴离子间隙增加至$10\sim11$mEq/L，这与高氯性代谢性酸中毒一致。在排除了高阴离子隙性代谢性酸中毒之后，如高氯性酸中毒是因为输注含高氯溶液所引起，则通常不需特殊治疗。动脉血气和血清电解质与临床表现相吻合。

例2

男性，35岁，阑尾切除术后3d，出现反复发作性的恶心、呕吐，持续48h。表16-9第3列为动脉血气结果。

表16-9 继发于恶心、呕吐的代谢性碱中毒合并低血容量性乳酸中毒

参数	正常值	代谢性碱中毒	代谢性酸中毒
血气结果			
pH	7.40	7.50	7.40
$PaCO_2$(mmHg)	40	46	40
[HCO_3^-](mEq/L)	24	35	24
血清电解质(mEq/L)			
[Na^+]	140	140	140
[Cl^-]	105	94	94
CO_2	25	36	25
阴离子间隙	10	10	21

1. pH=7.5，无须立即处理。

2. pH为碱性，提示为原发性碱中毒。

3. 如果$PaCO_2$迅速升高到46mmHg，pH应为7.37因此考虑这不是简单的急性呼吸功能障碍。

4. [HCO_3^-]=35mEq/L，说明是原发性代谢性碱中毒。

5. 呼吸对代谢性碱中毒的代偿作用非常有限，而且这种代偿能力因人而异，很难预测。按照图16-3总结的经验方法，[HCO_3^-]+15应该等于pH的后两位数。血清[HCO_3^-]每增加10mEq/L，

则$PaCO_2$应该会增加$5\sim6$mmHg。也就是说，pH=7.5，$PaCO_2$=46mmHg，两者都在预期范围之内。

6. AG=10mEq/L。

7. 诊断为原发性代谢性碱中毒伴代偿性通气减低与反复呕吐的病史并不矛盾。想想如果呕吐严重到低血容量性休克和乳酸中毒的程度（表16-9第4列），血气会有怎样的变化。

这个顺序体现了一个重要的概念，即最终的pH、$PaCO_2$和[HCO_3^-]取决于能够影响到酸碱状态的各种因素的综合作用的结果。复杂酸碱平衡紊乱或"三重酸碱平衡紊乱"需要全面地、分步骤地进行解读。

液体管理

液体管理生理学

体液的分布构成

要进行精确的液体替代治疗，首先应掌握正常的体液、钠、胶体的分布空间的容量。细胞内容积（ICV）和细胞外容积（ECV）构成体内的总水量（TBW），大约占总体重的60%（其中ICV占总体重的40%，ECV占总体重的20%）。血浆容积（PV）约为3L，占ECV的1/5；组织间液容积（IFV）占ECV的4/5。红细胞体积约为2L，是ICV的一部分。

总水量指无钠水的分布容积，细胞外分布容积指含钠水的分布容积。细胞外容积（ECV）由血浆容积（PV）和组织间液容积（IFV）两部分构成。其中的钠离子浓度[Na^+]约为140mEq/L。细胞内最重要的阳离子为K^+，其浓度（[K^+]）约为150mEq/L。胶体的分布容积，即细胞外容积（ECV）。白蛋白是细胞外容积中最具胶体渗透活性的胶质，其在血浆和组织间隙的浓度分别为4g/dl和1g/dl。但是，不同组织白蛋白浓度相差很大。

所输注的液体的分布

在预测液体输注之后的血浆容量扩张时，传统上假设体液间隙是静止不变的。血浆容量扩张的动力学分析用动态描述取代了静态假设。举个例子：假设一个70kg的患者急性失血2 000ml，约占其血容量（估计为5L）的40%。用5%的右旋葡萄糖（D_5W）、乳酸林格液和5%或25%的人血清白蛋白行液体替代治疗。效果公式如下：

$$期望的PV增加量 = 输液量 \times 血浆正常容积/公布容积$$

（16-6）

在计算产生某一 PV 增加需要某种特定液体多少容量时，需要对公式进行调整。

$$输液量 = 期望的 PV 增加量 × 公布容积 / 血浆正常容积 \quad (16-7)$$

如用 D_5W 来恢复血容量，需 28L。

$$28L = 2L × 42L / 3L \quad (16-8)$$

2L 为希望的 PV 容量，42L 为 70kg 的人的总体液量，3L 是估计的正常血浆容量。

如用乳酸林格液来恢复血容量，则需要 9.1L。

$$9.1L = 2L × 14L / 3L \quad (16-9)$$

14L 为 70kg 人的细胞外液容量。

5% 的白蛋白与血浆胶体渗透压相近，输入血管后会保留其中，并能吸收组织间液至血管内。25% 的人血清白蛋白是浓缩的胶体，输注 100ml 能够达到约 400ml 的扩容效果。

但是，这些静态分析方法太过简单。液体是被输注进一个对血管内液、组织间液和细胞内液起调节作用的系统内，而不是简单地在一个假设的分布容积内达到平衡。Svensén 和 Hahn[21] 提出了一个更全面的动力学模型。这种经静脉液体治疗的动力学模型能够让临床医生更精确地预测各种成分的输液产生的容量变化的过程，可估算扩容峰值及液体的清除率，并能补充分析液体的药代动力学作用（如心排出量变化和心脏充盈压）[22]。

动力学方法指导液体治疗，可分析普通生理和药物对实验动物和人类液体分布的影响。例如，绵羊在异氟烷麻醉状态下接受液体输注，要比其在清醒状态下接受液体输注更能扩张血管外容量[23]。麻醉和清醒状态下的绵羊，液体输注后 PV 扩张的动力学效应相似，但麻醉状态下细胞外容积扩张得更为明显，因而会有尿量减少。这是异氟烷的作用，与机械通气无关[23]。在志愿者身上做的一些研究表明，麻醉对液体动力学的影响与麻醉状态下更低的平均动脉压和肾素 - 血管紧张素 - 醛固酮系统（RAAS）激活有关[24]。随后用绵羊做的研究发现，输液前和输液中应用儿茶酚胺类药能够显著改变液体在血管内的留滞状态：去氧肾上腺素减少液体潴留，异丙肾上腺素则增加液体潴留（图 16-1）[25]。

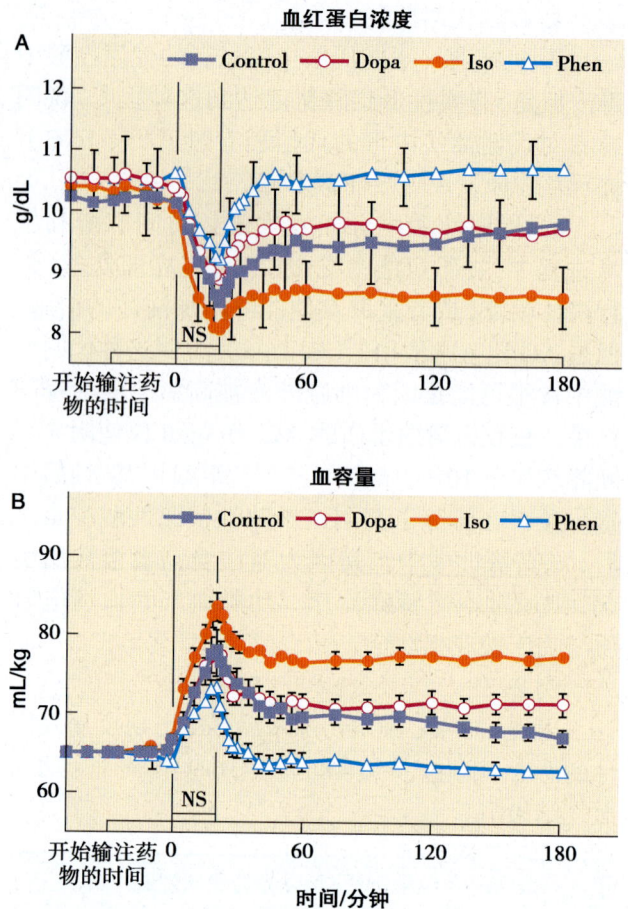

图 16-1

A：以持续输注儿茶酚胺 30min 为基线时段，检测期间血红蛋白浓度（均值 ± 标准差）。再于 20min 内以 24ml/kg 的负荷量输注 0.9% NaCl 溶液，测定其后 3h 内的血红蛋白浓度。输注的儿茶酚胺类药有多巴胺（Dopa，空心圆）、异丙肾上腺素（Iso，实心圆）、去氧肾上腺素（Phen，空心三角）。非药物对照组（Control，实心正方形）。0.9% NaCl 负荷量输注可使每组的血红蛋白浓度降低，但随后，仅去氧肾上腺素组的血红蛋白浓度可恢复至输注负荷量前的水平。停止液体输注后，各组血红蛋白浓度相比：Phen＞Dopa=Control＞Iso。B：以持续输注儿茶酚胺 30min 为基线时段，估算期间的血容量（均值 ± 标准差）。再于 20min 内以 24ml/kg 的负荷量输注 0.9% NaCl 溶液，估算其后 3h 内的血容量。负荷量的生理盐水输注完毕，各组血容量均增高，再之后仅去氧肾上腺素组血红蛋白浓度恢复至输注负荷量之前的水平，其余组均高于基线水平。停止液体输注后，各组血容量相比的儿茶酚胺类药有多巴胺（Dopa，空心圆）、异丙肾上腺素（Iso，实心圆）、去氧肾上腺素（Phen，空心三角）。非药物对照组（Control，实心正方形）。0.9% NaCl 负荷量输注可使每组的血红蛋白浓度降低，但随后，仅去氧肾上腺素组的血红蛋白浓度可恢复至输注负荷量之前的水平，其余组均高于基线水平。停止液体输注后，各组血容量相比：Iso＞Dopa=Control＞Phen（经许可改编自 Vane LA, Prough DS, Kinsky MA, et al.Effects of different catecholamines on the dynamics of volume expansion of crystalloid infusion.Anesthesiology.2004, 101：1136-1144）

快速输液对血管内皮多糖 - 蛋白质复合物完整性的破坏影响对 PV 的动力学评定。晶体液的快速输注可能会释放与血管内皮多糖 - 蛋白质复合物结合的非循环体液[26]，这时血浆被明显稀释，但却不是真正意义上的血浆稀释。

对渗透压和有效循环血量的调节

体内总水量为摄入和排出的净值。摄入水包括直接摄入的水、固体食物中平均所含的 750ml 水以及体内代谢产生的 350ml 水。水的排出包括不显失水（约 1 000ml/d），经胃肠道失水（100～150ml/d）尿液。机体通过对水排出的调节来维持体内总水量。当体液张力增加或有效循环血量减少时，机体会产生渴觉。这是控制水摄入的基本机制。

肾脏对水和钠的重吸收受肾素 - 血管紧张素 - 醛固酮系统、抗利尿激素（ADH）和钠尿肽的调节[27]。肾脏的水处理由三个部分组成：①将水运送到肾单位的稀释节段；②在该处水盐分离；③在集合管处对水的可变重吸收。在髓袢降支，水被重吸收而溶质则留在小管内，最终小管液渗透浓度可达 1 200mOsm/kg（图 16-2）。髓袢升支[28]与远端小管对水相对不通透，而对盐可通透。在这

两处，Na^+ 经 Na^+-K^+-$2Cl^-$ 转运体和 Na^+/Cl^- 转运体被重吸收，小管液被稀释。集合管对水的吸收受 ADH（又叫"血管升压素"）调节[29]。ADH 与集合管细胞基底侧膜上的 V_2-受体（属于 G 蛋白偶联受体）结合，cAMP 水平增加，刺激水通道蛋白 -2 合成，然后嵌入集合管细胞顶端膜上[30-31]。

如血浆低渗，则 ADH 的释放受到抑制，机体排出稀释尿。血浆高渗使 ADH 分泌，增加集合管对水的通透和重吸收。ADH 的分泌量随血浆[Na^+]的改变而改变，可使尿渗透压在 50～1 200mOsm/kg 之间波动，尿量可在 0.4～20L/d 之间变化（图 16-3）[32]。ADH 分泌的非渗透相关的调节因素包括血流动力学刺激（如低血压、低血容量、充血性心衰、肝硬化、肾病综合征、肾功能不全等）和非血流动力学刺激（如恶心、疼痛、药物等）[33]。

体内总水量受两个很重要的激素系统调节：钠尿肽系统（包括心房钠尿肽、脑钠肽、C 型钠尿肽）可防止机体钠超负荷[34-35]；肾素血管紧张素系统则可防止体内钠过度流失和血容量过低。心房受到牵张时可分泌 ANP。ANP 有血管舒张作用，也可促进肾脏对水和钠的排泄。低血容量时，ANP 分泌减少。给慢性肾功能不全（非少尿型）

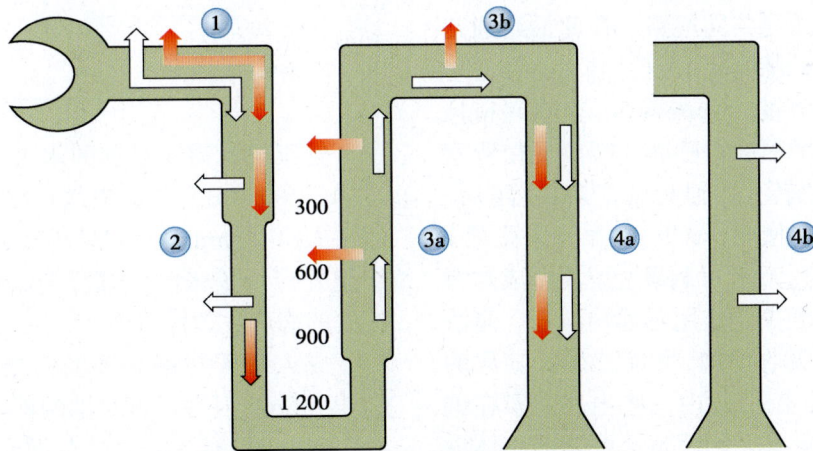

图 16-2　肾脏对水的滤过、重吸收和排泄

空心箭头表示水，实心箭头代表电解质。水和电解质经肾小球滤过。在近端小管（①），水和电解质被等张吸收。在髓袢降支（②），水被重吸收而电解质继续存在肾小管内，这样小管液才能与组织间液达到渗透平衡。肾小管降支和升支之间的数字（300、600、900、1 200）表示该处肾间质的渗透压，单位为 mOsm/kg。把溶质和水转运到远端肾单位是近端小管重吸收的作用之一。如果近端小管重吸收的作用增强，那么转运至髓质（3a）和皮质（3b）稀释点的液体量就会减少。稀释点选择性重吸收某些电解质，水则继续留在肾小管内，因而在此处会有低电解质水即稀释性小管液生成。如没有血管紧张素的作用，则集合管（4a）对水相对不通透，排出的尿为稀释尿。如果有血管紧张素作用于集合管（4b），那么水会经这部分血管紧张素反应性的肾单位节段重吸收。排出的尿为浓缩尿（经许可改编自 Fried LF，Palevsky PM.Hyponatremia and hypernatremia. Med Clin North Am.1997: 585-609）

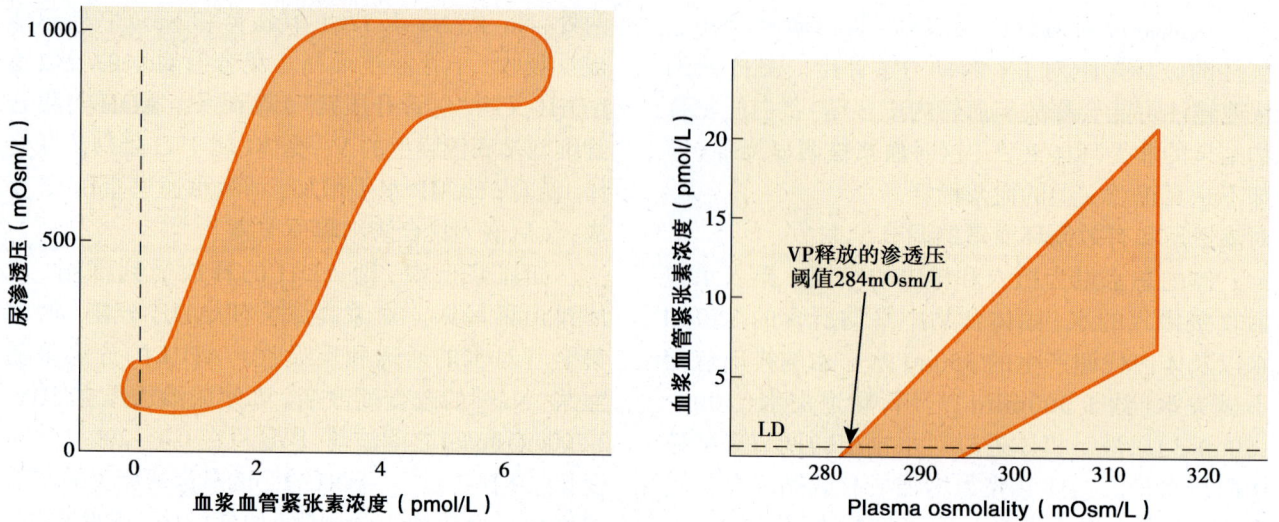

图 16-3

左：血管紧张素（VP）浓度与尿渗透压的 S 形关系。数据来源于一组经液体负荷和液体限制处理的健康成人。当血浆 VP 浓度在 3pmol/L 和 4pmol/L 之间时，尿液被最大浓缩。右：血浆渗透压与血浆血管紧张素（VP）浓度与之间的线性关系。通过给一组健康成人输注 855mmol/L 的生理盐水来达到血浆高渗状态，以使 VP 反应性增高。LD 线代表能检测到的 VP 浓度的最小值，为 0.3pmol/L（经许可改编自 Ball SG. Vasopressin and disorders of water balance: the physiology and pathophysiology of vasopressin. Ann Clin Biochem.2007；44：417-431）

的患者注射低剂量（还不至于产生降压作用）的 ANP，能够增加经尿排出的 Na^+[34]。

无论有效动脉血容量是绝对降低（如水肿时）还是相对降低（如低蛋白血症时），醛固酮都是各种低血容量反应的最终共同通路。在此最终通路中，当主动脉弓、主动脉体、大血管、肺血管和心房上的压力感受器受到的牵张减弱时，交感兴奋性增强。交感兴奋性增强和肾脏灌注减少促使肾素分泌，血管紧张素原转变为血管紧张素 I。随后，肺中的交感紧张素转换酶（ACE）将血管紧张素 I 转化为血管紧张素 II，后者可刺激肾皮质合成并释放醛固酮[36]。醛固酮主要作用于远端小管。高浓度的醛固酮使钠重吸收增加，并能减少钠随尿的排出（可使尿钠降至 0）。肾内一些生理因素在钠平衡的调节中也很重要。钠超负荷可降低胶体渗透压，因而可增加肾小球滤过率（GFR），并能减少钠的重吸收，远端小管钠浓度增加，反过来抑制肾素的分泌。

液体替代治疗

水、钠、钾的维持需要量

通过计算液体的维持需要量来决定术中液体需求的意义不大，但是却可以用来估算因术前禁食水导致的水和电解质不足，也可用于估算术后长时间肠功能紊乱对液体的需求（表 16-10）。

表 16-10　每小时或每天的液体维持需要量

体重（kg）	水 [ml/(kg·h)]	水 [ml/(kg·d)]
1～10	4	100
11～20	2	50
21+	1	20

健康成人需要足够的水来平衡胃肠体液丢失（100～200ml/d）、不显失水（500～1 000ml/d）和经尿丢失（1 000ml/d）。尿量超过 1 000ml/d 可能是对细胞外容量扩张的生理反应，也可能是机体水盐流失的病理生理性原因。

成人每天对钠和钾的需要量分别为 75mEq 和 40mEq。因为肾脏对钠的保存和排泄效率比钾高，所以对钠摄入的耐受范围要比钾更广。因此，一个 70kg 的健康成人日需水量为 2 500ml，其中 $[Na^+]$ 为 30mEq/L，$[K^+]$ 为 15～20mEq/L。成人术中很少需要用到低钠液（$[Na^+]<130mEq/L$），因为术中液体丢失多为等渗丢失，如补充低钠液，可能导致术后低钠血症[37-40]。

右旋葡萄糖

输注含糖液体一般是为了预防低血糖和减少蛋白质的分解代谢。但是因为手术应激本身就会引起高血糖反应，所以只有婴儿和接受胰岛素及其他干扰糖合成代谢药物的患者会有发生低血糖的风险。医源性高血糖症通过渗透性利尿来限制液体复苏的疗效。高血糖症还可以加重动物的缺血性神经损伤[41]。高血糖不但与蛛网膜下出血[42]和创伤性脑损伤[43]的临床预后恶化相关，也可能参与对严重创伤的激素介导的反应。一项对危重患者研究的荟萃分析指出，将血糖水平控制在 180mg/dl 或稍低，比起将血糖严格控制在 81～108mg/dl 范围，患者死亡率和并发症的发生率均较低[44]。

外科液体需求

外科失液的水盐组成

外科患者因外伤、烧伤性水肿、腹水和胃肠液体分泌、血浆容量和细胞外液容量降低，需进行替代治疗。虽然胃肠分泌液的成分变化很大，但只要细胞外液容量充足、肾脏和心血管功能正常，那么替代治疗所用的液体的成分不必非得与胃肠分泌液严格一致。如果胃肠分泌液大量丢失，那么替代治疗所用的电解质液成分宜更精确（如钾、镁、磷酸盐）。慢性胃液丢失可能会引起低氯性代谢性碱中毒，可用 0.9% 的生理盐水纠正；慢性腹泻可能会引起高氯性代谢性酸中毒，可用碳酸氢盐溶液纠正。如果心血管功能或肾功能有损伤，那么需多次测定血清电解质水平，以进行更精确的替代治疗。

围手术期液体输注的频率对临床预后的影响

一般来说，术中输液应包括手术野由血管向外渗出的液体（"第三间隙液"）[45]。直到现在，临床实践中除了要补充丢失的血液，也要根据组织创伤的大小进行液体的额外补充：小创伤按 4～6ml/（kg·h）补液，中等创伤按照 6～8ml/（kg·h）补液，严重创伤按 8～12ml/（kg·h）补液。

但是，临床研究发现，不论是轻微并发症还是严重并发症，均与围手术期液体管理极其相关。补液量与液体成分应因手术类型的不同而异。Maharaj 等人[46]将 80 名 ASA Ⅰ-Ⅱ级的行妇科腔镜手术的患者随机分为两组，其中一组接受大容量液体输注，术前禁食 12h，并于术前以 2ml/（kg·h）的标准输注液体，输液时间＞20min（如：术前禁食 12h，60kg 患者手术前输液量为 1 440ml），另一组为小容量液体输注组，术前以 3ml/kg 的量输液，输液时间＞20min。接受大容量输液的患者，术后恶心、呕吐及疼痛的发生率均显著降低（图 16-4）[46]。Holte 等人[47]将 48 例 ASA Ⅰ-Ⅱ级的行腹腔镜胆囊切除术的患者随机分为两组，术中

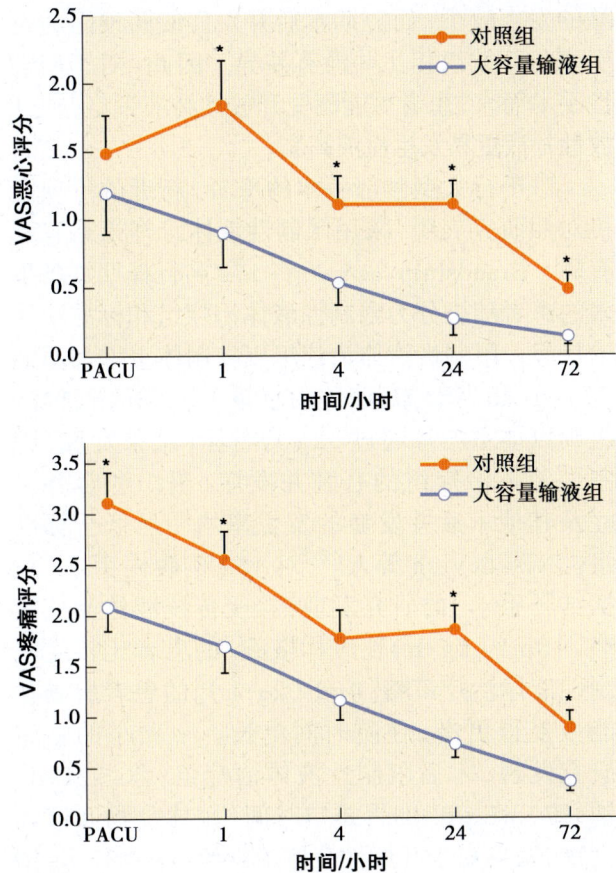

图 16-4

上图：术后 72h 内各组平均 VAS 恶心评分。术后 1h、4h、24h、72h 大容量输液组平均 VAS 恶心评分显著低于控制住输液组。下图：术后 72h 内，各组平均 VAS 疼痛评分。术后 0h、1h、24h、72h 大容量输液组平均 VAS 疼痛评分显著低于控制住输液组。* 表示 VAS 评分显著高于大容量输液组（$P<0.05$，t 检验方差）（经许可改编自 Maharaj CH, Kallam SR, Malik A, et al.Preoperative intravenous fluid therapy decreases postoperative nausea and pain in high risk patients. Anesth Analg.2005, 100：675-682）

两组患者分别按 15ml/kg 和 40ml/kg 的标准输注乳酸林格液。高容量输注组患者术后肺功能及运动能力均优于低容量液体输注组，且神经体液应激反应和恶心、口渴、头晕、困倦、疲劳的发生率更低，一般感觉和平衡功能恢复得更好。他们[48]将 48 例 ASA Ⅰ-Ⅲ级行"快通道"择期膝关节置换术的患者分为两组，即开放性液体治疗组和限制性液体治疗组。麻醉方式均为椎管内麻醉（腰麻/硬膜外麻醉），镇痛方式为硬膜外镇痛。限制组在术中和麻醉复苏室平均乳酸林格液输注量为 1 740ml（总输液量在 1 100～2 165ml 之间），开放组平均输注量为 3 275ml（总输注量在 2 400～4 000ml 范围内）。限制性输液与呕吐发生率增加相关，但是高

凝的发生较少,而短期术后并发症或肠梗阻的发生率与开放组相比并没有差异。因此,对于局限性手术而言,患者更能耐受开放性补液策略,但开放性补液更易发生血液高凝。

对于行大型腹部手术的患者,新近的一项随机对照研究表明,采用限制性液体管理策略有利有弊。Brandstrup 等人[49]将 172 名行择期结肠手术的患者随机分为限制性液体治疗组和标准液体治疗组。限制性液体治疗组以控制体重增加不超过 1kg(相当于 1L 液体的重量)为目标,而标准组则以体重增加超过 3kg 为目标,结果发现,限制性液体治疗组的心肺并发症、组织愈合并发症及其他术后并发症的发生率均明显低于标准组。Nisanevich 等人[50]对 152 例腹内手术(包括结肠手术)的研究发现,接受传统液体治疗策略[10ml/(kg·h)乳酸林格液]的患者比接受限制性液体治疗策略[4ml/(kg·h)]的患者胃肠功能恢复得更慢,住院时间更长。一项小的临床研究发现,术后限制性液体治疗组(水≤2L/d,钠≤77mEq/d)的胃排空时间(固体食物和液体食物)明显短于开放性液体治疗组(水≥3L/d,钠≥154mEq/d)(图 16-5)[51]。Khoo 等人[52]将 70 名 ASA I-III 级硬膜外复合全身麻醉下行择期结肠手术的患者随机分为限制性液体治疗组(补液总量在 935～2 250ml 之间,平均为 1 640ml)和开放性液体治疗组(补液总量在 3 563～8 050ml 之间,平均为 5 050ml)。结果发现,限制性液体治疗组术后用力肺活量更大,低氧血症更轻且发生率更低,但是醛固酮、ADH、Ang-II 水平更高,说明应激反应的发生率更高。并发症的发生率虽有增加,但统计学意义不大。Corcoran 等人[54]在新近的一项荟萃分析中回顾了 23 项涉及 3 861 例接受大型手术患者的随机研究。发现无论是开放组还是目标导向液体治疗组,所用液体总量均高于其对照组(即限制性液体治疗组)。开放治疗者与其对照组相比,并发肺炎和肺水肿的风险均较高(风险比分别为 2.2 和 3.8),且住院时间更长(均差为 2d)。目标导向治疗组与非目标导向治疗组相比,肾脏并发症风险更低(风险比为 0.7),并发肺炎的风险也更低,且住院时间更短(均差为 2d)。因此,作者得出结论:目标导向治疗与非目标导向治疗、开放液体治疗相比,不良后果的发生率更低。但是,基于这些数据并不能得出目标导向液体治疗策略优于非目标导向限制性液体治

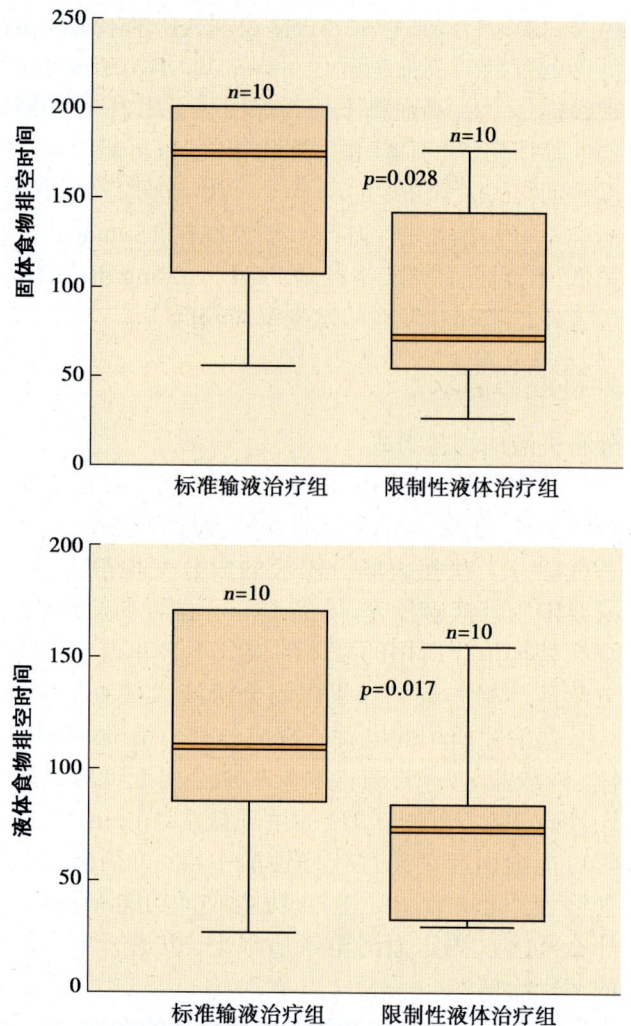

图 16-5　术后连续 4d 经标准输液治疗和限制性液体治疗,固体食物和液体食物的胃排空时间(T50)
实线为中间值,阴影区域代表四分位差。固体食物和液体食物排空时间(T50)的中间值差异分别为 56min(95% 置信区间为 12～132min)和 52min(95% 置信区间为 9～95min)(经许可改编自 Lobo DN, Bostock KA, Neal KR, et al.Effect of salt and water balance on recovery of gastrointestinal function after elective colonic resection: a randomised controlled trial. Lancet.2002, 359: 1812)

疗策略的结论。

急性肺损伤的高危患者作为一组重要的患者群体,可能会从严格的液体控制中获益。ARDS 临床试验网[55]将 100 名急性肺损伤患者随机分为限制性液体治疗组和开放性液体治疗组,进行为期 7d 的对照研究。实验过程中,开放组液体总的净摄入量约为 7L,略高于限制性液体治疗组。虽然两组总的死亡率并无差异,但限制组的氧合状况要优于开放组,且机械通气和加强监护所需时间更短。尽管限制组为液体负平衡,但急性肾衰的发生率并不比开放组高。

胶体、晶体与高张液

生理学与药理学

有渗透活性的粒子可吸引水使之通过半透膜，直至膜两侧达到渗透平衡。渗透浓度的定义是每升溶剂所含渗透活性粒子的数目。渗透压的定义为每千克溶剂所含的渗透活性粒子的数目。其计算公式为：

$$渗透压 = ([Na^+] \times 2) + (血糖/18) + (BUN/2.8) \quad (16\text{-}10)$$

公式中渗透压单位为 mmol/kg，$[Na^+]$ 单位为 mEq/L，血糖单位为 mg/dl，BUN 指血尿素氮，单位为 mg/dl。糖、乙醇和放射造影剂会增加渗透压的测量值，测量值与计算值之差即渗透压间隙。

渗透活性粒子的浓度高，则溶液高渗。尿毒症（BUN 增高）和高钠血症时，血清渗透压均升高。但是，因为尿素分布于体内总水中，仅尿素氮的增高还不至于引起体液的整体性高张。主要分布于细胞外液的 Na^+ 会导致高渗，使水从细胞内液转移至细胞外液。

尽管蛋白质只占有渗透活性粒子的小部分，但这部分蛋白质在组织和血浆之间的液体平衡中起着重要的作用。反射系数（σ）指毛细血管膜对某一溶质的通透性，0 代表完全通透，1 代表完全不通透。毛细血管床对蛋白质的反射系数在 0.6 和 0.9 之间。因为毛细血管内白蛋白浓度高于组织间液，所以，血浆蛋白产生的胶体渗透压要高于组织间液的胶体渗透压，这有助于维持血浆容量。液体由毛细血管到组织间隙的滤过率取决于两处胶体渗透压和静水压的合力。体循环和肺循环毛细血管任何一处的液体滤过，均可用 Starling 公式大致计算：

$$Q = kA[(Pc - Pi) + \sigma(\pi_i - \pi_c)] \quad (16\text{-}11)$$

式中 Q=滤过量；k=毛细血管滤过系数；A=毛细血管膜的面积；Pc=毛细血管静水压；Pi=组织间隙静水压；σ=白蛋白反射系数；π_i=组织间胶体渗透压；π_c=毛细血管胶体渗透压。需要注意的是，该公式并没有考虑到毛细血管上多糖-蛋白质复合物对液体滤过的影响。毛细血管上的多糖-蛋白质复合物本身也易受疾病和输液的影响[56]。白蛋白附着于毛细血管内皮的多糖-蛋白质复合物，产生胶体渗透压梯度，这是毛细血管胶体渗透压与毛细血管壁-内皮多糖包被间隙胶体渗透压之间的区别[57]。

组织间液容量（IFV）由毛细血管滤过和淋巴引流的相对速率决定。毛细血管静水压（Pc）是促进液体滤出的最重要的因素。毛细血管静水压的大小由毛细血管血流量、动脉阻力、静脉阻力和静脉压决定。如果毛细血管滤过增多，那么水和钠的滤出多于蛋白质的滤出，结果是毛细血管胶体渗透压增加、组织间隙渗透压降低、胶体渗透压梯度增大。胶体渗透压增大是阻碍液体从毛细血管内向外滤出的最重要的因素。当淋巴引流增强时，液体在组织间隙积聚减少。当淋巴引流达到最大限度，而毛细血管静水压继续升高时，会出现组织水肿。但是，因为血管内皮多糖包被的存在，理论上的液体滤过率一般会远远超出实际滤过率。这种现象被称作"低淋巴流量悖论"[57]。

不同液体替代治疗的临床意义

如果膜的通透性完整，那么胶体会选择性地扩张血浆容量（如白蛋白或羟乙基淀粉 HES），而不是扩容组织间液。浓缩胶体溶液（如 25% 白蛋白）产生的胶体渗透压，可将大量的组织液转移至血浆。因此，实际的扩容效果要比输注的容量要大。不伴组织间液容量扩张的血浆扩容具有明显的优势：液体需求量更少，外周水肿和肺水肿的发生率更低，以及随后的液体动员更少导致心肺并发症（表 16-11）。但是并没有研究证实胶体液和晶体液以及术中用和术后用孰优孰劣。

尽管缺乏证明白蛋白有效性的结论性的证据，但是数十年来它一直被用于危重患者的治疗[58]。对于脓毒血症和感染性休克的患者，感染性休克早期白蛋白复苏研究（EARSS）[59]和意大利一项白蛋白对于脓毒血症预后的研究（ALBIOS）[60]并未发现白蛋白治疗能降低整体死亡率。但是 ALBIOS 研究的白蛋白治疗组可较早停用血管活性药物。因果分析发现，感染性休克亚组如接受白蛋白治疗，其 90d 死亡率会明显降低。在调整混杂变量之后，发现这种益处仍然存在[61]。

荟萃分析发现白蛋白治疗对患者预后影响具有矛盾的效果。如烧伤患者接受白蛋白治疗，那么死亡率和腹腔间室综合征的发生率均降低[62]。低蛋白血症的患者对利尿药抵抗，如联用白蛋白和呋塞米，则尿量和钠排出均增加[63]。在对急性呼吸窘迫综合征（ARDS）患者临床试验的荟萃分析认为，白蛋白治疗可改善氧合状态，但不增加总

表 16-11　晶体与胶体优缺点的比较

溶液	优点	缺点
胶体	所需输注量更少 扩容持续时间更长 不易引起组织水肿	昂贵 凝血障碍（右旋糖酐＞HES） 肺水肿（经毛细血管漏出） GFR 降低 渗透性利尿（低分子右旋糖酐） 如扩容过度，需更长时间代谢清除
晶体	便宜 增加尿量 可置换组织间液	扩容持续时间短 血流动力学作用短暂 外周水肿（蛋白质浓度降低） 肺水肿（血浆蛋白浓度降低、PAOP 升高）

HES，羟乙基淀粉；GFR，肾小球滤过率；PAOP，肺动脉楔压。

的生存率[64]。总的来说，这些综述受异质性和临床资料的缺乏所干扰，因此很难阐明白蛋白对危重症患者复苏的益处。

HES，一种曾被广泛使用的人工胶体，被认为可增加危重症患者的死亡率和并发症的发生率（如凝血障碍，皮肤瘙痒、肾毒性和急性肾衰竭）[65]。"6S"研究发现，与醋酸林格液相比，HES 更能增加死亡率和终末期肾衰竭的风险[66]。因此，"未亡脓毒血症运动组织"建议应将 HES 从脓毒症治疗方案中去除[67]。而美国食品药品监督管理局则因为不但没有证据表明 HES 能使任何患者获益，反倒有许多证据表明 HES 的有害性，尤其是可导致肾衰，而禁止 HES 在美销售，最终 HES 被从美国市场召回。

胶体与创伤性脑损伤

一项对 460 名 Glasgow 昏迷量表评分≤13 的创伤性脑损伤患者的为期两年的随访跟踪发现，接受胶体输注治疗的患者，其死亡风险增加将近两倍[68]。二次分析发现，在接受 4% 白蛋白输注的患者顽固性高颅内压的发生率较高[69]。对此，Van Aken 等人[70]解释说，SAFE 实验中用的 4% 白蛋白胶体液悬浮于低渗溶液中，副作用实际上是因为输注低渗液所致，与胶体成分无关。

肝硬化患者或可作为一个特殊的亚组，白蛋白治疗或许对其有益。白蛋白输注能使失代偿性肝硬化患者地诺前列酮分泌减少，并可增强巨噬细胞功能[71]。很明显，白蛋白可通过减少 TNF-α 和 NO 的生成来增强肝硬化腹水的啮齿类动物的心功能[72]。仍然需要更多的临床实验来证明白蛋白对肝硬化患者的治疗价值。

晶体和胶体输入对颅内压的影响

因为血脑屏障对钠高度不通透，脑含水量变化与血清钠引起的脑内血浆渗透浓度的变化相反。血浆胶体渗透压对脑含水量的影响尚不十分清楚。麻醉状态下的兔子，如血浆胶体渗透浓度从 295mOsm/kg 降至 282mOsm/kg（相当于血浆渗透压降低 250mmHg），那么大脑皮质含水量和颅内压均升高；相反，如胶体渗透压由 20mmHg 降至 7mmHg，则大脑皮质含水量和颅内压均无明显变化[73]。对麻醉状态下的兔子按 20ml/kg 进行失血处理，然后用 90ml/kg 的等张林格液与 20ml/kg 的 5% 白蛋白溶液行液体冲击复苏治疗，两者的扩容效果相当。但前者脑水含量更高。如按 50ml/kg 用等张林格液进行复苏，虽然脑含水量不增加，但却不足以恢复血容量[74]。该实验研究所用的 5% 白蛋白胶体悬浮于渗透压稍高的溶液中，而 SAFE 临床研究所用的白蛋白胶体则悬浮于 4% 的低渗溶液中。尽管胶体对脑损伤患者复苏的作用尚不清楚，但仍应避免大量应用低渗液体（如乳酸林格液）[75]。

输注高张液体的临床意义

传统的晶体液和胶体液的理想替代应具有廉价、最小限度的外周水肿和肺水肿、可产生持续的血流动力学效应以及即使小剂量输注也有作用这些特点。高张、高钠溶液似乎能够满足这些标准中的几条（表 16-12）。

高张液之所以能对血流动力学产生有利的影响，部分是因为血浆渗透压与脑水含量之间的负性交互关系[73]。如用乳酸林格液进行失血性休克的液体复苏，则颅内压升高，而如果输注 7.5% 的

表 16-12 高渗液体复苏治疗的优点与缺点

溶液	优点	缺点
高渗晶体液	价廉 增加尿量 扩容所需初始容量更少 扩张小动脉 减少周围水肿 颅内压更低	高渗 硬膜下出血 效应短暂 潜在的反弹性颅内高压
高渗晶体液联合胶体液（与单独使用 高渗晶体液相比）	持续的血流动力学效应 总的需求量减少	费用增加 渗透性利尿 高渗

经许可摘自 Prough DS, Johnston WE. Fluid resuscitation in septic shock: no solution yet. Anesth Analg.1989, 69: 699-704.

生理盐水, 当达到相同的血流动力学水平时, 颅内压并不升高[76]。但是, 据报道, 在给伴有颅内肿块的低血容量休克患者进行高张液体复苏时, 颅内压会有延迟性的升高[77]。

尽管有人担心高张生理盐水会导致中枢神经系统障碍, 将高张钠溶液用于低血容量创伤患者的复苏, 血 Na^+ 由 155mEq/L 急性上升到 160mEq/L, 并不会对患者造成伤害[78]。目前, 在采用高张液体复苏的临床试验中, 如快速纠正严重的慢性低钠血症, 并未观察到脑桥脱髓鞘现象。尽管理论上支持采用高张生理盐水进行创伤性脑损伤的液体复苏, 但随机对照研究并未证实这样做可改善预后[79]。

那么临床医生以后会常规应用高张液或者联合应用高张、高渗溶液进行液体复苏吗? 将高张液用于低颅内顺应性的低血容量患者的急性复苏虽然具有理论优势, 但仍需要进一步的基础研究来证实[80]。

高张液也被用于神经外科手术和重症监护时脑脱水及降低颅内容量。虽然常规的做法是应用甘露醇, 但一些医生更倾向于使用高张盐溶液[81-82]。相同渗透压的高张生理盐水和甘露醇溶液对脑水含量、颅内容量和颅内压有着相同的作用。但是输注高张生理盐水会增加血管内容量, 而输注甘露醇产生的利尿作用则可减少血管内容量[83]。虽然与这种渗透疗法相关的并发症均很少, 但是, 理论上, 急性严重的高渗状态能够使血-脑屏障加速开放。临床上, 高渗生理盐水和 0.9% 的生理盐水一样, 均可导致高氯性酸中毒。在排除其他原因引起的代谢性酸中毒之后, 不必特殊治疗。

液体状态: 评估与监测

对大多数患者而言, 对血管内容量进行常规的临床评估即可。对于高危患者, 宜进行目标导向的血流动力学管理。

常规临床评估

评估血容量和细胞外液容量, 首先要看有无易感因素, 比如肠梗阻、术前肠道准备、长期使用利尿剂、脓毒血症、烧伤、创伤等。对低血容量的评估主要以生命体征为基础, 包括少尿、仰卧位低血压、倾斜试验阳性等。一般来说, 少量意味着低血容量, 但要注意, 低血容量的患者尿量也可能会多。所以, 尿量具有误导性。仰卧位低血压说明血容量不足超过 30%。老年和高血压患者, 血压如在正常范围内, 那么可能为相对低血压。

倾斜试验阳性, 即直立位时心率增加至少 > 20 次 / 分, 收缩压下将 > 20mmHg 以上。倾斜试验可以呈假阳性。健康的年轻患者能够承受 20% 的急性血容量丢失而仅仅表现为直立性心动过速或直立性低血压。然而, 有 20%～30% 的老年患者, 即使血容量正常, 也会出现这些直立位的血流动力学改变。给一组志愿者抽血 500ml[84], 直立位心率会明显增加, 但血压和心指数变化并不明显。

低血容量和 ECV 减少的实验室标志包括: 氮质血症、尿钠减少、代谢性碱中毒（轻度低血容量时）和代谢性酸中毒（重度低血容量时）。急性失血时, 体液从组织间隙转移至血管内, Hct 缓慢降低, 如输液治疗, 则 Hct 会快速降低。血液和尿液中与低血容量相关的变量敏感性和特异性均较低。除了低血容量, 高蛋白摄入、胃肠道出血、机体代谢增快都能使 BUN 升高。重度肝功能障碍与 BUN 降低相关。血清肌酐（Scr）是肌肉代谢产物，老年人、女性、衰弱和营养不良的患者 Scr 可降低。而肌肉代谢和急性代谢时，因为肌肉更强的分解代谢，Scr 可能会超出正常范围（0.5~1.5mg/dl）。Scr 是急性肾损伤的晚期标志物。因为只有当 40%~50% 的肾单位出现功能不全时，Scr 才会超过正常范围。BUN/Scr 比率如超过正常值（10~20），说明存在脱水。肾前性少尿时，钠的重吸收增强，尿钠浓度可降至 20mEq/L 或以下，水的重吸收增强，尿液浓缩增加（如尿渗透压大于 400mOsm/kg，尿/血浆肌酐比>40：1）。虽然低血容量不会引起代谢性碱中毒，但是 ECV 降低却是重要的代谢性碱中毒的维持因素。重度低血容量可能导致全身灌注不足和乳酸中毒。

术中临床评估

外科医生和麻醉医生均倾向于低估失血量。术中主要根据纱布上、地板上、手术野和吸引器内的积血进行失血量估算。评估液体治疗是否充分，要综合多个临床变量，包括心率、血压、尿量、动脉氧合以及 pH。在吸入麻醉状态下，动脉血压的维持必然需要充足的血管内容量。中心静脉压在 6~12mmHg 范围内，说明血容量充分。心率也受麻醉药物的影响，所以心率增快并非低血容量的敏感和特异性的指标。重度低血容量时，用非直接方法测得的血压准确性下降，这个时候，宜用直接法进行血压测量，因其准确性较高。动脉穿刺置管不仅方便抽取血样，也可在低血容量正压通气时评估脉压变异率[85-86]。

当低血容量从轻度到重度变化时，尿量会骤然下降。因此，如没有尿糖或应用利尿剂，麻醉状态时，尿量在 0.5~1.0ml/（kg·h）范围，说明肾灌注充分。只有在组织灌注重度不足时，才会导致乳酸中毒或酸血症。尽管局部血流量重度减低，心排出量仍可为正常。混合静脉血氧合减低是全身灌注不良的特异性指标，反映的是多器官的平均灌注水平，不能够代替局部监测（如尿量）。

评估血管内容量和进行目标导向的血管内容量管理是加速康复外科（ERAS）的两大要素[87]。对输液治疗的生理反应性的评估可用于判断心脏前负荷是否充足，方便血流动力学的管理。血流动力学的评估越来越依赖于动态的生理变量，而不是如中心静脉压这种静态变量。已经开发出的几种常见的生理学变量包括脉压变异率（PPV）、被动抬腿试验（PLR）、250ml 液体快速负荷试验[88]、校正流动时间（FTc）以及经食管超声多普勒降主动脉流量检查[87]。

数个临床研究表明，目标导向的血流动力学治疗能够改善高危手术（包括心脏手术、髋部手术、大型肠道手术）的预后[87, 89-91]。各种监测技术一般用于评估液体管理有无改善心排出量，以避免过度的液体输注。如果抬腿试验或者容量负荷试验（250ml）使心排出量增加超过 15% 或脉压变异率比阈值降低 13% 以上，那么心脏前负荷增加可以提高心排出量。PLR 试验不能用于腹内压高的患者。因为 PLR 亦可使颅内压升高，所以也不能用于合并创伤性脑损伤的患者。测量脉压变异率需监测有创动脉压，只有在 8ml/kg 以上潮气量的机械通气且无不同步、无心律失常的条件下进行。

经食管超声多普勒的降主动脉血流监测是另一种评估高危手术时心脏前负荷是否充足的颇具前景的技术[92-93]。一般来说，如果校正血流时间<0.35s，提示扩容治疗可以提高心排出量；如果校正血流时间>0.4s，那么进一步的扩容治疗并不能提高心排出量。Venn 等人[94]和 Gan 等人[91]分别报告说，经食管超声多普勒指导的胶体负荷量输注能够缩短髋部手术和大手术的住院时间。需要注意的是，Horowitz 和 Kumar[95]认为，预后改善是胶体输注的原因，而与算法无关。尚需大的多中心研究来确定这些新型技术是否能使高危手术患者获益。

以氧供作为管理目标

假设存在亚临床的组织低灌注，那么当全身氧供的维持超过某一阈值时，临床不显的组织低灌注的频率和严重程度均可降低。对于高危外科患者，氧供指数（DO_2I）≥600ml O_2/（m^2·min）[相当于心指数为 3L/（m^2·min），Hgb 浓度=14g/dl，血红蛋白氧饱和度=98%]与改善预后相关[96]。但是，对于非外科患者和急诊感染性休克非初始复苏的患者并无明显益处[97]。而且预后与如何提高氧供指数有关。提高氧供指数（DO_2）的方法包括液体治疗和应用心脏活性药物。Lobo 等人[98]随机选取 50 名合并有其他疾病的行大型择期手术的老年高危患者，术中及术后 24h 内进行目标导向的血流动力学管理[维持 DO_2I>600ml O_2/（m^2·min）]，发现接受纯液体治疗组的术后心血管并发症明显高于接受液体治疗复合多巴酚丁胺组的患者

（13/25，52% *vs.* 4/25，16%；相对危险度为 3.25；95% 置信区间，1.22～8.60；*P*<0.05）；而且患者死亡率更高（虽然统计学差异并不十分明显）。目标导向的液体复苏治疗的另一个特定风险是，创伤患者更易并发腹腔间室综合征[99]。

电解质

钠

生理作用

钠，人体主要的细胞外阳离子和溶质，是神经组织和心脏组织产生动作电位必不可少的条件。体内总体钠离子浓度紊乱（病理性增加或减少）与 ECV 和 PV 的相应增加或减少有关。钠浓度紊乱，即低钠血症和高钠血症，通常是因水的相对增加或不足引起。总体钠和 Na^+ 离子的调节主要通过内分泌系统和肾脏系统完成（表 16-13）。醛固酮和 ANP 的分泌量调节总体钠的含量。由于渗透压增高或血压降低导致 ADH 分泌可调节 Na^+ 离子。因此，原发性醛固酮增多症与高血容量和高血压有关，但与 Na^+ 异常无关[100-101]。

表 16-13　总电解质和血浆浓度的调节

电解质	调节因素
钠	总体钠可被醛固酮和 ANP 调节，[Na^+] 浓度可被 ADH 改变
钾	总钾受醛固酮和肾脏调节机制影响；K^+ 受肾上腺素和胰岛素调节
钙	总钙和 Ca^{2+} 都受 PTH 和维生素 D 调节
磷酸盐	磷酸盐和 [HPO_4^-] 主要由肾脏系统调节，PTH 也有参与作用
Magnesium 镁	镁和 [Mg^{2+}] 主要受肾脏系统调节；PTH 和维生素 D 也有参与作用

ANP，心房钠尿肽；[Na^+]，钠离子浓度；ADH，抗利尿激素；PTH，甲状旁腺激素。

低钠血症

当血 Na^+ 浓度低于 130mEq/L（mmol/L）时，称为低钠血症。低钠血症是住院患者最常见的电解质紊乱[102]。大多数低钠血症患者总体钠正常或增加。导致低钠血症的常见临床因素包括术后状态、急性颅内疾病、恶性疾病、药物和急性肺部疾病。低钠血症、低钾血症和低磷血症被认为是肿瘤（如肝细胞癌和黑色素瘤）免疫治疗的常见并发

症[103-104]。低钠血症可增加死亡率，如低钠血症直接导致的死亡，或因严重的全身系统性疾病并发低钠血症导致死亡，其他的包括延长患者住院时间、增加再次入院率以及护理费用等[102]。

低钠血症的症状和体征取决于血 Na^+ 浓度下降的速度和程度。严重低钠血症（Na^+<120mEq/L）症状包括食欲缺乏、恶心、呕吐、痉挛、虚弱、意识改变、昏迷和癫痫发作[105]。低钠血症所致的急性中枢神经系统症状是因脑水肿所致。由于钠离子几乎不能通过血脑屏障而水可以自由通过，当血浆 Na^+ 迅速降低时，脑细胞内外的水分子迅速增加。大脑不能迅速适应渗透压改变，因此[106]急性低钠血症比慢性低钠血症产生的临床症状更严重。慢性低钠血症产生的临床症状可能与大脑内部电解质损耗有关。一旦脑容积适应了低钠血症，Na^+ 的快速增加可能导致急性脑水肿脱水。在低钠血症患者中，血清渗透压可正常、增高或降低（图 16-6）。低钠血症血清渗透压正常或升高是因非钠溶质（如葡萄糖或甘露醇）可使细胞外间隙水潴留并导致稀释性低钠血症。如果测得的实际渗透压比计算出的渗透压高 10mOsm/kg，则可推断存在非钠溶质。例如，葡萄糖浓度每增加 100mg/dl，血浆 [Na^+] 下降约 2.4mEq/L；当葡萄糖浓度超过 400mg/dl 时，血浆 [Na^+] 可能会出现更大降幅[107]。在前列腺经尿道切除术中，麻醉时渗透压正常的低钠血症的常见原因是机体吸收了大量不含钠的灌注液（含甘露醇、甘油或山梨糖醇作为溶质）[108]。

与低钠血症本身相比，低渗透压对于症状的产生更为重要[108]。如果甘露醇的渗透压是不可测量，神经系统症状就会最轻，因为甘露醇不能通过血脑屏障，并随水分子一起从尿液排泄。相反，随着甘氨酸或山梨醇的代谢，低渗透压将逐渐加重，脑水肿将在晚期并发症中出现。血清渗透压正常或升高的低钠血症也可伴有肾功能不全。列入总渗透压计算的 BUN 分布在 ECV 和 ICV 中。有效渗透压（2[Na^+]+葡萄糖/18）的计算排除了尿素对渗透压的影响并能说明存在真性低渗透压。

低钠血症伴随低血清渗透压可能与高、低或正常水平的总体钠和 PV 有关。因此，可以通过评估总体钠含量（容量状态）、BUN、SCr、尿渗透压和尿 [Na^+] 来评估低钠血症伴随低渗透压情况（图 16-6）。总体钠增加引起的低钠血症的特征是水肿状态，可见于充血性心力衰竭、肝硬化、肾病和肾

```
┌─────────────────────────┐
│      低钠血症：评估       │
│  血浆[Na⁺]<130mEq/L      │
└─────────────────────────┘
            │
┌─────────────────────────┐
│     测量血清渗透压        │
└─────────────────────────┘
```

低钠血症评估流程图（此处为图示，下列为各框内容）：

正常
280~290
mOsm/kg

非钠溶质
甘露醇
葡萄糖
肾衰竭

低
<280
mOsm/kg

高
>290
mOsm/kg

非钠溶质
葡萄糖
甘露醇
乙醇
甲醇
乙二醇
其他毒素
肾衰竭

评估机体总钠含量
（容量状态）

体钠减低

非肾性钠丢失
（U_{Na}<10~15mEq/L 且
U_{Osm}>400mOsm/kg）
经皮肤丢失
低钠摄入+过量水摄入

肾性钠丢失
（U_{Na}>20~30mEq/L 且
U_{Osm}<300~400mOsm/kg）
应用利尿剂
肾衰
肾小管间质性疾病
盐皮质激素缺乏

体钠正常

SIADH
（U_{Na}>30 且
U_{Osm}>300~400mOsm/kg）

排除甲减
糖皮质激素缺乏
重置渗透调节
慢性肾衰
水中毒
钾缺乏

体钠增高

水肿状态
（U_{Na}<15mEq/L）

慢性心衰
肝硬化
肾病综合征

肾衰
（U_{Na}>30mEq/L）

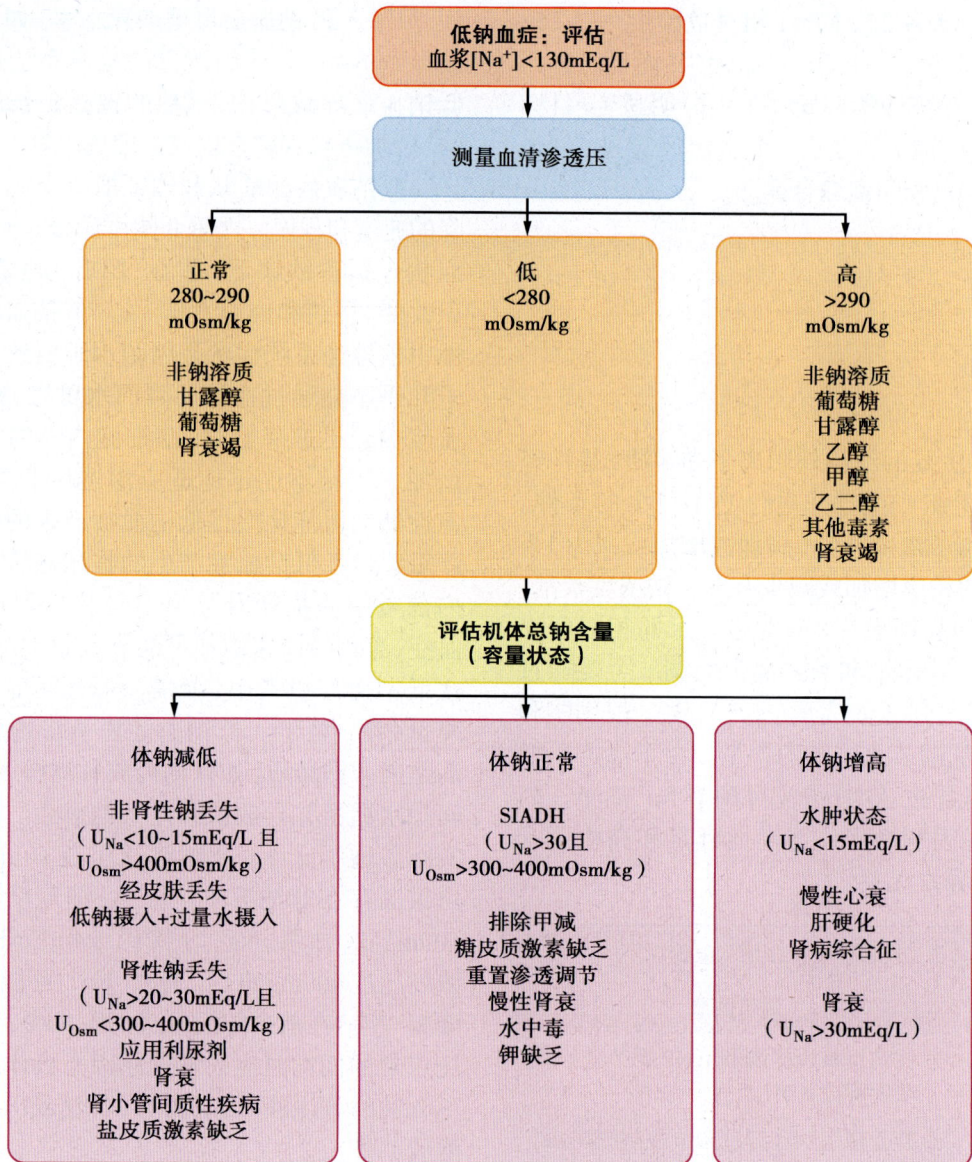

图 16-6　低钠血症的计算评估
CHF，充血性心力衰竭；SIADH，抗利尿激素分泌失调综合征

衰竭。水通道蛋白 2（加压素调节水通道）在实验性充血性心力衰竭[109]和肝硬化[110]中升高，亦可通过慢性血管升压素调节而下降。肾功能不全患者尿液稀释能力下降，如果摄入过量自由水，可导致低钠血症。一般而言，促使住院治疗的疾病会对精氨酸加压素（AVP）的分泌产生大量刺激，这表明低钠液很少用于住院患者[37]。

低容量性低钠血症的潜在机制是持续口服或静脉摄入低渗液引起的容量收缩而分泌 AVP（与 ADH 同义）[111]。在低钠血症患者中，无论钠降低还是升高，血浆和肽素浓度均升高，在 SIADH 患者中则正常[112-113]。血管紧张素Ⅱ也能降低肾自由水清除率。与祥利尿剂不同，噻嗪类利尿剂通过干预远端肾小管的尿稀释作用而促进低容量性低钠血症[111]。当低容量性低钠血症患者尿 Na⁺ 高于 20mmol/L 时，同时伴有血清 K⁺、BUN 和 SCr 增加，提示盐皮质激素缺乏。

脑性盐耗综合征可能是由脑钠肽介导的一种常见的严重症状的失盐状态。与抗利尿激素分泌失调综合征（SIADH）相反，AVP 的分泌正常[111]。患者具有创伤性脑病、蛛网膜下腔出血、肿瘤和感染等疾病可能罹患脑性盐耗综合征。蛛网膜下腔出血患者应用氢化可的松 1 200mg/d 可预防脑盐消耗综合征[114]。

低容量性低钠血症通常与非渗透性血管升压素分泌有关，例如糖皮质激素缺乏症，甲状腺功能

表 16-14　抗利尿激素分泌失调综合征的常见关联

肿瘤疾病	胸部疾病
癌（如肺癌）	肺炎
胸腺瘤	结核
间皮瘤	积脓
淋巴瘤，白血病	囊性纤维化
尤因肉瘤	气胸
类癌	曲霉菌病
支气管腺瘤	**药物相关**
神经系统疾病	磺酰脲类
颅脑损伤，神经外科	阿片类药物
脑脓肿或肿瘤	噻嗪类和袢利尿剂
脑膜炎，脑炎	多巴胺拮抗剂
脑出血	抗惊厥药
格林-巴利综合征	三环类抗抑郁药
脑积水	SSRI 类药物
乙醇戒断	**其他**
周围神经病变	特发性
癫痫发作	精神病
硬膜下血肿	卟啉症

SSRI, 选择性 5 羟色胺再吸收抑制剂。

经许可改编自 Ball SG. Vasopressin and disorders of water balance: the physiology and pathophysiology of vasopressin.Ann Clin Biochem.2007, 44: 417-431。

减退症，噻嗪类诱导的低钠血症，SIADH 和渗透点重建综合征[111]。总体钠和 ECV 相对正常，水肿很少见。SIADH 可能是特发性的，也与中枢神经系统疾病和肺部疾病有关（表 16-14）。低容量性低钠血症通常与给予外源性 AVP、药理学上加强 AVP 的作用、使用其他模拟 AVP 在肾小管中的作用的药物或 AVP 过度异位分泌有关。小细胞肺癌、十二指肠癌和胰腺癌的组织中 AVP 产生也会增加以应对渗透压刺激。

至少 4% 的术后患者血浆 Na^+ 低于 130mEq/L。尽管轻度的术后低钠血症通常不会出现神经系统症状，但偶尔会出现血容量过多的征象。由于静脉注射低渗液、AVP 的分泌和其他因素（包括影响围手术期水平衡的药物和肾功能的改变），低钠血症后出现精神状态改变、癫痫发作和小脑幕疝的情况更少。女性较男性更敏感，绝经前女性比绝经后女性更容易因术后低钠血症导致脑损伤[105]。如果 AVP 持续升高，即使输注等渗液，术后低钠血症也会发展。

如果 Na^+ 浓度和渗透压实测值均低于正常范围，则首先通过阳性体征和实验室数据评估容量状况来进一步评估低钠血症。低血容量患者或水肿患者，BUN 与 SCr 的比值应高于 20∶1。水肿状态和容量不足时，尿 Na^+ 通常低于 15mEq/L，而在继发于肾盐消耗或肾衰竭伴水潴留的低钠血症患者中，尿 Na^+ 一般高于 20mEq/L。

表 16-15 列出了 SIADH 的诊断标准。尿 Na^+ 应高于 20mEq/L，除非液体容量不足。Arieff[116] 认为 SIADH 的诊断应用于术后功能性低血容量患者不准确，根据定义，AVP 分泌是"正常的"。此外，由于不同的 SIADH 患者的特殊分子特征被鉴别出来，SIADH 的定义也正发生着变化[117-118]。

表 16-15　抗利尿激素分泌失调综合征的诊断标准

低钠血症伴随血浆渗透压降低
尿渗透压高于血浆渗透压
肾钠排泄量＞20mmol/L
无低血压、血容量不足和水肿状态
肾功能和肾上腺功能正常
未使用影响肾脏对水和钠处理的药物

改编自 Ball SG. Vasopressin and disorders of water balance: the physiology and pathophysiology of vasopressin. Ann Clin Biochem.2007, 44: 417-431。

非低渗性低钠血症（高渗或等渗）的治疗需要降低有效渗透性物质（例如尿素或甘露醇）的浓度。尿毒症患者需自由水或透析治疗。水肿（高容量）患者要限制钠和水的摄入，同时改善心排出量和肾灌注，并使用利尿剂抑制钠的重吸收（图 16-7）。低血容量性低钠血症患者一般可通过输注 0.9% 生理盐水、减少钠的损耗以恢复血容量。血容量减少的纠正通常会导致 AVP 作用的消除，同时伴随快速利尿。

SIADH 管理的基础是限制自由水和消除原发病。即使过量的 AVP 持续分泌，水的限制能使 TBW 降低 0.5～1L/d，也会降低 ECV。由此导致的肾小球滤过率的降低增强了近端肾小管对盐和水的重吸收，从而减少了自由水的产生，并刺激醛固酮分泌。只要自由水的消耗量（通过肾、皮肤、胃肠）超过自由水的摄入量，血浆 [Na^+] 浓度就会增加。在治疗低钠血症时，血浆 Na^+ 浓度的增加由输注液的成分和肾自由水清除率决定。通过给予呋塞米可增加自由水的排泄。

升压素受体阻断剂可抑制 AVP 对肾集合管的作用[119-122]。这些药物已被证实在低钠血症患者

低钠血症：治疗
血浆[Na⁺]<130mEq/L

治疗基础疾病
停用致病药物

血浆渗透压
正常或升高
≥280mOsm/kg

停用非钠性补液

葡萄糖
甘露醇
尿素

血浆渗透压
低

体内总钠升高
限制钠、水摄入
改善肾脏灌注
　提高心输出量
　（应用正性肌力药物、血管扩张剂）
增加肾血流

（多巴胺）
（利尿剂）
（透析）

体内总钠降低
通过生理盐水恢复血容量

消除过度钠丢失

体内总钠正常
限制水摄入
袢利尿剂联合尿钠替代
　（0.9%或3.0%生理盐水）
药物：锂、去美环素
血透
甲状腺激素替代治疗
V₂受体拮抗剂

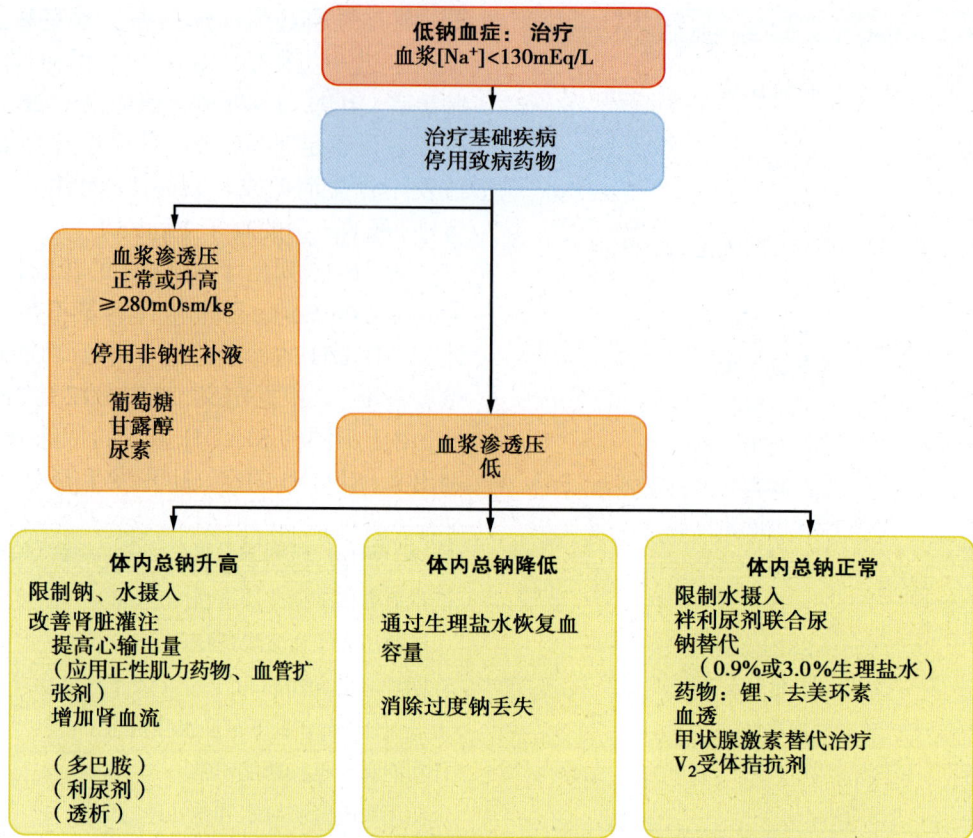

图 16-7　低钠血症可根据病因、血清渗透性的水平和总体钠的临床估计进行治疗

中应用安全有效，对继发于充血性心力衰竭的高容量性低钠血症患者也有特殊价值[119]。考尼伐坦（V1a 和 V2 受体双重阻滞剂），已被批准用于治疗等容性和高容量性低钠血症[121]。然而，由于 V1a 受体阻滞剂具有潜在的降压作用，临界低血压患者需谨慎使用[122]。托伐普坦是一种选择性 V2 受体阻滞剂，在临床试验中也被证明是有效的[132]。Vaptans 正迅速成为治疗等容性和高容量性高钠血症的主流药物[122,124]。

若出现神经系统症状或严重的低钠血症（Na⁺ 浓度＜115～120mEq/L）则需要更积极的治疗。当患者出现癫痫发作或出现继发于静脉补液的急性水中毒症状时应立即给予高渗（3%）生理盐水。在这些患者中，急性低钠血症与严重脑水肿相关，可导致脑疝形成[125]。严重神经症状的患者可以 1～2ml/(kg·h) 的速率输注 3% 生理盐水，此时血浆 Na⁺ 浓度以 1～2mEq/(L·h) 的速度提高。这种治疗不应该持续时间过长，该治疗目标为 Na⁺ 浓度升高不超过 4～8mEq/(L·d)[125]。Na⁺ 增加 4mEq/L 足以减轻急性症状[118]。3% 的生理盐水只能短暂地提高血浆 Na⁺ 浓度，因为 ECV 扩张会使钠的排泄增加。可通过静脉注射呋塞米结合使用 0.9% 或 3% 生理盐水定量补充尿钠损耗，目的是通过提高自由水清除率以快速增加血浆[Na⁺]浓度。

低钠血症的治疗速度也产生了从"过快，过早"到"过慢，过晚"的争议。尽管延迟纠正可能导致神经损伤，但不恰当的快速纠正却可能导致大脑突然脱水（图 16-8）或永久性神经系统后遗症（即渗透性脱髓鞘综合征）[126]，脑出血或充血性心力衰竭。渗透性脱髓鞘综合征的症状从轻微（暂时的行为障碍或癫痫发作）到严重（包括假性延髓性麻痹和四肢麻痹）。神经损伤的主要因素为低钠血症的严重程度、慢性时长以及纠正速度。当低钠血症持续 48h 以上时，渗透性脱髓鞘综合征更可能发生。当血浆 Na⁺ 纠正速度超过 20mEq/(L·d)时，绝大多数患者产生的渗透性脱髓鞘综合征是致命性的。渗透性脱髓鞘综合征的其他危险因素包括乙醇中毒、营养不良、肝脏疾病、烧伤和低钾血症[127]。

临床医生在预测血浆 Na⁺ 浓度增加速度方面，面临着巨大的困难。因为血浆 Na⁺ 浓度的增加由输注液体成分和肾自由水清除率共同决定。可以用以下公式预计 1L 所选输注液产生的血浆 Na⁺ 浓度的预期变化[128]。

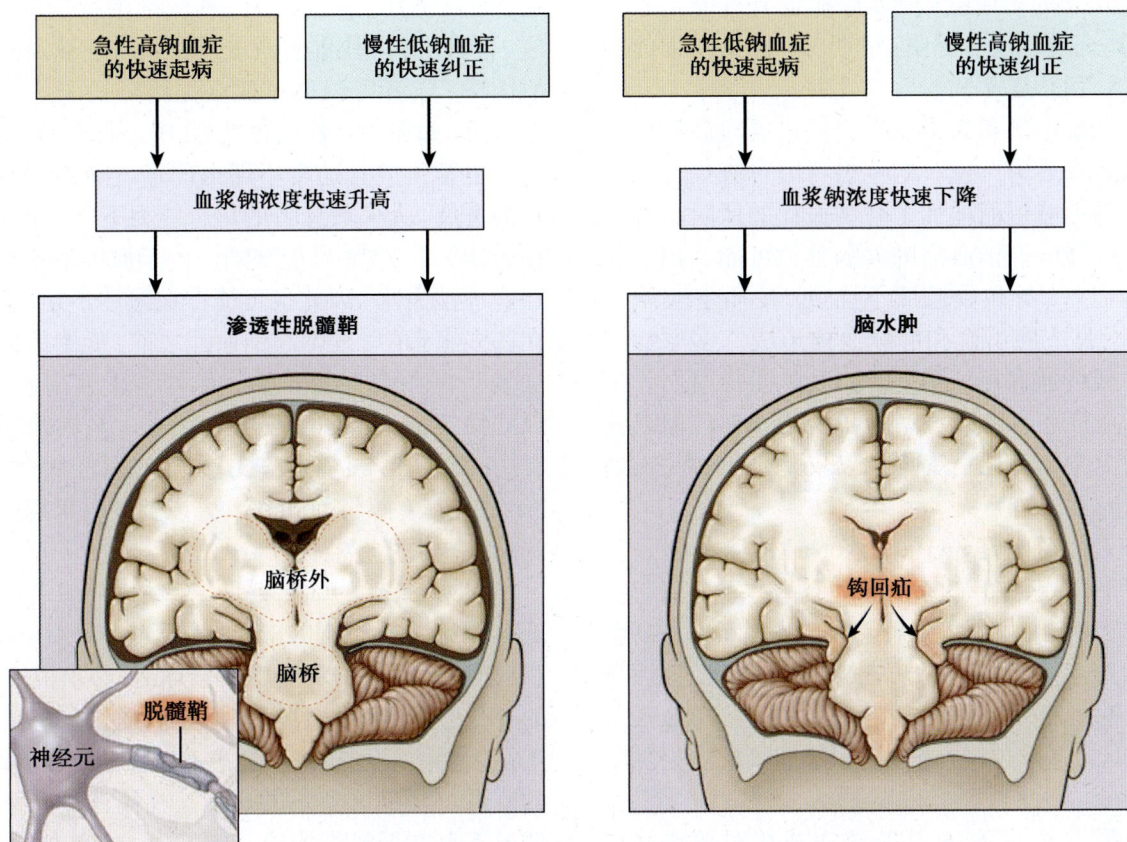

图 16-8　快速纠正高钠血症或低钠血症可导致严重的脑损伤

血浆钠浓度的迅速升高，特别是在过度纠正慢性低钠血症时，可能引发渗透性脱髓鞘综合征（也称为桥脑中央髓鞘溶解症）。血浆钠浓度的快速下降与脑水肿有关，在严重情况下可能进展为脑疝。其原因是水可以自由穿过血脑屏障，而对钠的通透则极为有限（经许可摘自 Sterns RH. Disorders of plasma sodium-causes, consequences, and correction. N Engl JMed.2015，372：55-65）

$$\Delta[Na^+]_s = \frac{[Na^+]_{inf} - [Na^+]_s}{TBW + 1} \quad (16-12)$$

$\Delta[Na^+]_s$=患者血清 Na^+ 变化值，$[Na^+]_{inf}$=Na^+ 输入量，$[Na^+]_s$=血清 $[Na^+]$，TBW=总水量预估值（L），1 表示考虑输注量增加的因子。

当患者症状改善时应该中断或减慢治疗。频繁测定 Na^+ 浓度对于防止在 1h 补钠高于 1～2mEq/L 以及 24h 内高于 8mEq/L 的速率进行校正很重要[127]。开始时血浆 $[Na^+]$ 浓度可以 1～2mEq/（L·h）的速度纠正，之后就应该放慢纠正速度以避免纠正过快。应避免出现高钠血症。一旦血浆 Na^+ 浓度超过 120～125mEq/L，单独限水通常足以 Na^+ 浓度恢复正常。由于急性低钠血症得到纠正，中枢神经系统体征和症状通常会在 24h 内改善，但最大恢复时间可能需要 96h。

对于需要长期进行药物治疗的低钠血症患者，血管升压素受体拮抗剂是目前最有前景的治疗方法[129]。对于无法用药物或高渗盐水进行充分治疗的严重低钠血症患者，血液透析偶尔也是必需的。低钠血症得到改善，注意液体限制也是必要的，以避免低钠血症的复发。

高钠血症

高钠血症（Na^+ 浓度>150mEq/L）一般预示着身体绝对或相对缺水[126]。通常，张力或 $[Na^+]$ 浓度的轻微增加都会增强渴觉并刺激 AVP 分泌。因此，严重的持续性高钠血症只发生在那些不能主动摄入液体来缓解口渴的患者（如反应迟钝的患者、麻醉患者、婴儿）身上。

高钠血症能够导致神经症状（包括昏迷和癫痫发作）的产生、血容量不足、肾功能不全（偶尔进展为肾衰竭）和尿液浓缩能力下降。由于高钠血症通常由尿崩症（DI）或渗透压改变引起的钠和水丢失所致，许多血容量不足或肾脏疾病的患者易患此病。接受过脑垂体手术的术后神经外科患者有发生短暂或长期的 DI 风险。术后第一周，患者可能仅出现几天的多尿症,但多尿症也有可能是永久性的,甚至演化成三部曲:早期 DI,尿液浓缩能力恢复,然后 DI 复发[130]。

在极端年龄和高钠血症突然进展时高钠血症的临床后果最为严重。老年患者因肾脏集合能力下降和渴觉减退而增加了高钠血症的风险。继发于快速进展的高钠血症的大脑萎缩可能会损伤脆弱的脑血管,导致硬脑膜下血肿、皮质下实质出血、蛛网膜下腔出血和静脉血栓形成。多尿症可能会导致膀胱膨胀,肾积水和永久性肾损伤。虽然高钠血症患者的死亡率为40%至55%,但高钠血症是否会提高死亡率抑或仅仅是严重相关疾病的标志尚不清楚。

令人惊讶的是,如果血浆 Na^+ 浓度最初是正常的,那么血浆 Na^+ 的中度急性升高并不会引起中央脑桥髓鞘溶解。然而,血浆 Na^+ 浓度意外增高会对儿童产生严重的后果。在实验动物中,急性严重的高钠血症(从146mg/L 急剧升高至170mg/L),24h 内就会造成神经损伤,提示早期脑桥中央髓鞘溶解[131]。

根据定义,高钠血症是绝对或相对缺水并且总是与高渗性相关。低渗液丢失能够造成高钠血症,如在烧伤、胃肠损失、利尿剂治疗、渗透性利尿、肾脏疾病、盐皮质激素过量或缺乏以及医源性原因中,或者可以通过孤立性水分丧失产生高渗性血流,如在中心性或肾性 DI 中。肾性 DI 比先天形式更常见并且通常不那么严重。随着慢性肾衰竭的进展,大多数患者的集合能力下降,导致与低渗尿相关的 AVP 反应缺陷。由于血容量不足常伴随病理性失水,因此也可能存在灌注不足的迹象。在许多患者中,发生高钠血症之前,低渗尿量的增加表明存在水平衡异常。尽管很少致高钠血症,孤立性钠摄入偶尔会出现在接受大量钠治疗的患者中,如用 8.4% 碳酸氢钠治疗代谢性酸中毒时,Na^+ 浓度大约为 1 000mEq/L,以及围手术期或院前的高渗盐水复苏液治疗。

根据 ECV 的临床评估,高钠血症患者可分为低容量组、正常容量组和高容量组(图 16-9)。注意,血浆 Na^+ 浓度不能反映全身钠,必须根据 ECV 的充分迹象单独估算。多尿性高血钠症患者可能正在接受溶质利尿或可能患有 DI。尿钠和渗透压的测量可帮助区分不同病因。在高渗性和多尿症情况下存在低渗性尿液(渗透压<150mOsm/kg),可诊断为 DI。

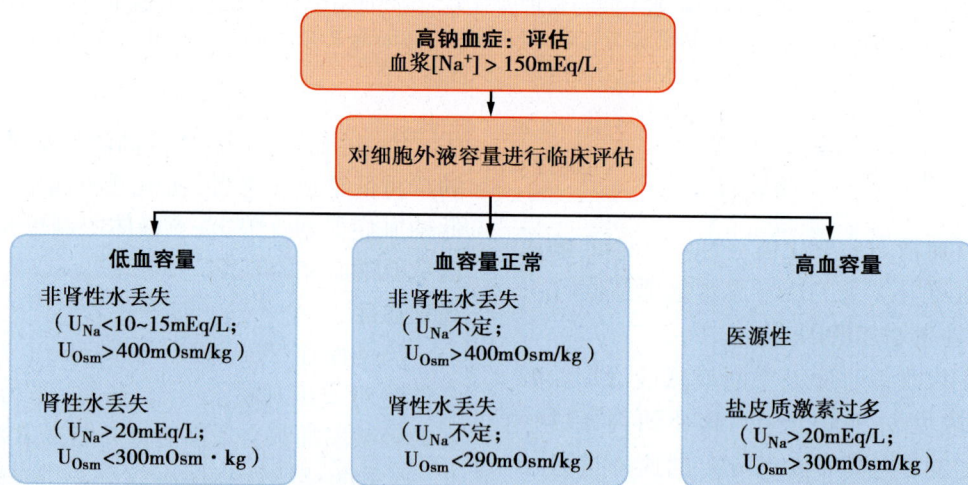

高钠血症:评估
血浆[Na^+] > 150mEq/L

对细胞外液容量进行临床评估

低血容量	血容量正常	高血容量
非肾性水丢失 (U_{Na}<10~15mEq/L; U_{Osm}>400mOsm/kg)	非肾性水丢失 (U_{Na}不定; U_{Osm}>400mOsm/kg)	医源性
肾性水丢失 (U_{Na}>20mEq/L; U_{Osm}<300mOsm·kg)	肾性水丢失 (U_{Na}不定; U_{Osm}<290mOsm/kg)	盐皮质激素过多 (U_{Na}>20mEq/L; U_{Osm}>300mOsm/kg)

图 16-9　首先根据细胞外容积将患者评估为低容量、容量正常和高容量三组,然后评估潜在的原发病

治疗因失水导致的高钠血症需要及时补水,并注意补充总体钠和其他丢失的电解质(表 16-16)。治疗高钠血症的常见错误包括过快纠正,以及未能意识到水分缺失的严重程度,未能解释正在进行的维持治疗需求以及计划治疗中持续的液体流失[132-134]。

治疗高钠血症的第一步是估计 TBW 消耗值,将血浆 Na^+ 浓度测量值代入以下等式。

$$总缺水量预估值 =0.6× 体重(kg)×[([Na^+]- 140)/140]　(16-13)$$

140mEq/L 是 Na^+ 浓度正常范围的中间值。Adrogué 和 Madias[132] 提出了预估 1L 输注液产生的血浆 Na^+ 浓度预期变化的方程式(方程 16-12)。

为了防止神经系统后遗症如癫痫发作或脑水

表 16-16　高钠血症：急性处理
钠耗竭（低血容量）
低血容量纠正（0.9% 生理盐水）
高钠血症纠正（低渗液）
钠超负荷（高血容量）
增强排钠（袢利尿剂、透析）
补水（低渗液）
总体钠正常（正常容量）
补水（低渗液体）
控制尿崩症
中枢性尿崩症
DDAVP，鼻腔内 10～20μg；2～4μg 皮下注射
水性升压素，5U 每 2～4h 肌内注射或皮下注射
肾性尿崩症
限钠，限水
噻嗪类利尿剂

DDAVP，去氨加压素。

肿的发生，必须缓慢纠正高钠血症（图 16-8）。在细胞水平上，张力改变后细胞体积恢复迅速，因此，高钠血症急性治疗可能导致细胞超过原始正常体积。缺水应该在 24～48h 内补足，初始时血浆 Na^+ 纠正速度不应该超过 1～2mEq/（L·h）；如果高钠血症超过 2d，则纠正量不超过 10mEq/（L·d）[126,132]。应处理可逆的潜在病因。若血容量低，应立即用 0.9% 生理盐水进行纠正。虽然 0.9% 生理盐水的 Na^+ 浓度为 154mEq/L，但该溶液可有效治疗细胞体积减小，并能使低血容量性高钠血症患者超过 154mEq/L 的 [Na^+] 浓度降低。一旦纠正了血容量不足，就可以根据患者耐受口服补液的能力，通过口服或静脉注射低渗液体来补充水分。某些高钠血症患者可以使用袢利尿剂或透析加速钠排泄。在急性严重高钠血症中，相较于缺水预估和低渗液的输注，静脉血液滤过治疗更能降低死亡率[134-135]。

根据中枢性 DI 或肾性 DI 处理高钠血症（表16-16）。治疗中枢性 DI（AVP 敏感性缺陷综合征）的两种最适药物是去氨加压素（DDAVP）和水性加压素。DDAVP 以 1～4μg 皮下给药或 5～20μg/12～24h 鼻内给药，对于大多数患者是有效的。DDAVP 是首选，因为它的作用持续时间比 AVP 长，且无血管收缩效应[135]。不完全 AVP 敏感性缺陷（某些 DI）通常可以予刺激 AVP 释放或增强 AVP 肾效应的药物进行有效治疗。

氯磺丙脲（加强血管升压素的肾效应）和卡马西平（增加血管升压素分泌）已被用于治疗部分中枢性 DI，但临床使用中有一些重要的副作用。在

肾性 DI 中，限制盐和水或使用噻嗪类利尿剂可诱导 ECV 收缩，从而增强近端小管中的液体重吸收。如果通过集合管的滤液减少，则排出的水也会减少。然而，噻嗪类利尿剂的治疗效果有限[134]。

钾

生理作用

钾离子在维持细胞膜稳定中起着重要作用，特别是维持中枢神经系统和心脏细胞膜的静息膜电位和动作电位中也起着尤为重要的作用。钾通过钠钾三磷腺苷酶（ATPase）泵的作用被主动转运至细胞内，保持细胞内钾离子浓度是细胞外的 30 倍。细胞内钾浓度通常是 150mEq/L，而细胞外浓度仅为 3.5～5mEq/L。由于凝血过程中细胞溶解而导致血清钾离子浓度比血浆中的高约 0.5mEq/L。对于一个体重为 70kg 的成年人来说，体内总钾离子浓度约 4 256mEq，其中 4 200mEq 存在于细胞内，56mEq 存在于细胞外，仅有 12mEq 是存在于血浆中的。细胞内外钾离子的浓度梯度有助于维持细胞膜的跨膜静息电位，从而保持心脏和神经肌肉传导的完整性。维持细胞内钾离子浓度的主要机制是由于细胞内外存在的电压差，将三个钠离子从细胞内运送到细胞外的同时将两个钾离子转入细胞内。胰岛素和 β 受体激动剂都能促进钾进入细胞内[136-137]。代谢性和呼吸性酸中毒使钾从细胞内到细胞外，使血钾浓度升高，而代谢性和呼吸性碱中毒会使细胞内钾离子浓度升高。

通常每天钾离子的摄入量为 50～150mEq。大部分的钾离子经过肾小球的自由滤过可随尿液排出体外，还有少量随粪便排出。大多数自由滤过的钾离子可以重吸收，通常，每日排泄的钾离子和每日摄入的钾离子相等。除非钾的摄入量大于正常，只要肾小球滤过率在 8ml/min 以上，每日饮食中钾离子均可排出体外。假设血浆中钾离子 4mEq/L 并且肾小球滤过率为 180L/D，那么 720mEq 的钾离子每日可被滤出，其中 85% 到 90% 是在近曲小管和亨利氏环重吸收的。其余 10%～15% 的钾离子到达远曲小管，远曲小管是钾离子排泄调节的主要场所。钾离子的排泄是通过钾离子通道的开放以及电压驱动力实现的。

钾离子排泄的两个最重要调节介质是血浆钾和醛固酮。高钾血症、醛固酮、碱血症可以使远曲小管和皮质集合管分泌的钾离子增加，远端小管和集合管分泌的 Na^+ 增加，通过肾脏的尿液流速加

快,同时也有不能重吸收的阴离子如羧青霉素、磷酸盐和硫酸盐。随着钠离子重吸收的增加,抑制钾离子重吸收的电压驱动力也相应增加。醛固酮通过诱导上皮钠离子通道的开放增加钠离子的重吸收;保钾利尿剂(阿米洛利和氨苯蝶啶)和甲氧苄啶阻断上皮钠通道,从而增加钾离子的重吸收。镁的缺乏会导致肾脏钾的流失。

低钾血症

在健康人中少见,低钾血症 K^+ 浓度<3.5mEq/L是应用利尿药治疗过程中一种常见的并发症,偶尔会使其他疾病以及治疗方案变得更加复杂(表16-17)。血浆钾离子很难反映全身的钾离子浓度;血浆中低钾血症可能发生于全身血钾正常、低血钾或高血钾的情况下。然而,一般而言,血浆 K^+ 以 1mEq/L 慢性消耗,全身钾离子将缺少约200～300mEq。在简单的低钾血症中,如果血浆 K^+ 低于 3mEq/L,那么体内总钾离子缺乏将超过 300mEq,如果血浆 K^+ 低于 2mEq/L,那么体内总钾离子缺乏将超过 700mEq。

表 16-17　钾离子经肾脏流失的原因

药物
　利尿剂
　　噻嗪类利尿剂
　　循环利尿剂
　　渗透性利尿剂
　抗生素
　　青霉素,青霉素类似物
　　两性霉素 B
　　氨基糖苷类

激素
　醛固酮
　糖皮质激素

尿碳酸氢盐
　远端肾小管酸中毒
　治疗近端肾小管酸中毒
　纠正代谢性碱中毒

镁离子缺乏

其他不太常见的原因
　顺铂
　碳酸酐酶抑制剂
　白血病
　急性肾小管坏死的利尿期

内在肾运输的缺陷
　巴特综合征
　Gitelman 综合征

改编自 Weiner ID, Wingo CS. Hypokalemia: consequences, causes, and correction. *J Am Soc Nephrol*. 1997, 8: 1179-1188.

低钾血症的症状和体征主要与神经肌肉和心血管功能有关。低钾会导致肌肉无力,严重时甚至可能导致瘫痪。当钾离子慢性丢失时,细胞内与细胞外的比率仍然相对稳定;相反,急性的钾离子从细胞外到细胞内的再分配会显著改变静息膜电位。心律失常是钾离子缺乏症最危险的并发症之一。急性低钾血症可引起心肌细胞超极化,可能引发心室逸搏活动、折返现象异位性心动过速以及传导延迟。在接受地高辛治疗的患者中,低钾能够通过增加心肌和地高辛结合以及增加药理作用从而加剧了药物的毒性。低钾血症可与全身性高血压相关,特别是与高钠饮食相结合时会加剧高血压。对于糖尿病患者而言,低钾可以减弱胰岛素分泌并且降低末梢器官对胰岛素的敏感性。多少范围内的低钾对麻醉是安全的,还没有一个明确的界定。对于心脏手术患者,钾离子浓度低于 3.5mEq/L 可能与围手术期心律失常以及心房颤动的发生率增高相关[138]。

钾离子缺乏可引起肾脏浓缩功能障碍,并且导致多尿以及 GFR 下降。补充钾离子虽然不会在几个月内改善肾脏的浓缩功能,但是可以提高GFR。如果长时间的低钾血症不予治疗,那么有可能造成慢性肾功能不全。在动物实验中发现,低钾血症对肾脏造成的损伤类似于肾血管收缩导致的缺血性肾损伤[139]。

低钾血症可能与体内总钾的慢性消耗或者钾离子从 ECV 向 ICV 快速再分配相关。钠钾 ATP酶泵被细胞外高钾或者细胞内钠离子浓度增高以及胰岛素、碳水化合物(刺激内源性胰岛素释放)、 β_2-受体激动剂、醛固酮等激活从而诱使钾离子向细胞内再分布,同时代谢和呼吸碱中毒均可导致血浆钾离子降低。

慢性低钾血症的原因包括引起肾脏钾离子保护障碍的相关病因(肾脏外钾离子的损失,少尿钾)以及经肾脏钾离子的浪费(图 16-10)[140]。少尿钾提示平日摄入不足或肾外消耗过多(可能最近有使用利尿剂的情况)。利尿剂引起尿钾的丢失往往与低钾血症、继发性醛固酮分泌增加、碱血症以及肾小管流速增加相关。醛固酮并不引起肾脏钾的丢失,除非在钠离子丢失的情况下,也就是说,醛固酮主要控制钠离子重吸收,而不是钾离子排泄。肾毒性药物如氨基糖苷类抗生素或两性霉素 B 可以导致肾小管的损伤,也可引起经肾脏钾离子大量丢失。

低钾血症的初步评估包括病史(如腹泻、呕

伴有K$^+$排出高的低钾血症

K$^+$排出高的原因是什么？

皮质集合管高流量

皮质集合管高[K$^+$]

尿渗透摩尔是多少？

细胞外液容量如何？

电解质
- 利尿剂
- 其他抑制上游NaCl重吸收的状况

有机物
- 葡萄糖
- 甘露醇
- 尿素

低

尿Na$^+$和尿Cl$^-$是否同时增高？

不低
- 盐皮质激素增多状态

否

是
- Bartter或Gitelman综合征 高钙血症 肾小管性酸中毒
- 药物（利尿剂，顺铂，氨基糖苷类药物）
- 其他肾小管损伤

只Na$^+$增高
- 碳酸氢尿（呕吐）
- 其他阴离子过度排出

只Cl$^-$增高
- 腹泻，滥用泻药

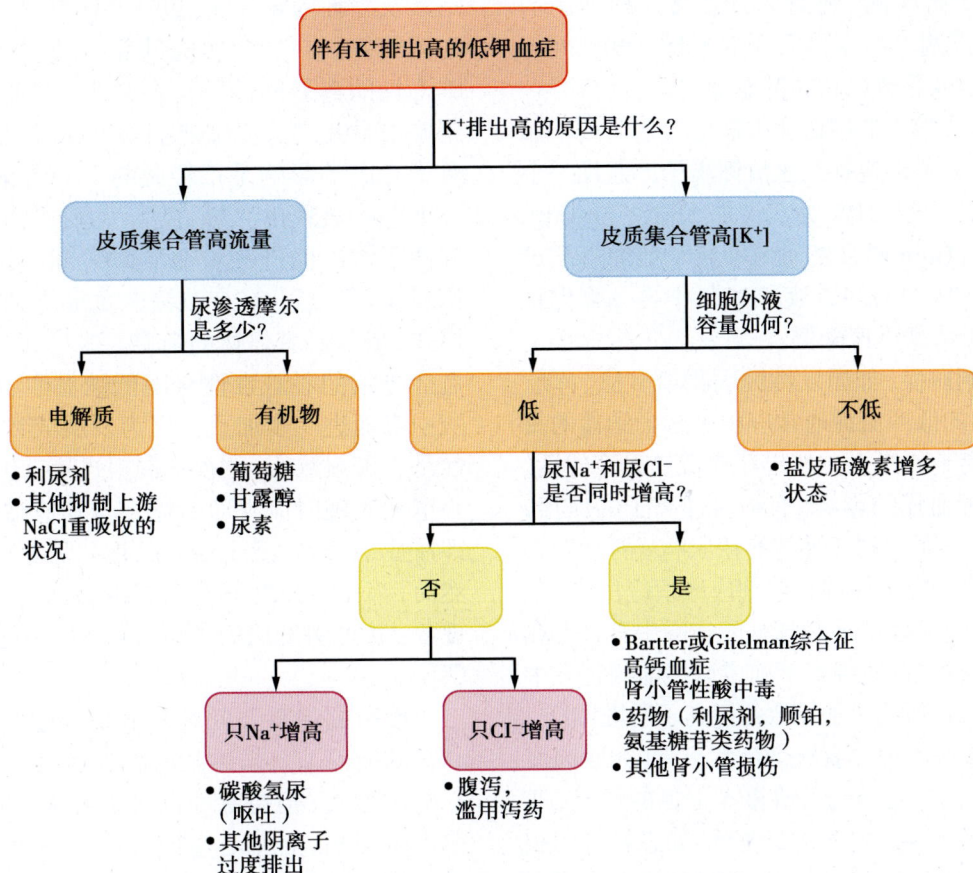

图16-10 高排泄导致的低钾血症的诊断流程图

（改编自 Lin SH, Halperin ML. Hypokalemia: a practical approach to diagnosis and its genetic basis. *CurrMed Chem.*2007, 14: 1551-1565）

吐、利尿、或使用泻药）、体格检查（如高血压、库欣综合征的特点、水肿）、血清电解质的测量（如镁）、动脉血 pH 值和心电图（ECG）评价。24h 尿钠和钾的测定可以区分肾脏外原因性低钾的原因。由于氨基糖苷类药物和顺铂的治疗导致的镁离子缺乏，可以产生顽固性低钾血症。血浆肾素和醛固酮水平可能对不明原因低血钾症的鉴别诊断是有帮助的，尤其是在怀疑原发性醛固酮增多症的时候[141]。与低钾血症相关的特征性心电图改变包括 T 波低平倒置、显著 u 波和 st 段压低。

低钾血症的治疗包括补充钾离子，纠正碱血症以及去除药物因素影响（表 16-18）。继发于急性二次再分配导致的低钾血症（如继发于急性碱血症）可能不需要治疗。有补钾治疗没有症状或体征的轻中度低钾血症（3～3.5mEq/L）的患者没有迫切补充钾离子的需要。如果全身钾离子减少，口服补钾优于静脉注射。钾离子通常以氯化物的形式存在，因为共存的氯化物缺乏可能限制肾脏保存钾离子的能力。

表 16-18　低钾血症的治疗
纠正诱发因素
增加的 pH 值
减少的 Mg^{2+} 浓度
药物
轻度低钾血症（[K$^+$]>2mEq/L）
氯化钾静脉滴入≤10mEq/L
严重低血钾（[K$^+$]≤2mEq/L，瘫痪或有心电图改变）
氯化钾静脉滴入≤40mEq/L
连续心电图监测
如果有生命危险，5～6mEq 一次性负荷给药

必要时进行静脉补钾，必须谨慎实施（即通常的速度在 10～20mEq/L/H）以免血浆中钾离子浓度增长过快。在快速补钾（20～40mEq/L/H）过程中必须监测血浆钾离子浓度的变化和心电图避免并发高钾血症。要特别小心那些同时合并可以引起细胞外钾离子进入细胞内的疾病的患者，这些疾病包括如酸血症、Ⅳ型肾小管酸中毒、糖尿病，或

服用非甾体类抗炎药、血管紧张素转换酶抑制剂或β₂受体阻滞剂。β₁受体阻滞剂不延迟细胞外钾离子进入细胞或导致患者高钾血症[142]。

然而，在继发于低钾血症引起危及生命的心律失常患者中，必须迅速补充血清钾离子。假设一个体重70kg的成年人，PV为3L，那么输注6mEq/L的钾离子，在1min内会使血浆钾离子增加不超过2mEq/L；而后续的向间质液和ICV中再分配也将使血浆钾离子浓度迅速降低。

高醛固酮血症（如原发性醛固酮增多症、库欣综合征）引起的低钾血症通常应积极减少钠盐的摄入并增加钾离子的摄入。如果存在低镁血症的话，会加重对低钾血症的影响，有损对钾离子的保存，是应该进行治疗的。对于那些有糖尿病或肾功能不全患者补充钾或应用保钾利尿剂应谨慎应用，以免发生急性高钾血症。患有糖尿病酮症酸中毒且存在低钾血症的患者，输注钾离子前应该提前纠正酸中毒，避免随着pH值的增加导致的钾离子浓度剧降。

对于正常血清钾伴有缺钾症状患者（如肌肉疲劳）或曾经存在钾离子流失或摄入不足的情况，或可能是特殊情况导致的钾离子缺乏（如患者应用利尿剂、洋地黄或β₂受体激动剂），肌肉活检肌肉钾离子浓度测量是一个能检测和量化缺钾程度的方法。

高钾血症

高钾血症（K⁺浓度＞5mEq/L）最致命的表现

是累及心脏传导系统，包括心律失常、传导异常和心搏骤停。在麻醉实施过程中，高钾血症引起心脏毒性的典型的例子是在截瘫、严重烧伤患者应用琥珀胆碱[143]。当血浆钾离子浓度低于6mEq/L，对于心脏的影响是很轻微的。随着浓度的增加，心电图将表现出T波高尖，尤其在胸导联。随着钾离子浓度的进一步增加，PR间期延长，P波振幅减小。最后，QRS波幅变宽形成到一个正弦波模式，成为心脏停搏的前奏（图16-11）[136]。高钾血症导致的心脏毒性会因低钠血症、低钙血症和酸中毒而进一步加重。因为发展成致命的心脏毒性是不可预测的，往往进展很迅速，出现高钾血症心电图表现时应立即治疗。与其他临床表现的高钾血症，出现危及生命心脏症状需要更紧急治疗。然而，当血浆钾离子接近7mEq/L时会出现肌无力现象，并可能发展为弛缓性麻痹、不能出声，呼吸骤停。

诊断的最重要问题是病史，近期药物治疗史和肾功能评估。虽然某些高钾血症患者可建议行心电图检查，但是除非高钾血症对心脏传导和节律产生影响，否则心电图并不是一个敏感的和特异性的检测高钾血症的方法。如果同时出现了低钠血症，则应对肾上腺功能进行评估。

高钾血症在全身钾离子高、低以及正常的情况下都可以发生。因醛固酮是调节钾离子排泄的

血清钾	典型的心电图表现	可能的心电图异常
轻度的（5.5~6.5mEq/L）	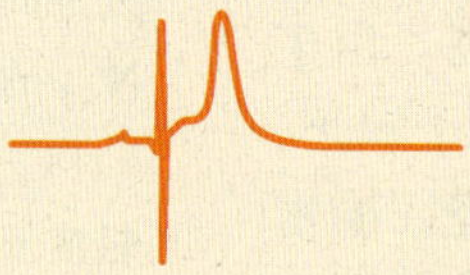	T波高尖 PR段延长
中度的（6.5~8.0mEq/L）	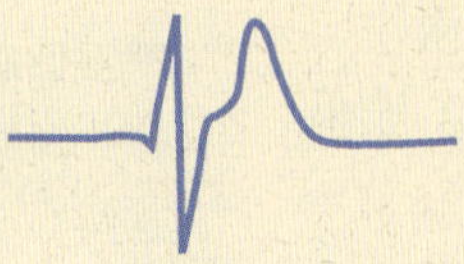	p波丢失 QRS间期延长 ST段抬高 异位搏动和逸搏节律
严重的（>8.0mEq/L）	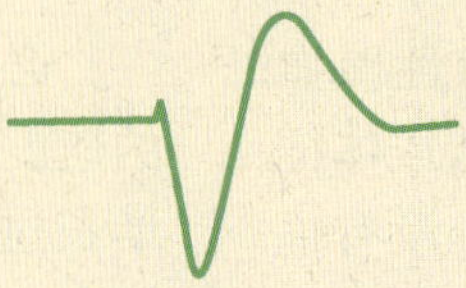	QRS波逐渐增宽 正弦波 心室颤动 心搏停止 轴线偏差 束支传导阻滞 分支阻滞

图16-11　高血钾的心电图表现

（经许可改编自Sood MM, Sood AR, Richardson R. Emergency management and commonly encountered outpatient scenarios in patients with hyperkalemia. *Mayo Clin Proc.*2007, 82：1553-1561）

主要因素,那么肾上腺皮质功能不全、肾功能不全、高龄和低肾素醛固酮减少症以及与糖尿病相关疾病可引起醛固酮缺乏,可导致高钾血症的发生[144]。因为肾脏是钾离子排泄的主要途径,那么严重的肾功能不全会引起高钾血症。尽管肾小球滤过率显著下降,只要肾小球滤过率超过8ml/min,慢性肾功能不全的患者可以维持正常的血浆钾离子浓度,因为尿钾排泄主要依赖于肾小管的分泌,而不是肾小球的滤过。

药物是引起高钾血症的最常见原因,尤其是对于老年人。限制钾离子排泄的药物包括非甾体类抗炎药、血管紧张素转换酶抑制剂、环孢素和利尿剂如氨苯蝶啶钾。药物引起的高钾血症最常发生于合并其他危险因素的患者,如糖尿病、肾功能不全,高龄或低肾素醛固酮减少症[145-146]。充血性心脏衰竭患者应用ACEI类药物特别容易产生高钾血症[147]。服用ACEI类药物的患者发生高血钾的概率约为38%。两个新的钾离子的结合剂,帕替罗姆(patiromer)和环状硅酸盐锆钠,可以对服用ACEI类药物的患者的高钾血症产生慢性预防的作用[148-150]。

在体内钾离子正常的患者中,由于酸血症、分解代谢增加或横纹肌溶解引起的高钾血症可能伴随着钾离子的突然转移。代谢性酸中毒和呼吸性酸中毒倾向于导致血浆钾离子浓度增加。然而,有机酸中毒(即乳酸酸中毒、酮症酸中毒)对钾离子的影响不大,而矿物酸会引起明显的细胞变化。酸性导致的氢离子增加,如果细胞外阴离子增多也会导致血钾浓度升高。无论是乳酸和酮酸都存在于细胞外液。因此,在这种情况下,高钾血症反映了组织损伤程度或缺乏胰岛素的程度。钾离子从采血管中的细胞大量释放可产生假性高钾血症,假性高钾血症可以通过比较从相同的血液样本血清和血浆中钾离子的水平进行诊断。恶性高热通常伴有高钾血症。

高钾血症的治疗目的是消除病因,恢复细胞膜的兴奋性,并去除体内的钾离子(图16-12)[136-137,146,151]。9α氟氢化可的松治疗(0.025~0.10mg/d)可治疗盐皮质激素缺乏。继发于洋地黄中毒导致的高钾血症,试图将钾离子从ECV转移向ICV,往往是无效的。在这种情况下,可以使用地高辛特异性抗体。

严重的高钾血症的应急管理方法详见表16-19。将钾离子从细胞外转运至细胞内,或者排除多余的钾离子可以拮抗细胞膜的兴奋性;输注入氯化钙也可以降低膜的阈电位[152]。明确的治疗如下,快速输注氯化钙(1g氯化钙输注时间大于3min,或三瓶10%葡萄糖酸钙超过5min)可以稳定心律(表16-19)。如果怀疑是洋地黄中毒则应小心地给予钙离子。胰岛素以剂量依赖性的方式,通过增加钠/钾ATP酶泵的活性,增加细胞对钾离子的吸收。伴随当在50ml 50%的葡萄糖溶液中加入5~10u的胰岛素静脉输注时,胰岛素能更好地增加细胞对钾离子的吸收[136,145]。过量的胰岛素并不能够增加降低血钾的效果,反而会加重低血糖的风险[153]。β$_2$肾上腺素能药物如沙丁胺醇同时增加钾离子的摄取降低血浆钾离子浓度,形成急性血钾降低。沙丁胺醇作为一个选择性β$_2$受体激动剂,通过吸入或静脉注射给药的方式可迅速降低血清钾离子浓度1mEq/L或更多,不过应用β$_2$受体激动剂的同时可能会使心律失常的治疗变得更为复杂[136]。虽然碳酸氢钠一直被认为是治疗高钾血症的方法之一,然而单独使用碳酸氢盐治疗高钾血症,效果并不理想,除了对于代谢性酸中毒的患者,似乎不再受到青睐[150]。

钾离子可通过肾脏或胃肠道排出体外。呋塞米以剂量依赖性方式促进尿钾排泄。聚磺苯乙烯钠散树脂(聚苯乙烯磺酸钠),促进钠钾交换,可以口服(30~60g)[154]或灌肠(50g,20%山梨醇200ml)。然而,钠超载和血容量超负荷是潜在风险。对急性肾损伤或慢性肾衰竭患者可能需要进行血液透析和连续肾脏替代治疗[151]。

钙

生理作用

钙离子是一种主要存在于细胞外液中的二价阳离子。游离钙离子浓度在细胞外大约是1mM,而游离钙离子在细胞内接近100nM,细胞内和细胞外的梯度比大约10 000:1。循环中钙离子,一部分与蛋白相结合(40%~50%),一小部分会和无机阴离子相结合(10%~15%),还有一部分解离的(45%~50%),这部分是为了调节生理活性和自我稳定。急性酸血症增加游离钙离子浓度,急性碱血症会降低离子游离钙离子浓度[155]。对于一些危重患者,利用间接计算得出的全身钙离子浓度来测量白蛋白的含量是不准确的[156],游离钙离子浓度应该直接测量。

一般来说,钙离子对于哺乳动物进行的所有运动都是必不可少的。钙离子对于正常的兴奋-收

是否存在威胁生命的高钾血症？
心电图有何改变？
存在高危因素（肾衰，血透，可引起高钾的药物）
血清钾>6.5mEq/L

否

是

第一步：稳定心肌

静脉应用氯化钙或葡萄糖酸钙
（10%，10mL）

如心电图改变持续存在，可再次应用

K+
ECF

ICF

第二步：使钾离子转移至细胞内

常规胰岛素静注（5~10U）
静脉应用葡萄糖（25~50g）
每20min复查血糖

沙丁胺醇雾化吸入（10~20mg）或
定量吸入（0.18mg）

第三步：增强钾的排出

K+

低

患者的容量状态

离子交换树脂与泻药
联用

如有需要，尝试采用0.9% NaCl
容量复苏治疗

正常或容量高

是否有尿排出

是

否

血透

尝试袢利尿剂如速尿
（80~240mg）

无反应

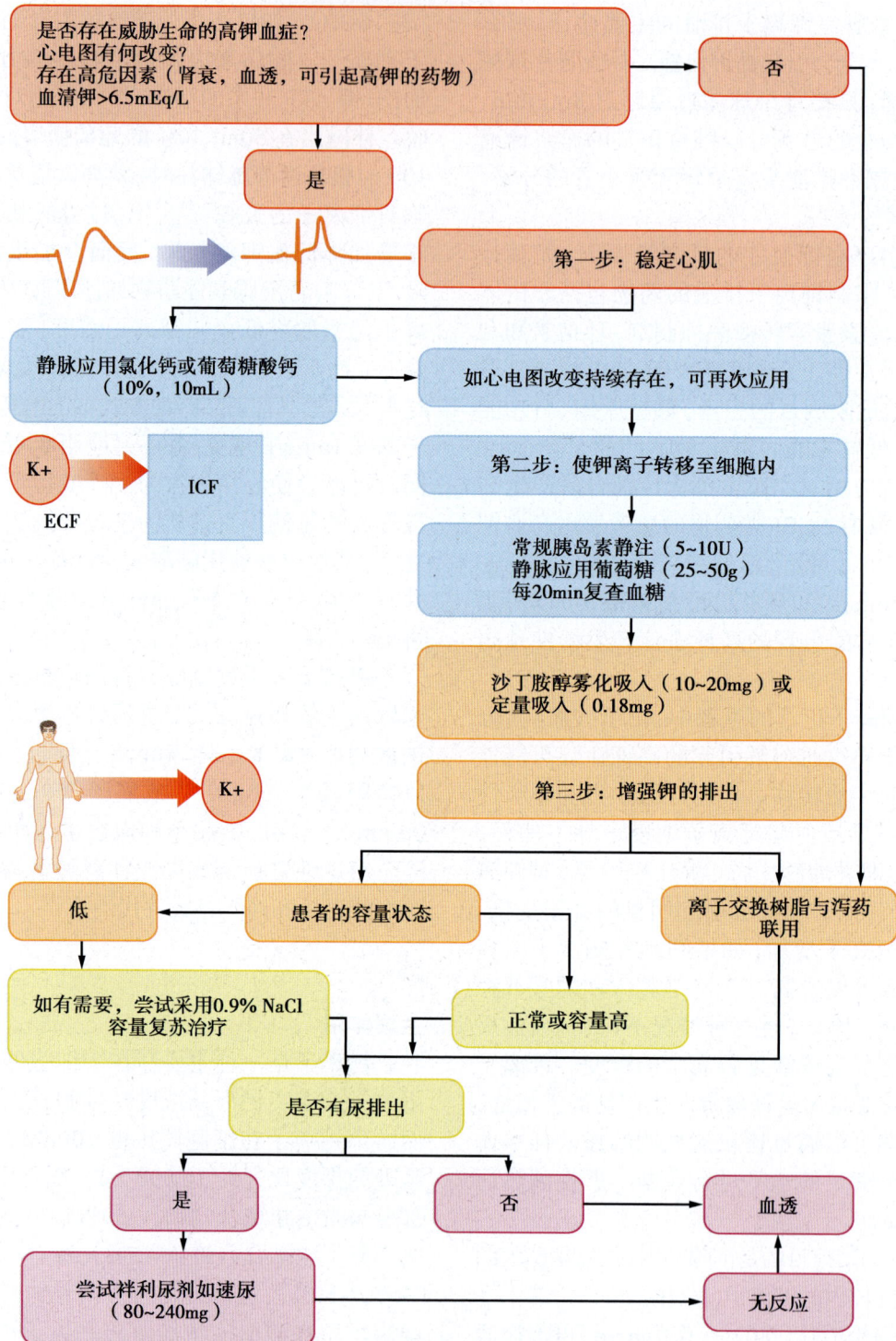

图 16-12　高钾血症的系统处理方法

ECF，细胞外液；ECG，心电图；ICF，细胞内液；IV，静脉注射；K，钾；MDI，吸入器；NaCl=氯
化钠（经许可改编自 SoodMM，Sood AR，Richardson R. Emergency management and commonly
encountered outpatient scenarios inpatients with hyperkalemia. *MayoClin Proc.*2007，82：1553-1561）

表 16-19　重度高钾血症治疗

改变膜的功能

　　钙离子（10ml 10% 氯化钙静脉注射超过 10min）

将细胞外 K⁺ 转移到细胞内

　　葡萄糖和胰岛素（胰岛素 5～10U 每 25～50g 葡萄糖）

　　碳酸氢钠[50～100mg/（5～10min）]

　　β₂-受体兴奋剂

清除体内钾离子

　　利尿剂（作用于近端肾小管或亨利循环）

　　钾交换树脂（聚磺苯乙烯）

　　血液透析

监测心电图和血清 K⁺ 水平

　　钾浓度（$[K^+]$）>6.5mEq/L 或心电图变化。

缩偶联是必要的，钙离子对于肌肉组织的正常功能，纤毛运动，有丝分裂，神经递质释放，酶分泌和激素分泌也是必需的。环腺苷酸（cAMP）和磷脂酰肌醇，这是主要的第二信使调节细胞代谢，主要是通过钙离子起到调节作用的。许多胞内酶系统的激活需要钙离子。钙离子对于心脏起搏活动的产生和心脏动作电位的产生都起到重要的作用，

也是维持动作电位平台期的主要离子。钙离子在维持细胞膜和骨结构中也起重要作用。

　　血清钙离子受多因素调控（图 16-13）[157]，包括钙受体和激素[157-158]、甲状旁腺激素（PTH）和骨化三醇等调节血清钙离子[159]最重要的神经体液介质，能够动员骨钙，增加肾小管重吸收钙，和增强肠道对钙离子的吸收。在紫外线刺激下经皮肤摄入的维生素 D，在肝脏中代谢为 25-羟基骨化二醇，在肾脏中形成的活性代谢产物为 1-羟基骨化二醇。即使在饮食钙摄入量不足的情况下，PTH 和维生素 D 也能通过动员骨骼钙来维持正常的循环钙离子。PTH 和骨化三醇除了在调节血清钙离子中发挥了关键的作用，在骨吸收中也起着关键的作用。核因子-B b（秩）受体激活剂（RANKL）和骨保护素在分子排列中起着关键作用；RANKL 结合刺激破骨细胞的活性，而对 OPG RANKL 一种可溶性的受体结合被扰乱[160]。

低钙血症

　　低血钙（游离 Ca^{2+} 浓度<4mg/dl 或<1mM/L）的发生是由于 PTH 或骨化三醇不起作用或是因为钙离子螯合沉淀，而不单单因为钙离子的不足。

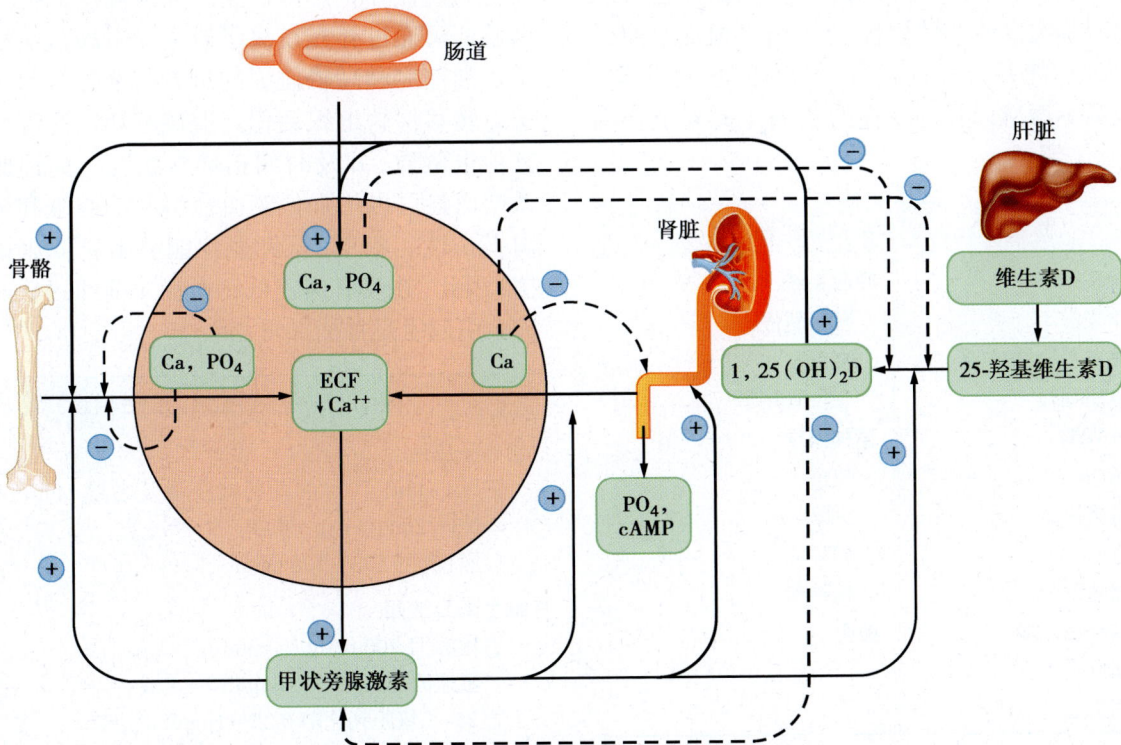

图 16-13　调节系统维持 Ca^{2+} 稳态的示意图

实线箭头和线条表示甲状旁腺激素（PTH）和 1，25（OH）D（二羟基维生素 D）对其靶组织的作用；虚线箭头和线条显示细胞外钙离子（Ca²）或磷酸盐离子（PO³）对调节矿物质代谢的组织的直接作用实例。Ca，钙；cAMp，环腺苷酸；ECF，细胞外液；PO₄，磷酸（经许可改编自 Brown EM, Pollak M, Hebert SC. The extracellular calcium-sensing receptor：Its role in health and disease. *Annu RevMed.*1998, 49：15-29）

严重的低镁或高镁血症导致甲状旁腺的抑制、手术损伤或切除了甲状旁腺均可引起 PTH 缺乏。甲状腺切除术患者中，约 5% 会发生永久性低钙血症，尤其是接受颈部中央淋巴结清扫术的患者[161]。Burns、脓毒症和胰腺炎可抑制甲状旁腺功能并干扰维生素 D 的作用。饮食中维生素 D 缺乏或患者阳光照射不足导致维生素 D 吸收不良也可能造成维生素 D 的不足。摄入过多磷酸盐、继发于化疗后的细胞溶解或由于细胞破坏可能会导致高磷血症从而引起低钙血症。磷酸氢钙复合物沉淀导致高磷血症，然而，在磷酸盐浓度每增加 1mM 时，电离的钙离子只会减少大约 0.019mM。由于过度换气或碳酸氢钠溶液的注射造成的碱血症可迅速明显降低钙离子浓度。在大量输血过程中，大量的患者会出现中度或重度的低钙血症[162]。

低钙血症的标志是增加神经元细胞膜的兴奋性并可能出现手足抽搐现象（表 16-20）。早期症状包括手指、脚趾和口周区域出现感觉麻木和刺痛的感觉。弗兰克手足抽搐、呼吸肌的强直性收缩可能导致喉痉挛，支气管痉挛或呼吸抑制。平滑肌痉挛可导致腹部绞痛和尿频。精神状态的改变包括易怒、抑郁、精神病和痴呆。低钙血症也可能会引起一些突发的急性症状[163]。低钙血症可能影响心血管功能并与心脏衰竭、低血压、心律失常、对洋地黄不敏感以及与受损的 β-肾上腺素能作用相关。

表 16-20　低钙血症的临床表现

心血管系统	呼吸系统
心律失常	呼吸暂停
洋地黄不敏感	喉痉挛
心电图变化	支气管痉挛
心脏衰竭	**精神病学**
低血压	焦虑
神经肌肉系统	痴呆
强直	抑郁症
肌肉痉挛	精神病
视神经盘水肿	**疲劳**
癫痫发作	
虚弱无力	

88% 的危重患者，66% 的不太严重的重症监护室（ICU）患者，26% 的非 ICU 患者，会出现血清游离钙离子浓度降低[164]。病情较为重的患者包括多发伤和体外循环患者。在大多数这样的患者中，会出

现轻度的低钙血症（Ca^{2+} 浓度约为 0.8～1mM/L）。

初步诊断评价应集中于病史和体格检查、肾功能实验室评估和血清磷浓度测定。潜在的低钙血症可以通过叩击面神经引出面神经征或用低钙束臂征（血压计将收缩压充气血压达到 20mmHg 以上，产生放射性的尺神经腕痉挛缺血现象）来识别。可以通过以下四个方面来鉴别低钙血症的程度：患者的年龄，血清磷酸盐浓度，一般临床状况以及低钙血症的持续时间。低或正常的磷酸盐浓度往往提示维生素 D 或镁离子的缺乏。一个慢性低钙血症的人可能是由于甲状旁腺功能减退造成的，见于高磷酸盐浓度的肾衰竭或甲状旁腺功能减退症。在肾功能不全时，磷的排泄量减少导致高磷血症，下调 1α 羟化酶会造成骨化二醇转化为骨化三醇减少。继发于肾实质减少而导致的骨化三醇降低，从而减少肠道吸收钙并导致低钙血症[164]。伴有低钙血症的慢性病成年患者常有吸收不良、骨软化症或骨转移瘤。

低钙血症的治疗需要明确病因和对根本原因的处理（表 16-21）。在血清游离钙离子小于 0.7mM 的时候会出现有症状的低钙血症。不必要的不合理药物应该停止。从低镁血症或高磷血症导致低钙血症可通过补充镁离子或去除磷酸盐治疗。有手足抽搐症和高磷血症的患者需要配合治疗从而避免转移性软组织钙化。应该密切监测钾离子和其他电解质，并及时纠正异常状况。高钾血症和低镁血症可以增强低钙血症引起的心脏和神经肌肉兴奋性。相反，低钾血症能够阻止低血钙性抽搐；因此，在没有纠正低钙血症之前纠正低血钾可能会引起手足抽搐加重。

表 16-21　低钙血症的急性治疗

钙离子应用

静脉：10ml 10% 的葡萄糖酸钙[a]，超过 10min，同时 0.3～2mg/（kg·h）维持

口服：钙剂 500～100mg/6h

维生素 D 应用

钙化醇，1 200μg/d（$T_{1/2}$=30d）

二氢速固醇，200～400μg/d（$T_{1/2}$=7d）

1,25-二氢胆钙化醇 0.25～1μg/d（$T_{1/2}$=1d）

监测心电图

[a] 葡萄糖酸钙每 10ml 含有 93mg 的元素钙；$T_{1/2}$，半衰期。

中等程度的低钙血症不应该过度治疗。例如，在心脏手术后的大多数患者中，给予钙离子只会

增加血压,实际上还会减弱肾上腺素的 β 肾上腺素能作用。因此,钙离子输注在手术患者中的应用价值有限,除非有明显的证据表明严重低钙血症。钙盐似乎对已经接受正性肌力药物或血管活性药物的患者没有好处。

对于确认的、有症状的,严重的低钙血症(Ca^{2+} 浓度<0.7mM)的重要治疗是补充钙剂。患者有严重的低血钙或者存在低血钙的症状,应静脉补充钙离子。紧急情况下,平均体重的成人,建议先以大于 10min 的速度静脉注射 10ml 10% 的葡萄糖酸钙(93mg 元素钙),然后再以 0.3~2mg/(kg·h)的速度连续输注钙元素(如体重 70kg 成人,3~16ml/h 的葡萄糖酸钙)。钙盐应稀释在 50~100ml D5W 中(防止静脉刺激和血栓形成,不应与碳酸氢盐混合,防止沉淀)。由于钙离子增加地高辛的毒性,必须谨慎应用。初始治疗期间持续心电监测能够检测心脏毒性(如心脏传导阻滞、心室颤动)。在补钙期间,临床医生应监测血清钙、镁、磷、钾和肌酐。当电离钙离子浓度在 4~5mg/dl(1~1.25mM)范围内稳定时,口服钙补充剂可以替代胃肠外治疗。监测尿钙应该是为了避免高尿钙[>5mg/(kg·d)]和尿路结石形成。

当补充钙离子又未能维持血钙在正常范围内时,或如果高钙尿症进一步加重,需补充维生素 D 或维生素 D 类似物。虽然维生素 D 的主要作用是增加肠道钙吸收,但骨钙吸收也能够增强。当预期维生素 D 的补充是必需的或者用量变化迅速(如术后甲状旁腺功能减退症),短效的维生素 D 如二氢速固醇也许效果更好。由于维生素 D 的作用不受控制,钙和维生素 D 的剂量应该调整,以帮助血清钙进入低正常范围。

钙离子和维生素 D 的不良反应包括高钙血症和高钙尿症。如果高钙血症进一步发展,钙离子和维生素 D 应停药并给予适当的治疗。维生素 D 代谢产物的毒性作用和其半衰期相关(钙化醇,20~60d;二氢速固醇,5~15d;骨化三醇,2~10d)。糖皮质激素能拮抗维生素 D 代谢产物的毒性作用。

另一种治疗持续性甲状旁腺功能减退症的患者是应用重组人甲状旁腺激素,然而重组人甲状旁腺激素的昂贵费用阻碍了它的广泛使用[165]。

高钙血症

虽然电离钙离子最准确地定义了高钙血症(游离 Ca^{2+} 浓度>1.5mmol/L),但高钙血症通常讨论的是血清总钙(血清总钙>10.5mg/dl)。对于低白蛋白血症患者,血清总钙可如下估计(尽管不准确):当血清白蛋白浓度低于 4g/dl 时,白蛋白每升高 1g/dl,钙离子浓度可以增加 0.8mg/dl。总血钙低于 11.5mg/dl 的高血钙患者通常无症状。中度高钙血症患者(血清总钙 11.5~13.0mg/dl)可能会出现嗜睡、畏食、恶心、多尿。严重的高钙血症(血清总钙浓度>13.0mg/dl)会出现更严重的神经肌病的症状,包括肌肉无力、抑郁、记忆力减退、情绪不稳、嗜睡、木僵、昏迷。高钙血症的心血管反应包括高血压、心律失常、心脏传导阻滞,心搏骤停并且增强了洋地黄的敏感性。骨骼疾病可能继发于直接骨溶解或体液骨吸收。

高钙血症影响尿液浓缩能力并且不可逆的在肾实质沉淀钙盐,减少肾血流量和肾小球滤过率,降低肾脏对钙离子的排泄。血容量减少,肾小管重吸收钠增强从而使肾重吸收钙增加。严重的高钙血症的有效治疗可以预防渐进性脱水和肾衰竭进一步发展以及血清总钙量增加,血容量不足可以进一步加重高钙血症。

当钙离子进入细胞外的速度比肾脏排泄多余的钙离子的速度快时,会出现高钙血症。临床上最常见的造成高钙血症的原因是骨吸收大于骨形成,而这通常继发于恶性疾病、甲状旁腺功能亢进、甲状腺毒症、纤维化和肉芽肿性疾病。肉芽肿病是由钙化的肉芽肿组织转化为维生素 D 而产生的高钙尿症和高钙血症。

恶性肿瘤可通过骨质破坏或肿瘤组织分泌的激素促进产生高钙血症。恶性肿瘤相关激素作用的实例包括由类固醇肿瘤引起的类固醇肿瘤的分泌和多发性骨髓瘤中 RANKL/骨保护素系统的紊乱[166]。原发性甲状旁腺功能亢进与虚弱、体重减轻和贫血有关,这些症状提示恶性肿瘤,但也可能仅仅是甲状旁腺功能亢进所致[167]。为了平衡增加的肠道或骨吸收钙离子,肾脏排泄可能会从 100mg/d 增加到 400mg/d。促进高钙血症的因素可能会被导致低钙血症的疾病所抵消,如胰腺炎、败血症或高磷血症。

虽然对高钙血症的最终治疗需要对潜在的病因进行纠正,但姑息性治疗可以避免并发症和缓解症状。总血清钙大于 14mg/dl 属于危急值。一般的支持性治疗包括补水、纠正相关电解质异常、清除不良药物、限制膳食钙、增加体力活动。由于 ADH 作用导致的畏食症和拮抗作用导致钠和水的消耗,0.9% 生理盐水的输注会稀释血钙,促进肾排泄,并能使血清总钙减少 1.5～3mg/dl。尿量应保持在 200～300ml/h,随着 GFR 的增加,钠离子通过与钙离子竞争,在近端肾小管和亨利循环中与钙离子竞争,从而增加钙的排泄。

呋塞米能通过增加肾小管中钠离子从而进一步提高钙离子的排泄。患有肾功能障碍的患者可能需要更高剂量的呋塞米。在输注盐水和大剂量利尿时,需要仔细监测心肺状况和电解质,特别是镁离子和钾离子。高强度的利尿和生理盐水可以使钙离子的净排泄率达到 2 000～4 000mg/24h,比仅应用生理盐水高出 8 倍,但仍低于每 6 000mg/8h 的血液透析方式[166]。用磷酸盐治疗高钙血症的患者应注意补水。

高钙血症形成的主要原因是骨吸收,通过增加身体活动和使用二磷酸盐、降钙素、糖皮质激素或钙化指标来进行药物治疗,可以使血钙最小化[166]。目前一线治疗急性高钙血症的二磷酸盐能够抑制破骨细胞功能和生存能力[166]。二磷酸盐是治疗破骨细胞骨吸收介导的高钙血症的主要药物。与早期的二磷酸盐不同,帕米磷酸盐似乎不会加重肾功能不全。与阿仑磷酸盐相比,利塞磷酸盐的胃肠道发病率更低[168-169]。在二磷酸盐中,唑仑磷酸盐的作用最迅速,延长了高钙血症的复发时间,然而,唑仑磷酸盐与肾功能受损有关[170]。二磷酸盐也用于控制男性和女性的骨质疏松症[171]。

降钙素用于威胁生命的高钙血症的二级治疗,可以在 24～48h 内降低血清钙,与糖皮质激素结合使用时更有效。通常降钙素能降低血清总钙 1～2mg/dl[166]。虽然降钙素相对无毒,但对超过 25% 的患者可能并没有什么作用。因此,降钙素在生命危险时不宜作为治疗血钙过多的一线药物。氢化可的松对治疗恶性淋巴瘤、肿瘤、肉芽肿等可分泌 1,25-(OH)$_2$D$_3$ 或破骨细胞因子所致的高血钙有效。糖皮质激素很少能改善恶性或甲状旁腺功能亢进的高钙血症。通常需要控制潜在的癌症来预防恶性肿瘤相关的高钙血症[172]。

原发性甲状旁腺功能亢进最常发生于甲状旁腺腺瘤(80%～85%),增生(10%～15%)和癌(1%～5%)[167]。尽管微创甲状旁腺切除术或双侧颈部探查术可有效地治疗甲状旁腺功能亢进,但微创甲状旁腺切除术与少数术后低钙血症和经常性喉返神经损伤有关[173]。尤其是在外科手术中,钙化剂已成为一种很有吸引力的治疗方法,可以

抑制一级、二级和三级甲状旁腺功能亢进。最近发布的在美国和其他国家首次进行临床试验的西那卡塞钙化剂,也会减少无机磷酸盐浓度(π)和磷酸钙[174-176]。虽然甲状旁腺切除术仍然是治疗初级甲状旁腺功能亢进的方法,但是对于不能接受手术的患者,钙化剂仍是一种治疗甲状旁腺功能亢进的替代疗法[176]。继发于慢性肾衰竭的甲状旁腺功能亢进症,传统的治疗方法包括补充钙剂、磷酸盐黏结剂和维生素 D 类似物,从而减少了相关的继发性甲状旁腺功能亢进,但也会产生不良的副作用,包括高钙血症[177]。实际上,这类患者发展成乳碱综合征。在慢性肾衰竭患者中,钙化剂通过使甲状旁腺钙受体对钙敏化而降低血清钙、磷酸盐和磷酸钙产物[175]。此外,似乎钙化剂在 25%～50% 的患有三级甲状旁腺功能亢进的肾移植术后患者的移植受体中有效[175]。

磷酸盐通过在骨骼和软组织中沉积钙来降低血清钙。因为如果口服磷酸盐,肾脏和心肌等器官出现骨外钙化的风险较小,因此只有在危及生命和其他方法无效的高钙血症患者才考虑经过静脉途径补充磷酸盐。

磷酸盐

生理作用

磷,以无机磷酸盐(Pi)的形式,分布在细胞内。在全身磷中,90% 存在于骨中,10% 是细胞内的,其余不到 1% 是在细胞外液中。磷酸盐循环为游离离子(55%)、复合离子(33%)和蛋白结合形式(12%)。血液中的水平差异很大:成人磷酸盐的正常值范围为 2.7～4.5mg/dl 不等。

磷酸盐的控制是通过改变肾脏排泄和在身体内部的再分配来实现的[178]。磷酸盐在十二指肠和空肠的吸收基本上不受控制。肾中磷酸盐的再吸收主要由 PTH、膳食摄取和胰岛素生长因子调节的。磷酸盐在肾小球中自由过滤,其在肾小球超滤液中的浓度与血浆相似。过滤后的磷酸盐与钠离子一起在近端小管中被重新吸收。协同运输受磷摄入和 PTH 的调节。磷酸盐的排泄可以因容量增加而增多,因呼吸性碱中毒而减少。

磷酸盐在 ATP 和磷酸肌酸中提供主要的能量。因此,严重的磷酸盐消耗导致细胞能量耗竭。磷是第二信使系统的重要组成部分,包括 cAMP 和磷酸肌肽,也是核酸、磷脂和细胞膜的主要组成部分。作为 2,3-双磷酸甘油酸的一部分,磷酸盐

促进血红蛋白分子释放氧气。磷在蛋白质磷酸化中也起作用，并在泌尿系统中起到缓冲作用[178]。

低磷血症

低磷酸盐血症的特征是低浓度的磷酸盐，包括 ATP、2,3-双磷酸甘油酸和膜磷脂。当血清磷酸盐低于 1mg/dl 时，可能出现严重危及生命的器官功能障碍。低磷酸盐血症的神经系统表现包括感觉异常、肌病、脑病、谵妄、癫痫和昏迷[179]。血液学异常包括红细胞、血小板和白细胞功能障碍。因为低磷酸盐血症限制了细胞趋化、吞噬和粒细胞的杀菌活性，相关的免疫功能障碍可能导致低磷血症患者对脓毒症的易感性[180]。肌无力和不适是常见的。呼吸肌衰竭和心肌功能障碍是麻醉学家特别关注的潜在问题。横纹肌溶解症是严重低磷血症的并发症。

低磷血症（Pi<2.5mg/dl）在术后和创伤患者中常见，其由磷酸盐（Pi）稳态的三种主要异常引起：磷酸盐的细胞内转移、肾脏磷酸盐丢失增加以及胃肠道磷酸盐吸收减少。碳水化合物引起的低磷血症（即"再喂养综合征"）[181]是由于胰岛素诱导的细胞磷酸盐摄取引起的，可能发生在分解代谢状态的患者转变为合成代谢状态时，以及在糖尿病酮症酸中毒的医疗管理过程中[182]。急性碱血症可降低血清磷酸盐至 1~2mg/dl。通过增加糖酵解速率可以增加细胞内磷酸盐的消耗。过度换气会显著降磷酸盐浓度，重要的是，停止过度换气后，效果会渐进减弱[183]。快速纠正呼吸性酸血症可能会导致严重的低磷血症。急性呼吸性酸中毒也可能导致严重的低磷酸盐血症。呼吸性碱中毒可能导致革兰氏阴性杆菌和水杨酸中毒引起的低磷酸盐血症。通过肾脏过度流失磷酸盐可引起与甲状旁腺功能亢进、低镁血症、低体温、与利尿剂治疗和肾小管缺陷有关的低磷酸盐血症。经胃肠过度损失的磷酸盐通常是继发于使用了磷酸盐结合性抗酸剂或吸收障碍综合征。低磷酸盐血症与抗癌药物，特别是烷基化剂、单克隆抗体和雌激素有关[184]。

导致磷酸盐减少的原因，是经过胃肠道过度丢失还是通过肾脏将磷酸盐重新分配到细胞中，可以通过测定尿液中的磷酸盐来进行鉴别。引起低磷酸盐血症的肾外原因是引起肾小管磷酸盐重吸收，减少尿液中的排泄至低于 100mg/d。

存在严重的低磷血症（<1mg/dl）或有症状的低磷酸盐血症的患者需要静脉输注磷酸盐（表 16-22）[179]。

在慢性低磷酸盐血症患者中，每 h 可注射 7~15mmol 的磷酸盐，应用剂量应与症状的严重程度成正比[178]。剂量必须根据血清磷酸盐水平进行调整，因为无法准确预测累积量。当血清磷酸盐水平超过 2mg/dl 时，口服治疗可替代胃肠外补充磷酸盐。为了补充身体储备，需要 5~10d 的时间继续治疗。

表 16-22　低磷酸盐血症的急性治疗

磷酸盐，0.2~0.68mM/kg（5~16mg/kg），超过 12h
磷酸钾（93mg/ml 的磷酸根）
磷酸钠（93mg/ml 的磷酸根）

对于低钙血症患者在补充磷酸盐的时候更应该谨慎给予，因为对于这类患者有可能会引发更严重的低钙血症。在高钙血症患者中，Pi 可导致软组织钙化。由于排泄能力受损，肾功能不全的患者必须谨慎地给予磷。在治疗期间，密切监测血清磷酸盐、钙、镁和钾是避免并发症的必要条件。

高磷血症

肾衰竭是引起高磷血症的最常见原因。在 GFR 低于 20~25ml/min 时，肾脏仍然能够正常排泄磷酸盐[185]。磷酸盐在慢性肾衰竭患者中的累积会使磷酸盐成为尿毒症毒素。高磷血症（Pi>5mg/dl）的临床特点主要与低钙血症和异位钙化的发展有关。高磷血症是由三种基本机制引起的：肾脏排泄不足，磷从细胞内到细胞外增加，磷和维生素 D 摄入量增加。当肾功能受损时横纹肌溶解、脓毒症和肿瘤裂解综合征[184]引起的快速细胞裂解会引起高磷血症。

测量 BUN、肌酐、GFR 和尿 Pi 有助于鉴别不同原因导致的高磷血症。正常肾功能伴随高磷酸盐排泄（>1 500mg/d），这提示磷酸盐的摄入过量。升高的 BUN、肌酐，降低的 GFR 提示肾脏排泄磷酸盐功能受损。肾功能正常而磷酸盐的排泄低于 1 500mg/d 提示磷酸盐的重吸增加（如甲状旁腺功能减退）。

通过消除导致磷酸盐升高的原因并纠正相关的低钙血症可以纠正高磷血症。高磷酸盐需要补钙时，当患者同时存在低钙血症时应推迟到血清磷酸盐低于 2mmol/L（6mg/dl）时再补钙[164]。通过限制磷酸盐的摄入，通过应用生理盐水和乙酰唑胺（500mg/6h）增加排尿量，或通过胃肠道应用氢氧化铝（30～45ml/6h）增加经胃肠道排泄磷酸盐，从而降低血清磷酸盐浓度。

尽管钙化剂可以替代磷酸盐制剂治疗慢性肾衰竭患者的高磷血症，但仍有部分磷酸盐制剂仍在使用中。钙化剂及其结合物可能会导致高钙血症，盐酸司维拉姆和胆汁酸的结合、碳酸镧都具有使患者服用的药物更少的优势。血液透析和腹膜透析能有效地去除肾衰患者的磷酸盐[179]。

镁

生理作用

镁是一种重要的、多功能的二价阳离子，主要位于细胞内。一般成年人含24g镁，其中约有50%位于骨骼中，12g位于细胞内（约50%位于肌肉中），1%（<240mg）在血清中循环[186]。正常循环中的所有的镁（1.5～1.9mEq/L 或 0.75～0.95mmol/L 或 1.8～2.3mg/dl）以三种形式存在：蛋白结合（30%）、阴离子结合（15%）和电离形式（55%），其中只有离子化的镁具有活性。

镁是酶反应的必需物质，包括 DNA 和蛋白质合成、能量代谢、葡萄糖的利用、脂肪酸合成和分解[187]。在许多酶系统中，镁作为主要的调节因子或辅因子，对钠钾泵、Ca-ATPase 酶、腺苷酸环酶、质子泵和慢钙通道的调节起着非常重要的作用。镁被称为内源性钙拮抗剂，因为调节慢钙通道有助于维持正常的血管张力，防止血管痉挛，并可能预防许多组织中的钙超载。由于镁部分调节了 PTH 的分泌，它对于维持对 PTH 和维生素 D 的末端器官的敏感性很重要，因此，游离镁浓度的异常 Mg^{2+} 可能会导致钙代谢异常。钾的代谢主要通过调节钠-钾 ATP 酶来发挥作用，这是一种控制钾元素进入细胞的酶，特别是在钾含量减少的状态，并控制肾小管对钾的吸收。此外，镁作为细胞膜兴奋性的调节因子，充当着细胞膜和骨骼的结构成分。

由于镁能稳定轴突膜，低镁血症降低了轴突刺激的阈值，增加神经传导速度。镁还通过竞争性抑制钙进入突触前神经末梢，影响神经肌肉接点神经传递素的释放。钙离子释放的浓度和钙从肌质网释放的速率与周围的镁浓度成反比。因此，低镁血症的净效应是肌肉对刺激的反应更强，而且容易发生手足抽搐。

镁广泛存在于食物中，并通过胃肠道吸收。70% 的血浆镁通过肾小球膜过滤，在过滤后的镁中，30% 在近端小管被吸收，60% 在 Henle 的粗升环中被吸收，10%～15% 在远端小管中被吸收。虽然镁和 Pi 主要受固有肾脏机制的调节，但 PTH 对 Pi 的肾丢失有较大的影响。

令人惊奇的是，镁在临床上可广泛地应用于非低镁症患者。治疗性高镁血症被用于治疗早产、先兆子痫和子痫患者[187]。由于镁可以阻断肾上腺能神经末梢和肾上腺的儿茶酚胺的释放，因此镁已被用于破伤风和嗜铬细胞瘤患者，具有减少儿茶酚胺过量的作用。在等待肝移植的患者中，镁的使用明显改善了患者的低凝状态[188]。虽然临床数据不一致，但镁也可能对术后疼痛[189]产生镇痛作用，部分原因可能是镁拮抗了 N-甲基-D-天门冬氨酸谷氨酸受体。已经有人提出将其作为蛛网膜下腔出血后抗血管痉挛方案的一部分，但其疗效可能受到低钙血症的影响，因低钙血症又会加重脑血管痉挛[190]。还有研究发现蛛网膜下腔出血后镁的再分布与心电图改变有关[191]。

镁可通过直接影响心肌细胞膜、改变细胞钾和钠浓度、抑制细胞钙的进入、改善心肌氧供需、延长有效不应期、抑制传导、拮抗儿茶酚胺对传导系统的作用、防止血管痉挛等途径影响心律失常。镁可减少心肌梗死后和充血性心力衰竭患者心律失常的发生率[192]。此外，即使在正常血压患者中镁也能逆转尖端扭转型室速[193]。在体外循环期间治疗低镁血症可使术后室性心动过速的发生率从 30% 降至 7%，并使持续窦性心律的频率从 5% 增加到 34%[194]。

低镁血症

低镁血症的临床特征（Mg^{2+} 浓度<1.8mg/dl），与低钙血症相似，其特点是神经兴奋性增强和手足抽搐（表 16-23）[195]。当血清 Mg^{2+} 浓度为 1.5～1.7mg/dl 时，症状很少，大多数有症状的患者血清 Mg^{2+} 低于 1.2mg/dl。患者经常抱怨虚弱、嗜睡、肌肉痉挛、感觉异常和抑郁。严重的低镁血症可引起癫痫发作、精神错乱和昏迷。心血管异常包括冠状动脉痉挛、心力衰竭、心律失常和低血压。低镁血症可加重地高辛毒性和充血性心力衰竭。

由于膳食摄入不足而引起的低镁血症是很少见的，最常见的原因是胃肠道吸收不足、镁流失过多或肾对镁的保存失败。最近的报道显示，低镁血症与使用质子泵抑制剂有关，如果用 H_2 拮抗剂替代，这一并发症就会得到解决[195-196]。低镁血症在酗酒患者和重症监护患者中尤为常见。过多的

表 16-23　血清镁浓度变化的临床表现

镁离子浓度			表现
mg/dl	mEq/L	mmol/L	
<1.2	<1	<0.5	手足抽搐,癫痫发作,心律失常
1.2～1.8	1～1.5	0.5～0.75	神经肌肉兴奋,低钙血症,低钾血症
1.8～2.5	1.5～2.1	0.75～1.05	正常的镁水平
2.5～5	2.1～4.2	1.05～2.1	通常无症状
5～7	4.2～5.8	2.1～2.9	嗜睡,困倦,脸部潮红,恶心和呕吐,深腱反射减弱
7～12	5.8～10	2.9～5	嗜睡,深肌腱反射丧失,低血压,心电图改变
>12	>10	>5	完全性心脏传导阻滞,心搏骤停,呼吸暂停,瘫痪,昏迷

镁丢失与长时间的鼻饲、消化道或胆道瘘管和肠排泄有关。肾小管不能保存镁使多系统和肾脏疾病复杂化,不过肾脏病变的晚期肾病会导致镁的保留。多尿症,无论是继发于 ECV 的扩张还是药物或病理的利尿,都可能导致尿镁排泄过多。多种药物,包括氨基糖苷、顺铂、强心苷、利尿剂可增强尿镁排泄。由于甲状腺素或胰岛素给药导致的镁的细胞内移位也可能降低血清 Mg^{2+}。

由于钠钾泵是镁依赖性的,低镁血症增加了心肌对洋地黄制剂的敏感性,并可能因肾钾排泄导致低钾血症。如果不同时进行镁治疗,单用补钾疗法来纠正低钾症可能无法达到目标效果。镁在钾通道的调控中起着重要的作用。镁和钾在心脏组织中的相互关系可能在心律失常、地高辛毒性和心肌梗死方面具有最大的临床相关性。严重的低镁血症和高镁血症都能抑制 PTH 的分泌,并可导致低钙血症。严重的低镁血症也可能损害终末器官对 PTH 的反应。

低镁血症与低钾血症、低钠血症、低磷血症和低钙血症有关联性。据报道,住院和危重病患者中低镁血症的患病率为 12%～65% 不等。在重症监护期间发生低镁血症的患者死亡率增加。血清 Mg^{2+} 浓度可能不反映细胞内镁含量。外周淋巴细胞镁含量与骨骼和心肌镁含量具有良好的相关性。

24h 尿镁排泄量的测定有助于鉴别肾性和非肾性低镁血症。正常肾脏可以减少镁的排泄到 1～2mEq/d 以下,以应对镁的消耗。低镁血症伴高尿镁排泄量(>3～4mEq/d)提示肾脏病变引起。在镁负荷试验中,在静脉给予镁后 24h 测定尿 Mg^{2+} 排泄量。

低镁血症通过补充镁进行治疗(表 16-24)。1g 硫酸镁提供大约 4mmol(8mEq 或 98mg)的镁离子。轻度的低镁血症可以通过饮食来治疗。每日所需补充的镁必须达到 0.3～0.4mEq/(kg·d)。有症状或严重的低镁血症(Mg^{2+} 浓度<1mg/dl)应以肠外补充镁进行治疗:1～2g(8～16mEq)硫酸镁在第 1h 内静脉注射,接着连续静注 2～4mEq/h。治疗时应以血清镁水平为指导。输注速度不应超过 1mEq/min,即使在紧急情况下,患者也应接受持续的心脏监测以检测心脏毒性。由于镁与钙相拮抗,补充镁的过程中应该监测血压和心脏功能,尽管血压和心排出量在镁输注过程中变化不大。

表 16-24　低镁血症的紧急治疗措施

静脉注射:在 1h 内静脉推注 8～16mEq(1～2g $MgSO_4$),然后 2～4mEq/h(250～500mg/h $MgSO_4$)持续输注

肌内注射:10mEq/(4～6)h

$MgSO_4$:1g=8mEq(mg);$MgCl_2$:1g=10mEq(mg)。

在补充镁过程中,应经常监测髌骨反射,一旦发现髌骨反射被抑制就停止镁的补充。肾功能不全的患者在治疗过程中排泄镁的能力下降,需要严密监测。全身镁储存的补充通常需要 5～7d 的治疗,在此之后,应提供每日的镁的维持剂量。镁可以口服,通常剂量为 60～90mEq/d。低钙血症患者应补充镁的氯盐,因为硫酸根可以螯合钙离子并进一步降低血清中 Ca^{2+} 含量。

高镁血症

大多数高镁血症(Mg^{2+} 浓度>2.5mg/dl)是医源性的,主要源于给予抗酸剂,灌肠剂或肠外营养剂的镁,尤其是肾功能受损患者。轻度高镁血症的其他罕见原因有甲状腺功能减退症,艾迪生病,锂中毒和家族性低尿钙高钙血症。在常规电解质测定中很少检测到高镁血症。高镁血症拮抗乙酰胆碱在神经肌肉接头处的释放和作用。其结果是抑制骨骼肌功能和产生神经肌肉阻滞作用。镁增强非去极化肌肉松弛剂的作用,并减少琥珀胆碱引起的钾释放。进行性高镁血症的临床特征列于表 16-23。

高镁血症的神经肌肉和心脏毒性可以很强烈，但可暂时性地通过静脉注射钙（5～10mEq）进行拮抗，以获得时间，同时更明确治疗方法[179]。所有含镁的制剂必须停止使用。尿镁的排出可以通过扩大 ECV 和诱导利尿来增加，同时使用生理盐水和呋塞米。在紧急情况和肾衰竭患者中，可以通过透析来清除多余的镁。

（黄琦 译，吴镜湘 校）

参考文献

1. Corey HE. Stewart and beyond: new models of acid–base balance. *Kidney Int.* 2004;64(3):777–787.
2. Gomez H, Kellum JA. Understanding acid–base disorders. *Crit Care Clin.* 2015;31(4):849–860.
3. Magder S, Emami A. Practical approach to physical-chemical acid–base management. Stewart at the bedside. *Ann Am Thorac Soc.* 2015;12(1):111–117.
4. Rastegar A. Clinical utility of Stewart's method in diagnosis and management of acid–base disorders. *Clin J Am Soc Nephrol.* 2009;4(7):1267–1274.
5. Khanna A, Kurtzman NA. Metabolic alkalosis. *Respir Care.* 2001;46(4):354–365.
6. Prough DS, Bidani A. Hyperchloremic metabolic acidosis is a predictable consequence of intraoperative infusion of 0.9% saline. *Anesthesiology* 1999;90:1247–1249.
7. Adrogue HJ. Metabolic acidosis: pathophysiology, diagnosis and management. *J Nephrol.* 2006;19 Suppl 9:S62–S69.
8. Morris CG, Low J. Metabolic acidosis in the critically ill. Part 2. Causes and treatment. *Anaesthesia.* 2008;63(4):396–411.
9. Morris CG, Low J. Metabolic acidosis in the critically ill. Part 1. Classification and pathophysiology. *Anaesthesia.* 2008;63(3):294–301.
10. Kraut JA, Madias NE. Serum anion gap: its uses and limitations in clinical medicine. *Clin J Am Soc Nephrol.* 2007;2(1):162–174.
11. Scheingraber S, Rehm M, Sehmisch C, et al. Rapid saline infusion produces hyperchloremic acidosis in patients undergoing gynecologic surgery. *Anesthesiology.* 1999;90(5):1265–1270.
12. Carvounis CP, Feinfeld DA. A simple estimate of the effect of the serum albumin level on the anion Gap. *Am J Nephrol.* 2000;20(5):369–372.
13. Carmody JB, Norwood VF. Paediatric acid–base disorders: a case-based review of procedures and pitfalls. *Paediatr Child Health.* 2013;18(1):29–32.
14. Gehlbach BK, Schmidt GA. Bench-to-bedside review: treating acid–base abnormalities in the intensive care unit - the role of buffers. *Crit Care.* 2004;8(4):259–265.
15. Cooper DJ, Walley KR, Wiggs BR, et al. Bicarbonate does not improve hemodynamics in critically ill patients who have lactic acidosis. A prospective, controlled clinical study. *Ann Intern Med.* 1990;112:492–498.
16. Hoste EA, Colpaert K, Vanholder RC, et al. Sodium bicarbonate versus THAM in ICU patients with mild metabolic acidosis. *J Nephrol.* 2005;18(3):303–307.
17. Foster GT, Vaziri ND, Sassoon CSH. Respiratory alkalosis. *Respir Care.* 2001;46(4):384–391.
18. Chesler M. Regulation and modulation of pH in the brain. *Physiol Rev.* 2003;83(4):1183–1221.
19. Kallet RH, Liu K, Tang J. Management of acidosis during lung-protective ventilation in acute respiratory distress syndrome. *Respir Care Clin North Am.* 2003;9(4):437–456.
20. Martinu T, Menzies D, Dial S. Re-evaluation of acid–base prediction rules in patients with chronic respiratory acidosis. *Can Respir J.* 2003;10(6):311–315.
21. Svensén C, Hahn RG. Volume kinetics of Ringer solution, dextran 70, and hypertonic saline in male volunteers. *Anesthesiology.* 1997;87:204–212.
22. Svensen CH, Rodhe PM, Prough DS. Pharmacokinetic aspects of fluid therapy. *Best Pract Res Clin Anaesthesiol.* 2009;23(2):213–224.
23. Connolly CM, Kramer GC, Hahn RG, et al. Isoflurane but not mechanical ventilation promotes extravascular fluid accumulation during crystalloid volume loading. *Anesthesiology.* 2003;98(3):670–681.
24. Norberg A, Hahn RG, Li H, et al. Population volume kinetics predicts retention of 0.9% saline infused in awake and isoflurane-anesthetized volunteers. *Anesthesiology.* 2007;107(1):24–32.
25. Vane LA, Prough DS, Kinsky MA, et al. Effects of different catecholamines on the dynamics of volume expansion of crystalloid infusion. *Anesthesiology.* 2004;101(5):1136–1144.
26. Chappell D, Dorfler N, Jacob M, et al. Glycocalyx protection reduces leukocyte adhesion after ischemia/reperfusion. *Shock.* 2010;34(2):133–139.
27. Danziger J, Zeidel ML. Osmotic homeostasis. *Clin J Am Soc Nephrol.* 2015;10(5):852–862.
28. Pallone TL, Edwards A, Mattson DL. Renal medullary circulation. *Compr Physiol.* 2012;2(1):97–140.
29. Knepper MA, Kwon TH, Nielsen S. Molecular physiology of water balance. *N Engl J Med.* 2015;373(2):196.
30. Schrier RW. The sea within us: disorders of body water homeostasis. *Curr Opin Investig Drugs.* 2007;8(4):304–311.
31. Nielsen S, Chou CL, Marples D, et al. Vasopressin increases water permeability of kidney collecting duct by inducing translocation of aquaporin-CD water channels

32. to plasma membrane. *Proc Natl Acad Sci U S A.* 1995 Feb 14;92(4):1013–1017.
32. Ball SG. Vasopressin and disorders of water balance: the physiology and pathophysiology of vasopressin. *Ann Clin Biochem.* 2007;44(Pt 5):417–431.
33. Schrier RW. Body water homeostasis: clinical disorders of urinary dilution and concentration. *J Am Soc Nephrol.* 2006;17(7):1820–1832.
34. Potter LR, Yoder AR, Flora DR, et al. Natriuretic peptides: their structures, receptors, physiologic functions and therapeutic applications. *Handb Exp Pharmacol.* 2009;(191):341–366.
35. Volpe M. Natriuretic peptides and cardio-renal disease. *Int J Cardiol.* 2014 Oct 20;176(3):630–639.
36. von Lueder TG, Sangaralingham SJ, Wang BH, et al. Renin-angiotensin blockade combined with natriuretic peptide system augmentation: novel therapeutic concepts to combat heart failure. *Circ Heart Fail.* 2013;6(3):594–605.
37. Moritz ML, Ayus JC. Hospital-acquired hyponatremia: why are hypotonic parenteral fluids still being used? *Nat Clin Pract Nephrol.* 2007;3(7):374–382.
38. Carandang F, Anglemyer A, Longhurst CA, et al. Association between maintenance fluid tonicity and hospital-acquired hyponatremia. *J Pediatr.* 2013;163(6):1646–1651.
39. Anderson RJ, Chung HM, Kluge R, et al. Hyponatremia: a prospective analysis of its epidemiology and the pathogenetic role of vasopressin. *Ann Intern Med.* 1985;102:164–168.
40. Chung H, Kluge R, Schrier RW, et al. Postoperative hyponatremia: a prospective study. *Arch Intern Med.* 1986;146:333–336.
41. Baughman VL. Brain protection during neurosurgery. *Anesthesiol Clin North Am.* 2002;20(2):315–327.
42. Lanzino G, Kassell NF, Germanson T, et al. Plasma glucose levels and outcome after aneurysmal subarachnoid hemorrhage. *J Neurosurg.* 1993;79:885–891.
43. Rovlias A, Kotsou S. The influence of hyperglycemia on neurological outcome in patients with severe head injury. *Neurosurgery.* 2000;46:335–343.
44. Griesdale DE, de Souza RJ, van Dam RM, et al. Intensive insulin therapy and mortality among critically ill patients: a meta-analysis including NICE-SUGAR study data. *CMAJ.* 2009;180(8):821–827.
45. Jacob M, Chappell D, Rehm M. The 'third space': fact or fiction? *Best Pract Res Clin Anaesthesiol.* 2009;23(2):145–157.
46. Maharaj CH, Kallam SR, Malik A, et al. Preoperative intravenous fluid therapy decreases postoperative nausea and pain in high risk patients. *Anesth Analg.* 2005;100(3):675–682.
47. Holte K, Klarskov B, Christensen DS, et al. Liberal versus restrictive fluid administration to improve recovery after laparoscopic cholecystectomy: a randomized, double-blind study. *Ann Surg.* 2004;240(5):892–899.
48. Holte K, Kristensen BB, Valentiner L, et al. Liberal versus restrictive fluid management in knee arthroplasty: a randomized, double-blind study. *Anesth Analg.* 2007;105(2):465–474.
49. Brandstrup B, Tonnesen H, Beier-Holgersen R, et al. Effects of intravenous fluid restriction on postoperative complications: Comparison of two perioperative fluid regimens: a randomized assessor-blinded multicenter trial. *Ann Surg.* 2003;238(5):641–648.
50. Nisanevich V, Felsenstein I, Almogy G, et al. Effect of intraoperative fluid management on outcome after intraabdominal surgery. *Anesthesiology.* 2005;103(1):25–32.
51. Lobo DN, Bostock KA, Neal KR, et al. Effect of salt and water balance on recovery of gastrointestinal function after elective colonic resection: a randomised controlled trial. *Lancet.* 2002;359(9320):1812–1818.
52. Khoo CK, Vickery CJ, Forsyth N, et al. A prospective randomized controlled trial of multimodal perioperative management protocol in patients undergoing elective colorectal resection for cancer. *Ann Surg.* 2007;245(6):867–872.
53. Holte K, Foss NB, Andersen J, et al. Liberal or restrictive fluid administration in fast-track colonic surgery: a randomized, double-blind study. *Br J Anaesth.* 2007;99(4):500–508.
54. Corcoran T, Rhodes JE, Clarke S, et al. Perioperative fluid management strategies in major surgery: a stratified meta-analysis. *Anesth Analg.* 2012;114(3):640–651.
55. Wiedemann HP, Wheeler AP, Bernard GR, et al. Comparison of two fluid-management strategies in acute lung injury. *N Engl J Med.* 2006;354(24):2564–2575.
56. Collins SR, Blank RS, Deaterage LS, et al. Special article: the endothelial glycocalyx: emerging concepts in pulmonary edema and acute lung injury. *Anesth Analg.* 2013;117(3):664–674.
57. Alphonsus CS, Rodseth RN. The endothelial glycocalyx: a review of the vascular barrier. *Anaesthesia.* 2014;69(7):777–784.
58. Vincent JL, Russell JA, Jacob M, et al. Albumin administration in the acutely ill: what is new and where next? *Crit Care.* 2014;18(4):231.
59. Charpentier J, Mira JP; EARSS Study Group. Efficacy and tolerance of hyperoncotic albumin administration in septic shock patients: the EARSS study. *Intensive Care Med.* 2011;37(Suppl 1):315.
60. Caironi P, Tognoni G, Masson S, et al. Albumin replacement in patients with severe sepsis or septic shock. *N Engl J Med.* 2014;370(15):1412–1421.
61. Caironi P, Gattinoni L. Proposed benefits of albumin from the ALBIOS trial: a dose of insane belief. *Crit Care.* 2014;18(5):510.
62. Navickis RJ, Greenhalgh DG, Wilkes MM. Albumin in burn shock resuscitation: a meta-analysis of controlled clinical studies. *J Burn Care Res.* 2016;37(3):e268–e278.
63. Kitsios GD, Mascari P, Ettunsi R, et al. Co-administration of furosemide with albumin for overcoming diuretic resistance in patients with hypoalbuminemia: a meta-analysis. *J Crit Care.* 2014;29(2):253–259.
64. Uhlig C, Silva PL, Deckert S, et al. Albumin versus crystalloid solutions in patients with the acute respiratory distress syndrome: a systematic review and meta-analysis. *Crit Care.* 2014;18(1):R10.
65. Hartog C, Reinhart K. CONTRA: Hydroxyethyl starch solutions are unsafe in critically ill patients. *Intensive Care Med.* 2009;35(8):1337–1342.
66. Perner A, Haase N, Guttormsen AB, et al. Hydroxyethyl starch 130/0.42 ver-

sus Ringer's acetate in severe sepsis. *N Engl J Med*. 2012;367(2):124–134.
67. Dellinger RP, Levy MM, Rhodes A, et al. Surviving sepsis campaign: international guidelines for management of severe sepsis and septic shock: 2012. *Crit Care Med*. 2013;41(2):580–637.
68. Myburgh J, Cooper DJ, Finfer S, et al. Saline or albumin for fluid resuscitation in patients with traumatic brain injury. *N Engl J Med*. 2007;357(9):874–884.
69. Cooper DJ, Myburgh J, Heritier S, et al. Albumin resuscitation for traumatic brain injury: is intracranial hypertension the cause of increased mortality? *J Neurotrauma*. 2013;30(7):512–518.
70. Van Aken HK, Kampmeier TG, Ertmer C, et al. Fluid resuscitation in patients with traumatic brain injury: what is a SAFE approach? *Curr Opin Anaesthesiol*. 2012;25(5):563–565.
71. O'Brien AJ, Fullerton JN, Massey KA, et al. Immunosuppression in acutely decompensated cirrhosis is mediated by prostaglandin E2. *Nat Med*. 2014;20(5):518–523.
72. Bortoluzzi A, Ceolotto G, Gola E, et al. Positive cardiac inotropic effect of albumin infusion in rodents with cirrhosis and ascites: molecular mechanisms. *Hepatology*. 2013;57(1):266–276.
73. Zornow MH, Todd MM, Moore SS. The acute cerebral effects of changes in plasma osmolality and oncotic pressure. *Anesthesiology*. 1987;67:936–941.
74. Jungner M, Grande PO, Mattiasson G, et al. Effects on brain edema of crystalloid and albumin fluid resuscitation after brain trauma and hemorrhage in the rat. *Anesthesiology*. 2010;112(5):1194–1203.
75. Lira A, Pinsky MR. Choices in fluid type and volume during resuscitation: impact on patient outcomes. *Ann Intensive Care*. 2014;4:38.
76. Prough DS, Whitley JM, Taylor CL, et al. Regional cerebral blood flow following resuscitation from hemorrhagic shock with hypertonic saline: Influence of a subdural mass. *Anesthesiology*. 1991;75:319–327.
77. Prough DS, Whitley JM, Taylor CL, et al. Rebound intracranial hypertension in dogs after resuscitation with hypertonic solutions from hemorrhagic shock accompanied by an intracranial mass lesion. *J Neurosurg Anesth*. 1999;11:102–111.
78. Vassar MJ, Fischer RP, O'Brien PE, et al. A multicenter trial for resuscitation of injured patients with 7.5% sodium chloride: the effect of added dextran 70. *Arch Surg*. 1993;128:1003–1013.
79. Cooper DJ, Myles PS, McDermott FT, et al. Prehospital hypertonic saline resuscitation of patients with hypotension and severe traumatic brain injury: a randomized controlled trial. *JAMA*. 2004;291(11):1350–1357.
80. Chesnut RM. Avoidance of hypotension: condition sine qua non of successful severe head-injury management. *J Trauma*. 1997;42:S4–S9.
81. Bentsen G, Breivik H, Lundar T, et al. Predictable reduction of intracranial hypertension with hypertonic saline hydroxyethyl starch: a prospective clinical trial in critically ill patients with subarachnoid haemorrhage. *Acta Anaesthesiol Scand*. 2004;48(9):1089–1095.
82. Thongrong C, Kong N, Govindarajan B, et al. Current purpose and practice of hypertonic saline in neurosurgery: a review of the literature. *World Neurosurg*. 2014;82(6):1307–1318.
83. Forsyth LL, Liu-Deryke X, Parker D Jr, et al. Role of hypertonic saline for the management of intracranial hypertension after stroke and traumatic brain injury. *Pharmacotherapy*. 2008;28(4):469–484.
84. Wong DH, O'Connor D, Tremper KK, et al. Changes in cardiac output after acute blood loss and position change in man. *Crit Care Med*. 1989;17:979–983.
85. Marik PE, Cavallazzi R, Vasu T, et al. Dynamic changes in arterial waveform derived variables and fluid responsiveness in mechanically ventilated patients: a systematic review of the literature. *Crit Care Med*. 2009;379:2642–2647.
86. Renner J, Scholz J, Bein B. Monitoring fluid therapy. *Best Pract Res Clin Anaesthesiol*. 2009;23(2):159–171.
87. Thiele RH, Bartels K, Gan TJ. Inter-device differences in monitoring for goal-directed fluid therapy. *Can J Anaesth*. 2015;622:169–181.
88. Carsetti A, Cecconi M, Rhodes A. Fluid bolus therapy: monitoring and predicting fluid responsiveness. *Curr Opin Crit Care*. 2015;21(5):388–394.
89. Mythen MG, Webb AR. Perioperative plasma volume expansion reduces the incidence of gut mucosal hypoperfusion during cardiac surgery. *Arch Surg*. 1995;130:423–429.
90. Sinclair S, James S, Singer M. Intraoperative intravascular volume optimisation and length of hospital stay after repair of proximal femoral fracture: randomised controlled trial. *BMJ*. 1997;315(7113):909–912.
91. Gan TJ, Soppitt A, Maroof M, et al. Goal-directed intraoperative fluid administration reduces length of hospital stay after major surgery. *Anesthesiology*. 2002;97(4):820–826.
92. Madan AK, UyBarreta VV, Aliabadi-Wahle S, et al. Esophageal Doppler ultrasound monitor versus pulmonary artery catheter in the hemodynamic management of critically ill surgical patients. *J Trauma*. 1999;46:607–612.
93. DiCorte CJ, Latham P, Greilich PE, et al. Esophageal Doppler monitor determinations of cardiac output and preload during cardiac operations. *Ann Thorac Surg*. 2000;696. :1782–1786.
94. Venn R, Steele A, Richardson P, et al. Randomized controlled trial to investigate influence of the fluid challenge on duration of hospital stay and perioperative morbidity in patients with hip fractures. *Br J Anaesth*. 2002;88(1):65–71.
95. Horowitz P, Kumar A. It's the colloid, not the esophageal Doppler monitor. *Anesthesiology*. 2003;99:238–239.
96. Kern JW, Shoemaker WC. Meta-analysis of hemodynamic optimization in high-risk patients. *Crit Care Med*. 2002;30(8):1686–1692.
97. Otero RM, Nguyen HB, Huang DT, et al. Early goal-directed therapy in severe sepsis and septic shock revisited: concepts, controversies, and contemporary findings. *Chest*. 2006;130(5):1579–1595.
98. Lobo SM, Lobo FR, Polachini CA, et al. Prospective, randomized trial comparing fluids and dobutamine optimization of oxygen delivery in high-risk surgical patients. *Crit Care*. 2006;10(3):R72.
99. Balogh Z, McKinley BA, Cocanour CS, et al. Supranormal trauma resuscitation causes more cases of abdominal compartment syndrome. *Arch Surg*. 2003;138(6):637–642.
100. Young WF. Primary aldosteronism: renaissance of a syndrome. *Clin Endocrinol (Oxf)*. 2007;66(5):607–618.
101. Karagiannis A, Tziomalos K, Papageorgiou A, et al. Spironolactone versus eplerenone for the treatment of idiopathic hyperaldosteronism. *Expert Opin Pharmacother*. 2008;9(4):509–515.
102. Corona G, Giuliani C, Parenti G, et al. The economic burden of hyponatremia: systematic review and meta-analysis. *Am J Med*. 2016.
103. Berardi R, Santoni M, Rinaldi S, et al. Risk of hyponatraemia in cancer patients treated with targeted therapies: a systematic review and meta-analysis of clinical trials. *PLoS One*. 2016;11(5):e0152079.
104. Wanchoo R, Jhaveri KD, Deray G, et al. Renal effects of BRAF inhibitors: a systematic review by the Cancer and the Kidney International Network. *Clin Kidney J*. 2016;9(2):245–251.
105. Lien YH, Shapiro JI. Hyponatremia: clinical diagnosis and management. *Am J Med*. 2007;120(8):653–658.
106. Pham PM, Pham PA, Pham SV, et al. Correction of hyponatremia and osmotic demyelinating syndrome: have we neglected to think intracellularly? *Clin Exp Nephrol*. 2015;19(3):489–495.
107. Kashyap AS. Hyperglycemia-induced hyponatremia: is it time to correct the correction factor? *Arch Intern Med*. 1999;159(22):2745–2746.
108. Gravenstein D. Transurethral resection of the prostate (TURP) syndrome: a review of the pathophysiology and management. *Anesth Analg*. 1997;84(2):438–446.
109. Xu DL, Martin PY, Ohara M, et al. Upregulation of aquaporin-2 water channel expression in chronic heart failure rat. *J Clin Invest*. 1997;99(7):1500–1505.
110. Fujita N, Ishikawa SE, Sasaki S, et al. Role of water channel AQP-CD in water retention in SIADH and cirrhotic rats. *Am J Physiol*. 1995;269(6Pt 2):F926–F931.
111. Verbalis JG, Goldsmith SR, Greenberg A, et al. Hyponatremia treatment guidelines 2007: expert panel recommendations. *Am J Med*. 2007;120(11 Suppl 1):S1–S21.
112. Christ-Crain M, Fenske W. Copeptin in the diagnosis of vasopressin-dependent disorders of fluid homeostasis. *Nat Rev Endocrinol*. 2016;12(3):168–176.
113. Christ-Crain M, Morgenthaler NG, Fenske W. Copeptin as a biomarker and a diagnostic tool in the evaluation of patients with polyuria-polydipsia and hyponatremia. *Best Pract Res Clin Endocrinol Metab*. 2016;30(2):235–247.
114. Katayama Y, Haraoka J, Hirabayashi H, et al. A randomized controlled trial of hydrocortisone against hyponatremia in patients with aneurysmal subarachnoid hemorrhage. *Stroke*. 2007;38(8):2373–2375.
115. Fraser CL, Arieff AI. Fatal central diabetes mellitus and insipidus resulting from untreated hyponatremia: a new syndrome. *Ann Intern Med*. 1990;112:113–119.
116. Arieff AI. Postoperative hyponatraemic encephalopathy following elective surgery in children. *Paediatr Anesth*. 1998;8:1–4.
117. Fenske W, Sandner B, Christ-Crain M. A copeptin-based classification of the osmoregulatory defects in the syndrome of inappropriate antidiuresis. *Best Pract Res Clin Endocrinol Metab*. 2016;30(2):219–233.
118. Cuesta M, Thompson CJ. The syndrome of inappropriate antidiuresis (SIAD). *Best Pract Res Clin Endocrinol Metab*. 2016;30(2):175–187.
119. Kumar S, Rubin S, Mather PJ, et al. Hyponatremia and vasopressin antagonism in congestive heart failure. *Clin Cardiol*. 2007;30(11):546–551.
120. Decaux G. V2-antagonists for the treatment of hyponatraemia. *Nephrol Dial Transplant*. 2007;22(7):1853–1855.
121. Cawley MJ. Hyponatremia: current treatment strategies and the role of vasopressin antagonists. *Ann Pharmacother*. 2007;41(5):840–850.
122. Madias NE. Effects of tolvaptan, an oral vasopressin V2 receptor antagonist, in hyponatremia. *Am J Kidney Dis*. 2007;50(2):184–187.
123. Schrier RW, Gross P, Gheorghiade M, et al. Tolvaptan, a selective oral vasopressin V2-receptor antagonist, for hyponatremia. *N Engl J Med*. 2006;355(20):2099–2112.
124. Rondon-Berrios H, Berl T. Vasopressin receptor antagonists: characteristics and clinical role. *Best Pract Res Clin Endocrinol Metab*. 2016;30(2):289–303.
125. Sterns RH, Silver SM. Complications and management of hyponatremia. *Curr Opin Nephrol Hypertens*. 2016;25(2):114–119.
126. Sterns RH. Disorders of plasma sodium: causes, consequences, and correction. *N Engl J Med*. 2015;372(1):55–65.
127. Biswas M, Davies JS. Hyponatraemia in clinical practice. *Postgrad Med J*. 2007;83(980):373–378.
128. Adrogué HJ, Madias NE. Aiding fluid prescription for the dysnatremias. *Intensive Care Med*. 1997;23:309–316.
129. Esposito P, Piotti G, Bianzina S, et al. The syndrome of inappropriate antidiuresis: pathophysiology, clinical management and new therapeutic options. *Nephron Clin Pract*. 2011;119(1):c62–c73.
130. Loh JA, Verbalis JG. Disorders of water and salt metabolism associated with pituitary disease. *Endocrinol Metab Clin North Am*. 2008;37(1):213–234, x.
131. Ayus JC, Armstrong DL, Arieff AI. Effects of hypernatraemia in the central nervous system and its therapy in rats and rabbits. *J Physiol*. 1996;492:243–255.
132. Adrogué HJ, Madias NE. Hypernatremia. *N Engl J Med*. 2000;342:1493–1499.
133. Liamis G, Kalogirou M, Saugos V, et al. Therapeutic approach in patients with dysnatraemias. *Nephrol Dial Transplant*. 2006;21(6):1564–1569.
134. Muhsin SA, Mount DB. Diagnosis and treatment of hypernatremia. *Best Pract Res Clin Endocrinol Metab*. 2016;30(2):189–203.
135. Adler SM, Verbalis JG. Disorders of body water homeostasis in critical illness. *Endocrinol Metab Clin North Am*. 2006;35(4):873–894, xi.
136. Sood MM, Sood AR, Richardson R. Emergency management and commonly encountered outpatient scenarios in patients with hyperkalemia. *Mayo Clin Proc*. 2007;82(12):1553–1561.
137. Gilligan P, Pountney A, Wilson B, et al. SOCRATES Episode II synopsis of Cochrane reviews applicable to emergency services Episode II): the return of series III. *Emerg Med J*. 2007;24(7):489–491.
138. Wahr JA, Parks R, Boisvert D, et al. Preoperative serum potassium levels and perioperative outcomes in cardiac surgery patients. *JAMA*.

1999;281:2203–2210.

139. Suga SI, Phillips MI, Ray PE, et al. Hypokalemia induces renal injury and alterations in vasoactive mediators that favor salt sensitivity. *Am J Physiol Renal Physiol.* 2001;281(4):F620–F629.

140. Lin SH, Halperin ML. Hypokalemia: a practical approach to diagnosis and its genetic basis. *Curr Med Chem.* 2007;14(14):1551–1565.

141. Khosla N, Hogan D. Mineralocorticoid hypertension and hypokalemia. *Semin Nephrol.* 2006;26(6):434–440.

142. Furgeson SB, Chonchol M. Beta-blockade in chronic dialysis patients. *Semin Dial.* 2008;21(1):43–48.

143. Gronert GA. Succinylcholine hyperkalemia after burns. *Anesthesiology.* 1999;91(1):320–322.

144. Sousa AG, Cabral JV, El-Feghaly WB, et al. Hyporeninemic hypoaldosteronism and diabetes mellitus: pathophysiology assumptions, clinical aspects and implications for management. *World J Diabetes.* 2016;7(5):101–111.

145. Kim HJ, Han SW. Therapeutic approach to hyperkalemia. *Nephron.* 2002;92 Suppl 1:33–40.

146. Putcha N, Allon M. Management of hyperkalemia in dialysis patients. *Semin Dial.* 2007;20(5):431–439.

147. Aggarwal S, Topaloglu H, Kumar S. Systematic review of hyperkalemia due to angiotensin enzyme converting inhibitors. *Value Health.* 2015;18(7):A396.

148. Zannad F, Rossignol P, Stough WG, et al. New approaches to hyperkalemia in patients with indications for renin angiotensin aldosterone inhibitors: considerations for trial design and regulatory approval. *Int J Cardiol.* 2016;216:46–51.

149. Rastogi A, Arman F, Alipourfetrati S. New agents in treatment of hyperkalemia: an opportunity to optimize use of RAAS inhibitors for blood pressure control and organ protection in patients with chronic kidney disease. *Curr Hypertens Rep.* 2016;18(7):55.

150. Sterns RH, Grieff M, Bernstein PL. Treatment of hyperkalemia: something old, something new. *Kidney Int.* 2016;89(3):546–554.

151. Yessayan L, Yee J, Frinak S, et al. continuous renal replacement therapy for the management of acid-base and electrolyte imbalances in acute kidney Injury. *Adv Chronic Kidney Dis.* 2016;23(3):203–210.

152. McDonald TJ, Oram RA, Vaidya B. Investigating hyperkalaemia in adults. *BMJ.* 2015;351:h4762.

153. Harel Z, Kamel KS. Optimal dose and method of administration of intravenous insulin in the management of emergency hyperkalemia: a systematic review. *PLoS One.* 2016;11(5):e0154963.

154. Mistry M, Shea A, Giguere P, et al. Evaluation of sodium polystyrene sulfonate dosing strategies in the inpatient management of hyperkalemia. *Ann Pharmacother.* 2016;50(6):455–462.

155. Shepard MM, Smith JW, III. Hypercalcemia. *Am J Med Sci.* 2007;334(5):381–385.

156. Slomp J, van der Voort PHJ, Gerritsen RT, et al. Albumin-adjusted calcium is not suitable for diagnosis of hyper-and hypocalcemia in the critically ill. *Crit Care Med.* 2003;31(5):1389–1393.

157. Brown EM, Pollak M, Hebert SC. The extracellular calcium-sensing receptor: its role in health and disease. *Annu Rev Med.* 1998;49:15–29.

158. Brown EM, Pollak M, Seidman CE, et al. Calcium-ion-sensing cell-surface receptors. *N Engl J Med.* 1995;333(4):234–240.

159. Bushinsky DA, Monk RD. Calcium. *Lancet.* 1998;352:306–311.

160. Blair JM, Zheng Y, Dunstan CR. RANK ligand. *Int J Biochem Cell Biol.* 2007;39(6):1077–1081.

161. Seo GH, Chai YJ, Choi HJ, et al. Incidence of permanent hypocalcaemia after total thyroidectomy with or without central neck dissection for thyroid carcinoma: a nationwide claim study. *Clin Endocrinol (Oxf).* 2016;85(3):483–487.

162. Giancarelli A, Birrer KL, Alban RF, et al. Hypocalcemia in trauma patients receiving massive transfusion. *J Surg Res.* 2016;202(1):182–187.

163. Nardone R, Brigo F, Trinka E. Acute symptomatic seizures caused by electrolyte disturbances. *J Clin Neurol.* 2016;12(1):21–33.

164. Dickerson RN. Treatment of hypocalcemia in critical illness. Part 1. *Nutrition.* 2007;23(4):358–361.

165. Hod T, Riella LV, Chandraker A. Recombinant PTH therapy for severe hypoparathyroidism after kidney transplantation in pre-transplant parathyroidectomized patients: review of the literature and a case report. *Clin Transplant.* 2015;29(11):951–957.

166. Zojer N, Ludwig H. Hematological emergencies. *Ann Oncol.* 2007;18(Suppl 1):i45–i48.

167. Duan K, Gomez HK, Mete O. Clinicopathological correlates of hyperparathyroidism. *J Clin Pathol.* 2015;68(10):771–787.

168. Kane S, Borisov NN, Brixner D. Pharmacoeconomic evaluation of gastrointestinal tract events during treatment with risedronate or alendronate: a retrospective cohort study. *Am J Manag Care.* 2004;10(7):S216–S223.

169. Miller RG, Bolognese M, Worley K, et al. Incidence of gastrointestinal events among bisphosphonate patients in an observational setting. *Am J Manag Care.* 2004;10(7):S207–S215.

170. Valverde P. Pharmacotherapies to manage bone loss-associated diseases: a quest for the perfect benefit-to-risk ratio. *Curr Med Chem.* 2008;15(3):284–304.

171. Olszynski WP, Davison KS. Alendronate for the treatment of osteoporosis in men. *Expert Opin Pharmacother.* 2008;9(3):491–498.

172. Galindo RJ, Romao I, Valsamis A, et al. Hypercalcemia of malignancy and colorectal cancer. *World J Oncol.* 2016;7(1):5–12.

173. Singh Ospina NM, Rodriguez-Gutierrez R, Maraka S, et al. Outcomes of parathyroidectomy in patients with primary hyperparathyroidism: a systematic review and meta-analysis. *World J Surg.* 2016;40(10):2359–2377.

174. Ogata H, Koiwa F, Ito H, et al. Therapeutic strategies for secondary hyperparathyroidism in dialysis patients. *Ther Apher Dial.* 2006;10(4):355–363.

175. Shahapuni I, Monge M, Oprisiu R, et al. Drug Insight: renal indications of calcimimetics. *Nat Clin Pract Nephrol.* 2006;2(6):316–325.

176. Wuthrich RP, Martin D, Bilezikian JP. The role of calcimimetics in the treatment of hyperparathyroidism. *Eur J Clin Invest.* 2007;37(12):915–922.

177. Felsenfeld AJ, Levine BS. Milk alkali syndrome and the dynamics of calcium homeostasis. *Clin J Am Soc Nephrol.* 2006;1(4):641–654.

178. Kraft MD. Phosphorus and calcium: a review for the adult nutrition support clinician. *Nutr Clin Pract.* 2015;30(1):21–33.

179. Chang WT, Radin B, McCurdy MT. Calcium, magnesium, and phosphate abnormalities in the emergency department. *Emerg Med Clin North Am.* 2014;32(2):349–366.

180. Giovannini I, Chiarla C, Nuzzo G. Pathophysiologic and clinical correlates of hypophosphatemia and the relationship with sepsis and outcome in postoperative patients after hepatectomy. *Shock.* 2002;18(2):111–115.

181. Brooks MJ, Melnik G. The refeeding syndrome: an approach to understanding its complications and preventing its occurrence. *Pharmacology.* 1995;15:713–726.

182. Konstantinov NK, Rohrscheib M, Agaba EI, et al. Respiratory failure in diabetic ketoacidosis. *World J Diabetes.* 2015;6(8):1009–1023.

183. Paleologos M, Stone E, Braude S. Persistent, progressive hypophosphataemia after voluntary hyperventilation. *Clin Sci (Lond).* 2000;98(5):619–625.

184. Liamis G, Filippatos TD, Elisaf MS. Electrolyte disorders associated with the use of anticancer drugs. *Eur J Pharmacol.* 2016;777:78–87.

185. Burke SK. Phosphate is a uremic toxin. *J Ren Nutr.* 2008;18(1):27–32.

186. Gums JG. Magnesium in cardiovascular and other disorders. *Am J Health Syst Pharm.* 2004;61(15):1569–1576.

187. Dube L, Granry JC. The therapeutic use of magnesium in anesthesiology, intensive care and emergency medicine: a review. *Can J Anaesth.* 2003;50(7):732–746.

188. Choi JH, Lee J, Park CM. Magnesium therapy improves thromboelastographic findings before liver transplantation: a preliminary study. *Can J Anaesth* .2005;52(2):156–159.

189. Lysakowski C, Dumont L, Czarnetzki C, et al. Magnesium as an adjuvant to postoperative analgesia: a systematic review of randomized trials. *Anesth Analg.* 2007;104(6):1532–1539, table.

190. Van De Water JM, van den Bergh WM, Hoff RG, et al. Hypocalcaemia may reduce the beneficial effect of magnesium treatment in aneurysmal subarachnoid haemorrhage. *Magnes Res.* 2007;20(2):130–135.

191. van den Bergh WM, Algra A, Rinkel GJ. Electrocardiographic abnormalities and serum magnesium in patients with subarachnoid hemorrhage. *Stroke.* 2004;35(3):644–648.

192. Soliman HM, Mercan D, Lobo SS, et al. Development of ionized hypomagnesemia is associated with higher mortality rates. *Crit Care Med.* 2003;31(4):1082–1087.

193. Tzivoni D, Banai S, Schuger C, et al. Treatment of torsade de pointes with magnesium sulfate. *Circulation.* 1988;77:392–397.

194. Wilkes NJ, Mallett SV, Peachey T, et al. Correction of ionized plasma magnesium during cardiopulmonary bypass reduces the risk of postoperative cardiac arrhythmia. *Anesth Analg.* 2002;95(4):828–834.

195. Agus ZS. Mechanisms and causes of hypomagnesemia. *Curr Opin Nephrol Hypertens.* 2016;25(4):301–307.

196. Janett S, Camozzi P, Peeters GG, et al. Hypomagnesemia induced by long-term treatment with proton-pump inhibitors. *Gastroenterol Res Pract.* 2015;2015:951768.

第17章　止血与输血医学

Louanne M. Carabini　Glenn Ramsey

要点

1. 现代输血医学注重以患者为中心的血液成分治疗。
2. 血液不仅要作为正常循环中的液体维持,而且还必须能够在血管壁出现渗漏时形成固态凝块以止血,并且在不需要时分解这些凝块。
3. 血浆中的凝血因子在血管内皮受损处被激活,并形成酶复合物以激活凝血酶。
4. 纤维蛋白凝块在其任务完成后必须被分解,纤维蛋白溶解是一个具有多重调控机制的复杂过程。
5. 对于止血问题,首要的筛查始终应是患者的病史。
6. 血小板聚集是最全面的血小板功能测试(platelet function test, PFT)。
7. 通常用凝血酶原时间(prothrombin time, PT)来反映外源性凝血(组织)途径,用活化部分凝血活酶时间(activated partial thromboplastin time, aPTT)来反映内源性凝血(接触)途径。
8. 弥散性血管内凝血(disseminated intravascular coagulopathy, DIC)是一种病理性系统性激活内源性凝血途径引起的不受控凝血过程。
9. 静脉血栓栓塞的危险因素包括:缺乏活动或固定不动、恶性肿瘤、口服避孕药、雌激素治疗和妊娠等。
10. 大多数抗凝治疗需要持续的或有选择性的监测来评估治疗效果。
11. 输注去白细胞的红细胞和血小板可降低患者人类白细胞抗原(human leukocyte antigen, HLA)同种异体免疫反应、非溶血性发热性输血反应(febrile nonhemolytic transfusion reactions, FNHTRs)以及巨细胞病毒(cytomegalovirus, CMV)传播的风险。
12. 血浆衍生物是从血浆中提取并加工而成的蛋白质,用于输注治疗。
13. 已经研发出能够灭活血液成分中病原微生物的技术。
14. 多年来,人类一直致力于寻找一种具有携氧能力的红细胞替代品。
15. 常规红细胞相容性测试包括ABO和RhD分型、IgG非ABO红细胞抗体筛查以及红细胞交叉配型。
16. 过去的10年,患者的临床输血策略已从开放性转变为限制性策略,降低了输血阈值,并充分考虑了输血风险和贫血引发不良后果之间的利弊。

17. 组织氧供（oxygen delivery to the tissues，DO_2）取决于心排出量（cardiac output，CO）、局部血流量和携氧能力，后者也被称为血液氧含量（oxygen-carrying capacity，CaO_2）。

18. 许多推荐意见为血小板减少症和获得性或遗传性血小板疾病提供了输血管理的指导。

19. 冷沉淀是由冰冻血浆受控解冻制成，这过程使得大分子沉淀，特别是纤维蛋白原和vWF。

20. 过去几十年，血液制品输注的风险-效益比一直是多项研究和综述的主题。

21. 鉴于大量使用更敏感的方法来筛查和控制血制品输注的感染风险，非感染性并发症已成为输血相关疾病发病率和死亡率的主要来源。

22. 输血相关性急性肺损伤（transfusion-related acute lung injury，TRALI）是一种临床诊断，但可能会因混杂疾病或患者危重病情而变得难以诊断；因此，TRALI在文献中往往报道不足，并且很难通过随机前瞻性临床试验进行研究。

23. 术前自体捐献血液两单位，并且确保有足够的时间让身体恢复红细胞水平是术前自体血液存储计划最有效方法。

24. 过去十年间RBC回收技术已经得到显著改进，为围手术期血液保护提供了一种高效、经济且安全的方法。

25. 止血障碍分为两类，即引起出血倾向的止血障碍和促进不适当的血栓形成的止血障碍。

26. 在症状上，初级止血功能障碍通常表现为皮肤或黏膜出血的征象。

27. 血管性血友病（von willebrand disease，vWD）是最常见的遗传性出血性疾病，在普通人群的发病率约为1%。

28. 血友病是由特定凝血因子缺乏或功能障碍引起的一种遗传性疾病。

29. 抗血小板治疗适用于有脑血管意外、心肌梗死或其他血栓并发症风险的患者。

30. 肝素诱导的血小板减少症（heparin-induced thrombocytopenia，HIT）是一种长期使用肝素治疗后发生的临床疾病，发病率约1%～5%，与血栓栓塞并发症的发病率有关。

31. 重组活化凝血因子Ⅶ（recombinant activated factorⅦ，rFⅦa）仅适用于治疗有抑制剂/抗体和因子Ⅶ缺乏的血友病患者。

32. 凝血酶原复合物目前已替代rFⅦa和新鲜冰冻血浆（fresh frozen plasma，FFP），用于紧急逆转华法林抗凝的首选药物。

33. 抗纤溶药物几十年来一直被用于预防和治疗手术失血。

引言

近期在医疗保健领域对质量安全和成本效益的关注已经延伸到了输血医学的临床实践中。以患者为中心的血液管理强调基于循证的决策和血液保护策略的使用。尽管美国麻醉医师协会（ASA）、美国血库协会（AABB）、心脏麻醉医师协会（SCA）和重症医学协会（SCCM）的专家和工作小组提出了一致的指南，但血液制品的输注仍然存在显著差异[1-2]。限制性输血策略虽然在发病率和死亡率方面展示出改善的治疗效果；然而，在特定医疗情况下，对于特殊患者选择哪个适合的输血目标尚不清楚。因此，为了更好地管理患者，麻醉医师熟知输血治疗的益处、常见和罕见的不良反应以及血液制品的制备、保存和输送过程的具体细节至关重要。

本章从初级和次级止血，纤维蛋白溶解和凝血途径的调节讲起。然后讨论最常见的凝血功能监测、血液制品的收集和储存方法。详细阐述血液成分治疗的适应证和风险。本章还包括大量的临床部分，讨论先天性和获得性止血与凝血缺陷，以及维持平衡止血机制的最新药物介绍。

止血与凝血

初级止血

血液不仅要作为正常循环中的液体维持，而且还必须能够在血管壁出现渗漏时形成固态凝块以止血，并且在不需要时分解这些凝块。通过血液中的蛋白质和细胞（血小板）之间复杂的系统来维持抗凝与凝血之间微妙的平衡。许多先天性和获得性疾病会破坏这种平衡，导致出血或血栓形成。有许多检测方法用于评估这一系统，也有许多治疗方法用于纠正平衡紊乱。

血小板黏附在血管内皮破损部位，并且被激活，从而聚集更多的血小板增强血小板反应，然后交联纤维蛋白（血浆凝血因子级联反应终产物），最终形成血小板血栓。初级止血（图17-1）描述了血小板血栓和凝血机制的启动。

图 17-1 内的文字标注：

B. 激活

激动剂：　TxA₂　凝血酶　ADP　5-羟色胺 肾上腺素 血管升压素

GPCRs：　TP　PAR-1 PAR-4　P2Y₁ P2Y₁₂　其他GPCR　COX-1

PKG　cGMP　PKA　PLA₂ → AA → TxA₂

D. 抑制　NO　AC　cAMP　PLC　IP₃　Ca⁺⁺　致密颗粒 ⇒ ADP 5-羟色胺 Ca⁺⁺

PGI₂/IP　cAMP PDE　DAG　α颗粒 ⇒ 凝血因子 其他蛋白质

内皮　血小板形态改变

PKC

其他激活效应：表面P-选择素 CD40配体：表面和释放 微粒释放 白细胞激活

整合素：　Ⅰb/Ⅸ　Ⅰa/Ⅱa, GPVI　Ⅱb/Ⅲa 激活 ← 纤维蛋白 vWF ⇒ 血小板交联

vWF 高剪切力　胶原 低剪切力　C. 稳定

损伤的内皮

A. 黏附

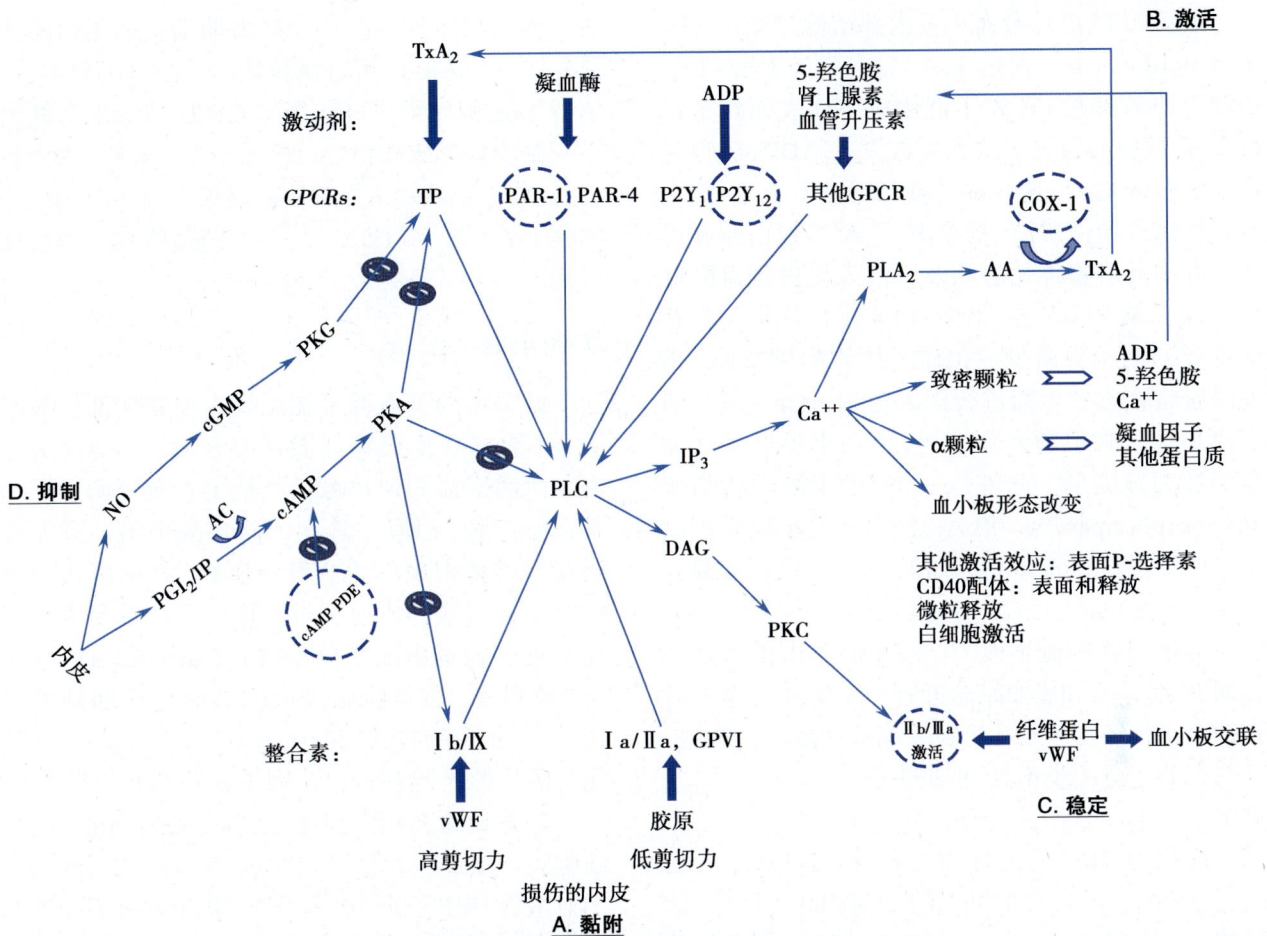

图 17-1　血小板黏附、激活、稳定和生理性抑制途径的概述

许多途径中间体和其他因素未显示，但在其他地方进行了回顾[3,5]。细箭头：信号通路。粗箭头：配体结合。弧形箭头：催化作用。空心箭头：分泌。半圆：抑制信号通路。圆圈：抗血小板药物靶点。（A）黏附。糖蛋白：Ⅰb/Ⅸ、Ⅰa/Ⅱa 和Ⅵ。（B）激活。激动剂：TxA₂、ADP。受体：GPCR、TP、PAR。中间体：PLC、IP₃、DAG、PKC、Ca²⁺、PLA₂、AA、COX。（C）稳定。糖蛋白：Ⅱb/Ⅲa。（D）抑制。抗血小板药物靶点：COX-1，阿司匹林、三氟柳；P2Y₁₂，氯吡格雷、普拉格雷、噻氯匹定、坎格雷洛、替卡格雷；cAMP PDE，双嘧达莫、西洛他唑；Ⅱb/Ⅲa，阿昔单抗、依替巴肽、替罗非班。Ⅰb/Ⅸ、Ⅰa/Ⅱa 和Ⅵ，糖蛋白Ⅰb/Ⅸ、Ⅰa/Ⅱa和Ⅵ；AA，花生四烯酸；AC，腺苷酸环化酶；ADP，二磷酸腺苷；Ca²⁺，钙离子；cAMP，环腺苷酸；cGMP，环磷酸鸟苷；COX，环氧合酶；DAG，甘油二酯；GPCR，G 蛋白偶联受体；IP，PGI₂ 受体；IP₃，肌醇-1,4,5-三磷酸；NO，氧化亚氮；PAR，蛋白酶激活受体；PDE，磷酸二酯酶；PGI₂，前列腺素 I₂（前列环素）；PKA，蛋白激酶 A；PKC，蛋白激酶 C；PKG，蛋白激酶 G；PLA₂，磷脂酶 A₂；PLC，磷脂酶 C；TP，血栓素前列腺素；TxA₂，血栓素 A₂；vWF，血管性血友病因子

黏附

当血管内皮内层被破坏暴露出内皮下层基质时，血小板通过表面整合素受体-糖蛋白（GP）Ⅰa/Ⅱa 和 GP Ⅵ（图 17-1A）附着于胶原蛋白上。在低剪切力条件如静脉血流中有利于胶原蛋白的黏附[3]。在高剪切力动脉血流中，来自内皮细胞和预先存在血栓中的血管性血友病因子（vWF）与整合素 Ⅰb/Ⅸ 结合，这是另一个主要的黏附锚点[4]。在毛细血管血流中，血小板聚集于红细胞（RBCs）周围，所以贫血患者减少了血小板与红细胞的接触，降低了血小板功能[3]。

激活

血小板的激活通过血小板表面的信号通路介导（图 17-1B）。在"外 - 内"信号通路中，核心靶点是磷脂酶 C（phospholipase C，PLC）。上述黏附整合素触发信号通路激活 PLC[3]。另一组表面受体 G 蛋白偶联受体（G-protein-coupled receptors，GPCRs）被一系列相应的激动剂激活，包括来自凝血级联反应的凝血酶、二磷酸腺苷（adenosine diphosphate，ADP）、血栓素 A₂（TxA₂）、5-羟色胺、肾上腺素和血管升压素。每一对激动剂-GPCR 都可激活 PLC 通路[5]。

激活的 PLC 导致血小板内部结构改变。钙离子（calcium，Ca^{2+}）通过 1，4，5- 三磷酸肌醇（IP_3）从储存小管释放，钙离子催化血小板表面致密颗粒和 α- 颗粒的释放。这些颗粒含有 ADP、5- 羟色胺和更多的 Ca^{2+}，这些都可激活更多的血小板[3]。α- 颗粒富含蛋白质，包括 V 因子、纤维蛋白原和可结合并中和肝素样化合物及肝素来促进凝血的血小板因子 4（PF4）[3]。肝素 -PF4 复合物是引起肝素诱导的血小板减少症（HIT）抗体的靶抗原，相关内容将在本章后面进行深入讨论。Ca^{2+} 还有助于血小板微骨架的重新排列，使血小板形状从圆盘形变为扁尖形。此外，Ca^{2+} 有助于激活磷脂酶 A_2（phospholipase A_2，PLA_2）使得从血小板膜释放花生四烯酸（arachidonic acid，AA）。环氧合酶 -1（cyclooxygenase-1，COX-1）将 AA 催化成 TxA_2，然后激活更多的血小板[4]。活化的血小板也具有表面 P- 选择素和表面结合并释放 CD40 配体。活化的血小板还释放循环微粒并招募和激活白细胞，这些有助于进一步止血、促进炎症[3]。

稳定

活化的 PLC 通过甘油二酯（diacylglycerol，DAG）和蛋白激酶 C 启动 GP Ⅱb/Ⅲa 的"内 - 外"信号转导（图 17-1C）。这改变 GP Ⅱb/Ⅲa 的形态使其更好地结合纤维蛋白和 vWF。这些蛋白质可以桥接到其他活化血小板上[4]。纤维蛋白的结合也可以包裹血小板，增强血小板和凝血因子系统融合，促进血小板血栓形成。

抑制

为了维持止血平衡，在血管内皮完整时，血小板功能被抑制。内皮细胞分泌前列环素（prostaglandin I_2，PGI_2）结合于膜表面信号通路受体以增加环磷酸腺苷（cyclic adenosine monophosphate，cAMP）。升高的 cAMP 激活蛋白激酶 A（protein kinase A，PKA），从而抑制 vWF 黏附、TxA_2 激活和 PLC 内部信号转导。然而，cAMP 会被 cAMP 磷酸二酯酶（phosphodiesterase，PDE）代谢。内皮细胞还分泌氧化亚氮（nitric oxide，NO），其含量升高时将抑制 TxA_2 受体的激活[5]。

抗血小板药物的作用机制

抗血小板药物的作用位点见图 17-1[6]。没有抑制第一步血小板黏附的药物（图 17-1A）。阿司匹林和三氟柳通过抑制 COX-1（将 AA 转化为 TxA_2 的酶），来减少 TxA_2 的分泌（图 17-1B）。另一种激动剂 ADP 的 $P2Y_{12}$ 受体可被氯吡格雷和其

他几种药物所抑制。用于凝血酶活化的蛋白酶激活受体 -1（PAR-1）可被沃拉帕沙阻断。阿昔单抗、依替巴肽和替罗非班作用于 GP Ⅱb/Ⅲa 来阻断血小板血栓的形成和稳定（图 17-1C）。最后，由内皮细胞 PGI_2 介导的主要抑制通路被双嘧达莫和西洛他唑上调（图 17-1D）[6]。以上药物将在本章后面讨论。

次级止血

血浆中的凝血因子在血管内皮受损部位被激活，并形成酶复合物以激活凝血酶，启动次级止血。然后凝血酶通过激活其他更有效的酶来扩增其自身产物，引发一连串的凝血酶激增。凝血酶还将纤维蛋白原转化为纤维蛋白，纤维蛋白与活化血小板交联形成血小板血栓。凝血过程中的三种酶复合物均由四部分组成：丝氨酸蛋白酶家族酶、辅因子、质膜磷脂表面例如血小板和钙离子（Ca^{2+}）。蛋白酶将其他凝血因子从非活化的形式转化为活化形式（被命名为 [因子编号]a）[7]。

外源性途径（图 17-2）。当内皮损伤时，内皮细胞膜下层的组织因子（tissue factor，TF）被暴露于血液循环中，这一过程开始，因此被称为"外源性途径"。TF 是因子Ⅶ活化的辅因子，与血液循环中低水平的因子Ⅶ和Ⅶa 相结合。Ⅶa 酶、TF 辅因子、细胞膜磷脂和 Ca^{2+} 形成第一复合物，这是一种低效的外源性途径"因子Ⅹ酶"，它激活因子Ⅹ和因子Ⅸ。然后，Ⅹa 酶、Ⅴa 辅因子（大部分来源于活化血小板 α- 颗粒释放的因子Ⅴ）、磷脂和 Ca^{2+} 形成第二复合物，即"凝血酶原酶"，它将凝血酶原（Ⅱ）转化为凝血酶（Ⅱa）[7]。

内源性途径（图 17-2）。凝血酶有多个核心功能。它通过表面受体 PAR-1 和 PAR-4 激活血小板（参见初级止血），将更多的Ⅴ因子切割为Ⅴa 因子，并切割Ⅺ因子转化为Ⅺa 来启动"内源性"（血管内）凝血途径。Ⅺa 将更多的Ⅸ因子切割成Ⅸa。凝血酶还将Ⅷ活化为Ⅷa。vWF 携带Ⅷ并稳定存在于血浆中直到需要时使用，所以 vWF 缺乏也导致血浆Ⅷ因子水平降低。第三复合物由以下形成：Ⅸa 酶、Ⅷa 辅因子、磷脂和 Ca^{2+}。这是一种高效的内源性途径"因子Ⅹ酶"，它能为更多的凝血酶原酶复合物提供更多的Ⅹa。最终，凝血酶将纤维蛋白原转化为纤维蛋白单体，然后广泛聚合。纤维蛋白聚合物交联Ⅹ-Ⅲa 因子（也被凝血酶激活）形成稳定的纤维蛋白凝块。纤维蛋白还通过

凝血级联反应

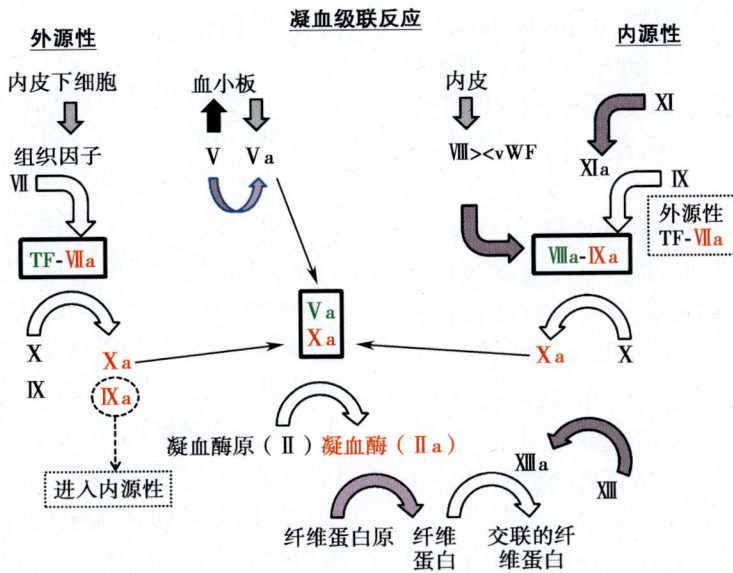

图 17-2 凝血因子与外源性、内源性和共同通路的凝血级联反应示意图
血管性血友病因子(vWF)与凝血因子Ⅷ共同循环(＞＜)。灰色箭头:分泌。
红色:维生素 K 依赖性因子。绿色:辅因子。紫色箭头:凝血酶激活。黑色箭
头:摄取。虚线方框:内源性-外源性交叉。实线方框:还有 Ca²⁺ 和血小板磷脂

GPⅡb/Ⅲa 受体来交联活化血小板,将血小板和纤维蛋白网罗在血小板血栓中(参见初级止血)[7]。

除了Ⅷ外,所有凝血因子主要在肝脏中产生。Ⅷ由内皮细胞释放,因此在肝脏疾病中仍完好无损。大部分凝血因子的血浆半衰期约为 1.5~3d,启动因子Ⅶ血浆半衰期最短约 6h,辅因子 V 和Ⅷ血浆半衰期约 8~12h。为了与磷脂和 Ca²⁺ 相互作用,外源性途径中的Ⅶ因子、内源性途径中的Ⅸ因子、凝血酶原酶中的 X 因子和凝血酶原(Ⅱ因子)等四个关键的凝血因子在翻译后多个谷氨酸残基必须发生羧化。还原型的维生素 K 是谷氨酰羧化酶的辅因子,因此这四个因子(Ⅱ、Ⅶ、Ⅸ、X)都依赖维生素 K[7]。

凝血因子的抑制

凝血途径有三个主要的调节抑制因子(图17-3)[3-5,7-8]。

凝血级联反应:抑制

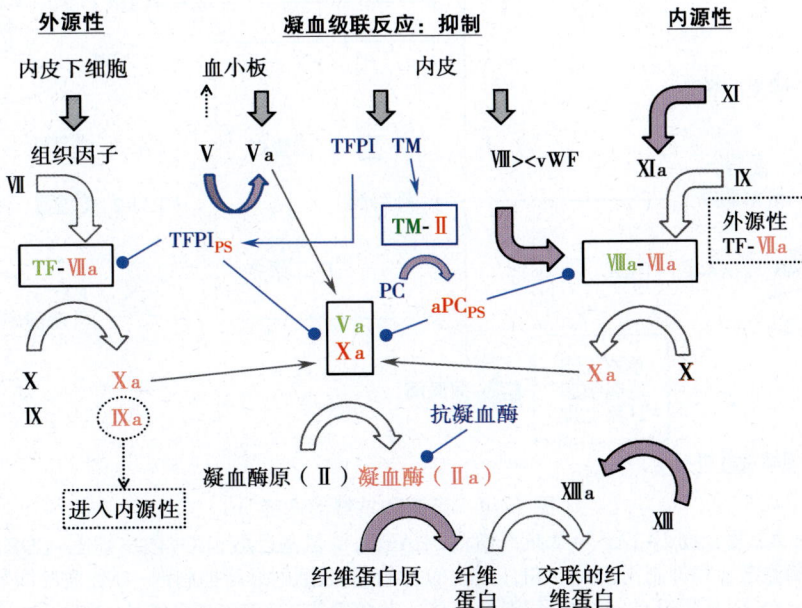

图 17-3 凝血级联反应的抑制控制示意图
紫色箭头:凝血酶激活。蓝色圆头箭头:抑制。TM:血栓调节蛋白;TFPI:组织因子途径抑制剂。红色:维生素 K 依赖性因子。绿色:辅因子

1. 组织因子途径抑制物（TF pathway inhibitor, TFPI）通过结合Ⅶa蛋白酶及其Ⅹa产物来抑制外源性途径复合物。TFPI在内皮细胞中产生，并受肝素刺激而释放。肝素依次结合并提高TFPI的抑制效率。

2. 抗凝血酶-Ⅲ（antithrombin-Ⅲ，AT-Ⅲ）是一种丝氨酸蛋白酶抑制剂，也称为丝氨酸蛋白酶抑制蛋白（serpin）。丝氨酸蛋白酶抑制蛋白破坏目标蛋白酶的活性位点，并增加其清除率。AT-Ⅲ抑制所有凝血途径中的蛋白酶：外源性途径中的Ⅶa、凝血酶原酶中的Ⅹa、内源性途径中的Ⅺa和Ⅸa及凝血酶。与肝素结合，AT-Ⅲ的抑制功能大大增加。

3. 蛋白C-酶是与上述凝血复合物具有相同四部分结构的酶复合物：凝血酶、其辅因子血栓调节蛋白、磷脂和Ca^{2+}。血栓调节蛋白在内皮细胞膜上表达。在蛋白C-酶复合物中，凝血酶裂解并活化蛋白C。活化蛋白C（activated protein C，APC）通过裂解外源性途径辅因子Ⅷa和凝血酶原酶复合物辅因子Ⅴa来抑制凝血。蛋白C半衰期短，约6h。蛋白S被认为是蛋白C的辅因子，两者都具有维生素K依赖性[7]。

纤维蛋白溶解

纤维蛋白凝块在其任务完成后必须被分解，纤维蛋白溶解是一个具有多重调控机制的复杂过程。纤溶酶原被激活为纤溶酶，分解纤维蛋白聚合体（图17-4）[9]。血液中纤溶酶原的主要激活剂是组织型纤溶酶原激活剂（tissue plasminogen activator，tPA），它由内皮细胞和血小板分泌。纤溶酶原和tPA都与纤维蛋白上的赖氨酸位点结合。当与交联的纤维蛋白结合时，tPA变得更加高效。一旦部分纤溶酶形成，它将tPA裂解成更活跃的形式。tPA也可直接裂解纤维蛋白聚合体。

尿激酶是机体主要的纤溶酶原激活剂。尿激酶由内皮细胞、单核细胞、巨噬细胞和尿路上皮细胞分泌。这些细胞还通过膜联蛋白A2复合物和尿激酶受体两种受体结合纤溶酶原，促使其转变为纤溶酶。纤溶酶激活尿激酶成为更活跃的形式。尿激酶和tPA可作为溶解血栓的药物。

纤溶抑制

纤溶酶原激活抑制物-1（plasminogen activation inhibitor-1，PAI-1）是与tPA和尿激酶结合并加速其从血浆中清除的一种丝氨酸蛋白酶抑制剂（图

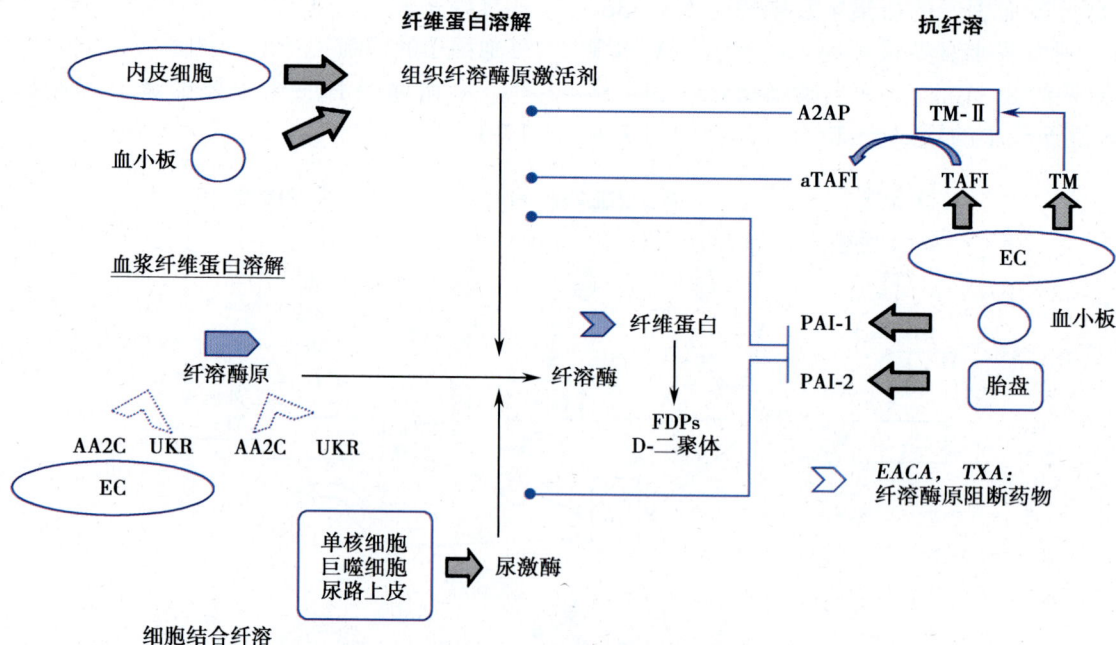

图17-4　纤溶和抗纤溶途径

AA2C，膜联蛋白A2复合物；A2AP，α-2抗纤溶酶；EACA，ε-氨基己酸；EC，内皮细胞；FDP，纤维蛋白降解产物；PAI，纤溶酶原激活物抑制剂；(a)TAFI，(活化的)凝血酶激活的纤溶抑制剂；TM，血栓调节蛋白；Ⅱ，凝血因子Ⅱ（凝血酶）；TXA，氨甲环酸；UKR，尿激酶受体。灰色箭头：分泌。黑色箭头：酶活化。弧形箭头：凝血酶活化。圆头线：抑制。虚线的角：AA2C与UKR细胞膜受体结合纤溶酶原。纤溶酶原上的实心五边形：与纤维蛋白结合的赖氨酸结合位点。纤维蛋白上的实心V形：与纤溶酶原结合的赖氨酸。空心V形：阻断纤溶酶原上赖氨酸结合位点的抗纤溶药物。斜体字：促进（tPA、尿激酶）或抑制（EACA、TXA）纤溶的药物

17-4)。活化血小板从 α- 颗粒中释放 PAI-1。与 PAI-1 类似的 PAI-2 由胎盘分泌且在妊娠期尤为显著。凝血酶激活的纤溶抑制物(thrombin-activated fibrinolysis inhibitor, TAFI)由内皮细胞分泌,并被凝血酶 - 血栓调节蛋白复合物激活。TAFI 以抑制 tPA 作用的方式来裂解纤维蛋白和纤维蛋白聚合体,并且 TAFI 还抑制纤溶酶对纤维蛋白的作用。α_2-抗纤溶酶与纤溶酶结合,阻断其作用,尽管这也会减慢纤溶酶的代谢。

在药理学上,纤溶作用被 ε- 氨基己酸(epsilon aminocaproic acid, EACA)和氨甲环酸(tranexamic acid, TXA)所抑制,这些药物能稳定血栓。这些药物是赖氨酸类似物,阻断纤溶酶原的赖氨酸结合位点,阻止其作用于纤维蛋白。

止血的实验室检测

对于止血问题,首要的筛查始终应是患者的病史[10]。任何异常出血的体征都是有帮助的;皮肤或黏膜出血可能提示血小板功能障碍,而关节血肿或软组织出血则可能提示凝血因子缺乏。除了直接出血史、血栓形成史或实验室检查异常史之外,与止血相关的一些病史,如外科手术、牙科手术和月经史等可能有助于排除一些临床问题,或提示先天性或近期获得性疾病。家族史有助于诊断先天性疾病和可能的遗传特征。在进行实验室检查前应询问抗凝剂和抗血小板药物包括非处方药的使用情况。

初级止血的实验室检测

正常成年人的血小板计数约为 150 000~400 000/μl。血小板计数异常患者应检查外周血涂片。显微镜检查可能会提示出凝固的标本、体外人为造成血小板聚集或血小板形态异常。在一些先天性疾病中,可见巨大的血小板。血小板功能测试(platelet function tests, PFT)是指标准化出血时间,即在受试者的前臂划个标准化的小切口并计算出血持续时间。但这检测有创、费力、不可频繁操作、可重复性差,且只能在一定程度上预测出血问题。

体外 PFT 是用各种血小板激活剂来激活和聚集患者的血小板[11]。例如,PFA-100 设备通过胶原蛋白和肾上腺素或 ADP 活化后,模拟毛细血管血流经过腔室的过程。胶原蛋白 / 肾上腺素而非胶原

蛋白/ADP 的"关闭时间"延长提示使用阿司匹林或其他抗血小板的药物治疗。相反,当两对都异常时,提示可能存在其他先天性或获得性血小板功能障碍。这类检测有时被用作筛查有血小板疾病或血管性血友病(vWD)病史的患者。但其敏感性和特异性较低,假阴性很常见,假阳性的结果也可能由血小板减少症、尿毒症或贫血造成。还有几种其他设备用于检测特异性抗血小板药物的效果,比如阿司匹林或 $P2Y_{12}$ 抑制剂[11]。

血小板聚集是最全面的血小板功能测试。血小板通过多种分离的激动剂进行测试,以评估它们物理聚集的模式,以及随后血小板自身激动剂的释放。一些罕见的先天性疾病以特有的方式缺乏对特定激动剂的反应。对于特定的诊断需要更详细的测试,例如用于观察颗粒缺陷的电子显微镜,用于检测表面受体和颗粒标志物的流式细胞技术或基因检测[12]。

vWD 是一种以血小板功能障碍为临床特征的凝血因子缺陷疾病,其原因是 vWF 在交联活化血小板形成血小板血栓中起核心作用[13]。发病率达 1%,但严重程度不一,原因是 vWF 缺陷的数量或功能程度不同。诊断性测试对于确定 vWD 缺陷及缺陷类型,以保证提供正确治疗方案至关重要。由于 vWF 是血浆中因子Ⅷ(FⅧ)的载体,因此 vWF 蛋白质水平通常与 FⅧ水平相关。vWD 的初步测试应包括 vWF 抗原水平、vWF 活性水平和与 vWF 相比较的 FⅧ活性水平。O 型血人群 vWF 血浆半衰期较短,水平含量也较低,因此需要用 ABO 血型来解释临界的 vWF 水平。1 型 vWD 是由于数量不足,即抗原水平和活性都降低。2 型 vWD 其抗原水平正常,但产生缺陷蛋白使其活性降低。在 2 型 vWD 中,存在不同分子缺陷的几种亚型,必须根据特定的测试确定最佳治疗方案。3 型 vWD 很罕见,是一种严重的常染色体隐性缺陷[13]。获得性 vWD 是由于血浆中 vWF 通过吸附到副蛋白或大量血小板(血液系统疾病)而被移除、vWF 的自身抗体,或由于先天性心脏病、心脏瓣膜疾病和左心室辅助装置引起的血液湍流而导致耗竭[14]。vWD 的临床特征和治疗在本章后面讨论。

次级止血及凝血的实验室检测

通常用凝血酶原时间(prothrombin time, PT)来反应外源性凝血(组织)途径,用活化部分凝血活酶时间(activated partial thromboplastin time, aPTT）来反应内源性凝血（接触）途径，这两项测试也都与共同途径相关[10]。这些凝血试验是在含有螯合剂（3.2%枸橼酸）的血液标本中进行，螯合剂与Ca^{2+}结合以防管内凝血。体外凝血测试是通过PT中的TF或者aPTT中的负电荷表面激活，使用磷脂作为（代替血小板）。然后加入Ca^{2+}以防止标本螯合，并测量纤维蛋白完全凝固所需的时间。正常范围PT约12～15s，aPTT约25～35s，但具体范围由各实验室使用的设备、试剂和定标的标本来决定。常规测试在37℃环境下进行，患者体温过低不利于血栓形成的酶促反应。

对于这两种检测，凝血的生理过程比传统的单独级联反应途径更为复杂。例如，来自外源性途径的凝血酶可激活内源性途径。在体外，aPTT凝血检试通过因子Ⅻ引发的合成的接触材料被激活，因此Ⅻ和其他相关接触因子的缺乏会导致aPTT延长。然而，这些接触因子缺陷不会导致出血，并且可能与受损的纤溶功能和血栓形成有关。纤维蛋白原活性也是一个关键参数。尽管可以测量纤维蛋白原蛋白水平来进行比较，以评估纤维蛋白原功能障碍，但是大多数测定法是测量纤维蛋白原转化纤维蛋白的功能。正常的纤维蛋白原水平约为150～400mg/dl。

混合测试

为了探究PT或aPTT延长的病因，应将患者的血浆与等体积的正常血浆混合后重复该测试。即使在严重的凝血因子缺陷情况下，PT或aPTT在混合测试中也会大幅度向正常值校正。然而，如果患者的血浆含有抑制剂或抗凝血剂，正常血浆也会受到影响，PT或aPTT将无法被校正。

将患者血浆与凝血因子缺陷血浆混合后观察校正程度，可以确定个别因子水平活性。经典的先天性因子缺陷是FⅧ缺陷（血友病A）和Ⅸ因子缺陷（血友病B）。两者都是X连锁遗传，因此患者几乎都是男性。Ⅺ因子缺陷最常出现在阿什肯纳兹犹太人后裔。获得性因子缺乏症通常涉及多个因子[15]。维生素K依赖性因子是Ⅱ（凝血酶）、Ⅶ、Ⅸ和Ⅹ。在肝脏疾病中，除了来自内皮细胞的FⅧ外所有因子合成均不足。但在弥散性血管内凝血（DIC）中FⅧ及其他因子均降低。如上所述，一部分vWD患者的FⅧ水平可能降低。孤立性Ⅹ因子缺乏症出现在一些淀粉样变患者中，原因是异常蛋白吸收了这一因子。评估因子Ⅴ（肝脏疾病）、Ⅶ（肝脏疾病或维生素K缺乏）和Ⅷ（消耗）水平可

能有助于辅助诊断特定的临床综合征。

凝血抑制剂通常是抗体，他们阻断一种或多种凝血因子。大多数不会引起出血；最常见的是狼疮抗凝剂（lupus anticoagulants，LA），一种抗磷脂抗体（antiphospholipid antibodies，APLA）。然而，特异性凝血抑制剂抗体可以阻断体内凝血并导致出血[15]。它们通过影响血浆因子活性被识别，并通过评估患者血浆对正常血浆中因子水平的干扰程度来半定量测量。一些严重血友病患者和其他因子缺陷患者可产生治疗性凝血因子的同种抗体来干扰治疗，因此需要替代性因子或免疫抑制治疗。用于局部止血的牛凝血酶可诱导患者体内产生针对自身因子Ⅴ的交叉反应抗体。针对特定凝血因子的自身抗体（最常见的是FⅧ）可导致严重的凝血病。

DIC描述了通过内源性凝血途径病理性激活而启动的不可控凝血。DIC具体病理生理学将在本章后面讨论，但诊断标准需具备一个诱因，如广泛的组织损伤或继发于感染、产科并发症、恶性肿瘤的全身炎症反应。血管内血小板活化和纤维蛋白形成导致血小板减少症、低纤维蛋白原血症及被纤维蛋白丝剪切的红细胞（裂红细胞）。凝血检测的结果各不相同，但一般显示PT和aPTT延长。在一些患者中，血栓形成是最显著的临床表现，但在大多数患者中，血小板和凝血因子的消耗伴随着纤维蛋白溶解的激活，导致了弥漫性消耗性凝血病。通过免疫定量测定纤维蛋白形成后纤维蛋白溶解产生的D-二聚体纤维蛋白片段，是检测DIC的一个有用指标。

在手术期间通常使用全血标本进行三个测试：活化凝血时间（activated clotting time，ACT），凝血酶原激酶时间（ecarin clotting time，ECT）和黏弹性全血凝血测试。ACT是一种床旁检测，用来评估内源性凝血途径，主要用于监测心肺转流或血管手术期间肝素抗凝及使用鱼精蛋白逆转的情况。ECT同样评估内源性凝血功能，但它主要用于测量直接凝血酶抑制剂（direct thrombin inhibitors，DTI）如比伐卢定和达比加群的临床效果。ACT和aPTT也能反应DTI的临床疗效，但在心肺转流所需的剂量高时，ECT更准确[16]。尽管如此，ECT并不普遍可用。

黏弹性测试

可通过血栓弹力图或旋转血栓弹力图中的黏

弹性测试来评估全血凝固和纤维蛋白溶解[17]。这些测试反应血栓形成的速度、强度和溶解状态的动态变化。通过这些测试可以测量许多参数，因此，TEG-ROTEM 工作组试图标准化两种测试模式中获得的参数，使其更具临床相关性。TEG 与 ROTEM 的机制存在细微的差异；然而，两者都在加热且有传感器针的杯子中加入全血。杯或针在血液凝固时振荡。不断增加的振荡阻力通过传感器针传递，从而以图形方式描述凝血形成。所获得的模型可提示因子水平、血小板功能、纤维蛋白原浓度和（或）异常纤维蛋白溶解的存在，后者其他检测难以快速测量。可以在肝素或纤溶抑制剂存在的情况下进行黏弹性测试，以评价这些药物是否有效。该测试方式也适用于评估心室辅助装置患者的抗血小板治疗[18]。黏弹性测试有助于判定合适的治疗方法，包括血小板、血浆、纤维蛋白原替代或抗纤溶药物，特别是复杂的出血综合征，如伴有消耗性或稀释性凝血障碍的进展性大出血。

血栓栓塞性疾病的诊断

一些因素，如缺乏活动或身体制动、恶性肿瘤、口服避孕药、雌激素治疗和妊娠等会增加深静脉血栓形成（deep venous thrombosis，DVT）、肺栓塞（pulmonary embolism，PE）、静脉血栓栓塞（venous thromboembolism，VTE）和其他血栓形成的风险。然而，无论是存在或者不存在这些危险因素的情况下，实验室检测通常可以识别潜在的提示凝血系统趋向于血栓形成的先天性或获得性异常状态。发现一种或多种危险因素可能会影响治疗过程，并提示从家族研究中获益。

血栓形成的先天性危险因素

下面讨论增加静脉血栓栓塞（VTE）风险的最常见的先天性危险因素[19]。尽管动脉血栓形成可能涉及其中一些，但血小板更直接地参与动脉血栓形成，而先天性因素则不太明确。一些研究已经描述了一种血小板聚集过多的"黏性血小板综合征"。虽然严重的先天性疾病可能出现在儿童时期出现，但并不多见，大多数血栓形成发生在成年期。先天性因素大多被归类为抗血栓通路或高凝的凝血因子缺陷。

多种先天性因素涉及蛋白 C-酶复合物及其功能。最常见的高凝突变是 V 莱顿因子（FVL），高加索白人发生率约 5%[20]。当 FX 激活凝血酶原为凝血酶时，FV 是 FX 的辅助因子。APC 是 FV 的天然抑制剂，其在 Arg506 处裂解 FV，FVL 携带常染色体显性突变 Arg506Gln，使得 FV 对 APC 具有一定的抗性。因此，FV 过度活跃有利于凝血酶形成。FVL 多态性易于遗传鉴定。然而，有一小部分对 APC 有耐药性的患者在 FV 有其他突变或其他疾病。因此，APC 耐药性的功能性凝血试验更具兼容性，该试验评估了有或没有 APC 的血浆凝血时间。

蛋白 C 本身功能性缺陷的发病率达 0.5%，是常染色体显性遗传。蛋白 C 功能缺陷导致 FⅧ和 FV 辅因子在其各自的内源性凝血途径和凝血酶原酶复合物中过度活化。大多数为低活性和低抗原水平（Ⅰ型），小部分为正常抗原水平但活性降低（Ⅱ型）。纯合型蛋白 C 缺乏症是从婴儿期开始的非常严重的血栓性疾病。蛋白 S 是蛋白 C 的辅助因子，其缺乏会导致血栓形成。常染色体显性遗传缺陷的几率是 1/700。血液中的蛋白 S 部分与补体 C4 结合蛋白结合，部分以未结合的（游离）活性形式存在。几乎所有的蛋白 S 缺陷病患者都可以通过检测游离抗原来判定，然后根据总抗原水平进行分类：总抗原水平低是Ⅰ型，水平正常是Ⅱ型。Ⅱ型属于罕见类型，功能低但抗原水平正常。蛋白 C 和蛋白 S 都具有维生素 K 依赖性，因此维生素 K 缺乏或华法林会干扰实验室检测。华法林导致的蛋白 C 或蛋白 S 缺陷患者中出现的皮肤坏死将在后面抗血栓治疗试验中讨论。在 AT-Ⅲ缺乏症中，其对关键酶Ⅶa、Ⅸa、Ⅹa 和Ⅺa 的正常阻断功能相对缺乏引起血栓形成风险。因此 AT-Ⅲ活性的测试包括定量和定性缺陷检测。

血栓形成的最重要的先天性因素特征是凝血酶原基因突变 G20 210A（鸟嘌呤突变为腺嘌呤）。这种常染色体显性疾病在高加索白人发生率约 1/50，在非洲人和亚洲人中却很少。具有这种突变体的人种形成血栓风险的原因是血液中凝血酶原水平较高。突变基因检测比凝血酶原水平检测更确切。FⅧ水平升高可能是血栓形成的中等危险因素，但是 FⅧ是一种急性期反应物，在许多情况下都会升高。FⅧ水平持续升高是否具有遗传因素目前尚不清楚。

获得性血栓形成的危险因素

有些因素会增加血栓形成风险[21]。APLA 与动脉和静脉血栓形成的风险均相关，这些抗体与磷脂-蛋白质复合物结合。目前已提出它们在体内效应的几种可能的机制。APLA 可结合并活化内皮细胞，紧接着直接引发凝血和（或）引起血管损伤。其可能会干扰蛋白 C 酶复合物中的磷脂，导致蛋白 C 调节功能降低。APLA 的各种抗原靶点和机制需要多种检测方法进行检测。这些检测应包括凝血功能测试，特别是 LA 测试，以及与抗原靶点如抗心磷脂抗体（anticardiolipin antibodies，ACLA）和抗 β$_2$ 糖蛋白 -1（anti-β$_2$-glycoprotein-1，AβGP）作用的固相结合试验。AβGP 是一种通常存在于这些抗体靶向的磷脂 - 蛋白质复合物中的蛋白质。

LA 抗体是 aPTT 延长的常见原因，它不能通过与正常血浆混合来纠正。需要强调，aPTT 延长是体外测试的一种现象，与出血无关。然而，并不是所有的 LA 都延长 aPTT。LA 的实验室测试应至少使用两种不同的测试以提高检出率。一种通常是基于 aPTT 的测试，用选择性的对 LA 干扰敏感的磷脂试剂进行修饰。另一种基于凝血的测试也同样值得推荐，例如稀释型罗素蝰蛇毒时间（dilute Russell viper venom time，DRVVT），在该检测中，蛇毒激活共同途径中的 FX，导致凝血酶形成。该测试的试剂磷脂通过稀释来调节其对 LA 敏感性，但由于蛇毒绕过了常见的启动因子，DRVVT 不受 FⅧ或其他上游因子的自身抗体抑制剂的影响，所以基于 PTT 的检测中可能出现混淆的结果。

ACLA 和 AβGP 抗体测试通常使用酶联免疫测定（employ enzyme immunoassays，EIA）。AβGP 通过呈现体内抗体的实际靶点而可能对于生理性血栓形成的效应更具特异性，而 ACLA 可能在其他情况（例如感染）中升高。例如，ACLA 有时会在梅毒螺旋体感染的患者出现假阳性的非特异性血清学结果。

高同型半胱氨酸血症是静脉血栓形成的危险因素，也可能是动脉血栓形成的危险因素。该氨基酸由蛋氨酸生成，然后被转化或加工成半胱氨酸。其增加血栓形成的风险机制尚不明确，已提出内皮细胞损伤假说。最初的筛查是空腹总同型半胱氨酸。高同型半胱氨酸血症可能是由于同型半胱氨酸代谢途径中的各种先天性突变所致，或可能是影响其代谢的维生素（叶酸、B$_{12}$、B$_6$）缺乏所致，或在其他医疗条件下所致。

抗凝药物治疗的监测

大多数抗凝治疗需要持续或有选择性的测试来评估治疗效果。适当的监测确保这些药物维持在治疗范围内，否则患者有血栓栓塞和出血并发症，可能会产生严重后果。

华法林抗凝

华法林治疗时必须监测 PT 和国际标准化比值（international normalized ratio，INR），以避免凝血不足或过度凝血。PT 检测的方法和试剂在不同的实验室之间可能存在显著差异，这导致相同程度的凝血因子缺乏出现不同的 PT 值。然而，每个 PT 测试供应商都提供了一个转换参数，可以将 PT 值转换为 INR，以便于对使用华法林的患者进行监测。INR 是一个标准化值，旨在比较不同实验室的结果，以评估因子Ⅱ、Ⅶ、Ⅸ和Ⅹ（华法林依赖性因子）的联合缺乏情况。华法林抗凝治疗的 INR 范围一般为 2.0～3.0，但其用于机械性心脏瓣膜和心肌梗死的预防，INR 的范围在 2.5～3.5[22]。

当华法林治疗开始使用或停止使用时，具有最快血浆转换率（即最短的半衰期）的凝血因子会分别最快下降或上升。因此，当华法林起效时，具有 6h 半衰期的抑制剂蛋白 C 比其他大多数凝血因子下降的更快。这会导致在华法林治疗的初期出现凝血失衡。华法林诱导的皮肤坏死是一种血栓性并发症，通常发生在在既往未被识别的先天性蛋白 C 缺乏症加剧凝血失衡时。

华法林的药理作用受遗传变异的影响，这些变异涉及药物代谢（细胞色素 P450、CYP2C9）或者其作用相平衡的维生素 K（维生素 K 环氧化物还原酶复合体亚基 1、VKORC1）。基因多态性检测建议用于开始治疗时需要快速达到治疗效果或评估难以达到目标 INR 的情况，但临床试验对其益处仍存在分歧[23]。INR 并不适用于评估非华法林相关的凝血因子缺乏，如由肝脏疾病引起的凝血因子缺乏。因此，INR 不适用于包括肝脏疾病在内的其他疾病。

肝素抗凝测试

aPTT 用于评估肝素抗凝作用。每个实验室自己决定肝素抗凝治疗目标范围，一般为正常平均值的 1.5～2.5 倍。实验室根据肝素作用的功能性酶促测试，即抗凝血因子Ⅹa 活性（aFⅩa），确定其测试系统的准确范围。这是一种与检测凝血因子Ⅹ活性水平不同的测试。使用 aFⅩa 测定，肝素治疗目标水平在 0.3～0.7U/ml，这与该范围的 aPTT 结果相关。aFⅩa 检测有助于评估肝素耐药性。

低分子量肝素（low-molecular-weight heparin，LMWH）及其类似物，合成戊糖（例如磺达肝癸钠），不影响 aPTT 测定，通常不需要检测凝血试验。然而，如果需要，可以通过针对每种药物进行校准的 aFXa 测定来评估药物的血浆活性水平[24]。这在影响药物排泄的肾衰患者、孕妇、肥胖患者和新生儿人群中可能有所帮助，因为这些情况下经皮下注射的药物水平难以确定。与肝素一样，这些药物通过增强对 AT 的作用间接抑制因子 X a。

肝素（以及较低浓毒的 LMWH）可以刺激产生抗肝素 -PF4 复合物的抗体。这些抗体反过来会导致 HIT 和（或）血小板活化，诱发血栓形成[25]。如果使用这些药物的患者出现血小板减少或血栓形成，可以通过 EIA 或功能性测量（如血清素释放）进行 HIT 抗体检测。HIT 患者必须避免使用肝素和 LMWH。

一些新型抗凝剂已成为华法林的某些适应证的广泛替代品。这些是直接抗凝剂，不通过 AT 发挥作用。口服包括利伐沙班和阿哌沙班在内的"沙班"类药物，直接抑制因子 X a[26]。通常无需常规监测。如果必须评估药物活性，PTT 会延长但不可靠，需使用针对每种特定药物校准的 aFXa 测试[27]。

DTI 也为凝血测试带来挑战。其包括来自水蛭的水蛭素、其重组的 "-rudin" 模拟分子（静脉注射比伐卢定、地西卢定）以及与水蛭素对凝血酶相同作用位点的小分子合成药物（静脉注射的阿加曲班、口服的达比加群）。它们都延长了 PT 和 aPTT，并且干扰基于凝块的纤维蛋白原测定。如何量化这些药物效果尚未达成一致意见。目前推荐使用 ECT。在 ECT 测定中，蛇毒中的一种酶（蛇毒酶）将凝血酶原裂解成一种被水蛭素及其类似物抑制的代谢中间体。稀释的凝血酶时间也被使用过。但是这些测试都没有被广泛推广。

这些抗凝剂的紧急逆转正在变得可行[28]。Idarucizumab（依达赛珠单抗）是一种单克隆抗体片段，具有中和达比加群的作用，近期已获得 FDA 批准。这药可纠正凝血试验异常，但如果凝血试验再次升高并复发出血，可给予额外药物。目前有两种阻断抗 Xa 抑制剂作用的药物正在临床试验中。

成分血制品的制备

血液采集

为了确保捐献者和接受者的安全性以及治疗效果，血液成分的生产受到法规和认证要求的严格控制。献血者经过仔细的筛选和检测，血液制品在专门的实验室和其他设施中生产。尽管有些医院也会收集血液或血小板来增加自身的血液供应，但大部分血液成分由地区血液中心负责采集和提供。几乎所有的血液成分都来自无偿献血志愿者。制药公司将血浆加工成各种衍生物或合成一些用于输注的蛋白质。

献血者会接受一次保密访谈，以筛查可能影响其自身捐献安全的医学问题，以及可能将疾病传播给接受者的风险[29]。他们会就人体免疫缺陷病毒（human immunodeficiency virus，HIV）、肝炎和其他感染的危险因素、暴露史或体征接受问询。对于热带的疟疾暴露和（在美国捐献者中）欧洲的变体克雅氏病（variant creutzfeldt-Jakob disease，vCJD）暴露，存在基于地理位置的延迟捐献标准。采血前会检查献血者的脉搏、血压、血红蛋白 / 红细胞压积水平（美国最低标准为 12.5g/dl 或 38%）。采血时采用经过验证的无菌措施以减少血袋中细菌污染的风险。在美国，要求捐献者在全血捐献后间隔 8 周才可再次献血，避免缺铁。

表 17-1 显示了血液成分的含量和储存参数。在全血捐献中，将 450～500ml 血液收集到枸橼酸抗凝剂中，通过离心分离成 RBCs、血小板和（或）血浆。RBC 通常去除大部分血浆并用保存液替换。在美国，血浆必须在采集后的 6h 内被冷冻才能标记为新鲜冰冻血浆（fresh frozen plasma，FFP）。现在大部分血浆是在采集 24h 内冷冻，与 FFP 相比，对凝血因子含量的影响最小。冷沉淀是由几乎未解冻的 FFP 制成，富含纤维蛋白原的沉淀物；通过离心分离沉淀并再冷冻[30]。五袋"冷沉淀"构成一个标准的成人剂量。全血来源性的血小板（有时称为"随机供体血小板"）在美国是从富含血小板的血浆中获得，在其他国家是从血沉棕黄层离心层中获得[31]。4～6 单位血小板混合得到一份成人剂量的血小板。传统上，输血前混合在医院进行，但现在血液中心可以向医院提供预先混合好的血小板。

血液成分也通过血液成分单采术采集，即捐献者的血液通过体外离心处理，将所需成分被分离到枸橼酸抗凝剂中，其余部分返回供体。大多数血小板由单采术（有时称为单一供体血小板）产生。血浆和红细胞也可以通过单采术收集，如果捐献者的血容量和细胞计数允许，在一次采集

	表 17-1　血液成分	
成分	**平均容量**	**存储参数**
浓缩红细胞	300ml	1～6℃保存 21～35d 或使用添加剂保存 42d
红细胞,冷冻	300ml	<-65℃保存 10 年
血小板,全血来源	50ml 每袋,通常剂量 4～6 袋	20～24℃保存 5d
血小板,单采	300ml	20～24℃保存 5d
血浆,新鲜冰冻	250ml	<-18℃保存 1 年或<-65℃保存 7 年
血浆,24h 内冷冻	250ml	<-18℃保存 1 年
冷沉淀	15ml 每袋,通常剂量 4～6 袋	<-18℃保存 1 年

过程中可获得两份所需成分。

所有延迟献血者的档案会进行再次核对,所有献血者都要接受血源传播性疾病检测。这些检测通常包括对常见的 HIV、乙型肝炎病毒(hepatitis B virus, HBV)和丙型肝炎病毒(hepatitis C virus, HCV)[32]。在常规血清学检测中加入敏感性核酸检测(nucleic acid testing, NAT;例如聚合酶链反应)使最近感染的捐献者的 HIV 和 HCV 窗口期缩短至 7～10d、HBV 窗口期缩短至 1 个月。美国 FDA 还要求对梅毒、人类 T 淋巴细胞病毒(human T-cell lymphotropic virus, HTLV)和西尼罗河病毒(West Nile virus, WNV)进行检测。对于有风险的献血者也可进行克氏锥虫(南美锥虫病)的检测。巨细胞病毒(cytomegalovirus, CMV)主要存在于白细胞(leukocytes, WBC)中,有细胞成分感染并发症风险的患者可以接受 CMV 阴性或去白细胞成分血。

在一些机构,可以由家人或朋友为特定患者进行定向献血。这部分献血增加了血液和捐献者的整体供应量,并且可能通过多次使用同一捐献者来减少捐献者暴露次数。但是,这些机构的感染风险并不低于社区志愿献血者。必须对采集的血细胞成分进行照射,以防止输注被受血者排斥、有免疫活性的献血者淋巴细胞的血液后造成移植物抗宿主病(graft-versus-host disease, GVHD)的风险。

在获得医生的批准后,在择期手术之前可进行患者自体献血。通常其最低血红蛋白或血细胞比容为 11g/dl 或 33%,低于常规献血所允许的最小值。患者应使用促红细胞生成素或铁补充剂以帮助补充红细胞。为了获得红细胞质量的净增益,应该在 6 周储存期内安排献血以保证术前红细

胞生成。促红细胞生成素有助于多次献血。自体献血仅用于患者本人,因为所捐献的红细胞含量通常低于正常要求,并且手术患者经常不符合常规献血的资格。自体献血通常会造成医源性贫血且疗效有限,因此特别适用于有交叉配血困难的患者。

成分加工和存储

去白细胞(LR)是把 WBC 从 RBC 和血小板中去除,这可降低人类白细胞抗原(human leukocyte antigen, HLA)同种免疫反应、非溶血性发热性输血反应(FNHTR)和 CMV 传播的风险。尽管一些血液成分单采收集具有足够精确的细胞分离能力,但是会使 WBC 含量最小化(WBC 含量通常从约 10^9/单位减少到低于 10^6/单位),因此 LR 通常是通过过滤完成。

除了上述常规适应证之外,LR 还被研究用于预防输血相关性急性肺损伤(TRALI)和输血相关性免疫调节(transfusion-related immunomodulation, TRIM)可能由供体 WBC 介导的免疫抑制和促炎效应。在许多国家,LR 是一种"普遍"作法;但其是否可使患者获益,随机对照研究尚无定论。现有资料的荟萃分析强调,心脏手术术后的生存获益可能与白细胞减少的血液成分有关[33]。

用生理盐水洗涤细胞成分主要是为了去除有输血过敏反应患者的血浆,例如 IgA 缺乏的患者。这种方法不会影响细胞上的抗原,也不足以去除足够的 WBC 来预防 GVHD 或 HLA 同种免疫反应。

细胞成分辐射是为了预防来自血亲的定向献血者,或因白血病、淋巴瘤、造血干细胞移植的高度免疫抑制患者、先天性细胞免疫缺陷以及如氟

达拉滨等嘌呤类似物引起的输血 GVHD[34]。这些成分血暴露于 γ 射线辐照（2 500cGy），以损伤供体 WBC 的 DNA，防止对受体组织产生免疫增殖反应。辐照通常在铯-137 血液辐射器中进行，成分血不与放射性核素接触，不具有放射性，但是实验室人员必须遵守辐射安全条例。近年来，不含放射性核素的 X 线发生器已被批准用于血液成分制备。

血小板在室温下储存以保持其凝血功能，但与其他血液成分相比，这会增加被污染细菌生长的风险。因此，在许多国家，细菌检测已成为常规操作。为了检测生长中的细菌，必须在短时间储存后进行血小板检测。血液中心可以在血制品发放前从单采血小板和预先混合的全血来源血小板中取样进行培养。然而，当输血前混合单位时，从小量的单个全血源性血小板培养是不可行的。在这种情况下，可进行细菌抗原检测；在美国，认证机构要求进行此项检测。

RBC 保存液使用 CPDA-枸橼酸盐作为抗凝剂，磷酸盐作为缓冲液，1～2g 葡萄糖（D-葡萄糖）以及腺嘌呤——以维持三磷酸腺苷（adenosine triphosphate，ATP）水平和 RBC 膜完整性。尽管有保存液，RBC 储存期间仍会发生一些代谢变化。2，3-二磷酸甘油酸酯（2，3-Diphosphoglycerate，2，3-DPG）在最初的 2 周内耗尽，并且使氧解离曲线左移，增加血红蛋白与氧的结合（尽管输血后逆转）。此外，在添加了保存液的 RBC42d 保质期结束时，pH 值为 6.5，由于 RBC 破裂和溶血使血浆 K^+ 达 50mmol/L，且 15%～20% 的 RBC 无法生存[35]。红细胞的不良储存与输注陈旧的血制品可能与短期死亡率和多器官功能衰竭等不良反应有关[36]。然而，比较输注新鲜红细胞与常规储存红细胞的随机试验迄今尚未显示出新鲜红细胞的整体获益[37]。

血浆衍生物

血浆衍生物是从血浆加工成用于治疗输注的蛋白质。它们包括白蛋白、免疫球蛋白（immuno-globulins，IG）、凝血因子和其他蛋白质。衍生物的制备早在 20 世纪 30 年代由 Edwin J. Cohn 最初开发的物理化学分馏方法从血浆中纯化而来。血浆衍生物的供体筛查和检测与血液成分供体类似，分离技术一定程度清除了微生物病原体。然而，为了生产血浆衍生物必须混合大量的供体血液，会导致整个批次被少数受感染的供体污染。在艾

滋病早期就是这种情况，凝血因子浓缩物在风险未知之前已感染大量血友病患者。由于不需要完整的细胞，许多衍生物可以采取不适用于血液成分的纯化和病原体灭活的方法。

白蛋白大量生产用于补充血容量，其在 60℃ 下进行巴氏消毒灭菌。IG 用于免疫支持或免疫调节，以抑制自身抗体的产生。IG 也能耐受剧烈的病原体灭活过程，在某些情况下可以用纳米技术过滤去除病毒。为了能够静脉注射，IG 需要额外处理，以避免反应的蛋白质聚集。高免疫球蛋白是从具有特定抗原高抗体水平的供体血浆中分离出来的，例如病毒（HBV、CMV、水痘带状疱疹）或 Rh 血型 D 抗原（RhIG，用于预防 RhD 阴性女性中的抗-D 抗体形成）。

针对先天缺乏症患者的凝血因子浓缩物是用特殊技术超纯化因子Ⅷ、Ⅸ、Ⅹ、ⅩⅢ、vWF、纤维蛋白原，一些国家还包括因子ⅩⅠ；同时应用病原体灭活方法和病毒过滤去除微生物。然而，重组因子Ⅷ、Ⅸ和 vWF 的使用可减轻人们对使用凝血因子造成疾病传播的顾虑，重组活化的因子Ⅶ（recombinant activated factorⅦ，rFⅦa）被批准用于罕见的Ⅶ缺陷型患者。一些血友病患者对缺失的因子 FⅧ或Ⅸ产生抑制性抗体。这些患者通常需要能够"绕过"其缺失的凝血步骤的产品。含有多种因子或 rFⅦa 的凝血酶原复合物浓缩物（prothrombin complex concentrates，PCC）绕过次级止血并产生凝血酶暴发的治疗潜力将在本章稍后讨论。在止血的抗血栓方面，可以使用 AT 浓缩物。

其他因选择性缺陷而纯化的血浆蛋白包括补体 C1 酯酶抑制剂（用于遗传性血管性水肿）和 α_1-抗胰蛋白酶。

病原体灭活

已经开发出多种灭活血液成分中微生物病原体的技术[38]。这些方法主要优点是防止未识别的传染性病原体，选取的方法因血液成分而异。溶剂-洗涤剂治疗被批准用于血浆，补骨脂素治疗被批准用于血浆和血小板，虽然这些产品还没有在美国广泛使用。在欧洲和其他国家，这些类型的产品被广泛使用，同时还使用亚甲蓝处理血浆和核黄素处理血浆和血小板。

无细胞血浆，无论是在库中还是作为单个单位，都可以用膜破坏溶剂-洗涤剂处理有包膜病

毒。而无包膜病毒，最典型的是甲型肝炎病毒和细小病毒，对此过程不太敏感，但可加入 NAT 来检测。

更可靠的方法涉及破坏核酸的药物。当亚甲蓝、补骨脂素或核黄素添加到血袋中时，它们与核酸结合。然后用特定波长的光交联 DNA 和 RNA 进行光灭活以阻止微生物的功能。在不使用光敏剂化学品时单独使用紫外线处理血小板尚未批准（但正在调研中）。红细胞由于含有血红蛋白，不适合进行光灭活，但核酸烷基化技术正在研发中。

核酸损伤剂还使供体 WBC 失活，从而防止输血 GVHD。这些技术的副作用包括血小板计数和血浆凝血因子水平降低，以及在添加剂治疗后未被充分去除所致的潜在毒性[39]。

红细胞和血小板替代品

多年来，人们一直致力于寻找一种具有携氧能力的红细胞替代品。对氧气有高度亲和力的全氟碳化合物进行了国际试验，但因为需要 100% 的 O_2 给予，而且临床试验没有成功[40]。有研究者从人或牛血红蛋白库或重组血红蛋白中制备了几种血红蛋白溶液，所有这些都经化学修饰以便于细胞外 O_2 卸载[41]。然而，由于游离血红蛋白的潜在毒性作用，包括血管扩展剂氧化亚氮（nitrous oxide，NO）的血管内结合，其尚未得到监管部门批准。美国临床试验未能证明院前创伤管理中具有临床优势。这些药物似乎在短期内都没有很好的临床应用前景。最近的一个探索途径是在细胞培养系统中"培养"RBC。它们将具有生物相容性，病原体风险低，并且它们的 RBC 抗原可以在一定程度上被设计为最大化相容性。大规模培养成熟的正常红细胞的生物学研究正在进行中。

血小板非常复杂，很难完全取代它们的功能。然而，一些早期研究已经出现在保存血小板（例如冻干或固定）和携带止血蛋白的生物相容性平台（如涂有纤维蛋白原的白蛋白微珠）的研究，这些可以提供一定程度类似血小板的凝血功能。用于治疗用途的体外培养血小板也正在研发中[42]。

血液制品与输血阈值

相容性检测

常规红细胞相容性测试包括 ABO 和 RhD 分型、IgG 非 ABO RBC 抗体筛查和红细胞交叉匹配[43]。RBC 必须 ABO 相容才能避免血管内溶血，RhD 阴性患者应该接受 D- 阴性红细胞以避免抗D 同种免疫反应。Rh、Kell、Kidd、Duffy 和一些其他非 ABO 抗体也可使输注 RBC 发生溶血；1% 的患者和 5%～20% 的大量输血后的患者产生这种抗体。如果未检测到抗体，交叉配血可以是电子方式；也就是说，由实验室计算机选择与 ABO 和 RhD 血型相容 RBC 单位。但是如果检测到溶血抗体或已有记录，必须找到不含有不相容抗原的 RBC 单位，并对患者血浆与供体 RBC 进行血清学交叉匹配以确认相容性。大多数医院为最常见的外科手术制定血液订单计划，这些计划评估了覆盖 80%～90% 接受每种手术患者的推荐 RBC 单位数量。

红细胞相容性测试需要 45～60min，若发现抗体则需要更长的时间，故最好在择期手术前进行测定。在紧急情况下，尽管存在非 ABO 抗体不相容的风险，但仍可以给予未交叉匹配的 O 型红细胞。AB 型是通用的供体血浆，避免了向患者 RBC 输注抗 -A 或抗 -B 抗体。

红细胞

在过去十年中，患者的临床输血策略已从开放性转变为限制性策略，降低了输血阈值，并充分考虑了输血风险和贫血引发不良后果之间的利弊。ASA 更新了围术期血液管理实践指南，将限制性策略定义为"输血的血红蛋白标准为低于 8g/dl，且血细胞比容值低于 25%"。ASA 关于 RBC 输血阈值的建议与其他国际学会公布的关于围术期管理和重症监护医学的指南一致，血红蛋白目标范围是 7～10g/dl（表 17-2）[44]。

大量研究比较了开放和限制性输血方法治疗急性贫血的效果，主要的大型随机对照试验包括：重症监护中的输血需求（TRICC）、心脏术后输血需求研究（TRACS）、接受髋部骨折修复术的心血管病患者功能性转归研究（FOCUS），以及最近一项针对急性上消化道出血患者的随机对照试验[45-48]。然而，对于组织缺氧和终末器官功能障碍高风险的患者，如急性冠脉综合征、脓毒症和急性神经系统损伤，仍缺乏证据支持明确的血红蛋白阈值建议，因为这些患者通常被排除在限制性输血临床实践的研究之外。

TRICC 研究包括一项大型多中心随机对照试

	表 17-2 国际学会输血指南			
发布指南学会	无症状的ICU 患者	ACS	神经损伤	其他
美国麻醉医师学会（ASA），*Anesthesiology 2015*				限制性输血目标：6～10g/dl
英国血液学标准委员会（BCSH），*BJH 2013*	>7g/dl	8～9g/dl	TBI：7～9g/dl 缺血：>9g/dl	早期脓毒症：>9g/dl 晚期脓毒症：7～9g/dl
欧洲麻醉学会（ESA），*Eur J Anaesthesia 2013*			TBI：7～9g/dl	活动性出血：7～9g/dl
AABB（美国血库协会），*JAMA 2016*	>7g/dl	>8g/dl	缺乏证据支持	术后：>8g/dl
心血管麻醉医师学会和胸外科医师学会（SCA/STS），*Ann Thor Surg 2011*	>6～7g/dl			高危患者：>7g/dl
危重症医学学会（SCCM），*CCM 2009*	>7g/dl	>8g/dl	缺乏证据支持	

ICU，重症监护室；ACS，急性冠脉综合征；TBI，创伤性脑损伤。

验，关于病情危重但血容量正常的患者。研究者比较了开放输血组即目标血红蛋白水平超过 10g/dl 的患者生存率，与限制性输血策略即目标血红蛋白大于 7g/dl 的患者生存率。800 多名患者的总体生存率在两组间没有差异[47]。随后的亚组分析和几项荟萃分析和系统性综述证实了这些结果，并还发现了不同患者群体（包括 55 岁以下、创伤患者和心血管疾病稳定的患者）开放输血相关的风险[46-49]。

传统上，患有心血管疾病和贫血的患者被认为存在显著的组织缺血风险，并且认为在围术期和重症监护室中，较高的血红蛋白目标水平对他们有益。这些建议是基于贫血与死亡率有关且通过输血得到改善的两项研究结果[50]。然而，此后的几项回顾性研究和系统性综述反驳了这些观点，它们通过记录在心肺转流下行心脏手术情况，发现即使血细胞比容小于 24% 也是安全的。TRACS 研究将心脏外科手术患者随机分为限制性（血细胞比容>24%）和开放输血策略组（血细胞比容>30%），发现两组 30d 死亡率或严重并发症发病率无差异[46]。此外，输血被认为是发病率和死亡率的独立危险因素[46]。因此，最新的胸外科学会（STS）和心血管麻醉医师协会（SCA）的血液保护临床实践指南表明所有心脏手术患者都有组织缺氧和输血相关的风险。这些指南报告称，输血至血红蛋白水平高于 10g/dl，组织氧合并没有改善，同时指出"对于大多数术后患者，血红蛋白低于 7g/dl 时进行输血是合理的"。对于血红蛋白水平在 7～10g/dl 之间的患者，两个学会建议在伴有严重非心脏终末器官缺血、活动性出血或有组织缺氧临床指征（低混合静脉血氧饱和度或心电图/超声

心动图提示的心肌缺血）的患者中输血[51]。

FOCUS 研究再次证实了限制性输血实践对于高危患者的非劣效性，该研究纳入了 2016 年 50 岁以上髋部骨折并伴有心血管疾病、糖尿病、外周血管疾病或吸烟史的患者。除了 30d 和 60d 的死亡率和发病率之外，该研究影响力最大的是以步行试验作为功能性结果。研究发现，尽管限制性组接受输血的患者是开放组的 1/3，且限制组 59% 的患者没有输注 RBC，而开放组仅 3%，但是两组结局上无差异[45]。Villanueva 等人发现，在涉及活动性上消化道出血患者的研究中，限制组的死亡率和发病率有所改善。这些研究还表明，在开放组中，接受更多 RBC 输注与进行性出血和止血功能障碍之间存在关联[48]。这些关于急重症或围术期患者有关的大型研究证实了 ASA 和 SCA/STS 以及 AABB、欧洲麻醉学会（ESA）和英国血液学标准委员会（BCSH）的患者血液管理指南中的建议，这些建议见表 17-2[44, 51-54]。

患有急性神经系统疾病如缺血性脑卒中、蛛网膜下腔出血和创伤性脑损伤的患者，由于组织缺氧造成继发性损伤的风险很高。Jehovah Witness 研究表明，急性和慢性贫血都会启动将在后面提到的生理代偿机制，以及在 4～5g/dl 之间的严重低血红蛋白水平，耐受脑氧供应减少的神经保护策略。然而，贫血导致急性神经损伤患者出现不良结局的血红蛋白水平仍不清楚[55]。有证据表明，血红蛋白水平低于 9g/dl 可独立预测不良预后，尤其是在脑血管损伤患者。然而，输入的 RBC 并不像内源红细胞那样有效。因此，RBC 输注是否能显著改善组织氧合和患者整体预后仍然存在

争议[56]。这使临床医生在决定何时以及哪些患者应该输血方面缺乏指导。

贫血的生理性代偿

充分证据表明人类对急性和慢性贫血具有耐受性。组织氧供（DO_2）取决于心排出量（CO）、局部血流量和血液携氧能力[即氧含量（C_aO_2）]。表17-3显示了这些变量与耗氧量（VO_2）之间的关系[57-58]。在将氧气运输和传递到组织过程中，血红蛋白起着重要作用。RBC输血的临床依据是假设增加血红蛋白能够改善携氧能力，从而避免组织缺氧。然而，鉴于机体对贫血的代偿能力，目前尚不清楚在稳定的贫血患者中补充血红蛋白是否实际上改善了组织氧合。贫血有多种代偿机制，最显著的是增加CO、改变微循环血流量和增加血红蛋白组织氧的提取。这些生理变化以及RBC储存的副作用限制了输血的治疗效果[59]。

表17-3　组织氧合方程		
参数	单位	方程
组织氧供（DO_2）	ml O_2/min	$DO_2=CO(L/min)\times C_aO_2(ml/dl)$
动脉血氧含量（C_aO_2）	ml O_2/dl	$C_aO_2=1.36\times Hb(g/dl)\times S_aO_2(\%)+[P_aO_2\times0.003]$
静脉血氧含量（C_vO_2）	ml O_2/dl	$C_vO_2=1.36\times Hb(g/dl)\times S_vO_2(\%)+[P_vO_2\times0.003]$
血流量，心排出量（CO）	L/min	流量$=\pi r^4\Delta P/8\eta L$（r=半径，ΔP=压力变化，η=黏度，L=血管长度）
耗氧量（VO_2）	ml O_2/min	$VO_2=CO(L/min)\times[C_aO_2-C_vO_2]$
氧摄取率（O_2EF）	%	$O_2EF=[C_aO_2-CvO_2]/C_aO_2\times100\%$ 或 $=VO_2/DO_2\times100\%$

Hb，血红蛋白；P_aO_2，动脉血氧分压；P_vO_2，静脉血氧分压。

1. CO增加。增加CO以代偿血液稀释，存在以下几种机制。首先，贫血和缺氧引起的交感神经兴奋导致心率增快[57-58,60]。其次，全身血管阻力和后负荷减少，继而前负荷增加，每搏输出量增加。当急性失血用晶体液或胶体液进行液体复苏时会发生等容血液稀释，从而以较低的血红蛋白维持血容量。由此导致的血液黏度降低减少了微血管系统中的剪切应力，显著增加了血流量和静脉回流。此外，组织酸中毒诱导小动脉扩张，减少了整体后负荷。

2. 微循环血流改变。等容血液稀释和慢性贫血引起血液黏度的降低、毛细血管床中的剪切力降低，提高了微循环血流量[57,60]。此外，由于组织缺氧，内皮细胞释放NO，引起小动脉扩张，微循环血流量也相应增加。NO还诱导动静脉短路和新的循环血管床的补充，使缺血组织的血流增加。慢性贫血患者为了代偿携氧能力的下降，也会使血管生成增多，整体微循环血流量增加[60]，这些机制非常有效。研究表明危重贫血患者在输血后没有显示出组织氧合的额外改善。

3. 增加组织氧摄取。贫血导致RBC内2,3-DPG水平升高，氧合血红蛋白解离曲线右移。这种适应过程对慢性贫血的生理代偿特别重要，其通常是维持氧气输送所必需的唯一机制。等容血液稀释至血细胞比容水平低于25%就会增加2,3-DPG水平。此外，与急性出血相关的酸中毒也使氧解离曲线右移，从而降低氧对血红蛋白的亲和力并提高组织氧摄取率[57,60]。

由于缺乏证据支持一个普遍适用的输血阈值，RBC输血仍然存在争议。尽管大量研究表明输血具有潜在的危害，但输血仍是急性和慢性贫血的主要治疗方法。健康患者通常能够对贫血进行代偿并耐受极低的血红蛋白水平；但在急性情况下或无法代偿的患者中组织缺氧的风险仍不清楚。随着CO增加以代偿贫血，心率增快和冠状动脉血流量并不成比例地增加，患者的临界血红蛋白水平随心血管储备量变化而变化[57]。

急性冠脉综合征（包括ST段抬高型和非ST段抬高型心肌梗死或不稳定型心绞痛）患者需进一步研究限制性和开放性输血策略，以确定这些患者的输血阈值。初步研究尚无定论，Cooper等人的CRIT随机预试验证实了限制性输血的非劣效性，但Carson等人研究表明开放性输血改善了非出血的急性冠脉综合征患者的死亡率[61-62]。

总体而言，每位临床医生必须考虑患者的合并症、贫血的严重程度以及能充分代偿而没有组织缺氧征兆或症状的能力（表17-4）。此外，输血后测定血红蛋白水平非常重要，这可以评估输血

表 17-4 组织缺氧的临床指征
• 不稳定的生命体征 　■ 心动过速 　■ 低血压 　■ 呼吸急促或呼吸困难 • 实验室和有创监测指标 　■ 混合静脉血氧饱和度（SV_mO_2）＜50% 　■ 中心静脉血氧饱和度（SV_cO_2）＜60% 　■ 增加的氧摄取率（O_2ER）＞50% 　■ 乳酸性酸中毒（乳酸＞2mmol/L 的代谢性酸中毒） • 终末器官功能障碍体征 　■ 心电图（ST 改变、心律失常发作）或心肌缺血的超声心动图表现 　■ 脑灌注不足的脑电图指征 　■ 新发少尿[尿量少于 0.5ml/（kg·h）超过 6h]

表 17-5 血小板输注指征	
无出血或凝血功能障碍证据的稳定患者	＜10 000/μl
中心静脉置管的预防	＜20 000/μl
有创性操作，如腰椎穿刺、椎管内麻醉、内镜活检、肝活检或非神经外科大手术的预防	＜50 000/μl
病情稳定，但是临床证据显示有出血或凝血功能障碍（包括 DIC）的患者	＜50 000/μl
大量输血后的患者	＜75 000～100 000/μl
眼部或中枢神经系统等关键部位手术的患者	＜80 000～100 000/μl
由于血小板功能障碍如尿毒症、肝病、心肺转流术后所致的微血管出血	由临床医生判断

DIC，弥散性血管内凝血。

反应，识别消耗性贫血、溶血或持续出血，并指导进一步输血。对于没有持续出血的稳定患者，给予每单位的浓缩 RBC，血红蛋白应升高 1g/dl（血细胞比容上升约 3%）[49,52,54]。

上述讨论关注的是由慢性贫血或急性出血后进行液体复苏所造成的等容性血液稀释，以及机体代偿可以适应血红蛋白降低所致不良影响的情况。重要的是要认识到，在急性出血、术中出血或创伤复苏期间，测量血红蛋白和血细胞比容水平之前，可能需要进一步输血。在失血而未输血的情况下，血红蛋白水平可能正常或误导性地升高。这种情况下，临床医师必须根据患者的血流动力学和术野评估来估计失血量，以指导输血管理。BCSH 和 AABB 指南建议目标血红蛋白超过 8g/dl，ESA 建议急性出血患者的目标血红蛋白介于 7～9g/dl 之间[52,54]。

血小板

许多推荐意见为血小板减少症和获得性或遗传性血小板疾病提供了输血管理的指导[51,63-65]。血小板输注的适应证取决于血小板活性的定量和定性测量及临床情况。根据临床情况和患者病史概述了经典的血小板输注阈值见表 17-5。对于病情稳定的严重血小板减少症患者，如果没有出血征象或症状，可以在血小板计数降至 10 000/μl 以下时输注[66]。对于即将接受大手术或有创操作如腰椎穿刺、肝穿刺活检、椎管内麻醉或内镜活检的严重血小板减少症患者（低于 50 000/μl），预防性输注血小板是必要的[44,63]。AABB 最新指南建议，置入中心静脉导管前行预防性输注血小板的指征是血小板计数小于 20 000/μl[67]。在准备眼科或中枢神经系统手术时，血小板计数应该提高到 100 000/μl 以上。任何严重失血或失血性休克的患者应该输注血小板达目标值 75 000～100 000/μl[65]。

对于临床上无可疑血小板功能障碍的稳定患者，血小板计数超过 100 000/μl 时不需要输注，而对于大多数低于 50 000/μl 且有临床出血的患者，需要治疗性输注[44,63,67]。血小板计数在 50 000～100 000/μl 之间有输血小板相对适应证。尤其是眼部或中枢神经系统手术的患者、有多发创伤的患者，输注血小板达较高目标将获益[63,65,67]。此外，接受大量输血或估计失血量超过两倍血容量且进行性出血时，应维持血小板 75 000/μl 以上的临界值，以确保血小板水平不低于 50 000/μl[65]。

血小板输注指征不应仅以血小板计数为指导，还应考虑到临床可疑的遗传性或获得性的血小板功能障碍。血小板功能障碍通常与全身性疾病有关，如尿毒症、肝功能衰竭和弥散性血管内凝血（DIC）。它也可能发生在心肺转流、体外循环，如透析或血浆置换，以及药物副作用的结果（表 17-6）[44,67]。无论血小板计数如何，如果出血状况与血小板数量不成比例，应怀疑存在血小板功能缺陷，并应进行治疗。

单位剂量的血小板是指 1 个单位的单采血小板，或者从全血或血袋中馏分提取的 5～8 单位浓缩血小板混合而成。每个"单位"的血小板通常含

表 17-6　获得性血小板功能障碍的原因
尿毒症
肝脏疾病
异常蛋白血症（多发性骨髓瘤、Waldenström 巨球蛋白血症、单克隆丙种球蛋白病或多克隆高球蛋白血症）
骨髓增生性疾病
骨髓增生异常综合征
弥散性血管内凝血
体外循环（血液透析、心肺转流术、血浆置换）
药物（阿司匹林、NSAIDs、噻氯吡啶、GPⅡb/Ⅲa 拮抗剂、β-内酰胺类抗生素、抗抑郁药、吩噻嗪类）
植物疗法（鱼油、亚麻籽油、姜、银杏、大蒜、葡萄籽提取物、锯棕榈、甘菊、越橘、菠萝蛋白酶）

NSAIDs，非甾体抗炎药；GP，糖蛋白。

有 $3×10^{11}$～$4×10^{11}$ 个血小板[63]。一旦输注血小板就应跟踪输血反应，以便指导进一步治疗并排除进行性血小板消耗的状况。20～24h 内的难治性血小板减少通常与血小板衰老或因发热、感染、出血或药物引起的继发性消耗增多有关。抗纤溶药物、DDAVP（1-去氨基-8-D-精氨酸血管升压素，去氨加压素）或 PCC（凝血酶原复合物浓缩物）可以辅助治疗血小板功能障碍，本章后面详细讨论[44,51,63]。

血浆制品

血浆包含所有与止血有关的凝血因子。现代血浆制品包括采血后 8h 内的新鲜冰冻血浆（FFP）、采集 24h 内的冰冻血浆（plasma frozen within 24h of collection，PF24）或者"解冻血浆"，它包括解冻超过 24h 但仍可以使用多达 4d 的冷冻血浆单位。制备储存的血浆制品可来自全血分离或血液单采，两种方法均可保持正常含量的稳定因子和至少 70% 含量的不稳定因子如 FⅧ和 FⅤ。血浆制品在使用之前，在 30～37℃解冻，解冻后 FFP 在 4℃±2℃的条件下可以保存 24h 或 PF24 可保存 5d[68-70]。除非另有说明，本章中"血浆"都将专指 FFP、PF24 和解冻血浆。在制备和发放血浆的过程中，必须确保 ABO 血型相符，以避免抗-A 和抗-B 抗体引起的溶血反应[71]。

血浆适用于治疗先天性或获得性因子缺乏引起的凝血功能障碍。基于 ASA、BCSH、SCA/STS 和 AABB 的最新指南，表 17-7 中概述了血浆制品的适应证[44,51,69,71]。血浆初始治疗剂量平均为 10～

表 17-7　输注血浆制品的适应证
• 没有特定因子浓缩物（例如因子Ⅴ），且 PT 或 aPTT＞平均对照的 1.5 倍或 INR＞2.0 时，用于纠正遗传性凝血因子缺陷
• 输血量超过一倍血容量（＞70ml/kg）后，且没有 PT、INR 或 aPTT 的即时值时，用于补充缺乏的多种凝血因子
• 当临床有出血征象、接受大手术或有创操作，且 PT 或 aPTT＞对照的 1.5 倍或 INR＞2.0 时，用于纠正获得性多种凝血因子缺乏，如： • 肝功能不全伴出血体征 • DIC 伴出血体征 • 缺少 PCC 时，用于逆转维生素 K 拮抗剂（华法林） • 缺少 AT 浓缩液时，用于 AT 缺乏所致的肝素抵抗 • 治疗血栓性微血管病变（血栓性血小板减少性紫癜、HELLP 综合征或溶血性尿毒症综合征）
• 缺少 C1-酯酶抑制剂时，用于治疗遗传性血管性水肿

DIC，弥散性血管内凝血；PT，凝血酶原时间；aPTT，活化部分凝血活酶时间；PCC，凝血酶原复合物；AT，抗凝血酶；HELLP，溶血性贫血、肝酶升高和血小板计数减少。

15ml/kg，以获得至少 30% 的因子活性。重复给药剂量根据连续的诊断性凝血试验，如 PT、INR 和 aPTT 来指导[44,51,71]。最新指南更新了对有出血风险但没有临床出血证据的患者预防性使用血浆的建议。系统评价未能证明预防性使用血浆在减少 RBC 输注、降低发病率或死亡率方面的有效性，尤其是对轻度 PT，INR 或 aPTT 紊乱但没有出血征象的患者[69,72-73]。输注血浆存在并发症，最主要的是 TRALI、过敏反应和输血相关的循环超负荷（transfusion-associated circulatory overload，TACO）。由于预防效果有限和使用不当频繁发生，这些风险使血浆成为目前使用中最具风险的血液成分[69,72-73]。

在过去数十年中，针对创伤性大出血患者的"损伤控制"复苏方案引发了越来越多的争论。针对创伤患者，传统做法是先用液体和 RBC 进行复苏，仅当有凝血试验结果才输注血浆[65]。然而，有人认为这种会导致持续稀释性凝血功能障碍和微血管出血时间延长，特别是当选用凝血试验的间隔时间过长时[74,75]。许多观察性研究显示，使用高配比的血浆与 RBC 输注（超过 2:3）和使用血小板、含血浆凝血因子的血浆和 RBC 平衡比例输注的输血方案能改善预后[76]。然而，这些回顾性研究的结果也可能被创伤的严重程度和潜在的"幸存者偏倚"（即有某些患者在解冻和输注血浆之前已经因为大出血而死亡，未能纳入"幸存者"统计）所干扰[76-77]。

两项大型前瞻性多中心临床试验——前瞻性、观察性、多中心的重大创伤输血试验（PROMMTT）和实用性、随机性最佳血小板和血浆比例试验（PROPPR）均对创伤复苏时，固定比率的输血方案能否改善患者结局给出了明确结论。两项研究都证明了及时向患者提供解冻血浆的可行性，尽管这样会显著增加浪费率[74,78-79]。当血浆复苏延迟时，患者发生失血性休克和死亡的风险增加，这也支持了创伤学会的推荐意见：即Ⅰ级创伤中心要有解冻好的通用血浆。然而，两项研究都未显示输注高比例的血小板、血浆与RBC（1∶1∶1对1∶1∶2）对患者24h或30d患者的生存获益[74,78]。输注血浆比例更高的患者似乎6h内失血性死亡的可能性更低，但在24h和30d的总体死亡率无差异，尤其是对于常见的创伤性脑损伤、脓毒症和多器官功能衰竭患者[78]。血浆用于创伤性脑损伤引发了额外的问题，因为有许多研究表明，与生理盐水相比使用血浆制品增加了死亡率[73]。因此，AABB、ASA和SCA/STS的指南仍建议固定比例的血浆仅用于大出血的液体复苏，直到凝血功能测定结果出来再进一步指导血液制品输注[44,51,69]。

冷沉淀

冷沉淀是FFP受控解冻中产生的大分子沉淀。然后将其离心，除去上清液，最终产物悬浮于10～15ml含有纤维蛋白原（约15g/L）、纤维连接蛋白、vWF、FⅧ和FⅩⅢ的血浆中[30,68]。通常将五份的这浓缩物合并为单个成人剂量，并在−18℃下冷冻保存长达12个月。该剂量可增加纤维蛋白原水平约50g/dl[30,68]。目前冷沉淀的使用仅限于少数几个国家（美国和加拿大），一般仅用于低纤维蛋白原血症（表17-8）。与血浆相比，单位体积的冷沉淀物包含更多纤维蛋白原（15g/L比2.5g/L）[71]，因此冷沉淀也作为纤维蛋白原的低容量替代品，特别是在获得性低纤维蛋白原血症状态时如DIC和大出血时。与输注血浆类似，输注冷沉淀也存在输血风险，因此在一些欧洲国家，冷沉淀已被可进行病毒灭活的纤维蛋白原浓缩物所取代[30,68]。

纤维蛋白浓缩物

纤维蛋白原浓缩物是从血浆中获取经过病毒灭活后的冻干粉末制剂，其最大程度减少了抗体和抗原含量，可在室温下储存，并可在10min内重新配制使用。它们作为安全、低体积的冷沉淀替

表17-8 纤维蛋白原替代物的适应证

- 微血管出血伴低纤维蛋白血症
  - DIC伴纤维蛋白原<150mg/dl
  - 出血或大量输注纤维蛋白原<180～200mg/dl
- 血友病A和vWD患者的预防（如果特定因子浓缩物不可用或由于抑制剂而无效）
- 先天性异常纤维蛋白原血症患者的预防

DIC，弥散性血管内凝血；vWD，血管性血友病。

代品在世界范围内广泛使用，但在美国仅用于治疗先天性低纤维蛋白原血症。一些研究证明了纤维蛋白原浓缩物在急性出血、心脏手术和产科出血中的有效性；然而，缺乏大样本随机对照试验的报道[30,68]。

纤维蛋白原主要负责稳定血栓，也有助于血小板的活化和聚集，并且在足够的浓度下，它可以弥补低凝血酶状态[80-81]。传统上，补充纤维蛋白原的阈值是低于80～100mg/dl。尽管很少有证据支持其有效性，但仍被许多血液管理指南所纳入[30,44,68,82]。一些研究和亚专科学会已经提出更保守的目标（纤维蛋白原浓度为180～200g/dl）以优化血栓稳定性[30,68,82-83]。

血液制品输注的风险

根据2011年美国血液采集和使用最新情况调查报告，在美国每年有超过2 000万份的血液制品用于输血。疾病控制和预防中心（CDC）资助的美国国家医疗保健安全网络（NHSN）的血液安全监测模块虽然规模很小，但是参与的输血中心和医院越来越多（4.5%）。该模块收集的数据表明，输血反应的总体风险大约为239.5/100 000，其中有8%的输血反应，无论是传染性反应还是非传染性，是非常严重或危及生命[8,84-85]。

全球范围内的国家血液安全监测网络怀疑存在由于文书错误或对受血者临床评估不足所致的、可避免的输血反应的发生率和死亡率，以及输血反应的漏报。接受血液成分输血治疗的患者应持续监测体温、血压和心肺并发症。伴或不伴瘙痒、皮疹的轻度发热仍然是最常见的输血反应，可以用抗组胺药或退热药对症治疗。如果出现严重发热（≥39℃或体温升高≥2℃）伴有全身症状（例如寒战、肌痛、恶心、呕吐或出汗），应停止输血，并将血制品退回血库重新测试相容性和抗体。持续存在的发热，需排除脓毒症。要检查肺部症状是否

是因为 TRALI、TACO 或过敏反应。通常,急性溶血反应将出现低血压、休克和心肺衰竭。如果休克症状源于出血,则不应中断输血[86]。

血液制品输注的感染风险

20 世纪 80 年代中期,HIV 和肝炎等经输血获得的感染性疾病的出现,引起了人们对血液制品输注所致感染风险的关注。自从引入核酸扩增试验(Nucleic Acid Amplification Testing, NAT)用于检测主要经输血传播的病毒感染(2000 年用于 HCV、2003 年用于 HIV、2006 年用于 HBV),来源于血液制品输注导致的感染风险已经大幅度下降[87,88]。在引入 NAT 之前,血液供应仅检测病毒抗体。这留下了一个长时间的窗口期,在这个期间血液可能具有传染性,但供体尚未产生足够的抗体以被传统检测方法检测到。NAT 可检测特定病毒 DNA 或 RNA 的存在,增加了检测的敏感性。这就显著缩短了捐献者感染病毒到可检测到病毒载量之间的窗口期。现在输血传播病毒感染的残余风险主要取决于窗口期的长短,这与病毒的繁殖率和疾病的流行程度有关。假阴性 NATs 或错误发放隔离血制品的额外风险仍然存在;然而,这些事件占输血传播性病毒感染残余风险的低于 0.5%[89-90]。

鉴于供体对接种反应的变异性和受体的免疫状态,输血传播性感染的真正风险很难准确量化。但是,残余风险可以从供体感染的患病率和每种病毒性疾病的已知窗口期来进行数学建模预测。根据美国红十字会血液机构的供体感染率报告,表 17-9 显示了主要病毒性感染的预测残余风险和特异性病毒窗口期[89-90]。这些残余风险可能被高估,因为并非所有输注已知被感染的血液制品都会导致受体感染[91,92]。残余风险的数学模型是假定即使每个血液袋中只有一个单位的病毒颗粒也具有 100% 的传染性。它还假定血液的收集和储存过程不影响病毒的繁殖。此外,病毒的传染性取决于感染的急性期,而当受体的免疫能力正常、有抗体存在或感染进入慢性期时,病毒的传染性降低[92]。

表 17-9　输血传播感染的残余风险

感染	残余风险	窗口期和注释
病毒感染		
人类免疫缺陷病毒(HIV)	1/2 300 000	7～10d 窗口期
丙型肝炎病毒(HCV)	1/1 800 000	7～10d 窗口期
乙型肝炎病毒(HBV)	1/280 000-1/352 000	38d 窗口期
人类 T 细胞白血病病毒(HTLV)	1/2 993 000	51d 窗口期,细胞相关
西尼罗河病毒(WNV)	罕见	2003—2010 年报道了 11 例
巨细胞病毒(CMV)-所有供体	1%～3%	
减白细胞制品	0.023%	
新出现的感染	罕见	发病率太低而无法估计
南美锥虫病和疟疾		在美国因供体筛查限制了风险
克-雅病(vCJD)		潜伏期数年
登革热病毒和巴贝西虫物种		短暂流行增加风险
细小病毒(B19v)		可引起免疫抑制患者的再生障碍性贫血
细菌污染-所有类型	1/3 000	
浓缩红细胞	1/35 000	较血小板浓缩物风险低
血小板,单采	1/15 000	单采降低风险

摘自 Allain JP, Stramer SL, Carneiro-Proietti AB, et al. Transfusion-transmitted infectious diseases. *Biologicals*. 2009, 37(2): 71-77; Lindholm PF, Annen K, Ramsey G. Approaches to minimize infection risk in blood banking and transfusion practice. *Infect Disord Drug Targets*. 2011, 11(1): 45-56; Zou S, Stramer SL, Dodd RY. Donor testing and risk: current prevalence, incidence, and residual risk of transfusion-transmissible agents in US allogeneic donations. *Transfus Med Rev*.2012, 26(2): 119-128; Dwyre DM, Fernando LP, Holland PV. Hepatitis B, hepatitis C and HIV transfusion-transmitted infections in the 21st century. Vox sanguinis.2011, 100(1): 92-98.

传统上,输血传播的病毒感染受到患者广泛关注的主要原因是其相关的发病率和死亡率。尽管公众意识和公共卫生举措有所提高,但由于患者的存活期延长,供体人群中 HIV 和 HCV 的患病率仍继续增加,使一般人群中 HIV 和 HCV 的患病率更高。与 HIV 和 HCV 相反,自 1999 年以来,HBV 的流行率有所下降,可能是由于高疫苗接种率。总体而言,普通人群中感染性疾病的患病率是目前输血传播感染的最大决定性风险因素[90]。许多患者咨询家人和朋友指定献血的情况,应该让他们了解,对随机献血者有严格的筛查程序,以识别传染性疾病风险,而指定献血的病毒性(特别是 HCV 和 HBV)感染患病率明显增加[93]。

人类免疫缺陷病毒

人类免疫缺陷病毒作为反转录病毒,HIV 以 RNA 的形式传播,并在复制之前需逆转录成 DNA。在敏感的 NAT 和供体筛查应用以前,这种病毒在美国血液供应中曾高度传播。在 20 世纪 80 年代初,HIV 的输血传播率很高,每 100 次献血中就出现 1 例 HIV 感染,但到 1997 年,每 40 万次献血中才有 1 例 HIV 感染[94]。目前血液制品输注的 HIV 残余风险低于 1/230 万[89]。然而,尽管 7～10d 的窗口期很短,但是由于 HIV 治疗方法的改善和患者生存期延长,目前普通人群的 HIV 患病率增加,预计通过输血传播 HIV 的残余风险将略微增加或保持不变[90]。

丙型肝炎病毒

尽管 HCV 比其他类型的传染性肝炎少见,并且急性期病情相对较轻,但高达 80%～85% 的 HCV 感染者会发展成为慢性 HCV 病毒携带者,并且与暴发性肝衰竭、肝硬化、肝细胞癌和死亡的重大风险相关[89,91]。与 HIV 相似,随着 NAT 检测和血液制品筛查的敏感度提高,输血感染 HCV 的风险急剧下降。但是,由于一般人群的发病率和患病率增加,在过去的 5～7 年中,献血者 HCV 的患病率有所上升。最近的报道表明,在非医院的医疗保健机构和内镜诊疗中 HCV 感染率较高[90,91]。此外,合并 HIV 感染的患者由于免疫抑制导致病毒载量增加,使 HCV 感染变得更具侵袭性和传染性[87]。

乙型肝炎病毒

乙型肝炎病毒是一种常见的血源性病原体,在一般人群中感染率相当高,全球有超过 3 亿携带者[91]。美国的患病率较低为 2%,而中东地区、非洲以及南美洲和亚洲的部分地区为 8%～15%[87,91]。大多数 HBV 急性感染患者是无症状的,或仅有轻度全身症状和黄疸。然而,在极少数情况下,HBV 感染可以进展为暴发性肝衰竭。鉴于该疾病的普遍流行和较长的窗口期,输血传播 HBV 的残余风险仍然很高。由于目前乙肝疫苗的可获得性和接种增加,一般人群的患病率显著下降,因此输血传播 HBV 的风险正在下降[89-91]。

人类嗜 T 淋巴细胞病毒 1 型和 2 型

HTLV-1 可引起 T 淋巴细胞白血病和淋巴瘤,或者在一小部分感染者中导致的 HTLV 相关性脊髓病。HTLV-2 对免疫能力正常甚至合并 HIV 感染的患者不引起明显后果[89]。虽然 HTLV 相关的疾病很罕见,但是美国的血液制品都常规进行 HTLV 抗体检测,存在抗体代表既往有感染[89-90]。鉴于 HTLV 与细胞相关,用 LR 处理可以预防输血传播。

巨细胞病毒

巨细胞病毒广泛存在于一般人群中,感染率约 40%～80%[89]。因此,它是最常见的输血传播疾病,其发生率为 1%～3%[90]。对免疫功能正常人群,巨细胞病毒感染通常无症状,或仅有轻度的自限性症状。然而,对于免疫功能受损的人群,特别是新生儿、HIV 患者和移植患者,巨细胞病毒感染可导致严重的多器官系统功能衰竭,涉及肝、肺、肾、血液系统、胃肠道和中枢神经系统[90,95]。巨细胞病毒由白细胞携带,并通过巨细胞病毒血清阳性的细胞成分传播。LR 降低了巨细胞阳性供体的传染性,但并未完全消除巨细胞病毒通过输血传播的可能性[89,95]。因此,推荐对巨细胞病毒感染的高风险患者,如新生儿和孕妇,接受来自巨细胞病毒血清阴性供体的 LR 血液制品[89-90,96]。

新发传染病

艾滋病毒仍然是近年血液感染中最值得关注的微生物。生态和地理因素的变化,如旅游、气候变化或新的昆虫和动物媒介的变化,使得一些新的病原体出现。最近一个输血传播感染的重要例子是西尼罗河病毒(West Nile Virus, WNV),一种 1999 年出现的蚊媒黄病毒。WNV 在健康人群中仅引起轻微的发热,但在免疫抑制患者中发展成脑炎或脑膜炎的概率高达 40%。发生 WNV 疫情的最高峰是在 2002 年至 2003 年,当时发生了 23 例 WNV 输血传播病例。然而,从 2003 年采用 NAT 检测进行献血者筛查以来,从 2003 年到 2010

年,WNV 输血传播疾病降至 11 例[89,90]。监测机构仍在继续调查世界各地 WNV 毒株的毒性和目前 NAT 检测试验对于供体血清转化的识别能力[97]。

美国血库的安全性受到了 AABB 输血传播疾病委员会标记的一些其他病原体的潜在威胁。最令人关注的是人类 vCJD、巴贝西虫属、美洲锥虫、登革热病毒和引起疟疾的疟原虫物种[89]。vCJD 是人类形式的牛海绵状脑病。它可引起致命性的退行性神经系统疾病,继发于朊病毒蛋白导致的其他蛋白质形式和结构异常。在 20 世纪 80 年代至 90 年代,vCJD 在英国流行后引起了普遍关注。迄今为止,已有三个确诊的输血传播 vCJD 的病例[89]。目前尚无有效的治疗方法,且病毒的潜伏期达数年。目前还没有检测方法可诊断献血者或采集的血样中的朊病毒病,但是对流行期居住在英国的捐献者施行推迟献血,避免了在美国境内已知的输血传播[89]。其他病毒与寄生虫病原体的发病率和传染性非常低,这里不再仔细讨论。可能还有新发感染尚未被识别,使得血液供应存在持续的风险。西方国家在继续评估筛查检测和延迟献血的风险收益比和伦理成本,确保 100% 敏感性的测试是不可能的,会显著增加成本[88]。

细菌污染

尽管公众对输血传播的病毒性疾病关注度很高,但血液成分的细菌污染在输血相关感染的风险比病毒性疾病高两到三个数量级。根据 FDA 的说法,菌血症可能会发展为脓毒症,并仍然是输血相关死亡的主要原因之一[98]。常见的导致血制品细菌污染的病原体来自皮肤菌群,包括葡萄球菌和芽孢杆菌属,而像大肠杆菌和阴沟肠杆菌这样的革兰氏阴性菌种更易导致脓毒症[89]。血小板浓缩物的细菌污染风险最高,因为它们储存的温度在 20～24℃,而不是储存在 4℃ 中或冷冻的血浆中,这为细菌繁殖提供了一个更适宜的环境[89]。

几种减少输血细菌感染风险的方法被证明有效。单一供体的采血比混合浓缩血小板发生污染概率更低,可能是由于静脉穿刺次数较少、皮肤菌群暴露和采集次数也较少。现在的标准做法是收集初始的 20～40ml 血液送至单独的收集盒中,以避免最初的静脉血液和表皮组织污染整个血液。采血前标准化的皮肤准备以及采血和收集过程中的无菌术都可减少污染。此外,所有单采血小板在储存前都进行细菌培养试验[89,99]。细菌性脓毒症仍然是导致输血相关疾病发病率和死亡率的重要原因,因此人们对于研发用于减少此类风险的高效血液制品测试越来越感兴趣[100]。在美国,传统上依靠 pH 值、葡萄糖和血小板形态的间接测试来检测血小板制品。虽然随着诸如自动化培养和快速免疫分析等新方法的出现,检测感染的敏感性提高了,但是细菌传播的残余风险仍然存在。目前减少病原体的新技术(如光活性)正在欧洲使用,但在美国尚未被批准使用[31]。

血液制品输注的非感染性风险

鉴于现在已大量使用更敏感的方法来筛查和控制输血的感染风险,非感染性并发症已成为输血相关发病率和死亡率的主要原因[89]。表 17-10 总结了输血相关非传染性疾病发病率以及其中最常见疾病的主要特征。

免疫介导的输血反应

非溶血性发热性输血反应

过敏反应和发热反应是输血最常见的并发症,尽管随着 LR 处理和单一供体单采血小板的增加后,其发生率有所降低[85]。非溶血性发热性输血反应(FNHTR)常在输血后 4h 内出现,伴随着 1～2℃ 的温度升高,可能伴有畏寒、寒战、焦虑和头痛[86]。FNHTR 通常具有自限性,也可用抗炎或退热药物预防或治疗。FNHTR 的病理生理学涉及到受体对供体 WBC 的 HLA 发生同种免疫排斥,以及血液储存期间有白细胞来源的细胞因子释放[101]。因此,发热反应的风险随着重复输血而增加。在广泛使用 LR 之前,FNHTR 的发生率高达 30%,但目前在 0.03% 和 2.18% 之间[101]。虽然这些反应很常见,但在诊断 FNHTR 之前应该予以排除更严重的输血不良反应如脓毒症、过敏反应和溶血。

过敏反应

大约 1% 至 3% 的输血会发生轻微过敏反应,这是一种相对常见的输血反应。最常见症状为荨麻疹,伴或不伴皮肤瘙痒和血管神经性水肿[86,102]。过敏反应的具体原因尚不清楚,但可能涉及白细胞抗原或输注血浆蛋白的免疫反应[86,102]。抗组胺药常用于有血制品过敏反应史的患者进行预防,但有几项研究表明预处理并不能减轻症状。最佳做法是降低输血率,并在症状出现时予以支持治疗[86]。如果症状严重且需要反复或频繁输血,可采用洗涤红细胞。

严重的过敏反应表现为过敏性休克或类似过敏性休克反应:血流动力学不稳定、支气管痉挛、

不良反应	发病率	注释
免疫介导反应		
非溶血性发热性输血反应	0.03%～2%	
轻度过敏反应（荨麻疹，潮红）	1%～3%	
过敏/瘙痒反应		IgA 缺乏增加风险
浓缩红细胞	0.5/100 000	洗涤可避免反应
新鲜冰冻血浆和血小板	（2～3）/100 000	更常见于含血浆的产品
急性溶血性输血反应（AHTR）	1/80 000	
迟发性溶血性输血反应（DHTR）	1/1 500	与小红细胞抗原，Kidd，或 Rh 的同种抗体相关；1/3 有临床反应
输血相关免疫调节（TRIM）	100%	
同种免疫反应	2%	对于所有患者，风险随着输血单位数量的增加而增加
输血相关性急性肺损伤（TRALI）	1/1 300～5 000	因血液制品成分和患者数的不同而变化
移植物抗宿主病（TA-GVHD）	1/5 000	与免疫抑制有关；辐射可减少风险
输血后紫癜（PTP）	罕见	由于抗人血小板抗原-1a
与患者并存病或输血有关的反应		
输血相关性心血管超负荷（TACO）	1%～8%	CHF 和 CRI 患者概率较高
代谢紊乱		
高钾血症		
枸橼酸中毒		
铁超载		
低温		

当发生率＞0.1%时以百分比表示，否则以比率表示。IgA，免疫球蛋白A；CHF，充血性心力衰竭；CRI，慢性肾功能不全。

皮疹、潮红和（或）血管神经性水肿[86,103]。这些反应非常罕见。在确保预处理和药品准备情况下，50 000 例完全性 IgA 缺乏患者输血中仅出现 1 例（表 17-10）。但如果未及时发现，这种反应可能是致命的[103]。从病理生理学角度看，受体通常是 IgA 缺乏并带有抗-IgA 抗体的抗体，对输注的血浆蛋白或细胞抗原产生即时的免疫反应。经典过敏性休克是即刻的 IgE 介导的 I 型超敏反应；但大多数输血过敏反应并没有显示 IgE 抗体的实验室结果，因此是类过敏反应[102]。已知 IgA 缺乏患者的输血并发症可以在输血之前通过洗涤红细胞或通过使用从 IgA 缺乏供体获得的血制品来预防。

急性溶血性输血反应（acute hemolytic transfusion reactions，AHTRs）仍然是导致输血相关死亡的主要原因之一。在输入不相容血液制品时，当受体体内预先存在的 IgM 或 IgG 抗体与供体红细胞抗原形成复合物，导致补体激活和即时的血管内溶血。AHTRs 是由天然抗-A 或抗-B IgM 的

ABO 不相容性引起的。严格遵守样本采血和血液成分管理协议是预防的关键。然而，越来越多的证据表明，其他红细胞抗原如 Kidd、Kell 和 Duffy 的存在，使得有输血史和同种异体免疫史的患者发生急性溶血反应[104]。少数情况下，输注不相容的血浆（O 型血浆或全血输给 A 型，B 型或 AB 型血液的患者）也会导致 AHTRs[104-105]。这些反应是罕见的，随着采取安全措施以减少记录笔误和提高交叉匹配血液制品的可用性，这些反应发生率已经降低。来自美国和英国的国家监测数据库的数据显示，AHTR 是导致输血相关死亡的第三大原因。幸运的是，输了不相容血液制品的患者中出现症状数量不到 50%。不相容输血的总病死率为 10%，但这在很大程度上取决于输血量，如输血量超过 50ml，死亡风险超过 20%[85,98,104]。

AHTRs 继发于 IgM 介导的抗原-抗体复合物引起的，这些复合物激活补体并导致血管内、脾脏和肝脏的血管外溶血。缓激肽的释放会导致发热、

低血压和血流动力学不稳定,而肥大细胞组胺释放导致支气管痉挛和荨麻疹、呼吸困难、潮红和严重焦虑等症状。溶血导致游离血红蛋白释放,这些血红蛋白会与触珠蛋白和血浆蛋白结合,但当与游离血红蛋白相结合的蛋白不足时会通过肾脏清除[104]。严重溶血会导致肾功能衰竭、DIC 和死亡。全身麻醉可掩盖急性溶血性输血反应症状,因此,麻醉的患者在输血期间必须保持高度警惕,因为患者的存活取决于及时停止输血。

溶血反应的诊断通过实验室检验发现游离血红蛋白、触珠蛋白降低、胆红素升高、直接抗球蛋白(positive direct antiglobulin, Coombs)试验阳性和血尿来确诊。如果怀疑存在输血反应,应立即停止输血,并检查供体和受体的血型和抗原 - 抗体成分。AHTR 的治疗包括对血流动力学不稳定、微血管出血的支持性治疗,以及维持足够的尿量,以避免与血球蛋白尿相关的肾衰竭。由于即刻的溶血每小时可破坏超过 200ml 的血液,因此贫血可能非常严重[104]。

迟发性溶血性输血反应(Delayed hemolytic transfusion reactions, DHTRs)是由于受体中被动接受的红细胞抗体与天然抗原结合引起,或更常见的是,受体中同种异体抗体对 Rh、Kell、Kidd、Duffy、MNSs 和其他血型系统中少量红细胞抗原发生反应引起。目前至少有 35 个公认的血型系统[104,105]。DHTRs 通常在输注表面上"兼容"血液成分后 3~10d 出现。通常,受体具有针对特定 RBC 抗原的 IgG 同种异体抗体,会产生记忆性免疫应答;然而,输血前的抗体水平太低,无法通过血清学检测发现。DHTRs 症状比 AHTRs 轻,因为溶血发生在网状内皮系统、肝脏和脾脏血管外系统,很少会导致严重并发症或死亡率。患者出现轻度发热或皮疹,伴有实验室和临床表现的溶血征象,如黄疸、血红蛋白尿、触珠蛋白降低、直接 Coombs 试验阳性和血红蛋白水平降低。可能由于症状较轻难以发现以及出现的症状误认为是患者的基础疾病所致,所以 DHTRs 发生率可能被低估。研究估计,同种异体免疫的风险高达输血的 30%。症状通常具有自限性,并且在溶血期间通过补液保护肾小管,必要时进一步输注相匹配的血液成分来纠正贫血。贫血通常并不严重,24h 内破坏的红细胞不足 400ml[104]。

输血相关免疫调节

20 世纪 70 年代,通过研究移植前接受输血患者提高了肾移植生存率的原因,从而发现了输血相关免疫调节(transfusion-related immunomodulation, TRIM)。这提示储存的异体血液制品具有潜在免疫抑制作用,但这些有益的影响只限于特定患者。免疫抑制也被证实了会增加恶性肿瘤复发和严重医疗相关感染的发生率以及心脏手术后长期死亡率[106-108]。鉴于多项研究已经证明,1 单位输血也会产生有害影响(包括 TRALI,多器官系统衰竭和感染率增加),因此对输血相关免疫调节确切机制研究一直在进行中[106,109-110]。

结果涉及了多种病理生理学的影响因素,包括输注 WBC,供血者血浆 HLA 1 类肽,细胞因子和血液制品储存期间释放的免疫介质,及输注红细胞在受体微血管内的免疫功能[109-110]。一些专家提出一个与 TRALI 和急性呼吸窘迫综合征的病理生理机制相似的"双重打击"模型来解释 TRIM[109]。据推测,大多数需要输血的患者都"启动"了免疫系统抑制和血管内皮损伤(如外伤、手术或急性疾病)。这构成了第一次打击,导致活化的中性粒细胞黏附于血管内皮细胞,并对血液携带的免疫介质致敏。第二次打击发生在输注含有 HLA Ⅰ 类抗原的 WBC 血制品以及输注如细胞因子、补体因子和脂质膜分解产物的可溶性免疫反应调节剂[106,109,110]。多项研究表明,在输注红细胞后,降低了 T 细胞反应性,抑制了单核细胞功能。

TRIM 诱导的损伤程度归因于输血时 RBC 制品年龄相关的进行性储存损伤。然而,近期一些研究,包括早产儿 ARIPI 试验,危重病患者 ABLE 试验,心脏手术 RECESS 试验和失血性休克儿童 TOTAL 试验,均报道 RBC 储存时间与死亡率或其他不良输血反应之间不存在显著相关性[37,111-113]。同样,预储存 LR 处理和储存后进行 WBC 过滤能降低 TRIM 的不良后果,尽管迄今为止结果不确定[100,106]。过去 30 年来从临床试验和动物研究中收集的证据都支持该假说,即 TRIM 同时涉及促炎机制和全身性免疫抑制。

同种免疫反应

同种免疫反应是指对同种异体抗原暴露引起的免疫应答。这个过程偶尔会在妊娠时发生,但大部分同种免疫是由于输注含有红细胞表面免疫原性抗原的血制品所致。与由糖类链组成的经典 ABO 抗原不同,大多数非 ABO 同种抗原(Kell、Kidd、Duffy 等)由受体和供体之间的单个氨基酸多态性产生[114]。健康的献血者群体中,ABO 以外的血型抗体的发生率约为 1%。AHTR 会在 ABO 不相容的情况下产生即刻的 IgM 介导免疫反应，这是有天然存在的抗 A 或抗 B 抗体引起。相反，同种免疫激发了对异体蛋白的记忆性 IgG 介导的体液免疫，直到第二次抗原暴露才导致 RBC 破坏，这可能引起补体活化和延迟性血管外溶血[104, 114]。因此，同种免疫很少立即发生或致命，但抗体产生可能会导致 DHTR 并增加后续交叉配血难度。

据多项纵向研究表明，同种免疫的发生率在 4.4%～10.5%，但在需要长期输血的患者中发生率达 40%～58%，例如镰状细胞病、血液系统恶性肿瘤或地中海贫血患者[115-116]。这对于需要频繁输注血小板的患者中表现得尤其明显。血小板携带多种大量人类血小板抗原（HPA 1 到 15）及其他多态性，可致输入的血小板遭到破坏及难治性血小板减少症[114]。使用单采血小板可限制 HPA 和 HLA 抗原的暴露。此外，早期研究表明，除进行 ABO 血型配型外还进行其他血型匹配可以使同种异体免疫风险降低 64%[116]，这种措施可以显著改善长期输血患者的远期预后。

输血相关性急性肺损伤（*TRALI*）

根据英国的 SHOT 数据库的数据显示，在过去至少 10 年中，TRALI 已被国际公认为导致输血相关死亡的主要原因。在 FDA 最近的数据中，TRALI 占美国输血相关死亡的 40% 以上[85, 98, 117]。TRALI 的发生率估计在 0.04%～8.0%，这取决于患者的风险因素和所使用的血液制品。最近一项针对非心脏手术的研究表明所有成分输血患者的 TRALI 发生率为 1.3%[118]。其他研究估计每 5 000 例输血中会发生 1 例 TRALI（血浆的 TRALI 发生率最高），死亡率为 5%～25%[119]。在过去 10 年中，TRALI 有了统一的诊断标准：输血后 6h 内发生的急性低氧血症（$PaO_2/FiO_2 \leq 300mmHg$ 或吸入空气时氧饱和度 $\leq 90\%$），且无左心房高压证据。当存在其他导致急性肺损伤的危险因素，如创伤或脓毒症时，可诊断疑似 TRALI[118, 120, 121]。TRALI 是一种临床诊断，但可能会因混杂疾病或患者危重病情而变得难以诊断；因此，TRALI 在文献中往往报道不足，并且很难通过随机前瞻性临床试验进行研究。

TRALI 的病理生理学复杂，至今尚未完全明确。临床表现为继发于中性粒细胞激活并在肺内聚集的低压性肺水肿。这导致内皮损伤和富含蛋白质的液体从毛细血管渗漏到间质和肺泡间隙。

关于肺损伤的机制有两种主要的理论，均有充分的实验和临床证据支持。输血后产生 TRALI 的患者血浆中检测到抗体-抗原复合物从而支持抗体介导模型理论[119-120]。这些抗体主要是抗 HLA（Ⅰ型和Ⅱ型）和人类中性粒细胞抗原（HNAs）[119-120]。这些抗体在捐献者血浆中形成，是由于妊娠、输血史或移植史产生的同种异体免疫。因此，输注经产妇的血浆是与 TRALI 高度相关的风险之一[111]。一旦抗体输注到受体中，便结合于单核细胞（Ⅱ型 HLA）、内皮细胞（Ⅰ型 HLA）和中性粒细胞（HNA 和Ⅰ型 HLA）表面的天然 WBC 抗原形成复合物，从而激活中性粒细胞，促进其聚集及释放细胞毒性介质。随后，肺毛细血管内皮层被破坏，致 WBC 溢出和液体外渗[119]。

Silliman 等人在 20 世纪 90 年代后期提出的第二种被称为"双重打击模型"的 TRALI 机制，当时他们发现生物反应调节剂在其病理生理学中的作用。库存的血液成分会累积脂质降解产物（主要是卵磷脂衍生物），这些产物会激活已经锚定并聚集在肺组织内皮血管内层上的中性粒细胞[122]。TRALI 发病率最高的患者常发生于活动性感染、创伤、手术或多次输血等预先存在促炎状态[118, 120]。急性疾病导致免疫系统呈现高反应性，中性粒细胞聚集在微血管内皮细胞上，并"准备"被各种生物反应调节剂（包括细胞因子、补体和白三烯）激活[122]。库存血的输注和相关的反应性脂质颗粒标志着第二次"打击"开始，这激活准备好的中性粒细胞，并致肺毛细血管内皮的破坏。TRALI 的总的病理生理学机制可能涉及这两种机制。

TRALI 的管理重点是对症治疗以减少肺损伤和优化氧合。这包括最大限度提高呼气末正压、避免容量超负荷，以及使用小潮气量通气等策略。一些研究表明，推迟使用高危同种异体免疫供体（如妊娠史、输血史或高抗体滴度的献血者）的血液可以降低 TRALI 发病率。然而，抗体滴度的实验室检测既耗时且低效；这迫使许多血液管理机构仅使用男性献血者的血小板和血浆[120]。LR 也用于降低 TRALI 的发生率和严重程度，对危重疾病或免疫抑制的高风险患者有显著的临床益处。然而，最近的一项系统性综述显示，没有明确证据支持所有患者常规使用 LR[96]。总之，预防是 TRALI 最佳治疗方法，并且是目前临床和实验研究的关注的焦点，同时应强调血液保护策略和限制性输血。

输血相关的移植物抗宿主病

输血相关的移植物抗宿主病（transfusion-associated graft-versus-host disease, TA-GVHD）是一种罕见但致命的并发症，其发生在含有细胞成分（血小板和红细胞）的血液制品输注中。尽管由于预防性γ射线照射和LR后发病率有所下降，但死亡率仍超过90%。当献血者的淋巴细胞进入受血者体内时攻击他们识别为异体的宿主细胞时，就会发生该病。有TA-GVHD风险的患者包括干细胞移植、B细胞恶性肿瘤（例如多发性骨髓瘤和非霍奇金淋巴瘤）或急性淋巴细胞性白血病、霍奇金病以及先天性免疫缺陷综合征[123]。免疫能力正常的患者接受HLA类型相似的亲属定向献血时也可能处于风险之中，因为献血者的淋巴细胞不被识别为外来细胞，但仍排斥受体的组织[119]。TA-GVHD通常在输血后4～21d出现症状，但应对患者保持长达6周的临床怀疑。症状进展迅速，通常累及皮肤、肝脏、消化和造血器官系统，引起发热、皮疹、肝功能障碍、腹泻和全血细胞减少[119,123]。

输血后紫癜

输血后紫癜（posttransfusion purpura, PTP）是指输血后5～10d出现的严重血小板减少伴有紫癜，是一种严重的罕见输血并发症，但重症率和死亡率高。大多数患者是女性，并具有血小板特异性同种抗体如抗HPA-1a1[24]。这些抗体几乎只存在既往妊娠的妇女中，并导致输注的血小板和自体血小板被破坏。静脉注射IG是首选治疗，必要时进行血浆置换可以清除抗体避免出血等并发症[124]。

非免疫介导的输血反应

输血相关的循环超负荷

输血相关的循环超负荷（transfusion-associated cardiovascular overload, TACO）表现为在输血治疗后发生的静水压性肺水肿。TACO不同于TRALI，因为它不是免疫介导的，也不与毛细血管通透性增加相关，对利尿剂和降低后负荷治疗效果明显。最近CDC的定义是在输血后6h内出现急性呼吸窘迫，并伴有左心衰竭，包括中心静脉压增加或脑钠肽升高。同TRALI类似，TACO很难被诊断，且在文献中可能被低估[125]。输血患者的TACO的总发病率约1%～8%，在充血性心力衰竭、长期利尿剂依赖和潜在肾功能不全的危重患者和术后患者中更为常见[126,127]。TACO的其他危险因素包括输血量、输注速率、血浆制品和液体正平衡[125,127]。

最近来自FDA和英国的SHOT数据库的报告描述了与TACO有关的重症发病率和死亡率，TACO是5年来输血相关死亡的第二大原因[98,117]。此外，TACO还增加了ICU和医院住院时间[127]。预防措施包括适时减慢输血速度、一次只输一种血液制品、对生命体征、症状和肺部体征进行密切监测，以及用利尿剂快速治疗容量超负荷。

代谢紊乱

输血导致的代谢紊乱通常不明显，除非患者接受了大量输血或者快速输注，通常包括高钾血症、枸橼酸中毒及低体温等[128]。随着血液制品的储存时间延长，红细胞内的钾外移，将葡萄糖代谢为乳酸，导致输注的血液制品中出现高钾血症和/或酸血症。因为血液制品中的枸橼酸盐等抗凝剂被代谢为碳酸氢盐，这种酸血症很快被生理缓冲液迅速清除；因此，大量输血患者出现的酸中毒可能是继发于组织缺氧，而不是输注酸性血制品造成。但是，高钾血症是大量输血的结果，特别是当输液速率超过100～150ml/h时。随着存储时间延长库存红细胞钾含量也随之增高，严重者可含有超过7mEq/dl的钾，并产生高钾血症的严重后果，如发生室性心律失常或心搏骤停，特别是在新生儿和肾功能不全的患者[128]。

枸橼酸盐是一种用于储存的血液制品的常用抗凝剂，易被肝脏代谢及迅速消除。但是快速输注、大量输血或肝功能不全的患者中，血浆中枸橼酸盐蓄积并螯合钙，导致低钙血症。严重的低血钙症会导致肌无力、手足抽搐、心律失常、心肌功能障碍及获得性凝血病[128]。

输血也会导致体温过低，尤其是在快速输注之前冷藏或新近解冻的血液制品时。核心体温每降低1℃，凝血因子活性下降10%。液体加温是快速输血的标配；因为，低体温通常与大量输血有关，可导致血小板和凝血因子功能障碍、心律失常、肝功能障碍、枸橼酸盐及药物代谢降低及心肌抑制。其他预防体温过低措施包括提高周围环境温度、体表升温、加热和加湿吸入气体，以及所有的输液管道使用液体加温器[128]。

铁超载

在储存和输血过程中，浓缩红细胞因溶血，携带的铁浓度逐渐增加。因慢性贫血或血红蛋白病而需要经常输血的患者会出现铁蓄积，对于接受超过20U的浓缩红细胞的患者，已经证明其死亡率会增加。当铁在肝脏、心脏和内分泌系统中沉积,会导致器官功能障碍。沉积的铁不会直接损害器官系统;而是因为铁代谢会产生有害的细胞内自由基,导致细胞功能障碍和器官衰竭。这类患者常患有心肌病和肝硬化[129]。此外,铁有助于微生物的生长,增加了长期需要输血患者的反复感染风险。螯合疗法是一线治疗方法,但螯合剂生物利用度和副作用限制了螯合治疗的应用。换血疗法比传统输血能更好地降低铁负荷,但价格昂贵,并增加了中心静脉通路及大量血液制品相关的并发症[129]。

血液保护策略

大多数接受常规手术的健康患者不需要异体输血。但一些择期手术如肝切除、骨科、心脏手术和脊柱侧凸矫正术等,输血风险超过30%[130]。如前所述,成分输血与所有患者群体的发病率和死亡率显著相关。血制品稀缺且昂贵,已经提出了几种方法被用于节约围手术期输血(表17-11),其中包括最近ASA指南强调的一些辅助技术[44]。

表17-11　围手术期血液保护策略	
技术	**内容**
术前自体血液捐献(PAD)	增加总体输血需求;降低术前血红蛋白
急性等容性血液稀释(ANH)	获益有限;含凝血因子和血小板
术中血液回收(IOBS)	性价比高,风险低,疗效高
术后血液回收(POBS)	对高危骨科手术有效
药物	
刺激红细胞生成	促红细胞生成素、维生素B$_{12}$、叶酸
止血药	维生素K、DDAVP、抗纤溶药、凝血因子浓缩物

DDVAP,1-去氨基-8-D-精氨酸血管升压素。

自体血回输

自体血液保存(autologous blood conservation,ABC)最初得以推广是由于输血传播病毒感染的风险日益升高。各种形式的ABC降低了对异体成分输血的需求;然而,现在同种异体输血感染的风险已大幅度下降,ABC的效果和成本效益不像之前那么明确,尤其当该过程涉及血液储存。ABC包含三个独立的过程:①术前自体血液捐献(preoperative autologous blood donation,PAD);②急性等容血液稀释(acute normovolemic hemodilution,ANH);③围手术期血细胞回收。

PAD指的是患者在择期手术前数周内捐献全血,以确保在需要输注红细胞时候患者能够接受自体血。PAD最初在20世纪80年代流行,当时人们对输血传播艾滋病毒非常担忧;此后由于病毒感染风险的降低以及人们的关注更多转向对储存血液的风险和不良反应,PAD的使用频率有所下降。PAD消除了输血感染和同种异体免疫的风险,也可能降低TRALI风险。但是,输注储存自体血液的受者仍会有记录错误、TACO、细菌感染、代谢紊乱和TRIM等风险。只要采用合适的方案进行早期备血和使用刺激红细胞生成药(ESA)来储备充足的红细胞,PAD就能减少对异体输血的需求。然而,术中血液回收(IOB)技术已经提高了回收率。由于医务人员认识到围手术期患者可耐受更低的血红蛋白水平,PAD的损耗增加(达45%),这降低了PAD常规使用的疗效和成本效益[130-131]。

PAD目前用于多种抗体或罕见血型而难以找到相容血制品的患者,拒绝接受同种异体输血的患者以及预计需输血超过4U的择期手术患者[130-131]。通常,每次献血可以收集1个或2个单位的全血,并且从技术上讲,可以每周重复直至手术期前72h[131]。由于储存时间有限,患者很少能捐献超过4个单位的全血,并且献血前血红蛋白必须保持在11g/dl以上[130]。但是,献血越早,患者医源性贫血恢复的时间越长。尽管可以在术前72h献血,但不建议在择期手术28d内进行献血,因为当献血时间接近外科手术,PAD就会迅速失去其有效性[130-131],并且术前会出现患者贫血。当PAD与促红细胞生成素联合使用时最有效,增加了重复献血的耐受性。对于铁储存充足的患者补铁尚未发现有益,但是对于缺铁患者,应在自体捐血和手术前给予口服铁剂[130-131]。

如果择期手术有延期风险,则应避免使用PAD,因为如果手术不能按时进行,自体捐献的血可能会超过保质期。此外,定向捐献的血液不经过与异体采血相同的检测或者延期程序,因此如果该自体血不输给献血患者本人,其他患者也不能使用。自体血输注应与输注同种异体血具有相同的适应证,避免浪费不是输注自体血的合适理由。换句话说,患者不应该仅仅因为他们有储存了自体血液而过度输血。大型回顾性研究比较了

PAD 和 IOBS 技术,PAD 在减少同种异体输血率方面效果较差,并存在一些风险,如症状性捐献,术前贫血(术前平均血红蛋白水平低于对照组 1.1g/dl),总输血率增加和成本增加[130-131]。与任何围手术期管理计划一样,在实施 PAD 计划之前,应根据患者的病史、择期手术和生理状态权衡其利弊。

ANH 是在手术切皮前立即抽取多个单位的血液,同时用晶体或胶体补充维持正常血容量的过程。抽取的血液的血细胞比容高,含有凝血因子和功能性血小板。ANH 后,患者表现为血红蛋白和红细胞减少的失血状态。这一过程降低了血液的携氧能力,但健康患者通过完好的代偿机制(如增加 CO 和氧气的摄取)维持氧输送。手术结束时,回输自体血以补充 RBC、血小板及止血中起作用的血浆蛋白。这个过程消除了同种异体输血的感染和同种异体免疫的风险,以及血液储存中免疫调节风险。ANH 在 20 世纪 70 年代被首次提出并在血液传播感染风险很高的 20 世纪 90 年代流行起来。但是,在过去的 20 年中,三大荟萃分析证明异体输血风险仅小幅降低,强调了与 ANH 试验发表偏倚相关的争议和局限性[132-133]。此外,最近的一次数学建模的研究表明,ANH 不如高效的 IOBS 和标准的 PAD[131]。

在程序上,ANH 在麻醉诱导后且手术切皮前抽取预定量的血液。血细胞比容的目标最低值根据患者个人的病史和生理状态而变化,通常在 25%~30%[133]。可用允许失血量的简易公式计算抽取量,其公式如下:允许失血量 =EBV×[(Hct$_i$–Hct$_t$)/Hct$_{ave}$],这里是 EBV 表示估计的血容量,Hct$_i$ 表示最初的血细胞比容,Hct$_t$ 表示最低目标血细胞比容,Hct$_{ave}$ 表示平均血细胞比容。应以相对于抽取血容量 3:1 的晶体液、1:1 的胶体液维持等血容量[131]。

鉴于有限的益处证据,不推荐常规使用 ANH。但是,多种抗体或难以匹配的罕见血型,或拒绝异体输血者或储存成分血治疗的患者则适用,如耶和华见证人。ANH 对术前血红蛋白水平高且心血管并发症少的患者最有效,此类患者能耐受手术中贫血及术中大量失血。对于特定人群,ANH 优于 PAD[132]。

围手术期促红细胞生成素

促红细胞生成素是红细胞生成的主要调节因子。机体受到贫血或生理性缺氧的刺激下会内源性释放促红细胞生成素。FDA 已批准促红细胞生成素用于治疗肿瘤患者化疗和慢性肾衰竭所引起的贫血。它也被用来改善输血风险较大的术前贫血患者和接受 PAD 治疗的患者(由于传统的 PAD 方案维持血细胞压积水平远高于内源性促红细胞生成素释放的阈值,故导致无法刺激红细胞生成)[134]。多项研究表明,当促红细胞生成素与青少年脊柱、整形外科或心脏手术的 PAD 方案联合使用时,将术前血红蛋白浓度维持在 10~13g/dl 之间,明显减少同种异体输血的需求[134-135]。然而,人们一直担心常规使用促红细胞生成素被会增加血栓栓塞风险和整体安全问题。由于这些原因,目前不建议推广使用。

围手术期血液回收

在 19 世纪初首次对产后出血患者进行 RBC 回收。毫无疑问,在早期发展过程中伴随许多并发症。直到 20 世纪 70 年代,商业化的细胞回收设备才应用于临床,但仍然经常出现并发症如溶血、空气栓塞和凝血功能障碍[136]。在过去 10 年中,RBC 回收技术得到了显著进步,为围术期血液保护提供了一种有效、经济、安全的方法。围手术期血液回收可以直接吸引回收手术中术野的血液,也可以回收整形外科、心胸手术术后伤口引流出来的血液。

IOBS(Intraoperative blood salvage)需要使用双腔吸引管,一端用于术野吸引,另一端用于添加抗凝剂,通常是肝素或枸橼酸盐。抽吸的血液收集在储液器中,过滤除去大的碎片,并离心产生浓缩红细胞。最后一步是洗涤并清除残留污染物,如血浆、血小板、游离血红蛋白、白细胞、细胞碎片和剩余的肝素或枸橼酸。所得的红细胞悬浮在生理盐水中以备回输。这些红细胞通过标准的血液过滤器立即回输给患者,但也可以在 4℃保存长达 6h,应注意仔细对患者和回收血液进行核对。平均来说,IOBS 产生的血细胞比容在 50% 到 80% 之间[131,136]。回收效率取决于几个因素包括在单位时间内处理的血液量、血液在伤口内停留的时间以及抽吸的速度和精准度,因手术视野湍流增加会增加剪切力,导致红细胞破损。大多数现代红细胞保存设备,若使用得当,红细胞浓缩物的血细胞比容为 60%~70%[131,136]。

IOBS 在大手术减少同种异体输血的益处已被证实,特别是在多节段的脊柱融合术和心脏外科手术中[136-139]。但是,最近针对进行的常规膝关节和髋关节置换术中使用细胞回收的研究和荟萃分析表明，IOBS 疗效和成本效益降低。这很可能是由于更严格的输血指征、术前血红蛋白水平得到优化以及抗纤溶剂的使用所致[135,140-141]。然而，IOBS 适用于无法耐受 PAD 或 ANH 的术前低血红蛋白的患者，不愿意接受同种异体输血的患者，以及存在出血风险或多种自身抗体的患者[131,142-143]。有证据表明，回收血比储存血具有更好的携氧能力和组织氧合能力，这得益于保留红细胞双凹圆盘状形态和高水平的 2,3-DPG 和 ATP[136,144]。很少有研究直接将 IOBS 同 ANH 和 PAD 比较。一个数学建模的研究表明，当系统能够高效地回收超过 70% 的失血量时，IOBS 要优于 ANH 和 PAD[131]。总而言之，IOBS 性价比高且方便，有利于急诊手术和围术期大出血风险高的手术。

IOBS 的并发症罕见，大多与抽吸方法和术野污染有关。风险包括非免疫原性溶血、发热和各种物质的污染如局部的抗凝剂、尿液、羊水或细菌。清洗回收的血液可以清除大部分污染物，并且可变的吸引装置限制了导致溶血的剪切力。回输超过估计血容量的 50% 可引起稀释性凝血功能障碍，类似于大量输注同种异体红细胞，因为两者都不含凝血因子或血小板。最后，如果回输袋与患者连接在一个连续的回路中，IOBS 可引起空气栓塞[136,145]。严格遵守保存设备的说明书使用便能消除这些顾虑。

传统上来说，细胞回收禁用于癌症手术、被尿液、抗凝剂或羊水污染的血液。但是，现在一些研究表明当血液经过处理、洗涤并通过白细胞过滤器输注时，细胞回收是安全的[136,145]。在被尿液和恶性肿瘤污染的前列腺癌和妇科肿瘤手术中使用该技术，并没有显著增加患者的发病率、死亡率或癌症复发率。然而，在恶性肿瘤手术患者使用 IOBS 时需进行过滤和放射处理，当肿瘤破裂引起的大量肿瘤细胞入血时，建议完全避免使用 IOBS[136]。产科病例中使用 IOBS 会引发对同种免疫或羊水栓塞的担忧，最近被称为"妊娠过敏性综合征"。因为这种综合征很罕见，所以很难确定这种新技术的安全性。然而，Goucher 等人回顾了近 300 例产科患者的七项 IOBS 实验结果，羊水栓塞的发生率没有增加[145]。白细胞过滤器可清除大部分羊水、免疫介质和碎片。虽然胎儿红细胞不能从母体红细胞分离，可能会加剧同种异体免疫，但是这种风险在分娩过程中已经存在，使用 IOBS 不会加剧这种风险。对于择期行剖宫产子宫切除术或有胎盘植入的高危产妇推荐使用血液回收[145]。IOBS 的唯一绝对禁忌是术野的微生物污染，以及很可能发生肿瘤破裂或直接操作的癌症手术[136]。

术后血液回收（POBS）是指在术后立即将手术伤口引流管流出的血液收集并回输的技术。回收的血液制品可以用两种方法之一处理："清洗"是 POBS 进行离心、洗涤、再悬浮等制成浓缩红细胞，而"未清洗"是 POBS 在输注前仅被简单过滤。未清洗的 POBS 的血细胞比容为 20%～30%，不应期望它会增加患者的血红蛋白水平。然而，它将有助于避免对术后出血进行液体复苏所造成的稀释性贫血。这两项技术各有优缺点，POBS 的安全性和有效性一直存在争议。

虽然 POBS 的研究有限，但是荟萃分析表明，在膝关节和髋关节置换术等骨科手术有效。在骨科，未清洗的 POBS 最常用，因为它高效，成本效益高，与使用清洗的 POBS 相比，几乎不需要额外的培训[146-147]。POBS 在心脏手术后患者中也得到应用，并被证明能有效减少对同种异体输血的需求[146]。但是，从胸腔和纵隔等外科伤口引流出的血液含有炎性介质、活化凝血因子、纤维蛋白和纤维蛋白降解产物以及如游离血红蛋白的溶血产物，这些物质可诱发肾损伤、肺损伤或凝血功能障碍。根据 SCA 的最新指南，用于心脏外科手术中的 POBS 在输注前应进行洗涤[151,148]。

POBS 仍然是围术期患者血液管理的多模式方法的一部分。并发症包括溶血和免疫调节，其总体疗效和成本效益仍不清楚。但是，POBS 经常用于骨科和心脏外科手术中[146-148]，禁用于已有如镰状细胞病和地中海贫血等血红蛋白病的患者[146]。此外，与 IOBS 类似，已被微生物或仅能在手术区域局部应用而不能全身使用的药物（如聚维酮碘、氯己定、外用抗生素）污染的血液禁止回输[146]。

耶和华见证人属于一个国际性的、历史悠久的宗教团体，拥有超过 780 万信徒，他们相信圣经的字面翻译。如《创世纪》第 9 章第 4 节（"但你们不可吃带生命的肉，即它的血"）和《利未记》第 17 章第 10 节（"若以色列家中有人……吃了任何血，我将……从他的人民中剪除他"）等经文，导致他们禁止接受血液制品输注。信徒们相信一旦血液离开身体就不应以任何方式使用。接受血液输注被认为会导致成员的灵魂不可逆转的死亡，没有永生的希望[142,143]。大多数耶和华见证人理解并接受因拒绝治疗性输血可能带来的死亡威胁。显然，这对治疗医生来说是一个挑战，特别是在紧急出血的情况下。对耶和华见证人的最佳管理是有一个明确制定的围手术期管理计划，以最大限度地提高血液保存策略，并就患者的个人关切和信仰进行清晰的对话。一些患者同意接受血液成分疗法、从血液中提取的因子浓缩物（例如，白蛋白或凝血酶原复合物）或体外循环，这可能包括心肺转流、急性等容性血液稀释（ANH）和术中血液回收（IOBS），如果与身体保持连续循环。这些决定可以根据患者对其良心的审查和他们对宗教经文的自己的解释来做出[143]。

耶和华见证人完全意识到他们的信仰体系如何影响常规维持生命的医疗管理。因此，全球有超过 1 700 个医院联络委员会，旨在协助个人医疗保健管理计划，既提供患者自主权，又提供最佳的可用医疗服务[143]。最具有挑战性的问题通常出现在未成年人、紧急情况和无意识患者身上，当医生无法就患者的具体信仰进行清晰对话时。在宗教内部存在很大的个体差异，这可能导致出血和急性贫血的不同管理计划。成年的耶和华见证人通常会携带带有预先指令的卡片；然而，如果出现问题，医生应该寻求他们医院伦理委员会和法律顾问的指导。在未成年人或无决策能力的无意识患者的情况下，向法院系统紧急申请是适当的[142,143]。

为准备耶和华见证人患者的择期手术，应考虑使用促止血药物，如促红细胞生成素（ESAs）、抗纤溶药物、维生素 K、凝血因子浓缩物和去氨加压素，并确保这些药物的可用性。此外，应通过使用重组人促红细胞生成素、铁剂以及补充的维生素 B_{12} 和叶酸来刺激红细胞生成，从而优化患者的术前血红蛋白水平[142,143]。目前，有关基于血红蛋白的氧气载体的临床应用正在进行研究，这可能会彻底改变耶和华见证人的治疗方式，但这些治疗方法尚未在美国获得批准[142]。

有些宗教信徒会拒绝接受输血，或仅同意成分血治疗（输入来自血液的成分，如白蛋白或 PCC）或体外循环，只接受与身体保持连续循环，包括心肺转流术、ANH 和 IOBS[143]。要特别注意患者随身携带的预先声明的卡片之类的物品，尤其对未成年人或无意识、无决策能力的患者，需要根据卡片上的要求制定相应的治疗方案，并向医院的管理部门和法务部门申报[142,143]。为这类患者择期手术做术前准备时，止血药如 ESA、抗纤溶药物、维生素 K，凝血因子，去氨加压素等可以使用。此外，患者术前血红蛋白应通过使用重组促红细胞生成素、铁，并补充维生素 B_{12} 和叶酸等刺激红细胞生成[142,143]。目前正在对血红蛋白氧载体的临床应用进行研究，可能会为禁忌输血的信徒患者带来新的治疗[143]。

止血功能障碍：诊断和治疗

如上所述，止血是一种复杂的自检和动态平衡的机制，旨在控制血管损伤部位的出血，同时维持身体其他部位的血运。大量的蛋白质、酶、配体和分子作为止血过程中的激活剂、辅因子、调节剂以及抑制剂。当这个平衡被破坏，就会发生各种功能障碍或缺陷，导致相应的异常出血或凝血。因此，止血障碍可分为促进出血和促进不适当血栓形成的疾病。这些疾病进一步分为初级止血障碍（最初的血小板凝块）或次级止血障碍（凝血级联反应和纤维蛋白交联）。最后，止血障碍性疾病还可以分为遗传性和获得性止血功能异常。

初级止血障碍往往表现为皮肤或黏膜出血。患者常主诉有瘀点、黏膜出血和容易瘀伤。由于血小板数量活性不足或功能障碍，常表现为轻微损伤后持续出血，鼻出血频繁及月经过多。与之相对应，次级止血障碍是凝血因子的数量或功能异常，常常导致更深部组织和更严重的出血。这些患者表现为自发性关节内出血、血肿以及外伤后大量出血。治疗方法取决于障碍的具体原因，通常可以使用血液成分，或者一些能增强、抑制或绕过止血途径中的特定位点的药物。

初级止血障碍

初级止血指的是在血管损伤部位血小板的初期聚集形成不稳定的血小板凝块。一旦血小板结合到受损的血管内皮下层就会被激活，暴露出更多的受体位点，释放凝血因子，导致血小板的进一步被招募、活化、聚集，从而启动次级凝血。

遗传性血小板疾病比较少见，通常与受体结合缺陷有关。Bernard-Soulier 综合征是一种 GP Ib 受体异常的常染色体隐性遗传病。血小板数量与功能异常会减少血小板与血管损伤部位暴露的 vWF 黏附[149]。Glanzmann 血小板无力症是一种血小板整合素 αⅡbβ3 受体缺陷的常染色体隐性遗传病，正常生理情况下 αⅡbβ3 受体通过介导纤维蛋白原和其他配体的结合来促进血小板的聚集。其他遗传性血小板疾病通常与血小板活化过程中的配体受体或者信号级联中信号分子（如血栓烷和二磷酸腺嘌呤）的缺陷有关[149]。

血管性血友病（vWD）是最常见的遗传性出血性疾病，发病率约为 1%，但只有 0.01% 人出现症状[150]。由于不同的基因变异和对 vWF 功能影响的差异从而产生了多种 vWD 分型，进而导致 vWD 的临床特征和严重程度有较大差别（表 17-12）。不同的基因突变影响 vWF 分子的不同结构域，从而导致 vWF 的数量或质量异常。每种类型的 vWD 呈现不同的结果，因此复杂的实验室评估是必要的，以便对每个患者进行准确地疾病分型。对于每一类型疾病，最适当的治疗和预防措施都不同，因此正确的诊断尤为重要[150]。

表 17-12　遗传性血管性血友病的分型

类型	病理生理	注释
1	vWF 的部分数量缺陷	最轻微，最常见；DDAVP 有效
2A	血小板黏附功能障碍	DDAVP 可能有效
2M	血小板黏附功能障碍	DDAVP 可能有效
2B	血小板结合亲和力增加	DDAVP 引起的血小板减少症
2N	FⅧ结合的亲和力增加	容易与 A 型血友病相混淆
3	vWF 的严重数量缺陷	最罕见，最严重，通常需要因子浓缩制剂治疗

vWF，血管性血友病因子；DDAVP，去氨加压素；FⅧ，Ⅷ因子。

vWF 在内皮细胞和巨核细胞生成，通过与血管损伤部位血小板表面上的 GP Ⅰb 受体相结合从而在血小板的早期黏附和聚集中发挥作用。一旦暴露，即可介导血小板与内皮下胶原蛋白的结合以及血小板间的相互作用。上述两种作用导致早期血小板凝块形成以及随后的血小板活化[150]。此外，在 vWF 与活化的血小板表面的 GP Ⅱb/Ⅲa 受体结合之前，vWF 可以与 FⅧ形成复合物，增加原本不稳定 FⅧ的稳定性，从而将 FⅧ局限于损伤部位[150-151]。由于蛋白质合成、结构、功能和清除方面的遗传紊乱导致的 vWF 功能水平的不同，vWD 的临床特征也随之变化。但是，大多数类型的 vWD 是由于 vWF 在初级止血过程中表达水平降低或功能缺陷所致。患者通常表现为皮肤黏膜出血（例如鼻出血）、月经过多或者轻微外伤和拔牙后出血不止。大部分患者在计划进行大手术前接受出血问卷调查时才意识到这种疾病。

vWD 分三种类型。1 型和 3 型 vWF 为量的缺陷，而 2 型为各种突变导致的 vWF 质的缺陷。根据受影响的蛋白质的结构域和功能缺陷，2 型可以进一步被分为 2A、2B、2M 和 2N 4 种亚型（表 17-12）[150-151]。1 型为常染色体显性遗传，是由于 vWF 合成和分泌的减少或蛋白水解和清除的增加，导致 vWF 量的部分缺乏。1 型最常见，症状最轻[150]。3 型最严重最罕见，为隐性遗传，表现为 vWF 量的显著降低。只有 3 型会导致关节和软组织的自发性出血[150]。2A 型和 2M 型导致血小板黏附功能缺陷，以及相对于血浆中凝血因子水平的 vWF 活性降低。2B 型与 vWF 对血小板表面 GP 1b 受体的亲和力增加有关。这会导致 vWF 自发与血小板结合从而增加了对 vWF 的裂解和清除。因此这种类型的 vWD 可能与血小板减少症有关。去氨加压素（DDAVP）治疗通过促进 vWF 的释放通常用于增加血浆中 FⅧ的稳定性和可用性[150]。最后，2N 型的特点在于 vWF 对 FⅧ的亲和力降低和次级止血障碍。这种类型容易与 A 型血友病相混淆，因为都是由于 FⅧ半衰期的显著降低导致 FⅧ水平降低[150-152]。

诊断 vWD 的三个主要标准是：①黏膜出血史或拔牙、手术后或产后出血增多史；②有出血性疾病家族史（这可能是不可靠的或是难以获取的）；③vWF 活性的降低：通过不同实验测定血小板的黏附，聚集以及 vWF 和 vWF-FⅧ复合物如血浆 vWF 抗原测定（vWF：Ag）、血浆 vWF 瑞斯托霉素辅因子活性（vWF：RCo）、血浆 vWF 胶原蛋白结合活性（vWF：CB）和 vWF GP 1b 结合活性[152]。vWD 的实验室诊断和分型十分复杂，常常需要血液科医师正确分型，并开具适当的预防和治疗方案。总的来说，重要的是要认识到 vWD 患者的常规凝血功能检测如 PT 和 APTT 通常是正常的。

对于 vWD 患者目前的治疗手段主要有两种：DDAVP 和凝血因子浓缩物。DDAVP 促进 vWF 从 FⅧ中裂解并增加两者的可用性。大多数 vWF 部分缺乏的 1 型患者和部分 2 型 vWD 患者（除 2B 型之外）从 DDAVP 治疗中获益。对于 3 型和 vWF 水平严重低下的患者，DDAVP 本身可能不具有治疗作用。通常这些患者还需要使用其他止血药物，例如抗纤溶药物和/或用血浆来源的 vWF/FⅧ浓缩物（Heamate P/Humate P）进行因子替代治疗。只有大约 20% 对 DDAVP 无反应的 vWD 患者才需要使用这些浓缩物，而且效果可能因人而异。因此，正确的诊断可以使每个患者在术前和不受控制的出血发生后得到最恰当的治疗[153]。

在极少数情况下，vWD 可能与各种疾病过程如淋巴组织增生或骨髓增生性疾病、自身免疫性疾病、心脏功能障碍（例如主动脉瓣狭窄，心室辅助装置）或喹诺酮、丙戊酸和羟乙基淀粉的使用有关。获得性 vWD 的发病是多因素引起，可能涉及多种机制，包括通过 ADAMTS-13 介导的高分子量 vWF 的免疫清除、与大分子（淀粉）的结合和吸附、或者由于剪切应力而增强的蛋白水解[151]。首选治疗是终止致病因素和控制基础疾病；其次，选用 DDAVP 和（或）抗纤溶药物的辅助治疗。

次级止血障碍

血友病

血友病是一种由特定凝血因子缺陷或功能障碍引起的遗传疾病。最常见的形式是血友病 A，约占 85%，源于 FⅧ的缺乏。血友病 B（圣诞节病）源于因子Ⅸ的生成障碍，发病率仅次于血友病 A。血友病 A、B 型都是 X 连锁隐性遗传病，几乎只在男性患者发现。新的突变较为常见，约占男性和无家族史女性患者血友病的 1/3[154]。血友病最初被称为"皇家病"，源自英国维多利亚女王是血友病 B 的携带者，并把这种疾病遗传给了西班牙、德国以及俄罗斯的皇室。血友病 C 很罕见（占 1%），由 FⅪ遗传突变引起，是唯一具有常染色体隐性遗传模式的血友病。

全世界男性 A 型血友病的患病率约为 1/50 000。这些患者常伴有关节、肌肉和内脏器官的自发性出血，需骨科手术来治疗关节积血导致的长期并发症。中枢神经系统的出血虽然罕见，但可能导致重度残疾和死亡[154]。FⅧ血浆浓度的正常范围为 100～200ng/ml，疾病的严重程度取决于残余因子的活性。轻型患者的 FⅧ水平为正常值的 5%～40%，约占血友病 A 的 50%。中型患者的 FⅧ活性只有正常值的 1%～5%，约占血友病 A 的 10%。重型患者约占 40% 并且 FⅧ活性低于正常值 1%[154-155]。女性携带者 FⅧ活性通常在 50% 左右，无出血迹象。极为罕见的女性纯合子血友病常与特纳综合征或 X 染色体嵌合体的发生相关。诊断始于有出血史的个人和/或家族中的父系患者。确诊的实验室检查证据包括延长的 aPTT 和低的 FⅧ活性水平。而通常情况下，PT 和出血时间是正常的[156]。

治疗血友病以缺失的凝血因子的替代治疗为主，例如血浆或凝血因子浓缩物。历史上，在重组和病毒灭活的凝血因子浓缩物应用于临床之前，血友病患者常面临多种与输血相关的感染风险。在 20 世纪 80 年代，大量的血友病患者因输血感染艾滋病。频繁输血使这些患者面临多种输血相关的感染性和非感染性风险，包括凝血因子抑制剂和同种抗体。高达 30% 的重型血友病患者在成年后产生了 FⅧ抑制抗体，这使得他们对凝血因子浓缩物的反应性变差。重型血友病患者产生 FⅧ抑制抗体的风险极高，因为他们需要在较小年龄时开始频繁的大量治疗和初级预防[157]。

血友病的管理目标是预防自发性出血，以及针对预期有创操作采取积极的血液保护策略。轻度 A 型血友病患者和 C 型血友病患者可以从 DDAVP 治疗中获益，其通过增加 FⅧ与 vWF 的解离来提高循环中 FⅧ的利用率[154, 158]。然而，重型患者可能需要积极治疗自发性和创伤性出血，以及预防性治疗以避免关节出血引起的长期并发症。这需要通过输注病毒灭活的来源于血浆衍生物或重组产物的特定凝血因子浓缩物实现[155]。产生 FⅧ或 FⅨ抑制性抗体的血友病患者对"绕过"其缺失的凝血步骤的药物（如 rFⅦa 或 PCC）治疗通常有反应[158-159]。对于择期手术或有创操作可以预防性给予凝血因子浓缩物，并根据疾病的严重程度和出血风险个体化给药。由于疾病严重程度和凝血因子抑制抗体的影响不同，预防性给药方案因人而异。在长期预防期间，推荐对凝血因子浓缩物的剂量进行滴定，以确保其最低值不低于 1IU/dl（正常值的 1%）[154-155]。

血友病 B 与血友病 A 在临床和病理生理学类似，但是前者与 FⅨ有关，而且在世界范围内不多见，男性发病率约为 1/25 000。血友病 B 的治疗需要补充重组 FIX因子，并且相比于 FⅧ而言，由于 FIX半衰期较长（18h vs.12h），所以给药的频次比 FⅧ因子更少。幸运的是，血友病 B 患者产生抑制性抗体的发生率低于血友病 A 患者，仅在 1%～6% 的重度患者中产生。在紧急出血的情况下，这些患者对包含 PCC 和 rFⅦa 的旁路药物治疗有反应[160]。

获得性血友病是一种罕见病，通常与结缔组织疾病、妊娠或恶性肿瘤有关。年轻人很少发病，源于对 FⅧ产生抗体。获得性血友病的典型临床症状包括皮下出血和软组织血肿，与先天性血友病常有的关节血肿不同[156]。诊断上，由于抑制性抗体的存在，aPTT 延长且低 FⅧ水平在混合检测中不能校正。获得性血友病患者急性出血的治疗依赖旁路药物（如 rFⅦa 和 PCC），一些轻型患者可能对 DDAVP 和抗纤溶药物等辅助治疗有效。控制出血后，通过免疫抑制治疗（包括类固醇、细胞毒性药）来维持[156]。

遗传性高凝状态

FVL 基因突变是指凝血因子 V 基因中一个特定位点发生突变，从而改变了凝血因子 V 蛋白的结构，导致它对 APC 的抗凝作用产生抵抗。这是遗传性高凝状态最常见的遗传性危险因素。杂合子患者的静脉血栓栓塞风险增加 5 倍，而纯合子风险增加 20～80 倍，此种疾病需要终身抗凝治疗。在北美和欧洲，高加索人的患病率约为 5%。一些研究者提出，这种高发病率可能源于对血友病相关的出血和死亡风险的保护性遗传交互作用[20]。

蛋白 C 和 S 缺乏是一种常染色体显性遗传病，这会导致静脉血栓栓塞的风险增加。蛋白 C 通过灭活 V 因子来抑制凝血级联反应，而蛋白 S 在这个过程中起到辅因子的作用。因此，蛋白 C 或 S 的缺陷或功能障碍会导致血栓形成的高危状态。临床上，患者往往在成年早期出现静脉血栓栓塞，但是很少形成动脉血栓。急性血栓形成需要抗凝治疗。华法林适用于长期治疗，但一旦患者接受肝素抗凝，应该缓慢启动华法林，以避免增加华法林致肢体坏死的风险[161]。

获得性止血功能障碍

维生素 K 缺乏

维生素 K 是几种止血因子（包括因子 Ⅱ、Ⅶ、Ⅸ、X 和蛋白 C 和 S）的合成和最终加工所必需的脂溶性维生素之一。如果没有维生素 K，这些蛋白将无法羧化，导致在次级止血期间无法活化并结合到血小板的磷脂膜上。机体维生素 K 的来源有两种，多种食物富含叶绿基甲萘醌（K1）如绿叶蔬菜。甲基萘醌（K2）是由肠道细菌在胃肠道中合成，储存在肝脏中，占维生素 K 的大部分。这两种维生素 K 由小肠吸收，并取决于胆汁盐的可用性[162]。因此，肝功能障碍、新生儿的无菌肠道，以及口服抗生素治疗是维生素 K 缺乏的一些主要原因，其他原因包括慢性肾病、全肠外营养、肠梗阻或肠道过度活跃。

维生素 K 缺乏会导致 PT 和 aPTT 的延长，也可以通过低浓度维生素 K 或非羧化凝血酶原的检测来诊断。补充维生素 K 可以经静脉，口服或者皮下给药。口服给药的生物利用度最高，但需要 24h 才能发挥最大效应。当需要快速矫正出血患者的凝血功能时，经静脉给药 6～8h 内就可以观察到 PT 的改善，尤其是维生素 K 剂量高达 5～10mg 时[163]。

肝病

重度肝病患者常伴有出血并发症，如中枢神经系统出血及消化道出血。过去这类患者在手术前或为了应对延长的 PT，需要预防性输血和用止血药物治疗。然而，目前新指南对无临床症状的出血患者不建议预防。与肝病相关的出血倾向有几种病因，包括内皮功能障碍、门脉高压、血小板减少和下一节将讨论的促凝血失衡。然而，慢性肝病的止血系统虽然很脆弱，但往往保持平衡，传统的实验室检查如 PT 和 aPTT 常常高估了肝病患者的出血倾向，不应作为指导血浆输注或止血药物治疗的唯一指标[164-165]。

通常认为，由于肝脏血小板生成素减少引起的血小板减少症，慢性肝病的初级止血功能是低效的。然而，血小板计数低的情况通常会被循环中增加的血管性血友病因子（vWF）水平相抵消，这是由于调节 vWF 血浆浓度的蛋白酶 ADAMTS-13 的活性降低所致[164-165]。这种平衡仍然很脆弱，因为有严重肝病和急性疾病的患者也容易发生内皮和血小板的功能障碍。

肝病也会影响次级止血，因为肝脏疾病会引起因子 Ⅱ、V、Ⅶ、Ⅸ、X 和 Ⅺ 的缺乏，从而导致体外 PT 和 aPTT 延长。然而，肝脏在重要的抗凝血因子蛋白 C、蛋白 S 和 AT 的合成中也发挥作用[164]。此外，这些患者循环中 FⅧ水平升高，这与前述 vWF 升高有关。因此，促凝血因子水平的降低被抗凝血因子的减少和FⅧ活性的增加所抵消,维持次级止血的平衡[164-165]。

虽然慢性肝病通常维持止血平衡,但这种平衡并不稳定,急性疾病、营养不良、肾损伤、感染或药物治疗可倾向于出血或血栓形成。由于在体外进行的常规PT和aPTT不能模拟与慢性肝病相关的体内补偿机制,因此进行实验室测试很困难。由促凝血因子生成的凝血酶在体内受到蛋白C及其主要激活剂(血栓调节蛋白)的抗凝血活性的调节[164-165]。相比之下,体外凝血酶的生成只评估促凝血因子的激活,并会错误估计患者的实际出血倾向。

最后,纤溶平衡在慢性肝病中也得到维持。虽然这些患者纤溶酶原缺乏,但是由于低水平TAFI导致他们的tPA水平高于正常,这维持了纤溶酶原与纤溶酶的正常比例[164-165]。然而,这种纤溶-抗纤溶平衡很容易被感染、创伤、手术以及慢性肝病患者常用的药物所破坏。

如上所述,传统的凝血化验检查如PT和aPTT实验不能反映慢性肝病的出血或血栓形成倾向。凝血功能正常的患者可能出现严重的胃肠道出血或PT的延长,但也可能发展成静脉、动脉和门静脉血栓的形成。可以使用血栓弹力图或通过检测在有或无血栓调节蛋白的情况下凝血酶的生成情况,来评估整体止血状态。这些测试的条件比传统的PT和aPTT化验更接近于肝病患者的体内环境。因此,不建议仅根据PT时间、INR升高而没有临床出血征象的小手术进行预防性输注血浆。此外,尽管凝血试验时间延长,肝病患者仍然存在静脉和动脉血栓形成的显著风险,应该采取适当的预防性抗凝治疗[165]。

弥散性血管内凝血

弥散性血管内凝血(DIC)是一种以全身凝血激活为特征的疾病。它总是与一种共病的条件相关联,如感染、炎症、或恶性肿瘤,这会导致凝血级联反应的广泛激活[166-168]。表17-13列出了已知的可以引起DIC的疾病和综合征。对DIC的管理,主要依靠支持性治疗和对基础疾病的治疗。在严重的大出血或缺血性器官衰竭的病例中,使用凝血因子和纤维蛋白原替代疗法、抗凝治疗或药物治疗等来治疗DIC[166-168]。

表 17-13　与弥散性血管内凝血相关的常见疾病

疾病	DIC 发生率	注释
脓毒症	30%~50%	革兰阴性杆菌最高
创伤和烧伤	极低	与组织损伤的程度相关
恶性肿瘤	高达 20%	腺癌、白血病和淋巴瘤最高
血管疾病	极低	巨大血管瘤更高
产科并发症	高达 50%	包括先兆子痫、胎盘早剥或羊水栓塞
溶血	极低	血管内溶血更高
严重器官功能障碍	极低	包括胰腺炎、肝炎和终末期肾衰竭

DIC的确切病理生理学改变取决于病因,但都与促进凝血酶生成的止血活化机制和抑制纤溶的凝血机制失控有关。DIC相关的凝血酶生成是由组织因子(TF)和活化的激活因子Ⅶ因子通过外源性凝血途径启动的。广泛的血管损伤、肿瘤细胞的表达、炎症因子如白细胞介素-6的释放都会促进TF的暴露。DIC的进展是由于凝血酶生成的调节受损,其继发于自然产生的抗凝血剂水平的降低,包括AT-Ⅲ、蛋白C和TFPI。最后,由于PAI-1循环水平的异常增加而导致的纤维蛋白溶解受损,促进血管内微血栓的进展[167-168]。

DIC是许多急慢性病住院患者的灾难性并发症。DIC的临床表现从血栓栓塞、器官功能障碍到消耗性凝血病和大出血。肾和肺特别容易受到微血栓引起的缺血影响,并可能发展为急性肾衰竭和急性呼吸窘迫综合征,尤其是继发于产科并发症或脓毒症的DIC患者[168]。DIC所致的出血是由凝血系统的广泛激活伴随凝血因子和血小板消耗所致。这些患者的主要诊断常常是创伤或造血系统的恶性肿瘤,表现为破损血管的出血、自发性颅内出血或腹腔出血[167-168]。DIC以微血栓、器官功能障碍及凝血因子和血小板的消耗为特征,它会导致严重的血小板减少,常引起大出血,总体预后较差[167]。然而,DIC发生严重出血并不常见,通常仅见于血小板低于 50 000/μl 或接受手术的患者。事实上，在一项关于 DIC 合并脓毒症的研究中，仅 5%～12% 的患者需要输血来治疗大出血[166-168]。

DIC 的诊断必须考虑基础疾病和异常凝血情况。遗憾的是，没有一项实验室检查结果提示 DIC。作为一种标志物，高水平的纤维蛋白分解产物，其敏感性高，但特异性低[166-168]。相反，患有相关基础疾病的患者伴有 PT 和 aPTT 的延长、血小板减少症、低纤维蛋白原血症和纤维蛋白降解产物的增加时，可以诊断为 DIC。国际血栓和止血学会（ISTH）制定了一种包含四个实验室指标（表 17-14）诊断显性 DIC 的评分算法[166-168]。该算法是全球多种临床使用的评分系统中的一种，前瞻性实验验证发现该算法的灵敏性为 91%，特异性为 97%[167]。总体来说，DIC 呈现一种动态的变化，重复检测的凝血实验如果提示进行性的血小板减少和低纤维蛋白原，以及 PT 的逐渐延长和纤维蛋白降解产物水平的增加时，可以提供准确的诊断。

表 17-14　弥散性血管内凝血诊断的评分

诊断性测试	评分
血小板计数	>100 000/mm³=0
	<100 000/mm³=1
	<50 000/mm³=2
凝血酶原时间延长	<3s=0
	>3s 但<6s=1
	>6s=2
纤维蛋白降解产物	无增加 =0
	中度增加 =2
	显著增加 =3
纤维蛋白原水平	>1g/L=0
	<1g/L=1

积分计算：若 ≥5 分为显性 DIC；若 <5 为非显性 DIC；并在 1～2d 内重复测试。评分算法由国际血栓和止血学会（ISTH）制定。

DIC 的治疗主要包括治疗原发病及控制进展性血栓形成和出血的支持治疗。伴有临床出血征象的消耗性低凝状态和血小板减少症需要分别输注血浆和血小板。除非血小板重度减少（血小板计数 <10 000～20 000/μl）或中度减少（<50 000/μl），并且伴有临床出血征象或准备进行侵入性操作，否则没有证据表明输注血浆或血小板可以改善预后[166-168]。

血浆是 DIC 中凝血因子消耗后的主要替代疗法，往往需要大量的血浆（10～15ml/kg）来纠正凝血障碍[166-168]。过去，rFⅦa 和 PCC 用于活动性出血和消耗性凝血障碍患者，但输注 rFⅦa 和 PCC 活化凝血因子浓缩物会导致明显有 DIC 的患者进行性血栓形成，因此不推荐使用。相反，特定因子浓缩物更适合用于伴有凝血因子缺乏的活动性出血患者[166-168]。冷沉淀是用于治疗 DIC 且伴消耗性低凝和大出血的首选，因为它含有 FⅧ和纤维蛋白原，并且总输血量较低[167-168]。

对于 DIC 和急性器官功能障碍的患者，动静脉血栓栓塞比出血更值得关注。抗凝治疗可以抑制具有微血栓患者的（如器官衰竭或诊断的血栓栓塞）凝血功能进一步激活[167-168]。对脓毒症伴发 DIC 患者的研究证实了肝素可以抑制凝血酶生成、改善凝血功能，降低血栓形成的风险。可以理解的是，在有出血征象或出血风险的患者身上启动治疗性抗凝是困难的；然而，在没有严重出血的情况下，特别是 DIC 早期阶段，维持对静脉血栓栓塞的药物预防是必不可少的。虽然文献支持有限，但低分子量肝素替代普通肝素（UFH）治疗可能提供更好的疗效且降低出血风险[167-168]。

DIC 会使 AT-Ⅲ水平下降。动物研究表明 AT-Ⅲ替代疗法会提高 DIC 动物模型的存活率。然而，多项研究未能证实 AT-Ⅲ的治疗可以使继发于脓毒症、产科并发症、肝脏疾病和烧伤的 DIC 患者获益[166]。据报道，APC 的治疗可以改善有严重 DIC 的脓毒症患者发病率和死亡率，尤其是对于多器官功能衰竭患者。2009 年，对于既往不存在出血或血小板减少风险的并发 DIC 的严重脓毒症患者，BCSH 建议将 APC 用作这类患者的标准治疗。然而，随后对 APC 治疗的综述并未能显示一致的生存效益，反而记录到出血并发症的风险增加。因此，在 2012 年，BCSH 更改了它的建议，并且将 APC 浓缩物从它的建议中删除[169]。总的来说，对于任何原因引起的明显 DIC 的最佳治疗方法都是治疗基础疾病，维持器官功能，并控制止血功能。

抗凝和药物治疗

抗凝方案及相关麻醉关注点

抗血小板治疗适用于脑血管意外、心肌梗死或由其他血管疾病致血栓形成的患者。血小板功能障碍有多种机制，包括 COX 抑制、PDE 抑制、ADP 受体拮抗和 GP Ⅱb/Ⅲa 受体拮抗。

环氧合酶抑制剂

阿司匹林和非甾体抗炎药（NSAIDs）是环氧合酶抑制剂（cyclooxygenase inhibitors）中最具代表性的两种药物。COX 酶有两种形式，它们在全身的分布各不相同。COX-1 在维持胃内膜的完整性、肾血流和启动血小板聚集的重要分子 TxA_2 的形成方面起着不可或缺的作用。抑制 COX-1 会使患者面临出血风险以及胃肠道和肾脏并发症。COX-2 主要负责合成疼痛和炎症引起的前列腺素介质。阿司匹林是两种 COX 酶的非竞争性和不可逆抑制剂[170]。因此，使用阿司匹林治疗时，尽管 DDAVP 可以改善血小板的功能，但阿司匹林对血小板寿命持续性的损害只能通过血小板输注来完全逆转[163]。

非甾体抗炎药是竞争性拮抗剂，其作用只持续到药物消除时。大多数 NSAIDs（如萘普生和布洛芬）是非选择性的 COX 抑制剂。所以，研发选择性 COX-2 抑制剂如塞来昔布旨在缓解疼痛而无胃肠道出血的并发症。不幸的是，在长期结果研究中，COX-2 抑制剂的最初益处并没有持续下去，而且当患者同时服用阿司匹林时，胃肠并发症发生率在临床上并无显著差异[170]。选择性 COX-2 抑制剂上市后的临床试验报道，其继发于血管内皮功能受损的心血管事件的风险增加。人们认为心血管风险的机制与不抑制血小板内的 COX-1 合成 TXA2，从而使 PGI2 不受抑制相关。此机制提示机体可能形成高凝状态[170-171]。2007 年，美国心脏协会（AHA）建议在心血管疾病患者中以阶梯式的方案开具 NSAIDs，强调首选非选择性或部分选择性 COX 抑制剂。如果使用选择性的 COX-2 抑制剂，即塞来昔布，则推荐最低的有效剂量，连同质子泵抑制剂和低剂量阿司匹林联合使用[171]。

磷酸二酯酶抑制剂

磷酸二酯酶抑制剂主要用于预防卒中，因为它们增加 cAMP 的产生，cAMP 是一种血小板聚集的活性抑制剂。但这些药物很少用于脑血管疾病患者，而更多用于联合阿司匹林治疗。双嘧达莫是一种可逆的 ADP 再摄取抑制剂，是这类制剂的主要治疗药物，但咖啡因、氨茶碱和茶碱也会导致可逆性的血小板功能障碍[163]。

ADP 受体拮抗剂

$P2Y_{12}ADP$ 受体拮抗剂，如氯吡格雷、普拉格雷和替格瑞洛，阻止 GP Ⅱb/Ⅲa 在活化血小板表面的表达，从而抑制血小板黏附和聚集。这些药物适用于冠状动脉疾病患者，以预防心肌梗死和支架内血栓形成，也适用于脑血管或外周动脉疾病患者以预防血栓栓塞。氯吡格雷是这类最常用的处方药，是一种非竞争性和不可逆转的拮抗剂。它是一种无活性的药物前体，需要对其氧化成活性代谢产物[73,172]。最近，发现了一种基因变异，导致无法代谢氯吡格雷，使其无效并引起患者心血管疾病的发病率和死亡率升高。美国 FDA 发出药物黑匣子警告，提醒临床医生注意监测其活性。血小板功能检测对氯吡格雷不敏感且不可靠，但现在已有检测方法可用来测定 $P2Y_{12}ADP$ 受体的抑制作用[73,172-173]。对氯吡格雷耐药的患者可改用普拉格雷或替格瑞洛，以增强抗血小板作用[173]。普拉格雷也是一种不可逆的 $P2Y_{12}ADP$ 抑制剂，可用于急性冠脉综合征的一级预防，但 AHA 不推荐立即用于急性心肌缺血患者。替格瑞洛是一种具有相似作用机制的可逆性抑制剂，AHA 认为可用于急性冠脉综合征。替格瑞洛和普拉格雷与氯吡格雷相比均具有较高的出血风险，并且不应与超过 100mg/d 的阿司匹林剂量联用[73]。

GP Ⅱb/Ⅲa 受体拮抗剂

GP Ⅱb/Ⅲa 受体阻断剂抑制纤维蛋白原的交联，这是血小板聚集的共同凝血途径的最后一步。它们包括单克隆抗体阿昔单抗和另两种模拟纤维蛋白原结合位点的药物替罗非班和依替巴肽。这些药物通过静脉注射给药，主要用于急性冠脉综合征的治疗。其效果用 ACT 进行监测，并通过清除药物来逆转。除了阿昔单抗外，这些药物大多数经肾脏排泄，半衰期约为 20～40min；阿昔单抗与蛋白质结合后半衰期明显延长（24～48h）。这些药物都会导致血小板减少，但阿昔单抗的作用最强，发生率约为 2.5%，而其他受体拮抗剂则为 0.5%[174]。PAR-1 拮抗剂沃拉帕沙是一种可逆性药物，其半衰期长（3～4d），临床上抑制凝血酶活性的时间明显长于其他抗凝剂。沃拉帕沙的临床应用有限，但可用于有严重肾功能不全的患者[163,174]。

维生素 K 拮抗剂

华法林是一种口服抗凝治疗药物，常用于治疗高凝血症、静脉血栓栓塞、以及预防房颤患者、人造心脏瓣膜或机械辅助装置患者的卒中。在机制上，它与维生素 K 竞争羧化结合位点，抑制维生素 K 依赖性的凝血因子Ⅱ、Ⅶ、Ⅸ和Ⅹ合成。此外,蛋白 C 和 S 也依赖于维生素 K,因此也被华法林的治疗所抑制。实际上,患者在治疗的初始阶段可能是高凝状态,因为蛋白 C 和 S 比大多数凝血因子具有更短的半衰期,并首先被抑制,从而使凝血酶生成不受调控。因此,在血栓栓塞风险高的患者必须用另一类抗凝药桥接,直到 INR 达到目标值[175]。用 INR 监测华法林治疗(见实验室解读部分)。治疗目标范围一般在 2.0～3.0 之间,并根据患者的病情变化和出血风险而调整[175]。

任何抗凝治疗方案都有明显的出血风险,需要根据具体药物效应有适当的逆转方案。华法林的逆转方案取决于患者的症状和紧急程度。因为华法林抑制维生素 K 合成凝血因子 Ⅱ、Ⅶ、Ⅸ 和 Ⅹ,所以最合适的逆转剂是维生素 K。BCSH 于 2011 年编写和更新了华法林的管理和逆转指南[175]。对于 INR 高于 5.0 且无出血迹象或症状的患者,应暂停华法林给药 1～2 次剂量。如果 INR 超过 8.0 则应口服维生素 K。对于高 INR 和无大出血患者应静脉注射 1～3mg 维生素 K 逆转,通常会在 6～8h 内纠正 INR。对于大出血或需要立即手术的患者,可采用 PCC 紧急逆转。通常优先选择四因子 PCC(Ⅱ、Ⅶ、Ⅸ、Ⅹ)而不是三因子 PCC,因为三因子配方缺乏足够数量的Ⅶ来可靠地逆转华法林的影响。此外,以患者为中心的方案,包括基于体重的剂量和考虑 INR 及临床出血风险是首选方案[163,175]。大多数 PCC 的半衰期比较短,应该同时给予维生素 K 达到持续性效果。以前,使用血浆实现华法林的紧急逆转,但是,需要大量的血浆(10～30ml/kg),并且由于患者信息的输入、筛选、解冻、准备和协调多个单位的血浆需要时间,造成治疗上出现延迟,从而导致治疗效果不确切[163]。rFⅦa 也被用于逆转华法林,但是支持文献是回顾性的。虽然它能可靠地纠正 INR,但并不能持续纠正继发于维生素 K 持续抑制的临床出血,故不再适用于华法林的逆转剂[175]。因此,BCSH、SCCM 和神经重症学会推荐,仅当 PCC 不可用时才使用血浆,特别是对于华法林相关颅内出血患者[163,175]。

使用口服维生素 K 拮抗剂的抗凝方案可能难以在目标范围内进行调节。华法林起效时间长和代谢时间长的特点,使患者特别在围手术期面临血栓形成和出血的风险。它也与许多食物和药物有相互作用,它的代谢受药物基因组学的影响,药物剂量变化很大。华法林通过 P450CYP2 酶在肝脏代谢,并会与其他常用药物相互作用,如抗生素、巴比妥类、苯妥英钠和质子泵抑制剂。饮食摄入维生素 K 也会改变维持剂量的临床效果。此外,CYP2 酶的遗传多态性可以降低华法林的代谢并增加出血风险[176]。这些原因使得多年来一直在寻求替代的口服抗凝剂,目前新的研发焦点在口服 DTI 和 FⅩa 抑制剂。

新型口服抗凝剂

达比加群(一种 DTI)和 FⅩa 抑制剂,如利伐沙班、阿哌沙班和依托沙班已完成Ⅲ期临床试验,并通过 FDA 批准用于有静脉血栓栓塞史的患者的卒中预防和抗凝治疗[177]。凝血酶和 X 因子处于血栓形成和稳定的共同途径的末端,并在次级止血中发挥不可或缺的作用。因此,它们是抗凝拮抗作用的非常理想的靶点。这些药物比华法林更容易管理,半衰期短,起效快,不需要桥接治疗。它们也具有可靠的生物利用度,个体差异小。因此,虽然可以用稀释凝血酶时间或抗Ⅹa 检测来测定其疗效,但凝血监测通常是不必要的[177]。最后,新型口服抗凝剂(NOACs)几乎不与药物或食物相互作用。这些药物都有广泛的治疗窗,使得用药简单及普遍,但透析患者除外。尤其是达比加群和利伐沙班主要经肾脏排泄。达比加群可以经透析清除,但 FDA 警告两者禁止用于终末期肾病患者(表 17-15)[177-178]。

Re-Ly 调查组、ARISTOTLE 小组及 EINSTEIN、ENGAGE-AF 和 ROCKET-AF 试验均通过大型多中心的随机对照试验,将达比加群、阿哌沙班、利伐沙班和依多沙班与华法林做比较[179-182]。这些试验主要是非劣效性研究,记录了 NOACs 与华法林相比在治疗静脉血栓栓塞症、预防瓣膜性和非瓣膜性房颤患者卒中的有效性。最近的试验表明,它们对于预防膝关节和髋关节置换术的骨科患者围术期静脉血栓栓塞作用的有效性[177,183]。它们的全部临床潜力尚不明确,特别是在围术期。然而,目前没有可靠的凝血测验来监测这些药物的临床效果。它们可能会延长 aPTT、凝血酶时间或 ECT,但这些监测指标对增加出血风险并不敏感。目前对这些药物的研究是一个热门的研究领域[177]。

紧急情况下指导 NOACs 的逆转治疗证据有限。各学会推荐使用活化的 PCC,并且在 RE-VERSE AD 研究的中期分析中得出有利结果之后,FDA 最近批准了单克隆抗体(艾达鲁珠单抗)可用于逆转达比加群[184]。此外,达比加群可经透析清除[178]。

	华法林	达比加群	阿哌沙班	利伐沙班	伊多沙班
靶点	维生素K	凝血酶	因子Xa	因子Xa	因子Xa
峰值时间（H）	72～96	0.5～2	3～4	2～4	1.5
半衰期（H）	36～42	14～17	12	5～13	6～11
蛋白质结合（%）		35	87	95	55
监测指标	INR	凝血酶时间	抗-Xa因子	抗-Xa因子	抗-Xa因子
肾脏排泄（%）	无	85	54	73	56
代谢	CYP2C9	最小	CYP3A4	CYP3A4	CYP3A4

表 17-15   口服抗凝药物

然而，目前没有可靠的药物治疗方案可直接逆转 FXa 抑制剂。由于 NOACs 是凝血酶和 FXa 的竞争性抑制剂，因此含有 Ⅱ、Ⅶ、Ⅸ 和 Ⅹ 因子的 PCC 可以逆转拮抗作用。目前 SCCM 和神经重症学会指南推荐使用活化的 PCC，PCC 或 rFⅦa 以逆转与 FXa 抑制剂直接相关的临床出血风险，以及使用艾达鲁珠单抗逆转达比加群酯[163]。在围手术期，小手术或诊断性操作应在 24h 前停用这些药物，涉及眼部、脊柱、大脑择期手术或大手术则应在手术前 48h 停用。这些药物的半衰期约为 12h，故肝肾功能正常的情况下，超过 4 个半衰期可确保大部分药物被清除。然而，需要进一步的研究来检测逆转 NOACs 临床效果的最佳方法。

肝素治疗

肝素治疗是最古老和最常见的抗凝治疗方案之一。肝素有两种主要形式：普通肝素和低分子量肝素。普通肝素通过结合 AT-Ⅲ 间接抑制凝血酶和 FXa，这种结合会引起 AT-Ⅲ 构象改变，显著增加其活性。虽然与低分子量肝素和间接 FXa 抑制剂相比，普通肝素已经较少用于预防静脉血栓栓塞，但其目前仍用于急性冠脉综合征、肺栓塞及心肺转流或血管手术期间的即刻抗凝治疗。临床上用 aPTT 或 ACT 监测肝素治疗的临床效果。如果患者有遗传性 AT-Ⅲ 功能不全或长期使用肝素导致的获得性缺乏，患者可能对 UFH 产生耐药性。AT-Ⅲ 通过血浆输注补充。UFH 是静脉给药，其临床效果可被鱼精蛋白完全逆转[163]。主要的并发症是血小板减少（HIT），将在后文讨论。

低分子量肝素（LMWH）是肝素的分级形式，具有相似的作用机制，但对 FXa 的抑制更具特异性。目前常用的药物包括依诺肝素、达肝素和瑞肝素。因为不需要常规进行监测，低分子量肝素相比普通肝素在深静脉血栓的预防治疗中更有优势，并且因为更长的半衰期可以每天一次或两次给药。治疗效果可以用 FXa 水平进行监测，但仅适用于肥胖患者和肾功能不全患者，因为这些患者会延长消除时间。用鱼精蛋白逆转的效果是不可预测的，不可能完全解决出血倾向[163]。

间接 FXa 拮抗剂

磺达肝素是这类药物中最常用的药物，它是通过结合 AT-Ⅲ 而抑制 FXa 的高度特异性的拮抗剂。和低分子量肝素一样，由于具有较长的半衰期和每天只需给药一次，吸收高度可靠，无须凝血指标监测，因此在 DVT 的治疗和预防中很受欢迎。然而，磺达肝素需要通过肾脏排泄，因此在肾功能不全的患者中需要减小剂量或监测 FXa 的水平。在出血或需要紧急手术时没有可用的拮抗剂。幸运的是，它们未被批准用于有 HIT 病史的患者，而且这类药物的 HIT 发生率相对较低[185]。

肝素引起的血小板减少症

肝素诱导的血小板减少症（HIT）是肝素治疗引起的临床疾病。它在住院患者中的发生率为每 5 000 住院患者中有 1 例，心脏手术后恢复期患者发生率最高，可达到 1%～3%。它与严重器官衰竭、血管损伤和血栓栓塞并发症导致的死亡有关[25, 186-187]。HIT 分为两型：Ⅰ型血小板减少症描述为轻型血小板减少症，良性且不涉及免疫复合物。Ⅱ型血小板减少症是免疫介导的反应，具有显著的高凝状态风险。通过 IgG 抗体与血小板表面上的肝素-PF4 复合物结合，从而启动初级止血和凝血酶的生成[25, 187]。任何接受肝素治疗的患者均可能发生 HIT2。通常需要 5～10d 才能产生显著的免疫应答，但最近使用过肝素或有 HIT 病史的患者可立即出现临床症状。任何形式的肝素治疗都可以诱发 HIT，由于 LMWH 抗原性较低并且与肝素-PF4 的结合较弱，普通肝素比低分子量肝素更容易产生免疫复合物[25, 187]。

目前尚无特异性实验室检查可明确诊断 HIT，临床体征可能会被血小板减少症和血栓形成的其他原因所掩盖。美国胸科医师学会和欧洲国家指南建议采用诊断评分算法来确定临床 HIT 的发生率。要考虑的变量包括血小板减少症的程度（定义为血小板计数下降 30%～50%），血小板减少的时间（通常为肝素治疗的第 5～10 天），任何血栓栓塞并发症以及替代诊断的可能性。在临床评估中，如果中度到高度的怀疑患有 HIT，那么就需要通过实验室检测来确认。肝素-PF4IgG 抗体对酶联免疫吸附试验（ELISA）是敏感的，但特异性不如血清素释放功能试验，后者是目前确定 HIT 的金标准[25, 187]。怀疑 HIT 的患者应接受治疗性抗凝治疗，并立即停用所有肝素治疗，包括肝素涂层留置导管。最常用的药物是静脉直接凝血酶抑制剂，如比伐卢定和阿加曲班。口服维生素 K 拮抗剂禁用于 HIT 治疗，因为蛋白 C 和蛋白 S 的合成减少会加剧患者的促血栓状态。此外，华法林已被证实会导致 HIT 患者四肢坏疽性血栓形成[25, 186]。除非患者有严重血小板减少（<20 000/μl）并伴有出血迹象，否则应该暂停输注血小板。

静脉直接凝血酶抑制剂

阿加曲班和比伐卢定是直接抑制游离凝血酶和纤维蛋白结合状态凝血酶的合成剂。它们不具有免疫原性，并且没有发生 HIT 的风险[185]。药物的半衰期各不相同。此外，目前还没有针对静脉直接凝血酶抑制剂的拮抗剂。因此，抗凝作用的逆转依赖于药物的清除。ACT 或 aPTT 测量可以监测临床效果，它们均在美国获批用于治疗 HIT。阿加曲班由肝脏代谢，肝功能障碍患者的清除率会发生改变。它常用于伴有肾衰竭的 HIT 患者。阿加曲班会延长 INR 和 aPTT，这可能使用华法林进行长期抗凝治疗的临床滴定复杂化。比伐卢定是一种短效的 DTI，起效迅速，由肾脏排泄。它是肾功能和肝功能不全患者的首选药物，其临床多功能性使其成为 HIT 患者心肺转流期间好用的药物[25]。

重组活化的Ⅶ因子

重组活化的Ⅶ因子（recombinant activated factor Ⅶ, rFⅦa）最初被 FDA 批准用于预防和治疗由于Ⅷ因子和Ⅸ因子抑制剂而并发的 A 型或 B 型血友病的患者。rFⅦa 现在也用于治疗获得性血友病和Ⅶ因子缺陷症[188]。然而，其大部分用途是超说明书的，用于预防和治疗产后出血、创伤、逆转各种抗凝药，以及减少高危心脏手术患者发生凝血和大出血的风险。这些用途的支持数据来自回顾性报告、观察性研究和病例序列研究。很少有临床随机对照试验显示临床结果的改善，也没有试验证实有益于降低患者死亡率[134]。事实上，最近的一项荟萃分析显示，尤其是在使用高剂量 rFⅦa（>120μg/kg），增加老年患者动脉血栓栓塞的风险[188]。目前关于 NOACs 逆转的指南建议 PCC 作为首选药物。然而，如果无法获得活化的 PCC，应考虑低剂量 rFⅦa（15～20μg/kg）用于治疗危及生命的大出血。总之，目前还缺乏一致的给药方案和确凿的证据证实可以使用 rFⅦa 来治疗严重出血[134]。

rFⅦa 的机制尚不清楚，但可能涉及的不仅是因子Ⅶ在次级止血中的生理作用。理论上，rFⅦa 仅在损伤部位暴露的血管内皮上的 TF 存在时才会发挥作用。但是，某些出血性疾病（如 DIC 或多发伤）可以诱发全身性的 TF 释放。此外，rFⅦa 可以直接活化因子 X 和血小板，产生凝血酶爆发，促进凝血活性[134]。这些机制解释了为什么动脉和静脉血栓栓塞是 rFⅦa 的主要不良反应，以及为什么 DIC 和高血栓栓塞风险是主要禁忌症[134, 188]。

凝血酶原复合物

凝血酶原复合物（PCC）被用于治疗 B 型血友病患者已经几十年了。20 世纪 70 年代，在特定的凝血因子浓缩物出现之前，它们首次被用作Ⅸ因子的来源。随后，PCC 作为因子抑制剂被用于血友病患者的旁路治疗。多年来，PCC 的安全性和有效性得到了显著改善，现在 FDA 已批准其用于血友病和维生素 K 的拮抗。尽管证据有限，而且它们在这种适应证方面的用途仍属于超说明书用药，但凝血酶原复合物仍是逆转 NOACs 的一线药物。

市面上可购买到的凝血酶原复合物制剂，含有不同的 3～4 种凝血因子，以及一种或多种类型的抗凝血药。该复合物包括维生素 K 依赖性因子（Ⅱ、Ⅶ、Ⅸ和 X），但并非所有的产品都含有高浓度的Ⅶ因子。一些凝血酶原复合物是缺乏Ⅶ因子的"三因子"复合物，但大多数制剂含有全部四种因子,并加入天然抗凝剂如肝素或 AT 以降低血栓形成风险。活化的凝血酶原复合物诸如Ⅷ因子旁路抑制剂(FEIBA),常用于血友病患者的旁路治疗或逆转因子Ⅹa拮抗剂的抑制作用[134]。

PCC 现在取代 rFⅦa 和新鲜冰冻血浆,成为逆转口服抗凝药的首选药物,尽管在Ⅲ期临床试验中,rFⅦa 未能显示出改善华法林相关性脑出血的结果。这可能是因为它只能替代维生素 K 依赖的因子中的一个,尽管 INR 和 PT 降低,但这并没有转化为有意义的生存益处。PCC 比血浆更受欢迎,原因如下:首先,可以更快地纠正凝血功能障碍;再者血浆中的因子浓度相对稀释,而口服抗凝剂的临床逆转需要量很大(10~15ml/kg)。匹配患者的血型和解冻血浆需要额外的时间,使患者处于容量超负荷的风险。此外,PCC 来源于人血浆,它们至少经过了一种病毒灭活的过程,而输注多个单位血浆具有显著的传染性和非传染性输血反应风险。重要的是,尽管 PCC 为凝血酶生成提供凝血因子替代,但它们的作用仍然取决于足够浓度的血小板和纤维蛋白原。

PCC 产生显著凝血酶爆发的潜力使患者面临血栓并发症的风险。血栓形成的确切发病机制尚不清楚,但动物模型表明,PCC 给药后凝血酶原、非活性凝血因子Ⅱ和/或因子Ⅹ的积累与血栓形成相关。此外,这种风险与有血栓形成倾向的患者相关,如抗凝治疗和有中风病史的老年患者。目前很少有评估其安全性的研究结果,但到目前为止,对于严重出血,没有明显的血栓并发症的报道[189]。

通过避免重复给药可以使血栓栓塞风险最小化。PCC 内的凝血因子具有不同的半衰期,凝血酶原在血浆中活性可长达 60h,Ⅹ因子活性可保持30h。这与不稳定的Ⅶ因子形成对比,不稳定的Ⅶ因子的半衰期仅约 6h。因此,主要引起血栓并发症的Ⅱ因子和Ⅹ因子在重复给予 PCC 后可能发生积累。在治疗口服抗凝药毒性的患者中同时服用维生素 K 可避免重复给药。这允许凝血因子合成增加。此外,PCC 的使用剂量应该以凝血功能监测作为指导。PT 和 INR 仅可监测促凝血药的部分凝血机制,并且无法监测抗凝活性是否存在,如抗凝血酶或蛋白 C 和蛋白 S。在患有严重肝脏疾病或稀释性凝血障碍的患者中,PT 和 INR 时间可能会延长,但抗凝药的浓度也会下降,使出血和凝血处于平衡状态。凝血酶生成时间或血栓弹力图检查是更适宜作为测量患者出血风险和反映 PCC 疗效的指标。在再次给药之前应参考这些检查指标,因为此类患者可能需要同时用抗凝血酶、血小板或纤维蛋白原治疗。PCC 给药的唯一绝对禁忌症是有高度血栓形成风险的患者,如 DIC 或活动性的血小板减少症[134, 189]。

去氨加压素

去氨加压素(Desmopressin, DDAVP)是一种合成的抗利尿激素,即血管升压素的类似物。它作用于肾小管和内皮细胞内的 V2 受体。DDAVP 最初被用于治疗尿崩症,但后来发现也可以改善止血和血小板功能。因此,正如前述,它是治疗 vWD 和轻度血友病 A 患者轻度出血的首选药物之一[134]。从机制上讲,它通过引起血管内皮细胞内 FⅧ 和 vWF 的释放,从而改善血小板功能。在 20~30min 内静脉内注射用于止血的剂量为 0.3μg/kg,治疗效果持续约 6~8h。临床证明在高风险手术中,特别是在阿司匹林诱导的血小板功能障碍的患者有显著的获益[134, 190]。低血压是最常见的副作用,可能是由于 NO 释放引起的继发性动脉血管舒张;可以通过较慢的输注速度来避免此副作用。低钠血症和水潴留是罕见的并发症,但在儿科患者中已有报道。与所有凝血药物一样,虽然荟萃分析并没有报告它会增加血栓栓塞并发症的发生率,但是有发生血栓栓塞高风险的患者应避免 DDAVP[134, 190]。

对于心脏或脊柱手术、尿毒症、抗血小板药物和有肝脏疾病的严重出血患者,去氨加压素的止血潜力已经进行了详细研究。基于几项随机对照试验的 Meta 分析报告了出血量的轻度下降(每名患者 80ml),但未显著的改善预后,在输血患者数量或术后并发症发生率(包括再次手术)的发生率也无明显的影响。DDAVP 唯一得到公认的临床益处是改善了因心肺转流、慢性肾衰竭或阿司匹林治疗而导致的先天性或获得性血小板功能障碍患者的出血时间[134, 190]。

抗纤溶治疗

抗纤维蛋白溶解药已被广泛用于预防和治疗手术后出血几十年。有两种类型:赖氨酸类似物 EACA 和 TXA,以及丝氨酸蛋白酶抑制剂如抑肽酶。据报道抑肽酶在减少术后失血、减少输血以及预防心脏手术患者术后再次手术方面具有明显优势。然而，有观察性研究提出其有发生肾衰竭、心肌梗死和死亡的相对风险之后，抑肽酶不再被建议使用。这些发现在一项名为"使用抗纤溶药物的血液保护随机试验"（BART）的研究中得到了确认，与 EACA 和 TXA 相比，抑肽酶相关的死亡率显著增高而提前终止试验[191-193]。但是，在 BART 试验中，由于对试验设计或执行过程中某些机制性问题的关注，这种风险可能被夸大。目前，抑肽酶在加拿大和全球范围内仍有售。这两种赖氨酸衍生物也在美国各地有广泛的应用。如今，它们通常作为围术期血液保护策略的多模式方法中的一部分使用。

抑肽酶是一种非特异性丝氨酸蛋白酶抑制剂，具有防止几种蛋白质参与凝血和纤溶的作用，包括胰蛋白酶、纤溶酶和激肽释放酶。它也可能间接影响血小板的功能，特别是在进行体外循环期间。抑肽酶在减少围手术期失血、输血和再手术方面的具有明确的临床疗效。然而，也有许多关于抑肽酶与肾衰竭和死亡率相关的负面报道[134,192-193]。总之，抑肽酶仍然是围术期血液保护的一种选择，但应谨慎选择，因为会增加不良反应的风险。

赖氨酸类似物

EACA 和 TXA 都是赖氨酸的合成衍生物，它们竞争性地抑制纤溶酶原上的结合位点，从而阻止其裂解成纤溶酶及随后的纤溶作用。这两种药物都通过肾脏排泄，可以静脉或局部给药。尽管有更多的证据支持使 TXA，但这类药物似乎具有相同的疗效，并且已证实其在心脏手术以及肝移植、矫形手术和脊柱融合术中具有减少围术期出血的作用[134,192-193]。目前正在进行积极的研究，以明确适当的给药方案和患者群体，及确定对输血率、再手术率、住院时间、发病率和死亡率的影响。与抑肽酶相比，赖氨酸类似物价格便宜，而且目前尚无关于血栓形成并发症或肾衰竭风险增加的报道。唯一有记录的不良反应是使用高剂量的 TXA 可能有癫痫发作的风险[134,192-193]。除了围术期适应证外，最近还研究了抗纤溶药物减少创伤患者严重出血的效果。CRASH Ⅱ多中心随机对照试验比较了 TXA 与安慰剂在创伤性大出血患者中的作用，并证实了 TXA 组全因死亡率和因出血导致死亡的风险降低[190]。总之，赖氨酸类似物是低廉和低风险的辅助药物，应考虑用于大手术或严重出血的患者，作为多模式血液保护策略的一部分。

总结

临床麻醉学是一门围术期医学，旨在维护患者在整个手术过程中的健康和福祉。这需要清楚地了解如何最好地管理患者的术前共病状态和预期的手术过程，以风险最小的干预措施，获得最大的治疗效益。麻醉医师必须时刻保持警惕，以便能预测手术、创伤或危重疾病可能发生的凝血和止血紊乱。还必须了解避免和治疗手术中出血性或血栓性并发症的最佳方法，同时限制输血治疗和止血药物风险。

总之，理解止血机制和输血治疗的细节对麻醉实践至关重要。

（林博 译，宋丹丹 校）

参考文献

1. Brown CH, Savage WJ, Masear CG, et al. Odds of transfusion for older adults compared to younger adults undergoing surgery. *Anesth Analg.* 2014;118 (6):1168–1178.
2. Frank SM, Savage WJ, Rothschild JA, et al. Variability in blood and blood component utilization as assessed by an anesthesia information management system. *Anesthesiology.* 2012;117(1):99–106.
3. Rivera J, Lozano ML, Navarro-Nunez L, et al. Platelet receptors and signaling in the dynamics of thrombus formation. *Haematologica.* 2009;94(5):700–711.
4. Brass L. Understanding and evaluating platelet function. *Hematology Am Soc Hematol Educ Program.* 2010;2010:387–396.
5. Brass LF, Tomaiuolo M, Stalker TJ. Harnessing the platelet signaling network to produce an optimal hemostatic response. *Hematol Oncol Clin North Am.* 2013;27(3):381–409.
6. Metharom P, Berndt MC, Baker RI, et al. Current state and novel approaches of antiplatelet therapy. *Arterioscler Thromb Vasc Biol.* 2015;35(6):1327–1338.
7. Mann KG. Thrombin generation in hemorrhage control and vascular occlusion. *Circulation.* 2011;124(2):225–235.
8. *The 2011 national blood collection and utilization survey report.* Bethesda, MD: US Department of Health and Human Services and the American Association of Blood Banks; 2011.
9. Chapin JC, Hajjar KA. Fibrinolysis and the control of blood coagulation. *Blood rev.* 2015;29(1):17–24.
10. Orfanakis A, Deloughery T. Patients with disorders of thrombosis and hemostasis. *Med clin North Am.* 2013;97(6):1161–1180.
11. Harrison P, Lordkipanidze M. Testing platelet function. *Hematol Oncol Clin North Am.* 2013;27(3):411–441.
12. Matthews DC. Inherited disorders of platelet function. *Pediatr Clin North Am.* 2013;60(6):1475–1488.
13. Stone ME, Mazzeffi M, Derham J, et al. Current management of von Willebrand disease and von Willebrand syndrome. *Curr Opin Anaesthesiol.* 2014;27(3):353–358.
14. Tiede A. Diagnosis and treatment of acquired von Willebrand syndrome. *Thromb Res.* 2012;130 Suppl 2:S2–S6.
15. Sborov DW, Rodgers GM. How I manage patients with acquired haemophilia A. *Br J Haematol.* 2013;161(2):157–165.
16. Lison S, Spannagl M. Monitoring of direct anticoagulants. *Wien Med Wochenschr.* 2011;161(3–4):58–62.
17. Whiting D, DiNardo JA. TEG and ROTEM: technology and clinical applications. *Am J Hematol.* 2014;89(2):228–232.
18. Karon BS. Why is everyone so excited about thromboelastography (TEG)? *Clin Chim Acta.* 2014;436:143–148.
19. MacCallum P, Bowles L, Keeling D. Diagnosis and management of heritable thrombophilias. *BMJ.* 2014;349:g4387.
20. Franchini M. Utility of testing for factor V Leiden. *Blood Transf.* 2012;10(3): 257–259.
21. Previtali E, Bucciarelli P, Passamonti SM, et al. Risk factors for venous and arterial thrombosis. *Blood Transf.* 2011;9(2):120–138.
22. Ng VL. Anticoagulation monitoring. *Clin Lab Med.* 2009;29(2):283–304.
23. Pirmohamed M, Kamali F, Daly AK, et al. Oral anticoagulation: a critique of recent advances and controversies. *Trends pharmacol sci.* 2015;36(3):153–163.
24. Harter K, Levine M, Henderson SO. Anticoagulation drug therapy: a review. *West J Emerg Med.* 2015;16(1):11–17.
25. Greinacher A. Heparin-induced thrombocytopenia. *N Engl J Med.* 2015;373(3): 252–261.
26. Fenger-Eriksen C, Munster AM, Grove EL. New oral anticoagulants: clinical indications, monitoring and treatment of acute bleeding complications. *Acta Anaesthesiol Scand.* 2014;58(6):651–659.
27. Gehrie E, Tormey C. Novel oral anticoagulants: efficacy, laboratory mea-

surement, and approaches to emergent reversal. *Arch Pathol Lab Med.* 2015;139(5):687–692.

28. Crowther M, Crowther MA. Antidotes for novel oral anticoagulants: current status and future potential. *Arterioscl Thromb Vasc Biol.* 2015;35(8):1736–1745.

29. Eder A, Muniz, MDLA. Allogeneic and autologous blood donor selection. In: Fung MK GB, Hillver CD, et al, eds. *Technical Manual.* 18th ed. Bethesda, MD: American Association of Blood Banks; 2014:117–134.

30. Nascimento B, Goodnough LT, Levy JH. Cryoprecipitate therapy. *Br J Anaesth.* 2014;113(6):922–934.

31. Katus MC, Szczepiorkowski ZM, Dumont LJ, et al. Safety of platelet transfusion: past, present and future. *Vox Sang.* 2014;107(2):103–113.

32. Leparc GF. Safety of the blood supply. *Cancer Contr.* 2015;22(1):7–15.

33. Vamvakas EC, Blajchman MA. Transfusion-related immunomodulation (TRIM): an update. *Blood Rev.* 2007;21(6):327–348.

34. Kopolovic I, Ostro J, Tsubota H, et al. A systematic review of transfusion-associated graft-versus-host disease. *Blood.* 2015;126(3):406–414.

35. Dunbar. NM hospital storage, monitoring, pretransfusion processing, distribution, and inventory management of blood components. In: Fung MK GB, Hillver CD, et al, eds. *Technical Manual.* Bethesda, MD: American Association of Blood Banks; 2014:213–229.

36. Brunskill SJ, Wilkinson KL, Doree C, et al. Transfusion of fresher versus older red blood cells for all conditions. *Cochrane Database Syst Rev.* 2015;5:CD010801.

37. Lacroix J, Hebert PC, Fergusson DA, et al. Age of transfused blood in critically ill adults. *N Engl J Med.* 2015;372(15):1410–1418.

38. Salunkhe V, van der Meer PF, de Korte D, et al. Development of blood transfusion product pathogen reduction treatments: a review of methods, current applications and demands. *Transfus Apher Sci.* 2015;52(1):19–34.

39. Ramsey G. Hemostatic efficacy of pathogen-inactivated blood components. *Semin Thromb Hemost.* 2015;42(2):172–182.

40. Tao Z, Ghoroghchian PP. Microparticle, nanoparticle, and stem cell-based oxygen carriers as advanced blood substitutes. *Trends biotechnol.* 2014;32(9):466–473.

41. Palmer AF, Intaglietta M. Blood substitutes. *Annu Rev Biomed Eng.* 2014;16:77–101.

42. Thon JN, Medvetz DA, Karlsson SM, et al. Road blocks in making platelets for transfusion. *J Thromb Haemost.* 2015;13(suppl 1):S55–S62.

43. Hart S, Cserti-Gazdewich CM, McCluskey SA. Red cell transfusion and the immune system. *Anaesthesia.* 2015;70(suppl 1):38–45, e13–e16.

44. American Society of Anesthesiologists Task Force on Perioperative Blood Management. Practice guidelines for perioperative blood management: an updated report by the American Society of Anesthesiologists Task Force on Perioperative Blood Management*. *Anesthesiology.* 2015;122(2):241–275.

45. Carson JL, Terrin ML, Noveck H, et al. Liberal or restrictive transfusion in high-risk patients after hip surgery. *N Engl J Med.* 2011;365(26):2453–2462.

46. Hajjar LA, Vincent JL, Galas FR, et al. Transfusion requirements after cardiac surgery: the TRACS randomized controlled trial. *JAMA.* 2010;304(14):1559–1567.

47. Hebert PC, Wells G, Blajchman MA, et al. A multicenter, randomized, controlled clinical trial of transfusion requirements in critical care. Transfusion Requirements in Critical Care Investigators, Canadian Critical Care Trials Group. *N Engl J Med.* 1999;340(6):409–417.

48. Villanueva C, Colomo A, Bosch A, et al. Transfusion strategies for acute upper gastrointestinal bleeding. *N Engl J Med.* 2013;368(1):11–21.

49. Napolitano LM, Kurek S, Luchette FA, et al. Clinical practice guideline: red blood cell transfusion in adult trauma and critical care. *Critical care medicine.* 2009;37(12):3124–3157.

50. Carson JL, Duff A, Poses RM, et al. Effect of anaemia and cardiovascular disease on surgical mortality and morbidity. *Lancet.* 1996;348(9034):1055–1060.

51. Ferraris VA, Brown JR, Despotis GJ, et al. 2011 update to the Society of Thoracic Surgeons and the Society of Cardiovascular Anesthesiologists blood conservation clinical practice guidelines. *Ann Thorac Surg.* 2011;91(3):944–982.

52. Carson JL, Guyatt G, Heddle MN, et al. Clinical Practice Guidelines from the AABB Red Blood Cell Transfusion Thresholds and Storage. *JAMA.* 2016; E1-11.

53. Kozek-Langenecker SA, Afshari A, Albaladejo P, et al. Management of severe perioperative bleeding: guidelines from the European Society of Anaesthesiology. *Eur J Anaesthesiol.* 2013;30(6):270–382.

54. Retter A, Wyncoll D, Pearse R, et al. Guidelines on the management of anaemia and red cell transfusion in adult critically ill patients. *Br J Haematol.* 2013;160(4):445–464.

55. Kramer AH, Zygun DA. Anemia and red blood cell transfusion in neurocritical care. *Crit Care.* 2009;13(3):R89.

56. Naidech AM, Jovanovic B, Wartenberg KE, et al. Higher hemoglobin is associated with improved outcome after subarachnoid hemorrhage. *Crit care med.* 2007;35(10):2383–2389.

57. Robertie PG, Gravlee GP. Safe limits of isovolemic hemodilution and recommendations for erythrocyte transfusion. *Int Anesthesiol Clin.* 1990;28(4):197–204.

58. Wang JK, Klein HG. Red blood cell transfusion in the treatment and management of anaemia: the search for the elusive transfusion trigger. *Vox sanguinis.* 2010;98(1):2–11.

59. Yuruk K, Milstein DM, Bezemer R, et al. Transfusion of banked red blood cells and the effects on hemorrheology and microvascular hemodynamics in anemic hematology outpatients. *Transfusion.* 2013;53(6):1346–1352.

60. Metivier F, Marchais SJ, Guerin AP, et al. Pathophysiology of anaemia: focus on the heart and blood vessels. Nephrology, dialysis, transplantation: official publication of the European Dialysis and Transplant Association. *ERA.* 2000;15(suppl 3):14–18.

61. Carson JL, Brooks MM, Abbott JD, et al. Liberal versus restrictive transfusion thresholds for patients with symptomatic coronary artery disease. *Am Heart J.* 2013;165(6):964–971.e1.

62. Cooper HA, Rao SV, Greenberg MD, et al. Conservative versus liberal red cell transfusion in acute myocardial infarction (the CRIT Randomized Pilot Study). *Am J Cardiol.* 2011 Oct 15;108(8):1108–1111.

63. British Committee for Standards in Haematology, Blood Transfusion Task Force. Guidelines for the use of platelet transfusions. *Br J Haematol.* 2003;122(1):10–23.

64. Goodnough LT, Levy JH, Murphy MF. Concepts of blood transfusion in adults. *Lancet.* 2013;381(9880):1845–1854.

65. Stainsby D, MacLennan S, Thomas D, et al. Guidelines on the management of massive blood loss. *Br J Haematol.* 2006;135(5):634–641.

66. Estcourt LJ, Stanworth SJ, Doree C, et al. Comparison of different platelet count thresholds to guide administration of prophylactic platelet transfusion for preventing bleeding in people with haematological disorders after myelo-suppressive chemotherapy or stem cell transplantation. *Cochrane Database Syst Rev.* 2015;11:CD010983.

67. Kaufman RM, Djulbegovic B, Gernsheimer T, et al. Platelet transfusion: a clinical practice guideline from the AABB. *Ann Intern Med.* 2015;162(3):205–213.

68. Levy JH, Welsby I, Goodnough LT. Fibrinogen as a therapeutic target for bleeding: a review of critical levels and replacement therapy. *Transfusion.* 2014;54(5):1389–1405; quiz 8.

69. Roback JD, Caldwell S, Carson J, et al. Evidence-based practice guidelines for plasma transfusion. *Transfusion.* 2010;50(6):1227–1239.

70. Zeller MP, Al-Habsi KS, Golder M, et al. Plasma and plasma protein product transfusion: A Canadian blood services centre for innovation symposium. *Transfus Med Rev.* 2015;29(3):181–194.

71. O'Shaughnessy DF, Atterbury C, Bolton Maggs P, et al. Guidelines for the use of fresh-frozen plasma, cryoprecipitate and cryosupernatant. *Br J Haematol.* 2004;126(1):11–28.

72. Stanworth SJ, Walsh TS, Prescott RJ, et al. A national study of plasma use in critical care: clinical indications, dose and effect on prothrombin time. *Crit Care.* 2011;15(2):R108.

73. Yang L, Stanworth S, Hopewell S, et al. Is fresh-frozen plasma clinically effective? An update of a systematic review of randomized controlled trials. *Transfusion.* 2012;52(8):1673–1686; quiz

74. Holcomb JB, del Junco DJ, Fox EE, et al. The prospective, observational, multicenter, major trauma transfusion (PROMMTT) study: comparative effectiveness of a time-varying treatment with competing risks. *JAMA surgery.* 2013;148(2):127–136.

75. Nascimento B, Callum J, Tien H, et al. Effect of a fixed-ratio (1:1:1) transfusion protocol versus laboratory-results-guided transfusion in patients with severe trauma: a randomized feasibility trial. *CMAJ.* 2013;185(12):E583–E589.

76. de Biasi AR, Stansbury LG, Dutton RP, et al. Blood product use in trauma resuscitation: plasma deficit versus plasma ratio as predictors of mortality in trauma (CME). *Transfusion.* 2011;51(9):1925–1932.

77. Ho AM, Dion PW, Yeung JH, et al. Prevalence of survivor bias in observational studies on fresh frozen plasma: Erythrocyte ratios in trauma requiring massive transfusion. *Anesthesiology.* 2012;116(3):716–728.

78. Holcomb JB, Tilley BC, Baraniuk S, et al. Transfusion of plasma, platelets, and red blood cells in a 1:1:1 vs a 1:1:2 ratio and mortality in patients with severe trauma: the PROPPR randomized clinical trial. *JAMA.* 2015;313(5):471–482.

79. Novak DJ, Bai Y, Cooke RK, et al. Making thawed universal donor plasma available rapidly for massively bleeding trauma patients: experience from the Pragmatic, Randomized Optimal Platelets and Plasma Ratios (PROPPR) trial. *Transfusion.* 2015;55(6):1331–1339.

80. Lang T, Johanning K, Metzler H, et al. The effects of fibrinogen levels on thromboelastometric variables in the presence of thrombocytopenia. *Anesth Analg.* 2009;108(3):751–758.

81. Sorensen B, Bevan D. A critical evaluation of cryoprecipitate for replacement of fibrinogen. *Br J Haematol.* 2010;149(6):834–843.

82. Karkouti K, Callum J, Crowther MA, et al. The relationship between fibrinogen levels after cardiopulmonary bypass and large volume red cell transfusion in cardiac surgery: an observational study. *Anesth Analg.* 2013;117(1):14–22.

83. Spahn DR, Bouillon B, Cerny V, et al. Management of bleeding and coagulopathy following major trauma: an updated European guideline. *Crit Care.* 2013;17(2):R76.

84. Chung KW, Harvey A, Basavaraju SV, et al. How is national recipient hemovigilance conducted in the United States? *Transfusion.* 2015;55(4):703–707.

85. Harvey AR, Basavaraju SV, Chung KW, et al. Transfusion-related adverse reactions reported to the National Healthcare Safety Network Hemovigilance Module, United States, 2010 to 2012. *Transfusion.* 2015;55(4):709–718.

86. Tinegate H, Birchall J, Gray A, et al. Guideline on the investigation and management of acute transfusion reactions. Prepared by the BCSH Blood Transfusion Task Force. *Br J Haematol.* 2012;159(2):143–153.

87. Allain JP, Stramer SL, Carneiro-Proietti AB, et al. Transfusion-transmitted infectious diseases. *Biologicals.* 2009;37(2):71–77.

88. Kramer K, Verweij MF, Zaaijer HL. An inventory of concerns behind blood safety policies in five Western countries. *Transfusion.* 2015;55(12):2816–2825.

89. Lindholm PF, Annen K, Ramsey G. Approaches to minimize infection risk in blood banking and transfusion practice. *Infect Disord Drug Targets.* 2011;11(1):45–56.

90. Zou S, Stramer SL, Dodd RY. Donor testing and risk: current prevalence, incidence, and residual risk of transfusion-transmissible agents in US allogeneic donations. *Transfus Med Rev.* 2012;26(2):119–128.

91. Dwyre DM, Fernando LP, Holland PV. Hepatitis B, hepatitis C and HIV transfusion-transmitted infections in the 21st century. *Vox sanguinis.* 2011;100(1):92–98.

92. Kleinman SH, Lelie N, Busch MP. Infectivity of human immunodeficiency

virus-1, hepatitis C virus, and hepatitis B virus and risk of transmission by transfusion. *Transfusion.* 2009;49(11):2454–2489.

93. Dorsey KA, Moritz ED, Steele WR, et al. A comparison of human immunodeficiency virus, hepatitis C virus, hepatitis B virus, and human T-lymphotropic virus marker rates for directed versus volunteer blood donations to the American Red Cross during 2005 to 2010. *Transfusion.* 2013;53(6):1250–1256.

94. Sandler SG, Zantek ND. Review: IgA anaphylactic transfusion reactions. Part II. Clinical diagnosis and bedside management. *Immunohematology/American Red Cross.* 2004;20(4):234–238.

95. Seed CR, Wong J, Polizzotto MN, et al. The residual risk of transfusion-transmitted cytomegalovirus infection associated with leucodepleted blood components. *Vox sanguinis.* 2015;109(1):11–17.

96. Simancas-Racines D, Osorio D, Marti-Carvajal AJ, et al. Leukoreduction for the prevention of adverse reactions from allogeneic blood transfusion. *Cochrane Database Syst Rev.* 2015;12:CD009745.

97. Faddy HM, Flower RL, Seed CR, et al. Detection of emergent strains of West Nile virus with a blood screening assay. *Transfusion.* 2015.

98. Administration FUSFaD. Fatalities reported to FDA following blood collection and transfusion: Annual summary for fiscal year 2012. 2012.

99. Jenkins C, Ramirez-Arcos S, Goldman M, et al. Bacterial contamination in platelets: incremental improvements drive down but do not eliminate risk. *Transfusion.* 2011.

100. Hong H, Xiao W, Lazarus HM, et al. Detection of septic transfusion reactions to platelet transfusions by active and passive surveillance. *Blood.* 2016;127(4):496–502.

101. Marti-Carvajal AJ, Sola I, Gonzalez LE, et al. Pharmacological interventions for the prevention of allergic and febrile non-haemolytic transfusion reactions. *Cochrane Database Syst Rev.* 2010(6):CD007539.

102. Sandler SG, Eder AF, Goldman M, et al. The entity of immunoglobulin A-related anaphylactic transfusion reactions is not evidence based. *Transfusion.* 2015;55(1):199–204.

103. Anani W, Triulzi D, Yazer MH, et al. Relative IgA-deficient recipients have an increased risk of severe allergic transfusion reactions. *Vox sanguinis.* 2014;107(4):389–392.

104. Flegel WA. Pathogenesis and mechanisms of antibody-mediated hemolysis. *Transfusion.* 2015;55(suppl 2):S47–S58.

105. Berseus O, Boman K, Nessen SC, et al. Risks of hemolysis due to anti-A and anti-B caused by the transfusion of blood or blood components containing ABO-incompatible plasma. *Transfusion.* 2013;53(suppl 1):114S–123S.

106. Cata JP, Wang H, Gottumukkala V, et al. Inflammatory response, immunosuppression, and cancer recurrence after perioperative blood transfusions. *Br J Anaesth.* 2013;110(5):690–701.

107. Rohde JM, Dimcheff DE, Blumberg N, et al. Health care-associated infection after red blood cell transfusion: a systematic review and meta-analysis. *JAMA.* 2014;311(13):1317–1326.

108. Shaw RE, Johnson CK, Ferrari G, et al. Blood transfusion in cardiac surgery does increase the risk of 5-year mortality: results from a contemporary series of 1714 propensity-matched patients. *Transfusion.* 2014;54(4):1106–1113.

109. Long K, Woodward J, Procter L, et al. In vitro transfusion of red blood cells results in decreased cytokine production by human T cells. *J Trauma Acute Care Surg.* 2014;77(2):198–201.

110. Muszynski JA, Bale J, Nateri J, et al. Supernatants from stored red blood cell (RBC) units, but not RBC-derived microvesicles, suppress monocyte function in vitro. *Transfusion.* 2015;55(8):1937–1945.

111. Dhabangi A, Ainomugisha B, Cserti-Gazdewich C, et al. Effect of transfusion of red blood cells with longer vs shorter storage duration on elevated blood lactate levels in children with severe anemia: The TOTAL randomized clinical trial. *JAMA.* 2015;314(23):2514–2523.

112. Fergusson DA, Hebert P, Hogan DL, et al. Effect of fresh red blood cell transfusions on clinical outcomes in premature, very-low-birth-weight infants: the ARIPI randomized trial. *JAMA.* 2012;308(14):1443–1451.

113. Steiner ME, Ness PM, Assmann SF, et al. Effects of red-cell storage duration on patients undergoing cardiac surgery. *N Engl J Med.* 2015;372(15):1419–1429.

114. Zimring JC, Welniak L, Semple JW, et al. Current problems and future directions of transfusion-induced alloimmunization: summary of an NHLBI working group. *Transfusion.* 2011;51(2):435–441.

115. Nickel RS, Hendrickson JE, Fasano RM, et al. Impact of red blood cell alloimmunization on sickle cell disease mortality: a case series. *Transfusion.* 2016;56(1):107–114.

116. Schonewille H, Honohan A, van der Watering LM, et al. Incidence of alloantibody formation after ABO-D or extended matched red blood cell transfusions: a randomized trial (MATCH study). *Transfusion.* 2016;56(2):311–320.

117. Bolton-Maggs PH, Cohen H. Serious hazards of transfusion (SHOT) haemovigilance and progress is improving transfusion safety. *Br J Haematol.* 2013;163(3):303–314.

118. Clifford L, Jia Q, Subramanian A, et al. Characterizing the epidemiology of postoperative transfusion-related acute lung injury. *Anesthesiology.* 2015;122(1):12–20.

119. Sachs UJ, Wasel W, Bayat B, et al. Mechanism of transfusion-related acute lung injury induced by HLA class II antibodies. *Blood.* 2011;117(2):669–677.

120. Muller MC, van Stein D, Binnekade JM, et al. Low-risk transfusion-related acute lung injury donor strategies and the impact on the onset of transfusion-related acute lung injury: a meta-analysis. *Transfusion.* 2015;55(1):164–175.

121. Roubinian NH, Looney MR, Kor DJ, et al. Cytokines and clinical predictors in distinguishing pulmonary transfusion reactions. *Transfusion.* 2015;55(8):1838–1846.

122. Silliman CC. The two-event model of transfusion-related acute lung injury. *Crit Care Med.* 2006;34(5 Suppl):S124–S131.

123. Neves JF, Marques A, Valente R, et al. Nonlethal, attenuated, transfusion-associated graft-versus-host disease in an immunocompromised child: case report and review of the literature. *Transfusion.* 2010;50(11):2484–2488.

124. Demir T, Sahin M, El H, et al. Post-transfusion purpura following cardiac surgery. *J Cardiac Surg.* 2015;30(3):253–255.

125. Clifford L, Jia Q, Yadav H, et al. Characterizing the epidemiology of perioperative transfusion-associated circulatory overload. *Anesthesiology.* 2015;122(1):21–28.

126. Lieberman L, Maskens C, Cserti-Gazdewich C, et al. A retrospective review of patient factors, transfusion practices, and outcomes in patients with transfusion-associated circulatory overload. *Transfus Med Rev.* 2013;27(4):206–212.

127. Murphy EL, Kwaan N, Looney MR, et al. Risk factors and outcomes in transfusion-associated circulatory overload. *Am J Med.* 2013;126(4):357.e29–e38.

128. Sihler KC, Napolitano LM. Complications of massive transfusion. *Chest.* 2010;137(1):209–220.

129. Porter JB, Garbowski M. The pathophysiology of transfusional iron overload. *Hematol Oncol Clin North Am.* 2014;28(4):683–701, vi.

130. Vassallo R, Goldman M, Germain M, et al. Preoperative autologous blood donation: Waning indications in an era of improved blood safety. *Transfus Med Rev.* 2015;29(4):268–275.

131. Singbartl G, Held AL, Singbartl K. Ranking the effectiveness of autologous blood conservation measures through validated modeling of independent clinical data. *Transfusion.* 2013;53(12):3060–3079.

132. Grant MC, Resar LM, Frank SM. The efficacy and utility of acute normovolemic hemodilution. *Anesth Analg.* 2015;121(6):1412–1414.

133. Zhou X, Zhang C, Wang Y, et al. Preoperative acute normovolemic hemodilution for minimizing allogeneic blood transfusion: A meta-analysis. *Anesth Analg.* 2015;121(6):1443–1455.

134. Goodnough LT, Shander A. Current status of pharmacologic therapies in patient blood management. *Anesth Analg.* 2013;116(1):15–34.

135. So-Osman C, Nelissen RG, Koopman-van Gemert AW, et al. Patient blood management in elective total hip- and knee-replacement surgery (Part 1): a randomized controlled trial on erythropoietin and blood salvage as transfusion alternatives using a restrictive transfusion policy in erythropoietin-eligible patients. *Anesthesiology.* 2014;120(4):839–851.

136. Ashworth A, Klein AA. Cell salvage as part of a blood conservation strategy in anaesthesia. *Br J Anaesth.* 2010;105(4):401–416.

137. Carey PA, Schoenfeld AJ, Cordill RD, et al. A comparison of cell salvage strategies in posterior spinal fusion for adolescent idiopathic scoliosis. *J Spinal Disord Tech.* 2015;28(1):1–4.

138. Liang J, Shen J, Chua S, et al. Does intraoperative cell salvage system effectively decrease the need for allogeneic transfusions in scoliotic patients undergoing posterior spinal fusion? A prospective randomized study. *Eur Spine J.* 2015;24(2):270–275.

139. Vonk AB, Meesters MI, Garnier RP, et al. Intraoperative cell salvage is associated with reduced postoperative blood loss and transfusion requirements in cardiac surgery: a cohort study. *Transfusion.* 2013;53(11):2782–2789.

140. So-Osman C, Nelissen RG, Koopman-van Gemert AW, et al. Patient blood management in elective total hip- and knee-replacement surgery (part 2): a randomized controlled trial on blood salvage as transfusion alternative using a restrictive transfusion policy in patients with a preoperative hemoglobin above 13 g/dL. *Anesthesiology.* 2014;120(4):852–860.

141. van Bodegom-Vos L, Voorn VM, So-Osman C, et al. Cell salvage in hip and knee arthroplasty: A meta-analysis of randomized controlled trials. *J Bone Joint Surg Am.* 2015;97(12):1012–1021.

142. Lawson T, Ralph C. Perioperative Jehovah's Witnesses: a review. *Br J Anaesth.* 2015;115(5):676–687.

143. Mason CL, Tran CK. Caring for the Jehovah's Witness Parturient. *Anesth Analg.* 2015;121(6):1564–1569.

144. Salaria ON, Barodka VM, Hogue CW, et al. Impaired red blood cell deformability after transfusion of stored allogeneic blood but not autologous salvaged blood in cardiac surgery patients. *Anesth Analg.* 2014;118(6):1179–1187.

145. Goucher H, Wong CA, Patel SK, et al. Cell salvage in obstetrics. *Anesth Analg.* 2015;121(2):465–468.

146. Munoz M, Slappendel R, Thomas D. Laboratory characteristics and clinical utility of post-operative cell salvage: washed or unwashed blood transfusion? *Blood Transfus.* 2011;9(3):248–261.

147. Xie J, Feng X, Ma J, et al. Is postoperative cell salvage necessary in total hip or knee replacement? A meta-analysis of randomized controlled trials. *Int J Surg.* 2015;21:135–144.

148. Vermeijden WJ, Hagenaars JA, Scheeren TW, et al. Additional postoperative cell salvage of shed mediastinal blood in cardiac surgery does not reduce allogeneic blood transfusions: a cohort study. *Perfusion.* 2015.

149. Israels SJ, El-Ekiaby M, Quiroga T, et al. Inherited disorders of platelet function and challenges to diagnosis of mucocutaneous bleeding. *Haemophilia.* 2010;16(suppl 5:152–159.

150. de Jong A, Eikenboom J. Developments in the diagnostic procedures of von Willebrand disease. *J Thromb Haemost.* 2016;14(3):449–460.

151. Jilma-Stohlawetz P, Quehenberger P, Schima H, et al. Acquired von Willebrand factor deficiency caused by LVAD is ADAMTS-13 and platelet dependent. *Thromb Res.* 2016;137:196–201.

152. Favaloro EJ, Mohammed S. Evaluation of a von Willebrand factor three test panel and chemiluminescent-based assay system for identification of, and therapy monitoring in, von Willebrand disease. *Thromb Res.* 2016;141:202–211.

153. Berntorp E. Prophylaxis in von Willebrand disease. *Haemophilia.* 2008;14(suppl 5):47–53.

154. Srivastava A, Brewer AK, Mauser-Bunschoten EP, et al. Guidelines for the management of hemophilia. *Haemophilia.* 2013;19(1):e1–e47.

155. Mahlangu J, Powell JS, Ragni MV, et al. Phase 3 study of recombinant factor VIII Fc fusion protein in severe hemophilia A. *Blood.* 2014;123(3):317–325.

156. Kessler CM, Knobl P. Acquired haemophilia: an overview for clinical practice. *Eur J Haematol.* 2015;95(suppl 81):36–44.

157. Dargaud Y, Pavlova A, Lacroix-Desmazes S, et al. Achievements, challenges and

unmet needs for haemophilia patients with inhibitors: Report from a symposium in Paris, France on 20 November 2014. *Haemophilia.*2016;22(suppl 1):1–24.

158. Franchini M, Zaffanello M, Lippi G. The use of desmopressin in mild hemophilia A. *Blood Coagul Fibrinolysis.* 2010;21(7):615–619.

159. Matino D, Makris M, Dwan K, et al. Recombinant factor VIIa concentrate versus plasma-derived concentrates for treating acute bleeding episodes in people with haemophilia and inhibitors. *Cochrane Database Syst Rev.* 2015;12:CD004449.

160. Giangrande P. Haemophilia B: Christmas disease. *Expert Opin Pharmacother.* 2005;6(9):1517–1524.

161. Thomas RH. Hypercoagulability syndromes. *Archives of internal medicine.* 2001 Nov 12;161(20):2433–9.

162. Willems BA, Vermeer C, Reutelingsperger CP, et al. The realm of vitamin K dependent proteins: shifting from coagulation toward calcification. *Mol Nutr Food Res.* 2014;58(8):1620–1635.

163. Frontera JA, Lewin III JJ, Rabinstein AA, et al. Guideline for reversal of antithrombotics in intracranial hemorrhage: A statement for healthcare professionals from the Neurocritical Care Society and Society of Critical Care Medicine. *Neurocrit Care.* 2016;24(1):6–46.

164. Kujovich JL. Coagulopathy in liver disease: a balancing act. *Hematology Am Soc of Hematol Educ Program.* 2015;2015(1):243–249.

165. Tripodi A, Mannucci PM. The coagulopathy of chronic liver disease. *N Engl J Med.* 2011;365(2):147–156.

166. Di Nisio M, Baudo F, Cosmi B, et al. Diagnosis and treatment of disseminated intravascular coagulation: guidelines of the Italian Society for Haemostasis and Thrombosis (SISET). *Thromb Res.* 2012;129(5):e177–e184.

167. Levi M, Toh CH, Thachil J, et al. Guidelines for the diagnosis and management of disseminated intravascular coagulation. British Committee for Standards in Haematology. *Br J Haematol.* 2009;145(1):24–33.

168. Wada H, Matsumoto T, Yamashita Y. Diagnosis and treatment of disseminated intravascular coagulation (DIC) according to four DIC guidelines. *J Intensive Care.* 2014;2(1):15.

169. Thachil J, Toh CH, Levi M, et al. The withdrawal of Activated Protein C from the use in patients with severe sepsis and DIC [Amendment to the BCSH guideline on disseminated intravascular coagulation]. *Br J Haematol.* 2012;157(4):493–494.

170. Vardeny O, Solomon SD. Cyclooxygenase-2 inhibitors, nonsteroidal anti-inflammatory drugs, and cardiovascular risk. *Cardiol Clin.* 2008;26(4):589–601.

171. Pham TT, Miller MJ, Harrison DL, et al. Cardiovascular disease and non-steroidal anti-inflammatory drug prescribing in the midst of evolving guidelines. *J Eval Clin Pract.* 2013;19(6):1026–1034.

172. Smock KJ, Saunders PJ, Rodgers GM, et al. Laboratory evaluation of clopidogrel responsiveness by platelet function and genetic methods. *Am J Hematol.* 2011;86(12):1032–1034.

173. Mikkelsson J, Paana T, Lepantalo A, et al. Personalized ADP-receptor inhibition strategy and outcomes following primary PCI for STEMI (PASTOR study). *Int J Cardiol.* 2016;202:463–466.

174. Giordano A, Musumeci G, D'Angelillo A, et al. Effects of glycoprotein IIb/IIIa antagonists: Anti platelet aggregation and beyond. Current drug metabolism. 2016;17(2):194–203.

175. Keeling D, Baglin T, Tait C, et al. Guidelines on oral anticoagulation with warfarin - fourth edition. *Br J Haematol.* 2011;154(3):311–324.

176. Bauer KA. Recent progress in anticoagulant therapy: oral direct inhibitors of thrombin and factor Xa. *J Thromb Haemost.* 2011;9(suppl 1):12–19.

177. Gomez-Outes A, Suarez-Gea ML, Lecumberri R, et al. Direct-acting oral anti-coagulants: pharmacology, indications, management, and future perspectives. *Eur J Haematol.* 2015;95(5):389–404.

178. Chan KE, Edelman ER, Wenger JB, et al. Dabigatran and rivaroxaban use in atrial fibrillation patients on hemodialysis. *Circulation.* 2015;131(11):972–979.

179. Agnelli G, Buller HR, Cohen A, et al. Oral apixaban for the treatment of acute venous thromboembolism. *N Engl J Med.* 2013;369(9):799–808.

180. Buller HR, Decousus H, Grosso MA, et al. Edoxaban versus warfarin for the treatment of symptomatic venous thromboembolism. *N Engl J Med.* 2013;369(15):1406–1415.

181. Buller HR, Prins MH, Lensin AW, et al. Oral rivaroxaban for the treatment of symptomatic pulmonary embolism. *N Engl J Med.* 2012;366(14):1287–1297.

182. Ruff CT, Giugliano RP, Braunwald E, et al. Comparison of the efficacy and safety of new oral anticoagulants with warfarin in patients with atrial fibrillation: a meta-analysis of randomised trials. *Lancet.* 2014;383(9921):955–962.

183. Rachidi S, Aldin ES, Greenberg C, et al. The use of novel oral anticoagulants for thromboprophylaxis after elective major orthopedic surgery. *Exp Rev Hematol.* 2013;6(6):677–695.

184. Pollack CV Jr, Reilly PA, Eikelboom J, et al. Idarucizumab for dabigatran reversal. *N Engl J Med.* 2015;373(6):511–520.

185. Levy JH, Key NS, Azran MS. Novel oral anticoagulants: implications in the perioperative setting. *Anesthesiology.* 2010;113(3):726–745.

186. Augoustides JG. Update in hematology: heparin-induced thrombocytopenia and bivalirudin. *J Cardiothorac Vasc Anesth.* 2011;25(2):371–375.

187. Bambrah RK, Pham DC, Zaiden R, et al. Heparin-induced thrombocytopenia. *Clin Adv Hematol Oncol.* 2011;9(8):594–599.

188. Levi M, Levy JH, Andersen HF, et al. Safety of recombinant activated factor VII in randomized clinical trials. *N Engl J Med.* 2010;363(19):1791–800.

189. Sorensen B, Spahn DR, Innerhofer P, et al. Prothrombin complex concentrates: evaluation of safety and thrombogenicity. *Crit Care.* 2011;15(1):201.

190. Crescenzi G, Landoni G, Biondi-Zoccai G, et al. Desmopressin reduces transfusion needs after surgery: a meta-analysis of randomized clinical trials. *Anesthesiology.* 2008;109(6):1063–1076.

191. Fergusson DA, Hebert PC, Mazer CD, et al. A comparison of aprotinin and lysine analogues in high-risk cardiac surgery. *N Engl J Med.* 2008;358(22):2319–2331.

192. Ortmann E, Besser MW, Klein AA. Antifibrinolytic agents in current anaesthetic practice. *Br J Anaesth.* 2013;111(4):549–563.

193. Simmons J, Sikorski RA, Pittet JF. Tranexamic acid: from trauma to routine perioperative use. *Curr Opin Anaesthesiol.* 2015;28(2):191–200.

第四篇 麻醉药物和辅助药物

第18章 吸入麻醉药

Thomas J. Ebert　Sawyer A. Naze

要点

1. 达到平衡时，吸入麻醉药的中枢神经系统分压等于动脉分压，如果心肺功能正常，则等于其肺泡分压。
2. 吸入麻醉药吸入浓度和吸入麻醉药的血液：气体溶解度是诱导速度的主要因素。只要心肺功能正常，溶解度就决定了消除速度。
3. 异氟烷是临床使用效能最强的挥发性麻醉药，地氟烷溶解度最低，七氟烷对气道刺激最小。
4. 氧化亚氮（N_2O）可使胸腔压力在 10～30min 内增加 1 倍或 3 倍体积。洗出 N_2O 可以降低肺泡中的氧气和二氧化碳浓度，这种现象称为弥漫性缺氧。
5. 最低肺泡浓度（MAC）是在一个大气压下，可使 50% 患者在受到手术刺激时不发生体动反应的肺泡吸入麻醉药浓度。0.4～0.5MAC 的吸入麻醉药是导致人类意识丧失和知晓的临界浓度。
6. 年龄每增加 10 岁 MAC 随之下降约 6%。
7. 挥发性麻醉药抑制脑部代谢并以剂量依赖性方式增加脑血流量（CBF）。后一种效应可能会增加脑实质性占位患者的颅内压。
8. 低碳酸血症钝化或消除挥发性麻醉药引起的冠状动脉血流增加的效应是依赖于低碳酸血症的时机和脑疾病的

性质。

9. 挥发性麻醉药对脑电图、感觉诱发电位和运动诱发电位有剂量依赖性抑制作用。

10. 目前使用的挥发性麻醉药剂量可以依赖性地降低动脉血压、全身血管阻力和心肌功能。

11. 挥发性麻醉药减少潮气量，减少由高碳酸血症和缺氧引起的通气反应，增加呼吸频率，并以剂量依赖性方式松弛气道平滑肌。

12. 与氟烷不同的是，目前使用的挥发性麻醉药对肝脏的不良影响很小，并且可以对缺血性和/或缺氧性损伤的肝细胞提供一定的保护作用。

13. 挥发性麻醉药是遗传易感患者发生恶性高热的强效诱因。

14. 当吸附剂的正常含水量（13%～15%）显著降低（<5%）时，二氧化碳吸附剂可将七氟烷、地氟烷和异氟烷降解为一氧化碳。

引言和概述

吸入麻醉药是全身麻醉最常用的药物。在吸入的氧气中只需加入一小部分的挥发性麻醉药就会导致无意识和遗忘状态。当与静脉辅助药物（如阿片类药物和苯二氮䓬类药物）联合使用时，可达到镇痛，进一步镇静/催眠和遗忘的平衡状态。吸入麻醉药在外科手术中较常用，因为它们易于给药，并且临床医生能够可靠地通过监测临床征象和呼气末浓度来了解它们的效应。另外，就整体成本而言，挥发性麻醉药费用相对不昂贵。

七氟烷、地氟烷和异氟烷是成人外科手术中使用最广泛的吸入麻醉药（图18-1）。

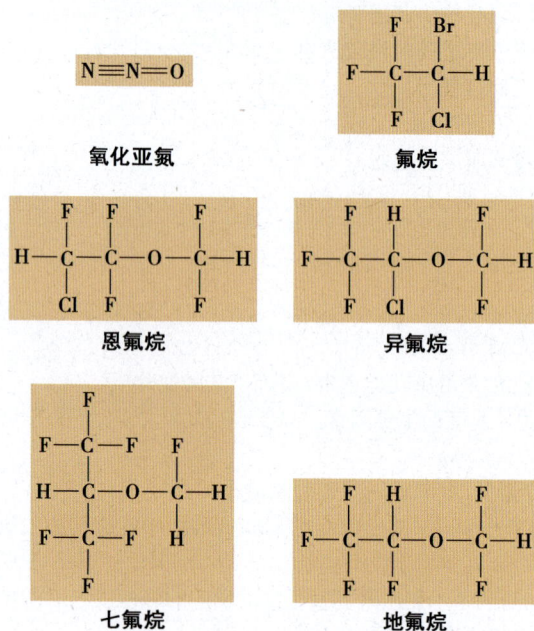

图18-1　吸入麻醉药的化学结构

氟烷是一种烷烃，一种卤素取代的乙烷衍生物。商业上已不再使用。异氟烷和恩氟烷是甲基乙基醚的异构体。地氟烷与异氟烷在氟原子取代氯原子方面不同，七氟烷是甲基异丙基醚

虽然挥发性麻醉药的总体效应方面存在许多相似之处（如它们都具有降低血压的剂量依赖效应），但是也存在一些独特的差异，这可能会导致临床医师根据患者的年龄、健康状况和手术过程进行不同的选择。例如，七氟烷是儿科患者使用最广泛的麻醉药，因为吸入麻醉时刺激相对小，且诱导速度较快。这些优势超过了与使用七氟烷相关的儿童苏醒期躁动。对这三种使用最广泛的吸入麻醉药属性的讨论是本章的重点。为了保证与代谢和毒性有关的历史观点的完整性，本章还包括对氟烷和恩氟烷的讨论。

药代动力学原理

1950年，Kety[1]是第一个系统考察吸入制剂药代动力学的研究者。Eger[2]完成了该领域早期研究的大部分内容，并在1974年完成了有关该主题具有里程碑意义的工作。吸入麻醉药与几乎所有其他治疗药物大不相同，因为它们是通过吸入给药。药理学分为药效学和药代动力学两个学科。药效学可以被定义为药物对机体的作用。它描述了药物的被期望和不被期望的作用，以及导致这些作用的细胞和分子变化。药代动力学可以被定义为机体如何处理药物。它描述了药物在哪里分布，如何转化，以及这些过程的细胞和分子机制。

通常根据灌注将组织分成假想的房室。不同房室及其灌注速率就是所谓的再分配。给予一定量的药物后，首先到达高度灌注的组织房室，在那里它可以达到平衡并发挥其作用。然而，随着时间的推移，灌注率较低的房室将获得足够的药物达到血液和组织之间的平衡。随着灌注率较低的组织吸收药物，维持整个身体的平衡需要药物从高灌注区转移回血液。通过转运到另一个房室中

来降低一个房室中的药物浓度称为再分配。

在吸入麻醉药的讨论中，吸收阶段通常被称为摄取，代谢阶段通常被称为生物转化，而排泄阶段通常被称为消除。

吸入麻醉药的特征

速度，气体状态和给药途径

吸入麻醉药是作用最迅速的现有药物之一，当用于全身麻醉时，这种速度为安全提供了保障。根据需要，是否能够快速增加或减少麻醉药剂量可能意味着麻醉状态和非麻醉状态之间的差异。速度也意味着效率。快速的诱导和恢复可以使手术室周转时间加快，恢复室停留时间缩短以及患者提前返回。

只有 N_2O 和氙气才是真正的气体，而所谓的强效麻醉药是挥发性液体的蒸气。但是为了简单起见，所有这些都被称为气体，因为它们在通过肺部给药时全部处于气相。作为气体，没有显著偏离理想的气体性质。这些麻醉药都是非离子化的，分子量较低。这使得它们能够迅速扩散，而不需要易化扩散或从血液到组织的主动输送。气体的另一个优点是可以通过所有患者都有的独特路径将其输送到血液中：肺。

速度，气体状态和给药途径形成吸入麻醉药主要的优势：血浆药物浓度降低与其血浆浓度增加一样快速且方便。

吸入麻醉药的物理特性

吸入麻醉药的物理特性见表 18-1。给予吸入麻醉药的目的是通过在中枢神经系统（CNS）中达到特定的药物浓度来产生麻醉状态，这是在肺部建立的特定压力最终实现与大脑和脊髓的平衡[1]。在平衡状态下，CNS 分压等于血液分压，也等于肺泡分压：

$$P_{CNS}=P_{血液}=P_{肺泡} \qquad (18\text{-}1)$$

P 是分压。平衡是三个因素的结果。

1. 吸入麻醉药通过肺进出血液并随后进出 CNS 组织，通过快速转移达到压力平衡。

2. 血浆和组织吸收吸入麻醉药的能力相对于输送到肺部的量来说较低，使我们能够迅速建立或消除血液和最终的中枢神经系统内的麻醉药浓度。

3. 和从肺部传入或移出的速率相比，吸入麻

属性	七氟烷	地氟烷	异氟烷	恩氟烷	氟烷	N_2O
沸点 /℃	59	24	49	57	50	−88
20℃时的蒸气压 /mmHg	157	669	238	172	243	38 770
分子量 /g	200	168	184	184	197	44
油气分配系数	47	19	91	97	224	1.4
血气分配系数	0.65	0.42	1.46	1.9	2.50	0.46
脑：血液溶解度	1.7	1.3	1.6	1.4	1.9	1.1
脂肪：血液溶解度	47.5	27.2	44.9	36	51.1	2.3
肌肉：血液溶解度	3.1	2.0	2.9	1.7	3.4	1.2
在 37℃下暴露于 O_2 的 30～60 岁人群的 MAC 值 P_B760/%	1.8	6.6	1.17	1.63	0.75	104
60%～70% N_2O 的 MAC 值 /%	0.66	2.38	0.56	0.57	0.29	–
>65 岁的 MAC/%	1.45	5.17	1.0	1.55	0.64	–
保存性	否	否	否	否	麝香草酚	否
在潮湿的 CO_2 吸收器中的稳定性	否	是	是	是	否	是
可燃性 /%（70% N_2O/30% O_2）	10	17	7	5.8	4.8	
代谢恢复的比例 /%	2～5	0.02	0.2	2.4	20	

表 18-1 挥发性麻醉药的理化性质

醉药的代谢、排泄和再分布是微小的。这使得血液和CNS中吸入麻醉药物浓度容易保持。

所谓的永久性气体，例如氧气和氮气，在环境温度下仅以气体形式存在。N_2O等气体可在高温环境下压缩成液体。除了地氟烷之外，有效的挥发性麻醉药在环境温度和压力下都是液体。如果挥发性液体存在于密闭的容器中，则物质的分子将在液相和气相之间平衡。在平衡状态下，气体对容器壁的分子碰撞所施加的压力是蒸气压。蒸气压的一个重要性质是，只要容器中有液体残留，蒸气压就与液体的体积无关。然而，与任何气体一样，蒸气压力与温度成正比。

在室温下，大多数强效吸入麻醉剂的蒸气压低于大气压。如果温度升高，则蒸汽压力升高。

在开放容器中液体蒸气压超过大气压时的温度是该液体的沸点。地氟烷装在一个特殊的容器中，因为它的沸点是23.5℃，在普通的室温下即可沸腾。瓶子内部不会发生沸腾，因为瓶子内的蒸汽压力会增加，但是一旦接触到空气中，地氟烷就会迅速沸腾。

混合气体

对于密封容器中的任何气体混合物，每种气体施加与其分数质量成比例的压力。这是它的气体分压。气体混合物中每种气体的分压之和等于整个混合物的总压力（道尔顿定律）。

$$P_{总体}=P_{气体1}+P_{气体2}+\cdots\cdots+P_{气体N} \quad (18-2)$$

另一种说法是在给定的体积和温度下，气体混合物中的每种气体都具有分压力，也就是说，如果它单独占据了体积，那么它将具有压力。根据理想的气体定律，整个混合物的行为就像是一个单一的气体。

溶解状态下的气体

溶液状态的气体局部压力有点复杂，因为压力只能在气相中测量，而在溶液中的气体量则称为浓度。溶液中气体的分压是指气相（如果存在的话）与液体平衡的压力。然而，分压仍是重要的，因为气体基于压力而不是浓度的平衡。

液体中的气体分子与溶剂分子相互作用的程度远大于气相中的分子。溶解能力是用于描述气体与溶液平衡趋势的术语，因此确定其在溶液中的浓度。Henry定律表达了溶液中气体浓度与溶液处于平衡状态的气体分压之间的关系。

$$C_g=k\,P_g \quad (18-3)$$

其中C_g是溶液中气体的浓度，k是溶解度恒定值，P_g是气体的分压。从方程18-3可以看出，气体压力增加一倍，其浓度也增加一倍。临床上更有表示溶解度的溶解度系数λ：

$$37℃时，λ=V_{溶解气体}/V_{溶液} \quad (18-4)$$

其中V=容积。这个公式说明，对于任何与液体平衡的气体，一定体积的气体溶解在给定体积的液体中。

分压和溶解度的原理适用于溶液中气体的混合物。也就是说，溶液中气体混合物中任何一种气体的浓度取决于两个因素：①在与溶液平衡的气相中的分压；②在溶液中的溶解度。

这些属性的含义是通过肺部给药的麻醉气体扩散到血液中，直到肺泡和血液中的分压相等。

麻醉药在血液中的浓度取决于血浆中的分压和血液溶解度。同样，麻醉药从血液转移到目标组织也朝着均衡的分压进行，但是在这个界面没有气相。分压仍然存在，迫使麻醉药分子从溶液中进入气相，但是由于血液（肺外）和组织就像封闭的充满液体的容器，所以没有气相。记住这个原理：溶液中气体的分压代表气相与液相接触时与气体平衡的气体所具有的压力。

目标组织中麻醉药的浓度取决于平衡时的分压和目标组织溶解度。由于吸入麻醉药是气体，并且由于气体的分压在整个系统中平衡，所以监测吸入麻醉药的肺泡浓度可以评估它们在大脑中的作用。

综上所述小结

1. 吸入麻醉药根据其在每个组织（或组织室）中的局部压力平衡，而不是基于其浓度。

2. 溶液中气体的分压由气相中的分压确定。在没有气相的地方，分压反映了从溶液中移出的力。

3. 麻醉药在组织中的浓度取决于其分压和麻醉药的组织溶解度。

最后，当提到气相气体溶解在血浆或组织中时，使用的特定术语是重要的。通常使用吸入麻醉药的吸入浓度或分数体积，而不是分压。分压以毫米汞柱（mmHg）或托尔（1托尔=1mmHg）或千帕（kPa）表示。对于大多数药物来说，浓度以质量分数（mg/ml）表示，但也可以用重量百分比或体积百分比表示。由于根据理想的气体定律，气相中的气体体积与质量成正比，所以将该分数浓度表示为体积百分比更容易。在气相中，分数浓度等于分压除以环境压力，通常为大气压，或以下公式。

$$体积百分比 = P_{麻醉药} / P_{大气压} \quad (18-5)$$

麻醉转移：从麻醉机到中枢神经系统

当新鲜气流（FGF）和蒸发器开启时，具有固定分配浓度麻醉药的新鲜气体离开新鲜气体出口并与回路中的气体（呼吸皮囊、管道、吸附剂罐和管道）混合。立即稀释到较低的浓度，然后慢慢地上升，直到与输送的气体达到平衡。通过面罩使患者自主通气，麻醉气体从回路流向气道。离开回路的麻醉药的分数浓度被指定为 FI（吸入分数）。在肺中，包含气道中的无效腔（气管、支气管）和肺泡的气体进一步稀释回路气体。肺泡内存在的麻醉药的分数浓度是 FA（肺泡分数）。然后麻醉药通过肺泡毛细血管膜并根据气体的分压和血液溶解度溶解在肺血液中。它被进一步稀释，并通过大量的血液流经整个血管树。然后麻醉药通过简单扩散从血液到组织以及组织之间。

血管系统将血液输送到三个生理组织：富含血液组（VRG），肌肉组和脂肪组。VRG 包括脑、心脏、肾脏、肝脏、消化道和腺体组织。表 18-2 显示了每组的体重和灌注百分比。VRG 的 CNS 组织称为期望有效果的组织。构成房室的 VRG 的其他组织被称为不希望有效果的组织。肌肉和脂肪组织组成所谓的蓄积组织。

表 18-2　各组织的心排出量分布			
组织	身体质量/%	心排出量/%	灌注/[ml/(min·100g)]
富血液组	10	75	55～500
肌肉组	50	19	3
脂肪组	20	6	1

由于高血流量，麻醉药以最快的速度输送到 VRG。这里根据分压梯度进行扩散。

CNS 组织根据组织溶解度吸收麻醉药，并且在足够高的组织浓度下实现麻醉。中枢神经系统

组织浓度的增加会导致麻醉深度逐渐加深。当发生这种情况时，麻醉药也会扩散到其他 VRG 组织。此外，与输送到中枢神经系统相一致，麻醉药被输送到肌肉和脂肪，尽管由于灌注较低且缓慢，它在那里累积并可能影响麻醉状态产生的速度。事实上，由于低血流量导致麻醉药向脂肪组织的输送非常缓慢，脂肪溶解度对麻醉状态影响很小，除非持续时间超过 4h。吸入麻醉药在组织中的特定时间内的浓度不仅取决于组织血流量，还取决于组织溶解度，其决定吸入麻醉药在血液和组织之间如何分配，取决于每个房室的麻醉药的相对溶解度。这些相对溶解度用分配系数 δ 表示，δ 是平衡状态下两组织室中溶解气体（体积）的比值。表 18-1 列出了吸入麻醉药的一些分配系数。

摄取和分配

F_A/F_I

评估麻醉吸收的简单常用方法是随着时间推移肺泡麻醉药分数浓度与吸入麻醉药（F_A/F_I）的比例。图 18-2 显示了 F_A/F_I 与诱导时间之间的关系。由于 F_A 与 P_A（$F_A = P_A/P_{大气压}$）和 $P_A = P_血 = P_{CNS}$ 成比例，所以诱导速度越快，F_I 越快 F_A 越高，也就是说，肺泡分数直接与中枢神经系统麻醉分压成正比。当

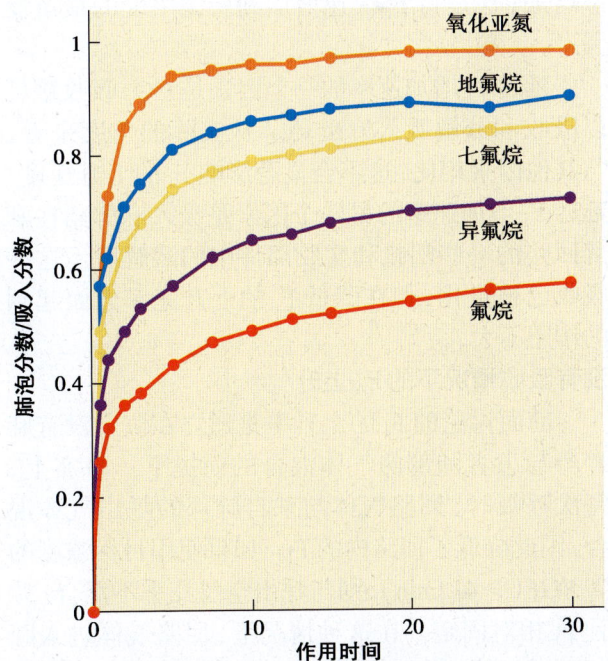

图 18-2　随着溶解度最小的氧化亚氮、地氟烷和七氟烷的增加，肺泡（FA）麻醉药浓度随吸入（FI）浓度增加最快
用更易溶解的麻醉药如氟烷，浓度上升最慢。所有数据来自人类的研究[181-182]

携带麻醉药的新鲜气体开始流入充满空气的回路（假设完全混合）时，回路中的浓度（F_I）将按照一级动力学升高。

$$F_I=F_{FGO}(1-e^{-T/\tau})\qquad(18\text{-}6)$$

F_{FGO} 是离开新鲜气体出口（如蒸发器）的气体中吸入麻醉药的分数，T 是时间，τ 是时间常数。时间常数就是电路的体积或"容量"（V_C）除以 FGF 或 $\tau=V_C/FGF$。例如，如果呼吸皮囊、管道、吸收罐和管道包含 8L，FGF 为 2L，则时间常数 $\tau=8/2=4$。一级动力学的特征之一是在三个时间常数后达到最大值的 95%，在这种情况下，$3\times4=12min$。

由于 12min 相对较长，从更高的 F_{FGO} 开始可以增加 F_I 的上升速率。使用前面的例子，当 $\tau=4$ 时，通过一级动力学，在一个时间常数或 4min 后达到最大值的 63%。为了在 4min 内获得 2% 的 F_I，而不是 12min，F_{FGO} 可以设定为 3.2%（2% 除以 0.63），然后在 4min 时降低到 2%。

其他加速 F_I 升高的方法包括增加 FGF，从而减少 τ。此外，可以在启动 FGF 之前折叠呼吸袋，使得环路中的容量（V_C）较小，这也减小了 τ。最后，在高流量（$>4L/min$）时，混合物的混合就会少得多，因为在完全混合之前，新鲜气体通过逸出阀将"旧"气体从回路中排出，导致 F_I 以更大的速率增加；这是将 F_I 快速增加到所需浓度的最重要因素。

延迟 F_I 增加速率的一个因素是 CO_2 吸收罐可以吸收和分解吸入麻醉药。从实际的角度来看，与其他因素相比，这不会显著影响 F_I 的上升速度。延迟 F_I 增加速率的另一个因素是吸入麻醉药在麻醉回路的一些塑料和橡胶部件中的溶解度。这种吸收已被量化，但在降低 F_I 的上升速率方面起到的作用不大。

没有吸收情况下的 F_A 上升

前面讨论的 F_I 的上升率是建立在假定没有麻醉药与患者肺部的气体混合的前提下。事实上，每次呼吸时，回路气体与来自肺部的呼出气体混合，因此降低了回路内的 F_I。如果使用目标浓度的高 FGF（$>4L/min$），则与呼出空气几乎不混合，并且 F_I 相对固定。在这种情况下，回路气体进入肺部，与肺泡气体混合。如果没有血液流入肺部，F_A 会以类似 F_I 的方式上升，如下。

$$F_A=F_I(1-e^{-T/\tau})\qquad(18\text{-}7)$$

在这个等式中，τ 是肺泡分数上升的时间常数，等于患者肺部的功能残气量（FRC）除以每分通气量（V_A）。有两种方法可以减少 τ 并加快 F_A 与 F_I 的平衡。一种方法是增加每分通气量，另一种方法是降低 FRC。这两种方法都可以通过面罩来加速诱导；在应用面罩之前，患者可以深呼气（以减少初始 FRC），并且在应用面罩之后，患者可以进行深度和快速的（增加）呼吸。重要的是，对于从肺到血流吸收的高肺泡通气产生了如图 18-2 所示的曲线的初始段高斜率。

在自主呼吸模式下，使用吸入麻醉药诱导，小儿比成人更快的原因之一是，与儿童 V_A 有关的低 FRC 使得时间常数降低，并且 F_A/F_I 增加更快。F_A 与 FRC 关系中一个需要注意的内容是 FRC 包括气道无效腔，因此，在现实中，方程 18-7 中的 F_A 不仅仅是肺泡吸入麻醉的浓度，还有整个肺部的浓度。然而，它被简单地称为肺泡浓度，因为气道中的无效腔相对不显著，且只有肺泡气与血液交换麻醉药。

吸收存在的情况下 F_A 的上升

麻醉药可溶于组织，因此麻醉药从肺泡吸收到血液的过程又以一级动力学为特征。

$$P_{bl}=P_A\times(1-e^{-T/\tau})$$

$$P_A=F_A\times P_{B\text{大气压}}\qquad(18\text{-}8)$$

这里，P_B 是气压，时间常数 τ 等于"容量"（在期望的肺泡分压下溶解在血液中的麻醉药的体积）除以流量（每单位时间递送的麻醉药的体积）。对于任何给定流量的麻醉药进入系统，这种容易溶解的氟烷的容积大于溶解度较差的地氟烷的容积，因此氟烷的 τ 大于地氟烷的 τ。吸入麻醉药越易溶解，血液和组织中该麻醉药的容量越大，并且在任何给定的输送速率下达到饱和所需要的时间越长。

从肺泡进入血流的麻醉药吸收是提高 F_A/F_I 上升率最重要的因素。F_A/F_I 的上升速度（尤其是图 18-2 曲线中"拐点"的位置）反映了肺泡麻醉药（F_A）与递送到肺（F_I）的平衡的速度。由于肺泡摄取血液，因此 F_A 不仅仅是 F_I 和时间的函数。吸收越大，F_A/F_I 的上升速度越慢，反之亦然。由于摄取与组织溶解度成正比，麻醉药（例如地氟烷）的可溶性越小，摄取量越小，达到平衡越快，$P_A=P_b=P_{CNS}$。举一个例子。假设氟烷和地氟烷溶于血液，但不溶于其他组织。进一步假设总肺容量和血容量均为5L。根据氟烷(2.5)和地氟烷(0.42)的血气分配系数,如果将固定体积的麻醉药输送到肺部(通过要求患者深呼吸并保持住),71.4%氟烷将转移到血液中,28.6%仍留在血液中(71.4/28.6=2.5)。相比之下,29.6%的地氟烷将转移到血液中,70.4%保留在肺泡(29.6/70.4=0.42)。因此,在麻醉药分压达到平衡前,比地氟烷(体积或分子数量)多出2.4倍(71.4/29.6)的氟烷将从肺泡转移至血流。达到平衡时,氟烷和地氟烷的肺泡分压分别为吸入值的28.6%和70.4%。这就意味着地氟烷的F_A和F_A/F_I比氟烷上升的快。麻醉药的血液摄取由以下等式表示。

$$V_B=\delta_{b/g}\times Q\times(P_A-P_V)/P_B \qquad (18\text{-}9)$$

其中V_B是血液摄取量,$\delta_{b/g}$是血气分配系数,Q是心排出量,P_A是麻醉药的肺泡分压,Pv是麻醉药混合静脉分压,P_B是气压。这是应用于吸入麻醉药的血液吸收的Fick方程。V_B的值越大,肺泡对血液的摄取越大,F_A/F_I的升高越慢。

从前面的介绍中,现在可以清楚地知道在诱导过程中增加或减少F_A/F_I上升速率的参数,并且这些重要因素已在前面的研究模型中进行了探讨。

分布(组织摄取)

在设定的麻醉药浓度、心排出量和每分钟通气量的条件下,最大F_A/F_I完全取决于由血气分配系数$\delta_{b/g}$为特征的药物在血液中的溶解度。这在图18-2所示的各种吸入麻醉药诱导期间F_A/F_I升高的时间曲线中可以体现。图18-2中每条曲线的第一个"拐点"表示Pv快速上升开始逐渐减少的点,也就是说吸入麻醉药浓度开始积累在血流中时,分布到各个组织腔室并达到平衡。

当麻醉药在血液与肺泡气达到平衡时,它也开始与VRG、肌肉平衡,并且逐渐与脂肪隔室达到平衡。肌肉与VRG没有什么不同,分配系数范围从1.2(N_2O)到3.4(氟烷),略低于三倍的差异。除N_2O外,对于每种麻醉药,肌肉分配系数大约是VRG的两倍。尽管VRG和肌肉均为瘦肉组织,但肌肉腔室的平衡远比VRG平缓得多。VRG的灌注约为75ml/(min·100g)组织,而肌肉组织仅为3ml/(min·100g)(表18-2)。VRG(特别是脑)和肌肉之间的灌注差异是25倍,即使分配系数相同,肌肉仍然需要25倍的时间才能平衡血液。

脂肪的灌注程度要低于肌肉,因为分配系数要大得多,因此在血液达到平衡的时间要慢得多。所有的有效成分都是高度脂溶性的。分配系数范围从27(地氟烷)到51(氟烷)。平均而言,这些药物在脂肪中的溶解度比VRG组高约25倍。因此,脂肪在血液中的平衡速度要慢得多,并且在确定诱导速度方面不起重要作用。

经过长时间的麻醉暴露(>4h)后,脂肪组织的高饱和度可能会延迟出现。

氧化亚氮是个例外。其分配系数在每个组织中都很类似:它不会在很大程度上累积,也不是一个非常有效的麻醉药。它的作用是作为有力的辅助手段,并作为加速诱导的工具。

代谢

数据表明,负责吸入麻醉药生物转化的酶在麻醉药剂量低于麻醉所需剂量时就已经达到饱和,因此新陈代谢在抑制诱导方面几乎没有作用。但是,如后面所讨论的那样,对麻醉恢复有一定的意义。

压力与浓度效应

有几种方法可以加速麻醉药吸入和麻醉诱导。

首先是压力,类似于静脉推注。吸入麻醉药浓度(F_I)可以影响F_A和F_A/F_I的上升速率。吸入麻醉药的浓度越高,上升的速度越快。这种浓度效应有两个组成部分:浓缩效应和增加的气体流入效应。

例如,将10%麻醉药(10份麻醉药和90份其他气体)给予患者肺中,50%的麻醉药被血液吸收。在这种情况下,五份(0.5×10)麻醉药留在肺泡,五份进入血液,90份为其他肺泡气。肺泡浓度现在是5/(90+5)=5.3%。现在给予50%的麻醉药,有25份麻醉药留在肺泡,25份通入血液,其他的肺泡气仍有50份。肺泡浓度变为25/(50+25)=33%。给予5倍的麻醉药会导致33%/5.3%=6.2倍的肺泡浓度。F_I越高,效果越好。因此,通常50%至70%的浓度的N_2O具有最高的浓度影响。这就是为什么图18-2中即使地氟烷的血液中气体溶解度略低,但是氧化亚氮的F_A/F_I与时间的关系曲线上升最快。

还有另外一个要考虑的因素。当气体离开肺泡进入血液时,原来F_I处的新气体进入肺部以替被血液吸收的气体。浓度效应的另一方面被称为增加气体流入。

还是以 10% 的麻醉药为例,50% 的麻醉药被吸收进入血流。被血液吸收的五份麻醉药仍然是被回路中 10% 麻醉气体代替。剩下的五份麻醉药和 90 份其他气体与五份替换的气体或是 5×0.10=0.5 份麻醉药混合在一起,此时肺泡浓度是(5+0.5)/(100)=5.5%(相当于没有增加气体流入的 5.3%)。对于浓度提高 5 倍,即 50% 麻醉和 50% 吸收,将 25 份从肺泡去除的麻醉药替换为 25 份 50% 麻醉药,得到新的肺泡浓度(25±12.5)/(100)=37.5%(相当于没有增加气体流入的 33%)。因此,F_I 的 5 倍导致 F_A 的 37.5/5.5=6.8 倍(相当于未增加气体流入的 6.2 倍)。当然,这种吸收气体被新鲜气体流入取代的过程是连续的,并且具有特定的速率,所以我们举的例子是简化版的。

第二气体效应

在一种强效麻醉药和 N_2O 一起使用时,即同时使用两种吸入麻醉气体时的浓度效应实例。即随着肺泡麻醉气体的吸收,也就是随着 N_2O 的吸收,肺泡气中强效吸入麻醉药物的浓度得到进一步增加,这一过程称为第二种气体效应。原理很简单(图 18-3 和图 18-4)。例如,使用 70% N_2O 和

28% O_2 与 2% 的强效麻醉药混合。在这种情况下,N_2O 具有极高的分压(尽管溶解度低),比强效的麻醉药更迅速地吸收到血液中,使肺泡内 N_2O 浓度降低一定量(例如减少 50%)。在忽略强效麻醉药吸收的前提下,N_2O 的摄入量是 35 份,在肺泡中剩下 35 份 N_2O,28 份 O_2 和 2 份强效麻醉药。于是强效麻醉气体此时以 2/(2+35+28)=3.1% 的

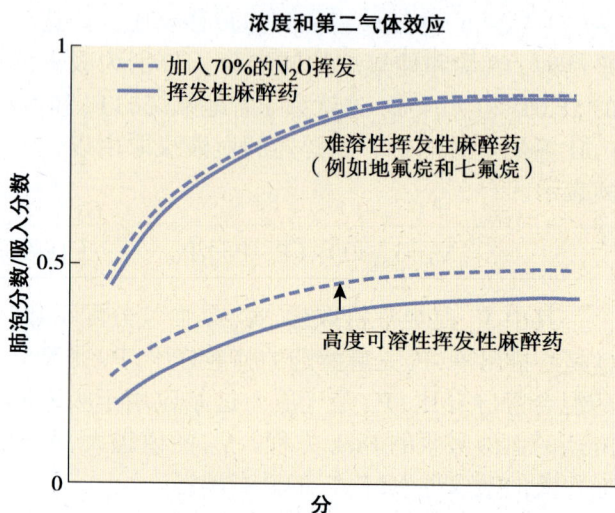

图 18-3　图中显示了第二气体效应

与 10% 的 N_2O 相比,用 70% 的 N_2O 提供更多的可溶性气体,可使例如氟烷的 F_A/F_I 比率更快地上升。这种作用对溶解度较小的气体影响较小

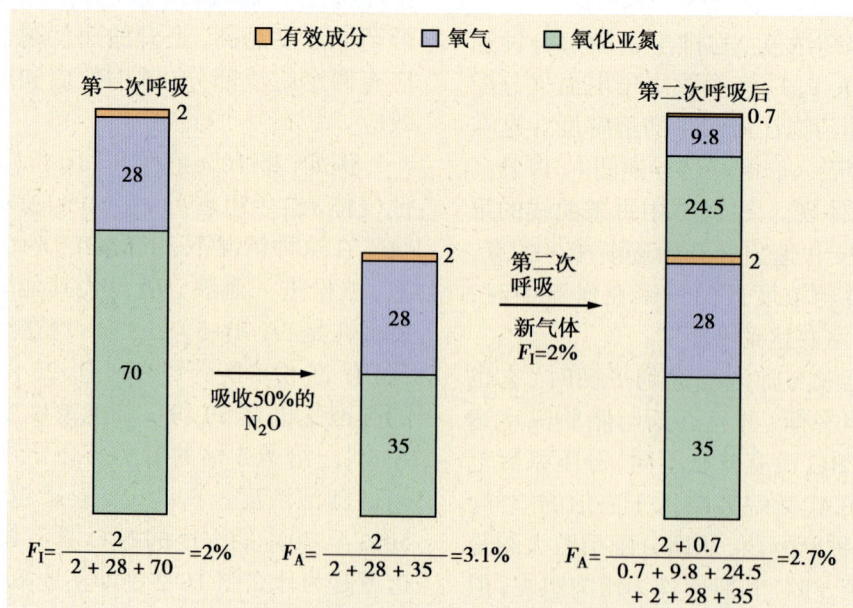

图 18-4　演示第二气体效应的图形和相应方程

在这个假设的例子中,第二种气体被设定为 2% 的强效麻醉药,并且该模型设定为第一次吸入 50% 的第一种气体(N_2O)。第二气体由于吸收 N_2O 而被浓缩(中间图)。在下一次呼吸中补充吸入的第二种气体(F_I=2%)时,由于先前呼吸中 N_2O 的吸收,第二种气体已经浓缩至 2.7%

浓度存在于肺泡中。强效麻醉药浓度增加，F_A 随之增加。

通气效应

如图 18-2 所示，组织溶解度非常低的吸入麻醉药在诱导期间具有非常快的 F_A/F_I 上升速率。这表明，通过增加或减少通气来提高此类药物的吸收速度的效应已经是很小，这在图 18-5 中已经得到了证实。吸入麻醉药的溶解度越大，被血液吸收的速度就越快，输送到肺部的麻醉药可能会限制 F_A/F_I 增加。因此，对于更易溶解的麻醉药，通过增加分钟通气量来增加麻醉药输送量也会增加 F_A/F_I 的升高速率。

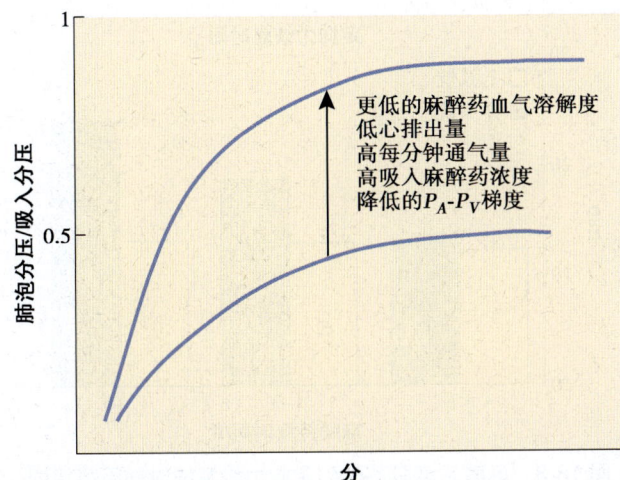

图 18-5　如果通气和麻醉药浓度增加，F_A/F_I 比率上升更快
麻醉诱导后不久发生的 P_A-P_V 梯度减小，减缓麻醉药吸收并增加 F_A/F_I 的上升速率。低 CO 和低血流量：气体可溶性增加可以减缓麻醉药吸收（方程式 18-9）并增加 F_A/F_I 的上升速度。CO 和通气量对 F_A/F_I 的影响因可溶性较高的麻醉药而有所放大

然而，每分钟的自发性通气不是静止的，并且吸入麻醉药随着吸入浓度的增加而会抑制自发通气，V_A 将降低，F_A/F_I 的升高速率也会降低。如图 18-5 所示。

这种负反馈不应被认为是吸入麻醉药的缺点，因为在高浓度麻醉下产生的呼吸抑制减缓了 F_A/F_I 的升高。这有助于设置安全界限来防止剂量过量。控制通气则不能提供这种安全界限。

灌注效应

与通气一样，心排出量在诱导期间不是静止的。对于溶解度较低的药物，心排出量的变化在

很大程度上不会影响 F_A/F_I 的升高速率，但对于溶解度较大的药物，其效果是显而易见的（图 18-5）。然而，随着吸入浓度增加，心血管受到进一步抑制减少了麻醉药吸收，并且增加了 F_A/F_I 的上升速率。这种正反馈可以迅速导致严重的心血管抑制。

通气-灌注不匹配

在健康人群中通气和灌注通常是匹配的，例如 P_A（肺泡分压）/P_I 和 P_a（动脉分压）/P_I 具有相同的曲线。然而，如果发生明显的肺内分流，如在意外的支气管插管情况下，肺泡和动脉里的吸入麻醉药分压上升速率可能会受到影响（图 18-6）。插管侧的肺通气量显著增加，而灌注量略有增加。未插管的一侧肺不通气，灌注量略有下降。就溶解度较低的吸入麻醉药而言，相对于该侧的吸入浓度，插管侧肺的通气量增加不能精确增加其在肺泡的分压，但非插管侧的肺泡部麻醉药分压力基本上为零。因此，肺混合静脉血含有几乎相等的含有正常量麻醉药的血液和不含麻醉药的血液，相对正常而言，这就是稀释。因此，P_a（动脉）的上升速率相对于 P_I 的升高速率而言显著降低。麻醉药总的吸收量较少，所以即使 P_A（肺泡）相对于 P_I 的上升速率也在增加，但是由于 CNS 分压是与 P_a 相互平衡的。因此，麻醉诱导减慢。就溶解度较高的吸入麻醉药而言，相对于

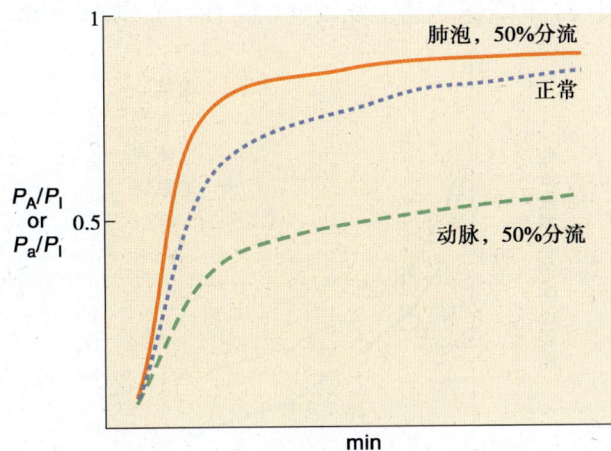

图 18-6
当没有通气/灌注异常时，肺泡分压（P_A）和动脉分压（P_a）随着吸入气体分压（P_I）一起上升（蓝色虚线）。当 50% 的心排出量通过肺发生分流时，如用主支气管插管发生分流时，肺泡分压的上升速率 P_A（橙线）加速，而动脉分压上升速率 P_a（绿色虚线）减慢，导致麻醉诱导速度降低。可溶性最小的麻醉药例如七氟烷和地氟烷可出现分流的最大效果

该侧的吸气浓度,插管肺的通气量增加的确会增加肺泡的局部压力。插管侧肺静脉血含有较高浓度的麻醉药,减少了非插管侧的血液稀释。因此,P_a/P_I 的上升速率并没有减少,相对于正常情况而言,麻醉诱导延迟现象也不显著。

消除

经皮肤和内脏损失

虽然吸入麻醉药通过皮肤的损失量非常小,但是它确实存在,并且 N_2O 以此途径损失的最为明显。吸入麻醉药也通过胃肠内脏和胸膜。在开腹或胸部手术时,通过这些途径会有一些麻醉药的损失。相对于其他途径而言,通过皮肤和内脏途径损失的量是微不足道的。

组织间的扩散

已有实验室使用了比这里介绍的更为精细的吸入麻醉药药代动力学数学模型,推算出一种能够精确描述吸入麻醉药物组织分布的五室模型。这些房室是肺泡、VRG、肌肉、脂肪和另外一个房室。当前的观点是,第五房室代表靠近瘦组织的脂肪组织,它接受从组织间扩散出来的麻醉药物。这种麻醉药的转移并非微不足道的,在长时间吸入给药期间,可能占到 1/3 的摄取量。

呼出和苏醒

如同诱导,吸入麻醉的苏醒速度同样取决于麻醉药溶解度、心排出量和每分通气量。溶解度是 F_A 下降速率的主要因素(图 18-7)。吸入麻醉

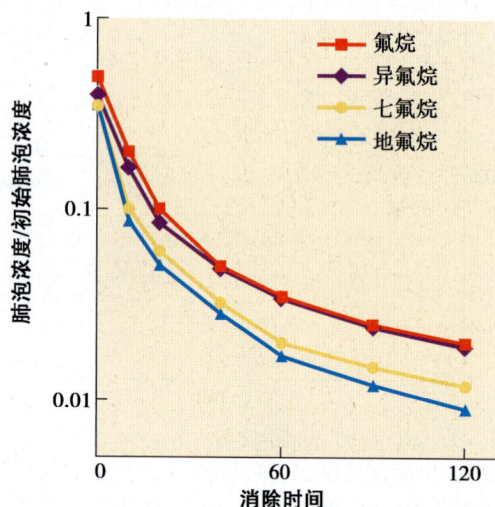

图 18-7
麻醉气体消除是指最后一次呼气末 F_A 与开始停药前即刻(F_{A0})的比例
在结束麻醉给药后的 120min 内,七氟烷和地氟烷的消除速度比异氟烷或氟烷快 2～2.5 倍(注意纵坐标的对数刻度)[181-182]

药的溶解度越大,血液和组织吸收的能力就越大。停药时体内麻醉药的“储库”取决于组织溶解度(决定容量)以及麻醉药的剂量和持续时间(决定了多少容量被填充)。

在停止吸入后,通常用呼出气麻醉药物浓度(F_A)达到零的速率来评价麻醉苏醒或“洗出”的效果。使用七氟烷和地氟烷的一个依据是它们在麻醉苏醒方面快速的优势。减量滴定吸入麻醉药可以加快苏醒速度。即使是更易溶解的异氟烷,也可以通过临床经验和/或程序脑电图监测仪进行减量滴定,以便快速苏醒。通常在最长的外科手术中使用溶解度较低的药物可以达到更简单和便捷的苏醒效果(图 18-8)[3]。

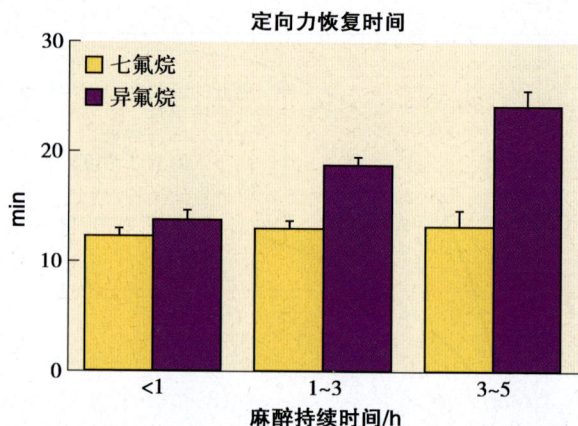

图 18-8　麻醉后麻醉苏醒到定向力恢复的时间不尽相同
可溶性较差的七氟烷,定向力恢复时间与麻醉持续时间无关。相反,异氟烷的长时间麻醉与其定向力恢复延迟有关

麻醉苏醒和诱导中存在两个主要的药代动力学差异。首先,超压可以提高诱导速度,但没有“压力不足”效应。诱导和苏醒速度都取决于 P_A 与 P_v 的梯度差距,P_A 不能低于零。其次,虽然所有的麻醉药都是从零浓度开始诱导,但每种麻醉药开始恢复时的浓度却不相同。由于 $P_{CNS}=P_B=P_A$,因此麻醉开始恢复时,VRG 麻醉药物分压与肺泡药物分压相同。肌肉和脂肪的分压取决于麻醉期间的吸入浓度,给药持续时间和麻醉药在组织中的溶解度。只要存在动脉与组织分压梯度,这些组织就会吸收麻醉药。特别是脂肪,因为它是一个巨大的潜在储存器,即使在麻醉数小时后,该组织的麻醉药物分压通常还是最小的。停止麻醉后,肌肉和脂肪组织可能会在几小时后继续吸收麻醉药,当血液/肺泡麻醉分压低于组织分压后才开始停止这种再分布。这种再分布导致恢复过程中肺泡麻

醉药浓度的早期下降速率超过诱导期间的早期增加速率。

因为 VRG 组织是高度灌注的,麻醉药的洗出主要是从这些高灌注组织中被清除。无论吸入时间长短,所有麻醉药的消除率与 F_{A0} 的 50% 大致相同。遗憾的是,即使 CNS 内的麻醉药浓度降低一半,也不足以唤醒患者。更常见的是,在苏醒之前,必须消除 80% 至 90% 的吸入麻醉药。至于洗出的数量,可溶性更强的麻醉药比难溶性吸入麻醉药物消除更慢。

弥散性缺氧

在麻醉恢复过程中,洗出高浓度的 N_2O 可降低肺泡中氧气和二氧化碳的浓度,这种现象称为弥散性缺氧。由此产生的肺泡低氧可导致低氧血症和肺泡低二氧化碳,后者可以抑制呼吸动力,这可能加剧低氧血症。因此,在 N_2O 麻醉苏醒伊始,应该使用 100% 氧气而不是较低浓度的 O_2/空气混合气体。

目前吸入麻醉药的临床概述

异氟烷

异氟烷是一种卤代甲基乙基醚,在室温下是一种透明,不易燃的液体,具有很强的辛辣味。它是临床使用中最有效的挥发性麻醉药,具有很好的物理稳定性,并且储存 5 年或暴露于阳光下基本上不会变质。自 20 世纪 70 年代推出以来,它已成为"黄金标准"麻醉药。由于异氟烷对冠状动脉血管舒张的强效作用可能导致冠状动脉"盗血",所以在一段时间里,冠脉疾病患者中使用异氟烷受到了争论与关注。然而,在临床使用中,这种现象还是比较罕见的。

地氟烷

地氟烷是一种不同于氟化甲基乙基醚的吸入麻醉药。用氟原子取代异氟烷 α - 乙基组分上的氯原子(图 18-1)。醚分子的氟化有几个作用。它会降低血液和组织的溶解度(血液:地氟烷的气体溶解度等于 N_2O 的溶解度),导致效力降低[地氟烷的最小肺泡浓度(MAC)是异氟烷的 5 倍]。由于分子间吸引力降低,还会产生高蒸气压,因此需要电驱动加热,加压蒸发器来输送规定浓度的地氟烷气化为气体。地氟烷的优点之一是几乎不存在血清三氟乙酸盐的代谢。这使得很少发生免疫

介导的肝炎。地氟烷是 MAC- 等效挥发性麻醉药中最刺鼻的物质,如果通过面罩给药,会导致咳嗽、流涎、屏气和喉痉挛。在非常干燥的二氧化碳吸附剂中,地氟烷(以及较少程度的异氟烷、恩氟烷和七氟烷)降解形成一氧化碳。在强效挥发性麻醉药物中,地氟烷具有最低的血液:气体溶解度;而且,它的脂肪溶解度大约是其他挥发性麻醉药的一半。因此,在长时间外科手术中只需要较少的减量滴定地氟烷,就可以通过降低组织饱和度的特性而实现快速苏醒。这对病态肥胖患者特别有利[4]。当与少量阿片类药物时合用时,地氟烷与心动过速和高血压相关,地氟烷在高浓度使用时或快速增加吸入浓度时会引起心肌缺血。

七氟烷

七氟烷是一种甜气味的完全氟化的甲基异丙基醚(图 18-1)。它的蒸气压大约是地氟烷的 1/4,可用于传统蒸发器。就强效挥发性麻醉药而言,七氟烷的血液:气体溶解度仅次于地氟烷。七氟烷的效力大约是异氟烷的一半,然而氟化作用仍能保持一定的效能,这是因为醚分子上的大的丙基侧链。其令人愉快的气味,缺乏刺激性,以及强烈的支气管扩张特征使得通过面罩进行七氟烷给药,以便在儿童和成人中诱导麻醉,成为静脉麻醉药的合理替代品。

七氟烷麻醉效应是异氟烷的一半,但是比异氟烷更容易受到新陈代谢的影响,也是一种有效的冠状血管扩张剂。七氟烷代谢产生无机氟化物,但与肾损伤无关。与其他有效的挥发性麻醉药不同,七氟烷不会代谢为三氟乙酸盐;相反,它被代谢为酰卤(六氟异丙醇),这不会刺激与肝炎相关的抗体的形成。暴露于干燥吸附剂的七氟烷会形成一氧化碳,并可能通过放热反应引起高温和火灾。新型仿制的七氟烷在接触金属化合物时有可能分解成氟化氢,因为它们在制剂中缺乏足够的水分。在二氧化碳吸附剂存在的条件下,七氟烷分解形成称为复合物 A 的卤乙烯。已经证明复合物 A 在大鼠体内有剂量依赖性的肾脏毒性,但是在人类志愿者或肾脏正常或损伤的患者中并没有发现其与肾损伤存在联系,即使 FGF 为 1L/min 或更低,也曾未发现肾脏的损伤。

氙气

氙气是惰性气体,在自然空气中的含量为

$0.05 \times 10^{-6}(V/V)$。氙气在过去几年很受欢迎，因为它具有接近"理想"吸入麻醉药的许多特性[5]。它具有快速起效和快速消除的作用，对心血管和神经系统的影响极小，并且不会引发恶性高热（MH）。它不会产生污染或职业危害，也不会导致全球范围变暖或温室气体效应。其血液：气体分配系数为0.115，与其他强效的挥发性麻醉药（甲氧氟烷除外）不同的是氙气可提供一定程度的镇痛作用。这种作用可能是氙气抑制了 N-甲基-D-天冬氨酸（NMDA）受体。人类中氙气的MAC为71%，这可能是它在使用方面的不足。它无爆炸、无刺激、无臭，因此可以轻松吸入。此外，它不会产生明显的心肌抑制或改变冠状动脉血流量[6]。由于其稀缺性和萃取的高成本，仍不能确定氙气是否可以替代目前临床使用的低成本吸入麻醉药。氙气可以通过对 NMDA 受体甘氨酸位点的抑制作用而具有神经保护效应。

氧化亚氮

氧化亚氮（N_2O）是一种低效能（MAC=104%），甜气味，不易燃气体。其在血液中相对不溶。在全身麻醉过程中，它通常作为麻醉辅助药物与阿片类药物或挥发性麻醉药联合使用。在室温下它是一种气体；其沸点为 −88.48℃（表18-1）。它储存在储气罐中并冷凝到50个大气压，产生745psi（1psi=6.895kPa）的压力。

由于液体的氧化亚氮在没有完全挥发之前，其压力总是保持在745psi水平，因此，所以只有称量储气罐的重量才能可靠的标志罐中 N_2O 的体积。尽管不易燃，但 N_2O 支持燃烧。与临床使用的强效挥发性麻醉药不同，N_2O 不会产生明显的骨骼肌松弛效应，但它具有适度的镇痛作用。尽管有长期的使用历史，N_2O 在以下四个领域仍然存在争议[7]：其在术后恶心和呕吐中的作用；其通过维生素 B_{12} 的失活对细胞功能产生潜在的毒性作用；其与在空腔和气泡中吸收和膨胀相关的副作用；最后，它对胚胎发育的影响。最有价值和最具临床意义的关注点是 N_2O 扩张气腔的能力，因为与氮气相比，它在血液中的溶解度更高。由于封闭的气体空间存在于中耳和肠道中，这可以解释与 N_2O 使用相关的术后恶心和呕吐（PONV）发生率的增加。疾病或手术也能够产生封闭空间，例如气胸。由于充满空气的空间中氮气不能通过血流轻易去除，输送给患者的 N_2O 很容易从血液扩散到这些密闭的气体空间中，直到分压等于血液和肺泡的分压。空间将继续扩大，直到产生足够的压力以阻止 N_2O 进一步流入。N_2O 的吸入浓度越高，平衡所需的分压越高。

75% 的 N_2O 可以使气胸在 10min 和 30min 内扩张 2 倍或 3 倍。肺动脉导管和气管导管的充气套囊也随着 N_2O 的使用而扩大，分别通过肺动脉或气管内套囊压力增加而引起组织损伤。在中耳积累 N_2O 可以损害术后听力，并且由于增加的压力可以移除鼓膜移植物，因此禁止用于鼓膜成形术。

吸入麻醉药的神经药理学

最低肺泡浓度

麻醉药的药效学效应取决于其剂量。在吸入的情况下，我们将剂量描述为最低肺泡浓度或 MAC。MAC 是在一个大气压下可抑制 50% 的患者对手术刺激发生运动反应麻醉药的肺泡气浓度（以体积百分比标示）。它与用于静脉内药物的 ED_{50} 类似，可用于比较吸入麻醉药的效能，即 MAC 越低，药物效能越高。这种手术刺激通常是腹部手术的切皮刺激，据此确定了每种吸入麻醉药的 MAC。表 18-1 列出了吸入麻醉药的人体 MAC 值。

MAC 的 95% 置信范围约为 MAC 值的 ±25%。生产商建议和临床经验认为 MAC 值的 1.2~1.3 倍，可以阻止患者在手术刺激期间体动反应。意识丧失通常先于刺激导致的大幅度体动反应的丧失。

除外其他可增加特定患者 MAC 的情况（表 18-3），导致自我意识和知晓能力丧失的吸入麻醉药浓度大约为 0.4~0.5MAC。以下几篇研究支持这一论断。首先，大多数仅接受 50% N_2O（约 0.4~0.5MAC）的患者，如牙医诊所，在 N_2O 给药期间不会记得手术过程。其次，各种研究表明，从自我意识向非自我意识转变，伴随着意识丧失，在灵长类动物中，脑电图转变及意识丧失发生在 0.5MAC[9]。第三，在犬中，在大约 0.5MAC 处，意识丧失伴随着脑代谢率（$CMRO_2$）的突然非线性下降（图 18-9）。

可以为任何可测量的反应建立 MAC 值。例如，MAC 唤醒和 MAC-BAR。MAC 唤醒是患者听从指令睁开眼睛时肺泡气的麻醉药浓度，其数值变化从 0.15~0.5MAC。有趣的是，从清醒过渡到无意识或者是从无意识恢复到清醒，总会表现出

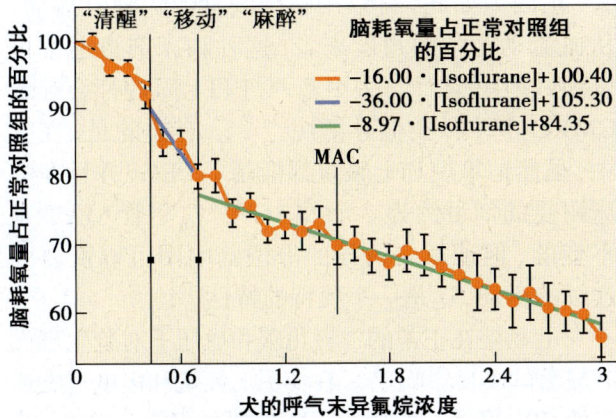

图 18-9　异氟烷对脑耗氧量（CMRO$_2$）占正常对照组百分比（"清醒"）的影响

CMRO$_2$ 与呼气末异氟烷浓度的相关曲线。每个脑电图优势区域对应 CMRO$_2$ 变化的回归曲线。这里描述的是所有被检查麻醉药（恩氟烷、氟烷和异氟烷）的特征。MAC，最低肺泡浓度

表 18-3　增加最低肺泡浓度的因素
中枢神经递质水平增加（单胺氧化酶抑制剂、右旋安非他命、可卡因、麻黄碱、左旋多巴）
高热
慢性乙醇滥用（在人体中确定）
高钠血症

表 18-4　降低最低肺泡浓度的因素
年龄增加
代谢性酸中毒
缺氧（PaO$_2$，38mmHg）
诱发的低血压（平均动脉压＜50mmHg）
中枢神经递质水平下降（α-甲基多巴、利舍平、慢性右旋安非他命给药、左旋多巴）
α$_2$ 受体激动剂
低温
低钠血症
锂
低渗透压
怀孕
急性乙醇管理
氯胺酮
泮库溴铵
毒扁豆碱（10 倍临床剂量）
新斯的明（10 倍临床剂量）
利多卡因
阿片类药物
阿片类激动剂-拮抗剂镇痛药
巴比妥类药物
氯丙嗪
地西泮羟嗪
维拉帕米
贫血（＜4.3ml O$_2$/dl 血液）

一些迟滞，这是由于需要 0.4~0.5 个 MAC 失去意识，但是始终低于这个数值（低至 0.15MAC）时意识就会恢复，这是由于肺泡洗入和洗出的速度差异所致[10]。MAC-BAR 是钝化对有害刺激的肾上腺素能反应的肺泡气麻醉药浓度，它比标准 MAC 大约高出 50%[11]。也可以对应于不同脑电活动水平来确定 MAC 数值，例如暴发抑制或等电位的发作。

标准 MAC 值能够初步相加。在防止患者体动方面，给予 0.5MAC 强效吸入麻醉药和 0.5MAC N$_2$O 相当于 1MAC 强效吸入麻醉药，但是这种相加效应并不适用于整个 N$_2$O 剂量范围内。其他效应参数（如心血管或呼吸的测量指标）的 MAC 效应不一定能够累加。例如，将 0.6MAC 的 N$_2$O 与 0.6MAC 的异氟烷结合产生的低血压效应低于单独使用 1.2MAC 异氟烷产生的低血压效应，因为等效 MAC 的异氟烷比 N$_2$O 更能够有效地扩张血管和抑制心肌。

存在各种因素可以增加（表 18-3）或减少（表 18-4）MAC。遗憾的是，没有任何一种机制可以解释这些改变，这也支持了麻醉是许多生理改变和广泛变化的最终结果的理论。一般来说，那些增加中枢神经系统代谢活动、神经传递和 CNS 神经递质水平的因子会增加 MAC；上调 CNS 对长期抑制的神经递质调节剂水平的反应（如慢性乙醇中毒）似乎也增加了 MAC。相反，那些降低 CNS 代谢活性、神经传递和 CNS 神经递质水平的因子，以及下调 CNS 对长期升高的神经递质水平的反应都

似乎降低了 MAC。值得注意的是，许多因素不会改变 MAC，包括给药的持续时间、性别、手术的类型、甲状腺功能、低或高碳酸血症、代谢性碱中毒、高钾血症和镁水平。此外，可能存在影响 MAC 的遗传因素。红发女性的疼痛阈值可能有所改变，与黑发女性相比，MAC 提高了 19%[12]。研究表明黑素细胞刺激激素受体（MC1R）等位基因突变参与了上述遗传因素导致的 MAC 变化。如大鼠研究所示，MAC 也可以因基因型和染色体替换关系

不同而不同[13]。

年龄对 MAC 的影响

每种强效麻醉气体的 MAC 都有明显的与年龄相关的变化（图 18-10）。MAC 随着年龄的增长而降低，并且 MAC 与年龄下降的关联之间存在相似性。有一个线性模型描述 MAC 每 10 岁变化约 6%，MAC 从 40 岁到 80 岁减少 22%，MAC 从 1 岁到 40 岁减少 27%[14]。

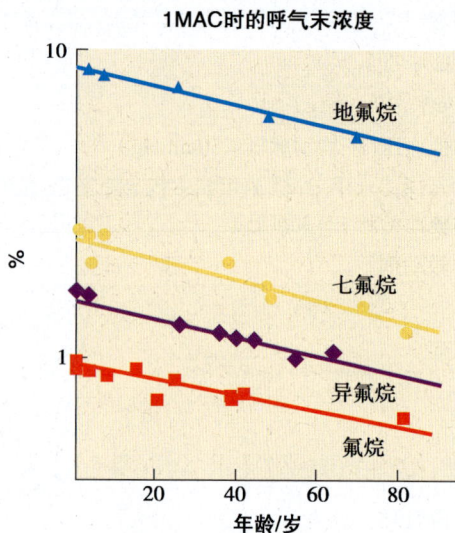

图 18-10　年龄对最低肺泡浓度（MAC）的影响
回归线符合独立研究发表的数值。数据来自年龄 1～80 岁的患者

神经生理学的其他变化

现代有效的麻醉药如异氟烷、地氟烷和七氟烷，对于包括 $CMRO_2$、脑电图、脑血流量（CBF）和血流代谢耦合在内的各种参数都具有相当类似的效果。对颅内压力（ICP）、CO_2 血管反应性、CBF 自动调节和脑保护有着显著的不同影响。氧化亚氮在几个重要方面与强效麻醉药不同，因此单独讨论。

尽管挥发性麻醉药的神经保护作用是一个已经被明确定义的概念，但挥发性麻醉药可以通过脑血管舒张和颅内压增加在某些条件下造成脑损伤。充分了解麻醉对脑生理的影响有助于预防临床实践中的不良神经事件。

脑代谢率和脑电图

对于大多数强效吸入麻醉药物，$CMRO_2$ 仅下降到自发皮质神经元活动（如 EEG 所反映的）减少的程度。一旦没有这种活动（一个等电位的 EEG），就不会产生 $CMRO_2$ 的进一步下降（历史上，氟烷是个例外）。异氟烷导致 $CMRO_2$ 的抑制比氟烷更

大，正因为如此，可以用临床剂量消除脑电活动，从血流动力学的角度来看，这种临床剂量通常可以很好地耐受[15]。去甲氟西汀和七氟烷都会导致 $CMRO_2$ 降低，类似异氟烷[16-17]。有趣的是，在犬中，虽然地氟烷和七氟烷都抑制了 EEG，并且在临床耐受的剂量约为 2 个 MAC[16-17]，尽管 MAC 是不变的，但地氟烷诱导的等位脑电图可以恢复到连续的活动，这是一个独特的特性[16]。

七氟烷在正常的二氧化碳和血压下对脑生理没有显著的不良影响[18]。在使用七氟烷和极度过度通气使 CBF 降低一半的情况下，脑乳酸水平会增加。高浓度（1.5～2.0MAC）七氟烷长时间使用，脑中七氟烷浓度突然增加，尤其是女性和/或低碳酸血症可引发 EEG 异常，导致成人和儿童的心率（HR）增加[19-20]。这些数据对七氟烷在癫痫患者中的适用性提出质疑[21]，但七氟烷是否真的具有促惊厥作用尚不确定。

脑血流量，流量-代谢偶联和自动调节

所有强效吸入麻醉药以剂量相关方式增加 CBF。异氟烷、七氟烷和地氟烷引起的每个 MAC 倍数的脑血管扩张效应均低于氟烷（图 18-11）。地氟烷和七氟烷均以类似于异氟烷的方式影响 CBF，浓度小于 1.5MAC 时 CBF 的变化最小[16-17, 22]。给动物施用氟烷和异氟烷，CBF 的初始随剂量依赖性增加，随后在大约 2～5h 内恢复至预诱导前水平。这种恢复的机制尚不清楚。

尽管 $CMRO_2$ 降低，但 CBF 随着吸入麻醉药剂量的增加而增加。这种现象被称为解偶联，但从机械论的角度来看，真正的脑代谢和脑血流解偶联是不可能发生的。也就是说，$CMRO_2$ 被挥发性

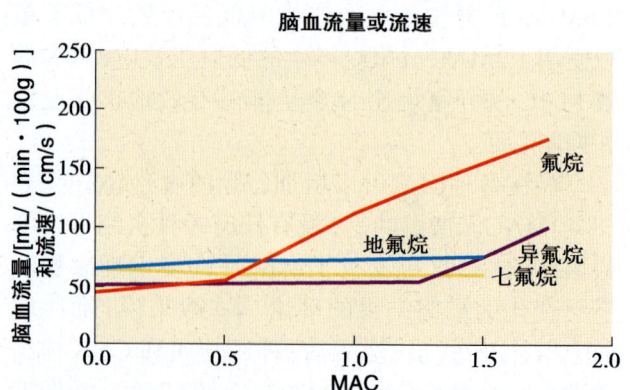

图 18-11　正常呼吸未手术时，志愿者接受氟烷或异氟烷的脑血流量和流速测量[188,189]
在轻度麻醉下，氟烷（非异氟烷）增加脑血流。在最低肺泡浓度（MAC）为 1.6 时，异氟烷也增加脑血流量。麻醉前和麻醉期间，七氟烷和地氟烷高达 1.5MAC，脑血流量和流速也没有变化

吸入麻醉药抑制,同样有偶联的 CBF 的降低,这与脑血管直接扩张作用是相反的,所以间接血管收缩和直接血管舒张的作用之和决定了吸入麻醉药对脑血管的净效应。

内在的肌源性调节血管张力是 CBF 的自身调节方式。在正常大脑中,CBF 自动调节的平均动脉压在 50~150mmHg 范围内,其机制尚不完全清楚。因为挥发性麻醉药是直接血管扩张剂,其机制可能是以剂量依赖性方式减少自身调节,使得在高浓度吸入麻醉药剂量下,CBF 在总体上是压力被动性调节。1MAC[17]七氟烷可保持 CBF 的自动调节,1.5MAC 七氟烷时 CBF 自动调节的动力学(在血压迅速短暂降低后,大脑中动脉血流量的变化)优于异氟烷[23]。七氟烷的直接血管扩张效应较弱,从而在 1.5MAC时保持脑血管对血压变化的反应。基于类似的研究模型,其他独立的研究同样发现地氟烷和异氟烷均以剂量依赖性方式减少 CBF 的自体调节[24]。

颅内压力

对于大多数麻醉医生来说,临床最大的关注领域是挥发性麻醉药对颅内压力(ICP)的影响。一般来说,ICP 将随 CBF 的变化成比例地增加或减少。异氟烷在有或无脑部疾病病变的实验动物(包括 ICP 已升高的动物)中均表现为 ICP 的小幅度增加[25]。在人体研究中,异氟烷通常使 ICP 轻度升高,而过度通气或同时给予巴比妥类药可阻断或缓解这种效应[26]。但是,也存在一些矛盾性的数据。在一项人体研究中,低碳酸血症并不能防止异氟烷导致的颅内占位性脑病患者 ICP 升高[27]。

与异氟烷一样,大于 1MAC 的七氟烷和地氟烷可使 ICP 发生轻度升高,这与 CBF 轻度升高相似[16-17, 28-29]。七氟烷的一个潜在优势是其较低的辛辣性和气道刺激的不良作用,可以减少患者咳嗽和痉挛的风险,以及与地氟烷或异氟烷相关的 ICP 升高。事实上,丙泊酚麻醉诱导后吸入地氟烷会导致心率增快,平均动脉压和大脑中动脉血流速度显著增加[30]。这可能与地氟烷的气道刺激作用有关,而不是神经生理学的特异性改变。然而,儿童和成人的一些研究表明 ICP 随着地氟烷的浓度升高而增加的幅度要高于异氟烷或七氟烷[30-31]。虽然脑脊液的生成和再吸收受不同挥发性麻醉药影响的程度不一,但是和吸入麻醉药对于 CBF 影响而言还是微不足道的。最重要的是,在几乎所有的神经外科手术中,这三种强效吸入麻醉药都可以被当作辅助和补充疗法,在适当的剂量范围内适用。

高碳酸血症和低碳酸血症对脑血流量的影响

无论是否使用挥发性麻醉药,高碳酸血症都与 CBF 显著增加有关。如前所述,低碳酸血症可以钝化或消除挥发性麻醉药导致的 CBF 增加效应,但是该消除作用与低碳酸血症建立的时机有关。与正常情况相比,CO_2 的这种血管活性作用可能会受到挥发性麻醉药的影响。异氟烷不会消除低碳酸血症导致的脑血管收缩效应[32]。同样地,1.5MAC 地氟烷不会影响 CO_2 对脑血管张力的影响[25],1MAC 七氟烷可保留 CO_2 对脑血管的张力[33]。

脑保护

和其他药理学方法降低血压的效应比较,异氟烷在降低血压和脑灌注时,脑组织的氧含量也得到改善,这种脑保护作用得益于异氟烷降低 $CMRO_2$ 的效应。七氟烷和地氟烷均能够改善不完全性脑缺血模型大鼠的神经功能。和芬太尼-氟哌利多的基础麻醉比较,地氟烷能够改善低流量体外循环实验猪的神经功能。

术后认知功能障碍(POCD)

术后认知功能障碍的定义是手术后感知、记忆和信息处理的脑功能受损。

手术后第一年内发生的压疮,肺炎和深静脉血栓形成等因素均是术后并发症发病率和死亡率增加的原因[39]。特别是老年人,在预期的药物清除后,细微的认知功能障碍可能会持续很久。

有关异氟烷对 POCD 影响的研究较其他强效麻醉药物更为广泛。早在 1992 年,Tsai 等人[40]报道地氟烷在认知功能恢复方面优于异氟烷。Chen 等[41]证实七氟烷和地氟烷在认知恢复方面具有类似的特征,其他多项研究进一步证实了这一点。这些结果似乎与 Kanbak 等人[42]的研究结果相冲突。他们在体外循环患者中证明异氟烷比七氟烷或地氟烷具有更好的神经认知功能。这些文献清楚地提示对这个领域需要更多的研究。此外,虽然 POCD 的机制并不清楚,但清楚的是:所有现代麻醉药都与其有某种程度的关联。

与强效的吸入麻醉药一样,N_2O 也与 POCD 和谵妄有关,而高剂量的 N_2O 似乎与许多认知功能受干扰有关[43]。有趣的是,在接受混合 N_2O 的麻醉药后,术后谵妄的发生与未暴露时相似,表明这种效应可能不会相加[44]。

脑电图和神经监测

所有挥发性麻醉药剂量依赖性的抑制 EEG,感觉诱发电位(SEPs)和运动诱发电位(MEP)。头皮上记录的 EEG 可以被处理量化四个频率带,其中每一个频率范围:δ(0~3Hz),θ(4~7Hz),α(8~13Hz),和 β(>13Hz)。三种当前使用的强效吸入麻醉药在超过 1MAC 剂量下,以及 N₂O 在 30%~70% 的浓度范围内,都可能会导致频率的增加。在 1~2MAC 之间,会发生频率的降低和幅度的增加。在 MAC 大于 2 时,所有强效吸入麻醉药都可产生脑电暴发抑制或电沉默。这些都是需要牢记,因为缺氧、高碳酸血症和低体温也可以产生麻醉期间的脑电图变化,因此,对于脑电图的解读必须始终遵循当时的临床情况。

对于皮质 SEP,所有的挥发性麻醉药都具有剂量依赖性的延长其潜伏期和降低其幅度的作用。而对于脑干听觉诱发电位等皮质下的脑电波,这些挥发性麻醉药的作用微乎其微。一般就挥发性麻醉药的影响而言,视觉诱发电位要比体感诱发电位敏感。就像 EEG 一样,当 SEPs 发生变化时,必须记住这些与变化相对应的吸入麻醉药浓度的变化。麻醉剂量的突然改变(>0.5MAC)对 SEPs 的影响比逐渐改变剂量的影响更加明显。

MEP 用于评估下行运动通路的功能完整性。诱发电位代表了记录的肌肉电位或周围神经信号。触发通常是经过骨骼的电刺激或者是磁刺激。MEP 对抑郁患者使用吸入麻醉药非常敏感,因此通常在这些病例中避免使用。

氧化亚氮

N₂O 对神经生理的影响尚不清楚。N₂O 的 MAC 和它对 CMRO₂ 的影响因物种而异。CMRO₂ 效应的差异可能部分归因于 MAC 的差异,但等效 MAC 对于 CMRO₂ 的影响也存在差异。几项对狗、山羊和猪的研究发现,N₂O 会增加 CMRO₂ 和 CBF,而在啮齿动物中则不会增加或只是轻微增加。在人类研究中,N₂O 保留了 CBF,但降低了 CMRO₂[15]。

另一个问题是,N₂O 是一种联合麻醉药,作为强效麻醉药的补充,而不是完全的麻醉药,而 CMRO₂ 效应可能因其他强效麻醉药的存在或缺乏,以及特定的剂量而有所不同。添加 N₂O 到 1MAC 的异氟烷不会改变 CMRO₂,但它确实增加了 CBF。

巴比妥类药物、麻醉药,或两者的组合似乎减少或消除 N₂O 产生的 CMRO₂ 和 CBF 的增加。N₂O 增加 ICP,但正如 CMRO₂ 和 CBF 的情况一样,ICP 的变化可通过多种辅助麻醉药降低或消除,更重要的是由低碳酸血症所致。氧化亚氮可能对大鼠脑缺血模型具有神经保护作用,但其他研究表明它具有

神经毒性。鉴于 N₂O 对 CMRO₂、CBF、ICP 的影响的相互矛盾的数据,对于存在脑缺血或 ICP 增加的手术病例,应该避免或停止 N₂O 的临床使用。

循环系统

血流动力学

在未接受手术治疗的志愿者人群中已经开展了许多研究来考察挥发性麻醉药对心脏、血管和自主神经的作用。这些志愿者人体上获得的研究结果能够很好地为选择性和紧急手术患者群体的吸入麻醉药使用提供参考。

强效的挥发性麻醉药的一个共同作用是,以剂量相关的方式降低血压,且在同等浓度的挥发性麻醉药之间不存在差异。它们降低血压的主要作用机制是放松血管平滑肌,从而减少区域内和全身的血管阻力(图 18-13)。它们对心脏输出的影响很小。

在志愿者中,1MAC 的七氟烷不会改变 HR,而异氟烷和地氟烷导致 HR 基线水平增加 5% 到 10%(图 18-12)。地氟烷以及较小程度的异氟烷在

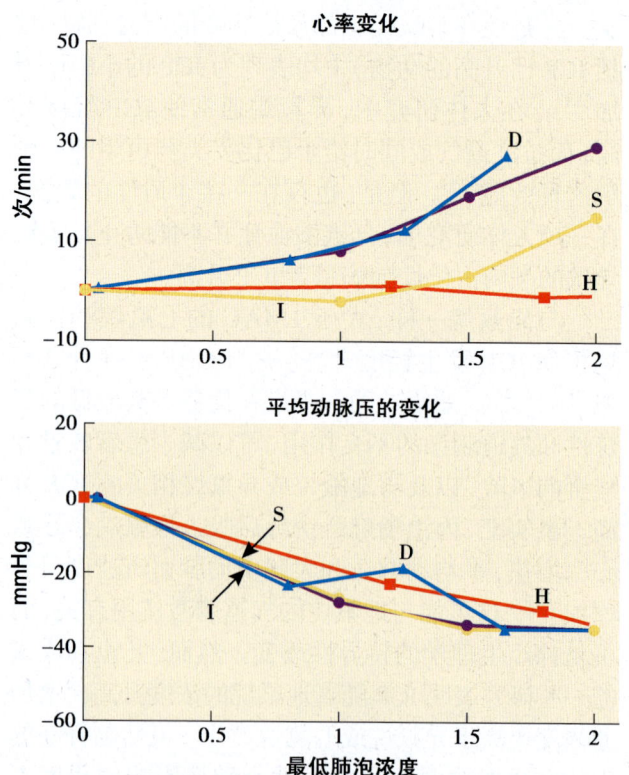

图 18-12　接受异氟烷(I)、地氟烷(D)或七氟烷(S)全身麻醉的志愿者的心率和血压变化(从清醒基线)
在低于 1.5 的最低肺泡浓度的七氟烷使用时,心率几乎没有变化[47,60]。所有麻醉药都引起血压降低。氟烷(H)用于从历史角度考量

心脏指数的变化

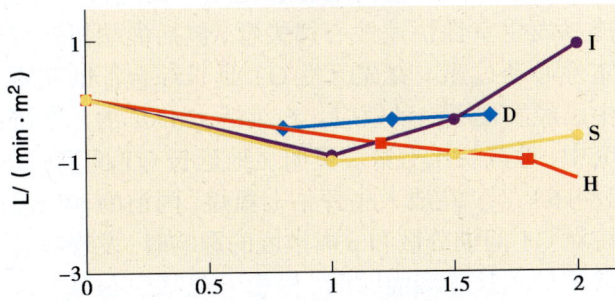

右心房或中心静脉压的变化

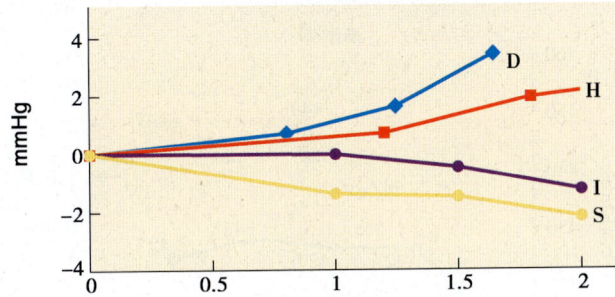

全身血管阻力的变化

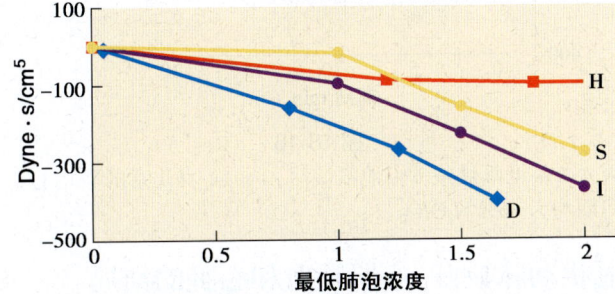

图 18-13　接受异氟烷(I)、地氟烷(D)或七氟烷(S)全身麻醉志愿者的心脏指数、中心静脉压力(或右心房压力)和全身血管阻力变化(以清醒期数值为基线)　来自地氟烷的中心静脉压增加可能是由于静脉收缩。氟烷(H)用于历史视角

心肌收缩力指数

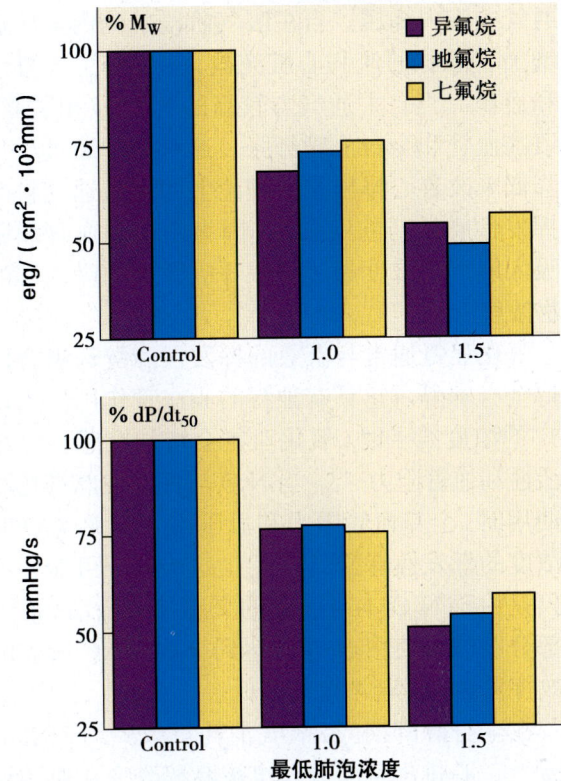

图 18-14　通过长期测定的犬模型获得心肌收缩力指数　在测量期间,药物性地阻断自主神经系统,以消除神经性或循环体液对心脏收缩力状态的影响。清醒期的数据作为对照被确定为 100%,随后是 1 和 1.5 最低肺泡麻醉药浓度的七氟烷、地氟烷和异氟烷对心肌收缩能力的降低作用。这三种挥发性麻醉药之间没有差异。M_w,每搏输出量工作曲线的斜率;dP/dt_{50},单位时间内的压力变化

快速增加吸入浓度或者是剂量的情况下,均可导致心率短暂和显著增加[51-52]。这些短暂心率骤升的机制可能是由于这些具有刺激性的麻醉药刺激了气道受体所引发的反射性心动过速[53]。阿片类药物或 α_2 受体激动剂预处理可减轻这种心动过速[54-56]。

心肌收缩力

已经通过直接的方式在动物中和通过间接的方式在人类志愿者中评估了每种挥发性麻醉药对于心肌收缩指数的影响。异氟烷、地氟烷和七氟烷在去除自主神经支配的犬模型研究中具有相似的剂量依赖性降低心肌功能指数的作用(图 18-14)。通过超声心动图测定健康志愿者的心肌功能指标,发现包括更值得关注的心肌纤维缩短速度

未被异氟烷、地氟烷或七氟烷影响而减少[47-49]。然而,在射血分数高于 40% 的心脏病患者中,1 个 MAC 七氟烷和地氟烷可降低心脏收缩力,例如 dp/dt_{max}。尽管基线收缩力有小幅下降,但麻醉药并未影响心肌对心脏前负荷急剧增加的反应能力。因此,心脏的功能储备不受挥发性麻醉药的影响[57]。另外,在 CABG 手术后心功能受损的心脏病患者中比较了七氟烷和地氟烷与丙泊酚三种麻醉药物对于前负荷急剧增加的心室反应能力,发现吸入麻醉药可以保留这种能力,而丙泊酚使心室反应能力受损[58]。在没有舒张功能障碍的患者中,挥发性麻醉药对早期舒张松弛作用没有任何临床相关的负面影响,尽管全心房功能降低可能影响舒张晚期左心室充盈[59]。

其他循环系统的作用

在控制和自主通气期间,对大多数挥发性麻

醉药进行了研究[47,49,60]。自主通气降低了来自正压通气的胸内高压。自主吸气阶段的胸内负压通气增加了静脉回流和心脏充盈，并改善了心排出量和血压。当自主通气与较高的 $PaCO_2$ 相关联，导致脑血管和全身血管舒张。这有助于通过后负荷降低来改善心排出量。理论上的自主通气将改善挥发性麻醉药的安全性，因为产生心血管塌陷的吸入麻醉药浓度超过导致呼吸暂停的吸入麻醉药物浓度。

氧化亚氮通常与有效的挥发性麻醉药组合以维持全身麻醉。它具有独特的心血管作用。当以40%的浓度给予时，氧化亚氮会增加交感神经系统活性和血管阻力[50]。当 N_2O 与挥发性麻醉药联合使用时，全身血管阻力和血压均大于无 N_2O 时等浓度的挥发性麻醉药[47,61]。这些效应可能并不仅仅是由于 N_2O 本身引起的交感神经激活，而可能部分归因于使用 N_2O 时达到等效 MAC 所需的强效挥发性麻醉药浓度的降低。

在全身麻醉期间，氧气消耗量减少约10%～15%[62]。心排出量的分布也被麻醉改变。血液流向肝脏、肾脏和肠道会减少，特别是在深度麻醉下。相反，在全身麻醉过程中，脑部、肌肉和皮肤的血流增加或不改变[63]。在人体中，异氟烷、地氟烷和七氟烷都可以增加肌肉血流量，三种吸入麻醉药在等效浓度时差异最小[64]。

异氟烷、七氟烷和地氟烷不会使心脏对肾上腺素的致心律失常作用敏感化（图18-15）。挥发性麻醉药对心脏起搏细胞和传导通路有直接影响[65]。挥发性麻醉药可以减缓窦房结淋巴转流率，并且挥发性麻醉药可以延长希氏-浦肯野系统的传导和心室的传导通路。理论上挥发性麻醉药

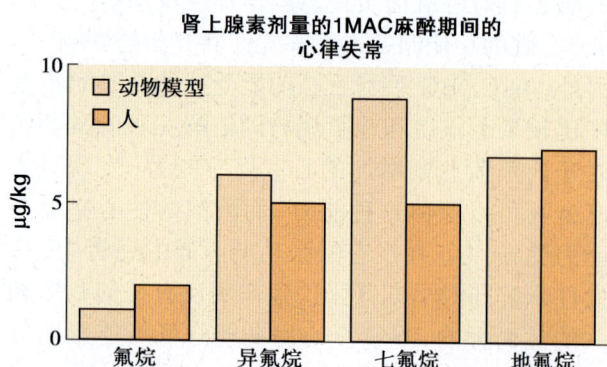

图 18-15　在动物和人体模型中与心律失常有关的最低肾上腺素剂量

和氟烷比较，醚类麻醉药-异氟烷、地氟烷和七氟烷需要3～6倍剂量的肾上腺素引起心律失常

延长 QTc 间期，尤其是心肌复极基线延长时，可能易发生室性快速性心律失常，包括尖端扭转型室性心动过速。在先天性 QT 延长综合征的儿童中已经发现了这种效应。在维持 1MAC 的儿童研究中，地氟烷比七氟烷更明显地延长 QT 间期（图18-16）[67]。在成人中评估七氟烷、丙泊酚和地氟烷对 QT 间期分散和 p 离散度的影响时，发现只有地氟烷延长了间隔时间，尽管未观察到心律失常发生率的增加[68]。

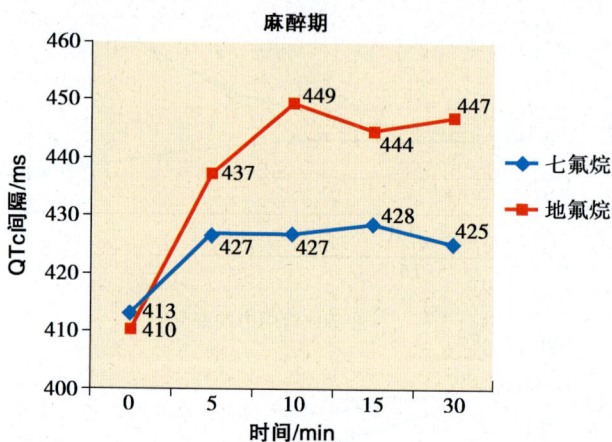

图 18-16

吸入 2% 七氟烷或 6% 地氟烷后，1～14 岁儿童的平均 QT 间期均为 66% N_2O/O_2

冠状动脉缺血、心肌缺血和心脏的结局

异氟烷（和大多数其他强效挥发性麻醉药）可增加冠状动脉血流量，超过心肌需氧量，从而产生潜在的"窃血"。窃血是将血液从病变或灌注受限的心肌床上转移到已经灌注充足的心肌床上，尤其是那些尚具有自主调节功能的患者。

尽管早期担心异氟烷的强效血管舒张可能导致冠状动脉窃血，但临床转归研究没有发现使用异氟烷的冠状动脉旁路移植术（CABG）会发生心肌梗死或围手术期死亡发生率增加[69-70]。这与多支冠状动脉阻塞的慢性模型犬的结果一致，其中异氟烷浓度高达 1.5MAC，七氟烷或地氟烷均不会导致冠状动脉血流再分布异常（窃血），而腺苷，一种有效的冠状血管扩张剂，可明显导致流量分布异常[71-73]。

对接受非心脏或 CABG 手术的冠状动脉疾病患者进行的几项研究表明，心脏缺血和七氟烷的结果与异氟烷没有区别[74-75]。除了一个例外的结果，在 CABG[76] 的心脏病患者中，地氟烷也似乎导致与异氟烷类似的结果。在一项针对冠

状动脉疾病需要 CABG 手术的研究中,给予患者地氟烷而没有使用阿片类药物,记录到使用 β 受体阻滞剂导致明显的局部缺血[77]。在进行非心脏手术的冠心病患者群中,尚没有关于地氟烷缺血和预后的评估。大多数研究表明,心肌的供氧量和需氧量比麻醉药对患者结局的影响要重要得多。

挥发性麻醉药的心脏保护作用

预处理刺激例如短暂的冠状动脉闭塞和局部缺血启动细胞内事件的信号级联,有助于保护心肌细胞并减少随后的缺血和再灌注的心肌损伤。缺血预处理包括早期和晚期保护。持续约 2h 的早期阶段由腺苷释放介导,通过激活线粒体钾通道(kATP)和阿片及缓激肽受体诱导保护性信号[78-79]。后期虽然不如早期阶段那么强烈,但可以在 24~72h 内提供额外的心肌保护。这种延迟效应涉及诱导氧化亚氮合酶、超氧化物歧化酶和热休克蛋白。在(预处理)之前或之后(后处理)给予的挥发性麻醉药模拟缺血预处理并触发类似的细胞内事件级联,减轻心肌损伤,持续时间超过麻醉药作用消除的时间[79-80]。许多因素可能与保护有关,包括钠:氢交换、阿片样物质激活、缓激肽或腺苷受体(特别是 α_1 和 α_2 亚型)、抑制性 G 蛋白、蛋白激酶 C、酪氨酸激酶和钾(KATP)通道开放。这些因素的药理学阻断剂降低或消除了局部缺血或挥发性麻醉预处理的心脏保护作用[80-81]。某些药物的施用可以模拟局部缺血或挥发性麻醉药预处理。这些包括腺苷、阿片受体激动剂和 kATP 通道开放剂。

亲脂性挥发性麻醉药通过心肌细胞膜扩散并改变线粒体电子传递,导致活性氧的形成。这可能是通过蛋白激酶 C 激活所促进的 kATP 通道开放来进行预处理[82-83]。挥发性麻醉药的大约 30%~40% 的心脏保护作用可能与缺血期间心肌细胞中钙负荷的减少有关。这种钙积累的减少改善再灌注后收缩功能的恢复,并使线粒体膜对 ATP 前体更易渗透[78]。预处理过的心脏可比未预处理的心脏多耐受缺血缺氧 10min[84]。

虽然这些发现通常来自动物模型,但现在心脏病患者群体中越来越多的证据表明,麻醉心脏保护减轻心脏损伤并改善心脏手术期间的心脏转归[85-86]。包括 22 项试验的一项荟萃分析,包括近 2 000 名接受 CABG 手术的患者,发现七氟烷和地氟烷与 TIVA 技术相比,心肌梗死减少 50%,心肌肌钙蛋白 I 峰值水平降低,强心药物用量和全因死亡率降低,并缩短机械通气时间和 ICU 住院时间[87]。需要 1.5MAC,至少需要 1MAC 剂量的七氟烷才能发挥完全的预处理效果[78]。磺脲类口服降血糖药物关闭 KATP 通道,消除吸入麻醉药的预处理效应。应该在高危患者选择性手术前 24~48h 停止服用该药[80]。但是高血糖也会干扰预处理效应,所以在停用口服药物时应该开始胰岛素治疗[88]。最近的证据表明挥发性麻醉药和氙可以保护其他器官免受缺血性损伤,包括肾脏、肝脏和大脑[89-92]。

自主神经系统

自主神经系统受压力感受器反射机制的调节。通过评估人体心率和交感神经活性的变化,研究了低血压或高血压刺激时动脉压力反射系统的反应。挥发性麻醉药在 1MAC 以上的浓度表现为剂量依赖性的降低交感神经输出[93-96]。在这些吸入麻醉药物浓度期间,低血容量的交感反射反应比正常血容量下降幅度更大。由于手术期间血管收缩和心动过速的交感神经调节对低血容量掩盖较少,因此可以术中早期识别出血。

地氟烷对人类交感神经具有独特而显著的作用,这在动物模型中并不明显。随着地氟烷稳态浓度的增加,静息交感神经系统活动和血浆去甲肾上腺素水平逐渐增加[97]。尽管张力型交感神经输出增加,七氟烷和异氟烷期间的血压降低相类似(图 18-12)。这就提出了问题:地氟烷是否具有解偶联神经效应器反应的能力?此外,当地氟烷的吸入浓度增加,尤其是浓度超过 5%~6% 时,可能导致交感神经系统实质性激活,导致高血压和心动过速(图 18-17)[97]。内分泌轴被激活,血浆抗利尿激素,肾上腺素和去甲肾上腺素增加 15~20 倍(图 18-18)。血流动力学反应持续 4~5min,内分泌反应持续 30min[46, 51-52]。已经显示在增加地氟烷浓度之前给予适当浓度的阿片类药物或可乐定以减弱这些反应[54-56]。神经内分泌激活的来源很可能来自上呼吸道和下呼吸道交感神经激活的受体[53]。

肌肉交感神经活动

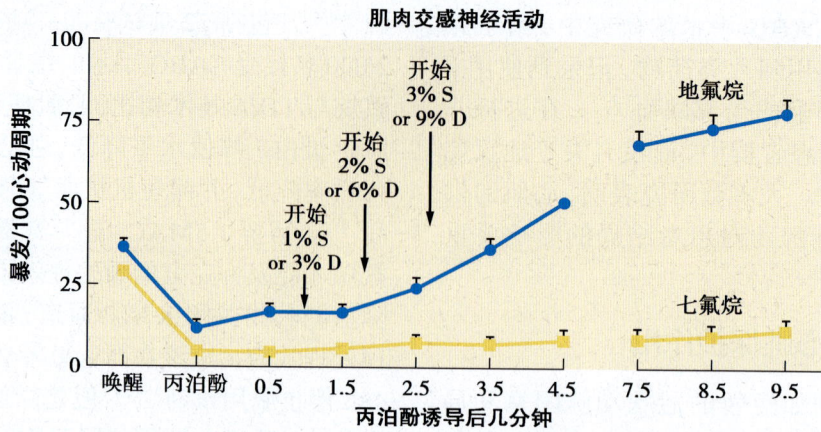

图 18-17 用丙泊酚麻醉诱导期间志愿者的交感神经活动（SNA；平均值 ± SE）的连续测量结果以及随后 10min 内面罩给药七氟烷或地氟烷

在丙泊酚给药后（七氟烷和地氟烷 0.41MAC），这些麻醉药的吸入浓度以 1min 间隔开始增加。在两组中，丙泊酚均降低 SNA 和平均动脉压。地氟烷导致 SNA 显著增加，并在整个 10min 面罩给药期间持续存在

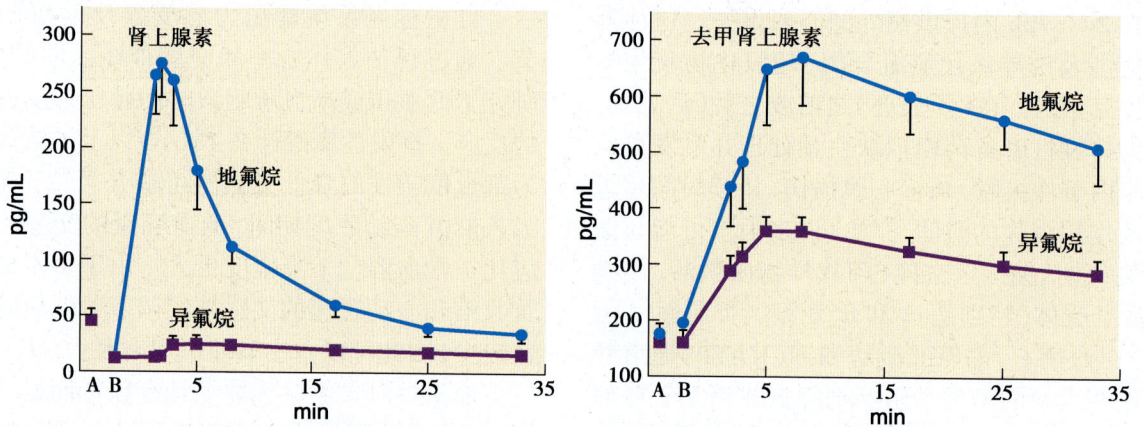

图 18-18 吸入麻醉药物浓度从 4%～12% 迅速增加所对应的应激激素反应

给予地氟烷时，志愿者血浆肾上腺素和去甲肾上腺素浓度比给予异氟烷时增加的更多。数据是平均值 ± SE。A＝唤醒值；B＝达到 0.55MAC 后 32min 的数值；时间表示吸入麻醉药浓度增加的第一次呼吸后数分钟

肺系统

一般通气效应

所有挥发性麻醉药都会降低潮气量并增加呼吸频率，因此对每分钟通气量的影响不大（图 18-19）。通气效应是呈剂量依赖性的，高浓度的挥发性麻醉药会导致潮气量的减少和呼吸频率的增加，除异氟烷以外，其他吸入麻醉药在 1MAC 以上不会再增加呼吸频率了。它们逐渐减少分钟通气的净效应与增加静息 $PaCO_2$ 有关。由于手术刺激所致的呼吸频率和潮气量的增加效应会被吸入麻醉药呼吸抑制作用部分拮抗，导致 $PaCO_2$ 下降。氧化亚氮增加呼吸频率的效应比吸入麻醉药更显著。

当七氟烷或地氟烷中添加 N_2O 时，相对于吸氧气的七氟烷或地氟烷的等量 MAC 浓度，静息 $PaCO_2$ 会更低。

通气力学

可以通过许多机制来解释全身麻醉期间 FRC 的下降，包括肋间肌张力降低、膈肌位置改变、胸腔血容量改变，以及呼吸肌阶段性呼气动力。参与呼吸肌工作，大约 40% 是肋间肌，60% 来自膈肌。在麻醉期间，与胸骨旁肋间肌相比，膈肌功能相对较少。然而，由于斜角肌的功能保持不变，因此在麻醉期间吸气肋骨的扩张能够得到完整的保持。呼气通常被认为是由肺弹性回缩介导的被动

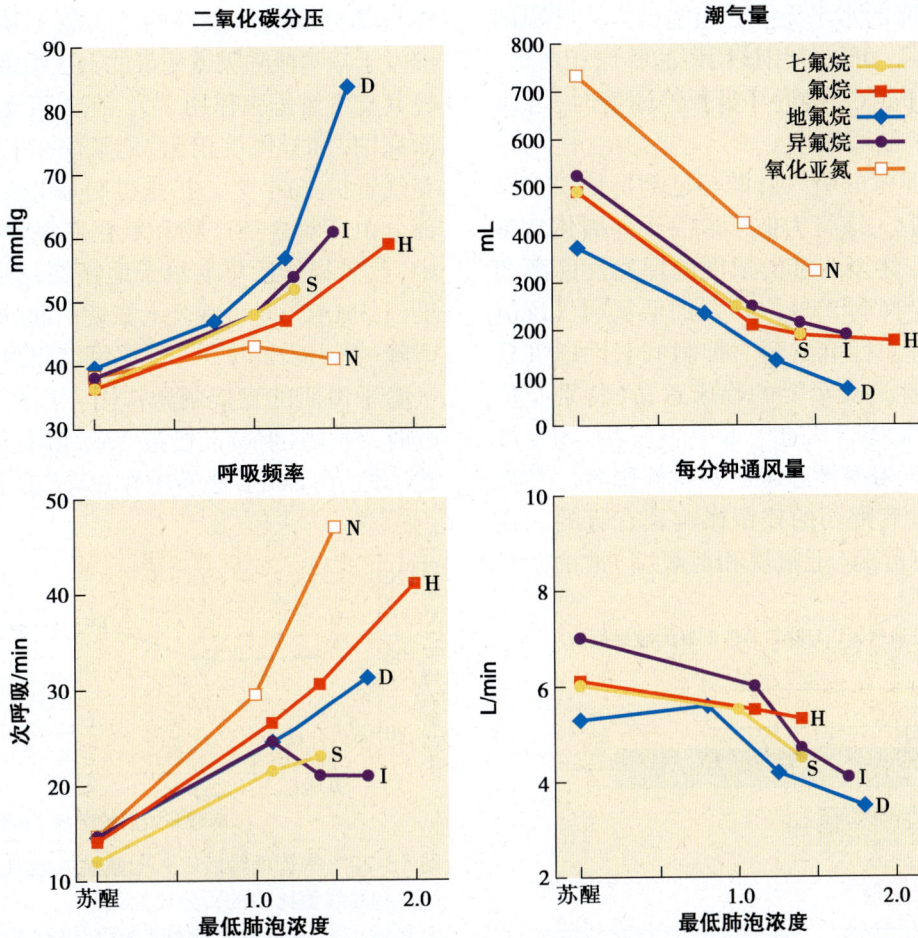

图 18-19　用异氟烷、七氟烷、地氟烷或 N_2O（N）麻醉的患者，静息 $PaCO_2$、潮气量、呼吸频率和每分钟通气量的平均变化的比较

麻醉诱导的呼吸急促部分补偿了所有挥发性麻醉药导致的呼吸抑制（分钟通气量和潮气量的减少以及伴随的 $PaCO_2$ 的增加）。地氟烷导致 $PaCO_2$ 增加最多，相应减少潮气量和每分通气量。与所有其他吸入药一样，异氟烷可增加呼吸频率，但不会导致剂量依赖性呼吸急促

功能。呼气阻力或负荷的增加会致呼吸减慢，但在麻醉下，进一步的反应包括呼吸时实质性胸部运动不同步。这表明，对于存在呼气阻力增加的肺部疾病患者，全身麻醉期间往往难以承受自主通气行为。

对二氧化碳和低氧血症的反应

在清醒时，中央化学感受器对动脉二氧化碳张力的变化能够作出有力反应，使得 $PaCO_2$ 每增加 1mmHg，每分钟通气量会相应增加 3L/min。所有吸入麻醉药都会对高碳酸血症的通气反应产生剂量依赖性抑制（图 18-20）。挥发性麻醉药中添加 N_2O 会削弱相等 MAC 值单独使用的挥发性麻醉药对于 $PaCO_2$ 的抑制效应。呼吸驱动停止的阈值称为呼吸暂停阈值。它通常比自发呼吸患者的静息 $PaCO_2$ 低 4～5mmHg。它与 CO_2 曲线的斜率

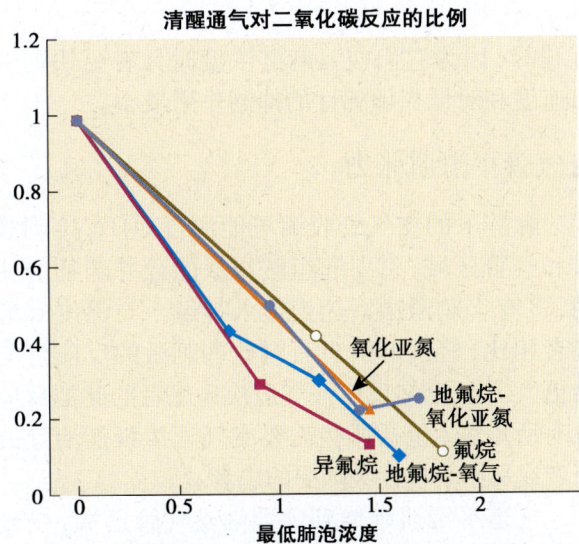

图 18-20　所有吸入麻醉药对二氧化碳（CO_2）的通气反应均产生相似的剂量依赖性降低

或休息时 $PaCO_2$ 的水平无关。当辅助自主呼吸的麻醉患者通气时,可以使用该阈值的临床相关性。这只有在降低 $PaCO_2$ 接近呼吸暂停阈值时,才可以更好地实施控制通气。

包括氧化亚氮的吸入麻醉药也剂量依赖性抑制低氧通气反应。该行为似乎取决于外周化学感受器。事实上,甚至亚麻醉浓度的挥发性麻醉药(0.1MAC)也会抑制 25%~75% 的低氧通气反应(图 18-21)。挥发性麻醉药对抑制低氧性通气反应的极端敏感性具有重要的临床意义,特别是依靠低氧驱动器来调节其通气水平的患者,如慢性呼吸衰竭患者或阻塞性睡眠呼吸暂停患者。在恢复室中,挥发性麻醉药的残留影响是有害的。在这方面,短效麻醉药(七氟烷和地氟烷)被证明是

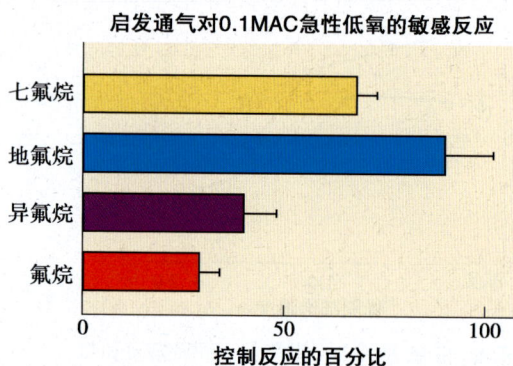

图 18-21

4 种挥发性麻醉药物的最低肺泡浓度(MAC)对通气反应的影响:呼气末氧浓度的降低数值是平均值 ± 标准差。除地氟烷和七氟烷以外,挥发性麻醉药的亚麻醉浓度极大地降低了对缺氧的反应

有利的,因为它们在亚麻醉浓度时具有更快的洗出速度和对低氧敏感性的抑制作用最小。

支气管平滑肌张力

麻醉下的支气管收缩可能源自:①直接刺激喉和气管区域,②引起组胺释放的合并药物的使用,③有害刺激激活迷走传入神经。与深度麻醉患者相比,轻度麻醉患者对这些刺激的反应可能会更大[98]。已知反应性气道疾病患者的此类反应也有所增强,包括那些需要支气管扩张剂治疗的患者或那些有慢性吸烟史的患者。

气道平滑肌延伸到末端细支气管远端,受到副交感神经和交感神经的影响。挥发性麻醉药主要通过直接降低平滑肌张力和间接抑制反射神经通路来松弛气道平滑肌[99]。挥发性麻醉药的直接

作用部分取决于完整的支气管上皮细胞,这表明继发于哮喘或呼吸道病毒的上皮损伤或炎症可能减轻其支气管舒张作用[100]。在四级支气管动物模型研究中,和异氟烷相比,地氟烷和七氟烷是更好的支气管扩张剂[100]。扩张机制是上皮依赖性的并且部分由环氧合酶产物和氧化亚氮介导的。在人类中,气管插管后早期给予地氟烷,达到稳态的高浓度(1.5MAC)时可减轻七氟烷引起的呼吸系统阻力下降(图 18-22)[101-102]。这可以归因于地氟烷对支气管平滑肌的直接刺激作用。当其他常规治疗失败时,挥发性麻醉药已被有效地用于治疗哮喘的症状,并且在 COPD 患者中作为支气管扩张剂[103-104]。

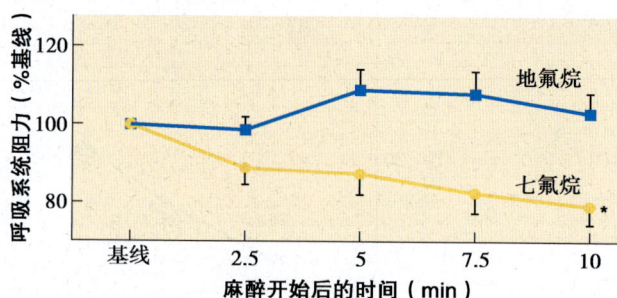

图 18-22　气管插管后吸入七氟烷或地氟烷时的呼吸系统阻力和基线值比较的百分比变化

七氟烷的气道阻力反应性与地氟烷存在显著的不同(* $p < 0.05$)

黏液功能

纤毛呼吸道上皮从气管延伸至末端细支气管。支气管树的细胞和腺体分泌黏液,并通过纤毛作用捕获并运输表面上的颗粒。有许多因素降低黏液纤毛功能,特别是在机械通气的患者中,干燥的吸入气体损害纤毛运动,增厚保护性黏液,并降低黏液纤毛功能将表面颗粒输送出气道的能力。挥发性麻醉药和 N_2O 可减少纤毛运动并改变黏液的特征[105]。吸烟者黏膜纤毛功能受损,其机械通气中,联合使用挥发性麻醉药会导致分泌物清除不足、黏液堵塞、肺不张和低氧血症。

肺血管阻力

虽然全身血管平滑肌明显受到挥发性麻醉药的影响,但临床相关浓度吸入麻醉药的肺血管舒张作用很小。由挥发性麻醉药引起的少量肺血管扩张被麻醉相关的心脏输出量减少所抵消,导致肺动脉压力和肺动脉血流没有或很少改变。即使是 N_2O 对心脏输出和肺血流的影响很小,对肺血

管阻力增加的作用也很小。然而,对于静息肺动脉高压的患者,N_2O产生的肺血管收缩作用可能会被放大[106]。

对于挥发性麻醉药和肺血流而言,更重要的是它们可能会减弱缺氧性肺血管收缩(HPV)。在低氧血症期间,HPV 会减少血液流向肺内未通气的区域,从而使血液流向肺部通气的区域,净效应是改善 V/Q 匹配,降低混合静脉血的比例,改善动脉氧合。虽然当代所有的高浓度吸入麻醉药在动物模型中都显示出减弱 HPV 的作用,但在该现象在患者中并不明显。这可能反映了挥发性麻醉药对涉及肺血流量众多因素的影响,包括心血管、自主神经和体液作用。此外,非药物学变量会损害 HPV,包括手术创伤、体温、pH、$PaCO_2$、缺氧面积的大小和低氧刺激的强度。单肺通气(OLV)可作为 HPV 减少 PaO_2 和肺内分流系数(Qs/Qt)降低的模型。在胸腔手术期间接受 OLV 的患者,当双肺通气改为 OLV 时,挥发性麻醉药对 PaO_2 和 Qs/Qt的影响最小(图 18-23)[107]。

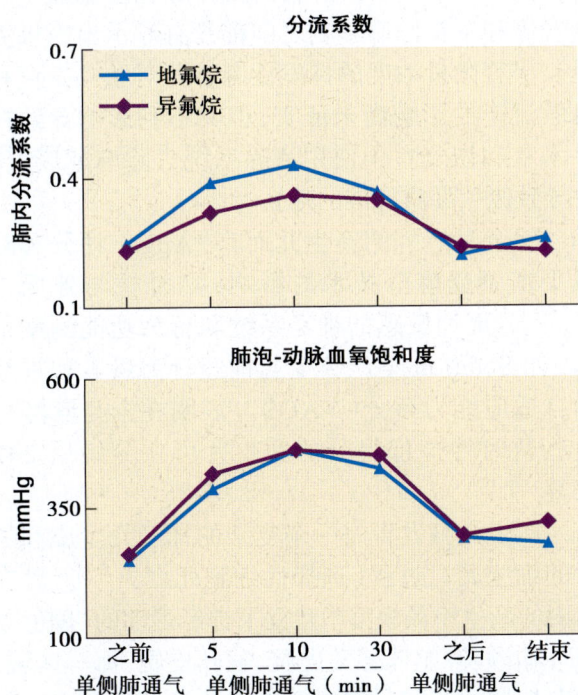

图 18-23

用地氟烷或异氟烷麻醉的患者进行单侧肺通气(OLV)之前,之中和之后分流系数(上图)和肺泡-动脉氧分压(下图)

肝脏的影响

与大多数静脉麻醉药物不同,当代挥发性麻醉药的肝代谢很少,并且由于它们主要通过肺排泄,所以它们对肝功能的影响最小也不足为奇。已知影响药物代谢的各种因素,如年龄、疾病、遗传学和酶诱导剂,对挥发性麻醉药的排泄影响较小。

麻醉药引起肝炎有两种不同的机制,将在第46 章讨论——肝脏:手术和麻醉,肝脏解剖学,功能和生理学。

另一个令人信服的证据,即挥发性麻醉药可以使器官免受缺血性损伤(本章前面讨论过)。一项对 320 例接受 CABG 手术的前瞻性随机研究发现,七氟烷与丙泊酚麻醉相比,七氟烷麻醉后,反应肝功能障碍的术后生化指标较低[9]。

神经肌肉系统与恶性高热

吸入麻醉药对神经肌肉功能有两种重要作用:①通过剂量依赖性效应直接松弛骨骼肌;②增强神经肌肉阻滞药物的作用[108-109]。对于 1.0MAC 以上的强效挥发性麻醉药,骨骼肌松弛最为突出,重症肌无力患者的效果增强 40%。相反,氧化亚氮不影响骨骼肌松弛。

挥发性麻醉药的神经肌肉阻滞作用已被充分证明。例如,与丙泊酚相比,在异氟烷、地氟烷和七氟烷给药期间,维持神经肌肉阻滞所需的罗库溴铵输注量要低 30%～40%,与顺式阿曲库铵观察到相似的效果[109,111]。尽管挥发性麻醉药的神经肌肉阻滞作用机制尚不完全清楚,但它似乎主要是因为位于神经肌肉接点处的烟碱乙酰胆碱受体发生了突触后效应。具体而言,在受体水平,挥发性麻醉药与神经肌肉阻滞药物协同以增强其作用[112]。增强的程度与其含水浓度有关,因此,在等 MAC 浓度下,比较低效能的麻醉药(例如地氟烷和七氟烷与异氟烷比较)应该对神经肌肉传导具有更大的抑制作用[113]。然而,在等效浓度下,地氟烷、七氟烷和异氟烷增强顺阿曲库铵对神经肌肉阻滞功能的作用程度相似。这可能是由于苄基异喹啉与氨基甾体神经肌肉阻滞药物的结构不同有关。

恶性高热(MH)是一种急性的不受控制的骨骼肌代谢增加,导致氧耗增加、乳酸形成、热产生和横纹肌溶解的临床综合征。MH 的标志性发现是温度快速升高,每 5min 增加 1℃,伴随着呼气末二氧化碳浓度增加、心律失常、混合呼吸/代谢性酸中毒和骨骼肌强直[114]。疑似 MH 是一种遗传性常染色体显性遗传疾病,其外显率和表达水平均有所降低。尽管 N_2O 和氙在 MH 易感患者中被认为是相对安全的,但所有挥发性麻醉药都可作为这些患者发生 MH 的触发器[115-116]。

遗传效应及产科使用对胎儿发育的影响

在过去的几十年里,人们一直在寻找短期但是慢性暴露在挥发性麻醉药或废气对于健康危害的可能性,这种可能性也许是不存在的,或者充其量也只是微乎其微。Ames 试验已通过癌基因测定异氟烷、地氟烷、七氟烷和 N_2O 对于突变性或致癌性均为阴性。通过外周血淋巴细胞中的姐妹染色单体交换(SCE)的研究可以推断基因毒性。地氟烷瞬时增加了 SCE 的发生频率[117-118]。这些发现的临床意义与 Ames 试验阴性结果是否矛盾仍不清楚。尽管如此,国家职业安全与健康研究所已经设定了 N_2O 25×10^{-6}(V/V)和挥发性麻醉药 2×10^{-6}(V/V)的环境暴露限值。清除系统在限制麻醉工作者暴露方面显得非常重要。在最近的一项评估麻醉工作者的研究中,由于他们的工作环境不确定,七氟烷的平均暴露量为 9×10^{-6}(V/V),N_2O 的暴露量为 119×10^{-6}(V/V),相比于对照组,SCE 有 3 倍左右出现,SCE 效应在 2 个月后可逆[119]。相反,当清除系统到位并且暴露仅限于时间加权平均值为 0.2×10^{-6}(V/V)的七氟烷时,从淋巴细胞中只能检测到 SCE 的微小增加[120]。

挥发性麻醉药可能在动物中致畸,但不会对人体造成致畸性。Mazze 和 Källén[122]评估了两百万患者的 5 405 次手术,发现致畸性没有增加。氧化亚氮降低维生素 B_{12} 依赖性酶、蛋氨酸合成酶(MS)和胸腺嘧啶合成酶的活性。该机制似乎是 N_2O 对维生素 B_{12} 钴原子的不可逆氧化,例如,暴露于 46min 的 70%N_2O 后,MS 失活 50%。这可能会影响快速发育的胚胎 / 胎儿,因为 MS 和胸苷酸合成酶分别参与髓磷脂的形成和 DNA 的形成。在暴露于 N_2O 24h 的患者中始终观察到骨髓中的巨幼细胞变化,并且暴露于 N_2O 的 4d 导致粒细胞缺乏症。此外,暴露于 15%N_2O 数周的动物发生神经改变,包括脊髓和周围神经变性和共济失调。在慢性吸入 N_2O 用于娱乐用途的人群中已经发现了常常与后部外侧脊髓退化征象相结合的感觉运动神经病[123]。

与挥发性麻醉药对血管平滑肌的作用类似,挥发性麻醉药也可减弱子宫平滑肌张力。在挥发性麻醉药中,自发的肌电收缩力呈剂量依赖性降低。地氟烷和七氟烷也以剂量依赖性方式抑制缩宫素引起的子宫肌层收缩的频率和振幅。在挥发性麻醉药浓度大于 1MAC 时,子宫松弛 / 阻力可能会出现问题,并可能延迟新生儿呼吸的开始时间[125]。因此,为紧急剖宫产提供全身麻醉的一种常用技术是,使用低浓度的挥发性麻醉药,如 0.5~0.75MAC,再加上 N_2O。这降低了子宫失血的可能性,特别是在分娩后,缩宫素对子宫的反应至关重要。在某些情况下,子宫松弛是需要的,例如剥除保留胎盘。在这种情况下,短暂的高浓度的挥发性麻醉药可能是有利的。

长期暴露于微量浓度吸入麻醉药的手术室工作人员自发性流产的发生率持续存在,特别是 N_2O[126]。早期流行病学研究表明,手术室工作人员自发流产和先天性子女发育异常的发生率增加。然而,随后的数据分析表明,不准确的研究设计、混杂变量和无反应者可能导致结论不完整[127]。在前瞻性研究中,无论是否存在清除系统,暴露于废物气体和不良健康影响之间都没有显示出因果关系。尽管微量浓度的挥发性麻醉药对胎儿发育和自然流产的影响尚未证实,但其不利影响导致在手术室和恢复室中使用清除系统去除麻醉废气,并导致废气暴露标准的建立。

就全身麻醉的新生儿而言,Apgar 评分和酸碱平衡不受麻醉技术的影响,如脊柱与外周神经[128]。更加敏感的神经系统和行为功能测量指标,如 Scanlon 早产新生儿神经行为量表和神经和自适应能力评分(NACS),表明在全身麻醉后一些暂时性抑郁得分的新生儿可在分娩后 24h 恢复[128-129]。

新生儿脑发育是一个复杂的神经元生成和随后的细胞凋亡过程(选择性细胞死亡)[130]。已在体内的新生小鼠模型中建立了神经毒性的"阈值效应",在颞叶 / 躯体感觉皮质、额叶皮质、海马区域,均有与增加麻醉暴露时间相关的神经元凋亡和退化加速效应[130-131]。这些模型中的认知和行为缺陷与神经回路、线粒体形态和树突棘发育的扰乱有关。此外,与异氟烷和地氟烷等效剂量暴露相比,已经证明七氟烷具有最少的神经变性[130,132]。目前尚不清楚啮齿类动物的这些发现是否可以推论到人体,因为啮齿动物快速突触发生的高峰期非常短暂且容易暴露于麻醉药。人类的同等时期是从妊娠中期到出生后数年[133-134]。人类回顾性观察研究显示,多次暴露于麻醉的儿童学习障碍和行为障碍的发生率较高[135]。对这些研究的解释受限于区分麻醉诱导的神经毒性和混杂因素(如共病),以及手术和住院的应激。目前正在进行前瞻性试验,可能会影响未来的实践[136-137]。

二氧化碳吸附剂对麻醉药的降解

复合物 A

七氟烷在二氧化碳吸附剂中经历碱催化降解以形成称为复合物 A 的乙烯基烷。在低流量或闭路呼吸系统以及温暖或非常干燥的 CO_2 吸附剂中,复合物 A 的生成增加[138-139]。干燥的氢氧化钡石灰产生的化合物 A 比钠石灰多,这可以归因于二氧化碳排出过程中吸水温度略高。干燥的氢氧化钡石灰也与七氟烷相关的高温和火灾有关,稍后讨论。这种吸附剂已从美国市场上撤下。

在封闭回路或低流量系统中接受七氟烷的患者和志愿者中,产生的复合物 A 的浓度平均为 $8 \sim 24 \times 10^{-6}(V/V)$,而钠石灰和氢氧化钡石灰的浓度则为 $20 \sim 32 \times 10^{-6}$[141-144]。总暴露量高达 $320 \sim 400 \times 10^{-6}/h(V/V)$ 对肾功能的临床标志物没有明显影响[145-147]。在随机化和前瞻性的志愿者和患者研究中,使用标准的肾功能临床标志物(血清肌酸酐和血尿素氮)未能检测到低流量($0.5 \sim 1.0 L/min$)或闭合性环路七氟烷麻醉对体现肾功能和结构完整性的实验标记物(蛋白尿、葡萄糖尿和酶尿)具有影响[142-144, 146, 148-150]。在一项前瞻性的、多中心的、随机的研究中,对已有肾病的患者,长期、低流量的七氟烷并没有不良的肾脏影响[151-152]。大多数已经批准七氟烷临床使用的国家没有流量限制,这可能是由于科学研究证明了七氟烷的安全性。药物安全监管支持了该科学的发展:在近二十年的使用后,没有一例直接由七氟烷引起的肾损伤病例的报告。

早期大鼠研究结果与人体研究之间不一致的一种解释可能与复合物 A 代谢的物种差异有关。复合物 A 生物降解成半胱氨酸结合物以及称为 β-裂解酶的肾酶对偶联物的进一步作用可导致形成潜在的有毒硫醇。人类中 β-裂合酶依赖性代谢途径比大鼠中的 β-裂合酶途径要广泛得多(活性低 $8 \sim 30$ 倍)[153]。因此,与大鼠相比,人类的情况:①接受较低剂量的复合物 A,②通过肾 β-裂解酶途径代谢复合物 A 的较低部分,③没有遭受肾损伤。

一氧化碳和热量

当吸附剂的正常含水量(13%~15%)明显降低至 5% 以下时,二氧化碳(CO_2)吸附剂将七氟烷、地氟烷和异氟烷降解为一氧化碳(CO)[154-156]。

降解是麻醉药与吸附剂发生产热反应的结果。目前还没有临床上可用的探测安装在现代麻醉机 CO_2 吸附剂上的加湿监测器。CO 的形成取决于麻醉分子结构和二氧化碳吸附剂中存在的强碱[155]。地氟烷和异氟烷含有二氟甲氧基部分,这对于形成 CO 是必不可少的。当使用在室温或稍高于室温的干燥 CO_2 吸附剂进行研究时,在略低于 1MAC 的情况下给予的地氟烷产生高达 $8\,000 \times 10^{-6}(V/V)$ 的 CO,而使用近 2 个 MAC 七氟烷产生 $79 \times 10^{-6}(V/V)$。在干燥的氢氧化钡中,从地氟烷中产生的 CO 产量几乎比加钠石灰高 3 倍。在二氧化碳吸附剂存在的情况下,报告了一氧化碳中毒的病例。因为一台麻醉机在较长的时间内通过 CO_2 吸附剂留下了高 FGF[157-160]。在实验环境下,用 10L/min FGF 的氢氧化钡进行 24h 干燥,可以显著地从地氟烷中生成 CO,而 14h 的干燥过程中并没有让地氟烷生成 CO[161]。

较高温度的二氧化碳吸附剂可以促进 CO 的形成。较低的 FGF 增加了正常(25~45℃)过滤罐的温度。在七氟烷通过干燥氢氧化钡石灰的实验中,放热反应使罐温超过 80℃,导致显著的 CO 产生。虽然干燥的二氧化碳吸附剂与地氟烷产生的 CO 最多,但与七氟烷反应产生的热量最多[162]。强烈的放热反应导致火灾和患者受伤。虽然七氟烷在高达 11% 的浓度下是不易燃的,但是已经证实其他的热降解产物,如甲醛、甲醇和甲酸酯,它们单独或与氧气结合可能在高温的罐内是易燃的[166]。在美国,一项重要的安全倡议导致了氢氧化钡作为二氧化碳吸附剂从麻醉市场中被去除。

有较新的二氧化碳吸附剂不会降解麻醉药(即无复合物 A 也无 CO),并减少放热反应(图 18-24)。虽然它们的二氧化碳吸收能力比钠石灰低,但它们的益处可能是巨大的。临床常规采用这些新的吸附剂符合我们麻醉协会制定的患者安全目标。

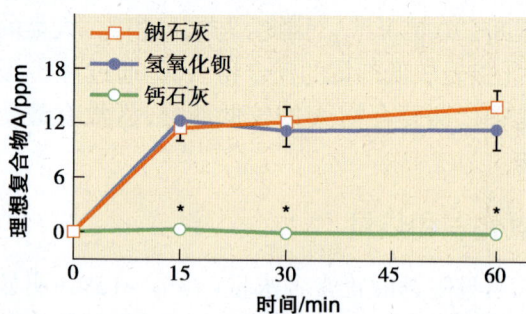

图 18-24　在以 1L/min 新鲜气体流量（平均值 ± SE）向志愿者输送 1 最小肺泡浓度七氟烷麻醉期间，三种非降解二氧化碳吸收剂产生的复合物 A 水平。从麻醉回路的吸气端采集气体样本。*与氢氧化钡或钠石灰不同（$P<0.05$）（改编自 Mchaourab A, Arain SR, Ebert TJ. Lack of degradation of sevoflurane by a new carbon dioxide absorbent in humans. Anesthesiology. 2001;94:1007）

普通七氟烷制剂

七氟烷的通用制剂于 2006 年引入临床市场。不同生产商之间合成七氟烷的方法不同。尽管来自不同制造商的七氟烷的活性成分在化学上是等价的，但配方中的含水量不同，这说明它们对暴露于路易斯酸（现代金属卤化物和金属氧化物蒸发器）的降解抵御能力不同。向配方中加水会抑制路易斯酸将七氟烷降解成氢氟酸的作用。Abbott Labs 于 1995 年将七氟烷引入美国市场后不久，将七氟烷的配方改为含有 $300\sim400\times10^{-6}$（V/V）的水，这是基于其最初的低水配方产生氢氟酸的不利经验。临床和实验室研究表明，一种含水量低的通用制剂可降解为有毒性和腐蚀性的氟化氢。这些差异是否会导致患者安全问题尚待确定。

麻醉药物的代谢

氟化物引起的肾毒性

麻醉气体的代谢产物对易感器官可能会产生有毒的不利影响。例如，恩氟烷代谢对肾盂肾小管产生可描述性的损伤[170-171]，肾毒性归因于血浆氟的增加，并表现为肾浓缩功能缺陷，对血管紧张素无反应，其特征是多尿症、脱水、血清高钠血症、高渗性、升高的血尿素氮和肌酐。传统的"氟化物毒性"假说认为高氟化物浓度的持续时间（氟化物时间曲线下的面积）和氟化物浓度峰值（高于 $50\mu M$ 的峰似乎代表毒性阈值）与肾毒性有关。

七氟烷有 5% 的代谢，导致血清氟浓度短暂升高而没有肾脏损害。七氟烷的安全性可能是血浆氟浓度迅速下降的结果，因为与恩氟烷相比，因其可以快速消除而很少有麻醉药代谢[172]。此外，七氟烷的肾脱氟量很小，因此不会增加不良的肾浓缩效应。

挥发性麻醉药的临床应用

麻醉诱导

成人面罩诱导的优势在于此技术的潜在安全性和实用性。七氟烷是一种有效的、难溶于血液、非刺激性的物质，因此容易吸入。由于患者可以自己调节他们的麻醉深度（过多的七氟烷会抑制通气），因此能够保留自主通气。临床研究表明，高浓度的七氟烷避免了第二阶段的兴奋期。典型的意识消失时间是在通过面罩吸入 8% 七氟烷的 60 秒内。七氟烷面罩吸入也可以作为治疗成人困难气道的方法，因为它能保持自然的通气，不会引起唾液分泌。在面罩吸入 7% 的七氟烷后 2min，可以成功地完成喉罩放置。吸入气体中加入 N_2O 并不会显著增加诱导顺序。苯二氮䓬类药物的预处理有利于该项技术的实施，而阿片类药物预处理不利于该技术的实施，主要是后者发生了呼吸抑制。重要的是，患者对这项技术的接受程度相对较高，超过了 90%。

麻醉维持

挥发性麻醉药显然是麻醉维持的最常用药物。它们很容易通过吸入给药，它们易于控制，在预防召回方面具有很高的安全比率，麻醉深度能够以可预测的方式快速调整，同时通过呼气末浓度可监测组织水平。无论年龄或身体习惯，它们都有效。它们具有一些在手术室中使用的有益特性，包括骨骼肌松弛、心排出量和 CBF 的保持，相对可预测的恢复特征以及保护器官免受缺血性损伤。目前临床使用的挥发性麻醉药的一些缺点是缺乏镇痛作用，与术后恶心和呕吐的关系，一氧化碳中毒和肝炎的可能性，它们诱导神经细胞凋亡的能力可能会导致新生模型动物的记忆力缺陷，以及温室气体效应增加了全球变暖的可能[178-180]。

（牛婉秋 译，薛庆生 校）

参考文献

1. Kety SS. The physiological and physical factors governing the uptake of anesthetic gases by the body. *Anesthesiology*. 1950;11:517.

2. Eger EI. *Anesthetic Uptake and Action*. Baltimore, MD: Williams & Wilkins; 1974.

3. Ebert TJ, Robinson BJ, Uhrich TD, et al. Recovery from sevoflurane anesthesia: a comparison to isoflurane and propofol anesthesia. *Anesthesiology*. 1998;89(6):1524–1531.

4. McKay RE, Malhotra A, Cakmakkaya OS, et al. Effect of increased body mass index and anaesthetic duration on recovery of protective airway reflexes after sevoflurane vs desflurane. *Br J Anaesth*. 2010;104(2):175–182.

5. Law LS, Lo EA, Gan TJ. Xenon anesthesia: A systematic review and meta-analysis of randomized controlled trials. *Anesth Analg*. 2016;122:678–697.

6. Schaefer W, Meyer PT, Rossaint R, et al. Myocardial blood flow during general anesthesia with xenon in humans: a positron emission tomography study. *Anesthesiology*. 2011;114(6):1373–1379.

7. Schallner N, Goebel U. The perioperative use of nitrous oxide: renaissance of an old gas or funeral of an ancient relic? *Curr Opin Anaesthesiol*. 2013;26(3):354–360.

8. Waun JE, Sweitzer RS, Hamilton WK. Effect of nitrous oxide on middle ear mechanics and hearing acuity. *Anesthesiology*. 1987;28:846–850.

9. Tinker JH, Sharbrough FW, Michenfelder JD. Anterior shift of the dominant EEG rhythm during anesthesia in the Java monkey: correlation with anesthetic potency. *Anesthesiology*. 1977;46:252–259.

10. Katoh T, Suguro Y, Kimura T, et al. Cerebral awakening concentration of sevoflurane and isoflurane predicted during slow and fast alveolar washout. *Anesth Analg*. 1993;77:1012–1017.

11. Roizen MF, Horrigan RW, Frazer BM. Anesthetic doses blocking adrenergic (stress) and cardiovascular responses to incision—MAC BAR. *Anesthesiology*. 1981;54(1):390–398.

12. Liem EB, Lin C, Suleman M, et al. Anesthetic requirement is increased in redheads. *Anesthesiology*. 2004;101:279–283.

13. Stekiel TA, Contney SJ, Bosnjak ZJ, et al. Reversal of minimum alveolar concentrations of volatile anesthetics by chromosomal substitution. *Anesthesiology*. 2004;101:796–798.

14. Mapleson WW. Effect of age on MAC in humans: a meta-analysis. *Br J Anaesth*. 1996;76:179–185.

15. Smith AL, Wollman H. Cerebral blood flow and metabolism: Effects of anesthetic drugs and techniques. *Anesthesiology*. 1972;36:378–400.

16. Lutz LJ, Milde JH, Milde LN. The cerebral functional, metabolic, and hemodynamic effects of desflurane in dogs. *Anesthesiology*. 1990;73:125–131.

17. Scheller MS, Nakakimura K, Fleischer JE, et al. Cerebral effects of sevoflurane in the dog: Comparison with isoflurane and enflurane. *Br J Anaesth*. 1990; 65(3):388–392.

18. Fujibayashi T, Sugiura Y, Yanagimoto M, et al. Brain energy metabolism and blood flow during sevoflurane and halothane anesthesia: effects of hypocapnia and blood pressure fluctuations. *Acta Anaesthesiol Scand*. 1994;38:413–418.

19. Yli-Hankala A, Vakkuri A, Särkelä M, et al. Epileptiform electroencephalogram during mask induction of anesthesia with sevoflurane. *Anesthesiology*. 1999;91:1596–1603.

20. Julliac B, Guehl D, Chopin F, et al. Risk factors for the occurrence of electroencephalogram abnormalities during induction of anesthesia with sevoflurane in nonepileptic patients. *Anesthesiology*. 2007;106(2):243–251.

21. Hisada K, Morioka T, Fukui K, et al. Effects of sevoflurane and isoflurane on electrocorticographic activities in patients with temporal lobe epilepsy. *J Neurosurg Anesthesiol*. 2001;13:333–337.

22. Algotsson L, Messeter K, Nordström CH, et al. Cerebral blood flow and oxygen consumption during isoflurane and halothane anesthesia in man. *Acta Anaesthesiol Scand*. 1988;32:15–20.

23. Summors AC, Gupta AK, Matta BF. Dynamic cerebral autoregulation during sevoflurane anesthesia: a comparison with isoflurane. *Anesth Analg*. 1999;88:341–345.

24. Strebel S, Lam A, Matta B, et al. Dynamic and static cerebral autoregulation during isoflurane, desflurane, and propofol anesthesia. *Anesthesiology*. 1995;83:66–76.

25. Lutz LJ, Milde JH, Milde LN. The response of the canine cerebral circulation to hyperventilation during anesthesia with desflurane. *Anesthesiology*. 1991; 74:504–507.

26. Adams RW, Cucchiara RF, Gronert GA, et al. Isoflurane and cerebrospinal fluid pressure in neurosurgical patients. *Anesthesiology*. 1981;54(2):97–99.

27. Grosslight K, Foster R, Colohan AR, et al. Isoflurane for neuroanesthesia: risk factors for increases in intracranial pressure. *Anesthesiology*. 1985;63: 533–536.

28. Talke P, Caldwell JE, Richardson CA. Sevoflurane increases lumbar cerebrospinal fluid pressure in normocapnic patients undergoing transsphenoidal hypophysectomy. *Anesthesiology*. 1999;91:127–130.

29. Talke P, Caldwell J, Dodsont B, et al. Desflurane and isoflurane increases lumbar cerebrospinal fluid pressure in normocapnic patients undergoing transsphenoidal hypophysectomy. *Anesthesiology*. 1996;85:999–1004.

30. Muzzi DA, Losasso TJ, Dietz NM, et al. The effect of desflurane and isoflurane on cerebrospinal fluid pressure in humans with supratentorial mass lesions. *Anesthesiology*. 1992;76:720–724.

31. Sponheim S, Skraastad Ø, Helseth E, et al. Effects of 0.5 and 1.0 MAC isoflurane, sevoflurane and desflurane on intracranial and cerebral perfusion pressures in children. *Acta Anaesthesiol Scand*. 2003;47:932–938.

32. Drummond JC, Todd MM, Toutant SM, et al. Brain surface protrusion during enflurane, halothane, and isoflurane anesthesia in cats. *Anesthesiology*. 1983;59(4):288–293.

33. Bundgaard H, von Oettingen G, Larsen KM, et al. Effects of sevoflurane on intracranial pressure, cerebral blood flow and cerebral metabolism. *Acta Anaesthesiol Scand*. 1998;42:621–627.

34. Seyde WC, Longnecker DE. Cerebral oxygen tension in rats during deliberate hypotension with sodium nitroprusside, 2-chloroadenosine, or deep isoflurane anesthesia. *Anesthesiology*. 1986;64:480–485.

35. Engelhard K, Werner C, Reeker W, et al. Desflurane and isoflurane improve neurological outcome after incomplete cerebral ischaemia in rats. *Br J Anaesth*. 1999;83:415–421.

36. Werner C, Möllenberg O, Kochs E, et al. Sevoflurane improves neurological outcome after incomplete cerebral ischaemia in rats. *Br J Anaesth*. 1995; 75:756–760.

37. Loepke AW, Priestley MA, Schultz SE, et al. Desflurane improves neurologic outcome after low-flow cardiopulmonary bypass in newborn pigs. *Anesthesiology*. 2002;97:1521–1527.

38. Hoffman WE, Charbel FT, Edelman G, et al. Thiopental and desflurane treatment for brain protection. *Neurosurgery*. 1998;43(5):1050–1053.

39. Engelhard K, Werner C. Postoperative cognitive dysfunction. *Anaesthesist*. 2005;54(6):588–594.

40. Tsai SK, Lee C, Kwan W, et al. Recovery of cognitive functions after anaesthesia with desflurane or isoflurane and nitrous oxide. *Br J Anaesth*. 1992;69: 255–258.

41. Chen X, Zhao M, White PF, et al. The recovery of cognitive function after general anesthesia in elderly patients: a comparison of desflurane and sevoflurane. *Anesth Analg*. 2001;93:1489–1494.

42. Kanbak M, Saricaoglu F, Akinci SB, et al. The effects of isoflurane, sevoflurane, and desflurane anesthesia on neurocognitive outcome after cardiac surgery: a pilot study. *Heart Surg Forum*. 2007;10(1):E36–E41.

43. Mahoney FC, Moore PA, Baker EL. Experimental nitrous oxide exposure as a model system for evaluating neurobehavioral tests. *Toxicology*. 1988; 49(2–3):449–457.

44. Leung JM, Sands LP, Vaurio LE, et al. Nitrous oxide does not change the incidence of postoperative delirium or cognitive decline in elderly surgical patients. *Br J Anaesth*. 2006;96(6):754–760.

45. Bracco D, Hemmerling TM. Nitrous oxide: from neurotoxicity to neuroprotection? *Crit Care Med*. 2008;36(9):2705–2706.

46. Ebert TJ, Muzi M, Lopatka CW. Neurocirculatory responses to sevoflurane in humans: a comparison to desflurane. *Anesthesiology*. 1995;83:88–95.

47. Malan TP Jr, DiNardo JA, Isner RJ, et al. Cardiovascular effects of sevoflurane compared with those of isoflurane in volunteers. *Anesthesiology*. 1995; 83:918–928.

48. Weiskopf RB, Cahalan MK, Eger EI, II, et al. Cardiovascular actions of desflurane in normocarbic volunteers. *Anesth Analg*. 1991;73:143–156.

49. Stevens WC, Cromwell TH, Halsey MJ, et al. The cardiovascular effects of a new inhalation anesthetic, Forane, in human volunteers at a constant arterial carbon dioxide tension. *Anesthesiology*. 1971;35:8–16.

50. Ebert TJ, Kampine JP. Nitrous oxide augments sympathetic outflow: direct evidence from human peroneal nerve recordings. *Anesth Analg*. 1989;69:444–449.

51. Ebert TJ, Muzi M. Sympathetic hyperactivity during desflurane anesthesia in healthy volunteers: a comparison with isoflurane. *Anesthesiology*. 1993;79: 444–453.

52. Weiskopf RB, Moore MA, Eger EI, II, et al. Rapid increase in desflurane concentration is associated with greater transient cardiovascular stimulation than with rapid increase in isoflurane concentration in humans. *Anesthesiology*. 1994;80:1035–1045.

53. Muzi M, Ebert TJ, Hope WG, et al. Site(s) mediating sympathetic activation with desflurane. *Anesthesiology*. 1996;85:737–747.

54. Yonker-Sell AE, Muzi M, Hope WG, et al. Alfentanil modifies the neurocirculatory responses to desflurane. *Anesth Analg*. 1996;82:162–166.

55. Pacentine GG, Muzi M, Ebert TJ. Effects of fentanyl on sympathetic activation associated with the administration of desflurane. *Anesthesiology*. 1995;82:823–831.

56. Devcic A, Muzi M, Ebert TJ. The effects of clonidine on desflurane-mediated sympatho-excitation in humans. *Anesth Analg*. 1995;80:773–779.

57. De Hert SG, Van der Linden PJ, ten Broecke PW, et al. Effects of desflurane and sevoflurane on length-dependent regulation of myocardial function in coronary surgery patients. *Anesthesiology*. 2001;95(2):357–363.

58. De Hert SG, Cromheecke S, ten Broecke PW, et al. Effects of propofol, desflurane, and sevoflurane on recovery of myocardial function after coronary surgery in elderly high-risk patients. *Anesthesiology*. 2003;99:314–323.

59. Bolliger D, Seeberger MD, Kasper J, et al. Different effects of sevoflurane, desflurane, and isoflurane on early and late left ventricular diastolic function in young healthy adults. *Br J Anaesth*. 2010;104(5):547–554.

60. Weiskopf RB, Cahalan MK, Ionescu P, et al. Cardiovascular actions of desflurane with and without nitrous oxide during spontaneous ventilation in humans. *Anesth Analg*. 1991;73:165–174.

61. Cahalan MK, Weiskopf RB, Eger EI,II, et al. Hemodynamic effects of desflurane/nitrous oxide anesthesia in volunteers. *Anesth Analg*. 1991;73:157–164.

62. Theye RA, Michenfelder JD. Whole-body and organ VO_2 changes with enflurane, isoflurane, and halothane. *Br J Anaesth*. 1975;47(8):813–817.

63. Crawford MW, Lerman J, Pilato M, et al. Haemodynamic and organ blood flow responses to sevoflurane during spontaneous ventilation in the rat: a dose-response study. *Can J Anaesth*. 1992;39(3):270–276.

64. Ebert TJ, Harkin CP, Muzi M. Cardiovascular responses to sevoflurane: a review. *Anesth Analg*. 1995;81:S11–S22.

65. Atlee J.L. III, Bosnjak ZJ. Mechanisms for cardiac dysrhythmias during anesthesia. *Anesthesiology*. 1990;72(2):347–374.

66. Saussine M, Massad I, Raczka F, et al. Torsade de pointes during sevoflurane anesthesia in a child with congenital long QT syndrome. *Paediatr Anaesth*. 2006;16(1):63–65.

67. Aypar E, Karagoz AH, Ozer S, et al. The effects of sevoflurane and desflurane

anesthesia on QTc interval and cardiac rhythm in children. *Paediatr Anaesth.* 2007;17(6):563–567.

68. Kazanci D, Unver S, Karadeniz U, et al. A comparison of the effects of desflurane, sevoflurane and propofol on QT, QTc, and P dispersion on ECG. *Ann Card Anaesth.* 2009;12(2):107–112.

69. Slogoff S, Keats AS, Dear WE, et al. Steal-prone coronary anatomy and myocardial ischemia associated with four primary anesthetic agents in humans. *Anesth Analg.* 1991;72:22–27.

70. Tuman KJ, McCarthy RJ, Spiess BD, et al. Does choice of anesthetic agent significantly affect outcome after coronary artery surgery? *Anesthesiology.* 1989;70:189–198.

71. Hartman JC, Pagel PS, Kampine JP, et al. Influence of desflurane on regional distribution of coronary blood flow in a chronically instrumented canine model of multivessel coronary artery obstruction. *Anesth Analg.* 1991;72: 289–299.

72. Hartman JC, Kampine JP, Schmeling WT, et al. Steal-prone coronary circulation in chronically instrumented dogs: isoflurane versus adenosine. *Anesthesiology.* 1991;74:744–756.

73. Kersten JR, Brayer AP, Pagel PS, et al. Perfusion of ischemic myocardium during anesthesia with sevoflurane. *Anesthesiology.* 1994;81:995–1004.

74. Ebert TJ, Kharasch ED, Rooke GA, et al. Myocardial ischemia and adverse cardiac outcomes in cardiac patients undergoing noncardiac surgery with sevoflurane and isoflurane. *Anesth Analg.* 1997;85:993–999.

75. Searle NR, Martineau RJ, Conzen P, et al. Comparison of sevoflurane/fentanyl and isoflurane/fentanyl during elective coronary artery bypass surgery. *Can J Anaesth.* 1996;43:890–899.

76. Thomson IR, Bowering JB, Hudson RJ, et al. A comparison of desflurane and isoflurane in patients undergoing coronary artery surgery. *Anesthesiology.* 1991;75:776–781.

77. Helman JD, Leung JM, Bellows WH, et al. The risk of myocardial ischemia in patients receiving desflurane versus sufentanil anesthesia for coronary artery bypass graft surgery. *Anesthesiology.* 1992;77:47–62.

78. Swyers T, Redford D, Larson DF. Volatile anesthetic-induced preconditioning. *Perfusion.* 2014;29(1):10–15.

79. Lotz C, Kehl F. Volatile anesthetic-induced cardiac protection: molecular mechanisms, clinical aspects, and interactions with nonvolatile agents. *J Cardiothorac Vasc Anesth.* 2015;29(3):749–760.

80. Riess ML, Stowe DF, Warltier DC. Cardiac pharmacological preconditioning with volatile anesthetics: from bench to bedside? *Am J Physiol.* 2004;286: H1603–H607.

81. Stowe DF, Kevin LG. Cardiac preconditioning by volatile anesthetic agents: a defining role for altered mitochondrial bioenergetics. *Antioxid Redox Signal.* 2004;6:439–448.

82. Novalija E, Kevin LG, Camara AK, et al. Reactive oxygen species precede the epsilon isoform of protein kinase C in the anesthetic preconditioning signaling cascade. *Anesthesiology.* 2003;99:421–428.

83. Kwok WM, Martinelli AT, Fujimoto K, et al. Differential modulation of the cardiac adenosine triphosphate-sensitive potassium channel by isoflurane and halothane. *Anesthesiology.* 2002;97:50–56.

84. Kevin LG, Katz P, Camara AK, et al. Anesthetic preconditioning: effects on latency to ischemic injury in isolated hearts. *Anesthesiology.* 2003;99:385–391.

85. De Hert SG, Turani F, Mathur S, et al. Cardioprotection with volatile anesthetics: mechanisms and clinical implications. *Anesth Analg.* 2005;100(6):1584–1593.

86. Yu CH, Beattie WS. The effects of volatile anesthetics on cardiac ischemic complications and mortality in CABG: a meta-analysis. *Can J Anaesth.* 2006; 53(9):906–918.

87. Landoni G, Biondi-Zoccai GG, Zangrillo A, et al. Desflurane and sevoflurane in cardiac surgery: a meta-analysis of randomized clinical trials. *J Cardiothorac Vasc Anesth.* 2007;21(4):502–511.

88. Gu W, Pagel PS, Warltier DC, et al. Modifying cardiovascular risk in diabetes mellitus. *Anesthesiology.* 2003;98:774–779.

89. Clarkson AN. Anesthetic-mediated protection/preconditioning during cerebral ischemia. *Life Sci.* 2007;80(13):1157–1175.

90. Lee HT, Ota-Setlik A, Fu Y, et al. Differential protective effects of volatile anesthetics against renal ischemia-reperfusion injury in vivo. *Anesthesiology.* 2004;101(6):1313–1324.

91. Lorsomradee S, Cromheecke S, Lorsomradee S, et al. Effects of sevoflurane on biomechanical markers of hepatic and renal dysfunction after coronary artery surgery. *J Cardiothorac Vasc Anesth.* 2006;20(5):684–690.

92. Ma D, Lim T, Xu J, et al. Xenon preconditioning protects against renal ischemic-reperfusion injury via HIF-1alpha activation. *J Am Soc Nephrol.* 2009;20(4):713–720.

93. Muzi M, Ebert TJ. A randomized, prospective comparison of halothane, isoflurane and enflurane on baroreflex control of heart rate in humans. In: Bosnjak Z, Kampine JP, eds. *Advances in Pharmacology. Vol. 31: Anesthesia and Cardiovascular Disease.* San Diego, CA: Academic Press; 1994:379–387.

94. Muzi M, Ebert TJ. A comparison of baroreflex sensitivity during isoflurane and desflurane anesthesia in humans. *Anesthesiology.* 1995;82:919–925.

95. Ebert TJ, Perez F, Uhrich TD, et al. Desflurane-mediated sympathetic activation occurs in humans despite preventing hypotension and baroreceptor unloading. *Anesthesiology.* 1998;88(5):1227–1232.

96. Tanaka M, Nishikawa T. Arterial baroreflex function in humans anaesthetized with sevoflurane. *Br J Anaesth.* 1999;82:350–354.

97. Muzi M, Lopatka CW, Ebert TJ. Desflurane-mediated neurocirculatory activation in humans: Effects of concentration and rate of change on responses. *Anesthesiology.* 1996;84:1035–1042.

98. Hirshman CA, Bergman NA. Factors influencing intrapulmonary airway calibre during anaesthesia. *Br J Anaesth.* 1990;65:30–42.

99. Hirshman CA, Edelstein G, Peetz S, et al. Mechanism of action of inhalational anesthesia on airways. *Anesthesiology.* 1982;56:107–111.

100. Park KW, Dai HB, Lowenstein E, et al. Epithelial dependence of the bron-

chodilatory effect of sevoflurane and desflurane in rat distal bronchi. *Anesth Analg.* 1998;86:646–651.

101. Goff MJ, Arain SR, Ficke DJ, et al. Absence of bronchodilation during desflurane anesthesia: A comparison to sevoflurane and thiopental. *Anesthesiology.* 2000;93:404–408.

102. Nyktari V, Papaioannou A, Volakakis N, et al. Respiratory resistance during anaesthesia with isoflurane, sevoflurane, and desflurane: a randomized clinical trial. *Br J Anaesth.* 2011;107(3):454–461.

103. Ng D, Fahimi J, Hern HG. Sevoflurane administration initiated out of the ED for life-threatening status asthmaticus. *Am J Emerg Med.* 2015;33(8):1110. e3–1110.e6.

104. Volta CA, Alvisi V, Petrini S, et al. The effect of volatile anesthetics on respiratory system resistance in patients with chronic obstructive pulmonary disease. *Anesth Analg.* 2005;100(2):348–353.

105. Ledowski T, Manopas A, Lauer S. Bronchial mucus transport velocity in patients receiving desflurane and fentanyl vs. sevoflurane and fentanyl. *Eur J Anaesthesiol.* 2008;25(9):752–755.

106. Reiz S. Nitrous oxide augments the systemic and coronary haemodynamic effects of isoflurane in patients with ischaemic heart disease. *Acta Anaesthesiol Scand.* 1983;27:464–469.

107. Pagel PS, Fu JL, Damask MC, et al. Desflurane and isoflurane produce similar alterations in systemic and pulmonary hemodynamics and arterial oxygenation in patients undergoing one-lung ventilation during thoracotomy. *Anesth Analg.* 1998;87:800–807.

108. Kurahashi K, Maruta H. The effect of sevoflurane and isoflurane on the neuromuscular block produced by vecuronium continuous infusion. *Anesth Analg.* 1996;82:942–947.

109. Wulf H, Kahl M, Ledowski T. Augmentation of the neuromuscular blocking effects of cisatracurium during desflurane, sevoflurane, isoflurane or total i.v. anaesthesia. *Br J Anaesth.* 1998;80:308–312.

110. Nitahara K, Sugi Y, Higa K, et al. Neuromuscular effects of sevoflurane in myasthenia gravis patients. *Br J Anaesth.* 2007;98:337–341.

111. Bock M, Klippel K, Nitsche B, et al. Rocuronium potency and recovery characteristics during steady-state desflurane, sevoflurane, isoflurane or propofol anaesthesia. *Br J Anaesth.* 2000;84:43–47.

112. Paul M, Fokt RM, Kindler CH, et al. Characterization of the interactions between volatile anesthetics and neuromuscular blockers at the muscle nicotinic acetylcholine receptor. *Anesth Analg.* 2002;95:362–367.

113. Wright PMC, Hart P, Lau M, et al. The magnitude and time course of vecuronium potentiation by desflurane versus isoflurane. *Anesthesiology.* 1995; 82:404–411.

114. Rosenberg H, Pollock N, Schiemann A, et al. Malignant hyperthermia: a review. *Orphanet J Rare Dis.* 2015;10:93.

115. Wappler F. Anesthesia for patients with a history of malignant hyperthermia. *Curr Opin Anaesthesiol.* 2010;23(3):417–422.

116. Carlomagno M, Esposito C, Marra A, et al. Xenon anaesthesia in a patient with susceptibility to malignant hyperthermia: a case report. *Eur J Anaesthesiol.* 2016;33(2):147–150.

117. Krause T, Scholz J, Jansen L, et al. Sevoflurane anaesthesia does not induce the formation of sister chromatid exchanges in peripheral blood lymphocytes of children. *Br J Anaesth.* 2003;90:233–235.

118. Akin A, Ugur F, Ozkul Y, et al. Desflurane anaesthesia increases sister chromatid exchanges in human lymphocytes. *Acta Anaesthesiol Scand.* 2005;49: 1559–1561.

119. Eroglu A, Celep F, Erciyes N. A comparison of sister chromatid exchanges in lymphocytes of anesthesiologists to nonanesthesiologists in the same hospital. *Anesth Analg.* 2006;102:1573–1577.

120. Wiesner G, Schiewe-Langgartner F, Lindner R, et al. Increased formation of sister chromatid exchanges, but not of micronuclei, in anaesthetists exposed to low levels of sevoflurane. *Anaesthesia.* 2008;63(8):861–864.

121. Mazze RI, Wilson AI, Rice SA, et al. Fetal development in mice exposed to isoflurane. *Teratology.* 1985;32(3):339–345.

122. Mazze RI, Källén B. Reproductive outcome after anesthesia and operation during pregnancy: a registry study of 5405 cases. *Am J Obstet Gynecol.* 1989; 161(5):1178–1185.

123. Layzer RB, Fishman RA, Schafer JA. Neuropathy following use of nitrous oxide. *Neurology.* 1978;28:504–506.

124. Yildiz K, Dogru K, Dalgic H, et al. Inhibitory effects of desflurane and sevoflurane on oxytocin-induced contractions of isolated pregnant human myometrium. *Acta Anaesthesiol Scand.* 2005;49:1355–1359.

125. Abboud TK, Zhu J, Richardson M, et al. Desflurane: a new volatile anesthetic for cesarean section: maternal and neonatal effects. *Acta Anaesthesiol Scand.* 1995;39:723–726.

126. Lane GA, Nahrwold ML, Tait AR. Anesthetics as teratogens: nitrous oxide is fetotoxic, xenon is not. *Science.* 1980;210:899–901.

127. McGregor DG. Occupational exposure to trace concentrations of waste anesthetic gases. *Mayo Clinic Proceedings.* 2000;75:273–277.

128. Abboud TK, Nagappala S, Murakawa K, et al. Comparison of the effects of general and regional anesthesia for cesarean section on neonatal neurologic and adaptive capacity scores. *Anesth Analg.* 1985;64:996–1000.

129. Warren TM, Datta S, Ostheimer GW, et al. Comparison of the maternal and neonatal effects of halothane, enflurane, and isoflurane for cesarean delivery. *Anesth Analg.* 1983;62(5):516–520.

130. Liang G, Ward C, Peng J, et al. Isoflurane causes greater neurodegeneration than an equivalent exposure of sevoflurane in the developing brain of neonatal mice. *Anesthesiology.* 2010;112(6):1325–1334.

131. Amrock LG, Starner ML, Murphy KL, Baxter MG. Long-term effects of single or multiple neonatal sevoflurane exposures on rat hippocampal ultrastructure. *Anesthesiology.* 2015;122(1):87–95.

132. Kodama M, Satoh Y, Otsubo Y, et al. Neonatal desflurane exposure induces

more robust neuroapoptosis than do isoflurane and sevoflurane and impairs working memory. *Anesthesiology.* 2011;115(5):979–991.

133. Cheek TG, Baird E. Anesthesia for nonobstetric surgery: maternal and fetal considerations. *Clin Obstet Gynecol.* 2009;52(4):535–545.

134. Reitman E, Flood P. Anaesthetic considerations for non-obstetric surgery during pregnancy. *Br J Anaesth.* 2011;107(Suppl 1):i72–i78.

135. Gano D, Andersen SK, Glass HC, et al. Impaired cognitive performance in premature newborns with two or more surgeries prior to term-equivalent age. *Pediatr Res.* 2015;78(3):323–329.

136. Rappaport B, Mellon RD, Simone A, et al. Defining safe use of anesthesia in children. *N Engl J Med.* 2011;364(15):1387–1390.

137. Gleich S, Nemergut M, Flick R. Anesthetic-related neurotoxicity in young children: an update. *Curr Opin Anaesthesiol.* 2013;26(3):340–347.

138. Ruzicka JA, Hidalgo JC, Tinker JH, et al. Inhibition of volatile sevoflurane degradation product formation in an anesthesia circuit by a reduction in soda lime temperature. *Anesthesiology.* 1994;81:238–244.

139. Fang ZX, Kandel L, Laster MJ, et al. Factors affecting production of compound A from the interaction of sevoflurane with Baralyme and soda lime. *Anesth Analg.* 1996;82:775–781.

140. Frink EJ Jr, Malan TP, Morgan SE, et al. Quantification of the degradation products of sevoflurane in two CO_2 absorbents during low-flow anesthesia in surgical patients. *Anesthesiology.* 1992;77:1064–1069.

141. Ebert TJ, Arain SR. Renal responses to low-flow desflurane, sevoflurane, and propofol in patients. *Anesthesiology.* 2000;93:1401–1406.

142. Kharasch ED, Frink EJ Jr, Zager R, et al. Assessment of low-flow sevoflurane and isoflurane effects on renal function using sensitive markers of tubular toxicity. *Anesthesiology.* 1997;86:1238–1253.

143. Bito H, Ikeuchi Y, Ikeda K. Effects of low-flow sevoflurane anesthesia on renal function: comparison with high-flow sevoflurane anesthesia and low-flow isoflurane anesthesia. *Anesthesiology.* 1997;86:1231–1237.

144. Bito H, Ikeda K. Closed-circuit anesthesia with sevoflurane in humans. Effects on renal and hepatic function and concentrations of breakdown products with soda lime in the circuit. *Anesthesiology.* 1994;80:71–76.

145. Eger EI II, Koblin DD, Bowland T, et al. Nephrotoxicity of sevoflurane versus desflurane anesthesia in volunteers. *Anesth Analg.* 1997;84:160–168.

146. Ebert TJ, Messana LD, Uhrich TD, et al. Absence of renal and hepatic toxicity after four hours of 1.25 minimum alveolar concentration sevoflurane anesthesia in volunteers. *Anesth Analg.* 1998;86:662–667.

147. Eger EI II, Gong D, Koblin DD, et al. Dose-related biochemical markers of renal injury after sevoflurane versus desflurane anesthesia in volunteers. *Anesth Analg.* 1997;85:1154–1163.

148. Ebert TJ, Frink EJ Jr, Kharasch ED. Absence of biochemical evidence for renal and hepatic dysfunction after 8 hours of 1.25 minimum alveolar concentration sevoflurane anesthesia in volunteers. *Anesthesiology.* 1998;88(3):601–610.

149. Groudine SB, Fragen RJ, Kharasch ED, et al. Comparison of renal function following anesthesia with low-flow sevoflurane and isoflurane. *J Clin Anesth.* 1999;11:201–207.

150. Bito H, Ikeda K. Renal and hepatic function in surgical patients after low-flow sevoflurane or isoflurane anesthesia. *Anesth Analg.* 1996;82:173–176.

151. Conzen PF, Kharasch ED, Czerner SFA, et al. Low-flow sevoflurane compared with low-flow isoflurane anesthesia in patients with stable renal insufficiency. *Anesthesiology.* 2002;97(3):578–584.

152. Litz RJ, Hübler M, Lorenz W, et al. Renal responses to desflurane and isoflurane in patients with renal insufficiency. *Anesthesiology.* 2002;97:1133–1136.

153. Spracklin D, Kharasch ED. Evidence for the metabolism of fluoromethyl-1, 1-difluoro-1-(trifluoromethyl)vinyl ether (compound A), a sevoflurane degradation product, by cysteine conjugate b-lyase. *Chem Res Toxicol.* 1996;9: 696–702.

154. Holak EJ, Mei DA, Dunning MB III, et al. Carbon monoxide production from sevoflurane breakdown: modeling of exposures under clinical conditions. *Anesth Analg.* 2003;96:757–764.

155. Baxter PJ, Garton K, Kharasch ED. Mechanistic aspects of carbon monoxide formation from volatile anesthetics. *Anesthesiology.* 1998;89:929–941.

156. Fang ZX, Eger EI II, Laster MJ, et al. Carbon monoxide production from degradation of desflurane, enflurane, isoflurane, halothane, and sevoflurane by soda lime and baralyme. *Anesth Analg.* 1995;80:1187–1193.

157. Berry PD, Sessler DI, Larson MD. Severe carbon monoxide poisoning during desflurane anesthesia. *Anesthesiology.* 1999;90(2):613–616.

158. Woehlck HJ. Severe intraoperative CO poisoning. *Anesthesiology.* 1999;90: 353–354.

159. Woehlck HJ, Dunning M III, Gandhi S, et al. Indirect detection of intraoperative carbon monoxide exposure by mass spectrometry during isoflurane anesthesia. *Anesthesiology.* 1995;83:213–217.

160. Woehlck HJ, Dunning M, Connolly LA. Reduction in the incidence of carbon monoxide exposures in humans undergoing general anesthesia. *Anesthesiology.* 1997;87:228–234.

161. Woehlck HJ, Dunning M III, Raza T, et al. Physical factors affecting the production of carbon monoxide from anesthetic breakdown. *Anesthesiology.* 2001; 94:453–456.

162. Wissing H, Kuhn I, Warnken U, et al. Carbon monoxide production from desflurane, enflurane, halothane, isoflurane and sevoflurane with dry soda lime. *Anesthesiology.* 2001;95:1205–1212.

163. Castro BA, Freedman LA, Craig WL, et al. Explosion within an anesthesia machine: Baralyme®, high fresh gas flows and sevoflurane concentration. *Anesthesiology.* 2004;101:537–539.

164. Wu J, Previte JP, Adler E, et al. Spontaneous ignition, explosion, and fire with sevoflurane and barium hydroxide lime. *Anesthesiology.* 2004;101:534–537.

165. Fatheree RS, Leighton BL. Acute respiratory distress syndrome after an exothermic Baralyme®-sevoflurane reaction. *Anesthesiology.* 2004;101:531–533.

166. Hanaki C, Fujii K, Morio M, et al. Decomposition of sevoflurane by sodalime. *Hiroshima J Med Sci.* 1987;36:61–67.

167. Kharasch ED. Putting the brakes on anesthetic breakdown. *Anesthesiology.* 1999;91:1192–1193.

168. Baker MT. Sevoflurane: are there differences in products?. *Anesth Analg.* 2007; 104(6):1447–1451.

169. Kharasch ED, Subbarao GN, Cromack KR, et al. Sevoflurane formulation water content influences degradation by Lewis acids in vaporizers. *Anesth Analg.* 2009;108(6):1796–1802.

170. Frink EJ, Jr, Malan TP Jr, Isner RJ, et al. Renal concentrating function with prolonged sevoflurane or enflurane anesthesia in volunteers. *Anesthesiology.* 1994;80:1019–1025.

171. Mazze RI, Calverley RK, Smith NT. Inorganic fluoride nephrotoxicity: Prolonged enflurane and halothane anesthesia in volunteers. *Anesthesiology.* 1977;46:265–271.

172. Mazze RI. The safety of sevoflurane in humans. *Anesthesiology.* 1992;77: 1062–1063.

173. Kharasch ED, Hankins DC, Thummel KE. Human kidney methoxyflurane and sevoflurane metabolism: intrarenal fluoride production as a possible mechanism of methoxyflurane nephrotoxicity. *Anesthesiology.* 1995;82:689–699.

174. Thwaites A, Edmends S, Smith I. Inhalation induction with sevoflurane: a double-blind comparison with propofol. *Br J Anaesth.* 1997;78:356–361.

175. Muzi M, Colinco MD, Robinson BJ, et al. The effects of premedication on inhaled induction of anesthesia with sevoflurane. *Anesth Analg.* 1997;85:1143–1148.

176. Muzi M, Robinson BJ, Ebert TJ, et al. Induction of anesthesia and tracheal intubation with sevoflurane in adults. *Anesthesiology.* 1996;85:536–543.

177. Mostafa SM, Atherton AMJ. Sevoflurane for difficult tracheal intubation. *Br J Anaesth.* 1997;79:392–393.

178. Ryan SM, Nielsen CJ. Global warming potential of inhaled anesthetics: application to clinical use. *Anesth Analg.* 2010;111(1):92–98.

179. Sulbaek Andersen MP, Nielsen OJ, Karpichev B, et al. Atmospheric chemistry of isoflurane, desflurane, and sevoflurane: kinetics and mechanisms of reactions with chlorine atoms and OH radicals and global warming potentials. *J Phys Chem A.* 2012;116(24):5806–5820.

180. Sulbaek Andersen MP, Sander SP, Nielsen OJ, et al. Inhalation anaesthetics and climate change. *Br J Anaesth.* 2010;105(6):760–766.

第19章　静脉麻醉药

Ramon Abola　Sofia Geralemou　Martin Szafran　Tong J. Gan

要点

1. 理想的静脉麻醉药应该起效快，迅速产生催眠与遗忘效应，心血管及呼吸系统不良反应少，代谢快。
2. 时-量相关半衰期是指停止连续输注某种药物后，血药浓度下降 50% 所需的时间。时-量相关半衰期显示了分布过程对药物代谢的影响。
3. 丙泊酚所致的意识消失状态作用机制复杂，但主要是通过增强 GABA 抑制通路来实现的。
4. 丙泊酚具有起效快、诱导平稳、苏醒迅速的优点，可以作为一种替代标准吸入麻醉药和其他静脉麻醉药的镇静催眠药。
5. 依托咪酯是一种血流动力学稳定的诱导药物，具有较大的安全使用范围，但对肾上腺皮质功能的抑制是其公认的不良反应。
6. 氯胺酮通过 N-甲基-D-天门冬氨酸（NMDA）受体产生"分离麻醉"作用，同时伴有眼球震颤、明显镇痛和无意识状态。
7. 右美托咪定是一种 α_2 受体激动剂，已被用于 ICU 机械通气患者的镇静，程序性镇静，以及全身麻醉的辅助用药。右美托咪定是一种特殊的镇静药，因为它对呼吸的抑制作用很小。
8. 苯二氮䓬类药物在临床上常用于抗焦虑、顺行性遗忘、镇静以及催眠。
9. 巴比妥类药物的作用机制是对皮质及脑干 GABA 通路的抑制，从而导致意识丧失、呼吸及循环的抑制。
10. 新药的研发一直在进行，以期实现理想麻醉药物作用持续时间短、时-量相关半衰期短、适合连续静脉输注、不良反应少的特点。

药代动力学：静脉麻醉药的一般原理

　　传统上，静脉麻醉药一直被用于麻醉诱导。硫喷妥钠于 1934 年被引入临床实践，并作为静脉麻醉药的金标准长达 50 年。硫喷妥钠的镇静催眠作用起效快而平稳、药代动力学可预测、苏醒平稳迅速。然而，硫喷妥钠的时-量相关半衰期较长，不适合持续输注。1989 年的一篇综述指出，静脉麻醉药不能普遍用于麻醉维持，因为推注给药导致血流动力学和麻醉深度的波动[1]。短效麻醉药

（咪达唑仑、丙泊酚、瑞芬太尼）及各种变速输注泵的开发使得静脉麻醉药常规用于麻醉维持得以实现。联合应用上述仪器以及麻醉深度监测仪，创造出闭环自动控制麻醉输注系统。静脉麻醉药也是目前现代临床麻醉的关键组成部分。

没有一种麻醉药是完美的。Hemmings 指出理想的静脉麻醉药应该具有表 19-1 中的特点[2]。理想的静脉麻醉药，应该镇静催眠作用起效迅速（一个臂-脑循环时间）、对呼吸及循环系统影响小、代谢快。丙泊酚起效快、药物再分布后苏醒迅速以及适合进行连续输注，已经成为临床麻醉中新的"金标准"。旧的麻醉药往往会引起"宿醉"效应，而丙泊酚的重要作用就是可以使患者快速苏醒和恢复定向力。丙泊酚还具有止吐作用。它在临床中一直被用于：①麻醉诱导；②麻醉维持，静吸复合或者全凭静脉麻醉（total intravenous anesthesia，TIVA）；③监测麻醉（monitored anesthesia care，MAC）下小手术的镇静。丙泊酚的不良反应是可以引起低血压、呼吸抑制、注射痛、持续输注后作用时间延长等。长时间输注（4mg/kg/h 连续输注超过 48h）可以引起丙泊酚输注综合征（propofol infusion syndrome，PRIS）[3]。相较目前我们使用的药物，未来的药物可能会有所改进。

静脉麻醉药使用后起效快，并迅速分布到高灌注和血流丰富的组织。药物的亲脂性使其可以快速通过血脑屏障。目标血药浓度与效应器官（脑）反应之间的延迟为滞后现象。这种延迟现象的出现是由于目标血浆浓度峰值与效应器官药物浓度峰值之间的差异导致的。单次静脉给药后药物作用的终止是源于麻醉药再分配至无脂肪的组织如肌肉。静脉麻醉药的这一特性是理解药物持续输注和麻醉维持相关的药代动力学的关键。麻醉药的初始剂量或负荷剂量确定药物的理想血药浓度。静脉麻醉药在非活性组织中的再分配是其早期清除的一部分；然而，当这些组织与血液达到平衡时，这就变得不那么重要了。因此，在静脉麻醉的维持期间，药物的输注速度随着时间延长而降低，维持在设定的血药浓度。

理解静脉麻醉药的药代动力学特点对于理解其应用非常重要。单次静脉注射某种静脉麻醉药后，随着时间推移，药物血浆浓度变化曲线见图 19-1。这张图显示的是单次静脉给药后药物血浆浓度的变化（如丙泊酚），该曲线可以用一个三指数方程来解释。实际上，单次静脉注射丙泊酚后可以分为三个阶段[4]。第一阶段为快分布相，丙泊酚迅速从血浆进入外周组织；第二阶段为慢分布相，丙泊酚继续分布到其他组织，同时快分布相药物从外周组织回到血浆；最后一个阶段是终末阶段或消除阶段，即丙泊酚从体内消除。

三室模型是静脉麻醉药在体内动态分布的过程。图 19-2 描述的是三室模型的水箱模式图。我们通过这个模型来了解丙泊酚的输注过程。注射丙泊酚后，它首先进入的是中央室（血液，CA_1），然后再分布到外周室（CA_2，CA_3），一个速度相对较快，另一个速度相对较慢。将丙泊酚分配到外周室和体内消除的量（G_1）与其适当的输注速度[r(t)]相匹配，就可以达到和维持预期的目标血药浓度。然而，随着时间推移，丙泊酚会在外周室开始蓄积。再分布过程中，丙泊酚从中央室转运到外周室的药量减少。随着时间的延长，丙泊酚的外周室浓度会越来越高，因此维持目标血药浓度所需的药量会越来越少。这同样会导致苏醒时间和时-量相关半衰期的延长。

表 19-1　理想静脉麻醉药的特点

药效动力学/药代动力学特点

催眠与遗忘

起效迅速（一个臂-脑循环时间）

迅速代谢为无活性的产物

最小的心血管及呼吸系统抑制作用

无组胺释放及过敏反应

无毒、无致突变、无致癌作用

无不良神经系统反应：如癫痫、肌阵挛、拮抗镇痛、神经毒性等

其他有益作用：镇痛、止呕、神经保护、心肌保护

基于药代动力学模型指导药物精确用量

能够实现连续监测下的输注

理化特性

水溶性

剂型稳定，无致热原

无刺激性：无注射痛

诱导剂量小

制备成本低

无菌

摘自 Hemmings HC. The pharmacology of intravenous anesthetic induction agents：a primer. *Anesthesiol News*. 2010；October：9-16。

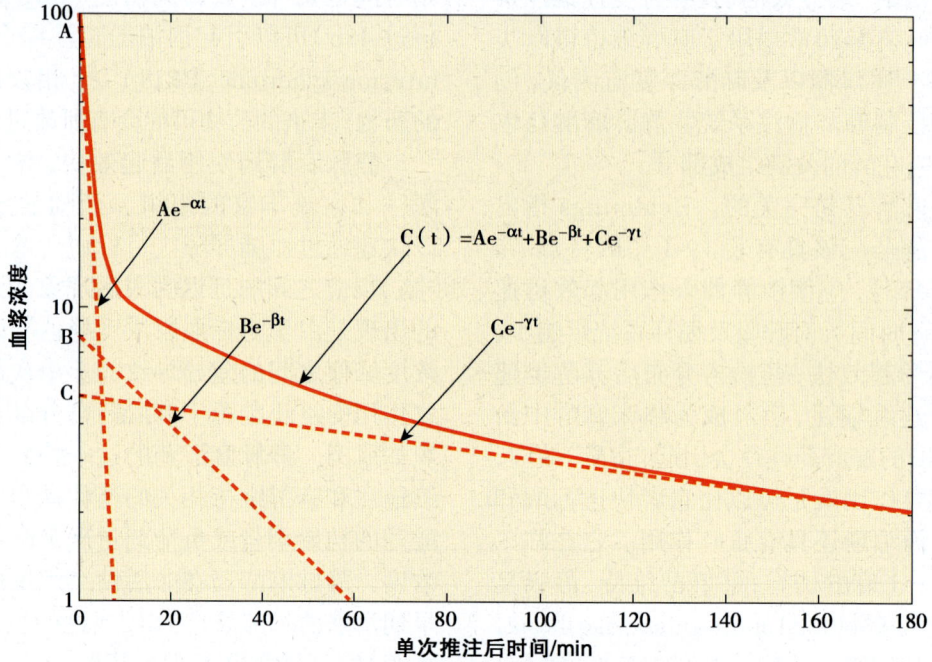

图 19-1　单次推注静脉麻醉药后的血浆药物浓度

药物血浆浓度下降分为三个阶段，快分布相（A）、慢分布相（B）、消除期（C）。与每个参数有关的单曲线也在图中显示。三指数曲线代表了单个指数函数的代数和。该分段曲线在 Y 轴的截距用 A、B、C 来表示。这些作为三指数方程的系数存在

经许可改编自 Struys MMRF, De Smet T, Glen JB, et al. The history of target-controlled infusion. *Anesth Analg.* 2016；122（1）：56-69

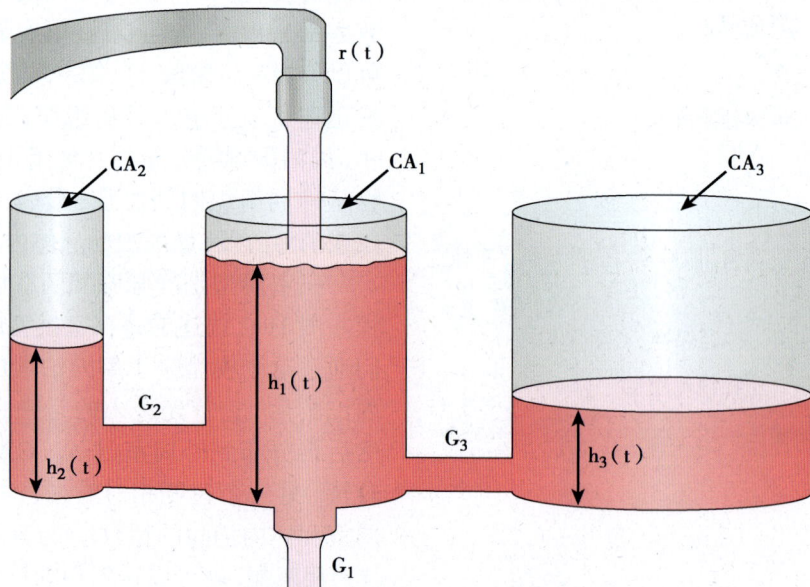

图 19-2　三室模型的水箱模式图

r(t)代表的是通过微量泵将药物注入血液，CA₁ 代表的是中央室（血液），药物会分布到影响血浆药物浓度的外周室（CA2，CA3）。最终药物在体内被清除（G₁）（经许可改编自 Hughes MA, Glass PS, Jacobs JR. Context-sensitive half time in multi-compartment pharmacokinetic models for intravenous anesthetic drugs. *Anesthesiology.*1992；76：334-341）

大家最熟悉的概念是消除半衰期（$t_{1/2}$）。它是指血浆或效应室浓度下降 50% 所需要的时间。这个概念很好地阐述了给药后只进入血液的一室模型药物，或者只是单次用药。相比之下，持续静脉输注麻醉药的药代动力学模型，则需考虑多室模型，其中包括了分布阶段与消除阶段。

时 - 量相关半衰期被定义为药物停止输注后，血浆药物浓度下降 50% 所需要的时间。它证明了药物再分布过程对体内药物代谢的影响。这涉及药物从血浆中转出进入外周室和药物从外周室转运至中央室两个方面。图 19-3 描述了几种麻醉药的时 - 量相关半衰期。相比于硫喷妥钠，丙泊酚的时 - 量相关半衰期更短。尽管丙泊酚的清除时间随着输注时间的延长而增加，但其程度与硫喷妥钠的不同。丙泊酚较小的时 - 量相关半衰期，使其适合持续静脉输注。相比之下，硫喷妥钠的时 - 量相关半衰期较长，因此不适合持续静脉输注。

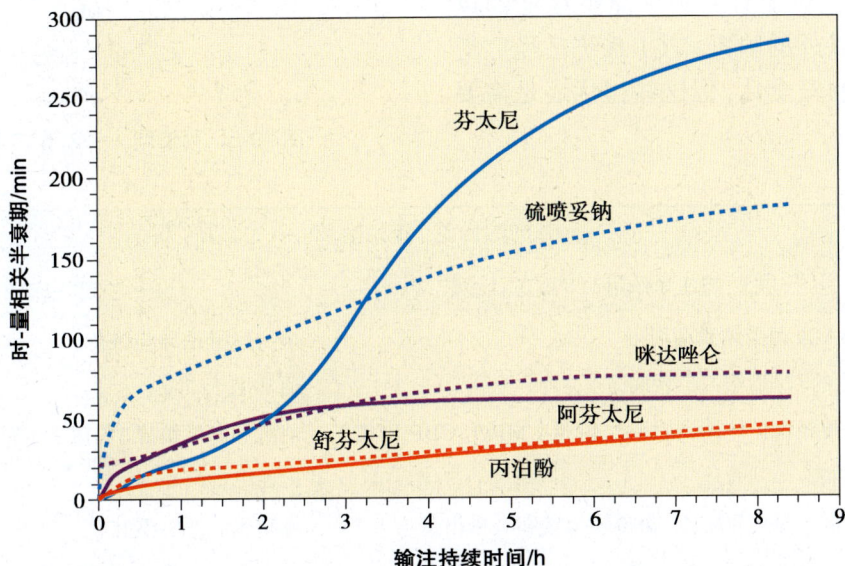

图 19-3　静脉麻醉药的时 - 量相关半衰期

经许可改编自 Hughes MA, Glass PS, Jacobs JR. Context-sensitive half-time in multi-compartment pharmacokinetic models for intravenous anesthetic drugs. *Anesthesiology*.1992；76：334-341

瑞芬太尼是诠释时 - 量相关半衰期这个概念最好的药物。它属于超短效阿片受体激动剂。其化学结构中含有酯键，经非特异性酯酶水解后迅速代谢。由于这些性质特点，瑞芬太尼的时 - 量相关半衰期不依赖于其输注时间（图 19-4）。由于瑞芬太尼作用时间短暂，便于输注给药实现最佳的围术期镇痛，同时苏醒迅速。瑞芬太尼持续静脉输注 1h 或 10h，其清除时间是相同的（都是 3min）。未来可能会出现与瑞芬太尼药代动力学特性相似的静脉麻醉药，以至于我们的外科同事相信我们可以实现所谓的"开关麻醉"。

静脉麻醉药的这些药动学原理被引入目标靶控输注（target-controlled infusion, TCI）装置。麻醉医生可以在 TCI 上设置血浆靶控或效应室靶控浓度。这一方法对于麻醉医生来说很直观，因为这就像我们管理吸入麻醉药一样，吸入麻醉药的呼

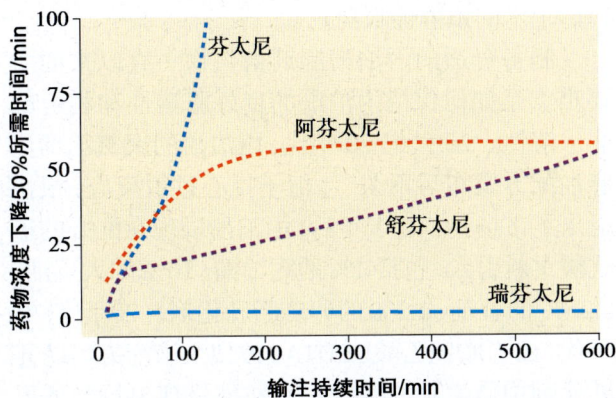

图 19-4　模拟静脉输注可变时间后瑞芬太尼、芬太尼、阿芬太尼和舒芬太尼在血液中药物浓度降低 50% 所需的时间

请注意，瑞芬太尼的时 - 量相关半衰期与输注持续时间无关。经许可改编自 Adapted with permission from Egan T D, Lemmens H J, Fiset P, et al. The pharmacokinetics of the new shortacting opioid remifentanil（GI87084B）in healthy adult male volunteers. *Anesthesiology*.1993；79：881-892

气末浓度反映了麻醉达到平衡后该药的脑内浓度。TCI 装置结合患者因素（年龄、性别、身高、体重）、已给药量和在组织中的蓄积量来确定合适的输注速度[4]。合适的输注速度是通过这些静脉麻醉药的药代动力学模型计算得出的，因此设备的精确性依赖于所使用的药代动力学模型的精确性。由于患者的个体差异使得实际的血浆药物浓度与所设定的目标浓度存在差异，美国食品药品监督管理局（Food and Drug Administration，FDA）认为这种精确性的缺乏仍旧是一种不能被接受的风险。尽管在美国以外的国家，TCI 系统已经广泛应用并具有良好的安全性，但这些担忧还是需要被关注的[5]。

丙泊酚

丙泊酚（2，6-二异丙基苯酚）已经成为目前市场上应用最广泛的静脉麻醉药之一（图 19-5；表 19-2）。其药代动力学特点为起效快、可预测的时-量相关半衰期、苏醒迅速。另外，不良反应小和抗呕吐的特点使丙泊酚的使用范围非常广，包括麻醉诱导与维持、ICU 患者镇静，以及作为各种

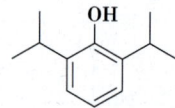

图 19-5　丙泊酚——2，6-二异丙基苯酚

表 19-2　丙泊酚

主要药理学作用	主要临床应用
基本作用机制：GABA-A 型受体激动剂	全身麻醉诱导与维持
各种并发症下可预测的时-量相关半衰期	通常用于 TIVA
中枢神经系统抑制，神经保护作用，抗惊厥，降低 $CMRO_2$、CBF 和 ICP	清醒和深度镇静，包括手术室以外的区域
可用于 EEG 暴发性抑制	ICU 患者镇静
心血管系统：显著降低全身血管阻力、每搏输出量和心排出量	预防术后恶心呕吐
呼吸系统：呼吸抑制和有效的支气管扩张	可安全用于恶性高热患者
成瘾倾向：苏醒期引发幸福感或欣快感	
不良反应：注射痛，丙泊酚输注综合征	

$CMRO_2$，脑氧代谢率；CBF，脑血流量；ICP，颅内压；EEG，脑电图；TIVA，全凭静脉麻醉。

门诊手术的镇静催眠药。

制备合适的丙泊酚制剂衍生物一直以来的主要难点是如何保持丙泊酚的良好脂溶性和相对的非水溶性。20 世纪 70 年代，丙泊酚的聚氧乙烯蓖麻油配方发布后不久[6]，由于担心过敏反应，很快退出了市场[7]。近十年后，丙泊酚以现在配方的形式被重新引入，包括 1% 的丙泊酚、10% 的大豆油、2.25% 的甘油、1.2% 的卵磷脂乳化剂。20 世纪 90 年代，乙二胺四乙酸（EDTA）被加入该配方以防止乳化剂中微生物的生长。脂肪乳呈现出均匀的乳白色，可以在室温储存而不出现明显降解。

药代动力学

丙泊酚主要在肝脏代谢，随后其无活性、水溶性的代谢产物由肾脏排出。少量未被代谢的丙泊酚，通过尿液与胆汁排出，但这部分可以忽略不计（<3%）。尽管代谢机制如此，肝肾疾病并未发现对丙泊酚的药代动力学有显著影响。并且目前研究认为，丙泊酚的清除速度是 20～30ml/（kg·min）（≈1.5L/min），超过肝脏的血流速度 15ml/（kg·min），这意味着其他的代谢和消除机制可能在其中发挥重要作用。最常见的肝外代谢部位是肾脏和肺，两者共可达到丙泊酚通常代谢率的 30% 左右，这也就解释了为什么丙泊酚的药代动力学在不同的患者群体中能保持相对一致。

为了真实了解丙泊酚的药代动力学特性，对多室模型的评估至关重要。多种不同类型的模型阐述过使用初始剂量的丙泊酚后其分布的过程。在简单的二室模型中，丙泊酚的血浆药物浓度迅速下降，首次分布半衰期是 2～4min。在三室模型中，首次分布半衰期约为 1～8min，而二次慢相分布半衰期约为 30～70min。两种模型的消除半衰

期都比较长,范围从 2h 到 24h 不等。如图 19-3 所示,丙泊酚持续静脉输注近 8h 后依然可以保持稳定的 40min 或更少时间的时-量相关半衰期,临床医师可利用丙泊酚药代动力学中可预测性这一特点,使患者无论是单次静脉使用还是持续静脉输注,都能快速苏醒。

药效动力学

诱导剂量丙泊酚所致无意识状态的作用机制复杂,目前仍不明确[7]。一般认为其主要是通过增强 GABA 受体抑制性通路发挥作用。其他与丙泊酚作用相关的神经受体包括 α-肾上腺素能受体、N-甲基-D-天冬氨酸受体(NMDA)。丙泊酚引起的中枢胆碱能受体传递的改变可能也对无意识状态的出现起到一定作用[8]。大量位于皮质、脑干和丘脑的中间神经元是其作用靶点,这些也在最终苏醒中起着关键作用[9-10]。

初始低剂量的丙泊酚可产生镇静作用,但随着剂量增加患者可能会进入一种不受抑制的兴奋状态,包括无意识的动作、言语不清、不易唤醒等[11]。继续增加药物剂量,患者会出现意识丧失、呼吸暂停、一定程度的肌肉松弛、脑干反射消失等症状,此时需要提供呼吸支持。

中枢神经系统作用

同其他静脉麻醉药一样,丙泊酚引起的脑电图(electroencephalogram,EEG)变化取决于麻醉深度。在较低的镇静剂量下,一般表现为 β 波活跃度增加。在诱导剂量后,达到全身麻醉的初始阶段,EEG 呈现出类似非快速动眼睡眠周期中的深睡眠时的状态,低频率高振幅的脑电波逐渐增多。这最终意味着 β 波活动减少,α 波与 δ 波的活动增加[12]。爆发抑制以高频电活动与电抑制状态交替出现为标志,通常被用作夹闭动脉瘤前的一种神经保护措施。这时丙泊酚的血浆药物浓度会达到 8μg/ml,明显高于麻醉初始阶段的血浆药物浓度 3μg/ml。丙泊酚浓度的进一步增加,将会出现等电位脑电图(通常称为爆发抑制)。

丙泊酚的神经保护作用可能是多方面的。静脉麻醉药如丙泊酚,主要是通过降低脑血流量(cerebral blood flow,CBF)来降低脑氧代谢率(cerebral metabolic oxygen consumption rate,$CMRO_2$)和颅内压(intracranial pressure,ICP)。同时,脑灌注压(cerebral perfusion pressure,CPP)也可能会降低。但是丙泊酚降低脑灌注压的作用是

有限制的,要谨慎使用。丙泊酚具有特殊的抗氧化作用,有研究认为,丙泊酚作为氧自由基清除剂,对脑卒中和脑外伤引起的神经退行性病变[13],有保护作用。丙泊酚的其他保护机制可能包括降低谷氨酸通路的兴奋性毒性[14]从而降低神经元的程序性凋亡[15],以及全面的抗炎作用(例如降低 TNF-α)[16]。

丙泊酚通常被认为是一种抗癫痫药。在达到暴发抑制的剂量下,癫痫样脑电活动会受到抑制[17]。但镇静剂量的丙泊酚在癫痫患者中却达不到该效果[18]。丙泊酚也被成功用于治疗癫痫持续状态,尽管其可以有效抑制癫痫发作,但由于它缩短了癫痫发作时间,因此很少作为电休克治疗的麻醉诱导药。相反,有些个案病例报道了丙泊酚麻醉可以引起癫痫大发作,但未阐明其机制。

尽管丙泊酚不被认为是一种传统意义上的迷幻剂,但在过去 10 年里,丙泊酚滥用的发生率在不断增加,因为容易获得,所以在麻醉从业者中滥用率最高。在美国,过去十年内,有 18% 的学术机构报道过丙泊酚滥用或转移,并在住院医生中有很高的死亡率[19]。丙泊酚的特点是其具有成瘾性,使用丙泊酚镇静后的患者在苏醒过程中,会出现欣快感,在重症监护室[20],随着丙泊酚输注时间的延长,患者出现了耐受的情况。美国缉毒局(Drug Enforcement Agency,DEA)在 2010 年提议将丙泊酚纳入管制药品。有趣的是,目前只有磷丙泊酚——一种丙泊酚的水溶性前药,被列入管制清单上。

丙泊酚引起的意识丧失可以通过毒扁豆碱的中枢拟胆碱作用部分逆转[21]。该药已被用于治疗苏醒期谵妄,其逆转机制可能与上述机制相似。中枢胆碱能通路的激活导致机体觉醒,可能会改变丙泊酚所致的无意识状态(图 19-6)。

心血管作用

丙泊酚对血流动力学的影响呈剂量依赖性,诱导剂量所致的血流动力学变化比持续输注更明显。其特点是收缩压和舒张压显著下降,但心率不会相应增快。血压下降是由于心排出量、每搏输出量和全身血管阻力(systemic vascular resistance,SVR)下降所致。丙泊酚降低交感神经活性,间接导致动脉和静脉血管扩张。这种作用通过影响细胞内钙离子的平衡与内流直接松弛平滑肌抑制心肌细胞而增强[22]。丙泊酚降低交感神

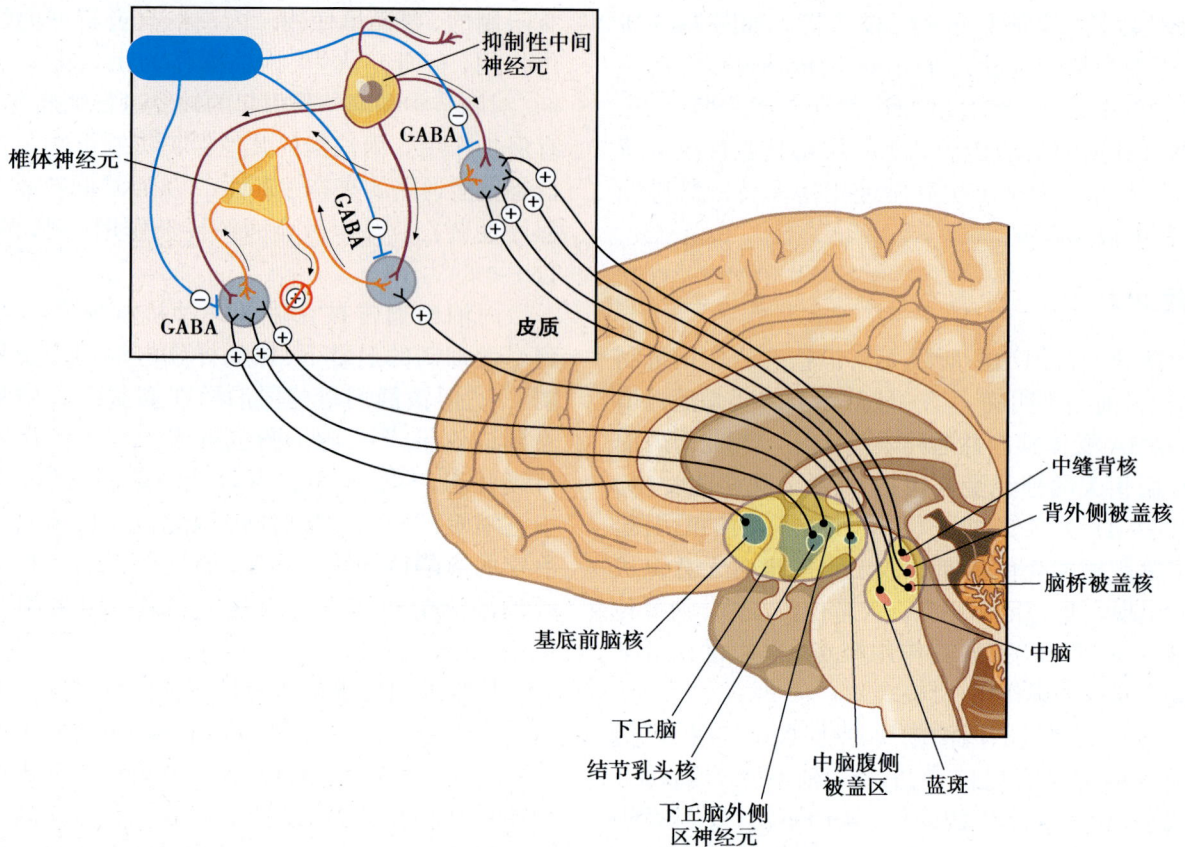

图 19-6　丙泊酚在中枢神经系统中的可能作用机制

上行激动通路起自丘脑和中脑,将兴奋性信号传入椎体神经元(橘色)。锥体神经元向上是 γ 氨基丁酸(GABA)能抑制性中间神经元突触(紫色)。异丙酚与突触后膜上的受体结合,增强 GABA 的抑制作用。随着增强的 GABA 抑制作用抵消了向锥体神经元上升的觉醒输入,兴奋性活动减少,从而发生无意识

经紧张性的同时会抑制压力感受性反射,导致反射性心率减慢以及更显著的血流动力学效应。有报道称丙泊酚可以抑制室上性心动过速,可能是其对心脏传导系统的直接影响[23]。

呼吸系统作用

丙泊酚对呼吸系统的影响也呈剂量依赖性。大剂量的丙泊酚容易导致呼吸暂停,而标准维持剂量则在减少潮气量的同时增加呼吸频率。丙泊酚对化学感受器的直接影响,会导致机体对缺氧的反应迟钝,同时也降低了机体对高碳酸血症的通气反应。丙泊酚有支气管扩张作用,主要是它直接影响了细胞内钙离子平衡。

临床应用

丙泊酚起效快、诱导平稳、苏醒迅速的特点,使丙泊酚成为一种可以代替标准吸入麻醉药和其他静脉麻醉药的镇静催眠药。在健康成人,丙泊酚的诱导剂量为 1～2.5mg/kg,意识丧失时的血浆药物浓度约为 3μg/kg。不同特征和合并症

的患者诱导剂量需求差异巨大。由于心排出量减少以及清除率下降,丙泊酚对老年人的作用时间明显延长,同时对该药的敏感性增加[24]。与此相反,儿童的平均分布体积大,清除迅速,导致对丙泊酚的每公斤体重需要量增加[25]。病态肥胖患者在使用丙泊酚时,剂量需按照去脂体重计算[26]。患者如有长期酗酒史,则需要增加诱导剂量。心血管疾病患者,丙泊酚诱导过程中,可导致剧烈的血流动力学波动。因此,决定丙泊酚的诱导剂量时需考虑患者的术前用药、病史以及其他合并症。

丙泊酚用于全身麻醉维持的剂量为 100～200μg/(kg·min)。全凭静脉麻醉单独使用丙泊酚或与其他阿片类药物合用作为平衡麻醉的一部分已成功用于所有手术。亚催眠浓度的丙泊酚有止吐作用,因此预防术后恶心呕吐(postoperative nausea and vomiting,PONV)成为其主要优点之一。有报道称,持续静脉输注 10μg/(kg·min),血浆药物浓度 350ng/ml,能够显著减

少术后恶心呕吐的发生[27]。全身麻醉苏醒过程中,这个药物浓度水平仅引起轻度的镇静,因此,术中持续静脉输注丙泊酚也常作为减轻恶心的方法。丙泊酚可以作为恶性高热患者的麻醉药物,因为它不会引起恶性高热。当应用吸入麻醉有禁忌或吸入麻醉管理困难时,丙泊酚持续静脉输注通常用于麻醉维持,例如,当手术与麻醉共用一个气道时,如硬质支气管镜检查,吸入麻醉的管理可能会很困难。还有在缺少现成的麻醉机的情况下,只做一些简单的、基础的麻醉时可以考虑使用丙泊酚。

丙泊酚镇静通常用于短小手术、门诊手术或者手术室外的麻醉,以及 ICU 内机械通气患者的镇静。标准输注剂量范围是 $25 \sim 75 \mu g/(kg \cdot min)$。丙泊酚对呼吸系统的影响是呈剂量依赖性的,谨慎的调整丙泊酚输注速度可以避免呼吸暂停。

不良反应

经外周静脉给予丙泊酚时,注射痛的发生率大约有 60%~70%。为了减少这一常见不良反应的发生,研究者进行了大量的干预实验,并取得了不同程度的成功。最有效的方法是使用局部麻醉药预处理,例如利多卡因配合止血带,可引起静脉阻塞,其本质上是一种改良的比尔阻滞法[28]。另一种最重要的非药物治疗方法是选择较粗的肘前静脉代替较细的手部外周静脉[29]。将利多卡因与丙泊酚混合,或预先静注利多卡因而不使用止血带,也是有效的。丙泊酚诱导前,可先静脉注射阿片类药物,这样也可以减少注射痛的发生。另一方面,降低丙泊酚的使用浓度,如稀释的脂肪乳剂,或增加药物的脂溶性,对注射痛的发生也能起到改善作用。预先静注其他药物,如非甾体类抗炎药(NSAIDs)、氯胺酮、激素类药物、β受体阻滞剂,则收效甚微[29]。

PRIS(Propofol Infusion Syndrome),全称丙泊酚输注综合征是一种非常罕见但可能致命的不良反应,20 世纪 90 年代首次在儿童中发现,随后在 ICU 内用于镇静的成人中发现[30,31]。其主要的临床症状是:无法解释的代谢性酸中毒、高钾血症、高脂血症、横纹肌溶解、肝脏肿大、肾衰竭,最重要的是心电图出现心律失常,随即发展为心力衰竭。PRIS 的病理生理机制尚不清楚,但可能与线粒体毒性以及细胞内呼吸链解耦合有关,也有人提出了其他假设,如丙泊酚抑制脂肪酸氧化等。PRIS

临床症状的发展可能与丙泊酚的输注时间和剂量有关,但短时间的持续输注也可能导致心力衰竭。2006 年,美国食品药品监督管理局建议将丙泊酚的最大输注剂量调整为 4mg/kg/h,但尚不清楚该举措是否能降低 PRIS 的发生率,目前 PRIS 的死亡率仍接近 50%[32]。

有报道表明,在 ICU 中,几例患者接受长时间的丙泊酚静脉输注后出现了绿色尿液。其可能的原因与丙泊酚肝外代谢增加有关,随后代谢物通过尿液排出体外。单次使用丙泊酚导致尿液呈绿色的报道确实存在,但比通常报道的丙泊酚持续输注 6~64h 后的情况要少见的多[33]。

依托咪酯

1972 年,依托咪酯作为麻醉诱导药首次进入临床应用(图 19-7,表 19-3)。由于其安全的血流动力学特性,随后获得了广泛认可。然而,随着肾上腺皮质功能抑制,注射痛,血栓性静脉炎、术后恶心呕吐、肌阵挛及呃逆等不良反应报道的增多,它失去了先前的优势。像大多数其他的药物选择一样,使用依托咪酯是一个风险/收益平衡的结果。如果维持血流动力学稳定可使患者获益最多,则可以选择依托咪酯进行诱导,但要作好应对这些不良反应的准备。

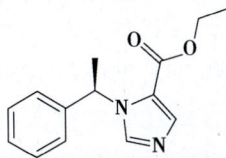

图 19-7　依托咪酯
R-(+)-1-(1-苯乙基)-1-氢-咪唑-5-甲酸乙酯

表 19-3　依托咪酯
主要药理作用
GABA-A 型受体激动剂
血流动力学稳定
肾上腺皮质功能抑制
术后恶心呕吐
主要临床应用
诱导时血流动力学稳定
心脏病、创伤和低血容量患者

药代动力学

依托咪酯是一个咪唑衍生物（D（+）型对映体），在 pH 中性的溶液中不稳定。其配方中的溶剂丙二醇，会导致经常发生的静脉刺激和静脉炎。同其他诱导药物一样，依托咪酯起效快（"臂-脑"），药效因重新分布而快速消失，符合药代动力学中的三室模型。依托咪酯的肾上腺皮质抑制作用限制了它作为静脉持续泵注药的使用。依托咪酯在肝脏代谢，通过肾脏（约 80%）和胆汁（约 20%）排泄。主要与蛋白质结合（约 75%），因此受到病理状况和（或）改变血清蛋白的药物的影响。其他药代动力学特征见表 19-4。

表 19-4 依托咪酯的药代动力学参数	
首次分布半衰期	2.7min
二次分布半衰期	29min
消除半衰期	2.9～5.3h
分布容积	2.5～4.5L/kg
诱导剂量	0.2～0.3mg/kg

药效动力学和临床应用

依托咪酯作为 GABA-A 型受体激动剂，对大脑功能有抑制作用。它是一种有效的血管收缩剂，可以将降低 CBF、ICP 和 $CMRO_2$。由于依托咪酯对平均动脉压（mean arterial pressure，MAP）影响小，CPP 维持现状或增加。与苯二氮䓬类药物不同，依托咪酯导致暴发抑制的同时伴有颅内压的下降。然而，尽管依托咪酯在大剂量时具有神经抑制作用，但它通常在 EEG 上表现与癫痫样活动（兴奋性峰值）有关。仅这一点就使得依托咪酯不适合作为神经外科手术患者的诱导药物。致痫性 EEG 活动不能与给予依托咪酯诱导剂量后观察到的癫痫样肌阵挛性运动相混淆（尽管在此期间兴奋性脑电活动峰值可能也会出现）。同其他维持性静脉麻醉药一样，依托咪酯会增加体感诱发电位（somatosensory-evoked potentials，SSEP）测量的潜伏期。反常的是，与其他静脉麻醉药的典型效果不同，依托咪酯将增加 SSEP 的振幅。依托咪酯常被用于电休克治疗。与其他巴比妥类药物不同（除了美索比妥），依托咪酯具有促进或增加癫痫发作的风险或倾向，并降低癫痫发作的阈值。

依托咪酯是一种血流动力学稳定且安全范围较大的麻醉诱导药。其对平均动脉压、肺动脉（PA）压、肺动脉楔压、中心静脉压（CVP）、每搏输出量、心脏指数、外周血管阻力以及肺血管阻力（PVR）的影响轻微甚至没有影响[34]。依托咪酯常被用于心脏手术的麻醉诱导。它也常被用于血流动力学不稳定和低血容量的创伤患者。

关于依托咪酯对呼吸系统的影响有一些不同的数据。人们普遍认为依托咪酯对气道反射的抑制作用小于异丙酚（除非与另一种镇静/镇痛剂联合使用）。依托咪酯还能使肺血管系统的平滑肌松弛，其程度与异丙酚相似。

依托咪酯对气道反射的保护作用使其成为 MAC 下镇静的合理选择。

不良反应

肾上腺皮质功能抑制可能是依托咪酯最重要的不良反应。依托咪酯抑制 11β-羟化酶活性，阻止胆固醇转化成皮质醇。有人认为，单次剂量足以短暂地抑制肾上腺皮质轴。一些人建议用地塞米松进行预处理以减少该不良反应[35]。尽管许多研究得出结论，单次推注依托咪酯没有直接的不良反应，即使在脓毒症人群中也是如此[36]，但其他研究提出了相反的结论[37]。然而，许多医生为了避免这种情况发生，不会选择重复给药或持续静脉输注。

氯胺酮

苯环己哌啶（PCP，天使粉）很早就被发现有明显的镇痛和麻醉作用。氯胺酮是在寻找苯环己哌啶衍生物的时候被发现的，有苯环己哌啶相似的镇痛和麻醉作用，但精神类不良反应更少一些（图 19-8，表 19-5）。1965 年，在人类志愿者身上发现，氯胺酮通过作用于 GABA 受体引起"分离麻醉"[38]。与氯胺酮应用有关的主要特征包括明

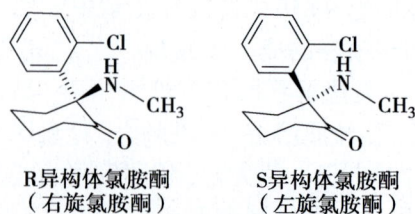

图 19-8 氯胺酮分子结构图
化学式：（RS）-2-（2-氯苯基）-2-（甲氨基）环乙酮

R异构体氯胺酮（右旋氯胺酮）　　S异构体氯胺酮（左旋氯胺酮）

显的眼球震颤、显著的镇痛作用以及意识丧失。氯胺酮麻醉后会出现苏醒期谵妄、幻觉、情绪以及情感的改变。氯胺酮对心血管系统的刺激特性和苏醒期的不良反应限制了其作为麻醉药的使用。有趣的是，研究发现 NMDA 受体在伤害性感受中起关键作用，而小剂量氯胺酮在急性疼痛的治疗中具有减少阿片类药物用量的作用。氯胺酮与疼痛相关的作用包括抗痛觉过敏、抗痛觉超敏以及耐受性保护[39]。最近，氯胺酮在治疗重度抑郁症方面引起了人们的兴趣，但其临床作用时间较短[40]。

表 19-5　氯胺酮

主要药理作用

NMDA 受体拮抗剂

心血管稳定性；增加心率和升高血压

轻度呼吸抑制

不良反应：苏醒期谵妄，幻觉，眼球震颤，分泌物增加

精神恍惚全身僵硬的无意识状态（分离麻醉）

主要临床应用

麻醉 - 静脉或肌内注射诱导

镇痛

慢性疼痛

抑郁症

支气管扩张

操作时镇静，尤其是儿童和烧伤患者

药代动力学

氯胺酮是苯环己哌啶的衍生物，它是一种手性化合物，也是 S 和 R 对映异构体的外消旋混合物。氯胺酮 S(+) 对映异构体的作用强度是 R(-) 对映异构体的 3 倍到 4 倍以上。S 对映异构体作用时间短且清除迅速[41]。氯胺酮有多种给药途径。肌内 (IM) 给药的生物利用度为 93%，经鼻给药的生物利用度为 25%～50%，直肠或口服给药的生物利用度为 16%[42]。氯胺酮脂溶性高且蛋白结合率低（20%），可以实现在脑内的快速摄取和快速再分布。静脉注射氯胺酮后，麻醉起效时间是 30～60s，作用时间 10～15min。静脉诱导剂量是 0.5～2mg/kg，肌注诱导剂量是 4～6mg/kg。用药后 1h，氯胺酮平均血浆浓度峰值是 0.75mg/ml，脑脊液浓度约为 0.2mg/ml[43]。

单次静脉注射氯胺酮后，呈双指数或三指数模式消除。α 消除相（氯胺酮由中枢神经系统进入外周组织）是 11min，β 消除相为 2.5h[44]。氯胺酮主要通过肝脏中的细胞色素 P450 酶（CYP 3A4＞CYP 2C9＞CYP 2B6）分解代谢。肝脏通过去甲基作用，广泛将氯胺酮转换为去甲氯胺酮。去甲氯胺酮的生物活性相当于外消旋氯胺酮的 1/5～1/3。去甲氯胺酮通过肾脏排出。由于氯胺酮的高脂溶性，通过透析也只能将其部分消除。

药效动力学

氯胺酮的神经药理学作用复杂。氯胺酮的 NMAD 受体拮抗作用是其特殊临床效应的主要原因。然而，氯胺酮对阿片受体、去甲肾上腺素能受体、胆碱能受体、烟碱受体以及毒蕈碱受体也有临床作用。

氯胺酮优先与大脑皮层、边缘系统以及海马抑制性神经元上的 NMDA 受体结合，促进神经元活动的不协调增加和活跃的脑电图模式，并导致意识丧失[45]。全身麻醉下，大剂量氯胺酮（0.5mg/kg）同丙泊酚与芬太尼合用，能够使脑电双频指数（bispectral index，BIS）从 40 增长至 63[46]。

几乎所有中枢神经系统的细胞都存在 NMDA 受体，尤其是参与伤害性感受的细胞，如脊髓背角的初级传入伤害感受器。氯胺酮通过与被称为苯环己哌啶（PCP）结合位点的 NMDA 受体通道间位点结合，减少通道开放时间。氯胺酮可减少 NMDA 受体重复刺激（"增敏"）的放大效应，后者是形成中枢敏感化的基础。如果 NMDA 通道之前被谷氨酸盐激活过，那么氯胺酮的通道阻滞作用会更加明显[47]。

功能磁共振为氯胺酮的镇痛药效学提供了新的视角。接受疼痛性热刺激的志愿者，表现出一种从丘脑到岛叶，到扣带回，最后到前额叶皮质的典型疼痛激活模式。当给予志愿者氯胺酮时，这些脑激活途径活动呈剂量依赖性减少。氯氨酮还可阻断脊髓网状通路的信号传导。内侧丘脑核与内侧网状结构（脊髓和脊髓上水平之间伤害性感受传递的重要中继）的活动均被抑制[47]。

氯胺酮可与阿片受体、去甲肾上腺素能受体以及胆碱能受体结合（图 19-9）。氯胺酮与 μ、δ、κ 阿片受体结合，但这并不能解释它的镇痛作用[47]。氯胺酮的主要镇痛机制被认为是预防痛觉过敏[48]。氯胺酮引起中枢神经系统去甲肾上腺素能神经元

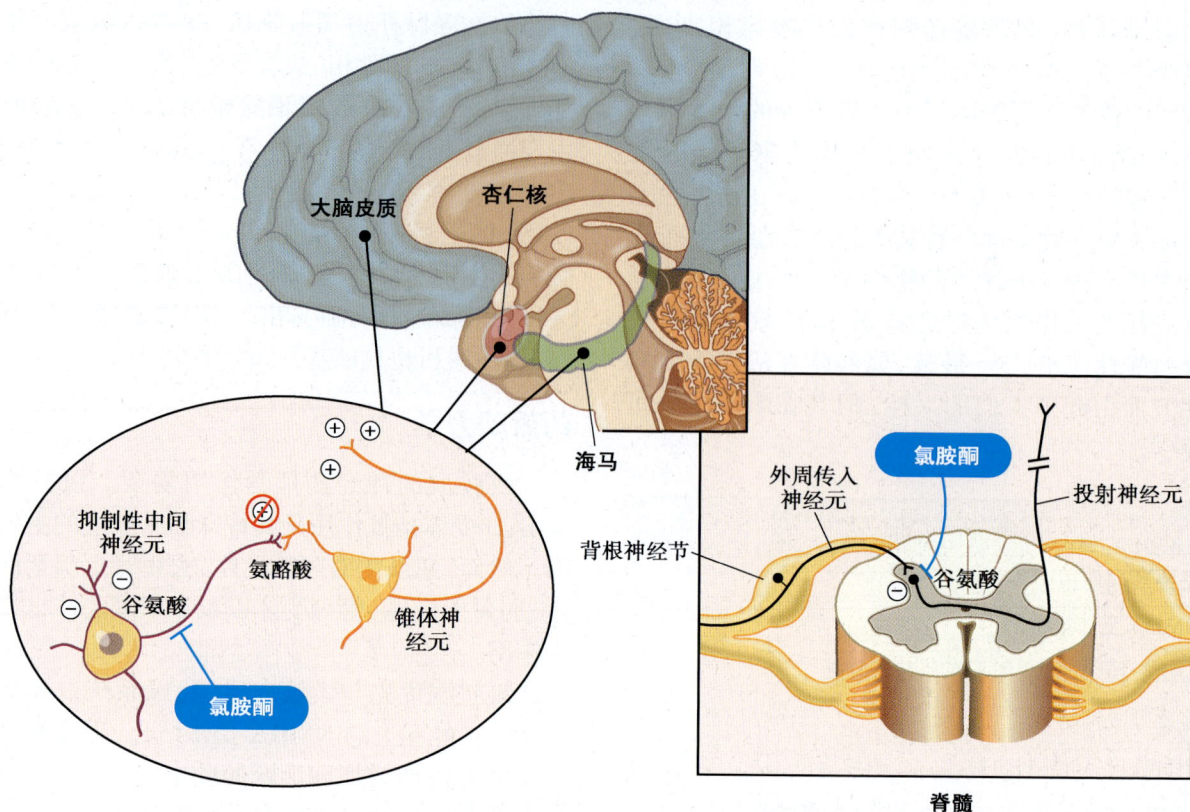

图 19-9　氯胺酮在中枢神经系统中的作用机制
氯胺酮优先与位于大脑皮质、杏仁核以及海马的抑制性中间神经元上的 NMDA 受体结合。意识丧失是神经细胞活动的不协调性增加的结果。在脊髓中，氯胺酮通过阻断 NMDA 谷氨酸介导的伤害性感受信号从背根神经节的外周传入神经元到投射神经元的传导来降低觉醒

的激活，抑制儿茶酚胺的摄取，导致交感神经兴奋状态（伴有去甲肾上腺素、多巴胺、5-羟色胺释放的增加）。氯胺酮的催眠、镇痛以及精神类作用，部分与其对去甲肾上腺素能神经元的作用有关。氯胺酮同样能够作用于中枢神经系统的胆碱能神经元，抗胆碱能药物毒扁豆碱可以拮抗氯胺酮的催眠作用。

临床应用

麻醉

氯胺酮的使用导致了一种分离麻醉状态。患者睁眼、意识丧失，但可保持自主呼吸，对疼痛或伤害性刺激无反应[38]。EEG 显示丘脑皮质通路受抑制的同时伴有大脑边缘系统的激活。尽管这类癫痫样脑电活动增加，但并没有临床证据表明会导致癫痫发作或癫痫样脑电活动扩展到皮质区。因此，氯胺酮并不太可能导致癫痫发作，甚至可能对中枢神经系统有保护作用。氯胺酮麻醉与亚麻醉水平的深度镇痛有关。

氯胺酮的诱导剂量是 1～2mg/kg，起效时间

是 1min，作用时间为 10～20min。氯胺酮会导致心率增快和血压升高，因此，对血流动力学不稳定患者使用氯氨酮麻醉诱导是一个很好的选择。与依托咪酯相比，氯胺酮在循环不稳定患者中具有不引起肾上腺皮质功能抑制的优点[49]。血压升高和心率增快的作用使氯胺酮并不适合用于某些心脏病患者（严重冠心病）。氯胺酮会导致肺血管阻力增加，因此也不适合用于严重右心功能障碍患者。

镇静

氯胺酮一直被用于烧伤患者伤口护理时的镇静。这类患者使用氯胺酮的优点包括镇痛，保留自主呼吸和气道反射。氯胺酮肌内注射可用于不合作或敌对患者的镇静或麻醉。氯胺酮也一直用于儿科患者进行疼痛性操作，如急诊科患儿的骨折复位与固定[42]。

镇痛

氯胺酮作为镇痛药在急性术后疼痛治疗中的作用已被广泛研究。其可降低患者术后疼痛评分和减少阿片类药物的用量。手术切皮前单次静

脉注射氯胺酮,同时术后持续静脉输注氯胺酮被认为是减轻急性术后疼痛的最有效方法。亚麻醉剂量的氯胺酮即可达到镇痛效果。氯胺酮可以减少术后疼痛患者对阿片类药物的需要量,但并不能完全取代阿片类药物。氯胺酮对于那些需要大剂量使用阿片类药物的患者是有益的,例如接受慢性阿片类药物进行治疗或有吸毒史的患者[50]。

氯胺酮镇痛作用的确切机制尚不清楚。研究发现 NMDA 受体参与了与慢性疼痛相关的脊髓水平中枢敏感化和增敏。有研究表明氯胺酮的镇痛作用主要是通过预防痛觉过敏和降低中枢神经系统对急性疼痛的敏感性来实现的[39]。

慢性疼痛

由于 NMDA 受体在预防痛觉过敏中的作用,氯胺酮也被研究用于治疗慢性疼痛。氯胺酮在慢性区域性疼痛综合征(chronic regional pain syndrome,CRPS)患者中的研究最为广泛。研究发现,CRPS 患者使用氯胺酮后,可以降低疼痛评分和减少阿片类药物用量[51]。但这些效果的持续时间有限。对于慢性疼痛患者使用氯胺酮,我们需要进一步的研究来确定其最佳的给药方案。氯胺酮也被用于严重的癌痛。氯胺酮可以减少阿片类药物的需求量但并不是取代阿片类药物。遗憾的是,中枢神经系统的不良反应以及口服制剂的缺乏限制了氯胺酮在慢性疼痛患者中的使用。

氯胺酮经鼻给药用于治疗慢性疼痛也有研究。与安慰剂组相比,鼻内给予氯胺酮可以显著降低慢性疼痛患者暴发性疼痛的强度[52]。同样也可以降低慢性神经源性疼痛患者的疼痛评分[53]。两种研究都未发现明显的不良反应。对于脊柱外科手术患者,氯胺酮联合咪达唑仑经鼻给药和应用吗啡自控镇痛(patient-controlled analgesia,PCA),两者对于急性术后疼痛的治疗效果相似[54]。经鼻给予氯氨酮镇痛的有效性还需要进一步的研究。

抗抑郁作用

氯胺酮被认为是一种治疗重度抑郁症的可能方法。使用氯胺酮 1h 内即可减轻抑郁症状和自杀倾向[55,56]。氯胺酮的抗抑郁作用为抑郁症的治疗提供了一种新方式。同目前抑郁症的治疗方式相比(起效缓慢,疗效差),氯胺酮的治疗效果显著。氯胺酮抗抑郁作用的机制仍不清楚。研究者利用美金刚,一种 NMDA 受体拮抗剂,无法改善抑郁症状[57]。因此,氯胺酮的抗抑郁作用可能与其 NMDA 受体拮抗作用无关,而与其他中枢神经系统受体有关(多巴胺,肾上腺素)。遗憾的是,单次使用氯胺酮后,抗抑郁作用持续时间短暂。我们需要进一步的研究来确定氯胺酮作为抗抑郁药使用的最佳给药方案[41]。了解氯胺酮抗抑郁的作用机制,可能会为重度抑郁症患者的治疗提供新的靶点。

不良反应

中枢神经系统

氯胺酮的主要不良反应是使用后出现的精神反应。患者可能会出现幻觉和灵魂出窍的经历,这些经历被描述为令人恐惧。研究表明,联合应用苯二氮䓬类药物,可以减少上述症状的发生。氯胺酮还可以引起侧向凝视眼震[38]。

心血管系统

使用氯胺酮后会导致心率增快和血压上升。其具体作用机制尚不清楚,但推测氯胺酮会引起交感神经系统的激活。氯胺酮也是为数不多的几个能导致外周血管阻力增加的静脉麻醉药之一。因此,对于血流动力学不稳定患者,使用氯胺酮进行麻醉诱导是一个很好的选择。氯胺酮还有直接的心肌抑制作用,有研究称,当患者交感神经过度兴奋时,氯胺酮的使用可能会导致心力衰竭[58]。从理论上讲,当交感神经过度兴奋,儿茶酚胺耗竭殆尽,交感缩血管作用缺失,氯胺酮的直接心肌抑制作用会导致心力衰竭的发生。

呼吸系统

氯胺酮保留自主呼吸。可能会发生缺氧,但通过吸氧很容易恢复。氯胺酮也是一个支气管扩张剂,但它不能作为治疗支气管痉挛的单一药物[59]。相反,氯胺酮可以作为治疗严重支气管痉挛或哮喘持续状态的第二选择。但该药导致分泌物增加,可能诱发喉痉挛。

颅内压和癫痫问题

通常来说,氯胺酮不推荐用于 ICP 升高的患者。氯胺酮的中枢神经系统兴奋作用,可导致 $CMRO_2$ 和 CBF 增加。研究还发现,控制通气的神经外科患者使用氯胺酮后,ICP 保持正常。事实上,氯胺酮可能具有神经保护作用[60]。在 EEG 上,氯胺酮与癫痫样脑电活动有关,但这些癫痫波并未在脑皮质中被发现,因此,氯胺酮不太可能会引起癫痫发作。

右美托咪定

右美托咪定同可乐定一样，是 α_2 肾上腺素能受体激动剂（图 19-10，表 19-6）。但它对 α_2 肾上腺素能受体的亲和力是可乐定的 7～8 倍。右美托咪定 1999 年首次应用于临床实践，之后一直被用于 ICU 内机械通气患者的镇静，同时也是全身麻醉的组成部分。右美托咪定作为镇静药的独特之处在于它对呼吸的抑制作用小。

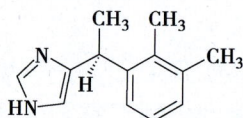

图 19-10　右美托咪定分子结构图

化学式:(+)-4-(S)-[1-(2，3-二甲基苯基)乙基]-1H-咪唑

表 19-6　右美托咪定

主要药理作用

α_2 肾上腺素能受体激动剂

镇静时基本无呼吸抑制作用

脑电图模拟正常睡眠模式

在脊髓水平提供镇痛作用

使用方法：在 15min 内推注负荷剂量 0.5～1μg/kg，然后以 0.3～0.7μg/kg/h 的速度持续静脉输注

不良反应：心动过缓和低血压

主要临床应用

ICU 内机械通气患者的镇静

程序性镇静

儿童：术前抗焦虑和苏醒期谵妄

药代动力学

静脉给药后，右美托咪定药代动力学参数如下：快速分布相，分布半衰期约为 6min，终末消除半衰期接近 2h，分布容积稳定在 118L 左右。右美托咪定在 0.2～0.7μg/kg/h 的剂量范围内，通过静脉输注给药达 24h 时，表现出线性药代动力学特征[61]。右美托咪定的平均蛋白结合率为 94%，且不会随着血浆浓度的变化而变化。同健康受试者相比，肝功能损害人群右美托咪定的血浆蛋白结合比例会显著降低。

右美托咪定可以被完全生物转化，极少以原形从尿液和粪便中排出。生物转化包括直接的葡萄糖苷酸化和细胞色素 P450 酶介导的代谢。终末消除半衰期约为 2h，清除率约 39L/h。不同程度肝功能损害患者右美托咪定的清除率降低。肾功能严重受损的患者与健康受试者相比，两者右美托咪定的药代动力学没有显著差异[62]。

药效动力学

右美托咪定作用于脊髓和脑内的 α_2 肾上腺素能受体（图 19-11）。它的作用部位主要在蓝斑，它激活大脑的睡眠中心。有趣的是，在使用右美托咪定的患者中观察到的 EEG 模式类似于非快速动眼睡眠。临床上，患者镇静同时很容易被唤醒，指令服从性好且基本无呼吸抑制作用[63]。

右美托咪定对心血管系统的影响主要是其 α_2 肾上腺素能受体激动作用：心动过缓和低血压。同安慰剂组相比，右美托咪定可以使收缩压下降 7mmHg，平均心率下降 1～8 次 /min[61]。

临床应用

右美托咪定一直被用于 ICU 内机械通气患者的镇静。同安慰剂组相比，使用右美托咪定的患者，需要追加咪达唑仑或吗啡进行镇静的量更少[61]。右美托咪定镇静时保留自主呼吸，因此，ICU 患者可以在右美托咪定持续静脉输注的同时拔除气管导管。右美托咪定对 ICU 内神经外科手术患者的镇静同样具有优势，因为患者在使用该药的同时可以进行神经系统检查。右美托咪定被发现有镇痛作用，可以减少 ICU 内机械通气患者阿片类药物的需求量。但在一项随机对照实验的系统性评价中却发现，同咪达唑仑相比，右美托咪定在 ICU 内患者镇静方面并不具有明显的优势[64]。

右美托咪定也常被用于程序性镇静。右美托咪定为纤维支气管镜清醒插管患者提供镇静的作用已有研究[61]。右美托咪定能够保留自主呼吸，因此是这类操作的理想用药。右美托咪定可单独或者与其他药物联合用于麻醉监测下镇静。标准用法是：15min 内给予 0.5～1μg/kg 的负荷剂量，继而以 0.3～0.7μg/kg/h 持续静脉泵注。

已有几项研究比较了右美托咪定与丙泊酚用于程序性镇静的疗效。在手术室中，与丙泊酚相比，右美托咪定在术后恢复室(post anesthesia care unit，PACU)内提供了足够的镇静且较少发生低血压，疼痛评分更好。但与丙泊酚相比，右美托咪定在术后麻醉恢复室(PACU)的镇静起效时间和作

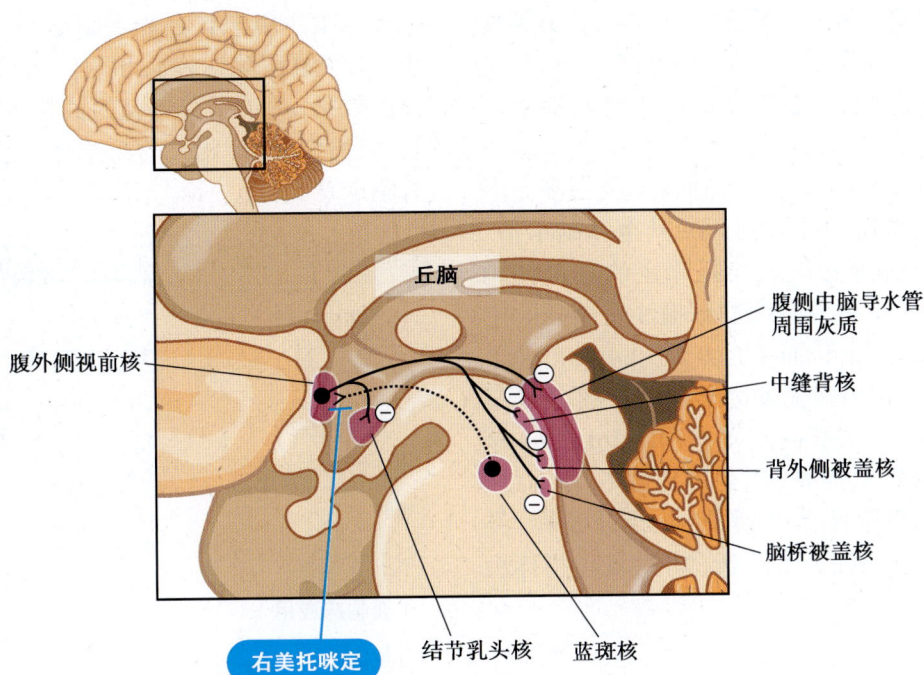

图 19-11 右美托咪定中枢神经系统作用机制

右美托咪定激活大脑睡眠中枢,其与蓝斑的 α_2 肾上腺素能受体结合,抑制腹外侧视前核中去甲肾上腺素释放(虚线部分)。不受抑制的腹外侧视前核减少了中脑、下丘脑以及脑桥觉醒核的觉醒

用时间均较长,且低血压的发生率更高[65,66]。有两个研究发现,在胃镜检查过程中,右美托咪定的镇静效果不如丙泊酚[67,68]。

尽管未被批准用于儿童,但许多研究已经评估了其在儿童的超说明书使用情况[62]。右美托咪定(1μg/kg)滴鼻,一直被用于术前抗焦虑,起效时间 25min,作用持续时间 85min。研究发现,右美托咪定在确保镇静水平满意度方面优于口服咪达唑仑,然而因为起效缓慢限制了其应用。患者使用右美托咪定同时可以保持自主呼吸,因此,该药被用于气道相关操作,如硬性支气管镜检查。右美托咪定在脊柱后路融合术中作为 TIVA 的辅助用药,可以降低丙泊酚和七氟烷的用量。在脊柱手术中,右美托咪定对 SSEP 和运动诱发电位(motor evoked potentials,MEP)的影响极小[69]。

右美托咪定预防苏醒期谵妄的作用已被研究。一项荟萃分析发现 α_2 肾上腺素能受体激动剂(可乐定或右美托咪定)可以减少苏醒期谵妄,无论是通过口服、静脉还是骶管内给药。右美托咪定通过静脉单次或静脉持续输注都可以减少苏醒期谵妄的发生,但最佳剂量仍不清楚。同安慰剂组相比,右美托咪定(0.5μg/kg)可以使苏醒期

谵妄的发生率从47%降至2.8%,仅轻度延长苏醒时间[70]。

右美托咪定已被研究作为局麻药佐剂用于区域麻醉。当它和其他局麻药物联合进行鞘内注射时,可以延长运动和感觉神经的阻滞时间。作为臂丛神经阻滞的一部分,经外周神经注入右美托咪定确实可以延长阻滞时间,但并未发现明显的统计学意义。我们还需要更多的研究来确定右美托咪定作为局麻药佐剂的潜在益处[71]。

不良反应

右美托咪定的主要不良反应包括低血压、心动过缓、口干、恶心以及高血压。有报道称心动过缓的发生率高达40%,阿托品、麻黄碱以及容量治疗等方式可治疗该不良反应[72]。也曾有病例报道患者使用右美托咪定后出现了严重的心动过缓和心搏骤停[73]。然而,在上述报道中,右美托咪定不可能是导致心搏骤停的唯一诱因。因此,在使用右美托咪定的过程中,对于那些不能耐受心动过缓或正在使用某些导致心动过缓药物的患者,需要特别注意。右美托咪定导致的心动过缓一般容易出现在使用负荷剂量后。不用负荷剂量可降低心动过缓的发生率[72]。

与右美托咪定有关的低血压的出现是由于其
α_2肾上腺素能受体激动剂作用。在健康受试者中，单次使用 1μg/kg 右美托咪定后血压比基础水平下降了 23%。同安慰剂组相比，0.2～0.7μg/kg/h 右美托咪定持续静脉输注可使血压下降更多。停止使用右美托咪定 6h 后，血压回升至基础水平，且无明显的反弹现象。右美托咪定的过量使用也曾被报道，两个患者持续静脉输注右美托咪定 2μg/kg/h 或 4μg/kg/h（而不是 0.2～0.4μg/kg/h），导致过度镇静，但对血流动力学影响甚微[74]。一个三岁的患儿，右美托咪定单次用量 9μg/kg，该剂量足以导致意识丧失，用药后出现心率、血压以及血氧饱和度下降。然而，患儿经过吸氧、补液以及静脉持续泵注肾上腺素，7h 后各项指标恢复正常[75]。

苯二氮䓬类

苯二氮䓬类，尤其是咪达唑仑，在临床上经常被麻醉医生用于以下几个方面：抗焦虑、顺行性遗忘、镇静以及催眠。它们也可被用作肌松药和抗惊厥药。苯二氮䓬类药物具有良好的安全性，其作用可以被氟马西尼逆转，以防止过度镇静和呼吸抑制。

1976 年，咪达唑仑首次被发现，是目前围术期应用最广泛的苯二氮䓬类药物（图 19-12，表 19-7）。咪达唑仑作为术前用药和麻醉药的主要原因是该药起效快、消除半衰期短，兼有顺行性遗忘作用且不良反应少[76]。咪达唑仑可以通过静脉、鼻腔、口服、直肠以及肌内注射等方式给药，给药方式的灵活性也有助于它的普及。儿童术前 30min 口服 0.5mg/kg 咪达唑仑，可以获得满意的抗焦虑和镇静效果，且不会导致苏醒延迟[77]。一些研究发现，术前口服咪达唑仑的儿科患者，术后一周行为表现良好[78]。咪达唑仑也可进行持

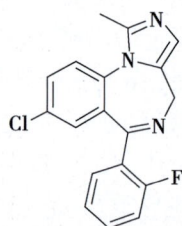

图 19-12　咪达唑仑

化学式：1- 甲基 -8- 氯 -6-（2- 氟苯基）-4H- 咪唑并［1，5-α］［1，4］苯并二氮杂䓬

续静脉泵注用于 ICU 患者镇静。一项荟萃分析表明，持续泵注咪达唑仑和丙泊酚可以取得相同的镇静效果，丙泊酚组患者的拔管和苏醒时间更短，与两种药物治疗相关的血流动力学并发症均不具有临床意义[79]。

表 19-7　苯二氮䓬类药物

主要药理作用

GABA-A 受体激动剂

呼吸抑制作用小

心血管抑制作用小

治疗窗大

可以被氟马西尼逆转

主要临床应用

抗焦虑

顺行性遗忘

镇静

麻醉诱导，血流动力学稳定

抗惊厥

药代动力学

苯二氮䓬类药物的蛋白结合率和脂溶性高（表 19-8 和表 19-9）。蛋白结合率高致使药物解离度低，只有小部分药物可以通过血 - 脑屏障，高脂溶性使得药物分布较广。临床上，很少有药物可以自由通过血 - 脑屏障，但高脂溶性的特点使药物起效迅速（静脉注射咪达唑仑 2～3min 内出现其峰值效应）[80]。只要结合中枢神经系统的一小部分结合位点即可产生临床作用。不同于其他苯二氮䓬类药物，咪达唑仑的脂溶性高、作用时间和时 - 量相关半衰期短，因而可以进行持续静脉泵注[81]。

表 19-8　苯二氮䓬类药物的代谢与清除

药物	作用时间	代谢产物	肝脏清除
咪达唑仑	短	1-羟基咪达唑仑（轻微中枢神经系统抑制作用）	快
地西泮	中等	奥沙西泮和去甲基地西泮	慢
劳拉西泮	长	无活性	中等

表 19-9　苯二氮䓬类药物的药代动力学

药物	诱导剂量/(mg/kg)	作用时间/min	半衰期/min	蛋白结合率/%	分布容积/(L/kg)	清除速率/[ml/(kg·min)]	消除半衰期/h
咪达唑仑	0.1～0.3	15～20	7～15	94	1～3.1	6.4～11	1.8～2.6
地西泮	0.3～0.6	15～30	10～15	98	0.7～1.7	0.2～0.5	20～50
劳拉西泮	0.03～0.1	60～120	3～10	98	0.8～1.3	0.8～1.8	11～22

苯二氮䓬类药物的代谢主要通过氧化以及与葡萄糖醛酸结合,在肝脏微粒体内细胞色素 P450 酶系统中进行分解代谢。代谢产物经过肾脏排出体外。有些药物如地西泮,其代谢产物仍有生物活性(例如:去甲基地西泮,3-羟基地西泮),消除半衰期长,因此会导致药物作用时间延长,尤其是对肾衰竭患者。抑制细胞色素 P450 系统活性的药物也会导致苯二氮䓬类药物的作用时间延长。

咪达唑仑具有肝脏清除率高和消除半衰期短的理想特性。单次用药后,咪达唑仑的分布容积是 1～3.1L/kg,消除半衰期是 1.8～2.6h(平均时间接近 3h),总清除率是 6.4～11ml/(kg·min)[82]。咪达唑仑的活性代谢产物(1-羟基咪达唑仑)对其临床效果的影响很小(约占咪达唑仑作用的 20%)。这些特性受患者年龄以及并发症的影响,尤其是肝肾功能障碍的患者。随着咪达唑仑的持续输注,代谢产物将不断蓄积,最终发挥更加显著和持久的作用。致使咪达唑仑作用终止的不是药物代谢,而是药物的再分布。

药效学和临床应用

三种最常用的胃肠外苯二氮䓬类药是劳拉西泮、地西泮和咪达唑仑。劳拉西泮和地西泮不溶于水,由于丙二醇混合物的存在,经常引起静脉刺激。替代配方是一种脂肪乳剂,但生物利用度降低。咪达唑仑水溶性好且随血流会发生构象改变,变得更加亲脂。咪达唑仑的酸性配方,可能会对局部组织和静脉造成轻微刺激。

苯二氮䓬类药物结合到属于 GABA-A 受体复合物一部分的特定受体位点。这种结合增强了 GABA-A 受体/氯离子通道偶联的效果,导致氯离子通道开放的频率增加。由此产生的细胞超极化最终导致神经抑制。这种 GABA-A 受体与 GABA 分子亲和力的增强,以及随后的解离减少,导致出现所谓的封顶效应[83]。因此,苯二氮

䓬类药物的中枢神经系统抑制作用呈剂量依赖性(表 19-10)。例如,当 30%～50% 受体被占领时即出现镇静作用,而当 20% 受体被占领时,仅有抗焦虑作用[84]。

表 19-10　咪达唑仑临床使用剂量

术前用药:抗焦虑	0.02～0.04mg/kg IV/IM
顺行性遗忘	0.4～0.8mg/kg PO
诱导:催眠,遗忘,镇静	0.1～0.2mg/kg IV
泵注(联合吸入麻醉药): 催眠,遗忘	0.25～1μg/(kg·min)

大脑皮质中高密度的 GABA-A 受体分布,有助于解释这些药物的镇静/催眠、抗焦虑以及遗忘作用。苯二氮䓬类药物也可以减少 $CMRO_2$ 和 CBF,同时保持对 CO_2 的反应性。它们对 ICP 的影响很小。由于苯二氮䓬类药物的封顶效应,不能达到等电位 EEG 或暴发抑制。这与丙泊酚和硫喷妥钠恰好相反,因为两者均可导致暴发抑制。因此,苯二氮䓬类药物的神经保护作用有限,但并非完全没有。部分研究发现,GABA-A 受体的激活,包括咪达唑仑和丙泊酚的特异性结合亚单位,在抑制由脑缺血引起的神经细胞凋亡中发挥了一定作用。

此外,苯二氮䓬类药物是抗惊厥药,是治疗癫痫的一线药物。它们也可用作肌松药,但这种脊髓介导的反应通常需要超治疗范围的剂量。

苯二氮䓬类药物对呼吸系统同样具有明显影响。上气道反射可能会减弱,抑制中枢呼吸驱动。常规的术前使用剂量,几乎很少导致呼吸抑制;但如果患者有其他并发症或者与阿片类药物合用,则呼吸系统不良事件的发生率可能就会升高。

苯二氮䓬类药物,尤其是诱导剂量,可以降低 SVR 和血压。但由于保护性反射的存在,这种影响很轻微。然而,在低血容量患者中则可能表现

的更明显。苯二氮䓬类药物通常被认为是血流动力学稳定的诱导药物。

不良反应

　　除了之前讨论过的系统作用外,苯二氮䓬类药物的不良反应有限。过敏反应更是罕见。大多为静脉注射引发的疼痛或血栓性静脉炎,尤其是地西泮。丙二醇是地西泮的有机溶剂,会引起注射痛。相比之下,咪达唑仑是水溶性的,但由于其酸性配方,注射时也可能引起灼伤感。

巴比妥类药物

　　硫喷妥钠是最早应用的静脉麻醉药之一,于20世纪30年代被发现,1934年首次用于人类患者。因其理想的药代动力学特性,历经时间考验,成为静脉麻醉药的典型代表(图19-13,表19-11)。2011年,美国停止生产硫喷妥钠,导致该药围术期使用大幅减少。巴比妥类药物的两大类,羟基巴比妥酸盐和硫代巴比妥酸盐,两者都是临床麻醉药且具有历史相关性。两种药物都含有一个嘧啶中心,在第二号碳原子上含有一个氧分子或硫分子。临床上常用的有硫代巴比妥酸盐硫喷妥钠(2.5%)和硫戊巴比妥(2%),以及羟基巴比妥酸盐美索比妥(1%)。硫代巴比妥酸盐溶液是以外消旋混合物形式生产的,尽管其两种立体异构体之间的效力不相等。美索比妥含有两个手性中心和四个潜在的立体异构体,但不是所有异构体都被包含在最终产物当中。巴比妥酸盐溶液呈强碱性,因此可以制成水溶性盐。加入酸性溶液或者在酸性溶液中进行配制将会导致沉淀析出,妨碍药物在静脉中使用。不同于丙泊酚,硫喷妥钠配制后在室温下不能长时间放置。在碱性溶液

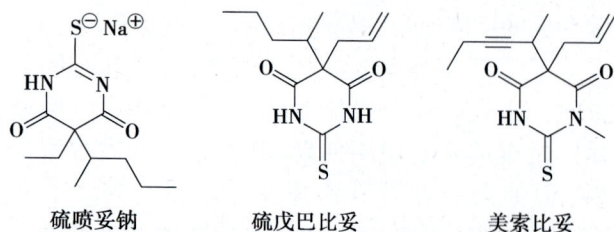

图 19-13　苯二氮䓬类麻醉药物分子结构图
硫喷妥钠:(±)-5-乙基-5-(1-甲基丁基)-2-硫代巴比酸钠;硫戊巴比妥:5-烯丙基-5-(1-甲基丁基)-2-硫氧二氢嘧啶-4,6(1H,5H)-二酮;美索比妥:5-烯丙基-1-甲基-5-丙-2-烯基-1,3-二氮烷-2,4,6-三酮

中,硫代巴比妥酸盐能保存2周,而美索比妥则长达6周。

表 19-11　巴比妥类药物

主要药理学作用
GABA-A 受体激动剂
时-量相关半衰期长
中枢神经系统抑制作用,神经保护作用,抗惊厥作用,降低 $CMRO_2$、CBF 和 ICP
暴发抑制型 EEG(硫喷妥钠)
心血管作用:降低平均动脉压、静脉血管张力,减少心排出量
呼吸系统作用:剂量依赖性的呼吸抑制,但不会引起支气管扩张
主要临床应用
全身麻醉诱导
美索比妥用作镇静、术前用药以及电休克治疗
巴比妥昏迷(硫喷妥钠)
硫喷妥钠误入动脉可导致组织坏死

　　$CMRO_2$,脑氧代谢率;CBF,脑血流量;ICP,颅内压;EEG,脑电图。

药物代谢动力学

　　巴比妥类药物主要通过肝脏分解代谢,产生水溶性无活性的代谢产物,随尿液和胆汁排出体外。硫喷妥钠和美索比妥氧化后形成各自的羟基衍生物,这是它们最常见的代谢方式[85]。硫喷妥钠的消除半衰期较长(12h),其清除率[3ml/(kg·min)]是丙泊酚的10倍。美索比妥的消除半衰期(4h)也比硫喷妥钠短,这是由于该药物的肝脏提取效率更高[清除率11ml/(kg·min)]。巴比妥酸盐在没有代谢的情况下被排到尿液中的比例可以忽略不计。

　　巴比妥类药物使用诱导剂量后其多室药代动力学模型已经被介绍过。同其他静脉麻醉药一样,单次应用诱导剂量后,药物快速分布至高灌注组织,这也是该药物能够快速消除的原因。长时间持续输注硫喷妥钠,低灌注组织的药物蓄积以及清除缓慢成为该药药代谢动力学的主要特性,进而导致时-量相关半衰期的延长以及苏醒延迟。使用高剂量硫喷妥钠,导致时-量相关半衰期的延长是由于药物在体内表现为0级消除动力学。硫喷妥钠在体内以恒定的速率消除,与血浆药物浓度

和房室饱和水平无关,其最终的消除取决于该药物的清除速率。

药效动力学

巴比妥类药物的作用机制涉及皮质和脑干的GABA抑制性通路,导致意识丧失,以及呼吸和心血管系统抑制。中枢兴奋性通路受到抑制后可能会增强巴比妥类药物的催眠作用,尤其是那些经谷氨酸亚型NMDA受体和乙酰胆碱介导的兴奋性传导通路。

中枢神经系统作用

使用巴比妥类药物引起的EEG变化呈剂量依赖性。初始低剂量的巴比妥类药物可以产生轻度麻醉,常表现为高频率和低振幅EEG。随着剂量加大,可出现暴发抑制和等电位EEG[86]。硫喷妥钠通常被认为是一种抗惊厥药,已被成功用于癫痫持续状态的治疗。低浓度的硫喷妥钠具有促癫痫作用。美索比妥被认为对癫痫患者具有明显的促癫痫作用,通常作为电休克治疗前麻醉诱导的代表型药物[87,88]。美索比妥的兴奋作用通常表现为使用诱导剂量后出现的肌肉抽搐。

巴比妥类药物降低$CMRO_2$的作用呈剂量依赖性,$CMRO_2$降低至50%时,最终导致等电位EEG出现[89]。脑血管阻力的增加,导致CBF和ICP的降低。CPP通常保持不变甚至得到改善,因为平均动脉压的下降通常小于ICP的下降。巴比妥类药物的中枢神经系统保护作用,一定程度上可由其降低$CMRO_2$的作用来解释,但$CMRO_2$的降低与缺血性脑保护作用并不成正比[90]。其他神经保护作用机制也起到一定作用,包括巴比妥类药物的抗惊厥作用、改善大脑局部缺血组织的血流灌注(反窃血效应)、氧自由基清除作用、减少兴奋性神经递质释放和兴奋性通路开放以及细胞膜的稳定作用。反窃血效应是灌注-代谢偶联的结果。在较高剂量下,脑灌注良好区域中氧消耗的减少导致血流减少,随后血流转向缺血区域。

历史上,巴比妥类药物诱发的"大脑放松"状态被用作神经外科手术中以及颅脑外伤后的保护性策略。巴比妥类药物使用后的临床效益已经被其他技术再现,包括低温(降低$CMRO_2$)和降压策略。相对于全脑损伤,巴比妥类药物通常被认为对局灶性和不完全性脑缺血组织的神经保护作用更为突出。而在那些经历过心搏骤停却仍处于昏迷状态的幸存者中,心搏骤停后使用负荷剂量的硫喷妥钠并没有明显改善患者的结果[91]。相反,在体外循环和颈动脉手术期间,潜在的局灶性缺血性损伤出现之前,硫喷妥钠诱导的暴发抑制和等电位EEG,已被证明具有临床益处。

心血管作用

使用诱导剂量的硫喷妥钠后,最典型的心血管变化是MAP和心排出量的减少。其主要作用机制是静脉血管张力的降低,随后外周静脉血液淤积,静脉回心血量减少[92]。硫喷妥钠也具有负性肌力作用,通过改变细胞内钙离子平衡的直接作用和降低交感神经张力的间接作用实现。压力感受性反射引起的心率增快,可能因硫喷妥钠的使用而减弱,但反射性使心率增加10%~30%的作用依然明显。单次应用硫喷妥钠后对有心血管疾病和低血容量患者血流动力学的负面影响更为显著。与硫喷妥钠相比,诱导剂量的美索比妥通常对MAP降低的作用小,而对心率增加的作用大[93]。

呼吸系统作用

巴比妥类药物对呼吸系统的抑制作用呈剂量依赖性,深麻醉状态下会导致中枢性呼吸暂停。按标准剂量进行诱导后的1~1.5min即可出现呼吸暂停,大约6min左右,CO_2通气反应回到基线水平。同丙泊酚相比,使用硫喷妥钠从呼吸抑制中缓解的时间更短[94]。硫喷妥钠不像丙泊酚和吸入麻醉药那样引起支气管扩张[95,96]。使用硫喷妥钠诱导后引发喉痉挛和支气管痉挛的病例报道确实存在,但同丙泊酚诱导相比,硫喷妥钠能更好地保留气道反射。

临床应用

硫喷妥钠静脉单次使用,起效快且苏醒迅速,使其成为理想麻醉诱导药物的代表。该药的标准诱导剂量为2.5~5mg/kg,静注15~30s之内意识即可消失,30~40s之内即可进入麻醉状态,作用持续约1min。术前用药可减少硫喷妥钠50%的诱导剂量,而氧化亚氮可使硫喷妥钠血浆药物浓度降低67%[97]。患者的个体差异将会影响其所需的诱导剂量。无术前用药的健康儿童,可能需要5~6mg/kg的诱导剂量,而婴幼儿的诱导剂量可能会更高[98]。老年患者所需诱导剂量较低,虽然在达到预期催眠效果方面,硫喷妥钠的血浆药物浓度没有显著的年龄特异性[99]。所需诱导剂量的减少可能是由于老年患者本身药代动力学差异引起的,包括分布容积的减少和再分布时间的延长。肥胖也会降低每公斤体重基础上的硫喷妥钠需求量[100],但同老年患者一样,需要用瘦体重对诱导剂量来进行校正。诱导剂量下降与患者合并多种其他疾病有关,包括肝脏疾病、心力衰竭、休克以及严重贫血。美索比妥也可用于麻醉诱导,静脉给药的标准诱导剂量为 1～2mg/kg。它还可以溶液形式进行直肠给药,用于儿科患者镇静,推荐剂量为 25mg/kg[101]。

　　持续静脉输注硫喷妥钠很少用于全身麻醉维持阶段,因为剂量过大会导致该药在体内呈零级消除动力学,使药物清除减慢。硫喷妥钠的时-量相关半衰期相对较长,持续静脉输注后会导致苏醒时间延长且难以预测。美索比妥的消除半衰期较硫喷妥钠短,持续静脉输注美索比妥 50～150μg/(kg·min)已被用于镇静和全身麻醉的维持。考虑到易感人群长时间静脉输注后可能导致癫痫发作,因而大大限制了美索比妥的使用。如前所述,持续静脉输注硫喷妥钠已被用作急性颅脑损伤后 ICP 增高患者巴比妥昏迷的维持,尽管大家对于硫喷妥钠在防止长时间颅脑损伤和改善愈后方面的作用一直存在争议。

不良反应

　　静脉注射硫喷妥钠通常不会出现血管刺激或疼痛,但如果注射到静脉外误入皮下组织,将会引起不适。美索比妥诱导引发的注射痛较为普遍。因为晶体的形成可导致血管痉挛和血栓形成、动脉注射部位疼痛和可能的组织坏死而引起的血流减少,因此,必须迅速处理硫喷妥钠的意外动脉给药。处理方法包括,动脉注入罂粟碱,全身肝素化,通过适当的区域神经阻滞引起动脉扩张。巴比妥类药物禁用于急性间歇性卟啉病患者,因为其对肝酶的直接作用可能使得症状恶化。

新的静脉麻醉药

　　为了实现理想静脉麻醉药作用持续时间短、时-量相关半衰期短、允许输注给药以及不良反应最小的特点,新药正在不断研发。

瑞马唑仑

　　该试验性药物属于苯二氮䓬类,其结构与起效时间类似于咪达唑仑(图 19-14),它作为激动剂与 GABA 受体结合。由于经组织非特异性酯酶代谢(类似于瑞芬太尼),在推荐剂量下,遵循一级消除动力学模式消除迅速,因此不会导致药物蓄积。另外该药的代谢不依赖于器官功能,其作用可被氟马西尼逆转,进一步增加了该药的安全性。这种快速起效并快速消除的特点使得该药可以进行连续静脉输注。瑞马唑仑最初被研发用于程序性镇静,如结肠镜检查[102]。目前也考虑用于 ICU 镇静,由于该药代谢不依赖于器官功能,可能会让更多有终末器官功能障碍的危重患者从中受益。同时,该药也可以作为丙泊酚的替代选择,既可以避免丙泊酚输注综合征,又可以防止因长时间输注导致的药物蓄积而使镇静时间延长。总之,瑞马唑仑既具备了咪达唑仑催眠和遗忘的优点,又具有与瑞芬太尼相似的代谢速度与模式[103]。

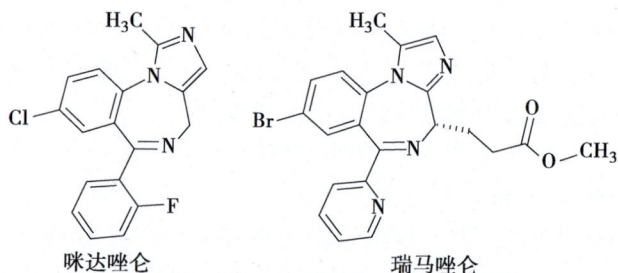

图 19-14　咪达唑仑与瑞马唑仑结构的比较

丙泊酚制剂

　　丙泊酚是一种疏水性的油,需要脂肪乳剂作为给药媒介。这种主要由蛋黄卵磷脂、大豆油和甘油组成的乳剂有几个缺点。最常见的反应就是注射部位疼痛。更严重的不良反应包括过敏反应、细菌污染引起的脓毒症(尽管有抗菌添加剂)、PRIS[104]。已经进行了许多研究来开发减少这些问题的丙泊酚制剂,包括:(1)降低乳液中脂质的百分比;(2)去除脂质;(3)制造前药。调整当前药物配方的一个主要挑战就是药物的药代动力学也可能会被改变。

磷丙泊酚

　　磷丙泊酚为丙泊酚的前药,为了减少或者消除目前丙泊酚配方所带来的不良反应而研发。它是一种水溶性制剂,出现静脉刺激或注射疼痛、高脂血症、细菌污染的情况较少。作为一种镇静/催眠药,已被批准用于 MAC 下镇静,而不是全身麻醉。限制它使用的一个主要原因是起效时间缓慢以及清除时间较长。尽管低血压和呼吸抑制的发生率较低,但仍时有发生。磷丙泊酚还与皮肤瘙痒及感觉异常发生率增加有关[105]。它最初是作为没有麻醉医生的医疗机构使用的一种药物,然而,磷丙泊酚所致的呼吸抑制与丙泊酚类似,操作人员必须能够抢救非预期的深度镇静或全身麻醉的患者。

环丙基-甲酯基-美托咪酯

环丙基 - 甲酯基 - 美托咪酯(cyclopropyl-methoxycarbonyl metomidate, CPMM),也就是通常所说的 AB700,是依托咪酯的一种类似物,在动物实验中已显示出临床应用前景(图 19-15)。与依托咪酯相比,它较少引起肾上腺抑制。药效及作用时间也不及依托咪酯。药物的研究者称,该药主要通过单次静脉推注或持续输注用于镇静和全身麻醉[106]。虽然其结构是依托咪酯的衍生物,但其临床应用却与丙泊酚更一致。一些研究甚至表明,与丙泊酚相比,CPMM 药物蓄积更少,因此长时间输注后恢复更快[106]。

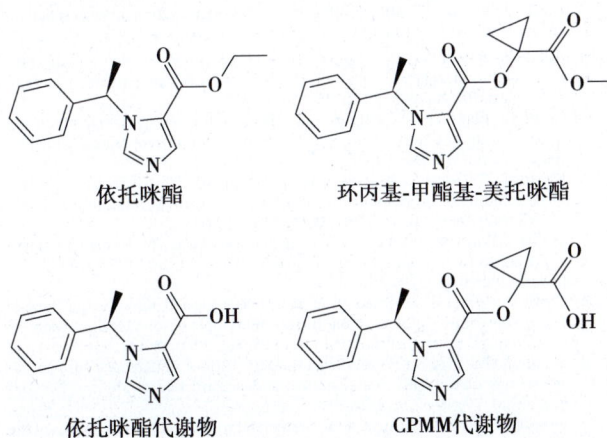

图 19-15　依托咪酯,环丙基 - 甲酯基 - 美托咪酯(CPMM)及其代谢物

THRX-91866/AZD-3043

在追寻理想的镇静 / 催眠药物(无论剂量的大小以及输注时间长短,其药效的终止应该是在一个可预测且一致的时间范围内)的过程中,催生了 THRX-91866/AZD-3043 的出现。该药物新陈代谢不稳定,是 GABA-A 受体正向别构调节剂。这种药物呈水溶性,能被血液和组织中的酯酶快速水解成无活性的羧酸盐代谢物[107]。I 期临床试验中未见明显严重不良反应,且静脉持续输注后苏醒迅速。目前还需要进一步的研究来评估不论麻醉的持续时间长短,THRX-91866/AZD-3043 提供快速恢复的情况[108]。

自动化镇静麻醉系统

2013 年 5 月,美国食品与药品监督管理局批准了自动化镇静麻醉系统的应用,它是一个计算机辅助、患者自动控制的镇静系统,用于管理结肠镜或内镜检查时丙泊酚的使用。患者行心电图、血氧饱和度、无创血压以及呼气末二氧化碳监测。自动化镇静麻醉系统还通过耳机进一步监测镇静情况,计算机通过耳机告诉患者按压手柄。根据这些参数,自动化镇静麻醉系统将从算法上对丙泊酚的输注速度进行调整。

对使用自动化镇静麻醉系统系统的 1 000 例 ASA 分级 I～III 级的患者进行的早期研究发现,血氧饱和度下降的情况较少发生,并且改善了患者和医生的满意度[109]。自动化镇静麻醉系统赋予非麻醉从业人员在操作时使用丙泊酚进行轻 - 中度镇静的能力。从理论上讲,医疗费用的节省可能是由于将麻醉医生的报酬从手术费用中去除。然而,许多医生,特别是麻醉医生,对这个患者控制系统的安全性持怀疑态度。例如,有时需要更深的麻醉深度,但自动化镇静麻醉系统却无法提供。在手术过程中,患者可能会咳嗽、抵抗或出现气道梗阻,而非麻醉科医生可能在气道管理方面没有经过充分的培训或没有熟练的气道管理技能。此外,呼气末二氧化碳的采样可能因内镜靠近气道而不准确[110]。有趣的是,2016 年 3 月,该设备的制造商已将该产品退出市场。

(蒋婷 译,杨丽芳 校)

参考文献

1. White PF. Clinical uses of intravenous anesthetic and analgesic infusions. *Anesth Analg.* 1989;68:161–171.
2. Hemmings HC. The pharmacology of intravenous anesthetic induction agents: a primer. *Anesthesiology News.* October 8, 2010:9–16.
3. Kam PC, Cardone D. Propofol infusion syndrome. *Anaesthesia.* 2007;62(7):690–701.
4. Gepts E. Pharmacokinetic concepts for TCI anaesthesia. *Anaesthesia.* 1998;53:4–12.
5. Struys MM, De Smet T, Glen JI, et al. The history of target-controlled infusion. *Anesth Analg.* 2016;122(1):56–69.
6. Kay B, Rolly G. I.C.I. 35868, a new intravenous induction agent. *Acta Anaesthesiol Belg.* 1977;28(4):303–316.
7. Krasowski MD, Koltchine VV, Rick CE, et al. Propofol and other intravenous anesthetics have sites of action on the gamma-aminobutyric acid type A receptor distinct from that for isoflurane. *Mol Pharmacol.* 1998;53(3):530–538.
8. Kikuchi T, Wang Y, Sato K, et al. In vivo effects of propofol on acetylcholine release from the frontal cortex, hippocampus and striatum studied by intracerebral microdialysis in freely moving rats. *Br J Anaesth.* 1998;80(5):644–648.
9. Alkire MT, Hudetz AG, Tononi G. Consciousness and anesthesia. *Science.* 2008;322(5903):876–880.

10. Fiset P, Paus T, Daloze T, et al. Brain mechanisms of propofol-induced loss of consciousness in humans: a positron emission tomographic study. *J Neurosci.* 1999;19(13):5506–5513.

11. Bevan JC, Veall GR, Macnab AJ, et al, Midazolam premedication delays recovery after propofol without modifying involuntary movements. *Anesth Analg.* 1997;85(1):50–54.

12. Feshchenko VA, Veselis RA, Reinsel RA. Propofol-induced alpha rhythm. *Neuropsychobiology.* 2004;50(3):257–266.

13. Stratford N, Murphy P. Antioxidant activity of propofol in blood from anaesthetized patients. *Eur J Anaesthesiol.* 1998;15(2):158–160.

14. Lingamaneni R, Birch ML, Hemmings HC, Jr. Widespread inhibition of sodium channel-dependent glutamate release from isolated nerve terminals by isoflurane and propofol. *Anesthesiology.* 2001;95(6):1460–1466.

15. Engelhard K, Werner C, Eberspacher E, et al. Influence of propofol on neuronal damage and apoptotic factors after incomplete cerebral ischemia and reperfusion in rats: a long-term observation. *Anesthesiology.* 2004;101(4):912–917.

16. Liu J, Gao XF, Ni W, et al. Effects of propofol on P2×7 receptors and the secretion of tumor necrosis factor-alpha in cultured astrocytes. *Clin Exp Med.* 2012;12(1):31–37.

17. Ebrahim ZY, Schubert A, Van Ness P, et al. The effect of propofol on the electroencephalogram of patients with epilepsy. *Anesth Analg.* 1994;78(2):275–279.

18. Samra SK, Sneyd JR, Ross DA, et al. Effects of propofol sedation on seizures and intracranially recorded epileptiform activity in patients with partial epilepsy. *Anesthesiology.* 1995;82(4):843–851.

19. Wischmeyer PE, Johnson BR, Wilson JE, et al. A survey of propofol abuse in academic anesthesia programs. *Anesth Analg.* 2007;105(4):1066–1071.

20. Fulton B, Sorkin EM. Propofol. An overview of its pharmacology and a review of its clinical efficacy in intensive care sedation. *Drugs.* 1995;50(4):636–657.

21. Meuret P, Backman SB, Bonhomme V, et al. Physostigmine reverses propofol-induced unconsciousness and attenuation of the auditory steady state response and bispectral index in human volunteers. *Anesthesiology.* 2000;93(3):708–717.

22. Samain E, Bouillier H, Marty J, et al. The effect of propofol on angiotensin II-induced Ca(2+) mobilization in aortic smooth muscle cells from normotensive and hypertensive rats. *Anesth Analg.* 2000;90(3):546–552.

23. Pires LA, Huang SK, Wagshal AB, et al. Electrophysiological effects of propofol on the normal cardiac conduction system. *Cardiology.* 1996;87(4):319–324.

24. Kirkpatrick T, Cockshott ID, Douglas EJ, et al. Pharmacokinetics of propofol (diprivan) in elderly patients. *Br J Anaesth.* 1988;60(2):146–150.

25. Marsh B, White M, Morton N, et al. Pharmacokinetic model driven infusion of propofol in children. *Br J Anaesth.* 1991;67(1):41–48.

26. Ingrande J, Brodsky JB, Lemmens HJ. Lean body weight scalar for the anesthetic induction dose of propofol in morbidly obese subjects. *Anesth Analg.* 2011;113(1):57–62.

27. Gan TJ, Glass PS, Howell ST, et al. Determination of plasma concentrations of propofol associated with 50% reduction in postoperative nausea. *Anesthesiology.* 1997;87(4):779–784.

28. Picard P, Tramer MR. Prevention of pain on injection with propofol: a quantitative systematic review. *Anesth Analg.* 2000;90(4):963–969.

29. Jalota L, Kalira V, George E, et al. Prevention of pain on injection of propofol: systematic review and meta-analysis. *BMJ.* 2011;342:d1110.

30. Parke TJ, Stevens JE, Rice AS, et al. Metabolic acidosis and fatal myocardial failure after propofol infusion in children: five case reports. *BMJ.* 1992;305(6854):613–616.

31. Cremer OL, Moons KG, Bouman EA, et al. Long-term propofol infusion and cardiac failure in adult head-injured patients. *Lancet.* 2001;357(9250):117–118.

32. Krajcova A, Waldauf P, Andel M, et al. Propofol infusion syndrome: a structured review of experimental studies and 153 published case reports. *Crit Care.* 2015;19:398.

33. Tan CK, Lai CC, Cheng KC. Propofol-related green urine. *Kidney Int.* 2008;74(7):978.

34. Gooding JM, Corssen G. Effect of etomidate on the cardiovascular system. *Anesth Analg.* 1977;56(5):717–719.

35. Meyanci Koksal G, Erbabacan E, Tunali Y, et al. The effect of single dose etomidate during emergency intubation on hemodynamics and adrenal cortex. *Turk J Trauma Emerg Surg.* 2015;21(5):358–365.

36. Gu WJ, Wang F, Tang L, et al. Single-dose etomidate does not increase mortality in patients with sepsis: a systematic review and meta-analysis of randomized controlled trials and observational studies. *Chest.* 2015;147(2):335–346.

37. Chan CM, Mitchell AL, Shorr AF. Etomidate is associated with mortality and adrenal insufficiency in sepsis: a meta-analysis. *Crit Care Med.* 2012;40(11):2945–2953.

38. Domino E, Chodoff P, Corssen G. Pharmacologic effects of CI-581, a new dissociative anesthetic, in man. *Clin Pharmacol Ther.* 1965;6:279–291.

39. Visser E, Schug SA. The role of ketamine in pain management. *Biomed Pharmacother.* 2006;60(7):341–348.

40. Fond G, Loundou A, Rabu C, et al. Ketamine administration in depressive disorders: a systematic review and meta-analysis. *Psychopharmacology.* 2014;231(18):3663–3676.

41. Potter DE, Choudhury M. Ketamine: repurposing and redefining a multifaceted drug. *Drug Discov Today.* 2014;19(12):1848–1854.

42. Marland S, Ellerton J, Andolfatto G, et al. Ketamine: use in anesthesia. *CNS Neurosci Ther.* 2013;19(6):381–389.

43. Clements J, Nimo W, Grant I. Bioavailability, pharmacokinetics, and analgesics activity of ketamine in humans. *J Pharm Sci.* 1982;71(5):539–42.

44. Clements J, Nimmo W. Pharmacokinetics and analgesics effects of ketamine in man. *Br J Anaesth.* 1981;53:27–30.

45. Brown EN, Lydic R, Schiff N. General anesthesia, sleep and coma. *N Engl J Med.* 2010;363:2638–2650.

46. Sengupta S, Ghosh S, Rudra A, et al. Effect of ketamine on bispectral index during propofol-fentanyl anesthesia: a randomized controlled study. *Middle East J Anaesthesiol.* 2011;21(3):391–395.

47. Mion G, Villevieille T. Ketamine pharmacology: an update (pharmacodynamics and molecular aspects, recent findings). *CNS Neurosci Ther.* 2013;19(6):370–380.

48. Hirota K, Lambert DG. Ketamine: new uses for an old drug? *Br J Anaesth.* 2011;107(2):123–126.

49. Jabre P, Combes X, Lapostolle F, et al. Etomidate versus ketamine for rapid sequence intubation in acutely ill patients: a multicentre randomised controlled trial. *Lancet.* 2009;374(9686):293–300.

50. Schmid RL, Sandler AN, Katz J. Use and efficacy of low-dose ketamine in the management of acute postoperative pain: a review of current techniques and outcomes. *Pain.* 1999;82:111–125.

51. Niesters M, Martini C, Dahan A. Ketamine for chronic pain: risks and benefits. *Br J Clin Pharmacol.* 2014;77(2):357–367.

52. Carr DB, Goudas LC, Denman WT, et al. Safety and efficacy of intranasal ketamine in a mixed population with chronic pain. *Pain.* 2004;110(3):762–764.

53. Huge V, Lauchart M, Magerl W, et al. Effects of low-dose intranasal (S)-ketamine in patients with neuropathic pain. *Eur J Pain.* 2010;14(4):387–394.

54. Riediger C, Haschke M, Bitter C, et al. The analgesic effect of combined treatment with intranasal S-ketamine and intranasal midazolam compared with morphine patient-controlled analgesia in spinal surgery patients: a pilot study. *J Pain Res.* 2015;8:87–94.

55. Newport DJ, Carpenter LL, McDonald WM, et al. Ketamine and other NMDA antagonists: early clinical trials and possible mechanisms in depression. *Am J Psychiatry.* 2015;172(10):950–966.

56. Murrough JW, Iosifescu DV, Chang LC, et al. Antidepressant efficacy of ketamine in treatment-resistance major depression: a two-site randomized controlled trial. *Am J Psychiatry.* 2013;170:1134–1142.

57. Zarate CA, Singh JB, Quiroz JA, et al. A double-blind, placebo controlled study of memantine in the treatment of major depression. *Am J Psychiatry.* 2006;163(1):153–155.

58. Lippmann M, Appel PL, Mok MS, et al. Sequential cardiorespiratory patterns of anestheic induciton with ketamine in critically ill patients. *Crit Care Med.* 1983;11(9):730–734.

59. Allen JY, Macias CG. The efficacy of ketamine in pediatric emergency department patients who present with acute severe asthma. *Ann Emerg Med.* 2005;46(1):43–50.

60. Mayberg TS, Lam AM, Matta BF, et al. Ketamine does note increase cerebral blood flow velocity or intracranial pressure during isoflurane/nitrous oxide anesthesia in patients undergoing craniotomy. *Anesth Analg.* 1995;81:84–89.

61. Hoy SM, Keating GM. Dexmedetomidine: a review of its use for sedation in mechanically ventilated patients in an intensive care setting and for procedural sedation. *Drugs.* 2011;71(11):1481–1501.

62. Tobias JD. Dexmedetomidine: applications in pediatric critical care and pediatric anesthesiology. *Pediatr Crit Care Med.* 2007;8(2):115–131.

63. Gertler R, Brown HC, Mitchell DH, et al. Dexmedetomidine: a novel sedative-analgesic agent. *Proc (Bayl Univ Med Cent).* 2001(14):13–21.

64. Adams R, Brown GT, Davidson M, et al. Efficacy of dexmedetomidine compared with midazolam for sedation in adult intensive care patients: a systematic review. *Br J Anaesth.* 2013;111(5):703–710.

65. Arain SR, Ebert TJ. The efficacy, side effects and recovery characteristics of dexmedetomidine versus propofol when used for intraoperative sedation. *Anesth Analg.* 2002;95:461–466.

66. Kaygusuz K, Gokce G, Gursoy S, et al. A comparison of sedation with dexmedetomidine or propofol during shockwave lithotripsy: a randomized controlled trial. *Anesth Analg.* 2008;106(1):114–119.

67. Muller S, Borowics SM, Fortis EA, et al. Clinical efficacy of dexmedetomidine alone is less than propofol for conscious sedation during ERCP. *Gastrointest Endosc.* 2008;67(4):651–659.

68. Eberl S, Preckel B, Bergman JJ, et al. Satisfaction and safety using dexmedetomidine or propofol sedation during endoscopic oesophageal procedures: a randomised controlled trial. *Eur J Anaesthesiol.* 2016;33:631–637.

69. Mahmoud M, Mason KP. Dexmedetomidine: review, update, and future considerations of paediatric perioperative and periprocedural applications and limitations. *Br J Anaesth.* 2015;115(2):171–182.

70. Pickard A, Davies P, Birnie K, et al. Systematic review and meta-analysis of the effect of intraoperative alpha(2)-adrenergic agonists on postoperative behaviour in children. *Br J Anaesth.* 2014;112(6):982–990.

71. Abdallah FW, Brull R. Facilitatory effects of perineural dexmedetomidine on neuraxial and peripheral nerve block: a systematic review and meta-analysis. *Br J Anaesth.* 2013;110(6):915–925.

72. Piao G, Wu J. Systematic assessment of dexmedetomidine as an anesthetic agent: a meta-analysis of randomized controlled trials. *Arch Med Sci.* 2014;10(1):19–24.

73. Ingersoll-Weng E, Manecke GR, Thitlethwaite P. Dexmedetomidine and Cardiac arrest. *Anesthesiology.* 2004;2004(100):738–739.

74. Jorden V, Pousman R, Sanford M, et al. Dexmedetomidine overdose in the perioperative setting. *Ann Pharmacother.* 2004;38(5):803–807.

75. Nath SS, Singh S, Pawar ST. Dexmedetomidine overdosage: an unusual presentation. *Indian J Anaesth.* 2013;57(3):289–291.

76. Kanto J, Allonen H. Pharmacokinetics and the sedative effect of midazolam. *Int J Clin Pharmacol Ther Toxicol.* 1983;21(9):460–463.

77. Cote CJ, Cohen IT, Suresh S, et al. A comparison of three doses of a commercially prepared oral midazolam syrup in children. *Anesth Analg.* 2002;94(1):37–43.

78. Kain ZN, Mayes LC, Wang SM, et al. Postoperative behavioral outcomes in children: effects of sedative premedication. *Anesthesiology.* 1999;90(3):758–765.

79. Magarey JM. Propofol or midazolam: which is best for the sedation of adult ventilated patients in intensive care units? *Aust Crit Care*. 2001;14(4):147–154.

80. Fragen RJ. Pharmacokinetics and pharmacodynamics of midazolam given via continuous intravenous infusion in intensive care units. *Clin Ther*. 1997; 19(3):405–419.

81. Hughes MA, Glass PS, Jacobs JR. Context-sensitive half-time in multicompartment pharmacokinetic models for intravenous anesthetic drugs. *Anesthesiology*. 1992;76(3):334–341.

82. Cunha JP. Midazolam injection 2015. RxList website. http://www.rxlist.com/midazolam-injection-drug/clinical-pharmacology.htm. Accessed October 25, 2016.

83. Bianchi MT, Botzolakis EJ, Lagrange AH, et al. Benzodiazepine modulation of GABA(A) receptor opening frequency depends on activation context: a patch clamp and simulation study. *Epilepsy Res*. 2009;85(2–3):212–220.

84. Amrein R, Hetzel W, Hartmann D, Lorscheid T. Clinical pharmacology of flumazenil. *Eur J Anaesthesiol Suppl*. 1988;2:65–80.

85. Dundee JW. Biotransformation of thiopental and other thiobarbiturates. *Int Anesthesiol Clin*. 1974;12(2):121–133.

86. Paul R, Harris R. A comparison of methohexitone and thiopentone in electrocorticography. *J Neurol Neurosurg Psych*. 1970;33(1):100–104.

87. Rampton AJ, Griffin RM, Stuart CS, et al. Comparison of methohexital and propofol for electroconvulsive therapy: effects on hemodynamic responses and seizure duration. *Anesthesiology*. 1989;70(3):412–417.

88. Modica PA, Tempelhoff R, White PF. Pro- and anticonvulsant effects of anesthetics (Part II). *Anesth Analg*. 1990;70(4):433–444.

89. Baughman VL. Brain protection during neurosurgery. *Anesthesiol Clin North Am*. 2002;20(2):315–327.

90. Warner DS, Takaoka S, Wu B, et al. Electroencephalographic burst suppression is not required to elicit maximal neuroprotection from pentobarbital in a rat model of focal cerebral ischemia. *Anesthesiology*. 1996;84(6):1475–1484.

91. Randomized clinical study of thiopental loading in comatose survivors of cardiac arrest. Brain Resuscitation Clinical Trial I Study Group. *N Engl J Med*. 1986;314(7):397–403.

92. Chamberlain JH, Seed RG, Chung DC. Effect of thiopentone on myocardial function. *Br J Anaesth*. 1977;49(9):865–870.

93. Bernhoff A, Eklund B, Kaijser L. Cardiovascular effects of short-term anaesthesia with methohexitone and propanidid in normal subjects. *Br J Anaesth*. 1972;44(1):2–7.

94. Blouin RT, Conard PF, Gross JB. Time course of ventilatory depression following induction doses of propofol and thiopental. *Anesthesiology*. 1991;75(6): 940–944.

95. Wu RS, Wu KC, Sum DC, et al. Comparative effects of thiopentone and propofol on respiratory resistance after tracheal intubation. *Br J Anaesth*. 1996;77(6):735–738.

96. Goff MJ, Arain SR, Ficke DJ, et al. Absence of bronchodilation during desflurane anesthesia: a comparison to sevoflurane and thiopental. *Anesthesiology*. 2000;93(2):404–408.

97. Becker KE Jr. Plasma levels of thiopental necessary for anesthesia. *Anesthesiology*. 1978;49(3):192–196.

98. Cote CJ, Goudsouzian NG, Liu LM, et al. The dose response of intravenous thiopental for the induction of general anesthesia in unpremedicated children. *Anesthesiology*. 1981;55(6):703–705.

99. Homer TD, Stanski DR. The effect of increasing age on thiopental disposition and anesthetic requirement. *Anesthesiology*. 1985;62(6):714–724.

100. Jung D, Mayersohn M, Perrier D, et al. Thiopental disposition in lean and obese patients undergoing surgery. *Anesthesiology*. 1982;56(4):269–274.

101. Rodriguez E, Jordan R. Contemporary trends in pediatric sedation and analgesia. *Emerg Med Clin North Am*. 2002;20(1):199–222.

102. About remimzolam. PAION website. http://www.paion.com/pipeline/portfolio/remimazolam/. Accessed October 25, 2016.

103. Goudra BG, Singh PM. Remimazolam: the future of its sedative potential. *Saudi J Anaesth*. 2014;8(3):388–391.

104. Egan TD. Exploring the frontiers of propofol formulation strategy: is there life beyond the milky way? *Br J Anaesth*. 2010;104(5):533–535.

105. Bengalorkar GM, Bhuvana K, Sarala N, et al. Fospropofol: clinical pharmacology. *J Anaesthesiol Clin Pharmacol*. 2011;27(1):79–83.

106. Campagna JA, Pojasek K, Grayzel D, et al. Advancing novel anesthetics: pharmacodynamic and pharmacokinetic studies of cyclopropyl-methoxycarbonyl metomidate in dogs. *Anesthesiology*. 2014;121(6):1203–1216.

107. Egan TD, Shafer SL, Jenkins TE, et al. The pharmacokinetics and pharmacodynamics of THRX-918661, a novel sedative/hypnotic agent field. *Anesthesiology* 2003; A516. Available from www.asaabstracts.com

108. Norberg A, Koch P, Kanes SJ, Bjornsson MA, et al. A bolus and bolus followed by infusion study of AZD3043, an investigational intravenous drug for sedation and anesthesia: safety and pharmacodynamics in healthy male and female volunteers. *Anesth Analg*. 2015;121(4):894–903.

109. Pambianco DJ, Vargo JJ, Pruitt RE, et al. Computer-assisted personalized sedation for upper endoscopy and colonoscopy: a comparative, multicenter randomized study. *Gastrointest Endosc*. 2011;73(4):765–772.

110. Goudra BG, Singh PM. SEDASYS, sedation, and the unknown. *J Clin Anesth*. 2014;26(4):334–336.

Albert Dahan　Marieke Niesters　Terry Smith　Frank Overdyk

要点

1. 阿片类药物在产生镇痛作用的同时也会产生严重的不良反应。所有将阿片类药物用于缓解急慢性疼痛的医生们需要知道如何安全地使用这些药物。这就需要对阿片类药物的药代动力学及药效学有着深入的了解，同时在使用过程中需要获得足够的临床试验证据。

2. 阿片类药物可以根据基于它们发挥作用的血浆浓度来区分它们的强度和效能（C_{50} 或 50% 有效的血浆浓度）。强阿片类药物包括芬太尼、舒芬太尼以及瑞芬太尼。弱阿片类药物包括可卡因以及曲马多。处于这两者之间的药物包括吗啡、美沙酮、羟考酮以及丁丙诺啡。

3. 阿片类药物通过神经元组织上的特定阿片受体发挥作用，如周围神经、脊髓和脑中的神经元。最重要的受体包括 μ 阿片受体（MOR）、δ 阿片受体（DOR）和 κ 阿片受体（KOR）。对于麻醉和缓解疼痛，MOR 是最重要的。阿片类药物还通过非神经元途径发挥作用，如影响免疫系统的那些途径，这可能与炎性疼痛的治疗有关。

4. 内源性阿片类途径在应激诱导的镇痛，安慰剂诱导的镇痛和调节性疼痛调节（CPM）的情况下被激活。CPM 发生于一个焦点引起的疼痛通过施加第二个疼痛刺激（疼痛抑制疼痛）而降低。

5. 在不断增加使用阿片类药物强度的过程中，痛觉的敏感度反而会增加，这就是阿片类药物诱导的痛觉过敏（OIH），是一种适得其反的阿片类药物的作用。在麻醉过程中持续泵入瑞芬太尼，会在术后观察到这种阿片类药物诱导的痛觉过敏。不断增加使用吗啡的剂量和频率是治疗术后疼痛所需要的。阿片类药物诱导的痛觉过敏也许可以通过使用小剂量的氯胺酮，一种 N- 甲基 -D- 天冬氨酸受体（NMDA）拮抗药来治疗与预防。

6. 药物的药物代谢动力学特征决定其在患者体内的作用。一个非常重要的药代动力学概念是时 - 量相关半衰期（$CSt_{1/2}$），这是指某种药物血浆药物浓度恒定时，血浆药物浓度下降 50% 所需要的时间。对于大多数阿片类药物来说，时 - 量相关半衰期依赖药物注射的持续时间。例如，芬太尼的时 - 量相关半衰期随着输注时间延长迅速增加。相反，瑞芬太尼由于可以迅速从血浆中消除，所以其时 - 量相关半衰期并不受输注时间长短的限制。

7. 阿片类药物的代谢取决于药物与细胞色素 P450 代谢酶 CYP 的相互作用，其中最重要的是 CYP3A4。阿片类药物的代谢物部分是有活性的，另一部分是无活性的。有活性的代谢物用于缓解患者疼痛时是需要加以考虑的。例如，吗啡的活性代谢物 6- 葡萄糖醛酸吗啡会在肾功能损伤患者的体内蓄积。CYP 系统的遗传变异性可以产生严重的临床并发症，尤其是在代谢酶基因编码的复制发生变化的时候。其中一个例子是 CYP2D6，它可以催化可卡因转换为吗啡。存在着 CYP2D6 基因多重拷贝的患者在接受可卡因治疗时将会产生极高的吗啡血浆浓度，从而会产生相关的获益以及相反不良反应。

8. 阿片类药物的作用因人而异。当用滴定法测量阿片类药物的作用时，剂量是最适宜的。临床常观察到阿片类药物的作用常发生滞后现象也是很重要的，这被定义为血浆和效应室药物浓度平衡达一半的时间，或者 $t_{1/2}k_{e0}$。当预计到应激事件（喉镜检查，气管插管，切皮等等）时这个现象可以指导使用合适而及时的剂量以及用阿片类药物去防止各种刺激所产生的大的血流动力学变化。由于吗啡的 $t_{1/2}k_{e0}$ 为 90min，所以当使用药物缓解术后疼痛时，给予适当的首次单次剂量或者在手术结束 60min 之前给予吗啡是十分重要的。

9. 阿片类药物可以在全麻中减少吸入麻醉药和丙泊酚的需求量，这就增大了迅速苏醒的可能。运用已知的药代动力学以及药效动力学数据能够决定何种血浆浓度可以使患者在短时间内苏醒。比如说，当停止注射时，丙泊酚的血浆浓度在 1.5μg/ml 以及瑞芬太尼血浆浓度在 9ng/ml 时会使患者在 6.5min 内苏醒。

10. 在围手术期进行谨慎、缓慢的阿片类药物的注射会产生动脉血 CO_2 缓慢的蓄积，这可以成为化学感受器的呼吸兴奋剂，从而降低窒息可能性。

11. 阿片类药物的使用可以导致潜在的威胁生命的呼吸抑制。在围手术期期间发生严重的呼吸系统事件的可能性大约在 0.5%（每 200 位患者中有一位）。急性发作的危险因素包括睡眠呼吸紊乱、肥胖、肾功能损伤、肺部损伤、神经系统疾患以及 CYP450 酶的多形性。在小儿群体中，危险因素包括使用阿片类药物的患者有肾功能损伤，复发性的扁桃体炎行增殖腺扁桃体切除术，和 / 或阻塞性睡眠呼吸暂停综合征，使用可卡因的患者 $CYP2D6$ 基因多形性与超速代谢表型相关。慢性疼痛患者的危险因素包括肾衰竭、感觉传入神经阻滞以及药物相互作用。

12. 非特异性的阿片受体拮抗剂——纳洛酮，是当前用来逆转阿片类药物产生的呼吸抑制作用的药物。所需要的纳洛酮的剂量有赖于药代动力学与药效动力学的特性以及所需要拮抗的阿片类药物剂量。术后，当出现持续的窒息，阿片类药物的浓度通常会高于产生呼吸抑制的临界值。静注纳洛酮的剂量从 40μg 增加到 80μg，总剂量不超过 400μg，对于呼吸暂停的患者来说也许已经足够。

13. 正在研制的新药物可以逆转或阻止阿片类药物诱导产生的呼吸抑制而不会影响镇痛。这些药物包括表达于颈动脉体上氧敏感细胞的钾通道阻滞剂，以及存在于脑干呼吸中枢通过增强 α-氨基-3-羟基-5-甲基-4-异噁唑丙酸受体（参与呼吸节律发生）的活动来增强呼吸驱动力的药物。

14. 除了呼吸抑制之外，阿片类药物还可以产生很多需要警惕的不良反应：恶心，平滑肌痉挛，骨骼肌僵硬，组胺释放，瘙痒（尤其是用于脊髓麻醉），瞳孔缩小，嗜睡以及头晕。心血管系统的不良反应包括心动过缓、低血压，但在治疗量表现为比较温和的作用。然而与镇静药合用时，即使在治疗量范围内，或用于危重症患者时，阿片类药物也许会导致血流动力学不稳定，需要药物干预。

引言

阿片类药物是现代医学中最有效的止痛药。传统上，麻醉医生将阿片类药物用于围手术期治疗和其他麻醉护理，以减弱人体对有害（外科手术）刺激的自主反应和治疗术后急性疼痛。然而近年来，由疼痛专家及其他健康护理人员，如初级护理人员用于治疗慢性疼痛（癌症患者或非癌症患者）所开具的阿片类镇痛药处方呈指数型增长。因此，在发达国家中有很大一批使用阿片类药物的患者虽然缓解了疼痛但也面临着一系列的不良反应，诸如头晕、直立性低血压、恶心、有害的便秘，以及潜在的致命的风险，例如成瘾和严重的呼吸抑制。阿片类药物的广泛使用将那些不接受外科治疗的患者与那些强调积极有效进行术后疼痛管理的经历手术的患者联系在一起，导致了外科患者不断增加的术后疼痛管理的复杂问题，总的来说也增加了疼痛患者阿片类药物相关的并发症的发生率。

因此，医生不但要了解阿片类药物在手术室以及之后麻醉恢复室（PACU）和病房的应用指征，也要关注那些不经历手术但承受着慢性疼痛的患者。医生需要了解阿片类药物相关的所有方面例如药代动力学（PK）和药效动力学（PD），以及伴随阿片类药物使用所带来的不良反应。

历史

阿片是世界上最古老的药物。公元前 30 000 年阿片罂粟碱的化石在穴居人开凿的洞穴中就已经被发现了。很多古老文明的子民如苏美人、古埃及人、古希腊人、古罗马人与中国人，将阿片用于进补、医药、鼓舞人心、提神以及宗教目的。有记载的将阿片罂粟碱用于医药目的是公元前近 4000 年的苏美人。200 年前，德国的药理学家及化学家 Friedrich Sertürner 从阿片提取液中分离提纯出一种稳定的生物碱结晶并命名吗啡，这一名字来源于古希腊的睡梦之神——墨菲斯。吗啡是一种十倍于阿片效价的药物并很快替代阿片不但用于治疗急性疼痛,也用于其他各种目的诸如咳嗽与腹泻。在 1853 年皮下注射器发明之后英国人 Alexander Wood 是第一位以可控的方式将吗啡注入患者体内并使该患者产生了超过一天的睡眠时间。而首次报道的应用吗啡而产生的受害者发生在此后不久,Wood 将致命剂量的吗啡注入其妻子的体内导致了严重的呼吸抑制。吗啡革新了战斗中治疗伤病员疼痛的方式,但是欣快感和成瘾性也导致了在美国内战中有成千上万的士兵对吗啡上瘾。1874 年,海洛因的合成是基于实践发现以特定的酸与吗啡共热会导致两个吗啡分子的 —OH 基团被 —OCH$_3$ 取代而产生海洛因。(图 20-1)

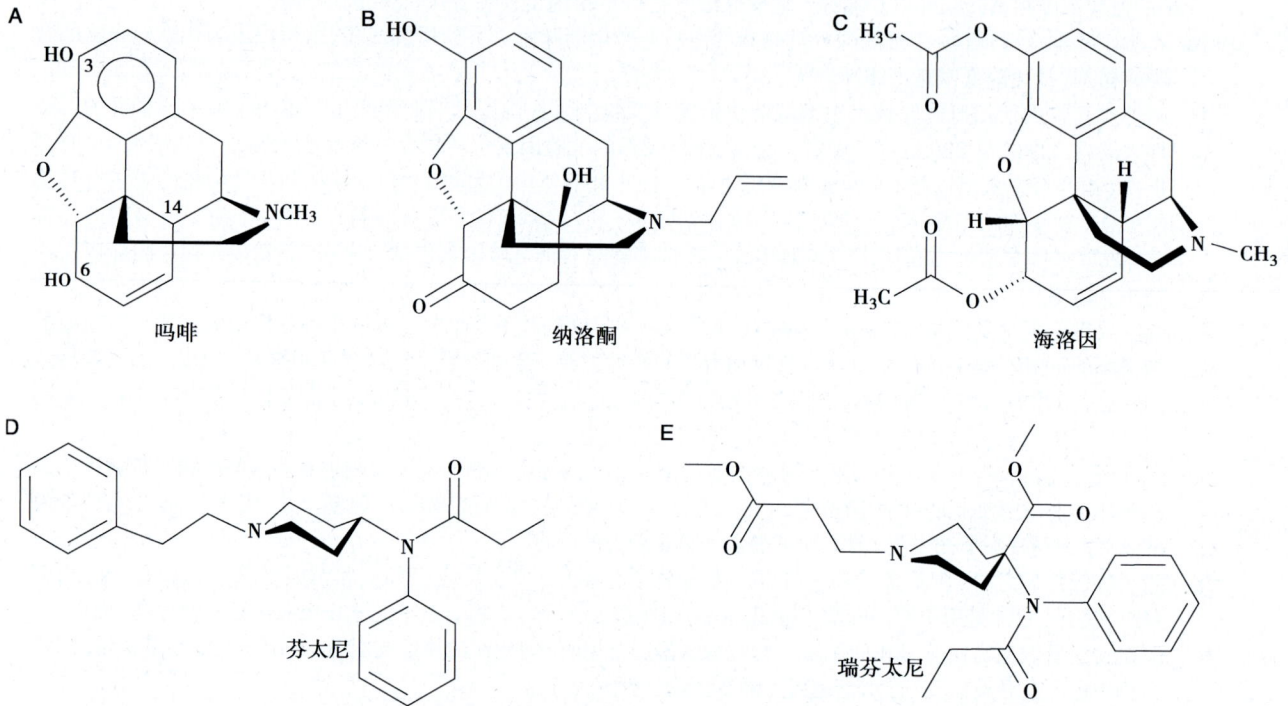

图 20-1 常用阿片类药物的化学结构

在 19 世纪 20 年代吗啡的分子结构被确定之后,合成新的吗啡类阿片化合物就基于化学原理而不是实践探索。在 1937 年哌替啶成为了第一种基于吗啡中心结构而人工合成的阿片类药物。自那之后,很多合成与半合成的阿片类药物被生产出来,包括临床上重要的阿片类受体拮抗剂纳洛酮与纳曲酮,它们是将吗啡 N- 甲基分别替换为烯丙基与环丙基。

使用于临床麻醉的最重要的阿片类药物是芬哌啶类:芬太尼,舒芬太尼,阿芬太尼以及瑞芬太尼。这些药物可预期的药代动力学和药效动力学可以产生镇痛作用以及抑制手术过程中有害的刺激导致的心血管反应。

新近开发的阿片类药物如他喷他多和 cebranopadol。这些药物可以同时激活多个受体系统。他喷他多可以激活 μ 阿片受体(MOR)并且抑制神经元去甲肾上腺素的吸收。cebranopadol 是一种与 μ 阿片受体和伤害性刺激 / 孤啡肽 FQ 受体(NOP,也被称为阿片受体样受体 1 型)有极高亲和力的药物。有着复杂的同时激动多重受体机制的阿片类药物的发展,是因为需要尽可能减少对患者造成极大风险的强效阿片类药物的不良反应。

内源性阿片系统

对于阿片类药物药理学的一个重大突破来自于一系列发现,如内源性阿片肽,它们的编码基因,和内源性阿片碱。内源性阿片系统由一组结构相似内源性多肽组成,它们可以激活 4 种阿片受体,分别包括 μ 阿片受体(MOR)、δ 阿片受体(DOR)、κ 阿片受体(KOR)和 NOP 受体。这些内源性阿片系统在一系列调节功能如疼痛、应激、情绪、欣快反应、温度调节、呼吸、神经内分泌功能、胃肠(GI)蠕动及免疫反应中有着重要的作用。

在啮齿类动物中，多种阿片类受体的亚型也已被识别，这些亚型也有药理学的功能。举例来说，μ 阿片受体至少有三种亚型被加以阐述：μ_1 主要是参与镇痛；μ_2 主要会引发阿片类药物相关的呼吸抑制；μ_3 主要会引发阿片类药物相关的免疫抑制。大多数阿片受体亚型的功能验证有待于具有足够选择性的拮抗剂的开发，以使其具有明显的分化效果。内源性阿片肽包括内啡肽、脑啡肽、强啡肽，它们每一种物质都对相应的受体产生作用。β-内啡肽对于 μ 阿片受体有很高的亲和力，甲硫氨酸脑啡肽和亮氨酸脑啡肽对于 δ 阿片受体有很高的亲和力，强啡肽 A 对于 κ 阿片受体有很高的亲和力。最近的研究发现，孤啡肽也被认为是选择性内源性 NOP 受体的配体，然而内源性吗啡通过激活 μ_3 受体而定位于免疫细胞，例如人类的单核细胞。

阿片受体是庞大的 G 蛋白偶联受体（GPCR）的一个组成部分。G 蛋白偶联受体调节下行信号级联通路产生：①抑制腺苷酸环化酶及减少 c-AMP；②激活钙离子和钾离子通道；③激活 MAPK/ERK、PKC、P13K/Akt。阿片配体和选择性受体的相互作用有很多非常重要的临床应用。吗啡产生的镇痛和呼吸抑制都是通过激活 μ 阿片受体之后激活腺苷酸环化酶/c-AMP 传导通路而产生的。

同时作用于多个阿片受体和非阿片受体

大多数阿片类镇痛药对于不同的阿片受体有着不同的亲和性。比如说吗啡对于 μ 阿片受体亲和力较高，而对 δ 阿片受体（DOR）、κ 阿片受体（KOR）亲和力较低。一些阿片类药物可以激活阿片受体也可激活非阿片受体。比如美沙酮是 μ 阿片受体拮抗剂，它对于 NMDA 受体也有一定的作用。

曲马多是一种通过激动 μ 阿片受体以及抑制神经元对 5-羟色胺和去甲肾上腺素的重吸收由此激活下行控制而产生镇痛效果的。曲马多是一种外消旋混合物，它的作用效果来自于（+）-对映异构体和活性代谢产物 O-去甲基曲马多（M1），而这几样物质对于 μ 阿片受体的亲和力大于其原始化合物。单胺类的活动与（–）-对映异构体相关。曲马多转化为它的活性代谢产物 M1 依赖于细胞色素 P450 系统，那些有着低水平 CYP2D6 活动的患者将会在使用曲马多时获得更加满意的镇痛效果。

他喷他多是一种新型镇痛药物。与曲马多相反，它是以分子形式产生长久的作用机制。它能激活脊髓和脊髓上行部位的 μ 阿片受体。它也是脊髓内去甲肾上腺素再摄取抑制剂，同时激活背角神经元上的 α_2-肾上腺素能受体。他喷他多对于 μ 阿片受体的亲和力弱于吗啡，但是由于这两种协同作用机制，他喷他多所产生的镇痛效果适用于中度的急性疼痛和慢性疼痛的治疗。他喷他多与曲马多不同，由于它缺乏血清素的活动，所以它的恶心呕吐发生率更低。尽管他喷他多对于呼吸系统的不良反应还未全部阐述，但其对 μ 阿片受体的低亲和力也许会限制其产生不良的不良反应。他喷他多对于慢性神经痛的患者可以产生镇痛作用是通过（重）激活下行控制通路。在糖尿病多发神经病变患者中，痛觉调制（CPM）可以明显地增加他喷他多作用时间，并且与其镇痛效果呈正相关。

cebranopadol 是一种新型的阿片类药物，像他喷他多一样，是以单一分子作用于多重受体系统，最重要的是 μ 阿片受体和伤害性刺激 / 孤啡肽 FQ 受体。在多种急慢性疼痛的动物模型中，cebranopadol 可以产生有效的抗伤害的作用，其不良反应在可接受的范围内，而人体试验还在不断进行中。

最后，非阿片类药物也可以作用于阿片受体。一个重要的例子就是氯胺酮，它是一种 NMDA 受体拮抗剂，对于阿片受体在内的很多受体系统都具有亲和力。它的镇痛作用与它对 NMDA 受体的作用相关，尽管它的镇痛作用主要是作用于 μ 阿片受体。

阿片类药物作用机制

中枢阿片镇痛

鉴于伤害性刺激是神经元编码和处理有害刺激的过程，因此可以产生潜在的（或真实存在）组织损伤，而疼痛是将这些刺激转化为感觉和知觉的主观表现。阿片类药物可以缓解这种伤害性刺激和对有害刺激（疼痛的情感色彩）的感知。不同的外周伤害性刺激感受器，经常是一些游离的神经末梢，会感受到组织损伤。造成疼痛的信息会通过两种不同小直径的外周神经纤维传递至脊髓，它们分别是慢传导的无髓 C 神经纤维（会导致钝痛)以及快传导的有髓 Aδ 神经纤维(会导致锐痛)。这两种主要的外周神经纤维都可以传入脊髓背角神经元并终止于浅层(Ⅰ～Ⅱ层)。来自于这些浅层的投射神经元会引起脊髓丘脑束的上行传导通路。丘脑核会受到伤害性的输入信号并将这种信息传递至感受疼痛的大脑关键区域例如中脑导水管灰质区(PAG)、扁桃样结构及躯体感觉皮质。激活的 μ 阿片受体广泛分布于这些脑高级中枢,它们通过来源于中脑导水管灰质区和延髓腹侧(RVM)的下行抑制通路抑制背角神经元刺激脊髓来产生镇痛(图 20-2A)。阿片类药物发挥作用通过皮质和边缘系统影响胆碱能系统,从而改变觉醒状态和痛觉感知。阿片类受体更多地存在于脊髓背角神经元突触前和突触后的位置。在脊髓背角神经元的浅层,局部神经元回路处理上行和下行疼痛传导通路并被局部内源性阿片回路所调节。

μ 阿片受体诱导的镇痛和降抑制通路不仅可以通过外源性阿片类药物激活,还可以通过内源性阿片类药物系统激活。对 PAG 和 RVM 的直接电刺激引起阿片拮抗剂逆转的镇痛。电刺激位点与阿片受体位点和含有阿片样物质的中间神经元重叠,将外源施加的止痛刺激和内源性阿片系统的作用连接在一起。内源性阿片系统驱动的镇痛的三个主要例子是:①应激诱导的镇痛;②安慰剂诱导的镇痛;③痛觉调制(CPM)。

1. 应激诱导的镇痛。内源性阿片系统在压力条件下被激活,战斗中受伤士兵的疼痛延迟发作表明了这一点。带有 μ 阿片受体的相同高级脑中心参与应激诱导镇痛的实施。

2. 安慰剂诱导的镇痛。内源性阿片系统也能介导安慰剂诱导的镇痛作用,减轻因期望缓解疼痛而引起的疼痛。使用 fMRI 和 PET 的研究显示接受安慰剂的受试者大脑内源性阿片系统和 μ 阿片受体的激活被描述为镇痛药。

3. 痛觉调制(CPM)。以前称为弥散性有害抑制性对照,CPM 是一种身体状态,其中施用于身体一部分的有害刺激引起的疼痛通过施加第二远程有害刺激而减少(疼痛抑制疼痛)。CPM 是由于更高级的大脑中枢激活了下行抑制途径。来自动物生理学的 CPM 的一个例子是观察到,马鼻子中强加的抽搐减弱了由疼痛刺激引起的心率增加。由于纳洛酮阻断了这种效应,因此可以假定在鼻抽搐期间释放了某种内源性阿片类药物。在人体中,

他喷他多是通过激活下行通路诱导镇痛的一种阿片类药物(图 20-2B、C)。

外周阿片类镇痛

阿片类药物还通过直接作用于感觉神经元(Aδ 和 C-纤维)以抑制疼痛信号传递而参与外周镇痛。这在炎症性疼痛中尤为重要。然而,免疫系统也广泛参与外周镇痛。阿片受体不仅位于神经元,还位于免疫细胞,如人类白细胞。对外周组织的损害触发许多促炎介质的局部释放,所述促炎介质产生炎症级联反应,诱导自发伤害感受器活性,并且使感觉神经元敏感以诱导自发性疼痛、异常性疼痛(非疼痛性刺激被认为是疼痛的)和痛觉过敏(增加疼痛敏度)。

在炎症过程早期,有白细胞流入发炎区域,这些细胞是炎症部位阿片肽的主要来源。局部释放的阿片肽与阿片样神经元受体相互作用以诱导镇痛(图 20-3)。炎症过程还刺激进一步的阿片受体上调,从而增加免疫细胞释放的阿片肽的抗伤害感受作用。总之,炎症过程不仅促进炎症和疼痛的后遗症,而且还启动和维持由内源性阿片类药物驱动的镇痛。

阿片类药物引起的痛觉过敏和耐受

阿片类药物可以诱发 OIH 的矛盾效应或增加疼痛敏感性。OIH 可能会限制阿片类药物的镇痛作用。在长期和(或)高剂量阿片类药物治疗期间,快速阿片类药物剂量递增或给予具有快速起效/失效的阿片类药物(例如瑞芬太尼),伴随治疗量增加,向缓解疼痛反方向的效应也会随之增加。μ 阿片受体不是 OIH 的先决条件,因为来自基因敲除小鼠的研究(没有 μ 阿片受体的小鼠)或用纳洛酮或纳曲酮治疗的小鼠的研究有充分的证据表明,在暴露于高剂量阿片类药物时 OIH 的进展情况。OIH 可能存在多种机制,包括中枢谷氨酸能系统的激活,中枢氧化亚氮的产生,以及促进下行的伤害感受系统。

手术中接受瑞芬太尼输注的患者术后 OIH 发生率较高,比接受非瑞芬太尼麻醉的患者需要更大剂量的吗啡用于控制术后疼痛。虽然动物和人类的数据表明所有 μ 阿片类药物都可能导致 OIH,但患病率似乎有所差异,大多数观察到使用速效阿片类药物(如瑞芬太尼)发生 OIH 的可能性较高。此外,外科手术患者在瑞芬太尼输注后出现

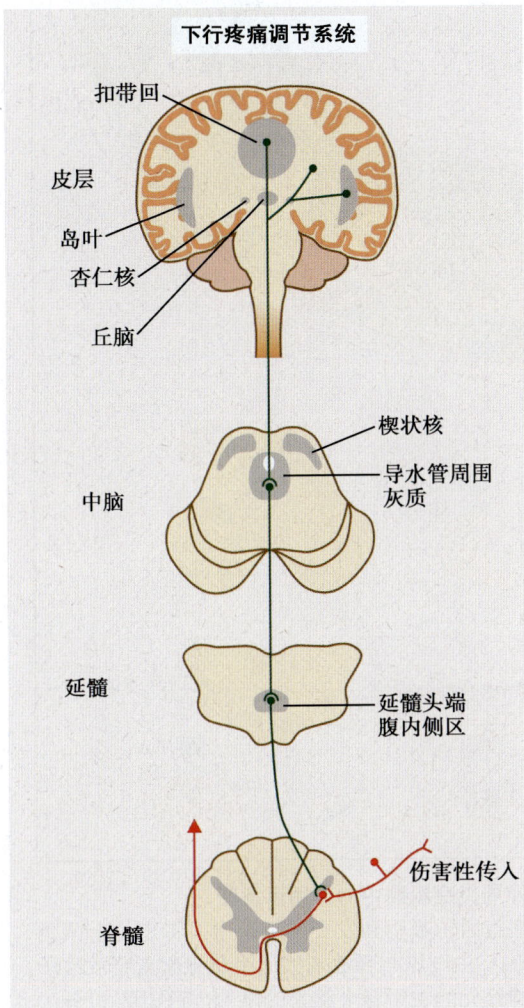

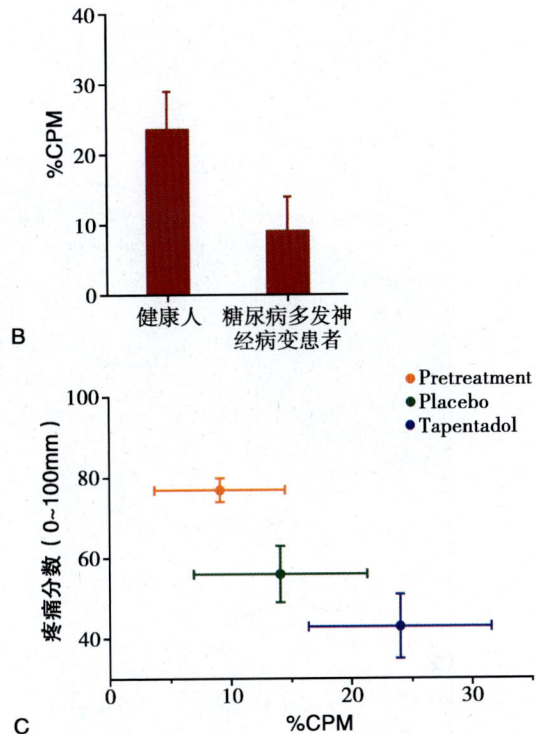

图 20-2

A：响应传入伤害性输入（红线）的活化的下行抑制通路（绿线）的简化图。在各种更高级的神经中枢，包括延髓头端腹内侧髓质、中脑导水管周围灰质、杏仁核、扣带回皮质、岛叶和眶额叶皮层。这些相同的区域涉及调节疼痛调节（CPM）。（来自 Dahan A，Niesters M，Sarton E.Endogenous modulation of pain is visible in the brain. Clin Neurophysiol. 2012；123：642-643）。B：糖尿病多发神经病变患者中存在 CPM 反应减少或缺乏，反映出无效下行抑制途径。C：阿片类药物 / 去甲肾上腺素再摄取抑制剂他喷他多和安慰剂治疗 4 周后对糖尿病多发神经病变患者 CPM 和疼痛评分的影响（来自 Niesters M 的数据，Niesters M，Aarts L，Tapentadol potentiates decending pain inhibition in chronic pain patients with diabetic polyneuropathy.Br J Anaesth。2014；113：148-156）

过度疼痛的高发率可能与其镇痛作用快速消失有关。为了预防瑞芬太尼麻醉后的严重疼痛反应，建议在手术结束前 45～60min 给予吗啡（0.1～0.25mg/kg），并且加入低剂量氯胺酮输注可以防止 OIH 的发生（剂量范围：10～30mg/h），这是由于氯胺酮的 NMDA 拮抗性质。

OIH 与阿片类药物耐受不是同一现象。急性阿片类药物耐受是由于在阿片类药物治疗的最初几小时期间递增剂量以达到特定的镇痛点。慢性耐受常见于阿片类药物滥用者，会在数天内出现，并表现为镇痛作用减弱，导致剂量增加并增加 OIH 的可能性。与 OIH 相反，阿片受体相关和后活化的细胞内过程在耐受性发展（包括 β-抑制蛋白依赖性受体脱敏和内化以及 G-受体解偶联）中发挥重要作用。最后，假性耐受是一种慢性疼痛患者中出现的由于疾病进展而出现的现象，通常由于肿瘤区域中神经的破坏引起伤害感受水平的增加，导致神经性疼痛，其对阿片类药物剂量递增反应差。

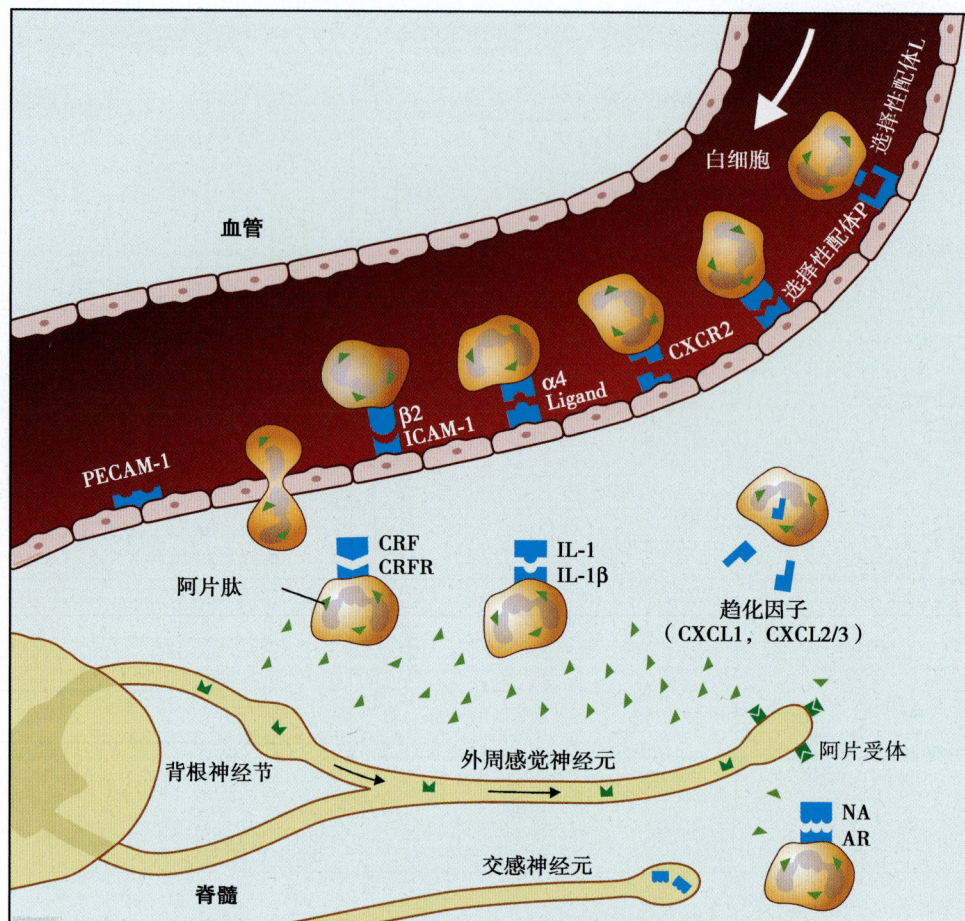

图 20-3 说明阿片类药物在外周炎症镇痛中的作用示意图

含有阿片类药物的白细胞被各种趋化因子和细胞因子吸引到发炎的组织中。特定的上调蛋白促进白细胞通过血管内皮迁移。在发炎组织中，白细胞与释放剂如促甲状腺激素释放因子（CRF），白细胞介素 -1（IL-1）和源自节后交感神经元的去甲肾上腺素（NA）相互作用，以分泌阿片样肽。它们与外周阿片受体结合，在背根神经节合成并运输至感觉神经元的外周末端，介导止痛。AR，肾上腺素能受体；CRF，促甲状腺激素释放因子；CRFR，促甲状腺激素释放因子受体；CXCL，趋化因子（C-X-C 基序）配体；ICAM-1，细胞内粘附分子 1；IL-1，白细胞介素 -1；NA，去甲肾上腺素；PECAM-1，血小板内皮粘附分子 1

阿片类药物药代动力学和药效学

外源性阿片类药物的分类

阿片类药物可根据它们的合成、化学结构、效力、受体结合以及对阿片受体的作用进行分类。有天然药物（包括吗啡），半合成（丁丙诺啡、可卡因、埃托啡、海洛因、氢吗啡酮、羟考酮和羟吗啡酮）和合成阿片类药物（哌啶类：洛哌丁胺、哌替啶、阿芬太尼、芬太尼、舒芬太尼、瑞芬太尼；美沙酮：美沙酮、右旋丙氧吩）。阿片类药物的效力范围从弱阿片类药物如可卡因、右旋丙氧芬、曲马多和氢可酮到强阿片类药物，包括埃托啡、芬太尼、舒芬太尼、阿芬太尼和瑞芬太尼。中等效力阿片

类药物包括吗啡、美沙酮、羟考酮、氢吗啡酮和丁丙诺啡。无论这些药物的"强度"如何，所有这些药物都可能会产生严重并可能危及生命的不良反应，包括过度镇静和呼吸抑制、低血压和心动过缓。在手术过程中强阿片类药物以高剂量使用，而在术后阶段中等强度的阿片类物质如吗啡或美沙酮用于治疗急性疼痛。1986 年，世界卫生组织设计了一种渐进式方法治疗慢性癌症疼痛，即在强阿片类药物之前服用弱阿片类药物（www.who.int/cancer/palliative/painladder/en/）。阿片类药物可能是完全激动剂，当激活它们的受体时会产生最大限度的效应。μ 阿片受体中的阿片类物质完全激动剂包括吗啡、哌啶和美沙酮。阿片类药物

部分激动剂,如丁丙诺啡,可激活它们的受体,但仅引起部分或减弱的作用。纳洛酮和纳曲酮是阿片类拮抗剂。将起效/作用消失快的药物(例如瑞芬太尼和阿芬太尼)与起效/作用消失缓慢的药剂(例如吗啡和丁丙诺啡)进行分类更为实用。下面将讨论作用的开始/消失的概念。

阿片类药物药代动力学

当静脉注射阿片类药物时,它们迅速转运到心脏和肺血管,从那里分散到各种器官和组织。标准剂量的阿片类药物注射后,患者间的血浆浓度变异性很大(至少30倍),并与各种因素有关,包括体重相关参数(瘦体重和脂肪体重)、器官功能(肝肾功能)和心排出量。这种可变性表现在分布和消除常数中,这些常数描述这些药物的PK曲线,这也与它们的物理化学性质有关,例如分子大小、pKa(影响分子的电离程度并取决于血浆pH)、蛋白结合力(对白蛋白和α_1-酸性糖蛋白)和脂溶性。这些因素影响药物通过血脑屏障进入大脑,从而影响阿片类物质的PK和PD特征。例如,伴随呼吸性碱中毒所见的pH值的小幅增加将增加吗啡、芬太尼、舒芬太尼和瑞芬太尼的非电离形式,从而穿过血脑屏障。不同的药物也可能影响血脑屏障的主动运输系统,消除大脑中的阿片类药物。例如,环孢素增强了吗啡的镇痛作用,但并没有增强美沙酮的镇痛作用,表明环孢素通过特定的转运蛋白选择性地干扰吗啡从脑排出。

当阿片类药物注入静脉系统时,血浆浓度有一个初始的快速峰值。接下来,药物迅速进入高血流量的多器官系统(例如脑、肝、肾),血浆药物浓度迅速下降,随后由于重新分配至灌注不太好的器官(例如肌肉和高脂肪含量的末梢组织)。这些浓度随时间的变化常常由非房室PK模型来描述。这些模型描述了药物的分布容积(VD=药物剂量/稳态血浆药物浓度),快速和慢速分布半衰期以及消除半衰期($t_{1/2}$)。对于具有低蛋白结合亲和力的亲脂性阿片类物质如芬太尼(VD=300μl)可观察到高VD,由于高清除率(瑞芬太尼)和(或)高蛋白质结合,观察到瑞芬太尼和阿芬太尼的VD低。当VD较小时,清除率是导致血浆浓度下降并因此丧失镇痛作用的原因,而重新分配则导致VD发生率高的药物丧失镇痛作用。

在药物输注停止后,药物血浆浓度从稳态血药浓度下降50%所需的时间称为输注即时半衰期($CSt_{1/2}$)(图20-4)。

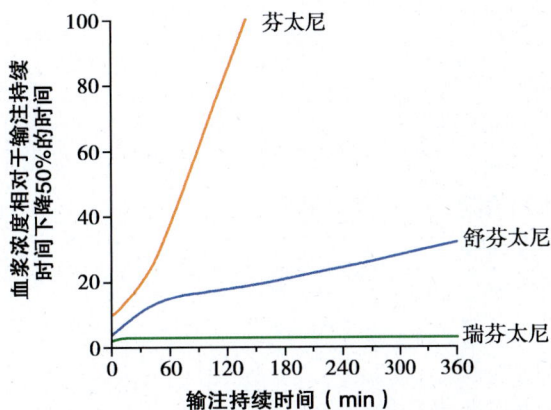

图20-4 瑞芬太尼,芬太尼和舒芬太尼输注即时半衰期或血浆浓度(Cp)相对于输注持续时间下降50%的时间

一种药物不仅仅有一个,而且还有很多这样的半衰期,这取决于输注的持续时间,这是该术语适用的背景。对于芬太尼而言,输注即时半衰期随着输注持续时间而增加,而对于瑞芬太尼而言,半衰期与持续时间无关,因为其可以快速清除(血浆浓度下降50%是2min,下降75%是8min)。在临床实践中,镇痛丧失的时间取决于阿片类药物剂量、神经元和受体动力学过程,阿片类药物从脑到血浆的转运以及输注即时半衰期。个别患者的特定疗效的时间过程难以预测。对于某些不良反应,如阿片类药物引起的呼吸抑制,由于相互作用(如动脉二氧化碳(CO_2)增加引起的呼吸兴奋剂作用和疼痛的存在),预测效应的出现发作或消失更加复杂。

代谢:哪些途径和代谢物是临床相关的?

大多数阿片类药物通过Ⅰ期(由细胞色素P450酶系统催化的氧化和还原反应)或Ⅱ期反应(与特定底物偶联)在肝中代谢。新陈代谢也可能发生在其他部位,例如胃肠道的肠细胞、肾脏或大脑。母体药物和(或)代谢产物的排泄通过肾脏和(或)通过胆道进入肠道,其中一些阿片类药物(吗啡、丁丙诺啡)可能会重新吸收化合物进入血流。

阿片类药物代谢的三个方面具有临床重要性。

1. 抑制或诱导CYP450系统的药物可分别通过干扰其代谢来增加或减少阿片类药物的临床效应(表20-1)。

表 20-1　CYP3A 抑制剂和诱导剂以及 CYP2D6 抑制剂

CYP3A 抑制剂

抗生素

- 红霉素
- 克拉霉素

钙通道阻滞剂

- 地尔硫䓬
- 维拉帕米

抗 HIV 药物

- 拉韦啶
- 茚地那韦
- 利托那韦
- 沙奎那韦

抗真菌剂

- 伊曲康唑
- 酮康唑

其他

- 葡萄柚汁

CYP3A 诱导剂

抗生素

- 利福平

抗惊厥药

- 卡马西平
- 苯妥英钠
- 苯巴比妥

抗 HIV 药物

- 依法韦仑
- 奈韦拉平

其他

- 圣约翰的麦芽汁
- 地塞米松

CYP2D6 抑制剂

抗抑郁药

- 氯米帕明
- 氟西汀
- 帕罗西汀

抗精神病药

- 氟哌利多

抗心律失常药

- 奎尼丁

其他

- 西咪替丁

摘自 Wilkinson GR. Drug metabolism and variability among patients in drug response. *N Engl J Med.*2005；352：2211。

2. 阿片类物质代谢物可能是有活性的或无活性的，这不仅适用于它们的镇痛作用，而且也适用于它们不需要的不良反应。

3. CYP 系统的遗传变异具有药物遗传学部分讨论的临床意义。

吗啡

吗啡在肝脏中经历快速代谢（通过 UGT2B7，Ⅱ期反应）。给药后几分钟内，两种最重要的亲水性代谢物出现在血浆中：吗啡 -3- 葡糖苷酸（M3G）和吗啡 -6- 葡糖苷酸（M6G）。M3G 是主要的代谢物，大约 60% 的吗啡转化为 M3G，而只有 5% 至 10% 转化为 M6G。在人类中 M3G 没有镇痛或抗镇痛作用。M6G 是一种完全的 μ 阿片受体激动剂，但在肾功能正常的患者服用吗啡后观察到的浓度下，其对整体镇痛作用的贡献最小。由于其低亲脂性，M6G 通过血脑屏障的速度很慢，因此受到限制。在肝细胞中，M3G 和 M6G 都通过转运蛋白 MRP3 被运输回血流，而一小部分通过转运蛋白 MRP2 被运输到胆管中（图 20-5）。

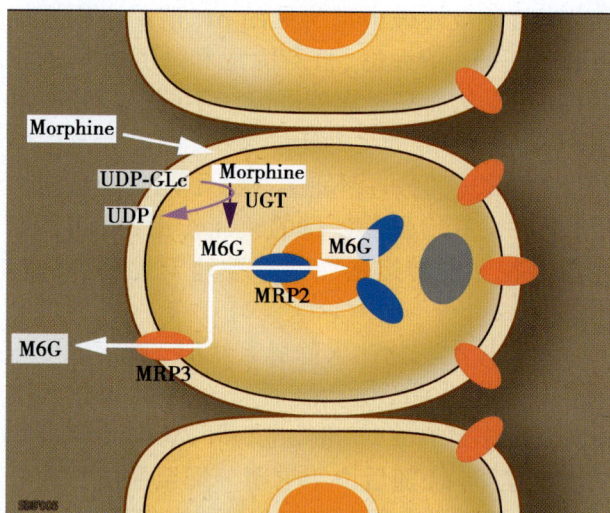

图 20-5　肝脏中的吗啡代谢及其代谢产物向血流和胆汁系统的转运

吗啡进入肝细胞，在那里通过 UGT2B7（Ⅱ期反应）代谢成吗啡 -3- 葡糖苷酸（未显示）和吗啡 -6- 葡糖苷酸（M6G）。这两种葡萄糖醛酸通过转运蛋白 MRP3（红色）转运回体循环，并通过转运蛋白 MRP2（蓝色）转运回胆道系统

在肠道中，两种葡萄糖醛酸都是去葡糖醛酸化的，并且得到的吗啡分子被肠细胞部分吸收。肠上皮细胞能够代谢吗啡并将生成的 M3G 和 M6G 和剩余的吗啡转运至血流（肠肝循环）。

由于吗啡 - 葡糖苷酸是通过肾脏排泄的，因此肾衰竭患者有发生 M6G 相关不良反应的风险。由于 M6G 是完全的 μ 阿片受体激动剂，这些不良反应是典型的阿片类药物，最重要的包括嗜睡和呼吸抑制。在肾功能受损的患者中，吗啡治疗导致 M6G 以高浓度积聚，可能导致意识丧失和严重的呼吸抑制。

哌啶类

芬太尼、阿芬太尼、舒芬太尼和瑞芬太尼是亲脂性阿片类药物，可快速穿过血脑屏障。芬太尼、阿芬太尼和舒芬太尼的肝脏代谢由细胞色素 P450 酶系统催化。芬太尼具有较高的肝提取率，清除率接近肝血流量（1.5L/min）。芬太尼的主要代谢物是非活性化合物诺芬太尼。舒芬太尼的肝脏提取率也很高，清除率为 0.9L/min。阿芬太尼经 CYP3A4 和 3A5 代谢形成无活性化合物诺阿芬太尼和 N-苯基丙酰胺。CYP3A5 基因的多态性表达解释了阿芬太尼代谢和清除的巨大变异性。瑞芬太尼与其他哌啶类形成对比，因为它不在肝脏中代谢。瑞芬太尼含有由血液（红细胞内）和组织非特异性酯酶代谢的甲酯侧链。这导致药物的快速清除（输注即时半衰期为 2min），使其成为目前可用的起效最快的阿片类药物。瑞芬太尼的清除率为 3～5L/min，超过了肝血流量，明确了其肝外清除率。瑞芬太尼通常作为连续输注给药，因为其血浆水平在 40 秒内降低 50%。

美沙酮

美沙酮由 CYP2B6 广泛代谢为无活性形式，CYP2B6 也受药物遗传学变异的影响。美沙酮口服生物利用度为 60% 至 95%，效力高，作用时间长。此外，受试者对药物的反应有很大差异。尽管美沙酮静脉注射用于围手术期止痛剂的性质令人满意，但前提是在严密监测的条件下。当美沙酮口服用于治疗慢性疼痛患者时，这些相同的性质却可能是危险的。大量患者死亡归因于美沙酮口服给药时间长且往往无法预测的作用时间。

纳洛酮

纳洛酮是最有价值和最受欢迎的非特异性 μ 阿片受体拮抗剂。由于首过效应广泛（＞95%），口服后的生物利用度较低且不可预测，因此最好通过静脉途径给予纳洛酮。纳洛酮最重要的代谢途径是葡萄糖醛酸化成无活性的纳洛酮-3-葡萄糖醛酸苷。其作用持续时间很短，从 15～45min 不等，需要长期使用阿片类药物或服用过量阿片类药物的患者需要对其进行多次给药或连续输注。

阿片类药物作用的 PKPD 模型：哪种终点可以为临床医生提供最佳服务？

药物的 PK 描述剂量浓度的时间过程；PD 描述浓度-效应关系；该作用可以是任何期望或不期望的药物作用。为每种药物构建药代动力学-药效学（PKPD）模型，以使临床医生能够理解和预测给一定剂量的临床意义以达到期望的效果。这些模型允许根据患者特征（例如总体重或瘦体重、性别、年龄和其他特征）构建给药方案，使其在治疗个体患者时特别有用。这些模型的 PK 部分描述了药物分布动力学。这涉及母体药物和可能的代谢物。在分室模型中，浓度时间曲线通过互相连接的假想室之间的药物转移来描述，模拟药物吸收、分布、消除和代谢。该模型的 PD 部分描述了药物浓度-效应关系。这个假设的效应室非常小，因此它不影响药物的处置（PK），并位于药物的靶器官，如肌肉松弛剂作用于肌肉终板和催眠药物作用于大脑。对于大多数类阿片效应（如镇痛、镇静和呼吸抑制），效应部位位于中枢神经系统（CNS）内，而便秘的效应部位是胃肠道。血浆峰值药物浓度与效应部位峰值浓度之间的延迟通过等离子体效应位点平衡常数 k_{e0}（或其半衰期 $t_{1/2}ke0 = \ln 2/k_{e0}$）来描述，其通常被称为滞后。对于阿片类药物的镇痛和呼吸抑制作用，迟滞是由药物通过血脑屏障（更亲脂的阿片类药物，更快转移到脑室），受体动力学和神经元动力学决定的。效应部位浓度-效应关系由 S 型 E_{max}[62-64] 模型描述：

$$Effect = (C_E/C_{50})^{\gamma}/[1+(C_E/C_{50})^{\gamma}] \quad （20\text{-}1）$$

其中 C_E 是假设效应位点的药物浓度，C_{50} 是药物效力或影响位点或稳态浓度引起 50% 效应的量度，γ 是 Hill 或斜率。总之，使用上述公式描述任何 PKPD 分析产生 PK 参数（分布和清除体积）以及与药物效力（C_{50}）和药效开始/消失时间（$t_{1/2}k_e0$）相关的 PD 参数。明确患者中 PK（分布容积和速率常数）和 PD（效能）值差异很大很重要。这与生理学、基础疾病、年龄、体重、种族和其他因素的差异有关。因此，临床医生应该选择一个 PK/PD 集合，这个集合来自于与他们所治疗的个体最相似的受试者群体。例如，由于 PK 和 PD 行为的变化，老年患者表现出更大的阿片类药物敏感性；肝或肾功能不全的患者需要适应其剂量；并且有某些基因异常的患者可能会对阿片类药物产生异常反应（见下文）。

对于大多数阿片类药物，构建 PKPD 模型时的目标效应传统上是使脑电图（EEG）频率成分的减慢，通过功率谱的第 95 个百分位（95% 频谱边缘频率）的变化进行量化。从这些研究得出的 C_{50} 和 $t_{1/2}k_{e0}$ 可用于比较阿片类药物的效果和起效 / 消失。然而，由于脑电效应的 C_{50} 超出了正常临床剂量范围的阿片类药物，所以临床上更有用的 C_{50} 值应包括那些用于镇痛，呼吸抑制和阿片类药物的镇静作用得剂量。用于镇静的阿芬太尼和芬太尼 C_{50} 值分别为 75 和 1ng/ml，用于镇痛分别为 150 和 2ng/ml，这表明这些临床相关的影响发生在低于其对脑电图的影响剂量。对于芬太尼而言，更进一步研究的是镇痛（20～40min）和呼吸抑制的 $t_{1/2}k_{e0}$ 值比脑电图放慢（5～6min）所观察到的要长得多（15min）。在表 20-2 中给出了当前使用的各种止痛药的疼痛缓解和呼吸抑制终点的 $t_{1/2}k_{e0}$ 值。

表 20-2　疼痛缓解和呼吸抑制临床相关终点镇痛时间的估计

药物	$t_{1/2}k_{e0}$	测量终点
吗啡	1.5 小时	术后镇痛
布洛芬	0.5 小时	术后镇痛
对乙酰氨基酚	1 小时	术后镇痛
吗啡（男性）	1.5 小时	减轻实验性疼痛
吗啡（女性）	5 小时	减轻实验性疼痛
芬太尼	20～40min	减轻实验性疼痛
阿芬太尼	1～10min	减轻实验性疼痛
瑞芬太尼	1～1.5min	减轻实验性疼痛
丁丙诺啡	2.5 小时	减轻实验性疼痛
S-氯胺酮	<1min	减轻实验性疼痛
吗啡	1.2 小时	呼吸抑制
丁丙诺啡	1.5 小时	呼吸抑制
芬太尼	15min	呼吸抑制
瑞芬太尼	0.5min	呼吸抑制
纳洛酮	5～8min	缓解呼吸抑制

摘自 Martini C, Olofsen E, Yassen A, et al. Pharmacokineticpharmacodynamic modeling in acute and chronic pain: an overview of the recent literature. *Exp Rev Pharmacother*. 2011; 4: 719.

药效学：镇痛

在全身麻醉下进行大型整形外科手术的术后患者中，已经观察到，一些患者需要 0.02mg/kg 的吗啡剂量以获得 30mm 的视觉模拟疼痛评分（从 0：没有疼痛到 100mm：最剧烈的疼痛）或更少，而其他患者需要 40 倍的剂量（0.8mg/kg）。正常体重（BMI<25kg/m²）的年轻（<40 岁）健康志愿者对固定剂量的吗啡的镇痛反应变化为 20.69 倍。这种变化不限于吗啡，而是观察到所有用于治疗急性、围手术期和慢性疼痛的阿片类药物，包括强效阿片类药物，如芬太尼和瑞芬太尼。这些数据表明，阿片类物质效应的变异性与 PK 相关参数的变化性相关（这反过来又归因于年龄、体重、体脂肪和肌肉含量、肾 / 肝功能、心排出量、代谢通路中的遗传多态性的差异和联合用药）以及 PD 相关参数的变异性。阿片类药物敏感性和疼痛感觉的这些 PD 差异很可能具有遗传起源。迄今为止，没有明确的吗啡或任何其他阿片类物质 PD 效应变异的遗传基础（例外见药物遗传学部分）。最近有研究表明，以一致和可靠的方式评分疼痛的能力取决于各种因素，包括慢性疼痛的存在和先前的阿片类药物给药。这可能与涉及将伤害性刺激转化为语言数字应答（需要许多步骤的复杂认知过程，包括数量感测）有关的大脑区域的变化有关（图 20-6）。

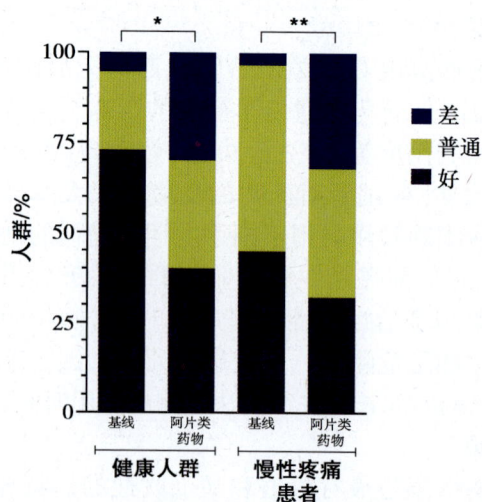

图 20-6　为了证明阿片类药物治疗的效果，在健康个体和慢性疼痛患者中显示了将随机应用的伤害性刺激可靠转化为数值疼痛评分（疼痛阈值和疼痛耐受性之间）的能力分数分为好的，一般的和差的，反映了偏离预期疼痛评分的量。* p=0.015，* * p=0.016（来自 Oudejans LCJ 的数据，van Velzen M, Olofsen E 等人，Translation of random painful stimuli into numerical responses in fibromyalgia and perioperative patients. Pain. 2016; 157: 128-136）

在慢性疼痛患者中，这些改变可能是由于额叶和顶叶皮质的神经塑性改变。阿片类药物可能对认知和信号处理产生暂时性影响。

这些数据表明，阿片类止痛最安全的方法是仔细调整手术期间和术后期间的止痛效果，并对剂量相关不良反应有敏锐的认知。当口服长效阿片类药物用于治疗慢性疼痛时，这种谨慎使用阿片类药物的警告或许更为重要。

手术期间，阿片类药物的使用剂量足以抑制和防止对手术疼痛刺激的过度血流动力学反应。在术后时期（以及在慢性疼痛患者中），阿片类药物通常根据患者对疼痛的口述反应进行使用。这种区别不仅需要药物管理方面的差异，还需要警惕阿片类药物不良反应方面的差异。在手术过程中，有效的高剂量哌啶类（例如芬太尼、瑞芬太尼）是常用的阿片类药物，而在术后，通常选择中等强度的阿片类药物（吗啡、美沙酮）。在麻醉期间，应该注意到低血压和心动过缓，这是强阿片类药物的常见不良反应。相反，术后时期避免的最重要的不良反应是呼吸抑制和过度镇静，而其他影响患者满意度和健康负担的非危及生命的不良反应是恶心/呕吐和肠蠕动丧失。

吗啡

在两项关于大手术术后吗啡使用效果的研究中，平均达到50%疼痛缓解的静脉注射剂量为20mg。该剂量导致34ng/ml的血浆浓度和约2小时的$t_{1/2}k_{e0}$，尽管最初开始的镇痛发生在15和30min之间。因此，在血浆吗啡峰浓度与峰值镇痛作用（即起效时间）之间存在1~2小时的延迟。令人惊讶的是，这些参数不受患者年龄、体重和性别的影响。考虑到镇痛时间长达峰值，成人给予吗啡的实际策略是在手术结束前至少60min给予初始吗啡推注剂量（0.15~0.2mg/kg）。当患者在麻醉后监护室（PACU）处于疼痛状态时，可每隔5~10min给予2mg推注剂量，直至视觉模拟疼痛评分降至30或更低（以0~100的等级）（图20-7）。此时，患者可以开始应用自控镇痛（PCA）泵。

每个术后急性疼痛治疗计划都需要考虑两个因素。首先，术后镇痛方案应与吗啡（或任何其他阿片类药物）联用，并联合阿片类辅助药物，通常是对乙酰氨基酚和非甾体抗炎药如或双氯芬酸。其次，一些患者需要大剂量的吗啡，但他们的疼痛似乎对吗啡无反应。阿片类物质敏感性降低的原因尚不清楚。无论原因如何，最好不要继续给药（请参阅阿片

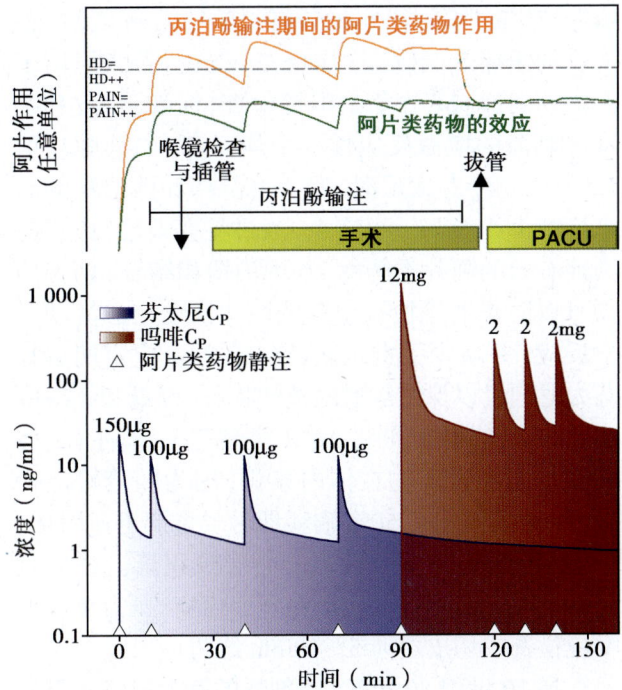

图 20-7 麻醉期间多次静脉推注芬太尼（100~150μg）和麻醉期间与麻醉后多次静注吗啡对患者镇痛和血流动力学状态的模拟效果

上图：两种阿片类药物引起的效应曲线。**下图：**吗啡（12mg）的初始剂量为在手术结束前30min给予，然后给予3次2mg剂量（在该滴定阶段结束时，患者可以置于PCA吗啡上）。蓝色和红色线是模拟芬太尼和吗啡血浆浓度（Cp）。上图：两种阿片类药物引起的效应曲线。麻醉期间芬太尼用药主要基于血流动力学和其他自主神经参数；在PACU吗啡剂量是基于疼痛评级。在麻醉期间，芬太尼与丙泊酚（橙线）的组合比单独使用阿片类药物（绿线）提供更大的镇痛作用。当异丙酚输注终止时，止痛剂曲线恢复到较低水平（从橙色通过橙绿色到绿线）。HD表示血流动力学和其他自主神经反应在正常范围内，HD++表示反应增加（如高血压，心动过速和出汗）；PAIN指示足够的镇痛，PAIN++指示疼痛。虚线是适当的麻醉和麻醉不充分之间的任意划分，以及足够的镇痛和镇痛不足

类药物诱导的呼吸抑制与阿片类镇痛），而是添加辅助药物，如NMDA受体拮抗剂氯胺酮（0.125mg/kg）或α_2-肾上腺素能受体激动剂，如可乐定（75μg）。两种药物本身都是止痛剂，可以增强吗啡镇痛作用。一种实用的吗啡PCA治疗方案可能由1mg背景量，5min锁定时间和每4小时最多24mg组成。

芬太尼

芬太尼的效力比吗啡强大约100倍。与所有阿片类药物一样，静脉注射芬太尼的镇痛反应也有很大差异。芬太尼的亲脂性结构意味着它能迅速穿过血脑屏障，正如从EEG出现的特征性δ波（$t_{1/2}k_{e0}$ 6.5min）中可以看出的那样。然而，芬太尼

镇痛作用时间较长，$t_{1/2}k_{e0}$ 值在 $10\sim20min$ 之间；芬太尼的镇痛效能（C_{50}）为 $1\sim2ng/ml$。芬太尼用于麻醉期间抑制心血管对喉镜检查、插管、切皮和手术等刺激的应激反应性。平均而言，当静脉注射 $1.5\sim3\mu g/kg$ 芬太尼时，吸入麻醉药和丙泊酚的需求量减少约 50%。事实上，通过将芬太尼（或任何其他有效的阿片类药物）与丙泊酚相结合，两种药物可以防止喉镜检查引起的肢体活动与血流动力学反应，并减少手术应激（图 20-7）。应定期重复芬太尼剂量以保持舒适的镇痛状态（剂量和频率取决于患者的体重、剂量、手术类型等）。请注意，持续输注会导致药物在体内累积，因为随着输注持续时间的延长，其 50% 输注即时半衰期迅速增加。同样，药物的频繁给药可能会导致积聚。考虑到药物的 $t_{1/2}k_{e0}$，芬太尼应该在预期疼痛/压力事件如喉镜检查或切皮之前 $5\sim10min$ 给药。

在 20 世纪 80 年代，高剂量的芬太尼经常与氧化亚氮联合使用，以提供镇痛和意识抑制。尽管这种组合提供了极好的血流动力学稳定性，但它不能保证遗忘。因此，这种技术已被替换为"平衡麻醉"或全静脉麻醉（TIVA）技术，其中阿片类药物与镇静剂、静脉麻醉药和肌肉松弛剂合用，以确保遗忘和镇痛。

芬太尼也用于治疗慢性疼痛。例如，芬太尼贴剂用于大量癌症和非癌症慢性疼痛患者。虽然吸收取决于多种因素，例如皮肤厚度、皮下脂肪层和皮下灌注，芬太尼的经皮递送范围为 $12\sim100\mu g/$ 小时。仅在 $10\sim12$ 小时后止痛效果便达到峰值并且一个贴片的效果持续 $3\sim4$ 天。其他施用方法包括鼻内芬太尼、舌下芬太尼、芬太尼锭剂（棒棒糖形式的固体制剂）、黏膜贴片（所有四种方法用于治疗穿透性疼痛）和离子导入芬太尼透皮贴剂。芬太尼在慢性疼痛患者中的家庭使用会带来患者、家庭成员或朋友误用和滥用的危险。这是一个主要关注点，因为它导致阿片类药物所致死亡人数的增加。

舒芬太尼

舒芬太尼是芬太尼的噻吩衍生物，比芬太尼强大约 10 倍；其亲脂性比芬太尼高两倍。舒芬太尼选择性作用于 MOR，C_{50} 镇痛剂量为 $30pg/ml$，$t_{1/2}k_{e0}$ 与芬太尼相似。舒芬太尼在肝脏中代谢成各种无活性产物和一种活性化合物，去甲基舒芬太尼。后者具有 10% 的舒芬太尼活性，并且由于其微量产生，没有临床意义。舒芬太尼在麻醉过程中主要用作镇痛药，因为它不引起血流动力学和心排出量的改变。与其他临床可用的阿片类药物相比，舒芬太尼具有较高的治疗指数（$=LD_{50}/ED_{50}$，其中 LD_{50} 是 50% 实验动物的致死剂量，ED_{50} 是 5% 实验动物的有效剂量）。

瑞芬太尼

瑞芬太尼是可用于人体的最新哌啶类药物，与其他强阿片类药物不同在于快速起效/消除所有临床效应（包括呼吸）（图 20-8）。

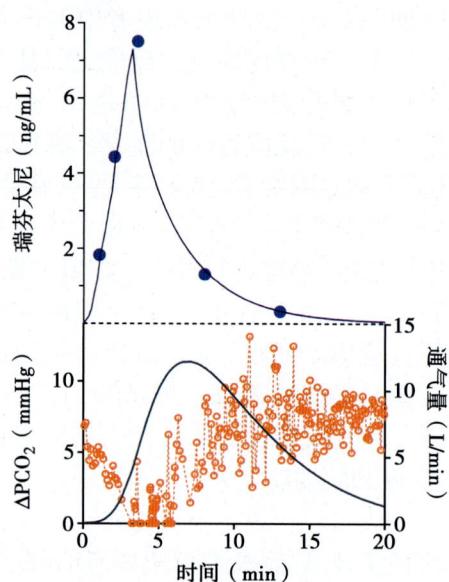

图 20-8 瑞芬太尼短时间输注对呼吸的影响
顶端：测得的瑞芬太尼血浆浓度（蓝点）和药代动力学数据拟合（蓝线）。底部：呼气末二氧化碳分压增加（ΔPCO_2，绿线），测量的吸气通气量（橙色圆点，每一点为一次呼吸）。注意瑞芬太尼血浆浓度与通气量之间没有延迟，血浆浓度变化与呼气末二氧化碳分压之间的延迟时间较短（来自 Olofsen E, Boom M, Nieuwenhuijs D, et al. Modeling the non-steady-state respiratory effects of remifentanil in awake and propofol sedated healthy volunteers. Anesthesiology. 2010；212：1382-1395）

其适应证包括麻醉/手术，PCA 镇痛和 ICU 镇静，诊断进程，和产科分娩疼痛的治疗。在自主呼吸患者中以相对较低的输注速率（$<0.1\sim0.2\mu g/kg/min$）使用瑞芬太尼是可行的，但需要适当的监测，以及专业人员来检测和处理不良呼吸事件。

瑞芬太尼的效力比吗啡强 $100\sim200$ 倍。与其他阿片类药物一样，瑞芬太尼在患者中表现出很大的变异性。例如，Drover 和 Lemmens 发现在用氧化亚氮和瑞芬太尼组合麻醉的患者的腹部手术期间，瑞芬太尼使 50%（C_{P50}）患者对临床刺激（喉镜检查，插管，切皮和缝皮）无反应的血浆浓度为 1.5～79ng/ml。在该研究中，发现瑞芬太尼效力有明显的性别差异（C_{P50} 男性 4.1ng/ml，女性 7.5ng/ml）。这种差异可以通过前列腺切除术与子宫切除术的手术刺激差异来解释。不同的手术产生伤害感受（即疼痛）和血流动力学应激反应存在差异，因此需要不同的剂量来抑制疼痛和应激。C_{P50} 从前列腺切除术的 3.8ng/ml，到肾切除术的 5.6ng/ml 和腹部子宫切除术的 7.5ng/ml 不等。像芬太尼一样，瑞芬太尼可减少挥发性麻醉剂和丙泊酚的需求量。Mertens 表明，通过将瑞芬太尼浓度从 0 增加到 2ng/ml，获得喉镜检查的 C_{P50} 所需的平均丙泊酚浓度从 7μg/ml 降低到 3μg/ml，剂量需求减少了 60% 以上。当瑞芬太尼与丙泊酚（TIVA）联合使用时，瑞芬太尼效应保持不变。当添加到 2μg/ml 的恒定异丙酚血浆浓度时，在腹部手术期间抑制血流动力学和运动反应所需的瑞芬太尼浓度在 3～15ng/ml 之间变化。有趣的是，在 4μg/ml 的较高丙泊酚浓度下，变异性降低至 0～5ng/ml。这些数据证明阿片类药物剂量需要在仔细观察患者临床反应的基础上进行滴定。瑞芬太尼输注速率的变化应基于对药物的 PK 和 PD 性质的认识，患者的特征以及最重要的是手术期间的血流动力学反应和伤害性刺激的产生。在插管和切皮之间，当没有刺激时，除非在此期间瑞芬太尼输注剂量减少，否则降低 30%～40% 的血压和心率并不少见。由于其快速的 PK 活性，初始瑞芬太尼推注的需要相当有限，特别是当输注开始和第一次伤害性刺激（例如喉镜检查）之间有足够的时间时。如果需要推注，可以使用 0.5～1μg/kg 的剂量缓慢输注（给定在 1～2min 内）。

　　瑞芬太尼使用时观察到的最小肺泡浓度（MAC）降低及其非常短的 $CSt_{1/2}$（图 20-4）可使患者在手术结束时迅速苏醒。例如，3 小时输注异丙酚和瑞芬太尼在恒定异丙酚和瑞芬太尼浓度分别为 2.5 和 4.8ng/ml 后观察到最短醒来时间（≈7min）（图 20-9）。

　　在丙泊酚浓度较高但瑞芬太尼浓度较低时，觉醒时间增加。瑞芬太尼"快速"麻醉后术后疼痛的发生率经常有报道。瑞芬太尼麻醉后术后疼痛评分较高，对吗啡的需求增加。这是由于阿片类药物浓度的快速下降导致镇痛状态的快速下降，可能与 OIH 相结合。解决此问题的策略包括在手术结束前 30～45min 开始吗啡给药，或在手术结束

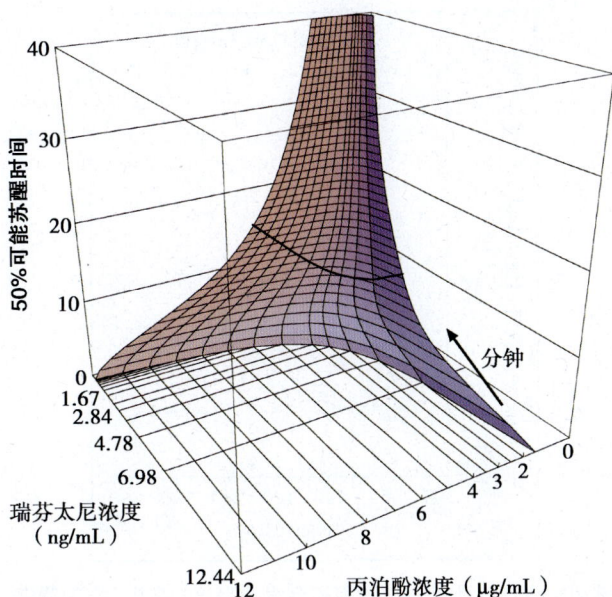

图 20-9　麻醉后异丙酚-瑞芬太尼相互作用对"苏醒时间"的影响

在 t=0min 时给予瑞芬太尼-丙泊酚相互作用引起 50% 的对手术刺激无应答的可能性。接下来关闭输液泵，导致效应部位浓度降低。3D 表面顶部的粗线表示意识恢复的概率为 50%。最低点代表手术期间丙泊酚-瑞芬太尼的最佳浓度，是泵关闭后的最短恢复时间。请注意，这发生在 4.78ng/ml 瑞芬太尼和 2μg/ml 丙泊酚的稳态浓度下，7min 后有 50% 的可能性苏醒（来自 Vuyk J 的数据：Mertens MJ, Olofsen E, et al.Propofol anesthesia and rational opioid selection. Anesthesiology.1997；87：1549-1562）

时单次芬太尼推注 50μg 或氯胺酮 0.125mg/kg。

药理学

　　药物遗传学描述遗传变异与药物反应之间的关系。变异发生在编码代谢途径成分和药物穿过血脑屏障（影响 PK 行为）以及编码阿片受体或下游信号通路蛋白（影响 PD 行为）基因的基因中。PK 药物遗传学效应的存在阿片类药理学中已得到确认，而基因组成对 PD 的影响较不确定。例如，关于编码 MOR 的基因 OPRM1：c.118A＞G（dbSNP1799971）中特定突变的重要性的文献是模棱两可的。下面给出了影响阿片类物质镇痛的药理学变异的一些实例。编码黑素皮质素-1 受体的基因 MC1r 基因参与皮肤和毛发色素沉着以及免疫的调节。百分之六十的红头发人至少有两个基因变异等位基因。动物和人体研究表明，该基因的特定突变引起红头发、皮肤白皙、雀斑皮肤和 μ-阿片类镇痛增加的表型（图 20-10）。

　　MC1r 基因影响疼痛的确切机制途径和与阿

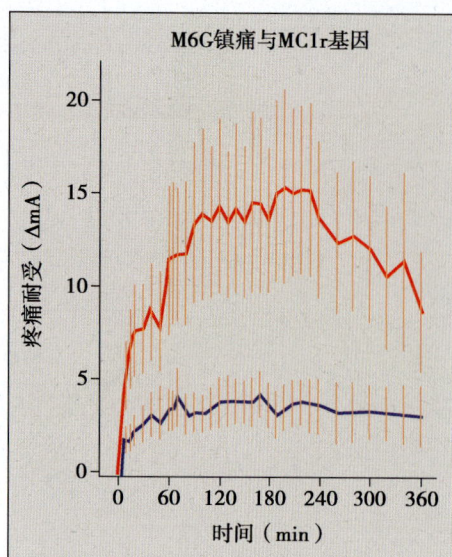

图20-10　与具有完整基因和金发或黑发(蓝色)的志愿者相比，在黑素皮质素-1-受体基因(红线)中丧失功能性突变的志愿者中吗啡-6葡萄糖醛酸苷的镇痛反应

红头发对大剂量阿片类药物敏感性明显增加(来自 Mogil J, Ritchie J, Smith SB, et al. Melanocortin-1 receptor gene variants affect pain and mu-opioid analgesia in mice and humans .J Med Genet.2005; 42: 583-587)

片类药物系统的相互作用仍然未知。可能的是，无活性的 MC1r 引起 α-促黑素细胞激素(αMSH)和 ACTH 的反射性增加，其可以充当 MC1r 的内源性配体并且可以诱导神经行为改变。有趣的是，与其他有颜色(金发或黑暗)的人相比，红发人群需要更多的咪达唑仑和吸入麻醉剂。

虽然大多数 CYP 同工酶显示多态性，但编码 CYP2D6 基因的遗传变异性在临床上最重要。细胞色素 P450 系统的 CYP2D6 同工酶是高度多态的，个体间 DNA 基因拷贝数量差异很大。阿片类药物的代谢率取决于受试者表达的拷贝数量，范围从具有多个 CYP2D6 基因拷贝的超速代谢个体到具有该基因的两个非功能性等位基因的贫乏代谢个体。基因的拷贝越多，CYP2D6 途径内的代谢能力越强；对于没有该基因活性拷贝的个体来说，情况正好相反。这对依赖 CYP2D6 将无活性前体(前体药物，如可卡因)转化为疼痛治疗的活性成分(对于可卡因，这是吗啡)而言是非常重要的。没有活性基因的患者不会从可卡因治疗中获益。当患者是广泛代谢者并产生大量活性成分时，可能会出现危险情况。由于超速 CYP2D6 代谢(见下文)，有多个病例报告显示可卡因中毒。Koren 等人报道的一个悲惨例子描述了一个正常

的足月母乳喂养的新生儿，在出生后第7天发育不良，6天后发现死亡。他的母亲被开具 30mg 可卡因与 500mg 对乙酰氨基酚治疗会阴切开痛(每12小时2片，由于嗜睡和便秘，在第二天后每12小时减为1片)。新生儿死后吗啡血浆浓度为 70ng/ml(母亲接受可卡因，母乳喂养的儿童的正常值为 0.2～2ng/ml)。母乳含有 87ng/ml 吗啡(重复可卡因给药后的典型母乳浓度为 2～20ng/ml)。基因型分析显示母亲有 2×2CYP2D6 基因重复，并被归类为超速 CYP2D6 代谢者。临床表现为由吗啡引起的呼吸抑制引起的死亡。ABCB1 基因的变异，编码 P 糖蛋白的基因(一种参与外源性异生物流出的蛋白)引起芬太尼毒性的变化。Park 等人监测了 2.5μg/kg 静脉芬太尼在脊髓麻醉下的临床效果(呼吸率)，并评估了 ABCB1 中三种单核苷酸多态性的影响。他们观察到不同基因型对呼吸抑制的影响，在某些变异基因组合中呼吸频率降低的风险增加。这些数据最好通过变体 P-糖蛋白将芬太尼转运出大脑的较低效力来解释。

阿片类药物诱导的呼吸抑制

阿片类药物诱导的呼吸抑制的发生机制

呼吸驱动在脑干的多个呼吸中心产生。呼吸神经元接受来自中枢神经系统各种部位(皮质、边缘系统、下丘脑、脊髓)以及位于脑干(中央化学感受器)和颈动脉体(外周化学感受器)的一组受体的信号输入。这些传感器将信息(脑脊液和动脉血的 pH、PCO_2 和 PO_2 的变化)发送到脑干呼吸中心，从而适当调整呼吸频率和肺潮气量。例如酸中毒、高碳酸血症和缺氧会导致换气过度，而低碳酸血症和碱中毒会降低每分通气量。激活在呼吸神经元上表达的 MOR 的阿片类物质引起呼吸频率的降低，而潮气量的减少是由阿片类物质引起的来自外周化学传感器对脑干的传入输入减少产生的。

当向患者使用阿片类物质并且注射速率足够缓慢(超过几分钟)时，脑干中呼吸神经元的抑制与动脉 CO_2 的积聚一致，外周和中枢化学感受器处 CO_2 增加的刺激作用将抵消潮气量的减少和呼吸频率的降低。当仅监测呼吸频率和氧饱和度时，似乎注射的阿片类药物对通气系统没有影响，

但在监测呼气末（或动脉）CO2 时，阿片类物质效应变得可见。当注射迅速穿过血脑屏障的强阿片类药物时，会发生呼吸神经元的快速抑制，并且没有时间逐渐累积二氧化碳，导致患者呼吸暂停。图 20-8 给出了一个例子，该图显示瑞芬太尼的短期快速输注会导致呼吸暂停和高碳酸血症。呼吸暂停可以通过高动脉 CO2 水平和大脑（效应部位）瑞芬太尼浓度的快速下降相结合来恢复。尽管动脉 PCO_2 较高，这种强阿片类药物的注射速度允许动脉 CO2 积聚，并且可以预防呼吸暂停，患者将继续呼吸。

除了它们对脑干呼吸神经元的影响（引起中枢性呼吸暂停）之外，阿片类药物还可以通过抑制脑干中涉及维持上气道肌张力的神经元或与镇静相关的肌张力丧失而增加上呼吸道的梗阻。阿片类药物联合麻醉剂不会增加上呼吸道阻塞的发生率，但会增加中枢性呼吸暂停事件的发生率。然而，任何产生广泛镇静状态和（或）肌张力降低的阿片类药物都会引起上呼吸道梗阻，甚至当患者被认为是清醒的时候。此外，阿片类药物对化学感受器和觉醒反射的抑制会对上呼吸道阻塞产生延迟和较轻的反应。最近的数据表明，大多数接受阿片类药物治疗的患者，无论是否被诊断为阻塞性睡眠呼吸暂停综合征，都会在术后第 3～5 天晚上发生中枢性和阻塞性呼吸暂停事件，导致反复低氧血症。Stone 等人指出，不吸氧的 PCA 吗啡患者在术后头几天晚上发生复发性和深度低氧性事件（图 20-11）。

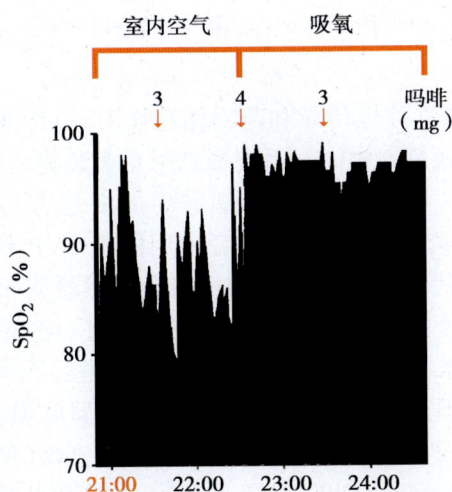

图 20-11　吸氧对 PCA 吗啡术后患者脉搏血氧饱和度值的影响

（来自 Stone JG 的数据：Cozine KA, Wald A. Nocturnal oxygenation during patient-controlled analgesia. Anesth Analg. 1999；89：104-110）

虽然吸氧导致缺氧事件较少，但它具有严重的缺点，因为它掩盖了通气不足和阻塞性呼吸事件的早期检测，因为肺部已经补充了氧气。使用脉氧饱和度仪，特别是在吸氧的情况下，不能有效地检测通气不足。图 20-12 给出了吸氧时使用脉氧饱和度仪无法检测呼吸暂停事件的一个例子（图 20-12）。

在分别吸空气和氧气时，受试者接受瑞芬太尼单次注入，导致快速呼吸抑制和呼吸频率降低。仅在吸空气时检测到脉氧饱和度降低。

最后，高剂量的强阿片类药物，特别是当快速给药时，会引起胸腹和咽部肌肉的骨骼肌强直，所有这些都可能导致呼吸功能不全。

阿片类药物诱导的呼吸抑制的发生率和危险因素

阿片类药物治疗引起的急性或慢性呼吸抑制的发生率记录不详。文献中定义呼吸抑制的标准不一致，数据主要是回顾性研究，大多数研究依赖间歇性数据采样。因此，可能会错过许多患者自发恢复或通过其他手段获救的呼吸抑制事件。最近对有关术后阿片类药物引起的呼吸抑制的文献进行的一项系统性综述估计平均发生率为 0.5%，范围为 0.2%～2%。这表明 200 名患者中只有 1 例发生阿片类呼吸事件，干预如纳洛酮的给药。在使用吗啡作为阳性对照的随机对照试验中，吗啡引起的呼吸抑制发生率高出许多倍，在 PCA 吗啡治疗期间，通气不足（呼吸频率<8 次/min）的发生率高达 30%。这表明阿片类药物引起的呼吸抑制常常未被发现，因此报道不足。阿片类药物治疗慢性疼痛同样适用。慢性癌症疼痛患者中阿片类药物的意外死亡通常被错误地归因于潜在疾病的进展。最近，在因慢性非癌痛治疗的患者中意外阿片类药物过量导致的死亡人数惊人地增加。遗憾的是，对于使用强阿片类药物的慢性疼痛患者，阿片类药物引起的呼吸抑制的发生率没有有效的数据。

很多患者群体发生阿片类药物相关呼吸抑制的风险较高。这些患者包括肥胖患者，睡眠期间（中枢或外周）呼吸不足和呼吸暂停的患者，神经肌肉疾病患者，（早产儿）新生儿，慢性阿片类药物使用者和老年患者。识别这些高危人群可能具有挑战性。例如，未确诊的睡眠相关呼吸障碍患者往往会出现在术前临床评估。需要仔细记录（例如

#010吸空气

#010吸入50%的氧气

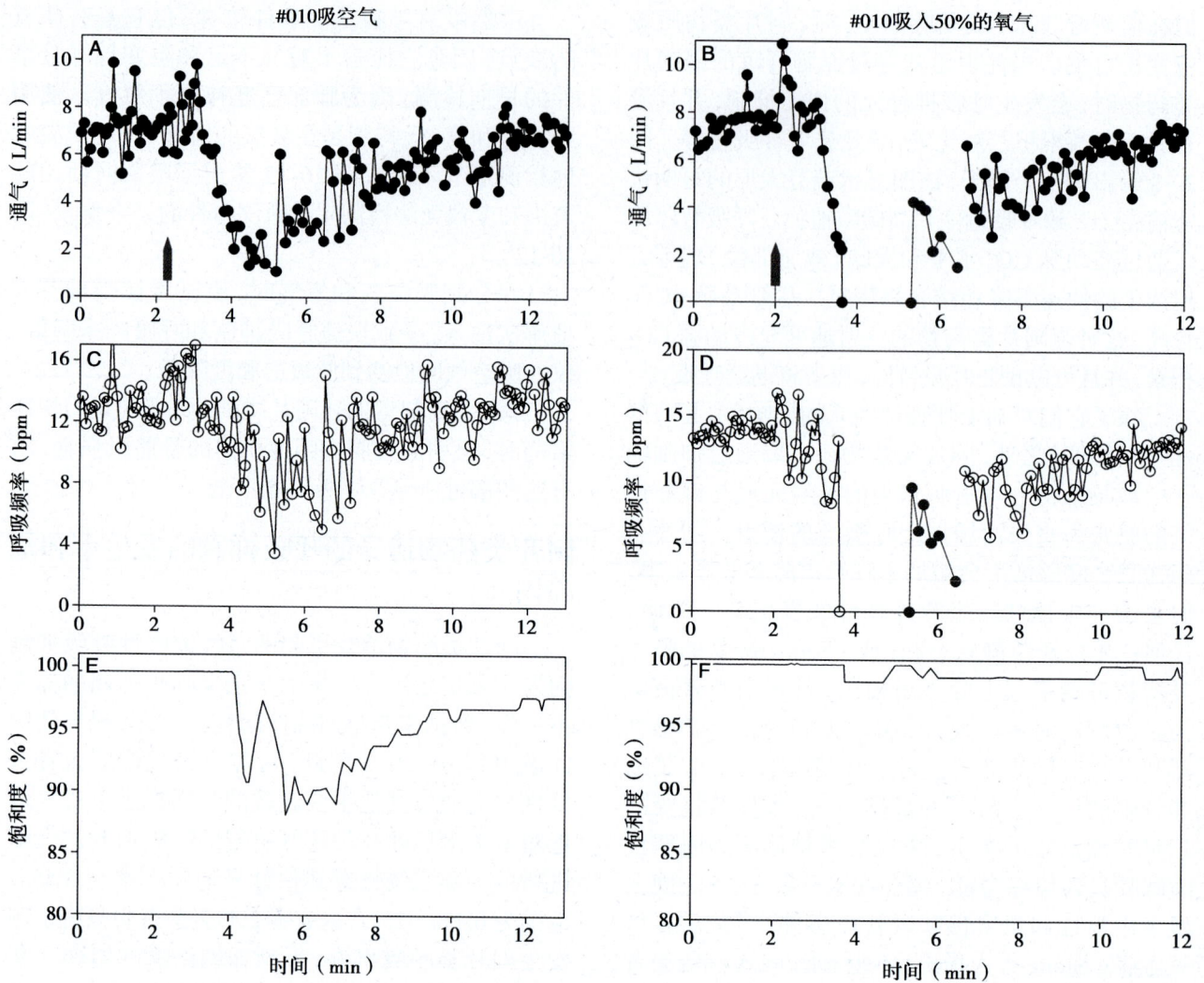

图 20-12　在呼吸空气时(A、C 和 E)和吸入 50% 氧气(B、D 和 F)时,50 μg 瑞芬太尼对一名受试者通气的影响
在呼吸空气时,呼吸抑制从氧饱和度降低(有别于通气量与呼吸频率的降低)中显而易见。吸氧时,脉氧饱和度仪不检测呼吸暂停事件。通气显示为红色。注射器显示瑞芬太尼给药的时间(摘自 Niesters M, Mahajan RP, Aarts L, et al. High-inspired oxygen concentration further impairs opioid-induced respiratory depression. Br J Anaesth. 2013; 110: 837-841)

寻找白天嗜睡)和身体检查以发现潜在的高度阿片类呼吸系统风险。此外,特定的问卷,如 STOP-BANG 阻塞性睡眠呼吸暂停问卷,应该成为肥胖和老年患者人群筛查常规的一部分。

最近,在所有已发表的阿片类药物用于儿科人群和成人急慢性疼痛相关的呼吸抑制病例中发表了三项独立分析。从这些数据可以确定特定的危险因素。在儿科人群中危险因素包括:肾功能不全患者服用吗啡,引起 M6G 积聚;可卡因用于 CYP2D6 基因多态性与超速代谢表型相关的患者,导致吗啡产物增加;以及腺样体切除术后复发性扁桃体炎和(或)阻塞性睡眠呼吸暂停患者使用阿片类药物(呼吸抑制可能通过反复发生的低氧性事件而加重)。在慢性疼痛患者中,危险因素包括肾

衰竭、感觉神经传导和药物相互作用,其中非阿片类药物通过 CYP450 系统影响阿片类药物的代谢。后者的一个例子是烟草烟雾中的多环芳烃诱导 CYP 系统,突然戒烟的患者使用依赖 CYP 系统进行新陈代谢的阿片类药物可能会突然暴露于血液中高浓度的阿片类药物中。最后,仅有 60% 的急性和围手术期疼痛患者可检测到潜在的危险因素。这些风险因素包括睡眠呼吸障碍、肥胖、肾脏损害、肺部疾病、神经系统疾病和 CYP450 酶多态性(例如由于母亲的母乳中吗啡含量过高而引起新生儿呼吸抑制导致死亡的案例已在上面给出:参见药物遗传学部分)。一篇特别详细记载的术后阿片类药物引起致死性呼吸事件的病例报告由 Lötsch 等人描述,一个 26 岁 51kg 的健康女性在平衡麻醉(七氟烷 2%~

3%，200μg 芬太尼）下膝关节手术后用吗啡治疗的情况。手术后，她接受了 4 次静脉注射吗啡，2 小时内总剂量为 35mg（几乎为 0.7mg/kg）。在最后一次服用吗啡后，患者感到舒适且没有明显的痛苦，40min 后患者出现"深呼吸抑制，然后发生致命的心搏骤停"。此时，估计的脑浓度约为 150nM，高于吗啡毒性范围，并强调了解任何阿片类药物的 PK 和 PD 的重要性。此病例中的临床医生没有考虑吗啡通过血脑屏障的速度非常缓慢，导致在血浆浓度峰值后 1～2 小时的中心效应出现峰值。尽管在最后一次给药后镇痛的发生相对较快，但致命的呼吸抑制发生在 40min 后。

阿片类药物诱导的呼吸抑制与阿片类药物的镇痛

一般来说，比较阿片类镇痛药时，不仅要预测其不良反应（呼吸抑制），而且还要评估与其镇痛特性相关的不良反应。在这方面比较阿片类药物的一种方法是通过构建所谓的安全性或效用功能（UFos）。UFos 通过估计 PKPD 分析中镇痛和呼吸抑制概率的差异而构建。UFo 是输注即时的，也就是说，它可以被定义为各种终点，通常镇痛作用占 50% 或更多，呼吸抑制占 50% 或更少。UFo 值为负值表示呼吸抑制的可能性大于镇痛疗效的可能性（图 20-13A）。在图 20-13B 中比较吗啡和芬太尼 UFos。对于低剂量吗啡，呼吸抑制的可能性超过镇痛的可能性，而在较高剂量导致血浆浓度（CP）超过 5ng/ml 时，镇痛的可能性更大。在高吗啡浓度时，随着 UFo 的值接近零，没有明显的概率差异。对于芬太尼而言，低剂量（<0.5ng/ml）时的初始正值与 0.5～3.0ng/ml 的 CP 范围相比具有负面影响。由于这些原因，在考虑镇痛与呼吸抑制时，吗啡对于术后 PCA 比芬太尼更好。在图 20-13C 中，芬太尼 UFos 用于显示高芬太尼效能（C_{50} 250ng/ml）的个体与显示低芬太尼效能（C_{50} 1 500ng/ml）的个体。具有高镇痛效力的个体显示呼吸抑制概率低，而对芬太尼镇痛效果不佳的个体发生呼吸抑制的可能性更大。这是一个重要的观察结果，意味着对阿片类药物治疗止痛效果有限的患者使用其他镇痛药物（如神经阻滞剂，静脉注射氯胺酮）效果更好。

这些 UFo 曲线是从健康志愿者的数据构建的。疼痛患者的曲线将具有不同的形式，通常更偏向左侧。但是，由于术后疼痛患者或慢性疼痛患者的疼痛并不是一个常数，所示曲线仍适用于术后患者。最后，强调 UFo 的正面价值并不意味着阿片类药物不会导致呼吸抑制（图 20-13）。

阿片类药物诱导的呼吸抑制的逆转

如上所述，在危及生命的呼吸抑制或不能恢复自主呼吸的情况下，选择的药物是纳洛酮。纳洛酮是竞争性的 MOR 拮抗剂，引起阿片类药物剂量反应关系的平行右移。口服 MOR 拮抗剂纳曲酮用于治疗乙醇中毒和阿片类药物依赖。这两种拮抗剂都是非特异性的，这意味着它们可以拮抗阿片类药物的所有药理作用。纳洛酮逆转呼吸抑制的幅度和持续时间取决于需要反转的阿片类药物的 PK 与 PD 和纳洛酮的施用模式（推注与连续输注）。纳洛酮的起效时间（$t_{1/2}k_{e0}$）为 6.5min，说明逆转阿片类药物的作用很快。但在血浆纳洛酮的衰减时间相对较短（$t_{1/2}$ elim 30min），用于逆转比纳洛酮效果具有更长的血浆半衰期的阿片类物质时会产生"再麻醉状态"。然而，阿片类物质的浓度通常刚好高于呼吸抑制的阈值，静脉滴定纳洛酮 40～80μg 推注剂量至累积剂量小于 400μg 往往足以恢复自主呼吸。呼吸抑制发生主要是由于比镇痛所需占据了更多受体。因此，小心滴定纳洛酮以达到呼吸效应并不会影响镇痛。通常用于复苏的大剂量纳洛酮将立即逆转镇痛，并且如果监测不当，可能会使患者产生疼痛和儿茶酚胺相关高血压和心脏缺血。

纳洛酮滴定逆转阿片类药物的方法对于大多数阿片类药物是足够的，除了对 MOR 具有高亲和力的阿片类药物，如丁丙诺啡。在这种情况下，连续纳洛酮输注（2～4mg/hr）会缓慢但稳步恢复呼吸活动。对于瑞芬太尼而言，在呼吸抑制的情况下使用纳洛酮是不必要的。输液的终止将提供自主呼吸的快速恢复。

近年来已开发出各种药物来逆转阿片类物质引起的呼吸抑制而不影响镇痛。这些药物刺激中枢（脑干）和外周（颈动脉体）部位的呼吸系统。临床实践中使用的最老的呼吸兴奋剂之一是多沙普仑。它抑制颈动脉体内氧感应细胞的背景 K^+ 通道（TASK1，TASK3 和 TASK1/2 异二聚体）。然而，多沙普仑产生各种不良反应（焦虑/恐慌发作、高血压、心动过速、出汗、惊厥）。目前正在开发用于 BKCa 通道的新型 K^+ 通道阻断剂 GAL021，用于逆转/预防阿片类药物引起的呼吸抑制（图 20-14）以

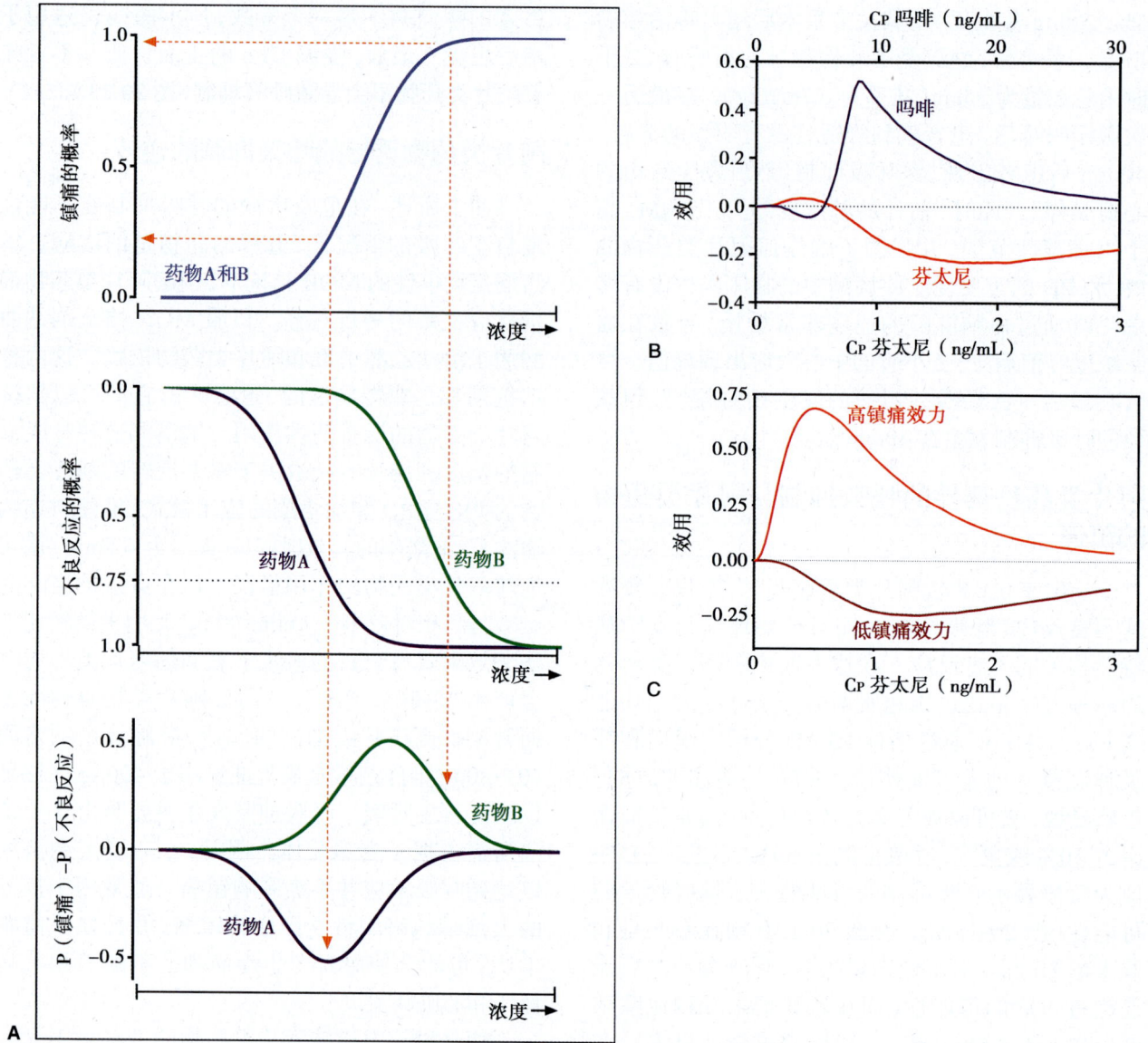

图 20-13　安全或实用功能

A：两个效用函数的构造。两种药物 A 和 B 具有相似的镇痛效力（上图），但其诱导不良反应（中）的效力不同。简化的效用是镇痛概率 P（镇痛）和不良反应概率 P（不良反应）之间的差异。该效用对于药物 A 是负的，对药物 B 是正的。B：吗啡和芬太尼的效用函数。两种阿片类药物的镇痛效果大于 50% 的概率减去不良反应的概率大于 50% 的概率。C：芬太尼效用在对芬太尼高度和低度镇痛反应的个体中起作用。镇痛的高效率与呼吸抑制的低概率相关联，反之亦然（来自 C 药物疗法的疼痛数据：efficacy and safety issues examined by subgroup analyses. Pain.2015；156：S119-S126）

及可能与睡眠有关的上呼吸道阻塞。初步研究表明，它不会产生多沙普仑样不良反应。在中心部位起作用的呼吸兴奋剂是安帕金 CX717。它通过其参与节律发生的脑干呼吸中心中 AMPA 受体的作用增加呼吸驱动力（图 20-14）。

监测

在病房中，患者的监测要比手术室或 PACU 的综合监测要少。在病房，护士定期获得的脉氧饱和度测量不足以检测或预测危及生命的呼吸事件的发生。最近一项对 833 名从非心脏手术中恢复的患者进行的研究显示，在手术后 48 小时内持续血氧饱和度测量显示缺氧是常见的并且持续时间会延长。记录在医疗记录中的氧饱和度值严重低估了术后低氧血症的存在，持续时间和严重程度（21% 的患者在 10min 或更长时间内氧饱和度 <90%；8% 在 5min 内饱和度 <85% 或更多每小时，图 20-15）。

除了通气-灌注不匹配之类的心肺原因之外，当患者的呼吸系统由于反复发作的中枢或阻塞性

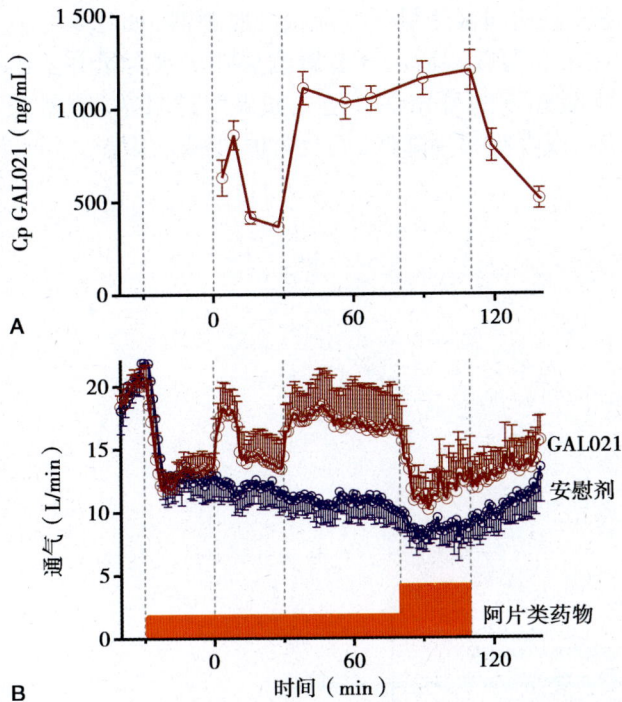

图 20-14 BKCa 通道阻滞剂 GAL021 对阿片类药物引起的呼吸抑制的影响

A：GAL021 血浆浓度。B：阿芬太尼（橙色）引起的通气减少，以及 GAL021 的刺激作用都清晰可见（摘自 Roozekrans M, Olofsen E, van der Schrier R, et al. Reversal of opioid-induced respiratory depression by BK-channel blocker GAL021: a pharmacokinetic-pharmacodynamic modelling study in healthy volunteers. Clin Pharmacol Ther. 2015；97：641-649）

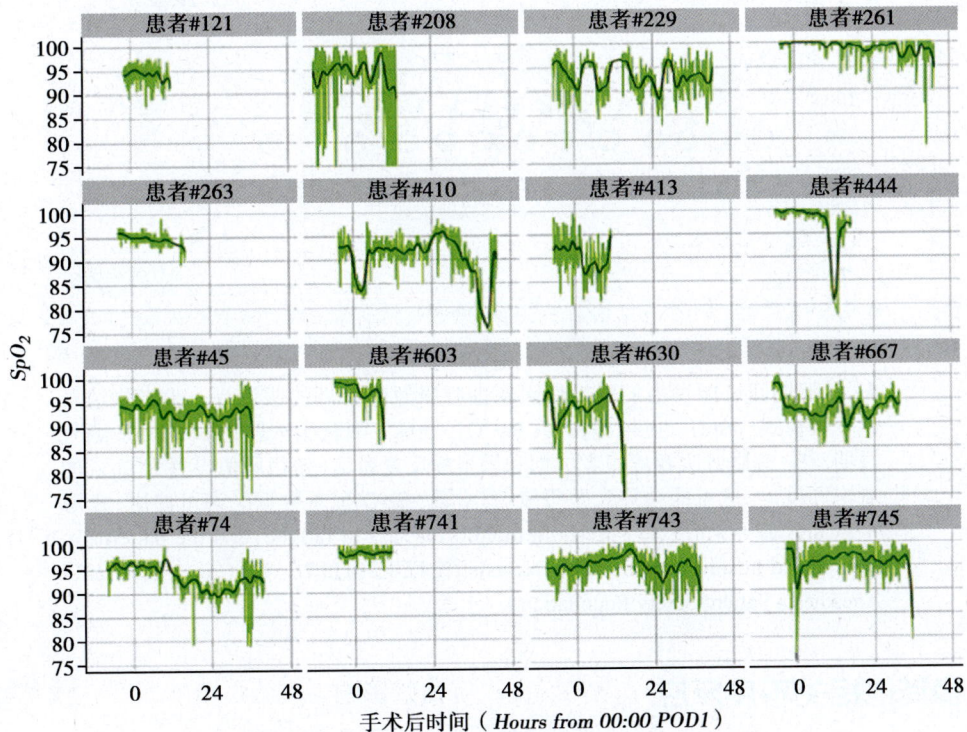

图 20-15 非心脏手术后 16 例患者的氧饱和度图

显示原始饱和度数据（浅绿色）以及平滑估计值（黑线）（摘自 Sun Z, Sessler DI, Dalton JE, et al. Postoperative hypoxemia is common and persistent: a prospective blinded observational study. Anesth Analg. 2014；121：709-715）

呼吸暂停（或两者）已经损害了相当可观的时间并且没有被唤醒，此时的确发生氧饱和度显著下降和快速心律失常。唤醒是从睡眠状态或镇静状态"醒来"，并允许患者打开他或她的喉咙和过度通气以克服先前的低氧血症时期。唤醒是由缺氧触发的，并且由阿片类药物和镇静剂抑制。术后呼吸事件往往是偶发性的，在这种事件之间有唤醒和过度通气的交替。这会引起氧饱和度监测报警的重复触发,并可能引起护理人员的报警疲劳。当警报失效或无人看管时,可能会发生唤醒失败并可能致命(图20-16)。

直接显示呼吸活动的监视器优于氧饱和度监视,包括间接测量呼气流量的监视器,如呼末二氧化碳和湿度。后一种装置测量呼出水含量并给出呼吸频率的可靠估计值。如果气道阻塞(流量为零)或呼吸频率降低,两台监护仪都会报警。

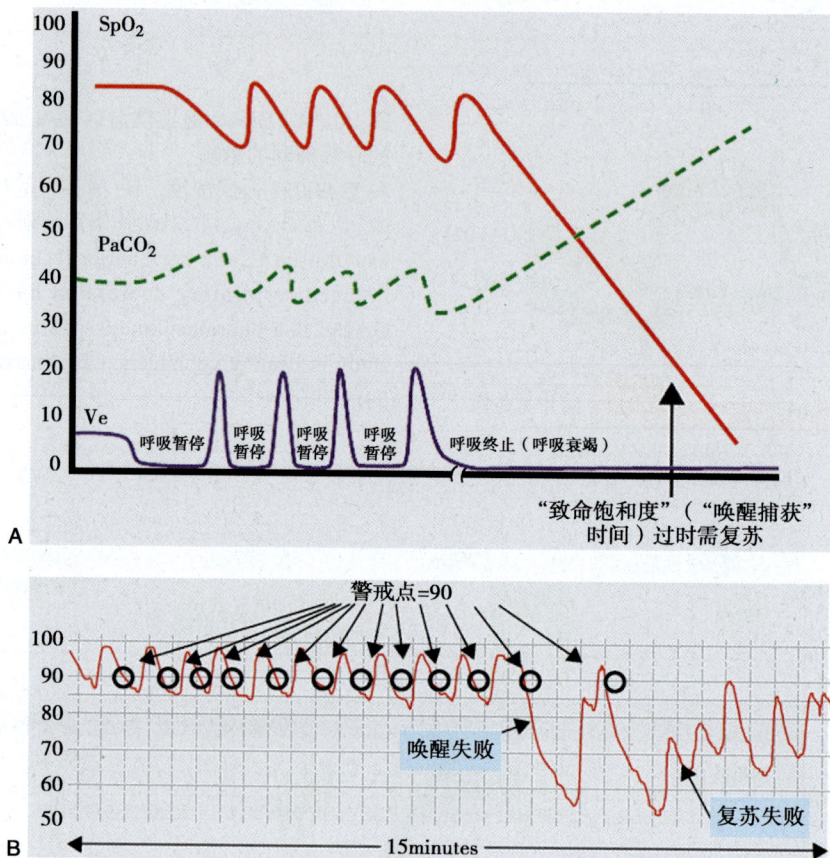

图 20-16

A:睡眠期间可能发生的复发性阻塞性呼吸暂停事件的假设——患者的情景性呼吸模式。SpO_2,血氧饱和度;$PaCO_2$,动脉二氧化碳浓度;Ve,每 min 通气过期。B:睡眠呼吸暂停患者中饱和警报的反复激活(警报阈值设置为 90% 的氧饱和度)。这可能会导致警报疲劳(y 轴 =SpO_2)。(数据经许可使用,来源于:Curry JP, Lynn LA. Threshold monitoring, alarm fatigue, and the patterns of unexpected hospital death. APSF Newsletter Fall 2011;26:32. Copyright© 2011 Anesthesia Patient Safety Foundation)

阿片类药物其他相关不良反应

除了呼吸抑制之外,阿片类药物还会产生很多其他不良反应,这些不良反应可能会导致患者不适以及潜在的严重后果。常见的不良反应是恶心和呕吐,胃排空延迟,便秘,肠胀气,麻痹性肠梗阻,Oddi 括约肌痉挛,尿潴留,组胺释放,瞳孔缩小,肌肉僵硬,弥散性 CNS 作用(头晕、轻度头痛、镇静、嗜睡、欣快感、烦躁不安),认知功能障碍(记忆丧失、注意力不集中或注意力集中),幻觉和心血管影响。

恶心和呕吐

术后恶心呕吐(PONV)是围手术期使用的所有阿片类药物的严重不良反应。虽然吸入麻醉药对这种作用有显著贡献,但阿片类药物是平衡麻醉后发生率超过 50% 的 PONV 的主要原因。女性患者似乎对阿片类药物引起的 PONV 更敏感(见下文)。来自 PONV 的痛苦可能严重到让患者宁可处于疼痛之中。此外,干呕和呕吐会由于它对周围手术伤口的压力而引起剧烈疼痛。阿片类药物通过其对脑干后区化学受体触发区（CTZ）的作用以及对 GI 道的直接影响而引起 PONV。移动效应（如将患者从手术室输送到 PACU）也可能对 PONV 有贡献，因为阿片类物质引起前庭系统的敏感性增加。CTZ 包含阿片类物质、5- 羟色胺（5HT3）、组胺、多巴胺（D2）和毒蕈碱乙酰胆碱受体。CTZ、迷走神经和前庭器官均向神经突起投射到髓质中的呕吐中心。用于治疗 PONV 的药物包括多巴胺拮抗剂（例如氟哌利多）、5HT 拮抗剂（例如昂丹司琼）和皮质类固醇。在已知有 PONV 病史的患者或正在进行具有已知 PONV 高发病率手术的患者中，应使用积极的预防策略。这些策略包括使用异丙酚而不是吸入麻醉剂，使用区域性术后镇痛而不是静脉注射阿片类药物，以及多模式药物治疗，包括手术结束前给予的 5HT 拮抗剂，多巴胺拮抗剂和类固醇。

对平滑肌的影响

阿片受体存在于胃肠道平滑肌层内的肠丛中。阿片类物质抑制肠道和胰腺分泌，增加肠道紧张，并减少肠道蠕动。因此，阿片类物质引起胃排空延迟、便秘、肠胀气和麻痹。尽管阿片类物质也影响中枢部位的胃肠动力，但是用不通过血脑屏障的阿片类物质拮抗剂（如甲基纳曲酮）阻断阿片受体可以对胃肠动力产生有利影响。

由于 Oddi 括约肌和胆总管痉挛，阿片类药物可能引起急性上腹痛和绞痛样主诉。阿片类药物也可能导致围手术期胆管造影的误诊。纳洛酮或高血糖素可用于治疗，因为两者均导致括约肌松弛。

阿片受体存在于膀胱壁和输尿管中，活化后可引起急性尿潴留。这种现象最常出现在硬膜外或脊髓阿片类药物给药后，男性发病率高于女性。尿液潴留与尿道括约肌无法松弛而膀胱量增加有关。阿片类药物诱导的膀胱功能障碍可以用阿片类拮抗剂治疗。

心血管并发症

阿片类药物影响中枢和周围心血管系统。中心作用包括迷走神经核的激活和脑干中血管舒缩中心的抑制。周边效应主要发生在高剂量（超临界），包括直接心肌抑制和动静脉扩张。吗啡可能通过释放组胺而引起额外的心血管效应。在临床

剂量下，生理后果通常较轻，包括体位性低血压，轻度心动过缓，以及全身和肺血管阻力的中度降低。然而，这些剂量的阿片类药物与其他药物如吸入麻醉药，异丙酚或苯二氮䓬类药物联合使用或使用于重症患者（如败血症）时可能会引起血流动力学不稳定。血流动力学不稳定性的治疗包括给予阿托品和血管加压剂以及血管内液体疗法。

瑞芬太尼在分娩镇痛的应用

瑞芬太尼 PCA 分娩镇痛的主要适应证是存在硬膜外镇痛禁忌，或者无法进行硬膜外麻醉。一种方法是在 3min 停药期内以 30μg 的推注剂量使用瑞芬太尼。在不良反应（呼吸抑制、恶心）的情况下，推注剂量可减少至 20μg，而通过将推注剂量增加至 40μg 可缓解镇痛不足。以 3min 的时间间隔输注 30μg 的剂量，导致血浆浓度在 2～4ng/ml 之间，通常足以缓解子宫收缩的疼痛。之前临床研究表明，与硬膜外镇痛相比，疼痛评分并未大大降低，但瑞芬太尼 PCA 患者的满意度更高。然而，最近在 1 400 多名产妇中进行的一项研究表明，与硬膜外镇痛相比，瑞芬太尼 PCA 患者的满意度较低。关于该技术的安全性，最近的一项研究报道，瑞芬太尼 PCA 妇女经常出现呼吸暂停事件和更深的低饱和作用。然而，当患者处于专业人员的持续监测下，PCA 瑞芬太尼可能是一种安全的可选择的分娩镇痛方式。

性别差异

最近的一项荟萃分析显示，女性比男性受到阿片类药物更大的影响。这种效应归因于女性对阿片类药物的敏感性增强；然而，PK 差异同样重要。在腹部或整形外科手术后的研究中，妇女对 PCA 阿片类药物表现出比男性更大的镇痛效果，因此术后阿片类药物消耗量更少。有趣的是，在术后第一分钟，男性观察到更大的吗啡阿片类药物疗效，但是，这种影响在 30～90min 后逆转。这些数据最好的解释是吗啡效能与性别相关的差异（女性患病率更高），以及女性药物的缓慢发作 / 消失（即妇女体重增加的更高值）。发病 / 抵消时间较慢可能与穿过血脑屏障的较慢通道或男性和女性之间的受体分布和动力学差异有关。因此，吗啡需要较长时间才能在女性中引起足够的镇痛，而

在男性中观察到更快的效果。到男性较低的效力时，他们需要多次额外的吗啡给药，而女性需要更少的额外剂量。老年患者（＞65 岁）仍然存在这种性别差异，尽管由于 PK 和 PD 两个因素的影响，男性和女性的阿片类药物对镇痛的要求都随着年龄的增长而显著降低。

与镇痛类似，在阿片类药物引起的呼吸抑制和恶心呕吐方面存在性别相关差异，与男性相比，女性患者的影响更大。在最近一项针对门诊扁桃体切除术的儿童的研究中，女孩观察到更大的吗啡效应：包括呼吸抑制、恶心和长期停留在 PACU 的发生率。

（张宁晨 译，易杰 校）

参考文献

1. Dunn KM, Saunders KW, Rutter CM, et al. Opioid prescriptions for chronic pain and overdose: a cohort study. *Ann Intern Med.* 2010;152:85–92.
2. Vila H Jr, Smith RA, Augustyniak MJ, et al. The efficacy of pain management before and after implementation of hospital-wide pain management standards: is patient safety compromised by treatment solely based on numerical pain ratings? *Anesth Analg.* 2005;101:474–480.
3. Okie S. A flood of opioids, a rising tide of deaths. *N Engl J Med.* 2010;363:1981–1985.
4. Sertürner F. Uber das Morphium, eine neue salzfähige Grundlage, und die Mekonsäure, als Hauptbestandtheile des Opiums. *Ann Physik.* 1917;5:56.
5. Huxtable RJ, Schwartz SK. The isolation of morphine. *Mol Interv.* 2001;1:189–191.
6. Bovill JG. Opium: a drug ancient and modern. In: Dahan A, van Kleef JW, eds. *Advances in Anesthesia and Analgesia.* Leiden: University Medical Center; 2007;1:13.
7. Garfield E. The 1982 John Scott Award goes to Jack Fishman and Harold Blumberg for synthesis and investigation of naloxone. *Essays Inform Sci.* 1983;6:121.
8. Tzschentke TM, Christoph T, Kögel B, et al. (–)-(1R,2R)-3-(3-dymethylamino-1-ethyl-2-methyl-propyl)-phenol hydrochloride (tapentadol HCl): a novel μ-opioid receptor agonist/norepinephrine reuptake inhibitor with broad-spectrum analgesic properties. *J Pharmacol Exp Ther.* 2007;323:265–276.
9. Linz K, Christoph T, Tzschentke TM, et al. Cebranopadol: a novel potent analgesic nociceptin/orphanin FQ peptide and opioid receptor agonist. *J Pharmacol Exp Ther.* 2014;349:535–548.
10. Kieffer BL, Gavériaux-Ruff C. Exploring the opioid system by gene knockout. *Prog Neurobiol.* 2002;66:285–306.
11. Chiou LC, Liao YY, Fan PC, et al. Nociceptin/orphanin FQ peptide receptors: pharmacology and clinical implications. *Curr Drug Targets.* 2007;8:117–135.
12. Pasternak GW. Pharmacological mechanisms of opioid analgesics. *Clin Neuropharmacol.* 1993;16:1–18.
13. Stefano GB. The μ₃ opiate receptor subtype. *Pain Forum.* 1999;8:206–209.
14. Alexander SPH, Mathie A, Peters JA. Guide to receptors and channels (GRAC), 4th ed. *Br J Pharmacol.* 2009;158(Suppl 1):S1–S254.
15. Standifer KM, Pasternak GW. G proteins and opioid receptor-mediated signaling. *Cell Signal.* 1997;9:237–248.
16. Waldhoer M, Bartlett SE, Whistler JL. Opioid receptors. *Annu Rev Biochem.* 2004;73:953–990.
17. Chen YL, Law PY, Loh HH. The other side of the opioid story: Modulation of cell growth and survival signaling. *Curr Med Chem.* 2008;15:772–778.
18. Eguchi M. Recent advances in selective opioid receptor agonists and antagonists. *Med Res Rev.* 2004;24:182–212.
19. Bird MF, Lambert DG. Simultaneous targeting of multiple opioid receptor types. *Curr Opin Supprt Palliat Care.* 2015;9:98–102.
20. Callahan RJ, Au JD, Paul M, et al. Functional inhibition by methadone of N-methyl-D-aspartate receptors expressed in *Xenopus* oocytes: stereospecific and subunit effects. *Anesth Analg.* 2004;98:653–659.
21. Dykstra LA, Fischer FB, Balter RE, et al. Opioid antinociception, tolerance and dependence: Interactions with the N-methyl-D-aspartate system in mice. *Behav Pharmacol.* 2011;22:540–547.
22. Kissin I, Bright CA, Bradley L. The effect of ketamine on opioid-induced acute tolerance: can it explain reduction of opioid consumption with ketamine-opioid analgesic combinations? *Anesth Analg.* 2000;91:1483–1488.
23. Reeves RR, Burke RS. Tramadol: Basic pharmacology and emerging concepts. *Drugs Today.* 2008;44:827–836.
24. Niesters M, Niesters M, Proto P, et al. Tapentadol potentiates descending pain inhibition in chronic pain patients with diabetic polyneuropathy. *Br J Anaesth.* 2014;113:148–156.
25. Sarton E, Teppema L, Olievier C, et al. Involvement of μ-opioid receptor in ketamine-induced respiratory depression and antinociception. *Anesth Analg.* 2001;93:1495–1500.
26. Loeser JD, Treede RD. The Kyoto protocol of IASP basic pain terminology. *Pain.* 2008;137:473–477.
27. Millan MJ. Descending control of pain. *Prog Neurobiol.* 2002;66:355–474.
28. Ossipov MH, Dussor GO, Porreca F. Central modulation of pain. *J Clin Invest.* 2010;120:3779–3787.
29. Brown EN, Purdon PL, Van Dort CJ. General anesthesia and altered states of arousal: a systems neuroscience analysis. *Annu Rev Neurosci.* 2011;34:601–628.
30. Akil H, Mayer DJ, Liebeskind JC. Antagonism of stimulation-produced analgesia by naloxone, a narcotic antagonist. *Science.* 1976;191:961–962.
31. Butler RK, Finn DP. Stress-induced analgesia. *Prog Neurobiol.* 2009;88:184–202.
32. Eipert F, Bingel U, Schoell ED, et al. Activation of opioidergic descending pain control system underlies placebo analgesia. *Neuron.* 2009;63:533–543.
33. Pud D, Granovsky Y, Yarnitsky D. The methodology of experimentally-induced diffuse noxious inhibitory (DNIC)-line effects in humans. *Pain.* 2009;144:16–19.
34. Beecher HK. Pain in men wounded in battle. *Ann Surg.* 1946;123:96–105.
35. Zubieta J-K, Bueller JA, Jackson LR, et al. Placebo effects mediated by endogenous opioid activity on μ-opioid receptors. *J Neurosci.* 2005;25:7754–7762.
36. Petrovic P, Kalso E, Petersson KM, et al. Placebo and opioid analgesia: imaging a shared neuronal network. *Science.* 2002;295:1737–1740.
37. Moont R, Pud D, Sprecher E, et al. "Pain inhibits pain" mechanisms: is pain modulation simply due to distraction? *Pain.* 2010;150:113–120.
38. Niesters M, Dahan A, Swartjes M, et al. Effect of ketamine on endogenous pain modulation in healthy volunteers. *Pain.* 2010;152:656–663.
39. Lagerwij E, Nelis P, Wiegant VM, et al. The twitch in horses: a variant of acupuncture. *Science.* 1984;225:1172–1174.
40. Scholz J, Woolf CJ. The neuropathic pain triad, neurons, immune cells and glia. *Nature Neurosci.* 2007;10:1361–1368.
41. Kapitzke D, Vetter I, Cabot PJ. Endogenous opioid analgesia in peripheral tissues and the implications for pain control. *Ther Clin Risk Manag.* 2005;1:279–297.
42. Stein S, Halina M. Modulation of peripheral sensory information by the immune system: Implication for pain therapy. *Pharmacol Rev.* 2011;63:860–881.
43. Busch-Dienstfertig M, Stein C. Opioid receptors and opioid peptide-producing leucocytes in inflammatory pain: basic and therapeutic aspects. *Brain Beh Immun.* 2010;24:683–694.
44. Bekhit MH. Opioid-induced hyperalgesia and tolerance. *Am J Ther.* 2010;17:498–510.
45. Bruno G, Bossard AE, Coste C, et al. Acute opioid tolerance: Intraoperative remifentanil increases postoperative pain and morphine requirement. *Anesthesiology.* 2000;93:409–417.
46. Joly V, Richebe P, Guignard B, et al. Remifentanil-induced postoperative hyperalgesia and its prevention with small-dose ketamine. *Anesthesiology.* 2005;103:147–155.
47. van Dorp EL, Kest B, Kowalczyk WJ, et al. Morphine-6-glucuronide rapidly increases pain sensitivity independently of opioid receptors in mice and humans. *Anesthesiology.* 2009;110:1356–1363.
48. Bohn LM, Lefkowitz RJ, Gainetdinov RR, et al. Enhanced morphine analgesia in mice lacking beta-arrestin 2. *Science.* 1999;286:2495–2498.
49. Zuo Z. The role of opioid receptor internalization and beta-arrestins in the development of opioid tolerance. *Anesth Analg.* 2005;101:728–734.
50. Hughes MA, Glass PSA, Jacobs JR. Context-sensitive half-time in multicompartment: pharmacokinetic models for intravenous anesthetic drugs. *Anesthesiology.* 1992;76:334–341.
51. Kapila A, Glass PSA, Jacobes JR, et al. Measured context-sensitive half-times of remifentanil and alfentanil. *Anesthesiology.* 1995;83:968–975.
52. Olofsen E, Boom M, Nieuwenhuijs D, et al. Modeling the non-steady-state respiratory effects of remifentanil in awake and propofol sedated healthy volunteers. *Anesthesiology.* 2010;212:1382–1395.
53. Wilkinson GR. Drug metabolism and variability among patients in drug response. *N Engl J Med.* 2005;352:2211–2221.
54. van Dorp E, Romberg R, Sarton E, et al. Morphine-6-glucuronide: morphine's successor for postoperative pain relief? *Anesth Analg.* 2006;102:1789–1797.
55. Romberg R, Olofsen E, Sarton E, et al. Pharmacokinetic/pharmacodynamic modeling of morphine-6-glucuronide-induced analgesia in healthy volunteers: absence of sex differences. *Anesthesiology.* 2004;100:120–133.
56. Dahan A, Lötsch J. Morphine is not a prodrug. *Br J Anaesth.* 2015;114:1005–1006.
57. Tateishi T, Krivoruk Y, Ueng YF, et al. Identification of liver cytochrome P-450 3 A as the enzyme responsible for fentanyl and sufentanil N-dealkylation. *Anesth Analg.* 1996;82:167–172.
58. Smith HS. The metabolism of opioid agents and the clinical impact of their active metabolites. *Clin J Pain.* 2011;27:824–838.
59. Scott LJ, Perry CM. Spotlight on remifentanil for general anesthesia. *CNS Drugs.* 2005;19:1069–1074.
60. Kharasch E. Intraoperative methadone: rediscovery, reappraisal and reinvigoration. *Anesth Analg.* 2011;112:13–16.
61. van Dorp E, Yassen A, Dahan A. Naloxone treatment in opioid addiction: the risks and benefits. *Exp Opin Drug Safe.* 2007;6:125–132.
62. Martini C, Olofsen E, Yassen A, et al. Pharmacokinetic-pharmacodynamic modeling in acute and chronic pain: an overview of the recent literature. *Exp Rev Pharmacother.* 2011;4:719–728.
63. Segre G. Kinetics of interaction between drugs and biological systems. *Farmaco Sci.* 1968;23:907–918.
64. Sheiner L, Stanski LB, Vozeh S, et al. Simultaneous modeling of pharmacokinetics and pharmacodynamics: application to d-tubocurarine. *Clin Pharmacol Ther.* 1979;25:358–371.
65. Aubrun F, Salvi N, Coriat P, et al. Sex- and age-related differences in morphine requirements for postoperative pain relief. *Anesthesiology.* 2005;103:156–160.
66. Dahan A, Boom M, Olofsen E. Differences in onset/offset times for different

end-points: pain relief, pupil size and respiratory depression. *Anesthesiology*. 2011;A1569.

67. Olofsen E, Romberg R, Bijl H, et al. Alfentanil and placebo analgesia: absence of sex differences. *Anesthesiology*. 2005;103:130–139.

68. Aubrun F, Langeron O, Quesnel C, et al. Relationships between measurement of pain using visual analog score and morphine requirements during postoperative intravenous morphine titration. *Anesthesiology*. 2003;98:1415–1421.

69. Sarton E, Olofsen E, Romberg R, et al. Sex differences in morphine analgesia: An experimental study in healthy volunteers. *Anesthesiology*. 2000;93:1245–1254.

70. Wolrich J, Poots AJ, Kuehler BM, et al. Is number sense impaired in chronic pain patients? *Br J Anaesth*. 2014;113: 1024–1031.

71. Oudejans LCJ, van Velzen M, Olofsen E, et al. Translation of random painful stimuli into numerical responses in fibromyalgia and perioperative patients. *Pain*. 2016;157:128–136.

72. Abou Hammoud H, Simon N, Urien S, et al. Intravenous morphine titration in immediate postoperative pain management: population kinetic-pharmacodynamic and logistic regression analysis. *Pain*. 2009;144:139–146.

73. Mazoit JX, Btscher K, Samii K. Morphine in postoperative patients: pharmacokinetics and pharmacodynamics of metabolites. *Anesth Analg*. 2007;105:70–78.

74. Tallarida RJ, Stone DJ, McCary JD, et al. Response surface analysis of synergism between morphine and clonidine. *J Pharmacol Exp Ther*. 1999;289:8–13.

75. Schulte H, Sollevi A, Sgerdahl M. The synergistic effect of combined treatment with systematic ketamine and morphine on experimentally induced wind-up pain in humans. *Anesth Analg*. 2004;98:1574–1580.

76. Daniel M, Weiskopf RB, Noorani M, et al. Fentanyl augments the blockade of the sympathetic response to incision (MAC-BAR) produced by desflurane and isoflurane. *Anesthesiology*. 1998;88:43–49.

77. Kazama T, Ikeda K, Morita K. The pharmacodynamic interaction between propofol and fentanyl with respect to suppression of somatic or hemodynamic responses to skin incision, peritoneum incision, and abdominal wall retraction. *Anesthesiology*. 1998;89:894–906.

78. Sebel PS, Glass PSA, Fletcher JE, et al. Reduction of the MAC of desflurane with fentanyl. *Anesthesiology*. 1992;88:52–59.

79. Niesters M, Mahajan RP, Aarts L, et al. High-inspired oxygen concentration further impairs opioid-induced respiratory depression. *Br J Anaesth*. 2013; 110:837–841.

80. Drover D, Lemmens HJM. Population pharmacodynamics and pharmacokinetics of remifentanil as a supplement to nitrous oxide anesthesia for elective abdominal surgery. *Anesthesiology*. 1998;89:869–877.

81. Vuyk J, Mertens MJ, Olofsen E, et al. Propofol anesthesia and rational opioid selection. *Anesthesiology*. 1997;87:1549–1562.

82. Lang E, Kapila A, Schlugman D, et al. Reduction of isoflurane minimal alveolar concentration by remifentanil. *Anesthesiology*. 1996;85:721–728.

83. Klepstad P, Fladvad T, Skorpen F, et al. Influence from genetic variability on opioid use for cancer pain: a European genetic association study of 2294 pain patients. *Pain*. 2011;152:1139–1145.

84. Mogil J, Ritchie J, Smith SB, et al. Melanocortin-1 receptor gene variants affect pain and mu-opioid analgesia in mice and humans. *J Med Genet*. 2005; 42:583–587.

85. Liem EB, Lin CM, Suleman MI, et al. Anesthetic requirement is increased in redheads. *Anesthesiology*. 2004;101:279–283.

86. Weinshiliboum R. Inheritance and drug response. *N Engl J Med*. 2003;348: 529–537.

87. Ciszkowski C, Madadi P, Phillips MS, et al. Codeine, ultrarapid-metabolism genotype, and postoperative death. *N Engl J Med*. 2009;361:827–828.

88. Koren G, Cairns J, Gaedigk A, et al. Pharmacogenetics of morphine poisoning in a breastfed neonate of a codeine-prescribed mother. *Lancet*. 2006;368:704.

89. Park HJ, Shinn HK, Ryu SH, et al. Genetic polymorphism in the ABCB1 gene and the effects of fentanyl in Koreans. *Clin Pharmacol Ther*. 2007;81:539–546.

90. Dahan A, Aarts L, Smith TW. Incidence, reversal and prevention of opioid-induced respiratory depression. *Anesthesiology*. 2010;112:226–238.

91. Pattinson KTS. Opioids and the control of breathing. *Br J Anaesth*. 2008;106: 347–349.

92. Smith JC, Ellenberger HH, Ballanyi K, et al. Pre-Bötzinger complex: a brainstem region that may generate respiratory rhythm in humans. *Science*. 1991;254: 726–729.

93. Bernards CM, Knowlton SL, Schmidt DF, et al. Respiratory and sleep effects of remifentanil in volunteers with moderate obstructive sleep apnea. *Anesthesiology*. 2009;110:41–49.

94. Wu A, Drummond GB. Sleep arousal after lower abdominal surgery and relation to recovery from respiratory obstruction. *Anesthesiology*. 2003;99:1295–1302.

95. Chung F, Liao P, Yang Y, et al. Postoperative sleep-disordered breathing in patients without preoperative sleep apnea. *Anesth Analg*. 2015;120:1214–1224.

96. Stone JG, Cozine KA, Wald A. Nocturnal oxygenation during patient-controlled analgesia. *Anesth Analg*. 1999;89:104–110.

97. Bennet JA, Abrams JT, Van Riper DF, et al. Difficult or impossible ventilation after sufentanil-induced anesthesia is caused primarily by vocal cord closure. *Anesthesiology*. 1997;87:1070–1074.

98. Overdyk F. Continuous oximetry/capnometry monitoring reveals frequent desaturations and bradypnea during patient-controlled analgesia. *Anesth Analg*. 2007;105:412–418.

99. Chung F, Yegneswaran B, Liao P, et al. Stop questionnaire: a tool to screen for obstructive apnea. *Anesthesiology*. 2008;108:812–821.

100. Niesters M, Overdyk F, Smith T, et al. Opioid-induced respiratory depression in peadiatrics: a review of case reports. *Br J Anaesth*. 2013;110:175–182.

101. Dahan A, Overdyk F, Smith T, et al. Pharmacovigilance: a systematic review on opioid-induced respiratory depression (OIRD) in chronic pain patients. *Pain Physician*. 2013;16:E85–E94.

102. Overdyk F, Dahan A, Roozekrans M, et al. Opioid-induced respiratory depression: a compendium of case reports. *Pain Manage*. 2014;4:317–325.

103. Lötsch J, Dudziak R, Freynhagen R, et al. Fatal respiratory depression after multiple intravenous morphine injections. *Clin Pharmacokinet*. 2006;45:1051–1060.

104. Boom M, Olofsen E, Neukirchen M, et al. Fentanyl utility function: a risk-benefit composite of pain relief and breathing responses. *Anesthesiology*. 2013; 119:663–674.

105. Dahan A, Olofsen E, Niesters M. Pharmacotherapy for pain: efficacy and safety issues examined by subgroup analyses. *Pain*. 2015;156:S119–S126.

106. Olofsen E, van Dorp E, Teppema L, et al. Naloxone reversal of morphine and morphine-6-glucuronide-induced respiratory depression. *Anesthesiology*. 2010;112:1417–1427.

107. van Dorp E, Yassen A, Sarton E, et al. Naloxone-reversal of buprenorphine-induced respiratory depression. *Anesthesiology*. 2006;105:51–57.

108. Yost CS. A new look at the respiratory stimulant doxapram. *CNS Drug Rev*. 2006;12:236–249.

109. Roozekrans M, van der Schrier R, Okkerse P, et al. Two studies on reversal of opioid-induced respiratory depression by BK-channel blocker GAL021 in human volunteers. *Anesthesiology*. 2014;121:459–468.

110. Roozekrans M, Olofsen E, van der Schrier R, et al. Reversal of opioid-induced respiratory depression by BK-channel blocker GAL021: a pharmacokinetic-pharmacodynamic modelling study in healthy volunteers. *Clin Pharmacol Ther*. 2015;97:641–649.

111. Oertel B, Felden L, Trans P, et al. Selective antagonism of opioid-induced ventilatory depression by an ampakine molecule in humans without loss of opioid analgesia. *Clin Pharmacol Ther*. 2010;87:204–211.

112. Sun Z, Sessler DI, Dalton JE, et al. Postoperative hypoxemia is common and persistent: a prospective blinded observational study. *Anesth Analg*. 2014; 121:709–715.

113. Curry JP, Lynn LA. A critical assessment of monitoring practices, patient deterioration, and alarm fatigue on inpatient wards: a review. *Pat Saf Surg*. 2014;8:29.

114. Niesters M, Mahajan R, Olofsen E, et al. Validation of a novel respiratory rate monitor based on exhaled humidity. *Br J Anaesth*. 2012;109:981–989.

115. Apfel CC, Korttila K, Abdalla M, et al. A factorial trial of six interventions for the prevention of postoperative nausea and vomiting. *N Engl J Med*. 2004; 350:2441–2451.

116. Macario A, Weinger N, Truong P, et al. Which clinical anesthesia outcomes are both common and important to avoid? *Anesth Analg*. 1999;88:1085–1091.

117. Gan TJ. Mechanisms underlying postoperative nausea and vomiting and neurotransmitter receptor antagonist-based pharmacotherapy. *CNS Drugs*. 2007; 21:813–833.

118. Panchal SJ, Müller-Schwefe P, Wurzelmann JI. Opioid-induced bowel dysfunction: Prevalence, pathophysiology and burden. *Int J Clin Pract*. 2007;61: 1181–1187.

119. Thomas J. Opioid-induced bowel dysfunction. *J Pain Symptom Manage*. 2008; 35:103–113.

120. Thompson DR. Narcotic analgesic effects on the sphincter of Oddi: A review of the data and therapeutic implications in treating pancreatitis. *Am J Gastroenterol*. 2001;96:1266–1272.

121. Verhamme KM, Strurkenboom MC, Stricker BH, et al. Drug-induced urinary retention: Incidence, management and prevention. *Drug Saf*. 2008;31: 373–388.

122. Rosow CE, Gomery P, Chen TY, et al. Reversal of opioid-induced bladder dysfunction by intravenous naloxone and methylnaltrexone. *Clin Pharmacol Ther*. 2007;82:48–53.

123. DeSouza G, Lewis MC, TerRiet MF. Severe bradycardia after remifentanil. *Anesthesiology*. 1997;87:1019–1020.

124. Douma M, Middeldorp A, Dahan A, et al. A comparison of remifentanil patient-controlled analgesia with epidural analgesia during labour. *Int J Obstet Anesth*. 2011;20:118–123.

125. Volmanen PVE, Akural EI, Raudaskoski T, et al. Timing of intravenous patient-controlled remifentanil bolus during early labor. *Acta Anaesthesiol Scand*. 2011;55:486–494.

126. Freeman L, Bloemenkamp W, Franssen MT, et al. Remifentanil patient controlled analgesia versus epidural analgesia in labour: a randomised multicentre equivalence trial. *BMJ*. 2015;350:h846.

127. Douma M, Stienstra R, Middeldorp JM, et al. Differences in maternal temperature during labour with remifentanil patient-controlled analgesia or epidural analgesia: a randomised controlled trial. *Int J Obst Anesth*. 2015; 24:313.

128. Niesters M, Dahan A, Kest B, et al. Do sex differences exist in opioid analgesia? A systematic review and meta-analysis of human experimental and clinical studies. *Pain*. 2010;151:61–68.

129. Dahan A, Sarton E, Olievier C. Sex-related differences in the influence of morphine on ventilatory control in humans. *Anesthesiology*. 1998;88:903–913.

130. Cepeda MS, Farra JY, Baumgarten M, et al. Side effects of opioids during short-term administration: effects of age, gender and race. *Clin Pharmacol Ther*. 2003;74:102–112.

131. Sadhasivam S, Chidambaran V, Olbrecht VA, et al. Opioid-related side-effects in children undergoing surgery: Unequal burden on younger girls with higher doses of opioids. *Pain Med*. 2015;16:985–997.

要点

1. 神经肌肉阻滞剂(NMBA)能够改善气管插管条件,防止声带损伤,改善手术条件,有利于手术室和重症监护病房内的机械通气。

2. 所有 NMBA(去极化和非去极化)与烟碱胆碱能受体特定位点(α 亚基)相互作用并阻滞肌细胞膜去极化,导致肌肉松弛。

3. 神经肌肉功能可以使用神经刺激测量(监测)。基线时四个成串的 2Hz 刺激(四个成串刺激,TOF)将获得 4 个相等的肌肉收缩,显示 TOF 比为 1.0【第四次颤搐(T4)与第一次颤搐(T1)振幅相等 】。随着非去极化阻滞的加深,TOF 比将从 1.0 降低到 0。这一比率在阻滞失效时恢复正常。最低恢复阈值需要达到 TOF 比 0.9 或以上。

4. 主观(视觉、触觉)评估阻滞衰退是不可靠的,特别是 TOF 比为 0.4 或更高时。临床试验(如 5 秒抬头,握力,肺活量,潮气量的评估)是不准确的,尽管其临床应用广泛,但不排除残余神经肌肉阻滞。采用主观和临床方法进行评估,术后残余神经肌肉阻滞的发生率为 30%～40%。

5. 客观监测的方法例如加速肌动图、肌动图或肌电图检查等方法可以降低残余麻痹的发生率,并避免术后严重呼吸不良事件。

6. 监测面部肌肉而不是手部拇收肌通常导致高估神经肌肉功能,增加术后残余麻痹和术后肺部并发症的发生率。

7. 上呼吸道肌肉(如颏舌肌)对最低水平的神经肌肉阻滞仍很敏感,甚至在 TOF 比 0.9 时患者也不能确保呼吸道免受误吸。

8. 胆碱酯酶抑制剂可抑制乙酰胆碱分解,与非去极化 NMBA 竞争受体结合位点,恢复正常神经肌肉传导,但是对非去极化神经肌肉阻滞的逆转是有限的(胆碱酯酶抑制剂有天花板效应)。

9. 新型选择性阻滞剂结合剂,例如舒更葡糖钠包裹氨基甾类 NMBA 能快速、可靠地逆转任何深度的非去极化阻滞,只要根据神经肌肉监测数据给予足够的剂量。

10. 在快速序列诱导失败的情况下,联合使用罗库溴铵(快速起效)和舒更葡糖钠(紧急逆转阻滞)比使用琥珀酰胆碱自主恢复更快(诱导药物逆转充分后,气道恢复通畅)。

神经肌肉接头（NMJ）是研究最为广泛的一种神经功能研究模型[1]。神经肌肉阻滞剂（NMBA），也被称为"肌肉松弛剂"或"麻痹剂"，已被临床应用近75年。与今天临床使用的其他种类药物不同，NMBA可供使用的种类很少，仅分为两类：氨基甾类和异喹啉（四氢异喹啉）化合物。第三类为季胺类（加拉碘铵），已不在临床使用。这些药物的使用经验使我们了解NMBA的临床价值，而既往文献也提示患者对这些药物的反应存在较大变异性。因此，全面理解神经肌肉传递的概念、NMBA在正常个体中的效应以及这些效应可能在特定疾病状态、电解质失衡时发生变化和与其他药物相互作用，以及如何最好地监测NMBA效应的知识，对于提供最佳的、安全的患者围术期管理是至关重要的。

生理学和药理学

神经肌肉接头的形态学

下级运动神经元，其细胞体位于脊髓腹侧角和脑神经运动核，通过腹侧神经根投射轴突以控制肌肉和腺体等效应器官。躯体运动神经元有典型的大直径、有髓鞘和快速传导的轴突；当轴突在分支为末梢纤维前失去髓鞘。每个神经纤维末梢通过一个特殊的连接——神经肌肉接头（或间隙）支配一个肌纤维。神经肌肉接头包括突触前运动神经元，突触后肌纤维，以及两者间50～70nm的突触间隙，其中包含乙酰胆碱酯酶（图21-1）。

神经肌肉接头通过释放乙酰胆碱（ACh），以高度有序的方式将运动神经的电信号（动作电位）转

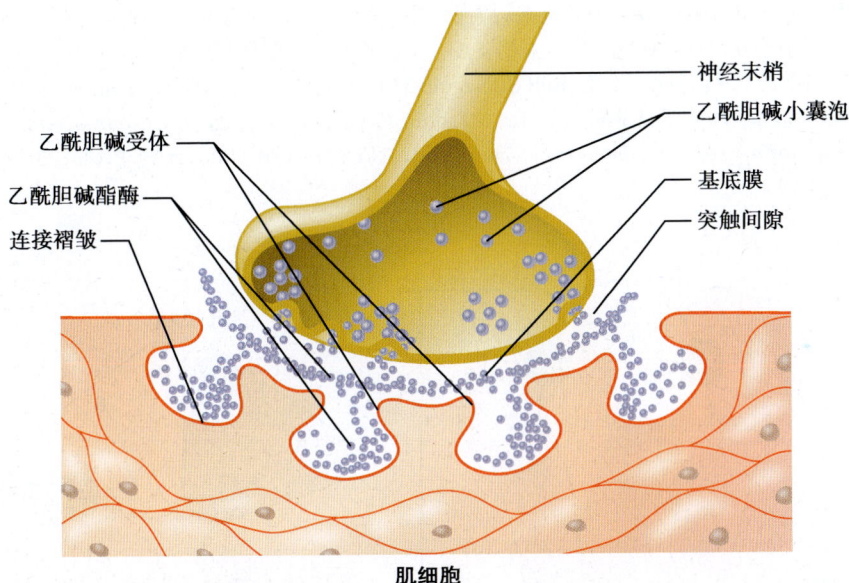

图21-1　神经肌肉接头图示（非比例展示）

化为化学信号，再转换为电事件（肌膜去极化），导致机械反应（肌肉收缩）。运动单元包括运动神经元及其支配的肌纤维。每个神经元支配的肌纤维的数量（神经支配比率）决定肌肉收缩的精确性：例如眼部或面部等需要精细调节的肌群，其神经支配比率接近1∶2（如1个神经支配两条纤维）；而对于诸如大腿或背部肌肉等需要有力地运动的粗大型肌肉，其神经支配比率接近1∶2 000。

肌肉型烟碱型乙酰胆碱受体（肌肉型nAChR）高浓度地聚集于突触后肌膜的褶皱中，但通常不在突触外。肌纤维中超过90% nAChR位于突触，而该区域不到总肌膜表面积的0.1%。人体出生

时，nAChR为"胎儿型"或"不成熟型"，包含5个蛋白质亚基（2个α亚基、1个β、1个γ及1个δ亚基——表示为$\alpha_2\beta\gamma\delta$）分布于中央跨膜通道构成的玫瑰花环中（图21-2）。初生时胎儿nAChR受体密度较低，约1 000受体/μm^2。出生后，胎儿nAChR通过ε亚单位替换胎儿γ亚单位（表示为$\alpha_2\beta\gamma\epsilon$）成为"发育成熟型"或者"成年型"nAChR，受体密度也显著增加（10 000受体/μm^2）（图21-3）。nAChR受体的两个α亚基包含乙酰胆碱结合位点，即α-识别位点[2]。nAChR优先分布于终板，位于在膜内陷（褶皱）嵴部，其密度在接头区域外明显降低[3]。

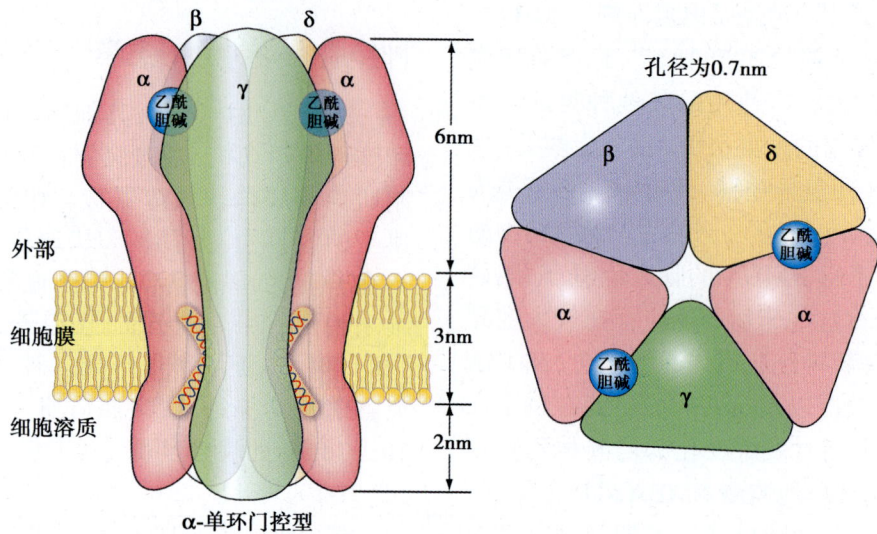

图 21-2

在发育早期表达的"胎儿型"烟碱乙酰胆碱受体（nAChR）包括 5 个亚基：2 个 α 亚基，1 个 β，1 个 γ 以及 1 个 δ 亚基，故通常表示为 $\alpha_2\beta\gamma\delta$。在出生后 2 周内，每个突触后运动位点受多个突触前神经末梢支配。α 亚基包含乙酰胆碱（ACh）和所有神经肌肉阻滞剂的识别位点。（经 Brull S，Naguib M 许可后转载。Review of neuromuscular junction anatomy and function. In：Mashour GA，Lydic R，eds. *The Neuroscientific Foundations of Anesthesiology*. New York，NY：Oxford University Press；2011：205-210）

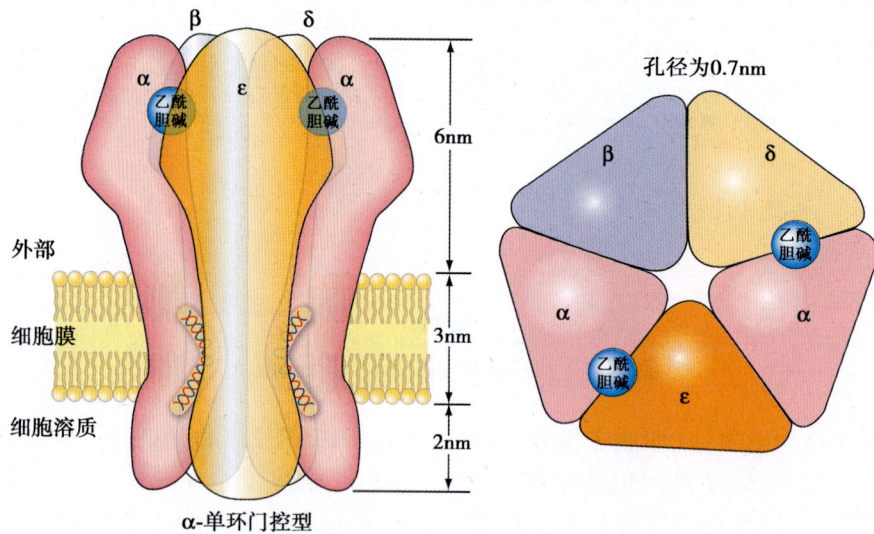

图 21-3

在发育后期的表达"成熟型"烟碱型乙酰胆碱受体（nAChR）包括 5 个亚基：2 个 α 亚基、1 个 β、1 个 γ 以及 1 个 ε 亚基，故通常表示为 $\alpha_2\beta\delta\varepsilon$。每个成熟的突触后运动位点通过单独的运动轴突接收神经元传入，成熟的 nAChR 限制性地聚集于突触后膜（10 000 受体/μm^2），而不在突触外分布。与胎儿的 nAChR 一样，α 亚基包含乙酰胆碱（ACh）和所有神经肌肉阻滞剂的识别位点。（From Brull S，Naguib M. Review of neuromuscular junction anatomy and function. In：Mashour GA，Lydic R，eds. *The Neuroscientific Foundations of Anesthesiology*. New York，NY：Oxford University Press；2011：205-210）

神经刺激

乙酰胆碱（Ach）介导神经冲动向肌肉传递。当运动神经去极化传导到达神经末梢，电压门控的 Ca^{2+} 通道开放，含有 ACh 的小囊泡（量子）通过胞吐作用从神经末梢释放到间隙中。ACh 量子释放（包含 5 000～10 000 个 ACh 分子）可被低钙血症和高镁血症拮抗。神经末梢的 K^+ 通道限制 Ca^{2+} 进入末梢的程度，并调节神经递质释放量，引发神经细胞膜复极化。

突触前事件：乙酰胆碱的动员和释放

乙酰胆碱（Ach）由乙酸和胆碱在突触前神经末梢合成，并分布于直接应用池和储备池两个功能池。直接应用池包含神经末梢所有 ACh 中的一小部分；大部分的 Ach 被储备在储备池中，能够立即转运（动员）到邻近膜（活动区），并再释放到间隙前成为直接应用池的一部分。一旦神经去极化发生，细胞内 Ca^{2+} 浓度增加，ACh 量子就被释放到突触间隙。被释放的 ACh 能够结合突触后的 nAChR，启动肌肉收缩（见下文）后，被乙酰胆碱酯酶快速水解为胆碱和乙酸；胆碱随后再次进入突触前神经末梢。ACh 也可以结合突触前神经元 nAChR 以促进 ACh 转运（反馈机制）。

突触后事件

少量的 ACh 自发地释放到突触间隙，导致小的肌细胞膜去极化（5mV）。这些微小的终板电位（MEPPs）可能代表单个 ACh 量子的膜效应。当 ACh 释放量充足时（200～400 量子，代表 1～4 百万 ACh 分子），接合后肌细胞膜去极化达到终板电位（EPP）激活连续性收缩：ACh 结合 nAChR α 亚基的两个识别位点，诱导受体结构改变导致中央通道（孔）开放。中央通道允许 Na^+ 内流和 K^+ 外流，导致肌细胞膜去极化。肌细胞膜上电压门控 Na^+ 通道沿细胞膜传导动作电位，导致肌肉收缩（兴奋-收缩耦联）。

受体上调和下调

神经肌肉接头（NMJ）的刺激频率因重度烧伤、肢体固定、感染/脓毒症、重症监护病房（ICU）长期使用神经肌肉阻滞剂（NMBA）或脑血管意外（CVAs）下降超过数天（或更久）时，不成熟的"胎儿型"nAChR 数量增加（受体上调）并延伸超出 NMJ 到邻近的肌细胞膜。未成熟 nAChR 对激动剂（ACh 和琥珀酰胆碱[SCh]）的敏感性增加，但对非去极化 NMBA 的敏感性下降。未成熟 nAChR 通道开放时间是成熟受体的 10 倍，可能导致给予 SCh 后全身性地释放致死剂量细胞内 K^+。持续的激动剂刺激期会发生成熟 nAChR 下调；例如，长期使用新斯的明（用于重症肌无力患者）或有机磷中毒会导致 SCh 的耐药性，但对非去极化 NMBA 仍极度敏感。

药理学特性

根据它们的作用方式，NMBA 可被分为去极化和非去极化两种。去极化 NMBA（如 SCh）通过直接使 nAChR 去极化产生肌松作用。这是因为由两个 ACh 分子头尾相接构成 SCh 充当一个"假递质"来模拟 ACh。非去极化 NMBA 与 ACh 竞争 2 个 α 亚基的识别位点，阻止正常 nAChR 的功能。非去极化神经肌肉阻滞剂可进一步根据它们的化学结构（苄基异喹啉类或氨基甾类）或它们的持续作用时间（短效、中效或长效）进行分类。

NMBA 的药效取决于特定效果所需的剂量，同时通过剂量-反应 S 形曲线计算（图 21-4）。NMBA 的效果（效应）是抑制正常肌肉收缩。因此，一个将基础肌颤搐值降低 50% 的剂量被称为"50% 有效剂量"或 ED_{50}。大多数 NMBA 效力表现为在神经刺激条件下，抑制 95% 基础肌颤搐时所需剂量（ED_{95}）。

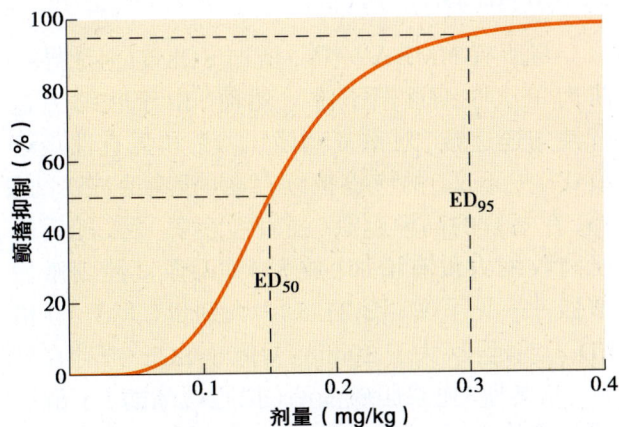

图 21-4 剂量效应关系示意图

罗库溴铵的实际数据近似如图。ED_{50} 的剂量为抑制 50% 基础肌颤搐的剂量。ED_{95} 的剂量为抑制 95% 基础肌颤搐的剂量

NMBA 起效时间定义为给药（通常是静脉注射）到最大的神经肌肉阻滞（单次收缩消失）的时间。起效时间与给药剂量呈负相关，且可受其输送至作用部位的速率（血流量、注射速度等）、受体亲和性（亲和性高则起效迅速）、作用机制（去极化的和竞争性的）和血浆清除率（代谢，再分布）的影响。

恢复至 25% 的作用强度的持续时间（DUR 25%）被定义为从静脉给药后肌颤搐自主恢复至正常生理基础的 25% 作用强度的时间。全部作用时间被定义为从静脉给药到 TOF 比率自发恢复至 0.9（DUR0.9）的时间。作用持续时间与 NMBA 的给药剂量直接相关。恢复指数是指肌肉单次收缩自发恢复从对照的 25% 到 75%（$R_{25\sim75}$）的时间，在这期间自主恢复相对线性，并且受 NMBA 剂量影响不大。

去极化神经肌肉阻滞剂：琥珀酰胆碱（SCh）

神经肌肉效应

SCh 是临床唯一可用的去极化 NMBA（表 21-1），是所有 NMBA 中起效最快、维持时间最短和可靠性最好（即平均变异性最窄）的 NMBA。与 Ach 的分子相似，SCh 可以使突触后和外连接受体去极化，但因为它不能被乙酰胆碱酯酶降解，因此它使肌细胞膜去极化的时间更长，导致膜超极化和脱敏。这种脱敏作用导致初始受体激活后的驰缓性麻痹，临床上表现为"肌束震颤"。

去极化阻滞剂的特性

与所有 NMBA 一样，增加 SCh 的剂量导致肌肉单次收缩逐渐下降。然而，由于收缩力进行性匀速递减，对重复刺激（TOF 和强直性痉挛模式 - 见下文）的应答持续存在（没有衰减）。此外，在短暂的高频刺激（强直性痉挛）后，随后的肌肉收缩力没有增加（放大）（无强直性刺激后增强——见下文；图 21-5）。大剂量（大于 10 倍 ED_{95}）或延长（大于 30min）暴露于 SCh，或存在异常（非典型）血浆胆碱酯酶（拟胆碱酯酶/丁酰胆碱酯酶缺乏症），可能导致双向阻滞（或 II 相，或非去极化）。其特征在于，对重复刺激的应答衰退和高频刺激后的肌应答扩增（强直性刺激后增强——见下文），类似于非去极化阻滞期间观察到

表 21-1　去极化神经肌肉阻滞剂琥珀酰胆碱的药物代谢动力学和药效学特性

药剂[a]	琥珀酰胆碱
类型（结构）	去极化
类型（持续时间）	超短
药效——ED_{95}/(mg·kg^{-1})	0.25～0.30
插管剂量/(mg·kg^{-1})	1.0～1.5
起效时间/min	1.0～1.5
临床持续时间/min	7～12
恢复指数（$RI_{25\sim75}$)/min	2～4
分布容积/(L·kg^{-1})	0.04
清除率/(ml·kg^{-1}·min^{-1})	35
消除半衰期/min	
• 器官功能正常	<1
• 肾损伤	<1
• 肝损伤	<1
维持剂量/(mg·kg^{-1})	不适用
输注剂量/(μg·kg^{-1}·min^{-1})	滴定至肌反应
消除路径/代谢	血浆胆碱酯酶
活性代谢产物	无活性代谢产物（琥珀酰单胆碱活性极小）
副作用	肌痛；儿童或重复给药可见心动过缓/心脏停搏；双向（II相位）阻滞；过敏
禁忌（特异性过敏除外）	高 K$^+$；MH；肌营养不良；儿童；ACh 受体上调；拟胆碱酯酶缺乏
备注	起效最快；用于快速气管插管最有效的 NMBA

[a] 目前临床使用的药物。数据为已发表文献中获得的平均值，且假设没有其他共用药物（例如挥发性吸入麻醉药）的协同作用，测量采用拇收肌。其他因素，例如肌肉温度，诱发反应监测的模型，肌肉监测的类型/位置等会影响数据。

NMBA，神经肌肉阻滞剂；ED_{95}，达到 95% 效果的有效剂量；K$^+$，钾离子；MH，恶性高热。

的变化（图 21-6）。

琥珀酰胆碱的药理学效应

在所有有效剂量 NMBA 中，SCh 作用于外周肌肉（例如拇收肌［APM］）的起效时间最快（1～2min）。它的 ED_{95} 约为 0.3mg/kg，剂量为 1.0～1.5mg/kg（3～5 倍 ED_{95}）时，SCh 的 DUR25% 为

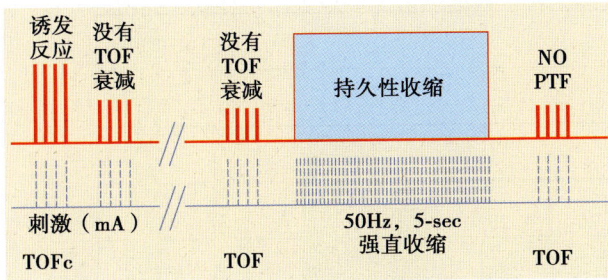

图 21-5　去极化阻滞的特征
左：去极化药物给予后，四个成串刺激（TOF）振幅降低不衰减。右：缺乏强直性刺激后（5s）诱发反应增强。TOF，四个成串刺激；TOFc，对照（基线）TOF；PTF，强直后易化

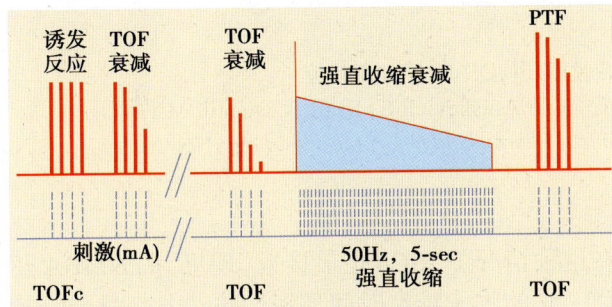

图 21-6　非去极化阻滞的特征
左：给予非去极化神经肌肉阻滞剂后，四个成串刺激（TOF）比率逐渐降低。右：明显的 TOF 衰减和强直（5s）衰减，随后诱发反应后增强（振幅增强，衰减减弱）。TOF，四个成串刺激；TOFc，对照（基线）TOF；PTF，强直后易化

10～12min，但在较大剂量时会延长至 15min 以上。尽管 APM 肌肉松弛，膈肌（以及其他中央肌肉）可能开始收缩，在给予 SCh 1mg/kg 后 5min 自主呼吸可能恢复。SCh 通常通过静脉注射给药，但是有报道在静脉通路无法建立时进行骨内、舌内和肌内注射。起效会延迟，特别是肌内注射。SCh 在血浆中被拟胆碱酯酶（也称为丁酰胆碱酯酶或血浆胆碱酯酶）水解，血浆中大约 90% SCh 静脉注射剂量在到达 NMJ 前即被水解。

副作用

SCh 可诱导严重的心动过缓甚至心脏停搏，特别是在儿童以及多次给药的患者中。室性期前收缩逸搏较常见，可通过抗胆碱药预处理减弱心脏副作用。SCh 后发生紊乱的肌肉收缩（肌束震颤）很常见（80%～90% 患者）。术后 1～2 天肌痛也很常见，在 50%～60% 患者中发生。目前认为肌束震颤是术后肌痛的可能病因，但是系统评价并未确立（二者间）明确的关系。有时给予小剂量非去极化 NMBA（10% ED95）作为"去肌束震颤"预处理

来减少肌束震颤和肌痛的发生。但是这一技术可能导致敏感患者因咽部肌肉部分麻痹而反流误吸。由于个体间的差异性很大，预处理在某些患者中可能无效。如果使用预处理，SCh 的剂量需要增加（高达 2mg/kg）。在给予足量 SCh 剂量前，也可以通过给予 5～10mg SCh 达到去肌束震颤效果——这被称为 SCh "自调节"剂量，但在现代临床中很少使用。不使用非去极化 NMBA 的最有效预防肌痛的方法是使用非甾体消炎药预处理（如阿司匹林或双氯芬酸），治疗指数（NNT）为 2.5[4]。利多卡因和罗库溴铵预处理也能够降低术后肌痛的发生率（NNT=3），然而不良的副作用如视力模糊、复视、言语障碍、呼吸困难和吞咽困难等都不推荐这种做法（伤害指数[NNH]<3.5 名患者）[4]。

虽然 SCh 可能升高胃内压，但同时增加食管下括约肌的张力，使得胃 - 食管压力梯度保持不变，因此，使用 SCh 的误吸风险并没有增加。正常眼压（IOP）为 12～20mmHg，昼夜变化 2～3mmHg，而位置的改变可能导致高达 6mmHg 的增加。事实上，其他良性操作，例如演奏管乐器时瓦尔萨尔瓦动作可以明显增加 IOP（+9.2mmHg）（图 21-7）[5]。给予 SCh 后也会增加 IOP（增加 15mmHg），但这些变化是短暂的（5min）[6]。一个剂量的 NMBA 预处理不能减弱 IOP 增高；有报道称，利多卡因和舒芬太尼可使 IOP 平均下降 5mmHg，从而减弱 SCh 使用后 IOP 的增加[7]。

尽管在理论上 SCh 诱导的 IOP 升高可能会挤压患者眼球内容物，导致"眼球开放"损伤，但至今未见临床报道[8-9]。值得注意的是，麻醉和神经肌肉阻滞不足的情况下，患者咳嗽和进行瓦尔萨尔瓦动作，尤其是在喉镜检查和气管插管期间，可能导致 IOP 显著升高。此时对 IOP 的升高效应比 SCh 更为显著，因此应该尽量避免，尤其是在开放性眼球损伤的患者[10]。

SCh 可能导致颅内压（ICP）升高，但是去肌束震颤可减弱这种升高。然而，在喉镜检查和气管插管时，麻醉不充分更容易增加 ICP。在一组头部外伤患者中，80% 的患者喉镜检查和气管插管时可观察到高血压反应；重要的是，11% 的患者，ICP 升高了 100% 或更多[11]。

给予 SCh 可轻度升高血浆钾离子浓度（0.5mEq/L）；然而，有报道称在未成熟 nAChR 表达上调的病例中发生严重高钾血症及其导致的心搏骤停。罕见的病例报告中，服用 β 受体阻滞剂

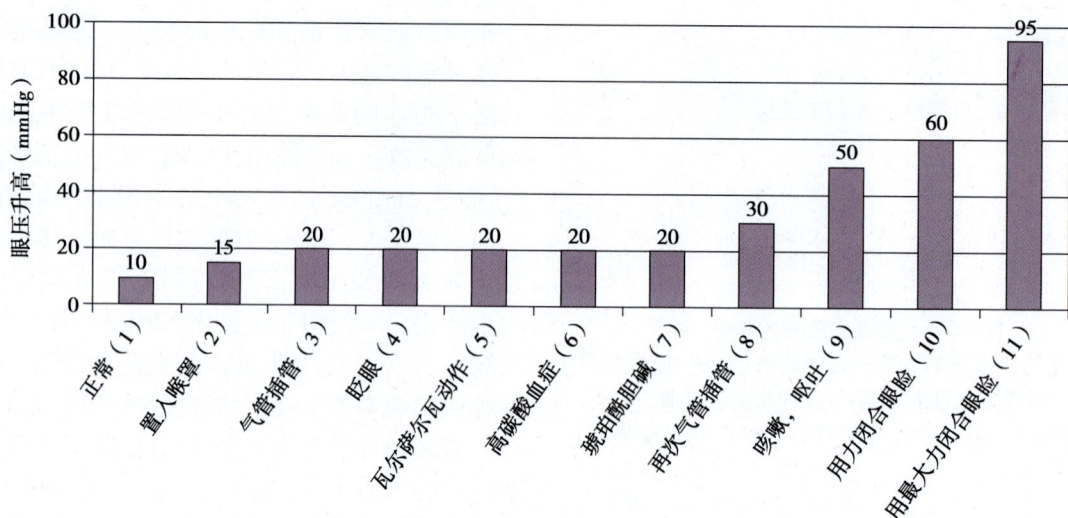

图 21-7 对不同手术和操作的反应性眼压(IOP)升高的平均值

正常 IOP 为 10mmHg。LMA—喉罩；ETT—气管导管。(经 Aniskevich S, Brull S, Naguib M 许可. Neuromuscular blocking agents. In: Johnson KB, ed. *Clinical Pharmacology for Anesthesiology*. New York, NY: McGraw-Hill Education, 2015)

普萘洛尔治疗的儿童给予 SCh 可发生致死性高钾血症[12]。其他使用 SCh 引起高钾血症的情况包括慢性去神经支配状态(脊髓损伤，长期卧床)、严重烧伤、急性肾衰竭、败血症、脑炎和严重创伤。用非去极化 NMBA 在 SCh 给药前预处理不能减轻高钾血症反应。高钾血症的治疗通常包括过度通气、静脉注射氯化钙和葡萄糖/胰岛素以使钾离子进入细胞内。

特别重要的是 SCh 应用于肌强直以及肌营养不良的患儿可能导致横纹肌溶解和致死性高钾血症。因此，美国食品和药品管理局(FDA)对 SCh 有"黑名单"警告使用，SCh 的儿童应用范围仅包括紧急气管插管。SCh 也可能触发致命的恶性高热(MH)，特别是在使用挥发性麻醉剂麻醉的患者中。有些患者(包括成人和儿童)应用 SCh 后表现为咬肌痉挛，造成气管插管困难。在某些情况下，特别是儿童，咬肌痉挛与恶性高热(MH)有关。SCh 也可以导致过敏反应，发生比率为 1：10 000。

接受他汀类药物治疗的患者可能对应用 SCh 造成的肌肉损伤特别敏感，导致高血浆肌红蛋白，高肌酸激酶血症和高钾血症。然而，这些变化的临床意义可能有限[13]。

临床应用

SCh 用于在"快速序列诱导插管"(RSⅡ)时快速达到最佳的气管插管条件，预防高危患者(未禁食、胃轻瘫、胃肠道梗阻)胃内容物反流误吸。

在这种情况下，SCh 是最接近"理想"的 NMBA 药物。它的临床维持时间最短(1mg/kg 剂量的维持时间为 5～10min)，因此大多数患者在窒息导致缺氧前均可恢复部分膈肌功能；其起效时间最短(1.5mg/kg 时起效时间为 1min)，可靠性最高，异常值最少(插管时插管条件差的患者；图 21-8)。

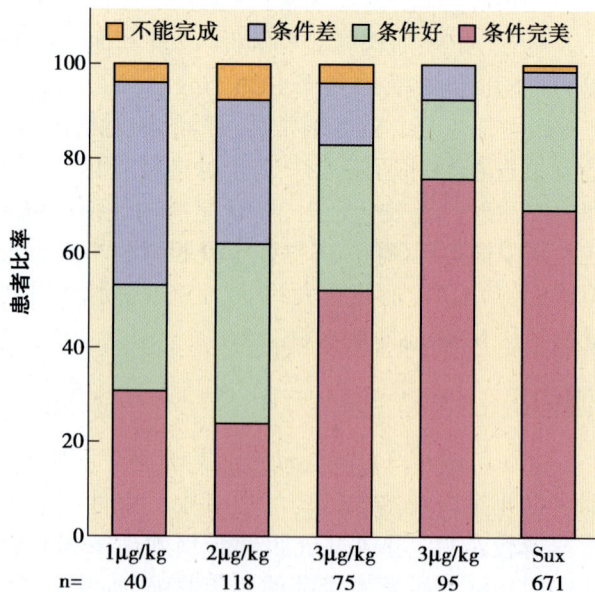

图 21-8 神经肌肉阻滞剂比高剂量阿片类药物提供更好的插管条件，且不发生低血压

麻醉药物为丙泊酚或硫喷妥钠。插管条件与瑞芬太尼的剂量(μg/kg)对应。1mg/kg 琥珀酰胆碱(合用少量阿片类药物)与 4μg/kg 瑞芬太尼相比，瑞芬太尼组可观察到低血压的发生

在需要 RSⅡ的肥胖患者中，SCh 的剂量应按照实际体重计算而不是理想体重计算。儿童 SCh 起效时间比成人长，并且常用剂量（见副作用）为 1.5～2.0mg/kg（婴儿高达 3mg/kg）。在 2015 版的 Cochrane 数据库系统评价中，研究者发现 SCh 和罗库溴铵（1.2mg/kg）的插管条件并无统计学差异，而结论是 SCh "因药效维持时间更短而更适宜临床应用"[14]。

禁忌

对于手术人群，SCh 联合使用挥发性麻醉药（与不给予 SCh 相比）发生恶性高热（MH）的相对危险度高 20 倍[15]。有 MH 病史的患者（及其亲属）禁忌使用 SCh。其他 SCh 的禁忌情况包括可能导致致死性高钾血症的受体上调状态（见上文）、危重患者或长期束缚固定的患者（如数周），以及拟胆碱酯酶缺乏的患者。拟胆碱酯酶缺乏（丁酰胆碱酯酶）的患者如果没有使用肌松监测，在麻痹时被唤醒容易发生非预料的术中知晓和记忆[16]。大约 1/25 的患者可能是杂合子，同时 1/2 500 的个体可能是纯合子"非典型"基因缺陷，并且在给予 SCh 后可能需要术后延长机械通气时间（数小时）。在肾衰竭患者中，如果血浆 K^+ 未升高，则可以使用 SCh。有报道严重酸中毒和血容量不足的患者给予 SCh 后发生致死性高钾血症，因此，此类患者禁止使用 SCh。重症监护的患者由于烟碱型乙酰胆碱受体上调，给予 SCh 后发生高钾血症（>6.5mmol/L）的危险明显增高，特别是如果在 ICU 住院超过 16 天时[17]。给予未确诊骨骼肌病变（最常见的是 Duchenne 病）的患儿琥珀酰胆碱可能导致急性横纹肌溶解和高钾血症随后发生室性心律失常、心搏骤停和死亡。因此，美国 FDA 发布黑名单，警告儿科患者应慎用琥珀酰胆碱。

非去极化神经肌肉阻滞剂

特征

非去极化 NMBA 与 ACh 竞争结合在 1 个或者 2 个 nAChR 的 α 亚基。在部分阻滞期间，以频率 0.1～2.0Hz 重复刺激，产生肌肉收缩疲劳（衰减）（图 21-6）。衰减的强度可通过计算一串连续的频率为 2Hz 的四个成串刺激（TOF）中的第四个应答（T4）与第一个应答（T1）振幅（强度）的比率来确定。这一比率被称为 TOF 比率，或者 T4/T1。正常（基线）TOF 比率为 1.0（100%）。

非去极化阻滞的另一个特性是一个 5s 的强直性刺激后出现持续 2～3min 的短暂应答增强（强直性刺激后增强［PTP］，或敏化［PTF］）（见 PTP）。与去极化阻滞剂不同，非去极化阻滞剂可被胆碱酯酶抑制剂拮抗，在阻滞深度较浅时可被这些药物拮抗。

药理学

非去极化 NMBA 可被分为长效、中效和短效，它们的维持时间取决于代谢、再分布和消除（表 21-2 和表 21-3）。也可以根据化学结构分为氨基甾类（维库溴铵，罗库溴铵，泮库溴铵，哌库溴铵）或苄基异喹啉类（米库氯铵，阿曲库铵，顺式阿曲库铵，多沙氯铵）化合物。非去极化 NMBA 一般经静脉给予，因为肌肉内注射会导致吸收和起效缓慢且变异性大。因为携带正电荷，非去极化 NMBA 主要分布在细胞外液（ECF）。因此，肝、肾衰竭（ECF 增加）以及烧伤患者中非极化 NMBA 的半衰期变短，提示可能需要更大的初始剂量[18]。

表 21-2 氨基甾类非去极化神经肌肉阻滞剂的药物代谢动力学和药效特性

药剂[a]	维库溴铵	罗库溴铵	泮库溴铵	哌库溴铵
类型（结构）	非去极化	非去极化	非去极化	非去极化
类型（持续时间）	中效	中效	长效	超长效
药效——ED_{95}/（mg·kg^{-1}）	0.05	0.3	0.07	0.045
插管剂量/（mg·kg^{-1}）	0.1	0.6	0.1	0.1
起效时间/min	3～4	1.5～3.0	2～4	4～6
临床持续时间/min	25～50	30～70	60～120	80～140

表 21-2　氨基甾类非去极化神经肌肉阻滞剂的药物代谢动力学和药效特性（续）

药剂[a]	维库溴铵	罗库溴铵	泮库溴铵	哌库溴铵
恢复指数（$RI_{25\sim75}$）/min	10～25	8～13	30～45	60
分布容积 /（$L \cdot kg^{-1}$）	0.4	0.3～0.7	0.2～0.3	0.25～0.30
清除率 /（$ml \cdot kg^{-1} \cdot min^{-1}$）	5.0	3.0	1.8	2.5
清除半衰期 /min				
器官功能正常	65～75	100～250	90～160	90～220
肾损伤	轻度增加	100～300	增加 2 倍	120～480
肝损伤	明显增加	120～400	增加 2 倍	—
维持剂量 /（$mg \cdot kg^{-1}$）	0.01	0.1	0.02	0.01
输注剂量 /（$\mu g \cdot kg^{-1} \cdot min^{-1}$）	1～2	5～12	20～40（不推荐）	无数据（不推荐）
清除路径 / 代谢	肾 10%～50% 肝 30%～50%	肾 30% 肝 70%	肾 40%～70% 肝 20%	肾 45%～60% 无变化 40%
活性代谢产物	3- 去乙酰 - 维库溴铵	17- 去乙酰 - 罗库溴铵（最小）	3- 羟基 - 泮库溴铵、17- 羟基 - 泮库溴铵	3- 去乙酰代谢产物
副作用	大剂量产生迷走神经阻滞	最小	迷走神经阻滞（心动过速）儿茶酚胺释放	最小
禁忌（特异性过敏除外）	无	无	短程手术（< 60min）；不推荐持续输注	短程手术
备注	不适用于 ICU 延长给药（肌病），可由舒更葡糖钠逆转，消除半衰期在妊娠晚期减半，3- 去乙酰代谢产物有 60% 母体化合物效价	注射痛；易被舒更葡糖钠拮抗，ICU 患者消除半衰期延长，17- 去乙酰代谢产物有 20% 活性	明显蓄积，易发生延迟阻滞（3- 羟基代谢产物有泮库溴铵 50% 活性）	3- 去乙酰代谢产物有母体 50% 效力；儿科患者作用时间较短；可被舒更葡糖钠逆转

　[a] 药剂目前临床使用。数据为已发表文献获得的平均值且假设没有其他共用药物（例如挥发性吸入麻醉药）的协同作用，测量采用拇收肌。其他因素，例如肌肉温度，诱发反应监测的模型，肌肉监测的类型 / 位置等会影响数据。

　NA—无效数据；ED_{95}—达到 95% 效果的等效剂量；ICU—重症监护病房。

表 21-3　苄基异喹啉类非去极化神经肌肉阻滞剂的药物代谢动力学和药效学特性

药剂[a]	米库氯铵	阿曲库铵	顺式阿曲库铵	多沙氯铵
类型（持续时间）	短效	中效	中效	超长效
药效——ED_{95}/（$mg \cdot kg^{-1}$）	0.08	0.25	0.05	0.020～0.033
插管剂量 /（$mg \cdot kg^{-1}$）	0.2	0.5	0.15～0.20	0.50～0.080
起效时间 /min	3～4	3～5	4～7	3～10
临床持续时间 /min	15～20	30～45	35～50	80～160
恢复指数（$RI_{25\sim75}$）/min	7～9	10～15	12～15	50～60
分布容积 /（$L \cdot kg^{-1}$）	0.05	0.14	0.12～0.26	0.22
清除率 /（$ml \cdot kg^{-1} \cdot min^{-1}$）	30～45	5.5	5.0～6.5	2.7
清除半衰期 /min				
器官功能正常	2.0～2.5	21	23～30	90～100

表 21-3 苄基异喹啉类非去极化神经肌肉阻滞剂的药物代谢动力学和药效学特性(续)

药剂[a]	米库氯铵	阿曲库铵	顺式阿曲库铵	多沙氯铵
肾损伤	3~4	21	轻微升高	220
肝损伤	3~6	21	23~30	120
维持剂量/(mg·kg^{-1})	0.1	0.1	0.01	0.01
输注剂量/(μg·kg^{-1}·min^{-1})	5~8	10~20	1~3	无数据(不推荐)
清除路径/代谢	血浆胆碱酯酶(琥珀酰胆碱率70%)	肾10% 霍夫曼30% 酯水解60%	霍夫曼30% 酯水解60%	无代谢;原型排泄经尿液(30%~40%)和经胆汁
活性代谢产物	无活性代谢产物	无活性代谢产物	无活性代谢产物	无活性代谢产物
副作用	组胺释放	组胺释放;产生 N-甲基四氢罂粟碱和丙烯酸酯	无;高剂量时组胺释放	无
禁忌(特异性过敏除外)	拟胆碱酯酶缺乏症	因组胺释放导致血流动力学不稳定的患者	无	无
备注	可被胆碱酯酶抑制剂拮抗;3 种同分异构体混合物(顺式-顺式最小型);深度阻滞时氯化腾喜龙拮抗更有效	清除不依赖于器官	轻微组胺释放;血浆 N-甲基四氢罂粟碱和丙烯酸酯最少	无蓄积;儿童更加耐受,需要较高剂量;无组胺释放;3 倍 ED$_{95}$ 时无心脏效应

[a] 目前和预期临床使用的药物。数据为已发表文献的平均值获得的平均值且假设没有其他共用药物(例如挥发性吸入麻醉药)的协同作用,测量采用拇收肌。其他因素,例如肌肉温度,诱发反应监测的模型,肌肉监测的类型/位置等会影响数据。

ED$_{95}$,达到95%效果的有效剂量。

起效和持续作用时间

非去极化 NMBA 起效通常取决于药效;药效较低的药物例如罗库溴铵(ED$_{95}$ 为 0.30mg/kg)与药效强的药物例如维库溴铵(ED$_{95}$ 为 0.05mg/kg)相比,每等效剂量包含的分子更多;因此一个 ED$_{95}$ 剂量的罗库溴铵(药效较低)是同等效剂量的维库溴铵分子数的 6 倍,罗库溴铵的血浆浓度也要高于维库溴铵。更大的血浆和生物相浓度差部分解释了罗库溴铵(以及 SCh)起效迅速的原因,因为血浆和效应室(keO)间达到平衡的速率更快(图 21-9)。如果给予 6 倍 ED$_{95}$ 的维库溴铵,也可能产生类似的血浆/生物相浓度梯度;虽然这个剂量能够加快起效,但是大量的药物明显延长了总效应时间。通常,一个 2~3 倍 ED$_{95}$ 剂量的非去极化 NMBA 可易化气管插管,然而仅 10% 的 ED$_{95}$ 就可以重建一个已经存在的深度阻滞。

非去极化神经肌肉阻滞剂个体

氨基甾类化合物

泮库溴铵(表 21-2)是最古老的非去极化

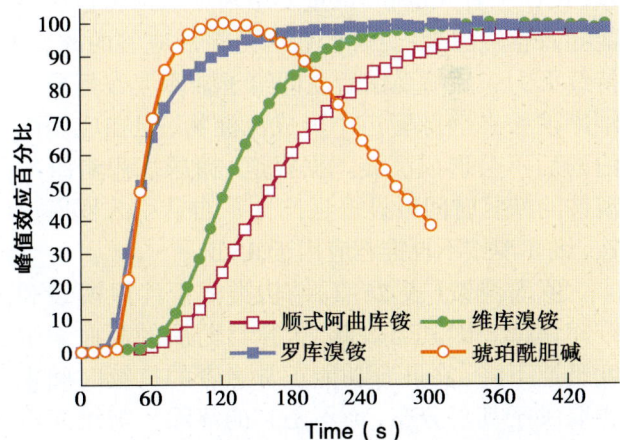

图 21-9 四种神经肌肉阻滞剂的神经肌肉阻滞时效

效力低的琥珀酰胆碱和罗库溴铵与高效力的维库溴铵和顺式阿曲库铵相比起效更迅速(经 Kopman AF, Klewicka MM, Kopman DJ, et al. 授权 Molar potency is predictive of the speed of onset of neuromuscular block for agents of intermediate, short, and ultrashort duration. *Anesthesiology.* 1999; 90: 425)

NMBA 之一。它是一种长效易蓄积的药物,因为它的主要代谢产物 3-羟基泮库溴铵具有母体化合物药效的 50%。DUR25% 通常超过 1~2h,在肝、肾功衰竭，或重复给药时可进一步延长。泮库溴铵具有迷走神经阻滞作用和直接的拟交感神经作用，可阻断去甲肾上腺素突触前再摄取。由于药效高，它起效缓慢，通常插管需要在 5min 内给予超过 2 倍 ED_{95} 的剂量。它传统上用于心脏手术，因其迷走神经抑制的作用可中和大剂量阿片类用药造成的心动过缓。抗胆碱酯酶逆转泮库溴铵阻滞作用的效果较低，但新药舒更葡糖钠（见选择性肌松拮抗剂）对泮库溴铵浅阻滞似乎是有效的[19]。当前，很多临床工作者发现，泮库溴铵已经被废止使用的主要原因是术后残余神经肌肉无力的风险高。

哌库溴铵（表 21-2）是一种长效氨基甾类 NMBA，目前已不在美国使用，但仍在欧洲和亚洲使用。在结构上与泮库溴铵和维库溴铵类似，新斯的明对其参与阻滞的拮抗作用优于氯化腾喜龙[20]。近期数据显示舒更葡糖钠可在 5min 内充分、快速逆转哌库溴铵诱导的中度阻滞[21]。

维库溴铵（表 21-2）是一种中效 NMBA，没有心血管作用；因其比罗库溴铵的药效高，起效时间较慢。维库溴铵代谢产生三种副产物（3-羟基，17-羟基，和 3, 17-二羟基代谢产物）。3-羟基（3-去乙酰）代谢产物具有母体化合物 60% 的药效，ICU 患者大量和 / 或重复用药导致药物蓄积可能导致重症患者（见神经肌肉阻滞剂应答的改变）持续无力。硫喷妥钠后立即给予维库溴铵可导致维库溴铵在静脉管道中形成沉淀物，但在应用丙泊酚后不会形成沉淀。据报道，糖尿病患者维库溴铵的恢复时间可显著延长[22]。自从引入罗库溴铵，维库溴铵不再推荐应用于 RSⅡ。

罗库溴铵（表 21-2）结构类似于泮库溴铵和维库溴铵。因其药效低，大量给药后的高血浆浓度迅速下降，在肝肾功能正常患者的持续时间主要取决于其再分布，而不是它的清除。与维库溴铵不同，罗库溴铵的代谢产物很少，神经肌肉阻滞活性很低（17-羟基罗库溴铵），因此蓄积的风险很小。很多案例中，使用罗库溴铵代替 SCh 进行 RSⅡ。剂量 3.5～4.0 倍 ED_{95}（1.0～1.2mg/kg）时，起效可与 SCh 媲美，插管条件类似[23]。然而，在此剂量 DUR25% 的平均值为 50～70min（范围很宽）。

与维库溴铵类似，罗库溴铵不引起明显的血流动力学波动也无组胺释放。有过敏反应报道，罗库溴铵和 SCh 的过敏反应比率（在澳大利亚和新西兰）比其他 NMBA 高，而顺式阿曲库铵具有最低的 IgE 介导的过敏反应发生率，即使在先前对罗库溴铵或维库溴铵过敏的患者中[24-25]。来自欧洲的报告也指出罗库溴铵的过敏反应发生率高于其他 NMBA——这一倾向被归因于早期欧洲国家使用的镇咳药福尔可定致敏。类似报道关于发型师 NMBA IgE 介导的过敏增加，可能由于反复暴露于化妆品和护发制品中的季铵化合物[26]。在儿科，顺式阿曲库铵（见非去极化神经肌肉阻滞剂）和罗库溴铵均被发现可轻度降低肺功能，使用罗库溴铵的患儿改变（最大呼气流量为 10%，MEF10）更明显[27]。有趣的是，罗库溴铵的过敏反应可被新型选择性肌松拮抗剂舒更葡糖钠治愈[28]。

罗库溴铵的药效在女性、老年（60～75 岁）患者中更强，北美患者强于欧洲患者。腹腔镜手术中，罗库溴铵产生的神经肌肉阻滞效果持续时间增加大约 25%；这一增长被归因于气腹对肝脏灌注和血流的影响，可能改变罗库溴铵的药物代谢动力学[29]。有报道 2 型糖尿病患者罗库溴铵使用后残余神经肌肉阻滞的风险增高[30]。儿童的起效时间更快，维持时间也更短，需要的剂量有轻微增加。60 岁及以上的老年患者，使用镁剂可能缩短起效时间而对持续时间无明显影响[31]。然而，舒更葡糖钠对罗库溴铵诱导的神经肌肉阻滞的拮抗作用受镁剂影响并不明显[32]。

因起效快速，高剂量（1.2mg/kg）罗库溴铵可用于 RSⅡ，尤其是患者有 SCh 使用禁忌的。需要注意的是，虽然平均起效时间达到了 SCh 相同的 60s，但是罗库溴铵起效的变异性较大，有些罕见的异常值可导致尝试喉镜插管时的插管条件不理想。同样须牢记的是，大剂量给药后，DUR25% 明显延长（>60min），在"不能插管，不能给氧"（CICO）的情况下无法依靠自主通气（膈肌）维持氧合。在这种紧急情况下，如果没有给予阿片类或麻醉药抑制自主通气，给予大剂量（16mg/kg）舒更葡糖钠可能拯救生命。给予大剂量（4 倍 ED_{95}）罗库溴铵对心脏病患者的校正 QT 间期没有影响[33]。

四氢异喹啉（"苄基异喹啉类"）衍生物

这些化合物通常被称为"异喹啉"NMBA，是四氢异喹啉的衍生物。

多沙氯铵（表 21-3）是一种长效双四烷基苄基异喹啉非去极化 NMBA。其药效很高（ED_{95} 为 0.025mg/kg），所以在非去极化 NMBA 中起效时间最长（3～10min），作用时间也最长（77～164min）[34]。多沙氯铵在 2.7 倍 ED_{95} 时无组胺释放，因此从心血管角度来看是非常稳定的[35]。它主要在肾脏消除，而肾衰竭[36]和老龄[37]患者中的作用维持时间延长。它在长时间手术操作中优先使用，特别是心脏手术以及 ICU 中。多沙氯铵已不在美国临床使用。

阿曲库铵（表 21-3）是一种箭毒家族的双苄基异喹啉类化合物，由 10 种光学异构体混合。它与大多数异喹啉化合物共享一种独特的双代谢途径：一种与温度和 pH（霍夫曼反应）直接相关的非酶降解，第二个途径包括非特异性血浆酯酶（降解艾司洛尔，瑞芬太尼和奥司他韦的同类酶）水解。气管插管的常用量为 2 倍 ED_{95}，阿曲库铵起效时间相对较长（3～5min）。增加剂量可缩短起效时间，但超过 0.5mg/kg 时，阿曲库铵引起组胺释放，导致皮肤潮红、心动过速和低血压。DUR25% 是中等的（30～45min）并且类似于其他中效持续时间的药物，但可能由于双代谢途径，可预计性更强。与氨基甾类 NMBA 不同，阿曲库铵的药效在男性和女性之间是相似的，并且不受年龄和器官衰竭的影响。过敏反应的报告频率与其他苄基异喹啉类化合物相同。分解产物如 N-甲基四氢罂粟碱和丙烯酸盐，在阿曲库铵的临床应用剂量下没有临床意义。

顺式阿曲库铵（表 21-3）是为降低阿曲库铵引起组胺释放而开发的。它是一个强效的阿曲库铵顺式-顺式异构体，起效时间长于阿曲库铵。由于顺式阿曲库铵给药量是等效剂量下（ED_{95}）阿曲库铵的 1/5，顺式阿曲库铵无组胺释放。因此，使用顺式阿曲库铵时，代谢产物 N-甲基四氢罂粟碱的血浆浓度也同样低[38]。代谢基本独立于肝功能，清除的主要途径是不依赖于器官的霍夫曼消除，顺式阿曲库铵是 ICU 应用的首选。过敏反应的发生率与阿曲库铵类似，比罗库溴铵和 SCh 低。

米库氯铵（表 21-3）最初被开发为"理想的非去极化神经肌肉阻滞剂"，以期能够快速起效而维持时间明显短于其他中效药物。它包含三个立体异构体（顺式-反式，反式-反式，顺式-顺式）。其中顺式-顺式异构体的半衰期（30min）较其他两种异构体（2～3min）长，但其仅占混合物的 6%，因此其对药物的维持时间的影响有限。米库氯铵在血浆中由丁酰胆碱酯酶迅速水解，其维持时间大约是 SCh 的两倍（15～20min）。由于其高效能，需要大剂量（3～4 倍 ED_{95}）以保证良好的插管条件和快速起效，然而在这种剂量下，可观察到组胺释放。小剂量 0.2mg/kg（2.5 倍 ED_{95}）米库氯铵，合并丙泊酚和瑞芬太尼仅能为 20% 患者提供合适的插管条件[39]。为了避免大剂量使用时组胺释放，有建议使用"分次给药"技术，首先给予 0.15mg/kg，30s 后给予 0.10mg/kg[40]。但即使分次给药，仍然有组胺释放，而且临床上并没有广泛采用此技术。当米库氯铵用于气管插管时，四个因素可完善插管条件：增加米库氯铵的剂量；同时给予阿片类；延迟插管时间（从 1min 到 2min）；以及患者年龄（＞70 岁）[41]。由于其代谢迅速，中枢（喉部）肌肉与外周（拇收）肌肉的起效差异被夸大了。因此，如果插管时间根据外周肌肉（如拇收肌）的神经肌肉反应决定，那么插管条件可能并不理想，因为可能插管时中央肌肉（例如膈肌）已经开始复苏了。

米库氯铵的神经肌肉阻滞作用可自发或经胆碱酯酶抑制剂逆转。新斯的明也可抑制血浆胆碱酯酶（会延缓米库氯铵代谢），但抑制效果较乙酰胆碱酯酶弱，导致非去极化阻滞"纯"逆转。纯合的丁酰胆碱酯酶缺乏症患者中，使用米库氯铵（和 SCh）可能导致神经肌肉麻痹延长至 2～6h，因此监测神经肌肉功能，机械通气以及适当的镇静/遗忘是必要的，以防患者术中知晓和回忆[42]。除非有其他主要的输血适应证，否则不推荐使用全血或新鲜冰冻血浆（均包含拟胆碱酯酶）。虽然米库氯铵已退出美国市场，但是最近（2017）它又被重新引入临床使用。

药物相互作用

非去极化 NMBA 联合使用时可能产生相加或协同作用。通常，联合使用两种化学类似，维持时间类似的药物（如阿曲库铵和顺式阿曲库铵）可以增加药效而不改变总维持时间。联合使用不同类型的药物时（如顺式阿曲库铵和罗库溴铵），在总剂量方面有协同作用，例如，罗库溴铵的 ED_{25} 加上顺式阿曲库铵的 ED_{25} 可能达到 ED_{95} 的效果[43]。联合应用不同维持时间的药物会产生一种特殊的相互作用情况：当短效药物（米库氯铵）在维库溴铵之后应用，复苏时间将遵循中效药物（维库溴铵）的阻滞时间。相反，如果维库溴铵在米库氯铵后使用，维库溴铵的复苏时间会变短，类似于米库氯铵。这种相悖论的情况是由于复苏总是以主要（70%～90%）阻滞受体（负荷剂量药物）的药物为依据；追加的维持药物剂量相比很少，阻滞比例占三种受体少（10%～15%）。因此复苏的主要特征是负荷药物。

加入去极化和非去极化 NMBA 导致相互拮抗。例如，在 SCh 给药之前，给予去肌颤剂量非去极化 NMBA 将增加 SCh 剂量需求并缩短 SCh 的持续时间。

吸入麻醉药可协同神经肌肉阻滞（地氟烷＞七氟烷＞异氟烷＞氟烷＞一氧化二氮），可能是通过直接作用于后连接受体。高浓度（最低肺泡浓度，［MAC］）及长时间暴露可增加神经肌肉阻滞剂的药效。静脉药物丙泊酚对神经肌肉传递的影响很小，尽管丙泊酚输注 30min 后罗库溴铵的药效增强[44]。

局部麻醉药可增强去极化和非去极化 NMBA 的药效，但并不足以显著缩短起效时间；动物试验中可通过突触前和突触后效应延长 NMBA 的维持时间[45]。对于人体而言，硬膜外给予左布比卡因可明显延长维库溴铵的复苏时间[46]，但连续静脉输注利多卡因对罗库溴铵诱导的神经肌肉阻滞的时间没有影响[47]。这些明显矛盾的局部麻醉药对神经肌肉传递的影响多取决于它们的血浆浓度而不是局部麻醉药的类型。

新一代的抗生素对 NMBA 的延长效果很小。早期的抗生素，例如链霉素和新霉素，可抑制神经肌肉功能，现在很少使用；氨基糖苷类的影响很小，但可能涉及 ACh 的释放[48]。高碳酸血症、酸中毒或低体温可能进一步增强抗生素对重症患者的抑制效果。

接受急性抗惊厥药物（苯妥英、卡马西平）治疗的患者，增强神经肌肉阻滞作用，而慢性给药则显著降低了氨基甾类的维持时间，但对苄基异喹啉类化合物影响很小。钙通道阻滞剂对 NMBA 的临床影响不明显；β 受体阻滞剂可延迟罗库溴铵的起效时间，而麻黄碱已被证实可加快罗库溴铵的起效时间，可能与其增加心输出量有关[49]。

糖皮质类固醇，特别是应用于重症患者时延长神经肌肉阻滞剂的效果，会显著增加肌病的风险（高达 50% 的机械通气患者因同时服用这两种药物会发生肌病）。

改变神经肌肉阻滞剂应答

在 ICU 使用 NMBA 很常见。大量报道显示它们有利于气管插管和维持机械通气，特别是急性呼吸窘迫需要采用俯卧位的患者[50]。系统评价提示 ICU 患者短期输注非去极化 NMBA（顺式阿曲库铵）降低住院死亡率和机械通气引起的气压性损伤，只要患者没有高血糖，没有接受糖皮质类固醇治疗，对 ICU 获得性肌无力也没有影响[51-52]。同样的，心搏骤停后持续短期（＜24h）输注神经肌肉阻滞剂促进乳酸清除，功能预后和生存[53]。然而，在 ICU 使用 NMBA 应注意镇静以避免患者知晓和回忆，保障舒适化。另外，应避免长期（数天）持续性神经肌肉阻滞，特别是同时使用激素治疗的患者。虽然最初持续性麻痹的报道多涉及氨基甾类 NMBA，但苄基异喹啉类化合物也有类似并发症报道[54]。

患有神经肌肉疾病的患者对麻醉医师来说是一个特殊的挑战，因为他们发生围手术期事件的风险更多，例如，心脏和肺部并发症，应用 NMBA 后产生残余神经肌肉无力和类似恶性高热等代谢综合征[55]。一般而言，神经肌肉疾病可分为神经肌肉接头疾病，肌肉和肌膜部病变，脂质或糖原储存障碍，周围神经病变，以及伴随神经肌肉表现的中枢神经系统病变（表 21-4）。伴有神经肌肉病变的患者对去极化 NMBA 的敏感性增加，对非去极化 NMBA 变异敏感性增加。此外，由于恶性高热和横纹肌溶解在很多疾病中相关性增加，应避免使用 SCh，使用非去极化 NMBA 也应应用客观的监测予以指导，而不是凭主观臆断或临床经验。

包括 NMBA 在内的所有药物其药代动力学受到多种因素的影响。术中低体温延长 NMBA 的维持时间，机制包括降低受体的敏感性和 ACh 代谢，降低肌肉收缩力，抑制肝肾代谢和霍夫曼降解（延长苄基异喹啉类的作用时间，例如阿曲库铵和顺式阿曲库铵）。衰老导致全身含水量和血清白蛋白浓度下降，NMBA 的分布容积下降；心功能、肾小球滤过率、肝血流降低，导致 NMBA（特别是氨基甾类化合物）清除率下降。酸/碱和电解质失衡影响 NMBA 的维持时间及其代谢清除。低钾血症增强非去极化阻滞并降低胆碱酯酶抑制剂（新斯的明）拮抗非去极化阻滞的效能。高镁血症可抑制钙通道（突触前和突触后）延长 NMBA 的作用时间。

表 21-4 神经肌肉疾病患者对神经肌肉阻滞剂的敏感性及与恶性高热(MH)的关系

疾病类型	去极化 NMBA 敏感性	非去极化 NMBA 敏感性	其他情况
神经肌肉接头疾病[a]	增加(肌无力)避免使用(兰伯特-伊顿综合征)	增加	不增加 MH 的风险
肌肉和肌膜部疾病[b]	避免使用	增加	不增加 MH 的风险(肌强直性营养不良,炎症性肌病,线粒体肌病,Brody病)增加风险(Duchenne/Becker 肌营养不良;中央轴空病和多微空病;线状体肌病;King-Denborough 综合征和高肌酸磷酸激酶血症)
贮存障碍(脂质,糖原)[c]	避免使用	变异的,可能时避免使用	有证据显示增加 MH 敏感性
周围神经病变[d]	避免使用	变异的,可能时避免使用	不增加 MH 的风险
伴随神经肌肉表现的中枢神经系统疾病[e]	避免使用	变异的,可能时避免使用	不增加 MH 的风险

[a] 重症肌无力;兰伯特-伊顿综合征。

[b] Duchenne/Becker 肌营养不良;强直性肌营养不良;中央轴空病和多微空病;线状体肌病;炎症性肌病(皮肌炎,多肌炎);线粒体肌病;King-Denhorough 综合征;高肌酸磷酸激酶血症;Brody 病。

[c] 肉碱棕榈酰基转移酶Ⅱ(CPTⅡ)缺乏症;肌磷酸化酶缺乏症(McArdle 病)。

[d] 格林-巴雷综合征;腓骨肌萎缩症;慢性炎性脱髓鞘和危重症多发性神经病;危重症肌病;

[e] 脊髓灰质炎后综合征;共济失调;肌萎缩侧索硬化。

NMBA,神经肌肉阻滞剂;MH,恶性高热。

酸中毒影响胆碱酯酶抑制剂逆转非去极化阻滞的效果。高碳酸血症还会导致酸中毒并干扰 NMBA 的拮抗作用。器官功能障碍(衰老导致的改变除外)影响所有 NMBA。肝肾功能障碍时所有经肝肾代谢的药物(氨基甾类)均会受影响,其作用时间延长。因此苄基异喹啉类 NMBA 更适用于器官功能障碍(如 ICU 的重症患者)的患者,非酶性霍夫曼降解对正常器官功能的依赖较小。

神经肌肉阻滞监测

监测和风险/收益比率

箭毒和 SCh 于 1942 和 1949 年的相继使用开启了 NMBA 在临床的广泛应用,极大地促进了临床医学的发展。NMBA 在带来巨大进步的同时,也引起其特有的并发症。超敏反应和过敏反应虽然少见但会引起严重的问题;不能保障气道安全时使用 NMBA 可能是致命的;少数患者(30%~40%)使用 NMBA 术后发生严重的残余神经肌肉无力(称为"残留箭毒化",虽然"箭毒"的表达已不

再使用)。鉴于全世界每年完成超过 2.3 亿台大型外科手术[56],因此可能发生并发症的患者数是巨大的,适当的监测是患者安全的重要保障。除监护仪和相关一次性用品(电极)的成本外,监测神经肌肉功能基本没有副作用,因此风险-收益率非常有利于监测[57]。全世界许多麻醉学组织最近发布最佳操作指南,推荐在使用神经肌肉阻滞剂时进行神经肌肉监测[58-59]。

刺激器特性

监测包括刺激周围神经并评估神经支配肌肉的反应(收缩或颤搐)。神经刺激器(也称周围神经刺激器[PNSs];图 21-10A)已使用超过 60 年了;它们通常是电池驱动的手持仪器,通过电线连接皮肤表面的电极产生刺激。神经刺激器和神经肌肉监测仪是有区别的(图 21-10B-E)。监测仪不仅提供神经刺激,也可以使用不同的技术测量诱发肌肉反应(见后)。神经肌肉监测仪有电池驱动的手持式设备(图 21-10B,C),也可以模块化纳入麻醉工作站(图 21-10D)。神经刺激器(以及神经

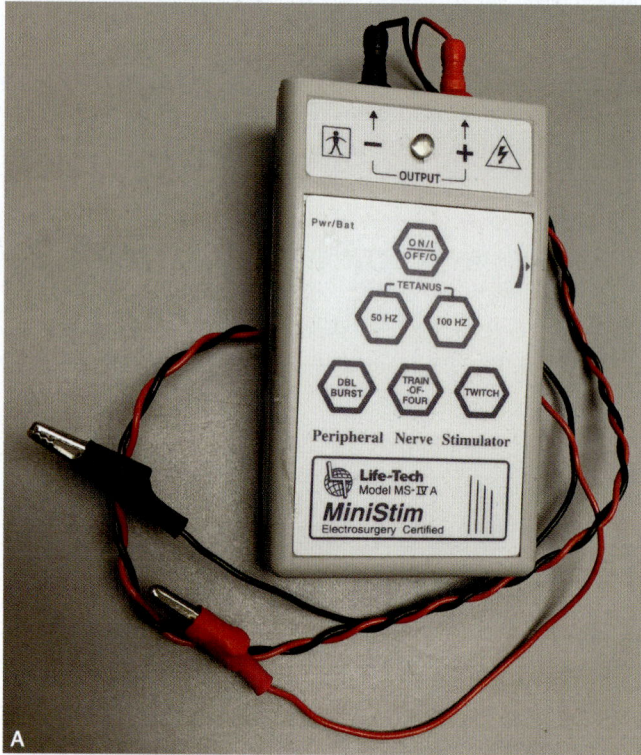

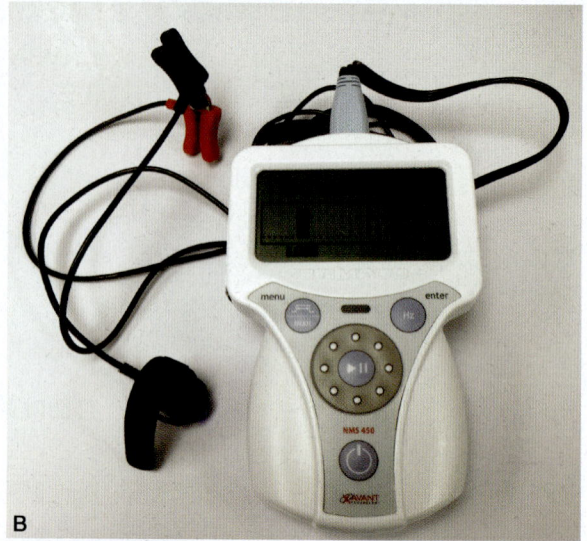

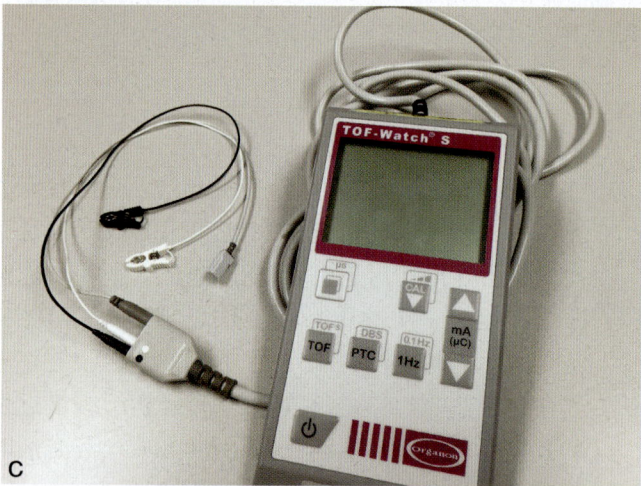

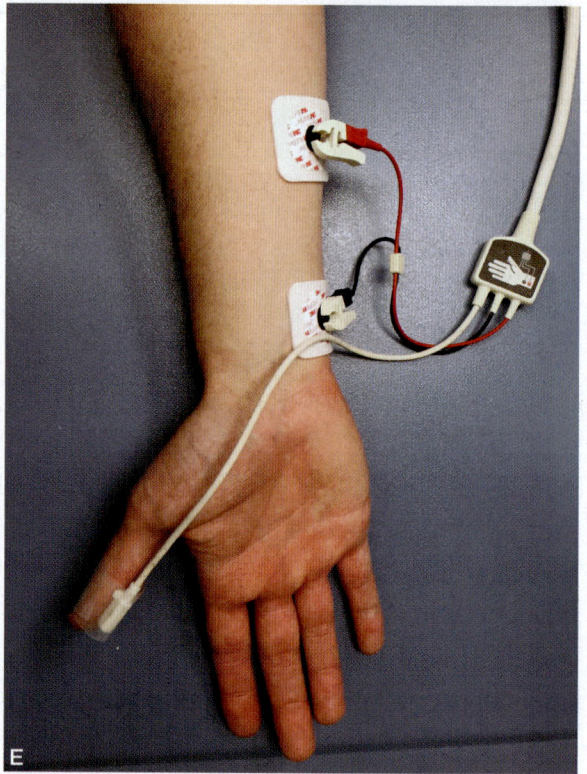

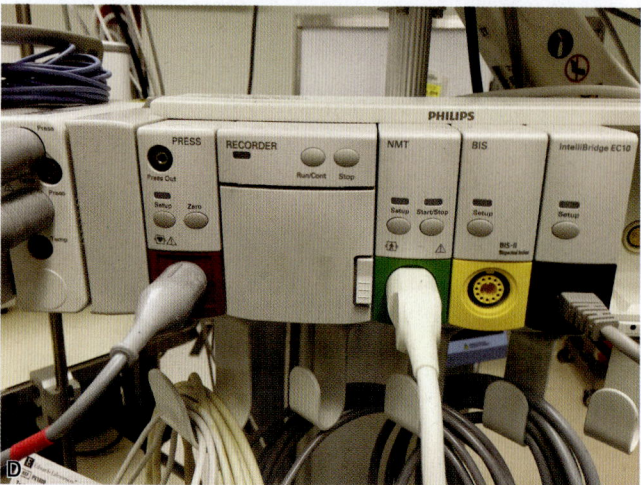

图 21-10

A：周围神经刺激器——迷你神经刺激器。B：加速肌动图神经肌肉监测器。C：加速肌图神经肌肉监测器，TOF-Watch 加速度监测仪近期已停产并不可再购买。D：飞利浦 NMT 模块化装置。E：飞利浦加速肌电图NMT 监测器。电极沿尺神经放置，负（黑色）电极在正（红色）电极远端。加速度传感器粘贴在拇指，传感器与拇指内收方向垂直

肌肉监测仪的刺激单元）产生 0～70mA 的电流。神经刺激器产生的脉冲须是方形波模式（如应为单相和矩形的），因为双向波可能产生重复的神经刺激[60]。神经刺激的强度（电荷，以库伦为单位，Q）是电流（以安培为单位，A）和刺激的持续时间（脉冲宽度，以秒为单位）的产物[61]。比如，4μC 电荷可由 20mA 电流刺激加 200μsec 脉冲宽度达到，也可以由 10mA 电流刺激加 400μsec 脉冲宽度达到。电流必须持续不断地刺激（至少 100μsec，以确保所有神经末梢去极化，而也要低于 300～400μsec，以避免出现神经不应期）。

电流通过含有银-氯化银的表面（皮肤）刺激电极与皮肤接触后传递，降低电阻。表面电极优于侵入性经皮针电极。最适宜的导电表面积是圆形的，直径 7～8mm；这个面积电流密度充足，使周围神经去极化。皮肤电阻很高（高达100 000Ω），"处理"皮肤（如摩擦清洁皮肤后放置电极并等待至少 15min 使氯化银凝胶渗透真皮）可以降低皮肤阻力低于 5 000 欧姆并确保不间断提供最大电流。

监测模式

第一个神经刺激器采用 0.1～10.0Hz 范围内的单个频率重复刺激。肌肉对每个刺激的反应为一个 ST（图 21-11A）。鉴于刺激频率过高可能发生肌肉疲劳，ST 刺激的频率不应超过 0.1Hz（每10s 有 1 个刺激）。为测量神经肌肉阻滞的程度，电流强度从 0mA，5mA 到 10mA 渐进性增加（给予 NMBA 前）。标记所诱发的肌肉反应的振幅，呈现 S 形曲线。肌肉反应的振幅不再随电流强度增加时，就是最大应答，所需的电流被称为"最大电流"。把电流的强度增加到最大值的 120% 以确保所有的神经支配的纤维均去极化，不受皮肤阻力随时间变化的影响；被称为"超强电流"。因为需要基础对照值来比较随时间改变的收缩，ST 形态被用于临床判断神经肌肉阻滞起效，而不是恢复。目前临床使用的不同模式神经刺激的特征总结见表 21-5。

TOF 刺激于 1971 年开始应用于临床，包含 4个连续的频率为 2Hz 的 ST 刺激，分别命名为 T1，T2，T3，和 T4[62-63]（图 21-11B）。每串刺激的频率间隔不少于 15～20s，以避免刺激后肌肉反应的易化。TOF 比率为 T4 振幅与 T1 振幅的比值。NMBA 使用前，TOF 比率的基线是 1.0（100%）。

在部分非去极化阻滞时，随着阻滞程度加深比率降低（衰减）（图 21-11C）。TOF 衰减和非去极化NMBA 使用后突触后受体占用率（%）相关性良好[64]。高达 65%～70% 的 nAChR 阻滞时 TOF 比率没有明显衰减；这些受体形成神经肌肉传递的"安全界限"[65-66]。一旦大约 70%～75% 受体被阻滞（被占用），T4 振幅开始降低，并且随着被占用的受体比例上升，衰减增加（TOF 比率从 1.0 开始降低）。75%～80% 受体被阻滞时，T4 消失，因此TOF 比率（T4/T1）变为 0；此时 TOF 计数（TOFC）是 3，意味着有 3 种可辨别的肌肉反应。当 80%～85% 受体被阻滞时，TOFC 是 2，当 85%～90% 受体被占用时，T2 消失（TOFC=1）。一旦超过 95% 受体被阻滞，TOFC 就会变为 0（表 21-6）。

与 ST 监测相比，TOF 有多重优势：在最大刺激时，T1 和 ST 振幅相同，TOF 无需测定基线——随后的反应按照 T1 的一部分进行测量。通过诱发 4 个反应，能够通过视觉或触觉主观监测衰减程度，或者，通过计数 TOF 诱发反应（颤搐）获得更可靠的评价。此外，只要刺激电流超过阈值电流10mA，TOF 比率在一定范围内就是稳定的（表 21-7）[67]。不同刺激电流下 TOF 的稳定性使得它可用于测量患者从麻醉中复苏时的神经肌肉恢复程度，20～30mA 电流不像 60～70mA 的超级刺激有高度不适[68]。

强直性刺激是以超过 30Hz 的频率反复刺激（图 21-11D）。低于此阈值，重复神经刺激会产生独立的快速收缩。频率超过 30Hz，肌肉反应产生融合形成无衰减的持久收缩（强直比率=1.0）。在部分非去极化阻滞中，强直性收缩变弱（图 21-11E）。最大的随意肌收缩大约 60Hz，频率超过此水平是超生理并可导致无 NMBA 时肌肉收缩的衰减[69]。非去极化 NMBA 的反应造成 TOF 的衰减与强直性刺激的衰减相符。通常强直收缩的研究是持续 5s 的，因此临床经常使用持续 5s 来评估神经肌肉功能，短于 5s 的强直收缩导致评估不准确。当在部分非去极化阻滞中监测，高频率强直性刺激可短暂使 ACh 释放增加，引起随后应答过渡性增加（PTP 期；图 21-6）。由于强直收缩的频率不同，这段增强反应期可能持续 1～2min（5s 50Hz 强直性刺激后），或持续 3min（100Hz 强直性刺激后）[70-71]。在 PTP 期刺激的反应可用于评估 TOF 刺激无反应时阻滞的程度（如当 TOFC=0）。

强直后计数（PTC；图 21-11F），用于深度神经肌肉阻滞期,包含 5s,50Hz 强直性刺激,随后 3s 后有一系列频率为 1Hz 的 15～30 个 ST[72]。强直后颤搐的数量与阻滞的深度成反比:强直后颤搐少,阻滞深。从阻滞深度 PTC=1 恢复至 TOFC 为 1,中效 NMBA 需要 20～30min。PTC 也可用于确定舒更葡糖钠给药(见选择性肌松拮抗剂)。

研究显示,从视觉和触觉(主观)评估 TOF 刺激衰减不能识别残余阻滞的深度(当 TOF 比率>0.40)[73]。通过传递 2 个(而不是 4 个)间隔 0.75s 的强烈刺激(最小强直性爆发),两个融合的反应可被直接比较评估,而不是比较 TOF 的第四个和第一个反应。这个模式被称为双重爆发刺激(DBS3,3;图 21-11G)。数字 3,3 表示每个爆发事件包含 3 个频率为 50Hz 的刺激[74]。由于两个单独爆发的频率是强直性的,连续刺激之间较长的恢复期是必需的(20s)。当 TOF 小于 0.60 时,使用 DBS,临床医生可以检测到衰减(图 21-11H),比主观地监测 TOF 的衰减效果要好(<0.40)。TOF 比率和 DBS3,3 比率线性相关,在 0.0～1.0 之间二者相等。为进一步提高对小幅度衰减的监测能力,另一种模式的 DBS 仅在第二个爆发中使用 2 个最小强直性刺激——被称为 DBS3,2,当 TOF 比率和 DBS3,3 比率为 1.0 时,基线对照 DBS3,2 比率是 0.8(图 21-11 I)[75]。随着衰减的持续,始终保持着 0.2 个单位的偏移量(如 DBS3,3 比率为 0.5 时,对应的 DBS3,2 为 0.3;图 21-11J)。

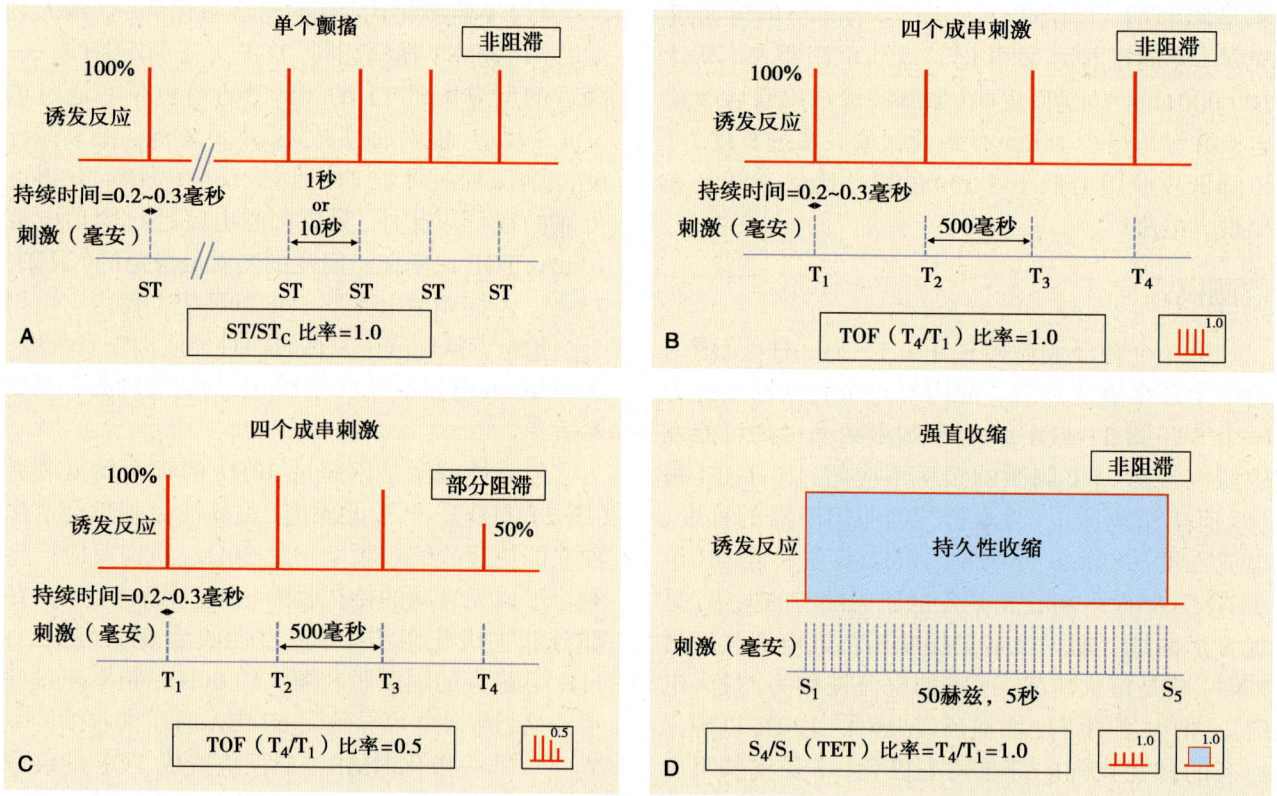

图 21-11

A:单个颤搐(ST)刺激。在建立超强电流(STc)下的基线(对照)ST 振幅后,将 ST 振幅与 STc 比较(ST/STc 比率)。ST 的频率为 1Hz 或 0.1Hz。B:四个成串(TOF)刺激模式。非阻滞状态,TOF 比率=1.0(100%)。插图显示了监测器上的 TOF。T$_1$=序列中的第一个刺激;T$_2$=序列中的第二个刺激;T$_3$=序列中的第三个刺激;T$_4$=序列中的第四个刺激。C:TOF 刺激模式。部分阻滞,TOF 比率=0.5(50%)。插图显示了监测器上的 TOF(TOF 比率=0.5)。D:强直性刺激。非阻滞状态,5s 刺激开始(S$_1$)到结束刺激(S$_5$)没有张力衰减。5s 刺激结束时的张力与开始时的张力比率是强直性(TET)比率(S$_5$/S$_1$ 比率)。插图显示了监测器上的 TOF 和 TET(TOF 比率=1.0;TET 比率=1.0)。S$_1$=5s TET 开始时的强直张力;S$_5$=5s TET 结束时的强直张力;S$_5$/S$_1$=TET 比率

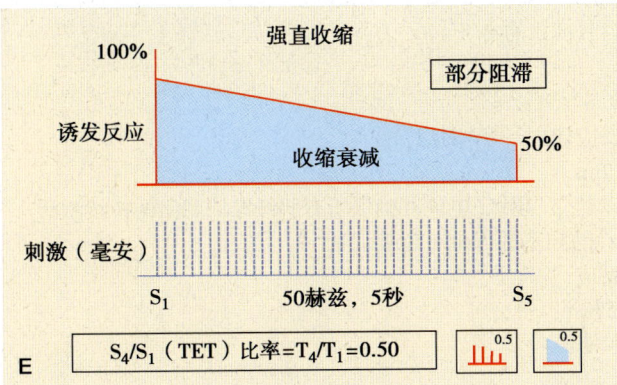

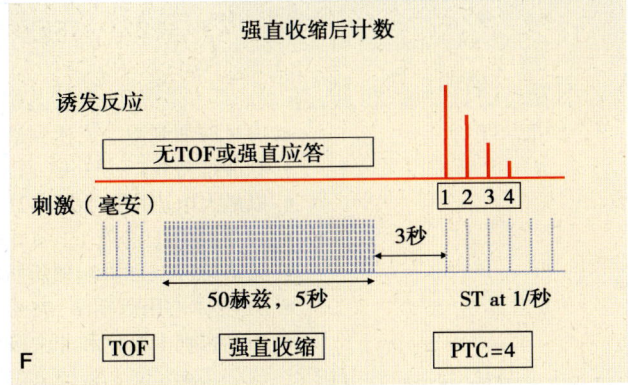

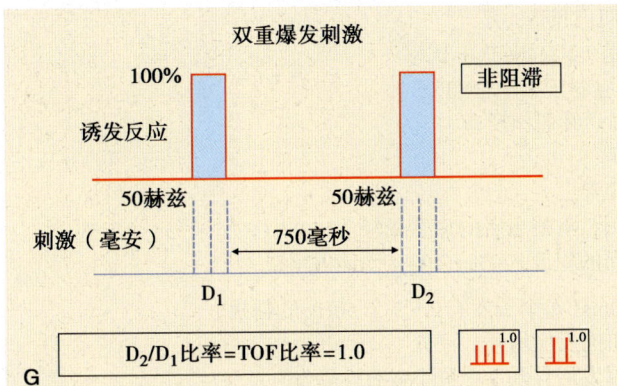

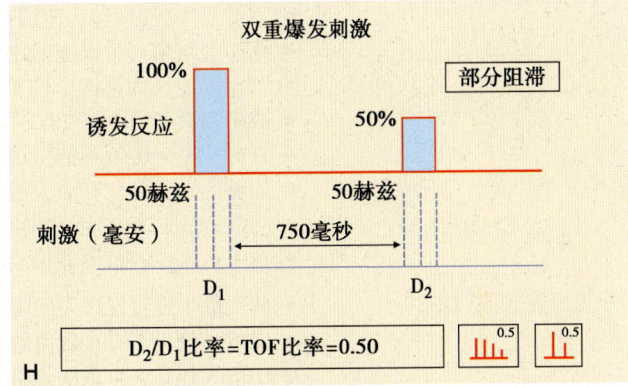

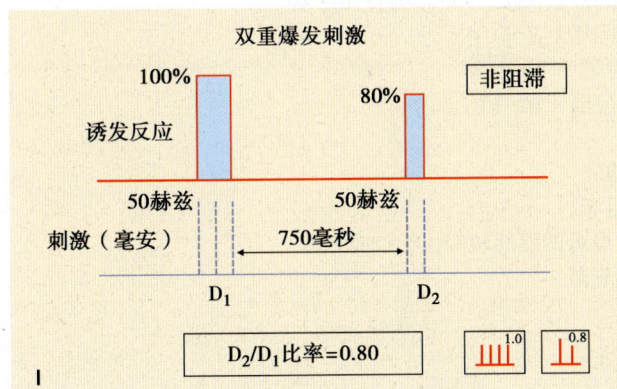

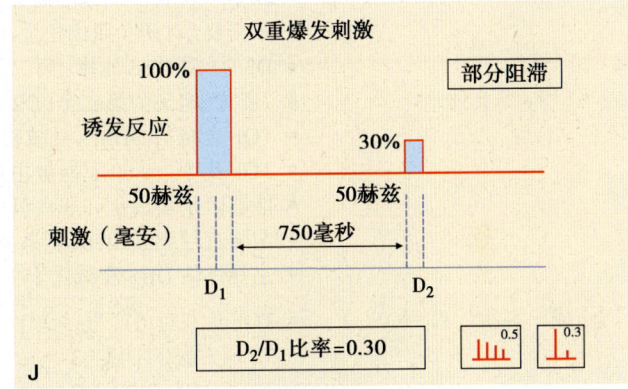

E 强直收缩 部分阻滞
100%
诱发反应
收缩衰减 50%
刺激（毫安）
S_1 50赫兹，5秒 S_5
S_4/S_1（TET）比率=T_4/T_1=0.50

F 强直收缩后计数
诱发反应
无TOF或强直应答
1 2 3 4
刺激（毫安）
3秒
50赫兹，5秒 ST at 1/秒
TOF 强直收缩 PTC=4

G 双重爆发刺激 非阻滞
100% 100%
诱发反应
50赫兹 50赫兹
刺激（毫安） 750毫秒
D_1 D_2
D_2/D_1比率=TOF比率=1.0

H 双重爆发刺激 部分阻滞
100%
诱发反应 50%
50赫兹 50赫兹
刺激（毫安） 750毫秒
D_1 D_2
D_2/D_1比率=TOF比率=0.50

I 双重爆发刺激 非阻滞
100% 80%
诱发反应
50赫兹 50赫兹
刺激（毫安） 750毫秒
D_1 D_2
D_2/D_1比率=0.80

J 双重爆发刺激 部分阻滞
100%
诱发反应 30%
50赫兹 50赫兹
刺激（毫安） 750毫秒
D_1 D_2
D_2/D_1比率=0.30

图21-11(续)

E：强直性刺激。部分阻滞，张力从 S_1 到 S_5 逐渐衰减。5s 刺激结束时的张力与开始时的张力比率是强直性比率（S_5/S_1 比率）。插图显示了监测器上的 TOF 和 TET（TOF 比率=0.5；TET 比率=0.5）。F：对 TOF 刺激无肌肉反应时，接着给予一个 5s 强直性（50Hz）刺激，随后 3s，一系列频率为 1Hz 的 ST 刺激。计数快速衰减的颤搐；颤搐计数为强直后计数。一个较低的强直后计数（PTC）提示阻滞较深。G：双重爆发刺激（$DBS_{3,3}$）由 3 个 50Hz 刺激导致的最小强直性爆发组成（D_1），分隔 750ms 后发生第二个这样的由 3 个刺激导致的最小强直性爆发（D_2）。面板顶部显示 DBS 刺激造成的肌肉反应。由于是最小强直性刺激，每两个爆发导致一个（融合）肌肉收缩。在非阻滞状态，第二个爆发（D_2）与第一个爆发（D_1）的比率就是 DBS 比率（D_2/D_1），为 1.0（100%）。插图显示了监测器上的 TOF 和 $DBS_{3,3}$ 响应（对照 TOF 比率=1.0；$DBS_{3,3}$ 比率=1.0）。H：$DBS_{3,3}$ 由 3 个 50Hz 刺激导致的最小强直性爆发（D_1）组成，与第二次这样的 3 个刺激（D_2）最小强直性爆发间隔 750ms。面板上部显示 DBS 刺激造成的肌肉反应。由于是最小强直性刺激，每两个爆发导致单一的（融合的）肌肉收缩。在部分阻滞状态，第二个爆发（D_2）与第一个爆发（D_1）的比率就是 DBS 比率（D_2/D_1），小于 1.0（100%）。插图显示了监测器上的 TOF 和 $DBS_{3,3}$ 响应（如当 TOF 比率=0.5；$DBS_{3,3}$ 比率=0.5 时）。I：$DBS_{3,2}$ 由 3 个 50Hz 刺激导致的最小强直性爆发（D_1）组成，与第二次 2 个刺激的最小强直性爆发（D_2）间隔 750ms。面板顶部显示 DBS 刺激造成的肌肉反应。由于是最小强直性刺激，每两个爆发导致单一的（融合的）肌肉收缩。由于 D_2 仅包含 2 个最小强直性刺激，肌肉反应（融合）比 D_1 诱导的肌肉反应轻微。在非阻滞状态，第二个爆发（D_2）与第一个爆发（D_1）的比率就是 DBS 比率（D_2/D_1），为 0.8（80%）。插图显示了监测器上的 TOF 和 $DBS_{3,2}$ 响应（对照 TOF 比率=1.0；$DBS_{3,2}$ 比率=0.8）。J：$DBS_{3,2}$ 由 3 个 50Hz 刺激导致的最小强直性爆发（下面板，D_1）组成，与第二次 2 个刺激的最小强直性爆发（D_2）间隔 750ms。面板顶部显示 DBS 刺激造成的肌肉反应。由于是最小强直性刺激，每两个爆发导致单一的（融合的）肌肉收缩。在部分阻滞状态，第二个爆发（D_2）与第一个爆发（D_1）的比率就是 DBS 比率（D_2/D_1），小于 1.0（100%）。插图显示了监测器上的 TOF 和 $DBS_{3,2}$ 响应（如 TOF 比率=0.5；$DBS_{3,2}$ 比率=0.3 时）

表 21-5　不同神经刺激模式的特征

模式	特征
单个颤搐（ST）	<ul><li>通过增加刺激电流达到最大反应建立一个"对照"ST</li><li>脉冲维持 0.1~0.3ms（通常 0.2ms）</li><li>以最大电流增加 20%~30% 以建立"超级"电流并确保所有肌纤维的刺激的持续激活</li><li>一个 1/s（1Hz）或 1/10s（0.1Hz）的频率进行单一超级刺激</li><li>频率超过 1Hz 影响随后肌肉反应</li><li>ST 受体占用范围窄，75%~95%</li><li>不能区别去极化和非去极化阻滞</li></ul>
四个成串刺激（TOF）	<ul><li>四个频率为 2Hz 的 ST 刺激</li><li>不需要"对照"（肌肉阻滞前）肌肉反应</li><li>第四个与第一个反应的比率是 T4/T1 或 TOF 比率</li><li>"衰减"定义为第四个（T4）反应弱于第一个（T1）</li><li>成串刺激间隔 15~20s 不增强后续肌肉反应</li><li>TOF 比率>0.40 不能主观检测</li><li>能够区别去极化和非去极化阻滞</li><li>与强直（或 DBS）刺激相比，刺激清醒患者的痛感较轻</li><li>在手术松弛的范围能检测阻滞的程度，70%~100% 受体占用率</li></ul>
双重爆发刺激（DBS）	<ul><li>两次最小强直性爆发间隔 750ms（每个爆发有 2~3 个 50Hz 的刺激）</li><li>DBS 传递间隔 20s 避免后续肌肉反应增强</li><li>DBS$_{3,3}$ 包含 3 个最小强直性爆发后伴随 3 个最小强直性爆发</li><li>DBS$_{3,2}$ 包含 3 个最小强直性爆发后伴随 2 个最小强直性爆发</li><li>不需要"对照"（肌肉松弛前）肌肉反应</li><li>D2/D1 或 DBS 比率：第二个与第一个的比率</li><li>"衰减"定义为第二个（D2）反应弱于第一个（D1）</li><li>TOF 衰减与 DBS$_{3,3}$ 衰减相同</li><li>TOF 比率>0.60 不能被主观检测</li><li>能够区别去极化和非去极化阻滞</li><li>与强直性刺激相比，刺激清醒患者的痛感较轻，但比 TOF 疼</li><li>主观评估 DBS 衰减优于 TOF 衰减</li></ul>
四个成串刺激计数（TOFC）	<ul><li>TOF 为 0 时可产生一次 T4</li><li>T4 消失时，TOFC=3</li><li>T3 消失时，TOFC=2</li><li>T2 消失时，TOFC=1</li><li>T1 消失时，TOFC=0</li><li>TOFC 与受体占有（阻滞）相关</li></ul>
强直性刺激（TET）	<ul><li>通常频率为 50Hz，持续 5s</li><li>可选择的更高要求的 TET 是 100Hz，持续 5s</li><li>100Hz 的 TET 可能超出正常生理情况且在正常对照组中可引起衰减</li><li>能够区别去极化和非去极化阻滞</li><li>可能直接产生肌肉刺激</li><li>清醒患者疼痛</li><li>超过 5s TET 衰减与 TOF 衰减相同</li><li>间隔少于 3min 的 TET 将增加（增强）随后的肌肉反应</li></ul>
强直后计数（PTC）	<ul><li>5s 50Hz 的 TET 后伴随 3s 1Hz 的 ST</li><li>多 PTC 反应指示阻滞轻</li><li>可评估深度阻滞（TOFC=0）</li><li>PTC=0 时，不推荐追加 NMBA</li><li>间隔少于 3min 的 PTC 可加强随后的肌肉反应</li></ul>

表21-6　非去极化阻滞中受体被占用比率与四个成串刺激比率的关系

受体被占用比率/%	T1（基线/%）	T4（基线/%）	TOF 比率（T1~T4 反应）	TOFC/个
100	0	0	0	0
90~95	0	0	0（T1=0）	0
85~90	10	0	0（T2=0）	1
	20	0	0（T3=0）	2
80~85	25	0	0（T4=0）	3
	80~90	48~58	0.60~0.70	4
	95	69~79	0.70~0.75	4
70~75	100	75~100	0.75~1.00	4
	100	100	0.9~1.0	4
50	100	100	1.0	4
25	100	100	1.0	4

TOF，四个成串刺激；T1，TOF 的第一个颤搐；T2，TOF 的第二个颤搐；T3，TOF 的第三个颤搐；T4，TOF 的第四个颤搐；TOFC，四个成串刺激计数。

表21-7　三种深度神经肌肉阻滞时不同电流强度神经刺激产生的四个成串刺激比率强度

50mA 时阻滞深度	20mA 时 TOF 比率	30mA 时 TOF 比率	50mA 时 TOF 比率
TOF≤0.70（n=28）	0.500±0.180	0.506±0.170	0.513±0.160
TOF>0.70，<0.95（n=25）	0.915±0.100	0.906±0.080	0.894±0.070
TOF≥0.95（n=30）	0.972±0.060	0.972±0.040	0.995±0.020

TOF，四个成串刺激；mA，毫安；n，评估数。

摘自 Brull SJ, Ehrenwerth J, Silverman DG. Stimulation with submaximal current for train-of-four monitoring. *Anesthesiology*.1990；72：629-632。

检测和记录反应

评估神经肌肉阻滞的程度有多种模式，包括主观和客观评估及临床标准评价[76]，也有不同的技术测量诱发反应（客观评价）。值得注意的是，大多数临床医生至今依然会采用视觉和触觉的方式对阻滞程度或神经肌肉恢复的状态进行主观评估。

对神经肌肉功能的主观评估可能包括感觉（触觉）或观察（视觉）TOF 刺激的衰减程度。这些主观评估是不准确的（表21-8）；当 TOF 恢复超过 0.40，临床医生不能准确检测 TOF 衰减。评估 50Hz 强直性刺激的衰减不如 TOF 衰减准确。主观检测 DBS 或 100Hz 强直性刺激衰减（当 TOF<0.70）可能与充分恢复的阈值（定义为

表21-8　在微弱神经肌肉阻滞期间（TOF 比率=0.40~0.70）使用主观（视觉或触觉）方法正确辨识四个成串刺激和双重爆发刺激反应衰减发生的可靠性

真阳性（正确辨识衰减的出现）	TOF	DBS$_{3,3}$	DBS$_{3,2}$
Engbaek et al.[74]	—	64%	96%
Drenck et al.[78]	16%	78%	—
Viby-Mogensen et al.[73]	36%	—	—
Gill et al.[79]	16%	69%	—
Ueda et al.[75]	—	73%	96%
Brull et al.[80]	42%	67%	72%

TOF，四个成串刺激；DBS，双重爆发刺激。

TOF≥0.90)接近,但是这些评价因为 DBS 和强直性刺激相关的疼痛而不适用于等待气管拔管的苏醒患者。检测衰减的能力不受观察者经验的影响,视觉和触觉方法检测衰减的能力没有区别[73]。因此,取决于主观(定性)评价衰减的临床决定可能是不正确的,并不降低氧去饱和或需要再次气管插管的风险[77]。这一事实被过去 40 年大量持续的试验记录支持,即临床医生不能检测到 TOF 衰减,导致术后残余麻痹发生(表 21-9)。

主观评价的局限性延伸到阻滞深度的术中管

表 21-9　术后残余麻痹的选择报告,1979—2016 年

研究	长效 NMBA	中效 NMBA	逆转	TOF 阈值	监测模式	残余麻痹	
Viby-Mogensen *Anesthesiology*.1979;50:539	d-TC Panc Gallam		是	0.7	无	42%	第一个报告突出 RNMB 问题
Bevan *Anesthesiology*.1988;69:272	Panc	Atrac Vec	是 是 是	0.7	主观	36% 4% 9%	中效 NMBA 使用后残余麻痹很少
Brull *Can J Anaesth*.1991;38:164	Panc	Vec	是 是	0.7	主观	45% 8%	用低电流测试以降低不适
Fawcett *Acta Anaesthesiol Scand*.1995;39:288		Atrac/Vec 推注 输注	是 是	0.7 0.7	主观	12% 24%	输注比推注 RNMB 多
Berg *Acta Anaesthesiol Scand Suppl*.1997;110:156	Panc	Atrac/Vec	是 是	0.7 0.7	主观	26% 5%	肺不张与 RNMB 相关
Debaene *Anesthesiology*.2003;98:1042		Atrac Vec Roc	否	0.7 0.9	无	16% 45%	单次注射后 >4 h 出现 RNMB
Murphy *Anesth Analg*.2003;96:1301	Panc	Roc	否 否	0.8 0.8	可选	82% 0%	心脏术后
Murphy *Anesth Analg*.2004;98:193	Panc	Roc	是 是	0.7 0.9 0.7 0.9	主观	40% 83% 5.9% 29%	麻醉后恢复室出室延迟
Baillard *Br J Anaesth*.2005;95:622		Atrac/Vec/Roc	是(-42% 患者)	0.9	60%患者	3.5%	拮抗和使用监测时 RNMB 很少
Cammu *Anesth Analg*.2006;102:426		Atrac/Cis/Miv/Roc 门诊患者 住院患者	26% 25%	0.9	临床(49% 病例)	38% 47%	320 名住院患者中 1 名需要在麻醉后恢复室再次插管;主观评估不能降低残余麻痹的发生率
Murphy *Anesthesiology*.2008;109:389		Roc	是	0.9	AMG 主观	5% 30%	AMG 降低 RNMB 风险

研究	长效 NMBA	中效 NMBA	逆转	TOF 阈值	监测模式	残余麻痹	
Butterly *Br J Anaesth*.2010；105：304		Vec/Cis	是	0.9	主观	22%	使用顺式阿曲库铵减少 RNMB
Murphy *Anesthesiology*.2011；115：946		Roc	是	0.9	AMG	15%	AMG 监测降低 RNMB
				0.9	主观	50%	
De Souza *Rev Bras Anestesiol*.2011；61：145		Roc	是	0.9	临床	10%	儿科患者（3个月～12岁）；46% 使用罗库溴铵的患者和 25% 使用阿曲库铵的患者发生了不适当的逆转（太深或太浅）
		Atrac	是	0.9		10%	
Cammu *Anaesth Intensive Care*.2012；40：999		Atrac/Roc/Miv			0.9	主观（38% 病例）		体重指数是麻醉后恢复室患者出室的独立预测因子
			否			15%	
			Neo			15%	
			Sgx			2%	
Norton *Rev Esp Anestesiol Reanim* 2013；60：190		Roc/Cis	是	0.9	可选	30%	51%RNMB 患者存在 CRE；RNMB 患者的气道阻塞、严重低氧血症和呼吸衰竭均较高
Ledowski *Indian JAnaesth*.2013；57：46		未指定			0.9	主观		RNMB 与肺不张和肺炎相关
			否			16%	
			Neo			13%	
			Sgx			3%	
Esteves *Eur JAnaesthesiol*.2013；30：243		Atrac/Cis/Roc/Vec	是（67% 患者）	0.9	主观	26%	拮抗的不完全恢复比不拮抗更频繁（31% *vs.* 17%）
Kotake *Anesth Analg*.2013；117：345		Roc			0.9	临床		仅使用舒更葡糖钠而不监测时，RNMB 的发生率为 9%
			否			13%	
			Neo			24%	
			Sgx			4%	
Pietraszewski *Anaesthesiol Intensive Ther*.2013；45：77		Roc	否	0.9	未使用	44%	老年患者 RNMB 发病率为 44%，而年轻患者为 20%
Fortier *Anesth Analg*.2015；121：366		Roc	是	0.9	可选	64%	进入麻醉后恢复室的患者 RNMB 发生率是 56%
Xara *Arch Bronconeumol*.2015；51：69		NMBA 在 66% 患者中使用	是	0.9	可选	18%	RNMB 的患者发生 CRE 较常见（46%）

表 21-9　术后残余麻痹的选择报告，1979—2016 年（续）

表 21-9　术后残余麻痹的选择报告，1979—2016 年（续）

研究	长效 NMBA	中效 NMBA	逆转	TOF 阈值	监测模式	残余麻痹	
Ledowski *Anesthesiol Res Pract*.2015; 2015:410		Atrac/Roc/Vec	是（48% 患者）	0.9	可选（在 23% 患者使用）	28%	对于儿科患者，新斯的明拮抗后 RNMB 的发生是不拮抗的两倍
Brueckmann *Br J Anaesth*.2015; 115: 743		Roc			主观		舒更葡糖钠治疗的患者出手术室时间较短
			是-Neo	0.9		43%	
			是-Sgx	0.9		0%	
Aytac *Braz J Anesthesiol*. 2016; 66: 55		Atrac/Rzoc/Vec	是-Neo（66% 患者）		临床		82% 患者 SpO$_2$≤90%，TOF≤0.90；43% 患者 TOF<0.70 需要气道支持
				0.7		15%	
				0.9		43%	

NMBA，神经肌肉阻滞剂；TOF，四个成串刺激；d-TC，右旋筒箭毒碱；Panc，泮库溴铵；Gallam，加拉碘铵；RNMB，残余神经肌肉阻滞；Atrac，阿曲库铵；Cis，顺式阿曲库铵；Vec，维库溴铵；Roc，罗库溴铵；Miv，米库氯铵；AMG，加速肌动描记法；CRE，危重呼吸事件；Sgx，舒更葡糖钠

理。临床医师可能认为根据主观评估阻滞深度（根据 TOFC 确定）的术中管理比在气管拔管前进行评估残余阻滞（通过 TOF 衰减）更可靠。遗憾的是，这种对 TOFC 的主观评估容易低估肌肉阻滞深度，高估神经肌肉恢复的程度[81-82]。所有现有数据均支持这样的结论，即主观评估神经肌肉功能不足以指导术中 NMBA 管理或检测神经肌肉恢复，无法避免残余神经肌肉麻痹和危重呼吸事件的发生。

肌肉阻滞的临床测评已被提倡数十年；尽管握力检测、肺活量、潮气量、抬头或抬腿等仍在临床中使用，但在肌松残余的监测方面能力有限。值得注意的是，当前使用的临床适应证均不需要充分的肌肉功能，也不能帮助临床医生判断残余肌松效应。吸气负压（NIF-1.96kPa，不正确的）常被视为神经肌肉恢复的适应证[83]，比 8.82kPa 的正常 NIF 的 25% 还少（表 21-10）。事实上，没有临床试验的敏感性超过 0.35（全身无力），特异性超过 0.89（5s 持续握紧），阳性预测值超过 0.52（持续压舌试验），或阴性预测值超过 0.66（全身无力）[84]。常用的 5s 抬头试验的预测价值也非常有限，多数志愿者在 TOF 比率为 0.5 时可维持抬头超过 5s。最好的临床试验，咬紧压舌板对抗拔出试验，不能用于尚未拔除气管导管的患者[85]。

几十年来陆续有研究报道，不管使用何种 NMBA，用临床标准或主观评估进行术中的肌松

表 21-10　健康清醒的志愿者在部分神经肌肉阻滞时各种临床体征和最大吸气力之间的关系

参数	最大吸气力 /kPa
对照（无神经肌肉阻滞）	−8.82
5s 抬头	−5.19
有效吞咽	−4.21
不用抬下颌气道通畅	−3.82
声门关闭对抗瓦尔萨尔瓦动作	−2.94
肺活量＞对照组的 33%	−1.96

基线，志愿者的最大吸气力为 −8.82kPa 并完成所有动作。部分麻痹后，当最大吸气力为 −2.94kPa 时，不能确保气道保持开放（−3.82kPa）和有效吞咽（−4.21kPa）。

摘自 Zwiers A, van den Heuvel M, Smeets J, et al. Assessment of the potential for displacement interactions with sugammadex: a pharmacokinetic-pharmacodynamic modelling approach. *Clin Drug Investig*. 2011; 31: 101-111; data from Pavlin EG, Holle RH, Schoene RB. Recovery of airway protection compared with ventilation in humans after paralysis with curare. *Anesthesiology*. 1989; 70; 381-385。

管理，在麻醉后恢复室行客观监测仍有超过 40% 患者存在肌松残余（TOF<0.90）（表 21-9）。这一现象的意义重大，因为术后残余麻痹使需要非计划再次气管插管和 ICU 治疗的患者术后死亡率增加 90 倍[77]。鉴于术后肌松残余的患者常发生肺部并发症，强烈推荐拔管前客观地监测拮抗是否充分。

客观评估包括客观记录、处理和测量肌肉对神经行电刺激或机械刺激的反应。肌电图（EMG）是最古老的测量神经肌肉传导的方法之一。EMG监测是通过皮肤表面电极刺激周围神经（通常用尺神经），测量神经支配肌肉（拇收肌）产生的动作电位。测量诱发反应包括肌肉动作电位曲线下面积，信号峰值-基线或峰值-振幅峰。刺激电极应沿周围神经放置，避免直接刺激肌肉（不受 NMBA 阻滞限制）。一个记录电极放在监测肌肉的腹侧（接近神经肌肉接头），第二个电极放在肌肉止点。临床上，最常用尺神经与拇收肌（APM）组合，因为 APM 是唯一被尺神经支配的位于手桡侧的手部肌肉——降低直接肌肉刺激的机会。手部其他可被监测的肌肉包括第一骨间背侧（FDI）肌和小指展（ADM）肌。手部肌肉产生松弛和恢复的时间差异很小，这些差异没有临床意义。EMG 的限制是对电流干扰非常敏感（如透热疗法）。

肌动图（MMG），与 EMG 类似，是标准记录肌肉收缩力和测量神经肌肉功能的方法之一。通过 MMG（和 EMG），支配神经是尺神经，通过一个接口式力传感器测量拇收肌（APM）的力量。虽然绝大多数研究使用 MMG 做研究，但由于价格、体积巨大和使用困难的问题，临床已不再使用。为获得准确和一致的结果，监测臂必须固定，应用测量预张力作为对照值，因为 MMG 对温度影响敏感，必须严格维持温度参数。

加速肌动图（AMG）是过去二十年最常用的测量肌肉功能的方法。AMG 包括与一个运动的肌肉（通常是拇指）相连的加速度传感器以测量肌肉对神经刺激反应的加速度（尺神经；图 21-10B、C、E）。该技术基于牛顿运动第二定律，F=m×a，APM 收缩的力量与拇指的加速度成正比（因为质量不变）。虽然 AMG 是最常用的肌松监测器，但是有诸多因素限制其成为临床肌松的"监护金标准"。AMG 设置可能很简单，如果正确完成，但相对费时；术中拇指必须能够自由活动——任何手臂或手的移动都会改变拇指内收的方向或基线，迫使重新校准，因为校准和非校准的测量值是不能互换的[86]；当患者手臂收入手术铺单下时，则 AMG 监测器不可使用，除非手臂是用特殊导管保护[87]；在神经肌肉阻滞的恢复过程中，AMG 衍生的 TOF 值没有 EMG 值准确并且高估了 EMG 评估恢复的程度[88-89]。AMG 测量的基线（神经肌肉阻滞前）TOF 值通常大于 1.0（100%），可能实际高达 147%。

这一超调需要"标准化"——或在气管拔管前计算 TOF 的恢复率作为高 TOF 比率的一个函数[90]。新式 AMG 为基础的监测仪利用三维加速度传感器来促进一致性和可靠性，但其他局限性仍然存在。

测量位移（压电描记法［KMG］运动肌描记术）是机械运动学的一种形式，通过弯曲的力学感受器（金属片）产生电流。模压片放置在拇指和示指间凹陷处；尺神经刺激产生 APM 收缩使片弯曲，产生电流。KMG 使用简单，但结果不能与其他技术获得的结果转换。例如，KMG 测得 TOF 比率 0.9 相当于 EMG 测得 TOF 比率 0.8。两种技术的一致性差异可达到 0.65～1.00[91]。另一项限制是 KMG（与 AMG 类似）需要拇指自由移动，测试结果对手臂和手的移动特别敏感，会造成基线改变导致测量不准确。尽管如此，KMG 仍被公认为临床有价值的肌松监测技术。

肌肉敏感性差异

长期以来都认为 NMBA 并不同时影响所有肌肉，或产生相同深度的肌松。需要注意的是给予 NMBA 是为了提供良好的插管条件，声带麻痹，腹部肌肉松弛，或膈肌固定。临床医师没有检测喉部肌肉，腹肌或者膈肌。了解不同肌肉对 NMBA 的反应差异很有临床意义。

APM 的监测最为常见（主观或客观）。作为外周肌肉，APM 的起效时间与血流丰富（药物传输）的中枢肌肉相比有所延迟。APM 对非去极化 NMBA 更敏感，因此与中枢肌肉（膈肌，喉肌；图 21-12）相比恢复延迟。即使是监测类似的外周肌

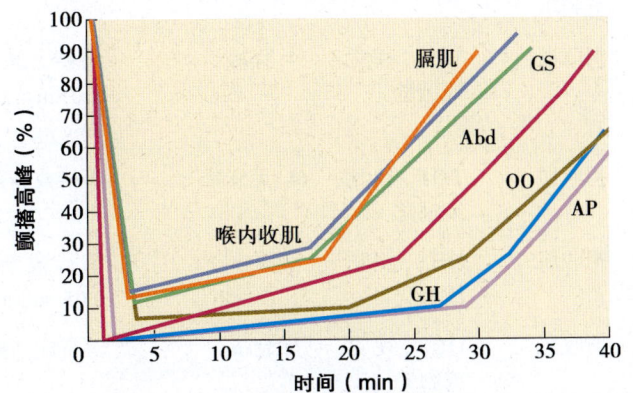

图 21-12

给予罗库溴铵（0.6mg/kg）后不同肌肉发生颤搐高峰的时间。CS，皱眉肌（眉毛）；Abd，腹部肌肉；OO，眼轮匝肌（眼睑）；GH，颏舌骨肌（上气道）；AP，拇收肌（拇指）

肉也会引起错误：刺激尺神经，APM 收缩同时第五指也屈曲。然而，第五指收缩恢复较 APM 迅速，因此如果以第五指恢复做出临床决定会高估其他肌肉的恢复程度（表 21-11）。

表 21-11　根据监测处理神经肌肉阻滞的建议				
位点	模式	反应	说明	注解
气管插管条件的预测				
任何位点	单个颤搐，TOF	有	未见合适情况	插管需要深度阻滞
皱眉肌	单个颤搐，TOF	无	可有合适情况	皱眉肌映射声带和膈肌
拇收肌	单个颤搐，TOF	无	大剂量时可见合适情况	拇收肌比声带和膈肌更敏感
屈肌（足）	单个颤搐，TOF	无	大剂量时可见合适情况	足部肌肉敏感且阻滞迟缓
术中条件				
拇收肌	PTC	1～2	深度阻滞	可恢复膈肌运动，拇收肌无 TOF 反应
皱眉肌	TOF	1～2	深度阻滞	可恢复腹部张力，拇收肌无 TOF 反应
拇收肌	TOF	1～2	中度阻滞	多数情况能够胜任
皱眉肌	TOF	4，有或无衰减	中度到轻度阻滞	无拇收肌的数据很难解释
拇收肌	TOF	4，有或无衰减	轻度阻滞	可能需要加深肌松
恢复期管理				
拇收肌	PTC	0	等待或舒更葡糖钠 16mg/kg	仅罗库溴铵或维库溴铵后使用舒更葡糖钠
拇收肌	PTC	1～2	等待或舒更葡糖钠 4mg/kg	
皱眉肌	TOF	1～2	等待或舒更葡糖钠 4mg/kg	
拇收肌	TOF	2	等待或舒更葡糖钠 2mg/kg	
皱眉肌	TOF	4，有或无衰减	等待、与拇收肌关联或舒更葡糖钠 4mg/kg	皱眉肌恢复较早 与拇收肌关联更好
小鱼际（第五指）	TOF	4，有或无衰减	观察拇指运动	拇收肌恢复较迟
拇收肌	TOF，视觉或触觉	4，衰减	等待、新斯的明 0.04～0.05mg/kg 或舒更葡糖钠 2mg/kg	新斯的明：任何非去极化阻滞剂后
拇收肌	TOF，视觉或触觉	4，无衰减	等待或新斯的明 0.02mg/kg	
拇收肌	DBS，视觉或触觉	衰减	等待或新斯的明 0.02～0.05mg/kg	如果没有 TOF 衰减需要少量新斯的明
拇收肌	DBS，视觉或触觉	无衰减	等待或新斯的明 0.02mg/kg	TOF 比率=0.6 时检测 DBS 衰减
拇收肌	TOF，定量的	TOF 比率<0.9	等待或新斯的明	如果 TOF 比率<0.4，新斯的明为 0.04～0.05mg/kg；如果 TOF 比率>0.4，新斯的明为 0.02mg/kg

表21-11　根据监测处理神经肌肉阻滞的建议（续）

位点	模式	反应	说明	注解
拇收肌	100Hz TET	无衰减	不需要拮抗	TOF 比率=0.8～0.9 时，检测到 100Hz TET 衰减
拇收肌	TOF，定量的	TOF 比率≥0.9	不需要拮抗	完全恢复

TOF，四个成串刺激；PTC，强直后计数；DBS，双重爆发刺激；TET，5s 强直性刺激。

实际操作取决于患者，手术操作和先前对神经肌肉阻滞剂的反应。神经肌肉阻滞深度分级见表21-12。

当术中患者手臂不能监测，临床医师通常会监测面部肌肉，如面神经的神经支配和评估眼肌收缩，包括眼轮匝肌或皱眉肌。两种面部肌肉的恢复时间不相同：眼轮匝肌移动眼睑与APM的恢复时间类似，而负责移动眉毛的皱眉肌与喉内收肌的恢复时间类似（图21-12）。

较少见的是，在条件有限的情况下使用下肢拇短屈肌监测神经肌肉阻滞，会产生拇趾收缩。肌肉恢复的时间与APM类似。

电极放置

监测APM，刺激电极沿尺神经放置在前臂的掌侧表面。远端（负极）电极放置在离腕皱褶近端2cm处，近端（正极）电极沿尺神经走行，放置在离负极电极近端3～4cm处（图21-10E）。

临床通常在脸上放置刺激电极并监测眼睑（眼轮匝肌）肌肉。不应将电极放在颞部和下颌，可能导致直接肌肉刺激而错误评估神经肌肉恢复。事实上，现在临床监测"眼肌"会造成术后残余麻痹风险升高5倍[92]。刺激电极放置在眼睛外侧或沿颧弓放置，是临床最常用的位点，可能激活其他面部肌肉并混淆评估。面神经最适宜在乳突前部进行刺激，神经出颅点，将第二个电极放在耳前。然而尽管电极放置在最佳位置，但是由于直接刺激肌肉，即使完全阻滞的时候仍能引起肌肉反应。沿内踝刺激胫后神经产生拇趾屈曲收缩。监测拇趾的神经肌肉阻滞时程与APM类似。

监测和临床应用

关于NMBA神经肌肉阻滞起效、维持、恢复时间的知识对患者提供最佳围术期管理至关重要。当前关于"充分"恢复的定义同样重要，在过去的30年中，充分恢复的标准发生了改变。目前，校准的标准化的TOF比率大于等于0.9被认为是神经肌肉功能完全恢复的阈值（最低要求）。在此恢复水平，绝大多数呼吸和其他运动功能已恢复至松弛前状态。相反，残余神经肌肉阻滞的患者术后行肺功能测试，用力肺活量和最大呼气流量可降低20%[93]。同样的，可在达到TOF比率0.9的健康志愿者中，可观察到吞咽能力受损以及误吸咽部液体的情况（图21-13）[94]。大型腹部手术后可观察到呼吸肌无力（测量最大吸气和呼气压，用力肺活量和1s用力呼气量），残余神经肌肉麻痹也不能排除，直到加速肌动图TOF比率阈值达到至少1.0[95]。由于以上原因，这一阈值是神经肌肉功能可接受的最低水平，特别是老龄患者、肺部疾病患者或肺误吸风险高的患者[96]。

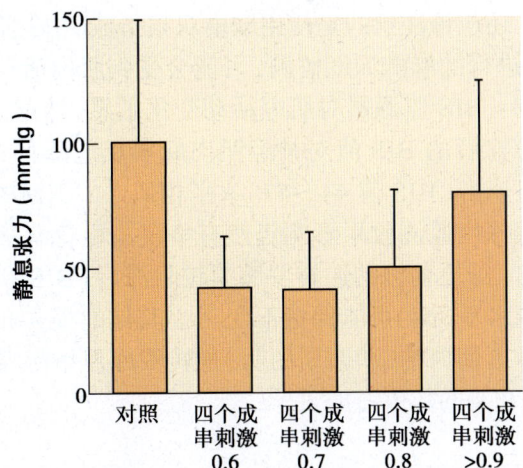

图21-13　志愿者给予维库溴铵后食管上段的静息张力在拇收肌处测量四个成串刺激（TOF）比率。与对照组相比，在TOF比率>0.9之前，所有麻痹情况张力均显著下降（经 Eriksson LI, Sundman E, Olsson R, et al. 授权。Functional assessment of the pharynx at rest and during swallowing in partially paralyzed humans: Simultaneous videomanometry and mechanomyography of awake human volunteers. *Anesthesiology.* 1997; 87: 1035）

评估插管条件最重要的是监测中央肌肉（或者与中央肌肉时间进程相似的外周肌肉）。当非去极化 NMBA 的剂量足以阻滞中央肌肉的抵抗力时，喉肌由于其丰富的血液供应和药物输送，其起效比 APM 更早（图 21-12、表 21-11）。

目前，临床挑战之一是手术要求术中深度的肌松效应（见表 21-12 中"强烈（深度）神经肌肉阻滞的逆转"）。这可以用大剂量的非去极化的 NMBA 实现，但因其阻滞时间延长，可能增加肌松

残余及相关并发症的发生。如果需要一个膈肌运动阻滞的深度，其阻滞深度可以用 PTC 监测——PTC 1 或 2 可以满足绝大多数手术。这种阻滞的水平，用中等剂量的舒更葡糖钠（4mg/kg）即可实现逆转。相反，在使用胆碱酯酶抑制剂拮抗肌松前，自主恢复要至少达到 TOFC 2 或 3。（见"神经肌肉阻滞的逆转"）。术中深度阻滞的患者，术后残余麻痹的风险尤其高，这可能与隐性误吸，低氧血症，二次插管及麻醉后恢复室（PACU）延时的风险相关[76]。

表 21-12　非去极化神经肌肉阻滞深度主观和客观的标准分类

阻滞深度	强直后计数（PTC）/个	四个成串刺激计数（TOFC）/个	主观 TOF 比率	测量（客观）TOF 比率
强直（深度）阻滞	0	0	0	0
深度阻滞	≥1	0	0	0
适度阻滞	NA	1～3	0	0
轻度（浅）阻滞	NA	4	衰减	0.1～0.4
微阻滞	NA	4	无衰减	>0.4 且＜0.90
完全恢复	NA	4	无衰减	≥0.90～1.00

NA，无数据。

改编自 Fuchs-Buder T, Claudius C, Skovgaard LT, et al. 8th International Neuromuscular Meeting: Good clinical research practice in pharmacodynamic studies of neuromuscular blocking agents Ⅱ: the Stockholm revision. *Acta Anaesthesiol Scand.* 2007; 51: 789-808。

还应该注意的是使用脑电双频指数（BIS 监测器）进行的麻醉深度监测，可能会受到肌肉活动的影响。BIS 监测器对肌电活动变化敏感，清醒、瘫痪志愿者的 BIS 值对神经肌肉麻痹反应降低，与全身麻醉（BIS 值 44～47）水平相似[97]。NMB 对麻醉深度监测效果影响仍然有争议。尽管有报告指出，舒更葡糖钠逆转罗库溴铵阻滞后，BIS 和状态熵水平（熵）可能保持不变[98]。其他的报告亦指出舒更葡糖钠（和新斯的明）逆转罗库溴铵阻滞后 BIS 和熵的数值增加[99-100]。

神经肌肉阻滞的拮抗

胆碱酯酶抑制剂

阻断或抑制神经肌肉接头（NMJ）处的乙酰胆碱（ACh）的分解，导致突触间隙可用的 ACh 增多，使之更好地与非去极化 NMBA 竞争结合受体 α 亚基；ACh 与烟碱乙酰胆碱受体（nAChR）的结合产生正常的传导。临床上目前有三种可用的乙酰

胆碱酯酶抑制剂（抗胆碱酯酶药物）：新斯的明，氯化腾喜龙和溴吡斯的明。这些胆碱酯酶抑制剂是四价复合物，极大剂量也不能通过血脑屏障而发挥中枢作用。同等剂量下持续作用时间相似（60～120min），但氯化腾喜龙起效最快，新斯的明次之，最长的是溴吡斯的明。毒扁豆碱，另一种胆碱酯酶抑制剂，是一种叔胺，但因为其能够穿过血脑屏障（并有中枢效应），因此不用于神经肌肉阻滞的药物逆转。氯化腾喜龙，与所有胆碱酯酶抑制剂相似，逆转深度阻滞无效，它很少作为一线药物使用，除非其他药物无效（见药物不足和临床影响）。由于起效时间比新斯的明长，溴吡斯的明在麻醉实践中很少用于拮抗神经肌肉阻滞；而通常用作治疗重症肌无力的口服胆碱酯酶抑制剂。新斯的明仍然是目前最常用的抗胆碱酯酶药物，即便美国最近已经批准了一种新型更有效的药物（见选择性肌松拮抗剂）。

新斯的明

所有的胆碱酯酶抑制剂，包括新斯的明，都能

抑制乙酰胆碱酯酶，引起 NMJ 处的 ACh 浓度的增加，增加 EPPs 的大小和持续时间，促进正常的神经肌肉传递。新斯的明的抑制作用有浓度依赖性，高浓度（$>2.5\times10^{-5}$mol/L）可能直接阻断 ACh 受体[101]。由于乙酰胆碱酯酶能够阻断所有的胆碱能突触，所有的胆碱酯酶抑制剂均有明显的拟副交感神经作用。因此，他们一般与格隆溴铵（类似于新斯的明起效慢）或阿托品（类似氯化腾喜龙起效迅速）合用。新斯的明作为拮抗剂有天花板效应，其对抗神经肌肉阻滞能力有限，对超出相当于 TOF 比率值为 0.6 时的神经肌肉功能无效。不建议增加剂量超过 70μg/kg，这种剂量可能导致神经肌肉功能障碍。同样，在神经肌肉功能几乎完全恢复时，即使小剂量新斯的明（30μg/kg）也可能会导致上气道塌陷，并可能降低颏舌肌的活动[102]。

在儿科人群中，即使新斯的明常规应用于拮抗 NMBA，残余神经肌肉阻滞可伴有严重的并发症。然而，目前很少有关于在儿科人群中使用新斯的明有效性或安全性的数据[103]。

拮抗的影响因素

胆碱酯酶抑制剂辅助恢复率取决于几个因素：药物作用时的神经肌肉阻滞深度；胆碱酯酶抑制剂剂量；NMBA 的类型（长效与中效）；患者年龄；麻醉方式（全静脉麻醉与吸入麻醉）。当深度阻滞时，如 PTC 为 1 或 2 时，新斯的明的恢复（至 TOF≥0.90）时间可能超过 50~60min，恢复的时间范围很宽，约为 46~312min[104]。在这个阻滞深度（PTC 为 1 或 2）时，23% 的患者接受新斯的明至少需要 60min 才能完全恢复[105]。文献建议不应该在深度阻滞时进行拮抗，至少有两个原因。首先，研究表明"早期"拮抗（维库溴铵或罗库溴铵给药后 5min 后，TOF 值为 0 时），与 TOF 值为 3 或 4 时不具有任何优势：总恢复时间相似，不依赖于新斯的明的给药时间[106]。其次，已知新斯的明诱导恢复的特点是最初快速（部分）恢复，后续慢恢复（图 21-14）。如果是在深度阻滞时给予新斯的明，最初快速恢复将发生在一个不应期，可能（或可见）没有反应，随后在较浅阻滞时缓慢和长期的恢复。在 TOF 恢复过程中，会出现这种慢相的时间过程，当主观评价残余效应不充分（TOF 值在 0.4~0.9），此时，患者可能由于过早气管拔管而出现严重的呼吸系统风险。另一方面，如果当 TOFC 自然恢复到 3 或 4 时，给予新斯的明拮抗（或使用舒更葡糖钠生效），将从给药初期快速恢复 TOF 比率至正

常，随后经缓慢并延迟恢复 TOF 值到 1.0[107]。

值得一提的是，临床实践常常与科学数据所显示的不同。应当避免为了加速拮抗过程，而给予大于 70μg/kg 剂量的新斯的明，或联合应用胆碱酯酶抑制剂（如新斯的明加氯化腾喜龙）。胆碱酯酶抑制剂可抑制胆碱酯酶，一旦被 100% 抑制，增加剂量或更换抑制剂种类不能进一步提高 ACh 在 NMJ 的浓度，促进正常的神经肌肉传递。此时，额外的胆碱酯酶抑制剂实际上可能阻断 ACh 受体，导致神经肌肉乏力[101]。

多数吸入麻醉药可能不同程度地增强神经肌肉阻滞（地氟烷＞七氟烷＞异氟烷＞氟烷＞一氧化二氮），而静脉麻醉技术（如基于丙泊酚和/或阿片类）对 NMBA 的增强效应如果有的话，也最弱。在丙泊酚维持麻醉时，给予新斯的明 70μg/kg 来拮抗中等程度的阻滞时（触觉确定 TOFC 为 1），要使 TOF 值恢复到 0.9，2 倍 ED$_{95}$ 的罗库溴铵平均需要 8.6min（范围 5~19min）；如果用七氟烷维持麻醉，同等剂量的罗库溴铵可能需要 28.6min（范围 9~76min）[108]。然而，即使使用不增强 NMBA 的麻醉技术（如一氧化二氮或丙泊酚麻醉），新斯的明拮抗从触觉引导的 TOFC 为 3 时到恢复到 TOF=0.9 可能需要 17min（范围 8~46min）[109]。

轻微的非去极化阻滞的恢复速度，可由新斯的明迅速增加，是有效的拮抗剂。用新斯的明 20μg/kg 拮抗阿曲库铵（在一氧化二氮/恩氟烷麻醉下），控制在 T1 值 40%~50%（TOFC 为 4 时伴随衰减），到 TOF 至少 0.70 需要大约 4.5min（范围 3~8min）。当新斯的明的剂量增加至 40μg/kg 和 80μg/kg（无论神经肌肉阻滞深度多少，该剂量目前不推荐使用），恢复时间为 3min（范围 2~5min）和 2.3min（范围 1~4min），统计学（临床上）上无明显差别[110]。作者认为，新斯的明 20μg/kg 为拮抗阿曲库铵诱导的轻（浅）阻滞的最佳剂量。相同剂量的新斯的明（20μg/kg）能够有效拮抗罗库溴铵诱导的微阻滞[111]。

这些数据强调了从新斯的明给药到完全恢复（TOF≥0.90）的时间取决于全身的非去极化 NMBA 的分子数，NMBA 持续时间（长效或短效），这些因素影响 NMBA 从体内的消除和新斯的明的给药剂量。反之，拮抗时体内 NMBA 的分子数，取决于期间总的 NMBA 的给药量；NMBA 持续（或间歇）给药的总时间以及最后一次 NMBA 与新斯的明的给药间隔。这些因素强

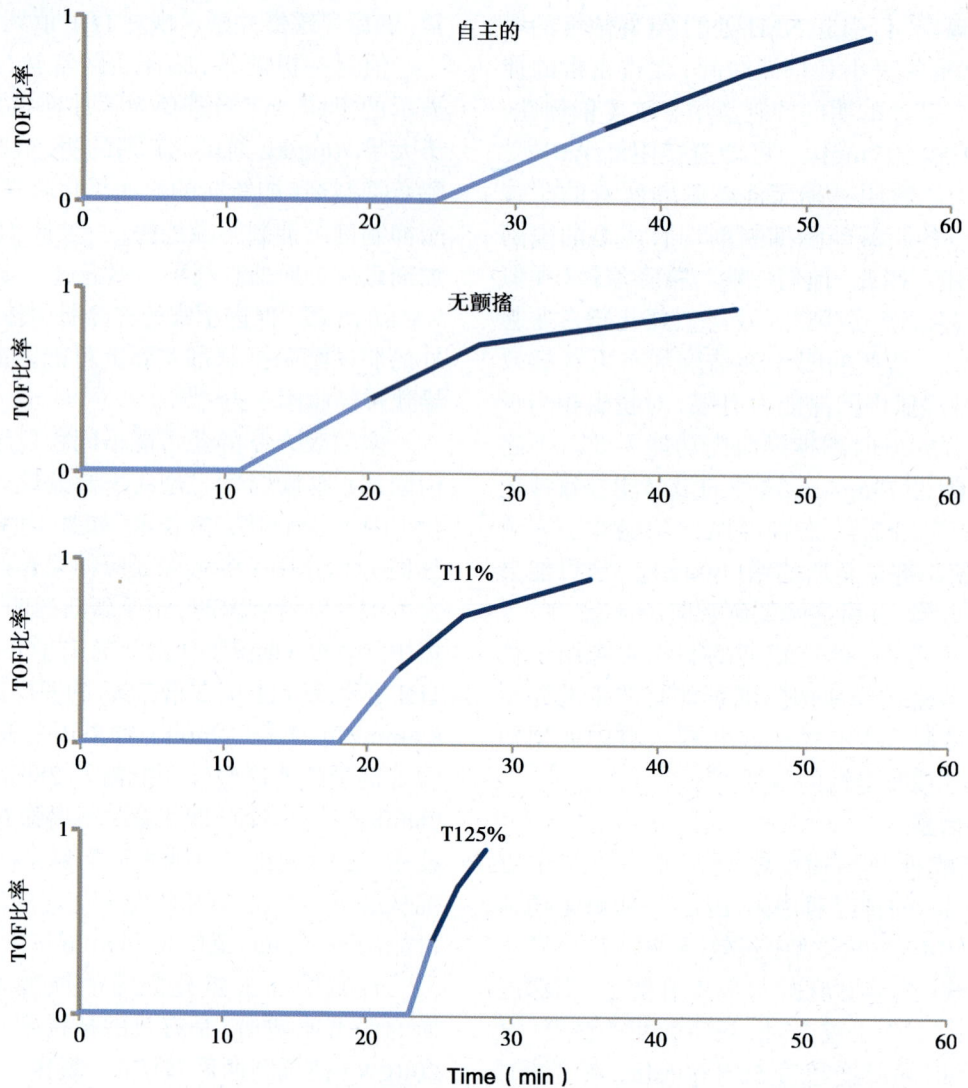

图 21-14 成人从注射罗库溴铵至四个成串刺激（TOF）比率为 0.9 时的恢复时间

自主恢复或罗库溴铵给药（无颤搐）5min、或 1% 颤搐恢复（T1 为 1%），或 25% 颤搐恢复（T1 为 25%）后给予新斯的明拮抗。TOF 比率随时间变化，TOF 比率可达 0.9（曲线末端）。在 T1 为 25% 时给药比在刚出现 T1 时给予新斯的明的恢复时间更短。当 TOF 比率介于 0.4 和 0.9 之间时，这种策略能够减少不应期持续时间（深蓝色部分），衰减难以通过视觉或触觉手法检测（摘自 Bevan JC，Collins L，Fowler C，et al. Early and late reversal of rocuronium and vecuronium with neostigmine in adults and children. *Anesth Analg.*1999；89：333-339）

调和解释为什么新斯的明拮抗深度阻滞可能要超过 300min，因为这个阻滞深度的恢复主要受自主恢复的驱动。

据报道，在全静脉麻醉（TIVA）期间使用剂量分别为 10μg/kg，20μg/kg 和 30μg/kg 新斯的明，拮抗微弱神经肌肉阻滞（TOF 比值为 0.40 和 0.60）至 TOF 值 0.9，其时间短于自主恢复时间[112]。在 TIVA 期间，由阿曲库铵诱导阻滞，使 TOF 比为 0.4 或 0.6 时 100% 达到恢复标准（TOF≥0.90），新斯的明的给药剂量（20μg/kg）需要降低[112]。

TOF 数据使用非标准化加速肌动图比率[112]。基于 AMG 的恢复时间至 TOF 值为 1.0（完全恢复）与用 MMG 或 EMG 监测器探测到的 TOF 比值为 0.90 的测量值时一致[113]。使用罗库溴铵也有类似的结果；在 TIVA 麻醉和肌电图监测时，在 TOF 比率为 0.50 时，不同剂量的新斯的明可拮抗罗库溴铵引起的阻滞。自新斯的明 40μg/kg 给药至 TOF 比率恢复至 0.9，恢复时间为 2min（范围 2~4min）[114]。在地氟烷麻醉期间，给予低剂量的新斯的明（10μg/kg）拮抗阿曲库铵的浅阻滞（TOF0.6~0.9）需要 5min（范围为 3~8min）[115]。相较于自主恢复，新斯的明 10μg/kg 可使 TOF 恢复至 0.9 更快。然而，应该指出的是，新斯的明 10μg/kg 有效只是根据 12 名患者拮抗这一级别阻滞的数据得出的结论；异常患者可能需要更长的时间恢复。例如，2016 年的研究发现，即使在阈值 TOFC 为 4（TOF 比率≥0.20）时，新斯的明并非能够 100% 有效拮抗罗库溴铵引起的非去极化阻滞[116]。

众所周知，患者对 NMBA 的反应具有差异性，我们必须确保没有异常患者需要意外的长时间才能充分恢复神经肌肉阻滞。由于没有明确的数据证明 10μg/kg 剂量新斯的明逆转微小神经肌肉阻滞的可靠性，因此，不推荐新斯的明剂量小于 20μg/kg。

无论何时给药，新斯的明诱导的拮抗总是比自主恢复快。大剂量新斯的明也比低剂量更有效拮抗神经肌肉阻滞——在新斯的明有效剂量范围内（即剂量低于最大值 60～70μg/kg）。虽然使用新斯的明拮抗中效非去极化 NMBA 的恢复速度没有区别，但使用长效药物如泮库溴铵时逆转时间延长[117-118]。年龄也影响新斯的明的拮抗速度，儿童比成人更快（也更完全），老年人则更缓慢[106]。最后，增强非去极化 NMBA 效能的药物和条件，同样延长新斯的明的恢复效应，包括：挥发性麻醉剂、氨基糖苷类抗生素、镁、阿片类（由于其引起的高碳酸血症和酸中毒）和低体温。

其他因素

和其他胆碱酯酶抑制剂一样，新斯的明会引起迷走神经兴奋，故常与抗胆碱药物合用。阿托品起效比格隆溴铵快，易诱发心动过速，同时可通过血脑屏障，因此格隆溴铵更具优势。由于格隆溴铵起效较慢，且不易诱发心动过速，尤其适用于冠心病患者。新斯的明与心脏复极化的延长有关，如表现为延长校正的 QT 间期，这可能引发尖端扭转型室性心动过速等类型的恶性室性心律失常[119]。其他新斯的明的副作用包括增加唾液分泌和肠蠕动；虽然抗胆碱药物能有效防止流涎，但对肠道运动的影响是有限的。近期几个荟萃分析并不能最终确定成年患者使用新斯的明和术后恶心呕吐（PONV）之间的关系[120-121]。比较成年患者使用舒更葡糖钠和新斯的明拮抗神经肌肉阻滞时术后恶心呕吐的发生率，避免使用新斯的明只能轻微短暂的减少术后的恶心呕吐，但两组止吐药和止疼药的用量相似[120]。在儿科人群中，最近的文献系统评价发现没有令人满意的研究满足纳入标准以明确新斯的明是否应常规用于拮抗神经肌肉阻滞，或明确使用新斯的明是否与术后恶心呕吐

增加相关[103]。

如前所述，卤化麻醉剂增强神经肌肉阻滞，当使用新斯的明后继续使用时，将延长完全恢复（TOF＞0.9）时间。类似的，应用硫酸镁治疗将延缓新斯的明介导的神经肌肉功能自主恢复[122]。

众所周知，给没有使用非去极化 NMBA 的受试者使用新斯的明，能够明显降低强直性肌肉收缩峰值并导致严重的强直性衰减，这个效应大约持续 20min，而 ST 略有增强[123]。同样，阿曲库铵诱导的神经肌肉阻滞，对应 TOF 比率为 0.50 或 0.90，随后分别给予两次新斯的明，每次 2.5mg，相隔 5min。新斯的明对深度阻滞的拮抗效果用 TOF 和强直性刺激监测[124]。这个首次新斯的明剂量拮抗了阻滞，而第二次 2.5mg 剂量降低了强直性收缩高度并增强了强直性衰减，尽管它对 TOF 测量的影响很小。

据报道，当神经肌肉阻滞完全恢复后给予新斯的明对呼吸功能有更显著的影响，颏舌肌和膈肌功能受损导致上呼吸道扩张能力显著受损[102, 125-126]。值得一提的是，上述的研究不应被解释为支持省略药物拮抗的论点；新斯的明介导的的恢复总是比自主恢复快。唯一剩余的变量是新斯的明给药的恰当性，它与剂量和时间有关[127]。NMBA 的典型恢复曲线如图 21-15 所示。插管剂量的非去极化 NMBA 给药后，阻滞深度可能很深（表 21-12）。在这个阻滞深度下，新斯的明是无效的，不应给予。

在恢复曲线的另一个极端，一旦客观测量 TOF 比率大于 0.9（神经肌肉完全恢复），使用新斯的明拮抗是不必要的；事实上，如果给药，可能引起呼吸肌和膈肌无力。全剂量的新斯的明 60～70μg/kg 行肌松拮抗，应当在 TOFC 至少为 3（最好是 4），且 TOF 比率小于 0.4（主观评价时出现衰减）时给药。在缺乏定量监测的情况下，为确保充分恢复，即使 TOFC 为 4 且不衰减（主观评价），仍应给予药物拮抗。然而，在这种情况下，20～30μg/kg 剂量新斯的明足以可靠地保证神经肌肉功能在大约 10min 内完全恢复（图 21-15）。虽然这些指南可以为临床医生提供一些基于对神经肌肉功能主观评价的一系列参数去使用胆碱酯酶抑制剂以改善药物拮抗疗效，但临床过程中最佳的拮抗策略只有在神经肌肉阻滞深度的定量评估下才能得以实现。如前所述，主观的触觉和视觉评估和临床测试不足以替代客观的定量监测。

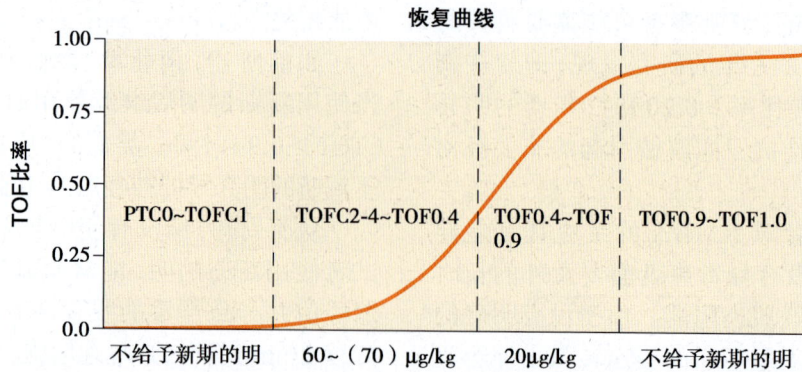

图 21-15　神经肌肉阻滞剂恢复曲线及拮抗神经肌肉阻滞（新斯的明）的药理学建议

典型的非去极化神经肌肉阻滞剂（NMBA）恢复曲线，从最深度阻滞（PTC=0）至完全恢复（TOF 比率=1.0）。胆碱酯酶拮抗剂（新斯的明）的推荐剂量显示在四个深度神经肌肉阻滞的 X 轴。TOF，四个成串刺激；PTC，强直后刺激计数；PTC0，强直后刺激计数为 0；TOFC，四个成串刺激计数；TOFC1，四个成串刺激计数为 1

药物短缺和临床影响

　　神经肌肉阻滞类药物的短缺现象已经存在了几十年，且在过去的十年中这类药物在短缺数量和短缺持续时间方面愈发明显[128]。药物短缺的原因可能包括原料短缺，行业整合削减多余制造商，不一致和可变的制造质量控制，以及制造商停止生产旧药品转而使用更新的可盈利替代品。2011 年，美国 FDA 发表修正指南"未经批准药物的销售"并制定"整顿市场未经批准药物的规定"，新斯的明是没有被批准的药物之一。美国 FDA 批准的一种新斯的明甲硫酸盐专利制剂后来以 Bloxiverz（Eclat 制药，Chesterfield，密苏里州）新的名称上市。在 FDA 批准后，该制造公司要求 FDA 从市场上下架所有未经批准的（非专利的和价格更便宜的）新斯的明配方；目前，Bloxiverz 是唯一可用的新斯的明制剂，其价格是"未批准"前辈药物的 6 倍。其他药物公司都是 Bloxiverz 的授权经销商。在很多临床实践中，非专利的（和更廉价的）新斯的明在市场上消失，迫使临床医师寻找可替代的胆碱酯酶抑制剂，包括氯化腾喜龙。

氯化腾喜龙

　　氯化腾喜龙是一种抗胆碱酯酶剂，临床上用来拮抗非去极化神经肌肉阻滞。其起效至达峰值的时间为 1~2min，比新斯的明（7~11min）或吡啶斯的明（12~16min）更为快速[129]。但是氯化腾喜龙的拮抗剂效果弱于新斯的明，它与乙酰胆碱酯酶以弱的离子键相结合，而新斯的明则是以强的共价键结合[130]。其消除半衰期为 33~

110min，67% 由肾脏排出。因其与乙酰胆碱酯酶结合力弱，氯化腾喜龙仅被用于拮抗浅阻滞（TOFC 为 4）。其使用剂量为 0.50mg/kg，大约 4 倍的 ED_{95}。

　　氯化腾喜龙的拮抗持续时间（66min）与新斯的明（76min）类似，但是短于吡啶斯的明[129]。0.75mg/kg 剂量与 0.5mg/kg 剂量相比并不显著增加药效[131]。因其能够导致心动过缓并且比新斯的明起效更为迅速，氯化腾喜龙通常与阿托品一起联合给药。通过几分钟内的分次给药代替单次快速给药，可降低两种药物的血药浓度峰值，将氯化腾喜龙导致的心动过缓或阿托品导致的心动过速的可能性降至最低。

选择性肌松拮抗剂

舒更葡糖钠

　　舒更葡糖钠是通过 FDA 批准开发的选择性肌松拮抗剂，是一种 γ- 环糊精（SRBA）[132-133]。它是一个具有中央腔室的八元环，可以完全包裹氨基甾类 NMBA 中间作用的甾核（罗库溴铵＞维库溴铵＞＞泮库溴铵 / 哌库溴铵）[21]，但是对任何其他的去极化或非去极化 NMBA 没有亲和力。其与罗库溴铵结合紧密，无临床相关解离（解离常数约为 0.055μmol/L）[134]。与维库溴铵结合的紧密程度约为罗库溴铵的 1/3，但是因为维库溴铵的分子剂量比等效罗库溴铵的少 6 倍，所以拮抗两种药物的效果是相似的。泮库溴铵的亲和力可能比其他氨基甾类更低，尽管使用舒更葡糖钠（4mg/kg）从出现 T2 到完全恢复的时间小于 3（±1.5）min[19]。一旦舒更葡糖钠从静脉给药，在血浆中其快速完全地结合罗库溴铵（和维库溴铵），并且血浆中游离 NMBA 浓度也迅速降低。这种血浆中游离 NMBA 浓度降低导致神经肌肉接头（NMJ）处和血浆中浓度梯度的增加，使得游离 NMBA 回到血浆中。只要游离（未结合）的舒更葡糖钠浓度足够高，游离的 NMBA 就会从 NMJ 处回到血浆中。当发生这种情况时，神经肌肉功能就恢复正常（药物拮抗）。

药理学

舒更葡糖钠具有高水溶性，最初研究表明它作为胆碱酯酶抑制剂和毒蕈碱拮抗剂使用的时候没有副作用[135]。舒更葡糖钠的分子量为 2 178 道尔顿（Da），罗库溴铵为 610Da。因为舒更葡糖钠/罗库溴铵复合体出现在 1∶1 摩尔比时，3.57mg 的舒更葡糖钠需要结合 1mg 的罗库溴铵。1∶1 紧密结合的能力使得舒更葡糖钠具有显著的优势。一般来说，拮抗速度呈剂量依赖性，大剂量的舒更葡糖钠将会加速恢复。在 2mg/kg 剂量下，舒更葡糖钠中和罗库溴铵和维库溴铵，在 2～4min 内 TOFC 从 2 恢复到 TOF 0.9，显著短于新斯的明介导的恢复时间[136-139]。当神经肌肉阻滞程度深，需要使用 4mg/kg 大剂量的舒更葡糖钠使得 TOF 恢复到 0.9，恢复时间（几何平均数 2.9min）显著短于新斯的明（几何平均数 50.4min）[105]（表 21-12）。从深度阻滞中恢复，就像遭遇失败的 RSⅡ方案，无法面罩通气（无法插管且无法给氧[CICO]）时，需要给予舒更葡糖钠 16mg/kg 的剂量[140]。在失败的 RSⅡ这种紧急情况下，使用大剂量舒更葡糖钠拮抗大剂量罗库溴铵要比从 SCh 自主恢复更为快速（图 21-16）[141]。只要给予的诱导药物和阿片类不影响自主呼吸，并且气道设备不导致气道水肿，使用舒更葡糖钠紧急处理 CICO 事件就可以起效。在恒河猴中，舒更葡糖钠同样迅速有效地拮抗维库溴铵主要代谢产物 3-去乙酰维库溴铵，其剂量（0.5～1.0mg/kg）低于拮抗维库溴铵所需的剂量[142]。

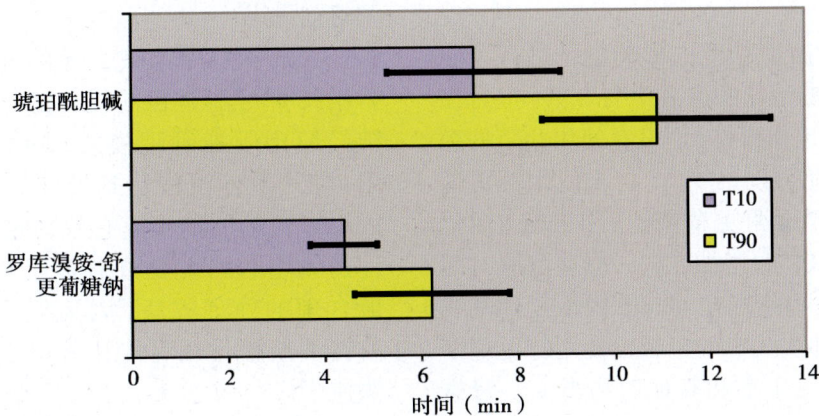

图 21-16

琥珀酰胆碱（Sux）1mg/kg 和罗库溴铵 1.2mg/kg 3min 后给予舒更葡糖钠 16mg/kg（Roc-sug）的神经肌肉阻滞持续时间。T10 和 T90：分别是 10% 和 90% 第一颤搐恢复的持续时间。条形显示标准误（摘自 Lee C, Jahr JS, Candiotti KA, et al. Reversal of profound neuromuscular block by sugammadex administered three minutes after rocuronium. *Anesthesiology*.2009；110：1020-1025）

药物代谢动力学

神经肌肉阻滞剂在成人的表观分布容积接近细胞外液容积。舒更葡糖钠的代谢十分有限，主要经肾脏排泄来消除[143]。舒更葡糖钠/罗库溴铵（或维库溴铵）复合物也基本由肾脏途径排出；其消除半衰期约为 100min。有严重肾脏损害的患者，舒更葡糖钠和舒更葡糖钠/罗库溴铵复合物可能通过使用高通量血液透析法去除[144]。

目前建议在使用舒更葡糖钠拮抗罗库溴铵（或维库溴铵）后，等待 24h 再重复给予罗库溴铵。但是，近来有研究表明，如果没有使用高剂量的舒更葡糖钠（参见舒更葡糖钠拮抗后的阻滞重建），早期再次给予罗库溴铵仍可重新建立神经肌肉阻滞效果。

副作用和安全性

舒更葡糖钠没有生物学活性，对已知的任何受体都没有亲和力；因此，没有血流动力学的副作用。它已经被测试了与上百种不同的化合物结合的偏好性，仅有托瑞米芬、氟氯西林和夫西地酸被发现与舒更葡糖钠结合[134]。口服避孕药可能会受影响,相当于错过一个每日口服剂量,接触舒更葡糖钠一周内推荐使用其他的避孕方法。虽然大多数胆碱酯酶拮抗剂(新斯的明,吡啶斯的明)的使用和 QTc 间期延长以及恶性心律失常(尖端扭转型室性心动过速)的风险增加相关,但是即使在使用大剂量舒更葡糖钠时也没有发现这种效果[119]。

舒更葡糖钠给药的主要副作用之一是潜在的过敏反应。围手术期过敏反应的发生率约介于 1:(3 500~20 000),与其相关致死率高达 9%[145]。导致围手术期过敏的主要药物有 NMBA、乳胶、抗生素,催眠药、阿片类和胶体。在 2014 年的一个回顾性研究中,报道了 15 例舒更葡糖钠导致的过敏反应。93.3% 的病例中,大部分符合世界过敏反应组织的过敏反应标准,发生在给予舒更葡糖钠后的前 4min 内[146]。在全身麻醉期间诊断过敏反应,急性升高的血清胰蛋白酶水平可以高度预测 IgE 介导的过敏反应[147]。使用舒更葡糖钠后发生心血管衰竭可以通过给予大剂量肾上腺素和液体复苏成功救治[148]。

舒更葡糖钠对凝血功能的影响也已进行了研究,接受舒更葡糖钠治疗的患者中有 2.9% 报告在手术后 24h 内发生出血事件,而没有使用此药的患者术后出血发生率为 4.1%[149]。与未使用舒更葡糖钠的患者相比,给予舒更葡糖钠后 10min,活化部分凝血酶时间(aPTT)增加 5.5%,凝血酶原时间(PT)延长 3.0%;这些指标在 60min 内恢复到基线水平[149]。在有肺部疾病史的患者中使用舒更葡糖钠,支气管痉挛的发生率和其他药物类似。肾衰竭的患者(肌酐清除率小于 30ml/min)在 TOFC 为 2 时给予舒更葡糖钠 2mg/kg,可以快速有效地拮抗罗库溴铵,与对照组一样迅速(分别为 2±0.7min vs. 1.65±0.63min)[150]。对肾病患者(肌酐清除率小于 30ml/min),罗库溴铵导致的深神经肌肉阻滞(PTC 为 1~2)可以被 4mg/kg 的舒更葡糖钠在平均 3.1min(95%CI 为 2.4~4.6min)内完全恢复(TOF>0.9),而正常肾功能的对照病例为 1.9min(95%CI 为 1.6~2.8min)[151]。在手术期间轻度低体温(34.5~35.0℃)时,舒更葡糖钠拮抗罗库溴铵导致的阻滞延长时间很短(小于 1min)[152]。虽然某些抗生素可能加强术后神经肌肉阻滞的程度,在舒更葡糖钠拮抗之前给予抗生素不会影响罗库溴铵的阻滞恢复时间[153]。舒更葡糖钠自 2009 年以来开始在欧洲销售,其安全性从未改变。

临床应用

舒更葡糖钠被用来拮抗氨基甾类 NMBA,特别是罗库溴铵和维库溴铵。因为它和 NMBA 按摩尔比 1:1 结合,推荐剂量依赖于神经肌肉阻滞深度。即刻拮抗深度阻滞(PTC=0;表 21-12),比如给予罗库溴铵 1.2mg/kg 发生 RSⅡ事件,推荐给予舒更葡糖钠剂量 16mg/kg;拮抗深度阻滞(PTC=1~2),推荐使用 4mg/kg 剂量;拮抗中等程度的阻滞(TOFC 为 1~2),推荐使用 2mg/kg 剂量。给予舒更葡糖钠 1.0mg/kg 拮抗罗库溴铵导致的 TOFC 为 4 的阻滞恢复时间在 2min 内,而给予剂量 0.5mg/kg 从相同阻滞程度恢复的时间需要 8min[154]。在所有这些情况下,只要舒更葡糖钠的剂量足够结合血浆内所有的游离 NMBA 分子,拮抗肌松阻滞通常在 2~3min 内完成。在病态肥胖患者,舒更葡糖钠的剂量一直是按照基于标准体重增加 40% 来计算。另外,综合分析表明,根据实际体重(体重指数≥30kg/m²)推荐的舒更葡糖钠剂量可以快速有效地拮抗神经肌肉阻滞,且不需要调整剂量[155]。

大剂量罗库溴铵介导的 RSⅡ 和使用舒更葡糖钠拮抗可能是目前提供的"接近理想状态"的神经肌肉阻滞管理模式,同时没有明显的副作用:使用罗库溴铵达到最佳的插管状态,并且可以用舒更葡糖钠快速有效地拮抗阻滞。此外,这种药物组合可能是在临床上遇到 CICO 状态时最合理的处理方法,因为舒更葡糖钠拮抗罗库溴铵的肌松作用可能比等待 SCh 自主恢复更为快速[141]。

舒更葡糖钠在拮抗氨基甾类 NMBA 阻滞的可靠性已被证实,给予足够量的舒更葡糖钠可以包裹所有的 NMBA 分子(见舒更葡糖钠药理学)。但是和其他药物一样,患者对舒更葡糖钠也有微小但是显著的变化。最近有文献综述表明[156],罕见的恢复时间延长会发生在给予不同剂量的舒更葡糖钠之后,如小剂量(2mg/kg)后(高达 12min)[157],中等剂量(4mg/kg)后(高达 22.3min)[158],甚至给予大剂量(16mg/kg)后(高达 16.6min)[159]。在特殊人群,比如老年人(≥75 岁);合并肺部疾病、心脏病或肾脏疾病的人;体重指数(BMI)为 40 或者以上的人——拮抗到 TOF 0.90 或更高也可发生延长[139, 144, 157, 160-161]。

有报道在肥胖患者使用次优剂量的舒更葡糖钠 1~2mg/kg 发生再次的神经肌肉麻痹[162]。在小儿患者中,舒更葡糖钠的次优剂量也可能导致神经肌肉的再阻滞或残余麻痹[163]。另有舒更葡糖钠拮抗罗库溴铵再次发生神经肌肉阻滞(再箭毒化)的类似报道,再阻滞发生在给予镁剂(60mg/kg)治疗心房纤颤时[164]。相比之下,给予足量舒更葡糖钠拮抗中度和深度的神经肌肉阻滞是不受镁剂的影响[165]。重要的是,如果没有使用神经肌肉功能监测,即使给予2~4mg/kg剂量的舒更葡糖钠,仍有显著的肌松残余风险(高达9.4%的患者发生TOF<0.9)[166-167]。因此,强烈推荐使用神经肌肉功能监测,以确定舒更葡糖钠的合适剂量,并且使残余阻滞风险最小化。

和新斯的明比较,在舒更葡糖钠拮抗后膈肌的肌电活性(EMGdi)、潮气量和动脉血氧分压(PaO_2)都增加,表明膈肌ACh受体恢复更加完全、迅速[168]。还有报道舒更葡糖钠相较于新斯的明,能够改善术后生理和疼痛,以及更优的患者康复和麻醉护理满意度[169]。使用舒更葡糖钠拮抗也降低了PONV发生率,减少老年患者肺部并发症的风险[170]。

限制舒更葡糖钠在临床常规使用的因素之一是其相对较高的购置成本;截至2010年,一个典型的75kg的患者,使用2mg/kg、4mg/kg和16mg/kg不同剂量的舒更葡糖钠,花费分别为85美元,170美元和506美元[171]。舒更葡糖钠的使用,一定程度上增加了手术室运转效率(手术麻醉时间从144min减少至120min),但该药物的成本与手术室使用效率增加的相关性仍有待进一步研究[172]。

特殊临床情况
对神经肌肉疾病患者的拮抗

众所周知,神经肌肉疾病患者可能会增加残余神经肌肉阻滞并发症发生的风险。考虑到舒更葡糖钠的药理学及其快速起效和可预测性强的效果,在这种临床情况下使用舒更葡糖钠可能有利。已有报道在强直性肌营养不良和脊髓性肌萎缩的患者中迅速有效地拮抗罗库溴铵阻滞而没有复发[173]。重症肌无力患者,提倡谨慎使用NMBA;患者通常对SCh的作用有抵抗,尽管他们对非去极化NMBA更为敏感,尤其是在更严重的疾病状态下。因此,一般避免使用神经肌肉阻滞剂,较深地吸入麻醉药复合区域麻醉是更优选。自从使用舒更葡糖钠以来,很多报道证实了在要求RSⅡ的紧急手术和择期手术中对重症肌无力患者使用NMBA拮抗的安全性[174-176]。

拮抗深度神经肌肉阻滞

腹腔镜和机器人手术对外科医生和麻醉医师都提出了特别的挑战。腹腔注入二氧化碳(气腹)可以使外科医生获得更好的视野,使得外科操作更便利。高气腹压力(12~15mmHg)可以改善外科手术视野暴露,但是也带来更多的生理紊乱(低血压、心动过速),增加术后肩痛[177]。高气腹压力导致的血流动力学效应可以通过降低注入气体压力(8~10mmHg)来减弱,但是这样的策略可能导致外科手术视野暴露条件恶化。

对于腹部肌肉的深度肌松效应,不仅可以在更低腹内压下实现外科医生青睐的充分外科暴露,又能解决麻醉医师维持血流动力学稳定的需要。深度肌松效应可以通过给予足够剂量的NMBA使得PTC为0来实现(表21-12)。然而,在手术结束后,神经肌肉从深度阻滞状态下恢复功能所需时间长(60min或更长),并且不能使用胆碱酯酶抑制剂(新斯的明)药物拮抗。理论上,所有的理想目标可以通过给予氨基甾类NMBA(罗库溴铵)达到术中深度神经肌肉阻滞(PTC=0)来实现,在低气腹压力(8~10mmHg)下使得外科暴露最佳,而后可以使用舒更葡糖钠快速(小于5min)完全地拮抗神经肌肉阻滞。但是,文献报道使用这种方法的实际的优势还存在分歧(表21-13)。一些作者表示使用深度阻滞来扩大手术空间(测量骶骨岬和套管针间距离)的收效甚微,并且"临床意义未知"[178]。另有研究表明,采用深度阻滞减少了25%腹内压力,尤其对于年轻女性[179]。深度神经肌肉阻滞改善了在腹腔镜下子宫切除术时的外科手术条件,改进手术视野评分(由外科医生评定),预防了不可接受的手术条件[180]。在深度神经肌肉阻滞下进行腹膜后腹腔镜手术中,改善手术条件(由五分外科评分量表评定)的类似益处也有报道,且不影响患者围手术期的心肺条件[181]。尽管深度阻滞对手术视野可见度有好处,并防止患者发生不自主的肌肉运动[182],但在低气腹压下深度阻滞的好处并不显著[183]。最后,中度神经肌肉阻滞的效果在优化外科手术条件方面的应用也得到了研究(表21-12)。最近的一项系统评价发现,在开放的根治性耻骨后前列腺切除术和腹腔镜下胆囊切除术、肾切除术及前列腺切除术中,中度阻滞同样能够改善外科手术条件[184]。

腹内压力和阻滞深度之间的相互作用可能会持续存在争议,直到能够建立一个清晰、可再现的关于手术视野暴露/可见度的定义(表21-13)。

表21-13　研究神经肌肉阻滞深度、气腹(腹内)压与预后之间关系的随机对照试验总结

作者	手术类型(患者数)	使用的NMBA	阻滞深度	IAP	手术视野评估	结果	注释
Chassard *Anesth Analg* 1996; 82: 525	腹腔镜(猪模型)	Atrac	无NMB vs. NMB	0~15mmHg(增加的)	测量腹壁弹力	弹力(3.98±1.6)mmHg(无NMBA)vs.(3.86±1.4)mmHg(NMBA)	高胸内压力不受NMBA影响
Williams *Anaesthesia* 2003; 58: 574	妇科腹腔镜手术(n=40)	Atrac	无(自主呼吸)vs. NMB	15mmHg	终点是套管针容易插入,自主呼吸的LMA患者 vs. ETT+NMBA患者	LMA组IAP较高	ETT/NMBA组手术持续时间较长
Lindekaer *J Vis Exp* 2013	腹腔镜手术(n=15,初始研究)	Roc	深度NMB vs. 无NMB	8mmHg vs. 12mmHg	在8和12mmHg压力下,无NMB或深度NMB时,测量岬到皮肤表面的距离为腹内间隙	8mmHg IAP有NMB时腹内空间与12mmHg无NMB时相同	使用NMB维持稳定的腹术条件可降低IAP,深度NMB可能促进患者预后
Dubois *Eur J Anaesthesiol* 2014; 31: 430	腹腔镜子宫切除(n=102)	Roc	深度NMB(TOFC≤2)vs.轻度NMB(自主恢复)	稳定在13mmHg	术者主观评估打分1(满意)到4(不可接受)	轻度NMB组的评分较高	21名轻度NMB的患者和34名深度NMB的患者手术视野良好
Martini *Br J Anaesth* 2014; 112: 498	腹膜后腹腔镜检查(n=24)	Atrac/mivac Roc	中等NMB(TOF为1~2)vs.深度NMB(PTC为1~2)	标准	由外科医生进行主观评估,SRS(1~5分),1=极差,5=最佳。麻醉医师和外科医生通过视频图像评估工作空间	中等NMB,18%SRS评分为1~3,平均SRS=4.0;深度NMB,99%SRS评分为4~5,平均SRS=4.7	深度NMB较中度NMB更能够改善手术条件。外科医生和麻醉医师对视频图像的评分没有达成共识
Staehr-Rye *Anesth Analg* 2014; 119: 1084	腹腔镜胆囊切除术(n=48)	Roc	中等(自主恢复)vs.深度(PTC=0~1)	8mmHg	4点评分(1=最好)胆囊切除的手术空间(0~100,0=满意,100=不可接受)	7/25(28%)的深度NMB和1/23(4%)的中度NMB获得最佳条件	深度NMB可改善手术空间
Blobner *Surg Endosc* 2015; 29: 627	腹腔镜胆囊切除术(n=57)	Roc	无NMB vs. "深度"NMB(PTC=0)	—	应用视觉模拟量表(VAS)	无NMB组,48%患者发生损伤操作。深度NMB组4%患者发生这些情况	40%的无NMB组外科医生要增加roc,而深度NMB组为0%

表21-13 研究神经肌肉阻滞深度、气腹(腹内)压与预后之间关系的随机对照试验总结(续)

作者	手术类型(患者数)	使用的NMBA	阻滞深度	IAP	手术视野评估	结果	注释
Vlot *Surg Endosc* 2015; 29: 2210	腹腔镜检查(猪模型)(n=16)	—	未指定	0mmHg 5mmHg 10mmHg 15mmHg	使用计算机断层成像(CT)客观评估工作空间的尺寸	NMB对腹部测量尺寸和腹腔镜评估工作空间没有影响	预拉伸改善手术条件
Van Wijk *Acta Anaesthesiol Scand* 2015; 59: 434	腹腔镜下胆囊切除术(n=20)	Roc	能保障足够手术条件的最低IAP,无NMB vs. 深度NMB (PTC<2)	无NMB IAP=(12.75±4.5)mmHg vs. 深度NMB IAP=(7.20±2.5)mmHg	未指定	深度NMB患者IAP降低了25%	青年患者和女性患者在深度NMB时获益更多
Vlot *J Pediatr Surg* 2015; 50: 465	腹腔镜检查(猪模型)	未指定	未指定(阻滞 vs. 非阻滞)	8~10mmHg	工作空间体积、前后距离和联合到膈肌的距离	IAP(从0mmHg)增加到8mmHg增加了所有手术视野参数	通过第一次注气法预拉伸腹壁改善手术视野。NMB对操作空间没有影响
Madsen *Acta Anaesthesiol Scand* 2015; 59: 441	妇产科腹腔镜(n=14,交叉研究)	未指定	深度NMB vs. 无NMB	8mmHg 12mmHg	手术视野:骶骨岬到套针的距离(客观评估)	在12mmHg时,深度NMB增加0.33cm手术视野;在8mmHg时,手术视野增加0.3cm	缝合筋膜时深度NMB的手术视野评分更好
Yoo *PLoS ONE* 2015; 10: e0135412	机器人辅助的根治性前列腺切除术(n=67)	Atrac Roc	中度NMB(TOFC 1~2) vs. 深度NMB(PTC 1~2)	8mmHg	外科医生主观评估(1~5分)	重度头低位1h后IOP最高;中度NMB组为23.3mmHg,深度NMB组为19.8mmHg	IOP是受关注的最重要的参数
Madsen *Eur J Anaesthesiol* 2016; 33: 341	腹腔镜下子宫切除术(n=99)	Roc	8mmHg和深度NMB(PTC 0~1) vs. 标准12mmHg与中度NMB	低(8mmHg)vs. 标准(12mmHg)	未指定	深度NMB和低压力可降低术后疼痛	与深度NMB+低IAP组(28.6%)相比,肩痛在中度NMB组更频发(60%)

表 21-13 研究神经肌肉阻滞深度、气腹(腹内)压与预后之间关系的随机对照试验总结(续)

作者	手术类型(患者数)	使用的NMBA	阻滞深度	IAP	手术视野评估	结果	注释
Kim Medicine(Baltimore)2016; 95: e2920	腹腔镜下结直肠手术(n=61)	Roc	深度NMB(PTC 1~2) vs. 中度NMB(TOFC 1~2)	由外科医生滴定负责维持"手术视野"	术者主观	深度NMB IAP(9.3mmHg)比中度NMB IAP(12mmHg)低	深度NMB组VAS疼痛评分较低,肠功能恢复较快
Gurusamy Cochrane Database Syst Rev 2014: CD006930[a]	腹腔镜胆囊切除术(21项研究,n=1 092名患者)			低压力(<12mmHg) vs. 标准压力(12~16mmHg)		90%低压力组患者可成功行腹腔镜胆囊切除术	没有证据支持在低危患者使用低压力气腹进行腹腔镜胆囊切除
Madsen Acta Anaesthesiol Scand 2015; 59: 1[a]	腹部和妇科手术(15项研究,n=998名患者)		深度NMB vs. 中度NMB			无NMB可达到好到完美的手术条件。推荐在腹腔镜下胆囊切除术、肾切除术和前列腺切除术中使用深度NMB	证据推荐在腹腔镜下胆囊切除术、肾切除术、前列腺切除术中使用深度NMB切除术可达到最佳的手术条件

[a]这些研究是关于腹内压或神经肌肉阻滞深度对手术条件作件影响和患者预后影响的文献系统评价。

NMBA,神经肌肉阻滞剂;IAP,腹内压;SRS,手术评定量表;NMB,神经肌肉阻滞;atrac,阿曲库铵;roc,罗库溴铵;LMA,置入喉罩;ETT,气管插管;TOF,四个成串刺激;TOFC,四个成串刺激计数。

舒更葡糖钠拮抗后阻滞的重建

在特定的临床情境下，可能需要在已经给予舒更葡糖钠拮抗肌松效应的患者快速重建神经肌肉阻滞。该药物说明书建议舒更葡糖钠拮抗神经肌肉阻滞后24h再给予氨基甾类NMBA，以保证舒更葡糖钠经肾脏充分清除。在最近的报告中，在给予舒更葡糖钠后19min给予罗库溴铵1.0mg/kg；3.5min后，T1仍存在，再追加30mg可以达到良好的插管条件。手术结束后仍然使用舒更葡糖钠顺利拮抗，恢复正常神经肌肉功能[185]。同样，舒更葡糖钠拮抗后12~465min给予总剂量0.6~1.2mg/kg的罗库溴铵足以重建神经肌肉阻滞[186]。另外，去极化（琥珀酰胆碱）或非去极化（苄基异喹啉）药物可使用常规剂量，在使用舒更葡糖钠后再建神经肌肉阻滞。

Calabadion

它是一种葫芦[n]脲衍生物，calabadion-1被报道可以通过包裹作用使氨基甾类和苄基异喹啉类非去极化NMBA失活[187]。然而，它与罗库溴铵结合的亲和力弱于舒更葡糖钠。一种新化合物，calabadion 2，对罗库溴铵的亲和力是舒更葡糖钠的89倍，并具有较高的摩尔效价（图21-17）[188]。大鼠体内实验显示calabadion 2对顺式阿曲库铵也有很高的亲和力，而舒更葡糖钠不具备此能力。有趣的是，给予calabadion 2后如果需要快速再阻滞时，SCh是个安全有效的选择[188]。与舒更葡糖钠类似，calabadion-NMBA复合物以原型经肾脏清除。

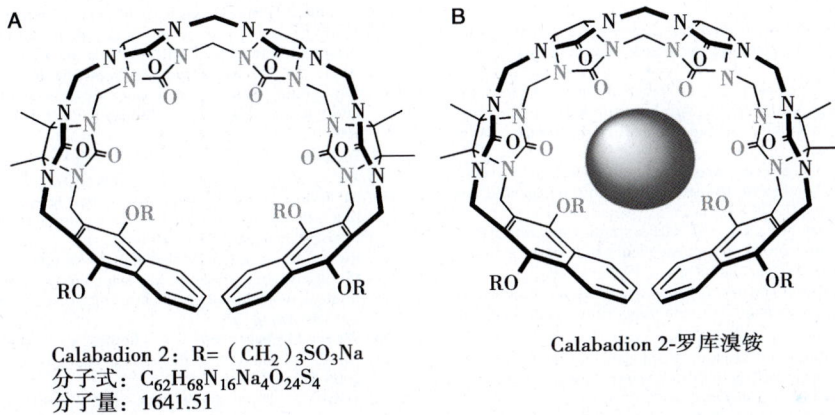

Calabadion 2: R=（CH$_2$）$_3$SO$_3$Na
分子式：C$_{62}$H$_{68}$N$_{16}$Na$_4$O$_{24}$S$_4$
分子量：1641.51

Calabadion 2-罗库溴铵

图 21-17

Calabadion 2（A），二代葫芦脲受体，特征是具有萘壁空腔并与氨基甾类（B；Ka=0.53-3.4×109M-1）和苄基异喹啉类（Ka=4.8×106M-1）神经肌肉阻滞剂亲和力高（改编自 Haerter F1, Simons JC, Foerster U, et al. Comparative effectiveness of calabadion and sugammadex to reverse nondepolarizing neuromuscular-blocking agents. *Anesthesiology*.2015；123（6）：1337-1349）

总结

在相当一段时间里，NMBA或其拮抗剂的药理学进展很少，最近十年见证了一种新型高效的氨基甾类NMBA拮抗剂舒更葡糖钠的诞生。更新更有效的广谱包裹性拮抗剂正在研制中，或能有效拮抗所有NMBA、氨基甾类和苄基异喹啉类化合物的活性。希望这些药理学的进步能与围手术期监测共同进步，使麻醉医师能够增强提供最佳的围术期管理和提升患者临床安全的能力。

（丁倩 译，李正迁 校）

参考文献

1. Zong Y, Jin R. Structural mechanisms of the agrin-LRP4-MuSK signaling pathway in neuromuscular junction differentiation. *Cell Mol Life Sci* . 2013; 70:3077–3088.
2. Naguib M, Flood P, McArdle JJ, et al. Advances in neurobiology of the neuromuscular junction: implications for the anesthesiologist. *Anesthesiology*. 2002;96:202–231.
3. Martyn JAJ, Fagerlund MJ, Eriksson LI. Basic principles of neuromuscular transmission. *Anaesthesia*. 2009;64(Suppl 1):1–9.
4. Schreiber J-U, Lysakowski C, Fuchs-Buder T, et al. Prevention of succinylcholine-induced fasciculation and myalgia: a meta-analysis of randomized trials. *Anesthesiology*. 2005; 103:877–884.
5. Kappmeyer K, Lanzl IM. [Intra-ocular pressure during and after playing high and low resistance wind instruments]. *Ophthalmol Z Dtsch Ophthalmol Ges*. 2010;107:41–46.
6. Kelly RE, Dinner M, Turner LS, et al. Succinylcholine increases intraocular pressure in the human eye with the extraocular muscles detached. *Anesthesiology*. 1993;79:948–952.
7. Moeini HA, Soltani HA, Gholami AR, et al. The effect of lidocaine and sufen-

tanil in preventing intraocular pressure increase due to succinylcholine and endotracheal intubation. *Eur J Anaesthesiol.* 2006;23:739–742.

8. Libonati MM, Leahy JJ, Ellison N. The use of succinylcholine in open eye surgery. *Anesthesiology.* 1985;62:637–640.

9. Vachon CA, Warner DO, Bacon DR. Succinylcholine and the open globe. Tracing the teaching. *Anesthesiology.* 2003;99:220–3.

10. Cunningham AJ, Barry P. Intraocular pressure—physiology and implications for anaesthetic management. *Can Anaesth Soc J.* 1986;33:195–208.

11. Perkins ZB, Wittenberg MD, Nevin D, Lockey DJ, O'Brien B. The relationship between head injury severity and hemodynamic response to tracheal intubation. *J Trauma Acute Care Surg.* 2013;74:1074–1080.

12. Ganigara A, Ravishankar C, Ramavakoda C, et al. Fatal hyperkalemia following succinylcholine administration in a child on oral propranolol. *Drug Metab Pers Ther.* 2015;30:69–71.

13. Turan A, Mendoza ML, Gupta S, et al. Consequences of succinylcholine administration to patients using statins. *Anesthesiology.* 2011;115:28–35.

14. Tran DTT, Newton EK, Mount VAH, et al. Rocuronium versus succinylcholine for rapid sequence induction intubation. *Cochrane Database Syst Rev.* 2015;10:CD002788.

15. Dexter F, Epstein RH, Wachtel RE, et al. Estimate of the relative risk of succinylcholine for triggering malignant hyperthermia. *Anesth Analg.* 2013;116:118–122.

16. Thomsen JL, Nielsen CV, Palmqvist DF, et al. Premature awakening and underuse of neuromuscular monitoring in a registry of patients with butyrylcholinesterase deficiency. *Br J Anaesth.* 2015;115 Suppl 1:i89–94.

17. Blanie A, Ract C, Leblanc P-E, et al. The limits of succinylcholine for critically ill patients. *Anesth Analg.* 2012;115:873–879.

18. Vega-Villa KR, Kaneda K, Yamashita S, et al. Vecuronium pharmacokinetics in patients with major burns. *Br J Anaesth.* 2014;112:304–310.

19. Decoopman M, Cammu G, Suy K, et al. Reversal of pancuronium-induced block by the selective relaxant binding agent sugammadex. (ABSTRACT). *Eur J Anaesthesiol.* 2007:110 (9AP2–1).

20. Naguib M, Abdulatif M. Dose-response relationships for edrophonium and neostigmine antagonism of pipecuronium-induced neuromuscular block. *Anesth Analg.* 1994;78:306–311.

21. Tassonyi E, Pongracz A, Nemes R, et al. Reversal of pipecuronium-induced moderate neuromuscular block with sugammadex in the presence of a sevoflurane anesthetic: A randomized trial. *Anesth Analg.* 2015;121:373–380.

22. Nitahara K, Sugi Y, Shigematsu K, et al. Recovery of train-of-four ratio to 0.70 and 0.90 is delayed in type 2 diabetes with vecuronium-induced neuromuscular block. *Eur J Anaesthesiol.* 2013;30:80–84.

23. Andrews JI, Kumar N, van den Brom RH, et al. A large simple randomized trial of rocuronium versus succinylcholine in rapid-sequence induction of anaesthesia along with propofol. *Acta Anaesthesiol Scand.* 1999;43:4–8.

24. Reddy JI, Cooke PJ, Schalkwyk JM, et al. Anaphylaxis is more common with rocuronium and succinylcholine than with atracurium. *Anesthesiology.* 2015;122:39–45.

25. Sadleir PHM, Clarke RC, Bunning DL, et al. Anaphylaxis to neuromuscular blocking drugs: incidence and cross-reactivity in Western Australia from 2002 to 2011. *Br J Anaesth.* 2013;110:981–987.

26. Dong S, Acouetey DS, Gueant-Rodriguez R-M, et al. Prevalence of IgE against neuromuscular blocking agents in hairdressers and bakers. *Clin Exp Allergy J Br Soc Allergy Clin Immunol.* 2013;43:1256–1262.

27. Yang CI, Fine GF, Jooste EH, et al. The effect of cisatracurium and rocuronium on lung function in anesthetized children. *Anesth Analg.* 2013;117:1393–1400.

28. Conte B, Zoric L, Bonada G, et al. Reversal of a rocuronium-induced grade IV anaphylaxis via early injection of a large dose of sugammadex. *Can J Anaesth.* 2014;61:558–562.

29. Wang T, Huang S, Geng G. Comparison of the duration of neuromuscular blockade following a single bolus dose of rocuronium during laparoscopic gynaecological surgery vs conventional open surgery. *Anaesthesia.* 2014;69:854–859.

30. Armendariz-Buil I, Lobato-Solores F, Aguilera-Celorrio L, et al. Residual neuromuscular block in type II diabetes mellitus after rocuronium: a prospective observational study. *Eur J Anaesthesiol.* 2014;31:411–416.

31. Rotava P, Cavalcanti IL, Barrucand L, et al.: Effects of magnesium sulphate on the pharmacodynamics of rocuronium in patients aged 60 years and older: A randomised trial. *Eur J Anaesthesiol.* 2013;30:599–604.

32. Germano Filho PA, Cavalcanti IL, Barrucand L, et al. Effect of magnesium sulphate on sugammadex reversal time for neuromuscular blockade: a randomised controlled study. *Anaesthesia.* 2015;70:956–961.

33. Ozturk T, Agdanli D, Bayturan O, et al. Effects of conventional vs high-dose rocuronium on the QTc interval during anesthesia induction and intubation in patients undergoing coronary artery surgery: a randomized, double-blind, parallel trial. *Braz J Med Biol Res.* 2015;48:370–376.

34. Mirakhur RK. Newer neuromuscular blocking drugs. An overview of their clinical pharmacology and therapeutic use. *Drugs.* 1992;44:182–199.

35. Basta SJ, Savarese JJ, Ali HH, et al. Clinical pharmacology of doxacurium chloride. A new long-acting nondepolarizing muscle relaxant. *Anesthesiology.* 1988;69:478–486.

36. Cashman JN, Luke JJ, Jones RM. Neuromuscular block with doxacurium (BW A938U) in patients with normal or absent renal function. *Br J Anaesth.* 1990;64:186–192.

37. Martlew RA, Harper NJ. The clinical pharmacology of doxacurium in young adults and in elderly patients. *Anaesthesia.* 1995;50:779–782.

38. Fodale V, Santamaria LB. Laudanosine, an atracurium and cisatracurium metabolite. *Eur J Anaesthesiol.* 2002;19:466–473.

39. Dieck T, Steffens J, Sander B, et al. Propofol, remifentanil and mivacurium: fast track surgery with poor intubating conditions. *Minerva Anestesiol.* 2011;

77:585–591.

40. Ali HH, Lien CA, Witkowski T, et al. Efficacy and safety of divided dose administration of mivacurium for a 90-second tracheal intubation. *J Clin Anesth.* 1996;8:276–281.

41. Vanlinthout LEH, Mesfin SH, Hens N, et al. A systematic review and meta-regression analysis of mivacurium for tracheal intubation. *Anaesthesia.* 2014;69:1377–1387.

42. Cassel J, Staehr-Rye AK, Nielsen CV, et al. Use of neuromuscular monitoring to detect prolonged effect of succinylcholine or mivacurium: three case reports. *Acta Anaesthesiol Scand.* 2014;58:1040–1043.

43. Naguib M, Samarkandi AH, Ammar A, et al. Comparative clinical pharmacology of rocuronium, cisatracurium, and their combination. *Anesthesiology.* 1998;89:1116–1124.

44. Stäuble CG, Stäuble RB, Schaller SJ, et al. Effects of single-shot and steady-state propofol anaesthesia on rocuronium dose-response relationship: a randomised trial. *Acta Anaesthesiol Scand.* 2015;59:902–911.

45. Braga A de F de A, Carvalho VH, et al. Influence of local anesthetics on the neuromuscular blockade produced by rocuronium: effects of lidocaine and 50% enantiomeric excess bupivacaine on the neuromuscular junction. *Rev Bras Anestesiol.* 2009;59:725–734.

46. Sahin SH, Colak A, Sezer A, et al. Effect of epidural levobupivacaine on recovery from vecuronium-induced neuromuscular block in patients undergoing lower abdominal surgery. *Anaesth Intensive Care.* 2011;39:607–610.

47. Czarnetzki C, Lysakowski C, Elia N, et al. Intravenous lidocaine has no impact on rocuronium-induced neuromuscular block. Randomised study. *Acta Anaesthesiol Scand.* 2012;56:474–481.

48. Paradelis AG, Triantaphyllidis C, Giala MM. Neuromuscular blocking activity of aminoglycoside antibiotics. *Methods Find Exp Clin Pharmacol.* 1980;2:45–51.

49. Szmuk P, Ezri T, Chelly JE, et al. The onset time of rocuronium is slowed by esmolol and accelerated by ephedrine. *Anesth Analg.* 2000;90:1217–1219.

50. Arroliga A, Frutos-Vivar F, Hall J, et al, International Mechanical Ventilation Study Group. Use of sedatives and neuromuscular blockers in a cohort of patients receiving mechanical ventilation. *Chest.* 2005;128:496–506.

51. Alhazzani W, Alshahrani M, Jaeschke R, et al. Neuromuscular blocking agents in acute respiratory distress syndrome: a systematic review and meta-analysis of randomized controlled trials. *Crit Care.* 2013;17: R43.

52. Hraiech S, Forel J-M, Papazian L. The role of neuromuscular blockers in ARDS: benefits and risks. *Curr Opin Crit Care.* 2012;18:495–502.

53. Salciccioli JD, Cocchi MN, Rittenberger JC, et al. Continuous neuromuscular blockade is associated with decreased mortality in post-cardiac arrest patients. *Resuscitation.* 2013;84:1728–1733.

54. Rubio ER, Seelig CB. Persistent paralysis after prolonged use of atracurium in the absence of corticosteroids. *South Med J.* 1996;89:624–626.

55. Romero A, Joshi GP. Neuromuscular disease and anesthesia. *Muscle Nerve.* 2013;48:451–460.

56. Weiser TG, Regenbogen SE, Thompson KD, et al. An estimation of the global volume of surgery: a modelling strategy based on available data. *Lancet.* 2008;372:139–144.

57. Todd MM, Hindman BJ, King BJ. The implementation of quantitative electromyographic neuromuscular monitoring in an academic anesthesia department. *Anesth Analg.* 2014;119:323–331.

58. Checketts MR, Alladi R, Ferguson K, et al. Recommendations for standards of monitoring during anaesthesia and recovery 2015 : Association of Anaesthetists of Great Britain and Ireland. *Anaesthesia.* 2016;71:85–93.

59. Anonymous: Indications of neuromuscular blockade in anaesthesia. Short text. *Ann Fr Anesth Reanim.* 2000;19(Suppl 2):352s–355s.

60. Kelly D, Brull SJ. Monitoring of neuromuscular function in the clinical setting. *Yale J Biol Med.* 1993;66:473–489.

61. Brull SJ, Silverman DG. Pulse width, stimulus intensity, electrode placement, and polarity during assessment of neuromuscular block. *Anesthesiology.* 1995;83:702–709.

62. Ali HH, Utting JE, Gray TC. Quantitative assessment of residual antidepolarizing block. I. *Br J Anaesth.* 1971;43:473–477.

63. Ali HH, Utting JE, Gray TC. Quantitative assessment of residual antidepolarizing block. II. *Br J Anaesth.* 1971;43:478–485.

64. O'Hara DA, Fragen RJ, Shanks CA. Comparison of visual and measured train-of-four recovery after vecuronium-induced neuromuscular blockade using two anaesthetic techniques. *Br J Anaesth.* 1986;58:1300–1302.

65. Waud BE, Waud DR. The margin of safety of neuromuscular transmission in the muscle of the diaphragm. *Anesthesiology.* 1972;37:417–422.

66. Waud BE, Waud DR. The relation between the response to "train-of-four" stimulation and receptor occlusion during competitive neuromuscular block. *Anesthesiology.* 1972;37:413–416.

67. Silverman DG, Connelly NR, O'Connor TZ, et al. Accelographic train-of-four at near-threshold currents. *Anesthesiology.* 1992;76:34–38.

68. Brull SJ, Ehrenwerth J, Silverman DG. Stimulation with submaximal current for train-of-four monitoring. *Anesthesiology.* 1990;72:629–632.

69. Merton PA. Voluntary strength and fatigue. *J Physiol.* 1954;123:553–564.

70. Brull SJ, Connelly NR, O'Connor TZ, et al. Effect of tetanus on subsequent neuromuscular monitoring in patients receiving vecuronium. *Anesthesiology.* 1991;74:64–70.

71. Silverman DG, Brull SJ. The effect of a tetanic stimulus on the response to subsequent tetanic stimulation. *Anesth Analg.* 1993;76:1284–1287.

72. Viby-Mogensen J, Howardy-Hansen P, Chraemmer-Jørgensen B, et al. Posttetanic count (PTC): a new method of evaluating an intense nondepolarizing neuromuscular blockade. *Anesthesiology.* 1981;55:458–461.

73. Viby-Mogensen J, Jensen NH, Engbaek J, et al. Tactile and visual evaluation of the response to train-of-four nerve stimulation. *Anesthesiology.* 1985;63:440–443.

74. Engbaek J, Ostergaard D, Viby-Mogensen J. Double burst stimulation (DBS): a new pattern of nerve stimulation to identify residual neuromuscular block. *Br J Anaesth*. 1989;62:274–278.
75. Ueda N, V-Mogensen J, V-Olsen N, et al. The best choice of double burst stimulation pattern for manual evaluation of neuromuscular transmission. *J Anesth*. 1989;3:94–99.
76. Brull SJ, Murphy GS. Residual neuromuscular block: lessons unlearned. Part II: methods to reduce the risk of residual weakness. *Anesth Analg*. 2010;111: 129–140.
77. Grosse-Sundrup M, Henneman JP, Sandberg WS, et al. Intermediate acting non-depolarizing neuromuscular blocking agents and risk of postoperative respiratory complications: prospective propensity score matched cohort study. *BMJ*. 2012;345:e6329.
78. Drenck NE, Ueda N, Olsen NV, et al. Manual evaluation of residual curarization using double burst stimulation: a comparison with train-of-four. *Anesthesiology*. 1989;70:578–581.
79. Gill SS, Donati F, Bevan DR. Clinical evaluation of double-burst stimulation. Its relationship to train-of-four stimulation. *Anaesthesia*. 1990;45:543–548.
80. Brull SJ, Silverman DG. Visual and tactile assessment of neuromuscular fade. *Anesth Analg*. 1993;77:352–355.
81. Vincent RDJ, Brockwell RC, Moreno MC, et al. Posttetanic count revisited: are measurements more reliable using the TOF-Watch accelerographic peripheral nerve stimulator? *J Clin Monit Comput*. 2004;18:33–37.
82. Bhananker SM, Treggiari MM, Sellers BA, et al. Comparison of train-of-four count by anesthesia providers versus TOF-Watch® SX: a prospective cohort study. *Can J Anaesth*. 2015;62:1089–1096.
83. Murphy GS, Szokol JW, Marymont JH, et al. Residual paralysis at the time of tracheal extubation. *Anesth Analg*. 2005;100:1840–1845.
84. Cammu G, De Witte J, De Veylder J, et al. Postoperative residual paralysis in outpatients versus inpatients. *Anesth Analg*. 2006;102:426–429.
85. Kopman AF, Yee PS, Neuman GG. Relationship of the train-of-four fade ratio to clinical signs and symptoms of residual paralysis in awake volunteers. *Anesthesiology*. 1997;86:765–771.
86. Schreiber J-U, Mucha E, Fuchs-Buder T. Acceleromyography to assess neuromuscular recovery: is calibration before measurement mandatory? *Acta Anaesthesiol Scand*. 2011;55:328–331.
87. Dubois PE, De Bel M, Jamart J, et al. Performance of acceleromyography with a short and light TOF-tube compared with mechanomyography: a clinical comparison. *Eur J Anaesthesiol*. 2014;31:404–410.
88. Kopman AF, Chin W, Cyriac J. Acceleromyography vs. electromyography: an ipsilateral comparison of the indirectly evoked neuromuscular response to train-of-four stimulation. *Acta Anaesthesiol Scand*. 2005;49:316–322.
89. Liang SS, Stewart PA, Phillips S. An ipsilateral comparison of acceleromyography and electromyography during recovery from nondepolarizing neuromuscular block under general anesthesia in humans. *Anesth Analg*. 2013;117: 373–379.
90. Suzuki T, Fukano N, Kitajima O, et al. Normalization of acceleromyographic train-of-four ratio by baseline value for detecting residual neuromuscular block. *Br J Anaesth*. 2006;96:44–47.
91. Stewart PA, Freelander N, Liang S, et al. Comparison of electromyography and kinemyography during recovery from non-depolarising neuromuscular blockade. *Anaesth Intensive Care*. 2014;42:378–384.
92. Thilen SR, Hansen BE, Ramaiah R, et al. Intraoperative neuromuscular monitoring site and residual paralysis. *Anesthesiology*. 2012;117:964–972.
93. Kumar GV, Nair AP, Murthy HS, et al. Residual neuromuscular blockade affects postoperative pulmonary function. *Anesthesiology*. 2012;117:1234–1244.
94. Eriksson LI, Sundman E, Olsson R, et al. Functional assessment of the pharynx at rest and during swallowing in partially paralyzed humans: simultaneous videomanometry and mechanomyography of awake human volunteers. *Anesthesiology*. 1997;87:1035–1043.
95. Piccioni F, Mariani L, Bogno L, et al. An acceleromyographic train-of-four ratio of 1.0 reliably excludes respiratory muscle weakness after major abdominal surgery: a randomized double-blind study. *Can J Anaesth*. 2014; 61:641–649.
96. Cedborg AIH, Sundman E, Boden K, Hedstrom HW, et al. Pharyngeal function and breathing pattern during partial neuromuscular block in the elderly: effects on airway protection. *Anesthesiology*. 2014;120:312–325.
97. Schuller PJ, Newell S, Strickland PA, et al. Response of bispectral index to neuromuscular block in awake volunteers. *Br J Anaesth*. 2015;115 Suppl 1: i95–i103.
98. Illman H, Antila H, Olkkola KT. Reversal of neuromuscular blockade by sugammadex does not affect EEG derived indices of depth of anesthesia. *J Clin Monit Comput*. 2010;24:371–376.
99. Aho AJ, Kamata K, Yli-Hankala A, et al. Elevated BIS and Entropy values after sugammadex or neostigmine: an electroencephalographic or electromyographic phenomenon? *Acta Anaesthesiol Scand*. 2012;56:465–473.
100. Dahaba AA, Bornemann H, Hopfgartner E, et al. Effect of sugammadex or neostigmine neuromuscular block reversal on bispectral index monitoring of propofol/remifentanil anaesthesia. *Br J Anaesth*. 2012;108:602–606.
101. Fiekers JF. Concentration-dependent effects of neostigmine on the endplate acetylcholine receptor channel complex. *J Neurosci Off J Soc Neurosci*. 1985;5:502–514.
102. Herbstreit F, Zigrahn D, Ochterbeck C, et al. Neostigmine/glycopyrrolate administered after recovery from neuromuscular block increases upper airway collapsibility by decreasing genioglossus muscle activity in response to negative pharyngeal pressure. *Anesthesiology*. 2010;113:1280–1288.
103. Yang L, Yang D, Li Q, et al. Neostigmine for reversal of neuromuscular block in paediatric patients. *Cochrane Database Syst Rev*. 2014;5:CD010110.
104. Lemmens HJ, El-Orbany MI, Berry J, et al. Reversal of profound vecuronium-induced neuromuscular block under sevoflurane anesthesia: sugammadex versus neostigmine. *BMC Anesth*. 2010;10:15.
105. Jones RK, Caldwell JE, Brull SJ, et al. Reversal of profound rocuronium-induced blockade with sugammadex: a randomized comparison with neostigmine. *Anesthesiology*. 2008;109:816–824.
106. Bevan JC, Collins L, Fowler C, et al. Early and late reversal of rocuronium and vecuronium with neostigmine in adults and children. *Anesth Analg*. 1999; 89:333–339.
107. Illman HL, Laurila P, Antila H, et al. The duration of residual neuromuscular block after administration of neostigmine or sugammadex at two visible twitches during train-of-four monitoring. *Anesth Analg*. 2011;112:63–68.
108. Kim KS, Cheong MA, Lee HJ, et al. Tactile assessment for the reversibility of rocuronium-induced neuromuscular blockade during propofol or sevoflurane anesthesia. *Anesth Analg*. 2004;99:1080–1085.
109. Kirkegaard H, Heier T, Caldwell JE. Efficacy of tactile-guided reversal from cisatracurium-induced neuromuscular block. *Anesthesiology*. 2002;96: 45–50.
110. Harper NJ, Wallace M, Hall IA. Optimum dose of neostigmine at two levels of atracurium-induced neuromuscular block. *Br J Anaesth*. 1994;72:82–85.
111. Sauer M, Stahn A, Soltesz S, et al. The influence of residual neuromuscular block on the incidence of critical respiratory events. A randomised, prospective, placebo-controlled trial. *Eur J Anaesthesiol*. 2011;28:842–848.
112. Fuchs-Buder T, Meistelman C, Alla F, et al. Antagonism of low degrees of atracurium-induced neuromuscular blockade: dose-effect relationship for neostigmine. *Anesthesiology*. 2010;112:34–40.
113. Capron F, Alla F, Hottier C, et al. Can acceleromyography detect low levels of residual paralysis? A probability approach to detect a mechanomyographic train-of-four ratio of 0.9. *Anesthesiology*. 2004;100:1119–1124.
114. Schaller SJ, Fink H, Ulm K, et al. Sugammadex and neostigmine dose-finding study for reversal of shallow residual neuromuscular block. *Anesthesiology*. 2010;113:1054–1060.
115. Fuchs-Buder T, Baumann C, De Guis J, et al. Low-dose neostigmine to antagonise shallow atracurium neuromuscular block during inhalational anaesthesia: A randomised controlled trial. *Eur J Anaesthesiol*. 2013;30:594–598.
116. Kaufhold N, Schaller SJ, Stäuble CG, et al. Sugammadex and neostigmine dose-finding study for reversal of residual neuromuscular block at a train-of-four ratio of 0.2 (SUNDRO20). *Br J Anaesth*. 2016;116:233–240.
117. Beattie WS, Buckley DN, Forrest JB. Continuous infusions of atracurium and vecuronium, compared with intermittent boluses of pancuronium: dose requirements and reversal. *Can J Anaesth*. 1992;39:925–931.
118. Baurain MJ, Hoton F, D'Hollander AA, et al. Is recovery of neuromuscular transmission complete after the use of neostigmine to antagonize block produced by rocuronium, vecuronium, atracurium and pancuronium? *Br J Anaesth*. 1996;77:496–499.
119. Staikou C, Stamelos M, Stavroulakis E. Impact of anaesthetic drugs and adjuvants on ECG markers of torsadogenicity. *Br J Anaesth*. 2014;112:217–230.
120. Koyuncu O, Turhanoglu S, Ozbakis Akkurt C, et al. Comparison of sugammadex and conventional reversal on postoperative nausea and vomiting: a randomized, blinded trial. *J Clin Anesth*. 2015;27:51–56.
121. Cheng C-R, Sessler DI, Apfel CC. Does neostigmine administration produce a clinically important increase in postoperative nausea and vomiting? *Anesth Analg*. 2005;101:1349–1355.
122. Fuchs-Buder T, Ziegenfuss T, Lysakowski K, et al. Antagonism of vecuronium-induced neuromuscular block in patients pretreated with magnesium sulphate: dose-effect relationship of neostigmine. *Br J Anaesth*. 1999;82:61–65.
123. Payne JP, Hughes R, Al Azawi S. Neuromuscular blockade by neostigmine in anaesthetized man. *Br J Anaesth*. 1980;52:69–76.
124. Goldhill DR, Wainwright AP, Stuart CS, et al. Neostigmine after spontaneous recovery from neuromuscular blockade. Effect on depth of blockade monitored with train-of-four and tetanic stimuli. *Anaesthesia*. 1989;44:293–299.
125. Eikermann M, Zaremba S, Malhotra A, et al. Neostigmine but not sugammadex impairs upper airway dilator muscle activity and breathing. *Br J Anaesth*. 2008;101:344–349.
126. Eikermann M, Fassbender P, Malhotra A, et al. Unwarranted administration of acetylcholinesterase inhibitors can impair genioglossus and diaphragm muscle function. *Anesthesiology*. 2007;107:621–629.
127. McLean DJ, Diaz-Gil D, Farhan HN, et al. Dose-dependent association between intermediate-acting neuromuscular-blocking agents and postoperative respiratory complications. *Anesthesiology*. 2015;122:1201–1213.
128. De Oliveira GS, Theilken LS, McCarthy RJ. Shortage of perioperative drugs: implications for anesthesia practice and patient safety. *Anesth Analg*. 2011;113:1429–1435.
129. Cronnelly R, Morris RB, Miller RD. Edrophonium: duration of action and atropine requirement in humans during halothane anesthesia. *Anesthesiology*. 1982;57:261–266.
130. Barber HE, Calvey TN, Muir KT. The relationship between the pharmacokinetics, cholinesterase inhibition and facilitation of twitch tension of the quaternary ammonium anticholinesterase drugs, neostigmine, pyridostigmine, edrophonium and 3-hydroxyphenyltrimethylammonium. *Br J Pharmacol*. 1979;66:525–530.
131. Kopman AF, Mallhi MU, Justo MD, et al. Antagonism of mivacurium-induced neuromuscular blockade in humans. Edrophonium dose requirements at threshold train-of-four count of 4. *Anesthesiology*. 1994;81:1394–1400.
132. Schaller SJ, Fink H. Sugammadex as a reversal agent for neuromuscular block: an evidence-based review. *Core Evid*. 2013;8:57–67.
133. Bom A, Clark JK, Palin R. New approaches to reversal of neuromuscular block. *Curr Opin Drug Discov Devel*. 2002;5:793–800.
134. Zwiers A, van den Heuvel M, Smeets J, et al. Assessment of the potential for displacement interactions with sugammadex: a pharmacokinetic-pharmacodynamic modelling approach. *Clin Drug Investig*. 2011;31:101–111.
135. Shields M, Giovannelli M, Mirakhur RK, et al. Org 25969 (sugammadex), a selective relaxant binding agent for antagonism of prolonged rocuronium-induced neuromuscular block. *Br J Anaesth*. 2006;96:36–43.

136. Flockton EA, Mastronardi P, Hunter JM, et al. Reversal of rocuronium-induced neuromuscular block with sugammadex is faster than reversal of cisatracurium-induced block with neostigmine. *Br J Anaesth.* 2008;100:622–630.

137. Blobner M, Eriksson LI, Scholz J, et al. Reversal of rocuronium-induced neuromuscular blockade with sugammadex compared with neostigmine during sevoflurane anaesthesia: results of a randomised, controlled trial. *Eur J Anaesthesiol.* 2010;27:874–881.

138. Khuenl-Brady KS, Wattwil M, Vanacker BF, et al. Sugammadex provides faster reversal of vecuronium-induced neuromuscular blockade compared with neostigmine: a multicenter, randomized, controlled trial. *Anesth Analg.* 2010;110:64–73.

139. McDonagh DL, Benedict PE, Kovac AL, et al. Efficacy, safety, and pharmacokinetics of sugammadex for the reversal of rocuronium-induced neuromuscular blockade in elderly patients. *Anesthesiology.* 2011;114:318–329.

140. Lee C, Jahr JS, Candiotti KA, et al. Reversal of profound neuromuscular block by sugammadex administered three minutes after rocuronium: a comparison with spontaneous recovery from succinylcholine. *Anesthesiology.* 2009;110:1020–1025.

141. Sorensen MK, Bretlau C, Gatke MR, et al. Rapid sequence induction and intubation with rocuronium-sugammadex compared with succinylcholine: a randomized trial. *Br J Anaesth.* 2012;108:682–689.

142. Staals LM, Egmond J van, Driessen JJ, et al. Sugammadex reverses neuromuscular block induced by 3-desacetyl-vecuronium, an active metabolite of vecuronium, in the anaesthetised rhesus monkey. *Eur J Anaesthesiol.* 2011;28:265–272.

143. Peeters P, Passier P, Smeets J, et al. Sugammadex is cleared rapidly and primarily unchanged via renal excretion. *Biopharm Drug Dispos.* 2011;32:159–167.

144. Cammu G, Van Vlem B, van den Heuvel M, et al. Dialysability of sugammadex and its complex with rocuronium in intensive care patients with severe renal impairment. *Br J Anaesth.* 2012;109:382–390.

145. Galvao VR, Giavina-Bianchi P, Castells M. Perioperative anaphylaxis. *Curr Allergy Asthma Rep.* 2014;14:452.

146. Tsur A, Kalansky A. Hypersensitivity associated with sugammadex administration: a systematic review. *Anaesthesia.* 2014;69:1251–1257.

147. Krishna MT, York M, Chin T, et al. Multi-centre retrospective analysis of anaphylaxis during general anaesthesia in the United Kingdom: aetiology and diagnostic performance of acute serum tryptase. *Clin Exp Immunol.* 2014;178:399–404.

148. Jeyadoss J, Kuruppu P, Nanjappa N, et al. Sugammadex hypersensitivity-a case of anaphylaxis. *Anaesth Intensive Care.* 2014;42:89–92.

149. Rahe-Meyer N, Fennema H, Schulman S, et al. Effect of reversal of neuromuscular blockade with sugammadex versus usual care on bleeding risk in a randomized study of surgical patients. *Anesthesiology.* 2014;121:969–977.

150. Staals LM, Snoeck MMJ, Driessen JJ, et al. Multicentre, parallel-group, comparative trial evaluating the efficacy and safety of sugammadex in patients with end-stage renal failure or normal renal function. *Br J Anaesth.* 2008;101:492–497.

151. Panhuizen IF, Gold SJA, Buerkle C, et al. Efficacy, safety and pharmacokinetics of sugammadex 4 mg kg-1 for reversal of deep neuromuscular blockade in patients with severe renal impairment. *Br J Anaesth.* 2015;114:777–784.

152. Lee HJ, Kim KS, Jeong JS, et al. The influence of mild hypothermia on reversal of rocuronium-induced deep neuromuscular block with sugammadex. *BMC Anesthesiol.* 2015;15:7.

153. Hudson ME, Rietbergen H, Chelly JE. Sugammadex is effective in reversing rocuronium in the presence of antibiotics. *BMC Anesthesiol.* 2014;14:69.

154. Pongracz A, Szatmari S, Nemes R, et al. Reversal of neuromuscular blockade with sugammadex at the reappearance of four twitches to train-of-four stimulation. *Anesthesiology.* 2013;119:36–42.

155. Monk TG, Rietbergen H, Woo T, et al. Use of sugammadex in patients with obesity: a pooled analysis. *Am J Ther.* 2015. doi:10.1097/MJT.0000000000000305.

156. Van Gestel L, Cammu G. Is the effect of sugammadex always rapid in onset? *Acta Anaesthesiol Belg.* 2013;64:41–47.

157. Amao R, Zornow MH, Cowan RM, et al. Use of sugammadex in patients with a history of pulmonary disease. *J Clin Anesth.* 2012;24:289–297.

158. White PF, Tufanogullari B, Sacan O, et al. The effect of residual neuromuscular blockade on the speed of reversal with sugammadex. *Anesth Analg.* 2009;108:846–851.

159. Puhringer FK, Rex C, Sielenkamper AW, et al. Reversal of profound, high-dose rocuronium-induced neuromuscular blockade by sugammadex at two different time points: an international, multicenter, randomized, dose-finding, safety assessor-blinded, phase II trial. *Anesthesiology.* 2008;109:188–197.

160. Dahl V, Pendeville PE, Hollmann MW, et al. Safety and efficacy of sugammadex for the reversal of rocuronium-induced neuromuscular blockade in cardiac patients undergoing noncardiac surgery. *Eur J Anaesthesiol.* 2009;26:874–884.

161. Gaszynski T, Szewczyk T, Gaszynski W. Randomized comparison of sugammadex and neostigmine for reversal of rocuronium-induced muscle relaxation in morbidly obese undergoing general anaesthesia. *Br J Anaesth.* 2012;108:236–239.

162. Le Corre F, Nejmeddine S, Fatahine C, et al. Recurarization after sugammadex reversal in an obese patient. *Can J Anaesth.* 2011;58:944–947.

163. Iwasaki H, Takahoko K, Otomo S, et al. A temporary decrease in twitch response following reversal of rocuronium-induced neuromuscular block with a small dose of sugammadex in a pediatric patient. *J Anesth.* 2014;28:288–290.

164. Unterbuchner C, Ziegleder R, Graf B, et al. Magnesium-induced recurarisation after reversal of rocuronium-induced neuromuscular blockade with sugammadex. *Acta Anaesthesiol Scand.* 2015;59:536–540.

165. Czarnetzki C, Tassonyi E, Lysakowski C, et al. Efficacy of sugammadex for the reversal of moderate and deep rocuronium-induced neuromuscular block in patients pretreated with intravenous magnesium: a randomized controlled trial. *Anesthesiology.* 2014;121:59–67.

166. Kotake Y, Ochiai R, Suzuki T, et al. Reversal with sugammadex in the absence of monitoring did not preclude residual neuromuscular block. *Anesth Analg.* 2013;117:345–351.

167. Ledowski T, Hillyard S, O'Dea B, et al. Introduction of sugammadex as standard reversal agent: Impact on the incidence of residual neuromuscular blockade and postoperative patient outcome. *Indian J Anaesth.* 2013;57:46–51.

168. Schepens T, Cammu G, Saldien V, et al. Electromyographic activity of the diaphragm during neostigmine or sugammadex-enhanced recovery after neuromuscular blockade with rocuronium: a randomised controlled study in healthy volunteers. *Eur J Anaesthesiol.* 2015;32:49–57.

169. Amorim P, Lagarto F, Gomes B, et al. Neostigmine vs. sugammadex: observational cohort study comparing the quality of recovery using the Postoperative Quality Recovery Scale. *Acta Anaesthesiol Scand.* 2014;58:1101–1110.

170. Ledowski T, Falke L, Johnston F, et al. Retrospective investigation of postoperative outcome after reversal of residual neuromuscular blockade: sugammadex, neostigmine or no reversal. *Eur J Anaesthesiol.* 2014;31:423–429.

171. Chambers D, Paulden M, Paton F, et al. Sugammadex for reversal of neuromuscular block after rapid sequence intubation: a systematic review and economic assessment. *Br J Anaesth.* 2010;105:568–575.

172. Watts RW, London JA, van Wijk RM, et al. The influence of unrestricted use of sugammadex on clinical anaesthetic practice in a tertiary teaching hospital. *Anaesth Intensive Care.* 2012;40:333–339.

173. Stewart PA, Phillips S, De Boer HD. Sugammadex reversal of rocuronium-induced neuromuscular blockade in two types of neuromuscular disorders: Myotonic dystrophy and spinal muscular atrophy. *Rev Esp Anestesiol Reanim.* 2013;60:226–229.

174. Casarotti P, Mendola C, Cammarota G, et al. High-dose rocuronium for rapid-sequence induction and reversal with sugammadex in two myasthenic patients. *Acta Anaesthesiol Scand.* 2014;58:1154–1158.

175. de Boer HD, Shields MO, Booij LH Reversal of neuromuscular blockade with sugammadex in patients with myasthenia gravis: a case series of 21 patients and review of the literature. *Eur J Anaesthesiol.* 2014;31:715–721.

176. Vymazal T, Krecmerova M, Bicek V, et al. Feasibility of full and rapid neuromuscular blockade recovery with sugammadex in myasthenia gravis patients undergoing surgery—a series of 117 cases. *Ther Clin Risk Manag.* 2015;11:1593–1596.

177. Madsen MV, Istre O, Staehr-Rye AK, et al. Postoperative shoulder pain after laparoscopic hysterectomy with deep neuromuscular blockade and low-pressure pneumoperitoneum: a randomised controlled trial. *Eur J Anaesthesiol.* 2016;33:341–347.

178. Madsen MV, Gatke MR, Springborg HH, et al. Optimising abdominal space with deep neuromuscular blockade in gynaecologic laparoscopy—a randomised, blinded crossover study. *Acta Anaesthesiol Scand.* 2015;59:441–447.

179. Van Wijk RM, Watts RW, Ledowski T, et al. Deep neuromuscular block reduces intra-abdominal pressure requirements during laparoscopic cholecystectomy: a prospective observational study. *Acta Anaesthesiol Scand.* 2015;59:434–440.

180. Dubois PE, Putz L, Jamart J, et al. Deep neuromuscular block improves surgical conditions during laparoscopic hysterectomy: a randomised controlled trial. *Eur J Anaesthesiol.* 2014;31:430–436.

181. Martini CH, Boon M, Bevers RF, et al. Evaluation of surgical conditions during laparoscopic surgery in patients with moderate vs deep neuromuscular block. *Br J Anaesth.* 2014;112:498–505.

182. Blobner M, Frick CG, Stauble RB, et al. Neuromuscular blockade improves surgical conditions (NISCO). *Surg Endosc.* 2015;29:627–636.

183. Staehr-Rye AK, Rasmussen LS, Rosenberg J, et al. Surgical space conditions during low-pressure laparoscopic cholecystectomy with deep versus moderate neuromuscular blockade: a randomized clinical study. *Anesth Analg.* 2014;119:1084–1092.

184. Madsen MV, Staehr-Rye AK, Gatke MR, et al. Neuromuscular blockade for optimising surgical conditions during abdominal and gynaecological surgery: a systematic review. *Acta Anaesthesiol Scand.* 2015;59:1–16.

185. Matsuki G, Takahata O, Iwasaki H: Repeat dosing of rocuronium after reversal of neuromuscular block by sugammadex. *Can J Anaesth.* 2011;58:769–770.

186. Iwasaki H, Sasakawa T, Takahoko K, et al. A case series of re-establishment of neuromuscular block with rocuronium after sugammadex reversal. *J Anesth.* 2016;30:534–537.

187. Hoffmann U, Grosse-Sundrup M, Eikermann-Haerter K, et al. Calabadion: A new agent to reverse the effects of benzylisoquinoline and steroidal neuromuscular-blocking agents. *Anesthesiology.* 2013;119:317–325.

188. Haerter F, Simons JCP, Foerster U, et al. Comparative effectiveness of calabadion and sugammadex to reverse non-depolarizing neuromuscular-blocking agents. *Anesthesiology.* 2015;123:1337–1349.

第22章 局部麻醉药

Yi Lin   Spencer S. Liu

要点

1. 局部麻醉药通过阻断痛觉沿神经纤维的传导,达到镇痛和麻醉作用。
2. 局部麻醉药作用的关键靶点是电压门控钠离子通道。该通道在细胞内结合后介导疏水作用。
3. 神经阻滞的程度取决于药物浓度和体积。
4. 大部分用于临床的局部麻醉药含有与酰胺基团连接的脂溶性苯环,根据化学键的不同,可将局部麻醉药分为酯类和酰胺类。
5. 药物效能与其脂溶性及理化性质有关。一般来说,脂溶性越高药物效能越强。
6. 与肾上腺素、阿片样物质和 α_2-肾上腺素受体激动剂合用可能会增加局部麻醉药的临床作用。通过碱化局部麻醉药来增强麻醉作用仍存在争议。
7. 局部麻醉药的全身吸收速率取决于注射部位、剂量、药物内在药物代谢动力学性质以及血管活性药物的使用。
8. 局部麻醉药引起系统毒性比较罕见。对于合并心血管疾病的患者,由丁哌卡因、罗哌卡因和左布比卡因引起的系统毒性可能较难恢复;而静脉输注脂肪乳是一种有效的新疗法。

　　局部麻醉药会阻断兴奋组织中电脉冲信号的传导。其中最重要的是通过阻断痛觉沿神经纤维的传导而达到镇痛和麻醉作用。这些药物的分子靶点具有特异性,其相互作用已被广泛研究。局部麻醉药在临床上已经广泛应用且不断发展。对其作用机制和理化特性的全面理解可以优化其在临床的治疗作用,并避免无意的系统毒性并发症。

局部麻醉药的作用机制

神经解剖学

　　局部麻醉药可以阻滞周围神经系统(PNS)和中枢神经系统(CNS)的神经纤维。在周围神经系统中,神经纤维分为传入和传出两种,可形成一个或多个神经束,并包绕三层结缔组织[1]。每个神经束内的单个神经纤维被神经内膜包绕,神经内膜是一种疏松的结缔组织,由神经胶质细胞、成纤维细胞和毛细血管构成。包绕神经束的称为神经束膜,由致密胶原结缔组织构成。最外一层致密的结缔组织包绕多个神经束,形成圆形神经鞘,称为神经外膜(图 22-1)。这些结缔组织层可以保护周围的神经纤维,并且作为局部麻醉药被动扩散的屏障[2]。

　　中枢神经系统和周围神经系统的神经纤维可根据有无髓鞘分为有髓神经纤维和无髓神经纤维。在外周和中枢神经系统中,有髓神经纤维分别由施万细胞和少突胶质细胞包裹,这些细胞在轴突周围形成一个同心包裹的脂质双分子层,覆盖整个神经纤维[3]。髓鞘呈节段性规则结构,相邻两

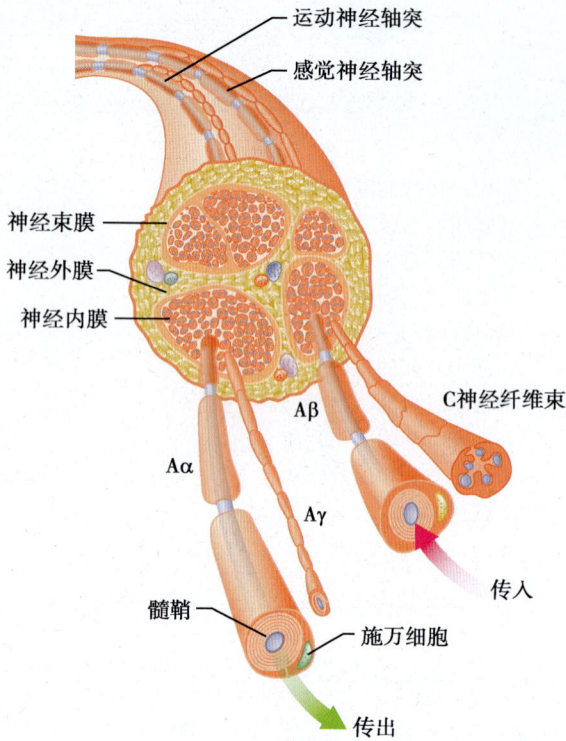

图 22-1　周围神经纤维的典型横截面示意图

由胶原纤维组成的神经外膜沿轴突纵向包绕。神经束膜是一层不连续的细胞层，而神经内膜是由一层结缔组织矩阵排列构成。传入和传出神经元轴突如图所示。交感神经轴突（未显示）也存在于混合的周围神经中（摘自 Strichartz GR. Neural physiology and local anesthetic action. In: Cousins MJ, Bridenbaugh PO, eds. *Neural Blockade in Clinical Anesthesia and Management of Pain*. Philadelphia, PA: Lippincott-Raven; 1998: 35）

个髓鞘节段之间有一个节点，称为郎飞结。郎飞结包含有致密成簇的蛋白质，是神经信号转导的关键结构（图 22-2）[4]。随着每个郎飞结处神经电

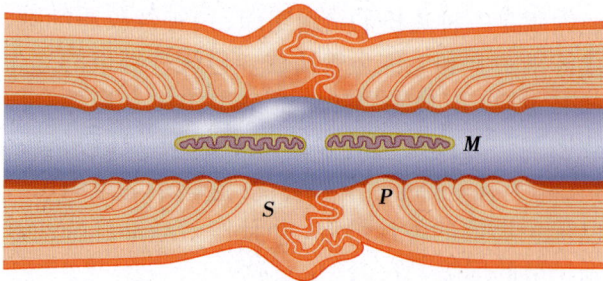

图 22-2

郎飞结示意图，神经细胞线粒体（M），结旁区域的紧密连接（P）和包绕着结点的施万细胞（S）（摘自 Strichartz GR. Mechanisms of action of local anesthetic agents. In: Rogers MC, Tinker JH, Covino BG, et al., eds. *Principles and Practice of Anesthesiology*. St. Louis, MO: Mosby Year Book; 1993: 1197）

信号的更新，兴奋沿有髓神经纤维呈跳跃式传导。但无髓神经纤维没有郎飞结这一结构。虽然无髓神经纤维表面同样包裹有施万细胞，但其质膜并无同心环绕神经元轴突，单个施万细胞可能同时包裹多根神经纤维（图 22-3）[1]。

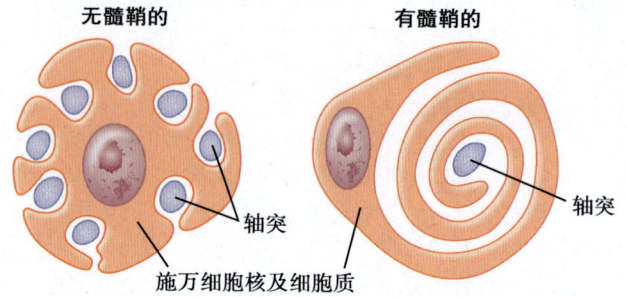

图 22-3

如图所示，施万细胞非同心性包绕多根无髓鞘神经纤维轴突，同心性包绕一根有髓鞘神经纤维（摘自 Carpenter RL, Mackey DC. Local anesthetics. In: Barash PG, Cullen BF, Stoelting RF, eds. *Clinical Anesthesia*.3rd ed. Philadelphia, PA: Lippincott-Raven; 1996: 413）

神经纤维通常根据其大小、传导速率和功能进行分类（表 22-1）。一般来说，神经纤维横截面直径大于 $1\mu m$ 的是有髓神经纤维。尺寸更大的神经纤维和表面包有髓鞘的神经纤维具有更快的传导速率[5]。大直径的神经纤维具有更好的本征导电性。髓鞘可改善神经纤维之间的电绝缘性，并通过跳跃式传导这种更快速的方式进行脉冲传输。大直径有髓神经纤维多是 A 类纤维，包含与传导速率密切相关的运动和感觉功能。相比之下，小直径无髓鞘 C 类神经纤维则传导速率较慢，有传递感觉信息如疼痛、温度和自主神经调节功能。

神经信号传导与电压门控钠通道的电生理学

电脉冲沿细胞膜的传导是神经纤维传输神经信号的基础。维持信号转导和静息电位所需的能量来自半透膜形成的细胞内外离子不平衡分布[6]。在神经细胞中，该静息膜电位约为 $-70\sim-60mV$（通常细胞外电位定义为零，因此细胞内电位为负值），膜电位主要来源于细胞内外钠离子和钾离子浓度的差。由于神经细胞膜在安静状态下，对钾离子通透性比钠离子大；因此，钾离子的平衡电位（EK–80mV）比钠离子平衡电位（EK+60mV）更接

表 22-1　神经纤维的类型

纤维类型	直径 / μm	是否有髓鞘	传导速率 /(m·s^{-1})	分布部位	功能
Aα, Aβ	6~22	+	30~120	肌肉或关节的传入/传出神经	运动和本体感觉
Aγ	3~6	+	15~35	支配肌梭	肌紧张
Aδ	1~4	+	5~25	感觉传入神经	痛觉 触觉 温度觉
B	<3	+	3~15	神经节前交感神经	自主神经功能
C	0.3~1.3	–	0.7~1.3	神经节后交感神经 感觉传入神经	自主神经功能 痛觉 温度觉

近静息膜电位。细胞膜内外的离子梯度不断由蛋白质泵、共转运体和离子通道通过三磷腺苷依赖性过程再生。

电脉冲作为动作电位沿神经纤维传导。动作电位是一种短暂、局部的阳离子高峰或去极化，是由细胞膜外的钠离子迅速沿电化学梯度流入细胞内引起的[7]。动作电位由局部细胞膜，如在细胞体或神经末梢处的配体-受体复合物去极化启动的。当达到一定的电荷阈值时，会触发一个动作电位，并进一步以"全或无"的形式去极化[8]。膜动作电位的峰值约+50mV，当达到峰值后，钠离子入胞的内向电流被钾离子出胞的外向电流取代，导致膜电位的逆转或复极化。膜电位去极化的被动扩散触发其他无髓鞘神经纤维中相邻神经细胞膜的动作电位，或其他有髓神经纤维相邻的郎飞结，引起动作电位沿神经纤维波浪式传播。在发生每个动作电位之后，都会出现短暂的不应期，动作电位在先前激活的膜上的逆行扩散[7]。

形成动作电位的离子电流由多种通道和离子泵介导，其中最重要的是电压门控钠通道。这些通道对动作电位快速去极化阶段的钠离子内流是至关重要的，并且与电压门控钾和钙通道同属于通道蛋白家族。电压门控钠通道是一种复杂的复合体，由一个主要的 α-亚基和一个或多个辅助的 β-亚基组成[9]。α-亚基是多肽单次穿膜蛋白，含有通道的大部分关键功能组件。它们包括四个构成通道孔并具有离子选择性的同源性 α-螺旋结构域（D1-D4），调节门控功能和失活的电压感应区和用于由蛋白激酶调节的磷酸化位点。β-亚基是具有单个穿膜域的短多肽蛋白质，通过非共价键或二硫键与 α-亚基连接；虽然它们对通道活性来说可有可无，但已有证据表明，这些亚基可能在通道蛋白的表达、定位和功能调节中发挥作用。

在没有刺激的情况下，电压门控钠通道处于静息或闭合状态（图 22-4）。细胞膜去极化时，膜上正电荷与电压感应区（S4）中带电荷的氨基酸残基相互作用[10]，引起通道构象变化，转变为开放状态。钠离子则迅速进入带有负电荷残留物的通道孔。离子选择性由这些氨基酸残基决定；这些残

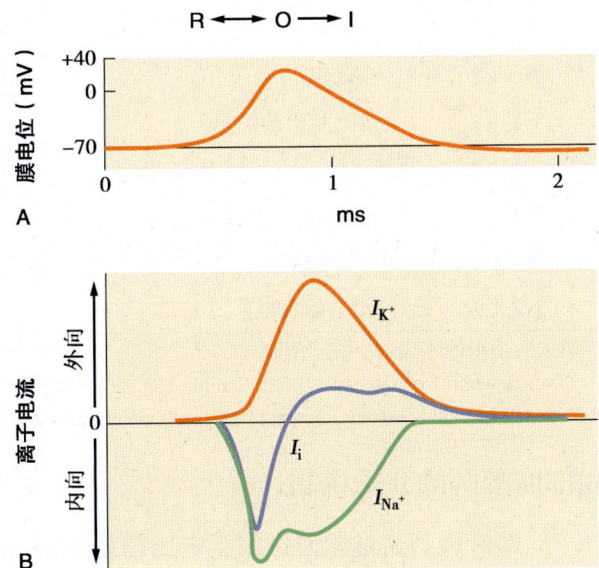

图 22-4　动作电位时钠通道的主要状态

A：随着细胞膜从静息电位开始去极化，同时产生动作电位。B：内向钠电流（I_{Na^+}）和外向钾电流（I_{K^+}）一起产生的离子电流的变化，形成净离子电流（I_i）。R，静息状态；O，开放状态；I，失活状态（摘自 Strichartz GR. Neural physiology and local anesthetic action. In: Cousins MJ, Bridenbaugh PO, eds. *Neural Blockade in Clinical Anesthesia and Management of Pain*. Philadelphia, PA: Lippincott-Raven; 1998: 35）

基成分的改变可能会导致其他阳离子（如钾和钙）的渗透性增加[11]。通道打开后的几毫秒内，会转变为失活状态。根据初始去极化刺激的频率和电压，通道可能经历快速或慢速的失活。快速或慢速的失活指的是在复位至闭合状态之前，通道保持无法重复去极化的持续时间。快速失活在 1ms 内完成，对局部麻醉药的作用敏感，由位于连接域 D3 和 D4 的一条短胞内多肽介导，通过铰链机制关闭了细胞内的通道[12]。高度疏水氨基酸（异亮氨酸、苯丙氨酸和甲硫氨酸）是快速激活的重要结构决定因素；破坏环路或改变氨基酸的疏水性可以消除快速失活[13-14]。慢速激活与快速激活不同，可持续数秒至数分钟，对局部麻醉药有抵抗作用，其作用机制尚不清楚。慢速激活常发生在长时间的去极化之后，并被认为在调节细胞膜兴奋性方面具有重要意义。

电压门控钠通道的九种亚型（Na_V 1.1 至 Na_V 1.9）已被发现；每个亚型都有独特的 α- 亚基亚型（表 22-2）。每个亚型的不同之处在于通道动力学如活化阈值和失活方式，以及对阻断剂如河鲀毒素和局部麻醉药的敏感性。单个亚型的细胞和组织表达可能较为特异；例如，Na_V 1.2 几乎全部存在于中枢神经系统中，而 Na_V 1.6 仅限于中枢神经系统和周围神经系统的郎飞结[15]。同样，单个细胞类型中可能同时存在几种亚型；例如，已经发现在 Aδ 和 C 神经纤维的背根神经节中的中小型神经元中同时存在有 Na_V 1.8 和 Na_V 1.9 两种不同亚型。每种亚型是否具有独特而确定的作用仍有待进一步的研究发现；然而，从对与钠通道相关的几种遗传病的研究中可以推断出钠通道功能的一些线索。已经发现，Na_V 1.7 的过度兴奋与几种疾病的疼痛状态相关，如原发性红斑性肢痛症和阵发性剧痛症[16-17]。而 Na_V 1.7 的无效突变与一种罕见遗传疾病相关，表现为个体对疼痛的感知严重受损[18-19]。

表 22-2　电压门控钠通道的亚型

名称	表达组织	河鲀毒素敏感性	通道损伤相关疾病
Na_V 1.1	CNS、心脏	敏感	遗传性发热性癫痫
Na_V 1.2	CNS 无髓鞘神经纤维轴突	敏感	遗传性发热性癫痫
Na_V 1.3	胚胎 DRG	敏感	未知
Na_V 1.4	骨骼肌	敏感	高血钾性周期性麻痹、先天性副肌强直症
Na_V 1.5	心脏、胚胎神经元	不敏感	Brugada 综合征、长 QT 间期综合征
Na_V 1.6	郎飞结	敏感	未知
Na_V 1.7	CNS、DRG、交感神经元	敏感	红斑性肢痛症、阵发性剧痛症、先天性无痛症
Na_V 1.8	小型 DRG 神经	不敏感	未知
Na_V 1.9	小型 DRG 神经	不敏感	未知

CNS, 中枢神经系统；DRG, 背根节。

Data adapted from Benarroch EE. Sodium channels and pain. *Neurology*. 2007：68：233；and Koopmann TT, Bezzina CR, Wilde AA. Voltage-gated sodium channels：Action players with many faces. *Ann Med*. 2006：38：472.

局部麻醉药的分子机制

局部麻醉药通过靶向作用于电压门控钠通道阻断神经冲动的传递。一些局部麻醉药也可结合其他受体，如电压门控钾通道和烟碱乙酰胆碱受体，兼具疏水和亲水的双亲性，可使其与质膜相互作用。然而，局部麻醉药通过与钠通道的直接作用引起麻醉和镇痛的理论已被广泛接受。其他具有局部麻醉特性的分子，例如三环类抗抑郁药和抗惊厥药，可能也会与电压门控钠通道发生相互作用；但目前还不清楚它们是否是通过类似的机制产生作用。因此下面的阐述仅局限于"传统"意义上的局部麻醉药分子。

局部麻醉药可逆地结合于电压门控钠通道的细胞内部分（图 22-5）。早期鱿鱼巨轴突实验表明，在细胞轴突内部注射 QX-314 时，一种带有永久性正电荷且不能穿过质膜的利多卡因衍生物，可以阻断通过电压门控钠通道的离子电流，而在细胞外部使用时则无效[20]。随后的突变分析支持了这一现象，并找到了通道上参与药物识别的特定位点[21]。位于结构域 1、3 和 4 的 α- 螺旋（S6）

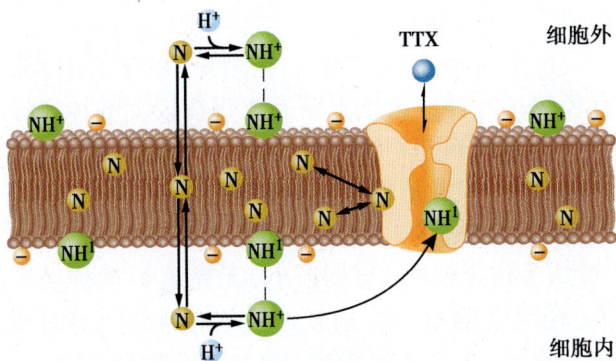

图 22-5　细胞传导脉冲电流的双层脂质膜与跨膜钠通道

叔胺局部麻醉药以中性碱（N）和质子化形式存在，在电平衡状态下带电形成 NH^+。中性碱（N）更易溶于脂质，优先分布于亲脂的膜内部，易通过细胞膜。带电形式（NH^+）更易溶于水，在带负电荷的膜表面与钠通道结合。局部麻醉药的两种形式都可以影响钠通道的功能。N 形式会引起膜通道的开放和闭合。NH^+ 形式可通过与局部麻醉药位点结合直接抑制钠通道。天然的"局部麻醉药"河鲀毒素（TTX）结合在钠通道的外表面，与临床使用的局部麻醉药不会相互作用（摘自 Strichartz GR. Neural physiology and local anesthetic action. In: Cousins MJ, Bridenbaugh PO, eds. *Neural Blockade in Clinical Anesthesia and Management of Pain*. Philadelphia, PA: Lippincott-Raven; 1998: 35）

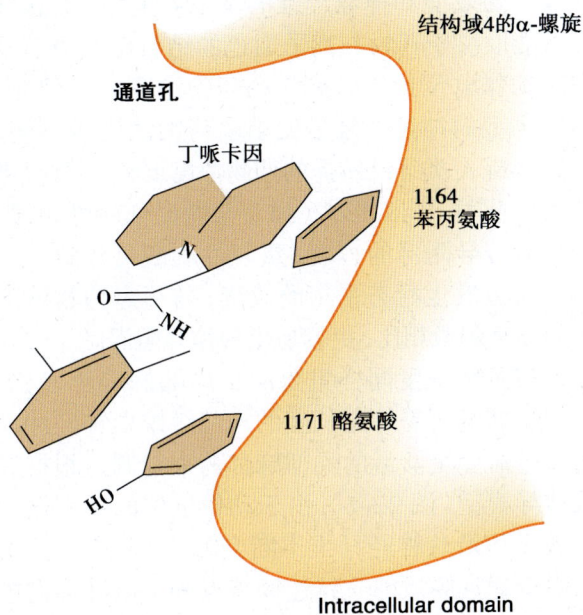

图 22-6

局部麻醉药的结合部位，描述了钠通道孔隙中的疏水内腔（摘自 Ragsdale DS McPhee JC, Scheuer T, et al. Molecular determinants of state-dependent block of Na^+ channels by local anesthetics. *Science*. 1994; 265: 1724）

内一些疏水性芳香族残基（位于 1 764 位的苯丙氨酸和位于 $Na_V 1.2$ 的 1 771 位的酪氨酸）是药物结合所必需的（图 22-6）。它们排列在通道孔细胞内侧的内腔中，跨越了约 1.1nm 的区域，该区域大小约是一个局部麻醉药分子的大小。任一残基的变化都可以显著降低局部麻醉药分子与电压门控钠通道结合的亲和力。位于外孔开口附近的另一个疏水氨基酸（位于 1 760 处的异亮氨酸）也是以干扰药物通过通道孔释放来影响局部麻醉药的解离。

应用局部麻醉药可引起钠浓度峰值呈剂量依赖性下降[22-23]，被称为强直性阻滞，即在电化学平衡状态下给一定量的局部麻醉药，会导致处于开放状态的钠通道数量减少。相反，对钠通道重复刺激可改变稳态平衡，使在相同药物浓度下有更多通道被阻断，这一现象被称为刺激依赖性阻断，其确切的机制尚不清楚且备受争议。一个目前流行的理论——可调节受体理论认为，相比于静息状态的通道，局部麻醉药更易与开放或失活通道结合，这表明与药物结合的亲和力是通道构象状态功能的体现。另外的理论——保护受体理论认为，无论通道的构象如何，内在结合亲和力基本保持不变；而表观亲和力与通道门控导致的对识

别位点的访问增加有关。迄今的实验证据尚无定论。

神经阻滞作用机制

局部麻醉药通过阻断沿神经纤维传递的动作电位来阻断周围神经的传导。局部麻醉药必须分布到目标神经的细胞膜才能到达其作用部位（主要是电压门控钠通道），这就需要药物通过组织的扩散以及形成一定的药物浓度梯度。更有甚者，在接近沉淀的情况下，注射的局部麻醉药仅有约 1%～2% 最终渗透到神经细胞内[24]。如前所述，包绕神经纤维的神经鞘膜可能是一个重要的决定因素；与体内神经纤维相比，在体外脱髓鞘的神经纤维只需约 1/100 浓度的局部麻醉药（临床普遍使用的 2% 利多卡因相当于 75mmol/L 浓度，此处只需 0.7～0.9mM 浓度）就可以达到与前者同等的麻醉效果。尽管解剖位置和神经生理学有所不同，大鼠坐骨神经注射局部麻醉药 5min 内即发生阻滞效应，此时间与神经内药物吸收峰值相吻合。

神经阻滞的程度取决于局部麻醉药的浓度和体积。对任一种局部麻醉药，实现完全的神经阻

滞必须要达到药物的最低有效浓度，反映了局部麻醉药的效能和神经纤维的本征导电性，而这些又可能取决于药物与离子通道的结合亲和力以及阻断动作电位传递所必需的药物饱和度。因此，不同类型的神经纤维最低阻断药物浓度也不同，比如阻断 A 类纤维所需的药物浓度要比 C 类纤维低[25]。同样，刺激形式（强直与刺激依赖性阻滞）会影响传导阻滞的程度；重复性刺激可导致阻断的钠通道发生稳态平衡的改变，与一定药物浓度下的强直刺激相比，更容易出现传导阻滞[26]。

与药物浓度同样重要的是局部麻醉药容积。在抑制麻醉所需一定长度的神经纤维上神经冲动的再生需要足够量的局部麻醉药来抑制。根据递减传导模型（图 22-7），由于动作电位的膜去极化是被动地沿着神经纤维不断衰减，局部麻醉药可以降低邻近膜或郎飞结连续节点再生电脉冲的能力[27]。一旦膜去极化的幅度降至动作电位阈值以下，信号传导就会停止。如果局部麻醉药作用的神经纤维长度不足，动作电位可以"跳过"阻断的部位，从而恢复神经信号的传导。同样，神经纤维长时间处于较低的局部麻醉药浓度下，也会发生阻断使脉冲逐渐消失。

局部麻醉药对所有运动和感觉神经元阻滞程度并不均一。长期以来发现局部麻醉药对感觉神经和运动神经阻滞的先后顺序，一般最先是温度觉消失，接着依次是本体感觉、运动功能、锐痛，最

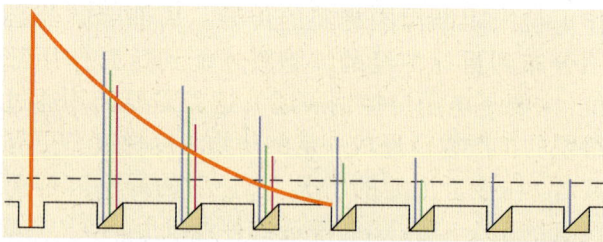

图 22-7　局部麻醉药在有髓轴突处递减传导阻滞的原理
左侧第一个为郎飞结不含局部麻醉药，并产生了正常的动作电位（实曲线）。如果在第一次之后的节点被足以阻断钠电导的 74%～80% 的局部麻醉药占据，则在此后连续节点上动作电位的幅度则会降低（振幅用间断条表示，代表三个不断增加的局部麻醉药浓度）。最终，如果局部麻醉药包围的一系列节点足够长，电脉冲会衰减至阈值以下。即使没有任一节点被完全阻断，电脉冲的递减传导也会导致信号传导阻断。能够将连续三个郎飞结处 84% 以上的钠电导阻滞的局部麻醉药浓度就可以完全阻断任何脉冲的传导（摘自 Fink BR. Mechanisms of differential axial blockade in epidural and spinal anesthesia. *Anesthesiology*.1989；70：851）

后消失的是轻度触觉。

过去认为差异阻滞与神经纤维的直径有关，直径较小的神经纤维本身就比直径较大的神经纤维更容易受到药物阻滞的影响[28]。然而，虽然差异阻滞的"尺寸原则"与许多实验结果相符，但并不是普遍正确的。例如，有髓鞘 Aδ 类神经纤维（被认为传递锐痛）与直径小、无髓鞘 C 类神经纤维（轻度痛觉）相比，前者在局部麻醉药阻滞时优先。此外，在 C 类纤维中，脉冲传导速率不同，有快速和慢速不同部分，每个部分对药物阻滞作用的敏感性都不同[29]。这一观点反驳了药物代谢动力学机制是阻滞差异的唯一解释。

神经纤维的内在兴奋性，即细胞膜上的离子孔和通道的表达模式，很可能还有另外的解释。实际上，钠通道亚型 $Na_V1.7$ 和 $Na_V1.8$ 在背根神经节高度表达，而且已经有研究表明，这些钠通道对利多卡因具有明显的敏感性[30]。同样，针对大通道孔、非特异阳离子通道、瞬时电位受体通道亚家族 V（TRPV1）和另一亚型 A1（TRPA1）的一些研究实验表明，利多卡因和其他局部麻醉药可以激活这些不同类型的离子通道[31-32]。因为这些瞬时电位受体通道主要是分布在传导特定形式刺激的感觉神经元上，所以激活这些通道可以选择性地促进局部麻醉药进入细胞，从而引发具有临床意义的感觉、自主神经和运动功能的阻断。

药理学与药效学

药物化学性质以及药物活性与效能之间的关系

大多数临床使用的局部麻醉药由脂溶性芳香族苯环通过酰胺键或酯键与酰胺基团连接而构成。因连接键的类型不同，可将局部麻醉药分为酯类和酰胺类，并影响它们的代谢方式。酯类局部麻醉药被血浆胆碱酯酶水解，酰胺类局部麻醉药被肝羧酸酯酶降解。酯类局部麻醉药的一些代谢物，如对氨基苯甲酸，可诱发免疫反应，所以酯类局部麻醉药相关的严重过敏反应发生率较酰胺类稍高。除了这些特点外，酯类麻药和酰胺类局部麻醉药的理化特性相似，主要由解离常数、亲脂性成分和分子空间排列决定。

由于局部麻醉药分子上的叔酰胺基团可以低亲和力接受质子；因此，这些化合物被归类为弱

碱。在水溶液中，局部麻醉药在质子化阳离子形式和脂溶性中性形式之间处于平衡。两者比例取决于局部麻醉药的解离常数和 pH（表22-3）。高浓度比例的脂溶性形式有利于分子进入细胞内，因为细胞膜限制阳离子形式的局部麻醉药分子通过，但不限制脂溶性形式[2]。在临床中，碱化局部麻醉药溶液可以增加局部麻醉药溶液中脂溶性形式的比例，从而加速局部麻醉药的起效。局部麻醉药

分子进入细胞内，阳离子和中性离子之间就会重新建立平衡，有实验表明，阳离子是阻断钠离子通道的主要物质[33]。

目前看来，局部麻醉药最重要的理化性质是亲脂性。酰胺和苯环上的烷基取代成分使局部麻醉药具有脂溶性。在基础实验中，药物的脂溶性通过其在疏水溶剂、辛醇中的分配系数测量所得，辛醇含量高的化合物，缓冲液分配系数更高、

表 22-3　应用于临床局部麻醉药的理化性质

局部麻醉药	pK$_a$	离子化百分比（pH=7.4）	分配系数（脂溶性）	蛋白结合率
酰胺类局部麻醉药				
丁哌卡因[a]	8.1	83	3 420	95
依替卡因	7.7	66	7 317	94
利多卡因	7.9	76	366	64
甲哌卡因	7.6	61	130	77
丙胺卡因	7.9	76	129	55
罗哌卡因	8.1	83	775	94
酯类局部麻醉药				
氯普鲁卡因	8.7	95	810	N/A
普鲁卡因	8.9	97	100	6
丁卡因	8.5	93	5 822	94

[a] 左布比卡因与外消旋体具有相同的理化性质。

N/A，无效数据（摘自 Liu SS. Local anesthetics and analgesia. In：Ashburn MA，Rice LJ，eds. *The Management of Pain*. New York：Churchill Livingstone；1997：141。

更具脂溶性[34]；局部麻醉药的效力与其辛醇：缓冲液分配系数之间存在正相关关系；高脂溶性药物比低脂溶性药物效能更高，且往往作用时间更长[35]。局部麻醉药的亲脂性可能在两个阶段起作用，首先是在细胞进入时，因为较高的脂质溶解度可以促进分子通过脂质膜屏障；第二是与钠通道结合时，精确的晶体分子学研究表明：局部麻醉药结合到钠通道内的疏水内腔中，提示配体结合可能主要由疏水作用和范德华相互作用介导（图22-6）[21]。

局部麻醉药效能与亲脂性之间的相关性仅在体外环境才能观察到，体内作用不太确切。与神经纤维体外试验相比，许多其他体内因素可能影响局部麻醉药对原位神经的效能[36]。高脂溶性药物可能被隔离到神经纤维周围的脂肪细胞和髓鞘中。局部麻醉药可以引起作用部位的血管舒

张，进而相应地改变局部麻醉药在作用部位的分布[37-38]。越来越多证据表明，有些局部麻醉药可以通过非特异阳离子通道进入神经元，从而逃过了质膜的屏障作用[31]。因此局部麻醉药在不同的条件下有不同效能，参见表22-4。

表 22-4　在不同应用中局部麻醉药的效能

	丁哌卡因	氯普鲁卡因	利多卡因	甲哌卡因	丙胺卡因	罗哌卡因
周围神经阻滞	3.6	N/A	1	2.6	0.8	3.6
脊椎麻醉	9.6	1	1	1	1	N/A
硬膜外阻滞	4	0.5	1	1	1	4

N/A，无效数据。

最后，局部麻醉药的活性和效能受分子立体结构的影响。许多早期制剂是以外消旋混合物形式存在；其中的对映体和立体异构体的比例相等。新近应用于临床的药剂，罗哌卡因和左布比卡因，可作为特定的立体异构体，这些药物开发是为了替代有心脏毒性的丁哌卡因。尽管临床研究普遍认为这类局部麻醉药的安全指数已明显提高，但与其外消旋混合型药剂相比，局部麻醉药的总体麻醉效能略有下降，且作用持续时间缩短[39-40]。其机制尚未明确，通道结合位点的立体特征可能在局部麻醉药结合时的立体选择性中起着关键作用。

局部麻醉药活性催化剂

肾上腺素

有研究报道，添加肾上腺素的优点包括延长局部麻醉药作用时间，加深麻醉程度，减少全身吸收量[41]。肾上腺素引起的血管收缩作用可以拮抗局部麻醉药固有的血管舒张作用，从而减少局部麻醉药的全身吸收和神经内清除；肾上腺素也可通过重新分配神经内的局部麻醉药，来增强局麻效果[41-42]。

肾上腺素能通过作用于脑和脊髓中的 α_2-肾上腺素受体直接发挥镇痛作用[43]，尤其是因为局部麻醉药增加了血管对肾上腺素的摄取[44]。使用肾上腺素的临床效果参见表22-5。建议使用最小药物剂量，因为肾上腺素与局部麻醉药联合使用可能对组织[45]、心血管系统[46]、周围神经和脊髓产生毒效应[41]。

碱化局部麻醉药溶液

碱化可以加速局部麻醉药阻滞神经的起效[47]。局部麻醉药商业制剂的pH范围为3.9～6.5，尤其混有肾上腺素的制剂为偏酸性[48]。由于临床常用局部麻醉药的pKa范围为7.6～8.9（表22-3），所以商业生产的局部麻醉药制剂中只有不到3%是以脂溶性中性形式存在的。如前所述，中性形式的局部麻醉药分子对于穿透神经细胞膜是

表22-5　局部麻醉药添加肾上腺素的效果

	增加持续时间	血药浓度的下降/%	肾上腺素的剂量/浓度/（g/ml）
神经阻滞			
丁哌卡因	+/-	10～20	1：200 000
利多卡因	++	20～30	1：200 000
甲哌卡因	++	20～30	1：200 000
罗哌卡因	--	0	1：200 000
硬膜外阻滞			
丁哌卡因	+/-	10～20	1：300 000～1：200 000
左布比卡因	+/-	10	1：400 000～1：200 000
氯普鲁卡因	++		1：200 000
利多卡因	++	20～30	1：600 000～1：200 000
甲哌卡因	++	20～30	1：200 000
罗哌卡因	--	0	1：200 000
蛛网膜下腔阻滞			
丁哌卡因	+/-		0.2mg
利多卡因	++		0.2mg
丁卡因	++		0.2mg

++，任何情况都增加；--，任何情况都不增加；+/-，尚未定论（摘自 Liu SS. Local anesthetics and analgesia. In：Ashburn MA, Rice LJ, eds. The Management of Pain. New York：*Churchill Livingstone*；*1997:141*；*and Kopacz DJ.* A comparison of epidural levobupivacaine 0.5%with or without epinephrine for lumbar spine surgery. *Anesth Analg.*2001；93：755）。

非常重要的，而带电形式的局部麻醉药分子主要与钠通道孔道内的局部麻醉药受体相互作用。因此碱化可以加速起效的原理是增高了以脂溶性形式存在的中性局部麻醉药分子的比例。然而，临床应用的局部麻醉药不能在发生沉淀之前碱化为 pH 为 6.05～8.00[48]，因为如果这样做会使药剂中性形式分子比例增加至 10%。

有研究表明，碱化的局部麻醉药制剂和市售制剂相比，在阻滞起效方面加快不超过 5min[47-49]。此外，一项对大鼠的研究结果表明，如果混合药剂中不含肾上腺素，碱化利多卡因也可能缩短周围神经阻滞持续的时间[50]。综上所述，碱化局部麻醉药改善临床麻醉效果的应用受到限制。

阿片样物质

阿片样物质有中枢和外周镇痛作用（见第 20 章）。蛛网膜下腔给予阿片样物质主要通过减轻 C 类神经纤维伤害性感受刺激的传导来提供镇痛作用[51]，并且独立于脊髓上游神经机制[52]。阿片样物质与中枢神经轴向的局部麻醉药的合用会产生协同镇痛作用[53]。但氯普鲁卡因似乎是例外，它可能降低了硬膜外联合使用阿片样物质的疗效[54]，其原因尚不明确，机制可能与阿片样物质的直接拮抗作用无关[55]。尽管如此，临床研究依然支持中枢神经系统合用局部麻醉药和阿片样物质，以延长镇痛和强化麻醉[53]。

外周阿片类受体的发现引起了人们尝试在周围神经阻滞中把阿片样物质作为局部麻醉药添加剂的极大兴趣[56]。尽管一些研究报道了这样合用的优点，但也有一些研究表明没有任何效果[57]。目前研究的难点是不能够精确区分阿片样物质的外周镇痛作用，与经由全身吸收导致的中枢镇痛作用。不过，最近一项设计较完善的研究表明，一些阿片样物质，如丁丙诺啡，可能比单独使用局部麻醉药或肌内注射药物更能增强和延长术后镇痛效果[58-59]。目前为止，累积的证据并不推荐关节内注射局部麻醉药和阿片样物质的混合物用于术后镇痛[60]。

α₂- 肾上腺素受体激动剂

α₂- 肾上腺素受体激动剂可以作为局部麻醉药的有效添加剂。可乐定通过高位中枢和脊髓肾上腺素受体产生镇痛作用[61]，对周围神经传导（A 类和 C 类神经纤维）也有直接的抑制作用[62]。因此可乐定在临床上通过多种机制产生镇痛作用。初步的证据表明，α₂- 肾上腺素受体激动剂和局部麻醉药共同作用会出现对中枢神经和周围神经系统的协同镇痛作用[63]，而全身性（脊髓高位中枢）效应是可以相加的[64]。无论与中时效还是长时效局部麻醉药配伍，可乐定可使镇痛持续时间延长平均约 2h[65]。总之，临床试验结果表明，可乐定用于鞘内和硬膜外阻滞以及周围神经阻滞时，可增强局麻效果[65-66]。

类固醇激素

强效糖皮质激素注射剂已被广泛用于由神经根病变变引起的慢性腰背痛的治疗。动物实验发现，向局部麻醉药缓释制剂中加入地塞米松可延长周围神经传导阻滞的时间[67-68]，阻滞的持续时间与糖皮质激素的活性的效能相关，可能是由局部的类固醇受体介导的[69]。临床试验显示，添加地塞米松的臂丛神经阻滞[70-71]和静脉局部麻醉时间延长相似[72]。与中、长时效局部麻醉药配伍时，地塞米松可使锁骨上[70]或肌间沟两种臂丛神经阻滞的镇痛时间延长约 50%（图 22-8）。尽管早期实验数据显示地塞米松与其他局部麻醉药添加剂相比没有任何增加神经毒性的证据，但目前对其作用机制和潜在副作用的认识仍然不完全[73]。

脂质体

市售的丁哌卡因脂质体制剂可以在丁哌卡因胶囊单次给药后持续释放丁哌卡因分子。目前这种制剂已被批准用于囊肿切除术后和痔切除术后创伤的局部浸润[74-75]。与安慰剂对照组相比，脂质体丁哌卡因降低了累计疼痛评分，增加了手术结束到第一次使用阿片类镇痛药物的间隔时间，且降低了补救镇痛的发生。然而，与普通丁哌卡因制剂相比，各治疗组之间的累计疼痛评分差异没有显著统计学意义[76-77]。一项含有等量丁哌卡因的普通制剂和脂质体制剂（浓度均为 1.33%）的对比试验显示，脂质体制剂可以延长阻滞持续时间约 14%（普通制剂和脂质体制剂的布比卡因分别为 210min 和 240min）[78]。

在动物模型上，脂质体丁哌卡因的周围神经浸润与组织炎和肌毒性有关[78]。尽管由脂质体丁哌卡因引起的炎症持续时间更长，但肌毒性程度与 0.5% 的丁哌卡因相当。没有证据表明丁哌卡因乳剂有局部神经、中枢神经或心脏毒性[79]。临床使用过程中，最常报告的有关丁哌卡因乳剂的不良反应为恶心和发热[80]。

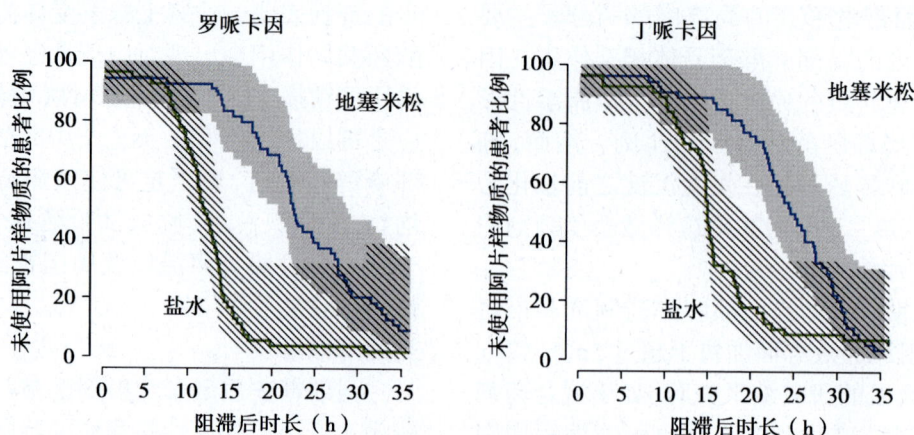

图 22-8　地塞米松加入罗哌卡因或丁哌卡因制剂中可增加肌间沟臂丛神经阻滞后镇痛持续时间与未使用阿片类镇痛药物患者比例的关系图

数据显示为 Kaplan-Meier 存在密度估计值，阴影区域代表 95% 置信区间（摘自 Cummings KC, Napierkowski DE, Parra Sanchez I, et al. Effect of dexamethasone on the duration of interscalene nerve blocks with ropivacaine or bupivacaine. *Br J Anaesth*.2011；107：446）

局部麻醉药的药物代谢动力学

局部麻醉药的血浆浓度和给药剂量、全身吸收速率、组织分布和药物消除速率之间呈函数关系。其浓度对生物电敏感的系统（最重要的是心血管系统和中枢神经系统）可能会产生意外的影响。对相关因素的全面了解将使人们能够最大限度地发挥局部麻醉药的潜力，同时避免局部麻醉药的系统毒性引起的并发症。

药物的吸收

减少局部麻醉药的全身吸收可以增加其临床应用的安全性。全身吸收的速率和程度取决于药物注射的部位、剂量、药物的自身药物代谢动力学特性和是否添加血管活性剂。注射部位的血管分布显著影响局部麻醉药物的吸收速率，例如在富含血管的组织中，局部麻醉药吸收较多，导致在较短时间内局部麻醉药的血浆峰值浓度更高。肋间神经阻滞，局部麻醉药全身吸收率最高，其次依次是骶管和硬膜外、臂丛、股骨和坐骨神经阻滞（表 22-6）。因此，在不同药物传递部位注射等量的局部麻醉药会出现不同的局部麻醉药血浆峰值浓度。

在同一注射部位，全身吸收率和血浆峰值浓

表 22-6　常用局部麻醉药区域阻滞后的血浆峰值浓度

局部麻醉药种类	区域阻滞方式	剂量/mg	血浆峰值浓度/（μg·ml^{-1}）	达峰时间/min	发生毒性反应的血浆浓度临界值/（μg·ml^{-1}）
丁哌卡因	臂丛神经阻滞	150	1.00	20	3
	腹腔丛神经阻滞	100	1.50	17	
	硬膜外阻滞	150	1.26	20	
	肋间神经阻滞	140	0.90	30	
	腰交感神经阻滞	52.5	0.49	24	
	坐骨神经/股神经阻滞	400	1.89	15	
左布比卡因	硬膜外阻滞	75	0.36	50	4
	臂丛神经阻滞	250	1.20	55	

局部麻醉药种类	区域阻滞方式	剂量/mg	血浆峰值浓度/($\mu g\cdot ml^{-1}$)	达峰时间/min	发生毒性反应的血浆浓度临界值/($\mu g\cdot ml^{-1}$)
利多卡因	臂丛神经阻滞	400	4.00	25	5
	硬膜外阻滞	400	4.27	20	
	肋间神经阻滞	400	6.8	15	
甲哌卡因	臂丛神经阻滞	500	3.68	24	5
	硬膜外阻滞	500	4.95	16	
	肋间神经阻滞	500	8.06	9	
	坐骨神经/股神经阻滞	500	3.59	31	
罗哌卡因	臂丛神经阻滞	190	1.30	53	4
	硬膜外阻滞	150	1.07	40	
	肋间神经阻滞	140	1.10	21	

表 22-6　常用局部麻醉药区域阻滞后的血浆峰值浓度（续）

摘自 Liu SS. Local anesthetics and analgesia. In: Ashburn MA, Rice LJ, eds. The Management of Pain. New York: Churchill Livingstone; 1997: 141; Berrisford RG. Plasma concentrations of bupivacaine and its enantiomers during continuous extrapleural intercostal nerve block. Br JAnaesth.1993; 70: 201; Kopacz DJ. A comparison of epidural levobupivacaine 0.5%with or without epinephrine for lumbar spine surgery. Anesth Analg.2001; 93: 755; and Crews JC. Levobupivacaine for axillary brachial plexus block: a pharmacokinetic and clinical comparison in patients with normal renal function or renal disease. Anesth Analg.2002; 95: 219。

度水平与局部麻醉药的剂量成正比。它们之间接近直线关系（图 22-9），与药物浓度和注射速率无关[81]。

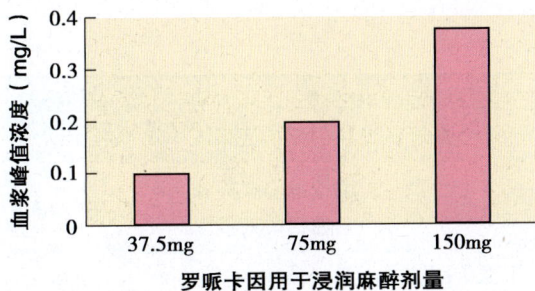

图 22-9

罗哌卡因伤口浸润时血浆峰值浓度（C_{max}）随剂量的增加呈线性增长（摘自 Mulroy MF, Burgess FW, Emanuelsson B-M. Ropivacaine 0.25%and 0.5%, but not 0.125%, provide effective wound infiltration analgesia after outpatient hernia repair, but with sustained plasma drug levels. Reg Anesth Pain Med.1999; 24: 136）

不同种类局部麻醉药有不同的全身吸收率。一般来说，脂溶性较高与较低的药物相比，全身吸收速率较慢（图 22-10）。脂溶性较高的药物被聚集在脂质丰富的组织可能并不是这一现象的唯一解释。局部麻醉药以浓度依赖性的方式直接作用于血管平滑肌，在低浓度下更强效的药物制剂似乎比弱效药物可以引起更强烈的血管收缩，从而降

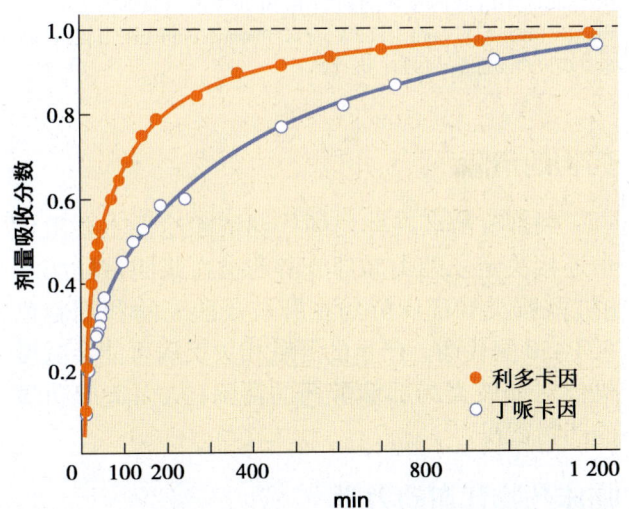

图 22-10　硬膜外注射利多卡因或丁哌卡因随时间的变化吸收入体循环的剂量比例

丁哌卡因是一种脂溶性、药效更强，随时间变化全身吸收更少的局部麻醉药（摘自 Tucker GT, Mather LE. Properties, absorption, and disposition of local anesthetic agents. In: Cousins MJ, Bridenbaugh PO, eds. Neural Blockade in Clinical Anes thesia and Management of Pain. Philadelphia, PA: Lippincott-Raven; 1998: 55）

低药物的血管吸收速率[38]。在高药物浓度下大多数局部麻醉药引起的血管舒张比其引起的血管收缩作用更占优势。

药物的分布

局部麻醉药被吸收后会在全身迅速分布。稳定的血浆浓度可由药物表观分布容积计算得到（VDss；表 22-7）；然而，不同器官和系统之间的局部麻醉药浓度存在区域差异。药物分布的特点很大程度上取决于器官的血流灌注、各组织之间的分配系数和药物的血浆蛋白结合能力[82]。心脏和大脑等灌注丰富的器官有较高的药物浓度，同样它们也是受局部麻醉药毒性影响最严重的器官。

表 22-7   临床常用局部麻醉药的药物代谢动力学参数

局部麻醉药种类	$VD_{ss}/(L \cdot kg^{-1})$	$CL/(L \cdot kg^{-1} \cdot h^{-1})$	$T_{1/2}/h$
丁哌卡因	1.02	0.41	3.5
左布比卡因	0.78	0.32	2.6
氯普鲁卡因	0.50	2.96	0.11
依替卡因	1.9	1.05	2.6
利多卡因	1.3	0.85	1.6
甲哌卡因	1.2	0.67	1.9
丙胺卡因	2.73	2.03	1.6
普鲁卡因	0.93	5.62	0.14
罗哌卡因	0.84	0.63	1.9

VD_{ss}，表观分布容积；CL，全身清除率；$T_{1/2}$，终末半衰期（摘自 Denson DD. Physiology and pharmacology of local anesthetics. In：Sinatra RS, Hord AH, Ginsberg B, et al., eds. Acute Pain：Mechanisms and Management. St. Louis, MO：Mosby Year Book；1992：124；and Burm AG, van der Meer AD, van Kleef JW, et al. Pharmacokinetics of the enantiomers of bupivacaine following intravenous administration of the racemate. *Br J Clin Pharmacol*.1994；38：125）。

药物的清除

局部麻醉药在体内的代谢清除途径主要由化学连接决定。酯类局部麻醉药被血浆胆碱酯酶水解，酰胺类局部麻醉药在肝被羧酸酯酶和细胞色素 P450 酶代谢。严重的肝脏相关疾病可能会减慢机体对酰胺类局部麻醉药的清除，从而造成明显的药物蓄积[83]。

临床药物代谢动力学

研究局部麻醉药的系统药物代谢动力学有利于预测给药后的血浆峰值浓度水平（C_{max}），从而更好地避免局部麻醉药毒性反应的发生（表 22-6、表 22-8 和表 22-9）。尽管如此，在不同情况下的药物代谢动力学还是很难预测的，因为物理环境和病理生理特点都会影响个体的药物代谢动力学。研究证据表明，小儿和老年患者由于药物的吸收增多而清除减少，局部麻醉药的血浆水平会升高[84]。然而，局部麻醉药使用剂量和不同体重患者的全身血液浓度之间的相关性并不大（图 22-11）[85]。性别

表 22-8   局部麻醉药对中枢神经系统的相关效能及心血管系统和中枢神经系统中毒剂量比值

种类	中枢神经系统毒性相关效能	CVS：CNS
丁哌卡因	4.0	2.0
左布比卡因	2.9	2.0
氯普鲁卡因	0.3	3.7
依替卡因	2.0	4.4
利多卡因	1.0	7.1
甲哌卡因	1.4	7.1
丙胺卡因	1.2	3.1
普鲁卡因	0.3	3.7
罗哌卡因	2.9	2.0
丁卡因	2.0	

摘自 Liu SS. Local anesthetics and analgesia. In：Ashburn MA. Rice LJ. eds. The Management of Pain. New York：Churchill Livingstone；1997：141；and Groban L. Central nervous system and cardiac effects from long-acting amide local anesthetic toxicity in the intact animal model. *Reg Anesth Pain Med*.2003；28：3。

表 22-9　局部麻醉药临床概况

局部麻醉药	药物浓度 /%	临床应用	起效速率	维持时间 /h	单次使用推荐最大剂量 /mg
酰胺类局部麻醉药					
丁哌卡因	0.25	浸润麻醉	快速	2～8	175/225+肾上腺素
左布比卡因	0.25～0.50	周围神经阻滞	慢速	4～12	150
	0.50～0.75	硬膜外阻滞	中速	2～5	150
	0.03～0.25	硬膜外镇痛	N/A	N/A	N/A
	0.50～0.75	脊椎麻醉	快速	1～4	20
依替卡因	0.50	浸润	快速	2～8	300/400+肾上腺素
	0.5～1.0	周围神经阻滞	快速	3～12	300/400+肾上腺素
	1.0～1.5	硬膜外阻滞	快速	2～4	300/400+肾上腺素
利多卡因	0.5～1.0	浸润	快速	1～4	300/500+肾上腺素
	0.25～0.50	静脉局部麻醉	快速	0.5～1	300
	1.0～1.5	周围神经阻滞	快速	1～3	300/500+肾上腺素
	1.5～2.0	硬膜外阻滞	快速	1～2	300/500+肾上腺素
	1.5～5.0	脊椎麻醉	快速	0.5～1	100
	4.0	局部麻醉	快速	0.5～1	300
甲哌卡因	0.5～1.0	浸润	快速	1～4	400/500+肾上腺素
	1.0～1.5	周围神经阻滞	快速	2～4	400/500+肾上腺素
	1.5～2.0	硬膜外阻滞	快速	1～3	400/500+肾上腺素
	2.0～4.0	脊椎麻醉	快速	1～2	100
丙胺卡因	0.5～1.0	浸润	快速	1～2	600
	0.25～0.50	静脉局部麻醉	快速	0.5～1	600
	1.5～2.0	周围神经阻滞	快速	1～3	600
	2.0～3.0	硬膜外阻滞	快速	1～3	600
罗哌卡因	0.2～0.5	浸润	快速	2～6	200
	0.5～1.0	周围神经阻滞	慢速	5～8	250
	0.5～1.0	硬膜外阻滞	中速	2～6	200
	0.05～0.20	硬膜外镇痛	N/A	N/A	N/A
混合制剂					
利多卡因＋丙胺卡因	2.5/2.5	经皮局麻	慢速	3～5	20g
酯类局部麻醉药					
苯佐卡因	上至 20.0	局部麻醉	快速	0.5～1	200
氯普鲁卡因	1.0	浸润麻醉	快速	0.5～1	800/1 000+肾上腺素
	2.0	周围神经阻滞	快速	0.5～1	800/1 000+肾上腺素
	2.0～3.0	硬膜外阻滞	快速	0.5～1	800/1 000+肾上腺素

表 22-9　局部麻醉药临床概况（续）

局部麻醉药	药物浓度/%	临床应用	起效速率	维持时间/h	单次使用推荐最大剂量/mg
可卡因	4.0~10.0	局部麻醉	快速	0.5~1	150
普鲁卡因	10.0	脊椎麻醉	快速	0.5~1	1 000
丁卡因	2.0	局部麻醉	快速	0.5~1	20
	0.5	脊椎麻醉	快速	2~6	20

N/A，无效数据。

Adapted from Covino BG, Wildsmith JAW. Clinical pharmacology of local anesthetic agents. In: Cousins MJ, Bridenbaugh PO, eds. *Neural Blockade in Clinical Anesthesia and Management of Pain*. Philadelphia, PA: Lippincott-Raven; 1998: 97。

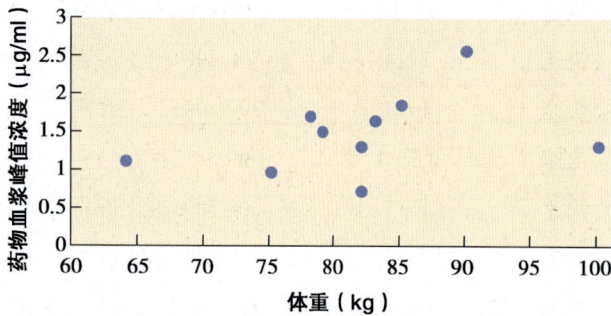

图 22-11

硬膜外给予 150mg 丁哌卡因后的患者，体重和血药浓度之间缺乏相关性（摘自 Sharrock NE, Mather LE, Go G, et al. Arterial and pulmonary concentrations of the enantiomers of bupivacaine after epidural injection in elderly patients. *Anesth Analg*. 1998; 86: 812）

对局部麻醉药临床药物代谢动力学是否有影响尚未明确[86]。另外，妊娠状态可能会使药物清除率减慢[87]。病理生理学状态下，如心脏和肝脏疾病可以改变预期的药物代谢动力学参数（表22-10），对这些患者应使用较低剂量的局部麻醉药。正如大多数学者所料，肾病对局部麻醉药的药物代谢动力学参数影响不大（表22-10）。尽

表 22-10　心脏、肝脏和肾脏疾病对利多卡因药物代谢动力学的影响

	VDss/(L·kg⁻¹)	CL/(ml·kg⁻¹·min⁻¹)	T1/2/h
正常	1.32	10.0	1.8
心衰	0.88	6.3	1.9
肝脏疾病	2.31	6.0	4.9
肾脏疾病	1.2	13.7	1.3

VD_{ss}，表观分布容积；CL，全身清除率；$T_{1/2}$，终末半衰期（摘自 Thomson PD. Lidocaine pharmacokinetics in advanced heart failure, liver disease, and renal failure in humans. *Ann Intern Med*. 1973; 78: 499）。

管这是普遍使用最大剂量，所有这些影响因素在使用局部麻醉药时都应考虑，尽量减少系统毒性（表22-9）。

局部麻醉药的临床应用

现代临床麻醉工作中使用的局部麻醉药有无数的用途，它们都有减弱或阻断疼痛和其他有害刺激的作用。当应用于局部皮肤时，利多卡因和丙胺卡因的低共熔混合物可以减弱穿刺和静脉置管相关的尖锐痛觉，特别是在儿童中。对清醒患者，苯佐卡因和较高浓度的利多卡因雾化使用可以直接作用于气道黏膜表面，减弱气道对仪器插入后的相关保护性反射（见第28章）。此外，静脉给予利多卡因可减少与丙泊酚使用相关的疼痛的发生率和严重程度（见第19、31章）。同样，静脉注射利多卡因也可减弱气管插管和拔管时的血流动力学反应[88-89]。

局部浸润麻醉最常见的应用方式，起效迅速，适用于各种浅表小手术的麻醉。表22-9列出了一些常用局部麻醉药的临床应用。局部解剖学方法的应用在麻醉和镇痛中更加广泛。例如通过在气动压缩（Bier阻滞）下向肢体静脉内注射局部麻醉药或者直接作用于单根周围神经来实施周围神经阻滞。局部麻醉药可以聚积在神经根的中央或鞘内，或在脊柱的胸、腰、骶尾部的硬膜外隙（见第35章）。或者也可以在神经丛外周注射，例如在臂丛、腰丛或神经纤维上（见第36章）。尽管麻醉和镇痛的持续时间可以通过留置导管连续输注来延长，但仍然取决于所使用的局部麻醉药类型。

局部麻醉药的毒性

局部麻醉药的系统毒性

中枢神经系统毒性

　　局部麻醉药易通过血脑屏障,因此,局部麻醉药的全身吸收和意外的血管内注射都可引起中枢神经系统毒性。局部麻醉药对中枢神经系统的影响取决于药物的血浆浓度(表22-11)。在血浆浓度较低时,药物对感觉系统仅产生轻微干扰。随着血浆浓度增高,以中枢神经系统兴奋和癫痫发作活动为主。当药物血浆浓度足够高或增长速率足够快时,中枢神经系统兴奋可能进展为全身性中枢神经系统抑制和昏迷,最终导致呼吸抑制甚至停止[90]。

表22-11　利多卡因的剂量依赖性全身效应	
药物血浆浓度/(μg·ml⁻¹)	效果
1～5	镇痛
5～10	头晕 耳鸣 舌麻
10～15	痉挛 意识丧失
15～25	昏迷 呼吸停止
>25	心血管系统功能下降

表22-11中"药物血浆浓度/($\mu g \cdot ml^{-1}$)"。

　　局部麻醉药的中枢神经系统潜在毒性与其效能直接相关(表22-4和表22-8)[90]。强效的脂溶性药物如丁哌卡因,剂量仅为低效局部麻醉药的一小部分就可能导致中枢神经系统毒性反应。另外还有其他因素,例如,局部麻醉药的蛋白结合率和血浆清除率降低、全身酸中毒和高碳酸血症都可增加中枢神经系统毒性的风险。相反,服用中枢抑制剂,如巴比妥类、苯二氮䓬类药物可能会降低癫痫发作的可能性[91]。

　　有临床报告表明,局部麻醉中使用局部麻醉药引发生中枢神经系统毒性反应并不常见。法、美两国对28万例局部麻醉病例的调查显示,硬膜外注射局部麻醉药后发生癫痫的概率约为1/1万,周围神经阻滞时癫痫的发生率约为7/10万[92-93]。周围神经阻滞引起中枢神经系统毒性反应发生率较高可能与操作水平的差异有关,也可能与局部

麻醉操作时防范毒性反应的临床意识低有关。然而一个未公开的不良事件分析研究声称在美国1980—1999年间,硬膜外阻滞(主要是产科麻醉)和由于局部麻醉药意外注入静脉内引起的死亡或者脑死亡案例数量相等[94]。

局部麻醉药的心血管毒性

　　一般来说,当血浆药物浓度远超中枢神经系统毒性浓度时,可发生全身心血管毒性。局部麻醉药潜在的心血管毒性和中枢神经系统毒性一样,与药物效能或脂溶性密切相关(表22-4和表22-8)。尽管所有的局部麻醉药都可引起低血压、心律失常和心肌抑制,但更强效的局部麻醉药(丁哌卡因、罗哌卡因和左布比卡因)更容易造成严重后果,如致命性的心血管系统衰竭和完全性心脏传导阻滞(图22-12)[95]。

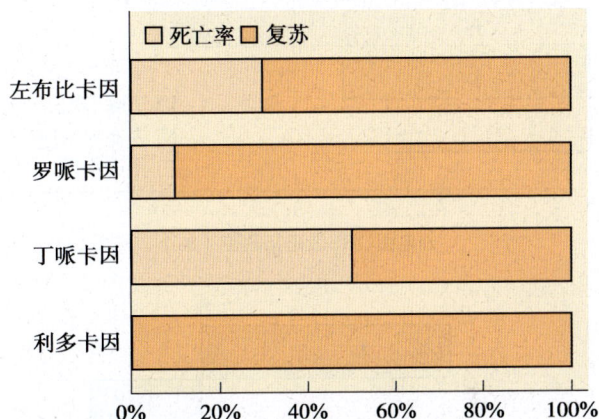

图 22-12　狗静脉输注利多卡因、丁哌卡因、左布比卡因和罗哌卡因导致心血管衰竭复苏的成功率
与罗哌卡因(90%)、左布比卡因(70%)和丁哌卡因(50%)相比,利多卡因的复苏成功率更高(100%)。与罗哌卡因(42mg/kg)、左布比卡因(27mg/kg)和丁哌卡因(22mg/kg)相比,利多卡因(127mg/kg)导致心血管系统衰竭所需的剂量更大(摘自 Groban L, Deal DD, Vernon JC, et al. Cardiac resuscitation after incremental overdosage with lidocaine, bupivacaine, levobupivacaine, and ropivacaine in anesthetized dogs. *Anesth Analg*.2001; 92: 37)

　　在长效局部麻醉药中,罗哌卡因和左布比卡因比丁哌卡因心血管毒性可能稍弱。在动物模型中,在毫克-毫克基础上,罗哌卡因和左布比卡因比丁哌卡因的心血管毒性低约30%～40%(图22-13)[34,90,96]。然而,在对人类临床研究中,这种差异似乎不那么显著(图22-14)[97-98]。一项详尽的心电图和心肌细胞电生理研究支持 S(−)-丁哌卡因(左布比卡因)比 R(+)-丁哌卡因在抑制心脏动

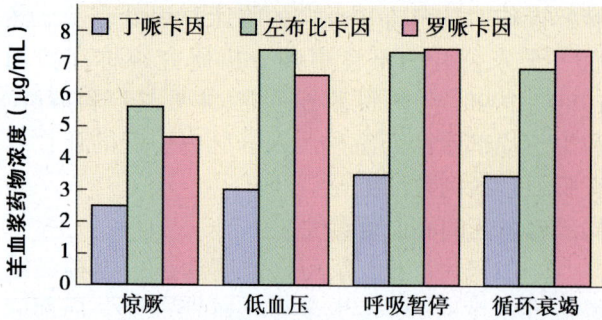

图 22-13　羊出现毒性反应时丁哌卡因、左布比卡因和罗哌卡因的血清药物浓度

左布比卡因和罗哌卡因都需要比丁哌卡因更高的血清浓度才能引起毒性反应（摘自 Santos AC, DeArmas PI. Systemic toxicity of levobupivacaine, bupivacaine, and ropivacaine during continuous intravenous infusion to nonpregnant and pregnant ewes. *Anesthesiology*.2001；95：1256）

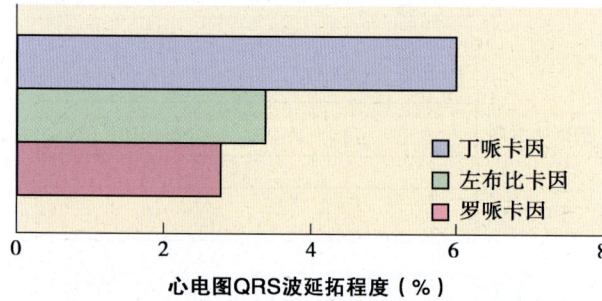

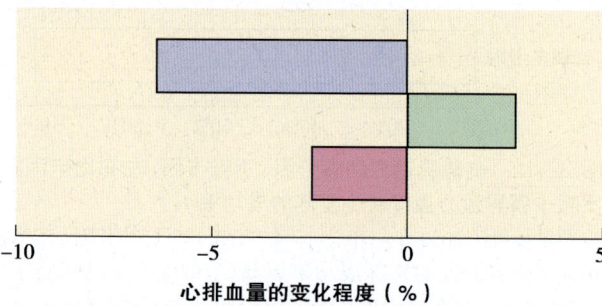

图 22-14

对健康志愿者分别进行静脉注射丁哌卡因（103mg）、左布比卡因（37mg）和罗哌卡因（115mg）后，QRS 间期轻度延长和心排血量的变化（摘自 Knudsen K, Beckman Suurkula M, Blomberg S, et al. Central nervous and cardiovascular effects of i.v. infusions of ropivacaine, bupivacaine and placebo in volunteers. Br Anaesth.1997；78：507, and Stewart J, Kellett N, Castro D. The central nervous system and cardiovascular effects of levobupivacaine and ropivacaine in healthy volunteers. *Anesth Analg*.2003；97：412）

作电位的产生[99]和结合失活阶段的电压门控钠通道方面具有较低的效能[100]。同样，有证据表明，丙基侧链使罗哌卡因比有较大丁基侧链的丁哌卡因对心脏的抑制作用更小[101]。

局部麻醉可引起心血管衰竭的潜在病理生理学基础尚未阐明。局部麻醉药可直接抑制心功能，对其他系统的影响也很重要。例如，已经发现丁哌卡因可影响中枢神经系统对心血管系统的调节功能。丁哌卡因对脑干动脉压力感受性反射的干扰可削弱心律对血压变化的反应[102-103]。局部麻醉药也可作用于血管周围的平滑肌内皮细胞，亚临床剂量局部麻醉药引起外周血管收缩，大剂量引起血管舒张[104]。但在肺血管系统中，局部麻醉药浓度增加会显著升高肺动脉压[105]，且早于心排血量显著减低之前，这表明肺血管阻力增高并不是继发于心脏收缩力的下降，而是局部麻醉药的毒性作用。

局部麻醉药浓度升高能减慢心脏电导率并降低心肌收缩能力。所有局部麻醉药都可以通过剂量依赖性钠通道阻断心脏传导系统（临床表现为 PR 间期延长和 QRS 波增宽）。丁哌卡因以下几个特征与其心脏毒性增强有关：第一，丁哌卡因比利多卡因结合静息或失活钠通道的能力更强[106]；第二，虽然所有局部麻醉药在心脏收缩期都与钠离子通道结合，并在心脏舒张期解离（图 22-15），但在心脏舒张过程中，丁哌卡因解离速率较利多卡因慢。这种慢速解离干扰了（60～80 次/min 的生

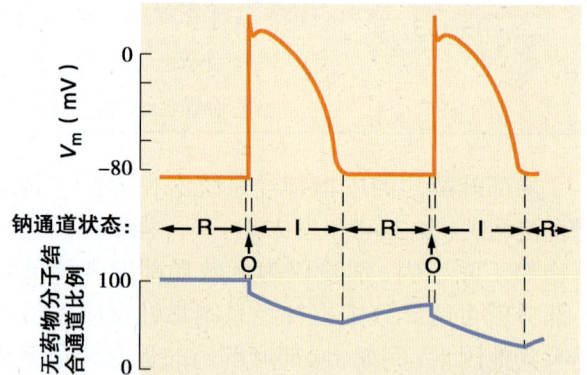

图 22-15　心脏动作电位（上图）、钠通道状态（中图）和丁哌卡因阻断钠通道（下图）之间的关系

钠通道在心脏舒张期主要以静息形式存在，在动作电位上升支期间瞬间开放，在动作电位平台期间处于非活动状态。丁哌卡因阻滞钠通道的作用在动作电位期间（收缩期）累积，在舒张期恢复。钠通道的恢复是由于丁哌卡因的解离并具有时间依赖性。每个钠通道的舒张期恢复是不完全的，从而造成连续心脏搏动的同时钠通道发生不断累积的阻滞。R：休息状态；O，开放状态；I，不活跃状态（摘自 Clarkson CW, Hondegham LM. Mechanisms for bupivacaine depression of cardiac conduction：fast block of sodium channels during the action potential with slow recovery from block during diastole. *Anesthesiology*.1985；62：396）

理心率）通道在每个心动周期结束时的完全恢复，从而导致了心脏传导缺陷的累积和恶化。相反，利多卡因在舒张期间完全从钠通道解离，因此传导延迟不会累积（图22-16）[106-107]。另外，丁哌卡因与其他弱效局部麻醉药相比，心肌直接抑制作用更大（图22-17）[90-101]。

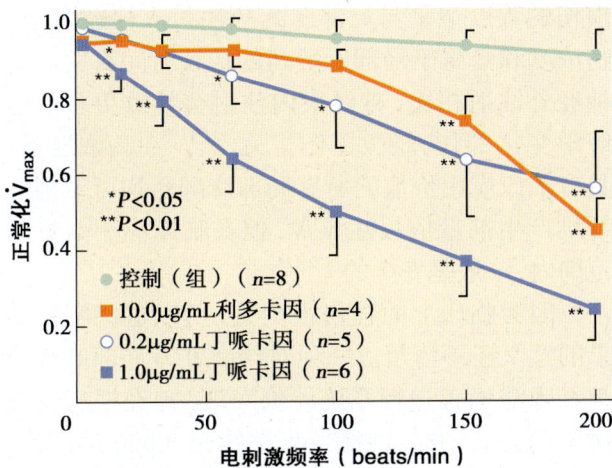

图22-16 利多卡因和丁哌卡因对心脏动作电位（V_{max}）速率的心率依赖性效应

丁哌卡因阻滞钠通道的累积逐渐降低 V_{max}，使心率降低超过 10 次 /min，而利多卡因在心率高于 150 次 /min 之前不降低 V_{max}。Adapted with permission from Clarkson CW, Hondegham LM.Mechanismsfor bupi vacaine depression of cardiac conduction：Fast block of sodium chan nels during the action potential with slow recovery from block during diastole. *Anesthesiology*.1985；62：396）

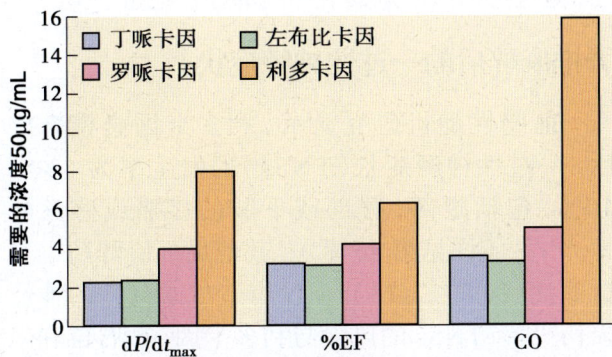

图22-17 狗静脉注射丁哌卡因、左布比卡因、罗哌卡因和利多卡因诱导心肌抑制所需的血浆浓度

dP/dt_{max}，心肌收缩能力从基线测量值减少 35%；%EF，射血分数从基线测量值减少 35%；CO，心排血量从基线测量值减少 25%（摘自 Groban L，Deal DD，Vernon JC，et al. Does local anesthetic stereoselectivity or structure predict myocardial depression in anesthetized canines？ *Reg Anesth Pain Med*.2002；27：460）

目前，人们对于局部麻醉药心脏毒性分子机制的认知非常有限。普遍赞同的是局部麻醉药结合心肌细胞中特异性电压门控钠通道（Na_v1.5）从而影响心脏正常功能，但是也发现了其他细胞内作用靶点。已经证实局部麻醉药可拮抗其他阳离子电流，主要是钙和钾离子[106]。而丁哌卡因和弱效局部麻醉药相比，拮抗程度的差异可能导致心肌膜电位出现更严重的紊乱。另外，合并有左旋肉碱缺乏症的个体和实验动物模型表现出对局部麻醉药相关心脏毒性更强的易感性，表明局部麻醉药可影响细胞的线粒体功能和脂肪酸代谢[108-109]。

局部麻醉药系统毒性的治疗

警惕和预防是应对全身性局部麻醉药中毒的最佳措施。血浆局部麻醉药浓度的升高可能是由于误入血管或全身吸收所致。通过给予局部麻醉药试验剂量（约3ml），可以减少误入血管的风险，频繁抽吸注射器以获得血液回流的迹象，并分次给药[91-110]。了解药物的药物代谢动力学特征及局部麻醉药注射区域的解剖知识有助于预测组织吸收速率，从而避免药物毒性的累积。应始终密切监测心率、心律、血压和氧合。中枢神经系统的早期毒性反应可能表现为耳鸣或过度镇静。

对疑似局部麻醉药系统毒性主要采取支持疗法。首先立即停用局部麻醉药。必须保证氧供和气道通畅，必要时必须固定气道。这一做法不仅是标准复苏操作的一步，也可防止由低氧血症、高碳酸血症和酸中毒引起的局部麻醉药毒性的进一步恶化[91]。在许多情况下，通过正确的气道管理以及纠正酸中毒，可避免出现更严重的局部麻醉药中毒并发症，特别是弱效局部麻醉药中毒时。

局部麻醉药引发的癫痫可极大地增加机体的代谢，导致代谢性酸中毒使复苏更加困难，因此应尽早终止长时间的癫痫发作。苯二氮䓬类药物，如咪达唑仑或地西泮可提高动物癫痫发作的阈值，且是预防和终止癫痫发作的首选药物。镇静催眠药，如丙泊酚和硫喷妥钠，在达到显著临床效果时的剂量会增加心肌抑制，因此不适合终止局部麻醉药引起的癫痫发作[110]。如果癫痫发作持续时间过长，琥珀胆碱或其他肌肉松弛药不仅可促进肺通气，还可扰乱肌肉活动减少代谢需求。然而，值得注意的是,肌肉松弛药不会减少中枢神经系统的电兴奋,脑代谢应激可能仍存在。

轻度心肌抑制和全身性血管舒张可用麻黄碱和肾上腺素等拟交感神经药物纠正。因严重心律失常引起的心衰应立即开始心肺复苏。发生心室颤动和心搏骤停,应尝试电复律和药物恢复窦性心律。小剂量的肾上腺素和胺碘酮是首选药物。应避免使用钙通道阻滞剂和β-肾上腺素受体阻断剂,会使心功能进一步恶化[110]。传统观点认为,当局部麻醉药的心脏毒性造成致命性心律失常和心衰时,紧急心肺转流术是唯一有效的挽救生命的手段[111-112]。但是,越来越多证据支持静脉输注脂质乳剂可以加速心脏正常功能恢复:动物研究证实了输注脂质乳剂可有效逆转丁哌卡因导致的心搏骤停[113-114]。随后的临床报告也公开了局部麻醉药导致心搏骤停成功复苏的案例[115-116]。脂质乳剂作为血浆"槽"通过分隔原理来吸收已经与组织结合的局部麻醉药分子[117]。另外,脂质可提供能量来替代心脏细胞中损坏的线粒体[118]。表22-12列出了美国局部麻醉和疼痛医学协会关于局部麻醉药系统毒性治疗的实践建议的总结。

表 22-12　治疗局部麻醉药系统毒性的实践建议
对于出现局部麻醉药系统毒性症状和体征的患者
1. 寻找他人帮助
2. **首要关注点** 气道管理:用100%氧气通风 控制癫痫发作:苯二氮䓬类药物是基础首选,加强心脏生命支持
3. **注射20%脂质乳剂** 以1.5ml/kg的首量静脉推注超过1min,心功能恢复10min后至少维持在$0.25ml/(kg \cdot min^{-1})$的静脉输注,如果心血管功能依然不稳定,考虑重复注射并将维持量增加至$0.5ml/(kg \cdot min^{-1})$,推荐10ml/kg输注30min是初次给药的上限
4. 避免使用血管升压素、钙通道阻滞剂、β-肾上腺素受体阻断药或者再次局部麻醉
5. 紧急到有心肺转流术设备的最近医疗机构
6. 对于心血管功能不稳定的临床症状患者,避免使用丙泊酚

摘自 Neal JM, Bernards CM, Butterworth JF, et al. ASRA practice advisory on local anesthetic systemic toxicity. *Reg Anesth Pain Med*. 2010; 35; 152。

局部麻醉药的神经毒性

除了局部麻醉药的全身作用外,局部麻醉药的直接应用可导致与神经元损伤一致的组织病理学改变。致病机制目前仍只是猜测,但在动物和组织培养中的研究显示,致病机制有脱髓鞘、沃勒变性、轴突运输失调,血-神经屏障破坏、血流进入血管滋养层以及细胞膜的完整性丧失[119-120]。神经损伤的程度似乎与局部麻醉药注射入神经内、药物浓度和暴露于局部麻醉药的持续时间有关。与神经外注射相比,神经束内注射会导致更多的组织学变化,且与轻微损伤相关[121]。在高浓度下,具有临床应用价值的所有局部麻醉药均可对神经纤维产生剂量依赖性异常,但在临床应用剂量的范围内,一般是安全的[122-123]。

因为临床上的损伤很少见,所以这些实验结果的意义还不清楚。一项对约270万局部麻醉药神经阻滞患者进行系统评价发现,神经根病变发病率约为0.03%,截瘫发生率约为0.000 8%[124]。此外,直接神经内注射局部麻醉药这一操作本身并不一定会导致明显的神经症状。尽管如此,一些临床病例发现有更严重的神经损伤的倾向。使用高浓度利多卡因通过微导管进行持续的脊椎麻醉,会增加神经根病变和马尾综合征的发病率[126]。同样,直到20世纪80年代早期,氯普鲁卡因才用于硬膜外注射和鞘内注射,能是由于防腐剂亚硫酸氢钠的毒性作用导致长时间的感觉损伤和运动缺陷[127]。虽然局部麻醉药的临床使用似乎是安全的,但医生仍须注意其对神经的潜在危害。

脊椎麻醉后的一过性神经症状

前瞻性随机研究显示,利多卡因脊椎麻醉后,一过性神经症状(TNSs)的发生率为4%～40%,包括腰部,臀部或下肢的疼痛或感觉异常[128-129](详见第35章)。其他局部麻醉药也有这些症状(表22-13),但没有造成永久性的神经损伤[128]。TNSs的风险与利多卡因、截石位和门诊麻醉相关,但与溶液比重或局部麻醉药剂量无关[128-129]。该综合征的潜在神经学病因学以及已知的利多卡因浓度依赖性毒性,引起了人们对于利多卡因在脊椎麻醉引发TNSs的神经病因学的关注。

神经毒性和症状之间的直接线性关系的证据不足。尽管局部麻醉药的浓度可能是判断神经损伤

表 22-13　一过性神经症状（TNS）的发生率与脊髓局部麻醉的类型和手术类型相关

局部麻醉药	浓度/%	手术类型	TNSs 的大体发生率/%
利多卡因	2.0～5.0	截石位膀胱手术	30～36
	2.0～5.0	膝关节镜检查	18～22
	0.5	膝关节镜检查	17
	2.0～5.0	混合仰卧位	4～8
甲哌卡因	1.5～4.0	混合	23
普鲁卡因	10.0	膝关节镜检查	6
丁哌卡因	0.50～0.75	混合	1
左布比卡因	0.5	混合	1
丙胺卡因	2.0～5.0	混合	1
罗哌卡因	0.50～0.75	混合	1

摘自 Pollock JE. Transient neurologic symptoms: Etiology, risk factors, and management. Reg Anesth Pain Med. 2002; 27: 581; and Breebaart MB. Urinary bladder scanning after day-case arthroscopy under spinal anaesthesia: Comparison between lidocaine, ropivacaine, and levobupivacaine. Br J Anaesth. 2003; 90: 309。

（如马尾综合征）比较重要的因素，但它与 TNSs 似乎没有关系。用 10 倍差异浓度的利多卡因（0.5% 和 5%）引发的一过性神经症状的发生率是相似的[130]。此外，一项研究在利多卡因脊椎麻醉后，对比了发生和没发生 TNSs 的志愿者，常规电生理检测（例如肌电测量术、神经传导或者躯体感觉诱发电位）并无异常。TNSs 的有效治疗包括非甾体类抗炎药和触发点注射。这些方案对于减轻肌筋膜疼痛比神经性疼痛更有效[128]。总之，鲜有证据支持 TNSs 的神经毒性病因学[128]，其潜在的病因包括患者体位、坐骨神经拉伸、肌肉痉挛和肌筋膜劳损[128]。

局部麻醉药的肌毒性

与神经毒性一样，局部麻醉药也可以引起骨骼肌组织病理学改变。肌毒性可能与大多数局部麻醉药的临床相关浓度有关[131]，临床表现为肌肉疼痛和功能障碍。组织病理学研究显示肌原纤维强烈收缩后，横纹肌肌浆网会发生溶解性变性和弥散性肌坏死（图 22-18）。这些变化具有药物特异性（丁卡因和普鲁卡因引起的损伤最小；丁哌卡因造成的损伤最大），且有剂量和时间依赖性[132]。另外，对年轻人的影响似乎大于老年人[133]。实验表明，细胞线粒体的氧化功能和细胞内钙稳态失调可能是亚细胞病理学机制[134]，当与促红细胞生成素或 N-乙酰半胱氨酸共用时，这些破坏能力似乎有所减弱[135-136]。这些药物是否有用或有必要应用于临床还有待进一步研究，因为大部分肌毒性损伤都是亚临床的，且似乎是完全可逆的[132]。

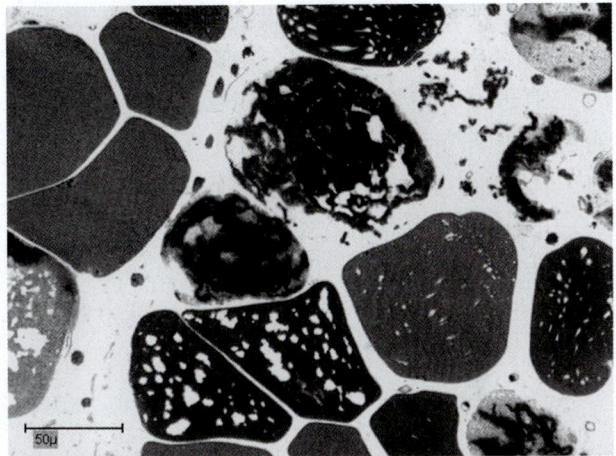

图 22-18　持续暴露于丁哌卡因 6h 后，骨骼肌横截面具有特征性组织学改变

可能出现一系列坏死生物的变化，坏死范围从轻度破坏空泡状纤维和肌原纤维聚集到完全分解和坏死。大多数肌细胞在形态上受到影响。另外，这一部分组织内出现了明显的间质和肌间隔水肿。但是，分散的肌肉纤维仍保持完整（摘自 Zink W, Graf B. Local anesthetic myotoxicity. Reg Anesth Pain Med. 2004; 29: 333-340）

局部麻醉药的变态反应

局部麻醉药的不良反应相对较常见，但是真正的免疫反应是罕见的。免疫介导的超敏反应可能是 I 型（免疫球蛋白 E）或 IV 型（细胞免疫）。I 型超敏反应可以导致过敏反应，并可能危及生命，但幸运的是，估计其发病率低于所有报告病例的 1%。IV 型超敏反应是有 T 淋巴细胞介导的延迟型反应[137-138]，症状可以在暴露的 12～48h 内出现，

最常见的是接触性皮炎（皮肤红斑，瘙痒，丘疹和水疱）。绝大多数的超敏反应与氨基酯试剂有关，可能因为其代谢成对氨基苯甲酸，后者是公认的过敏原。许多局部麻醉药制剂中存在防腐剂，例如对羟基苯甲酸甲酯和偏亚硫酸氢盐，也可能诱发变态反应。对于疑似局部麻醉药过敏的患者建议使用皮肤针刺试验、皮内注射或皮下刺激性剂量来进行评估（另见第9章）[139]。

未来的治疗方法和治疗模式

理想的局部麻醉药性质包括伤害性感受选择性、长效、无全身和局部组织毒性。深入理解疼痛分子机制有利于改进局部麻醉药。钠通道亚型的鉴定及其相关通道病已经引起人们的重视，可进一步开发具有特定通道选择性的分子[140]。

新型分子之一是1位点钠通道阻断剂，属于一组强效的麻痹性神经毒素，能够可逆地拮抗电压门控钠通道。与局部麻醉药相反，它们与细胞外通道α亚基结合并对通道亚型具有选择性的亲和力[141]。新石房蛤毒素是该组具有良好特征性的成员，并且在通道外部孔（指定为位点1）上与河鲀毒素共享相同的结合区。皮下注射新石房蛤毒素可产生适时的感觉减退[142]。然而，在丁哌卡因和肾上腺素的联合应用中，新石房蛤毒素比丁哌卡因延长感觉减退的持续时间近5倍（中位持续时间分别为50、10h，$P=0.007$）[143]。全身性吸收可降低呼吸和骨骼肌强度的剂量依赖性[144]，然而，由于其对心脏钠通道（$Na_v 1.5$）的亲和力相对较差，心排血量得以保持，且全身输注未观察到显著的心律失常或心脏停搏[144]。尚无足够证据显示局部注射会造成肌肉毒性或神经毒性[145]。

另一有前景的方向是长期持续选择性镇痛，它侧重于调节TRPV1和TRPA1以促进非渗透性钠通道阻断剂进入伤害性感受器神经元[146]。如前所述，TRPV1和TRPA1是属于瞬时受体电位家族的膜通道。在高温、辣椒素或其他有害刺激物的影响下，这些通道允许大的非特异性阳离子分子进入细胞。该策略利用了它们的存在受限于初级伤害性感受神经元这一发现，应用不能透过膜的局部麻醉药，如永久性带电的利多卡因QX-314，会导致感觉的选择性阻滞，而非运动神经元或自主神经元的阻滞[147]。在动物研究中，在坐骨神经上联合应用辣椒素和QX-134产生了持久的感觉阻滞和最小的运动抑制[147]。加用利多卡因进一步延长了阻滞的持续时间，但以初期短且伴随的非选择性运动阻滞为代价[148]。然而，感觉阻滞的持续时间比运动阻滞长得多，有约16h的差别（图22-19）。

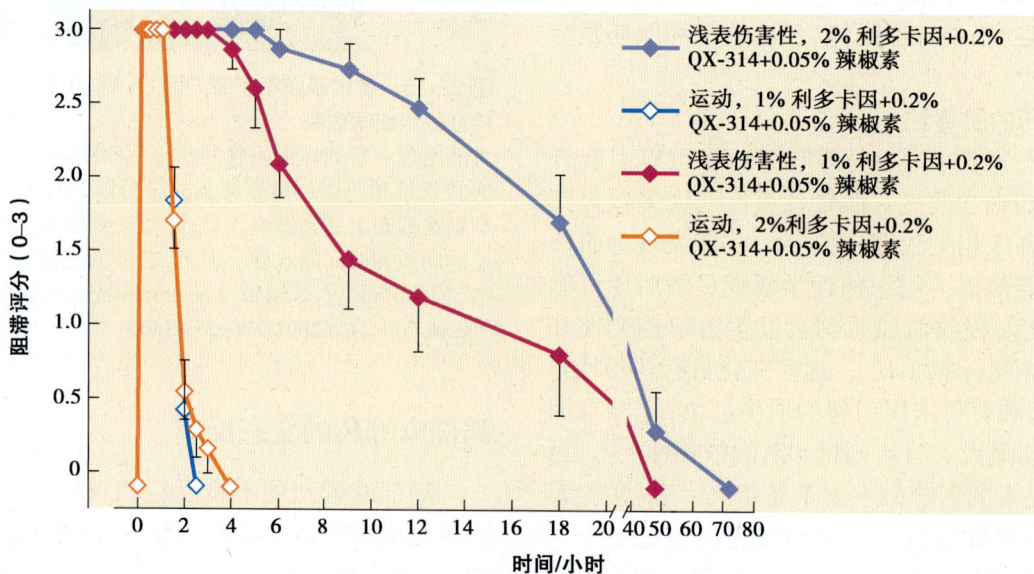

图 22-19

比较1%利多卡因/QX-314（红色菱形）或2%利多卡因/辣椒素/QX-314（橙色空心菱形）三重应用产生的伤害感受性（蓝色实心菱形）和运动（蓝色空心菱形）阻滞的持续时间。分级如下：3，完整区域；2，部分区域；1，最小的区域；0，基线（摘自 Binshtok AM, Gerner P, Oh SB, et al. Coapplication of lidocaine and the permanently charged sodium channel blocker QX-314 produces along-lasting nociceptive blockade in rodents. *Anesthesiology.*2009; 111: 127）

在继续进行志愿者研究之前，许多现存的问题有待解决。尽管如此，如果实验室结果在临床上得到验证，那么这种联合用药将是对局部麻醉药进行麻醉和镇痛效果的极有价值的补充。

（郭志佳 译，田首元 校）

参考文献

1. Wheater PR, Burkitt HG, Daniels VG. *Functional Histology*. 2nd ed. New York: Churchill Livingstone; 1987:95.
2. Ritchie JM, Ritchie B, Greengard P. The effect of the nerve sheath on the action of local anesthetics. *J Pharmacol Exp Ther*. 1965;150:160.
3. Coggeshall RE. A fine structural analysis of the myelin sheath in rat spinal roots. *Anat Rec*. 1979;194:201.
4. Waxman SG, Ritchie JM. Organization of ion channels in the myelinated nerve fiber. *Science*. 1985;228:1502.
5. Koester J. Passive membrane properties of the neuron. In: Kandel ER, Schwartz JH, Jessell TM. *Principles of Neuroscience*. 3rd ed. New York: Elsevier Science; 1991.
6. Hodgkin AL, Katz B. The effect of sodium ions on the electrical activity of the giant axon of the squid. *J Physiol*. 1949;108:37.
7. Hodgkin AL, Huxley AF. A quantitative description of membrane current and its application to conduction and excitation in nerve. *J Physiol*. 1952;117:500.
8. Sigworth FJ, Neher E. Single Na+ channel currents observed in cultured rat muscle cells. *Nature*. 1980;287:447.
9. Catterall WA. From ionic currents to molecular mechanisms: The structure and function of voltage-gated sodium channels. *Neuron*. 2000;26:13.
10. Hirschberg B, Rovner A, Lieberman M, et al. Transfer of twelve charges is needed to open skeletal muscle Na+ channels. *J Gen Physiol*. 1995;106:1053.
11. Heinemann SH, Terlau H, Stühmer W, et al. Calcium channel characteristics conferred on the sodium channel by single mutations. *Nature*. 1992;356:441.
12. Armstrong CM. Sodium channels and gating currents. *Physiol Rev*. 1981; 61:644.
13. Stühmer W, Conti F, Suzuki H, et al. Structural parts involved in activation and inactivation of the sodium channel. *Nature*. 1989;339:597.
14. West JW, Patton DE, Scheuer T, et al. A cluster of hydrophobic amino acid residues required for fast Na(+)-channel inactivation. *Proc Natl Acad Sci USA*. 1992;89:10910.
15. Woods JN, Boorman JP, Okuse K, et al. Voltage-gated sodium channels and pain pathways. *J Neurobiol*. 2004;61:55.
16. Drenth JP, te Morsche RH, Guillet G, et al. SCN9A mutations define primary erythermalgia as a neuropathic disorder of voltage gated sodium channels. *J Invest Dermatol*. 2005;124:1333.
17. Fertleman CR, Baker MD, Parker KA, et al. SCN9A mutations in paroxysmal extreme pain disorder: Allelic variants underlie distinct channel defects and phenotypes. *Neuron*. 2006;52:767.
18. Cox JJ, Reimann F, Nicholas AK, et al. An SCN9A channelopathy causes congenital inability to experience pain. *Nature*. 2006;444:894.
19. Goldberg Y, Macfarlane J, Macdonald M, et al. Loss-of-function mutations in the Na(v) 1.7 gene underlie congenital indifference to pain in multiple human populations. *Clin Genet*. 2007;71:311.
20. Frazier DT, Narahashi T, Yamada M. The site of action and active form of local anesthetics. II. Experiments with quaternary compounds. *J Pharmacol Exp Ther*. 1970;171:45.
21. Ragsdale DS, McPhee JC, Scheuer T, et al. Molecular determinants of state-dependent block of Na+ channels by local anesthetics. *Science*. 1994;265:1724.
22. Scholz A. Mechanisms of (local) anaesthetics on voltage-gated sodium and other ion channels. *Br J Anaesth*. 2002;89:52.
23. Ulbricht W. Sodium channel inactivation: Molecular determinants and modulation. *Physiol Rev*. 2005;85:1271.
24. Popitz-Bergez FA, Leeson S, Strichartz GR, et al. Relation between functional deficit and intraneural local anesthetic during peripheral block. A study in the rat sciatic nerve. *Anesthesiology*. 1995;83:583.
25. Fink BR, Cairns AM. Differential slowing and block of conduction by lidocaine in individual afferent myelinated and unmyelinated axons. *Anesthesiology*. 1984;60:111.
26. Fink BR, Cairns AM. Differential use-dependent (frequency-dependent) effects in single mammalian axons: Data and clinical considerations. *Anesthesiology*. 1987;67:477.
27. Fink BR. Mechanisms of differential axial blockade in epidural and subarachnoid anesthesia. *Anesthesiology*. 1989;70:851.
28. Gasser HS, Erlanger J. The role of fiber size in the establishment of a nerve block by pressure or cocaine. *Am J Physiol*. 1929;88:581.
29. Gokin AP, Philip B, Strichartz GR. Preferential block of small myelinated sensory and motor fibers by lidocaine: In vivo electrophysiology in the rat sciatic nerve. *Anesthesiology*. 2001;95:1441.
30. Chevrier P, Vijayaragavan K, Chahine M. Differential modulation of Nav 1.7 and Nav 1.8 peripheral nerve sodium channels by the local anesthetic lidocaine. *Br J Pharmacol*. 2004;142:576.
31. Leffler A, Fischer MD, Rehner D, et al. The vanilloid receptor TRPV1 is activated and sensitized by local anesthetics in rodent sensory neurons. *J Clin Invest*. 2008;118:763.
32. Leffler A, Lattrell A, Kronewald S, et al. Activation of TRPA1 by membrane permeable local anesthetics. *Molecular Pain*. 2011;7:62.
33. Narahashi T, Frazier DT, Yamada M. The site of action and active form of local anesthetics. I. Theory and pH experiments with tertiary compounds. *J Pharmacol and Exp Therap*. 1970;171:32.
34. Strichartz GR, Sanchez V, Arthur GR, et al. Fundamental properties of local anesthetics. II. Measured octanol: Buffer partition coefficients and pKₐ values of clinically used drugs. *Anesth Analg*. 1990;71:158.
35. Bokesch PM, Post C, Strichartz G. Structure-activity relationship of lidocaine homologs producing tonic and frequency-dependent impulse blockade in nerve. *J Pharmacol Exp Ther*. 1986;237:773.
36. Gissen AJ, Covino BG, Gregus J. Differential sensitivity of fast and slow fibers in mammalian nerve. III. Effect of etidocaine and bupivacaine on fast/slow fibers. *Anesth Analg*. 1982;61:570.
37. Johns RA, DiFazio CA, Longnecker DE. Lidocaine constricts or dilates rat arterioles in a dose-dependent manner. *Anesthesiology*. 1985;62:141.
38. Johns RA, Seyde WC, DiFazio CA, et al. Dose-dependent effects of bupivacaine on rat muscle arterioles. *Anesthesiology*. 1986;65:186.
39. Foster RH, Markham A. Levobupivacaine: A review of its pharmacology and use as a local anaesthetic. *Drugs*. 2000;59:551.
40. McClellan KJ, Faulds D. Ropivacaine: An update of its use in regional anaesthesia. *Drugs*. 2000;60:1065.
41. Neal JM. Effects of epinephrine in local anesthetics on the central and peripheral nervous systems: Neurotoxicity and neural blood flow. *Reg Anesth Pain Med*. 2003;28:124.
42. Sinnott CJ, Cogswell III LP, Johnson A, et al. On the mechanism by which epinephrine potentiates lidocaine's peripheral nerve block. *Anesthesiology*. 2003;98:181.
43. Curatolo M, Petersen-Felix S, Arendt-Nielsen L, et al. Epidural epinephrine and clonidine: Segmental analgesia and effects on different pain modalities. *Anesthesiology*. 1997;87:785.
44. Ueda W, Hirakawa M, Mori K. Acceleration of epinephrine absorption by lidocaine. *Anesthesiology*. 1985;63:717.
45. Magee C, Rodeheaver GT, Edgerton MT, et al. Studies of the mechanisms by which epinephrine damages tissue defenses. *J Surg Res*. 1977;23:126.
46. Hall JA, Ferro A. Myocardial ischaemia and ventricular arrhythmias precipitated by physiological concentrations of adrenaline in patients with coronary artery disease. *Br Heart J*. 1992;67:419.
47. Lambert DH. Clinical value of adding sodium bicarbonate to local anesthetics. *Reg Anesth Pain Med*. 2002;27:328.
48. Ikuta PT, Raza SM, Durrani J. pH adjustment schedule for the amide local anesthetics. *Reg Anesth*. 1989;14:229.
49. Neal JM, Hebl JR, Gerancher JC, et al. Brachial plexus anesthesia: essentials of our current understanding. *Reg Anesth Pain Med*. 2002;27:402.
50. Sinnott CJ, Garfield JM, Thalhammer JG. Addition of sodium bicarbonate to lidocaine decreases the duration of peripheral nerve block in the rat. *Anesthesiology*. 2000;93:1045.
51. Wang C, Chakrabarti MK, Galletly DC, et al. Relative effects of intrathecal administration of fentanyl and midazolam on A delta and C fibre reflexes. *Neuropharmacology*. 1992;31:439.
52. Niv D, Nemirovsky A, Rudick V. Antinociception induced by simultaneous intrathecal and intraperitoneal administration of low doses of morphine. *Anesth Analg*. 1995;80:886.
53. Walker SM, Goudas LC, Cousins MJ, et al. Combination spinal analgesic chemotherapy: A systematic review. *Anesth Analg*. 2002;95:674.
54. Karambelkar DJ, Ramanathan S. 2-chloroprocaine antagonism of epidural morphine analgesia. *Acta Anaesth Scand*. 1997;41:774.
55. Coda B, Bausch S, Haas M, et al. The hypothesis that antagonism of fentanyl analgesia by 2-chloroprocaine is mediated by direct action on opioid receptors. *Reg Anesth*. 1997;22:43.
56. Janson W, Stein C. Peripheral opioid analgesia. *Curr Pharm Biotechnol*. 2003; 4:270.
57. Picard PR, Tramer MR, McQuay HJ, et al. Analgesic efficacy of peripheral opioids (all except intra-articular): A qualitative systematic review of randomised controlled trials. *Pain*. 1997;72:309.
58. Candido KD, Winnie AP, Ghaleb AH, et al. Buprenorphine added to the local anesthetic for axillary brachial plexus block prolongs postoperative analgesia. *Reg Anesth Pain Med*. 2002;27:162.
59. Candido KD, Hennes J, Gonzalez S, et al. Buprenorphine enhances and prolongs the postoperative analgesic effect of bupivacaine in patients receiving infragluteal sciatic nerve block. *Anesthesiology*. 2010;113:419.
60. Rosseland LA. No evidence for analgesic effect of intra-articular morphine after knee arthroscopy: A qualitative systematic review. *Reg Anesth Pain Med*. 2005;30:83.
61. Eisenach JC, De Kock M, Klimscha W. Alpha(2)-adrenergic agonists for regional anesthesia: A clinical review of clonidine (1984–1995). *Anesthesiology*. 1996;85:655.
62. Butterworth JF, Strichartz GR. The α₂-adrenergic agonists clonidine and guanfacine produce tonic and phasic block of conduction in rat sciatic nerve fibers. *Anesth Analg*. 1993;76:295.
63. Gaumann DM, Brunet PC, Jirounek P. Clonidine enhances the effects of lidocaine on C fiber action potential. *Anesth Analg*. 1992;74:719.
64. Pertovaara A, Hamalainen MM. Spinal potentiation and supraspinal additivity in the antinociceptive interaction between systemically administered α₂-adrenoreceptor agonist and cocaine in the rat. *Anesth Analg*. 1994;79: 261.
65. Popping DM, Elia N, Marret E, et al. Clonidine as an adjuvant to local anesthetics for peripheral nerve and plexus blocks. *Anesthesiology*. 2009;111:406.
66. Colin JL, McCartney ED, Apatu E. Should we add clonidine to local anesthetic for peripheral nerve blockade? A qualitative systematic review of the literature. *Reg Anesth Pain Med*. 2007;32:330.

67. Curley J, Castillo J, Hotz J, et al. Prolonged regional nerve blockade: Injectable biodegradable bupivacaine/polyester microspheres. *Anesthesiology*. 1996; 84:140.
68. Drager C, Benziger D, Gao F, et al. Prolonged intercostal nerve blockade in sheep using controlled-release of bupivacaine and dexamethasone from polymer microspheres. *Anesthesiology*. 1998;89:969.
69. Castillo J, Curley J, Hotz J, et al. Glucocorticoids prolong rat sciatic nerve blockade in vivo from bupivacaine microspheres. *Anesthesiology*. 1996;85:1157.
70. Parrington SJ, O'Donnell DO, Chan V, et al. Dexamethasone added to mepivacaine prolongs the duration of analgesia after supraclavicular brachial plexus blockade. *Reg Anesth Pain Med*. 2010;35:422.
71. Cummings KC, Napierkowski DE, Parra-Sanchez I, et al. Effect of dexamethasone on the duration of interscalene nerve blocks with ropivacaine or bupivacaine. *Br J Anaesth*. 2011;107:446.
72. Bigat Z, Boztug N, Hadimioglu N, et al. Does dexamethasone improve the quality of intravenous regional anesthesia and analgesia? A randomized, controlled clinical study. *Anesth Analg*. 2006;102:605.
73. Williams BA, Hough KA, Tsui B, et al. Neurotoxicity of adjuvants used in perineural anesthesia and analgesia in comparison with ropivacaine. *Reg Anesth Pain Med*. 2011;36:225.
74. Golf M, Daniels SE, Onel E. A phase 3, randomized, placebo-controlled trial of DepoFoam bupivacaine (extended-release bupivacaine local analgesic) in bunionectomy. *Adv Ther*. 2011;28:776.
75. Gorfine SR, Onel E, Patou G, et al. Bupivacaine extended-release liposome injection for prolonged postsurgical analgesia in patients undergoing hemorrhoidectomy: a multicenter, randomized, double-blind, placebo-controlled trial. *Dis Colon Rectum*. 2011;54:1552.
76. Smoot JD, Bergese SD, Onel E, et al. The efficacy and safety of DepoFoam bupivacaine in patients undergoing bilateral, cosmetic, submuscular augmentation mammaplasty: a randomized, double-blind, active-control study. *Aesthet Surg J*. 2012;32:69.
77. Bramlett K, Onel E, Viscusi ER, et al. A randomized, double-blind, dose-ranging study comparing wound infiltration of DepoFoam bupivacaine, an extended-release liposomal bupivacaine, to bupivacaine HCl for postsurgical analgesia in total knee arthroplasty. *Knee*. 2012;19:530.
78. McAlvin JB, Padera RF, Shankarappa SA, et al. Multivesicular liposomal bupivacaine at the sciatic nerve. *Biomaterials*. 2014;35:4557.
79. Viscusi ER, Candiotti KA, Onel E et al. The pharmacokinetics and pharmacodynamics of liposome bupivacaine administered via a single epidural injection to healthy volunteers. *Reg Anesth Pain Med*. 2012;37:616.
80. Ilfeld BM, Viscusi ER, Hadzic A, et al. Safety and side effect profile of liposome bupivacaine (Exparel) in peripheral nerve blocks. *Reg Anesth Pain Med*. 2015;40:572.
81. Morrison LM, Emanuelsson BM, McClure JH, et al. Efficacy and kinetics of extradural ropivacaine: comparison with bupivacaine. *Br J Anaesth*. 1994; 72:164.
82. Tucker GT, Mather LE. Pharmacology of local anaesthetic agents: Pharmacokinetics of local anaesthetic agents. *Br J Anaesth*. 1975;47(suppl):213.
83. Thomson PD, Melmon KL, Richardson JA, et al. Lidocaine pharmacokinetics in advanced heart failure, liver disease, and renal failure in humans. *Ann Intern Med*. 1973;78:499.
84. Rosenberg PR, Veering BT, Urmey WF. Maximum recommended doses of local anesthetics: A multifactorial concept. *Reg Anesth Pain Med*. 2004;29:564.
85. Braid DP, Scott DB. Dosage of lignocaine in epidural block in relation to toxicity. *Br J Anaesth*. 1996;38:596.
86. Adinoff B, Devous Sr MD, Best SE, et al. Gender differences in limbic responsiveness, by SPECT, following pharmacologic challenge in healthy subjects. *Neuroimage*. 2003;18:697.
87. Tucker GT, Mather LE. Properties, absorption, and disposition of local anesthetic agents. In: Cousins MJ, Bridenbaugh PO, eds. *Neural Blockade in Clinical Anesthesia and Management of Pain*. 3rd ed. Philadelphia, PA: Lippincott-Raven Publishers; 1998:55.
88. Ugur B, Ogurlu M, Gezer E, et al. Effects of esmolol, lidocaine and fentanyl on haemodynamic responses to endotracheal intubation: a comparative study. *Clin Drug Investig*. 2007;27:269.
89. Adamzik M, Groeben H, Farahani R, et al. Intravenous lidocaine after tracheal intubation mitigates bronchoconstriction in patients with asthma. *Anesth Analg*. 2007;104:168.
90. Groban L. Central nervous system and cardiac effects from long-acting amide local anesthetic toxicity in the intact animal model. *Reg Anesth Pain Med*. 2003;28:3.
91. Weinberg GL. Current concepts in resuscitation of patients with local anesthetic cardiac toxicity. *Reg Anesth Pain Med*. 2002;27:568.
92. Brown DL, Ransom DM, Hall JA, et al. Regional anesthesia and local anesthetic-induced systemic toxicity: seizure frequency and accompanying cardiovascular changes. *Anesth Analg*. 1995;81:321.
93. Auroy Y, Benhamou D, Bargues L, et al. Major complications of regional anesthesia in France: the SOS Regional Anesthesia Hotline Service. *Anesthesiology*. 2002;97:1274.
94. Lee LA, Posner KL, Domino KB, et al. Injuries associated with regional anesthesia in the 1980s and 1990s: a closed claim analysis. *Anesthesiology*. 2004;101:143.
95. Butterworth JF. Models and mechanisms of local anesthetic cardiac toxicity. *Reg Anesth Pain Med*. 2010;35:167.
96. Mather LE, Copeland SE, Ladd LA. Acute toxicity of local anesthetics: underlying pharmacokinetic and pharmacodynamic concepts. *Reg Anesth Pain Med*. 2005;30:553.
97. Knudsen K, Beckman Suurkula M, Blomberg S, et al. Central nervous and cardiovascular effects of i.v. infusions of ropivacaine, bupivacaine and placebo in volunteers. *Br J Anaesth*. 1997;78:507.
98. Stewart J, Kellett N, Castro D. The central nervous system and cardiovascular effects of levobupivacaine and ropivacaine in healthy volunteers. *Anesth Analg*. 2002;97:412.
99. Vanhoutte F, Vereecke J, Verbeke N, et al. Stereoselective effects of the enantiomers of bupivacaine on the electrophysiological properties of the guinea-pig papillary muscle. *Br J Pharmacol*. 1991;103:1275.
100. Valenzuela C, Snyders D, Bennett PB, et al. Stereoselective block of sodium channels by bupivacaine in guinea pig ventricular myocytes. *Circulation*. 1995;92:3014.
101. Groban L, Deal DD, Vernon JC, et al. Does local anesthetic stereoselectivity or structure predict myocardial depression in anesthetized canines? *Reg Anesth Pain Med*. 2002;27:460.
102. Pickering AE, Waki H, Headley PM, et al. Investigation of systemic bupivacaine toxicity using the in situ perfused working heart-brainstem preparation of the rat. *Anesthesiology*. 2002;97:1550.
103. Chang KSK, Yang M, Andresen MC. Clinically relevant concentrations of bupivacaine inhibit rat aortic baroreceptors. *Anesth Analg*. 1994;78:501.
104. Newton DJ, McLeod GA, Khan F, et al. Vasoactive characteristics of bupivacaine and levobupivacaine with and without adjuvant epinephrine in peripheral human skin. *Br J Anaesth*. 2005;94:662.
105. Liu P, Feldman HS, Covina BM, et al. Acute cardiovascular toxicity of intravenous amide local anesthetics in anesthetized ventilated dogs. *Anesth Analg*. 1982;61:317.
106. Guo XT, Castle NA, Chernoff DM, et al. Comparative inhibition of voltage-gated cation channels by local anesthetics. *Ann N Y Acad Sci*. 1991;625:181.
107. Clarkson CW, Hondeghem LM. Mechanisms for bupivacaine depression of cardiac conduction: fast block of sodium channels during the action potential with slow recovery from block during diastole. *Anesthesiology*. 1985;62:396.
108. Nouette-Gaulain K, Forestier F, Malgat M, et al. Effects of bupivacaine on mitochondrial energy metabolism in heart of rats following exposure to chronic hypoxia. *Anesthesiology*. 2002;97:1507.
109. Wong GK, Crawford MW. Carnitine deficiency increases susceptibility to bupivacaine-induced cardiotoxicity in rats. *Anesthesiology*. 2011;114:1417.
110. Weinberg GL. Treatment of local anesthetic systemic toxicity (LAST). *Reg Anesth Pain Med*. 2010;35:188.
111. Long WB, Rosenblum S, Grady IP. Successful resuscitation of bupivacaine-induced cardiac arrest using cardiopulmonary bypass. *Anesth Analg*. 1989; 79:403.
112. Soltesz EG, van Pelt F, Byrne JG. Emergent cardiopulmonary bypass for bupivacaine cardiotoxicity. *J Cardiothorac Vasc Anesth*. 2003;17:357.
113. Weinberg GL, VadeBoncouer T, Ramaraju GA, et al. Pretreatment or resuscitation with a lipid infusion shifts the dose-response to bupivacaine-induced asystole in rats. *Anesthesiology*. 1998;99:1071.
114. Weinberg GL, Ripper R, Feinstein DL, et al. Lipid emulsion infusion rescues dogs from bupivacaine-induced cardiac toxicity. *Reg Anesth Pain Med*. 2003;28:198.
115. Rosenblatt MA, Abel M, Fischer GW, et al. Successful use of a 20% lipid emulsion to resuscitate a patient after a presumed bupivacaine-related cardiac arrest. *Anesthesiology*. 2006;105:217.
116. Litz RJ, Popp M, Stehr SN, et al. Successful resuscitation of a patient with ropivacaine-induced asystole after axillary plexus block using lipid infusion. *Anaesthesia*. 2006;61:800.
117. Weinberg GL, Ripper R, Murphy P, et al. Lipid infusion accelerates removal of bupivacaine and recovery from bupivacaine toxicity in the isolated rat heart. *Reg Anesth Pain Med*. 2006;31:296.
118. Weinberg GL, Palmer JW, VadeBoncouer TR, et al. Bupivacaine inhibits acyl-carnitine exchange in cardiac mitochondria. *Anesthesiology*. 2000;92:523.
119. Kitagawa N, Oda M, Totoki T. Possible mechanism of irreversible nerve injury caused by local anesthetics and membrane disruption. *Anesthesiology*. 2004;100:962.
120. Kalichman MW. Physiologic mechanisms by which local anesthetics may cause injury to nerve and spinal cord. *Reg Anesth*. 1993;18:448.
121. Whitlock EL, Brenner MJ, Fox IK, et al. Ropivacaine-induced peripheral nerve injection injury in the rodent model. *Anesth Analg*. 2010;111:214.
122. Selander D. Neurotoxicity of local anesthetics: animal data. *Reg Anesth*. 1993;18:461.
123. Kroin JS, Buvanendran A, Williams DK, et al. Local anesthetic sciatic nerve block and nerve fiber damage in diabetic rats. *Reg Anesth Pain Med*. 2010;35:343.
124. Brull R, McCartney CJ, Chan VW, et al. Neurological complications after regional anesthesia: contemporary estimates of risk. *Anesth Analg*. 2007;104:965.
125. Bigeleisen PE. Nerve puncture and apparent intraneural injection during ultrasound-guided axillary block does not invariably result in neurologic injury. *Anesthesiology*. 2006;105:779.
126. Rigler M, Drasner K, Krejcie T, et al. Cauda equina syndrome after continuous spinal anesthesia. *Anesth Analg*. 1991;72:275.
127. Reisner L, Hochman B, Plumer M. Persistent neurologic deficit and adhesive arachnoiditis following intrathecal 2-chloroprocaine injection. *Anesth Analg*. 1980;58:452.
128. Pollock JE. Transient neurologic symptoms: etiology, risk factors, and management. *Reg Anesth Pain Med*. 2002;27:581.
129. Zaric D, Christiansen C, Pace NL, et al. Transient neurologic symptoms after spinal anesthesia with lidocaine versus other local anesthetics: a systematic review of randomized, controlled trials. *Anesth Analg*. 2005;100:1811.
130. Pollock JE, Liu SS, Neal JM, et al. Dilution of lidocaine does not decrease the incidence of transient neurologic symptoms. *Anesthesiology*. 1999;90:445.
131. Hogan Q, Dotson R, Erickson S, et al. Local anesthetic myotoxicity: a case and review. *Anesthesiology*. 1994;80:942.
132. Zink W, Bohl JRE, Hacke N, et al. The long-term myotoxic effects of bupivacaine and ropivacaine after continuous peripheral nerve blocks. *Anesth Analg*. 2005;101:548.

133. Nouette-Gaulain K, Dadure C, Morau D, et al. Age-dependent bupivacaine-induced muscle toxicity during continuous peripheral nerve block in rats. *Anesthesiology*. 2009;111:1120.

134. Nouette-Gaulain K, Sirvent P, Canal-Raffin M, et al. Effects of intermittent femoral nerve injections of bupivacaine, levobupivacaine, and ropivacaine on mitochondrial energy metabolism and intracellular calcium homeostasis in rat psoas muscle. *Anesthesiology*. 2007;106:1026.

135. Nouette-Gaulain K, Bellance N, Prevost B, et al. Erythropoietin protects against local anesthetic myotoxicity during continuous regional anesthesia. *Anesthesiology*. 2009;110:648.

136. Galbes O, Bourret A, Nouette-Gaulain K, et al. N-Acetylcysteine protects against bupivacaine-induced myotoxicity caused by oxidative and sarcoplasmic reticulum stress in human skeletal myotubes. *Anesthesiology*. 2010; 113:560.

137. Boren E, Teuber SS, Naguwa SM, et al. A critical review of local anesthetic sensitivity. *Clin Rev Allergy Immunol*. 2007;32:119.

138. Phillips JF, Yates AB, Deshazo RD. Approach to patients with suspected hypersensitivity to local anesthetics. *Am J Med Sci*. 2007;334:190.

139. McClimon B, Rank M, Li J. The predictive value of skin testing in the diagnosis of local anesthetic allergy. *Allergy Asthma Proc*. 2011;32:95.

140. Kwong K, Carr MJ. Voltage-gated sodium channels. *Curr Opin Pharmacol*. 2015;22:131.

141. Catterall WA: Neurotoxins that act on voltage-sensitive sodium channels in excitable membranes. *Annu Rev Pharmacol Toxicol*. 1980;20:15.

142. Rodriguez-Navarro AJ, Lagos N, Lagos M, et al. Neosaxitoxin as a local anesthetic: preliminary observations from a first human trial. *Anesthesiology*. 2007; 106:339.

143. Lobo K, Donado C, Cornelissen L, et al. A phase 1, dose-escalation, double-blind, block-randomized, controlled trial of safety and efficacy of neosaxitoxin alone and in combination with 0.2% bupivacaine, with and without epinephrine for cutaneous anesthesia. *Anesthesiology*. 2015;123;873.

144. Wylie MC, Johnson VM, Carpino E, et al. Respiratory, neuromuscular, and cardiovascular effects of neosaxitoxin in isoflurane-anesthetized sheep. *Reg Anesth Pain Med*. 2012;37:152.

145. Templin JS, Wylie MC, Kim JD, et al. Improved therapeutic index using combinations with bupivacaine, with and without epinephrine. *Anesthesiology*. 2015;123;886.

146. Roberson DP, Binshtok AM, Blasl F, et al. Targeting of sodium channel blockers into nociceptors to produce long-duration analgesia: a systemic study and review. *Br J Pharmacol*. 2011;164:48.

147. Binshtok AM, Bean BP, Woolf CJ. Inhibition of nociceptors by TRPV1-mediated entry of impermeant sodium channel blockers. *Nature*. 2007;449;607.

148. Binshtok AM, Gerner P, Oh SB, et al. Coapplication of lidocaine and the permanently charged sodium channel blocker QX-314 produces a long-lasting nociceptive blockade in rodents. *Anesthesiology*. 2009;111:127.

第五篇　术前评估和围手术期监测

第23章　术前评估和围手术期监测

Tara M. Hata　　J. Steven Ha

要点

1. 术前评估的目的在于降低手术和麻醉相关的风险以及相关并发症的发病率,使患者在医疗和心理上做好充足准备,同时提高效率和降低成本。

2. 麻醉医师负责评估患者的全身状况并制订麻醉管理计划。美国麻醉医师协会(ASA)发布了关于术前护理的基本标准,并详细列举了有证据支持的最新麻醉前评估实践建议。

3. 评估的完整性、准确性和清晰性非常重要,不仅需要将信息传达给围手术期患者的照护人员,而且评估的内容具有法律意义。

4. 术前评估可作为预测困难气道及避免麻醉药物导致其他问题的一种筛查工具。除病史和体格检查外,还应查阅以前的麻醉记录,并检查患者对一些特殊药物(如琥珀胆碱、氧化亚氮或挥发性药物)是否有禁忌。

5. 应特别注意患者使用的药物(包括非处方药和中药)之间潜在的相互作用和具有潜在适应证的类固醇激素的极量。麻醉医师应了解患者的过敏史和药物反应史,包括可能发生的乳胶过敏。

6. 在评估有高血压、糖尿病或肥胖患者时,需要特别注意明确患者是否存在终末器官损伤(如心血管疾病)。

7. 运动耐量可以作为评估患者是否存在心脏不良事件风险的重要预报因子。多个专家团队已经为非心脏手术患者的围手术期心血管评估和管理提供了正规的指南,这些算法也为进一步的检查和评估提供了有用的指导。

8. 术前实验室检查应根据病史和体格检查的阳性发现或手术可能发生的生理紊乱(如失血)进行。

9. 术前优化患者的健康状况应包括明确禁食时间和术前持续用药。一般来说,大多数治疗高血压或心脏病的药物应继续使用,合并有心脏不良事件风险的患者术前应接受 β 受体阻滞剂治疗。术前有必要预防亚急性细菌性心内膜炎。同样,治疗哮喘或慢阻肺的药物应继续或预防性使用。对有症状但未治疗的食管反流患者,应开始或继续服用相关药物。对于糖尿病患者,应常规口服降糖药,需要胰岛素的患者应调整剂量继续使用。

10. 虽然术前镇静剂的使用一般仅限于麻醉前即刻,但必须细致规划用药以使药物达到最佳效果,避免手术的推迟。

引言

术前评估的目的是降低患者手术麻醉相关风险和发病率，使患者在生理和心理上做好准备，提高效率和成本 - 效果。随着高龄患者的不断增多，在努力降低花费的同时保障高质量的医疗服务是我们的责任。联合委员会（TJC）规定所有患者都须接受术前麻醉评估。美国麻醉医师协会（ASA）网站公布了麻醉前管理的 ASA 基本标准，内容包括对术前评估最低要求的概述以及麻醉前评估实用性意义的更新[1]。可以在网站 https：//www.asahq.org/quality-and-practice-management/standards-and-guidelines 上浏览最新的 ASA 实践指南。术前评估是以改进患者麻醉护理和改善预后为前提进行的。掌握了这些知识，麻醉医师不仅可以为患者做好术前准备，而且可以制订麻醉计划，从而避免各种疾病的潜在危险。此外，术前评估能降低成本和手术取消率，并增加手术室的资源利用率（OR）[2]。该理念认为评估应由麻醉医师或熟悉麻醉、手术及其他围手术期事件的卫生保健提供者来进行。

术前评估包括回顾病历、病史、相关体格检查和手术计划几个方面。在病史和体格检查的基础上，应获得相应的诊断检查和术前会诊。麻醉医师可以通过这些来判断患者的术前状况是否能得到改善，并制订合适的麻醉管理方案。最后，对患者进行麻醉及术前教育，回答患者所有的问题，并取得知情同意。

本章第一部分概述了计划接受麻醉和手术的患者相关临床危险因素，以及用于评估并发症的各种临床检测手段。第二部分是关于术前准备。本章仅提供术前管理过程的概述；读者可以关注相关器官系统的章节获取详细内容。

术前评估概念的变化

过去，患者一般在术前一天入院，使麻醉团队能够进行术前评估、相关实验室检查和药物治疗，确保患者第二天就准备好进行手术。目前，有少数择期手术的患者在住院后进入手术室。越来越多高龄患者面临更加复杂的手术过程，麻醉医师也面临患者周转时间减少带来的更多的压力。虽然其他医生术前可能在评估门诊见过患者，但麻醉医师只在术前与患者见过一面。因此，麻醉医师只能利用很短的时间来建立医患关系、获取信任、回答问题。在这种情况下，术前通常不可能马上为患者更改药物治疗。然而，术前评估门诊越来越高效，相关临床实践指南越来越广为应用。信息技术可以让麻醉医师预先评估需要麻醉的患者。术前问卷调查和计算机程序也已经替代了传统信息检索方法。最后，当麻醉医师负责指导术前实验室检查时，能够节省费用，还可能会降低手术取消的概率。在这种情况下，术前评估门诊和执行麻醉的麻醉医师之间清晰和有效的沟通就变得至关重要。

健康患者的术前评估

通过程序化的控制操作来提高最佳临床实践的标准化。在这方面，术前评估表可以作为制订患者最佳麻醉方案的依据。它可以帮助麻醉医师识别潜在的并发症、制订最佳麻醉管理方案，并作为医疗法律文件。目前术前评估多由非亲自执行麻醉的医生或医技人员在门诊完成，由于 TJC 等监管机构要求严谨的文书记录，所以必须确保表格设计中信息的完整、简洁和易读。在有电子病历的医院中，易读性不成问题。一项报告对美国各地术前评估表的质量进行了三部分评定：信息量，易用性和易读性[3]。结果显示，表格中遗漏重要信息的比例非常高。表 23-1 提供了以系统的格式进行术前评估相关领域的一个例子。

患者诊断及手术计划。需要手术治疗的损伤或疾病的性质是非常重要的细节，因为它既决定了手术的紧急性，又影响着术前评估的时间和深度。真正的紧急手术需要更简短的评估，并与麻醉并发症发病率和死亡率相关。紧急手术的方案尚不明确。例如，肢体缺血发生后即须手术治疗，但也通常可以延迟 24h 进一步评估。麻醉医师和术者必须权衡手术延期的发病风险和完善能够影响患者管理的诊断治疗方案之间的利弊。表 23-2 提供了手术紧急程度的分类，但个别医院可能有自己的规定。手术适应证可能在某些方面影响围手术期管理。例如，小肠梗阻存在误吸风险，需要进行快速序列诱导。同样，肺部切除的范围决定是否需要进一步的肺部检查和围手术期监测。接受颈动脉内膜切除术的患者可能需要更广泛的神经系统检查以及其他检查以排除冠状动脉性心脏病（CAD）。择期手术也决定了患者手术体位以及

表 23-1 麻醉前评估

诊断/程序	年龄/性别/身高/体重	生命体征
麻醉/手术史 　MH/不良反应 　困难气道	过敏/不良反应 药物 　非处方药/中药,非法药物	NPO状态 　IV通路/有创监测仪 　术前指导
气道 呼吸困难,睡眠呼吸暂停 检查:牙齿,Mallampati分级, 　张口度,下巴长度,颈部大小及活动性	**心血管** 先天性心脏病,高血压,冠状动脉性心脏病,心力衰竭,心肌病,心脏瓣膜疾病,晕厥,心律失常,起搏器,血管疾病,心绞痛,呼吸困难,端坐呼吸,运动耐量	**肺部** URI/支气管炎/肺炎,烟草,哮喘,COPD,咳嗽,呼吸困难,睡眠呼吸暂停,O_2/吸入/使用类固醇,气胸,呼吸机设置,气管导管型号/深度
中枢神经系统 脑卒中,癫痫发作,晕厥,颅内压增高,心理状态改变,头痛,神经肌肉疾病,脊髓损伤,四肢无力,感觉异常,精神障碍	**胃肠/肝** 肝脏疾病,肝炎,恶心/呕吐,反流,肠梗阻,乙醇使用 **肾** 功能不全,肾衰,透析	**内分泌/代谢** 糖尿病,甲状腺疾病,类风湿关节炎,使用类固醇
传染病 艾滋病,MRSA,VRE,流感,TB,出国旅游	**血液学** 贫血,凝血功能障碍,镰状细胞,化学治疗,输血	**其他** 怀孕,妊娠数周 创伤史

MH,恶性高热;NPO,无法经口进食;IV,静脉注射;URI,上呼吸道感染;COPD,慢性阻塞性肺疾病;MRSA,抗甲氧西林金黄色葡萄球菌;VRE,耐万古霉素肠球菌;TB,结核病。

表 23-2 外科手术的紧急程度分类

操作类型	描述	最佳时机	举例
即刻	生命、肢体或器官的挽救	<6h	主动脉瘤破裂 对胸部,腹部的重大创伤 急性颅内压增高
紧急	生命,肢体或器官受到威胁	6~24h	肠穿孔 开放性骨折 眼外伤
限期手术	稳定,但需要手术干预	几天到几周	肌腱损伤,神经损伤 癌症手术
择期	根据患者或外科医生的时间计划手术	长达1年	所有其他可以提前计划的手术

摘自Fleisher LA, Fleischmann KE, Auerbach AD, et al. ACC/AHA guideline on perioperative cardiovascular evaluation and management of patients undergoing noncardiac surgery. *Circulation*.2014; 130: e278-e333。

是否需要血液制品。通常情况下,获取这些信息需要外科医生和手术室团队之间沟通,以保证患者安全和提高手术室效率。

既往对麻醉药物的反应。熟悉既往麻醉记录有助于发现困难气道、恶性高热(MH)病史以及对手术应激和特殊麻醉药的个体反应。应询问患者个人或家庭成员麻醉困难的相关病史。如果患者对麻醉"过敏"应高度警惕MH的发生。MH易感

性的诊断将影响麻醉方案的制订,并对门诊手术的适宜性提出质疑。

尽管不会威胁生命,但既往持续的恶心呕吐可能是患者最负面而长久的记忆。术后恶心呕吐(PONV)的相关因素很多,包括手术类型,麻醉药物和患者因素(表23-3)。一项预测吸入麻醉后发生PONV的报告发现了四个危险因素:女性、晕动病或术后恶心病史、不吸烟、术后使用阿片类物

表 23-3　成人 PONV 的危险因素

证据	危险因素
已被证实	女性
	PONV 或晕动病史
	不吸烟
	年龄较小（＜50 岁）
	全身（和区域）麻醉
	吸入麻醉药和氧化亚氮
	术后阿片样物质
	麻醉持续时间
	手术类型：胆囊切除术，腹腔镜，妇科
仍存在争议	ASA 评分
	月经周期
	麻醉医师的经验
	肌肉松弛药拮抗

PONV，术后恶心和呕吐；ASA，美国麻醉医师协会。摘自 Gan TJ, Diemunsch P, Habib AS, et al. Consensus guidelines for the management of postoperative nausea and vomiting. *Anesth Analg*.2014; 118：85-113。

质。Apfel 简化风险评分使用 0、1、2、3、4 个危险因素分别代表 10%、20%、40%、60%、80% 来预测 PONV 的发生率[4]。有学者建议当使用吸入麻醉药时，若有两种及两种以上的危险因素时应进行预防性止吐治疗[5]。然而，术前掌握这些知识后麻醉医师还可以调整麻醉药物或尽可能地避免使用容易引发 PONV 的最可能的原因，如吸入麻醉药、氧化亚氮、术后阿片样物质一起使用[6]。

在儿童中，Eberhart 等人[7]确定了术后呕吐（POV）的四个独立预测因子：手术时间超过 30min、年龄大于 3 岁、个人或家族有 POV 病史和斜视手术。存在 0, 1, 2, 3, 4 个危险因素代表 POV 的发病风险分别为 9%，10%，30%，55% 和 70%。

药物 / 过敏。病史应包括完整的药物使用清单，包括非处方药和草药产品（表 23-4），明确麻醉前用药情况，预测药物可能会发生的相互作用，并为潜在疾病提供线索。需要获取药物过敏的完整列表，包括以前的过敏反应以及对乳胶的反应的查询。

在手术当天，麻醉医师应该确认患者最后一次进食水的时间，还应注意已有的静脉套管和有

表 23-4　草药 / 食物与药物的相互作用

药名	常见用途	药理作用和药物相互作用
麻黄	减肥 抑菌 镇咳	增加心率和血压，与其他拟交感神经药一起使用增强效果 与地高辛或氟烷一起使用致潜在心律失常，与缩宫素一起使用致高血压
野甘菊	预防偏头痛 退烧药	抑制血小板活性，增加出血的可能性 突然停药导致反弹性头痛
GBL，BD，GHB（γ- 丁内酯）	健美 减肥 助睡眠	非法毒品成分 死亡，癫痫发作，意识消失 心动过缓，呼吸过慢
大蒜	降低胆固醇，血压 抗氧化	抑制血小板聚集，增加出血的可能性
生姜	止吐 解痉	有效的血栓素合成酶抑制剂；可能会延长出血时间
银杏	稀释血液	可能会增加抗凝、抗栓治疗患者的出血概率
人参	提供能量 抗氧化	可能会抑制血小板聚集并增加出血 降低血糖
白毛莨	利尿 抗炎 通便	催产功能 可能会恶化水肿和 / 或高血压
卡瓦胡椒	抗焦虑	增强麻醉药的镇静作用 可能导致肝毒性

表 23-4 草药/食物与药物的相互作用（续）		
药名	常见用途	药理作用和药物相互作用
甘草	治疗胃炎/溃疡 治疗咳嗽/支气管炎	甘草中的甘草酸可能导致高血压 低钾血症，水肿 慢性肝病，肾功能不全患者禁用
贯叶连翘	治疗抑郁，焦虑	可延长麻醉效果
缬草	轻度镇静，抗焦虑	可能会增强麻醉药的镇静作用
维生素 E	减缓衰老 促进伤口愈合	可能会增加出血，特别是与其他抗凝和抗栓药物一起使用时 可能导致血压问题

GBL，γ-丁内酯；GHB，γ-羟基丁酸酯。摘自 the ASA Physician Brochure：What You Should Know About Your Patients'Use of Herbal Medicines and Other Dietary Supplements，2003。

创监测仪的部位。常规问题完成后，我们就可以对具体系统进行病史采集和体格检查。

患者系统性筛查方法

气道

每位麻醉医师最关心的是患者的气道。麻醉医师需要认识到全身麻醉后患者在面罩通气、喉罩通气或者放置气管导管方面的潜在困难。了解既往麻醉记录有利于发现没有预料到的"困难气道"、确定气管插管是否顺利，还可以提示患者的身体状态或气道解剖在此期间是否发生了改变。通过询问患者鼻通气的情况来判断是否存在可疑或确诊的阻塞性睡眠呼吸暂停（OSA）或端坐呼吸。气道评估涉及口腔检查，包括牙齿、甲颏间距、颈围、未知的气管偏斜或肿块以及屈颈伸头的能力。对于创伤、严重类风湿关节炎（RA）或唐氏综合征的患者，评估颈椎活动至关重要。还应评估颈部脊髓压迫的症状或体征。在某些特殊情况下，可能需要进行影像学检查。

尽管 Mallampati 分级本身对鉴别困难气管插管只有低的阳性预测价值[9-10]，但其仍是评估舌头大小与口腔相关性的标准（表 23-5）[8]。气管插管包括多个步骤：下颈部弯曲，上颈部伸展，打开口腔以插入喉镜，将舌头前后移动到颌下空间以暴露声门。因此，如表 23-6 所示，多种提示插管困难的方法已被证实是有效的。必须区分预测插管困难和预测面罩通气困难的因素。例如，牙齿缺失可以使得喉镜使用方便而面罩通气难度增加。

呼吸系统

筛查性的评估应包括吸烟史，呼吸困难，运动耐量，咳嗽，气喘，支气管扩张剂或类固醇的使用，近期上呼吸道感染，喘鸣，打鼾或睡眠呼吸暂停。

表 23-5 改良的 Mallampati 气道分级	
级别	直视，患者取坐位
I	软腭，悬雍垂，扁桃体柱的全观
II	软腭和悬雍垂上部
III	软腭
IV	只有硬腭

摘自 Mallampati RS, Gatt SP, Gugino LD, et al. A clinical sign to predict difficult tracheal intubation：A prospective study. Can Anaesth Soc J.1985；32：429-434。

表 23-6 提示气管插管困难的气道检查组分
1. 龅牙
2. 突出的"地包天"
3. 无法将下颌中切牙突出到上颌中切牙前方
4. 当最大限度张嘴时张口度<3cm
5. 患者取坐位伸出舌头，不见悬雍垂
6. 上颚形状高拱或狭窄
7. 下颌间隙不合适
8. 甲颏间距<3横指
9. 颈短/粗
10. 头颈运动受限

临床背景和临床判断决定哪种组分适用于特定患者。改编自 the Task Force on Difficult Airway Management. Practice guidelines for management of the difficult airway：An updated report by the American Society of Anesthesiologist Task Force on Management of the Difficult Airway. Anesthesiology.2003；98：1269-1277。

体格检查应评估呼吸频率，胸廓活动度，辅助呼吸肌的使用，指甲颜色，与他人对话或步行时有无呼吸困难等。听诊可以发现呼吸音减弱，气喘，喘鸣音或爆裂音。对于有阳性结果的患者，请参阅后面关于肺部疾病患者术前评估的部分。

心血管系统

术前筛查患者的心血管疾病时，麻醉医师更关注于识别一些疾病的症状和体征，如未控制的高血压和不稳定的心脏病（心肌缺血、充血性心力衰竭、瓣膜性心脏病和严重心律失常）。我们应特别关注心血管疾病的某些症状，特别是呼吸困难、胸痛或晕厥的特点和运动耐量。某些患者群体，如老年人、女性或糖尿病患者，可能会有一些非典型性的特征。不稳定型心绞痛与围手术期心肌梗死（MI）的高风险相关[11]。围手术期合并高凝状态、内源性儿茶酚胺的升高，两者都可能加剧不稳定型心绞痛的进展，增加急性梗死的风险。还应询问患者是否存在临床上重要的瓣膜疾病的症状，如心绞痛、呼吸困难、晕厥或充血性心力衰竭，如果有则需要进一步评估。重要的是，麻醉医师必须明确患者植入冠状动脉支架或其他心脏植入装置的情况，这样才能够与心脏方面的专家一同进行围手术期管理（参见心血管疾病章节）。麻醉医师还应熟悉美国心脏协会（AHA）网址（http://www.heart.org/）和 AHA 最新声明和指南的链接。这里有关于特定患者和需要预防亚急性细菌性心内膜炎的手术最新的推荐[12]。

心血管系统的检查还应包括血压评估，准确测量双臂血压。麻醉医师应考虑术前焦虑对血压的影响，并测量静息时的血压。然而，根据一项研究，入院血压是喉镜检查时心率和血压反应的最佳预报因子[13]。心脏听诊时须重点注意的是颈动脉辐射样杂音提示主动脉瓣狭窄；节律异常甚至奔马律，提示心力衰竭。如果有颈动脉杂音需要进一步检查以确定卒中的风险。还应该检查四肢周围脉搏的情况，排除外周血管疾病或先天性心血管疾病。

神经系统

对于健康患者可以通过简单的观察来完成神经系统评估。患者能准确回答问题表明其处于正常的精神状态。问题可以针对卒中史、脑血管疾病的症状、癫痫及已有的神经肌肉疾病或神经损伤。健康患者的神经系统检查可能比较粗略，而对有并发症的患者的检查则相对细致。对可能因麻醉计划或手术导致病情改变的患者，测试力量、反射和感觉必不可少。

内分泌系统

应询问患者是否有影响围手术期管理的内分泌疾病的病史或症状，如糖尿病、甲状腺疾病、甲状旁腺疾病、内分泌肿瘤和肾上腺皮质功能减退。

已患系统性疾病患者的评估

心血管疾病

最新的临床实践指南已经确立了适合择期手术的定义以及主要心脏不良事件（MACE）的围手术期风险，包括死亡和心肌梗死。低风险的手术是指 MACE 的发生率低于 1%，而高风险手术则高于 1%。在术前评估中，合并心血管疾病，糖尿病和脑血管疾病会增加 MACE 的风险。高龄是发生 MACE 和缺血性发作的独立危险因素。术后心肌梗死的发生和 30d 死亡率与既往已发生的心肌梗死以及初始心肌梗死的发生时机有关[14]。最近的临床实践指南指出在发生心肌梗死且未行冠状动脉介入手术时非心脏手术须延迟至少 60d。重要的是，6 个月内发生的心肌梗死是非心脏手术围手术期卒中的危险因素[15]。

合并已知或可疑的心血管疾病患者的术前评估主要集中在两个方面：确定临床危险指数和术前心脏检查。目标是确定风险；明确哪些患者将从进一步测试中受益；明确在择期手术前使用 β 受体阻滞剂、行介入治疗或者外科手术干预是否对本手术有益；并确立一个恰当的麻醉方案。基于流行病统计学方法的多变量风险指数有助于预测 MACE。这些包括 ASA 身体状况指数（表 23-7）和 Goldman 心脏病风险指数。

修订后的心脏风险指数（RCRI）是 Goldman 心脏风险指数的更新，并且是一种使用现成的临床变量确定围手术期风险的有效方法[16]。在 4 315 例年龄在 50 岁及以上行择期非心脏大手术的患者中，确立了 6 个并发症的独立危险因素并纳入了 RCRI：高危型手术、缺血性心脏病史、充血性心力衰竭病史、脑血管病史、术前胰岛素治疗、术前血清肌酐增高超过 2mg/dl。随着危险因素数量的增加，心脏并发症的风险也会增加。合并 0、1、2 或 3 个危险因素时主要心脏并发症的发生率分别为 0.5%、1.3%、4% 和 9%，在参与调查中的 1 422 名患者中分别占 0.4%、0.9%、7% 和 11%（表 23-8）。图 23-1 显示了根据手术类型每一 ASA 分级中患者主要心脏并发症的发生率。

表 23-7　美国麻醉医师协会(ASA)身体状况(PS)分类	
ASA PS 1 级	正常健康患者，无器官，生理，生化紊乱或精神障碍
ASA PS 2 级	轻度至中度全身性疾病，控制良好，不引起器官功能障碍或功能受限(例如控制良好的高血压)
ASA PS 3 级	严重的全身性疾病，至少有一种器官系统功能受限(如稳定型心绞痛)
ASA PS 4 级	严重的全身性终末期疾病，至少有一个器官系统无论是否行手术均会危及生命(如充血性心力衰竭或肾衰竭)
ASA PS 5 级	濒临死亡但必须以手术作为最后治疗手段(例如主动脉瘤破裂)
ASA PS 6 级	捐献器官的脑死亡患者
紧急情况(E)	任何需要紧急手术的患者

改编自 American Society of Anesthesiologists：New classification of physical status. *Anesthesiology*.1963；24：111。

表 23-8　修订的心脏危险指数(RCRI)		
危险因素	RCRI 风险评估	事件发生率/%
缺血性心脏病	低(0 个因素)	0.5
充血性心力衰竭	低(1 个因素)	1.3
脑血管疾病	中级(2 个因素)	3.6
糖尿病	高(3 个或更多因素)	9.1
胰岛素治疗		
血清肌酐＞2mg/dl		
高风险的手术(腹膜内，胸内或上尿路血管)		

改编自 Lee TH, Marcantonio ER, Mangione CM, et al. Derivation and prospective evaluation of asimple index for prediction of cardiac risk of major noncardiac surgery. *Circulation*.1999；100：1043-1049。

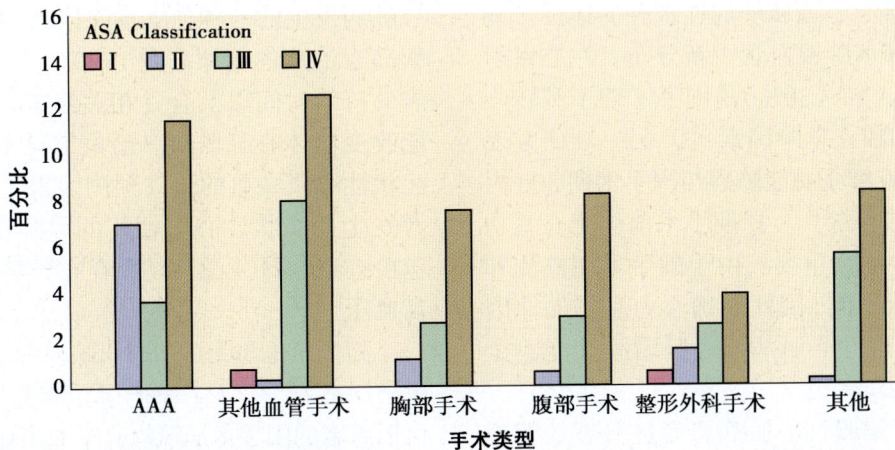

图 23-1　根据修订后的心脏风险指数(RCRI)类别和手术类型，心脏病风险(预计合并严重心脏并发症的患者的百分比)

条形图表示根据择期手术的类型，RCRI 分 I 至 IV 级(分别基于 0、1、2 或更多危险因素的患者)的主要心脏并发症发生率。注意，根据定义，腹主动脉瘤(AAA)，胸腹部手术的患者被排除在 I 级以外。除了接受 AAA 治疗的患者以外的所有亚组中，高风险组患者有更高的风险。详情请参阅文字(摘自 Lee TH, Marcantonio ER, Mangione CM, et al. Derivation and prospective validation of asimple index for prediction of cardiac risk of major noncardiac surgery. *Circulation*.1999；100：1043)

外科医师协会也发表了心脏事件与手术风险指数的计算方法。美国外科医师学会（ACS）国家手术质量改善项目（NSQIP）心肌梗死和心搏骤停（MICA）风险评估量表是一个多变量风险评估工具，用于围手术期心搏骤停和心肌梗死（http：//www.surgicalriskcalculator.com/miorcardiacarrest）[17]。ACS NSQIP外科手术风险评估量表使用当前程序术语代码和21个患者特异性变量对各组的预后进行预测[18]。

最后，另外的生物标志物实验室检查（如脑钠肽、N型脑利钠尿肽和C反应蛋白水平）可能会提高预测准确性[19-20]。例如，术前高钠脑钠肽水平与血管病变患者术后30d内MACE的发生显著相关[21]。

尽管所有这些指标都提供了评估可能并发症的信息和风险评估，每个患者的心血管危险因素都需要首先被确定，然后才可以制订麻醉和围手术期管理计划。

在有症状的冠心病患者中，术前评估可能会发现心绞痛症状的频率或类型的改变。某些人群的患者（如老年人、妇女或糖尿病患者）可能会呈现出更多的非典型特征。不稳定型心绞痛的存在与围手术期心肌梗死的高风险有关。

在几乎所有的研究中，术前存在的活动性充血性心力衰竭是围手术期心血管病发病率增加的主要危险因素[22-23]。心力衰竭的临床表现包括呼吸困难、运动受限和端坐呼吸的症状以及颈静脉充盈、喀喇音、第三心音和外周性水肿的体征。胸部X射线显示肺水肿或血管重新分布。左心室射血分数显著降低（如<30%）是围手术期不利转归和远期病死率的独立危险因素[24]。另一项研究表明，无症状收缩或舒张功能障碍与围手术期30d内心血管风险增加相关[25]。择期手术前优化心室功能和治疗肺水肿都很重要。由于围手术期监测和治疗的类型可能不同，因此明确心力衰竭的原因很重要（如非缺血性心肌病或心脏瓣膜功能不全和/或狭窄）。

围手术期对瓣膜性心脏病患者进行有效管理可以降低发病率。2014年美国心脏协会（AHA）联合美国心脏病学会（ACC）发布的瓣膜疾病患者管理指南中建议对1年内未行超声心动图检查、临床症状加重或中重度瓣膜狭窄或反流的患者在术前进行超声心动图检查[26]。可以根据疾病的症状或严重程度在择期非心脏手术前进行瓣膜治疗（如修复或更换）。了解瓣膜疾病的狭窄或反流的严重程度，再加上术中监测和管理计划，可能会降低围手术期充血性心力衰竭和呼吸衰竭的风险。

既往心肌梗死的成年人往往合并CAD。传统的非心脏手术的风险评估基于心肌梗死和手术之间的时间间隔，较早期的数据显示心肌梗死后6个月内行外科手术的患者再次心肌梗死的发生率会增加[27]。现阶段随着介入治疗和围手术期管理的改善，时间间隔可能不再重要了。尽管许多心肌梗死患者可能会面临心肌再缺血和再梗死的危险，而其他对于那些要么完全闭塞要么内腔较大的严重冠脉狭窄患者可能没有这种风险。例如经皮冠状动脉腔内成形术、血栓溶解术和早期冠状动脉旁路移植术（CABG）已经改变了该病的自然史。因此，应从患者缺血风险的角度对患者进行个体化评估。

明确患者动脉粥样硬化性心脏病的风险

对于没有明显心脏症状的患者，CAD的可能性随动脉粥样硬化危险因素的类型和数量而变化。多项研究显示外周动脉疾病与CAD相关[28]。

糖尿病

糖尿病是影响多器官系统病理生理学的常见疾病。糖尿病的并发症往往是紧急手术的适应证，特别是在老年人中。糖尿病加速了动脉粥样硬化的进展，所以糖尿病患者的CAD发病率高于非糖尿病患者，无症状性心肌梗死和心肌缺血的发病率也较高[29]。Eagle等[30]证明，糖尿病是围手术期心脏病发生的一种独立危险因素，如前所述，需要胰岛素治疗的糖尿病是RCRI中的危险因素。疾病的持续时间以及合并相关终末器官功能障碍可能改变整体心脏风险。已报道自主神经病变是无症状性心肌缺血的最佳预测因素[31]。因为这种患者发生无症状性心肌梗死的风险很高，所以术前应检查心电图（ECG）是否存在异常Q波。

高血压

高血压也与无症状心肌缺血和心肌梗死的发病率增加有关[29]。左心室肥厚和经受非心脏手术的高血压患者的围手术期风险高于非高血压患者[32]。研究者认为，心电图上的应变改变反应表明慢性缺血状态[33]。

积极治疗高血压与降低远期心肌梗死风险有关。第八届美国全国联合委员会制定的《2014年高血压管理指南》建议对60岁以上收缩压高于150mmHg或舒张压高于90mmHg的患者以及60岁以下收缩压高于140mmHg和舒张压高于

90mmHg 的患者进行治疗[34]。但是，当合并严重高血压的患者行外科手术时并没有指南提出安全的血压高限值。高血压（收缩压高达 180mmHg 或舒张压高达 110mmHg）与术后预后之间的关联性的报道几乎没有。然而，这种患者容易发生围手术期心肌缺血、室性心律失常和血压波动。对于血压高于 180/110mmHg 的患者仍不明确，因为没有绝对的证据表明推迟手术会降低风险[35-36]。尽管文献表明如果舒张压高于 110mmHg 应该延迟择期手术，但这项研究并没有证明这一小组患者的某项疾病发病率很大[37]。因此，对于不存在患者终末器官改变（如肾功能不全或者左心室压力性肥厚）的高血压，需要权衡优化血压的获益和延期手术的风险。

代谢综合征/烟草

"代谢综合征"是一组包括高血压、致动脉粥样硬化、血脂异常（高甘油三酯和低密度脂蛋白胆固醇浓度）、高空腹血糖浓度和向心性肥胖的危险因素的疾病。代谢综合征会增加心血管、肺和肾脏围手术期不良事件以及伤口感染的发生率[38]。

烟草也与 CAD 发展的可能性增加有关，尽管还没被证实独立增加围手术期心脏风险。

手术操作的重要性

外科手术操作通过提示围手术期可能发生的生理变化来影响术前评估的范围。很少有数据说明特异性手术并发症的发生率。四肢手术的发病率和死亡率极低[39]，而开放性大血管手术并发症的发生率最高。Eagle 等[40]发表了来自冠状动脉手术研究（CASS）的数据，这些数据是关于术前使用药物或 CABG 治疗的冠心病患者手术导致的死亡率和围手术期心肌梗死的发生率。数据表明，高危手术包括大血管，腹部，胸部和骨科手术。

运动耐受性的重要性

运动耐受性仍然是预测非心脏手术围手术期风险的最重要的指标之一，并有助于确定是否需要进一步的检查和有创监测。即使对于稳定型心绞痛的患者，良好的运动耐量表明心肌可以代偿性收缩而不会衰竭。反之，如果患者轻微运动即出现胸痛相关的呼吸困难，则广泛 CAD 的可能性较高，并且有更高的围手术期风险。此外，这些患者有发生低血压并伴有局部缺血的风险，因此术前冠状动脉介入治疗，血管重建或术中严密监测是有益的[41]。运动耐量可以通过正式跑步机测试或评估日常生活活动的问卷调查来评估（表 23-9）。报告显示的患者运动耐量差（即无法行走四个街区或爬两层楼梯）是严重的围手术期并发症的独立预测因素[42]。严重不良事件的可能性与可行走的步数成反比。因此充分的证据表明，如果患者描述运动耐量良好，那么小小的运动耐量附加测试是必要的。

进一步心脏检查的适应证

已经提出了多种方法来确定哪些患者需要进一步的心血管检查。如前所述，外科手术操作相关的风险影响进一步的诊断检查和介入治疗的决

表 23-9　各种活动的预计能量需求量	
1MET	每日自理 吃、穿、或上厕所 沿着房间周围在室内散步 以 3.2～4.8km/h 在平地上行走一两个街区 在家做轻体力家务，如施肥或洗碗
4MET	爬楼梯或走上山丘 以 6.4km/h 的速度在平地上行走 跑一小段路程 在家做繁重的家务，比如擦洗地板、搬重物或搬家 参加高尔夫、保龄球、跳舞、双打网球或掷棒球和足球等适度休闲活动
＞10MET	参加游泳、网球单打、踢足球、篮球或滑雪等剧烈运动

MET，代谢当量。

摘自 the Duke Activity Status Index and American Heart Association Exercise Standards. Reproduced from Eagle K, Brundage B, Chaitman B, et al. Guidelines for perioperative cardiovascular evaluation of the noncardiac surgery. A report of the American Heart Association/American College of Cardiology Task Force on Assessment of Diagnostic and Therapeutic Cardiovascular Procedures. *Circulation*.1996；93：1278, with permission。

定。随着围手术期发病率的降低,有人提出广泛的心血管检查并不总是必要的。

ACC 和 AHA 特别工作组提出的用来确定有 CAD 风险的患者是否需要检查的方法在 2014 年进行了更新[15],基于现有的证据和综合了临床病史、手术特异性风险和运动耐量的专家意见(图 23-2)。

第一步,临床医生进行评估手术的紧迫性和规范化术前评估的适当性。接下来,确定患者最近是否接受了血运重建手术或冠状动脉评估。应确定不稳定型冠状动脉综合征患者,并采取适当

的治疗措施。最后,是否行进一步的检查取决于临床危险因素,手术特异性风险和身体功能的相互作用。对于高风险患者,是否需要进一步的检查既要考虑运动耐量也要考虑手术大小。最重要的是,如果不能改善围手术期管理,术前心血管检查就没有意义。

心电图

术前 12 导联心电图可以提供关于患者心律的重要信息以及左心室肥厚和既往心肌梗死的证据。高危患者的异常 Q 波高度提示既往发生心肌梗死。据估计,大约 30% 的心肌梗死发生时无

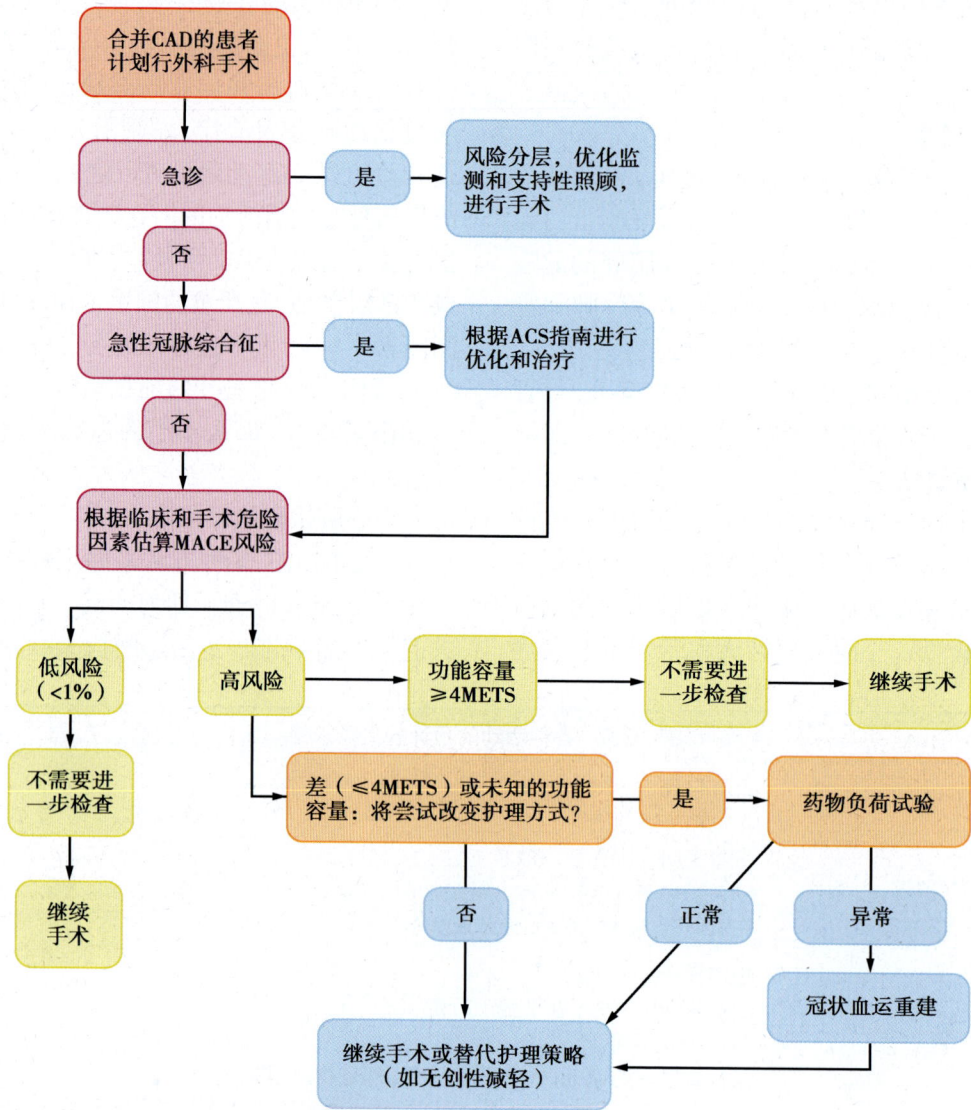

图 23-2　冠心病患者围手术期心脏评估的探讨

(摘自 Fleisher LA, Fleischmann KE, Auerbach AD, et al. ACC/AHA Guideline on Perioperative Cardiovascular Evaluation and Management of Patients Undergoing Noncardiac Surgery. *Circulation*. 2014; 130: e278-e333. http://circ.ahajournals.org)

症状("无症状梗死"),只能在心电图筛查中检测到,发病率最高的是糖尿病患者或高血压患者。Framingham 研究显示,心肌梗死远期预后并不会因心肌梗死时缺乏症状而得到改善[29]。然而,心电图上没有 Q 波并不能排除过去未发生过异常 Q 波心肌梗死[43]。那些心电图恢复正常的患者与持续异常(有或无 Q 波)的患者相比,存活率有所改善。无论有无症状,术前心电图有异常 Q 波均为高危患者,麻醉医师应警惕围手术期风险增高以及潜在的活动性缺血。

2014 年 ACC/AHA 临床实践指南建议仅对已知 CAD 患者或其他结构性心脏病(低风险手术除外)以及考虑有临床危险因素的无症状患者(低风险手术除外)进行术前静息 12 导联心电图[15]。

无创心血管功能检查

心电图运动负荷试验已成为评估疑似冠心病患者的传统方法。它是检测局部缺血成本最低和最无创的方法,确定 CAD 的灵敏度为 70% 至 80%,特异性为 60% 至 75%。运动负荷测试阳性可以提醒麻醉医师在心率加快时患者有心肌缺血的风险,轻微运动后即出现心率加快的患者缺血风险最高。然而,正如前面所讨论的那样,可以运动的能力表明不需要进一步的测试,因此很少进行心电图运动负荷测试。

术前无创性药物负荷试验可用于无法运动或禁忌运动(如跛行)的高风险患者。这些测试为评估运动能力差或不确定的患者的风险提供了价值(<4MET),但只有在检查结果会改变管理策略的情况下才进行[15]。测试方法包括多巴酚丁胺负荷超声心动图(DSE),其中多巴酚丁胺通过增加心率和血压来增加心肌需氧量。使用多巴酚丁胺后心电图出现新的或更严重的局部室壁运动异常代表有心肌缺血风险的区域,并被认为是阳性测试。负荷心电图的优点在于它是对心室功能的动态评估。一般认为,那些风险最高的人在低心率时就会表现出局部室壁运动异常。

另一种无创负荷试验是含有铊-201 和/或锝-99m 和铷-82 的潘生丁/腺苷/腺苷类似物心肌灌注显像(MPI)。潘生丁、腺苷或腺苷类似物是作为冠状血管扩张剂给药以评估血流不均和存在再分布。2014 年 ACC/AHA 临床实践指南建议:①正常 DSE 或 MPI 支持围手术期心肌梗死和/或心源性死亡的高度阴性预测值;②中度到大面积缺血与围手术期心肌梗死和心源性死亡的风险增

加相关。通过 MPI 发现固定灌注缺损支持既往心肌梗死,但是提供的预测价值有限,虽然这部分患者远期的心脏风险增加。

动态心电图(例如 Holter 监护仪)提供了连续监测心电图显著 ST 段改变的手段。一项研究表明,无症状心肌缺血是患者预后的有力预报因子,而 99% 的受试患者显示如果不存在心肌缺血与良好的预后密切相关[44]。其他研究者证实了动态心电图监测的价值,尽管其阴性预测价值并没有那么高。

已发表的术前心脏诊断试验的荟萃分析提示动态心电图监测、潘生丁铊成像或 DSE 具有良好的预测价值[45-46]。研究表明了 DSE 具有较高的价值。然而,它与其他测试的置信区间有很大重叠。对于术前检查的选择,最重要的决定因素是当地机构的检测专业知识。

目前的建议是,在非心脏手术之前,存在不稳定型心绞痛,充血性心力衰竭,显著心律失常和严重心脏心脏瓣膜疾病等活动性心脏病的患者应进行无创负荷测试。对于需要血管手术、有多个临床危险因素和功能容量差的患者,如果能够改善管理,进行无创性负荷试验是合理的[15]。

评估心室和瓣膜功能

超声心动图和放射性核素心室造影可以评估静息和负荷下的心脏射血分数。超声心动图是无创的并且能够评估局部室壁运动异常、室壁厚度、瓣膜功能和瓣膜面积。频谱多普勒可以用来确定速度时间积分。然后可以通过确定心室的横截面积来计算每搏量。使用超声心动图或放射性核素测量对射血分数的预测价值存在矛盾。对于不明原因呼吸困难的患者以及呼吸困难加重或合并其他临床状况改变的目前或既往心力衰竭的患者需要对其进行术前左心室功能的评估。

超声心动图评估瓣膜功能具有额外的优势,这对心脏或非心脏手术可能具有重要意义。主动脉瓣狭窄与非心脏手术患者的预后不良有关,心脏瓣膜疾病变的知识可能会改变围手术期血流动力学的目标和治疗。如前所述,2014 年 AHA/ACC 发布的瓣膜疾病患者管理指南支持对 1 年内未行过超声心动图检查或者临床状况恶化的中重度瓣膜狭窄或反流的患者进行术前超声心动图检查是很重要的[26]。

冠状动脉造影

冠状动脉造影仍然是确定冠状动脉解剖结构

以及评估心室和瓣膜功能的最佳方法。冠状动脉造影可以确定血流动力学指标，如心房和心室压力以及跨瓣膜的压力梯度。虽然冠状动脉严重狭窄提示了心肌缺血风险发生的区域，但功能性的缺血反应不能仅通过血管造影来评估。严重的冠状动脉狭窄可能是也可能不是围手术期心肌梗死发生的根本原因。在能走动的人群中，许多梗死是由非严重狭窄的急性血栓形成造成的。2014 年 ACC/AHA 临床实践指南不建议在没有特殊临床适应证的非心脏手术之前进行常规术前冠状动脉造影[15]。体力活动受限的患者，由于难以确定其心脏功能，复杂的成像技术可能是有益的，例如心脏断层扫描（CT）[47]。作为术前非心脏手术的评估，冠状动脉 CT 钙化评分的作用需要进一步被证实。

围手术期冠状动脉介入治疗

最近对减少非心脏手术围手术期风险的指南进行了评审。有几项大型研究表明，对于 CABG 术后存活的患者，后续非心脏手术的风险较低[11,16]。尽管有很少的数据支持仅仅是为了改善围手术期预后的冠状动脉血运重建理念，但是对于一些计划行高风险手术的患者而言，或许可以通过血运重建提高远期生存率。两项研究使用了冠状动脉手术研究数据库，发现冠状动脉旁路移植术（CABG）显著改善了患有外周血管疾病和三大分支冠状动脉病变患者的生存率，尤其是心室功能低下的患者[48]。在查阅所有可用数据后，临床医生认为在非心脏手术之前的冠状动脉旁路移植术（CABG）的适应证与其他情况相同，并且与拟行的非心脏手术无关。

经皮冠状动脉腔内成形术的价值尚不明确，目前的证据并不支持其超出既定的适应证用于非心脏手术患者。在最近的 ACC/AHA 临床实践指南中，支持在非心脏手术前行经皮冠状动脉介入治疗的临床因素包括高危冠状动脉解剖病变（如左主干病变）、不稳定型心绞痛、心肌梗死以及威胁生命的心律失常[15]。

植入冠状动脉支架的患者

冠状动脉支架置入后的早期手术与心脏不良事件有关。据报道，支架置入后患者的围手术期死亡和出血的发生率很高。2014 ACC/AHA 临床实践指南建议冠状动脉球囊血管成形术术后择期非心脏手术应当延迟 14d，放置金属裸支架（BMS）后择期进行的非心脏手术应当延迟 30d。放置药物洗脱支架（DES）后择期进行的非心脏手术的最佳等待期为 12 个月。然而，对比手术的相对益处与支架内血栓形成和心肌缺血的风险，6 个月后可考虑进行择期进行非心脏手术[15]。这种差异是因为在放置支架后的早期阶段，药物洗脱支架（DES）的支架内血栓形成的发生率与金属裸支架（BMSs）相似，但较长时间后难以确定。双重用药的抗血小板治疗（例如阿司匹林和氯吡格雷）经常在支架置入后使用。噻吩并吡啶（噻氯匹定或氯吡格雷）通常与阿司匹林一起服用，在 BMA 放置后服用 1 个月，在 DES 放置后服用 12 个月（图 23-3）。围手术期管理必须权衡出血与支架血栓形成的风险，必须由麻醉医师、外科医生、心内科医生和特护医师共同决定。对于那些支架内血栓形成风险高的患者，许多人主张在围手术期应至少继续使用阿司匹林。此外，当这些患者正在进行抗血小板治疗时，麻醉医师必须权衡区域麻醉与全身麻醉的风险。近期支架置入患者的手术应该只能在持续有介入心内科医生工作的中心进行[49-50]。

使用心血管植入式电子设备的患者

随着使用起搏器和植入式除颤器治疗患者的增加，术前评估时必须提出针对围手术期心血管植入电子设备（CIED）的管理。这些装置的功能在手术过程中会受到电磁干扰的影响。了解设备的类型，编程及其潜在的临床需求非常重要。心脏病医生通常需要参与手术前后 CIED 的编程。心律协会和 ASA 已经发布了关于植入式除颤器，心脏起搏器和心律失常监护仪的患者的围手术期管理（见附录）临床实践指南[51]。

肺部疾病

非心脏大手术的患者术后肺部并发症发生率高于心脏并发症。围手术期肺部并发症包括肺不张、肺炎、慢性阻塞性肺部疾病加重，肺水肿和需要机械通气的呼吸衰竭[52]。术后呼吸衰竭是患者发病和死亡率的主要原因，造成住院时间增加和经济成本增加。呼吸衰竭引起的死亡率的风险是巨大的，并且高于围手术期心肌梗死。大型临床数据库的流行病学分析大大增加了对临床危险因素的认识[52-53]。美国医师学会的临床指南已经发展到评估术前风险，推荐通过预防措施来限制呼吸衰竭的风险[54]。由于在预测围手术期呼吸衰竭和并发症发生率方面作用有限，所以不建议肺功能检查和胸部 X 射线片作为术前常规检查。虽然术前胸部 X 射线片可以识别肺结构异常，但这些与一般人群临床管理的显著

```
┌─────────────────┐
│ 冠状动脉支架患者 │
└─────────────────┘
         │
┌─────────────────┐   ┌──────┐   ┌──────┐   ┌──────────────────────┐
│ 植入支架≤4~6周  │→是→│择期手术│→是→│将手术推迟至最佳时期:  │
└─────────────────┘   └──────┘   └──────┘   │金属裸支架:30d,药物洗 │
         │                                   │脱支架:365d          │
        否                                   └──────────────────────┘
         │                                      │
                                               否
                                                │
                                            ┌──────┐   ┌──────────────────────┐
                                            │  否  │→  │双重抗血小板治疗(DAPT),│
                                            └──────┘   │除非出血风险大于支架血栓形│
                                                       │成风险                │
                                                       └──────────────────────┘
```

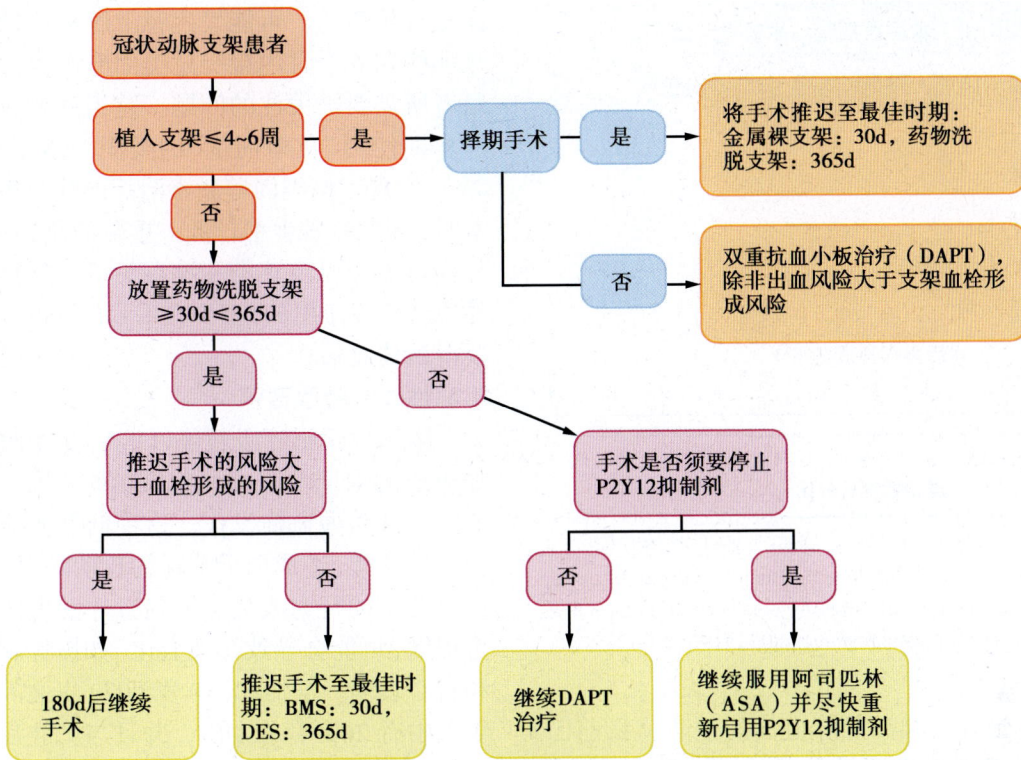

图 23-3 冠状动脉支架术患者围手术期心脏评估的探讨

P2Y12,血小板受体抑制剂(如氯吡格雷)(摘自 Fleisher LA, Fleischmann KE, Auerbach AD, et al. ACC/AHA Guideline on perioperative cardiovascular evaluation and management of patients undergoing noncardiac surgery. *Circulation*.2014;130:e278-e333. http://circ.ahajournals.org)

变化相关性很小。相反,实验室研究发现血清白蛋白水平降低和血尿素氮(BUN)水平升高与围手术期肺部疾病风险增加有关[52]。

流行病学研究充分证明了手术解剖位置与肺部风险之间的关系[52]。关于手术部位,研究发现开腹主动脉、胸科和上腹部手术的术后肺部发病风险最高。然而,颅内手术的风险也有所增加,血管和颈部手术也是如此[52,55-56]。术后肺活量、功能残气量减少和膈肌功能障碍会导致低氧血症和肺不张[57]。功能残气量最多2周能回到基线水平。即使有足够的镇痛措施,膈肌功能障碍仍会发生,理论上是由膈神经功能障碍引起的[58]。神经外科手术和颈部手术可能与围手术期吸入性肺炎有关,可能是由于感觉中枢异常或脑神经功能障碍导致误吸。

急诊手术和全身麻醉也会使风险增加。不仅手术影响肺功能,而且全身麻醉也会导致机械变化,如功能残气量与膈肌功能降低,导致通气/血流比例失调和肺不张。全身麻醉也可在微观水平上引起不良变化,抑制黏膜纤毛清除功能,增加肺泡-毛细血管通透性,抑制表面活性剂产生,增加一氧化氮合成酶,以及增加肺血管对神经体液递

质的敏感性。亚麻醉水平的静脉或吸入麻醉药物使得机体对低氧血症和高碳酸血症的通气反应能力降低。麻醉的持续时间是术后肺部并发症的一个确定的危险因素,发病率在2~3h后会增加[59]。然而,与开腹手术相比,腹腔镜手术虽然时间较长,其术后相关并发症减少的益处通常超越了麻醉持续时间较长的风险[60]。

Brueckmann 等[61]通过检查超过 33 000 名接受手术的成年住院患者的电子病历建立了一个简单的评分系统,这个评分系统只使用术前变量来预测手术后前3d内再插管的风险。最常见的再次插管的独立预测因素为:ASA≥Ⅲ级,急诊手术,高危手术(血管、移植、神经外科、胸部、普外科和烧伤手术),充血性心力衰竭病史和慢性肺疾病病史。这些预测因子分别被指定了一个分值:3,3,2,2 和 1。他们计算得分为 0 时再插管的概率为 0.12%,得分为 7~11 的概率为 5.9%(表 23-10)。

术前评估就是要确定预先存在的肺部疾病,并让患者和医生一起合作,最大限度地提高患者的健康状况(见下文)。与外科医生合作确立具体的降低风险的策略也很重要,例如合适的硬膜外

表 23-10　术后再插管的术前危险因素

预测因素	分值
ASA 评分≥3 级	3
急诊手术	3
高风险手术	2
充血性心力衰竭病史	2
慢性肺部疾病	1

术后再插管预测评分

```
0   1   2   3   4   5   6   7   8   9   10  11
```

```
0.1        0.5      1.5      4.2      11.2
```

重新插管百分比

高风险：血管，移植，神经外科，胸部，普外科，烧伤手术。

摘自 Brueckmann B，Villa-Uribe JL，Brian T，Bateman BT，et al. Development and validation of ascore for prediction of postoperative respiratory complications. *Anesthesiology*.2013；118：1276-1285。

镇痛、肺扩张方法和深静脉血栓的预防。目前已经提出了降低医院获得性肺炎的术中措施，主要集中在降低围手术期肺细菌污染的风险。对于高风险患者，研究认为气管插管前的口腔抗菌消毒以及特殊气管导管的使用均可降低医院获得性肺炎的风险[62-64]。

吸烟

吸烟是一个重要的危险因素，但通常很难控制。即使在没有发生慢性肺病的吸烟者中，也已知吸烟会增加碳氧血红蛋白水平，降低纤毛功能，增加痰液生成，以及继发于尼古丁的心血管系统的刺激。尽管停止吸烟 2d 可降低碳氧血红蛋白水平，消除尼古丁效应并改善黏液清除，但是前瞻性研究显示戒烟至少 4～8 周对降低术后肺部并发症的发生率是必要的[65-66]。在围手术期使用尼古丁透皮贴的研究显示死亡率增加，最好避免使用[67]。吸烟的患者在全身麻醉时往往表现出气道反应性增高；尽管没有被证实，但是术前使用支气管扩张剂如沙丁胺醇可能是有用的。

哮喘

哮喘是麻醉医师面临的最常见的并存疾病之一。在访视患者期间，获取有关刺激因素、严重程度、可逆性和当前状况的信息很重要。经常使用支气管扩张剂、住院治疗哮喘以及全身使用类固醇激素都是疾病严重的指标。哮喘急性加重后，气道高反应性可能持续数周[68]。除支气管扩张剂外，围手术期应用类固醇激素来预防严重哮喘发作是有价值的。可能发生肾上腺皮质功能不全也是那些在 6 个月内接受过类固醇激素冲击治疗的患者所需要被关注的问题。这组患者应该考虑围手术期使用"负荷剂量"的类固醇激素。Kabalin 等[69]发现短期类固醇激素治疗的哮喘患者接受手术时，并发症发生率较低。重要的是，他们发现这与伤口愈合以及感染并没有关系。雾化吸入激素的患者应规律用药，至少在手术前 48h 开始使用以获得最佳效果。

阻塞性睡眠呼吸暂停

阻塞性睡眠呼吸暂停（OSA）是由睡眠期间上呼吸道的周期性阻塞所定义的综合征，导致低氧血症和高碳酸血症发作。这种低氧血症反过来又会导致觉醒，造成白天嗜睡的长期睡眠不足，甚至造成儿童的行为改变。根据事件发生的频率和严重程度，可能会导致其他变化，如慢性肺动脉高压和右心衰竭。据估计，30 岁到 70 岁之间的美国成年人中有 26% 存在 OSA，并且与肥胖症相关的发病率正在上升[70]。由于这些患者有气道陷闭和睡眠不足的倾向，OSA 患者术中和术后特别容易发生由镇静药、阿片类物质和吸入麻醉药造成的呼吸抑制和气道阻塞。

2014 年，ASA 发布了关于 OSA 患者围手术期管理的最新指南[71]。识别高危患者对于制订安全的围手术期计划至关重要。

通常与阻塞性睡眠呼吸暂停风险增加有关的身体特征有以下方面。

- 肥胖 - 体重指数≥35kg/m²，或≥95 百分位（对于儿科患者）。
- 颈围增加（男子 43.18cm，女子 40.64cm）。
- 严重的扁桃体肥大。
- 鼻塞。
- 上呼吸道的解剖异常。

应针对患者和家属关于是否存在以下 OSA 的症状和体征的具体问题进行询问。

- 患者是否打鼾足够响以至于隔一扇门都能听到，或者是否很频繁？
- 你是否观察到患者在睡眠时的呼吸暂停？
- 患者是否经常从睡眠中醒来或被窒息感憋醒？
- 患者是否会经常出现白天嗜睡和疲劳或者在无刺激环境中容易入睡的情况？
- 你的孩子在睡觉时是否会出现焦躁不安或呼吸困难？
- 你的孩子是否有夜惊，不正常的睡眠姿势或有新发遗尿症?

- 你的孩子在正常清醒时间难以唤醒吗?
- 你的孩子是否过于有攻击性或他(她)不能集中注意力?

如果患者有上述两种或两种以上阳性症状或体征,则存在 OSA 的可能性很高,麻醉医师应与外科医生一起确定患者是否需要进行睡眠监测。如果睡眠监测未经授权或不可行,应按照患者有 OSA 对其进行管理。

OSA 患者围手术期并发症的风险随着睡眠呼吸暂停的加重,手术的侵袭以及术后阿片样物质的使用而增加[71]。

大家普遍认为,术前应用鼻罩持续气道正压通气(CPAP)降低了围手术期的风险,可能是减少了睡眠剥夺和继发性的嗜睡。重要的是,OSA 也与困难的气道管理有关,因此更重要的是检查以前的麻醉记录并进行彻底的气道检查。在手术中心紧急气道设备必须是现成的。

应与外科医生协调做出关于 OSA 患者的多项管理决策。

- 确定是否有无创的手术方式从而减少术后阿片样物质的需求。
- 讨论在区域神经阻滞或局部麻醉下进行手术是否可行,从而减少所需麻醉药物或阿片样物质的总量。
- 确定非甾体类抗炎药是否可以用于术后镇痛。
- 讨论门诊手术是否是安全的选择。
- 确定患者是否能够术后使用 CPAP。
- 确定首次使用 CPAP 的患者是否需要进入术后重症监护病房或监护病房。

ASA 的 OSA 实践指南建议 3 岁以下的 OSA 患者在腭垂手术后和扁桃体切除术后住院。对于合并其他疾病的 OSA 患者,也建议术后住院。

内分泌疾病

糖尿病

糖尿病是最常见的内分泌疾病,根据美国疾病预防控制中心(CDC)的数据,美国人发病率约为 9%(65 岁及以上的发病率接近 26%),其中,发病率最高的是印第安人,黑种人紧随其后,其次依次是拉丁裔、亚裔美国人,最后是白种人(http://www.cdc.gov/diabetes)。预计 2000 年后出生的美国人,糖尿病的发病率将显著上升,这一现象主要是因为肥胖人口的增加。在没有明确诊断为糖尿

病的情况下,严重疾病引起的高血糖症(定义为在没有诊断为糖尿病时血糖高于 200mg/dl)在老年患者中最为常见[72]。糖尿病具有急性和慢性两种临床表现,这就使得糖尿病患者更可能需要接受手术治疗。大多数糖尿病患者都会继发一个或多个器官系统病变,需要在术前明确,以便为围手术期管理作出合适的计划。虽然长期密切控制血糖水平可能会限制糖尿病引起的某些微血管病变(视网膜病、神经损坏和肾病),但是大血管不良事件如心肌缺血、心肌梗死(MI)或者脑卒中可能并不会减少。糖尿病患者中冠心病、高血压、充血性心力衰竭和围手术期心肌梗死的风险会增加,自主神经病变引起的无症状性心肌缺血的发生率也增加。2014年 ACC/AHA 临床实践指南将糖尿病(尤其是需要接受胰岛素治疗的糖尿病)列为高危险因素[15]。

糖尿病患者比普通人群更容易患脑血管、外周血管和肾血管疾病。糖尿病是需要接受透析治疗的肾衰竭的主要原因。外周神经病变和血管病变使得这些患者在术中和术后更易发生定位损伤。自主神经病变可能会使患者在麻醉期间出现血流动力学波动,理论上增加胃轻瘫相关的误吸风险。这些风险应该在麻醉前明确记录,并对麻醉计划进行相应调整。对于病史较长的 1 型糖尿病患者,蛋白质糖基化和胶原交联异常导致的关节僵硬综合征可能会明显影响颞下颌关节、寰枕关节和颈椎关节的活动度,进而导致气管插管困难。麻醉前要进行详细的气道检查,并对潜在的困难气道保持高度警惕。有人建议用"祈祷征"作为评估工具;对于无法完全双手合十患者(两手之间紧密贴合没有空间)应该怀疑还有其他潜在影响气道控制的关节病变。

围手术期血糖控制方案差别很大,不仅在 1 型和 2 型糖尿病患者之间不同,而且在同型患者中也有不同。一般患有 1 型糖尿病患者是由于胰腺 β 细胞被破坏,导致胰岛素分泌的绝对缺乏。这些患者必须通过接受胰岛素来预防糖尿病酮症酸中毒。家庭血糖管理最常用的是短效、中效和长效胰岛素的组合方案。胰岛素泵越来越常见,它可以根据患者血糖水平、饮食和运动情况将短效胰岛素进行丸注式的连续皮下推注。2 型糖尿病占糖尿病患者的很大一部分,表现为不同程度的胰岛素缺乏和抵抗。尽管通常与肥胖有关,但也可能由皮质醇激素或妊娠引起。2 型糖尿病患者较少发生酮症酸中毒,严重应激性感染或病变更可能引发非酮症高渗状态,其特征是严重脱水、高血

糖症和高渗状态。对于 2 型糖尿病患者,饮食控制、运动和口服降糖药是管理血糖最常用的方法。这些药物主要通过增加内源性胰岛素释放、增加胰岛素敏感性和 / 或减少肝脏糖异生来发挥作用。这些药物包括磺酰脲类、双胍类、噻唑烷二酮类和氯茴苯酸类等主要类别。如果使用上述方法血糖控制仍然不佳,则通常需要加用胰岛素。

理想状态下,1 型和 2 型糖尿病患者应由术前门诊以及内分泌医师在择期术前 1~2 周进行评估。评估内容应该包括糖尿病的治疗方案、药物剂量、降糖治疗的时间、低血糖发生频率和临床表现以及发生的低血糖的血糖水平。

除了详细的病史和体格检查外,有意义的实验室检查还应包括血糖、血红蛋白 A1c、血清电解质、肌酐和心电图。如果血红蛋白 A1c 高于靶目标(美国糖尿病协会推荐 1 型糖尿病 <7.5%,2 型糖尿病 <7.0%)、电解质代谢紊乱或酮尿症,说明患者血糖控制不充分,则应延迟择期手术以优化术前血糖的控制。对于至少合并另外两种心血管不良事件危险因素的患者,应该考虑在手术前开始使用 β 受体阻滞剂,没有证据证明 β 受体阻滞剂会恶化葡萄糖不耐受或掩盖低血糖症状[15]。

围手术期血糖管理

麻醉和手术会打乱糖尿病患者正常的用餐和胰岛素给药时间。围手术期应激反应可能会因为皮质醇激素和儿茶酚胺的释放继发性增加血糖水平。大多数现有文献表明,更佳的血糖控制可能降低患者发病率(医院 / 重症监护病房停留时间、感染率、伤口愈合时间、卒中 / 心肌梗死后遗症)和死亡率,特别是心脏手术患者、颈动脉内膜切除术患者以及危重病患者[72-75]。尽管一项随机试验发现,将心脏手术患者血糖控制在 80~100mg/dl 之间时,患者死亡率和围手术期卒中发病率增加[76];但近期的系统分析发现,发病率和死亡率降低与更佳的血糖控制相关,但同时要警惕增加的低血糖风险[77]。目前仍需要更多的研究来详细确定手术患者血糖控制的目标水平。普遍认为应努力将血糖控制在 <200mg/dl,尽管也有人认为必须进行更加严格的控制。最近公布了门诊和住院患者血糖控制指南[78-79]。以下建议可作为一般指南。

围手术期血糖控制指南有以下内容:

- 与外科医生协商,将糖尿病患者手术安排在第一台,避免患者禁食时间过长。
- 一般来说,在手术当天须停用口服降糖药,以避免反应性低血糖,直到重新开始进食。
- 胰岛素治疗不仅要能够充分地控制血糖,而且要避免低血糖。通常在手术前一晚上继续胰岛素治疗。
- 安排手术患者早上进入手术室并监测血糖水平。
- 如果患者出现低血糖症状或测得低血糖,应建议患者服用糖片或清亮果汁。
- 即使在术前禁食期间,1 型糖尿病患者也应继续进行基本胰岛素治疗,以防止酮症酸中毒。在进入手术室后开始静脉输注胰岛素,中效或长效胰岛素的使用剂量一般为清晨剂量的一半,速效或短效胰岛素维持常用剂量。
- 在择期手术前和简短手术前,患者依据血糖水平动态调整皮下注射短效胰岛素剂量。
- 使用胰岛素泵的患者在简短手术期间可以继续使用胰岛素泵控制血糖,对于长时间或大型手术可以转换为胰岛素静脉输注。

这种血糖管理策略与每 1~2h 的血糖监测结合,可能是接受短小、非侵入性门诊手术的血糖控制良好的糖尿病患者所全部需要的。此外,防止术后恶心呕吐并鼓励患者术后早期恢复饮食也是非常重要的,这样就可以恢复到术前的胰岛素治疗方案。对于接受长时间或大手术的 1 型和 2 型糖尿病患者,通常使用胰岛素静脉输注来控制血糖。停用患者自己的胰岛素泵可以避免胰岛素制剂和输液泵技术所带来的问题。

目前胰岛素输注方法有很多种,但没有一种被证明是有优势的。相比葡萄糖 / 胰岛素 / 钾联合输注,胰岛素和葡萄糖分开输注更容易调整,而且可以提供更好的血糖控制。为了提高安全性,胰岛素注射液(放置到单独的输液泵)通过侧孔添加到用来输注葡萄糖的同一通道。应使用单独的非糖等渗溶液来补充术前液体缺失和术中液体丢失。所有血糖控制方案都依赖于至少每 1~2h 一次的频繁血糖监测[80-82]。

甲状腺和甲状旁腺疾病

甲状腺和甲状旁腺疾病有对于术前评估非常重要的临床症状。尽管甲状腺功能检查更为敏感,但甲状腺疾病通常通过临床病史进行充分评估,临床病史应该筛查甲状腺功能减退症和甲状腺功能亢进症的体征和症状。甲状腺功能减退可导致低体温、低血糖、低通气、低钠血症和心力衰竭以及对麻醉药较敏感。麻醉医师应警惕甲状腺功能亢进症患者出现甲状腺危象的可能性。大的甲状腺包块可能挤压扭曲上呼吸道,出现吸气性喘鸣或喘息,当患者处于仰卧位时尤为明显。在这种情况下,应该进行 X 射线检查,以确定气管是否偏移或狭窄。上呼吸道和气管的 CT 断层扫描可以提供患者气道狭窄的更多细节。甲状旁腺功能亢进患者还常合并有高钙血症,所以需要术前检测血钙水平。表 23-11 列出了这些疾病的其他临床表现。

肾上腺疾病

嗜铬细胞瘤患者的典型临床表现包括阵发性高血压、头痛、出汗和心动过速。由于内分泌肿瘤患者具有较高的多发性内分泌肿瘤的发病率,所以当患者出现不明原因的高血压时应首先排除嗜铬细胞瘤。因为合并多发性内分泌肿瘤的患者的围手术期治疗得到改善,嗜铬细胞瘤手术的死亡率已经大大下降。更重要的是在患者进行其他手

表 23-11 甲状腺和甲状旁腺疾病的临床表现		
甲状腺功能亢进	**甲状腺功能减退**	**甲状旁腺功能减退**
全身情况 体重减小、怕热、体温高、皮肤潮湿	怕冷	体重减小、多饮
心血管系统 心动过速、心房颤动、充血性心力衰竭	心动过缓、充血性心力衰竭、心脏肥大、心包或胸腔积液	高血压、心脏传导阻滞
精神症状 紧张、寒战、多动易激惹	精神状态低落、少动	虚弱、嗜睡、头痛、失眠、淡漠、抑郁
骨骼肌 肌无力、骨吸收	舌大、淀粉样变性	骨痛、关节炎、病理性骨折
消化道症状 腹泻	胃排空延迟	畏食、恶心呕吐、便秘、上腹部疼痛
血液系统 贫血		
肾脏	自由水清除损坏	多尿、血尿

摘自 Roizen MF. Anesthesia for the patient with endocrine disease, part 1. *Curr Rev Clin Anesth*.1987; 6: 43。

术之前发现并诊断可疑的嗜铬细胞瘤。

肾上腺皮质功能减退是术前潜在的疾病;对于长期使用皮质醇类药物的患者应高度警惕。库欣综合征是长期使用大剂量类固醇激素治疗的最明显表现,临床表现包括满月脸、皮肤纹、向心性肥胖、高血压、易淤血和低血容量。肾上腺功能减退患者的术前准备包括纠正水和电解质代谢紊乱以及补充类固醇激素。

很多麻醉医师认为,在术前 6 个月内长期服用类固醇激素的患者在围手术期需要补充类固醇激素,以保护麻醉手术应激,但不包括术前 6 个月以前仅短时间服用类固醇激素的患者。

产生有临床意义的垂体和肾上腺功能抑制的具体治疗时间和类固醇激素的剂量是不确定的。患者间存在显著的差异,但对于长时间服用大剂量药物的患者,可能预示更明显的功能抑制。保守的方法是考虑对过去 6～12 个月内接受皮质醇激素治疗至少 1 个月且将要接受非短小手术的患者进行治疗。补充类固醇激素的剂量和持续时间取决于对围手术期外科手术应激的估计。通常在手术当天早晨服用能够应对应激反应的类固醇激素的最大剂量,接着术前静脉给予患者 100mg 氢

化可的松,第 1 天每 8h 给一次,以后逐渐减少剂量。这个剂量是为了接近 1 天内应激状态下肾上腺可产生的类固醇激素的最大量。最新的指南建议术前给予 100mg 氢化可的松,然后第一天每 8h 给予 50mg;对于中等手术患者,建议将氢化可的松的量减少 50%[83]。但各种建议已经遭到质疑,且缺少研究证据支持[83]。超生理剂量的类固醇激素可增加急性副作用的风险,例如高血糖、高血压、体液潴留以及增加感染的风险。专家学者普遍接受的是,日常给予患者通用的糖皮质激素剂量。此外,当患者在围手术期出现对任何标准液体复苏或血管加压药治疗都无效且无法用其他机制解释的低血压时,提示肾上腺皮质功能不全,应考虑使用外源性糖皮质激素。

肾脏疾病

肾脏疾病对体液和电解质管理以及药物代谢具有重要意义。肾衰竭的病因对临床管理有相当大的影响。原发性肾病患者可能较年轻,且具有良好的心肺储备。而相当大比例的老年患者的肾衰则继发于糖尿病或高血压,也具有弥散性动脉粥样硬化和心脏病。继发于镰状细胞贫血、系统

性红斑狼疮或血管炎的慢性肾脏疾病意味着多器官功能障碍[84]。在肾衰竭患者中，最近一次透析的时间将决定他们是高血容量还是低血容量、高钾或者低钾血症。在手术前评估患者的电解质水平并在麻醉诱导之前确保他们的血容量充分是重要的。有些患者在手术前需要透析。由于肾衰竭会导致贫血和血小板功能缺陷，术前检查这些实验室指标的参考值的低阈值应降低。

肝脏疾病

肝脏疾病与血浆蛋白生成减少有关，从而影响药物结合、分布容积、代谢和清除。伴有肝衰竭的凝血功能障碍及其病因可能有很多种，原因可能是营养不良（由于胆汁淤积引起营养物质吸收不良）、凝血因子合成障碍或血小板减少。应明确肝病病史中具体的危险因素，如输血史、滥用药物或过量饮酒。麻醉医师应询问挫伤、出血或食管静脉曲张的病史，后者尽可能避免食管仪器检查。凝血功能障碍可能会阻碍区域麻醉的选择。体格检查应筛查潜在肝脏疾病的体征，如黄疸、蜘蛛痣、腹水、肝脾肿大或肝掌。腹水是肝功能衰竭的一个更为显著的体征，可能会严重影响患者的呼吸力学，导致平躺困难。在慢性肝病患者中，根据终末期肝病模型（MELD）评分评估，肝功能障碍加重则围手术期风险增加。MELD 对患者的评分为 8～40 分，该分数来源于一个包含 3 个生化变量［血清总胆红素浓度，血清肌酐浓度和国际标准化比值（INR）］的复杂公式。MELD 评分已被前瞻性地确认为肝硬化、急性静脉曲张破裂出血或急性酒精性肝炎患者死亡率的预后指标[85]。

其他疾病

关节炎在老年人中变得越来越普遍，并随着久坐的生活方式而恶化。骨关节炎可能会导致无法摆放有助于气管插管的头部体位或区域麻醉的体位。这些也是 RA（类风湿关节炎）患者的问题；特别重要的是潜在的寰枢关节不稳定或者齿突上移导致脊髓受压。类风湿关节炎典型的颈椎受损的程度通常与周围疾病相关，必须进行术前放射学检查[86]。尽管并不常见，但类风湿性颞下颌关节炎可能会阻碍张口从而妨碍气管插管。类风湿关节炎是一种多系统疾病，可能导致其他器官系统紊乱：限制性肺病、胸腔积液、心包积液以及贫血。

最后，麻醉医师应该询问传染病病史（包括旅居史相关问题），提示是否需要对手术室人员和设备增加保护措施。

术前实验室检查

正常值

术前应尽可能选择最佳检查，了解其结果的含义非常重要。理想情况下，测试应该确定或排除某种疾病；然而，大多数测试只能增加或减少疾病的概率。在确定诊断试验的参考范围时，超出正常个体 95% 置信区间的值被认为是异常的。因此，高达 5% 的正常人可能有"异常"的检测结果。必须在临床背景下解释检测结果才能使其有临床意义。对没有疾病病理生理的变化的患者进行检测可产生大量的假阳性结果。例如，低钾值（3.0mg/dl）在健康人中很可能是正常的。如果视为异常并开始治疗，只会有害无利。

风险、成本与获益

2012 年 ASA"麻醉前评估实践咨询"指出[1]，术前常规检查对于无症状患者的麻醉前评估没有重要价值。只有从病历、病史和身体状况以及手术和麻醉的类型或侵入性中获得具体信息后，才能选择相关的术前检查。

医疗检测与巨额成本有关，包括钱财和潜在损伤。据估计，每年在美国进行的常规术前检测会花费数十亿美元。被确定为错误结果的"异常"检测的结果会耗费大量钱财并造成实际损害。例如，一名 40 岁的健康女性在行心电图运动负荷试验阳性后可能行冠状动脉造影术。冠状动脉造影术不是一个良性手术，可能导致血管损伤。在贝叶斯分析的基础上，该患者的阳性检测结果很可能是假阳性，并且该检测为使用不当。因此，这位妇女和她的医生不会得到额外信息，反而会产生数千美元的医疗费用，而这名女性可能会维持其病态。

一些研究评估了减少检测所造成的影响。Golub 等人[87]回顾性分析了在门诊手术前进行了入院前检查的 325 例患者资料，其中 272 人（84%）有至少一项异常的筛查结果，但只有 28 例手术被推迟或取消。作者估计，只有三名患者可能受益于入院前检测，其中包括 1 个新诊断糖尿病的患者和 2 个非特异性心电图改变的患者（其中 1 个已知有缺血性心脏病）。

Narr 等人[88]表示对于健康患者，常规检查获益不大，并建议该类患者不需要进行常规的实验室检查。在一项随访研究中，随访一组没有进行术前检查的患者，发现没有死亡或重要围手术期并发症[89]。作者总结常规检查对于健康人群没有适应证。

即使检查能很好地描述一种疾病的状态，但根据结果进行干预的风险可能超过了其益处。心血管检查是一个典型的例子。如果无创性检查结果为阳性，下一步可能会进行冠状动脉造影术。血管造影的阳性结果又可能会在择期非心脏手术前进行冠状动脉旁路移植术（CABG）。虽然在行过冠状动脉血运重建的冠心病患者中心血管疾病的发病率和死亡率可能会降低，但检查和血运重建所带来的并发症可能会比任何潜在的益处更大。Roizen 和 Cohn[90]提出了一个基于术前评估和计划流程的使用风险-效益分析的筛查测试方案。以下实验室检测方案是根据他们的推荐和 2012 版ASA 麻醉前评估实践咨询来修订的[1]。

实验室检查的临床注意事项
血细胞计数
　　儿童和老年人
　　肝肾疾病
　　抗凝药物的使用
　　出血/血液系统疾病
　　恶性肿瘤
　　手术类型和侵入性
凝血研究
　　肝脏或肾脏疾病
　　出血性疾病
　　抗凝药物使用
　　化学治疗
血生化（葡萄糖、电解质、肾和肝功能）
　　肝脏、肾脏疾病或围手术期功能紊乱
　　糖尿病
　　利尿剂、地高辛或类固醇的使用
　　中枢神经系统疾病
　　内分泌失调
　　老年人
　　营养不良
　　手术类型和侵入性

胸片 X 射线
　　肺部的疾病或临床表现
　　不稳定的心血管疾病
　　手术类型和侵入性
心电图
　　心血管疾病或临床危险因素
　　肺部疾病
　　手术类型和侵入性
妊娠试验
　　可能怀孕

全血细胞计数和血红蛋白浓度

血红蛋白或血细胞比容已被认为是许多患者术前唯一必要的检查。然而，即使是这个最低标准也受到质疑。Baron 等回顾了 1 863 例择期行门诊手术的儿科患者的记录[91]，发现只有 1.1% 的患者存在血细胞比容异常，且没有 1 例因此取消手术或更改麻醉计划。不管怎样，对于有显著失血风险的手术，基础血细胞比容仍然有适应证。

过去十年，可接受的围手术期血细胞比容的最低标准和术前输血适应证都发生了变化。国家血液资源教育委员会目前建议，对于无系统性疾病的患者，术前血红蛋白 7g/dl 是可以接受的。对于有系统性疾病的患者，出现缺氧症状（心动过速、呼吸急促）是输血的适应证。

凝血功能检查

凝血功能障碍对外科手术和围手术期管理影响重大。对于血友病或血管性血友病患者，即使无临床症状，实验室检查异常也须进行术前准备。异常凝血值可能会导致手术推迟，这取决于手术本身和异常的程度。例如，神经外科手术几乎不能容忍异常的凝血功能，因为如果围手术期出现不易控制的出血，将会导致严重的后果。如果需要使用新鲜冰冻血浆或血小板来纠正急性凝血功能障碍，手术可能会延迟数小时；如果需要用维生素 K 来纠正，则需数天。

妊娠试验

育龄妇女行常规妊娠试验是一个颇受争议的话题。原因是如果需要进行手术，那么可能会延迟手术和限制药物的使用。根据最后一次月经可以明确怀孕的可能性，但并不能排除已经怀孕的可能性。许多研究提出将真实有效的病史作为评估青少年怀孕状况的一种方法，然而得出了相互矛盾的结果。目前的做法差别很大，并且可能为人口数据提供帮助。

胸部 X 射线

术前胸部 X 射线检查发现异常可能导致手术延迟或取消和围手术期管理改变。例如，肺炎、肺水肿、肺结节或纵隔肿块会导致围手术期管理改变。但是，对没有危险因素的患者行常规 X 射线检查可能有百害而无一利。Roizen 和 Cohn[90]证实了基于常规术前检查的异常 X 射线结果所行额外手术可能带来实质性伤害。

美国内科医师学会提出：胸部 X 射线检查的适应证是胸部活动性疾病和行胸科手术，而非仅仅因为高龄[92]。Archer 等人[93]的一项荟萃分析回顾了 1966 年到 1992 年英国、法国、西班牙公开发表的文献报告，指出术前常规胸部 X 射线检查只有平均 10% 的人有异常，其中仅有 1.3% 是新发现的，这些异常发现所导致的围手术期管理改变只有 0.1%，且对预后的影响也不明确。作者估计影响管理的每项发现会花费 23 000 美元，得出的结论是对没有临床适应证的患者常规行胸部 X 射线检查是不合理的。

肺功能检查

共识指南不推荐常规使用肺功能检查来预测围手术期呼吸系统并发症。肺功能检查可以分为两类：肺量计法和动脉血气分析。肺量计法可以提供用力肺活量（FVC）、第 1 秒用力呼气容积（FEV_1），FEV_1/FVC 比率和 25% 至 75% 平均用力呼气流量（FEF 为 25% 至 75%）等信息。虽然这些措施都具有良好的生理学基础，但在健康人群中实际评估仍具有显著差异，而且除了从病史中获得的信息之外，这些测试很少提供额外有用的信息。对于考虑进行肺部切除的患者，使用肺功能、弥散量检测、放射性核苷酸肺灌注扫描以及心肺运动试验可以帮助明确高危患者[94]。

随着脉氧仪的使用，术前检测动脉血气变得不是那么重要了。但其对于肺功能不良的患者仍然是适应证，因为可以根据基础 CO_2 来行围手术期呼吸机设定，并且静息状态的高碳酸血症与围手术期风险增加有关。评估二氧化碳潴留的一种方法是评估血清碳酸氢盐含量。正常的血清碳酸氢盐基本上可排除慢性二氧化碳潴留的可能。

术前评估总结

正如本章所讨论的，围手术期风险的增加与多种因素有关。必须进行临床判断并解决以下基本问题。

1. 危险因素是否可以修改？
2. 推迟手术是否会增加围手术期风险或患者疾病状况？
3. 术前可以采取哪些干预措施来降低风险？
4. 患者是否获得了影响决策的所有信息？

有效的术前评估可以解决这些问题，并推荐干预性治疗来降低风险。最后，麻醉医师可以在减少医疗技术不当使用方面发挥重要的作用，并且有助于协调各专科医生来共同管理需要手术的复杂患者。

术前准备

戒烟

ASA 鼓励麻醉医师将术前评估作为一个鼓励患者戒烟的机会，ASA 网站上为医生和患者提供了可使用的资源。由于患者不能在医院吸烟，可能会更有戒烟的动机。应告知患者吸烟会增加心肺并发症、不良伤口愈合和感染的风险。术前戒烟时间越长越好，因为身体会有更多的时间来进行修复。即使只戒烟 12h，也会降低尼古丁和一氧化碳水平，改善血液循环。戒烟的远期益处包括：增加 6～8 年的寿命，减少肺癌和心脏病的风险，每年至少节省 1 400 美元（不包括医疗保健费用），减少家庭成员暴露于二手烟的风险。给患者提供更多戒烟帮助可以让他们咨询 1-800-QUIT-NOW，这是一项免费并且保密的咨询服务（http://www.asahq.org）。

并发症持续当前药物/治疗

麻醉医师有责任指导患者的麻醉前用药。有的时候，会使用新药或者增加剂量，如肾上腺皮质功能不全患者所服用的类固醇。处方和非处方药可能会影响麻醉药物的使用。麻醉医师术前必须了解这些药物的作用。一般来说，患者可在手术当天用水服用处方药。也有例外情况，特别是糖尿病的管理。

β 受体阻滞剂

基于评估其有效性和潜在风险的临床研究，β 受体阻滞剂在围手术期的作用已经随着时间发生了改变。过去，β 受体阻滞剂被认为可以减少术后死亡率和非致死性心肌梗死的发生率。目前的指南建议,对于使用 β 受体阻滞剂治疗心绞痛、症状性心律失常和高血压的患者可持续使用 β 受体阻滞剂。然而,最近的临床研究质疑了围手术期开始使用 β 受体阻滞剂的决策,并建议此决策应基于评估患者心血管疾病并发症危险因素的临床判断以及手术类型。POISE 试验(一项大规模、多中心、随机化的对照试验)对比了术前使用 β 受体阻滞剂和安慰剂的不同[95]。接受 β 受体阻滞剂治疗的患者围手术期发生 MI 的风险较低,但病死率和发生卒中的风险显著增加。作为增加风险的潜在机制,使用 β 受体阻滞剂的患者围手术期低血压和心动过缓的发生率显著增加。一项评估围手术期 β 受体阻滞剂的荟萃分析包含 33 项随机对照试验中接受非心脏手术的 12 306 例患者,显示围手术期使用 β 受体阻滞剂总死亡率无明显差异,但围手术期发生 MI 的风险降低[96]。和 POISE 试验的结果类似,使用 β 受体阻滞剂导致非致命性脑卒中的风险增加。认识到前面提到的以及其他有关围手术期 β 受体阻滞剂治疗的益处和风险的研究,ACC/AHA 国家指南已经进行了更新[97]。该指南认为对于有 β 受体阻滞剂适应证的患者围手术期应继续使用 β 受体阻滞剂,并作为 I 类建议。对于合并冠心病、术前诊断的心肌缺血或多于 1 项 RCRI 危险因素的患者,指南支持血管或中危手术术中使用 β 受体阻滞剂对心率和血压调控的作用。重要的是,对于只有一个危险因素但无缺血性心脏疾病的患者或之前未行 β 受体阻滞剂治疗且无危险因素的患者,ACC/AHA 指南强调血管或中危手术中 β 受体阻滞剂作用的不确定性。基于 POISE 试验,手术当天服用固定、大剂量的 β 受体阻滞剂会使围手术期的潜在风险增高。手术当天前开始服用 β 受体阻滞剂对降低围手术期心肌梗死的风险似乎有一定作用,但是最佳心率控制在多少仍然存在争议。

他汀类药物

文献中越来越多的证据表明,他汀类药物治疗对于降低围手术期发病率和死亡率是安全有益的。他汀类药物通过以下几种机制起作用:降低血脂、增强一氧化氮介导的通路、减少细胞因子和黏附分子的表达、降低与血管舒张、抗炎和抗血栓形成因素相关的 C-反应蛋白水平,心血管并发症风险较高的患者获益最大。有充分的证据表明,围手术期停用他汀类药物增加了发病率。ACC/AHA 和欧洲心脏病学会(ESC)都支持术前使用他汀类药物的患者应在术后尽早重新开始使用他汀类药物,并作为 I 类推荐建议。非冠状动脉粥样硬化患者即使不做非心脏手术,也应接受他汀类药物治疗作为二级预防。ESC 还建议对于高风险手术患者,最好在术前 30d 或至少在术前 1 周开始他汀类药物治疗。ACC/AHA 指南指出,对于伴或不伴有临床危险因素的患者接受血管手术使用他汀类药物是合理的,对于接受中度风险手术,同时至少有一种临床危险因素的患者也应考虑使用他汀类药物[98]。

围手术期误吸的预防

许多接受麻醉的患者有较高的误吸风险。1974 年,根据一项针对猴子的研究推测提出:有 25ml 残余胃容量且 pH 低于 2.5 的患者,有误吸的风险。将这些指南用于人类,有人估计有 40%~80% 的行择期手术的患者可能存在风险[99-100]。然而现如今,健康患者在行全身麻醉时,临床显著的误吸已非常罕见,据报道发生率仅为 1/(3 000~6 000)。在急诊手术中增加到 1/600。根据"澳大利亚麻醉事件监测研究"提供的数据,在所报告的 5 000 起事件中有 133 例发生于误吸[101]。他们列了表 23-12 中所示的前十大危险因素,尽管有 25% 的患者没有危险因素。错误判断、气道管理技术失误以及患者术前准备不充分被认为是导致误吸发生的最常见因素。

表 23-12　导致误吸的十大因素	
1	急诊手术
2	麻醉深度不足
3	腹部病变
4	肥胖
5	阿片样物质
6	神经功能缺陷
7	截石位
8	插管困难/困难气道
9	反流
10	食管裂孔疝

摘自 Kluger MT, Short TG. Aspiration during anaesthesia: A review of 133cases from the Australian Anaesthetic Incident Monitoring Study(AIMS). *Anaesthesia*.1999; 54: 19-26.

ASA 禁食指南

2011 年, ASA 发布了关于术前禁食和预防围手术期误吸的药物干预的最新指南[102]。该指南特别针对于行全身麻醉、局部麻醉或镇静的所有年龄段的健康患者。指南的目的不仅是减少误吸的风险，而且还为了避免手术推迟以及长时间禁食导致的脱水、低血糖和患者不满。

清饮料建议：至少 2h

工作小组的建议主要来源于一项随机对照试验的荟萃分析，试验将禁饮清饮料 2～4h 与 4h 以上进行了比较。与禁饮清饮料 4h 以上的成人患者相比，禁饮清饮料 2～4h 的成人患者胃内容量较小且胃 pH 较高。儿童胃容量的差异尚不明确。因此，工作小组对于健康患者的建议是不变的。清饮料包括但不仅限于水、没有果肉的果汁、碳酸饮料、清茶和黑咖啡（不含乙醇）。液体的类型比容量更为重要。

母乳建议：至少 4h

对于母乳的禁食建议也没有改变，因为工作小组在婴儿观察性研究中有关胃液容量和 pH 的发现尚不明确[102]。

婴儿配方奶粉、牛奶等液体乳制品和易消化食物建议：至少 6h

在观察和随机对照研究中，工作组同样没有发现证据来改变择期手术前至少禁食 6h 的建议[102]。他们指出，必须考虑食物的数量和类型，并且建议导致胃排空延迟的油炸或高脂食物应至少禁食 8h。

关于禁食指南的总结，见表 23-13。

表 23-13	所有年龄段减少误吸风险的禁食建议总结
食物种类	最短禁食时间 /h
清饮料	2
母乳	4
婴儿配方奶粉	6
牛奶等液体乳制品	6
易消化食物	6

本总结仅适用于行择期手术的健康患者，不适用于临产妇女。遵循指导原则并不能保证胃完全排空。清饮料包括水、没有果肉的果汁、碳酸饮料、清茶和清咖啡。

摘自 Practice guidelines for preoperative fasting and the use of pharmacologic agents to reduce the risk of pulmonary aspiration: Application to healthy patients undergoing elective procedures: An updated report by the American Society of Anesthesiologists Committee on Standards and Practice Parameters. *Anesthesiology*.2011；114：495-511。

减少误吸风险的药物因素

为了降低吸入性肺炎的风险，许多不同类型的药物已被用于减少胃容量和增加胃液 pH：H-2 受体拮抗剂、质子泵抑制剂（PPI）、抗酸药、止吐药和胃肠道药物。ASA 工作小组回顾了文献，并对专家和 ASA 成员进行了调查，得出了他们于 2011 年提出的对药物因素的建议。他们发现文献不足以评估或支持任何类型药物对围手术期呕吐、反流或误吸发生率的作用。因此，对于没有明显误吸风险的患者，不能推荐术前常规使用这类药物[103]。然而，这些药物是可以达到预期效果的，而对于有误吸危险因素的患者则更加划算。

组胺 -2（H-2）受体拮抗剂

随机安慰剂对照试验的荟萃分析肯定了 H-2 受体拮抗剂（如西咪替丁、雷尼替丁和法莫替丁）在减少胃容量和酸度方面的功效[102]。它们能够阻断组胺的诱导含高氢离子浓度胃液分泌的功效，手术当天术前多次给药方案在增加胃 pH 方面可能比单次给药方案更有效。

西咪替丁

西咪替丁通常为 150～300mg 口服或胃肠外给药。术前 1.0～1.5h 口服西咪替丁 300mg 可以使 80% 患者的胃液 pH 提高到 2.5 以上[103-104]。西咪替丁可以穿过胎盘，但对胎儿的不良反应尚未证实。西咪替丁对胃的作用持续长达 3 或 4h，因此，这种药物适用于 3～4h 的手术。西咪替丁的副作用包括抑制肝混合功能氧化酶系统，因此可以延长许多药物的半衰期，包括地西泮、氯氮䓬、茶碱、普萘洛尔和利多卡因。一个或两个术前剂量的西咪替丁，其临床意义尚不明确。已有报道指出服用西咪替丁后可能出现危及生命的心律失常、低血压、心搏骤停以及中枢神经系统抑制。这些副作用很可能发生在静脉快速给药后的危重患者。西咪替丁不影响已经生成的胃液。

雷尼替丁

雷尼替丁比西咪替丁更有效、特异性更强、作用时间更长。通常 150mg 的口服剂量或 50mg 的胃肠外剂量会在 1h 内降低胃液 pH。和西咪替丁一样，雷尼替丁能够减少有误吸风险患者的数量，不同的是该药几乎没有心血管或中枢神经系统副作用。雷尼替丁的作用时间长达 9h。因此，麻醉和拔管时减少吸入性肺炎的风险方面可能优于西咪替丁。

法莫替丁

法莫替丁是另一种 H-2 受体拮抗剂, 术前服用可以提高胃液 pH。与西咪替丁和雷尼替丁的药物代谢动力学相似, 除了其血浆消除半衰期比其他两种药物更长。术前 1.5~3.0h 口服法莫替丁 40mg 可有效增加胃 pH。

质子泵抑制剂

PPI 通过与壁细胞的质子泵结合以剂量依赖性的方式来抑制胃酸分泌。随机对照试验肯定其减少胃容量和酸度的功效[102-105]。对于成人患者, 诱导前 30min 静脉给予 40mg 奥美拉唑已被广泛使用。40~80mg 的口服剂量, 必须在术前 2~4h 使用才有效。对胃液 pH 的影响可持续长达 24h。

抗酸药

抗酸药用于中和胃液的酸性物质。随机对照试验证明了它们的功效[102]。全身麻醉诱导前 15~30min 给予单剂量的抗酸药几乎 100% 增加胃液 pH 在 2.5 以上。常在急诊手术前给予非颗粒性抗酸药, 如 0.3M 柠檬酸钠。如果发生误吸, 非颗粒性抗酸药本身不会产生肺损害。虽然胶体抗酸药混悬剂可能会更有效地增加胃液 pH, 但误吸颗粒型抗酸药可能会引起显著持久的肺损伤。

动物实验证据显示, 与吸入大量缓冲胃液 (1~2ml/kg, pH>1.8) 相比, 吸入少量酸性胃液 (0.3ml/kg, pH=1) 后死亡率显著增加, 所以担心抗酸药会增加胃容积从而增加误吸风险, 因此拒绝使用抗酸药是没有证据可循的[106]。对于行动不便的患者, 抗酸药和胃内容物是否能够充分混合仍存在疑问, 而且抗酸药对胃内食物颗粒的作用也尚未明确。

胃动力药: 甲氧氯普胺

甲氧氯普胺是一种多巴胺受体拮抗剂, 通过刺激上消化道运动, 增加胃食管括约肌肌张力, 松弛幽门和十二指肠来减少胃容积。随机对照试验的荟萃分析支持甲氧氯普胺降低胃容量的功效, 但在围手术期对胃酸的影响仍不明确[102]。它也具有止吐的特性。它可以口服或通过胃肠外给药。通常在诱导前 30min 给予 5~10mg 的胃肠外剂量。3~5min 缓慢静脉注射可以防止由于快速给药引起的腹部绞痛。10mg 口服在 30~60min 内起作用。甲氧氯普胺的消除半衰期约为 2~4h。

胃动力药适用于可能有大量胃液的患者, 例如产妇、急诊手术患者、肥胖患者、创伤患者以及继发于糖尿病的胃轻瘫患者。然而, 被诊断为肠梗阻的患者不建议使用。甲氧氯普胺与 H-2 受体拮抗剂的联合使用不会降低任何一种药物的作用, 这种效应还可能是相加的[102]。

如前所述, 用于减少胃液容量和酸度的药物是有效且相对无副作用的。胃排空减少、反流和急诊手术的患者, 应使用这些药物。然而, 没有任何一种药物或联合用药可以在所有时间预防所有患者的误吸风险。因此, 药物的使用并不能取代在麻醉诱导、维持及苏醒期间, 通过精湛的麻醉技术来保护气道。

心理准备/麻醉前用药

患者的麻醉管理始于术前的心理准备以及必要时的药物治疗。麻醉医师应在术前访视时评估患者的精神和身体状况。实际上术前访视就是麻醉的开始, 麻醉前用药的决策应基于和麻醉选择相同的考虑, 包括考虑患者的医疗问题、手术要求和预后目标。良好的准备可以减轻患者 (和家属) 的焦虑, 并使麻醉诱导期处于平稳状态。在术前药物的选择上没有统一的意见, 从历史上看主要是依据惯例。然而, 越来越多的门诊手术使得术前镇静显著减少。

心理准备

患者的心理准备包括对患者和家属的术前访视。麻醉医师应该尽可能地向患者解释预期的事件和拟定的麻醉管理, 来减轻患者的焦虑。患者可能会认为手术当天是他们生命中威胁性最大的一天; 他们不希望在手术室中被冷漠对待。由于越来越多的患者在麻醉前评估门诊接受其他人的术前评估, 以至于他们和自己的麻醉医师在手术马上开始前才第一次在手术室外见面。术前访视不仅应有效进行, 还必须让患者知情并消除顾虑。麻醉医师的大部分时间都是与无意识或镇静的患者一起度过的, 因此, 他 (她) 必须在术前花时间取得患者的理解和信任。

深入的调查研究表明, 40%~85% 的患者在术前会感到焦虑。大多数患者希望在进手术室前缓解焦虑。合适的术前访视可能会取代许多镇静药物。例如, Egbert 等人[107]的研究显示, 术前访视和术前 1h 肌内注射 2mg/kg 的戊巴比妥相比, 前者会让更多患者的术前准备更充分 (表 23-14)。然而, 心理准备本身并不能缓解所有的焦虑。

访视完患者后，为选定的患者使用术前药物的可以达到镇静、遗忘或一些镇痛作用。然而，术前镇静药物不能用来替代合适的术前访视。

表 23-14　术前访视和术前使用戊巴比妥的比较（患者占比情况）　单位：%			
	嗜睡昏睡	紧张	准备充分
对照组	18	58	35
戊巴比妥组	30	61	48
术前访视	26	40	65
术前访视和戊巴比妥	38	38	71

摘自 Egbert LD, Battit GE, Turndorf H, et al. The value of preoperative visit by the anesthetist. *JAMA*.1963；185：553-555。

麻醉前用药

与理想的麻醉技术一样，用于术前心理准备的理想药物或联合药物是难以确定的，没有全面明确的数据支持。在选择合适的药物和剂量进行术前药物治疗时，必须考虑到患者的心理状况、身体状况、年龄以及既往对镇静药物的反应。有些患者在手术前不应使用镇静药。例如，对于生理储备差、头部受伤、血容量不足的患者以及老人小孩，使用镇静药物可能有害无益。另外，外科手术及其预计的持续时间和术后出院计划也是重要的因素。

患者麻醉前用药要达到的目标是因人而异的。用药缓解焦虑几乎适用于每一位患者，而减少气道分泌物可能适用于需要行纤维支气管镜插管的潜在困难气道患者。

麻醉前用药的时间和途径也很重要。把握好给药时间，以便使药物在患者进入手术室前完全起效。一般来说，应在患者入手术室前60min给予口服药物。另一方面，静脉注射药物经过几次血液循环后起效。应在麻醉记录单上记录药名、剂量、给药途径和作用。表23-15列出了常用的术前药物。

苯二氮䓬类药物

苯二氮䓬类药物是最常见的麻醉前用药，具有抗焦虑、遗忘和镇静作用（表23-16）。因为苯二氮䓬类药物作用于中枢神经系统的GABA受体，所以麻醉前用药的剂量很少抑制呼吸及心血管系统。苯二氮䓬类药物治疗指数宽且毒性发生率低。除中枢神经系统抑制外，这些药物很少出现阿片样物质的常见副作用，如恶心和呕吐。需要注意两点：这些药物不是镇痛药物；苯二氮䓬类药物不一定总是产生镇静作用，少数情况下还会引起异

表 23-15　常见的术前药物，剂量和给药途径		
药物治疗	给药途径	剂量
劳拉西泮	口服，IV	0.5～4.0mg
咪达唑仑	IV	1.0～2.5mg
芬太尼	IV	25～50μg
吗啡	IV	1.0～2.5mg
哌替啶	IV	10～25mg
西咪替丁	口服，IV	150～300mg
雷尼替丁	口服	50～200mg
甲氧氯普胺	IV	5～10mg
阿托品	IV	0.2～0.4mg
格隆溴铵	IV	0.1～0.2mg

改编自 Stoelting RK, Miller RD, eds. Basics of anesthesia.New York：*Churchill livingstone*；1984。

表 23-16　不同苯二氮䓬类药物的比较			
	地西泮	劳拉西泮	咪达唑仑
剂量当量 /mg	10	1～2	3～5
口服药物达到最大作用的时间 /h	1～1.5	2～4	0.5～1
清除半衰期 /h	20～40	10～20	1～4
清除率 /($ml \cdot kg^{-1} \cdot min^{-1}$)	0.2～0.5	0.7～1.0	6.4～11.1
分布容量 /($L \cdot kg^{-1}$)	0.7～1.7	0.8～1.3	1.1～1.7

摘自 Reves JG, Fragen RJ, Vinick HR, et al. Midazolam：Pharmacology and uses. *Anesthesiology*.1985；62：310-324；and Stoelting RK. *Pharmacology and Physiology in Anesthetic Practice*. Philadelphia, PA：JB Lippincott；1987。

常的躁动,表现为不安和谵妄。

咪达唑仑

　　咪达唑仑已经取代劳拉西泮和地西泮作为术前药物和适度的镇静药物(图 23-4)。通常在进入手术室之前静脉注射镇静剂量的咪达唑仑。它的理化性质使其具有水溶性和快速代谢性。与其他苯二氮䓬类药物类似,咪达唑仑能够起到抗焦虑、镇静和遗忘作用。由于其对 GABA 受体的亲和力更强,所以比地西泮的作用强 2~3 倍。通常追加剂量为静脉注射 1~2mg。与地西泮相比,注射咪达唑仑不会产生刺激或导致静脉炎。尽管抑制呼吸和镇静作用可能比预期的要强,特别是用于老年患者或与其他中枢神经系统镇静剂联合使用时,但给药后副作用的发生率仍然很低,静脉给药后 1~2min 起效。与地西泮相比,除了起效更快之外,恢复也更快。这种快速的起效和恢复的能力与其脂溶性、周围组织再分布和代谢性生物转化有关。由于这些因素,咪达唑仑通常应在诱导后 1h 内给予。咪达唑仑被肝微粒体酶降解为基本无活性的羟基化代谢物。H-2 受体拮抗剂不干扰其代谢。咪达唑仑的清除半衰期约为 1~4h,在老年人中可能会延长。试验表明,对精神状态的影响通常在给药后 4h 恢复正常,遗忘作用只持续 20~30min[108]。咪达唑仑的这些特性使其成为短小手术的理想用药。

劳拉西泮和地西泮

　　劳拉西泮比地西泮的作用强 5~10 倍,并可以产生显著的遗忘、抗焦虑和镇静作用(图 23-5)[109]。

与地西泮类似,它具有极长的半衰期,但因为与受体的亲和力强,持续时间也很长[110]。由于劳拉西泮和地西泮的持续时间过长,不适用于需要快速清醒的患者,如门诊手术患者。它们可能更适合那些已经长期服用苯二氮䓬类药物治疗焦虑和需要术前抗焦虑的患者。

　　尽管劳拉西泮不溶于水,并且需要溶剂(如聚乙二醇或丙二醇),但静脉给药无注射痛和静脉炎。除了静脉给药外,劳拉西泮还能口服。Bradshaw

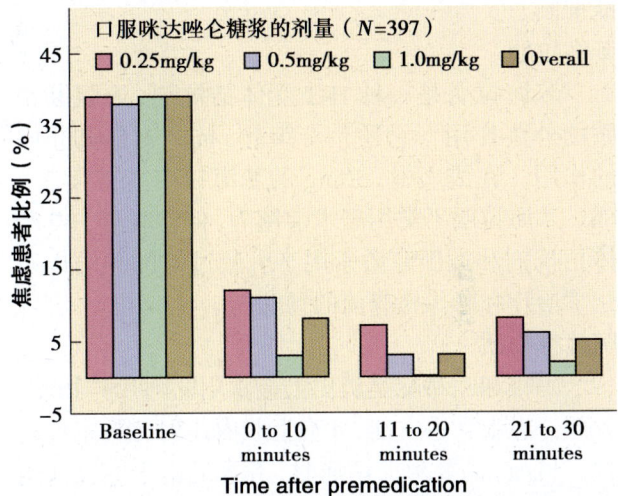

图 23-4　从基线到口服咪达唑仑后时间,表现为焦虑患者的百分比

抗焦虑药物的剂量、开始使用的时间与焦虑患者的百分比呈正相关(P=0.01);给予儿童较高剂量药物在 10min 内达到令人满意的抗焦虑效果(摘自 Coté CJ, Cohen IT, Suresh S, et al. A comparison of three doses of acommercially prepared oral midazolam syrup in children. *Anesth Analg*.2002;94:37)

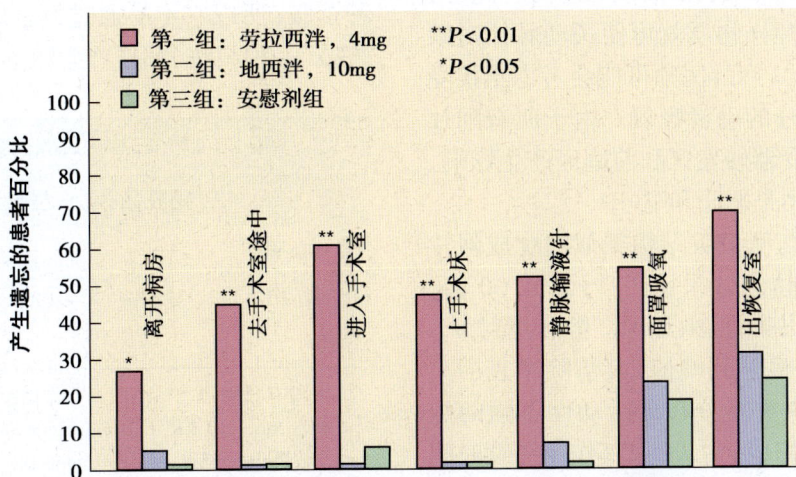

图 23-5　各组患者的百分比未能记得手术当天发生的事

给药方式为肌内注射(摘自 Fragen RJ, Caldwell N. Lorazepam preme-dication:Lack of recall and relief of anxiety. *Anesth Analg*.1976;55:792)

等人[111]证实口服劳拉西泮30～60min后产生临床效果。口服2～4h后才可能使药物血浆浓度达峰值。因此,若要口服必须术前进行,使其有足够的时间起效。劳拉西泮还可25～50μg/kg舌下含服,极量4mg[109-110]。使用推荐剂量可产生4～6h的顺行性遗忘作用,而无过度镇静。较大剂量可导致长时间过度镇静,而不增加遗忘作用。劳拉西泮的代谢产物没有活性,而且因为其代谢不依赖于微粒体酶,所以年龄或肝脏疾病对代谢的影响较小。与地西泮一样,劳拉西泮也很少导致心肺功能抑制。

苯海拉明

苯海拉明是一种H-1受体拮抗剂,可阻断组胺的外周作用。它还具有镇静、抗胆碱能和止吐的作用。在成人中,50mg的苯海拉明能持续3～6h。苯海拉明不常用于术前镇静,但常联合H-2受体拮抗剂和类固醇激素用于乳胶过敏的预防以及化学治疗和影像检查前的预防。

阿片样物质

吗啡和哌替啶是历史上最常用的阿片样物质,大部分患者在手术前1d晚上肌内注射此类术前药物。目前,需要术前镇痛时,芬太尼由于静脉注射起效快、持续时间短而应用越来越普遍。无疼痛的患者使用阿片样物质后可能会烦躁。麻醉前用药剂量的芬太尼并不会产生镇静或遗忘作用,如须达到这些作用通常是与苯二氮䓬类药物联合使用。阿片样物质也可用于减轻区域麻醉、置入有创监测导管或大静脉导管时的不适。阿片样物质的镇痛作用和呼吸抑制作用通常是并存的。延髓呼吸中枢驱动的二氧化碳排出时间延长。此外,仅注射小剂量的阿片样物质就可使颈动脉体对缺氧的反应性下降[112]。麻醉医师可能会考虑给接受阿片样物质术前治疗的患者吸氧。由于所有阿片样物质会对化学感受器触发区和前庭区产生影响,所以其常见的副作用是恶心和呕吐。

芬太尼是一种与哌替啶结构类似的合成阿片受体激动剂。它的镇痛效果比吗啡强约100倍。芬太尼的脂溶大于吗啡,起效迅速。静脉注射6～7min后药物血浆浓度达到峰值,其清除半衰期为3～6h。因其能很快重新分布到活性不强的组织(如肺、脂肪和骨骼肌)中,所以其作用持续时间短。代谢通过N-去甲基化产生诺芬太尼,后者具有很弱的镇痛作用。芬太尼1～2μg/kg静脉注射可用于术前镇痛。芬太尼既不引起心肌抑制,也

不引起组胺释放,但可能会引起呼吸抑制和心动过缓。年老和虚弱的患者会对芬太尼的作用更加敏感。术前联合应用苯二氮䓬类药物的协同作用需要密切观察。

依赖阿片样物质的患者

依赖阿片样物质的患者发生术前戒断反应是一个棘手的问题。应尝试通过继续使用美沙酮或用其他合适的药物替代美沙酮来维持阿片样物质的常规使用水平。麻醉医师应慎用激动-拮抗药物,以免产生戒断反应。

抗胆碱药物

过去,由于吸入麻醉药会导致大量呼吸道分泌物及心动过缓的危险发生,使得抗胆碱药物广泛使用。新型吸入麻醉药的出现显著减少了抗胆碱药物在术前的常规使用。术前应用抗胆碱药物的具体适应证为:①减少腺体分泌;②镇静和遗忘;③迷走神经阻滞作用(表23-17)。过去,抗胆碱药物被用于减少胃酸分泌,但研究表明该类药物并没有这种作用[102]。

止涎作用

当需要减少上呼吸道分泌物时会选择性地使用抗胆碱药物。例如,当计划行纤维支气管镜清醒插管或支气管镜检查时,给予抗胆碱药物会产生令人满意的可视化条件[113]。抗胆碱药物也被认为可以增加气道内局部麻醉药的有效性,通过防止分泌物的稀释作用和促进局部麻醉药与黏膜的接触。外科医生行口腔内手术也可能需要使用抗胆碱药物。格隆溴铵是最有效的止涎药,与阿托品相比,很少引起心率增加。由于格隆溴铵是一种季胺,所以它不易通过血脑屏障,也不会像东莨菪碱(一种叔胺)那样产生镇静或遗忘作用。

表23-17 三种抗胆碱药物的作用比较

	阿托品	格隆溴铵	东莨菪碱
增加心率	+++	++	+
止涎作用	+	++	+
镇静	+	0	+++

0,没有效果;+,作用弱;++,作用中等;+++,作用强。

摘自Stoelting RK. *Pharmacology and Physiology in Anesthetic Practice*. Philadelphia, PA: JB Lippincott; 1991.

镇静和促遗忘作用

尽管咪达唑仑已经在很大程度上被选择为

术前镇静药，但过去通常东莨菪碱肌内注射联合阿片样物质来达到术前镇静作用。东莨菪碱并不会使所有人产生遗忘作用，在预防知晓方面也可能没有劳拉西泮或地西泮效果好。东莨菪碱与苯二氮䓬类药物联合使用时会产生协同遗忘作用。Frumin 等人[114]报道，联合使用地西泮和东莨菪碱比单独使用地西泮时更易产生遗忘作用。对于不能耐受全身麻醉的病情不稳定患者，协同遗忘作用可能是有用的；然而目前，东莨菪碱在美国使用的并不多。

迷走神经阻滞作用

抗胆碱药物通过阻断窦房结处的乙酰胆碱产生迷走神经阻滞作用。静脉给予阿托品比格隆溴铵会更有效地提高心率。抗胆碱药物的迷走神经阻滞作用可用于预防由牵拉眼外肌或腹腔脏器、刺激颈动脉窦或重复使用琥珀胆碱所导致的反射性心动过缓。由于这些情况常在术中发生，所以在麻醉期间使用药物会更有效。

抗胆碱药物的副作用

中枢神经系统的毒性反应

东莨菪碱和阿托品（叔胺）可能引起中枢神经系统的毒性反应，即所谓的中枢性抗胆碱能综合征。这种综合征最有可能发生在给予东莨菪碱后，但在给予大剂量阿托品后也可出现，包括谵妄、烦躁不安、意识障碍和昏迷等症状。老年和疼痛患者特别敏感。已发现吸入麻醉药会增强该综合征的作用。静脉给予 1～2mg 毒扁豆碱可成功治疗该综合征。

眼压

抗胆碱药物使瞳孔扩大和睫状肌麻痹，可导致青光眼患者面临眼压升高的风险。阿托品和格隆溴铵增加眼压的作用没有东莨菪碱强。青光眼患者应继续使用相应治疗药物直到手术当天，以保证术中在必要情况下使用阿托品或格隆溴铵是安全的。

体温过高

身体的汗腺由交感神经系统支配，而由胆碱能传递。因此，抗胆碱药物会干扰发汗机制，导致体温升高，特别是在手术室中使用加温装置时。患者表现为发热、口舌干燥。在儿童中，体温升高可能会加剧心动过速。

抗生素预防性治疗

抗生素的预防性使用已成为衡量医疗和麻醉效果的指标。医院报销甚至资格认证可能取决于抗生素使用的时机是否恰当以及剂量是否合理。术前麻醉医师通常根据情况给患者使用抗生素，如污染手术、清洁-污染手术以及一旦发生感染会产生灾难性后果的清洁手术，如体内植入性装置。预防性使用抗生素的其他适应证包括：预防心内膜炎、预防免疫功能低下患者感染。

头孢菌素是最常用的抗生素，因为其治疗范围涵盖了常见的皮肤微生物。然而对于肠道手术而言，还需要消灭厌氧菌和革兰氏阴性杆菌。国际外科感染计划建议在切皮前 1h 使用抗生素[115]。该政策有两个例外：①切皮前 2h 给予万古霉素；②使用止血带时，应在充气前使用抗生素。此外，如果手术时间长，建议两个半衰期后重复使用抗生素。例如，头孢唑林钠的半衰期为 2h，因此如果手术时间超过 4h，应重复用药[116]。对青霉素、头孢菌素和相关抗生素（如 β-内酰胺类抗生素）过敏的患者，可使用万古霉素或克林霉素。

患者术前准备总结

麻醉医师术前做好患者医学和心理方面的麻醉手术准备，不仅会发现术中管理变得简单，并且更有可能获得良好的临床预后效果和患者满意度。

（郭志佳 译，田首元 校）

参考文献

1. ASA Inc., Apfelbaum JL, Connis RT, Nickinovich DG. Practice advisory for preanesthesia evaluation: An updated report by the American Society of Anesthesiologists Task Force on Preanesthesia Evaluation. *Anesthesiology.* 2012; 116(3):522–538. https://www.asahq.org/quality-and-practice-management/standards-and-guidelines.
2. Kash B, Cline K, Menser T, et al. *The Perioperative Surgical Home, A Comprehensive Literature Review for the American Society of Anesthesiologists.* 2014. https://www.asahq.org/psh.
3. Takata MN, Benumof JL, Mazzei WJ. The preoperative evaluation form: Assessment of quality from one hundred thirty-eight institutions and recommendations for a high-quality form. *J Clin Anes.* 2001;13:345–352.
4. Apfel CC, Läärä E, Koivuranta M, et al. A simplified risk score for predicting postoperative nausea and vomiting. *Anesthesiology.* 1999;91:693–700.
5. Apfel CC, Korttila K, Abdalla M, et al. A factorial trial of six interventions for the prevention of postoperative nausea and vomiting. *N Engl J Med.* 2004;350:2441–2451.
6. Gan TJ, Diemunsch P, Habib AS, et al. Consensus guidelines for the management of postoperative nausea and vomiting. *Anesth Analg.* 2014;118:85–113.
7. Eberhart LH, Geldner G, Kranke P, et al. The development and validation of a risk score to predict the probability of postoperative vomiting in pediatric patients. *Anesth Analg.* 2004;99:1630–1637.
8. Mallampati RS, Gatt SP, Gugino LD, et al. A clinical sign to predict difficult tracheal intubation: A prospective study. *Can Anaesth Soc J.* 1985;32:429–434.
9. Frerk CM. Predicting difficult intubation. *Anaesthesia.* 1991;46:1005–1008.
10. Savva D. Prediction of difficult tracheal intubation. *Br J Anaesth.* 1994;73:149–153.
11. Shah KB, Kleinman BS, Rao T, et al. Angina and other risk factors in patients with cardiac diseases undergoing noncardiac operations. *Anesth Analg.* 1990;70:240–247.
12. Wilson W, Taubert KA, Gewitz M, et al. Prevention of infective endocarditis: Guidelines from the American Heart Association: A Guideline from the American Heart Association Rheumatic Fever, Endocarditis, and Kawasaki Disease Committee, Council on Cardiovascular Disease in the Young, and the Council

on Clinical Cardiology, Council on Cardiovascular Surgery and Anesthesia, and the Quality of Care and Outcomes Research Interdisciplinary Working Group. *Circulation.* 2007;116(15):1736–1754.

13. Bedford R, Feinstein B. Hospital admission blood pressure, a predictor for hypertension following endotracheal intubation. *Anesth Analg.* 1980;59:367–370.

14. Livhits M, Ko CY, Leonardi MJ, et al. Risk of surgery following recent myocardial infarction. *Ann Surg.* 2011;253:857–864.

15. Fleisher LA, Fleischmann KE, Auerbach AD, et al. ACC/AHA Guideline on perioperative cardiovascular evaluation and management of patients undergoing noncardiac surgery. *Circulation.* 2014;130:e278–e333. http://circ.ahajournals.org.

16. Lee TH, Marcantonio ER, Mangione CM, et al. Derivation and prospective validation of a simple index for prediction of cardiac risk of major noncardiac surgery. *Circulation.* 1999;100:1043–1049.

17. Gupta PK, Gupta H, Sundaram A, et al. Development and validation of a risk calculator for prediction of cardiac risk after surgery. *Circulation.* 2011;124:381–387.

18. Cohen ME, Ko CY, Bilimoria KY, et al. Optimizing ACS NSQIP modeling for evaluation of surgical quality and risk: patient risk adjustment, procedure mix adjustment, shrinkage adjustment, and surgical focus. *J Am Coll Surg.* 2013;217:336–346.

19. Karthikeyan G, Moncur RA, Levine O, et al. Is a pre-operative brain natriuretic peptide or N-terminal pro-B-type natriuretic peptide measurement an independent predictor of adverse cardiovascular outcomes within 30 days of noncardiac surgery? A systematic review and meta-analysis of observational studies. *J Am Coll Cardiol.* 2009;54:1599–1606.

20. Ryding AD, Kumar S, Worthington AM, et al. Prognostic value of brain natriuretic peptide in noncardiac surgery: A meta-analysis. *Anesthesiology.* 2009;111:311–319.

21. Rodseth RN, Buse GIL, Bollinger G, et al. The predictive ability of preoperative B-type natriuretic peptide in vascular patients for major adverse cardiac events. *J Am Coll Card.* 2011;58:522–529.

22. Goldman L, Caldera DL, Nussbaum SR, et al. Multifactorial index of cardiac risk in noncardiac surgical procedures. *N Engl J Med.* 1977;297:845–850.

23. Detsky A, Abrams H, McLaughlin J, et al. Predicting cardiac complications in patients undergoing non-cardiac surgery. *J Gen Intern Med.* 1986;1:211–219.

24. Healy KO, Waksmonski WA, Altman RK, et al. Perioperative outcome and long-term mortality for heart failure patients undergoing intermediate and high-risk noncardiac surgery: Impact of left ventricular ejection fraction. *Congest Heart Fail.* 2010;16:45–49.

25. Flu WJ, Van Kuijk JP, Hoeks SE, et al. Prognostic implications of asymptomatic left ventricular dysfunction in patients undergoing vascular surgery. *Anesthesiology.* 2010;112:1316–1324.

26. Nishimura RA, Otto CM, Bonow RO, et al. 2014 AHA/ACC guideline for the management of patients with valvular heart disease: A report of the American College of Cardiology/American Heart Association Task Force on Practice Guidelines. *Circulation.* 2014;129:e521–e643.

27. Shah KB, Kleinman BS, Sami H, et al. Reevaluation of perioperative myocardial infarction in patients with prior myocardial infarction undergoing noncardiac operations. *Anesth Analg.* 1990;71:231–235.

28. Hertzer NR, Bevan EG, Young JR, et al. Coronary artery disease in peripheral vascular patients: A classification of 1000 coronary angiograms and results of surgical management. *Ann Surg.* 1984;199:223–233.

29. Kannel W, Abbott R. Incidence and prognosis of unrecognized myocardial infarction: An update on the Framingham study. *N Engl J Med.* 1984;311:1144–1147.

30. Eagle KA, Coley CM, Newell JB, et al. Combining clinical and thallium data optimizes preoperative assessment of cardiac risk before major vascular surgery. *Ann Intern Med.* 1989;110:859–866.

31. Acharya DU, Shekhar YC, Aggarwal A, et al. Lack of pain during myocardial infarction in diabetics: Is autonomic dysfunction responsible? *Am J Cardiol.* 1991;68:793–796.

32. Hollenberg M, Mangano DT, Browner WS, et al. Predictors of postoperative myocardial ischemia in patients undergoing noncardiac surgery. The study of perioperative ischemia research. *JAMA.* 1992;268:205–209.

33. Pringle SD, MacFarlane PW, McKillop JH, et al. Pathophysiologic assessment of left ventricular hypertrophy and strain in asymptomatic patients with essential hypertension. *J Am Coll Cardiol.* 1989;13:1377–1381.

34. James PA, Oparil S, Carter BL, et al. 2014 Evidence-based guideline for the management of high blood pressure in adults: Report from the panel members appointed to the eighth joint national committee. *JAMA.* 2014;311(5):507–520.

35. Howell SJ, Sear JW, Foex P. Hypertension, hypertensive heart disease and perioperative cardiac risk. *Br J Anaesth.* 2004;92:570–583.

36. Wesker N, Klien M, Szendro G. The dilemma of immediate preoperative hypertension. *J Clin Anesth.* 2003;15:179–183.

37. Goldman L, Caldera DL. Risks of general anesthesia and elective operation in the hypertensive patient. *Anesthesiology.* 1979;50:285–292.

38. Tzimas P, Petrou A, Laou E, et al. Impact of metabolic syndrome in surgical patients. *Br J Anaesth.* 2015;115(2):194–202.

39. Warner MA, Shields SE, Chute CG. Major morbidity and mortality within 1 month of ambulatory surgery and anesthesia. *JAMA.* 1993;270:1437–1441.

40. Eagle KA, Rihal CS, Mickel MC, et al. Cardiac risk of noncardiac surgery: Influence of coronary disease and type of surgery in 3368 operations. CASS Investigators and University of Michigan Heart Care Program. *Circulation.* 1997;96:1882–1887.

41. Eagle K, Brundage B, Chaitman B, et al. Guidelines for perioperative cardiovascular evaluation of the noncardiac surgery. A report of the American Heart Association/American College of Cardiology Task Force on Assessment of Diagnostic and Therapeutic Cardiovascular Procedures. *Circulation.* 1996;93:1278–1317.

42. Reilly DF, McNeely MJ, Doerner D, et al. Self-reported exercise tolerance and the risk of serious perioperative complications. *Arch Intern Med.* 1999;159:2185–2192.

43. Kalbfleisch JM, Shudaksharappa KS, Conrad LL, et al. Disappearance of the Q deflection following myocardial infarction. *Am Heart J.* 1968;76:193–198.

44. Raby KE, Goldman L, Creager MA, et al. Correlation between perioperative ischemia and major cardiac events after peripheral vascular surgery. *N Engl J Med.* 1989;321:1296–1300.

45. Mantha S, Roizen MF, Barnard J, et al. Relative effectiveness of four preoperative tests for predicting adverse cardiac outcomes after vascular surgery: A meta-analysis. *Anesth Analg.* 1994;79:422–433.

46. Shaw LJ, Eagle KA, Gersh BJ, et al. Meta-analysis of intravenous dipyridamole–thallium-201 imaging (1985 to 1994) and dobutamine echocardiography (1991 to 1994) for risk stratification before vascular surgery. *J Am Coll Cardiol.* 1996;27:787–798.

47. Lavi R, Lavi S, Daghini E, et al. New frontiers in the evaluation of cardiac patients for noncardiac surgery. *Anesthesiology.* 2007;107:1018–1028.

48. Caplan RA, Connis RT, Nickinovich DG, et al. Practice alert for the perioperative management of patients with coronary artery stents: A report by the American Society of Anesthesiologists Committee on Standards and Practice Parameters. *Anesthesiology.* 2009;110(1):22–23.

49. Dupuis JY, Labinaz M. Noncardiac surgery in patients with coronary artery stent: What should the anesthesiologist know? *Can J Anesth.* 2005;52:356–361.

50. Schouten O, Jeroen JB, Poldermans D. Management of patients with cardiac stents undergoing noncardiac surgery. *Curr Opin Anaesthesiol.* 2007;20:274–278.

51. Crossley GH, Poole JE, Rozner MA, et al. The Heart Rhythm Society (HRS)/American Society of Anesthesiologists (ASA) expert consensus statement on the perioperative management of patients with implantable defibrillators, pacemakers and arrhythmia monitors. *Heart Rhythm.* 2011;8(7):1114–1154.

52. Arozullah AM, Daley J, Henderson WG, et al. Multifactorial risk index for predicting postoperative respiratory failure in men after major noncardiac surgery. The National Veterans Administration Surgical Quality Improvement Program. *Ann Surg.* 2000;232(2):242–253.

53. Johnson RG, Arozullah AM, Neumayer L, et al. Multivariable predictors of postoperative respiratory failure after general and vascular surgery: Results from the patient safety in surgery study. *J Am Coll Surg.* 2007;204(6):1188–1198.

54. Qaseem A, Snow V, Fitterman N, et al. Risk assessment for and strategies to reduce perioperative pulmonary complications for patients undergoing noncardiothoracic surgery: A guideline from the American College of Physicians. *Ann Intern Med.* 2006;144(8):575–580.

55. Arozullah AM, Khuri SF, Henderson WG, et al. Development and validation of a multifactorial risk index for predicting postoperative pneumonia after major noncardiac surgery. *Ann Intern Med.* 2001;135:847–857.

56. Smetana GW. Preoperative pulmonary evaluation: Identifying and reducing risks for pulmonary complications. *Clev Clin J Med.* 2006;73:36–41.

57. Meyers JR, Lembeck L, O'Kane H, et al. Changes in functional residual capacity of the lung after operation. *Arch Surg.* 1975;110:576–583.

58. Dureuil B, Viires N, Cantineau JP, et al. Diaphragmatic contractility after upper abdominal surgery. *J Appl Physiol.* 1986;61:1775–1780.

59. Fisher BW, Majumdar SR, McAlistar FA. Predicting pulmonary complications after nonthoracic surgery: A systematic review of blinded studies. *Am J Med.* 2002;112:219–225.

60. Hall JC, Tarala RA, Hall JL. A case-control study of postoperative pulmonary complications after laparoscopic and open cholecystectomy. *J Laparoendosc Surg.* 1996;6:87–92.

61. Brueckmann B, Villa-Uribe JL, Brian T, et al. Development and validation of a score for prediction of postoperative respiratory complications. *Anesthesiology.* 2013;118:1276–1285.

62. Houston S, Hougland P, Anderson JJ, et al. Effectiveness of 0.12% chlorhexidine gluconate oral rinse in reducing prevalence of nosocomial pneumonia in patients undergoing heart surgery. *Am J Crit Care.* 2002;11(6):567–570.

63. Collard HR, Saint S, Matthay MA. Prevention of ventilator-associated pneumonia: An evidence-based systematic review. *Ann Intern Med.* 2003;138(6):494–501.

64. Kollef MH, Afessa B, Anzueto A, et al. Silver-coated endotracheal tubes and incidence of ventilator-associated pneumonia: The NASCENT randomized trial. *JAMA.* 2008;300(7):805–813.

65. Warner MA, Divertie MB, Tinker JH. Preoperative cessation of smoking and pulmonary complications in coronary artery bypass patients. *Anesthesiology.* 1984;60:609–616.

66. Rock P, Passannante A. Preoperative assessment: Pulmonary. *Anesthesiol Clin N Am.* 2002;22:77–91.

67. Paciullo CA, Short MR, Steinke DT, et al. Impact of nicotine replacement therapy on postoperative mortality following coronary artery bypass graft surgery. *Ann Pharmacother.* 2009;43(7):1197–1202.

68. Whyte MK, Choudry NB, Ind PW. Bronchial hyperresponsiveness in patients recovering from acute severe asthma. *Respir Med.* 1993;87:29–35.

69. Kabalin CS, Yarnold PR, Grammer LC. Low complication rate of corticosteroid-treated asthmatics undergoing surgical procedures. *Arch Intern Med.* 1995;155:1379–1384.

70. Peppard PE, Young T, Barnet JH, et al. Increased prevalence of sleep-disordered breathing in adults. *Am J Epidemiol.* 2013;177(9):1006–1014.

71. ASA Practice Guidelines for the Perioperative Management of Patients with Obstructive Sleep Apnea. Practice guidelines for the preoperative management of patients with obstructive sleep apnea: An updated report by the ASA task force on perioperative management of patients with obstructive sleep apnea. *Anesthesiology.*

2014;120(2):268–286.

72. Coursin DB, Connery LE, Ketzler JT. Perioperative diabetic and hyperglycemic management issues. *Crit Care Med*. 2004;32(4 Suppl):S116.

73. Furnary AP, Wu Y. Clinical effects of hyperglycemia in the cardiac surgery population: The Portland Diabetic Project. *Endocr Pract*. 2006;12(Suppl 3):22–26.

74. McGirt MJ, Woodworth GF, Brooke BS, et al. Hyperglycemia independently increases the risk of perioperative stroke, myocardial infarction, and death after carotid endarterectomy. *Neurosurgery*. 2006;58:1066–1073.

75. Blondet JJ, Beilman GJ. Glycemic control and prevention of perioperative infection. *Curr Opin Crit Care*. 2007;13:421–427.

76. Gandhi GY, Nuttall GA, Abel MD, et al. Intensive intraoperative insulin therapy versus conventional glucose management during cardiac surgery: A randomized trial. *Ann Intern Med*. 2007;146:233–243.

77. Gandhi GY, Murad MH, Flynn DN, et al. Effect of perioperative insulin infusion on surgical morbidity and mortality: Systematic review and meta-analysis of randomized trials. *Mayo Clin Proc*. 2008;83(4):418–430.

78. Joshi GP, Chung F, Vann MA, et al. Society for Ambulatory Anesthesia consensus statement on perioperative blood glucose management in diabetic patients undergoing ambulatory surgery. *Anesth Analg*. 2010;111(6):1378–1387.

79. Qaseem A, Humphrey LL, Chou R, et al. Use of intensive insulin therapy for the management of glycemic control in hospitalized patients: A clinical practice guideline from the American College of Physicians. *Ann Intern Med*. 2011;154(4):260–267.

80. Furnary AP, Cheek DB, Holmes SC, et al. Achieving tight glycemic control in the operating room: Lessons learned from 12 years in the trenches of a paradigm shift in anesthetic care. *Semin Thorac Cardiovasc Surg*. 2006;18:339–345.

81. Robertshaw HJ, Hall GM. Diabetes mellitus: Anaesthetic management. *Anaesthesia*. 2006;61:1187–1190.

82. Rhodes ET, Ferrari LR, Wolfsdorf JI, et al. Perioperative management of pediatric surgical patients with diabetes mellitus. *Anesth Analg*. 2005;101:986–999.

83. Garcia JE, Hill GE, Joshi GP. Perioperative stress dose steroids: Is it really necessary? *ASA Article*. 2013;77(11):32–35.

84. Sladen R. Anesthetic considerations for the patient with renal failure. *Anesthesiol Clin North America*. 2000;18(4):863–882.

85. Hanje AJ, Patel T. Preoperative evaluation of patients with liver disease. *Nat Clin Pract Gastroenterol Hepatol*. 2007;4(5):266–276.

86. Oda T, Fujiwara K, Yonenobu K, et al. Natural course of cervical spine lesions in rheumatoid arthritis. *Spine*. 1995;20(10):1128–1135.

87. Golub R, Cantu R, Sorrento JJ, et al. Efficacy of preadmission testing in ambulatory surgical patients. *Am J Surg*. 1992;163:565–570.

88. Narr BJ, Hansen TR, Warner MA. Preoperative laboratory screening in healthy Mayo patients: Cost-effective elimination of tests and unchanged outcomes. *Mayo Clin Proc*. 1991;66:155–159.

89. Narr BJ, Warner ME, Schroeder DR, et al. Outcomes of patients with no laboratory assessment before anesthesia and a surgical procedure. *Mayo Clin Proc*. 1997;72:505–509.

90. Roizen MF, Cohn S. Preoperative evaluation for elective surgery: What laboratory tests are needed? In: Stoelting RK, ed. *Advances in Anesthesia*. St. Louis, MO: Mosby Year Book; 1993:25.

91. Baron MJ, Gunter J, White P. Is the pediatric preoperative hematocrit determination necessary? *South Med J*. 1992;85:1187–1189.

92. Sox HCJ. *Common Diagnostic Tests: Use and Interpretation*. Philadelphia, PA: American College of Physicians; 1990.

93. Archer C, Levy AR, McGregor M. Value of routine preoperative chest x-rays: A meta-analysis. *Can J Anaesth*. 1993;40:1022–1027.

94. Colice GL, Shafazand S, Griffin JP, et al. Physiologic evaluation of the patient with lung cancer being considered for resectional surgery: ACCP evidenced-based clinical practice guidelines (2nd edition). *Chest*. 2007;132 (3 Suppl):161S–177S.

95. Devereaux PJ, Yang H, Yusuf S, et al. Effects of extended-release metoprolol succinate in patients undergoing non-cardiac surgery (POISE trial): A randomized controlled trial. *Lancet*. 2008;371(9627):1839–1847.

96. Bangalore S, Wetterslev J, Pranesh S, et al. Perioperative beta blockers in patients having non-cardiac surgery: A meta-analysis. *Lancet*. 2008;372(9654):1962–1976.

97. Fleisher LA, Beckman JA, Brown KA, et al. ACCF/AHA focused update on perioperative beta blockade incorporated into the ACC/AHA 2007 guidelines on perioperative cardiovascular evaluation and care for noncardiac surgery. *J Am Coll Cardiol*. 2009;54(22):e13–e118.

98. Skrlin S, Hou V. A review of perioperative statin therapy for noncardiac surgery. *Semin Cardiothorac Vasc Anesth*. 2010;14(4):283–290.

99. Stoelting RK. Responses to atropine, glycopyrrolate and Riopan on gastric fluid pH and volume in adult patients. *Anesthesiology*. 1978;48:367–369.

100. Manchikanti L, Roush JR. The effect of preanesthetic glycopyrrolate and cimetidine in gastric fluid pH and volume in outpatients. *Anesth Analg*. 1984;63:40–46.

101. Kluger MT, Short TG. Aspiration during anaesthesia: A review of 133 cases from the Australian Anaesthetic Incident Monitoring Study (AIMS). *Anaesthesia*. 1999;54:19–26.

102. American Society of Anesthesiologists Committee. Practice guidelines for preoperative fasting and the use of pharmacologic agents to reduce the risk of pulmonary aspiration: Application to healthy patients undergoing elective procedures: An updated report by the American Society of Anesthesiologists Committee on Standards and Practice Parameters. *Anesthesiology*. 2011;114:495–511.

103. Stoelting RK. Gastric fluid pH in patients receiving cimetidine. *Anesth Analg*. 1978;57:675–677.

104. Maliniak K, Vahil AH. Pre-anesthetic cimetidine and gastric pH. *Anesth Analg*. 1979;58:309–313.

105. Haskins DA, Jahr JS, Texidor M, et al. Single-dose oral omeprazole for reduction of gastric residual acidity in adults for outpatient surgery. *Acta Anaesthesiol Scand*. 1992;36:513–515.

106. James CF, Modell JH, Gibbs CP, et al. Pulmonary aspiration: Effects of volume and pH in the rat. *Anesth Analg*. 1984;63:665–668.

107. Egbert LD, Battit GE, Turndorf H, et al. The value of the preoperative visit by the anesthetist. *JAMA*. 1963;185:553–555.

108. Reves JG, Fragen RJ, Vinick HR, et al. Midazolam: Pharmacology and uses. *Anesthesiology*. 1985;62:310–324.

109. Fragen RJ, Caldwell N. Lorazepam premedication: Lack of recall and relief of anxiety. *Anesth Analg*. 1976;55:792–796.

110. White PF. Pharmacologic and clinical aspects of preoperative medication. *Anesth Analg*. 1986;65:963–974.

111. Bradshaw EG, Ali AA, Mulley BA, et al. Plasma concentrations and clinical effects of lorazepam after oral administration. *Br J Anaesth*. 1981;53:517–522.

112. Weil JV, McCullough RE, Kline JS. Diminished ventilatory response to hypoxia and hypercapnia after morphine in man. *N Engl J Med*. 1975;292:1103–1106.

113. Falick YS, Smiler BG. Is anticholinergic premedication necessary? *Anesthesiology*. 1975;43:472–473.

114. Frumin MJ, Herekar VR, Jarvik ME. Amnesic actions of diazepam and scopolamine in man. *Anesthesiology*. 1976;45:406–412.

115. Bratzler DW, Houck PM. Antimicrobial prophylaxis for surgery: An advisory statement from the National Surgical Infection Prevention Project. *Am J Surg*. 2005;189:395–404.

116. Gorden SM. Antibiotic prophylaxis against postoperative wound infections. *Cleve Clin J Med*. 2006;73:S42–S45.

第 24 章　罕见共存疾病

Stephen F. Dierdorf　　J. Scott Walton　　Andrew F.Stasic　　Christopher L.Heine

要点

1. 肌营养不良患者的肌膜细胞骨架脆弱。琥珀胆碱和/或卤化麻醉剂可导致细胞内容物的大量释放,导致高钾血症性心搏骤停。
2. 强直性肌营养不良会导致心脏传导延迟,可表现为三度房室传导阻滞。
3. 重症肌无力患者对非去极化肌肉松弛药物非常敏感。建议使用短效肌肉松弛药物,并进行神经肌肉功能的客观监测。
4. 除肺小细胞癌外,还有许多类型的癌症也会引起肌无力综合征。
5. 多发性硬化症患者尽管有良好的麻醉管理,但其神经系统症状仍可能会加重。
6. 呼气末二氧化碳异常升高是发现恶性高热最敏感的参数。
7. 低血糖和代谢性酸中毒是糖原贮积病患者持续存在的风险。
8. 黏多糖在黏多糖贮积症患者上气道的沉积常使麻醉期间的气道管理更为复杂。
9. 镰状细胞病患者的镰状化反复发作可引起肺动脉高压,增加围手术期风险。
10. 类风湿关节炎是一种可导致亚临床心肺功能障碍的多系统疾病。
11. 类风湿关节炎患者可发生严重的颈椎退行性变,但很少有神经系统症状。在使用喉镜显露和气管插管时,对颈部的操作需要采取特殊的预防措施。
12. 硬皮病和皮肌炎患者的食管功能障碍增加了吸入性肺炎的风险。
13. 大疱性表皮松解症患者可能存在未确诊的扩张型心肌病。

肌肉骨骼疾病

肌营养不良和先天性肌病

　　肌营养不良和先天性肌病是以骨骼肌无力为特征的进行性遗传性肌肉疾病（表24-1）。两者在受累肌肉群，肌无力的严重程度和发病年龄等方面存在差异。两种疾病都会累及患者的心脏和胃肠道的平滑肌。其病理是由于肌膜细胞骨架中缺乏正常或存在异常蛋白质，如抗肌萎缩蛋白和肌聚糖等所导致（图24-1）。而四肢、躯干和头部的骨骼肌，以及呼吸系统的肌肉、心肌和胃肠道平滑肌也均会受到累及。近年来人们意识到，相似的表型可能是由不同蛋白质突变所引起的，而同一

表24-1　肌营养不良和先天性肌病的分类
肌营养不良
杜氏肌营养不良（DMD）
贝克肌营养不良（BMD）
埃默里 - 德雷弗斯肌营养不良
肢带型肌营养不良（LGMD）
面肩肱型肌营养不良
眼咽型肌营养不良
先天性肌营养不良
先天性肌病
杆状体肌病
中央轴空病
微小轴空病
中心核肌病

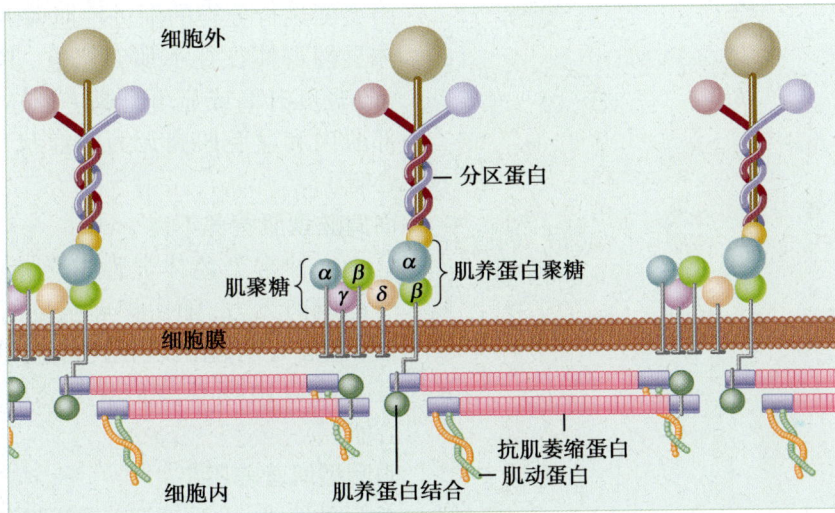

图 24-1　肌细胞骨架

（改编自 Duggan DJ, Gorospe JR, Fanin M, et al. Mutationsin the sarcoglycan genes in patients with myopathy. *N Engl JMed.*1997；336：618-624）

蛋白质的不同等位基因突变也有可能导致不同的疾病，这使得肌肉营养不良的准确分类变得复杂（图24-2）[1]。

杜氏肌营养不良

　　杜氏肌营养不良（Duchenne muscular dystrophy，DMD）是由抗肌萎缩蛋白缺乏所导致的，而抗肌萎缩蛋白是一种大分子蛋白质，其在维持肌肉细胞膜稳定性及细胞骨架与细胞外基质之间信号转导中发挥着重要作用。DMD 是 X 连锁隐性遗传病，也是儿童期最常见的遗传性肌肉疾病。患者在儿童早期出现症状，表现为渐进性近端肌肉无力和萎缩，通常在 12 岁前就丧失行走能力。DMD 患者在小时候就有肌酸激酶（CK）水平升高的现象。随着患者年龄增长和肌肉萎缩的加剧，

CK 水平开始下降。

　　尽管近年来支持性治疗水平取得了一些进步，但心肺并发症仍是导致 DMD 患者 40 岁前死亡的主要原因。典型的 ECG 异常包括 V1 导联的 R：S 比率大于 1；I、aVL、V_5 和 V_6 导联出现深 Q 波、心电轴右偏或右束支传导阻滞。心电图的这些改变可能先于其他心脏功能障碍的征兆出现，而在连续超声心动图上可以观察到左心室腔进行性扩大，收缩和舒张功能受损。增强 MRI 可以发现心肌损伤的早期征兆和即将发生的心力衰竭。目前的建议是确诊后每 2 年进行 1 次心脏检查，10 岁后每年进行 1 次。早期使用 ACE 抑制剂，利尿剂和 β-肾上腺素能受体阻滞剂治疗，能使心室重塑和功能改善。由于 DMD 的女性携带者易患心肌病，因

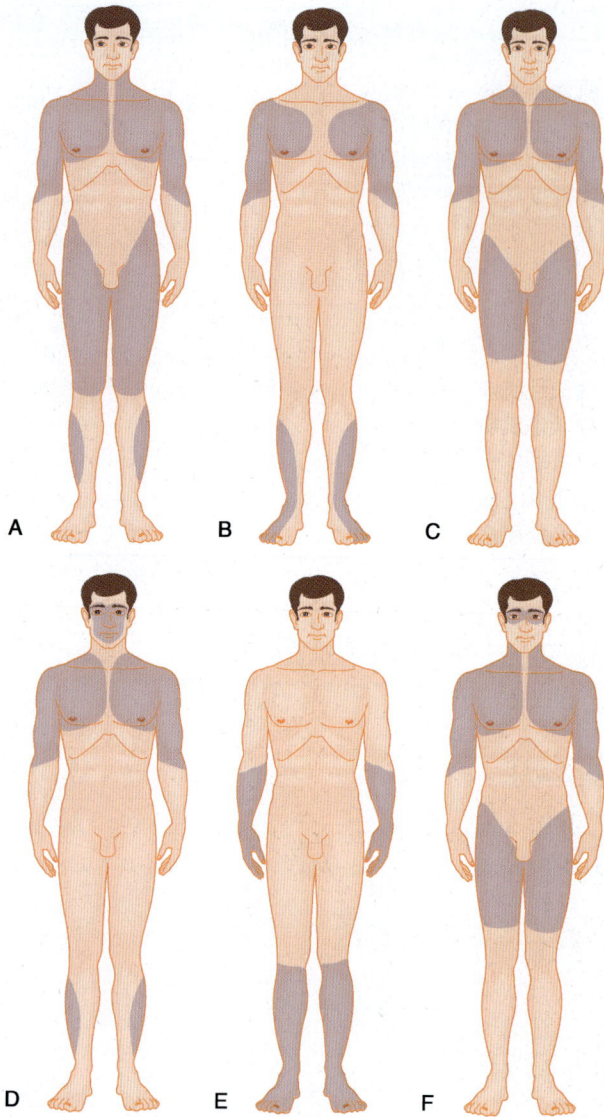

图 24-2　不同肌营养不良疾病类型的主要无力肌肉分布
A：Duchenne 和 Becker。B：Emery-Dreifuss。C：肢带型。
D：面肩肱型。E：远端型。F：眼咽型（改编自 Emery AE.
The muscular dystrophies.*BMJ*.1998；317：991-995）

此，应每 5 年进行 1 次心脏检查[2]。

目前的治疗仍然是以支持性治疗为主，旨在改善心肺功能。无创通气和咳嗽辅助技术（包括手动和机械）可以改善肺功能，降低吸入性肺炎的风险。目前，基因疗法正在探索中。

贝克肌营养不良

抗肌萎缩蛋白的减少会导致贝克肌营养不良（Becker muscular dystrophy，BMD）。BMD 患者的病程与 DMD 患者相似，但症状较为轻微。BMD 的发病年龄普遍在 12 岁，有些患者直到晚年才会出现症状。BMD 患者的死亡原因与 DMD 患者类似，但寿命一般可达到 50～60 岁。建议无症状的 BMD 患者每 5 年进行一次心脏检查。当出现心脏

疾病的症状时，应进行更频繁的检查。此外，女性携带者也可能出现心脏异常。

埃默里 - 德赖弗斯肌营养不良

埃默里 - 德赖弗斯肌营养不良是由两种不同遗传模式的蛋白质突变引起的。X 连锁型是由核膜蛋白 emerin 的突变引起，而常染色体显性遗传型则源于核纤层蛋白 A 和 C 的突变。这两种类型的典型表现是都会出现踝关节、肘关节和颈部的肌肉挛缩，并且肱骨肌和腓骨肌以及肢带肌逐渐出现的无力症状。此外，心肌病和心脏传导异常也会在 30 岁前出现[3]。

肢带型肌营养不良

肢带型肌营养不良（Limb-Girdle muscular dystrophy，LGMD）是一种根据遗传模式和致病基因突变进行分类的渐进性肌营养不良症。常染色体显性群体往往不那么严重，其 CK 水平可以正常，轻度升高或显著升高。LGMD 患者会出现肩部肌肉和盆腔肌肉无力的症状，并可能严重累及心脏。

面肩肱型肌营养不良

这种常染色体显性遗传疾病表现为面部和肩部肌肉无力，随后扩展至足部和骨盆带肌。此外，患者还可能出现视网膜血管病变和失聪，并且也可以出现心脏传导异常，但通常不会累及心肌。

眼咽型肌营养不良

眼外肌、上面部肌、颈部肌和上肢近端肌无力是眼咽型肌营养不良的特征。眼上睑下垂和吞咽困难是 30 岁以上人群的常见症状，也是寻求手术治疗的原因。

先天性肌营养不良和肌病

先天性肌营养不良（Congenital muscular dystrophy，CMD）的特点是婴儿期即出现肌张力低下、发育迟缓、喂养困难和呼吸功能障碍。该病有三种类型：胶原病（乌尔里希型先天性肌营养不良、贝特莱姆型肌病）；肌营养不良蛋白病；肌营养不良糖蛋白病（福山型先天性肌营养不良、肌肉 - 眼 - 脑病、沃克 - 沃伯格综合征）。现在认为先天性肌病是一类与先天性肌营养不良不同的疾病，包括杆状体肌病、中央轴空病和微轴空病以及中央核肌病。尽管呼吸肌功能障碍可能很严重，但心脏受累并不像 DMD 或 BMD 那样明显。此外，先天性肌病患者可能是恶性高热（Malignant hyperthermia，MH）的易感人群[4-5]。

麻醉管理

肌营养不良患者的围手术期管理取决于具体疾病及其进展阶段。最令人担忧的并发症是心脏受累和呼吸肌无力。对患有心力衰竭或心律失常的肌营养不良患者，建议进行超声心动图和心脏 MRI 检查，术前对这些检查结果的评估将有助于制订麻醉方案。一些肌营养不良症患者左心室功能极差，需要在围手术期进行精准的心功能监测。

只要不存在明显的呼吸功能障碍风险，就可以应用术前药物来缓解焦虑。虽然以前认为肌营养不良会增加 MH 的发病风险，但目前没有证据表明这种风险高于普通人群。相反，应将中央轴空病或微轴空病等先天性肌病的患者视为 MH 的高危人群。

肌营养不良患者，特别是 DMD 患者，在使用琥珀胆碱和可能含有卤素的吸入性麻醉药时，容易发生横纹肌溶解和严重的高钾血症，因此，在 DMD 患者中使用卤化吸入性麻醉药存在争议[6]。谨慎的做法是仅在必要时使用卤化吸入性麻醉药并缩短使用时间，同时，应避免使用琥珀胆碱。

肌营养不良患者对非去极化肌肉松弛药较为敏感，因此，应密切进行神经肌肉功能的客观监测。此外，胃肠平滑肌功能障碍易使肌营养不良患者出现吞咽功能障碍和胃排空延迟，从而增加吸入性肺炎的风险，而术前存在肌力减弱的肌营养不良患者可能需要术后机械通气。

强直性肌营养不良

肌强直是指自主收缩后，骨骼肌的松弛出现延迟现象。肌电图显示有反复的肌肉纤维放电，且存在波动。这些异常是由肌膜中离子通道功能障碍引起的。强直性肌营养不良有两种类型，分别由两个不同的基因位点突变引起：强直性肌营养不良 1 型（myotonic dystrophy type 1, DM-1）和强直性肌营养不良 2 型（myotonic dystrophy type 2, DM-2）。DM-1 中的基因突变是由染色体 19q 上不稳定的三核苷酸扩增（CTG）所致。DM-2 是由染色体 3q 上的四核苷酸扩增（CCTG）所引起。这两种突变都会导致毒性 RNA。

强直性肌营养不良 1 型

强直性肌营养不良 1 型（DM-1）是更常见的一种类型，并按发病年龄进行分型（表 24-2）。DM-1 是一种累及肌肉骨骼系统、心脏系统、呼吸系统、中枢神经系统（Central nervous system, CNS）和内分泌系统的多系统疾病[7]。患者通常表现出从远端开始逐渐向近端发展的肌肉无力，最终导致肌肉萎缩。肺功能检查提示为限制性模式，伴有轻度动脉低氧血症和对缺氧及高碳酸血症的通气反应减弱。呼吸肌无力会降低咳嗽的效果，并可能因此导致肺炎。由于胃张力丧失和咽部肌肉功能障碍，可能会发生胃内容物误吸。此外，呼吸肌强直可引起严重的呼吸困难。

表 24-2　强直性肌营养不良的分型
1 型肌营养不良
先天性
儿童期发病
成人发病
晚发
2 型肌营养不良
近端强直性肌营养不良
近端强直性肌病
近端强直性肌病综合征

心脏异常表现包括房室（Atrioventricular, AV）传导阻滞、房性心动过速、舒张功能障碍、二尖瓣脱垂和心肌病。超声心动图可发现左心室收缩和舒张功能不全的隐匿性表现[8]。三度房室传导阻滞或室性心律失常还可以导致猝死。

DM-1 的其他临床表现还有白内障、早秃、糖尿病、甲状腺功能障碍、肾上腺皮质功能不全和性腺萎缩。妊娠可能会加重强直性肌营养不良，而在妊娠期间也更容易发生充血性心力衰竭。由于子宫平滑肌功能障碍，通常需要进行剖宫产手术。患有强直性肌营养不良的母亲生产的婴儿可能会出现肌张力低下、进食困难和呼吸衰竭。

强直性肌营养不良 2 型

强直性肌营养不良 2 型（DM-2）的患者可能具有与 DM-1 患者相似的临床表现（如白内障）。然而，DM-2 患者的临床病程比 DM-1 患者的临床病程要轻。DM-2 患者也会出现房室传导阻滞，但猝死的可能性较小。与 DM-1 患者相比，DM-2 患者罕有糖尿病，并且由慢性肌病导致的残疾通常在晚年才会显现。DM-2 患者更有可能出现肌痛、肌肉力量变化、小腿肌肉肥大、妊娠期间病情加重，但可存活至正常的预期寿命。

对于 DM-1 或 DM-2 患者目前还没有特别的治疗方法。应用美西律或氟卡尼有助于缓解肌肉僵硬。对于有发生三度房室传导阻滞或室性心律失常风险的 DM 患者，建议植入除颤起搏器。

麻醉管理

与 DM-2[9-10] 患者相比，DM-1 患者更有可能发生围手术期并发症。为 DM 患者进行麻醉时，需考虑的因素包括可能存在的心脏和呼吸肌疾病以及对麻醉药物的异常反应。琥珀胆碱会加剧肌肉挛缩，应避免使用，且琥珀胆碱引起的肌强直反应可能非常严重，可导致通气和气管插管困难。理论上，新斯的明可能会引起肌强直，但在实践中，接受新斯的明治疗的 DM 患者并没有出现肌强直。必须仔细评估对外周神经刺激器的反应，因为刺激肌肉可能引起肌强直，当仍存在明显的神经肌肉阻滞时，这种肌强直可能会被误认为是持续的破伤风。此外，已有人使用舒更葡糖来拮抗 DM 患者的罗库溴铵效应。

目前，还没有明确哪种麻醉技术对 DM 患者更为适合。由于 DM 患者术后最常见的并发症是呼吸系统并发症，因此，应告知患者术后可能需要呼吸机支持。短效吸入药物和静脉药物是此类患者的首选药物，而阿片类药物和镇静药物很容易导致 DM 患者发生呼吸抑制。已有人将七氟烷和丙泊酚用于 DM 患者，并获得了成功。此外，由于 DM 患者心脏异常的发生率高，因此，需要密切监测心律和心功能。还有人采用了区域麻醉技术为儿童和成年 DM 患者实施了麻醉。DM-2 患者术后可能出现肌痛、肌无力和肌肉痉挛[11]。

骨骼肌离子通道病

分子生物学和遗传学研究对具有不同临床表现，但亚细胞相似的疾病（肌强直，周期性瘫痪）进行了重新分类。这些疾病现在称为骨骼肌离子通道病（表 24-3）。以前归类为肌强直的疾病，如今则知道是由通道异常引发的，包括先天性肌强直、钠通道肌强直和先天性副肌强直。由离子通道突变导致的周期性麻痹包括高血钾性周期性麻痹、低血钾性周期性麻痹、甲状腺毒性周期性麻痹以及安德森-塔威尔综合征（Andersen-Tawil syndrome，ATS）。这些疾病共有的特征是影响肌

表 24-3　骨骼肌离子通道病
高血钾性周期性麻痹
低血钾性周期性麻痹
钠通道肌强直
甲状腺毒性周期性麻痹
先天性肌强直
先天性副肌强直
安德森-塔威尔综合征

肉兴奋性或兴奋-耦联的肌膜离子通道发生了突变[12]，而可发生突变的离子通道有氯离子、钠离子、钙离子和钾离子通道。

高血钾性周期性麻痹

高血钾性周期性麻痹（hyperkalemic periodic paralysis，HyperPP）是由钠离子通道突变引起的，这种突变可导致肌肉细胞膜长时间去极化并出现松弛性麻痹。钾负荷、运动后休息和寒冷可以诱发这种症状的出现（表 24-4），该症状可持续数分钟至数小时，但呼吸肌通常不受影响，而百分之五十的 HyperPP 患者也会出现肌强直发作。

一些降低血清钾的措施，例如摄入碳水化合物和使用噻嗪类或碳酸酐酶类利尿剂，可以预防发作。重度发作可能需要使用胰岛素和葡萄糖进

表 24-4　家族性周期性麻痹的临床特点
高血钾性周期性麻痹
钠通道缺陷
发作期间血钾＞5.5mEq/L
诱发因素：
运动后休息
输注钾
代谢性酸中毒
低体温
骨骼肌无力可能局限于舌头和眼睑
低血钾性周期性麻痹
钙通道缺陷
发作期间血钾水平＜3mEq/L
诱发因素：
高糖饮食
剧烈运动
葡萄糖-胰岛素输注
应激
低温
年龄相关的慢性肌病

行治疗[13]。

低血钾性周期性麻痹

低血钾性周期性麻痹（hypokalemic periodic paralysis，hypoPP）是由钙离子或钠离子通道的突变引起的。hypoPP 患者在进食大量碳水化合物和运动后休息时，会出现松弛性麻痹的症状，而在发作期间，膈肌功能通常保持正常，但随着患者年龄的增长，慢性肌无力的症状会逐渐显现。

甲状腺功能亢进合并低钾血症会发生甲状腺功能亢进性低钾周期性麻痹。在对甲状腺功能亢进症进行治疗后，周期性麻痹症状就会得到缓解。

安德森-塔威尔综合征

ATS 是由骨骼肌细胞钾离子通道突变引起的。这种钾离子通道在心室肌细胞中也很丰富。ATS 患者无论血钾水平如何，都会导致周期性麻痹的发生，并且 10% 的 ATS 患者还可出现心搏骤停[14]。

麻醉管理

离子通道病患者的临床表现和离子通道突变具有多样性，因此，对这类患者的麻醉经验介绍也各不相同。由于许多离子通道病患者的不良事件是由血钾改变引起的，因此，手术前应纠正电解质异常，并重点监测 hyperPP 和 hypoPP 患者在围手术期血钾水平的变化并将血钾水平维持在正常范围。

代谢异常（如酸中毒、碱中毒）和引起钾离子水平变化的药物（如利尿剂、胰岛素）可能会导致肌无力或瘫痪。应避免使用琥珀胆碱，因为它可能会导致钾离子外流，从而影响钾离子水平。对于 hypoPP 患者，应避免使用葡萄糖，并需将二氧化碳分压和体温维持在正常范围内。此外，还应持续监测心电图，以便发现与钾离子相关的心律失常。离子通道病患者还可能会发展为慢性肌病，并对非去极化肌肉松弛药表现出高度的敏感性[15]。

有报道称，hypoPP 的患者在围手术期会出现高代谢危象，但这种情况是否是真正的恶性高热发作，仍有争议。由于可能存在多种基因的突变，因此，一些患者可能更容易发生恶性高热。

重症肌无力

重症肌无力（myasthenia gravis，MG）是一种自身免疫性疾病，其自身抗体会攻击乙酰胆碱受体（AChR）或神经肌肉接头突触后膜中的其他蛋白质。85% 的 MG 患者体内存在抗 AChR 的抗体，而其他患有 MG 的患者则存在针对肌肉特异性酪氨酸激酶（MuSK）或脂蛋白相关蛋白 4（LRP4）的自身抗体。5% 的 MG 患者体内检测不出抗体，这很可能是由于这些血清阴性的 MG 患者体内的自身抗体滴度过低，无法通过现有技术检测出来。自身抗体通过激活补体、溶解突触后膜和丧失突触折叠来损伤肌膜[16]。胸腺可能在 MG 的发病机制中发挥着核心作用，因为 90% 的 MG 患者患有胸腺瘤、胸腺增生或胸腺萎缩。

MG 的临床特征是骨骼肌无力，且反复的肌肉活动会加重该症状。病情可能会出现加重与缓解交替的情况。虽然任何骨骼肌都有可能受累，但由颅神经支配的肌肉更易受影响。早期症状包括复视、构音障碍或肢体肌肉无力。20%～30% 的 MG 患者在其一生中都会发生一次肌无力危象，而肌无力危象可由 MG 控制不佳、应激、高热或肺部感染等因素引起。肌无力危象的特征是严重的肌无力和呼吸衰竭。MG 的心脏表现包括局灶性心肌炎、心房颤动、房室传导阻滞和左心室舒张功能障碍。

某些孕妇在妊娠期间症状会有所缓解，而另有 20% 至 40% 的患者在妊娠期间症状会加重，并可能在产后发生急性呼吸衰竭。MG 母亲生产的婴儿中有 15% 至 20% 可由于 AChR 抗体的被动转移而出现一过性肌无力。新生儿肌无力症状通常在出生后 12～48h 内开始出现，并可能持续数周。而 MuSK-MG 的母亲产出的婴儿往往会出现更严重的新生儿肌无力。

根据受累骨骼肌群以及发病年龄可对该病进行分类（表 24-5），而 Osserman 分型系统则是基于疾病的严重程度进行分类（表 24-6）。

由于 MG 的诊断很困难，尤其是在疾病的早期阶段，因此，目前尚无单一检测方法可用于确诊重症肌无力。对该病的诊断主要依赖于临床症状、血清抗体检测和电生理检查[17]。

MG 的治疗方法包括胆碱酯酶抑制剂（溴吡斯的明）、糖皮质激素、免疫抑制剂、静脉注射免疫球蛋白（intravenous immunoglobulin，IVIg）和血浆置换。胆碱酯酶抑制剂能够增加突触后膜处乙酰胆碱（ACh）的浓度，但仅单纯使用溴吡斯的明控制症状可能会非常困难，这是因为剂量不足会导致残余肌无力，而剂量过高又可能会发生"胆碱能危

类型	病因	发病年龄	性别比例	胸腺情况	病程
		表24-5　重症肌无力的临床表现			
新生儿肌无力	通过胎盘获得肌无力母体的抗体	新生儿	无性别差异	正常	短暂
先天性肌无力	先天性终板异常；常染色体隐性遗传	0-2岁	男性＞女性	正常	病情稳定，可长期生存
青少年肌无力	自身免疫性疾病	2-20岁	女性＞男性（4：1）	增生	进展缓慢，但易复发，易缓解
成年人肌无力	自身免疫性疾病	20-40岁	女性＞男性	增生＞3～5年内	最为严重
老年人肌无力	自身免疫性疾病	＞40岁	男性＞女性	胸腺瘤（良性或局部侵袭性）	进展迅速，死亡率较高

改编自 Baraka A. Anesthesia and myasthenia gravis. *Can JAnaesth.*1992；39：476，with permission。

类型	特征
	表24-6　重症肌无力的 Osserman 分型系统
Ⅰ	仅限于眼肌无力
ⅡA	全身肌无力
ⅡB	全身中度肌无力和/或延髓功能障碍
Ⅲ	急性暴发性发作和/或呼吸系统功能障碍
Ⅳ	全身重度肌无力

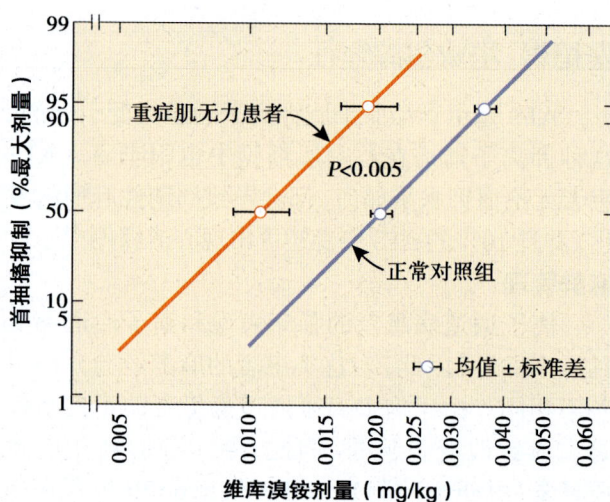

图24-3　维库溴铵在正常患者和重症肌无力患者中的剂量反应

（改编自 Eisenkraft JB，Book WJ，Papatestas AE. Sensitivity to vecuronium in myasthenia gravis：a doseresponse study. *Can JAnaesth.*1990；37：3012-3016）

象"，其临床表现包括腹痛、流涎、心动过缓以及骨骼肌无力。当溴吡斯的明对症状控制不佳时，可以使用非特异性免疫抑制剂糖皮质激素（泼尼松）。其他可以使用的免疫调节剂包括硫唑嘌呤、霉酚酸酯、利妥昔单抗、甲氨蝶呤、环孢素和他克莫司。当需要快速治疗时，可以采用静脉注射免疫球蛋白和血浆置换疗法。对于胸腺瘤患者和早发型MG患者，推荐进行胸腺切除术。

麻醉管理

麻醉的主要关注点是疾病本身、MG药物与麻醉药物之间潜在的相互作用，这可能会加重肌无力。症状未控制的MG患者对非去极化肌肉松弛药非常敏感（图24-3）。小剂量非去极化肌肉松弛药即可导致严重的呼吸肌无力。因此，不使用肌松药的麻醉方案将是首选。卤化吸入麻醉药（异氟烷、七氟烷、地氟烷）就能抑制神经肌肉传导，足以满足气管插管。如果需要肌肉松弛，应使用小剂量的短效非去极化肌肉松弛药。已有研究报道了在MG患者中成功使用罗库溴铵，并通过舒更葡糖进行逆转的病例[18]。对于症状控制不良的MG患者，虽然对琥珀胆碱并不敏感；但1.5～2.0mg/kg

的剂量可以满足快速气管插管。此外，溴吡斯的明可延长琥珀胆碱的作用时间，因此，必须进行严密客观的神经肌肉功能监测。如果怀疑患者术后不能维持足够的自主通气，则应在ICU接受术后机械通气[19]。

应预料到孕妇在妊娠期间MG的症状会加重，因此，在分娩过程中可以使用硬膜外麻醉来进行镇痛[20]。此外，由于酰胺类的代谢不受胆碱酯酶活性的影响，因此，酰胺类局部麻醉药可能比酯类局部麻醉药更为适用。

肌无力综合征（Lambert-Eaton 综合征）

兰伯特-伊顿综合征（Lambert-Eaton syndrome,

LEMS）是一种与癌症相关的自身免疫性疾病，也是一种公认的副肿瘤综合征。许多肿瘤会表达与正常神经组织成分相似的肿瘤神经抗原。患有 LEMS 的患者体内会产生针对突触前电压门控钙离子通道的自身抗体，这种情况将导致乙酰胆碱释放减少，进而引发肌无力。LEMS 最常见于小细胞肺癌，并且肌无力症状通常在发现肿瘤之前就已经存在。LEMS 患者的典型特征是 40 岁以上的男性，表现为近端肌肉无力（如髋部、肩部），从而影响步态、站立和爬楼梯的能力（表 24-7），并且通常还伴有口干、便秘、勃起功能障碍和出汗减少等自主神经功能障碍的表现。也有报道称乳腺癌、卵巢癌、淋巴瘤、睾丸癌和神经母细胞瘤等肿瘤也可引起副肿瘤性神经综合征。该病可以通过电生理检测（重复神经刺激）和自身抗体的血清学检测来进行确诊[21]。

治疗原发性肿瘤可能有助于改善神经系统功能，而治疗肌无力最有效的药物是 3,4- 二氨基吡啶，该药能延长突触前动作电位的时间并增加乙酰胆碱的释放，但 3,4- 二氨基吡啶也有副作用，包括口周刺痛、指端感觉异常、癫痫和室上性心动过速。如果使用 3,4- 二氨基吡啶治疗后效果不理想，则可以用泼尼松、硫唑嘌呤、IVIg 或血浆置换[22]。

表 24-7　重症肌无力综合征与重症肌无力的比较

	重症肌无力综合征（LEMS）	重症肌无力（MG）
临床表现	近端肢体无力（上肢＞下肢） 运动后力量改善 肌肉痛常见 反射消失或减弱	眼外肌、延髓和面部肌肉无力 运动后疲劳加重 肌肉痛不常见 反射正常
性别差异	男性＞女性	女性＞男性
并存疾病	小细胞肺癌	胸腺瘤
对肌肉松弛剂的反应	对琥珀胆碱敏感 对非去极化肌松剂敏感 对抗胆碱酯酶药物反应差	对琥珀胆碱不敏感 对非去极化肌松剂敏感 对抗胆碱酯酶药物反应差

摘自 Stoelting RK, Dierdorf SF, eds. Anesthesia and Co-Existing Disease.3rd ed. New York: Churchill Livingstone; 1993, with permission.

麻醉管理

LEMS 患者对去极化和非去极化肌肉松弛药都非常敏感，因此，围手术期最常见的并发症是呼吸系统问题。患者应继续接受 3,4- 二氨基吡啶的治疗直至手术前。接受癌症手术的患者中可能存在未被诊断的 LEMS，这或许是导致肌肉松弛药延迟恢复的原因[23]。

吉兰-巴雷综合征（多发性神经根神经炎）

吉兰-巴雷综合征（Guillain-Barré syndrome，GBS）是一组称为急性炎症性神经病变的疾病。该组疾病还包括急性炎症性脱髓鞘性多发性神经病（acute inflammatory demyelinating polyneuropathy，AIDP），急性运动轴索性神经病（acute motor axonal neuropathy，AMAN），急性运动感觉轴索性神经病，米勒-费希尔综合征和慢性炎性脱髓鞘性多发性神经根神经病（chronic inflammatory demyelinating polyneuropathy，CIDP）。

GBS 是一种由病毒或细菌感染引发的自身免疫性疾病，是分子模拟和交叉反应的典型实例。感染源能产生一种引起免疫反应的物质，而该物质与机体的神经组分相似，从而产生攻击宿主的自身抗体。此外，GBS 患者体内还会产生针对外周神经中的神经节苷脂的抗体[24]。

大多数 GBS 患者在神经症状出现前 4 周内有呼吸道或胃肠道感染病史。空肠弯曲杆菌、流感嗜血杆菌、肺炎支原体、EB 病毒和巨细胞病毒是导致 GBS 最常见的病原体。此外，也有零星报告指出，在外科手术，创伤或接种某些疫苗后，出现了 GBS 或 GBS 样综合征。GBS 的特点是出现骨骼肌无力或下肢瘫痪，而感觉异常可能先于肌无力表现出来。瘫痪可向上逐渐扩展至躯干和上肢肌肉，并在发病后 2～4 周时出现最严重的无力症状，而在开始恢复之前，会经历一个平台期。GBS 最严重的并发症是通气不足，并且 25% 的 GBS 患者需要机械通气。自主神经系统功能障碍可以引起心率和血压的大幅波动。与自主神经反射亢进类似,刺激身体可以导致高血压、心动过速和心律失常。

现已证明血浆置换和 IVIg 对 GBS 患者有明确的疗效[25]。尽管 85% 的 GBS 患者能够获得良好的恢复,但仍有 3% 至 5% 的患者会发展为慢性复发性神经病。

麻醉管理

自主神经系统功能障碍可能导致由体位改变、失血或正压通气引起的低血压,而伤害性刺激如喉镜显露和气管插管则可能会导致心率和血压的过度升高。

由于琥珀胆碱存在引发高钾血症的风险,因此应避免使用。即使 GBS 患者的临床症状恢复后,这种风险仍会持续存在[26]。短效非去极化肌肉松弛药(顺式阿曲库铵、罗库溴铵)由于心血管效应较小,可能是更为合理的选择。此外,在疾病的不同阶段,患者对非去极化肌肉松弛药的敏感性可能会有所不同,从极端敏感到抵抗不等[27]。GBS 患者在术后可能需要即刻进行机械通气。椎管内麻醉对具有明显感觉障碍的 GBS 患者或许有益,但也有报道指出,椎管内麻醉后会发生 GBS[28]。

中枢神经系统疾病

多发性硬化症

多发性硬化症(multiple sclerosis, MS)的特征是炎症、脱髓鞘、免疫调节失衡和中枢神经系统细胞修复功能障碍,而遗传因素和环境因素之间复杂的相互作用导致了中枢神经细胞和周围神经细胞发生脱髓鞘。一种树突状细胞穿过血脑屏障通过抗原呈递将一些 T 淋巴细胞转化为炎症细胞,并且这些 T 淋巴细胞能诱导巨噬细胞产生细胞因子和氧自由基,导致脱髓鞘和轴突衰变。脱髓鞘干扰神经传导,随后引起中枢神经系统功能障碍。随着疾病的进展,脑容积和灰质逐渐减少[29]。

MS 的症状取决于脱髓鞘的部位。脑干受累可引起眼球震颤、复视、共济失调、自主神经功能紊乱,以及可导致呼吸衰竭的呼吸功能改变。累及脊髓的可引起肌无力和感觉异常,且下肢受累比上肢更为严重。此外,患者还常诉有肠梗阻和尿失禁。许多 MS 患者会出现中枢神经病理性疼痛、三叉神经痛、痉挛和癫痫大发作。多发性硬

化症的病程特点是症状会在数年内不定期加重。在疾病的早期阶段,可将患者分为复发 - 缓解型(85%)或原发进展型 MS(15%)。许多复发 - 缓解型 MS 患者最终会出现神经退行性病变,并被重新归类为继发进展型 MS。

MS 的临床诊断标准包括:发病年龄介于 10～50 岁之间,中枢神经系统白质病变的体征和症状,两次或多次发作相隔一个月或更长时间,以及涉及两个或以上非连续解剖部位。此外,脑脊液中 IgG 和白蛋白水平升高是 MS 的典型特征。磁共振成像(MRI)是诊断 MS 的一种敏感方法,能直接显示中枢神经系统中的脱髓鞘斑块。一般认为妊娠能够降低病情恶化的风险,但产后则容易引起复发。

多发性硬化症的治疗重点是调节损伤中枢神经系统的免疫和炎症反应,但大多数免疫调节药物会增加患者感染和患恶性肿瘤的风险。干扰素制剂和格拉替雷是安全系数较高的自我注射药物。米托蒽醌是一种全身免疫抑制剂,然而,由于它能引起心脏毒性以及与治疗相关的白血病,因此应用受到了限制。另外,那他珠单抗因能引发进行性多灶性白质脑病(progressive multifocal Leukoencephalopathy, PML),因而其使用也受到了限制。目前有三种口服缓解药物可用于治疗复发型 MS:芬戈莫德、特立氟胺和富马酸二甲酯。芬戈莫德的副作用包括心动过缓、黄斑水肿、高血压和肝功能不全;特立氟胺可引起淋巴细胞减少症、肝毒性、高血压和周围神经病变;而富马酸二甲酯可导致潮红、恶心、腹痛和腹泻。目前,人们正在研发用于治疗多发性硬化症的多种单克隆抗体[30]。

麻醉管理

手术和麻醉对 MS 病程的影响仍存在争议。一些报道指出,全身麻醉或局部麻醉会加重 MS。然而,大多数报告都没有发现麻醉对疾病进程有任何影响,但其他因素如感染、高热和情绪紧张却可能会导致围手术期病情加重,因此,术前应该告知患者,即使麻醉管理良好,手术和麻醉也可能会导致 MS 复发。目前,多项研究已经平息了区域麻醉和硬膜外/脊髓麻醉与多发性硬化症之间的旧有争议,并且这些研究都支持在 MS 患者中可以使用这些技术[31-32]。尚没有证据表明吸入麻醉药,包括氧化亚氮,会增加麻醉医生罹患 MS 的风险。

由 MS 和其强效治疗药物引起的神经功能障

碍的慢性影响,可能会在围手术期表现为自主神经功能障碍、肌病、心脏毒性以及对肌肉松弛药的敏感或抵抗。琥珀胆碱可以引起钾离子的过度释放。呼吸肌无力和呼吸控制不佳会增加术后需要呼吸支持的可能性。

癫痫

癫痫是许多中枢神经系统疾病的常见表现,其原因是由大量神经元同步去极化引起的过度放电所致。癫痫(特发性癫痫)通常始于儿童期,而成年人如出现癫痫发作则提示可能存在局灶性脑部疾病(如肿瘤)。60 岁以后出现的癫痫发作可能是由脑血管疾病、头部损伤、肿瘤、感染或代谢异常引起的。

最常见的癫痫发作类型包括以下几种。

1. 癫痫大发作的特点是全身肌肉出现强直-阵挛性活动。所有的呼吸运动停止,随后出现动脉低氧血症。强直阶段持续 20～40s,随后是阵挛阶段。在发作后的恢复期,患者常表现为嗜睡和意识不清。

2. 局灶性皮质癫痫发作可表现为运动性或感觉性,具体取决于神经元放电的部位。一般情况下,这种发作不伴有意识丧失,但局灶性发作却可能导致癫痫大发作。

3. 失神发作(小发作)是一种突然、短暂的意识丧失(持续 30s)。其伴随症状还有凝视、眨眼和眼球转动。这类发作通常发生在儿童和青壮年群体中。

4. 无动性发作是一种突然失去意识和姿势张力的状态。这类癫痫发作通常发生在儿童身上,并可能因跌倒而导致严重的头部损伤。

5. 癫痫持续状态是指连续两次强直-阵挛性癫痫发作,且在 30min 内未恢复意识或癫痫发作未停止的情况。癫痫大发作持续状态可长达 48h,每小时发作 4 至 5 次,死亡率可达 20%[33]。随着癫痫发作的进展,骨骼肌活动减弱,癫痫活动可能仅在脑电图上显现。癫痫持续状态对呼吸系统的影响包括呼吸中枢抑制,不协调的骨骼肌活动导致的通气障碍和支气管收缩。

抗癫痫药物(antiepileptic drugs,AEDs)有很多种(表 24-8),但大多数 AEDs 都是通过影响离子转运,增加抑制性神经递质(如 GABA)或降低兴奋性神经递质的水平来发挥作用。AEDs 可以分为两大类:广谱 AEDs,如丙戊酸钠、拉莫三嗪、托

表 24-8 根据作用机制分类的抗癫痫药物
增强 GABA 能系统的药物
巴比妥类药物
丙戊酸
噻加宾
苯二氮䓬类
去氧苯巴比妥
氨己烯酸
影响阳离子通道的药物
钠通道
卡马西平
非氨酯
拉莫三嗪
苯妥英钠
托吡酯
奥卡西平
钙通道
加巴喷丁
普瑞巴林
乙琥胺
钾通道
瑞替加滨
兴奋性氨基酸拮抗剂
拉科酰胺
他仑帕奈
左乙拉西坦
作用机制不明的药物
乙酰唑胺
舒噻嗪
癫痫持续状态的 AEDs
丙泊酚
劳拉西泮
磷苯妥英钠
地西泮
咪达唑仑

吡酯、左乙拉西坦和唑尼沙胺,这些药物适用于全身性癫痫发作。窄谱 AEDs,如卡马西平、苯妥英钠、加巴喷丁、替加宾、奥卡西平和普瑞巴林,更适合用于治疗局灶性癫痫发作[34]。对于药物难治性癫痫,可通过植入迷走神经刺激器来进行治疗。

对癫痫持续状态患者的治疗需要确保气道通畅并提供适当的通气支持。癫痫持续状态患者的药物治疗通常需要联合使用劳拉西泮、咪达唑仑、苯妥英钠、磷苯妥英钠、苯巴比妥、戊巴比妥和丙泊酚。在极少数情况下,可能还需要实施全身麻醉。

最近的一项研究发现了在癫痫患者中存在着许多遗传变异。希望这项研究能够在未来为癫痫患者提供高效且个体化的治疗方案。

麻醉管理

据报道，包括卤化吸入麻醉药、氧化亚氮、依托咪酯、氯胺酮和阿片类药物在内的许多麻醉药都会诱发癫痫发作，但这些报道的临床意义尚不清楚[35]。术前对癫痫的控制程度可能比选择麻醉药物更为重要。在围手术期应尽量避免患者 AED 治疗的中断。

AEDs 的副作用包括白细胞减少、贫血、肝功能障碍、胰腺炎、心脏毒性、甲状腺功能减退和皮疹[36]。迷走神经刺激器可引起声带麻痹、面瘫、心动过缓/心脏停搏和气道阻塞[37]。AEDs 可刺激肝药酶（如细胞色素 P450），从而导致其他药物的代谢加速[38]。相反，高蛋白结合率的 AEDs 可能会增加其他药物的血药浓度。

阿尔茨海默病

阿尔茨海默病（Alzheimer disease, AD）是美国痴呆症的主要原因。AD 发病率在 65 岁后逐渐增加，在 85 岁以上的人群中可能高达 30%。百分之九十五的 AD 病例为散发性，而 5% 具有遗传基础。尽管 AD 的发病机制复杂，但似乎始于 β-淀粉样蛋白（Aβ），并可能在临床症状显现之前数年便已启动。Aβ 很可能引发了一系列事件，最终导致淀粉样蛋白沉积、神经纤维缠结和神经元凋亡（淀粉样蛋白级联反应）。这些变化导致胆碱能活性的丧失和谷氨酸能神经元的减少。

AD 的特点是认知能力丧失、决策困难、语言能力退化、步态异常、癫痫发作、躁动不安和精神症状。影像学检查显示海马体萎缩（MRI）和葡萄糖低代谢（PET 扫描）。目前批准用于治疗 AD 的药物包括三种乙酰胆碱酯酶抑制剂（多奈哌齐、利凡斯的明、加兰他敏）和一种 NMDA 受体抑制剂（美金刚）[39]。胆碱酯酶抑制剂可改善患者的日常生活能力，并可能促进认知能力的提升，但胆碱酯酶抑制剂的副作用包括恶心、呕吐、心动过缓、晕厥和疲劳。此外，抗抑郁药、抗惊厥药和抗精神病药可用于缓解神经精神症状。目前正在研究的治疗方法旨在早期中断淀粉样蛋白级联反应。

麻醉管理

人们普遍担心全身麻醉可能会引起术后认知功能障碍（postoperative cognitive dysfunction,

POCD），并加速 AD 的进程[40]。尽管 POCD 在老年患者术后较为常见，但其病因尚未得到证实[41]。因此，应告知患者及其家属出现 POCD 的可能性。

应根据患者生理状况和神经损伤程度选择麻醉药物。术前应核对患者所服用的药物，以确定是否与麻醉药物存在相互作用。由于痴呆症，患者可能会出现意识不清和不合作的情况。如果存在以上情况，术前应该谨慎使用镇静性药物，以免加重患者的精神症状。如果需要使用抗胆碱药物，应优先选择不透过血脑屏障的格隆溴铵，而不是阿托品或东莨菪碱。此外，服用胆碱酯酶抑制剂的患者对琥珀胆碱的反应时间可能延长。

帕金森病

帕金森病（parkinson disease, PD）是一种由基底神经节内多巴胺能神经元丧失所引起的中枢神经系统退行性疾病。其病理特征是在黑质神经元中出现路易体。PD 的病因是遗传易感性和环境因素之间复杂相互作用的结果，这些环境因素包括接触农药、从事务农工作、农村生活、既往头部损伤以及使用 β-肾上腺素能受体阻滞剂。

PD 最典型的特征包括静止性震颤、上肢齿轮样强直、运动迟缓、拖曳步态、驼背和面部僵硬。这些特征主要是由于多巴胺缺乏导致对锥体外系运动系统的抑制减弱。其他临床表现包括皮脂逸出、流涎、便秘、直立性低血压、膀胱功能障碍、膈肌痉挛、动眼危象、痴呆和抑郁[42]。

目前对 PD 的治疗主要是以改善症状为目标。当前的研究则致力于预防潜在的神经退行性病变。左旋多巴是目前治疗 PD 最有效的药物，但左旋多巴通常要与卡比多巴（外周性脱羧酶抑制剂）和恩他卡朋（儿茶酚-O-甲基转移酶抑制剂）等药物联合使用，以防止多巴胺的不良外周效应。此外，单胺氧化酶-B 抑制剂如司来吉兰和雷沙吉兰也能够改善 PD 患者的症状。多巴胺受体激动剂如溴隐亭、普拉克索、罗匹尼罗、培高利特和卡麦角林也显示出一定的疗效。然而，培高利特和卡麦角林是麦角衍生的药物，可引起心脏瓣膜纤维化和关闭不全。对晚期 PD 患者，植入脑深部电刺激器（deep-brain stimulators, DBS）可能具有很好的效果。由于 PD 的治疗方案很复杂，因此，需要经验丰富的神经科医师进行个体化治疗[43]。

麻醉管理

左旋多巴的半衰期较短，若中断治疗超过 6～

12h 可导致严重的骨骼肌僵硬,从而影响呼吸功能。有鉴于此,术前应与患者的神经科医生协商并延续患者的药物治疗方案,以避免并发症的发生。阿扑吗啡是一种多巴胺受体激动剂,如果不能口服左旋多巴,可通过皮下或静脉注射给药。应避免使用多巴胺受体拮抗剂,如吩噻嗪、氟哌利多和甲氧氯普胺。当推注阿芬太尼和芬太尼过快时可能会引起肌张力障碍。丙泊酚的副作用发生率很低。尽管氯胺酮可能会刺激交感神经系统,从而引起心动过速和高血压,但它仍可在 PD 患者中使用。目前尚没有关于异氟烷、七氟烷或地氟烷不良反应的报道。此外,老年 PD 患者可能还合并有心脏病,这将对麻醉药和监测技术的选择产生重要影响[44]。

对于正在接受单胺氧化酶 -B 抑制剂的患者,使用麻醉药一般不会引起严重的问题,但有研究指出,接受司来吉兰和哌替啶治疗的患者会出现躁动、肌肉僵硬、体温过高。此外,正在接受多巴胺受体激动剂治疗的患者发生神经阻滞剂恶性综合征(neuroleptic malignant syndrome, NMS)的风险将会增加。

自主神经功能障碍在 PD 患者中很常见,而最常见的心血管效应是直立性低血压,并且这种情况可能因抗帕金森药物和吸入麻醉药的血管舒张作用而加重。此外,过度流涎和食管功能障碍也很常见,这些因素均可增加吸入性肺炎的风险。PD 患者围手术期呼吸系统并发症非常常见[45]。上呼吸道阻塞可能是神经递质失衡导致的上呼吸道肌肉协调性差的结果,但抗帕金森病药物对治疗这种上呼吸道阻塞具有很好的效果。PD 患者术后易发生神志不清和幻觉,然而,这些精神症状可能在手术后 24~72h 后才会发生。

帕金森病患者在进行脑深部电刺激器(DBS)植入手术时,麻醉管理可能较为复杂。首选清醒状态下的镇静联合局部麻醉,以便在术中对刺激器功能进行测试。对于躁动和不合作的患者,可能需要施行全身麻醉。此外,术中可能还会出现高血压、癫痫发作以及与其他设备的电干扰等问题[46]。

亨廷顿病

亨廷顿病(huntington disease, HD)是一种以进行性神经退行性病变为特征的常染色体显性遗传病。HD 是三核苷酸重复序列疾病之一,而 4 号染色体上的胞嘧啶、腺嘌呤和鸟嘌呤(CAG)序列的扩增是导致亨廷顿蛋白发生突变的遗传缺陷。亨廷顿蛋白在人体所有细胞中均有表达,但在脑细胞中数量最为显著。尽管亨廷顿蛋白的作用尚不清楚,但它在抑制细胞凋亡方面可能发挥着重要作用。HD 患者的神经元中可见包含突变的亨廷顿蛋白和多聚谷氨酰胺的异常包涵体。此外,与 HD 相关的病理变化包括尾状核、壳核和丘脑的萎缩及皮质变薄。最近的研究表明,外周炎症介质可能进入大脑,从而引发了神经退行性病变。对亨廷顿基因的确定为诊断亨廷顿病提供了一种可靠的预测性检验方法,但临床症状的延迟出现也引起了人们对这种检验所涉及的法律和伦理问题的关注[47]。

HD 的临床症状通常在 35~40 岁开始出现,其临床表现包括舞蹈样运动、抑郁和痴呆。该疾病可持续数年,且抑郁症会增加患者自杀的风险。患者在确诊后 17 至 20 年内往往因营养不良或吸入性肺炎而死亡。此外,下丘脑萎缩可引起内分泌功能紊乱,如皮质醇水平升高、睾酮水平降低和糖尿病,而肝功能障碍和骨骼肌无力也很常见。

目前,对 HD 还没有特定治疗方法。大多数治疗均是姑息性治疗。丁苯那嗪用于控制舞蹈症状,而 HD 的神经精神症状则可以采用抗癫痫药和抗抑郁药来治疗。

麻醉管理

目前关于亨廷顿病患者麻醉管理的医学文献较为有限。HD 的许多表现与神经退行性疾病患者相似。随着疾病的进展,咽部肌肉出现功能障碍,吸入性肺炎的风险随之增加[48]。因此,需预料到术后有发生苏醒延迟及呼吸系统并发症的可能性。

尽管该病没有使用静脉或吸入麻醉药的明确禁忌症,但相较于其他静脉药物,丙泊酚的苏醒时间可能更为迅速。此外,短效肌松药要优于长效肌松药。患者血浆胆碱酯酶活性的降低可能会延长琥珀胆碱的作用时间。另外,椎管内麻醉在 HD 患者中也成功得到了应用。

肌萎缩侧索硬化症

肌萎缩侧索硬化症(amyotrophic lateral sclerosis, ALS,又称 Lou Gehrig 病)是一种运动神经元退行性疾病,可累及上运动神经元(upper motor neuron, UMN)和下运动神经元(lower motor neuron，LMN）。虽然 ALS 的病因尚未明确，但谷氨酸兴奋性毒性和/或氧化应激可能是重要的致病因素。LMN 和 UMN 的退行性变既可以单独出现也可以同时出现，但最终的结果是 LMN 变性和神经肌肉接头的损伤。该病无法治愈，50% 的患者在症状出现后的 30 个月内即会死亡，而 20% 的患者有可能存活 5～10 年。

患者的症状和体征取决于哪种神经元受到了损伤。初始症状是肢体不对称性无力。此外，延髓萎缩则会导致构音障碍和吞咽困难，并且肺功能检查显示肺活量和最大自主通气量均有所减少。ALS 的患者会出现自主神经功能紊乱，具体表现为静息状态下心动过速、体位性低血压和循环中肾上腺素和去甲肾上腺素水平升高，最终发展为呼吸衰竭并需要通气支持，而死因通常是呼吸衰竭或心血管衰竭。

利鲁唑是一种谷氨酸释放抑制剂，是唯一被批准用于治疗 ALS 的药物。然而，利鲁唑对生存期的改善相对有限，仅为 3 至 6 个月。许多其他药物也可以用来缓解 ALS 的症状[49]。为避免使用机械通气，人们正在对膈肌起搏等治疗手段进行研究。

麻醉管理

ALS 患者常需要通过手术以进行姑息治疗（胃造口术、中心静脉置管术及气管切开术）。对这类患者应首选短效麻醉剂如丙泊酚、瑞芬太尼、七氟烷和地氟烷。由于存在神经肌肉传导异常，ALS 患者对非去极化肌肉松弛药非常敏感。此外，也应避免使用琥珀胆碱，因为它会引起钾的大量释放[50]。在手术结束后，ALS 患者很可能需要通气支持。

克罗伊茨费尔特-雅各布病

克罗伊茨费尔特-雅各布病（Creutzfeldt-Jakob disease，CJD）是一组被称为传染性海绵状脑病的疾病之一。在病理学上，这些疾病的特征是脑细胞出现空泡化和神经元凋亡。CJD 是一种由朊病毒引起的感染，这是一种缺乏核酸的小蛋白质。细胞型朊蛋白（Prion Protein Cellular，PrPc）是一种集中在神经元中的天然蛋白质。感染朊病毒后 PrPc 发生构象变化并改变为病理形式异常朊蛋白（Prion Protein Scrapie，PrPsc）[51]。PrPsc 的结构使常规消毒方法对其没有任何效果。CJD 有四种类型：家族性（ƒCJD），散发性（sCJD），医源性（iCJD）

和变异型（vCJD）。虽然 CJD 是导致痴呆的罕见原因，但由于发现了朊病毒可从牛传播到人类（疯牛病，1996 年），使 CJD 一跃成为国际关注的焦点，而这种形式的 CJD 则属于变异型（vCJD）。

sCJD 的临床表现有亚急性痴呆、肌阵挛和脑电图异常，其中脑电图的特点是可出现弥漫性慢波活动和周期性复合波。此外，患者的认知功能和神经功能也会逐渐衰退。患有 vCJD 的患者可出现烦躁、退缩、焦虑和失眠等症状，但神经系统症状通常在精神症状出现 1 至 2 个月后才开始显现。vCJD 的传播主要是通过摄入受污染的动物产品，而 iCJD 的医源性传播与使用受污染的硬膜移植材料、角膜移植、受污染的手术器械、混合的人类生长激素和血液有关。由于 CJD 没有具体的治疗方法，因此，当前研究的重点是如何预防朊病毒从外周传播到 CNS 以及神经元的再生。

麻醉管理

CJD 是一种传染性疾病，因此在实施麻醉时应采取适当的防范措施。患者的脑、脊髓、脑脊液、淋巴组织和血液是极有可能受到感染的组织。一次性麻醉用品，如面罩，呼吸回路、喉镜和气管导管，能提供最高级别的保护[52]。

神经系统退行性疾病患者由于吞咽功能受损和喉反射减弱，容易出现吸入性肺炎。CJD 患者如发生下运动神经元功能障碍，应避免使用琥珀胆碱。此外，自主神经系统和周围神经系统功能也会受到损伤，在麻醉期间及使用血管活性药物时可能会出现异常的心血管反应。

其他遗传疾病

恶性高热

恶性高热（Malignant Hyperthermia，MH）是骨骼肌的一种药物遗传性疾病，MH 能够使骨骼肌处于高代谢状态，而后者可导致严重的并发症和死亡率。MH 的诱发因素包括琥珀胆碱、卤化吸入麻醉药、极度的生理应激、热衰竭。MH 易感者的雷诺丁受体突变导致肌浆网中的钙离子过量释放。这会导致持续的肌肉收缩/僵硬，代谢性酸中毒合并呼吸性酸中毒、高碳酸血症、心动过速、高热、横纹肌溶解和血流动力学不稳定[53]。此外，MH 患者可能也存在其他钙离子调节机制的缺陷（图 24-4）[54]。成人 MH 的发病率从 1∶40 000 到

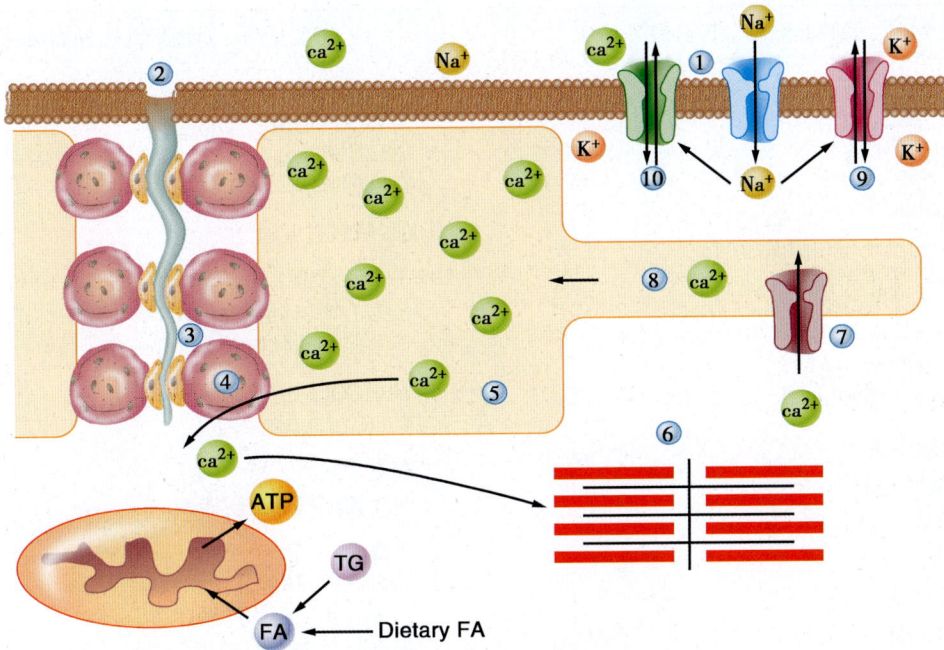

图 24-4　兴奋 - 收缩耦联和恶性高热

神经肌肉接头终板区产生的动作电位通过电压依赖性 Na^+ 通道的开放传播到肌膜（肌质膜）(1) 动作电位继续向下进入 t- 肾小管 (2) 至二氢吡啶受体 (3) 骨骼肌中的二氢吡啶受体作为电压传感器并与 Ca^{2+} 释放通道耦合 (4) 通过这种耦合的信号转导过程，Ca^{2+} 释放通道被打开，部分终池内储存钙离子 (5) 终池内储存的钙离子被释放，导致肌浆中 Ca^{2+} 水平升高。然后 Ca^{2+} 扩散到肌原纤维 (6) Ca^{2+} 扩散到肌原纤维后与肌动蛋白相关的肌钙蛋白 / 原肌球蛋白复合物（细肌丝）相互作用，使肌动蛋白与肌球蛋白（粗肌丝）相互作用以进行机械运动。随后 Ca^{2+} 扩散远离肌原纤维，该 Ca^{2+} 信号由腺苷三磷酸（ATP）驱动的 Ca^{2+} 泵终止 (7) 钙泵将 Ca^{2+} 泵入纵行肌质网 (8) Ca^{2+} 从纵行肌质网扩散到终池，在那里它通过与 Ca^{2+} 结合蛋白结合被浓缩，以便释放。在动作电位期间进入细胞内的 Na^+ 随后通过 Na^+/K^+-ATP 酶从细胞中排出 (9) 可能还通过 Na^+/Ca^{2+} 交换进行排出 (10) 后一个过程会提高细胞内 Ca^{2+}，也可能由于 Na^+ 电流的延迟失活而引起。为离子泵及其他多个耗能过程提供 ATP 的能量来源是脂肪酸（FA），脂肪酸可来自血清（膳食脂肪酸）或肌内甘油三酯（TG）储备。因此，细胞内 Ca^{2+} 调节过程中的缺陷（Ca^{2+} 释放增加或 Ca^{2+} 摄取减少）或肌膜缺陷均可导致肌质 Ca^{2+} 增加

1∶250 000 不等，但儿童可高达 1∶15 000。虽然对 MH 的病理生理学和遗传学有了更深入的了解，但病死率仍可高达 9.5%[55]。

爆发型恶性高热的治疗

尽早发现和处理恶性高热，能使患者获得更好的预后。MH 的首发征象通常是呼气末二氧化碳（$ETCO_2$）的升高，且这种升高并不会因适当增加通气量而得到缓解。另外，MH 还会有一些非特异性体征包括心动过速、呼吸急促（自主呼吸）和高血压。随后会出现肌肉僵硬、咬肌痉挛、呼吸和代谢性酸中毒。高热则可在病程的早期或晚期出现。其他与 MH 相似的疾病包括败血症、甲状腺功能亢进症和神经阻滞剂恶性综合征（NMS）。如果初步诊断是 MH 发作，则应立即停止使用任何卤化吸入麻醉药，并开始使用 100% 氧气进行过度通气。目前已开发出一种评分系统，能帮助临床医生诊断出真正的 MH 发作（表 24-9）[56]。如确诊是 MH，应立即通知术者，并在静脉麻醉下

尽快终止或中止手术。将活性炭过滤器放置在麻醉机呼吸系统中，能够迅速清除系统中的所有卤化吸入麻醉药，而针对 MH 最明确的治疗方法则是丹曲林钠，一种抑制 Ca^{2+} 病理性释放的乙内酰脲衍生物[57]。丹曲林钠的首次静脉注射剂量为 2.5mg/kg，并且应该重复使用直到 MH 得到改善。对某些爆发型 MH 患者，可能需要给予 10~20mg/kg 的丹曲林钠。与旧制剂相比，一种新型的丹曲林钠制剂（Ryanodex, Eagle Pharmaceuticals, Woodcliff Lake, NJ）能够显著减少药物的溶解时间[58]。连续动脉血气分析有助于追踪治疗效果。另外，还可以应用支持性治疗包括过度通气，纠正酸中毒和高钾血症，积极降温，维持足够的尿量（表 24-10）[59]。

对恶性高热易感者的管理

检测 MH 易感性最可靠的方法是咖啡因 - 氟烷骨骼肌收缩试验，但该试验必须在有经验的检验中心才能进行。此外，补充基因检测可发现家

表 24-9　恶性高热临床评分表

过程Ⅰ：肌张力
全身强直 15
咬肌僵硬 15

过程Ⅱ：肌细胞破坏
CK 升高＞20 000（给予琥珀胆碱后）15
CK 升高＞10 000（未给予琥珀胆碱）15
酱油色尿 10
尿中肌红蛋白＞60mg/L 5
血液/血浆/血清 K^+＞6mEg/L 3

过程Ⅲ：呼吸性酸中毒
$PetCO_2$＞55 机械通气 15
$PaCO_2$＞60 机械通气 15
$PetCO_2$＞60 自主呼吸 15
原因不明的高碳酸血症 15
原因不明的呼吸急促 10

过程Ⅳ：体温升高
体温快速上升 15
围手术期原因不明的体温＞38.8℃ 10

过程Ⅴ：心脏受累
原因不明的心动过速 3
室性心动过速或心室颤动 3

注：CK，肌酸激酶。

表 24-10　对爆发型恶性高热的治疗

停用诱发药物
　卤化吸入麻醉药
　琥珀胆碱
　在麻醉呼吸回路中安装炭过滤器

100% 氧气过度通气

给予丹曲林钠 2.5mg/kg
　依据心率、体温和 $PaCO_2$ 给予丹曲林钠
　连续监测动脉血气

用 $NaHCO_3$ 纠正代谢性酸中毒

控制心律失常
　利多卡因
　避免使用钙通道阻滞剂

积极降温
　体表冰敷，体腔灌洗
　严重病例采用体外循环
　温度降至 38℃时停止降温

纠正高钾血症
　葡萄糖、胰岛素、碳酸氢盐、过度换气
　使用钙剂纠正高钾血症导致的心功能紊乱

症状改善后，需密切监测以防止 MH 复发
　弥散性血管内凝血（DIC）
　肌红蛋白尿

表 24-11　恶性高热中安全与不安全药物

可安全使用的药物	不安全的药物
抗生素	氟烷
抗组胺药	异氟烷
巴比妥类药物	安氟烷
苯二氮䓬类药物	七氟烷
右美托咪定	地氟烷
氟哌利多	琥珀胆碱
氯胺酮	
局部麻醉药	
氧化亚氮	
非去极化肌肉松弛药	
阿片类药物	
丙泊酚	
普萘洛尔	
血管活性药物	

族性受体突变。

　　避免已知诱因是制定恶性高热易感（Malignant Hyperthermia Susceptible，MHS）患者麻醉方案的核心。大多数静脉麻醉药物，如丙泊酚、苯二氮䓬类药物、阿片类药物、非去极化肌松药和氧化亚氮，是可以使用的（表 24-11）。麻醉机的准备包括移除或关闭蒸发器，更换所有一次性组件，并用纯氧冲洗机器（时间需＞2h）。术前和术中，在麻醉呼吸回路两端安装炭过滤器可有效降低卤化麻醉药的含量，使其在回路中的浓度微乎其微[60]。术前不推荐预防性使用丹曲林钠，但应备用。美国恶性高热协会（malignant hyperthermia association of the United States，MHAUS）对 MHS 患者的管理提出了详细的建议。

　　有关此评分系统的详细信息，请参阅 Larach 等人撰写的文献。简单来说，如果在以上六个类别中的前五个得到 15 分，提示情况极差。D6 期总和超过 50 分，几乎可以确诊是 MHMH。D5 期总和在 35～49 分之间，高度怀疑是 MH。

卟啉病

　　卟啉病是由血红素合成途径中某些酶的缺乏引起的，而血红素则是血红蛋白、肌红蛋白和细胞色素的重要组成部分。在肝脏和红细胞中，血红素是由琥珀酰辅酶 A 与甘氨酸经过八个酶促步骤合成的，而每种卟啉病均由八种酶中的某一种

缺乏引起，导致卟啉前体（δ- 氨基乙酰丙酸，卟胆原）的积聚，从而产生毒性效应。有四种急性卟啉病可诱发急性发作包括：①急性间歇性卟啉病（acute intermittent porphyria，AIP，最常见）；②遗传性粪卟啉病（hereditary coproporphyria，HCP）；③斑驳卟啉症（variegate porphyria，VP）；④ ALA 脱水酶缺乏性卟啉病（ALA-dehydratasedeficient Porphyria，ADP，最为罕见）（表 24-12）[61]。

　　AIP 通常发生在年轻成年人中，但女性患者更为常见。AIP 的临床表现包括发热、心动过速、恶心、呕吐、剧烈腹痛、无力、癫痫发作、意识模糊和幻觉。严重肌肉无力时可导致呼吸衰竭。此外，抗利尿激素分泌异常也能引起低钠血症，在极少数情况下，甚至还会发生严重的高血压和脑病。在急性发作期间出现的精神症状往往会被误诊为原发性精神疾病，且这种发作可能持续 1～2 周，而月经周期中的激素变化、禁食、感染以及可诱发该病的药物都可以导致急性发作（表 24-13）。治疗包括去除诱发因素、控制感染以及为骨骼肌无力患者提供支持性治疗。急性发作的特定疗法是输注血红素溶液，该溶液能抑制 5- 氨基乙酰丙酸合成酶，从而减少有毒中间体的生成。此外，肝移植对于部分 AIP 患者也是一种有效的治疗方法。

　　皮肤卟啉病中最常见的是迟发性皮肤卟啉病（porphyria cutanea tarda，PCT）。其他还能导致皮肤病变的卟啉病包括先天性红细胞生成性卟啉病（congenital erythropoietic porphyria，CEP）、红细胞生成性原卟啉病（erythropoietic Protoporphyria，EPP）以及 X 连锁红细胞生成性原卟啉病（X-linked erythropoietic protoporphyria，XLP）。阳光照射会导致皮肤脆弱、起水疱、小疱和大疱。

麻醉管理

　　麻醉的关键是避免使用可能诱发急性卟啉病的药物。然而，术前很难发现易感患者，并且许多药物的潜在诱发作用也尚不明确。目前，在血红素的合成途径中已发现了 300 多种突变，因此，对于治疗的反应也存在多样化。应避免使用巴比妥类药物和依托咪酯。丙泊酚、异氟烷、七氟烷、地氟烷、芬太尼、吗啡和氯胺酮这些药物在卟啉病患者中均已有应用并且未出现并发症。肌松剂可以选择琥珀胆碱、顺式阿曲库铵和罗库溴铵。另外，也可以实施区域麻醉。

　　不明原因的麻醉苏醒延迟或术后肌无力患者应考虑急性卟啉病[62]。在急性发作期，尿液中

表 24-12　卟啉病的分型
急性
急性间歇性卟啉病（AIP）
遗传性粪卟啉病（HCP）
斑驳卟啉症（VP）
ALA 脱水酶缺乏性卟啉病（ADP）
非急性
迟发性皮肤卟啉病（PCT）
先天性红细胞生成性卟啉病（CEP）
红细胞生成性原卟啉病（EPP）
X 连锁红细胞生成性原卟啉病（XLP）

表 24-13　已知能诱发急性卟啉病的药物	
镇静剂	抗菌剂
巴比妥类药物	**磺胺类药物**
依托咪酯	氯霉素
苯二氮䓬类药物	红霉素
镇痛药	氟康唑
喷他佐辛	灰黄霉素
安替比林	克林霉素
氨基吡啶	利福平
罗哌卡因	呋喃妥因
酮咯酸	**其他**
氯胺酮	钙通道阻滞剂
抗惊厥药	可乐定
苯妥英钠	氨茶碱
卡马西平	胺碘酮
丙戊酸	肼屈嗪
奥卡西平	雌激素
乙琥胺	甲氧氯普胺

的卟胆原会显著升高，而通过快速检测试剂盒在 5min 内即可得出结果。

胆碱酯酶紊乱

　　血浆胆碱酯酶（假性胆碱酯酶、丁酰胆碱酯酶）是一种在肝脏中合成的酶。该酶能够水解琥珀胆碱、米库氯铵、普鲁卡因、氯普鲁卡因、丁卡因和可卡因。对于麻醉医师来说，最严重的并发症是使用琥珀胆碱后引起的长时间呼吸暂停。胆碱酯酶的分子遗传机制非常复杂，目前已经发现了 20 种变异，其中一些变异产生的胆碱酯酶活性极低，使琥珀胆碱引起的肌松作用可持续数小时。还有一些变异能使琥珀胆碱的活性延长，但这在临床上不易察觉。少数遗传变异产生的胆碱酯酶能加速琥珀胆碱水解，从而缩短其作用的持续时间。目前尚未发现具有胆碱酯酶遗传缺陷的个体合并有其他病理性疾病，但有证据表明，某些种族的血

浆胆碱酯酶变异可能会对动脉粥样硬化产生保护作用。

获得性胆碱酯酶缺乏症大多是由肝病引起的,但癌症、尿毒症、结缔组织病、营养不良和黏液性水肿等疾病也能导致胆碱酯酶的活性降低。然而,血浆胆碱酯酶必须降低 75% 以上,才能使琥珀胆碱水解出现具有临床意义的明显下降。可能干扰琥珀胆碱代谢的药物包括新斯的明、吡啶斯的明、乙硫氰酸酯、环磷酰胺、氯丙嗪和有机磷杀虫剂。

麻醉管理

术前了解血浆胆碱酯酶的异常情况可以使麻醉医师避免使用经胆碱酯酶水解的药物,从而使麻醉过程顺利进行。然而,胆碱酯酶异常的常见

临床表现是使用琥珀胆碱后出现的长时间呼吸暂停。如果在气管插管后追加琥珀胆碱或者给予非去极化肌肉松弛药后用新斯的明逆转,则可能会更加延长呼吸暂停的时间。

谨慎的临床做法是,在追加肌松药前,确保患者已从初始剂量恢复。同时,应继续机械通气并维持适当的镇静,直至神经肌肉功能完全恢复。

如果使用琥珀胆碱后出现持续性呼吸暂停,应在患者完全恢复后进行实验室检测。非典型胆碱酯酶的遗传方式十分典型,存在三种基因型:正常(EuEu),杂合(EuEa)和纯合异常(EaEa),有两种检测方法可以提供丰富的信息,分别是胆碱酯酶活性水平测定和地布卡因数值检测(表 24-14)。

表 24-14　经典的胆碱酯酶基因型

基因型	胆碱酯酶活性	地布卡因数值 /%	琥珀胆碱引起的呼吸暂停时间 /min
正常(EuEu)	+++	78～86	5
杂合子(EuEa)	++	51～70	15
纯合子(EaEa)	+	18～26	120～300

糖原贮积症

糖原贮积症(glycogen storage diseases,GSD)是由调节糖原合成和分解的酶出现异常引起的遗传性疾病(图 24-5)。这些疾病有多种临床表现并可累及不同的器官(表 24-15)。然而,无论哪类疾病都具有三个共同的关键特征:①在代谢活跃的糖原贮存场所中,由脂肪与蛋白质的代谢导致的酸中毒;②因无法将糖原活化为葡萄糖而反复发生低血糖;③由于积聚的糖原破坏和替换正常组织,从而引发心脏和肝功能障碍。

参与糖原代谢的许多酶由不同的基因调控,并具有不同同工型,因此,每种类型的 GSD 其临床表现都有很大的差异性。

麻醉管理

Ⅰ型(Von Gierke 病;葡萄糖-6-磷酸酶缺乏)

Ⅰ型 GSD 是常染色体隐性遗传疾病。很多患者可存活到成年,而矮小和肝大是其典型特征,常见的症状还有低血糖、酸中毒、癫痫。此外,也有因血小板功能障碍导致出血时间延长的报道。这些患者无法耐受禁食,因此,术前应补充含糖液体。术前高营养支持常用于减少肝糖原的储存。麻醉和手术中反调节激素的释放(肾上腺素、去甲肾上腺素)可引起严重的乳酸酸中毒,而后者又可

导致在麻醉中出现心律失常和心搏骤停。术前静脉补充葡萄糖的剂量应为估算肝脏产糖量的 1.5 倍,这种方法既可以减少胰岛素的分泌又能最大程度降低应激反应的影响。如果发生了酸中毒,应持续地输注碳酸氢盐。对于肝硬化患者,门腔分流术的成功率相对较低。

Ⅱ型(庞贝病;溶酶体酸性葡萄糖苷酶缺乏症)

婴儿型是一种预后极差的致命性疾病。由于溶酶体酸性葡萄糖苷酶缺乏,导致糖原在心脏、肝脏、肌肉和中枢神经系统中异常积聚。患儿常表现为全身无力、肌张力减退和严重的心脏肥大,而糖原在心肌中的积聚,可引起向心性肥厚型心肌病,这使得患者极易出现心律失常。如果在患儿 9 月龄时开始酶替代疗法(enzyme replacement therapy,ERT),可减少心脏糖原的积累。迟发型庞贝病可在年长儿童或成人中发生,但其临床表现相对较轻[63]。迟发型的特点是渐进性肌病,并最终导致呼吸衰竭。术前评估应该包括心电图、超声心动图和肝功能检查。大量病例报告表明,婴儿型易在麻醉期间出现心搏骤停且死亡率较高[64]。而麻醉诱导期使用七氟烷或大剂量丙泊酚则更易引起严重不良心脏事件,特别是在左室质量指数(left ventricular mass index,LVMI)大于

$350g/m^2$ 的患者中。推荐术前应用超声心动图对 LVMI 进行评估[65]。如果条件允许，应优先考虑在局部或区域麻醉下进行手术[66]。如需全身麻醉，推荐应用氯胺酮诱导并进行严密的术中监测。

糖原贮积症Ⅲ型(Forbes 病/Cori 病)

Ⅲ型 GSD 是因淀粉样-1,6-葡萄糖苷酶(糖原去支链酶)的缺乏所引起。该病的临床症状可归咎于糖原代谢异常和过多糖原在肝脏沉积，从而常有肝大和身材矮小等症状，而轻度高脂血症和血清转氨酶升高则是其特征性表现。禁食会引发酮症性低血糖，并且患者在 30 岁到 40 岁可能会发展为肝硬化。当骨骼肌和心肌中缺乏该酶时，会引起肌无力和心肌受损。根据骨骼肌的受累情况，患者可被分为不同的亚组。麻醉期间需关注的问题有巨舌，肌张力低下，对非去极化肌肉松弛药的敏感性，肥厚性心肌病及心律失常。当禁食 4～6h 后，发生低血糖的风险也非常高，因此，术前应经静脉进行葡萄糖的持续补充。即使在麻醉管理极

为谨慎的情况下，也可能发生代谢性酸中毒和酮症酸中毒，因此应避免静脉持续输注乳酸盐。同时，应避免使用琥珀胆碱，因为其可能导致横纹肌溶解。由于可能存在呼吸肌无力、无效咳嗽、分泌物清除不良和麻醉药物残留效应，患者术后可能出现呼吸衰竭等并发症[67-68]。

Ⅳ型(Andersen 病，糖原支链酶缺乏症)

Ⅳ型 GSD 是一种由糖原支链酶(glycogenbranching enzyme, GBE)缺乏引起的非常罕见的疾病，会导致糖原在肝脏、肌肉、神经和心肌中的异常积累。患者的临床表现取决于受累及的组织[69]。该病最为严重的表现形式出现在婴儿期，其特点包括肝脾肿大、发育不良和肌张力低下，到 2 岁时，患儿常会出现食管静脉曲张、门静脉高压和肝硬化。此外，患儿还可能出现肌无力、运动不耐受和劳力性呼吸困难。该病也可以导致扩张型心肌病和充血性心力衰竭。肝移植是治疗该病唯一且有效的治疗方式。另一种神经肌肉病变则多见于

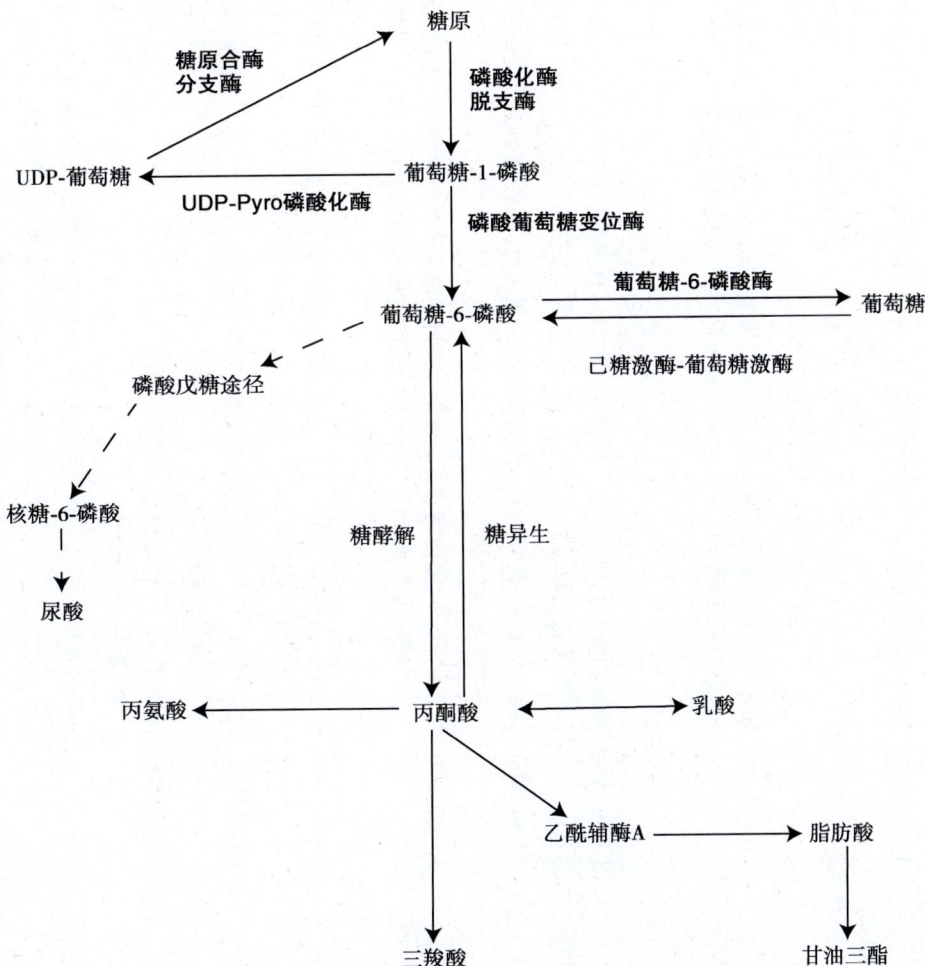

图 24-5　糖原合成和分解的简化途径

(摘自Ozen H. Glycogen storage diseases; new perspectives. *World J Gastroenterol.* 2007; 13: 2541-2553)

表24-15　糖原贮积症的分类

类型命名	患病率	缺陷酶	主要临床表现	实验室检查异常	进行性肌肉骨骼畸形	进行性心脏受累
I型 Von Gierke	1:200 000	葡萄糖-6-磷酸酶	身材矮小，肝大、肝腺瘤、癫痫发作，发育迟缓、黄色瘤、骨质疏松症、炎症性肠病	症状性低血糖，乳酸中毒，甘油三酯升高、血小板功能障碍，尿酸升高、糖尿、高钙尿	肌肉痉挛、运动不耐受	严重的心律失常，禁食时猝死
II型 Pompe早发	1:400 000	溶酶体酸性葡萄糖苷酶（酸性麦芽糖酶）	生长迟缓，发育迟缓，肝大、巨舌症，进行性肌张力减退，<1岁死亡	肌酸激酶（CK）水平显著升高，AST/ALT，LDH升高	渐进性心脏病，呼吸，骨骼肌无力	心脏肥大、左心室向心性肥厚、流出道梗阻、心肌病、CHF、SVT、VT、VF、麻醉时心肺骤停
II型 Pompe迟发	1:400 000	溶酶体酸性葡萄糖苷酶（酸性麦芽糖酶）	20到70岁发作，进行性呼吸衰竭	CK水平显著升高，AST/ALT，LDH升高	慢性进行性肌病	无
IIIa1型 Cori	1:400 000	淀粉样-1,6-葡萄糖苷酶（糖原去支链酶）	儿童期发病的肌无力，肝功能障碍	空腹低血糖，ALT/AST轻中度升高，CK升高、高脂血症	慢性进行性肌病，粗大动作延迟	左心室向心性肥厚，少见心脏功能障碍或心律失常
IIIa2型 Forbes	1:400 000	淀粉样-1,6-葡萄糖苷酶（糖原去支链酶）	儿童期出现肝功能障碍持续至成年消失，成人期发病表现为肌无力	空腹低血糖，ALT/AST轻中度升高，CK升高、高脂血症	慢性进行性肌病，粗大动作延迟	左心室向心性肥厚，少见心脏功能障碍或心律失常
IIIa3型 Forbes	1:400 000	淀粉样-1,6-葡萄糖苷酶（糖原去支链酶）	儿童期出现肝功能障碍持续至成年消失，成人期发病表现为肌无力	空腹低血糖，ALT/AST轻中度升高，CK升高、高脂血症	慢性进行性肌病，粗大动作延迟	左心室向心性肥厚，少见心脏功能障碍或心律失常
IIIa4型 Forbes	1:400 000	淀粉样-1,6-葡萄糖苷酶（糖原去支链酶）	成人期出现肌骨骼肌无力症状	空腹低血糖，ALT/AST轻中度升高，CK升高、高脂血症	慢性进行性肌病，粗大动作延迟	左心室向心性肥厚，少见心脏功能障碍或心律失常
IIIb型 Forbes	1:400 000	淀粉样-1,6-葡萄糖苷酶（糖原去支链酶）	肝功能障碍	空腹低血糖，ALT/AST轻中度升高，CK升高、高脂血症	无	少见心脏功能障碍或心律失常
IV型 Andersen		糖原分支酶	生长发育迟缓、肝脾肿大、肌张力减退、食管静脉曲张、门静脉高压、晚期肝硬化/衰竭、神经病变	CK升高，AST/ALT中度升高	肌病、肌无力、运动不耐受、劳力性呼吸困难、神经系统受累	稳定和进行性扩张型心肌病，CHF
V型 McArdle	1:100 000	肌糖原磷酸化酶	肌糖原异常，运动不耐受、无肝脏受累	阵发性肌红蛋白尿	肌肉痉挛	无

表 24-15　糖原贮积症的分类（续）

类型命名	患病率	缺陷酶	主要临床表现	实验室检查异常	进行性肌肉骨骼畸形	进行性心脏受累
VI 型 Hers	非常罕见	肝糖原磷酸化酶	症状轻微、身材矮小、肝大	空腹酮症性低血糖症、肌红蛋白尿、AST/ALT 升高、近端肾小管肾酸中毒（罕见）	肌张力低下、肌肉痉挛	通常无，罕见情况下出现心力衰竭
VII 型 Tarui	非常罕见	肌磷酸果糖激酶	肌糖原异常、运动不耐受、无肝脏受累	阵发性肌红蛋白尿、溶血性贫血	肌肉痉挛	无
IX 型	非常罕见	糖原磷酸化酶激酶	症状轻微、身材矮小、X 连锁变异的肝大	空腹酮症性低血糖、轻度高脂血症、肌红蛋白尿、AST/ALT 升高、近端肾小管肾酸中毒（罕见）	肌张力低下、肌肉痉挛	通常无，罕见情况下出现心力衰竭
XI 型 Fanconi-Bickel	非常罕见	葡萄糖转运体	肝糖原异常、范科尼肾综合征、身材矮小	肝糖原异常	无	无
0 型	未知	肝糖原合成酶	身材矮小、发育迟缓（22%）、癫痫发作	餐后高血糖和高乳酸血症、复发性酮症性低血糖、代谢性酸中毒、空腹酮尿	无骨骼肌受累	无

摘自 Weinstein DA, Wolfsdorf JI. Glycogen storages diseases: a primer for clinicians. *Endocrinologist*.2002; 12: 531-538; Ozen H. Glycogen storage diseases: new perspectives. *World JGastroenterol*.2007; 13: 2541-2533; Chen M. Glycogen storage diseases. In: Monga SPS, ed. Molecular Pathology of Liver Diseases. *New York*: *Springer*; 2011: 677-681; and Santer R, Schneppenheim R, et al. Fanconi-Bickel syndrome: the original patient and his natural history, historical steps leading to the primary defect, and a review of the literature. *Eur J Pediatr*.1998; 157: 783-797。

成人，表现为腿部感觉缺失、步态失调、排尿困难和认知功能障碍。

V型（McArdle 病）

McArdle 病是常染色体隐性遗传病，是因肌肉中缺乏糖原磷酸化酶所导致的。骨骼肌在持续运动时无法动员糖原储备，因此，运动后抽搐是该病的典型表现。V型 GSD 是一种多系统疾病，通常在青春期发病，表现为进行性肌肉无力、肌痛和耐力不足。在过度运动时可能会出现肌红蛋白尿，这一现象是由横纹肌溶解引起的，并且在使用琥珀酰胆碱后也有可能发生。此外，曾有报道指出该病患者在心脏术后出现了横纹肌溶解及急性肾衰竭[70]。应禁止使用止血带并谨慎进行频繁的自动血压测量。McArdle 病患者是否是 MH 的高危人群目前仍存在争议[71]，然而，丹曲林钠可能对非 MH 相关的横纹肌溶解具有一定的疗效。另外，McArdle 病患者的心肌通常不会受到累及。

VI型（Hers 病）

这种相对良性的疾病是由一种控制肝糖原磷酸化酶的调节酶缺乏引起的，其症状有肝大、轻度低血糖、高脂血症和酮症。随着年龄的增长，可能会出现轻微的心肌病[72]，并且患者也不会发生乳酸酸中毒和高尿酸血症。症状通常随着年龄的增长而改善。已有报道指出，在使用氯胺酮、氟烷和琥珀胆碱进行麻醉后，患者出现了发热和酸中毒，而肝移植已在本病更为严重的患者中得到了应用。

VII型（Tarui 病）

Tarui 病是由肌磷酸果糖激酶缺乏引起的。其表现与 McArdle 病类似，该病以肌肉痉挛为主要特征。Tarui 病患者常表现为运动不耐受和阵发性肌红蛋白尿，但心脏和肝脏通常不受累及。另外，如红细胞中缺乏肌磷酸果糖激酶则可引起慢性溶血性贫血。该病有四种形式：经典型、晚发型、婴儿型（通常是致命的）和溶血型[73]。

IX型

IX型 GSD 是由肝糖原磷酸化酶激酶缺乏引起的，其临床表现与 Hers 病（VI型）类似。这种酶受到多种基因的调控，且存在几种同工酶，因此，临床表现具有明显的多样性，但大多数患者普遍的症状为身材矮小、肌张力低下、肌肉抽搐、运动性肌红蛋白尿和高脂血症。

XI型（Fanconi-Bickel 综合征）

Fanconi-Bickel 综合征是一种罕见的常染色体隐性遗传病，是由葡萄糖转运酶（GLut-2）的突变所致。患者的临床表现包括身材矮小、肝大、葡萄糖和半乳糖不耐受及禁食性低血糖，并伴有典型的近端肾小管性酸中毒。此类患者普遍都能存活到成年[74]。

0型

0型 GSD 是由肝糖原合成酶缺乏引起的肝糖原合成减少，因此，不会出现肝脏肿大。该病的临床症状包括禁食性酮症低血糖、身材矮小和骨质疏松。许多患者并没有临床症状，通常都是在无意中发现低血糖后才诊断出患有此病[75]。由于术前禁食可引起低血糖，因此术前需静脉补充含有葡萄糖的液体。

黏多糖贮积症

黏多糖贮积症（mucopolysaccharidoses，MPS）是罕见的家族性常染色体隐形遗传性疾病。该病是由于特定的溶酶体酶缺乏，无法分解黏多糖，最终导致黏多糖在大脑、心脏、骨骼、肝脏、角膜和气管支气管树中积累[76]。

MPS 有八个分型和几种亚型（表 24-16）。所有类型的 MPS 都具有以下特征，进行性颅面部畸形、关节和骨骼异常、心脏受累以及因肺部感染或心衰导致的早逝。上呼吸道的特征包括：鼻梁塌陷、短颈、巨舌和舌体外伸，这些现象均源于黏多糖的浸润。慢性鼻炎、扁桃体及腺样体肥大以及阻塞性呼吸睡眠暂停是该病常见的症状。每种 MPS 类型的症状从轻微到严重不等，预期寿命也有所不同。

亨特综合征和赫尔勒综合征是 MPS 中最为人所熟知的两种类型。呼吸道感染和心脏病（心脏瓣膜病和心肌缺血）常导致 MPS 患者在幼年时期死亡，而IV型 MPS（Morquio 症）则会导致严重的骨骼畸形。此外，呼吸功能不全合并明显胸壁畸形的情况极为普遍。严重的齿状突发育不良或缺乏常会导致急慢性脊髓病变。由于 MPS 在 CNS 系统中沉积，患者可能出现发育迟缓和脑积水等神经系统表现。除了 Sanfilippo 型（MPS III型）以外，大多型 MPS 都会有心脏受累的现象。MPS 对心肌、心脏瓣膜及传导系统的浸润，常会引起心肌缺血、心肌病和心律失常。

MPS 患者具有面部粗糙（怪面症）、腰椎前凸、关节僵硬、胸廓畸形、身材矮小、角膜浑浊、肝脾肿大等特征。对 MPS 的诊断主要依赖于对尿液中黏

表 24-16　黏多糖贮积症

类型名称	主要临床表现	患病率	缺陷酶	尿液中积累物质	进行性颅面畸形	进行性关节或骨骼畸形	进行性心脏受累
I型(H) Hurler	严重型 Hurler 表现为精神障碍，角膜混浊，<14岁死亡	1:100 000	α-L-艾杜糖苷酶	硫酸皮肤素、硫酸肝素	巨颅、粗糙面容、巨舌、脑积水	关节僵硬、胸腰椎后凸、驼背，可能出现齿突发育不良、颈短、身材矮小	冠状动脉内膜和瓣膜增厚、二尖瓣反流、心脏肥大
I型(S) Scheie	角膜混浊，正常智力者可生存到成年	1:500 000	α-L-艾杜糖醛酸酶	硫酸皮肤素	轻中度粗糙面容、巨舌、颌骨畸形	颈短、正常体型	主动脉瓣反流
I型(H/S) Hurler-Scheie	介于I型(H)和I型(S)之间的表现	1:111 000	α-L-艾杜糖苷酶	硫酸皮肤素、硫酸肝素	巨颅、粗糙面容、巨舌、小下颌	广泛关节受限、颈短、身材矮小	二尖瓣和主动脉瓣的增厚或反流
II型 Hurler	病程变化多变，轻微至严重，可能存在精神障碍，可存活至成年	1:162 000	艾杜糖苷-2-硫酸酯酶	硫酸皮肤素	巨颅、粗糙面容、脑积水	广泛关节受限、颈短、身材矮小	冠状动脉内膜增厚、缺血性心肌病
III A型 Sanfilippo	行为异常，激进	1:1 140 000	肝素-N-硫酸酯酶	硫酸肝素	轻度粗糙面容	轻度关节僵硬、腰椎发育不良、身材矮小	症状最轻至无症状
III B型 Sanfilippo	进行性痴呆、癫痫发作，存活时间20年到30年	1:211 000	α-N-乙酰葡糖苷酶	硫酸肝素	轻度粗糙面容	局限或全身性的关节僵硬、行走困难	症状最轻至无症状
III C型 Sanfilippo	家庭内变异，轻度至先天性畸形	1:1 407 000	α-N-乙酰基葡萄糖-酰胺酶 N-转移酶	硫酸肝素	轻度粗糙面容	局限或全身性的关节僵硬、行走困难	症状最轻至无症状
III D型 Sanfilippo	毛发粗糙、透明角膜	1:1 056 000	N-乙酰氨基葡萄糖-6-硫酸酯酶	硫酸肝素	轻度粗糙面容	局限或全身性的关节僵硬、行走困难	症状最轻至无症状
IV A型 Morquio	矮小型侏儒症，角膜混浊、骨骼发育不良、脊柱骨骺发育不良，最终身高<125cm	1:1 201 000	N-乙酰半乳糖胺-6-硫酸酯酶	硫酸角质素	轻度粗糙面容	关节松弛、严重脊柱后凸、齿状突发育不良、颈短、可能有C1-C2椎体半脱位、身材矮小	主动脉瓣反流
IV B型 Morquio	症状与MPS IV A型类似，但表现较轻，最终身高>120cm	1:248 000	β-半乳糖苷酶	硫酸角质素	轻度粗糙面容	关节松弛、严重脊柱后凸、齿状突发育不良、颈短、可能有C1-C2椎体半脱位、身材矮小	主动脉瓣反流
VI型 Maroteaux-Lamy	Hurler 标志性的症状，角膜混浊，智力正常	1:100 000	N-乙酰半乳糖胺-4-硫酸酯酶	硫酸皮肤素	巨颅、粗糙面容、巨舌	轻度关节僵硬、脊柱后凸、齿状突发育不良、身材矮小	二尖瓣瓣膜增厚或反流
VII型 Sly	高度变化、颗粒细胞中有密集的包涵体	1:2 111 000	β-葡萄糖醛酸酶	硫酸皮肤素	巨颅、粗糙面容	轻度关节僵硬、脊柱后凸、齿状突发育不良、身材矮小	二尖瓣、主动脉瓣增厚或反流、主动脉夹层

摘自 Diaz JH, Belani KG. Perioperative management of children with mucopolysaccharidoses. Anesth Analg.1993; 77: 1261-1270; Yeung AH, Cowan MJ, Horn B, et al. Airway management in children with mucopolysaccharidoses. Arch Otolaryngol.2009; 135: 73-79; and Meikle PJ, Hopwood JJ, Clague AE, et al. Prevalence of lysosomal storage diseases. JAMA.2011; 281: 249-254。

多糖的检测以及对血清、白细胞和成纤维细胞中酶活性的测量，但目前还没有针对 MPS 的特效疗法。然而，根据特定酶的缺失，采用酶替代疗法可以缓解患者的临床症状，但这种方法对心脏和中枢系统方面的改善效果有限[77]。此外，人类干细胞移植（human stem cell transplantation，HSCT）在 MPS 治疗中的作用仍存在争议。

麻醉管理

MPS 患者存在明显的上呼吸道畸形和心肺功能障碍，因此，围手术期管理的风险不容忽视。MPS 患者临床表现具有多样化，需要对每一个患者进行个体化治疗，某些类型的 MPS 会出现严重的气道和心脏问题，而其他的亚型则仅表现为轻度的功能障碍。

MPS 患者的气道管理非常具有挑战性。在麻醉诱导前，应准备好包括口咽通气道、声门上通气装置、视频喉镜和纤维支气管镜在内的所有工具。为减少颈椎损伤的风险，摆放头颈部体位时要格外小心。应优先使用氧气混合七氟烷进行缓慢及可控的吸入诱导，但在诱导过程中，面罩通气可能会比较困难，此时应用声门上通气装置可能会提供一定的帮助。上呼吸道厚实不易压缩的组织、巨舌、气道分泌物多以及头颈部骨骼畸形，都会使喉镜显露非常困难。且只有在确保气道通畅的情况下，才能使用肌肉松弛药[78-79]，MPS 的患者术后普遍都会出现呼吸系统并发症[80]。

对于某些类型的 MPS（如 Hurler 综合征），应进行详细的术前超声心动图评估，因为心功能的异常必定会影响麻醉方式和术中监测手段的选择。

成骨不全

成骨不全（Osteogenesis imperfecta，OI）是一组具有多样化的疾病群，其主要特点是因 I 型胶原的缺失而容易发生骨折（表 24-17）。I 型胶原是骨和皮肤细胞外基质的主要组成成分。大多数类型的 OI 为常染色体显性遗传（Ⅵ型为常染色体隐性遗传），在活产儿中的发病率为 2 万至 5 万分之 1。OI 属于多系统疾病，主要特征有骨质脆、骨质疏松、关节松弛、肌腱无力、心脏异常、蓝色巩膜、血小板功能障碍、气道解剖异常和牙齿发育缺陷。胸廓畸形和脊柱后侧凸可能会导致限制性肺部疾病和呼吸衰竭[81]。

表 24-17　成骨不全患者的麻醉注意事项

分型	临床严重程度	遗传性	突变基因	临床表现	麻醉注意事项	寿命
I	轻度，无畸形	常染色体显性遗传	COL1A/2	骨折频率增加；身材矮小；蓝色巩膜；进行性听力障碍加重	A：牙齿正常 B：牙齿发育不全	长期存活[a]
Ⅱ	围产期具有致命性	常染色体显性遗传	COL1A/2	宫内多发骨折；肢体细小；下肢弯曲；胸腔小；呼吸衰竭		宫内死亡或者出生后 1 个月内死亡
Ⅲ	渐进性畸形	常染色体显性遗传	COL1A/2	生长迟缓；多处骨折；进行性脊柱后侧凸；椎体压缩；蓝色巩膜；牙齿发育不全	气道异常	在 20～40 岁间死亡
Ⅳ	中度畸形	常染色体显性遗传	COL1A/2	宫内骨折；轻微创伤导致骨折；负重时下肢弯曲	A：牙齿正常 B：牙齿发育不全；中面部和下颌骨异常	长期存活[a]
Ⅴ	中度畸形	常染色体显性遗传	未知	宫内骨折；轻微创伤导致骨折；负重时下肢弯曲	潜在的中面部和下颌骨异常	长期存活[a]
Ⅵ	中度到重度畸形	常染色体隐性遗传	未知	宫内骨折；轻微创伤导致骨折；负重时下肢弯曲	可能存在中面部和下颌骨异常的风险	长期存活[a]

[a] 接受恰当的治疗。

摘自 Van Dijk FS, Pals G, Van Rijn RR, et al. Classification of osteogenesis imperfecta revisited. *Eur J Med Genet*.2010；53（1）：1-5；and Stynnowick GA, Tobias JD. Perioperative care of the patient with osteogenesis imperfect. *Orthopedics*.2007；30（12）：1043-1049。

最常见的心脏病变是主动脉瓣关闭不全。主动脉根部扩张可出现主动脉夹层。此外，还可出现二尖瓣脱垂和关闭不全[82]。中枢神经系统的表现包括颅椎关节不稳和寰枢关节半脱位，这些情况可导致四肢瘫痪。此外，脑积水也是常见的症状。

麻醉管理

对 OI 患者需要认真轻柔地摆放体位，因为轻微的创伤都可能引起骨折。应当仔细地评估上呼吸道情况和颈椎活动度，当存在巨颅和短颈等问题时，直接喉镜显露可能会非常困难，可能需要选择其他的插管方法。如果患者既往有心脏瓣膜病史，术前超声心动图检查可能会有帮助。全身麻醉诱导可使用吸入或静脉麻醉。考虑到脊柱创伤和由血小板功能障碍引起的潜在凝血功能障碍风险，一般应避免使用区域麻醉。然而，可以有选择性的应用骶管阻滞[83]。OI 患者术中可能会出现体温轻度升高，但没有证据显示 OI 患者发生恶性高热的风险会增加[84]。

贫血

贫血是在接受麻醉的患者中常见的一种情况。红细胞（RBC）的绝对或相对不足通常是由于失血所致，但也可能是由于遗传性或后天获得性的红细胞生成障碍所引起（表 24-18）。机体可以产生几种生理反应来代偿贫血状态，这些反应包括增加心排出量，增加血容量，降低血液黏度，提高 2,3-二磷酸甘油酸水平（表 24-19）。

据估计，大约 1/3 的输血是为了治疗术后贫血。许多机构已实施了一些术前血液管理策略，其中包括对术前贫血原因的鉴别。该措施的目的就是找到贫血的原因并在择期手术前进行适当的治疗，以减少围手术期的输血需求[85]。

营养缺乏性贫血

铁、维生素 B_{12} 或叶酸（维生素 B_9）的缺乏可分别引起不同类型的贫血。营养性贫血可能是由于摄入不足或对重要物质的吸收障碍引起的。慢性疾病患者常同时存在这些营养素的缺乏，再加上全身炎症反应进一步削弱了机体吸收营养物质的能力，从而导致了慢性病性贫血。

缺铁性贫血通常是由饮食中铁元素摄入不足或存在长期慢性失血引起的。缺铁性贫血患者的

表 24-18　贫血的类型
营养缺乏所致
铁
维生素 B_{12}
叶酸
慢性病贫血
溶血性贫血
球形红细胞增多症
葡萄糖-6-磷酸脱氢酶缺乏症
丙酮酸激酶缺乏症
免疫介导性贫血
药物引起的 ABO 血型不相容
血红蛋白病
血红蛋白 S（镰状细胞）
重型地中海贫血（Cooley 贫血）
中间型地中海贫血
轻型地中海贫血

表 24-19　慢性贫血时增加氧输送的代偿机制
增加心排出量
增加红细胞 2,3-DPG 含量
提高 P-50
增加血容量
降低血液黏稠度

2,3-DPG，2,3-二磷酸甘油酸；P-50，血红蛋白氧饱和度为 50% 时的氧分压。

血象常表现为总血红蛋白含量低，平均红细胞体积（MCV）低（小细胞型贫血）和平均血红蛋白含量（MCH）低（低色素型贫血）。

巨幼细胞性贫血是由维生素 B_{12} 或叶酸缺乏引起的，这些维生素的严重缺乏会抑制骨髓中的细胞分裂和成熟。维生素 B_{12} 的缺乏可能源于摄入不足或吸收不良（恶性贫血）。尽管维生素 B_{12} 或叶酸缺乏会导致巨幼细胞性贫血，但神经功能障碍仅与维生素 B_{12} 缺乏有关，而神经系统的变化由局部大脑和脊髓的脱髓鞘病变所致，神经系统功能障碍可通过维生素 B_{12} 的治疗得到改善。如果患者存在神经功能障碍，则不宜采用区域麻醉。关于氧化亚氮的使用目前还存在争议，因为氧化亚氮会抑制一种依赖于维生素 B_{12} 的酶-甲硫氨酸合成酶的活性，这种酶可催化同型半胱氨酸转化为甲硫氨酸，因此，甲硫氨酸合成酶的缺乏会导致巨幼细胞性变化和神经功能受损[86]。常规麻醉期间短暂使用氧化亚氮不太可能产生有害影响，但

长期或频繁接触氧化亚氮已被证明会导致血液和神经系统出现不良影响。

叶酸缺乏最常见的原因是酗酒、妊娠或吸收不良。

溶血性贫血

红细胞的正常寿命是 120 天，任何导致其过早被破坏的因素都可导致贫血。红细胞过早被破坏原因可能与细胞骨架的脆性、免疫介导损伤或细胞质酶的缺乏有关。

遗传性球形红细胞增多症

遗传性球形红细胞增多症和遗传性椭圆形红细胞增多症均为遗传性疾病，二者都可导致红细胞形态异常且脆弱。异常形态的红细胞会被脾脏清除，贫血的严重程度可分为亚临床、中度或重度。红细胞被过早破坏还会导致胆石症、脾大和黄疸等其他症状。中度到重度的疾病往往出现在婴儿时期，并伴有高胆红素血症。可通过脾切除术来缓解贫血的症状[87-88]，但如果有可能，应尽量避免对幼儿进行脾切除术，因为脾脏切除可引起脾切除术后暴发性感染（overwhelming postsplenectomy infection，OPSI）。OPSI 通常是由荚膜细菌引起，如肺炎链球菌、流感嗜血杆菌、脑膜炎球菌。对胆石症患者一般都可以实施胆囊切除术。

葡萄糖 -6- 磷酸脱氢酶缺乏症

葡萄糖 -6- 磷酸脱氢酶（G6PD）是人类最常见的酶功能障碍疾病。G6PD 是磷酸戊糖途径第一步的催化酶，NADPH 在这一步骤产生，而 G6PD 缺乏症患者的红细胞中缺乏这种物质。NADPH 会增加红细胞对氧化应激损伤的敏感性。氧化应激可能由食用蚕豆、接触药物、感染和代谢紊乱（如糖尿病酮症酸中毒）等因素引起。目前"应激"引起红细胞溶血的机制尚不明确。许多药物和化学物质可引起 G6PD 缺乏症患者发生溶血。尽管麻醉药物引起溶血的可能性很小，但在围手术期应当尽可能避免使用一些常见药物（表 24-20）。还应避免使用促进高铁血红蛋白形成的药物（丙胺卡因、硝普钠）[89]。

丙酮酸激酶缺乏症

丙酮酸激酶可将磷酸烯醇式丙酮酸转化为丙酮酸，并同时产生红细胞 RBCs 近一半的 ATP，因此，丙酮酸激酶的缺乏将极大减少红细胞可利用 ATP 的水平并缩短其寿命。该病临床表现差异很

表 24-20　诱发葡萄糖 -6- 磷酸脱氢酶缺乏症患者发生溶血的药物

阿司匹林（大剂量）	盘尼西林
氯霉素	非那西丁
氨苯砜	非那吡啶
阿霉素	伯氨喹
呋喃唑酮	奎尼丁
异烟肼	奎宁
亚甲蓝	链霉素
萘啶酸	磺胺醋酰
卫生球	磺胺
尼立达唑	磺胺嘧啶
呋喃妥因	

大，可能在婴儿时期即出现贫血和高胆红素血症。此外，丙酮酸激酶缺乏的患者无论是否输血都可能会发生铁超载，因此对铁超载的监测是很必要的。脾切除术可能会增加红细胞的寿命，但妊娠会增加发生溶血的风险。麻醉管理应该关注贫血的程度及其潜在的并发症[90]。

免疫性溶血性贫血

免疫性溶血性贫血可以分为自身免疫性、药源性或同种免疫性。自身免疫性是指体内产生针对红细胞抗原的自身抗体，从而攻击红细胞的情况，而被自身抗体结合的红细胞会因补体级联反应激活而受损。由自身免疫性溶血引起的疾病谱很广。根据它们在不同温度下的活性范围，可将自身抗体进一步分为冷抗体型、温抗体型或混合型。自身免疫性溶血性贫血与感染、恶性肿瘤、淋巴瘤、器官移植和结缔组织疾病有关[91]。在围手术期，暴露于寒冷的环境或输注冷的液体时都可诱发冷抗体型自身免疫性溶血性贫血。体外循环期间的降温可能会导致严重的溶血反应，除非术前进行了血液置换。

药物可以作为半抗原与红细胞膜上的蛋白质结合，形成一种蛋白质半抗原，从而刺激抗体的产生，这些抗体会攻击抗原并裂解红细胞。常见能够引起药物溶血的药物有青霉素、头孢菌素和 α- 甲基多巴。目前尚未证实麻醉药物可通过该机制引起溶血[92]。

同种免疫性溶血性贫血通常在患者接受不相容供体的血液时发生，新生儿溶血就是这种反应的一个实例。这种情况下，先天性抗体会损伤或者破坏"非自身"的红细胞。

血红蛋白病

血红蛋白病的发生源于血红蛋白氨基酸序列中的基因编码出现异常,该异常最终导致贫血和多系统损伤,且这些损伤可能相当严重。正常的血红蛋白(血红蛋白 A)由 4 个分子亚基组成:两个 alpha(α-)球蛋白和两个 beta(β-)球蛋白以及二价铁离子。表 24-21 中列出了正常和异常的血红蛋白。血红蛋白病常见于疟疾流行地区,杂合子血红蛋白病患者可能对疟疾具有抵抗力。然而,纯合子个体由于贫血、铁和血红蛋白前体的过量积累、免疫功能低下、组织缺血和炎症等因素,往往会导致一系列相关疾病的发生。最常见的血红蛋白病是镰状细胞病和地中海贫血,而这两种血红蛋白病也是世界上最严重的遗传性疾病。

表 24-21　血红蛋白变体		
血红蛋白	蛋白链	类型
A	$\alpha_2\beta_2$	正常成人
A2	$\alpha_2\delta_2$	正常成人(不严重)
F	$\alpha_2\gamma_2$	正常胎儿
S	$\alpha_2\beta S_2$	镰状细胞(HbS)
C	$\alpha_2\beta C_2$	HbS(临床疾病)
E	$\alpha_2\beta E_2$	HbE(临床疾病)
Bart	γ_4	α-地中海贫血(死胎)
H	β_4	α-重型地中海贫血

镰状细胞病

镰状细胞病是一种常染色体隐性遗传病,并具有隐性携带的特点。在美国,每 600 个非洲裔美国人中就有 1 个镰状细胞病患者,且有 8% 到 10% 的非裔美国人携带这一基因。

镰状细胞病是由于患者 β 链上的第 6 位氨基酸缬氨酸取代了谷氨酸所导致的,这种替代改变了在缺氧条件下异常血红蛋白的物理特性。当处于低氧分压下,血红蛋白 S 会聚合成纤维状链,将正常的双凹状扭曲成新月形或"镰状细胞"的外观。镰状红细胞相对不灵活,难以通过毛细血管。脾脏就会把这些异常细胞从血液循环中清除出去,从而使红细胞寿命缩短到 12 天至 17 天(正常 =120 天)。镰状细胞病的病理生理特点是毛细血管梗阻、组织缺血和慢性贫血。还有一些没有明确以及尚未发现的机制也会造成其他不利影响(表 24-22)。

表 24-22　镰状细胞病中细胞和组织损伤的机制
毛细血管阻塞导致组织缺血
红细胞和血小板黏附于内皮细胞
凝血系统激活出现血栓形成和/或栓塞
再灌注损伤
溶血和游离血红蛋白的释放
白细胞增多和免疫系统激活
白细胞释放超氧化物造成的自由基损伤
游离血红蛋白的吸收和过氧化物的释放导致一氧化氮的耗竭
细胞因子和炎症介质的释放
内皮损伤
铁积聚

镰状细胞病患者的严重程度具有明显的差异性。一些患者在年幼时就出现严重的并发症甚至死亡,而另一些患者仅有轻微症状。症状的严重程度与新生儿期后残留的胎儿血红蛋白(HbF)含量有关。HbF 含量越高,症状和并发症就越少,而镰状细胞病的临床表现涉及全身的各个系统(表 24-23)。

表 24-23　镰状细胞病的并发症
血液系统:溶血性贫血、再生障碍性贫血、白细胞增多症
脾脏:自发性梗死、脾功能减退症、脾隔离症
中枢神经系统:卒中、脑出血、脑动脉瘤、脑膜炎
肌肉与骨骼系统:疼痛、骨髓增生、缺血性坏死、骨髓炎、骨梗死、骨骼畸形、生长迟缓、皮肤溃疡
心:心脏扩大、肺动脉高压、肺心病、舒张功能不全、心肌病
肺:急性胸痛、哮喘、肺纤维化、肺梗死、睡眠呼吸暂停、肺炎、低氧血症、血栓栓塞
肾:肾乳头坏死、肾小球硬化、肾衰竭
泌尿生殖系统:阴茎异常勃起、感染
肝胆:黄疸、肝炎、肝硬化、胆石症、胆汁淤积
眼:视网膜病变、出血、视力丧失
免疫:免疫抑制、白细胞增多
精神心理:抑郁、焦虑、药物滥用、麻醉剂依赖

一些反复出现的问题严重影响着 SCD 患者的健康,并可以导致严重的发病率和死亡率。血管阻塞性危象(Vaso-occlusive crisis, VOC)是骨骼肌

缺血所致,也是该病首先出现也是最常见的临床表现。VOC 的疼痛程度从轻微到剧烈不等,轻者可通过口服止疼药、休息和补充液体治疗,而严重的 VOC 则需住院治疗,方法包括注射镇痛药物、静脉补液、吸氧、输注红细胞,在某些情况下甚至还需要实施区域镇痛。围手术期 VOC 的发生率为 10%,急性胸部综合征(Acute chest syndrome,ACS)的死亡率为 1% 到 20%,而后者是 SCD 患者面临的最大威胁。ACS 的临床表现有胸痛、呼吸困难、咳嗽、喘息、低氧血症和肺部浸润(需通过影像学确诊)。ACS 的诱发因素包括血栓、栓塞(血凝块、脂肪)和感染。儿童 ACS 的发病率较高,可能与感染有关。ACS 的治疗措施有吸氧、补液、镇痛和呼吸支持。在痰培养结果出来之前,可以经验性的应用抗生素。严重或常规治疗无效的患者可能需要输注红细胞。腹部手术后 ACS 的发病率是 10% 到 20%。可能引起术后 ACS 的因素有疼痛、腹带固定、镇痛药和通气不足。通过术前输注红细胞和术后采用诱发性肺量计可有效降低术后发生 ACS 的风险。当红细胞清除速率大于其生成速率时就会出现脾脏阻断危机,之后很快就会出现严重的贫血和血流动力学不稳,脾脏阻断危机可能是临床脾切除术的一个指征。需要将 SCD 患者的红细胞生成率持续维持在较高水平。由病毒感染(细小病毒 B19)引起的轻度骨髓抑制可能诱发再障危象。在 SCD 患者中,哮喘的发生率高达 50%,而肺动脉高压则达到 10%。当存在上述任何一种情况时,死亡率都会增加[93]。

镰状细胞病患者的预防性治疗包括口服羟基脲以促进 HbF 的生成,接种肺炎链球菌疫苗以降低败血症的风险,以及对 5 岁以下儿童每日给予青霉素。当贫血严重或者作为减少 HbS 含量的预防措施时,可以进行输血。骨髓移植可以治愈该病,尤其适用于重度患者。目前正在研究通过敲出和修饰镰状细胞病患者特有的骨髓基因来增加 HbF 的产生[94]。

麻醉管理

患有镰状细胞病的患者常需接受麻醉和手术。在综合性镰状细胞病门诊登记的患者一般都会有高年资的血液病专家对其目前状况进行评估,因此门诊记录可以提供重要的信息。术前评估的目的主要是识别潜在的器官功能障碍,对于既往存在呼吸困难,心电图异常,功能限制或肺心病指标的患者都应在术前进行超声心动图检查。SCD 患者超声心动图常见的表现有左心室肥大、右心室扩张、心房扩张、肺动脉高压。

术前输注红细胞使血红蛋白达到 10g/dl,可以降低镰状细胞病的并发症(ACS、VOC)的发生。在大多数情况下,单纯的输血要优于血液置换,而血液置换更适用于体外循环患者的术前准备。SCD 患者发生同种异体免疫反应的风险较高,然而,获得匹配的红细胞却可能需要耗费一定的时间。

在围手术期,应采取积极措施来维持患者正常的体温和血容量。如止血带的使用关系到手术成败时,则可以使用,但使用止血带引起并发症的概率是 12%。

有证据表明,麻醉药品的使用是引起术后 ACS 的原因之一,因此,建议采用区域麻醉和非麻醉性镇痛药,以减少对麻醉药物的需求。已有研究表明,对剖宫产患者应用椎管内麻醉可以减少围手术期出血和对术后镇痛药物的需求[95]。如果必须使用麻醉药品,应严密监测患者的血氧和镇静水平。早期识别和积极治疗是成功治疗 ACS 的关键[96-97]。

地中海贫血

地中海贫血是由血红蛋白的组成部分 α-珠蛋白或 β-珠蛋白生成不足引起的。α-珠蛋白生成不足引起 α-型地中海贫血,β-珠蛋白生成不足引起 β-型地中海贫血。该病导致正常血红蛋白数量减少,从而引起贫血现象,而一种类型的血红蛋白链生成不足并不会被另一类型的生成不足所弥补。通常情况下,珠蛋白的生成保持在正常水平,但却出现了过量合成的现象,然而这些过量的珠蛋白没有功能,因为它们没有与正确的珠蛋白配对以形成有功能的四聚体。并且这些过量且未配对的蛋白链会引起细胞和组织损伤。此外,无效的红细胞生成会导致严重的骨髓增生、骨骼畸形,以及骨骼脆性。多系统损伤是由多种机制引起的,而这些机制同样也是 SCD 的致病因素。

地中海贫血的严重程度可分为轻型、中间型和重型三种,这一分类与珠蛋白链的生成不足密切相关。虽然许多轻型地中海贫血患者无须输血,但常规输注红细胞可以维持足够的血红蛋白水平,抑制骨髓增生和髓外造血。然而,常规输血又不可避免地会导致铁超载,后者会导致心脏、肝脏、免疫系统和内分泌系统的功能障碍。螯合疗法可以有效减少体内的铁超载。对于严重的患者,可以考虑实施骨髓移植。

麻醉管理

地中海贫血患者通常需要在麻醉下接受胆囊切除术、脾切除术、建立静脉通路和骨骼畸形矫治等手术。术前评估应包括血红蛋白水平的检测以及寻找因铁超载导致心脏、肝脏和内分泌功能障碍的证据。该病患者发生同种异体免疫反应的几率很高，并且交叉配血可能需要相当长的时间。

面部畸形会导致气道管理困难[98]。有报道指出，髓外骨髓沉积物会导致自发性出血的情况。尽管腰麻已成功用于剖宫产手术，但如椎管内存在骨髓沉积物仍视为腰麻的相对禁忌证。

结缔组织病

四种最常见的结缔组织病是类风湿性关节炎（rheumatoid arthritis，RA）、系统性红斑狼疮（systemic lupus erythematosus，SLE），系统性硬化症（systemic sclerosis，SSc，也称硬皮病）和炎症性肌病[皮肌炎（dermatomyositis，DM）/多发性肌炎（polymyositis，PM）]。尽管很多患者都有明确的疾病，但仍有很多患者患有重叠综合征，呈现出不同结缔组织疾病的特征。尽管可以确定免疫系统参与了导致临床症状的一系列病理变化过程，但结缔组织病的病因目前仍尚未明确。此外，这些结缔组织病都会对关节和其他系统产生影响。

类风湿性关节炎

RA是一种慢性自身免疫性和炎症性疾病，其主要特征是对称性的多关节病变和全身性症状。尽管RA的病因尚不明确，但对其发病机制的相关研究仍在进行。环境因素和遗传易感性之间存在相互作用，从而引发了RA的进程。此外，吸烟、接触二氧化硅、感染和牙周疾病均能增加RA的发生风险。活化的内皮细胞能吸引刺激T淋巴细胞和B淋巴细胞的黏附分子，而细胞因子（肿瘤坏死因子[TNF]和白细胞介素）的释放会加速炎症级联反应。另外，B淋巴细胞产生的自身抗体（类风湿因子）又进一步加速了细胞因子的释放[99]。75%的RA患者可以不同程度地检测到类风湿因子。RA的病理过程始于滑膜细胞增生，随后淋巴细胞、浆细胞、巨噬细胞和成纤维细胞浸润，最终导致软骨和关节表面被破坏。

RA患者双手的掌指关节和指间关节最先受累，而膝关节是腿部最易受累的关节。85%的患者

会有高位颈椎的受累，并且寰枢关节和枢椎下关节的不稳定可以导致脊髓受压。颈椎X线平片和CT能显示骨骼的变化，而磁共振更适用于评估脊髓的情况，但脊髓受压程度可能与症状无关。尽管这种情况非常罕见，但在喉镜显露和气管插管后发生脊髓损伤的病例已有报道[100]。类风湿结节或血管翳的形成可导致硬膜内脊髓受压。RA还常会影响喉部的关节，导致声带活动受限和喉黏膜水肿，病情进一步发展可出现气道梗阻。喉部病变和颞下颌关节炎性改变可使喉镜显露和气管插管更加困难。

RA在关节外及对全身的影响呈现出多样化特征（表24-24）。心血管疾病是RA导致死亡的常见原因，并且亚临床心功能不全的发生率也很高。20%至50%的类风湿性关节炎患者会发生心包炎，并可导致限制性心包炎和心包填塞。其他心血管疾病还包括冠状动脉疾病、心肌炎、主动脉炎（主动脉根部扩张、主动脉瓣关闭不全）、舒张功能障碍、心律失常和肺动脉高压[101]。肺部病变包括间质性肺病、氧弥散功能下降、阻塞性和限制性肺病、肺结节和胸腔积液。而几种抗风湿药可引起或加重肺部损伤[102]。由RA直接引起的肾脏疾病并不常见，但肾小球肾炎和肾淀粉样变性会导致肾衰竭。几乎所有RA患者都存在轻度贫血，这可能是由红细胞生成减少或药物治疗的副作用引起的。

表 24-24 类风湿关节炎的关节外表现

皮肤	外周神经系统
雷诺现象	卡压综合征
指（趾）坏死	单神经炎
眼	中枢神经系统
巩膜炎	硬脑膜结节
角膜溃疡	坏死性血管炎
肺	肝
胸腔积液	肝炎
肺纤维化	血液系统
心	贫血
心包	白细胞减少症
心脏压塞	
冠状动脉炎	
主动脉瓣关闭不全	
肾	
肾间质纤维化	
肾小球肾炎	
淀粉样沉淀	

RA 所致的神经系统并发症包括由关节破坏引起的周围神经压迫以及由供应受累神经的血管炎（神经滋养血管）导致的非压迫性神经病变。颈椎病可能是由颈椎椎管压迫引起的。类风湿血管炎可影响脑血管，进而引起头痛、偏瘫、失语和意识不清。

引起 RA 的免疫炎症调节机制非常复杂，单一药物治疗不太可能完全治愈。目前有四类抗风湿药物：非甾体类抗炎药（NSAIDs）、糖皮质激素、改善病情的抗风湿药（DMARDs）和生物制剂 DMARD。NSAIDs 可减轻疼痛和炎症，但对疾病的最终进程影响不大。糖皮质激素是具有很好的疗效，但是长期应用所带来的副作用限制了它的使用。DMARDs 靶向作用于 T 淋巴细胞和 B 淋巴细胞。在 DMARDs 中，已明确了甲氨蝶呤具有很好的疗效，并且该药也是治疗 RA 的首选药物。生物制剂 DMARD 则针对 TNF 和白介素等炎症介质进行干预。生物制剂 DMARD 可能的副作用包括增加对感染和癌症的易感性（表 24-25）[103]。外科手术如滑膜切除术、肌腱松解术和关节置换术，可用于缓解疼痛以及恢复关节功能。

麻醉管理

RA 是一种临床表现多样的多系统疾病。尽管 RA 引起的关节功能障碍很明显，但 RA 对心脏、肺、肝、CNS 及肾脏的影响往往不易察觉。在为患有 RA 的患者制定麻醉方案时，必须考虑全身系统功能障碍的类型和严重程度[104]。

RA 患者的颞下颌关节、环杓关节以及颈椎的关节炎病变，可能会使直接喉镜显露和气管插管变得困难。RA 患者中寰枢关节半脱位的发生率可能超过 40%，而颈部屈曲则可能对脊髓造成压迫。然而，多数 RA 患者可能没有颈椎疾病的症状（图 24-6），如果无法确定颈椎受累程度，建议术前进行影像学检查（X 射线、CT、MRI）。建议采用尽量减少颈椎活动的插管方法。可以考虑清醒插管、可视喉镜或可弯曲支气管镜辅助气管插管。环杓关节炎会导致喉头水肿，从而使声门入口缩小，因此需选用比预期更小的气管导管。

类风湿病变对心血管系统的累及程度将对麻醉药物的选择及术中监测等级产生影响，对伴有严重肺部疾病的患者，应预料到术后需要呼吸支持。

接受糖皮质激素治疗的 RA 患者可能需要在围手术期补充糖皮质激素。阿司匹林及其他

表 24-25 结缔组织病治疗药物的不良反应	
药物分类	**副作用**
激素	高血压、骨质疏松、高血糖
免疫抑制剂	
甲氨蝶呤	肝毒性、贫血、白细胞减少症
硫唑嘌呤	胆汁淤积、白细胞减少症
环孢素	肾毒性、高血压、低镁血症
环磷酰胺	出血性膀胱炎、胆囊抑制
来氟米特	肝毒性、体重减轻、高血压
吗替麦考酚酯	恶心、呕吐、腹泻
肿瘤坏死因子拮抗剂	
依那西普	感染、肺结核
英夫利昔单抗	淋巴瘤、心力衰竭
阿达木单抗	感染、T 淋巴细胞淋巴瘤、疲劳
戈利木单抗	感染、淋巴瘤
赛妥珠单抗	感染、淋巴瘤
白介素 1 拮抗剂	
阿那白滞素	感染、皮肤刺激
白介素 6 拮抗剂	
托珠单抗	感染、头痛、口腔炎、发热
T 淋巴细胞抑制剂	
阿巴西普	感染
抗 CD20 单克隆抗体	
利妥昔单抗	感染、输液反应
Jak 激酶抑制剂	
托法替尼	感染、贫血、白细胞减少症
抗疟疾药	
羟氯喹	肌病、视网膜病
抗生素	
柳氮磺吡啶	恶心、白细胞减少症、肝毒性
重金属螯合剂	
青霉胺	自身免疫性皮肤病、肾小球肾炎
阿司匹林	血小板生成障碍、消化性溃疡、过敏
非甾体消炎药	消化性溃疡、白细胞减少症、冠状动脉疾病
环氧化酶-2 抑制剂	肾毒性、心血管功能异常
金制剂	再生障碍性贫血、皮炎、肾炎

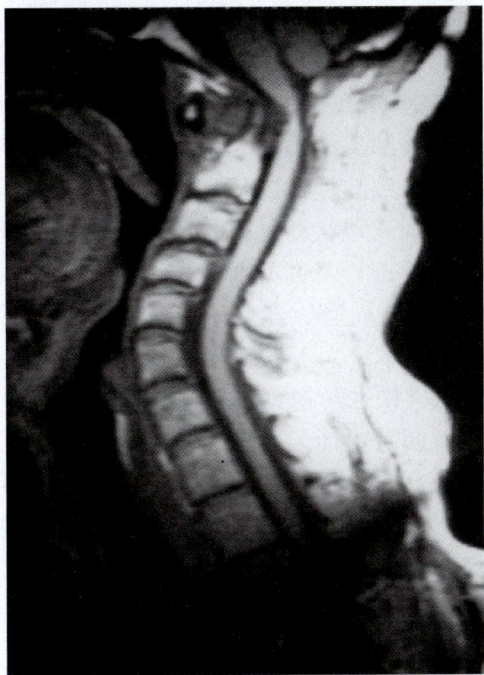

图 24-6　类风湿关节炎患者颈椎的磁共振成像。虽然患者没有神经系统症状，但高位颈椎有严重的椎管狭窄

抗炎药物会干扰血小板功能，导致凝血功能异常。改变免疫功能的抗风湿药物会增加术后感染的风险，尽管甲氨蝶呤似乎不会增加感染的风险，但仍建议在术前停用抗肿瘤坏死因子的生物制剂[105]。

对关节活动受限的患者需要在术中谨慎的摆放体位，应将肢体置于最适宜的位置，以降低神经血管受压的风险，并避免进一步的关节损伤。术前检查关节活动度有助于确定肢体和头部应如何摆放。可以采用区域麻醉方式，但必须根据个体情况进行调整。在决定是否进行区域麻醉时，必须考虑以下因素：关节畸形对神经定位的影响、血小板功能障碍的可能性以及患者在一段时间内对体位的耐受能力等因素[106]。

系统性红斑狼疮

系统性红斑狼疮（SLE）是一种由遗传易感性、环境因素以及先天性免疫和获得性免疫功能异常等因素相互作用引起的多系统疾病。补体级联反应，B 淋巴细胞免疫，T 淋巴细胞信号转导，凋亡清除机制的缺陷也被认为是导致这种疾病的原因。大部分 SLE 患者血液中可检测出抗 DNA 抗体、抗磷脂抗体、抗心磷脂抗体和狼疮抗凝物。系统性红斑狼疮的多种临床表现无疑与许多影响免疫系统的基因有关[107]。环境因素包括紫外线暴露、维

生素 D 缺乏及感染。此外，有多种药物也能导致 SLE 的发生，包括可乐定、依那普利、卡托普利、肼屈嗪、甲基多巴、异烟肼和普鲁卡因胺。

SLE 的临床表现多种多样，其中有多种都可能危及生命。最常见的特征性表现是多发性关节炎和皮疹。关节炎具有游走性，可累及任何关节，包括颈椎。1/3 的 SLE 患者可以出现典型的面颊处皮疹。60% 的 SLE 患者会出现肾脏疾病，并且是导致患者疾病恶化的重要原因之一。狼疮性肾炎可引起蛋白尿、肌酐清除率降低和高血压，有 10%～20% 的患者需进行透析或肾移植治疗。狼疮的 CNS 症状是由血管炎引起的，主要表现有癫痫、卒中、痴呆、精神病、脊髓炎和周围神经病变。

SLE 的心血管表现有心包炎、加速型动脉粥样硬化、非感染性心内膜炎（Libman-Sacks）、心室功能不全和心律失常。虽然心包积液很常见，但心包填塞并不常见。SLE 的肺部表现包括浆膜炎、间质性肺疾病、肺栓塞、肺出血和肺动脉高压。肺功能检查的典型表现是限制性通气功能障碍和肺弥散功能下降[108]，此外，环杓关节炎可引起声嘶、喘鸣和上呼吸道梗阻。SLE 的胃肠道表现包括食管蠕动减弱、腹膜炎、胰腺炎、肝炎和肠道缺血。

尽管 SLE 的症状多种多样，且缺乏特定的治疗方法，但 SLE 患者的生存率已有明显提高。抗疟疾药羟氯喹和氯喹可以抑制细胞因子和 TNF-α 的产生，并能延长患者的生存期。IVIG 可诱导特定患者进入缓解期。狼疮性肾炎可用多种药物治疗，包括糖皮质激素、环磷酰胺、硫唑嘌呤、他克莫司和甲氨蝶呤。近期研究表明，如利妥昔单抗、贝利尤单抗和依帕珠单抗等单克隆抗体显示出良好的疗效。然而，任何一种治疗 SLE 的药物都有很明显的副作用（表 24-25）[109]。

麻醉管理

由于 SLE 的复杂影响，因此，对 SLE 患者进行细致的术前评估显得尤为重要[110-111]。如果临床病史提示存在心肺功能不全则需要进行术前胸部 X 光检查、肺功能检测、超声心动图检查。此外，术前还需要对肾功能进行评估。尽管肝功能轻微改变很普遍，但这些影响并不明显。SLE 患者的感染风险会增加。

SLE 患者很少发生颈椎关节炎，因此，气管插管通常并不困难。然而，考虑到可能出现的喉部受累和上呼吸道梗阻，仍应对喉部功能进行临床

评估。如果出现插管后喉部水肿或喘鸣等症状，则静脉注射糖皮质激素可有效缓解。

治疗 SLE 的药物会影响麻醉药物的选择，接受糖皮质激素治疗的患者通常需要在围手术期继续应用类固醇药物。环磷酰胺可抑制胆碱酯酶，可能延长琥珀胆碱的反应时间。此外，硫唑嘌呤可增加非去极化肌肉松弛药的剂量需求。

系统性硬化病（硬皮病）

系统性硬化病（SSc）的特征是毛细血管发生病变，导致皮肤、血管和内脏器官出现炎症和纤维化。当环境诱发因素作用于具有遗传易感性的个体时，可能引发自身免疫反应，从而释放出导致水肿及加速组织纤维化的炎症介质[112]。

该病会使皮肤出现肿胀和增厚，最终进展为纤维化和紧绷，从而导致关节僵硬。雷诺现象在 SSc 患者中的发生率高达 85%，并且可能是该病的首发症状。

超过 80% 的 SSc 患者会发展成间质性肺病，并进一步会演变为肺纤维化和肺动脉高压，而肺动脉高压和右心室衰竭是 SSc 患者的主要死亡原因[113]。SSc 的心脏表现包括心肌纤维化、传导系统纤维化和心包炎。超声心动图可能会提示收缩功能减退和舒张功能障碍[114]。

肾功能障碍是一种常见的并发症，通常是由肾血管病变引起的。5% 的 SSc 患者会出现硬皮病肾危象，并伴有高血压、视网膜病变和肾功能快速恶化[115]。SSc 患者胃肠蠕动减弱，频繁发生的胃食管反流以及吸入性肺炎将加重肺功能障碍。小肠和结肠蠕动减慢可导致假性肠梗阻。

治疗旨在通过应用免疫抑制剂来调节免疫系统，这些药物包括环磷酰胺、麦考酚酸莫酯、硫唑嘌呤和甲氨蝶呤。血管紧张素转换酶抑制剂常用于治疗高血压。目前正在研究针对 B 淋巴细胞和细胞因子的单克隆抗体。干细胞移植对某些特定的患者具有很好的效果[116]。

麻醉管理

SSC 和其他的结缔组织病一样属于多系统疾病，也具有多种不同的临床表现。麻醉方式必须基于存在哪些脏器功能障碍及其严重程度来决定。

气管插管可能非常困难，因为纤维化和紧绷的皮肤会明显限制颞下颌关节的的活动度，因此，可能需要在清醒状态下进行纤维支气管镜的辅助插管，特殊情况下还可能需要进行气管切开。由于鼻腔黏膜的脆弱增加了经鼻气管插管导致严重鼻出血的风险，因此，应首选经口气管插管。

食管蠕动障碍和胃食管胃肠反流会增加麻醉期间吸入性肺炎的发生风险。由间质性肺病和肺动脉高压导致的慢性缺氧在临床上非常常见。心肌功能受损或冠状动脉粥样硬化的患者可能需要在手术期间进行有创心血管监测和超声心动图检查。此外，外周静脉建立困难的患者还需接受中心静脉置管术。大多数 SSc 患者都伴有肌肉病变，可能对肌肉松弛药物更为敏感。

区域麻醉可能是全身麻醉一种合适的替代方案，但 SSc 患者对局麻药物的反应时间可能会延长[117]。另外，SSc 患者也会经常向麻醉医生咨询雷诺现象的治疗方式。

炎症性肌病（皮肌炎/多发性肌炎）

炎症性肌病包括五种疾病：皮肌炎（inflammatory myopathies，DM）、多发性肌炎（PM）、坏死性自身免疫性肌炎（necrotizing autoimmune myositis，NAM）、包涵体肌炎（inclusion-body myositis，IBM）和重叠性肌炎。尽管这 5 种疾病的临床表现不一样，但都伴有严重的肌肉无力和非感染性肌肉炎症。循环系统中常能检测出自身抗体[118]。

DM 在 5 种类型中最为常见，是由自身抗体引起的补体系统激活导致的肌肉坏死。该病的特点是近端肌肉无力和特征性皮疹，这种皮疹的表现包括眼睑出现紫色色素沉着（向阳性皮疹）、眶周水肿以及指关节出现鳞状红斑（Gottron 丘疹）。DM 在儿童和成人中均可发生。PM 的症状主要是肌肉痛和 20 岁左右出现的近端肌肉无力。50% 的 DM 和 PM 的患者患有肺部疾病，表现有间质性肺炎、肺泡炎和支气管肺炎，并且吸入性肺炎也很常见[119]。心肌纤维化可导致充血性心力衰竭和心律失常。

NAM 患者的典型症状是急性严重的近端肌无力，而 IBM 患者的典型症状则是缓慢出现的近端肌无力和频繁摔倒。

对 DM、PM 和 NAM 的治疗通常先采用糖皮质激素，随后使用免疫抑制剂（硫唑嘌呤、甲氨蝶呤、环孢素、霉酚酸酯），而 IVIG 和利妥昔单抗在炎症性疾病的治疗中也取得了成功。目前还没有任何药物被证实对 IBM 的治疗有效。

麻醉管理

有关炎症性肌病患者的麻醉经验报道是非常

有限的。DM 患者颞下颌关节活动度有限,张口度减小,硬质直视喉镜显露通常很难完成插管,常需采用其他方法。为 PM 患者进行气管插管通常并不困难,但吞咽困难和胃食管反流比较常见,并可能增加吸入性肺炎的风险。PM 患者常发生需外科手术干预的胃肠穿孔。由于心功能不全可能处于亚临床状态,因此,术前超声心动图检查可能具有参考价值。

麻醉医生应预料到炎症性肌病患者对肌肉松弛药物的反应各不相同。由于琥珀胆碱可能导致高钾血症,因此要谨慎或避免使用,应将短效非去极化肌肉松弛药物作为首选药物。对于严重肌无力或者伴有间质性肺病的患者可能需要术后机械辅助通气。

皮肤病

大多数的皮肤病都具有局限性,在麻醉期间很少引起全身反应或并发症。大疱性表皮松解症(Epidermolysis bullosa,EB)和天疱疮这两种起疱

性皮肤病都能引起围手术期的并发症。

大疱性表皮松解症

大疱性表皮松解症(EB)是一种罕见的皮肤病,由先天遗传或后天获得。遗传性 EB 患者皮肤层的内在锚定结构系统中存在异常,而获得性患者是一种自身免疫病,产生的自身抗体破坏皮肤和黏膜的基底膜,最终导致正常细胞间桥的缺失、皮肤层分离、真皮内积液和大疱形成(图 24-7)。已经发现了多种导致皮肤结构异常的基因突变,EB 可能有多达 30 种亚型。临床上根据皮肤分离的部位将其分为四种:单纯型大疱性表皮松解症(epidermolysis simplex,EBS),表皮内分离;交界型大疱性表皮松解症(junctional epidermolysis,JEB),透明板分离;营养不良型大疱性表皮松解症(epidermolysis bullosa dystrophica,DEB),致密层下分离;Kindler 综合征(混合型 EB),分离部位涉及各层[120]。

EBS 型通常是良性的。JEB 型中的某些子型侵及气道并成为 1 岁儿童的致死原因[121]。

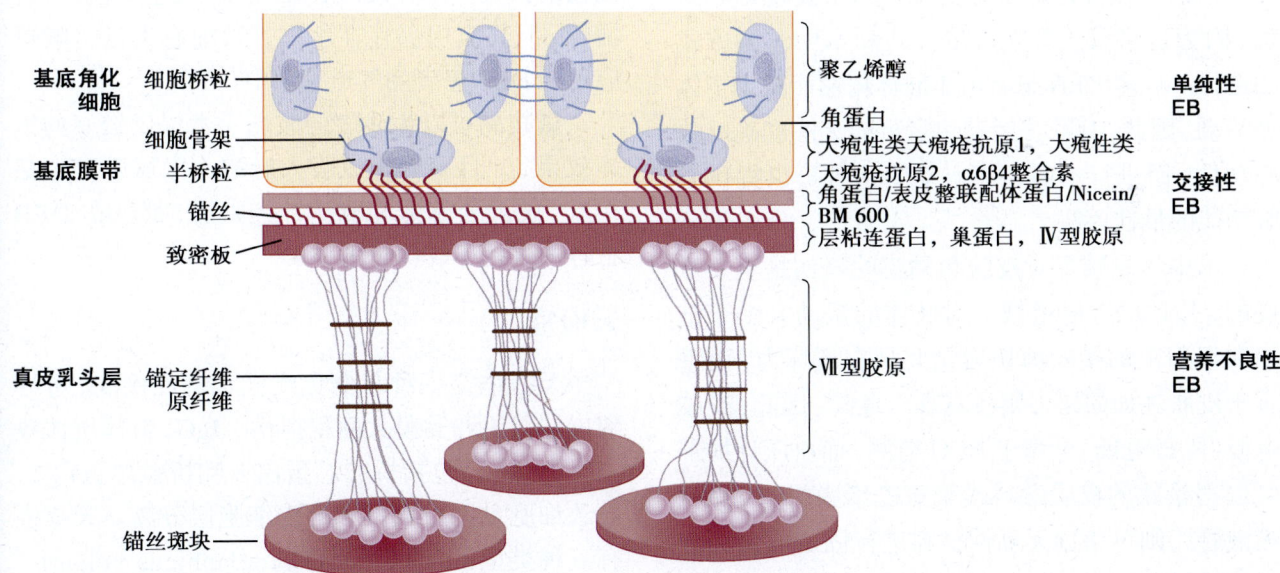

图 24-7 皮肤区域的超微结构
这张图展示了不同类型的大疱性表皮松解症中皮肤分离发生的部位

DEB 型是由Ⅶ型胶原蛋白缺陷引起的,进行性水疱和瘢痕形成会导致手指和脚趾严重畸形,并形成假性并指(图 24-8)。此外,皮肤的继发感染和恶变也很常见。食管受累后会产生吞咽困难、食管狭窄和营养不良。扩张型心肌病的患者会出现心功能不全、主动脉根部扩张和心内血栓形

成[122]。营养不良和反复感染引起的贫血很常见,而链球菌感染会导致蛋白尿性肾小球肾炎。牙釉质发育不全的患者通常需要进行大面积的牙齿修复。DEB 患者的存活年龄常低于 30 岁。

针对 DEB 的内科治疗尚未取得显著成效。基因治疗、注射成纤维细胞和骨髓干细胞移植都正

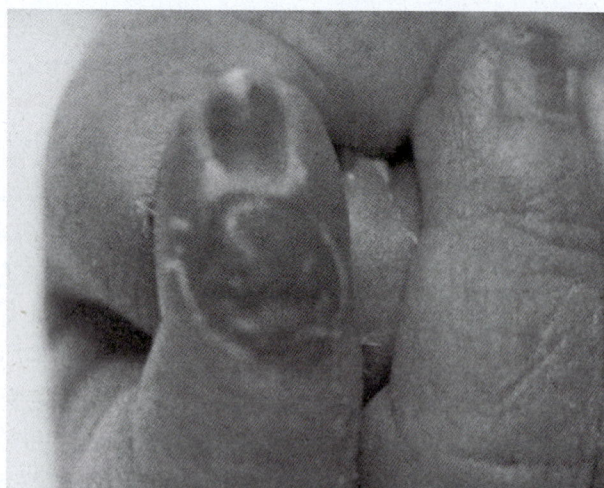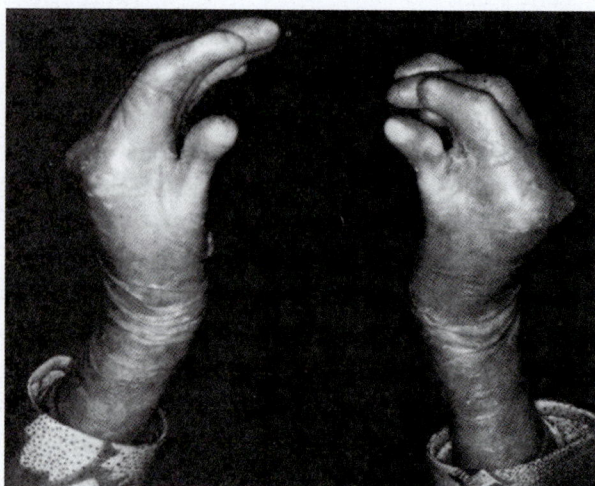

图 24-8 大疱性表皮松解症

A：新生儿大疱性表皮松解症手指部位的大疱性损害；B：年长儿童的手部出现表皮松解症，导致严重的疤痕形成和假性并指畸形（图片由 Courtesy of James E. Bennett, MD, Division of Plastic Surgery, Indiana University School of Medicine, Indianapolis, IN 提供）

在研究之中。手术治疗的目标是改善手的功能和营养状况。

麻醉管理

术前应该考虑患者是否存在未被发现的心肌病，因为这将直接影响麻醉方式和术中监测方式的选择。许多 DEB 患者由于肢体畸形而减少了体力活动，因此，其既往运动耐量可能无法准确反映心功能，而进行术前超声心动图检查可以提供心脏功能的最佳评估。

术中尽量减少对皮肤和黏膜的损伤是至关重要的，并且也应尽量减少对肢体的搬动。由于施加在组织上的横向剪切力尤其具有破坏力，而垂直于皮肤施加的压力则没有那么危险，因此，凝胶电极（除颤电极）可用于 ECG 监测，而血压计袖带可以用松软的棉质敷料或聚氯乙烯膜衬垫，静脉输液管路则可通过无黏性材料进行固定或采用缝合加以固定。

尽管存在多种潜在风险，但在具有 DEB 管理专业知识的中心进行治疗时，患者对麻醉的耐受性通常都比较良好。常见外科手术术式包括手部重建术、牙齿修复术、食管扩张术和胃造瘘术。静脉诱导和吸入诱导在 DEB 患者中都已得到了成功应用，而在操作过程中应用润滑材料可以最大程度减少面罩带来的创伤。由于口咽部擦伤可导致大疱形成和出血，因此，所有气道器械必须充分润滑。为 DEB 患者进行气管插管通常都没有什么难度，但口腔瘢痕伴小口畸形和舌体僵硬却会增加气管插管的难度，因此，可能需要应用纤维支气管镜辅助插管。已有人为 DEB 患者实施了经鼻气管插管，但其应用仍存在争议。目前有人已将喉罩应用于 DEB 患者的气道管理中[123]。

氯胺酮可以为浅表的肢端手术提供较好的镇痛效果，并且不需辅以吸入麻醉。区域麻醉包括腰麻、硬膜外麻醉和臂丛神经阻滞，都已在 DEB 患者中得到了成功应用。

天疱疮

天疱疮是一种自身免疫性水疱性疾病，可导致皮肤组织和黏膜大面积损伤。IgG，自体抗体攻击桥粒蛋白，包括桥粒芯蛋白 3 和桥粒芯蛋白 1，导致细胞黏附力丧失和上皮细胞层分离。天疱疮有五种类型：寻常型天疱疮（pemphigus vulgaris，PV）、落叶型天疱疮、红斑型天疱疮、药物诱发型天疱疮和副肿瘤型天疱疮。有超过 50 种药物被认为可以引起天疱疮[124]。

PV 是五种类型中最常见的一种，由于它会出现口腔病变，因此对麻醉医生来说尤为重要，故对麻醉评估最为重要。有 50%~70% 的 PV 患者会出现口腔病变，并且口咽部病变会导致进食时极度疼痛，进而出现营养不良。咽部、喉部、食管、尿道、结膜、宫颈、肛门均可能发生病变。皮肤剥脱和水疱形成会导致大量液体和蛋白质流失，并存在继发感染的风险[125]。与 EB 一样，横向剪切力比垂直施加在皮肤上的压力更容易产生大疱。全身用皮质类固醇药物是治疗天疱疮的首选方法，应用该类药物后，患者病情可能在数天内即得到改善，而免疫抑制剂、免疫调节剂和 IVIG 可用于减少糖皮质激素的使用量。

副肿瘤型天疱疮与多种恶性肿瘤有关，特别是淋巴瘤和白血病。该病会产生针对桥粒芯蛋白 3 和桥粒芯蛋白 1 的 IgG 抗体，随后出现口腔和皮肤黏膜的病变。气管组织炎症和气管组织脱落可能会造成阻塞性呼吸衰竭的发生。

麻醉管理

术前药物治疗和黏膜的极度脆弱是麻醉管理的主要问题。术前长期应用糖皮质激素治疗的患者，应在围手术期维持激素治疗。对该病患者的气道管理和气管插管方式，可以按照上述 DEB 患者的方法进行[126]。

任何静脉或吸入麻醉剂均无特定禁忌症，并且已有人在 PV 患者中采用了区域麻醉。甲氨蝶呤可能会造成肝功能障碍和骨髓抑制，而环磷酰胺通过抑制胆碱酯酶的作用可延长琥珀胆碱的作用时间。

（李维　译，杨丽芳　校）

参考文献

1. Mercuri E, Muntoni F. Muscular dystrophies. *Lancet*. 2013;381:845–860.
2. Yilmaz A, Sechtem U. Cardiac involvement in muscular dystrophy: advances in diagnosis and therapy. *Heart*. 2012;98:420–429.
3. Emery AE. The muscular dystrophies. *Lancet*. 2002;359:687–695.
4. Gilbreath HR, Castro D, Iannaccone ST. Congenital myopathies and muscular dystrophies. *Neurol Clin*. 2014;32:689–703.
5. Taylor A, Lachlan K, Manners RM, et al. A study of a family with the skeletal muscle RYR1 mutation (c.7354C>T) associated with central core myopathy and malignant hyperthermia susceptibility. *J Clin Neurosci*. 2012;19:65–70.
6. Veyckemans F. Can inhalation agents be used in the presence of a child with myopathy? *Curr Opin Anaesthesiol*. 2010;23:348–355.
7. Meola G, Cardani R. Myotonic dystrophies: an update on clinical aspects, genetic, pathology, and molecular pathomechanisms. *Biochem Biophys Acta*. 2015;1852:594–606.
8. Bhakta D, Groh MR, Shen C, et al. Increased mortality with left ventricular systolic dysfunction and heart failure in adults with myotonic dystrophy type 1. *Am Heart J*. 2010;160:1137–1141.
9. Weingarten TN, Hofer RE, Milone M, et al. Anesthesia and myotonic dystrophy type 2: a case series. *Can J Anaesth*. 2010;57:248–255.
10. Kirzinger L, Schmidt A, Kornblum C, et al. Side effects of anesthesia in DM2 as compared to DM1: a comparative retrospective study. *Eur J Neurol*. 2010;17:842–845.
11. Veyckemans F, Scholtes JL. Myotonic dystrophies type 1 and 2: anesthetic care. *Paediatr Anaesth*. 2013;23:794–803.
12. Cannon SC. Channelopathies of skeletal muscle excitability. *Compr Physiol*. 2015;5:761–790.
13. Charles G, Zheng C, Lehmann-Horn F, et al. Characterization of hyperkalemic periodic paralysis: a survey of genetically diagnosed individuals. *J Neurol*. 2013;260:2606–2613.
14. Suetterlin K, Mannikko R, Hanna MG. Muscle channelopathies: recent advances in genetics, pathophysiology, and therapy. *Curr Opin Neurol*. 2014;27:583–590.
15. Bandschapp O, Iaizzo PA. Pathophysiologic and anesthetic considerations for patients with myotonia congenita or periodic paralyses. *Paediatr Anaesth*. 2013;23:824–833.
16. Gilhus NE, Verschuuren JJ. Myasthenia gravis. subgroup classification and therapeutic strategies. *Lancet Neurol*. 2015;14:1023–1036.
17. Berrih-Aknin S, Frenkian-Cuvelier M, Eymard B. Diagnostic and clinical classification of autoimmune myasthenia gravis. *J Autoimmun*. 2014;48–49:143–148.
18. Vymazal T, Krecmerova M, Bicek V, et al. Feasibility of full and rapid neuromuscular blockade recovery with sugammadex in myasthenia patients undergoing surgery—a series of 117 cases. *Ther Clin Risk Manag*. 2015;11:1593–1596.
19. Gritti P, Scarzi M, Carrara B, et al. A standardized protocol for the perioperative management of myasthenia gravis patients: experience with 110 patients. *Acta Anaesthesiol Scand*. 2012;56:66–75.
20. Blichfeldt-Lauridsen L, Hansen BD. Anesthesia and myasthenia gravis. *Acta Anaesthesiol Scand*. 2012;56:17–22.
21. Hulsbrink R, Hashemolhosseini S. Lambert-Eaton myasthenic syndrome-diagnosis, pathogenesis and therapy. *Clin Neurophysiol*. 2014;125:2328–2336.
22. Titulaer MJ, Lang B, Verschuuren JJGM. Lambert-Eaton myasthenic syndrome: from clinical characteristics to therapeutic strategies. *Lancet Neurol*. 2011;10:1098–1107.
23. Weingarten TN, Araka CN, Mogenson ME, et al. Lambert-Eaton myasthenic syndrome during anesthesia: a report of 37 patients. *J Clin Anesth*. 2014;26:648–653.
24. Yuki N, Hartung HP. Guillain-Barre syndrome. *N Engl J Med*. 2012;366:2294–2304.
25. Wong AH, Yuki N. Autoimmune inflammatory neuropathies: updates in pathogenesis, diagnosis, and treatment. *Curr Opin Neurol*. 2015;28:468–473.
26. Feldman JM. Cardiac arrest after succinylcholine in a pregnant patient recovered from Guillain-Barre syndrome. *Anesthesiology*. 1990;72:942–944.
27. Fiaccchino F, Gemma M, Bricchi M, et al. Hypo and hypersensitivity to vecuronium in a patient with Guillain-Barre syndrome. *Anesth Analg*. 1994;78:187–189.
28. Mangar D, Sprenker C, Karinoski R, et al. Rapid onset of Guillain-Barre syndrome after an obstetric epidural block. *AA Case Rep*. 2013;1:19–22.
29. Grigoriadis N, van Pesch V. A basic overview of multiple sclerosis immunopathology. *Eur J Neurol*. 2015;22(Suppl 2):3–13.
30. Wingerchuk DM, Carter JL. Multiple sclerosis: current and emerging disease-modifying therapies and treatment strategies. *Mayo Clin Proc*. 2014;89:225–240.
31. Lirk P, Birmingham B, Hogan Q. Regional anesthesia in patients with preexisting neuropathy. *Int Anesthesiol Clin*. 2011;49:144–165.
32. McSwain JR, Doty JW, Wilson SH. Regional anesthesia in patients with pre-existing neurologic disease. *Curr Opin Anaesthesiol*. 2014;27:538–543.
33. Betjemann JP, Lowenstein DH. Status epilepticus in adults. *Lancet Neurol*. 2015;14:615–624.
34. French JA, Pedley TA. Initial management of epilepsy. *N Engl J Med*. 2008;359:166–176.
35. Kofke WA. Anesthetic management of the patient with epilepsy or prior seizures. *Curr Opin Anaesthesiol*. 2010;23:391–399.
36. Bates K. Epilepsy. *Prim Care*. 2015;42:217–232.
37. Ramani R. Vagus nerve stimulator therapy for seizures. *J Neurosurg Anesthesiol*. 2008;20:29–35.
38. Perks A, Cheema S, Mohanraj R. Anaesthesia and epilepsy. *Br J Anaesth*. 2012;108:562–571.
39. Ehret MJ, Chamberlain KW. Current practices in the treatment of Alzheimer disease. Where is the evidence after the phase III trials? *Clin Ther*. 2015;37:1604–1616.
40. Chen CW, Lin CC, Chen KB, et al. Increased risk of dementia in people with previous exposure to general anesthesia. A nationwide population-based case-control study. *Alzheimers Dement*. 2014;10:196–204.
41. Berger M, Burke J, Eckenhoff R, et al. Alzheimer's disease, anesthesia, and surgery. A clinically focused review. *J Cardiothor Vasc Anesth*. 2014;28:1609–1623.
42. Kalia LV, Lang AE. Parkinson's disease. *Lancet*. 2015;386:896–912.
43. Hickey P, Stacy M. Available and emerging treatments for Parkinson's disease: a review. *Drug Des Devel Ther*. 2011;5:241–254.
44. Kalenka A, Schwartz A. Anaesthesia and Parkinson's disease: how to manage with new therapies? *Curr Opin Anaesthesiol*. 2009;22:419–424.
45. Galvez-Jimenez N, Lang AE. The perioperative management of Parkinson's revisited. *Neurol Clin*. 2004;22:367–377.
46. Poon CC, Irwin MG. Anaesthesia for deep brain stimulation and in patients with implanted neurostimulator devices. *Br J Anaesth*. 2009;103:152–165.
47. Roos RA. Huntington's disease: A clinical review. *Orphanet J Rare Dis*. 2010;5:40–48.
48. Kivela JE, Sprung J, Southorn PA, et al. Anesthetic management of patients with Huntington disease. *Anesth Analg*. 2010;110:515–523.
49. Valadi N. Evaluation and management of amyotrophic lateral sclerosis. *Prim Care*. 2015;42:177–187.
50. Prabhakar A, Owen CP, Kaye AD. Anesthetic management of the patient with amyotrophic lateral sclerosis. *J Anesth*. 2013;27:909–918.
51. Kim MO, Geschwind MD. Clinical update of Jakob-Creutzfeldt disease. *Curr Opin Neurol*. 2015;28:302–310.
52. Telfer JM. Creutzfeldt-Jakob disease: Implications for anaesthetists in New Zealand. *Anaesth Intensive Care*. 2009;37:386–391.
53. Van Petegem F. Ryanodine receptors: Allosteric ion channel giants. *J Mol Biol*. 2015;427:31–53.
54. Hirshey Dirksen SJ, Larach MG, Rosenberg H, et al. Special article. Future directions in malignant hyperthermia research and patient care. *Anesth Analg*. 2011;113:1108–1119.
55. Larach MG, Brandom BW, Allen GC, et al. Malignant hyperthermia deaths related to inadequate temperature monitoring, 2007–2012: a report from the North American malignant hyperthermia registry of the malignant hyperthermia association of the United States. *Anesth Analg*. 2014;119:1359–1366.
56. Larach MG, Localio AR, Allen GC, et al. A clinical grading scale to predict malignant hyperthermia susceptibility. *Anesthesiology*. 1994;80:771–779.

57. Krause T, Gerbershagen MU, Fiege M, et al. Dantrolene: a review of its pharmacology, therapeutic use, and new developments. *Anaesthesia*. 2004;59:364–373.

58. Schutte JK, Becker S, Starosse A, et al. Comparison of the therapeutic effectiveness of a dantrolene sodium solution and a novel nanocrystalline suspension of dantrolene sodium in malignant hyperthermia normal and susceptible pigs. *Eur J Anaesthesiol*. 2011;28:256–264.

59. Glahn KP, Ellis FR, Halsall PJ, et al. Recognizing and managing a malignant hyperthermia crisis. *Br J Anaesth*. 2010;105:417–420.

60. Birgenheier N, Stoker R, Westenkow D, et al. Activated charcoal effectively removes inhaled anesthetics from modern anesthesia machines. *Anesth Analg*. 2011;112:1363–1370.

61. Karim Z, Lyoumi S, Nicolas G, et al. Porphyrias: A 2015 update. *Clin Res Hepatol Gastroenterol*. 2015;39:412–425.

62. Park EY, Kim YS, Lim KJ, et al. Severe neurologic manifestations in acute intermittent porphyria developed after spine surgery under general anesthesia. *Korean J Anesthesiol*. 2014;67:217–220.

63. Dasouki M, Jawdat O, Almadhoun O, et al. Pompe disease. *Neurol Clin*. 2014;32:751–776.

64. DeSena HC, Brumund MR, Superneau D, et al. Ventricular fibrillation in a patient with Pompe disease: A cautionary tale. *Congenit Heart Dis*. 2011;6: 397–401.

65. Wang LJ, Ross AK, Li JS, et al. Cardiac arrhythmias following anesthesia induction in infantile-onset Pompe disease: A case series. *Paediatr Anaesth*. 2007;17:738–748.

66. Walker RW, Briggs G, Bruce J, et al. Regional anesthetic techniques are an alternative to general anesthesia for infants with Pompe's disease. *Paediatr Anaesth*. 2007;17:697–702.

67. Kishnani PS, Austin SL, Arn P, et al. Glycogen storage type III diagnosis and management guidelines. *Genet Med*. 2010;12:446–463.

68. Mohart D, Russo P, Tobias JD. Perioperative management of a child with glycogen storage type III undergoing cardiopulmonary bypass and repair of an atrial septal defect. *Paediatr Anaesth*. 2002;12:649–654.

69. Ozen H. Glycogen storage diseases: New perspectives. *World J Gastroenterol*. 2007;13:2541–2553.

70. Lobato EB, Janelle GM, Urdaneta F, et al. Noncardiogenic pulmonary edema and rhabdomyolysis after protamine administration in a patient with unrecognized McArdle's disease. *Anesthesiology*. 1999;91:303–305.

71. Bollig G. McArdle's disease (glycogen storage disease type V) and anesthesia-a case report and review of the literature. *Paediatr Anaesth*. 2013;23:817–823.

72. Roscher A, Patel J, Hewson S, et al. The natural history of glycogen storage disease type VI and IX. long term outcome from the largest metabolic center in Canada. *Mol Genet Metab*. 2014;113:171–176.

73. Wu PL, Yang YN, Tey SL, et al. Infantile form of muscle phosphofructokinase deficiency in a premature neonate. *Pediatr Int*. 2015;57:746–749.

74. Al-Haggar M. Fanconi-Bickel syndrome as an example of marked allelic heterogeneity. *World J Nephrol*. 2012;1:63–68.

75. Weinstein DA, Correia CE, Saunders AC, et al. Hepatic glycogen synthase deficiency: an infrequently recognized cause of ketotic hypoglycemia. *Mol Genet Metab*. 2006;87:284–288.

76. Muenzer J. Overview of the mucopolysaccharidoses. *Rheumatology (Oxford)*. 2011;50:v4–v12.

77. Muenzer J. Early initiation of enzyme replacement therapy for mucopolysaccharidoses. *Mol Gen Metab*. 2014;115:63–72.

78. Walker R, Belani KG, Braunlin EA, et al. Anaesthesia and airway management in mucopolysaccharidoses. *J Inherit Metab Dis*. 2013;36:211–219.

79. Frawley G, Fuenzalida D, Donath S, et al. A retrospective audit of anesthetic techniques and complications in children with mucopolysaccharidoses. *Paediatr Anaesth*. 2012;22:737–744.

80. Megens JH, de Wit M, van Hasselt PM, et al. Perioperative complications in patients diagnosed with mucopolysaccharidosis and the impact of enzyme replacement followed by hematopoietic stem cell transplantation at early age. *Paediatr Anaesth*. 2014;24:521–527.

81. Forlino A, Marini JC. Osteogenesis imperfecta. *Lancet*. 2016;387:1657–1671.

82. Ashourina H, Johansen FT, Folkestad L, et al. Heart disease in patients with osteogenesis imperfect: a systematic review. *Int J Cardiol*. 2015;196:149–157.

83. Stynowick GA, Tobias JD. Perioperative care of the patient with osteogenesis imperfecta. *Orthopedics*. 2007;30:1043–1049.

84. Bojanic K, Kivela JE, Gurrieri C, et al. Perioperative course and intraoperative temperatures in patients with osteogenesis imperfecta. *Eur J Anaesthesiol*. 2011;28:370–375.

85. Munoz M, Gomez-Ramirez S, Kozek-Langeneker S. Pre-operative haematological assessment in patients scheduled for major surgery. *Anaesthesia*. 2016;71(Suppl 1):19–28.

86. Duma A, Cartmill C, Blood J, et al. The hematological effects of nitrous oxide anesthesia in pediatric patients. *Anesth Analg*. 2015;120:1325–1330.

87. Vecchio R, Intagliata E, Ferla F, et al. Laparoscopic splenectomy in patients with hereditary spherocytosis: Report on 12 consecutive cases. *Updates Surg*. 2013;65:277–281.

88. Donato H, Crisp RL, Rapetti MC, et al. Hereditary spherocytosis. Review. Part II. Symptomatology, outcome, complications, and treatment. *Arch Argent Pediatr*. 2015;113:168–176.

89. Cappellini MD, Fiorelli G. Glucose-6-phosphate dehydrogenase deficiency. *Lancet*. 2008;371:64–74.

90. Grace RF, Zanella A, Neufeld EJ, et al. Erythrocyte pyruvate kinase deficiency: 2015 status report. *Am J Hematol*. 2015;90:825–830.

91. Barcellini W. Immune hemolysis: Diagnosis and treatment recommendations. *Semin Hematol*. 2015;52:304–312.

92. Garratty G. Drug-induced immune hemolytic anemia. *Am Soc Hematol Educ Progr*. 2009;2009:73–79.

93. Abman SH, Hansmann G, Archer SL, et al. Pediatric pulmonary hypertension: Guidelines from the American Heart Association and American Thoracic Society. *Circulation*. 2015;132:2037–2099.

94. Eridani S, Mosca A. Fetal hemoglobin reactivation and cell engineering in the treatment of sickle cell anemia. *J Blood Med*. 2011;2:23–30.

95. Bakri MH, Ismail EA, Ghanem AJ, et al. Spinal versus general anesthesia for cesarean section in patients with sickle cell anemia. *Korean J Anesthesiol*. 2015;68:469–475.

96. Firth PG. Anesthesia and hemoglobinopathies. *Anesthesiol Clin*. 2009;27: 321–336.

97. Hyder O, Yaster M, Bateman BT, et al. Surgical procedures and outcomes among children with sickle cell anemia. *Anesth Analg*. 2013;117:1192–1196.

98. Staikou C, Stavroulakis E, Karmaniolou I. A narrative review of peri-operative management of patients with thalassemia. *Anaesthesia*. 2014;69:494–510.

99. McInnes IB, Schett G. The pathogenesis of rheumatoid arthritis. *N Engl J Med*. 2011;365:2205–2219.

100. Yaszemski MJ, Shepler TR. Sudden death from cord compression associated with atlantoaxial instability in rheumatoid arthritis: A case report. *Spine (Phila Pa 1976)*. 1990;15:338–341.

101. Sen D, Gonzalez-Mayda M, Brasington RD. Cardiovascular disease in rheumatoid arthritis. *Rheum Dis Clin North Am*. 2014;40:27–49.

102. Yunt ZX, Solomon JJ. Lung disease in rheumatoid arthritis. *Rheum Dis Clin North Am*. 2015;41:225–236.

103. Zampeli E, Vlachoyiannopoulos PG, Tzioufas AG. Treatment of rheumatoid arthritis. Unraveling the conundrum. *J Autoimmun*. 2015;65:1–18.

104. Krause ML, Matteson EL. Perioperative management of the patient with rheumatoid arthritis. *World J Orthop*. 2014;5:283–291.

105. Goodman SM. Rheumatoid arthritis: Perioperative management of biologics and DMARDs. *Semin Arthritis Rheum*. 2015;44:627–632.

106. Samanta R, Shoukrey K, Griffiths R. Rheumatoid arthritis and anaesthesia. *Anaesthesia*. 2011;66:1146–1159.

107. Lisnevskaia L, Murphy G, Isenberg D. Systemic lupus erythematosus. *Lancet*. 2014;384:1878–1888.

108. Goldblatt F, O'Neill SG. Clinical manifestations of autoimmune rheumatic diseases. *Lancet*. 2013;382:797–808.

109. Mirabelli G, Cannarile F, Bruni C, et al. One year in review 2015: Systemic lupus erythematosus. *Clin Exp Rheumatol*. 2015;33:414–425.

110. Ben-Menachem E. Systemic lupus erythematosus: A review for anesthesiologists. *Anesth Analg*. 2010;111:665–676.

111. Carrillo ST, Gantz E, Baluch AR, et al. Anesthetic considerations for the patient with systemic lupus erythematosus. *Middle East J Anesth*. 2012;21:483–492.

112. Stern EP, Denton CP. The pathogenesis of systemic sclerosis. *Rheum Dis Clin North Am*. 2015;41:367–382.

113. Chaisson NF, Hassoun PM. Systemic sclerosis-associated pulmonary arterial hypertension. *Chest*. 2013;144:1346–1356.

114. Lambova S. Cardiac manifestations in systemic sclerosis. *World J Cardiol*. 2014;6:993–1005.

115. Hudson M. Scleroderma renal crisis. *Curr Opin Rheumatol*. 2015;27:549–554.

116. Antic M, Distler JH, Distler O. Treating skin and lung fibrosis in systemic sclerosis: A future filled with promise? *Curr Opin Pharmacol*. 2013;13:455–462.

117. Dempsey ZS, Rowell S, McRobert R. The role of regional and neuroaxial anesthesia in patients with systemic sclerosis. *Local Reg Anesth*. 2011;4:47–56.

118. Dalakas M. Inflammatory muscle diseases. *N Engl J Med*. 2015;372:1734–1747.

119. Miller SA, Glassberg MK, Ascherman DP. Pulmonary complications of inflammatory myopathy. *Rheum Dis Clin North Am*. 2015;41:249–262.

120. Shinkuma S. Dystrophic epidermolysis bullosa: A review. *Clin Cosmet Invest Dermatol*. 2015;8:275–284.

121. Ida JB, Livshitz I, Azizkhan RG, et al. Upper airway complications of junctional epidermolysis bullosa. *J Pediatr*. 2012;160:657–661.

122. Ryan TD, Lucky AW, King EC, et al. Ventricular dysfunction and aortic root dilation in patients with recessive dystrophic epidermolysis bullosa. *Br J Dermatol*. 2016;174:671–673.

123. Nandi R, Howard R. Anesthesia and epidermolysis bullosa. *Dermatol Clin*. 2010;28:319–324.

124. Stavropoulos PG, Soura E, Antoniou C. Drug-induced pemphigoid: a review of the literature. *J Eur Acad Dermatol Venereol*. 2014;28:1133–1140.

125. Venugopal SS, Murrell DF. Diagnosis and clinical features of pemphigus vulgaris. *Dermatol Clin*. 2011;29:373–380.

126. Takahashi M, Rhee AJ, Rakasi RR, et al. Cardiac surgery in a patients with pemphigus vulgaris: anesthetic and surgical considerations. *Semin Cardiothorac Vasc Anesth*. 2014;18:74–77.

第 25 章　吸入式麻醉工作站与输送系统

Kevin T. Riutort　James B. Eisenkraft

要点

1. 麻醉工作站使用前最重要的（但经常被忽视的）项目是备好一个能立即提供正常辅助呼吸功能的简易呼吸器（self-inflating resuscitation bag, SIRB）和一个功能完好的备用氧气瓶。

2. 低压回路（low-pressure circuit, LPC）是麻醉工作站的"易受伤害区域"，因为它最易出现破损和泄漏。除了氧浓度分析仪（或在某些情况下，比率控制器）外，低压回路位于所有麻醉机安全装置的下游，如果 LPC 泄漏测试方法不当，泄漏是最有可能无法识别的。LPC 泄漏可致低氧或低浓度麻醉气体的输送，导致麻醉期间患者出现缺氧或术中知晓。

3. 由于某些 GE Healthcare/Datex-Ohmeda 麻醉机在 LPC 中有单向止逆阀，因此需要进行负压泄漏测试以检测 LPC 中的泄漏；如果麻醉机带有出口止逆阀，正压泄漏测试将无法检测到 LPC 中的泄漏。

4. 在使用麻醉机之前，必须检查呼吸机环路有无泄漏和流量是否充足。测试泄漏先将环路系统加压至 30cmH$_2$O，观察环路系统气道压力值（静态测试）；为了检查气流通畅，排除阻塞和阀门故障，使用呼吸机和模拟肺（贮气囊）（动态测试）；此外，必须通过压缩贮气囊来启动手动/模拟肺回路，以便排除手动/模拟肺模式下影响气流的阻塞。

5. 只有当挥发罐转至"开"位置时才能检测出挥发罐内部泄漏，在"关"的位置时，挥发罐不在 LPC 之内。

6. 许多新的麻醉工作站自检中不检测挥发罐内部泄漏，除非在重复的自检过程中单独开启每个挥发罐。

7. 氧气故障切断阀（以前也称为"故障安全阀"，"低氧保护装置"或"自控系统"）有助于最大限度地减少输送低氧气体混合物的可能性，但它们并非万无一失。以下情况仍可能导致输送低氧混合物：①气缸或主管道中的供气错误；②安全装置有缺陷或损坏；③安全装置下游泄漏；④惰性气体给药（例如氮气）；⑤高浓度的吸入麻醉药稀释了吸入氧浓度。

8. 如果气体管道交叉，必须采取两项措施：①必须打开备用氧气瓶（因为不使用时应始终关闭罐阀）；②必须切断墙壁/管道供应源。

9. 由于地氟烷具有低沸点（22.8℃）和高蒸汽压（20℃时为669mmHg）的特点，地氟烷的输送需要特殊设计的挥发罐，如GE Healthcare/Datex-Ohmeda Tec 6，DrägerD-Vapor，GE Healthcare Aladin盒式蒸发系统。

10. 地氟烷错误注入变量旁路挥发罐理论上可能导致灾难性后果，会导致低氧混合物的输送和麻醉药物过量吸入。

11. 吸入麻醉药可能与CO_2吸收剂相互作用并产生有毒化合物。在七氟烷（仅有七氟烷）麻醉期间，可以形成化合物A，特别是在低新鲜气流（fresh gas flow，FGF）下。当使用挥发性麻醉剂时，尤其是使用干燥的吸收剂时，可能会产生一氧化碳。

12. 干燥的强碱吸收剂（特别是钡石灰，baralyme）可与七氟烷反应，产生极高的吸收温度和可燃分解产物，这些与环路系统的富含氧或笑气的环境相结合，在系统内产生高温甚至发生火灾。出于这个原因钡石灰在美国不可使用。锂基吸收剂不具有该反应性。

13. 最初认为上升式风箱麻醉呼吸机（在呼气阶段上升的风箱）比悬挂式风箱更安全，这是因为一旦发生回路松脱，上升式风箱可直观看到风箱不能升至原有高度。然而，当代悬挂式风箱的麻醉呼吸机经过了仔细的重新设计解决了最初的局限性。当代悬挂式风箱呼吸机的风箱质量很轻，风箱室底部的电子眼可监测风箱的运动，并且风箱内部可给予呼气末正压（positive end-expiratory pressure，PEEP），使得风箱在断开连接的情况下仍可上升并维持。

14. 对于设计较陈旧的机器，在机械通气的吸气阶段使用氧气快充阀可能导致气压伤（特别是在儿科患者中）。新型工作站有新鲜气体隔离器或峰值吸气压力限制器以防止这些并发症。使用新鲜气体隔离（fresh gas decoupling，FGD）技术的呼吸机几乎消除了吸气阶段氧气快充导致的气压伤，因为FGF和快充的氧气被转移到贮气囊。但是，如果储存袋有大量泄漏或完全缺失，由于参杂室内空气，可能会出现患者在麻醉状态下的术中知晓和缺氧的情况。

15. 对于新型的GE Healthcare/Datex-Ohmeda麻醉呼吸机（如7900系列SmartVent），患者回路气体和驱动气体都被清除，导致清除气体量大幅增加。因此，废气清除系统必须设置的适当高以处理增加气体的体积，否则会导致非预期的PEEP和手术室环境的污染。

16. 现代呼吸机对FGF、呼吸频率和吸呼气时间比的变化进行补偿，以使输送的潮气量与设置的潮气量相同。这种补偿是通过"FGD"（Dräger Fabius，Tiro和Apollo工作站）或"新鲜气体补偿"（GE Healthcare/Datex-Ohmeda工作站）实现的。

从概念上说，麻醉机是一种将医用气体和吸入剂输送到患者肺部的泵。麻醉机的功能包括：①从中央供气系统和气瓶接收气体；②计量它们并添加吸入麻醉剂；③最后将它们送到患者呼吸回路[1]。在过去的160年中麻醉机从简单的乙烷吸入器发展到具有复杂的阀门、活塞、挥发罐、监控器和电子线路的装置。

现代麻醉机中的"泵"既可以是机械呼吸机，也可以是自主呼吸患者的肺，也可以是两者的组合。麻醉泵有一个供应系统：来自管道供应或气瓶的医用气体以及与气体混合的强效吸入麻醉药的挥发罐；麻醉泵也有排气装置系统-废气清除系统，用于去除患者呼吸回路中的多余气体。呼吸回路由连接供应系统、患者和排气系统的一系列软管、阀门、过滤器、开关和调节器组成。

现代麻醉机（图25-1至图25-4）现在更适合称为"麻醉工作站"。正如国际标准化组织所定义的，麻醉工作站是一个麻醉剂管理系统，由麻醉气体输送系统、麻醉呼吸系统和任何所需的监测设备、警报系统和保护装置组成[2]。保护装置设计用于防止患者因能量或物质输送不正确而导致的危险输出，例如可调压力限制阀（APL）可防止气压伤。

本章将对麻醉工作站进行逐一阐述，包括主要麻醉工作站子系统的正常运行、功能和整合，更重要的是，本章节阐述了与麻醉输送系统各部件相关的潜在问题和危害，以及可能有助于检测和预防此类问题的适当的术前检查。

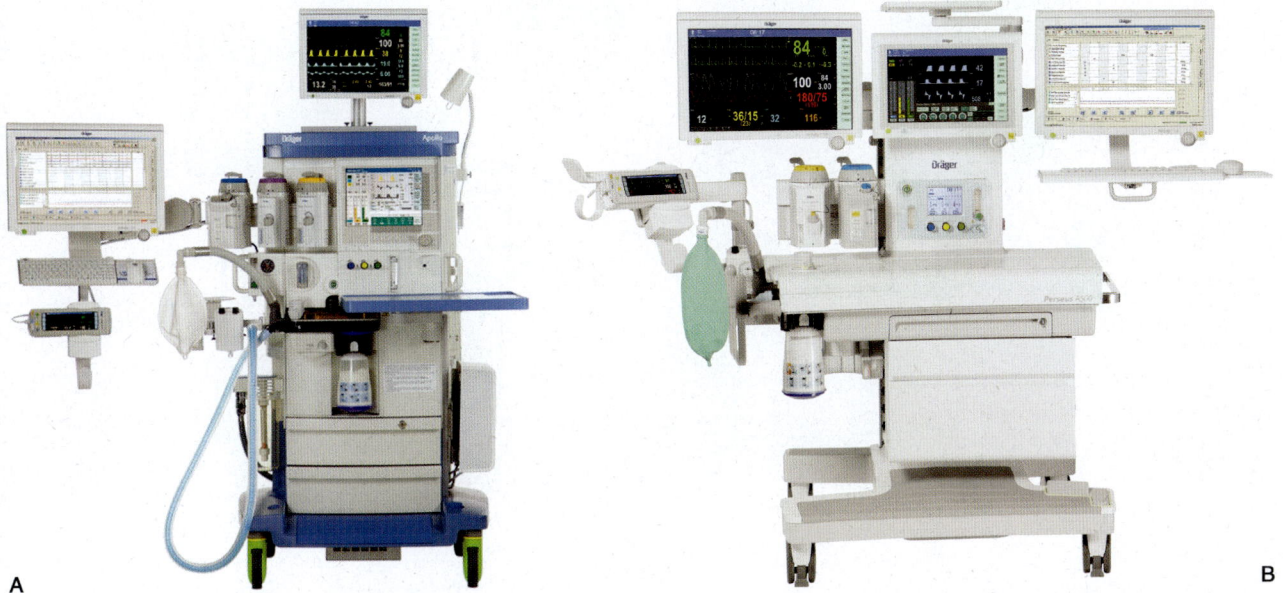

图 25-1
A：Dräger Apollo 工作站。B：Dräger Perseus A500 工作站

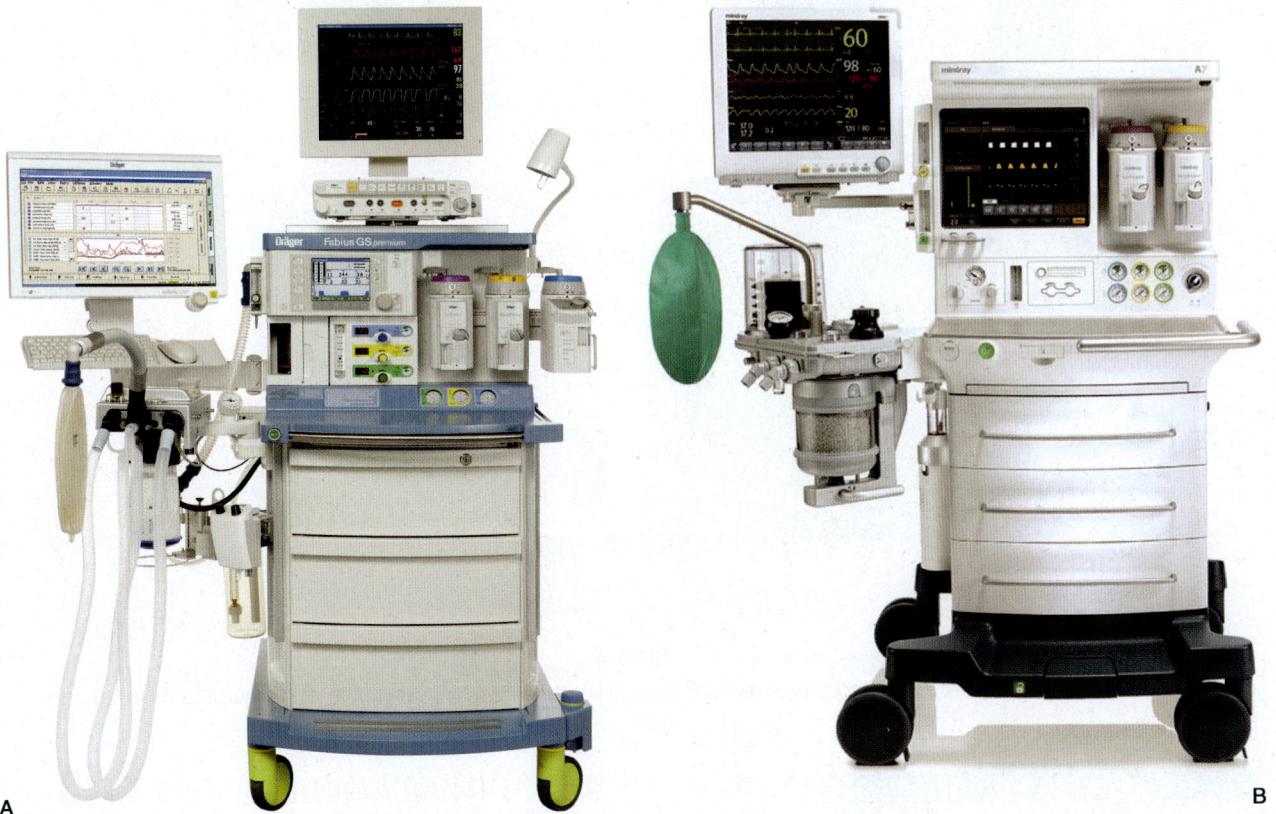

图 25-2
A：Dräger Fabius GS 工作站。B：Mindray A7 工作站

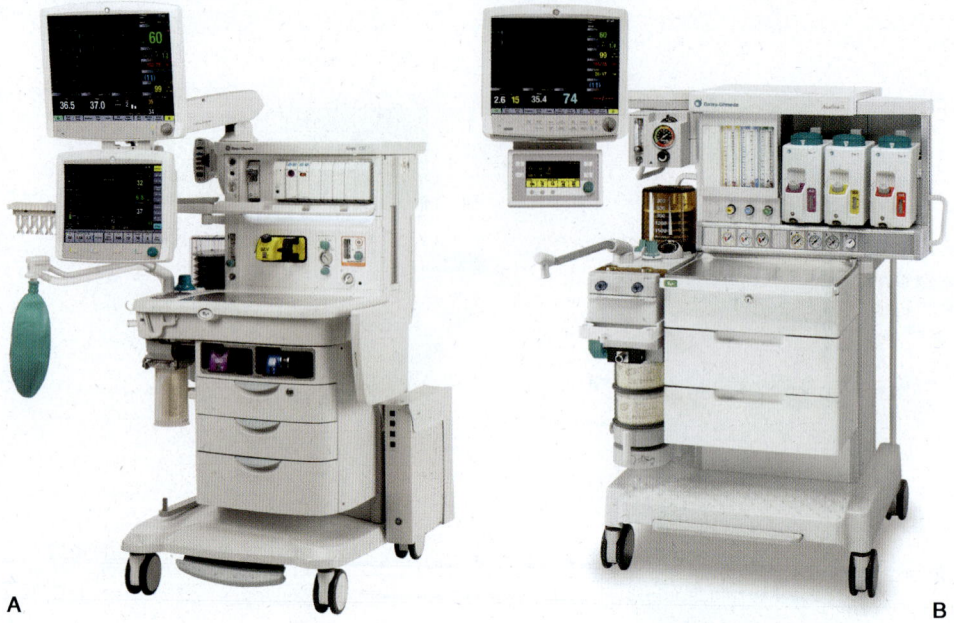

图 25-3

A：GE Aisys CS² 工作站。B：GE Aestiva 工作站（由 GE Healthcare 提供）

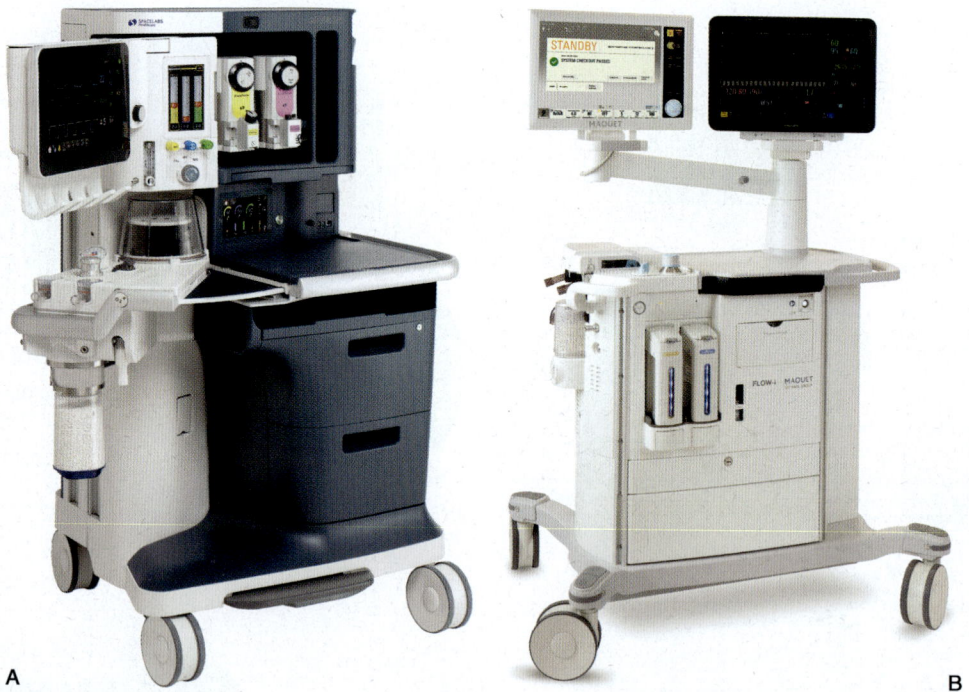

图 25-4

A：Spacelabs Healthcare ARKON 工作站（由 Spacelabs Healthcare，Snoqualmie，Washington 提供）。B：Maquet FLOW-i C30 工作站

麻醉工作站标准和使用前检查

以前对于大多数麻醉医师来说，具有基础麻醉机气动学基本知识已经足够了。如今为充分了解麻醉工作站的功能和复杂性，对气动学、电子学、甚至计算机科学的详细了解是必要的。随着麻醉工作站组成的变化，包括更复杂的通气系统和整合监测，近来不同制造商的麻醉工作站设计之间也出现分歧。1993 年，美国麻醉医师协会（American Society of Anesthesiologists，ASA）和食品药品监督管理局（Food and Drug Administration，FDA）联合制定了 1993 年 FDA 麻醉设备使用前检

查建议(附录 A),这种使用前检查清单是通用的,可以适用于大多数常用的麻醉机,不需要用户在不同的机器之间显著地改变使用前检查。

由于麻醉工作站设计的重大变化,1993 年 FDA 的预检清单不再适用于许多当代工作站,麻醉医师必须了解这一限制,并遵循设备制造商推荐的预先检查清单。一些较新的工作站具有计算机辅助自检功能,可以自动执行机器预检程序的一部分。与之前使用的清单相比,这种自检功能的可用进一步增加了构建统一的预检清单的复杂性。无论培训水平和技术支持的质量如何,对麻醉站进行充分预检的责任归属于操作人员,每位麻醉医师对自己使用的所有麻醉输送设备功能负有最终责任,这包括了解麻醉工作站组件哪些是自检以及哪些不能自检。由于当前可用的工作站数量以及自检程序的差异性,下面的讨论仅限于与这些系统相关的一般主题。

麻醉机和麻醉工作站标准

国际标准化组织(International Organization for Standards,ISO)和美国国家标准学会(American National Standards Institute,ANSI)制定了麻醉机和工作站标准,并为制造商提供了有关其最低性能、设计特性和安全要求的指南。目前美国的标准是"ISO 80601-2-13:2011/Amd1:2015,有关麻醉工作站核心性能基本安全的特殊要求"(在美国以外,其他国家可能已经修改了 ISO 80602-2-13)。除 ISO 标准外,国际电工委员会(International Electrotechnical Commission,IEC)文件 IEC 60601-1 是管理医疗设备设计的一系列标准。其第 1 部分介绍了安全和性能的一般标准。新制造的工作站必须有监测器来测量以下参数:呼吸系统持续测压、呼出潮气量、呼气末二氧化碳浓度、麻醉气体浓度、吸入氧浓度、供氧压力、动脉血红蛋白氧饱和度、动脉血压和连续心电图。麻醉工作站必须有一个优先警报系统,将警报分为三类:高、中、低优先级。这些监视器和报警可以通过打开麻醉工作站自动启用并使其发挥作用,或者可以手动启用监视器和报警,并按照预检清单进行操作[2-3]。

也许与将新型麻醉机和工作站引入临床治疗同等重要的是,这些特性会使旧机器过时,这不是一个无关紧要的问题,因为用于更换旧机器的财务投资非常重要。2004 年 6 月 22 日 ASA 制定的文件《确定麻醉机过时指导原则》,阐述了一些绝对标准以及相对标准,可以帮助医疗机构决定何时应该更换功能正常的设备[4]。

麻醉设备故障

一项为期 11 年对英国 1 000 例麻醉事故进行的研究结果显示,最常见的原因是设备泄漏(61/1 000)[5],作者指出系统泄漏最可能的根本原因是由于"设计薄弱",如呼吸回路中的推进式锥形容易断开;设备维护和设置的不佳是导致设备故障的第二常见原因,作者发现,脉搏血氧仪警报是最常见的提醒麻醉医师注意设备问题[5]。由于电源错误导致的设备故障可能导致无法通气(因此需要对麻醉工作站环境的组成和整洁性给予特别注意)[6-8]。在 1997 年对 ASA "非公开索赔"数据库的审查中,Caplan 等[9]发现,尽管与医用气体输送系统有关的索赔很少,但当它们发生时,通常后果很严重,76% 的该类事件可导致死亡或永久性脑损伤;该研究认为最常见的故障是呼吸回路(39%),其次是挥发罐(21%),呼吸机(17%),气罐或气体管道(11%)以及麻醉机本身(7%)。在审查的 72 份气体输送设备索赔中,75% 的原因被认为是使用错误,其他则是因为纯粹的设备故障[9]。2013 年,Mehta 等人[10]发表了对 1997 年研究的最新进展,他们回顾了数据库中最近的 40 项索赔(1990 年至 2011 年间的事故),研究结论是麻醉医师失误发生率为 68%,设备故障发生率仅为 13%,两者均存在的为 18%。在 40 起事件中,如果进行了适当的麻醉前检查,35% 的失误是可以避免的。

新型麻醉工作站的安全特性

较早的传统麻醉机具有限制其安全性的设计限制。例如,有些机器可能缺乏防氧气快充期间的气压伤的功能、缺乏自动化的预检、具有多个外部连接、有气体驱动的呼吸机风箱没有完全排空并且可能允许"呼吸堆积"以及不准确的潮气量[11]。

现代工作站的设计融合了额外的安全功能,如新鲜气体隔离(fresh gas decoupling,FGD)以防止氧气快充过程中的气压伤、具有集成的且电子驱动的自检程序、有限的外部连接、具有电子和活塞驱动的呼吸机,可以提供精确的潮气量。表 25-1 总结了新型麻醉工作站的相关安全特性。

表 25-1　麻醉工作站功能的比较

功能	Narkomed AV2+	Ohmeda 7800	Dräger Narkomed 6400	Dräger Julian[a]	Dräger Fabius GS 1.3	GE/Datex-Ohmeda Aestiva/5	GE/Datex-Ohmeda ADU	GE/Datex-Ohmeda Aisys	GE/Datex-Ohmeda Avance CS[b]	Dräger Apollo	Mindray A3/A5	Spacelabs ARKON
增加新鲜气流/增加潮气量	是	是	否	否	否	初始	否	否	否	否	否	否
预检系统漏气可被检测	否	否	是	是	是	否	是	是	是	是	是	是
近端泄漏补偿	否	否	否	否	否	是	否	是	是	是	是	是
术中漏气测量	否	否	是	是	否	否	否	是	是	否	是	是
软管顺应性补偿	否	否	是	是	是	否	是	是	是	是	是	是
系统顺应性补偿	否	否	是	是	是	是	是	是	是	是	是	是
所报告的呼出气量根据软管顺应性进行调整	否	否	是	否	是	否	否	是	是	是	是	
新鲜气体远离	吸收剂	吸收剂	吸收剂	中间-吸收剂	吸收剂	吸收剂	吸气阀	吸收剂	吸收器/冷凝器	吸收剂	吸收剂	吸收剂
新鲜气体流向	吸气阀	吸气阀	隔离阀	中间-吸收剂	隔离阀	吸气阀	Y型连接器	吸气阀	吸气阀	隔离阀	吸气阀	吸气阀
低 FGF 下,贮气囊内气体	呼出气	呼出气	Scrubbed	呼出气	Scrubbed	呼出气	呼出气	呼出气	呼出气	呼出气	呼出气	呼出气
容量控制通气机制	机器限定	计算	移位	计算	移位	计算/伺服	计算/计量	计算/计量	计算/计量	计算	计算	计算/计量
压力控制通气限定	压力限制	无	流量/压力限制	流量/压力限制	流量/压力限制	压力限定	流量/压力限定	流量/压力限定	流量/压力限定并容量补充	流量/压力限定	流量/压力限定并容量补充[b]	—
吸入麻醉药 F_iO_2 补偿	否	否	否	否	否	否	是	是	是(0.15~15L/m)	否	否	是

表 25-1　麻醉工作站功能的比较（续）

功能	Narkomed AV2+	Ohmeda 7800	Dräger Narkomed 6400	Dräger Julian[a]	Dräger Fabius GS 1.3	GE/Datex-Ohmeda Aestiva/5	GE/Datex-Ohmeda ADU	GE/Datex-Ohmeda Aisys	GE/Datex-Ohmeda Avance CS[b]	Dräger Apollo	Mindray A3/A5	Spacelabs ARKON
同步间歇指令通气（SIMV）	否	否	是	否	否	否	是	是	是	是	是	是
制造商规定的最小潮气量	不适用	18	10	50	20	20	20	20	20	20	20	20
新鲜气体流速控制	针阀	针阀	针阀	数码控制	针阀	针阀	针阀	数码控制	电子气体混合器	针阀	数码控制	数码控制
新鲜气体流速测量	流量管	流量管	流量管	电子	电子	流量管	电子	电子	电子，多传感器	电子	电子	电子和流量管
备用流量管	不适用	不适用	不适用	无	有	不适用	是	是（故障安全模式）	是	是	是	是
整合二氧化碳监测	否	否	是	是	否	否	是	是	是	是	是	是
整合麻醉气体监测	否	否	是	是	否	否	是	是	是	是	是	是
没有氧气压力对新鲜气体流量的影响	无新鲜气体	无新鲜气体	无新鲜气体	自动空气开启	空气	空气	空气	空气	空气	空气	空气	空气
采样气体返回回路	否	否	否	否	否	否	是	否	是	是	否	可选
机械气道压力计	是	是	否	否	是	是	否	否	否	是	是	是
容量通气下挥发罐可取出	否	否	否	否	是	否	是	是（可选）	是（可选的 EZ 变动罐）	是（可选）	是	是
在回路泄漏期间夹带空气	否	否	是	是	是	否	否	否	否	是	否	否

表 25-1 麻醉工作站功能的比较（续）

功能	Narkomed AV2+	Ohmeda 7800	Dräger Narkomed 6400	Dräger Julian[a]	Dräger Fabius GS 1.3	GE/Datex-Ohmeda Aestiva/5	GE/Datex-Ohmeda ADU	GE/Datex-Ohmeda Aisys	GE/Datex-Ohmeda Avance CS[b]	Dräger Apollo	Mindray A3/A5	Spacelabs ARKON
在新鲜气体流量不足时夹带空气	否	否	否	否	是	否	否	否	否	否	否	否
容量控制吸气时快充 O_2 的效果	大于潮气量,压力限定处保持	大于潮气量,压力限定处终止	无	大于潮气量,压力限定处保持	无	大于潮气量,压力限定处终止	大于潮气量,压力限定处终止	大于潮气量,压力限定处终止	无	无	无	转向呼气周期
故障安全与例控制器集成	否	否	否	是/电子化	是,气动化	否	是/电子化	是/电子化	是/电子化	是/电子化	是/电子化	是/电子化
找到低压/挥发泄漏的罐方法	正压	负压	自动;挥发罐打开	自动;挥发罐打开	自动;挥发罐打开	负压	自动	自动	自动;首先关闭挥发罐,然后一次打开一个[c]	自动;挥发罐打开	自动;首先关闭挥发罐,然后一次打开一个	自动检测
呼吸机驱动气体清除	否	不适用	不适用	是	不适用	是	否	是	是	不适用	是	否
工作站软件自动优化新鲜气体流量	否	否	否	否	否	否	否	否	是(ecoFlow)	是(低流量向导)	否	否

摘自 Olympio MA. Modern anesthesia machines offer new safety features. *APSF Newsletter*.2003; 18: 17.

a 在美国不提供。

b 仅限 bA5 型号。

c 如果机器有可选的辅助共用气体出口,那么除了自动化测试之外,还可以在辅助共用气体出口上进行正压低压系统泄漏测试。

检查麻醉工作站

在每天首次使用麻醉工作站之前，必须进行完整的麻醉设备检查程序。在每次使用之前应该执行一个简短的检查程序。1993 年美国 FDA 麻醉设备检查建议（附录 A）仍然适用于全球大多数使用的老式麻醉机[12-16]。

2008 年 ASA 发布了麻醉前机器预检的建议，并考虑到了可执行自检的新工作站[17]。由于新工作站的设计差异很大，因此没有单独的预检程序。这些指导方针为各部门和从业人员提供了一个模板，用于设计特定于其需求和设备的预检程序（附录 B），该检测程序模板在 ASA 网站（www.asahq.org）上发布，它们包括了来自美国主要的成人以及儿科设备制造商的设备。强烈建议读者阅读本章末尾附录 A 和附录 B 中的检测程序，并了解每个步骤的基本原理和重要性。

也许麻醉站预先自检中最重要但常被忽视的项目是提供一个可立即使用的功能正常的（测试过的）简易呼吸器（self-inflating resuscitation bag, SIRB）（图 25-5）和一个完整的备用氧气瓶。这是

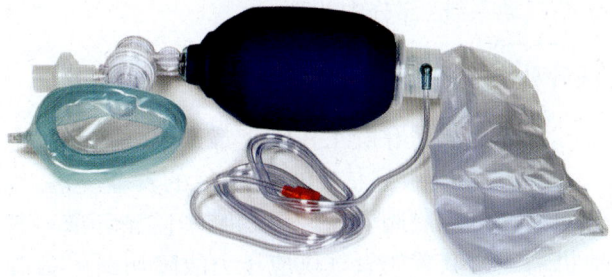

图 25-5　简易呼吸器（SIRB）

"计划 B" ——备份计划。一旦发生麻醉设备障碍，如果能第一时间使用简易呼吸器相关不良后果能极大避免。SIRB 是一种常常在麻醉前准备时错过的项目[18]。

三项最重要的术前检查是①氧分析仪校准，②低压回路（low-pressure circuit, LPC）泄漏测试，③环路系统测试。这些将在下面的章节中讨论。有关这些系统的更多细节将在随后的"麻醉站结构"章节中简要介绍，如需更全面的了解，鼓励读者查阅他们自己的设备制造商的操作手册。有关双气体麻醉机的简图以及下面讨论的组件，请参见图 25-6，对图 25-6 的全面讨论也可以在"麻醉工

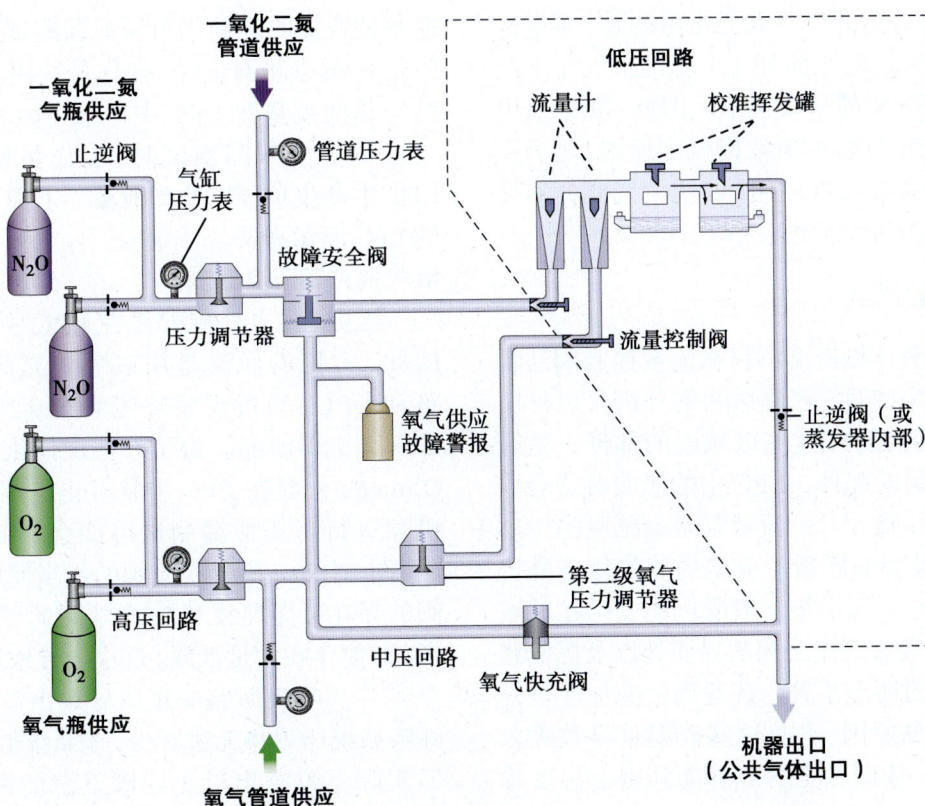

图 25-6　通用双气体麻醉机的示意图

O_2，氧气；N_2O，一氧化二氮（摘自 Check-Out, A Guide for Preoperative *Inspection of an Anesthesia Machine*. Schaumburg, IL: American Society of Anesthesiologists；1987）

作站气动系统"部分中找到。

氧分析仪校准

氧分析仪是麻醉工作站上最重要的监测仪之一,是唯一能持续评估 LPC 完整性的安全设备,也是检测流量控制阀下游问题的唯一监测环节。其他机器安全装置如氧气供应压力故障切断("故障安全")阀、氧气供应压力故障报警和 N_2O/O_2 自控系统,都位于流量控制阀的上游。氧分析仪具体校准方法在附录 A(Anesthesia Apparatus Checkout Recommendations, 1993)的步骤 9 中描述。最近几代麻醉工作站氧分析仪校准的实际程序基本相似(附录 B 中的 2008 年设计麻醉检查程序指南)。一般来说,氧浓度传感元件(通常是传统机器上的燃料电池) 必须暴露于室内空气中(海平面) 以校准至 21%,在较旧的机器上可能需要手动设置,但在较新的机器上,通常只涉及暂时移除传感器,选择并确认氧气校准,从工作站显示屏上的菜单执行,最后重新安装传感器。低氧浓度报警的功能应通过设置报警触发高于当前氧气读数来验证,一些较新的工作站使用侧流采样多气体监测模块,该模块包含顺磁(快速)氧分析仪,这些分析仪会进行自动的氧气校准[19]。需要指出的是,氧电池与顺磁氧分析仪是海平面处 1 个标准大气压下测量 PO_2 并以百分数的形式表示。因此,如果氧电池在海平面处用 21% 的氧浓度校准标定,之后在总气压降低的海拔高度使用,即使大气成分不变(21%),它的氧浓度读数也会小于 21%。

低压回路泄漏测试

LPC 泄漏测试检查麻醉机从流量控制阀到新鲜气体出口的完整性,它评估除氧分析仪以外所有安全装置下游部分,这些区域内的部件正是最容易破损和泄漏的部件。LPC 中的泄漏可能会导致低氧或术中知晓[20-21]。流量管是最细腻的气动元件,可能会破裂或断裂。典型的三气体麻醉机在 LPC 中有 16 个环形垫。泄漏可能发生在玻璃流量管[22]和挥发罐底座之间的界面处以及挥发罐和其底座之间的环形垫处。挥发罐上的加注盖松动是泄漏的常见原因,并且这些泄漏可导致吸入麻醉浓度降低,从而在全身麻醉期间引起患者术中知晓[23]。

有几种不同的方法可用来检查 LPC 是否泄漏,包括氧气快充测试、气流出口阻塞测试、传统

正压泄漏测试、北美 Dräger 正压泄漏测试、内部正压泄漏测试、GE Datex-Ohmeda 负压泄漏测试、1993 年 FDA 通用负压泄漏测试等。之所以有这么多方法的一个原因是各种机器的内部设计差异很大,最值得注意的例子是许多 GE Healthcare/Datex-Ohmeda(以下简称 GE)机器/工作站在新鲜气体出口附近有一个止逆阀,而德尔格医疗工作站则没有。出口止逆阀是否存在明显地影响着需要进行哪项预检。

泄漏测试与麻醉机不匹配可能导致故障[24-27]。因此,必须每天进行低压系统泄漏测试;要做到这一点,必须了解止逆阀确切的位置和 Datex-Ohmeda 止逆阀的操作原理。许多 Datex-Ohmeda 麻醉工作站在 LPC 上有一个机器出口止逆阀(表 25-1),止逆阀位于挥发罐的下游和氧气快充阀上游(图 25-6),无反向压力情况下是开放状态。气流将橡胶阀退离底座,并允许气体自由进入新鲜气体出口;有反向压力时,阀门关闭[28]。在以下情况下止逆阀出现:使用氧气快充、正压通气期间产生的峰值呼吸回路压力和使用正压泄漏测试。

一般而言,不带出口止逆阀的麻醉工作站的 LPC 可以使用正压泄漏测试进行测试,带出口止逆阀的机器必须使用负压泄漏测试进行测试。在执行正压泄漏测试时,操作员使用麻醉机或正压挤压球的流量在 LPC 中产生正压,以检测泄漏。当进行负压泄漏测试时,操作员使用吸气管在 LPC 中产生负压以检测泄漏。下面介绍两种不同的 LPC 泄漏测试。

氧气快充正压泄漏测试

历史上,老式麻醉机在 LPC 中没有止逆阀。因此,常见的做法是用氧气快充阀加压呼吸回路和 LPC,通过观察呼吸系统压力表来测试内部麻醉机器泄漏。由于一些现代化的 GE-Datex-Ohmeda 机器在 LPC 中装有止逆阀,所以对这些机器进行正压泄漏测试可能会引起误导甚至危险(图 25-7)。氧气快充阀的不当使用或泄漏快充阀的存在可能导致对 LPC 泄漏的评估不足;反过来,即使存在大量泄漏,这也会导致用户误认为安全[29-30]。呼吸回路的正压导致出口止逆阀关闭,呼吸系统压力将无法减少,该系统似乎是气密的,但实际上只有出口止逆阀下游的回路是无泄漏的[31]。因此,从止逆阀到流量控制阀存在脆弱的区域,因为该区域未通过正压泄漏测试试验方法进行测试。

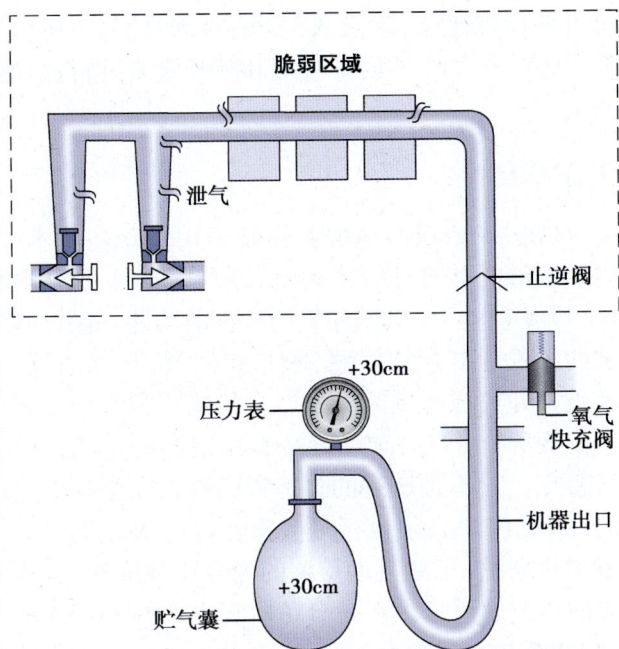

图 25-7　不适当地使用氧气快充阀来检查装有止逆阀的 Datex-Ohmeda 机器的低压回路。不正确使用氧气快充阀未能检查矩形内的区域，位于该区域内的部件正是最容易破损和泄漏的部件。患者回路内的正压关闭止逆阀，尽管低压回路中存在泄漏，但气道压力表上的值不会降低

验证流量计和新鲜气体出口之间供气管路的完整性

　　1993 年 FDA 通用的负压泄漏测试（附录 A，步骤 5）之所以被命名为"通用"是因为当时它可以用来检查所有麻醉机，不管在 LPC 中是否具有出口止逆阀。目前它仍然适用于许多老式麻醉机，但对于许多较新的机器而言，这种"通用"测试不适用。表 25-1 描述了新型工作站如何测试 LPC 和挥发罐泄漏。应每天或每当挥发罐改变时检查流量计和共同气体出口之间的供气管路是否有存在泄漏（附录 B，第 8 项）。检查每个挥发罐的最彻底的方法是将其打开，然后评估低压系统是否泄漏。重要的是要注意，如果在测试过程中关闭挥发罐，自检程序可能不一定会检测挥发罐处的泄漏。此外，挥发罐应充分加注，加注口应紧密封闭（附录 B，第 7 项）。如前所述，ASA 现在建议各个机构针对自己的设备和需求制定内部准则[27]。

　　1993 年 FDA 低压系统泄漏检查是基于 Datex-Ohmeda 负压泄漏测试（图 25-8）设定的，它使用一个负压泄漏测试装置进行，该装置是一个简单的吸入 15ml 容量的吸球，当被抽空时可产生 65mmHg 的负压。机器的主开关、流量控制阀和挥发罐全部关闭，吸球连接到共同的气体出口并反复挤压直至完全塌陷。这使得低压系统回路中产生真空，如果抽吸吸球保持塌陷状态至少 10s，则认为机器是无泄漏的；如果吸球在此期间重新充气，则表示存在泄漏。当每个挥发罐单独转到"开"位置时要重复进行该测试，因为只有当挥发罐开启并成为低压系统的一部分时才能检测到内部挥发罐泄漏；同样，如果吸球在少于 10s 内重新充气，则表示在 LPC 中的某处存在泄漏。

环路系统的评估

　　环路系统测试（附录 B，第 12 和 13 项）评估了从新鲜气体出口到 Y 型管（图 25-9）的环形呼吸系统的完整性。该测试包含两个组成部分：①呼吸系统压力和泄漏测试，②验证在吸气和呼气期间气体通过呼吸回路正常流动。为了彻底检查

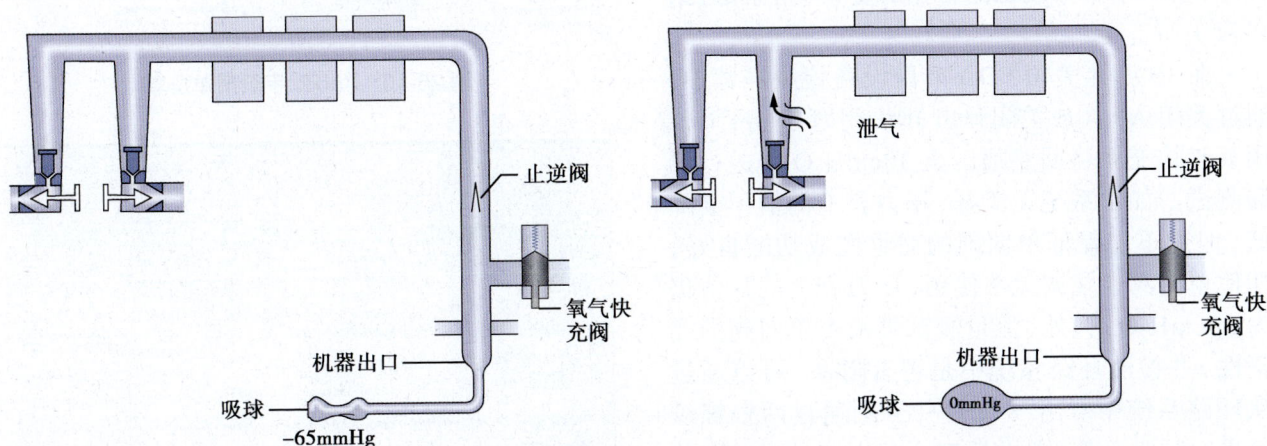

图 25-8　FDA 负压泄漏测试

负压泄漏测试装置直接连接到机器共同气体出口。挤压吸球在低压回路中产生真空并打开止逆阀（左）。当低压回路存在泄漏时，室内空气通过泄漏进入，吸球膨胀（右侧）（摘自 Andrews JJ. *Understanding anesthesia machines. In*: *1988 Review Course Lectures*, p.78. Cleveland: International Anesthesia Research Society, 1988）

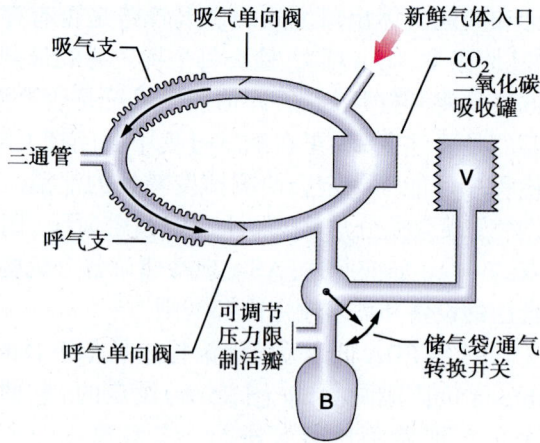

图 25-9　环路呼吸系统的组成部分

B, 储气袋; V, 呼吸机(弹出式)阀门(摘自 Brockwell RC. *Inhaled anesthetic delivery systems*.In: Miller RD, ed. Anesthesia.6th ed.Philadelphia, PA: Churchill Living-stone; 2004: 295)

环路系统有无泄漏及其阀门完整性和是否有阻塞,上面这两项检查都必须在术前进行。2008 年 ASA 的建议中要求在启动每个病例之前执行呼吸系统测试和泄漏测试,以便在手动 / 模肺式和自动 / 机械通气均能正常工作[17]。现代工作站实施自检程序,系统兼容性也被计算并用于调整机械通气期间的输送量(附录 B,第 12 项)。由于压力和泄漏测试不能识别呼吸回路中的所有障碍物或确认吸气和呼气单向阀的功能,因此可以使用连接在 Y 型管上的测试肺或呼吸囊来确认回路完整性及其功能[32-33]。应每天进行单向阀的检查,尽管这些阀的细微损坏可能难以确定,不易发现的阀门故障,可以实施较早的 1993 年 FDA 检查程序,但对于日常测试而言相对复杂(附录 B,第 13 项)[34-35]。

在 1993 年美国 FDA 麻醉设备检测推荐中,通过关闭 APL(或关闭弹出)阀、闭塞 Y 型管、使用氧气快充阀将回路加压至 $30cmH_2O$ 来进行泄漏测试。如果系统无泄漏,压力表上的值不会降低,但这不能保证单向阀的完整性或功能良好,即使单向阀卡住或无法使用,压力表上的数值仍为 $30cmH_2O$;另外,流量测试可检查单向阀的完整性,并检测环路系统中是否有阻塞,可以通过从环路系统中取出 Y 型管并分别通过两根螺纹管进行呼吸动作,单向活瓣小叶应该是可适当移动;通过吸气管道只能吸气,通过呼气管道只能够呼气。毋庸置疑,在执行此测试之前,操作员须确保回路中没有麻醉气体。如 1993 年 FDA 麻

醉设备检查建议(附录 A,步骤 11 和 12),也可以使用连接到 "Y" 件的呼吸机和呼吸囊来进行流量测试[15]。

工作站自检

现在许多新型麻醉工作站采用了众多技术,以使机器能够自动或手动引导用户进行一系列自检,以检查电子、机械和气动元件的功能。经过测试的组件通常包括气源、流量控制阀、环路系统、呼吸机和集成挥发罐。这些自检流程因型号和制造商而异,用户必须明确所有制造商的建议并严格遵守。并不是所有的自检程序都是完全自动化的,因此用户必须执行某些操作以完成自检。对于用户来说,了解自动检测的内容非常重要,更重要的是要知道什么不是自动检测的。图 25-10(手动)和图 25-11(自动)显示了 Dräger Apollo 工作站自检程序的屏幕截图。

在使用如 Dräger Apollo 和 Dräger Fabius GS 工作站等配备有连接管底座安装式挥发罐

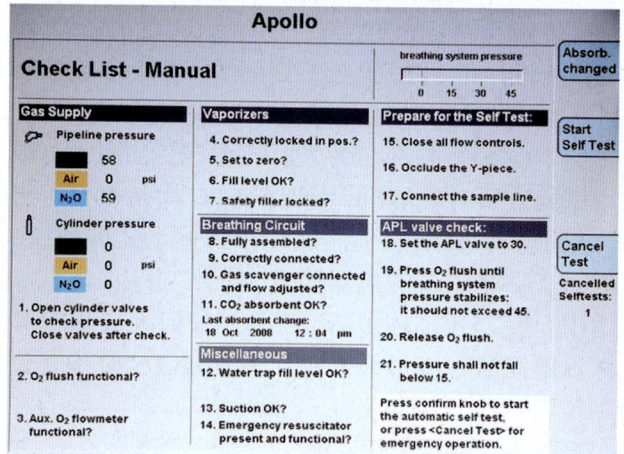

图 25-10　Apollo 手册清单屏幕

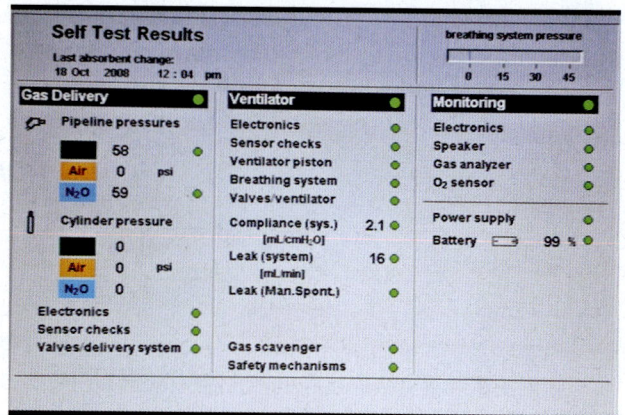

图 25-11　Apollo 自动化自检屏幕

系统时，使用自检时有一个特别重要的注意事项。并联旁路安装蒸发器在浓度控制旋钮处于"关闭"位置时，不会成为麻醉工作站低压系统的一部分，除非蒸发器的浓度开关拨到了"开"的位置。因此，为了检测这种类型系统中的内部挥发罐泄漏，自我诊断的"泄漏测试"部分必须逐个挥发罐重复，每个单独的挥发罐转到"开"位置。如果没有采用这个预防措施，与加注盖松动或加注指示窗出现裂缝结局类似，药物大量泄漏可能导致患者术中知晓，而泄漏却可能未被检测到。

成功的自动化机器检查并不是必须排除机器故障。在一个示例中，Dräger Fabius GS Premium 工作站的 APL 旁通阀的泄漏未被自动检测到，导致呼吸机故障报警。作者的结论是，呼吸机和呼吸回路的功能测试应添加到自检程序中，这可以通过将贮气囊连接到回路弯头来执行，激活氧气快充并充满贮气囊可使其充当模型肺。激活了通气功能后应该观察回路压力、潮气量、"肺"的扩张和收缩，以了解其功能[36]。

麻醉工作站气动系统

麻醉工作站的结构

止逆阀双气源麻醉机的简图如图 25-6 所示，麻醉工作站内的压力可分为三个回路：高压，中压和低压（LPC）。高压回路始于钢瓶止于钢瓶初级压力调节器，对于氧气，高压回路的压力范围从 15 167kPa（2 200psig）到 310kPa（45psig）。对于高压回路中的氧化亚氮，气瓶的压力范围从高压 5 136kPa 到低压 310kPa。中间压力始于可调节钢瓶气源，压力为 310kPa，包括管路内 345kPa 到 379kPa 的压力，止于流量控制阀。根据制造商和具体的机器设计，第二级压力调节器可用于降低供气管路至流量控制阀这一中段压力至 97kPa 或 179kPa[37-38]。最后，低压段从流量控制阀延伸到气体出口。因此，低压部件包括流量管、挥发罐底座、挥发罐和大多数 GE/Datex-Ohmeda 机器上的单向出口止回阀。

氧气和氧化亚氮有两个气源：中心供气和钢瓶供应源。中心供气源是麻醉站的主要气源，医院的中心供氧系统提供约 345kPa 的气体，这是大多数机器的正常工作压力。如果管道供应出现故障，则钢瓶供应源应作为备用，或者如果在没有中心供氧麻醉工作站，钢瓶则作为主要供应源。如

前所述，氧气瓶作为供应源其压力从 15 167kPa 到约 310kPa，氧化亚氮压力从 5 136kPa 到约 310kPa[39]。

安全装置通常被称为故障安全阀（目前更适当地称为"氧气故障切断阀"）位于氧化亚氮供应源的下游，如果氧气供应压力降低，该阀门会关闭或成比例地减少氧化亚氮（和其他气体）的供应。现代机器有一个报警装置来监测氧气供应压力，当氧气供应压力降低达到预定阈值（例如 207kPa）时，启动优先级警报。

许多 GE Healthcare/Datex-Ohmeda 机器都有一个氧气的二级压力调节器，位于氧气供应源下游的中压回路中，将压力调整到精确水平（例如 97kPa）。无论氧气压力波动如何，该调节器均可向氧流量控制阀提供恒定压力。氧气供应压力超过 97kPa，氧流量控制阀的气流维持稳定。

流量控制阀是麻醉工作站一个重要的标志，因为它们将 LPC 与中压回路分开。LPC 是机器中位于流量控制阀下游的一部分，操作员通过调节流量控制阀来调节进入 LPC 的流量。氧气和氧化亚氮流量控制阀通过自控系统机械或气动连接，有助于防止意外输送低氧混合气。气体混合物离开流量管后通过一个共同的管路被引导至浓度校准的挥发罐，根据挥发罐浓度控制转盘的设置，可以加入精确量的强效吸入挥发性麻醉剂，总 FGF 加上麻醉气体然后流向病人呼吸环路[40]。

GE Datex-Ohmeda 麻醉机挥发罐和新鲜气体管路间具有单向止逆阀。其目的是防止在正压通气过程中气体反流到挥发罐中，减少下游间歇性压力波动对吸入麻醉药浓度的影响（参见挥发罐：间歇反压部分）。这个单向阀极大影响了使用前泄漏测试（参见"麻醉工作站检查"部分）。快充氧在单向止逆阀和新鲜气体管路中间。当氧气快充阀启动时，管道氧气以 35L/min 至 75L/min 的速率直接流入新鲜气体出口。

管道供应源

如今大多数医院都有中央管道系统，可向位于手术室的出口输送包括氧气、氧化亚氮、空气和二氧化碳在内的医用气体。中央管道系统必须在适当的压力下为麻醉工作站提供正确的气体才能正常工作，遗憾的是，情况并不总是如此。即使在最近的 2002 年，一个拥有巨大低温散装氧气储存

系统的大型医疗中心也不能幸免于组件故障,导致了关键的氧气管道供应故障[41]。在这种情况下,主要低温储氧罐底部的一个故障关节破裂,释放出 8 000 加仑的液氧,淹没了周围地区的街道,影响了向医疗中心的氧气输送。

在 1976 年对大约 200 家医院的调查中,31% 的医院报告发现了中心管道系统存在问题[42]。最常见的问题是氧气压力不足,其次是管道压力过高。然而,最具破坏性的报道危害是氧气和氧化亚氮管道意外连通,导致多人死亡。这个问题在安大略省萨德伯里一家综合医院新院导致 23 人死亡[43]。2002 年,New Haven,Connecticut 报告了两起低氧死亡事件,该事故原因是将氧流量计连接到了氧化亚氮的供应源[44]。

如果怀疑有管道连接错误,操作者必须立即采取两项纠正措施:首先,应打开备用氧气瓶,然后断开中央气体管道。如果中心供气未断开,机器将优先使用(可能)气源错误的中心供应源,而不是使用低压(310kPa)氧气瓶源。最近的报道表明许多麻醉医师可能不会意识到这些行为的重要性[45-46]。

中心供气的墙壁出口连接是特定气体专用的。如果他们是"快速连接"接头,不同公司型号不同,例如,虽然都是氧气接口,Ohmeda 制造的壁式氧气出口不接受由 Chemetron 制造的氧气连接器。如果同一设施内有多个制造商的出口和连接器混用,就容易产生意外[47]。正在使用全国标准化的直径指数安全系统(Diameter Index Safety System,DISS)螺纹连接。DISS 为医疗气体管线提供螺纹式接口且不可互换,从而最大限度地减少错误连接的风险。无论哪种类型的气体专用连接器(DISS 或"快速连接")存在于将软管导入麻醉机的软管的壁端,气体均通过 DISS 入口连接进入麻醉机(图 25-14A;箭头)。当机器连接到中心管道供应时,压力表测量管道气体压力,止逆阀位于入口下游,它可以防止气体从机器流向管道或大气反流。

钢瓶供应源

当中心管道供应源不可用或中心管道系统发生故障时,麻醉工作站可使用备用钢瓶。麻醉医师很容易想当然地认为该设备事实上存在于麻醉工作站上,而且如果存在的话,还包含充足的压缩气体。使用前的检查清单应包含确认这两者的步骤。

钢瓶中提供的医用气体通过吊架连接到麻醉机上,吊架固定并支撑筒体,提供气密密封(使用称为 Bodok 密封圈的槽与吊架轭之间的垫圈),并确保气体单向流入机器。每个吊架都配备了定位销索引安全系统(Pin Index Safety System,PISS)。PISS 是一种保护措施,用于消除气瓶交换以及意外地将不正确的气体置于设计用于容纳另一种气体的固定架上的可能性。固定架上的两个金属销设置的目的是使它们可伸入气瓶阀中的相应孔中(图 25-12E)。每种气体或气体的组合都有特定且独特的定位连接口[48-49]。在美国,通常认为所有的氧气罐都是绿色的,并且医疗气体 PISS 可确保只有氧气罐可以安装在悬挂架的氧气位中。事实上,由于没有 FDA 标准的圆柱体颜色,因此明确罐体标签很重要[50]。定位连接口错误和医务人员无法正确识别钢瓶内容物是腹腔镜手术期间发生术中火灾的原因[51]。使用二氧化碳(14%)和氧气(86%)的混合物而不是 100% 的二氧化碳。由于所有含有 7% 以上 CO_2 的罐都具有相同的连接口配置,因此尽管具有 PISS 仍可以连接错误的罐。

一旦钢瓶开启,压缩气体会从高压气瓶源流入麻醉机(图 25-6)。如果使用双瓶固定架,则止逆阀位于每个气瓶的下游。该止逆阀具有多种功能:首先,减少气体从高压流向低压瓶;其次,当需要更换空瓶时,另一钢瓶能持续供气,同时气体或供应压力损失最小;最后,如果一个气瓶未连接,减少钢瓶气体泄漏。气瓶供应压力表位于止逆阀的下游。当相同气体的两个储备气瓶打开时,压力表将指示具有较高压力的气瓶内的压力。在一些电子工作站中,气体压力由换能器测量并显示在检测屏幕上(图 25-10)。

每个气瓶供应源都有一个称为气瓶压力调节器的减压阀,它将气瓶中存在的高存储压力和可变存储压力降低到适合在麻醉机中使用的更低、更恒定的压力。氧气瓶压力调节器将氧气瓶压力从 15 167kPa 的高压降低到约 310kPa,氧化亚氮气瓶压力调节器可接收高达 5 136kPa 的压力并将其降低至约 310kPa。

气瓶阀在不使用时应关闭。如果气瓶供气阀处于打开状态,备用气瓶供气会源源不断地耗尽。当快充氧或者呼吸机工作时,尤其是峰流量较高的情况下,环路内的氧气压力可以降低到低于 310kPa。如果在这种情况下钢瓶打开状态气体最终耗尽,此时如果发生中央管道故障,管道内供

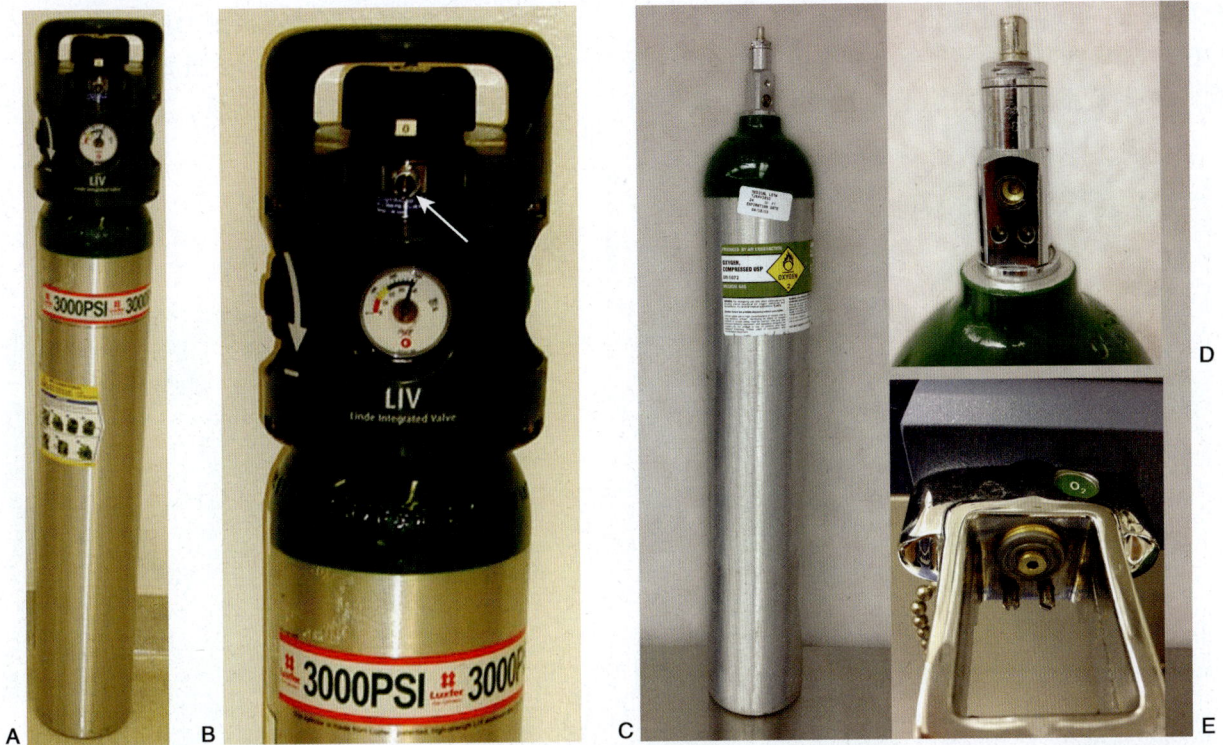

图 25-12 具有 Linde 集成阀的 LIV(A)的压力 20 685kPa E 缸。Linde Gas North America 允许从低压喷嘴(箭头)(B)调节流量为 1/4～25L/min。还有一个高压调节器可以通过 DISS 连接器提供 345kPa 的氧气。显示定位销安全系统(D)和配合固定架(E)的标准 E 瓶(C)

应压力低于 310kPa 则无备用气体可用。

如果没有中心供气系统，确认储气钢瓶维持运行时间非常重要。尤其是现在，麻醉越来越多地在诊室和偏远（手术室外）的医院环境中提供，那里可能无法获得中央管道氧气。氧气只能在室温下以气态形式存在，并遵守波义耳定律，即对恒定温度下的固定质量气体，压力和容量的乘积是恒定的（$P1 \times V1 = P2 \times V2$）[52]。钢瓶中可用的氧气体积与钢瓶压力成正比。

一个钢瓶的内部容积为 4.8L，当"满气"时压力约为 2 000psig，即 13 788kPa。由于是在超过大气压力（14.7psig，磅每平方英寸绝对压力）下测量的压力，因此气瓶压力为 2 014.7psig，即 13 889kPa。应用波义耳定律：

$$2\ 014.7 \times 4.8 = 14.7 \times V2$$

因此，V2 的氧气量在一个"满气"的钢瓶中在一个标准大气压下的体积是：

$$(2\ 014.7 \times 4.8)/14.7 = 658L$$

以下公式来帮助估计在给定流量下供氧的剩余时间[53]：

$$大概剩余时间（h）= 氧气瓶压力（psig）/ (200 \times 氧流量\ L/min)$$

例如，以 5L/min 的氧流量使用具有 1 000psig（6 895kPa）压力的氧气的钢瓶将在如下时间被耗尽：

$$[1\ 000/(200 \times 5)] \approx 1h$$

应该指出的是，这种计算只提供剩余时间的粗略估计，可能并不准确。此外，使用者应该注意，使用气动机械呼吸机将显著提高氧气消耗，并减少剩余时间[54-55]。如果这是唯一可用的氧气来源，使用自发或手动通气（具有 CO_2 吸收的循环系统中具有低 FGF 比率）将显著减少钢瓶的耗氧量。由于 Dräger Fabius GS 和 Apollo 工作站中的电动活塞式麻醉呼吸机不会影响氧气使用率，因此在实践环境中，它们可能比传统的气体驱动呼吸机更可取。

用于氧气瓶的集成阀门和调节器可允许通过喷嘴以 25L/min 或更小的流量控制输送氧气用于患者转运（图 25-12 和图 25-13）。储罐调节器还允许从 DISS 连接处输送 345kPa 的氧气（图 25-12B）。如果麻醉机的氧气管通过 DISS 连接器连接到中央供氧系统（例如墙上），虽然该中央源不可用，机器软管可以自动连接到 DISS 连接器，使用备用的氧气气源（图 25-13）。图 25-14 中显示了带有定位销安全系统的传统钢瓶。

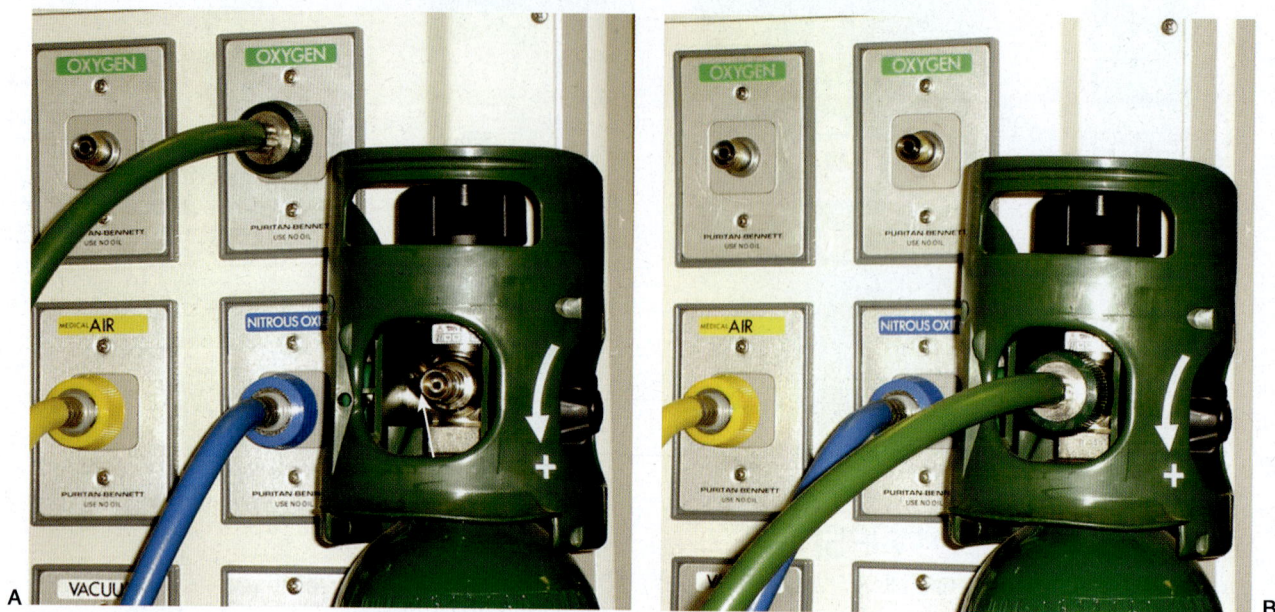

图 25-13
（A）显示 50psig DISS 连接的 3 000psig E 型气缸阀（箭头）如果墙壁氧供应（B）失败，可以连接到机器氧气软管

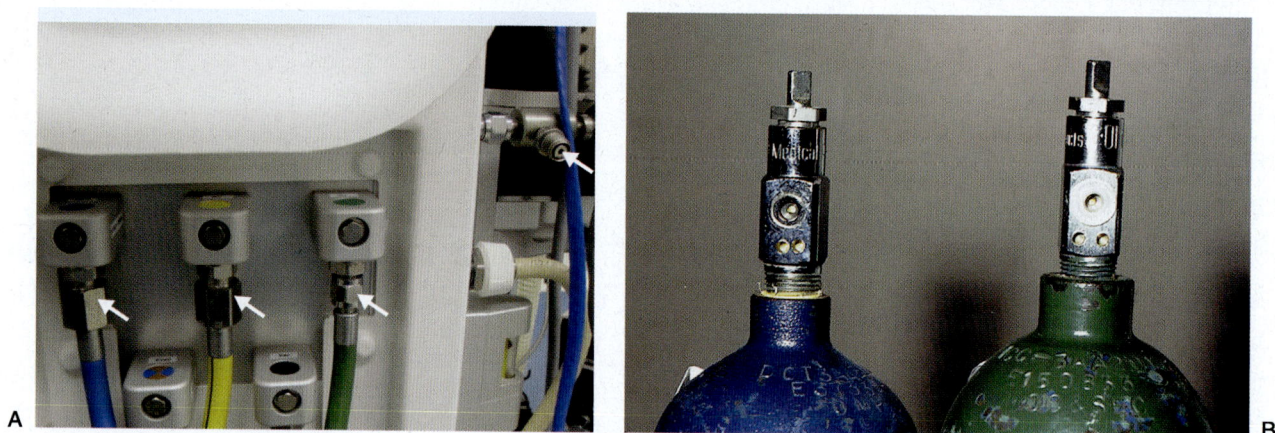

图 25-14
A: DISS 连接器；B: PISS 连接器

氧化亚氮

氧化亚氮（N_2O）可以从管道系统以大约 345kPa 的压力供应到麻醉机或从 N_2O 悬挂架中的备用钢瓶供应到麻醉机。N_2O 分子量 44 原子质量单位（atomic mass units，AMU），760mmHg（14.7psia）压力下沸点是 $-88℃^{[56]}$。临界温度（critical temperature，CT）是气体可以液体形式存在的最高温度。N_2O 的 CT 值为 36.5℃（临界压力：7 267kPa）；因此，N_2O 在室温（20℃）下可以液体形式存在。N_2O 的钢瓶在出厂时用液态 N_2O 填充到 90% 到 95% 的容量，罐内液体的上方是 N_2O 蒸气。由于液体制剂与其蒸气或气相处于平衡状态，因此气态 N_2O 所施加的压力是其在环境温度下的饱和蒸气压（saturated vapor pressure，SVP），在 20℃ 时，N_2O 的 SVP 为 5 171kPa。

一罐充满的 N_2O 在海平面（14.7psia）产生大约 1 600L 的气体，压力为 1 个大气压。只要罐内存在一些液态 N_2O，并且环境温度保持在 20℃，N_2O 罐中的压力将保持在 5 171kPa。参考 N_2O 罐压力表不能确定罐中可用的 N_2O 气体的体积。可以通过称量含气罐体（毛重）减去空罐体的重量（皮重）来确定所含 N_2O 的重量。随着氧化亚氮的使用，罐内的压力将开始下降；由于 N_2O 是蒸气而不是气体，因此不符合波义耳定律，储罐压力表不能计算储罐中残留的 N_2O 的体积。当最后一滴液体 N_2O 刚刚蒸发时，在钢瓶中剩余的 N_2O 的体积仅仅是整个缸体的 1/4（即大约 400L）[57]。从那时起，继续使用 N_2O，压力表将开始下降。

来自储罐的氧化亚氮在高达 5 171kPa（20℃）的压力下进入 N_2O 悬吊架，通过调节器将该压力降低到 276kPa 至 310kPa（图 25-6）。PISS 的设计是为了确保只有 N_2O 罐可挂在 N_2O 悬挂架上。与氧气一样，每个悬挂架上的止逆阀可防止 N_2O 的反向泄漏。

N_2O 管道由液态 N_2O 的大容量储罐或大型 N_2O 储罐（通常为 H 型储罐）供应（N_2O 的每个 H 型钢瓶在大气压力下放出 16 000L 气体）。N_2O 管线中的压力被调节到大约 345kPa，以便为手术室中的出口提供压力。进入麻醉机中压系统后，N_2O 必须流过"故障安全"阀才能达到 N_2O 流量控制。

机器中压系统

氧气从大约 345kPa 的管道供应或从 310kPa 的气瓶供应进入麻醉机的中压系统后，可能需要以下几条路径：

1. 可连接 Sanders 型喷射通风系统的 DISS 辅助排氧装置；
2. 气动风箱呼吸机；
3. 通过调节器和辅助氧流量计连接到鼻插管，SIRB 等等；
4. 氧气低压报警传感器；
5. 压力敏感切断（"故障安全"）阀；
6. 氧气快充控制阀；
7. 氧流量计（在某些机器上通过二次流量计）。

供氧压力故障安全装置

2000 年 ASTM F1850-00 标准规定："麻醉气体供应装置的设计应使得无论什么时候当氧气供应压力降低到制造商规定的最小值以下时，在新鲜气体出口处氧气浓度不得低于 19%。"当代麻醉机具有许多安全装置，它们以级联方式一起作用，以在氧气压力降低时将低氧气体混合物的输送风险降至最低。以下几节介绍了其中几种设备。

气动和电子报警装置

许多老式的麻醉机都有一个气动报警装置，当氧气供应压力降低到预定的阈值例如 207kPa 时，它会发出声音报警。2000 年的 ASTM F1850-00 标准规定，当氧气压力降低到制造商特定的压力阈值以下时，在 5s 内激活中等优先级警报。现在使用电子报警装置来满足这个要求。

氧气故障切断（"故障安全"）阀门

气体管路中除氧气管道外每个流量计都设有一个氧气失效安全阀，在氧气供应压力的控制下，随着氧气供应压力的降低，阀门关闭（或成比例的降低）降低所有其他气体（氧化亚氮、二氧化碳、氦气和在某些机器中的空气）的供应压力。遗憾的是，"故障安全"让使用者产生误解，认为阀门可以阻止低氧混合气。事实并非如此。没有配备 N_2O/O_2 流量自控系统（见自控系统部分）或其系统可能被用户关闭的麻醉机也可以在正常工作条件下输送低氧混合气。有意或无意关闭氧流量控制阀，而其他气体管路保持打开，就导致低氧混合气输出。

许多 GE-Datex-Ohmeda 机器配备了"压力传感器关闭阀"的故障安全阀。在较旧的机器上，该阀门以开启或关闭的方式运行，供氧压力可以打开阀门，复位弹簧关闭阀门。图 25-15 显示了阈压为 138kPa 的氧化亚氮压力传感器关闭阀。在图 25-15A 中，大于 138kPa 的氧气供应压力施加在移动隔膜上，该压力将活塞和销片向上移动，阀门被打开，氧化亚氮自由流入流量控制阀。在图 25-15B 中，供氧压力小于 138kPa，阀门复位弹簧关闭阀门，氧化亚氮流动停止。

GE Datex Aestiva/5 是一种最新型号的麻醉机，其"故障安全阀"不是"开启或关闭"设计，而是平衡调节器中的可变阀。平衡调节器的工作原理如下：氧气的二级压力调节器将中压系统中的压力降低到约 207kPa，压力被引导至平衡调节器施加到调节膜片的含氧气侧。如果氧气的压力足够，推动膜片，氧化亚氮开始流动。如果氧气压力降低，则膜片开始关闭，氧化亚氮通道缩小，当氧气压力下降到 3.4kPa 时，氧化亚氮平衡调节器完全关闭。

Dräger Medical 使用一种不同的故障安全阀，称为氧气故障保护装置（oxygen failure protection device，OFPD），将氧气压力与其他气体（例如氧化

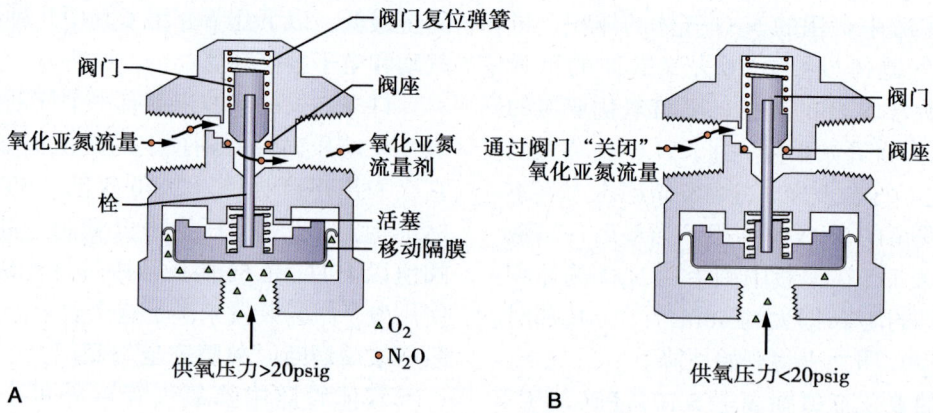

图 25-15　压力传感器关闭阀

A：由于供氧压力大于 138kPa 的阈值，因此阀门打开。B：由于氧气压力不足，阀门关闭（摘自 Bowie E, Huffman LM. *Anesthesia Machine*：*Essentials for Understanding*. Madison, WI, Ohmeda, BOC HealthCare, Inc., 1985）

亚氮或惰性气体）联动调节。原理上类似于前段所述的平衡调节器，OFPD 基于比例原则而不是阈值原则。由 OFPD 控制的所有气体的压力将与氧气压力成比例下降。OFPD 包括一个与弹簧加载的活塞相连的阀座喷嘴（图 25-16）。左图中的氧气供应压力是 345kPa，该压力向上推动活塞，迫使喷嘴远离阀座。氧化亚氮和/或其他气体在 345kPa 时流向流量控制阀。右图中的氧气压力是 0kPa，弹簧膨胀并迫使喷嘴紧贴阀座，防止气流通过该装置；氧气压力达 172kPa，推动弹簧部分关闭阀门，输送到流量控制阀的氧化亚氮压力为 172kPa。氧气供应压力的极端值（0～345kPa）之间存在连续的过渡装置，这些装置可以调控 OFPD 的比例。旧的 Datex-Ohmeda 压力传感器关闭阀本质上属于阈值依赖（全或无），而 GE 平衡调节器和 Dräger OFPD 则是流量可变型比例系统。重要的是要认识到"故障安全"阀对压力敏感而不是流量敏感，只要中间压力系统中的氧气压力足够，氧化亚氮可以流入其流量控制阀（图 25-17）。

次级氧气压力调节器

大多数当代 GE Datex-Ohmeda 工作站都有次级氧气压力调节器，其设定值在 83～131kPa 之间，当氧气供应压力超过阈值（最小值）时，氧流量计的输出是稳定的。旧式 Datex-Ohmeda 机器的压力传感器关闭阀设定为较高的阈值（138～207kPa），以确保发生氧气压力故障时氧气维持输出。

流量计装置

流量计组件

流量计组件（图 25-18）可精确控制和测量通向新鲜气体出口的气体流量。传统的玻璃流量计组件，流量控制针型阀可调节进入称为 Thorpe 管

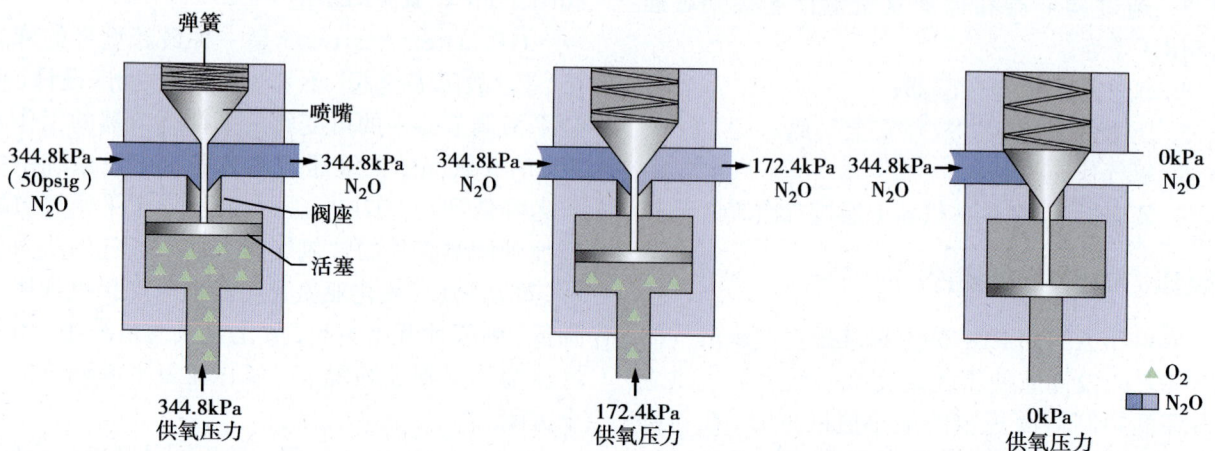

图 25-16

氧气故障保护装置/灵敏的氧气比率控制器（OFPD/S-ORC），对氧气供应压力的变化作出相应的响应（摘自 Narkomed 2A *Anesthesia System*：*Technical Service Manual*. 6th ed. Telford, PA：North American Dräger；1985）

内浮标指示流过相关流量控制阀的流量。流量的定量以在流量管相关的标尺上的刻度来表示。现在一些较新的麻醉工作站已经用电子流量传感器代替了传统的玻璃流量管来测量各种气体流量，流速数据以数字格式、图形格式或两者相结合的形式在工作站屏幕上显示。如果这些"电子流量计"的整合能与麻醉数据采集系统完全整合在一起，例如计算机化麻醉记录器（也可称之为麻醉信息管理系统），那将是麻醉工作站发展的一个重要变革。

常规流量计的操作原则

　　打开流量控制阀允许气体通过浮标和流量管之间的空间，这个空间被称为环形空间（图25-19）。指示器浮标在平衡位置自由悬停，其中由气流产生的向上力等于在给定流速下由重力施加在浮体上的向下力。当流量改变时，浮标移动到管内新的平衡位置。这些流量计通常被称为恒压流量计，因为浮标上的压力降低对于管中的所有位置保持恒定[58-59]。

　　流量管是锥形的，管的底部直径最小，顶部直径最大。可变节流孔表示这种类型的单元，因为浮标和流量管内壁之间的环形空间随着浮标的位置而变化。通过由浮标产生的收缩流可以是层流或湍流，这取决于流量（图25-20）。影响其通过给定收缩的流量的气体的特性是黏度（层流）和密度（湍流）。因为环形空间是管状的，所以在低流速下会出现层流并且黏度决定了气体流速。环形空间在高流量下模拟孔口，而湍流气体流量则主要取决于气体的密度。

流量计组件

流量控制阀组件

　　流量控制阀组件（图25-18）由一个流量控

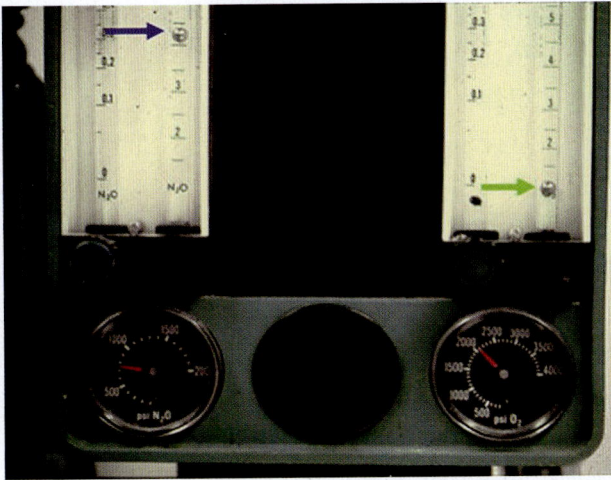

图25-17　故障安全阀故障以防止低氧混合气

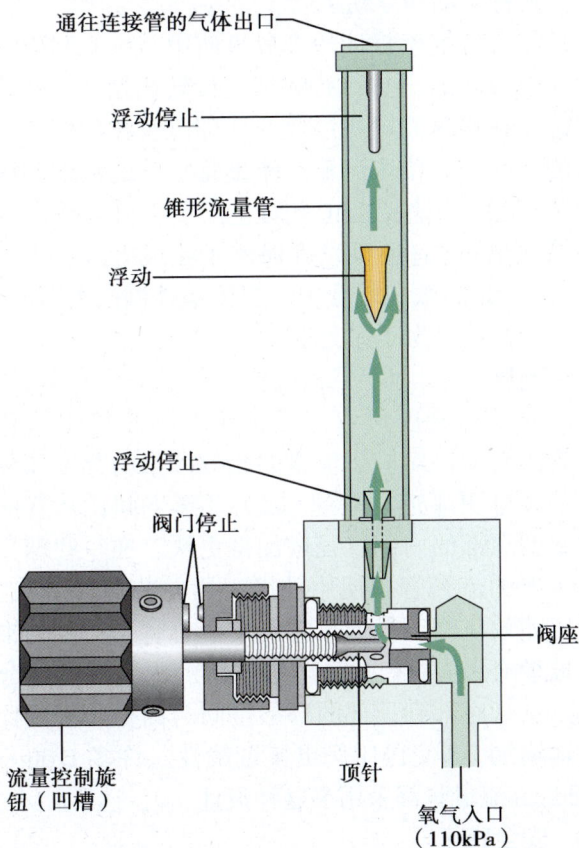

图25-18　氧流量计组件由流量控制阀组件和流量计子组件组成

请注意，这是 GE Datex-Ohmeda 设计，在该图中，氧气从次级调节器以 110kPa（16psig）的压力供应给流量计（摘自 Bowie E, Huffman LM. *The Anesthesia Machine: Essentials for Understanding*. Madison, WI: Ohmeda, a division of BOC Healthcare, Inc., 1985）

的锥形透明流量管的流量，该管是锥形的，使得它在其较低（低流量）端具有小的横截面积，并且在其较高（高流量）端具有较大的横截面积。流动管

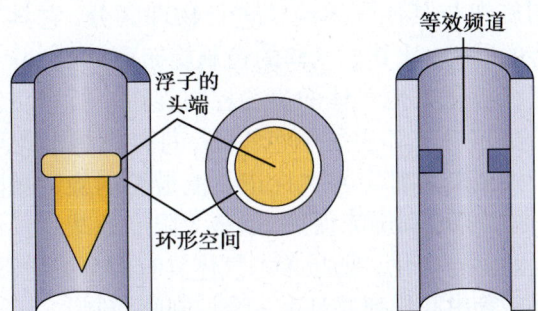

图25-19　环形空间浮子头部和流量管之间的间隙称为环形空间

它可以被认为相当于具有相同横截面积的环路通道（摘自 Macintosh R, Mushin WW, Epstein HG. *Physics for the Anaesthetist*. 3rd ed. Oxford: Blackwell Scientific Publications; 1963）

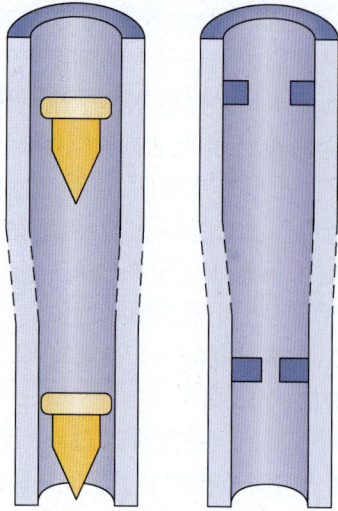

图 25-20

流量管收缩图示的下半部分表示流量管的下半部分。浮标头部和流量管之间的间隙很窄。等效通道是管状的，因为其直径小于其长度。在确定通过该管状收缩的气体流速时，黏度是主要的。图示的上半部分表示流量管的上部。等效通道是人造的，因为它的长度小于宽度。密度在决定通过这个人工收缩的气体流速方面占主导地位（摘自 Macintosh R, Mushin WW, Epstein HG. *Physics for the Anaesthetist*, 3rd ed. Oxford: Blackwell Scientific Publications；1963）

制旋钮、一个针阀、一个阀座和一对阀门挡块组成，输入气体来自管道源（345kPa）或次级压力调节器。当调节流量控制阀时，针阀在阀座中的位置改变以建立不同的孔，当流量控制阀逆时针转动时气体流量增加，顺时针转动阀门时流量减小。极端顺时针旋转可能导致针阀和阀座损坏，因此，流量控制阀配有阀门挡块以防止这种情况发生。

安全特性

流量控制阀组件具有许多安全特征。氧流量控制旋钮与其他气体旋钮进行物理区分，它具有独特的凹槽，比其他气体的控制旋钮更突出，并且其直径大于其他气体的流量控制旋钮。所有旋钮均为特定的气体进行颜色编码，每种气体的化学分子式或名称都会永久标记。流量控制旋钮被隐藏，或用屏蔽和屏障保护，以最大限度地减少预设位置的意外变化。如果单一气体具有两个流量管，则这些管串联排列并且由一个控制阀控制。

在许多新的麻醉工作站中，流量计已被包含"软键"的电子控制面板取代。要调节任何气体流量，操作员必须执行以下步骤：①选择并按下"软键"确定选择的气体或麻醉剂；②转动选择旋钮调整所需的流量水平；③再次按下选择旋钮确认选择的流量水平和麻醉剂（参见"电子流量计"部分）。

流量计组件

流量计组件（图 25-18）由流量管、带浮动挡块的指示器浮标和指示器刻度组成。

流量管

当代流量管由玻璃制成，大多数都是一个锥形，其中流量管的内径从底部到顶部均匀增加。制造商提供用于氧气和氧化亚氮的双流管，以在低流速下提供更好的视觉辨别力：细流管表示从约 200ml/min 到 1L/min 的流量，粗流量管表示从约 1L/min 到 10L/min 或 12L/min 的流量。两个管道串联连接并由单个流量控制阀供应。

指标浮动和浮动止点

带有传统流量计的麻醉机使用多种不同类型的线轴或浮标，包括铅锤浮标、旋转裙摆浮标和球浮标。在铅球和裙状浮标的顶部以及在球型浮标上的球的中心读取流量。流量管在管的顶部和底部装有浮子挡块，上止点防止浮子上升到管顶部并堵塞出口，它还可以确保浮子在最大流量下可见，而不是隐藏在歧管中。当流量控制阀关闭时，底部浮标挡块为浮标底座。

刻度

流量计刻度可以直接标记在流量管上或位于管的右侧。对应于流量的相等增量的刻度在刻度的顶部更靠近在一起，因为环形空间比从管的底部到顶部的内部直径增加得更快。在一些球型指示器的流量管中使用玻璃峰导向装置，以将这种压缩效应降至最低。它们是沿着管子长度的锥形玻璃脊，通常有三个嵴围绕管的内圆周等距分布。从管底部到顶部的环形空间与内径几乎成比例地增加，这使得比例更接近线性。许多 Dräger Medical 流量管都采用了这种设计。

安全特性

GE-Datex-Ohmeda 和 Aestiva 型号上每种气体的流量计部件都装在独立的、专用颜色编码的模块中。流量管与气体特定颜色编码固定，流量标尺和化学分子式（或气体名称）永久刻在流量管右侧。流量计单独手动校准以提供高度的准确性。流量管、浮标和刻度是一个不可分割的单元，如果任何组件损坏，整套设备必须更换。

Dräger Medical 不使用流量计组件的模块化系统，流量计、化学符号和气体专用颜色代码直接刻到流量管上。

流量计问题

泄漏

　　由于流量计位于除氧分析仪以外的所有机器安全装置的下游，因此流量计泄漏危害严重[60]。玻璃流量管和金属连接管之间的 O 形接口处，或者流量管发生裂纹或碎裂，都可能发生泄漏，这是麻醉机中最脆弱的气动元件。尽管常规玻璃流量管的总体损伤通常很明显，但细微的裂纹和碎屑可能会不被发现，从而导致输出流量错误[61]。使用电子流量计和去除常规玻璃流量管的一些较新的麻醉工作站（如 GE-Datex-Ohmeda S/5ADU 和 Dräger Fabius）可能有助于消除这些潜在的泄漏源（参见电子流量计部分）。

　　Eger 等[62]证明，在流量计泄漏的情况下，如果氧流量计位于所有其他流量计下游，那么低氧混合气就不太可能发生。图 25-21 是 Eger 原始图的更新版：空气流量管（未使用）有大量泄漏，氧化亚氮和氧气的流量比率设定为 3：1。由于氧化亚氮流量计位于下游位置，所以图 25-21A 和图 25-21B 显示了一个潜在危险，即大部分氧气泄漏所有氧化亚氮都被引导至新鲜气体出口形成低氧混合气。图 25-21C 和 D 显示了更安全的配置，其中氧流量计位于下游位置。

　　上述安排也不是绝对可靠的，即使氧气位于下游位置，氧流量管中的泄漏也可能导致低氧混合气体的产生（图 25-22），氧气逸出，氧化亚氮继续流向新鲜气体出口，特别是在氧化亚氮与氧流速较高时易出现低氧混合气。

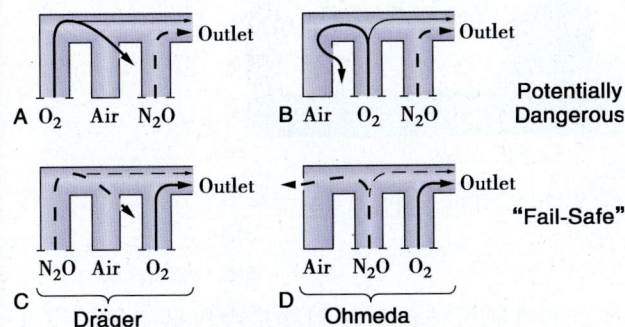

图 25-21　流量计泄露是低氧的潜在原因

在流量计泄漏的情况下（在本例中为空气），氧化亚氮位于下游位置（A，B）时存在潜在的危险。当氧气位于下游位置（C，D）时，为最安全的配置。详情请参阅文字（摘自 *Eger EI 2nd, Hylton RR, Irwin RH, et al. Anesthetic flow-meter sequence-a cause for hypoxia. Anesthesiology.1963；24：396*）

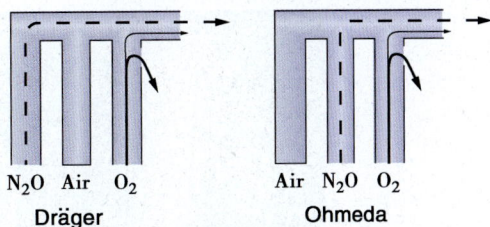

图 25-22　氧流量管泄漏无论流量管布置如何，氧流量管泄漏都会产生低氧混合气

（摘自 Brockwell RC. Inhaled anesthetic delivery systems. In：Miller RD, d. Anesthesia.6th ed. Philadelphia, PA：*Churchill Living-stone*；2004：281）

误差

　　即使流量计使用恰当的组件正确组装，也会出现流量误差。污垢或静电会导致浮标被黏住，实际流量可能高于或低于所示值。由于环形空间较小，在低流量范围内指示器浮标被黏更为常见。损坏的浮子会导致读数不准确，因为浮子和流量管之间的精确关系发生了变化。来自呼吸回路的负压会导致浮子下降，使其读数小于实际流量。最后，如果流量计在垂直位置（铅垂）没有正确对齐，读数可能不准确，因为倾斜扭曲了环形空间。

刻度模糊

　　在流量计刻度标准化和氧分析仪的广泛使用之前，至少有两个死亡事件是由刻度模糊造成的混乱导致的[63]。在两种情况下，操作员都读取了相邻但错误标尺旁边的浮标位置。今天，这个误差不太可能发生，因为当前的流量计刻度直接标记在流量管上或直接标记在流量管的右侧。

电子流量计

　　许多较新的麻醉工作站（例如 Dräger Apollo、Dräger Fabius GS、Spacelabs Healthcare 的 ARKON 和 Datex S5/ADU；图 25-23 和图 25-1A，图 25-2A，图 25-4A）具有常规流程控制旋钮和流量控制阀，但具有电子流量传感器和数字显示器而不是玻璃流量管。流量控制阀的输出在工作站的集成用户界面上以图形和/或数字表示为 L/min。这些系统依赖于电力来精确显示气体流量，然而，即使停电时，由于流量控制阀本身是机械的（即非电子的），所设定的气流将不间断地持续。还有一个小型传统的气动"新鲜气体"或"总流量"指示器，可以为用户提供从所有气体流量控制阀流向麻醉工作站新鲜气体总量的估计值（图 25-24）。

　　在 GE Aisys Carestation（图 25-3A）中，传统的阀门气体流量控制器和颜色编码控制旋钮被使

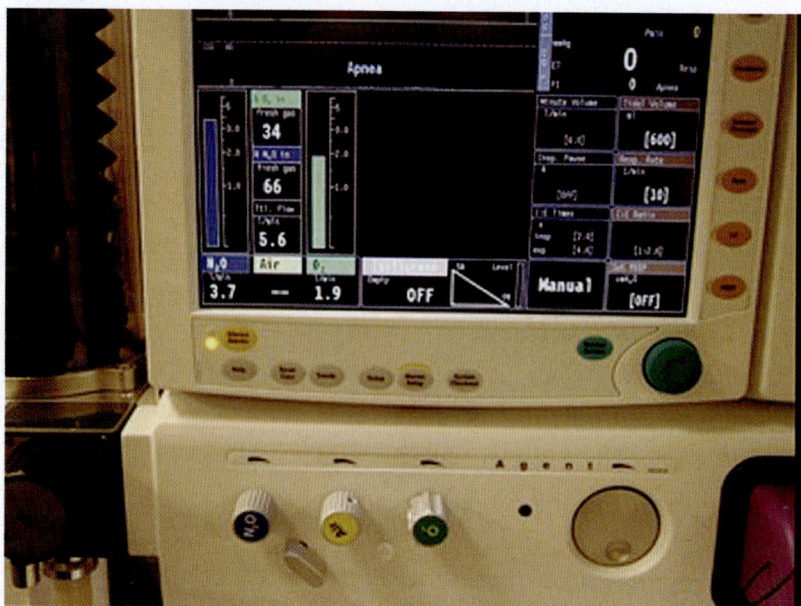

图 25-23

Datex S5/ADU 显示气体流量是机械针阀控制,电子显示是虚拟流量计和数字读数

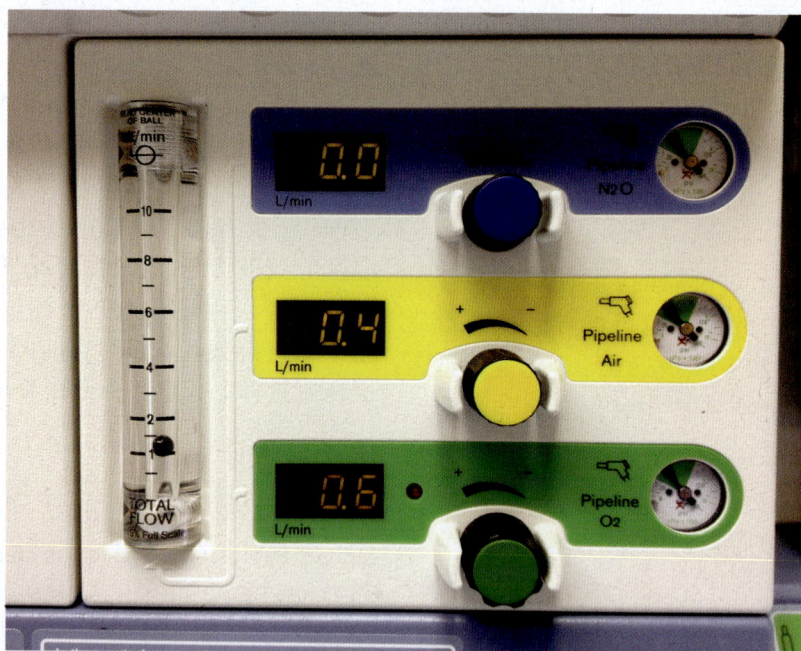

图 25-24

Dräger Fabius GS 显示针阀控制图形和数字流量。即使电力损失总气流流量计继续运行

用气体混合器的电子控制系统所取代。在该模型中,首先选择第二种气体 N_2O 或空气,然后选择所需的吸入氧气浓度(F_1O_2)和总 FGF,总流量和 F_1O_2 选择是通过按下控制面板上的软键,使用 "com wheel" 调整设置,然后按 "com wheel" 来确认。

在 GE Aisys Carestation(图 25-3A)中,增加和减少流量(或药物浓度)的控制与传统控制不同。

传统的针阀气体流量控制器是由机械工程师设计的,以便逆时针旋转流量控制旋钮以增加流量(通过打开更宽的阀门),这同样适用于增加可变旁路挥发罐上的药物浓度。Aisys Carestation 控制器由电气工程师设计,其标准是通过顺时针方向旋转拨盘(com wheel)来增加输出。因此,在学习使用 Aisys Carestation 工作站时,操作员必须适应 "顺时针增大"并记住确认新设置。在气体混合器发生故障的情况下，Aisys Carestation 将切换到备用系统，允许氧气通过替代氧流量计输送到呼吸系统，氧流量计是传统的机械针阀和转子流量管。

通过工作站软件自动优化新鲜气体流量

麻醉气体成本和过多的麻醉废气给环境带来的影响正日益受到关注。Dräger Apollo 麻醉工作站有一个称为低流量向导（low flow wizard，LFW）的 FGF 优化工具。LFW 向用户指示是否有太多、太少或正确数量的 FGF。了解该工具的工作原理并了解其局限性非常重要。图 25-25 显示了 LFW 的三种可能建议。

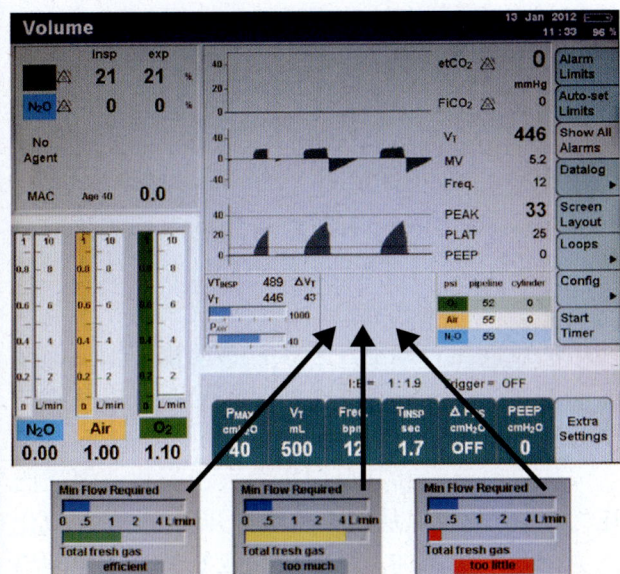

图 25-25　Drager Apollo 工作站的低流量向导

LFW 通过计算吸气和呼气分钟容量之间的差异来确定最小 FGF，此外，麻醉剂摄入量是使用吸入和呼出的麻醉气体浓度以及 N_2O 和 CO_2 浓度来计算的。这种算法在摄取过度的情况下会提示错误。由于气体分析系统测定 CO_2 的精读比测定氧气浓度的精度更高，因此使用 CO_2 吸收来计算氧气吸收量。在使用 CO_2 充气的腹腔镜手术中，如果呼气末二氧化碳增加，计算的氧气吸收量将增加，因此 LFW 将推荐较高的 FGF；此外，应用或去除 PEEP 将暂时影响 LFW 计算，直到气体流动达到动态平衡状态[64]。一项基于仿真学的研究表明，在麻醉维持阶段，使用 LFW 可减少 53% 异氟烷消耗[65]。

GE-Datex-Ohmeda 开发了一款可选软件工具，名为"ecoFLOW"，用于确定保持预设 F_IO_2 所需的 O_2 的近似最小流量。该系统（可在 Aisys CS2 和 Avance CS2 型号上获得）还显示了所用药物的大致数量和每小时成本。通过患者的 O_2 吸收量、输送的麻醉剂的稀释效果以及环形呼吸系统的效果来计算最小 O_2 流量[66]。

自控系统

制造商为麻醉工作站配备 N_2O/O_2 分配系统，旨在防止使用氧化亚氮时产生和输送低氧混合物。氧化亚氮和氧气以机械方式和／或气动方式，或电子方式（在 GE Aisys Carestation 上）进行连接，以便新鲜气体出口处的最低氧气浓度在 23% 和 25% 之间。

Ge-Datex-Ohmeda Link-25 比例限制控制系统

传统的 GE-Datex-Ohmeda 机器使用 Link-25 系统，系统的核心是氧化亚氮和氧流量控制阀的机械整合，它允许独立调节任一阀门，但自动进行调节以保持氧气浓度高于 25%，最大氧化亚氮-氧流量比为 3∶1。Link-25 自动增加氧流量以防止低氧混合物的输出。

图 25-26 显示了 GE-Datex-Ohmeda Link-25 系统，氧化亚氮流量控制阀上装有一个 14 齿的链轮，氧流量控制阀上装有一个 29 齿的链轮，两个链轮用金属链物理链接。当氧化亚氮流量控制阀转过 2.09 圈时，由于传动比的存在，氧流量控制阀将旋转一圈。由于氧化亚氮流量控制阀从次级 N_2O 调节器供应压力约为 179kPa 的氧化亚氮，而氧流量控制阀由次级调节器供应压力为 97kPa，因此产生的最终流量比为 3∶1，系统内机械和气动方面的组合最终产生最低浓度为 25% 的氧气浓度。GE-Datex-Ohmeda Link-25 自控系统通过更多地打开氧气阀来增加氧气的流量；相反，如果氧流量减少使氧化亚氮的流量过大，则它通过物理减少氧化亚氮阀的开合度而起到减少 N_2O 流量的作用。

有几篇报道描述了 Link-25 系统的故障[67-70]。这些报道的作者描述了因为没有使用氧化亚氮而无法使用氧气或允许产生低氧混合物。

Dräger 氧气比率监测控制器／敏感氧气比例控制器系统

氧气比率监测控制器（oxygen ratio monitor controller，ORMC）是用于老式北美 Dräger 麻醉机（例如 Narkomed 2B，2C，3 和 4 型）的氧化亚氮∶氧气比例系统。在最新的 Dräger 麻醉工作站模型（例如 Fabius GS，Apollo）中，同一个 ORMC

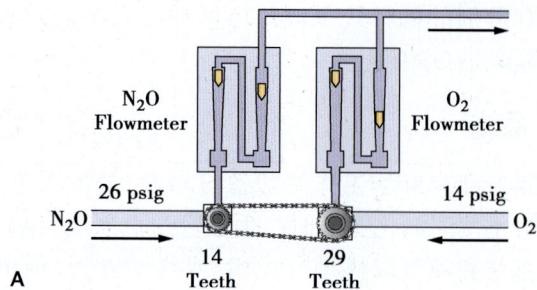

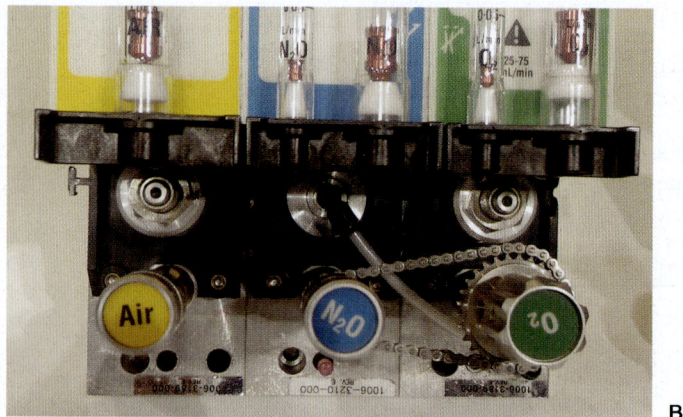

图 25-26

Ohmeda Link-25 比例限制控制系统的原理图（A）和照片（B）。详情请参阅文字

更名为敏感氧比率控制器（Sensitive Oxygen Ratio Controller, S-ORC）。ORMC/S-ORC 是一种气动式氧 - 氧化亚氮互锁系统，该项设计可在使用氧化亚氮时保持新鲜气体氧浓度至少（25±3）%，当氧流量小于 1L/min 时，它将新鲜气体氧气浓度控制在基本上高于 25% 的水平。ORMC/S-ORC 限制氧化亚氮的流量，来防止低氧混合物的输送。这与 GE-Datex-Ohmeda Link-25 系统不同，后者氧化亚氮气体供应压力保持恒定（通过次级调节器）增加氧流量实现防止低氧混合气。

ORMC/S-ORC 的示意图如图 25-27 所示，它由一个氧气室、一个氧化亚氮室和一个氧化亚氮

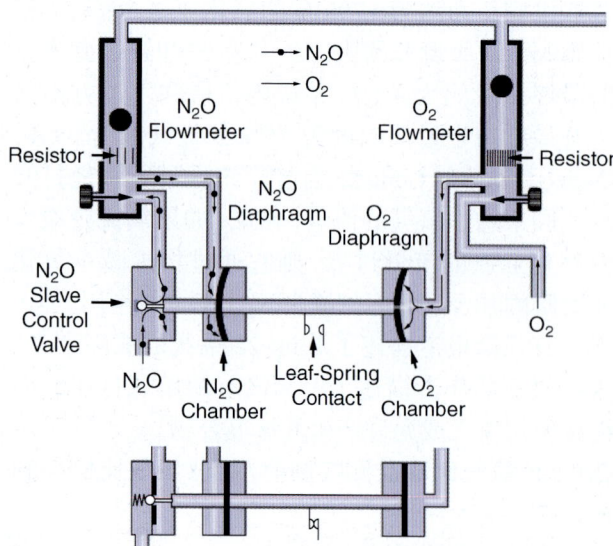

图 25-27

Dräger 氧气比率监测控制器 / 敏感的氧气比率控制器，详情请参阅文字（摘自 Schreiber P. Safety Guidelines for Anesthesia Systems. *Telford, PA*: North American Dräger; 1984）

控制阀组成，所有这些都通过一个可以移动的水平轴相互连接。进入装置的气动输入来自氧气和氧化亚氮流量计，这些流量计是独立的，它们具有位于流量控制阀下游的特定电阻器。当氧化亚氮和氧气流动时，这些电阻会产生指向氧气和氧化亚氮室的反向压力，氧流量管的电阻是氧化亚氮流量管电阻的 3~4 倍，这些电阻的相对值决定了受控制的新鲜氧气浓度的值。氧气和氧化亚氮气体中的反向压力施加在连接到移动水平轴上的橡胶隔膜上，通过轴的运动调节氧化亚氮控制阀的张开度调节氧化亚氮流量。

如果氧流量和其反向压力大于氧化亚氮反向压力，则氧化亚氮从属控制阀打开角度增加，氧化亚氮的流入量增加。随着氧化亚氮的流量手动增加，氧化亚氮的反向压力迫使轴朝向右侧的氧气室，氧化亚氮从属控制阀的开度受限，限制了流向氮氧化合物流量计的压力，从而减少了氧化亚氮的流量。当氧流量小于 200ml/min 时，从属控制阀完全关闭，防止氧化亚氮的流入。

图 25-27 说明了在不同情况下单个 ORMC/S-ORC 的动作，在上部结构中施加在氧气隔膜上的压力大于施加在氧化亚氮隔膜上的压力，这导致水平轴向左移动，打开氧化亚氮从属控制阀，然后氧化亚氮能够进入其流量控制阀并通过流量计流出；在下部结构中，由于氧气反向压力不足，氧化亚氮从属控制阀关闭。总而言之，与 GE-Datex-Ohmeda Link-25 系统相比，Dräger ORMC/S-ORC 能够积极增加氧流量以保持 25% 或更高的新鲜氧气浓度，这些系统通过限制氧化亚氮的流量来防止输送氧浓度不高于 25% 的混合物。

局限性

N₂O/O₂ 自控系统并非万无一失，配备这些系统的工作站仍然可以在某些条件下输送含氧量低的混合物。以下是可能发生这种情况的一些描述。

供气错误

如果氧气管道误接其他非氧气体 GE-Datex-Ohmeda Link-25 和 Dräger S-ORC 都无法识别。在 Link-25 系统中，氧化亚氮和氧流量控制阀继续进机械连接。低氧混合物可以进入新鲜气体出口。Dräger S-ORC 中存在非氧气体，氧气橡胶隔膜也会在氧气侧反映出足够的供应压力，并允许错误的气体流动。除了多气体分析仪氧分析仪是唯一能识别这种情况的监控器。

气动装置或机械装置故障

Datex-Ohmeda Link-25 和 Dräger/S-ORC 的正常运行取决于气动和机械完整性[71]。Datex-Ohmeda 系统的气动完整性需要合格的次级调节器，如果调节器不精确，可能会导致氧化亚氮：氧气比例不为 3：1。连接两个链轮的链条必须完好无损，如果链条被切断或断裂，可能导致氧化亚氮浓度达到 97%[72]。在 Dräger 系统中，OFPD 功能完整是必要的，以向 S-ORC 提供适当的压力；S-ORC 的机械构造，如橡胶隔膜、流量管电阻和氧化亚氮从属控制阀也必须完好无损。

下游泄漏

S-ORC 和 Link-25 在流量控制阀水平发挥功能，当这些装置下游出现泄漏，例如破损的氧流量管（图 25-22）可能会导致低氧混合气体输送到新鲜气体出口。在这种情况下，氧气通过泄漏逸出，主要的气体是氧化亚氮。氧气监测器和 / 或集成多种气体分析仪是唯一可以检测到这个问题的安全装置。对于大多数麻醉工作站，建议使用预先正压或负压泄漏测试（取决于制造商）来检测此类泄漏（请参阅 "检查麻醉工作站" 部分）。

使用惰性气体

使用第三种惰性气体，如氦气、氮气或二氧化碳，会导致低氧混合气，因为当前的自控系统只能连接氧化亚氮和氧气[73]。如果操作员使用第三种气体，则必须使用氧分析仪监测吸入的氧气浓度（或可用多气体分析仪）。

吸入挥发性麻醉剂稀释氧浓度

挥发性吸入麻醉药被添加到流量计和自控系统下游的混合气体中。高浓度吸入麻醉药如地氟烷（MAC 约为 7%）可能会无意中添加到自控系统的下游，产生的气体 / 蒸气混合物可能含有低于 21% 的吸入氧浓度。特别是在使用高浓度地氟烷时容易发生。

氧气快充阀

氧气快充阀允许氧气中压回路和 LPC 直接连通（图 25-6）。来自氧气快充阀的气流从挥发罐的下游进入 LPC 止逆阀。正常状态弹簧加载的氧气快充阀保持关闭状态，操作员通过按下氧气快充按钮将其打开，阀门启动以 35L/min 至 75L/min 的流量向呼吸回路输送 100% 的氧气。

氧气快充阀可以提供一个 "高压" 氧气源，可用于以下情况下的喷射通气：①麻醉机配备有一个位于挥发罐和氧气快充阀之间的单向止逆阀；②当正压安全阀存在于挥发罐的下游时，压力释放阀必须位于出口止逆阀的上游。例如，由于 Ohmeda Modulus Ⅱ 具有这种单向止逆阀，并且其低压系统正压安全阀位于出口止逆阀的上游，按压快充阀可给 310kPa 到 345kPa 压力，所以氧气流以 35L/min 至 75L/min 的速度（氧气流以 310kPa 到 345kPa 的压力）被输送至新鲜气体出口；另一方面，因为没有止逆阀，Ohmeda Modulus Ⅱ Plus 和一些 GE-Datex-Ohmeda Excel 机器不能用作喷射通风的合适氧气源。止逆阀新鲜气体出口处仅提供 48kPa 的氧压，大部分氧气逆向进入 LPC 并通过位于氧气快充阀上游的内部安全阀流出到大气中。Ohmeda Excel 210 有一个单向止逆阀，在止逆阀的下游也有一个正压溢流阀，因此不适合喷射通气。较老的北美 Dräger 机器，如 Narkomed 2A（也没有出口止逆阀），因为氧气通过位于 Dräger Vapor 挥发罐中的泄压阀排放到大气中，所以在新鲜气体出口处产生 124kPa 的压力[74]。

必须强调的是，使用氧气快充来驱动连接在机器新鲜气体出口处的喷气式通气系统是机器的 "超说明书" 使用，并不被机器制造商推荐。如果需要喷射通气，则应使用特制的 Sanders 型系统，连接到 345kPa 的氧气源。

使用氧气快充阀造成的危害已有多个报道。有缺陷或受损的活瓣可能会在打开的位置完全或部分粘连，导致气压伤[75]；患者在全身麻醉过程中由于高氧流量而稀释吸入麻醉药导致术中知晓。如果麻醉机不包括 FGD 或适当调整的吸气压力限制器，正压通气吸气阶段的氧气快充会在患者中产生气压伤。麻醉系统,例如 Dräger Narkomed 6000 系列、Julian、Fabius GS 或 Apollo,都使用 FGD,这可以减少因使用不适当的氧气快充阀而产生气压伤的概率(参见"新鲜气体隔离"部分)。

使用传统的麻醉呼吸回路时,由于呼吸机压力释放阀关闭而 APL 阀门不在回路内或关闭,机械通气吸气阶段不能排出过量的气体导致气压伤。在 GE-Datex-Ohmeda S/5ADU 和 GE-Aestiva 中使用了此问题的替代解决方案,这些机器的通气系统使用集成式可调压力限制器,如果此装置调整正确,它的功能就像 APL(或弹出式)阀一样,将气道最大压力限制在安全水平,从而减少气压伤的可能性。

基于网络的麻醉软件模拟,虚拟麻醉机

基于网络应用技术的进步以及将仿真纳入麻醉培训和教育的趋势促进了在线麻醉仿真资源的开发。虚拟麻醉机(virtual anesthesia machine,VAM)是一个基于网络的麻醉模拟环境(图 25-28),提供了有关麻醉机功能的信息以及教程和操作场景,包括新型和传统麻醉工作站的故障模式[76]。可免

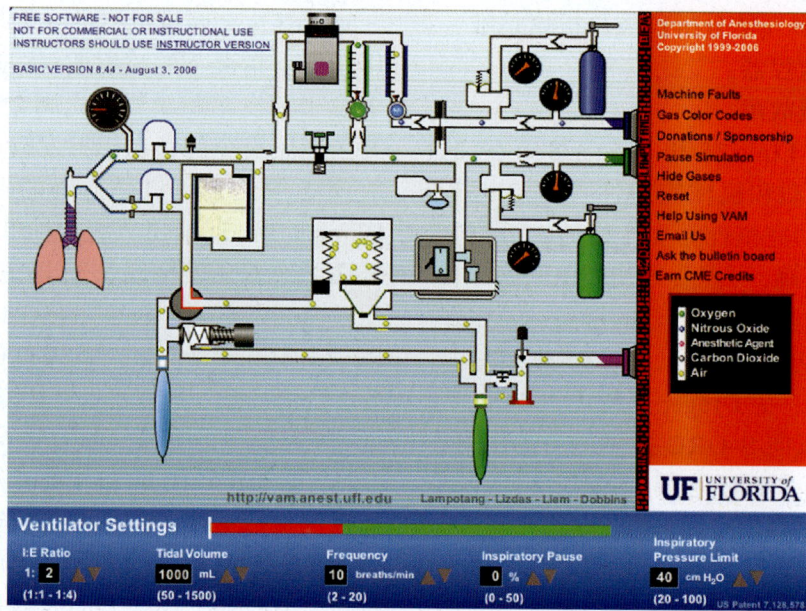

图 25-28　虚拟麻醉机(VAM)模拟器,麻醉机的交互式模型。(经 Lampotang S, Lizdas DE 许可;见 http://vam.anest.ufl.edu/)

费使用,但由于资金有限,可能无法无限期提供。VAM 的作者与麻醉患者安全基金会合作,创建了麻醉机工作手册(Anesthesia Machine Workbook,AMW),AMW 提供了有关 6 个麻醉机子系统的附加信息和教程:高压系统、低压系统、呼吸回路、手动通气、机械通气和清理系统[1]。一些工作站制造商提供基于网络互动的产品培训[77-80]。

挥发罐

近年来,麻醉工作站的发展引人注目,挥发罐也从最初的乙烷吸入器和"Copper Kettle"变为今天使用的温度补偿型、计算机控制型和流量感应装置。1993 年,随着地氟烷被引入临床使用,研发了更复杂的挥发罐来处理该药的独特物理性质。现在,GE-Datex Aladin 盒式挥发罐系统中出现了融合传统技术和"新"电脑控制技术的新一代麻醉挥发罐。在讨论可变旁路挥发罐、Datex-Ohmeda Tec 6 地氟烷挥发罐和 GE-Datex-Ohmeda Aladin 盒式挥发罐之前,重要的是要复习相关物理原理以便于理解操作原理和构造,以及当代挥发性麻醉剂挥发罐的设计。

物理性质

表 25-2 中显示了有关吸入挥发性麻醉剂的物理性质,这些物理特性与讨论挥发罐和蒸发有关。

蒸气压力

现代吸入挥发性麻醉药在低于 20℃ 的温度

表 25-2　吸入挥发性麻醉剂的物理性质

参数/药物	氟烷	恩氟烷	异氟烷	七氟烷	地氟烷
结构	CHBrClCF$_3$	CHFClCF$_2$CHF$_2$	CF$_2$HOCHClCF$_3$	CH$_2$FOCH(CF$_3$)$_2$	CH$_2$HOCFHCF$_3$
分子量	197.4	184.5	184.5	200	168
769mmHg 时的沸点/℃	50.2	56.5	48.5	58.5	22.8
20℃时的 SVP	243	175	238	160	669
在 20℃和绝对 1 个大气压下的饱和蒸气浓度体积/%	32	23	31	21	87
MAC 绝对 1 个大气压体积/%	0.75	1.68	1.15	1.7	6.0~7.25[a]
P$_{MACI}$/mmHg	5.7	12.8	8.7	12.9	46~55[a]
液体在 20℃的比重	123	130	130	120	143
20℃时每种液体的蒸气量/ml	226	196	195	182	207

[a] 与年龄相关。

下以液态存在。当挥发性液体处于密闭容器中时,分子从液相逸出至气相直至气相中的分子数恒定。这些气相分子撞击容器内壁并产生一种被称为 SVP 的压力。随着温度升高,更多的分子进入汽相,蒸气压增加(图 25-29)。蒸气压与大气压无关,仅取决于液体的温度和物理特性。液体的沸点被定义为蒸气压等于大气压时的温度。在 760mmHg 时,地氟烷、异氟烷、氟烷、恩氟烷和七氟烷的沸点分别为 22.8℃、48.5℃、50.2℃、56.5℃和 58.5℃。与其他当代吸入麻醉药不同,地氟烷在特别温暖的临床环境(如儿科和烧伤手术室)下会沸腾。这个独特的物理特性要求特殊的挥发罐设

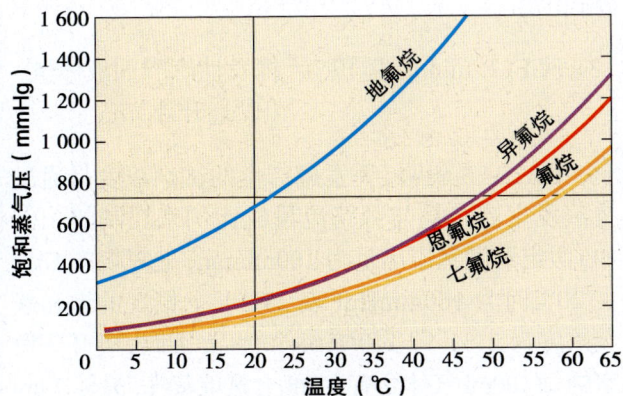

图 25-29
饱和蒸气压与地氟烷、异氟烷、氟烷、恩氟烷和七氟烷的温度曲线。与其他当代吸入麻醉药的曲线相比,地氟烷的蒸气压曲线更陡峭(摘自 inhaled anesthetic pack-age insert equations and from Susay SR, Smith MA, Lockwood GG. The saturated vapor pressure of desflurane at various temperatures. Anesth Analg.1996;83:864)

计来控制地氟烷的输送,如果专用药物的挥发罐偶然填充了不匹配的液体麻醉剂,那么所得到的挥发性混合物可能会表现出与各组分药物不同的性质,并可能改变挥发罐的预期输出量(参见"可变旁路挥发罐:错误填充"部分)[81]。

汽化热

由于液体分子有凝聚趋势,当分子从液态转变成气态时会消耗能量,液体转化为气体时消耗的能量被称为汽化热。更精确的定义为:将 1g 液体变为气体而不发生温度变化所需的卡路里数量。汽化热能必须来源于液体本身或外部来源。在没有外部能量源的情况下,汽化期间液体本身的温度会降低,这种能量损失会导致剩余液体的温度显著降低,并可能大大减少后续的汽化[82]。

比热

物质的比热是将 1g 物质的温度升高 1℃所需的卡路里数,该物质可以是固体、液体或气体。比热的概念对挥发罐的设计、操作和结构非常重要,因为它具有两种适用性。首先,吸入式麻醉剂的比热值非常重要,因为它表明在蒸发期间热量损失时,必须向液体提供多少热量才能保持恒定的温度;其次,制造商选择具有高比热的挥发罐组件材料以使与蒸发有关的温度变化最小化。

导热系数

导热系数是衡量热量流经物质的速率的一种度量。导热率越高,物质传导热量越好。挥发罐由具有较高导热率的金属构成,从而保持内部温度均匀。

环境压力影响

这些在"GE-Datex-Ohmeda Tec 6 和 DrägerD-Vapor Vaporizers 用于地氟烷：影响挥发罐输出的因素 - 高度的变化"的部分进行讨论。

可变旁路挥发罐

GE-Datex-Ohmeda Tec 4，Tec 5 和 Tec 7 以及 Dräger Vapor 19.n，2000 和 3000 系列挥发罐被分类为以下几类：可变旁路、溢流、温度补偿、药物特定、通气环路外挥发罐。可变旁路是指调节挥发罐输出的麻醉剂浓度的方法，当来自机器流量计的新鲜气体进入挥发罐入口时，浓度控制刻度盘设置确定流经旁通室的进入气体与进入蒸发室的进入气体的比率。通过蒸发室引导的气体流过浸满液体麻醉剂的灯芯系统，并随后也被蒸气饱和。溢流是指蒸发的方法，与现在过时测量的流动挥发罐（例如 Copper Kettle，Verni-Trol）中使用的泡沫穿透系统形成对比。GE-Ohmeda Tec 4，Tec 5 和 Tec 7 以及 Dräger Vapor 19.n 和 Vapor 2000 和 3000 系列被进一步被划分为温度补偿型。每个都配备了一个自动温度补偿装置，有助于在给定的浓度刻度盘设置和各种工作温度下保持恒定的蒸气浓度输出。这些挥发罐是特定药剂的，因为每个挥发罐都设计为容纳单一麻醉剂，并且不在回路中，即物理上位于呼吸回路的外部。变量旁路挥发罐用于输送氟烷、恩氟烷、异氟烷和七氟烷，但不输送地氟烷。

基本操作原则

图 25-30 显示了一个通用的可变旁路挥发罐

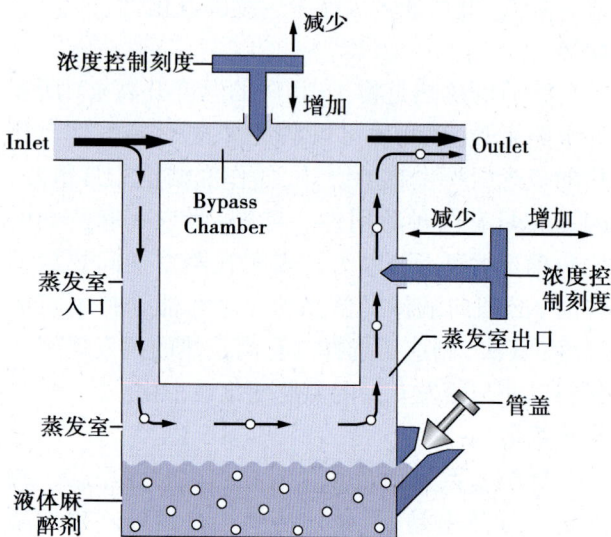

图 25-30　通用变量旁路挥发罐
详情请参阅文字

的示意图。原则上，它在蒸发室中产生液体制剂的饱和蒸气浓度，并通过将其与来自挥发罐旁路的新鲜气体混合而将其稀释到临床可用浓度。例如，七氟烷的 SVP 在海平面 20℃时为 160mmHg。这对应于 160mmHg/760mmHg×100%=21% 的蒸气浓度，其对于临床使用而言太高。因此，挥发罐必须将该 21% 浓度稀释至挥发罐刻度盘上指示的临床期望值。挥发罐组件包括浓度控制刻度盘、旁路室、蒸发室、加注口和加注口盖。通过加注口，操作员用液体麻醉剂填充蒸发室。最大安全填充水平由填充端口的位置预先确定，旨在尽量减少逸出的可能性。如果挥发罐过度充满或倾斜，液体麻醉剂会通过进口和出口腔流入旁路，如果发生这种情况，蒸发室流量和旁路流量都可能携带饱和麻醉蒸气，会导致药物过量。浓度控制刻度盘是一个可变节流器，用于控制通过旁路和蒸发室出口的气体流量[83]。

来自机器流量计的 FGF 进入挥发罐的入口，大部分气流直接通过旁通室到达挥发罐出口，新鲜气体流入的一小部分被转移到蒸发室。根据特定吸入麻醉药的温度和蒸气压力，进入蒸发室的新鲜气体会吸入麻醉药饱和蒸气的特定流量。离开挥发罐出口的混合气体包括流过旁路室的气流、流过蒸发室的气流和夹带麻醉蒸气的气流。吸入麻醉药的最终浓度（以体积百分比表示）是所携带的麻醉剂蒸气流量与总气体流量的比值[84]。典型挥发罐使用的液体挥发性麻醉剂的量（ml）与 FGF 速率和表盘上的浓度成正比。它可以近似于如下公式[85]：

$$3×FGF(L/min)×体积\%=挥发性麻醉剂液体量（以毫升计）/h$$

图 25-30 表明，挥发罐产生的试剂浓度是通过将蒸发室流出量与旁路流量成比例来控制的。例如，假定蒸发室流出量为 100ml/min，七氟烷的 SVP 在 20℃时为 160mmHg（表 25-2），七氟烷的饱和蒸气浓度为 21%（即 160/760×100%），因此，离开蒸发室的每 100ml 气体含有 21ml 七氟烷蒸气，另外 79ml 是进入蒸发室的气体。如果挥发罐刻度盘设置为输送 1% 七氟烷，则旁路流量为 2 000ml/min，因为 21ml 七氟烷蒸气将被稀释为总量为（21+79+2 000）2 100ml；21/2 100×100%=1% 的体积。为达到此目的，挥发罐浓度刻度盘在旁路流量和离开蒸发室的流量之间产生了 2 000：100 或 20：1 的流量

比。当挥发罐浓度刻度盘设置为提供 2% 七氟烷时，挥发罐浓度刻度盘创建比率为 950∶100 或 9.5∶1.0；即 21ml 七氟烷蒸气在总体积（21+79+950）1 050ml（21/1 050×100%=2% 的体积）中稀释。

在异氟烷挥发罐设定为输送 1% 异氟烷的情况下，蒸发室中异氟烷蒸气的浓度在 20℃时为 238/760×100%=31%（表 25-2）。离开蒸发室的每 100ml 气体含有 31ml 异氟烷蒸气，另外 69ml 是进入蒸发室的气体。旁路流量必须为 3 000ml，因为现在 31ml 异氟烷蒸气的总体积为（31+69+3 000）3 100ml，挥发罐浓度刻度盘在旁路流量和离开蒸发室的流量之间产生 30∶1 的流量比。对于 2% 异氟烷，流量比将为 14.5∶1，即在总体积为（31+69+1 450）1 550ml 中稀释 31ml 异氟烷蒸气。这些例子说明了为什么可变旁路挥发罐是药物特异性的。

有效挥发性麻醉药的 SVP 取决于环境温度（图 25-29）。例如，在 20℃时，异氟烷的 SVP 为 238mmHg，而在 35℃时，SVP 几乎翻倍（450mmHg）。可变旁路挥发罐包含一种机制来补偿环境温度的变化。GE-Datex-Ohmeda Tec 型挥发罐的温度补偿阀如图 25-31 所示，在较高的环境温度下，例如在指定用于儿科或烧伤患者的手术室，蒸发室中的 SVP 很高，为了补偿这一点，温度补偿阀的双金属片向右倾斜，降低了通过旁通室的气流阻力，这允许更多的气流通过旁通室并且更少地通过蒸发室流动；相反，在寒冷的环境中，蒸发室中麻醉药物的 SVP 降低，为了补偿 SVP 的这种下降，双金属片向左倾斜，这增加了流过旁路室的阻力，导致相对较多的气流通过蒸发室并减少通过旁路室的气流。两种情况下的净效应都是维持相对恒定的蒸气输出浓度。

影响挥发罐输出的因素

对于一个理想的挥发罐，设置浓度以后，无论 FGF 速率、温度、回压、新鲜气体混合物组成和环境压力如何变化，其输出都应当是恒定的。设计这种挥发罐很困难，因为随着环境条件的变化，气体和挥发罐本身的物理性质可能会改变。现代挥发罐接近理想状态，但仍然有一些局限性。尽管现在一些最先进的蒸发系统可以使用计算机控制的组件和多个传感器，但它们并没有比传统的机械分流（可变旁路）挥发罐的精度提高太多。下面介绍几个影响挥发罐性能的因素。

新鲜气体流量

刻度盘设置固定的情况下，挥发罐的输出量可以随气体流经挥发罐的速率而变化，这种变化在流量极高或极低的情况下尤其显著。低流量（<250ml/min）时所有可变旁路挥发罐的输出均低于刻度盘设置，这是由于挥发性吸入麻醉蒸气的密度较高，在低流速下，蒸发室中产生不充分的湍流以向上推进蒸气分子。在极高的流量下，例如 15L/min，大多数可变旁路挥发罐的输出量同样小于表盘上的设定值。这是由于不完全混合并且不能使蒸发室中的气体饱和；另外，旁路室和蒸发室的阻力特性可以随着流量的增加而变化。

温度

由于设计的改进，当代温度补偿挥发罐的输出在一个较宽的温度范围下几乎是线性的。旁路室内的自动温度补偿机制可以在不同的温度下保持恒定的挥发罐输出。如前所述，双金属片（图 25-31）或 Dräger Vapor 挥发罐（一种扩展元件（图 25-32））随着温度的升高引导更大比例的气流

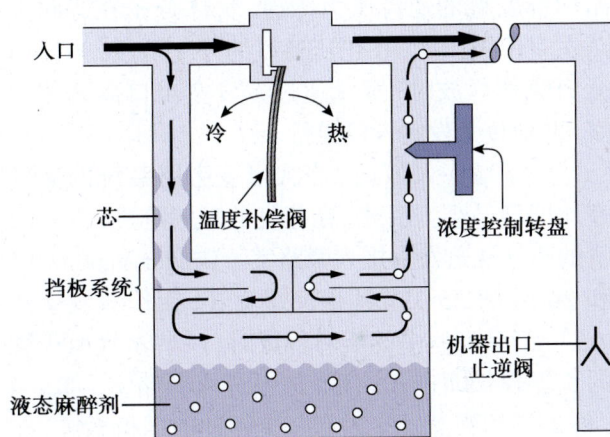

图 25-31

GE-Ohmeda Tec 型挥发罐的简化示意图请注意旁路室中的双金属片温度补偿结构，详情请参阅文字

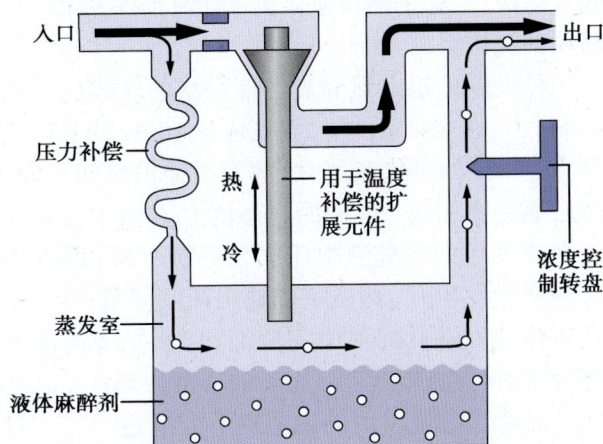

图 25-32 Dräger Vapor 19.1 挥发罐简图

这里的扩展单元执行与上图中双金属片相同的功能，详情请参阅文字

通过旁路室。此外,灯芯系统通过与挥发罐的金属壁直接接触以减少蒸发过程中能量(热量)的消耗。

挥发罐材料的选择依据是具有相对高的比热和高导热性,这些因素有助于最大限度地减少蒸发过程中液体麻醉剂冷却的影响;另外,它们不能与液体麻醉剂发生化学反应[86]。

间歇性反向压力

由于正压通气或使用氧气快充阀而产生的间歇性反向压力可能导致挥发罐输出高于预期,这种被称为"泵效应"的现象在低 FGF 率、低浓度设定和蒸发室中液体麻醉剂水平低时更为明显[87-88];此外,呼吸频率高、吸气压力峰值高以及呼气期间压力迅速下降均可使泵效应增加[89]。现代可变旁路挥发罐不容易受泵效应影响。泵效应的一个可能机制是:取决于正压通气的吸气阶段从患者回路向挥发罐的逆行压力传递,气体分子在旁路和蒸发室中被压缩;在正压通气的呼气阶段,当反向压力突然释放时,蒸气通过蒸发室出口离开蒸发室,并通过蒸发室入口逆行。

为了减少泵效应,当代可变旁路系统的蒸发室比旧型号小。因此,在通气的呼气阶段,没有大量的蒸气从蒸发室排入旁路室。Dräger Vapor 19.1 和 20.n(图 25-32)具有长螺旋管,用作蒸发室的入口,当蒸发室中的压力释放时,一些蒸气由于管的长度较长而进入该管,但不进入旁路室。Tec 4(图 25-31)在蒸发室内有一个延伸的挡板系统,在共同气体出口(出口止逆阀)处插入了一个单向止逆阀,以最大限度地减少泵效应。该止逆阀可以减弱但不会消除增加的压力,因为在正压通气的吸气阶段,气体仍然可以从流量计流到挥发罐[90]。

新鲜的气体组成

挥发罐的输出量受流经挥发罐的气体成分的影响[91]。在实验条件下,当气体从 100% 的氧迅速变为 100% 的氧化亚氮时,挥发罐输出瞬间下降,然后缓慢增加到一个新的稳态值[92]。由于氧化亚氮在挥发罐的麻醉液中比氧气更易溶解,所以当这种变化发生时,蒸发室的输出瞬间降低[93]。一旦氧化亚氮在麻醉液中完全饱和,蒸发室输出才有所增加,并重新建立一个新的稳定状态。

对新稳态输出值的说明还不太清楚[94-95]。对于 Dräger Vapor 19.n 和 20.n 以及 GE Tec 型挥发罐等当代挥发罐而言,当载气是氧化亚氮而不是氧气时稳态输出值较低(图 25-33);相反,一些老的

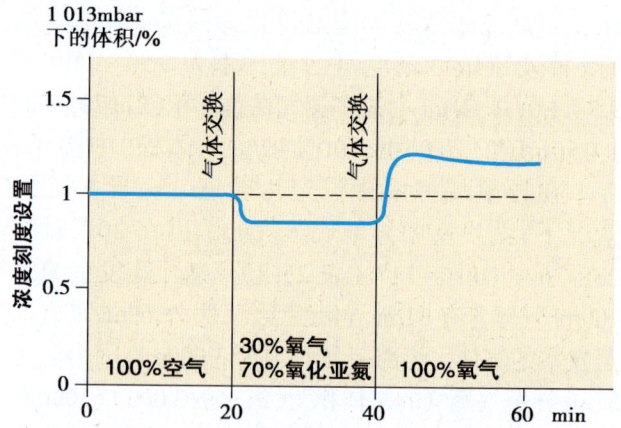

图 25-33　气体组成对输送的麻醉剂浓度的影响
Dräger Vapor 2000 挥发罐初始设定为 1vol% 和 100% 空气,切换成 30% O_2 和 70% N_2O 混合物后,浓度下降 10%(不超过 0.4%)。当使用 100% O_2 时,浓度上升 10%(不超过 0.4%)。(资料来自:Schreiber P. *Anesthetic Equipment*: *Performance*, *Classification*, *and Safety*. New York, NY: Springer; 1972)

挥发罐的输出值是增加的[96-97]。当使用不同载气时,导致特征稳态反应的因素包括载气的黏度和密度(即气流是层流还是湍流)、载气在麻醉液中的相对溶解度、特定挥发罐的分流特性以及浓度控制旋钮的设置。

安全特性

现代挥发罐(例如 Dräger Vapor 19.n 和 Vapor 2000 系列,以及 GE-Datex-Ohmeda Tec 5 和 Tec 7)具有内置安全功能,可以最大限度地减少或消除与可变旁路挥发罐相关的许多危险。麻醉剂特定的键控加注设备有助于防止用错误的麻醉剂填充挥发罐。由于加注口位于最高安全液位,所以可以使挥发罐的过量填充最小化。将挥发罐牢固的固定在麻醉工作站的挥发罐底座上,并具有防止逸出的保护设计(如安装在 Dräger Vapor 2000 系列挥发罐上的"转运"设置),从而防止与挥发罐倾倒相关的问题。当代联锁系统可阻止同时给予多于一种的挥发性吸入麻醉药。

危险因素

尽管有许多安全特性,但仍然存在与当代可变旁路挥发罐相关的一些危险因素。

注错药物

没有键控加注的挥发罐有时会误用错误的麻醉剂,甚至在配备有键控加注的现代挥发罐中也存在误填充的可能性[98-100]。当挥发罐发生误填充时,根据挥发罐中的"不正确"试剂的情况,可导致患者麻醉不足或麻醉过深[101]。麻醉剂分析仪

应提醒用户注意这样的问题。原则上，如果设计用于 SVP 相对较低的制剂（例如七氟烷在 20℃时为 160mmHg）的挥发罐被错误地填充具有相对高 SVP 的制剂（例如 20℃时的异氟烷为 238mmHg），异氟烷的输出浓度（以体积百分比计）将大于七氟烷挥发罐浓度刻度盘上的浓度；相反，误加注了七氟烷的异氟烷挥发罐会产生比浓度刻度盘上更低的七氟烷浓度。除了考虑误填充挥发罐的药剂输出浓度之外，还必须考虑效能输出。例如，七氟烷挥发罐设置为输送 2% 七氟烷（1MAC），而误填充异氟烷将产生约 3% 的异氟烷，这将是预期效能（MAC 倍数）的两倍以上。

理解了可变旁路挥发罐的原则（即气体在旁路室和蒸发室之间如何分流），可以预测注入错误麻醉剂的挥发罐的输出，在某些情况下（如偏远地区，贫穷国家）故意误加注其他麻醉剂也能安全使用[102]。但需要注意，吸入麻醉药和挥发罐不匹配是一种危险的做法，除非绝对必要，否则不应执行。

用污染了的异氟烷瓶子填充异氟烷挥发罐可导致麻醉剂挥发罐内容物发生污染。曾经就发生过由于操作员检测到异常辛辣的气味才得以避免潜在的严重事故的情况[103]。

倾倒

当不正确地"切断"或移动时，可能会发生挥发罐倾倒。然而，如果将挥发罐固定在麻醉工作站底座上，即使整个机器翻转，也不太可能发生倾倒。过度的倾倒可能导致液体麻醉剂进入旁路室，并可能导致具有极高的麻醉剂蒸气浓度的输出[104]。

1ml 的液体麻醉剂在 20℃和 1 个大气压的压力下产生大约 200ml 的麻醉蒸气，这样即使旁路中的少量液体麻醉剂也能产生大量的蒸气（表 25-2）。如果挥发罐已经倾斜，则不应临床使用，直到使用来自机器流量计的高 FGF 速率清洗 20～30min 后再使用。在此过程中，应将挥发罐浓度控制盘设置为高浓度，以使旁路室流量以及蒸发室入口和出口流量最大继续清洗，直到所有逸出的液体麻醉剂都被清除。按照这个程序，挥发罐输出的准确性必须在将挥发罐放回临床使用之前使用试剂分析仪确认。如上所述，Dräger Vapor 2000 和 3000 系列挥发罐具有转运（"T"）刻度盘设置，可防止与倾倒相关的问题。当拨盘设置在这个位置时，挥发罐的储液槽与旁路室隔离，从而减少逸出的可能性（以及可能的意外过量）。为了从麻醉工作站中取出 Vapor 2000 或 3000，控制盘必须设置在"T"位置。

GE-Datex-Ohmeda Tec 6 和 Aladin 盒式挥发罐系统的设计基本上消除了倾倒的危险。由于 Aladin 挥发罐的旁路室与"盒"物理分离，并永久驻留在麻醉工作站中，因此几乎消除了倾倒的可能性。当它们未安装在挥发罐中时，Aladin 盒本身的倾斜是没有问题的。同样，Dräger 的 D-Vapor（地氟烷）挥发罐密封严密，可以在排液前在任何位置转运。

加药过量/不足

挥发罐过度填注同时又未注意观察挥发罐的监视玻璃窗，可能导致麻醉剂过量。当液体麻醉剂进入旁路室时，可以将高达 10 倍于目标的蒸气浓度输送到共同气体输出口[105-106]。因为是侧面填充而不是顶部填充的设计，大多数现代挥发罐现在不易发生溢流。

就像过度填充一样，麻醉挥发罐的填充不足也可能存在问题。当 Tec 5 七氟烷挥发罐处于低填充状态并且在高 FGF 速率（>7.5L/min）和高浓度设置（例如在吸入诱导期间）的情况下使用时，挥发罐输出可以突然降低至不到 2%。这个问题的原因可能是多方面的。然而，挥发罐低填充状态（<25%）与高蒸发室流量的组合可导致临床上反复出现显著的蒸气输出量下降[107]。

吸入麻醉药混用

一些老式的麻醉机，如带有 Select-a-Tec 三挥发罐底座的 Datex-Ohmeda，未使用蒸气互锁系统，因此，可能同时使用两种吸入麻醉药。较新的麻醉工作站有一个内置的蒸气联锁或蒸气排除装置，可以防止这个问题。

泄漏

挥发罐泄漏确实频繁发生，并可能在麻醉期间引起患者术中知晓[108]和手术室环境污染。加注口盖松动是挥发罐泄漏最常见的原因，挥发罐与其底座之间的环形垫也可能发生泄漏。要检测挥发罐内的泄漏，浓度控制旋钮必须处于"开"位置。尽管 Dräger 麻醉系统中的挥发罐泄漏可通过传统的正压低压系统泄漏测试（由于缺少出口止逆阀）而被检测到，但负压泄漏测试可能更为敏感。GE-Datex-Ohmeda 推荐使用负压泄漏测试装置（吸球）来检测 Modulus Ⅰ，Modulus Ⅱ，Excel 和 Aestiva 工作站中的挥发罐泄漏，因为止逆阀位于每台机器的上游新鲜气体出口（请参阅"检查麻醉工作站"部分）。

许多较新的麻醉工作站都能够执行自检程序，在某些情况下，可能无须进行常规的负压泄漏测试。然而，麻醉医师需要明白这些自我检测可能无法检测到带附加挥发罐的系统中的内部挥发罐泄漏，这一点至关重要。为了确定是否存在内部挥发罐泄漏，必须依次对每个挥发罐重复进行泄漏测试，同时将浓度控制转盘转到"开"位置。请注意，当挥发罐的浓度控制盘设置在"关闭"位置时，可能无法检测到主要的内部泄漏，例如无加注盖或加注盖松动。

磁共振环境中的挥发罐

磁共振成像过程中存在强大的磁场，噪声污染显著，接近患者存在困难，这些使该情况下的护理变得复杂，必须使用非铁金属设备（MRI 兼容）。一些麻醉挥发罐，虽然它们可能通过用马蹄形磁铁测试而显示非铁金属，但实际上其内部可能含有大量的铁质成分。如果在没有安全保障的情况下在 MRI 环境中使用这样的设备，可能会将其变成"危险的飞弹"[109]。

用于地氟烷的 Tec 6 和 D-Vapor 挥发罐

由于独特的物理特性，地氟烷的蒸发控制需要一种新颖的挥发罐设计方法。Ohmeda 开发了 Tec 6 挥发罐，这是第一个这样的系统，并在 20 世纪 90 年代初将其引入临床使用。Tec 6 挥发罐是一种电加热加压装置，专门设计用于输送地氟烷[110-111]。地氟烷的蒸气压是其他吸入麻醉药的 3～4 倍，沸点为 22.8℃，稍高于正常室温（图 25-29），其最低肺泡麻醉药浓度（MAC）值为 6%～7%[112]。地氟烷在 37℃时血液与气体的分离系数较低，为 0.45，麻醉恢复速度比其他强效吸入麻醉药快。2004 年，Dräger 医疗公司研发了自己的 Tec 6 地氟烷挥发罐版本"D-Vapor"获得了美国 FDA 批准。以下讨论中描述的操作原则适用于这两种挥发罐，尽管是针对 Tec 6 特别设计的。

当代可变旁路挥发罐不适于控制地氟烷蒸发

地氟烷的高挥发性和中等效力排除了其在当代可变旁路挥发罐如 GE-Datex-Ohmeda Tec 4，Tec 5 和 Tec 7 或 Dräger Vapor 19.n 和 20.n 中使用的可能性，主要原因有如下两个（表 25-2）。

1. 在 20℃时，地氟烷的 SVP 为 669mmHg（海平面以下几乎为 1 个大气压）。七氟烷、恩氟烷、异氟烷、氟烷和地氟烷在 20℃时的蒸气压分别为 160mmHg、172mmHg、240mmHg、244mmHg

和 669mmHg（图 25-29；表 25-2）。通过传统挥发罐，在相等的流量下地氟烷蒸发的气体容量会比其他任何药物都多。例如，在 101kPa 和 20℃时，通过蒸发室的 100ml/min 带入 735ml/min 地氟烷，而七氟烷、恩氟烷、异氟烷和氟烷分别为 25ml/min、29ml/min、46ml/min 和 47ml/min[98]。此外，在 22.8℃或高于 1 个大气压下，地氟烷会沸腾，产生的蒸气量将不受控制，仅受挥发罐提供的热能限制[98]。

2. 当代可变旁路挥发罐缺乏外部热源。地氟烷的蒸发潜热大约等于其他强效药物的潜热，但其 MAC 却比其他药物高 4 倍至 9 倍。因此，在给定的时间内蒸发的地氟烷液体的绝对量远大于其他麻醉剂的量。通过常规挥发罐以更高的（等同MAC）浓度输送地氟烷会导致挥发罐过度冷却并显著降低其输出量。在没有外部热源的情况下，使用传统机械设备进行温度补偿几乎是不可能的。由于临床环境温度范围较大，并且由于地氟烷陡峭的 SVP 与温度曲线的关系（图 25-29），用常规麻醉挥发罐输送地氟烷的效果是不可预测的[113]。

运行 tec 6 和 D-Vapor 的原理

Tec 6 的物理外观和操作与其他挥发罐相似，但内部设计和操作原理的某些方面有着根本性的不同。在功能上，Tec 6 的操作更精确地描述为双气体混合器而不是挥发罐。Tec 6 的简化示意图如图 25-34 所示，挥发罐有两个并联的独立气体回路，新鲜气体回路以深灰色显示，蒸气回路以浅灰色显示。来自机器流量计的 FGF 进入新鲜气体入口，通过固定限流器（R1），并从挥发罐气体出口流出。蒸气回路来源于地氟烷槽，该槽被电加热并恒温控制在 39℃，温度远高于地氟烷在 1 个大气压下的沸点。加热的贮槽组件构成了地氟烷蒸气的储存器，在 39℃时，其内部的蒸气压力约为 1 500mmHg 或 2 个大气压（图 25-29）；其下游是截止阀，挥发罐升温到工作温度后，当浓度控制阀转到"开"位置时，关闭阀完全打开，位于截止阀下游的压力调节阀以 10L/min 的 FGF 速率将压力向下调节至大约 1.1 个大气压（表压 74mmHg）。操作员通过调节作为可变节流器的浓度控制阀（R2）来控制地氟烷的输出，流过 R2 的蒸气在限流器的下游点通过 R1 与 FGF 连接。在这之前，两个回路在物理结构上是分开的；然而，它们通过差压传感器、控制电子系统和压力调节阀进行气动和电子连接。当一个恒定的 FGF 遇到固定限流器时，R1

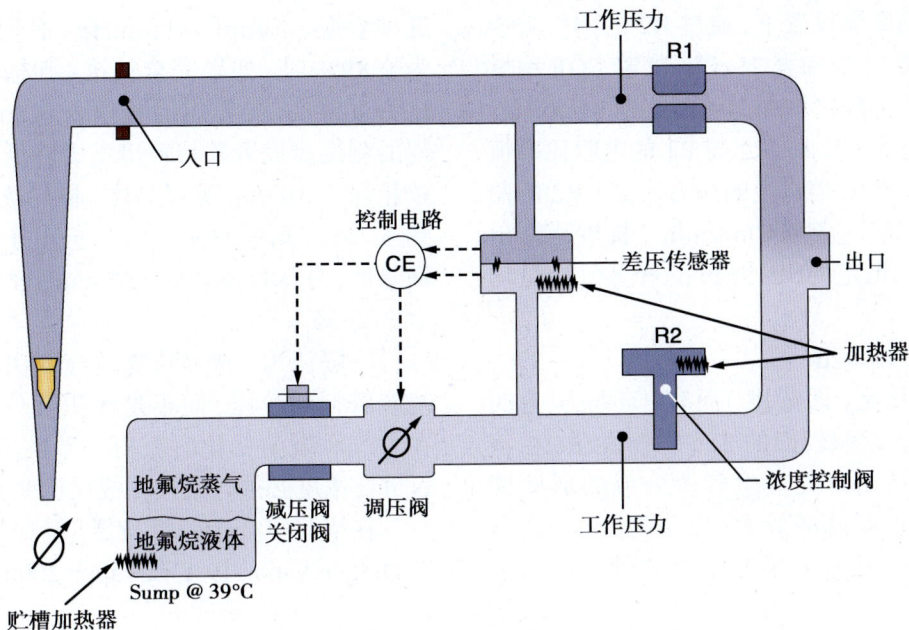

图 25-34 Tec 6 地氟烷挥发罐的简化示意图

（Modified from Andrews JJ. *Operating Principles of the Ohmeda Tec 6 Desflurane Vaporizer: A Collection of Twelve Color Illustrations.* Washington, DC: Library of Congress, Copyright 1996）

（与 FGF 速率成比例的特定背压）推压控制差压传感器的隔膜，差压传感器将新鲜气体回路和蒸气回路之间的压力梯度传送到控制电子系统，控制电子系统调节压力调节阀，以使蒸气回路中的压力等于新鲜气体回路中的压力。这个供给 R1 和 R2 的平衡压力是工作压力，在固定的 FGF 速率下工作压力是恒定的；如果操作员增加 FGF 速率，则更多背压施加在控制压力传感器的隔膜上，挥发罐的工作压力增加。

表 25-3 显示了典型挥发罐的 FGF 率和工作压力之间的近似相关性。在 1L/min 的 FGF 速率下，工作压力为 7.4mmHg；FGF 速率为 10L/min 时，工作压力为 74mmHg。因此，FGF 率与工作压力之间存在线性关系，当 FGF 率增加 10 倍时，工作压

力增加 10 倍[110]。

以下是两个演示 Tec 6（和 D-Vapor）操作原理的例子。示例 A：恒定的 FGF 速率为 1L/min，增加刻度盘设置。

FGF 率为 1L/min 时，挥发罐的工作压力为 7.4mmHg。也就是说，供给 R1 和 R2 的压力是 7.4mmHg。随着操作员增加刻度盘设置，R2 处的开口变大，允许更多蒸气通过 R2。表 25-4 列出了不同刻度盘设置下特定的蒸气流量。

表 25-4 通过限制器 R2 刻度设置与流量

刻度设置 / vol%[a]	新鲜气体流量 / （L·min⁻¹）	通过 R2 的近似蒸气流量 / （ml·min⁻¹）
1	1	10
6	1	64
12	1	136
18	1	220

经许可转载自：Andrews JJ, Johnston RV Jr. The new Tec 6 desflurane vaporizer. *Anesth Analg.1993*; 76: 1338. [a]vol%=[（蒸气流量）/（新鲜气体流量+蒸气流量）]×100%。

表 25-3 新鲜气体流量与工作压力的关系

新鲜气体流量 / （L·min⁻¹）	R1 和 R2 的工作压力（压力表）（进气压力）		
	mbar	cmH₂O	mmHg
1	10	10.2	7.4
5	50	51.0	37.0
10	100	102.0	74.0

经许可转载自：Andrews JJ, Johnston RV Jr. The new Tec 6 desflurane vaporizer. Anesth *Analg.1993*; 76: 1338。

示例 B：刻度盘设置为固定，FGF 从 1L/min 增加到 10L/min。

在 1L/min 的 FGF 速率下，工作压力为 7.4mmHg，

并且在 6% 的刻度盘设置下，通过 R2 的蒸气流速为 64ml/min（表 25-3 和表 25-4）。随着 FGF 率增加 10 倍，工作压力随之增加 10 倍，达到 74mmHg。在固定转盘设定为 6% 时，R2 与 R1 的电阻比率恒定。由于 R2 承受 10 倍以上的压力，通过 R2 的蒸气流速增加 10 倍，达到 640ml/min。挥发罐输出的体积百分比是恒定的，因为 FGF 和蒸气流量均按比例增加。

海拔会影响挥发罐输出

就体积百分比（即浓度）而言，环境压力的变化可能会显著影响较旧的 Tec 型挥发罐（在蒸发室入口而不是出口处发生气流分流的那些挥发罐）的输出，但对麻醉效力（即药物分压）的影响很小。表 25-5 中显示的异氟烷的例子说明了这种效应。1atm（760mmHg）下刻度盘设置固定为 0.89% 时，如果完全校准，则输送的体积百分比为 0.89%，异氟烷的分压为 6.8mmHg；保持相同的刻度盘设置并将环境压力降低到 0.66atm（大致相当于 10 000 英尺高度）将导致浓度输出增加到 1.75%（几乎增加一倍），但由于环境压力成比例降低，分压仅增加到 8.77mmHg（a 增加了 29%）（图 25-35）。

一般认为，麻醉药物效应取决于中枢神经系统麻醉剂的分压，而不是体积百分比浓度。为了在大气压发生变化时获得一致的麻醉深度，体积百分比浓度必须与大气压成反比变化。

在当代可变旁路挥发罐（例如 GE Tec 5，Tec 7，Dräger Vapor 19.1 和 Vapor 2000）中，当气体离

表 25-5　OLDERa Tec 型挥发罐与 Tec 6 喷雾挥发罐在不同环境压力下的性能比较

大气	环境压力 / mmHg	异氟烷挥发罐的刻度盘设置为 0.89%			Tec 6 地氟烷挥发罐，刻度设置为 6% 地氟烷
		异氟烷蒸气夹带 100ml O_2	输出浓度 /%	输出分压 /mmHg	
0.66（2/3）	500（10 000ft）	91	1.753	8.77	30
0.74	560	74	1.429	8.0	33.6
0.80（6 564ft）	608	64.32	1.25	7.6	36.5
1.0	760	46	0.89	6.8	45.6
1.5	1 140	26.4	0.515	5.87	68.4
2	1 520	19	0.36	5.5	91.2
3	2 280	11.65	0.228	5.198	136

假设：5 000cc 的旁路流量，100cc 的蒸发室流量——相当于异氟烷的设置浓度 0.89%。
a 气体进入蒸发室之前将输入气流在可变旁路蒸发室中进行分离。

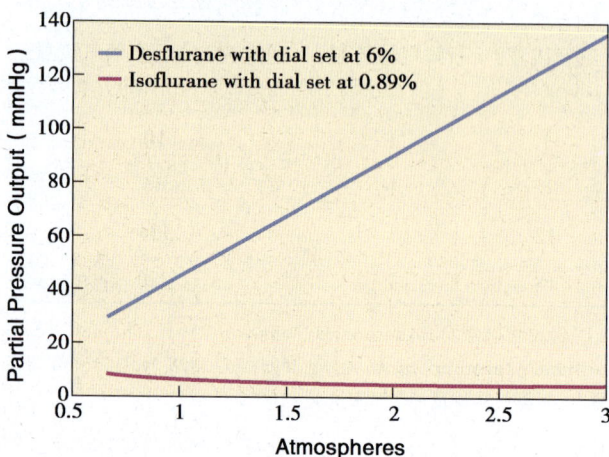

图 25-35
Tec 型挥发罐相对于 Tec 6 地氟烷挥发罐在变化的环境大气压下的性能（1atm=760mmHg）

开蒸发室时会进行流量比例分配，对于任何给定的刻度盘设置和 FGF，离开蒸发室的饱和蒸气的气体被旁路气流稀释，因而体积保持不变。假定气体以 100ml/min 离开异氟烷挥发罐的蒸发室，在 1atm（760mmHg）时，气体中 31.3% 的体积为异氟烷（238/760），其分压为 31.3%×760=238mmHg；在 500mmHg 的大气压下，离开蒸发室的气体按体积计算为 47.6% 的异氟烷（238/500），其分压为 47.6%×500=238mmHg。当气体离开蒸发室时，通过按比例分配流量的挥发罐称为环境压力补偿型。

上述例子与 Tec 6 地氟烷挥发罐在不同海拔的反应形成鲜明对比（图 25-35 和表 25-5）。要知道，该装置作为双气体"搅拌器"比挥发罐更精确。

无论环境压力如何，Tec 6 都将保持恒定的蒸气输出浓度（以体积百分比计），而不是恒定的局部压力。这意味着在高海拔地区，对于任何给定的刻度盘设置，地氟烷的分压将按照以下公式与大气压力相除，然后除以校准压力（通常为 760mmHg）：

$$所需刻度设置 = 正常刻度设置（v/v×760mmHg）/环境压力（mmHg）$$

如果想在 1 个大气压下用 Tec 6 挥发罐提供 10% 的地氟烷，从挥发罐输送的地氟烷分压（Pdes）为 76mmHg（即 10%×760），如果在环境压力为 500mmHg 的海拔高度使用，Tec 6 表盘设置必须增加到 15% 以保持相同的麻醉效力（15%×500=Pdes 75mmHg）；相反，Tec 6 在高压条件下维持恒定的体积百分比输出可以显著提高输出气体分压，如果没有考虑到这个问题，可能会过量使用麻醉剂。因此，在高压情况下，需要降低 Tec 6 刻度盘设置以保持所需的地氟烷分压输出。

载气成分会影响挥发罐输出

当氧气为载气时，挥发罐输出接近刻度盘设置，因为 Tec 6 挥发罐由制造商使用 100% 氧气进行校准；然而，当使用 100% 氧气以外的载气时，在低流速下，出现挥发罐输出减少的明显趋势，这种减少与载气的黏度成比例平行下降。氧化亚氮的黏度低于氧气，所以当氧化亚氮是载气时，由电阻 R1（图 25-34）产生的反向压力较小，工作压力降低。在使用低流速氧化亚氮作为载气的情况下，挥发罐的输出量比刻度盘设置约低 20%。这表明，在临床使用的 FGF 速率条件下，气流是以层流的方式穿过电阻 R1 的，其工作压力与 FGF 速率和载气黏度成正比[114]。

安全设施

由于地氟烷在室温下的 SVP 接近 1 个大气压，所以将地氟烷误加入其他挥发罐后理论上会导致地氟烷用药过量和产生低氧气体混合物[115]。GE-Datex-Ohmeda 推出了一种独特的麻醉剂专用加注系统以减少这种潜在危害的发生。被称为"Saf-T-Fill"适配器的地氟烷瓶填充剂旨在防止其与传统挥发罐一起使用，通过在加注过程中保持一个"封闭系统"，可以减少液体或蒸气麻醉剂的逸出。每个地氟烷瓶口都有一个带有 O 型弹簧加注盖。弹簧将瓶子密封，直到其与挥发罐的加注口相结合。这种专用麻醉剂灌装系统将挥发罐和分配瓶连锁在一起，防止麻醉剂流失到空气中。

尽管这些安全功能旨在减少加注错误，但一例个案报道描述了可能使用七氟烷对 Tec 6 地氟烷挥发罐进行误加注的情况，因为一种用于七氟烷的新型键控填充器与地氟烷的 Saf-T-Fill 适配器有相似之处。然而在这种情况下，地氟烷挥发罐检测到这一误差后将自动关闭[98]。主挥发罐故障导致位于地氟烷贮槽下游的关闭阀（图 25-34）关闭，产生无输出状况。如果发生下列任何情况，阀门将关闭并立即启动"无输出"警报：①麻醉剂水平降至 20ml 以下；②挥发罐倾斜；③发生电力故障；④蒸气回路中的压力与新鲜气体回路中的压力超过规定的允许差异。需要注意 Tec 6 挥发罐前面的报警面板（图 25-36A）出现"无输出""低剂量""预热"和"电池电量低"的提示信息。

DrägerD-Vapor 挥发罐具有类似的警报系统（图 25-36B）。"无输出"警报（红色闪烁）表示挥发罐无法输送麻醉剂（如挥发罐正在预热）或设备发生故障。当挥发罐无法提供浓度刻度盘设置的输出（仅在 FGF>1.5L/min 时）、储液器为空或设备故障时，会触发"低输送量"报警（红色闪烁）。"填充"警报（出现琥珀色）表示储存器液位已降至补充标记以下（储存器容量<40ml）。"电池"警报表示①如果挥发罐无法在没有电的情况下运行，发出琥珀色光；②如果挥发罐当前正在备份电池下运行，琥珀色闪烁；③如果在使用备用电池操作后挥发罐电池耗尽并需要另一种麻醉方法，将同时出现琥珀色闪烁和表示"无输出"的红色闪烁。挥发罐还将提供声音警报和视觉警报。中等优先级警报（琥珀色发光和闪烁）可被禁止；高优先级警报（红色闪烁）不能被禁止[113]。

GE-Datex-Ohmeda Aladin 盒式挥发罐

GE-Datex-Ohmeda S/5ADU 和 GE Aisys Carestation 中使用的挥发罐系统的独特之处在于，单电控挥发罐设计可用于输送五种不同的吸入麻醉药，包括氟烷、异氟烷、恩氟烷、七氟烷和地氟烷（图 25-37 和图 25-38）。挥发罐由工作站内的永久性内部控制单元和装有麻醉液的可互换的 Aladin 试剂盒组成。Aladin 试剂盒针对每种麻醉剂进行了颜色编码及磁性编码，以便工作站可以识别哪个麻醉剂盒已经插入，盒子使用专用的药剂填充剂进行填充。

虽然外观大不相同，但 Aladin 盒式挥发罐的功能结构（图 25-39）与传统可变旁路挥发罐非常

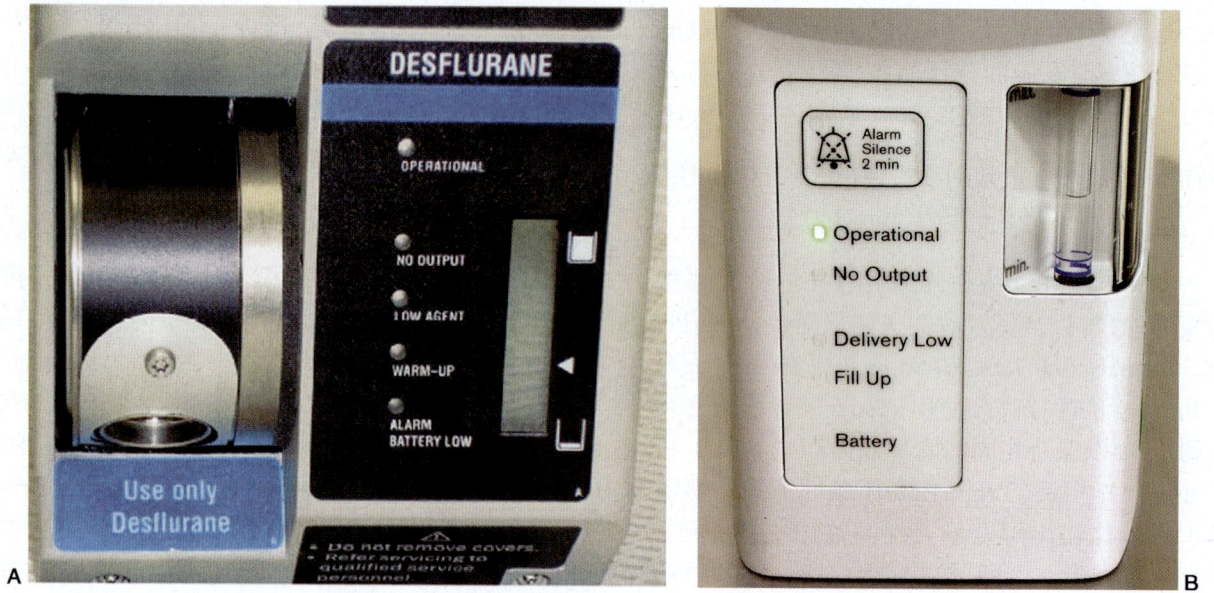

图 25-36
A：Tec 6 地氟烷挥发罐报警指标；B：DrägerD-Vapor 地氟烷警报指示器

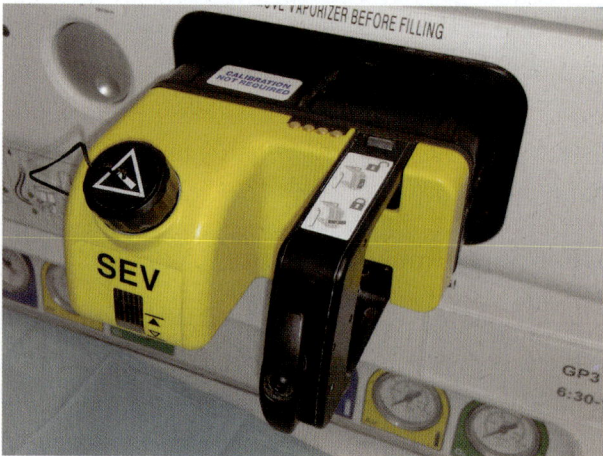

图 25-37
Aladin 挥发罐七氟烷盒（由 GE Healthcare 提供）

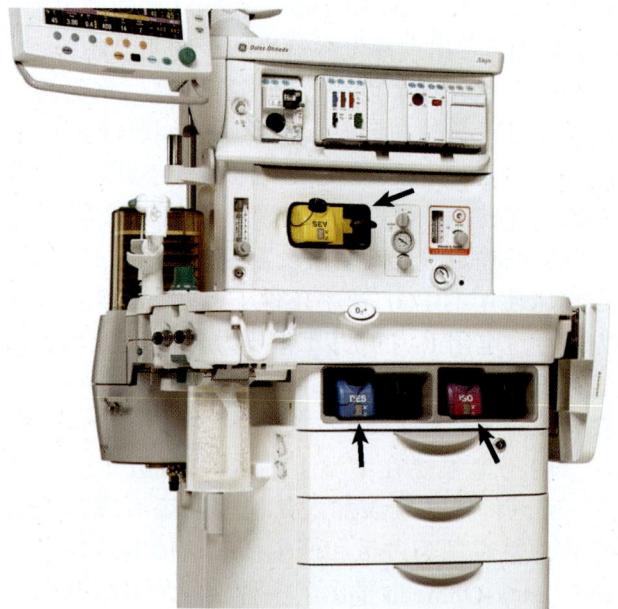

图 25-38 GE Datex-Ohmeda Aisys Carestation 上的
Aladin 盒式挥发罐（箭头）
上部纸盒正在使用，下部纸盒存储在工作站上

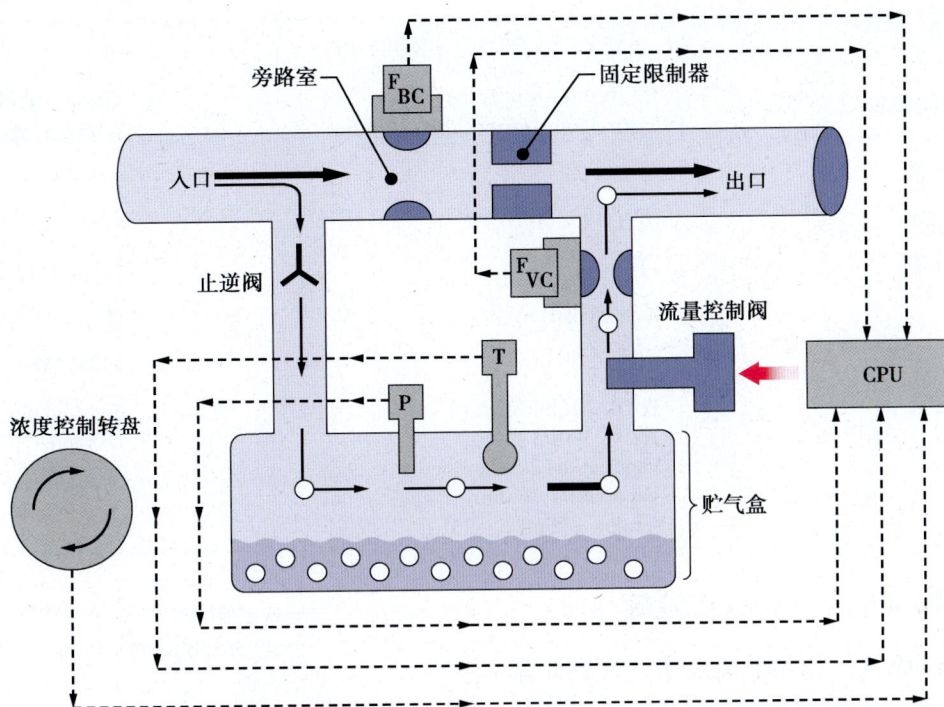

图 25-39　GE-Datex-Ohmeda Aladin Cassette Vaporizer 的简化示意图

黑色箭头表示流量计流出,白色圆圈表示麻醉蒸气。挥发罐的心脏是位于蒸发室出口的电控流量控制阀。CPU,中央处理单元;FBC,流量测量单元,测量流经旁路室的流量;FVC,流量测量单元,测量流经蒸发室的流量;P,压力传感器;T,温度传感器。(Modified from Andrews JJ. *Operating Principles of the Datex-Ohmeda Aladin Cassette Vaporizer: A Collection of Color Illustrations*. Washington, DC: Library of Congress; 2000)

类似,因为它也由旁路室和蒸发室组成。固定的限流器位于旁路室内,流量测量传感器位于旁路室和蒸发室的出口。Aladin 挥发罐的核心是位于蒸发室出口的电子调节流量控制阀,该阀由中央处理单元(central processing unit,CPU)控制,CPU 接收多个来源的输入,包括浓度控制转盘、位于蒸发室(盒)内的压力传感器、位于蒸发室内的温度传感器、位于旁路室内的流量测量单元以及位于蒸发室出口内的流量测量单元;CPU 还接收来自机器流量计的关于载气成分的信息。利用这些多源数据,CPU 能够精确调节流量控制阀,以达到所需的蒸气浓度输出。对流量控制阀进行合理的电子控制对于维持该挥发罐的正常功能至关重要[116]。

一个位于旁路室内的固定限流器使来自挥发罐入口的气流分成两部分(图 25-39):一部分通过旁路室,另一部分进入蒸发室的入口并通过单向止逆阀。该止逆阀对于 Aladin 系统来说是独一无二的,这种单向阀可以防止麻醉蒸气逆流到旁路室,如果室内温度高于地氟烷的沸点(22.8℃),那么它在输送地氟烷时至关重要。CPU 调节精确的

蒸气饱和载气通过流量控制阀,然后与旁路流汇合并被引导至挥发罐的出口。

正如在讨论 Tec 6 时所提到的,控制地氟烷的蒸发是唯一的挑战,特别是当室内温度高于地氟烷的沸点(22.8℃)时。在较高的温度下,挥发罐槽内的压力增加,并且集水槽开始受压,当压力超过旁路室内的压力时,位于蒸发室入口的单向止逆阀关闭,防止载气进入蒸发室;此时,载气直接通过旁路室及其流量传感器。在这些条件下,电子控制的流量控制阀只须达到满足目标浓度所需地氟烷蒸气流量即可。

在使用高 FGF 速率和/或高浓度设置的操作条件下,大量的麻醉液迅速蒸发,剩余的液体麻醉剂和挥发罐本身的温度由于蒸发潜热的能量消耗而降低。为了抵消这种冷却效应,工作站(GE ADU 和 Aisys)配备了一个风扇,用于将来自"药物加热电阻器"的温暖空气施加到盒子(挥发罐)上,以便在必要时升高其温度。风扇在两种常见的临床情况下被激活:①地氟烷诱导和维持;②七氟烷诱导。表 25-6 列出了目前使用的各种挥发罐模型的特性总结。

表 25-6　挥发罐模型和特性		
挥发罐的类型	Tec 4, Tec 5, SevoTec Vapor 19.n, Vapor 2000, Aladin	Tec 6(地氟烷) D-Vapor(地氟烷)
载气流量	可变旁路	双回路
蒸发方法	流过	气体/蒸气混合器
温度补偿	自动	恒温控制在 39℃
校准	依药物而定	依药物而定
位置	回路之外	回路之外
填充容量	Tec 4: 125ml Tec 5: 300ml Vapor 19.n: 200ml Vapor 2000: 360ml(干灯芯) Aladin: 250ml	Tec 6: 425ml D-Vapor: 300ml

Maquet FLOW-i 电子注射式挥发罐

Maquet FLOW-i 工作站的蒸发系统具有计算每毫升液体制剂产生的蒸气量(表 25-2)的能力(图 25-4B)。原则上,有点类似于汽车发动机中的燃料喷射,将计算好的液体麻醉剂剂量注入 FGF 流中。喷射器中的电子控制阀控制输送的麻醉剂的量,新鲜气体流经喷射麻醉剂的腔室,各种电子控制和反馈机制以及连续的气体分析确保了在流向患者的新鲜气体中输送所需浓度的吸入麻醉药。

麻醉呼吸回路

来自流量计和挥发罐的混合气体从麻醉工作站的共同气体出口处排出,然后进入麻醉呼吸回路。麻醉呼吸回路的功能不仅是向患者输送氧气和麻醉气体,还可以消除 CO_2。CO_2 可以通过用充足的新鲜气体快充或通过使用 CO_2 吸收介质(如钠石灰)来去除。

Mapleson 系统

1954 年,Mapleson 描述并分析了五种不同的半紧闭麻醉系统,现在被称为经典的 Mapleson 系统,并用字母 A 到 E 来表示(图 25-40)[117]。随后在 1975 年,Willis 等人将其阐述的 F 系统添加到最初的五个系统中[118]。Mapleson 系统由几个通用组件组成,这些组件通常包括面罩、弹簧减压阀、储气管、新鲜气体流入管和贮气囊。在 Mapleson 系统中,可以看到三个不同的功能组,它们包括:A、B、C 和 D、E、F 组。Mapleson A(也称为 Magill 附

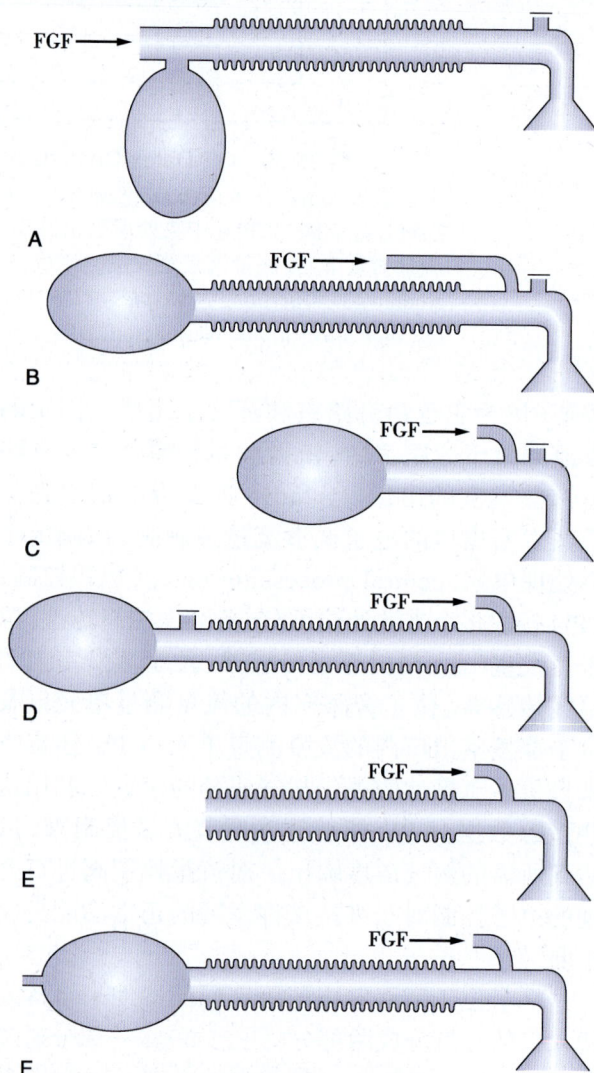

图 25-40　Mapleson 呼吸系统
(A-F);FGF,新鲜气体流量(摘自 Willis BA, Pender JW, Mapleson WW. Rebreathing in a T-piece: volunteer and theoretical studies of the Jackson-Rees modification of Ayre T-piece during spontaneous respiration. *Br J Anaesth.*1975; 47: 1239)

件)在面罩附近有一个弹簧减压阀,FGF进入贮气囊附近回路的另一端;在B和C系统中,弹簧减压阀位于面罩附近,但新鲜气体入口管位于患者附近,储气管和贮气囊作为一个盲端,可以收集新鲜气体、无效腔气体和肺泡气体;最后,在Mapleson的D、E、F组或"T-piece"组中,新鲜气体进入患者附近,并在回路的另一端释放过量气体。

虽然组件和安装很简单,但对Mapleson系统的功能分析可能很复杂。与每个系统相关的CO_2重吸入量是多因素决定的,涉及其最终浓度的变量包括:①新鲜气体流入速率;②患者的每分通气量;③通气模式:自主或机控;④潮气量;⑤呼吸频率;⑥吸气和呼气比率;⑦呼气暂停持续时间;⑧吸气峰值流量;⑨储气管的体积;⑩贮气囊的容积;⑪面罩通气;⑫通过气管导管的通气;⑬CO_2采样部位。

通过研究呼吸周期的呼气阶段可以很好地理解Mapleson系统的性能[119]。图25-40显示了各种Mapleson系统组件布置的示意图。在自主呼吸过程中,Mapleson A在六个系统中效率最高,只需要给予患者每分钟通气一次的新鲜气体流入速率,即可防止呼出CO_2重吸收;然而,它在控制通气期间效率最低,需要高达20L/min的FGF以防止CO_2重吸收。系统D、E和F比系统B和C效率稍高。为了防止CO_2重吸收,D、E和F系统需要的FGF率约为分钟通气量的2.5倍,而B和C系统所需的FGF速率相比而言还要更高一些[120]。

Mapleson A、B和C系统目前很少使用,但D、E和F系统仍然普遍使用。在美国,D、E和F组最受欢迎的代表是Bain回路。

Bain回路

Bain回路是一个同轴回路,也是Mapleson D系统的改进。由两个管道组成,外部为螺纹管,内部为小的进气管,新鲜气体从内部的进气管流入。(图25-41),呼出的气体进入螺纹管并通过贮气囊附近的呼气阀排出。Bain回路可用于自主呼吸和机械通气,其预防重呼吸所需的新鲜气体流入量是患者每分通气量的2.5倍。

Bain回路与其他系统相比有许多优点:重量轻、方便和易于消毒。由于阀远离患者,有利于呼出气通过阀门排出。外部螺纹管中的呼出气体通过热交换对内管吸入气体加温。与使用Bain回路有关的主要危害是无法识别内部新鲜气体软管的断开或扭结,这些问题会由于气流不足或呼吸阻

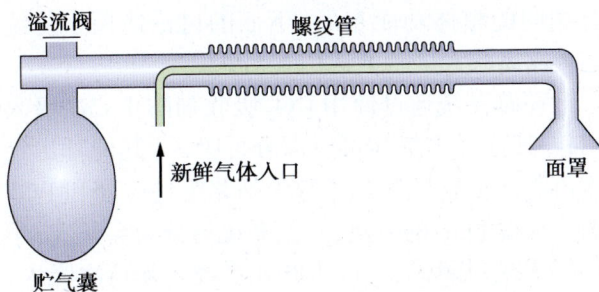

图25-41 Bain回路(同轴版Mapleson D)
(摘自Bain JA, Spoerel WE. A streamlined anaesthetic system. *Can Anaesth Soc J.*1972; 19(4): 426-435)

力增加而导致高碳酸血症;与其他回路一样,Bain回路和气管导管之间的抗菌过滤器可能导致回路阻力增加,并可能产生类似严重支气管痉挛的症状和体征[121]。

可透过透明材质的螺纹管检查内管。其完整性可以按照Pethick描述的方法进行评估[122]。利用此技术,当患者端堵塞时,高流量氧气输入回路直到贮气囊充满。患者端放开时氧气被冲入回路,如果内管完好无损,文丘里效应发生在患者端,回路内的压力下降,贮气囊放气;相反,如果内管中存在泄漏,则新鲜气体可以逸出到呼气端中,并且贮气囊将保持充气。如果使用Bain回路,建议将此测试作为麻醉前检查的一部分。

环路呼吸系统

多年来,环路呼吸系统的总体设计变化不大,各个组件及其在环路系统中出现的顺序在主要平台上保持一致。然而,最近随着麻醉工作站技术复杂性的增加,环路系统也发生了一些重大变化,这些变化部分提高患者安全性(如新鲜气体分流和吸气压力限制器的整合),同时也为新的技术进步创造了条件。主要新技术包括:①单回路活塞式呼吸机。②新型肺功能测定设备位于Y型连接器上而不是在传统呼气回路支路中。以下讨论中首先关注传统的环路呼吸系统,然后简要讨论新型环路系统设计中的一些变化。

传统的环路呼吸系统

环路系统仍然是美国最普遍的呼吸系统,它的命名是因为它的组件以环路方式排列(图25-9)。近年来,被称为"通用F环路"(King Systems, Noblesville, IN)或"单边回路"的传统环路系统的同轴版本已经越来越常见。尽管这些系统在外部看起来有很大不同,但它们与传统的环路系统具

有相同的整体功能布局,下面的讨论适用于传统的环路系统和同轴的通用 F 系统。

环路系统通过使用 CO_2 吸收剂防止二次吸入 CO_2,其他呼出气体可以部分再吸入,其他呼出气体再吸入的程度取决于呼吸回路组件排列和 FGF 率。根据 FGF 的数量,环路系统可分为半开式、半封闭式或封闭式[123]。半开式系统无须再次吸入,需要非常高的 FGF;美国最常用的半封闭系统有部分呼出气体再吸入;封闭系统是新鲜流量与患者消耗量相等,呼出气中 CO_2 被吸收后重复进入呼吸系统,溢气阀(弹出式或 APL)或呼吸机排气阀保持关闭。

环路系统(图 25-9)由七个主要部分组成:①新鲜气源;②吸气和呼气单向阀;③吸气和呼气风箱;④Y 形连接器;⑤APL 阀(溢气阀或减压阀);⑥贮气囊;⑦含有 CO_2 吸收剂的储存罐。放置在系统中的吸气和呼气阀保证气体单向流过螺纹管。新鲜气体流入与麻醉机的共同气体出口相连接并由此进入该环路系统。

环路布局可能存在许多变化,这取决于单向阀、APL 阀、贮气囊、CO_2 吸收剂和新鲜气体入口的位置。然而,为了防止像传统的环路系统中那样重新吸入 CO_2,必须遵守三条规则[124]。

1. 在回路的吸气端和呼出端上,患者和贮气囊之间必须有一个单向阀。

2. 新鲜气流不能进入呼气阀与患者之间的回路。

3. APL 阀不能位于患者和吸气阀之间。

只要遵守这些规定,无论其他组件怎样安排都可以防止二次吸入 CO_2。现在一些较新的麻醉工作站较少采用传统的环路呼吸系统。下面将对其中两个(Datex-Ohmeda S/5ADU 呼吸系统,Dräger Apollo 和 Fabius GS 工作站呼吸系统)进行更详细的讨论(请参阅"麻醉工作站变化"部分)。

新鲜气体含量最高的最有效的循环系统布置是单向阀靠近患者并且 APL 阀刚好位于呼气阀的下游,这种布置可以减少无效腔气体。大多数传统麻醉机上使用的一种更为实际的安排(图 25-9)效率稍低,它允许肺泡气体和无效腔气体在通气前混合[125]。

与其他呼吸系统相比,环路系统的主要优点包括:①维持相对稳定的吸入气体浓度,②保存呼吸湿度和热量,③防止废气对手术室造成的大气污染;另外,环路系统可以用作半封闭系统或

作为 FGF 非常低的封闭系统。环路系统的主要缺点源于其复杂的设计。通常,该系统可能有 10 个或更多不同的连接,这些多个连接点为连接错误、断开、障碍物和泄漏存在提供了空间。在 1997 年 ASA 对气体输送设备引起的不良麻醉后果的不公开索赔分析中,超过 1/3(25/72)的医疗事故索赔是由于呼吸回路错接或脱落造成的[9]。环路系统的单向阀故障会导致危及生命的问题,如果阀门处于打开位置,则可以继续呼吸,如果阀门处于关闭位置,则回路可能会完全闭塞,导致呼吸窘迫和气压伤或容积伤。位于环路呼气端的过滤器阻塞可能导致气道压力升高、血流动力学无法维持和双侧张力性气胸。环路系统阻塞和失败的原因包括制造缺陷、材料碎片、患者分泌物和其他未知来源(如沙丁胺醇雾化)的颗粒状阻塞[126-129]。某些系统(如 GE Datex-Ohmeda 7900SmartVent)在环路系统的吸端气和呼气端上使用流量传感器来监测上述问题。但是在一份报告中显示,如果在该系统使用的流量传感器管道中出现裂纹导致环路系统中产生泄漏却难以检测[130]。

二氧化碳吸收剂

在 21 世纪初,有几个关于 CO_2 吸收材料和麻醉剂之间的有害化学反应的报道。其中一些不良的相互作用非常显著,例如七氟烷与干燥的钡石灰相互作用,导致呼吸回路系统内的火灾和患者严重损伤[131-132]。虽然陆续有对呼吸系统中的其他火源和火灾的描述,但钡石灰-七氟烷的问题有点独特,因为发生这种情况时没有任何"不寻常"的东西加入呼吸系统或从呼吸系统中除去[133]。2004 年 8 月,钡石灰(Allied Healthcare Products)制造商停止销售这种吸收剂。诸如地氟烷或七氟烷等药物与干燥的强碱性吸收剂之间的其他反应可能产生更多潜在的患者发病率,甚至可能由于释放副产物如一氧化碳或化合物 A 而产生死亡[134]。尽管吸收性材料可能导致一些问题,但它们仍是环路呼吸系统的重要组成部分。

不同的麻醉呼吸系统消除 CO_2 的效率不同,闭合和半闭合系统都要求从呼出气体中吸收 CO_2 以避免高碳酸血症。理想的 CO_2 吸收剂特性包括:与常用麻醉剂不发生反应、无毒性、低气流阻力、低成本、易操作性和 CO_2 吸收效率高。

吸收罐

在许多麻醉机上，吸收罐（图 25-9）由两个串联排列的透明塑料罐组成。可以使用散装吸收剂或用制造商提供的预填充的一次性塑料盒装吸收剂（称为预包装）。如果散装吸收剂中的游离颗粒存在于透明塑料罐和吸收剂的 O 形垫圈之间或回路中的其他接头之间，则可能会产生明显的泄漏[135]。泄漏也可由使用超过工厂规格的有缺陷的预填充造成[136]。如果透明塑料运输包装在使用前未取下，预填充也可能导致环路系统完全堵塞[137]。GE Healthcare 和 Dräger 使用专门的 CO_2 吸收剂罐，可以在保持呼吸回路完整性的同时更换吸收罐。

吸收剂化学性质

目前有几种 CO_2 吸收剂配方可供选择，包括钠石灰和钙石灰（Amsorb），这些制剂中最常用的是钠石灰[138]。所有这些制剂以不同程度的效率从呼吸回路中除去 CO_2。

按重量计，"高含水量"钠石灰的近似组成为 80% 氢氧化钙、15% 水、4% 氢氧化钠和 1% 氢氧化钾（活化剂）。加入少量二氧化硅来生产硅酸钙和硅酸钠，以产生更硬和更稳定的颗粒，从而减少粉尘的形成。钠石灰吸收的效率与硬度成反比，因此在钠石灰中使用少量硅酸盐[139-140]。氢氧化钠是钠石灰吸收 CO_2 性能的催化剂。钙石灰是最新的可用于临床的 CO_2 吸收剂之一，它主要由氢氧化钙和氯化钙组成，并含有两种凝固剂：硫酸钙和聚乙烯吡咯烷酮。后两种试剂用于提高试剂的硬度和孔隙度[141]。钙石灰与其他试剂相比最显著的优点是没有强碱、氢氧化钠和氢氧化钾，减少了一氧化碳和潜在肾毒性物质（称为化合物 A）的产生，并且可减少甚至消除呼吸回路中发生火灾的可能性[142]；其最显著的缺点是吸收能力较低，比含碱吸收剂低约 50%，并且每单位成本通常比其他吸收剂高[143-144]。

通过不断反复试验和失败确定了实际吸收颗粒的大小，当前尺寸的颗粒大小是对气体流动阻力和吸收效率之间的一种平衡，颗粒尺寸越小，可用于吸收的表面积越大；但是，随着颗粒尺寸减小，阻力增加。在临床实践中使用的钠石灰的颗粒大小在 4~8 筛孔之间，这个尺寸下吸收的表面积和流动阻力是最优化的。筛孔是指筛子在一英寸内允许颗粒物通过的开口的数量。钠石灰等吸收剂吸收 CO_2 是通过一系列化学反应发生的，它不是像海绵浸泡在水中那样的物理过程。CO_2 与水结合形成碳酸，碳酸与氢氧化物反应形成碳酸钠（或钾）和水。氢氧化钙接受碳酸盐形成碳酸钙和氢氧化钠（或钾）。反应方程如下。

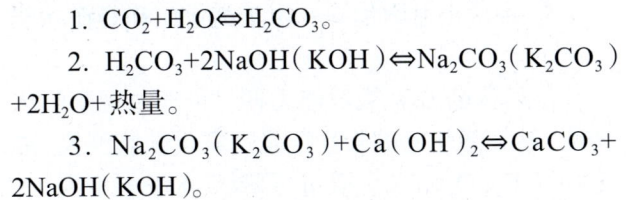

1. $CO_2 + H_2O \Leftrightarrow H_2CO_3$。
2. $H_2CO_3 + 2NaOH(KOH) \Leftrightarrow Na_2CO_3(K_2CO_3) + 2H_2O +$ 热量。
3. $Na_2CO_3(K_2CO_3) + Ca(OH)_2 \Leftrightarrow CaCO_3 + 2NaOH(KOH)$。

一些 CO_2 可能与氢氧化钙直接反应，但这种反应要慢得多。

吸收能力

钠石灰可以吸收的 CO_2 的最大数量是每 100g 吸收剂吸收 26L CO_2，氢氧化钙石灰的吸收能力明显较低，据报道每 100g 吸收剂仅吸收 10.2L CO_2。但是，如前所述，吸收能力包括化学反应性能和物理（颗粒）性能。随着吸收剂颗粒堆积在吸收剂罐中，不可避免地形成小通道，这些小通道优先通过低阻区域引导气体。由于这种现象的存在，钠石灰或氢氧化钙石灰的吸收能力可能会大大降低[145]。

指示剂

乙基紫是添加到钠石灰中的 pH 指示剂，有助于评估吸收剂的功能完整性。该化合物是三苯基甲烷染料替代物，其临界 pH 为 10.3[142]。当吸收剂的 pH 由于 CO_2 吸收而降低时，乙基紫从无色变为紫色；当吸收剂新鲜时，pH 超过指示剂染料的临界 pH，以无色形式存在；然而，随着吸收剂用尽，pH 降低到 10.3 以下，并且由于乙醇脱水，乙基紫变成紫色。这种颜色变化表明材料的吸收能力已被消耗。遗憾的是，在某些情况下，乙基紫不一定是吸收剂功能状态的可靠指标。例如，乙基紫长时间暴露在荧光灯下可能会使这种染料发生光失活[146]。当这种情况发生时，即使吸收剂的 pH 降低且吸收能力已耗尽，吸收剂也会呈现白色。即使在没有颜色变化的情况下，二氧化碳吸收剂用尽的临床症状包括以下方面。

1. 自主呼吸频率增加（要求没有使用神经肌肉阻滞药物下）。

2. 血压和心率先增加，随后两者都有所下降。

3. 交感神经亢奋：皮肤潮红、出汗、快速心律失常、高代谢状态（二氧化碳生成增加，必须排除恶性高热）。

4. 通过动脉血气分析得到证实的呼吸性酸中毒。

5. 手术出血增加——由于高血压和凝血功能障碍。

虽然诊断 CO_2 吸收能力耗尽可通过观察临床体征，然而最敏感的指标还是二氧化碳监测仪，如果呼气末 CO_2 的水平增加，且吸气水平大于零，必须考虑 CO_2 吸收剂耗尽。

吸入麻醉药与吸收剂的相互作用

理想的 CO_2 吸收剂暴露于常用麻醉剂时既不释放有毒颗粒也不产生有毒化合物。钙石灰和 Amsorb 通常符合这种描述，但吸入麻醉药确实在一定程度上与所有吸收剂都会发生相互作用。

七氟烷在与 CO_2 吸收剂相互作用时会产生降解产物[147-148]，主要降解产物是称为氟甲基 -2，2- 二氟 -1-（三氟甲基）乙烯基烷或化合物 A 的烯烃化合物。在七氟烷麻醉时，可明显导致化合物 A 浓度增加的因素包括①低流量或紧闭麻醉技术；②使用钡石灰（现已不再使用）；③麻醉回路中七氟烷的浓度较高；④吸收温度较高；⑤新鲜吸收剂[149-150]。有趣的是，钡石灰的脱水增加了化合物 A 的浓度，但钠石灰的脱水降低了化合物 A 的浓度[151-152]。显然，在临床条件下释放的降解产物一般不会对人体产生不良影响，即使在低流量麻醉时[153-155]。与高流量麻醉相比，低流量麻醉使用七氟烷时的肝肾功能生物标志物没有发生变化[156]。干燥的强碱性吸收剂也可将现在使用的吸入麻醉药降解为具有临床意义浓度的一氧化碳（carbon monoxide，CO）以及三氟甲烷，这会干扰麻醉气体的监测。在某些条件下，这一过程可以产生非常高的碳氧血红蛋白浓度，达到 35% 或更高[157]。吸收剂和麻醉剂之间长时间接触或者吸收剂停用至少 2d 后，尤其是经过一个周末后，可能产生更高水平的一氧化碳[158]。因此，描述一氧化碳中毒的病例报告在周一早上的麻醉患者中最为常见，大概是因为气流经过周末未使用的麻醉机中干燥了的吸收剂。5L/min 或更高的 FGF 通过呼吸系统和吸收剂（未连接患者）后，足以达到吸收材料干燥的临界值。当呼吸回路没有贮气囊时，因易于

产生通过该循环系统的逆流，因此情况会更糟糕（图 25-9）。

有几个似乎会增加一氧化碳的产生并导致碳氧血红蛋白水平增加的因素：①吸入麻醉药（一氧化碳产生量从最大到最小顺序为地氟烷≥恩氟烷＞异氟烷≥氟烷＝七氟烷）；②吸收剂干燥（完全干燥的吸收剂比水合吸收剂产生更多的 CO）；③吸收剂的类型（在给定的含水量下，钡石灰比钠石灰产生更多的 CO）；④温度（增加温度可增加 CO 产生）；⑤麻醉剂浓度（更高的麻醉剂浓度产生更多的 CO）[151]；⑥低 FGF 率；⑦每 100g 吸收剂对应的实验动物（患者）体重减少[159]。

目前提出了几种干预措施来降低全身麻醉患者发生一氧化碳暴露的发生率，包括：①对麻醉人员进行有关 CO 产生原因的教育培训；②在当天最后一例麻醉结束时关闭麻醉机以消除能干燥吸收剂的 FGF；③如果在早晨机器预检时发现新鲜气流未关闭，则更换 CO_2 吸收剂；④通过加水使干燥的吸收剂再水化；⑤改变钠石灰的化学组成以减少或消除氢氧化钾（现在可用的产品包括 Drägersorb800plus，Sofnolime 和 Spherasorb）；⑥使用不含氢氧化钠和氢氧化钾的吸收剂材料，如氢氧化钙石灰。从干燥的钠石灰中消除氢氧化钠和氢氧化钾可减少或消除地氟烷降解为一氧化碳和七氟烷降解为化合物 A，且不会影响 CO_2 的吸收[160]。

由于越来越多的证据表明挥发性麻醉药暴露于 CO_2 吸收剂可能存在危险（表 25-7），麻醉患者安全基金会于 2005 年召开了关于 CO_2 吸收安全性的会议，与会专家同意以下建议[138]。

1. 不使用机器时关闭所有气流。

2. 定期更换吸收剂（周一早上，因为经过周末吸收剂可能已经变得干燥了）。

3. 不论什么时候，颜色变化提示吸收剂用尽时及时更换吸收剂。

4. 双罐系统要将两个罐都更换。

5. 每当 FGF 在长时间或不确定的时间段内保持运行状态时，更换吸收剂。

6. 如果使用紧凑型罐，请考虑提高更换频率。

与 CO_2 吸收剂使用有关的一种极为罕见但可能危及生命的并发症是呼吸系统内发生火灾。具体而言，这可能是由强碱吸收剂（特别是现在已过时的钡石灰）与吸入麻醉药七氟烷之间的相互作用引起的。当干燥的强碱吸收剂暴露于七氟烷时，

表 25-7 吸收剂比较[138a]

公司	产品名称	水 /%	氢氧化钠 /%	氢氧化钾 /%	氢氧化钙 /%	重要其他	美国可用性
Allied Healthcare/ Chemetron	Baralyme	11.0～16.0	0.0	<5.0	73	$Ba(OH)_2$	停产
Allied Healthcare	Carbolime[b]	12.0～19.0	3.0	0.0	>75	—	有
W.R. Grace and Company	Sodasorb	15.0～17.0	3.7	—	50～100	—	有
Intersurgical Ltd. Intersorb Plus		13.5～17.5	2.6	0.0	81	—	有
Intersurgical Ltd. Spherasorb		13.5～17.5	1.3	0.0	78	4%沸石	有
Intersurgical Ltd. LoFloSorb		13.5～17.5	0.0	0.0	78	6.5%二氧化硅	有
Armstrong Medical Ltd. Amsorb		13.5～16.5	0.0	0.0	79～82	氯化钙	停产
Armstrong Medical Ltd. Amsorb Plus		13.0～18.0	0.0	0.0	>80	氯化钙	有
Dräger Medical, Inc. Drägersorb 800		—	～2.0	～3.0	—	—	停产
Dräger Medical, Inc. Drägersorb 800		～16.0	1.0～3.0	NA	75～83	—	有
Dräger Medical, Inc. Drägersorb Free		14.0～18.0	0.5～2.0	NA	74～82	氯化钙	有
Airgas/Molecular Produdts	Sodalime	—	<3.5	2.6	>80	—	有
Molecular Products	Sofnolime	12.0～19.0	<3.5	0.0		—	无[d]
GE Medical[c]/Molecular Products	Medisorb		<3.5	0.0		—	有

[a] 本表根据各制造商提供的信息制订。APSF 不承担本表中列出的配方的变化或偏差的责任。该表仅供教育和概念之用。

[b] 由分子产品制造。

[c] 制造分子产品的经销商。

[d] 美国市场上不提供医疗产品，尽管潜水和军用等级在美国有售。医疗级别在美国境外提供。

　不止一个制造商报告基于滤罐设计、形状、体积 FGF、水合作用和二氧化碳的可变吸收容量浓度。几乎所有报告的价格变化取决于市场和填充类型。Reproduced with permission from *Anesthesia Patient Safety Foundation*（*APSF*）*Newsletter*，*Volume 20*，*No.2*，*Summer 2005*。

它们的相互作用可能导致几百度的高温，极高温度的积聚、可燃降解副产物（甲醛、甲醇和甲酸）的形成以及富含氧或氮氧化物的环境提供了发生火灾所必需的所有基础。

　　含锂的新型二氧化碳吸收剂已经上市[161]。其中一个例子是锂石灰（Allied Healthcare, St. Louis, MO），它由氢氧化钙、氯化锂和乙基紫指示剂组成，呈颗粒状（与钠石灰颗粒相似）。锂石灰含有锂催化剂以促进 CO_2 吸收，并且不使用强碱（NaOH 或 KOH）。锂催化剂不与普通的吸入麻醉药反应，因此消除了产生 CO 或化合物 A 的可能性。其对 CO_2 的吸收产热很少。从灰白色到紫色，这种颜色指示的变化是永久的和明显的，代表了耗尽和/或干燥；消除了无意间使用已耗尽的吸收剂的可能性。

　　另一种使用锂的吸收剂是 SpiraLith（Micropore Inc., Elkton, MD），它被用于聚合物矩阵基底上，并卷成筒状的固定螺旋。它不使用指示剂显示耗尽状态，因此麻醉医师必须监测吸入的 CO_2。其优点之一是耗尽的吸收剂可以由制造商回收。

麻醉呼吸机

现代麻醉工作站上的呼吸机可辅助患者进行通气，能替代环路系统手动挤压呼吸囊、Bain 回路或其他呼吸回路系统。仅仅是在 20 世纪 80 年代后期，麻醉呼吸机仍然是麻醉机的辅助装置。而今天，新的麻醉工作站已经发挥了显著的中心作用。除了麻醉呼吸机在当今麻醉工作站中几乎无处不在的作用之外，许多先进的 ICU 型通气功能也已被整合到麻醉呼吸机中（图 25-42）。虽然今天的麻醉呼吸机和 ICU 呼吸机之间存在许多相似之处，但通气参数和控制系统的一些基本差异仍然存在。

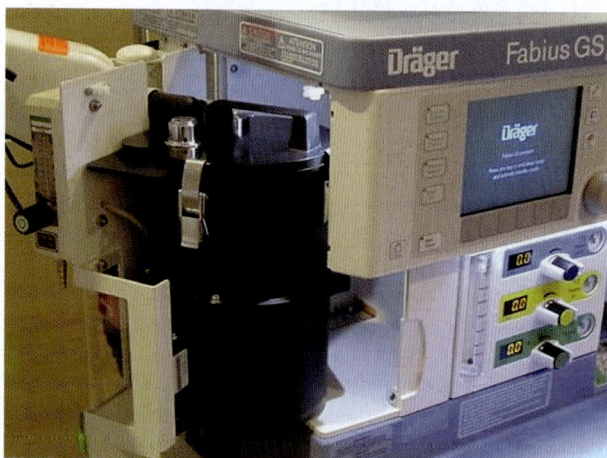

图 25-42　Dräger Fabius GS 呼吸机

分类

呼吸机可根据其动力源、驱动装置、循环机制和风箱类型进行分类[162-163]。

动力源

操作机械呼吸机所需的动力源由压缩气体、电力或两者共同提供。老旧的气动呼吸机只需要一个气动力源即可正常工作。Dräger Medical, GE Datex-Ohmeda 等公司的现代电子呼吸机需要电力或者电力和气动力源同时供给。

驱动装置和回路设计

现代麻醉工作站最常用的是双回路呼吸机（其中一个回路含有患者气体，另一个回路含有驱动气体）。通常这些传统呼吸机是气动驱动的。在双回路呼吸机中，驱动力（加压气体）压缩一个类似于呼吸机风箱的贮气囊部件，风箱为患者提供通气。GE-Datex-Ohmeda 呼吸机中的驱动气体是 100% 的氧气。在 Dräger AV-E 和 AV-2+ 中，Venturi 装置将氧气和空气混合。一些较新的气动麻醉工作站可以让使用者选择是使用压缩空气还是氧气作为驱动气体。

最近，随着引入集成了 FGD 的循环呼吸系统，使用机械驱动的麻醉呼吸机又开始重新进入人们视线。这些"活塞式"呼吸机使用计算机控制的步进电机代替压缩的驱动气体来促使呼吸系统中的气体运动。这些系统使用的不是双回路，而是单个患者气体回路。因此，它们被归类为活塞驱动的单回路呼吸机。活塞与注射式活塞运作非常类似，以将预期潮气量或气道压力输送至患者呼吸回路。除了传统的容量和压力控制之外，先进的电脑控制还可以提供先进的通气支持，如同步间歇指令通气（synchronized intermittent mandatory ventilation, SIMV）、压力控制通气（pressure-controlled ventilation, PCV）和压力支持辅助通气。由于患者的机械呼吸不需要使用压缩气体来驱动风箱，因此这些系统在呼吸机操作过程中消耗的压缩气体量远远低于传统的气动呼吸机。当麻醉工作站用于没有管道气供应（例如偏远地区或基于室内的麻醉实践）的环境中时，这种效率的改善可能具有临床意义。

循环机制

大多数麻醉机呼吸机都是定时循环的，并在控制模式下提供呼吸机支持，吸气阶段由定时装置启动。老旧的气动呼吸机使用液态（流体逻辑）计时装置。当代电子呼吸机使用固态电子计时装置，分为时间循环和电子化控制。还有一些更先进的呼吸模式，例如 SIMV、PCV 和采用压力支持选项的模式也具有可调阈值压力触发器。在这些模式中，压力传感器向呼吸机控制系统提供反馈，使其确定何时启动和/或终止呼吸周期。

风箱分类

呼气阶段的风箱运动方向决定了风箱的分类。呼气阶段上升的风箱为上升型（立式）（图 25-43B），而下降的为下降型风箱（挂式）。在这两种类型中，通常认为上升型风箱更安全。如果完全断开连接，上升型风箱将无法填充，但下降式呼吸机的风箱仍会继续向上和向下移动。在吸气阶段，驱动气体将风箱向上推动，在呼气阶段，风箱由于自身的重力作用下降，其内空气被夹带进入呼吸系统直到达到两者压力的平衡点。即使连接已完全断开，断开压力监控器和音量监控器也可能不

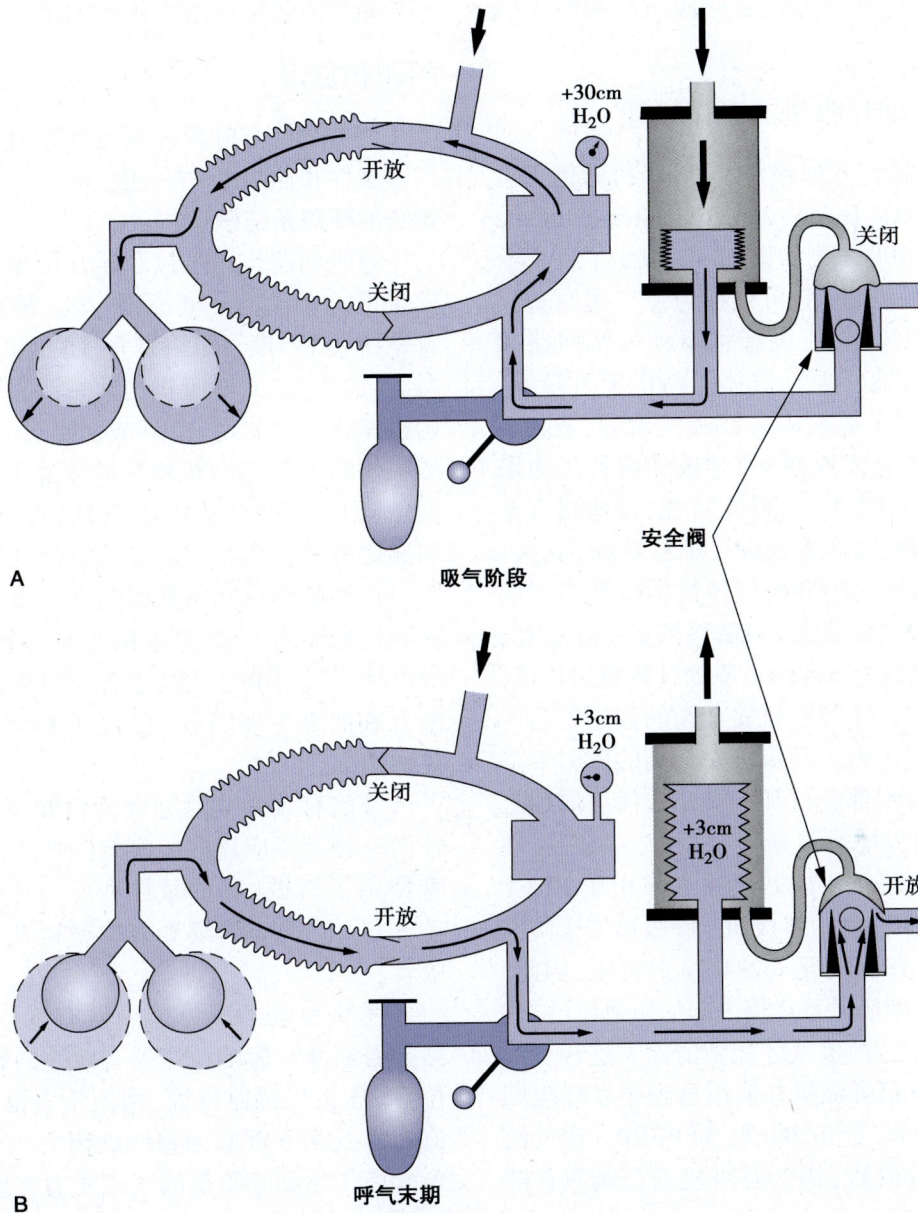

图 25-43

Dräger Fabius GS 呼吸机带有上升风箱呼吸机的传统环路系统中气体流动的吸气(A)和呼吸(B)阶段。风箱将驱动气体回路与患者气体回路物理分开。驱动气体回路位于风箱外部,患者气路位于风箱内部。在吸气阶段(A),驱动气体进入风箱室,导致其内的压力增加。这导致呼吸机安全阀关闭,防止逸出的麻醉气体流入清除系统,并且压缩风箱,将风箱内的麻醉气体输送到患者的肺部。在呼气阶段(B),风箱室和控制管路内的压力降至零,导致呼吸机溢流阀蘑菇形状的部分打开。患者呼出的气体在进行清洁之前会重新填充风箱,因为在呼吸机安全阀的基座中装有一个加重球。只有在呼气阶段才会发生清除,因为呼吸机溢流阀只在呼气期间打开(摘自 Andrews JJ. The Circle System. A Collection of 30 Color Illustrations. Washington, DC: *Library of BExpiratory Phase Late Congress*; 1998)

发出任何警报（请参见"问题和危险"部分）。一些当代麻醉工作站的设计已经返回到下行风箱以整合 FGD（如 Mindray Anestar）。任何使用下降风箱的麻醉工作站的基本安全功能就是集成的 CO_2 呼吸暂停警报系统，这个系统在呼吸机使用时不能禁用。

上升式风箱气动呼吸机的工作原理

当代上行风箱、双回路、电子呼吸机的例子包括 Dräger 医疗 AV-E，AV-2+，GE-Datex-Ohmeda 7000，7800 和 7900 系列。图 25-43 显示了一个通用的上行风箱呼吸机，它可被视为位于透明塑料盒内的贮气囊（风箱）。风箱将驱动气体回路和患者气体回路分离。驱动气体回路位于风箱外，患者气体回路位于风箱内。在吸气阶段（图 25-43A），驱动气体进入风箱室，导致其内的压力增加。压力的增加引发两个事件：首先，呼吸机安全阀关闭，防止麻醉气体进入废气排放系统；其次，风箱被压缩，风箱内的麻醉气体被传输到患者的肺部。这种压缩动作类似于麻醉医师挤压呼吸囊。

在呼气阶段（图 25-43B），驱动气体排出风箱，这会使风箱内和通往呼吸机安全阀的控制管路内的压力降至大气压力。呼吸机安全阀的压力下降导致组件的排气阀部分打开。在开始任何清理之前，患者的呼出气体会重新填充风箱。风箱再填充首先是因为加重球（如球型呼气末正压 PEEP 阀）或类似装置中使用的球被加入呼吸机安全阀底座。该球产生 0.196kPa 至 0.294kPa 的背压；因此，只有在风箱完全填满并且风箱内部的压力超过"球阀"的压力阈值之后，废气才能被清除。这种设计使得所有上行风箱呼吸机在使用过程中在呼吸回路内产生 0.196kPa 至 0.294kPa 的 PEEP。废气清除只发生在呼气阶段，因为呼吸机安全阀只在呼气时打开。

必须要明白，在大多数老旧麻醉工作站上，从麻醉机进入呼吸回路的气体流量是连续的，与呼吸机活动无关。在机械通气的吸气阶段，呼吸机安全阀关闭（图 25-43A），呼吸系统的 APL（弹出式）阀最常见的是位于回路之外。因此，患者肺部接收的容量包括风箱的容量加上在吸气阶段从流量计进入回路的容量。影响设定潮气量和呼出潮气量之间关系的因素包括 FGF 设置、吸气时间、呼吸系统顺应性、外部泄漏和潮气量传感器的位置。通常，在吸气期间从流量计获得的容量被呼吸回路顺应性损失的容量所抵消，并且设定的潮气量通常接近呼出的潮气量。然而，在吸气阶段某些情况下，如氧气快充阀不适当的激活可能会导致患者肺部的气压伤和 / 或容积伤，因为过多的压力和体积可能无法从循环系统排出[164]。

问题和危害

许多危险与麻醉呼吸机有关，包括呼吸回路、风箱组件和控制组件的问题。

传统的环路系统问题

呼吸回路错误连接和断开是导致麻醉过程中发生严重事故的主要原因[165]。最常见的断开位置是 Y 型管，断开可以是完整的也可以部分的（泄漏）。过去，老式呼吸机的常见泄漏源是未能在开始机械通气时关闭 APL（或弹出式）阀。在现代麻醉工作站上，手动 / 机械选择开关几乎消除了这个问题，因为当选择机械通气模式时，APL 阀通常在回路之外。预先存在的未检测到的泄漏可以存在于一次性的螺纹状麻醉回路中。为了在手术前检测到这种泄漏，在检查泄漏之前，回路必须完全充满气体[166]。如前所述，上升型风箱呼吸机系统使断开和泄漏更加明显，它们可导致风箱不能再充盈的情况。

目前有数种监测呼吸管路断开的监护仪，但任何一种都不应该取代麻醉医师的持续观察。尽管使用了机械（肺活量计和压力传感器）和生理监测仪，但仍应继续观察胸壁运动和 / 或监测呼吸音。

气动和电子压力监测器有助于检测呼吸回路是否断开。影响监测器有效性的因素包括断开位置、压力传感器位置、阈值压力报警界限、吸气流速以及断开呼吸回路时的阻力[167-169]。不同的麻醉工作站和呼吸机的气道压力传感器的位置是不同的，其阈值压力警报界限值也不同。阈值压力警报界限可以是出厂设置的也可以是手动调节的。如果呼吸回路的吸气压力峰值未超过阈值压力报警界限，则会发出声音或视觉警报。当存在可调阈值压力报警界限时，例如在 Dräger Medical 和 GE Healthcare 的许多工作站上，操作员应将压力报警界限设置在低于吸气压力峰值的 0.49kPa 以内。在具有"自动设置"功能的系统上，启动后，阈值界限会自动设置在低于当前峰值吸气压力 0.294kPa 至 0.49kPa。在这样的系统中，不能重置阈值压力警报界限可能导致"呼吸暂停压力"或

"阈值低"警报。图 25-44 显示了如果阈值压力警报界限设置得太低或者出厂预设值相对较低时，低压监控器是如何无法识别出部分断开（泄漏）的。

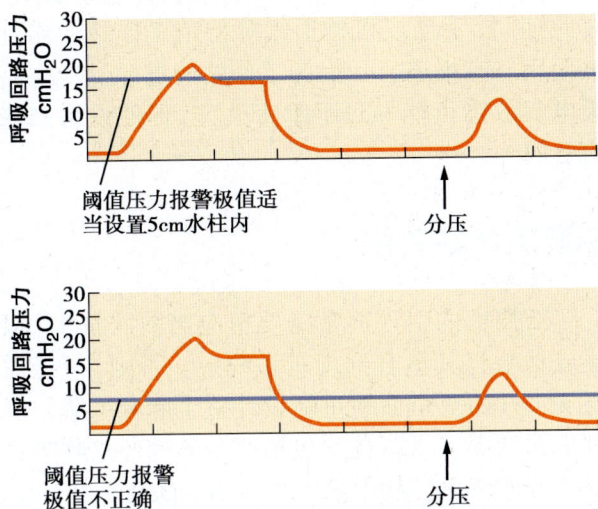

图 25-44 阈值压力报警限制顶部
阈值压力报警极限（虚线）已被适当设置。由于呼吸回路压力未超过阈值压力警报极限，因此发生部分断开（箭头）时会触发警报。底部：压力监视器无法识别部分断开，因为阈值压力报警极限设置得太低（摘自 Baromed Breathing Pressure Monitor: Operator Instruction Manual. *Telford, PA: North American Dräger*; 1986）

呼吸容量监测器可用于检测环路是否断开。容量监测器可以感知呼出的潮气量、吸入潮气量、分钟通气量。用户应该将阈值容量的高值设定为稍高于呼出潮气量，而阈值容量的低值设定为稍低于呼出潮气量。例如，如果患者呼出的分钟通气量是 10L/min，则合理的警报限制是 8L/min 至 12L/min。许多老旧的 Datex-Ohmeda 呼吸机都配备了使用红外线/涡轮技术的音量监视器传感器，这些音量传感器通常位于呼吸回路的呼气支并因此测量呼出的潮气量。在 Datex-Ohmeda S/5ADU 的情况下，一种被称为 D-Lite 肺活量计连接器的特殊附件放置在 Y 型管和患者气道（如气管插管或喉罩连接处）之间的呼吸回路中。该设备可以测量吸入和呼出的容量和压力（参见"麻醉工作站变化"部分）。使用旧式红外线传感器时，由于手术光束与红外传感器干扰，因此暴露于顶部手术照明的光束可能会导致错误的容量读数。在 GE Datex Aestiva、Aespire 和其他包含 7100 呼吸机或 7900SmartVent 的工作站的系统中可以看到其他类型的呼气容量传感器。这些系统通常利用压差传导确定吸入和呼出容量并测量气道压力。一些

Dräger 工作站使用位于呼气端的超声波流量传感器。Dräger 的其他系统使用"热敏式"传感器技术测量呼出气量。有了这种类型的传感器，两根铂丝的微小阵列就被电加热到高温，当气体流过加热的铂丝时，温度下降。维持铂丝温度所需的能量与流经导线的气体量成正比。然而，不止一份报告发现该系统与呼吸回路中的意外火灾有关。

二氧化碳监测仪可能是揭示回路断开的最佳装置，直接（主流）或连续抽取气体样本到分析仪器（侧流）测量 Y 形接头附近的 CO_2 浓度。吸气和呼气末 CO_2 浓度差异突然改变或 CO_2 突然测不到表示断开、非机械通气患者或其他问题。还需要注意的是，呼出 CO_2 消失也可能表示低心输出量（或无心排出量），而不是机械设备问题。

遗憾的是，呼吸系统的错误连接是常见的。尽管标准委员会努力通过为各种软管和软管终端分配不同的直径来消除这个问题，但它们仍在继续发生。麻醉工作站、呼吸系统、呼吸机和清理系统包含许多这些直径特定的连接。麻醉医师自认为胜过这些"万无一失"的系统的"能力"导致各种软管被"巧妙"或暴力地安装到不匹配的终端，甚至是麻醉机的各种其他圆柱形固体。

呼吸回路阻塞（梗阻）有可能发生。气管导管扭结，呼吸回路中的软管可受到内部或外部阻塞，这会导致严重后果。例如，在循环系统呼气支中堵塞细菌的过滤器会导致双侧张力性气胸[127]。流向敏感组件的错误插入可能导致无流动状态，这些组件的例子包括一些 PEEP 阀和级联加湿器。

在吸气阶段，麻醉机呼吸回路流入过量会导致气压伤，这种现象的最常见例子是氧气快充。因为呼吸机排气阀已关闭且 APL 阀门在回路之外，吸气期间无法从系统排出过量空气。当压力过高时可能会触发高压报警。许多 Dräger Medical 系统，当超过高压阈值时，声光报警器都会启动。当超过可调峰值压力阈值时，GE 呼吸机自动从吸气阶段切换到呼气阶段。

在配备可调式吸气压力限制器（如 GE-Datex-Ohmeda S/5ADU，Aestiva 和 Aisys，Dräger Medical 的 Narkomed 系列，2B，2C，GS，Fabius GS 和 Apollo）的工作站上，最大吸气压力可由使用者设定为期望的峰值气道压力。当超过用户选择的预定压力阈值时，可调节的泄压阀将打开。这可防止产生过度的气道压力。遗憾的是，这个功能取决于用户是否预设了适当的"弹出"压力。如果设

置太低,可能会产生通气不足的压力,导致分钟通气不足;如果设置得太高,过高气道压力可能仍然发生,从而导致气压伤。Dräger Fabius GS 和 Apollo 中的活塞驱动呼吸机以及其他设备还可能包括工厂预设的峰值吸气压力安全阀,该阀在预设的气道压力(例如 7.35kPa)下打开,以将气压伤的风险降至最低。

风箱组件问题

风箱组件也可能会发生泄漏。塑料风箱外壳与底座不匹配,由于一部分驱动气体泄漏到大气中而导致通气不足。由于高压驱动气体可能会进入患者回路,当风箱有破孔可能会在某些呼吸机中导致肺泡过度充气和气压伤。当驱动气体为 100% 氧气时,患者环路中的氧浓度可能会增加,如果驱动气体由空气 - 氧气混合物组成,则环路中氧气浓度可能会降低[170]。

呼吸机排气阀同样可导致一些问题。如果活瓣功能不全,则会出现低通气量,因为在吸气阶段麻醉气体被传送到清除系统而不是传送给患者。气体分子优先进入清除系统,因为它是阻力最小的路径,甚至压力可以是低于大气压。管路松脱、阀门破裂或挡板阀损坏可能导致呼吸机安全阀失效[171-172]。呼吸机安全阀卡在关闭或部分关闭位置可能导致气压伤或伤害性 PEEP[173]。来自废气系统的过度抽吸可将呼吸机减压阀吸入其底座并导致阀门关闭。在这种情况下,呼吸回路因为过量的麻醉气体不能排出而导致压力增加。值得注意的是,在呼气阶段,来自 GE-Datex-Ohmeda(S/5ADU,7100 和 7900 SmartVent)的一些新型机器可清除多余的患者气体和呼吸机驱动气体。也就是说,当呼吸机安全阀打开时,麻醉废气从呼吸回路排出,风箱中的驱动气体与其连通,也进入废气排放系统。在特定的条件下,大量的废气容量可能超过清除系统的清除能力,从而导致麻醉废气对手术室内空气造成污染(参见"清除系统"部分)。其他可能发生的机械问题包括系统内泄漏、压力调节器故障和阀门故障。不太可能出现的问题,例如 DrägerAV-E 呼吸机上的闭塞消声器可能导致气压伤。在这种情况下,驱动气体流出障碍会关闭呼吸机安全阀,导致废气不能排出[174]。

控制组件和电源供应问题

控制组件可能是电力和机械问题。电气故障可以是全部或部分故障,前者更容易被发现。随着麻醉工作站越来越依赖集成的计算机控制系统,电源中断变得更加重要。电池备份系统设计用于在短暂停电期间继续运行基本电子设备。但是如果发生故障,即使有这些系统在发生电力中断后可能需要大量时间对计算机系统进行重新启动。在此期间,手动或机械通气等特定工作站功能可供使用。有报道显示因为工作站的电源供应电路板电气故障可能导致手术室火灾,促使设备制造商召回[175]。

麻醉工作站变化

新技术的引入通常需要适应当前的技术,以便成功地将其整合到现有系统中。否则,可能需要从头开始更全面地重新设计整个麻醉系统。麻醉工作站中引入新技术包括两个新的环路呼吸系统的设计变化。其中第一个在 GE-Datex-Ohmeda S/5ADU 上出现,第二个纳入 Dräger Fabius GS 和 Apollo 工作站。由于环路系统的使用对于大多数麻醉医师的日常工作至关重要,因此对这些新系统的全面了解对其安全使用至关重要。

Datex-Ohmeda S/5ADU 和 GE Healthcare Aisys Carestation

Datex-Ohmeda S/5ADU 于 1998 年作为 AS/3ADU 首次推出(图 25-45A),除了更全面的安全特性和集成设计以外,还取消了玻璃流量管和常规麻醉挥发罐,取而代之的是带数字 FGF 刻度的计算机屏幕以及内置 Aladin 盒式挥发罐系统,该机器在外形上有着截然不同的外观。仔细观察 ADU 的其他独特性。ADU 环路系统的主要区别在于在 Y 型接头水平插入了已获专利的"D-Lite"流量和压力传感器(图 25-45B)。D-Lite 肺活量计模块经过重新设计以适应低流量麻醉,目前是 GE Healthcare Aisys 工作站的可选功能。在大多数传统的环路系统中,呼气潮气量通过位于呼气单向阀附近的肺活量传感器来测量。在 Y 型接头上放置 D-Lite 配件来执行呼出气量测量,并使用一个适配器即可完成对气道内气体成分和压力的监测。此外,它还能够评估吸气和呼气气体流量,从而生成完整的肺活量的测定。将肺活量计传感器重新定位到 Y 型接头也使得有必要将新鲜气体入口的位置移动到吸气单向阀的"患者"侧,而不会对呼出潮气量的测量准确性产生不利影响;另一方面,在患者附近放置 D-Lite 传感器会增加呼吸回路的

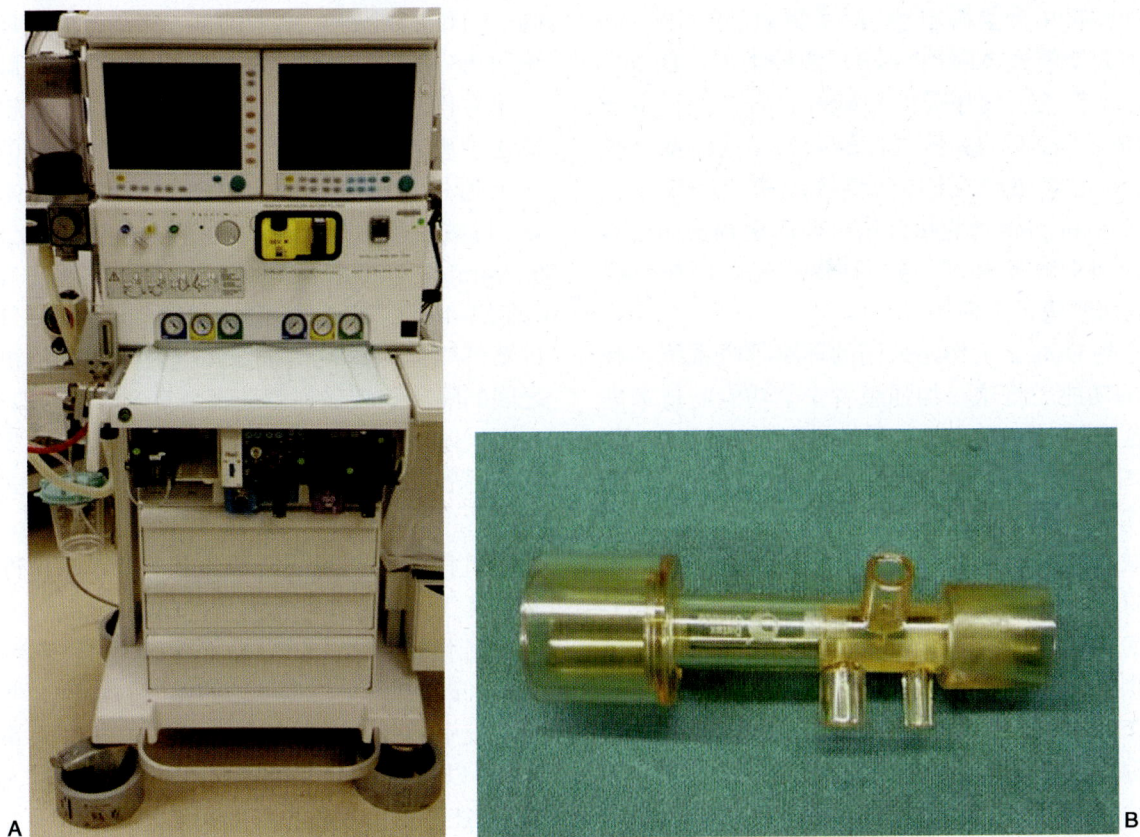

图 25-45

A：GE Datex-Ohmeda AS/3ADU 工作站。B：D-Lite 传感器。（由 GE Healthcare 提供）

体积和重量，并可能会干扰面罩通气。

出于这几个原因，这种将非典型的环路系统布置于新鲜气体进入吸气阀的患者侧是有利的，向患者更有效提供新鲜的气体，同时排出呼出气体；它也降低 CO_2 吸收剂的干燥（见"吸入麻醉药与吸收剂"部分的"相互作用"）。S/5ADU 循环系统的其他显著变化包括紧凑的专有 CO_2 吸收罐设计，可在通气期间进行更换，而不会破坏整个系统的完整性，还包括将吸气和呼气单向阀从水平位置重新定向到位于吸收罐正下方的"紧凑块"组件上的垂直位置。

单向阀的重新定向可降低自主呼吸患者遇到的呼吸回路阻力。传统的水平阀盘必须从垂直位置打开，与传统的水平阀不同，垂直方向的单向阀只需要从垂直位置倾斜打开即可。

最新 GE 工作站（例如 Aisys、Aespire、Avance）使用先进的环路系统，吸气和呼气止逆阀为水平定位，并且环路系统布置使得新鲜气体可从吸气单向阀进入上游回路。

GE SmartVent 7900 是一款电子控制的气动呼吸机，呼吸回路中的传感器允许呼吸机补偿压缩

损失、新鲜气体流失和小的泄漏。输送的潮气量由压差所决定，该压差由呼吸回路的吸气端和呼气端的可变孔口流量传感器测得。吸气流量传感器位于气体系统吸气止逆阀的下游，来自该传感器的反馈用于计算并提供用于 FGF 和回路压缩损失的潮气量校正。呼气流量传感器位于呼吸系统呼气单向阀的输入端，这个传感器决定呼吸频率和呼气潮气量。来自风箱和气动呼吸机的过量新鲜气体被清除。

Dräger Medical Narkomed 6000 系列、Fabius GS 和 Apollo 工作站

传统的环路呼吸系统与最新 Dräger 产品中使用的环路系统存在若干重要差异。最显著的区别在于这些系统使用的呼吸机的外观和设计，从 Dräger Narkomed 6000/6400 水平安装的 Divan 活塞式呼吸机到带有电子 FGF 指示器（虚拟流量计显示在屏幕上）的 Dräger Fabius GS 垂直安装和可视活塞呼吸机，这些系统明显不同于传统的麻醉系统。Dräger Narkomed 6000（Divan 呼吸机）和 Dräger Fabius 系列（E-Vent 呼吸机）麻醉系统的

活塞呼吸机可分类为电动、活塞驱动、单回路，电子控制的新鲜气体隔离（FGD）四种类型。Dräger Apollo 工作站上的呼吸机 E-Vent plus 是一种电子驱动和电子控制的新鲜气体隔离的高速活塞式呼吸机，不需要驱动气体（与传统风箱式呼吸机不同）。E-Vent plus 呼吸机提供可调流量触发和压力支持的同步容量模式，这两种模式先前仅在重症监护病房呼吸机上使用。

这些 Dräger 工作站采用的环路呼吸系统具有 FGD 的功能。将这一加强患者安全功能的技术进行融合需要对传统的环路系统进行重新设计。图 25-46 中可以看到类似于 Dräger Fabius GS 系列机械通气系统的功能图。为了解 FGD 的操作原理，在机械通气的吸气和呼气阶段，对传统的环路系统中的气体流动有深入的了解是很重要的。关于这一点的完整讨论在前面的标题为"上升型风箱呼吸机的操作原理"一节中已经介绍过。

FGD 呼吸系统的关键概念可以在机械通气的吸气阶段显示出来。在传统的环路系统中：来自流量计和/或氧气快充阀的连续 FGF 在新鲜气体入口处进入呼吸环路系统；呼吸机将设定的潮气量输送到患者的肺部；呼吸机安全阀（呼吸机排气

阀）关闭，除了进入患者肺部，没有气体从环路系统逸出[176]。在传统的环路系统中，气体入肺保持一致并且新鲜气体流入直接耦合到环路系统中时，输送到患者肺部的总容量是由呼吸机输送的容量加上通过新鲜气体入口进入该环路的气体的容量，再减去呼吸环路损失的容量（通常为 0.196~0.294ml/kPa）；相反，当使用 FGD 时，在吸气阶段（图 25-46），来自麻醉工作站流量计的新鲜气体通过新鲜气体入口被位于新鲜气体源和呼吸机回路之间的隔离阀转移到贮气囊中直到呼气阶段开始。在呼气阶段，分流阀打开，允许贮气囊中积聚的新鲜气体被吸入环路系统，以重新填充活塞式呼吸机气室（或 Mindray Anestar 中的下降风箱）。由于呼吸机排气阀在呼气阶段也打开，因此允许多余的新鲜气体和患者呼出的气体排出系统。

当代的新鲜气体隔离系统设计有活塞式（Dräger）或下降式风箱型呼吸机。由于这些类型的系统中的任一个风箱都在轻微的负压下重新填充，所以它允许贮气囊积聚的新鲜气体进入呼吸机，以在下一个呼吸循环期间递送给患者。

使用 FGD 的环路系统所具备的优点包括更准确地输送设定的潮气量并降低气压伤和容积伤

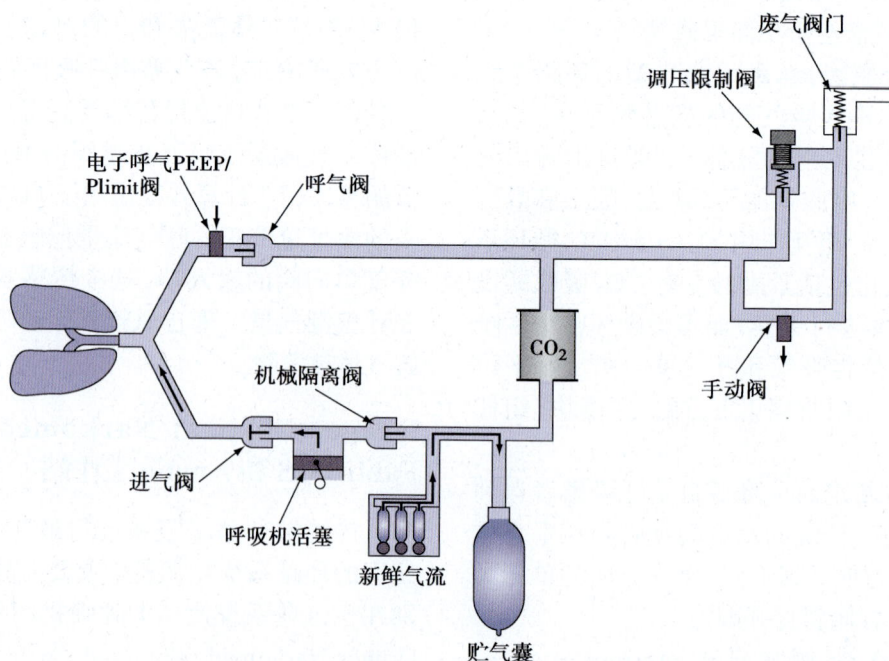

图 25-46　Dräger Fabius GS 新鲜气体隔离（FDG）呼吸系统在机械通气吸气阶段
该图显示了呼吸机活塞上行过程中新鲜气体（和 O_2 快充）进入贮气囊的路径。注意这里对机械隔离阀和电子呼气/PEEP/Plimit 阀的要求。手动/自动阀在 CMV 期间电子打开，使得过量的气体可以通过低压清除阀排出，这也允许在吸气阶段期间优先地填充贮气囊（摘自 Olympio MA. Modern anesthesia machines offer new safety features. *APSF Newsletter.*2003；18：17）

的风险。对于传统的环路系统，来自流量计或不恰当地使用氧气快充阀增加的 FGF 可能直接影响潮气量，甚至可能导致气胸或其他伤害。由于 FGD 系统在呼吸机排气阀关闭的情况下将新鲜气体从患者体内分离出来，因此气压伤的风险大大降低。

使用 FGD 的新型麻醉环路系统最大的缺点是可能会将室内空气带入患者呼吸环路。如前所述，在 FGD 系统中，风箱或活塞在轻微的负压下重新填充。如果贮气囊内容纳的气体量加上从患者肺部呼出的气体返回量不足以补充风箱或活塞室，则可能产生患者气道负压。为了防止这种情况，在呼吸系统中加入了负压安全阀。如果呼吸系统压力下降低于预设值（例如 −0.196kPa），则安全阀打开并且环境空气被夹带到患者气体回路中。夹带的室内空气可能导致吸入麻醉药被稀释，低氧混合物（导致氧气浓度降低至 21%）或两者兼而有之。如果未被注意到，这种患者气体的稀释可能导致术中知晓或低氧。报警音和报警灯闪应通知用户 FGF 不足并且室内空气进入环路。

FGD 系统的另一个潜在问题是它依靠贮气囊来积聚进入的新鲜气体，如果在机械通气过程中取出贮气囊，或者由于安装错误或破损而导致显著的泄漏，当呼吸阶段呼吸机活塞单元重新填充时，室内空气可能会进入呼吸回路[177]，这也可能导致在吸入麻醉药被稀释。此外，麻醉气体和新鲜气体可能会泄漏导致手术室内大气受到污染。

FGD 阀可导致不能通过呼吸机进行通气，但能够使用回路中的贮气囊进行通气[178]。如果工作站的低压系统中有泄漏，允许空气进入，虽然可以进行机械通气，但不能手动通气，呼吸机将继续以空气形式输送潮气量；如果呼气单向活瓣缺失或无法使用，可以使用机械通气，但不能手动通气[179]。

Maquet FLOW-i 工作站

Maquet FLOW-i 工作站采用新型的呼吸系统，无须使用风箱或活塞来提供正压通气（图 25-47）[180]。该系统整合了一个容量反射器（一个 3.6m 长，内部容积为 1.2L 的长塑料盘管），位于贮气囊和 APL/PEEP 阀之间（图 25-48）。直接连接到容量反射器的是反射器氧气模块，其在正压通气期间提供氧气作为驱动气体。在呼气期间，患者通过容量反射器呼气；在正压吸气过程中，APL/PEEP 阀关闭，计算机控制的反射器气体模块将氧气输送到反射器中，迫使反射器中的气体通过吸收剂进入环路系统，经过吸气单向阀到达患者气道。在正压吸气过程中将 FGF 添加到回路中，与反射器气体模块氧流量结合以实现设定的 F_iO_2 和麻醉剂浓度。使用压力和流量传感器电子控制气流以提供设定的通气参数（例如总通气量、分钟通气量、呼吸机模式）。在呼气期间，反射器气体模块和 FGF 停止，PEEP 阀（在正压吸气期间关闭）打开至设定的 PEEP，并且呼出的气体通过容量反射器并流到废气清除系统。

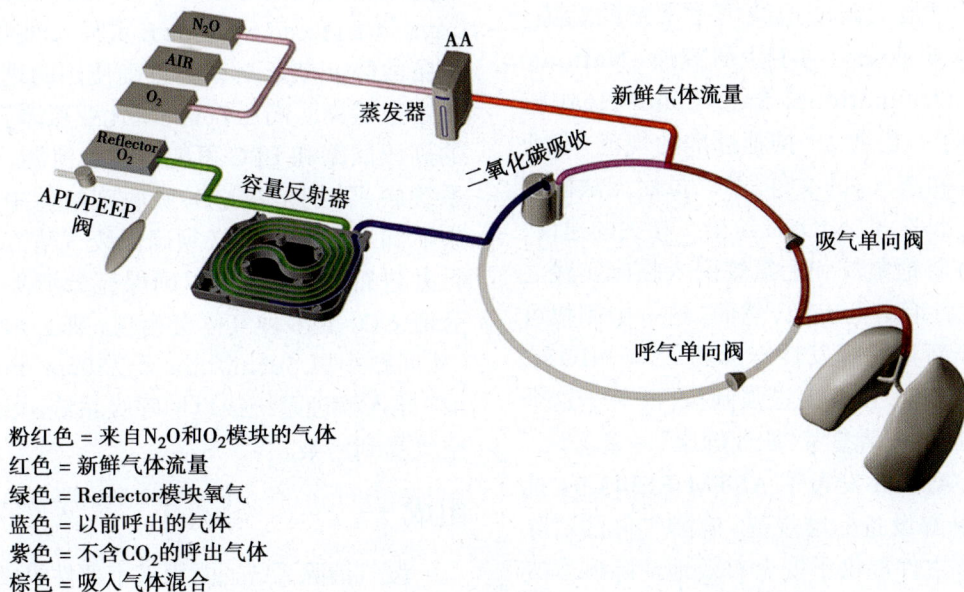

粉红色 = 来自 N_2O 和 O_2 模块的气体
红色 = 新鲜气体流量
绿色 = Reflector 模块氧气
蓝色 = 以前呼出的气体
紫色 = 不含 CO_2 的呼出气体
棕色 = 吸入气体混合

图 25-47　Maquet FLOW-i 呼吸和呼吸机回路正压吸气
有关详情，请参阅文本

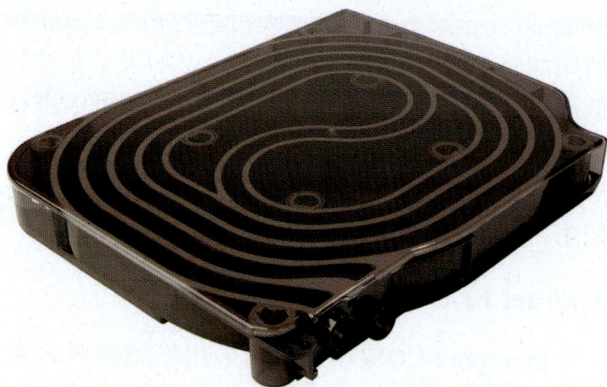

图 25-48　Maquet FLOW-i 容量反射器

在控制通气期间，FLOW-i 声称比风箱或活塞式呼吸机更经济，因为新鲜气体仅在吸气时进入回路。在所描述的其他系统中，FGF 通过呼吸周期连续进入回路；然而，在自主呼吸或手动辅助通气时，FLOW-i 的经济性与其他系统相同，因为在这种模式下，FGF 是连续的，FLOW-i 的功能与传统的呼吸系统环路相同。

废气清除系统

TWA，时间加权平均值。时间加权平均采样也称为时间综合采样，是一种采样方法，可以在较长时间内（如 1~8h）评估麻醉气体的平均浓度。

废气清除是指收集麻醉废气并将其从手术室清除[181]。在大多数情况下，用于患者麻醉的气体量远远超过所需的最小量，因此，通过清除这些过量的气体，可最大限度地减少手术室的污染。1977 年，国家职业安全与卫生研究所（National Institute for Occupational Safety and Health，NIOSH）发布了一份题为《推荐标准的规范：职业接触麻醉废气和蒸气》的文件[182]。虽然无法确定最低安全暴露水平，但 NIOSH 给出了相关的建议，见表 25-8。在将地氟烷和七氟烷引入临床实践之前建立了挥发性麻醉药上限，然而，这一限制很可能同样适用于新型的挥发性麻醉药[183]。NIOSH 的建议未形成法律，因此无法强制执行（关于这个主题更深入的讨论，请参考"职业健康"一章）。

1991 年，ASTM 发布了 ASTM F1343-91 标准，标题为《麻醉设备标准规范-麻醉气体的清除系统》[184]。该文件提供了安全有效地清除麻醉废气以减少麻醉区域污染的设备指南。由于缺乏接触新型卤化麻醉剂的安全性数据，2006 年 NIOSH

表 25-8　NIOSH 关于人员暴露于追踪麻醉气体和蒸气的最高水平的建议

麻醉气体	最大 TWA[a] 浓度 /ppm
单独使用卤化剂	2
氧化亚氮	25
卤化剂与氧化亚氮的组合	—
卤化剂	0.5
氧化亚氮	25
牙科设施（仅限氧化亚氮）	50

摘自 *US Department of Health, Education, and Welfare. Criteria for a recommended standard: occupational exposure to waste anesthetic gases and vapors. March ed., Washington, DC; 1977.* 注意：尽管临床使用超过 15 年，异氟烷、地氟烷和七氟烷尚未经过最大推荐痕量气体含量的测试。

要求进行评价和提供与职业性接触这些制剂相关的健康风险相关的信息，以建立推荐的最大暴露水平（recommended maximum exposure levels，RMEL）[185]。ASA 麻醉气体追踪工作组编写《麻醉废气：麻醉区和麻醉后监护病房管理信息》，该 ASA 出版物涉及文献分析、管理机构的作用、清理和监测设备以及建议[186]。

手术室中废气污染的两个主要原因是所采用的麻醉技术和设备问题[186]。关于麻醉技术，以下因素会导致手术室内大气污染：①麻醉结束未能关闭气体流量控制阀；②面罩不合适；③回路快充；④挥发罐加药；⑤使用无套囊的气管导管；⑥使用没有废气处理的呼吸回路，如 Jackson-Rees（Ayre's T-piece/Mapleson E 重吸入回路的改进版）。设备故障或缺乏对设备正确使用的理解也会导致手术室污染。高压软管、氧化亚氮罐安装、麻醉机的高压回路和 LPC 可能会发生泄漏，在呼吸环路系统中，特别是在 CO_2 吸收剂组件中也可能会发生泄漏。麻醉医师必须确保废气清除系统正常运行并进行适当调整，以确保充分清除。如果使用旁流 CO_2 或多种气体分析仪，则必须将多余气体（从回路中以 $50cm^3/min$ 至 $250cm^3/min$ 的流量抽取）导入清理系统或返回呼吸系统，以防止手术室空气受到污染。

组成

废气清除系统通常由五个部件组成（图 25-49）：①废气收集组件；②传输装置；③清理接口；④气体处理组件管，以及⑤主动或被动的气体处理组

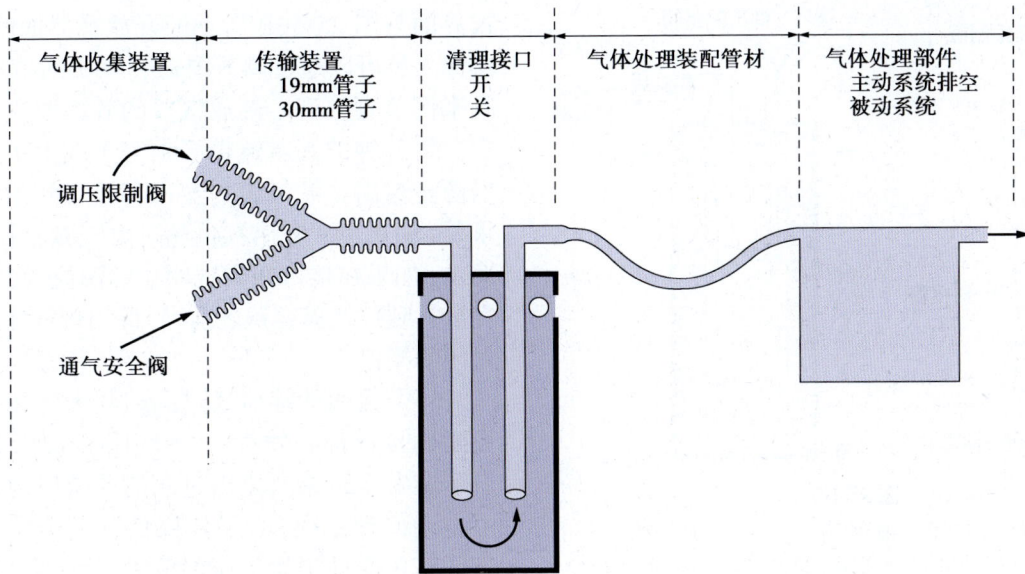

图 25-49　清除系统的组成部分。APL，可调压力限制阀

件。"主动系统"使用中央排空（真空）系统去除废气，废气本身的"重量"或废气压力通过"被动系统"产生气流。

气体收集组件

　　气体收集组件收集多余的麻醉气体并将其送至传输管。麻醉废气通过 APL 阀或通过呼吸机安全阀从麻醉系统排出，所有多余的患者气体或排入室内（如从面罩贴合不良处或气管导管泄漏处），或通过这些阀门离开呼吸环路系统。通过这些阀门的气体积聚在气体收集组件中并被引导至传输装置，在一些较新的 GE Healthcare 系统（例如 S5/ADU 工作站）以及其他包含 7100 或 7900 呼吸机的系统中，呼吸机驱动气体也被排入清除系统。因为在高 FGF 和高分钟通气量条件下，流入清除接口的气体可能超过清除系统能力。如果发生这种情况，麻醉废气可通过正压安全阀（封闭系统）或通过大气通风口（开放系统）进入手术室空气中。相比之下，来自 Datex-Ohmeda 和 Dräger Narkomeds AV-E 呼吸机的大多数气动呼吸机通过呼吸机控制室背面的小型排气口将其驱动气体（氧气或氧气/空气混合气）排入手术室。

传输装置

　　传输装置将来自气体收集组件的过量气体带入清除接口。根据 ASTM F1343-91 标准，管材直径必须为 19mm 或 30mm[184]。管材应具有足够的韧性以防止弯折，并尽可能缩短以减少堵塞的可能性。一些制造商使用黄色带对传输管道进行颜色标记，以区别于直径 22mm 的呼吸系统管道。许多机器具有用于 APL 阀门和呼吸机安全阀的单独传输管，这两根管子在进入清理接口之前通常合并成一根软管。传输装置的堵塞特别棘手，因为它在清除接口的压力缓冲区的上游，如果传输装置被阻塞，则呼吸回路基线压力将增加，并可能发生气压伤。

清理接口

　　清理接口是系统中最重要的组成部分，因为它可以保护呼吸回路或呼吸机免受过度的正压或负压。在正常工作条件下，接口应将来自气体收集组件下游的压力限制在 -0.5 至 $+10cmH_2O$ 之间。正压减压是强制性的，不论所使用的处理系统的类型如何，以便在接口下游堵塞的情况下可排出过量的气体。如果处置系统是"主动系统"，则需要负压释放装置来保护呼吸回路或呼吸机免受过度低于大气压的压力的影响。对于主动系统来说，贮气囊是非常理想的，它可储存废气直到清除系统可以将它们移除。根据提供正压和负压释放方法的不同，接口可以打开或关闭。

开放接口

　　开放式接口不包含阀门，并向大气开放，允许释放正压和负压，开放接口只能用于使用中央清除系统的主动处理系统。开放的接口需要一个储存器，因为废气是间歇性地排放，而来自清除系统的气流却是连续的。

　　许多现代麻醉机都配备了类似于图 25-50A 和图 25-50B[187]所示的开放式接口。开放式罐提供了储存容量，罐容量应足够大以适应各种废气流

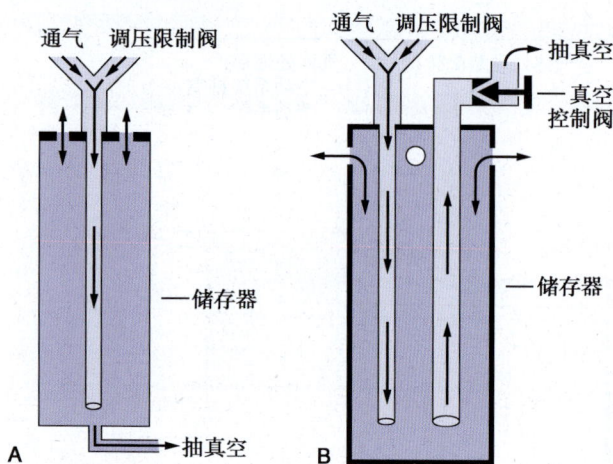

图 25-50

A，B：两个开放的容器清理接口。每个都需要一个主动处置系统。详情请参阅文字（摘自 *Dorsch JA*，*Dorsch SE. Controlling trace gas levels. In*：*Dorsch JA*，*Dorsch SE*，*eds. Understanding Anesthesia Equipment. 4th ed. Baltimore*，*MD*：*Williams &Wilkins*；*1999*：*355*）

量。气体从罐顶部进入系统，并通过狭窄的内管进入到罐底部，在呼吸间隔储存气体。正压和负压释放由罐顶部的孔提供。图 25-50A 所示的开放式界面与图 25-50B 所示的开放式界面略有不同，操作人员可以通过调节图 25-50B 所示的真空控制阀来调节真空度。开放接口的效率取决于几个因素。每分钟的真空流量必须等于或大于废气体积以防止逸出。贮气囊的容积和接口间的流动非常重要：如果单次呼出气量超过贮气囊容积，将发生逸出；如果在接口间出现明显的湍流，可能会在废气量达到贮气囊容积之前[188]即出现气体泄漏。

封闭的接口

一个封闭的接口通过阀门与大气相通。所有关闭的接口都必须有一个正压溢流阀，以便在接口下游发生阻塞时排出过多的系统压力。如果使用主动处理系统，必须使用负压安全阀来保护呼吸环路免受低于大气压的压力。两种类型的封闭接口已商业化：一个只有正压释放，另一个同时具有正压和负压释放。以下各节将讨论每种类型。

仅正压减压。 该接口（图 25-51，左侧）具有单个正压排气阀，并且设计为仅用于被动处理系统。废气经由废气入口进入接口，由于不使用负压排气系统，因此从接口到处理系统的废气转移依赖

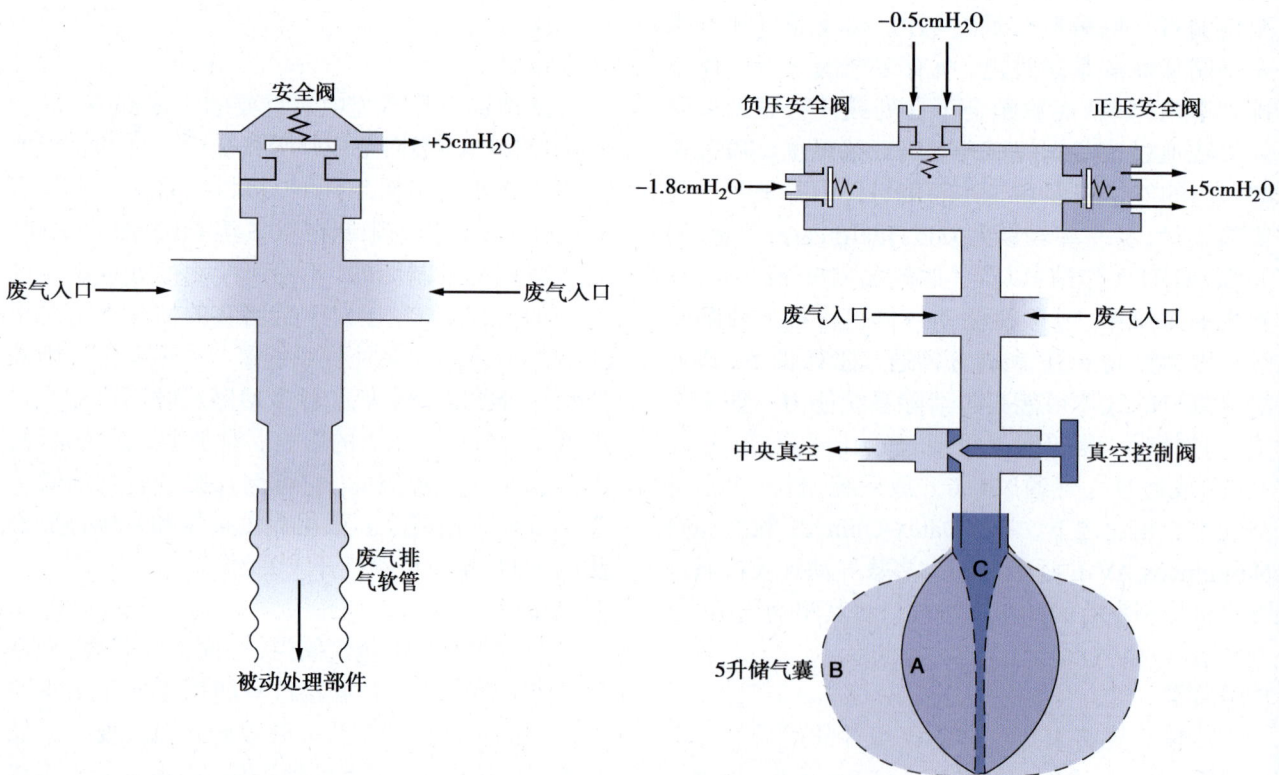

图 25-51　封闭的清理界面

左图：与被动处理系统一起使用的接口（摘自 *Scavenger Interface for Air Conditioning*：*Instruction Manual. Telford*，*PA*：*North American Dräger*；*1984*）

右图：接口与主动处理系统一起使用。详情请参阅文字（摘自 *Narkomed 2A Anesthesia System*：*Technical Service Manual. Telford*，*PA*：*North American Dräger*；*1985*）

于废气本身的"重量"或压力。如果接口与清除系统之间发生阻塞,正压排气阀会以预设值打开,例如 5cmH$_2$O[189-190]。在这种类型的系统中,不需要贮气囊。

正压减压和负压减压兼备装置。该接口除了贮气囊之外还具有正压安全阀和至少一个负压安全阀,它与主动清除系统一起使用。图 25-51 (右)是 Dräger Medical 吸入系统的闭合接口示意图。不同容积的废气通过废气入口间歇地进入接口,贮气囊间歇地积聚废气,直到负压系统启动清除。操作人员应该调节负压控制阀,使贮气囊充分膨胀(A),但不出现过度膨胀(B)或完全收缩(C)。如果系统压力超过 +5cmH$_2$O,则气体通过正压释放阀排放到大气中;如果系统压力超过 –0.5cmH$_2$O,室内空气会通过负压进气阀吸收。在某些系统中,如果主负压减压阀堵塞,备用负压进气阀会在 –1.8cmH$_2$O 时打开。

封闭系统在防止废气逸出取决于废气流入速率、排放流速和贮气囊的大小。只有当贮气囊完全充气并且压力增加到足以打开正压安全阀时废气才会泄漏出去;相反,开放系统防止逸出的有效性不仅取决于贮气囊的容积,还取决于接口内的气流特性。

废气排放管道

废气排放管道或处置组装管道(图 25-49)将废气从清除接口传导至废气处理组件。理论上管道防塌陷,并且应该在顶部运行,以尽量减少意外堵塞的可能性。

废气处理组件

废气处理组件是消除麻醉废气的终端环节(图 25-49)。有两种处理系统:主动式和被动式。

气体处理最常用的方法是使用中心负压系统的主动组件,真空泵用作机械引流装置,通常将废气排出到建筑物的外部。由于系统内的压力是负的,所以必须要带有负压的安全阀的接口。贮气囊是非常需要的,其容积越大,需要的吸入流速越低。

被动处置系统不使用机械流动诱导装置,相反,利用来自比空气重的麻醉气体的"重量"或压力产生气流并通过系统。正压释放是强制性的,但是不需要负压释放和贮气囊。可以通过多种方式从手术室中排除过量的废气,其中一些包括通过墙壁、天花板、地板或非循环空调系统的房间排气口排气。

危害

废气清除系统可以最大限度地减少手术室内的气体污染,但它们增加了麻醉系统的复杂性。废气清除系统在功能上将麻醉回路从麻醉机一直延伸到最终处理场所,这种扩展增加了潜在的问题。废气清除通路的阻塞会导致呼吸回路中过度的正压,并可能发生气压伤;真空负压过大会在呼吸系统内导致非预期的负压。对于大多数现代麻醉工作站来说,清除系统的预先检查是操作员根据产品说明书必须手动执行的一项功能。在 Spacelabs Healthcare 的 ARKON 工作站中清除测试是自检的一个组成部分[191]。

另一个不常见的问题是用于麻醉废气排空的真空泵引起工室内的一次火灾[192]。在一些医院中,废气似乎不是直接排放到外面,而是可能排放到具有对外开放通风口的机房中。由于一些麻醉机的设计使得呼吸机驱动气体(氧气)也被清除,因此清除气体排出的机房内的环境可能会高度富集氧气。这些场所可能含有设备或材料,例如石油馏分(泵/油/油脂),这些设备或材料在富氧环境中可能会过度燃烧,并存在严重的火灾危险。

低流量清除系统

主动废气清除系统从单个手术间中排出大量的麻醉废气和与之伴随的空气(高达 25～75L/min)。这需要大型且昂贵的真空泵持续运行,导致高成本高耗能。为了减少与运行这些泵相关的碳消耗量,设计了一种更有效的低流量清除系统并已通过评估[193]。动态气体清除系统(Dynamic Gas Scavenging System, DGSS;Anesthetic Gas Reclamation, Nashville, TN)界面为一个带有 3L 贮气囊的气密金属容器,以确保符合 OSHA 的建议(图 25-52)。设计是这样的:流向真空系统的清除气流仍然是封闭的,直到通过 APL 或呼吸机压力释放阀从麻醉工作站排出 0.5cmH$_2$O 的压力,然后通过灵敏的压力传感器在开放的界面中被检测到;然后电磁阀打开并保持打开状态,直到内部压力达到 –0.5cmH$_2$O,因此清空贮气囊。通过这种方式,流向真空系统的气流可根据需要连续滴定;另一个好处是,通过产生更浓缩的废气流,便于开发从废气流中回收有效吸入麻醉药的技术,这种技术可能变得更加重要,因为吸入麻醉药是可能增加全球变暖的温室气体[194-195]。

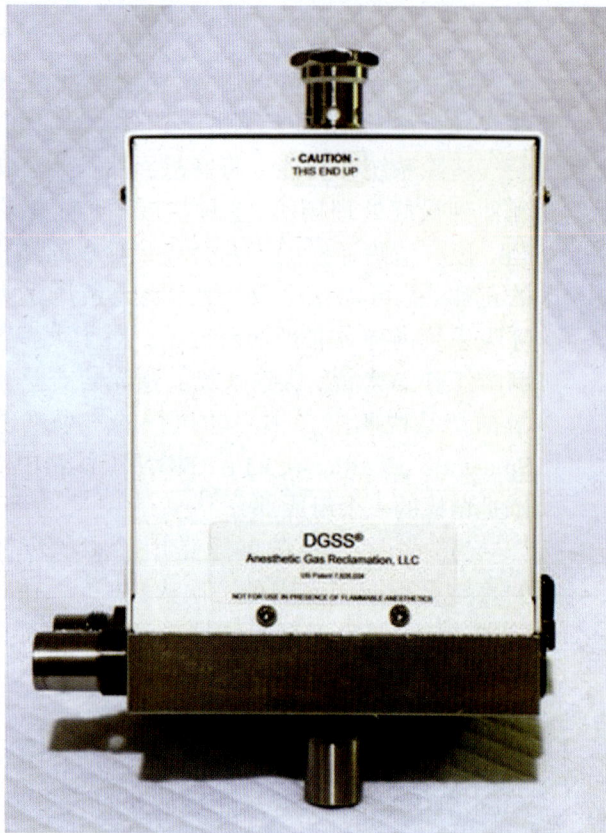
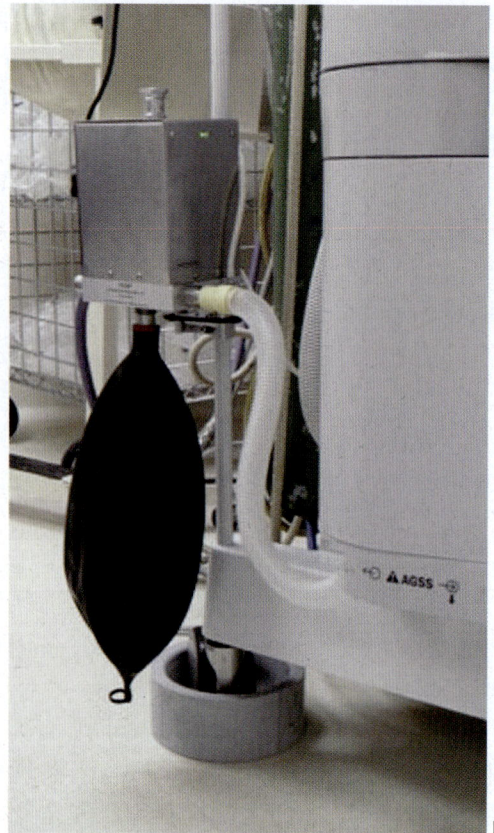

图 25-52　动态气体清除系统（DGSS）

A：DGSS 接口；B：安装在 GE 麻醉工作站上的接口。详情请参阅文字

（杨丽芳 译，杜晓红 校）

参考文献

1. Lampotang S, Lizdas DE, Liem EB, et al. *The Anesthesia Patient Safety Foundation Anesthesia Machine Workbook v1.1a.* 2011; http://vam.anest.ufl.edu/simulations/theAPSFworkbook.php
2. International Standards Organization. ISO 80601–2–13:2011(en) Medical electrical equipment. Part 2–13: Particular requirements for basic safety and essential performance of an anaesthetic workstation. 2011. Amended 2015.
3. American National Standards Institute. *Minimum Performance and Safety Requirements for Components and Systems of Continuous Flow Anesthesia Machines for Human Use (ANSI Z79.8–1979).* New York, NY: American National Standards Institute; 1979.
4. American Society of Anesthesiologists. Guidelines for determining anesthesia machine obsolescence. In: *Manual for Anesthesia Department Organization and Management.* 2004. Available on ASA website (www.asahq.org).
5. James RH. 1000 anaesthetic incidents: experience to date. *Anesthesia.* 2003; 58(9):856–863.
6. Robards C, Corda D. A potential hazard involving the gas sampling line and the adjustable pressure limiting valve on the Drager Apollo Anesthesia Workstation. *Anesth Analg.* 2010;111(2):578–580.
7. Vijayakumar A, Saxena DK, Sivan Pillay A, et al. Massive leak during manual ventilation: adjustable pressure limiting valve malfunction not detected by pre-anesthetic checkout. *Anesth Analg.* 2010;111(2):579–580.
8. Kibelbek MJ. Cable trapped under Dräger Fabius automatic pressure limiting valve causes inability to ventilate. *Anesthesiology.* 2007;106(3):639–640.
9. Caplan RA, Vistica MF, Posner KL, et al. Adverse anesthetic outcomes arising from gas delivery equipment. *Anesthesiology.* 1997;87:741–748.
10. Mehta SP, Eisenkraft JB, Posner KL, et al. Patient injuries from anesthesia gas delivery equipment. *Anesthesiology.* 2013;119:788–795.
11. Olympio MA. Modern anesthesia machines offer new safety features. *APSF Newslett.* 2003;18(2):17.
12. Cooper JB. Toward prevention of anesthetic mishaps. *Int Anesthesiol Clin.* 1984;22:167–183.
13. Emergency Care Research Institute. Avoiding anesthetic mishaps through pre-use checks. *Health Devices.* 1982;11:201.
14. Food and Drug Administration. *FDA Anesthesia Apparatus Checkout Recommendations.* 8th ed. Rockville, MD: Food and Drug Administration; 1986.
15. Food and Drug Administration. *Anesthesia Apparatus Checkout Recommendations.* Rockville, MD: Food and Drug Administration; 1993.
16. Spooner RB, Kirby RR. Equipment related anesthetic incidents. *Int Anesthesiol Clin.* 1984;22(2):133–147.
17. American Society of Anesthesiologists. *Guidelines for designing pre-anesthesia checkout procedures.* Park Ridge, IL; 2008. http://www.asahq.org/For-Members/Clinical-Information/2008-ASA-Recommendations-for-PreAnesthesia-Checkout.aspx.
18. Demaria S Jr, Blasius K, Neustein SM. Missed steps in the preanesthetic set-up. *Anesth Analg.* 2011;113(1):84–88.
19. Eisenkraft JB, Jaffe MB. Respiratory gas monitoring. In: Ehrenwerth J, Eisenkraft JB, Berry JM, eds. *Anesthesia Equipment: Principles and Applications.* 2nd ed. New York, NY: Elsevier; 2013:191–222.
20. Lewis SE, Andrews JJ, Long GW. An unexpected Penlon sigma elite vaporizer leak. *Anesthesiology.* 1999;90:1221–1224.
21. Myers JA, Good ML, Andrews JJ. Comparison of tests for detecting leaks in the low-pressure system of anesthesia gas machines. *Anesth Analg.* 1997;84:179–184.
22. Eng TS, Durieux ME. Automated machine checkout leaves an internal gas leak undetected: the need for complete checkout procedures [case report]. *Anesth Analg.* 2012; 114:144–146.
23. Eisenkraft JB. Hazards of the anesthesia workstation. 2016 Refresher Courses in Anesthesiology. Shaumburg, Illinois, American Society of Anesthesiologists. Expected release date: May 2017.
24. Comm G, Rendell-Baker L. Back pressure check valves a hazard. *Anesthesiology.* 1982;56:327–328.
25. Rendell-Baker L. Problems with anesthetic and respiratory therapy equipment. *Int Anesthesiol Clin.* 1982;20:1–258.
26. Yasukawa M, Yasukawa K. Hypoventilation due to disconnection of the vaporizer and negative-pressure leak test to find disconnection. *Masui.* 1992; 41:1345–1349.
27. Peters KR, Wingard DW. Anesthesia machine leakage due to misaligned vaporizers. *Anesth Rev.* 1987;14:36.
28. Datex-Ohmeda. *Explore the Anesthesia System.* Madison, WI: GE Healthcare; 2003.
29. Dodgson BG. Inappropriate use of the oxygen flush to check an anaesthetic machine. *Can J Anaesth.* 1988;35:436–437.
30. Mann D, Ananian J, Alston T. Oxygen flush valve booby trap. *Anesthesiology.* 2004;101:558.
31. Dorsch JA, Dorsch SE. Equipment checkout and maintenance. In: Dorsch JA, Dorsch SE, eds. *Understanding Anesthesia Equipment.* 5th ed. Baltimore, MD:

Williams & Wilkins; 2007:931.

32. Olympio MA, Stoner J. Tight mask fit could have prevented "airway" obstruction. *Anesthesiology*. 1992;77:822–825.

33. Dosch MP. Automated checkout routines in anesthesia workstations vary in detection and management of breathing circuit obstruction. *Anesth Analg*. 2014;118:1254–1257.

34. Weigel WA, Murray WB. Detecting unidirectional valve incompetence by the modified pressure decline method. *Anesth Analg*. 2005;100(6):1723–1727.

35. Eappen S, Corn SB. The anesthesia machine valve tester: a new device and method for evaluating the competence of unidirectional anesthetic valves. *J Clin Monit*. 1996;12(4):305–309.

36. Paulson AW. Problems with automated anesthesia machine checkout. *Anesthesia Patient Safety Foundation Newsletter*. 2015;30:31.

37. Bowie E, Huffman LM. *The Anesthesia Machine: Essentials for Understanding*. Madison, WI: Ohmeda, The BOC Group Inc; 1985.

38. Dorsch JA, Dorsch SE. The anesthesia machine. In: Dorsch JA, Dorsch SE, eds. *Understanding Anesthesia Equipment*. 5th ed. Baltimore, MD: Williams & Wilkins; 2007:83.

39. Malayaman SN, Mychaskiw G, Ehrenwerth J. Medical gases: storage and supply. In: Ehrenwerth J, Eisenkraft JB, Berry JM, eds. *Anesthesia Equipment: Principles and Applications*. 2nd ed. New York, NY: Elsevier; 2013:3–24.

40. Eisenkraft JB. The anesthesia machine and workstation. In: Ehrenwerth J, Eisenkraft JB, Berry JM, eds. *Anesthesia Equipment: Principles and Applications*. 2nd ed. New York, NY: Elsevier; 2013:25–63.

41. Schumacher SD, Brockwell RC, Andrews JJ, et al. Bulk liquid oxygen supply failure. *Anesthesiology*. 2004;100:186–189.

42. Feeley TW, Hedley-Whyte J. Bulk oxygen and nitrous oxide delivery systems: design and dangers. *Anesthesiology*. 1976;44:301–305.

43. Pelton DA. Non-flammable medical gas pipeline systems. In: Wyant GM, ed. *Mechanical Misadventures in Anesthesia*. Toronto: University of Toronto Press; 1978:8.

44. Surgery mix-up causes 2 deaths. New Haven Register. January 20, 2002.

45. Mudumbai SC, Fanning R, Howard SK, et al. Use of medical simulation to explore equipment failures and human-machine interactions in anesthesia machine pipeline supply crossover. *Anesth Analg*. 2010;110(5):1292–1296.

46. Lorraway PG, Savoldelli GL, Joo HS, et al. Management of simulated oxygen supply failure: is there a gap in the curriculum? *Anesth Analg*. 2006;102(3):865–867.

47. Ellett AE, Shields JC, Ifune C, et al. A near miss: a nitrous oxide-carbon dioxide mix-up despite current safety standards. *Anesthesiology*. 2009;110:1429–1431.

48. Adriani J. Clinical application of physical principles concerning gases and vapor to anesthesiology. In: Adriani J, ed. *The Chemistry and Physics of Anesthesia*. 2nd ed. Springfield, IL: Charles C Thomas; 1962:58.

49. Manual of the Compressed Gas Association. *Standards for Compressed Cylinder Valve Outlet and Inlet Connections*. Washington, DC; 1994.

50. Rose G, Durbin K, Eichhorn J. Gas cylinder colors ARE NOT an FDA Standard! *APSF Newsletter*, 2010;(Spring)25:16

51. Greilich PE, Greilich NB, Froelich EG. Intraabdominal fire during laparoscopic cholecystectomy. *Anesthesiology*. 1995;83:871–874.

52. Partbrook GD, Davis PD, Parbrook EO. Basic Physics and Measurement in Anesthesia. 2nd ed. Norwalk, CT: Appleton Century Crofts; 1986.

53. Atlas G. A method to quickly estimate remaining time for an oxygen E-cylinder. *Anesth Analg*. 2004;98:1190.

54. Klemenzson GK, Perouansky M. Contemporary anesthesia ventilators incur a significant "oxygen cost." *Can J Anaesth*. 2004;51:616–620.

55. Taenzer AH, Kovatsis PG, Raessler KL. E-cylinder-powered mechanical ventilation may adversely impact anesthetic management and efficiency. *Anesth Analg*. 2002;95:148–150.

56. Davis PD, Parbrook GD, Kenny GNC. *Basic Physics and Measurement in Anesthesia*. 4th ed. Boston: Butterworth-Heinemann; 1995.

57. Macintosh R, Mushin WW, Epstein HG. *Physics for the Anaesthetist*. Philadelphia: FA Davis Co, 1963:100.

58. Adriani J. Principles of physics and chemistry of solids and fluids applicable to anesthesiology. In: Adriani J, ed. *The Chemistry and Physics of Anesthesia*. 2nd ed. Springfield, IL: Charles C Thomas; 1962:7.

59. Macintosh R, Mushin WW, Epstein HG, eds. *Physics for the Anaesthetist*. 3rd ed. Oxford: Blackwell Scientific Publications; 1963:196.

60. Schreiber P. *Safety Guidelines for Anesthesia Systems*. Telford, PA: North American Dräger; 1984.

61. Eger EI, II, Epstein RM. Hazards of anesthetic equipment. *Anesthesiology*. 1964;24:490–504.

62. Eger EI, II, Hylton RR, Irwin RH, et al. Anesthetic flowmeter sequence—a cause for hypoxia. *Anesthesiology*. 1963;24:396.

63. Mazze RI. Therapeutic misadventures with oxygen delivery systems: the need for continuous in-line oxygen monitors. *Anesth Analg*. 1972;51:787–792.

64. Dräger Technical Engineering. *Explanation of Low Flow Wizard Function. Letter from Dräger Medical*. Telford, PA: Dräger Medical; 2015.

65. Luria I, Lampotang S, Schwab W, et al. Automated, real-time fresh gas flow recommendations alter isoflurane consumption during the maintenance phase of anesthesia in a simulator-based study. *Anesth Analg*. 2013;117(5):1139–1147.

66. Datex-Ohmeda, Inc. *Avance CS2 User's Reference Manual*. Madison, WI: GE Healthcare; 2015:11–23.

67. Mazze RI. Therapeutic misadventures with oxygen delivery systems: the need for continuous in-line oxygen monitors. *Anesth Analg*. 1972;51:787–792.

68. Cheng CJ, Garewal DS. A failure of the chain link mechanism of the Ohmeda Excel 210 anesthetic Machine. *Anesth Analg*. 2001;92:913–914.

69. Kidd AG, Hall I. Fault with an Ohmeda Excel 210 anesthetic machine [letter and response]. *Anaesthesia*. 1994;49:83.

70. Lohman G. Fault with an Ohmeda Excel 410 machine [letter and response]. *Anaesthesia*. 1991;46:695.

71. Richards C. Failure of a nitrous oxide–oxygen proportioning device. *Anesthe-*

siology. 1989;71:997–998.

72. Abraham ZA, Basagoitia B. A potentially lethal anesthesia machine failure. *Anesthesiology*. 1987;66:589–590.

73. Neubarth J. Another hazardous gas supply misconnection [letter]. *Anesth Analg*. 1995;80:206.

74. Gaughan SD, Benumof JL, Ozaki GT. Can an anesthesia machine flush valve provide for effective jet ventilation? *Anesth Analg*. 1993;76:800–808.

75. Anderson CE, Rendell-Baker L. Exposed O_2 flush hazard. *Anesthesiology*. 1982;56:328.

76. Lampotang S, Lizdas DE, Liem EB. The virtual anesthesia machine website. 2007; http://vam.anest.ufl.edu/.

77. Web based educational program. GE Healthcare, Madison, WI. http://www3.gehealthcare.com/en/education/product_education_-_technical/anesthesia_and_respiratory.

78. Fabius GS product trainer. Web based program. Dräger Medical http://static.draeger.com/trainer/fabius_gs_premium_en/flashpage.htm?lang=en#id=A1100.

79. Apollo Product Trainer. Dräger Medical. Web based program. http://static.draeger.com/trainer/apollo/apollo_trainer/start.html#id = A1100

80. EXPLORE Aestiva. *Web based program*. Madison, WI: GE Healthcare.

81. Korman B, Richie IM. Chemistry of halothane–enflurane mixtures applied to anesthesia. *Anesthesiology*. 1985;63:152–156.

82. Macintosh R, Mushin WW, Epstein HG, eds. *Physics for the Anaesthetist*. 3rd ed. Oxford: Blackwell Scientific Publications; 1963:26.

83. Schreiber P. *Anaesthetic Equipment: Performance, Classification, and Safety*. New York, NY: Springer; 1972.

84. Eisenkraft JB. Anesthesia vaporizers. In: Eisenkraft JB, Ehrenwerth J, Berry JM, eds. *Anesthesia Equipment: Principles and Applications*. 2nd ed. New York, NY: Elsevier; 2013.

85. *Dräger Vapor 2000 Anesthetic Vaporizer Operating Instructions*. Telford, PA: Dräger Medical; 2001;62.

86. Kharasch ED, Subbarao GN, Cromack KR, et al. Sevoflurane formulation water content influences degradation by Lewis acids in vaporizers. *Anesth Analg*. 2009;108:1796–1802.

87. Hill DW. The design and calibration of vaporizers for volatile anaesthetic agents. *Br J Anaesth*. 1968;40:648.

88. Hill DW, Lowe HJ. Comparison of concentration of halothane in closed and semi-closed circuits during controlled ventilation. *Anesthesiology*. 1962;23:291–298.

89. Anonymous. Internal leakage from anesthesia unit flush valves. *Health Devices*. 1981:10.

90. Morris LE. Problems in the performance of anesthesia vaporizers. *Int Anesthesiol Clin*. 1974;12:199–219.

91. Diaz PD. The influence of carrier gas on the output of automatic vaporizers. *Br J Anaesth*. 1976;48:387–391.

92. Palayiwa E, Sanderson MH, Hahn CEW. Effects of carrier gas composition on the output of six anaesthetic vaporizers. *Br J Anaesth*. 1983;55:1025–1038.

93. Gould DB, Lampert BA, MacKrell TN. Effect of nitrous oxide solubility on vaporizer aberrance. *Anesth Analg*. 1982;61:938–940.

94. Lin CY. Assessment of vaporizer performance in low-flow and closed-circuit anesthesia. *Anesth Analg*. 1980;59:359–366.

95. Scheller MS, Drummond JC. Solubility of N_2O in volatile anesthetics contributes to vaporizer aberrancy when changing carrier gases. *Anesth Analg*. 1986;65:88–90.

96. Nawaf K, Stoelting RK. Nitrous oxide increases enflurane concentrations delivered by ethrane vaporizers. *Anesth Analg*. 1979;58:30–32.

97. Stoelting RK. The effect of nitrous oxide on halothane output from Fluotec Mark 2 vaporizers. *Anesthesiology*. 1971;35:215–218.

98. Broka SM, Gourdange PA, Joucken KL. Sevoflurane and desflurane confusion. *Anesth Analg*. 1999;88:1194.

99. George TM. Failure of keyed agent-specific filling devices. *Anesthesiology*. 1984;61:228–229.

100. Riegle EV, Desertspring D. Failure of the agent-specific filling device [letter]. *Anesthesiology*. 1990;73:353–354.

101. Abel M, Eisenkraft JB. Performance of erroneously filled sevoflurane, enflurane and other agent specific vaporizers. *J Clin Monit*. 1996;12:119–125.

102. Adler AC, Connelly NR, Ankam A, et al. Technical communication: inhaled anesthetic agent-vaporizer mismatch: management in settings with limited resources: don't try this at home. *Anesth Analg*. 2013;116:1272–1275.

103. Lippmann M, Foran W, Ginsburg R, et al. Contamination of anesthetic vaporizer contents. *Anesthesiology*. 1993;78:1175–1177.

104. Munson WM. Cardiac arrest: a hazard of tipping a vaporizer. *Anesthesiology*. 1965;26:235.

105. Sinclair A, van Bergen J. Vaporizer overfilling. *Can J Anaesth*. 1993;40:1–2.

106. Hardy J-F. Vaporizer overfilling (Editorial). *Can J Anaesth*. 1993;40:1–2.

107. Seropian MA, Robins B. Smaller than expected sevoflurane concentrations using the SevoTec 5 vaporizer at low fill states and high fresh gas flows. *Anesth Analg*. 2000;91:834–836.

108. Meister GC, Becker KE, Jr. Potential fresh gas flow leak through Dräger Vapor 19.1 vaporizer with key-index fill port. *Anesthesiology*. 1993;78:211–212.

109. Zimmer C, Janssen M, Treschan T, et al. Near-miss accident during magnetic resonance imaging by a "flying sevoflurane vaporizer" due to ferromagnetism undetectable by handheld magnet. *Anesthesiology*. 2004;100:1329–1330.

110. Andrews JJ, Johnston RV Jr. The new Tec 6 desflurane vaporizer. *Anesth Analg*. 1993;76:1338–1341.

111. Weiskopf RB, Sampson D, Moore MA. The desflurane (Tec 6) vaporizer: design, design considerations and performance evaluation. *Br J Anaesth*. 1994;72:474–479.

112. Eger EI 2nd. New inhaled anesthetics. *Anesthesiology*. 1994;80:906–922.

113. *D-Vapor Desflurane Vaporizer Instructions for Use*. Telford, PA: Dräger Medical; 2005.

114. Johnston RV Jr, Andrews JJ, Deyo DJ, et al. The effects of carrier gas composition on the performance of the Tec 6 desflurane vaporizer. *Anesth Analg.* 1994;79:548–552.
115. Andrews JJ, Johnston RV Jr, Kramer GC. Consequences of misfilling contemporary vaporizers with desflurane. *Can J Anaesth.* 1993;40:71–76.
116. Hendrickx JF, Carette RM, Deloof T, et al. Severe ADU desflurane vaporizing unit malfunction. *Anesthesiology.* 2003;99:1459–1460.
117. Mapleson WW. The elimination of rebreathing in various semiclosed anaesthetic systems. *Br J Anaesth.* 1954;26:323–332.
118. Willis BA, Pender JW, Mapleson WW. Rebreathing in a T-piece: volunteer and theoretical studies of the Jackson-Rees modification of Ayre's T-piece during spontaneous respiration. *Br J Anaesth.* 1975;47:1239–1246.
119. Sykes MK. Rebreathing circuits: a review. *Br J Anaesth.* 1968;40(9):666–674.
120. Froese AB, Rose DK. A detailed analysis of T-piece systems. In: Steward, ed. *Some Aspects of Paediatric Anaesthesia.* Amsterdam, The Netherlands: Elsevier North-Holland Biomedical Press; 1982:101.
121. Aarhus D, Søredie E, Holst-Larsen H. Mechanical obstruction in the anaesthesia delivery-system mimicking severe bronchospasm. *Anaesthesia.* 1997; 52:992–994.
122. Pethick SL. Letter to the editor. *Can Anaesth Soc J.* 1975;22:115.
123. Moyers J. A nomenclature for methods of inhalation anesthesia. *Anesthesiology.* 1953;14:609–611.
124. Eger EI II. Anesthetic systems: construction and function. In: Eger EI II, ed. *Anesthetic Uptake and Action.* Baltimore, MD: Williams & Wilkins; 1974: 206.
125. Eger EI II, Ethans CT. The effects of inflow, overflow and valve placement on economy of the circle system. *Anesthesiology.* 1968;29:93–100.
126. Chacon AC, Kuczkowski KM, Sanchez RA. Unusual case of breathing circuit obstruction: plastic packaging revisited [letter to the editor]. *Anesthesiology.* 2004;100:753.
127. McEwan AI, Dowell L, Karis JH. Bilateral tension pneumothorax caused by a blocked bacterial filter in an anesthesia breathing circuit. *Anesth Analg.* 1993; 76:440–442.
128. Smith CR, Otworth JR, Kaluszyk GSW. Bilateral tension pneumothorax due to a defective anesthesia breathing circuit filter. *J Clin Anesth.* 1991;3:229–234.
129. Walton JS, Fears R, Burt N, et al. Intraoperative breathing circuit obstruction caused by albuterol nebulization. *Anesth Analg.* 1999;89:650–651.
130. Dhar P, George I, Mankad A, et al. Flow transducer gas leak detected after induction. *Anesth Analg.* 1999;89:1587.
131. Kanno T, Aso C, Saito S, et al. A combustive destruction of expiration valve in an anesthetic circuit. *Anesthesiology.* 2003;98:577–579.
132. Laster M, Roth P, Eger E II. Fires from the interaction of anesthetics with desiccated absorbent. *Anesth Analg.* 2004;99:769–774.
133. Laudanski K, Schwab WK, Bakuzonis CW, et al. Thermal damage of the humidified ventilator circuit in the operating room: an analysis of plausible causes. *Anesth Analg.* 2010;111:1433–1436.
134. Holak EJ, Mei DA, Dunning MB III, et al. Carbon monoxide production from sevoflurane breakdown. *Anesth Analg.* 2003;96:757–764.
135. Kummar P, Korula G, Kumar S, et al. Unusual cause of leak in Datex Aisys. *Anesth Analg.* 2009;109(4):1350–1351; discussion 1351–1352.
136. Kshatri AM, Kingsley CP. Defective carbon dioxide absorber as a cause for a leak in a breathing circuit. *Anesthesiology.* 1996;84:475–476.
137. Norman PH, Daley MD, Walker JR, et al. Obstruction due to retained carbon dioxide absorber canister wrapping. *Anesth Analg.* 1996;83:425–426.
138. Olympio MA. Carbon dioxide absorbent desiccation safety conference convened by APSF. *APSF Newsletter.* 2005;20(2):25–29.
139. Adriani J. Carbon dioxide absorption. In: Adriani J, ed. *The Chemistry and Physics of Anesthesia.* 2nd ed. Springfield, IL: Charles C. Thomas; 1962:151.
140. Dewey Almy Chemical Division. *The Sodasorb Manual of CO_2 Absorption.* New York, NY: W.R. Grace & Co; 1962.
141. Murray JM, Renfrew CW, Bedi A, et al. A new carbon dioxide absorbent for use in anesthetic breathing systems. *Anesthesiology.* 1999;91:1342–1348.
142. Versichelen LF, Bouche MP, Rolly G, et al. Only carbon dioxide absorbents free of both NaOH and KOH do not generate compound—A during in vitro closed system sevoflurane. *Anesthesiology.* 2001;95:750–755.
143. Higuchi H, Adachi Y, Arimura S, et al. The carbon dioxide absorption capacity of Amsorb is half that of soda lime. *Anesth Analg.* 2001;93:221–225.
144. Sosis MB. Why not use Amsorb alone as the CO_2 absorbent and avoid any risk of CO production? [letter to the editor] *Anesthesiology.* 2003;98(5):1299.
145. Brown ES. Performance of absorbents: continuous flow. *Anesthesiology.* 1959; 20:41–44.
146. Andrews JJ, Johnston RV Jr, Bee DE, et al. Photodeactivation of ethyl violet: a potential hazard of Sodasorb. *Anesthesiology.* 1990;72:59–64.
147. Kharasch ED, Powers KM, Artru AA. Comparison of Amsorb®, sodalime, Baralyme® degradation of volatile anesthetics and formation of carbon monoxide and compound A in swine in vivo. *Anesthesiology.* 2002;96:173–182.
148. Morio M, Fujii K, Satoh N, et al. Reaction of sevoflurane and its degradation products with soda lime. *Anesthesiology.* 1992;77:1155–1164.
149. Fang ZX, Kandel L, Laster MJ, et al. Factors affecting production of compound-A from the interaction of sevoflurane with Baralyme® and soda lime. *Anesth Analg.* 1996;82:775–781.
150. Frink EJ Jr, Malan TP, Morgan SE, et al. Quantification of the degradation products of sevoflurane in two CO_2 absorbents during low-flow anesthesia in surgical patients. *Anesthesiology.* 1992;77:1064–1069.
151. Eger EI II, Ionescu P, Laster MJ, et al. Baralyme dehydration increases and soda lime dehydration decreases the concentration of compound A resulting from sevoflurane degradation in a standard anesthetic circuit. *Anesth Analg.* 1997;85:892–898.
152. Steffey EP, Laster MJ, Ionescu P, et al. Dehydration of Baralyme® increases compound A resulting from sevoflurane degradation in a standard anesthetic circuit used to anesthetize swine. *Anesth Analg.* 1997;85:1382–1386.
153. Bito H, Ikeuchi Y, Ikeda K. Effects of low-flow sevoflurane anesthesia on renal function: comparison with high-flow sevoflurane anesthesia and low-flow isoflurane anesthesia. *Anesthesiology.* 1997;86:1231–1237.
154. Eger EI 2nd, Koblin DD, Bowland T, et al. Nephrotoxicity of sevoflurane versus desflurane anesthesia in volunteers. *Anesth Analg.* 1997;84:160–168.
155. Kharasch ED, Frink EJ Jr, Zager R, et al. Assessment of low-flow sevoflurane and isoflurane effects on renal function using sensitive markers of tubular toxicity. *Anesthesiology.* 1997;86:1238–1253.
156. Fukuda H, Kawamoto M, Yuge O, et al. A comparison of the effects of prolonged (>10 hour) low-flow sevoflurane, high-flow sevoflurane, and low-flow isoflurane anaesthesia on hepatorenal function in orthopaedic patients. *Anaesth Intensive Care.* 2004;32(2):210–218.
157. Berry PD, Sessler DI, Larson MD. Severe carbon monoxide poisoning during desflurane anesthesia. *Anesthesiology.* 1999;90:613–616.
158. Woehlck HJ, Dunning M III, Connolly LA. Reduction in the incidence of carbon monoxide exposures in humans undergoing general anesthesia. *Anesthesiology.* 1997;87(2):228–234.
159. Bonome C, Belda J, Alavarez-Refojo F, et al. Low-flow anesthesia and reduced animal size increase carboxyhemoglobin levels in swine during desflurane and isoflurane breakdown in dried soda lime. *Anesth Analg.* 1999;89:909–916.
160. Neumann MA, Laster MJ, Weiskopf RB, et al. The elimination of sodium and potassium hydroxides from desiccated soda lime diminishes degradation of desflurane to carbon monoxide and sevoflurane to compound A but does not compromise carbon dioxide absorption. *Anesth Analg.* 1999;89:768–773.
161. Zilberman P. The CO_2 absorber based on LiOH: a review. *Acta Med Marisiensis.* 2015;61:4–6.
162. McPherson SP, Spearman CB, eds. Introduction to ventilators. *Respiratory Therapy Equipment.* 3rd ed. St. Louis, MO: CV Mosby; 1985:230.
163. Modak RK, Olympio MA. Anesthesia ventilators. In: Ehrenwerth J, Eisenkraft JB, Berry JM, eds. *Anesthesia Equipment: Principles and Applications.* 2nd ed. New York, NY: Elsevier, 2013:148–178.
164. Scheller MS, Jones BR, Benumof JL, The influence of fresh gas flow and inspiratory/expiratory ratio on tidal volume and arterial CO_2 tension in mechanically ventilated surgical patients. *J Cardiothor Anesth.* 1989;3:564–567.
165. Cooper JB, Newbower RS, Kitz RJ. An analysis of major errors and equipment failures in anesthesia management: considerations for prevention and detection. *Anesthesiology.* 1984;60:34–42.
166. Reinhart DJ, Friz R. Undetected leak in corrugated circuit tubing in compressed configuration. *Anesthesiology.* 1993;78:218.
167. Raphael DT, Weller RS, Doran DJ. A response algorithm for the low-pressure alarm condition. *Anesth Analg.* 1988;67:876–883.
168. Slee TA, Pavlin EG. Failure of low pressure alarm associated with use of a humidifier. *Anesthesiology.* 1988;69:791–793.
169. Eisenkraft JB, Jaffe M. Respiratory gas monitoring. In: Ehrenwerth J, Eisenkraft JB, Berry JM, eds. *Anesthesia Equipment: Principles and Applications.* 2nd ed. New York, NY: Elsevier; 2013:191–222.
170. Feeley TW, Bancroft ML. Problems with mechanical ventilators. *Int Anesthesiol Clin.* 1982;20:83–93.
171. Khalil SN, Gholston TK, Binderman J, et al. Flapper valve malfunction in an Ohio closed scavenging system. *Anesth Analg.* 1987;66:1334–1336.
172. Sommer RM, Bhalla GS, Jackson JM, et al. Hypoventilation caused by ventilator valve rupture. *Anesth Analg.* 1988;67:999–1001.
173. Bourke D, Tolentino D. Inadvertent positive end-expiratory caused by a malfunctioning ventilator relief valve. *Anesth Analg.* 2003;97:492–493.
174. Roth S, Tweedie E, Sommer RM. Excessive airway pressure due to a malfunctioning anesthesia ventilator. *Anesthesiology.* 1986;65:532–534.
175. Usher A, Cave D, Finegan B. Critical incident with Narkomed 6000 anesthesia system [letter to the editor]. *Anesthesiology.* 2003;99:762.
176. Dorsch JA, Dorsch SE. Anesthesia ventilators. In: Dorsch JA, Dorsch SE, eds. *Understanding Anesthesia Equipment.* 5th ed. Baltimore, MD: Williams & Wilkins; 2007:310.
177. Sandberg WS, Kaiser S. Novel breathing circuit architecture: new consequences of old problems. *Anesthesiology.* 2004;100:755–756.
178. Ortega RA, Zambricki ER. Fresh gas decoupling valve failure precludes mechanical ventilation in a Draeger Fabius GS anesthesia machine. *Anesth Analg.* 2007;104:1000–1001.
179. Sims C. Absent expiratory valve missed by automated check in Dräger Primus anaesthesia workstation. *Anaesth Int Care.* 2013;41:681–682.
180. User's Manual FLOW-i 3.0. Anesthesia System, Maquet Critical Care AB, Solna, Sweden. 2012.
181. Eisenkraft JB, McGregor DG. Waste anesthetic gases and scavenging systems. In: Ehrenwerth J, Eisenkraft JB, Berry JM, eds. *Anesthesia Equipment: Principles and Applications.* 2nd ed. New York, NY: Elsevier; 2013:125–147.
182. US Department of Health Education and Welfare. *Criteria for a Recommended Standard: Occupational Exposure to Waste Anesthetic Gases and Vapors.* March ed. Washington, DC: US Department of Health Education and Welfare; 1977.
183. Sessler DI, Badgwell JM. Exposure of postoperative nurses to exhaled anesthetic gases. *Anaesth Analg.* 1998;87:1083–1088.
184. American Society for Testing and Materials. *Standard Specification for Anesthetic Equipment-Scavenging Systems for Anesthetic Gases (ASTM F1343–91).* Philadelphia, PA: American Society for Testing and Materials; 1991.
185. Hall A. Request for information on waste halogenated anesthetic agents: isoflurane, desflurane, and sevoflurane. *Fed Regist.* 2006;71:8859–8860.
186. ASA Task Force on Trace Anesthetic Gases. *Waste Anesthetic Gases: Information for Management in Anesthetizing Areas and the Postanesthesia Care Unit.* Park Ridge, IL: American Society of Anesthesiologists; 1999.
187. Kanmura Y, Sakai J, Yoshinaka H, et al. Causes of nitrous oxide contamination in operating rooms. *Anesthesiology.* 1999;90:693–696.

188. *Open Reservoir Scavenger: Operator's Instruction Manual.* Telford, PA: North American Dräger; 1986.
189. Gray WM. Symposium on anaesthetic equipment: scavenging equipment. *Br J Anaesth.* 1985;57:685–695.
190. Brockwell RC, Andrews JJ. *Understanding your anesthesia machine.* In: Schwartz AJ, ed. *ASA Refresher Courses.* Philadelphia, PA: Lippincott Williams & Wilkins; 2002.
191. *ARKON Anesthesia System User Manual, Revision A.* Snoqualmie, WA: Spacelabs Healthcare, December 2015.

192. Allen M, Lees DE. Fires in medical vacuum pumps: do you need to be concerned? *ASA Newsletter.* 2004;68(10):22.
193. Barwise JA, Lancaster LJ, Michaels D, et al. Technical communication: an initial evaluation of a novel anesthetic scavenging interface. *Anesth Analg.* 2011;113:1064–1067.
194. Ryan SM, Nielsen CJ. Global warming potential of inhaled anesthetics: application to clinical use. *Anesth Analg.* 2010;111:92–98.
195. Feldman JM. Managing fresh gas flow to reduce environmental contamination. *Anesth Analg.* 2012;114:1093–1101.

附录 A

FDA1993 年麻醉装置检查建议

在实施麻醉给药前,应参考本检查建议或类似的适当的建议对麻醉工作站进行检查。这些建议仅适用于符合当前相关标准的麻醉系统,且该系统应包含上升式风箱呼吸机以及至少包括以下监测仪:呼气末二氧化碳浓度监测仪、脉搏血氧仪、氧分析仪、呼吸容量监测仪(即呼吸量计)以及具备高/低压报警的呼吸系统压力监测仪。为了适应仪器设计上的差异以及各地临床实际情况的变化,这些指导建议鼓励使用者对其进行修改与完善,而任何修改都应经过有关同行专家评审。使用者更应参考操作手册了解供应商的特有程序和防范措施,特别是供应商的低压泄漏测试(第 5 步)。

应急通气设备

1. *确保具有备用通气设备是处于完好待机状态。

高压系统

2. *检查氧气钢瓶供应源。

    a. 打开氧气瓶开关,确认瓶内气体至少在一半以上(约 1 000psi)。

    b. 关闭氧气瓶。

3. *检查中心管道系统。

    a. 检查管道的连接情况并且管道压力表读数应在 50psi 左右。

低压系统

4. *检查低压系统的初始状态。

    a. 关闭流量控制阀,关闭挥发罐。

    b. 检查挥发罐内液面水平,旋紧挥发罐加药帽。

5. *进行麻醉机低压系统泄漏测试。

    a. 确认机器总开关和流量控制阀是关闭的。

    b. 将吸气管与总(新鲜)气体出口相连接。

    c. 不断挤压吸气管,直至吸气管完全萎陷。

    d. 确保吸气管保持完全萎陷状态至少 10 秒钟。

    e. 依次打开每个挥发罐,重复以上 c、d 两个步骤。

    f. 取下吸气管,将新鲜气体管道重新连接到麻醉机上。

6. *打开麻醉机总开关及其他必要的电子设备。

7. *测试流量计。

    a. 在整个流量范围内调节所有气体的流量计,检查浮标活动是否平滑、流量管有无损坏。

    b. 故意输出低氧气体——氧/氧化亚氮混合气。确认流量和(或)报警装置反应正常。

废气清除系统

8. *调节和检查废气清除系统。

    a. 保证 APL 阀(减压阀)和呼吸机排气阀均与废气清除系统正确连接无误。

b. 调节废气负压(如可能)。

c. 完全打开 APL 阀并堵住 Y 型管。

d. 在最低氧流量下,废气储气囊应完全膨胀,并确认抽吸压力表读数在 0 左右。

e. 按压氧气快充阀,使废气储气囊完全膨胀,并确认抽吸压力表读数小于 $10cmH_2O$。

呼吸系统

9. *氧浓度监测仪校正。

a. 确认测定室内空气时读数为 21%。

b. 确认低氧浓度报警开启且功能正常。

c. 把传感器重新放入回路内,向通气系统内充入氧。

d. 确认监测仪读数应在 90% 以上。

10. 检查呼吸系统的初始状态。

a. 将模式选择开关转换到"呼吸囊"位置。

b. 检查呼吸回路,确保完整、无损且无阻塞。

c. 确保二氧化碳吸收剂含量充足、指示剂未发生颜色变化。

d. 安装呼吸回路附件设备[如湿化器、呼气末正压(PEEP)阀],以备必要时使用。

11. 进行呼吸系统泄漏检查。

a. 把所有气体流量都调到 0(或最低)。

b. 关闭 APL 阀(减压阀),堵住 Y 型管。

c. 快速充氧,使通气系统压力增加到 $30cmH_2O$。

d. 此压力应至少在 10 秒内保持不变。

e. 打开 APL 阀(减压阀),确保压力出现下降。

手动和自动通气系统

12. 检查通气系统和单向阀。

a. 在 Y 型管上连接第二个呼吸囊(模拟肺)。

b. 为下一个患者设定适宜的通气参数。

c. 将模式选择开关转换到自动通气(即呼吸机)模式。

d. 打开呼吸机,快速充入氧使风箱和呼吸囊充盈。

e. 把氧流量设置为最低水平,其他气体流量设置为 0。

f. 确认在吸气阶段风箱应输出适当潮气量,呼气阶段风箱能完全充盈。

g. 将新鲜气流量设置为 5L/min。

h. 呼气相末,确认呼吸机风箱和模拟肺能完全充盈,且不需要施加持续外力即可适当排空。

i. 检查单向阀运动方向是否正确。

j. 检查呼吸回路附件,并确保其运转正常。

k. 关闭呼吸机,将模式选择开关换到人工通气(呼吸囊/APL)位置。

l. 手动通气,确保模拟肺能充气/排气,系统阻力和顺应性感觉适当。

m. 取下事先接在 Y 型管上的呼吸囊(模拟肺)。

监护仪

13. 检查所有监测项目,校正和(或)设定报警上下限。

a. 二氧化碳分析仪。

b. 氧浓度分析仪。

c. 气道压力高/低报警装置。

d. 脉搏氧饱和度仪。

e. 呼吸容量监测仪(呼吸量计)。

最后状态

14. 检查机器的最后状态。

　a. 挥发罐关闭。

　b. APL 阀打开。

　c. 模式选择开关转换到"呼吸囊"位置。

　d. 所有流量计流速均为 0（或最低值）。

　e. 负压吸引系统水平适当。

　f. 呼吸系统随时可用。

附录 B

麻醉前检查流程建议（2008 版）
美国麻醉医师协会麻醉前设备与设施流程检查委员会麻醉前检查流程指南

背景

　　不正确的麻醉设备用前检查，可对患者造成损伤并增加术后严重并发症的发生率和死亡率。1993 年起草的麻醉前检查（PAC）指南获得广泛认可，并已成为实施麻醉前准备工作的重要步骤。PAC 的重要性毋庸置疑，但目前的情况是，该版麻醉前检查指南有些条款已过时或不再适用。此外，由于吸入麻醉给药系统的演化与发展，仅靠制定一部检查指南已不可能适用于目前所有市售产品。因此有必要重新起草新版 PAC 指南，旨在提供适用于所有吸入麻醉给药系统的检查程序，以便不同的麻醉机构能够参照执行或结合本单位、本部门实际情况，制定出可操作性更强的个性化 PAC 指南。

通常需要思考的问题

　　下面提供的不仅仅是一个 PAC 指南，而是一个模板，以便于各种麻醉机和每个医疗机构能够制定出适合自身的个性化检查程序。使用该模板为具备自检功能的麻醉机系统制定检查程序时，需确认自检程序中未评估的项目，并需要为这些项目补充手动检测程序。

　　自动检测程序并不能完全代替手动检测过程，设备安全运行也要求操作人员必须接受过适当培训，并完全掌握自检程序的运行原理。实际应用中自检程序可能检查不完全和（或）产生误导。例如目前某些自检程序在进行泄漏试验检查时，不能自动检测挥发罐是否泄漏，加药帽松动或挥发罐支架渗漏。

　　理想的自检程序应能清楚地将正在检测项目、已发现功能缺陷以及解决问题建议等自动提供给使用者。自检程序完成后，相应检测结果信息应以适当的形式显示和保存，以便麻醉医师记载到麻醉记录中。

　　麻醉工作站使用手册一般包含有关该机器用前检测的详尽建议。这些建议有的过于繁琐，事实上麻醉医师也很少全部采纳，但在制定符合特定机器和特定医疗机构检测程序规范时，仍具有重要的参考价值。

实施麻醉前检查人员范围

　　此前介绍过的麻醉装置检查建议规定麻醉设备用前检测的全部责任均由麻醉医师承担。本版指南明确了麻醉医师和生物医学工程技术人员在 PAC 中的职责。要求技术人员完成某些方面的 PAC，能增加 PAC 的可操作性。由技术人员负责的检测步骤可能是每日清晨使用前检查部分之一，或每日使用后执行步骤之一。对某些关键检测步骤（如备用通气设备）进行多次检查（如有多人负责对机器进行检测）对保证患者安全有益。不论个人接受培训水平如何，也不论在多大程度上依赖技术人员支持，所有麻醉设备均应处于完好的功能状态，麻醉医师应对此负有最终责任。

为使 PAC 适应本地或本单位的需要,应由麻醉科具体负责检查职责的人员分配和操作程序培训的实施,每次培训内容均应有文字记录。记录内容应包含课程完成记录(如生产商提供课程)。内部培训时,应包含讲授项目完成情况以及参加培训者完成该培训的记录等。

新版检查操作指南目标

- 归纳实施每例麻醉前需要进行检查并确保运行正常的重要项目。
- 确定每个检查项目检查的频率。
- 提出建议,指出哪些项目需由专业麻醉技术人员、生物医学工程技术人员或生产商认定的服务技术人员进行检查。

基本原则

- 麻醉医师对确保麻醉设备的安全性和可用性负有最终责任。职责范围包括充分熟悉设备、实施 PAC 并进行记录时,应遵照相关地方法令以及对 PAC 相应步骤有足够的认识。
- 根据不同单位麻醉科人员的构成情况,麻醉技术人员和(或)生物医学工程技术人员可参与 PAC 实施。生产厂家通常首先对生物医学工程技术人员进行培训和认证,以便能够在设备使用单位对吸入麻醉给药系统进行维护,并为完成常规检查程序提供帮助与支持。麻醉技术人员可能从未接受过检查程序培训,麻醉技术人员的加入,能提高 PAC 的可操作性。为协助检查步骤的实施,每个麻醉科室都应该明确服务于该科室的麻醉技术人员是否能够(或是否应当)接受培训。推荐麻醉技术人员应取得 ASA 仪器和设备委员会(ASATT)的正规认证,但具备这一认证并不能保证该技术人员已完全掌握了检查程序。
- 某些关键检测步骤进行反复检查,可防止错误和疏漏发生。
- 当多人负责检查一个项目时,若认为重复检查是必要的则各方均应进行检查,亦可接受一方的检查,以上两种选择取决于可得到的信息量。
- 实施 PAC 有关人员应对成功实施检查进行记录,麻醉医师应将此记录添加到患者病历中。
- 麻醉机移动到新位置时,应对机器实施一次完全的用前检查。
- 实施自动检测功能时,应明确区分给药系统各组件,哪些能自动检测,哪些需要手动检测。
- 理想情况下,多数近期检测结果、日期和时间应记录在册,并易于使用者查询。
- 该指南不包含使用前检查的某些特定操作,因这些操作随机器型号不同会有变化。麻醉医师应该研究如何对所使用设备每个组件实施必要而有效的用前检查。
- 每个科室或医疗服务机构应与设备生产商(一家或多家)充分协作,制定使用前检测程序,既能符合指南的要求,又能满足本科室的实际需要。
- 为确定通气机、监护仪和报警装置默认设置是否恰当,应对这些设备进行必要的检查。
- 制定本指南的目的是替代以前使用的美国食品与药品监督管理局批准的麻醉装置检查建议,但两者均不能替代要求实施的预防性维护措施。
- PAC 对医疗安全具有重要意义,但如果患者需要进行紧急治疗,且完成 PAC 所需时间可能会影响患者预后时,不能因进行 PAC 而延误治疗时机。

美国麻醉医师协会关于发展个性化机构麻醉前特殊检查流程指南(2008 版)

下面的指导规范对实施检查程序的基本步骤进行叙述并阐述进行这些检查的原因,这些指导规范应被用于制定机构专用麻醉前检查程序,以适应本单位本部门的设备和人员的需要(适用于目前麻醉给药系统的机构专用检查步骤范例参见网址)

实施安全麻醉的要求

- 供氧系统可靠,浓度应能达到 100%。
- 正压通气方法可靠。
- 有备用通气设备,随时可用,且功能正常。
- 呼吸回路内的正压可被控制性释放。

- 具备麻醉蒸发器传输系统（如将吸入麻醉作为麻醉计划的一部分）。
- 具备适当的负压吸引系统。
- 具备达到患者基本监测标准的方法。

详细项目

以下项目应作为完整 PAC 的一部分来进行检查。列举以下项目旨在明确检查内容、推荐检查频率以及可对该项检查负责的个人或群体。就本指南来说，承担相应责任的群体可分为四种情况：麻醉医师、技术人员、技术人员或麻醉医师、技术人员和麻醉医师。其中"技术人员和麻醉医师"是指不论技术人员是否完成了检查，麻醉医师还必须再行检查。因各种设备具有不同的检查程序，本指南并不强求技术人员进行检查，也未给出如何检查某个项目的具体方案。

项目 1：确认具备辅助供氧钢瓶，自张式手动通气装置随时可用且功能正常。

频率：每天。

负责部门：麻醉医师和技术人员。

原因：通气失败是麻醉相关发病率升高和死亡的主要原因。机械故障导致患者无法通气可发生在任何时刻，每台麻醉机上均应配备自张式手动通气装置（如呼吸囊）。此外，独立于麻醉机和气体管道的供氧源，尤其是具备减压阀和钢瓶阀门开启装置的氧气钢瓶，应随时可用，且检查无误。检查钢瓶压力后，推荐将钢瓶主阀门关闭，以防止钢瓶内气体经细小裂缝或开启的减压器发生隐秘泄漏。

项目 2：检查患者的吸引装置，随时备用于清理气道。

频率：每次使用之前。

负责部门：麻醉医师和技术人员。

原因：安全实施麻醉，需要吸引装置，必要条件下，可立即用于清理患者气道。

项目 3：打开吸入麻醉给药系统，并确认交流电源可用。

频率：每天。

负责部门：麻醉医师或技术人员。

原因：吸入麻醉给药系统通常具有备用电池，可在交流电源中断时继续工作。除非交流电源明确可用，电源中断首要征象是所有用电系统突然完全关闭（当备用电池不再能够为系统供电时）。很多吸入麻醉给药系统具备电源视觉指示器，以显示交流电源和电池电源状态。应对该视觉指示器进行检查，并将电源插头插入确认运行正常的交流电源插座内。

地氟烷蒸发器需要电源供电，检查时，也应遵守相应的电源检查建议。

项目 4：确认具备必要的监护仪，并检查报警装置。

频率：每次使用前。

负责部门：麻醉医师或技术人员。

原因：有关患者麻醉期间的监护设备标准已有明确规定[7,8]，麻醉医师应保证在实施每例麻醉时，均达到监护设备要求。第一步是目视检查是否有适当的监测用品血压测量袖带、血氧饱和度探头等）可供使用。所有监护仪应该打开开关，并确认正确完成电源开启及自检程序。鉴于脉搏氧饱和度和二氧化碳波形对患者安全的重要性，实施麻醉前，确认上述设备功能正常至关重要。二氧化碳监护仪可通过向呼吸回路内或气体传感器呼气并观察二氧化碳波形进行检查，也可于麻醉前通过观察患者呼出气的二氧化碳波形来加以确认。连接断开时，视、听觉报警应能被激活。脉搏氧饱和度仪，包括听觉报警，可以通过将传感器放在手指上并观察合适的显示数值进行检查。可以通过制造运动伪差或移开探头来检查脉搏氧饱和度仪及其报警功能。

美国麻醉医师协会（American Society of Anesthesiologists，ASA）、美国护士麻醉师协会（American Association of Nurse Anesthetists，AANA）、麻醉患者安全基金会（Anesthesia Patient Safety Foundation，APSF）和美国医疗卫生组织认证联合委员会（the Joint Commission on Accreditation of Healthcare Organizations，JCAHO）均将听觉报警作为确保患者安全的基本保障。监护仪的正常功能状态应保证视觉和听觉报警信号能够按设计正常运转。

项目5：确认麻醉机供氧钢瓶内剩余气压处于适当水平。

频率：每天。

负责部门：麻醉医师和技术人员。

原因：吸入麻醉给药系统多种设备的正常运转需要氧气气源。氧气气源首先要为麻醉患者提供氧气，气动呼吸机的正常工作也依赖于高压氧供应。

氧气钢瓶或钢瓶组应安装在吸入麻醉给药系统上，并确保钢瓶内压力处于可接受的最低值以上。可接受最低气压值由使用目的、吸入麻醉给药系统设计和可供使用的管路氧气决定。

- 一般情况下，当中心供氧气源无法使用时，应使用氧气钢瓶。
- 如将钢瓶气源作为氧气首选来源（如在远离手术室环境中实施麻醉），钢瓶气源应足够维持至完成整个麻醉过程。如气动呼吸机使用氧气作为驱动气，一个满"E"的氧气钢瓶可能只能提供氧气30分钟。在这种情况下，如果氧气瓶仅用于向患者提供新鲜气体，并配合手动通气或患者自主通气模式，则可以从氧气瓶中获得最大的供氧时间。如使用以氧气作驱动气的气动呼吸机，则机械呼吸机将消耗氧气供应。电动通风机不消耗氧气，所以钢瓶气源维持时间仅取决于新鲜气体总流速。
- 当确认氧气钢瓶内存在足够压力后，除非准备将其作为首选供氧源（如不能提供管道氧气源时），应关闭钢瓶上的阀门。如该阀门一直开启，当管道气源出现故障时，氧气钢瓶可能出现供氧不足，麻醉医师可能不会意识到这一问题的存在，极有可能形成风险。
- 麻醉过程中需要使用其他钢瓶装气体（如氦气、二氧化碳、空气和氧化亚氮）时，均应于用前进行检查。

项目6：确认管道气源压力位于50psig或稍高水平。

频率：每天。

负责部门：麻醉医师和技术人员。

原因：吸入麻醉给药系统正常工作要求供气压力保持在最低值以上。中心气源所供气体可因各种原因出现故障，管道气源供气压应至少每日检查一次。

项目7：确认蒸发器内吸入麻醉药量处于适当水平，如可行，应将加药帽充分拧紧。

频率：每次使用之前。

负责部门：麻醉医师。如果需要重复检查，则还应要求技术人员参与。

原因：如计划在麻醉过程中使用蒸发器，特别是在无低浓度报警的麻醉气体监测仪可利用时，确保蒸发器内药物充足，对减少麻醉过浅或预防术中患者知晓具有重要意义。加药帽松动是导致蒸发器泄漏的常见原因，如进行泄漏试验时，未打开蒸发器浓度控制转盘，这种泄漏恐难以发现。旋紧加药帽，可降低此类泄漏发生。新式蒸发器设计有加药系统，加药完成后，加药帽能够自动关闭。

高浓度和低浓度报警可用于帮助防止麻醉蒸发器输出过高或过低浓度的麻醉药。建议在麻醉过程中使用此类报警系统，用前应开启报警功能，并适当设置报警阈值。

项目8：确认流量计和总气体出口之间的气体供应管路不存在泄漏。

频率：每天和更换蒸发器时。

负责部门：麻醉医师或技术人员。

原因：大多数吸入麻醉给药系统中，这部分所供应的气体会通过麻醉蒸发器。为进行全面的泄漏检查，必须分别开启每只蒸发器，以发现蒸发器或支架是否存在泄漏，此外，某些机器在流量计和总气体出口之间设有单向阀，正确进行泄漏检查需要进行负压泄漏试验。自动检测程序通常包括泄漏试验，但该试验往往不能检测蒸发器是否有泄漏，特别是在自检程序进行过程中，蒸发器未开启情况下。

使用机器自检程序检测系统是否泄漏时，需分别开启每个蒸发器，重复进行自动泄漏检测。更换蒸发器后，也应完成此项检测。蒸发器发生泄漏概率的大小取决于蒸发器的设计与构造。有一种蒸发器加药完成后，加药帽能自动关闭，此种设计可减少蒸发器泄漏的危险。

鉴于检查机器是一项消耗时间的工作，技术人员可以在该项检测中提供帮助。

项目9：检查废气清除系统功能是否正常。

频率：每天。

负责部门：麻醉医师或技术人员。

原因：功能正常的废气清除系统可防止吸入麻醉药污染手术室环境。正确连接废气清除系统和吸入麻醉给药系统是该系统发挥正常功能之前提。麻醉医师或技术人员应每天检查其连接情况。某些废气清除系统基于设计原因，维持正常功能需负压吸引压力处于正常水平，该项检查工作应每日进行。

某些废气清除系统设计了机械式正压排气阀和负压进气阀。废气清除系统工作可使患者回路发生压力波动，正压排气阀和负压进气阀对防止回路压力波动有重要作用。正确检查废气清除系统应确保正压排气阀和负压进气阀功能正常。由于检查正压排气阀和负压进气阀操作复杂，不同废气清除系统设计各异，因此，受过正规培训的技术人员才能胜任此项工作。

项目10：校准氧浓度监测仪或确认已校准，并检查低氧报警装置。

频率：每天。

负责部门：麻醉医师或技术人员。

原因：吸入氧浓度连续监测是防止向患者输出低氧混合气体的最后防线。氧浓度监测仪对发现输出低氧混合气体至关重要。某些氧浓度监测仪可能具备自动校准功能，但多数同类设备需每日进行校准。对具备自动校准功能的氧浓度监测仪，仅需将氧探头拔出，置于室内，测定室内空气氧浓度时，确定读数为21%后，再插回探头插口即可。机器同时具备多个氧浓度监测仪时，应仔细检查监测仪使用的首选传感器。

低氧浓度报警设备也需要同时进行检查：将报警阈值设置于所测得氧浓度之上，确认可以产生听觉警报信号。

项目11：确认二氧化碳吸收剂未失效。

频率：每次使用之前。

负责部门：麻醉医师或技术人员。

原因：麻醉回路系统的正常工作需要吸收剂清除复吸入气体中的二氧化碳。可通过观察吸收剂指示剂颜色变化，判断吸收剂是否失效，对已失效吸收剂必须进行更换。吸收剂材料已失去吸收二氧化碳能力时，指示剂颜色可能无变化，或不易被发现，某些新更换的碱石灰，指示剂在干燥条件下也可能发生颜色变化。全身麻醉患者均应常规使用二氧化碳监测仪，使用麻醉回路系统时，如吸入二氧化碳浓度大于0，表示存在二氧化碳复吸入，也能证明吸收剂已失效（见附加要点2）。

项目12：检查呼吸回路系统压力及是否存在泄漏。

频率：每次使用之前。

负责部门：麻醉医师和技术人员。

原因：呼吸回路系统压力检测和泄露试验应在回路安装完成情况下进行，回路应按照实施麻醉时的连接方式正确安装。若检查完成后，需要对回路中某一组件进行更换，应重复检查一次。虽然麻醉医师在每次麻醉前都进行这项检查，更换和组装回路的麻醉技术人员也应能进行此项操作，使此重要检查步骤得以多次重复。正确的检查能够明确：手动通气和机械通气情况下，呼吸回路系统能产生压力，手动通气期间开启压力可调控制阀（adjustable pressure-limiting valve，APL valve）可释放压力。

新型吸入麻醉给药系统通常具备自检功能，能够检查系统内有无泄漏，并确定呼吸回路系统顺应性。自检过程中确定的顺应性值可用来自动调节呼吸机输出气体容积，以保持对患者输出容积稳定。需强调，行此项检查时，回路应按照实施麻醉时的连接方式正确安装。

项目13：确认气流在吸气相和呼气相都能正常通过呼吸回路。

频率：每次使用之前。

负责部门：麻醉医师和技术人员。

原因：压力检测和泄路试验并不能识别所有呼吸回路阻塞，也不能确定吸/呼气单向阀是否工作正常。可通过使用模拟肺或第二个储气囊，来确定通过呼吸回路的气流是否受到阻碍。完整的试验内容包括手动通气和机械通气。进行 PAC 时，可直接观察到单向阀的工作状态，但是仅凭视觉观察，并不能确定单向阀功能是否正常，因可能无法发现轻微的阀门关闭不全现象。确认这种阀门细微关闭不全的检查操作虽具有可行性，但较为复杂，无法适应每日检查的需要。受过培训的技术人员可以实施常规阀门安全性检查（见附加要点4）。每例麻醉患者均应使用二氧化碳监测仪,二氧化碳复吸入变化有助于发现单向阀故障。

项目14:对检查操作结果进行文字记录。

频率:每次使用之前。

负责部门:麻醉医师和技术人员。

原因:每位检查操作负责人员应对其操作结果进行文字记录。记录内容能证实所完成的项目,并可能防止有害事件发生。对某些自动检查系统每次完成的检查操作进行审查跟踪,并附有日期和时间。

项目15:确认呼吸机参数设定并评估准备就绪的吸入麻醉给药系统(处于待机状态)。

频率:麻醉开始之前立即进行。

负责部门:麻醉医师。

原因:这一步骤旨在避免因回路压力过高或其他原因造成的错误。该步骤的目标是确认已经完成了适当的检查,并且所需基本设备确实可用。这一概念用"待机状态"来处理,用以进行患者核对和切皮前手术体位摆放。呼吸机参数设置不当会对患者产生伤害,特别是当瘦小的患者在肥大患者之后接受麻醉或相反的情况。应该进行压力限制调节设置(可用情况下)以防止呼吸机参数设置不当引起的通气容积过大。

检查项目:

- 监护设备是否运转正常?
- 是否具备二氧化碳监测仪?
- 脉搏氧饱和度监测仪测定的脉搏氧饱和度?
- 流量计和呼吸机参数设定是否适当?
- 手动/机械通气模式选择开关是否转换到手动通气模式?
- 蒸发器(一个/多个)是否已充分充满药物?

其他注意事项

1. 检查流量计:此检查步骤出现于1993年麻醉设备检查规范中,并要求检查氧气/氧化亚氮配比系统。由于预防性维护可以确保该设备运转正常,且处于正常维护状态下的麻醉给药系统中,极少发生此类故障,此版PAC去除此项检查。

2. 干燥的二氧化碳吸收剂:二氧化碳吸收剂的成分已明确包含氢氧化钠、氢氧化钾或氢氧化钡。当这些物质非常干燥、产生一氧化碳和(或)温度过高时有起火的危险。吸收剂变干燥时,目前尚无可靠方法对其进行鉴别。一些单位选择周一早晨对所有吸收剂进行更换,以减少吸收剂在整个周末暴露于新鲜气流的可能性。另一些单位选择使用干燥状态下不会发生危险的吸收剂。需要采取措施,避免使用可引起危险事件的某种干燥的氢氧化物吸收剂,以防止上述相关事故发生。此版检查指南未提供用于检查吸收剂干燥程度的可靠方法。如本单位使用的吸收剂在干燥条件下可能引起事故,则需及时更换掉长时间暴露于高流量新鲜气流条件下的吸收剂。防止吸收剂相关事故发生处理预案应成为麻醉科危险情况的处理预案之一。

3. 麻醉信息系统和麻醉数据自动记录系统:采用此系统的麻醉科逐渐增多,已成为麻醉有关信息数据记录的主要形式。虽该系统不能像吸入麻醉给药系统和患者监护设备那样确保患者生命安全,但功能可靠的信息系统对实施麻醉仍然具有重要意义。对依赖该系统的麻醉科,需谨慎制定检查方案,对相关计算机、显示器和网络连接状况及其正常功能定期进行检查。

4. 检查回路系统内相关阀门的功能状态:如项目13中所述(确认气流在吸气相和呼气相都能正常通过呼吸回路),吸气阀和呼气阀可以在正常工作周期中直接观察到(完全开放和完全关闭)。视觉观察能发现瓣叶缺失,但视觉观察确定瓣膜能够完全关闭往往带有主观性。项目13中,检查瓣膜是否关闭不全也可通过测定呼气支呼吸量来确定。呼气阀功能异常时,气体逆行反流进入呼气支,呼吸量计监测到反流气体并发出报警。吸气阀功能异常时,实测呼出气体量将低于预计数值。二氧化碳监测仪有助于发现单向阀关闭不全。术中吸气阀功能异常时,可能不会出现吸入二氧化碳基线升高。如潮气量超过吸气支所携有的二氧化碳气体量，二氧化碳监测仪上将出现复吸入波形，该波形下降支较平缓而非陡峭。呼气阀功能异常时，会见到吸入二氧化碳基线升高，因此时大量含有二氧化碳的呼出气体被患者复吸入肺内。

根据检查频率和责任方总结检查建议

每日完成

待完成项目	责任方
项目1：确认具备辅助供氧钢瓶，自张式手动通气装置随时可用且功能正常	麻醉医师和技术人员
项目2：检查患者的吸引装置，随时备用于清理气道	麻醉医师和技术人员
项目3：打开吸入麻醉给药系统，并确认交流电源可用	麻醉医师或技术人员
项目4：确认具备必要的监护仪，并检查报警装置	麻醉医师或技术人员
项目5：确认麻醉机供氧钢瓶内剩余气压处于适当水平	麻醉医师和技术人员
项目6：确认管道气源压力位于 50psig 或稍高水平	麻醉医师和技术人员
项目7：确认蒸发器内吸入麻醉药量处于适当水平，如可行，应将加药帽充分拧紧	麻醉医师或技术人员
项目8：确认流量计和总气体出口之间的气体供应管路不存在泄漏	麻醉医师或技术人员
项目9：检查废气清除系统功能是否正常	麻醉医师或技术人员
项目10：校准氧浓度监测仪或确认已校准，并检查低氧报警装置	麻醉医师或技术人员
项目11：确认二氧化碳吸收剂未失效	麻醉医师或技术人员
项目12：检查呼吸回路系统压力及是否存在泄漏	麻醉医师和技术人员
项目13：确认气流在吸气相和呼气相都能正常通过呼吸回路	麻醉医师和技术人员
项目14：对检查操作结果进行文字记录	麻醉医师和技术人员
项目15：确认呼吸机参数设定并评估准备就绪的吸入麻醉给药系统（处于待机状态）	麻醉医师

在每个程序之前完成

待完成项目	责任方
项目2：检查患者的吸引装置，随时备用于清理气道	麻醉医师和技术人员
项目4：确认具备必要的监护仪，并检查报警装置	麻醉医师或技术人员
项目7：确认蒸发器内吸入麻醉药量处于适当水平，如可行，应将加药帽充分拧紧	麻醉医师
项目11：确认二氧化碳吸收剂未失效	麻醉医师或技术人员
项目12：检查呼吸回路系统压力及是否存在泄漏	麻醉医师和技术人员
项目13：确认气流在吸气相和呼气相都能正常通过呼吸回路	麻醉医师和技术人员
项目14：对检查操作结果进行文字记录	麻醉医师和技术人员
项目15：确认呼吸机参数设定并评估准备就绪的吸入麻醉给药系统（处于待机状态）	麻醉医师

（杜晓红 译，杨丽芳 校）

参考文献

1. Cooper JB, Newbower RS, Kitz RJ. An analysis of major errors and equipment failures in anesthesia management: considerations for prevention and detection. *Anesthesiology.* 1984;60:34–42.
2. Arbous MS, Meursing AE, van Kleef JW, et al. Impact of anesthesia management characteristics on severe morbidity and mortality. *Anesthesiology.* 2005;102:257–268.
3. Anesthesia Apparatus Checkout Recommendations, 1993. http://www.fda.gov/cdrh/humfac/anesckot.html.
4. March MG, Crowley JJ. An evaluation of anesthesiologists' present checkout methods and the validity of the FDA checklist. *Anesthesiology.* 1991;75:724–729.
5. Lampotang S, Moon S, Lizdas DE, et al. Anesthesia machine pre-use check survey: preliminary results. (abstracted) *Anesthesiology.* 2005:A1195.
6. Larson ER, Nuttall GA, Ogren, BD, et al. A prospective study on anesthesia machine fault identification. *Anesth Analg.* 2007;104(1):154–156.
7. American Society of Anesthesiologists. Standards for Basic Anesthetic Monitoring. October 28, 2015. http://www.asahq.org/publicationsAndServices/standards/02.pdf.
8. Scope and Standards for Nurse Anesthesia Practice, In: *The Professional Practice Manual for the Certified Registered Nurse Anesthetist.* Park Ridge, IL: American Association of Nurse Anesthetists; 2006.

第 26 章 常用监测技术

Christopher W. Connor   Christopher M. Conley

要点

1. 监测设备通过提供临床数据来增强麻醉医师对患者临床状态的识别,这些数据的获取比人工测量以及对患者的体征检查更快更准确。任何特殊的监测技术的价值在于指导麻醉医师将患者的生理状态保持在合适的范围内。但无论多么精密的监测技术,都不能代替麻醉医师对患者的判断。

2. 全身麻醉的患者术中必须行吸入氧浓度的监测,以防止发生吸入低氧浓度的气体。但是吸入氧浓度监测对呼吸管路断开的反应并不灵敏,也不能保证动脉血氧合是否足够。

3. 脉搏血氧测定是一种快速检测低氧血症的无创监测手段。现代的脉搏血氧计具有无创性、连续性、自动校准、快速反应、方便携带等特点。然而,脉搏血氧测定并不能很好地反应通气是否有效;且血氧饱和度下降是呼吸暂停或呼吸功能不全的晚期征象。

4. 中重度镇静的监测除全身麻醉的常规监测外,目前建议呼末二氧化碳的监测。红外线吸收光谱学的发展推动了便携式呼出气分析设备的研发。

5. 行有创动脉压监测时,使用的动脉留置导管和动脉延长管路的材质较硬、管路内的液体容量较少、连接的延长导管长度合适时,监测的准确度会更好。

6. 自动无创血压监测采用振荡测量法估测动脉血压。血流在充气的血压袖带的内部压力中产生振荡;当充气袖带压力达到平均动脉压时,振动幅度最大。为安全起见,在时间较长的手术中,可能每隔几个小时须重新调整袖带的位置,以降低神经压迫或皮肤损伤的风险。

7. 基于现有的证据,对危重患者采用肺动脉导管(PAC)监测是否能降低发病率和死亡率,很难给出明确的结论。专家建议:如果临床医生能够正确地分析和应用 PAC 提供的数据,那么在条件允许的情况下为合适的患者使用 PAC 监测,将可能会有效减少围手术期的并发症。

8. 新研发的无创心排量(CO)监测设备与 PAC 的功能类似,可以预测患者对液体的反应性。然而,一些常见的合并症会影响这些仪器的准确性。目前 PAC 热稀释技术仍然是临床上测量 CO 的金标准。

9. 临床研究表明,与围手术期体温正常的患者相比,术中低体温的患者在术后发生心肌缺血和伤口感染的风险更高。液晶皮肤温度贴虽然较便捷,但测量结果与核心体温差异较大。

10. 虽然处理后的脑电监测仪所使用的算法是专有的,但这些设备都能较准确地描述脑电图的一般特性。在预防术中知晓方面目前还没有证据支持脑电监测更优于呼末气体浓度的监测,两种监测技术都不能完全避免术中知晓。

11. 更智能、更先进的监测设备的出现并不能减少麻醉医师对临床状况精确的判断。相反,更需要麻醉医师熟悉这些设备的运作,以便能够将其安全、准确、合适地应用于临床。

引言

古往至今,临床麻醉的基础一直是对患者进行持续严密的监测。现代监测设备的发展也不能取代对患者的严密观察。与手动监测相比,自动监测设备使得麻醉医师更快速的多次采集临床信息,且其精确度远高于单纯的体格检查。然而,监测设备的目的是让麻醉医师对患者当时的状况有更强的认识,从而能及时识别并解决临床问题。所以这些监测设备的价值就在于它能使麻醉医师根据所提供的数据,将患者的生理状态保持在合适的参数范围内。这个术语来源于"monere",在拉丁语中的意思是警告、提醒或告诫。

本章节概述了麻醉医师在麻醉中使用的监测患者生理状态的方法和医学设备,并对每种设备的工作原理进行说明。由于医学设备的实际设计十分复杂,因此这里只做必要部分的简单说明。但是,文中所提供的说明可以使麻醉医师充分了解这些设备是如何获取临床数据的,在这过程中可能存在哪些未达标准的和错误的数据,以及了解设备如何工作或者什么情况会导致设备失灵。几乎没有更高级别的证据表明电子监护仪本身能降低发病率和死亡率。在某些临床情况下是否需要特殊的监测尚存争议,特别是使用特殊监测会增加医疗费用或有创监测可能使患者增加医源性并发症的风险方面都存在疑问。针对这些医疗成本和风险,麻醉医师必须权衡使用特殊监测的正

确性和可能的临床获益。因此,围术期如何为患者选择最佳的监测也是一门艺术,不仅仅要具有科学性,而且构成也要合理。本章对每种监测技术相应的适应证、禁忌证和常见的技术问题进行探讨。

美国麻醉医师协会(ASA)已经制定了基本的麻醉监测标准。自 1986 以来,这些标准一直对这些监测技术和临床应用的更新非常重视。现行的标准(于 2011 年 7 月 1 日生效)重点强调了常规的监测和监测的频率,强调了临床判断和经验的结合,强调了监测系统适用性和准确性的情况[1]。

标准Ⅰ要求有资质的人员对全身麻醉、区域麻醉和镇静麻醉的患者进行持续监测,并根据临床观察和患者对手术操作或药物所产生的反应进行麻醉方案的调整。标准Ⅱ重在强调持续监测患者的氧合、呼吸、循环和温度。标准Ⅱ具体规定见如下内容。

1. 全身麻醉期间使用具有低浓度报警设置的吸入氧浓度分析仪。

2. 所有麻醉方式期间都要进行血氧饱和度的监测。

3. 所有麻醉方式期间,需要连续监测的技术来确保患者有足够的通气。除患者、手术过程或设备不允许外,都应持续监测呼气末二氧化碳浓度。

4. 全身麻醉期间强烈建议监测潮气量和呼气末二氧化碳浓度。

5. 区域阻滞或局部麻醉期间,应根据定性的

临床体征对通气是否充足进行评价。中重度镇静期间，除患者、手术过程或设备不允许外，都应通过临床体征的观察和呼末二氧化碳监测来持续评估通气情况。

6. 通过临床判断和呼末二氧化碳监测来评估气管导管或喉罩放置的位置正确。

7. 当机械通气时，需配备能够监测呼吸回路断开的装置。

8. 应持续监测心电图，并至少每 5min 测量一次动脉血压和心率（HR）来评估循环情况。全身麻醉期间，循环功能应至少通过以下一种方式来进行评估：脉搏触诊、心音听诊、动脉压力监测、超声波外周脉搏监测、脉搏体积描记法或血氧监测。

9. 所有麻醉期间，都应准备可以持续测量患者体温的工具。每个接受麻醉的患者，如预测或高度怀疑有体温显著变化时，都要进行体温监测。

吸入氧浓度监测

工作原理

氧气是一种高度活泼的化学物质，可以通过许多化学和物理方式检测到。在临床实践中主要有三种类型的氧分析仪：顺磁氧分析仪、原电池氧分析仪和极谱氧分析仪。

顺磁性气体由于其外层轨道上存在不成对电子可以被磁能所吸引。氧气是一种高度顺磁性气体。不同的顺磁氧分析仪目前已被纳入常规监护仪中。这种仪器可以检测由切换磁场吸引氧分子所导致的采样管中的压力变化。电磁切换期间的信号变化与采样管线中的氧气浓度相关[2]。

原电池氧分析仪符合术中监测所需的性能标准。这种分析仪可检测氧气经膜扩散并在电路的阳极处还原为氧分子时产生的电流[3]。电流与燃料电池中的氧分压成正比。原电池氧分析仪需要定期更换电流传感器。在传感器中，氧的还原电位是由化学反应引起的。所用化学反应物需要定期补充[4]。

极谱氧分析仪通常用于术中麻醉监测。在这种电化学系统中，氧气通过透氧聚合物膜扩散并参与以下反应：$O_2 + 2H_2O + 4e^- \rightarrow 4OH^-$。电流变化大小与电极周围的氧分子数量成正比。极谱氧传感器功能多样，并且是氧气分析仪、血气分析仪和经皮氧分析仪的重要组成部分[5]。

正确使用方法及说明

麻醉回路中的氧气浓度是术中监测的一项重要指标。麻醉设备制造商将氧气传感器安置在麻醉回路的吸气端上以便对低氧浓度的气体被输送给患者的情况进行及时的检测和报警。二氧化碳可能会降低电化学氧传感器的使用寿命，因此氧传感器最好放在吸气端上。氧气监测仪需要快速响应时间（2~10s）、较高的准确度（实际水平的±2% 内）以及暴露于潮湿气体和吸入麻醉剂时的稳定性。

麻醉机上常见的可拆卸式外部氧气传感器，如 Dräger Narkomed 和 Dräger Fabius（Dräger, Inc., Telford, PA）属于原电池类型。这些设备应每天根据室内空气（21%FiO_2）进行校准，并在使用 8h 后再次校准。这些设备很少需要根据 100% 的 FiO_2 进行校准。作为麻醉机术前检查的一部分，临床医师必须确认吸入氧浓度分析仪的报警限值是否合适，以保证在吸入气体的氧浓度较低时监护仪能及时报警。但不能仅依靠吸入氧浓度报警器来检测呼吸回路是否断开。

适应证

根据 ASA 基础麻醉的监测标准[1]，标准 2.2.1 指出，"每次使用麻醉机进行全身麻醉期间，需应用具有设置低氧浓度报警装置的氧浓度分析仪监测患者呼吸系统的氧气浓度"。

在实施低流量麻醉时，麻醉医师会将新鲜气体流量调整为足够满足患者代谢所需的最低氧流量，在这期间严密监测吸入氧浓度特别重要。如果供应的新鲜气体流量不足，即使新鲜气流使用纯氧吸入，呼吸回路中气体混合物也可能会引起患者缺氧。

禁忌证

麻醉医师可以在理由充分的情况下放弃监测吸入氧浓度。监测吸入氧浓度没有临床禁忌证。

常见问题和局限性

适宜的吸入氧浓度并不能保证足够的动脉氧浓度[6]。因此，ASA[1]标准 2.2.2 要求对血氧进行常规监测，包括光线充足的情况下暴露皮肤以直接观察患者的肤色来评估氧合情况。小儿麻醉需特别注意吸入氧浓度的监测，因为经常会改变吸入氧浓度以促进吸入麻醉剂更好发挥作用，例如

使用 N_2O-O_2 混合物来进行吸入麻醉诱导。另外，对手术室中火灾隐患认识的增加，也强调在小儿麻醉中严密监测 FiO_2 的必要性。扁桃体切除术和腺样体切除术属于小儿麻醉中最常见的外科手术，这两种手术的气道火灾风险比较高。当手术需要使用电刀设备时，除了使用带套囊的气管导管外，也应严密监测并保持较低的吸入氧浓度来降低气道火灾的风险[7-8]。

脉搏血氧饱和度监测动脉氧合

工作原理

脉搏血氧仪可以测量脉率，并能连续、无创地监测经皮血红蛋白的氧饱和度（SpO_2）[9]。动脉血红蛋白的氧饱和度（SaO_2）（用百分比表示）与氧分压（mmHg）的关系用氧解离曲线来表示。在曲线的陡峭部分，SaO_2 与动脉血氧分压（PaO_2）之间存在可预测的相关性。在这个范围内，SaO_2 能很好地反映低氧血症的程度和动脉氧合状态的变化。PaO_2 大于 75mmHg 时，SaO_2 达到平台期，不再反映 PaO_2 的变化。机体的某些病理状态，如高碳酸血症、酸中毒和高热，会使氧解离曲线右移，降低血红蛋白对氧的亲和力。如图 26-1 所示，这种改变有利于氧气从血红蛋白中释放到外周组织。

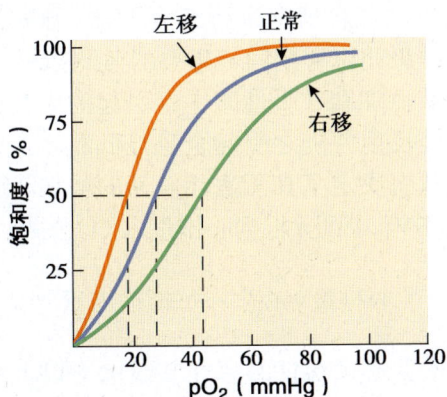

图 26-1　氧解离曲线

动脉血红蛋白氧饱和度和氧分压之间的关系可表示为 S 型氧解离曲线。当曲线左移时，血红蛋白与氧气的结合更紧密（改编自 Brown M, Vender JS.Noninvasive oxygen monitoring.*Crit Care Clin*.1988；4：493-509）

脉搏血氧测定法基于以下几个方面：

1. 血液的颜色与氧饱和度相关。

2. 血液颜色变化是由血红蛋白的光学特性及其与氧的相互作用引起的。

3. 氧合血红蛋白（HbO_2）与血红蛋白（Hb）的比例可通过吸收分光光度法测定。

氧饱和度是基于比尔 - 朗伯定律的分光光度法测定的。在光强度和血红蛋白浓度一定的情况下，透过组织的光强度是血红蛋白氧饱和度的对数函数。脉冲传感器中的发光二极管发出红光（660nm）和近红外光（940nm）来区分 HbO_2 和 Hb。HbO_2 的百分数由光电探测器所感应的红外光和红光的比率决定。脉搏血氧仪通过体积描记分析，以区分"动脉"和"静脉"以及其他组织，如皮肤、肌肉和骨骼引起的非搏动信号。因极度低温或低灌注使得脉搏波形消失时，可能会限制脉搏血氧仪计算 SpO_2 的能力。

脉搏血氧仪测量的 SpO_2 与实验室血氧计测量的动脉血氧饱和度（SaO_2）不同。脉搏血氧仪测量的是"功能性的"饱和度，其定义表示为以下等式：

$$脉搏血氧饱和度 = \frac{氧合血红蛋白}{氧合血红蛋白 + 还原血红蛋白} \times 100\%$$

实验室血氧仪使用多种波长来区分不同吸收特性的血红蛋白，如碳氧血红蛋白（COHb）和高铁血红蛋白（MetHb）。血氧计测量的是"部分"饱和度，其定义表示为以下等式：

$$动脉血氧饱和度 = \frac{氧合血红蛋白}{\begin{array}{c}氧合血红蛋白 + 还原血红蛋白 + \\ 碳氧血红蛋白 + 高铁血红蛋白\end{array}} \times 100\%$$

实际临床情况中存在其他类型的血红蛋白，脉搏血氧饱和度可能与血气实验室测量的实际血氧饱和度不一致。例如，MetHb 以 1：1 的比率吸收红光和红外光，与之对应的 SpO_2 约为 85%。因此，MetHb 的升高将使得 SpO_2 大于 70% 时实际动脉血氧饱和度（SaO_2）被低估，而 SpO_2 低于 70% 时，实际动脉血氧饱和度（SaO_2）却被高估。同样，COHb 也会造成脉搏血氧饱和度（SpO_2）偏高的误导性结果；一项研究表明，在 COHb 达到 70% 时，测量的 SpO_2 仍为 90%。对于大多数患者而言，MetHb 和 COHb 浓度很低，此时脉搏血氧饱和度接近动脉血氧饱和度[10]。

正确使用方法及说明

动脉氧合评估是临床麻醉中必不可少的一部分。低氧血症的早期发现和及时干预可能会避免其引起的严重并发症。与低氧血症相关的临床症状（如心动过速、意识改变、发绀）在麻醉期间经常被掩盖或不容易及时被发现。

合理使用脉搏血氧仪需要了解生理和技术方面的限制因素。尽管脉搏血氧仪在临床上应用有许多优势，但有些因素会影响其准确性和可靠性。麻醉期间可能存在影响脉搏血氧仪准确性和可靠性的因素包括无功能血红蛋白、染料（亚甲蓝、吲哚菁绿和靛蓝胭脂红）、指甲油、周围环境光源、发光二极管的变异性、运动伪影和背景噪声。如果光电探测器感测到射频发射，那么电凝止血也可能会干扰脉搏血氧测量。使用红外定位传感器的手术立体定位系统可能会干扰脉搏血氧仪的红外信号。有报道称，脉搏血氧仪使用期间存在皮肤烧伤或压迫导致的皮肤坏死风险，但这些并不多见。监测期间间断检查测量所用的手指可以有效减少这些并发症。

近年来脉搏血氧饱和度测量技术的发展使得患者在转运期间、低灌注条件下或者低血红蛋白时也能准确地测量 SpO_2。其中一些仪器使用复杂信号处理两种波长的光来改善信噪比并抑制伪影。对志愿者的研究表明，手部运动，低灌注和低体温情况存在时，采用这种技术的脉搏血氧仪在性能上会优于传统血氧仪[11-12]。此脉搏血氧仪包含八个波长的光，可以准确地测量 COHb 和 MetHb[10]。

适应证

所有年龄组的患者均可使用脉搏血氧仪监测来预防低氧血症。脉搏血氧仪的益处也因其简单便捷而日益凸显。现代的脉搏血氧仪具有无创性、连续性和自动校准的特点。监测响应迅速，其备用电池可以在运输过程中提供监测功能。据报道，血氧饱和度在 70%～100% 时，精确度通常在 ±2%～3% 之内，血氧饱和度在 50%～70% 时准确度为 ±3%。多项调查发布的数据都支持仪器制造商提供的准确度和精确度。ASA 监测标准规定术中须持续监测动脉血氧饱和度[1]。目前脉搏血氧仪因其便利性和安全性已取代了早期的技术，如加热式经皮氧分压电极法[13]。

脉搏血氧仪在许多医院和非医院环境中都被广泛的应用。然而，没有数据明确表明脉搏血氧仪的使用降低了相应的发病率或死亡率。一项较早的大型随机试验发现使用常规脉搏血氧仪并不能显著减少术后并发症[14]。但是，随着脉搏血氧仪的推出，麻醉死亡率有所下降并且呼吸系统相关的不良事件减少了，这表明这些设备的常规使用可能是一个有利因素。

禁忌证

脉搏血氧仪监测动脉血氧饱和度没有临床禁忌证。

常见问题和局限性

动脉血氧监测仪不能确保氧气被输送到外周组织并被充分利用，当需要获得氧供需平衡情况时，动脉血氧不能替代动脉血气分析或混合中心静脉血氧饱和度的指标。

脉搏血氧饱和度并不能很好地反映通气情况；给予辅助吸氧的患者可能在窒息数分钟之后脉搏血氧仪才会检测到氧饱和度下降。当 PaO_2 下降程度达到足以引起可检测到的 SpO_2 下降时，就已达到氧合血红蛋白解离曲线的陡峭部分，可能会发生快速严重的氧饱和度下降。

在吸入麻醉诱导之前，对于清醒且好动的小儿，可能难以放置血压袖带和心电图导联获取准确的数据。因此，麻醉诱导前应至少放置脉搏血氧仪监测氧饱和度。在小儿麻醉中判断气管插管在主气道还是在支气管中，脉搏血氧仪比二氧化碳监测更灵敏[15]。气道管理不当导致的通气和氧合不足是小儿麻醉中主要的相关并发症。临床上结合气道和氧合情况进行综合评估，脉搏血氧情况通常是患儿麻醉期间最重要的监测指标[16]。婴幼儿低氧血症和呼吸性酸中毒引起的应激会触发迷走神经反射并随之引起全身性低灌注。婴幼儿的生理状态决定了其无法代偿性的增加心脏每搏输出量（SV），因此，根据心排量（CO）公式：

$$心排量 = 心率 \times 每搏输出量$$

婴幼儿必须保证心率在基线水平以上才可维持心排量。脉搏血氧饱和度音调的急速下降可能是即将发生心衰的第一迹象。

呼出气体的监测

工作原理

患者呼出的气体可能由氧气（O_2），氮气（N_2），二氧化碳（CO_2）和麻醉气体，如氧化亚氮和更高效的卤化剂（七氟烷、异氟烷或地氟烷）混合组成。

麻醉医师一直尝试实现实时无创地监测呼出气体的组成；这些监测结果可以提供关于患者呼吸系统的重要信息，有助于指导挥发性麻醉剂的滴定。早期的麻醉气体监测器只是根据呼吸管路中的橡胶条的弹性变化来简单估测麻醉气体量[17]。后来使用了拉曼效应[18]或多重质谱法的方法来监测麻醉气体[19]。

目前在临床上这些技术已经被红外吸收分光光度法（IRAS）取代了。不对称的多原子分子如 CO_2 吸收特定波长的红外光。通过已知纯气体样本在红外频率范围内的吸光特性，可以为该气体创建专有的红外透射光谱（像指纹一样）。例如，CO_2 的红外吸收峰在 $4.3\mu m$，如图 26-2 所示。在此波长处，其他气体（如水蒸气，O_2，N_2O 和吸入麻醉剂）造成的干扰最小。在这个波长的红外光可以通过气体样本到达红外探测器。随着 CO_2 浓度的增加，到达检测器的光强度逐渐降低，符合比尔-朗伯定律。

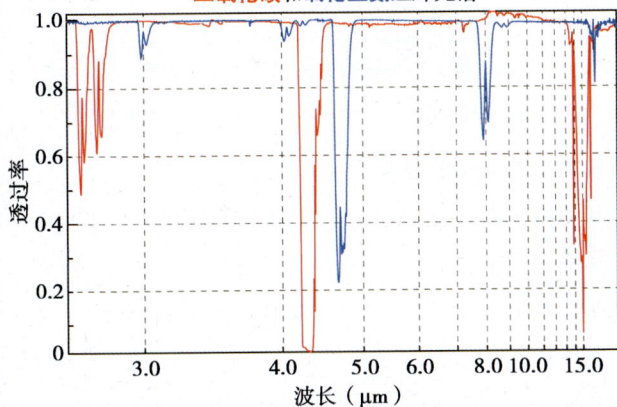

二氧化碳和氧化亚氮红外光谱

图 26-2 二氧化碳和氧化亚氮的红外透射谱

（改编自 National Institute of Standards and Technology（http://www.nist.gov）；和 Craver CD, *Coblentz Society. The Coblentz Society desk book of infrared spectra*.2nd ed. Kirwood, MO: *The Society*；1982）

IRAS 设备有五个组件：多波长红外光源、气体采样器、光路、检测系统和信号处理器。手术室内的 IRAS 设备可以检测出患者呼出气体样本中的 CO_2、N_2O、和有麻醉效能的吸入麻醉剂。多个红外光的光路透过混合气体时，其设置的波长与被研究气体的透射光谱中的吸收波段相对应。通过分析红外光吸收波长的不同组合，可以同时监测所有气体及其浓度[20]。使用多个波长进行检测可以自动识别不同气体。较早的 IRAS 设备使用热电元件在较广的波长范围内产生辐射红外光。

然后使用光学滤光片轮可以过滤掉目标波长以外的所有波长的光波。现代的装置使用小型激光器和滤光片，该设计可以使其仅发射出所需波长。这种方法消耗电能更少，设备更轻，并且推动了便携的手持式气体分析仪的研发[21]。

正确使用方法及说明

呼出气体分析可以使麻醉医师同时监测 CO_2 和麻醉气体的吸入和呼出浓度。这些测量技术需要另外单独说明。表 26-1 列出了通过分析呼吸气体和麻醉气体检测到的严重事件。

表 26-1 通过气体分析检测到的严重事件	
事件	**分析仪检测出的气体**
气体输送有误	O_2、N_2、CO_2、吸入麻醉药
麻醉机故障	O_2、N_2、CO_2、吸入麻醉药
呼吸管路断开	CO_2、O_2、吸入麻醉药
蒸发器故障或污染	吸入麻醉药
呼吸管路漏气	N_2、CO_2
气管导管的套囊漏气	N_2、CO_2
面罩或喉罩大小不合适	N_2、CO_2
肺换气/通气不足	CO_2
恶性高热	CO_2
气道阻塞	CO_2
空气栓塞	CO_2、N_2
呼吸管路缺氧	O_2
蒸发器内药物过量	吸入麻醉药

摘自 Knopes KD, Hecker BR. Monitoring anesthetic gases.Lake CL, ed.*Clinical Monitoring*.Philadelphia, PA: WB Saunders; 1990: 24 已获许可。

吸入和呼出二氧化碳浓度的临床意义

二氧化碳测定术测量吸气和呼气时二氧化碳浓度并将其用数值表示出来。二氧化碳波形图表示患者通气过程中从呼吸管路中采样的二氧化碳浓度随时间的连续变化。二氧化碳波形图分为四个不同阶段，如图 26-3 所示。

第一阶段（A-B）代表呼气的初始阶段。此阶段的气体样本来自解剖无效腔并且 CO_2 含量通常较少。B 点代表在采样点出现含二氧化碳的气体，并且在二氧化碳波形图上出现一段急剧上升的曲线（B-C）。这段曲线上升的斜率取决于呼气和肺

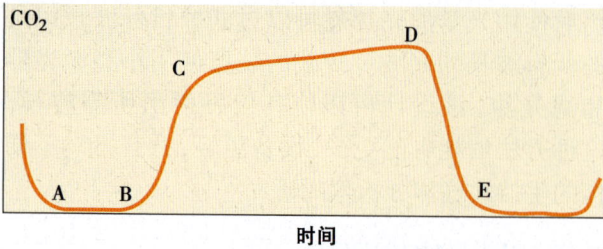

图 26-3　正常的二氧化碳波形图
D 点代表呼末 CO_2 浓度。$ETCO_2$ 是反映肺泡 CO_2 分压的最佳指标

泡排空的均匀性。C-D 段代表肺泡或呼气平台期。这个阶段的二氧化碳波形图,是对肺泡气进行采样。通常,这部分波形是几乎水平的。但是当通气血流比例失调时,C-D 段可能会向上倾斜。D 点是二氧化碳浓度的最高值,被称为呼末二氧化碳($ETCO_2$)。$ETCO_2$ 是反映肺泡内 CO_2(P_ACO_2)的最佳指标。随着患者开始吸气,新鲜气体被吸入,在二氧化碳波形图上表现为波形陡直下降(D-E)回到基线。如没有二氧化碳重复吸入时基线接近于零。如果 P_ACO_2-$PaCO_2$ 梯度较小且恒定,二氧化碳波形图可以无创、连续、实时地反映通气情况。在其他健康患者的仰卧位常规全身麻醉期间,$ETCO_2$-$PaCO_2$ 梯度通常约为 5mmHg。

二氧化碳浓度波形的大小和形状可以提供额外的临床信息[22]。第二阶段(B-C)的缓慢上升继发于肺泡通气血流比例失调,提示慢性阻塞性肺疾病或因支气管收缩引起的急性气道阻塞(哮喘)。正常形状的呼末二氧化碳 $ETCO_2$ 增加提示肺泡通气不足或二氧化碳产生增加。在止血带释放,主动脉松开或碳酸氢盐给药期间经常观察到 $ETCO_2$ 的一过性增加。

二氧化碳波形图是确定气管导管位置是否合适的基本指标。连续三次呼吸产生稳定的 $ETCO_2$ 表明导管不在食管中。连续稳定的二氧化碳波形说明有肺泡通气,但并不代表气管导管正确位于主气管中。除非听诊双肺呼吸音,否则不能排除支气管内插管的可能,即导管尖端位于主支气管。连续的二氧化碳监测也不能保证气管导管的位置合适;靠近声带的气管导管也可以产生满意的波形,除非气管导管脱出。

$ETCO_2$ 突然下降至接近零,随后二氧化碳波形消失预示着有可能存在危及生命的问题,可能是气管插管位于咽腔或误入食管,或者是突然严重的低血压、大面积肺栓塞,心搏骤停抑或是采样管断开以及破裂。当 $ETCO_2$ 突然下降时,必须快速确认是否有肺通气,并确认可能导致 $ETCO_2$ 为零的生理或机械原因。在心肺复苏期间,也可通过二氧化碳的波形来评估循环是否恢复。

$ETCO_2$ 的突然下降往往与心肺状态改变(例如栓塞或灌注不足)相关,但是在麻醉期间通常固定分钟通气量,此时当分钟通气量和代谢率(即 CO_2 产生量)之间不平衡时,$ETCO_2$ 的逐渐降低更多地代表 $PaCO_2$ 的降低。当产生的 CO_2 超过通气量,例如高温或存在外源性二氧化碳时,$ETCO_2$ 可能会增加。在吸气过程中二氧化碳浓度波形基线不归零表明存在二氧化碳重复吸入。如果麻醉机中的 CO_2 吸收剂耗尽,呼吸机回路中的阀门无法正常工作或者新鲜气体流量不足,也可能发生二氧化碳浓度波形基线不到零点的情况。如果设备校准不当,可能会出现基线抬高的情况。

通气、心排量、肺血流分布和代谢活动方面的改变都可以影响呼末二氧化碳浓度和对呼出气体定量分析所得的二氧化碳波形图。表 26-2 总结了麻醉过程中 $ETCO_2$ 改变可能反映出的常见问题。

表 26-2　麻醉期间可能影响 $ETCO_2$ 的因素

$ETCO_2$ 升高	$ETCO_2$ 降低
影响 CO_2 产生的因素	
代谢率升高	代谢率降低
体温过高	体温过低
脓毒血症	甲状腺功能减退症
恶性高热	
寒战	
甲状腺功能亢进症	
影响 CO_2 消除的因素	
肺换气不足	过度通气
CO_2 重复吸入	低灌注
	肺栓塞

关于吸入和呼出麻醉气体浓度的临床意义

呼出麻醉气体的浓度监测有助于麻醉医师根据患者的临床情况对这些气体进行定量分析。在新鲜气体流量较高的情况下,呼吸回路中麻醉气体的浓度大致接近挥发器上设定的浓度。但是,高新鲜气体流量会导致麻醉气体的浪费。随着新鲜气体流量降低,呼吸回路内的麻醉气体浓度和挥发器设定的浓度差异会越来越大。吸入和呼出的麻醉气体浓度监测功能可让麻醉医师在使用极低的新鲜气体流量情况下，仍能保证呼吸回路中麻醉药物浓度在相对满意且易控的水平。在理想的、无泄漏的麻醉呼吸回路中，新鲜气体流量可以最小到能补偿患者新陈代谢所需的最少纯氧量——称为"紧闭回路麻醉"。这种做法可以使麻醉气体的利用率最大化[23]。

不同的麻醉气体具有不同的效能。因此，达到预计临床效果所需的吸入麻醉剂的浓度通常可以标准化。最常用的是最低肺泡有效浓度（MAC），定义为在一个大气压下使50%患者行正中切口的剖腹手术时不产生体动反应并维持15min的呼末麻醉气体浓度[24-25]。历史上，MAC是"minimum alveolar concentration"的首字母缩写，尽管更准确地说它是呼末分压的中位数。参照MAC值进行的呼末麻醉气体浓度监测有助于预防术中知晓，并且一些研究显示其比脑电监测（EEG）效果更佳[26]。

适应证

呼末CO_2分压已经成为监测生理状态的重要指标。二氧化碳波形图是监测全身麻醉患者通气是否充分的标准。现在还规定呼末CO_2监测用于中重度镇静时的通气情况[1]。

禁忌证

二氧化碳波形图不存在禁忌证，其所获得的数据可用来评估患者的临床情况。使用二氧化碳浓度监测仪监测患者通气情况一般来说都是安全的。

只有维持麻醉的气体能被检测到，该监测才能提供有效信息。红外光谱不能检测到氙气，而且在全凭静脉麻醉时麻醉气体监测也没有意义。

常见问题和局限性

在长时间使用过程中，呼出气体分析仪的采样管或水槽可能会被蒸汽冷凝水堵塞。有时断开取样管路并用注射器进行空气冲刷可将冷凝水清除，但必要时需要更换这些组件。抬高呼吸回路上方的旁流采样管路有助于防止冷凝水进入管路中。另外加用人工鼻可以有效的预防冷凝水进入管道，但是会增加二氧化碳波形图的响应时间。

虽然质谱法和拉曼散射效应不再应用于临床，但这些技术能够直接检测N_2的浓度。N_2监测可为预充氧期间量化N_2的洗出量。呼出气体中N_2的突然增加表明麻醉输送系统存在空气泄漏或静脉气导致的栓塞。红外气体分析仪不能直接检测N_2，其浓度必须用去除其他可监测气体后的剩余量来计算。

尽管二氧化碳监测仪可以定量测量$ETCO_2$，但它不像血气分析那样可以准确评估动脉血里的二氧化碳分压。动脉血二氧化碳分压与$ETCO_2$之间存在一定梯度；这种梯度随着无效腔体积的增加而增加。在无效腔增加和通气血流比例失调的疾病中（例如肺气肿和肺栓塞、医源性单肺通气或低心排时），有必要进行动脉血气分析，可以准确测定动脉血里的二氧化碳分压。

婴幼儿在呼吸暂停后血氧饱和度迅速下降，很大程度上是因为氧气消耗增加，功能残气量（FRC）与闭合容积之比减小[27]。尤其是在新生儿中，低氧血症可能导致灌注不足和心动过缓。监测二氧化碳可通过波形的突然下降或缺失识别早期的呼吸暂停，这个作用使其在小儿麻醉中意义很大。对于新生儿重症监护病房中气管插管的新生儿，尤其是极低体重新生儿，很难准确测量呼末二氧化碳浓度，因为这些婴儿通常使用无套囊的气管导管。

无套囊的导管内径较大，可以降低气流阻力，减小呼吸做功，但同时也会造成呼出气体的泄漏。因此监测的二氧化碳有可能会小于实际的呼末二氧化碳水平[28]。

旁流式二氧化碳监测系统是手术室中最常用的系统。旁流采样单元每分钟从呼吸回路中抽吸200ml呼出气，将其传送到分析气体的远端的传感器[29]。鉴于新生儿每分通气量通常为200～300ml/kg/min，旁流采样速率会接近甚至超过早产儿的每分通气量。在新生儿，旁流式二氧化碳监测系统计算出的呼末二氧化碳水平可能偏低，因为系统取样的气体实际上可能并没有参与通气[30]。真正的呼末二氧化碳已经被新鲜气流稀释。最新研发的低流量旁流二氧化碳监测系统已经解决了这个问题[31]。但是由于目前手术室中大多数的麻醉机都与普通高流量旁流二氧化碳设备一起配套使用，因此在为婴幼儿提供吸入全身麻醉时必须格外小心。在婴幼儿中，表面上看监护仪上显示的$ETCO_2$正常，实际上可能已经代表着通气不足，易引起患者呼吸性酸中毒。

有创血压监测

工作原理

　　动脉置管可以连续监测动脉血压并有留置通路进行动脉血液采样。动脉血压监测利用充液管道将脉搏波的冲力传递到压力传感器上,压力传感器再将硅晶体的位移转换为电压的改变。这些电信号被放大,过滤并显示为动脉血压波形。基于流体运动的物理性质以及"导管-换能器-放大"系统用于感测、处理和显示脉搏压力波的特性,动脉压力传感系统易受到许多潜在因素影响,以致得出错误的数据。

　　换能器、液力耦合器、信号放大和显示系统这些机器组成可以用一个复杂的二阶微分方程来计算。该公式可以计算出结果并能反应系统测量和显示动脉压力的准确度。流体耦合传感系统的准确度受限于两个因素:阻尼(ζ)和固有频率(f_n)。阻尼(ζ)描述了测量系统中流体消失的趋势,固有频率(f_n)是指测量系统最易发生共振时的频率。动脉压力转换的准确度取决于ζ和f_n的优化结果,便于系统可以良好的反应压力脉冲波中的频率。分析动脉血压的高保真记录发现压力波形的频率在$1\sim30$Hz之间。"快速冲洗"测试是床旁测定传感系统的固有频率和阻尼特性的方法。该项测试可以检测在冲洗释放后记录到的共振波特性。通过第一对共振波的振幅比来估测阻尼,并且用追踪速度除以间隔周期来计算固有频率[32]。

正确使用方法及说明

　　多支动脉可用于直接测量血压,包括桡动脉、肱动脉、腋动脉、股动脉和足背动脉(表26-3)。由于桡动脉易定位穿刺且存在侧支动脉供血,所以一直是临床上使用最多的置管部位。过去推荐在置管之前对患者进行艾伦试验评估尺动脉循环是否通畅。艾伦试验是指在患者握紧拳头时,压迫桡动脉和尺动脉,再分别松开这两条动脉来判断哪条是向手部供血的主要血管。目前艾伦试验用于评估侧支循环充分性的预测价值尚未得到证实[33-34]。

　　常用的动脉置管方式有三种:直接穿刺法、导丝辅助置管(塞尔丁格技术)和穿透-退回法[35]。经皮动脉置管的关键点是识别动脉脉搏,如果外周脉搏搏动较差,可以使用多普勒血流监测设备

表 26-3　动脉置管和直接血压监测

动脉置管部位	临床意义
桡动脉	动脉压监测首选部位 首选非锥形导管
尺动脉	并发症与桡动脉穿刺类似 手部血液主要来源
肱动脉	穿刺部位在肱二头肌肌腱中点 有正中神经损伤的潜在风险 可以容纳18号套管
腋动脉	穿刺位点在胸大肌和三角肌的交点 专用的穿刺包
股动脉	低灌注时较易穿刺 有局部和腹膜后出血的可能 优先选择较长的导管
足背动脉	侧支循环转为胫后动脉 测得的收缩压较高

来增强对脉搏的识别能力。当遇到脉搏难以定位或血管径似乎很小的时候,使用多普勒彩色血流超声成像可提供有价值的信息[37]。

　　使用动脉血压传导系统前必须"调零"。换能器须与右心房位于同一水平面,阀门与大气相通,以使压力传感晶体只感应大气压,然后在监测设备上选择"传感器调零"(或平衡)选项。该程序提供传感器的校准并以右心房水平位置作为参考基准。对于神经外科手术需将患者置于直立或沙滩椅体位的,应常规将换能器置于 Willis 环水平处,以便动脉压力换能器的读数以心脏水平面改变到以大脑水平面,这样显示的压力才代表了颅脑的动脉压力。

　　直接动脉压监测需要麻醉医师一直保持警惕。在干预之前,必须保证显示的数据可以反应真实的血压。有创显示的血压突然升高可能代表着存在水压的误差,有可能因为手术台高度改变后,换能器的位置未调整而导致。突然降低通常是导管或管路扭曲打结造成的。在手术开始之前,应迅速测试压力换能系统并检查动脉套管是否通畅。这确保了测量的准确性并且避免了错误用药的风险。

　　有创动脉置管可能会引起血肿、血栓和邻近神经损伤。导管拔除后经常会发生桡动脉血流异常。研究表明,血流在$3\sim70$d内会恢复正常。使用细导管,避免使用聚丙烯锥形导管,减少动脉内导管的留置时间都可以降低桡动脉血栓形成的风

险。采用柔韧的导丝可以减少导管对迂回曲折的动脉造成损伤。动脉置管之后,应间断地检查由该动脉灌注的组织是否出现血栓栓塞或局部缺血征象。拔除套管时,压迫近端和远端动脉节段同时在退回套管时负压抽吸套管可降低血栓栓塞的风险。

适应证

基本监测标准[1]规定,应至少每 5min 测量一次动脉血压并记录数据。这个标准通常适用于无创血压的监测。但是,连续血压监测具体标准可能由患者合并哪些疾病或手术的性质来决定。

动脉留置导管可用于持续的血压监测并且提供了血管通路以便随时抽取血液样本进行实验室检测,包括血气分析用于评估呼吸功能。因此以下情况可作为留置动脉导管的适应证。

1. 预测术中存在血压急剧变化或需要控制性降压、升压。

高危血管手术、创伤手术、神经外科手术和有可能急剧失血及血压剧烈波动的胸科及心脏手术。这些手术中可能需要控制性降压或升压。

2. 对血流动力学波动耐受力差的患者。

合并有临床意义的心脏疾病,如冠心病、心脏瓣膜病或心衰的患者可能需要持续的血压监测,以便及时纠正低血压,最大限度地降低冠状动脉缺血的风险。类似的问题也适用于有脑血管病史的患者。对于脊髓血供有潜在风险的手术,留置动脉导管可以保证充足的灌注并能降低脊髓梗死致术后截瘫的风险[38]。

重症患者在术前血流动力学可能已经不稳定,需要使用正性肌力药和血管升压药。此时持续的血压监测可以用来指导这些药物的使用剂量。

3. 预计呼吸功能、氧合或通气可能受损的患者。

肺通气血流比失调会降低呼末二氧化碳与P_ACO_2的相关性。在需要单肺通气的手术过程中,这种失调可能是因手术操作要求引起的。患者可能会出现肺部并发症,如 ARDS、肺栓塞和肺动脉高压,导致通气血流比失调和肺泡弥散障碍。动脉留置导管可以随时抽取动脉血气样本,便于评估呼吸功能的变化。

4. 预测术中可能出现代谢紊乱。

预测术中会发生大量体液再分布的手术可能需要留置动脉导管,以便能够随时抽取血样,检测是否存在电解质和酸碱平衡紊乱并进行及时纠正。

禁忌证

动脉置管作为一种有创操作存在一定的并发症。有报道桡动脉置管后血栓形成、置管近端栓子或者长时间休克导致组织缺血[39]。其原因包括严重的动脉粥样硬化或高压冲管可能直接导致组织缺血、出血、血栓、栓塞、脑部空气栓塞(与冲管时的逆行血流有关)、动脉瘤、动静脉瘘、皮肤坏死和感染。有雷诺现象或血栓闭塞性脉管炎(Buerger 病)等侧支动脉供血受损的患者,缺血性并发症的风险增加[35]。

常见问题和局限性

当导管和管路材质较硬,液体质量较小,阀门数量有限,连接管路不多时,压力换能系统的准确度会得到保证。图 26-4 显示了阻尼对动脉波形特征的影响。在临床实践中,阻尼不足的换能系统会使伪影放大,因而测出的收缩压偏高 15～30mmHg。同样,ζ 的过度增加会降低准确度并使测得的收缩压偏低。

一次性动脉换能器套件中,连续冲洗装置使用时以 3～6ml/h 的速度进行冲洗。在新生儿中,此冲洗量可能导致液体超负荷。连续冲洗装置对血压测量影响不大。但是,加压冲洗系统可能会导致空气栓塞。预先排掉加压冲洗袋、阀门和管路中的气体可降低空气栓塞的风险。

艾伦试验阴性不能排除导管上形成血栓和随后发生远端栓塞的可能。虽然完整的掌弓为手部提供了动脉血供的侧支循环,但这不能防止栓子栓塞到手指远端动脉[40]。

儿科手术的有创血压监测对麻醉医师有一定难度。动脉内径较小,循环血量较低以及外周血管与大血管、心脏和脑循环的解剖位置较接近,这些情况结合在一起,使得动脉留置导管难度增大,同时也会引起管路维持通畅的有害性增大。婴幼儿和新生儿麻醉中最常用的三种有创血压监测点是脐动脉、桡动脉和股动脉。

在危重症的新生儿中,脐动脉是监测有创动脉血压和血液取样分析的极佳部位。开放此通路可能需要切开脐动脉[41]。但在该部位放置动脉导管有主动脉血栓形成的风险,并且还可能会引起其他主动脉并发症(包括缩窄)。因此,一旦患者术中管理不再需要留置动脉导管时,应尽快将其

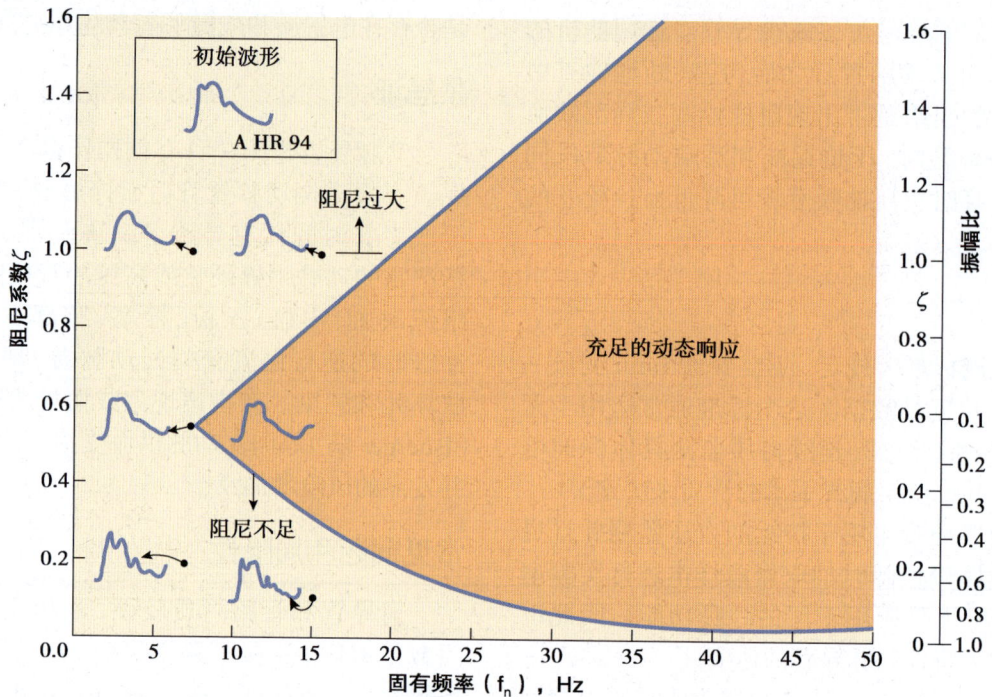

图26-4　压力传感系统的频率与阻尼之间的关系

阴影区域表示给定固有频率（f_n）时的阻尼范围。楔形的大小还取决于动脉波形的陡度和心率[164]（改编自 Gardner RM. Direct blood pressure measurement-dynamic response requirements. *Anesthesiology*.1981；54：227-236）

拔出[42-43]。

对小儿（包括 1 岁以下儿童）行桡动脉有创血压监测时，使用较细的动脉留置导管（22g 甚至 24g）更安全。儿童桡动脉置管预先使用超声探查可以提高首次置管成功率并减少医源性损伤[44-46]。

股动脉留置导管也广泛用于危重婴儿和儿童，成功率高，并发症发生率低[47]。血肿、轻微出血和动静脉瘘形成等并发症尽管罕见，但也有可能出现[48]。＜3 岁的小儿股动脉留置导管导致腹股沟部位的并发症风险增加，还可能需要手术治疗[49]。因此在小儿腹股沟进行动脉置管时常规使用超声引导可降低这些风险[50]。

动脉导管的常规管理和维护在成人中的做法对小儿患者中可能是有害的。对小儿患者应尽量减少动脉导管的冲洗，尤其是较小的儿童和婴幼儿，以降低容量过负荷和血液稀释的风险。也不要为了疏通明显堵塞了的留置动脉导管而尝试高压冲洗。最好使用小号注射器手动清理导管，将压力控制到最小，液体量也控制到最小，因为即使注入少量冲洗液（0.5～1.0ml）也可能导致血流逆行进入脑血管。[51-55]由于血栓栓塞的风险增加，动脉血管取样过程中抽出的血液只能通过静脉通路输回患者体中。同时必须小心谨慎，确保所有动脉管路都已连接牢固，以防止管路断开造成意外出血。

无创血压监测

工作原理

测量血压最简单的方法是在近心端放置血压袖带充气后再放气时触诊到动脉脉搏的恢复来估计收缩压。这项技术现改进为通过多普勒声波的恢复，动脉压力波形的恢复，或脉搏血氧计产生的光电脉搏容积波来估测血压。

听诊科罗特科夫音可以估测收缩压（SP）和舒张压（DP）。科罗特科夫音是由血压袖带充气时的形变造成动脉内的湍流引起的。第一个科罗特科夫音出现时的血压即收缩压，脉搏声音消失或发出闷响时的血压为舒张压。平均动脉压（MAP）可以用公式来计算：

平均动脉压=舒张压+（收缩压−舒张压）/3

目前临床实践中，无创自动血压监测仪（也称为自动血压计）采用振荡测量法[56]来估测动脉血压。振荡测量法使用压闭袖带来测量由于动脉搏动而引起的血压波动。可以感知压力振动的最高袖带压为收缩压，振幅最大时的袖带压力为平均动脉压，可以感知压力振动的最小袖带压力为舒张压。一些自动化的无创血压监测仪使用专有的公式[57]对这些估测值进行了细化；因此，不同设备之间的结果可能不一致[58]。自动血压袖带的算法符合美国[59]和国际[60]的标准。

正确使用方法及说明

在麻醉状态下的患者，采用自动振荡法测量血压通常是准确和多样的。多种袖带尺寸可供各种年龄段选择。测量血压时需要使袖带充气并放气。如图 26-5 所示，较常用的方法是将袖带快速充气至高于收缩压的初始压力。传感器检查确保脉搏消失后，袖带逐渐放气。传感器实时监测袖带中脉搏的振幅。一旦袖带压力低于可以检测到脉搏的点，袖带就会迅速完全放气。

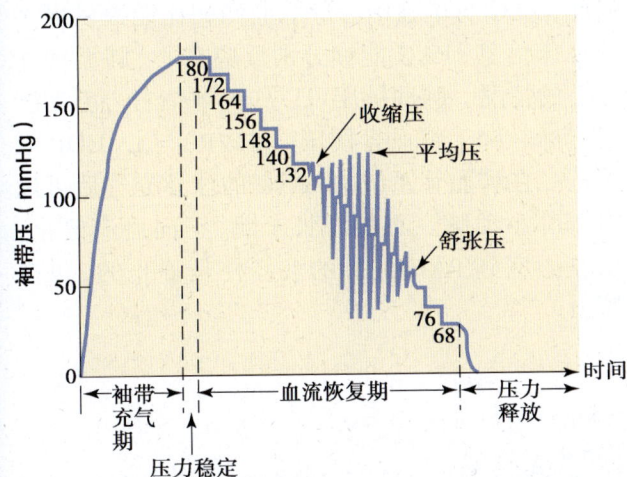

图 26-5　示波法测量血压的步骤
压力振动幅度先增加，后减小。如图所示，通过对振幅进行分析可确定收缩压、平均压和舒张压[165]（改编自 Dorsch JA, Dorsch SE. *Understanding Anesthesia Equipment.* 4th ed. Baltimore, MD: Williams & Wilkins; 1999）

还有另外一种方法很常用，步骤与之不同：逐步给袖带充气，一旦袖带压力增加到收缩压以上，感受器不再检测脉搏振动，袖带随即快速完全放气。

适应证

ASA 4.2.2 标准[1]规定：“麻醉状态下的患者，应至少每 5min 评估一次动脉血压和心率。”对于合并其他疾病但不需要持续监测血压的患者，使用振荡测量的无创血压袖带测量血压通常可以满足临床需求。

禁忌证

无创血压袖带环绕上臂所施加的压力足以阻断血流。因此，对于可能因重复的袖带施压过程而遭受创伤的患者，禁忌使用袖带测压。例如局部骨折（肱骨骨折）、手部的开放性损伤、局部存在用作透析的动静脉内瘘或留有经外周置入的中心静脉导管（PICC）。对于做过腋窝淋巴结清扫手术的患者，也应该谨慎地选择测量位点，因为这些患者同侧上肢淋巴管可能已经受损，反复的血流阻断测压易致肢体水肿。

即使在健康人身上正常使用无创袖带测压也有可能造成医源性损伤。长时间的外科手术中，反复使用袖带测压可能导致局部皮肤擦伤或挫伤；在袖带下面垫上一种轻敷料可以减轻这些副作用。桡神经沿肱骨螺旋走行，也可能受袖带压迫引起神经麻痹[61-62]。因此，在长时间的外科手术中，须谨慎对待，尽量每隔几个小时就重新调整袖带。

常见问题和局限性

美国心脏协会建议，测量血压的袖带宽度应大约为上臂长度的 40%。袖带长度应足以包绕上臂的 80%。当袖带过小、包绕过松或者肢体低于心脏水平时，测量结果偏高。当袖带过大、肢体高于心脏或者在快速放气后，测量结果偏低[63]。

科罗特科夫音的听诊是通过主观判断的，且易因声音的传播或听力缺陷而产生误差。袖带放气速率也会影响准确度；快速放气时测量的血压偏低。无创血压袖带因为在手术室反复使用也易严重磨损。如果连接软管或袖带漏气，通常会不能充气导致无法测量血压[64]。

触诊、听诊和振荡测量法测量血压都需要脉搏，在低血流量时或动脉壁完全硬化以致搏动不能传导，那么测得的结果可能就不可靠。

研究证明自动振荡测量法与动脉内直接测量的平均动脉压和舒张压差异较小[65-67]。振荡测量法需要额外的信号处理来消除明显的呼吸引起的变异或运动产生的信号伪影，但是这些事件往往发生在与压力脉动变化不同的频率上。袖带移动、脉搏传导不稳定、心律失常以及压力管道被压迫都有可能会影响准确度。血流动力学不稳定时可能需要多次测量血压来优化术中的管理[68]。但这个问题可以通过判断血压变化趋势来预测下一次血压来解决,因此麻醉医师需要有能力推断和干预血压变化的趋势。虽然标准 4.2.2 要求每 5min 测量一次血压,但有证据表明,在低于 3min 的测量间隔,预测血压的准确度可能就会下降[69]。

自动无创血压袖带通常放置在上臂,但如果上臂无法测量或患者身体状况不佳时,也可以将袖带放在前臂、手腕或脚踝[70-72]。因为测量部位更靠近外周,测得的收缩压偏高,舒张压偏低。但接受剖宫产的产妇是例外,其小腿和上臂的血压差异较大[73]。

在小儿患者中,上肢通常是血压监测的首选部位,因为上肢与脑灌注更加密切相关。研究发现在体重低于 1 000g 的患者中上下肢血压差异最大[74]。早产儿,特别是肺动脉高压或呼吸窘迫患者,动脉导管未闭的风险较高。将袖带置于右臂(动脉导管前)测得的血压值最接近脑灌注[75]。

中心静脉和右心压力监测

工作原理

中心静脉导管是术中留置血管通路和评估血管容量变化的重要途径。中心静脉置管可以快速补液,置入肺动脉漂浮导管(PAC)或中心静脉血氧监测导管,经静脉置入电极,监测中心静脉压

(CVP),并且可以观察和治疗静脉空气栓塞。监测中心静脉和右心压力的主要价值在于它们大致与左心室舒张末期压力(LVEDP)相同。可以通过 LVEDP 按 Frank-Starling 机制推断左心室充盈量(即左心室舒张末期容积,LVEDV)。

图 26-6 显示了 CVP 到 LVEDP 的压力变化。理想情况下,所有近心端压力变化可反映为 LVEDP 的变化。CVP 是最容易测量的,因为它不需要将导管的任何部分放置在心脏内。CVP 与右心房压力基本一致,可反映右心室前负荷[76]。尽管结构正常的心肺系统中右心室和左心室的输出量大致相同,但仍然存在少量的生理分流。目前已经有研究证明右心压力通常不能很好地反映左心室充盈量,无论是两者的绝对数值还是治疗后的压力变化趋势都不完全一致。这些压力作为 LVEDP(以及 LVEDV)的估计值,直接关系到它们与左心室的接近程度以及心室顺应性的状态。因此,PAC 与单独中心静脉监测相比能提供更多的临床信息;PAC 能够分别反应右心、肺循环和左心的情况。肺动脉压可以作为评估右心室功能的指标。肺毛细血管楔压(PCWP)与 LVEDP 最接近。在肺血管系统中,PAC 的球囊充气后可以嵌于肺小动脉。心脏舒张末期,正向血流停止,从左心室到 PAC 尖端的液体柱是静止的,没有压力。

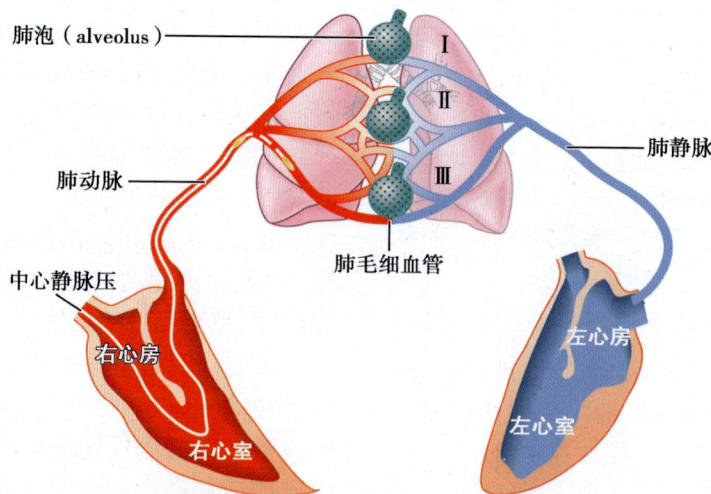

中心静脉压→右心房压→右室舒张末期压→肺毛细血管楔压→肺静脉压→左心房压→左室舒张末期压

图 26-6　心脏内压从中心静脉压到左心室舒张末期压的进展

图中显示了肺动脉导管在肺小动脉中的解剖位置。虚线表示充气的肺动脉导管球囊楔入的位置。Alv,肺泡;PCap,肺毛细血管。Ⅰ,Ⅱ和Ⅲ显示了 West 等人所述的肺泡压、动脉压和静脉压之间的关系[77]。该图底部显示了血管压力的渐进关系(改编自 Vender JS.Invasive cardiac monitoring.Crit Care Clin.1988;4:455-477)[166]

因此，测量右心压力可间接评估左心室前负荷、诊断肺动脉高压、区分心源性和非心源性肺水肿。

正确使用方法及说明

如前所述，行有创动脉压监测时，压力传感器的放置水平和调零是非常重要的。正常的 CVP 波形如图 26-7 所示，由三个高峰（a、c 和 v 波）和两个低峰（x、y）组成，每个峰都来自右心房血液的前向流动和衰退。CVP 曲线的特征取决于许多因素，包括 HR、传导障碍、三尖瓣功能、正常或异常的胸腔内压及右心室的顺应性。在心房颤动患者中，无正常 CVP 波形。当右心房排空受阻时，可观察到大的 a 波。例如三尖瓣狭窄、由于肺动脉狭窄导致的右心室肥大或与肺动脉高压相关的急性或慢性肺病。当右心室顺应性受损时，也可能出现大的 a 波。

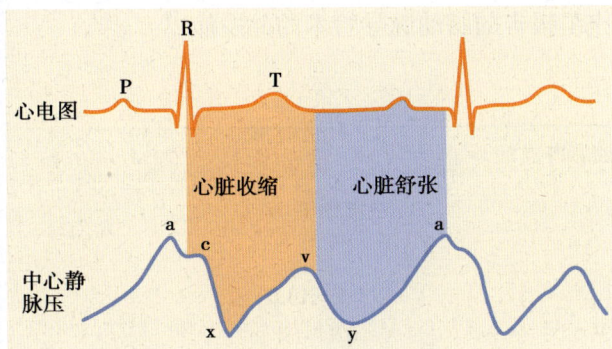

图 26-7　正常的中心静脉压（CVP）波形
（改编自 Mark JB.Central venous pressure monitoring: Clinical insights beyond the numbers.J Cardiothorac Vasc Anesth.1991；5：163-173）

三尖瓣反流患者通常在 QRS 波群后立即出现巨大 v 波。当存在右心室缺血、心衰或缩窄性心包炎、心脏压塞等造成心室顺应性受损时，经常可以观察到大的 v 波。CVP 监测过程中显著的 v 波可能提示右心室乳头肌缺血和三尖瓣反流。当右心室顺应性降低时，CVP 波形通常会随着显著的 a 波和 v 波融合而形成一种 m 样或 w 样结构。

CVP 监测不能准确地反映左心室充盈压，特别是当心脏或肺部疾病发展过程使正常心血管压力-容积关系发生改变时。然而，CVP 监测与肺动脉监测相比创伤更小，成本更低，并且可以评估右心血流动力学状态和血管容量。PAC 监测的有效性依赖于正常运行的压力监测系统，所谓正常运行，是指其可以正确识别 PCWP 并综合分析影响 PCWP 及心室功能相关的其他心脏压力和体积的多种因素。图 26-8 描述了 PAC 漂浮到楔入位置时观察到的压力波。导管从 CVP 位置通过右心室漂浮进入肺动脉后，通常可以通过观察压力波来调整具体位置。

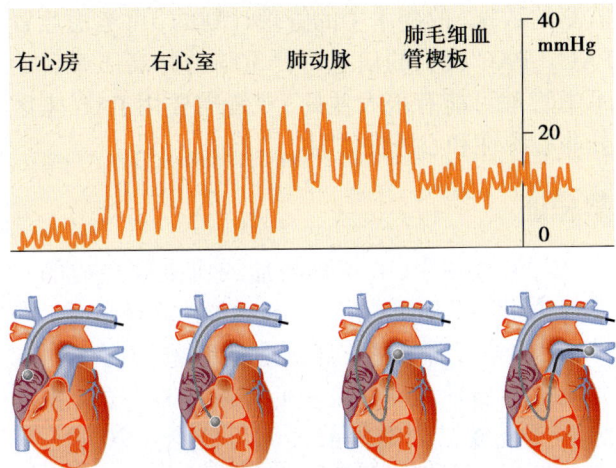

图 26-8　肺动脉导管漂浮期间观察到的压力波形
（改编自 Dizon CT，Barash PG.The value of monitoring pulmonary artery pressure in clinical practice.Conn Med.1977；41：622-625.）[167]

West 等人[77]描述了肺部通气和血流之间的重力相关性差异。肺血流量的多变性是肺动脉压（P_A）、肺泡压（P_{alv}）和静脉压（P_V）差异的结果，分为三个不同的区域，如图 26-6 所示。只有Ⅲ区（$P_A > P_V > P_{alv}$）符合连续血流的标准，并且通过心内远端有压力的静态液柱持续进行气体交换。通过血流导向的 PAC 通常前进到最大血流量的重力依赖区域。然而，肺泡压力增加、血流灌注减少或患者的体位改变可将Ⅲ区转换为Ⅱ区或Ⅰ区。以下特征表明 PAC 尖端不在Ⅲ区：PCWP＞肺动脉舒张末压（PAEDP）、非相位 PCWP 波形以及导管楔入后无法从远端口抽出血液。

适应证

即使不用于压力监测，中心静脉通路也可以作为应用血管升压药、肠外营养、高浓度的电解质溶液或临时起搏器的途径，是一条延长的血管通路。

CVP 与右心室前负荷相关性良好，因此可以作为评估患者血容量的直接指标。如果预计血容量有急速大幅变化，可能需要进行 CVP 监测。当血容量的其他临床体征(如尿量)由于手术或患者的并发症而不准确或不可用时,也可用 CVP 监测进行评估。

未有研究证明 PAC 可以改善预后[78],因此放置 PAC 要求进行个体化的术中管理。对于患者的术中管理有特殊问题,只能通过导管监测的数据来解决,且该数据足够重要,麻醉医师会根据 PAC 监测的数据,改变术中的管理计划的,可考虑放置 PAC。PAC 提供的信息对严重肺动脉高压患者的术中管理可能有很大益处,或者需要用 PAC 来区分非心源性和心源性休克。

禁忌证

二尖瓣狭窄、心房黏液瘤或血凝块造成的二尖瓣功能障碍会使左房压与 LVEDP 差异变大。同样,二尖瓣反流,左心房顺应性差或心内左向右分流常会出现大 v 波。左心室顺应性降低、主动脉瓣反流或二尖瓣提前关闭可能会逆转左心房压力 -LVEDP 压力梯度。如存在这些并发症时,PCWP 不能准确地反映 LVEDP。

开通中心静脉通路是具有风险的有创过程,其中一些并发症比较罕见,但可能具有潜在的生命威胁。进行 CVP 或 PAC 监测时进入中心静脉循环、置入导管时、置入后使用时或导管留置都存在风险。穿刺针进入邻近结构还可能会导致附近的动脉被刺破、出血、神经病变和气胸。如果导管与大气相通并且在置入导管时或置入后存有空气,可能会发生空气栓塞。在导管置入过程中,可能会发生心律失常,据报道发生率为 4.7% 至 68.9%。向前置入导管过程中也可能诱发室性心动过速或室颤。导管置入过程可能会引起右束支传导阻滞,如果患者存在左束支传导阻滞则有可能发展为完全性传导阻滞。与 PAC 监测相关的最严重的并发症是肺动脉破裂。死于肺动脉破裂的患者常并存有肺动脉高压、凝血功能障碍和全身肝素化。通过防止"楔入过深"、尽量减少球囊充气次数以及在球囊充气过程中使用适当的技术来避免动脉破裂以及因此导致的出血。表 26-4 汇总了 ASA 工作组报告的肺动脉导管术的并发症[79]。

表 26-4 肺动脉监测并发症	
并发症	发生率/%
中心静脉通路	
误入动脉	0.1～13.0
术后神经损伤	0.3～1.1
气胸	0.3～4.5
空气栓塞	0.5
肺动脉漂浮导管	
轻微心律失常	4.0～68.9
室性心动过速或心室颤动	0.3～62.7
右束支传导阻滞	0.1～4.3
完全性传导阻滞(之前为左束支传导阻滞)	0.0～8.5
留置导管期间相关并发症	
肺动脉破裂	0.03～1.50
导管尖端培养阳性	1.4～34.8
留置导管继发脓毒症	0.7～11.4
血栓性静脉炎	6.5
静脉血栓形成	0.5～66.7
肺梗死	0.1～5.6
附壁血栓	28～61
瓣膜或心内膜赘生物	2.2～100.0
肺动脉导管导致的死亡	0.02～1.50

经美国麻醉医师协会肺动脉导管术工作组许可转载。Practice guidelines for pulmonary artery catheterization: an updated report by the American Society of Anesthesiologists Task Force on Pulmonary Artery Catheterization. Anesthesiology. 2003;99(4):988-1014.

常见问题和局限性

右侧颈内静脉是麻醉医师最常用的置管部位，因为可从手术台的头侧进行操作，解剖结构可预测，并且在成人和儿童的成功率都很高[80]。左侧颈内静脉也是可用的，但是不太理想，因为有可能损害胸导管而且导管穿过颈内静脉-锁骨下静脉汇合点的难度比右侧高。意外误入颈动脉是所有部位穿刺都存在的潜在风险。目前强烈建议使用超声引导穿刺，以减少并发症并提高首次成功率[81]。

颈内静脉的替代部位包括颈外静脉、锁骨下静脉、肘前静脉和股静脉。尽管疾病预防和控制中心建议中心静脉置管的首选部位是锁骨下静脉，以减少血液感染，但这一建议必须在特定的临床情况下才采用[81]。对于那些合并有凝血功能障碍（锁骨下静脉出血可能更难止血）或严重急性肺损伤（发生气胸会增加风险）的患者选择颈内静脉入路更合适。锁骨下静脉入路与股静脉入路相比，感染风险较小。然而，比较锁骨下静脉与颈内静脉的前瞻性随机数据很少[82]。持续使用 CVP 导管和 PAC 有感染的潜在风险，尽管正在进行的研究表明，通过对无菌技术的严格把控可以预防此类并发症[83]。

股静脉、锁骨下静脉和颈内静脉均可作为婴幼儿和儿童的中心静脉通路。医生的经验和患者的舒适度是穿刺部位的主要决定因素，并且很大程度上可以影响并发症的发生率[84]。在这三个穿刺部位，常规使用超声引导中心静脉导管置入可以降低医源性血管损伤的风险[85]。在小儿患者置入锁骨下静脉导管脱出风险较低，对患者的活动限制也较小[84]。锁骨下静脉通路的缺点包括放置成功率较低、导管位置不佳的概率较高，易误入动脉且易引发气胸[86]。股静脉是儿科危重症患者中心静脉通路的首选部位[87]。与股动脉导管置入一样，小儿股静脉导管置入时利用超声引导可能降低医源性血管损伤的风险[50]。虽然儿童股静脉导管留置相关的并发症风险较高，特别是导管血栓形成和血栓意外脱落，但与锁骨下静脉和颈内静脉相比[88]，感染的风险似乎并没有增加。尽管颈内静脉置管时，穿刺点的敷贴可能会限制颈部移动，造成患者不适，但是颈内静脉置管的成功率似乎最高[86]。

通过肺动脉导管监测心排量

工作原理

假如心脏结构正常，没有间隔缺损也没有动脉导管未闭，就不会发生心内再循环或血液分流，则通过右心室流出道（RVOT）的单位时间血流将准确地接近 CO。少量从支气管循环和冠脉静脉窦回流到左心的静脉血可以忽略不计。进行时间平均化可以减少心脏每次跳动的不同对 CO 产生的影响。

PAC 楔入的过程会途经 RVOT。因此，使用肺动脉导管进行心排量的监测是通过测量右心的血液流速并将其用作评价心排量的指标。测量血液流量的技术是基于通过某些已知数量指标的血流来测量其稀释度[89]。所用指标可以是染料、氧容量（Fick 法）或 CO_2 含量（间接 Fick 法）[90]。然而，临床实践中最常用的技术是通过热稀释法进行测定[91]。热稀释心排量（TCO）取决于热敏电阻测量出的 PAC 尖端附近的温度。

可以通过使用室温或冷的液体快速推注作为指示剂间断地评估 CO。推注的液体通过 PAC 上近侧的端口注入并与周围血流混合之后造成的局部温度降低，被肺动脉导管上的热敏电阻记录下来。可以根据该血温曲线下的面积再结合血液和注射液的比热容和重力、注射液的体积以及导管的型号估算通过 RVOT 的总流量和 CO。当操作正确时，得出的 TCO 与直接 Fick 法或染料稀释法估算的 CO 差异较小[92]。

持续的心排量监测可以及时发现心室功能的急性变化。脉冲热稀释法使用螺旋状细丝，根据专有的伪随机序列以循环方式在右心房和心室内发出低功率的加热信号。PAC 尖端的热敏电阻将检测到的血温变化发送到微型处理器，微型处理器再使用随机分析来得出热稀释曲线。然后使用热量守恒方程，以与推注技术类似的方式计算 CO，虽然使用的是加温的液体而不是冷冻的液体[93]。另一种技术是将热量施加到位于 PAC 尖端的热敏电阻。通过右心室流出的血液使 PAC 尖端温度下降，所记录的温度变化与血液流量成正比。虽然可能存在时间延迟，但即使在患者体温和心排量多变的条件下，连续的 CO 监测也依然优于间断的 CO 监测。

正确使用方法及说明

TCO 可能会随着呼吸周期而变化。在吸气峰期或呼气末期进行测量时这种变异的发生率较低。确保注射速度和总量不变可提高精确度。大多数 TCO 测定计算机要求重复测量须间隔 30~90s，以使 PAC 热敏电阻的环境热特性趋于稳定。TCO 电脑直接以 L/min 为单位显示 CO。

TCO 的测定以热能传递给热敏电阻的理论为依据。因此，测量的准确性取决于导管的正确定位。如果导管置入过浅使得注射物流出的端口仍然位于引导鞘内，则会造成鞘内液体回流。这将导致一部分热能"丢失"在引导鞘中，使得热敏电阻预期温度变化较小，看似注射物混合到较大量的血流中。TCO 计算机随之测出的 CO 偏高。如果导管置入过深产生了类似的错误，会使得导管的加热丝越过肺动脉瓣。体温过低或者同时于静脉快速输注未经预热的液体都可能会影响 TCO 测定的准确性。

适应证

需要 CO 监测来明确生理指标（例如氧气输送至外周组织的速率）的情况时，临床适应证包括严重的脓毒症、心源性休克和正性肌力药物依赖。肺动脉导管监测的一种改良技术是血氧定量计 PAC，此技术应用反射光度法来确定 PAC 尖端周围混合静脉血的 SvO₂。体内的血流样本同时通过三波长分光光度法与 CO-血氧计测量出的结果差异较小[94]。运用 SvO₂ 可以计算外周组织提取氧气的速率（ψO₂）。忽略血液中溶解的少量氧气。

$$\Psi O_2 = 13.8 \times [Hgb] \times CO \times (SaO_2 - SvO_2)$$

其中［Hgb］指血红蛋白的浓度，13.8 是血红蛋白携氧能力的转换系数，CO 是以 L/min 为单位的心排量，（SaO₂−SvO₂）是动脉和混合静脉血氧饱和度的差值。

在过去的十年里，PAC 的临床应用已经减少[95]，这可能部分归因于诸如经食管超声心动图和基于动脉波形分析估测 CO 之类的技术运用增多，这些技术的创伤更小。然而，通过 PAC 应用的热稀释技术仍然是确定 CO 的临床金标准，尤其是当 CO 为患者术中管理的必须指标以及患者的合并疾病会导致其他技术测量不准确时应选择热稀释技术。

禁忌证

CO 的测量需要置入 PAC，CO 监测没有其他禁忌证。

常见问题和局限性

TCO 技术假设了冷却的注射液与周围血液充分混合。为了产生可供测量的远端温度变化，注射液的温度必须与血液的温度有明显差异。可以通过低温的血管内注射液体来产生更明显的温度变化，从而提高信噪比，改善精确度[96]。

存在心内分流或重度三尖瓣反流可能会导致测得的 TCO 失真。心内分流表示有异常的血流路径，使得通过 RVOT 的血流量与实际心排量有较大差异。重度三尖瓣反流患者因为心内存在逆行血流，所以无法使用热稀释方法监测 CO，由指示剂引起的所有热能变化都被转移到热敏电阻的假设也不再成立。

即使使用如每搏变异率、血压和心率等相关临床指标，医生也无法可靠地估计小儿患者的心脏指数[97-98]。但是小儿患者的围手术期管理很少使用连续 CO 监测。如今从婴幼儿到青少年患者，肺动脉热稀释技术已逐渐被股动脉热稀释技术（FATD）所替代[99-100]。FATD 与 Fick 法的计算密切相关，同时可以准确地反映心脏指数[100]。与肺动脉相比，FATD 监测的穿刺操作风险较小，因为避免了气胸和肺动脉损伤的发生[99]。

通过动脉波形分析监测心排量

工作原理

目前 PAC 仍然是监测 CO 的金标准，但还没有证据表明 PAC 可以降低危重患者的死亡率[101]。且由之引起的医源性并发症发生率较高[102]，因此 ASA 建议，只有具有足够操作[79]经验的临床医生才可以置入肺动脉导管。尽管如此，与单纯的临床观察相比，监测 CO 还是能更准确地评估危重患者的血流动力学状态。这一难题已经引起人们的关注，并由此研发出了动脉波形分析技术，用于监测 CO，且创伤更小[103]。

市场上有三种根据外周有创动脉压力波形监测 CO 的装置：FloTrac（Edwards Lifesciences, Irvine, CA）、PiCCO（PULSION Medical Systems AG, Munich, Germany）和 LiDCOrapid（LiDCO Ltd., London, UK）[104]。这些装置可以根据动脉压和心率的波动直接估测每搏输出量。CO 为 HR 和 SV 的乘积（CO=HR×SV）。

有一种更新的设备 ClearSight（Edwards Lifesciences, Irvine, CA）不使用有创动脉导管，而是使用无创手指血压袖带（Nexfin, Ultron, The

Netherlands），袖带动态地充气放气以追踪肱动脉血压。这种推断动脉血压的方法依赖于 Peñáz 最初描述的理论[105]，指尖被充气袖带压迫，同时用红外光透射，动脉搏动使指尖内的血量增加，血红蛋白对红外光的吸收也随之增加。该系统快速改变袖带的充气压力以保持红外光的吸收量恒定。由于红外吸收量恒定，根据 Peñáz 理论，保持指尖内的血流量不变的情况下，此时袖带施加于指尖的压力与动脉搏动压力完全相等并与之对抗。因此，袖带压力等于动脉压力。有研究对前者模型进行了改进，对指尖—肱动脉[106]之间的血管树中的压力反射进行补偿，这样可以更好的反应指尖—心脏之间存在流体压力差[107]。通过无创重建动脉波形，从而可以通过波形分析来估测 CO。

从动脉波形追踪测量 HR 是一个直接的问题；每搏输出量的估测也是一个技术难点。Otto Frank 第一次使用现代数学去分析动脉波形[108]，并提出了动脉的"Windkessel"（德语：气室）模型理论。通常在一段管中流动的液体（例如血液）不可压缩时，可假设流入管的液体量与流出管的液体量相同。这个假设由一个连续性方程，建立出流体流动模型。Windkessel 模型的理论基础是血液虽然不可压缩，但动脉本身是可扩张的，因此在给定的任何时刻流入和流出动脉段的血量都可能不同。收缩射血期有血液储备和动脉扩张，舒张期有动脉舒张。如图 26-9 所示，在一个心动周期内流入和流出的血量均值相同。

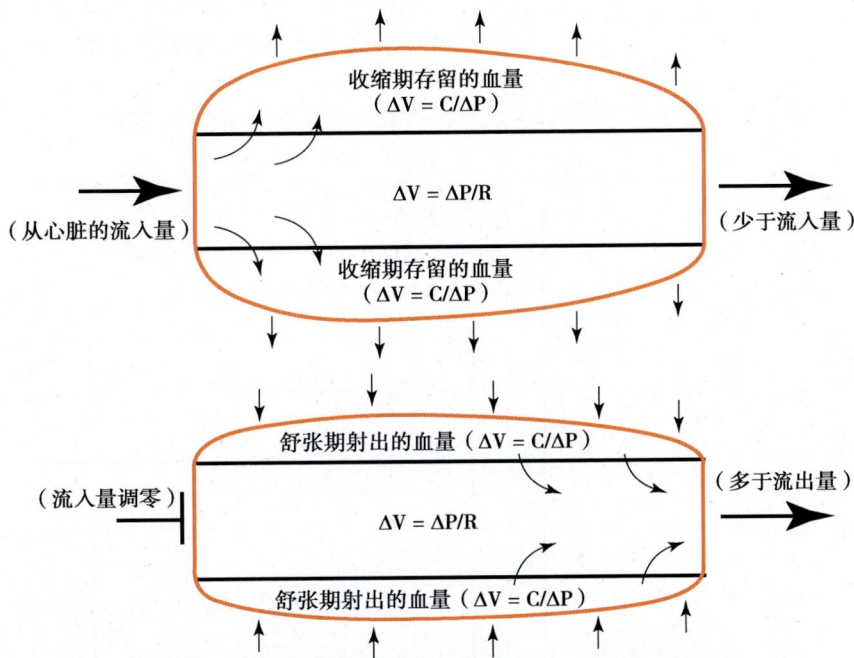

图 26-9 原模型 "Windkessel 动脉" 流入流出的血流量
需要注意的几点：首先，在收缩期，流入动脉的血量少于流出的，因为扩张的血管中存留有一些血液。其次，在舒张期，流入动脉的血量为零，流出血液由收缩血管加压泵出。C，顺应性；P，压力；R，阻力；V，容量（改编自 Thiele RH, Durieux ME. Arterial waveform analysis for the anesthesiologist: Past, present, and future concepts. *Anesth Analg*. 2011；113：766-776）

这种生理状态在数学上类似于可压缩流体（如空气）在硬化的管腔中的现象，因此命名为"Windkessel"模型。空气可以通过压力的变化来储存或释放能量。在动脉波形分析中，作为研究对象的血液是不可压缩的，有弹力的动脉血管可以通过弹性形变来储存或者释放能量。动脉的这种生理状态取决于它对流体的阻力 R 和它的顺应性 C；从人体主动脉的尸体研究来看[109]，这些值是可预知的。

假设主动脉瓣功能正常，每搏输出总量就等于心脏收缩时的正向血流量 Q_s 与心脏舒张时的正向血流量 Q_d 之和。

$$SV = Q_s + Q_d$$

心脏舒张初期，流入主动脉的血液很少，Q_d 与主动脉和动脉床之间的压力梯度值成比例，用收缩末期平均压 P_{md} 来表示，相当于"压位差"。因此，

$$Q_d = k \times P_{md}$$

如前所述，其中 k 是关于阻力和顺应性的比例常数。由于外周血管阻力不会在单个心动周期内发生变化，因此 Q_s 和 Q_d 的值应与 A_s 和 A_d 成比例，图 26-10 所示，分别为收缩期和舒张期压力曲线下的区域。因此，

$$Q_s/A_s = Q_d/A_d \text{ 或者表达为 } Q_s = Q_d \frac{A_s}{A_d}$$

重新整理这些方程式：

$$SV = Q_d \left(1 + \frac{A_s}{A_d}\right), \quad SV = kP_{md}\left(1 + \frac{A_s}{A_d}\right)$$

该模型演示了如何根据动脉波形来估测每搏输出量。实际临床中的设备使用的算法更加复杂且专业化。虽然前面的分析很简单，但却阐明了这些设备的基本原理和要求。例如，该模型取决于常数 k，需要通过将此模型的预测校准到 SV 的另一测量值进行测定［例如经食管超声心动图（TEE）或热稀释法］或者通过诸如患者的年龄、性别、身高和体重等参数建立的生物模型以无须校准的方式来确定 k 值[110]。PiCCO 设备使用外部校准读数，而 FloTrac 和 LiDCOrapid 设备使用无须校准的生物物理模型。

正确使用方法及说明

动脉波形 CO 监测仪只需使用标准的动脉留置导管。材质较硬的管路用加压液体冲洗过后以常规方式连接到动脉导管。但是需要使用专用的

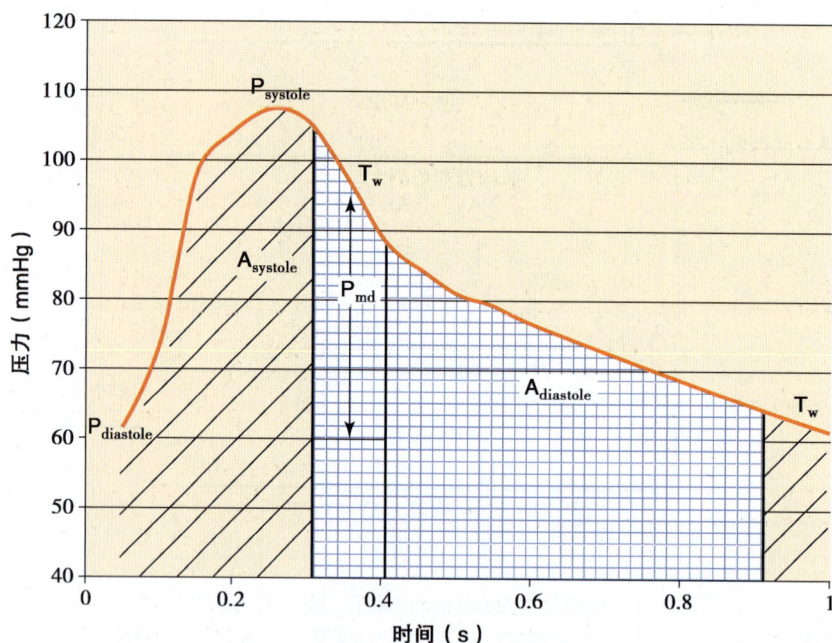

图 26-10

基于 Windkessel 理论的动脉波形曲线下的各区域所代表的含义。请注意，P_{md} 表示收缩末期整个动脉床平均压力的增量[168]，T_w 表示传输时间（从主动脉到外周组织）（改编自 Thiele RH, Durieux ME. Arterial waveform analysis for the anesthesiologist: Past, present, and future concepts. Anesth Analg. 2011；113：766-776）

换能器来代替之前的单电路压力传感器，有两个连接头，这样就可以将信息同时传送给麻醉监测设备和 CO 监测仪。动脉调零的方式一样。CO 监测仪的存在不会影响麻醉监测设备上显示的动脉压，不需要连接 CO 监测仪即可实现动脉压力信号的转换。无须校准的设备，如 FloTrac 和 LiDCOrapid，但需要患者的年龄、身高、体重和性别等信息，以估测患者的体表面积和动脉系统的生理特性。该装置可能需要短暂的时间来收集初始动脉压力数据，但可以很快计算出心排量和其他指标，例如心脏指数、每搏输出量、每搏变异度（SVV）和每搏指数。这些指标是每搏输出量、心

率和体表面积的各种组合参数。通常不须再进一步的调整。设备呈递的数据对于评估患者的容量状态及对液体复苏的反应是极有价值的[111-114]。该装置对于由正性肌力药或血管升压药[111-115]引起的CO变化作出反应的能力暂不确定。它在这种情况下的可靠性、准确性和实用性方面的限制是目前研究的重要内容。

适应证

目前对于动脉波形CO监测仪的使用没有做出具体要求,因此由医师自主决定是否使用。对于临床医生来说,在预计会出现大量的液体转移或者仅通过临床观察和常规监测技术可能难以判断患者血容量状态的情况下,该监测设备可以提供极大的帮助。动脉波形CO监测与放置中心静脉导管或PAC相比,可以更好地指导液体复苏,并且造成的创伤更小。如果患者有其他适应证也需要动脉管路或患者合并其他疾病禁忌使用中央静脉通路或PAC,则该监测技术更是极佳选择。研究证明FloTrac装置在液体预负荷改变的CO监测上,与TEE表现出极佳的一致性[111]。

从动脉波形分析中也可以提取其他指标,并且收缩压变异率(SPV)和每搏变异率(SVV)等指标也可用于预测机体对液体复苏的反应性[116-117]。

禁忌证

FloTrac和LiDCOrapid等不需额外校准的设备跟动脉穿刺置管类似,创伤很小。禁忌证与之相同,例如末梢动脉血供不良。

根据动脉波形估测CO的设备是以简化模型推导过程中相关的生理学假设作为基础。许多疾病,其中一些常见的疾病,都不符合这些假设,该设备的准确性就会明显下降;这些稍后再作讨论。

常见问题和局限性

所有动脉波形CO监测仪都依赖于动脉压的准确测量。监测的准确度取决于测量部位的良好动脉灌注和外周动脉置管。压力传感系统须使用合适的管路连接并正确冲洗和调零,以使动脉波形没有偏差、信号衰减或干扰波。这些干扰会破坏动脉波形的频谱,使测量的精确度降低。主动脉内球囊反搏泵的使用可能会使动脉波形失真以致不能分析,导致该设备装置失灵[118]。

动脉波形的简化模型使用的数据信息来自一个单独的心动周期。但是目前所有的监护仪都是从许多心动周期中来获取信息进行计算分析。例如,FloTrac监测仪用前20s获得的动脉压力分布的标准差、偏度和峰度来进行统计分析,即假设CO在采样间隔期间保持相对恒定[110]。这种假设在心脏节律不规则的情况下可能不适用,此时可以观察到左心室的前负荷及SV在每次搏动都会有明显的差异。因此这些设备在房颤时无法准确分析动脉波形[119]。

在简化模型中,参数k也包括有体循环阻力(SVR)和动脉顺应性(C)的特性,并且可以从基于种群的生物模型中得到k。然而,如果出现脓毒症[115-120]或其他高排状态,如肝移植手术时[114],与PAC相比,这些值与预期的偏差可能更大。随着设备及其算法的不断研究和改进,这种情况都在改善[113]。然而,血管升压药的应用导致动脉血管顺应性降低也存在类似的问题。动脉波形CO监测装置在评估由液体复苏引起的CO改变方面还是比较可靠的,在监测由正性肌力药物引起的变化方面有一定作用[111],但在评估由苯肾上腺素或去甲肾上腺素等药物引起的血管紧张度改变等方面效果不佳[112]。

与参数P_{md}的分析一样,动脉波形分析基于在收缩末期没有血液流入动脉系统的假设。这种假设在合并有主动脉瓣关闭不全(即左心室有回流血液)时不成立,预计动脉波形分析准确度也会降低[118]。而主动脉瓣狭窄似乎不会影响到CO测量的准确性。

目前在临床实践中完全无创的ClearSight/Nexfin系统使用受到很大程度的限制。研究证明,该装置测量的CO与有创动脉波形CO监测仪(PiCCO)有很好的相关性[121]。然而,与作为金标准的PAC相比,该设备的精确度似乎还有待提高[122]。

总之,许多研究已经证实,动脉波形分析的CO监测与有创监测技术一样可靠。一项新的监测技术必须符合金标准才能在临床上发挥作用,这是一个辅助临床判断问题,而不是单凭统计数据就能明确解决的。目前,这些设备似乎更多应用于指导液体复苏和监测,而不是正性肌力药或血管升压药的应用管理。有许多常见的临床情况,可能因其不符合理论基础假设而使设备装置的准确性受到影响。所以临床医师必须辩证地看待在这些情况下获得的CO测量值。

在小儿患者中,通过动脉波形分析估测 CO 更具挑战性。有一种称为压力记录分析法(PRAM)的技术,尽管采用了更先进的算法和更高的取样频率,在估测小儿 CO 时也只能取得混杂的结果[123-125]。此外,该技术的研究已排除血流动力学不稳定的儿童,可以说是目前对麻醉医师最有用的临床 CO 监测技术[123-124]。

术中体温监测

工作原理

细胞新陈代谢产生热量。在成人中,温度调节包括控制基本代谢率、肌肉活动、交感神经兴奋、血管紧张度、激素调控与决定机体产热散热的外在因素之间的平衡。全身麻醉和局部麻醉都会抑制热调节的传入和传出控制[126-127]。

辐射、传导、对流和蒸发都可能会引起热量损失。辐射是指从所有超过绝对温度的物体中发出的红外线。传导指的是物体接触的热转移。对流是指物体通过空气传递的热转移。蒸发指的是水转化为水蒸发时散失的热量。每蒸发 1g 水,就会损失 0.58kcal 热量。围手术期低体温会使患者的代谢率(寒战)和心脏负荷增加,药物代谢率降低,皮肤血流量减少,且易发生凝血功能障碍。对所有接受全身麻醉的患者,麻醉医师应频繁监测体温以保持核心体温接近正常值。临床研究表明,与在术中体温正常的患者相比,术中低体温的患者在术后心肌缺血和伤口感染发生率更高[128-129]。

正确使用方法及说明

可通过放置在膀胱、食管远端、耳道、气管、鼻咽或直肠的探头来测量核心温度[130]。肺动脉血液温度也可以用于估计核心温度。体温是基于反映平均体温变化的生理加权平均数来进行调节的。平均体温可以通过以下方程式来估算:

$$T_{mean\ body}=0.85T_{core}+0.15T_{skin}$$

适应证

体温是手术麻醉中管理的指标之一。持续观察患者的体温变化,可以发现意外的热量丢失或恶性高热。

禁忌证

温度监测没有绝对的禁忌证。对于那些体温调节反应完好的患者,例如有意识的或轻中度镇静的患者,通常不需要进行持续的体温监测。

常见问题和局限性

通常建议通过监测皮肤温度来确定周围血管的收缩程度,但皮温不足以确定术中可能发生的平均体温的变化。核心位点的温度已被确定为平均温度变化的可靠指标。在常规的非心脏手术中,这些监测位点之间的温度差异很小。当麻醉状态下的患者体温下降时,直肠的温度变化通常会滞后于其他位点测量的体温,因此最好通过多个位点的温度来指导复温。虽然液晶温度贴操作便捷,但所测温度与核心温度差异较大[131]。

处理后的脑电监测

工作原理

脑电监测最初作为一种对脑缺血具有高度敏感性和中等特异性的监测手段进入临床麻醉实践,并在颈动脉手术中得到应用。阻断一条颈动脉供外科手术,使同侧大脑的血供依赖于 Willis 环相通的对侧颈动脉灌注,此时同侧大脑可能因血供不足而面临缺血的风险。在这种情况下,专业技术人员通常会选择术中监测脑电图。

最近,脑电监测作为一种评估麻醉深度的技术被广泛接受。统计信号处理技术已经发展为一种生物医学策略,它能够收集脑电图数据,并实时显示"麻醉深度"。两种最常用的处理脑电图的监测器是脑电双频指数测量仪(BIS)(Covidien, King of Prussia, PA)和 Sedline(Masimo Irvine, CA)。这些设备的操作步骤类似。首先清洗患者的额头,按各个位点粘上一次性小型电子传感器。传感器使设备可以检测大脑额叶的脑电活动。传感器通过一个连接器连接到主设备上。该设备可以检查传感器的电路连接质量、传感器与患者的前额是否接触良好以及传感器之间是否有其他意外连接。如果传感器配置不合适,设备将显示问题的图形指示,这样医生就可以及时解决这个问题。如果传感器和皮肤之间电路连接不良,信号接收就会受损,设备将警告传感器阻抗(即其电阻)过高。使用导电凝胶,可以对接触不良的传感器施加均匀稳固的压力，从而使电路接触良好。然而，过多的压力可能会导致凝胶从传感器下漏出，形成一个"凝胶桥"，可能会无意间连接到邻近的传感电极。在这种情况下，需要刮去多余的凝胶或者需要使用新的传感器。当所有的电路连接都符合要求时，设备将开始获取和处理脑电图数据。

虽然监测仪处理脑电图时所使用的算法是专有的，但是都能较好地反应脑电图的一般特征[132]。处理后的脑电图监测仪使用以下统计方法。

- 零交叉频率（ZXF）。脑电图"平均"频率的估计值，通过计算脑电图每秒超过零电压水平的次数来估算脑电的"平均"频率[133]。

- 爆发抑制率（BSR）。在深度麻醉期间，脑电图可能表现为低电压甚至零（等电）电压，并且不再有更高电压活动的爆发。被抑制状态是指在一段时间内，脑电图显示电压低于 5mV 的状态持续至少 0.5s，而 BSR 是指低电压时间与记录整个脑电图所用时间的比例。严重爆发抑制（等电）状态有时是神经麻醉引起的[134]，这种状态可以通过降低细胞代谢水平来防止脑缺血。在未麻醉的昏迷患者中也可以观察到爆发抑制，但是这些患者的预后很差[135]。

- 平均功率频率（MPF）和频谱边缘频率（SEF）：可以使用快速傅里叶变换将 EEG 信号转换为频谱[136]，从而可以描述各种频率下的信号功率。MPF 是信号功率可以被分成两个相等的频带时的频率。在低于某频率时，95% 的总信号功率时可以被发现，此频率被称为 SEF[132]。

- Beta（β）-功率比。β 功率比描述了脑电信号中与 β 波活动量（信号功率 11Hz 和 20Hz）相比，$β_2$ 波（信号功率在 30Hz 和 47Hz 之间）的相对活动量。这个比例的变化似乎与临床上的轻度镇静相关。

- 双阶谱。双阶谱是脑电信号频谱的二阶特性[137]。双阶谱可用于计算双相位，这是一个描述三种不同频率 f_1、f_2 和 f_1+f_2 信号间相位相似性的数学特性。高水平的双相位提示信号可能产生于同一个潜在节律。随着镇静程度的加深，局部皮质活动受到抑制，脑电活动开始表现出更大程度的皮质同步特性，可检测到脑电信号中双相位增加。

正确使用方法及说明

BIS 和 Sedline 设备均用 0～100 之间的没有单位的数字来表示脑电活动，这是通过设备专有算法测得的 EEG 数据。值为 0 代表没有任何可识别的电活动。值为 100 代表完全清醒和警觉状态。设备所使用的算法为全身麻醉指定了一个"最佳范围"：BIS 为 40～60，Sedline 为 25～50。

如图 26-11 所示，当使用麻醉剂如挥发性气体或丙泊酚时，设备使用的算法似乎与麻醉深度的临床评估最为相关，尽管当患者已经处于深度麻醉时再增加麻醉药浓度并不总是能降低其报告的读数[138-140]。目前所有麻醉剂都没有观察到存在这种浓度和效应之间的关系。

分离麻醉的静脉注射剂如氯胺酮可通过异常的皮层刺激而使监测器无法分析脑电；监测仪会误读皮层活动增加而误以为麻醉过浅[141]。在减少阿片类药物的麻醉计划中，可使用较低剂量的氯胺酮；缓慢地输入适量的氯胺酮，不明显影响脑电图读数[142]。丙泊酚和瑞芬太尼经常联合用于全凭静脉麻醉（TIVA），但是脑电图监测仪可能对高浓度的阿片类药物不敏感[143]。因此，脑电监测仪最主要的作用是反映丙泊酚的麻醉状态。

适应证

目前没有强制要求使用脑电监测仪；因此，使用适应证由医师自主决定。在预防术中知晓方面，并没有研究证明脑电监测一定优于呼末药物浓度的监测。但是，呼末药物浓度监测直接假设术中使用了挥发性麻醉气体，并使呼气末浓度成为这个假设的合理的替代指标。当计划 TIVA 时，EEG 监测可以用于指导术中管理，因为它可以在没有呼末药物浓度测量时，对当前所用药物的药效动力学提供一定程度的反馈。

已经存在认知功能障碍、感觉障碍[144]或已知有术后谵妄风险的患者可能会受益于更少量的麻醉药物应用而不是单纯的呼末药物监测[145]。脑电监测可能有助于患者更快地从麻醉状态中恢复[146]。

对于急诊手术，如全身麻醉下剖宫产[147]、剖腹手术或严重的血流动力学不稳定患者的手术，对此些患者可能不能使用常规剂量的麻醉药物，因此这些患者术中知晓发生率更高。脑电监测在这些患者的麻醉药物定量方面可能会提供一些帮助，并且可以控制术中知晓发生率。因此，有过术中知晓史的患者也是一个临床适应证。

重症监护病房中机械辅助通气的患者通常需要临床评估其镇静水平，但由于需要使用肌松剂，

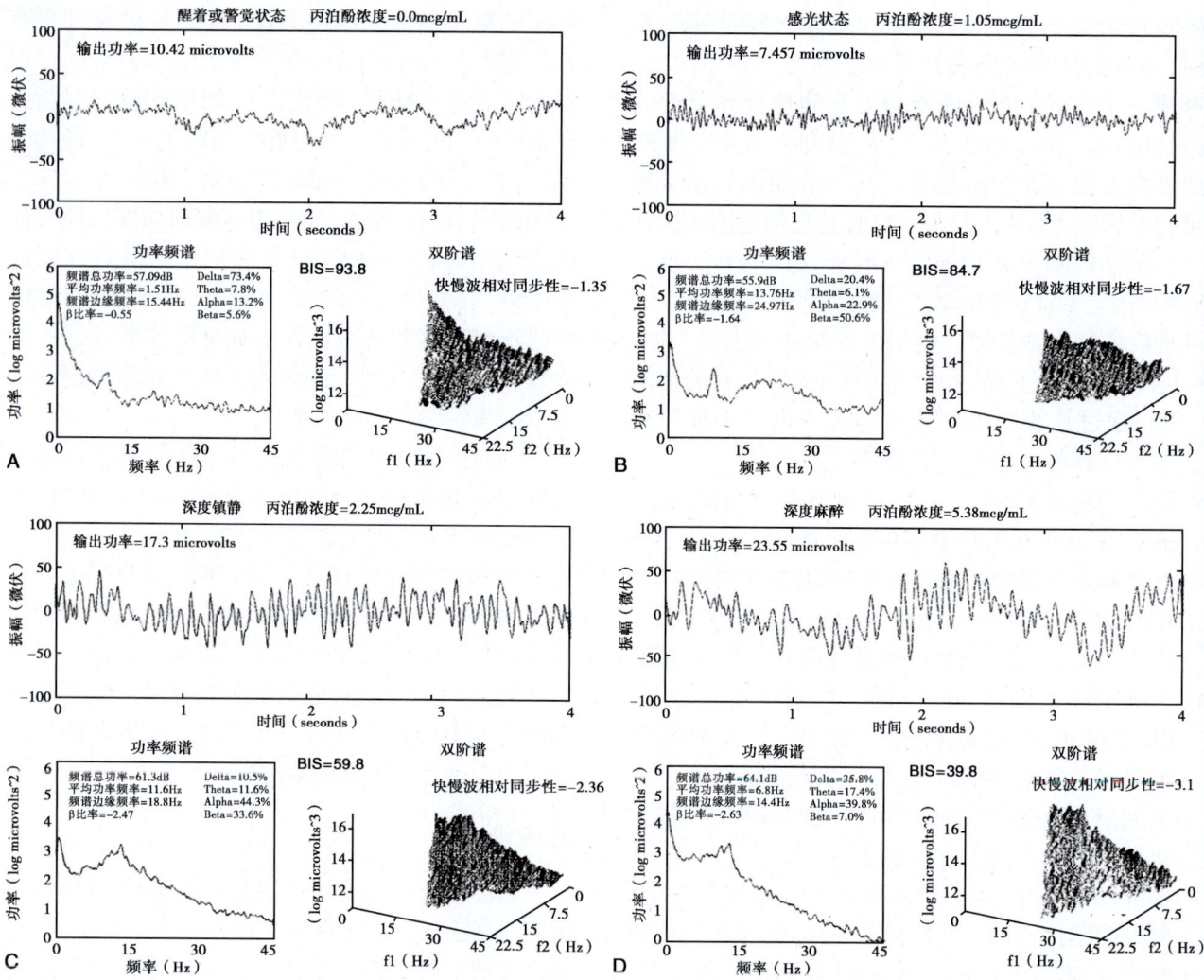

图 26-11

来自人类志愿者的代表性数据显示脑电图随着血清丙泊酚浓度的增加而产生变化。四组图片中,每组的上半部分为 4s 的原始 EEG 数据。左下方是相应的功率频谱和从同一时期计算出的频谱参数。右下象限为相同原始数据的双阶谱。每组图的上方为最终的 BIS 值。图 A、B、C 和 D 代表逐渐加深的麻醉深度(改编自 Rampil IJ. A primer for EEG signal processing in anesthesia. Anesthesiology.1998;89:980-1002)

某些患者可能无法使用标准的镇静 - 躁动评分量表或 Richmond 躁动 - 镇静评分量表。在这种情况下,脑电监测仪可以指导调整镇静程度[148-149]。

禁忌证

有明显头面部损伤的患者应禁用 EEG 监测,因为放置传感器需要在面部施加一定压力。对前额(传感器应用区域)存在浅表损伤的患者,也是相对禁忌证。

关于俯卧位手术的患者能否使用脑电传感器目前尚存争议,也是相对禁忌证。在俯卧位时,患者的头部对传感器下方的皮肤施加的压力过大。据报道[150],前额的损伤可能与传感器上导电凝胶的压力和刺激有关。这可能导致一个两难的局面:

对长时间脊柱手术使用体感或运动诱发电位监测可能不能使用挥发性气体和松剂,此时丙泊酚 - 瑞芬太尼组合的 TIVA 技术成为最佳的选择。这种 TIVA 麻醉技术为脑电监测的适应证,但长时间俯卧位又是相对禁忌证。俯卧位需要保护眼部和鼻子等面部器官,以避免其因压力和撞击而受伤。因此,如果确定将 EEG 监测应用于俯卧位的患者,则需要对前额的状况多加留心观察。

常见问题和局限性

有研究表明脑电监测可能会降低术中知晓的风险[151]。然而,随后的研究证明术中知晓的发生率并未因此下降[152],且与呼末麻醉气体[25]浓度监测[20]所指导的麻醉管理[26]相比,术中知晓率甚至更高。

在使用呼末药物浓度监测或脑电监测去预防术中知晓时，这两种技术都不足以完全可靠地避免术中知晓。这个难题可能与对"麻醉深度"缺乏了解有关[145,153]。术中知晓是由患者的意识、记忆和麻醉药对人体的作用互相作用的结果。这些即使单个来分析，也是复杂且难以完全理解的过程[154-156]。因此，任何旨在将这些过程简化为单个数字读数的设备或算法都可能是不可靠的。

与成人相比，儿童在麻醉下的术中知晓发生率高出三倍以上[157-159]。这与减少儿童与麻醉剂接触的理念存在矛盾。越来越多的证据表明，麻醉剂会损害早期大脑发育，更有最近的研究表明麻醉术后幼儿的听力理解能力和智商有所下降[160]。目前已经进行了一些尝试来研究用脑电监测指导年轻患者的围手术期管理的实用性。有些证据支持在 12 个月以上儿童应用成人 BIS 算法，但婴儿 BIS 值与呼末七氟烷浓度的相关性较差[161]。与成年人一样，脑电可能是小儿患者术中监测有效的辅助手段，但这不能取代麻醉医师的严密管理和对临床情况的判断。

监测技术的发展方向

麻醉医师一直走在将创新生物医学设备和技术融入实践的前沿。其将不断调整，利用新技术来保障患者的安全。监测设备设计的三种趋势最有可能进一步改善临床实践：实现监测和临床数据的自动编组、将现有设备带到更多的医院并投入使用、开发算法更复杂的设备以形成更无创的方式获取临床数据。

麻醉信息管理系统（AIMS）将与监测设备以及药物输送系统（如输液泵和蒸发器）联系更加紧密。AIMS 还将开始与院内的计算机化医嘱录入系统（CPOE）建立联系，使患者的临床数据和文档可以立即传送给麻醉医师。通过条形码或射频识别（RFID）等机器可读标签的常规使用来提高静脉用药的安全性，以便在实际给药之前 AIMS 就能了解预计给药情况。AIMS 将在进行药物治疗前利用这些信息来提醒医生即将发生的药物相互作用和过敏的可能性。该数据的自动录入能够使 AIMS 为麻醉医师提供决策支持，跟踪药物的应用情况，并预测血浆和效应部位的药物浓度以决定药物剂量。总体而言，数据自动编组和显示患者数据方面的改进将有助于麻醉医师了解情况。此外，使用更智能的警报系统来减少假阳性警报将更准确地指导麻醉医师注意患者需要特别关注的指标。AIMS 的用户界面将继续改进，从而使麻醉医师与基于计算机的监测和记录图表之间的联系变得平滑、快速、自然和高效。

在最近修订的 ASA 基本监测标准[1]中，二氧化碳监测的适应证已经扩大到包括中重度镇静期间的通气状况评估。中度镇静的操作可由未经麻醉实践培训的临床医师进行实施；这在以前只有麻醉医师才能使用，但该标准的发布将使二氧化碳监测设备的运用更加广泛。麻醉医师应该站在教育工作的最先锋，确保医疗同行正确使用这些设备，保障患者的安全。

生物医学设备发展的趋势是使用更复杂的算法模型、创伤更小或更快速的方式来推断临床数据。例如，可根据单独的动脉压力波形估测 CO 的动脉波形 CO 监测仪、通过红外脉搏血氧定量法测定血清血红蛋白的无创血氧仪、利用群体药物代谢动力学和药效学数据估算药物的再分布和效应的靶控输注泵以及试图用 EEG 数据降低术中知晓率的 EEG 监测仪。这些复杂程度令人难以置信的生物医学设备，通常是数十年的科学研究和工程改良的产物。但是，这些设备使用的算法通常来自对健康志愿者的研究总结。与临床麻醉实践的复杂性相比，用于算法开发的方案通常看起来过于简单且不实用。其结果是，在最初的临床实践中，最严重的患者所用设备的功能也不一定能得到充分的描述或理解。简单地说：它可能在工作，但真的有用吗？最危重的患者能从设备中获益最多，这使麻醉医师能够速度更快、创伤更小地评估他们的临床状况，但是如果监测设备在某些临床条件下准确度有所降低，那么最严重的患者也最容易受到影响。这些设备的可靠性和临床适用性的限制是需要麻醉医师重点关注的问题。虽然监测设备变得"更智能"，但如何能"更智能"地利用这些设备依然是一个问题。

（王宏伟 译，田毅 校）

参考文献

1. American Society of Anesthesiologists. *Basic Anesthetic Monitoring, Standards for 2015*. Schaumberg, IL: American Society of Anesthesiologists; 2015.
2. Merilainen PT. A differential paramagnetic sensor for breath-by-breath oximetry. *J Clin Monit*. 1990;6(1):65–73.
3. Roe PG, Tyler CK, Tennant R, et al. Oxygen analysers. An evaluation of five fuel cell models. *Anaesthesia*. 1987;42(2):175–181.
4. Meyer RM. Oxygen analyzers: Failure rates and life spans of galvanic cells. *J Clin Monit*. 1990;6(3):196–202.
5. Bageant RA. Oxygen analyzers. *Respir Care*. 1976;21(5):410–416.
6. Barker L, Webb RK, Runciman WB, et al. The Australian Incident Monitoring Study. The oxygen analyser: applications and limitations–an analysis of 200 incident reports. *Anaesth Intensive Care*. 1993;21(5):570–574.
7. Kaddoum RN, Chidiac EJ, Zestos MM, et al. Electrocautery-induced fire during adenotonsillectomy: report of two cases. *J Clin Anesth*. 2006;18(2):129–131.
8. Roy S, Smith LP. What does it take to start an oropharyngeal fire? Oxygen requirements to start fires in the operating room. *Int J Pediatr Otorhinolaryngol*. 2011;75(2):227–230.
9. Ortega R, Hansen CJ, Elterman K, et al. Videos in clinical medicine. Pulse oximetry. *N Engl J Med*. 2011;364(16):e33.
10. Barker SJ, Curry J, Redford D, et al. Measurement of carboxyhemoglobin and methemoglobin by pulse oximetry: a human volunteer study. *Anesthesiology*. 2006;105(5):892–897.
11. Barker SJ. "Motion-resistant" pulse oximetry: A comparison of new and old models. *Anesth Analg*. 2002;95(4):967–972.
12. Nishiyama T. Pulse oximeters demonstrate different responses during hypothermia and changes in perfusion. *Can J Anaesth*. 2006;53(2):136–138.
13. Eberhard P, Severinghaus JW. Measurement of heated skin O2 diffusion conductance and PO2 sensor induced O2 gradient. *Acta Anaesthesiol Scand Suppl*. 1978;68:1–3.
14. Moller JT, Johannessen NW, Espersen K, et al. Randomized evaluation of pulse oximetry in 20,802 patients: II. Perioperative events and postoperative complications. *Anesthesiology*. 1993;78(3):445–453.
15. Rolf N, Cote C. Diagnosis of clinically unrecognized endobronchial intubation in paediatric anaesthesia: which is more sensitive, pulse oximetry or capnography? *Pediatr Anesth*. 1992;2(1):31–35.
16. Murat I, Constant I, Maud'huy H. Perioperative anaesthetic morbidity in children: a database of 24,165 anaesthetics over a 30-month period. *Paediatr Anaesth*. 2004;14(2):158–166.
17. White DC, Wardley-Smith B. The "narkotest" anaesthetic gas meter. *Br J Anaesth*. 1972;44(10):1100–1104.
18. Westenskow DR, Smith KW, Coleman DL, et al. Clinical evaluation of a Raman scattering multiple gas analyzer for the operating room. *Anesthesiology*. 1989;70(2):350–355.
19. Jee GI, Roy RJ. Adaptive control of multiplexed closed-circuit anesthesia. *IEEE Trans Biomed Eng*. 1992;39(10):1071–1080.
20. Walder B, Lauber R, Zbinden AM. Accuracy and cross-sensitivity of 10 different anesthetic gas monitors. *J Clin Monit*. 1993;9(5):364–373.
21. Colman Y, Krauss B. Microstream capnography technology: a new approach to an old problem. *J Clin Monit Comput*. 1999;15(6):403–409.
22. Williamson JA, Webb RK, Cockings J, et al. The Australian incident monitoring study. The capnograph: applications and limitations–an analysis of 2000 incident reports. *Anaesth Intensive Care*. 1993;21(5):551–557.
23. Lockwood GG, White DC. Measuring the costs of inhaled anaesthetics. *Br J Anaesth*. 2001;87(4):559–563.
24. Eger EI, 2nd, Saidman LJ, Brandstater B. Minimum alveolar anesthetic concentration: A standard of anesthetic potency. *Anesthesiology*. 1965;26(6):756–763.
25. Eger EI, 2nd. Age, minimum alveolar anesthetic concentration, and minimum alveolar anesthetic concentration-awake. *Anesth Analg*. 2001;93(4):947–953.
26. Avidan MS, Jacobsohn E, Glick D, et al. Prevention of intraoperative awareness in a high-risk surgical population. *N Engl J Med*. 2011;365(7):591–600.
27. Patel R, Lenczyk M, Hannallah RS, et al. Age and the onset of desaturation in apnoeic children. *Can J Anaesth*. 1994;41(9):771–774.
28. Weiss M, Dullenkopf A, Fischer JE, et al. European Paediatric Endotracheal Intubation Study G. Prospective randomized controlled multi-centre trial of cuffed or uncuffed endotracheal tubes in small children. *Br J Anaesth*. 2009;103(6):867–873.
29. Jaffe MB. *Mainstream or Sidestream Capnography?* Wallingford CT: Respironics Novametrix, Inc., 2002.
30. Kugelman A, Zeiger-Aginsky D, Bader D, et al. A novel method of distal end-tidal CO2 capnography in intubated infants: Comparison with arterial CO2 and with proximal mainstream end-tidal CO2. *Pediatrics*. 2008;122(6):e1219–e1224.
31. Hagerty JJ, Kleinman ME, Zurakowski D, et al. Accuracy of a new low-flow sidestream capnography technology in newborns: a pilot study. *J Perinatol*. 2002;22(3):219–225.
32. Kleinman B, Powell S, Kumar P, et al. The fast flush test measures the dynamic response of the entire blood pressure monitoring system. *Anesthesiology*. 1992;77(6):1215–1220.
33. Slogoff S, Keats AS, Arlund C. On the safety of radial artery cannulation. *Anesthesiology*. 1983;59(1):42–47.
34. McGregor AD. The Allen test—an investigation of its accuracy by fluorescein angiography. *J Hand Surg Br*. 1987;12(1):82–85.
35. Tegtmeyer K, Brady G, Lai S, et al. Videos in clinical medicine. Placement of an arterial line. *N Engl J Med*. 2006;354(15):e13.
36. Maher JJ, Dougherty JM. Radial artery cannulation guided by Doppler ultrasound. *Am J Emerg Med*. 1989;7(3):260–262.
37. Levin PD, Sheinin O, Gozal Y. Use of ultrasound guidance in the insertion of radial artery catheters. *Crit Care Med*. 2003;31(2):481–484.
38. Hobai IA, Bittner EA, Grecu L. Perioperative spinal cord infarction in non-aortic surgery: report of three cases and review of the literature. *J Clin Anesth*. 2008;20(4):307–312.
39. Vender JS, Watts DR. Differential diagnosis of hand ischemia in the presence of an arterial cannula. *Anesth Analg*. 1982;61(5):465–468.
40. Mangano DT, Hickey RF. Ischemic injury following uncomplicated radial artery catheterization. *Anesth Analg*. 1979;58(1):55–57.
41. Clark JM, Jung AL. Umbilical artery catheterization by a cutdown procedure. *Pediatrics*. 1977;59 Suppl(6 Pt 2):1036–1040.
42. Goetzman BW, Stadalnik RC, Bogren HG, et al. Thrombotic complications of umbilical artery catheters: A clinical and radiographic study. *Pediatrics*. 1975;56(3):374–379.
43. Adelman RD, Morrell RE. Coarctation of the abdominal aorta and renal artery stenosis related to an umbilical artery catheter placement in a neonate. *Pediatrics*. 2000;106(3):E36.
44. Varga EQ, Candiotti KA, Saltzman B, et al. Evaluation of distal radial artery cross-sectional internal diameter in pediatric patients using ultrasound. *Paediatr Anaesth*. 2013;23(5):460–462.
45. Schwemmer U, Arzet HA, Trautner H, et al. Ultrasound-guided arterial cannulation in infants improves success rate. *Eur J Anaesthesiol*. 2006;23(6):476–480.
46. Ishii S, Shime N, Shibasaki M, et al. Ultrasound-guided radial artery catheterization in infants and small children. *Pediatr Crit Care Med*. 2013;14(5):471–473.
47. Venkataraman ST, Thompson AE, Orr RA. Femoral vascular catheterization in critically ill infants and children. *Clin Pediatr (Phila)*. 1997;36(6):311–319.
48. Kelm M, Perings SM, Jax T, et al. Incidence and clinical outcome of iatrogenic femoral arteriovenous fistulas: Implications for risk stratification and treatment. *J Am Coll Cardiol*. 2002;40(2):291–297.
49. Lin PH, Dodson TF, Bush RL, et al. Surgical intervention for complications caused by femoral artery catheterization in pediatric patients. *J Vasc Surg*. 2001;34(6):1071–1078.
50. Iwashima S, Ishikawa T, Ohzeki T. Ultrasound-guided versus landmark-guided femoral vein access in pediatric cardiac catheterization. *Pediatr Cardiol*. 2008;29(2):339–342.
51. Butt WW, Gow R, Whyte H, et al. Complications resulting from use of arterial catheters: Retrograde flow and rapid elevation in blood pressure. *Pediatrics*. 1985;76(2):250–254.
52. Weiss M, Balmer C, Cornelius A, et al. Arterial fast bolus flush systems used routinely in neonates and infants cause retrograde embolization of flush solution into the central arterial and cerebral circulation. *Can J Anaesth*. 2003;50(4):386–391.
53. Murphy GS, Szokol JW, Marymont JH, et al. Retrograde air embolization during routine radial artery catheter flushing in adult cardiac surgical patients: An ultrasound study. *Anesthesiology*. 2004;101(3):614–619.
54. Murphy GS, Szokol JW, Marymont JH, et al. Retrograde blood flow in the brachial and axillary arteries during routine radial arterial catheter flushing. *Anesthesiology*. 2006;105(3):492–497.
55. Cornelius A, Fischer J, Frey B, et al. Pressurized bag pump and syringe pump arterial flushing systems. An unrecognized hazard in neonates? *Intensive Care Med*. 2002;28(11):1638–1643.
56. Ng KG, Small CF. Survey of automated noninvasive blood pressure monitors. *J Clin Eng*. 1994;19(6):452–475.
57. Ramsey M, 3rd. Blood pressure monitoring: Automated oscillometric devices. *J Clin Monit*. 1991;7(1):56–67.
58. Kaufmann MA, Pargger H, Drop LJ. Oscillometric blood pressure measurements by different devices are not interchangeable. *Anesth Analg*. 1996;82(2):377–381.
59. Institute ANS. *Manual, Electronic or Automated Sphygmomanometers*. New York, NY: American National Standard Institute; 2002.
60. Commission IE. Part 2–30. *Particular Requirements for the Safety, Including Essential Performance, of Automatic Cycling Non-Invasive Blood Pressure Monitoring Equipment*. Geneva, Switzerland: International Electrotechnical Commission; 1999.
61. Swei SC, Liou CC, Liu HH, et al. Acute radial nerve injury associated with an automatic blood pressure monitor. *Acta Anaesthesiol Taiwan*. 2009;47(3):147–149.
62. Lin CC, Jawan B, de Villa MV, et al. Blood pressure cuff compression injury of the radial nerve. *J Clin Anesth*. 2001;13(4):306–308.
63. Jones DW, Appel LJ, Sheps SG, et al. Measuring blood pressure accurately: new and persistent challenges. *JAMA*. 2003;289(8):1027–1030.
64. Webb RK, Russell WJ, Klepper I, et al. The Australian incident monitoring study. Equipment failure: an analysis of 2000 incident reports. *Anaesth Intensive Care*. 1993;21(5):673–677.
65. Loubser PG. Comparing direct and indirect arterial blood pressures. *Anesthesiology*. 1985;63(5):566–567.
66. Nystrom E, Reid KH, Bennett R, et al. A comparison of two automated indirect arterial blood pressure meters: With recordings from a radial arterial catheter in anesthetized surgical patients. *Anesthesiology*. 1985;62(4):526–530.
67. van Egmond J, Hasenbos M, Crul JF. Invasive v. non-invasive measurement of arterial pressure. Comparison of two automatic methods and simultaneously measured direct intra-arterial pressure. *Br J Anaesth*. 1985;57(4):434–444.
68. Derrick JL, Bassin DJ. Sampling intervals to record severe hypotensive and hypoxic episodes in anesthetised patients. *J Clin Monit Comput*. 1998;14(5):347–351.
69. Harrison MJ, Connor CW. Statistics-based alarms from sequential physiological measurements. *Anaesthesia*. 2007;62(10):1015–1023.
70. Emerick DR. An evaluation of non-invasive blood pressure (NIBP) monitoring on the wrist: Comparison with upper arm NIBP measurement. *Anaesth Intensive Care*. 2002;30(1):43–47.

71. Singer AJ, Kahn SR, Thode HC, Jr., et al. Comparison of forearm and upper arm blood pressures. *Prehosp Emerg Care*. 1999;3(2):123–126.
72. Block FE, Schulte GT. Ankle blood pressure measurement, an acceptable alternative to arm measurements. *Int J Clin Monit Comput*. 1996;13(3):167–171.
73. Zahn J, Bernstein H, Hossain S, et al. Comparison of non-invasive blood pressure measurements on the arm and calf during cesarean delivery. *J Clin Monit Comput*. 2000;16(8):557–562.
74. Konig K, Casalaz DM, Burke EJ, et al. Accuracy of non-invasive blood pressure monitoring in very preterm infants. *Intensive Care Med*. 2012;38(4):670–676.
75. McEwan A. Anesthesia for children undergoing heart surgery. In: Cote CJ, Lerman J, Todres ID, ed. *A Practice of Anesthesia for Infants and Children*. 4th ed. Philadelphia, PA: Saunders/Elsevier; 2009:331–359.
76. Mark JB. Central venous pressure monitoring: Clinical insights beyond the numbers. *J Cardiothorac Vasc Anesth*. 1991;5(2):163–173.
77. West JB, Dollery CT, Naimark A. Distribution of blood flow in isolated lung; relation to vascular and alveolar pressures. *J Appl Physiol*. 1964;19:713–724.
78. Shah MR, Hasselblad V, Stevenson LW, et al. Impact of the pulmonary artery catheter in critically ill patients: Meta-analysis of randomized clinical trials. *JAMA*. 2005;294(13):1664–1670.
79. American Society of Anesthesiologists Task Force on Pulmonary Artery Catheterization. Practice guidelines for pulmonary artery catheterization: an updated report by the American Society of Anesthesiologists Task Force on Pulmonary Artery Catheterization. *Anesthesiology*. 2003;99(4):988–1014.
80. Ortega R, Song M, Hansen CJ, et al. Videos in clinical medicine. Ultrasound-guided internal jugular vein cannulation. *N Engl J Med*. 2010;362(16):e57.
81. O'Grady NP, Alexander M, Burns LA, et al. Summary of recommendations: Guidelines for the prevention of intravascular catheter-related infections. *Clin Infect Dis*. 2011;52(9):1087–1099.
82. Hamilton HC, Foxcroft DR. Central venous access sites for the prevention of venous thrombosis, stenosis and infection in patients requiring long-term intravenous therapy. *Cochrane Database Syst Rev*. 2007;(3):CD004084.
83. Pronovost P, Needham D, Berenholtz S, et al. An intervention to decrease catheter-related bloodstream infections in the ICU. *N Engl J Med*. 2006; 355(26):2725–2732.
84. Citak A, Karabocuoglu M, Ucsel R, et al. Central venous catheters in pediatric patients—subclavian venous approach as the first choice. *Pediatr Int*. 2002;44(1):83–86.
85. Costello JM, Clapper TC, Wypij D. Minimizing complications associated with percutaneous central venous catheter placement in children: recent advances. *Pediatr Crit Care Med*. 2013;14(3):273–283.
86. Karapinar B, Cura A. Complications of central venous catheterization in critically ill children. *Pediatr Int*. 2007;49(5):593–599.
87. Stenzel JP, Green TP, Fuhrman BP, et al. Percutaneous femoral venous catheterizations: a prospective study of complications. *J Pediatr*. 1989;114(3):411–415.
88. Casado-Flores J, Barja J, Martino R, et al. Complications of central venous catheterization in critically ill children. *Pediatr Crit Care Med*. 2001;2(1):57–62.
89. Stewart GN. Researches on the Circulation Time and on the Influences which affect it. *J Physiol*. 1897;22(3):159–183.
90. Hamilton WF, Riley RL, et al. Comparison of the Fick and dye injection methods of measuring the cardiac output in man. *Am J Physiol*. 1948;153(2): 309–321.
91. Fegler G. Measurement of cardiac output in anaesthetized animals by a thermodilution method. *Q J Exp Physiol Cogn Med Sci*. 1954;39(3):153–164.
92. Branthwaite MA, Bradley RD. Measurement of cardiac output by thermal dilution in man. *J Appl Physiol*. 1968;24(3):434–438.
93. Mihm FG, Gettinger A, Hanson CW, 3rd, et al. A multicenter evaluation of a new continuous cardiac output pulmonary artery catheter system. *Crit Care Med*. 1998;26(8):1346–1350.
94. Scuderi PE, MacGregor DA, Bowton DL, et al. A laboratory comparison of three pulmonary artery oximetry catheters. *Anesthesiology*. 1994;81(1):245–253.
95. Koo KK, Sun JC, Zhou Q, et al. Pulmonary artery catheters: evolving rates and reasons for use. *Crit Care Med*. 2011;39(7):1613–1618.
96. Pearl RG, Rosenthal MH, Nielson L, et al. Effect of injectate volume and temperature on thermodilution cardiac output determination. *Anesthesiology*. 1986;64(6):798–801.
97. Tibby SM, Hatherill M, Marsh MJ, et al. Clinicians' abilities to estimate cardiac index in ventilated children and infants. *Arch Dis Child*. 1997;77(6):516–518.
98. Egan JR, Festa M, Cole AD, et al. Clinical assessment of cardiac performance in infants and children following cardiac surgery. *Intensive Care Med*. 2005;31(4):568–573.
99. Tibby SM, Hatherill M, Marsh MJ, et al. Clinical validation of cardiac output measurements using femoral artery thermodilution with direct Fick in ventilated children and infants. *Intensive Care Med*. 1997;23(9):987–991.
100. McLuckie A, Murdoch IA, Marsh MJ, et al. A comparison of pulmonary and femoral artery thermodilution cardiac indices in paediatric intensive care patients. *Acta Paediatr*. 1996;85(3):336–338.
101. Connors AF, Jr., Speroff T, Dawson NV, et al. The effectiveness of right heart catheterization in the initial care of critically ill patients. SUPPORT Investigators. *JAMA*. 1996;276(11):889–897.
102. Harvey S, Harrison DA, Singer M, et al. Assessment of the clinical effectiveness of pulmonary artery catheters in management of patients in intensive care (PAC-Man): a randomised controlled trial. *Lancet*. 2005;366(9484):472–477.
103. Thiele RH, Durieux ME. Arterial waveform analysis for the anesthesiologist: Past, present, and future concepts. *Anesth Analg*. 2011;113(4):766–776.
104. Critchley LA. Validation of the mostcare pulse contour cardiac output monitor: Beyond the bland and altman plot. *Anesth Analg*. 2011;113(6):1292–1294.
105. Penaz J. Photoelectric measurement of blood pressure, volume and flow in the finger. Digest of the 10th International Conference on Medical and Biological Engineering; *Dresden1973*. 102–104.
106. Gizdulich P, Prentza A, Wesseling KH. Models of brachial to finger pulse wave distortion and pressure decrement. *Cardiovasc Res*. 1997;33(3):698–705.
107. Martina JR, Westerhof BE, van Goudoever J, et al. Noninvasive continuous arterial blood pressure monitoring with Nexfin(R). *Anesthesiology*. 2012; 116(5):1092–1103.
108. Sagawa K, Lie RK, Schaefer J. Translation of Otto Frank's paper "Die Grundform des Arteriellen Pulses" Zeitschrift fur Biologie 37: 483–526 (1899). *J Mol Cell Cardiol*. 1990;22(3):253–254.
109. Langewouters GJ, Wesseling KH, Goedhard WJ. The static elastic properties of 45 human thoracic and 20 abdominal aortas in vitro and the parameters of a new model. *J Biomech*. 1984;17(6):425–435.
110. Maus TM, Lee DE. Arterial pressure-based cardiac output assessment. *J Cardiothorac Vasc Anesth*. 2008;22(3):468–473.
111. Meng L, Tran NP, Alexander BS, et al. The impact of phenylephrine, ephedrine, and increased preload on third-generation Vigileo-FloTrac and esophageal doppler cardiac output measurements. *Anesth Analg*. 2011;113(4):751–757.
112. Monnet X, Letierce A, Hamzaoui O, et al. Arterial pressure allows monitoring the changes in cardiac output induced by volume expansion but not by norepinephrine. *Crit Care Med*. 2011;39(6):1394–1399.
113. Biancofiore G, Critchley LA, Lee A, et al. Evaluation of a new software version of the FloTrac/Vigileo (version 3.02) and a comparison with previous data in cirrhotic patients undergoing liver transplant surgery. *Anesth Analg*. 2011;113(3):515–522.
114. Biais M, Nouette-Gaulain K, Cottenceau V, et al. Cardiac output measurement in patients undergoing liver transplantation: pulmonary artery catheter versus uncalibrated arterial pressure waveform analysis. *Anesth Analg*. 2008;106(5):1480–1486, table of contents.
115. Monnet X, Anguel N, Naudin B, et al. Arterial pressure-based cardiac output in septic patients: Different accuracy of pulse contour and uncalibrated pressure waveform devices. *Crit Care*. 2010;14(3):R109.
116. Michard F. Changes in arterial pressure during mechanical ventilation. *Anesthesiology*. 2005;103(2):419–428; quiz 49–55.
117. Biais M, Nouette-Gaulain K, Cottenceau V, et al. Uncalibrated pulse contour-derived stroke volume variation predicts fluid responsiveness in mechanically ventilated patients undergoing liver transplantation. *Br J Anaesth*. 2008;101(6): 761–768.
118. Lorsomradee S, Cromheecke S, De Hert SG. Uncalibrated arterial pulse contour analysis versus continuous thermodilution technique: Effects of alterations in arterial waveform. *J Cardiothorac Vasc Anesth*. 2007;21(5):636–643.
119. Opdam HI, Wan L, Bellomo R. A pilot assessment of the FloTrac cardiac output monitoring system. *Intensive Care Med*. 2007;33(2):344–349.
120. Slagt C, Beute J, Hoeksema M, et al. Cardiac output derived from arterial pressure waveform analysis without calibration vs. thermodilution in septic shock: evolving accuracy of software versions. *Eur J Anaesthesiol*. 2010;27(6):550–554.
121. Ameloot K, Van De Vijver K, Van Regenmortel N, et al. Validation study of Nexfin(R) continuous non-invasive blood pressure monitoring in critically ill adult patients. *Minerva Anestesiol*. 2014;80(12):1294–1301.
122. Bubenek-Turconi SI, Craciun M, Miclea I, et al. Noninvasive continuous cardiac output by the Nexfin before and after preload-modifying maneuvers: A comparison with intermittent thermodilution cardiac output. *Anesth Analg*. 2013;117(2):366–372.
123. Urbano J, Lopez J, Gonzalez R, et al. Measurement of cardiac output in children by pressure-recording analytical method. *Pediatr Cardiol*. 2015;36(2): 358–364.
124. Saxena R, Durward A, Puppala NK, et al. Pressure recording analytical method for measuring cardiac output in critically ill children: A validation study. *Br J Anaesth*. 2013;110(3):425–431.
125. Calamandrei M, Mirabile L, Muschetta S, et al. Assessment of cardiac output in children: A comparison between the pressure recording analytical method and Doppler echocardiography. *Pediatr Crit Care Med*. 2008;9(3):310–312.
126. Sessler DI. Central thermoregulatory inhibition by general anesthesia. *Anesthesiology*. 1991;75(4):557–559.
127. Ozaki M, Kurz A, Sessler DI, et al. Thermoregulatory thresholds during epidural and spinal anesthesia. *Anesthesiology*. 1994;81(2):282–288.
128. Kurz A, Sessler DI, Lenhardt R. Perioperative normothermia to reduce the incidence of surgical-wound infection and shorten hospitalization. Study of Wound Infection and Temperature Group. *N Engl J Med*. 1996;334(19):1209–1215.
129. Frank SM, Fleisher LA, Breslow MJ, et al. Perioperative maintenance of normothermia reduces the incidence of morbid cardiac events. A randomized clinical trial. *JAMA*. 1997;277(14):1127–1134.
130. Yamakage M, Kawana S, Watanabe H, et al. The utility of tracheal temperature monitoring. *Anesth Analg*. 1993;76(4):795–799.
131. Vaughan MS, Cork RC, Vaughan RW. Inaccuracy of liquid crystal thermometry to identify core temperature trends in postoperative adults. *Anesth Analg*. 1982;61(3):284–287.
132. Rampil IJ. A primer for EEG signal processing in anesthesia. *Anesthesiology*. 1998;89(4):980–1002.
133. Burch NR, Nettleton WJ Jr., Sweeney J, et al. Period analysis of the electroencephalogram on a general-purpose digital computer. *Ann N Y Acad Sci*. 1964;115:827–843.
134. Doyle PW, Matta BF. Burst suppression or isoelectric encephalogram for cerebral protection: Evidence from metabolic suppression studies. *Br J Anaesth*. 1999;83(4):580–584.
135. Brenner RP, Schwartzman RJ, Richey ET. Prognostic significance of episodic low amplitude or relatively isoelectric EEG patterns. *Dis Nerv Syst*. 1975;36(10):582–587.
136. Cooley JW, Tukey JW. An algorithm for machine calculation of complex Fourier series. *Math. Comp*. 1965;19(90):297–301.
137. Proakis JG. *Advanced Digital Signal Processing*. New York, NY: Maxwell Macmillan International; 1992:xiv, 610.
138. Kreuer S, Bruhn J, Larsen R, et al. Comparison of BIS and AAI as measures of anaesthetic drug effect during desflurane-remifentanil anaesthesia. *Acta Anaesthesiol Scand*. 2004;48(9):1168–1173.

139. Whitlock EL, Villafranca AJ, Lin N, et al. Relationship between bispectral index values and volatile anesthetic concentrations during the maintenance phase of anesthesia in the B-unaware trial. *Anesthesiology*. 2011;115(6):1209–1218.

140. Tirel O, Wodey E, Harris R, et al. Variation of bispectral index under TIVA with propofol in a paediatric population. *Br J Anaesth*. 2008;100(1):82–87.

141. Hans P, Dewandre PY, Brichant JF, et al. Comparative effects of ketamine on Bispectral Index and spectral entropy of the electroencephalogram under sevoflurane anaesthesia. *Br J Anaesth*. 2005;94(3):336–340.

142. Faraoni D, Salengros JC, Engelman E, et al. Ketamine has no effect on bispectral index during stable propofol-remifentanil anaesthesia. *Br J Anaesth*. 2009;102(3):336–339.

143. Yufune S, Takamatsu I, Masui K, et al. Effect of remifentanil on plasma propofol concentration and bispectral index during propofol anaesthesia. *Br J Anaesth*. 2011;106(2):208–214.

144. Brandes IF, Stuth EA. Use of BIS monitor in a child with congenital insensitivity to pain with anhidrosis. *Paediatr Anaesth*. 2006;16(4):466–470.

145. Crosby G. General anesthesia—minding the mind during surgery. *N Engl J Med*. 2011;365(7):660–661.

146. Gan TJ, Glass PS, Windsor A, et al. Bispectral index monitoring allows faster emergence and improved recovery from propofol, alfentanil, and nitrous oxide anesthesia. BIS Utility Study Group. *Anesthesiology*. 1997;87(4):808–815.

147. Chin KJ, Yeo SW. A BIS-guided study of sevoflurane requirements for adequate depth of anaesthesia in Caesarean section. *Anaesthesia*. 2004;59(11):1064–1068.

148. Fraser GL, Riker RR. Bispectral index monitoring in the intensive care unit provides more signal than noise. *Pharmacotherapy*. 2005;25(5 Pt 2):19S–27S.

149. Vivien B, Di Maria S, Ouattara A, et al. Overestimation of Bispectral Index in sedated intensive care unit patients revealed by administration of muscle relaxant. *Anesthesiology*. 2003;99(1):9–17.

150. Pousman RM, Eilers WA, 3rd, Johns B, et al. Irritant contact dermatitis after use of Bispectral Index sensor in prone position. *Anesth Analg*. 2002;95(5):1337–1338, table of contents.

151. Myles PS, Leslie K, McNeil J, et al. Bispectral index monitoring to prevent awareness during anaesthesia: The B-Aware randomised controlled trial. *Lancet*. 2004;363(9423):1757–1763.

152. Avidan MS, Zhang L, Burnside BA, et al. Anesthesia awareness and the bispectral index. *N Engl J Med*. 2008;358(11):1097–1108.

153. Sleigh JW. Depth of anesthesia: perhaps the patient isn't a submarine. *Anesthesiology*. 2011;115(6):1149–1150.

154. Dehaene S, Changeux JP. Experimental and theoretical approaches to conscious processing. *Neuron*. 2011;70(2):200–227.

155. Kandel ER. The biology of memory: A forty-year perspective. *J Neurosci*. 2009;29(41):12748–12756.

156. Brown EN, Lydic R, Schiff ND. General anesthesia, sleep, and coma. *N Engl J Med*. 2010;363(27):2638–2650.

157. Davidson AJ, Huang GH, Czarnecki C, et al. Awareness during anesthesia in children: A prospective cohort study. *Anesth Analg*. 2005;100(3):653–661, table of contents.

158. Malviya S, Galinkin JL, Bannister CF, et al. The incidence of intraoperative awareness in children: Childhood awareness and recall evaluation. *Anesth Analg*. 2009;109(5):1421–1427.

159. Davidson AJ, Smith KR, Blusse van Oud-Alblas HJ, et al. Awareness in children: A secondary analysis of five cohort studies. *Anaesthesia*. 2011;66(6):446–454.

160. Backeljauw B, Holland SK, Altaye M, et al. Cognition and brain structure following early childhood surgery with anesthesia. *Pediatrics*. 2015;136(1):e1–e12.

161. Davidson AJ, McCann ME, Devavaram P, et al. The differences in the bispectral index between infants and children during emergence from anesthesia after circumcision surgery. *Anesth Analg*. 2001;93(2):326–330, 2nd contents page.

162. Brown M, Vender JS. Noninvasive oxygen monitoring. *Crit Care Clin*. 1988;4(3):493–509.

163. Craver CD, Coblentz Society. *The Coblentz Society desk book of infrared spectra*. 2nd ed. Kirkwood, MO (P.O. Box 9952, Kirkwood 63122): The Society; 1982. iii, 538.

164. Gardner RM. Direct blood pressure measurement—dynamic response requirements. *Anesthesiology*. 1981;54(3):227–236.

165. Dorsch JA, Dorsch SE. *Understanding Anesthesia Equipment*. 4th ed. Baltimore, MD: Lippincott Williams & Wilkins; 1999:xii, 1066.

166. Vender JS. Invasive cardiac monitoring. *Crit Care Clin*. 1988;4(3):455–477.

167. Dizon CT, Barash PG. The value of monitoring pulmonary artery pressure in clinical practice. *Conn Med*. 1977;41(10):622–625.

168. Warner HR, Swan HJ, Connolly DC, et al. Quantitation of beat-to-beat changes in stroke volume from the aortic pulse contour in man. *J Appl Physiol*. 1953;5(9):495–507.

第27章 超声心动图

Albert C. Perrino Jr   Wanda M. Popescu   Farid Jadbabaie   Nikolaos J. Skubas

要点

1. 了解超声和超声心动图仪器的原理对优化图像质量至关重要。
2. 二维和多普勒技术在评估心血管功能方面具有互补的作用。
3. 左心室整体的收缩功能受负荷和收缩力变化的影响；局部室壁运动分级是基于心脏收缩期心内膜偏移和心肌增厚。
4. 多普勒评估二尖瓣血流和心肌组织速度可准确地评估舒张功能。
5. 主动脉瓣狭窄的严重程度是根据穿过主动脉瓣的最大压差和通过连续性方程计算出的主动脉瓣瓣口面积来评估的。
6. 反流口宽度与左心室流出道直径的比值可用于评估主动脉瓣关闭不全的严重程度。胸降主动脉心脏舒张期反流对主动脉瓣严重关闭不全有着显著意义。
7. 二尖瓣反流的病因可以是结构性或功能性。反流束的缩流颈可以用于严重程度分级。
8. 大于4mm的主动脉粥样斑块是血栓栓塞事件的先兆。
9. 主动脉夹层的假腔没有心脏舒张期血流。
10. 以经胸腔为中心的心脏超声检查可以床边快速评估心脏病理状态和血流动力学改变的潜在原因。

　　超声心动图是进入术中患者监测技术主流领域的第一个成像技术。实时超声心动图作为一种多功能工具，可全面评估心肌、瓣膜功能和血流动力学情况。由于围术期心血管系统管理的独特困难，超声心动图所具有的这些能力引起了麻醉医师和外科医生的关注。自1978年Barash及其同事首次使用术中超声心动图评估心室功能到今天，超声心动图已成为监测困难病患术中情况的首选技术[1]。

术中超声心动图对于心脏和非心脏手术的益处已经得到了好几个病例系列的支持[2-8]。其应用范围包括指导在心内和血管内放置导管和装置、评估瓣膜病变的严重程度、即时评估手术干预、快速诊断急性血流动力学不稳定并指导适当的治疗措施[9-11]。因此，麻醉科医生非常需要掌握术中超声心动图的专业知识。国家超声心动图委员会建立了围术期经食管超声心动图（transesophage-al echocardiography，TEE）认证途径——http：//www.echoboards.org/certification/。这些努力在术中监测技术中是独一无二的，并且证明了准确和透彻的超声心动图监测在当前麻醉实践中起到了关键作用。

超声心动图的原理和技术

超声心动图是通过声音的反射产生心脏的动态图像。超声心动图传播高频声音（即超声）的短暂脉冲，随后反射出所遇到的心脏结构。超声换能器记录每个反射的时间延迟和信号强度。由于组织中的声速是恒定的，所以时间延迟允许回声系统精确地计算心脏结构的位置，从而构建心脏的图像。

声音物理学

声音是物理介质的振动。临床超声心动图中，机械振动器也就是换能器与食管（TEE）、皮肤（经胸超声心动图[TTE]）或心脏（心外膜超声心动图）接触产生组织振动。由此产生的组织振动交替压缩和拉伸作用区域，产生一个纵波（图27-1）。

声音的幅度表示其峰值压力，也可以认为是响度。声音在区域组织中的声能等级用强度表示。声音信号的强度与振幅的平方成正比，而且是与潜在组织损伤有关的重要因素。由于声音压等级的范围很大，所以使用对数分贝（decibel，dB）表示：

$$分贝 = 10 \log_{10}I/I_r = 10 \log_{10}A^2/A_r^2 = 20 \log_{10}A/A_r$$

A 是声音振幅，A_r 是标准参照声音水平；I 是强度，I_r 是标准参照强度。由于担心潜在的组织伤害，美国食品药品监督管理局限制心脏超声最大

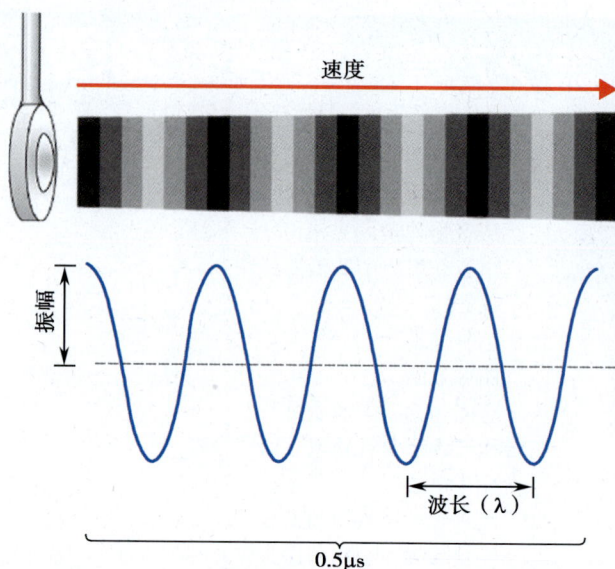

图 27-1 声音

超声换能器的振动交替循环地在邻近组织中产生压缩和拉伸。声能的物理特征包括振幅、波长、频率和传播速度。在这个例子中，0.5μs 内声音振动 4 次。频率为四个周期除以 0.5μs，等于 8MHz

输出强度应小于 720W/cm²[12]。

声音的特征还在于声音的频率 f（或称音调，为每秒质点振动的次数），以及声音的波长 λ。他们决定了声音在组织中的穿透力以及超声系统的图像分辨率。

声音的传播速度 v 仅仅由其通过的介质决定。例如，在软组织中，声速约为 1 540m/s。波长和频率的乘积等于声速：V=λ×f，很显然，波长和频率成反比：λ=V×1/f，λ=（1 540m/s）f；高频率、短波长的超声束更容易聚焦并指向特定的目标位置。图像分辨率也随着短波声音而增加；由于这些原因，在临床超声心动图中优选 2～10MHz 的超声频率。

声音在组织中的传播特性

声音在身体的传播受到与其所遇到的各种组织的显著影响。这些相互作用导致超声信号的反射、折射、散射和衰减，并确定了二维图像。

超声心动图成像依赖于超声能量的传播和随后反射回探头。声音在均质的组织中平稳地传播，直到在两个组织之间的交界面发生声阻抗（与组织的密度[ρ]和超声传播的速度密切相关）的变化。声束垂直于界面将产生镜面反射，使声音返回到探头，而只有一部分信号通过此界面。由于心脏结构是由其反射的超声心动图信

号来检测的,超声心动图检查者调整 TEE 探头的位置,使得声束的方向垂直入射感兴趣的心脏结构区。

当界面倾斜于声束时会发生折射,并且导致声音的传播方向发生改变。折射是形成伪像的一个重要因素,因为探头错误地将来自折射的反射光束解释为源自位于预期扫描区域的心脏结构。

当超声波束遇到小的或不规则形状的表面如红细胞时会发生散射。这些反射朝向各个方向,从而反射回探头的能量更少了。这种类型的反射是多普勒分析血流的基础。

由于分散和吸收,即使超声信号通过均质体时,声音的强度将逐渐减少(即衰减)。衰减导致返回到探头的能量减少,形成信噪比低的低质量图像。为了减少衰减,超声心动图检查者选择穿透力更好的低频探头(如使用 2.5MHz 而不是 7.5MHz),使成像窗口尽可能接近感兴趣区。调整增益、增强反射较弱区域的信号,使其更加明亮地显示在屏上。然而,增大增益会增加噪声的亮度,使图像结构鉴别困难。

仪器

探头

超声探头使用压电晶体来产生短脉冲超声。交流电流刺激晶体矩阵内的极化粒子快速振动,从而产生超声。相反,当声音撞击晶体时,极化粒子的振动会产生电流。这种特性使得压电晶体既可以作为超声的发射器又可以作为接收器。

脉冲波的长度越短,轴向分辨率越好。高分辨率成像换能器发出的短波高频声音只有 2~4 个周期的脉冲。

声束形状

超声探头发射的三维超声波束类似于电影投影(图 27-2)。声束在近场区域狭窄,然后分散到远场区域。聚焦使声束变窄,从而提高空间分辨率。密集的窄光束可以改善空间分辨率,产生高强度的反射,并且减少伪像。超声心动图检查者可调整聚焦区域深度来优化图像质量。

分辨率

评估超声系统的分辨率时需要三个参数:沿着超声波束轴线的物体的分辨率(轴向分辨率),沿水平方向物体的分辨率(横向分辨率)以及垂直于光束的物体的分辨率(垂直分辨率)。

高频超声短脉冲提供最好的轴向分辨率,但

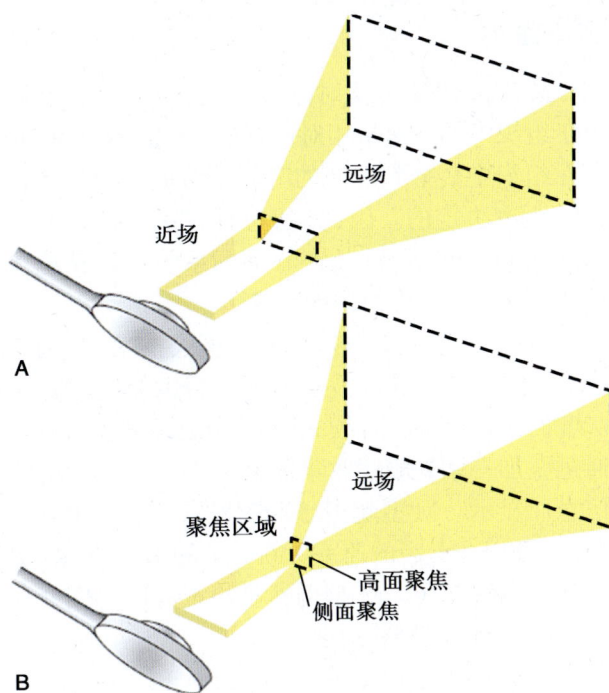

图 27-2　三维光束
超声探头投射出三维光束。该投射的区域对图像分辨率和伪像有重要影响。通常情况下,窄的是首选。A—未聚焦声束;声束在近场窄,然后在远场分散。B—聚焦光束。聚焦可使横向和垂直面的光束较窄,从而改善了聚焦区图像的分辨率。远离聚焦区域,光束快速分散,该区域结构图像质量较差

组织穿透力下降。由于沿着轴向平面的分辨率是最高的,超声心动图测量在平行于轴向时是最精确的。因此,超声心动图检查者根据特定的图像需要来选择所要发射的频率。

声束的宽度决定了横向和垂直分辨率。宽的声束使两个物体产生"斑点"图像,而窄光束可以单独识别每个物体。通过选择高信号频率和最小化成像深度来减小光束尺寸。

信号处理

为了将回声转换成图像,需要接受返回的超声脉冲,经过电子处理,再显示出来。振子重复循环将探头从简短的传输到相对较长的接收模式。在接收阶段,反射的超声信号被压电晶体获取并转换为电信号。超声心动图系统采用一系列调节,包括系统增益,时间增益补偿,压缩和后处理(与数字成像软件不同),以优化显示信号。例如,这些调节可以用于增强组织边缘或提高弱反射组织的轮廓。设置的选择取决于检查的条件和超声心动图检查者的偏好。

图像显示

超声成像基于反射信号的幅度和延迟时间。由于组织中的声速是相对恒定的 1540m/s,所以超声在组织中传播到返回的时间是由成像组织到探头的距离决定的。因此,通过计算声音传播和返回之间的时间间隔,超声心动图系统可以精确地计算出探头与成像组织的距离。

当前的成像基于灰度或 B 模式技术(B 型)。在 B 型下,单个脉冲波的返回声音的幅度决定了灰度的像素代替。M 模式(M 型)或运动模式则是通过叠加一系列顺序收集的 B 型图像并添加临时信息而显示。M 型超声心动图提供一维的单光束图像,并以非常高的速率更新心脏的 B 型图像,提供动态实时显像。M 型仍然是检查心脏时间变化信息最好的模式(图 27-3)。

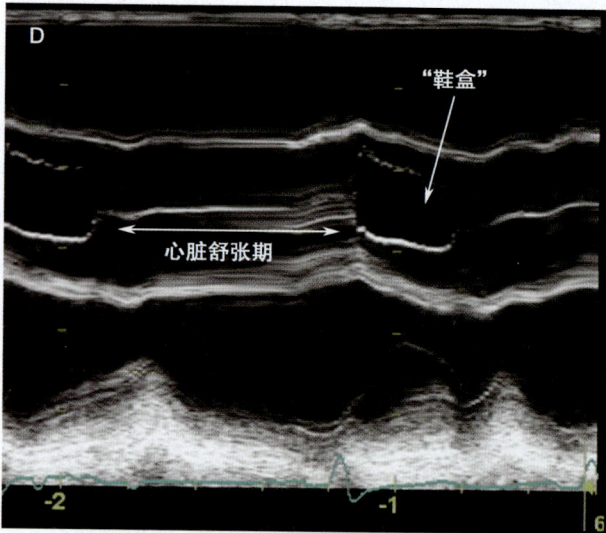

图 27-3　正常主动脉瓣膜的(M 型)超声心动图
M 型光标放置在主动脉瓣的中心,随着时间的推移显示主动脉瓣的运动。在心脏舒张期,主动脉瓣瓣尖为一条粗而明亮的白线(长箭头),而在心脏收缩期,它们形成一个“鞋盒”(短箭头)

二维(2D)超声心动图是 B 型超声心动图的修正,而且是超声心动图检查的主要部分。在二维超声心动图中的探头不是在单个方向上重复发射超声脉冲波,而是依次发射超声脉冲通过心脏解剖结构。通过这种方式,二维图像显示了心脏结构的断层图像,与 M 型不同,它可以显示心脏的形状和横向运动(图 27-4)。

使用相控阵技术实现二维扫描,相继地激活阵列中的每个晶体,不移动探头的情况下就可以

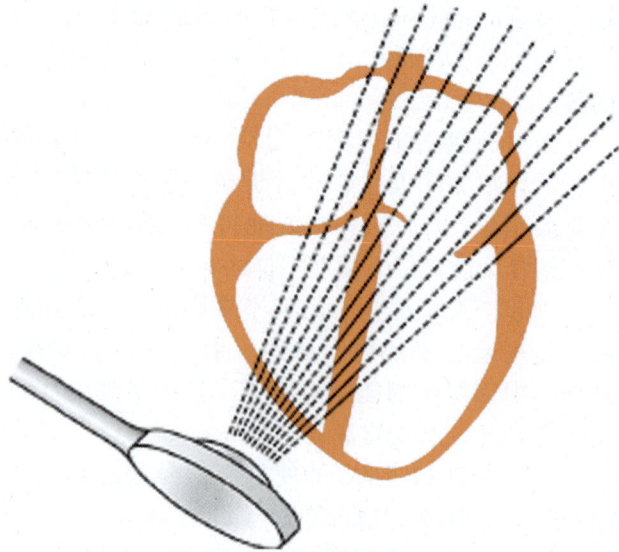

图 27-4　扫描线
二维相控阵超声心动图的扇形插图。每条虚线代表一个单独的 B 型扫描线。任何与扫描线相互作用的组织都会产生反射(暗斑);然而,扫描线之间的结构没有缺失,因为超声心动图系统平均化相邻的信号来填补这个缺陷。因此,扫描线越密集,图像质量越好

控制声束。两种常用的医疗超声电子扫描系统是线阵扫描仪和扇形扫描仪。

线性探头使用长线性阵列。晶体组从探头的一端依次激活到另一端。每一组晶体的激发都会直接显示其前面的结构。通过顺序激发,可以显示探头一端到另一端的解剖结构图像(图 27-5)。这种方法的缺点是探头面必须很大才能广泛覆盖解剖区域。线性阵列通常用于指导血管通路和局部麻醉操作。

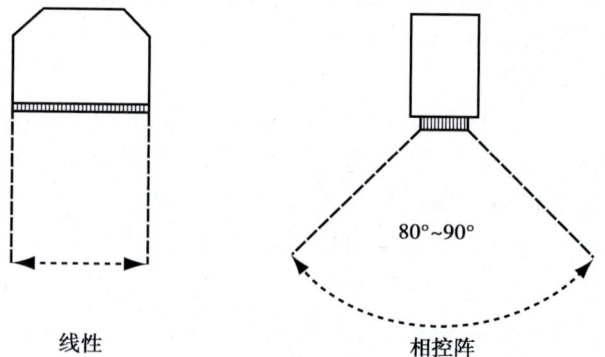

线性　　　　　　　相控阵

图 27-5
线阵探头显示人体组织的矩形图像,与用扇形探头显示的弧形图像相对比

相控阵探头是最常用的超声心动图。这里,超声探头以弧形依次扫描。由此产生的扇形图像

被称为框架,其形状类似于由挡风玻璃刮水器所产生的形状。然后 2D 扫描仪重复整个过程来更新图像并捕捉动态信息。

空间与动态图像质量

超声心动图检查者调节机器设置,以改善所需特定检查部分的图像质量。正如接下来所要讨论的,这些选择将决定扇区大小,空间分辨率或最佳的动态运动。

脉冲重复频率是声脉冲被触发的速率。脉冲重复频率越大,在给定的时间段内发射的扫描束就越多。这增强了动态显示。然而,扇区深度必须减小,因为脉冲重复频率与扇区深度呈反比,超声则需要更长的时间在增加的距离中传播。

帧频是扇区重新扫描的频率。高帧频提高了动态信息的捕捉。通常,希望帧频大于每秒 30 次。帧频关键取决于扇区扫描的深度,决定每条扫描线被接收所需的时间以及扇区宽度,增加了必须传输的扫描线数量。因此,扇区宽度和深度的增加可以降低帧频并导致运动成像较差。

每扇区扫描线的数量(扫描线密度)对图像分辨率的影响很大。扫描线数量加倍会使侧向分辨率加倍。但是会导致帧频和动态成像质量下降。

超声心动图检查者必须慎重地选择机器的设置,因为图像大小、图像分辨率和帧频之间经常具有相反效果。常用的方法是将感兴趣结构的检查部分都选择最好的切面,选择较近的区域。然后通过减小扇区角度和深度来提高运动信息,但不会降低侧向分辨率。而在需要较高帧频的情况下,则选择 M 型。

二维和三维经食管超声心动图检查

TEE 是术中超声心动图的首选方法。与 TTE 相比,TEE 提供额外的"窗口"来观察心脏,具有与食管和心脏的解剖结构相近则可改善的图像质量。在手术室中,TEE 探头不干扰手术区域,可以留在原位提供连续的、实时的血流动力学信息,用于诊断和管理重要的心脏手术。TEE 也用于在经胸检查受到各种因素(肥胖、肺气肿、外科手术敷料和人工瓣膜)的限制以及用检查心脏结构(左心耳)不能很好地观察的情况下。

本节旨在介绍 TEE 图像方向和每个切面的诊断。此外,还提供了有助于获得全面或有针对性检查的检查顺序。读者可以参考"经食管超声心动图的实用技术",了解本节所述的 TEE 检查更详细的内容[13]。

探头放置

将 TEE 探头置入麻醉患者体内,类似于放置胃管。为了改善图像质量,在放置探头之前,应将胃内容物和空气排空。用左手抬起下颌,充分润滑探头,并用温和但持续的压力用右手置入 TEE 探头。如果遇到明显的阻力,应该避免额外的力量,因为可能导致口咽或食管损伤。相反,减小颈部延伸和/或使用喉镜暴露口咽结构会使探头容易通过。TEE 探头通过喉部和环咽肌(距离牙齿约 25~30cm),直至阻力消失。此时,TEE 探头位于食管上部,可观察到第一个心血管图像。食管的外在压迫(例如骨赘或主动脉瘤)可能会阻碍探头放置[9-10]。

经食管超声心动图安全性

TEE 是一种半侵入性操作。由有资质的操作者执行时并发症发生率较低。对 846 名接受 TEE 的患者进行回顾性研究,记录了以下并发症:三名患者咽部擦伤,一名患者牙齿缺损,少数患者伴有暂时性声带麻痹[14]。另一项对 7 200 例病例进行的回顾性研究显示,与 TEE 置入相关并发症的发生率为 0.2%,死亡率为 0%[15]。最常见的患者主述是术后吞咽痛(0.1%)。各种研究表明,心脏手术后吞咽功能障碍与术中 TEE 的使用有关[16-17]。这一事实很重要,因为术后吞咽功能障碍与肺部并发症有关[16]。

经食管超声心动图探头放置的禁忌证

为维持 TEE 操作的安全性,对每位患者都应评估食管相关疾病的症状或病史。TEE 最严重的并发症是食管或胃穿孔[18]。对于熟练的操作者来说,这种并发症是非常罕见的。大面积的食管和胃部病变患者发生穿孔的风险最高。TEE 禁忌证包括食管狭窄,食管环或食管网、食管肿块(尤其是恶性肿瘤),近期发生食管静脉曲张出血、咽下部憩室、颈部放疗状态和近期行胃旁路术[13,18]。在极少的情况下,TEE 是必不可少的唯一选择,TEE 探头的放置可以在结合胃镜和超声心动图检查下直接观察进行[13]。

探头操作

图像采集取决于对 TEE 探头的精确操作。通过推进探头，探头的位置可以从食管上段移动到食管中段并进入胃中。也可以手动旋转手柄使其向左侧或右侧旋转。通过控制探头手柄上的大旋钮，可以使探头的头端前屈（顺时针旋转大旋钮）或后倾（逆时针旋转大旋钮）。位于大旋钮上较小的旋钮可将探头的头端向右或向左弯曲。操作者可以调节探头手柄上的电子按键，将超声波束从 0° 旋转 180°（横面），每次增量为 1°。

方位

之前提到的调控方法可使有经验的超声心动图检查者观察到全面的心脏图像。然而，成像平面的多样性可能会使经验较少的超声心动图检查者混淆，使他们无法识别各种解剖结构。因此，理解成像平面方向的基本原理是解释超声心动图的关键。

超声波束总是垂直于探头面。2D TEE 图像显示为扇形区域。该区域的顶点靠近 TEE 探头，其显示结构是心脏后部的结构（例如左心房）。扇形远端弧形面的结构则是心脏前部的结构。探头的旋转角度确定右侧和左侧方位。理解这个方位的简单的方法就是将右手放在胸前，手掌朝下，拇指朝左，其余手指朝右前方。生成 TEE 图像的扫描线从小手指开始扫向拇指。因此，正确的解剖结构将显示在显示器的左侧（类似于胸部 X 射线的显示方法，图 27-6）。增加成像平面角度会产生扇形扫描区的顺时针旋转。这可以通过顺时针旋转来显示。例如，在成像平面为 90° 时，屏幕的左侧显示后部结构（手指指向的位置）和屏幕右侧显示前部结构（注意拇指的指向位置，图 27-7）。

二维检查的目的

每次 TEE 检查的目的都是不要错过重要的诊断。由于这个原因，应该全面评估，每个心腔和瓣膜在都应该在两个相互垂直的切面上成像。但是，在紧急情况下，这种检查可能是不可能的。在这些情况下，大部分超声心动图检查者会将 TEE 检查的重点放在最有可能提供诊断依据的切面上，即在低血压患者中经胃左心室短轴切面检查以诊断血容量不足、冠状动脉缺血或急性心力衰竭。

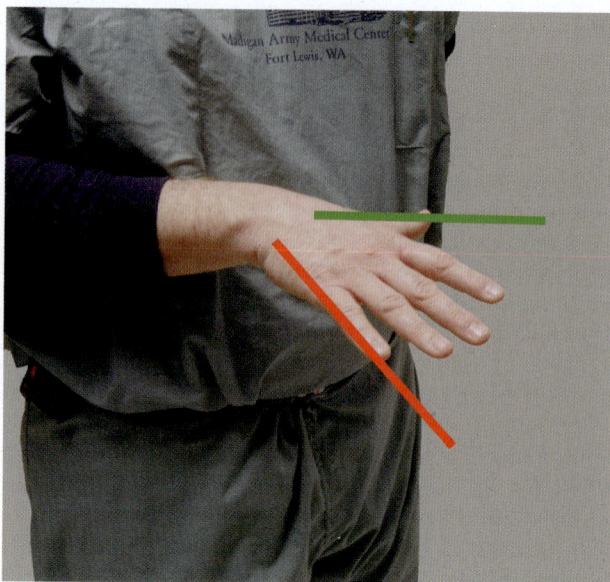

图 27-6   如文中所述，手的方位为 0° 的成像平面
成像平面类似向前穿过心脏的楔形。图像是由多条扫描线从患者左侧（绿线）到患者右侧（红线）来回扫描产生的。显示屏上显示的结果是显示器右侧为绿色边缘（绿线）和左侧为红色边缘（红线）

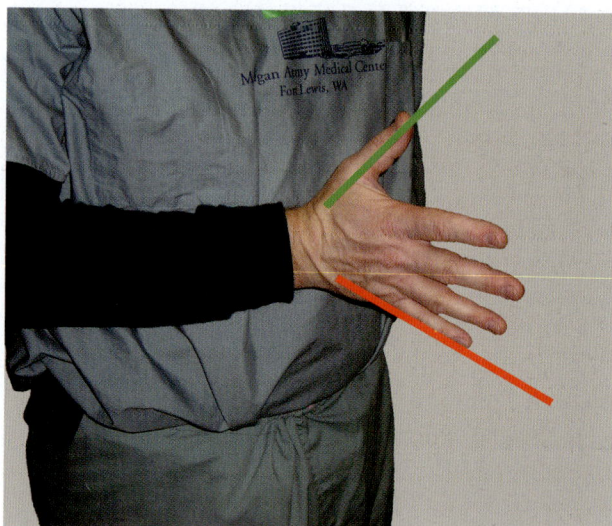

图 27-7   正如文中所述，手的方位为 90° 的成像平面
成像扇区旋转，使扇形切面的绿色边缘（绿线）顺时针方向旋转，位于头侧，而红色边缘位于尾侧。如前所述，显示器右侧显示绿色边缘，左侧显示红色边缘

为了达到术中 TEE 检查的目的，心血管麻醉医师协会联合美国超声心动图学会发布了术中 TEE 全面检查的指南[19]。这些指南包括 28 个标准化的二维超声心动图。每次 TEE 检查都应该将检查的详细报告记录下来。Miller 等人[20]提出了一个简便的全面性检查方法，可以满足指南所规定的目的，尤其当时间受限，无法进行更广泛的检查时，该方法特别有用。此外，还建立了一个基本的围术期经

食管超声心动图检查指南,旨在进行术中监测和快速描述血流动力学不稳定的原因[21]。在下面的章节中,我们将详细介绍构成基础检查的 11 个切面的采集和解剖特征。在本教材电子版中的超声附录提供了综合检查中所包含的附加切面的视频[19]。

1. 食管中段四腔心切面

该切面是在 0° 到 20° 之间的角度处获得的,并将探头推进至二尖瓣(MV)水平。在这个切面中,可显示四个心腔、三尖瓣(TV)和 MV(图 27-8)。探头轻度后退或前屈可见左心室流出道(LVOT)和主动脉瓣(AV),也就是所谓的食管中段五腔心切面。食管中段四腔心切面是最易识别和最具诊断价值的切面之一。其主要用途是评估以下方面。

a. 左心房、右心房、右心室和左心室(室间隔和前外侧壁)大小和功能。

b. TV 和 MV 的结构和功能;彩色多普勒血流(CFD)将检测瓣膜病变情况。

c. 舒张功能。

d. 房间隔或室间隔的缺损。

2. 食管中段两腔心切面

在之前切面的基础上旋转探头晶片到 90° 可获得该切面。在这个切面中,可检查左心耳是否存在血栓。通过轻微的旋转探头可避免 LV 的缩短,以便显示 LV 心尖(图 27-9)。食管中段两腔心切面的主要用途是评估以下内容。

a. LV 前壁和下壁功能。

b. LV 尖端以及诊断心尖血栓。

3. 食管中段长轴切面

通过将探头晶片旋转到 120° 到 135° 之间可得到该切面(图 27-10)。食管中段长轴切面的主要用途是评估以下内容。

a. LV 前间壁和后壁功能。

b. LV 流出道(LVOT)病变。

c. MV 解剖结构和功能。

4. 食管中段升主动脉长轴切面(图 27-11)

这个切面是在食管中段长轴切面的基础上后退探头而获得。这个切面的主要用途是评估以下内容。

a. 升主动脉长轴切面(粥样斑块、夹层)。

b. 肺动脉短轴切面。

5. 食管中段升主动脉短轴切面

从食管上段向前推进探头直到看到升主动脉,然后将探头从 0° 旋转到 45° 直到真正的主动脉短轴得以显示(图 27-12)。这种“大血管切面”在短轴上显示升主动脉和上腔静脉,在长轴上显示肺动脉。该切面用于以下方面。

a. 评估升主动脉大小和夹层。

b. 评估肺动脉[肺动脉导管的位置(PAC)或排除血栓]。

c. 使多普勒波束平行于主肺动脉的血流。

6. 食管中段主动脉瓣短轴切面

推进探头直到可以看见主动脉瓣(AV),然后在 30° 和 60° 之间旋转探头晶片可以获得该切面。在瓣膜关闭时,AV 的三个瓣叶形成所谓的“奔驰”标志(图 27-13)。该切面用于以下方面。

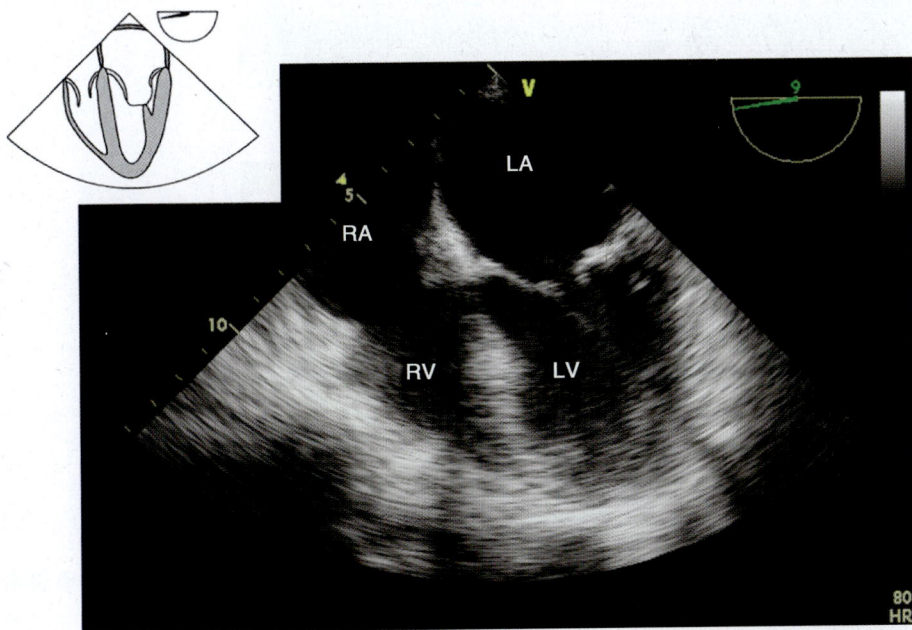

图 27-8　食管中段四腔心切面
RA,右心房;RV,右心室;LA,左心房;LV,左心室

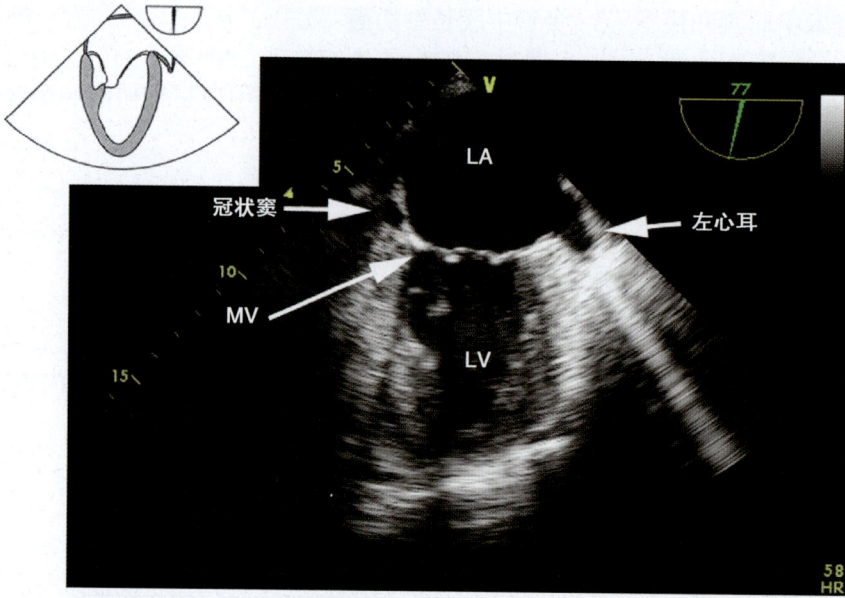

图 27-9 食管中段双腔切面
LA, 左心房; MV, 二尖瓣; LV, 左心室

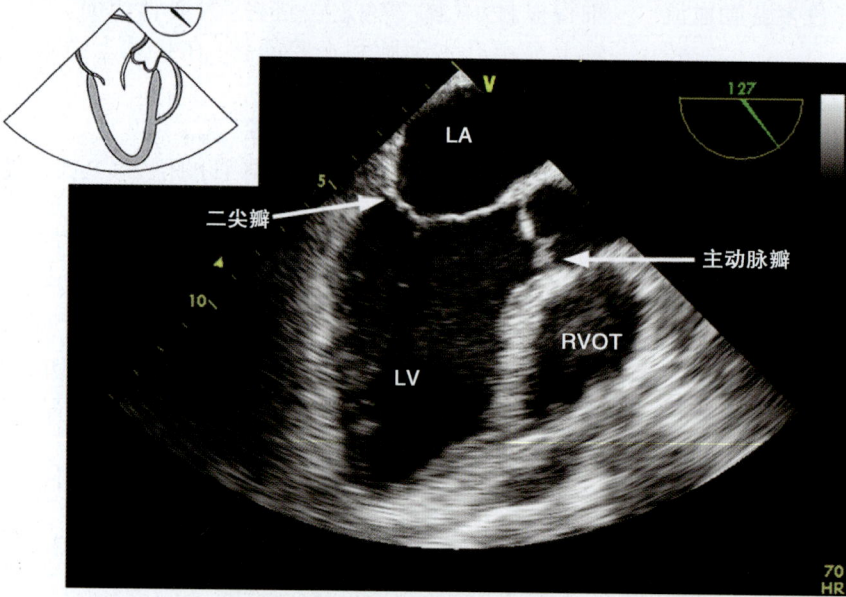

图 27-10 食管中段长轴切面
LA, 左心房; LV, 左心室; RVOT, 右心室流出道

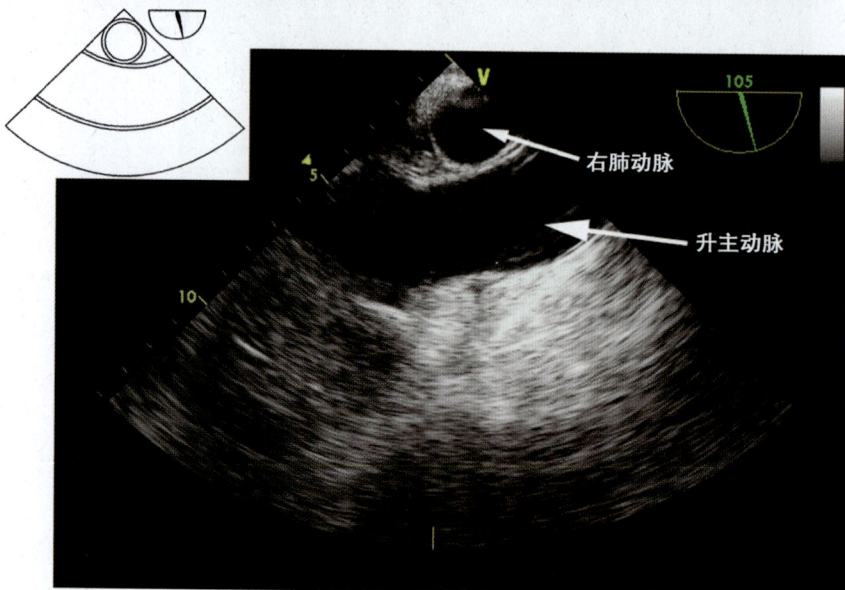

图 27-11 食管中段升主动脉长轴切面

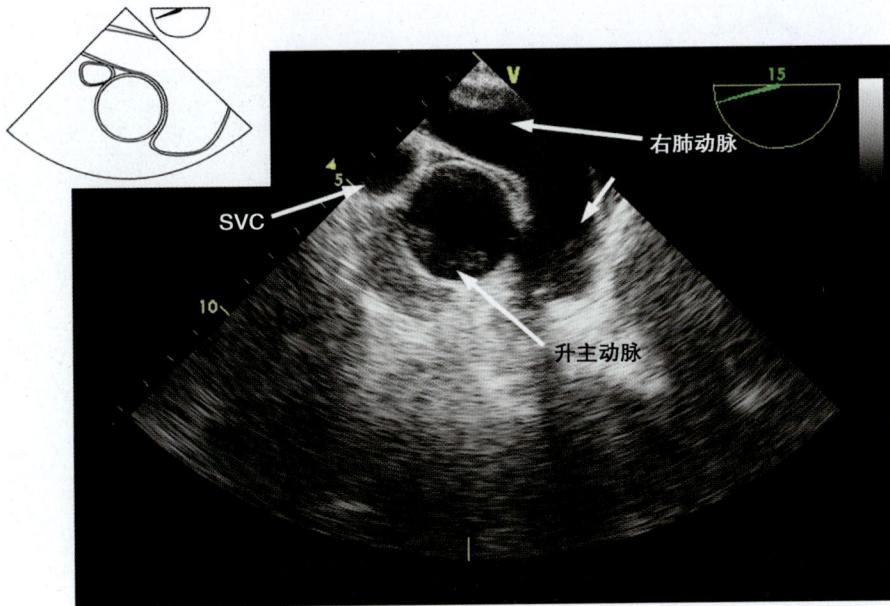

图 27-12 食管中段升主动脉短轴切面
SVC，上腔静脉

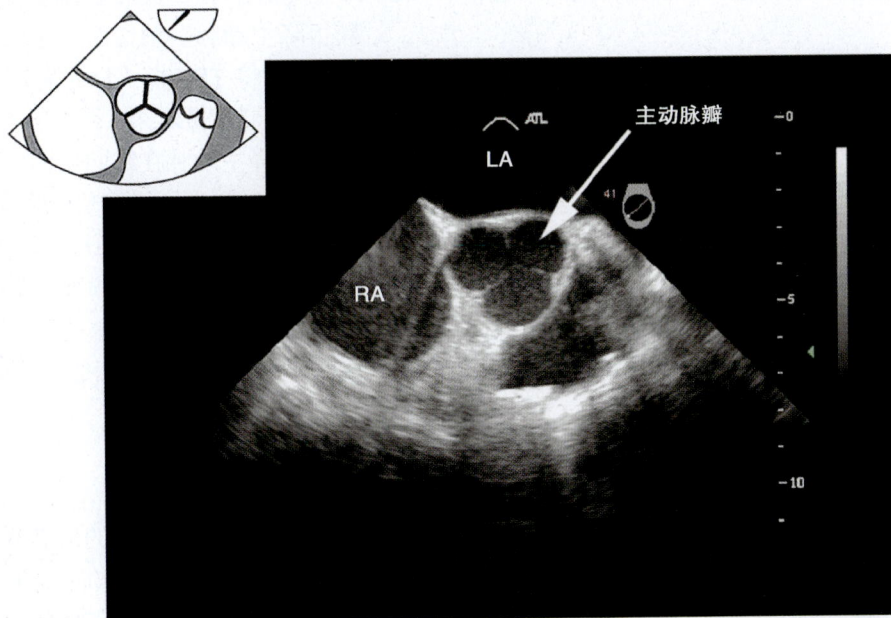

图 27-13 食管中段主动脉瓣短轴切面
RA，右心房；LA，左心房

a. 评估 AV 的大小、数量、外观和运动。

b. 测量 AV 口的面积（面积法）。

c. 应用 CFD 评估主动脉瓣关闭不全（AI）或主动脉瓣狭窄（AS）。

d. 评估卵圆孔未闭（PFO）或房间隔缺损（ASD）。

7. 食管中段右心室流入-流出道切面

在食管中段主动脉瓣短轴切面，旋转探头晶片到约 60° 至 90° 之间（图 27-14），可获得该切面。

该切面的主要用途是评估以下内容。

a. 通过测量肺动脉瓣环来评估肺动脉瓣，并通过 CFD 来评估肺动脉瓣关闭不全。

b. 评估 RV 和右心室流出道（RVOT）的结构和功能。

c. 通过多普勒波束平行与 RV 心脏舒张期血流或心脏收缩期反流来评估三尖瓣（TV）解剖结构和功能。

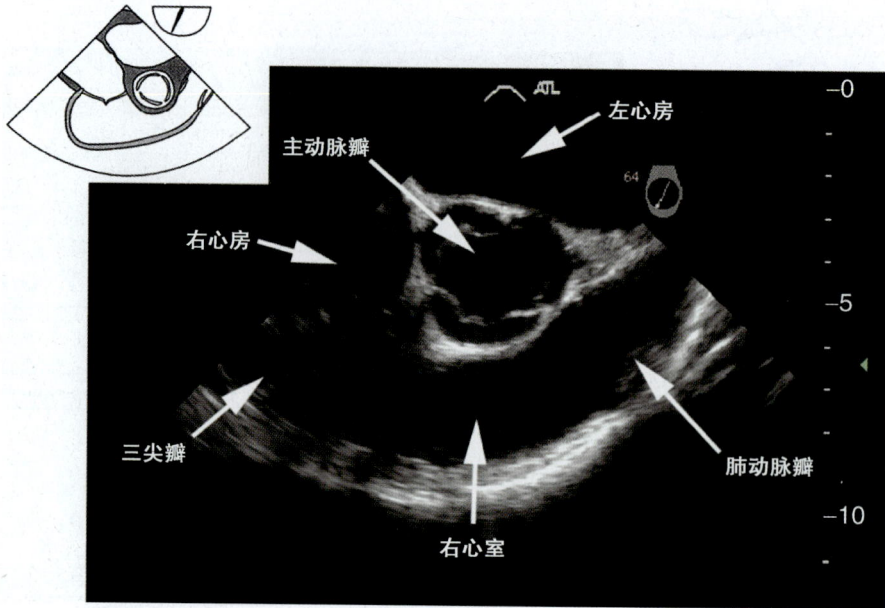

图 27-14   食管中段右心室流入 - 流出道切面

d. 确定肺动脉漂浮导管（PAC）从右心室到肺动脉。

8. 食管中段双房腔静脉切面

将探头轴转到患者右侧并将探头晶片角度减小到 110°（图 27-15），该切面用于以下方面。

a. 评估房间隔（由 CFD 辅助），检测是否存在 PFO 或 ASD。评估在瓦尔萨尔瓦动作释放后，搅动生理盐水通过房间隔的过程。

b. 指导放置导管、导线和套管。

c. 检查是否存在血栓或肿瘤。

9. 经胃乳头肌中部短轴切面

将 TEE 探头从食管中段四腔心切面推进到胃中，然后前倾并回撤探头，直到与胃壁接触。LV 的横截面类似甜甜圈；应该看到两侧的乳头肌（图 27-16）。再次前倾探头可获得经胃基底部短轴切面，可通过这个切面检查二尖瓣的前叶和后叶。进一步向前推进探头并前倾可获得经胃底深部长轴切面。经胃中部乳头肌短轴切面是独特的，因为它显示了由三个主要冠状动脉所分别灌注的 LV 壁。该切面被认为是出现术中血流动力学不稳定时最有用的切面，因为它可以立即诊断血容量不足状态、收缩不全或冠状动脉缺血。该切面的主要用途包括评估以下方面。

a. LV 大小（扩大、肥厚）和容积。

b. 心室收缩功能和节段性室壁运动。

10. 降主动脉短轴切面和长轴切面

获得降主动脉短轴切面是在食管中段四腔心切面的基础上，将 TEE 探头向左转动直到降主动脉在横截面上显示为圆形结构（图 27-17）。将多探头晶片旋转至 90°，降主动脉在纵向切面中显现为管状血管结构（图 27-18）。为了检查整个降主动脉，逐渐前向推进和撤退探头。这些切面用于以下方面。

a. 评估降主动脉的病变（动脉粥样硬化、血肿、夹层、动脉瘤）。

b. 辅助放置导丝和套管［主动脉内球囊反搏（IABP）、主动脉插管］。

三维超声心动图

为了更好地理解心脏的形态和病变，研发了三维（3D）TEE。最近推出的实时三维 TEE 探头实现了这个目标。该技术能够观察到全部的三维左心室和心脏瓣膜（图 27-19），并可评估 LV 收缩的同步性[22]。

3D TEE 这一技术正逐渐兴起。在 MV 修复手术中使用 3D 技术是具有特殊意义的（图 27-20）[23]。它可评估患者在进行双心室起搏心脏再同步治疗时 LV 收缩的同步性，并最大化心排出量。其他的术中指导包括经皮手术（经皮主动脉瓣置入术、非侵入性二尖瓣修复术、人工瓣膜修复术、房间隔缺损封堵术）和开放性手术。3D 超声心动图的使用指南已经出版[24]。

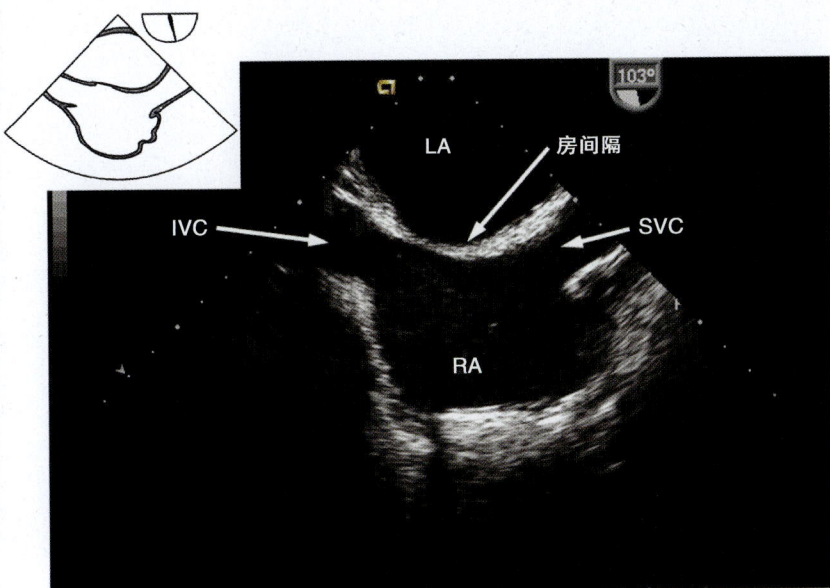

图 27-15　食管中段双房腔静脉切面
IVC, 下腔静脉；LA, 左心房；SVC, 上腔静脉；RA, 右心房

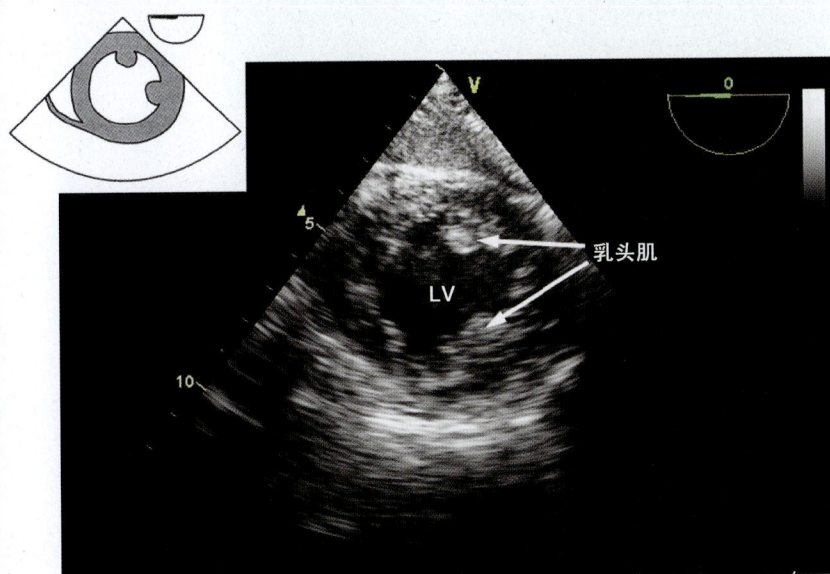

图 27-16　经胃乳头肌中部短轴切面
LV, 左心室

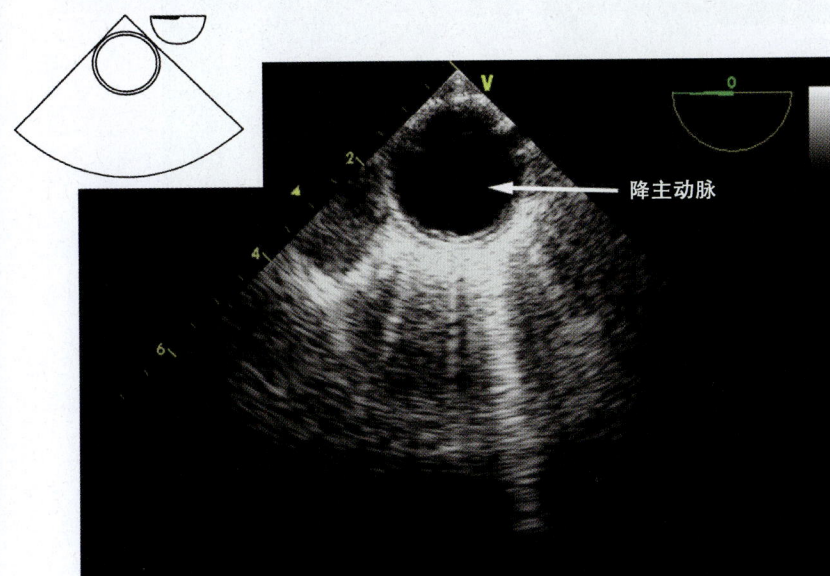

图 27-17　降主动脉短轴切面

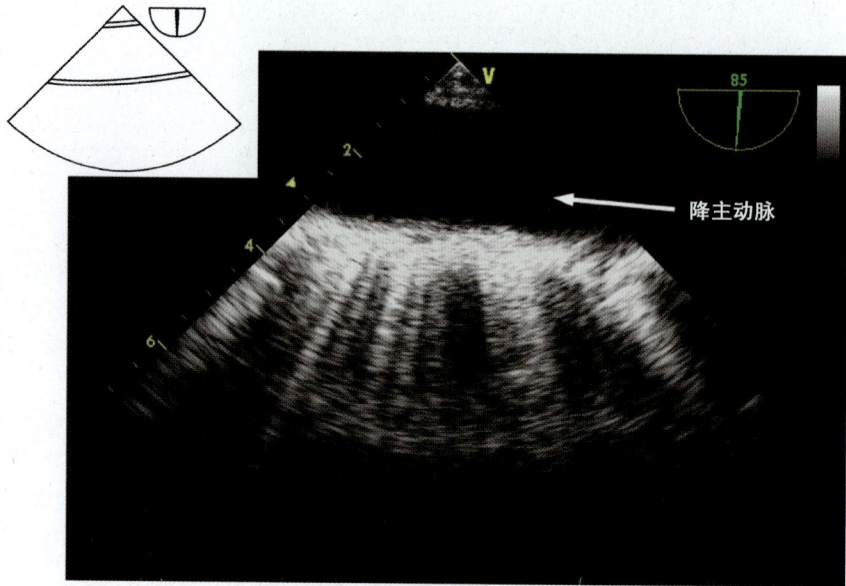

图 27-18　降主动脉长轴切面

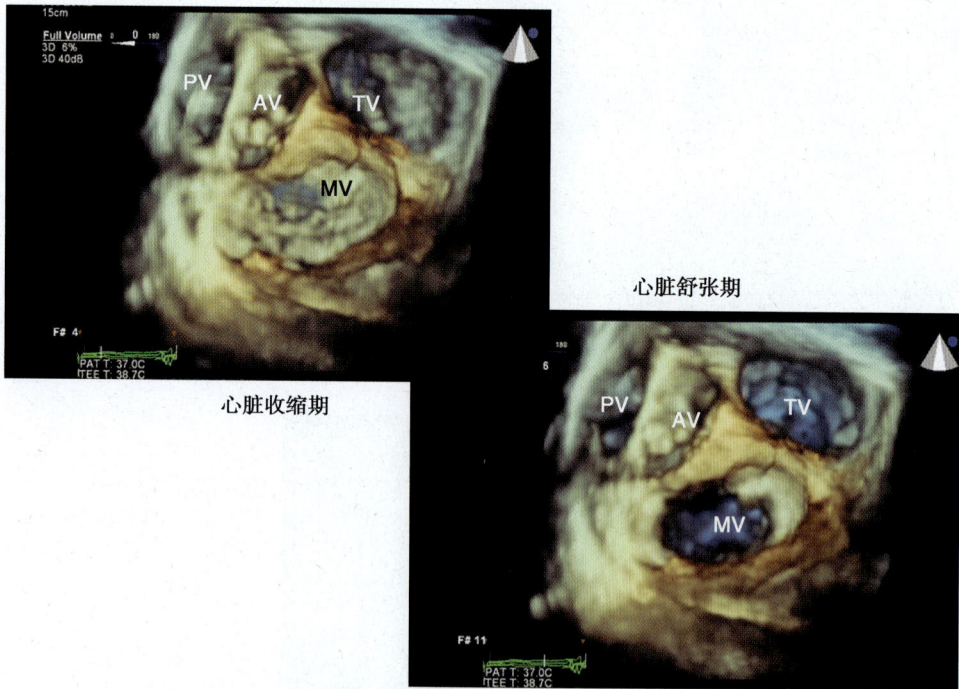

图 27-19　三维经食管心脏超声心动图显示在切开心房时心脏基底部的收缩和舒张
AV，主动脉瓣；MV，二尖瓣；PV，肺动脉瓣；TV，三尖瓣

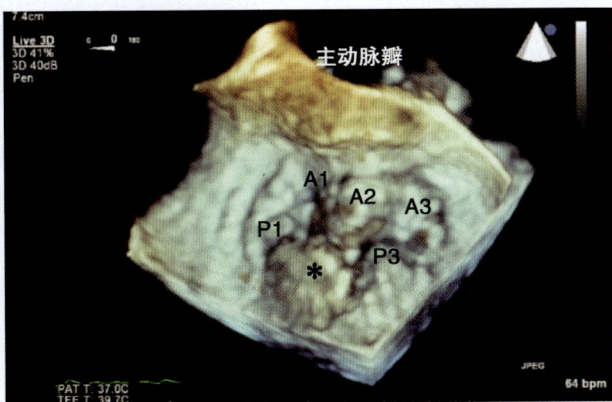

图 27-20　类似扇贝样二尖瓣后叶脱垂的三维成像（星号）
A1～A3，二尖瓣前叶的外侧、中间和内侧；P1，二尖瓣后叶
的外侧；P3，二尖瓣后叶的内侧

多普勒超声心动描记术和血流动力学

　　二维超声心动图虽然可以捕捉到心脏结构的动态信息，但不能获取血流动力学信息。血流指标——如血液流速、每搏量（SV）和压差，这些都可以通过多普勒超声心动描记术测得。与依赖于超声反射的时间延迟和强度的二维成像不同，多普勒技术则是基于超声与动态物体相互作用时发生的频率变化。通过来自红细胞的反射来确定血液流速并计算血流动力学参数。二维图像和定量多普勒测量的结合，形成了一个独特而强大的诊断工具。因此，多普勒评估是超声心动图检查的基本要素[25]。

　　物体的运动使得声音在运动的方向上被压缩，而沿着与运动相反方向被拉伸。这种频率的变化被称为多普勒效应。通过监测红细胞反射的频率变化，多普勒超声心动描记术可以确定血流的速度、方向和时间。多普勒公式描述了超声频率与血液流速之间的关系（图 27-21）：

$$\Delta f = v \times \cos\theta \times 2f_t/c$$

其中 Δf 是发射频率（f_t）和接收频率的差值，v 是血液流速，c 是声音在血液中传播的速度（1 540m/s），θ 是超声波束和血流之间的入射夹角。在概念上来讲，超声频率的变化仅与两个变量有关：血液流速和 $\cos\theta$。

　　由于这个原因，多普勒信号的变化仅与沿声束方向上的血液流速成分有关（即 $v\cos\theta$）。当声束发散角度大于 30° 时，$\cos\theta$ 的值迅速减小，多普勒系统将会显著地低估血液速度。多普勒超声检

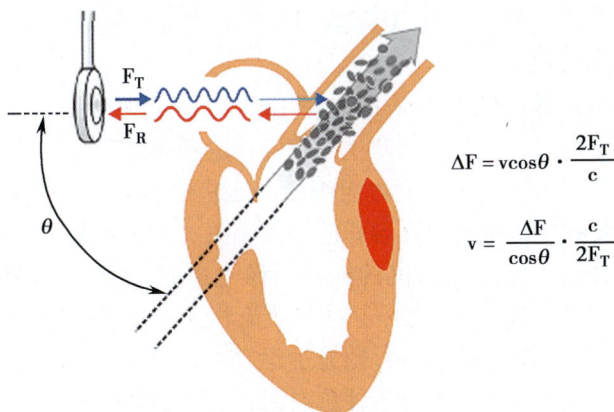

图 27-21　计算血液流速
多普勒公式根据两个变量计算血液流速：多普勒频移（ΔF）和超声束与血流夹角的余弦值（cos）。多普勒频移由超声心动图测量计算，但是 $\cos\theta$ 未知，需要超声心动图检查者手动操作来进行测量。v，血液流速；F_T，发射信号频率；F_R，反射信号频率；ΔF，F_R 和 F_T 之间的差值；c，组织中的声音速度；θ，超声束与血流之间的入射夹角

查要求超声束的方向与血流平行（$\cos\theta=1$），与二维成像中首选的近垂直方向形成对比。因此，多普勒的最佳成像平面将不同于二维成像的最佳成像平面。

频谱多普勒

　　脉冲波（PW）和连续波（CW）两种多普勒技术通常用于评估血流量。彻底了解每项技术的优缺点，对于选择最适合临床实践的技术至关重要[26-27]。在临床实践中，PW 和 CW 多普勒通常与 2D 成像相结合。二维图像用于识别感兴趣的区域，并指导超声心动图操作者在 PW 多普勒中精确放置取样容积或在 CW 多普勒中调整声束方向。

脉冲波多普勒

　　超声心动图医生可以使用 PW 多普勒从特定位置采样测量血液流速。PW 探头使用单个晶片作为超声的发射器和接收器。如二维成像所描述的脉冲超声心动图一样，PW 多普勒系统向目标发射一个短时间的超声脉冲，然后切换到接收模式以接受返回的声音信号。由于组织中的声速（c）是恒定的，信号到达其目标并返回探头的时间延迟仅取决于与目标的距离（d）。因此，距离探头较远的位置反射回来的信号需要较长时间间隔才能接受。由于时间闸路，PW 探头的电子电路只有在一个的预定时间延迟之后才能接受返回的声音信号。只有那些与反射信号相对应的特定位置的血

液容积被选定用于评估,这些血液容积被称为取样容积。

脉冲波多普勒系统使用超声发射和接收的重复模式。仪器重复产生超声脉冲的速率被称为脉冲重复频率。由于通过组织的声速是恒定的,脉冲重复频率直接与取样容积的深度相关。脉冲重复频率类似于电影摄像机的帧频。像电影胶片上的多帧记录一样,每个超声脉冲与血流相互作用的时间很短,就像一系列电影帧显示运动一样,一系列脉冲循环可以连续地分析评价血流。多普勒数据表现为速度-时间曲线被称为频谱显示(图27-22B)。

由于脉冲多普勒数据是间歇性采集,PW 多普勒准确测量最大频率和血液流速受到限制。最大频率等于脉冲重复频率的一半,被称为奈奎斯特(Nyquist)极限。在奈奎斯特极限以上的血液流速下,返回的信号分析变得模糊,流速的方向看起来是相反的。在电影动画中也能看到类似的效果,当帧频较慢时,快速旋转的轮看起来是向相反方向旋转。频率高于奈奎斯特极限的模糊信号会产生混叠,并且信号可能出现在基线的另一侧,被称作环绕。由于奈奎斯特限制,则产生了评估高速血流的连续波多普勒(CW 多普勒)。

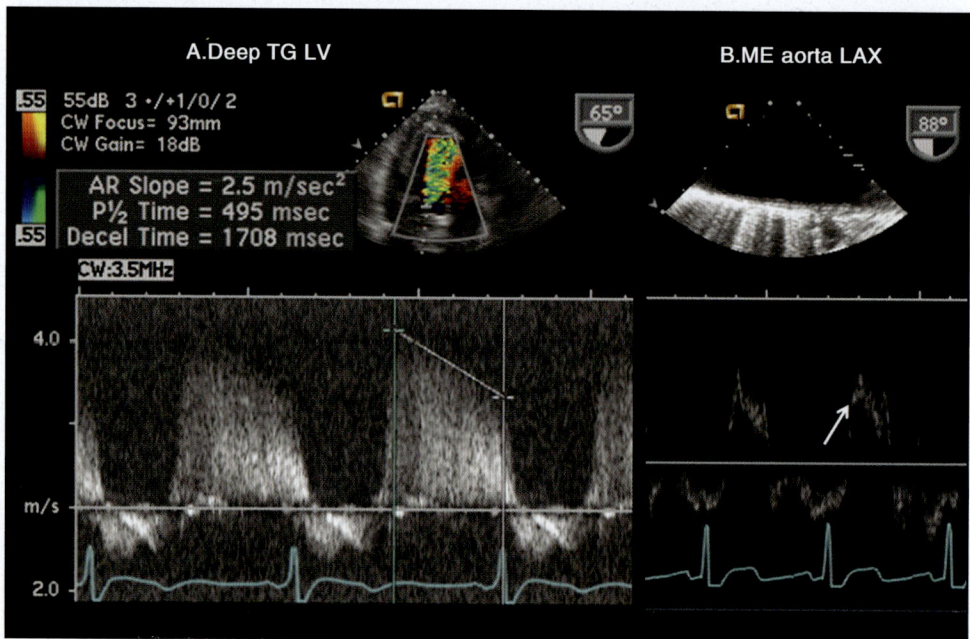

图 27-22   主动脉瓣关闭不全的多普勒超声心动描记术

A—经胃深部(深 TG)长轴切面。在主动脉瓣和左心室流出道上应用彩色多普勒,并显示主动脉瓣关闭不全(AI)射流。连续波(CW)多普勒光标位于 AI 射流的中心,AI 射流的频谱随时间显示。AI 射流的斜率用于计算压力半衰期(P1/2 时间)。短 P1/2 时间与严重 AI 相关。B—降主动脉在长轴上成像。脉冲多普勒的取样容积位于上游。基线以上是收缩波和舒张波(箭头),当血液朝向经食管超声心动图探头的方向流动,这表明由于严重的 AI 导致主动脉瓣反流。Decel,减速

连续波多普勒

连续波(CW)多普勒技术通过使用两个晶片避免 PW 的最大测量速度的限制,其中一个晶片连续发射,另一个晶片连续接收反射的超声信号。由于多普勒信号的连续接收,因此不受奈奎斯特极限的限制,并且可以准确记录极高速度的血流。CW 可以接受在声束路径中的所有血流的反射信号,因为它不像 PW 那样由时间闸路控制(图27-22A)。CW 多普勒无法从特定位置选择血流,它主要用于测量声束路径中的最

高流速,可以用于确定主动脉瓣狭窄的高射流速度。

彩色多普勒血流(CFD)

通过结合二维超声心动图和多普勒(图27-23),CFD 可以提供血流和心脏解剖结构的动态图像。用于 CFD 的 PW 多普勒有两个重要差别。当声束扫过扇形切面时,CFD 记录下沿着每条扫描线获得的取样容积。将这种方法获得的血流数据与二维成像获得的结构数据相叠加。对每个取样容

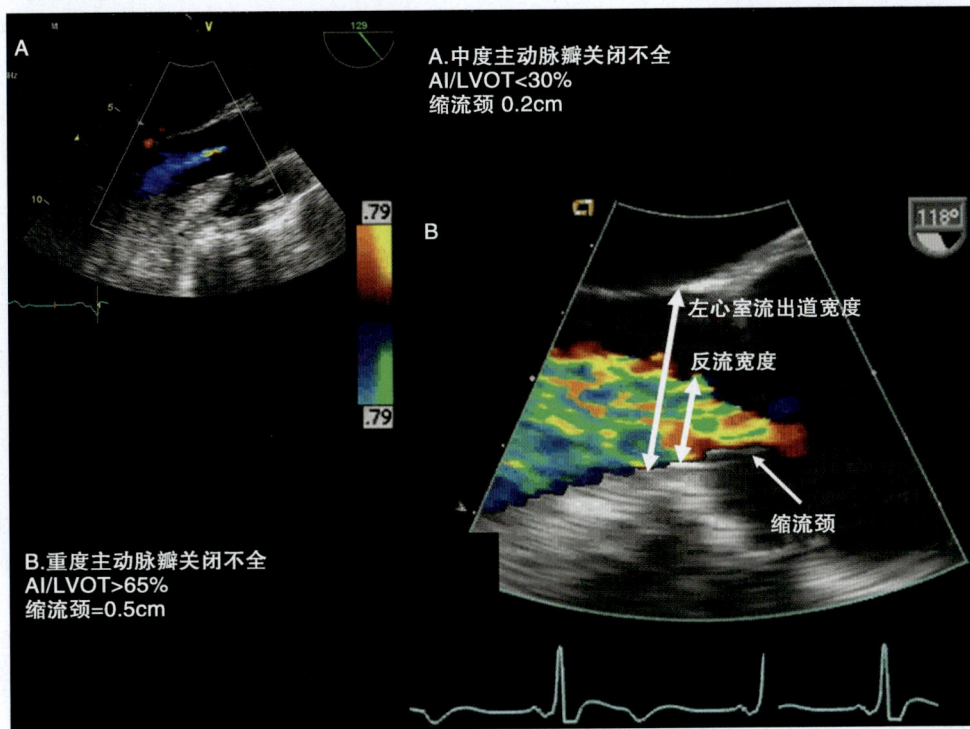

图 27-23　评估主动脉瓣关闭不全（AI）
食管中段长轴切面的主动脉瓣彩色多普勒血流（AV）。AI 的分级是（A）通过 AI 反流束的宽度与左心室流出道（LVOT）宽度的比值（两次测量均在同一位置进行，通常在靠近 AV 0.5～1.0cm 的位置测量）和（B）穿过 AV 最狭窄的反流宽度（缩流颈）

积的多普勒速度数据进行彩色编码，并叠加在灰阶 2D 图像上。在普遍接受的彩色编码中，红色表示血流朝向探头，蓝色表示血流背离探头。由于 CFD 有提供实时的、结合血流和结构信息显像能力，所以它可用于评估瓣膜功能、主动脉夹层和先天性心脏病。但是，在临床上的使用中需要注意一些重要事项。由于它依赖 PW 多普勒测量，所以 CFD 易受混叠伪像的影响。图 27-24 显示了彩色

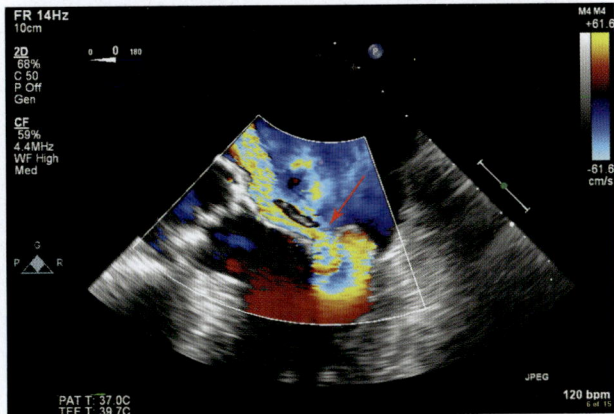

图 27-24
多普勒评估二尖瓣关闭不全（MR；食管中段五腔切面）。显示颜色信号和缩流颈（箭头）的混叠

血流图中的混叠。

血流动力学评估

多普勒超声心动描记术定量测量血液流速的能力提供了很多关于血流动力学状态的信息。围术期多普勒超声心动描记术常用于评估每搏量、室内压、瓣膜病、肺血管阻力、心室功能（收缩和舒张）以及解剖结构缺陷[28]。

血流容积计算

每搏量和心排出量的测量值表示由心脏排出血量的容积。容积参数的计算采用血容量（Q）等于血液流速（v）与管腔横截面积（CSA）乘积的原则，即 $Q=v \times CSA$。使用超声心动图测定血容量时，需要记录多普勒测量的血液流速和二维测量 CSA。

每搏量和心排出量

为了计算每搏量，需要在心脏收缩期间利用频谱显示追踪瞬时速度，并且用超声心动图系统的软件包计算时间 – 速度积分（VTI，以 cm 为单位）。实际上，VTI 代表心脏收缩期间血液所通过的距离（即行程距离）（$v \times t = d$）。将 VTI 乘

以血液经过的管腔（如主动脉、MV、PA）的CSA（以cm²表示），就可以获得每搏量（以cm³为单位）：SV=VTI×CSA（图27-25）[29-31]。心排出量（CO），表示每分钟由心脏输出的以立方厘米为单位的血容量，等于SV和心率的乘积：CO=VTI×CSA×HR。图27-26显示了计算LVOT的心排出量和SV。

瓣膜面积

连续方程。质量守恒原理是连续方程的基础，常用于测量主动脉瓣面积[32]。连续性方程简单地指出，通过心脏的一个部位（例如LVOT）的血液容积等于通过另一部位（例如主动脉瓣膜）的血液质量或容积。

血液容积 $_1$=血液容积 $_2$；因此：

$$CSA_1 \times VTI_1 = CSA_1 \times VTI_2$$
$$CSA_1 = CSA_2 \times VTI_2 / VTI_1$$

图27-27显示了使用这种方法计算AV面积。

压力评估

伯努利方程。使用压差来估计腔内压力并评估瓣膜疾病（例如主动脉瓣狭窄）、间隔缺损、流出道梗阻和重要的血管病理情况（例如缩窄）。当血液流经较窄或狭窄的开口时，血流速度增加。速度的增加与缩窄程度有关。在临床中，简化的伯努利方程描述了血液流速的增加和通过狭窄口的压差之间的关系[11]：

$$\Delta P = 4V_{max}^2$$

其中以mmHg为单位的ΔP是通过狭窄口的压差，以m/s为单位的 V_{max} 是由多普勒测量的通过狭窄口的最大速度。

因此，在临床超声心动图中，压差是通过直接测量穿过感兴趣病灶的血流峰值速度而获得的[33-34]。然后将测得的峰值速度代入简化的伯努利方程中来估计压差。

伯努利方程通常用于测量通过狭窄瓣膜的压差。此外，瓣膜压差下降的速度与疾病的严重程度相关[35-36]。压力减半时间是指跨瓣峰值压差降低50%所需的时间。通常情况下，开口越大，压力减半时间越短，因为这时压力平衡更快。

腔内压力测定

通过测定两个相邻腔室的压差可以估测心腔内和肺动脉压力。压差被定义为从"驱动"腔室到"接收"腔室的压差。在超声心动图，压差是计算从多普勒导出的反流进入接收腔室的速度[37-39]。表27-1提供了心内和PA压力的计算方法。

表27-1　计算心肺压力

压力	公式
RVSP 或 PASP	$=4(V_{TR})^2+RAP$
PAMP	$=4(V_{early\,PI})^2+RAP$
PADP	$=4(V_{late\,PI})^2+RAP$
LAP	$=SBP-4(V_{MR})^2$
LVEDP	$=DBP-4(V_{AI\,end})^2$

AI，主动脉瓣关闭不全；DBP，舒张压；LAP，左心房压；LVEDP，左心室舒张末压；MR，二尖瓣反流；PADP，肺动脉舒张压；PAMP，肺动脉平均压；PASP，肺动脉收缩压；PI，肺动脉瓣关闭不全；RAP，右心房压；RVSP，右心室收缩压；SBP，收缩压；TR，三尖瓣反流；V，峰值速度。

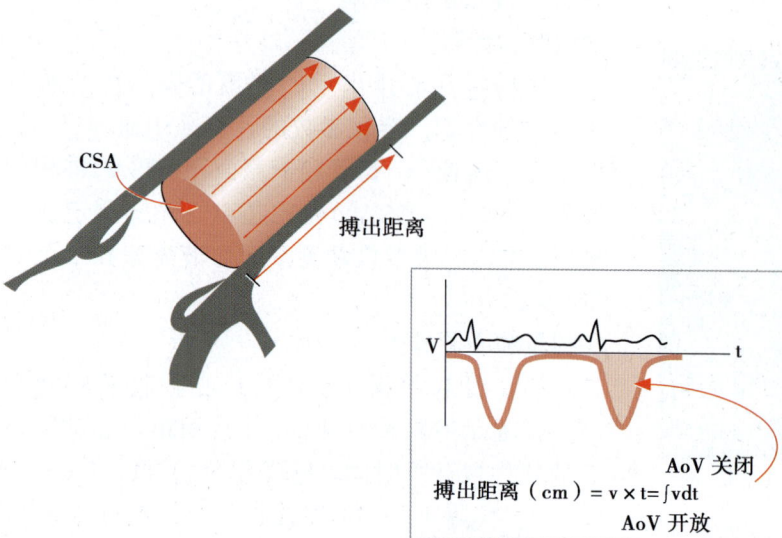

每搏量（mL）= 搏出距离 × CSA

图27-25　测定每搏量

血流容积可以通过结合面积和速度的测量来确定。在这个例子中，每搏量则为通过升主动脉的血流量。在单个心动周期期间，对多普勒的血液流速随时间进行时间积分（称为时间-速度积分），计算搏出距离。横截面积则是通过二维超声心动图测得的。这两个测量的结果，概念上为一个圆柱体，就是每搏量。CSA，横截面积；AoV，主动脉瓣

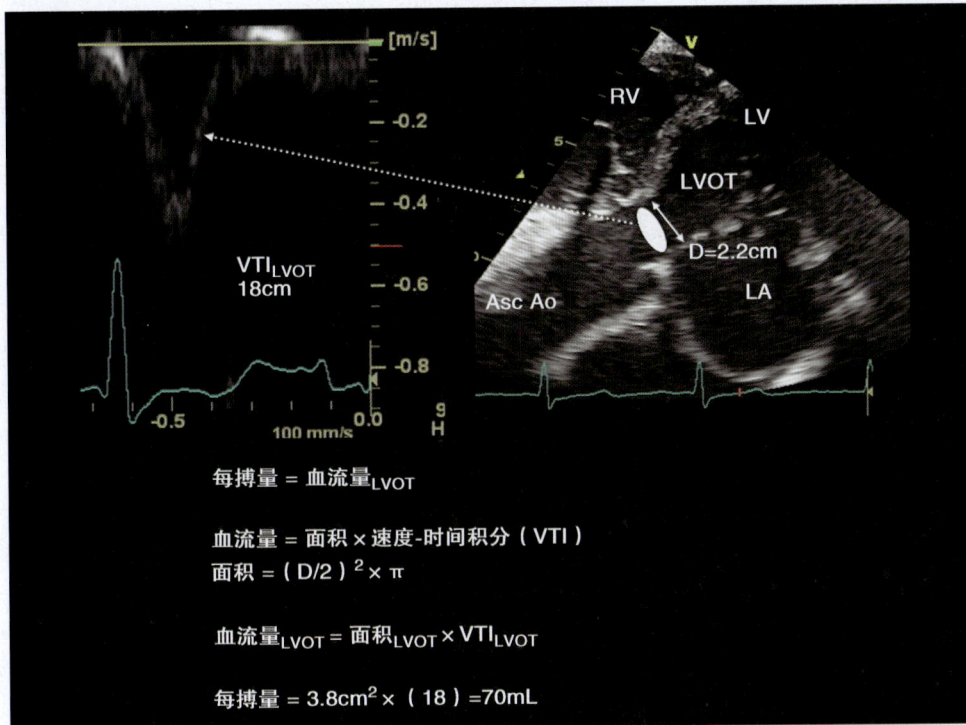

$$每搏量 = 血流量_{LVOT}$$

$$血流量 = 面积 \times 速度\text{-}时间积分（VTI）$$
$$面积 = (D/2)^2 \times \pi$$

$$血流量_{LVOT} = 面积_{LVOT} \times VTI_{LVOT}$$

$$每搏量 = 3.8cm^2 \times (18) = 70mL$$

图 27-26　每搏量的计算

每搏量等于经过左心室流出道（LVOT）的血流量。在经胃底深部长轴切面中，可以通过从 LVOT 直径（D）计算 LVOT 口（大椭圆形）。使用脉冲多普勒和追踪速度包络得到的速度-时间积分（VTI）来测量流经 LVOT 的血液流速。RV，右心室；LA，左心房

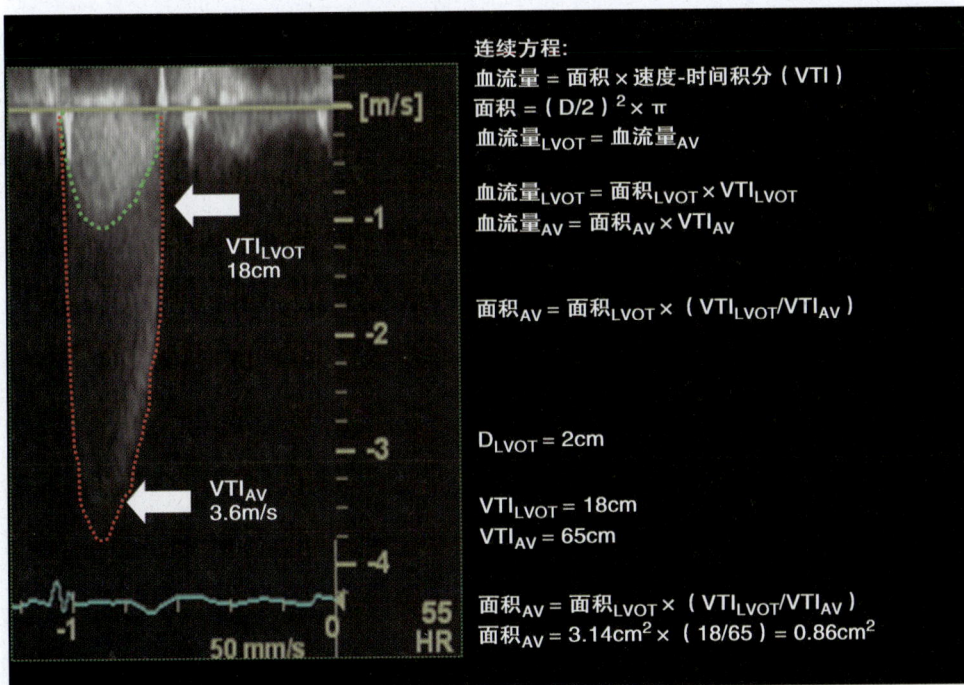

连续方程：
$$血流量 = 面积 \times 速度\text{-}时间积分（VTI）$$
$$面积 = (D/2)^2 \times \pi$$
$$血流量_{LVOT} = 血流量_{AV}$$

$$血流量_{LVOT} = 面积_{LVOT} \times VTI_{LVOT}$$
$$血流量_{AV} = 面积_{AV} \times VTI_{AV}$$

$$面积_{AV} = 面积_{LVOT} \times (VTI_{LVOT}/VTI_{AV})$$

$$D_{LVOT} = 2cm$$

$$VTI_{LVOT} = 18cm$$
$$VTI_{AV} = 65cm$$

$$面积_{AV} = 面积_{LVOT} \times (VTI_{LVOT}/VTI_{AV})$$
$$面积_{AV} = 3.14cm^2 \times (18/65) = 0.86cm^2$$

图 27-27　主动脉瓣狭窄的评估

用"双包络"技术计算主动脉瓣面积。连续波多普勒的光标放置在流经主动脉瓣狭窄部的血流中间，并且识别两个包络。速度较慢的来自左心室流出道（LVOT），速度最快的来自主动脉瓣（AV）。追踪速度包络以导出相应的速度-时间积分（VTI）。使用连续方程计算主动脉瓣面积。D，直径

超声心动图评价收缩功能

左心室收缩功能的评估是超声心动图检查的主要组成部分。有关全室和局部 LV 性能的信息是通过评估大小、形状和 LV 收缩功能而得到的。而定性评估（本质上是主观的）和定量评估（硬性的数值估计）都是有用的：二维和 M 型成像左心室壁和左心室腔，多普勒超声心动描记术测量血液流速和运动组织。

左心室壁

通过食管中段和经胃切面在左室基底部、中部和心尖部的水平上评估 LV 的腔和壁。在食管中段的位置，TEE 成像阵列以顺时针方式电子旋转，在纵向方向上扫描 LV 腔和壁的整个周边。TEE 探头进一步推进到胃的位置，再前屈探头，在左心室短轴上，依次显示出从基底部到心尖部的图像。血液和心肌的超声心动图成像基于其不同的声学特性：肌肉组织具有反射性，并成像为灰色阴影，而超声容易通过血液传播，导致 LV 腔为黑色。它们之间的界面是心内膜表面，通常会产生最亮的信号。评估的重点是 LV 壁的形状、大小和运动。

形状

在食管中段切面可观察 LV 的纵向形状（图 27-28）。包括二尖瓣环和小叶以及宽广的基部在内的结构，左心室看起来像一颗子弹，并且沿着尖端方向逐渐变细。在食管中段（食管中段四腔心切面，食管中段五腔心切面）旋转探头晶片到 0°，LV 的下外侧壁出现在 TEE 屏幕的右侧和后间壁位于屏幕左侧。将探头晶片顺时针旋转至约 90°（食管中段两腔心切面），将呈现 LV 长轴相，前壁和下壁分别出现在屏幕的右侧和左侧。进一步旋转到 135° 左右，屏幕的右侧和左侧将分别显示 LV 前间壁和下外侧壁。

超声心动图检查者必须仔细地在食管中段切面中沿着真正的长轴切面观察 LV。通常，在食管中段四腔心切面中，可能会向前方倾斜切割成像平面，这导致明显的室壁增厚和 LV 腔缩小。这一点可以通过确认 LV 长轴测量值接近 LV 长度（测量从二尖瓣环平面到心尖的距离，尤其是在经食管中段两腔心切面中可观察到）来避免。在许多情况下，探头晶片从 0° 到 20° 的轻微反转或旋转有利于得到最佳对齐。左心室壁被分成三部分——基底部、中部和心尖部，由在二尖瓣的基底部、乳

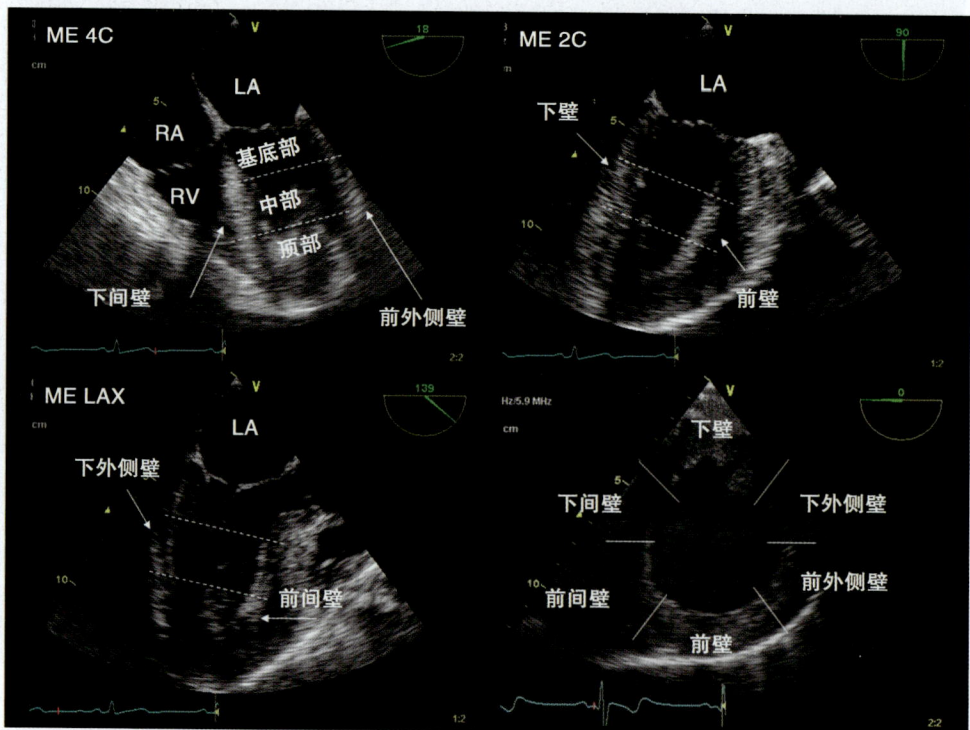

图 27-28　左心室（LV）壁

在食管中，经食管超声心动图（TEE）探头从 0° 到 140° 顺时针旋转，以获得食管中段（ME）切面。推进探头以获得经胃（TG）乳头肌中部短轴切面。在 ME 切面中，LV 分为基底部、中部和心尖三部分。4C，四腔心；2C，两腔心；LA，左心房；RA，右心房；RV，右心室

头肌的中部和心尖部绘制的垂直于 LV 长轴的线定义。

室壁瘤

室壁瘤似乎是 LV 周边的扩张部分，壁薄且运动减少。室壁瘤总是病理性的，形成的原因是 LV 壁缺血导致的坏死和收缩力减弱。室壁瘤分为真假室壁瘤。如果所有的心肌层（心外膜、中层和心内膜）存在于瘤壁中，则称为真性室壁瘤。真性室壁瘤的"颈部"通常较宽，其瘤腔较浅且是从正常室壁平滑过渡。如果 LV 腔壁仅包含一些心肌层（通常是心外膜和中间的一部分），则为假性或"伪"室壁瘤。假性室壁瘤是由左心室壁坏死引起的，通常是由于心肌梗死。有时，假性的室壁瘤壁只由心包膜组成。假性室壁瘤的颈部较窄，正常组织和病变部分的交界明显。假性动脉瘤容易破裂且需要手术治疗。动脉瘤血流缓慢，红细胞聚集在一起，增加了回声，产生自发性显影，在 LV 腔内呈烟雾状。血栓也可以在室壁瘤中形成，其与心肌亮度相似但明显与 LV 壁分离。

质地

对于浸润性心肌病患者，LV 壁的质地可提供额外的信息，如淀粉样蛋白，其中增厚的心肌上具有斑点。

室壁厚度

对于左心室肥厚，如果心室腔没有增加则称为向心性肥厚（通常是由于室内压力增加导致），如果左心室扩张则称为离心性肥厚（通常是由室内容积增加导致）。诊断是在经胃短轴切面上，在舒张末期（ED）测量左心室前间隔到下外侧壁的厚度，在乳头肌尖端处（图 27-29），将前间隔和前下叶的 LV 节段的舒张末期（ED）壁厚相加而得到的。正常值是（18±2）mm（男性）和（15.5±1.5）mm（女性）。

部分和区域功能

心室壁收缩异常是心肌缺血的敏感指标，早于心电图和血流动力学的改变[40-42]。节段性左心室收缩功能反映局部心肌血流量[43]。局部左心室壁运动与其下面冠状动脉分布的关系被用于诊断局部灌注缺陷。LV 分为 17 个区域（图 27-

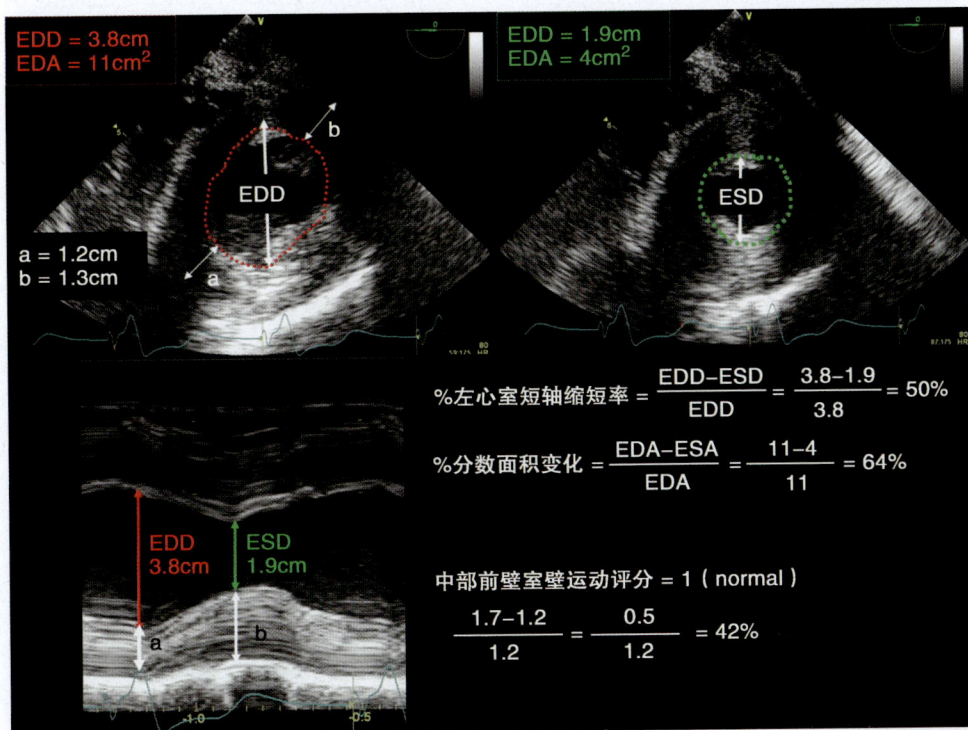

$$\%左心室短轴缩短率 = \frac{EDD-ESD}{EDD} = \frac{3.8-1.9}{3.8} = 50\%$$

$$\%分数面积变化 = \frac{EDA-ESA}{EDA} = \frac{11-4}{11} = 64\%$$

中部前壁室壁运动评分 = 1（normal）

$$\frac{1.7-1.2}{1.2} = \frac{0.5}{1.2} = 42\%$$

图 27-29　左心室（LV）整体和区域功能的二维评估

在经胃乳头肌中部短轴切面评估 LV 的整体和区域功能。在舒张末期（ED）和收缩末期（ES）进行测量。心尖部平面：测量直径（D）、面积（A）和室壁厚度。室壁厚度的测量是通过在 ED 期间测量前间隔和下外侧壁节段。底部平面：使用方法模式测量的直径和厚度，光标穿过下部（顶部）和前部（底部）段的中间。中段后壁百分比变化可以用于评价其区域功能。在这个例子中，室壁运动评分（WMS）是 1（正常），因为室壁增厚＞30%。EDD：舒张末期直径；ESD：收缩末期直径；EDA：舒张末期面积

28）[44]。沿着纵向平面，每个室壁被分为基底部、中部和心尖部。基底部和中部进一步分为前壁、下壁、两个间隔（前间隔和后间隔）、两个侧壁（前外侧和下外侧）。心尖部分为四个部分（前壁、下壁、间隔、侧壁），心尖帽是第 17 个区域。为了避免误诊，每个区域的评估至少要从两个不同的切面进行，确保可以看到心内膜和心外膜。食管中段或经胃切面是数字存储再演示。通过在一个或两个连续的心动周期中观察心内膜的移动（朝向 LV 腔）和心脏收缩期壁增厚的程度来评估节段（或区域）的功能（图 27-29）。心电图用于确定收缩和舒张。每个室壁段的功能分级如表 27-2 所示[45]。室壁运动评分指数是所有评分总和除以评估的室壁段数量。节段性室壁运动检测缺血不是没有错误的。除了作为主观评估外，室壁运动也可能会受到牵拉，节段负荷条件和顿抑[46]。右心室游离壁的心外膜起搏（如搭桥术后期）会产生左束支传导阻滞并诱发室间隔运动异常。观察者间的重复性对于正常收缩节段比功能异常的更好[47]。由于这些问题，室壁增厚是节段功能更为可靠的标志。

表 27-2　室壁功能分级

区域功能	级别	向内的径向运动（收缩期壁增厚）
正常	1	>30%（明显）
运动减弱	2	>10% 至 <30%（减少）
无运动	3	<10%（可忽略）
运动障碍	4	反常收缩运动（收缩期壁变薄）
动脉瘤	5	薄壁、无增厚

左心室

室腔径

　　LV 腔由其长轴和短轴确定。在食管中段二腔心切面测量左心室主要（或长轴）直径是从二尖瓣环底部到左心室心尖的距离（图 27-30）。次要（或短轴）直径是在食管中段或经胃两腔心切面中测量的，短轴垂直于长轴，在乳头肌高度水平。短轴值等于长轴测量值的一半。正确测量的 LV 短轴用于量化 LV 舒张末期容积。正常的左心室舒张末期直径（EDDs）为 4.2～5.9cm（男性）和 3.9～5.3cm（女性）。LV EDD 增加表示 LV 扩张和容量

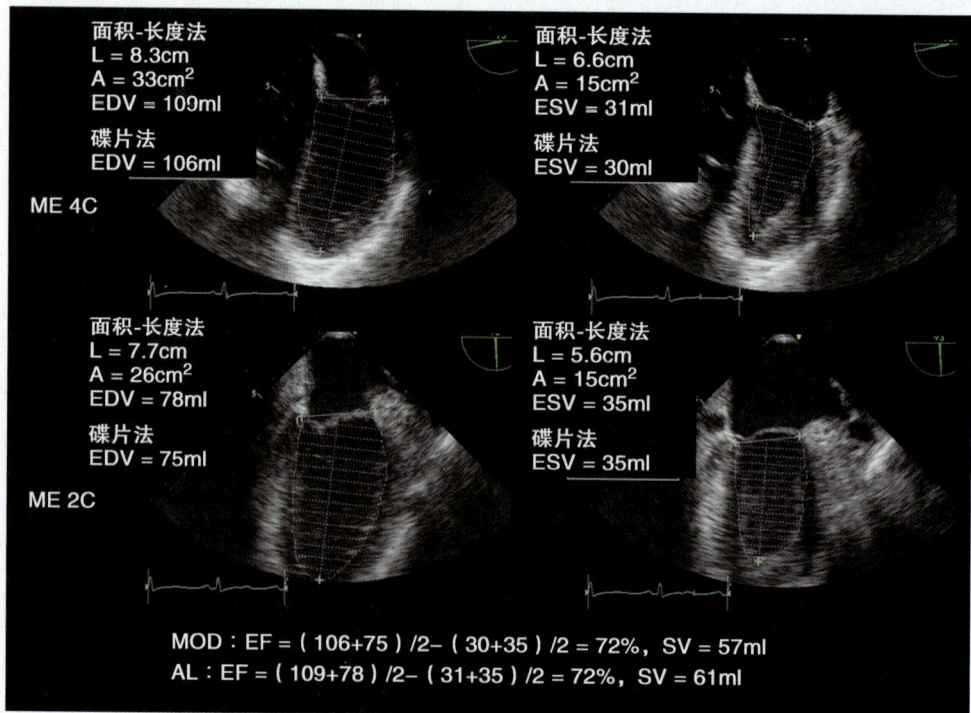

图 27-30　左心室（LV）收缩功能的定量评估
获得食管中段（ME）四腔（ME 4C）和两腔（ME 2C）切面。在舒张末期（ED）和收缩末期（ES）中观察图像。LV 心内膜被追踪。自动确定 LV 面积（A）和长轴（L）。系统软件将使用碟片法（MOD）或面积-长度法（AL）来计算 LV 容积。EF，射血分数；EDV，舒张末期容积；ESV，收缩末期容积；SV，每搏量

超负荷,而 LV EDD 降低表示血容量不足和前负荷不足。

整体收缩功能

收缩功能负责在足够高的压力下向血管泵入足量的血液以充分灌注组织。各种超声心动图测量值用于评估前负荷、后负荷和收缩力,它们共同影响左心室整体收缩功能。参考文献中详细描述了 LV 评估技术[48-49]。

缩短分数(FS%)

FS 是测量左心室短轴直径在舒张末期与收缩末期之间的相对变化(图 27-29)。FS 是收缩功能的一维的、无单位的测量值。测量是在经胃乳头肌中部短轴切面中,乳头肌上方水平完成的。当 LV 收缩功能正常或增加时,其数值较大。FS 不能代替射血分数(EF),如果当 LV 扩张或室壁运动异常时,FS 可能会高估收缩功能。FS%=(LV EDD–LV ESD)/(LV EDD)×100,通常值为27%～45%。

容积

LV 容积测量可用于计算前负荷[ED 容积(EDV)]以及 SV 和 EF。分别通过手动追踪 ED 和 ES 的心内膜边界可测得舒张末期和收缩末期 LV 容积。

通常使用改良的辛普森法或面积长度方法测量 LV 容积。双面碟片法(或改良的辛普森法则)将 LV 腔内的描述为一叠碟片,它们具有相同的厚度,并且沿着 LV 长轴尺寸像硬币一样堆叠(图 27-30)。每个磁盘的直径就是追踪 LV 心内膜的短轴直径得到的。在食管中段四腔心切面和两腔心切面中进行测量。另外,面积长度法可以用来计算 LV 容积:LV 容积=5/6×[(面积)×(长度)]。这种方法在前面的一个切面中执行,使用心内膜封闭区域面积和 LV 长轴直径来计算 LV 容积(图27-30)。在大多数成人中,ED 面积小于 12cm² 表示血容量不足[50]。可靠和准确地显示心内膜对于使用任一种方法精确测量 LV 容积都是极为重要的。当 LV 腔被"缩短"时,这些方法会低估 LV 容积。

分数面积变化

分数面积变化(FAC)是 ED 和 ES LV 面积的差异百分比(图 27-29)。LV 面积是在 ED 和 ES 通过经胃中部乳头肌短轴切面,手动追踪心内膜边界测得,没有包含乳头肌。与 LVEF 测量不同,FAC 不考虑不同水平上的室壁运动异常:例如,经常涉及冠状动脉疾病的 LV 心尖部功能。因此,建议谨慎解释 FAC。正常值是 56%～65%[51]。

视觉评估 FAC

评估左心室功能以及前负荷最常用的技术是视觉评估 FAC(通常称为眼球 EF)。尽管主观性很强,但是在经验丰富的超声心动图检查人员中,尤其是对于正常收缩的心室,这种检查方法广泛应用而且准确[52]。当左心室功能不全时,不同观察者之间的视觉评估 FAC 可重复性较差[47]。

射血分数

EF 是最常用评估 LV 收缩功能。EF 的估计可以提供关于死亡和发病的预后信息[53]。EF 和 SV 受前负荷、后负荷和心率等因素影响,因此并不总是收缩功能的固有指标。EF 不能代表左心室收缩功能的典型临床情况包括二尖瓣关闭不全时 LV 过度收缩(MR;超过 ED 容积一半的血液回流到左心房)或主动脉瓣狭窄时的 LV 收缩减弱(尽管收缩能力保持不变,LV 收缩性能差)。

每搏量

每搏量等于 EDV 和 ESV 之间的差值(收缩末期容积),EF%=SV/EDV×100=(EDV–ESV)/EDV×100。EDV 正常值是 67～155ml(男性),56～104ml(女性);ESV 的正常值是 22～58ml(男性)和 19～49ml(女性);EF% 正常值应该大于55%。

相关调查结果

血液流动迟缓会使红细胞聚集在一起,产生自发性显影,形成"烟雾"状。如果有血液淤滞,例如在动脉瘤或左心室心尖部,也会发现血栓。当 LV 功能被抑制时,则能常常发现这些现象。

组织超声心动图 - 心肌速度

组织多普勒成像(TDI)沿纵轴测量心肌运动的速度,是测量区域和整体功能和结果的敏感指标[54]。心肌速度测量的取样容积位于 LV 基底部二尖瓣环附近。速度测量值包括心脏收缩期(S'),然后是相反方向的两个心脏舒张期波,一个是早期(E'),另一个是后心房收缩(A')。S' 速度的降低或延迟与局部缺血的发生发展相关(图 27-31)[55]。

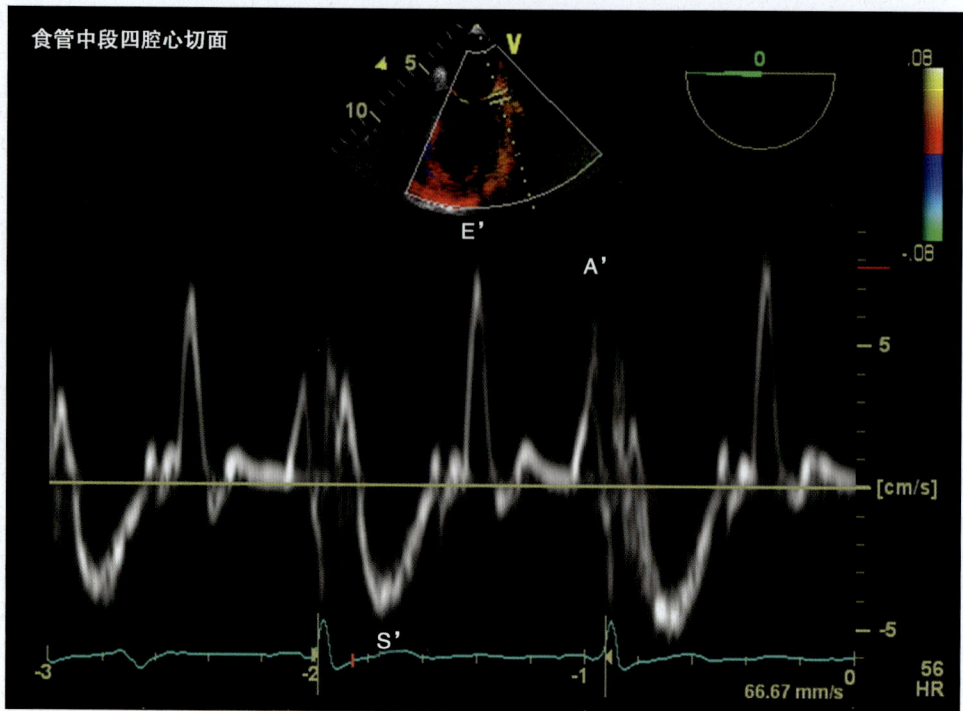

图 27-31　组织多普勒成像

用脉冲波组织多普勒测量左心室基底部前外侧节段的心肌速度。ME，食管中段；S'，心脏收缩期速度；E'，心脏舒张早期速度；A'，心脏舒张晚期速度

评价左心室舒张功能

　　随着逐渐认识到 LV 舒张功能在整体心脏功能和术后结果的影响，这促使人们开展围术期监测和优化舒张功能。接受血管手术的患者术前无症状的心室功能不全与术后短期和长期的发病率和死亡率增加相关[56]。此外，围术期舒张功能障碍与术后心力衰竭以及住院时间增加之间存在显著相关性[57]。几项超声心动图研究表明，舒张功能不全的患者在进行心脏手术时，可能容易发生术中血流动力学不稳定，甚至更差的结果[58-59]。这些原因支持舒张功能评估作为围术期全面超声心动图检查的一部分[60]。多普勒超声心动描记术是评估舒张功能和对疾病严重程度分级的首选技术。

　　舒张功能障碍被定义为在正常左心房（LA）压力下，血液无法充盈 LV，其特征在于心室舒张和/或 LV 顺应性降低。在没有心力衰竭的临床症状情况下，可能存在舒张功能障碍。当这些症状在舒张功能不全的情况下出现时，则诊断为舒张性心力衰竭。

心脏舒张期生理学

　　传统上，心动周期分为两个阶段：心脏收缩期（包括等容心脏收缩期和射血期）和心脏舒张期（包括等容舒张期、快速充盈期、静息期和心房收缩期）。目前认为当心脏充盈时，心脏舒张期不是心动周期的被动阶段，而是与心脏收缩期密切相关和相互依赖的。在这方面，Nishimura 和 Tajik 提出将心动周期分为三个阶段[61]：收缩期、松弛期和充盈期。心脏收缩期包括等容心脏收缩期和前半部分射血期。Nishimura 和 Tajik 提出的争议性观点是，松弛期从后半部分的射血期开始，然后是等容松弛期和快速充盈期，说明心脏收缩期和心脏舒张期是相互依赖的。充盈期包括早期快速充盈期、静息期和心房收缩期。

　　心脏舒张期的活动性阶段——松弛期开始于肌动蛋白与肌球蛋白横桥的解离和细胞内钙离子降低。左心室压力开始下降，最终低于升主动脉的压力，导致 AV 关闭。随着心室继续松弛，LV 压力降至 LA 压力以下，并达到其最低点，促进 MV 的开放。此时，左心房与左心室之间的压差最大，发生左心室早期快速充盈。这个阶段依赖并取决于心室的继续松弛。早期充盈期的充盈量占左心室充盈量的 80%～90%。随着心室充盈，LV 压力逐渐升高并等于 LA 的压力；从而发生最小充盈流量或舒张后期。随着心房心脏收缩期的开始，LA

和 LV 之间的压差再次升高，血液从 LA 流向 LV。在 LA 收缩末期，LV 压力升高，并高于 LA 压，促使 MV 关闭（图 27-32）。

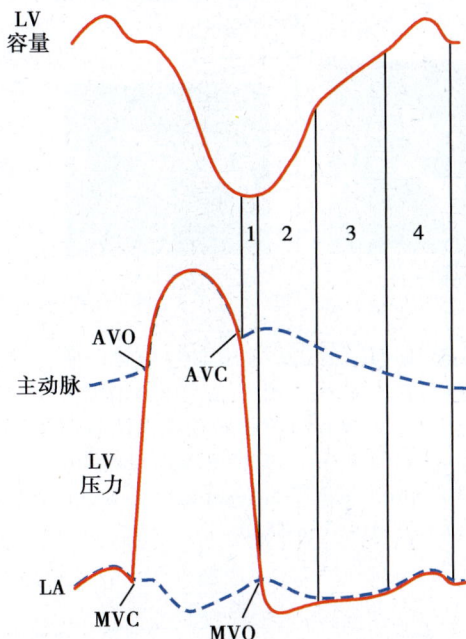

图 27-32　心动周期中的心脏舒张期
在等容舒张期（1），在主动脉瓣关闭（AVC）之后，左心室（LV）压力迅速下降。当左心室压力低于左心房（LA）压力时，二尖瓣开放（MVO），启动早期 LV 快速充盈（2）。LV 和 LA 间的压力平衡导致静息期间（3）的流经二尖瓣血流量减少，直到心房收缩（4）。心脏舒张期终止于在二尖瓣关闭（MVC）（摘自 Plotnick GD.Changes in diastolic function-difficult to measure, harder to interpret. *Am Heart J*.1989；118：637, with permission）

心室的充盈受负荷因素（前负荷和后负荷）以及机械因素如心室松弛性和顺应性、心室收缩力、心房收缩力和 MV 动力学、心肌膜的黏弹性和心包约束影响。

舒张功能不全的早期表现为松弛受损，意味着在心脏收缩期后 LV 压力下降的速度和持续时间延长，这导致在快速充盈期间 LV 不能充分充盈。心房收缩补偿增加充盈量。这个阶段被称为舒张功能障碍 I 级。在更高级的阶段，舒张功能障碍 II 级和 III 级，LV 顺应性降低。顺应性被定义为压力变化下的容积的变化情况。因此，LV 顺应性下降将导致 LV 压力不成比例地增加，最终导致 LA 压力增加。

超声心动图评估左心室舒张功能

超声心动图已成为舒张功能不全患者的首选诊断方式。超声心动图评估已通过心导管检查的验证，并与临床症状相关[62]。美国超声心动图学会已经发布了结合使用二维超声心动图、脉冲多普勒、M 型彩色多普勒和组织多普勒来评估和分级左心室舒张功能的建议[60-63]。本节仅限于讨论两种最常用的方法：二尖瓣血流脉冲多普勒和 TDI。

成像切面和技巧

超声心动图采集心脏舒张期参数最好在标准整体检查中进行。用于二尖瓣血流（TMF）多普勒以及 TDI 的典型切面是食管中段四腔心切面。TMF 评估的取样容积应该是位于 MV 的末端。对于心肌速度描述的 TDI，取样容积通常位于在二尖瓣环和侧壁的交界处。

脉冲多普勒速度曲线解释

多普勒评估的 TMF 速度反映了瞬时压差（见之前讨论的伯努利定理）。因此，显示的速度波形平行于左心室中的压差的变化。TMF 剖面由两个波组成，即"E"波和"A"波。E 波峰值表示早期充盈速度的峰值。峰值 E 速度之后的速度下降速率被称为减速时间（DT）。DT 取决于快速充盈期 LV 压升高的速度，并表示为心室顺应性的直接测量。因此，如果心室顺应性降低，则 DT 缩短。A 波峰值表示心房收缩期间的血液流速峰值。对于正常人，E 波稍大于 A 波，DT 为（200±40）ms（图 27-33）。

二尖瓣环 TDI 技术通过评估二尖瓣环水平的心肌速度来评估舒张功能。心肌运动产生高振幅低速信号。正常的显示图具有双相舒张成分：舒张早期 E' 波，代表早期充盈引起的心肌拉伸以及舒张晚期 A' 波，表示心房心脏收缩期间血流充盈产生的心肌扩张（图 27-31）。在健康的患者中，除了速度较低的情况外，TDI 模式均能反映 TMF 模式。E' 反映 LV 松弛性，小于 10cm/s 被认为是舒张功能障碍的标志[64]。因此，在假性正常或限制性疾病患者中，即使疾病进展，也会出现 TMF E 波正常或升高，TDI E' 波仍然下降，这使其成为有用的诊断方法。

随着舒张功能障碍的进展，血液流速曲线的变化与肺静脉 -LA-LV 系统的压差变化一致。在舒张功能障碍 I 级时，由于早期 LV 充盈时，心室的不完全松弛，压差减小，因而 E 波速度小于正常。延迟的松弛期使 LV 充盈延长到舒张晚期，因此 DT 延长。由于心房前负荷较高，心房收缩时 TMF

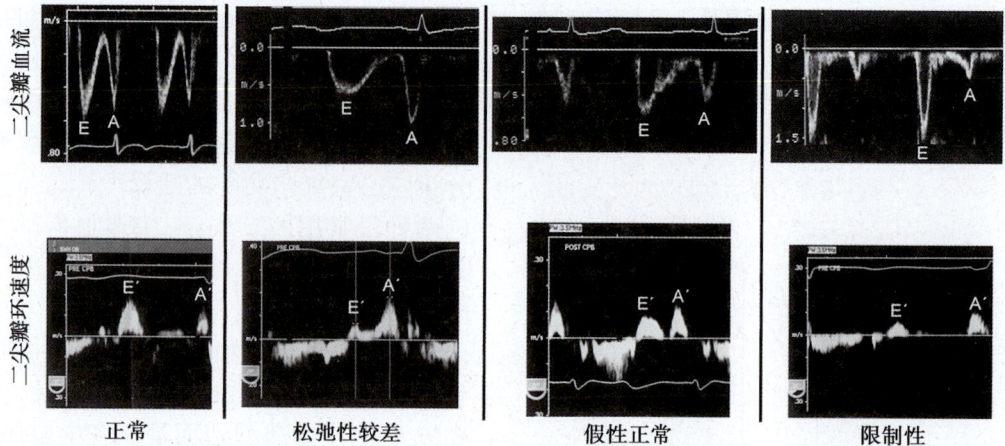

二尖瓣血流			
二尖瓣环速度			
正常	松弛性较差	假性正常	限制性

图 27-33

进展性左心室舒张功能不全对二尖瓣血流（E，A）和二尖瓣环速度（E'，A'）的影响。在第一阶段，舒张功能不全，E 和 E' 都下降。然而，随着病情的进展，E 速度增加（由于 LA 压力增加），E' 速度仍然下降。这就支持了 E' 可为作为 LV 松弛性的度量以及其负荷相对独立性的效用（摘自 Shernan SK. A practical approach to the echocardiographic evaluation of ventricular diastolic function. In: Perrino AC Jr, Reeves ST, eds. A Practical Approach to Transesophageal Echocardiography. 3rd ed. *Philadelphia: Lippincott Williams & Wilkins*; 2014: 138-158）

代偿性增加，产生较高的 A 波速度。因此，具有松弛性异常的患者，其 TMF 曲线由低 E、高 A 和长 DT 组成（图 27-33）。

舒张性疾病的进展导致舒张功能障碍 II 级，其特征为 LV 顺应性的降低。LA 压力上升作为代偿机制使 MV 的压差正常。在这种情况下，TMF 速度类似于正常曲线。因此，这个阶段被称为假性正常（图 27-33）。

舒张功能障碍 III 级，也就是限制性阶段，其特征在于 LV 顺应性显著降低。高 LA-LV 压差使进入 LV 中的血液流速加快。TMF 曲线上的高 E 速度表示舒张功能障碍 III 级。LV 充盈期间 LV 压力迅速增加，因为 LV 刚度增加导致 DT 缩短。由于顺应性降低，心房收缩时的前向充盈的血液流速较低（小 A 波）（图 27-33）。使用脉冲多普勒技术评估舒张功能的重要注意事项之一是血流模式依赖于压差，因此会受到前负荷和后负荷的影响。在负荷快速变化的环境中，如手术室，TMF 速度的变化可能难以解释。TDI 直接测量心肌速度，提供了一个与负荷更加无关的舒张功能评估方法[65]。更新的指南建议使用 4 个标准来诊断舒张功能障碍（图 27-34）[63]。

心包疾病：缩窄性心包炎和心包填塞

舒张充盈也会受到心包约束的影响。心包病变，如缩窄性心包炎或心包填塞，会阻碍心脏舒张

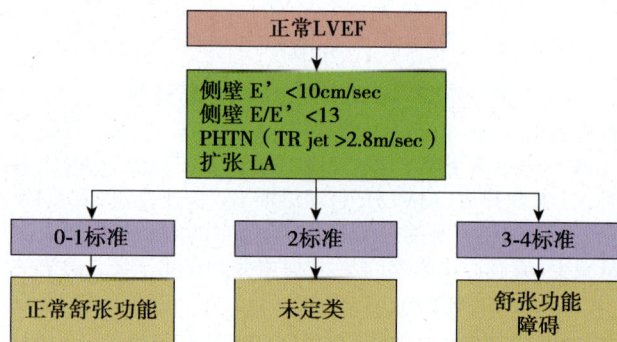

图 27-34　诊断左心室舒张功能障碍的程序

LVEF，左心室射血分数；PHTN，肺动脉高压；TR，三尖瓣反流；LA，左心房。根据 2016 年推荐的超声心动图评估左心室舒张功能不全[63]

期血液充盈[66]。在 TMF 多普勒分布图上，这些疾病显示出类似于心脏舒张期限制性充盈模式。二维超声心动图有助于区分这些病理变化。在缩窄性心包炎中，出现心包增厚、纤维化和钙化的心包回声；下腔静脉扩张，室间隔运动异常。

心包积液可以是围绕整个心脏的，也可以是局部的，通常见于心脏术后（图 27-35）。由于心包容积是恒定的，心室在最低压力（心房收缩期，心室舒张期）下被压缩。心包填塞的特征是存在大量的心包积液，作为无回声（黑色）区，随着心脏舒张早期 RV 塌陷和舒张晚期右心房（RA）塌陷而"摆动"。

总之，心脏舒张期充盈是一个主动的过程，是心脏有效功能的主要组成部分。当存在舒张功能

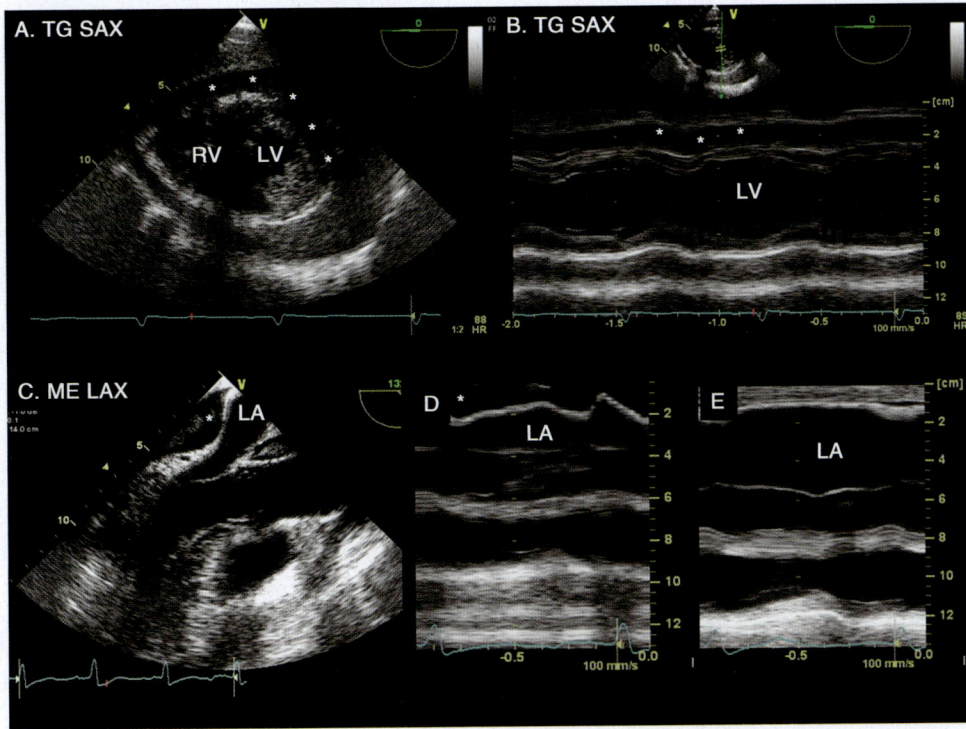

图 27-35 心包积液的超声心动图检查结果

A：围绕右心室（RV）和左心室（LV）整体的心包积液（星号）。经胃短轴切面（TG SAX）。
B：M 型超声心动图显示在心包积液中从心包膜中（星号）分离出心包外膜。C：在食管中段左室长轴切面（ME LAX）中可见局灶性心包积液（星号）压迫左心房（LA）。D：M 型超声心动图显示 LA 的心脏收缩期压缩（星号）。E：抽取积液后，LA 大小增加

障碍时，无论是由血容量减少、左心室疾病还是心包约束所致，均与潜在有害的手术结果相关。多普勒超声心动描记术，尤其是 TDI，为麻醉医师提供了在围术期快速诊断和指导这些患者的治疗方法。

心脏瓣膜病的评估

二维超声心动图和多普勒是评估瓣膜的补充方法。二维超声心动图评估瓣膜解剖和功能；多普勒评估病理生理和严重程度。

主动脉瓣狭窄

二维和 M 型超声心动图

正常的 AV 有三个瓣叶，在心脏收缩期无限制地开放，产生 3～4cm² 的 AV 瓣口区域。AV 在食管中段主动脉瓣短轴切面（图 27-13）中成像，并在食管中段主动脉瓣长轴切面中显示其轮廓。通过向胃内推进 TEE 探头，AV 在经胃深部长轴和经胃长轴切面中成像（参见超声附录中这些切面的示例）。由于后负荷增加，相关的结果可能包括 LV 向心性肥厚、EF 下降以及 MR 和左心房扩张。

多普勒超声心动描记术

射流速度，即跨瓣压差。跨瓣压差：可以通过 CWD 测量速度（V）再使用改良的伯努利方程计算，表达为"Δ压力"[67]。通常报告由 VTI 跟踪计算的平均压差，因为它与血管造影技术确定的压差有很好的相关性[68]。然而，任何瓣膜面积、血流流速和压差随着每搏量和心排出量的变化而变化。具有正常功能的 LV 将在严重狭窄的 AV 上产生大的压差，而功能不全的 LV 则不会[69]。

瓣口面积

使用连续方程，经过 LVOT 的血流量等于通过狭窄的 AV 口的血流，$VTI_{LVOT} \times Area_{LVOT} = VTI_{AV} \times Area_{AV}$。通过重新排列此方程，$Area_{AV} = (VTI_{LVOT} \times Area_{LVOT})/(VTI_{AV})$。通过多普勒测量 LVOT 的直径计算 LVOT 的面积（图 27-27）。因为 $Area_{LVOT} = \pi \times (D/2)^2$。LVOT 直径测量不准将导致误差几何增加。通常计算 VTI_{LVOT}/VTI_{AV} 比值以避免该误差，因为血流变化将在 AV 和 LVOT（多普勒无单位指数）上按比例反映。小于 0.25% 表示 AV 面积小于 0.75cm²。超声心动图对主动脉瓣狭窄进行分级的临界值见表 27-3[70]。

表 27-3　主动脉瓣狭窄的分级				
	主动脉硬化	轻度	中度	重度
AV 峰值速度/(m·s⁻¹)	≤2.5	2.6～2.9	3.0～4.0	>4.0
LVOT/AV 流速比		>0.50	0.25～0.50	<0.25
平均跨瓣压差/mmHg		<20.0	20.0～40.0	>40.0
AVA/cm²		>1.5	1.5～1.0	<1.0

AV, 主动脉瓣；LVOT, 左心室流出道；AVA, AV 面积。

二尖瓣狭窄

二维超声心动图

MV 在食管中段切面和经胃短轴切面中成像。瓣叶可出现增厚和钙化（因此，具有强回声），并可能与腱索和乳头肌融合。二尖瓣狭窄（MS）的主要和显著的发现是两个瓣叶在心脏舒张期不能分开。相反，由于血流，瓣叶弯向 LV 腔，而其末端保持相反方向（图 27-36）。在经胃基底部短轴切面中通过追踪扫描获得 MV 口的面积[71]。MS 中的相关发现包括左心房和左心耳扩张（由于压力增加）以及由于 LA 低流速导致的血栓或自发性显影的超声

心动图。左心室腔减小，并伴室间隔增厚和运动减弱。由于右心室压力增加，右心室可能会发生扩张和/或肥厚，室壁增厚（图 27-36 和表 27-4）。

多普勒超声心动描记术

跨瓣压差。在食管中段四腔心或长轴切面中，连续多普勒测量到心脏舒张期压差增加[67]。舒张早期二尖瓣速度（E 波）增加（通常 >1.5m/s）。这不是 MS 的独有特征，因为在血流增加的情况下 E 速度也会增加，如在严重的 MR 中[72]。在严重的 MS 中，平均压差大于 10mmHg（图 27-37）。

压力减半时间（PHT）

E 速度的减速度下降，因为在 MS 中，均衡二

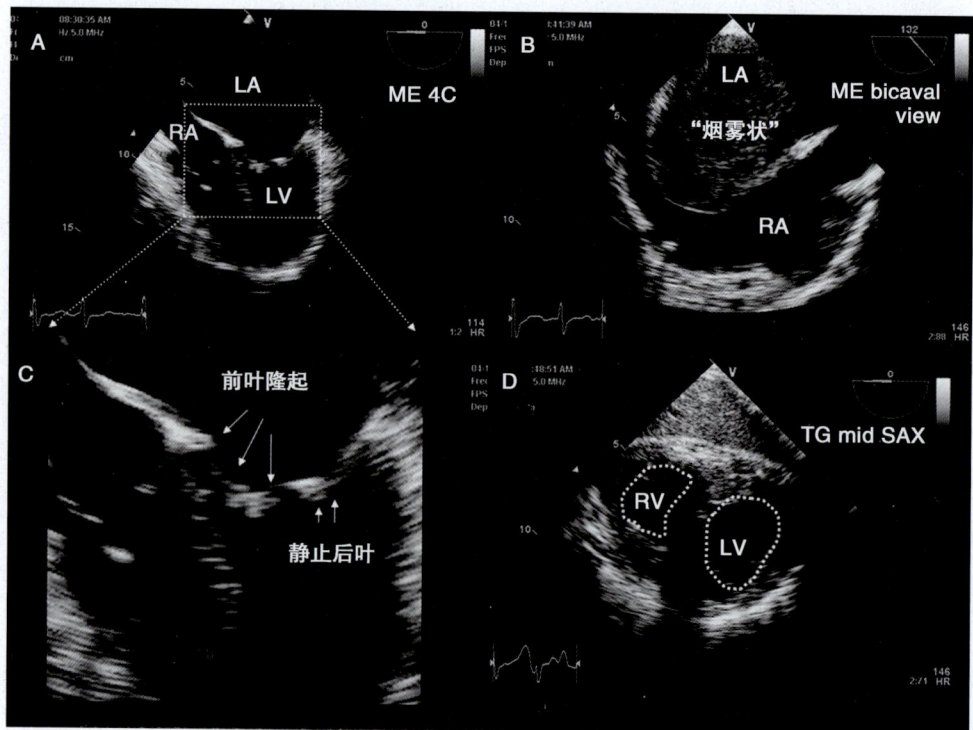

图 27-36　二尖瓣狭窄的二维超声心动图检查结果

A: 在食管中段四腔心切面（ME 4C），二尖瓣狭窄的超声心动图征象包括扩张的左心房（LA），房间隔向右移位（提示 LA 压力升高）和小的左心室（LV）。B: 在食管中段两腔心切面，红细胞聚集产生自发性显影。注意房间隔向右心房（RA）移位。C: 在 ME 四腔心切面中放大了二尖瓣及其相邻结构。二尖瓣前叶显示舒张期隆起，而二尖瓣后叶不能移动。D: 在经胃中部乳头肌短轴切面（TG mid-SAX），相比于右心室（RV），LV 腔较小，并且室间隔增厚

表 27-4　二尖瓣狭窄的分级

	轻度	中度	重度
平均压差 /mmHg	<6	5～10	>10
压力减半时间 /ms	≤100	100～220	>220
二尖瓣瓣口面积 /cm²	>1.5	1.0～1.5	<1.0
心脏收缩期肺动脉压 /mmHg	<30	30～50	>50

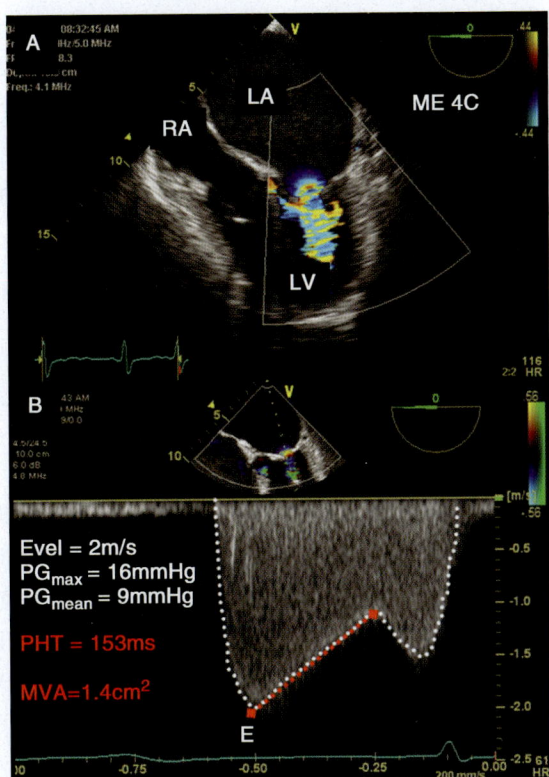

图 27-37　二尖瓣狭窄的多普勒超声心动描记术检查结果 A：彩色多普勒血流（"太阳升起"）可以看到心脏舒张期二尖瓣上游的血流加速。B：屏幕显示的通过脉冲多普成像心脏舒张期速度衰减，取样容积为二尖瓣末端。追踪速度包络（白点）计算最大压差和平均压差（PG）。压力减半时间（PHT）是由峰值速度（Evel）（红点）的减速度计算得出。二尖瓣面积（MVA）的经验公式：MVA=220/PHT

尖瓣跨瓣压差需要较长的时间。PHT 是峰值压力降至其一半所需的时间。通过软件包分析在心脏舒张期获得的 CWD 信号追踪到的衰减速度，计算出 PHT（图 27-37B）。MV 面积（MVA）等于 220/PHT。PHT 大于 220ms 与严重的 MS（计算得到 MVA<1cm²）相关。因为较小的 MV 瓣口将延长其压力的衰减[73]。当存在 LV 顺应性下降或主动脉瓣关闭不全时，增加的 LV 压力导致通过狭窄 MV 的压力平衡更快。在这种情况下，PHT 会缩短，并且会高估 MVA[74]。

相关调查结果

CFD 在 LA 内显示出心脏舒张期速度的"太阳升起"模式，表明通过狭窄 MV 的高流速（和升高的压差）超过色标限制（图 27-37A）。相关结果包括由于肺动脉高压和三尖瓣反流（TR）引起的肺功能不全。

主动脉瓣关闭不全

二维和 M 型超声心动图

使 AV 成像的切面与评估主动脉瓣狭窄的是相同的。相关的结果包括扩张的主动脉根部（马凡综合征）、心内膜炎病变、升主动脉扩张、AV 钙化、主动脉夹层（可能与急性主动脉瓣功能不全有关）、二尖瓣前叶飘动、限制心脏舒张期二尖瓣开放或慢性 AI 时 LV 增大（表 27-5）。

表 27-5　主动脉瓣功能不全分级（AI）

	轻度	中度	重度
AI 反流高度 /LVOT 内径 /%	<25	25～64	>65
缩流颈 /mm	<0.3	0.3～0.6	>6
PHT/ms	>500	200～500	<200
舒张期主动脉内逆流	—	—	全舒张期的

LVOT，左心室流出道；PHT，压力减半时间。

多普勒超声心动描记术

彩色血流。在 AV 的食管中段或经胃切面中，AV 和 LVOT 上的 CFD 部分将显示 AI 反流的存在或不存在。CFD 揭示了在心脏舒张期 AI 反流进入 LVOT 的特征。以下技术被用来评估 AI 的严重程度。

射流高度与 LVOT 内径之比

在同一水平比较 AI 反流束的最大高度（在 AV 下 1cm 内）与 LVOT 内径。建议使用食管中段主动脉瓣长轴切面。中央性反流束通常由主动脉根部扩张引起，而偏心射流则意味着 AV 瓣叶前段病变。反流束进入 LV 的过程与 AI 的血管造影程度相关性较差，不应该用于评价 AI（图 27-23）[75]。

缩流颈

缩流颈是指 AI 反流束通过 AV 反流口时最狭窄的"颈部"部分，通常在食管中段主动脉瓣长轴切面中进行观察。选定为心脏舒张期宽度最大的缩流颈（图 27-23）。缩流颈的大小与负荷是相对无关的，并为 AI 术中定量分析发生的血流动力学波动提供了一个可靠的方法[75]。

压力减半时间

AI 射流的 PHT 在经胃长轴或经胃长深轴视图中（示例见超声附录）记录。PHT 表示舒张压（"驱动"压）和左心室舒张压（"阻力"压）的压力平衡。短 PHT（<200ms）与严重 AI 有关。与左心室顺应性降低相关的因素（例如，左心室衰竭伴限制性充盈模式）将导致经主动脉压力梯度更快地消散，并高估 AI 的严重程度（图 27-22A）。

主动脉舒张血流逆转

降主动脉和腹主动脉的逆行舒张血流对严重 AI 敏感且特异。这是在远端降主动脉的食管中段长轴切面中用 PWD 成像的（图 27-22B）[76]。

其他发现

严重的 AI 可迅速升高左心室舒张压，缩短二尖瓣早期血液流速，导致限制性左心室充盈模式。使用连续方程计算反流量，等于 LVOT 血流量与舒张期二尖瓣口血流量之间的差值。大于 60ml 则为严重 AI。

二尖瓣反流

二维超声心动图

正常的 MV 解剖结构包括两个瓣叶（前叶和后叶）、瓣叶的接合面、二尖瓣纤维环、两组乳头肌（前外侧和后内侧）以及腱索（附在瓣叶的下面）。MV 的能力取决于 D 形前叶和新月形后叶之间的充分接合。MR 的常见原因是心脏瓣膜黏液样变性、心

内膜炎、缺血性、风湿性和先天性心脏病（CHD）。

通过 TEE 成像 MV 的切面包括食管中段四腔心切面（图 27-8）、食管中段二尖瓣交界区切面、食管中段两腔心切面（图 27-9），食管中段主动脉瓣长轴切面和经胃基底部短轴和两腔心切面（另见超声附录）[77]。超声心动图检查结果可能包括以下任何一种情况：瓣叶结构异常（黏液样变性）、连枷和/或瓣叶脱垂、腱索断裂、乳头肌功能障碍或断裂（继发于缺血）、二尖瓣环钙化或心内膜炎病变。通常采用表 27-6 中所述的 Carpentier 分类瓣叶活动。

表 27-6 二尖瓣反流（MR）Carpentier 分类

Carpentier 分类	瓣叶活动	反流束方向
1	活动正常	中心性
2	活动过度（脱垂、连枷）	背离病变侧
3a	活动受限，结构不正常	变化的
3b	活动受限，结构正常	

多普勒超声心动描记术

CFD 通常被用作检测 MR 的筛选工具。它提供了一个简单定性的技术，但是建议采用进一步的测试来评估 MR 的严重程度（图 27-38）。CFD 所示的与 MR 相关的彩色区域不等于反流量。CFD 只是显示了 LA 内血液流速异常的区域，取决于 LV（左心室收缩功能充足）和 LA（壁顺应性）之间的收缩压阶差。例如，在急性 MR 中，其反流速度低，因为 MR 发生在未代偿的腔室，低估了与 LA 壁接触的偏心性反流（Coandã 效应）[78]，然而仪器设置如帧频和彩色多普勒范围影响 MR 反流束的显示。

缩流颈

缩流颈是 MR 反流束的最窄部分，反映了 MR 反流束的有效或生理面积（图 27-24）。如果缩流颈为 7mm 或更宽，则提示为 MR 严重。

肺静脉流入模式

LA 内的容积增加将增加二尖瓣心脏舒张期压差，并对于严重 MR（E 波与 A 波比>2）将产生限制性充盈模式。出于同样的原因，在中度和重度 MR 中，通过肺静脉（S 波）收缩充盈 LA 将减少（表 27-7）。

三尖瓣和肺动脉瓣

类似的方法用于 TR 和 PV 反流严重程度的分级（表 27-8 和表 27-9）。

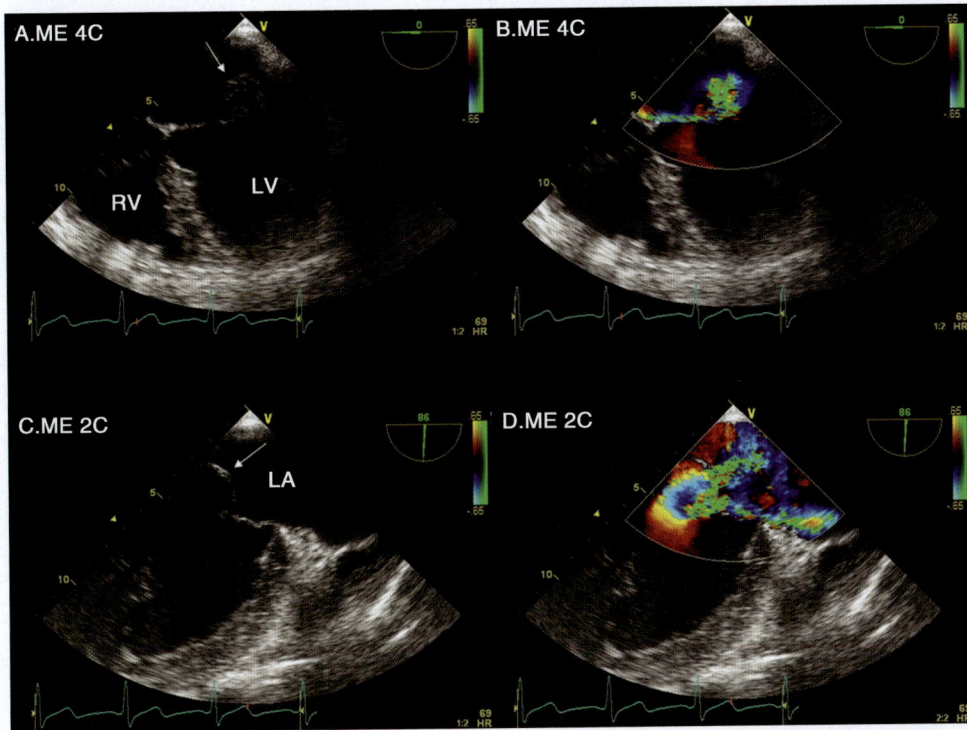

图 27-38　二尖瓣反流

用二维超声心动图成像二尖瓣（MV）的解剖结构（A 和 C），并用彩色多普勒成像二尖瓣反流（MR）（B 和 D）。由于心脏收缩期间后叶脱垂到左心房（LA）内（A 和 C 的箭头），MV 失去功能。左心室（LV）在心脏收缩期产生远离 MV 病变区域的前向反流的 MR 反流束。ME 4C 表示食管中段四腔心切面；ME 2C 表示食管中段两腔心切面

表 27-7　二尖瓣反流分级

	轻度	中度	重度
定性结果			
反流面积/LA 面积	<20%	—	>40%
CW 的密度	—	—	密集，完整
肺静脉血流	—	S 波平滑（S/D<1）	S 波反向（S<0）
定量测量			
缩流颈/mm	<3	3～7	≥7

LA，左心房；CW，连续多普勒；S，S 波；S/D，肺静脉血流收缩波比肺静脉血流舒张波。

表 27-8　三尖瓣反流分级

超声心动图参数	中度	重度
三尖瓣形态	正常	脱垂、瓣膜对合不佳、心内膜炎病变、肿物
IVC/RA/RV 大小	正常	扩张/增加
TR 反流束面积/cm²	<5	>10
缩流颈宽度/mm（Nyquist 极限 50～60cm/s）	—	>7
TR 反流束特征	柔软，呈抛物线	密集，三角形，早期高峰
肝静脉血流模式	S>D	收缩波低于基线

IVC，下腔静脉；RA，右心房；RV，右心室；TR，三尖瓣反流；S，肝静脉血流收缩波；D，肝静脉血流舒张波。

表 27-9　肺动脉反流的分级

参数	中度	重度
PV 形态	正常	异常
RV 大小	正常	扩张
PR 反流束大小	长度<1cm,起源狭窄	起源大而广泛
PR 反流束特征	柔和,缓慢减速	密集,快速减速

PV,肺动脉;RV,右心室;PR,肺动脉反流。

主动脉疾病

　　评估主动脉是围术期 TEE 检查的重要组成部分。在常规情况下,如冠状动脉搭桥手术,对主动脉的评估可能会发现先前未知的主动脉粥样硬化性疾病,并改变手术方案(不停跳冠状动脉搭桥、更换插管部位)。在紧急情况下,诊断主动脉病变(夹层、动脉瘤、横断)可以挽救生命。

二维和运动模式的超声心动图

　　除了远端升主动脉和近端的弓部分之外,TEE可以成像整个胸主动脉,其中在食管和左心房之间置入左主支气管阻止了超声的传播。该盲区可以使用主动脉扫描来成像[79]。正常的主动脉具有光滑的内皮表面,并且血流为层流。动脉粥样硬化斑块形状不规则,有时在主动脉腔内突起移动。应该通过对整个主动脉管腔的周围进行成像(短轴切面)来寻找动脉粥样硬化斑块,一旦找到待定的病灶,应该进行长轴切面扫描(图 27-39)。厚度大于 4mm的斑块更容易引起栓塞事件[80-81]。

　　主动脉瘤是主动脉的扩张,通常大于 4cm。一旦动脉瘤大于 5.5cm,破裂的概率将会增加(图 27-40A、图 27-40B)。夹层是主动脉壁的内膜层和中膜层之间的分离产生的假腔(图 27-40C、图 27-40D 和图 27-41)[82]。在心脏收缩期,真、假腔内都充满血液,但是只有真腔在心脏舒张期有血流。

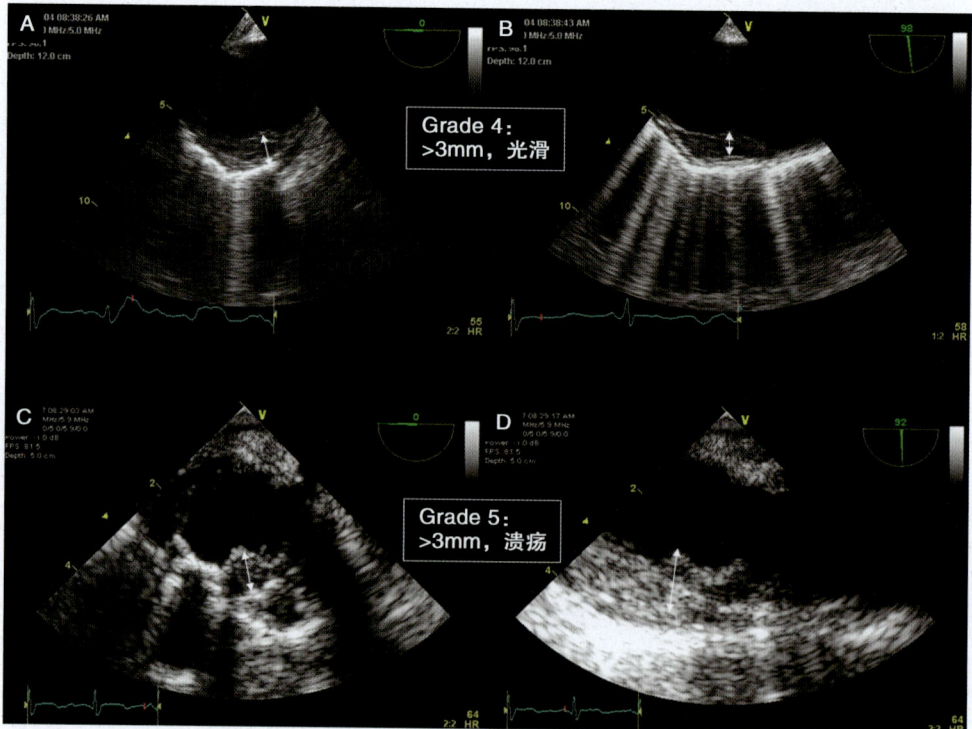

图 27-39
主动脉动脉粥样硬化在胸降主动脉短轴(A 和 C)和长轴(B 和 D)的切面中成像

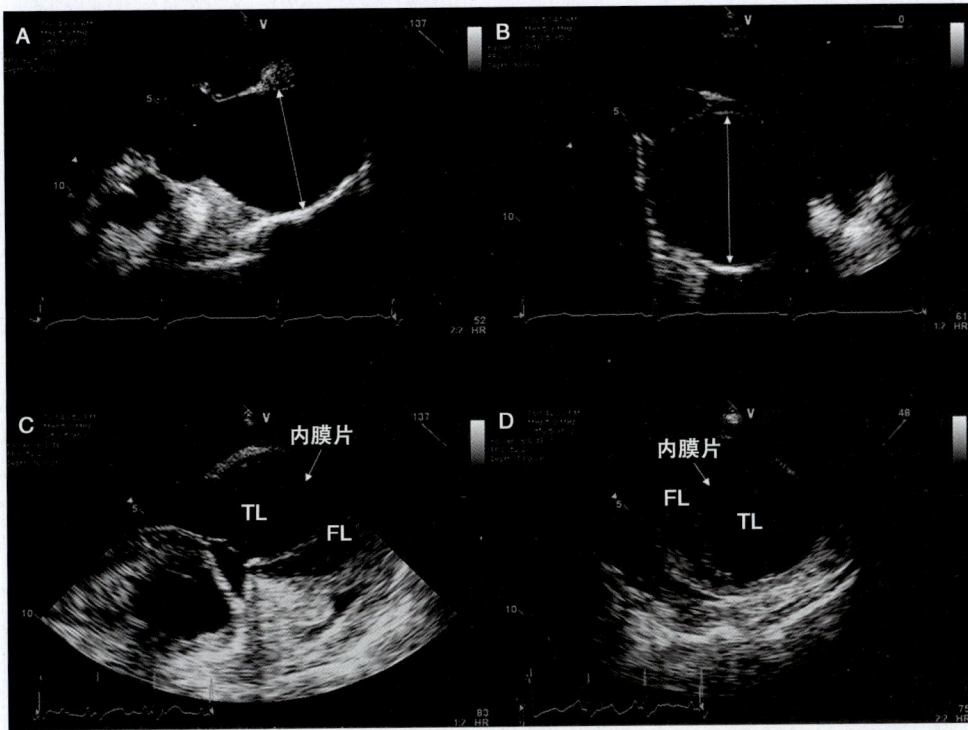

图 27-40　主动脉疾病

升主动脉瘤远端的管状连接（食管中段升主动脉长轴（A）和短轴（B）切面）。主动脉的直径是
5cm。C：起源于窦管交界处的升主动脉夹层（Stanford A 型）。真腔（TL）在心脏收缩期扩张，
瓣叶向假腔（FL）凸出。D：降主动脉夹层（DeBakey Ⅲ 型）

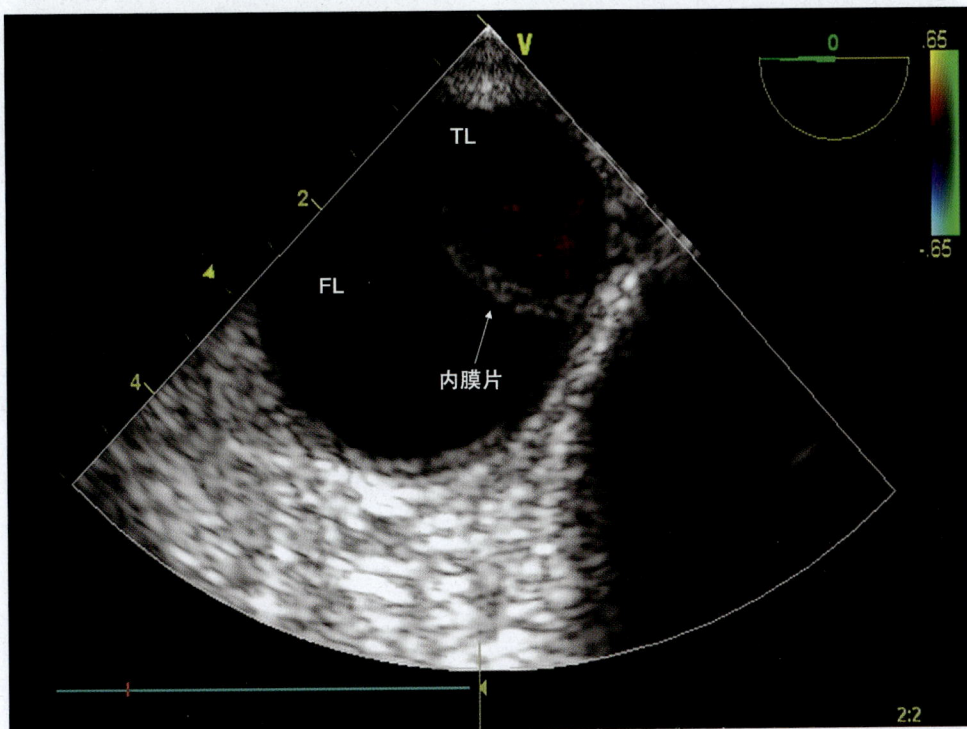

图 27-41　主动脉夹层

在短轴切面可见降主动脉。主动脉真腔（TL）包含主动脉内皮并具有光滑的腔内表面。内膜片
通常朝假腔（FL）弯曲。彩色多普勒血流显示真实腔内的血流（收缩时膨胀）和假腔内没有血流

内膜血肿被认为是夹层的前兆,应该类似处理。与粥样斑块相比,内膜血肿表面光滑。

心脏肿物

心脏肿物可能源自心脏或来自其他部位的转移。他们可能导致栓塞、心律失常或心力衰竭。最常见的原发性肿瘤是黏液瘤,最常见位置是房间隔(图27-42)。多普勒超声心动描记术可以显示黏液瘤阻断心室流入或流出道的可能性。下一个最常见的肿瘤是心室壁纤维瘤。纤维瘤通常是钙化的,可减少心室容积。肾细胞瘤通常转移到下腔静脉和右心房(图27-42C)。起搏器导线、血栓和类似病变的正常解剖结构(下腔静脉瓣、界嵴、Chiari网或华法林嵴)应与肿瘤区分。

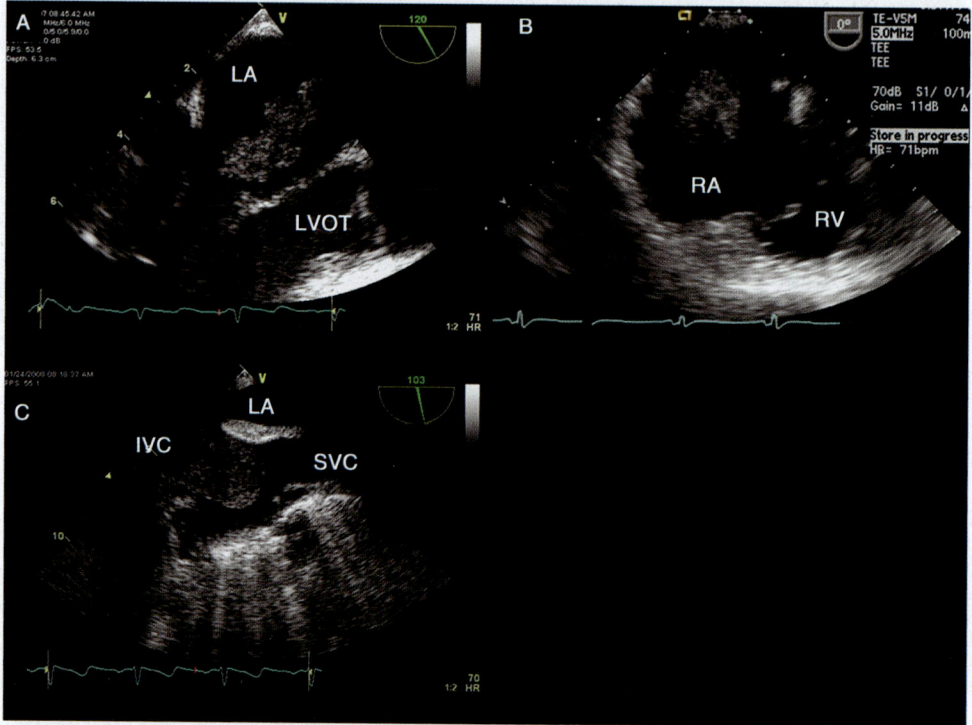

图27-42　心脏肿物

A:左心房(LA)黏液瘤见于食管中段长轴切面。B:在食管中段四腔心切面可见右心房内的右心房黏液瘤(RA)。C:肾细胞肿瘤位于下腔静脉(IVC)并转移到RA内。LVOT,左心室流出道;RV,右心室;SVC,上腔静脉

先天性心脏病

在成年人看到的先天性心脏病(CHD)的频谱差异很大。超声心动图是诊断评估CHD的主要成像方式。手术方面的进展提高了儿童修复CHD的存活率,所以,在手术中对成年人CHD的修复日益普遍。TEE评估的常见病变包括ASD、室间隔缺损、动脉导管未闭、主动脉缩窄、二叶式AV和法洛四联症(图27-43)[84]。

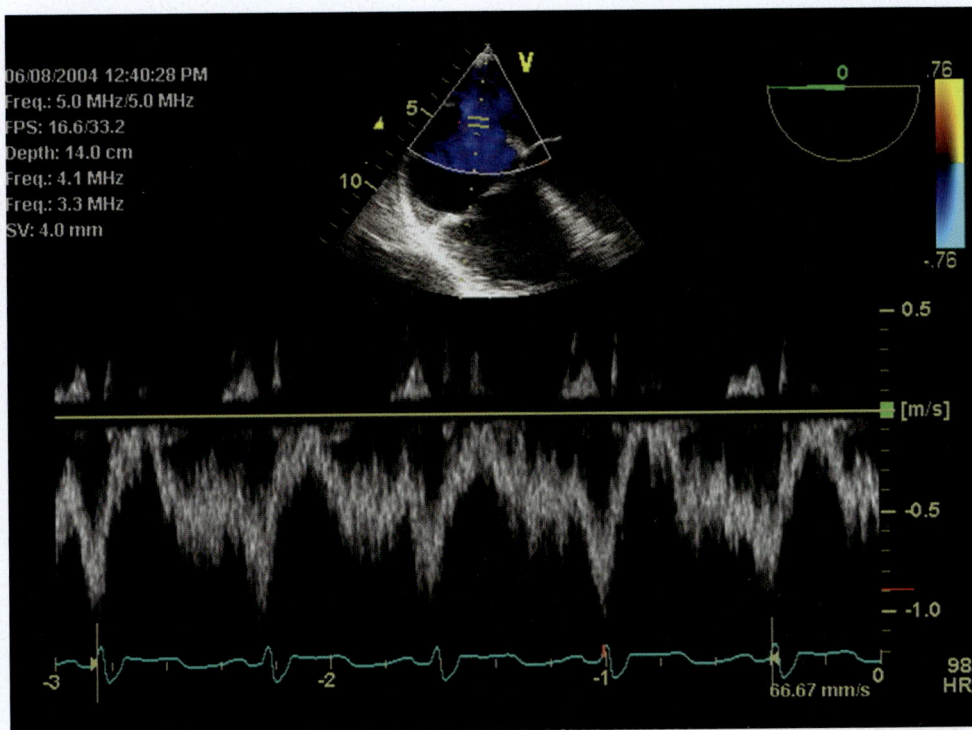

图 27-43　房间隔缺损（ASD）

在食管中段四腔心切面中，彩色多普勒部分位于房间隔上方。当血液从探头（顶部平面）离开时，ASD 显示为从左到右相通的蓝色区域。脉冲波多普勒测量 ASD 的峰值速度梯度为 1m/s

超声心动图辅助操作

除了具有诊断的作用之外，超声心动图还被用于辅助各种操作，例如放置中心静脉导管、主动脉内球囊反搏（IABP）导管、冠状窦（CS）套管和导丝指引静脉或动脉套管。

超声引导的中心静脉置管

中心静脉导管的位置与并发症相关，包括损伤血管（颈动脉）、胸膜、神经束、淋巴系统甚至椎管。历史上，解剖标志在中心静脉置管期间引导穿刺针定位。然而，多项研究表明，颈内静脉和颈动脉之间的解剖关系各不相同，即使有经验的医生也会遇到并发症[85]。超声可视引导可提供实时的反馈，减少并发症的发生率和操作时间[86]。出于对患者安全的考虑，国家临床评价研究所和心血管麻醉医师协会建议在二维超声成像的指导下放置颈内中心静脉导管[87-88]。

超声引导下置入中心静脉导丝优先选用高频（7.5～12MHz）的线性阵列手持探头。该技术依赖于将探头放置在传统的解剖标志上，并在短轴上识别颈内静脉（IJV）和颈动脉（CA）及其解剖关系（图 27-44）。用于区分 CA 和 IJV 的 2D 标准是扩张性（IJV 在处于瓦尔萨尔瓦动作和头低足高位下增大）和可压缩性（在探头施加压力的情况下，IJV 将减小）。在 CFD 下将探头稍微朝向尾部，CA 显

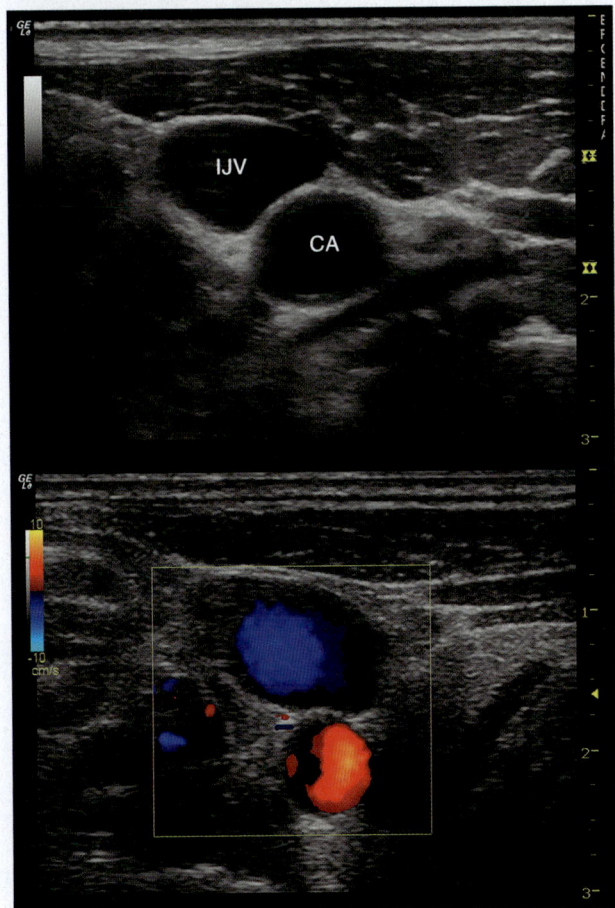

图 27-44　颈内静脉（IJV）和颈动脉（CA）及其解剖关系

顶部平面—二维检查，使用线阵探头，显示 IJV 侧面到 CA。底部平面—使用彩色多普勒血流显示在 IJV 中有连续的蓝色流动，并在 CA（探头朝向尾侧）中为红色流动

示为红色血流和 IJV 显示为连续的蓝色血流（图 27-44）。如果探头朝向头部，则颜色反转。在超声引导下置入穿刺针并穿刺到静脉，然后使用纵向切面（图 27-45）查看导丝在血管中的位置。TEE 可以确定导丝在上腔静脉中的位置（图 27-45）。

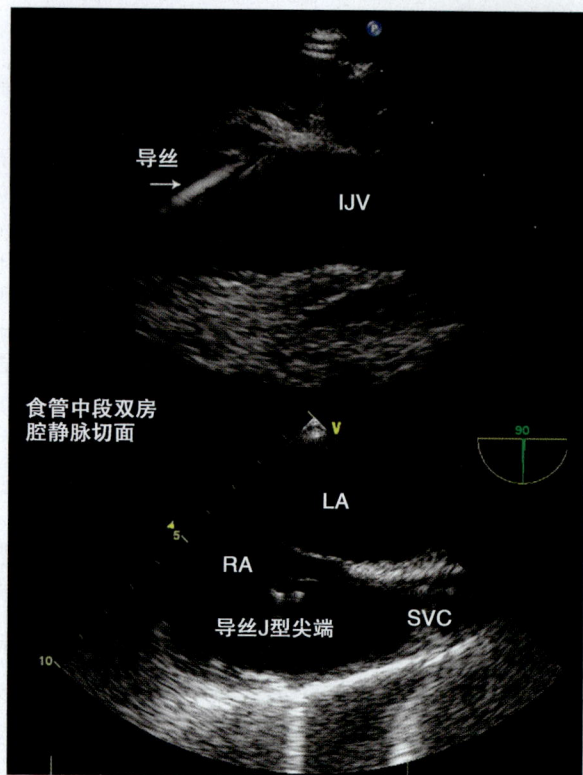

图 27-45　顶部—超声确认导丝位置
扇形扫描仪探头用于显示长轴上的颈内静脉（IJV）。导丝被看做是位于静脉腔中的薄的回声线性结构。底部—经食管超声心动图确认导丝位置，使用食管中段两腔心切面。导丝在上腔静脉（SVC）中可见，尖端位于右心房（RA）。LA，左心房

对于 PAC 的放置，TEE 可用于指导导管通过右心，并将导管放置在 PA 中的适当位置。在食管中段右心室流入流出道切面中，可以追踪 PAC 通过 RA，经过三尖瓣达到 RV，然后经过 PV 而进入 PA。食管中段升主动脉短轴切面可用于定位 PAC，使其尖端位于右 PA（如果是所需要的位置；一些临床医生更喜欢将 PAC 放置在主 PA 中）。

尽管超声可以成为减少中心静脉置管和置入 PAC 相关并发症的有效工具，但并不能消除风险。

心外膜和心外主动脉超声心动图

心外膜超声心动图

在进行胸骨切开术或开胸术时，可以行心外膜超声心动图，并且在不能放置 TEE 探头或禁忌的情况下特别有价值。心外膜切面与 TTE 获得的相似。美国超声心动图学会与心血管麻醉医师协会联合发布了心外膜超声心动图的指南[89]。心外膜探头使用高频探头（5～12MHz），为了获得最佳的成像效果，可能需要在纵隔处放置一个支架和/或生理盐水。心外膜成像提供优质的图像，并为前段的心脏结构（主动脉和 AV、PA 和 PV）提供更好的窗口。

心外主动脉检查

由于左支气管的介入，远端主动脉弓（AA）和近端 AA 不能用 TEE 显示。在心脏手术中，升 AA 和近端 AA 具有特别的意义，因为它们代表了主动脉插管的位置。使用小型的线性阵列探头进行主动脉粥样斑块的扫描。术中主动脉外检查指南于 2007 年出版[79]。

手术室外的超声心动图

对超声心动图的了解也与麻醉医师有关，因为许多有心脏病史的患者在手术前将接受超声心动图检查。术前的超声心动图检查报告有助于评估手术风险和制定麻醉计划。超声心动图在评估术后血流动力学不稳定性方面也具有特别的价值。它通过区分术后护理中可能出现的并发症来提供快速诊断，如血容量不足、心包填塞、主动脉夹层、心肌梗死、心内膜炎和肺栓塞。

聚焦经胸心脏超声

聚焦经胸心脏超声（FoCUS）是一组超声心动图图像，通常是在紧急或半紧急无法获得完整的超声心动图的情况下得到的。FoCUS 旨在快速、定性地评估心脏病变情况和血流动力学变化的潜在原因[90-91]。例如，对于在术前急诊访视或当天手术中听到心脏杂音的患者，FoCUS 可以确定主动脉瓣狭窄并给予适当的管理（图 27-46）。同样，对于术后患者出现不明原因的血流动力学不稳定的情况时，FoCUS 可以快速识别心包积液（图 27-47）或严重的 LV 功能障碍。

便携式超声技术的发展使这些设备在医院得到广泛使用。因此，专业的考试越来越多在床边进行，作为麻醉医师和重症监护医生缺乏超声心动图高级训练的辅助[92-94]。FoCUS 检查通常在时

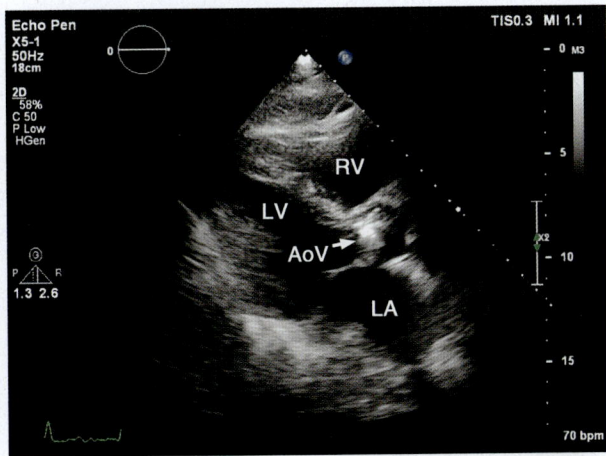

图 27-46　主动脉瓣狭窄患者的术前超声检查,在胸骨旁长轴切面
主动脉瓣(箭头)增厚,严重钙化,活动受限。LA,左心房;LV,左心室;RV,右心室

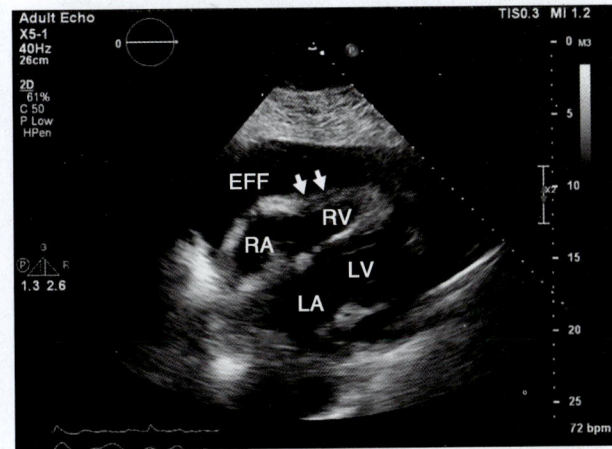

图 27-47　心包填塞患者的剑突下四腔心切面
可见大量的心包积液(EFF)。箭头指向心脏舒张期塌陷的右心室(RV)游离壁。LA,左心房;RA,右心房;LV,左心室

间紧迫下的紧急设置中获得,在这些条件下,图像质量可能是较次的。由于其内在的程序性和诊断性的挑战,医生必须得到适当的理论教育,以及在实践技能和图像解释方面的训练,以避免诊断错误。

FoCUS 培训日益成为医学院校的基础教学课程和研究生培训课程[95-96]。例如应用于麻醉学住院医师的培训已被证明可以提高对新病变的检测并影响临床决策[97-98]。重要的是,FoCUS 培训应该包括研究机构的相关超声心动图实验室,它还

可以提供监督、质量控制和确保技能维护。专业团体认为,组织培训和技能维持的重要性是充分利用这类心脏超声检查的优点和最小化缺点的重要组成部分[90, 99-101]。

聚焦检查的切面

聚焦心脏检查使用经胸超声心动图从胸骨、心尖和剑突下检查窗口获得的图像。在每个窗口,得到相应的心脏垂直切面。为了达到 FoCUS 检查的目的,最好选择胸骨旁窗口和剑突下窗口,因为它们是最容易在移动受限的仰卧患者中获得的。此外,大多数的心脏异常都可以从这些窗口中轻易地识别出来。

胸骨旁切面在患者左侧卧位时在左侧胸骨边界的第三肋间隙获得。将超声探头标记对准右肩(图 27-48A),可以获得胸骨旁长轴切面(PLAX)。在这个切面中,可以看到 LA、MV、LV 和一小部分 RV。顺时针旋转探头获得了垂直的胸骨旁短轴(PSAX)切面(图 27-48B)。

在患者处于左侧位置且为最大脉冲处(顶点)获得心尖切面。通过将探头切口与患者左侧对齐(图 27-48C)获得心尖四腔心切面(A-4Ch)。在这个切面中,可同时看见 LA、LV、RA 和 RV 与二尖瓣和三尖瓣。

患者处于仰卧位,在剑突下获得剑突下切面。将探头对齐患者左侧获得剑突下四腔心切面(图 27-48D)。在这个切面中,可以看到所有的四个心腔。逆时针旋转呈现剑突下短轴切面,使 RA 和 IVC 可视化。

聚焦评估经胸超声

已经提出了多种聚焦超声方案来进行床边心脏异常检测[102-103]。麻醉科医生常用的一种方案,特别是在不明原因的血流动力学不稳定期间的"急救超声",就是重点评估经胸超声或 FATE 检查[103]。该方案包括快速获得一系列关键的经胸图像,以确定心包积液、血容量不足和严重的心腔扩大和功能障碍等情况。此外,该方案还包括肺超声图像,用于鉴别胸膜积液、肺水肿和气胸。表 27-10 显示了 FoCUS 检查在常见临床情况中的作用。

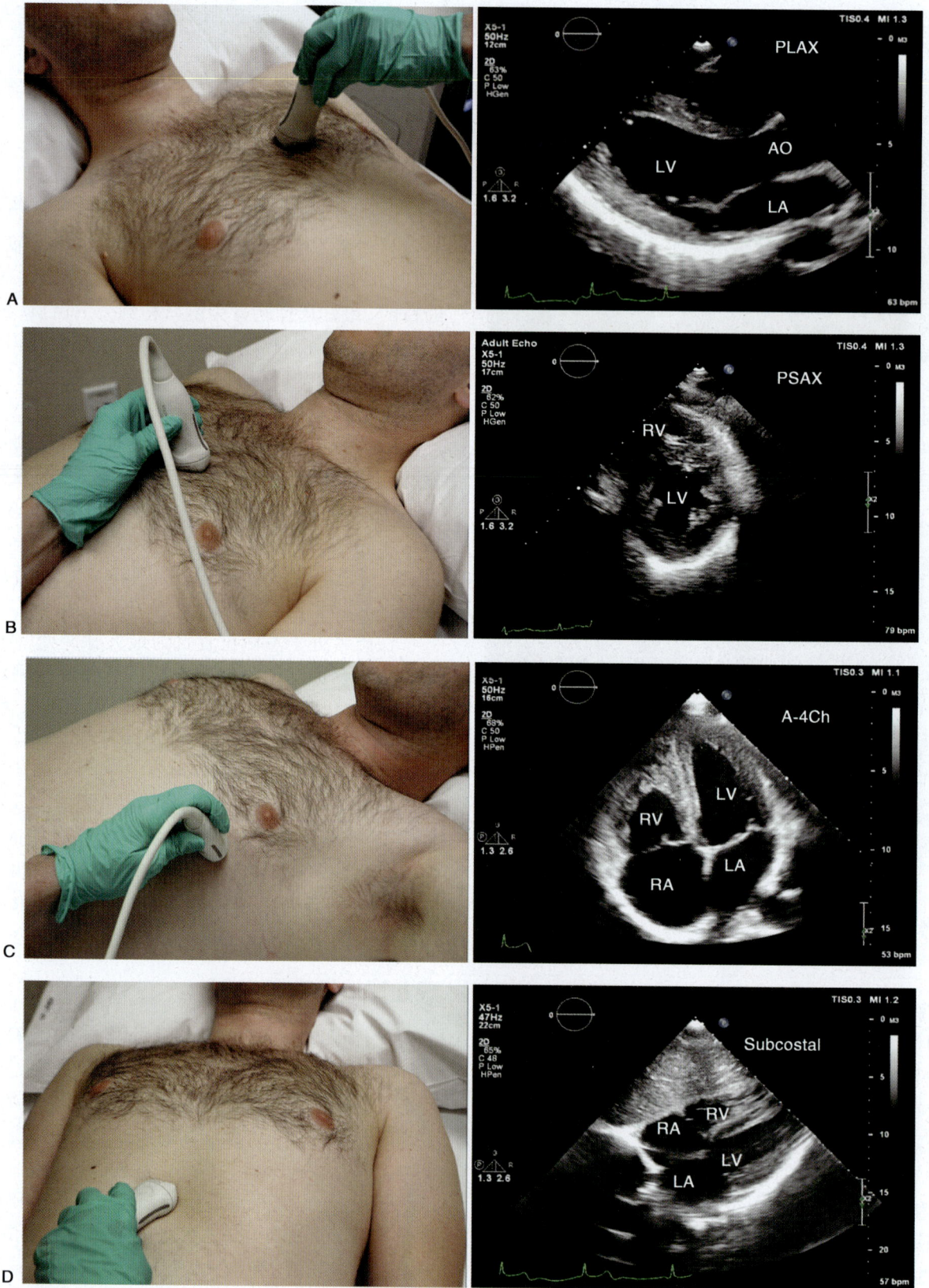

图 27-48 在 FoCUS 检查中获得标准的经胸超声（TTE）图像；每个图片显示超声探头的定位以及相应的超声图像
A：标记定位于右肩，在胸骨旁窗口探测获得胸骨旁长轴切面（PLAX）；LA，左心房；LV，左心室；AO，主动脉。B：在乳头肌水平获得胸骨旁短轴切面（PSAX）；LV，左心室；RV，右心室。C：标记指向左侧，在心尖窗口探头获得的心尖四腔心切面（A-4Ch）；LA，左心房；RA，右心房；LV，左心室；RV，右心室。D：剑突下四腔心切面（Subcostal），探头位于剑突下方，标记指向左侧。LA，左心房；RA，右心房；LV，左心室；RV，右心室

表 27-10　常见的临床症状和相关焦点指标

临床情况	可疑的异常	FoCUS 目标	FoCUS 切面	发现
心力衰竭	严重左心室功能不全，心肌病	LV	PLAX、PSAX、A-4Ch、肋下	LV 扩张性收缩不佳
低血压	血容量不足	IVC	肋下	小腔室、塌陷
急性呼吸道损伤	肺动脉高压、肺栓塞	RV	PSAX、A4Ch、肋下	明显扩大
杂音	主动脉瓣狭窄	主动脉瓣	PLAX	增厚与流动受限
高血压	左心室肥厚	LV	PLAX、PSAX	管壁增厚
术后 CT	心包积液	心包膜	肋下、PLAX、A-4Ch	无回声区域

LV，左心室；PLAX，胸骨旁长轴切面；PSAX，胸骨旁短轴切面；A-4Ch，心尖四腔心切面；IVC，上腔静脉；RV，右心室。

（张莹 译，于晖 校）

参考文献

1. Barash PG, Glanz S, Katz JD, et al. Ventricular function in children during halothane anesthesia: an echocardiographic evaluation. *Anesthesiology.* 1978;49:79.
2. Click RL, Abel MD, Schaff HV. Intraoperative transesophageal echocardiography: 5-year prospective review of impact on surgical management. *Mayo Clin Proc.* 2000;75:241.
3. Couture P, Denault AY, McKenty S, et al. Impact of routine use of intraoperative transesophageal echocardiography during cardiac surgery. *Can J Anaesth.* 2000;47:20.
4. Schmidlin D, Bettex D, Bernard E, et al. Transesophageal echocardiography in cardiac and vascular surgery: implications and observer variability. *Br J Anaesth.* 2001;86:497.
5. Perrino AC, Reeves ST. Echocardiographic assessment during non-cardiac surgery. In: Savage RM, Aronson S, eds. *Comprehensive Textbook of Intraoperative TEE.* Philadelphia, PA: Lippincott Williams & Wilkins; 2004.
6. Suriani RJ, Neustein S, Shore-Lesserson L, et al. Intraoperative transesophageal echocardiography during noncardiac surgery. *J Cardiothorac Vasc Anesth.* 1998;12:274.
7. Kolev N, Brase R, Swanvelder M, et al. The influence of transesophageal echocardiography on intra-operative decision making. *Anaesthesia.* 1998;53:767.
8. Denault AY, Couture P, McKenty S, et al. Perioperative use of transesophageal echocardiography by anesthesiologists: impact in noncardiac surgery and in the intensive care unit. *Can J Anaesth.* 2002;49:287.
9. American Society of Anesthesiologists and the Society of Cardiovascular Anesthesiologists Task Force on Transesophageal Echocardiography. Practice guidelines of perioperative transesophageal echocardiography. *Anesthesiology.* 1996;84:986.
10. American Society of Anesthesiologists, Society of Cardiovascular Anesthesiologists Task Force. Practice guidelines for perioperative transesophageal echocardiography: An update report by the American Society of Anesthesiologists and the Society of Cardiovascular Anesthesiologists Task Force on Transesophageal Echocardiography. *Anesthesiology.* 2010;112:1084.
11. Cheitlin MD, Armstrong WF, Aurigemma GP, et al. ACC. AHA. ASE. ACC/AHA/ASE 2003 Guideline Update for the Clinical Application of Echocardiography. Summary article: a report of the American College of Cardiology/American Heart. *Circulation.* 2003;108:1146–1162.
12. Center for Devices and Radiological Health. *Revised 510 (k) Diagnostic Ultrasound Guidance for 1993.* Rockville, MD: US Food and Drug Administration; 1993.
13. Miller JP. Two-dimensional examination. In: Perrino AC, Reeves S, eds. *A Practical Approach to Transesophageal Echocardiography.* 3rd ed. Philadelphia, PA: Lippincott Williams & Wilkins; 2014:24.
14. Rafferty T, LaMantia KR, Davis E, et al. Quality assurance for intraoperative transesophageal echocardiography monitoring: a report of 846 procedures. *Anesth Analg.* 1993;76:228.
15. Kallameyer IJ, Collard CD, Fox JA, et al. The safety of intraoperative transesophageal echocardiography: a case series of 7200 cardiac surgical patients. *Anesth Analg.* 2001;92:1126.
16. Hogue CW, Lappas GD, Creswell LL, et al. Swallowing dysfunction after cardiac operations. *J Thorac Cardiovasc Surg.* 1995;110:517.
17. Rousou JA, Tighe DA, Garb JL, et al. Risk of dysphagia after transesophageal echocardiography during cardiac operations. *Ann Thorac Surg.* 2000;69:486.
18. Hilberath JN, Oakes DA, Shernan SK, et al. Safety of transesophageal echocardiography. *J Am Soc Echocardiogr.* 2010;23:1115.
19. Hahn RT, Abraham T, Adams MS, et al. Guidelines for performing a comprehensive intraoperative multiplane transesophageal echocardiographic examinations: recommendations of the American Society of Echocardiography and the Society of Cardiovascular Anesthesiologists. *J Am Soc Echocardiogr.* 2013;26:921.
20. Miller JP, Lambert AS, Shapiro WA, et al. The adequacy of basic intraoperative transesophageal echocardiography performed by experienced anesthesiologists. *Anesth Analg.* 2001;92:1103.
21. Reeves ST, Finlay AC, Skubas NJ, et al. Basic perioperative transesophageal echocardiography examination: a consensus statement of the American Society of Echocardiography and the Society of Cardiovascular Anesthesiologists. *J Am Soc Echocardiogr.* 2013;26:443.
22. Meineri M, Vegas A. Three-dimensional transesophageal echocardiography is a major advance for intraoperative clinical management of patients undergoing cardiac surgery: a core review. *Anesth Analg.* 2010;110:1548.
23. Ahmed S, Nanda NC, Miller AP, et al. Usefulness of transesophageal three-dimensional echocardiography in the identification of individual segment/scallop prolapse of the mitral valve. *Echocardiography.* 2003;20:203.
24. Lang RM, Badano LP, Tsang W, et al. EAE/ASE Recommendations for image acquisition and display using three-dimensional echocardiography. *J Am Soc Echocardiogr.* 2012;25:3.
25. Perrino AC. Doppler technology and technique. In: Perrino AC, Reeves S, eds. *A Practical Approach to Transesophageal Echocardiography.* 3rd ed. Philadelphia, PA: Lippincott Williams & Wilkins; 2014:102.
26. Quiñones MA, Otto CM, Stoddard M, et al. Recommendations for quantification of Doppler echocardiography: a report from the Doppler Quantification Task Force of the Nomenclature and Standards Committee of the American Society of Echocardiography. *J Am Soc Echocardiogr.* 2002;15:167.
27. Nishimura RA, Miller FA, Callahan MJ, et al. Doppler echocardiography: theory, instrumentation, technique, and application. *Mayo Clin Proc.* 1985;60:321.
28. Maslow A, Perrino AC. Quantitative Doppler and hemodynamics. In: Perrino AC, Reeves S, eds. *A Practical Approach to Transesophageal Echocardiography.* 3rd ed. Philadelphia, PA: Lippincott Williams & Wilkins; 2014:118.
29. Perrino AC, Harris SN, Luther MA. Intraoperative determination of cardiac output using multiplane transesophageal echocardiography: a comparison to thermodilution. *Anesthesiology.* 1998;89:350.
30. Harris SN, Luther MA, Perrino AC. Multiplane transesophageal echocardiography acquisition of ascending aortic flow velocities: a comparison with established techniques. *J Am Soc Echocardiogr.* 1999;12:754.
31. Muhiudeen IA, Kuecherer HF, Lee E, et al. Intraoperative estimation of cardiac output by transesophageal pulsed Doppler echocardiography. *Anesthesiology.* 1991;74:9.
32. Otto CM, Pearlman AS, Comess KA, et al. Determination of the stenotic aortic valve area in adults using Doppler echocardiography. *J Am Coll Cardiol.* 1986;7:509.
33. Currie PJ, Seward JB, Reeder GS, et al. Continuous-wave Doppler echocardiographic assessment of severity of calcific aortic stenosis: a simultaneous Doppler-catheter correlative study in 100 adult patients. *Circulation.* 1985;71:1162.
34. Hatle L, Brubakk A, Tromsdal A, et al. Noninvasive assessment of pressure drop in mitral stenosis by Doppler ultrasound. *Br Heart J.* 1978;40:131.
35. Stamm RB, Martin RP. Quantification of pressure gradients across stenotic valves by Doppler ultrasound. *J Am Coll Cardiol.* 1983;2:707.
36. Teague SM, Heinsimer JA, Anderson JL, et al. Quantification of aortic regurgitation utilizing continuous wave Doppler ultrasound. *J Am Coll Cardiol.* 1986;8:592.
37. Lee RT, Lord CP, Plappert T, et al. Prospective Doppler echocardiographic evaluation of pulmonary artery diastolic pressure in the medical intensive care unit. *Am J Cardiol.* 1989;64:1366.
38. Gorcsan J III, Snow FR, Paulsen W, et al. Noninvasive estimation of left atrial pressure in patients with congestive heart failure and mitral regurgitation by Doppler echocardiography. *Am Heart J.* 1991;11:858.
39. Nishimura RA, Tajik AJ. Determination of left-sided pressure gradients by utilizing Doppler aortic and mitral regurgitation signals: validation by simultaneous dual catheter and Doppler studies. *J Am Coll Cardiol.* 1988;11:317.
40. Leung JM, O'Kelly BF, Mangano DT. Relationship of regional wall motion abnormalities to hemodynamic indices of myocardial oxygen supply and demand in patients undergoing CABG surgery. *Anesthesiology.* 1990;73:802.
41. Hauser AM, Gangadharan V, Ramos RG, et al. Sequence of mechanical, electrocardiographic and clinical effects of repeated coronary artery occlusion in human beings: echocardiographic observations during coronary angioplasty. *J Am Coll Cardiol.* 1985;5:193.
42. Battler A, Froelicher VF, Gallagher KP, et al. Dissociation between regional myocardial dysfunction and ECG changes during ischemia in the conscious dog. *Circulation.* 1980;62:735.
43. Ross J Jr. Myocardial perfusion-contraction matching: Implications for coro-

44. Cerqueira MD, Weissman NJ, Dilsizian V, et al; American Heart Association Writing Group on Myocardial Segmentation and Registration for Cardiac Imaging. Standardized myocardial segmentation and nomenclature for tomographic imaging of the heart: a statement for healthcare professionals from the cardiac imaging committee of the Council on Clinical Cardiology of the American Heart Association. *Circulation*. 2002;105:539.
45. Lang RM, Bierig M, Devereux RB, et al. Recommendations for chamber quantification: a report from the American Society of Echocardiography's Guidelines and Standards Committee and the Chamber Quantification Writing group, developed in conjunction with the European Association of Echocardiography, a branch of the European Society of Cardiology. *J Am Soc Echocardiogr*. 2005;18:1440.
46. Lieberman AN, Weiss JL, Jugdutt BI, et al. Two-dimensional echocardiography and infarct size: relationship of regional wall motion and thickening to the extent of myocardial infarction in the dog. *Circulation*. 1981;63:739.
47. Bergquist BD, Leung JM, Bellows WH. Transesophageal echocardiography in myocardial revascularization. I. Accuracy of intraoperative real-time interpretation. *Anesth Analg*. 1996;82:1132.
48. Odell DH, Cahalan MK. Assessment of left ventricular global and segmental systolic function with transesophageal echocardiography. *Anesthesiol Clin*. 2006;24:755.
49. London MJ. Assessment of left ventricular global systolic function by transesophageal echocardiography. *Ann Card Anaesth*. 2006;9:157.
50. Cheung AT, Savino JS, Weiss SJ, et al. Echocardiographic and hemodynamic index of left ventricular preload in patients with normal and abnormal ventricular function. *Anesthesiology*. 1994;81:376.
51. Skarvan K, Lambert A, Filipovic M. Reference values for left ventricular function in subjects under general anesthesia and controlled ventilation assessed by two-dimensional transesophageal echocardiography. *Eur J Anaesthesiol*. 2001;18:713.
52. Swenson JD, Bull D, Stringham J. Subjective assessment of left ventricular preload using transesophageal echocardiography: corresponding pulmonary artery occlusion pressures. *J Cardiothorac Vasc Anesth*. 2001;15:580.
53. Ditooe N, Stultz D, Schwartz BP, et al. Qualitative left ventricular systolic function: From chamber to myocardium. *Crit Care Med*. 2007;35:S330.
54. Skubas N. Intraoperative Doppler tissue imaging is a valuable addition to the cardiac anesthesiologists' armamentarium: a core review. *Anesth Analg*. 2009;108:48–66.
55. Derumeaux G, Ovize M, Loufoua J, et al. Doppler tissue imaging quantitates regional wall motion during myocardial ischemia and reperfusion. *Circulation*. 1998;97:1970.
56. Flu WJ, van Kuijk JP, Hoeks SE, et al. Prognostic implications of asymptomatic left ventricular dysfunction in patients undergoing vascular surgery. *Anesthesiology*. 2010;112:1316.
57. Matyal R, Hess PE, Subramaniam B, et al. Perioperative diastolic dysfunction during vascular surgery and its association with postoperative outcome. *J Vasc Surg*. 2009;50:70.
58. Bernard F, Denault A, Babin D, et al. Diastolic dysfunction is predictive of difficult weaning from cardiopulmonary bypass. *Anesth Analg*. 2001;92:291.
59. Swaminathan M, Nicoara A, Phillips-Bute B, et al. Utility of a simple algorithm to grade diastolic dysfunction and predict outcome after bypass graft surgery. *Ann Thorac Surg*. 2011;91:1844.
60. Matyal R, Skubas NJ, Shernan SK, et al. Perioperative assessment of diastolic dysfunction. *Anesth Analg*. 2011;113:449.
61. Nishimura RA, Tajik AJ. Evaluation of diastolic filling of left ventricle in health and disease: Doppler echocardiography is the clinician's Rosetta stone. *J Am Coll Cardiol*. 1997;30:8.
62. Gilman G, Nelson TA, Hansen WH. Diastolic function: A sonographer's approach to the essential echocardiographic measurements of left ventricular diastolic function. *J Am Soc Echocardiogr*. 2007;20:199.
63. Nagueh SF, Otto AS, Appleton CP, et al. Recommendations for evaluation of left ventricular diastolic function by echocardiography: an update from the American Society of Echocardiography and the European Association of Cardiovascular Imaging. *J Am Soc Echocardiogr*. 2016;29:277.
64. Pirracchio R, Cholley B, De Hert S, et al. Diastolic heart failure in anesthesia and critical care. *Br J Anaesth*. 2007;98:707.
65. Sutherland GR, Stewart MJ, Groundstroem KW, et al. Color Doppler myocardial imaging: a new technique for the assessment of myocardial function. *J Am Soc Echocardiogr*. 1994;7:441
66. Shernan SK. In: Perrino AC, Reeves S, eds. *A Practical Approach to Transesophageal Echocardiography*. 3rd ed. Philadelphia, PA: Lippincott Williams & Wilkins; 2014:138.
67. Baumgartner H, Hung J, Bermejo J, et al. Echocardiographic assessment of valve stenosis: EAE/ASE recommendations for clinical practice. *J Am Soc Echocardiogr*. 2009;22:1.
68. Baumgartner H, Stefenelli T, Niederberger J, et al. "Overestimation" of catheter gradients by Doppler ultrasound in patients with aortic stenosis: a predictable manifestation of pressure recovery. *J Am Coll Cardiol*. 1999;33:1655.
69. Burwash IG, Dickinson A, Teskey RJ. Aortic valve area discrepancy by Gorlin equation and Doppler echocardiography continuity equation: relationship to flow in patients with valvular aortic stenosis. *Can J Cardiol*. 2000;16:985.
70. Nishimura RA, Otto CA, Bonow RO, et al. 2014 AHA/ACC Guideline for the management of patients with valvular heart disease. *Circulation*. 2014;129:2440.
71. Henry WL, Griffith JM, Michaelis LL. Measurement of mitral orifice area in patients with mitral valve disease, by real-time, two-dimensional echocardiography. *Circulation*. 1975;51:827.
72. Bruce CJ, Nishimura RA. Clinical assessment and management of mitral stenosis, valvular heart disease. *Cardiol Clin*. 1998;16:375.
73. Libanoff AJ, Roadbard S. Atrioventricular pressure half-time: measure of mitral valve orifice area. *Circulation*. 1968;38:144.
74. Braverman AC, Thomas JD, Lee R. Doppler echocardiographic estimation of mitral valve area during changing hemodynamic conditions. *Am J Cardiol*. 1991;68:1485.
75. Perry GJ, Helmecke F, Nanda NC. Evaluation of aortic insufficiency by Doppler color flow mapping. *J Am Coll Cardiol*. 1987;9:952.
76. Takenaka K, Sakamoto T, Dabestani A. Pulsed Doppler echocardiographic detection of regurgitant blood flow in the ascending, descending and abdominal aorta of patients with aortic regurgitation. *J Cardiol*. 1987;17:301.
77. Lambert AS, Miller JP, Merrick SH. Improved evaluation of the location and mechanism of mitral valve regurgitation with a systemic transesophageal echocardiography examination. *Anesth Analg*. 1999;88:1205.
78. Schiller NB, Foster E, Redberg RF. Transesophageal echocardiography in the evaluation of mitral regurgitation: the twenty-four signs of severe mitral regurgitation. *Cardiol Clin*. 1993;11:399.
79. Glas KE, Swaminathan M, Reeves ST, et al. Guidelines for the performance of a comprehensive intraoperative epiaortic ultrasonographic examination: recommendations of the American Society of Echocardiography and the Society of Cardiovascular Anesthesiologists; endorsed by the Society of Thoracic Surgeons. *J Am Soc Echocardiogr*. 2007;20:1227.
80. Massachusetts Medical Society. Atherosclerotic disease of the aortic arch as a risk factor for recurrent ischemic stroke: the French study of aortic plaques in stroke groups. *N Engl J Med*. 1996;334:1216.
81. Weber A, Jones EF, Zavala JA, et al. Intraobserver and interobserver variability of transesophageal echocardiography in aortic arch atheroma measurement. *J Am Soc Echocardiogr*. 2008;21:127.
82. Vignon P, Spencer KT, Rambaud G, et al. Differential transesophageal echocardiographic diagnosis between linear artifacts and intraluminal flap of aortic dissection or disruption. *Chest*. 2001;119:1778.
83. Hiratzka LF, Bakris GL, Beckman JA, et al. 2010 ACCF/AHA/AATS/ACR/ASA/SCA/SCAI/SIR/STS/SVM guidelines for the diagnosis and management of patients with thoracic aortic disease: executive summary. *Anesth Analg*. 2010;111:279.
84. Russell IA, Rouine-Rapp K, Stratmann G, et al. Congenital heart disease in the adult: a review with Internet-accessible transesophageal echocardiographic images. *Anesth Analg*. 2006;102:694.
85. Denys BG, Uretsky BF. Anatomical variations of internal jugular vein location: impact on central venous access. *Crit Care Med*. 1991;19:1516.
86. Karakitsos D, Labropoulos N, De Groot E, et al. Real-time ultrasound-guided catheterization of the internal jugular vein: a prospective comparison with the landmark technique in critical care patients. *Crit Care*. 2006;10:R162.
87. National Institute for Clinical Excellence (NICE). *Guidance on the Use of Ultrasound Locating Devices for Placing Central Venous Catheters*. London, UK: National Institute for Clinical Excellence; 2002.
88. Troianos CA, Hartman GS, Glas KE, et al. Guidelines for performing ultrasound guided vascular cannulation: recommendations of the American Society of Anesthesiologists and the Society of Cardiovascular Anesthesiologists. *J Am Soc Echocardiogr*. 2011;24:1291.
89. Reeves ST, Glass KE, Eltzschig H, et al. Guidelines for performing a comprehensive intraoperative epicardial echocardiography examination: recommendations of the American Society of Echocardiography and the Society of Cardiovascular Anesthesiologists. *J Am Soc Echocardiogr*. 2007;20:427.
90. Spencer KT, Kimura BJ, Korcarz CE, et al. Focused cardiac ultrasound: recommendations from the American Society of Echocardiography. *J Am Soc Echocardiogr*. 2013;26:567.
91. Spencer KT. Focused cardiac ultrasound: where do we stand? *Curr Cardiol Rep*. 2015;17:567.
92. Bøtker MT, Vang ML, Grøfte T, et al. Routine pre-operative focused ultrasonography by anesthesiologists in patients undergoing urgent surgical procedures. *Acta Anaesthesiol Scand*. 2014;58:807.
93. Canty DJ, Royse CF, Kilpatrick D, et al. The impact of focused transthoracic echocardiography in the pre-operative clinic. *Anaesthesia*. 2012;67:618.
94. Cowie BS. Focused transthoracic echocardiography in the perioperative period. *Anaesth Intensive Care*. 2010;38:823.
95. Stokke TM, Ruddox V, Sarvari SI, et al. Brief group training of medical students in focused cardiac ultrasound may improve diagnostic accuracy of physical examination. *J Am Soc Echocardiogr*. 2014;27:1238.
96. Cawthorn TR, Nickel C, O'Reilly M, et al. Development and evaluation of methodologies for teaching focused cardiac ultrasound skills to medical students. *J Am Soc Echocardiogr*. 2014;27:302.
97. Ramsingh D, Rinehart J, Kain Z, et al. Impact assessment of perioperative point-of-care ultrasound training on anesthesiology residents. *Anesthesiology*. 2015;123:670.
98. Tanzola RC, Walsh S, Hopman WM, et al. Focused transthoracic echocardiography training in a cohort of Canadian anesthesiology residents: a pilot study. *Can J Anaesth*. 2013;60:32.
99. Via G, Hussain A, Wells M, et al; International Liaison Committee on Focused Cardiac UltraSound (ILC-FoCUS), International Conference on Focused Cardiac UltraSound (IC-FoCUS). International evidence-based recommendations for focused cardiac ultrasound. *J Am Soc Echocardiogr*. 2014;27:683.e1.
100. Neskovic AN, Edvardsen T, Galderisi M, et al. Focus cardiac ultrasound: the European Association of Cardiovascular Imaging viewpoint. *Eur Heart J Cardiovasc Imag*. 2014;15:956.
101. Labovitz AJ, Noble VE, Bierig M, et al. Focused cardiac ultrasound in the emergent setting: a consensus statement of the American Society of Echocardiography and American College of Emergency Physicians. *J Am Soc Echocardiogr*. 2010;23:1225.
102. Kennedy Hall M, Coffey EC, Herbst M, et al. The "5Es" of emergency physician-performed focused cardiac ultrasound: a protocol for rapid identification of effusion, ejection, equality, exit, and entrance. *Acad Emerg Med*. 2015;22:583.
103. Jensen MB, Sloth E, Larsen KM, et al. Transthoracic echocardiography for cardiopulmonary monitoring in intensive care. *Eur J Anaesthesiol*. 2004;21:700.

第六篇 基础麻醉管理

第28章 气道管理

William H. Rosenblatt　Ron O. Abrons　Wariya Sukhupragarn

要点

1. 气道管理对保障围手术期的安全监护至关重要。一系列评估程序有利于影响预后。
2. 从婴儿期到儿童期，解剖结构复杂的气道经过生长发育会在其大小、形状、与颈椎的关系等方面发生巨大的变化。
3. 喉罩通气道及其他声门上气道工具的问世彻底改变了常规及紧急气道的管理。
4. 气道管理总是从全面的气道相关病史和体格检查开始。
5. 在时间允许的情况下，所有患者都应实施预充氧（一般也称为给氧排氮）。
6. 直接喉镜检查的目标是从检查者的眼睛到患者的喉产生一个直接的视线。
7. 可视喉镜模仿了直接喉镜，而它将一个摄像装置放在了喉镜的末端。这样做相当于将观察者的视点跨过了舌，因此显露声门时无须和人眼形成直线关系。
8. 快速顺序诱导技术可以在患者因全身麻醉诱导失去气道保护性反射后，最短时间内控制气道。
9. 气管拔管时期的风险远比麻醉诱导及气管插管的风险高。
10. 在大多数情况下如果有足够的耐心和细心便可以顺利地完成清醒插管。
11. 清醒气管插管仍是美国麻醉医师协会困难气道处理流程中的重要组成部分。
12. 越来越多的气道管理工具都可以在市场上购买到。
13. 当插管、面罩和SGA通气都失败后，经胸外气管进入气道可能是必要的。

气道管理的观念

自这本书第一版发表近三十年以来，气道管理领域经历了一场巨大的变革。尽管1988年可用的工具仍在使用，但当今气道管理中大量的设备、处理策略及药品可能会让人望而生畏。幸运的是，在一套尽管有限且互补的工具下，有仔细的规划和专业知识通常也就足够了。在20世纪最后十年，麻醉界倾向于采用声门上通气工具。最近，可视喉镜（videolaryngoscopy，VL）的引入对我们来讲是另一个巨大的飞跃，它有望解决许多直接喉镜检查失

败的问题，而后者是一项使用了200多年的技术。

除提供更好的工具外，技术进步还帮助创建了大型气道相关数据库，从这些数据中可回顾性地获得大量信息。有的数据库包含高达290万例麻醉[1]，这使得我们可以开始更好地了解一些罕见气道事件及危险因素。

气道管理技术及实践一直是麻醉协会十分关注的问题，从各种困难气道指南的出版和修订可以看出[2-3]。分析1993年ASA困难气道管理指南出版前后时期的美国麻醉医师协会结案投诉数据库（American Society of Anesthesiologists Closed

Claims Database），揭示了既鼓舞人心又令人不安的趋势。麻醉诱导过程导致的死亡/脑死亡相关的索赔数量明显减少，而苏醒期和术后时期却无相似进展[4]。虽然结案索赔数据十分有用，但也有很大局限性，包括它是回顾性的及数据缺少分母。

气道管理对于保障围手术期安全是至关重要的。困难及失败的气道管理占麻醉死亡[5-6]的2.3%到16.6%，因此有必要遵循以下步骤来改善患者的结局：①全面的气道病史及体格检查；②通过直接或间接喉镜检查评估快速气管插管容易度；③麻醉诱导前制订气道管理计划，其中包括使用声门上通气［例如面罩或声门上气道（supraglottic airway，SGA）］；④评估误吸风险；以及⑤评估失败气道操作相对风险[7]。这一章中将要说明任何需要或可能需要控制气道的患者都要考虑到这五点因素。本文将重点讨论常规和急救气道管理技术，它们是所有气道管理技术的基础。特定专业的技术（如择期悬吊喉镜检查）将不在这里介绍。

气道解剖的回顾

"气道"一词指的是呼吸道，由鼻腔、口腔、咽、喉、气管和主支气管组成。人类的气道主要是一个传送通路。因为口腔食管通路与鼻腔气管通路是相互交叉在一起的，解剖和功能复杂的喉部已经进化出了防止食物通过咽腔时误吸入喉下气道的功能。与身体的其他系统一样，气道也不能免受遗传、营养及激素的影响。从婴儿期到儿童期，解剖结构复杂的气道经过生长发育会在其大小、形状、与颈椎关系等方面发生巨大变化[8]。表28-1显示了婴儿和成人喉部解剖结构的差异。

表 28-1　婴儿和成人喉部的解剖差异
婴儿喉部成比例缩小
垂直位置：婴儿位于C_3～C_5；成人位于C_4～C_6
婴儿/儿童的喉软骨较为柔软
声带：婴儿/儿童中相对于喉部垂直轴呈前倾角度
婴儿/儿童的杓状会厌襞更接近中线
会厌：婴儿相对较长、较窄和较硬
婴儿的黏膜更易受伤

喉部的骨架是由9块软骨组成的（3对成对的和3块独立的）；这些软骨一起容纳声带，而后者伸展于从甲状软骨到杓状软骨的一个前后平面。盾形的甲状软骨作为发声结构前面的"保护罩"

（图28-1）。喉部结构的运动由两组肌肉控制：喉外肌（控制喉的整体运动）以及喉内肌（使内部的软骨产生相对运动）。喉受喉上神经和喉返神经的支配，两者为迷走神经的分支。由于喉返神经支配所有的喉内肌肉（除环甲肌外），对这些神经的损伤可以导致声带功能障碍。单侧喉返神经损伤时，声嘶为主要症状，同时喉防止误吸的保护功能会受到削弱。双侧损伤可以导致完全的气道阻塞，此时双侧声带固定内收，可能需要紧急外科处理。

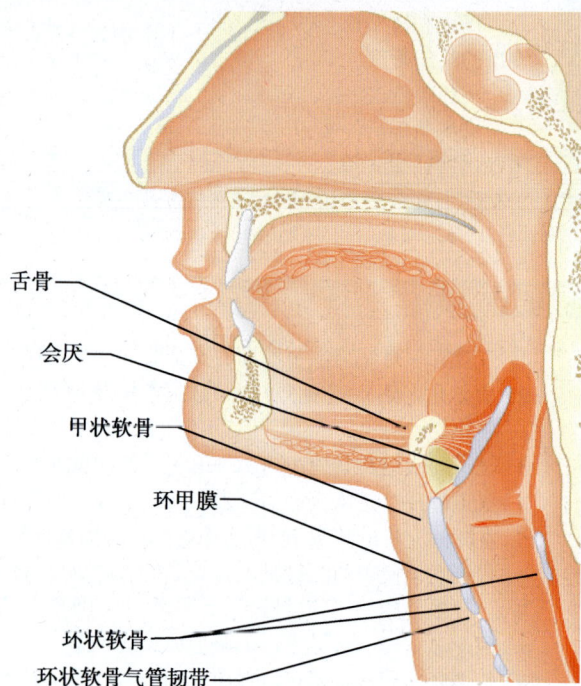

图 28-1　气道结构的主要标志
注意环状软骨在前面的高度小于1cm，而在后面的高度可以达到2cm

环甲膜（cricothyroid membrane，CTM）为体表非常重要的可识别结构，它连接环状软骨的上部和甲状软骨下部。成人的环甲膜一般宽8～12mm，高10.4～13.7mm，由黄色弹性组织组成，它直接位于皮肤和筋膜层之下。可在喉结（甲状软骨上切迹）下1～1.5横指处识别到[9]。膜的中心部分被称为弹性圆锥（conus elasticus），两侧部分较薄。环甲膜之下紧邻的便是喉黏膜。此处分布的动脉、静脉及环甲膜与声带（可能在韧带上缘的0.9cm处）的距离都有一定的解剖变异性，建议任何对CTM的切开或穿刺都应在下1/3处且朝向脚端方向（向后穿刺的探针可以刺伤环形环状软骨的后壁）。确定适当的切口或穿刺点可能很困难。Campbell等人[10]发现80%的麻醉医师都能准确地定位男性环

图中标注：舌骨、会厌、甲状软骨、环甲膜、环状软骨、环状软骨气管韧带

甲膜上的皮肤位置,而在女性中该数字下降到了30%。ASA 困难气道指南建议每个患者都应进行困难外科气道评估[2]。这将导致喉部结构的常规检查,包括体表解剖的标记以及使用超声进行定位用于高风险患者(图28-2)[11]。

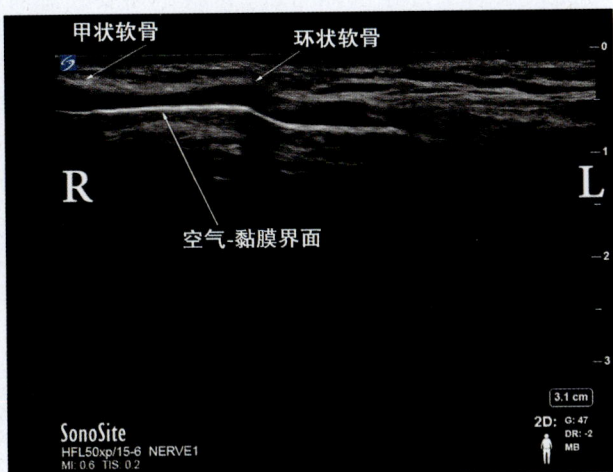

图28-2　环甲膜的超声图像(CTM,正中矢状面)

在喉的底部,由环甲膜连接的是环形的环状软骨。环状软骨的前壁高大约1cm,后壁由于向头端延伸高约2cm(图28-1)。气管软骨是由纤维弹性组织相互连接的,这使得气管可以随着呼吸和颈胸段脊柱的屈曲/伸展而在长度和半径上扩张。气管通过环状软骨气管韧带悬吊在环状软骨下方。

成人气管的长度约为15cm,由17~18个 C 形软骨环绕支撑,后壁是一层膜性结构贴附在食管上。成人第一气管环位于第六颈椎前。

气管终止于隆突(对应在第五胸椎体水平),在那分叉成主支气管。右主支气管内径较左侧大,与气管矢状面夹角小。由于这些原因,气管导管(endotracheal tube,ETT)插入过深以及误吸物都很容易进入右侧主支气管,当然极少数情况可能进入左侧。软骨环支撑持续到支气管的前七次分支处。

气道管理的历史

在 1874 年以前,人们对气道阻塞的机制知之甚少。使用一个木螺钉撬开嘴,用钳子或带钢指套的手指将舌头拉出来已经是非外科气道管理的最高水平了[12]。直到1880年人们才认识到大多数的气道阻塞是由于舌后坠贴到了咽后壁所致。尽管相似的设备有可能使用到第一个千年末期,首次使用 SGA 被归功为 Joseph Thomas Clover(1825—1882),他使用鼻咽管输送氯仿进行麻醉[13]。在接下来的 50 年里,对基本的口咽通气道又进行了几次修改。在 20 世纪 30 年代,Ralph Waters 引入了现在大家熟悉的扁平的口咽通气道。Arthur Guedel 修改了 Waters 的设计,将他的通气道外套上了硬橡胶套试图减少黏膜损伤。

气管插管在 1788 年首次被描述用于"明显死亡(apparently dead)"患者的复苏[14],但直到将近100 年以后才被用于麻醉的实施。现代经口 ETT 的先驱是在 19 世纪 80 年代由 Joseph O'Dwyer 设计的。O'Dwyer 照看由于白喉假膜形成而导致气道阻塞的患儿,他注意到了 Emile Trousseau 的工作,后者是一位法国医生,据报道他已经在白喉患者身上完成了 200 多例气管造口术。O'Dwyer 希望能给他的患者提供解除气道阻塞的非外科方法,他用黄铜制成了气管导管采用手指盲探的插管技术将导管插入喉部。大约 20 年后,德国的一位耳鼻喉科医生 Dr.Franz Kuhn(1866—1929)发明了一种可弯曲的金属导管,它可以防止弯折还可以按照患者上呼吸道解剖结构塑形。和 O'Dwyer 导管一样,它也采用手指盲探技术。患者在清醒状态下完成插管,在下咽的位置使用油纱布进行密封。

现代气管插管的最初发展归功于 Sir Ivan Magill 和 Stanley Rowbotham。在第一次世界大战期间进行面部整形手术麻醉时,他们发明出了一种双管鼻插管系统。一条细导管(弹性橡胶设计)通过鼻孔在外科喉镜的引导下插入喉部,另外一条导管盲插至咽部作为气体逸出的通道。在使用这个"Magill"导管的过程中,排气管腔有时会盲插进入喉,这使 Sir Ivan 发现了"经鼻盲探气管内插管"[15]。

带套囊的 SGA 最开始被描述于 20 世纪早期。三个因素导致了这些设备的发展:①环丙烷的引入(一种易爆性气体,需要在合适的气体密闭环路下使用),②认识到无论是盲插还是经喉镜引导的气管插管仍然是一项艰巨的任务,以及③防止上气道的血和组织残渣进入下气道,保护下气道的需要[13]。Primrose 带套囊的口咽通气道、Shipway 气道(Sir Ivan Magill 设计的带套囊和环路连接器的 Guedel 口咽通气道)和 Lessinger 气道都是现代声门上气道工具的前身。在 1937 年,Leech 引入了一种"咽喉球状通气道",它带有一个非充气套囊,可以与下咽紧密贴合。

在 1942 年引入箭毒以及预期第二次世界大战的伤亡而大规模训练麻醉医师气管插管以前,

SGA 一直占据着主导地位。Mendelson[16]描述的使用面罩通气的产妇胃内容物误吸事件（44 016 例患者中发生了 66 例，其中 2 例发生死亡）促使了在大多数外科手术麻醉中采用气管插管。短短几年间，熟练地使用直接喉镜检查以及气管插管已经成为了专业的标志。1951 年琥珀胆碱的问世，由于其能提供快速而深度的肌肉松弛，进一步巩固了气管插管的主导地位。

到 1981 年为止，流行两种气道管理类型：气管插管和面罩通气（使用或不使用 Guedel 口咽通气道）。经过时间检验，两者都有缺陷。气管插管与牙齿和软组织的损伤以及心血管刺激相关，而面罩通气需要长时间的手托下颌开放气道（hands-on-the-airway）技术。这些问题使人们重新想到了SGA。

喉罩通气道（laryngeal mask airway，LMA）和其他 SGA 的出现彻底改变了常规和紧急气道的管理。1981 年 Dr.Archie Brain 设想在喉头上放置一个类似于面罩的结构。他这一设想的动机是他相信这样控制气道可以比气管插管损伤小而又比面罩通气更可靠。第一个 LMA 的原型是使用Goldman 牙科面罩安装气管导管制成的。LMA Classic 于 1989 年在英国被引入临床使用，1991 年获得美国食品药品监督管理局批准使用。随后各种改进的类型（如附加插管和带有胃内容物引流的功能）将在本章节后面介绍。随着早期专利的到期以及其他设计理念的引入（例如非充气型喉罩），应用声门上概念的几种其他设备也出现了。

在 SGA 发展的同时，人们也在不断思考间接喉镜的理念。早在 20 世纪 60 年代末期光纤设备就被用来解决困难气管插管的问题，那时这项技术昂贵且还须掌握一套独特的技术。直到 20 世纪 80 年代末期，当这项技术容易获得时，使用可弯曲纤维支气管镜进行气道管理被认为是安全执业的关键[17]。Bullard 将光导纤维束引入了硬质喉镜。Bullard 喉镜将光导纤维束装进了解剖形状的镜片。一个可拆卸探头将气管导管固定在物镜附近，气管导管在头颈不动时可以被放置到喉部近端。虽然现在不太常用，但 Bullard 喉镜可以被认为是现代可视喉镜及光学与视频探头的先驱[18]。光纤原理也被纳入标准喉镜片中，如 Storz Video-Macintosh 喉镜片，由 George Berci 医生设计，他是一位内镜手术的先驱。

在 21 世纪最初几年里，随着廉价及小型光敏计算机芯片（如互补金属氧化物半导体，complementary metal-oxide-semiconductors，CMOS）的出现诞生了可视喉镜时代。Glidescope 是使用CMOS 技术的这一代设备的第一个，它可以间接地看到喉部。Glidescope 的锐角镜片将临床医生的视点放到了舌体根部附近，这就不需要在患者的声门与操作者的眼睛之间形成一条直接的视线。放置 ETT 困难导致迅速相匹配的出现了插管管芯和镜片上带有沟槽的喉镜。所有这些都将在本章节讨论。

病史和体格检查的局限性

气道管理总是从了解完整气道相关病史和体格检查开始，包括查阅之前的气道相关性麻醉事件记录。当患者需要超常规监护（预见的和未预见的），此时须告知患者实施的是诊断性评估还是治疗性干预。现今越来越普遍的做法是将专门的"困难气道记录（difficult airway note）"记录到电子病历中，并有专门的描述紧急和非预期气道事件的"困难气道信（difficult airway letter）"给患者和家属并和他们一起回顾。患者可能会被引导困难气道登记（difficult airway registry），比如 MedicAlert（http：//www.medicalert.org/everybody/difficult-airwa-yintubation-registry）。在缺乏此类文件的情况下，临床医生需要去寻找之前外科手术的麻醉记录，在某些情况下需要与其他机构联系。当这些信息不可获取时，采用更保守的气道管理方法（例如清醒插管）可以降低风险。当然，前提是麻醉医师对于这些技术掌握非常娴熟。患者因为气道管理问题被转诊到不同的机构或医生是很常见的事情。需要在患者身上观察是否存在潜在困难气道管理包括误吸风险的症状和体征（表 28-2 和表 28-3）。许多先天和后天的综合征也都与困难气道管理相关（表 28-4）。

有一些常用的体格评估措施（表 28-5），这些评估措施的可重复性和可预测性一直存在争议。开发完美气道评估工具的难点在于以下两个方面：简便性（simplicity）和相关性（interdependency）。简单的床旁评估工具是非常有用处的，但充分的评估可能需要内镜、放射性或其他当前不常见的检查方法[19-21]。所谓相关性指的是，一种气道检查方法基于另一种方法发现的预测价值。各种检查及其相关性的细节将随后在"直接喉镜检查"部分，功能气道评估主题下讨论。

表 28-2　影响气道管理的体格检查特征	
体格检查特征	**意义**
张口度	若受限，则喉镜插入/舌体移位困难
下颌前伸	若受限，则舌体移位困难
齿列	阻挡视野（如果中切牙巨大），增加牙齿损伤的风险（如果有活动牙或修补过的牙），困难面罩通气（如果无牙）
颌后缩	舌体移位困难
甲颏距离	反映了颈部活动度和颌后缩的程度
Mallampati 分级	描述了张口度、舌体大小和咽旁间隙的关系
是否有胡须	面罩密封困难
气道病理	可能困难面罩通气（梗阻性肿块/组织，非典型面部轮廓）以及困难喉镜检查（脆弱易碎的组织，非典型或缺失的解剖标志以及受限的张口度、下颌前移、舌体移位、颈椎活动度）

历史上，气道评估等同于直接喉镜检查（direct laryngoscopy, DL）难易的评估，终点就是喉的预期显露程度。喉镜的发展变化（即包括 VL 的间接技术迅速发展）可能会使许多评估指标变得无关紧要。定义识别直接喉镜困难气管插管患者因素的努力目前仅算勉强成功。Shiga 等人[22]对困难直接喉镜检查的体征因素做了一项荟萃分析，其结论表明当作为单独的测试进行解读时，目前应用的评价技术辨别能力有限（表 28-6）。

虽然这些单个指标预测性不强，但其他作者已认识到联合应用这些测试是可以提高困难气道的可预测性。El-Ganzouri 等人[23]设计出了一个统计学模型，用于在人群中进行困难 DL 风险分级。基于用 DL 获得高等级喉镜显露的可能性，这个多变量指数给每一个体格检查或病史发现赋予相对的权重。作者们注意到随着多变量指数评分的增加，阳性预测值增加，但敏感度降低（即阳性体征

表 28-3　影响气道管理的状态	
增加喉镜检查、面罩通气和 SGA 通气困难的风险	**增加误吸风险**
• 困难气道或创伤性气道管理的病史	饱胃
• 牙齿损伤或前次麻醉后长期气道疼痛	急性创伤
• 头/颈手术或放射治疗的病史	急性胃肠道疾病
• 各种先天性和后天性综合征（表 28-4）	急性麻醉药物治疗
• 声门上病理改变	严重胃食管反流
• 阻塞性睡眠呼吸暂停（体重指数＞35kg/m^2、大声打鼾、白天嗜睡、睡眠时喘气或呼吸暂停）	正在 ICU 中治疗
• 舌扁桃体增生	怀孕（孕龄≥12 周）
• 紧急气道病理	产后（产后第二天之前）
• 气道囊肿或肿瘤	频发性肺炎
• 气道出血	声音变化、声带息肉或吃/喝后呛咳的病史
• 喘鸣	系统性疾病伴有胃轻瘫：糖尿病、胶原血管病、晚期帕金森病、中枢神经系统肿瘤
颈椎疾病或运动范围受限	
颞下颌关节病	

表 28-4　困难气道管理相关的综合征	
病理情况	**影响气道管理的特征**
先天性的	
皮-罗综合征	小颌畸形、相对巨舌、舌后坠、腭裂
特雷彻·柯林斯综合征	颧骨和下颌发育不良、小口畸形、鼻后孔闭锁
唐氏综合征	巨舌、小头畸形、颈椎异常
先天性短颈综合征	颈椎先天性融合、颈椎活动范围减小
呆小病	巨舌、喉或气管被甲状腺肿压迫或偏移

表 28-4   困难气道管理相关的综合征（续）

病理情况	影响气道管理的特征
猫叫综合征	小颌畸形、喉软骨软化病、喘鸣
奥尔波特综合征	上颌发育不良、下颌前突、软腭裂、气管支气管软骨异常
贝 - 维综合征	巨舌
家族性巨颌症	下颌和上颌纤维组织过度生长
梅克尔综合征	小头畸形、小颌畸形、会厌裂
神经纤维瘤病 I 型（von Recklinghausen 病）	肿瘤可能出现在喉和右心室流出道，嗜铬细胞瘤的发病率增加
黏多糖贮积症 IH 型/黏多糖贮积症 II 型	关节僵直；由于淋巴组织浸润引起的上呼吸道梗阻、气管支气管软骨异常
糖原贮积症 II 型	肌肉内糖原沉积、巨舌
获得性感染	
会厌炎	会厌水肿
义膜性喉炎	喉头水肿
乳头状瘤病	阻塞性乳头瘤
口腔内/咽后脓肿	气道变形/狭窄、牙关紧闭
脓性颌下炎	气道变形/狭窄、牙关紧闭
关节炎	
类风湿关节炎	颈椎活动受限、颞下颌关节强直、寰枢关节不稳定
强直性脊柱炎	颈椎和颞下颌关节强直/固定
肿瘤	
水囊状淋巴管瘤、脂肪瘤、腺瘤、甲状腺肿	气道变形或狭窄
舌癌、喉癌、甲状腺癌	气道变形或狭窄、喉或邻近组织固定
创伤	
头/面/颈椎	气道水肿或出血、不稳定面部或下颌骨骨折、喉内损伤
其他疾病和原因	
头/颈放疗史	组织脆弱、淋巴引流障碍导致的水肿
病态肥胖症	短粗颈、大舌头和阻塞性睡眠呼吸暂停是可能的
肢端肥大症	巨舌、下颌前突
急性烧伤	气道水肿、支气管痉挛、呼吸暂停耐受下降

表 28-5   常用气道指标测量技术

检查	
甲颏距离	在颈部伸展位下测量颏尖到甲状软骨上切迹
张口度	嘴张最大时上下切牙间的距离（或无牙时上下牙槽间的距离）
Mallampati 评分	见图 28-8
头和颈的活动度	从完全屈曲到完全伸展的活动范围
下颌前伸的能力	下切牙向前超过上切牙的能力

表 28-6   常用气道评估方法的聚合敏感性及特异性概要

检查	敏感性/%	特异性/%
张口度	46	89
Mallampati 分级	49	86
甲颏距离	20	94
颏胸距离	62	82

数越多,多变量指数评分就越高,但并非所有困难喉镜患者都会表现出多个阳性体征)。与单独的Mallampati分级相比较,多变量复合指数在同等敏感度下提高了阳性值和特异度。当然,有些病理状态只会在麻醉诱导和/或尝试喉镜过程中出现[24-25]。其他组也使用类似的方法,通过纳入成像技术来提高多变量指标的可预测性。在一患者小群体中,Naguib等人[26]通过加权体格检查和影像分数(X射线检查或三维计算机断层成像)可以得到更高的预测准确性(90%或更高)。一项基于多家机构的3 763名患者群体的简化计分系统验证了两个事实,一个是在术前时期建立复杂分析是困难的,另一个是任何模型都不可能做出完整的预测[27]。接受70%的辨别力,这个模型发现了5种特点可以用于预测困难喉镜(表28-7)。

表28-7 困难插管的简易风险评分

危险因素数量/个[a]	困难插管发生率/%
0	0
1	2
2	4
3	8
4或5	17

[a] 龅牙、困难插管史、Mallampati分级大于1、Mallampati为4级、张口度<4cm。

直到现在,可以预测间接喉镜失败的外部气道数据仍有限。对比DL使用Macintosh喉镜和VL使用Glidescope的研究发现,虽然没有一个单独的检查指标可以预测使用这两种喉镜的成功或失败,在临床指标相同的情况下,Glidescope显露声门失败具有更高的多因素风险评分的特征[28]。另一些人发现以下的术前指标可能导致VL失败:瘢痕形成、放疗、颈部肿块或颈粗壮、甲颏距离小于6cm、颈椎活动受限和操作者缺乏经验[29]。2016年基于1 100例VL插管的二次分析,Aziz等人[30]发现困难VL的四个独特预测因子。值得注意的是,与"仰卧中立"位相比,"仰卧嗅物"位与更困难的VL相关(风险比为1.646),这意味着当最初计划包括VL时,最好避免使用此体位。

一般来说,在以下情况时气管插管应采用非常规操作:①出现了相对于气道管理来说同等重要的优先事项(比如"饱胃"或急诊手术);②异常气道解剖;或③上呼吸道、喉、脊柱和/或气管的直接损伤。虽然异常解剖发现不能等同于困难气道管理,但它应引起高度警惕。

很少研究有客观决定性指标来识别患者存在困难面罩通气,如表28-8(A)所定义的。在一项1 502位患者的研究中,Langeron等人[30]发现5%的患者为困难面罩通气,其中仅有一位患者是面罩无法通气的。表28-8(B)是Langeron发现的五项独立临床预测因素,如果存在大于等于两项则表明很可能存在面罩通气困难。Kheterpal等人[31]使用不同的标准,发现0.15%的患者无法使用面罩通气。相同研究结果显示Mallampati分级高、男性、有胡须、睡眠呼吸暂停病史或颈部放疗史,都是无法面罩通气的独立预测因素。

表28-8 困难面罩通气的评估和可预测性

(A)困难面罩通气的标准

一名麻醉医师不能维持氧饱和度>92%

面罩周围明显漏气

需要≥4L/min的气体流量(或使用新鲜气体流量按钮超过两次)

无胸廓运动

需要双手面罩通气

需要更换操作者

(B)困难面罩通气的独立危险因素

危险因素	风险比
有胡须	3.18
体重指数>26kg/m²	2.75
无牙	2.28
年龄>55岁	2.26
打鼾病史	1.84

超声(Ultrasound, US)技术被广泛应用,其便携、可以提供快速、实时动态图像。床旁超声还可确认气管内插管,敏感度和特异度均高达到0.98[32],可被用于定位CTM,排除食管插管,在没有二氧化碳监测的情况下确定通气(确保双侧肺滑动)[33]。超声还可发现声门下血管瘤、乳头瘤、喉囊肿和狭窄。超声的另一用处是可以确定ETT(包括双腔管)的型号。虽然也可检查上呼吸道的变化如肥厚的舌扁桃体,但超声检查的临床相关性(如对喉镜和通气的影响)尚未得到研究[33],且超声在术前气道评估中的应用仍有限。当使用超声进行气道评估时,线性高频传感器的使用率最高。

预测困难 DL 很大程度上仍是个谜。正如前面所说明的，通常使用的指标不仅比预想的预测力低而且还可能会有误导性。VL 的出现会使这些缺陷变得无关紧要，同时需要去探索新的标准。

气道的临床管理

预充氧

时间允许的情况下应该给每一位患者进行预充氧[34]。该操作必须用氧气置换肺内的氮气容量（可达到功能残气量的 95%）从而提供呼吸暂停时的氧储备。理想状态下，一位健康患者呼吸室内空气（FiO_2=0.21）时，经过大概 1~2min 的呼吸暂停时间，氧合血红蛋白即可下降到 90% 以下。同一位患者，通过扣紧面罩给予 100% 氧预充氧几分钟，在饱和度下降发生之前可以支持至少 8min 的呼吸暂停时间。患有肺部疾病、肥胖或影响代谢疾病的患者经常表现出更快的饱和度下降，主要是因为功能残气量下降、氧摄取增加和/或血液由右向左跨肺分流。在一项研究中，健康不肥胖的患者在术前呼吸 100% 的氧可以维持氧饱和度在 90% 以上的时间为（6.0±0.50）min，在相同的条件下肥胖患者仅能维持（2.7±0.25）min[35]。

介绍一下省时的预充氧方法。吸入 100% 氧 30s 内连续 4 次肺活量呼吸，即可以达到高动脉 PaO_2（339mmHg），但与传统方法相比较这种方法饱和度下降前时间仍较短[34]。改良的肺活量技术要求患者在 60s 内做 8 次深呼吸，可以延长患者的饱和度下降时间[34]。本章作者更喜欢使用在 100% 氧流量为 10~12L/min 下扣紧面罩潮气量呼吸 5min 或更长时间。患者在手术台躺好后就应立即使用面罩吸氧，并在手术室（operating room，OR）入室核对以及添加监护的过程中保持面罩吸氧。

在肥胖患者中提倡使用双相气道内正压（bilevel positive airway pressure）和头高足低体位以达到麻醉诱导前最大动脉氧合从而减缓氧合血红蛋白去饱和[34-36]。咽部充氧同样可以延缓呼吸暂停时氧合血红蛋白去饱和的发生。这项技术需要在麻醉诱导前用流量 3~15L/min 的氧气经鼻导管或仅扣住鼻子的面罩给患者供氧[34, 37-38]。这项技术依靠的是呼吸暂停下氧合作用，即在呼吸暂停过程中气体被夹带入肺泡腔。

最近采用的经鼻湿化快速充气通气交换（Transnasal Humidified Rapid-Insufflation Ventilatory Exchange，THRIVE）技术不仅作为预充氧的方法，还作为意外或有意导致呼吸暂停状态时的供氧措施（如气管插管失败或悬吊喉镜检查时）[39]。使用 30~70L/min 的氧流量通过特殊的鼻导管在麻醉诱导前、插管时和其他呼吸暂停时期从始至终持续供氧。有报道称使用这项技术呼吸暂停时间维持了 55min。与传统呼吸暂停相比高碳酸血症发生在有限的范围内，这是由于在声门开口处发生湍流造成的。

有些情况会限制预充氧的效果，例如幽闭恐惧症患者使用面罩通气时（可以通过让患者自己拿着面罩或拿走面罩让患者直接对着麻醉环路进行呼吸来克服）或使用自动充气复苏球囊（但这种呼吸囊在自主呼吸状态下不能提供 100% 的 FiO_2）或使用仅扣住鼻子的面罩。同样，如果面罩漏气则会有空气进入面罩内因而减少 FiO_2）。漏气达到 4mm（横截面积）时就可以显著降低吸入氧含量[40]。

麻醉诱导后的气道支持

麻醉诱导后会发生呼吸暂停，需要建立通气和氧合。传统的方法有麻醉面罩、SGA 和 ETT。如前所述，也曾使用过高流量鼻导管给氧。

麻醉面罩

麻醉诱导后患者意识水平发生了改变，从有能力保护气道的清醒状态到无保护和潜在梗阻气道的无意识状态。这种药物诱导的中枢性呼吸抑制伴随上呼吸道肌肉松弛，会快速导致高碳酸血症和缺氧。麻醉面罩是一种常用工具，用来输送麻醉气体并且对无呼吸患者进行通气。面罩通气高效、微创且不需要复杂设备，对于初步气道管理和给予麻醉起重要作用。

用左手的拇指和食指轻柔地将面罩扣在患者脸上（图 28-3），空出右手来进行其他操作。大多数现代面罩都可以被操作者用手扭曲变形，以形成一个贴合面部轮廓密封的罩体。面罩周边漏气，清醒患者可以通过向面部轻压面罩防止漏气，当患者睡着时则可扣紧面罩用双手托颌法来解决。双手托下颌技术被证明优于传统的单手扣面罩技术[41]。也可以使用有弹性的"面罩固定带"，对于临床医生很有帮助，特别是操作者手指短或者正在忙于其他操作进行"无法插手（hands-off）"的预充氧。应避免漏气，因为预充氧不足的最主要原

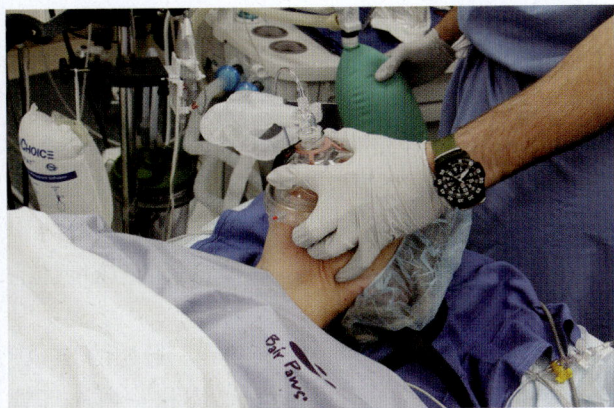

图 28-3 将麻醉面罩扣在脸上

拇指和示指如图这样扣住面罩,麻醉环路(或自动充气复苏球囊)的连接处紧邻拇指与食指之间的虎口。这样做可以使手掌向面罩的左侧施加压力,而两个手指尖端可以向面罩的右侧施加压力。无名指固定于下颏的位置,小拇指在下颌角下或沿下颌缘。面罩扎带(在枕头上)可以通过固定面罩的右侧来配合左手扣面罩

因是面罩松动,这时室内空气会被夹带进入到面罩内[34]。

合适的体位对于通过面罩给患者进行正压通气至关重要。当患者仰卧,"斜坡位"或头高足低体位时,头、颈被置于嗅探位置,将在后面介绍(见讨论气管插管部分)。这些体位可以前移舌根和会厌而改善面罩通气[42]。

麻醉诱导后,用拇指和食指固定面罩,其余三指用双手托颌法向上贴近面罩使面罩紧密贴合。这种手法通常称为双手托颌法(*jaw thrust*),通过提升气道前软组织远离咽后壁而改善通气。对于肥胖、无牙或长胡须的患者一般需要双手或面罩固定带来确保面罩的密封性。当需要双手扣面罩时,可能需要另外一个人帮忙挤压储气囊。如果情况需要,第二位操作者也可以提供额外的托颌推力和抬高下巴来改善面罩贴合。如果此时没有人可帮忙,可以采用呼吸机来维持患者呼吸。

一种尽管描述不清但有用的方法可以辅助面罩通气称为呼气收颏的手法(*expiratory chin drop*)。当正压吸气完成后,但在呼气相没有被动气体流出,使头部有节律地前屈,并且减少下颌的提升,往往可以有利于气体的呼出。

固定良好的义齿可以改善无牙患者的面罩密封性[43]。这个优势必需要同义齿的移位和损害加以权衡。当准备开始用喉镜时可以拿掉义齿。

一位肺顺应性正常的患者需要不超过 1.96～2.45kPa 的压力就可以使肺膨胀,正如麻醉环路压

力表中记录的一样。如果需要更高的压力,则需要对面罩技术的足够性进行再评估。这包括调整面罩贴合、寻求帮助扣紧面罩、使用肌肉松弛药或考虑使用口咽或鼻咽通气道等辅助物。口咽或鼻咽通气道均可以通过建立到下咽部的人工通路从而解除上呼吸道梗阻。在浅麻醉患者中,鼻咽通气道不大会引起咳嗽、恶心或呕吐,但可能会导致鼻出血。由于这个原因,在有出血高风险的患者中通常避免使用鼻咽通气道(如医源性或病理性的凝血病、妊娠、遗传性出血性毛细血管扩张症、未控制的高血压)。

鼻咽通气道应该足够长,在患者脸旁放置时长度应该从外鼻孔到甲状软骨上切迹的位置。它从前向后的方向沿着鼻底置入,应使用水溶性润滑剂来减少对含大量血管鼻黏膜的损伤。在插入鼻咽通气道前可以先使用血管收缩药(例如羟甲唑啉或去氧肾上腺素)来减少该风险。置入遇阻应调整通气道的斜面并再次评估置入方向,也可以选择改用更细的通气道或改用另一侧鼻孔。

典型的圆形口咽通气道放置时将长轴凹面朝向患者头侧。当口咽通气道的远端置入到口咽水平时,则 180° 旋转通气道继续置入到最终位置。这种操作手法避免了将舌头推向下咽,可以用压舌板将舌体向尾侧辅助移位。张口度小、咽腔内的异物或肿块、完好的咽反射或麻醉过浅都会妨碍口咽通气道的置入。随后也将讨论,有些插管型口咽通气道,体积较大,横截面为矩形。这种设备太大了不能在口腔内旋转,需要在用压舌板固定或由操作者控制时,凹面朝向尾侧置入。与鼻咽通气道的尺寸相似,口咽通气道应该从牙齿(或牙槽嵴)达到下颌角的位置。

面罩通气受阻可能由喉痉挛也就是声带的局部反射性闭合导致。喉痉挛可能由异物(例如口咽或鼻咽通气道)、唾液、血液、呕吐物接触到声门触发。它也有可能由疼痛和内脏刺激导致。缺氧以及非心源性(负压性)肺水肿可以因为持续的自主通气对抗闭合的声带(或其他梗阻)而发生。喉痉挛的处理包括移除刺激物(如已发现)、持续气道正压通气(continuous positive airway pressure,CPAP)、加深麻醉,如果这些方法都无效,给予快速起效的肌肉松弛药[44]。

在确定患者可以进行面罩通气之前暂缓使用肌肉松弛药,这一实践已经成为麻醉教学中的一个固定内容,最近这一观点也开始被质疑[45]。客

观证据支持去极化或非去极化肌肉松弛药与麻醉诱导药物同时给予[45]有利于面罩通气、SGA 通气和气管插管。这点将在随后的临床病例中详细讨论(病例 4)。

如果没有禁忌证(如有误吸风险),面罩通气可以作为麻醉维持的主要通气技术。否则,通常只用它来辅助通气给予氧气和麻醉气体,当达到足够麻醉深度后,就可以使用其他气道工具来进行呼吸支持,如 SGA 或 ETT。这个决定需要仔细考虑患者的并发症情况及手术需要后再做出。

声门上气道

隔离声带以上气道的装置被称为 SGA。虽然最初被作为面罩通气以及当气管插管不可行时的替代,SGA 迅速被广泛应用于传统上用气管插管来处理的手术[46-47]。SGA 与麻醉苏醒时咽痛、咳嗽、喉痉挛的低发生率相关以及与气管插管相比可逆性支气管痉挛的发生率较低[48-49]。2002 年随着原型 LMA 美国专利到期,类似产品大量涌现。虽然更早期数据显示在美国有 35% 或更多的全身麻醉使用 SGA,而最近来自英国的数据表明使用率可达到 56%[46,50-51]。

作为这类产品的第一代,关于 Classic LMA 及其后的迭代产品存在着大量的信息(图 28-4)。这些知识中的许多都可以被应用于更新的 SGA。本章将大篇幅介绍 LMA 系列产品并不是为了暗示偏好,而是因为该类信息的可获取度更高。

LMA 和其他 SGA 的出现导致一些人开始质疑气管插管的相对安全性[52]。这个想法结合 ASA 结案索赔数据库信息,为任何可能情况下寻找气

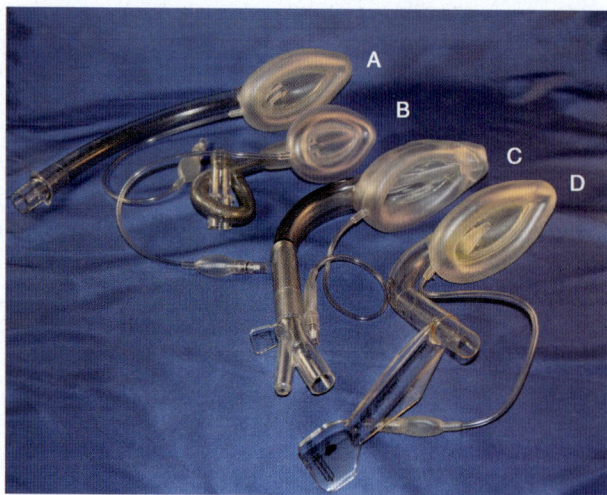

图 28-4　喉罩气道家族
A:Unique。B:Flexible。C:Supreme。D:Fastrach

管插管的安全替代方法提供支持[53]。类似于咽黏膜似乎对 SGA 所导致的损伤比气管黏膜对 ETT 导致的损伤更有耐受性。在一项动物研究中发现,LMA ProSeal 导致的黏膜损伤在连续使用超过 9h 后才出现[54]。与气道管理相关的血流动力学反应也随着 SGA 的使用而减少。在气道管理中使用 SGA 对比 ETT,心率增快、血压增高和眼压增加的发生均明显减少[55-56]。

经典 LMA(The LMA Classic)。 最初的 SGA,LMA Classic 是由一个喉周围罩体和一根通气管组成的。这个装置的设计是置于下咽部,前面开口处罩住喉的入口。这个罩体带有可充气套囊,可填充下咽,形成密封并能允许高达 1.96kPa 的正压通气。喉罩的密封性主要取决于正确放置、恰当的型号和患者解剖结构,并较少地依赖于套囊内充气压和体积。罩体后面连接着一根管子(通气管),它是由罩体的中央孔延伸出来的,其末端可以连接自充气复苏囊或麻醉环路。虽然 LMA Classic 是由可重复使用的硅树脂制成的,由硅树脂或聚氯乙烯(PVC)制成的喉罩当前可从各个生产厂商处获得。

LMA 有不同的型号,从新生儿到成人,正确选择是成功应用和避免并发症的关键。制造商建议临床医生选择可以舒适地贴合在口腔内的最大型号。LMA 置入技术模仿吞咽的过程。就像食管开口的食物被压向上颚一样,LMA 的尖端也是如此,因为两者目的地相同。随着吞咽动作,头部伸展,颈部屈曲增大了舌后的空间,从而允许食物进入下咽腔。这些功能使食团或 LMA 能够到达它的目标位置,同时又避免与前咽结构接触或刺激保护性气道反射。

喉罩的发明者 Archie Brain 医生设计的喉罩置入方法已被许多作者修改了。若要对各种操作方法进行讨论则超出了本文的讨论范围。虽然需要咨询各个产品制造商的建议,但 LMA 的置入原理可应用于其他很多的 SGA。目前推荐的置入技术如图 28-5 所示,成功率可达 94%[57]。在这项操作技术中,喉罩被完全的放气,腭表面用不含有局部麻醉药成分的润滑剂进行润滑。操作人员的非惯用手放在患者枕部,使胸廓上颈部屈曲,并让头部在寰枕关节处向后伸展(制造喉后的空间;这个动作也可以使口张开)[58]。将惯用手的食指放在罩体和通气管连接的凹陷处。看见硬腭,将喉罩的背面(非开口面)顶住硬腭置入。食指指腹向上朝

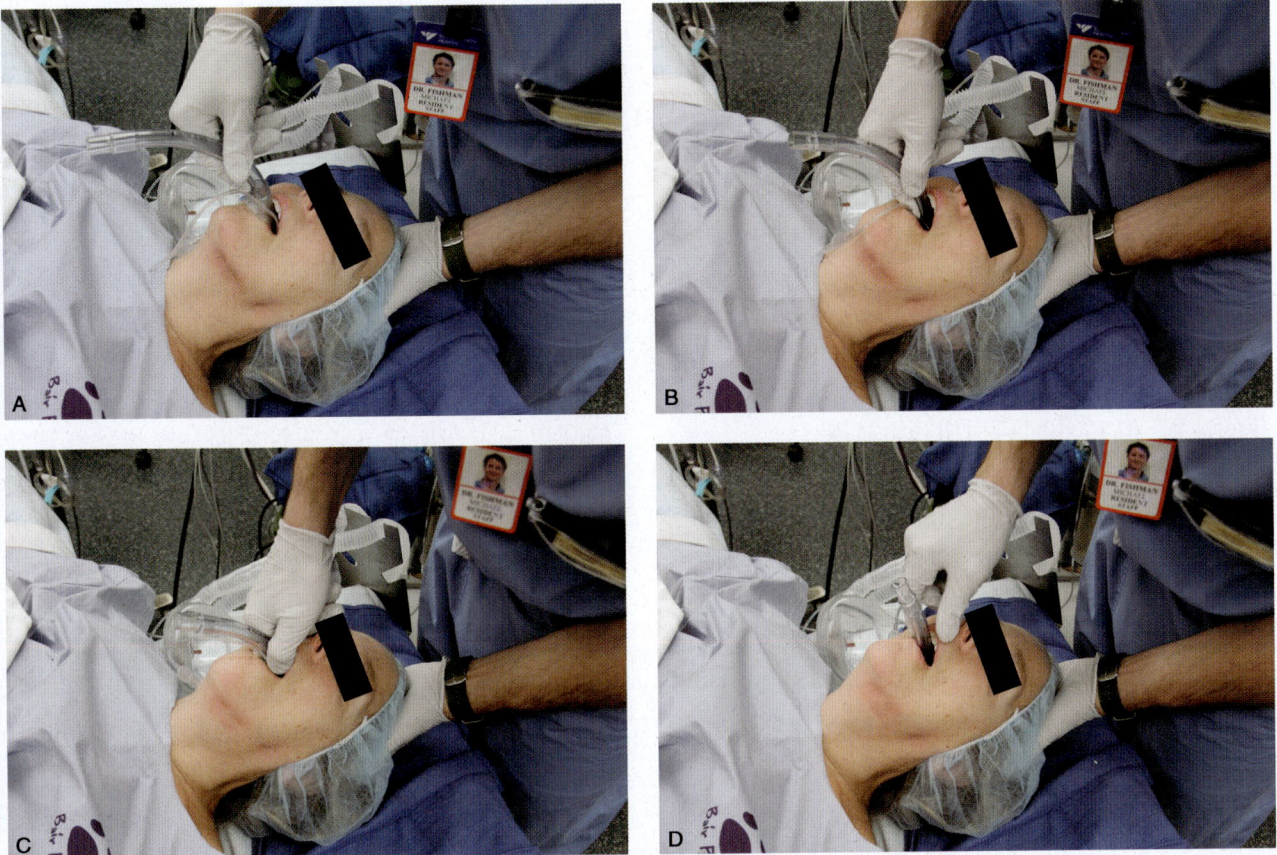

图 28-5　喉罩气道（LMA）的置入

用惯用手的食指用力顶着上腭置入 LMA（A 和 B）。保持此外向力从硬腭到咽及下咽腔（C）直到食指遇到了食管上括约肌的阻力然后拿开食指（D）

向患者的头顶用力。这样做可以使喉罩变平并沿着硬腭的轮廓进入咽和下咽腔。食指继续沿着这条弧线持续施加外向的压力直至遇到食管上括约肌的阻力为止。临床医生最常犯的错误是施加一个后向的压力，使 LMA 的尖端顶向咽后壁，经常造成尖端反折、放置错位及组织损伤。

在连接麻醉环路之前，用允许气道压 1.96kPa 而没有漏气的最小量气体给喉罩充气。制造商推荐将套囊内压力控制在 5.88kPa 以内，而有证据表明可以将囊内压保持在 44mmHg（5.86kPa）以内[59]。如果套囊压力达到 5.88kPa 仍不能保证足够的密封，喉罩的位置、大小或类型需要被再次评估。麻醉过浅及喉痉挛也可导致密封不良。充气使喉罩膨胀时，人们可以观察到环状软骨和甲状软骨升高，以及通气管向口外提升大概 1cm 左右。如果因为患者的体位或外科操作的原因不能使喉罩位于中线位置，可以考虑使用可弯曲喉罩（flexible LMA，后文讨论）。推荐使用牙垫来防止咬闭和阻塞 LMA 的通气管。在插入喉罩后需要测量罩囊内压力，如果使用氧化亚氮则需要定时测量。

虽然喉罩罩体尖端位于食管开口处，但它并不能很好的密封食管。LMA 设计的初衷并不是为了防止胃内容物的反流误吸，也不能可靠地达成这一目的。尽管如此，在反流低风险的患者中使用时，LMA 使用的误吸发生率与所有非 LMA 全身麻醉（大概每 10 000 例中 2 例）相似[60-61]。与使用面罩相比，面罩胃食管反流的发生率会增加[60]，但是当研究被认为是饱胃的患者群体时（对照试验、前瞻性病例系列或个案报道），无论是择期还是急诊使用 LMA 误吸发生率仍然低。有报道指出在病态肥胖或经常发生胃食管反流的患者、择期行剖宫产手术或分娩过程中行气道急救的患者及急诊室或急救人员遇到的患者中 LMA 可以安全使用[62-63]。在心肺复苏中使用球囊面罩通气胃食管反流的发生率是使用 LMA 的 4 倍[64]。

如果任何时候发现 SGA 的通气管中有胃内容物，此时应该采取和使用 ETT 时相似的手法。保持 SGA 在原位，吸引清理通气管，患者采取头低足高位，给予 100% 的氧气。

虽然最初引入用于自主呼吸,LMA 也在一些需要或偏好正压通气的病例中被证明有用并且安全[56,65]。当比较 LMA 和 ETT 时,正压通气(<1.67kPa)造成的胃充气程度没有差异[66]。使用 Classic LMA 时潮气量限制为 8ml/kg,气道压可达 1.96kPa。这些设备已被成功应用于仰卧位、俯卧位、侧卧位、斜位、头低足高位和截石位。虽然生产商推荐使用时间最多 2~3h,也有报道使用超过 24h[67]。在一个猪的模型中,Goldmann 等人[54]在使用 LMA ProSeal 多达 9 小时后没有发现黏膜变化的证据,但 12 小时后损伤开始显现。

可弯曲喉罩(The LMA Flexible)。可弯曲通气管 SGA(例如 LMA Flexible Teleflex, Research Triangle Park, NC;图 28-4)的引入使 SGA 的使用扩展到各种气道位于术野或与外科团队共用的手术(如眼科或耳鼻喉科的手术)。这种设备在设计上与传统喉罩的不同之处在于采用了薄壁、小直径和钢丝加强(抗弯折)管,它可以不放在中线位置也不会影响下咽罩体的位置。这款设备被设计为与通常在口咽手术中使用的扁桃体张口器搭配使用[68]。此外,可弯曲喉罩已被证实在以下情况中有用:当气道上方被盖上沉重的手术铺巾时(如眼科手术),当手术过程中需要改变头部位置(如鼓膜置管术)或当喉罩的通气管不能被固定在中线位置上(如中侧面部手术)。在下咽水平以上的手术中使用这款喉罩,包括扁桃体切除术,相对于气管插管来说可以提供许多重要的临床优势(表 28-9)。当正确放置后,LMA 比气管导管可以更好地防止罩体以上部位的血液、分泌物和外科组织碎片进入气道,而后者则不能阻止浸入咽部的液体进入气管[69-70]。

表 28-9　喉罩在声门上手术中的优势
加强气道保护防止血液和外科组织碎片进入气道
减少心血管不良反应
减少苏醒时呛咳
减少术中支气管痉挛
减少拔除气道工具后的喉痉挛
改善拔除气道工具后的氧饱和度
可以持续供氧直至气道反射完全恢复

SGA 和支气管痉挛。SGA 导致的可逆性支气管痉挛明显少于气管插管。因此,它们似乎很适合用于有支气管痉挛病史(如慢性阻塞性肺疾病)

而无反流误吸风险的患者[49]。由于卤代吸入麻醉药是强效支气管扩张剂,因此支气管痉挛很可能发生在麻醉诱导和苏醒时期。SGA 为临床医生提供了一个独特的机会,使他们能够方便有效地控制气道,而不需要将异物引入到气管内,避免刺激敏感的支气管树。如果发生了不可控制的支气管痉挛(如由于迷走神经刺激),可以通过许多 SGA 行气管插管或拔除 SGA 后行气管插管。如果外科操作必须行气管插管而又存在支气管痉挛的顾虑时,可以采用 Bailey 策略。这种策略是将放气后的喉罩放置在原位气管插管后面。在拔除气管导管后,喉罩套囊充气,患者在喉罩下苏醒[71]。如果选择 SGA 作为气管插管通道,则可以插管成功后将套囊放气,把喉罩留在原位。当不再需要气管导管时,可以拔除导管,让喉罩成为主要的通气道。后一种方法对于那些术中需要气管插管而苏醒时呛咳和高血压有危害的患者十分有益。

SGA 的拔除。拔除 SGA 的时机是非常重要的[72]。SGA 的拔除既可以在深麻醉状态下也可以在患者气道保护性反射完全恢复可以按照要求合张口的时候。如在麻醉苏醒的兴奋期拔除 SGA 则会伴随咳嗽和/或喉痉挛。一些临床医生喜欢在喉罩充气的状态下拔除喉罩,这样它可作为一个"铲子"把喉罩上方的分泌物带出气道[73]。

SGA 使用的禁忌证。SGA 并不能有效阻止胃内容的反流误吸。因此,SGA 禁忌证是那些反流风险增加的临床情况(例如饱胃、食管裂孔疝合并严重的胃食管反流、肠梗阻、胃排空延迟和病史不详),但在这些人群中进行气道急救是可以使用喉罩的。其他禁忌证包括高气道阻力、声门或声门下梗阻、张口度受限(<1.5cm)[74]。

SGA 使用的并发症。除了误吸,报道过的并发症还有喉痉挛、咳嗽、恶心和其他气道操作相关事件。由 SGA 引起的术后咽喉痛发生率从 4% 到 50% 不等,且高度依赖于研究方法。没有单一的设备显示出持续的吞咽困难发生率低。在这方面所有 SGA 似乎都好于气管插管,后者的预期发生率为 30%~70%[75]。有罕见报道与使用 SGA 相关的神经损伤,包括舌下神经、舌神经和喉返神经的损伤。这些损伤通常在术后 48h 内显现,并在 1h 至 18 个月内自行消退。诱发因素包括使用小号喉罩、利多卡因润滑、使用一氧化二氮、套囊过度充气、置入困难、改变置入技术、非仰卧位、颈椎骨或关节疾病[76]。导管或套囊导致的压力性神经麻痹是最常见的原因。

King 喉管。由一个单腔管带远端和近端两个低压套囊组成，通过一个共用通气阀充气（图 28-6）。当正确放置时，远端套囊位于食管上括约肌内并封堵食管，近端套囊封堵口咽和鼻咽。在这个位置上，两个套囊之间的侧孔位于喉附近，并作为自主呼吸或正压通气时的通气孔。King 喉管使用时需要张口度至少 2.3cm，既可以盲插也可以使用喉镜辅助置入。吸引型喉管是一次性工具，它增加了一个终止于食管套囊远端的管腔，便于胃内容物引流。一个病例报告描述了 LTS-D 成功应用于一名行急诊剖宫产但无法进行气管插管的孕妇。当快速顺序诱导失败后患者苏醒过程中，该工具可以改善氧合并便于引流胃内容物[77]。

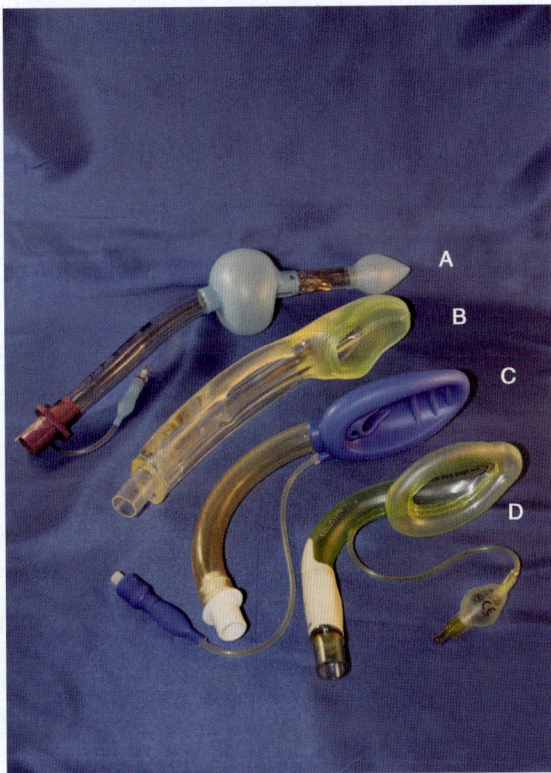

图 28-6
A: The King LT。B: I-Gel。C: air-Q。D: Aura-I

喉管有 6 个尺寸（0～5 号）适合于儿童至成人。在 10 岁以下的儿童中，喉罩比喉管在自主呼吸或辅助通气以及纤维支气管镜评估气道方面更加有效[78]。对于体重不足 10kg 的儿童，不建议使用喉管，因为此时会出现操作困难和通气不足的问题[79]。

一项尸体研究表明，喉管与 ProSeal 喉罩作用于咽侧壁、舌根部和后咽部的黏膜压力是相似的。

但喉管在后下咽部产生的压力更高，研究者担心升高的压力会阻碍喉的血流灌注[80]。有报道使用喉管行宫腔镜检查后出现了急性舌和悬雍垂溃疡的病例[81]。

Cookgas air-Q。由 Daniel Cook 医生研发的 air-Q 围喉气道（图 28-6）既可以作为择期 SGA 通气又可以辅助盲探或软镜引导辅助的气管插管（在本章中随后介绍）。大体上和 LMA Classic 相似的套囊密封喉周空间，气道密封压力可达 2.45～2.94kPa，近似于 LMA ProSeal 的密封压[82]。该设备尺寸范围为 0.5～4.5，置入技术类似于 LMA 推荐的置入方法（见前文介绍）。发明者推荐使用小于 10ml 的空气来填充套囊，因为密封不良通常是由套囊过度充气所致。如果置入后气道阻塞，上下移动通气管通常会重新调整会厌的位置。最新发明，自加压 air-Q sp，不需要套囊充气而是根据气道压来改变套囊内压力。

第二代声门上气道。LMA ProSeal 是第一个带有胃引流管的 SGA，因此是第一个"第二代" SGA（表 28-10）。ProSeal 喉罩设计胃引流管的最初目的是为了帮助临床医生判断 SGA 对位是否正确。如果喉罩的末端未能正确位于食管开口，在正压通气时会监测到有气体通过食管开口漏出。随后还开发了其他测试方法来验证喉罩对位是否正确[83-86]。胃引流通道既可以主动（置入胃管）又

表 28-10　ProSeal 喉罩的特点

特点	临床影响
胃引流管	确定喉罩定位 ● 胸骨上切迹测试 a[85] ● 胃引流通道无漏气 b[84] 放置胃管 ● 主动或被动地排空胃内容物 保护气道防止胃内容物误吸
背部套囊	增加密封压力
牙垫	避免咬住通气管导致梗阻 具有旋转稳定性 确定喉罩的位置，50% 或更多的牙垫应该位于口腔内[85]
放置	第一次置入成功率低于 Classic 喉罩
型号选择	型号小于 Classic 喉罩

a 用少量的润滑剂封堵胃引流道开口，轻轻按压胸骨上切迹，会发现润滑剂的液面上下波动。
b 如果润滑液的液面没有随着正压通气移动，则食管口与喉口之间没有连通，通气时不太可能造成胃充气。

可以被动地（反流）排空胃内容物[84,86-88]。在正压通气下，与其他 LMA 设备相比，ProSeal 喉罩套囊的设计提高气道密封压力（≥3.92kPa）。这些先进的能力使其可以应用于肥胖患者、腹腔内手术的患者及气道复苏的患者[89-91]。ProSeal 的一次性版本，LMA Supreme 喉罩的通气管是弯曲塑形的，仿照 LMA Fastrach 便于置入的设计（图 28-4）[92]。Supreme 喉罩也可以耐受大于 3.43kPa 的吸气压，已被安全地用于腹腔内手术[93]。

i-gel 喉罩。 这款独特设计的 SGA 由固态弹性体凝胶制成的，主体固定在塑料通气管上，没有可充气的套囊结构（图 28-6）。引流管从位于食管开口的远端延伸到位于气道环路接口外侧的外口。胃管可以通过这个引流道置入（可以通过最大尺寸为 14-French 的胃管），该通道也可作为被动反流的胃内容物的通道。气道漏气压在成人中据报道变动于 2.35～2.94kPa。咽喉痛的发生率较 LMA[94]更低，一些报道注意到在拔除喉罩的时候更少见到套囊上有血液。成功率（首次置入成功率，足够的密封压力等）和 Classic and ProSeal 喉罩大致相似[95]。与人们的普遍认识相反，i-gel 喉罩的固态弹性体凝胶被咽部黏膜加热后并不会改变形状（个人通信，Muhammed Nasir，MD）。

气管插管

直接喉镜检查。 直接喉镜检查的目的是建立从操作者的眼睛到喉的一条直线。这就需要最大限度地调整口腔和咽腔的轴线并使舌体位移来完成一条新的非解剖视轴。非预期的 DL 失败主要是舌体位移问题导致的，不能调整重合轴线通常可通过体格检查进行预测。正如 ASA 困难气道管

理指南中所指出的那样，没有一种测量方法足以确定直接喉镜检查的难度，必须综合考虑多种方法，以便对于气道管理做出明智的决策[2]。Shiga 等人[22]发表了一份关于气道体格检查分数的荟萃分析，告诫人们所有常规检查的低敏感性和特异性。

1994 年，Bannister 和 MacBeth 提出了一个三轴模型来解释气道轴线重合涉及的解剖关系[96]。基于这个模型，使口、咽和喉的轴线重合便可以充分显露声门。这个模型很好地解释了插管嗅探位置（SP）的原因，在这种体位下颈部被屈曲 35°，头部被伸展 15°。这个体位通过在患者枕部放置一个支撑（成人大约 7cm）来实现的。三轴解释受到了 Adnet 等人[97]的质疑，他指出尽管伸展寰枕关节最大限度促进了口腔/咽腔轴线重合，但胸廓上颈椎的屈曲没有取得视野的明显改善。

Chou 和 Wu[98]提出了一个双轴/舌移位模型。这个模型并不依赖于所有轴的重合来使喉部呈现直线视图，而是通过口咽排列和舌移位来最大化牙槽嵴和喉入口间的空间。此概念可以解释 DL 困难以及为什么普通的气道评估方法缺乏预测能力。这个概念被描述为功能性气道评估（functional airway assessment，FAA）[99]。

FAA 是一种常用的检查气道解剖相关性的功能特性评估方法。FAA 强调这些解剖特征的相互依赖性，而不是它们个体大小或功能完整性。就像 Chou 和 Wu[98]解释的一样，当头部和颈部在中立位时，口腔和咽部的轴线是相互垂直的。最大限度地伸展正常的寰枕关节就可以获得大于或等于 35° 的活动范围（图 28-7）。这样可以使口腔和

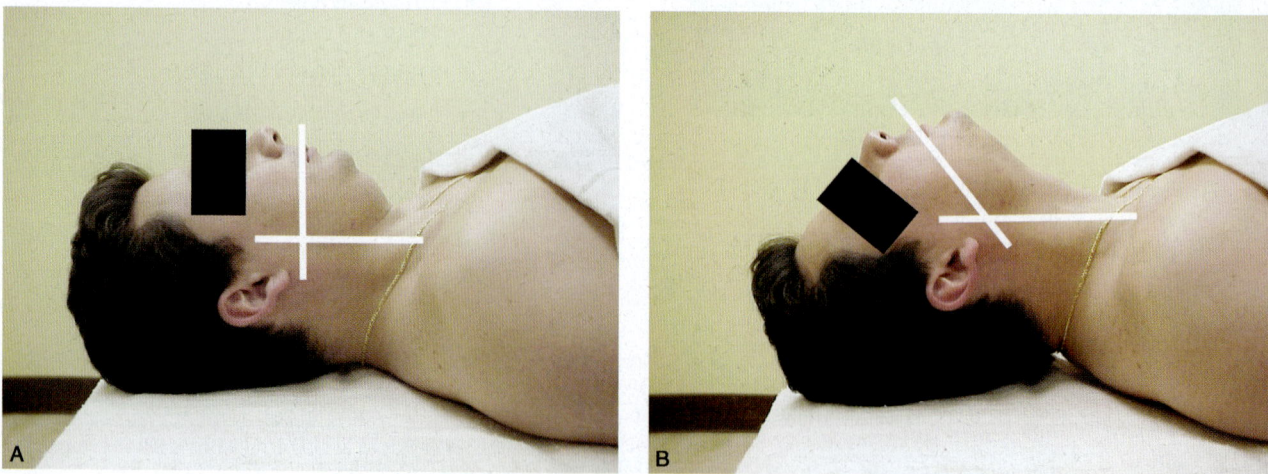

图 28-7

A：患者仰卧时，口轴和咽轴不重叠。B：伸展寰枕关节可以最大限度地使口轴和咽轴重叠

咽部轴线之间的夹角达到 125°。尽管有所改善，但仍不能达到使操作者的眼睛与声门在一条直线上的 180°。还必须用喉镜移开舌头创造更大的空间。虽然伸展寰枕关节本身不能完成喉部直视，但它确实能够使舌体的位置前移，并将牙槽嵴提升到相对于舌和喉更高的位置。寰枕关节的伸展也有利于打开口腔。Calder 等人[58]发现，与头部中立位相比，完全伸展寰枕关节张口度可以增加 26%。颞下颌关节的移动也有利于使舌头远离需要的视轴——颞下颌关节的旋转和平移使舌头植入点放松并为喉镜的置入创造空间。

使用 FAA 的方法进行气道评估也有助于解释普遍接受但又受到高度批评的 Mallampati 和甲颏距离指标的价值[100]。这两种方法在历史上被认为是非常重要的，因为它们评估出舌体的相对质量

（Mallampati）及喉镜可以将其移位到空间的前后边界（图 28-8）。正如其他地方所指出的，这些指标显示出了较差的和/或可变的预测能力。有两组研究探讨了这些措施的相互关联性，在一定程度上揭示了为什么单独参考这些指标时其预测效果不佳。Ayoub 等人[101]发现，当甲颏距离小于 4cm 时，高 Mallampati 评分可以预测 DL 困难。当甲颏距离大于 4cm 时，由 Mallampati 分级确定的相对舌体大小就没有预测性。Iohom 等人[9]使用 6cm 的甲颏距离分界点也发现了相似的结果。当下颌骨短的时候 Mallampati 分级的预测能力会提高，这一发现与 FAA 这个概念是一致的：当下颌空间受到限制时，舌体大小至关重要的。当下颌空间很大时，任何非病理大小的舌体都可以被轻易容纳。咽下舌可能是个例外，正如 Chou 和 Wu[102]所描述

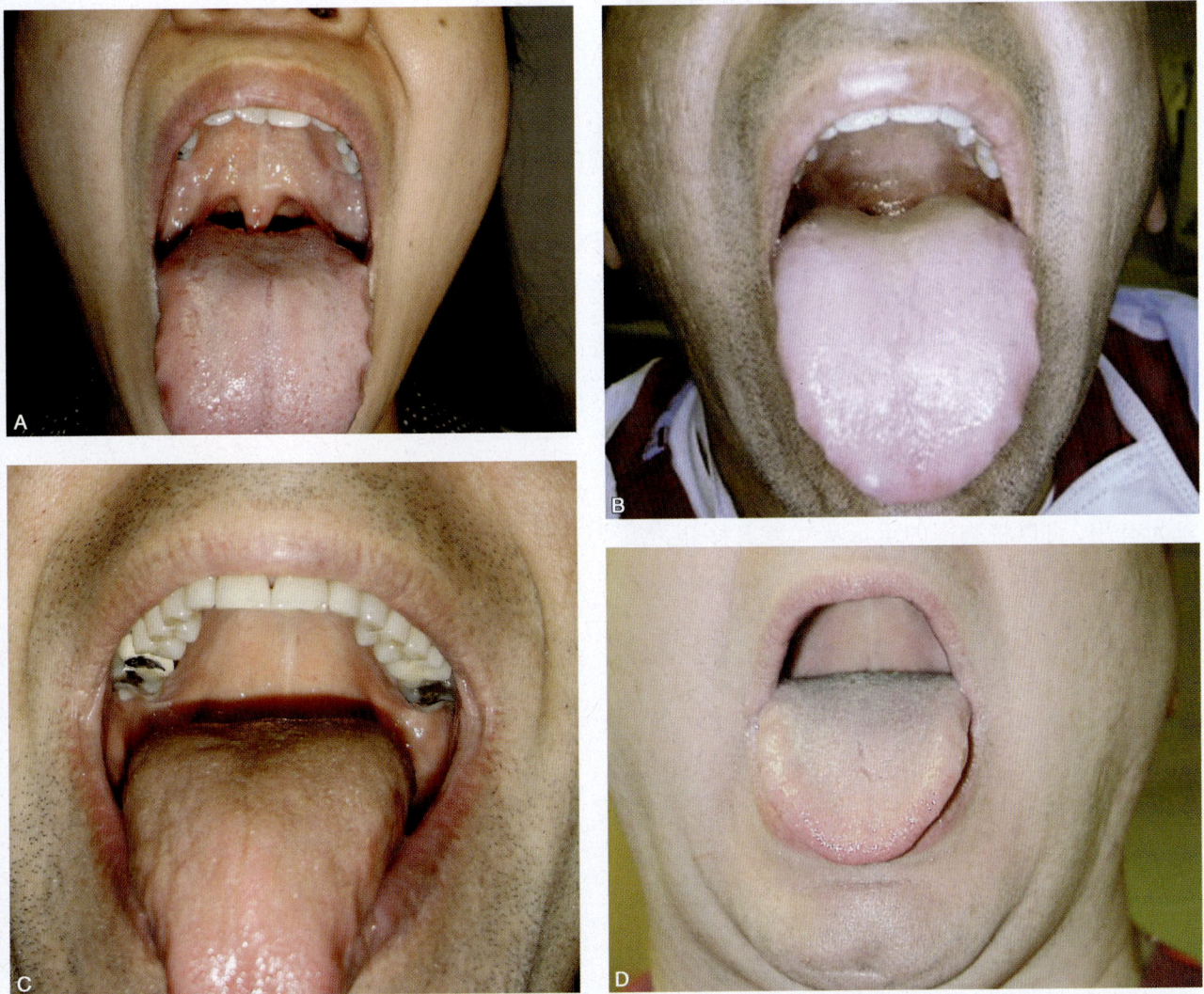

图 28-8 口咽视野的 Mallampati/Samsoon-Young 分级[103]

A：Ⅰ级，可见悬雍垂、腭咽弓和软腭。B：Ⅱ级，可见腭咽弓和软腭。C：Ⅲ级，可见硬腭和软腭。D：Ⅳ级，仅看到硬腭（Samsoon 和 Young 补充）

的，但是根据这些研究者的说法，测量下颌舌骨间距离应该有助于诊断。

如前所述，直接喉镜检查出现困难的一个常见原因是舌体病理性增大。Ovassapian等人[104]认为舌扁桃体增生是最常见的导致未预料困难DL的原因。他们机构对从1999年到2000年所有未预料困难DL病例的一个回顾性研究里发现了33例患者。所有这些患者均在纤维光镜检查中发现舌扁桃体增生（图28-9）。

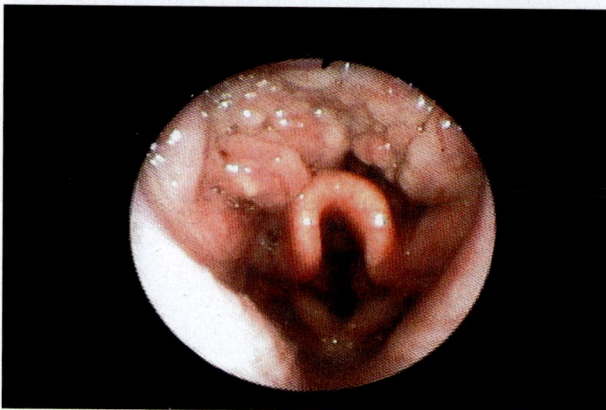

图28-9　舌扁桃体增生
这个患者是一位未预料的直接喉镜检查困难患者，会厌谷充满了增生的淋巴组织

辅助获取患者嗅探位置的设备已经可商购。这些产品包含嗅探位置枕头和Pi Pillow，可以应用于清醒（中立位）和入睡（功能位）的患者。有人建议将患者的外耳道水平与患者的胸骨切迹置于一个水平面上（external auditory meatus level with stenal notch，EAM-SN体位）。这对于肥胖患者[105]尤为有用，可以将胸部的重量从气道上移开，给操作喉镜手柄腾出空间。这可能需要在肩胛骨、肩膀和颈背下放置楔形抬高物体（例如the Troop Elevation Pillow）。这使得头部和颈部在胸廓的上方，形成了EAM-SN体位，并利用重力的作用使软组织远离气道。

头部和颈部被摆好位置后，有两种方法可以使嘴张开。第一种方法是将右手放在枕骨下尽量伸展寰枕关节。这种方法只能用在颈椎稳定患者身上，可使口腔被动张开，再用左手（握着喉镜）的无名指向尾端压下巴来加强。第二种方法往往更加有效，但需要（戴手套的）手接触牙齿和/或牙龈，右手拇指向尾侧压患者同侧下颌骨的尖牙/前磨牙，同时在拇指下交叉的食指和中指向头侧压同侧上颌骨的尖牙/前磨牙。这两种技术的最终目

标就是旋开并平移颞下颌关节，以最大限度地增加切牙间距离。

直接喉镜检查片。常用的有两种镜片，每种都有自己独特的使用方式。文献中还介绍了许多其他的镜片，但不会在这里讨论。有一些很优秀的综述具体介绍了这些镜片[106]。

Macintosh（弯）喉镜片是将喉镜片的末端放在会厌谷的位置，通过拉紧舌会厌韧带上抬会厌使其不要挡住观察声门的视线。Miller（直）喉镜片是通过直接压在会厌上将会厌压向舌根显露声门（图28-10）。这两种镜片的左边都有一个凸起的边缘用来将舌头推向左边。设计成右边凸起边缘的镜片可供左利手操作者使用，但实践中并不常用。

使用时需要选择合适大小的喉镜片，在喉镜尝试失败后可以进行喉镜片的更换。一般来说，可供通过气管导管的空间很小时（如小口），Macintosh喉镜片被认为很有优势，而Miller喉镜

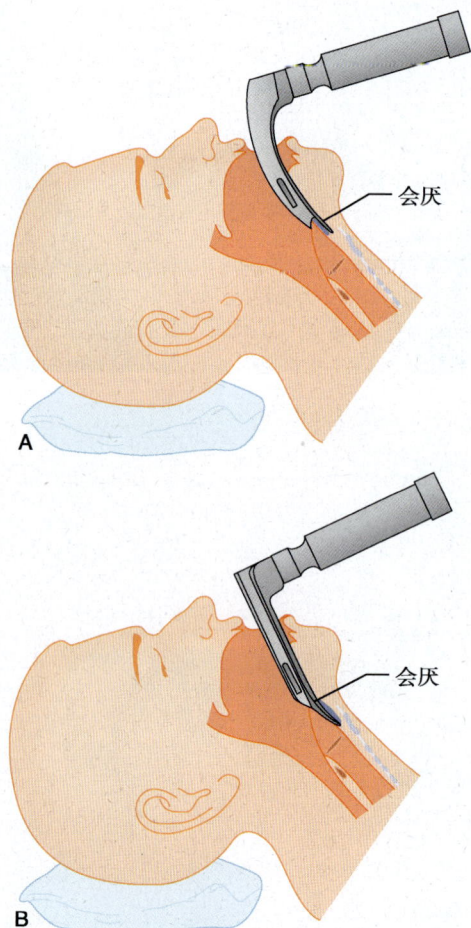

图28-10
A：使用弯喉镜片时镜片的末端放在会厌谷的位置，此处就是舌根部与咽部会厌表面之间的空间。B：直喉镜片的尖端直接在会厌下面进入

片被认为更适用于下颌间隙小、切牙大或会厌大的患者[44]。当然最好用的镜片肯定是操作者最有经验的那种。

喉镜检查时左手持喉镜，用前述方法将患者嘴张开。镜片从患者的右侧插入，避免与嘴唇和牙齿的不必要接触。置入镜片后用镜片将舌头推向左侧，增加口腔内空间，镜片末端向声门方向插入。一旦喉镜末端到达舌根部（使用Macintosh喉镜片时，镜片末端在会厌谷；使用Miller喉镜片时直接将会厌压向舌根处）操作者用手臂和肩膀的力量向前尾侧方向提下颌。

使用任何一种镜片时，喉镜检查者都一定要避免向头侧方向旋转喉镜，让喉镜片接触上切牙。镜片插入时不要插入太深，否则镜片的末端可能直接插入到喉以下的部分，随着镜片的上抬将看不到气道结构。

使用喉镜对婴儿和儿童进行气管插管时有一些特别的关注点。由于儿童枕部的尺寸相对较大，达到嗅探位置不需要头部抬高[44]。事实上，有时反而需要医生抬起患儿胸部。如像成人一样摆体位，由于小儿的气管相对较柔软，过度伸展寰枕关节可能会导致气道阻塞，所以应该尽量避免。小儿的颈部相对较短，整个喉部位置相对靠前，在喉镜检查时往往需要进行喉部按压来辅助将喉入口暴露在视野当中。通常选择直喉镜片，因为它有助于抬起坚硬的"Ω"形的会厌。在6～8岁以前环状软骨是气道中最窄的部分，气管导管经过声门后操作者一定要非常敏感的感受到阻力的变化。由于气道较短，插管时有更高的支气管内插管和头部的移动导致的意外脱管的风险。在儿科患者中应密切关注插管深度。

Cormack和Lehane[107]提出了一种受到广泛认可的喉镜显露下喉部视图评分系统，将喉的显露分为四级。1级是可以看到完整的声门，2级是只可以看到声门的后半部分，3级是能看到会厌的前端边缘，4级是只能看到软腭（图28-11）。在

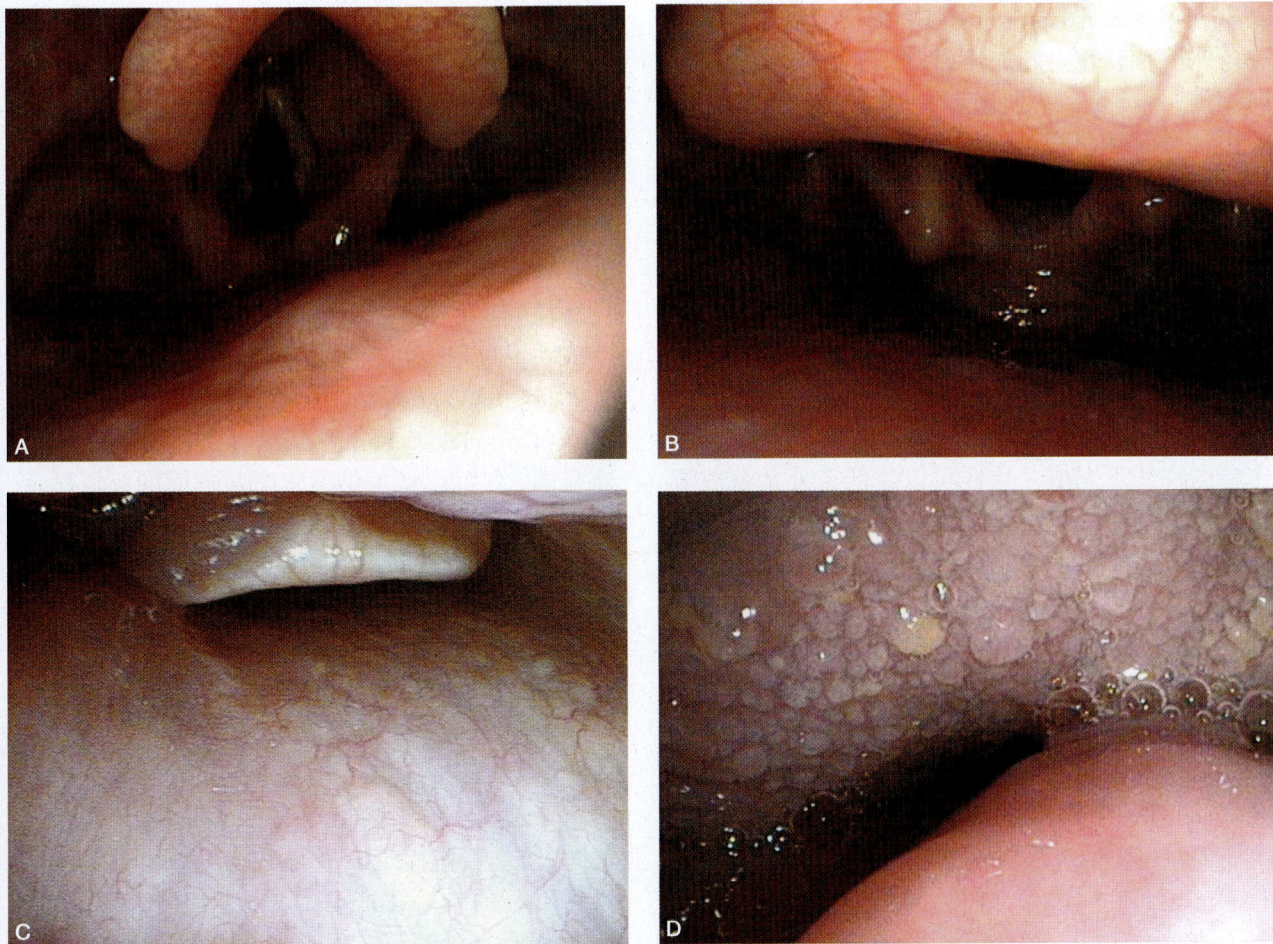

图28-11 Cormack-Lehane喉镜显露评分系统
1级(A),2级(B),3级(C),4级(D)

成人喉镜检查中,3级或4级的发生率为1.5%到8.5%[108]。Yentis 和 Lee[48]提出了 Cormack-Lehane 评分系统的修改意见,他们指出当可以看到一部分声带时(2A)比仅能看到杓状软骨和会厌(2B)插管容易很多。Cormack-Lehane 3级更精细的分级也已经有描述了。当重新摆放头颈位置或使用插管弹条能使会厌在抬高一些就定义为"3a 级",如果这样操作后会厌仍是固定的则定义为"3b 级"[109]。Cormack-Lehane 分级是用来描述喉镜显露视野的评分,从未被验证为成功气管插管的一个相关指标。

另一种视觉评分系统是根据临床医生在喉镜检查过程中对声门开放程度(percent of glottic opening, POGO)的评估得出的,例如从前联合到杓状软骨间切迹的范围的 0% 到 100%。与 Cormack-Lehane 系统相比,POGO 评分系统提高了测试者间的可靠性,在视频喉镜的比较评估中被许多研究者采用[110]。

如果没有获得满意的喉头显露视野,则可以采用向后 - 向上 - 向右的喉外按压(backward-upward-rightward pressure, BURP)手法。这一手法是在甲状软骨上施加压力(P),使喉向后(B)顶向颈椎,并向上(U)向患者右侧(R)移位。BURP 的手法被证明可以改善喉头显露视野,在一项对 1 993 名患者的研究中将困难插管率从 4.7% 降低到 1.8%[111]。类似地,Benumof 和 Cooper 描述了"最佳的喉外操作",它包括向后及头端按压甲状软骨、舌骨和环状软骨[112]。

当喉头结构可以看到时,就可以将气管导管从右手边插入,但要注意不要挡住声带的视线。只要有可能,气管导管通过声带时应该在喉镜操作者的视线下完成。这样可以降低意外食管放置或声门旁结构损伤的可能性。气管导管套囊应该插入到声门下至少 2cm 接近气管中间的位置。这应该相当于女性和男性中切牙深度分别为 21cm 和 23cm。在成年女性中一般使用 ID 7~7.5 号的气管导管,而成年男性使用 ID 7.5~8 号的气管导管,当然在个别情况下可以进行相应的调整。如果临床中需要进行肺清洗、诊断或治疗性支气管镜,此时则需要较大型号的气管导管。在表 28-11 中详细介绍了小儿气管导管大小的选择(也可见第 42 章)。

Henderson[113]描述了另外一种方法使用直接喉镜检查。这种"舌旁"法是使用直喉镜片从口腔的右侧插入嘴中,在舌和腭扁桃体之间向前推进。

表 28-11　与气道解剖相匹配的儿科气管导管的大小和长度		
年龄	内径 /mm	从嘴唇到气管中段距离 [a]/cm
早产儿	2.5	8
足月儿	3	10
1~6 个月	3.5	11
6~12 个月	4	12
2 岁	4.5	13
4 岁	5	14
6 岁	5.5	15
8 岁	6.5	16

[a] 如果是经鼻插管深度须增加 2~3cm。

镜片直接来到会厌下方上抬会厌。这种方法可以减少舌头的压缩变形,并且在舌扁桃体增生的情况下可以改善喉部的显露。

验证气管插管的金标准是可以持续监测到呼出的二氧化碳。额外的验证技术还包括看到气管导管通过声门、胸部和腹部的听诊、看到胸廓起伏、在气管导管内可以看到水蒸气、呼气过程中的潮气量可以全部呼出、使用自动充气复苏球囊、用软镜通过气管导管辨识气道内结构、使用超声或胸部 X 射线[33]。

虽然直接喉镜检查仍然是气管插管最常使用的方法,但在所有应用病例中成功率并不太高,即使成功了过程也并不是都很顺利。分别在 4.4% 和 0.3% 到 0.43% 的尝试中,直接喉镜检查可能很难显露(Cormack-Lehane 3 级或 4 级视野)或根本无法显露[114-116]。ASA 结案索赔数据库的分析显示,DL 过程中喉部损伤的情况往往是在"容易"显露时而不是出现在困难喉镜显露情况下[53]。在该数据库中的 4 460 例患者中,有 87 例发生喉部损伤。其中 80% 发生在常规(非困难)气管插管中,在这个过程中并没有怀疑有任何损伤。这使得一些人开始质疑常规的气管插管是否像想象的那么安全[52]。

影像引导的喉镜有望主导现代气道管理技术。21 世纪的第一个十年见证了光学和视频传输设备的普及,主要是由于廉价的 CMOS 技术的可及性。这些喉镜的统一特征是,从提供者的眼睛到声门不再需要直接的视线。这些设备种类繁多,其中一些将在后面详细介绍。

光学探镜: 光学探镜将光学与光源元素合并

到一个像探头一样的柄内。这类产品有 Shikani 可视探头和 Bonfils 插管纤维镜（图 28-12）。与直接喉镜检查相比，这两者都不需要明显的移动颈椎[117-118]。

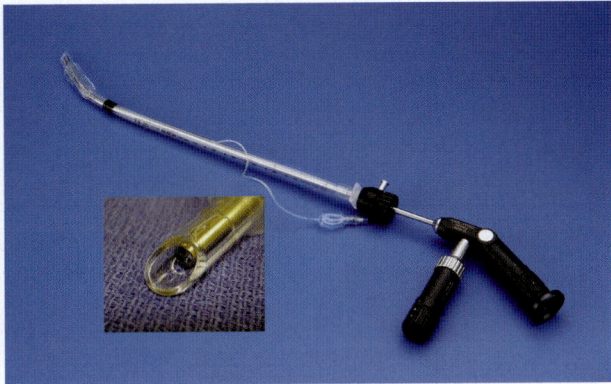

图 28-12　The Bonfils
插图：注意物镜末端在气管导管内

　　BIF 是一种具有传统光学和光传输光纤元素的硬质长管状设备[119]。其远端有 40° 的成角，而物镜本身可以观察到 100° 的视野。近端目镜可用于裸眼或装有标准内镜摄像机进行观察。一根电缆（或电池供电的附件）能通过外部光源产生照明，另外通过工作通道可以进行吸引操作。这种硬镜使用的是这章前面讨论过的"舌旁术"，镜子的大小有外径 2mm、3.5mm 和 5mm 三种尺寸可以选择。

　　Shikani 可视探头与 BIF 有相类似的结构，不同之处在于镜子的远端一半是可塑形的（图 28-13）。光源可以是由电缆、专有手柄或一个绿线喉镜柄充当。与 BIF 不同，SOS 采用中线法操作。尽管 SOS 可以作为一种独立的插管设备，但当 Cormack-Lehane 评分较高时，它可以作为直接喉镜检查的辅助手段。虽然 SOS 主要是一种经口插管设备，但它也曾被用于经鼻插管。小儿和成人的 SOS 分别最小可以容纳 2.5mm 和 5.5mm 的气管导管。

　　Levitan First Pass Success Scope（FPS）是 SOS 的较短（30cm）版本，当使用直接喉镜检查对声门视野显露不佳时，它可以用来作为 DL 的辅助工具（图 28-13）。较短的长度可以使喉镜检查者[120]更容易定位，但标准的气管导管（6mm ID 或可能使用更大的导管）需要被剪短，以便使物镜在导管斜面以内[121-122]。以这种方式使用设备的假设好处是减少未预料的困难插管和通过将类似设备纳入到日常实践中来维持替代技术的技能[122]。

　　Clarus 视频系统（图 28-14）将 SOS 的可塑性探条的理念和 CMOS 技术结合在一起。在手柄上装有一个 10.16cm 可调整角度的 LED 屏幕，并拥有一个专有的视频输出端口。该设备还可以通过透照技术，即在设备的末端装有一个红色二极管，当设备末端在喉部时可以通过皮肤看到光斑，从而指引操作者完成气管插管。

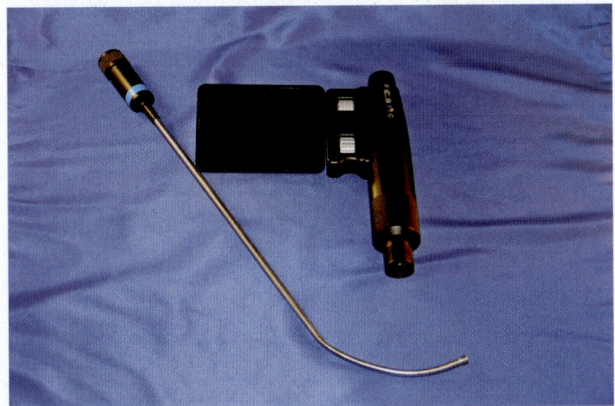

图 28-14　The Clarus 视频系统

可视喉镜

　　VL 模仿了直接喉镜检查的操作，但在喉镜片的末端放置了成像设备。这样就直接把操作者的视线跨过了舌头，避免了操作者眼睛和声门要成直线关系的要求。ASA 困难气道专责工作组建议，可视喉镜作为气管插管的首选工具或作为气管插管失败的救援措施[2]。VL 改善了喉显露的视野，插管成功率可达 97% 到 98%。与直接喉镜检查相比另一个好处是减少了颈椎的活动度，这点优势在有插管通道的 VL 中表现更加突出。

　　被广泛使用的第一个可视喉镜是 Glidescope

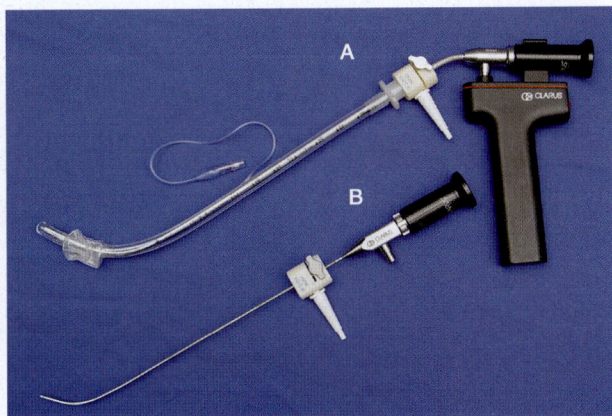

图 28-13
A：Shikani 可视探头。B：The Levitan FPS

（图 28-15）。Glidescope 镜片有一个发光二极管和一个 CMOS 芯片，通过电缆连接在液晶显示器上[123]。镜片的远端有一个 60° 的成角，使其成为一个"锐角"的视频喉镜。Glidescope 的这种设计有如下几点优势：①可以像常规使用 DL 一样操作；②视频设备被放置在了镜片远端附近，操作者可以跨过舌根位置进行观察，此时舌头的位移已经不像使用 DL 时那样重要了。同样，由于光学元件位于舌扁桃体远处，因此舌扁桃体的增生不会像使用 DL 时一样影响视轴。③视频设备取代了易碎的光纤元件。④气道图像显示在一个可移动的屏幕上，可供多个人观察（例如助手、导师和学生）。⑤与 Macintosh 直接喉镜检查相比，镜片远端 60° 的成角使 $C_2 \sim C_5$ 节段的颈椎移动度减少 50%[124]。

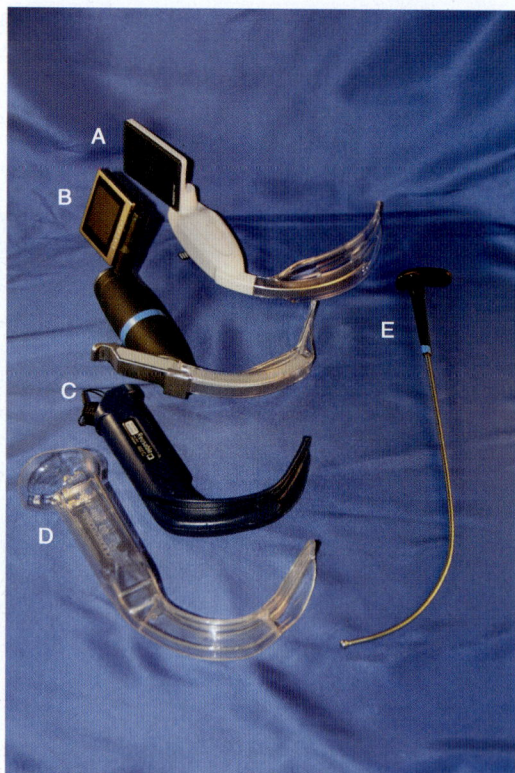

图 28-15

A：McGrath Mac。B：Mcgrath 系列 5。C：Glidescope 多次使用镜片。D：Glidescope 含钴材质的一次性使用镜片。E：Gliderite 硬质探头

在缺乏经验的操作人员使用时，Glidescope 相较于 DL 能够提供更好的声门显露视野（Cormack-Lehane 分级 1 级视野在 85.7% vs 48.9% 的患者中），在使用直接喉镜检查不能显露声门的患者中用 Glidescope 能有 77% 的患者获得 Cormack-Lehane 分级 1 级或 2 级的视野[123]。对 1 755 名患者进行的一项大型前瞻性非随机研究显示，使用 Glidescope 插管时成功率可达 98%，包括预测可能 DL 困难的患者中成功率可达 96%，以及在 DL 插管失败的气道救援中插管成功率可达 94%[29]。虽然使用 Glidescope 获得喉部视野相对较容易，然而此时进行气管插管反而会更有难度。在一项研究中，与 DL 相比，放置气管插管的操作要多 16s（平均）[123, 125]。这可能是由于镜片成锐角，从而使气管插管操作比较困难。对于这个原因，建议使用探条[126-127]。一种专用的、非可塑性的探条，Gliderite 硬质探条，其前端有 90° 的弯曲，可用于各种视频喉镜插管。Jones 等人[128]进行的一项研究表明，在插管时间方面，气管导管的角度要比 Cormack-Lehane 显露分级的影响大。因为探条是硬的，它的末端弯向前端，因此有可能会触及气管环前壁。当通过声门时要将探条撤出 1～2cm 这样会有利于将气管导管送入喉，此时也可以逆时针旋转气管插管同时撤出探条。尽量不要将探条插入喉部。

理论上讲，使用可视喉镜时不需要调整气道轴使头后仰让口咽喉尽量对齐来显露声门。使用 Glidescope 显露声门如果需要充分暴露声门会导致颈椎的伸展[129]。特别是当颈椎不稳定时，一定要注意这点。在颈椎活动受限，如强直性脊柱炎和颈椎损伤的患者，都可以使用 Glidescope 顺利地完成气管插管，但很难应用于张口受限的患者[130-131]。

经典的 Glidescope 插管法使用正中入路法。看到悬雍垂后将镜片沿中线伸入到会厌谷或直接来到会厌后方[123]。对于张口度受限的患者，镜片可以像 Guedel 通气道一样置入，先将镜片的凹面面向头侧，当镜片尖端到达口咽部时逆时针旋转 180°。这一动作可以将舌头推向左侧，同时颈部的移动度最小化。

操作者必须完整看到镜片置入以及气管导管进入口咽。使用 Glidescope 可视喉镜相关的创伤性并发症与气管导管进入气道但没有在显示器上显示出来时的盲操作相关。创伤性事件据报道主要与软腭、腭舌弓、右腭咽弓和右前扁桃体支柱相关，似乎更有可能与使用硬性探条相关（图 28-16）[132-133]。避免软组织损伤的步骤包括：①确保探条在气管导管斜面以内；②保持气管导管在中线位置，尽可能地靠近镜片；③当镜片及 ETT 进入口腔时，操作者的注意力要集中在患者口腔中（就像使用 DL

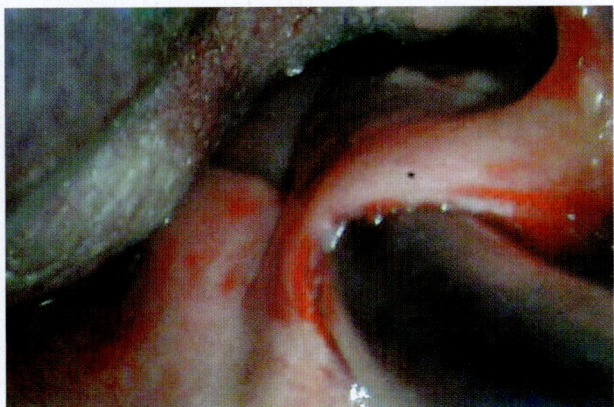

图 28-16　由于应用可视喉镜产生盲点，使气管导管穿透右侧腭舌弓

时一样），偶尔瞥一眼 VL 的视频监视器，仅仅当导管远端在监视器上可以看到时，才把全部注意力转向视频图像；④避免向内撬动喉镜片，这样会增加下方"盲点"；⑤使用最小的力量推送气管导管；⑥练习气管导管的"反向装入技术"（如后面所述）[134]。随后列出的所有可视喉镜在使用时都会出现上面所描述的"盲点"，这有可能会对口咽软组织造成损伤，除非使用真正的直接喉镜检查技术。

对照研究显示，与 Macintosh 直接喉镜检查相比，Glidescope 在预防气管插管的血流动力学反应方面没有明显优势，尽管其他研究显示心血管反应类似于可弯曲插管软镜插管[135]。与 DL 相比，Glidescope 也被用于经鼻气管插管，操作时间更短，第一次插管成功率更高。反向装入技术和使用弹性橡胶的探条也有介绍。反向装入技术是将探条末端的成角与自然 ETT 曲率相反方向装入到气管导管内。这样可以更好的使气管导管向后方定向置入，减少了气管导管顶住前联合或气管环的机会[136]。

新型 Glidescope，Glidescope Titanium 正在投入使用。功能和原始喉镜一样，新的设计是由钛材料制成的，由两个标准的弯曲镜片（MAC T3 和 T4）和两个降低挡板高度的锐角镜片（LoPro T3 和 T4）组成。临床上还有塑料制成一次性使用的镜片（LoPro/Mac P3 和 P4）。在表 28-12 中标出了常规使用的间接喉镜所需要的张口度。

C-MAC 系统（图 28-17）由电子喉镜柄和可替换的金属镜片组成。其中一种 D-Blade 镜片是一个锐角镜片和 Glidescope 镜片角度相类似，用于已预料到的直接喉镜检查困难的患者。一项 1 100 位者的大型多中心前瞻性随机试验中，对已预

料困难喉镜检查的患者使用 Glidescope 和 C-MAC D-Blade 进行气管插管（每位患者进行两次操作），插管成功率两者之间没有明显差异[137]。

C-MAC 系统也可以使用与标准的 Macintosh 和 Miller 喉镜片类似的集成照明和 CMOS 光学

表 28-12　常用的间接喉镜所需要的张口度

设备	所需张口度/mm
Glidescope	17.4
Glidescope Ranger*	
Glidescope Titanium*	
Glidescope LoPro	12.4
Storz C-MAC（Mac 3）*	
Storz C-MAC（D-Blade）*	
Airtraq SP（size 0）	11
Airtraq SP（size 1）	12
Airtraq SP（size 2）	15
Airtraq SP（size 3）	16
Airtraq AVANT（sizes 2 and 3）	17
McGrath Mac*	
McGrath Mac X*	
King Vision（size 1）	10（无沟槽）
King Vision（size 2）	10（无沟槽）
	13（有沟槽）
King Vision（size 3）	13（无沟槽）
	18（有沟槽）

* 写出公司，但没有数据。

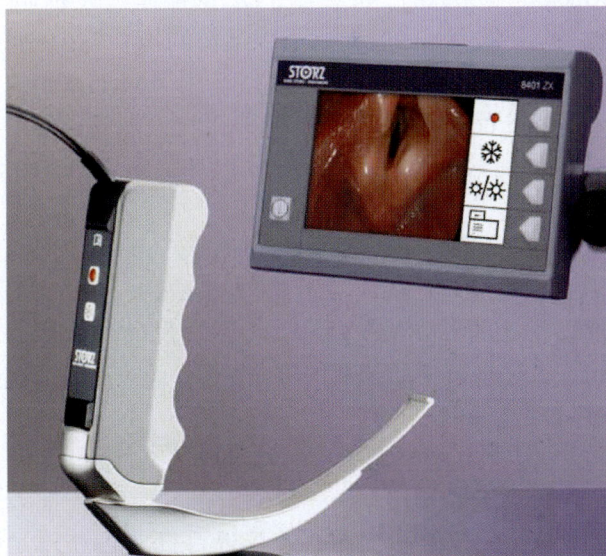

图 28-17　The Storz C-MAC

器件的镜片。这使得该设备既可以用作可视喉镜又可以当做标准的直接喉镜检查使用。虽然从C-MAC上投射出的图像与肉眼可见的图像非常相似，因为视频图像不需要眼睛到声门的视线为直线关系，因此也很方便进行气管插管。C-MAC的使用与标准的DL相同，使得视频设备在监督指导时具有独特使用价值。一项对喉部分别使用直接喉镜检查和视频喉镜的比较研究发现，在C-MAC视频辅助下，声门显露有明显的改善[138]。

McGrath 5系列可视喉镜（图28-15）将镜片、手柄、电源和LCD显示屏整合成了一个独立一体的设备。有独特的设计点，包括可以调整长度的锐角镜片和一次性使用的镜片盖。与Glidescope一样，锐角镜片在改善喉部显露视野的同时也会导致一定的插管困难，此时建议使用硬质或半可塑的气管导管探条来解决。在一项无对照的系列中，150例行择期手术的患者使用McGrath进行气管插管成功率高达98%[139]。

McGrath Mac镜片是新一代的McGrath可视喉镜，镜片曲度更小，镜片设计更薄（11.9mm）。与5系列的锐角喉镜片相比，减少的曲度更容易使其作为直接喉镜检查使用，而改进的显示屏可以与周围人员进行分享观看。使用Glidescope和McGrath 5系列时，如果采用DL的操作方法则"盲点"就会减少。尽管对软组织损伤的担心较少，但前面提到的注意点在这里仍然适用。McGrath的另一个产品是McGrath Xblade，镜片尖端成锐角以应对已预料的困难气道，镜片设计更薄以及采用直式显示器可以减少盲点。

新一代的可视喉镜成为"凹槽镜"，采用J形凹槽沿着成像途径从观察元素（光学或视频成像）到远端物镜或CMOS芯片。DL是通过移开舌体等组织来适应气道所形成的直角关系，而VL则是通过将操作者的视点跨过舌头来观察声门，这种"凹槽"设计则几乎复制了口咽轴形成的90°角，无需组织移位及颈椎移动。一个润滑过的ETT先插入到凹槽内，按照凹槽的轨迹接近目标。当获得足够清晰的声门视野时，就将气管导管沿着通道推进直到喉部。理论上讲由于气管插管从来没有处于盲点内，与经典可视喉镜相比这一技术将减少软组织损伤的发生率。带有凹槽结构的镜片通常都是按照解剖结构塑形的。因此自然仰卧位时使用该喉镜更加容易对准声门。当然在使用时也许要对该喉镜进行轻度调整（向前、向后、向尾端、

向头端或旋转），从而使ETT对准声门便于完成插管。

Airtraq光学喉镜（图28-18）是一款一次性使用的、按照解剖结构塑形的以及带有广角镜头的带凹槽喉镜。这款喉镜内有内置防雾装置和低温光源，这都有助于喉部结构的显露。Airtraq已经被成功地使用于DL插管失败的患者[140]。与DL相比，向前的力量（如作用于舌头的力量）减轻了，但仍会使颈部发生轻度移动[129]。目前已经有报道它在清醒患者、颈椎病患者和DL插管失败患者中的应用情况[141]。一项研究显示，与DL相比Airtraq不需要调整太多就可以很好地显露声门，而且对血流动力学的影响更小[142]。在中线轴向固定的患者中应用证明了需要较小的颈椎活动度。Airtraq AVANT功能与前者类似，不同之处在于它是由可重复使用的光学棱镜镜芯加一次性镜套组成的。在一个100名患者的研究显示，与使用Macintosh的DL相比AVANT可以获得更好的声门显露视野[143]。

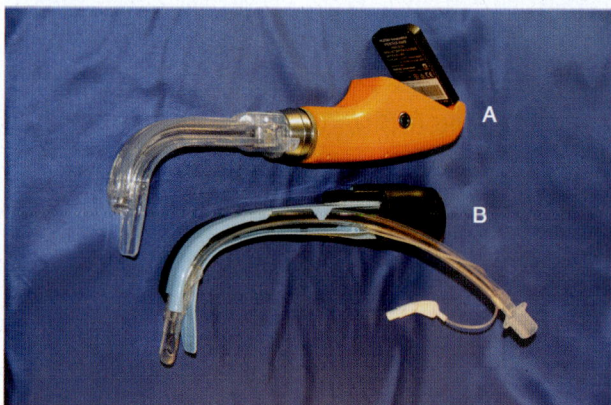

图28-18
A：Pentax Airway Scope。B：Airtraq喉镜

Airway Scope是一款可重复使用，带有CMOS摄像机线，线外套有带凹槽的一次性使用镜片的喉镜（图28-18）。手柄上带有6.1cm（2.4英寸）的LCD显示屏，可以调整角度便于观看。在一次性使用的镜片上有一个可以容纳内径6.5～8.0mm的ETT的凹槽，凹槽内还包含一个工作通道可用于放置小型吸引导管，还可以用于注射利多卡因或吹入氧气。与Airtraq不同的是，AWS的制造商建议在插入ETT前使用喉镜片直接提升会厌（像使用Miller喉镜片一样）。这样建议的原因似乎是ETT沿着AWS或Airtraq的凹槽推出时，ETT与AWS镜片末端更加贴近[144]。在一项小型非盲

非交叉的研究中，在已预料的 DL 显露困难的患者里，AWS 与 Glidescope 相比血流动力学影响更小，插管成功率更高（100% 和 96% 的比较）[145]。正如其他的带凹槽喉镜一样，AWS 在限制颈部活动的正常志愿者中插管成功率比 Glidescope 更高[29]。

　　KingVision 可视喉镜包括一个可重复使用的电池供电的 OLED 显示器和一次性使用的带凹槽的和无凹槽的镜片。因此这款喉镜可作为经典 VL 或带凹槽喉镜使用。手柄上的显示器较其他可视喉镜提供了更高质量的图像，同时它还带有一个复合视频输出端口。

禁食状态及快速顺序诱导

　　在报告的不良事件中，胃内容物误吸在频率上仅次于插管失败[1]。麻醉诱导很大程度上抑制了避免包括反流物在内的异物进入气道的内在保护性反射。另外对食管上端入口的操作降低了食管下括约肌的闭合压力。在一些情况下（表 28-13A）许多患者都会面临很大的误吸风险，此时应该采用快速顺序诱导（rapid sequence induction，RSI）。如果患者还发现是已预料的困难气道，一般会选择清醒插管（参考下文的气道处理流程）。当担心误吸时，药物治疗可以降低风险，目标是降低胃内容物的体积和酸度。长期以来肥胖一直被认为是胃内容物误吸的一个危险因素，建议对肥胖患者术前给予促进胃排空和使用抗酸药等措施[146]，目前这样的做法仍然存在争议。最初的研究显示肥胖禁食患者会有胃内容量增加和胃内 pH 降低的表现，但其他人反驳了这个说法[147-148]。

控制胃内容物

　　在气道管理过程中防止胃内容物误吸入肺是最主要的问题。控制胃内容物的措施包括①减少摄入，②加速胃排空，③减少胃容积和酸度（表 28-13B）。生理状态的改变（如妊娠和糖尿病）和胃肠道病理（如肠梗阻和腹膜炎）对胃排空速率有不利影响，因此会增加误吸的风险。糖尿病导致的胃排空延迟程度与自主神经病变相关良好，而与年龄、疾病持续时间、HbA$_{1C}$ 或周围神经病没有相关性。健康患者和 1 型糖尿病患者的胃排空时间差从 30min 到 2h 不等[150]。母乳比其他牛奶制品的胃排空时间要快很多[151]，ASA 建议母乳喂养的禁食时间是 4h，而非母乳、婴儿配方奶和清淡固体食物的禁食时间是 6h。儿童在麻醉前 2h，成人于麻醉前 3h 饮用清亮液体不会增加麻醉反流误吸的风险（表 28-13C）[149]。

表 28-13　肺误吸：有误吸风险的患者、减少误吸风险的方法及 ASA 推荐的禁食指南		

（A）有误吸风险的患者

- 饱胃（刚进食不久）
- 糖尿病（合并周围神经病）
- 临床上严重的胃食管反流/食管裂孔疝
- 妊娠
- 急性疼痛/急性阿片样药物治疗，肾绞痛
- 肠梗阻/腹内操作
- 创伤/最后一餐时间不明

（B）减少误吸风险的方法

- 减少摄入：术前充分禁食、仅在必须时才摄入清亮液体
- 加速胃排空：胃动力药（如甲氧氯普胺）
- 减少胃容积及酸度：诱导前鼻胃管置入、非颗粒性抗酸药（如柠檬酸钠）、H$_2$ 受体拮抗剂、质子泵抑制剂
- 气道保护：诱导后快速置入有套囊的气管导管、环状软骨加压（有争议）

（C）术前禁食推荐总结[149]

摄入的食物：	最少禁食时间：
清亮液体	2h
母乳	4h
婴儿配方奶	6h
非人乳	6h
清淡饮食	6h
含有脂肪的食物或肉	≥8h

　　通过使用 H$_2$ 受体拮抗剂和质子泵抑制剂（proton pump inhibitors，PPI）可以降低胃酸度同时也可以减少胃容积。手术前几个小时给予法莫替丁能有效地减少胃容积并提高胃的 pH，效果优于雷尼替丁[152]。在连续两次服用药物的情况下，质子泵抑制剂雷贝拉唑、兰索拉唑和奥美拉唑都非常有效：术前晚一次，麻醉当日早晨再服用一次[153-154]。如果使用单一剂量，那么雷贝拉唑和兰索拉唑需要在麻醉当日早晨服用，因为如果只在术前一天晚上服用则不会有足够的疗效[153-155]。柠檬酸钠口服溶液可以增加胃的 pH，最好在术前 1h 以内服用，剂量为 15～30ml。当联用甲氧氯普胺（10mg IV）和柠檬酸钠（15ml PO）时与未用药对照相比可以减少胃容积 33%，增加胃 pH38%[156]。鼻胃（nasogastric，NG）管也可以用于有反流高风险的患者，在麻醉诱导前减少胃容积。原位 NG 管提供了一个被动引流胃内容物的通道，而且不会降低环

状软骨加压的有效性[157]。NG 放置到位后要在整个麻醉诱导过程中保持开放，以利于胃内容物的排出。但是 NG 管的存在并不能保证胃是排空的，而且还可能会损害食管上下括约肌的功能。

快速顺序诱导。存在胃内容物误吸风险增加时建议采用 RSI。RSI 的目标是在因麻醉诱导导致气道保护性反射消失后，在最短时间内控制气道。这项技术是指在静脉麻醉药物注射后立即使用一种快速起效的神经肌肉阻断药。过去由于担心胃充气而省略了面罩通气的步骤。一旦确认肌肉松弛后就尽快使用喉镜进行气管插管。传统上，从麻醉诱导开始就使用环状软骨加压（Sellick 手法），将环状软骨向后压向椎体，并从诱导开始直到确定气管导管进入气管内。人们认为采用这种方式，食管腔被环状软骨压闭了，但环状软骨的环形结构则保持了气道的完整性。

早期的尸体研究表明，正确应用环状软骨加压可以有效防止胃液回流到咽部。最近，磁共振成像研究表明，在大多数正常人中食管向外侧偏移[158]，因此食管能够被完全压闭受到了质疑。此外，环状软骨加压可能不利于喉镜显露声门[159]，并且在呕吐频繁（食管破裂的风险）、颈椎或喉骨折的情况下是禁忌。也几乎没有证据表明，省略面罩通气可提供任何临床益处，尤其是对于肺功能储备差的患者。事实上，如果出现了氧饱和度下降的情况，此时建议使用轻度正压通气（小于 2.45kPa），而在喉镜显露不佳时也建议去掉环状软骨加压[160]。由于这些原因以及缺乏随机对照试验来评估环状软骨加压的效果[161]，一些操作者就完全放弃了经典的 RSI 操作流程而改用轻度面罩通气，无环状软骨加压，等快速肌肉松弛药起效后完成插管[162]。如果不采用面罩通气，那么可以通过鼻导管高流量供氧从而通过呼吸暂停氧合增加缺氧耐受，正如前面所讨论的。

另一种更隐蔽的误吸形式为"微误吸"，当 ETT 的套囊不能完全封堵气管管腔的时候发生。从套囊处向气道下方渗漏液体可能与套囊充气不足有关，也可能与套囊折叠产生的缝隙有关，还会被自主呼吸患者产生的胸腔负压加重[163]。由于这些原因，建议术后保留气管插管的患者采用声门下有吸引孔的 ETT[70]。

插管型声门上气道。通过 SGA 进行的盲插、插管软镜引导、探条引导和喉镜引导的气管插管都已经被广泛报道，但同时也存在许多局限性。为了克服这些局限性，Brain 等人设计了一款 LMA，专门用于气管插管的通道（图 28-4）。其他制造商也推出了类似的产品，包括 Aura-Ⅰ和 air-Q（图 28-6）。在插管过程中，大多数非 Fastrach 的产品都需要插管引导设备（如可弯曲插管软镜）。专家组如英国的 Difficult Airway Society 推荐使用这种可视设备引导下的气管插管法[3]。

LMA Fastrach 的通气罩部分与 Brain 医生最初的 LMA 设计不同，它在通气罩开口的近端固定了一个竖直方向的半硬性的栅栏。这个"会厌提升栅栏"位于正常大小成年人的会厌之下，并引导着 ETT 进入喉部。在通气管的近端有一个手柄用于设备的置入、调整对位和移除。最初是由不锈钢和硅胶制成的，也有塑料制的一次性产品。LMA Fastrach 通气管可以通过最大内径 8mm 带套囊的 ETT，可以通过盲插、插管软镜引导或其他弹性探头引导插管。Fastrach 被设计为与钢丝加强气管导管配合使用，尽管使用标准导管以及 Parker 弹性尖端的 PVC 气管导管也有报道[164]。LMA Fastrach 有相当于 LMA Classics 3、4 和 5 号通气罩的大小。经验表明，大多数 40~70kg 的成年人最好使用 4 号的 Fastrach，而更重的人则需要使用 5 号的。

一项大型研究展示了 LMA Fastrach 的使用效果。Ferson 等人[92] 使用此设备成功地对 234 位患者进行了插管，其中还包括他们预期困难插管的患者。在这些患者中，有 97% 的患者通过 LMA Fastrach 进行成功的盲插。剩下的是通过可弯曲插管软镜辅助插管。通过对 LMA Fastrach 设计修改的 LMA CTrach（2004 年引入，但已不可商购了）将 CMOS 摄像头与手持显示器连接起来。

在置入之前，LMA Fastrach 要像 LMA Classic 描述的一样，需要测试罩囊、放气和润滑。患者头部处于正中位，将喉罩插入口中，罩囊背部紧贴上颚。就像插入 LMA Classic 一样，在手柄和通气管上轻轻施压使力量通过通气罩背部作用于上颚。沿着腭咽曲线下滑将手柄旋转向头顶的位置，使罩体尖端进入下咽，位于环状软骨后方。一旦放置好就可以给喉罩充气并给患者通气。设备的位置可以通过向外和前后方向调整手柄来进行优化，被称为 Chandy 手法（以 Dr. Chandy Verghese，Redding，UK 命名）[165]。使用 LMA Fastrach 时一种常见的引起气道阻塞的原因是会厌反折。这可以通过将充好气的 LMA Fastrach 沿着插入途径旋转退出气道（沿着插入轴退出 6cm）随即再次置入

("上-下"手法)来解决。

只有在气道通畅并且患者肌肉松弛和/或麻醉深度充分的情况下才能进行盲法气管插管。在达到充分的通气和足够麻醉深度后就可以沿着通气管置入 ETT。当 ETT 从 LMA Fastrach 的罩口中出来时,"会厌提升栅栏"会被向前推并抬起会厌防止其阻碍插管路径。如果对位良好,ETT 可以自由进入声门。

当盲插失败(食管插管或 ETT 无法前进)且没有可弯曲插管软镜或探条可用时,可以采用以下几种手法[165]。早期梗阻通常是由于会厌反折导致的,如前所述,可以使用上 - 下手法进行调整然后再次进行插管。如果不成功可以尝试 Chandy 手法的第二步,用手轻提(不旋转)喉罩,将罩碗紧扣在喉头上。早期阻力也可能意味着 LMA Fastrach 尺寸导致的会厌谷受困。操作者可以拿掉此 LMA Fastrach 并放一个小号的喉罩。晚期梗阻可能预示着插管困难或设备太小,可能需要调整。

当采用了各种调节方法甚至更换了喉罩型号后仍然插管失败,这时临床医生应该知道尽管插管失败,通气也应该是充分的。在这个关键时刻,医生可以①使用 Fastrach 作为单纯的 SGA 进行通气来继续短小的外科手术(由于 LMA Fastrach 对咽部组织施加的压力,手术时间超过 15min 可能不太明智);②更换为其他的 SGA;③用其他设备(如可弯曲插管软镜)辅助诊断插管阻力;④拔除 SGA 并采用另一种气管插管技术;或者⑤在用 SGA 维持通气的同时建立外科气道。这最后一个措施可能在使用 SGA 过程中没有受到重视,其实这些设备可以作为给患者建立有创气道过程中的过渡措施。

一旦通过二氧化碳波形或体格检查确定插管成功,就可以移除插管 SGA 了。一般金属硬性材质设备需要移除(如 LMA Fastrach),其他一些材质的插管型 SGA(如 the Aura-I 或 air-Q)可以保留在原位置。移除喉罩时,先将气管插管连接回路的接头拆卸下来,然后顺着 ETT 撤出喉罩。在移除喉罩过程中,通过置换棒(由制造商提供)同轴向或 Magill 钳夹住 ETT 的近端(如 Rosenblatt 等人所述)固定 ETT[166]。在撤出喉罩的过程中,当 SGA 完全退出时,将一根手指放在嘴里固定 ETT。

预先弯曲的 Aura-I 插管型 SGA 缺乏硬质组件,也没有 LMA Fastrach 中会厌提升"栅栏"的概念。由于它对咽部黏膜没有太大的压力,因此可以在完成插管后仍留在原位,或者作为单纯的

SGA 用于长时间的手术。当使用 Aura-I 进行气管插管时,应该配合使用可弯曲插管软镜。

air-Q SGA 也没有硬质组件和会厌提升栅栏。与之前讨论过的设备不同,它没有 90° 预制曲度的通气管。air-Q 的通气管可以通过内径为 4.5~8.0mm 的气管导管,通气管出口钥匙孔型的开口可以引导 ETT 指向喉部。进行盲插时,需要先将 ETT 套囊放气、润滑然后插入喉罩通气管中。如果进入喉部,前进 12~15cm 应该没有什么阻力。如果遇到阻力,可以调整 air-Q 的位置,然后再次推进 ETT。一旦确认了气管插管,就可以使用制造商提供的特制置换棒辅助移除喉罩。在一项对比相似工具的研究中,LMA Fastrach 的盲插成功率要高于 air-Q(分别为 99% 对比 77% 的两次尝试),虽然如果使用可弯曲插管软镜进行辅助的话,95% 以上的患者都可以使用这两种插管喉罩进行插管[167]。不同于其他的插管型 SGA,air-Q 有儿童系列,而且在婴儿中可达 95% 的插管成功率[168]。

气管拔管

尽管大量的文献都集中在气管插管领域,但是很少有文献对手术结束或长时间呼吸支持患者的拔管进行深入讨论[169]。**事实上拔管期比插管期风险更高[1]**。

常规拔管

气管拔管不能被认为是一个非常安全的操作,因为这个过程本身包含其自身一系列的潜在并发症(表 28-14)。为保障插管安全需要制订插管计

表 28-14 气管拔管的并发症
呼吸驱动力衰竭(如麻醉药物残留、对高浓度 CO_2 和低浓度 O_2 的反应降低)
缺氧(如肺不张)
上呼吸道梗阻(如水肿、麻醉药或肌肉松弛药残留、上呼吸道张力降低)
声带相关的梗阻(如喉痉挛、声带水肿或麻痹)
气管梗阻(如长时间插管引起的声门下水肿或气管软化)
支气管痉挛(如气管导管产生的气道刺激)
误吸(由于吞咽和咽反射减弱)
高血压
增加颅内压
增加眼压
增加肺动脉压
增加支气管残端压(如肺切除术后)
增加腹壁压力(伤口裂开的风险)

划、进行插管准备并要有后备计划，对于拔管过程同样需要这样做。在拔管时经过合适训练的人员和设备需要可即刻获取。这可以是配有一套喉镜的麻醉后恢复室护士或呼吸治疗师，也可以是能够进行紧急气管造口术的外科医生。困难气道协会拔管指南（Difficult Airway Society Extubation Guidelines）提供了很好的参考，它从拔管前、拔管时和拔管后三个阶段分别对常规拔管和"高风险"拔管制订了操作计划[170]。

大多数成年患者在自主呼吸恢复、神经肌肉阻滞消失以及可以完成简单指令动作后就可以拔除气管导管了（表 28-15）。此时要求患者张口，用吸引管清除声门上的血或分泌物。气道压可以上升到0.49～1.47kPa，以促进"被动咳嗽"，这时将套囊（如果有的话）放气后可以拔除气管导管[44]。如果呛咳或应激反应禁忌或有害（如增加颅内压），则可以在患者自主呼吸且处于手术深度麻醉时进行拔管（"深麻醉"下拔管）。深麻醉下拔管时的三点要求是①麻醉诱导后面罩通气容易，②非气道手术，③空腹。如果需要深麻醉状态下拔管，但患者有胃内容误吸（如饱胃）或上呼吸道梗阻（如阻塞性睡眠呼吸暂停）的风险，临床医生需要评估每种潜在并发症发生的相对风险（如咳嗽、误吸和梗阻）。

成人拔管后所有气道危机事件中喉痉挛占23%[44]。喉痉挛的机制是迷走神经受到刺激后，外侧环杓肌、甲杓肌和环甲肌发生收缩。潜在刺激包括气道内的分泌物、呕吐物、血液或异物，盆腔或腹腔内的内脏刺激以及疼痛。喉痉挛的处理包括立即消除刺激（如果可以识别刺激源），使用CPAP给患者进行供氧，如果这些方法无效，使用小量短效的麻醉诱导药物或肌肉松弛药[44]。

神经肌肉松弛药药效没有完全消除的患者在拔管时也会有气道阻塞和误吸的风险[171]。在一定程度上是由于当四个成串刺激（train-of-four, TOF）比小于0.9时，咽部功能是受限的[172]。Fortier等人[173]发现，在使用非去极化肌肉松弛药的患者中，65%的患者在使用新斯的明拮抗后拔管时仍会有残余的肌松作用（TOF＜0.9），另外60%的患者到达PACU后还会有残留肌松作用。这一数据表明，仅依靠新斯的明不能完全拮抗肌肉松弛药的作用，在术中滴定使用肌肉松弛药一定要有警惕。虽然历史上一直使用胆碱酯酶抑制剂来逆转非去极化肌肉松弛药的作用，如今已引入了一类新药。环糊精类是一种能将其他分子捕获在其核心内的空心结构分子。Sugamadex的亲脂核心可以紧紧地包裹住罗库溴铵或维库溴铵分子，能将已经结合到神经肌肉接头上的肌肉松弛药清除。被结合的神经肌肉阻滞剂无法在别处产生作用并通过尿液排出。这在第21章中有更详细的讨论。

机械性气道阻塞也可能会导致拔管失败，在阻塞性睡眠呼吸暂停患者脑卒中风险更高。阻塞可能是由于插管造成的创伤（例如多次插管失败），手术操作（如张口器引起的舌水肿）以及淋巴管受损（如放射治疗）和静脉引流障碍（颈部极度屈曲）。颈椎前路手术或血肿（如动脉内膜切除术后）相关的腭咽水肿都可以导致拔管后气道失败。

单侧声带麻痹可能是由于喉返神经损伤引起的。如果之前已经发生对侧喉返神经损伤，那么会因为无对抗的声带内收引起气道阻塞。这也可能发生在颈部或胸部手术，甚至在颈内静脉置管或气管插管后。在没有损伤的情况下也会发生短暂的声带及吞咽功能障碍，甚至使全身麻醉后健康患者的误吸风险也升高。在这些高风险手术之前许多患者需要接受鼻咽内镜检查来进行喉功能的评估。

麻醉维持过程及麻醉苏醒期使用的药物对成功拔管也有影响。虽然低浓度强效麻醉药[例如0.2最低的肺泡浓度（MAC）]不会改变对CO_2的呼吸反应，但它们可能会降低缺氧的驱动力。阿片样药物会影响缺氧和高二氧化碳的呼吸驱动力，

表 28-15 术后常规"清醒"拔管的标准
主观临床标准：
• 自主呼吸
• 服从指令
• 抬头可以持续 5s
• 咽反射正常
• 气道无异物阻塞
• 充分的镇痛
• 呼气末吸入麻醉药物浓度最低
客观标准：
• 肺活量≥10ml/kg
• 主动吸气负压峰值>-1.96kPa
• 潮气量>6ml/kg
• 持续强直性收缩（5s）
• T1/T4 比>0.7～0.8
• 肺泡-动脉PaO₂梯度<350mmHg（吸氧 FiO₂ 为 1）ᵃ
• 无效腔/潮气量比≤0.6ᵃ

ᵃ 在重症监护环境中脱离机械通气时使用。

苯二氮䓬类药物一定程度上也会有影响。一些非去极化肌肉松弛药可以通过影响颈动脉体内胆碱受体降低缺氧呼吸驱动力[169-171]。

一项随机对照试验显示,多次给予地塞米松可以有效降低具有高风险拔管后喉头水肿患者拔管后喘鸣的发生率。与此相反,拔管前1h单次注射地塞米松不能减少需要再插管的患者数量[174]。

对拔管后有并发症风险患者的识别

所有患者都应进行评估是否为潜在困难拔管,就像开始要评估他们是否为潜在困难插管一样。一些众所周知的临床情况都可能在拔管时增加患者困难氧合和通气的风险(表28-16)。

表28-16 增加拔管时并发症风险的临床情况

水肿(局部、全身或血管神经性)	气道狭窄
甲状腺手术	喉返神经损伤
喉镜检查(诊断性)	水肿、喉痉挛(特别是活体组织检查后)
腭咽成形术	腭和口咽水肿
阻塞性睡眠呼吸暂停	上呼吸道梗阻
动脉内膜切除术	伤口血肿、声门水肿、神经麻痹
颌面创伤	喉骨折、上颌/下颌钢丝
颈椎减压/固定	声门上和下咽水肿
过敏反应	喉气管狭窄
高位颈椎骨折	椎前/咽后血肿
咽下感染	喉气管狭窄
低通气综合征	(如麻醉药残留、中枢性睡眠呼吸暂停、重症肌无力、病态肥胖症、严重慢性阻塞性肺疾病)
低氧血症综合征	(如通气血流比例失调、氧耗增加、肺泡氧弥散障碍、严重贫血)
气道保护性反射不完善	误吸风险增加

一项很流行的用于预测拔管后气道完整性的测试是检测ETT套囊在放气后是否漏气。一项荟萃分析显示,没有套囊漏气与更高的再插管风险相关,而存在可检测到的漏气则具有较低的预测价值[175]。

诱导时患者面罩通气和气管插管没有困难,也没有足够的理由相信中间发生了对气道的损伤,也许可以按照常规方式进行拔管。即使在这种情况下,也必须时刻准备行紧急再插管。

困难拔管的处理方法

当怀疑患者在气管拔管后可能出现氧合或通气困难时,临床医生可选择多种管理策略。选择范围可以从给患者持续通气到做再次插管用具的准备或者建立一个过渡方法进而完成给患者再插管或氧合。

在气道中可能会长时间留置一些引导插管的中空探条,这些工具可以辅助临床中的再插管操作。这些设备通常被称为气道交换导管(airway exchange catheters, AECs)。如果在患者气道内保留AEC,则再次插管的成功率显著增高,低氧血症的发生率明显降低[176]。

市场上有很多可用的AECs。其中有两款,一种是Cook气道交换导管,另一种是CardioMed气管内通气导管。这两类AEC都有多种尺寸,有中空的管腔,末端为钝性防损伤设计。他们的近端都配备了一个Luer-lock接头,可以用于吹入氧气或喷射通气。当拔管失败或再次插管尝试失败时,这个接头是非常有帮助的,而且还能用于快速地拔管及更换导管。

尽管AECs有很大的优势,但并发症的发生率也很高,据报道并发症发病率高达60%[177]。并发症包括气道失去控制、黏膜损伤、食管插管、气胸(甚至在没有气体吹入的情况下)和死亡[178]。尽管供参考的经验性文献很少,需要经常特别注意,以减少AECs使用的并发症。

患者应该符合拔管的标准后才能放置AEC,大多数情况下应该给予足够的预充氧。应选择AEC的外径和ETT内径相匹配用于再插管,防止发生"送管受阻"(见下文软镜插管的使用)。

当患者准备拔管时,断开呼吸机接头,将润滑过的AEC末端置入到气管导管斜面的深度。大多数AECs都有深度标记,可以与ETT上的标记相匹配(图28-19)。注意一下最初气管导管的位置,依据气管导管把AECs放置在气管中段位置,这样就减少了插入支气管的可能。当拔除ETT时要注意保持AEC的位置不变。如果需要进行再插管时,需要用喉镜提升舌头帮助ETT通过声门。在声门处将ETT后撤2~3cm,逆时针旋转(90°),这样再插管时可以克服"障碍"进入气道。

如果需要通过AEC进行喷射给氧,应使患者处于松弛或肌松状态,并在口腔内放置口咽通气道或其他设备来保持上呼吸道通畅。另外要小心

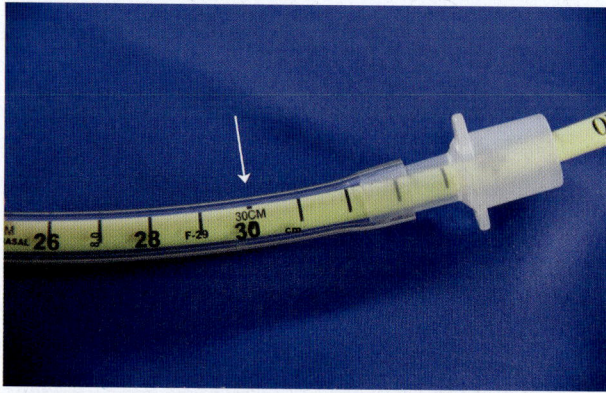

图 28-19　气道交换导管（AEC）的标记与原位气管导管的标记一致

在插入 AEC 时对齐这些标记可以防止支气管损伤

地掌握吸气压力和持续时间并观察胸部的扩张和回缩。这些预防措施设计的目的是为了限制胸壁压力并促进气体排出。

在拔除 ETT 时，可以通过软镜来观察气管内的结构。如果患者可以耐受拔管操作，则拔管同时将支气管软镜和 ETT 一起向外撤回声门下，观察声门及周围结构并进行再次评估。

困难气道处理流程

在美国，困难和失败的气道管理占麻醉死亡的 2.3%[5]。ASA 将困难气道定义为："经过常规培训后的麻醉医师在气管插管时遇到困难或面罩通气时遇到困难，或两者兼而有之"的情况。在 1993 年，为了处理这种情况，ASA 困难气道学组首次发布了一个流程，如今它已成为现代气道管理的基础。这个流程分别在 2003 和 2013 更新后重新发布[2]。ASA 困难气道处理流程（ASA-DAA）最明显的变化是重新确定了 SGA 在流程中的位置，从流程中的紧急状态转换到非紧急状态，并将 VL 纳入初次气管插管和插管失败后补救措施的选项（图 28-20）。

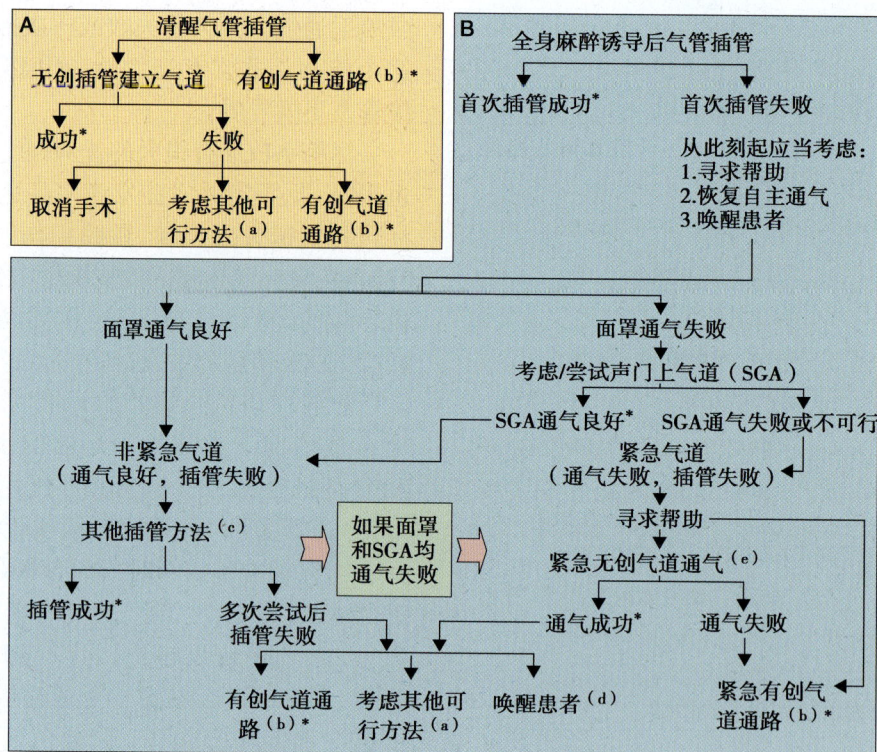

* 采用呼气末二氧化碳确认通气、气管插管，或声门上气道放置。
a. 其他可行方法包括（但不限于）：面罩通气麻醉、声门上气道麻醉（如喉罩、插管型喉罩、喉管）、局部浸润麻醉或区域神经阻滞。一般运用这些方法的前提是面罩通气无困难，如果出现该困难气道管理流程中的紧急气道，则这些方法的应用价值有限。
b. 有创气道通路的建立方法包括外科或经皮气管切开、经气管喷射通气和逆行气管插管。
c. 可供选择的困难气管插管方法包括（但不限于）：使用可视喉镜、备用的喉镜片、声门上气道（如喉罩或插管型喉罩）作为插管通路（借助或不借助纤维支气管镜引导），纤维支气管镜辅助气管插管，借助插管管芯或导管交换管，光棒，以及经口或经鼻盲探插管。
d. 考虑重新准备患者进行清醒插管或者取消手术。
e. 紧急无创气道通气包括声门上气道。

图 28-20　美国麻醉医师协会困难气道管理流程
A：清醒插管。B：全身麻醉诱导后气管插管

美国和世界上大部分地区都是以 ASA-DAA 为指南，世界上还有一些组织也已经编写了自己的气道处理流程，强调自己的技术和方法。在这里我们也鼓励读者去探索这些内容[3, 108, 179-180]。

ASA-DAA 简明扼要地阐述了推荐用于困难气道管理的方法所面临的挑战："困难气道代表的是患者因素、临床背景和操作者技术之间复杂的相互关系"[2]。虽然该流程表述清晰，但在这里我们还是讨论一下它的显著特征。

气道处理流程从气道的体格检查开始。虽然对一些特定的评估方法尚有一些争论，但临床医生必须使用所有可以用到的数据和自己的临床经验，来对可能发生的困难在喉镜检查（例如 DL 或 VL）、插管和声门上通气方面有一个总体印象，同时也必须考虑到误吸的风险和可耐受呼吸暂停的程度。

该评估应该引导临床医生在两个起始部进入 ASA-DAA 流程：清醒插管（图 28-20A）或全身麻醉诱导后尝试插管（图 28-20B）。在术前经过全面评估之后再决定通过哪条路径进入流程。当预测通气和插管都困难会使患者处于危险境地时应该选择 A 框。B 框是为可能出现的困难而设定的，但这些困难没有不可补救的情况。

气道处理流程

这些策略在 Rosenblatt[7] 的术前决策树中被进一步定义为气道管理流程（airway approach algorithm，AAA）。图 28-21 概述了 AAA，一个简单的单一路径流程，基于五个基本问题进入 ASA-DAA。需要临床医生的技术和经验来完善 AAA。AAA 的详细信息可以在其他地方找到，这里进行总结性说明[7, 181]。

1. 一定要控制气道吗？ 是否可以使用区域麻醉、椎管内或浸润麻醉？对结案索赔数据库的定期分析表明，无论选择什么样的麻醉技术都需要制订一个气道管理计划。这个概念在 2013 年的 ASA-DAA 的更新中得到了强调[2]。无论镇静和全身麻醉的操作有多么常规，都要想到患者是否会发生呼吸暂停并考虑替代方案。

2. 气管插管是否有可能困难？ 如果没有迹象表明诱导后快速气管插管（如通过 DL、VL 或其他操作者熟悉的方式）困难，临床医生可以按照临床常规操作。如果根据病史或体格检查有迹象表明患者可能会有快速气管插管困难，那么就遵循

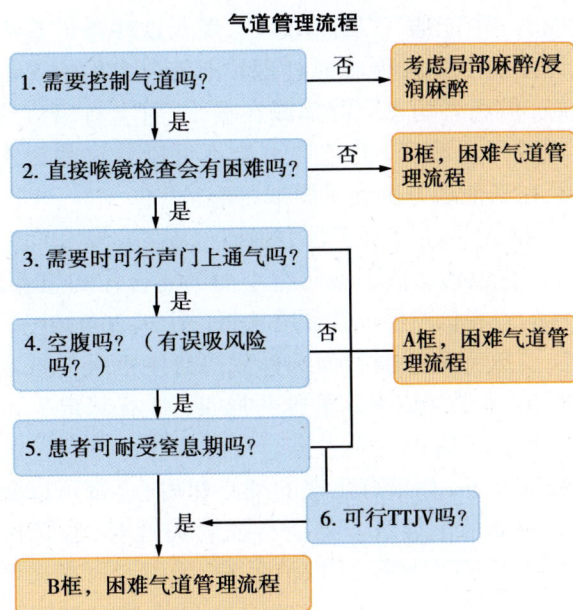

气道管理流程

图 28-21　气道管理流程——一种进入美国麻醉医师协会困难气道管理流程的决策树

TTJV—经气管喷射通气

AAA 进入下一个问题。通过选择继续这个流程，临床医生不会选择假设插管困难出现的路径；相反，一旦困难出现他或她就可以考虑路径中提供救援手法的可行性。

3. 如果需要的话是否可以使用声门上通气？ 如果临床医生发现使用 SGA 通气（通过面罩或 SGA）困难的原因，他或她预想可能会发展到"既不能插管（问题 2）-又不能通气（问题 3）"的状态。由于这是一个术前的评估流程，因此 ASA-DAA 的 A 框（清醒插管）可能是首选进入流程的点。

4. 是否存在误吸的风险？ 有误吸风险的患者不适合选用 SGA。由于 AAA 是一个术前的评估流程，因此可以自由选择方法，通过选择 ASA-DAA 的 A 框可以避免出现"既不能通气又不能插管"的时刻。

5. a. 患者能否耐受呼吸暂停时间？ 如果插管失败，面罩和 SGA 通气不足，患者的氧饱和度会很快下降吗？年龄、怀孕、肺部状况、异常氧耗（如发烧）、诱导药物的选择等因素都会影响这一结果。如果患者血氧饱和度维持的时间很有限，那么可以预防性选择 A 框。

b. 缺氧可以通过其他方式被快速纠正吗？ 这一问题需要操作者考虑采取紧急经皮气道入路（percutaneous emergency airway access，PEAA）[182]，需要考虑到设备的可用性和操作人员与助手的知识与经验。例如，如果判断失误，操作者处于"不

能插管/不能通气"的情况下,现有这些条件是否允许使用 PEAA 做临时处理?即使所有的情况都良好,但患者病态肥胖症或在喉/气管上有瘢痕形成或放疗后改变,此选项可能不可用。这些因素已经在其他地方得到了详细讨论[7,181]。

AAA 不能应用于智力障碍、语言障碍、醉酒、焦虑、意识水平低下或年纪小而不能合作的患者。这样的患者仍然会被选择用 A 框(图 28-20A)处理,但需要放弃清醒插管而选择保留自主呼吸的技术(例如吸入诱导或滴定静脉药物如右美托咪定)。

稍后将讨论对患者进行清醒插管的准备。大多数情况下,如果有足够的细心和耐心,都可以顺利地完成清醒插管。当清醒插管失败时,临床医生还有很多的选择:①取消手术,为患者再次来手术室时安排专业的设备和人员;②换成区域阻滞技术;或③如果有临床指证,建立外科气道(如环甲膜切开术)。因为实际或预期的气道管理困难而进行区域阻滞的决定时,必须要评估患者的风险和受益(表 28-17)。ASA 结案索赔数据库分析表明在没有预防性考虑气道策略时,区域麻醉失败是导致严重并发症的主要原因[2,4]。

表 28-17 对可能有困难气道的患者行区域麻醉(RA)	
可以考虑 RA	不能考虑 RA
体表手术	侵入体腔的手术
只需要轻度镇静	需要中度或重度镇静
局部浸润足够	需要大容量局部麻醉药或有血管内注射/吸收高风险
容易进入气道	气道获取困难
手术可以在任何时间暂停	手术一旦开始便不能停止

在未预料困难气道患者中 ASA-DAA 真正变得有用(图 28-20 中的 B 框)。当给予麻醉诱导药物后(有或没有肌肉松弛药),此时如果无法控制气道,必须迅速做出至关重要的气道管理决策。

一般情况下,临床医生在面罩通气成功或失败后都要尝试使用 DL 或 VL 进行气管插管。即使患者的血氧饱和度维持良好,也应该限制喉镜尝试的次数[183-184]。所允许尝试的确切次数并不清楚,这要取决于具体的临床情况,但作者建议将 DL 或 VL 的尝试次数限制为两次(如最初是在条件不好下操作,优化了插管条件或最初是由无经验的操作者进行的,那么还可以再尝试一次)。由于喉镜检查之后会有明显的软组织损伤,特别是

多次喉镜操作后损伤更加严重,这样会大大降低紧急情况下面罩和 SGA 通气有效性,因此在这里要强调优化第一次插管条件的重要性。

如果进行了两次到三次的喉镜检查失败后,应该重新建立面罩通气,如果通气足够的话,就会进入 ASA-DAA 的非紧急途径。如果有需要,临床医生可以选择最方便和/或最适当的方法来完成气管插管。这可以包括但不限于使用可弯曲插管软镜、SGA 或插管型 SGA、bougie、光棒或逆行导丝。有时候外科气道是最恰当的选择(这些技术以及新技术中应用最广泛的,将在随后的临床场景中进行讨论)。

当面罩通气失败时,流程建议使用 SGA 进行声门上通气。如果成功则又进入了 ASA-DAA 的非紧急途径,如有必要可以选择其他替代技术进行插管。如果 SGA 不能维持患者氧合,这时就进入了 ASA-DAA 的紧急途径,流程推荐紧急经皮气道入路(如经过环甲膜)或外科气道。在任何时刻都要根据通气是否充分、误吸的风险、继续尝试插管的风险或外科操作来决定是否需要唤醒患者。

还推荐了一种非流程中的方法来处理失败和紧急气道。漩涡法则是一种简单的认知辅助手段,在紧急不能插管/不能氧合(CICO)的状态下使用(图 28-22)[179]。漩涡法则并不能替代 ASA-DAA 的紧急途径或其他已经发表的建议,而是在紧急气道的情况下作为可以采取的步骤。

漩涡法则假定在气道"紧急状况"中有三类无创技术可供选择:面罩通气、SGA 通气和气管插管。在进行有创(外科)气道之前,这些类别中的每种设备最多有三次尝试机会。对尝试限定次数是由于反复尝试不太可能成功,而且很可能会造成创伤并浪费时间,正如前面讨论的那样。可以根据临床相关状态以任意顺序选择使用这三种无创技术进行尝试,但是如果需要对任何给定类别的工具进行第二次或第三次的尝试,则必须在每次尝试之间要有所改变(如不同的工具、插入的方法、患者体位等)(表 28-18)。

当九次无创性操作机会都尝试失败后,应立即寻求帮助建立外科气道。建立有创气道的决定要依赖于操作者的经验和设备的可用性。这种方法的结果是在血氧饱和度下降之前就要建立一个有创气道。这与传统的教学观点相反,后者是在血氧饱和度开始下降后才会启动建立有创气道的操作。因为超过三次以上无创操作尝试不太可能

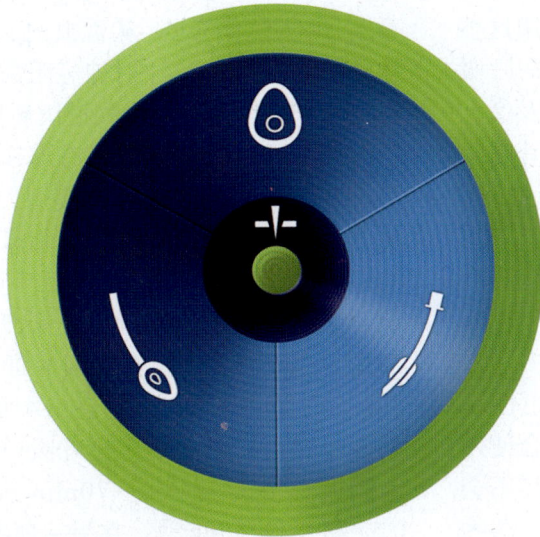

图 28-22　漩涡法则

在失败气道的操作中，漩涡法则是一个认知辅助方法（摘自 Chrimes N, Fritz P. The Vortex Approach：Management of the Unanticipated Difficult Airway. Smashwords Edition, 2013. Available at：http：//www.vortexapproach.org）

表28-18　漩涡法则：无创气道可尝试的操作或变化
操作：头、颈、喉
更换设备或调整设备型号
更换操作者
气道辅助工具：口咽/鼻咽通气道、bougie、吸引器
辅助用药：肌肉松弛药、拮抗剂

成功[180]，所以早期建立有创气道是一项可控性较好的技术，能够降低缺氧损伤的风险。

清醒气道管理

清醒气道管理仍然是 ASA 困难气道处理流程中的主要方法。在无法迅速保障患者气道安全时，清醒技术可以使患者维持自主呼吸。其他益处还包括可以增大咽腔的大小和通畅性、使舌根相对前移、喉后移，并使患者配合插管操作[185]。此外清醒状态可以维持食管上下括约肌的张力，从而降低了反流的风险。一旦发生反流，只要局部麻醉药没有抑制这些反射，患者可以通过咳嗽将异物排出体外[186]。最后，对于有神经系统后遗症风险的患者（如颈椎不稳定的患者）可以在插管和安置体位后进行主动的感觉-运动测试。紧急情况下，有一些注意事项（如对有心肌缺血或缺血风险

患者的心血管刺激、支气管痉挛、眼压或颅内压增加）但都不是清醒插管的绝对禁忌证。择期清醒插管的禁忌证包括患者拒绝或不能合作（如儿童、严重精神障碍、痴呆、醉酒）以及对局部麻醉药过敏。

一旦临床医生决定进行清醒插管，患者必须在身体和心理上都做好准备。大多数成人患者都会理解为什么要进行清醒插管，一旦他们理解了清醒插管的原理，明白了清醒插管的重要性，在操作过程中他们就会更加配合。

适当的解释和药物可以用来减少焦虑。如果要给予镇静药，临床医生一定要注意困难气道的患者会因此发生气道阻塞或呼吸暂停，可以导致灾难性的后果，此外一个过度镇静的患者是不能配合操作的而且也无法保护气道防止反流误吸。睡眠呼吸暂停的患者即使轻度镇静也容易发生气道阻塞。

虽然可以使用任何镇静剂，但还是有一些普遍应用的原则：用药剂量要谨慎，避免多种药物复合使用（尽量不要使用两种以上的药物），并且手边要有拮抗剂。小剂量的苯二氮䓬类药物（如地西泮、咪达唑仑、劳拉西泮）通常用于缓解焦虑，而不会产生严重的呼吸抑制（单独使用时）。这些药物可以通过静脉注射或口服的形式给药，也可以使用特定的拮抗剂进行逆转（如氟马西尼）。阿片类

受体激动剂（如芬太尼、阿芬太尼、瑞芬太尼）也可以用于小剂量滴定镇静可以防止呛咳。使用这些药物的时候一定要高度警惕，因为①它们的呼吸抑制作用与维持自主呼吸的目标相矛盾以及②和其他镇静药联合使用时（如苯二氮䓬类），其呼吸抑制的作用会加重。如果使用了阿片样药物，特定的拮抗药（如纳洛酮）必须能够即刻获取。如果充分表面麻醉，应该就需要少量（或无需）全身性镇痛药。

临床医生经常会选用氯胺酮、氟哌利多和右美托咪定。右美托咪定是一种高选择性中枢性 α_2 肾上腺素能受体激动剂。当与表面麻醉联合使用时，使用右美托咪定镇静可以顺利完成插管，不会引起严重的呼吸抑制。右美托咪定作为单一药物已被用于对局部麻醉药过敏患者的清醒插管。这样做可以成功可能是由于药物具有抗焦虑、镇静和镇痛的性能[187]。通常 $1\mu g/kg$ 的负荷量右美托咪定在 10min 内静点，然后以 $0.2\sim0.7/(\mu g\cdot kg^{-1}\cdot h^{-1})$ 的量维持[44]。右美托咪定，特别是使用负荷量时会引起心动过缓和高/低血压。可以使用阿托品或格隆溴铵有效治疗心动过缓，它们通常作为心动过缓的预防及因止涎作用而被预先给予。低血压可以通过去氧肾上腺素或麻黄碱治疗，高血压可以通过减慢或停止右美托咪定的输注来治疗。使用任何药物导致的深度镇静不应与清醒插管相混淆，清醒插管时患者对口头指令仍有反应。

给予止涎药物对于清醒插管技术的成功至关重要，因为即使少量的分泌物都有可能遮挡间接光学仪器的物镜（如可弯曲插管软镜和硬镜及可视喉镜）。止涎药的另一个好处是可以通过减少分泌物而减少表面麻醉药和黏膜之间的屏障来增加麻醉效果。另外大量的分泌物可以作为气道异物引起咳嗽或喉痉挛。常用的止涎药为阿托品（0.5～1.0mg 肌内注射或静脉注射）和格隆溴铵（0.2～0.4mg 肌内注射或静脉注射）。由于这些药物需要一定的起效时间（大约 15min），所以一般在术前等候区给予。

如果需要经鼻操作则需要收缩鼻黏膜血管。羟甲唑啉是一种持久强效的血管收缩药，通常具有此效果。同止涎药一样，这种药物不能很快起效，经常在术前等候区给药。

如果患者胃内容物反流和误吸的风险增加，应如前所述采取预防措施。应该给予患者持续供氧，直至确认 ETT 放置为止。

局部麻醉药是清醒气道管理的基础（见第 22章）。由于演化需要，从舌根到支气管的气道非常敏感。表面麻醉和注射神经阻滞技术被用来减弱气道保护性反射并提供气道镇痛作用。

局部麻醉药既有效又有潜在危险。由于这些药是在气管 - 支气管树内使用，因此有些技术有显著的血管内吸收的可能。临床医生应该对任何他们应用于气道内的局部麻醉药有一个透彻的认识，包括其作用机制、代谢、毒性和可接受的累积剂量。举个例子，利多卡因的毒性水平被认为是 $4\mu g/ml$。在一项人类研究中，400mg 或 800mg 的利多卡因凝胶局部用于上呼吸道。连续测量利多卡因血药浓度，在 $60\sim70min$ 后达峰值，分别为 0.57 和 $1.39\mu g/ml$[188]。在另一项人类研究中，使用相同剂量的利多卡因喷雾，在喷洒完成后 10min 测量血药浓度分别为 $2.8\mu g/ml$ 和 $6.5\mu g/ml$[189]。这就强调了在使用局部麻醉药前先要考虑好局部麻醉药用量并要提高警惕，特别是使用声门下雾化给药时。

尽管市面上有许多可供选择的局部麻醉药，我们在这里只讨论那些最常用于气道准备的。实际上，选择使用哪种局部麻醉药与清醒插管能否成功没有多大关系；如果忽略了其他方面的准备也很容易导致失败[181]。

利多卡因是一种酰胺类局部麻醉药，有多种剂型及剂量。在表面使用时，15min 内可以达到镇痛峰值。由于起效快剂型多（如液体、凝胶和膏状）使其广泛应用于气道表面麻醉。

苯佐卡因是一种酯类局部麻醉药，一些临床医生很喜欢使用，因为它起效非常快（<1min）且作用时间短（大约 10min）。它有 10%、15% 和 20% 三种浓度的溶液，还有和丁卡因结合的剂型从而延长作用时间。苯佐卡因喷雾剂，喷 0.5s 就可以提供多达 30mg 的苯佐卡因。由于中毒剂量为 100mg，所以必须谨慎使用，使用量不能太随意。苯佐卡因会导致高铁血红蛋白血症（特别是儿童）可以用亚甲蓝治疗（几分钟内静脉注射 1～2mg）[190]。

丁卡因是另外一种酯类麻醉剂，其作用时间比利多卡因或苯佐卡因更长，有 0.5%、1%、2% 三种剂型可用。呼吸道和胃肠道对这种药物的吸收是非常迅速的。有报道雾化使用低至 40mg 的剂量后中毒，但在其他途径使用时成人可接受安全剂量为 100mg[191]。

耳鼻喉科医生都非常喜欢可卡因作为局部麻醉药使用。它不仅是一个强效的局部麻醉药,同时它也是唯一一种具有强力收缩血管功能的麻醉剂。可卡因通常使用的是 4% 的剂型,在成人中黏膜使用总剂量不应超过 200mg。可卡因不能应用于已知对可卡因过敏、高血压、缺血性心脏病、先兆子痫或服用单胺氧化酶抑制剂的患者。由于可卡因是由拟胆碱酯酶代谢的,因此在缺乏此酶的患者中也禁止使用。

对于清醒气道管理,需要在三个解剖部位进行局部麻醉:鼻腔/鼻咽部、咽部/舌根及下咽部/喉/气管(图 28-23)。

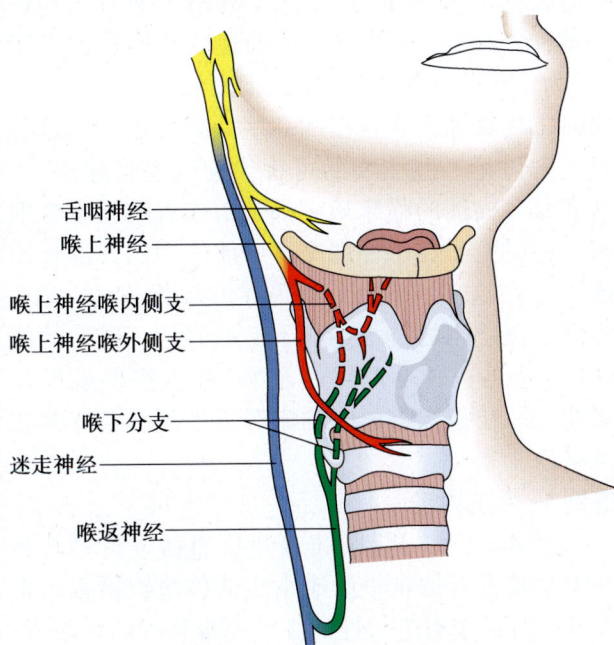

图 28-23　气道的神经支配

作者的经验认为,只要是清醒插管就要进行鼻腔准备,有以下两个原因。首先,如果清醒插管改变了计划,从经口改为经鼻,准备已完成。其次,大部分应用于鼻腔准备的局部麻醉药也会作用于咽部气道。鼻腔是由腭大神经和腭小神经(支配鼻甲及大部分鼻中隔)和筛前神经(支配鼻孔和鼻中隔前 1/3)支配,均是三叉神经(CN V)的远端分支。腭神经起源于中鼻甲后方的蝶腭神经节。有两种技术可以进行腭神经阻滞。一种为经鼻腔的无创方法,浸泡有局部麻醉药的棉签,沿着中鼻甲下缘推送直到鼻咽后壁,并停留 5～10min。另外一种为经口的有创方法,用一根针刺入腭大孔内,腭大孔在硬腭的后外侧上颌第二、三磨牙内侧 1cm。将一根脊椎麻醉针朝着上后方向插入 2～

3cm 并注入麻醉药 1～2ml,注意避免血管内注射(蝶腭动脉)。筛前神经可以被浸泡局部麻醉药的棉签阻滞,将其沿着鼻背面置入直到前筛板,将棉签留置 5～10min。

口咽是由迷走神经、面神经和舌咽神经的分支支配的。可以用各种各样的技术麻醉这部分气道。最简单的方法是使用气溶胶化的局部麻醉药液或让患者主动"含漱并吞服"局部麻醉药。

舌咽神经(CN IX)沿着咽的外表面前行,提供舌后 1/3、咽壁(咽分支)、扁桃体(扁桃体分支)、会厌谷和会厌前表面(舌分支)的感觉神经。由于它也是咽(呕吐)反射的传入支,因此对舌咽神经麻醉是舒适清醒气道管理的关键。即使已经进行了局部麻醉药的表面麻醉,有些患者仍需要进行舌咽神经阻滞以完全消除呕吐反射。

舌咽神经的分支在横穿腭舌皱褶时很容易被定位。这些皱褶被视为软组织脊,从软腭的后部向两侧延伸到舌根(图 28-24)。一种无创的方法是使用浸泡过局部麻醉药的棉签轻轻地顶住对侧皱襞的最下方 5～10min。当这种无创技术效果不充分时,可以用类似的方式注射局部麻醉药。操作者站在对侧,将伸出的舌头推开并用一个 25G 的脊椎麻醉针刺入口底附近的皱褶,并做回抽试验。如果回抽有空气,则证明针头完全穿过了膜,注射前需要稍微撤回针尖。如果回抽是血,则针头需要向更内侧方向置入。这种方式最容易阻断舌支,但注射液的逆行追踪也被证实了[186]。尽管这种方法可以提供可靠阻滞,但这种更具侵入性的技术

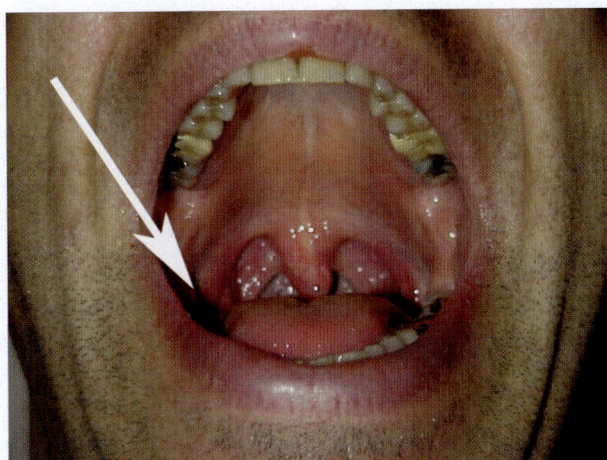

图 28-24　腭舌弓(箭头)是一个软组织皱襞,从软腭后缘延续至舌根
沿舌底部的沟槽内放一根浸泡过局部麻醉药的棉签,接触皱襞 5～10min 从而阻滞一侧的舌咽神经

据报道是痛苦的，并可能导致一个不适的持续性血肿[192]。在耳鼻喉科文献中也有对舌咽神经后入路方法的描述。由于针刺位置在腭咽弓的后面，很难看到，而且非常靠近颈动脉，这种先进技术不会在这里进行描述，读者可以参考更权威的文献[44]。

喉上神经是迷走神经（CN X）的分支。喉上神经的内侧分支支配舌根、会厌背面、杓状会厌襞和杓肌的感觉神经。这个分支起源于舌骨角外侧，穿透甲状舌骨膜，走行于梨状隐窝的黏膜之下。喉上神经的外侧分支支配环甲肌的运动神经，没有感觉成分。

已有描述内侧支的几种阻滞。在很多情况下，局部麻醉药应用在咽/下咽都可以提供充分的镇痛。有针对性的无创技术，让患者尽可能张大嘴，一只手用纱布抓住舌头。用直角钳（例如Jackson-Krause钳）夹住浸泡麻醉药的棉拭子沿着舌侧面送至双侧梨状隐窝。将棉拭子保留在梨状隐窝5min。有创性操作需要患者仰卧头伸展，临床医生站在被阻滞神经的一侧。临床医生在下颌骨角定位舌骨大角。用一只手按住对侧的舌骨角向内侧施加压力将舌骨推向自己这边。一定小心谨慎定位颈动脉，必要时可以将其推开。然后可以将针直接刺入同侧舌骨大角上，并沿着骨头向内侧下方"行走"远离，直到它可以通过甲状舌骨韧带1～2cm的深度。在注射局部麻醉药之前应该进行回抽试验，以确保没有进入梨状隐窝或血管结构。在甲状舌骨膜和咽黏膜间的空隙中注入局部麻醉药（1.5ml到2.0ml）。

声带和气管的感觉神经是由喉返神经支配的，这是迷走神经的另一个分支。经气管注射局部麻醉药是一项简单的技术可以给这些结构提供足够的镇痛。带有细针头的注射器里装上局部麻醉药溶液（如2～4ml 2%或4%的利多卡因），垂直于颈椎平面的方向穿过环甲膜。在这个方向上，针进得过深，可能会损伤环状软骨的后壁而不会刺穿食管。另外这个角度进针有助于避免损伤附近的声带。穿刺时保持注射器负压，当进入气管时会回抽到空气。一进入气管就可以注射麻醉药了。患者可能会咳嗽，因此要固定好针头防止黏膜擦伤。咳嗽可以有助于局部麻醉药的扩散，在注药前先让患者深呼气，咳嗽之前必须要先吸气，这样在被咳嗽扩散到远端之前就把局部麻醉药扩散到了近端。

另外一种对声带和气管有效的技术是通过可弯曲插管软镜的工作通道注射局部麻醉药。这种方法的缺点是局部麻醉药会使物镜模糊。如Ovassapian描述的那样，这可以通过在软镜的工作通道里放置一条硬膜外导管来克服[193]。这不仅可以防止模糊视野，还可以使麻醉药物"瞄准"喷向目标。为了能够"瞄准"目标需要将多孔的硬膜外导管修剪长度，仅剩一个末端孔从而有利于操作。

临床困难气道情景

临床医生处理困难气道患者有大量仪器设备和技术可用[194]。尽管这些设备和技术可能会造成选择和使用上的困惑，教材的作者们不可能对每种情况都指出具体的做法；另外由于患者的表现是多种多样的，这使得具体的建议是困难的。因此，为了讨论气道管理方法，下面给出了一些简短的临床场景和作者自己的一些处理方法。以这种方式来讨论一些主要的可替代的气道管理技术。本文所有描述的临床病例都是由作者或同事管理的。还讨论了在每种情况下可能应用的其他临床技术。在这些情况下，就跟在实际操作中一样，第一个被应用的技术可能不是最好的。灵活的原则（以及迅速转变思路的意愿）在这里要被反复强调——在情况需要时临床医生必须准备好改变策略。

病例1：术前内镜

患者52岁，男性，准备进行直接喉镜检查和食管镜检查并取舌根肿瘤组织活体组织检查。患者6个月以来有进行性的吞咽困难和喉部肿胀感，已寻求耳鼻喉科医生会诊。除了患有睡眠呼吸暂停需要CPAP，患者没有其他病史，否认声音改变和胃食管反流疾病。体格检查显示左侧颈部肿块和舌根部3cm的肿块。在术前等候区，给予患者双侧鼻孔羟甲唑啉，随后又给予2%的利多卡因凝胶50mg。通过比较通畅的一侧鼻孔插入了一条直径3.2mm的可弯曲插管软镜。软镜物镜位于鼻咽部，弯曲软镜可以看到会厌和声门。随后患者被带入手术室，全身麻醉诱导后用可视喉镜进气管插管。

根据耳鼻喉科医生在诊室内的气道团队，术前内镜气道评估（preoperative endoscopic airway evaluation, PEAE）可以帮助指导气道管理决策[21]。在这个病例中，患者下咽部气道的病理情况复杂化了术前决策——气道肿物可能会妨碍气管插管、面罩或SGA通气。正如在前面气道处理流程中讨论的那样，如果只可获取到常规的信息，清醒插管可能是最好的选择，但在本例中看到的那样，其实是没有必要的。通过使用PEAE来确定气道是安全可控的，就可以决定进行常规的麻醉诱导。在148位即将行气道内手术的患者中行PEAE。24%的患者中，PEAE都改变了最初决定的临床气道计划。虽然临床评估表明有44位患者需要进行清醒插管，但在PEAE之后发现只有16位患者需要清醒插管。更重要的是94位患者中的8位患者本来要麻醉诱导后插管，在术前内镜检查后都改为清醒插管[21]。一般来说PEAE需要不到5min的时间就可以完成。在这项检查中，临床医生询问三个关键问题：①进行快速诱导插管有困难吗，②是否有会干扰SGA放置或影响SGA功能的病变以及③是否有常规喉镜（直接或间接）可能移位的或导致损伤的病变？这些问题中只要有一个是肯定答案就会促使临床医生选择清醒插管。如前所述，PEAE最常用于消除临床医生的疑虑，即在体检中看不到的病灶不会成为常规气道管理的障碍。同样的，PEAE有时候也会发现一些意想不到的病灶，而临床医生为此可能根本就没有任何的准备。

病例2：可弯曲插管软镜辅助插管

患者50岁，男性，有症状的颈椎间盘突出欲行椎间盘切除颈椎固定术。既往有吸烟、饮酒及胃食管反流的病史。在术前等候区给予0.4mg的胃肠宁静脉注射，双侧鼻孔用羟甲唑啉收缩血管。用沾有5%利多卡因软膏的长棉棒插入双侧鼻孔。15min后患者进入手术室，主诉口干，静脉给予患者2mg咪达唑仑，并如前所述对剩余气道部分进行表面麻醉。置入口咽通气道，未引起呕吐反射。将预先套好ID 7.0的气管导管的可弯曲插管软镜推送到下咽。看到声带，通过软镜的附属通道（Ovassapian导管技术）将4ml 4%的利多卡因溶液喷射到喉部及下咽部结构表面[193]。将软镜的远端置入喉和气管，直到看到隆突。推进ETT，撤出软镜留下ETT并观察ETT末端保持在隆突之上。将气管导管连接麻醉环路，通过二氧化碳监测有持续的二氧化碳波形。在外科主治医生进行简单的感觉和运动神经检查后，就可以全身麻醉诱导了。

气道管理中的可弯曲插管软镜

1967年，借助胆道镜使用纤维支气管镜辅助插管技术首次应用于Still病（成人特发性关节炎）

患者[195]。到20世纪80年代末，专家们意识到使用纤维支气管镜代表了困难气道患者管理上的巨大进步，麻醉医师必须熟悉这项技术[17]。随着成像技术的进步，纤维支气管镜脆弱的光导纤维束结构已经让位于通过架设在同样灵活主干远端的摄像头获取的视频成像。当难以直接观察或观察到声门困难或危险时，这些可弯曲插管软镜（光纤的或视频的）是可获取的最有用的工具[194]。

没有软镜引导气管插管的严格适应证。然而在许多临床情况下，可弯曲插管软镜在确保气道安全上提供的帮助是无与伦比的[193]。这些情况包括通过病史或体格检查预料的困难气道、未预料的困难插管（其他技术尝试失败）、上或下呼吸道梗阻、颈椎不稳定或颈椎固定的疾病、上或下呼吸道有肿块的影响、有损伤牙齿的风险或伤害以及清醒插管[193]。不同于其他气管插管的设备，可弯曲插管软镜还可以观察声带水平以下的结构。它可以用于确定单腔管或双腔管的位置，识别声门下病理情况以及方便肺灌洗（图28-25）。

可惜临床医生在出现困难情况前很少使用替代技术。同任何危机处理能力相似，掌握这些技术需要通过平时在常规气道上使用来获取并维持[122]。举个例子，Heidegger等人提出了一个简单流程，可在日常的操作中将光纤辅助的软镜气管插管作为DL的常规替代方法。他们的困难插管发生率是6/1 324或0.049%，显著低于先前的报道[122]。

软镜辅助气管插管的禁忌证是相对的（表28-19）。虽然软镜辅助插管是一项近乎于全能的重要技术，但是仍有一些情况是不适用的，其中最常见的情况见表28-20。由于光学元件很小（物镜的直径一般为2mm或更小），微量气道分泌物、血液或损伤导致的组织碎片都会遮挡镜头。在操作前要先将气道清理干净。给予止涎药（如前所述）可以产生干燥效果，但对于不能耐受心率增快的患者需要慎用。如果选择经鼻插管的话，在鼻腔表面使用羟甲唑啉、去氧肾上腺素或可卡因来收缩血管以减少鼻出血的机会。如果计划进行清醒状态下软镜辅助插管，那么要求患者必须要配合——一个"平静"的气道，头、颈、舌头和喉部几乎不动对插管成功至关重要。最后，因为软镜辅助的插管可能耗时较长（特别是在临床医生使用不熟练时），缺氧或即将失去气道是禁忌证，应该考虑一种更加快速的方法建立气道（如SGA或外科气道）。

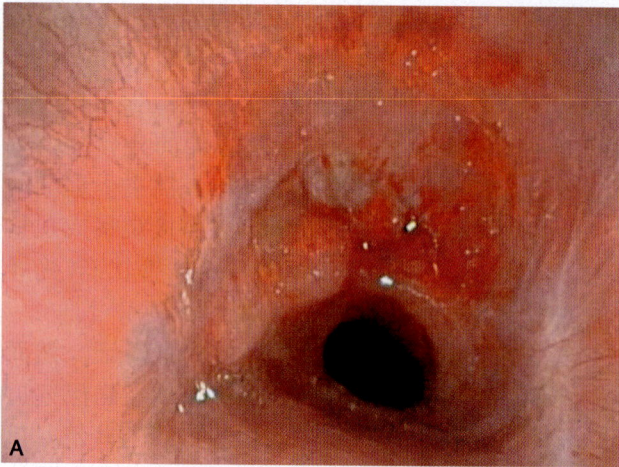

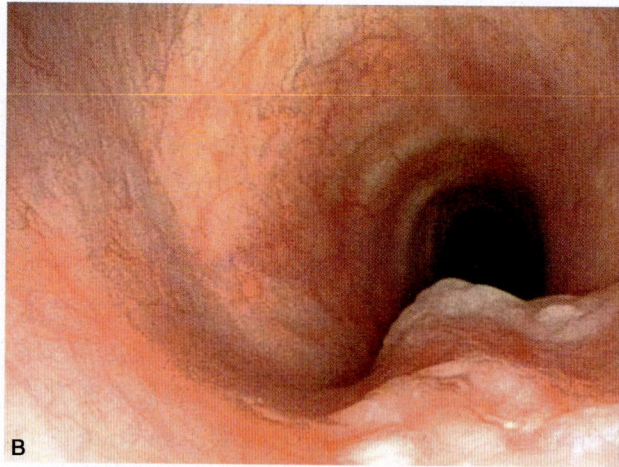

图 28-25 可弯曲插管软镜可用于声门以下的诊断和治疗,包括支气管段的检查及肺灌洗
A:在无症状的患者中发现的喉蹼,患者之前曾进行过气管插管。B:甲状腺癌患者的气管肿块

表 28-19 可弯曲插管软镜使用的禁忌证
低氧
大量气道内分泌物,止涎药及吸引无法减轻
气道出血,吸引无法减轻
局部麻醉药过敏(试图清醒插管的患者)
患者无法合作(试图清醒插管的患者)

表 28-20 可弯曲插管软镜失败的一般原因
缺乏操作经验
未能充分干燥气道:止涎药剂量不足,准备不足下冒然操作
气道麻醉不完善(清醒患者)
鼻腔出血:血管收缩/润滑不足,冒然操作
舌根阻塞:舌移位不足(可能需要双手托颌法/伸舌头)
置管困难:ETT/软镜直径比太大
软镜起雾:没有使用工作通道吸引或供氧,支气管镜温度低

还应提到,任何用于已入睡患者的插管方法也都可以用于清醒插管。作者在清醒插管中用过以下的设备和技术:Glidescope,KingVision,McGrath 和 C-MAC 可视喉镜,Unique and Fastrach 喉罩,逆行导丝、盲插和 bougie 辅助的经鼻插管技术。

可弯曲插管软镜的原理

经典的光导纤维支气管镜是一种由光学和非光学元件组成的易碎装置。纤维支气管镜的基本组成包括一条 60cm 长的玻璃纤维束(每束由 10 000~30 000 根纤维组成)与纤维支气管镜的镜杆一样长。每根纤维的直径为 8~12μm,外面包有第二层玻璃称为电镀层。当镜杆打折、卡在其他设备中或将纤维支气管镜掉下来都会轻易损坏光导纤维,损坏后在图像中就可以很容易看到缺失的像素。通常情况下这只会有一点干扰,直到大量的光导纤维被破坏就会导致视野缺失。新一代基于视频成像的软镜在镜杆的末端采用了光敏 CMOS 芯片。这项技术提供高清图像的同时还减少了生产成本。这项技术也有一次性使用产品(图 28-26)。

除了成像元件外,镜杆还包含一个附属腔或

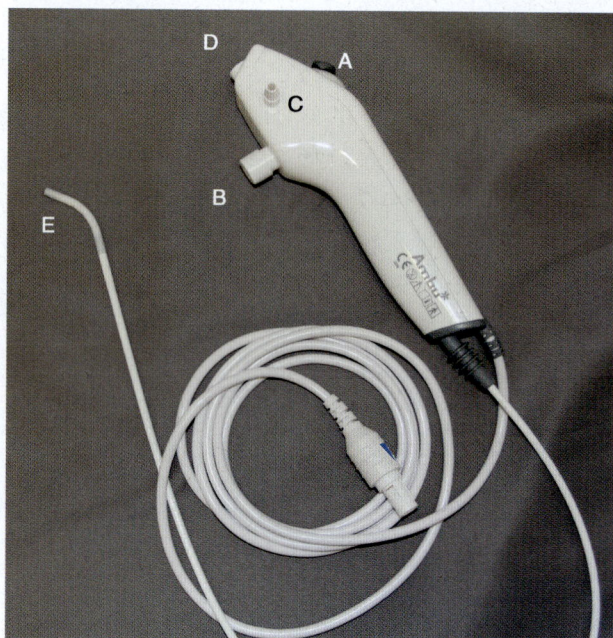

图 28-26 Ambu aScope 3 一次性可弯曲插管软镜
A:方向控制钮。B:吸引/给氧启动阀门按钮。C:吸引/给氧管路接口。D:工作通道入口。E:可活动的物镜末端

者称为"工作通道"：一个直径为可达 2mm 的空腔，从远端直至手柄。这可以用于负压吸引、给氧、或给药（如局部麻醉药物）或放置导丝以进行导丝引导的气道交换技术（如 the Arndt Airway Exchange Catheter Kit）。一般来说外径小于 2mm 的可弯曲插管软镜（如儿科）没有工作通道。

镜杆的远端是可以铰链活动的。有两根线从手柄的操控杆沿着镜杆到软镜的末端，控制着软镜末端在矢状面上的运动。冠状面的运动是由控制杆和旋转整条可弯曲插管软镜（从手柄到远端）来共同完成的。关键是要使镜杆充分伸直，这样才能最大限度保证手柄旋转和镜子末端旋转的同步性。

软镜最后一个元素是光源。在光纤设备中，物镜的照明是由 1 个或 2 个非相干光导纤维束提供的，这些纤维束将光从手柄传递到末端。光即可由手柄上的一根光源线提供并插入到内镜光源中，也可以由便携式电池驱动光源提供。基于 CMOS 的软镜在末端安装了 LED 光源，从而就不需要在镜杆中使用光导纤维传递光源了。

支气管软镜辅助插管是一项高技术含量的技术。除了精细的光学元件外，还有照相机、录像机、光源和各种各样一次性配件。还经常使用专用的轮式手推车，设计有功能分区安放设备。

可弯曲插管软镜的使用

手握持可弯曲插管软镜时拇指放在控制杆上，食指在工作通道阀门上。对侧手捏住镜杆固定在患者水平位置。有经验的内镜使用者都明白，在进行微小调整以便通过气道时，稳定地控制镜子方向是关键，这就是主要的内镜操作技巧。

可弯曲插管软镜的镜杆需要使用医用级润滑剂润滑，穿过 ETT 并从导管主孔传出。应该选择一个合适大小的 ETT，因为 ETT 的内径和软镜的外径差距越大，向气道内"送管困难"的发生概率就越大。

"送管困难"的现象一般发生在 ETT 和插管引导器（如 AEC、软镜镜杆、橡胶探条、逆向导丝、光棒）因大小不同使中间有较大空隙的时候（图 28-27）。这是使用可弯曲插管软镜辅助插管时遇到最多的问题，在 20%～30% 的软镜插管操作中都会遇到这种情况[193]。最常见涉及右侧声带，但也可能涉及会厌反折、小角软骨 / 杓状软骨，或杓状会厌襞。如果发生了"送管困难"，则逆时针旋

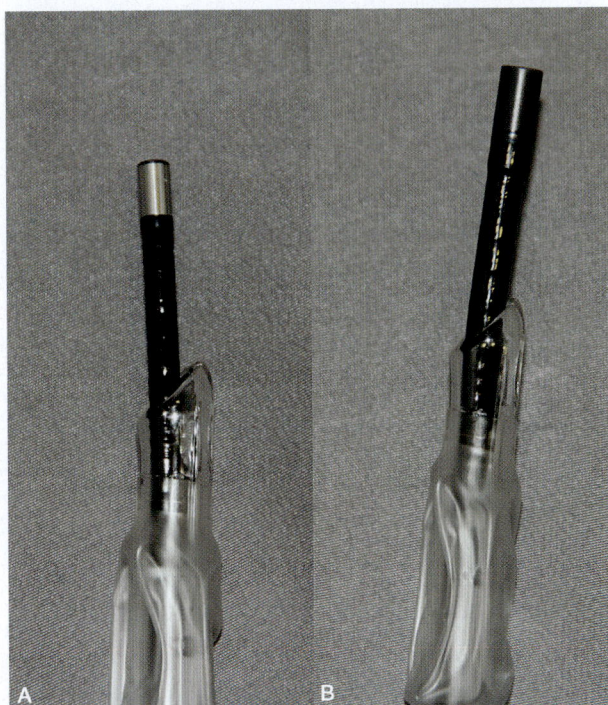

图 28-27　气道换管器或可弯曲插管软镜与气管导管之间的大小差异会造成两者之间的间隙，可卡住组织妨碍插管 A：3.2mm 的 Storz Endovision F.I.V.E. 可弯曲插管软镜外面套了 6.5ID 的气管导管，两者间有明显的间隙。B：同样的导管插入 5.5mm 的 Storz Endovision F.I.V.E. scope 软镜后几乎没有间隙

转 90° 将 ETT 斜面转向后方，向前推送。经鼻插管时有可能会有会厌反折，将斜面向上（顺时针旋转导管 90°）会有利于通过声门[196]。

气管导管的设计也可能会导致送管困难。有人认为与标准的 ETT 斜面相比，Parker Flex-Tip 气管导管可能更容易通过气道结构[196]。也有描述使用前端较软的 ETT 或在导管向声门推送过程中让患者深吸气，以及"双管法"，就是在临床上使用的气管导管的里面再插入一个较小的气管导管（如在 ID 7.5 的里面放入 ID 5.0 的导管）来克服与引导器之间直径的差距[197]。

气管插管可以经口也可以经鼻，这主要取决于外科的需要、患者的解剖和临床条件、操作者的经验以及第一次尝试失败后可用的其他技术。许多临床医生认为经鼻入路在解剖学上更加容易操作，但操作时也要注意：鼻甲可能会阻碍 ETT 通过，当鼻甲受损伤时会导致出血、撕脱或疼痛[198]。操作前应使用鼻血管收缩药以减少出血，促进鼻腔通畅。鼻插管的大小应选择临床条件允许的最小型号。使用前在温盐水或水[199]中软化并充分润滑。

虽然通常双手托颌法和/或向外牵拉舌头就可以满足操作了，目前在市场上还可以买到便于可弯曲插管软镜操作的各种口咽通气道。这些装置的作用是提供从口腔到口咽的清晰视觉路径，保持可弯曲插管软镜和气管导管在口腔中线位置，防止患者咬住镜杆，并为自主呼吸或面罩通气提供清晰的气道。所有插管口咽通气道的共同特点是沿着整个通气道内部有一个通道，可以容纳ETT通过。

Ovassapian插管型口咽通气道（图28-28）是由两个套在一起的半圆形开口弹性凹槽组成，它可以使ETT（最大尺寸ID 9）沿着口腔中线进入，并在插管成功后很容易脱离出来。通气道的扁平舌面可以提供横向和旋转稳定性。Williams和Berman通气道都是为经口盲插而设计的。这两种都是塑料的，内有圆形空腔可以引导导管朝向喉头。这些气道比Ovassapian通气道小，但旋转稳定性也差。由于Williams通气道内部是一个完整的环，因此在完成插管取出通气道前要先将气管导管连接头卸掉。如果气管导管的接头和导管是一体的就可能造成困难了。Berman通气道沿着一侧劈开一条缝从而解决了这个问题。当切牙间距足够的情况下，将通气道向没有裂缝的方向平移，从而使气管导管从裂缝中脱出。

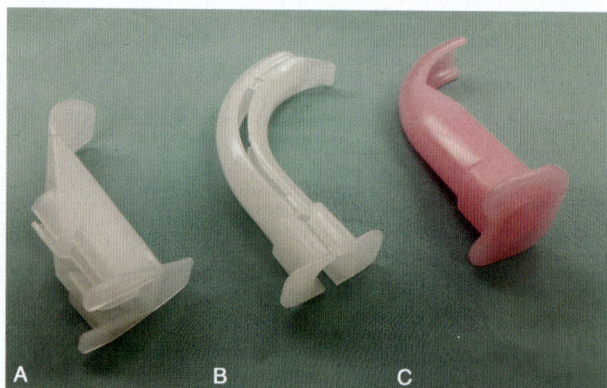

图28-28　插管型口咽通气道
A：Ovassapian。B：Berman。C：Williams插管型口咽通气道

越过舌头后（无论是通过牵引拉舌头、双手托颌法还是插管口咽通气道），内镜操作者就可以看到声门。如果这时发生声门紧闭、呕吐或咳嗽，操作者可以选择通过工作通道喷洒局部麻醉药，给予更多静脉镇静，撤出软镜并加强气道镇痛或者不再做任何处理直接强行推送镜子到喉部。具体

怎么做，应该根据当时的临床情况决定。在择期情景下，可能有时间可进一步行气道准备，但当患者情况危急即将呼吸停止时，就无暇考虑患者舒适性问题了。

进入声门后继续推送软镜直到看到隆突为止。顺着软镜镜杆将ETT送入气管。仅软镜进入气管不能确保插管成功，仍可能发生送管困难或镜子意外退出（如咳嗽或不小心）。因此对于紧急气道患者在没有确定ETT插入到气管前不能进行全身麻醉诱导。ETT和隆突之间的距离容易测得，通过推进镜子到隆突，然后测量软镜末端重新退回ETT斜面之前被抽回的距离。

文献对软镜辅助插管时的应用变化和辅助技术做了很多研究报道。表28-21列出了其中几种技术，但并不详尽。

表28-21　软镜辅助插管技术	
技术	**优势**
内镜面罩	在软镜辅助插管过程中或每次尝试之间控制（或辅助）通气
喉罩	极佳的喉部视野还能在每次尝试中或之间通气
软镜辅助的逆行插管	利用已在气管里的导丝引导软镜
逆行光纤插管	当顺行性插管困难或不能实现时，将气管造瘘改成经口或经鼻气管导管
硬质喉镜辅助下的软镜插管	有助于治疗大的阻塞性肿块或大会厌

病例3：快速顺序诱导失败和SGA

患者39岁，男性，诊断为阻塞性睡眠呼吸暂停（睡眠呼吸暂停低通气指数15），既往体健，无手术史，准备择期行悬雍垂腭咽成形术。患者最大切牙间距为5cm，甲颏距离7cm，口咽视野为Samsoon-Young 2级[103]。颈部屈曲伸展无限制。患者有严重的胃食管反流，因此计划采用RSI。环状软骨加压的同时（Sellick手法），给予镇静药和琥珀胆碱。由于舌根严重肥大使用Macintosh 3号喉镜片行DL困难，只能看到一个大会厌（Cormack-Lehane 3级视野）。BURP手法不能改善声门显露。又更换成Macintosh 4号和Miller 3号喉镜片仍然无法改善声门显露。氧饱和度从100%下降到92%，马上在维持环状软骨加压的情况下启动面罩通气。但发现气道完全梗阻不能通气。放入

口咽通气道、将下巴和下颌上提、两人通气以及降低环状软骨压力，仍然不能提供充分的面罩通气。氧饱和度下降到 85%，立即插入一个 5 号的 LMA Classic（在诱导前已经准备好），同时维持环状软骨压力。此时立刻注意到了清晰的气道。给予第二份镇静药，用可弯曲插管软镜引导，盲插进一个 Aintree 插管导管。移除 LMA 和软镜，使用 Aintree 导管引导插入气管导管。

失败气道中的声门上气道

Kheterpal 等人发现 0.4% 的患者面罩和 DL 均困难[114]，已有很多报告 SGA 挽救气道的病例[200-201]。有大量的文献描述了各种各样的 SGA 应用于清醒和无意识患者中、已预料的和未预料的困难气道的患者、颈椎损伤和儿童畸形综合征的患者[80,90,176]。

SGA 的无数特点使它们作为困难气道管理工具具有优势：它们的放置遵循一个内在路径（吞咽），与喉镜不同，只需要极小程度的组织变形；它们可用于盲插技术的一部分，不受之前喉镜尝试导致的血液、分泌物、组织碎片以及水肿的影响[202]；而且，由于解剖问题导致喉镜困难并不一定造成 SGA 置入困难，因此当喉镜失败时，它们是一个极佳的气道急救选择。因为 SGA 置入的成功并不完全依赖于可通过常规体格检查评估的解剖，许多典型的气道评估措施并不适用[203]。

在心肺复苏中，SGA 使用的主要缺点是缺乏机械保护防止误吸[204-206]。在使用喉罩时应用环状软骨加压也是有效的，但在少数情况下加压会妨碍喉罩的对位[207]，这时需要短暂去除环状软骨上的压力，直到喉罩放置对位良好。尽管有这些缺点，在心肺复苏中使用 LMA 发生反流的概率（3.5%）仍然低于使用加压面罩球囊通气（12.4%）[64]。即使出现了反流，肺内误吸也是很罕见的[60]，相对于危及生命的低氧血症来说只是个次要问题。在这种情况下，一个插管型 SGA 将是一个极佳的选择。

病例 4：偏离困难气道处理流程

患者 76 岁，女性，车祸导致头、颈和面部创伤，收入重症监护病房 13h 后，被发现意识水平和呼吸活动进行性下降。在体检中发现切牙间距和甲颏距离尚可，但口喉视野和头颈活动度无法评估。由于无法全面评估气管插管容易程度，因此

选择了清醒插管技术。持续鼻出血导致口喉积血，意味着充分气道干燥和镇痛可能困难，此时选择可弯曲插管软镜可能并非明智之举。由于患者呼吸衰竭状态进展迅速，因此没有时间进行充分的患者准备。由于患者有面部创伤因此有可能有筛板骨折的可能性，因此经鼻盲插禁忌。此时既没有喉管也没有逆行插管设备可用。尽管患者的精神状态改变被认为反映了颅内病程进展，但气道丢失的风险被认为是主要的临床风险。手动同轴稳定颈椎并使用 DL 试图清醒插管。清除咽部鲜血后，发现喉部视图为 Cormack-Lehane 3 级。由于患者明显抵抗（头、颈活动和咬合喉镜）所以无法完成气管插管。决定采用 RIS 后插管，紧急气管切开作为备选方案。做好颈前紧急气道准备后，采用手动同轴稳定颈椎、预充氧、静脉给予依托咪酯、琥珀胆碱，采用 DL，声门清晰可见，插管顺利。

肌肉松弛药和直接喉镜检查

在这个病例中，肌肉松弛药的使用大大改善了喉部的显露视野。有一项研究指出，DL 时使用肌肉松弛药增加插管成功率并与更少的插管次数、气道损伤、食管插管、误吸事件、甚至死亡的发生相关[208]。在儿科人群中进行的一项回顾性研究还发现，在不辅助肌肉松弛药的情况下，患者气道并发症的发生率会有所增加[209]。但是很少有对照良好的试验研究肌肉松弛药对插管条件的影响，因为这些药物所获得的优越条件阻碍了对照组的纳入。肌肉松弛药通过促进颞下颌关节和声门上喉部的松弛以及会厌的前移来改善喉镜的显露视野[210]。肌肉松弛药也有助于使声带处于自然中立开放的位置。神经肌肉阻滞往往有助于面罩通气，经常会在一些面罩通气困难的患者中应用。暂缓给予肌肉松弛药直到面罩通气被证实的经典教学理念正被快速抛弃。

脱离流程

病例 4 中描述的情形不同寻常，因为当时的临床情况需要偏离 ASA-DAA。所描述的气道更像是 Walls 描述的"撞车"气道[211]。在这种情况下给予肌肉松弛药可以有助于更好地显露喉，然而肌肉松弛药可能被认为是禁止用于这种可能为困难插管的患者。由于考虑到插管失败会导致无法控制气道，该临床团队明智地为环甲膜切开做了准备。尽管 ASA-DAA 是一个有价值的用于困难气道的工具，临床医生还要为那些不适合按照流程操作的患者做好准备。如前所述，对快速变化的

临床情况的适应性是气道管理成功的关键所在。

其他设备

市场中有越来越多的气道管理设备可供选择。尽管像百科全书一样呈现出的工具已超出了本章内容,但仍在此对成熟使用的设备做一些描述。

带喉开口的食管导管。带喉开口的食管导管属于 SGA,它的设计基于盲插入口腔的导管很容易进入食管。它们可以是单腔和双腔设计,在作为通气口的喉开口的两边有末端食管和近端咽套囊(图 28-29)。适当给套囊充气,末端套囊防止气体漏入食管,上端套囊防止气体漏出口腔,这样吸气时喉头是吸气阻力最小的地方,吸入气自然进入气道。对于没有经验的操作者来说喉管使用起来比 ETT 更加简便快捷[212]。这加上很多数据显示多次喉镜的不利影响[183-184],导致可能对喉镜经验有限或不经常使用的院前急救人员频繁使用这些设备。

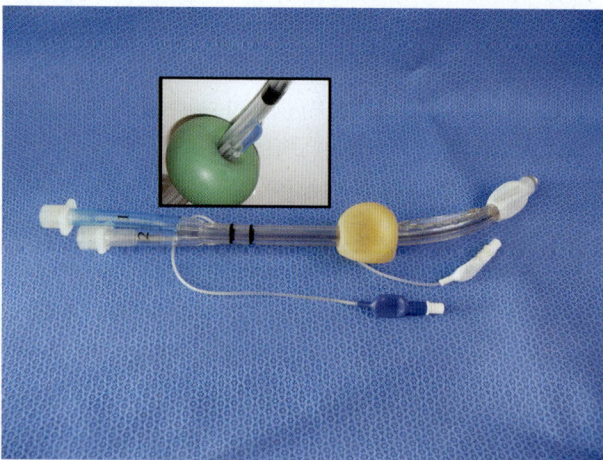

图 28-29　气管食管联合导管
插图:EasyTube 的光纤端口

插管探条

插管探条是半可塑性探条,在喉头显露不佳(Cormack-Lehane 3 或 4 级)时可以盲插通过声门。然后将 ETT 套在外面,沿着探条推送入气道。插管探条通常低成本且便于携带。Eschmann 插管引导器是一种长 60cm,15French 的探条,在其末端 3.5cm 处有一个 40° 弯曲。这个引导器(又称弹性橡胶探条)可以在会厌下操作,它成角部分向前指向喉。一旦进入喉和气管,操作者会感觉探条的前端划过气管前部的软骨结构有"咔嗒"的感觉。另一个类似的工具 Frova 插管引导器是一种内腔

狭窄的一次性使用设备。这个空腔可以用于吹入氧气、监测二氧化碳以及用自动吹泡试验来验证是否插入食管。还可以通过这个空腔加入"硬"探条从而增加探条的硬度。

经气管的操作。当气管插管、面罩通气和 SGA 通气都失败时,可以通过胸廓外气管建立通气气道(表 28-22)。如今无创气道管理工具虽然可以处理大部分临床问题,但作为临床医生还是要熟悉各种替代技术,如插管、给氧、通气以及择期或紧急建立气道。本文主要介绍经皮技术,因为外科气管造口术和环甲膜切开术超出了本章的范围。

表 28-22　执行紧急有创气道管理的标准

满足所有五条标准,具有紧急有创气道的适应证
不能插管
不能通气
不能唤醒患者
声门上气道失败
临床明显的低氧血症

逆行导丝辅助气管插管

1993 年,逆行导丝引导插管(retrograde wire intubation, RWI)技术是被包含在 ASA 困难气道处理流程中的,但在 2013 年的更新中被删除了。这项技术是先从环甲膜或环状气管膜经皮穿刺放入一根导丝通过喉,然后再经过导丝将气管导管导入气管。这条导丝是向头端盲插进入下咽部、喉,然后从嘴里或鼻孔里引出体外,然后再以其作为引导线插管。在表 28-23 中列出了用于逆行插管的基本设备。

表 28-23　逆行导丝引导插管设备

留置针(18G 或更大)
Luer-lock 注射器(3ml 或更大)
引导丝:
• 类型:最好是 J 型末端
• 长度:至少 2.5 倍标准 ETT 长度(一般 110~120cm)
• 直径:可以通过选择的留置针
其他:手术刀片,神经拉钩,Magill 钳、缝合丝线

在许多临床病例中,RWI 被描述为基本插管技术(包括择期和紧急),用于 DL 尝试、软镜辅助插管和 LMA 引导插管失败的情况下[44]。使用 RWI 最常见的适应证有是由于血液、分泌物、颈椎

不稳定或解剖变异（如上呼吸道恶性肿瘤、下颌骨骨折、严重气道损伤）导致无法看到声门。禁忌证包括无法进入环甲膜或环状软骨气管韧带（如严重的颈部畸形、肥胖或巨大肿块）、喉气管疾病（狭窄、恶性肿瘤、感染）、凝血功能障碍以及穿刺表面皮肤感染。

报道的 RWI 常见并发症包括出血、皮下气肿、纵隔气肿、气胸、憋气、向尾端置入的导丝和三叉神经损伤。

环甲膜切开术

环甲膜穿刺术、环甲膜切开术、喉弹力圆锥切开术和微气管造口术都是通过环甲膜建立气道的同义词。CTM 是一个弹性纤维膜，覆盖在气管黏膜外，连接甲状软骨下缘和环状软骨上缘。虽然环甲膜切开术是紧急情况下的首选，但在某些择期手术当进入气管受限时（如严重的颈椎后凸畸形）它也可能有用。环甲膜切开术禁止使用于 6 岁以下儿童和喉骨折的患者。由于外科环甲膜切开术后长期并发症发生率高，因此耳鼻喉科和其他外科医生更喜欢在环状软骨以下的部位行经气管切开术。

经皮紧急气道通路（percutaneous emergency airway access, PEAA）是麻醉医师最熟悉的一种环甲膜切开术。ASA-DAA 将 PEAA 作为"既不能面罩通气又不能气管插管"时（cannot mask ventilate/cannot intubate, CNV/CNI）的一种选择。在这种危急情况下，PEAA 是一种简单而又相对安全的维持患者生命的方法[44]。PEAA 常用的三种技术：窄口径套管针、大口径导丝套管或套管针以及有或没有导管引导[213]的手术刀直接切开[182]。这些技术的成功率差别很大，高度依赖于操作者的经验和临床情况。例如，麻醉医师执行的环甲膜穿刺置管的成功率约为 50%[1]，而外科医生或受训过的术前急救人员建立紧急外科气道的成功率为 90% 到 100%[1, 214]。这并不是说要麻醉提供者避免 PEAA 的操作，而是建议如果可能的话，在一开始就准备建立外科气道管理时，有环甲膜切开经验的外科医生可能是一个更好的选择。

存在大量文献详细描述用于 PEAA 的临时简易供氧系统以及使用静脉套管针用于经气管穿刺。这些措施被证明是有缺陷的、存在不足的以及有危险的[215]。为静脉输液设计的导管在气道内会扭曲打折[216]。该领域的专家建议，所有麻醉场所都应该可以获取生产的高压输氧装置以及经皮经气管喷射通气（PTJV，也称为"皮经气管容积通气—特异性经喉导管"）。专用设备，如 Cook TTJV 导管，是由抗扭结材料制成，为这项任务专门设计的。Ravussin 经喉导管是预先已塑形的可以减少打折。

在考虑进行 PEAA 之前，先要确定 CTM 的位置。Campbell 等人[10]对麻醉医师在择期情况下定位 CTM 的能力表示怀疑，更不要说在紧急情况下了。肥胖、颈椎后凸、女性患者、放疗以及手术或外伤导致的瘢痕都可能会阻碍 CTM 的识别定位。仔细阅读 ASA-DAA 应该引导气道管理者在每个患者身上识别定位 CTM，并在所有情况下都应该采取这样的检查从而提高对体表标志的熟悉程度[182]。矢状面的床旁超声可以显示 CTM 为不透明的软骨结构之间的透亮阴影，如果可即刻获取在紧急情况下可能是有用的。

实行 PEAA 操作时，患者采取仰卧位，头处于正中位或者伸展颈胸部（如果没有临床禁忌）。消毒准备后，可以在 CTM 上注射局部麻醉药（如果患者清醒并且时间允许）。临床医生站在患者一侧，惯用手朝患者头侧，非惯用手可以固定患者喉部。一个大口径经喉穿刺套管针（14G 或更大）连接一个 5ml 到 10ml 的空或充满液体（盐水或局部麻醉药）的注射器。套管针垂直于颈椎平面在 CTM 尾端 1/3 位置进针。从针穿刺皮肤的那一刻起就要持续回抽注射器栓。回抽到空气就表明针已经进入气管（空气对照技术），但不能说明导管在喉部进入的方向；这一点很重要，因为向头部置管不能给患者提供足够的氧气。除非有明显的肺部积液（如血液或误吸液体），否则在气管内回抽出气体是毋庸置疑的。在将导管穿入气道之前，应稍微推进针头。

一旦导管成功放置，应连接高压氧源。带有计量器和可调节的手控阀门和 Luer-lock 连接器（图 28-30）的（约 345kPa）氧气源被下调至 103.4kPa 至 206.8kPa（医院集中供应或氧气瓶），通过导管供氧。给氧频率为 12 次/min，每次持续时间为 1.0～1.5s。调整吸呼比及给氧压力，提供一个可以观察到胸廓起伏的通气。如果留置的导管为 14G，那么这个系统可以提供 400～700ml 的潮气量。低压系统不能提供足够的流量来充分扩张胸廓并提供充分的氧合和通气（如 Ambu bag，41.4kPa；麻醉机气体总出口，137.9kPa）。重要的是，给患者输送的高压氧气需要有一个出气口[217]。

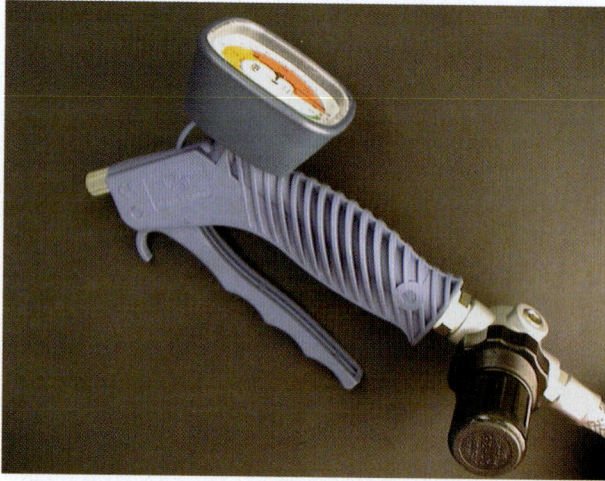

图 28-30　用于经气管喷射通气的调节高压氧源系统

如前所述，标准的高压调节阀是单向的，当上呼吸道完全梗阻时，通常是禁忌的。幸运的是，这往往是一种罕见情况。任何情况下，使用任何类型的经喉氧合技术，临床医生都必须保持患者上呼吸道通畅，可以使用口咽或鼻咽通气道或 SGA。

PEAA 也可以使用在医院环境中常见的低流量氧气输送计量器来完成。这些系统能够提供 15L/min 的恒定流量，并且已被证明对复苏有效。通常，这些设备利用"流量中断"。在吸气相气流被引向患者，然后在呼气相转向。如前所述，临时设备经常不能如预期地工作。例如，使用标准三通活塞作为分流器是潜在危险的，因为正向气流（吸气）从未完全停止[218]。Enk 流量调节器是一种简单的手动分流器，不仅在呼气阶段停止前向气流，而且还充当被动呼气气流的通道（图 28-31）。Enk 流量调节器已成功应用于近端和完全上呼吸道梗阻[215]。

PEAA 的一个新理念是"呼气通气辅助"[219]。

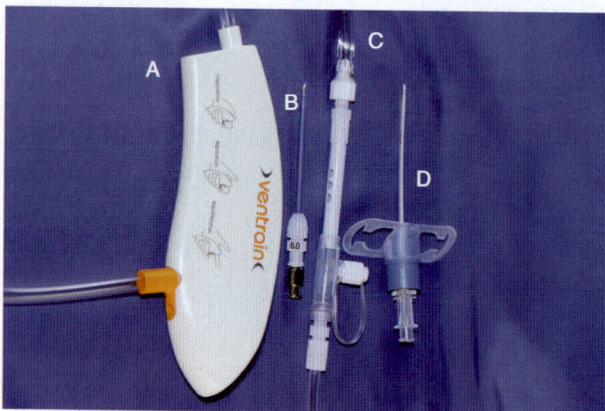

图 28-31

A：Ventrain。B：Cook 经气管穿刺导管。C：Enk 流量调节器。D：Ravussin 针

使用伯努利定律，Ventrain（图 28-31）能够在 PEAA 呼气相从抢救导管中主动排出气体。明显优势是避免了肺内气体滞留，特别是完全上呼吸道梗阻时。该装置可以通过 2mm ID 的经气管导管[219]达到生理每分通气量，并且已经在两种大动物模型中有效地进行氧合和去除二氧化碳[220-221]。在第一项研究中，上呼吸道严重或完全阻塞，动物通过 Ventrain 或市售喷射通气系统通气 15min。虽然这两种装置都有利于再氧合，但 Ventrain 与更好的每分通气量（4.7L/min 对比 0.1L/min），更低程度的酸中毒（pH=7.34 与 pH=7.01）和急救时更低的气道峰压（1.568kPa 对比 3.92kPa）相关[220]。在后一个研究中，在一个完全性上呼吸道梗阻模型中，使用吸呼比为 1:1（3kPa）的 Ventrain 通气，其气道峰压显著低于商业喷射通气机呼吸比 1:4（5kPa）的通气[221]，强调了呼气辅助通气的优势。Ventrain 在择期和紧急人类气道管理方面也证明是有效的[222-223]。

为了改善经气管通气的便利性，已经开发了专门的经皮环甲膜切开系统。这些设备通常提供适合低压供氧系统氧合和通气的大口径通道。Melker 紧急环甲膜切开导管套装使用 Seldinger 技术置入，其包含有多种套管尺寸（3.5mm，4mm 和 6mm 内径，带套囊的和不带套囊的）。患者的准备和体位与环甲膜穿刺相同。在 CTM 的下 1/3 处，穿过皮肤垂直切口 1.0～1.5cm。朝向尾端倾斜 45°，用提供的 18G 套管针和注射器经皮穿刺 CTM。回抽到空气后如前所述将套管针送入气管。通过套管向气管内插入提供的引导丝。撤出套管，沿着导丝套入内部带有弯曲扩张器的大口径气管套管。将扩张器穿过 CTM，推进时有明显阻力表明需要扩大皮肤切口。一旦将套管完全插入，就可以移除扩张器和导丝了。导管的 15mm 回路接头可连接自动充气复苏球囊或麻醉机环路，从而可以开始通气了。

其他经皮穿刺系统包括 Portex 环甲膜切开套装和 Quicktrach 经气管导管。非针穿刺技术超出了本文讨论范围。

PEAA 严重并发症通常与气压伤有关。ASA 结案数据库分析显示，接受 TTJV 治疗后 89% 的患者有报道出现气胸、纵隔气肿或皮下气肿[4]，而且有报道出现双侧张力性气胸[224]。空气注入气管旁空间的原因包括置管移位、多次气管穿刺以及患者咳嗽引起的套管移位。

总结

　　除了监测之外，"常规"气道管理是麻醉提供者最常规的任务。即使在行区域阻滞期间，也必须对气道进行监测并尽可能予以支持。无法控制气道的后果是灾难性的，临床医生绝对不可放松对气道的管理。

　　尽管 ASA 困难气道专家小组为医疗界提供了一个处理困难气道患者的有巨大价值的工具，但 ASA 的处理流程应仍只被视为一个起点。判断、经验、临床情况和可用资源都会影响遵循或偏离该流程路径选择的得体性。

　　虽然有人可能会认为 20 世纪的最后十年是 SGA 的十年，但 21 世纪的头几十年已经将数字成像应用于气道管理。尽管出现越来越多的设备，临床医生并不需要掌握所有这些设备和技术，并且当单独使用时没有哪一个设备可以被认为优于其他设备。相反，应该掌握多种方法，以便一种方法的失败不会阻止安全的气道管理和紧急救援。临床医生的判断和资源，包括设备和人员，决定任何技术的有效性。当管理困难气道时，死板没有用，灵活才能制胜。

（闫春伶 译，左明章 校）

参考文献

1. Cook TM, Woodall N, Frerk C, et al. Major complications of airway management in the UK: results of the Fourth National Audit Project of the Royal College of Anaesthetists and the Difficult Airway Society. Part 1: anaesthesia. Br J Anaesth. 2011;106:617–631.
2. Apfelbaum JL, Hagberg CA, Caplan RA, et al. Practice guidelines for management of the difficult airway: an updated report by the American Society of Anesthesiologists Task Force on Management of the Difficult Airway. Anesthesiology. 2013;118:251–270.
3. Frerk C, Mitchell VS, McNarry AF, et al. Difficult Airway Society 2015 guidelines for management of unanticipated difficult intubation in adults. Br J Anaesth. 2015;115:827–848.
4. Peterson GN, Domino KB, Caplan RA, et al. Management of the difficult airway: a closed claims analysis. Anesthesiology. 2005;103:33–39.
5. Li G, Warner M, Lang BH, et al. Epidemiology of anesthesia-related mortality in the United States, 1999–2005. Anesthesiology. 2009;110:759–765.
6. Hove LD, Steinmetz J, Christoffersen JK, et al. Analysis of deaths related to anesthesia in the period 1996–2004 from closed claims registered by the Danish Patient Insurance Association. Anesthesiology. 2007;106:675–680.
7. Rosenblatt WH. The Airway Approach Algorithm: a decision tree for organizing preoperative airway information. J Clin Anesth. 2004;16:312–316.
8. Westhorpe RN. The position of the larynx in children and its relationship to the ease of intubation. Anaesth Intensive Care. 1987;15:384–388.
9. Iohom G, Ronayne M, Cunningham AJ. Prediction of difficult tracheal intubation. Eur J Anaesthesiol. 2003;20:31–36.
10. Campbell M, Shanahan H, Ash S, et al. The accuracy of locating the cricothyroid membrane by palpation—an intergender study. BMC Anesthesiol. 2014;14:108.
11. Kristensen MS, Teoh WH, Graumann O, et al. Ultrasonography for clinical decision-making and intervention in airway management: from the mouth to the lungs and pleurae. Insights Imaging. 2014;5:253–279.
12. Sykes W, ed. Essays on the First Hundred Years of Anesthesia. London: Churchill Livingstone; 1982.
13. Brimacombe J, ed. Laryngeal Mask Anesthesia: Principles and Practice. Philadelphia, PA: Saunders; 2005.
14. Brandt L. The first reported oral intubation of the human trachea. Anesth Analg. 1987;66:1198–1199.
15. Magill IW. Technique in endotracheal anaesthesia. Proc R Soc Med. 1928;22:
16. Mendelson CL. The aspiration of stomach contents into the lungs during obstetric anesthesia. Am J Obstet Gynecol. 1946;52:191–205.
17. Ovassapian A, Yelich SJ, Dykes MH, et al. Learning fibreoptic intubation: use of simulators v. traditional teaching. Br J Anaesth. 1988;61:217–220.
18. Kaplan MB, Ward DS, Berci G. A new video laryngoscope-an aid to intubation and teaching. J Clin Anesth. 2002;14:620–626.
19. Breitmeier D, Wilke N, Schulz Y, et al. The lingual tonsillar hyperplasia in relation to unanticipated difficult intubation: is there any relationship between lingual tonsillar hyperplasia and tonsillectomy? Am J Forensic Med Pathol. 2005;26:131–135.
20. Langeron O, Masso E, Huraux C, et al. Prediction of difficult mask ventilation. Anesthesiology. 2000;92:1229–1236.
21. Rosenblatt W, Ianus AI, Sukhupragarn W, et al. Preoperative endoscopic airway examination (PEAE) provides superior airway information and may reduce the use of unnecessary awake intubation. Anesth Analg. 2011;112:602–607.
22. Shiga T, Wajima Z, Inoue T, et al. Predicting difficult intubation in apparently normal patients: a meta-analysis of bedside screening test performance. Anesthesiology. 2005;103:429–437.
23. el-Ganzouri AR, McCarthy RJ, Tuman KJ, et al. Preoperative airway assessment: predictive value of a multivariate risk index. Anesth Analg. 1996;82:1197–1204.
24. Wilson ME, Spiegelhalter D, Robertson JA, et al. Predicting difficult intubation. Br J Anaesth. 1988;61:211–216.
25. Patel SK, Whitten CW, Ivy R, 3rd, et al. Failure of the laryngeal mask airway: an undiagnosed laryngeal carcinoma. Anesth Analg. 1998;86:438–439.
26. Naguib M, Malabarey T, AlSatli RA, et al. Predictive models for difficult laryngoscopy and intubation. A clinical, radiologic and three-dimensional computer imaging study. Can J Anaesth. 1999;46:748–759.
27. Eberhart LH, Arndt C, Aust HJ, et al. A simplified risk score to predict difficult intubation: Development and prospective evaluation in 3763 patients. Eur J Anaesthesiol. 2011;27:935–940.
28. Cortellazzi P, Minati L, Falcone C, et al. Predictive value of the El-Ganzouri multivariate risk index for difficult tracheal intubation: a comparison of Glidescope videolaryngoscopy and conventional Macintosh laryngoscopy. Br J Anaesth. 2007;99:906–911.
29. Aziz MF, Healy D, Kheterpal S, et al. Routine clinical practice effectiveness of the Glidescope in difficult airway management: an analysis of 2,004 Glidescope intubations, complications, and failures from two institutions. Anesthesiology. 2011;114:34–41.
30. Aziz MF, Bayman EO, Van Tienderen MM, et al. Predictors of difficult videolaryngoscopy with Glidescope or C-MAC with D-blade: secondary analysis from a large comparative videolaryngoscopy trial. Br J Anaesth. 2016;117:118–123.
31. Kheterpal S, Martin L, Shanks AM, et al. Prediction and outcomes of impossible mask ventilation: a review of 50,000 anesthetics. Anesthesiology. 2009;110:891–897.
32. Das SK, Choupoo NS, Haldar R, et al. Transtracheal ultrasound for verification of endotracheal tube placement: a systematic review and meta-analysis. Can J Anaesth. 2015;62:413–423.
33. Kristensen MS. Ultrasonography in the management of the airway. Acta Anaesthesiol Scand. 2011;55:1155–1173.
34. Tanoubi I, Drolet P, Donati F. Optimizing preoxygenation in adults. Can J Anaesth. 2009;56:449–466.
35. Jense HG, Dubin SA, Silverstein PI, et al. Effect of obesity on safe duration of apnea in anesthetized humans. Anesth Analg. 1991;72:89–93.
36. Boyce JR, Ness T, Castroman P, et al. A preliminary study of the optimal anesthesia positioning for the morbidly obese patient. Obes Surg. 2003;13:4–9.
37. Ramachandran SK, Cosnowski A, Shanks A, et al. Apneic oxygenation during prolonged laryngoscopy in obese patients: a randomized, controlled trial of nasal oxygen administration. J Clin Anesth. 2010;22:164–168.
38. Weingart SD, Levitan RM. Preoxygenation and prevention of desaturation during emergency airway management. Ann Emerg Med. 2012;59:165–175 e161.
39. Patel A, Nouraei SA. Transnasal Humidified Rapid-Insufflation Ventilatory Exchange (THRIVE): a physiological method of increasing apnoea time in patients with difficult airways. Anaesthesia. 2015;70:323–329.
40. Kwei P, Matzelle S, Wallman D, et al. Inadequate preoxygenation during spontaneous ventilation with single patient use self-inflating resuscitation bags. Anaesth Intensive Care. 2006;34:685–686.
41. Joffe AM, Hetzel S, Liew EC. A two-handed jaw-thrust technique is superior to the one-handed "EC-clamp" technique for mask ventilation in the apneic unconscious person. Anesthesiology. 2010;113:873–879.
42. Isono S, Tanaka A, Ishikawa T, et al. Sniffing position improves pharyngeal airway patency in anesthetized patients with obstructive sleep apnea. Anesthesiology. 2005;103:489–494.
43. Conlon NP, Sullivan RP, Herbison PG, et al. The effect of leaving dentures in place on bag-mask ventilation at induction of general anesthesia. Anesth Analg. 2007;105:370–373.
44. CA H, ed. Benumof's Airway Management: Principles and Practice. Philadelphia, PA: Mosby; 2007.
45. Joffe AM, Ramaiah R, Donahue E, et al. Ventilation by mask before and after the administration of neuromuscular blockade: a pragmatic non-inferiority trial. BMC Anesthesiology. 2015;15:134.
46. Rosenblatt WH, Ovassapian A, Eige S. Use of the Laryngeal Mask Airway in the United States: A Randomized Survey of ASA Members. In: ASA Annual Meeting, Orlando, FL; October 1998.
47. Halaseh BK, Sukkar ZF, Hassan LH, et al. The use of ProSeal laryngeal mask airway in caesarean section—experience in 3000 cases. Anaesth Intensive Care. 2010;38:1023–1028.
48. Yentis SM, Lee DJ. Evaluation of an improved scoring system for the grading of direct laryngoscopy. Anaesthesia. 1998;53:1041–1044.
49. Kim ES, Bishop MJ. Endotracheal intubation, but not laryngeal mask airway insertion, produces reversible bronchoconstriction. Anesthesiology. 1999;90:391–394.
50. Ezri T, Szmuk P, Warters RD, et al. Difficult airway management practice pat-

terns among anesthesiologists practicing in the United States: have we made any progress? *J Clin Anesth.* 2003;15:418–422.

51. Woodall NM, Cook TM. National census of airway management techniques used for anaesthesia in the UK: first phase of the Fourth National Audit Project at the Royal College of Anaesthetists. *Br J Anaesth.* 2011;106:266–271.

52. Maktabi MA, Smith RB, Todd MM. Is routine endotracheal intubation as safe as we think or wish? *Anesthesiology.* 2003;99:247–248.

53. Domino KB, Posner KL, Caplan RA, et al. Airway injury during anesthesia: a closed claims analysis. *Anesthesiology.* 1999;91:1703–1711.

54. Goldmann K, Dieterich J, Roessler M. Laryngopharyngeal mucosal injury after prolonged use of the ProSeal LMA in a porcine model: a pilot study. *Can J Anaesth.* 2007;54:822–828.

55. Lamb K, James MF, Janicki PK. The laryngeal mask airway for intraocular surgery: effects on intraocular pressure and stress responses. *Br J Anaesth.* 1992;69:143–147.

56. Idrees A, Khan FA. A comparative study of positive pressure ventilation via laryngeal mask airway and endotracheal tube. *J Pak Med Assoc.* 2000;50:333–338.

57. McCrirrick A, Ramage DT, Pracilio JA, et al. Experience with the laryngeal mask airway in two hundred patients. *Anaesth Intensive Care.* 1991;19:256–260.

58. Calder I, Picard J, Chapman M, et al. Mouth opening: a new angle. *Anesthesiology.* 2003;99:799–801.

59. Seet E, Yousaf F, Gupta S, et al. Use of manometry for laryngeal mask airway reduces postoperative pharyngolaryngeal adverse events: a prospective, randomized trial. *Anesthesiology.* 2010;112:652–657.

60. Brimacombe JR, Berry A. The incidence of aspiration associated with the laryngeal mask airway: a meta-analysis of published literature. *J Clin Anesth.* 1995;7:297–305.

61. Warner MA, Warner ME, Weber JG. Clinical significance of pulmonary aspiration during the perioperative period. *Anesthesiology.* 1993;78:56–62.

62. Yardy N, Hancox D, Strang T. A comparison of two airway aids for emergency use by unskilled personnel. The Combitube and laryngeal mask. *Anaesthesia.* 1999;54:181–183.

63. Han TH, Brimacombe J, Lee EJ, et al. The laryngeal mask airway is effective (and probably safe) in selected healthy parturients for elective Cesarean section: a prospective study of 1067 cases. *Can J Anaesth.* 2001;48:1117–1121.

64. Stone BJ, Chantler PJ, Baskett PJ. The incidence of regurgitation during cardiopulmonary resuscitation: a comparison between the bag valve mask and laryngeal mask airway. *Resuscitation.* 1998;38:3–6.

65. Verghese C, Brimacombe JR. Survey of laryngeal mask airway usage in 11,910 patients: safety and efficacy for conventional and nonconventional usage. *Anesth Analg.* 1996;82:129–133.

66. Brimacombe JR, Brain AI, Berry AM, et al. Gastric insufflation and the laryngeal mask. *Anesth Analg.* 1998;86:914–915.

67. Brimacombe J, Shorney N. The laryngeal mask airway and prolonged balanced regional anaesthesia. *Can J Anaesth.* 1993;40:360–364.

68. Williams PJ, Bailey PM. Comparison of the reinforced laryngeal mask airway and tracheal intubation for adenotonsillectomy. *Br J Anaesth.* 1993;70:30–33.

69. Kaplan A, Crosby GJ, Bhattacharyya N. Airway protection and the laryngeal mask airway in sinus and nasal surgery. *Laryngoscope.* 2004;114:652–655.

70. Dezfulian C, Shojania K, Collard HR, et al. Subglottic secretion drainage for preventing ventilator associated pneumonia: a meta-analysis. *Am J Med.* 2005;118:11–18.

71. Nair I, Bailey PM. Use of the laryngeal mask for airway maintenance following tracheal extubation. *Anaesthesia.* 1995;50:174–175.

72. Goldmann K, Kuhlmann S, Gerlach M, et al. [Removal of the laryngeal mask airway in the post-anesthesia care unit. A means of process optimization?]. *Der Anaesthesist.* 2011;60:1002–1008.

73. Deakin CD, Diprose P, Majumdar R, et al. An investigation into the quantity of secretions removed by inflated and deflated laryngeal mask airways. *Anaesthesia.* 2000;55:478–480.

74. Brimacombe JR. Advanced uses: Clinical situations. In: Brimacombe JR, Brain AIJ. *The Laryngeal Mask Airway: A Review and Practical Guide.* London: WB Saunders; 2004.

75. Turkstra TP, Smitheram AK, Alabdulhadi O, et al. The Flex-Tip tracheal tube does not reduce the incidence of postoperative sore throat: a randomized controlled trial. *Can J Anaesth.* 2011;58:1090–1096.

76. Brimacombe J, Clarke G, Keller C. Lingual nerve injury associated with the ProSeal laryngeal mask airway: a case report and review of the literature. *Br J Anaesth.* 2005;95:420–423.

77. Zand F, Amini A. Use of the laryngeal tube-S for airway management and prevention of aspiration after a failed tracheal intubation in a parturient. *Anesthesiology.* 2005;102:481–483.

78. Bortone L, Ingelmo PM, De Ninno G, et al. Randomized controlled trial comparing the laryngeal tube and the laryngeal mask in pediatric patients. *Paediatr Anaesth.* 2006;16:251–257.

79. Richebe P, Semjen F, Cros AM, et al. Clinical assessment of the laryngeal tube in pediatric anesthesia. *Paediatr Anaesth.* 2005;15:391–396.

80. Keller C, Brimacombe J, Kleinsasser A, et al. Pharyngeal mucosal pressures with the laryngeal tube airway versus ProSeal laryngeal mask airway. *Anasthesiol Intensivmed Notfallmed Schmerzther.* 2003;38:393–396.

81. Banchereau F, Delaunay F, Herve Y, et al. [Oropharyngeal ulcers following anaesthesia with the laryngeal tube S]. *Ann Fr Anesth Reanim.* 2006;25:884–887.

82. Galgon RE, Schroeder KM, Han S, et al. The air-Q((R)) intubating laryngeal airway vs the LMA-ProSeal(TM): a prospective, randomised trial of airway seal pressure. *Anaesthesia.* 2011;66:1093–1100.

83. O'Connor CJ, Jr., Borromeo CJ, Stix MS. Assessing ProSeal laryngeal mask positioning: the suprasternal notch test. *Anesth Analg.* 2002;94:1374–1375; author reply 1375.

84. Brain AI, Verghese C, Strube PJ. The LMA 'ProSeal'—a laryngeal mask with an oesophageal vent. *Br J Anaesth.* 2000;84:650–654.

85. Stix MS, O'Connor CJ, Jr. Depth of insertion of the ProSeal laryngeal mask airway. *Br J Anaesth.* 2003;90:235–237.

86. Brimacombe J, Keller C, Fullekrug B, et al. A multicenter study comparing the ProSeal and Classic laryngeal mask airway in anesthetized, nonparalyzed patients. *Anesthesiology.* 2002;96:289–295.

87. Evans NR, Llewellyn RL, Gardner SV, et al. Aspiration prevented by the ProSeal laryngeal mask airway: a case report. *Can J Anaesth.* 2002;49:413–416.

88. Su BC, Yang MW, Lee HC, et al. Protection against large-volume regurgitated fluid aspiration by the ProSeal laryngeal mask airway. *Acta Anaesthesiol Taiwan.* 2008;46:34–38.

89. Rosenblatt WH. The use of the LMA-ProSeal in airway resuscitation. *Anesth Analg.* 2003;97:1773–1775.

90. Awan R, Nolan JP, Cook TM. Use of a ProSeal laryngeal mask airway for airway maintenance during emergency Caesarean section after failed tracheal intubation. *Br J Anaesth.* 2004;92:144–146.

91. Lu PP, Brimacombe J, Yang C, et al. ProSeal versus the Classic laryngeal mask airway for positive pressure ventilation during laparoscopic cholecystectomy. *Br J Anaesth.* 2002;88:824–827.

92. Ferson DZ, Rosenblatt WH, Johansen MJ, et al. Use of the intubating LMA-Fastrach in 254 patients with difficult-to-manage airways. *Anesthesiology.* 2001;95:1175–1181.

93. Belena JM, Gracia JL, Ayala JL, et al. The Laryngeal Mask Airway Supreme for positive pressure ventilation during laparoscopic cholecystectomy. *J Clin Anesth.* 2011;23:456–460.

94. de Montblanc J, Ruscio L, Mazoit JX, et al. A systematic review and meta-analysis of the i-gel((R)) vs laryngeal mask airway in adults. *Anaesthesia.* 2014;69:1151–1162.

95. Shin WJ, Cheong YS, Yang HS, et al. The supraglottic airway I-gel in comparison with ProSeal laryngeal mask airway and classic laryngeal mask airway in anaesthetized patients. *Eur J Anaesth.* 2010;27:598–601.

96. Bannister FB, Macbeth RG. Direct laryngoscopy and Tracheal Intubation. *Lancet.* 1944;1:651–654.

97. Adnet F, Borron SW, Lapostolle F, et al. The three axis alignment theory and the "sniffing position": perpetuation of an anatomic myth? *Anesthesiology.* 1999;91:1964–1965.

98. Chou HC, Wu TL. Rethinking the three axes alignment theory for direct laryngoscopy. *Acta Anaesthesiol Scand.* 2001;45:261–262.

99. Rosenblatt WH. Preoperative planning of airway management in critical care patients. *Critical Care Medicine.* 2004;32:S186–192.

100. Mallampati SR, Gatt SP, Gugino LD, et al. A clinical sign to predict difficult tracheal intubation: a prospective study. *Can J Anaesth.* 1985;32:429–434.

101. Ayoub C, Baraka A, el-Khatib M, et al. A new cut-off point of thyromental distance for prediction of difficult airway. *Middle East J Anaesthesiol.* 2000;15:619–633.

102. Chou HC, Wu TL. Thyromental distance and anterior larynx: misconception and misnomer? *Anesth Analg.* 2003;96:1526–1527.

103. Samsoon GL, Young JR. Difficult tracheal intubation: a retrospective study. *Anaesthesia.* 1987;42:487–490.

104. Ovassapian A, Glassenberg R, Randel GI, et al. The unexpected difficult airway and lingual tonsil hyperplasia: a case series and a review of the literature. *Anesthesiology.* 2002;97:124–132.

105. El-Orbany M, Woehlck H, Salem MR. Head and neck position for direct laryngoscopy. *Anesth Analg.* 2011;113:103–109.

106. Levitan RM. Advanced concepts in laryngoscope blade design. In: Levitan RM. *The Airway Cam Guide to Intubation and Practical Emergency Airway Management.* Exton, PA: AirWay Cam Technologies; 2004.

107. Cormack RS, Lehane J. Difficult tracheal intubation in obstetrics. *Anaesthesia.* 1984;39:1105–1111.

108. Crosby ET, Cooper RM, Douglas MJ, et al. The unanticipated difficult airway with recommendations for management. *Can J Anaesth.* 1998;45:757–776.

109. Cook TM. A new practical classification of laryngeal view. *Anaesthesia.* 2000;55:274–279.

110. Ochroch EA, Hollander JE, Kush S, et al. Assessment of laryngeal view: percentage of glottic opening score vs Cormack and Lehane grading. *Can J Anaesth.* 1999;46:987–990.

111. Ulrich B, Listyo R, Gerig HJ, et al. [The difficult intubation. The value of BURP and 3 predictive tests of difficult intubation]. *Der Anaesthesist.* 1998;47:45–50.

112. Benumof JL, Cooper SD. Quantitative improvement in laryngoscopic view by optimal external laryngeal manipulation. *J Clin Anesth.* 1996;8:136–140.

113. Henderson JJ. The use of paraglossal straight blade laryngoscopy in difficult tracheal intubation. *Anaesthesia.* 1997;52:552–560.

114. Kheterpal S, Healy D, Aziz MF, et al. Incidence, predictors, and outcome of difficult mask ventilation combined with difficult laryngoscopy: a report from the multicenter perioperative outcomes group. *Anesthesiology.* 2013;119:1360–1369.

115. Rose DK, Cohen MM. The airway: problems and predictions in 18,500 patients. *Can J Anaesth.* 1994;41:372–383.

116. Burkle CM, Walsh MT, Harrison BA, et al. Airway management after failure to intubate by direct laryngoscopy: outcomes in a large teaching hospital. *Can J Anaesth.* 2005;52:634–640.

117. Turkstra TP, Pelz DM, Shaikh AA, et al. Cervical spine motion: a fluoroscopic comparison of Shikani Optical Stylet vs Macintosh laryngoscope. *Can J Anaesth.* 2007;54:441–447.

118. Rudolph C, Schneider JP, Wallenborn J, et al. Movement of the upper cervical spine during laryngoscopy: a comparison of the Bonfils intubation fibrescope and the Macintosh laryngoscope. *Anaesthesia.* 2005;60:668–672.

119. Halligan M, Charters P. A clinical evaluation of the Bonfils Intubation Fibrescope. *Anaesthesia.* 2003;58:1087–1091.

120. Greenland KB, Liu G, Tan H, et al. Comparison of the Levitan FPS Scope

and the single-use bougie for simulated difficult intubation in anaesthetised patients. *Anaesthesia*. 2007;62:509–515.

121. Levitan RM. Design rationale and intended use of a short optical stylet for routine fiberoptic augmentation of emergency laryngoscopy. *Am J Emerg Medic*. 2006;24:490–495.
122. Heidegger T, Gerig HJ, Ulrich B, et al. Validation of a simple algorithm for tracheal intubation: daily practice is the key to success in emergencies—an analysis of 13,248 intubations. *Anesth Analg*. 2001;92:517–522.
123. Cooper RM, Pacey JA, Bishop MJ, et al. Early clinical experience with a new videolaryngoscope (GlideScope) in 728 patients. *Can J Anaesth*. 2005;52:191–198.
124. Turkstra TP, Craen RA, Pelz DM, et al. Cervical spine motion: a fluoroscopic comparison during intubation with lighted stylet, GlideScope, and Macintosh laryngoscope. *Anesth Anal*. 2005;101:910–915.
125. Sun DA, Warriner CB, Parsons DG, et al. The GlideScope Video Laryngoscope: randomized clinical trial in 200 patients. *Br J Anaesth*. 2005;94:381–384.
126. Kramer DC, Osborn IP. More maneuvers to facilitate tracheal intubation with the GlideScope. *Can J Anaesth*. 2006;53:737.
127. Doyle DJ, Zura A, Ramachandran M. Videolaryngoscopy in the management of the difficult airway. *Can J Anaesth*. 2004;51:95; author reply 95–96.
128. Jones PM, Turkstra TP, Armstrong KP, et al. Effect of stylet angulation and endotracheal tube camber on time to intubation with the GlideScope. *Can J Anaesth*. 2007;54:21–27.
129. Hindman BJ, Santoni BG, Puttlitz CM, et al. Intubation biomechanics: laryngoscope force and cervical spine motion during intubation with Macintosh and Airtraq laryngoscopes. *Anesthesiology*. 2014;121:260–271.
130. Gunaydin B, Gungor I, Yigit N, et al. The Glidescope for tracheal intubation in patients with ankylosing spondylitis. *Br J Anaesth*. 2007;98:408–409.
131. Easker DD, Policeni BA, Hindman BJ. Lateral Cervical Spine Radiography to Demonstrate Absence of Bony Displacement After Intubation in a Patient with an Acute Type III Odontoid Fracture. *A & A Case Reports*. 2015;5:25–28.
132. Raja J, Clyne S, Levine J, et al. Otorhinolaryngology management of seven patients with iatrogenic penetrating injuries from GlideScope™: our experience. *Clin Otolaryngol*. 2014;39:251–254.
133. Cooper RM. Complications associated with the use of the GlideScope videolaryngoscope. *Can J Anaesth*. 2007;54:54–57.
134. Dupanovic M. Maneuvers to prevent oropharyngeal injury during orotracheal intubation with the GlideScope video laryngoscope. *J Clin Anesth*. 2010;22:152–154.
135. Xue FS, Zhang GH, Li XY, et al. Comparison of hemodynamic responses to orotracheal intubation with the GlideScope videolaryngoscope and the Macintosh direct laryngoscope. *J Clin Anesth*. 2007;19:245–250.
136. Dow WA, Parsons DG. 'Reverse loading' to facilitate Glidescope intubation. *J Clin Anesth*. 2007;54:161–162.
137. Aziz MF, Abrons RO, Cattano D, et al. First-attempt intubation success of video laryngoscopy in patients with anticipated difficult direct laryngoscopy: a multicenter randomized controlled trial comparing the C-MAC D-blade versus the GlideScope in a mixed provider and diverse patient population. *Anesth Analg*. 2016;122(3):740–750.
138. Kaplan MB, Hagberg CA, Ward DS, et al. Comparison of direct and video-assisted views of the larynx during routine intubation. *J Clin Anesth*. 2006;18:357–362.
139. Shippey B, Ray D, McKeown D. Case series: the McGrath videolaryngoscope–an initial clinical evaluation. *Can J Anaesth*. 2007;54:307–313.
140. Maharaj CH, Costello JF, McDonnell JG, et al. The Airtraq as a rescue airway device following failed direct laryngoscopy: a case series. *Anaesthesia*. 2007;62:598–601.
141. Suzuki A, Toyama Y, Iwasaki H, et al. Airtraq for awake tracheal intubation. *Anaesthesia*. 2007;62:746–747.
142. Maharaj CH, Buckley E, Harte BH, et al. Endotracheal intubation in patients with cervical spine immobilization: a comparison of Macintosh and Airtraq laryngoscopes. *Anesthesiology*. 2007;107:53–59.
143. Ueshima H, Kitamura A. Use of the new Airtraq "Airtraq AVANT" in clinical settings. *J Clin Anesth*. 2015;27:441–442.
144. Suzuki A, Abe N, Sasakawa T, et al. Pentax-AWS (Airway Scope) and Airtraq: big difference between two similar devices. *J Clin Anesth*. 2008;22:191–192.
145. Malik MA, Subramaniam R, Maharaj CH, et al. Randomized controlled trial of the Pentax AWS, Glidescope, and Macintosh laryngoscopes in predicted difficult intubation. *Br J Anaesth*. 2009;103:761–768.
146. Mahajan V, Hashmi J, Singh R, et al. Comparative evaluation of gastric pH and volume in morbidly obese and lean patients undergoing elective surgery and effect of aspiration prophylaxis. *J Clin Anesth*. 2015;27:396–400.
147. Juvin P, Fevre G, Merouche M, et al. Gastric residue is not more copious in obese patients. *Anesth Analg*. 2001;93:1621–1622.
148. Harter RL, Kelly WB, Kramer MG, et al. A comparison of the volume and pH of gastric contents of obese and lean surgical patients. *Anesth Analg*. 1998;86:147–152.
149. American Society of Anesthesiologists Committee. Practice guidelines for preoperative fasting and the use of pharmacologic agents to reduce the risk of pulmonary aspiration: application to healthy patients undergoing elective procedures: an updated report by the American Society of Anesthesiologists Committee on Standards and Practice Parameters. *Anesthesiology*. 2011;114:495–511.
150. Merio R, Festa A, Bergmann H, et al. Slow gastric emptying in type I diabetes: relation to autonomic and peripheral neuropathy, blood glucose, and glycemic control. *Diabetes Care*. 1997;20:419–423.
151. Van Den Driessche M, Peeters K, Marien P, et al. Gastric emptying in formula-fed and breast-fed infants measured with the 13C-octanoic acid breath test. *J Pediatr Gastroenterol Nutr*. 1999;29:46–51.
152. Kulkarni PN, Batra YK, Wig J. Effects of different combinations of H2 receptor antagonist with gastrokinetic drugs on gastric fluid pH and volume in children—a comparative study. *Int J Clin Pharmacol Ther*. 1997;35:561–564.
153. Nishina K, Mikawa K, Takao Y, et al. A comparison of rabeprazole, lansoprazole, and ranitidine for improving preoperative gastric fluid property in adults undergoing elective surgery. *Anesth Analg*. 2000;90:717–721.
154. Nishina K, Mikawa K, Maekawa N, et al. A comparison of lansoprazole, omeprazole, and ranitidine for reducing preoperative gastric secretion in adult patients undergoing elective surgery. *Anesth Analg*. 1996;82:832–836.
155. Escolano F, Castano J, Lopez R, et al. Effects of omeprazole, ranitidine, famotidine and placebo on gastric secretion in patients undergoing elective surgery. *Br J Anaesth*. 1992;69:404–406.
156. Manchikanti L, Grow JB, Colliver JA, et al. Bicitra (sodium citrate) and metoclopramide in outpatient anesthesia for prophylaxis against aspiration pneumonitis. *Anesthesiology*. 1985;63:378–384.
157. Vanner RG, Asai T. Safe use of cricoid pressure. *Anaesthesia*. 1999;54:1–3.
158. Smith KJ, Dobranowski J, Yip G, et al. Cricoid pressure displaces the esophagus: an observational study using magnetic resonance imaging. *Anesthesiology*. 2003;99:60–64.
159. Levitan RM, Kinkle WC, Levin WJ, et al. Laryngeal view during laryngoscopy: a randomized trial comparing cricoid pressure, backward-upward-rightward pressure, and bimanual laryngoscopy. *Ann Emerg Med*. 2006;47:548–555.
160. Alstrom HB, Belhage B. [Cricoid pressure a.m. Sellick in rapid sequence intubation?]. *Ugeskrift For Laeger*. 2007;169:2305–2308.
161. Algie CM, Mahar RK, Tan HB, et al. Effectiveness and risks of cricoid pressure during rapid sequence induction for endotracheal intubation. *Cochrane Database Syst Rev*. 2015;11:CD011656.
162. Brown JP, Werrett G. Bag-mask ventilation in rapid sequence induction. *Anaesthesia*. 2009;64:784–785.
163. Rosenblatt J, Reitzel R, Jiang Y, et al. Insights on the role of antimicrobial cuffed endotracheal tubes in preventing transtracheal transmission of VAP pathogens from an in vitro model of microaspiration and microbial proliferation. *BioMed Res Int*. 2014;2014:120468.
164. Kundra P, Sujata N, Ravishankar M. Conventional tracheal tubes for intubation through the intubating laryngeal mask airway. *Anesth Analg*. 2005;100:284–288.
165. Gerstein NS, Braude DA, Hung O, et al. The Fastrach Intubating Laryngeal Mask Airway: an overview and update. *Can J Anaesth*. 2010;57:588–601.
166. Rosenblatt WH, Murphy M. The intubating laryngeal mask: use of a new ventilating-intubating device in the emergency department. *Ann Emerg Med*. 1999;33:234–238.
167. Karim YM, Swanson DE. Comparison of blind tracheal intubation through the intubating laryngeal mask airway (LMA Fastrach) and the Air-Q. *Anaesthesia*. 2011;66:185–190.
168. Sinha R, Chandralekha, Ray BR. Evaluation of air-Q intubating laryngeal airway as a conduit for tracheal intubation in infants—a pilot study. *Paediatr Anaesth*. 2012;22:156–160.
169. Miller KA, Harkin CP, Bailey PL. Postoperative tracheal extubation. *Anesth Analg*. 1995;80:149–172.
170. Difficult Airway Society Extubation Guidelines Group, Popat M, Mitchell V, et al. Difficult Airway Society Guidelines for the management of tracheal extubation. *Anaesthesia*. 2012;67:318–340.
171. Murphy GS, Brull SJ. Residual neuromuscular block: lessons unlearned. Part I: definitions, incidence, and adverse physiologic effects of residual neuromuscular block. *Anesth Analg*. 2010;111:120–128.
172. Eriksson LI, Sundman E, Olsson R, et al. Functional assessment of the pharynx at rest and during swallowing in partially paralyzed humans: simultaneous videomanometry and mechanomyography of awake human volunteers. *Anesthesiology*. 1997;87:1035–1043.
173. Fortier LP, McKeen D, Turner K, et al. The RECITE Study: A Canadian Prospective, Multicenter Study of the Incidence and Severity of Residual Neuromuscular Blockade. *Anesth Analg*. 2015;121:366–372.
174. Lee CH, Peng MJ, Wu CL. Dexamethasone to prevent postextubation airway obstruction in adults: a prospective, randomized, double-blind, placebo-controlled study. *Critical Care*. 2007;11:R72.
175. Ochoa ME, Marin Mdel C, Frutos-Vivar F, et al. Cuff-leak test for the diagnosis of upper airway obstruction in adults: a systematic review and meta-analysis. *Intensive Care Med*. 2009;35:1171–1179.
176. Mort TC. Continuous airway access for the difficult extubation: the efficacy of the airway exchange catheter. *Anesth Analg*. 2007;105:1357–1362.
177. Mort TC ME, Waberski WM. Exchanging a tracheal tube in the ICU patient: A comparison of two exchangers with direct laryngoscopy. *Anesthesiology*. 1997;87:240A.
178. Harris K, Chalhoub M, Maroun R, et al. Endotracheal tube exchangers: should we look for safer alternatives? *Heart & Lung*. 2012;41:67–69.
179. Chrimes NC. The Vortex: striving for simplicity, context independence and teamwork in an airway cognitive tool. *Br j anaesth*. 2015;115:148–149.
180. Petrini F, Accorsi A, Adrario E, et al. Recommendations for airway control and difficult airway management. *Minerva Anestesiol*. 2005;71:617–657.
181. Rosenblatt WH. Awake intubation made easy! In: ASA refresher course in anesthesiology. In., vol. 37; 2009: 167–172.
182. Kristensen MS, Teoh WH, Baker PA. Percutaneous emergency airway access; prevention, preparation, technique and training. *Br. J Anaesth*. 2015;114:357–361.
183. Mort TC. Emergency tracheal intubation: complications associated with repeated laryngoscopic attempts. *Anesth Analg*. 2004;99:607–613.
184. Sakles JC, Chiu S, Mosier J, et al. The importance of first pass success when performing orotracheal intubation in the emergency department. *Acad Emerg Med*. 2013;20:71–78.
185. Nandi PR, Charlesworth CH, Taylor SJ, et al. Effect of general anaesthesia on the pharynx. *Br J Anaesth*. 1991;66:157–162.
186. Benumof JL. Management of the difficult adult airway. With special emphasis on awake tracheal intubation. *Anesthesiology*. 1991;75:1087–1110.
187. Madhere M, Vangura D, Saidov A. Dexmedetomidine as sole agent for awake

fiberoptic intubation in a patient with local anesthetic allergy. *J Anesth.* 2011;25:592–594.

188. Nydahl PA, Axelsson K. Venous blood concentration of lidocaine after nasopharyngeal application of 2% lidocaine gel. *Acta Anaesthesiologica Scandinavica.* 1988;32:135–139.

189. Wieczorek PM, Schricker T, Vinet B, et al. Airway topicalisation in morbidly obese patients using atomised lidocaine: 2% compared with 4%. *Anaesthesia.* 2007;62:984–988.

190. McEvoy GK. Methylene Blue. In: *AHFS Drug Information 2007.* Bethesda, MD: American Society of Health-System Pharmacists; 2007.

191. Weisel W, Tella RA. Reaction to tetracaine (pontocaine) used as topical anesthetic in bronchoscopy; study of 1,000 cases. *J Am Med Assoc.* 1951;147:218–222.

192. Sitzman BT, Rich GF, Rockwell JJ, et al. Local anesthetic administration for awake direct laryngoscopy. Are glossopharyngeal nerve blocks superior? *Anesthesiology.* 1997;86:34–40.

193. Ovassapian A, ed. *Fiberoptic Endoscopy and the Difficult Airway.* Vol. 47. Philadelphia, PA: Lippincott-Raven; 1996.

194. Rosenblatt WH, Wagner PJ, Ovassapian A, et al. Practice patterns in managing the difficult airway by anesthesiologists in the United States. *Anesth Analg.* 1998;87:153–157.

195. Murphy P. A fibre-optic endoscope used for nasal intubation. *Anaesthesia.* 1967;22:489–491.

196. Kristensen MS. The Parker Flex-Tip tube versus a standard tube for fiberoptic orotracheal intubation: a randomized double-blind study. *Anesthesiology.* 2003;98:354–358.

197. Rosenblatt WH. Overcoming obstruction during bronchoscope-guided intubation of the trachea with the double setup endotracheal tube. *Anesth Analg.* 1996;83:175–177.

198. Ovassapian A, Yelich SJ, Dykes MH, et al. Fiberoptic nasotracheal intubation—incidence and causes of failure. *Anesth Analg.* 1983;62:692–695.

199. Lu PP, Liu HP, Shyr MH, et al. Softened endothracheal tube reduces the incidence and severity of epistaxis following nasotracheal intubation. *Acta Anaesthesiol Sin.* 1998;36:193–197.

200. Martin SE, Ochsner MG, Jarman RH, et al. Laryngeal mask airway in air transport when intubation fails: case report. *J Trauma.* 1997;42:333–336.

201. Brimacombe JR, De Maio B. Emergency use of the laryngeal mask airway during helicopter transfer of a neonate. *J Clin Anesth.* 1995;7:689–690.

202. Asai T, Latto IP. Role of the laryngeal mask in patients with difficult tracheal intubation and difficult ventilation. In: Latto IP Vaughan RS, eds. *Difficulties in Tracheal Intubation.* Philadelphia: WB Saunders; 1997:177.

203. Brimacombe JR, Berry AM. Mallampati grade and laryngeal mask placement. *Anesth Analg.* 1996;82:1112–1113.

204. Agro F, Frass M, Benumof JL, et al. Current status of the Combitube: a review of the literature. *J Clin Anesth.* 2002;14:307–314.

205. Verghese C, Prior-Willeard PF, Baskett PJ. Immediate management of the airway during cardiopulmonary resuscitation in a hospital without a resident anaesthesiologist. *Eur J Emerg Med.* 1994;1:123–125.

206. Keller C, Brimacombe J, Bittersohl J, et al. Aspiration and the laryngeal mask airway: three cases and a review of the literature. *Br J Anaesth.* 2004;93:579–582.

207. Aoyama K, Takenaka I, Sata T, et al. Cricoid pressure impedes positioning and ventilation through the laryngeal mask airway. *Can J Anaesth.* 1996;43:1035–1040.

208. Li J, Murphy-Lavoie H, Bugas C, et al. Complications of emergency intubation with and without paralysis. *Am J Emerg Med.* 1999;17:141–143.

209. Gnauck K, Lungo JB, Scalzo A, et al. Emergency intubation of the pediatric medical patient: use of anesthetic agents in the emergency department. *Ann Emerg Med.* 1994;23:1242–1247.

210. Sivarajan M, Joy JV. Effects of general anesthesia and paralysis on upper airway changes due to head position in humans. *Anesthesiology.* 1996;85:787–793.

211. Walls RM. Management of the difficult airway in the trauma patient. *Emerg Med Clin N A.* 1998;16:45–61.

212. Ruetzler K, Roessler B, Potura L, et al. Performance and skill retention of intubation by paramedics using seven different airway devices—a manikin study. *Resuscitation.* 2011;82:593–597.

213. Reardon R, Joing S, Hill C. Bougie-guided cricothyrotomy technique. *Acad Emerg Med.* 2010;17:225.

214. Hubble MW, Wilfong DA, Brown LH, et al. A meta-analysis of prehospital airway control techniques part II: alternative airway devices and cricothyrotomy success rates. *Prehosp Emerg Care.* 2010;14:515–530.

215. Hamaekers AE, Borg PA, Enk D. A bench study of ventilation via two self-assembled jet devices and the Oxygen Flow Modulator in simulated upper airway obstruction. *Anaesthesia.* 2009;64:1353–1358.

216. Sukhupragarn W, Rosenblatt WH. Kinking of catheters during translaryngeal jet ventilation: a bench model investigation of eight devices. *J Med Assoc Thailand.* 2011;94:972–977.

217. Hamaekers A, Borg P, Enk D. The importance of flow and pressure release in emergency jet ventilation devices. *Paediatr Anaesth.* 2009;19:452–457.

218. Lenfant F, Pean D, Brisard L, et al. Oxygen delivery during transtracheal oxygenation: a comparison of two manual devices. *Anesth Analg.* 2010;111:922–924.

219. Hamaekers AE, Borg PA, Enk D. Ventrain: an ejector ventilator for emergency use. *Br J Anaesth.* 2012;108:1017–1021.

220. Berry M, Tzeng Y, Marsland C. Percutaneous transtracheal ventilation in an obstructed airway model in post-apnoeic sheep. *Br J Anaesth.* 2014;113:1039–1045.

221. Paxian M, Preussler NP, Reinz T, et al. Transtracheal ventilation with a novel ejector-based device (Ventrain) in open, partly obstructed, or totally closed upper airways in pigs. *Br J Anaesth.* 2015;115:308–316.

222. Borg PA, Hamaekers AE, Lacko M, et al. Ventrain(R) for ventilation of the lungs. *Br J Anaesth.* 2012;109:833–834.

223. Willemsen MG, Noppens R, Mulder AL, et al. Ventilation with the Ventrain through a small lumen catheter in the failed paediatric airway: two case reports. *Br J Anaesth.* 2014;112:946–947.

224. Bellemain A, Ghimouz A, Goater P, et al. [Bilateral tension pneumothorax after retrieval of transtracheal jet ventilation catheter]. *Ann Fr Anesth Reanim.* 2006;25:401–403.

患者的体位以及潜在损伤

Mary E. Warner   Rebecca L. Johnson

要点

1. 周围神经病变的病因往往不明确。即使有潜在的解剖学和神经生理学原因，围手术期的炎症导致的微血管炎，也可能是一个重要的致病因素。
2. 神经纤维拉伸超过静息长度的 5% 或更多，可能会扭绞到其营养小动脉并导致缺血。
3. 不同数量不同材质的填充物（如凝胶、泡沫垫或毯子）应广泛用于分散身体各部位以及软组织的局部压力。
4. 镇静及麻醉的患者应该被安置于他们清醒时感到舒适的体位。
5. 永久性失明可以发生在非眼部的外科手术中，特别在俯卧位下进行的外科手术中。

外科手术中患者的体位通常是考虑到麻醉患者身体和生理上可以承受的程度，以及外科手术团队方便接近解剖目标的需求，进行折中选择。预期手术体位的建立可能需要调整以配合患者的耐受性。本章介绍了手术过程中患者可能摆放的各种体位的重要性，简单描述建立各种体位的技术，探讨各种体位的潜在并发症。同时也通过一些数据表明，围手术期的炎性反应可能在外周神经病变以及潜在的中枢神经病变的发展过程中起到重要作用。

临床医生了解患者体位所造成的生理学以及潜在的病理学后果是非常重要的。对于庞大的手术人群的大量研究，提供了关于罕见的围手术期事件，例如神经病变和失明的发生频率及自然病程的信息。然而这些研究常常没有提供足够的数据，以用来推测潜在的损伤机制。基于这些研究的发现，研究者们正在寻求确认损伤的机制和新的干预措施的有效方法，以减少这些围手术期事件的发生率。在调查工作完成之前，许多潜在的体位相关并发症的病因机制，仍然是未知的。

缺乏对于体位相关并发症的基本机制的确凿的科学情报，导致法医鉴定变得困难。在麻醉和手术室标记的标记点可能缺失或者无信息。在麻醉记录单上仔细地描述麻醉和手术过程中使用的标记点的位置，并且简明地记录特殊的保护措施例如眼保健以及承压点衬垫是很有用的。在可能相对复杂或者有争议的情况下，建议在患者的护理记录中增加一份独立的简明的护理描述文件。只有通过这种方法，对患者或者麻醉医师而言，后续的回溯都可以有据可循。当能够获得可进一步揭示体位相关并发症机制的可信的扩展知识时，上述情况以及患者的护理将得到改善。

一般原则

毫无疑问，直接压迫神经和软组织可能导致缺血和组织损伤。多年来，在麻醉医师的培养中，一直致力于强调减轻压迫带来的直接组织创伤。大多数麻醉医师从训练开始就被教导使用各种策略、护垫和定位装置以帮助减轻神经和软组织的局部压力。尽管付出很多努力，神经病变和软组织损伤仍时有发生。是教育的失败，信息使用不正确，还是其他原因导致围手术期体位性损伤持续存在？难道还有一些其他的致病机制我们尚不了解？

近期的研究报道和社论认为，我们还没有完全了解体位问题的病因机制[1-4]。据研究报道，患者的炎症性神经病变会进展成严重的术后周围神经病变。令人惊讶的是，大多数该类患者患有广泛的微血管炎神经病变，并且大多数对高剂量皮质类固醇的免疫调节可产生应答。炎症反应可能在围手术期发生显著的改变，微血管炎神经病变成为一种之前没有被认识到的外周神经病变的病因。

譬如，麻醉药品和血液制品的输注已知可以促进全身炎症[5-6]。大型的流行病学研究最终会帮助确定这种新的病因在各种的围手术期神经病变的起源中所起到的作用。同时，报道也提供证据证明，一些围手术期神经病变事实上与外科围手术期的体位或者生理因素的调控没有关系[4]。

病毒与围手术期的中枢及外周神经病变相关。如前所述，在外科手术的患者当中，相当多患者存在免疫抑制。这种免疫抑制可能给现有病毒或新近感染的病毒提供激活的机会，在神经组织中更为明显。例如，与普通人群相比，带状疱疹的发生在外科手术患者中可能更常见[7]。

当然，体位可以引起组织损伤。神经组织的牵拉在外周神经病变及中枢神经病变的发展中起重要作用。许多哺乳动物的神经拉伸到大于其静息长度的5%时，经反复证明可以减少小动脉和小静脉血流，从而导致神经缺血。与神经元拉伸相关的小动脉和小静脉的扭曲会导致缺血[8]。如果长时间缺血，可能会造成永久性神经损伤。牵拉对其他软组织的影响不太清楚，高度取决于组织类型及牵拉程度。

对任何软组织的局部压迫可能会降低局部血流量并导致缺血。减少局部压迫的方法有很多种，最常用的是衬垫填充。尽管各种衬垫材料的物理特性截然不同（例如凝胶、泡沫、纺织品及其他），没有哪种在减少围手术期神经和软组织损伤的严重程度及发生频率上明显优于其他材料。基本原理就是利用这些材料保护神经及软组织免受局部压力的损伤。

仰卧位

仰卧位的各种变异体位

水平体位

传统仰卧位，患者头下垫一薄枕（图29-1A）。

患者的手臂可以充分衬垫，舒适地固定在身体两侧，也可以外展在臂板上并充分衬垫。也可以将一侧手臂（或双侧）向腹侧伸展，前臂屈曲固定在抬高架上，这样该侧手的灌注不会减少，如果使用电灼术，应避免皮肤与金属接触以免电击伤，并且腋窝处的臂丛神经既要避免牵拉，也要避免挤压。腰椎部位需要衬垫支撑以免术后腰痛（见仰卧位的并发症）。枕骨部，肘部以及足跟部的骨性接触点都应该充分衬垫。幸运的是，大部分现代手术台床垫的支撑力及厚度都足以分散局部压力。

尽管水平仰卧位长期以来被广泛采用，但它并没有将髋关节和膝关节置于中立位，清醒且固定不动的患者不能长时间耐受。

波浪形体位

波浪形仰卧位（图29-2）也被称为草坪椅体位。它通过调整手术台的床面，使躯干与大腿的成角接近15°，大腿与膝盖在相反方向成近似的角度。可以将一卷毛巾、枕头或毯子放在患者的膝盖下面，使膝盖保持弯曲。中等身高的患者可以舒服地躺下，臀部及膝盖轻微弯曲。

侧卧位子宫或腹部包块移位

如果患者仰卧，活动的腹部包块，如巨大的肿瘤或怀孕的子宫，可以压迫腹部大血管，并影响循环。这被称为下腔静脉综合征或仰卧位低血压综合征。如果可以通过向左倾斜床面或者在右侧臀部下垫上楔形衬垫，使可压缩的肿块向左半侧腹部滚动，可以很大程度上恢复灌注。

截石位

标准截石位

标准的截石位（图29-3），患者仰卧，通常一侧或双上臂向侧方小于90°伸展，固定于手板上。双下肢髋部及膝关节弯曲，双下肢同步抬高并分开，这样外科医生更容易接近会阴部位。在许多妇科和泌尿外科手术中，患者的大腿弯曲与躯干成将近90°角，膝盖充分弯曲，以保持小腿几乎与地面平行。膝盖和髋部过度弯曲会损伤关节并且在关节处压迫大血管。另外，髋关节向躯干弯曲大于90°可以增加对腹股沟韧带的牵拉[8]。股外侧皮神经的分支通常直接穿过这些韧带，这些分支可因腹股沟韧带受到牵拉而发生缺血。

许多装置可以用来支撑产科分娩手术或会阴部围手术期抬高的腿。每种装置都应根据患者的不同身高进行安装。应该注意有衬垫托架的角或者边缘不要挤压腘窝间隙或者大腿的上背侧。长

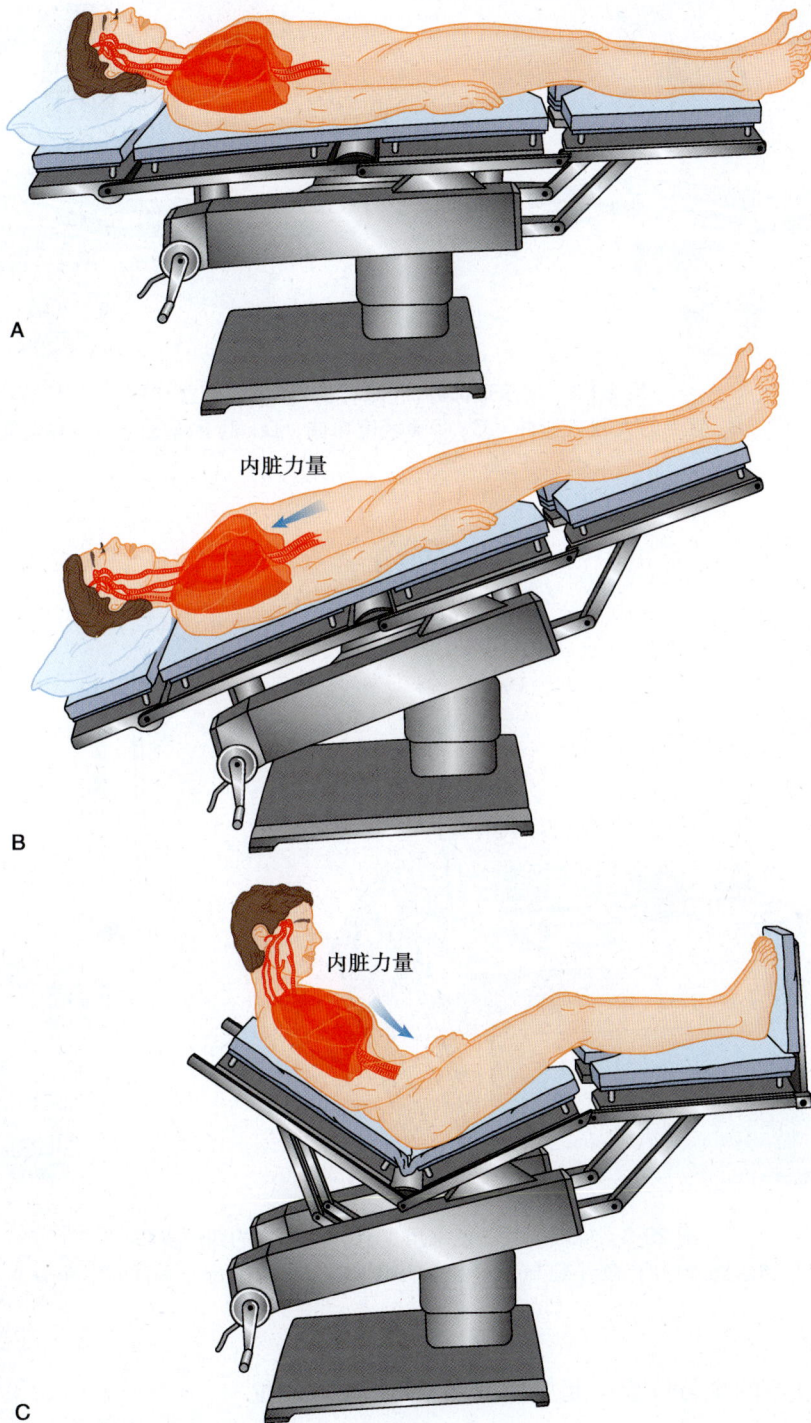

图 29-1

A：在水平血管轴上具有最小梯度的仰卧位成人。背靠体位下肺血容量是最大的。内脏使膈肌向头侧移位。如果头部枕在小枕上，脑循环略高于心脏水平。B：头向下倾斜有助于下肢血液回流，但能促进反射性血管舒张，在通气不良的肺尖血管充血，同时增加了颅内血容量。C：头部抬高使腹部脏器远离膈肌，改善肺底通气。根据心脏上方的梯度，头部和颈部的动脉压力降低；伴行静脉的压力可为负压

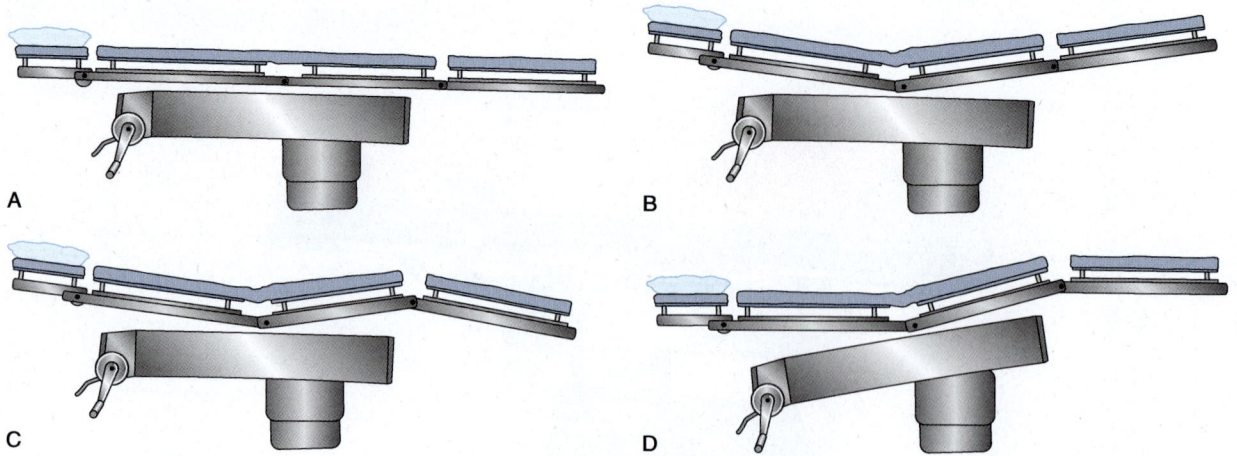

图 29-2　波浪形仰卧位(草坪椅)体位的建立
A：传统水平仰卧位床面。B：躯干的大腿处弯曲。C：膝盖轻度弯曲。D：躯干部分经过调整以便稳定靠地面支撑的臂板

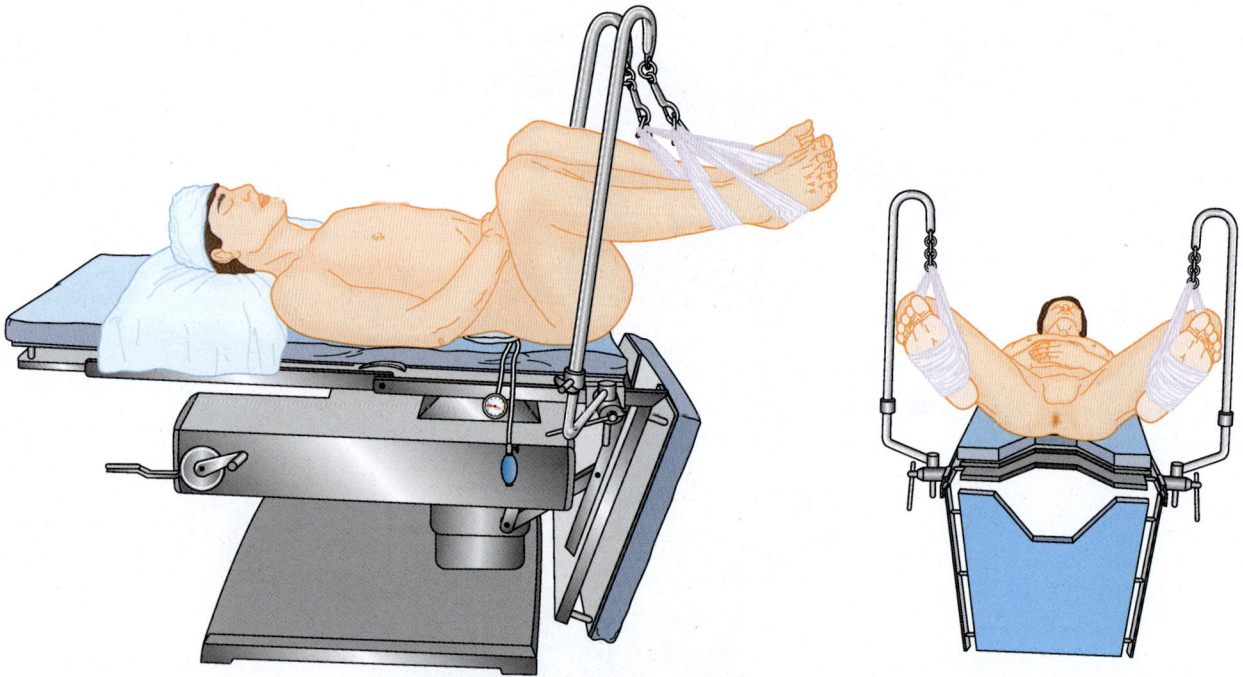

图 29-3　标准的截石位采用"棒棒糖棍"式的四肢支撑
大腿弯曲与腹部成 90°；膝盖充分弯曲，使小腿与手术台上的躯干部分大致平行。手臂固定在板上，交叉于腹部或者紧贴于患者身侧

时间使用各种装置支撑的截石位会引起单侧或双侧下肢的筋膜间隔综合征。

低位截石位

　　对于大多数泌尿外科手术以及许多需要同时进行腹部及会阴部操作的手术，截石位时大腿抬高的程度只有接近 30° 角至 45° 角（图 29-4）。这样减少了下肢动静脉的灌注梯度，同时对于会阴部的手术使操作者而言能更好地接近手术部位，而以往操作者需要站在一条腿的侧面。

高位截石位

　　有些外科医生更喜欢通过将患者的脚从高杆上悬吊下来，来改善接近会阴部位的通路。效果是让患者的小腿与大腿基本平伸，大腿弯曲与躯干成 90° 角甚至更多。这种姿势对足部产生了一个显著的动脉灌注上坡梯度，需要小心避免全身性低血压。在高位截石位的志愿者身上可以观察到下肢灌注压变化很大，均趋向于低灌注[9-10]。体位固定的患者因股管内容物被腹股沟韧带压迫并以脊柱为支点,将骨盆向腹侧弯曲,大腿几乎强行向躯干弯曲,小腿指向天空,这样双腿就不会妨碍操作(图 29-6)。结果使耻骨联合的长轴几乎与地面平行。这种极端的截石位使腰椎承受压力,对于足部的灌注产生一个显著的上坡梯度,并且由于粗壮的大腿对腹部的压迫可限制通气。如果之前存在腰椎疼痛性疾病,也许需要预先选择另一种体位来避免手术后腰椎疼痛的加剧。这种体位与下肢筋膜间隔综合征的高发有关[11]。维持足够的腿部灌注压是非常重要的。

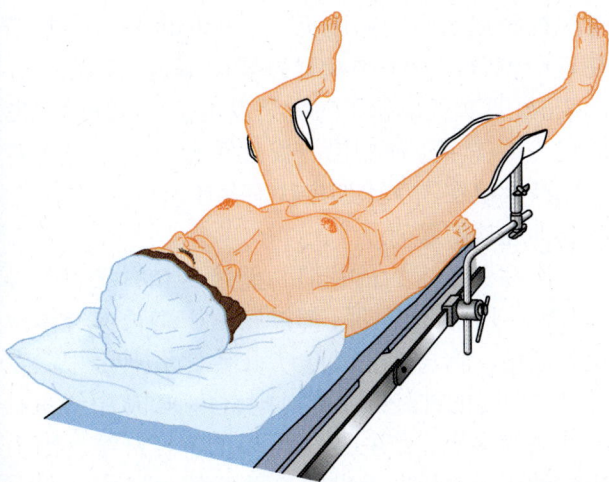

图 29-4 低位截石位进行会阴部手术,经尿道器械手术或经腹会阴联合手术

成角(图 29-5A)或坐骨神经受到牵拉(图 29-5B)或者两者并存,患者很难耐受这种姿势。

极端截石位

经会阴途径进行耻骨区域的操作,需要患者

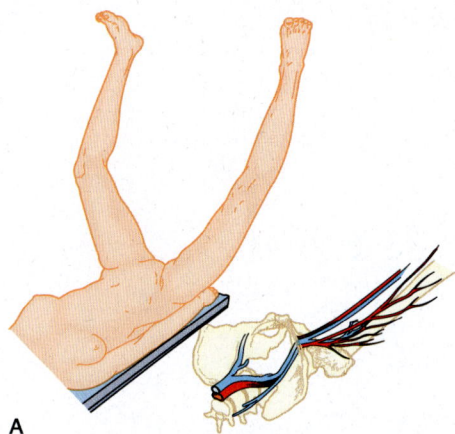

A

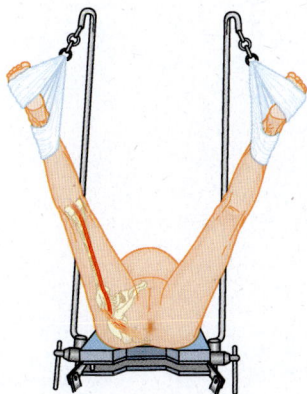

B

图 29-5 高位截石位
注意可能存在对股管内容物的成角和压迫/堵塞(插图 A)或坐骨神经牵拉(B)。(A)摘自 McLeskey CH, ed. *Geriatric Anesthesiology*. Baltimore, MD: Williams & Wilkins; 1997: 146

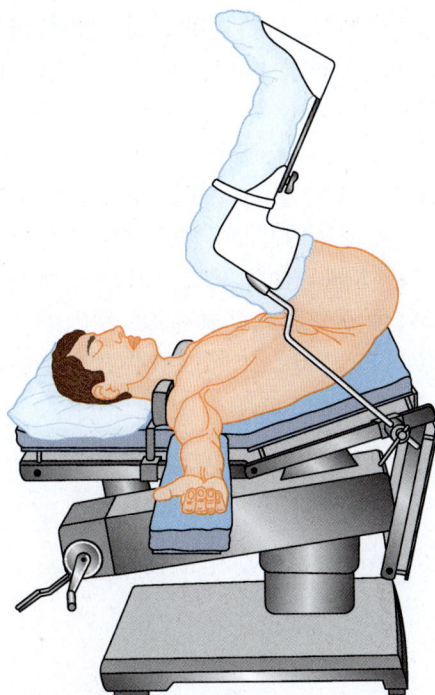

图 29-6 极端截石位为了稳定躯干可能需要肩部支撑
如果使用,应放置在肩锁关节区域,以尽量减少臂丛和邻近血管受压

仰卧位的并发症

臂丛神经病变
神经根性损伤

当使用极端头低位时,肩部的支撑物紧靠着颈根部可能会压迫并损伤臂丛神经根。如果需要的话,在肩锁关节旁放更多的支撑物可以减轻损伤。总的来说,不鼓励使用肩部支撑物。同样也不鼓励使用带子从患者肩部跨过来防止患者向头侧滑动。

除非头部发生相当大的横向位移或者头部向下倾斜角度很大,仰卧位一般不损伤患者的颈部结构。当头部出现横向位移时,位于头与肩之间的钝角处的臂丛神经根会被牵拉及损伤。如果上肢于腕部固定在手术台上（如用护腕、床单或毛巾包裹手臂），当头部向远离腕部固定点方向横向移动时，神经丛的牵拉损伤会加重。同样，头部过度旋转远离外展的手臂也与臂丛神经损伤有关。

胸骨牵开

通常，施行正中胸骨切开术的患者双臂都用衬垫衬托保护并置于躯干两侧。另一种方法是把双臂外展[12]。Vander Salm 等人[13-14]描述了与正中胸骨切开术相关的第一肋骨骨折以及臂丛损伤。他们将损伤的程度与肋骨缩肌位移的数量联系起来，指出最严重的损伤是由最终导致第一肋骨骨折的位移引起。Roy 等人[15]在对 200 例计划经正中胸骨切开入路行心脏手术的成人的研究中，一组将左手掌旋后，左手臂外展并衬垫固定在手板上，另一组左臂用床单固定在体侧；右臂始终沿着躯干固定于体侧。他们发现上肢神经损伤发生率均为 10%，而不受廓内动脉截取，颈内静脉插管以及左臂位置的影响。比起四肢体位，外科操作在

臂丛神经损伤中的作用更大。Jellish 等人[12]报道在正中胸骨切开术中双臂外展而不是固定在身体两侧时，尺神经的躯干感觉诱发电位（SSEPs）轻度减慢[12]。然而，他们没有发现手臂外展组与手臂放在身侧组在围手术期症状上存在差异。

胸长神经功能障碍

许多关于术后前锯肌功能障碍和翼状肩胛骨（图 29-7）的诉讼案件，都被归因于胸长神经体位相关损伤。胸长神经起自 C_5，C_6，C_7 颈神经根。发自 C_5 和 C_6 的神经纤维穿过中斜角肌，从中斜角肌的外侧缘穿出，后并入 C_7 发出的神经纤维。因为这样的走行，有人提出胸长神经的神经病变起源于外伤[16-17]。因为臂丛神经的牵拉损伤常不涉及这条神经，且胸长神经功能不全时，臂丛神经通常不受牵涉，术后胸长神经病变与患者体位的关系仍然有待推测。基于 Foo 和 Swann[18]的证据加上来自各种诉讼的数据，Martin[17]总结说，在没有明显创伤的情况下，胸长神经术后功能障碍很可能是恰巧同时发生的神经病变的结果，可能是病毒性或炎症性的。

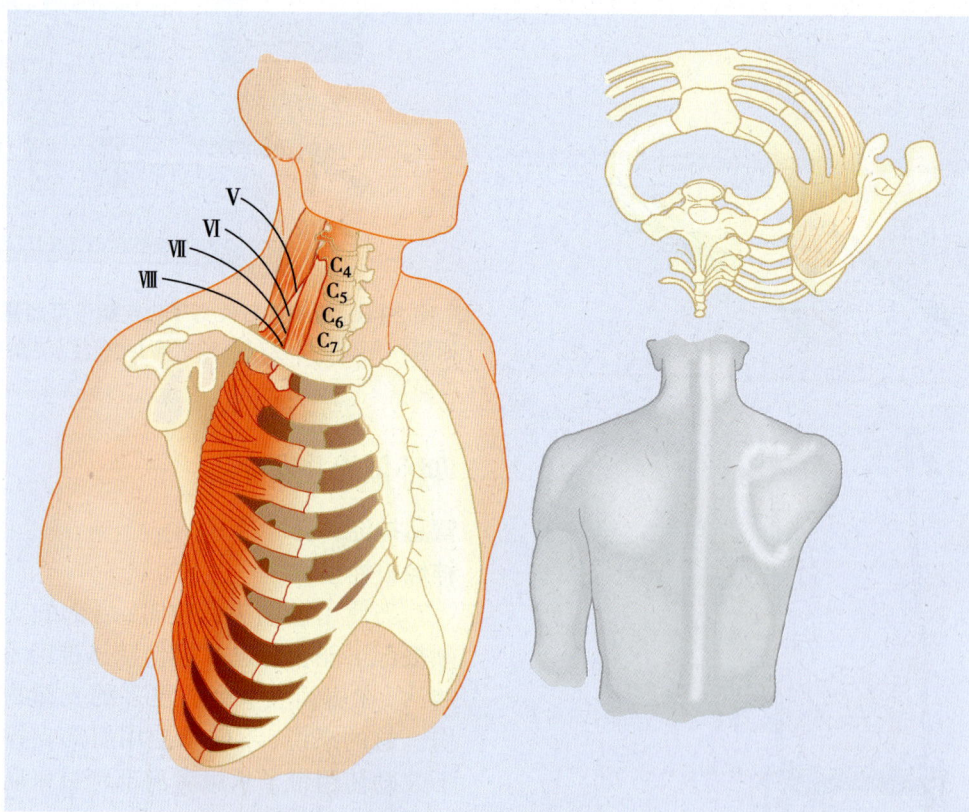

图 29-7　翼状肩胛骨

前锯肌（右上）由胸长神经单独支配，胸长神经起自 C_5，C_6，C_7，有时还有 C_8 神经根（左图）。从肋骨侧面发出，后插入肩胛骨深面的肌肉保持上肢带骨靠近背侧肋骨。胸长神经麻痹使肩胛骨向背侧突出（右下）。详见文本

肱骨头造成的腋损伤

手臂外展大于 90° 固定在臂板上可将肱骨头推向腋神经血管束。这个血管束通常位于肩关节的屈曲侧。然而，当手臂被外展大于 90° 固定时，血管束位于关节的外展侧。在这个位置，神经血管束既受到挤压又受到牵拉，其神经结构可能受损。同样，血管可能被挤压或者堵塞，可能会损害肢体的灌注。

桡神经压迫

桡神经发自 $C_{6\sim8}$ 及 T_1 神经根，在肱骨的中下部于桡神经沟内绕过肱骨背外侧。在上臂外侧，距离肱骨外上髁接近三横指宽度处，桡神经容易被卡压在其下的肱骨上并受到损伤。麻醉机或者类似设备的垂直边靠在手臂侧面所造成的挤压，自动血压袖带的过度加压以及在肱骨中段包裹手臂的束缚铺单或毛巾所造成的压迫，都与桡神经损伤密切相关。其他支撑装置，包括患者侧卧位时使用的臂板和吊索，可以直接压迫走行于桡神经沟中的桡神经。

正中神经功能障碍

单独存在的围手术期正中神经损伤非常少见，其机制也不明确[19-20]。一种可能的原因是手术操作靠近肘窝处血管造成医源性神经损伤，譬如可能发生于静脉穿刺中。据报道，正中神经功能障碍主要出现在肘部不能完全伸直的 20~40 岁的男性身上。在固定手臂位置时，于肌肉松弛药应用后强迫伸肘，必然会产生正中神经牵拉，这已经被认为是正中神经功能障碍产生的潜在机制之一。

尺神经病变

Büdinger[21] 和 Garriques[22] 于 19 世纪 90 年代报道，不当的麻醉护理与患者的体位异常已成为尺神经病变进展的致病因素。在一些外科患者身上这些因素可能成为尺神经病变的病原学因素。然而，其他因素也可能促进术后病变的发展。Wadsworth 和 Williams[23] 在 12 名新发尺神经病变的住院患者身上发现，仅有 2 名患者尺神经病变的致病因素源于术中尺神经的外部压迫。尺神经病变既可以发生在内科患者身上，也可发生在外科患者身上[24]。如此看来，尺神经病变机制尚未明确。

通常情况下，麻醉相关的尺神经损伤被认为与围手术期体位异常所造成的外部神经压迫及牵拉有关。尽管这种猜测对一些患者可能是正确的，有三项发现表明其他因素可能也在起作用。首先，

患者特征（例如男性、体重指数高、术后卧床时间长）与尺神经病变有关[25]。报道表明，患有这种疾病的患者中 70%~90% 为男性[19-20, 23-25]。其次，许多围手术期尺神经病变的患者，对侧的尺神经传导功能障碍也频繁发生[26]。这个发现表明许多这类患者很可能在麻醉之前就存在尺神经功能异常，但无临床症状，这些功能异常的尺神经在围手术期表现出了临床症状。最后一点，许多患者在术后超过 48h 才发现或者抱怨出现尺神经损伤症状[25-26]。对 1 502 例外科手术患者尺神经病变的前瞻性研究发现，在术后 2d 内没有一例患者出现尺神经病变症状[27]。目前还不清楚症状的出现是否能指示神经损伤发生的时间。Prielipp 等人[28] 发现，15 位清醒患者中，8 位患者的尺神经 SSEP 信号因直接的尺神经压迫有显著的变化，却没有察觉到感觉异常，甚至当 SSEP 波形下降多达 72% 时，仍未察觉。

肘关节屈曲通过几个机制导致尺神经损伤。在一些患者身上，当肘部屈曲超过 110° 时，尺神经被尺侧腕屈肌的腱膜和肘管支持带压迫（图 29-8）[29-30]。在其他患者身上，肘管纤维腱的顶部结构薄弱，可以导致屈肘时，尺神经跨过肱骨内上髁，出现前半脱位或脱位。这种移位已经在大约 16% 的尸体中观察到，这些尸体的屈肌腱膜和支持组织没有被解剖[31-32]。Ashenhurs[32] 推测，当尺神经在肱骨内

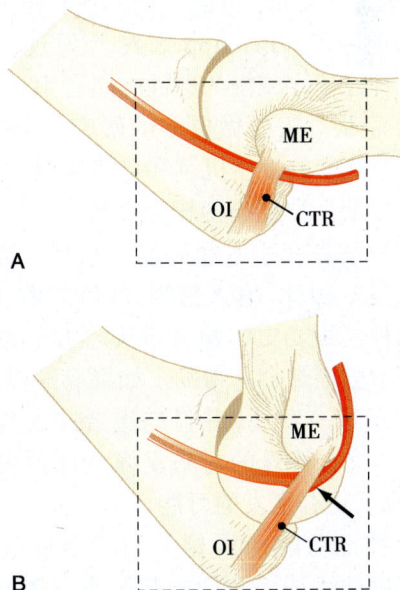

图 29-8　右肘内侧至外侧视图
肘管支持带（CTR）从肱骨内上髁（ME）到鹰嘴突（OI）松弛伸展（A）。屈肘时支持带拉紧（B）压迫尺神经（箭头）（摘自 O'Driscoll SW, Horii E, Carmichael SW, et al. The cubital tunnel and ulnar neuropathy. *J Bone Joint Surg Br*. 1991; 73: 615）

上髁半脱位时，反复的机械性创伤可使尺神经受到慢性损伤。

肘关节不屈曲时，外部压迫也可损伤尺神经[33-34]。如果内上髁骨槽比正常浅，内上髁骨槽内神经压迫有可能发生，但骨槽通常很深，神经在骨槽内能够受到很好的保护，从而避免外部压迫[35]。外部压迫可能发生在内上髁远端，此处神经及其伴行动脉相对较浅。在解剖学研究中，Contreras等人[36]观察到尺神经和尺侧返动脉后支从内上髁后内侧通过，到达尺骨冠状突的结节，在那里只有皮肤、皮下脂肪以及薄的尺侧腕屈肌腱膜的远端覆盖。

男性和女性之间存在解剖学差异，这种差异会增加围手术期尺神经病变发生在男性身上的概率。两个解剖学上的差异可能增加肘部区域尺神经受压的概率。首先，男性冠状突结节大小是女性的 1.5 倍[36]。有相同体脂率的男性与女性相比，肘内侧的脂肪组织更少[36-38]。其次，男性比女性更可能有一个发达的肘管支持带，并且如果存在，支持带更厚。当肘部屈曲时，更厚的肘管支持带会增加肘管中尺神经受压的风险。

尺神经功能障碍的临床表现随病变部位和程度的不同而不同[39]。一旦患者有症状，几乎都会出现尺神经感觉分布区的麻木、刺痛或疼痛。然而，在出现症状之前，可能已经存在有很大程度的尺神经功能障碍。Prielipp 等人[28]发现，在 15 名有明显尺神经传导减慢的男性志愿者中，仅有 8 名察觉到有症状。需要做更多的研究，以便更好的理解尺神经病变的发生机制和自然病程。

围手术期尺神经病变较为常见[19-20,27]。此外，相当一部分患者在手术前后均有双侧尺神经功能障碍症状[27]。因此，有人猜测，在麻醉前访视时询问患者尺神经病变史（"疯狂骨头"问题）或者之前的肘部手术史也许会有帮助。如果有这样的病史，就必须记录这一发现，并且与患者或者其家属沟通，说明尽管有特殊的衬垫支撑及体位安置的预防措施，术后仍有复发的可能。

与尺神经功能障碍相关的精准麻醉的识别时间对于确认术后综合征的起源非常重要。如果在麻醉结束后，在恢复设备的监测下，能够很快发现尺侧感觉减退或被麻醉，这种症状很可能与麻醉或手术中发生的事件有关。如果这种识别延迟几个小时，可能的原因就会从麻醉期间的事件转向手术后发生的事件。在保密性索赔案的审查

中，Cheney 等人[20]评论说，术后尺神经功能障碍可能是麻醉后恢复期发生的事件所导致的结果，神经损伤可能发生在某些易感的患者身上，"尽管这些患者按照惯例使用了体位安置及衬垫支撑的方法"。

阿片样物质可能会掩盖术后感觉迟钝及疼痛，但是即便是强镇痛药也不能掩盖神经功能障碍所造成的感觉的缺失。在将患者从恢复室中送出去之前评价尺神经功能并记录这些观察结果是有帮助的。

其他仰卧位问题
手臂的并发症

臂板应该牢固地固定在操作台上，以防意外的发生。如果手臂没有被牢牢地固定保护，将会很容易从桌子或者臂板边缘滑落，造成肱骨背侧的过度伸展，从而造成肩关节囊的损伤，骨质疏松性肱骨颈骨折或肘部的尺神经损伤。与上述相反，一个发生概率较小的事件是，束带或者其他的固定装置或者纱布过紧地绑在旋后的前臂上（图 29-9），潜在存在的压力压迫骨间前神经，它是正中神经在前臂的一个分支，该神经与动脉伴行沿着坚韧的骨间膜掌侧走行。结果是神经和动脉的分布区出现缺血性损伤，类似于下肢的筋膜间隔综合征，可能须迅速手术减压[40-42]。

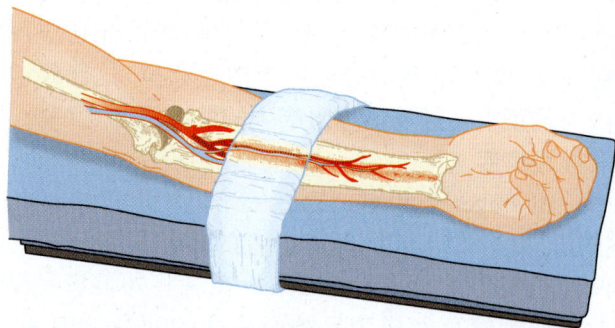

图 29-9　手臂固定，如果过紧的话，可将骨间前神经和血管在前臂掌侧压迫于骨间膜上，造成缺血性神经病变（摘自 McLeskey CH, ed. *Geriatric Anesthesiology*. Baltimore, MD: Williams & Wilkins; 1997: 155）

背痛和截瘫

全身麻醉、脊椎麻醉或者硬膜外阻滞期间的韧带松弛可以加重腰背痛。在仰卧位下，正常腰椎曲度的丧失是问题的关键。一般来说，在麻醉诱导之前，患者应该被调整为当他们清醒时感到舒适的体位。在麻醉诱导之前，在腰椎下放置衬垫有助于保持脊柱前凸，使已知患有腰椎疾患的

患者更舒服。然而,应该避免脊椎前凸过度。腰椎的过度伸展,尤其是在腰椎 L_2-L_3 的顶点处,角度大于 10°,可能会导致脊神经缺血[43]。据报道,多名接受盆腔手术的患者患上了截瘫。在这些患者中,通过使手术台最大限度地反向弯曲,充分提高肾脏托架以及加垫衬垫(如毛巾、卷轴、枕头甚至是袋装晶体液),在腰椎下使腰椎最大限度地过度前凸。

筋膜间隔综合征

如果由于某种原因,肢体的灌注不充分,可能会出现筋膜间隔综合征。其特征为:缺血、缺氧性水肿、腿部筋膜间隔的组织压力升高以及广泛的横纹肌溶解,该综合征对筋膜间隔的肌肉和神经产生广泛且可能很持久的损害。

当患者处于任意一种仰卧位时,筋膜间隔综合征的病因可能与体位因素相关,包括:①全身性低血压和肢体灌注压的丧失(通过抬高肢体而加剧);②由盆腔牵开器、膝盖或臀部的过度屈曲或者托腿架产生过度的腘窝处压力,造成主要的腿部大血管的阻塞;③由束带或者腿部包裹物捆绑过紧造成抬高肢体的外部压迫,手术助手手臂压迫所造成的无意间的压力,或者是倚靠一个支撑不良的腿架,腿部自重所造成的压力。用来将手臂固定于身侧的过紧的束带,以及过紧的“包裹床单”会挤压到骨间前神经血管束,而这可能与骨间前神经病变或前臂及手的筋膜间隔综合征有关[41-42]。

一些临床特点似乎与围手术期的筋膜间隔综合征有关。超过 5h 的长时间的截石位在既往记录中已经成为术后筋膜间隔综合征的常见原因之一。对于截石位下长时间的手术操作,使用充分衬垫的支架固定肢体,承托足部,且不压迫小腿或腘窝是最安全的选择。抬高的腿部的下肢灌注压有相当大的变化。Halliwill 等人[9]和 Pfeffer 等人[10]等人发现,各种截石位的志愿者脚踝部血压显著不同。当被摆放在高截石位时,一些志愿者的平均压力大于 20mmHg。这个压力小于许多截石位下通常所测得的骨筋膜室内部的压力。

Warner 等人[44]已经证明,围手术期筋膜间隔综合征可发生在除截石位外的患者身上。该综合征在麻醉患者身上发生频率很高(回顾性研究 9 000 名患者中大约有 1 名患者),这些患者侧卧位体位,以往类似的患者是截石位体位。这两组患者的筋膜间隔综合征不同点在于,侧卧位体位的患者更易患单侧手臂的筋膜间隔综合征,而截石位的患者更易患下肢筋膜间隔综合征。

侧卧位

当给一位患者摆侧卧位时,有几个一般性的体位概念需要考虑。用加压绷带将小腿和大腿包裹起来,通常用于防治静脉血液淤积。通过膝部和臀部弯曲使下肢明显屈曲可以部分或完全阻断下肢静脉血回流到下腔静脉,使腘窝处及腹股沟韧带处的血管成角,或者大腿压迫肥胖的腹部也可达到同样的效果。可以放置一个小的支持物在下侧腋窝的腋尾部,用来抬起胸壁,以减轻腋窝神经血管束的压力,并防止受干扰血流流向手臂和手。然而,这种胸部支撑(有些人不恰当地称为腋窝卷)还没有被证实能减少下侧上肢的缺血、神经损伤或筋膜间隔综合征的发生频率。但是,这可能会减少术后肩部的不适。任何填充物都应该只支撑胸壁,并且应该定期观察,以确保它不会损伤到腋窝的神经血管结构。

侧卧位的各种变异体位

标准的侧卧位

在标准的侧卧位下(图 29-10),患者在一个平坦的台子表面蜷曲侧躺,通过弯曲靠下一侧的大腿来稳定这个姿势。下侧的膝盖弯曲使腿放置于床上,同时改善躯干的稳定性。衬垫该侧的腓总神经,以最大限度地减少由腿部重量造成的压迫损伤。靠上一侧的大腿和小腿可以舒服地伸展,

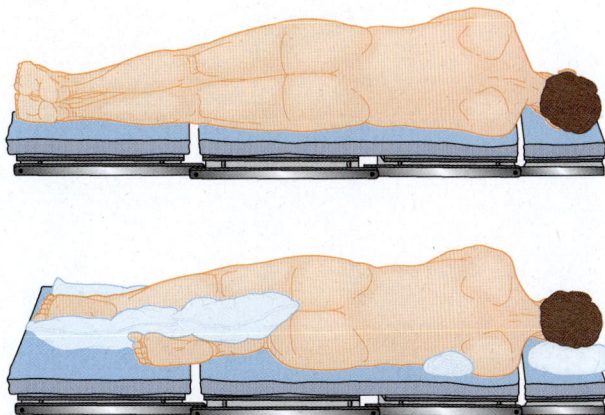

图 29-10　标准的侧卧位

其中下图示展示了合适的头部支撑、胸部支撑以及腿枕的放置。下侧腿在髋关节和膝关节处屈曲,以稳定躯干。下侧腓神经的束带和衬垫没有展示出来

枕头则放置在双下肢之间。头部由枕头或头枕支撑，这样颈椎和胸椎就可以正确对位。用一个足够厚的小垫子放置在下侧的腋窝处，以抬高胸壁，防止肩膀的过度压迫，以及对腋窝的神经血管结构的压迫。这种衬垫可以使下侧手部得到充分灌注，减少承重肩部的环转运动，环转运动可能会拉伸患者的肩胛上神经。

手臂可向腹侧伸展，并被固定在一个单臂板上，中间用适当的填充物衬垫，或者，双臂可以分别被固定在一个垫有衬垫的双层手臂支架上，这也有助于稳定胸腔。另一种手臂放置的方式是弯曲每个肘部，并将手臂放在患者面前床上合适的衬垫上。

患者通过使用一个或多个固定带横跨臀部，并固定在台面下方，来稳定身体处于侧卧位。必须注意的是，臀部的带子安全地放在髂嵴和股骨头之间，而不是跨过股骨头。如果需要，可以在胸部或肩部使用额外的束缚带或支持带。其他的方法，如"豆袋"或真空支持固定装置，也都常用。和任何此类装置一样，必须确保骨头突出部位的局部压力被最小化，并且身体的结构能够得到合适的支撑。

半仰卧位和半俯卧位

半侧体式的设计是为了让外科医生能够接近前外侧（半仰卧位）和后外侧（半俯卧位）的躯干结构。在半仰卧位的体式上，靠上侧的手臂必须被小心地支撑，这样它就不会过度伸展，没有牵拉和压迫作用于臂丛和腋神经血管束（图29-11）。支撑杆应该被包好，防止电气接地接触（图29-11A）。

在躯干和髋部应放置足够的不可压缩性衬垫，以防止患者翻滚、仰卧或牵拉已经固定好的肢体。应检查束带固定处手腕的脉搏，以确保抬高的手臂和手部有充分的循环灌注（图29-11B）。

弯曲的侧卧位

折刀式侧卧

折刀式侧卧是将靠下侧的髂嵴放在手术床背部和大腿之间折角的部位（图29-12）。床面在该点折角将大腿偏于躯干的一侧。当患者摆放适当的体位并固定之后，倾斜床的底盘，这样患者的侧面和胸部的最上表面基本是水平的。足部低于心房水平，大量的血液会淤积在双侧下肢扩张的血管里。

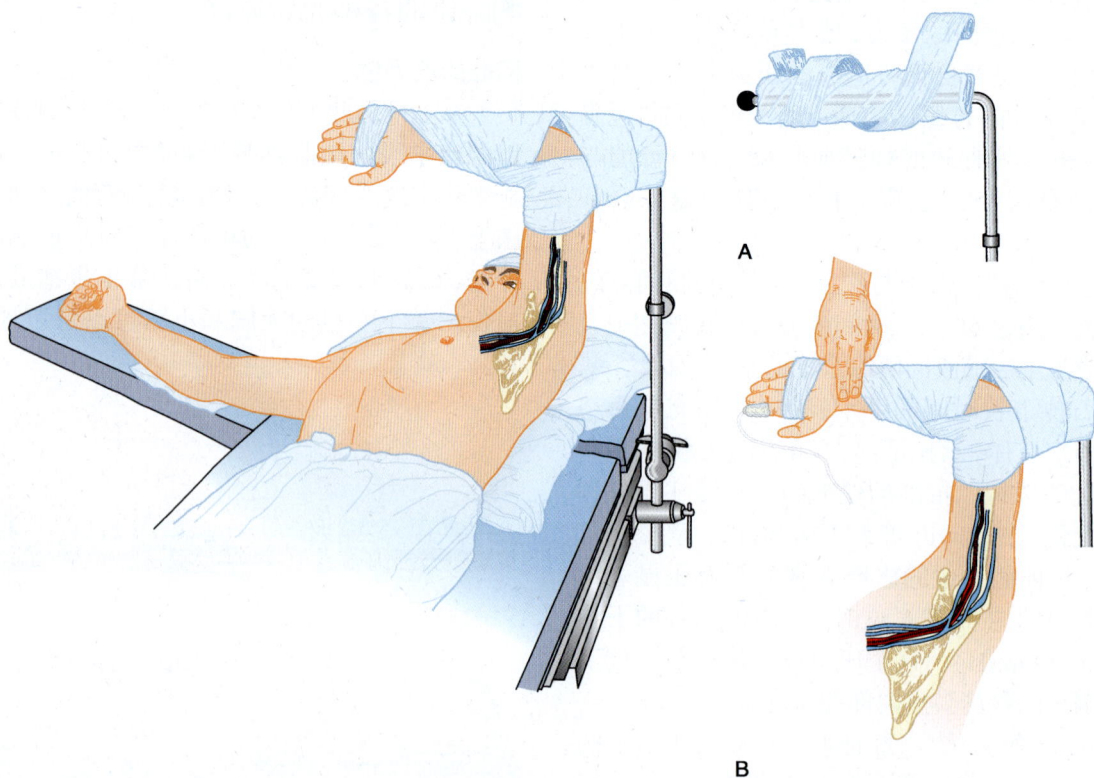

图29-11
用背垫支撑躯干的半卧位，伸展的手臂在手肘处进行填充，抬高的手臂固定在良好缓冲的衬垫上，位于可调式顶杆（A）。腋窝内容物既不受张力，也不受肱骨头压迫，使用脉搏血氧来确定手指的循环不受压迫。只有当手臂不成为支撑躯干的悬吊结构时这个体位才是安全的（摘自 Collins VJ, ed. Principles of Anesthesiology, 3rd ed. Philadelphia, PA: Lea &Febiger; 1993: 176）

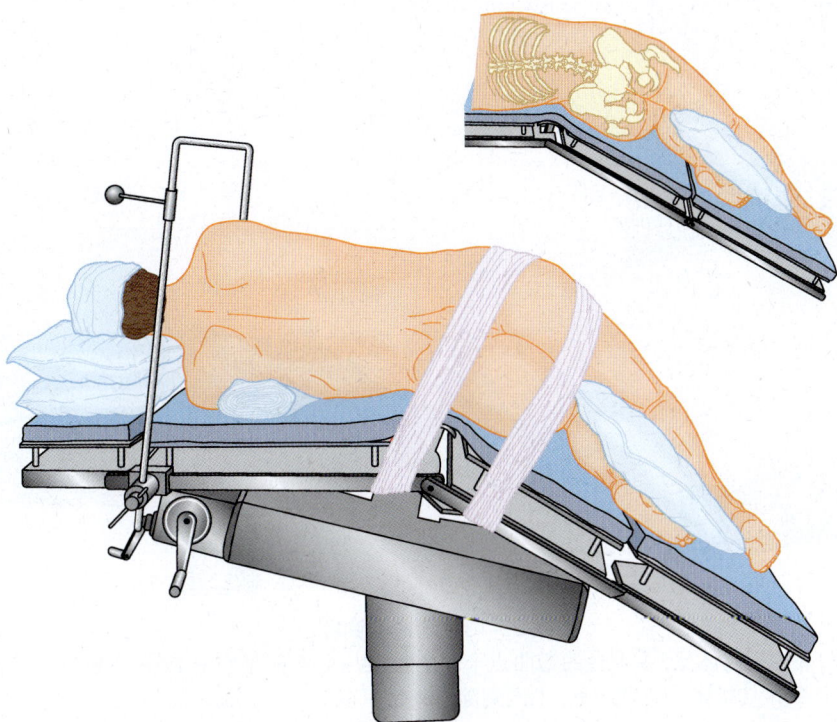

图 29-12　折刀式侧卧位，用来开放肋间隙
注意妥善放置约束带（大图），将躯干向头侧推挤，将髂嵴固定在床面的弯曲点处，防止躯干向尾侧滑动，以防压迫下侧侧腹部（见插图）

折刀式侧卧位通常是用来伸展上侧的侧腹，并将肋间隙扩大，为开胸切口创造有利条件。然而，从腰部应力、上部肋缘紧绷的侧面造成呼吸运动的限制及处于低位的下肢血液淤积的角度来看，这种姿势有可能造成严重的生理损害。实际上，它的作用对于外科医生而言很短暂，应该限制其使用。如果有肋骨牵开器放在切口位置，这个体位对于手术其余操作的价值就不那么明显了。

肾脏体位

肾脏体位（图 29-13）类似于折刀式侧卧的体位，但是它增加了下侧髂嵴下方抬高托架（承托肾脏）的使用，增加了侧屈量，并改善了上侧肾脏在过伸的肋缘下的手术入路。与折刀侧卧位不同，想从侧面接近肾脏没有一个有用的替代方法可供选择。因此需要通过谨慎的麻醉和快速的手术来限制与该体位相关的生理损伤。应采取严格的稳定预防措施，以防止随后患者下肢在台面上发生移位，使抬高的承托架重新移位到下侧侧腹部，从而严重阻碍通气侧肺的通气。

侧卧位的并发症

眼睛和耳朵

如果从仰卧位到侧卧位的过程中头部得到适当的支撑，那么眼睛的损伤是不可能发生的。但是，如果患者的脸朝向床垫，并且眼睑没有闭上或眼睛没有受到保护，就会出现眼表面的擦伤。头部自重的压力可以使晶状体移位，增加眼压，尤其是出现全身性低血压时，可导致眼部缺血。

在侧卧位上，头部的重量可以将下侧的耳朵压在粗糙或起皱的支撑面表面，用枕头或泡沫海绵小心地衬垫，通常足以保护耳朵不受擦伤。外耳也应该触诊，以确保它在头部下方放置支撑物的过程中没有被压折。

颈部

当侧卧位患者的头部支撑不充分时，可能出现颈部的侧屈。如果颈椎有关节炎，术后颈部疼痛会很麻烦。除非头部被小心地安放，避免侧屈或者腹侧屈曲、拉伸或者旋转，否则可以加强有症状的颈椎间盘突出所造成的疼痛。

肩胛上神经

承重肩向腹侧环形运动可以使肩胛切迹远离颈根部（图 29-14）。因为肩胛上神经位于在脊柱旁切迹内，环转运动会拉伸神经造成弥散性的肩部钝痛，通过在切迹处进行神经阻滞，疼痛得到缓解，可进行诊断。治疗方法可能需要切断切迹处韧带给神经减压。将支撑垫放在胸壁下腋窝尾处，

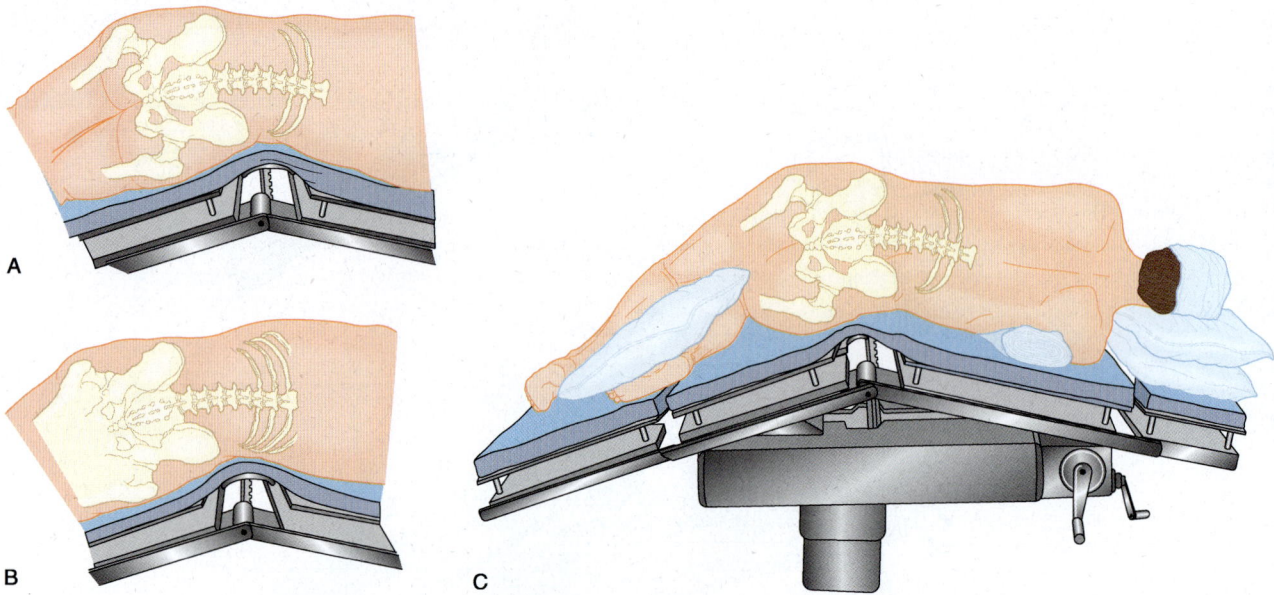

图 29-13　弯曲的侧卧位

上图展示了不正确的抬高的横向体位,手术台的弯曲点卡在侧腹(A)或者下肋缘(B)阻碍下肺通气。髂嵴在正确的弯曲点上(C),可以允许下肺达到最佳扩张。清晰起见,上图删除了束带

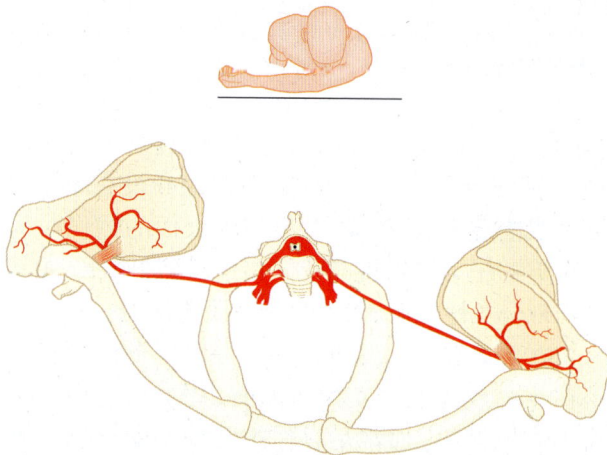

图 29-14　手臂的环形移动使肩胛骨错位,牵拉位于颈椎锚定点和肩胛上切迹之间的肩胛上神经

并且足够厚可以把胸部从肩膀上抬起,可以预防神经的环转运动的牵拉损伤。

俯卧位

全俯卧位

在所谓的全俯卧位(图 29-15)中,要求将躯干从支撑表面抬起,使腹侧腹壁不受压迫,但几乎总是导致头部和下肢低于脊椎水平。如果床台面在躯干-大腿的转折点处弯曲,从而去除腰椎前凸,分离腰椎棘突,并且将底盘充分向上旋转,使患者的背部平直,那么腿部和心脏之间可能会出现明显的灌注梯度。可以用压缩绷带包裹双腿或使用全腿包裹的弹力袜,减少血液在扩张血管中的淤积,并促进静脉回流。

当这个体位导致头部低于心脏时,压力梯度会导致头部静脉和淋巴淤积。这个姿势可能会导致面部和气道水肿,使插管患者的拔管具有挑战性,尤其是在长时间的手术,如脊柱融合术后。此外,在过去的十年或二十年中,长时程的脊柱外科手术使惊人数量的患者患上了严重的视力丧失。这种视力丧失主要与缺血性视神经病变有关。虽然缺血性视神经病变的病因尚不完全清楚,但 Lee 等人[45]指出,头部低于心脏的俯卧位可能导致视神经管中静脉和淋巴管充血。这种充血,增加了重力作用对悬垂眼球的影响,可以导致视神经紧张,也可能导致缺血性神经病的发展(见下文)[46]。

各种盆腔、腹部和胸部支架,包括平行辊紧密包裹着的铺单、凝胶、衬垫和可调节的金属框架以及四柱框架,都已经设计出来,用来使腹部免受压迫。其中,Wilson框架受到特别关注,它的使用致使头部低于心脏,可能导致视神经充血[45]。框架的使用也可能产生局部压迫,如果使用,应该仔细考虑衬垫接触点。设备的选择应基于患者的体格、手术操作的要求以及设备的可用性。

在颈部活动受限的俯卧位患者中,有体位性颈部疼痛病史或有症状性颈椎间盘疾病病史的患者,头部应保持矢状位,可以使用颅骨钉头夹或者

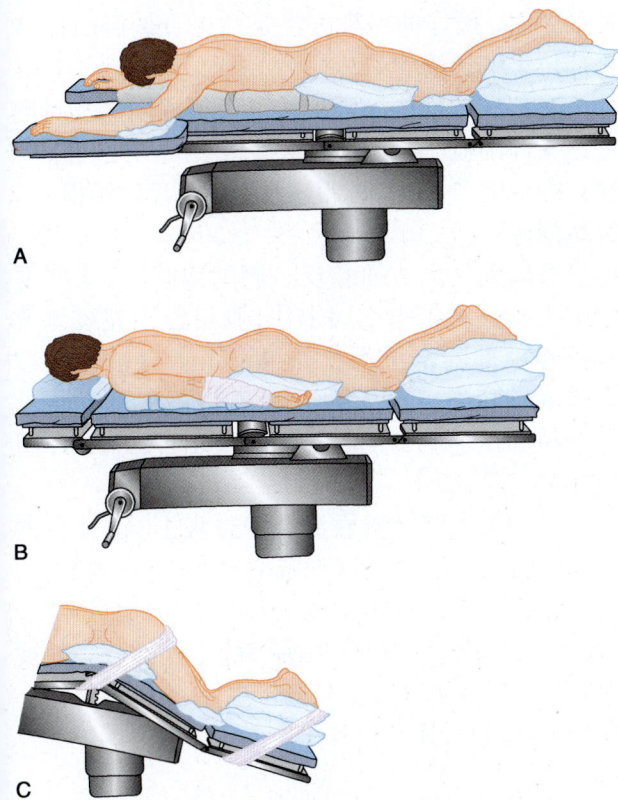

图 29-15　经典的俯卧位

A：水平位的手术台，患者双臂放松伸展于头部两侧。将俯卧位胸垫从锁骨尾端一直平铺延伸到腹股沟区以上，枕头放在骨盆末端。肘部和膝盖垫好，腿在膝部弯曲。头放在 C 形衬垫、凝胶或者泡沫海绵上，使下方的眼睛和耳朵免受压迫。B：同样的姿势，手臂紧贴躯干两侧。C：为减少腰椎前凸，使手术台弯曲；腿部放低后，在臀下区放置束带，提供向头侧的推力，防止身体向尾侧滑动

使用面部支持板。面部支持板曾经流行使用过。如果使用面部支持板，必须考虑并避免过高的眼周压力。如果颈部无疼痛，且其活动能力尚佳，则头部可以侧转并支撑，以防止压力作用于下方的眼睛和耳朵。然而，应小心避免强迫旋转俯卧位的头部，以免引起术后颈痛、颈神经根或血管压迫。此外，美国麻醉医师协会（ASA）封闭的索赔数据库所描述的，在俯卧位下头部旋转超过 3h 以上的大部分患者，都患上了颈部神经病变。这一信息表明，当患者预期须保持俯卧位超过 3h，保持头部处于中立位是合理的。

当患者被安排在麻醉诱导后摆放为俯卧位时，在麻醉前的访视中有必要获取并记录他或她在工作或睡眠中是否存在限制其可以将手臂举过头顶的因素。如果患者有症状，可以谨慎地将手臂放在躯干旁，手掌向下（见胸廓出口综合征）。如果把手臂放在头部旁边（即在肩膀向前伸，肘部弯曲，并固定在臂板上；呈"投降"姿势），肩部的肌肉组织完全放松，肱骨头不应拉伸或压迫其腋窝神经血管束（即肩膀应该被外展小于 90°，衬垫肘部的尺神经，手腕上的脉搏应保持搏动有力。肩部向前屈曲可减轻腋窝神经血管结构的张力。

俯卧位的并发症

眼睛和耳朵

眼睛和耳朵在俯卧位可能会遭受损伤。眼睑应该闭上，每只眼睛都应该以某种方式被保护，使得眼睑不会被意外地打开，以致角膜划伤。应该考虑在眼睛内滴入润滑液，尽管这种治疗方式的意义受到争议。摆好体位及施压于眼球上后，眼睛还应该受到保护以防头部转动。在俯卧后，检查监测导线和静脉输液管，以确保没有压在头部下方。如果头部保留在矢状面，应在定位后检查眼睛，以确保他们不会受到任何头枕的压迫。

如果头部在心脏的水平或低于心脏的水平的位置，俯卧位的患者常会出现结膜水肿。它通常是短暂的且无关紧要的，只需要重新建立仰卧位的正常组织灌注梯度，或头部轻微向上倾斜，使体液重新分布方可好转。这种水肿与后期的缺血性视神经病变的发生没有任何联系。

失明

永久性视力丧失可以发生在非眼部手术中，尤其是在俯卧位下进行的手术[45]。这种可怕的并发症的发生尤其与在俯卧位进行的范围广泛的外科手术有关，例如脊柱重建手术，在这样的手术中可能会发生与失明有关的失血、贫血和低血压。

Lee 等人[45]使用来自美国麻醉医师协会视觉丧失登记中心的数据来研究接受脊柱融合术患者的缺血性视神经病变。使用 1：4 的病例-对照方法，作者发现了 6 个危险因素，其中一半强烈支持他们的推测，即视神经管的急性静脉淤血是缺血性视神经病变的潜在病因。使用 Wilson 手术床，其抬高的弯曲部分导致头部位置低于心脏，肥胖的患者在俯卧位状态下腹内压力升高和长时间的麻醉都可以增加视神经管的静脉淤血并且可能降低视神经灌注压。作者还发现，在脊柱融合术后，预计失血量增加、男性及胶体给药率低是与缺血性视神经病变进展相关联的独立因素。

这些结果表明，2012 年版 ASA 操作指南中对这个问题的建议是中肯的[46]。从根本上说，试图减少视神经管内的静脉淤血是明智之举。也就是

说,应该考虑使用能让患者的头部与心脏齐平或高于心脏水平的体位。使用胶体和晶体来维持血容量可能会有帮助。术中调整体位有助于减少腹内压以及静脉淤血。使用 Wilson 框架和其他定位装置应该仔细评估,目标是减轻腹部的压力,保持头部水平与心脏齐平或高于心脏。作者发现麻醉持续时间是该人群缺血性视神经病变的独立危险因素,与脊柱外科医生合作是明智的做法,以确定是否有必要限制预期会延长的手术时间,特别是对于 6h 或更长时间的手术。分期进行手术也许会更有帮助。

颈部问题

麻醉削弱了肌肉反射性痉挛,其原本是保护骨骼免受运动伤害,如果患者清醒,就会感到疼痛。麻醉的俯卧位患者头部和颈部的侧向旋转,尤其对于有颈椎关节炎的患者,可因松弛的骨骼肌和韧带受到牵拉,造成颈椎关节损伤。术后可引起颈部疼痛及运动受限。通常,对于患有关节炎的颈部,最好的处理方法是在患者俯卧时保持头部位于矢状位。

头部和颈部的极限旋转可以干扰同侧及对侧进出头部的血流。头部过度旋转会减少颈动脉[47]和脊椎系统[48]的血流,很容易引起脑灌注受损。

臂丛损伤

与面部转向方向相反一侧的肩膀,如果其末端的手腕被腕带牢牢固定住,则可能出现该侧臂丛神经根部的牵拉伤。如果一条手臂被放置在头旁的臂板上,必须多加小心,以确保肱骨头没有牵拉和压迫腋窝的神经血管束(图 29-16B、图 29-16C)。

当一条手臂放置在头旁的臂板上,前臂自然旋前。因此,位于肘管(鹰嘴突与肱骨内上髁之间的骨性的凹槽)内的尺神经容易受到肘部重量的挤压(图 29-16D)。因此,肘关节的内侧部分必须被很好地衬垫,使肘部重量分散在一个大的面积上进行承托,从而避免局部压迫。

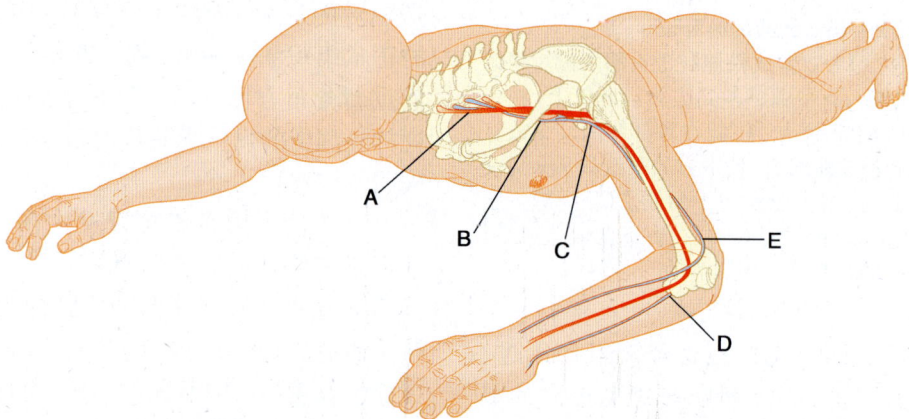

图 29-16 俯卧位时臂丛及其周围结构潜在损伤的来源
A:颈部旋转,神经丛根部拉伸。B:锁骨和第一胸肋神经丛压迫。C:肱骨头对腋神经血管束的损伤。D:在尺神经前部、上部以及在肘管内的尺神经压迫。E:肘关节近端,桡神经薄弱区的侧方压迫

询问患者在工作和睡眠当中能否将胳膊举过头顶,可以识别是否患有胸廓出口梗阻。如果有既往史,可以在访视期间进行一个有用的测试,嘱患者双手紧扣放于枕骨后面。如果患者描述感觉异常,在俯卧位时,将双臂置于躯干旁边是比较明智的。那些在术中将双臂置于头顶,术后出现极度痛苦、虚弱以及持续术后疼痛的俯卧位患者,之前手臂处于该体位时就已经感到不适。

乳腺损伤

俯卧位女性的乳房,如果被胸壁和腹壁的支撑物强行向内侧或外侧推挤,可以沿其胸骨边缘受到牵拉和损伤。对乳房的直接压力(特别是当有乳房假体存在时)会导致乳腺组织缺血,应该避免。已经报道多例乳腺组织缺血病例,常导致乳房切除及乳房重建。

腹部受压

俯卧位患者躯干的重量压迫腹部,可使腹部内脏向头部推挤膈肌,减少肺部通气。如果腹腔内压力接近或超过静脉血压,从骨盆和下肢回流的血液会被减少或阻塞。由于椎静脉丛与腹部

静脉直接相通,增加的腹内压以静脉扩张的形式传导到椎旁以及椎管内的手术野内,增加了止血的困难。在正确使用的情况下,所有不同的支持垫和支架都是为了消除腹部的压力以及避免这些问题。

造口和生殖器

位于腹壁的引流内脏内容物的造口在俯卧位状态下,当其靠在支撑架或支撑垫上的时候,是非常危险的。造口受压缺血可以导致溃烂。同样的问题也存在于生殖器,尤其是男性的阴茎和阴囊。

头高位

头高位的各种变异体位

坐位

外科手术的经典坐位,患者半卧于手术台上,腿抬高接近心脏水平,头部于颈部向腹侧弯曲(图29-17)。头部屈曲不足迫使下巴靠到胸骨上切迹(见"颈瘫")。弹力袜或者压缩绷带包绕腿部,以减少下肢血液的淤积。头部通常用某种面部支持板或者三针颅骨固定架固定。

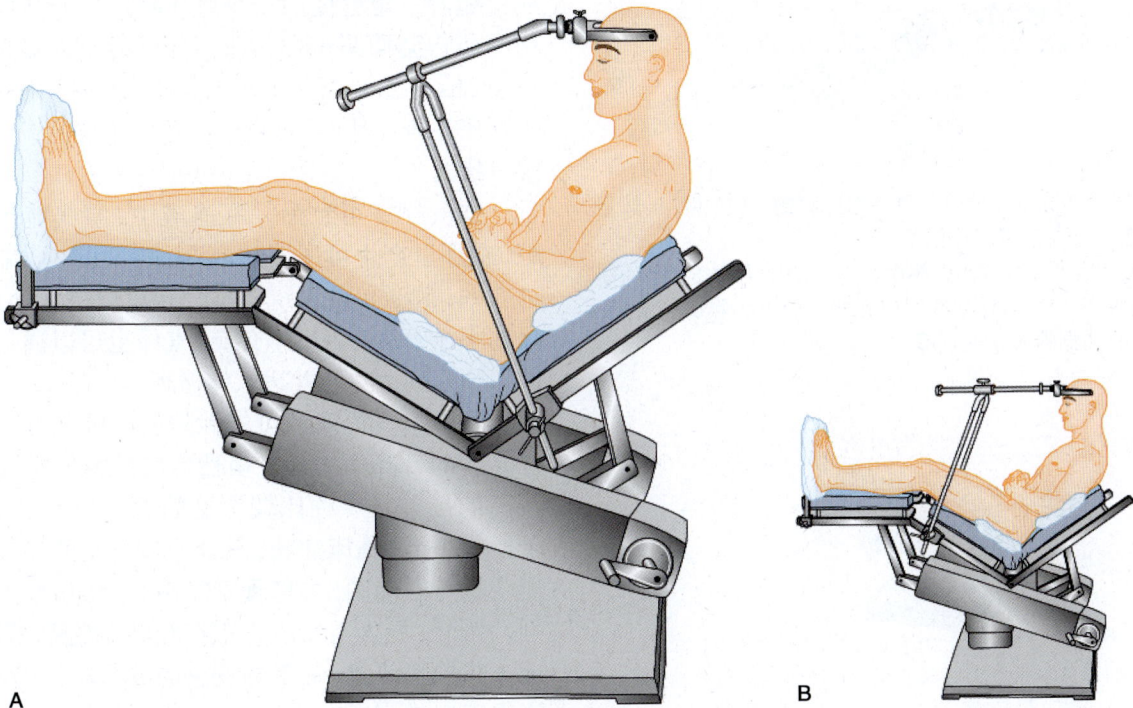

图 29-17

A:常规的神经外科坐姿。小腿大约在心脏水平,大腿轻度弯曲;脚与腿成直角支撑;臀下衬垫保护坐骨神经。头托的框架要正确固定在后段的侧轨上,以防出现严重空气栓塞的血流动力学事件。B:头部托架不正确地固定在大腿区域的床旁侧轨上。在这个位置上,患者的头部不能被迅速降低,因为需要分离颅骨钳

仰卧-倾斜头高位

仰卧且伴随头部抬高的体位可以用于许多手术,包括腹部、头部侧面(图29-18)以及颈部的手术,对于经颅进行大脑顶部操作的手术,有时还需要颈部屈曲。这种体位的作用是帮助手术团队接近手术目标,同时将血液和冲洗液从伤口排出。可以根据需要抬高手术台的后段,以产生低坐姿(图29-18A),或者整个手术台可以旋转为头高位,用一个搁脚板支撑患者伸展的腿部(图29-18B)。虽然倾斜的程度通常不是很大,但沿着血管轴产生了小的压力梯度,会导致血液聚集到下肢,或者将空气带入到心脏水平上方切开的扩张的血管中。

对于肩关节周围的手术,患者可能被置于头部抬高的半仰卧位(图29-19)。上半身通常可以向侧方移动,直到外科手术侧的肩部探出手术台的边缘。支撑躯干,使臀部坐在手术台上,手术侧的肩部探出手术台边缘,头躺在枕头上(图29-19A)或者头托上(图29-19B)。这种体位可以提供针对肩带背侧和腹侧的手术通路。术侧手臂放在身体前侧,进行消毒准备并铺盖好以便可以在术区移动。

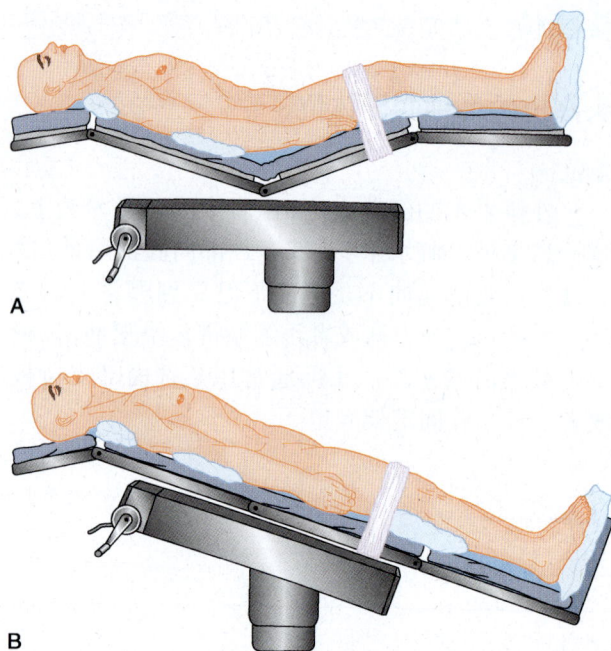

图 29-18　头高位体位通常用来进行腹侧、腹外侧、头部侧面、面部。颈部以及颈椎的手术

A：腿大约在心脏水平，头部存在一定的压力梯度，但可察觉到的很小。B：当计划在区域麻醉下行甲状腺切除术时，平的床面和脚的放置很有用

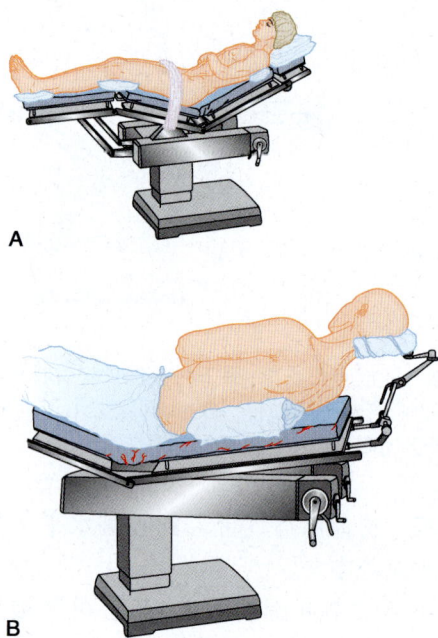

图 29-19

A：肩关节周围手术采用的草坪椅位。B：上身转向非手术侧肩膀，用稳固的滚轴或衬垫支撑身体

侧卧-倾斜头高位

侧卧位的同时头部略抬高，这是一种接近枕颈部病变的途径，也被称为公园长椅体位。正常侧卧位使用的所有保持稳定的要求，此体位也需

要。头部可以牢固固定在三针颅骨固定架上，在术中可以根据需要重新调整，或用枕头或衬垫支撑。虽然头部抬高的程度通常小于 15°，但这个体位并不能完全消除空气栓塞的威胁。麻醉医师可以方便地接触患者的面部和胸部，以便进行监测、操作及复苏。应特别重视避免颈部静脉压迫，以防出现颅内压增高和舌水肿。

头高位的并发症

体位性低血压

在麻醉患者中，建立任何头部抬高的体位往往伴随着一定程度的全身血压降低。麻醉期间使用的药物会抑制正常的保护性反射。许多人建议在 Willis 环水平测量平均动脉压，以便更准确地评估脑灌注压。然而，这项建议是有争议的[49-53]。

空气栓塞

空气栓塞可致命。在血液中，空气流动到心脏，在那里产生可压缩的泡沫，破坏心室收缩的推进效率，刺激传导系统。空气也可以进入肺血管，阻塞小血管，破坏气体交换，气体也可以通过未闭的卵圆孔到达左心并进入体循环。

静脉空气栓塞的可能性随着心脏上方手术部位高度的升高而增加。虽然空气栓塞发生在头部较高的位置是一种比较常见的现象，但大多数栓子体积小，无临床症状，只能通过复杂的多普勒检测或超声心动图（如经食管超声心动图）技术来识别。然而，混入空气的累积存在潜在危险，需要立即查找栓塞位置，仔细寻找它的破入口，并及时治疗临床症状。

面部、舌头和颈部水肿

术后严重的巨舌症，显然是由于静脉和淋巴管阻塞造成，可能是由于长时间、大幅度的颈部屈曲引起的。据报道术后需要行气管切开术。尽量避免将患者的下巴贴在胸部，并使用口腔导气管来保护气管导管。颈部极度弯曲，伴或不伴有头部旋转的体位，已经被广泛用于进行后颅窝和颈椎部位的手术，但是应了解其潜在的损伤，并应尽可能地避免过度弯曲-旋转。Moore 等人[54]认为，水肿的主要机制可能是神经方面的，而不是血管阻塞或局部创伤的结果。这一问题可以使用经食管超声心动图监测得到解释。

中颈部瘫痪

这种毁灭性的损害发生在颈部的过度屈曲后，伴有或不伴有头部旋转，被认为是由于脊髓的牵拉导致颈中段的血管受到损害所致。也可能涉及椎关节强直或脊髓型颈椎病的因素[55-56]。结果是第5颈椎平面以下瘫痪。虽然文献中的大多数报道描述这种状况出现在坐位手术之后，但在仰卧位的颅内手术中，在长时间的、非强迫性的头部屈曲后，也出现了中颈部瘫痪。

坐骨神经损伤

在一些坐位的患者中，如果臀部弯曲明显而膝盖不弯曲，就可发生坐骨神经的牵拉损伤。如果臀部没有适当的衬垫，对于一个瘦削患者，从骨盆发出处的坐骨神经就有可能受到持续的压迫。坐骨神经或腓总神经损伤可出现足下垂，且可以是双侧的。

头低位

随着机器人手术的引进，头低位的使用也随之增加。机器人手术这项技术发展初期大多数用于前列腺手术、结直肠的手术和妇科手术。因此，最初机器人手术大部分的手术流程和经验都是来自骨盆及下腹部手术。正如任何一种新技术的引进一样，进行机器人手术对于操作者来说是一个漫长而曲折的学习过程。通常，早期机器人技术的使用者要求仰卧位患者摆置角度很大的头低位。这种曲度过大的头低位会导致各种各样的并发症，给患者和麻醉医师带来了挑战。

头低位的并发症

头颈部损伤

近年间，随着机器人手术技术的引进，有一些患者受到严重损伤，甚至有患者因为被安置于角度很大的头低位，身体在手术台上滑动而死亡。有几则来自法医鉴定的故事，就讲述了患者从手术台滑落而导致颈部损伤。在一个案例中，一个取仰卧位且过陡的头低位的患者，在术中从手术台上跌落并头部着地，随后患者因大量颅内出血死亡。过度倾斜的头低位往往是不必要的，在适当的时候应该积极阻止。熟练的操作者通常发现他们不需要过度倾斜的头低位，因为他们具备机器人手术的经验和专业技术。

臂丛疾病

当用固定材料或者肩带将患者的手臂和肩部固定在手术台上，患者的头部运动有导致臂丛损伤的危险。当手臂被固定或当肩部被托架、绑带、"豆袋"装置或其他躯干固定装置所固定时，头部运动可能会牵拉臂丛中下段。如果患者头部运动导致肩部过度外展，与头部成角大于90°，当臂丛神经绕过肱骨头走行在肱骨头远端时，会受到牵拉。

根据头低程度的不同，截石位下倾斜程度的增加结合了截石位和头低位的缺点。针对肥胖患者弯曲的大腿或处于过度的截石体位所产生的腹部压迫会增加腹部脏器重量对膈肌的压迫，应该进行辅助或控制通气。因为下肢抬高高于心脏水平，产生一个上升的灌注梯度，加上全身性低血压和压缩性腿部包扎，可能限制下肢的外周灌注，所有这些因素都可以成为截石位下患者腿部筋膜间隔综合征的进展因素。尤其是这种灌注梯度通常非常大且很难预测，可能增加筋膜间隔综合征的患病风险[9-10]。

头低位下腹部脏器的重心转移可使膈肌向头侧移位伴有肺部吸气末相受阻。因此，对于在头低位下由于血液淤积在通气不良的肺尖，造成通气 - 血流比恶化的麻醉患者，自发通气做功增加。在控制通气时，需要更高的吸气压力使肺部得到扩张。

头向下倾斜可导致颅内血管充血和颅内压增高。对于已知或者疑似患有颅内疾病的患者，该体位只有在找不到其他可以可替代的手术体位的罕见情况下才能使用。该体位的维持时间应尽可能短[57-58]。

过度倾斜的头低位（例如头低位倾斜30°～45°）可能需要一些方法预防患者头部的位置滑落。偶尔可以使用弯曲膝盖的方法使患者在该体位下保持倾斜（图29-20）。

历史上，肩带、背带或束缚带可用来防止头低位患者头部滑动。肩带放置在肩锁关节上耐受性最好，但必须注意的是，肩带若没有固定在肩膀的外侧部，就会压迫锁骨和第一肋骨之间的锁骨下神经血管束。如果它们被置于内侧靠着颈根部，可能会很容易压迫从斜角肌区域发出的神经血管结构。出于这些及其他原因，肩带和其他固定方法的使用已经不再流行。总的来说，应该限制头低位的使用，只将其使用在他们能发挥最大作用的手术阶段[57-58]。

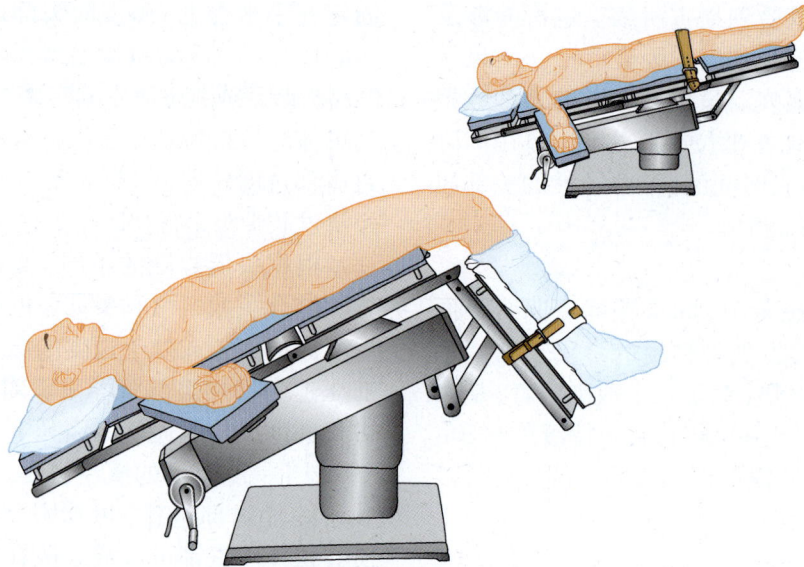

图 29-20 头低倾斜位

图示传统的陡峭倾斜位（30°~45° 角）。腿部固定，膝关节弯曲以稳定患者，
避免使用护腕或者肩背带，以免损伤臂丛。上方小图展示 10°~15° 的头低位

总结

在外科手术过程中，许多方法可以使患者受
伤。仔细思考术中及术后体位有助于减少围手术
期体位相关事件的发生频率和严重程度。尽管许
多与围手术期体位有关的问题看似简单且可预防，
但这些问题的病因机制尚不清楚。仍有许多工作
要做以确定其他潜在的病因，如围手术期炎症反
应、免疫抑制和病毒激活的作用以及这些病因的
进展。

（侯立朝 译，严超男 校）

参考文献

1. Staff NP, Engelstad J, Klein CJ, et al. Post-surgical inflammatory neuropathy. *Brain*. 2010;133:2866–2880.
2. Staff NP, Dyck PJ, Warner MA. Post-surgical inflammatory neuropathy should be considered in the differential diagnosis of diaphragm paralysis after surgery. *Anesthesiology*. 2014;120:1057.
3. Laughlin RS, Dyck JB, Watson JC, et al. Ipsilateral inflammatory neuropathy after hip surgery. *Mayo Clin Proc*. 2014;89:454–461.
4. Warner ME, Warner MA. Inflammatory neuropathy: a potentially treatable etiology of perioperative neuropathies. *Mayo Clin Proc*. 2014;89:434–436.
5. Hunter JD. Effects of anaesthesia on the human immune system. *Hosp Med*. 1999;60:658–663.
6. Brand A. Immunological aspects of blood transfusions. *Transplant Immunol*. 2002;10:183–190.
7. Gilden DH, Katz RI. Surgical induction of zoster in a contralateral homologous dermatomal distribution. *Arch Neurol*. 2003;60:616–617.
8. Martin JT. Compartment syndromes: Concepts and perspectives for the anesthesiologist. *Anesth Analg*. 1992;75:275–283.
9. Halliwill JR, Hewitt SA, Joyner MJ, et al. Effects of various lithotomy positions on lower extremity blood pressures. *Anesthesiology*. 1999;89:1373–1376.
10. Pfeffer SD, Halliwill JR, Warner MA. Effects of lithotomy position and external compression on lower leg muscle compartment pressure. *Anesthesiology*. 2001;95:632–636.
11. Angermeier KW, Jordan GH. Complications of the exaggerated lithotomy position: A review of 177 cases. *J Urol*. 1994;151:866–868.
12. Jellish WS, Blakeman B, Warf P, et al. Hands-up positioning during asymmetric sternal retraction for internal mammary artery harvest: A possible method to reduce brachial plexus injury. *Anesth Analg*. 1997;84:260–265.
13. Vander Salm TJ, Cereda J-M, Cutler BS. Brachial plexus injury following median sternotomy. *J Thorac Cardiovasc Surg*. 1980;80:447–452.
14. Vander Salm TJ, Cutler BS, Okike ON. Brachial plexus injury following median sternotomy: Part II. *J Thorac Cardiovasc Surg*. 1982;83:914–917.
15. Roy RC, Stafford MA, Charlton JE. Nerve injury and musculoskeletal complaints after cardiac surgery: Influence of internal mammary artery dissection and left arm position. *Anesth Analg*. 1988;67:277–279.
16. Gregg JR, Labosky D, Harty M, et al. Serratus anterior paralysis in the young athlete. *J Bone Joint Surg Am*. 1979;61:825–832.
17. Martin JT. Postoperative isolated dysfunction of the long thoracic nerve: A rare entity of uncertain etiology. *Anesth Analg*. 1989;69:614–619.
18. Foo CL, Swann M. Isolated paralysis of the serratus anterior. *J Bone Joint Surg Br*. 1983;65:552–556.
19. Kroll DA, Caplan RA, Posner K, et al. Nerve injury associated with anesthesia. *Anesthesiology*. 1990;73:202–207.
20. Cheney FW, Domino KB, Caplan RA, et al. Nerve injury associated with anesthesia. *Anesthesiology*. 1999;90:1062–1069.
21. Büdinger K. Ueber Lähmungen nach Chloroform-Narkosen. *Archiv für Klinische Chiruque*. 1894;47:121.
22. Garriques HJ. Anaesthesia-paralysis. *Am J Med Sci*. 1897;113:81–89.
23. Wadsworth TG, Williams JR. Cubital tunnel external compression syndrome. *BMJ*. 1973;1:662–666.
24. Warner MA, Warner DO, Harper CM, et al. Ulnar neuropathy in medical patients. *Anesthesiology*. 2000;92:613–615.
25. Warner MA, Warner ME, Martin JT. Ulnar neuropathy: Incidence, outcome, and risk factors in sedated or anesthetized patients. *Anesthesiology*. 1994;81:1332–1340.
26. Alvine FG, Schurrer ME. Postoperative ulnar-nerve palsy: Are there predisposing factors? *J Bone Joint Surg Am*. 1987;69:255–259.
27. Warner MA, Warner DO, Matsumoto JY, et al. Ulnar neuropathy in surgical patients. *Anesthesiology*. 1999;90:54–59.
28. Prielipp RC, Morell RC, Walker FO, et al. Ulnar nerve pressure: Influence of arm position and relationship to somatosensory evoked potentials. *Anesthesiology*. 1999;91:345–354.
29. Campbell WW, Pridgeon RM, Riaz G, et al. Variations in anatomy of the ulnar nerve at the cubital tunnel: Pitfalls in the diagnosis of ulnar neuropathy at the elbow. *Muscle Nerve*. 1991;14:733–738.
30. O'Driscoll SW, Horii E, Carmichael SW, et al. The cubital tunnel and ulnar neuropathy. *J Bone Joint Surg Am*. 1991;73:613–617.
31. Childress HM. Recurrent ulnar nerve dislocation at the elbow. *J Bone Joint Surg*. 1956;38:978–984.
32. Ashenhurst EM. Anatomical factors in the etiology of ulnar neuropathy. *CMAJ*. 1962;87:159–163.
33. Macnicol MF. Extraneural pressures affecting the ulnar nerve at the elbow. *Hand*. 1982;14:5–11.
34. Morell RC, Prielipp RC, Harwood TN, et al. Men are more susceptible than women to direct pressure on unmyelinated ulnar nerve fibers. *Anesth Analg*. 2003;97:1183–1188.
35. Pechan J, Julis I. The pressure measurement in the ulnar nerve: A contribution to the pathophysiology of the cubital tunnel syndrome. *J Biomech*. 1975;8:75–79.
36. Contreras MG, Warner MA, Charboneau WJ, et al. Anatomy of the ulnar nerve at the elbow: Potential relationship of acute ulnar neuropathy to gender differences. *Clin Anat*. 1998;11:372–378.
37. Shimokata H, Tobin JD, Muller DC, et al. Studies in the distribution of body

fat: I. Effects of age, sex, and obesity. *J Gerontol*. 1989;44:M66–M73.

38. Hattori K, Numata N, Ikoma M, et al. Sex differences in the distribution of subcutaneous and internal fat. *Hum Biol*. 1991;63:53–63.

39. Chusid JG. *Correlative Neuroanatomy and Functional Neurology*. Los Altos, CA: Lange Medical Publications; 1985:149.

40. Hill NA, Howard FM, Huffer BR. The incomplete anterior interosseous nerve syndrome. *J Hand Surg [Am]*. 1985;10:4–16.

41. Kies SJ, Danielson DR, Dennison DJ, et al. Perioperative compartment syndrome of the hand. *Anesthesiology*. 2004;101:1232–1234.

42. Contreras MG, Warner MA, Carmichael SW, et al. Perioperative anterior interosseous neuropathy. *Anesthesiology*. 2002;96:243–245.

43. Amoiridis G, Wöhrle JC, Langkafel M, et al. Spinal cord infarction after surgery in a patient in the hyperlordotic position. *Anesthesiology*. 1996;84:228–230.

44. Warner ME, LaMaster LM, Thoeming AK, et al. Compartment syndrome in surgical patients. *Anesthesiology*. 2001;94:705–708.

45. The Postoperative Visual Loss Study Group. Risk factors associated with ischemic optic neuropathy after spinal fusion surgery. *Anesthesiology*. 2012; 116:15–24.

46. American Society of Anesthesiologists Committee on Standards and Practice Parameters. Practice advisory for perioperative visual loss associated with spine surgery. *Anesthesiology*. 2012;116:274–285.

47. Sherman DD, Hart RG, Easton JD. Abrupt change in head position and cerebral infarction. *Stroke*. 1981;12:2–6.

48. Toole JF. Effects of change of head, limb and body position on cephalic circulation. *N Engl J Med*. 1968;279:307–311.

49. Cullen DJ, Kirby RR. Beach chair position may decrease cerebral perfusion. *APSF Newsletter*. 2007;22:25.

50. Cucchiara RF. Hazards of beach chair position explored. *APSF Newsletter*. 2008;22:8.

51. Munis J. The problems of posture, pressure, and perfusion. *APSF Newsletter*. 2008;22:82.

52. Drummond JC, Hargens AP, Patel PM. Hydrostatic gradient is important – blood pressure should be corrected. *APSF Newsletter*. 2009;24:6.

53. Lanier WL. Cerebral perfusion: err on the side of caution. *APSF Newsletter*. 2009;24:1.

54. Moore JK, Chaudhri S, Moore AP, et al. Macroglossia and posterior fossa disease. *Anaesthesia*. 1988;43:382–385.

55. Hitselberger WE, House WF. A warning regarding the sitting position for acoustic tumor surgery. *Arch Otolaryng*. 1980;106:69.

56. Wilder BL. Hypothesis: The etiology of midcervical quadriplegia after operation with the patient in the sitting position. *Neurosurgery*. 1982;11:530–531.

57. Mills JT, Burris MB, Warburton DJ, et al. Positioning injuries associated with robotic assisted urologic surgery. *J Urol*. 2013;190:580–584.

58. Pridgeon S, Bishop CV, Adshead J. Lower limb compartment syndrome as a complication of robot-assisted radical prostatetectomy: the UK experience. *BJ Urol International*. 2013;112:485–488.

第 30 章　监护麻醉

Melissa M. Masaracchia　　Kylene E. Halloran　　Aaron J. Mancuso　　Simon C. Hillier

要点

1. 术前评估、术中监测和麻醉护理团队成员始终在场的标准与全身麻醉或区域麻醉没有区别。
2. 一般来说,为了避免过度的镇静作用,给药时应该从小剂量开始或通过可调节的输注来进行滴定,而不是根据预定的疗效概念以更大的剂量给药。
3. 目前,没有任何单一药物可以满足监护麻醉的所有要求(即镇痛、抗焦虑和催眠),并具有可接受的安全范围或易于滴定的这些特性。
4. 过度镇静导致呼吸功能受损是监护麻醉(monitored anesthesia care, MAC)期间患者死亡或中枢神经系统损伤的最常见原因。
5. 在监护麻醉期间,呼吸功能受损的主要机制可能包括镇静剂和阿片类药物对呼吸中枢、上呼吸道开放和保护性气道反射的影响。
6. 烧伤,特别是头部和颈部周围的烧伤,是 MAC 期间患者受伤的重要原因。当电刀、氧气、酒精消毒棉片和易燃性手术无菌单这四个因素同时存在时,则极容易导致烧伤。
7. 如果麻醉医师不愿意或不能提供 MAC 或镇静 / 镇痛服务,其他非麻醉专业人员应准备好承担这一角色。

　　监护麻醉是一项特殊的麻醉业务,在这项业务中,麻醉医师被要求参与患者的诊断或治疗过程,包括常见的所有方面——术前评估、术中监护和术后管理。监护麻醉并不能体现镇静深度的连续性。在监护麻醉过程中,麻醉医师的持续关注旨在优化患者的舒适度和安全性。监护麻醉通常(但不总是)涉及抗焦虑、催眠、镇痛和遗忘性质的药品监督管理,单独或作为局部或区域麻醉技术的补充。由麻醉医师负责的监护麻醉,可安全涵盖从轻度镇静 / 镇痛到全身麻醉(如需要)的完整镇静范围。美国麻醉医师协会(The American Society of Anesthesiologists, ASA)已经发表了几份有关监护麻醉和中度镇静的立场声明、指南和建议。表 30-1 列出了这些问题,非常值得回顾。

表30-1　美国麻醉医师协会关于监护麻醉和镇静/镇痛的声明、指南和意见

ASA的声明、指南或指导的标题	出版日期
监护麻醉的定位	2013.10
关于内镜检查监护麻醉的声明	2014.10
关于授予非麻醉医师个人管理或监督深度镇静的特权声明	2012.10
关于授予非麻醉医师提供中度镇静的特权声明	2011.10
关于授予非麻醉医师镇静从业者提供深度镇静的特权的咨询	2010.10
非麻醉医师镇静和镇痛的实践指南	2002.04
镇静深度的连续性：全身麻醉和镇静/镇痛深度的定义	2014.10
丙泊酚安全使用声明	2014.10
区分监护麻醉与中度镇静/镇痛（清醒镇静）	2013.10
计算机辅助个性化镇静设备使用指南	2014.01

术语

区分"监护麻醉"和"适度的镇静/镇痛"是很重要的。2013年10月，美国麻醉医师协会重申了这项题为"将监护麻醉与中度镇静/镇痛区分开来"的声明[1]。

中度镇静/镇痛是ASA在其出版的非麻醉医师镇静和镇痛实践指南中使用的术语[2]。中度镇静（清醒镇静）无需麻醉医师完成且不需要全面的麻醉术前评估。非麻醉医师提供的镇静/镇痛不应使患者出现无反应的镇静深度。监护麻醉意味着提供比镇静/镇痛更深程度的镇静，因此需由麻醉医师完成或进行指导。在监护麻醉过程中必要时可随时转换为全身麻醉。术前评估、术中监测以及麻醉护理团队的持续参与和全身麻醉或区域麻醉的标准是一样的[3]。

从理论上讲，监护麻醉因对生理干扰小，苏醒快，所以比全身麻醉更具有优势。回顾一下ASA定义监护麻醉的立场声明是非常有作用的[3]。

在诊断或治疗过程中，监护麻醉是一项特殊的麻醉业务。监护麻醉的适应证应根据手术的性质、患者的临床情况和/或转换为全身或区域麻醉潜在需求而定。

监护麻醉包括麻醉工作的所有方面——术前访视、术中治疗和术后麻醉管理。在监护麻醉期间，麻醉医师提供或指导一系列的特殊业务，包括但不仅限于以下内容：

- 在监护麻醉过程中出现的临床诊疗问题。
- 生理功能支持。

- 给予镇静剂、镇痛剂、催眠药、麻醉剂或其他患者安全所需的药物。
- 生理支持和舒适化医疗。
- 提供安全完成手术的其他医疗服务。

监护麻醉必要时可能包括不同程度的镇静、镇痛和抗焦虑治疗。监护麻醉的提供者须具备相应资质并提前做好必要时转为全身麻醉的准备。在患者失去意识和对指令性动作失去反应能力时，不管是否需要气管内插管，监护麻醉即是全身麻醉。

监护麻醉是医师为特定患者提供的医疗服务。监护麻醉应享有与全身麻醉或区域麻醉一样支付标准。根据"ASA相对价值指南"规定使用适当的基本程序单位、时间单位和修饰单位作为确定支付的基础*。

ASA还指出监护麻醉应由主治医师实施，并依据该机构规定的程序告知患者。此外，ASA还表示该医疗行为必须包括以下内容。

- 麻醉前检查和评估。
- 麻醉处方。
- 个人参与或医疗指导整个麻醉管理。
- 在麻醉医师的持续监测以及指导下，由麻醉住院医师或麻醉护士执行。
- 紧急情况下由临近现场的麻醉医师进行医疗指导、诊断和治疗。

此外，ASA还指出，麻醉医师应遵守与麻醉有

---

* 摘自 the American Society of Anesthesiologists, 1601 American Lane, Schaumburg, Illinois 60173-4973 or online at www.asahq.org.

关的所有相关法规,包括但不限于以下内容。

- 无创心脏循环和呼吸监测。
- 按照指示给予吸氧。
- 麻醉医师可根据患者情况给予镇静剂、镇痛剂、止吐药、麻醉药、其他镇痛药、β受体阻滞剂、血管加压药、支气管扩张药以及抗高血压药。

术前评估

术前评估是监护麻醉的先决条件,应该与全身麻醉或区域麻醉的评估一样全面(见第 23 章)。然而,除了对计划接受全身麻醉的患者行常规评估之外,监护麻醉还有其他特别的考虑因素,这可能最终决定手术的成功或失败。评估患者保持不动的能力很重要,必要时患者在整个手术过程中均需保持不动并积极配合。如此一来,评估患者对择期手术的心理准备就很重要。同样重要的是,需要去评估患者是否存在感觉或认知缺陷。当这些因素存在时,麻醉医师无法与患者准确沟通,全身麻醉或许可能是更合适的选择。医师和患者之间的语言交流是非常重要的,原因有三个方面:可以监测患者镇静水平和心肺功能,作为向患者解释说明和安慰患者的一种方式,以及当需要患者需要积极配合时的一种沟通方法。尽管心肺疾病患者通常被认为应选择监护麻醉而不是全身麻醉,但某些情况下,心肺疾病患者可能并不适合选择监护麻醉。例如,持续性咳嗽的存在可能使患者难以保持不动,这在眼科或清醒的神经外科手术中尤其危险。试图利用镇静技术来减轻咳嗽的办法几乎是不可行的,并且可能是有害的,因为消除咳嗽反射需要一定的麻醉深度。同样,一些患有严重心血管疾病或肺部疾病患者可能无法长时间平躺。

麻醉监护技术

在监护麻醉期间常常会使用各种药物,以提高患者的舒适度,维持心肺功能的稳定,改善手术条件并且防止患者回忆起术中不愉快的围手术期事件。为了达到以上目标,医师常常单独或联合使用镇痛药、顺行性遗忘药和催眠药,此时为每个患者定制个体化治疗方案是非常有必要的。因此,选择使用的这些药物的副作用,如循环抑制、恶心和呕吐、苏醒延迟或术后烦躁应较少出现,且患者

应能快速而又彻底的恢复。理想情况下,患者应该能够在手术过程中与医师进行交流。临床经验表明,允许言语交流的镇静水平对患者的舒适和安全是最佳的。如果镇静程度加深到失去语言交流的程度,该技术的风险接近于无保护性气道反射和无气道控制的全身麻醉。然而,由于监护麻醉是由麻醉医师提供的,其镇静的范围可能包括镇静深度比非麻醉医师在镇静/镇痛期间提供更深的镇静技术。

麻醉前的评估和计划应明确疼痛、焦虑和不安的具体原因,并提供具体的治疗方法。疼痛可以通过局部或区域镇痛、全身镇痛或去除疼痛刺激来进行治疗。焦虑可以通过使用一些抗焦虑药物来缓解,比如苯二氮类药物,另外麻醉医师的安慰也有助于缓解患者的焦虑。患者的躁动可能是由于疼痛、焦虑或危及生命的因素,如缺氧、高碳酸血症、局部麻醉药的毒性和脑灌注不足所致。其他引起患者疼痛和躁动的原因还包括膀胱过度充盈、低体温、高热、皮肤瘙痒、恶心、体位不适、氧气面罩和鼻导管吸氧所带来的不适、静脉穿刺部位渗漏、外科医师靠在患者身上以及止血带充气时间过长等。

监护麻醉的药理学基础:优化给药

想要预测药物在我们医疗中的作用,需要了解其药物代谢动力学和药效学特性。对药物的认识是设计有效镇静方案的先决条件,并大大增加了产生预期治疗作用的可能性。时量相关半衰期、效应部位平衡时间和麻醉/镇静药物相互作用是监护麻醉中特别有用的基本概念,并在本书的其他章节中进行了更详细的讨论。

任何给药方案的最终目标是将治疗浓度的药物传递运送至其作用部位,这由该药物在具体患者中其独特药物代谢动力学性质决定。对特定药物浓度的治疗反应是由该具体患者-药物组合的药效学描述的。在临床实践中,药物代谢动力学和药效动力学存在一定程度变异,而剂量-反应关系上则可产生显著的变异。过度镇静可能导致循环或呼吸抑制。镇静不足可能会导致患者不适和因无法合作导致的潜在疾病发作。总的来说,为了避免过度的镇静,药物使用应从小剂量开始,之后逐渐增量或通过可调节的注射速度进行滴定,而不是按照预先设定的以最大剂量开始给药[4]。在理想

的给药方案中,达到有效的药物浓度后根据有害刺激的大小进行调整。如果有害刺激增加或减少,则浓度就需要相应地增加或减少。在手术结束时,药物浓度应降至与快速恢复相适应的水平。这种方法需要使用易于滴定的药物如丙泊酚。当使用丙泊酚等药物时,可调节速率的连续输注是维持理想治疗浓度的最合理的方法。如果使用间歇注射给药,药物浓度会发生显著波动。在这种情况下,对于相当一部分的手术,血浆浓度将高于或低于预期的治疗范围(图30-1)。通常连续输注优于间歇性推注,因为前者药物浓度波动较小,从而可以减少镇静不足或过度的发生次数。通过连续输注而不是间歇给药的方式给药,也可减少了药物使用总量,使苏醒更加迅速[5]。

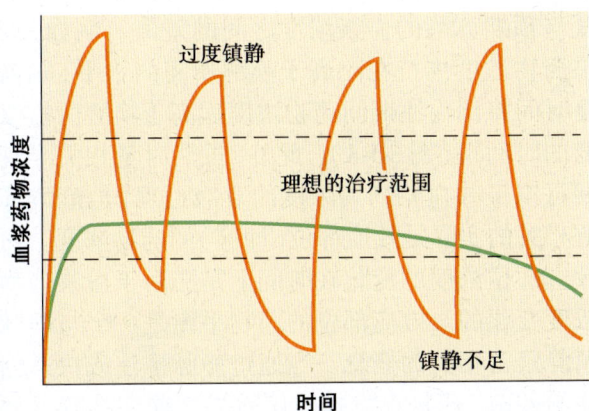

图30-1 不同给药方式期间药物浓度的变化
绿线表示药物持续输注,在这种情况下,该药物大部分浓度维持在治疗范围内。橙色线代表间段注射给药产生的药物浓度,大多数情况下,药物浓度显著高于或低于预期的治疗水平

分布、消除、蓄积和作用持续时间

静脉注射麻醉药物后,药物被转运至可快速平衡的富含血管的组织,快速分布相使血浆药物浓度水平迅速下降。同时药物也会被运送至肌肉和皮肤等低灌注组织中进行再次分布。随着时间的推移,药物也会分布至低灌注的其他组织,如骨骼和脂肪。虽然骨骼和脂肪都属于低灌注组织,但在长时间应用过程中,后者更容易蓄积大量的亲脂性药物。当停药后,周边室储存的药物可被再次释放返回中央室,从而导致苏醒延迟。再分配因子是决定药物作用的重要因素,并以时间依赖性方式影响药物的血浆浓度。

消除半衰期

近来,消除半衰期作为预测麻醉药物作用持续时间的主要药物代谢动力学参数。然而,在日常的临床实践中,这个参数并不能显著提高我们预测麻醉药物作用的能力。只有在单室模型中,消除半衰期实际上代表了给药后药物达到初始浓度一半所需的时间。在单室模型中,消除是唯一可以改变药物浓度的过程。由于没有其他的隔间可供药物分配进出,所以药物不能进行房室间再分布。麻醉医师的医疗活动中使用的药物大部分都是亲脂性的,因此更适用于多室模型而不是单室模型。同样,其他药物代谢动力学参数,如分布半衰期、分布容积、一级速率常数等等,并不能为我们提供一个预测药物分布的实用方法。在多室模型中,与房室间分布的影响相比,一些静脉麻醉药品的代谢和排泄对血浆浓度的变化可能影响很小。

时量相关半衰期

为了提高对麻醉药品代谢的描述和理解,提出了时量相关半衰期的概念[6]。这一概念极大地提高了我们对麻醉药品代谢的理解,具有临床应用价值。由于各室间存在药物浓度梯度差,药物分布对血浆药物浓度的影响随时间的推移,大小和方向都会发生变化。例如,在输注亲脂性药物的早期阶段,随着药物被输送到不饱和的外周组织,分布因素将倾向于降低血浆浓度。随后在停止输注后,药物将从周围组织中返回并重新进入中心循环。分布与消除对血浆浓度的相对影响随时间和药物的不同而不同。时量相关半衰期描述的是在输入药物特定持续时间后血浆药物浓度下降50%所需的时间[7]。该参数是通过计算机模拟药物分布的多室模型计算得出的(图30-2)。时量相关半衰期反映了药物分布和代谢的综合影响。这些数据有几个有趣的方面。首先,这些数据证实了随着输注持续时间的增加,所有药物的时量相关半衰期都增加的这一临床现象;且这一现象不能通过消除半衰期来进行解释。时量相关半衰期的增加在芬太尼和硫喷妥钠中尤为明显。例如芬太尼是在血浆中通过肝脏被不可逆清除,同时外周室芬太尼能够迅速地进入血浆补充被清除的药物。因此,尽管芬太尼的消除半衰期比舒芬太尼短(462分钟对577分钟),但输注时间超

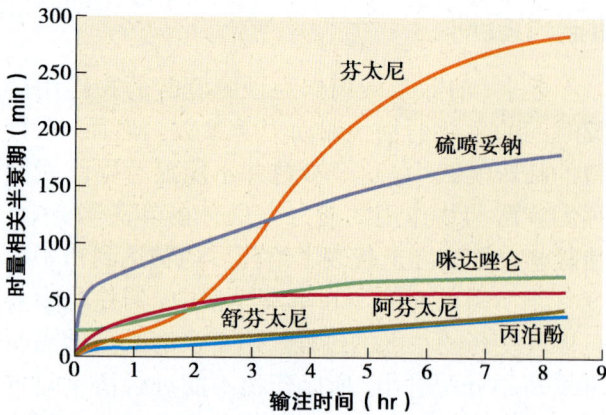

图 30-2 作为输注持续时间的函数的时量相关半衰期

这些数据来自 Hughes 等[5]人的计算机模型。可以看出随着输注持续时间的增加，丙泊酚的时量相关半衰期增长的幅度最小。另外需要注意的是，对于输注时间较短的患者，舒芬太尼的半衰期比阿芬太尼短。（经许可转载自 Hughes MA, Glass PSA, Jacobs JR. The contextsensitive half-time in multicompartment pharmacokinetic models for intravenous anesthetic drugs. *Anesthesiology*. 1992；76：334）

过 2h 后的时量相关半衰期远大于舒芬太尼。导致这一情况的出现是因为芬太尼在外周室的储存和随后的释放延迟了血浆浓度的下降。其次所有药物的时量相关半衰期与其消除半衰期没有恒定的关系。例如，比较丙泊酚和硫喷妥钠的时量相关半衰期（图 30-2）。虽然静脉输注丙泊酚和硫喷妥钠后，他们的时量相关半衰期相似，但硫喷妥钠的时量相关半衰期在短暂输注之后会快速增加。因此硫喷妥钠不是一个可用于门诊手术连续输注的理想药物。随着输注持续时间的增加，丙泊酚的时量相关半衰期并没有随着输注时间的增加而延长。输注丙泊酚后，从外周室返回血浆的药物迅速被代谢清除，因此并不会延缓血浆药物浓度下降。硫喷妥钠和丙泊酚之间的这种差异归因于①与硫喷妥钠相比丙泊酚的代谢清除率高；②丙泊酚从外周室返回血浆的速度相对较慢。

在瑞芬太尼出现以前，阿芬太尼作为阿片类药物被广泛研究推广并应用于门诊手术。阿芬太尼半衰期很短，为舒芬太尼的 1/5（111min 对比 577min）。但是，尽管舒芬太尼消除半衰期较长，但持续输注 8h 后，其时量相关半衰期较阿芬太尼短。这种现象的部分原因是舒芬太尼的大量分布引起的。在停止输注舒芬太尼后，血浆药物浓度的降低不仅依靠其自身消除，而且被持续再分布进入外周室。另一方面，阿芬太尼的分布容积小，

在体内可迅速达到平衡；因此，在血浆药物浓度下降过程中，药物由血浆进入外周组织后，分布对输注后血浆药物浓度下降的影响并不显著。Hughes 等[6]计算机模拟得出的数据表明，当用于清醒镇静时，若阿芬太尼和舒芬太尼的输注时间相似，则阿芬太尼的血浆药物浓度下降速度较舒芬太尼慢[7]。因此，尽管阿芬太尼的消除半衰期短，但是与舒芬太尼相比，并无明显优势[8]。

时量相关半衰期如何与苏醒时间相关联？

虽然时量相关半衰期代表了我们理解药物代谢的重大进步，但这个参数并不能直接描述患者从监护麻醉中苏醒所需要的时间。时量相关半衰期仅描述了血浆药物浓度降低 50% 所需要的时间，而患者的苏醒时间仍受诸多因素影响。决定苏醒时间非常重要的因素是输注结束时的血浆浓度与预期苏醒的血浆浓度之间的差值。例如，如果药物浓度维持在略高于唤醒所需的水平，则恢复时间将比输注期间药物浓度远高于唤醒所需浓度的时间短（图 30-3）。此外，虽然时量相关半衰期可以反映血浆药物浓度的衰减过程，但麻醉苏醒相关的实际是效应部位（即脑）的药物浓度。而效应部位浓度的变化在时间上是滞后于血浆药物浓度变化的。效应部位的药物平衡是一个与静脉镇静紧密相关的概念。当通过静脉推注或快速输注给药时，药物在发挥临床效果之前存在延迟效应。发生这种延迟是因为血浆通常不是作用部位，而仅仅是药物到达作用部位的一种途径。如果一些药效的参数可以被测量［如阿片类物质的功率谱

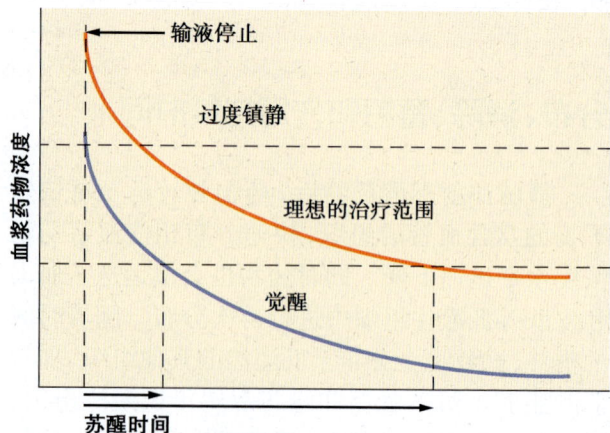

图 30-3 时量相关半衰期不是患者苏醒时间的唯一决定因素

该参数仅反映药物血浆浓度减少 50% 所需的时间。苏醒时间还取决于给药结束时的浓度差值以及低于该浓度时发生觉醒的浓度

脑电图（EEG）分析]，那么可以确定血浆药物浓度与药效之间的消除半衰期[9]。该参数缩写为 $t_{1/2}k_{e0}$。药物的 $t_{1/2}k_{e0}$ 值越小，则起效时间越快，其血浆和脑内浓度达到平衡所需的时间更短。与咪达唑仑、舒芬太尼和芬太尼相比，硫喷妥钠、丙泊酚和阿芬太尼的 $t_{1/2}k_{e0}$ 值较小。

$t_{1/2}k_{e0}$ 可以预测血浆和大脑之间药物达到平衡的过程。芬太尼血药浓度峰值出现一段时间后，EEG 才开始减慢。相反，在阿芬太尼给药后，EEG 的变化与血浆浓度的变化几乎一致。芬太尼的 $t_{1/2}k_{e0}$ 为 6.4min，而阿芬太尼的 $t_{1/2}k_{e0}$ 为 1.1min。因此，如果需要阿片类物质来减轻对单一刺激的反应，相比于芬太尼，阿芬太尼可能是更合适的选择。当滴定药物发挥临床效应时，$t_{1/2}k_{e0}$ 是决定给药时间间隔的重要因素。像咪达唑仑和丙泊酚这样的药物，药物的使用间隔时间应足够长，以便在进一步的给药前药物达到临床上可评价的全部峰值效应，从而避免无意中的过量用药[10-12]。例如，即使是咪达唑仑的最短平衡半衰期为 0.9min，也需要花费 2.7min（约 3 个半衰期）才能使效应部位浓度平衡达到 87.5%。其他因素对间断给药的剂量和时间也有重要影响。例如，心输出量降低将显著延长药物到达作用部位的时间。如果没有给药物足够的起效时间就再次追加药物，则可能发生显著的心肺损伤。此外，大多数药物在麻醉过程中初始剂量的作用是通过再分配来发挥作用的，这取决于再分配部位的血流量。如果由于已存在的和医源性的心排出量减少而导致再分布部位的血流减少，则这些药物的严重不良反应可能会延迟出现且持续时间会显著延长。这种情况的一个例子是，患者由于快速性心律失常引起的血流动力学障碍，需要通过镇静实现心脏复律。医师应小心的、间隔合适的推注时间、小剂量地给予药物来达到合适的镇静水平，需要谨记的是小剂量的推注可能需要几分钟才能发挥药物的全部效能。

药物相互作用

目前，在可接受的安全范围内和操作方便的前提下，没有一种药物能够满足监护麻醉（即镇痛、抗焦虑和催眠）的所有要求。因此，为保证患者的舒适度通常需要药物的联合使用。药物的联合使用可以通过协同作用降低单个药物的剂量需求。例如，联合输注丙泊酚和芬太尼比单独使用丙泊酚能更快促进苏醒和更好地平衡应激状态[13-15]。另外，每种药物的较低剂量可减少与较高剂量相关的副作用，从而提高患者的满意度和减少再住院次数。然而，需要注意的是协同作用也扩展到药物的不良反应，如对心血管系统和呼吸系统的抑制作用。

药物相互作用的原理基于药效学和药物代谢动力学两个方面，而且可能因药物的联合服用、服用这些药物的剂量范围和特殊的临床效应而有所不同。例如，因为芬太尼主要是一种镇痛药而不是催眠药，同减少麻醉诱导所需的的丙泊酚剂量相比，芬太尼可大大减少抑制皮肤切割的反应时所需的丙泊酚剂量[16]。另一方面，因为咪达唑仑具有显著的催眠特性，当用于诱导催眠以防止疼痛刺激引起肢体活动时，其与丙泊酚或硫喷妥钠显示出显著的协同作用[17-19]。

$Cp_{ss}50$ 是指能够消除 50% 患者在切皮时产生体动反应的稳态药物血浆浓度，它是一种效力指标，相当于挥发性吸入麻醉药的最低肺泡有效浓度（minimum alveolar concentration，MAC）这一参数。静脉麻醉药物的相互作用可通过其对 $Cp_{ss}50$ 的影响进行评估，就像阿片类物质的使用会降低挥发性麻醉药品的 MAC 值一样[20]。例如，在全身麻醉期间，与联合使用氧化亚氮/强效吸入麻醉药相比，患者单独使用阿片类物质抑制有害刺激反应时的剂量须高出十倍。在监护麻醉期间，这种药物间相互作用在较浅麻醉水平下仍然存在。因此，阿片类物质与其他麻醉药物联合应用（如丙泊酚/咪达唑仑），而不是单独使用，反而可能会促进患者快速苏醒。

药物相互作用呈剂量依赖性。例如，当芬太尼与异氟烷联合使用时，芬太尼的血浆浓度在有效镇痛范围内（即 1~2ng/ml）时，异氟烷 MAC 值的下降幅度最为明显。其中在 1.7ng/ml 时，异氟烷的 MAC 值下降 50%[21]。一旦芬太尼浓度超过 3ng/ml，异氟烷的 MAC 值下降 80%，下将幅度并不显著。同样静脉推注 3μg/kg 芬太尼 25min 后，地氟烷的 MAC 值下降约 50%[22]。然而，当芬太尼的剂量增加至 6μg/kg 时，地氟烷的 MAC 值不再继续大幅降低。对其他阿片类物质的研究也得出了类似的结果[23-25]。丙泊酚和阿片类药物之间的相互作用是非常重要的，因为这些药物在监护麻醉期间使用非常频繁。当镇痛浓度的芬太尼

（0.6ng/ml）与丙泊酚联合用于麻醉时，此时丙泊酚的$Cp_{ss}50$与其单独使用时相比下降了50%[17]。同理，当芬太尼的剂量增加到3ng/ml以上时，丙泊酚的$Cp_{ss}50$不再随之进一步下降。

虽然本文提供的数据涉及全身麻醉下的患者，但这些发现对监护麻醉具有重要意义。这些研究表明，在监护麻醉期间联合应用有效剂量范围内的阿片类药物对镇静药物的增效是非常显著的。此剂量范围内的剂量-反应曲线很陡峭也说明，在临床应用中，我们仅仅需要小幅度增加阿片类或催眠/镇静药物的剂量便可显著增加镇静深度。由此，可以提出以下临床建议：在监护麻醉期间，当阿片类药物在镇痛剂量范围内使用时，服用阿片类药物的最大益处将会增加。但在这个剂量范围内，仍有潜在的心肺不良反应的可能。

阿片类药物和苯二氮䓬类药物联合使用常用于催眠、遗忘和镇痛。该药物组合在产生催眠方面显示出明显的协同作用。在50%的患者中，要联合应用每种药物的中间有效剂量的25%才能达到诱导催眠的需求[26]。如果这种组合效能仅仅是简单的相加，那么大约只有25%的患者能够被诱导催眠。即使是亚镇痛效应的阿芬太尼（3μg/kg）也会大幅降低催眠对咪达唑仑的需求[27]。这种协同作用也延伸到这些药物的不良反应，甚至产生呼吸抑制、心脏抑制等危及生命的并发症。据报道，在使用咪达唑仑后有数人死亡，其中大多数为呼吸的负性事件[28]。在许多病例中，与咪达唑仑和阿片类药物联合使用有关。Bailey等人研究了咪达唑仑和芬太尼对健康志愿者呼吸功能的影响[29]。单独使用咪达唑仑并未发生明显呼吸抑制效应，而约有半数受试者在单独使用芬太尼时发生了低氧血症（血氧饱和度≤95%），有半数的研究发现，咪达唑仑0.05μg/kg和芬太尼2μg/kg联合应用，12名受试者中11名出现低氧血症，12名受试者中的6名发生了呼吸暂停（15s内无自主呼吸动作）。所以，咪达唑仑和芬太尼的联合使用会增加患者出现低氧血症和呼吸暂停的风险。在伴有呼吸系统或中枢神经系统疾病患者中以及婴幼儿或超高龄患者中，二者联合应用所致的呼吸抑制作用可能更为明显。在临床实践中，应谨慎权衡阿片类药物和苯二氮䓬类药物的协同作用在维持患者舒适度方面的临床优势，以防止药物联合使用对心血管和呼吸系统潜在的有害作用。

监护麻醉中的特殊药物

丙泊酚

丙泊酚由于其副作用小、滴定方便等优点，已成为监护麻醉的常用药物。丙泊酚具有许多镇静-催眠药的理想特性，可用于监护麻醉。它的药物代谢动力学特征使其在长时间输注后，时量相关半衰期仍然很短，血浆与效应室浓度可快速平衡，并具有苏醒迅速且完全、易于滴定等特性。其苏醒质量高和恶心呕吐发生率低使其尤其适用于门诊的监护麻醉。由此出现了使用丙泊酚用于监护麻醉的重要经验。

与苯二氮䓬类药物相比，丙泊酚在监护麻醉期间的催眠作用具有显著的优势。尽管咪达唑仑的消除半衰期相对较短，但其时量相关半衰期大约是丙泊酚的两倍。丙泊酚苏醒迅速且完全，咪达唑仑常可导致术后镇静时间延长和精神运动功能障碍，尤以老年人为著。推荐的中度镇静剂量（25～75μg/kg/min）的丙泊酚具有轻微的镇痛作用。另一方面，与异氟烷相比，丙泊酚作为全身麻醉的一个组成部分，可减轻术后疼痛和麻醉药物用量[30]。当丙泊酚辅助用于局部或区域麻醉的镇静时，可发挥其独特的优势。已有研究将丙泊酚（50～70μg/kg/min）持续输注产生的镇静作用用于睡眠（将保持睫毛反射和对语言或轻度物理刺激目的性反应定义为睡眠）辅助进行下肢手术的椎管内麻醉[31-33]。连续输注丙泊酚约100min后，患者可在停药后4min左右恢复意识。作者还指出，必要时可通过增加丙泊酚的输注来实施全身麻醉诱导。同时还将丙泊酚（60.5μg/kg/min）和咪达唑仑（4.3μg/kg/min）作为椎管内麻醉的辅助药物进行了比较，结果发现丙泊酚组出现自发性睁眼时间短于咪达唑仑组（2.3min比9.2min）。此外，丙泊酚组精神运动功能与基线值相当，而咪达唑仑组2h后才恢复到基线水平。几项比较丙泊酚和咪达唑仑用于局部和区域麻醉辅助镇静的研究表明，结果显示除了出院时间不相同，丙泊酚的术后镇静、嗜睡、意识错乱和运动功能障碍的发生率明显低于咪达唑仑[34-35]。

与其他麻醉方式相比，丙泊酚全身麻醉所致的恶心和呕吐通常较少[36-41]。越来越多的证据表明，即使亚催眠剂量的丙泊酚也具有直接的止吐作用，特别是与止吐药联合，用于伴有恶心和呕吐风险的患者[42-45]。因此，丙泊酚减少患者恶心和呕吐发生率可能是将此药作为监护麻醉的一个特点。另一方面，即使在用于镇静的小剂量输注期间，33% 到 50% 的患者会感到注射丙泊酚时的疼痛不适[35-46]。表 30-2 描述了几种减少丙泊酚注射疼痛的策略[47]。

表 30-2　减少丙泊酚静脉注射疼痛的策略
使用肘前窝处较大的静脉血管
减慢注射速度
经快速静脉输液路径注入
用 5% 葡萄糖或 10% 脂肪乳稀释
丙泊酚中加入利多卡因
用利多卡因和封闭静脉进行预处理
用阿片类药物进行预处理
用硫喷妥钠进行预处理
注射前将丙泊酚冷却至 4℃
注射前注入冷却的生理盐水（4℃）
注射期间停止静脉输液
利用中链甘油三酯而不是长链甘油三酯进行配制

磷丙泊酚

　　磷丙泊酚，一种丙泊酚的前体药物，于 2008 年被 FDA 批准用于成年人的监护麻醉；然而，这种药物没有得到广泛使用或研究，现已经从美国市场上撤出。该磷酸酯前体药物由内皮细胞碱性磷酸酶代谢为丙泊酚、甲醛和磷酸盐[48-55]。与丙泊酚相比，磷丙泊酚的主要优点是注射痛较轻。其他的所谓优点是无需输液泵，还可避免输注丙泊酚脂肪乳剂所带来的问题。理论上，当丙泊酚短缺时，磷丙泊酚可用于成人监护麻醉下的镇静，从而为其他患者保留有限的丙泊酚供应。遗憾的是，磷丙泊酚代谢成其活性代谢产物丙泊酚需要数分钟，导致达到峰值效应的时间延长（1～8min），故与丙泊酚相比，其起效与恢复均较慢，使得该药的最佳给药方案与丙泊酚不同。制造商推荐的标准给药方案是初始静脉注射剂量 6.5mg/kg，继而根据需要补充剂量 1.6mg/kg。初始剂量不应超过 16.5ml；任何补充剂量不应超过 4.0ml。只有在患者能够根据指令（言语或触觉刺激）做出反应时方可补充剂量，并且不应超过每 4min 一次以避免剂量蓄积。据报道，最常见的不良反应包括会阴和肛周区域烧灼的感觉异常、瘙痒、低氧血症、低血压和腹痛。这些副作用发生在用药后约 4min，可能与磷酸盐代谢产物有关。

苯二氮䓬类药物

　　苯二氮䓬类药物在监护麻醉中具有抗焦虑、遗忘和催眠作用。需要进行诊断治疗和外科手术的患者通常会要求一定程度的抗焦虑。咪达唑仑通常在手术或诊断操作开始前使用，以促进遗忘和减轻患者的焦虑程度。与其他苯二氮䓬类药物相比，咪达唑仑的半衰期相对较短，与药物相互作用的可能性降低，是苯二氮䓬类药物的首选。表 30-3 列出了咪达唑仑与地西泮的重要区别[56]。尽管咪达唑仑消除半衰期短，但用于镇静时，患者经常出现显著而持久的精神运动损伤。随着丙泊酚的应用，咪达唑仑在镇静中的角色地位发生改变，在输注丙泊酚前使用小剂量咪达唑仑主要是为了发挥后者的遗忘、抗焦虑作用，而不是作为主要的催眠作用，从而可以更好的实现镇静"平衡"技术[57]。一项对健康志愿者的研究表明丙泊酚以浓度依赖性方式降低了咪达唑仑的分布和清除率。该研究发现，监测麻醉管理期间增加丙泊酚的剂量可使咪达唑仑的血浆浓度增加 5% 到 25%。这项研究表明，快速代谢和易于滴定的丙泊酚可以根据特定刺激以可调节的方式提供所需的深度镇静水平。必要时，监护麻醉中所需的镇痛作用可以由局部或区域麻醉以及阿片类药物进行提供。那么需要注意的是，当阿片类药物与苯二氮䓬类药物联合应用时，应考虑到严重呼吸抑制的可能性。

表 30-3　咪达唑仑与地西泮重要特性的比较	
咪达唑仑	地西泮
水溶性，无须丙二醇溶解	脂溶性，需要丙二醇增溶
无静脉刺激，注射时通常无痛感	有静脉刺激，注射时疼痛
罕见血栓性静脉炎	血栓性静脉炎常见
消除半衰期短（1～4h）	消除半衰期长（>20h）
不受 H_2 拮抗剂影响	H_2 拮抗剂可降低其清除率
无活性代谢物（1-羟基咪达唑仑）	有活性代谢物（去甲西泮，奥沙西泮）
不太可能发生二次镇静	再次镇静的可能性大

　　使用苯二氮䓬类药物时应考虑患者的年龄。与年轻患者相比，老年患者达到预期临床效果所需的特定苯二氮䓬类药物的剂量减少[58]。这种用药差异主要与药效学因素有关。如图 30-4 所示，与 40 岁的患者相比，约有 50% 的 80 岁患者在咪

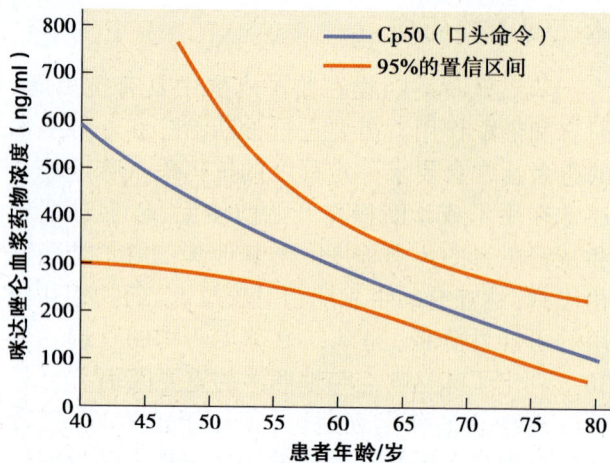

图 30-4 咪达唑仑 Cp50(50% 受试者不会对口头命令做出反应的浓度)与年龄的函数关系
随着患者年龄的增加，咪达唑仑需要量明显下降(摘自 Jacobs JR, Reves JG, Marty J, et al. Aging increase pharmacodynamic sensitivity to the hypnotic effects of midazolam. *Anesth Analg.*1995；80: 143, with permission)

达唑仑血药浓度减少了三分之一后仍无法对口头指令做出反应(图 30-4)[59]。

苯二氮䓬类药物可提高患者舒适度，改善手术操作条件并促进遗忘，因此成为监护麻醉的重要组成部分。然而，与以丙泊酚为主要成分的镇静催眠方法相比，苯二氮䓬类镇静药物可显著延长患者精神和认知功能的恢复[60]。苯二氮䓬类特效拮抗剂氟马西尼可主动终止其镇静和遗忘作用，改善苯二氮䓬类药物镇静后的功能恢复，且无不良反应。然而，需要注意的是，常规使用苯二氮䓬类拮抗剂后，仍有可能出现再镇静效应，尤其是对于门诊手术的患者。应用氟马西尼拮抗后，咪达唑仑的镇静作用可能会在 90min 内再次显现[46]。因此，使用苯二氮䓬类药物的门诊手术患者，过早转移至监护不完善的区域或过早离院，出现再次镇静的可能性非常大。表 30-4 列出了使用氟马西尼的剂量推荐方案。

表 30-4 使用氟马西尼拮抗苯二氮䓬类药物的推荐方案

初始推荐剂量 0.2mg
若 45s 内未达到所需的意识水平，重复 0.2mg 的剂量
每 60s 可重复一次给药 0.2mg，直至最大剂量 1.0mg
警惕再镇静效应

阿片类药物

监护麻醉期间，阿片类药物为"平衡"麻醉提供镇痛作用。区域或局部麻醉选择不当或无效时，

通常可在疼痛或侵入性操作开始之前立即使用阿片类药物作为补救。此外，应用阿片类药物可减少血流动力学波动、抑制不良生理反应，对于严重心脏病患者具有良好的效果。我们不仅要消除手术本身带来的疼痛，还须缓解其他因素带来的疼痛，如不舒适的体位、丙泊酚的注射痛、充气止血带疼痛和局部麻醉技术无法消除的其他疼痛等。阿片类药物的合理选择取决于诸多因素，包括成本、可用性、起效时间、作用时间和潜在副作用等。在监护麻醉过程中经常使用的阿片类药物包括阿芬太尼、芬太尼和瑞芬太尼。它们的副作用包括呼吸抑制、肌强直、恶心和呕吐等，这些对无气道保护且保留自主呼吸的患者都是不利的。由于患者的药物代谢动力学和药效学具有显著个体差异性，所以很难预测每个患者应用特定剂量阿片类药物后的效果。此外，镇静剂的协同作用增加了严重不良事件的风险，特别是呼吸抑制的风险。在临床实践中，为防止这些问题出现，我们通常是需要从小剂量开始给药，并逐步增加药物剂量，或通过滴注法输注以达到预期效果。

例如，在眼科手术前行球后阻滞的过程中，患者必须暂时配合并保持不动。此时如果患者发生体动反应可能会增加并发症的发生率，如眼球损伤、球后出血、视神经损伤、全脊髓麻醉和心脏停搏[61-62]。球后阻滞为我们研提供了一个极好的机会来研究药物对标准化的、伦理上可接受的、短暂的疼痛刺激反应的影响。理想的阻滞药物能够满足短暂的强效镇痛，还可使患者保持清醒并合作，且不会引起心肺功能抑制或恶心呕吐。由于阿芬太尼作用部位平衡时间短，能快速进入大脑且易于滴定，故其对于间断刺激的治疗具有药物代谢动力学优势。Yee 等人[63]研究了在丙泊酚联合阿芬太尼用于球后阻滞时的镇静效果。研究发现，尽管血氧饱和度下降与阿芬太尼剂量增加有关，但后者的加入确实改善了球后阻滞的条件。此外，当二者用于镇静时，丙泊酚剂量随阿芬太尼剂量的增加而成比例减少。其他阿片类物质，包括芬太尼和瑞芬太尼，也已成功用于眼科手术，且无明显副作用[64-66]。Ahmad[67]等人将 1μg/kg 的瑞芬太尼单次静推，时间大于 30s，90s 后进行球后阻滞。瑞芬太尼注射组中，超过 3/4 的患者在随后的阻滞中没有报告任何疼痛。然而，仅给予单次静推的患者中，15% 的患者存在明显的呼吸抑制(呼吸频率 <8 次/分)，单次推注后又持续输注的患者中，

19% 的患者出现了明显的呼吸抑制。该研究还发现，与 7μg/kg 的阿芬太尼相比，瑞芬太尼具有更好的镇痛效果。

在应用大剂量阿片类药物麻醉后，患者仍可详细描述对术中事件的感知和回忆，这为阿片类药物缺乏显著遗忘作用提供了证据。然而，当在志愿者中测试小剂量芬太尼对记忆的影响时，发现尽管受试者在芬太尼输注期间似乎是清醒着，但存在明显的记忆障碍[68]。在这项研究中，相较于手术所产生的疼痛刺激，患者接受的刺激强度可能较小。因此，二者记忆受损的严重程度也并不一致。Aydin[69] 等人指出，实施白内障手术时，局部麻醉辅以芬太尼，其镇静程度有显著差异；然而，该作用持续时间较短。如果期望遗忘作为麻醉平衡的一部分，则应使用镇静 - 催眠药，同时减少这两种药物的用量，以避免任何心血管意外的发生。

瑞芬太尼

瑞芬太尼是一种强效的超短效阿片类药物，在监护麻醉期间为短暂而疼痛的手术操作提供镇痛。瑞芬太尼可通过静脉推注和连续输注给药以实现镇痛目标。如果条件允许，应避免推注，以减少心肺不良反应的发生率。有人认为，在监测麻醉的过程中连续输注的给药方式改善了手术操作者的操作条件[70-71]。

与芬太尼和阿芬太尼相似，瑞芬太尼也具有强效 μ- 阿片受体激动剂的药效学特性。由于瑞芬太尼主要由非特异性酯酶水解，因此可被迅速消除和降解，这使其成为严重肝肾疾病患者的选择[72-73]。瑞芬太尼的另一个主要优势是镇痛作用强且持续时间短，这有利于防止手术疼痛刺激结束后的呼吸抑制。瑞芬太尼的时量相关半衰期很短，通常在 3.0～5.0min，随着输注持续时间的延长，其时量相关半衰期并没有出现明显增加[74-75]。此外，瑞芬太尼效应部位的平衡时间（$t_{1/2}k_{e0}$）为 1.0～1.5min，比阿芬太尼的 $t_{1/2}k_{e0}$（0.6～1.2min）略长，但比芬太尼（4～5min）和吗啡（约 20min）的 $t_{1/2}k_{e0}$ 短得多，因此，给药后起效迅速，从而便于监护麻醉期间对该药物效果的滴定。

在临床工作中，瑞芬太尼已成功用于区域和局部麻醉镇静技术中因为其镇痛功能。其独特的药物代谢动力学特征使其非常适合于监护麻醉。瑞芬太尼的临床经验表明，瑞芬太尼持续输注可

以提供有效镇痛并极少产生呼吸抑制作用。已公布的数据可用于制定相关临床指南[76]，在此进行讨论。

1. 瑞芬太尼最理想的治疗作用应是有效镇痛和患者舒适，而不是镇静。镇静药物如丙泊酚和咪达唑仑可与瑞芬太尼联合使用，以提供镇静中的催眠 - 遗忘成分。需注意，咪达唑仑的使用可使瑞芬太尼的用量减少 50% 以上[77]。

2. 已发表的数据表明，大剂量推注瑞芬太尼可导致呼吸抑制和胸壁强直的风险增加。这些副作用可能与血药峰浓度峰值上升有关，因此建议瑞芬太尼推注时应尽量缓慢（30s～90s 内）或通过静脉持续输注以避免上述风险。一旦出现呼吸抑制，应在 3min 内停止或减少瑞芬太尼输注。尽管瑞芬太尼具有药物代谢动力学优势，给药后仍需要警剔与其他强效阿片类药物一样可能出现的不良反应。虽然瑞芬太尼消除速度快，但仍应调整剂量避免引起呼吸抑制。同样，瑞芬太尼的 $t_{1/2}k_{e0}$ 值短表明：在加大瑞芬太尼剂量时，可能会突然出现呼吸抑制。尽管存在潜在呼吸抑制的可能性，仍有不少实验对瑞芬太尼静脉推注在监护麻醉中的镇痛效果进行研究[66,78-80]。

3. 苯二氮䓬类药物和阿片类药物联合使用具有非常好的效果。有研究显示，联合应用咪达唑仑镇静可产生抗焦虑和遗忘作用，从而提高患者满意度，并显著降低瑞芬太尼的用量。即使是相对低剂量的咪达唑仑（静脉注射 2mg）也能显著降低瑞芬太尼的用量并改善患者的焦虑。在乳腺或淋巴结活体组织检查中，单独使用瑞芬太尼的剂量为 0.123μg/kg/min，而联合使用咪达唑仑时可减少至 0.065μg/kg/min[77]。总而言之，阿片类药物联合小剂量咪达唑仑，可促进遗忘、减少焦虑、降低恶心呕吐发生率，提高患者满意度。但同时有增加呼吸抑制、呼吸暂停和过度镇静风险的可能性。

4. 由于大多数疼痛刺激的持续时间不可预测，并且间断推注给药后呼吸不良事件的发生风险增加，所以在监护麻醉期间瑞芬太尼最合理的给药方式是可调节输注。最好在此之前应给予小剂量咪达唑仑。大多数研究者在首次疼痛刺激开始前约 5min，0.1μg/kg/min 瑞芬太尼持续输注。然后将此初始"负荷剂量"减至约 0.05μg/kg/min 以保证患者舒适无痛。可根据疼痛反应或血流动力学波动上调输注速率，或在出现过度镇静、呼吸抑制和呼吸暂停时下调输注速率。推荐每次以

0.025μg/kg/min 为单位进行增减。瑞芬太尼的输注速率上调至 0.2μg/kg/min 时，呼吸抑制的发生率随之增加，但镇痛效果并不一定有提升。与丙泊酚给药的情况一样，瑞芬太尼输注时，如果意外中断，其药效会迅速消失，这可能会引起患者疼痛，血流动力学不稳定，甚至发生体动而引发其他并发症。因此，术中仔细监测药物输注系统，确保其手术过程中的正常运行是非常重要的。瑞芬太尼为粉剂，须以注射液重新配制后方可使用。尤其需要强调的是，当将该药物用于无气道保护的患者时，应确保药物稀释无误以防出现用药时的剂量错误。

表 30-5 列出了本文讨论的成人阿片类药物和其他药物的剂量推荐值。

表 30-5　镇静、催眠和镇痛药物的推荐剂量范围	
药物	**成人静脉注射推荐剂量范围 （缓慢增加剂量）**
苯二氮䓬类药物	
咪达唑仑	应用丙泊酚或瑞芬太尼前给予 1～2mg
地西泮	2.5～10.0mg 主要用于镇静
阿片类镇痛药	
阿芬太尼	刺激开始前 2min 单次静脉注射 5～20μg/kg
芬太尼	刺激开始前 2～4min 单次静脉注射 0.5～2μg/kg
瑞芬太尼	刺激开始前 5min 以 0.1μg/kg/min 速度持续输注 平稳后以 0.05μg/kg/min 速度持续输注 以 0.025μg/kg/min 为单位进行上下调节 与咪达唑仑或丙泊酚合用时剂量应减少 避免推注
催眠药	
丙泊酚	单次静脉注射 250～500μg/kg，可重复给药 输注速度 25～75μg/kg/min
右美托咪定	负荷量：0.5～1.0μg/kg 输注 10～20min 维持量：0.2～0.7μg/kg/h 持续输注

氯胺酮

苯环己哌啶衍生物氯胺酮是一种常用于辅助儿童镇静的强效镇痛药，在对阿片类药物耐药的成年患者中也常常应用[81-83]。小剂量（0.25～0.5mg/kg）使用时，也可产生轻微的呼吸和循环抑制作用。氯胺酮可使患者出现麻醉分离状态，在此情形下，患者眼睛睁开凝视，伴有眼球震颤。然而，随着氯胺酮的剂量增加或与其他镇静剂联合使用时，可能会无意中达到深度镇静和/或全身麻醉的状态。氯胺酮易引起口腔分泌物增多，使喉痉挛的发生率增加。因此经常使用阿托品或格隆溴铵等抗胆碱药来预防喉痉挛的发生。氯胺酮具有致幻性，因此常联合应用苯二氮䓬类药物，以减少幻觉发生。然而，这种做法是有争议的[84]。在急救医学研究中，当使用氯胺酮镇静时，用丙泊酚替代苯二氮䓬类药物和/或阿片类药物的报导越来越多。使用"氯胺酮丙泊酚混合物"的优势主要是它具有平衡二者药物副作用的能力。例如，氯胺酮的镇痛作用减少了完成侵入性操作或疼痛性手术时丙泊酚的用量。其他优势还包括维持血流动力学稳定性，减少恶心和呕吐发生率，改善手术条件以及减少气道并发症等[85-89]。由于药物半衰期的差异，如果需要重复给药或长时间联合应用则可能会出现一些问题。这种情况下，氯胺酮的作用时间可能比丙泊酚的更长。不自主体动可能使氯胺酮对于需要保持完全不动的手术而言并不合适。氯胺酮会增加颅内压和眼压，因此颅内压增高、青光眼或开放性眼外伤患者是禁止使用的[90]。虽然有人认为氯胺酮能相对保留气道反射，但没有令人信服的证据可以支持这一观点。

氯胺酮也可口服或肌肉注射给药。口服剂量为 4～6mg/kg，起效时间通常为 20～30min，作用持续时间为 60～90min；肌肉注射剂量为 2～4mg/kg，起效时间为 5～10min，作用通常可维持 30～120min。当氯胺酮通过静脉给药时，应从小剂量（0.25～1.00mg/kg）开始，约 1～2min 起效，作用持续时间约为 20～60min。

右美托咪定

右美托咪定是一种选择性 α_2 受体激动剂，可抑制中枢交感神经功能，产生镇静和镇痛作用。α_2 受体激动剂可增强阿片类药物的镇痛作用和苯二氮䓬类药物的镇静作用，与挥发性麻醉药物联合使用时具有降低其 MAC 值的作用。

与其他镇静和镇痛药物相比，右美托咪定在推荐剂量范围内对呼吸功能的影响相对较小[91-93]。值得注意的是，与阿片类药物诱导的镇静不同，二氧化碳对呼吸的调节作用，作为自然睡眠的一个特征，在右美托咪定镇静中得以保留。与丙泊酚相比，右美托咪定镇静可以改善气道通畅性[94]，尤其是对于疑似合并阻塞性睡眠呼吸暂停患者。在当今社会，随着肥胖症和睡眠呼吸紊乱的发病率日益上升，这一点非常重要。然而，右美托咪定给药期间，偶尔可能需要进行气道干预以缓解气道梗阻和呼吸暂停，特别是与其他可导致呼吸抑制的药物联合使用时[95]。右美托咪定已用于困难气道患者气管插管时的镇静。使用右美托咪定为采用纤维支气管镜进行气管插管的患者提供镇静，可减轻患者痛苦并提高配合度[96-100]。使用 α_2 受体激动剂可降低交感神经兴奋性和增强心脏迷走神经张力。因此，应用右美托咪定期间可能发生低血压和心动过缓。在使用右美托咪定的年轻健康志愿者中，临床上严重心动过缓和窦性停搏的发生与迷走神经张力过高有关，特别是在快速静脉推注给药期间[101-102]。α_2 受体激动剂具有收缩外周血管作用，偶尔会引起高血压。尽管存在这种现象，但与等效的丙泊酚镇静相比，一般很少出现需要干预的高血压[103]。

右美托咪定已成功用于成人和儿童患者清醒开颅手术，进行监护麻醉期间接受性语言皮质图谱的绘制[104-105]，也作为区域麻醉的辅助镇静，用于颈动脉内膜剥脱术中。在这些情况下，与咪达唑仑、芬太尼和丙泊酚联合使用相比，右美托咪定镇静时血流动力学的波动更少[106]。右美托咪定主要通过 α_2 受体介导脑血管收缩这一直接作用和对全身血管压力的间接影响来减少脑血流量。不过，大脑的代谢率似乎也伴随着下降[107]。更重要的是，右美托咪定似乎并没有增加术中唤醒麻醉下颈动脉内膜剥脱术患者颈动脉内分流量[108]。

右美托咪定无静脉注射痛，具有镇静镇痛和对呼吸抑制轻等优点，在某种情况下可成为丙泊酚的有效替代药。然而，与丙泊酚相比，右美托咪定镇静的起效时间长（25min 对比 10min）[109]。此外，如果使用右美托咪定的负荷量来缩短镇静起效时间，则可能会出现心动过缓和低血压。与丙泊酚组相比，在恢复室中，右美托咪定组患者的镇静程度深，血压低，镇痛效果好，但两组的麻醉恢复时间并无显著差异[110]。右美托咪定通常经静脉先给予负荷剂量，然后进行连续输注。负荷剂量为 $0.5\sim1.0\mu g/kg$，$10\sim20min$ 内输注完毕，随后以 $0.2\sim0.7\mu g/kg/h$ 速率连续输注。

两项来自同一所儿童医院的大型回顾性观察研究表明，右美托咪定可用于小儿磁共振成像和计算机断层成像检查的镇静[110-111]。这些研究中，先给予右美托咪定负荷剂量 $2\sim3\mu g/kg$，输注时间为 10min，随后以 $1\sim2\mu g/kg/h$ 速率连续输注。其中约 15% 的患儿需要再次追加右美托咪定才能达到满意的镇静深度并完成扫描。右美托咪定的镇痛作用使其可替代丙泊酚单独用于术中镇痛。然而，输注负荷剂量耗时长，偶尔仍需再次追加，低血压，心动过缓以及恢复时间长等缺点往往限制了其在短小操作（如计算机断层成像）中的应用。另外，丙泊酚的静脉注射痛，以及对非麻醉技术人员使用丙泊酚的法律规定，可能使右美托咪定在某些情况下可能更具有优势。

右美托咪定或丙泊酚镇静期间的遗忘

镇静-催眠药物可使意识水平下降，从而使机体对刺激的敏感性降低。因此，所有镇静-催眠药物都有可能损害记忆的形成，因为对刺激感应是外显记忆形成的关键。然而，丙泊酚和苯二氮䓬类药物一样，在亚催眠剂量下具有显著的遗忘作用，这表明遗忘与镇静的作用机制是不同的[112]。如丙泊酚，其遗忘的出现似乎是由于不能对已成功存储到长期记忆中的信息进行保留而造成的[113]。与丙泊酚和苯二氮䓬类药物相比，右美托咪定在亚催眠剂量下几乎无遗忘作用[114]。如果期望单独应用右美托咪定使患者产生遗忘，除非患者意识完全消失。这时可以通过使用一定剂量的丙泊酚或苯二氮䓬类药物来帮助产生遗忘。丙泊酚和右美托咪定的特征比较见表 30-6 中。

表 30-6　丙泊酚与右美托咪定重要特性的比较

	丙泊酚	右美托咪定
注射痛	有	很小
亚催眠剂量下的镇痛作用	很小	有
催眠剂量下的遗忘作用	明显	轻微
推荐剂量给药后的起效时间	迅速	$5\sim10min$
对非麻醉医师使用的限制性规定	有	无
出现严重心动过缓的可能性	很小	可能性大

患者自控镇静和镇痛

允许患者直接控制镇静程度的技术可能会对

患者的满意度产生积极的影响[115]。患者所需的镇静程度差异很大，个体对药物的反应也不尽相同。患者自控镇静可能是解决这个问题的有效方案。患者自控镇静的一种方法是使用常规的患者自控镇痛（PCA）系统给药，设定丙泊酚单次静脉注射剂量为 0.7mg/kg，并设置锁定时间为 3min[116]。其他方法包括单次静脉推注 0.5mg 咪达唑仑和 25μg 芬太尼的固定剂量组合，锁定时间为 5min[117]。阿芬太尼的药物代谢动力学特征使其成为治疗短暂、间歇性疼痛的理想药物。这一特点在经阴道取卵操作过程中得到了充分的利用，在监护麻醉下，使用阿芬太尼可避免当超声引导针头穿过阴道壁时引发的疼痛不适。为此，Zelcer 等人[118]利用 PCA 输送系统，允许患者在手术期间自行给予阿芬太尼。术前给予咪达唑仑和负荷剂量阿芬太尼，术中患者通过 PCA 泵静脉输注阿芬太尼 5μg/kg，并设置锁定时间为 3min。研究发现，与麻醉医师控制的镇痛方式相比，在患者接受程度、阿芬太尼用量、呼吸参数和疼痛评分等方面均无明显差异。从有限的可用数据中可以看出，在监护麻醉中，PCA 似乎是代替医师管理镇痛的有效方法。

呼吸功能和镇静 - 催眠药

正如美国麻醉医师协会内部数据库研究所强调的那样，在监护麻醉期间，发生呼吸功能障碍的可能性极大[119-120]。该研究指出，监护麻醉期间过度镇静导致的呼吸功能障碍是患者出现死亡或中枢神经系统损伤的最常见原因。有研究指出，门诊择期手术患者在监护麻醉期间发生永久性脑损伤和死亡的概率并不低于全身麻醉。镇静药物对呼吸系统的不良影响包括对呼吸驱动、气道通畅性以及保护性气道反射丧失的影响。这些影响可直接由镇静催眠或阿片类药物的使用所致，或因低血压导致脑干灌注不足而间接引起。另外，由于上呼吸道梗阻患者呼吸做功明显增加[121]，功能残气量下降会对呼吸功能产生不利影响[122-123]。

镇静和上呼吸道开放

上呼吸道位于胸腔外。吸气时，上呼吸道内的压力低于大气压，因此，在周围大气压力的影响下，上呼吸道有塌陷的趋势。然而，在正常受试者中，上呼吸道扩张肌的肌张力可克服这种气道塌陷的倾向。这些肌肉增加了上呼吸道的直径，降低了

其顺应性。吸气时，上呼吸道扩张肌于膈肌收缩之前已经开始收缩[124]。膈肌和上呼吸道呼吸肌的协调激活对于维持呼吸道通畅至关重要。然而，上呼吸道扩张肌对镇静 - 催眠药物异常敏感[125]。例如，有报道称，镇静剂量的苯二氮䓬类药物可使吸气时下呼吸道的气道阻力增加 3～4 倍[126]，并选择性地抑制颏舌肌和膈肌的活动，且颏舌肌的受抑程度更明显；而且这种情况在老年患者中更为明显。此时，肋间肌和腹肌的活动显著增加以对抗气道阻力升高。然而，这种反应仅部分有效，因为用力吸气会进一步降低上呼吸道的气道压力，从而引起进一步的气道塌陷。这种情况在合并呼吸系统损伤的患者中更加明显，如老年患者或慢性阻塞性肺病患者。这些患者的呼吸储备有限，无法通过增加呼吸肌运动对抗镇静所引起的呼吸做功增加，从而可能导致高碳血症、酸中毒和缺氧的出现。不足为奇的是，美国麻醉医师协会内部数据库研究显示，与监护麻醉相关的呼吸系统不良事件在老人和 ASA Ⅲ级和Ⅳ级以上的人群中所占比例非常高。

镇静和气道保护性反射

喉反射和上呼吸道反射可保护下呼吸道免于误吸。麻醉和镇静降低了喉反射对气道的保护作用。此外，有大量证据表明，高龄和体弱患者的气道保护性反射减弱。因此，老人或体弱患者镇静期间，气道保护性反射可能会进一步消失。胃内容物的误吸可能发生在围手术期的任何时候，特别是在上呼吸道保护反射恢复之前患者已经开始经口进食情况下。保护性反射恢复所需的时间差异很大。使用丙泊酚麻醉，意识清醒后 15min 左右，吞咽反射才会完全恢复[127]。然而，静脉注射 15mg 地西泮可以抑制吞咽反射长达 4h[128]。应用咪达唑仑后，尽管意识状态已经恢复正常，其对吞咽反射的抑制仍将持续 2h[129]。在其他健康成年男性志愿者中，吸入 50% 的氧化亚氮时吞咽反射即可被严重抑制[130]。

从之前引用的资料中不难看出，在镇静期间，不能仅依靠保护性气道反射来保护下气道免受误吸。因此，有胃内容物误吸风险的患者应尽可能保持在最低程度的镇静水平。理想的情况下，患者应足够清醒，以识别胃内容物的反流，并能保护好患者自己的气道。如果患者自身保护气道的能力不足，且存在巨大的反流 / 误吸风险，那么应认

真考虑在全身麻醉下置入带气囊的气管导管。丙泊酚对上呼吸道的保护性反射具有很强的抑制作用[131]，麻醉医师在临床工作中应时刻谨记丙泊酚的这一特点。我们利用丙泊酚进行喉罩置入、预防和治疗喉痉挛，并在不使用肌松药的情况下进行气管内插管。然而，由于丙泊酚对气道保护性反射具有明显抑制作用，在无气道保护的患者中使用丙泊酚镇静可能会导致患者面临更大的误吸风险。一项基于医疗保险数据库的大型回顾性研究（>100 000 名患者），观察在全身麻醉下实施结肠镜检查是否会增加患者吸入性肺炎的发生以及结肠镜检查后 30d 内需再次住院次数。结果表明，在全身麻醉下实施结肠镜检查的患者比未接受麻醉的患者更容易发生误吸（0.14% 对比 0.1%）。

镇静和呼吸控制

大多数麻醉医师通过临床实践发现镇静 - 催眠药有呼吸抑制作用。然而，有关这一领域的科学研究结果却往往相互矛盾，令人困惑。有时，它们显示镇静药物对通气反应几乎没有影响，即使有的话也很小[134-136]。然而，需要注意的是，在大多数情况下，用于测量呼吸运动的方法可能会通过刺激受试者而影响研究结果，从而减轻了药物对呼吸运动的抑制作用。在临床工作中，区域麻醉时，刺激传导可能受到阻滞，从而增强了镇静 - 催眠药物的呼吸抑制作用[137]。大多数研究表明，阿片类药物可以抑制缺氧和二氧化碳升高对呼吸运动的调节作用[138-142]。关于镇静剂量的苯二氮䓬类药物对二氧化碳影响的报告显示了不同的结果，包括无明显影响和严重影响[143-146]。然而，当阿片类药物和苯二氮䓬类药物联合使用时，似乎对通气反应有一致和明显的负面影响[142]。虽然合用镇静剂量的丙泊酚几乎没有增强阿片类药物的呼吸抑制作用，但是当与镇静 - 催眠药联合使用时，则需要警惕该不良反应的出现。

辅助供氧

肺泡通气不足导致缺氧是镇静剂、镇痛剂和催眠药使用后非常常见的一种情况。在没有严重肺部疾病的情况下，一般只需通过吸入适当浓度的氧气就可以有效地将患者的血氧饱和度恢复至可接受的水平。肺泡气体方程就很好的诠释了这一概念。一个极端的例子说明了这一点：一名健康的成年男性，在呼吸空气状态下，静脉给予一定剂量的阿片类药物后，出现明显的肺泡通气不足，该男性的肺泡二氧化碳分压可升高到 80mmHg。肺泡气体方程预测他的动脉血氧分压将降至约 40mmHg，如下所示。

$$PaO_2 = PiO_2 - PaCO_2/R$$
$$PiO_2 = FiO_2 \times (PB - P_{H_2O})$$
$$PiO_2 = 0.21 \times (760 - 47) = 150mmHg$$
$$PAO_2 = 150 - 80/0.8$$
$$PAO_2 = 50mmHg$$

其中 PAO_2 是肺泡氧分压，PiO_2 是氧气分压，P_{ACO2} 是肺泡二氧化碳分压，R 是呼吸商，P_B 是大气压，P_{H_2O} 是常温下的水蒸气压。

假设患者肺泡 - 动脉（A-a）氧梯度正常，当 PAO_2 为 40mmHg 时，其动脉血氧饱和度是 75%。如果患者存在通气不足的情况，在开始针对病因治疗之前，该患者只需要吸入适量的氧气，其血氧饱和度将得到显著改善。

$$FiO_2 增加到 28\%$$
$$PiO_2 = 0.28 \times (760 - 47) = 200mmHg$$
$$PAO_2 = 200 - 80/0.8$$
$$PAO_2 = 100mmHg$$

这个理论上的示例强调了一个重要的观点。首先，在单纯通气不足的情况下，适度增加吸入氧浓度可有效提高血氧饱和水平。其次，正在接受最低浓度氧气吸入且血氧饱和度尚可的患者，可能存在严重而又不易被发现的肺泡通气不足。事实上，氧疗的必要性是有争议的。Deitch 等人[143]观察指出，咪达唑仑与芬太尼联合镇静时，与单纯吸入空气的患者相比，吸入 2L/min 氧气的患者，其缺氧的发生率并未降低。研究人员进行了一项类似研究，经评估发现应用丙泊酚镇静时，吸入 3L/min 氧气的患者其血氧饱和度下降较单纯吸入空气的患者低（分别为 18% 和 28%），但未发现两者有统计学差异[144]。该作者认为，医师对气道阻塞的识别和处理比吸氧气本身更为重要。值得注意的是，ASA 内部数据资料显示，监护麻醉期间，呼吸抑制所造成的损伤占偏远地区损伤赔付的 1/3 以上[145]。我们建议在患者住院期间，监测他们吸入空气状态下的血氧饱和度是非常有意义的。

头颈部烧伤与氧疗

根据 Bhananker 等人对 ASA 损伤赔付的研究调查[119]，我们发现监护麻醉期间死亡和严重神经系统损伤的主要原因是镇静 - 催眠药对自主呼吸的抑制而导致的缺氧。虽然一般情况下大家对于吸氧都十分谨慎，但研究者惊讶地发现，第二个最常见的受伤原因竟然是烧伤，特别是头颈部烧伤。因此，对接受头颈部手术的患者进行吸氧时应十分谨慎。吸氧、电刀、酒精溶液、易燃无菌单的同时存在是非常危险的，特别是当患者头部被无菌手术单覆盖时会形成一个类似密闭口袋的空间，其内氧气浓度会迅速增加。表 30-7 列出了在这种情况下预防火灾的建议。

表 30-7　监护麻醉管理期间预防烧伤的建议

开放式面部悬垂技术；避免铺单下垂
在 SpO_2 指导下进行低流量吸氧
使用压缩空气而不是氧气防止 CO_2 蓄积
使用电刀前 60s 停止氧气吸入
避免使用含酒精的溶液
了解外科手术火灾的原因并预防其发生

摘自 Bhananker SM, Posner KL, Cheney FW, et al. Injury and liability associated with monitored anesthesia care-A closed claims analysis. *Anesthesiology*. 2006；104：228-234。

监护麻醉中的监测

美国麻醉医师协会指南

ASA 制定的麻醉基本监护标准适用于各种麻醉方法，包括监护麻醉。回顾众议院于 2010 年 10 月批准的 ASA 标准中与监护麻醉有关的部分是非常重要的[146]。

沟通与观察

一个认真负责、训练有素的麻醉医师是手术室中最重要的监护者。但是，通过使用手术室内随时可用的基本定量和定性监测装置，可大大增强其工作效率。麻醉医师通过不断评估患者对语言刺激的反应，以有效地判定镇静水平，并能早期识别神经或心肺功能障碍，这一点非常重要。对视觉、触觉和听觉生理功能的持续评估，包括观察呼吸频率、深度和模式，触诊动脉脉搏，以及通过四肢末梢温度和毛细血管充盈水平来评估外周灌注情况。另外，应不断观察患者有无出汗、脸色苍白、寒战、发绀以及神智的突然变化。

听诊

心脏和呼吸音的听诊一直是监护麻醉的重要组成部分。将听诊器放置在未插管患者心前区的胸骨切迹附近，不仅可以判定上呼吸道是否通畅，还可以持续监测心音和呼吸音。持续心前区听诊是一种廉价、有效且基本无风险的操作，可使监护麻醉人员更进一步的了解患者的目前状态。

血氧饱和度

在麻醉学实践中，没有一种氧输送监测仪比脉搏血氧仪具有更大的影响[147]。血氧饱和度监测对于清醒患者而言，是一种无创、安全且舒适的方式；其应用和说明也很简单，并且可以实时连续监测动脉氧合程度。ASA 标准明确规定术中需使用定量测量设备对患者血氧饱和度进行监测。在监测麻醉期间，呼吸功能受损的重要机制可能包括镇静剂和阿片类药物对呼吸运动、上呼吸道通畅性和保护性气道反射的影响。其他造成动脉血氧饱和度降低的重要危险因素包括肥胖、既往存在上呼吸道阻塞或呼吸系统疾病、代谢率增加、全身麻醉、年龄过大或者过小这两组极端年龄人群、手术部位和患者体位等[148-150]。Caplan 等[133]人发表的已结案索赔分析研究表明，监护麻醉期间对血氧饱和度的监测是至关重的，他们回顾了 14 例健康患者接受脊椎麻醉过程中发生的心脏停搏事件。这些重大麻醉事故均发生在常规监测脉搏血氧饱和度之前。这项研究的主要发现之一，是发绀经常预示着心脏骤停的出现，提示未识别的呼吸功能不全可能是导致心脏骤停发生的重要原因。ASA 专业责任委员会对麻醉的已结案索赔分析认为，呼吸系统不良事件是造成患者损伤的最主要原因，此外，对这些病例的研究调查表明，血氧饱和度监测与二氧化碳监测的联合可在大多数情况下可预防不良事件的发生。

呼吸末二氧化碳

呼吸末二氧化碳浓度监测不仅是气管插管患者最有效的监测方式，对于保留自主呼吸的非插管患者同样有用。呼吸末二氧化碳曲线可以用来监测患者呼吸频率，并有助于识别和管理气道阻塞。呼气末二氧化碳浓度的监测方法有很多。更重要的是，它还能监测到患者吸氧过程中存在的的通气不足[151]。旁流呼吸末二氧化碳监测系统已成功用于监护麻醉期间应用面罩、鼻咽通气道和鼻导管吸氧的患者中[152-153]。用于氧气输送的鼻导管已被改造为一个可提供呼吸气体取样的完整的通道，目前在市场上已经可以买到。或者，可以将呼吸末二氧化碳监测系统的采样线连接上短的静脉导管，并插入鼻吸氧管内。越来越多的证据表明，呼吸末二氧化碳监测可以降低儿童和成人镇静/镇痛或监测麻醉过程中的相关风险[151, 154-155]。Waugh 等[156]人进行了一项荟萃分析，以确定与单纯标准监测相比，增加呼吸末二氧化碳浓度监测是否能识别更多的呼吸系统并发症。结果显示，与单纯使用标准监护的患者相比，使用呼气末二氧化碳浓度监测的患者，其呼吸抑制的检出率高出 17.6 倍。虽然目前呼吸末二氧化碳浓度监测并未成为常规监测项目标准，但是，由于其成本低，且可提高患者安全程度，因此我们建议应常规用于所有接受镇静/镇痛和监护麻醉的患者中。

心血管系统

在监护麻醉期间，患者必须持续进行心电图监测，至少每 5min 测量和记录一次血压。通过触诊、血氧饱和度或听诊来监测脉搏跳动状态。其他血流动力学监测的选择通常更多地取决于患者的心血管状况，而不是手术的大小。大多数在监护麻醉下进行的手术不涉及大出血、血液置换或重大的生理性侵入操作。关于心肌缺血和其他不良血流动力学事件的监测选择则需要根据具体情况进行个体化分析。

监护麻醉中的体温监测和管理

围手术期常常伴有体温过低或体温过高，因此，在全身麻醉中体温监测的价值得到了充分的证实。虽然，在监护麻醉下实施镇静通常不会引发恶性高热，但有可能因为疏忽而出现严重低体温，尤其是椎管内麻醉。即使是在无需常规进行体温监测的区域麻醉中，年龄过大或者过小这两组极端年龄人群也可能因为体温调节机制受损而出现低体温。老人肌肉数量明显变少，因此基础产热明显减少。尽管麻醉医师可以对手术室的环境温度进行调节，但却无法控制手术室以外病人麻醉期间的体温。放射科通常保持在较低的温度以利于计算机系统重建图像。所有手术室内的常见加温设备如辐射热灯、空气加热器、液体加温器或复温毯，在手术室以外病人麻醉过程中可能是无法使用的。空气加热器已被证实是维持正常体温的一种有效手段，可与静脉输液加温器结合使用[157-158]。全身麻醉患者术中体温即使轻度降低（即 1～2℃），围术期心脏不良事件、出血倾向以及输血需求增加，伤口感染增多，伤口愈合及住院时间延长[159-164]。目前，没有证据表明监护麻醉下低体温的发生率要低于全身麻醉。在高危患者中，围术期低体温可能更容易出现，而这些人很可能需要在监护麻醉下进行手术。当患者体温严重降低时，机体出现的寒战反应不仅会干扰手术进程，同时会使心肌耗氧量显著增加，从而导致易感患者发生心肌缺血或呼吸衰竭。低体温的主要体温调节防御机制包括血管收缩、寒战和行为性调节。区域神经阻滞期间血管收缩、寒战均遭到不同程度的损伤。即使患者意识清醒，行为性体温调节也会受到影响。因此，区域麻醉对体温调节产生了重要的影响[165]。下肢血管扩张可将热量由中心分配至外周从而引起核心温度降低。外周感受器传入下丘脑体温调节中枢的热信号与中枢中心温度的冷信号发生冲突，从而延缓了温度补偿调节的启动。在缺乏可靠温度监测的情况下，出现体温降低的第一个征兆可能是寒战，而此时中心温度已经发生了急剧下降。

Frank 等人[166]研究了椎管内麻醉期间的温度监测和管理问题，发现体温监测数量明显不足，仅约 1/3 的患者进行了监测。核心温度是影响体温调节反应和围术期并发症出现的首要决定因素，但是，最常用的体温监测方法仍可能无法准确地反映机体的核心温度。前额皮肤表面是最常用的监测部位。这些用于围术期体温监测的设备，其准确性仍然存在争议；它们不仅无法可靠地用于检测恶性高热，而且对于儿童发热的筛查也不准确[167]。Sessler[168]建议在椎管内麻醉期间，使用合适的腋窝探头固定装置或间歇性测量口腔温度来进行体温监测。

患者经常抱怨被厚重的手术单覆盖时感觉太热。虽然在监护麻醉期间恶性高热的发生非常罕见，但甲状腺危象或神经阻滞剂恶性综合征可诱发恶性高热。机体体温过高也可能是缺氧、高碳酸血症、脑缺血、局麻药物中毒和心肌缺血等的严重不良事件发生的前驱症状。

监护麻醉中的脑电双频指数监测

脑电双频指数（BIS）是一种经过处理的脑电

参数,专门用于评估麻醉药物诱导和镇静期间患者的反应。镇静监测之所以非常有意义,是因为它能更准确预测药物用量,避免药物过量或不足而导致的不良后果。与传统的间歇式评估方法相比,BIS监测具有一些潜在的优势。传统的评估方法通过频繁刺激患者以确定其意识水平,这不仅需要患者配合,且评估结果易受疲劳测试的影响。推荐的传统评估工具有警觉/镇静评估量表(表30-8)[169]和ASA镇静水平连续性分类(表30-9)[170]。BIS已被证实在志愿者中是一种可以用来监测药物诱导镇静程度的设备,对于接受区域麻醉患者应用丙泊酚实施镇静时的镇静深度评估发现,BIS监测与警觉/镇静量表二者评估的镇静水平一致[169]。BIS值越低,镇静程度越深。BIS值低于80时患者意识开始消失。这些发现与Kearse等[171]人的研究结果一致,其研究结果显示在应用咪达唑仑、异氟烷和丙泊酚镇静的过程中,当BIS值低于79时,均未发生术中知晓。然而,正如在前面研究中所提到的,无法回忆起诸如图片之类的无害刺激,不一定会遗忘诸如手术这样的有害刺激。由于存在这样的可能性,Liu等人[172]建议,联合应用丙泊酚和咪达唑仑应使BIS值低于80,这样将会最大限度地减少术中知晓发生的可能性。虽然使用BIS监测镇静是非常有用的,但通过与患者交流进行传统方式的镇静评估也是一种非常重要的机制。理想情况下,BIS监测将在未来作为临床评估的辅助手段,而不是作为意识监测的主要手段。

表30-8　警觉/镇静观察评分				
反应	言语	表情	眼睛	得分
正常语调呼叫名字反应迅速	正常	正常	明亮,没有上睑下垂	5(清醒)
正常语调呼叫名字反应倦怠	减慢或稍慢	轻度放松	有光泽或轻度下垂(小于眼睛的一半)	4
仅对大声呼唤名字有反应	言语不清或明显减慢	明显放松(下颌松迟)	有光泽并明显下垂(超过眼睛的一半)	3
对轻度刺戳、摇动有反应	很少有可被识别词汇			2
对轻度刺戳、摇动无反应				1(睡眠)

表30-9　镇静水平连续性分类				
	轻度镇静抗焦虑	中度镇静/镇痛("清醒镇静")	深度镇静/镇痛	全身麻醉
反应性	对口头指令反应正常	对口头和触觉指令有明确反应 a	对重复口头命令或伤害性刺激有明确反应	伤害性刺激下仍不能苏醒
气道	无影响	无需干预	可能需要干预	经常需要干预
自主通气	无影响	充足	欠佳	经常不足
心血管功能	无影响	通畅能维持	通畅能维持	可能受损

a 伤害性刺激诱发的逃避反应不应被视为一种有明确反应。

经许可改编自 ASA House of Delegates. Continuum of depth of sedation: Definition of General Anesthesia and Levels of Sedation/Analgesia, 2014. A copy of the full text can be obtained from ASA, 1061 American Lane, Schaumburg, IL 60173-4973 or online at www.asahq.org。

早期识别和治疗局部麻醉药物中毒

我们通常会对区域或局部神经阻滞给予监护麻醉。但麻醉医师应保持高度警惕,时刻准备好识别和治疗局麻药物中毒,这一点至关重要(详见第22章)。有一点值得特别强调,那就是我们应该考虑到为无法耐受全身麻醉的年老体弱患者提供监护麻醉;而这些患者极有可能发生局麻药物不良反应。即使不是麻醉医师亲自实施的神经阻滞,也可以通过向外科医师建议选择合适的局麻药物类型、浓度、剂量和注射方法等实现预防局麻药物毒性反应的目的。

当局麻药物血浆浓度过高时，即可出现局麻药物中毒。局麻药物进入循环的速度过快并超过其清除速度时，血浆药物浓度升高。临床上可识别的局部麻醉药对中枢神经系统的影响具有浓度依赖性。局麻药物中毒时，轻度中毒者可表现为头晕、口舌麻木以及口中金属味。随着血浆药物浓度的进一步升高，中毒者可能会出现烦躁不安、眩晕、耳鸣和定向力障碍等。重度中毒者将出现言语不清和肌肉震颤，而这通常预示患者即将发生强直阵挛。

进行监护麻醉可能会改变个体对局麻药物潜在毒性作用的反应，并对区域或局部麻醉的安全范围产生不利影响。例如，心血管功能受损的患者在镇静期间心排出量可能会进一步下降。由此导致的肝血流量下降将降低局部麻醉药的清除速率，而局部麻醉药在肝脏中分解代谢，肝脏对其具有较高摄取率，这也就增加了血浆药物浓度升高并导致中毒的可能性。接受镇静的患者可能会出现呼吸抑制，进而导致动脉血中二氧化碳浓度的增加，引起高碳酸血症。高碳酸血症将从以下几个方面对患者产生不利影响。首先，通过增加脑血流量，使转运至大脑的局麻药物量增多，从而增加神经毒性的可能性。其次，通过降低脑脊液的 pH 值，高碳酸血症增加了细胞内局麻药物活性成分的浓度，从而导致毒性增加。另外，高碳酸血症、酸中毒和缺氧都能显著增强局麻药物的心脏毒性。需要注意的是，镇静-催眠药物的使用可能会掩盖患者已经出现的神经毒性症状。然而，苯二氮䓬类药物和巴比妥类药物的抗惊厥作用都可能会减轻与神经毒性有关的癫痫发作。在这两种情况下，心脏毒性反应可能是局麻药物中毒的首要证据。因此，由于缺乏任何神经毒性的临床证据，将会造成无意的逾量注射和适当治疗的延迟。心脏毒性出现时，其血浆药物浓度通常高于神经毒性发生时的血浆药物浓度，所以当心脏毒性发生时，通常比神经毒性更难处理。虽然心脏毒性通常出现在神经毒性之后，但它有时可能是最早出现的临床症状。

非麻醉医师的镇静和镇痛

虽然镇静和镇痛应该由经过专门培训和专业知识丰富的麻醉医师来提供，但在临床工作中，轻、中度的镇静常常由非麻醉医师来提供，受过培训的急诊科医师和危重症医学科医师偶尔也参与深度镇静。非麻醉医师参与的具体原因因机构和个案而异，包括便利性、可用性和时间安排等问题；麻醉医师短缺、聘请麻醉医师成本高等以及患者对麻醉医师提供镇静和镇痛的满意度和安全性方面认识不足。尽管我们通常不涉及这些病例，但麻醉医师依照联合委员会的授权参与了机构制定镇静和镇痛的政策和程序，间接参与了对这些患者的监护。为了在这个过程中帮助麻醉医师，ASA 特别工作组制定了非麻醉医师镇静和镇痛的实践指南[173-174]。

ASA 实践指南中定义了四种镇静水平，包括轻度镇静、中度镇静、深度镇静和全身麻醉。该指南强调，镇静和镇痛具有连续性的过程，患者可以轻易达到比预期更深的镇静水平。ASA 专家委员会于 1999 年 10 月发布了关于这种镇静深度连续性的声明，并且最近一次于 2014 年 10 月对其进行了修订。该声明包含一个镇静水平连续性分类的图表（表 30-9）[172]。手术过程中监测患者镇静深度，最重要的是要识别当患者出现比预期更深的镇静状态时，能采取适当的措施，防止患者心肺功能损伤。

指南还强调了患者术前评估、准备和合理禁饮食的重要性。指南讨论了连续监测镇静水平的重要性，特别是将患者对指令的反应作为评价镇静水平的参考指标。同时对通气、氧合和血流动力学监测进行了讨论，并对这些参数的间隔记录时间提出了建议。工作组强烈建议除了实施治疗或诊断操作的麻醉医师外，其他医务人员也可监测患者的舒适度和生理状况。指南建议对操作者进行教育和培训。具体的教育目标包括联合应用阿片类药物可加重镇静药物引起的呼吸抑制，了解镇静/镇痛药物的间隔给药时间以避免药物蓄积，以及熟悉镇静/镇痛拮抗剂。该指南还建议镇静期间应常规吸氧。要求在中度镇静期间保证有一名接受过基本生命支持培训的人员，有一名接受过高级生命支持培训人员可用（1~5min）。对于需要深度镇静的手术，ASA 建议 ACLS 培训人员在手术室内。这名人员应该具备识别气道梗阻，建立气道，并维持通气和氧合的能力。实践指南建议适用于镇静患者的急救设备，特别是建立气道和提供正压通气的设备应随时处于可用状态，另外急救设备中还应包括常规急救药品和除颤仪。可靠的静脉输液通路可提高心肺功能不全患者的安全性。出院前，适当的监测和足够时间的术后恢复是非常必要的。对于某些高危患者群体（例如不配合手术的患者，老人或婴幼儿，严重的心脏、肺脏、肝脏、肾脏、或中枢神经系统疾病患者，病态肥胖，睡眠呼吸暂停，妊娠以及滥用药物或酗酒的患者），指南建议非麻醉医师在为其实施镇静镇痛前，应与麻醉医师、心内科医师、呼吸科医师等进行术前讨论。

关于非麻醉医师通过培训达到一定的水平即可具备实施中到深度镇静资格这一问题存在争议。ASA 于 2005 年 10 月发布了一项声明，并于 2011 年进行了修订，提出了一个授予特权的框架，该声明有助于确保管理或监督提供中度镇静者的个人能力[174]。该声明建议了医师应该完成的正规培训内容，包括①建立中度镇静水平时镇静和镇痛药物的安全使用；②复苏已有不良生理反应的镇静过深患者。ASA 于 2010 年 10 月发布了一份关于非麻醉医师从事镇静工作授予特权的咨询意见[174]。

最近，美国医疗保险和医疗补助服务中心（CMS）发布了修订后的医院麻醉服务指引，要求医院制定政策和程序，以确定具体的临床操作是否涉及"麻醉"与"镇痛"服务。CMS 文件指明"麻醉"业务包括全身麻醉、监护麻醉、深度镇静和区域麻醉。这些"麻醉"业务必须由以下人员提供：有资格根据州法律施行麻醉的合格麻醉医师、医学或骨科博士、牙医、口腔外科医师或足科医师；需要适当监督的已注册的麻醉护士或麻醉助理，所有这些人都与执行手术的医师分开。"镇痛"业务包含轻、中度镇静[175]。ASA 最近在 2014 修订的关于安全使用丙泊酚的声明明确规定，该药物应仅由"接受过麻醉管理部门训练的人员使用，而这些人并不同时参与这些外科或诊断操作。如果不遵循这些建议，可能会增加患者面临重大伤害或死亡的风险[176]。"

计算机辅助个性化镇静 -SEDASYS

尽管 SEDASYS 设备现在已经退出美国市场，但仍值得简要回顾其设计特点和发展情况。2009 年 12 月，美国胃肠病学会（ACG）发布了一份立场声明，表明非麻醉医师使用丙泊酚镇静比常规内镜下胃肠道手术更符合成本效益；而对于"健康的、低风险患者"由麻醉医师实施镇静其成本会更高，而且在患者安全性方面没有任何能被证明的益处[177]。尽管麻醉业务的专业费用仅占医师总体费用的一小部分（3%），但近期花费在十二指肠镜

和结肠镜检查中的监护麻醉费用是明显增加的。鉴于 ACG 对非麻醉医师应用丙泊酚的成本效益立场，认为麻醉医师实施镇静的相关费用高，以及接受内镜手术患者其镇静需求的大量增加，非麻醉医师取代麻醉医师实施镇静且更受欢迎也就不足为奇了。最近的技术进步使得计算机辅助个性化镇静（CAPS）装置得以发展。这些装置将整合患者监测变量并与丙泊酚的程序输送结合起来。这些系统中最广为人知的是 SEDASYS（SEDASYS 计算机辅助个性化镇静系统，Ethicon Endo Surgery，Inc.Cincinnati, Ohio），将从标准 ASA 监护系统（包括血氧饱和度、呼吸末二氧化碳、心电和血压监测）中提取的数据信息进行整合，采用对应剂量算法提供可调节的丙泊酚输注速度以维持轻到中度镇静。该系统的制造商要求它只能用于麻醉专业人员可立即提供帮助或咨询的场景。ASA 建议，在这种特殊的情况下，至少"直接可用性"是一个包括麻醉专业人员在内的执行标准或快速反应小组。

SEDASYS 主要采用丙泊酚实施镇静。然而，该装置在丙泊酚输注开始前 3min 应单次给予芬太尼，以试图产生一定的镇痛效果[2-3]。65 岁以下患者芬太尼单次静脉注射剂量为 50～100μg，而 65 岁及以上的患者仅限于 25～50μg。丙泊酚初始输注速率在 25～75μg/（kg·min）之间。维持输注速率加快后，进一步追加药物则受到 3min 锁定时间的限制[178-179]。如果患者监测指标表明需要增加镇静，则该系统在 12min 内最大输注速率可达到 200μg/（kg·min）。有几种安全机制可以确保足够的镇静深度和防止过度镇静。由患者驱动的自动化反应监测器通过在振动或听觉刺激下需要与手持装置相互作用进而评估他/她的反应能力。氧合情况可根据氧饱和度监测确定。有报警系统提醒呼吸频率减慢，血氧饱和度降低或呼吸暂停事件发生。这些警报装置一旦触发，丙泊酚输注就会立即停止。尽管上述安全特征对于普通健康成人有效，但部分患者被认为不适合使用 SEDASYS 镇静，其中包括年龄在 18 岁以下，ASA Ⅳ级或 Ⅴ级，体重指数大于 $35kg/m^2$，气道解剖结构异常或阻塞性睡眠呼吸暂停，使用芬太尼贴的慢性疼痛患者、胃轻瘫、在同一手术中接受结肠镜检查和胃镜检查的患者，急诊结肠镜检查或胃镜检查。尽管 SEDASYS 已经退出市场，但其他 CAPS 设备似乎很可能会被开发出来。2014 年，ASA 发布了

一份指导性文件，就如何以最安全、最有效的方式将 CAPS 装置整合到医疗实践中提出了镇静建议。ASA 声明指出，在使用新技术时，研究确保安全使用的方法非常重要。建议的要点是，麻醉医师应熟悉制造商的建议和 FDA 关于设备操作和安全使用的标签信息，并且应修定程序性镇静的质量和安全计划，包括这些设备中所有镇静药物的数据收集。麻醉质量研究所（AQI）发表的程序镇静质量指标指南。这些指南现在包含通过 CAPS 进行镇静的患者指标[180]。

总结

对患者而言，使用监护麻醉通常会令人恐惧和痛苦的手术过程变得安全舒适。监护麻醉为患者提供了一个可以观察我们工作的机会。对麻醉医师来说，监护麻醉为我们提供了一个可以为患者提供更持久和更密切治疗的保障和机会，这与全身麻醉期间和全身麻醉后发生的较有限的暴露形成了对比。我们的气道管理水平和药物使用经验让我们具备了提供此项服务的独特资格。监护麻醉为我们提供了展示这些技能的机会，并提高了我们在手术室以外区域的知名度。一些具有更好药理学特性的药物出现，使我们能够优化监护麻醉管理，为患者提供镇痛、镇静、抗焦虑和遗忘作用同时，减少并发症的发生并促进快速康复。随着人口老龄化加快，越来越多的患者将会需要监护麻醉。非手术领域（例如介入放射学）的重大进展将大大增加在监护麻醉下顺利完成手术的次数。我们有责任向我们的非麻醉医师同事清楚地表明，麻醉医师提供的监护麻醉有助于我们的患者获得最佳治疗效果。如果麻醉医师不愿意或不能提供这些业务，那么其他专业人员应做好准备承担这一角色。

（彭显江 译，杨丽芳 校）

参考文献

1. American Society of Anesthesiologists. Distinguishing monitored anesthesia care ("MAC") from moderate sedation/analgesia (conscious sedation). www.asahq.org. Accessed May 26, 2016.
2. American Society of Anesthesiologists. Practice guidelines for sedation and analgesia by non-anesthesiologists. *Anesthesiology*. 2002;96:1004–1017.
3. American Society of Anesthesiologists. Position on monitored anesthesia care. www.asahq.org. October 2013. Accessed May 26, 2016.
4. Miner JR, Huber D, Nichols S, et al. The effect of the assignment of a pre-sedation target level on procedural sedation using propofol. *J Emerg Med*. 2007;32:249–255.
5. Ausems ME, Vuyk J, Hug CC, et al. Comparison of a computer-assisted infusion versus intermittent bolus administration of alfentanil as a supplement to nitrous oxide for lower abdominal surgery. *Anesthesiology*. 1988;68:851–861.
6. Hughes MA, Glass PS, Jacobs JR. Context-sensitive half-time in multicompartment pharmacokinetic models for intravenous anesthetic drugs. *Anesthesiology*. 1992;76:334–341.
7. Bailey JM. Context-sensitive half-times: What are they and how valuable are they in anaesthesiology? *Clin Pharmacokinet*. 2002;41:793–799.
8. Shafer SL, Varvel JR. Pharmacokinetics, pharmacodynamics, and rational opioid selection. *Anesthesiology*. 1991;74:53–63.
9. Scott JC, Ponganis KV, Stanski DR. EEG quantitation of narcotic effect: the comparative pharmacodynamics of fentanyl and alfentanil. *Anesthesiology*. 1985;62:234–241.
10. Avramov MN, White PF. Use of alfentanil and propofol for outpatient monitored anesthesia care: Determining the optimal dosing regimen. *Anesth Analg*. 1997;85:566–572.
11. Mandema JW, Sansom LN, Dios-Vièitez MC, et al. Pharmacokinetic-pharmacodynamic modeling of the electroencephalographic effects of benzodiazepines. Correlation with receptor binding and anticonvulsant activity. *J Pharmacol Exp Ther*. 1991;257:472–478.
12. Newson C, Joshi GP, Victory R, et al. Comparison of propofol administration techniques for sedation during monitored anesthesia care. *Anesth Analg*. 1995;81:486–491.
13. Smith C, McEwan AI, Jhaveri R, et al. The interaction of fentanyl on the Cp50 of propofol for loss of consciousness and skin incision. *Anesthesiology*. 1994;81:820–828; discussion 26A.
14. Kazama T, Ikeda K, Morita K. Reduction by fentanyl of the Cp50 values of propofol and hemodynamic responses to various noxious stimuli. *Anesthesiology*. 1997;87:213–227.
15. Kazama T, Ikeda K, Morita K. The pharmacodynamic interaction between propofol and fentanyl with respect to the suppression of somatic or hemodynamic responses to skin incision, peritoneum incision, and abdominal wall retraction. *Anesthesiology*. 1998;89:894–906.
16. Smith C, McEwan AI, Jhaveri R, et al. Reduction of propofol Cp50 by fentanyl. *Anesthesiology*. 1992;77:A340.
17. Short TG, Plummer JL, Chui PT. Hypnotic and anaesthetic interactions between midazolam, propofol and alfentanil. *Br J Anaesth*. 1992;69:162–167.
18. Short TG, Chui PT. Propofol and midazolam act synergistically in combination. *Br J Anaesth*. 1991;67:539–545.
19. Teh J, Short TG, Wong J, et al. Pharmacokinetic interactions between midazolam and propofol: An infusion study. *Br J Anaesth*. 1994;72:62–65.
20. Hillier SC. Achieving control of anesthetic administration: The infusion pump versus the vaporizer. *Anesthesiol Clin North America*. 1996;14:265–280.
21. McEwan AI, Smith C, Dyar O, et al. Isoflurane minimum alveolar concentration reduction by fentanyl. *Anesthesiology*. 1993;78:864–869.
22. Sebel PS, Glass PSA, Fletcher JE, et al. Reduction of the MAC of desflurane with fentanyl. *Anesthesiology*. 1992;76:52–59.
23. Lang E, Kapila A, Shlugman D, et al. Reduction of isoflurane minimal alveolar concentration by remifentanil. *Anesthesiology*. 1996;85:721–728.
24. Westmoreland CL, Sebel PS, Gropper A. Fentanyl or alfentanil decreases the minimum alveolar anesthetic concentration of isoflurane in surgical patients. *Anesth Analg*. 1994;78:23–28.
25. Brunner MD, Braithwaite P, Jhaveri R, et al. MAC reduction of isoflurane by sufentanil. *Br J Anaesth*. 1994;72:42–46.
26. Vinik HR, Bradley EL, Kissin I. Midazolam-alfentanil synergism for anesthetic induction in patients. *Anesth Analg*. 1989;69:213–217.
27. Kissin I, Vinik HR, Castillo R, et al. Alfentanil potentiates midazolam-induced unconsciousness in subanalgesic doses. *Anesth Analg*. 1990;71:65–69.
28. Food and Drug Administration. Midazolam Black Box Warning. *Drug Bulletin*. 1988;18:15–16.
29. Bailey PL, Pace NL, Ashburn MA, et al. Frequent hypoxemia and apnea after sedation with midazolam and fentanyl. *Anesthesiology*. 1990;73:826–830.
30. Cheng SS, Yeh J, Flood P. Anesthesia matters: Patients anesthetized with propofol have less postoperative pain than those anesthetized with isoflurane. *Anesth Analg*. 2008;106:264–269.
31. Mackenzie N, Grant IS. Propofol for intravenous sedation. *Anaesthesia*. 1987;42:3–6.
32. Wilson E, David A, Mackenzie N, et al. Sedation during spinal anaesthesia: Comparison of propofol and midazolam. *Br J Anaesth*. 1990;64:48–52.
33. Wilson E, Mackenzie N, Grant IS. A comparison of propofol and midazolam by infusion to provide sedation in patients who receive spinal anaesthesia. *Anaesthesia*. 1988;43:91–94.
34. Smith I, Monk TG, White PF, et al. Propofol infusion during regional anesthesia. *Anesth Analg*. 1994;79:313–319.
35. White PF, Negus JB. Sedative infusions during local and regional anesthesia: a comparison of midazolam and propofol. *J Clin Anesth*. 1991;3:32–39.
36. Gecaj-Gashi A, Hashimi M, Sada F, et al. Propofol vs isoflurane anesthesia-incidence of PONV in patients at maxillofacial surgery. *Adv Med Sci*. 2010;55:308–312.
37. Gauger PG, Shanks A, Morris M, et al. Propofol decreases early postoperative nausea and vomiting in patients undergoing thyroid and parathyroid operations. *World J Surg*. 2008;32:1525–1534.
38. Tan T, Bhinder R, Carey M, et al. Day-surgery patients anesthetized with propofol have less postoperative pain than those anesthetized with sevoflurane. *Anesth Analg*. 2010;111:83–85.
39. Vari A, Gazzanelli S, Cavallaro G, et al. Post-operative nausea and vomiting (PONV) after thyroid surgery: A prospective, randomized study comparing totally intravenous versus inhalational anesthetics. *Am Surg*. 2010;76:325–328.
40. Apfel CC, Korttila K, Abdalla M, et al. A factorial trial of six interventions for the prevention of postoperative nausea and vomiting. *N Engl J Med*. 2004;350:2441–2451.
41. Tramèr M, Moore A, McQuay H. Propofol anaesthesia and postoperative nau-

sea and vomiting: Quantitative systematic review of randomized controlled studies. *Br J Anaesth.* 1997;78:247–255.

42. Fujii Y, Itakura M. Comparison of propofol, droperidol, and metoclopramide for prophylaxis of postoperative nausea and vomiting after breast cancer surgery: A prospective, randomized, double-blind, placebo-controlled study in Japanese patients. *Clin Ther.* 2008;30:2024–2029.

43. Fujii Y, Itakura M. Low-dose propofol to prevent nausea and vomiting after laparoscopic surgery. *Int J Gynaecol Obstet.* 2009;106:50–52.

44. Arslan M, Demir ME. Prevention of postoperative nausea and vomiting with a small dose of propofol combined with dexamethasone 4 mg or dexamethasone 8 mg in patients undergoing middle ear surgery: a prospective, randomized, double-blind study. *Bratisl Lek Listy.* 2011;112:332–336.

45. Borgeat A, Wilder-Smith OHG, Saiah M, et al. Subhypnotic doses of propofol possess direct antiemetic properties. *Anesth Analg.* 1992;74:539–541.

46. Ghouri AF, Ramirez Ruiz MA, White PF. Effect of flumazenil on recovery after midazolam and propofol sedation. *Anesthesiology.* 1994;81:333–339.

47. Smith I, White PF, Nathanson M, et al. Propofol. An update on its clinical use. *Anesthesiology.* 1994;81:1005–1043.

48. Sneyd JR, Rigby-Jones AE. New drugs and technologies, intravenous anaesthesia is on the move (again). *Br J Anaesth.* 2010;105:246–254.

49. Levitzky BE, Vargo JJ. Fospropofol disodium injection for the sedation of patients undergoing colonoscopy. *Ther Clin Risk Manag.* 2008;4:733–738.

50. Garnock-Jones KP, Scott LJ. Fospropofol. *Drugs.* 2010;70:469–477.

51. Struys MMRF, Fechner J, Schuttler J, et al. Erroneously published fospropofol pharmacokinetic-pharmacodynamic data and retraction of the affected publications. [Retraction of Fechner J, Ihmsen H, Hatterscheid D, Schiessl C, Vornov JJ, Burak E, Schwilden H, Schuttler J. Anesthesiology. 2003 Aug;99(2):303–13; PMID: 12883403]. [Retraction of Fechner J, Ihmsen H, Hatterscheid D, Jeleazcov C, Schiessl C, Vornov JJ, Schwilden H, Schuttler J. Anesthesiology. 2004 Sep;101(3):626–39; PMID: 15329587]. [Retraction of Shah A, Mistry B, Gibiansky E, Gibiansky L. Anesthesiology. 2008 Nov;109(5):937; discussion 937; PMID: 18946316]. [Retraction of Struys MM, Vanluchene AL, Gibiansky E, Gibiansky L, Vornov J, Mortier EP, Van Bortel L. Anesthesiology. 2005 Oct;103(4):730–43; PMID: 16192765]. [Retraction of Gibiansky E, Struys MM, Gibiansky L, Vanluchene AL, Vornov J, Mortier EP, Burak E, Van Bortel L. Anesthesiology. 2005 Oct;103(4):718–29; PMID: 16192764]. *Anesthesiology.* 2010;112:1056–1057.

52. Shah A, Mistry B, Gibiansky E, et al. Fospropofol assay issues and impact on pharmacokinetic and pharmacodynamic evaluation. [Erratum appears in Anesthesiology. 2008 Nov;109(5):940]. [Retraction in Struys MM, Fechner J, Schuttler J, Schwilden H. Anesthesiology. 2010 Apr;112(4):1056–7; PMID: 20177373]. *Anesthesiology.* 2008;109:937; discussion.

53. Shah A, Mistry B, Gibiansky E, et al. Fospropofol assay issues and impact on pharmacokinetic and pharmacodynamic evaluation. *Anesth Analg.* 2009;108:382; author reply 383.

54. Cohen LB. Clinical trial: A dose-response study of fospropofol disodium for moderate sedation during colonoscopy. *Aliment Pharmacol Ther.* 2008;27:597–608.

55. Cohen LB, Cattau E, Goetsch A, et al. A randomized, double-blind, phase 3 study of fospropofol disodium for sedation during colonoscopy. *J Clin Gastroenterol.* 2010;44:345–353.

56. Stoelting RKHS. *Benzodiazepines, Pharmacology and Physiology in Anesthetic Practice.* 4th ed. Philadelphia, PA: JB Lippincott; 2006.

57. Taylor E, Ghouri AF, White PF. Midazolam in combination with propofol for sedation during local anesthesia. *J Clin Anesth.* 1992;4:213–216.

58. Ekstein M, Gavish D, Ezri T, et al. Monitored anaesthesia care in the elderly: Guidelines and recommendations. *Drugs Aging.* 2008;25:477–500.

59. Jacobs JR, Reves JG, Marty J, et al. Aging increases pharmacodynamic sensitivity to the hypnotic effects of midazolam. *Anesth Analg.* 1995;80:143–148.

60. Pratila MG, Fischer ME, Alagesan R, et al. Propofol versus midazolam for monitored sedation: A comparison of intraoperative and recovery parameters. *J Clin Anesth.* 1993;5:268–274.

61. Tognetto D, di Lauro M, Fanni D, et al. Iatrogenic retinal traumas in ophthalmic surgery. *Graefes Arch Clin Exp Ophthalmol.* 2008;246:1361–1372.

62. Hamilton RC. Complications of ophthalmic regional anesthesia. In: Finucane BT, ed. *Complications of Regional Anesthesia.* New York, NY: Springer; 2007:87–101.

63. Yee JB, Burns TA, Mann JM, et al. Propofol and alfentanil for sedation during placement of retrobulbar block for cataract surgery. *J Clin Anesth.* 1996;8:623–626.

64. Inan ÜÜ, Sivaci RG, Ermis SS, et al. Effects of fentanyl on pain and hemodynamic response after retrobulbar block in patients having phacoemulsification. *J Cataract Refract Surg.* 2003;29:1137–1142.

65. McHardy FE, Fortier J, Chung F, et al. A comparison of midazolam, alfentanil and propofol for sedation in outpatient intraocular surgery. *Can J Anaesth.* 2000;47:211–214.

66. Ryu JH, So YM, Hwang JW, et al. Optimal target concentration of remifentanil during cataract surgery with monitored anesthesia care. *J Clin Anesth.* 2010;22:533–537.

67. Ahmad S, Leavell ME, Fragen RJ, et al. Remifentanil versus alfentanil as analgesic adjuncts during placement of ophthalmologic nerve blocks. *Reg Anesth Pain Med.* 1999;24:331–336.

68. Veselis RA, Reinsel RA, Feshchenko VA, et al. Impaired memory and behavioral performance with fentanyl at low plasma concentrations. *Anesth Analg.* 1994;79:952–960.

69. Aydın ON, Ugur B, Kir E, et al. Effect of single-dose fentanyl on the cardiorespiratory system in elderly patients undergoing cataract surgery. *J Clin Anesth.* 2004;16:98–103.

70. Akcaboy ZN, Akcaboy EY, Albayrak D, et al. Can remifentanil be a better choice than propofol for colonoscopy during monitored anesthesia care? *Acta Anaesthesiol Scand.* 2006;50:736–741.

71. Keidan I, Berkenstadt H, Sidi A, et al. Propofol/remifentanil versus propofol alone for bone marrow aspiration in paediatric haemato-oncological patients. *Paediatr Anaesth.* 2001;11:297–301.

72. Glass PSA, Hardman D, Kamiyama Y, et al. Preliminary pharmacokinetics and pharmacodynamics of an ultra-short-acting opioid. *Anesth Analg.* 1993;77:1031–1040.

73. Westmoreland CL, Hoke JF, Sebel PS, et al. Pharmacokinetics of remifentanil (GI87084B) and its major metabolite (GI90291) in patients undergoing elective inpatient surgery. *Anesthesiology.* 1993;79:893–903.

74. Egan TD, Lemmens HJ, Fiset P, et al. The pharmacokinetics of the new short-acting opioid remifentanil (GI87084B) in healthy adult male volunteers. *Anesthesiology.* 1993;79:881–892.

75. Kapila A, Glass PSA, Jacobs JR, et al. Measured context-sensitive half-times of remifentanil and alfentanil. *Anesthesiology.* 1995;83:968–975.

76. Servin F, Desmonts JM, Watkins WD. Remifentanil as an analgesic adjunct in local/regional anesthesia and in monitored anesthesia care. *Anesth Analg.* 1999;89:S28–S32.

77. Avramov MN, Smith I, White PF. Interactions between midazolam and remifentanil during monitored anesthesia care. *Anesthesiology.* 1996;85:1283–1289.

78. Ryu JH, Kim JH, Park KS, et al. Remifentanil-propofol versus fentanyl-propofol for monitored anesthesia care during hysteroscopy. *J Clin Anesth.* 2008;20:328–332.

79. Sa Rego MM, Inagaki Y, White PF. Remifentanil administration during monitored anesthesia care: Are intermittent boluses an effective alternative to a continuous infusion? *Anesth Analg.* 1999;88:518–522.

80. Smith I, Avramov MN, White PF. A comparison of propofol and remifentanil during monitored anesthesia care. *J Clin Anesth.* 1997;9:148–154.

81. Green SM. Research advances in procedural sedation and analgesia. *Ann Emerg Med.* 2007;49:31–36.

82. Green SM, Klooster M, Harris T, et al. Ketamine sedation for pediatric gastroenterology procedures. *J Pediatr Gastroenterol Nutr.* 2001;32:26–33.

83. McCarty E, Mencio G, Green N. Anesthesia and analgesia for the ambulatory management of fractures in children. *J Am Acad Orthop Surg.* 1999;7:81–91.

84. Sherwin TS, Green SM, Khan A, et al. Does adjunctive midazolam reduce recovery agitation after ketamine sedation for pediatric procedures? A randomized, double-blind, placebo-controlled trial. *Ann Emerg Med.* 2000;35:229–238.

85. Akin A, Esmaoglu A, Guler G, et al. Propofol and propofol-ketamine in pediatric patients undergoing cardiac catheterization. *Pediatr Cardiol.* 2005;26:553–557.

86. Akin A, Guler G, Esmaoglu A, et al. A comparison of fentanyl-propofol with a ketamine-propofol combination for sedation during endometrial biopsy. *J Clin Anesth.* 2005;17:187–190.

87. Aouad MT, Moussa AR, Dagher CM, et al. Addition of ketamine to propofol for initiation of procedural anesthesia in children reduces propofol consumption and preserves hemodynamic stability. *Acta Anaesthesiol Scand.* 2008;52:561–565.

88. Erden IA, Pamuk AG, Akinci SB, et al. Comparison of two ketamine-propofol dosing regimens for sedation during interventional radiology procedures. *Minerva Anestesiol.* 2010;76:260–265.

89. Phillips W, Anderson A, Rosengreen M, et al. Propofol versus propofol/ketamine for brief painful procedures in the emergency department: Clinical and bispectral index scale comparison. *J Pain Palliat Care Pharmacother.* 2010;24:349–355.

90. Nagdeve NG, Yaddanapudi S, Pandav SS. The effect of different doses of ketamine on intraocular pressure in anesthetized children. *J Pediatr Ophthalmol Strabismus.* 2006;43:219–223.

91. Hsu Y-W, Cortinez LI, Robertson KM, et al. Dexmedetomidine pharmacodynamics: part I: Crossover comparison of the respiratory effects of dexmedetomidine and remifentanil in healthy volunteers. *Anesthesiology.* 2004;101:1066–1076.

92. Shukry M, Miller JA. Update on dexmedetomidine: Use in nonintubated patients requiring sedation for surgical procedures. *Ther Clin Risk Manag.* 2010;6:111–121.

93. Ebert TJ, Hall JE, Barney JA, et al. The effects of increasing plasma concentrations of dexmedetomidine in humans. *Anesthesiology.* 2000;93:382–394.

94. Mahmoud M, Gunter J, Donnelly LF. A comparison of dexmedetomidine with propofol for magnetic resonance imaging sleep studies in children. *Anesth Analg.* 2009;109:745–753.

95. Ho AM-H, Chen S, Karmakar MK. Central apnoea after balanced general anaesthesia that included dexmedetomidine. *Br J Anaesth.* 2005;95:773–775.

96. Ramsay MA, Luterman DL. Dexmedetomidine as a total intravenous anesthetic agent. *Anesthesiology.* 2004;101:787–790.

97. Jooste EH, Ohkawa S, Sun LS. Fiberoptic intubation with dexmedetomidine in two children with spinal cord impingements. *Anesth Analg.* 2005;101:1248.

98. Maroof M, Khan R, Jain D, et al. Dexmedetomidine is a useful adjunct for awake intubation. *Can J Anaesth.* 2005;52:776–777.

99. Stamenkovic DM, Hassid M. Dexmedetomidine for fiberoptic intubation of a patient with severe mental retardation and atlantoaxial instability. *Acta Anaesthesiol Scand.* 2006;50:1314–1315.

100. Abdelmalak B, Makary L, Hoban J, et al. Dexmedetomidine as sole sedative for awake intubation in management of the critical airway. *J Clin Anesth.* 2007;19:370–373.

101. Videira RLR, Ferreira RMV. Dexmedetomidine and asystole. *Anesthesiology.* 2004;101:1479.

102. Ingersoll-Weng E, Manecke GRJ, Thistlethwaite PA. Dexmedetomidine and cardiac arrest. *Anesthesiology.* 2004;100:738–739.

103. Talke P, Richardson CA, Scheinin M, et al. Postoperative pharmacokinetics and sympatholytic effects of dexmedetomidine. *Anesth Analg.* 1997;85:1136–1142.

104. Bekker AY, Kaufman B, Samir H, et al. The use of dexmedetomidine infusion

for awake craniotomy. *Anesth Analg*. 2001;92:1251–1253.

105. Ard J, Doyle W, Bekker A. Awake craniotomy with dexmedetomidine in pediatric patients. *J Neurosurg Anesthesiol*. 2003;15:263–266.

106. Bekker AY, Basile J, Gold M, et al. Dexmedetomidine for awake carotid endarterectomy: Efficacy, hemodynamic profile, and side effects. *J Neurosurg Anesthesiol*. 2004;16:126–135.

107. Drummond JC, Dao AV, Roth DM, et al. Effect of dexmedetomidine on cerebral blood flow velocity, cerebral metabolic rate, and carbon dioxide response in normal humans. *Anesthesiology*. 2008;108:225–232.

108. Bekker A, Gold M, Ahmed R, et al. Dexmedetomidine does not increase the incidence of intracarotid shunting in patients undergoing awake carotid endarterectomy. *Anesth Analg*. 2006;103:955–958.

109. Arain SR, Ebert TJ. The efficacy, side effects, and recovery characteristics of dexmedetomidine versus propofol when used for intraoperative sedation. *Anesth Analg*. 2002;95:461–466.

110. Mason KP, Zgleszewski SE, Prescilla R, et al. Hemodynamic effects of dexmedetomidine sedation for CT imaging studies. *Paediatr Anaesth*. 2008;18:393–402.

111. Mason KP, Zurakowski D, Zgleszewski SE, et al. High dose dexmedetomidine as the sole sedative for pediatric MRI. *Paediatr Anaesth*. 2008;18:403–411.

112. Veselis RA, Reinsel RA, Feshchenko VA, et al. Information loss over time defines the memory defect of propofol: A comparative response with thiopental and dexmedetomidine. *Anesthesiology*. 2004;101:831–841.

113. Robert AV. Memory: A guide for anaesthetists. *Best Pract Res Clin Anaesthesiol*. 2007;21:297–312.

114. Veselis RA, Reinsel RA, Feshchenko VA, et al. The comparative amnestic effects of midazolam, propofol, thiopental, and fentanyl at equisedative concentrations. *Anesthesiology*. 1997;87:749–764.

115. Perry F, Parker RK, White PF, et al. Role of psychological factors in postoperative pain control and recovery with patient-controlled analgesia. *Clin J Pain*. 1994;10.57–63, discussion 02–85.

116. Rudkin GE, Osborne GA, Finn BP, et al. Intra-operative patient-controlled sedation. *Anaesthesia*. 1992;47:376–381.

117. Park WY, Watkins PA. Patient-controlled sedation during epidural anesthesia. *Anesth Analg*. 1991;72:304–307.

118. Zelcer J, White PF, Chester S, et al. Intraoperative patient-controlled analgesia. *Anesth Analg*. 1992;75:41–44.

119. Bhananker SM, Posner KL, Cheney FW, et al. Injury and liability associated with monitored anesthesia care. *Anesthesiology*. 2006;104:228–234.

120. Hug CC. MAC should stand for maximum anesthesia caution not minimal anesthesia care. *Anesthesiology*. 2006;104:221–223.

121. Morel DR, Forster A, Bachmann M, et al. Effect of intravenous midazolam on breathing pattern and chest wall mechanics in human. *J Appl Physiol*. 1984;57:1104–1110.

122. Prato F, Knill R. Diazepam sedation reduces functional residual capacity and alters the distribution of ventilation in man. *Can J Anaesth*. 1983;30:493–500.

123. Cohen M. Phrenic and recurrent laryngeal discharge patterns and the Hering-Breuer reflex. *Am J Physiol*. 1975;228:1489–1496.

124. Gottfried SB, Strohl KP, Van de Graaff W, et al. Effects of phrenic stimulation on upper airway resistance in anesthetized dogs. *J Appl Physiol*. 1983;55:419–426.

125. Leiter JC, Knuth SL, Krol RC, et al. The effect of diazepam on genioglossal muscle activity in normal human subjects. *Am Rev Respir Dis*. 1985;132:216–219.

126. Montravers P, Dureuil B, Desmonts JM. Effects of I.V. midazolam on upper airway resistance. *Br J Anaesth*. 1992;68:27–31.

127. Rimaniol JM, D'Honneur G, Duvaldestin P. Recovery of the swallowing reflex after propofol anesthesia. *Anesth Analg*. 1994;79:856–859.

128. Groves ND, Rees JL, Rosen M. Effects of benzodiazepines on laryngeal reflexes. *Anaesthesia*. 1987;42:808–814.

129. Lambert Y, D'Honneur G, Abhay K, et al. Depression of swallowing reflex two hours after midazolam. *Anesthesiology*. 1991;75:A891.

130. Nishino T, Takizawa K, Yokokawa N, et al. Depression of the swallowing reflex during sedation and/or relative analgesia produced by inhalation of 50% nitrous oxide in oxygen. *Anesthesiology*. 1987;67:995–998.

131. Sundman E, Witt H, Sandin R, et al. Pharyngeal function and airway protection during subhypnotic concentrations of propofol, isoflurane, and sevoflurane. *Anesthesiology*. 2001;95:1125–1132.

132. Cooper G, Kou TD, Rex DK. Complications following colonoscopy with anesthesiology assistance. *JAMA*. 2013;173:551–556.

133. Caplan RA, Ward RJ, Posner K, et al. Unexpected cardiac arrest during spinal anesthesia: A closed claims analysis of predisposing factors. *Anesthesiology*. 1988;68:5–11.

134. Weil JV, McCullough RE, Kline JS, et al. Diminished ventilatory response to hypoxia and hypercapnia after morphine in normal man. *N Engl J Med*. 1975;292:1103–1106.

135. Santiago TV, Johnson J, Riley DJ, et al. Effects of morphine on ventilatory response to exercise. *J Appl Physiol*. 1979;47:112–118.

136. Rigg JRA. Ventilatory effects and plasma concentration of morphine in man. *Br J Anaesth*. 1978;50:759–765.

137. Pattinson KTS. Opioids and the control of respiration. *Br J Anaesth*. 2008;100:747–758.

138. Power SJ, Morgan M, Chakrabarti MK. Carbon dioxide response curves following midazolam and diazepam. *Br J Anaesth*. 1983;55:837–842.

139. Alexander CM, Gross JB. Sedative doses of midazolam depress hypoxic ventilatory responses in humans. *Anesth Analg*. 1988;67:377–382.

140. Jordan C, Lehane JR, Jones JG. Respiratory depression following diazepam: Reversal with high-dose naloxone. *Anesthesiology*. 1980;53:293–298.

141. Yaster M, Nichols DG, Deshpande JK, et al. Midazolam-fentanyl intravenous sedation in children: Case report of respiratory arrest. *Pediatrics*. 1990;86:463–467.

142. White JM, Irvine RJ. Mechanisms of fatal opioid overdose. *Addiction*. 1999;94:961–972.

143. Deitch K, Chudnofsky CR, Dominici P. The utility of supplemental oxygen during emergency department procedural sedation and analgesia with midazolam and fentanyl: A randomized, controlled trial. *Ann Emerg Med*. 2007;49:1–8.

144. Deitch K, Chudnofsky CR, Dominici P. The utility of supplemental oxygen during emergency department procedural sedation with propofol: A randomized, controlled trial. *Ann Emerg Med*. 2008;52:1–8.

145. Metzner J, Posner KL, Domino KB. The risk and safety of anesthesia at remote locations: The US closed claims analysis. *Curr Opin Anaesthesiol*. 2009;22:502–508.

146. American Society of Anesthesiologists. Standards for basic anesthesia monitoring. www.asahq.org 2011.

147. KK BST. *Pulse Oximetry, Anesthetic Equipment: Principles and Applications*. St. Louis: Mosby; 1993:249.

148. Moller JT, Johannessen NW, Berg H, et al. Hypoxaemia during anaesthesia—an observer study. *Br J Anaesth*. 1991;66:437–444.

149. Motoyama EK, Glazener CH. Hypoxemia after general anesthesia in children. *Anesth Analg*. 1986;65:267–272.

150. Xue FS, Li BW, Zhang GS, et al. The influence of surgical sites on early postoperative hypoxemia in adults undergoing elective surgery. *Anesth Analg*. 1999;88:213–219.

151. Lightdale JR, Goldmann DA, Feldman HA, et al. Microstream capnography improves patient monitoring during moderate sedation: A randomized, controlled trial. *Pediatrics*. 2006;117:e1170–e1178.

152. Bowe EA, Boysen PG, Broome JA, et al. Accurate determination of end-tidal carbon dioxide during administration of oxygen by nasal cannulae. *J Clin Monit Comput*. 1988;5:105–110.

153. Pressman MA. A simple method of measuring ETCO2 during MAC and major regional anesthesia. *Anesth Analg*. 1988;67:905–906.

154. Soto RG, Fu ES, Vila H, et al. Capnography accurately detects apnea during monitored anesthesia care. *Anesth Analg*. 2004;99:379–382.

155. Vargo JJ, Zuccaro G Jr, Dumot JA, et al. Automated graphic assessment of respiratory activity is superior to pulse oximetry and visual assessment for the detection of early respiratory depression during therapeutic upper endoscopy. *Gastrointest Endosc*. 2002;55:826–831.

156. Waugh JB, Epps CA, Khodneva YA. Capnography enhances surveillance of respiratory events during procedural sedation: A meta-analysis. *J Clin Anesth*. 2011;23:189–196.

157. Kurz A, Kurz M, Poeschl G, et al. Forced-air warming maintains intraoperative normothermia better than circulating-water mattresses. *Anesth Analg*. 1993;77:89–95.

158. Hynson JM, Sessler DI. Intraoperative warming therapies: A comparison of three devices. *J Clin Anesth*. 1992;4:194–199.

159. Kurz A, Sessler DI, Lenhardt R. Perioperative normothermia to reduce the incidence of surgical-wound infection and shorten hospitalization. *N Engl J Med*. 1996;334:1209–1216.

160. Sessler DI. Complications and treatment of mild hypothermia. *Anesthesiology*. 2001;95:531–543.

161. Frank SM, Fleisher LA, Breslow MJ, et al. Perioperative maintenance of normothermia reduces the incidence of morbid cardiac events. *JAMA*. 1997;277:1127–1134.

162. Frank SM, Higgins MS, Breslow MJ, et al. The catecholamine, cortisol, and hemodynamic responses to mild perioperative hypothermia: A randomized clinical trial. *Anesthesiology*. 1995;82:83–93.

163. Schmied H, Reiter A, Kurz A, et al. Mild hypothermia increases blood loss and transfusion requirements during total hip arthroplasty. *Lancet*. 1996;347:289–292.

164. Lenhardt R, Marker E, Goll V, et al. Mild intraoperative hypothermia prolongs postanesthetic recovery. *Anesthesiology*. 1997;87:1318–1323.

165. Arkiliç CF, Akça O, Taguchi A, et al. Temperature monitoring and management during neuraxial anesthesia: An observational study. *Anesth Analg*. 2000;91:662–666.

166. Frank SM, Nguyen JM, Garcia CM, et al. Temperature monitoring practices during regional anesthesia. *Anesth Analg*. 1999;88:373.

167. Scholefield JH, Gerber MA, Dwyer P. Liquid crystal forehead temperature strips: A clinical appraisal. *Am J Dis Child*. 1982;136:198–201.

168. Sessler DI. Temperature monitoring and management during neuraxial anesthesia. *Anesth Analg*. 1999;88:243.

169. Chernik DA, Gillings D, Laine H, et al. Validity and reliability of the observer's assessment of alertness/sedation scale: Study with intravenous midazolam. *J Clin Psychopharmacol*. 1990;10:244–251.

170. American Society of Anesthesiologists. Continuum of depth of sedation, definition of general anesthesia and levels of sedation/analgesia. www.asahq.org 2014.

171. Kearse LA, Manberg P, Chamoun N, et al. Bispectral analysis of the electroencephalogram correlates with patient movement to skin incision during propofol/nitrous oxide anesthesia. *Anesthesiology*. 1994;81:1365–1370.

172. Liu J, Singh H, White PF. Electroencephalographic bispectral index correlates with intraoperative recall and depth of propofol-induced sedation. *Anesth Analg*. 1997;84:185–189.

173. American Society of Anesthesiologists. Statement on granting privileges for administration of moderate sedation to practitioners who are not anesthesia professionals. www.asahq.org 2011.

174. American Society of Anesthesiologists. Advisory for granting privileges for administration of moderate sedation to practitioners who are not anesthesia professionals. www.asahq.org 2010.

175. Centers for Medicare and Medicaid Services. Revised hospital anesthesia interpretive guidelines. www.asahq.org 2011.

176. American Society of Anesthesiologists. Statement of the safe use of propofol. www.asahq.org 2009.

177. American Society for Gastrointestinal Endoscopy. "Position Statement: Non-anesthesiologist administration of propofol for GI endoscopy." *Gastrointest*

Endosc. 2009;70(6):1053–1059.

178. Pambianco DJ, Vargo JJ, Pruitt RE, et al. Computer-assisted personalized sedation for upper endoscopy and colonoscopy: a comparative, multicenter randomized study. *Gastrointest Endosc.* 2011;73(4):765–772.

179. Ethicon Endo-Surgery, Inc. Computer-Assisted Personalized Sedation System: Clinical User Guide/Operator's Manual, Cincinnati: pp. 1-17, 2-1, 2-2. *Retrieved from:* http://www.accessdata.fda.gov/cdrh_docs/pdf8/P080009c.pdf.

180. www.aqihq.org/files/Procedural-Sedation-Metrics.docx. Accessed May 23, 2016.

日间手术麻醉

J.Lance Lichtor　Peter Mancini

要点

1. 适用于日间手术的操作一般是指术后并发症发生率低，术后不需要特别严密医疗或护理处理的一类手术。

2. ASA 分级Ⅲ级或Ⅳ级的患者，如果病情稳定，也可以适于实施日间外科手术。

3. ASA 日间手术麻醉分会及美国胸科医师协会认为，通常于局部麻醉或区域麻醉下实施的日间手术同样也适用于阻塞性睡眠呼吸暂停综合征（obstructive sleep apnea，OSA）的患者。

4. 一般来说，成人呼吸气流阻塞可能持续至病毒感染后 6 周，因此，多数人同意将日间手术推迟 6 周。但对于病毒感染的儿童，是否应该将手术推迟那么长时间尚无定论。

5. ASA 最新的术前禁食禁饮执业指南于 2011 年发布。指南中允许所有患者在择期手术 6h 前进便餐，2h 前可饮用清液体。

6. 若按合适的适应证给予适当剂量的术前药物，一般不会影响术后恢复时间，即便某些药物在患者离院后仍有活性。

7. 作为日间手术的麻醉方式，区域麻醉和全身麻醉的安全性相同。然而即便是有经验麻醉医师，区域麻醉也存在一定失败率。

8. 神经阻滞能够改善患者围手术期的满意度，减少麻醉后恶心呕吐（postoperative nausea and vomiting，PONV）和术后疼痛的发生率。

9. 日间手术麻醉主要关注的两个问题是苏醒速度及术后恶心呕吐发生率。

10. 区分苏醒时间和离院时间非常重要。与接受丙泊酚或七氟烷复合氧化亚氮麻醉的患者相比，接受地氟烷复合氧化亚氮麻醉的患者苏醒时间可能更快，但患者坐起、站立以及耐受饮水的能力和达到离院标准的时间并无差异。

11. 术后恶心伴或不伴有呕吐可能是造成离院延迟的主要因素，并且能够增加日间手术后非预期入院概率。

12. 除了麻醉后监护病房（postanesthesia care unit，PACU）外，美国大部分日间手术中心（ambulatory surgery centers，ASC）都设有Ⅱ期恢复室，该恢复室可设置在 PACU 中也可独立存在。患者在Ⅱ期恢复室中留观直至能够饮水、行走和排便（根据手术情况而定）。

　　针对日间手术的麻醉似乎是近年来才出现的，但其历史可以追溯至 100 多年以前。美国日间手术麻醉协会（Society for Ambulatory Anesthesia，SAMBA）和英国日间手术学会在过去 30 年间将实施日间手术的麻醉医师召集起来，以提供相关培训和激励相关研究。国际日间手术协会（http://www.iaas-med.com）于 1995 年成立，旨在促进国际范围内日间手术的发展，协会设有一本同行评议期刊，名为《日间手术（Ambulatory Surgery）》，目前该协会拥有来自 18 个国家的会员。

　　美国国家医学图书馆（U.S. National Library of Medicine，USNLM）将词条"日间外科手术"定义为"为门诊患者实施的，可在医院中进行，也可在工作室或者外科中心实施的手术"。USNLM 将在工作室实施的手术和日间手术归为一类。在美国和加拿大,在医院进行的日间手术可以取得美国医疗机构联合评审委员会(The Joint Commission,TJC)、DNV-GL 和医疗保健机构认证计划(HFAP)等机构的认证。在美国,这些中心可以通过州调查机构或者医疗保险中心和医疗救助服务中心进行认证。此外,独立的日间手术中心和工作室通过门诊医疗健康认证协会、美国日间手术机构认证协会及 TJC 等机构进行认证。

地点、手术及患者的选择

地点:日间手术可以在很多种环境中进行。日间手术中心可以设立在医院,也可以设立在隶属或非隶属于医院的独立卫生机构中。独立的日间手术机构往往是盈利性的,而且不设立在乡村或者市中心区域。某些私人的公司会收购或建设日间手术机构,并且与当地的外科医生合作,与其签约成为公司的员工。日间手术也可以在医生工作室中实施(见第 32 章)。尽管患者们更倾向于选择附属于医院或保健系统的日间手术中心,近年来,独立的日间手术机构在数量上和声望上也有了持续增长。

独立日间手术机构不断发展带来的顾虑是可能会造成某些医院的停业。这一问题在某些人口密度不高、收入中位数较低的地区尤为严峻。这些独立的日间手术机构大多不提供政府补贴或者慈善的医疗服务。由于医院往往要求其职工同时负责医院急诊科的医疗工作,因此某些外科医生选择仅在独立的医疗机构执业,而放弃医院的工作。也正因为如此,某些医院的急诊科已不能覆盖外科所有的专科范围。

日间手术中心(ASCs)的收费比较低,由于病种较少,因此预约时间也更加精确,周转时间往往也比较快。医疗收入的利润,尤其在独立的日间手术机构,不需要贴补医院中花费更加昂贵的科室。仍旧有部分 ASCs 隶属于医院。ASCs 同样也为大部分医保患者提供服务。但是对相同的手术,医疗保险支付给 ASCs 的比例低于医院。这样的支付系统使日间手术机构不得不决定是否收治医保患者,即便如此,也可节省医疗保险的开支。

手术:什么样的病例适合做日间外科手术?某些中心是依最长手术时间决定的,例如某日间手术中心将小于 4h 手术定为适用于日间手术操作

的标准。另有一些中心认为,日间手术是不具有明显安全风险的手术或术后不需要在中心进行一夜的留宿观察。总的来说,适用于日间实施的手术须符合术后易在家进行观察护理、并发症发生率低、不需要医生或护士严密护理等特点。术后并发症发生率的降低与手术操作的创伤、外科医生、患者及付款人均相关。比如,手术后的剧烈疼痛可在家中通过持续区域麻醉方式进行镇痛,而在其他的情况下,仅限于为住院患者做同样的手术。不同日间手术机构间,术后相关并发症发生率存在很大差异[1]。(图 31-1)

一般来说那些手术时间较长的患者应该安排在较早的时间进行手术,因为在正常工作时间,资源比较方便安排和调动。需要输血并不是日间手术的禁忌证。例如,某些接受吸脂手术的患者需接受自体血回输。需要输注库存血制品的手术一般安排在比较大的手术机构进行,因为距离血库较近方便调度。独立的血液透析机构一般会从位于别处的血库调血使用,同样的方式也适用于独立的日间手术机构,实施的关键就是建立一套合适的流程。

有人对于在工作室中进行的手术安全性有所怀疑,其中部分原因来自佛罗里达州的死亡报告(见第 32 章)。一项 2012 年的分析表明,在数年期间佛罗里达州有 46 例手术患者死亡,263 例患者出现手术相关并发症及转院;而在阿拉巴马州,有 3 例手术患者死亡,46 例出现并发症或转院[2]。文章附带的社论指出,清醒患者局麻下行抽脂手术是安全的,而在全身麻醉下行抽脂手术联合腹壁成形术存在风险,应当避免[3]。

患者的选择:年龄是选择患者重要的考量指标。足月儿后孕周数(postconceptual age,PCA)小于 46 周或早产儿 PCA 小于 60 周的患儿,手术后均应监护 12h。他们均有出现术后呼吸暂停的风险,即便其从未有过呼吸暂停史(图 31-2;表 31-1)[4]。在 700 名接受腹股沟疝手术的患者中,早产儿中出现术后呼吸暂停的占 6.1%,而足月儿出现呼吸暂停的比率为 0.3%。这一比例与患儿接受区域麻醉或全身麻醉无关[4]。但是,术后 30min 在麻醉后监护病房(postanesthesia care unit,PACU)的术后患儿中,接受区域麻醉的患儿出现呼吸暂停的比例及严重程度较接受全身麻醉的患儿低。在该研究中,有 2 名患儿在术后 6~7h 出现呼吸暂停,他们分别为 29 周出生 PCA 为 43 周,30 周出生 PCA 为 42 周。

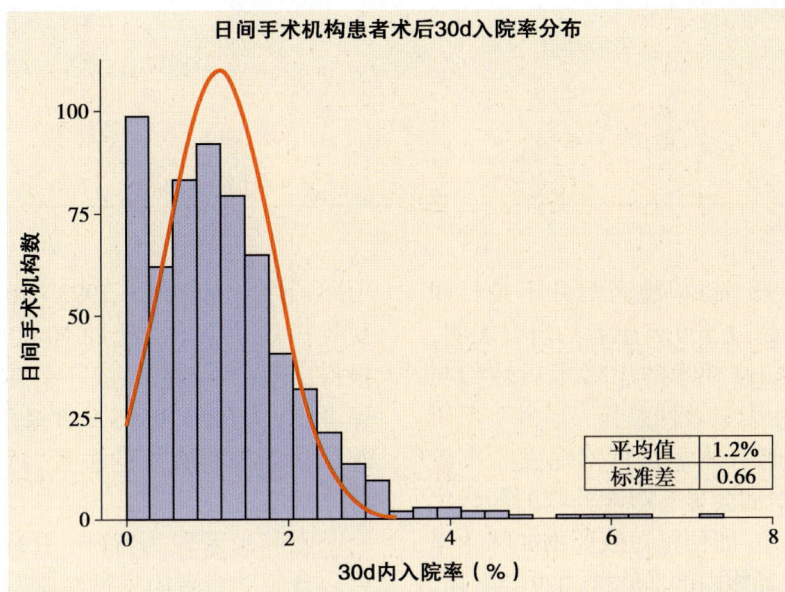

图 31-1 2005—2015 年加利福尼亚州 635 家日间手术机构术后患者入院率

30d 内平均入院率为 1.2%，其中 18 家机构的数据统计学上显著离群，另有 79 家机构无患者术后需入院治疗（摘自 Parina R，Chang D，Saad AN，et al. Quality and safety outcomes of ambulatory plastic surgery facilities in California. *Plast Reconstr Surg*.2015；135：791-797）

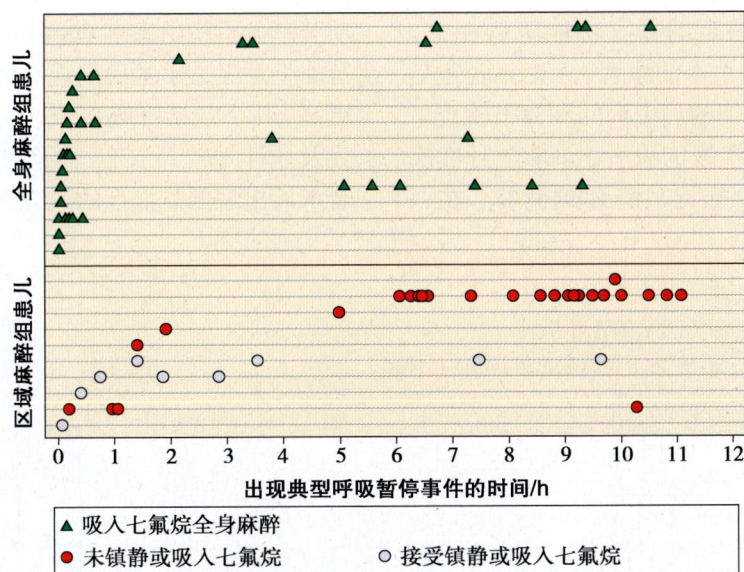

图 31-2 接受区域麻醉或全身麻醉的患者术后呼吸暂停出现情况

区域麻醉（Regional anesthesia，RA）组又分为两组：仅接受 RA 不复合镇静或全身麻醉组（红圆点表示）和接受脊髓麻醉复合镇静或全身麻醉组（灰圆圈表示）（摘自 Davidson AJ，Morton NS，Arnup SJ，et al. General anesthesia compared to spinal anesthesia（GAS）consortium：apnea after awake regional and general anesthesia in infants：the general anesthesia compared to spinal anesthesia study-comparing apnea and neurodevelopmental outcomes，a randomized controlled trial. *Anesthesiology*.2015. Copyright©2015，Wolters Kluwer Health）

出生时间/周	手术时年龄/周	其他因素	安排
<37	<60		入院过夜
>36	<46		入院过夜
	<60	下午9点仍在PACU	入院过夜

表31-1　患儿术后留院观察时间指南

PACU,麻醉后监护病房。

对于生命的另一极端,单纯高龄并不是日间手术的禁忌证。一项超过500名患者的研究表明,≥65岁接受腹股沟疝修补术的患者术后转归与小于54岁的患者相比无显著性差异[5]。另一项研究表明,老年患者疝修补术后慢性疼痛发生率较低[6]。但是,年龄的增加会显著影响药物的药物代谢动力学(见第11章)。即便是短效药物如咪达唑仑或丙泊酚在老年患者体内的清除能力也会下降。患者年龄的增加可能会使非预期的入院比例增加,但是高龄本身并不是日间手术的禁忌。

如果能够得到更高质量的处置,术后住院并不一定意味着日间手术的失败。在筛选典型的适合进行日间手术患者的基础上,入院率应该非常低。大多数老年患者日间手术后出现问题并不是因为年龄,而与患者特定的器官功能障碍相关。因此,所有须接受日间手术的患者,无论年轻还是年长,术前均应进行仔细的病史询问和体格检查。

ASA分级Ⅲ级或Ⅳ级的患者,如果全身性疾病处于稳定状态,也可施行某些日间手术。在一项回顾性研究收集了1993年6月至2012年6月接受骨科日间手术的超过10 000名患者,其中并无报道出现主要的并发症。在需要入院过夜的14名患者中,大部分为ASA Ⅲ级患者[7]。由于术前筛选了病情控制较好的患者,因此主要并发症的比例非常低。

肥胖患者较为特殊,更有可能出现不良的预后。且肥胖患者阻塞性睡眠呼吸暂停(obstructive sleep apnea,OSA)的发病率更高。一项研究回顾了1 000家ASCs行门诊眼睑成形术、腹壁成形术、乳房缩小术及脂肪抽吸术的47 000名患者中,有4.3%为肥胖患者。肥胖患者在出院的30d内,往往会需要至少一次的在院的急性的医疗护理,并因此需要支付更高的医疗服务费用(图31-3)[8]。一项荟萃分析指出患有OSA或OSA高风险的患者在行非上呼吸道手术后出现不良围手术期结局的比例更高,其中包括呼吸系统、心脏及神经系统的并发症及非计划转入ICU,而且患有睡眠呼吸暂停的患者术后出现低氧血症的风险更高[9]。有人认为接受

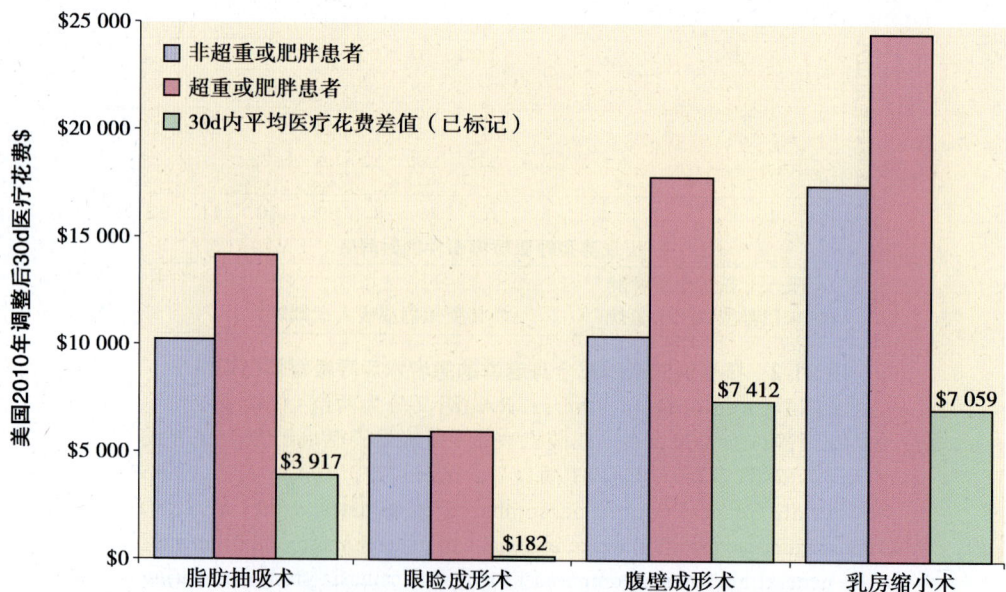

图31-3　超重或肥胖患者在排除了其他医学共存病的影响后,仍需较高的保健费用
(摘自 Sieffert MR, Fox JP, Abbott LE, et al. Obesity is associated with increased health care charges in patients undergoing outpatient plastic surgery. Plast Reconstr Surg. 2015;135:1396-1404)

较大剂量阿片类药物的 OSA 患者术后出现呼吸暂停的风险较高,因此需要在术后进行更长时间的监护。ASA、SAMBA 及美国胸科医师协会针对 OSA 患者的围手术期处理发布了操作指南[10-12]。如果 OSA 患者接受一个典型的日间手术,且为局部麻醉或者区域麻醉,则可以按日间手术处理。相反,若此类患者接受较大手术或术后并发症的风险较高,则不应按日间手术处理(表 31-2)。

表 31-2　评价患者是否因 OSA 存在并发症高风险的评分示例

	评分
A. 以睡眠监测或临床表现评价睡眠呼吸暂停的严重程度	
无	0
轻度	1
中度	2
重度	3
轻度或中度的 OSA,睡眠期间 $PaCO_2 > 50mmHg$	1
术前使用 CPAP(持续气道正压通气)或 NIPPV(无创正压通气)且术后将持续使用该设备	−1
B. 手术的侵入性及麻醉方式	
浅表手术,局部麻醉或外周神经阻滞麻醉,无镇静	0
浅表手术,中度镇静或全身麻醉	1
外周手术,脊髓麻醉或硬膜外阻滞,中度以下镇静	1
外周手术,全身麻醉	2
气道手术,中度镇静	2
大手术,全身麻醉	3
气道手术,全身麻醉	3
C. 围手术期阿片类药物需要量	
无	0
口服小剂量阿片类药物	1
口服大剂量阿片类药物、肠外或椎管内应用阿片类药物	3

围手术期风险:A+(B 或 C 中得分较高的项目)。
得分=4:OSA 引起围手术期风险增加。
得分=5:OSA 引起围手术期风险显著增加。
经美国麻醉师学会阻塞性睡眠呼吸暂停患者围手术期管理工作组授权摘自 Practice guidelines for the perioperative management of patients with obstructive sleep apnea: an updated report by the American Society of Anesthesiologists Task Force on Perioperative Management of patients with obstructive sleep apnea. Anesthesiology. 2014; 120: 268-286. Copyright©2014, Wolters Kluwer Health。

接受日间手术的患者术后必须由一名成年人护送回家,并一直陪同及照顾患者直至次日早晨。在施行手术前,患者应了解手术的相关信息,包括手术的地点、须进行的实验室检查及限制饮食的医嘱。术前患者须知道日间手术不需要夜间的留院观察,且患者或负责人必须确保术前所有的指引都已执行。回家后,在适当镇痛治疗的基础上,患者应该可以承受手术后的疼痛。大多数患者对术后早期离院表示满意,但有少部分人倾向于在医疗机构中逗留更长时间。实施特定手术的患者,如腹腔镜胆囊切除术或经尿道前列腺切除术,离院后应在日间手术中心附近的地点居住,因为此类手术术后并发症可能要求患者迅速返回手术中心。对患者来说,使其一旦出现问题可以得到及时处理"合理的"距离和时间很难定义,必须每个手术机构根据患者及施行手术的不同情况来制订方案解决这个问题。

手术前筛查

每个门诊医疗机构可以制定自己的术前筛查方法。患者可以到医疗机构就诊,医务人员也可通过电话获得患者的必要信息，包括患者本人及其家族的全部病史及患者正在进行的药物治疗，和患者本人或家族既往麻醉中已经出现的问题。在一些医疗机构，可以由有经验的护士进行电话筛查。不管由谁进行术前筛查，一旦患者通过筛查就很少取消外科手术[13]。通过筛查还可能发现患者至医疗机构的交通需要以及儿童保育需求。在筛查的过程中，医务人员还应该提醒患者须到达医疗机构的时间、着装合适及饮食限制（比如何时开始停止进食进水，不要佩戴首饰，不要化妆等）。医务人员还应决定是否需要安排专人负责陪同往返手术机构及提供术后患者的家庭护理。患者术前筛查是麻醉医师与患者谈话的理想时间，但如果不能这样做，麻醉医师可以参考既往的检查记录，以决定是否需要其他人员另外来进行评估，以及是否增加必要的实验室检查。

上呼吸道感染

成人罹患病毒性上呼吸道感染（upper respiratory infections, URIs）后，呼吸气流阻塞将持续 6 周。因此，大多数认为应将手术推迟至 URI 痊愈后 6 周。对于儿童患者，是否应将手术推迟至相同的时间尚有疑问。在为期一年对 10 000 例儿童患者进行手术的研究中，仅当手术时 URI 症状存在或在手术前两周内出现的 URI 才会导致围手术期呼吸系统不良事件风险增加[14]。这项瑞士的研究中接受手术的患者包括发热或有脓性气道分泌物的患儿。有趣的是，在美国存在以上症状的患儿会被取消手术。由于患者有呼吸系统症状，手术可能被取消，但当再次预约手术时，患儿可能会出现另一次 URI。患有 URI 儿童呼吸系统不良事件的独立危险因素包括：使用气管内插管［与使用喉罩（laryngeal mask airway, LMA）和面罩相比较］、早产史、反应性气道疾病史、父母吸烟史、涉及气道的手术、存在大量气道分泌物及鼻塞。一般来说，患 URI 的患者食欲正常、无发热及呼吸频率增快及表现出病毒感染症状，进行择期手术认为是安全的。

日间手术前禁食禁饮

为降低胃内容物误吸的风险，我们一般要求患者在手术前 6~8h 内禁食禁饮（NPO 或不经口进食任何东西）。长时间的禁食禁饮可能对患者有害。而通过尿渗透压测定，证明水化与术中低血压无相关性[15]。对于儿童饥饿、口渴等感觉与胃内容量不相关；同样的，与禁食禁饮时间也无相关性[16]。缩短禁食禁饮时间可增加患者的满意度[17]。2011 年，ASA 发布了最新修订的术前禁食禁饮指南（表 31-3）[18]。指南中允许患者在择期手术 6h 前进食非脂肪餐，并且支持所有患者在术前 2h 前饮用清液，清液包括咖啡和茶。经常饮用咖啡和茶的患者应遵循以上的禁食指南，并应鼓励咖啡喜好者在术前 2h 饮咖啡，否则可能出现咖啡因戒断症状（头痛）。目前尚不能确定以上更为宽松的禁食指南是否能够同样应用于糖尿病或消化不良患者。已有证据证明缩短术前禁食禁饮时间可以减少术后恶心呕吐（postoperative nausea and vomiting, PONV）的发生率。

表 31-3　手术前禁食禁饮指南

食物/饮料	术前禁食禁饮时间/h
清液（例如：水、无浆果汁、碳酸饮料、清茶及黑咖啡）	2
母乳	4
婴儿配方奶	6
乳制品（非母乳）	6
非脂肪餐（吐司或清液）	6
油炸、脂肪及肉类食物	8

经 ASA 授权摘自 Practice guidelines for preoperative fasting and the use of pharmacologic agents to reduce the risk of pulmonary aspiration: application to healthy patients undergoing elective procedures: an updated report by the American Society of Anesthesiologists Committee on Standards and Practice Parameters. Anesthesiology. 2011; 114: 495-511. Copyright©2011, Wolters Kluwer Health。

为确保患者在日间手术前得到完善的医疗管理，应给出明确的服药指导，包括哪种治疗慢性疾病的药物应服用至术前及在何时服用（表 31-4）。

控制焦虑

大多数患者在择期手术前会感到焦虑，而且可能在到达日间手术机构前焦虑很长时间。焦虑情绪一般从外科医生决定患者需要进行手术时就开始，甚至会一直持续到从手术机构离开以后。焦虑的原因包括担心家人，担心手术后疼痛，害怕发生并发症以及缺少社会支持。术前来自非麻醉人员的讲解、通过手册或视听资料了解手术相关信息或手术前麻醉医师的访视均能够帮助患者缓

表31-4 适合手术前服用的药物指南

应在手术当日服用的药物：

β受体阻滞剂

他汀类药物

抗心律失常药

降压药（除ACEⅠ，ARB及利尿剂外）

肺吸入剂

止痛药（NSAIDs类除外）

抗癫痫药

甲状腺素类药物

应避免在手术当日服用的药物：

ACEⅠ/ARB（血管紧张素转换酶抑制剂/血管紧张素Ⅱ受体拮抗剂）——出现传统治疗无效的严重低血压的风险

利尿剂——低钾血症及脱水

抗血凝药/抗血小板药——取决于手术方式、手术医生及患者的情况，我们将此类药物交给外科医生及处方医生决定

口服降糖药

影响血小板的维生素（维生素E）

可能影响凝血的草药补充剂

非必需，但可以继续服用至手术当天的药物：

治疗甲状腺功能减退的药物

抗抑郁药

摘自 Jill Zafar, Yale University Department of Anesthesiology。

麻醉管理：术前用药

在术前用药方面，日间手术患者与接受手术的住院患者并无不同。两者术前用药的目的都是缓解焦虑、术后疼痛及恶心呕吐，并且降低麻醉诱导期间误吸的风险。由于日间手术患者当日离院回家，因此麻醉前给予的药物不应该影响术后恢复。在合适的时间给予合适剂量的术前药物，绝大部分不会延长患者恢复，尽管有时药物作用会持续至离院后。

苯二氮䓬类

咪达唑仑是一种苯二氮䓬类药物，目前广泛应用于减轻患者术前焦虑及提供镇静，可静脉或口服给药。在成人患者中，它可用于减轻术前焦虑，也可单独或联合其他药物提供术中的静脉镇静。对于儿童患者，口服0.25mg/kg小剂量的咪达唑仑可提供有效的镇静并减轻焦虑（图31-4）[19]。在给予这个剂量药物10min后，大部分患儿可与其家长分离，镇静效果可维持约45min。某些孩子，特别是年纪更小或者非常焦虑的孩子，即便将咪达唑仑的量增加至0.5mg/kg也会表现出痛苦的表情[20]。在短时手术前给予咪达唑仑可能会造成延迟离院。在手术前一天或手术当天静脉通道建立前，口服地西泮有助于控制成年患者的焦虑情绪。

预防术前抗焦虑药物引起的嗜睡可能会造成

解焦虑的情绪。但并非每个接受日间手术的患者术前都有焦虑的情绪，因此是否需要常规给予每名患者减轻焦虑的药物治疗尚不确定。如果对此存疑，应询问患者，而不要认为每名患者都需要药物以缓解焦虑。

与成年人一样，孩子们应该也对手术中发生的事情有某些想法。有些孩子手术前的焦虑来自担心与父母的分离。如果术前没有对手术相关的事项进行解释，患儿从与父母分离到麻醉诱导更可能出现问题。家长与孩子都应参与手术前的讨论，以避免家长将他们的焦虑情绪传递给孩子。如果患儿父母能够保持镇静，并能够平稳地将其送至和蔼可亲的麻醉医师或护士那里，术前用药可以省略。

在麻醉诱导过程中让父母在场是否能减少孩子的焦虑尚不清楚，尽管目前这种做法广泛流行。家长的某些行为比其他人员更加有效，但有些家长看见孩子进入一种仅有呼吸心跳的类似死亡麻醉状态会觉得不安。无论孩子清醒或睡眠，与之分离引发父母的焦虑情绪并无差异。

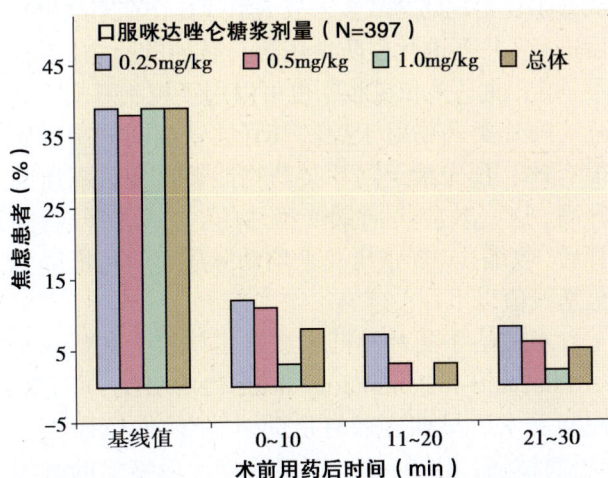

图31-4 应用商业制备好的咪达唑仑糖浆时，口服最小剂量（0.25mg/kg）咪达唑仑糖浆与两种大剂量的咪达唑仑糖浆相比同样有效

大剂量组起效时间更迅速（摘自 Coté CJ, Cohen IT, Suresh S, et al. A comparison of three doses of a commercially prepared oral midazolam syrup in children. *Anesth Analg.* 2002；94：37-43）

患者离院延迟或者无法在当日离院，尽管大部分患者认为这是手术造成的效应而易于接受。考虑麻醉的影响，大部分患者留在医疗机构的原因不是嗜睡，而是恶心。对于成年患者，特别是使用咪达唑仑联合芬太尼的患者，嗜睡可能会持续至 8h 后。尽管儿童在口服咪达唑仑后嗜睡更加明显，但不会影响离院时间。

只要药物剂量合适，咪达唑仑和地西泮均不会带来额外的心血管系统和呼吸抑制的风险。曾有报道在注射咪达唑仑后出现氧饱和度下降，因此，当静脉给予咪达唑仑时，推荐常规给予氧气吸入同时选择使用或不使用连续动脉血氧监测设备。这种预防措施不仅在咪达唑仑作为术前用药时需要，而且在单独使用或复合其他药物用于清醒镇静时也应该常规使用。应用术前药物后可能出现的遗忘也是需要关注的问题，特别是对于日间手术患者更须引起重视。一般多发生顺行性遗忘，而非逆行性遗忘。苯二氮䓬类药物对于记忆的影响与镇静作用是分离的。另外，遗忘可能不仅是药物的作用，除其他因素外，它也是刺激强度的影响表现。

阿片类药物及非甾体抗炎药

阿片类药物可在手术前应用，用以提供镇静、控制气管插管引起的高血压并减轻手术疼痛。哌替啶（但不是吗啡或芬太尼）有时用于控制手术室或 PACU 出现的寒战。寒战的治疗往往在寒战出现后进行，并不进行预防性用药。其他的药物，包括可乐定、曲马多和氯胺酮也可以用于控制寒战[21]。

阿片类药物对于控制气管插管期间的高血压很有效。预先给予阿片类药物能够避免收缩压的升高，这一效应是剂量依赖性的。在完成气管插管后，收缩压、舒张压及平均动脉压有时可能降低至基线值以下。

术前给予阿片类药物或非甾体抗炎药（nonsteroidal anti-inflammatory drugs，NSAIDs）可能对控制手术后早期疼痛有帮助。"预防性镇痛"（与"超前镇痛"相对）是指用于治疗术后疼痛的时间比目标药物的效果要长（如 5.5 倍药物半衰期），以求其药效超出其镇痛效果[22-23]，但不一定在术前给药。与开腹胆囊切除术相比，腹腔镜胆囊切除术的疼痛刺激较小，但行腹腔镜胆囊切除术患者术后仍有疼痛。基于一项 Cochrane 综述，给予 NSAIDs 复合阿片类或抗惊厥镇痛药，术后 4～8h

及术后 9～24h 的疼痛程度均有减轻。与 NSAIDs 复合阿片类药物相比，抗惊厥镇静药似乎更有效。但是目前尚不清楚手术前给药或术中给药对于疼痛的控制是否有不同[24]。接受唇裂修复手术的患儿在术前口服对乙酰氨基酚，其术后疼痛减轻程度与术中接受静脉注射对乙酰氨基酚的患者相似[25]。布洛芬和对乙酰氨基酚均可在术前口服给药，也可在患儿诱导期间经直肠给予。对于儿童患者，给予 40mg/kg 初始直肠负荷剂量是合理的。当对乙酰氨基酚与 NSAIDs 行直肠联合应用时，特别是疼痛刺激比较明显的手术，患儿术后疼痛明显小于单独应用任何一种药物[26]。

并不是所有患者都需要术前镇静。对于那些经过术前门诊访视的安慰仍无法缓解焦虑情绪的患者，我们推荐在手术前晚和手术当天早上 6 点口服地西泮，70kg 体重的成人推荐剂量为 2～5mg，即便手术安排在下午一点或更晚以后进行，也应该按此要求服药。对于刚刚进入术前等待区的患者可以给予 0.01mg/kg 咪达唑仑静脉输注。对于情绪焦虑的儿童，可在术前等待区给予 0.25mg/kg 咪达唑仑口服（表 31-5）。

表 31-5　麻醉前用药指南

在手术至少 24h 前，患者提出需要缓解焦虑的术前药物，或觉得焦虑情绪通过安慰无法缓解：口服地西泮 2～5mg/70kg 体重，应在手术前晚和手术当日早上 6 点口服，即便手术安排在下午一点或更晚以后进行，也应该按此要求服药
对于刚刚进入术前等待区的需要药物镇静的患者：静注 0.01mg/kg 咪达唑仑；或在手术间给予 0.7mg/kg 丙泊酚静脉注射
对于情绪焦虑的患儿，可在术前等待区口服咪达唑仑 0.25mg/kg

术中处理：麻醉方式的选择

对于日间手术，有多种麻醉方式可供选择：全身麻醉、区域麻醉及局部麻醉。区域麻醉和局部麻醉可单独应用，也可复合镇静。除了在产科手术中区域麻醉明显比全身麻醉的安全性更高，对于其他手术，三种麻醉方式的安全性类似。即便是有经验的麻醉医师在施行区域麻醉时也有一定失败的概率。

当然，有些手术只能在全身麻醉下完成。而

对于其他手术,麻醉方式是由患者、外科医师及麻醉医师偏好决定的。在医疗花费上,单纯的镇静通常比全身麻醉或区域麻醉要少。在一项基于纽约日间手术数据库的研究中,作者分析了行腹股沟疝修补术的患者后发现在局部麻醉或区域麻醉下行开放式腹股沟疝修补术的花费($6 845)低于采用全身麻醉行相同术式($7 839)或行腹腔镜修补术的患者($11 340)[27]。然而,并不是所有的手术都可以选择不同的手术方式和麻醉方式。另一项研究对比了在全身麻醉、区域麻醉和局部浸润麻醉下行腹股沟修补术,结果表明行区域麻醉的患者并发症高于全身麻醉,特别是在65岁以上人群中,而相比于局部浸润麻醉,行区域麻醉患者的泌尿系统并发症更常见[28]。更低的花费未必会带来更高的质量。一项回顾性研究中,作者对比了患者在脊髓麻醉和全身麻醉下行髋关节或膝关节置换手术,结果发现,行脊髓麻醉的患者医疗收费和在院时间均更低[29]。

麻醉方式的选择可能影响康复时间。在一项关于周围区域麻醉及结局的综述中作者提出,关于周围区域镇痛的结局研究的结果尚未发表。但在术后活动及上肢镇痛方面,区域麻醉的效果较好[30]。对一家大的三级医疗中心的日间手术数据进行回顾性研究表明,与全身麻醉相比,区域麻醉患者的PACU停留时间更短;而区域麻醉复合全身麻醉患者的PACU停留时间低于单纯全身麻醉患者[31]。在脊髓麻醉下行日间手术的患者如果需要排尿,往往需要更长的时间才能离院,但是排尿并不是离院的必须要求。一般来说,与区域麻醉相比,行全身麻醉的患者疼痛和PONV的比例更高。当我们准备将区域麻醉作为日常的麻醉方式实行时,要知道以上的研究中,麻醉医师对于区域麻醉有着丰富的经验,而这些医疗中心对于实施区域麻醉也有着很好的系统支持。还应该注意的是,如果麻醉医师对区域麻醉有丰富的经验,他可能倾向于更多选择实施区域麻醉。

行区域麻醉或镇静可以避免全身麻醉的一些副作用。由于使用了某些影响记忆的药物,患者有可能会抱怨不记得术后发生的一些事情。但是施行区域麻醉需要的时间往往比全身麻醉的诱导时间更长,而且可能有较高的失败率。尽管有证据证明区域麻醉对于控制术后疼痛的效果更好,但外科医师常常因为等待时间过长而拒绝进行区域麻醉,而在术前等待区提前行阻滞麻醉可以避免这种不必要的延迟。尽管外科医师对于区域麻醉的优势有一定认识,但是等待阻滞成功需要一定的时间,而且要承担不可预知的失败的可能,从一定程度上阻碍了他们选择区域麻醉的热情。

脊髓麻醉的一种并发症是硬膜穿刺后头痛,但患者全身麻醉后也有可能出现头痛。自从引入了更细的穿刺针后,脊髓麻醉引起的头痛发生率与其他麻醉方式没有显著差别。脊髓麻醉后可能出现背痛,但相比之下,全身麻醉后出现咽痛和恶心的比例更高。

区域麻醉技术

局部麻醉和区域麻醉很早就开始应用于日间手术。早在1963年,56%的日间手术都是在局部麻醉或区域麻醉下完成的[32]。常用于日间手术的区域麻醉方式除外脊髓麻醉和硬膜外阻滞还包括:局部浸润麻醉、臂丛神经阻滞及其他外周神经阻滞和静脉局部麻醉。全身麻醉也可辅以区域神经阻滞。

个别患者在区域麻醉的穿刺针刺入时会出现晕针的情况,这会使患者和操作麻醉医师受到惊吓。这种穿刺针恐惧症可以经过术前应用苯二氮䓬类或在穿刺前给予静脉镇静减轻,另外,在穿刺过程应监护患者,并且应准备好阿托品和升血压药备用[33]。在区域麻醉作用消退后,患者可能会遗留肢体麻木的症状(如臂丛神经阻滞后),但其他方面均达到离院的标准。在这种情况下,应该妥善保护肢体(如在上肢手术后使用悬带保护)。由于该处尚无正常的感觉,所以可能会影响患者的警觉,使其无法了解伤处脆弱性,因此应提醒妥善保护伤处。还应告知患者,感觉会慢慢恢复。

脊髓麻醉

儿童

有些中心经常使用脊髓麻醉完成早产婴儿的疝修补术,因为术后呼吸暂停的发生率低,且与全身麻醉相比,脊髓麻醉对神经发育的影响较小。当计划实施脊髓麻醉时,应做好实施全身麻醉的准备,因为据统计,在这一年龄段里脊髓麻醉的失败率高达20%[4]。笔者发现,尽管脊髓麻醉能够降低术后即刻发生呼吸暂停的比率,但是对于术后12h内呼吸暂停发生率并无改善。而且研究发现早产婴儿和术后30min内出现过呼吸暂停症状的婴儿在术后12h内出现呼吸暂停的可能性更大。首次穿刺出血是预测脊髓麻醉失败的唯一指标[34]。有趣的是,该研究发现诸如麻醉医师的穿刺经验等因素与穿刺成功率并无相关性。

成人

脊髓麻醉适用于盆腔、下腹部及下肢的手术,甚至也可为腹腔镜胆囊切除术提供麻醉。腿部的运动阻滞可能会延迟患者的行走能力,使用短效的局部麻醉药物可以减小这一因素的影响。脊髓麻醉与硬膜外阻滞发生恶心的概率远低于全身麻醉。尽管没有与全身麻醉的数据进行对比,一项丹麦的研究表明,85%以上接受全髋置换或膝关节置换的患者接受了小剂量的脊髓麻醉,转入PACU 15min后即可离院,而PACU的停留时间中位数是25min[35]。

脊髓麻醉可选用不同药物和浓度。尽管鞘内使用局部麻醉药物都可能造成短暂性神经综合征,但由于利多卡因的使用与短暂性神经综合征高度相关,使用利多卡因腰麻易致严重问题。由于布比卡因的作用时间长,用于日间手术麻醉也可能存在一些问题。一项研究统计了脊髓麻醉使用不同药物患者的离院时间,使用2%无防腐剂的2-氯普鲁卡因40mg的患者(n=53)的离院时间比使用0.75%重比重布比卡因7.5mg(n=53)的离院时间提前76min[36]。

尽管头痛是腰椎穿刺后的常见并发症,但细针的应用大大减少了硬膜穿刺后头痛的发生率。对于接受脊髓麻醉的患者,术后麻醉医师及其机构有责任电话随访,以确定无头痛不适症状出现(见第35章)。一旦出现头痛,应卧床休息、镇痛和口服补液治疗,如以上治疗均无效,患者应返回医院静脉注射咖啡因或用硬膜外血补片治疗。硬膜穿刺后头痛应在术前同意书中加以说明。

不能因为接受日间手术的患者比住院患者术后活动度更大而放弃实施脊髓麻醉,卧床并不会降低头痛的频率,实际上早期下床活动还可能降低头痛发生率。

硬膜外阻滞和骶管阻滞

硬膜外阻滞(见第35章)操作时间比实施脊髓麻醉长。脊髓麻醉起效更快,两种麻醉方式的恢复时间类似。与单纯硬膜外阻滞相比,硬膜外联合脊髓麻醉的起效更快。硬膜外阻滞适合持续时间不确定的手术。硬膜外阻滞的另一个优势是可在手术室外施行,且如果没有穿破硬膜则可以避免硬膜穿刺后头痛。

骶管阻滞是硬膜外阻滞的一种,通常作为全身麻醉的补充及术后镇痛应用于儿童脐以下的手术。一项2012年的基于儿童区域麻醉网络(PRAN)数据库患者数据的综述表明,有约19 000例患者接受过骶管阻滞。出现的并发症发生率约2%,主要是阻滞失败、回抽见血及血管内注射,未发生永久性后遗症[37]。数据库中近25%的患者使用高于2mg/kg布比卡因进行阻滞,似乎剂量较大,但对于这些较大剂量的布比卡因中是否加入肾上腺素尚不清楚。其中2例患者尽管布比卡因的剂量低于2mg/kg,仍然出现全身毒性症状。在局部麻醉药物中,可加入不同的佐剂如阿片类药物、氯胺酮及可乐定以延长阻滞时间,但这些辅助药物的潜在毒性尚不清楚。*Anesthesia & Analgesia*(*A&A*)杂志在其作者指南的链接中列出了所关注的椎管内麻醉及外周神经阻滞临床用药现状(表31-6)[38]。对于列表中未提及的其他用于椎管内麻醉和外周神经阻滞的药物,*A&A*杂志将不会发表其相关研究。对于超过10kg或肥胖的儿童,如果穿刺标志不易定位,骶管阻滞的实施可能更加困难。骶管阻滞通常在全身麻醉诱导后进行,骶管阻滞成功后,可以适当减浅全身麻醉深度。由于骶管阻滞的镇痛效果好,行骶管阻滞的患儿一般能够比未行骶管阻滞更早走动并且更快离院。骶管阻滞在术前还是术后实施其镇痛效果和离院时间无差异。

神经阻滞

神经阻滞是日间手术麻醉的重要技术(亦见第36章),可以提高患者满意度、减少术后恶心呕吐及术后疼痛。在一项关于关节镜下肩袖损伤修复术患者的研究中,采用连续肌间沟臂丛阻滞组的大多数患者疼痛评分低于4分,而单次注射肌间沟臂丛阻滞组或全身麻醉组的患者疼痛评分高于4分,这些结果是在术后第一天、第二天和第七天获得的[39]。在特定的房间提前实施区域麻醉,这样在患者进入手术间时阻滞已经起效,可以缩短周转时间[40]。与直觉相反,区域麻醉复合或不复合全身麻醉患者的PACU入住率没有差异,但与仅采用全身麻醉患者相比,采用区域麻醉患者的PACU停留时长缩短[31]。

某些手术可能令患者非常疼痛,需要住院以控制疼痛。术前可以留置神经阻滞导管以提供术

药物	鞘内状态	硬膜外状态	外周神经	备注
		表 31-6　椎管内麻醉或外周神经阻滞临床用药现状		
腺苷	尚需新药研究申请	尚需新药研究申请	—	—
阿芬太尼	尚需新药研究申请	尚需新药研究申请	—	—
巴氯芬	批准使用	—	"50µg、500µg 或 2 000µg/ml"	—
丁丙诺啡	尚需新药研究申请	尚需新药研究申请	—	—
氯普鲁卡因	尚需新药研究申请	批准使用	2%～3%	—
可乐定	广泛接受	批准使用	100µg/ml 或 500µg/ml	—
地塞米松	尚需新药研究申请	广泛接受	尚需新药研究申请	—
地西泮	尚需新药研究申请	尚需新药研究申请	—	—
氟哌利多	尚需新药研究申请	尚需新药研究申请	—	—
麻黄碱	尚需新药研究申请	尚需新药研究申请	—	—
肾上腺素	批准使用	批准使用		—
芬太尼	广泛接受	—	广泛接受	50µg/ml
氢吗啡酮	广泛接受		广泛接受	2mg/ml
氯胺酮	尚需新药研究申请	尚需新药研究申请	—	—
酮咯酸	尚需新药研究申请	尚需新药研究申请	—	—
利多卡因	批准使用	—	批准使用	5%
吗啡脂质体	没有批准使用	批准使用	—	10mg/ml
镁剂	尚需新药研究申请	尚需新药研究申请	尚需新药研究申请	—
哌替啶	—	广泛接受	—	50mg/ml
咪达唑仑	尚需新药研究申请	尚需新药研究申请		—
吗啡	批准使用	批准使用	0.5mg/ml、1mg/ml、10mg/ml、25mg/ml	—
新斯的明	尚需新药研究申请	尚需新药研究申请	—	—
帕瑞昔布	尚需新药研究申请	尚需新药研究申请	—	—
去氧肾上腺素	尚需新药研究申请	尚需新药研究申请	—	—
瑞芬太尼	尚需新药研究申请	尚需新药研究申请	—	—
舒芬太尼	—	广泛接受	批准使用	50µg/ml
曲马多	尚需新药研究申请	尚需新药研究申请	—	—
曲安奈德	尚需新药研究申请	尚需新药研究申请		—

1. 批准使用的药物用法基于人类使用该药的浓度而制定。
2. 如果药物中含有防腐剂或其他不可用于人类鞘内注射的佐剂，则不应用于鞘内注射。
3. 这些药物均没有被官方批准用于新生儿或儿童。
4. 空白条目表示尚未考虑使用的药物或者途径，应默认为未被批准。
5. 曲安奈德已不再适用于硬膜外注射，因为其颗粒在动脉注射会造成损伤。

经授权摘自 Anesthesia & Analgesia Guide for Authors 2011. Version：February 22, 2011(Accessed November, 2015, at www. aaeditor. org/ Neuraxial.Perineural. Drugs.xls). Copyright © 2011 International Anesthesia Research Society. Original author：Dr. Steven Shafer。

后镇痛。这类技术用于日间手术的案例包括腹股沟疝修补术术后腹横肌置管阻滞 2d 镇痛[42]，全肘关节成形术患者应用便携式输液泵持续锁骨下神经阻滞镇痛[43]，持续腘窝坐骨神经阻滞用于门诊成人[44]和儿童[45]足部手术镇痛，椎旁神经阻滞下

实施乳腺手术后在家中神经周围持续输注局部麻醉药物 24～48h[46]。前交叉韧带重建术后患者回家后股神经周围留置导管 2d 最多可以减少术后 4d 的疼痛(图 31-5)[47]。有人在肌间沟神经周围留置导管 4d 用于肩关节手术患者中度疼痛的镇痛[48]。

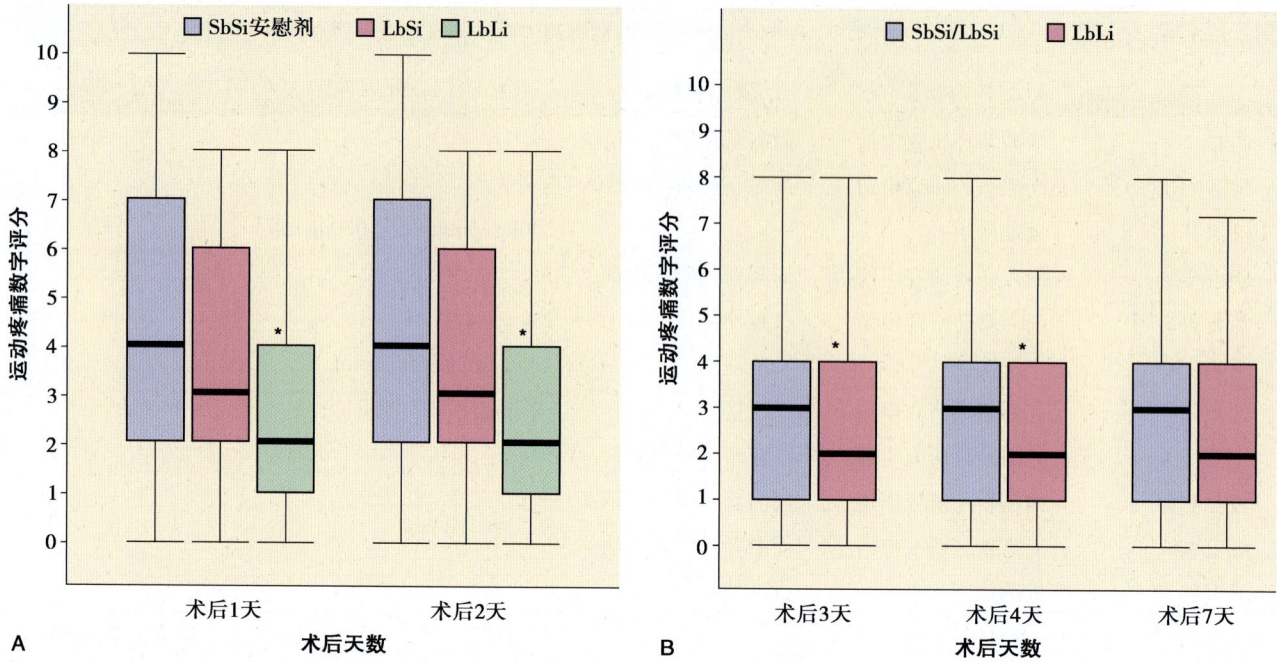

图 31-5　当联合使用股神经周围连续输注、脊髓麻醉和多模式镇痛时，比同样使用脊髓麻醉和多模式镇痛方案但是股神经导管给予安慰剂时的疼痛评分低

箱线图示前交叉韧带重建术后疼痛数字分级评分（NRS）差异。箱内粗黑线表示 NRS 中位数，y 轴方向最低那条线表示 10% 百分位数，箱的上下线表示四分位数（25% 和 75% 百分位数），最高的那条线表示 90% 百分位数。Placebo SbSi 表示安慰剂组通过股神经置管给予单次剂量生理盐水后继续输注生理盐水，而 LbSi 表示给予单次剂量的左布比卡因继以生理盐水输注，LbLi 表示给予单次剂量左布比卡因后继以左布比卡因输注。A—术后第一、二天，LbLi 组疼痛评分明显低于其他两组（*）；B—术后第三天、第四天，LbLi 组疼痛评分明显低于其他两组神经阻滞治疗组（*），但是到第七天则没有差异（摘自 Williams BA, Kentor ML, Vogt MT, et al. Reduction of verbal pain scores after anterior cruciate ligament reco-nstruction with 2-day continuous femoral nerve block: a randomized clinical trial. *Anesthes-iology.*2006；104：315-327）

与采用单次注射神经阻滞技术患者相比，实施肌间沟神经周围留置导管持续泵入罗哌卡因的患者术后第一天离院更早、需要的阿片类药物更少。人们也将该技术应用于儿童和青少年，除两例需要再次入院治疗外，超过 1 200 例骨科大手术后患儿仅口服阿片类药物就可以舒适地待在家里（图 31-6）[49]。

患者带留置导管回家必须学会如何使用镇痛泵，懂得局部麻醉药物中毒的表现，并且要有其他人在家可以提供照顾，患者必须能够使用电话与他人沟通。还应该有一个拔出导管的标准。留置导管回家的患者人数在增加但却不多，还需要深入研究以证明这些患者的安全性，最近有人对这类导管的应用进行了综述[50]。

镇静和镇痛

很多局部麻醉或区域麻醉下进行手术的患者愿意选择镇静，以便对此过程无记忆。因为注射局部麻醉药物可能有痛感，而且躺在坚硬的手术台上也不舒服，所以某种程度上讲，镇静很重要。

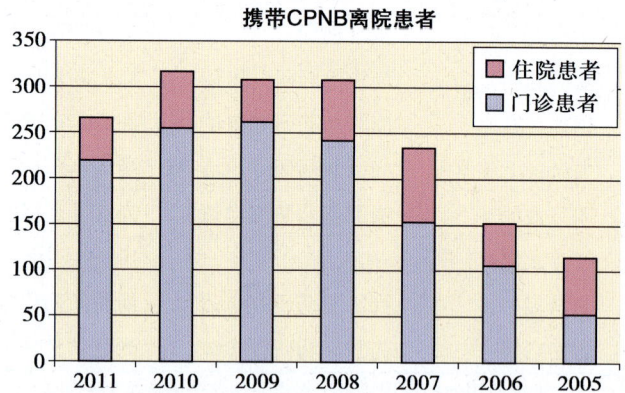

图 31-6　某儿童医院 2005—2011 年每年携带持续周围神经阻滞（CPNB）离院患者数（住院患者对比门诊患者）

条图示携带 CPNB 离院患者与留院直至 CPNB 拔除患者对比。在过去的 5 年中，携带 CPNB 离院患者增加约 80%（摘自 Gur-naney H, Kraemer FW, Maxwell L, et al. Ambulatory continuous peripheral nerve blocks in children and adolescents: a longitudinal 8-year single center study. *Anesth Analg.*2014；118：621-627）

镇静深度可浅可深，浅者如患者意识仅轻度受抑制，深者则患者保护性反射被部分阻断、对躯体刺激或对语言指令无反应。

全身麻醉

全身麻醉用药的选择决定患者术后在 PACU 停留时间的长短，以及对某些患者来说决定他们是否可以离院回家。

诱导

虽然本章以前的版本还将硫苯妥和丙泊酚进行过对比，但现在硫苯妥在本国已不再用于人类麻醉。虽然诱导用药的效果看上去是短暂的，但它们却可以抑制精神运动长达几个小时。丙泊酚的半衰期是 1～3h，给予诱导剂量的丙泊酚后，对精神运动的损害仅持续 1h，而美索比妥的半衰期是 6～8h。

丙泊酚的注射痛可能是一个麻烦问题，当注入手背静脉更易出现疼痛，而选择前臂或肘前大静脉注射则会减轻。而对某些个体而言，经近端大静脉用药也会引起注射痛，然而静脉使用该药后好像却不会引起血栓性静脉炎。正如一篇荟萃分析所述，减轻丙泊酚注射痛最有效的方法是注射丙泊酚前 30～120s 在前臂扎一橡皮止血带的情况下静脉注射利多卡因（0.5mg/kg）[51]。与其后发表的由 Picard 等综述的手稿相比，2014 年出版的一篇综述的作者指出，"首先，虽然系统的综述已经找出一种简单、有效且廉价的干预方法，并且强烈建议不再需要对该问题进行进一步的研究，但是这类研究论文的发表却未减少。第二，虽然系统的综述提供了一个清晰的研究议程，但是对进一步研究试验设计的影响却很微弱。第三，这些发表的相应研究结果能够对临床执业的影响程度依然很轻。最后，引用系统的综述对后续发表研究的设计与相关性没有明显影响[52]。患者术后是否还记得丙泊酚注射痛还不清楚。

多数儿童和一些成人不喜欢在麻醉开始前静脉穿刺置管。七氟烷血-气分配系数相对低，诱导速度仅比丙泊酚稍慢。令患者呼气至残气量，经预充麻醉环路吸入肺活量的麻醉气体后屏气，可以加速七氟烷诱导。

对短时间手术，一些患者可能不需要神经肌肉阻滞剂；其他的可能需要短暂的肌松（例如使用琥珀胆碱）以使气管插管变容易。非去极化肌肉松弛药可用于辅助气管插管和维持术中肌肉松弛，大剂量的罗库溴铵起效迅速，其起效时间与琥珀胆碱相似。当然进行气管内插管时肌肉松弛不一定是必要条件，如丙泊酚、阿芬太尼或瑞芬太尼等药物联合应用，使用或不使用利多卡因可以免除肌肉松弛的需要。由于琥珀胆碱可能导致与恶性高热或未确定的肌营养不良尤其是 Duchenne 病相关的心脏停搏，儿童慎用此药。而且患者使用琥珀胆碱后会有肌痛。

维持

虽然麻醉维持用药选择的影响因素很多，但对日间手术患者麻醉来说有两个主要关注点：苏醒速度和术后恶心呕吐（PONV）发生率。

麻醉维持和苏醒时间

我们可以使用各种标准来评价苏醒时间，然而在日间手术中心，只有患者能够自行离开中心的时候才能认为他是苏醒了。实际上患者从日间手术中心离开取决于管理规定，比如需要外科医生或麻醉医师的书面医嘱。患者手术结束后离开手术间或者不在 PACU 停留直接进入二期恢复（也见第 54 章）需要的时间，可能与所用麻醉剂直接相关，并且可能为医院节约费用。

麻醉维持用药选择会影响麻醉后恢复吗？丙泊酚、地氟烷和七氟烷具备日间手术麻醉维持所需要的理想特性。丙泊酚半衰期短，用于麻醉维持苏醒快，很少有副作用。地氟烷和七氟烷是具有较低血-气分配系数的卤代醚麻醉剂，是日间手术理想的全身麻醉药。不像地氟烷，七氟烷可用于麻醉平稳吸入诱导，是日间手术中心儿童麻醉快速恢复的首选技术。

区分苏醒时间和离院时间很重要，吸入地氟烷和氧化亚氮麻醉的患者比吸入七氟烷和氧化亚氮或者静脉丙泊酚麻醉的患者苏醒可能更快，但是患者坐起、站立、能够饮水以及适合离院时间等可能没有差异。快速苏醒时间可以解释为不经过第 I 阶段而达到完全清醒，这可以节约费用。

术后恶心呕吐的术中处理

恶心伴有或不伴呕吐，可能是导致日间手术后患者延迟离院的重要因素，并且会增加成人与儿童未预料的入院。患者通常更害怕 PONV，而不是术后疼痛。减少危险因素可以明显降低 PONV 发病率（表 31-7）。减少 PONV 风险的措施包括：

- 采用区域麻醉。
- 如果需要采用全身麻醉，则使用丙泊酚输注而不用吸入麻醉药（丙泊酚现在应用很普遍所以不应因价格偏贵而不选用该药）。
- 避免使用氧化亚氮。
- 围手术期使用最小剂量的阿片类药物。

- 尽量避免使用肌松剂。
- 给予足够的液体。

表 31-7　降低 PONV 风险的技术

如果有可能则仅采用区域麻醉
如果需要全身麻醉，则用丙泊酚而不用吸入麻醉药（丙泊酚现在应用很普遍所以不应因价格偏贵而不选用该药）
避免使用氧化亚氮维持麻醉，尤其是手术超过 1h 者
减少围手术期阿片类药物的使用
若临床适应证明确尽量避免使用肌松剂
给予足够的液体

使用氧化亚氮后呕吐的发生率比使用强效吸入麻醉药更高，但是很多研究发现氧化亚氮可以成功用于日间手术麻醉，研究证据表明使用氧化亚氮时间短于 1h，PONV 的风险不增加[53]。

女性 PONV 发病率更高，与那些以前有 PONV 病史的患者或晕动病患者的发病率一样。接受某些手术的患者，如腹腔镜手术、碎石术、乳腺大手术以及耳鼻咽喉外科手术等，发生 PONV 的风险增加。危险因素数量越多，术后发生恶心或呕吐的风险越高。

某些特殊基因型与 PONV 易感性相关，新近一项综述提示 PONV 可能与基因相关，因为使用预防性抗呕吐用药/治疗在某些患者无效，某些患者家族中几代人都会发生 PONV，并且单卵双胎患者 PONV 具有一致性[54]。药理基因学研究集中于 5HT3 受体拮抗剂、5HT3 拮抗剂代谢通路以及其他 PONV 相关基因和化学治疗引起的恶心呕吐等方面。PONV 敏感性可能是多因素的，也可能包括几个基因组途径，需要进行更多的基因结构相关及可能治疗手段的研究。

PONV 的治疗主要基于与 PONV 相关的脑内靶点与通路。研究显示受体拮抗剂，尤其是选择性 5-羟色胺拮抗剂（昂丹司琼、多拉司琼和格拉司琼），用于缓解恶心呕吐具有相似的效果。多巴胺拮抗剂、抗组胺药和抗胆碱药有效且价格不贵，但是却与广泛的副作用相关，神经激肽（NK1）受体拮抗剂控制 PONV 也可能有用。两类药物联合使用比单用效果好，例如当联合使用阿瑞吡坦和昂丹司琼，PONV 会比单用任何一种时被更有效地控制[55]。与昂丹司琼和氟哌利多联合使用时，地塞米松具有叠加效应[56]。即使是单独使用地塞米松，也可以有效预防 PONV，但由于可能有癌症和

高血糖的风险，其常规应用是有争议的。然而一篇社论总结认为癌症复发和围手术期高血糖都与用于预防 PONV 的小剂量地塞米松无关[57]。其他控制 PONV 有效的疗法包括穴位针刺或穴位按压疗法[58]、补充液体疗法和可乐定（可能部分原因是减少了麻醉药用量）。如果术中用于监测患者肌松程度的电极置于 P6 穴位处，并使用强直收缩作为神经肌肉监测模式，则患者 PONV 减少了[59]。

虽然我们针对 PONV 做了很多工作，患者离院后恶心呕吐（postdischarge nausea and vomiting, PDNV）仍然是一个问题。在一项研究中，PDNV 总发生率几乎达 60%，并且有 2% 患者 PDNV 持续到术后第七天。那些有晕动病病史、PONV 史、偏头痛及出院后活动伴疼痛者更易发生 PDNV。吸入氧化亚氮和使用区域麻醉作为吸入麻醉辅助方式与 PDNV 无关[60]。另一个研究团队发现重度疼痛患者与术后前 6d PDNV 相关，直到术后第六天重度疼痛组与轻度疼痛组患者的 PDNV 分值才一样（图 31-7）[61]。

肌松

日间手术麻醉时，尤其是使用非去极化肌肉松弛药时，肌肉松弛时间通常超过气管插管需要的肌松时间。罗库溴铵、维库溴铵、瑞库溴铵和顺式阿曲库铵作用时间为 25~40min。除非已经确定肌肉松弛完全逆转，否则必须使用拮抗剂。使用加速度肌松监测仪监测肌松程度确定肌松药充分逆转可保障患者安全[62]。此外，定量监测神经肌肉阻滞深度以指导新斯的明用药剂量，可以使呼吸系统并发症降到最小（图 31-8）[63]。

术后疼痛的术中处理

术中使用阿片类药物可以提供术中和术后期间的镇痛，芬太尼可能是常用药物，虽然人们试过其他所有可用的阿片类药物。所有的阿片类都引起恶心、镇静和头晕，从而延迟患者离院。虽然非甾体抗炎药控制术后疼痛尤其是在切皮前给予有效，但是全身麻醉期间作为辅助镇痛是无效的。多模式镇痛控制术后疼痛是最有效的（也见于本章前面关于阿片类药物和非甾体抗炎药的讨论）。

气道辅助

使用像喉罩这样的声门上气道工具可以令患者快速恢复到初始状态具有几点优势，通常可以避免使用肌肉松弛药，与气管内插管相比更少发生呛咳。麻醉剂需要量、声音嘶哑和咽痛发生率等均降低了。总之，使用喉罩可以降低费用，但是

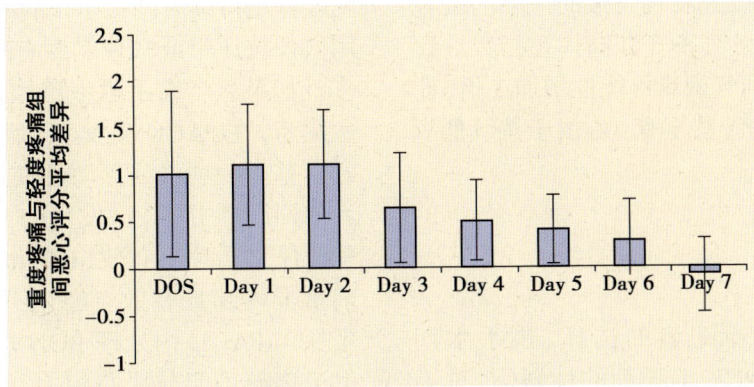

图 31-7 自手术当天（DOS）至术后第七天重度疼痛与轻度疼痛患者两组间每日恶心评分平均差异的95%可信区间

术后第二天差异最大，随后逐渐降低，至术后第六、七天差异已不显著（摘自 Odom-Forren J, Rayens MK, Gokun Y, et al. The relationship of pain and nausea in postoperative patients for 1week after ambulatory surgery. *Clin J Pain*.2015；31：845-851）

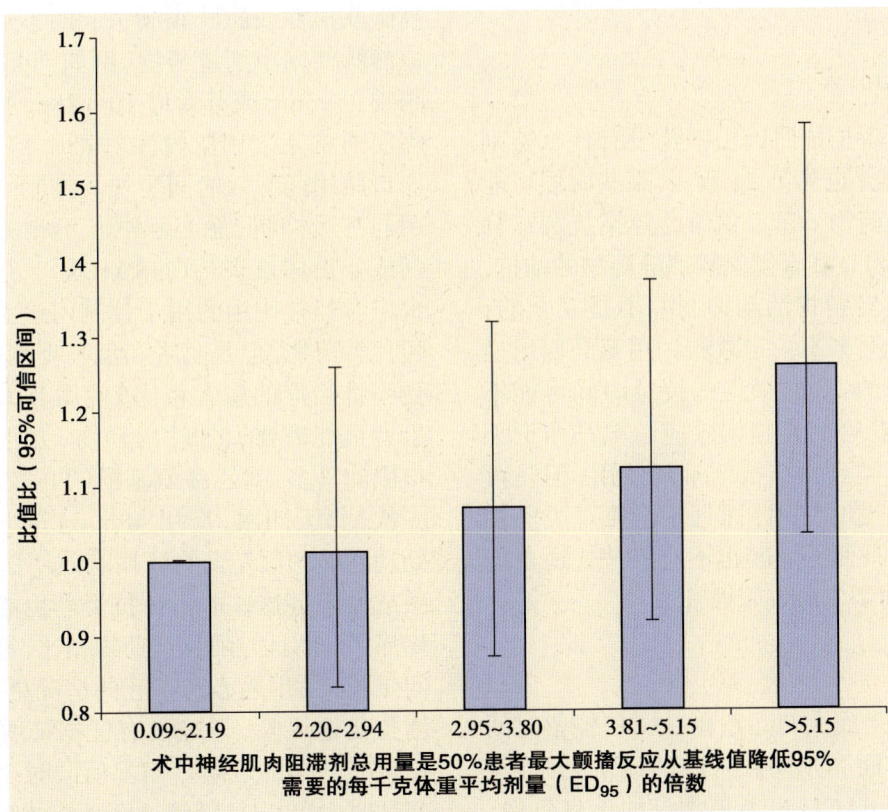

图 31-8 随着神经肌肉阻滞剂（术中阿曲库铵、顺式阿曲库铵、罗库溴铵或维库溴铵）剂量的增加，呼吸系统并发症的可能性增加

（摘自 McLean DJ, Diaz Gil D, Farhan HN, et al. Dose-dependent association between intermediate-acting neuromuscular-blocking agents and postoperative respiratory complications. *Anesthesiology*. 2015；122：1201-1213）

由于胃胀气,恶心呕吐的情况可能会增加。置入喉罩后,有 1% 的失败率,需要气管内插管[64],一项约 16 000 例患者的研究发现失败的危险因素包括手术台旋转、男性、牙列不齐和高体重指数。置入喉罩失败患者面罩通气困难可能性增加 3 倍,非计划入院率几乎达 14%,甚至有 6% 由于持续低氧血症需要入住 ICU。

麻醉恢复期的管理

苏醒期的挑战包括患者的选择、围手术期管理和在患者转入 PACU 前详细的计划(也见第 54 章)。如果计划让患者手术当天返回家里,在 PACU 快速有效处理常见问题与选择合适的患者并选择相应的麻醉技术一样重要。使患者推迟离开 PACU 最常见的 3 个原因是嗜睡、恶心呕吐和疼痛,所有这 3 项都是需要术中管理采取针对措施来避免的,但是在 PACU 也可以处理恶心呕吐和疼痛。

药物效应的拮抗

日间手术患者拮抗肌肉松弛药没有什么特别的,这里不做讨论(也见第 21 章)。某些时候可能需要拮抗阿片类药物。苯二氮䓬受体拮抗剂氟马西尼可用于内镜检查和脊髓麻醉镇静药物的拮抗,氟马西尼用于逆转精神活动抑制并不是完全的,而镇静的主观感觉也不一定减弱。用氟马西尼逆转遗忘症是部分的,逆转效应的持续时间可能不足够长,不足以获得明显临床效应。氟马西尼不能作为苯二氮䓬类药物拮抗剂常规使用,但是可以在明显镇静过度时应用,而且苯二氮䓬类药物引起的镇静被氟马西尼逆转也不应该替代适当的辅助通气,必要时需实施气管插管。

恶心和呕吐

恶心和呕吐是成人和儿童在 PACU 停留时间延长或由于麻醉而非预期收入院的最常见原因,恶心和呕吐也是 PACU 患者最常见的不良事件。很多人着手研究该问题的术前预防性处理措施以及在手术室内技术等以减少 PACU 内的恶心和呕吐。一旦该问题在 PACU 发生如何处理还没有很多相关研究,然而有很多药物处理该问题有效,5HT3 拮抗剂好像尤其有效。8mg 地塞米松与其他止吐药联合使用可以增强 PACU 内 PONV 的处理效果[56]。

咪达唑仑和丙泊酚虽然更常用于镇静,但其止吐作用持续时间长于镇静时间。在 P6 穴位处使用穴位按压带或穴位刺激有助于减少 PONV 发生率。如果患者在手术室已经接受了昂丹司琼预防性用药,在 PACU 又发生了恶心,追加剂量可能无效。基于一项接受预防性使用昂丹司琼后恶心患者的回顾性分析,已发生的 PONV 使用异丙嗪处理比昂丹司琼更有效,6.25mg 静脉注射而不是大剂量异丙嗪最有效[65]。很明显需要更多的工作来探讨 PACU 内处理 PONV 的有效方法。最后,由于疼痛可能与恶心相关,镇痛治疗常常会减少恶心的发生。更全面的讨论请参考 Gan 等人写的综述[66]。

疼痛

我们应该迅速有效地处理术后疼痛,重要的是执业医师需要鉴别术后疼痛还是由于低氧血症、高碳酸血症或膀胱胀满引起的不适。控制疼痛应该静脉使用小剂量药物(例如 70kg 体重患者给予吗啡 1~3mg 或芬太尼 10~25μg),在 PACU 控制疼痛通常不采用肌内注射阿片类药物,静脉用药比口服用药起效时间更快。控制术后疼痛包括使用与呼吸抑制、恶心和呕吐不相关的阿片类镇痛剂或非甾体抗炎药(NSAIDs)。芬太尼是日间手术患者经常使用的用于控制门诊手术术后疼痛的阿片类药物,但是吗啡和氢吗啡酮药效更长,与接受吗啡治疗的患者相比,使用芬太尼控制疼痛的患者可能需要追加注射药物,并很快回家。术后口服曲马多/对乙酰氨基酚(TP 37.5/325mg)一片一次,每天四次,应用 48h,这是患者离院回家后处理疼痛的固定药物联用有效用法[67]。例如酮咯酸或布洛芬这些非甾体抗炎药也能有效控制术后疼痛[68],而且与阿片类药物相比,能使疼痛缓解时间更长,发生恶心和呕吐的情况更少,NSAIDs 会增加出血风险,但是没有证据证明多数日间手术患者有这样的危险。当术后同时存在肿胀和疼痛问题时,NSAIDs 缓解这两种症状比阿片类药物更有效。

虽然对乙酰氨基酚 19 世纪晚期用于临床,但直到 21 世纪早期该药才被静脉注射使用,对乙酰氨基酚不像阿片类药物,它与 PONV 或呼吸抑制不相关,也不像 NSAIDs,它与血小板功能障碍、胃炎或肾毒性也不相关。当静脉注射使用时,肝首过效应有限,肝损伤的风险较低。在手术切皮前[69]或术后[70]给予,阿片类药物需要量减少。肝脏或肾脏功能损伤患者,对乙酰氨基酚每日总剂量不能超过 4g/d 和 2g/d 或更少。

我们处理成人和儿童疼痛开始给予短效阿片类镇痛剂,比如芬太尼(疼痛 VAS 评分 3～5 分给予 25μg/70kg,疼痛 VAS 评分 6～10 分给予 50μg/70kg),或者使用酮咯酸 30～60mg/70kg 静脉注射,或者对乙酰氨基酚 650mg(2～12 岁儿童或 <50kg 的成人给予 12.5mg/kg),芬太尼可以间隔 5min 追加直到疼痛得到控制。对于儿童,我们也使用含有可待因的对乙酰氨基酚酏剂(每 5ml 溶液含 120mg 对乙酰氨基酚和 12mg 可待因),3～6 岁儿童应用 5ml,7～12 岁儿童应用 10ml,儿童一旦苏醒就交由其父母照护。我们发现小于 6 个月龄的婴儿在非剧烈疼痛手术后多数需要重新交由母亲看护或奶瓶哺乳,在 PACU 内大一些的婴儿和幼儿通常可以用 60mg/岁对乙酰氨基酚(口服或直肠给药)来缓解轻度疼痛。如果尚未建立静脉通路,可以肌内注射哌替啶(0.5mg/kg)和可待因(1.0～1.5mg/kg)。

患者离院准备

在美国多数日间手术中心除了 PACU 以外都有Ⅱ期恢复室,患者在Ⅱ期恢复室待到能够喝水、行走和/或排便(取决于手术种类)。使用日间手术间常用麻醉剂的患者苏醒后在手术间 Aldrete 评分系统(也见第 54 章)达 9 或 10 分者可以直接从手术间转入Ⅱ期苏醒室。在麻醉性监护(MAC)下实施手术的患者通常可以从手术间直接转入Ⅱ期苏醒室。镇静下实施的手术后,应该可以实现直接到Ⅱ期苏醒室的快通道,但通常都不能实现,可能原因是部门政策未明确或员工不清楚[71]。患者能够越过 PACU 虽然看上去节约了时间和金钱,但是在Ⅱ期苏醒室护理工作量可能更大,住院费用可能与患者首先在 PACU 恢复时没有差异。

制订某些离院回家的标准时并没有科学依据,一个标准是离院前可以耐受口服液体,如果患者术后离院前被要求喝液体可能加剧术后恶心。即使脊髓麻醉或硬膜外阻滞后需患者恢复排便功能是合理的,但出院前低风险患者需要能够排便可能只会导致患者在实施手术的机构停留更长时间,尤其是患者如果不能排便就可以返回医疗机构时。患者离开手术间、PACU 和Ⅱ期苏醒室的执行标准

不能影响患者的安全。除外研究目的,精神运动测验用于评价不同时相的恢复是有争议的。

虽然评分系统可以用于指导患者从 PACU 转到Ⅱ期苏醒室以及从Ⅱ期苏醒室离开回家,但却不能评价功能的更高水平,比如用手的能力、驾驶能力或维持足够长时间清醒以正常驾驶。患者可能在离开医院后感觉良好,但应该建议他们至少在术后 24h 内不能驾驶,应当提醒患者及其责任家属 24h 内患者不能操作高危工具或者做任何重大商业决定。一旦患者离开医疗机构,监管就不如在医院内好,因此,在患者离院前,应当检查敷料,最好是让负责人熟悉所有离院指引。

应当告知患者至少 24h 内他们可能会经历疼痛、头疼、恶心、呕吐或头晕,如果用过琥珀胆碱,可能有肌痛和切口以外部位的疼痛。如果所述症状是正常恢复过程中可预料到的,患者就不会太紧张。书面指引很重要,离院时额外的书面和口头宣教技术对患者改善依从性有明显影响。

当讨论离院计划时,为防意外问题,考虑患者返回何地也很重要。与医院不同,多数日间手术中心不是全天开放的,随着日间手术越来越盛行,患者离开后会走的更远[72],这是否与风险增加相关尚不清楚。

对于有语言障碍的患者,知情同意表格、手术方式解释和离院通知等可能不得不以英语以外的语言来书写,并且可能需要口译翻译服务。护理职员应当评价将患者带回家的成人以决定其是否符合负责人标准,负责人在体力和智力上能够在家照顾患者。在患者离院回家后医疗机构应当找到一种方法随访患者,一些机构是职员在第二天打电话给患者以判断恢复程度,另一些机构使用明信片随访。

我们管理门诊患者无论何时都要有创新,我们必须评价一个费用划算、没有花架子的方案如何影响患者的安全的,我们必须决定对一个独居患者、一个监护人不能处理其需要的患者、一个交通不便的患者和一个保险报销覆盖有限的患者我们都能做什么。可以为需要观察的患者预留医院床位,日间手术后使用这些床位的患者仍然被看做是门诊患者,按照他们在观察区使用这些床位的小时数收费。某些医院与管理公司合作在医院附近组建一个医院旅馆或医疗汽车旅馆。旅馆通常是一个非医疗机构,为门诊患者提供一个舒适、便宜以及便捷的地点,在家人或护士的照顾下

恢复。家庭保健护理适合于下列外科手术后：乳房缩减成形术、腹壁成形术、经阴道子宫切除术以及膝关节开放韧带修复术。为术后门诊患者管理和/或观察的各种服务代表现在，而管理手术期间门诊患者的技术则代表20年前保健服务系统的过去。需要前瞻性研究来评价服务的质量以及这些改进方案对患者安全性的影响。

必须逐个并全面评价患者、手术方式、术后管理的可获得程度和质量以及麻醉技术等以决定日间手术的可接受程度。必须维持下列事项之间精准的平衡：患者身体状况、计划的外科手术以及合适的麻醉技术，此外还必须要加上照护患者的麻醉医师的专业水平。

日间手术麻醉是一个快速发展的专业，曾经被认为不适合实施日间手术的患者现在成为了合适的手术人选，曾经被认为不适合为门诊患者实施的手术现在常规在上午实施，患者在下午或者晚上能够离院回家。在这些患者来到手术间之前、术中和术后管理期间恰当的麻醉管理是日间手术成功的关键，能够有短效麻醉剂、长效镇痛剂和止吐药供我们使用，从而使我们能够为日间手术中心患者提供高效的医疗服务。

致谢

感谢耶鲁大学麻醉科

（姜妤 译，赵振龙 校）

参考文献

1. Parina R, Chang D, Saad AN, et al. Quality and safety outcomes of ambulatory plastic surgery facilities in California. Plast Reconstr Surg. 2015;135:791–797.
2. Starling J, 3rd, Thosani MK, Coldiron BM. Determining the safety of office-based surgery: what 10 years of Florida data and 6 years of Alabama data reveal. Dermatol Surg. 2012;38:171–177.
3. Hanke CW. Commentary: Advocating for mandatory adverse event reporting. Dermatol Surg. 2012;38:178–179.
4. Davidson AJ, Morton NS, Arnup SJ, et al. Apnea after awake regional and general anesthesia in infants: The general anesthesia compared to spinal anesthesia study-comparing apnea and neurodevelopmental outcomes, a randomized controlled trial. Anesthesiology. 2015;123(1):38–54.
5. Pierides G, Mattila K, Vironen J. Quality of life change in elderly patients undergoing open inguinal hernia repair. Hernia. 2013;17:729–736.
6. Poobalan AS, Bruce J, King PM, et al. Chronic pain and quality of life following open inguinal hernia repair. Br J Surg. 2001;88:1122–1126.
7. Martin-Ferrero MA, Faour-Martin O, Simon-Perez C, et al. Ambulatory surgery in orthopedics: experience of over 10,000 patients. J Orthop Sci. 2014;19:332–338.
8. Sieffert MR, Fox JP, Abbott LE, et al. Obesity is associated with increased health care charges in patients undergoing outpatient plastic surgery. Plast Reconstr Surg. 2015;135:1396–1404.
9. Gaddam S, Gunukula SK, Mador MJ. Post-operative outcomes in adult obstructive sleep apnea patients undergoing non-upper airway surgery: a systematic review and meta-analysis. Sleep Breath. 2014;18:615–633.
10. American Society of Anesthesiologists Task Force on Perioperative Management of patients with obstructive sleep apnea. Practice guidelines for the perioperative management of patients with obstructive sleep apnea: an updated report by the American Society of Anesthesiologists Task Force on Perioperative Management of patients with obstructive sleep apnea. Anesthesiology. 2014;120:268–286.
11. Stierer TL, Collop NA. Perioperative assessment and management for sleep apnea in the ambulatory surgical patient. Chest. 2015;148:559–565.
12. Joshi GP, Ankichetty SP, Gan TJ, et al. Society for ambulatory anesthesia consensus statement on preoperative selection of adult patients with obstructive sleep apnea scheduled for ambulatory surgery. Anesth Analg. 2012;115:1060–1068.
13. Dexter F, Maxbauer T, Stout C, et al. Relative influence on total cancelled operating room time from patients who are inpatients or outpatients preoperatively. Anesth Analg. 2014;118:1072–1080.
14. von Ungern-Sternberg BS, Boda K, Chambers NA, et al. Risk assessment for respiratory complications in paediatric anaesthesia: a prospective cohort study. Lancet. 2010;376:773–783.
15. Osugi T, Tatara T, Yada S, et al. Hydration status after overnight fasting as measured by urine osmolality does not alter the magnitude of hypotension during general anesthesia in low risk patients. Anesth Analg. 2011;112:1307–1313.
16. Buehrer S, Hanke U, Klaghofer R, et al. Hunger and thirst numeric rating scales are not valid estimates for gastric content volumes: a prospective investigation in healthy children. Paediatr Anaesth. 2014;24:309–315.
17. Brady M, Kinn S, Ness V, et al. Preoperative fasting for preventing perioperative complications in children. Cochrane Database Syst Rev. 2009;(4):CD005285. doi:CD005285.
18. American Society of Anesthesiologists Committee. Practice guidelines for preoperative fasting and the use of pharmacologic agents to reduce the risk of pulmonary aspiration: application to healthy patients undergoing elective procedures: an updated report by the American Society of Anesthesiologists Committee on Standards and Practice Parameters. Anesthesiology. 2011;114:495–511.
19. Coté CJ, Cohen IT, Suresh S, et al. A comparison of three doses of a commercially prepared oral midazolam syrup in children. Anesth Analg. 2002;94:37–43.
20. Kain ZN, MacLaren J, McClain BC, et al. Effects of age and emotionality on the effectiveness of midazolam administered preoperatively to children. Anesthesiology. 2007;107:545–552.
21. Park SM, Mangat HS, Berger K, et al. Efficacy spectrum of antishivering medications: meta-analysis of randomized controlled trials. Crit Care Med. 2012;40:3070–3082.
22. Katz J, Clarke H, Seltzer Z. Review article: Preventive analgesia: quo vadimus? Anesth Analg. 2011;113:1242–1253.
23. Kissin I. A call to reassess the clinical value of preventive (preemptive) analgesia. Anesth Analg. 2011;113:977–978.
24. Gurusamy KS, Vaughan J, Toon CD, et al. Pharmacological interventions for prevention or treatment of postoperative pain in people undergoing laparoscopic cholecystectomy. Cochrane Database Syst Rev. 2014;3:CD008261.
25. Nour C, Ratsiu J, Singh N, et al. Analgesic effectiveness of acetaminophen for primary cleft palate repair in young children: a randomized placebo controlled trial. Paediatr Anaesth. 2014;24:574–581.
26. Kraglund F. Acetaminophen plus a nonsteroidal anti-inflammatory drug decreases acute postoperative pain more than either drug alone. J Am Dent Assoc. 2014;145:966–968.
27. Bourgon AL, Fox JP, Saxe JM, et al. Outcomes and charges associated with outpatient inguinal hernia repair according to method of anesthesia and surgical approach. Am J Surg. 2015;209:468–472.
28. Bay-Nielsen M, Kehlet H. Anaesthesia and post-operative morbidity after elective groin hernia repair: a nation-wide study. Acta Anaesthesiol Scand. 2008;52:169–174.
29. Chen WH, Hung KC, Tan PH, et al. Neuraxial anesthesia improves long-term survival after total joint replacement: a retrospective nationwide population-based study in Taiwan. Can J Anaesth. 2015;62:369–376.
30. Kessler J, Marhofer P, Hopkins PM, et al. Peripheral regional anaesthesia and outcome: lessons learned from the last 10 years. Br J Anaesth. 2015;114:728–745.
31. Corey JM, Bulka CM, Ehrenfeld JM. Is regional anesthesia associated with reduced PACU length of stay? A retrospective analysis from a tertiary medical center. Clin Orthop Relat Res. 2014;472:1427–1433.
32. Cohen DD, Dillon JB. Anesthesia for outpatient surgery. JAMA. 1966;196:1114–1116.
33. Sokolowski CJ, Giovannitti JA, Jr, Boynes SG. Needle phobia: etiology, adverse consequences, and patient management. Dent Clin North Am. 2010;54:731–744.
34. Frawley G, Bell G, Disma N, et al. Predictors of failure of awake regional anesthesia for neonatal hernia repair: Data from the general anesthesia compared to spinal anesthesia study-comparing apnea and neurodevelopmental outcomes. Anesthesiology. 2015;123:55–65.
35. Lacasse MA, Roy JD, Forget J, et al. Comparison of bupivacaine and 2-chloroprocaine for spinal anesthesia for outpatient surgery: a double-blind randomized trial. Can J Anaesth. 2011;58:384–391.
36. Suresh S, Long J, Birmingham PK, et al. Are caudal blocks for pain control safe in children? an analysis of 18,650 caudal blocks from the Pediatric Regional Anesthesia Network (PRAN) database. Anesth Analg. 2015;120:151–156.
37. Walker SM, Yaksh TL. Neuraxial analgesia in neonates and infants: a review of clinical and preclinical strategies for the development of safety and efficacy data. Anesth Analg. 2012;115:638–662.
38. Anesthesia & Analgesia Guide for Authors. 2011. (Accessed November, 2015, at http://www.aaeditor.org/Neuraxial.Perineural.Drugs.xls).
39. Salviz EA, Xu D, Frulla A, et al. Continuous interscalene block in patients having outpatient rotator cuff surgery: a prospective randomized trial. Anesth Analg. 2013;117:1485–1492.
40. Mercereau P, Lee B, Head SJ, et al. A regional anesthesia-based "swing" operating room model reduces non-operative time in a mixed orthopedic inpatient/outpatient population. Can J Anaesth. 2012;59:943–949.
41. Lunn TH, Kristensen BB, Gaarn-Larsen L, et al. Post-anaesthesia care unit stay after total hip and knee arthroplasty under spinal anaesthesia. Acta Anaesthesiol Scand. 2012;56:1139–1145.
42. Heil JW, Ilfeld BM, Loland VJ, et al. Ultrasound-guided transversus abdominis plane catheters and ambulatory perineural infusions for outpatient inguinal hernia repair. Reg Anesth Pain Med. 2010;35:556–558.
43. Ilfeld BM, Wright TW, Enneking FK, et al. Total elbow arthroplasty as an

outpatient procedure using a continuous infraclavicular nerve block at home: a prospective case report. *Reg Anesth Pain Med.* 2006;31:172–176.

44. Zaric D, Boysen K, Christiansen J, et al. Continuous popliteal sciatic nerve block for outpatient foot surgery—a randomized, controlled trial. *Acta Anaesthesiol Scand.* 2004;48:337–341.

45. Dadure C, Bringuier S, Nicolas F, et al. Continuous epidural block versus continuous popliteal nerve block for postoperative pain relief after major podiatric surgery in children: a prospective, comparative randomized study. *Anesth Analg.* 2006;102:744–749.

46. Buckenmaier CC,3rd, Klein SM, Nielsen KC, et al. Continuous paravertebral catheter and outpatient infusion for breast surgery. *Anesth Analg.* 2003;97:715–717.

47. Williams BA, Kentor ML, Vogt MT, et al. Reduction of verbal pain scores after anterior cruciate ligament reconstruction with 2-day continuous femoral nerve block: a randomized clinical trial. *Anesthesiology.* 2006;104:315–327.

48. Ilfeld BM, Vandenborne K, Duncan PW, et al. Ambulatory continuous interscalene nerve blocks decrease the time to discharge readiness after total shoulder arthroplasty: a randomized, triple-masked, placebo-controlled study. *Anesthesiology.* 2006;105:999–1007.

49. Gurnaney H, Kraemer FW, Maxwell L, et al. Ambulatory continuous peripheral nerve blocks in children and adolescents: a longitudinal 8-year single center study. *Anesth Analg.* 2014;118:621–627.

50. Machi AT, Ilfeld BM. Continuous peripheral nerve blocks in the ambulatory setting: an update of the published evidence. *Curr Opin Anaesthesiol.* 2015;28:648–655.

51. Picard P, Tramer MR. Prevention of pain on injection with propofol: a quantitative systematic review. *Anesth Analg.* 2000;90:963–969.

52. Habre C, Tramer MR, Popping DM, et al. Ability of a meta-analysis to prevent redundant research: systematic review of studies on pain from propofol injection. *BMJ.* 2014;348:g5219.

53. Peyton PJ, Wu CY. Nitrous oxide-related postoperative nausea and vomiting depends on duration of exposure. *Anesthesiology.* 2014;120:1137–1145.

54. Janicki PK, Sugino S. Genetic factors associated with pharmacotherapy and background sensitivity to postoperative and chemotherapy-induced nausea and vomiting. *Exp Brain Res.* 2014;232:2613–2625.

55. Vallejo MC, Phelps AL, Ibinson JW, et al. Aprepitant plus ondansetron compared with ondansetron alone in reducing postoperative nausea and vomiting in ambulatory patients undergoing plastic surgery. *Plast Reconstr Surg.* 2012;129:519–526.

56. Ormel G, Romundstad L, Lambert-Jensen P, et al. Dexamethasone has additive effect when combined with ondansetron and droperidol for treatment of established PONV. *Acta Anaesthesiol Scand.* 2011;55:1196–1205.

57. Colin B, Gan TJ. Cancer recurrence and hyperglycemia with dexamethasone for postoperative nausea and vomiting prophylaxis: more moot points? *Anesth Analg.* 2014;118:1154–1156.

58. Lee A, Fan LT. Stimulation of the wrist acupuncture point P6 for preventing postoperative nausea and vomiting. *Cochrane Database Syst Rev.* 2009;(2):CD003281. doi:CD003281.

59. Kim YH, Kim KS, Lee HJ, et al. The efficacy of several neuromuscular monitoring modes at the P6 acupuncture point in preventing postoperative nausea and vomiting. *Anesth Analg.* 2011;112:819–823.

60. Odom-Forren J, Jalota L, Moser DK, et al. Incidence and predictors of postdischarge nausea and vomiting in a 7-day population. *J Clin Anesth.* 2013;25:551–559.

61. Odom-Forren J, Rayens MK, Gokun Y, et al. The relationship of pain and nausea in postoperative patients for 1 week after ambulatory surgery. *Clin J Pain.* 2015;31:845–851.

62. Brull SJ, Prielipp RC. Reversal of neuromuscular blockade: "identification friend or foe". *Anesthesiology.* 2015;122:1183–1185.

63. McLean DJ, Diaz-Gil D, Farhan HN, et al. Dose-dependent association between intermediate-acting neuromuscular-blocking agents and postoperative respiratory complications. *Anesthesiology.* 2015;122:1201–1213.

64. Ramachandran SK, Mathis MR, Tremper KK, et al. Predictors and clinical outcomes from failed Laryngeal Mask Airway Unique: a study of 15,795 patients. *Anesthesiology.* 2012;116:1217–1226.

65. Habib AS, Reuveni J, Taguchi A, et al. A comparison of ondansetron with promethazine for treating postoperative nausea and vomiting in patients who received prophylaxis with ondansetron: a retrospective database analysis. *Anesth Analg.* 2007;104:548–551.

66. Gan TJ, Diemunsch P, Habib AS, et al. Consensus guidelines for the management of postoperative nausea and vomiting. *Anesth Analg.* 2014;118:85–113.

67. Alfano G, Grieco M, Forino A, et al. Analgesia with paracetamol/tramadol vs. paracetamol/codeine in one day-surgery: a randomized open study. *Eur Rev Med Pharmacol Sci.* 2011;15:205–210.

68. White PF, Tang J, Wender RH, et al. The effects of oral ibuprofen and celecoxib in preventing pain, improving recovery outcomes and patient satisfaction after ambulatory surgery. *Anesth Analg.* 2011;112:323–329.

69. De Oliveira GS, Jr, Castro-Alves LJ, McCarthy RJ. Single-dose systemic acetaminophen to prevent postoperative pain: a meta-analysis of randomized controlled trials. *Clin J Pain.* 2015;31: 86–93.

70. Dahl JB, Nielsen RV, Wetterslev J, et al Postoperative Pain Alliance (ScaPAlli): Post-operative analgesic effects of paracetamol, NSAIDs, glucocorticoids, gabapentinoids and their combinations: a topical review. *Acta Anaesthesiol Scand.* 2014; 58: 1165–1181.

71. Twersky RS, Sapozhnikova S, Toure B. Risk factors associated with fast-track ineligibility after monitored anesthesia care in ambulatory surgery patients. *Anesth Analg.* 2008;106:1421–1426, table of contents.

72. Neuman MD, David G, Silber JH, et al. Changing access to emergency care for patients undergoing outpatient procedures at ambulatory surgery centers: evidence from Florida. *Med Care Res Rev.* 2011;68:247–258.

LAURENCE M. HAUSMAN · MEG A. ROSENBLATT

要点

1. 诊室麻醉指在诊室场所进行的麻醉,如独立的医疗区域或外科诊室及手术室,而不属于日间手术中心(ASC)或医院。

2. 控制成本和方便患者是诊室手术相对于传统住院手术的两个主要优点。

3. 诊室手术的缺点与患者的安全保障、检查报告、质量改进和同行评议相关。因此,在这些问题上必须格外注意。

4. 诊室麻醉相关并发症发生率和死亡率与围手术期患者监护不足、过度镇静和血栓栓塞事件密切相关。

5. 在诊室发生的意外伤害通常比日间手术中心更严重。在诊室麻醉手术意外的相关报告中,21% 是短时非致残性伤害,而 64% 是永久性伤害或导致死亡。然而,在日间手术中心的手术意外报告中,62% 是短时非致残性伤害,只有 21% 是永久性伤害或导致死亡。

6. 美国整形外科医师协会认为,理想的诊室手术患者身体状态评级应该为 ASA(美国麻醉医师协会)1 级或 2 级,并建议 ASA 评级为 3 级的患者必须经相关麻醉会诊后才能接受诊室手术麻醉,且只能接受非镇静的局部麻醉。

7. 深静脉血栓引起的肺栓塞仍然是诊室手术的主要风险。

8. 在制订质量改进计划时,应采用随机病历评价及关键哨点事件,以便及时进行病例审查。

9. 麻醉医师应坚持在安全部位进行局部麻醉操作。必须进行分类整理编纂的问题包括一般设备使用、根据 ASA 标准监测患者、紧急药品和设备的使用、管制医疗物品的处理和储存、医疗主任的职责、必要的住院计划、防火措施与准备及相关认证。

10. 相较于全身麻醉时发生的非致死性损伤,在监护麻醉期间发生的非致死性损伤可能对患者造成更长久的损害,而前者多是暂时性的,在监护麻醉期间发生的所有损伤中,34% 是致命性的。

11. 为达到理想的诊室麻醉实践并提高患者满意度,预防术后恶心、呕吐和疼痛是至关重要的。

诊室麻醉(office-based Anesthesia,OBA)是非手术室麻醉(NORA)和日间手术麻醉的分支。NORA 指在传统手术室(OR)之外进行的麻醉,但通常是在有资质的医院内进行的。NORA 的地点包括内镜检查室、创伤性放射手术室、磁共振成像(MRI)机前或进行电休克疗法(ECT)的区域。日间麻醉的定义包括患者在手术日到达指定地点,接受麻醉手术后,并在当天晚些时候出院。

诊室麻醉在诊室进行,例如独立的医疗区域或外科诊室或手术室,且此类地点不属于日间手术中心(ASC)或医院。此类外科/医疗诊室通常为医生提供可进行其他医疗活动的场地,如问诊新患者,病史采集、体检及诊室管理。诊疗范围通常局限于某一临床学科,如泌尿外科学、胃肠病学、整形外科、口腔医学[1-2]等专业,但一些外科诊室也为外科和亚专科提供手术场地。

虽然 OBA 可能是传统住院手术麻醉的另一个令人兴奋的选择,但它要求麻醉医师扩大增强其在医疗服务系统中的作用。麻醉医师不仅要为各年龄段患者和对于全身状况正常及不佳的病例提供安全的麻醉服务的同时,麻醉医师还必须了解诊室的安全法规和政策、相关的法律和财务问题(如反垄断法案、州法律法规、可能发生的认证、计费和收款等事宜)[3-4]。这是麻醉医师的新职责。在过去,麻醉医师仅在私人医院或医学院中承担责任;而上述新职责原先是由医院管理人员、律师、护士和其他医疗专业人员承担的。此外，诊室医生面临的另一个挑战，那就是在麻醉住院医师课程中几乎未接受过 OBA 相关的培训[5]。

OBA 简史

诊室手术和麻醉的相关报道始于 19 世纪中期。1856 年，约翰·斯诺记录了他为 867 名牙科患者进行氯仿麻醉的经验。通过氯仿麻醉，私人牙科诊室拔除了大约 3 021 颗牙齿[6]。除此之外，家庭医生还经常上门服务，在患者家中进行一些小型手术，如疖切开术和清创缝合等。医生的私人诊室同样提供此类外科诊疗。

随着外科手术创伤性逐渐增加，加强围手术期的生理监测变得越加必要。同时，血液制品管理和一系列广泛的药物制剂的开发在患者监护中日益重要，也促进了更大规模医疗服务团队的发展。因此，提供住院服务的医院逐渐成为外科手术的主要场所。

在过去几十年间，由于外科手术和麻醉技术的进步，手术经验再次发生了变化。通过腹腔镜和内窥镜手术等创新，手术变得越来越微创和无痛。此外，新型麻醉药物具有"快速作用"的特点（起效快、作用时间短），且血流动力学副作用更小，从而使诊室手术的数量和种类明显增加[7-9]。

在 20 世纪 70 年代，只有不到 10% 的治疗性和诊断性外科手术在诊室进行，绝大部分手术在手术室进行。而到 1987 年，40% 的外科手术（大约 2 500 万）在诊室开展。自 1984—1990 年间，美国诊室手术量从 40 万增加到 120 万。到 1994 年，8.5% 的手术都在诊室进行[10]。1994 年，美国整形外科医师协会（ASPS）的权威调查显示，55% 的医师在诊室开展部分或全部手术[11]。到 2000 年，大约 75% 的手术在门诊进行，17% 在独立的日间手术中心进行，14% 至 25%（约 800 万到 1 000 万）在诊室进行[12-16]。到了 2005 年，美国医师协会报道，82% 的手术在门诊进行，其中 16% 在私人诊室开展[17]。近期数据表明，目前每年外科手术中 17% 至 24%（约 1 000 万例手术）在私人外科诊室进行[18]。

诊室手术和诊室麻醉的优缺点

相比传统住院手术，诊室手术有许多优势，其中最明显的是成本较低[19]。外科手术的实际成本

由数个固定部分构成。除了支付给手术医生和麻醉医师的费用（通常在择期手术前协商确定），手术成本还包括医院或日间手术中心收取的设施费。该费用通常包括特定场地的相关成本，包括设施维护费、设备使用费和人员配备等管理费用。此类费用通常在患者总费用中占比较高。然而对于诊室手术，该数额容易预测，而且往往较低。两者差异的原因是小型诊室的管理费用通常较为合理并且易于控制，但大型三级医院的该类费用可能较高，也较难预见[12,13,20,21]。

从成本分析的历史视角看，舒尔茨于 1994 年确定了住院腹腔镜下腹股沟疝修补术的费用为 5 494 美元。当此手术在诊室进行时，价格降至 1 534 美元。与此类似，同年住院开放式腹股沟疝修补术平均费用为 2 237 美元，在诊室仅为 894.79 美元[22]。近期有报道称，麻醉监护（MAC）下诊室眼科手术的费用较住院手术低 70%[23]。另一项研究发现，口腔重建的诊室治疗费用为医院治疗费用的 1/13 左右[21]。这一改变可为每位患者平均节省 6 800 美元。因此，现今保险公司鼓励外科医生进行诊室手术是可以理解的[24]。

因为诊室工作人员数量相对较少且固定，所以诊室手术的优势还包括：易于安排（通常文书工作较少），方便患者和医生、降低患者院内感染风险、更好保护患者隐私并保证诊疗的连续性[3,13,25-26]。

诊室手术也有潜在缺点。包括对患者提供的安全保障较低、在紧急情况报告、手术质量改进和同行评议方面存在局限[27]。在美国的一些地区，仍缺少相关规章制度对诊室手术和诊室麻醉进行监督。因此，可能仍存在对于外科医生或麻醉医师执业资格的认证与监管缺失，诊室针对同行评议、服务质量改进、病案记录、常规政策与诊疗流程和不良事件报告所制定的政策也未得到充分监督。然而，美国存在此类缺乏管制和监督的州数量正在迅速减少[28]。因此，执业麻醉医师必须熟悉其所属州的所有相关法规[29]。

诊室安全

媒体报道和报刊文章最早对诊室麻醉的安全性提出质疑[30]，这些安全性问题可能确实存在。事实上，诊室位置偏远可能会明显增加诊室麻醉的风险[31]。

诊室意外伤害和死亡是多因素联合作用的结

果。包括局部麻醉药毒性、手术时间延长导致的隐匿性出血、肺栓塞、多种麻醉药体内蓄积导致的过度镇静、低血容量、低氧血症以及使用半衰期较短的拮抗药物[32-34]。目前，麻醉患者安全基金会和美国麻醉医师协会（ASA）已经成为诊室麻醉安全领域的倡导者，并主张诊室的诊疗质量应与医院或日间手术中心相当[35-36]。因此，必须确保诊室手术对患者提供的安全预防措施与住院手术相当。

1990 年，麻醉死亡率约为 1/100 000。但在 2000 年，该比例在医院内降低为 1/250 000，在独立日间手术中心降低为 1/400 000[37]。尽管对这些数据的解释尚有争议，但麻醉死亡率的下降部分可归因于麻醉医师专业技术的进步、新型麻醉药物安全性的提升、围手术期监测能力的加强及麻醉实施场所内在安全机制的提升。由于大多数诊室手术患者都是年轻和健康的，因此，诊室麻醉的安全性应不低于住院麻醉。然而，仍可见诊室手术并发症和死亡率的报告。1997 年，Morello 等对 418 个合格的整形外科诊室进行了调查，参与调查率为 57%。调查发现 5 年间，这些诊室共开展 400 675 例手术，其中 63.2% 是美容术，36.8% 是整形术。研究对出血、高血压、低血压、伤口感染、需要入院及二次手术等指标进行了回顾性分析，发现总并发症发生率为 0.24%，包括 7 例死亡病例，均继发于手术和麻醉。其中，2 例为心肌梗死（MI）（一例发生于隆乳术，另一例发生在鼻成形术后 4h），1 例为腹壁成形术并发脑组织缺氧，1 例为丰胸期间并发张力性气胸，1 例为腕管手术并发心脏停搏，1 例为除皱提眉术后 3d 发生卒中，还有 1 例原因不明[38]。此项调查显示死亡率为 1/57 000。然而，根据此后 Hoefflin 等报告[39]，23 000 例全身麻醉（GA）后的诊室整形手术未出现并发症。类似地，Sullivan 等对一个诊室内由五位独立整形外科医生完成的 5 000 多例手术进行回顾分析，麻醉方式为深度镇静联合局部浸润麻醉或区域阻滞，由麻醉医师监督注册麻醉护师（CRNA）执行，5 年内未发生死亡病例[40]。Bitar 等[41]对 1995—2000 年 4 778 例诊室整形外科手术的 3 615 例患者所出现的不良反应进行回顾分析，监护麻醉下使用咪达唑仑、丙泊酚或阿片类麻醉药，其中，呼吸困难发生率 0.05%，恶心呕吐发生率 0.2%，入院率 0.05%，但同样没有死亡病例。然而，由于麻醉致死率极低，因此需要进行极大规模的队列研究以

获取与诊室麻醉风险相关的真实数据。

根据最新数据，同样支持，诊室手术与传统住院手术一样安全的假设。Keyes 等回顾了 2001 年至 2002 年美国流动外科手术设施委员会（AAAASF）确认的诊室手术不良事件。他们发现，与在独立日间手术中心接受手术的患者相比，诊室麻醉后的手术患者并发症发生率和死亡率并无上升[42-43]。该团队随后分析了 2001 年至 2006 年间 100 万名诊室手术患者的病历，发现总死亡率为 0.002%（半数以上由肺栓塞引起）。他们得出的结论是，与独立医院相比，诊室手术的死亡率并无升高[43]。Soltani 等对 5 500 000 名诊室手术患者调查后也报告了类似结果。

然而，目前有关诊室手术安全性的文献中并没有前瞻性随机研究，所有数据都来自回顾性病例研究。在查阅的文献中，也可见几项研究报道了诊室手术患者的不良事件。根据佛罗里达州已结案的医疗事故索赔统计，Rao 等报道了 1990 年至 1999 年诊室麻醉相关的并发症共涉及 4 000 例患者，其中 830 人死亡。上述索赔占该州所有医疗事故索赔的 30%。最新数据表明，诊室麻醉并发症和死亡的发生通常由围手术期监测不足、镇静药使用过量和血栓栓塞事件导致[31,33,45]。此外，由于许多诊室并未被要求必须报告不良事件，因此，获取诊室麻醉准确并发症发生率和死亡率数据较为困难。此外，虽然麻醉医师可能未在诊室实施麻醉，但许多诊室手术并发症仍可能被报告为与麻醉相关。

为什么手术地点会影响手术的安全性？原因仍可能是多因素的。例如，诊室无须接受传统的资格审查，而此类程序对医院是必需的。此类审查一般包括委员会认证，根据医院的医疗实力、继续教育能力授予或延续其行医的资格和权利，以上这些在诊室可能不会被要求或强制执行。此外，不同诊室的麻醉实施者可能具有不同的教育背景和专业知识水平。麻醉实施者可能是麻醉医师、麻醉护士、牙科麻醉医师或是接受较少麻醉培训或未经培训的外科医生。麻醉场所的安全性也取决于其在围手术期对患者的监护能力。虽然住院患者按规定须在手术室和麻醉恢复室接受由认证机构授权的规范监护，但某些诊室由于缺乏设备和资质无法充分提供此类服务[41]。诊室麻醉意外的报道指出，造成麻醉意外的原因包括使用陈旧的和 / 或存在故障的麻醉设备，以及使用了

失效的和/或不能正常工作的警报装置[46]。美国麻醉医师协会制定了麻醉设备报废原则：禁止使用缺乏基本安全保障措施（如氧气比例装置、氧气压力故障警报）的麻醉设备，禁止使用具有明显缺陷的设备（如配备铜水壶的设备；或设备的气化器带有浓度调节转盘，当转盘顺时针转动可增加气雾浓度），禁止使用日常维护存在困难的设备[46]。

在缺乏关于诊室手术意外的前瞻性数据情况下，麻醉数据库提供了最为可靠的近似数据。一组 ASA 存档的索赔项目调查数据提供了 35 家责任保险公司的信息，承保了约 50% 的美国执业麻醉医师。该组数据显示诊室手术确实存在安全隐患[32,47]。截至 2001 年，针对诊室手术的索赔案为 753 个（13.7%），针对私人诊室的索赔案为 14 个（0.26%）。数据库中该类索赔较少，其原因可能是实际索赔要在发生后 3～5 年才被记入数据库[37]。大部分索赔是由 ASA 分级 I 或 II 级的女性患者在全身麻醉下接受择期手术后提出的。此结果与针对传统手术室和独立日间手术中心的趋势相似。同时，在诊室发生的意外往往比在日间手术中心更严重。在所有诊室发生的意外中，21% 是暂时性和非致残的，64% 是永久性或致死的；而在日间手术中心的伤害报告中，62% 是暂时性和非致残的，仅 21% 是永久性或致死的[37]。Coté 等的研究表明，在诊室发生意外的原因包括人为失误、机器和设备故障（表 32-1）。

表 32-1　诊室麻醉意外的原因[48-49]

- 复苏设备缺乏
- 监护不充分（最常见的是缺乏脉搏氧饱和度监测）
- 术前或术后评估不足
- 人为错误
  - 对不良事件发现迟缓
  - 对不良事件反应滞后
  - 缺乏经验
  - 用药过量

已存档的索赔项目数据显示，诊室麻醉意外可发生在整个围手术期，并且可由多种原因导致。其中，64% 发生在术中，14% 发生在麻醉恢复室（PACU），21% 发生在患者离开诊室后[37]。其中半数不良反应与呼吸系统相关，包括气道阻塞、支气管痉挛、氧合不足和通气不足，以及未被及时分辨的插管失误。第二类常见的不良事件与用药相关，

发生率为 25%，包括药物种类或剂量选择不当、过敏和恶性高热（MH）。此外，心血管损伤和设备相关损伤各占 8%[37]。

在分析不良事件时，需要考虑的一个重要问题，即这些事件是否可以预防。根据已归档的索赔项目数据信息，在日间手术中心发生的不良事件中仅有 13% 是可以预防的，而诊室麻醉不良事件中有 46% 是可预防的。此外，使用脉搏氧饱和度和呼气末二氧化碳监测时，发生在诊室恢复室与呼吸道相关的不良事件都是可以预防的。50% 的诊室麻醉索赔与诊疗监护不达标相关，而日间手术中心中这一比例为 34%。2001 年，诊室的索赔案中 92% 获得赔偿，索赔金额中位数为 200 000 美元（索赔金额：10 000～2 000 000 美元），而日间手术中心相关索赔案中仅 59% 获得赔偿，索赔金额中位数为 85 000 美元（索赔金额：34～14 700 000 美元）[37]。

确保诊室的医疗安全至关重要。在 2000 年 8 月发生了数起由诊室吸脂术导致的意外和死亡事件后，佛罗里达州政府尝试解决这一问题，暂停了所有使用比清醒镇静更深层次麻醉的诊室麻醉为期 90 天。在此期间，政府建立了一个由外科医生、麻醉医师和其他专业医护人员组成的安全小组。该小组负责制订相关标准以提高诊室麻醉的安全性。主要包括患者选择、术前评估和检查、排除的手术类型、外科医生资格审核及诊室设施标准等[26,50]。其他参与制定诊室麻醉标准的重要组织包括美国麻醉医师协会 ASA、美国整形外科协会（ASPS）、美国麻醉护士协会（AANA）和美国医学协会（AMA）[35,50-52]。

患者选择

在进行诊室麻醉前，应对患者的身体状况进行充分评估[53]。术前 30 天内对患者进行病史询问、体格检查，并完善相关实验室检查，任何临床需要的专家会诊应准备就绪，患者的手术和麻醉知情同意书应附于病历中。麻醉医师应在术前获得上述信息，并且如有可能，还应在术前与患者联系。若患者的 ASA 分级为 I 或 II 级，应按常规安排诊室麻醉。若患者合并有明显疾病，应在安排诊室麻醉前对其进行麻醉相关会诊。有明显合并症患者的麻醉实施规范在诊室麻醉中变得日益重要。随着诊室麻醉的普及，医疗/外科领域开始

将年龄更大或病情更严重的患者纳入其适应范围,诊室麻醉的对象甚至可以是 ASA Ⅲ 级或 Ⅳ 级的患者[54]。

患者的选择标准一直是诊室麻醉医师所争论的话题,因为与 OBA 并发症发生率和死亡率相关的数据较少,故无法对特定人群的入选和排除提供足够依据。1982 年,Meridy 等[55]报道指出,不应仅凭患者年龄、手术类型或手术时间长短决定患者是否符合诊室麻醉的纳入标准。不同组织的建议确实存在冲突。美国整形外科协会(ASPS)认为理想的诊室麻醉患者 ASA 分级应为 Ⅰ 级或 Ⅱ 级,对于 ASA Ⅲ 级的患者,只有通过麻醉会诊评估后才能接受诊室麻醉,并且术中只能采用非镇静局部麻醉。私人诊室往往位置偏远,因此麻醉医师可能无法及时获得所需的援助。美国麻醉医师协会认为[56]对于预期可能出现麻醉并发症的患者,不应采取诊室麻醉(表 32-2)。同时,麻醉医师应考虑排除已出现严重合并症的患者,以避免麻醉意外的发生。然而,上述建议的提出依据尚不充分。

表 32-2　诊室麻醉禁忌证

- 控制不佳的糖尿病
- 药物滥用史
- 癫痫
- 恶性高热易感性
- 潜在通气困难
  - 病态肥胖症
  - 重度阻塞性睡眠呼吸暂停综合征
- NPO(固体食品)<8h
- 缺少人员陪护
- 之前出现过麻醉不良反应
- 严重药物过敏
- 存在误吸风险

病态肥胖症患者和阻塞性睡眠呼吸暂停综合征(OSA)患者对诊室麻醉医师具有独特挑战,并且此类患者日益增多[57]。事实上上述两类患者多为同一类人群,60% 至 90% 的 OSA 患者是肥胖人群(体重指数 $\geq 30kg/m^2$)[58-59]。然而,由于大多数 OSA 患者未被明确诊断,使问题变得更为复杂[60-61]。对于未诊断为 OSA 的患者,STOP-Bang 问卷(指标包括打鼾、疲劳、可察觉的呼吸暂停、高血压、体重指数、年龄、颈围、男性)是一种有效且高度敏感的检查工具[62-64]。

OSA 综合征患者通常难以通气和气管插管。对于气管插管困难的病例,ASA 处理流程的第一步是呼叫求助,而在诊室麻醉中通常无法实现。即使能够保证患者气道在手术中是畅通的,OSA 综合征患者在气管拔管后也可能会出现麻醉并发症[65]。此类患者对镇静和/或麻醉药物少量残留所导致的呼吸抑制非常敏感[51]。因此,此类患者在拔管后容易出现呼吸窘迫症状,也可能因术后镇静/镇痛而出现呼吸暂停[49,66]。因此,OSA 综合征患者在麻醉复苏阶段常会出现短暂的缺氧,但一般不会导致严重的不良事件[67]。然而,此类呼吸抑制多难以通过药理学拮抗作用进行逆转[68]。有人建议,OSA 综合征患者术后应送入监护病房以密切监测其血氧饱和度,或送入加护病房以监测其全身情况[69]。对于须在诊室接受麻醉的严重 OSA 综合征患者,不应采取全身麻醉,或者避免在诊室对严重 OSA 综合征患者进行任何麻醉[70]。

长期以来,肺栓塞一直是诊室麻醉围手术期并发症和死亡的重要原因[71-72]。最近的研究表明,肺栓塞的风险并没有随着时间的推移而消失[43-44]。1998 年,Reinisch 等发现[73],在接受除皱术的患者中,有 0.39%(37/9 493)出现了深静脉血栓(DVT)。其中,40.5%(15/37)进展为肺栓塞。尽管只有 43% 的手术采用全身麻醉,但 83.7% 的栓塞事件与全身麻醉有关。Keyes 等[43]和 Soltani 等[44]的研究表明,肺栓塞(PE)在 2014 年仍是诊室麻醉的重要风险。DVT 的危险因素见表 32-3[74]。ASPS 建议应根据该表对患者进行风险分层,并采取相应的预防性治疗(表 32-4)。

表 32-3　发生深静脉血栓(DVT)的危险因素

年龄>40 岁	肥胖
抗凝血酶 Ⅲ 缺乏	服用口服避孕药
中枢神经系统疾病	红细胞增多症
DVT 家族史	流产史
心力衰竭	盆腔肿瘤放射治疗后
DVT 疾病史	重症感染
高凝状态	创伤
狼疮抗凝物	静脉功能不全
恶性肿瘤	

现今,越来越多的亚专科开展诊室手术,随着人口老龄化日益明显,接受诊室手术和麻醉的老年和重病患者也逐渐增多[75]。麻醉医师必须坚持

以患者安全为首位。然而，真正掌握如何正确选择适合在诊室这一特殊场所中进行麻醉的患者是保证手术安全的前提。

表 32-4　以风险分层划分的预防患者 深静脉血栓的推荐治疗[73-74]	
病例队列	治疗
低风险	
无危险因素	● 体位舒适
简单手术	● 膝盖弯曲 5°
手术耗时短	● 规避血管收缩和外部压力
中风险	
年龄＞40 岁且无其他 风险	● 体位正确
手术耗时＞30min	● 对腓肠肌或踝间歇性加压 （从患者实施镇静之前并持 续到患者苏醒可以移动）
口服避孕药	● 手术时在手术床上经常活动 肢体
高风险	
年龄＞40 岁伴危险因素	● 按中度风险患者治疗原则进 行处理
手术耗时＞30min	● 术前血液科会诊并考虑围手 术期抗栓治疗

外科医生选择

外科医生和麻醉医师必须相互信任和理解。尽管手术医生可能是诊室的所有者，也不能对麻醉医师施加压力，不能要求其对不适合诊室手术的患者进行麻醉。

外科医生必须持有有效的医疗资格证书、注册证书和药品管理局（DEA）颁发的证书，获得美国医学专业委员会认证或资格证书，或者取得在当地医院实施手术的资格，或者经培训后取得与医院执业医师同等资历的证明。虽然上述要求清晰明确，但有报道表明，某些外科医生未曾接受相关训练[13]。此外，外科医生必须购买足够的医疗责任保险，金额不少于麻醉医师承担的保额。如果发生诉讼，而外科医生的保额不足，麻醉医师可能要承担经济责任，且赔偿数额也可能较高。同样，诊室本身也应购买足够的医疗责任保险。

此外，应建立医学继续教育监督机制，针对外科医生、麻醉医师和护理人员也应建立同行评审

制度和质量改进制度。然而，诊室往往缺乏此类机制。对于多点执业的麻醉团队，应对其工作进行全面的同行评议，并非在每个执业诊室都进行审查。独立的麻醉医师也应接受同行评议。麻醉医师必须与诊室结对以接受审查，或参与创立诊室并接受审查。同行评审委员会应包括外科医生、麻醉医师和护理人员。评审委员会应定期召开会议，并保留书面会议记录和建议。同样，医学继续教育的内容也应记录在案，至少应满足诊室资质再审核的要求。

在制订医疗质量改进计划时，应包括随机病例审查制度和触发病例审查的关键监督哨点事件（表 32-5）。这项制度必须经公开讨论决定，以确保诊疗质量持续改善，而不受诉讼恐惧或偏见的影响。同时，应通过法律咨询确定如果出现针对不当医疗行为的索赔，在相关会议上披露的信息是否可经法院取证后证实。

表 32-5　触发病例审查并在医疗服务改进/ 医疗质量保证会议上展示的哨点事件
● 死亡
● 神经损伤
● 围手术期心肌梗死或卒中
● 重复气管插管/未预料的术后气管插管
● 重回手术室
● 周围神经损伤
● 不良药物反应
● 不可控的疼痛或恶心/呕吐
● 意外入院
● 心脏停搏
● 牙齿损伤
● 病历不完整
● 可控的物质差异
● 患者投诉
● 角膜擦伤

诊室的选择和要求

麻醉医师应为患者考虑，确保仅在安全的麻醉场所实施麻醉。诊室须配备合适的设备、足量的医疗用品，并进行维护，以确保全身麻醉安全顺利的实施（表 32-6）。所有医疗用品必须与患者的年龄和体格相匹配。如果使用麻醉机或呼吸机，必须对设备进行定期维护和校准。如果使用强效易挥发的吸入药物或 N_2O，必须配备废气清除系

表 32-6　诊室麻醉安全实施所需的设备

监护仪
　　无创血压机,并配备不同尺寸的绑带
　　心率/心电图
　　脉搏氧饱和度监测仪
　　体温计
二氧化碳浓度检测仪
气道供应
　　鼻导管
　　口咽通气道
　　面罩
　　自动充气式通气装置
　　喉镜(多种尺寸和样式)(Mac 和 Miller)
　　喉镜片
　　不同尺寸的气管导管
　　探针
应急通气设备(喉罩、环甲膜切开器械盒、气管切开设备)
视频喉镜
吸引管和吸引设备
心脏除颤器
应急药品
　　加强心脏生命支持药物
　　丹曲林和恶性高热应急药
　　神经阻滞时静脉脂质灌注
麻醉药
静脉套管和静脉输液设备

统,通过安置在窗户或屋顶的通风口排出废气。排气管的位置应避免废气回流入诊室或流入其他居住场所。此外,废气排放系统的安置必须符合职业安全与健康管理局(OSHA)以及州政府和联邦政府颁布的标准。目前市面上的便携式废气处理系统较为安全。诊室的空气质量应定期进行检测。在未安装排气系统的诊室,应采用全凭静脉麻醉(TIVA)。

　　所有的诊室(包括未配备通风设备或麻醉设备的诊室)都应具有对患者进行正压机械通气的措施。使用自充气复苏装置可对患者进行通气。在紧急情况下,诊室必须确保足够的压缩氧气供应,并配备紧急情况下可使用的备用氧气设备。在不具备管道供氧条件的诊室,通常使用 H 型圆柱体氧气瓶,并储备若干个 E 型圆柱体氧气瓶。同时,应根据州和地方法律,制定医疗气体的运输、储存和处置相关政策。诊室应配备所有 ASA 明确规定的应对通气困难的设备[76]。诊室配备的应急手术

通气措施和通风装置可能对挽救患者的生命至关重要。

　　围手术期监测必须遵照 ASA 基本麻醉监测标准[77]。监测内容包括持续监测心率和血氧饱和度、间歇性无创血压监测、呼气末二氧化碳(EtCO₂)监测、体温监测和连续心电监测。监测仪器必须按照制造商的建议进行定期维护、校准和修理(通常每年进行设备的预防性维护)。所有监测仪器都应配备备用电池,并且在紧急情况下还应配备备用监测仪器。ASA 仅要求麻醉医师进行的镇静操作时对 EtCO₂ 进行监测而不要求非麻醉医师。然而,在 2014 年,美国口腔颌面外科医师协会规定其所有成员在进行深度镇静和全身麻醉操作时,必须对患者进行呼气末二氧化碳浓度监测[78]。

　　对于所有出现在美国心脏协会高级心脏生命支持(ACLS)方案上的应急药物都应及时供应。应定期检查这些药物有效期,并及时更换过期药物。配备备用电池的心脏除颤器必须随时可用,且必须定期检查和维护;该要求也包括吸痰等设备。如果诊室配备引发剂,则还须备有处理"恶性高热"的医疗推车,推车配备至少 12 瓶丹曲林。治疗"恶性高热"的完整医疗用品清单可查阅 www.mhaus.org[79]。诊室麻醉医师应熟悉恶性高热的症状和体征,并随时做好应对措施。建议在所有使用引发剂的场所张贴已发布的恶性高热处理程序。诊室工作人员应至少每年进行一次恶性高热应对演习。

　　必须制定运输和安全储存管制药品的章程。执业麻醉医师和在 DEA 注册的执业医生应依照 DEA 的规定提供这些药品。相较于运输药物,在手术室存放药物往往更为方便。在这种情况下必须按照国家和地方的规定,将药品存放于双锁储存柜中,而储存柜应放置在安全区域。发放管制药品的诊室也必须在 DEA 登记。药品核算必须按照州和联邦法规进行。个别州对配发管制药品有着不同的规定和条例,发药的医生有责任确保诊室的做法符合规定。

　　每个诊室应确定一名医务主任和一个管理团队,负责诊室的整体业务,并确保高质量的患者医疗服务。这一规定甚至适用于仅有一名医生的诊室。管理团队应定期开会,其职责还包括对提供医疗服务的人员进行认证和授权。还必须制定一本阐明诊室运行政策和工作程序的手册,手册内

容还包括管理人员和工作人员的职责［包括护士（负责巡视/擦洗设备和术后看护）、医师助理、外科技术人员、一般职员和行政人员］。手册还应对感染控制政策、风险管理、安全问题、麻醉政策等方面进行描述。所有护士应获得各州颁发的资格证，并完成与其职责相符的培训和教育，且必须通过基本心脏生命支持（BCLS）认证，最好能取得 ACLS 证书。此外，根据患者群体，麻醉医师或监督麻醉护士的医生必须得到 ACLS 或儿童高级生命支持（PALS）认证。直到最后一个患者出院时，医疗小组中至少需要一名取得 ACLS/PALS 资质的成员在诊室。

表 32-7　需要应急预案的紧急情况
• 火灾
• 爆炸/爆炸威胁
• 断电
• 设备故障
• 供氧设备失压
• 在候诊室、手术室或麻醉监护病房发生的患者心脏停搏或呼吸停止
• 地震
• 飓风
• 骚乱等外部干扰
• 恶性高热
• 大量失血
• 紧急情况下患者转院

紧急情况（如心脏停搏、地震、飓风和火灾）可能也确实在诊室及其所在地发生过（表 32-7）。每个诊室都必须配备相关方案，明确规定意外情况出现时每个工作人员的责任。诊室的建筑结构是一个重要的考虑因素。诊室的出口应便于识别，且能轻松容纳抬着机械通气患者的担架通过。诊室电梯应具备足够的间隙与空间便于运输。

必须确认须接受住院治疗患者的医院所在地。建立诊室和医院的关系具有挑战性，因为医院可能不愿意卷入诊室发生的不良事件。然而，与当地医院签订正式的书面转移协议至关重要。只要响应时间及时，拨打急救电话（911）是一个可接受的患者转移方案。如果 911 在特定城市里不可使用，或者 911 响应时间较慢，诊室应与当地救护车公司签订合同。

诊室必须做好应对术中火灾的准备。美国国家统计局发表了一份关于火灾预防和管控的建议书[80]。火灾的发生须具备三要素：有氧环境［氧气和氧化亚氮（N_2O）］、点火源（电灼、激光、钻孔等）和可燃物（海绵、窗帘、气管导管、含有乙醇或其他挥发性化合物的溶液等）。现代手术中上述三要素含量充分。防止火灾的第一步是防火知识教育。所有手术和麻醉团队成员都必须接受有关火灾诱发、蔓延和预防的教育。诊室的所有雇员（包括非临床工作人员）必须参加定期消防演习。这些演习应突出每个工作人员的责任。每年与当地消防队长举行一次会议往往是有帮助的。

防火对于诊室的正常运营是至关重要的。ASA 建议，如果使用易燃材料进行皮肤准备，则应该在铺单前对其进行充分的干燥。然后，材料覆盖于术区时应避免氧气在术区过量积聚。由于此操作可能导致氧气流入术区，如果术区存在点火源（如电灼）将十分危险。如果手术术区周围的氧气含量较高，外科医生和麻醉医师之间必须进行沟通。这种情况在面部整形手术中很常见。可采用医用吹气或吸引装置减少氧气的积累，同时尽量避免使用 N_2O；如须在富氧环境中使用点火源，ASA 建议在不造成缺氧的前提下尽量减少氧气流量，并等待几分钟使氧气消散[74]。

火灾管控需要对火灾的早期迹象进行识别，停止手术，消除点火源，扑灭火灾，并为患者提供护理，必要时疏散整栋楼。无论如何，必须定期复习上述防火知识并进行演习。诊室应具有至少一堵能防火 1.0h 的防火墙，以防止火灾蔓延。

在电源中断或电气故障时必须备有应急预案。每个诊室应配备一台应急发电机，以确保断电时设备和监护仪的正常运行；监测设备应配置后援电池，并定期检查。贮备电池供电时间通常持续1.5h，但需要对每一件用电设备验证其备用电池的供电时间。

诊室应根据当地法律保存病历（包括麻醉记录），通常病历保存时间至少为 5～7 年。临床病历必须储存于安全场所，并且只有具备审查资格的医学专业人员才有权查看病历。同样，麻醉医师应保存自己的麻醉记录，包括麻醉前患者病史和体检结果、知情同意书、手术记录、术后护理记录以及出院许可。

认证

对诊室进行客观评价的方法是由国家认可的认证机构对其进行认证。ASA 根据手术麻醉深度制定了诊室分类标准（表 32-8）[56]。目前，一些州

表 32-8　美国麻醉医师协会指定的 外科手术的分类[56]
分类 A 小型手术 局部麻醉、局部浸润麻醉 术前或术中无镇静药使用
分类 B 小型或大型外科手术 口服镇静药、镇静药直肠给药或静脉注射 使用镇痛药或解离性药物
分类 C 小型或大型外科手术 全身麻醉 主要采用区域传导阻滞麻醉

要求诊室取得相关认证,更多的州也在效仿此做法。对于在无须认证的州开办诊室,自愿进行诊室认证有其益处。诊室认证过程中与强制性医疗活动相关的设施费通常可由第三方代为支付[81]。应指出的是,目前医疗保险和医疗补助并不承担诊室手术的相关设施费。认证的另一个好处是,在得到认证的诊室内接受手术,患者的心理感受更好。最后,随着越来越多的州要求诊室认证,如果一个诊室在暂时尚无此要求的州提前取得获得认证许可,在未来面对该州提出认证要求时,其日常业务将不受影响。

　　目前,有三个主要的认证机构对开展外科手术的诊室进行认证;此外,其他几个认证机构也得到承认。诊室医疗认证协会(AAAHC)是自 1998 年以来第一个提供认证服务的机构。AAAASF 机构,即最初的诊室整形外科设施认证协会(AAAAPSF)是第二个,第三个是联合委员会(TJC)。到目前为止,针对外科诊室最活跃的认证机构是AAAASF。尽管其要求与 AAAHC 和 TJC 的相似,但 AAAASF 的认证手续费偶尔会低于其他两者。目前,AAAHC 和 TJC 正在进行改革以求更强的竞争力[3]。每个机构都有不同的资格标准和不同的认证周期,而这些标准决定了证书的期限[82]。这些机构的认证范围涵盖了外科诊室整个围手术期的业务,从实际设施到患者投诉、诊室管理、风险管理、诊室安全、感染管控、临床记录的保存和管理(表 32-9)。每个机构都有各自的工作手册,供从业人员了解所有认证要求。值得注意的是,AAAHC 不仅可以对外科诊室进行认证,也可以对实施 OBA 的麻醉团队进行认证。

表 32-9　诊室手术认证中应考虑的因素

- 管理
- 行政
- 临床记录
- 认证和授权
- 安全性
- 感染控制
- 诊室的建筑布局
- 实验检测值
- 质量改进
- 工作人员记录
- 外科医生资质
  - 培训
  - 当地医院的授权(外科治疗和住院)
- 同行评议
- 麻醉医师的要求
- 术中和术后人员的配置
- 术中和术后的监护能力
- 辅助护理
- 设备
- 药物(应急药物、管控药物、常规药物)
- 基础/高级的心脏和儿童生命支持治疗的资质
- 体温
- 神经肌肉的功能
- 患者体位
- 麻醉前后的护理/存档
- 质量保证/同行评议
- 责任保险
- 麻醉后监护病房的评价
- 排放评价
- 应急准备(火灾/入院/转院等)
- 可从独立机构获得完整的相关标准清单

　　设立认证机构的部分原因是减少各诊室在安全和管理方面存在的差异。一些专业协会正在鼓励其成员只在经认证的诊室内进行手术。美容整形外科医生协会规定,其成员只能在经认证的诊室(由国家认可的认证机构认证)行医,或根据条款 XVIII 已注册参加医疗保险计划的诊室,或取得许可的诊室开展手术。在经认证的诊室开展手术带来的安全方面的实际改善还有待确定,也有人认为这样做并无益处[83]。只要不存在强制性的报告制度,就不可能确定诊室手术并发症的实际发病率。目前,唯一要求诊室上报所有不良事件的认证机构是 AAAASF。此外,还有几个州也存在类似的强制报告制度。显然,诊室的安全不是仅靠相关机构认证就能保证的,医疗团队的所有成员都必须时刻保持警惕。

手术选择

在诊室手术的早期发展阶段,手术一般是无创且时间短小。然而,随着更新的外科手术和麻醉技术发展,在诊室已可成功开展耗时更长且创伤性更大的手术[84-91]。理想的诊室手术范围可覆盖从切开排脓至创伤性更高的腹腔镜手术检查。

手术所需时间一直与患者是否需要住院相关,持续时间超过 1h 的手术可导致患者非计划住院的几率升高[92]。其他数据显示,手术时间越长,术后恶心呕吐(PONV)、术后疼痛和出血的发生率就越高[93-94],而出现上述症状的患者可能需要住院治疗。鉴于上述原因,美国医学会建议,诊室手术耗时应限制在 6h 内,并在下午 3 点前完成,以便患者最大限度得到诊室工作人员护理而全面恢复[50]。此外,医生在确定手术可行性时,必须考虑患者出现低体温、失血或大量体液转移的风险[50]。

特定手术

吸脂术

吸脂术是最常见的整形手术,主要由整形外科医生和皮肤科医生实施[95-96]。手术通过将空心导管插入微小的皮肤切口,把皮下脂肪抽吸至抽吸罐。在 20 世纪 80 年代中期,衍生出了湿式和肿胀式吸脂术,采用大量(1~4ml)渗透溶液[0.9%生理盐水、乳酸林格液、肾上腺素(1:1 000 000)、利多卡因(0.025%~0.100%)的混合液]进行抽脂(1ml)。如采用此类技术,抽出物中 1% 为血液[97]。在注射后 12~14h 血清中利多卡因浓度达到峰值,在随后 6~14h 内该浓度明显下降[98-99]。虽然利多卡因的最大用量一般为 7mg/kg,但 35~55mg/kg的用量仍是安全的,因为肿胀吸脂技术产生的药物清除效果类似于药物缓释[100]。

吸脂术具有一定的创伤性[101]。ASAPS 在 2000 年对其 1 200 名成员进行的普查显示,每 10 万例吸脂术的死亡人数为 19.1 人,死者中 23.1%的死因为肺栓塞,其他原因包括腹部黏性穿孔、麻醉意外、脂肪栓塞、感染和出血;此研究中 28.5%的死者死因不明或保密[102]。对于吸脂术,确定的危险因素包括溶液灌注量过高、大量抽气导致巨大的第三间隙形成、同时接受多项手术、镇静麻醉导致的通气不足、宽松的出院政策。对术后患者严密监护,关注其体液和电解质平衡、疼痛控制,是确保吸脂术成功的关键点。患者体液补充不足、

体液维持水平、术中体液流失情况和第三间隙的形成是制订围手术期患者体液管理方案的关键依据。一般情况下,诊室吸脂术的抽出物总量应限制在 5 000ml,其中包括抽出物上清液中的脂肪和体液[50]。建议不要将其他诊室手术与大面积吸脂术同时进行。

Iverson 等就诊室吸脂术提出了以下考虑和建议[26,50]。

- 整形外科医生应遵循目前 ASA 颁布的镇静和镇痛指南。
- 全麻可以在诊室条件下安全使用。
- 全麻的优点是可用于复杂的抽脂手术,包括精确计量的镇静药、患者行为管控和气道管理。
- 不主张在诊室进行硬膜外阻滞和脊椎麻醉,因为上述麻醉可能导致患者出现血管扩张、低血压和液体超负荷。
- 通过适度的镇静/镇痛处理增加患者舒适度,是浸润麻醉有效的辅助手段。

在 2002 年,一项发送至美国皮肤外科学会会员的调查报告称,261 名受访者表示在医院、ASC和诊室实施的 66 570 次吸脂术中均无死亡病例。同时,调查者还报道了与 ASAPS 类似的不良事件。研究发现,在医院和 ASC 进行吸脂术导致的严重不良事件多于诊室。上述差异的原因可能是在医院接受吸脂术的病例全身状况多不理想,或与在医院进行的吸脂术抽脂量较大有关。有趣的是,被调查的诊室部中 71% 未经认证。此外,作者报告说,手术并发症发生率与抽脂部位的面积(与对四肢进行的吸脂术相比,腹部和臀部吸脂术的并发症发病率较高)相关性较高;然而,与手术场所的相关性较弱[103]。

美容

许多面部美容手术(如眼睑成形术、鼻成形术和耳成形术)是常规的诊室手术;此类手术可在不同深度的监护麻醉下进行,但偶尔也使用全麻。然而,面部整形手术通常需要采用激光或电灼止血,而此类做法会给麻醉医师造成麻烦。让接受镇静处理的患者吸氧会提升火灾风险。在采用激光或电灼对面部进行操作时,应关闭氧气供给设备,此时麻醉医师应与手术医生进行沟通并保持警惕。对接受面部手术的患者进行供氧,常规操作包括在口腔/鼻腔放置鼻导管、氧气罩或氧气管。后者通常需要对患者进行深度镇静。如果术中患者状况较为理想,应避免给其吸氧。

胸部手术

常规的诊室胸部手术包括乳腺活体组织检查或隆乳、胸部假体置换或完成下腹横肌（TRAM）皮瓣乳房再造术（即乳头重建或修整）。丰胸需要将胸大肌与胸壁分离，此操作可导致明显疼痛，因此通常在全麻下进行[采用喉罩（LMA）和气管导管]。也有针对此操作采用局部麻醉（椎旁神经节阻滞）的报道[104]。胸部手术多并发术后恶心呕吐。因此，接受胸部手术的患者除了在术后服用镇痛药，可能还需服用止吐药[105]。

胃肠内镜检查

消化科医生开展的手术包括食管、胃和十二指肠内镜检查（EGD）和结肠镜检查。此类患者往往年龄较大，常出现明显的并发症。上消化道内镜检查很少需要气管内插管，因为尽管许多患者可出现胃食管反流，但可以直接观察到胃部是排空的。内镜检查需要患者配合以插入内镜，此时通常采用小剂量的丙泊酚（伴/不伴咪达唑仑）实施镇静操作。

结肠镜检查可造成患者不适，不适程度仅次于内镜的插入和操作，此类不适可引起心血管并发症，包括心律失常、心动过缓、低血压、高血压、心肌梗死和死亡。此类不良心血管事件的发生机制尚不清楚，但有证据表明，在焦虑或不适的刺激下，上述症状可能受到自主神经系统的调节[106]。在结肠镜检查时，向咪达唑仑中添加阿片类药物可提高患者对手术的耐受性，并减少疼痛，而该做法也不会增加呼吸系统不良事件的风险[107]。有趣的是，使用咪达唑仑[108]、瑞芬太尼/丙泊酚、芬太尼/丙泊酚/咪达唑仑[109]的麻醉技术可降低患者心率，连续描记的心电图可显示心率的变化，而交感神经激活是结肠镜检查易诱发心血管不良事件的原因。

最近，胃肠病学委员会正在探索在没有专业麻醉医师的情况下，采用丙泊酚进行中度甚至深度镇静的可行性[110]。然而，出于安全考虑，可能仍只有麻醉医师可以使用丙泊酚（此点在产品插页中明确规定）。此外，安全医疗实践研究所还指出，丙泊酚只能由那些"接受过深度镇静和 GA 用药专业训练"的人使用，同时，此类人员只对患者进行术前镇静（并非手术术者）并熟练掌握气管插管[111]。同样，AAAASF 也表明麻醉专业人员最有资格使用丙泊酚进行镇静操作。每个诊室都应该明确有资格使用丙泊酚的人员。

牙科与口腔颌面外科

自 1884 年起，世界上大部分口腔诊室采用 N_2O 进行麻醉。当时，Horace Wells（是一名牙医）经 N_2O 麻醉后接受了智齿拔除术。而为他进行手术的是他的同事，名叫 Harry Langa（也是一名牙医）。Harry 率先提出了低浓度 N_2O 与局部麻醉药结合使用的理念。这种理念称为"相对镇痛"，是现今"清醒镇静"技术的起源[112]。

美国口腔和颌面外科医师协会进行了一项前瞻性的队列研究。研究对象为在 2001 年 1 月至 12 个月间接受口腔颌面外科手术的患者。在 34 191 名样本中，71.9% 接受深度镇静或全麻，其中 15.5% 接受清醒镇静，12.6% 接受局部麻醉。96% 的病例由外科医生进行麻醉，而由麻醉意外导致患者住院的发生率为 10 万分之 4，且无死亡报告。作者将这种较高的麻醉安全水平归因于脉搏氧饱和度监测、血压监测和通气监测以及吸氧措施[113]。最新研究发现，大多数患者对诊室镇静和 GA 的效果感到满意[115]。导致患者最担心和不满的原因仍然是疼痛、恶心和呕吐，以及在手术过程中的"清醒"状态[114]。因为诊室口腔颌面手术非常普遍，而且患者可出现更多的并发症，此类手术对于麻醉医师的需求将会增加。

骨科与足部手术

对于骨科诊室手术的术区，局部麻醉较为适用。虽然膝关节的关节镜检查可以采用关节内局部麻醉和监护下麻醉，对于关节镜下前交叉韧带修复手术，采用布比卡因或罗哌卡因进行收肌管阻滞可增强关节内局部麻醉的效果，达到持续的术后镇痛作用。对于接受上肢手术的患者，对肌间沟、锁骨上、锁骨下和腋窝神经进行区域阻滞可避免气管插管；而下肢手术常用的麻醉方法包括踝关节区域阻滞或在腘窝实施坐骨神经区域阻滞。上述区域阻滞均可附加短效抗焦虑药。

诊室手术使用的脊髓麻醉药必须是短效的，由于 PACU 空间有限。利多卡因的短期镇痛效果明显，但可能导致诊室患者出现短暂的神经症状[115]，而使用普鲁卡因-芬太尼进行脊柱麻醉可能导致患者出现恶心、呕吐和瘙痒症状[116]。当硬膜外阻滞效果褪去时，患者可能会出现术后疼痛；因此，必须向出院患者提供口服镇痛药，以及手术医生和麻醉医师的联系信息。

妇科与泌尿生殖系统手术

许多手术（扩宫手术和刮宫手术、输精管切除术和膀胱镜检查）已成为诊室常规手术，通常采用局部麻醉,但不做镇静处理[117]。近来,侵袭性诊室手术数量增加(尤其针对老年患者),例如显微腹腔镜手术、取卵手术、碎石、前列腺活体组织检查。此类手术需要借助麻醉医师的经验[118]。对于此类手术,可供选择的麻醉药很多;麻醉药的选择取决于外科医生、患者和麻醉医师的偏好。

眼科和耳鼻咽喉学手术

适合于在诊室开展的眼科手术包括白内障摘除术、泪道探查术和眼部整形术。表面麻醉合并眶周或球后区域阻滞常用于术中镇痛。某些情况下可能还须使用镇静药。耳鼻咽喉学诊室手术包括内镜下鼻窦手术、鼻甲切除、鼻中隔成形术和鼓膜切开术[119]。同样,常规处理方法为表面麻醉结合局部神经区域阻滞,并适当使用镇静药,偶尔也可使用 GA[120-121]。

儿科

虽然尚未确定儿童接受诊室麻醉的最低年龄标准,但超过 6 个月龄且 ASA 身体状况评级为 1 或 2 的患者是可以接受诊室麻醉的[20]。合适的 OBA 儿童病例通常就诊于牙科,而水合氯醛联合 N_2O 共同使用历来是许多牙医的选择。然而,这些药物可造成严重的并发症。Ross 等[20]发现,对于 1～9 岁的儿童,N_2O(30%)与水合氯醛(70mg/kg)混合用药会导致 94% 的患者通气不足;当水合氯醛与 N_2O(50%)混合用药可使这一比例上升到 97%。Coté 等回顾了 95 例儿童患者中镇静相关不良事件后得出相似结论。其中 93% 的病例遭受永久性神经损伤或死亡,而麻醉通常由口腔外科医生、牙周病医生或在牙医指导下由麻醉护士实施[48-49]。

现今,儿童诊室手术日益增加,包括眼科手术(麻醉下检查、泪道探查)、耳鼻咽喉学手术(鼓膜切开术),上药/换药和在诊室为儿童开展的微整形术。美国儿科学会麻醉学分部已经制定了儿科围手术期指南,诊室手术应严格遵守该指南(表 32-10)[122]。

表 32-10　小儿围手术期麻醉的考量因素
护理设施及医务人员政策
确定手术流程
接受麻醉的儿童病患分类
确保诊室资质所需的最少年诊室量
麻醉医师的临床授权
常规授权
特殊临床授权
疼痛管理

表 32-10　小儿围手术期麻醉的考量因素(续)
患者监护病房
术前评估和准备病房
手术室
麻醉医师
其他参与围手术期护理的医护人员
配套的临床检查和影像学诊断及其专业能力
小儿麻醉设备和药物(包括抢救车)
PACU(麻醉恢复室)
护理人员
麻醉医师/内科医护人员
小儿麻醉设备及药物
术后监护
具备将患者转至当地医院重症监护病房的能力,并通过急诊安排住院

麻醉技术

ASA 建议麻醉药品应由一名全职执业麻醉医师提供或监督[56]。如果麻醉医师正在指导麻醉相关医疗活动,应在整个围手术期随时可被找到。几个州的相关规定曾经质疑在实施 OBA 时是否需要此种水平的麻醉培训。有些州允许由非医生的麻醉实施者在执业医生监督下进行麻醉操作。在这种情况下,督导医师必须具备相关资格以开展麻醉前的病史和体格检查,并在整个围手术期随时待命。他或她必须知道如何处理与麻醉有关的紧急情况和并发症。监督医师必须通过 ACLS 的认证。

OBA 需要多种不同深度的麻醉,从中度镇静到局部麻醉,直至全麻[123]。然而,麻醉是一个连续的过程,通常也较难预测患者的反应。ASA 已经定义了不同深度的麻醉(表 32-11)。患者状态通常会在不同麻醉深度之间变化;因此,对于麻醉深度超过预期的病例,麻醉实施者或监督者必须具备足够的抢救能力。

在制订麻醉计划时,必须考虑到所有使用的药品和技术都应是短效的,而且患者应该在术后不久即可回家。此外,所有药品都应高度安全,副作用小,成本-效果高。人们认为镇静比全麻更安全的看法是错误的。Cohen 等回顾了 10 万例麻醉手术,发现死亡人数最多的组接受了镇静治疗,虽然镇静药的使用只占所有病例的 2%。随着 MAC(监护麻醉)使用范围的扩大,其并发症也在增加。

ASA 已归档的索赔项目数据显示,在 20 世纪 70 年代,与镇静药(通常被称为 MAC)相关的案例

表 32-11 美国麻醉医师协会制定镇静镇痛的定义
低度镇静（抗焦虑）
药物镇静
患者对口头命令能够正常反应
认知和运动功能可能受损
通气和心血管功能正常
中度镇静/镇痛（清醒镇静）
药物镇静
患者能自主/或在轻度触觉刺激下对口头命令作出有意识的反应
患者气道通畅，能够自发通气
心血管功能正常
深镇静/镇痛
药物镇静
患者不容易被唤醒，但对重复/疼痛刺激可做出反应
通气功能受限，需要辅助以维持气道通畅，自发通气可能不足
心血管功能通常正常
全身麻醉
药物性意识丧失
患者不能被疼痛刺激所唤醒
通气功能受限；需要辅助措施以维持气道通畅
自发通气功能和神经肌肉功能都可能受限
通常需要正压通气
心血管功能可能被抑制

摘自 American Society of Anesthesiologists. Continuum of depth of sedation: definition of general anesthesia and levels of sedation/analgesia. Blue Cross and Blue Shield of Tennessee website.http://www.bcbst.com/mpmanual/AmericanSociety_of_Anesthesiologists_Definitions_.htm. Accessed June 6, 2106。

表 32-12 20 世纪 90 年代 ASA 存档的索赔项目数据中监护下麻醉期间患者伤害类型[125]	
伤害	发生率/%
死亡	34
脑损伤	19
神经损伤	7
眼损伤	12
心肌梗死	4
卒中	4
烧伤	4
抑郁	4
误吸	4

占全部索赔案例的 1.6%；在 20 世纪 80 年代，占比为 1.9%；到 20 世纪 90 年代，MAC 占比为 6.0%。接受 MAC 期间患者所受的伤害范围涵盖情绪困扰到死亡（表 32-12）。对于 MAC 和 GA，死亡索赔占比相同。20 世纪 90 年代，MAC 期间导致的致残（非死亡）可能是永久性的，而 GA 导致的致残更多为暂时性的[125]。MAC 的麻醉药也会导致诉讼。针对 MAC 索赔的 90% 都是通过诉讼进行的；其中 65% 得到解决，20% 请求法庭裁决，15% 终止。赔付范围为 2 000～6 300 000 美元，中位数为 75 000 美元[125]。

麻醉药物

静脉镇静（丙泊酚、巴比妥酸盐、咪达唑仑、芬太尼）是 OBA 最常用的麻醉药物。为诊室手术选择麻醉方式时，必须考虑诸多因素，如麻醉持续时间、患者的成本-效益和安全性/副作用等因素；药物应该半衰期短，价格便宜，无明显副作用（如恶心和呕吐）。

丙泊酚作为一种二异丙基苯酚分子，由于其良好的药物代谢动力学和药效学特性，长期以来一直是诊室麻醉的常用药。它起效快（大约 1 臂脑循环周期），因其再分配快，临床作用时间短（约 15min）。丙泊酚较短的半衰期导致其临床失效快，即使输液时间较长（8h）[126]。除了具有一定的催眠作用，该药还具有止吐功能。注射丙泊酚可能会引起皮肤烧灼感或诱发过敏反应。丙泊酚还与心动过缓和呼吸抑制有关，并有助于微生物的生长繁殖。该药可以单独或联合用药，用药方法为间歇性大剂量给药或持续输注。

芬太尼长期以来一直是"短效"麻醉药的黄金标准，但最近瑞芬太尼的使用也越来越普及。瑞芬太尼是一种超短效阿片类药物；当与丙泊酚联合用于清醒镇静时，患者在结肠镜检查后 15min 内就可出院。这个时间比传统的哌替啶/咪达唑仑进行镇静麻醉后所需的恢复时间 48～80min 明显缩短[127]。瑞芬太尼是理想的麻醉药物，可用于多种诊室手术，如面部美容手术。在注射局部麻醉药时可造成患者的强烈痛感，但之后相对无痛。值得注意的是，瑞芬太尼可能会引起恶心、呕吐和呼吸暂停。静脉滴注瑞芬太尼可导致患者在苏醒期出现急性耐受和痛觉过敏，这可能会使瑞芬太尼的使用受到限制[128-131]。此外，瑞芬太尼用药过程中经常需要使用输液泵。

氯胺酮是一种苯环吡啶衍生物，过去几年中该药在 OBA 中重新流行了起来。氯胺酮-丙泊酚联合用药被认为是极好的镇静方法，可使患者的术区肌肉松弛,且患者通常也无须吸氧[132]。氯胺酮既是麻醉药,也是镇痛药。它不会抑制呼吸,并会增强喉反射,从而降低误吸风险。此外,该药不会导致恶心和呕吐。然而,氯胺酮会导致分泌物增加,并引起幻觉。增加丙泊酚或咪达唑仑可减少或消除氯胺酮引起的幻觉[133-136]。格隆溴铵可以作为止涎剂。氯胺酮的另一个优点是相对便宜。

可乐定在诊室里十分有用。由于可乐定是一种 α_2- 激动剂,它有助于整个围手术期的血压控制,从而有可能最大限度减少失血量[137-138]。此外,该药还可降低丙泊酚的总用量[113]。然而,该药可能导致低血压和过度镇静。

右美托咪定最近也成为诊室麻醉的主要静脉输注药物[139]。它是一种短效的 α_2- 肾上腺素能受体激动剂,具有镇静作用。右美托咪定对患者自主呼吸影响小,也不会引起恶心和呕吐。然而,该药可能与低血压有关。

全静脉麻醉(TIVA)是非手术室麻醉药物的常用的方法。TIVA 一般包括作为催眠成分的丙泊酚与作为镇痛成分的芬太尼、瑞芬太尼或氯胺酮联合用药。上述药物的给药方式包括间歇静脉推注或静脉输注。Mathews 发现瑞芬太尼[0.085μg/(kg·min)]的作用可以替代 N_2O(66%)[140]。相比吸入麻醉,TIVA 的优点包括无须进行麻醉废气清除并减少 PONV 发生率。自从新型低可溶性吸入麻醉药(如地氟烷和七氟烷)问世以来,许多研究者将使用这些药物的麻醉后恢复时间与输注丙泊酚全凭麻醉恢复时间进行比较[141-142]。最近,Gupta 对所有此类文献报道进行了 meta 分析,并报道,与异氟烷或丙泊酚的麻醉相比,使用地氟烷的麻醉后总体恢复速度更快。与异氟烷相比,使用七氟烷的麻醉后恢复更快。然而,异氟烷组 PONV 的发生率和出院后恶心呕吐发生率明显高于丙泊酚组。出于这些考虑,异氟烷可能不是最佳的诊室非手术室吸入麻醉药。总的来说,吸入药组比丙泊酚组更需要止吐治疗[143]。

已证实麻醉深度监测可以减少患者拔管和出院准备时间[144-146]。对于 MAC(监护麻醉)手术,麻醉深度监测有其价值,采用麻醉深度监测后可能减少丙泊酚的总用量[147]。然而,在诊室手术中运用此类监测是否具有高成本 - 效益还有待观察。

任何类型的麻醉(通过全麻进行镇静和局部麻醉)都可在诊室安全进行,但重要的是,诊室必须配备足够的设备和专业人员,具有对深度麻醉患者进行抢救的能力。因此,如果计划实施 MAC,也需要做好 GA 准备。

麻醉恢复室

在接受诊室手术后,患者应能够安坐在休息椅中或术后走动到检查室穿衣,并且无疼痛和 PONV 症状。所有生命体征应在基线水平的 10% 以内波动。诊室可能未配备正规的 PACU,患者可能要在诊室手术室中进行恢复。无论患者术后在何处进行恢复,诊室医护人员在术后必须按照 ASA 的监护标准进行监测并记录病史。术后恢复区应配备足够的护理人员,而对患者进行脉搏氧饱和度仪监测是必要的[148]。建议麻醉后监护团队中至少包含一名具有 ACLS/PALS 资质的成员留在诊室,直到在最后一个患者离开。

由于诊室 PACU 空间通常较小,而且麻醉医师可能在一天内参与数个在不同诊室进行的手术,因此,保证患者的满意度、预防 PONV 和疼痛是至关重要的。患者术后的不良反应可能对诊室手术室的经济情况产生明显影响[149]。任何麻醉用药都必须最大限度地保证术后患者的反应和活动能力,并缩短患者在 PACU 的观察时间。Twersky 建议将诊室采用的麻醉患者出院评分系统和日间手术的临床出院标准用于诊室麻醉手术中[150]。有趣的是,现在越来越多的患者(特别是在结肠镜检查后)出院时无人陪同。这种做法已在一些地区得到了批准。纽约的相关法规要求所有接受麻醉的患者"在出院时必须有可靠的成年人陪护,否则必须得到医生认可后才能独自出院"[151]。但尚未取得具体数据证实上述做法可提高麻醉后患者的安全。

单纯的局部麻醉,辅以从最轻度至中度和深度镇静,辅伤口局部浸润麻醉或周围神经区域阻滞,是术后多模式镇痛的基础。有效的镇痛手段不仅减少了术中麻醉药和镇痛药的需求,而且降低了术后对阿片类镇痛药的需求,从而促进患者的康复[152]。非阿片类镇痛药(如对乙酰氨基酚)和非甾体类抗炎药(如酮咯酸)是常规用药。与服用阿片样物质的患者相比,酮咯酸可降低 PONV 发生率,使者更快地耐受口服液体,并尽快达到出院标准[153]。为尽量减少术后出血和胃肠道并发症风险,越来越多的特异性 COX-2 抑制剂作为非阿片类佐剂被用于减少术后疼痛[154]。

OBA 的最佳止吐方案尚未建立。然而,由于

PONV 的病因较多,对高危患者联合预防性治疗可能是有益的[155]。许多陈旧的一线治疗手段与镇静、嗜睡和锥体外系不良反应有关,因此已被 5-HT$_3$ 拮抗剂(昂丹司琼、多拉司琼和格拉司琼)取代[156]。地塞米松用于 PONV 预防时,可提高 5-HT3 拮抗剂[157]和多巴胺拮抗剂的疗效[156]。地塞米松对 PONV 没有治疗作用[158]。然而,相较于对症治疗,针对患者进行的常规预防并未显示出优势,但却产生一定费用[159]。对于所有 PONV 高风险者应考虑采用预防措施。该类患者包括接受乳房或妇科手术的年轻妇女、不吸烟者、有 PONV 病史者。确保患者体内水分充足(晶体含量达到 20ml/kg),并避免直立性低血压,通过减少流向中脑呕吐中心的血液流量,从而防止致吐化学物质的释放,这可能是成功预防 PONV 产生的干预措施[156]。

规则章程

各州政府对诊室手术的监督并不相同;目前,多数州政府都制定了相关规定,有些还得到其他州的响应。每个州的完整法规可在网上查阅[28]。虽然取得机构认证往往是自愿的,但某些州的地方或州政府通过制定法规要求诊室必须接受认证。在诊室开展业务的麻醉医师必须熟悉其执业地相关的法律法规。

在 1994 年,加利福尼亚州成为第一个对 OBA 进行立法的州,新泽西州紧随其后。通过观察这两个州颁布的法律条款内容,可发现各州制定的相关法律在执行内容存在差异。加利福尼亚州的法规更适用于接受 GA 的患者,该法规没有针对局部麻醉、周围神经区域阻滞、镇静/抗焦虑后(该类麻醉的用药剂量不会对患者生命造成威胁)进行的手术制定相应条款[160]。该法规的涉及范围涵盖了从诊室政策制定、不良事件强制报告,到外科医生和麻醉医师资格考核等各方面的内容[160]。《加州健康与安全法》第 1248～1248.85 规定只有经过认证的诊室或已注册加入医疗保险计划[根据条款 XⅧ(42U.S.C.Sec.1395et seq.)]的诊室才能开展外科手术,几乎没有例外[161]。此外,各诊室必须制订书面计划,处理紧急情况住院情况。外科医生必须在当地急症处理医院(在当地注册或取得当地认证)获得收治患者的特权,或与拥有该特权的医生签订书面病例转诊协议。各诊室必须依照医院服务质量保证体系和同行评议的要求,与医院达成病例转诊协议。加州法律还要求各诊室具备在整个围手术期对患者进行充分监护的能力,并配备病历存储和维护系统。不遵守规定的诊室可能受到处罚,包括谴责(伴/不伴罚款)到刑事诉讼。

新泽西州的行政法规 13:35-4A.1-13:35-4A.18 制定了诊室对于患者的选择标准。只有 ASA 评级为 1 级和 2 级患者可以接受 GA(全麻)或局部麻醉。评级为 3 级的患者只能接受清醒镇静。GA 实施者必须得到医院的资格认证,且只有经过适当认证的医生才能监督 CRNA(注册的麻醉护士)。新泽西州法律对于强制性监护、必备应急药品提供、医生执业资格授权和同行评议制定了指导方针。与加州不同,新泽西州的规定适用于所有手术患者(涵盖各级麻醉深度)。然而与加州类似,新泽西州规定违法行为可能遭到吊销资格证和刑事诉讼的谴责[162]。

在缺少诊室手术相关法规的州,持有效资格证的医师可以在诊室开展他/她所选择的任何手术,且不受监督。外科医生可能开展他/她未受培训的手术,也可在未经任何麻醉或气道管理培训的情况下对患者实施镇静。事实上,有据报称,患者在没有接受术前评估和相关实验室检查、未签署知情同意书、未得到术中和术后监护、未取得手术报告或在不考虑无菌技术的情况下接受了手术[13]。因此,麻醉医师必须是维护患者健康的积极倡导者,并帮助外科医生了解麻醉安全的重要性。

商业和法律方面

在参与 OBA 之前,麻醉实施者往往愿意寻求法律咨询并创建一个符合麻醉实施者的最大利益的有效的商业模式。这一模式必须针对人员配置、诊室安全经营和潜在患者数量负荷和医疗保险组合所产生的间接费用进行考量。除了盈利,诊室的 OBA 部门应能为相关学术实践提供帮助。诊室还能为其所在的社区提供无形的帮助,同时对麻醉培训的完善做出贡献[5]。然而,诊室对于社会的贡献需要美国麻醉委员会(ABA)和美国研究生教育学院(ACGME)的参与,以确保在 ACGME 批准的医院以外进行住院医师轮转是可行的。

许多 OBA 团队成立了专业技术公司或有限责任公司。虽然两种机构设置都需要购买医疗责任保险,但在发生医疗索赔时,上述机构仍应尽力保护麻醉医师的私人资产不受损失[3]。在服从州和联邦法律中收费/缴税、反垄断相关条款的前提下，法律咨询也有助于制订更理想的商业计划[163]。

与开展麻醉的诊室建立正当合法的关系是十分必要的。诊室的收费策略必须遵守法律和道德。在复杂的第三方支付环境中容易滋生违法行为。如果诊室对相关法律视而不见，法律也不会对其进行保护或为其辩护。即使诊室不准备将收费业务外包，也应向专业收费机构寻求建议。诊室在计算价格时，必须包括所有的开销，如药品、设备、时间成本和诊室运作开支和医疗事故保险。诊室必须在外科医生开展医疗活动之前与其确定薪酬结构。同时，诊室应明确表述其在诊室中将提供的服务（如提供静脉输液设备、抗生素、监测仪器等），麻醉医师的相关责任也必须明确。在诊室收取设施使用费时，各方责任的明确具有法律效力。

总结

OBA 发展迅速，对麻醉医师提出了独特的挑战，他们不仅需要在远程环境中提供医疗服务，还必须具备强烈的商业意识和对手术室管理的全面认识。虽然法律法规的制定滞后于 OBA 的发展，但麻醉医师必须确保对患者提供尽可能安全的医疗服务。麻醉医师必须和手术医生合作，共同选择合适的病例、合理的手术方法和麻醉部位。在制订临床决策和选择麻醉方式时必须将病例的快速周转和 PACU 的可用性纳入考虑范围。在做好相应安全保障的前提下，可对患者进行各种程度的麻醉（包括局部麻醉下的轻度镇静和全身麻醉）。

诊室手术的诸多优势正在推动它的发展，而且随着越来越多的合并症患者愿意接受更复杂的手术。因此，麻醉医师提供的医疗服务及其对患者医疗安全的倡导作用不仅复杂，而且至关重要。

（白玉 译，卢锡华 校）

参考文献

1. Twersky R, Saad M. Office-based anesthesia: successes and challenges. *ASA Refresher Courses Anesthesiol*. 2013;41:125–134.
2. Office based anesthesia and surgery. American Society of Anesthesiologists website. http://www.asahq.org/lifeline/types%20of%20anesthesia/office%20based%20anesthesia%20and%20surgery. *Accessed June 2, 2016*.
3. Koch ME, Dayan S, Barinholtz D. Office-based anesthesia: an overview. *Anesthesiol Clin North Am*. 2003;21:417–443.
4. Federation of State Medical Boards. Office-based surgery: states N–Z. FSMB website. https://www.fsmb.org/Media/Default/PDF/FSMB/Advocacy/GRPOL_Office_Based_Surgery_N-Z.pdf. Accessed June 2, 2016.
5. Hausman LM, Levine AI, Rosenblatt MA. A survey evaluating the training of anesthesiology residents in office-based anesthesia. *J Clin Anesth*. 2006;18:499–503.
6. Snow J. *On Chloroform and Other Anesthetics*. London, UK: John Churchill; 1858:314–315.
7. Tang J, White PF, Wender RH, et al. Fast-track office-based anesthesia: A comparison of propofol versus desflurane with antiemetic prophylaxis in spontaneously breathing patents. *Anesth Analg*. 2001;92(1):95–99.
8. White PF, Song D. New criteria for fast-tracking after outpatient anesthesia: A comparison with the modified Aldrete's scoring system. *Anesth Analg*. 1999;88(5):1069–1072.
9. Cullen KA, Hall MJ, Golosinsky A. *Ambulatory surgery in the United States, 2006. National Health Statistics Report, No. 11*. Hyattsville, MD: National Center for Health Statistics; 2009.
10. Lazarov SJ. Office-based surgery and anesthesia: Where are we now? *World J Urol*. 1998;16:384–385.
11. Courtiss EH, Goldwyn RM, Joffe JM, et al. Anesthetic practices in ambulatory surgery. *Plast Reconstr Surg*. 1994;93:792–801.
12. Wetchler BV. Online shopping for ambulatory surgery: Let the buyer beware! *Ambul Surg*. 2000;8:111.
13. Quattrone MS. Is the physician office the wild, wild west of health care? *J Ambul Care Manage*. 2000;23:64–73.
14. Laurito CE. Report of educational meeting: The Society for Office-Based Anesthesia, Orlando, Florida, March 7, 1998. *J Clin Anesth*. 1998;10:445–448.
15. American Hospital Association (AHA). Trendwatch chartbook 2007: trends affecting hospitals and health systems, April 2007. Chart 2.5: percentage of outpatient surgeries by facility type, 1981-2005. http://www.aha.org/research/reports/tw/chartbook/2007chartbook.shtml.
16. Kurrekk MM, Twersky RS. Office-based anesthesia: How to start an office-based practice. *Anesthesiol Clin*. 2010;28:253–267.
17. American Hospital Association website. http://www.aha.org/research/reports/tw/05econcontribwithtax.pdf. Accessed June 2, 2016.
18. Kurrek MM, Twersky RS. Office-based anesthesia, how to start an office-based practice. *Anesthesiol Clin*. 2010:28(2):353–367.
19. Shapiro FE, Punwani N, Rosenberg NM, et al. Office-based anesthesia: safety and outcomes. *Anesth Analg*. 2014;119(2):276–285.
20. Ross AK, Eck JB. Office-based anesthesia for children. *Anesthesiol Clin North Am*. 2002;20:195–210.
21. Rashewsky S, Parameswaran A, Sloane C, et al. Time and cost analysis: pediatric dental rehabilitation with general anesthesia in the office and the hospital setting. *Anesth Prog*. 2012;59(4):147–153.
22. Schultz LS. Cost analysis of office surgery clinic with comparison to hospital outpatient facilities for laparoscopic procedures. *Int Surg*. 1994;79:273–277.
23. Bartamian, M, Meyer DR. Site of service, anesthesia, and postoperative practice patterns for oculoplastic and orbital surgeries. *Ophthalmology*. 1996; 103:1628–1633.
24. Way JC, Culham BA. Establishment and cost analysis of an office surgical suite. *Can J Surg*. 1996;39:379–383.
25. Anello S. Office-based anesthesia: advantages, disadvantages and the nurse's role. *Plast Surg Nurs*. 2002;22:107–111.
26. Iverson RE, Lynch DJ. ASPS Task Force on Patient Safety in Office-Based Surgery Facilities: Patient safety in office-based surgery facilities: II. Patient selection. *Plast Reconstr Surg*. 2002;110:1785–1790.
27. Metzner J, Posner KL, Domino KB. The risk and safety of anesthesia at remote locations: The US closed claims analysis. *Curr Opin Anesthesiol*. 2009; 22:502–508.
28. State requirements for accreditation. Accreditation Association for Ambulatory Health Care website. https://www.aaahc.org/en/news/Federal-and-State-Regulations/State-Laws-and-Regulations/. Accessed June 2, 2016.
29. Legislative reference. American Association for the Accreditation of Ambulatory Surgical Facilities website. http://www.aaaasf.org/pub/asc_legislative_reference.pdf. Accessed June 5, 2016
30. Arens J. Anesthesia for office-based surgery: are we paying too high a price for access and convenience? *Mayo Clin Proc*. 2000;75:225–228.
31. Missant C, Velde M. Morbidity and mortality related to anesthesia outside the operating room. *Curr Opin Anesthesiol*. 2004;17:323–327.
32. Vila H, Soto R, Cantor AB, et al. Comparative Outcomes analysis of procedures performed in physician offices and ambulatory surgery centers. *Arch Surg*. 2003;138:991–995.
33. Clayman MA, Caffee HH. Office surgery safety and the Florida moratoria. *Ann Plast Surg*. 2006;56:78–81.
34. Melloni C. Morbidity and mortality related to anesthesia outside the operating room. *Minerva Anesthesiol*. 2005;325–334.
35. American Society of Anesthesiologists. *Directory of Members*. Park Ridge, IL: ASA; 2000:480.
36. Anesthesia Patient Safety Foundation. Office based anesthesia growth provokes safety fears. *APSF*. 2000;15:1.
37. Domino KB. Office-based anesthesia: Lessons learned from the closed-claims project. *ASA Newslett*. 2001;65:9.
38. Morello DC, Colon GA, Fredricks S, et al. Patient safety in accredited office surgical facilities. *Plast Reconstr Surg*. 1997;99:1496–1500.
39. Hoefflin SM, Bornstein JB, Gordon M. General anesthesia in an office-based plastic surgical facility: a report on more than 23,000 consecutive office-based procedures under general anesthesia with no significant anesthetic complications. *Plast Reconstr Surg*. 2001;107:243–251.
40. Sullivan PK, Tattini CD. Office-based operatory experience: an overview of anesthetic technique, procedures and complications. *Med Health RI*. 2001; 84:392.
41. Bitar G, Mullis W, Jacobs W, et al. Safety and efficacy of office-based surgery with monitored anesthesia care/sedation in 4778 consecutive plastic surgery procedures. *Plast Reconstr Surg*. 2003;111:157–158.
42. Keyes GR, Singer R, Iverson RE, et al. Analysis of outpatient surgery center safety using an internet based quality improvement and peer review program. *Plast Reconstr Surg*. 2004; 113(6):1760–1770.
43. Keyes GR, Singer R, Iverson RE, et al. Mortality in outpatient surgery. *Plast Reconstr Surg*. 2008;122(1):245–250.
44. Soltani AM, Keyes GR, Singer R, et al. Outpatient surgery and sequelae: An

analysis of the AAAASF internet-based quality assurance and peer review database. *Clin Plast Surg.* 2013;40(3):465–473.

45. McDevitt NB. Deep vein thrombosis prophylaxis. *Plast Reconstr Surg.* 1999; 104:1923–1928.

46. Dorsch JA. Guidelines published for determining anesthesia machine obsolescence. Anesthesia Patient Safety Foundation website. http://www.apsf.org/newsletters/html/2004/winter/05guidelines.htm. Accessed June 6, 2016.

47. Robbertze, R, Posner KL, Domino K. Closed claims review of anesthesia for procedures outside the operating room. *Curr Opin Anesthesiol.* 2006;19:436–442.

48. Coté CJ, Karl HW, Notteman DA, et al. Adverse sedation events in pediatrics: analysis of medications used for sedation. *Pediatrics.* 2000;106:663–644.

49. Coté CJ, Notteman DA, Karl HW, et al. Adverse sedation events in pediatrics: a critical incident analysis of contributing factors. *Pediatrics.* 2000;105:8–15.

50. Iverson R; ASPS Task Force on Patient Safety in Office-Based Surgery Facilities: Patient safety in office-based surgery facilities. I. Procedures in the office-based surgery setting. *Plast Reconstr Surg.* 2002;110:1337–1342.

51. Tunajek SK. Office based procedure standards. *AANA J.* 1999;67:115–120.

52. American Medical Association House of Delegates at the I-01 Meeting. Office-based surgery core principles. *Am Soc Anesthesiol Newslett.* 2004;68:14.

53. Haeck PC, Swanson JA, Iverson RE, et al. Evidence-based patient safety advisory: patient selection and procedures in ambulatory surgery. *Plast Reconstr Surg.* 2009;124:6S–38S.

54. Shapiro FE, Jani SR, Liu X, et al. Initial results from the national anesthesia clinical outcomes registry and overview of office-based anesthesia. *Anesth Clin.* 2014;32:431–444.

55. Meridy HW. Criteria for selection of ambulatory surgical patients and guidelines for anesthetic management: a retrospective of 1553 cases. *Anesth Analg.* 1982;61:921–926.

56. American Society of Anesthesiologists Committee on Ambulatory Surgical Care and the American Society of Anesthesiologists Task Force on Office-Based Anesthesia. *Office-Based Anesthesia: Considerations for Anesthesiologists in Setting Up and Maintaining a Safe Office Anesthesia Environment.* Park Ridge, IL: American Society of Anesthesiologists; 2000.

57. Haeck PC, Swanson JA, Iverson RE, et.al. Evidence-based patient safety advisory: patient assessment and prevention of pulmonary side effects in surgery. Part 1. Obstructive sleep apnea and obstructive lung disease. *Plast Reconstr Surg.* 2009;124S:45S–56S.

58. Benumof JL. Obstructive sleep apnea in the adult obese patient: Implications for airway management. *J Clin Anesth.* 2001;13:144–156.

59. Boushra NN. Anaesthetic management of patients with sleep apnea syndrome. *Can J Anaesth.* 1996;43:599–616.

60. Benumof JL. Policies and procedures needed for sleep apnea patients. *APSF Newslett.* 2002–3; Winter 57.

61. Young T, Evans L, Finn L, et al. Estimation of the clinically diagnosed proportion of sleep apnea syndrome in middle-aged men and women. *Sleep.* 1997;20:705–706.

62. Chung F, Abdullah HR, Liao P. STOP-Bang questionnaire: a practical approach to screen for obstructive sleep apnea. *Chest.* 2016;149(3):631–638.

63. Chung F, Liao P, Farney R. Correlation between the STOP-Bang score and the severity of obstructive sleep apnea. *Anesthesiology.* 2015;122(6):1436–1437.

64. Chung F, Yang Y, Brown R, et al. Alternative scoring models of STOP-Bang questionnaire improve sensitivity to detect undiagnosed obstructive sleep apnea. *J Clin Sleep Med.* 2014;10(9):951–958.

65. Lofsky A. Sleep apnea and narcotic postoperative pain medication: A morbidity and mortality risk. *APSF Newslett.* 2002;17:24.

66. Xara D, Mendonca J, Pereira H, et al. Adverse respiratory events after general anesthesia in patients at high risk of obstructive sleep apnea. *Braz J Anesthesiol.* 2015;65(5)359–366.

67. Kurrek MM, Cobourn C, Wojtasik Z, et al. Morbidity in patients with or at high risk for obstructive sleep apnea after ambulatory laparoscopic gastric banding. *Obes Surg.* 2011;21(10):1494–1498.

68. Samuels SI, Rabinov W. Difficulty reversing drug-induced coma in a patient with sleep apnea. *Anesth Analg.* 1986;65:1222–1224.

69. Benumof JL. Creation of observational unit may decrease sleep apnea risk. *APSF Newslett.* 2002;17:39.

70. Ankichetty S, Chung F. Considerations for patients with obstructive sleep apnea undergoing ambulatory surgery. *Curr Opin Anesthesiol.* 2011;24(6):605–611.

71. Coldiron B, Shreve E, Balkrishnan R. Patient injuries from surgical procedures performed in medical offices: Three years of Florida data. *Dermatol Surg.* 2004; 30:1435–1443.

72. Claymen MA, Seagle BM. Office surgery safety: The myths and truths behind the Florida moratoria—six years of Florida data. *Plast Reconstr Surg.* 2006;118:777–785.

73. Reinisch JF, Russo RF, Bresnick SD. Deep vein thrombosis and pulmonary embolism following face lift: A study of incidence and prophylaxis. *Plastic Surg For.* 1998;21:159.

74. Davison SP, Venturi ML, Attinger CE, et al. Prevention of venous thromboembolism in the plastic surgery patient. *Plast Reconstr Surg.* 2004;114;43E–51E.

75. Galway U, Borkowski R. Office-based anesthesia for the urologist. *Urol Clin North Am.* 2013;40:497–515.

76. American Society of Anesthesiologists. Practice guidelines for management of the difficult airway: An updated report. *Anesthesiology.* 2003;98:1269–1277.

77. American Society of Anesthesiologists. *Standards for Basic Anesthetic Monitoring.* Park Ridge, IL: American Society of Anesthesiologists; 2001:493.

78. Matin MB, Gonzalez ML, Dodson TB. What factors influence community oral and maxillofacial surgeons' choice to use capnography in the office-based ambulatory anesthesia setting. *J Oral Maxillofac Surg.* 2015;73:1484e1–e1510.

79. Gurunluoglu R, Swanson JA, Haeck PC, et al. Evidence-based patient safety advisory: malignant hyperthermia. *Plast Reconstr Surg.* 2009;124:68S–81S.

80. American Society of Anesthesiologists Task Force on Operating Room Fires. Practice advisory for the prevention and management of operating room fires. *Anesthesiology.* 2008;108:786–801.

81. Moss E. MD office regs stalled in New Jersey. *APSF Newslett.* 1997; Winter 37.

82. Yates JA; American Society of Plastic Surgeons. Office-based surgery accreditation crosswalk. *Plast Surg Nurs.* 2002;22:125–132.

83. Coldiron B. Office surgical incidents: 19 months of Florida data. *Dermatol Surg.* 2002;28:710–712.

84. Bing J, McAuliffe MS, Lupton JR. Regional anesthesia with monitored anesthesia care for dermatologic laser surgery. *Dermatol Clin.* 2002;20:123–134.

85. Morris KT, Pommier RF, Vetto JT. Office-based wire-guided open breast biopsy under local anesthesia is accurate and cost effective. *Am J Surg.* 2000; 179:42–425.

86. Jones JS, Streem SB. Office-based cystoureteroscopy for assessment of the upper urinary tract. *J Endourol.* 2002;16:307–309.

87. Friedman O, Deutsch ES, Reilly JS, et al. The feasibility of office-based laser-assisted tympanic membrane fenestration with tympanostomy tube insertion: The duPont Hospital experience. *Int J Pediatr Otorhinolaryngol.* 2002; 62:31–35.

88. Jones JS, Oder M, Zippe CD. Saturation prostate biopsy with periprostatic block can be performed in the office. *J Urol.* 2002;168:2108–2110.

89. Goldrath MH, Sherman AI. Office hysteroscopy and suction curettage: can we eliminate the hospital diagnostic dilatation and curettage? *Am J Obstet Gynecol.* 1985;152:220–229.

90. Armstrong M. Office-based procedures in rhinosinusitis. *Otolaryngol Clin North Am.* 2005;38:1327–1338.

91. Siegel GJ, Seiberling KA, Aguado AS. Office CO_2 laser turbinoplasty. *Ear Nose Throat J.* 2008;87:386–391.

92. Mingus ML, Bodian CA, Bradford CN, et al. Prolonged surgery increases the likelihood of admission of scheduled ambulatory surgery patients. *J Clin Anesth.* 1997;9:446–450.

93. Fortier J, Chung F, Su J. Unanticipated admission after ambulatory surgery: A prospective study. *Can J Anaesth.* 1997;45:612–619.

94. Gold BS, Kitz DS, Lecky JH, et al. Unanticipated admission to the hospital following ambulatory surgery. *JAMA.* 1989;262:3008–3010.

95. American Society of Plastic Surgeons. 2007 quick facts: Cosmetic and reconstructive plastic surgery trends. http://www.plasticsurgery.org/media/statistics/loader.cfm?url=/commonspot/security/getfile.cfm&pageID=29285.

96. American Society of Plastic Surgeons. 2013 Plastic Surgery statistics report. http://www.plasticsurgery.org/Documents/news-resources/statistics/2013-statistics/plastic-surgery-statistics-full-report-2013.pdf. Accessed June 2, 2016.

97. Iverson RE, Lynch DJ; American Society of Plastic Surgeons Committee on Safety. Practice advisory on liposuction. *Plast Reconstr Surg.* 2004;113:1478–1490.

98. Fodor PB, Watson JP. Wetting solutions in ultra-sound assisted lipoplasty: A review. *Clin Plast Surg.* 1999;26:289–293.

99. Klein JA. Tumescent technique for regional anesthesia permits lidocaine doses of 35 mg/kg. *J Dermatol Surg Oncol.* 1990;16:248–263.

100. Ostad A, Kageyama N, Moy RL. Tumescent anesthesia with lidocaine dose of 55 mg/kg is safe for liposuction. *Dermatol Surg.* 1996;22:921.

101. Martinez MA, Ballesteros S, Segura LJ, et al. Reporting a fatality during tumescent liposuction. *Forens Sci Intl.* 2008;178:e11–e16.

102. Grazer FM, deJong RH. Fatal outcome from liposuction: census survey of cosmetic surgeons. *Plast Reconstr Surg.* 2000;105:436–446.

103. Housman TS, Lawrence N, Mellen BG, et al. The safety of liposuction: Results of a national survey. *Dermatol Surg.* 2002;28:971–978.

104. Conveney E, Weltz CR, Greengrass R, et al. Use of paravertebral block anesthesia in the surgical management of breast cancer: Experience in 156 cases. *Ann Surg.* 1998;227:496–501.

105. Jaffe SM, Campbell P, Bellman M, et al. Postoperative nausea and vomiting in women following breast surgery: An audit. *Eur J Anaesth.* 2000;17:261–264.

106. Vawter M, Vicaroi MD, Moorthy K, et al. Electrocardiographic monitoring during colonoscopy. *Am J Gastroenterol.* 1975;63:115.

107. Radaelli F, Meucci G, Terruzzi V, et al. Single bolus of midazolam versus bolus midazolam plus meperidine for colonoscopy: A prospective, randomized trial. *Gastrointest Endosc.* 2003;57:329.

108. Ristikankare M, Julkunen R, Laitinen T. Effect of conscious sedation on cardiac autonomic regulation during colonoscopy. *Scand J Gastroenterol.* 2000;9:990–994.

109. Petelenz M, Gonciarz M, Macfarlane P, et al. Sympathovagal balance fluctuates during colonoscopy. *Endoscopy.* 2004;36:508–514.

110. Chutkan J, Cohen M, Abedi M, et al. Training guideline for use of propofol in gastrointestinal endoscopy. *Gastrointest Endosc.* 2004;60:167–172.

111. Propofolsedation. Who should administer? Institute for Safe Medication Practices website. http://www.ismp.org/Newsletters/acutecare/articles/20051103.asp. Published November 3, 2005; accessed June 2, 2016.

112. Finder RL. The art and science of office-based anesthesia in dentistry: a 150-year history. *Int Anesthesiol Clin.* 2003;41:1–12.

113. Perrott DH, Yuen JP, Andresen RV, et al. Office-based ambulatory anesthesia: outcomes of clinical practices of oral and maxillofacial surgeons. *J Oral Maxillofac Surg.* 2003;61:983–995.

114. Coyle TT, Helfrick JF, Gonzalez ML, et al. Office-based ambulatory anesthesia: factors that influence patient satisfaction with deep sedation/general anesthesia. *J Oral Maxillofac Surg.* 2005;63:163–172.

115. Freedman JM, Li DK, Drasner K, et al. Transient neurologic symptoms after spinal anesthesia: an epidemiologic study of 1,873 patients. *Anesthesiology.* 1998;89:633–641.

116. Mulroy MF, Larkin KL, Siddiqui A. Intrathecal fentanyl-induced pruritus is more severe in combination with procaine than with lidocaine or bupivacaine. *Reg Anesth Pain Med.* 2001;26:252–256.

117. Sardo ADS, Bettocchi S, Spinelli M, et al. Review of new office-based hysteroscopic procedures 2003–2009. *J Min Invas Gynecol*. 2010;17:436–448.

118. Wortman M. Instituting an office-based surgery program in the gynecologists office. *J Min Invas Gynecol*. 2010;17:673–683.

119. Jourdy DN, Kacker A. Regional anesthesia for office-based procedures in otorhinolaryngology. *Anesthesiol Clin*. 2010;28:457–468.

120. Woo P. Office-based laryngeal procedures. *Otolaryngol Clin North Am*. 2006; 39;111–133.

121. Lan MC, Hsu YB, Chang SY, et al. Office-based treatment of vocal cord polyp with flexible laryngovideostroboscopic surgery. *J Otolaryngol Head Neck Surg*. 2010;39:90–95.

122. Hackel A, Badgwell JM, Binding RR, et al. Guidelines for the pediatric perioperative environment. American Academy of Pediatrics Section on Anesthesiology. *Pediatrics*. 1999;103:512–515.

123. Tang J, Chen L, White PF, et al. Use of propofol for office-based anesthesia: Effect of nitrous oxide on recovery. *J Clin Anesth*. 1999;11:226–230.

124. Cohen MM, Duncan PG, Tate RB. Does anesthesia contribute to operative mortality? *JAMA*. 1988;260:2859–2863.

125. Domino KB. Trends in anesthesia litigation in the 1990's: monitored anesthesia care claims. *ASA Newslett*. 1997;61:17.

126. Hughes MA, Glass PS, Jacobs JR. Context sensitive half-time in multicompartment pharmacokinetic models for intravenous anesthetic drugs. *Anesthesiology*. 1992;76:334–341.

127. Rudner R, Jalowiecki P, Kawecki P, et al. Conscious analgesia/sedation with remifentanil and propofol versus total intravenous anesthesia with fentanyl, midazolam, and propofol for outpatient colonoscopy. *Gastrointest Endosc*. 2003;57:657–663.

128. Angst MS. Intraoperative use of remifentanil for TIVA: postoperative pain, acute tolerance, and opioid-induced hyperalgesia. *J Cardiothor Vasc Anesth*. 2015;29(1):S16–S22.

129. Thomas B. Remifentanil versus fentanyl in total intravenous anesthesia for lumbar spine surgery: A retrospective cohort study. *J Clin Anesth*. 2015;27: 391–395.

130. Guignard B, Bossard AE, Coste C, et al. Acute opioid tolerance: Intraoperative remifentanil increases postoperative pain and morphine requirement. *Anesthesiology*. 2000;93:409–417.

131. Liu Y, Zheng Y, Ga X, et al. The efficacy of NMDA receptor antagonists for preventing remifentanil-induced increase in postoperative pain and analgesic requirement: A meta-analysis. *Minerva Anesthesiol*. 2012;78:653–667.

132. Friedberg BL. Facial laser resurfacing with the propofol-ketamine technique: Room air, spontaneous ventilation (RASV) anesthesia. *Dermatol Surg*. 1999;25:569–572.

133. Friedberg BK. Propofol-ketamine technique: dissociative anesthesia for office surgery (a five year review of 1,264 cases). *Aesthet Plast Surg*. 1999;23: 70–75.

134. Friedberg BL. Propofol-ketamine technique. *Aesthet Plast Surg*. 1993;17: 297–300.

135. Friedberg BL. Hypnotic doses of propofol block ketamine-induced hallucinations. *Plast Reconstr Surg*. 1993;91:196–197.

136. Friedberg BL, Sigl JC. Clonidine premedication decreases propofol consumption during bispectral index (BIS) monitored propofol-ketamine technique for office-based surgery. *Dermatol Surg*. 2000;26:848–852.

137. Man D. Premedication with oral clonidine for facial rhytidectomy. *Plast Reconstr Surg*. 1994;94:214–215.

138. Baker TM, Stuzin JM, Baker TJ, et al. What's new in aesthetic surgery? *Clin Plast Surg*. 1996;23:16.

139. Kumar P, Priya K, Kirti S, et al. Dexmedetomidine supported office based genioplasty: A pilot study. *J Maxillofac Oral Surg*. 2015;14(3):750–753.

140. Mathews DM, Gaba V, Zaku B, et al. Can remifentanil replace nitrous oxide during anesthesia for ambulatory orthopedic surgery with desflurane and fentanyl? *Anesth Analg*. 2008;106:101–108.

141. Nathan N, Peyclit A, Lahrimi A, et al. Comparison of sevoflurane and propofol for ambulatory anaesthesia in gynaecological surgery. *Can J Anaesth*. 1998;45:1148–1150.

142. Song D, Joshi GP, White PF. Fast-track eligibility after ambulatory anesthesia: A comparison of desflurane, sevoflurane and propofol. *Anesth Analg*. 1998;86:267–273.

143. Gupta A, Stierer T, Zuckerman R, et al. Comparison of recovery profile after ambulatory anesthesia with propofol, isoflurane, sevoflurane and desflurane: A systematic review. *Anesth Analg*. 2004;98:632–641.

144. Drover DR, Lemmens JH, Pierce ET, et al. Patient state index: Titration of delivery and recovery from propofol, alfentanil, and nitrous oxide anesthesia. *Anesthesiology*. 2002;97:82–89.

145. Gan TJ, Glass PS, Windsor A, et al. Bispectral index monitoring allows faster emergence and improved recovery from propofol, alfentanil, and nitrous oxide anesthesia. *Anesthesiology*. 1997;87:808–815.

146. Song D, Joshi GP, White PF. Titration of volatile anesthetics using bispectral analysis index facilitates recovery after ambulatory anesthesia. *Anesthesiology*. 1997;87:842–848.

147. Friedberg B, Sigl JC. Bispectral index (BIS) monitoring decreases propofol usage during propofol-ketamine office based anesthesia. *Anesth Analg*. 1999;88:54.

148. Singer R, Thomas PE. Pulse oximeter in the ambulatory aesthetic surgical facility. *Plast Reconstr Surg*. 1988;82:111–115.

149. Tang J, Chen X, White PF, et al. Antiemetic prophylaxis for office-based surgery-are the 5-HT3 receptor antagonists beneficial? *Anesthesiology*. 2003; 98:293–298.

150. Chung FF, Chan VW, Ong D. A postanesthetic discharge scoring system for home readiness after ambulatory surgery. *J Clin Anesth*. 1995;7:500–506.

151. Title 10 NYCRR. Section 755.6.f; Volume D. https://www.health.ny.gov/regulations/nycrr/title_10/

152. White PF. The role of non-opioid analgesic techniques in the management of pain after ambulatory surgery. *Anesth Analg*. 2002;94:577–585.

153. Ding Y, White PF. Comparative effects of ketorolac, dezocine and fentanyl as adjuvants during outpatient anesthesia. *Anesth Analg*. 1992;75:566–571.

154. Desjardins PJ, Shu VS, Recker DP, et al. A single preoperative oral dose of valdecoxib, a new cyclooxygenase-2 specific inhibitor, relieves post-oral surgery or bunionectomy pain. *Anesthesiology*. 2002;97:565–573.

155. Gan TJ, Meyer TA, Apfel CC, et al. Society for ambulatory anesthesia guidelines for the management of postoperative nausea and vomiting. *Anesth Analg*. 2007;105:1615–1628.

156. Kovac AL. Prevention and treatment of postoperative nausea and vomiting. *Drugs*. 2000;59:213–243.

157. Henzi I, Walder B, Tramer MR. Dexamethasone for prophylaxis of postoperative nausea and vomiting: a quantitative systematic review. *Anesth Analg* 2000;90:186–194.

158. Eberhart LH, Morin AM, Georgieff M. Dexamethasone for prophylaxis of postoperative nausea and vomiting: a meta-analysis of randomized controlled studies. *Anaesthetist*. 2000;49:713–720.

159. Scuderi PE, James RL, Harris L, et al. Antiemetic prophylaxis does not improve outcomes after outpatient surgery when compared to symptomatic treatment. *Anesthesiology*. 1999;90:360–371.

160. California Codes, Business & Professions Code, Division 2. Healing Arts. Chapter 5. Medicine: Article 11.5. Surgery in certain outpatient settings. 2003; 2215–2240.

161. California Health and Safety Code, Division 2. *Licensing Provisions. Chapter 1.3. Outpatient settings*. §1248.1. Required settings. 2003.

162. New Jersey Administrative Code. *Title 13. Law and public safety: Chapter 35. Board of medical examiners: Subchapter 4A. Surgery, special procedures, and anesthesia services performed in an office setting*. 2003.

163. Manchikanti L, McMahon EB. Physician refer thyself: is stark II, phase III the final voyage? *Pain Physician*. 2007;10:725–741.

第33章　手术室外麻醉

Karen J. Souter　　Andrew J. Pittaway　　Carly Peterson

要点

1. 非手术室（NOR）场所是指远离医院的主要手术室。
2. 三步法综合了患者、手术和环境三个因素，这适用于任何手术室外环境的麻醉。
3. 所有患者的重要合并症都必须仔细评估，合理的镇静、全身麻醉和监测水平都取决于麻醉医师对患者的认真管理。
4. 麻醉过程须兼顾患者的一般情况（例如持续时间、手术部位和不适程度）和特殊情况。
5. 麻醉医师须依据美国麻醉医师协会（ASA）发布的适用于NOR的麻醉管理指南，给予患者同手术室内标准一致的麻醉管理[1]。
6. 用于手术室外麻醉（NORA）的麻醉和监测设备必须符合手术室内麻醉的设备标准。
7. NORA后的患者应转运至麻醉后监护病房，且由受过专业训练的麻醉人员陪同和监护。
8. 手术室外麻醉场所环境危险因素包括辐射、磁共振成像的危害和静脉造影剂的副作用等。

基本原则

手术室外麻醉（NORA）是指在任何远离传统手术室的地方提供的麻醉[1]。这些地点包括放射科、内镜室、磁共振成像（MRI）和计算机断层成像仪（CT）室。本章将讨论在上述场地进行手术的患者的麻醉管理。独立的门诊中心或诊室麻醉在第31和第32章中进行讨论。产科的麻醉和镇痛在第41章进行讨论。

美国2010—2013年全国临床麻醉数据登记系统（NACOR）[2]显示：NORA约占麻醉病例总数的30%。尽管手术室麻醉病例数趋于稳定，但最近NORA的病例数量稳步增加，其中胃肠道手术及操作增长率最高[3]。

手术室外麻醉的三步法

远离手术室，可能缺乏有经验的人员护理患者并且麻醉医师可能缺乏熟悉的设备。因此，NORA具有独特的挑战性，建议使用系统而简单的三步法，它包含三个因素，即"患者、手术和环境"（图33-1）。

患者

与在标准手术室手术的患者相比，接受NOR手术的患者往往年纪较大（多在50岁以上），并且接受胃肠、心脏和放射手术的患者往往ASA分级较高。NOR手术的患者可能比OR手术的患者更加需要监测下的麻醉（MAC）或镇静[3]。出于多种原因，患者可能需要镇静或麻醉以耐受NOR手

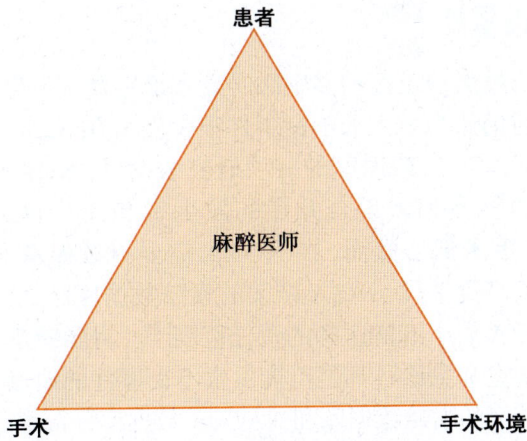

图 33-1　手术室外麻醉三步法

术（表 33-1）。儿童通常需要镇静或麻醉来进行诊断和手术治疗[4]。患者因为不能耐受外科大手术，经常需要镇静或麻醉下行姑息性的微创手术，这些对 NOR 麻醉医师是一个持续性挑战。所有的 NORA 患者都需要完善的麻醉前评估、标准化的麻醉前管理[5]，因此需要制订包含适当水平监测[6]和麻醉后管理[7]的合理麻醉计划。

表 33-1　手术室外手术需要镇静或麻醉的患者因素
幽闭恐惧症、焦虑症和惊恐症
脑性瘫痪、发育延迟和学习障碍
癫痫发作、运动障碍、肌肉挛缩
疼痛，与手术或非手术的其他原因有关
急性创伤伴不稳定的心血管、呼吸或神经功能
颅内压增高
严重的合并症和患者虚弱（美国麻醉医师协会生理状态Ⅲ级，Ⅳ级）
儿童，尤其是年龄小于 10 岁

手术

表 33-2 列出了患者可能需要麻醉或镇静的常见 NOR 手术。麻醉医师必须了解手术的性质，包括患者手术部位、手术的疼痛程度以及手术的持续时间。拟定最佳麻醉方案以保证患者的安全并保障手术的进行。必须和术者讨论紧急情况及制订不良后果的应急措施。

环境

美国麻醉医师协会（ASA）已经制定了 NORA[1]标准，麻醉前，必须确保患者安全管理所需的所有设备的正常运行（表 33-3）。应注意应急

表 33-2　常见的手术室外麻醉的手术	
手术	
放射影像学	计算机断层成像
	磁共振成像
	正电子发射断层显像
介入放射学[a]	血管造影、支架、栓塞术
	病变、肿瘤、囊肿的活体组织检查和/或引流
	射频消融
	经颈静脉肝内门腔分流术
介入神经放射学	闭塞性（"关闭"）手术
	• 脑动脉瘤栓塞
	• 动静脉畸形栓塞
	• 血管瘤栓塞
	急性血栓栓塞、脑动脉粥样硬化或脑血管痉挛的"开放"手术
	• 血管成形术
	• 支架术
	• 溶栓
放射治疗	放射治疗
	术中放射治疗
介入心脏病学[a]	
心导管检查室	诊断性心导管检查
	经皮冠状动脉介入治疗
	经皮心室辅助装置
	经皮封堵间隔缺损
	室间隔乙醇消融术
	结构性心脏手术
	• 经导管主动脉瓣置换术
	• 二尖瓣反流的二尖瓣修补术（"Mitra-Clip 二尖瓣夹"）
	• 左心耳结扎术
电生理室（EPL）	心植入式电子设备
	消融中的电生理学研究
	电极移除
其他心脏手术	心脏复律
	经食管超声心动图
胃肠病学[a]	上消化道内镜检查
	食管扩张或支架置入
	经皮内镜胃造口管置入
	内镜逆行胰胆管造影
	结肠镜检查
	肝脏活体组织检查
精神病学	电休克疗法

[a] 诊断性和治疗性手术。

抢救设备的位置,并与非手术室麻醉场所的医务人员制订应对危机的方案,包括心肺复苏和过敏反应的处理。

表 33-3　非手术室麻醉场所的 ASA 标准[1]

1. 可靠的氧气源-理想的管路供氧和充足的备用氧气瓶
2. 合适和可靠的负压吸引器
3. 应用吸入麻醉药物时要有废气排出系统
4. 麻醉设备
   - 备用自充气呼吸囊,可通过正压通气输送至少 90% 的氧气
   - 充足的麻醉药品、用品和用于麻醉监护的设备
   - 符合 ASA 标准的足够的基本监测设备
   - 具有与手术室相同功能的麻醉机并保持同样的标准
5. 插座
   - 满足麻醉机和监视器的使用
   - 具有受潮或短路断电保护功能
6. 患者、麻醉机和监测设备的照明充足;电池供电的备用光源
7. 足够的空间
   - 人员和设备
   - 能够方便和快速地接近患者、麻醉机和监测设备
8. 可立即获得的复苏设备
   - 除颤器/急救药品/心肺复苏设备
9. 训练有素的工作人员辅助麻醉医师和可靠的双向通信方式
10. 应该遵守所有建筑和安全规范和设备标准
11. 麻醉后监护条件[7]
   - 有训练有素的工作人员来提供麻醉后监护
   - 合适的设备可以让患者安全的转运到麻醉术后监护病房

麻醉和监护设备

NOR 地点不一定能够提供麻醉机和监护仪。如果一个地点不能提供永久性的麻醉工作站,可以使用小型的便携式麻醉机和监护仪。留在 NOR 的麻醉机和监护仪需要进行日常维护,不经常使用会导致设备的退化,在 NORA 开始之前,最好使用一个标准化的核查表来进行设备运行前检查。在需要进一步的监测设备[如动脉管路、中央静脉压或颅内压(ICP)监测]时,应确保随时可以取用。建议安置一个包含必要设备的准备车,每次麻醉之后都要检查和重新备全物品。

手术室外麻醉的患者安全

不只是 NORA,患者的安全在所有类型的麻醉中都是最重要的。

不良事件

虽然缺乏大型多中心研究来确定真实发生率,目前仍认为重大的不良事件很少发生在 NOR。最近 NACOR 数据库的一项研究表明[8],NORA 手术的轻微和严重合并症的发生率和死亡率都比 OR 手术低。然而,在 NORA 需要持续保持对细节的高度关注。ASA 结案的索赔数据库已经确定 NORA 属于麻醉医师的责任范围[8]。胃肠镜室、心导管室和急诊科都是可能发生不良事件的地点,并且结案的索赔数据库和 NACOR 数据库分析都已经确定老年人、病情复杂的患者风险更大[3,9]。在结案的索赔数据库的研究中,由于过度镇静导致的呼吸抑制是最常见的不良反应类型[8-9]。推荐在镇静下使用呼气末二氧化碳监测,它能为即将发生的呼吸抑制提供早期预警[6,10-11]。与 NORA 相关的不良反应分为轻微和严重两类,似乎在接受放射治疗和合并心脏病的患者发生更频繁(表 33-4)[3]。

表 33-4　手术室外麻醉合并症[3]

轻微并发症(按频率排列)

术后恶心呕吐

术后镇痛不足

血流动力学不稳定

轻微的神经系统并发症,如硬膜穿刺后头痛(心脏病和放射科)

轻微呼吸并发症(心脏病和放射科)

与中心/静脉置管相关的并发症(心导管室)

需要阿片样物质逆转(心脏病和放射科)

严重并发症

意想不到的患者意识丧失(胃肠病学科)

过敏反应(放射治疗和心脏病学科)

须提高监护等级

严重的血流动力学不稳定

呼吸系统并发症

需要复苏术

中枢和周围神经系统损伤(放射治疗和心脏病学科)

血管相关并发症(放射治疗和心脏病学科)

错误的患者/错误的地点(放射治疗和心脏病学科)

坠落或烧伤(放射治疗和心脏病学科)

术前核查表

核查表和术前、术后麻醉小结在手术室内麻醉中得到了广泛的使用,并且越来越多的证据表明在使用了核查表后,患者的预后得到改善[12-13]。

NOR 也应采用类似的系统,最近也有核查表被提议用于介入放射操作的麻醉[14]。

手术室外麻醉的管理标准

患者转运

病情不稳定的患者可能会往返于重症监护病房、手术室和 NOR 进行拍片、治疗或诊断手术。在转运过程中,患者应由专业的医护人员陪同,评估、监护并处理患者的病情。一个专业的转运团队可能有助于减少在机械通气和重症患者在转运过程中发生严重并发症的次数[15]。这些患者通常进行机械通气且接受大量药物注射来进行镇静和维持血流动力学稳定。便携式呼吸机可用于转运,需要准备充足的氧气供应。在呼吸机失效的情况下,手控式呼吸球囊是必不可少的。输液泵和便携式监测器应该有足够的电量供转运使用。转运团队应携带备用麻醉和急救药品、插管或重新插管的设备、便携式吸引器,如果患者的情况需要,还要携带手提式除颤器。重要的是要通知目的地医务人员患者在转运途中,以便提前做好接收患者的准备工作。也需要派人员提前保障好电梯,防止在转运过程中出现延误。

镇静和麻醉

镇静和麻醉的定义

正如 ASA 的 NOR 麻醉指南,许多 NOR 手术都是在"镇静"和"MAC"下进行的[16]。统一相关术语的定义,对参与 NORA 实施的各相关利益方之间的清晰沟通至关重要。2011 年 1 月 14 日,美国联邦医疗保险和医疗救助服务中心(Centers for Medicare and Medicaid Services,CMS)发布了关于麻醉管理的医院 No.482.52 解释指南(Interpretive Guideline,IG)修订本。修订后的指南规定所有麻醉管理的责任和监督都由一个合适的合格人员——"麻醉主管"负责[17]。IG 482.52 定义"麻醉"为全身麻醉、区域麻醉、深度镇静/镇痛或 MAC。"镇痛/镇静"被定义为局部/表面麻醉,轻度镇静和中度镇静/镇痛("清醒镇静")。

麻醉的维持

麻醉是一个连续性的过程,从轻度镇静到全身麻醉的转变并不清晰(表 33-5)[16-19]。需要意识到随着镇静加深,气道反射和气道通畅性逐渐减弱和丧失,自主通气和心血管功能也会受到抑制。患者对不同的镇静药的个体反应不同,手术过程中刺激的程度也各不相同。因此,在镇静作用下的 NOR 手术过程,患者的镇静程度可能会比预期的更深,包括进入到全身麻醉状态失去气道反射并且可能发生气道阻塞。在任何情况下,只要提供某种程度的镇静,就必须准备能够随时从过深的镇静甚至非预计的全身麻醉中抢救患者[18]。

	轻度镇静(抗焦虑)	中度镇静/镇痛(清醒镇静)	重度镇静/镇痛	全身麻醉
反应能力	语言刺激反应正常	对语言和触觉刺激有针对性反应[a]	对重复或疼痛刺激有针对性反应[a]	不能被唤醒,即使是疼痛刺激
气道	未受影响	不需要干预	可能需要干预	常需要干预
自主通气	未受影响	充足	可能不足	经常不足
心血管功能	未受影响	通常能维持	通常能稳定	可能受到损害

表 33-5 全身麻醉和镇静/镇痛的定义[18]

[a] 疼痛刺激的回缩反应不认为是有针对性的反应。

非手术室麻醉的环境因素

X 射线和 X 射线透视

当电子在真空管中通过高压加速并与金属目标相撞时,就会产生 X 射线。在医用 X 射线管中,靶材通常是钨或铼(5%)和钨(95%)的抗裂合金。X 射线的产生是由电子管电流和电压决定的,并且与其成正比。X 射线透视是一种用于实时获取内部结构移动图像的技术。患者被安置在 X 射线源和荧光屏之间,通过将荧光屏与 X 射线图像增强器和摄像机相结合,可以在监视器上记录和播放图像。

X射线透视检查广泛应用于NOR,包括介入放射手术、心导管手术、电生理手术和胃肠病手术。大型C形移动荧光X射线透视设备(C臂)用于提供多

维图像。在手术过程中,C臂在患者的周围来回移动,占用大量空间,限制麻醉医师与患者的接触,可能造成静脉置管和气管插管的脱落(图33-2)。

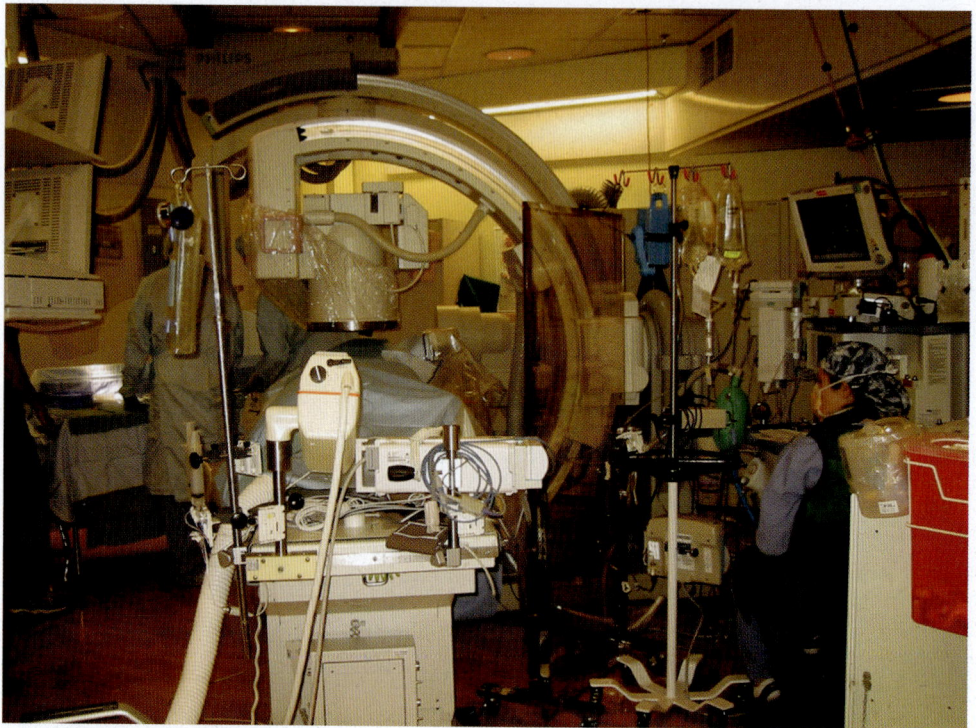

图33-2　放射学套件显示一个C臂和高密度的设备会将麻醉医师和患者分开

电离辐射的危害

电离辐射对生物组织的影响分为确定性(剂量相关导致细胞死亡和组织损伤)和随机(直接DNA电离导致癌症或通过X射线与水分子进行相互反应生成羟自由基)。在成像和治疗过程中,患者暴露于辐射的程度取决于手术的类型以及患者和术者相关的因素[20]。例如,患者从简单的胸部X射线片接收到的辐射量为0.02mSv,而肺血管造影术则为20~40mSv[21]。使用X射线透视检查的辐射量比普通的X射线片高出100mSv甚至1 000mSv。采取标准流程非常重要,能够尽可能减少患者对辐射的暴露,减少对包括麻醉医师在内的工作人员在放射诊治室工作的职业暴露。用于定义辐射暴露的术语[22]总结在表33-6中。

包括麻醉医师在内的工作人员必须意识到职业暴露在电离辐射下的危害,并采取适当的措施来保护自己[23]。电离辐射暴露可能来自直接暴露和散射。患者在光线进入皮肤时受到直接暴露,而在X射线透视检查组工作的工作人员则更容易受到散射辐射的威胁。一般来说,距X射线透视管1m处工作人员暴露是进入皮肤暴露的1/1 000。

最近的一项对手术室工作人员在X射线透视指导卜使用开窗时移植物(FEVAR)进行胸腹主动脉瘤血管内修复术的辐射暴露研究发现,与洗手护士相比麻醉医师可能受到15倍的放射剂量,尽管这两种类型的从业者距离C臂是相同的距离(2.13m)[24]。这一发现认为是麻醉医师在对患者的监护活动中不太可能使用防护屏蔽。另一项最近的研究表明,在介入神经治疗组中工作的麻醉医师与神经放射科医师一样,患白内障的风险是一样高的,而且放射辐射甚至可能会直接从神经放射科医师转移给麻醉医师[25]。这些研究强调了麻醉医师需要意识到辐射风险和保护自己免受辐射的方法,特别是在使用X射线透视的领域。

通过一系列预防措施可以将工作人员的辐射暴露最小化[22-23]。

1. 限制暴露在辐射下的时间。

2. 增加距辐射源的距离(剂量率根据距辐射源的距离平方反比增加或减少)。

3. 使用防护屏蔽(铅衣、固定的和/或可移动的防护罩)。尽管体积庞大,导致人员疲劳,但还是推荐使用铅衣、甲状腺防护罩和含铅的眼镜。

术语	单位	定义	注释
暴露	伦琴（R）定义为 2.58×10⁻⁴ 库（C）/kg（SI 单位）	在标准温度和大气压下产生一定数量的电离（电荷）所需的 X 射线或 γ 辐射	电离测量通常是以辐照率进行的，即单位时间的暴露量，例如，X 射线透视以 R/min 计算
吸收剂量	Rad（辐射吸收剂量）或 Gray（Gy, SI 单位）	身体吸收的电离辐射量	取决于暴露的 X 射线照射和组织类型。Gray 代表的辐射水平是 Rad 的 100 倍
剂量当量	Sievert（Sv）或 roentgen 等效于 rem	被吸收的剂量乘以特定辐射类型的辐射品质因子	测量任何辐射吸收剂量的"危害"
有效剂量	Sievert（Sv）	仅辐照局部区域导致的全身剂量通过将剂量当量乘以特定于辐射器官的加权因子得出	考虑到不同器官的不同放射敏感性用于评估患者的癌症风险（随机性效应），并计算佩戴个人剂量计的工作人员身上的等效全身暴露，以此与年度人员剂量限制进行对比

表 33-6　辐射暴露中常用的术语

麻醉人员应考虑使用可移动或固定的铅玻璃防护罩，以便在保护自己免受辐射的同时能够方便地接触到患者。

4. 测量职业性辐射暴露。国际放射防护委员会（IRCP）建立的职业性辐射暴露剂量限制已在大多数国家采用[26]。在美国，国家辐射防护与测量委员会（NCRP）建议，在任何一年内，职业上限为 50mSv，终身限制为 10mSv 乘以个人的年龄[23,27]。包括麻醉医师在内的医疗卫生工作者应发放个人剂量计的徽章，以监测他们累积的辐射剂量。这些数据应该定期由设备的辐射安全部门或医学物理部门进行复查。

静脉注射造影剂

静脉造影剂通常用于增强的放射和 MRI 检查以使血管成像。放射性造影剂是根据其渗量（高、低或等渗）、电离度（离子或非离子）、苯环的数量（单体或二聚体）进行分类的碘化化合物。非离子型造影剂注射时不适感较少，而且不良反应的发生率也较低[28]。磁共振造影剂也分为离子和非离子两种化合物。它们是螯合的金属复合物，包含钆、铁或锰。

造影剂的不良反应可分为肾脏不良反应和超敏反应[29]。

肾脏的不良反应

造影剂通过肾脏代谢，据估计，与造影剂使用相关的造影剂诱发型肾病（contrast-induced nephropathy, CIN）占医院获得急性肾衰竭的近 10%[30]。CIN 定义为在使用碘化造影剂造影后的 48～72h内，血清肌酐的增加量为 0.5mg/dl 或从基线水平增加 25%。慢性肾脏病是 CIN 最重要的危险因子，可使风险增加 20 倍[30]；其他的危险因素包括肾脏疾病史、肾脏手术史、蛋白尿、糖尿病、高血压、痛风以及使用肾毒性药物。CIN 的预防措施包括适当的水化作用、维持良好的尿量以及静脉注射碳酸氢钠液来加速造影剂的清除。在静脉造影剂使用前后 24～48h 内应避免使用非甾体消炎药、氨基糖苷及利尿剂等肾毒性药物。N-乙酰半胱氨酸和非诺多泮、多巴胺、钙通道阻滞剂、心房钠尿肽、L-精氨酸等其他药物对 CIN 疗效尚未得到证实[31]。

超敏反应

造影剂的超敏反应分为速发型（＜1h）和迟发型（＞1h）反应[28-29]。轻微的速发型反应发生率在 0.5% 到 3.0%，严重的速发型反应发生率在 0.01% 到 0.04% 之间。每 10 万个造影中，可能会出现 1 例致命的超敏反应。迟发型反应的发生率要大得多（0.5% 到 23%），部分原因是很难确定症状是否与造影剂有关。对造影剂的各种超敏反应的临床表现在表 33-7 中列出[32]。皮质类固醇和抗组胺剂虽然广泛使用，但在预防未经选择患者对造影剂产生超敏反应的有效性是值得怀疑的[33]。严重超敏反应的治疗包括停止使用造影剂和支持性治疗、吸氧、气管插管、补液、血管升压药和使用有心血管支持的强心药物，必要时，可使用支气管扩张剂[29]。以钆为基础的造影剂用于 MRI 所产生的反应比使用碘化造影剂的频率要低。对含钆的药物的过敏反应是每 100 000 次注射有 59 人发生，而接受腹部 MRI 检查的患者的过敏反应发生率更高

表 33-7　造影剂导致的速发型和迟发型超敏反应的临床表现[a]
速发型超敏反应
瘙痒
荨麻疹
血管性水肿/颜面浮肿
腹痛、恶心、腹泻
鼻炎(打喷嚏、鼻漏)
声音沙哑、咳嗽
呼吸困难(支气管痉挛、喉头水肿)
呼吸停止
低血压、休克
心脏停搏
迟发型超敏反应
瘙痒
发疹(主要是药物暴发斑疹或斑丘疹)
荨麻疹、血管性水肿
多形性小红斑
固定性药疹
Stevens-Johnson 综合征
中毒性表皮坏死松解症
移植物抗宿主反应
伴有全身症状的药物相关性嗜酸性粒细胞增多症(DRESS)
与药品有关的擦烂和弯曲的对称性疹子(SDRIFE)
血管炎

[a] 最常见的反应使用*斜体*。

(每 10 000 次中有 13 人)。严重的过敏反应发生率在 1 :(10 000~40 000)之间,死亡率是一百万分之一[34]。含钆化合物与肾源性系统性纤维化(nephrogenic systemic fibrosis, NSF)有关,这种疾病显示皮肤和内部器官纤维化,与肾功能不全患者的硬皮病有相似之处[29,35]。

特殊的手术室外操作

血管造影术

血管造影术会造成轻微的不适,可在无镇静或轻度镇静的局部麻醉下进行。在这些手术过程中,患者需要保持完全静止不动,这个过程可能很漫长,尤其是脊柱血管造影术。例如近期发生的蛛网膜下腔出血、卒中和意识障碍或 ICP 升高等神经系统疾病可能需要麻醉下气管插管进行气道保护。血管造影通常是通过股动脉进行的,当造影动静脉畸形(AVMs)或硬脑膜静脉畸形时,也会通过股静脉。在穿刺部位使用局部麻醉药可以避免注射疼痛。将造影剂注射到大脑动脉中可能会导致脸部和眼部周围不适、灼烧或瘙痒。在非麻醉的患者,由于液体和Ⅳ型对比剂的输注,可能会导致膀胱充盈的不适,以及低血压和心动过缓。在血管造影和其他介入放射治疗过程中,患者被放置在一个可移动的台上,放射科医生将导管从腹股沟区置入到目标血管的时候,会去追踪定位导管。因为放射科医生会来回移动 X 射线台,延长所有的麻醉呼吸回路、输液线和监护仪连接线都是非常重要的,可以防止这些装置意外地脱落。麻醉医师应该在不进行透射时管理患者。气管内导管的接头处的金属线圈和心电图电极如果刚好覆盖在成像区域,可能会引起伪影。

介入神经放射学

介入神经放射学可有效治疗各种神经外科疾病,尤其是神经血管疾病[36]。这些手术可以被分为"封闭"和"开放"手术(表 33-2)。

脑动脉瘤和 AVMs 尤其适合于"封闭"血管内的治疗[37]。一种常用的技术是将可拆卸的铂线圈插入异常的血管中,其他的封堵性药物包括氰基丙烯酸酯、"Onyx 液体栓塞系统"、一种具有生物相容性的液体栓塞剂和聚乙烯醇类微粒。这些颗粒还可用于血管肿瘤(尤其是脑膜瘤)的术前栓塞,产生暂时性血管闭塞。2009 年,一项大型多中心研究——国际蛛网膜下腔动脉瘤试验(ISAT)显示,与手术切除相比前后循环动脉瘤破裂的患者通过介入神经学治疗有更好的预后[38]。铂线圈的优势在远期预后中也有体现,在最近的一项 ISAT 远期随访中,与神经外科治疗组相比血管介入治疗组中非残疾的生存期超过 10 年的可能性明显增加[39]。世界神经外科学会联合会(WFN'S)对于老年患者脑动脉瘤治疗,由于循证医学证据不足,并未明确确立某一种具有优越性的治疗方法[40-41]。对未破裂的颅内动脉瘤的处理取决于许多因素,包括动脉瘤的大小、形状、位置和患者的合并症。2015 年,美国心脏协会和美国卒中协会联合发布了未破裂颅内动脉瘤的管理指南[42]。

"开放"手术包括急性血栓栓塞卒中和蛛网膜下腔出血后血管痉挛的处理。在急性缺血性卒中的情况下,通过超选择性的动脉内溶栓治疗对闭塞的血管进行早期(症状出现后 6 小时内)再通干预,已证明可以改善预后[43-44]。专业中心已经制订出了各种各样的"卒中编码流程"[45]来管理这些患者,而NOR麻醉医师则是该团队的关键成员。

介入神经放射学的手术和麻醉技术的注意事项

对于大多数介入神经放射手术,动脉通道是用6F或7F的鞘管通过股动脉或颈动脉或腋动脉(极少情况下)来获得的。脐血管是新生儿的另一种选择。介入放射手术期间和手术后24小时内需抗凝治疗来预防血栓栓塞。肝素用量为3 000~5 000IU(50~70IU/kg),然后用后续输注将活化凝血时间(ACT)保持在患者基线水平的两到三倍之间[43]。手术结束时或出血病例中,肝素可被鱼精蛋白逆转。介入神经放射基于手术的复杂程度,需要控制血压以及进行神经功能的术中评估,全身麻醉和清醒镇静都是合适的[36,43]。急性缺血性卒中血管内治疗患者的麻醉管理近期备受关注[46-47]。

与局部麻醉下无低血压的病例相比,全身麻醉下发生低血压的病例神经系统预后较差。虽然喉罩(LMA)在某些情况下是一种合适的替代方法,但是介入神经放射学的全身麻醉通常采用气管插管和间歇性正压通气[48]。镇静药物多种多样,使用最广泛的是丙泊酚输注,其次是苯二氮䓬类(通常为咪达唑仑)和阿片类(通常是芬太尼)的联合应用。麻醉医师可以通过控制全身血压和呼气末二氧化碳分压来保证手术进行。通常需要控制性降压以促进AVMs的栓塞,并且中度高血压可以通过维持脑灌注来帮助减轻脑缺血。某些操作要求患者在部分手术过程中保持清醒。Wada试验(将小剂量的巴比妥或其他麻醉药直接注射入其中)用于确定认知功能(如言语和记忆功能)的优势侧。这种试验可以在手术前用于非生命危险的疾病如癫痫。大约10%的AVM栓塞病例会造成永久性神经功能损害[49]。超选择性麻醉功能检查(SAFE)是Wada试验的延伸,可以在永久性栓塞之前通过向血管内注射麻醉药来识别血管造影中隐匿的正常脑组织供血血管[50]。全球范围内禁用异戊巴比妥,因此这些试验中使用的是其他药物,包括丙泊酚[50-51]和依托咪酯。

介入神经放射学的主要并发症是出血性的,如动脉瘤破裂、颅内血管损伤或夹层;同时也存在阻塞性的,如栓塞物质的移位或碎裂或血管痉挛;或非CNS中枢神经系统合并症,如造影剂超敏反应、过敏反应、CIN和外周血管穿刺部位出血造成腹股沟或腹膜后血肿[36,43]。

计算机断层成像

计算机断层成像(CT)仪可以在几秒钟内获得横断面图像,而螺旋扫描仪可以在不到1s的时间内对身体切片进行成像,从而最大限度地减少运动伪影的问题。这个过程是无痛的,大多数成人不需要镇静或麻醉。在进行这项研究时,患者必须保持静止不动,患有心理障碍或神经系统障碍的儿童或成人可能需要镇静或麻醉(表33-1)。CT成像的造影剂可以口服给药,麻醉医师需要注意饱腹情况的可能性。CT扫描可用于协助侵入性手术,例如脓肿定位和引流,骨转移消融和恶性肿瘤的射频消融(RFA)。急性胸部、腹部和脑外伤的患者通常需紧急成像以便于诊断。这些患者可能出现失血性休克、ICP升高、意识障碍和心脏停搏,在送往放射科之前必须进行充分的复苏并稳定病情。

射频消融

经皮射频消融(RFA)可在放射科进行,用于治疗肝、肺、肾上腺、乳腺、甲状腺、前列腺、肾和脾的原发性和转移性肿瘤。使用高频交流电流直接在肿瘤内产生局部热源,导致肿瘤细胞凝固性坏死和死亡,同时避免对周围组织的伤害。大多数这类手术可以在没有镇静剂的情况下进行。如果麻醉医师确实参与了这些患者的治疗,则需要仔细评估;患者可能处于疾病的晚期阶段,常常无法进行手术治疗,并且可能经历了广泛的放射治疗和/或化学治疗。最近,在对接受肝肿瘤RFA麻醉的患者进行高频喷射通气(HFJV)的评估时发现,探头的定位非常重要,通气或自发通气患者的膈肌可能过度移动[52];HFJV在这些过程中使肝脏运动最小化。已有多种麻醉技术用于肝肿瘤的经皮射频消融术,包括全身麻醉、镇静、胸腔硬膜外和胸椎旁阻滞[52]。

经颈静脉肝内门腔分流术

经颈静脉肝内门腔分流术(TIPS)是一种通过插入颈内静脉并导入肝脏的经皮导管以连接肝门静脉和体循环之间的手术。TIPS的功能是抑制门静脉高压患者的门脉循环,减少静脉曲张引起的出血和控制顽固性肝硬化腹水。TIPS常常用于对药物治疗无效的患者,并可用作肝功能不良患者进行肝移植的过渡。该手术持续2~3h,引起的刺激很小,可以在镇静或全身麻醉下进行[54]。TIPS手术的患者通常具有显著的肝功能障碍,需要仔细的术前评估和术中处理。注意事项见表33-8(另见第46章"肝脏:手术和麻醉")。

表33-8	患者进行经颈静脉肝内门腔分流术注意事项
误吸的风险	近期胃肠出血 腹水引起腹内压升高 由于肝性脑病引起的意识水平下降
CNS	肝性脑病 精神状态改变 对麻醉药物的多变反应
呼吸系统	腹水导致功能残气量减少 胸腔积液 肺内分流 肺炎
心血管系统	相关的酒精性心肌病 容量状态改变 食管静脉曲张急性出血 腹腔出血
血液系统	凝血功能障碍 血小板减少症
液体平衡	腹水 肝肾综合征的风险
内分泌系统	低血糖症
药物代谢动力学	分布容积的增加 蛋白结合、药物代谢和清除降低

磁共振成像

物理原理

MRI的物理原理在其他章中已详细概述[55]。简而言之,当原子核中的质子是奇数时,尤其是氢,将受到一个强大的静态磁场作用,使其自身与磁场对齐。如果它们被间歇性地暴露在射频波中,原子核就会改变排列。随着射频脉冲的停止,质子将回到它们原来在磁场中的排列("放松"),并释放能量。特定组织随着时间的推移而释放能量(弛豫时间),从而产生MRI信号。磁场强度表达用高斯(G)和特斯拉(T)两种单位(1T=10 000G。地球的磁场强度大约是0.3~0.7G。用于临床的MRI仪产生1.5~3.0T的磁场,应用于研究的MRI仪产生4.0~9.4T的磁场。

MRI的危害

MRI没有与电离辐射相关的风险;然而,有报

道在暴露于射频超过60Hz的生物组织中可发生外周神经刺激(PNS)。PNS可导致从轻微刺痛到难忍剧痛的感官现象。当在大于3T的强磁场中工作时,MRI成像工作者可能出现短暂的眩晕症状、口感金属味[56]。铁磁性植入式医疗设备在磁场中移动可能会带来灾难性的后果。有心脏起搏器的患者尤其要注意,这可能导致起搏器故障,甚至脑动脉瘤夹层[57]。在进入磁场设备前,患者和医护人员需要严格检查以确保身上没有含铁金属物品。磁场需要几天的时间来建立并持续存在,磁场强度随着与磁场中心距离的增大而减弱。铁磁设备,如IV极、储气瓶、喉镜和笔,如果靠的太近就会变成致命的子弹。

磁共振成像扫描仪的快速交流电流会产生相当大的噪声;这分贝可能超过职业暴露限度(每周平均暴露99dB和最高暴露140dB)[58]。患者和工作人员应戴上护耳装置,工作人员应减少在扫描仪中停留的时间。电缆和电线缠绕可能引起感应加热效应,大面积纹身的皮肤上,特别含有铁磁性油墨的纹身,也可能会产生热损伤。患者监护仪、呼吸机设备和电动输液泵在太靠近磁场时可能会出现故障。心电图对磁场信号的变化很敏感,几乎不可能消除所有伪影。电极应紧靠一起并朝向磁场中心,导线应与患者的皮肤绝缘以避免引起热伤。已开发出与MRI兼容的设备,然而,在没有MRI兼容监护仪的情况下,可以通过使用延长管来保持输液泵和检测仪的标准距离[55]。磁共振成像需要30min以上的时间,许多患者很难在这么长时间内保持静止不动。在磁体线圈内部可能变得非常热,常常达到26.7℃,这会增加患者的不适,尤其对那些需要监测体温的儿童。一旦开始序列扫描,扫描室禁止人员出入。如果发生紧急情况,应通知MRI技术人员停止扫描,患者迅速离开。由于喉镜、氧气瓶和心脏除颤器等设备不能靠近磁体,应在扫描仪外进行复苏。

麻醉技术

幽闭恐惧症对于15%成年患者是一个真正令人担忧的问题,他们需要静脉镇静或甚至全身麻醉来完成影像学检查[59]。可以口服苯二氮草类药物提供镇静,也可以静脉镇静或使用MAC。据报道MRI扫描仪设计、认知行为策略、仰卧位通气和香味管理等干预,都可以减轻患者在MRI扫描期间的焦虑[60]。麻醉医师可能会参与处理更复杂的患者,如肥胖、阻塞性睡眠呼吸暂停、ICP升高、运

动障碍、发育延迟，以及有可能出现的困难气道的患者。

儿童 MRI 和 CT 扫描的镇静和麻醉

在儿童中，理解障碍、分离焦虑和恐惧都可能导致不合作和无法容忍较短时间的静止不动。大多数 5 岁以下的儿童和一些 11 岁以下的儿童，特别是发育延迟的，需镇静或全身麻醉才能成功地获得 MRI 或 CT 图像[61]。关于这些病例的最佳监护和技术的争论仍在持续[62-63]。"单纯镇静"方法的好处包括：给药方便（口服、直肠给药、有时可静脉注射）、较低的成本（由一名训练有素的护士而不是麻醉医师操作）以及更快速复苏和出院。缺点包括比全身麻醉的失败率高、因过度镇静而引起的气道合并症、不可预测的肠内镇静药引起苏醒延迟以及在疼痛操作中镇痛的不充分。对特定的儿童进行镇静还是全身麻醉的选择要多因素考虑，由于过去使用不精确术语描述不同的临床状态，使得监护及手术室标准混乱[64]。与所有的 NORA 一样，对接受镇静和/或全身麻醉的儿童进行 MRI 和 CT 成像的监护标准与手术室的标准是一样的；在开始任何儿科镇静或麻醉之前，都要按照一个有用的缩写词"SOAPME"（吸引、氧气、气道设备、适当的药物、监测和特殊设备）来准备[65]。

镇静药物

儿科患者传统的镇静措施包括使用口服水合氯醛，"冬眠合剂"，巴比妥类药物和对健康新生儿使用"哺乳、包绕和扫描"技术以避免镇静或麻醉。然而，这些技术正在被丙泊酚、瑞芬太尼和右美托咪定等短效剂取代，因为后者提供了更可靠的药理学基础，而且对不良事件有更好的跟踪记录[66]。

放射治疗

外射束治疗是使用高组织靶向或全身照射（TBI）剂量的 X 射线方法，是一种常见的治疗儿童恶性肿瘤的方法。质子束治疗是这种疗法的一种新方式，它对邻近的或射线穿过的组织产生间接伤害的可能性较小，这对于长期暴露于辐射而出现合并症风险的儿科患者至关重要[67-68]。在儿童中发现的放射敏感恶性肿瘤如表 33-9 所示。肿瘤通常涉及重要的结构，如气道、胸腔、纵隔、心脏和中枢神经系统（CNS）。彻底的术前评估是必要的，包括评估 CNS 肿瘤患儿的 ICP 是否升高。许多儿童接受细胞毒性或免疫抑制的化学治疗，脓

毒症、血小板减少症和贫血的风险增加。最近，有关于接受放射治疗的儿童进行麻醉的风险的系统综述[68-70]：患者通常需要 6 周内每天接受一系列治疗，治疗时间可长达 45 分钟；辐射剂量在 180～250cGy 范围内，因此采用闭路电视和遥测麦克风的系统进行标准监测，以防止工作人员暴露在高水平的辐射中；如果出现问题，关闭辐射束并且立即接触患者（在 20～30s 内）至关重要。尽管大多数儿童仍需要全身麻醉或用丙泊酚[71-72]进行深度镇静技术，但 6 岁或 7 岁以上的儿童有时可以耐受反复治疗，而不需要使用行为技术进行镇静或麻醉[70]。保持静止能确保治疗的准确性，因此常使用固定装置，尤其那些应用于面部和头部的装置，对小孩来说是不舒服的，并可能给麻醉医师带来呼吸道方面的影响。大多数儿童会留置中心静脉通路，避免需要反复静脉穿刺或吸入诱导。放射治疗也用于那些在没有镇静或全身麻醉下比儿童更能保持不动的成年人。

表 33-9　儿童常见的放射性敏感肿瘤
原发性中枢神经系统肿瘤——神经母细胞瘤、髓母细胞瘤
急性白血病——中枢神经系统白血病
放射敏感性眼部肿瘤——视网膜母细胞瘤
腹腔肿瘤——肾母细胞瘤
横纹肌肉瘤
其他肿瘤——朗格汉斯细胞组织细胞增生症

正电子发射断层显像

正电子发射断层显像（PET）扫描是一种利用放射性同位素来测量组织葡萄糖摄取量从而估计肿瘤范围的新型成像方法。麻醉的注意事项与 CT 检查类似；检查通常需要更长的时间来完成，这可能会影响麻醉技术/麻醉药物的选择。患者通常暴露在来自同位素和 CT 源更大的电离辐射危害中[55]。

胃肠病学

胃肠道（GI）内镜室中常见的手术方法详见表 33-2。这些操作可在全身麻醉或镇静作用下进行[73]。美国胃肠病学协会报告，98% 的上、下内镜患者接受了镇静技术[74]。其中，超过 1/3 的手术是在门诊手术中心进行的，其中只有 29% 的手术涉及麻醉监护人员[74-75]。在美国[74]和世界[76]范

围内,有关"胃肠道手术"镇静的管理都存在争议。目前使用的镇静技术繁多,胃肠科医师越来越多地提倡由非麻醉医师来使用丙泊酚镇静,并指出这些技术的安全性和有效性(非麻醉医师使用丙泊酚"NAAP"或护士使用丙泊酚镇静"NAPS")[77-78]。然而,让气道管理技术不熟练的人使用丙泊酚在麻醉学界仍有争议[79]。应该注意的是在最近出版的指南中,胃肠科医师普遍认为 ASA 级Ⅲ或Ⅳ级的复杂的操作中,或有镇静不良或不充分史的病例中仍需要麻醉医师的参与[76,80]。

上消化道内镜

上消化道内镜检查可用于诊断操作(如活体组织检查)以及治疗(如异物取出、硬化学治疗法或结扎治疗食管静脉曲张、食管狭窄的扩张、经皮内镜胃造瘘术等)。患者可能合并多个疾病或有胃食管反流、肝功能障碍、凝血功能障碍和腹水的风险。在仔细的患者评估和与内镜医师的讨论后可以使用镇静技术或全身麻醉。在全身麻醉下,气管插管是保护气道的最佳方法,且有利于内镜的通过;然而,a-LMA 也可作为气道管理的替代设备[81]。向口咽喷入局部麻醉药来促进内镜的通过,这也在消除咽反射的同时增加了误吸的风险。插入一个牙垫以防患者咬住内镜,损害牙齿和内镜。手术在俯卧或半俯卧位进行,患者头部旋转到一侧,增加气道管理的困难。应该注意受压区域,特别是眼睛、嘴唇和牙齿,避免颈部的极端旋转。大多数操作简短且无痛,通常持续 10~30min。

内镜逆行胰胆管造影术

内镜逆行胰胆管造影术(ERCP)在胆道和胰腺疾病的诊断和治疗中具有重要意义。手术过程中,要对胆道和胰管系统进行识别、器械检查和治疗操作,如放置支架或移除结石。ERCP 的并发症发生率为 5%~10%,死亡率为 0.1%~1.0%。合并症包括急性胰腺炎、出血和穿孔[82-83]。患者通常会在 ERCP 中感到不适,操作过程中推荐使用全身麻醉和深度镇静技术,通常会持续 20~80min。患者的气道和体位注意事项同 GI 内镜检查术相似。应避免使用影响 Oddi 括约肌压力的药物,如阿托品、糖皮质激素、高血糖素和各种阿片样物质,这种情况下可以运用 Oddi 括约肌吞咽压检查。行 ERCP 的患者可能有重大的合并症,包括急性胆管炎伴败血症、黄疸伴肝功能障碍和凝血功能障碍、食管静脉曲张出血导致血容量不足或肝胆大手术后的胆道狭窄,如肝移植。在内镜检查中可能会出现短暂的菌血症,建议对心脏瓣膜异常的患者预防性使用抗生素。胃肠科医生经常使用解痉药(例如高血糖素和静脉注射莨菪碱)来减少十二指肠运动改善内镜下的操作条件[84],这可能会导致窦性心动过速。

心脏病学和心脏介入学

在过去的十年中,大多数医疗机构的心脏介入手术和电生理(EP)手术的数量急剧增加,在美国,每年大约有 40 万个心脏起搏器和植入式心脏除颤器(ICDs)被放入人体[85]。随着病患数和患者复杂性的增加,麻醉医师在 EP 和心导管试验室中发挥着更重要的作用。具有 X 射线透视功能的混合手术室在新的手术设计方案中变得越来越常见,而这些设计通常会考虑到麻醉医师的需求。心导管检查实验室和 EP 实验室通常只是简单改建以适应麻醉医师。这种改装常常会导致空间和人体工学上的限制。

经皮冠状动脉介入治疗

对于有心肌缺血的患者,心导管检查和冠状动脉造影是诊断冠心病的重要方法。通常这一步骤之后是冠状动脉成形术,在狭窄超过 70% 的血管梗阻管腔内放置支架[86]。这些操作通常由导管室小组在患者轻度镇静下进行的,患者通过鼻导管或面罩吸氧自主呼吸,监测血压、心电图和脉搏血氧饱和度。然而,对于血流动力学不稳定或在手术前或过程中发生心源性休克的患者,可能需要麻醉医师的管理。及早识别高危患者,使麻醉医师和心脏科医师能够协调,以避免缺氧和高碳酸血症。某些经皮介入治疗(PCIs)复杂程度较高,并可使患者出现严重的合并症。由于复杂的解剖结构,冠脉慢性完全闭塞病行冠状动脉粥样硬化旋切术耗时长、技术难度大,通常需全身麻醉。麻醉医师应为可能发生的血流动力学不稳定情况做好准备,如常规麻醉监护仪、动脉压监测、良好的外围或中央静脉通路。心血管科医生经常通过股静脉入路,在紧急情况下,可以连接无菌输液管来输注强心药和升压药。

经皮心室辅助装置

心源性休克患者或具有 PCI 或 EP 手术高风险的患者可受益于经皮心室辅助装置提供的血流动力学支持。TandemHeart(Cardiac Assist, Inc., Pittsburg, Pennsylvania)是股静脉入路的心肺流转术下左心房起搏系统,它通过外部离心泵提供高达 4.0L/min 的流量。专为短时的支持而设计(心源性休克 14~162h 和高危的 PCIs 1~24h)[87]。

Impella 2.5 和 5.0（Abiomed Inc.，Danvers，MA，USA）是类似的设备，因为没有对间隔穿刺的要求而且设备更小，更加容易植入。一个微轴泵可提供 2.5L/min 或 5.0L/min 的血液流速[88]。不能保持静止或平躺的患者需全身麻醉，其余的可以通过使用像右美托咪定或丙泊酚这样的药物进行轻度镇静。经食管超声心动图（transesophageal echocardiography，TEE）也可用于引导套管定位。

经皮封堵间隔缺损

许多不同的设备已经被用来治疗卵圆孔未闭（PFOs）和房间隔缺损（ASD）。这些装置由心外科医师在 X 射线透视和超声引导下放置。心内超声心动图（ICE）的引入减少了全身麻醉的需要，从而方便 TEE 的引导[89]；然而，全身麻醉在设备放置时仍能保证患者的舒适和安全。因为许多麻醉药物会导致全身血管阻力下降，从而逆转左向右分流，应特别注意避免静脉输液管道中有空气。

室间隔心肌乙醇消融术

对于肥厚型心肌病患者而言，室间隔心肌乙醇消融术可替代开胸心肌切除术，且死亡率相当[90]。使用冠状动脉造影术识别特定室间隔穿支血管，将大约 3ml 的无水乙醇注射到这些血管中，使肥厚的室间隔发生梗死[91]。实时超声心动图可实时显示梗死灶。虽然手术的大部分过程只需要少量的镇静，但乙醇注射是非常痛苦的。受控制心肌梗死的感觉很像不受控制的心肌梗死，因此注射过程中必须使用深度镇静剂。

结构性心脏手术

经导管主动脉瓣置换术

在 65 岁以上的成年人中，大约 5% 的人患有主动脉瓣钙化狭窄[92]。一旦出现晕厥和心力衰竭症状，50% 的患者将在 3 年内死亡；然而，在患有多种并发症的老年患者中，主动脉瓣置换术（SAVR）的死亡率可高达 20%[93]。经导管主动脉瓣置换术（TAVRs）使用一种复杂的导管输送系统，通过股动脉、锁骨下动脉或通过小切口直接进入主动脉或左心室心尖，将折叠的替代瓣膜置入鞘内[92]。采用快速心室起搏来减少左心室射血，使新瓣膜置入正确的位置。起初，TAVR 只提供给手术风险极高的患者；然而，现有研究显示，对中等手术风险患者也有潜在益处[93]。

CoreValve ReValving 系统（Medtronic，Inc. Minneapolis，MN）可自动扩张，它是由生物合成的猪心包组织缝合成可塑的金属支架，该金属在体温下是刚性的[92]。压缩的 CoreValve 会随着输送系统的回拉而缓慢展开，并在瓣膜完全释放前进行一定的重新定位。Edwards SAPIEN XT 经导管心脏瓣膜（Edwards Lifesciences，Irvine，CA）是一种钴铬合金支架的牛心包组织瓣膜，其瓣膜传输系统直径较小。这个瓣膜用球囊在原生瓣膜内膨胀，目的是取代原生的瓣叶[93]。

结构性心脏手术的研究和发展正在进行中，改进的新型 TAVR 设备将很快用于临床。TAVR 手术的最初要求所有患者进行全身麻醉和 TEE；然而，许多医院都在使用镇静和经胸回声备用（TTE）[94]。这些患者在手术过程中有很高的心源性死亡风险，并且在快速心室起搏过程中经常发生血流动力学不稳定，因此需要球囊瓣膜成形术和瓣膜置换术[94-95]。许多患者需要应用心肺转流术。考虑到主动脉瓣狭窄的生理性后遗症，所有接受 TAVR 操作的患者都要预置有创动脉压监测。颈部或腹股沟的中央静脉通路对强心药和升压药的使用至关重要，如果失血过多，需要大口径静脉通路进行液体复苏。在手术过程中，更换腹股沟内或外的大号套管会导致血细胞比容惊人地下降，因此在手术过程中应经常检查血细胞比容。在使用心尖途径以及直接经升主动脉途径时，单肺通气都是有益的，可以用双腔管或支气管堵塞来完成。这些操作大多数的目标是在手术室内或术后尽早拔管。许多患者都是老年人，并且有很高的谵妄风险；因此，如果可能的话，应该尽量避免使用苯二氮䓬类药物和长效阿片样物质。

经皮二尖瓣修复术 MitraClip

在美国，二尖瓣反流（MR）是老年人群中最常见的瓣膜病[96]。所有有症状的患者都应接受心脏外科二尖瓣修复手术[97]。在北美，经皮二尖瓣修复术 MitraClip 旨在治疗中度到重度的有症状的退行性 MR 患者，但是这些患者接受开胸术的风险太大[96]。在欧洲，MitraClip 的指南已扩展至包括了有严重症状的功能性 MR 患者。MitraClip 提供了一种经皮夹子装置，可以模仿 Alfieri 边缘到边缘双孔二尖瓣修复成形术（图 33-3 和图 33-4）[99]。

最近的评价表明，MitraClip 在减少 MR 和改善左心室重构方面是有效的。同样，与 MitraClip 相关的死亡率低于使用手术风险因子预测结果的手术死亡率[96]。接受 MitraClip 手术的患者需接受全身麻醉，并要有创监测和 TEE。

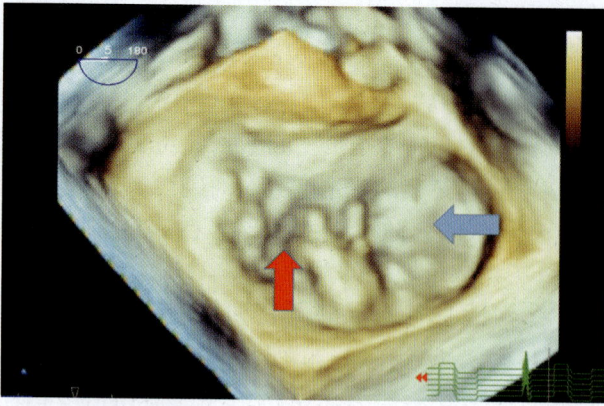

图 33-3　三维立体二尖瓣平面视图

蓝色箭头指向前二尖瓣小叶的 A3 部分。红色箭头指向后部小叶的 P1（左）和 P2 脱垂段之间，可见连枷腱索（Courtesy of Dr G.B. Mackensen MD, PhD, FASE）

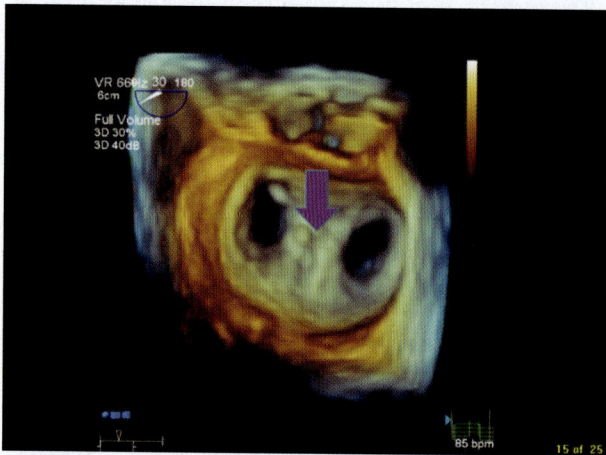

图 33-4　置入两个 MitraClips 之后二尖瓣三维立体平面视图

紫色箭头显示了两个夹子放置在二尖瓣 A2 和 P2 段之间的位置（Courtesy of Dr G.B. Mackensen MD, PhD, FASE.）

左心耳结扎术

左心耳（LAA）是心房颤动患者血栓形成的来源，患者需要终生抗凝以防止栓塞的发生。如果可以去除左心耳，则不再需要抗凝治疗。传统的 LAA 封堵是通过胸骨正中切开术进行的；然而，Watchman（（Boston Scientific, Minneapolis, MN）是一种新型装置，可以通过经股导管直接放入 LAA[100]。目前，Watchman 多应用于至少有一个高危因素（＞75 岁、高血压、糖尿病或卒中/短暂性脑缺血发作史）的非瓣膜性心房颤动患者[101]。这一装置的另一个适应证是对长期抗凝有重大禁忌证的患者。与华法林相比，该装置已被证明可以减少围手术期出血性脑卒中（尽管缺血性脑卒中发生率增加）和心血管死亡[102]。这一操作需要通过

TEE 对 LAA 进行详细的评估，以确保选择合适的设备。在绝大多数情况下，应使用动脉压有创监测。

电生理学

如同许多导管室手术，EP 手术中的镇静有时可以由心外科医师实施，然而，由于患者和手术过程的复杂性通常需全身麻醉来为患者提供安全和舒适。EP 操作可分为心脏植入式电子设备（CIEDs）和消融[103]。

心脏植入式电子设备

CIEDs 包括用于治疗症状性心动过缓和慢性心脏再同步治疗（CRT）的起搏器以及植入式心律转复（ICDs）的除颤器。这些设备通常经皮静脉穿刺引导插入腋静脉、锁骨下静脉或头静脉最后植入在左胸部[104]。一般情况下，起搏器可以在轻度镇静的情况下放置，并对起搏器袋的皮肤进行局部麻醉；如果患者有严重的合并症，可能需实施全身麻醉。ICDs 通过对室性心动过速和心室颤动的一级及二级预防，来降低心脏猝死的风险[105]。ICDs 一级预防适用于那些左室射血分数低于 35% 以及心功能 NYHA 分级 II-III 并且正在接受最佳心力衰竭治疗的患者[106]。ICDs 二级预防适用于那些曾有心脏停搏的心室颤动或者持续性室性心动过速发作记录的患者[107]。ICD 的植入与起搏器的植入过程相似，然而除颤阈值测试需要更深层的镇静。对于左心室功能衰竭的患者进行阈值检测可能需全身麻醉[85]。CRT 起搏器适用于那些有以下患有心肌病的患者，左室射血分数小于 35%，左束支传导阻滞（LBBB），QRS 间期小于 120ms，心功能 NYHA 分级 II-IV 级[108]。经静脉在冠状静脉窦放置电极，使左心室和右心室同时起搏：这可以降低死亡率并提高生活质量[109]。许多心力衰竭患者在手术过程无法平卧，在心室扩张和瓣膜反流的患者的冠状静脉窦放置一个电极，单靠镇静有时是无法实现的[85]。

电生理学研究和消融

EP 研究可用于风险分层或评估提示心律失常的特殊症状。然而此过程多与消融相匹配进行，尤其是快速心律失常的消融[105]。目前最常见的消融方法是用于窄 QRS 波群的心动过速，如心房颤动、心房扑动以及宽 QRS 波群的心动过速，如多态性室性心动过速。（表 33-10）

心房颤动患者应该进行有效抗凝治疗或者消融前进行 TEE 评估以排除左心耳（LAA）血栓可能。消融导管通过股静脉插入到右心房从而诱导心律失常。应用复杂的映射技术定位心律失常的

表 33-10　心律失常的分类

缓慢性心律失常
病态窦房结综合征
房室传导阻滞
　　一级房室传导阻滞
　　二级房室传导阻滞（莫氏Ⅰ型和Ⅱ型）
　　三度房室传导阻滞

快速性心律失常
正常的节律，QRS 波
　　窦性心动过速
　　房室结折返性心动过速
　　房室往复性心动过速——顺向型
　　交界性心动过速
　　心房扑动
不规则节律，窄 QRS 波
　　心房颤动
　　多源性房性心动过速
　　频发房性期前收缩
正常的节律，宽 QRS 波
　　单形性室性心动过速
　　房室往复性心动过速，逆向型
　　规则的室上性心动过速伴束支传导阻滞
不规则节律，宽 QRS 波
　　多形性室性心动过速
　　心室颤动
　　频发室性期前收缩
　　不规则的室上性心动过速伴束支传导阻滞

来源，进而消融掉这个来源。消融可用射频或者冷冻技术，前者对患者的刺激更大[110]。由于采用了生理盐水喷洒冷却能量传输系统，导致漫长的手术过程中有大量液体摄入[111]。膈神经靠近右上肺静脉，在消融过程中有被损坏的风险。当消融位于膈神经区域时，应避免神经肌肉阻滞，膈刺激（呃逆）可警醒医师避免操作导致膈神经损坏[109]。虽然影响交感神经和副交感神经的药物会影响窦房结和房室结，但是几乎没有证据支持全身麻醉可以诱导特定心律失常[85,112]。消融过程的持续时间可能很长（4～8h）并且映射需要导管微调，这种调整对患者的活动非常敏感。消融过程也可能非常痛苦，需全身麻醉。有创动脉压监测对这种患者有帮助，特别是对那些心脏射血分数降低的患者，他们可能会出现血流动力学不稳定诱发的心律失常。

激光鞘电极导线拔除术

　　随着起搏器和 ICDs 越来越普及，对电极移除的要求也越来越多。设备感染、电极所致心内膜炎、血栓形成或静脉狭窄，电极或装置导致的慢性疼痛以及电极失灵都是电极移除的原因[113]。电极会密切贴附于锁骨下静脉和/或心内膜上，这使得这种特殊的手术令相关人员非常焦虑。血管损伤导致严重失血和心脏压塞是罕见的，但相关临床医生依旧应该为此做好准备。全身麻醉中大量静脉注射、有创血压监测是必不可少的，TEE 通常是快速评估血流动力学的明智选择。正如我们所预料的，电极移除比例更高的心脏中心，合并症及死亡的可能性更低[114]。

心脏复律和诊断性经食管超声心动图

　　心脏复律及超声心动图的操作过程是非常短暂的，但刺激性很大。选择性心脏电复律的理想条件是在麻醉医师监护下对患者行全面监测并进行丙泊酚静脉推注。心房颤动是行心脏复律最常见的原因，如果患者没有进行防止 LAA 血栓的抗凝治疗，那么非常有必要排除左心耳血凝块的情况[115]。TEE 是评估 LAA 的金标准[116]。使用 4% 的利多卡因在咽部进行局部麻醉会有助于 TEE 探头的插入，低剂量丙泊酚注射可保留患者自主呼吸，提供更加舒适的镇静过程。应为患者使用标准监测，虽然呼气末 CO_2 监测并非必要，但很有帮助。许多行心脏复律及选择性 TEE 的患者心功能都是受损的，因此应备齐速效复苏药品。

　　根据美国超声心电图学会指南，有些患者的TEEs 需要麻醉医师参与，如可疑主动脉夹层的评估、确定瓣膜修复的适应证、心内膜炎的诊断、有植入设备患者持续性发热的评估及对 LAA 血栓的评估[117]。管理这些患者的麻醉医师应该确保患者没有 TEE 禁忌证（食管狭窄、静脉曲张、恶性肿瘤、近期溃疡或出血、咽下部憩室）或者之前有未能评估的吞咽困难的病史[117]。虽然表面麻醉和镇静通常就足够了，但是对不合作的患者或者有潜在困难气道的患者应该做好预防性气管插管和维持TIVA 的准备。在这些情况下，麻醉医师可以通过喉镜帮助 TEE 探头的插入。

电休克疗法

　　自 20 世纪 30 年代以来电休克疗法在抑郁、躁狂以及情感障碍的治疗中扮演着重要的角色[118]。经典的治疗方法是每周 3 次，6～12 个疗程，每周或每月再进行一次维持治疗＝防止复发[119]。

电休克疗法的生理反应

　　ECT 的生理反应包括全身运动性癫痫发作和

急性心血管反应。痉挛发作通常持续几分钟，推荐最低发作持续时间为 25s 以保证足够的抗抑郁效果[120]。心血管的反应包括一过性的心动过缓和偶发心脏停搏，也会有更显著的高血压和心动过速。脑血流量增快、ICP 升高、心律失常、心肌缺血、梗死形成或神经血管事件的发生率都会增大。ECT 后短期记忆丧失也很常见。其他后遗症包括肌痛、骨折、关节脱位、头痛、出现躁动、癫痫持续状态、猝死。

电休克疗法的麻醉注意事项

放置头皮电极来监测脑电图，在施用肌肉松弛药之前将血压袖带绑在手臂上来监测癫痫发作。接受 ECT 治疗的患者通常是有许多合并症的老年人[121]，患者可能服用抗抑郁药物，包括三环类抗抑郁药、单胺氧化酶抑制药和选择性 5- 羟色胺再摄取抑制剂。在这些药物中，单胺氧化酶抑制药与麻醉药的相互作用最为显著。ECT 的麻醉要求在表 33-11 描述。

表 33-11　电休克疗法的麻醉注意事项

麻醉要求	评价
遗忘	诱导药物的选择
气道管理	通常是面罩通气，尽管喉罩的使用已经很成功
适当的低碳酸血症	提高痉挛的质量和持续时间
痉挛发作时的牙齿和舌头的保护	使用软牙垫
预防痉挛痫相关的损伤（骨折和脱臼）	小剂量肌肉松弛药，如琥珀胆碱（0.75～1.50mg/kg）是最常用的，除非有禁忌证
控制血流动力学反应	拉贝洛尔、艾司洛尔；钙通道阻滞剂硝苯地平，地尔硫䓬和尼卡地平都能减弱 ECT 的血流动力学反应。右美托咪定（1μg/kg，在麻醉诱导前应用 10min）已被证明能够有效地控制血压而不影响痉挛发作时间
控制或预防 ECT 的副交感作用（流涎唾液分泌，短暂的心动过缓和心脏停搏）	可以用甘罗溴铵和阿托品来预防
镇痛来缓解痉挛发作后的肌痛	酮咯酸 15～30mg 对年轻的患者有效 对乙酰氨基酚或阿司匹林可用于老年患者或 NSAIDs 禁忌者

尽管有抗惊厥作用，大多数静脉注射诱导剂已经用于 ECT[121]。在历史上被认为是"黄金标准"的美索比妥（1.0～1.5mg/kg）其抗惊厥活性似乎低于其他药物。依托咪酯（0.15～0.30mg/kg）通常与癫痫持续时间较长有关，是一些精神科医生的首选药物，尽管其恢复时间稍长并伴有肌阵挛。丙泊酚在减轻急性血流动力学反应方面比依托咪酯更有效，小剂量（0.75mg/kg）下，癫痫持续时间通常是可以接受的[125]。短效阿片类物质，如瑞芬太尼，可用于减少诱导剂剂量、延长癫痫发作持续时间而不降低麻醉深度[126]。最近，当氯胺酮作为 ECT 的麻醉药物使用时，无论是单独的还是联合用药，都被认为具有潜在抗抑郁作用，尽管其作用机制还尚未确定[127]。

总结

NOR 的数量和复杂性在稳步增加。这导致了

麻醉医师在不熟悉、手术室外提供麻醉的机会增加。在 NOR 准备麻醉或镇静时，可以采用简单的三步法。这种方法包括对患者的评估和需求做出仔细的考虑，尤其可以发现和解决手术、环境的危险和限制带来的困难。在所有病例中，麻醉监护的标准应与传统手术室的标准相一致。

（袁咏倩 译，程宝莉 校）

参考文献

1. Committee of Origin: Standards and Practice Parameters. Statement on non-operating room anesthetizing locations. Approved by the ASA House of Delegates on October 19, 1994, and last amended on October 16. 2013. https://www.asahq.org/quality-and-practice-management/standards-and-guidelines. Accessed December 18, 2015.
2. Anesthesia Quality Institute. https://www.aqihq.org. National Anesthesia Clinical Outcomes Registry (NACOR). Accessed December 3, 2015.
3. Chang B, Kaye AD, Diaz JH, et al. Complications of non-operating room procedures: outcomes from the National Anesthesia Clinical Outcomes Registry. *J Patient Saf.* 2015 Apr 7 [Epub ahead of print].
4. Tobias JD. Sedation of infants and children outside of the operating room. *Curr Opin Anaesthesiol.* 2015;28(4):478–485.
5. Care Committee of Origin: Standards and Practice Parameters. Basic standards for preanesthesia. (Approved by the ASA House of Delegates on October 14, 1987, and last affirmed on October 28, 2015). https://www.asahq.org/quality-and-practice-management/standards-and-guidelines. Accessed December 18, 2015.

6. Committee of Origin: Standards and Practice Parameters. Standards for basic anesthetic monitoring. Approved by the ASA House of Delegates on October 21, 1986, and last amended on October 20, 2010, and last affirmed on October 28, 2015. http://www.asahq.org/quality-and-practice-management/standards-and-guidelines. Accessed December 18, 2015.

7. Committee of Origin: Standards and Practice Parameters. Standards for post-anesthesia care. Approved by the ASA House of Delegates on October 27, 2004, and last amended on October 15, 2014. http://www.asahq.org/quality-and-practice-management/standards-and-guidelines. Accessed December 18, 2015.

8. Metzner J, Posner KL, Domino KB. The risk and safety of anesthesia at remote locations: the US closed claims analysis. *Curr Opin Anaesthesiol.* 2009; 22(4):502–508.

9. Metzner J, Domino KB. Risks of anesthesia or sedation outside the operating room: the role of the anesthesia care provider. *Curr Opin Anaesthesiol.* 2010;23(4):523–531.

10. Metzner J, Posner KL, Lam MS, et al. Closed claims' analysis. *Best Pract Res Clin Anaesthesiol.* 2011;25(2):263–276.

11. Waugh JB, Epps CA, Khodneva YA. Capnography enhances surveillance of respiratory events during procedural sedation: a meta-analysis. *J Clin Anesth.* 2011;23(3):189–196.

12. Semel ME, Resch S, Haynes AB, et al. Adopting a surgical safety checklist could save money and improve the quality of care in U.S. hospitals. *Health Aff (Millwood).* 2010;29(9):1593–1599.

13. Hill MR, Roberts MJ, Alderson ML, et al. Safety culture and the 5 steps to safer surgery: an intervention study. *Br J Anaesth.* 2015;114(6):958–962.

14. Lee MJ, Fanelli F, Haage P, et al. Patient safety in interventional radiology: a CIRSE IR checklist. *Cardiovasc Intervent Radiol.* 2012;35(2):244–246.

15. Kue R, Brown P, Ness C, et al. Adverse clinical events during intrahospital transport by a specialized team: a preliminary report. *Am J Crit Care.* 2011; 20(2):153–161.

16. Position on monitored anesthesia care. Committee of Origin: Economics. Approved by the House of Delegates on October 25, 2005, and last amended on October 16, 2013. https://www.asahq.org/search?q=position on monitored anesthesia care. Accessed December 18, 2015.

17. ASA interpretive guidelines templates. Approved by the ASA Committee on Quality Management and Departmental Administration on May 19, 2011, and last amended on October 8, 2014. https://www.asahq.org/quality-and-practice-management/quality-improvement/qmda-toolkit/interpretive-guidelines-templates. Accessed December 18, 2015.

18. Committee of Origin: Quality Management and Departmental Administration. Continuum of depth of sedation: definition of general anesthesia and levels of sedation/analgesia. Approved by the ASA House of Delegates on October 13, 1999, and last amended on October 15, 2014. https://www.asahq.org/quality-and-practice-management/standards-and-guidelines. Accessed December 18, 2015.

19. Martel JP, Barnett SR. Sedation: definitions and regulations. *Int Anesthesiol Clin.* 2015;53(2):1–12.

20. Miller DL. Overview of contemporary interventional fluoroscopy procedures. *Health Phys.* 2008;95(5):638–644.

21. Semelka RC, Armao DM, Elias J, et al. Imaging strategies to reduce the risk of radiation in CT studies, including selective substitution with MRI. *J Magn Reson Imaging.* 2007;25(5):900–909.

22. Mitchell EL, Furey P. Prevention of radiation injury from medical imaging. *J Vasc Surg.* 2011;53(1 Suppl):22S–27S.

23. Miller DL, Vañó E, Bartal G, et al. Occupational radiation protection in interventional radiology: a joint guideline of the Cardiovascular and Interventional Radiology Society of Europe and the Society of Interventional Radiology. *J Vasc Interv Radiol.* 2010;21(5):607–615.

24. Mohapatra A, Greenberg RK, Mastracci TM, et al. Radiation exposure to operating room personnel and patients during endovascular procedures. *J Vasc Surg.* 2013;58(3):702–709.

25. Anastasian ZH, Strozyk D, Meyers PM, et al. Radiation exposure of the anesthesiologist in the neurointerventional suite. *Anesthesiology.* 2011;114(3): 512–520.

26. ICRP, 2007. The 2007 Recommendations of the International Commission on Radiological Protection. ICRP Publication 103. *Ann. ICRP.* 37:2–4.

27. National Council on Radiation Protection and Measurements. *Limitation of exposure to ionizing radiation.* NCRP Report No. 116. Bethesda, MD: National Council on Radiation Protection and Measurements; 1993.

28. Thomsen HS. Contrast media safety-an update. *Eur J Radiol.* 2011;80(1):77–82.

29. Beckett KR, Moriarity AK, Langer JM. Safe use of contrast media: what the radiologist needs to know. *Radiographics.* 2015;35(6):1738–1750.

30. Nicola R, Shaqdan KW, Aran K, et al. Contrast-induced nephropathy: identifying the risks, choosing the right agent, and reviewing effective prevention and management methods. *Curr Probl Diagn Radiol.* 2015;44(6):501–504.

31. McCullough PA. Radiocontrast-induced acute kidney injury. *Nephron Physiol.* 2008;109(4):61–72.

32. Brockow K. Immediate drug hypersensitivity: epidemiology, clinical features, triggers and management. *Hautarzt.* 2014;65(5):409–414.

33. Davenport MS, Cohan RH, Ellis JH. Contrast media controversies in 2015: imaging patients with renal impairment or risk of contrast reaction. *AJR Am J Roentgenol.* 2015;204(6):1174–1181.

34. Prince MR, Zhang H, Zou Z, et al. Incidence of immediate gadolinium contrast media reactions. *AJR Am J Roentgenol.* 2011;196(2):W138–W143.

35. Zou Z, Zhang HL, Roditi GH, et al. Nephrogenic systemic fibrosis: review of 370 biopsy-confirmed cases. *JACC Cardiovasc Imaging.* 2011;4(11):1206–1216.

36. Guercio JR, Nimjee SM, James ML, et al. Anesthesia for interventional neuroradiology. *Int Anesthesiol Clin.* 2015;53(1):87–106.

37. Fusco MR, Ogilvy CS. Surgical and endovascular management of cerebral aneurysms. *Int Anesthesiol Clin.* 2015;53(1):146–165.

38. Molyneux AJ, Kerr RS, Birks J, et al. Risk of recurrent subarachnoid haemorrhage, death, or dependence and standardised mortality ratios after clipping or coiling of an intracranial aneurysm in the International Subarachnoid Aneurysm Trial (ISAT): long-term follow-up. *Lancet Neurol.* 2009;8(5):427–433.

39. Molyneux AJ, Birks J, Clarke A, et al. The durability of endovascular coiling versus neurosurgical clipping of ruptured cerebral aneurysms: 18 year follow-up of the UK cohort of the International Subarachnoid Aneurysm Trial (ISAT). *Lancet.* 2015;385(9969):691–697.

40. Schulenburg E, Matta B. Anaesthesia for interventional neuroradiology. *Curr Opin Anaesthesiol.* 2011;24(4):426–432.

41. Ryttlefors M, Enblad P, Kerr RS, et al. International subarachnoid aneurysm trial of neurosurgical clipping versus endovascular coiling: subgroup analysis of 278 elderly patients. *Stroke.* 2008;39(10):2720–2726.

42. Thompson BG, Brown RD, Amin-Hanjani S, et al. Guidelines for the management of patients with unruptured intracranial aneurysms: a guideline for healthcare professionals from the American Heart Association/American Stroke Association. *Stroke.* 2015;46(8):2368–2400.

43. Lee CZ, Young WL. Anesthesia for endovascular neurosurgery and interventional neuroradiology. *Anesthesiol Clin.* 2012;30(2):127–147.

44. Furlan A, Higashida R, Wechsler L, et al. Intra-arterial prourokinase for acute ischemic stroke. The PROACT II study: a randomized controlled trial. Prolyse in Acute Cerebral Thromboembolism. *JAMA.* 1999;282(21):2003–2011.

45. Jauch EC, Saver JL, Adams HP, et al. Guidelines for the early management of patients with acute ischemic stroke: a guideline for healthcare professionals from the American Heart Association/American Stroke Association. *Stroke.* 2013;44(3):870–947.

46. Davis MJ, Menon BK, Baghirzada LB, et al. Anesthetic management and outcome in patients during endovascular therapy for acute stroke. *Anesthesiology.* 2012;116(2):396–405.

47. Abou-Chebl A, Yeatts SD, Yan B, et al. Impact of general anesthesia on safety and outcomes in the endovascular arm of Interventional Management of Stroke (IMS) III Trial. *Stroke.* 2015;46(8):2142–2148.

48. See JJ, Manninen PH. Anesthesia for neuroradiology. *Curr Opin Anaesthesiol.* 2005;18(4):437–441.

49. The Arteriovenous Malformation Study Group. Arteriovenous malformations of the brain in adults. *N Engl J Med.* 1999;340(23):1812–1818.

50. González JA, Llibre Guerra JC, Prince López JA, et al. Feasibility of the superselective test with propofol for determining eloquent brain regions in the endovascular treatment of arteriovenous malformations. *Interv Neuroradiol.* 2013;19(3):320–328.

51. Mikuni N, Takayama M, Satow T, et al. Evaluation of adverse effects in intracarotid propofol injection for Wada test. *Neurology.* 2005;65(11):1813–1816.

52. Raiten J, Elkassabany N, Gao W, et al. Medical intelligence article: novel uses of high frequency ventilation outside the operating room. *Anesth Analg.* 2011;112(5):1110–1113.

53. Piccioni F, Fumagalli L, Garbagnati F, et al. Thoracic paravertebral anesthesia for percutaneous radiofrequency ablation of hepatic tumors. *J Clin Anesth.* 2014;26(4):271–275.

54. Scher C. Anesthesia for transjugular intrahepatic portosystemic shunt. *Int Anesthesiol Clin.* 2009;47(2):21–28.

55. Veenith T, Coles JP. Anaesthesia for magnetic resonance imaging and positron emission tomography. *Curr Opin Anaesthesiol.* 2011;24(4):451–458.

56. Institute of Physics. *MRI and the physical agents (EMF) directive.* Institute of Physics Report; 2008. http://www.iop.org/publications/iop/2008/page_38214.html. Accessed November 3, 2015.

57. Farling PA, Flynn PA, Darwent G, et al. Safety in magnetic resonance units: an update. *Anaesthesia.* 2010;65(7):766–770.

58. United States Department of Labor. Occupational Safety and Health Administration (OSHA) Technical manual section III: Chapter 5. Noise. https://www.osha.gov/dts/osta/otm/new_noise/index.html-standards. Accessed December 18, 2015.

59. Dewey M, Schink T, Dewey CF. Claustrophobia during magnetic resonance imaging: cohort study in over 55,000 patients. *J Magn Reson Imaging.* 2007;26(5):1322–1327.

60. Munn Z, Jordan Z. Interventions to reduce anxiety, distress and the need for sedation in adult patients undergoing magnetic resonance imaging: a systematic review. *Int J Evid Based Healthc.* 2013;11(4):265–274.

61. Kannikeswaran N, Mahajan PV, Sethuraman U, et al. Sedation medication received and adverse events related to sedation for brain MRI in children with and without developmental disabilities. *Paediatr Anaesth.* 2009;19(3):250–256.

62. Krauss B, Green SM. Training and credentialing in procedural sedation and analgesia in children: lessons from the United States model. *Paediatr Anaesth.* 2008;18(1):30–35.

63. Arthurs OJ, Sury M. Anaesthesia or sedation for paediatric MRI: advantages and disadvantages. *Curr Opin Anaesthesiol.* 2013;26(4):489–494.

64. American Academy of Pediatrics; American Academy of Pediatric Dentistry, Coté CJ, Wilson S; Work Group on Sedation. Guidelines for monitoring and management of pediatric patients during and after sedation for diagnostic and therapeutic procedures: an update. *Paediatr Anaesth.* 2008;18(1):9–10.

65. American Academy of Pediatrics; American Academy of Pediatric Dentistry, Coté CJ, Wilson S; Work Group on Sedation. Guidelines for monitoring and management of pediatric patients during and after sedation for diagnostic and therapeutic procedures: an update. *Pediatrics.* 2006;118(6):2587–2602.

66. Cravero JP. Risk and safety of pediatric sedation/anesthesia for procedures outside the operating room. *Curr Opin Anaesthesiol.* 2009;22(4):509–513.

67. Alonso-Basanta M, Lustig RA, Kennedy DW. Proton beam therapy in skull base pathology. *Otolaryngol Clin North Am.* 2011;44(5):1173–1183.

68. Chalabi J, Patel S. Radiation therapy in children. *Int Anesthesiol Clin.* 2009; 47(3):45–53.

69. McFadyen JG, Pelly N, Orr RJ. Sedation and anesthesia for the pediatric patient

undergoing radiation therapy. *Curr Opin Anaesthesiol.* 2011;24(4):433–438.

70. Harris EA. Sedation and anesthesia options for pediatric patients in the radiation oncology suite. *Int J Pediatr.* 2010;2010:870921.

71. Buehrer S, Immoos S, Frei M, et al. Evaluation of propofol for repeated prolonged deep sedation in children undergoing proton radiation therapy. *Br J Anaesth.* 2007;99(4):556–560.

72. Anghelescu DL, Burgoyne LL, Liu W, et al. Safe anesthesia for radiotherapy in pediatric oncology: St. Jude Children's Research Hospital Experience, 2004–2006. *Int J Radiat Oncol Biol Phys.* 2008;71(2):491–497.

73. Bryson EO, Sejpal D. Anesthesia in remote locations: radiology and beyond, international anesthesiology clinics: gastroenterology: endoscopy, colonoscopy, and ERCP. *Int Anesthesiol Clin.* 2009;47(2):69–80.

74. Cohen LB, Wecsler JS, Gaetano JN, et al. Endoscopic sedation in the United States: results from a nationwide survey. *Am J Gastroenterol.* 2006;101(5):967–974.

75. Goulson DT, Fragneto RY. Anesthesia for gastrointestinal endoscopic procedures. *Anesthesiol Clin.* 2009;27(1):71–85.

76. Dumonceau JM, Riphaus A, Schreiber F, et al. Non-anesthesiologist administration of propofol for gastrointestinal endoscopy: European Society of Gastrointestinal Endoscopy, European Society of Gastroenterology and Endoscopy Nurses and Associates Guideline. Updated June 2015. *Endoscopy.* 2015;47(12):1175–1189.

77. Rivera B. The current status of nurse-administered propofol sedation in endoscopy: an evidence-based Practice Nurse Fellowship Project. *Gastroenterol Nurs.* 2015;38(4):297–304.

78. Birk J, Bath RK. Is the anesthesiologist necessary in the endoscopy suite? A review of patients, payers and safety. *Expert Rev Gastroenterol Hepatol.* 2015;9(7):883–835.

79. Werner C, Smith A, Van Aken H. Guidelines on non-anaesthesiologist administration of propofol for gastrointestinal endoscopy: a double-edged sword. *Eur J Anaesthesiol.* 2011;28(8):553–555.

80. Cohen LB, Ladas SD, Vargo JJ, et al. Sedation in digestive endoscopy: the Athens international position statements. *Aliment Pharmacol Ther.* 2010;32(3):425–442.

81. Osborn IP, Cohen J, Soper RJ, et al. Laryngeal mask airway: a novel method of airway protection during ERCP: comparison with endotracheal intubation. *Gastrointest Endosc.* 2002;56(1):122–128.

82. Garewal D, Powell S, Milan SJ, et al. Sedative techniques for endoscopic retrograde cholangiopancreatography. *Cochrane Database Syst Rev.* 2012;6:CD007274.

83. Garewal D, Vele L, Waikar P. Anaesthetic considerations for endoscopic retrograde cholangio-pancreatography procedures. *Curr Opin Anaesthesiol.* 2013;26(4):475–480.

84. Lynch CR, Khandekar S, Lynch SM, et al. Sublingual L-hyoscyamine for duodenal antimotility during ERCP: a prospective randomized double-blinded study. *Gastrointest Endosc.* 2007;66(4):748–752.

85. Buch E, Boyle NG, Belott PH. Pacemaker and defibrillator lead extraction. *Circulation.* 2011;123(11):e378–e380.

86. Faillace RT, Kaddaha R, Bikkina M, et al. The role of the out-of-operating room anesthesiologist in the care of the cardiac patient. *Anesthesiol Clin.* 2009;27(1):29–46.

87. Kar B, Adkins LE, Civitello AB, et al. Clinical experience with the TandemHeart percutaneous ventricular assist device. *Tex Heart Inst J.* 2006;33(2):111–115.

88. Windecker S, Meier B. Impella assisted high-risk percutaneous coronary intervention. *Karddiovask Med.* 2005;27(3):157–162.

89. Praz F, Wahl A, Schmutz M, et al. Safety, feasibility, and long-term results of percutaneous closure of atrial septal defects using the Amplatzer septal occluder without periprocedural echocardiography. *J Invasive Cardiol.* 2015;27(3):157–162.

90. Singh K, Qutub M, Carson K, et al. A meta analysis of current status of alcohol septal ablation and surgical myectomy for obstructive hypertrophic cardiomyopathy. *Catheter Cardiovasc Interv.* 2015 Nov 3. [Epub ahead of print].

91. Alam M, Dokainish H, Lakkis NM. Hypertrophic obstructive cardiomyopathy-alcohol septal ablation vs. myectomy: a meta-analysis. *Eur Heart J.* 2009;30(9):1080–1087.

92. Horne A, Reineck EA, Hasan RK, et al. Transcatheter aortic valve replacement: historical perspectives, current evidence, and future directions. *Am Heart J.* 2014;168(4):414–423.

93. Stolker JM, Patel AY, Lim MJ, et al. Estimating the adoption of transcatheter aortic valve replacement by US interventional cardiologists and clinical trialists. *Clin Cardiol.* 2013;36(11):691–697.

94. Mayr NP, Michel J, Bleiziffer S, et al. Sedation or general anesthesia for transcatheter aortic valve implantation (TAVI). *J Thorac Dis.* 2015;7(9):1518–1526.

95. Mahajan A, Chua J. Pro: a cardiovascular anesthesiologist should provide services in the catheterization and electrophysiology laboratory. *J Cardiothorac Vasc Anesth.* 2011;25(3):553–556.

96. Velazquez EJ, Samad Z, Al-Khalidi HR, et al. The MitraClip and survival in patients with mitral regurgitation at high risk for surgery: a propensity-matched comparison. *Am Heart J.* 2015;170(5):1050–1059.e3.

97. Bonow RO, Carabello BA, Chatterjee K, et al. 2008 Focused update incorporated into the ACC/AHA 2006 guidelines for the management of patients with valvular heart disease: a report of the American College of Cardiology/American Heart Association Task Force on Practice Guidelines (Writing Committee to Revise the 1998 Guidelines for the Management of Patients With Valvular Heart Disease): endorsed by the Society of Cardiovascular Anesthesiologists, Society for Cardiovascular Angiography and Interventions, and Society of Thoracic Surgeons. *Circulation.* 2008;118(15):e523–e661.

98. Deuschl F, Schofer N, Lubos E, et al. MitraClip-data analysis of contemporary

literature. *J Thorac Dis.* 2015;7(9):1509–1517.

99. Mauri L, Foster E, Glower DD, et al. 4-year results of a randomized controlled trial of percutaneous repair versus surgery for mitral regurgitation. *J Am Coll Cardiol.* 2013;62(4):317–328.

100. Holmes DR, Kar S, Price MJ, et al. Prospective randomized evaluation of the Watchman Left Atrial Appendage Closure device in patients with atrial fibrillation versus long-term warfarin therapy: the PREVAIL trial. *J Am Coll Cardiol.* 2014;64(1):1–12.

101. Reddy VY, Doshi SK, Sievert H, et al. Percutaneous left atrial appendage closure for stroke prophylaxis in patients with atrial fibrillation: 2.3-year follow-up of the PROTECT AF (Watchman left atrial appendage system for embolic protection in patients with atrial fibrillation) trial. *Circulation.* 2013;127(6):720–729.

102. Holmes DR, Doshi SK, Kar S, et al. Left atrial appendage closure as an alternative to warfarin for stroke prevention in atrial fibrillation: a patient-level meta-analysis. *J Am Coll Cardiol.* 2015;65(24):2614–2623.

103. Peterson C, Prutkin JM, Robinson M, et al. Echocardiography for electrophysiology procedures. *Curr Anesthesiol Rep.* 2015;5(4):429–437.

104. Khazanie P, Hammill BG, Qualls LG, et al. Clinical effectiveness of cardiac resynchronization therapy versus medical therapy alone among patients with heart failure: analysis of the ICD Registry and ADHERE. *Circ Heart Fail.* 2014;7(6):926–934.

105. Epstein AE, DiMarco JP, Ellenbogen KA, et al. 2012 ACCF/AHA/HRS focused update incorporated into the ACCF/AHA/HRS 2008 guidelines for device-based therapy of cardiac rhythm abnormalities: a report of the American College of Cardiology Foundation/American Heart Association Task Force on Practice Guidelines and the Heart Rhythm Society. *J Am Coll Cardiol.* 2013;61(3):e6–e75.

106. Moss AJ, Zareba W, Hall WJ, et al. Prophylactic implantation of a defibrillator in patients with myocardial infarction and reduced ejection fraction. *N Engl J Med.* 2002;346(12):877–883.

107. Jiménez-Candil J, Hernández J, Martín A, et al. Differences in ventricular tachyarrythmias and antitachycardia pacing effectiveness according to the ICD indication (primary versus secondary prevention): an analysis based on the stored electrograms. *J Interv Card Electrophysiol.* 2015;44(2):187–195.

108. Chung ES, Leon AR, Tavazzi L, et al. Results of the predictors of response to CRT (PROSPECT) trial. *Circulation.* 2008;117(20):2608–2616.

109. Leyva F, Nisam S, Auricchio A. 20 years of cardiac resynchronization therapy. *J Am Coll Cardiol.* 2014;64(10):1047–1058.

110. Lowe MD, Meara M, Mason J, et al. Catheter cryoablation of supraventricular arrhythmias: a painless alternative to radiofrequency energy. *Pacing Clin Electrophysiol.* 2003;26:500–503.

111. Haddy S. Anesthesia for structural heart interventions. *Cardiol Clin.* 2013;31(3):455–465.

112. Mountantonakis SE, Elkassabany N, Kondapalli L, et al. Provocation of atrial fibrillation triggers during ablation: does the use of general anesthesia affect inducibility? *J Cardiovasc Electrophysiol.* 2015;26(1):16–20.

113. Tanawuttiwat T, Gallego D, Carrillo RG. Lead extraction experience with high frequency excimer laser. *Pacing Clin Electrophysiol.* 2014;37(9):1120–1128.

114. Di Monaco A, Pelargonio G, Narducci ML, et al. Safety of transvenous lead extraction according to centre volume: a systematic review and meta-analysis. *Europace.* 2014;16(10):1496–1507.

115. Priester R, Bunting T, Usher B, et al. Role of transesophageal echocardiography among patients with atrial fibrillation undergoing electrophysiology testing. *Am J Cardiol.* 2009;104(9):1256–1258.

116. Wasmer K, Eckardt L. Management of atrial fibrillation around the world: a comparison of current ACCF/AHA/HRS, CCS, and ESC guidelines. *Europace.* 2011;13(10):1368–1374.

117. Flachskampf FA, Badano L, Daniel WG, et al. Recommendations for transoesophageal echocardiography: update 2010. *Eur J Echocardiogr.* 2010;11(7):557–576.

118. UK ECT Review Group. Efficacy and safety of electroconvulsive therapy in depressive disorders: a systematic review and meta-analysis. *Lancet.* 2003;361(9360):799–808.

119. Ding Z, White PF. Anesthesia for electroconvulsive therapy. *Anesth Analg.* 2002;94(5):1351–1364.

120. American Psychiatric Association. *The Practice of Electroconvulsant Therapy: Recommendations for Treatment, Training and Privileging.* Washington, DC: American Psychiatric Press; 2000.

121. MacPherson RD. Which anesthetic agents for ambulatory electro-convulsive therapy? *Curr Opin Anaesthesiol.* 2015;28(6):656–661.

122. Nishihara F, Ohkawa M, Hiraoka H, et al. Benefits of the laryngeal mask for airway management during electroconvulsive therapy. *J ECT.* 2003;19(4):211–216.

123. Sawayama E, Takahashi M, Inoue A, et al. Moderate hyperventilation prolongs electroencephalogram seizure duration of the first electroconvulsive therapy. *J ECT.* 2008;24(3):195–198.

124. Begec Z, Toprak HI, Demirbilek S, et al. Dexmedetomidine blunts acute hyperdynamic responses to electroconvulsive therapy without altering seizure duration. *Acta Anaesthesiol Scand.* 2008;52(2):302–306.

125. Patel AS, Gorst-Unsworth C, Venn RM, et al. Anesthesia and electroconvulsive therapy: a retrospective study comparing etomidate and propofol. *J ECT.* 2006;22(3):179–183.

126. Chen ST. Remifentanil: a review of its use in electroconvulsive therapy. *J ECT.* 2011;27(4):323–327.

127. McGirr A, Berlim MT, Bond DJ, et al. A systematic review and meta-analysis of randomized controlled trials of adjunctive ketamine in electroconvulsive therapy: efficacy and tolerability. *J Psychiatr Res.* 2015;62:23–30.

老年患者的麻醉

Itay Bentov   G. Alec Rooke

要点

1. 随着越来越多老年患者接受手术治疗，衰老给整个美国医疗系统带来了医疗和经济挑战。
2. 衰老的过程影响结缔组织和细胞功能，包括线粒体，并且不可避免地导致功能衰退直到衰弱。
3. 功能减退和衰弱发展的速度变化很大，这为生理年龄的概念提供了凭证。
4. 器官储备功能下降和对麻醉剂敏感性增加是由于全身组成变化而造成的，如结缔组织硬化和肌肉量减少，自主神经反射减弱，药物敏感性增加。
5. 术前准备将更多涉及评估如何更好地恢复术后功能的内容，以及围绕知情同意，生前遗嘱和伦理治疗进行讨论。
6. 术中管理必须考虑到老年患者对药物更敏感，以及血流动力学、肺部和体温调节的不稳定性。
7. 镇痛是术后管理的重要组成部分，但受限于镇痛方案的副作用增加。
8. 老年患者围术期的并发症更常见，尤其肺、心脏和中枢神经系统的并发症，如谵妄或认知功能下降，是由共病以及衰老的生理储备功能下降相互作用而导致的。

年龄并非特别有趣的话题。任何人都会变老。你所要做的就是活得够久。

——唐·马奎斯

　　这句话暗示衰老是沉闷的，对许多医务人员来说，远远甚于"沉闷"。由于老年患者医疗情况复杂，因此风险高，且经济效益不高。对那些关心联邦预算和个人开支的人而言，老年医疗可能会使国家破产。然而，衰老对医学实践的影响是深远而深刻的，不容忽视。正如儿童不是"小大人"一样，年纪较大的患者与年轻的成年人完全不同。包括麻醉医师在内的所有医护人员应该至少了解衰老的某些方面，以便提供不同于标准的明智做法。相比以前基本信息更加容易获得，其中大部分来自美国麻醉医师协会（www.asahq.org）、老年麻醉促进协会（www.sagahq.org）和美国老年医学会（www.americangeriatrics.org）。实际上，照顾一位年老的患者并不会令人感到沉闷，主要是因为

他们多样而迷人的生活。任何对生理学感兴趣的人都应该注重老年生理学在麻醉管理中的应用。的确，照顾他们很耗时、压力大并需要额外的付出，但更多的时候，这也为麻醉医护人员提供了真正的医学实践机会，并对脆弱患者的生活产生了积极影响。此外，老年患者可能是围术期患者之家（PSH）所能提供的优势的主要获益人。

衰老的人口学和经济学

　　我建议你继续活着，只是为了激怒那些支付你养老金的人。这就是我仅剩的唯一乐趣。

——伏尔泰

　　这句话是擅长讽刺的伏尔泰对养老制度的另类解读。当社会保障制度在 1935 年启动时，年龄超过 65 岁的美国人只有 6.1%[1]。到 2010 年，已经增长到 13.0%，有 4 000 万人[2]。预计到 2040 年，

美国老年人口将接近 20%，达到 7 100 万人[3]。从2010 年到 2040 年，美国 85 岁以上人口的比例预计将增加一倍以上（从 1.8% 到预计 4.5%）[3]。图34-1 显示了美国人口的增长及其老年亚群体。这些统计数据对医疗保健的影响是巨大的。2010年，65 岁以上的患者占总量的 13%，但占美国住院天数 1.67 亿天中的 45%，这一人均比例是 65 岁以下人群的 5 倍以上[4]。2006 年的住院患者和门诊手术数据的检查中，在排除了不需要麻醉的手术后，在美国估计有 7 300 万例手术和非手术操作[5-6]。其中有 28% 的患者年龄超过 65 岁。因此，65 岁以上的人比 65 岁以下的人所需要的手术次数多 2.7 倍。

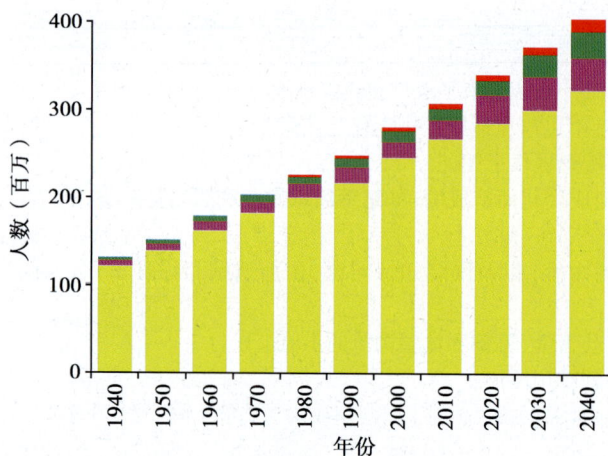

图 34-1　从 1940 年到 2040 年，按年龄范围划分的实际和预估美国人口
在 1940—1970 年，黄色条表示 65 岁以上；紫色条表示 65岁至 74 岁；绿色条为 75 岁或以上，从 1980 年起出现 75岁至 84 岁；红色条是指 85 岁或以上（摘自 http://www2.census.gov/library/publications/2011/compendia/statab/131ed/tables/pop.pdf. Accessed December 3, 2015）

2015 年联邦医疗保险支出为 5 460 亿美元，占联邦预算的 14.8%。这一数额大约是 2000 年在经历通货膨胀调整后的两倍，并且每位参保人大约增加了 50%[7]。与医疗保险支出一样令人印象深刻的是，联邦严重低估了 65 岁以上人群的医疗支出总额。据估计，65 岁以上的人占美国医疗保险费用近一半，2014 年总计为 3.1 万亿美元，约占国民生产总值的 17.8%[8-9]。因此，在这个国家，包括私人保险公司和联邦政府在内，控制医疗费用的压力相当大，包括医生报销。遗憾的是，联邦政府对麻醉医师的补偿特别差。在 2004 年，联邦医疗保险报销的麻醉费用大约占商业保险公司支付的 33%[7]。这一比例与所有其他联邦医疗保险的

报销比例约为商业费率的 83% 的专科形成鲜明对比[10]。在过去几年中，平均换算系数有了很大提高。尽管如此，2015 年全国平均价格为 22.61 美元，与 2002 年 16.60 美元的最低水平相比，几乎没有达到通货膨胀的水平[11]。虽然医疗保险可同时报销多达 4 个有医学指导的操作的 50% 费用，但由于不允许员工同时参与两个以上的操作，所以学术项目处于不利的地位。幸运的是，自 2010 年以来，对同时开展的两个病例，联邦医疗保险目前对学术机构的报销比例为 100%。

衰老的过程

> 你的年龄不得不增加，但你不必要变老。
>
> ——乔治·伯恩斯

衰老是一个渐进的、损伤和恶化累积的过程。问题来了：这一过程为什么会发生？经典的进化论解释认为，衰老有利于物种的生存。在 19 世纪末魏斯曼提出理论（后来放弃了他的理论），即某一物种的年老成员需要主动放弃自己的生命来维持对进化至关重要的人员流动。较新的理论出现在 20 世纪的后半叶，如突变积累，这表明，在生命的早期不会导致死亡的随机有害突变最终会累积并导致生命后期的恶化。另一种说法是拮抗多效性，这意味着单个基因有多个表型（效应或特质）。在早期，表型表现出来可能是有益的，但在年老时是有害的。最后，一次性体细胞理论认为，有机体必须将能量分配到身体功能和资源上，这些功能和资源集中于早期生存、生长和繁殖，同时损害修复功能，以防止随着年龄的增长而衰退。有些人利用这些促进死亡的机制（如细胞凋亡、细胞衰老和端粒酶缩短）来支持经典进化论，但也有其他人利用这些来批评经典进化论。

一种新的、分级方法将衰老的机制分为三级。第一级为主要机制，所有这些显然都不是有利的。第一级机制的包括：DNA 损伤和线粒体 DNA 突变，以及端粒耗损。端粒是染色体末端的 DNA 延伸，类似于鞋带上的塑料部分。如果没有它们，染色体就会解体，并相互黏附在一起，这可能会扰乱DNA。当细胞分裂时，端粒就会变短，当它们变得太短时，细胞则停止分裂。

第一级的另一种机制是表观遗传漂移：影响基因表达的非遗传性 DNA 改变。最常研究的表观

遗传现象是 DNA 增加甲基（甲基化）。大多数的基因组会逐渐的脱甲基化，而其他的特定区域会发生超甲基化，导致转录的中断。最后，细胞内蛋白质的产生、折叠和降解调节了它们的功能。这些蛋白质的途径或体内平衡被称为蛋白质的稳定性。有缺陷的蛋白酶与糖尿病、阿尔茨海默病和衰老的过程相关。

第二级包括对抗机制，这种机制是有益的，主要是保护年轻个体不受损害或缺乏营养。然而，在长时间使用后，这些机制本身会产生损害。第二级的机制包括衰老，即细胞处于具有活性且代谢活跃但不能分裂的状态。氧气对于提供大量能量很重要；然而，像过氧化物和超氧化物这样的活性氧会对 DNA 和蛋白质造成损害。另一层机制是干扰营养感知；例如，哺乳动物雷帕霉素靶蛋白（mammalian target of rapamycin，mTOR）是一种能感知细胞营养、氧含量和能量水平的蛋白质。mTOR 的激活可支持细胞生长、繁殖和存活。然而，mTOR 的激活是有代价的。已经发现减少mTOR 的活性（如限制饮食）可增加一些动物的寿命[12]。第二级的最后一个机制是线粒体功能障碍；衰老不仅与突变线粒体 DNA 的积累有关，同时也与呼吸链功能下降有关，这可能导致细胞内能量的低效利用和运动能力降低。

第三级由整合机制组成，整合机制是由主要的、拮抗的特性所引起的损伤累积在不能通过组织稳态调节机制来补偿时所激发的：干细胞数量随着年龄的增长而减少，这表明已经无法替换损坏的细胞。另一种机制是细胞间信号通路的改变。关于细胞间信号通路的例子是神经激素信号通路过程，如肾素 - 血管紧张素、肾上腺素能或胰岛素 -IGF1 信号通路。老年人对神经激素信号通路失调与疾病的发展有关系，如高血压、心力衰竭、糖尿病和恶性肿瘤。

新创造的术语"老年科学（geroscience）"指的是一个交叉学科领域，旨在了解衰老与年龄相关疾病之间的关系[13]。老年科学的基本概念是，许多人类疾病，至少在某种程度上是由衰老本身引起的。衰老是导致阿尔茨海默病、帕金森病和许多恶性肿瘤等疾病的主要危险因素。研究各种病理学中的相关衰老机制的过程中提出了一个重要的问题：衰老和疾病是不同的过程，还是至少在某种程度上是不可分离的？阐明每一个过程，不仅可以为另一个过程提供见解，也可以提供潜在的解决方案。

人类平均寿命增长的大部分原因都是由于导致过早死亡因素的减少：如捕食、意外和疾病。无法阻止衰老也就意味着人类的寿命是有限的，如果每个人都只死于"老龄"，那么死亡的年龄将会是一个以某一个值为中心的钟形曲线，大概在 85 岁左右[14]。尽管如此，钟形曲线的最高值有可能转变为更高，但它能移动多远尚不清楚。研究的重点从延长存活的时间（寿命）过渡到延长人类处于健康和没有严重并发症的时间（健康寿命）。一些干预措施（戒烟、减肥和运动）已经被证明可以改善寿命和健康跨度[15-16]。

功能储备和衰弱的概念

> 老年并不是胆小的时候。
>
> ——贝蒂·戴维斯

功能储备是指器官功能高于基础活动所必需的程度。对于健康人来说，在 30 岁左右的时候达到储备高峰，而在未来的几十年里逐渐下降，然后大约在 80 岁的时候则会更加快速衰退。评估储备功能是麻醉医师一直在做的事情。例如，具有达到至少四个代谢当量的能力时，似乎能提供足够的心血管储备，以耐受大多数外科手术的应激[17]。随着年龄的增长，则会出现了一种极端的储备减少并对应激原的抵抗有限。这种生物综合征常被称为衰弱。衰弱是多重生理系统下降累积的结果，并易导致不良后果。衰弱、残疾和并发症共存但不是同义的（图 34-2）。虽然对衰弱的诊断通常是直观的，但有两种经典的方法来定义它。第一种方法是衰弱表型，它被定义为一种临床综合征，其标准有以下三个或更多：非计划体重降低（在过去的一年体重减少 4.54kg），自诉疲惫、乏力（握力）、步行缓慢和低体力活动[18]。衰弱的第二个定义是衰弱指数，考虑到了与亏损积累有关的衰弱。列表对症状、体征、疾病和残疾情况进行了调查，并用二分法（是/否）进行了评分，计算了出现上述情况占被调查的总人数的比例（如在 40 个调查中有 10 个是阳性，衰弱指数则等于 0.25）[19]。虽然衰弱表型和衰弱指数不一定能识别相同的患者[20]，但都可以用于预测社区老年人的死亡率和住院情况。大量研究使用了一系列评估工具来确定衰弱的状态，表明那些接受外科手术的衰弱患者相比于不衰弱的患者更有可能出现死亡、发病、并发

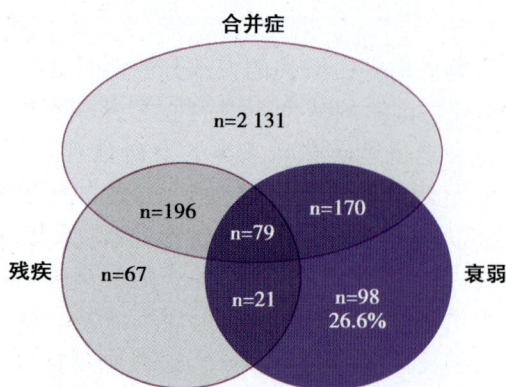

图 34-2　衰弱与残疾和合并症的重叠

2 762 名社区居民（年龄＞65 岁）有合并症（定义为以下 9 种疾病中的两种或两种以上：心肌梗死、心绞痛、充血性心力衰竭、跛行、关节炎、癌症、糖尿病、高血压、COPD）和/或残疾（定义为无法进行一项或多项日常生活活动［ADL］任务）和/或衰弱。在 368 例衰弱的患者中，98 名（26.6%）评估为不伴残疾或合并症（摘自 Fried LP, Tangen CM, Walston J, et al. Frailty in older adults: evidence for a phenotype. *J Gerontol A Biol Sci Med Sci*.2001; 56: M146-M157）

症、住院时间延长和出院后转去其他医疗机构等情况[21]。一项以人群为基础的回顾性队列研究调查了超过 200 000 个社区的 20 多万名 65 岁以上的老年人，其在 2002 年至 2012 年进行择期非心脏外科手术，发现术前的衰弱似乎比其他因素更能影响外科手术，总体来说与术后 1 年死亡率增加有关，这在术后早期尤为显著[22]。人们很容易假设，一旦发现虚弱，术前适应训练计划是否有可能逆转虚弱并改善手术结果？在普通的非手术人群中，运动试验（抗阻训练、有氧训练、平衡性和灵活性）、补充营养和药物治疗在逆转衰弱和改善结果方面是有限的[23]。对于计划进行择期手术的患者，在手术前进行的干预（术前训练）似乎优于手术后提供的类似干预（康复）[24]。对八项 RCT 研究的荟萃分析表明，一个主要障碍是对预康复计划的依从性低，这些研究检查了术前调节以改善生理功能和临床结果[25]。目前正在进行一项试验，对择期心脏手术体弱的患者进行干预，以研究术前交叉学科锻炼和健康促进干预是否能改善 3 个月和 12 个月后的临床结果（PREHAB 试验）[26]。

生理年龄

如果你不知道你有多老了，你会是多少岁？

——James Hubert 'Eubie' Blake

衰老过程有很大的个体差异性。当我们越老

时，我们就会变得越不同。理想情况下，生理年龄指数可用于量化储备功能。实现这一目标的一个有趣的方法是，向公众提供可量化的许多已知可改变的和不可改变的影响预期寿命的因素[7]。通过将个人数据插入程序中，可以衡量您的年龄与实际出生年龄的相对大小，以及提醒如何改善健康状况并"降低"年龄。这样的方法对于促进健康的生活方式可能是有用的，但并未解决最终目标，也就是量化包括大脑在内的每个器官系统的储备功能并且预测围术期常见并发症的风险。

器官衰老的生理学

如果我早知道我能活这么久，我就会好好照顾自己。

——James Hubert 'Eubie'Blake, 100 岁

定义由什么来构成"正常衰老"是困难的。是在最好的情况下发生的，还是发生在"普通"人？年轻人和老年人的比较可能并不能严格地反映衰老，因为老年人的饮食习惯、生活方式和生活环境可能与年轻人变老时所经历的不同。长期研究健康对象更有可能确定衰老的影响，但并不是所有的数据都来自这样的纵向研究。只检查非常老的人的研究实际上可能低估了衰老的典型影响，因为个人通常不会达到这样老，除非他们有某种内在的强健。最后，提醒读者记住两个原则。衰老的影响因患者而差异很大，而且疾病会与衰老相互作用，从而进一步削弱功能器官的功能储备。

身体构成的变化以及肝脏和肾脏的衰老

我拥有二十年前拥有的一切，只是现在都有一点点不足。

——吉普赛·罗斯·李

身体组成变化的主要特征是骨骼肌逐渐丧失和体脂增加，而且后者在女性中更为突出（图 34-3）。基础代谢随着年龄增长而下降，其中大部分下降是由于身体组成的变化所致[27]。体内总体水分减少，反映了与细胞内液减少相关的肌肉丢失和脂肪组织增加[28]。衰老导致血浆蛋白水平轻微下降；而 α_1 酸性糖蛋白有少量增加[29]。然而，这些变化对药物蛋白结合和药物传送的影响似乎很小。

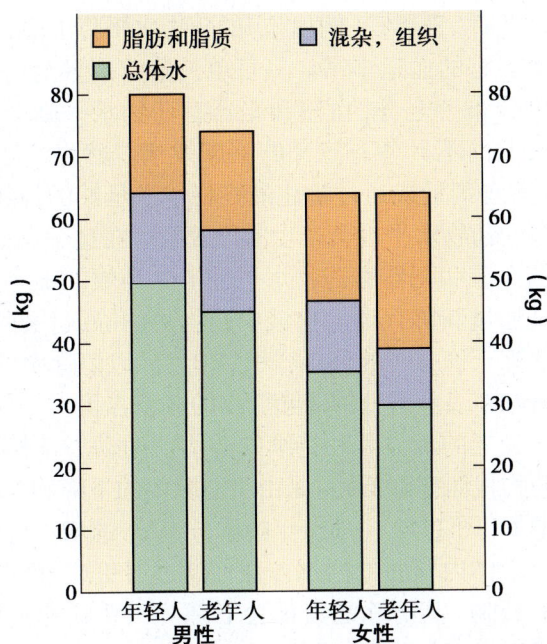

图34-3 与年龄有关的身体成分变化是有性别特异性的 在女性中，身体的总质量保持不变，因为身体脂肪（上段阴影）抵消了骨流失（中间段）和细胞内脱水（下段阴影）。在男性体内，尽管可以维持体脂和骨骼组织元素，但身体质量会下降，因为骨骼肌和其他瘦肉组织成分的加速流失会导致细胞内液的显著减少（下段阴影）

肝脏质量随着年龄的增加而减少，并且占肝血流下降的 20% 至 40% 的大部分（但不是全部）[30]。随着年龄的增长，Ⅰ期药物代谢和胆汁分泌也有适度下降。除了衰老对药物代谢的影响之外，即使在没有疾病的情况下，老年人的肝储备也应该足够高。

肾皮质质量随着年龄增长也会减少 20% 至 25%，但到 80 岁时衰老最突出的影响是会损失一半的肾小球[31]。40 岁后肾小球滤过率将会下降到每岁 1ml/min 左右，肾排泄药物的水平降低，在大约 60 岁时调整药物剂量开始逐渐成为一个重要的考虑因素。尽管如此，肾小球滤过率的下降程度是高度可变的，而且很可能比预测的要少得多，尤其是对于那些避免过度食用蛋白质的人[32]。

在必要的时候，老年人的肾脏不能像年轻人那样有效地排泄或保留钠[32]。在适当的时候，不能保存钠的部分原因可能是醛固酮的分泌减少。同样，在缺水或自由水过量时，老年人的肾脏不能像年轻肾脏一样迅速保留或排出自由水。最后，口渴的敏感度随着年龄的增长而下降。总之，老年患者的液体和电解质稳态更加脆弱，特别是当年老患者遭受急性损伤或疾病时，吃和喝就变成

了一种烦恼。

在大多数情况下，功能性内分泌的衰退与麻醉管理之间没有任何显著的相互作用。然而，随着葡萄糖负荷的增加，衰老与胰岛素的分泌减少有关，也会增加胰岛素抵抗，尤其是在骨骼肌中[33]。因此，即使是健康的老年患者也比年轻人更需要围术期胰岛素治疗。衰老也会导致睾酮、雌激素和生长激素的生成减少[34]。通过激素治疗来减少肌肉萎缩、衰弱、认知衰退和痴呆是有争议的，并且与麻醉管理没有任何关系。

中枢神经系统衰老

到 80 岁的时候，你已经学会了一切。你只须记住它。

——乔治·伯恩斯

大约在 50 岁时大脑的质量开始缓慢下降，随后下降得更快，80 岁时大脑通常会减少 10% 的重量[35]。神经递质功能的变化更为显著，包括多巴胺、5-羟色胺、γ-氨基丁酸，尤其是乙酰胆碱能系统[36]。后者尤其重要，因为它与阿尔茨海默病有关。反应时间增加，学习更困难，但是词汇、"智慧"和过去学习到的知识可以更好地保存[35]。尽管如此，在 85 岁以上的人群中，近一半的人有明显的认知功能障碍。另外，一定程度的动脉粥样硬化似乎是不可避免的。幸运的是，与先前的观点不同，老年人的大脑确实产生了新的神经元，并且能够形成新的树突连接[37]。

脑衰老对麻醉管理的主要影响是对许多麻醉药的敏感性增加。可能最著名的例子是每过十年最小肺泡浓度（MAC）下降约 6%[38]。然而，许多静脉药物在老年人大脑中也表现出增强的反应。衰老的这些影响在临床上处理相对简单。难以管理的是麻醉、手术的刺激以及储备最少的大脑之间潜在的相互作用。年龄是术后谵妄和/或认知功能下降的主要危险因素（详见"围术期并发症"）。

药物的药理学和衰老

我不再喝酒了。我只要迅速站起来就能得到相同的效果。

——匿名

通常药物对老年患者具有更显著的效果。原因可以是药效学，在这种情况下，靶器官（通常是

大脑)对给定的药物组织水平更敏感,原因也可以是药物代谢动力学,在这种情况下,通常给定剂量的药物可以在老年患者中产生更高的血药浓度水平。

大多数静脉麻醉药是高脂溶性的,因此在与血液充分混合之前静脉麻醉药已经开始进入组织。转移率取决于传送速率(浓度乘以每克组织的血流量)、血液和组织之间的药物浓度梯度(初始显然是高梯度)、药物穿过血液和组织膜难易度以及药物在组织中具有溶解度。因此,血运丰富的组织(大脑、心脏、肾脏、肌肉)将比血运贫乏的组织(脂肪、骨骼)更快地获得药物。与蛋白质的结合可能影响药物转移,与蛋白质高度结合的药物具有较低的游离浓度和较慢的转移速率。

基于上述情况,有许多方法让药物对老年患者产生更为显著的初始效应。在药物再分布阶段,老年患者的血药浓度通常较高,部分原因是由于血管轻度收缩,另一部分原因是肌肉量的减少限制了肌肉去除药物的速度和数量。通过长时间地维持血药浓度,更多的药物将会进入如大脑(通常是靶器官)或心脏这样的富含血运的组织。这一现象的典型例子是硫喷妥钠,较小的程度上发生这一现象的例子为丙泊酚[39]。

尽管通常药物对老年患者的影响更大,但普遍的印象是,注射药物需要更长的时间才能达到更大的效果。目前并不完全清楚为什么会这样。有时假设循环速度较慢,但是到任何器官的总血流量似乎并没有减少到超过器官质量减少的预期值。另一种可能是转移到靶器官的速度较慢。药效取决于组织浓度,而不是血浆浓度。脑-血浆平衡不是即时的,至少对于一些药物来说(例如瑞芬太尼),在更老的大脑中半衰期平衡的时间延长[40]。为什么药物穿过血脑屏障的时间随着年龄增长而更长,这一点还不清楚。

尽管如此,最终药物在全身的分布还是会根据组织的质量和溶解度。因为麻醉中使用的大多数静脉药物都是高脂溶性的,大部分的药物最终都会进入脂肪。稳态时的分布容积(Vd_{ss})反映药物在血液和组织中的分布程度,即药物在稳定状态下的分布容积。这个变量表示的是将使用的药物稀释到血浆观察到的浓度的必要血浆量。因此,非常容易溶解的药物的Vd_{ss}值可能是体内水的几倍。在最初重新分配到血运丰富的组织中后,药物将继续被吸收到脂肪中,缓慢地扩散回血浆中。

这样做时,靶器官(例如脑)的药物水平将下降,因为靶器官的血运丰富。一旦单一治疗剂量的药物完全分布于全身,血液和靶器官药物水平则会因为太低而不具备有意义的临床效果。然而,大剂量、重复剂量或通过输注最终将传送足够的药物,残余的药物水平也会产生治疗效果。在这一点上,降低血液和靶器官药物水平并消除药效的唯一方法是通过新陈代谢。血液中药物的消除或代谢半衰期等于稳态时的分布容积(Vd_{ss})除以清除率,其中清除率表示每分钟清除药物的血液容积。

衰老的最显著和持续的药物代谢动力学作用是药物代谢率降低,这是由于清除率的下降和Vd_{ss}的增加(图34-4)。随着年龄增长,Vd_{ss}的增加可能是由于体内脂肪的增加。任何通过肝脏或肾脏代谢的药物,其清除能力都会下降。当药物通过肝脏代谢时,减少肝脏质量和血流量,无论高摄取还是低摄取的药物其清除率都会降低。此外,老年患者经常慢性服用大量药物,影响药物相互作用以及抑制药物代谢。由于肾小球滤过率随年龄的增长而降低,主要的经肾清除的药物代谢将降低。老年人和年轻人之间的药物代谢净效应通常是清除半衰期的两倍。但是,对于某些药物半衰期的影响可能很大。对于地西泮,其半衰期(以小时为单位)大致等于患者的年龄(图34-5)[41]。对于72岁的人,则需要3天才能代谢掉一半剂量的地西泮。这种药物代谢动力学很清楚地说明了为什么在现代医学中,长期使用地西泮和其他类似药物的预期效果是暂时的(如作为一种睡眠辅助药物)。

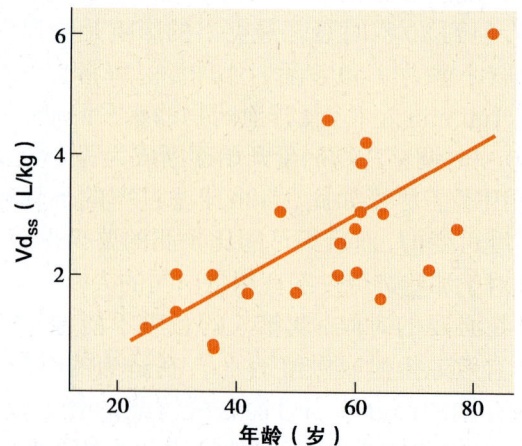

图34-4　年龄对使用硫喷妥钠的女性在稳态时其分布容积(Vd_{ss})的影响

(摘自 Jung D, Mayersohn M, Perrier D, et al. Thiopental disposition as a function of age in female patients undergoing surgery. *Anesthesiology*.1982;56:263)

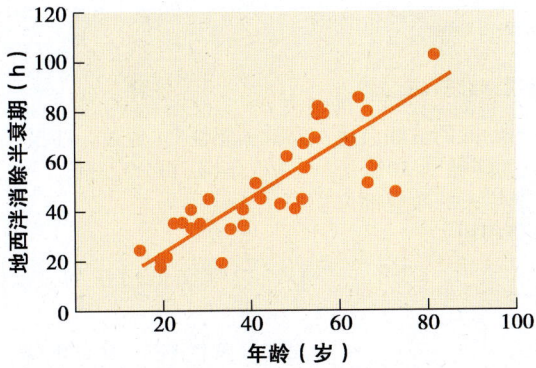

图 34-5 年龄对地西泮消除半衰期的影响
以小时为单位的半衰期数值等于以年为单位的患者年龄的数值(摘自 Klotz U, Avant GR, Hoyumpa A, et al.The effects of age and liver disease on the disposition and elimination of diazepam in adult men. *J Clin Inve-st.*1975; 55: 347)

在输注时(或者为此须进行一系列的推注),把血液和靶器官药物水平降至治疗阈值以下所需的时间取决于许多因素。这就是时量相关半衰期概念被证明有用的地方,也就是输注终止后血浆浓度降低到50%(或任何所需的百分比)所需的时间。在极端情况下,如果由药物累积产生的残留水平仍然非常低,只需要适度降低血液浓度来扭转药效,那么最近施用的药物快速再分布将导致血液药物水平的迅速降低和效应终止。另一方面,如果药物在体内大量积累和/或血药浓度水平高,则可能需要很长时间来降低药物水平以终止药效。一般规律是,当需要血浆水平下降很大才能降低到治疗阈值以下时,降低药物浓度的时间是随着年龄的增加而显著增加的[42]。

当试图确定什么药理变量是可以出现给定的临床效果时,对文献的回顾可能产生令人困惑的结果。幸运的是,人们不需要知道这些细节就可以通过智能机器对老年患者使用麻醉药物。表34-1 总结了许多常用麻醉药物的信息[42-45]。衰老对镇静催眠药的影响包括药效学和药物代谢动力学的变化。对于阿片类药物,老年人的大脑似乎比年轻人更敏感,但是阿片类药物的药物代谢动力学基本上不受年龄影响。

尽管肌肉和运动神经元随着年龄的增长而减少,当对某一特定水平的肌肉松弛状态的稳态血药浓度水平进行比较时,肌肉松弛药对老年患者的效果似乎并没有更强[45]。肌肉松弛药的初始分布容积通常较低,但这种药物代谢动力学变化似乎并没有转化为较小的剂量。最常用的肌肉松弛药,如维库溴铵和罗库溴铵随着年龄的增长而其

新陈代谢适度地减慢,因此预计效果的持续时间会增加,特别是在重复给药时。因此,老年患者神经肌肉阻滞残余风险更大(详见术中管理部分)。

心血管衰老

一个人的动脉有多老,他就有多老。
——托马斯·西登哈姆

几乎所有心血管系统的组成部分会都受到衰老的影响。主要变化包括①对刺激 β-受体的反应降低;②心肌、动脉和静脉硬化;③自主神经系统变化为交感神经活动增加,副交感神经活动减弱;④传导系统发生变化;⑤缺血性预处理缺陷。虽然动脉粥样硬化可以影响每个人,因为衰老机制有助于动脉粥样硬化的发展,但尚不清楚它是否不可避免地导致功能障碍或疾病。

随着年龄增长,在休息时交感神经活动增加,而且通常对刺激的反应过激,从而增加交感神经活动[46]。虽然随着年龄增长,α-受体反应性下降,但手术期间交感神经激活的波动在麻醉期间仍可产生显著的血管阻力变化。血管阻力的这些变化使得老年人血压不稳定,同时当麻醉抑制交感神经张力时,血压会下降[47-48]。

压力感受器反射控制血压的能力随着年龄增加而降低[49]。这种机制主要是降低心率反应,而不是降低血管张力的压力感受器反射控制。心率对血压变化的反应减弱,部分原因是由于静息时迷走神经张力较低,但主要机制是对刺激心脏的 β-受体反应降低[48]。该机制似乎不是心脏 β-受体的下调,而是细胞内的耦合缺陷。当儿茶酚胺内源性释放或外源给药时,心率和收缩能力的增加都较少。因此,心率随运动的增加也随之减少,最大心率(通常为220减去年龄)也是如此,而且这种下降也会造成随着年龄增长而使得运动能力下降,即使是对于训练有素的人。静息状态下迷走神经张力下降可能会抑制给予阿托品或格隆溴铵后的心率增加。

传导动脉(主动脉至小动脉)的硬化通常通过两种机制导致收缩期高血压[50-51]。首先,大约一半的每搏输出量在射血后仍留在胸主动脉内。必须增加压力,扩大硬化的主动脉以容纳该血液量。其次,动脉硬化普遍导致压力波传播更快。在所有人中,压力波从动脉壁和分支反射出并返回到胸主动脉。因为血管硬化,老年人的反射波能更

表 34-1　年龄对药物剂量的影响

药物	剂量管理	多次注射或持续输注	注释[a]
丙泊酚	减量 20%～60%，高龄患者体重偏瘦者 1mg/kg	减量 50%，超过 50min 的输注会逐渐增加血液浓度降低到 50% 所需的时间（但老年人的效应部位水平可能会下降很快）	大脑敏感性↑（通过一些报告），V_{cen} 下降，再分配减慢
右美托咪定	酌情减量	酌情减量	心动过缓和低血压的发生率较高
硫喷妥钠	减量 20%	减量 20%	大脑敏感性不变，V_{cen} 下降，再分配减慢
依托咪酯	减量 25%～50%	—	大脑敏感性不变
咪达唑仑	相比于 20 岁，60 岁时适当减量，90 岁时减量 75%	类似推注（代谢 $t_{1/2}$ 更长，但是没有意义，除非使用非常大的剂量）	大脑敏感性↑↑
吗啡	可能减量 50%。吗啡峰值效应时间为 90min（虽然在 5min 时达到峰值效应的一半）	长效应室平衡时间对在输液终止后的效果影响非常缓慢（4h 减少 50%）	代谢物吗啡 -6- 葡萄糖醛酸的聚积需要延长使用吗啡，但肾脏排泄会使它的作用时间长
芬太尼	减量 50%	减量 50%	大脑敏感性↑，药物代谢动力学的变化极小；芬太尼透皮贴会延迟吸收
阿芬太尼、舒芬太尼	减量 50%	减量 50%	大脑敏感性可能↑，药物代谢动力学的变化极小
瑞芬太尼	减量 50%	减量 50%	血 - 脑平衡较慢，表明起效和补偿较慢，V_{cen} 适度降低
氢吗啡酮	没有关于其在衰老的研究，但假设它对老年人的效能增加	设定减量 50%	与吗啡相比，无活性代谢物，起效更快
美沙酮	没有关于其在衰老的研究，但假设它对老年人的效能增加	设定减量 50%	—
哌替啶	仅用于术后寒战	不使用	有毒代谢物去甲哌替啶，肾排泄随着年龄增长而降低
维库溴铵	起效慢（≈33%）	恢复时间慢	肝脏代谢略多于肾脏，年龄几乎使代谢 $t_{1/2}$ 增加一倍
美维库铵	在年轻人和老年人中都迅速起效	适度的减少输注剂量，反复推注使恢复时间延长	由血浆胆碱酯酶代谢消除，随着年龄的增加代谢 $t_{1/2}$ 适度延长
顺式阿曲库铵	起效慢（≈33%）	随着年龄的增长没有显著变化	霍夫曼消除，随着年龄的增加代谢 $t_{1/2}$ 适度延长
罗库溴铵	起效最慢	—	肝脏代谢略多于肾脏，随着年龄的增加代谢 $t_{1/2}$ 适度增加
泮库溴铵	—	—	主要是肾脏清除，衰老使代谢 $t_{1/2}$ 增加一倍
哌库溴铵	起效较慢（≈50%），老年人可能不太敏感	—	主要是肾脏清除，代谢 $t_{1/2}$ 没有明显变化
琥珀胆碱	起效缓慢（≈40%）		
乙基二甲基铵	剂量和起效时间类似	—	V_{cen}↑，主要是肾脏的消除，随着年龄的增加代谢 $t_{1/2}$ 适度增加
新斯的明	尽管有药物代谢动力学变化，但一些研究表明剂量随着年龄的增加而增加	—	V_{cen}↑，肝脏消除，随着年龄的增加代谢 $t_{1/2}$ 适度增加

　　[a]V_{cen}，中央室分布容积或初始容积。虽然 V_{cen} 没有解剖相关性，但较小的 V_{cen} 会增加初始血浆水平，并增强药物在靶器官（如大脑、肌肉）中的转移。

快地返回。在年轻人中，直到射血完成后反射波才会回到心脏。这些波是降中峡后主动脉根部压力适度上升的原因。但对于老年人，反射波在射血后期返回心脏并增加左心室的泵出压力以完成每搏输出量。在射血结束时，心室收缩减弱，因此理想的耦合会使心室对抗不断下降的压力。由于老年人的心室必须对抗较高的压力，这增加了压力刺激心肌的肥大。

肥厚本身会加重心室硬化，但更糟糕的是，肥大会减慢舒张期，从而影响舒张早期的心室充盈。左心室更加依赖于心房搏动，并且需要增加左心房压力以维持舒张期充盈。心房压力增加是静态的，但在心动过速等压力急剧增加的情况下，则是动态的。这种称为舒张功能障碍的现象随着年龄的增长而加重。大多数老年人充血性心力衰竭都是由于舒张功能不全引起的，并且是在临床上没有显著收缩功能障碍的情况下发生[48,52]。

随着年龄的增长，足够的心室充盈变得更加重要。对刺激 β- 受体的反应降低则需要心室更多地依赖足量的舒张末期容积以通过长度 - 张力（Frank-Starling 机制）产生足够的收缩强度。舒张功能障碍则就需要增加中心静脉压和肺静脉压来维持舒张末期容积。随着年龄增长，可接受充盈压的范围变得越来越窄，因为过低的压力导致充盈不足。由于正常压力已经升高，任何进一步的增加都可能导致液体外渗诸如肺水肿等不良后果。

遗憾的是，衰老也减弱了维持充盈压力在可接受范围内的能力。人体中，静脉充当血液的储存器并用于缓冲血容量的变化，以维持适当的心室充盈。然而，静脉随着年龄的增加而硬化[53]。静脉硬化破坏了这种缓冲能力，并且在静脉血容量发生微小变化时就可能会导致静脉压力和心脏充盈发生更剧烈的变化。总而言之，本质上该系统变得更加不稳定，如老年人会发生体位性低血压，而轻度血容量不足的年轻成人则无此现象（图 34-6）[54]。

随着年龄增长，传导节律可能会发生紊乱。传导系统的纤维化可能会导致传导阻滞，并且窦房结细胞的丧失可能会使老年患者更容易患病态窦房结综合征。心房颤动的患病率随着年龄呈指数式增长，部分原因可能是心房扩大。

衰老似乎会削弱甚至消除缺血预适应的任何保护作用，也就是短时间的心肌缺血将缓和接下来更长时间缺血事件的不利影响。"热身性心绞痛"是在第一次锻炼到发生心绞痛后达到较高水平

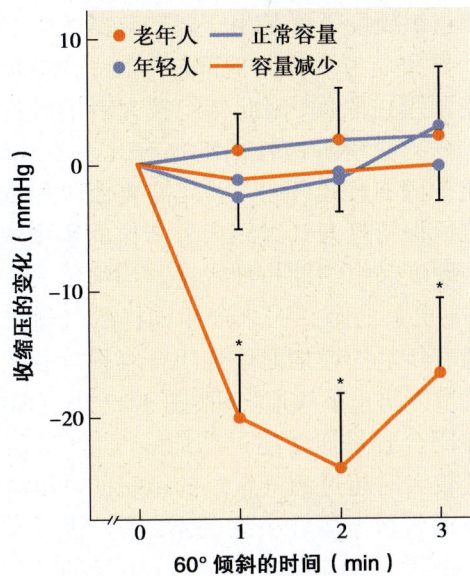

图 34-6 年轻人和老年人在正常容量状态下和丢失了接近 2kg 水和 100mEq 钠的血容量状态下都接受了被动倾斜试验

随着倾斜血液滞留于腿部。尽管在这两种情况下年轻人都可以耐受倾斜，但血容量不足和倾斜超过了老年人的代偿机制（摘自 Shannon RP, Wei JY, Rosa RM, et al. The effect of age and sodium deplete-on on cardiovascular response to orthostasis. *Hypertension*.1986；8：438）

的运动能力。从 65 岁开始，运动水平的提高随着年龄的增长逐渐减慢[48]。在年轻的成年人中，在心肌梗死后两周内发生心绞痛后，死亡或心力衰竭这些并发症是较少见。对心绞痛的这种保护作用在老年人中是没有的[48]。

本节开始于引用托马斯 西登哈姆一句话。越来越多的证据表明这一说法：动脉硬化可能确实是生理年龄的标志。动脉硬化的表现之一是脉压增宽。一旦收缩压和舒张压之间的差异达到 80mmHg 或更高，则与全因死亡率、心血管死亡率以及各种疾病，包括卒中、冠心病和肾衰竭明显相关[50-55]。脉压增加也与冠状动脉旁路移植术后的发病率和死亡率有关[50]。

肺衰老

衰老对肺系统最显著的影响是胸壁僵硬度增加，肺实质硬度下降[56-57]。随着年龄增长，胸腔呈桶状，导致隔膜变平。隔膜的弯曲度变小不利于胸腔中负压的产生。僵硬的胸壁和平坦的膈肌增加了呼吸做功。再加上肌肉量随年龄减少，也就不难理解老年患者当增加每分通气量时更容易疲劳，因此更容易发生呼吸衰竭。

肺组织硬度下降是由于随着年龄增加弹性蛋白减少导致。与身体其他部位不同,弹性蛋白不会被胶原蛋白取代,因此年纪较大者的肺变得更容易扩张。这种顺应性的增加有几个不利影响。小气道的固有硬度不够,因此需要依赖周围组织的牵拉以保持打开。组织向外牵拉的程度取决于组织的硬度和组织的拉伸程度。当组织失去弹性时,需要更大的肺膨胀来产生同样的气道外拉程度。随着年龄的增加而增加闭合容量反映出增加肺通气量以防止小气道陷闭(图 34-7)。通常在 65 岁左右闭合容量通常超过功能残气量,并且最终在年龄较大时超过潮气量。肺组织的硬度降低也导致了通气血流灌注失调的不匹配,因为肺组织与其周围组织相连减少,使通气不均匀。加上肺泡表面面积随年龄而适度减少,这些变化导致静息状态下 PaO_2 随着年龄增加而适度下降[58]。

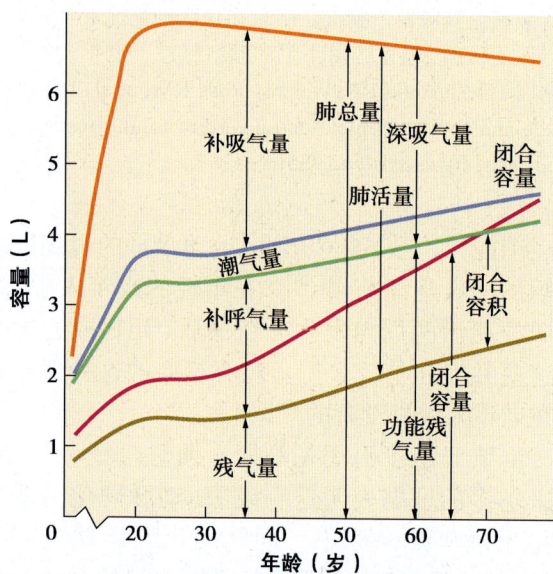

图 34-7　衰老对肺容量的影响

随着年龄的增长,肺总量一定程度的下降和功能残气量适当的增加会导致深吸气量下降。由于 IC 的减少和残气量的增加,肺活量下降。然而,随着年龄增长变化最明显的是闭合容积和闭合容量的增加,以至于在年龄非常大的老年人中,闭合容量超过功能残气量(摘自 Smith TC.Respiratory system: aging, adversity, and anesthesia. In: McLeskey CH, ed.Ge-riatric Anesthesiology. Baltimore, MD: Williams & Wilkins; 1997: 85)

无效的小气道在用力呼气时也会产生更大的局限性。在所有年龄段,用力呼气都会在胸膜腔内产生正压,从而压迫胸腔内气道。只有气道结缔组织和肺组织栓系才能抑制这种压迫。由于肺组织牵拉减少,所以年纪较大受试者的气道在被增大的肺容积压缩,并且在呼气期间气流受限的百分比大于更为年轻的人(如 70 岁的人为 45%;30 岁的人为 20%)[59]。

神经系统的衰老会进一步影响呼吸系统,导致对高碳酸血症的通气反应下降近 50%,对低氧反应的下降更大,尤其是在夜间[60]。随着年龄的增长,下咽部和颏舌肌张力的丧失使老年人易发生上呼吸道梗阻。65 岁以上的人群中出现睡眠呼吸障碍的比例很高,甚至高于 75%,这种现象与睡眠呼吸暂停或者相同或者不同,但肯定会使老年人术后缺氧的风险增加[61]。衰老也会导致咳嗽效果不佳和吞咽障碍。误吸是发生社区获得性肺炎的重要原因,可能是术后肺炎的主要原因[62]。

温度调节和衰老

在过去二十年里,人们对围术期低温产生的不良后果的认识有所提高,并且改进了防止体温过低的方法。即使在手术室外,老年人在受到一定寒冷时也容易发生体温过低,而这些环境不会影响年轻人。受试者对寒冷环境的最初反应是血管收缩,如果这种反应不够就会出现第二个反应即寒战。这两种机制都是由核心和/或皮肤温度降低引起的。这两种温度相互作用,皮肤温度降低 1.0℃相当于核心温度降低约 0.2℃[63]。尽管老年人的血管收缩和寒战发作受损程度差异很大,但预测老年人血管收缩不仅会减弱,还会由于新陈代谢下降而减少产热量[64]。

在所有年龄段,吸入和静脉注射药物(如丙泊酚和阿芬太尼,但不包括咪达唑仑)均会改变管理阈值,使体温必须下降 4.0℃后才开始出现血管收缩或寒战。衰老进一步损害了阈值,大约为 1.0℃,在全身麻醉和脊椎麻醉期间也一样[63]。

由于温度调节受损和产热量减少,老年患者出现体温过低并不奇怪[65]。体温过低的风险包括心肌缺血、手术伤口感染、凝血功能障碍而出血增加以及药物代谢受损[63]。寒战显著增加新陈代谢,心肺功能储备不良的患者可能耐受不良。对老年患者低温的预防和治疗与年轻成年人类似。

麻醉的实施

我们更多做的是帮助人们活得更久,而不是帮助他们享受晚年。

——Frank A.Clark

术前访视

术前访视对于老年患者的治疗非常重要。虽然访问的目的与其他患者没有区别,对于老年群体,常见的问题更应该提出。例如,患者的生活状况是否会对促进成功康复提供必要的支持?因为手术会暂时导致患者无法进行日常生活活动(ADL),而年迈的配偶可能无法帮助患者穿戴、洗澡等。此外,老年患者想要完全恢复术前的功能水平是可能的,但可能需要很长时间。例如,腹部大手术后,大多数老年患者至少需要3个月才能使ADL和独立ADL恢复到基线水平[66]。6个月的活动障碍随着任务不同而变化,ADL持续性障碍的发生率仅为9%,独立ADL障碍的发生率为19%,握力下降的发生率为52%。

老年患者意识到他们生命的结束已经不能再用年轻人的理论因素去考虑,因此在手术时他们更有可能拥有生前遗嘱、医疗保健代理和医疗保健指令。然而他们经常在生命即将结束时要接受手术。对老年医疗保险受益人进行的一项回顾性队列研究发现,近1/3的人在他们生命的最后一年接受手术,超过18%的人在他们生命的最后一个月接受手术[67]。老年患者对手术的期望可能与年轻患者的期望不太相同,医务人员必须小心,不要根据其价值观或期望来判断患者的决策。对老年患者来说,功能性损伤可能比死亡更令人担忧。如果患者的决定与医生的意见不一致,当功能出现问题或者医生可能怀疑功能会出现问题时,这种个人价值观尤其重要[68]。关于风险和收益的讨论需要包括功能恢复的程度以及恢复的速度。如果医疗保健指令禁止各种维持生命或复苏的手术操作,在围术期发生不良事件,患者/委托人和麻醉医师必须相互了解将执行或不执行的内容。

多重用药和药物相互作用对老年人来说是一个巨大的问题。多达30%的流动老年人口因为不良药物事件需要进行医疗处理,住院治疗的老年人中有30%以上是因为药效的关系[69]。事实上,对外科患者提供的老年医学咨询服务的主要目标之一是尽可能减少这些药物。麻醉医师可以通过提醒初级保健团队解决这个问题并给予老年医学咨询服务。在老年人中,脱水、虐待老人和营养不良都比大众认为的更普遍。在营养不良的情况下,可能局限于单纯的缺乏某类物质,如维生素D或B$_{12}$,或者它可能更加整体化,并且由于口腔卫生不良或"衰老性厌食症"引起的卡路里摄入不足,其中神经内分泌改变导致过早的饱腹感和味觉减退[70]。营养状况是被低估的手术危险因素。事实上,退伍军人事务全国外科质量改进计划包括美国麻醉医师协会发现,白蛋白与其他任何单一指标一样,都是死亡率或发病率的敏感指标[71]。

很明显,在老年人手术中的许多问题很少出现在年轻患者身上。整合患者的医疗状况、手术影响以及患者的目标期望需要综合性的方法,包括术前优化和可能延长术后恢复的时间。由于这些原因,老年人是PSH提供潜在进展的重要机会[72]。ASA支持的PSH提倡以患者为中心,以医生为主导,以交叉学科和团队为基础的护理模式,通过尽快实施多学科干预措施,努力实现更好的健康、更好的医疗保健并减少医疗支出[73]。立即开始术前协调护理,开展成本-效果检测和咨询以及住院和过渡计划的制订,以确定需要专业治疗和干预措施的患者,优化术前状态,并改善或维持(如果没有改善)手术后的功能状态。

术中管理

在老年患者全身麻醉的诱导没有好的方法。推注的诱导剂量对单个患者的影响是高度可变的,所以不得不承认诱导剂量有一定的猜测的可能。一般而言,相比于年轻人,老年人需要的剂量更小,如果允许更多的时间使药物达到其靶器官(脑)的峰值效应,则使用较少量的剂量效果就会变得更明显。给定的丙泊酚血药浓度会导致老年患者大脑活动的下降幅度变大,但血压下降的幅度与年轻人相比更大[74]。许多方法可以用来控制血压的降低,但大多数是通过联合使用辅助药物如阿片类药物而减少丙泊酚的剂量,或者将小剂量丙泊酚与依托咪酯联合使用来减少丙泊酚的用量。有人提倡用400μg/(kg·min)剂量的丙泊酚静脉滴注诱导,直到脑电双频指数(BIS)达到60,以减少药物过量的风险[43]。在老年患者中观察到依托咪酯降低血压的幅度比丙泊酚产生的更少[75]。尽管如此,必须注意,诱导时勿剂量不足。可以认为,插管导致的过度高血压反应可能比短时间的低血压更有害。人们必须预期判断血压将会发生显著变化——上升或下降,并且医生越早认识到这些变化,就可以更快地纠正。相比于测压频率少的时候,每分钟测一次袖带血压应该更快提醒医生血压的变化。尽管血压波动可能并不理想,但几乎没有证据表明，即使是重大短暂的血压变化也会导致不良后果。

无论是全身麻醉还是神经阻滞，麻醉维持阶段通常都会导致老年患者全身血压显著下降，而且比年轻患者更常见[76]。尽管全身血管阻力和心排血量均有下降的趋势，但血管阻力的下降可能是影响血压最大的因素，尽管这一结果仅在脊椎麻醉期间得到确认[47]。图 34-8 显示了血管阻力的大幅下降，并进一步表明静脉血液淤滞导致前负荷下降，从而使心排血量下降。然而，由血压下降引起的后负荷减少可增加射血分数，由此改善舒张末期容积的减少对每搏输出量的影响。由于麻醉期间血管阻力对血压降低有着显著的影响，因此有人认为可以使用 α 受体激动剂，并且可能比单纯地扩容更有效[48]。α-受体激动剂还能促进静脉收缩，从而使血液回流至中心静脉循环并减轻由于血液淤滞导致心室前负荷的减少，并且至少可能减少一些容量输注。虽然没有人会主张把收缩血管作为血容量不足治疗的方法（除了作为权宜之计），心室代偿能力有限；因此单纯的容量管理不可能提高足够的心排血量来代偿血管阻力的大幅下降。而且，手术结束后交感神经系统活动恢复，血液将从外周循环转移到中央循环。过量的外周

容量现在变成过量的中心容量，老年人的心脏可能会发生舒张性心力衰竭。总之，对老年患者进行容量管理时存在问题，在补液太多和太少之间有着非常精细的界线，并且在深度麻醉状态下"恰到好处"可能在稍后就变得"太多"了。

气管导管和喉罩之间的选择涉及许多因素，包括体质、明显衰弱、手术定位、反流风险和手术持续时间（详见第 29 章）。相比于喉罩，气管导管可能对黏液纤毛清除作用和吞咽功能的不良影响更多。气管导管的优点是能够保证控制通气，从而防止高碳酸血症和术中肺不张。

如果采用正压通气，一个重要的目的是在呼吸周期中肺容量要超过闭合容量，以防止肺不张。已经提出两种方法：大潮气量与适度潮气量[通常为呼气末正压通气（PEEP）]。最初的研究发现小潮气量设置与较低水平的炎症标志物相关联[77]。最近有研究表明，适度的潮气量可减少围术期肺部并发症的发生率，这一结论在荟萃分析中得到了最好的总结[78]。因此，根据需要适度调节潮气量加上 PEEP 似乎是首选方法。

麻醉管理的另一方面对衰老肺系统有害的是残余的神经肌肉阻滞。最初使用泮库溴铵观察到，中间作用的神经肌肉阻滞剂也有关联，这种现象与呼吸系统不良事件如缺氧和气道梗阻有关[79]。使这一情况更加复杂的是，新斯的明的拮抗实际上可能加重了残余的阻滞效果[80-81]。可通过神经肌肉传导监测来改善新斯的明的有害作用，大概是通过选择适当剂量的新斯的明[82]，但这种观察结果也存在争议[81]。然而，至少有一项研究表明，老年患者（平均年龄 75 岁）残余的神经肌肉阻滞和不良呼吸事件的风险是中年患者的两倍[83]。这一观察结果建议对老年患者要非常谨慎地使用非去极化肌肉松弛药。

术后治疗

对于老年人和年轻患者来说，苏醒和术后即刻的目标没有什么不同；老年人只是更难实现。镇痛是一个主要目标，应该提前说明，没有证据表明老年患者的疼痛比年轻患者更轻或者对老年患者的危害不如年轻患者。但由于标准的镇痛方法是滴定至所需的效果，对于任何年龄的患者来说，可能需要较少的药物（或不需要），其结果都应该是缓解疼痛。然而，在老年患者中实现充分镇痛存在障碍[84]。老年患者有时会低估他们的疼痛程

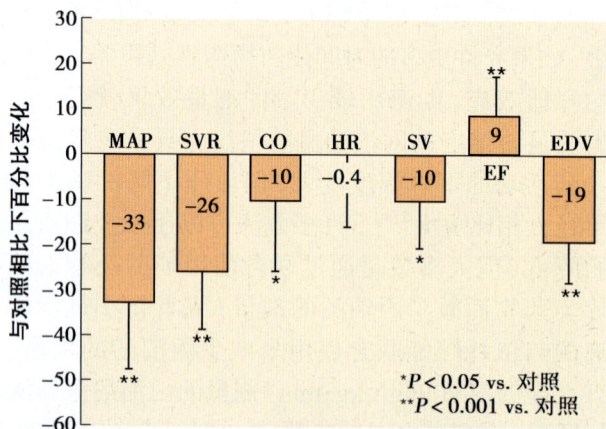

图 34-8 老年男性心脏疾病患者在脊椎麻醉下全交感神经切除术的反应

超过 70% 的平均动脉血压（MAP）下降是由于全身血管阻力（SVR）降低所致。心脏充盈（EDV，舒张末期容积）明显减少，但其对每搏输出量（SV）和心排血量（CO）的影响通过射血分数（EF）的增加而得到改善。尽管这些受试者的心率（HR）有增加也有减少，但总体效果不变（摘自 Rooke GA, Freund PR, Jacobson AF. Hemodynamic response and change in organ blood volume during spinal anesthesia in elderly men with cardiac disease. *Anesth Analg.*1997; 85: 99. Copyright © 1997 International Anesthesia Research Society）

度,更能容忍急性疼痛,也许部分原因是在生活中他们本身就有慢性疼痛。对于老年患者,视觉模拟评分法比口头或数字法更难以使用。如果患者认知功能障碍,疼痛交流进一步出现困难;事实上,痴呆患者在髋关节手术后经常会出现严重的疼痛,但即使是轻微的认知障碍也会导致疼痛评估或患者自控镇痛泵的使用出现问题。

未达到足够的镇痛水平与许多不良后果相关,包括睡眠剥夺、呼吸障碍、肠梗阻、不理想的活动、胰岛素抵抗、心动过速和高血压。充分镇痛的明显悖论是,阿片类药物在术后镇痛起主要作用,而阿片类药物也能够产生许多相同的不良后果。因此,与老年患者的所有医疗一样,好的判断、谨慎以及频繁监测镇痛和副作用至关重要。辅助药物如非甾体消炎药已被证明可减少阿片类药物的需求量和一些阿片类药物的副作用,但通常也有风险,如肾损害或胃肠道毒性[84]。众所周知,硬膜外镇痛的效果优于静脉治疗,这个发现已在老年患者中得到了验证[85-86]。虽然没有定论改善心肺结果,但硬膜外镇痛中肠道功能可以更快恢复、更早期活动和营养状况表现地更好。

虽然术后治疗管理的许多方面应该是外科医生或内科医生的职责范围,但有些事情麻醉医师对年龄较大的患者进行术后访视时应该注意。如果患者的手术有大量液体需要,发现液体超负荷的体征是很重要的,包括啰音、呼吸困难、呼吸急促和端坐呼吸,特别是在术后第二天当第三间隙液体移动时。及时给予利尿剂可能阻止显性肺水肿的发展以及随之而来的治疗和风险的升级。触摸脉搏:心房颤动通常是间歇性的,经常检测更有可能发现到。在老年患者中谵妄常常未被发现,部分原因是它可能来去无常。花点时间与患者聊聊。如果患者表现出警觉性时好时坏,注意力不集中或易分心,说着漫无边际或不连贯的话,方向感迷失或感知障碍,则应该不难产生怀疑。已经表明,综合评估和管理危险因素可以提高整体康复和避免并发症,包括谵妄、肺炎、无法控制的疼痛、感染和住院时间[87-88]。麻醉医师应尽可能准备以支持这些项目。

围术期并发症

我的病一个是哮喘一个是水肿,还有一个不那么容易治好病的七十五岁。

——Samuel Johnson

老年患者围术期并发症的风险增加,部分原因来自共病,部分原因是由于衰老过程导致器官系统功能储备减少。衰老过程是否可以被认为仅仅是储备功能减少或亚临床疾病,这是一个语义问题。结果都是一样的:老年人几乎每种可能的围术期并发症的风险都有增加,包括心血管、肺、肾、中枢神经系统,伤口感染和死亡[89-91]。

越来越多证据表明,麻醉管理可能会影响长期的结果。老年人对麻醉药的效果特别敏感,因此可能更容易受到麻醉的不利影响。尽管对麻醉药的特异敏感性难以确定,但一些证据表明可以通过可实践临床的方式获得。例如,术中"三低"状态(低浓度挥发性麻醉药以及伴随着的低血压和由 BIS 监测器定义的深度催眠水平)与住院时间长和 1 个月的死亡率相关[92]。"三低"状态可能仅仅是低生理储备的一个标志,尽管有关联但并不意味着具有因果关系,但是对敏感性的识别可能会改善结果。其他研究显示术中低血压与 1 个月的不良后果包括心脏事件、肾功能障碍和脑卒中的可能性之间存在关联[93-96]。年龄在 68 岁以上是其中一项研究的独立危险因素[94]。另一项研究显示年轻成人 1 年死亡率与术中的低血压无关,但发现老年患者的 1 年死亡率较高,且与术中低血压的持续时间相对应[97]。同样,低血压是原因还是仅仅是一个标记尚不清楚,但这些研究确实表明长时间低血压结局不佳。

照顾老年人的麻醉医师经常面临一个令人担忧的问题:麻醉技术(区域麻醉与全身麻醉)或麻醉深度的选择会影响结果吗? 据估计,全世界每年有超过 150 万的病例,髋部骨折的手术固定是经典病例。髋部骨折会导致住院和 30d 内死亡(约为5%~10%),心血管和肺部并发症以及术后严重残疾的发生率高。对这个弱势群体的任何潜在改善都会产生深远的社会和经济影响。最初对 141 项临床试验进行的荟萃分析提示与全身麻醉相比,使用区域麻醉可降低术后的死亡率[98]。然而,有些引用的研究很小,有些有方法上的缺陷,有些则在三十多年前进行。虽然中国台湾的一项大型回顾性观察研究发现,与神经阻滞相比,全身麻醉患者出现更多的不良后果[99],最近对美国和英国的大型队列观察性研究发现,全身麻醉和区域麻醉之间的死亡率差异不大[100-102]。一项大规模的前瞻性多中心临床试验(REGAIN-REgional versus General Anesthesia for promoting INdependence after hip fracture）预计将招募1 600名患者,目的是比较椎管内麻醉与全身麻醉患者的治疗结果,并有可能提供关于这一重要问题的见解。

由于衰老机制不仅促进正常衰老,而且会导致疾病的发展以及到一定的严重程度,人们认为年龄和疾病交互作用可能会共同影响围术期风险。通过对法国近20万例麻醉事件的前瞻性调查证实了这一假设[103]。年龄和慢性疾病的种类都与并发症发病率的增加有关,但特别有趣的是这两个因素有明显的交互作用。图34-9显示,对于任何特定的年龄组,并发症的数量随共病的数量而增加。不超过34岁群体患有三种或三种以上共病的情况表明,年轻并且患病可能是一种特殊情况。忽略这一离群值,相同数量的共病用点连接起来,显示出无共病的人伴随年龄的增加患病的风险会略有增加,但对患有一种、两种、三种或更多种疾病的调查显示年龄对其的影响越来越大。换句话说,年龄与并发症交互作用增加围术期风险。

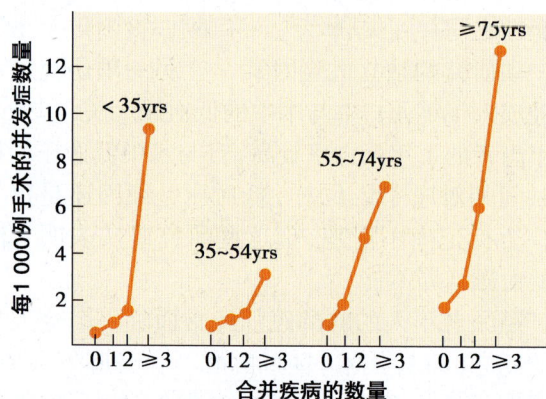

图34-9 年龄与共病之间的相互作用
对于每个年龄段,随着共病的增加,并发症的发生率也增加。年龄对共病发生率的影响最好通过检查相同的并发症来显示。观察到在无病的情况下,随着年龄的增加,并发症只适当地增加。然而,随着共病程度的不断增加,并发症随着年龄的增长而变得越来越明显(摘自 Tiret L, Desmonts JM, Hatton F, et al.Complications associated with anaesthesia: a prospective survey in France. *Can Anesth Soc J.*1986; 33: 336.With kind permission from Springer Science+Business Media)

心血管和肺部的并发症与围术期高死亡率相关。退伍军人事务部国家外科质量改进项目提供的数据库中大部分涉及80岁以上患者的检查结果(表34-2)[90]。虽然围术期并发症心肌梗死或心搏骤停的死亡率高于肺炎、插管时间延长或再次插管,但肺部并发症发生率较高说明与肺部并发症

相关的死亡率高于心脏并发症。肺部并发症如此重要也说明了需要更好地了解术后肺炎的机制,特别是不显性吸入的可能性[104]。

表34-2 年龄对围术期特定的并发症及相关死亡率的影响[a]

并发症	并发症的发生率/%		并发症的死亡率/%	
	年龄<80岁	年龄≥80岁	年龄<80岁	年龄≥80岁
心肌梗死	0.4	1.0	37.1	48.0
心脏停搏	0.9	2.1	80.0	88.2
肺炎	2.3	5.6	19.8	29.2
呼吸机使用时间>48h	2.1	3.5	30.1	38.5
需要再次插管	1.6	2.8	32.3	44.0
脑血管意外	0.3	0.7	26.1	39.3
昏迷>24h	0.2	0.3	65.9	80.9
长时间的肠梗阻	1.2	1.7	9.2	16.0

[a] 除昏迷的死亡率外($P=0.004$),80岁以下与80岁及以上患者之间的情况均显存在着差异($P<0.001$)。

摘自 Hamel MB, Henderson WG, Khuri SF, et al.Surgical outcomes for patients aged 80 and older: morbidity and mortality from major noncardiac surgery. *J Am Geriat Soc.*2005; 53: 424.

中枢神经系统的并发症也是发病率和死亡率的主要来源。最主要的问题则是脑卒中、术后谵妄和术后认知功能下降。所有这些都有可能导致衰弱的发病和对患者的生活质量、家庭和医疗费用产生不利的影响。术后认知功能障碍(POCD)在老年麻醉中是一个备受争议的话题,主要是因为担心全身麻醉可能起着病因的作用。

对于非手术老年人群,每年脑卒中的发生率约为1%。进行一般手术的老年人群在围术期脑卒中发生率约为0.5%(表34-2)[90, 105-107]。危险因素包括年龄、心房颤动(比值比为2.0)、既往有过脑卒中史或短暂性脑缺血发作(TIA)(比值比至少为1.6)、近期发生的心肌梗死、COPD或吸烟,急性肾功能不全或慢性透析,手术类型和各种共病(包括糖尿病和肾脏疾病或心血管疾病)[105-109]。至少在心脏手术患者中,一个特别有趣的危险因素就是动脉压升高[110]。这一发现支持了这样一个观点,即年龄相关变化可能影响围术期风险,就像它似乎影响一般人群的发病率一样。围术期缺血性评估研究(POISE)提出在围术期β-受体阻滞剂会增加脑卒

中风险，但当使用慢性、不太强烈的 β 受体阻滞剂时，则不存在风险[111-112]。脑卒中通常发生在术后，平均 7d 后，尽管一半是发生在前 24h[105-107]。围术期发生的脑卒中大多数是缺血性的，而且可能是来自心脏或动脉的血栓栓塞。尽管 POISE 研究可以作为低血压增加脑卒中风险的证据[107]，但低血压对局灶性脑卒中的影响是值得考究的。围术期脑卒中病死率约为普通人群脑卒中病死率的两倍，围术期脑卒中的总病死率至少为 20%[105,109]。

术后谵妄是一种急性混乱的状态，表现为急性发作（数小时至数天）以及注意力和认知功能水平短期内的剧烈变化[113-115]。可能表现为迷失方向、感知障碍（从情境误解到明显的幻觉）、思维混乱和记忆障碍。单独出现谵妄不属于术后谵妄，但可能是一个危险因素[116]。虽然大多数术后谵妄的时间短暂（24h），术后谵妄可以持续存在并直到出院以后[113]。

至少在研究中，最常使用精神紊乱评估方法来诊断谵妄[113,117]。简易精神状态检查表（minimental status examination）也有帮助，但用于判断痴呆患者的效用更高。老年患者在经历大手术后发生术后谵妄的风险约为 10%；然而，风险因手术操作而异[114]。风险最高的是急诊髋关节手术，发病率约为 35%。谵妄的病因是多因素的。危险因素包括年龄、基础认知功能低下（包括痴呆）、患有抑郁症以及包括脱水或视觉/听觉障碍在内的整体衰弱[113,115,118-119]。存在的危险因素越多，越小的围术期应激就可以导致患者发生谵妄[114]。这些额外的应激几乎包括任何具有中枢神经系统作用的药物，包括麻醉药品（特别是哌替啶）、苯二氮䓬类药物（特别是劳拉西泮）和有抗胆碱能特性的药物（可能不包括格隆溴铵）。其他可能导致谵妄的因素包括睡眠剥夺、处于陌生环境和围术期失血。术中绝对的低血压对于术后谵妄发生的影响中存在争议，但谵妄与血压波动有关[120]。

全身麻醉的麻醉深度对神经系统的影响是非常具有争议的。许多麻醉医师的常规做法是维持足够的麻醉深度，不仅能避免术中知晓，还能控制血压升高。当根据年龄来调整麻醉剂量时，也许是为了达到后者的目标，对老年人似乎会使用高挥发性的吸入麻醉[121]。对于髋关节、大的非心脏和心脏手术的不同麻醉的新证据表明，使用 BIS 指导麻醉可减少麻醉的暴露和深度，可降低术后谵妄的风险[122-124]。类似的研究结果表明，使用经过

处理的 EEG，暴发抑制的累积时间与术后谵妄的风险相关[125]。此外，在一项研究中，在椎管内麻醉下行髋关节骨折修复手术时使用 BIS 指导丙泊酚的镇静作用，发现在病情较重的患者中（Charlson 共病指数>4），轻度镇静与 1 年死亡率的相关性低于深度镇静[126]。一项国际试验（BALANCED）观察根据 BIS 滴定吸入麻醉药的全身麻醉，计划纳入 6 500 名患者，将有可能解决麻醉深度是否与老年人不良结果相关。

麻醉给药存在太多和太少之间的细微差别，因为不适当的疼痛管理也与谵妄有关[127]。除非是发生寒战可能需要小剂量，否则应避免使用哌替啶进行镇痛，因为显然这是谵妄的一个危险因素，但在芬太尼、氢吗啡酮和吗啡之间似乎没有更好的选择[128]。多模式镇痛以减少阿片类药物的使用更为合理，但令人失望的是，选择硬膜外镇痛而非静脉注射阿片类药物镇痛似乎并不能减少谵妄的发生[128]。同样，使用区域麻醉来代替全身麻醉似乎并不能减少谵妄的发生，但可能是由于使用了不合适的药物和/或在区域麻醉下进行了重度镇静而导致的。控制性镇静联合区域麻醉似乎可以减少谵妄的发生[114,124]。这是一个重要的概念，因为在相同镇静的水平下，认知功能减弱的患者对相同水平镇静药物的需求较低[113,129]。对于 ICU 镇静，右美托咪定相对于苯二氮䓬类药物可能是一个更好的选择[113,130]。

因为谵妄通常处于低活动状态，患者没有表现出典型的行为不易确诊。这种特征很不利，因为谵妄与住院时间延长、医疗费用增加、长期功能恢复较差以及死亡率增加相关[113-114,131]。当谵妄持续存在时预后最差。一旦发现，应将重点放在可逆的危险因素上，如当前的药物治疗、疼痛管理以及更好的睡眠环境。特殊治疗计划旨在限制可逆危险因素，似乎可将谵妄发生率降低多达 50%[88,132]。如果在谵妄的状态下发生激动时，给予不超过 1.5mg 的氟哌啶醇是有效的[113]。在髋关节手术中预先给予氟哌啶醇可降低谵妄的严重程度和持续时间，但不降低其发生率[133]，然而在非心脏手术后的重症老年患者中，氟哌啶醇（在 ICU，静脉推注 0.5mg 后再以 0.1mg/h 的速度连续输注 12h）可以降低谵妄的发生率[134]。PODCAST 研究（预防谵妄和与手术治疗相关的并发症）目前正在检验术中使用亚麻醉剂量的氯胺酮是否可降低术后谵妄发生率[135]。总之，预防和治疗术后谵妄的

有效方法包括：预先评估和多种干预可逆性危险因素，限制使用镇静剂（特别是苯二氮䓬类药物），避免使用具有阿托品特性的药物（格隆溴铵除外），治疗术后疼痛，谨慎使用抗精神病药物[136]。英国国家卫生医疗质量标准署（NICE）和美国老年学会最近发布了关于如何识别、预防和治疗谵妄的指南[137-138]。

POCD 的特征是术后精神能力长期下降。除了罕见的具有明显损伤的患者外，POCD 本身比谵妄更难诊断，因为它通常需要复杂的神经心理测试，包括手术前的基础水平测试。在文献已经证明，测试的选择、时机及存在何种不足可以认定为认知衰退是存在问题[115]。问题是麻醉是否会影响POCD，如果是的话，影响程度是多少？

动物研究提供了关于麻醉对中枢神经系统毒性的主要证据。许多使用挥发性麻醉药的动物（通常是啮齿动物）研究显示记忆力受损并且学习能力降低，并在暴露后持续至少数月[139]。挥发性麻醉药会增加脑内产生的 β 淀粉样蛋白和异常 τ 蛋白（导致神经原纤维缠结），这两者都与阿尔茨海默病以及细胞凋亡有关[139-140]。然而，其他研究发现记忆障碍和中枢神经系统化学变化只发生在经过手术和麻醉的动物身上。只接受麻醉而未进行手术的动物与对照动物没有区别[139]。有趣的是，后面这些研究中所用的麻醉药是芬太尼、氟哌啶醇和水合氯醛，因此提高了并非所有的麻醉药都能产生类似结果的可能性。除了上述潜在的神经退行性机制之外，对手术和/或麻醉的神经炎性应激原反应也可能导致认知能力的下降[141]。

一项开创性的研究不仅检查患者的术前和术后，还包括对经过时间推移还没有进行手术的对照受试者进行了检查。经过 3 个月，发现接受手术患者 POCD 的发生率为 10%，相比之下，没有接受手术的 POCD 的发生率为 3%[142]。手术后 3 个月POCD 的危险因素包括年龄、受教育程度较低、脑卒中史（既往无后遗症）以及出院时的 POCD[143]。1 年死亡率的增加与患者出院时和术后 3 个月认知功能下降相关[143]。一项研究调查了 8 503 对中年和老年双胎患者接受手术和麻醉与认知功能的相关性，发现 87 个单卵双胎和 124 个同性双卵双胎，其中一个曾接受过大手术，另一个则没有，统计学上存在显著差异但在临床上可忽略。例如，当要求参与者在 1min 内尽可能多地说出的动物名称时，那些接受过手术的参与者说出的动物数是

23.5，而那些没有接受过手术的提供的动物平均数是 24.2[144]。

术后的前几天，所有年龄组的认知缺陷程度相似，而不仅仅是老年人就更严重[145]。其次，接受全身麻醉比接受区域麻醉存在更严重的认知障碍[146]。最后，在最初的几天里，全身麻醉药物的选择不同则认知功能的下降程度也不同（丙泊酚＜地氟烷＜七氟烷）[147-148]。然而，到 3 个月时，POCD几乎都发生在老年患者[145]。此外，全身麻醉和区域麻醉之间没有发现差异[146-148]。到一年后，即使是最好的对照研究也表明很少或没有明显的认知下降[115, 149]。阿尔茨海默病数据库的纵向分析显示，无论是否接受手术或患有严重疾病，从无到轻度痴呆患者显示出相同的总体认知能力下降[150]。在进行神经心理学测试之前和之后，比较了接受冠状动脉造影、全髋关节成形术或冠状动脉旁路移植术的患者 POCD 的发生率[151]。术后 1 周，检测到 43% 的接受搭桥术患者和 17% 的髋关节置换患者（血管造影患者在 1 周内未检测到）发生了POCD。术后 3 个月，两组患者的 POCD 发生率均为 16%，血管造影组为 21%（差异无显著性）。这两项研究表明，对患者的认知没有总体的长期不良影响，而且不管发生什么样的变化都不应该归咎于麻醉药。有效的 POCD 治疗措施仍然缺乏，因此最好的治疗似乎就是预防。小型且有限的试验评估了在动物模型[152]和人类中降低 POCD 发病率的不同策略，但没有严格科学支持的指导方针或建议[122, 153-155]。

谵妄和 POCD 往往在一段时间内被不恰当地视为同一种情况。谵妄和 POCD 之间可能存在关联，但如果存在，还没有完全阐明这种关系。低氧血症是术后谵妄的预测因素[156]，但未被发现是POCD 的危险因素[142]。此外，也尚未发现术后谵妄是术后 3 个月认知功能障碍的危险因素[118]。

那么我们该怎么告诉我们的患者什么是脑卒中、谵妄和 POCD？这不是一个容易回答的问题，特别是对于认知衰退的患者。然而，患者通常满足于了解事实并愿意接受未知事实，包括似乎没有任何明确的证据表明基础麻醉技术对结果的影响有不同。此外，至少关于 POCD 而言，一些人认为目前累积的证据不支持将长期的 POCD 视作临床问题，并且患者可以放心，手术和麻醉不太可能导致持续的认知衰退或痴呆[157]。

尽管如此，麻醉方面还有一些具体的问题需

要解决。除了明显的注意事项("避免低血压和缺氧")外,对于老年患者麻醉的基本方法可以描述为谨慎。由于脑卒中可能是血栓栓塞导致的,除了标准而良好的麻醉监护之外,可以做的很少。然而,目前尚不清楚抗血小板治疗是否需要像目前那样因为手术而停止。他汀类药物的疗效也还没有得到充分的评估。如前所述,药物的选择和剂量对谵妄有潜在的重大影响。用多模式疗法控制疼痛以减少阿片类药物的使用可能较好,但疼痛控制较差可能与阿片类药物过多一样不好处理。最后,如果确实存在的话,还不清楚麻醉和认知功能下降之间的关系。鉴于这种令人不满意的说法,基于与患者和手术关系密切的其他因素来选择麻醉似乎是合理的。

展望

　　我永远都不会是一个老人。对我而言,老年人总是比我大 15 岁。

　　　　　　　　　　　　　　　　——Francis Bacon

　　手术和麻醉技术的改进减少了患者的总体压力,与以往任何时候相比,可以对年龄更大和病情更严重的患者进行更多的手术。尽管如此,老年患者仍会出现大多数围术期的不良后果。在寻找减少这些不良后果的发生率和严重程度的方法方面,还有许多工作有待完成[104]。可以说最紧迫的问题就是预防术后谵妄、认知功能下降、肺炎、呼吸衰竭和心血管并发症。镇痛技术的改善也会减少副作用,特别是改善对大脑和肠道的影响。然而,其他医疗领域还处于起步阶段,最值得注意的是术前改善衰弱患者的功能状况是否有帮助。例如,短期疗程的改善营养、运动方案甚至膳食补充剂是否可以减少并发症、加速康复或改善功能恢复。当照护老人,特别是体弱的老人时,首要目的应该是在手术、术后住院和康复期间尽可能减轻患者的压力。全面治疗是多学科的,没有哪个专业拥有全面的视角,麻醉医师的专家经验是该治疗的重要组成部分。

（张莹 译,于晖 校）

参考文献

1. Lerner W. Historical statistics of the United States. http://www.census.gov/history/pdf/histstats-colonial-1970.pdf. Accessed December 30, 2015.
2. Werner CA. The older population: 2010. November 2011; http://www.census.gov/prod/cen2010/briefs/c2010br-09.pdf. Accessed December 30, 2015.
3. Statistics on the growth, distribution, and characteristics of the U.S. population. 2012; http://www.census.gov/library/publications/2011/compendia/statab/131ed/tables/pop.pdf. Accessed December 30, 2015.
4. Number, rate, and average length of stay for discharges from short-stay hospitals, by age, region, and sex: United States. 2010; http://www.cdc.gov/nchs/data/nhds/1general/2010gen1_agesexalos.pdf. Accessed December 30, 2015.
5. Buie VC, Owings MF, DeFrances CJ, et al. National hospital discharge survey: 2006 annual summary. *Vital Health Stat.* 2010(168):1–79.
6. Cullen KA, Hall MJ, Golosinskiy A, Statistics NCfH. *Ambulatory surgery in the United States, 2006.* US Department of Health and Human Services, Centers for Disease Control and Prevention, National Center for Health Statistics; 2009.
7. Chantrill C. Medicare Spending Analysis. http://www.usgovernmentspending.com/medicare_spending_by_year. Accessed December 30, 2015.
8. National Health Expenditure Projections 2014–2024. https://www.cms.gov/Research-Statistics-Data-and-Systems/Statistics-Trends-and-Reports/NationalHealthExpendData/downloads/proj2014.pdf. Accessed December 30, 2015.
9. GDP at market prices (current US$). http://data.worldbank.org/indicator/NY.GDP.MKTP.CD. Accessed December 30, 2015.
10. Medicare and Private Payment Differences for Anesthesia Services July 2007. http://www.gao.gov/new.items/d07463.pdf. Accessed December 30, 2015.
11. Anesthesiologists Center. https://www.cms.gov/Center/Provider-Type/Anesthesiologists-Center.html?redirect = /center/anesth.asp. Accessed December 30, 2015.
12. Bishop NA, Guarente L. Genetic links between diet and lifespan: shared mechanisms from yeast to humans. *Nature Rev Genet.* 2007;8(11):835–844.
13. Hayden EC. Age research: a new angle on 'old'. *Nature.* 2007;450(7170):603–605.
14. Fries JF. Aging, natural death, and the compression of morbidity. *N Engl J Med.* 1980;303(3):130–135.
15. Mercken EM, Carboneau BA, Krzysik-Walker SM, et al. Of mice and men: the benefits of caloric restriction, exercise, and mimetics. *Ageing Res Rev.* 2012;11(3):390–398.
16. Kennedy BK, Berger SL, Brunet A, et al. Geroscience: linking aging to chronic disease. *Cell.* 11/6/ 2014;159(4):709–713.
17. Fleisher LA, Fleischmann KE, Auerbach AD, et al. 2014 ACC/AHA Guideline on perioperative cardiovascular evaluation and management of patients undergoing noncardiac surgery: a report of the American College of Cardiology/American Heart Association Task Force on Practice Guidelines. *J Am Coll Cardiol.* 2014;64(22):e77–e137.
18. Fried LP, Tangen CM, Walston J, et al. Frailty in older adults: evidence for a phenotype. *J Gerontol A Biol Sci Med Sci.* 2001;56(3):M146–M157.
19. Rockwood K, Mitnitski A. Frailty in relation to the accumulation of deficits. *J Gerontol A Biol Sci Med Sci.* 2007;62(7):722–727.
20. Rockwood K, Andrew M, Mitnitski A. A comparison of two approaches to measuring frailty in elderly people. *J Gerontol A Biol Sci Med Sci.* 2007;62(7):738–743.
21. Beggs T, Sepehri A, Szwajcer A, et al. Frailty and perioperative outcomes: a narrative review. *Can J Anaesth.* 2015;62(2):143–157.
22. McIsaac DI, Bryson GL, van Walraven C. Association of frailty and 1-year postoperative mortality following major elective noncardiac surgery: A population-based cohort study. *JAMA Surg.* 2016;151(6):538–545.
23. Bibas L, Levi M, Bendayan M, et al. Therapeutic interventions for frail elderly patients. Part I. Published randomized trials. *Prog Cardiovasc Diss.* 2014;57(2):134–143.
24. Gillis C, Li C, Lee L, et al. Prehabilitation versus rehabilitation: a randomized control trial in patients undergoing colorectal resection for cancer. *Anesthesiology.* 2014;121(5):937–947.
25. Lemanu D, Singh P, MacCormick A, et al. Effect of preoperative exercise on cardiorespiratory function and recovery after surgery: a systematic review. *World J Surg.* 2013;37(4):711–720.
26. Fairhall N, Kurrle SE, Sherrington C, et al. Effectiveness of a multifactorial intervention on preventing development of frailty in pre-frail older people: study protocol for a randomised controlled trial. *BMJ.* 2015;5(2):e007091.
27. Fukagawa NK, Bandini LG, Young JB. Effect of age on body composition and resting metabolic rate. *Am J Physiol Endocrinol Metab.* 1990;259(2):E233–E238.
28. Doherty TJ. Invited review: aging and sarcopenia. *J Appl Physiol.* 2003;95(4):1717–1727.
29. Grandison MK, Boudinot FD. Age-related changes in protein binding of drugs. *Clin Pharmacokinet.* 2000;38(3):271–290.
30. Schmucker DL. Age-related changes in liver structure and function: implications for disease? *Exp Gerontol.* 2005;40(8):650–659.
31. Mühlberg W, Platt D. Age-dependent changes of the kidneys: pharmacological implications. *Gerontology.* 1999;45(5):243–253.
32. Epstein M. Aging and the kidney. *J Am Soc Nephrol.* 1996;7(8):1106–1122.
33. Scheen A. Diabetes mellitus in the elderly: insulin resistance and/or impaired insulin secretion? *Diabetes Metab.* 2005;31:5S27–25S34.
34. Paganelli R, Di Iorio A, Cherubini A, et al. Frailty of older age: the role of the endocrine-immune interaction. *Curr Pharmaceut Design.* 2006;12(24):3147–3159.
35. Drachman DA. Aging of the brain, entropy, and Alzheimer disease. *Neurology.* 2006;67(8):1340–1352.
36. Mrak RE, Griffin WST, Graham DI. Aging-associated changes in human brain. *J Neuropathol Exp Neurol.* 1997;56(12):1269–1275.
37. Shors TJ, Miesegaes G, Beylin A, et al. Neurogenesis in the adult is involved in the formation of trace memories. *Nature.* 2001;410(6826):372–376.
38. Mapleson W. Effect of age on MAC in humans: a meta-analysis. *Br J Anaesth.* 1996;76(2):179–185.
39. Jung D, Mayersohn M, Perrier D, et al. Thiopental disposition as a function of age in female patients undergoing surgery. *Anesthesiology.* 1982;56(4):263–268.
40. Minto CF, Schnider TW, Egan TD, et al. Influence of age and gender on the pharmacokinetics and pharmacodynamics of remifentanil. I. Model develop-

ment. *Anesthesiology.* 1997;86(1):10–23.

41. Klotz U, Avant G, Hoyumpa A, et al. The effects of age and liver disease on the disposition and elimination of diazepam in adult man. *J Clin Invest.* 1975;55(2):347.

42. Shafer SL. Pharmacokinetics and pharmacodynamics of the elderly. In: Charles McLeshey, ed. *Geriatric Anesthesiology.* Baltimore, MD: Williams & Wilkins; 1997:123–142.

43. McEvoy MD, Reves J. Intravenous hypnotic anesthetics. In: Silverstein JH, Rooke GA, Reves JG, et al. eds. *Geriatric Anesthesiology.* 2nd ed. New York, NY: Springer; 2008:229–245.

44. Shafer SL, Flood P. The pharmacology of opioids. In: Silverstein JH, Rooke GA, Reves JG, et al. eds. *Geriatric Anesthesiology.* 2nd ed. New York, NY: Springer; 2008:209–228.

45. Lien CA, Suzuki T. Relaxants and their reversal agents. In: Silverstein JH, Rooke GA, Reves JG, McLeskey CH, eds. *Geriatric Anesthesiology.* 2nd ed. New York, NY: Springer; 2008:266–277.

46. Folkow B, Svanborg A. Physiology of cardiovascular aging. *Physiol Rev.* 1993;73:725–764.

47. Rooke GA, Freund PR, Jacobson AF. Hemodynamic response and change in organ blood volume during spinal anesthesia in elderly men with cardiac disease. *Anesth Analg.* 1997;85(1):99–105.

48. Rooke GA. Cardiovascular aging and anesthetic implications. *J Cardiovasc Vasc Anesth.* 2003;17(4):512–523.

49. Ebert TJ, Morgan BJ, Barney JA, et al. Effects of aging on baroreflex regulation of sympathetic activity in humans. *Am J Physiol Heart Circ Physiol.* 1992; 263(3):H798–H803.

50. Barodka VM, Joshi BL, Berkowitz DE, et al. Implications of vascular aging. *Anesth Analg.* 2011;112(5):1048.

51. Nichols WW, O'Rourke MF, Avolio AP, et al. Effects of age on ventricular-vascular coupling. *Am J Cardiol.* 1985;55(9):1179–1184.

52. Lakatta EG. Cardiovascular aging in health. *Clin Geriatr Med.* 2000;16(3):419–443.

53. Bouissou H, Julian M, Pieraggi M-T, et al. Structure of healthy and varicose veins. In: Vanhoutte PM, ed. *Return Circulation and Norepinephrine: An Update.* Paris: John Libbey Eurotext; 1991:139–150.

54. Shannon RP, Wei JY, Rosa RM, et al. The effect of age and sodium depletion on cardiovascular response to orthostasis. *Hypertension.* 1986;8(5):438–443.

55. Domanski MJ, Davis BR, Pfeffer MA, et al. Isolated systolic hypertension prognostic information provided by pulse pressure. *Hypertension.* 1999;34(3):375–380.

56. Crapo R. The aging lung. *Lung Biol Heal Dis.* 1993;63:1–25.

57. Wahba W. Influence of aging on lung function-clinical significance of changes from age twenty. *Anesth Analg.* 1983;62(8):764–776.

58. Zaugg M, Lucchinetti E. Respiratory function in the elderly. *Anesthesiol Clin North Am.* 2000;18(1):47–58.

59. DeLorey DS, Babb TG. Progressive mechanical ventilatory constraints with aging. *Am J Respir Crit Care Med.* 1999;160(1):169–177.

60. Kronenberg RS, Drage CW. Attenuation of the ventilatory and heart rate responses to hypoxia and hypercapnia with aging in normal men. *J Clin Invest.* 1973;52(8):1812–1819.

61. Ancoli-Israel S, Coy T. Are breathing disturbances in elderly equivalent to sleep apnea syndrome? *Sleep.* 1994;17(1):77–83.

62. Marik PE, Kaplan D. Aspiration pneumonia and dysphagia in the elderly. *Chest.* 2003;124(1):328–336.

63. Sessler DI. Perioperative thermoregulation. In: Silverstein JH, Rooke GA, Reves JG, et al, eds. *Geriatric Anesthesiology.* 2nd ed. New York, NY: Springer; 2008:107–122.

64. Kenney WL, Munce TA. Invited review: aging and human temperature regulation. *J Appl Physiol (1985).* 2003;95(6):2598–2603.

65. Vaughan MS, Vaughan RW, Cork RC. Postoperative hypothermia in adults: relationship of age, anesthesia, and shivering to rewarming. *Anesth Analg.* 1981;60(10):746–751.

66. Lawrence VA, Hazuda HP, Cornell JE, et al. Functional independence after major abdominal surgery in the elderly. *J Am Coll Surg.* 2004;199(5):762–772.

67. Kwok AC, Semel ME, Lipsitz SR, et al. The intensity and variation of surgical care at the end of life: a retrospective cohort study. *Lancet.* 2011;378(9800):1408–1413.

68. Rosenthal RA, Kavic SM. Assessment and management of the geriatric patient. *Crit Care Med.* 2004;32(4 Suppl):S92–S105.

69. By the American Geriatrics Society Beers Criteria Update Expert Panel. American Geriatrics Society 2015 Updated Beers Criteria for potentially inappropriate medication use in older adults. *J Am Geriatr Soc.* 2015;63(11):2227–2246.

70. Rosenthal RA. Nutritional concerns in the older surgical patient. *J Am Coll Surg.* 2004;199(5):785–791.

71. Gibbs J, Cull W, Henderson W, et al. Preoperative serum albumin level as a predictor of operative mortality and morbidity: results from the National VA Surgical Risk Study. *Arch Surg.* 1999;134(1):36–42.

72. Englesbe MJ, Lussiez AD, Friedman JF, et al. Starting a surgical home. *Ann Surg.* 2015;262(6):901–903.

73. Mello MT, Azocar RJ, Lewis MC. Geriatrics and the perioperative surgical home. *Anesthesiol Clin.* 2015;33(3):439–445.

74. Kazama T, Ikeda K, Morita K, et al. Comparison of the effect-site k(eO)s of propofol for blood pressure and EEG bispectral index in elderly and younger patients. *Anesthesiology.* 1999;90(6):1517–1527.

75. Reich DL, Hossain S, Krol M, et al. Predictors of hypotension after induction of general anesthesia. *Anesth Analg.* 2005;101(3):622–628.

76. Forrest JB, Rehder K, Cahalan MK, et al. Multicenter study of general anesthesia. III. Predictors of severe perioperative adverse outcomes. *Anesthesiology.* 1992;76(1):3–15.

77. Guldner A, Kiss T, Serpa Neto A, et al. Intraoperative protective mechanical ventilation for prevention of postoperative pulmonary complications: a comprehensive review of the role of tidal volume, positive end-expiratory pressure, and lung recruitment maneuvers. *Anesthesiology.* 2015;123(3):692–713.

78. Serpa Neto A, Hemmes SN, Barbas CS, et al. Protective versus conventional ventilation for surgery: a systematic review and individual patient data meta-analysis. *Anesthesiology.* 2015;123(1):66–78.

79. Grosse-Sundrup M, Henneman JP, Sandberg WS, et al. Intermediate acting non-depolarizing neuromuscular blocking agents and risk of postoperative respiratory complications: prospective propensity score matched cohort study. *BMJ.* 2012;345:e6329.

80. Esteves S, Martins M, Barros F, et al. Incidence of postoperative residual neuromuscular blockade in the postanaesthesia care unit: an observational multi-centre study in Portugal. *Eur J Anaesthesiol.* 2013;30(5):243–249.

81. Meyer MJ, Bateman BT, Kurth T, et al. Neostigmine reversal doesn't improve postoperative respiratory safety. *BMJ.* 2013;346:f1460.

82. Hunter JM. Antagonising neuromuscular block at the end of surgery. *BMJ.* 2012;345:e6666.

83. Murphy GS, Szokol JW, Avram MJ, et al. Residual neuromuscular block in the elderly: incidence and clinical implications. *Anesthesiology.* 2015; 123(6):1322–1336.

84. Aubrun F. Management of postoperative analgesia in elderly patients. *Region Anesth Pain Med.* 2005;30(4):363–379.

85. Mann C, Pouzeratte Y, Boccara G, et al. Comparison of intravenous or epidural patient-controlled analgesia in the elderly after major abdominal surgery. *Anesthesiology.* 2000;92(2):433–441.

86. Carli F, Mayo N, Klubien K, et al. Epidural analgesia enhances functional exercise capacity and health-related quality of life after colonic surgery: results of a randomized trial. *Anesthesiology.* 2002;97(3):540–549.

87. Harari D, Hopper A, Dhesi J, et al. Proactive care of older people undergoing surgery ('POPS'): designing, embedding, evaluating and funding a comprehensive geriatric assessment service for older elective surgical patients. *Age Ageing.* 2007;36(2):190–196.

88. Marcantonio ER, Flacker JM, Wright RJ, et al. Reducing delirium after hip fracture: a randomized trial. *J Am Geriatr Soc.* 2001;49(5):516–522.

89. Turrentine FE, Wang H, Simpson VB, et al. Surgical risk factors, morbidity, and mortality in elderly patients. *J Am Coll Surg.* 2006;203(6):865–877.

90. Hamel MB, Henderson WG, Khuri SF, et al. Surgical outcomes for patients aged 80 and older: morbidity and mortality from major noncardiac surgery. *J Am Geriatr Soc.* 2005;53(3):424–429.

91. Bentov I, Reed MJ. Anesthesia, microcirculation, and wound repair in aging. *Anesthesiology.* 2014;120(3):760–772.

92. Sessler DI, Sigl JC, Kelley SD, et al. Hospital stay and mortality are increased in patients having a "triple low" of low blood pressure, low bispectral index, and low minimum alveolar concentration of volatile anesthesia. *Anesthesiology.* 2012;116(6):1195–1203.

93. Bijker JB, Persoon S, Peelen LM, et al. Intraoperative hypotension and perioperative ischemic stroke after general surgery: a nested case-control study. *Anesthesiology.* 2012;116(3):658–664.

94. Kheterpal S, O'Reilly M, Englesbe MJ, et al. Preoperative and intraoperative predictors of cardiac adverse events after general, vascular, and urological surgery. *Anesthestology.* 2009;110(1):58–66.

95. Walsh M, Devereaux PJ, Garg AX, et al. Relationship between intraoperative mean arterial pressure and clinical outcomes after noncardiac surgery toward an empirical definition of hypotension. *Anesthesiology.* 2013;119(3):507–515.

96. van Waes JA, van Klei WA, Wijeysundera DN, et al. Association between intraoperative hypotension and myocardial injury after vascular surgery. *Anesthesiology.* 2016;124(1):35–44.

97. Bijker JB, van Klei WA, Vergouwe Y, et al. Intraoperative hypotension and 1-year mortality after noncardiac surgery. *Anesthesiology.* 2009;111(6):1217–1226.

98. Rodgers A, Walker N, Schug S, et al. Reduction of postoperative mortality and morbidity with epidural or spinal anaesthesia: results from overview of randomised trials. *BMJ.* 2000;321(7275):1493.

99. Chu CC, Weng SF, Chen KT, et al. Propensity score-matched comparison of postoperative adverse outcomes between geriatric patients given a general or a neuraxial anesthetic for hip surgery: a population-based study. *Anesthesiology.* 2015;123(1):136–147.

100. Patorno E, Neuman MD, Schneeweiss S, et al. Comparative safety of anesthetic type for hip fracture surgery in adults: retrospective cohort study. *BMJ.* 2014;348:g4022.

101. Neuman MD, Rosenbaum PR, Ludwig JM, et al. Anesthesia technique, mortality, and length of stay after hip fracture surgery. *JAMA.* 2014;311(24):2508–2517.

102. White SM, Moppett IK, Griffiths R. Outcome by mode of anaesthesia for hip fracture surgery: an observational audit of 65 535 patients in a national dataset. *Anaesthesia.* 2014;69(3):224–230.

103. Tiret L, Desmonts JM, Hatton F, et al. Complications associated with anaesthesia—a prospective survey in France. *Can Anaesth Soc J.* 1986;33(3 Pt 1):336–344.

104. Cook DJ, Rooke GA. Priorities in perioperative geriatrics. *Anesth Analg.* 2003;96(6):1823–1836.

105. Kam PC, Calcroft RM. Peri-operative stroke in general surgical patients. *Anaesthesia.* 1997;52(9):879–883.

106. Bateman BT, Schumacher HC, Wang S, et al. Perioperative acute ischemic stroke in noncardiac and nonvascular surgery: incidence, risk factors, and outcomes. *Anesthesiology.* 2009;110(2):231–238.

107. Ng JL, Chan MT, Gelb AW. Perioperative stroke in noncardiac, nonneurosurgical surgery. *Anesthesiology.* 2011;115(4):879–890.

108. Kaatz S, Douketis JD, Zhou H, et al. Risk of stroke after surgery in patients with and without chronic atrial fibrillation. *J Thromb Haemost.* 2010;8(5):884–890.

109. Mashour GA, Shanks AM, Kheterpal S. Perioperative stroke and associated mortality after noncardiac, nonneurologic surgery. *Anesthesiology.* 2011;114(6):

1289–1296.

110. Benjo A, Thompson RE, Fine D, et al. Pulse pressure is an age-independent predictor of stroke development after cardiac surgery. *Hypertension*. 2007; 50(4):630–635.

111. Group PS, Devereaux PJ, Yang H, et al. Effects of extended-release metoprolol succinate in patients undergoing non-cardiac surgery (POISE trial): a randomised controlled trial. *Lancet*. 2008;371(9627):1839–1847.

112. van Lier F, Schouten O, Hoeks SE, et al. Impact of prophylactic beta-blocker therapy to prevent stroke after noncardiac surgery. *Am J Cardiol*. 2010;105(1):43–47.

113. Rudolph JL, Marcantonio ER. Review articles: postoperative delirium: acute change with long-term implications. *Anesth Analg*. 2011;112(5):1202–1211.

114. Sieber FE. Postoperative delirium in the elderly surgical patient. *Anesthesiol Clin*. 2009;27(3):451–464.

115. Silverstein JH, Timberger M, Reich DL, et al. Central nervous system dysfunction after noncardiac surgery and anesthesia in the elderly. *Anesthesiology*. 2007;106(3):622–628.

116. Sharma PT, Sieber FE, Zakriya KJ, et al. Recovery room delirium predicts postoperative delirium after hip-fracture repair. *Anesth Analg*. 2005;101(4): 1215–1220.

117. Inouye SK, van Dyck CH, Alessi CA, et al. Clarifying confusion: the confusion assessment method: a new method for detection of delirium. *Ann Intern Med*. 1990;113(12):941–948.

118. Jankowski CJ, Trenerry MR, Cook DJ, et al. Cognitive and functional predictors and sequelae of postoperative delirium in elderly patients undergoing elective joint arthroplasty. *Anesth Analg*. 2011;112(5):1186–1193.

119. Leung JM, Tsai TL, Sands LP. Brief report: preoperative frailty in older surgical patients is associated with early postoperative delirium. *Anesth Analg*. 2011;112(5):1199–1201.

120. Hirsch J, DePalma G, Tsai TT, et al. Impact of intraoperative hypotension and blood pressure fluctuations on early postoperative delirium after non-cardiac surgery. *Br J Anaesth*. 2015;115(3):418–426.

121. Van Cleve WC, Nair BG, Rooke GA. Associations between age and dosing of volatile anesthetics in 2 academic hospitals. *Anesth Analg*. 2015;121(3): 645–651.

122. Chan MT, Cheng BC, Lee TM, et al. BIS-guided anesthesia decreases postoperative delirium and cognitive decline. *J Neurosurg Anesthesiol*. 2013;25(1):33–42.

123. Whitlock EL, Torres BA, Lin N, et al. Postoperative delirium in a substudy of cardiothoracic surgical patients in the BAG-RECALL clinical trial. *Anesth Analg*. 2014;118(4):809–817.

124. Sieber FE, Zakriya KJ, Gottschalk A, et al. Sedation depth during spinal anesthesia and the development of postoperative delirium in elderly patients undergoing hip fracture repair. *Mayo Clin Proc*. 2010;85(1):18–26.

125. Fritz BA, Kalarickal PL, Maybrier HR, et al. Intraoperative electroencephalogram suppression predicts postoperative delirium. *Anesth Analg*. 2015;22(1): 234–242.

126. Brown CH, Azman AS, Gottschalk A, et al. Sedation depth during spinal anesthesia and survival in elderly patients undergoing hip fracture repair. *Anesth Analg*. 2014;118(5):977–980.

127. Vaurio LE, Sands LP, Wang Y, et al. Postoperative delirium: the importance of pain and pain management. *Anesth Analg*. 2006;102(4):1267–1273.

128. Fong HK, Sands LP, Leung JM. The role of postoperative analgesia in delirium and cognitive decline in elderly patients: a systematic review. *Anesth Analg*. 2006;102(4):1255–1266.

129. Laalou FZ, Egard M, Guillot M, et al. Influence of preoperative cognitive status on propofol requirement to maintain hypnosis in the elderly. *Br J Anaesth*. 2010;105(3):342–346.

130. Riker RR, Shehabi Y, Bokesch PM, et al. Dexmedetomidine vs midazolam for sedation of critically ill patients: a randomized trial. *JAMA*. 2009;301(5): 489–499.

131. Zakriya K, Sieber FE, Christmas C, et al. Brief postoperative delirium in hip fracture patients affects functional outcome at three months. *Anesth Analg*. 2004;98(6):1798–1802, table of contents.

132. Bjorkelund KB, Hommel A, Thorngren KG, et al. Reducing delirium in elderly patients with hip fracture: a multi-factorial intervention study. *Acta Anaesthesiol Scand*. 2010;54(6):678–688.

133. Kalisvaart KJ, de Jonghe JF, Bogaards MJ, et al. Haloperidol prophylaxis for elderly hip-surgery patients at risk for delirium: a randomized placebo-controlled study. *J Am Geriatr Soc*. 2005;53(10):1658–1666.

134. Wang W, Li H-L, Wang D-X, et al. Haloperidol prophylaxis decreases delirium incidence in elderly patients after noncardiac surgery: a randomized controlled trial. *Crit Care Med*. 2012;40(3):731–739.

135. Avidan MS, Fritz BA, Maybrier HR, et al. The Prevention of Delirium and Complications Associated with Surgical Treatments (PODCAST) study: protocol for an international multicentre randomised controlled trial. *BMJ*. 2014;4(9):e005651.

136. Marcantonio ER. Postoperative delirium: a 76-year-old woman with delirium following surgery. *JAMA*. 2012;308(1):73–81.

137. Young J, Murthy L, Westby M, et al; Guideline Development Group. Diagnosis, prevention, and management of delirium: summary of NICE guidance. *BMJ*. 2010;341:c3704.

138. American Geriatrics Society Expert Panel on Postoperative Delirium in Older Adults. American Geriatrics Society abstracted clinical practice guideline for postoperative delirium in older adults. *J Am Geriatr Soc*. 2015;63(1):142–150.

139. Bittner EA, Yue Y, Xie Z. Brief review: anesthetic neurotoxicity in the elderly, cognitive dysfunction and Alzheimer's disease. *Can J Anaesth*. 2011; 58(2):216–223.

140. Tang J, Eckenhoff MF, Eckenhoff RG. Anesthesia and the old brain. *Anesth Analg*. 2010;110(2):421–426.

141. Hudson AE, Hemmings HC, Jr. Are anaesthetics toxic to the brain? *Br J Anaesth*. 2011;107(1):30–37.

142. Moller JT, Cluitmans P, Rasmussen LS, et al. Long-term postoperative cognitive dysfunction in the elderly ISPOCD1 study. ISPOCD investigators. International Study of Post-Operative Cognitive Dysfunction. *Lancet*. 1998;351(9106):857–861.

143. Monk TG, Weldon BC, Garvan CW, et al. Predictors of cognitive dysfunction after major noncardiac surgery. *Anesthesiology*. 2008;108(1):18–30.

144. Dokkedal U, Hansen TG, Rasmussen LS, et al. Cognitive functioning after surgery in middle-aged and elderly Danish twins. *Anesthesiology*. 2016;124(2):312–321.

145. Crosby G, Culley DJ. Surgery and anesthesia: healing the body but harming the brain? *Anesth Analg*. 2011;112(5):999–1001.

146. Wu CL, Hsu W, Richman JM, et al. Postoperative cognitive function as an outcome of regional anesthesia and analgesia. *Reg Anesth Pain Med*. 2004;29(3): 257–268.

147. Royse CF, Andrews DT, Newman SN, et al. The influence of propofol or desflurane on postoperative cognitive dysfunction in patients undergoing coronary artery bypass surgery. *Anaesthesia*. 2011;66(6):455–464.

148. Rortgen D, Kloos J, Fries M, et al. Comparison of early cognitive function and recovery after desflurane or sevoflurane anaesthesia in the elderly: a double-blinded randomized controlled trial. *Br J Anaesth*. 2010;104(2): 167–174.

149. Ancelin ML, de Roquefeuil G, Scali J, et al. Long-term post-operative cognitive decline in the elderly: the effects of anesthesia type, apolipoprotein E genotype, and clinical antecedents. *J Alzh Dis*. 2010;22 Suppl 3:105–113.

150. Avidan MS, Searleman AC, Storandt M, et al. Long-term cognitive decline in older subjects was not attributable to noncardiac surgery or major illness. *Anesthesiology*. 2009;111(5):964–970.

151. Evered L, Scott DA, Silbert B, Maruff P. Postoperative cognitive dysfunction is independent of type of surgery and anesthetic. *Anesth Analg*. 2011;112(5):1179–1185.

152. Kawano T, Eguchi S, Iwata H, et al. Impact of preoperative environmental enrichment on prevention of development of cognitive impairment following abdominal surgery in a rat model. *Anesthesiology*. 2015;123(1):160–170.

153. Ballard C, Jones E, Gauge N, et al. Optimised anaesthesia to reduce post operative cognitive decline (POCD) in older patients undergoing elective surgery, a randomised controlled trial. *PLoS One*. 2012;7(6):e37410.

154. Hudetz JA, Iqbal Z, Gandhi SD, et al. Ketamine attenuates post-operative cognitive dysfunction after cardiac surgery. *Acta Anaesthesiol Scand*. 2009; 53(7):864–872.

155. Wang Y, Sands LP, Vaurio L, et al. The effects of postoperative pain and its management on postoperative cognitive dysfunction. *Am J Geriatr Psych*. 2007; 15(1):50–59.

156. Kazmierski J, Kowman M, Banach M, et al. Incidence and predictors of delirium after cardiac surgery: results from The IPDACS Study. *J Psychosom Res*. 2010;69(2):179–185.

157. Avidan MS, Evers AS. The fallacy of persistent postoperative cognitive decline. *Anesthesiology*. 2016;124(2):255–258.

要点

1. 越来越多的证据表明,椎管内麻醉的发病率和死亡率比全身麻醉低,特别是在髋关节或膝关节手术的患者中体现明显。

2. 硬膜外隙并不是围绕蛛网膜下腔的均匀连续的圆柱体,在硬膜外隙的后部和两侧存在着分离的硬膜外脂肪袋,前部和两侧有硬膜外血管穿过。硬膜外穿刺针或导管中有血液提示穿刺部位不在中线。

3. 开发一种脊柱解剖的心智模型,可以系统地定位脊柱或硬膜外隙。

4. 脊髓和硬膜外阻滞的血流动力学效应与局部麻醉药阻滞的程度成正比。

5. 患者因素(年龄、身高、体重等)对椎管内和硬膜外局部麻醉药的扩散影响最小。

6. 未发现的椎管内(蛛网膜下腔)局部麻醉药注射是硬膜外阻滞期间发病的常见原因。非计划的椎管内局部麻醉药注射的早期征象可能很轻微,易被忽略。常用的试验剂量可导致过度的感觉和运动阻滞。

7. 局部麻醉药入血可导致癫痫发作和心脏停搏。试验剂量和增量注射是预防这种并发症的关键步骤。

8. 接受抗血栓或溶血栓药物治疗的患者发生脊髓或硬脑膜外血肿的风险增加,最新信息请参阅美国区域麻醉学会抗血栓和溶栓治疗疼痛医疗区域指南。

引言

蛛网膜下腔麻醉和硬膜外阻滞是每位麻醉医师都应掌握的关键技术。蛛网膜下腔或椎管内麻醉通常被称为脊髓麻醉。有些人使用术语 peridural 代替 epidural 表示硬膜外。骶管阻滞是指经骶管裂孔注入骶尾部硬膜外隙。椎管内麻醉(neuraxial anesthesia)包括蛛网膜下腔和硬膜外注射。

在蛛网膜下腔注射小剂量的局部麻醉药可以迅速产生能够实施手术操作的麻醉效果。蛛网膜下腔麻醉几乎总是在腰区以下,即在脊髓终止部位以下进行,能为下腹部、骨盆和下肢手术提供良好的手术条件。大多数蛛网膜下腔麻醉药均为单次注射,且持续时间有限。单次蛛网膜下腔注射最多持续 2～3h。对于长时间或时间难以预测的手术并不是最佳选择。

留置导管进行连续蛛网膜下腔麻醉可以延长阻滞时间,但是连续蛛网膜下腔麻醉需要更粗的硬膜穿刺针,产生较高头痛发生率,特别是在年轻患者中(见"并发症")。通过 25 号针头插入的细蛛网膜下导管可产生永久性神经损伤,已不再使用。此外,硬膜外导管可能误入蛛网膜下腔,如果将较大剂量的适用于硬膜外注射的药物意外地注入蛛网膜下腔导管,可能会出现危险水平的阻滞。尽管如此,如果能谨慎地使用局部麻醉药,连续的蛛网膜下腔麻醉能够更好地维持危重患者的血流动力学稳定性。此外,在长时间的手术中可根据需要用蛛网膜下腔导管进行重新给药。

硬膜外阻滞需要更大剂量的局部麻醉药和更长的起效时间,但是在硬膜外隙留置导管可以反复注射局部麻醉药,延长麻醉时间以适应较长时间的手术。硬膜外注射在腰椎、胸椎,甚至颈椎都可以进行。腰椎硬膜外阻滞和蛛网膜下腔麻醉可用于许多相同的手术。胸椎硬膜外阻滞可用于上腹部手术和胸部手术中,作为全身麻醉的有效辅助手段。颈椎硬膜外注射很少用于手术,通常用于治疗与颈椎间盘疾病相关的疼痛。颈椎硬膜外注射详情参见慢性疼痛章节。

骶管是硬膜外隙向下的延伸。骶管阻滞和镇痛在成人中并不常见,但可用于儿科手术。

硬膜外注射药物也可以起到镇痛作用。局部麻醉药和阿片样物质的稀释混合物可以用于术后镇痛,伴随最小程度的运动阻滞。硬膜外镇痛是许多强化康复治疗方案的关键因素。连续硬膜外阻滞的灵活性使其成为分娩镇痛的最佳选择。稀释的局部麻醉药和阿片样物质混合溶液可以用于分娩镇痛,不影响产妇的运动功能,对分娩的进展和结果的影响也可以忽略不计。如果需要手术分娩,可以从硬膜外导管注射更多浓度大的局部麻醉药以提供手术麻醉(参见 OB 麻醉章节)。

在某些情况下,麻醉医师会联合蛛网膜下腔麻醉和硬膜外阻滞,既实现了蛛网膜下腔麻醉的起效迅速,又实现了硬膜外置管的灵活性。

适应证和禁忌证

蛛网膜下腔或硬膜外阻滞没有绝对适应证。它们的使用取决于患者、外科医生和麻醉医师的偏好。椎管内麻醉的禁忌证包括患者拒绝、凝血作用障碍、血流动力学不稳定以及注射部位的感染。

椎管内麻醉和预后

许多研究者比较了椎管内麻醉和全身麻醉后患者的相关预后。在高危手术和血管手术后检查主要发病率和死亡率的小型随机对照试验产生了相互矛盾的结果[1-2]。到 2012 年,共有 40 项研究,包括 3 000 多名患者可用于荟萃分析[3]。蛛网膜下腔麻醉和硬膜外阻滞与术后 30d 内死亡率较低[风险比(RR)为 0.71]。椎管内麻醉也降低了术后肺炎的风险(RR 为 0.45),但不降低心肌梗死的风险(RR 为 1.17)。有趣的是,与单纯全身麻醉相比,将椎管内麻醉与全身麻醉联用并不能降低死亡或心肌梗死的风险,但可降低术后肺炎的风险(RR 为 0.69)。

大型的多机构数据库可以对椎管内麻醉和全身麻醉进行有力的比较。在接受髋部骨折手术的 18 000 多名患者中,椎管内麻醉可降低院内死亡和肺部并发症的风险[4]。然而,同一作者报告了超过 50 000 名患者的随访研究,并未发现椎管内麻醉后死亡率降低[5]。与此相反,椎管内麻醉使接受髋或膝关节置换术的近 400 000 例患者的住院时间缩短及 30d 死亡率降低[6]。

椎管内麻醉也可以改善一些亚组患者的预后。来自单一机构的一项小型回顾性研究发现,在下肢截肢患者中,局部麻醉较全身麻醉术后肺部并发症和心律失常的发生率更低,在 ICU 停留的时间更短[7]。对超过 5 000 例慢性阻塞性肺疾病患者(chronic obstructive pulmonary disease,COPD)的研究发现局部麻醉(蛛网膜下腔、硬膜外或周围神经阻滞)与全身麻醉相比,呼吸道不良事件(术后肺炎、呼吸机依赖时间延长和术后非计划插管)较少[8]。14 000 例接受全膝关节置换术的患者中,椎管内麻醉比全身麻醉的伤口感染、输血、肺炎以及总全身感染的发生率低[9]。椎管内麻醉患者的住院时间也较短[10]。然而,对超过 7 000 例髋部骨折患者的研究表明,蛛网膜下腔麻醉和全身麻醉在与麻醉相关的死亡率方面没有明显差异,但接受蛛网膜下腔麻醉的患者发生浅表伤口感染和尿路感染的风险增加[11]。

有研究表明接受椎管内麻醉的患者血栓栓塞的风险较低[12]。然而并非所有的研究都证实了这一优点[6]。目前尚无足够的数据表明局部麻醉能否改善大血管手术患者的预后[13]。一项对 822 例患者的回顾性研究发现局部麻醉并不能改善下肢血运重建后移植物的存活情况[14]。

硬膜外阻滞和镇痛的一个有趣优势是可能会提高癌症手术后的存活率。局部麻醉和镇痛避免了与全身麻醉和术后阿片样物质镇痛相关的免疫抑制。在最近的一项荟萃分析中，硬膜外阻滞和镇痛可提高癌症的术后存活率，但对术后癌症复发无明显改善[15]。

解剖学

蛛网膜下腔和硬膜外阻滞是应用解剖学的运用。麻醉医师必须彻底掌握表面界标与深层结构之间的关系。文字和二维图像对于学习椎骨的解剖学很有效，但还不够完美。仔细研究骨骼模型可以提供很好的帮助。最近，研究人员使用高分辨率磁共振成像建立交互式虚拟骨骼、韧带和脊椎神经结构的三维模型（http://hdl.handle.net/2445/44844）[16]。

椎骨

脊柱（spine）由33个椎骨（vertebrae）组成：7个颈椎（cervical vertebrae），12个胸椎（thoracic vertebrae），5个腰椎（lumbar vertebrae），5个融合的骶椎（sacral vertebrae）和4个融合的尾椎（coccygeal vertebrac）。所有椎骨都有相同的结构部件，但不同节段具有不同的形状和大小。椎骨围绕并保护椎管（vertebral canal），椎管包含脊髓、脑脊液（cerebrospinal fluid，CSF）、脑膜（meninges）、脊神经（spinal nerves）和硬膜外隙。每个椎骨由前面的体部（body），两侧从体部向后突出的椎弓根（pedicles）和连接两个椎弓根的椎板（laminae）组成（图35-1），从椎弓根和椎板的交界处横向突出的称为横突（transverse processes），从两侧椎板的

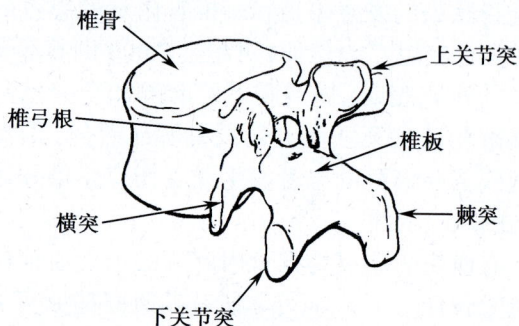

结合处向后突出的称为棘突（spinous process）。这些骨性突起附着有棘状肌（paraspinous muscles）和韧带。椎弓根形成椎骨上下的凹槽，脊神经从这里离开椎管。椎板和椎弓根在上关节突（superior articular processes）和下关节突（inferior articular processes）间汇合，上下关节突形成连接相邻椎骨的关节。第一和第二颈椎也称为寰椎（atlas）和枢椎（dens），拥有独特的外观，C_1没有椎骨和棘突，C_2具有大关节突（齿状突）。

五个融合的椎骨形成骶骨（sacrum），有0.9%到6.4%的人群可发生骶化（sacralization）（L_5和S_1椎骨的融合）[17]。其中多达60%仅有单侧融合，称为半骶化（hemisacralization）[17]。第五骶椎不会向后融合，形成骶管裂孔（sacral hiatus），它提供了进入硬膜外隙最尾部的通道。骶管裂孔通常在儿童时期开放，但在成年人中的通畅性各不相同。四个尾椎融合形成尾骨（coccyx），代表着退化的尾巴，并作为肌腱、韧带和肌肉的附着点。

在外科和产科手术患者中，椎管内麻醉通常不借助图像工具完成。达到椎管内麻醉所需的阻滞水平并避免并发症发生需要熟悉体表界标。常见的体表界标包括C_7棘突（隆椎）、第十二肋骨（rib）和髂嵴（iliac crest）。许多麻醉医师使用髂嵴之间的线（Tuffier线）来确定L_4～L_5间隙。然而即使是有经验的麻醉医师也常被这一标志误导[18]。在可能的情况下，定位L_5～S_1间隙并计数是确定特定腰椎间隙更可靠的方法。在肥胖患者中，中线部位皮肤皱褶和臀裂可以帮助定位中线。

韧带

韧带（ligament）用于稳定脊柱。前纵韧带（anterior longitudinal ligament）和后纵韧带（posterior longitudinal ligament）连接椎骨的腹侧面。背侧由棘上韧带（supraspinous ligament）和棘间韧带（interspinous ligament）以及致密黄韧带（ligamentum flavum）连接。棘上韧带覆盖C_7骶骨之间棘突的尖端，从C_7到枕骨隆突（occipital protuberance）的外侧，棘上韧带延续为项韧带（ligamentum nuchae）。棘上韧带在下腰区区域变薄，使脊柱有更大的屈曲度。棘间韧带在棘突之间，可能含有缝隙状的脂肪填充腔，在识别硬膜外隙时会产生阻力消失的假象。棘间韧带与棘上韧带和黄韧带融合。黄韧带是一对致密的梯形结构，主要由弹性蛋白组成。两条韧带以80°～90°的角

图 35-1　椎骨

（From Norris MC, ed. Obstetric Anesthesia. 2nd ed. Philadelphia Lippincott Williams & Wilkins；1999：286）

度在中线融合，这种融合通常是不完整的，大约10%会出现腰中线间隙（图35-2）[19]。当寻找硬膜外隙时，尝试体会棘上韧带的"咬合"，"糊状"的棘间韧带和"砂砾样"黄韧带。

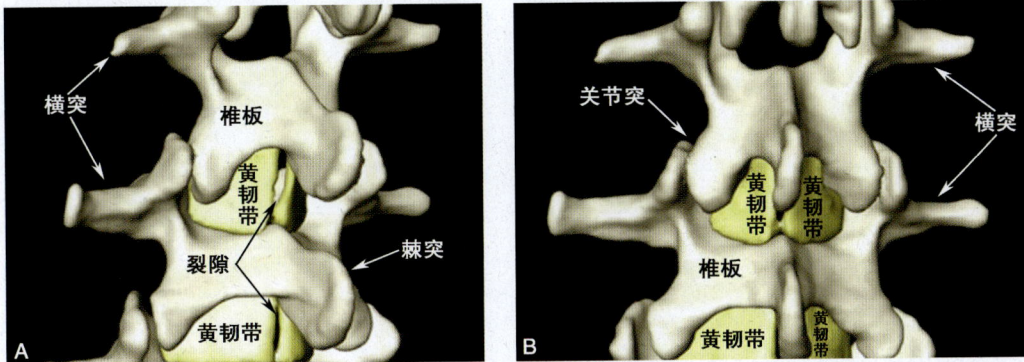

图 35-2　腰区黄韧带三维成像

A：背面及侧面观。B：背面观。箭头为黄韧带两半之间的间隙（摘自 Reina MA, Lirk P, Puigdellívol-Sánchez A, et al. Human lumbar ligamentum flavum anatomy for epidural anesthesia: reviewing a 3D MR-based interactive model and postmortem samples. *Anesth Analg*.2016；122：903-907. ©2016International Anesthesia Research Society）

硬膜外隙

　　硬膜外隙位于椎管内、硬膜囊外，从枕骨大孔（foramen magnum）延伸到骶管裂孔。硬膜外隙前由后纵韧带结合，后由椎板和黄韧带结合。硬膜外隙向两侧延伸至椎弓根，通过椎间孔与椎旁间隙连通[20]。硬膜外隙通常不存在，因为硬膜间歇性地附着脊柱的骨性结构和韧带，其余的空间由不连续的充满脂肪的囊袋组成，这些囊袋在注射空气或液体时容易打开[20]。颈椎水平不含硬膜外脂肪，在腰区区域，硬膜外隙前部和后部的脂肪形成多个形态各异的离散的集合体（图35-3）[20-21]，这种脂肪组织可能在硬膜外药效动力学中起重要作用[22]。

　　硬膜外静脉血管主要位于硬膜外隙的前部。椎间孔使腹腔内压力传递到硬膜外隙，腹内压升高时（如妊娠）可导致硬膜外静脉怒张，从而导致更频繁地静脉插管，并可能加快注射药物的扩散。

脑膜

　　脑膜围绕并保护脊髓、脑脊液和神经根直到它们离开椎间孔，脑膜由硬膜（dura mater）、蛛网膜（arachnoid）和软膜（pia mater）三层构成（图35-4）。

硬膜

　　硬膜是最厚的、最外面的脑膜层，厚度为270～280μm，主要由排列在约80层非常精细的薄片上的胶原纤维组成（图35-5）。外部（硬膜外表面）包含沿不同方向延伸的胶原纤维带。硬膜还含有厚弹性纤维和细颗粒物质。内（蛛网膜外）表面包括与蛛网膜结构融合的细纤维[23]。硬膜和蛛网膜之间存在着潜在的硬膜下腔，用于硬膜外阻滞或蛛网膜下腔麻醉的药物、针头或导管很少会到达这里（图35-6）。

　　硬膜是脊髓脑膜的延续，从枕骨大孔延伸到约 S_2 水平，最终与终丝（filum terminale）融合。它与神经根一同向两侧延伸，并与椎间孔处的神经外膜融合。

蛛网膜

　　蛛网膜位于硬膜内侧，由两部分组成，扁平上皮样细胞紧密连接构成致密层覆盖于硬膜的内表

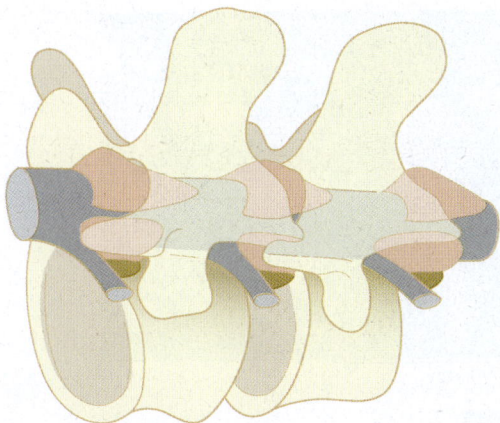

图 35-3　硬膜外隙（灰色）是不连续的，硬膜在椎管侧面的相邻附着处之间为潜在的间隙

（摘自 Hogan Q. Lumbar epidural anatomy: a new look by cryomicrotome section. *Anesthesiology*. 1991；75：767-775）

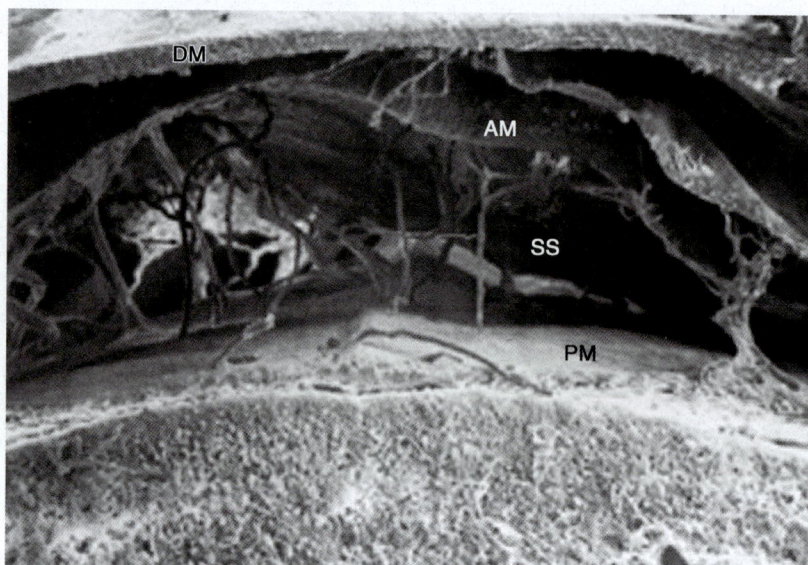

图 35-4　狗的脑膜

图片展示软膜(pia mater, PM)靠近脊髓、蛛网膜下腔(subarachnoid space, SS)、蛛网膜(arachnoid mater, AM)的小梁从蛛网膜一直延伸到软膜和硬膜(dura mater, DM)。蛛网膜与硬膜之间分离的间隙是硬膜下腔, 此图为人工制备的标本模型(摘自 Peters A, Palay SL, Webster H, eds. The Fine Structure of the Nervous System: The Neurons and Supporting Cells. *Philadelphia, PA: WB Saunders*; 1976)

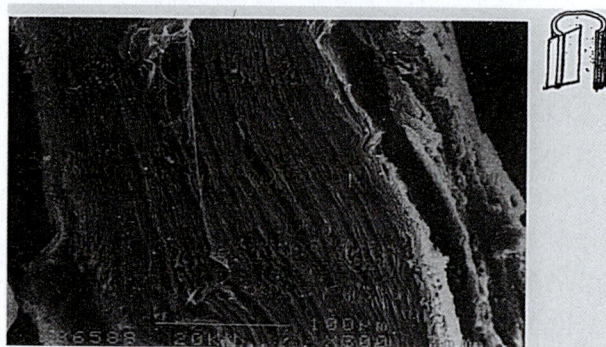

图 35-5　人硬膜径向纵切面的扫描电镜成像

总厚度是所有同心层次的组合(摘自 Reina MA, Dittmann M, Lopez Garcia A, et al. New perspectives in the microscopic structure of human dura mater in the dorsolumbar region. *Reg Anesth*.1997; 22: 161-168)

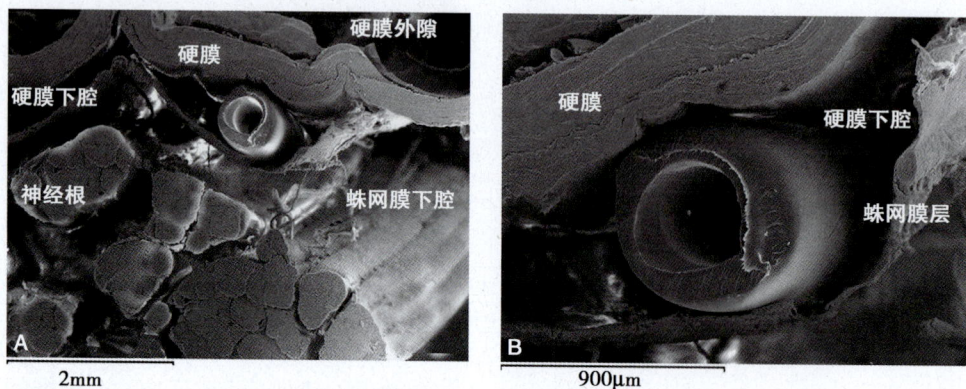

图 35-6　人脊髓硬膜囊

A: 硬膜下腔(×20)。B: 硬膜下腔(×60)。A 标本来源于尸体, 在扫描电镜下所得(摘自 Reina MA, Collier CB, Prats-Galino A, et al. Unintentional subdural placement of epidural catheters during attempted epidural anesthesia: an anatomic study of spinal subdural compartment. *Reg Anesth Pain Med.* 2011; 36: 537-541)

面,小梁网状部分延伸到软膜(图35-7)[24]。正是由于这种细胞结构,蛛网膜阻碍了药物的扩散,而并非硬膜。蛛网膜的低渗透性使脑脊液存在于蛛网膜下腔而不是硬膜下腔[25]。蛛网膜内部特殊的细胞间连接解释了其选择通透性[26]。

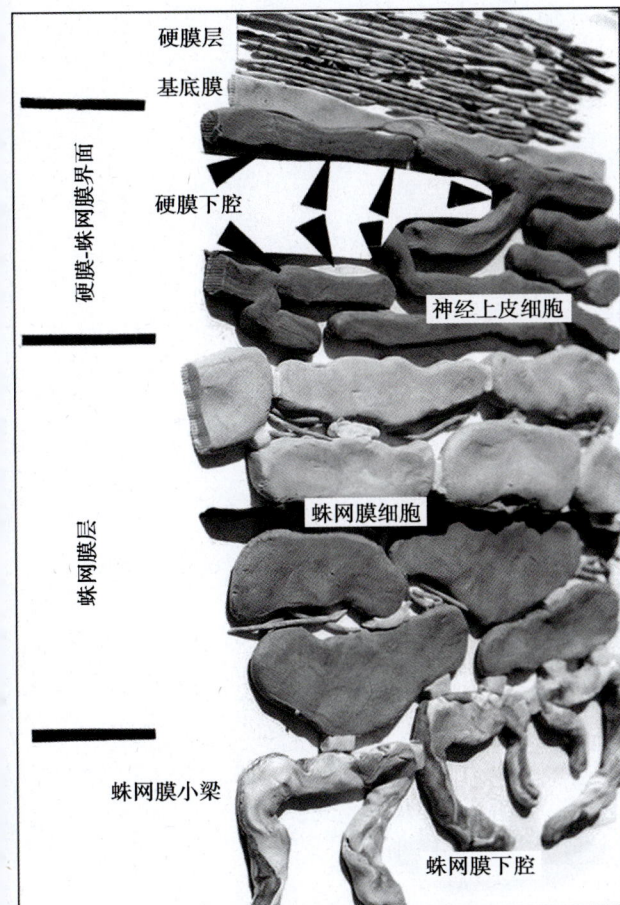

图35-7 硬膜-蛛网膜界面模型
从上到下依次为:硬膜层(硬膜最内部的部分),随后是硬膜-蛛网膜界面(充满神经上皮细胞,并形成硬膜下腔),下面是蛛网膜层和蛛网膜小梁(摘自 Reina MA, De Leon Casasola O, Lopez A, et al. The origin of the spinal subdural space: ultrastructure findings. *Anesth Analg.* 2002; 94: 991-995)

脊神经根在离开椎间孔时穿过硬膜和蛛网膜。在这里,蛛网膜通过硬膜疝出形成蛛网膜粒(arachnoid granulations),为物质离开中枢神经系统(central nervous system, CNS)提供了出口。

软膜

脑膜的最内层是软膜。软膜由扁平细胞重叠而成,包裹脊髓和神经根。软膜细胞沿着腰段脊髓和神经根分布着大量的窗口(图35-8),这些窗口在蛛网膜下或硬膜外药物的起效中有怎样的作

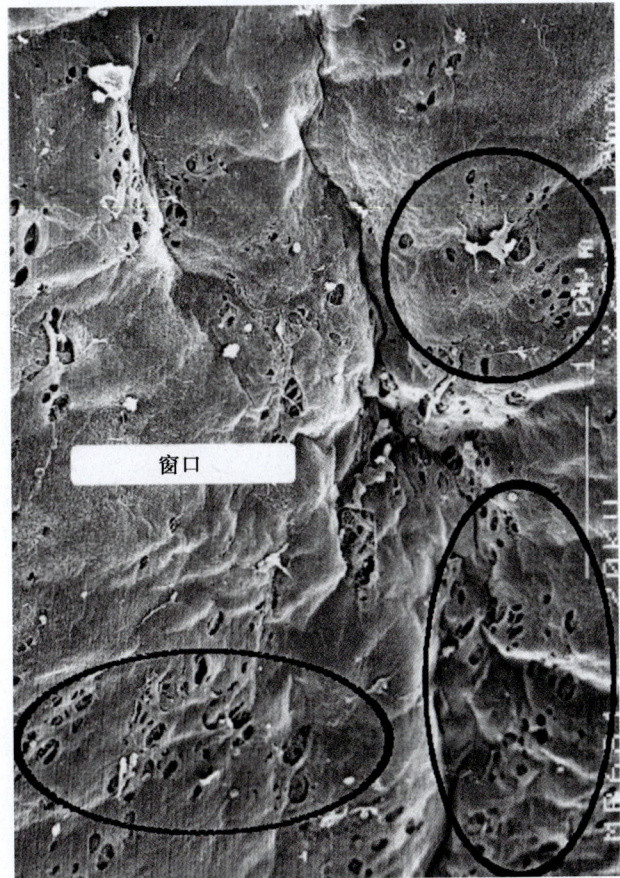

图35-8 脊髓水平的软膜细胞层的窗口
扫描电镜中可见大量窗口(摘自 Reina MA, De Leon Casasola O, Villanueva MC, et al. Ultrastructural findings in human spinal pia mater in relation to subarachnoid anesthesia. *Anesth Analg.* 2004; 98: 1479-1485)

用还不得而知。

脑脊液

CSF 是 99% 由水组成的水溶液,含多种微量成分包括蛋白质、葡萄糖、电解质和神经递质。在成人中,CSF 的体积为 100～160ml。多年来,我们一直认为 CSF 主要在脉络丛(choroid plexus)中产生,然后从脑室流到蛛网膜下腔,被蛛网膜粒吸收。这个假设是不完整的,甚至可能是不正确的。脉络丛不是脑脊液产生的唯一部位,蛛网膜粒也不是其主要吸收部位。CSF 和组织液(interstitial fluid, IF)密切相关,它们主要的产生和吸收部位在脑和脊髓的实质毛细血管中,淋巴系统也吸收相当数量的 CSF 和 IF[28]。脑脊液的流动不是单向的,相反,心脏收缩与舒张的传导使 CSF 产生局部混合,而其他药物通过扩散缓慢传播,溶质被吸收穿过毛细血管膜进入血液[29]。

脊髓

三个月的胎儿,脊髓延伸到骶骨的末端,但脊柱的生长速度比脊髓快,出生时脊髓通常在第三腰椎水平处结束,而成人脊髓通常在 L_1 左右终止,但个体间差异很大。有些人可能终止于 T_{12},超过 10% 的人终止于 L_3。

脊神经有 31 对,每个脊神经包括前面的运动根和后面的感觉根。这些神经根来自单独的脊髓节段,每个感觉根支配特定的皮肤(图 35-9)。交感神经系统源于 T_1 到 L_2 脊髓节段的中间外侧灰质。这种灰质中含有神经节前交感神经元的细胞体,它们与相应的脊神经一起通过椎间孔,继而分出并加入交感神经链神经节。

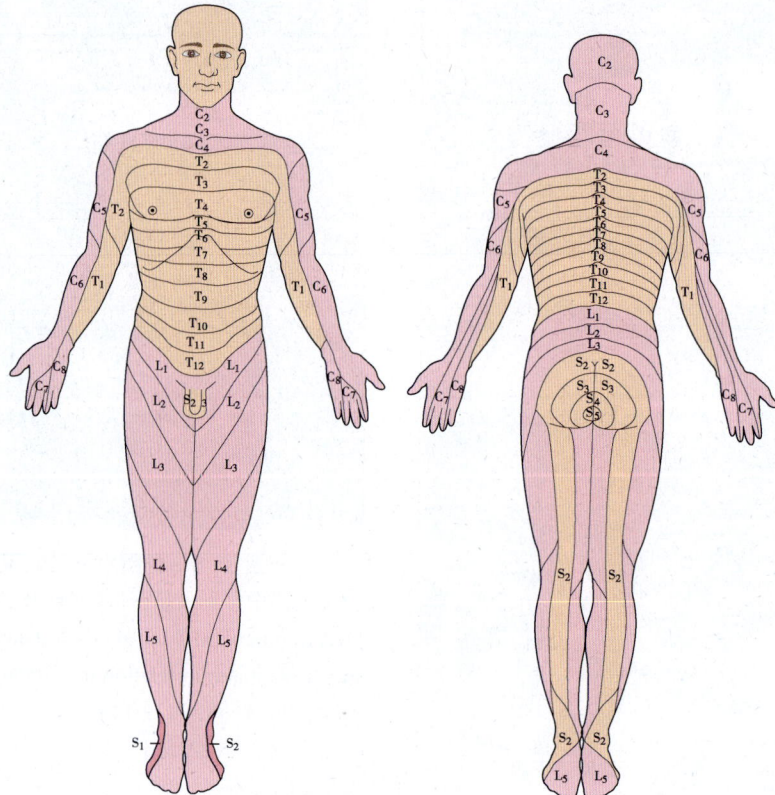

图 35-9　人体脊神经感觉支配区域

脊神经及其支配的感觉区域由其离开的椎间孔命名。在颈部,脊神经以下位椎骨命名(如 C_5 从 C_4 和 C_5 之间离开椎管)。在其他地方,脊神经则由上位椎骨命名(L_2 从 L_2 和 L_3 之间离开椎管)。由于脊柱长于脊髓,因此胸、腰和骶神经根从其起始的脊髓节段到其离开椎管的椎间隙的距离逐渐延长。延伸超过脊髓末端的腰骶段脊神经被称为马尾(cauda equina)。这些神经根仅由软膜覆盖,比更近端的神经根更易受到化学损伤的影响。

一项关于 7 名成年人 MRI 的研究表明,从 S_1 到 T_{12} 的硬膜囊容积为 43ml,CSF 的平均体积为 34ml,其余 9~10ml 由脊髓圆锥(conus medullaris)和脊神经根组成。神经体积占硬膜囊容积的百分比在 L_5 水平从 7% 增加到 14%,在 L_4 时增加到 25%,在 T_{12} 时增加到 30%~43%。高位腰椎穿刺有穿刺到脊髓圆锥的风险,低位腰椎穿刺则有损伤马尾神经的风险[30]。

脊柱的超声解剖

越来越多的麻醉医师对椎管内麻醉时使用超声辅助临床检查表现出兴趣。超声检查可以明确硬膜外隙的深度,确定椎间隙水平,并定位中线和各间隙,这些信息可以帮助指导后续的穿刺。系统性回顾表明超声提高了腰区椎管内麻醉的成功率并降低了技术难度。超声可以降低创伤性操作的风险,提高椎管内麻醉的安全性[31]。

尽管已有实时超声引导的方法[32],但是大多数专家仍在计划椎管内麻醉之前使用超声来定位体表界标。这一技术一旦掌握，可以通过预先行超声检查迅速确定腰椎间隙、中线、皮肤穿刺点、针头插入角度和硬膜外隙深度[33]。

　　腰椎的基本超声检查包括两次扫描：一次旁正纵向扫描和一次水平或轴位扫描。旁正纵向扫描可以通过层间窗扫描来识别特定的椎间隙水平。将探头沿着脊柱纵向放置，在中线外侧 2～3cm 处与中线平行，朝向椎管中心，可以看到多个椎骨。在该视野中可见的结构包括骶骨、椎板、黄韧带和背侧硬膜（图 35-10）[33]。黄韧带和背侧硬膜在层间窗中表现为一条亮线。腹侧硬膜/后纵韧带/椎体复合体形成更深部位的明亮反射。当旁正纵向

扫描确定了所需的穿刺水平后，将探头垂直于脊柱轴线以查看整个间隙，此时可见的结构包括黄韧带和背侧硬膜、腹侧硬膜/后纵韧带/椎体复合体、关节突和横突（图 35-11）[33]。

　　在获得椎间隙结构和黄韧带/硬膜的最佳图像后，将目标间隙置于屏幕中央，然后保持探头固定不动，在皮肤上标记在探头垂直和水平边缘的中线，移开探头，连接标记点形成十字。使用横向探头，十字能够确定中线穿刺部位（图 35-12）。使用纵向探针，十字标志了旁正中的插入位置。通过在超声波仪器上冻结图像，还可以测量黄韧带/硬膜的深度并估计插入针头的最佳角度[33]。

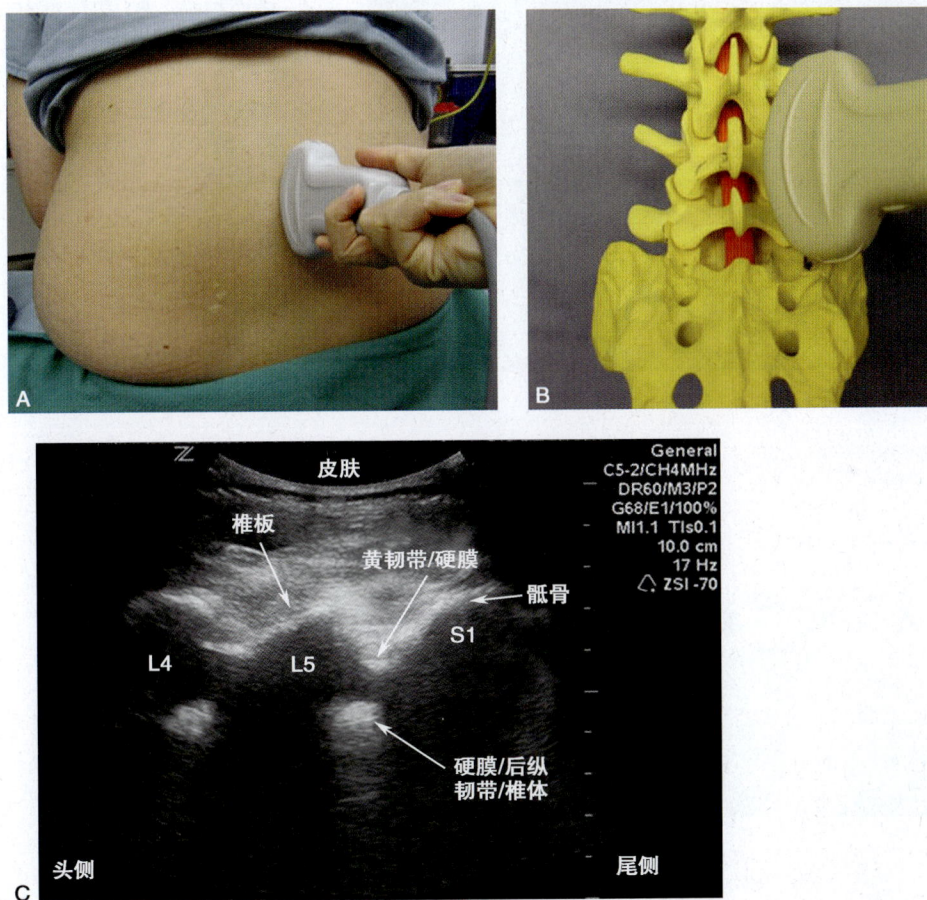

图 35-10
A：旁正纵向扫描。B：探头平行于脊柱模型轴。C：典型锯齿征超声图像：右侧的高回声平带表示骶骨，锯齿表示椎板，锯齿之间的两条平行带对应黄韧带/背侧硬膜间隙（上）和腹侧硬膜/后纵韧带/椎体复合体（下）（摘自 Balki M. Locating the epidural space in obstetric patients—ultrasound a useful tool：continuing professional development. *Can J Anesth*.2010；57：1111-1126）

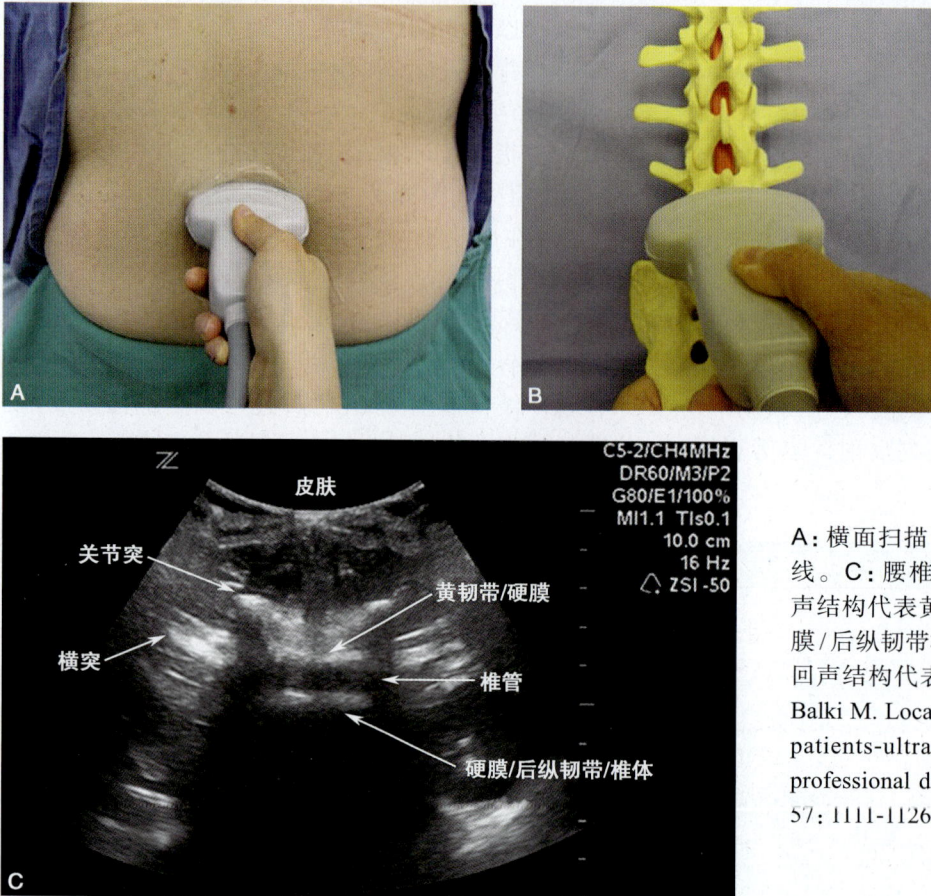

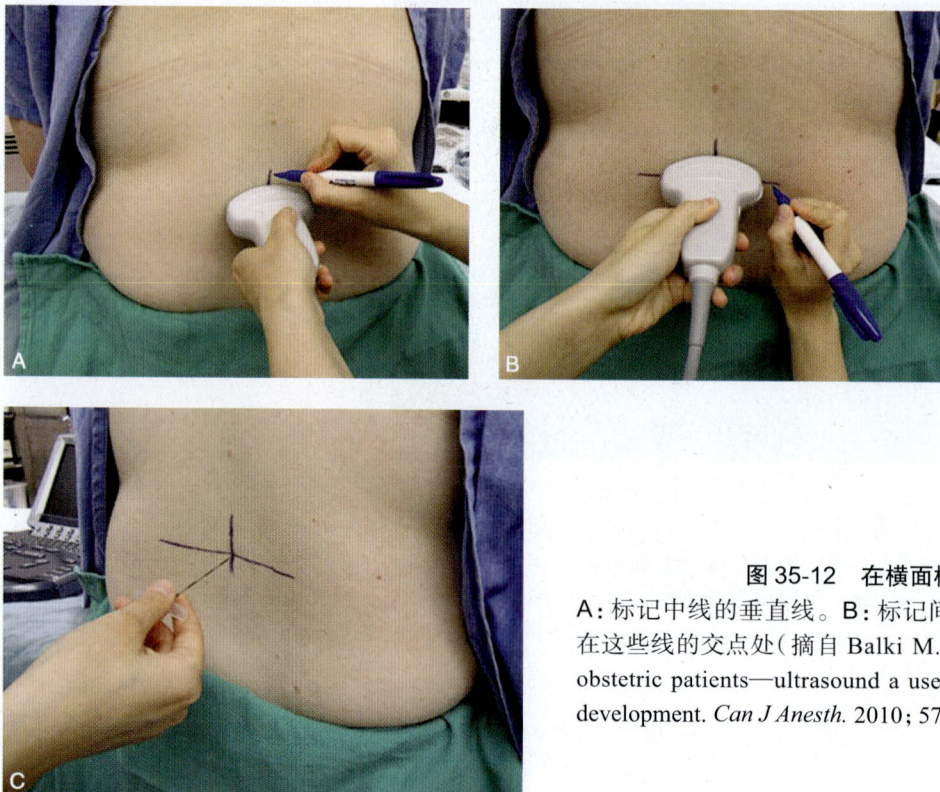

图 35-11

A：横面扫描。B：探针垂直于脊柱模型的轴线。C：腰椎间隙的典型声波图：中线强回声结构代表黄韧带／背侧硬膜（上）和腹侧硬膜／后纵韧带椎体复合体（下），双侧对称的高回声结构代表关节突和横突及其声影（摘自 Balki M. Locating the epidural space in obstetric patients-ultrasound a useful tool：continuing professional development. *Can J Anesth.* 2010；57：1111-1126）

图 35-12　在横面标记皮肤穿刺点

A：标记中线的垂直线。B：标记间隙的水平线。C：皮肤穿刺点在这些线的交点处（摘自 Balki M. Locating the epidural space in obstetric patients—ultrasound a useful tool：continuing professional development. *Can J Anesth.* 2010；57：1111-1126）

操作

患者准备

设备

在诱导蛛网膜下腔麻醉或硬膜外阻滞之前需要准备好所需要的工具设备，包括椎管内麻醉的相关操作工具以及应对紧急并发症的设施，这些并发症尽管很少发生，但存在发生灾难性并发症的可能。至少应始终监测患者的血压和脉搏血氧饱和度。蛛网膜下腔麻醉通常在手术室或手术室附近进行，所需的用品和设备应随时处于备用状态。硬膜外阻滞可以在产房或术前等候区进行。专用治疗车可以提供所需的物品（表35-1）。

表35-1　推荐的硬膜外治疗车所含物品	
硬膜外阻滞所需物品	急救物品
硬膜外托盘	自充气呼吸球囊+面罩
无菌手套	口咽通气道
无菌棉签	可使用的喉镜及镜片
备用硬膜外穿刺针/导管	气管导管/声门上气道
备用低阻力注射器	20%脂质乳剂
无菌敷料	
胶布	

体位

在椎管内麻醉期间，大多数患者应当取坐位或侧卧位。虽然有描述穿刺针应在患者侧卧时脊柱最弯曲处进针，但现代实际操作中很少这么做。最近有报告描述了一种实时超声引导的方法来定位俯卧位患者的 L_5-S_1 间隙[32]。取坐位还是侧卧位取决于操作者、患者和手术。许多操作者更喜欢坐位。研究表明较瘦的患者（体重指数＜25kg/m²）侧卧位更舒适，而较胖患者（体重指数＞30kg/m²）可能更喜欢坐位[35]。某些情况下必须采用侧卧位（如髋部骨折、产程进展快速的患者的分娩镇痛以及某些紧急剖宫产）。无论患者处于何种体位，都应使操作者在进行脊椎麻醉和硬膜外阻滞行针操作最为舒适，可以为每个病人和手术过程选择最合适的穿刺方法。

取坐位时，让患者笔直坐在手术床上，背部和臀部靠近床边。让患者放松肩膀并弯腰（图35-13）。倾斜手术床可能有助于患者弯曲臀部和腰椎，进

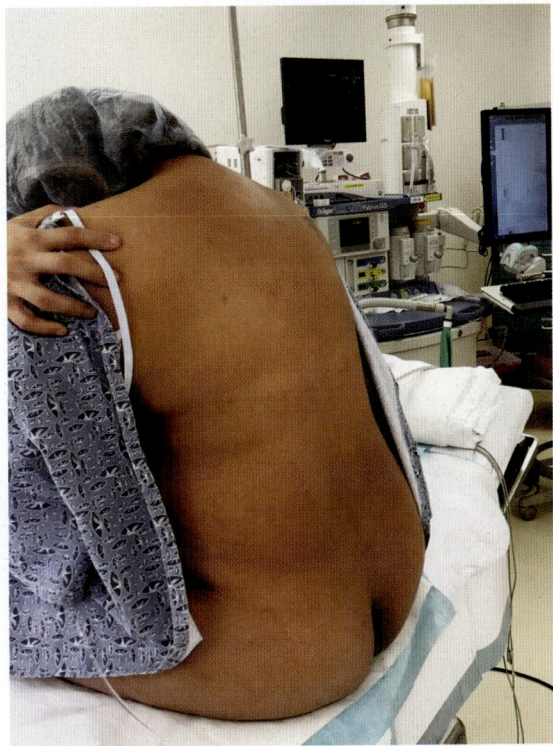

图35-13　坐位椎管内麻醉
让患者端坐在床或操作台上，臀部在靠近操作者的边缘。患者的腿可以由桌子或凳子支撑，或弯曲置于床上（分娩镇痛时）。助理应帮助指导患者放松肩膀并弯腰（"像彩虹一样拱起背部"）

一步打开腰椎间隙（图35-14）[36]。肥胖患者以及那些体表界标触诊不理想的患者，坐位更容易识别蛛网膜下腔或硬膜外隙。当位置正确时，C_7 椎骨棘突到臀沟的连线为中线。

在取侧位时，让患者背部位于床边，臀部与肩膀和床垂直（图35-15），头下垫枕头。助手可以帮助患者弯曲膝盖臀部，并屈腰。左侧卧位还是右侧卧位取决于手术部位以及局部麻醉药的比重，使用高比重溶液则手术侧在下，使用等比重或低比重溶液，则手术侧在上。当采用高比重溶液或等比重药物诱导剖宫产术中蛛网膜下腔麻醉时，将患者置于右侧，然后仰卧，并提供左侧子宫移位[37]。

无论选择何种体位，都应保证患者的舒适度。使用毯子和枕头确保患者温暖、舒适并适当保护隐私。有时可予以咪达唑仑或芬太尼轻度镇静。骨折患者疼痛程度严重，需要更深的镇静才能进行适当的定位，可予以小剂量的氯胺酮或丙泊酚。虽然有经验的小儿麻醉医师在儿童全身麻醉诱导后进行椎管内麻醉方面有较高的成功率[38]，但这种方法在成人中要慎重[39-40]。

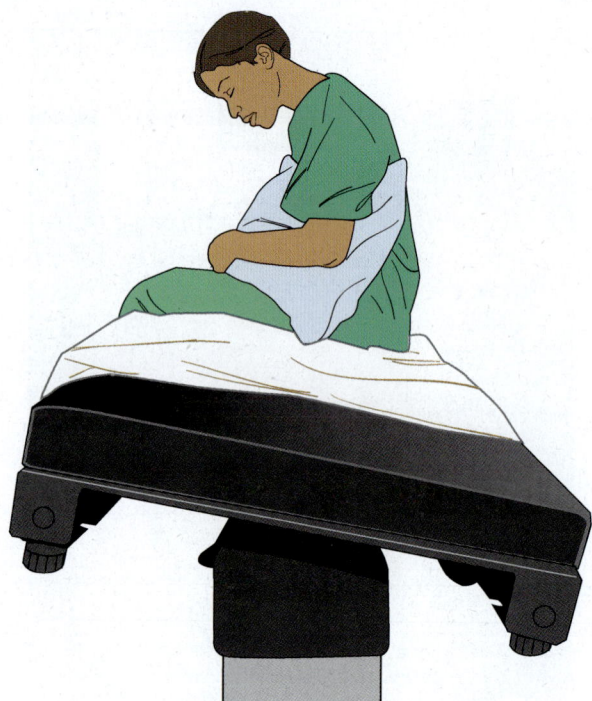

图 35-14　倾斜手术台有助于患者弯曲脊柱

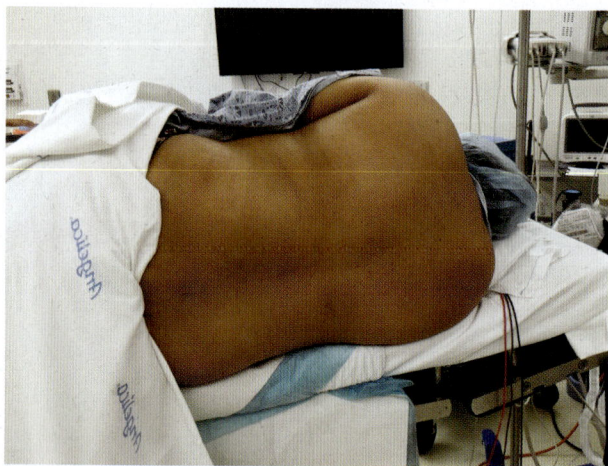

图 35-15　侧卧位椎管内麻醉

患者的臀部和肩膀与床边平齐，头部和颈部垫枕头与脊柱保持一致

备皮

特别注意要进行无菌操作。美国麻醉医师协会（ASA）建议操作者去掉首饰（例如戒指和手表）、洗手、戴无菌手套、戴帽子和口罩[41]。使用单独的无菌包消毒皮肤。（从前打开后多次使用的聚维酮碘瓶可能被污染）[42]。氯己定-乙醇以及碘酊-乙醇都能有效消除皮肤污染。

穿刺针

行脊椎麻醉和硬膜外阻滞的穿刺针按其尖端种类分类（图 35-16）。腰麻针的尖端可以是斜面、切割端或笔尖样、非切割尖端。笔尖样尖端针产生的硬膜外穿刺后头痛（postdural puncture headaches，PDPH）少于切割尖端针。大多数麻醉医师使用细（≤24 号）穿刺针来减少穿刺后头痛的风险。较短的引导针有助于刺穿皮肤并引导更细的腰麻针进入蛛网膜下腔。

图 35-16　腰麻针与硬膜外穿刺针，由针尖端的设计进行区分

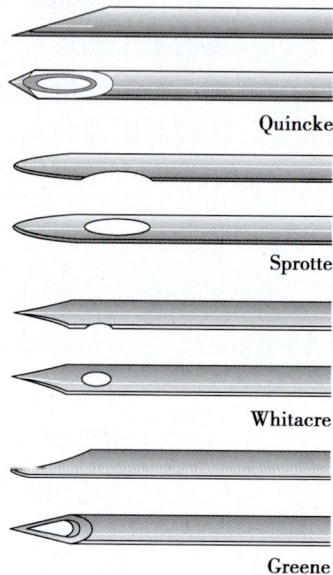

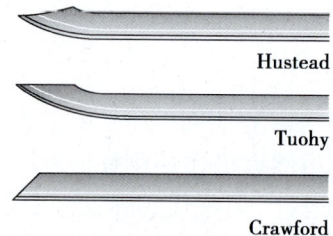

硬膜外穿刺针通常比腰麻针粗（图 35-16）。当穿刺针穿过黄韧带并进入硬膜外隙时，这种较大的直径能够更好地感受阻力的变化。另外，18 号针头可以让 20 号导管通过。硬膜外穿刺针通常具有弯曲的尖端以帮助引导硬膜外隙导管的置入。弧形尖端硬膜外穿刺针以及直尖端 Crawford 穿刺针也可用于骶管阻滞。

蛛网膜下腔麻醉联合硬膜外阻滞时可以依次

使用常规穿刺针穿刺，也可以使用针穿针技术。针穿针技术可以最简单地使用超长的腰麻针和常规硬膜外针组合完成（图 35-17）。腰麻针应超出硬膜外穿刺针 1.5cm。也可以使用专门的针套针或针旁针组合（图 35-16）。

穿刺路径

腰椎椎管内麻醉可采用正中入路或旁正中入路（图 35-18）。胸椎棘突倾斜度大，胸椎不像腰椎一样弯曲度大。因此，胸椎的硬膜外阻滞使用旁正中入路更容易。

操作方法

明确蛛网膜下腔或硬膜外隙是应用解剖学的一项应用。了解体表界标（如棘突）与目标（蛛网膜下腔或硬膜外隙）之间的关系。有时候穿刺针

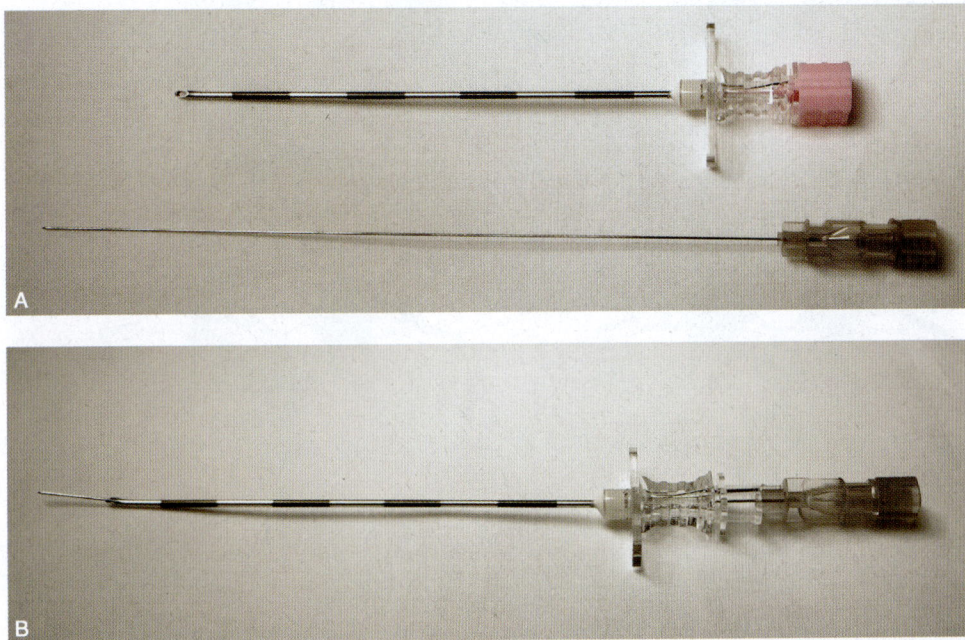

图 35-17　使用标准针头联合脊椎麻醉与硬膜外阻滞
A：并排放置 18 号 90mm Tuohy 针和 27 号 127mm Whitacre 针。B：将 Tuohy 针插入 Whitacre 针

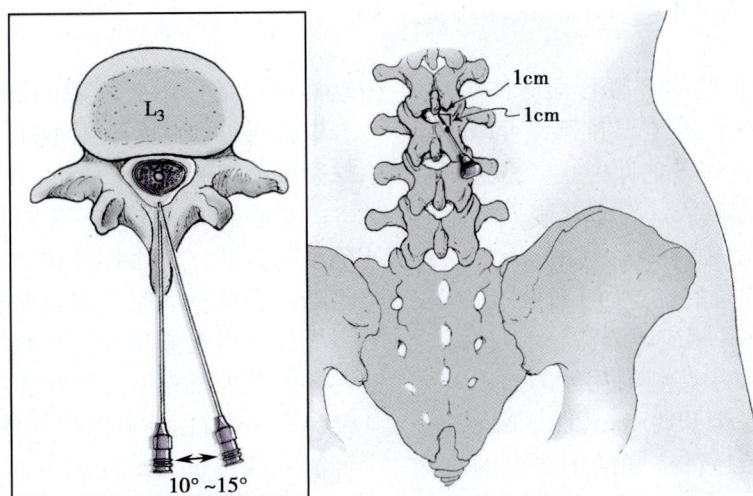

图 35-18　腰椎中线和旁正中入路的椎骨解剖
正中入路法仅需要两个平面的解剖投影：矢状面和横切面。旁正中入路法增加了斜面。旁正中入路法对腰区的弯曲度要求不高，其穿刺部位在中线旁开 1cm 处，稍低于下位椎骨棘突的上缘。穿刺针从矢状面和横切面插入 10°～15°（摘自 Chestnut DH, Wong CA, Tsen LC, et al., eds. Chestnut's Obstetric Anesthesia: Principals and Practice. 5th Ed. *Philadelphia*, *PA*: *WB Saunders*; 2014: 239）

会碰到骨头，操作者需要识别穿刺针碰到椎骨的哪一部分（棘突、椎板）以及穿刺针接触的位置（中线、偏右或偏左）并做出明智的方向选择，将针头对准目标（图 35-19）。

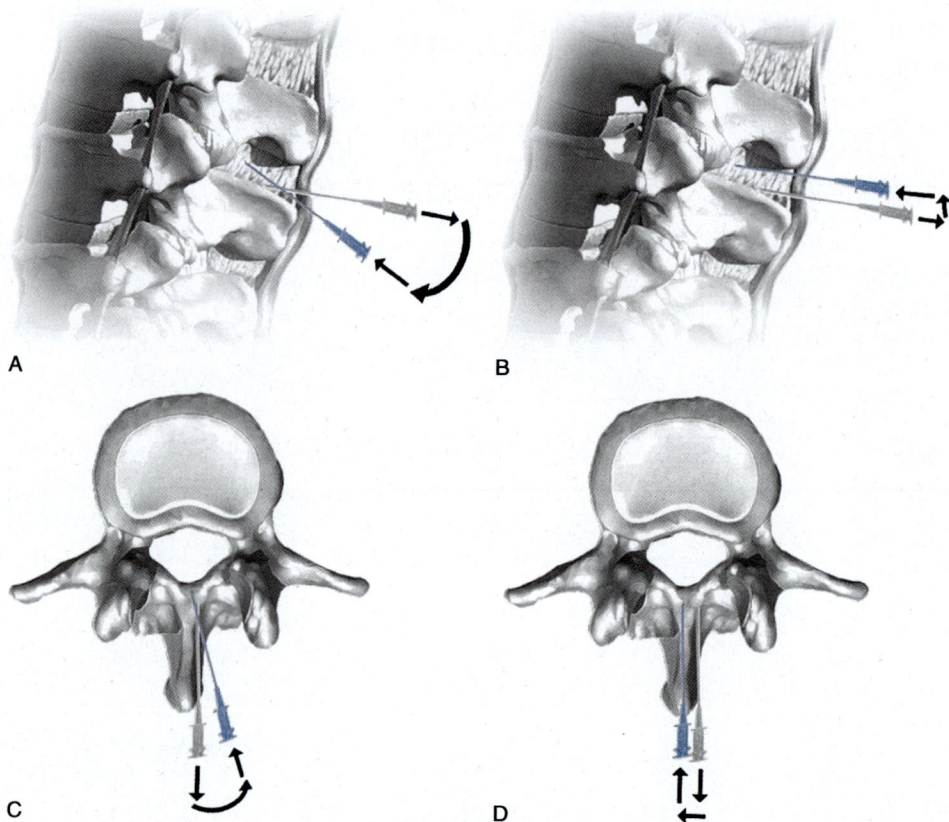

图 35-19　解决碰到骨组织的问题

灰色针显示初始入路，蓝色针是调整后的入路。A：如果穿刺针在中线，则稍偏向头部。B：或者退回至皮下组织后上移穿刺针。C：如果针头偏离中线并与椎板接触，按照 A 中的方向重新定向。D：或者将针头退回至皮下组织，并按照 B 中的方式移动（摘自 Chestnut DH, Wong CA, Tsen LC, et al. eds. Chestnut's Obstetric Anesthesia: Principals and Practice. 5th Ed. *Philadelphia*: WB Saunders; 2014: 239）

正中入路法是最直接的。患者摆好体位后，通过触摸棘突确定中线。对于肥胖患者可以想象 C_7 棘突与臀沟之间的连线来估计中线。将穿刺针由相应椎间隙的中上部刺入。对于体表界标不明显的患者，将针插入估测的中线并探查。如果针头击中骨骼，应评估此时的位置（棘突：中等或较浅的深度，椎板：更深）并相应地调整穿刺方法。

旁正中入路法需要一些应用几何的知识。穿刺部位在下位棘突上缘旁开约 1cm（图 35-18），将穿刺针稍向头侧和内侧倾斜，朝向中线上的蛛网膜下腔或硬膜外隙。在估计的深度处遇到骨组织障碍通常是椎板，最常见的是碰到了下位椎骨外侧椎板的上缘，逐缓慢调整方向行针，直至进入硬膜外隙或蛛网膜下腔。当尝试胸部硬膜外穿刺时，许多专家会有意接触目标间隙下位椎骨的椎板，这样可以估计硬膜外隙的深度，然后将穿刺针沿着椎板行进到目标硬膜外隙（图 35-20）。

蛛网膜下腔麻醉

患者摆好体位后，备皮铺巾，用少量局部麻醉药浸润皮肤。使用探针单次穿刺可以帮助识别椎间隙。局部浸润时注射过多的局部麻醉药会使体表界标变得模糊从而增加难度。选择正中入路或者旁正中入路先用硬膜外针穿刺，注意，硬膜外针针尖有一个斜面，有时候在较为瘦小的患者中，针可能会偶然进入蛛网膜下腔，为了减少此种情况下 PDPH 的风险，须始终像使用尖端腰麻针一样插入针芯，并且保持针尖斜面平行于背部纵轴。接下来，将腰麻针穿入硬膜外针并朝蛛网膜下腔前进。用指尖握住腰麻针的中心，在针穿过黄韧带和硬膜时体会"咔嗒声"和"突破感"。有突破感后，

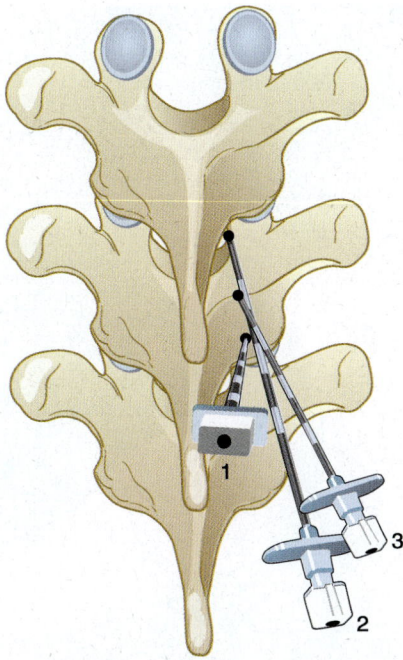

图 35-20　胸段硬膜外穿刺：使用椎板作为深度标记并将针行进至硬膜外隙

从腰麻针上取下针芯，观察 CSF。如果患者坐位，CSF 会迅速流出，如果患者侧卧（或俯卧），或者腰麻针针尖向下倾斜，CSF 可能会更缓慢地流出。如果腰麻针与骨头接触，将其退回到到硬膜外针中，稍转动硬膜外针并重新插入腰麻针（图 35-21）。如果进针位置在正中心但腰麻针与骨头接触，很可能是碰到下位椎骨的椎板（图 35-19），缓慢重新调整针头方向，应该能够躲开椎板并进入蛛网膜下腔。每次调整方向后腰麻针应稍前进一点，如果仍未进入蛛网膜下腔，则拔出脊髓针，触诊体表界标重新定位。

有时候在蛛网膜下腔穿刺过程中患者会出现短暂性感觉异常，可能是蛛网膜下腔内的针头碰到了神经根[44]，或者神经根从硬膜发出。如果出现短暂性感觉异常，应停止进针并拔出针芯。如有 CSF 流出，将药物注入蛛网膜下腔，如果感觉异常持续存在或复发，则不要注射，而应退出腰麻针并重新定位。

一旦腰麻针的连接处有清亮的 CSF 流出，立刻用非主操作手固定针头并连接含有局部麻醉药的注射器，缓慢推药。如果使用高比重溶液，会看到双折射线（Schlieren 线），这表明两种不同比重的溶液混合。一些专家建议将腰麻针旋转 360° 以确认 CSF 在四周都自由流动，这一步不是必要的。

局部麻醉药直接从针尖尖端流出，所以针斜

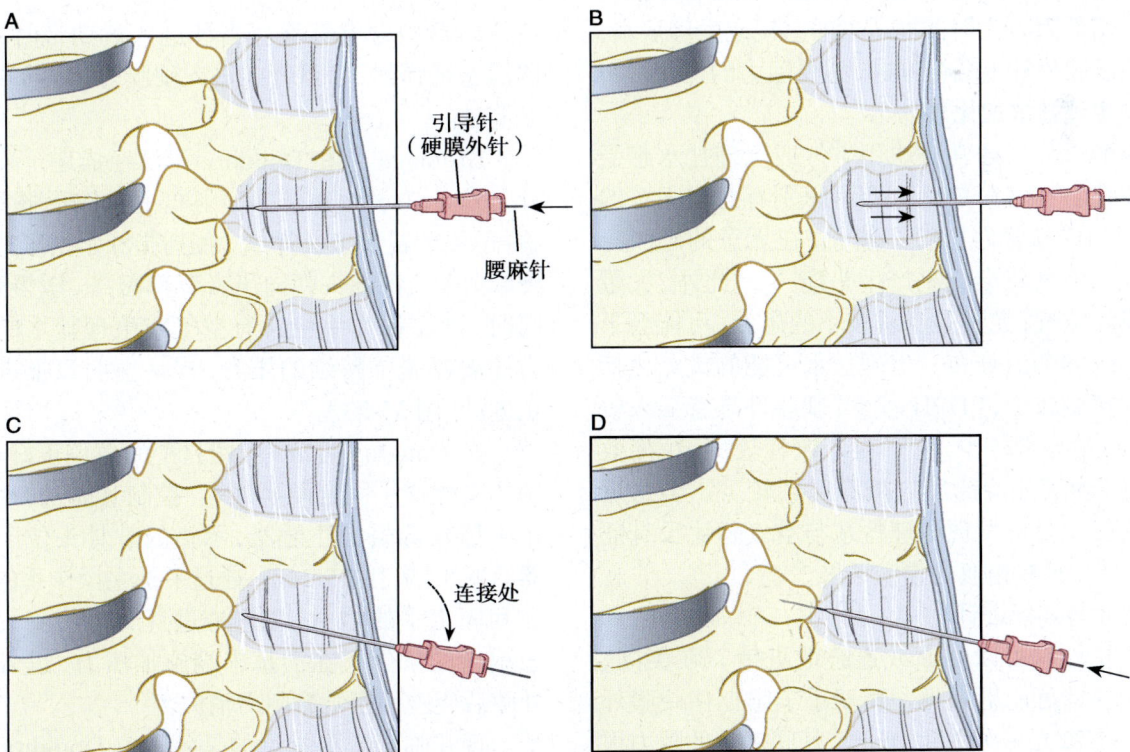

图 35-21　引导针的使用

如果腰麻针针头接触骨头（A），将其退回到引导针中（B），否则腰麻针针头只会弯曲而不会改变方向。退出腰麻针后转动引导针（C）并重新推进腰麻针（D）

面的朝向对随后的蛛网膜下腔阻滞水平没有影响。笔尖尖端的腰麻针有侧孔，可使注射药物的定向流动。侧孔的朝向，特别是头端与尾端的差别，会影响高比重和等比重局部麻醉药的分布[45-46]。多数情况下，应将侧孔朝向头端以确保足够的感觉阻滞水平，并尽可能减少局部麻醉药在马尾附近堆积的风险（见下文毒性作用）。

连续蛛网膜下的脊椎麻醉

用大号针头确定蛛网膜下腔后，将适当大小的导管插入蛛网膜下腔 2～3cm。如果针的斜面或侧孔朝向头端，则导管将更容易前进且更可能位于插入部位的头端。如果朝向尾端可能导致局部麻醉药堆积和不良分布，可能造成永久性神经损伤（见并发症）。

硬膜外阻滞

硬膜外隙可以通过悬滴法或阻力消失法来识别。悬滴法：在硬膜外针的连接处滴一滴生理盐水，当针尖进入硬膜外隙时，液滴会被吸入硬膜外针。这种方法依赖于硬膜外隙内的负压，在胸段确定硬膜外隙比腰段更可靠。

大多数麻醉医师使用阻力消失技术来确定硬膜外隙。当硬膜外针尖端位于黄韧带内时会出现注射阻力，而当针尖进入硬膜外隙时，此阻力就消失了。用低阻力注射器抽适量的空气或生理盐水，连接在硬膜外针上缓慢推进，感受阻力的变化。

空气与生理盐水的比较

麻醉操作者通常喜欢用空气或生理盐水感受阻力变化。空气简单且更容易识别有意或无意的硬膜穿刺或椎管内置管。然而，在无意的硬膜穿刺后注入空气将会立刻产生头痛[47]。此外，大量的硬膜外空气，尤其是身材较小的患者，可能会干扰局部麻醉药的分布。生理盐水可能的优点包括硬膜外穿刺较少，PDPH 较少，硬膜外导管插入较容易，感觉异常较少，导管误入血管较少，镇痛效果较好，硬膜外注药后未阻滞区域较少。但最近的一项荟萃分析发现生理盐水与空气相比没有任何优势[48]，具有相似的临床结果[49]。

间断进针与连续进针

硬膜外针可以间断或连续地进针。在美国，间断性进针可能更常见。用双手牢牢抓住硬膜外针（图 35-22），每次进针 1mm。棘间韧带的阻力很小，而黄韧带十分坚韧，阻力很大。在每次进针之间轻推低阻力注射器感受阻力大小。如果在注射器中使用生理盐水，最好在每次轻推注射器时保

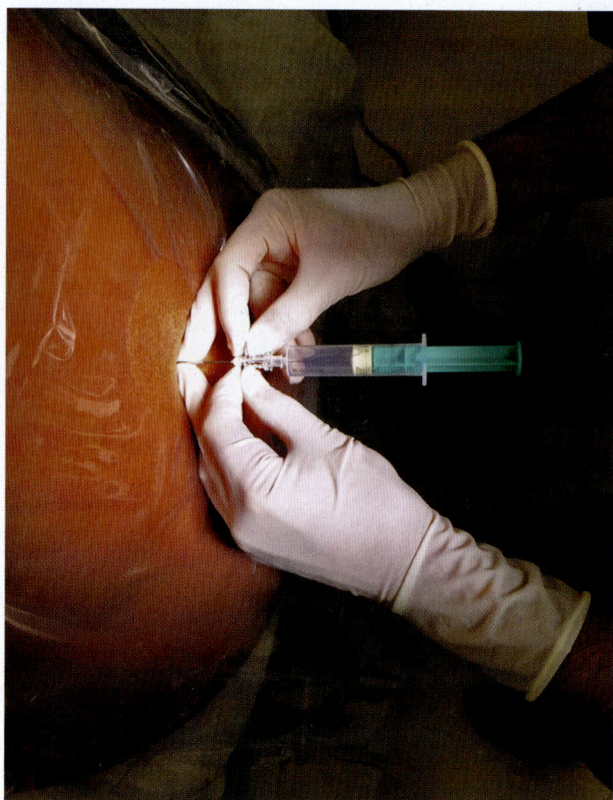

图 35-22　使用有翼针间歇地朝向硬膜外隙推进
示指和拇指抓住硬膜外针的针翼，较长的中指在皮肤穿刺处固定硬膜外针。拇指和示指进针，中指控制进针距离

持注射器内含有气泡。当针进入黄韧带时，注射器活塞将弹回，一旦针尖进入硬膜外隙，活塞会明显前进。

Bromage[50]和 Doughty[51]已经描述了连续进针方法。Bromage 方法：用非主操作手握拳，将腕-掌关节置于患者背部。用拇指和示指牢牢抓住硬膜外针，将拳头朝向患者背部敲击，缓慢进针。同时，用主操作手给含有空气或生理盐水的低阻力注射器施加持续的压力，当活塞明显推进时停止进针（图 35-23）。

在 Doughty 方法中，两只手的角色正好相反。用非主操作手固定硬膜外针，控制其前进，用主操作手握住低阻力注射器，示指的掌骨头位于注射器活塞末端（图 35-24）。通过平衡主操作手的驱动力和固定手的阻力，缓慢推进针头。使用主操作手示指的掌骨头在活塞末端施加压力，进入硬膜外隙后会立即察觉到阻力消失。

现在临床上更常见的是各种由 Doughty 演变而来的方法，压力直接作用于含有生理盐水的低阻力注射器的活塞（图 35-25）[52]，当针尖进入硬膜外隙，活塞明显向前推进，此时停止进针。

患者背部

左手背离背部

右手朝向背部

示指掌骨头

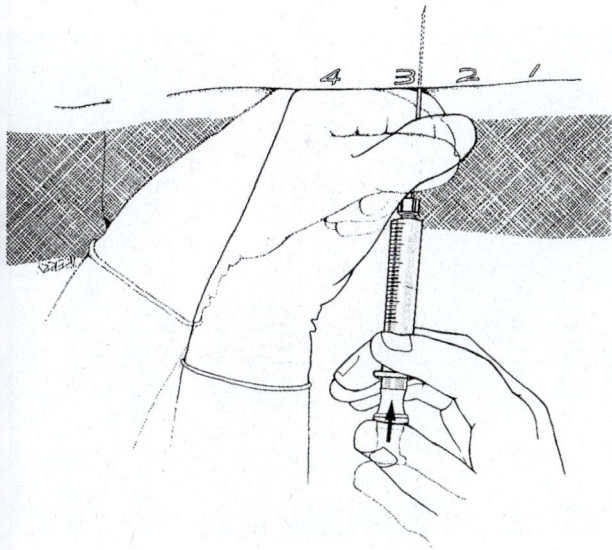

图 35-23 用于识别硬膜外隙的 Bromage 手法
（摘自 Norris MC, ed. Obstetric Anesthesia. 2nd ed. Philadelphia：Lippincott Williams & Wilkins；1999：302）

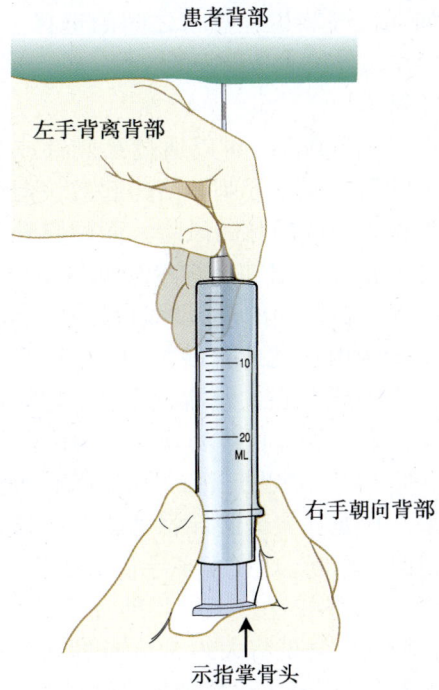

图 35-24
Doughty 手法—非主操作手（左手）在患者背部支撑硬膜外针，主操作手（右手）握住活塞进针，同时用示指的掌骨头向活塞施加压力。一旦进入硬膜外隙，右手即感觉到阻力消失

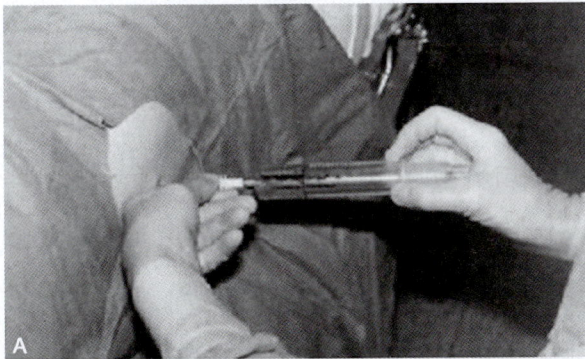

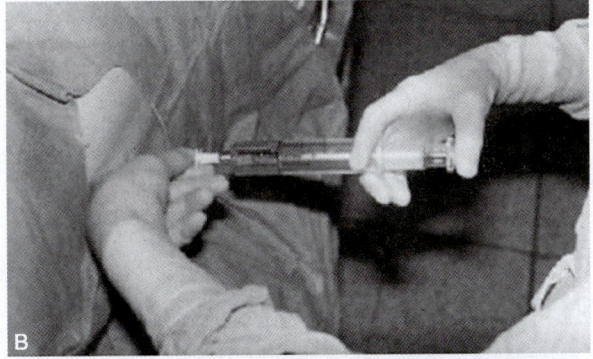

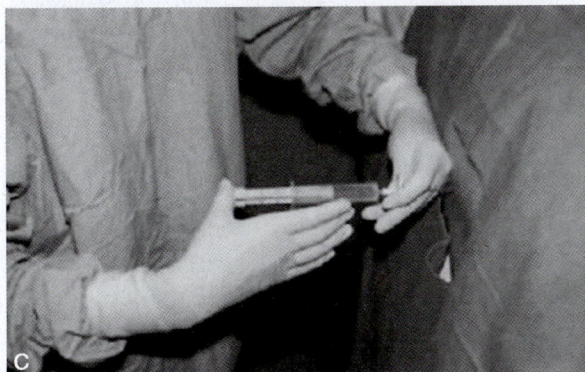

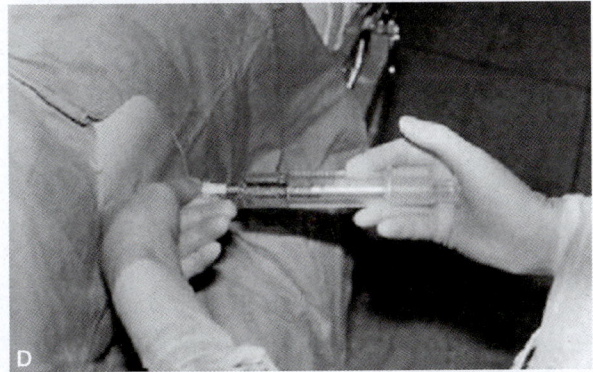

图 35-25
原始 Doughty 手法（A）与各种 Doughty 演变手法（B、C、D）（A, B, and D from Russell R, Porter J, Scrutton M. In：Reynolds F, ed. Pain Relief in Labour. London：BMJ Publishing, 1997, with permission；C from Reynolds F. Hand positions and the 'son-of-Doughty' technique. Anaesthesia. 2005；60：717-718. ©2016Association of Anaesthetists of Great Britain & Ireland）

正如在空气和生理盐水之间的选择一样，能够熟练操作的方法才是最好的。

硬膜外导管

确定硬膜外隙后，可以通过穿刺针或导管注射局部麻醉药。通过穿刺针给药起效快但存在药物误入到椎管内或静脉的风险。而硬膜外置管给药可以更谨慎地注射初始量的局部麻醉药，并可根据需要提供长时间的硬膜外阻滞或镇痛。大多数硬膜外导管由尼龙或聚酰胺制成，有些是钢丝加固的。有的导管在尖端有一个孔，有些在远端有多个孔。多孔导管可以实现局部麻醉药更广泛的分布，在产妇中有更广泛的阻滞范围和更好的镇痛效果。尼龙和聚酰胺导管可能在硬膜外针的针头处扭曲或离断，现在很多导管都配备了"置管辅助装置"，这些装置位于硬膜外针头的连接处，便于导管插入。尝试将大约5cm长的导管置入硬膜外隙，置入长度过少会增加导管移位的可能，而置入越长则越有可能进入血管[53]。尽管硬膜外针头倾斜的方向将决定硬膜外导管的初始方向，但它不能最终确定导管的方向是头端还是尾端，大多数硬膜外导管在插入时自行卷曲。如果置管遇到阻力，不要退出导管并尝试重新置管。因为硬膜外针具有锐利的斜面，能够剪切导管的尖端。应将穿刺针和导管一起撤出并重新进行硬膜外穿刺。

一旦成功置管，则应去除穿刺针。用手固定硬膜外导管，抓住导管超出硬膜外针连接处1cm处，慢慢撤回穿刺针，使其沿着导管滑动，直至连接处碰到指尖，将手指再后退1cm并重复该过程。当针尖从皮肤脱出时，抓住针头和皮肤之间的导管，并将穿刺针从导管上撤除。

蛛网膜下腔麻醉联合硬脊膜外麻醉

操作方法

针套针穿刺方法是蛛网膜下腔麻醉联合硬脊膜外麻醉（combined subarachnoid spinal epidural block, CSE）最常用的方法。由于脊髓圆锥有时延伸至L₃甚至L₃，所以在L₃~L₄或L₄~L₅间隙进行CSE阻滞是最安全的（参见下文的并发症）。首先，用常规方法确定硬膜外隙。在低阻力注射器内使用空气将确保腰麻针流出的液体只能是CSF。确定硬膜外隙后，插入一根稍长的小号腰麻针。当腰麻针的尖端通过硬膜外针的尖端时应该感觉到一些阻力，之后会感觉到一个不甚明显的突破感，为腰麻针穿透硬膜时。将拇指和示指之间的两个针头的连接处均捏紧以固定腰麻针（图35-26），从上面拔出针芯观察CSF。小心地在蛛网膜下腔注入局部麻醉药，拔出腰麻针，置入硬膜外导管。

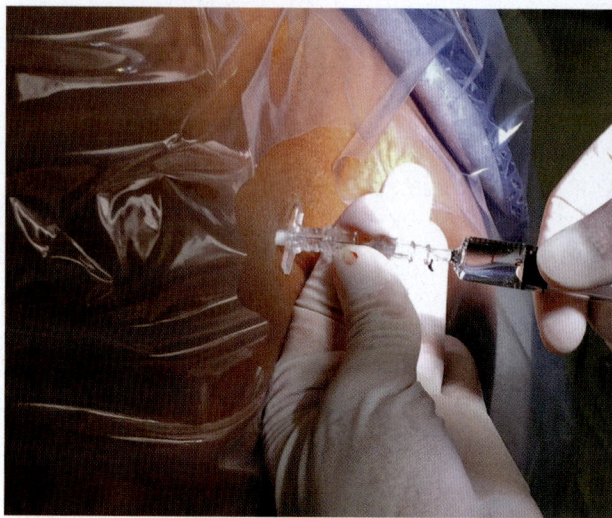

图 35-26　固定 CSE 穿刺针的手法
拇指和示指捏住腰麻针和硬膜外针的连接处以固定其位置

穿刺中的问题

针套针穿刺技术最常见的问题是腰麻针没有CSF流出（图35-27）。大多数情况是因为腰麻针尚未进入蛛网膜下腔，也可能是硬膜外针头不在硬膜外隙，或方向偏了。有时针头不能穿透硬膜，如果患者取侧卧而非坐位则更容易出现这一现象。此时可将腰麻针旋转360°一般都能进入蛛网膜下腔，若不行则考虑采用单纯硬膜外阻滞或重新确定硬膜外隙。

药物剂量

CSE技术可以改变单纯脊椎麻醉或硬膜外阻滞的给药。由于硬膜外导管可用于补充蛛网膜下腔阻滞，因此可以在蛛网膜下腔注入较小剂量的局部麻醉药。较少的椎管内局部麻醉药可能会减少蛛网膜下腔麻醉的血流动力学变化。即使蛛网膜下腔麻醉水平稳定后，硬膜外注射局部麻醉药或生理盐水也可以提高感觉阻滞水平（图35-28）。很小的硬膜孔的存在也可以增强后续硬膜外药物的扩散。这种效应可能是先前25号硬膜外针硬膜穿刺后报道的可以改善硬膜外分娩镇痛的原因[54]。

技术选择

蛛网膜下腔麻醉因其确切的阻滞效果和较短的起效时间通常作为可预知时长手术（通常<2h）

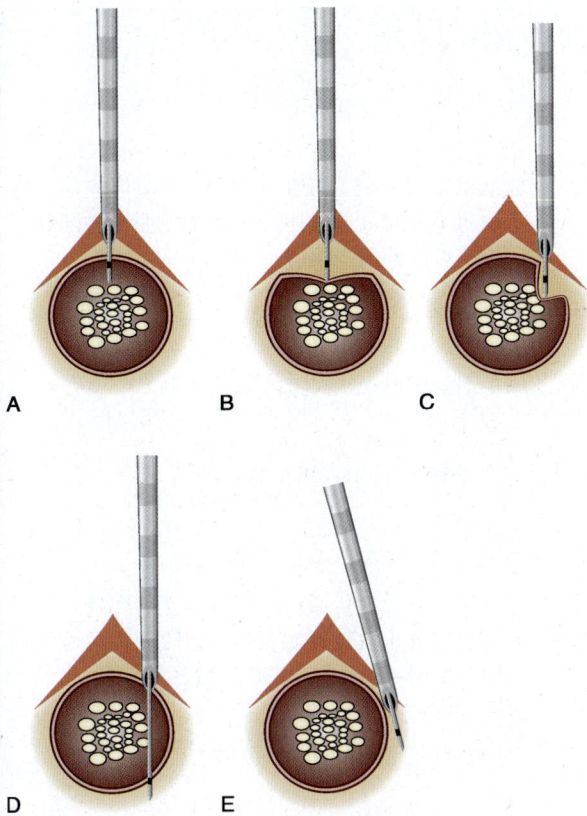

图 35-27 采用针套针 CSE 技术的硬膜外针和腰麻针的不同位置

A：理想的位置：中线位置，硬膜外针将腰麻针引导入蛛网膜下腔。B：腰麻针太短：腰麻针进入硬膜外针但不穿透硬膜。C：脊髓针太短，且位置太偏。D：腰麻针太长：已经通过蛛网膜下腔。E：腰麻针位置太偏：硬膜外针位于硬膜外隙，但它引导腰麻针从硬膜囊旁边穿过（摘自 Norris MC，ed. Obstetric Anesthesia. 2nd ed. Philadelphia, PA: Lippincott Williams & Wilkins；1999：307）

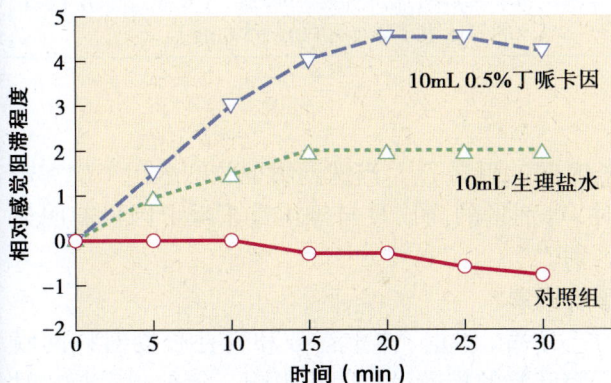

图 35-28 由 CSE 引起的感觉阻滞的进展速度

向非妊娠患者椎管内注射 10mg 0.5% 丁哌卡因。在达到最高水平的感觉阻滞后分别不接受药物（○），在硬膜外注射 10ml 生理盐水（△），在硬膜外注射 10ml 丁哌卡因（▽）（摘自 Norris MC，ed. Obstetric Anesthesia 2nd ed. Phila delphia，PA：Lippincott Williams & Wilkins；1999：309）

的最佳选择。硬膜外阻滞起效较慢，这对于血流动力学不稳定的患者可能会有帮助。此外，硬膜外导管可用于术后镇痛。胸段硬膜外镇痛是许多术后快速康复（enhanced recovery after surgery，ERAS）方案的重要组成部分，主要用于腹腔内和胸腔内大手术的患者。CSE 可以为下腹部和下肢手术提供两种麻醉方式的优点。椎管内麻醉起效迅速，而硬膜外置管可用于后期追加局部麻醉药和术后镇痛。此外，硬膜外导管可在手术中给药，以增强或延长蛛网膜下腔麻醉。在病态肥胖患者中，CSE 也是蛛网膜下腔麻醉的良好替代方案。在使用 17 号或 18 号针头确定硬膜外隙后再确定蛛网膜下腔比使用短引导针和小号腰麻针更容易找到蛛网膜下腔[55]。此外，硬膜外置管可以延长麻醉时间以用于更长时间的手术。

椎管内麻醉的效率

尽管蛛网膜下腔麻醉和硬膜外阻滞有很多优点，但外科医生通常不喜欢使用，他们担心会延长手术时间。有许多方法可以缓解这些担忧并高效地应用椎管内麻醉。患者入手术室之前可进行硬膜外置管，为了实现这一点有些手术甚至准备了专门的椎管内麻醉的操作间或麻醉间。其他手术硬膜外置管可以在术前等候区进行。可提前打开椎管内麻醉用具，将药物吸入标记好的无菌注射器中，然后将椎管内麻醉包重新包装并放置一旁，一旦患者进入手术室即可使用。最后，定期进行椎管内麻醉操作，提高技术水平，建立你自己和外科医生的信心。

药理学

蛛网膜下腔麻醉

扩散速度与持续时间

密度和剂量是决定局部麻醉药扩散和持续时间的两个最重要的因素。密度是物质的质量与其体积之比。比重是两种密度的比率，在椎管内麻醉中是指 CSF 的密度和局部麻醉药的密度之比。目前使用的局部麻醉药通常是与葡萄糖混合形成的高比重溶液，单纯局部麻醉药溶液为等比重或轻度低比重溶液。表 35-2 为各种手术下行蛛网膜下腔麻醉时局部麻醉药的剂量和比重提供了建议。

高比重局部麻醉药比 CSF 更密集，并且将通

表 35-2　蛛网膜下腔麻醉适用的一些常见手术

手术方式	阻滞平面	局部麻醉药	备注
产科学			
剖宫产	≥T6	12～15mg 高比重丁哌卡因 [a]	较低的剂量可能会较少出现低血压，但应用在蛛网膜下联合硬膜外阻滞中。加入脂溶性阿片样物质可改善术中镇痛
产后输卵管结扎（小型剖腹术）	≥T8	10～12mg 高比重丁哌卡因	
宫颈环扎术	≥T10	5.0～7.5mg 高比重丁哌卡因	用小剂量实现快速代谢
骨科学			
髋部骨折或髋关节置换	≥T12	15～20mg 等比重丁哌卡因 [b]	坐位或侧卧位（手术侧在上）
膝关节置换	≥T12	12～15mg 高比重丁哌卡因	如果使用止血带需要更高的阻滞平面
膝关节镜	≥T12	5.0～7.5mg 等重或高比重丁哌卡因	小剂量实现快速代谢。加用脂溶性的阿片样物质可以缓解止血带疼痛刺激。有时候在门诊手术中会使用 40mg 无防腐剂 2-氯普鲁卡因
踝关节手术	≥T12	≥7.5mg 高比重丁哌卡因	给药剂量取决于预期的手术时间。蛛网膜下腔麻醉联合硬膜外阻滞可以加强术后镇痛
泌尿外科学			
膀胱镜检查	≥T10	2.5～5.0mg 等比重或高比重丁哌卡因	小剂量实现快速代谢
经尿道膀胱肿瘤电切或前列腺切除术	≥T10	≥7.5mg 等比重或高比重丁哌卡因	给药剂量取决于预期的手术时间
人工阴茎手术	≥T10	12～15mg 高比重丁哌卡因	
普通外科学			
腹股沟疝修补术／开放性阑尾切除术	≥T8	12～15mg 高比重丁哌卡因	
肛周／直肠手术	骶尾部	5.0～7.5mg 高比重丁哌卡因（截石位）	如果患者对局部麻醉药敏感，可以使用较小剂量的等比重丁哌卡因（2.5～5.0mg）

[a] 在美国，为 0.75% 丁哌卡因 +8.25% 葡萄糖。
[b] 不含防腐剂的 0.5% 丁哌卡因。

过重力流到脊柱位置较低的区域，通常是仰卧患者的上胸部区域（图 35-29）。患者取坐位或侧卧位可以限制局部麻醉药在蛛网膜下腔最初的扩散，但当患者恢复到仰卧位时，即使在 20～30min 后，感觉阻滞平面也会达到胸段中部。

容量置换决定了等比重药物的初始扩散速度。随后，CSF 的流动（无论是心脏搏动传播[56]还是患者体位改变，即从侧卧位变为仰卧位[57]）将决定最终的阻滞速度。

在非妊娠患者中，高比重局部麻醉药产生的感觉阻滞水平比等剂量等比重局部麻醉药的阻滞水平更高（图 35-30）[58]，而等比重药物可以产生更长时间的阻滞[59]。当蛛网膜下腔麻醉用于剖宫产时，等剂量的高比重与等比重丁哌卡因没有明显区别[60]。

患者因素

身高、体重、体重指数和脊柱长度对蛛网膜下腔麻醉的扩散没有明显影响。年龄越大起效时间和持续时间越长，但蛛网膜下腔阻滞程度无变化[61]。女性和妊娠均加强椎管内等比重丁哌卡因产生的运动阻滞[62]。一项小型研究报道 CSF 容量与蛛网膜下腔局部麻醉药扩散相关[63]。当给予相同剂量的局部麻醉药时，妊娠患者的感觉阻滞水平高于非妊娠患者。这种敏感性的增加在分娩后

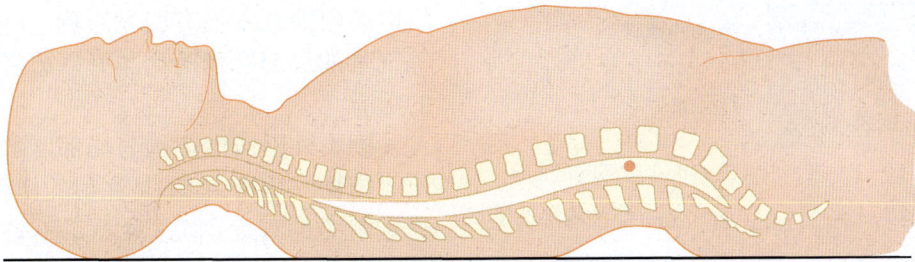

图 35-29　仰卧位时注射在腰椎前凸（圆圈）顶点的高比重局部麻醉药随重力流动并汇集在骶骨和胸椎后凸中

局部麻醉药在胸段聚集可能是高比重局部麻醉药通常产生胸段中部水平感觉阻滞的原因（摘自 Barash PG, Cullen BF, Stoelting RK, et al., eds. Clinical Anesthesia. 7th ed. Philadelphia, PA: Wolters Kluwer; 2015; 917）

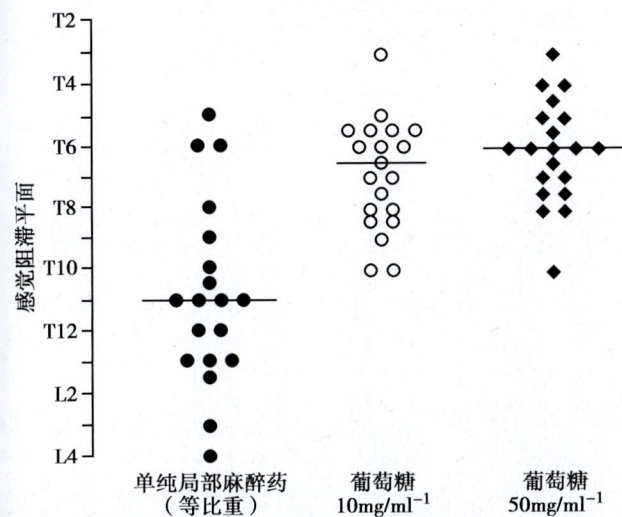

图 35-30　椎管内注射 0.5% 丁卡因的两种不同溶液后的感觉阻滞范围

含有葡萄糖的高比重溶液比单纯（等比重）丁卡因容易产生更一致的阻滞平面（摘自 Whiteside JB, Burke D, Wildsmith JA. Spinal anesthesia with ropivacaine 5g/ml in glucose 10mg/ml or 50mg/ml. Br J Anaesth. 2001; 86: 241-244）

不久就消失了[64]。在未怀孕的成年人中，椎管内注射等量丁哌卡因后腹围增加与感觉阻滞水平上升相关。与妊娠和肥胖相关的腹内和硬膜外隙压力增加可能通过减少腰椎 CSF 体积来增加感觉阻滞蔓延。

局部麻醉药剂量

在常用的范围内（即 7.5～12.0mg 高比重丁哌卡因），增加局部麻醉药的剂量并不能显著增加阻滞水平[61]。在某些情况下（如 15mg 高比重丁哌卡因），感觉阻滞水平会升高。更大剂量的高比重和等比重局部麻醉药确实能产生更快速持久的组织效果。

佐剂

已经研究了许多药物对于延长或改善蛛网膜下腔麻醉的作用。血管收缩药，如肾上腺素或去氧肾上腺素可通过抑制椎管内局部麻醉药的吸收或直接作用于脊髓 α 受体来延长椎管内麻醉的持续时间。血管收缩药可延长椎管内注射丁卡因的作用时间，但对利多卡因或丁哌卡因的作用时间没有明显的影响。

α₂ 受体激动剂可乐定和右美托咪定延长蛛网膜下麻醉和镇痛的持续时间，伴随的心动过缓可能需要阿托品治疗[67]。大剂量可乐定椎管内注射也可引起低血压和镇静[68]。

脂溶性阿片样物质（芬太尼或舒芬太尼）可增强术中麻醉效果并提供几小时的术后镇痛。小剂量的芬太尼（5～10μg）与较大剂量一样有效并且可以产生较少的瘙痒。椎管内注射吗啡可以延长术后镇痛时间（12～24h），但常见且难以治疗的副作用有瘙痒和恶心呕吐。椎管内吗啡注射很少会引起迟发性呼吸抑制。

硬膜外阻滞

在大多数情况下，腰段硬膜外阻滞可与蛛网膜下腔麻醉交替使用，但也有例外，即涉及 S₁ 感觉支配区域的手术（即脚踝手术）。S₁ 是体内最大的神经根，硬膜外阻滞的效果可能缓慢而不完全。胸段硬膜外阻滞可以提供节段性阻滞，可以在上腹部手术和胸腔内手术中补充全身麻醉的作用（表 35-3）。

阻滞范围

患者因素、药物剂量和注射部位是硬膜外阻滞阻滞范围的主要决定因素[69]。与年轻患者相比，同等剂量的局部麻醉药在老年人中的阻滞范围更广，因此老年患者硬膜外阻滞引起的低血压风险可能更高。身高、体重和体重指数对硬膜外

表 35-3　硬膜外阻滞手术的建议		
手术种类	穿刺位置	典型的阻滞范围
胸部手术	$T_2 \sim T_6$	$T_2 \sim T_6$（5～10ml 局部麻醉药）
腹部手术	$T_6 \sim L_1$	$T_1 \sim L_4$（10～20ml 局部麻醉药）
下肢手术 骨盆手术 周围血管手术	$L_2 \sim L_5$	$T_8 \sim S_5$（20ml 局部麻醉药）
产科手术		$C_8 \sim T_8$（感觉阻滞平面上限）

改编自 Visser WA, Lee RA, Gielen MJM. Factors affecting the distribution of neural blockade by local anesthetics in epidural anesthesia and a comparison of lumbar versus thoracic epidural anesthesia. *Anesth Analg*. 2008；107：708-721。

阻滞的阻滞范围没有明显影响。妊娠患者接受同等剂量的局部麻醉药比非妊娠患者会发生更广泛的阻滞[70]。

硬膜外阻滞的范围与局部麻醉药的剂量成正比。药物的质量，而不是注射的体积，主要决定了感觉阻滞的程度，但这种关系不是线性的。较小的剂量产生比较大剂量相对更大的阻滞范围（阻滞平面/剂量）[69]。

注射部位对硬膜外阻滞范围有重要影响。小剂量的局部麻醉药（5～10ml）会在注射部位周围产生一段阻滞。腰段比骶尾段更容易向头端扩散，而上胸段阻滞更多向注射部位以下扩散（图 35-31）[71]。

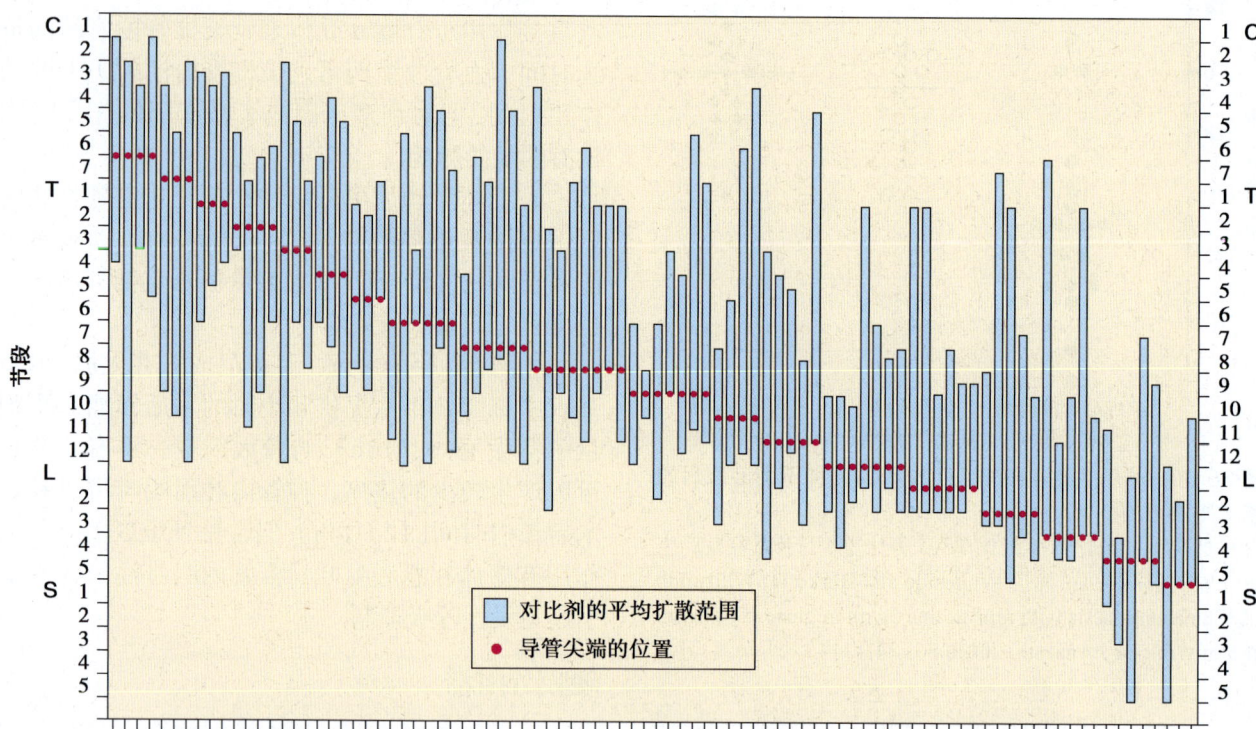

图 35-31　给 90 例患者硬膜外注射 5ml 碘替林 240mg/ml 后的平均放射性扩散范围

C 为颈段，L 为腰段，S 为骶段，T 为胸段。颈段注射更多向尾端扩散，而腰段注射更多向头端扩散（摘自 Yokoyama M, Hanazaki M, Fujii H, et al. Correlation between the distribution of contrast medium and the extent of blockade during epidural anesthesia. Anesthesiology. 2004；100：1504-1510）

起效时间与持续时间

硬膜外阻滞的起效时间和持续时间很大程度上取决于局部麻醉药的选择（表 35-4）。感觉阻滞的表现在 5～10min 内应在相应的注射区域检测到。阻滞的整个范围通常在 20～30min 内完成。局部麻醉药之间起效时间的差异很小，几乎没有临床意义[72]。2-氯普鲁卡因的持续时间最短，其次是利多卡因和甲哌卡因，丁哌卡因和罗哌卡因

起效最慢但持续时间最长，因而最为常用。利多卡因相比感觉阻滞会产生更多的运动阻滞，术后患者可能在运动阻滞完全消退之前即出现疼痛。甲哌卡因、罗哌卡因和丁哌卡因感觉阻滞时间比运动阻滞时间长久。

手术时间经常超过最初硬膜外阻滞的持续时间。当某感觉平面由相邻两段脊髓节段阻滞时，注射一半的初始剂量即可维持充分的阻滞。维持

表 35-4 局部麻醉药在手术硬膜外阻滞中的应用

局部麻醉药	持续时间		肾上腺素延长的时间/%
	所支配感觉区感觉恢复/min	完全恢复/min	
2-氯普鲁卡因 3%	45～60	100～160	40～60
利多卡因 2%	60～100	160～200ᵃ	40～80ᵇ
甲哌卡因 2%	60～100	160～200	40～80
罗哌卡因 0.5%～1.0%	90～180	240～420	不延长
丁哌卡因ᶜ 0.5%～0.75%	120～240	300～460	不延长

ᵃ 运动阻滞比感觉阻滞时间长。
ᵇ 肾上腺素还可以提高感觉阻滞效果。
ᶜ 产妇使用 0.5% 的丁哌卡因。

手术麻醉的另一种方法是定期追加固定剂量的药物。对于腰段硬膜外导管，每 60min 注射 5.0ml 0.5% 罗哌卡因或丁哌卡因。胸段硬膜外导管追加方法相同，但剂量更小（2.5ml）。

佐剂

佐剂可以缩短硬膜外阻滞的起效时间，增强阻滞效果，延长持续时间[69]。

碳酸氢钠

碳酸氢钠使局部麻醉药的 pH 升高，增加了非离子化的活性物质的总量。加入碳酸氢钠可以缩短硬膜外阻滞的起效时间并增加其阻滞效果。这些作用在利多卡因体现得最为明显。丁哌卡因在碳酸氢钠存在时容易沉淀。

肾上腺素和 α₂ 受体激动剂

肾上腺素诱导的血管收缩减少了局部麻醉药在全身的吸收，同时激活脊髓 α₂ 受体产生镇痛作用。将 α₂ 受体激动剂（肾上腺素、可乐定或右美托咪定）加入局部麻醉药中可缩短起效时间并改善硬膜外阻滞的效果。临床上向利多卡因中加入 5μg/ml 肾上腺素显著提高了剖宫产硬膜外阻滞的效果。接受利多卡因＋肾上腺素的患者与只接受利多卡因的患者相比，经历术中疼痛或需要转换为全身麻醉的可能性约为患者的一半[73]。可乐定或右美托咪定硬膜外给药强化并延长硬膜外局部麻醉药的效果[74]，这些药物还可以提供术后镇痛作用[75]，镇静也很常见。

阿片样物质

硬膜外阿片样物质能缩短起效时间，改善硬膜外阻滞效果。芬太尼、舒芬太尼和吗啡是最常用的阿片样物质。这些药物也可以提供术后镇痛。常见的副作用有瘙痒、恶心呕吐，尤其是硬膜外使用吗啡[76]。

试验剂量

目前大多数临床医生使用盲穿法来确定硬膜外隙并穿刺置管，预期的硬膜外隙可能是蛛网膜下腔、硬膜下腔、血管或其他部位。这种情况下注射本应注射在硬膜外隙中的局部麻醉药会产生严重的不良后果。为了尽量减少这些风险，所有硬膜外给药应先予以试验剂量。试验剂量的目的是双重的：证明导管不在其他部位（如椎管内或静脉）并且证明导管确实在硬膜外隙中。

孕产妇最常见的硬膜外阻滞相关的发病率和死亡率就是局部麻醉药注射椎管内[77-78]。当进行硬膜外阻滞或镇痛时，先注射小剂量局部麻醉药（如 30～45mg 利多卡因或 5～10mg 丁哌卡因）并观察有无蛛网膜下麻醉的迹象。若在蛛网膜下腔注射上述局部麻醉药，则 2～3min 内患者会感觉到他们的腿或脚有温暖和刺痛感，还可以观察到冷觉和刺痛感的感觉阻滞[79]。在产妇中，利多卡因注射椎管内会产生 3min 的运动阻滞，镇痛药快速起效也应警惕椎管内注射。应密切关注试验剂量后患者的反应，在忙乱的分娩过程中这些阳性表现是十分微弱且容易被忽略的。

需要注意利多卡因作为孕妇椎管内试验剂量注射的两个局限性。第一，一些女性在硬膜外注射 30～45mg 利多卡因后会表示腿部发热无力。因此，应该仔细评估这些椎管内阳性症状，避免取出本来正确放置的硬膜外导管。第二，小剂量的利多卡因可产生广泛的感觉和交感神经阻滞（图 35-32），在危险的高位蛛网膜下腔麻醉中可能发生[80]。最近的一项报道表明，60% 的非计划椎管内注射 45mg 利多卡因可引起临床严重的并发症（表 35-5）[81]。

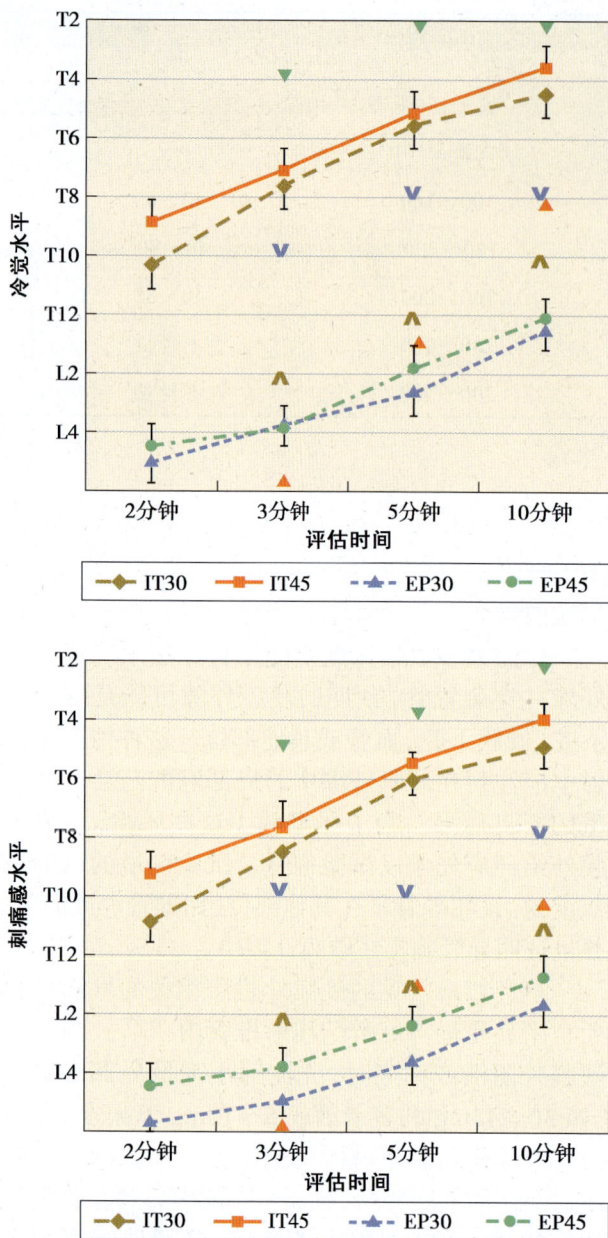

图 35-32 椎管内（IT）或硬膜外（EP）注射 30mg 或 45mg 利多卡因后感觉阻滞效果

两种剂量椎管内注射产生的阻滞平面均明显高于硬膜外注射（P＜0.01）。IT30：椎管内注射 30mg 利多卡因；IT45：椎管内注射 45mg 利多卡因；EP30：硬膜外注射 30mg 利多卡因；EP45：硬膜外注射 45mg 利多卡因。加入每个剂量的最大和最小异常值以证明硬膜外和椎管内给药之间感觉水平的重叠。30mg 剂量的最大硬膜外异常值由蓝色开口三角形表示，45mg 剂量的由绿色实心三角形表示；30mg 剂量的最小椎管内异常值由棕色开口三角形表示，45mg 剂量的由红色实心三角形表示（摘自 Pratt S，Hess P，Vasudevan A. A prospective randomized trial of lidocaine 30mg versus 45mg for epidural test dose for intrathecal injection in the obstetric population. Anesth Analg. 2013；116：125-132）

表 35-5 产妇意外椎管内注射 45mg 利多卡因的并发症

患者数量和百分比	并发症
8（32%）	低血压，仅需要升压药治疗
3（12%）	胎儿状况不容乐观（同样需要升压药）
4（16%）	高位脊椎麻醉（气短，T_4 水平以上感觉阻滞，需要升压药）
10（40%）	无并发症

摘自 Bolden N, Gebre E. Accidental dural puncture management: 10-year experience at an academic tertiary care center. Reg Anesth Pain Med.2016；41：169-174.

血管内局部麻醉药注射可导致癫痫发作甚至心脏停搏，使用最广泛的静脉内试验剂量是含肾上腺素的利多卡因。静脉注射 15μg 肾上腺素会使心率每分钟增加至少 10 次，收缩压增加至少 15mmHg[82]。遗憾的是，镇静、全身麻醉、β受体阻滞、高龄和先前存在的椎管内阻滞可以弱化这种反应。对于产妇，疼痛引起的心动过速可能与肾上腺素引起的反应混淆。在一项研究中，肾上腺素试验剂量产生的假阳性反应多于真阳性反应[83]。

在孕妇中，观察和回抽可以发现几乎所有的血管内注射。只有回抽无血才可置管，但遗憾的是，还是会有导管置入血管的现象发生[83]。

导管误入硬膜下腔（在硬膜内，蛛网膜外）是很少见的（图 35-6）[84]。硬膜下置管会出现不同程度的感觉、运动和交感神经阻滞。硬膜下腔可延伸至第三脑室的底部。未被识别的局部麻醉药误入硬膜下可能是硬膜外阻滞过度的原因。（硬膜隙终止于颅底，颈部硬膜外隙十分狭窄，腰段硬膜外阻滞不应产生颈段或更高水平的感觉阻滞。）

硬膜外导管的最佳试验剂量是获得与注射局部麻醉药一致的阻滞水平和效果。因此，孕产妇在接受 10～15ml 稀释的局部麻醉药或稀释的局部麻醉药与阿片类混合溶液后 20～30min 内，会出现双侧感觉改变和有效镇痛。手术患者在接受 2-氯普鲁卡因或利多卡因 5～10min 后以及丁哌卡因或罗哌卡因 15～30min 后，会出现发热和麻木的感觉。但是，即使是正确的硬膜外置管也可以移动到血管或穿透硬膜。

由于没有试验剂量是万无一失的，而且即使正确放置的硬膜外导管也可能移动，因此，所有药物增加给药量时都要足够小，即使错误导管错误放置也不会造成伤害（即每次剂量都是"试验剂量"）。增量注射可能无法检测血管内置管，但可以预防系统毒性。如果硬膜外导管表现符合预期，不要注射更多药物。相反，请拔除并替换它。

生理学

中枢神经系统

作用部位

蛛网膜下腔和硬膜外阻滞的确切部位仍然未知。椎管内注射后可在整个脊神经根和脊髓中检测到局部麻醉药。注入硬膜外隙间隙的局部麻醉药可通过硬膜和蛛网膜扩散，也可出现在神经根和脊髓中。

椎管内局部麻醉药减少但不会消除躯体感觉诱发电位（SSEPs），来自直接刺激脊髓产生的皮质诱发电位减弱但持续。这些结果表明蛛网膜下腔麻醉虽然产生部分脊髓传导阻滞，但主要还是发生在脊神经根内[85]。

在猴子身上，硬膜外局部麻醉药改变了神经根、背根进入区和脊髓白质长束的诱发电位[86]。在人类，硬膜外局部麻醉药在感觉阻滞区域减少SSEPs，但对支配感觉区以上、以下都不产生影响[87]，提示其作用部位在周围神经系统而非脊髓。

尽管椎管内和硬膜外局部麻醉药不能到达大脑，但广泛的椎管内麻醉确实能产生镇静作用，并可以加强镇静药的作用，减低强效吸入麻醉药的最低肺泡有效浓度[88-89]。

差异性神经阻滞

椎管内局部麻醉药对运动神经、感觉神经和交感神经具有不同的效力。这个差异性的阻滞主要与不同神经的粗细大小有关。粗大的运动神经（和更大的腰段和骶神经根）最能抵抗局部麻醉药的阻滞；感觉神经具有中等敏感性；节前交感纤维是最小并且对局部麻醉药最敏感的。蛛网膜下腔和硬膜外阻滞都会出现这些差异。镇痛（针刺锐痛感觉丧失）比麻醉（触摸感觉丧失）向上延伸了两个或多个节段[90]。交感神经阻滞（通过增加皮肤温度测量）比感觉阻滞可以向上阻滞多达六个脊髓节段[91]。

心血管系统

蛛网膜下腔麻醉

蛛网膜下腔局部麻醉药注射会产生广泛的交感神经阻滞。早前的研究人员认为，血管扩张和随后的静脉回流下降导致心输出量降低和低血压。静脉输液通过这种机制来帮助预防或治疗低血压。遗憾的是，多项研究表明，输注晶体或胶体使血管内容积增加对蛛网膜下腔麻醉相关性低血压的发生几乎没有影响。监测心输出量的最新研究已清楚一致地表明，蛛网膜下腔麻醉后心输出量增加，而全身血管阻力下降导致血压降低（图 35-33）[92-93]。低血压的程度在不同患者的差异很大。危险因素包括妊娠、血容量不足、高龄、肥胖、合并全身麻醉以及高于 T_6 水平的阻滞[94]。

心率可能增加、减少或保持不变。胸段麻醉可产生心脏交感神经阻滞（$T_1 \sim T_4$），由此产生的迷走神经优势可以降低心率。心脏充盈压的降低也可能通过 Bezold-Jarisch 反射激活迷走神经介导的心动过缓。这种心动过缓通常是良性的，但有时也会造成严重后果。心脏停搏已有报道[95]。对 20 世纪 70 年代的 14 例闭合性麻醉医疗事故索赔的回顾发现，即使迅速给予麻黄碱、阿托品和胸部按压，但在蛛网膜下腔麻醉相关的心脏停搏后肾上腺素的延迟使用还是会产生一致的不良神经系统后果[96]。被忽视的低氧血症也可能造成早期不良后果。最近使用脉搏血氧仪监测的病例报告了更好的结果[95,97]。

硬膜外阻滞

在硬膜外阻滞过程中也可能出现低血压和心动过缓。低血压的主要危险因素是感觉阻滞的程度和起效速度：起效更快、阻滞更广泛会增加低血压的发生率[98]。心动过缓（心率≤45 次/min）在男性更为常见。遗传因素也可能改变硬膜外阻滞后发生低血压的风险。一项使用去氧肾上腺素需求量作为标记的研究发现，β_2- 肾上腺素能受体基因变异可以改变胸段硬膜外阻滞时对升压药的需求。这些作者还指出女性比男性需要更多的升压药[99]。

预防和治疗

扩容

静脉补液已长时间用于预防或治疗与椎管内麻醉相关的低血压。然而，即使是大量的晶体（2L）也不能可靠地阻止剖宫产产妇的低血压[100]。胶体输注虽更为有效，但低血压仍然普遍存在[101]。硬膜外阻滞后补液虽增加了血压和血浆容量，但它们并不比升压药更有效，并且在过量补液时会导致其自身并发症[102]。在产妇中，750ml 晶体的

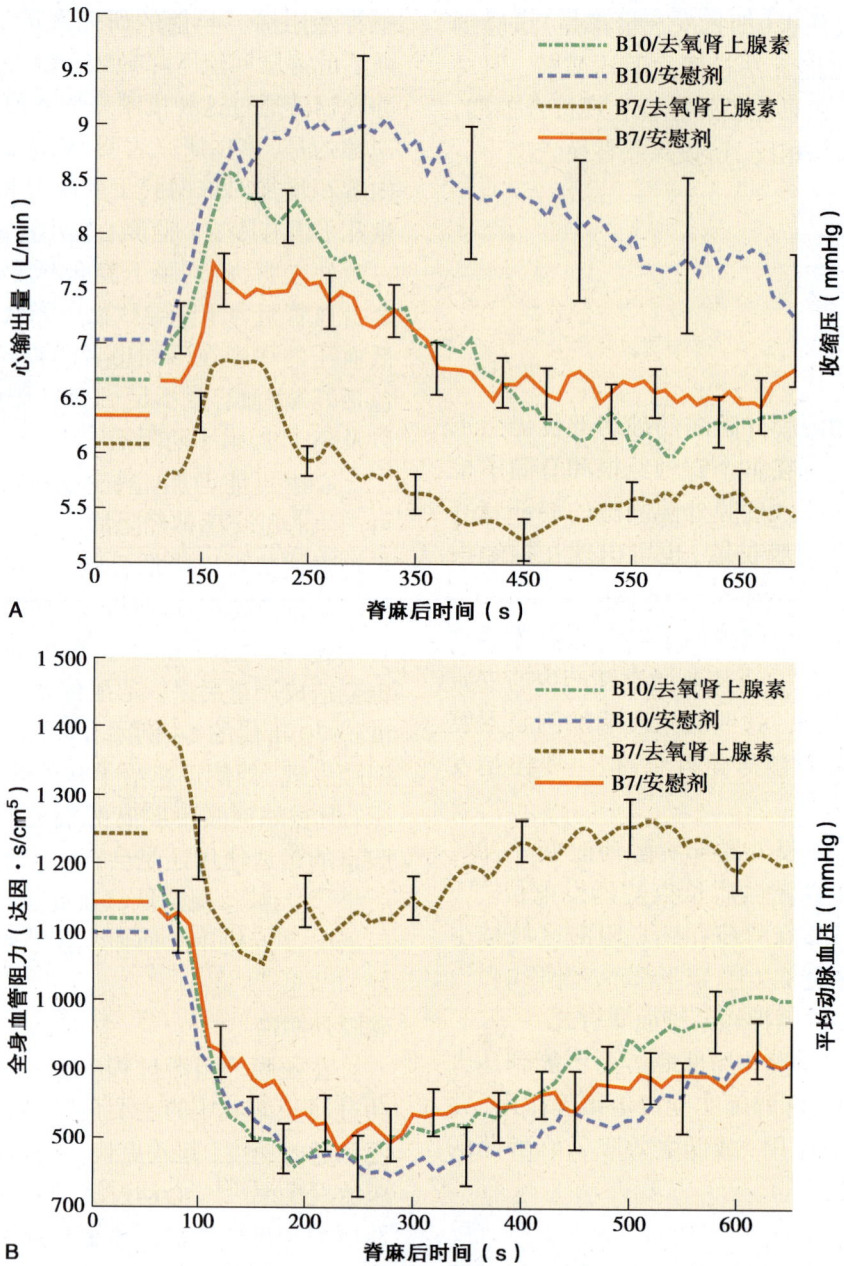

图 35-33

在足月产妇椎管内注射 7mg（B7）或 10mg（B10）等压丁哌卡因后术中心输出量（A）和全身血管阻力（B）的平均差异。安慰剂组在注射后接受生理盐水静脉输注，去氧肾上腺素组注射后静脉注射去氧肾上腺素（摘自 Langesaeter E, Rosseland LA, Shubhaug A. Continuous invasive blood pressure and cardiac output monitoring during cesarean delivery. Anes thesiology. 2008; 109: 856-863）

快速输注轻微增加心输出量并降低全身血管阻力，同时显著增加了内皮糖萼破坏的标记物[103]（内皮糖萼是由蛋白多糖和糖蛋白组成的复杂网状结构，衬于血管内皮。完整的糖萼通过维持胶体渗透压梯度来防止血管内液体外渗。）

升压药

　　麻黄碱和去氧肾上腺素是治疗椎管内麻醉相关低血压最常用的升压药。在剖宫产产妇中，麻黄碱主要通过增加每搏量和心输出量来提高血压。去氧肾上腺素可增加全身血管阻力并降低心输出量（图 35-34）[104]。然而，由于心输出量随着蛛网膜下腔麻醉而增加，即使在使用去氧肾上腺素后，心输出量通常仍高于基线[104]。心率的变化与心输出量的变化平行。麻黄碱通常会增加心率，而去氧肾上腺素会导致反射性心率减慢[104]。

　　去甲肾上腺素也可用于预防或治疗蛛网膜下

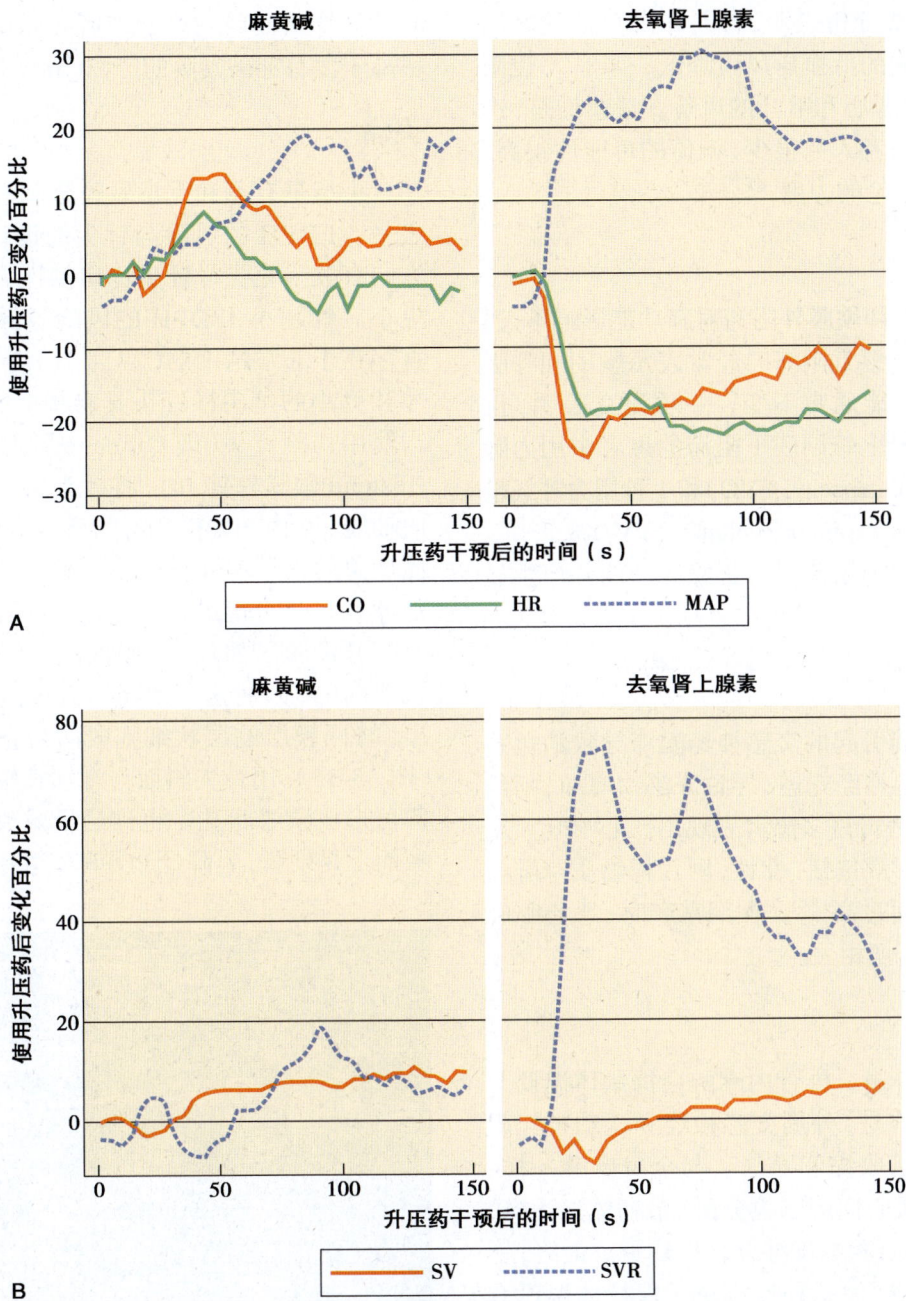

图 35-34

A：使用去氧肾上腺素或麻黄碱后，心输出量（cardiac output，CO），心率（heart rate，HR）和平均动脉压（mean arterial pressure，MAP）与使用之前变化的百分比。B：使用去氧肾上腺素或麻黄碱后，每搏量（stroke volume，SV）和全身血管阻力（systemic vascular resistance，SVR）与使用之前变化的百分比（摘自 Dyer RA，Reed AR，van Dyk D，et al. Hemodyamic effects of ephedrine，phenylephrine，and the coadministration of phenylephrine with oxytocin during spinal anesthesia for elective cesarean delivery. Anesthesiology. 2009；111：753-765）

腔麻醉相关低血压。与去氧肾上腺素不同，去甲肾上腺素可以维持心率和心输出量[105]。这些发现的临床意义仍有待观察。抗利尿激素可能是治疗严重低血容量性低血压或服用损害肾素-血管紧张素系统药物的患者的最后手段。

Bezold-Jarisch 反射是椎管内麻醉后常伴有低血压的心动过缓的替代解释，该反射由位于迷走神经和心室肌中的 5-羟色胺受体介导。这些受体在全身性低血压反应中的激活增加了迷走神经的输出信号，导致心动过缓、心输出量降低和低血压恶化[106]。有几组研究员研究了 HT-3 受体拮抗剂如昂丹司琼对椎管内麻醉血流动力学效应的影响。

这些结果的荟萃分析表明,昂丹司琼可能使蛛网膜下腔麻醉引起的低血压风险降低一半[107],也限制了心动过缓、恶心和呕吐的风险。遗憾的是,迄今为止研究的患者人数很少,偏倚的可能性很高,都限制了这些结论的力度[108]。

呼吸系统

蛛网膜下腔和硬膜外阻滞对肺功能影响不大。虽然患者在胸段感觉阻滞时经常表示胸闷和呼吸困难,但呼吸功能通常不变。一项研究表明,仅在≥60 岁、T_6 以上蛛网膜下阻滞的患者中用力肺活量(forced vital capacity,FVC)和 1 秒用力呼气量(one second forced expiratory volume,FEV_1)减低[109]。颈髓水平的椎管内阻滞可损害膈肌功能并产生显著的呼吸危害。

消化系统

椎管内麻醉引起的交感神经阻滞导致消化系统非对抗性迷走神经亢进,导致分泌物增加、括约肌松弛、肠道收缩,许多患者表现出恶心呕吐。恶心呕吐的危险因素包括:女性,阿片样物质麻醉前用药和阻滞平面过高[94]。在剖宫产时,恶心呕吐与产妇低血压密切相关。

体温平稳

低体温很普遍。椎管内麻醉会抑制体温调节中枢。更重要的是,外周交感神经和运动神经阻滞可以抑制血管收缩和寒战。与全身麻醉一样,是由于热量从核心向周围再分配,最初体温下降,并通过对流、辐射和蒸发继续丧失热量。最终,上肢可能出现寒战,但这种反应对于保持体温没有明显的作用[110]。强制性空气加温、液体加温或两者皆用都可以减少剖宫产术蛛网膜下腔麻醉后产妇体温的下降[111]。

并发症

背痛

怀孕后背痛很常见。1990 年发表的一项控制不佳的回顾性研究表明,硬膜外分娩镇痛与长期腰痛风险增加有关[112]。多项后续研究未能证实这种关系[113]。然而这种担忧可能在一些社区持续存在[114]。最近的一系列病例报道,硬膜外分娩镇痛时意外穿破硬膜的产妇产后 6 周持续背痛的发生率高于没有穿破硬膜的产妇(58% 与 4%)[115]。

头痛

头痛是有意和无意硬膜穿刺最常见的并发症之一。PDPH 的风险与针尖的设计、粗细和斜面方向有关。笔尖样针尖比切割针尖头痛的发生率更小。针越小,PDPH 的风险越低。这种关系一直存在于非常精细的(27 号)切割针头中[114]。24 号和更小的笔尖样针头具有相似的 PDPH 风险。当使用切割针头(即 Quincke 腰麻针或 Tuohy 或 Hustead 硬膜外针)时,将针头斜面平行于背部纵向轴线,可将 PDPH 风险降低一半以上[117-118]。对此现象的常见解释是硬膜纤维平行于脊柱的长轴延伸并且是分离的,当切割针斜面平行进入时没有切开硬膜。然而,硬膜的胶原纤维和板层是随机取向的,因而这个解释不太可能。Bernards 指出,蛛网膜层的层状细胞取向与脊柱的长轴平行(图 35-35),用针尖斜面与脊柱长轴平行穿刺蛛网膜可形成狭缝状孔。也许尽量减少对蛛网膜的损害而不是硬膜,是降低 PDPH 发生率的关键[25]。

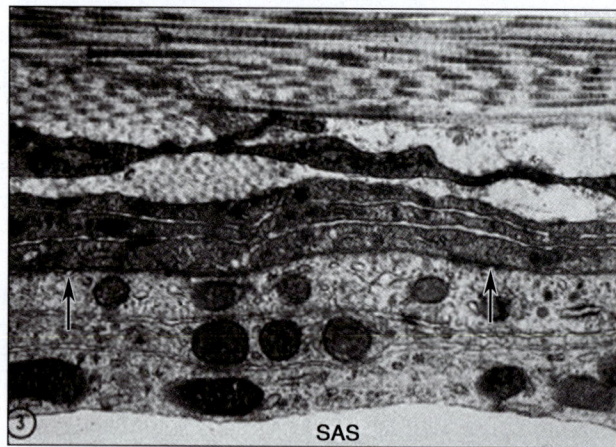

图 35-35　非细胞组织硬膜(胶原纤维束在显微图顶部 1/3)和细胞组织蛛网膜(显微图底部 2/3)的透射电子显微照片
箭头表示紧密连接,SAS 表示蛛网膜下腔,③表示线粒体。请注意,硬膜中的胶原纤维束在多个平面(平行、垂直和倾斜于截面平面),而蛛网膜细胞处于单一的平行于脊柱长轴的方向

PDPH 的其他危险因素包括年龄(年轻患者更可能发生 PDPH)和体重指数(体重指数在 $30kg/m^2$ 以上的患者发生 PDPH 的可能性较小)[119]。女性可能更容易患 PDPH[120]。目前尚不清楚孕妇是否

比非妊娠妇女风险更大。有 PDPH 史或慢性头痛史的患者更有可能发生新的 PDPH[121]。观察研究表明，阴道分娩的产妇比剖宫产产妇 PDPH 的发生率更高[81,119]。选择空气还是生理盐水定位硬膜外隙不影响 PDPH 的发生率[48]。

诊断

大多数 PDPH 发生在硬膜穿刺后 24～72h。患者通常会表示额部和枕部疼痛，站立会加重，平躺可缓解。严重的 PDPH 也会引起颈部、肩部或背部疼痛，这可能无法通过躺下来缓解。视觉障碍、眩晕和脑神经麻痹也可能发生[122-123]。皮质静脉血栓形成或硬脑膜下血肿很少发生[124-125]，也有相关死亡报道[126]。鉴别诊断包括紧张性头痛、偏头痛或丛集性头痛。在产妇中，先兆子痫、镁疗法或硝苯地平也会引起头痛。罕见的可能是颅内占位、皮质静脉血栓形成或可逆性后部白质脑综合征（posterior reversible encephalopathy syndrome, PRES）。钆增强磁共振成像（MRI）可以显示来自脑膜血管扩张的弥漫性脑膜增强。其他 MRI 表现包括小脑扁桃体下降、颅后窝拥挤、基底池闭塞和脑垂体增大。遗憾的是，这些表现是非特异性的[121]。但 MRI 可能对非典型、严重或难治性头痛患者有用。

大多数 PDPH 在 5～7d 内或在硬膜外血液补充治疗后缓解。然而最近两个病例报告指出，与配对对照组相比，发生意外硬膜穿刺的产妇在 6 周（35% 对比 2%）和 24 个月（28% 对比 5%）的慢性头痛发生率增加[115,127]。

PDPH 的确切机制尚不清楚。医源性硬膜破裂导致 CSF 丢失似乎是激发因素。当患者直立时，脑内 CSF 体积减小，可能导致大脑向枕骨大孔下陷，牵拉痛觉敏感的脑膜血管覆盖物。另外，CSF 体积减小可能会引起脑血容量的代偿性增加并引起血管性头痛。

预防

麻醉医师尝试了多种干预措施来预防 PDPH。研究最广泛的三种方法是预防性硬膜外血液补充，椎管内置管和硬膜外吗啡注射。多项质量差异较大的研究表明，预防性硬膜外血液补充未能持续降低 PDPH 发生率或对治疗性血液补片的需求[128-129]。椎管内置管不能持续预防 PDPH，但可降低对硬膜外血液补充的需求[130,132]。硬膜外吗啡注射可能降低 PDPH 的发生率和严重程度，但瘙痒、恶心、呕吐很常见[133]。两个小型病例报告表明，在意外硬膜穿刺后立即或者在取出椎管内导

管前注射 10ml 生理盐水可减少硬膜外血液补充的需求[81,134]。

治疗/硬膜外血补片

PDPH 发生时大部分治疗都是有症状的。卧床休息通常会缓解 PDPH，但不会缩短其持续时间[135]。喝水和静脉补液都不会对 PDPH 产生任何影响[125]。PDPH 患者应该有足够的镇痛药，对乙酰氨基酚、非甾体消炎药（nonsteroidal anti-inflammatory drugs, NSAIDs）和阿片样物质可能有效。咖啡碱可缓解 PDPH 症状，但支持其使用的数据力度较弱。

硬膜外血补片是治疗 PDPH 的针对性疗法，其疗效已经在一些设计良好的小型随机对照试验中明确[136]。大多数作者表明，单一硬膜外血液补充可以治愈 75%～90% 的 PDPH[121,137]。第二次补片使用通常对未全缓解或复发的患者有效。然而最近的一项研究表示这种治疗的成功率明显降低[138]。只有 67% 的女性在单次硬膜外血液补充治疗后表示头痛缓解。少于 20% 表示永久性缓解。PDPH 通常在初次血液补片治疗后 4～5d 复发。21% 的女性接受了第二次硬膜外血液补充[138]。在美国 30 家医院采集的一系列 917 例硬膜外血液补充的病例，有 11% 的女性接受了第二次治疗[77]。

硬膜外血液补充的未解决问题包括与原始硬膜穿刺有关的治疗时机以及应该注射的血量。几项回顾性图表综述表明，如果硬膜穿刺后至少 72h 内进行硬膜外血液补充治疗比 24h 内治疗更容易缓解头痛[133,138]。然而这些类型的研究无法控制头痛严重程度。更严重的 PDPH 可能更快地发作并且更难以用硬膜外血液补充治愈。

最初的硬膜外血液补充报告使用的是非常小的血量（2～3ml）。此后注射血量逐步增加。现在大多数研究者推荐 20ml 左右[138]。患者常常在血液注入硬膜外隙时表示背部疼痛，如果注射停止，这种疼痛通常会消退，过一两分钟后可以再注射更多的血液；如果在恢复注射后立即出现背部疼痛，应停止尝试补更多血液。硬膜外血液补充后常见轻度背痛，严重的并发症很少见。然而需要手术减压的硬脑膜外血肿已有报道[139]。另有一例特发性高颅压患者在快速硬膜外注射 25ml 自体血后出现急性视力丧失[140]。

听力损失

蛛网膜下腔麻醉后可能出现短暂的低频听力

损失[141]。这种并发症在老年人中可能更常见[142]。听力损失可能是由于 CSF 压力降低对内耳功能的影响所致。使用较小规格的腰麻针与较大规格的腰麻针相比听力损失的风险较低[141]。虽然在大约 1 个月内听力通常恢复正常，但已有永久性听力损失的报告[143]。

高位阻滞/全蛛网膜下腔脊椎麻醉

蛛网膜下腔和硬膜外阻滞有令人羡慕的安全记录。但是高位感觉阻滞还是可能发生的。如果无法识别或管理不当，高平面的阻滞会导致呼吸功能损害和心脏停搏[144]。这些事件的确切发生率尚不清楚。4 000 例产科椎管内麻醉药中大约有 1 例发生高位神经阻滞（未阐明的）[77]。提示出现高神经阻滞，但未被证实的高位阻滞的危险因素包括肥胖、身材矮小症、硬膜外阻滞失败后的蛛网膜下腔阻滞、意外硬膜穿刺后再次硬膜外阻滞以及脊柱畸形。产妇高位阻滞的一个令人困扰的原因是在试图分娩镇痛期间未能识别的椎管内注射[77-78,81]。

高位椎管内阻滞可以造成循环和呼吸不稳定。广泛的交感神经阻滞可导致低血压和心动过缓。广泛的交感神经阻滞结合中度至深度镇静（以及可能的低氧血症）可导致心脏停搏，甚至在其他健康的年轻患者中也是如此。在一系列 14 次这样的案例中，迅速予以麻黄碱、阿托品和胸部按压治疗，但肾上腺素延迟使用产生的神经系统后果均很差。更快速及时地应用肾上腺素治疗有助于抵抗蛛网膜下腔麻醉引起的交感神经阻滞，可以达到更好的结果[96]。高位阻滞也会产生显著的呼吸功能损害。虽然患者经常会在胸段感觉阻滞时出现胸闷和呼吸困难，但呼吸功能通常不变。当阻滞上升至颈段时，握力会减弱，最后，$C_3 \sim C_5$ 的阻滞会影响膈肌功能，这些患者只能耳语沟通。必要时应立即人工通气并气管插管。当在椎管内注射高比重局部麻醉药后面临高位感觉阻滞时，我们可能会试图通过头低足高位来限制阻滞平面上升。千万不要！这个体位可能会减少感觉阻滞向头部蔓延，但会导致患者的血液在腿部集中，加剧了蛛网膜下腔麻醉的降压作用。头低足高位也会减少血液流向大脑，进一步抑制呼吸。相反，应将患者头部在颈部屈曲，有助于防止局部麻醉药进一步向颈段扩散。持续监测患者的呼吸和心血管状态，并根据需要进行治疗。

系统毒性

局部麻醉药的系统毒性可以通过硬膜外隙吸收或未识别的血管内注射产生。体征和症状包括耳鸣、有金属口苦味，甚至癫痫和心脏停搏。预防局部麻醉药中毒的重要安全措施包括增量注射、限制局部麻醉药总剂量和使用含有血管内注射含有标记物的试验剂量[82]。每 90~120s 增量注射 3~5ml 局部麻醉药可能是这些步骤中最有效的。局部麻醉药毒性的治疗在第 22 章详细讨论。

神经损伤

神经损伤是一种罕见的、但是潜在的灾难性椎管内麻醉并发症。1:（20 000~35 000）的椎管内麻醉可能出现严重或永久性神经损害[77,145]。直接损伤、肿块占位效应和生理损伤均可导致神经损伤[146]。

针刺损伤

腰麻针和硬膜外针都可以损伤脊髓和神经根（图 35-36）。虽然脊髓通常在成年人 $L_1 \sim L_2$ 外终止，但确切的终止位置存在个体差异并且在儿童中延伸得更远。此外，使用触诊定位常常错误识别腰椎间隙，最终导致针头插入的间隙高于预期[18]。据报告 $L_2 \sim L_3$ 椎间隙中尝试蛛网膜下腔或 CSE 麻醉后出现脊髓圆锥的永久性损伤[147]。在产妇，选择触诊定位的 $L_2 \sim L_3$ 椎间隙的下位椎间隙插入脊髓穿刺针或硬膜外针穿刺比 $L_2 \sim L_3$ 椎间隙或其上位椎间隙穿刺脊髓损伤的发生率低[148]。进针方向的横向偏离可能会损伤脊神经或其前部或后部的分支（图 35-36）[146]。

颈段硬膜外穿刺造成脊髓直接损伤的风险最高。颈段硬膜外隙狭窄，其内的脊髓极易受损。最近的疼痛药物医疗事故索赔审查中，与颈段硬膜外穿刺相关的损伤是最常见的损伤事件。颈段硬膜外穿刺不到硬膜外穿刺的 1/4，但却产生 2/3 的硬膜外穿刺相关索赔事件[149]。

肿块病灶

肿块病灶也会损伤脊髓（图 35-37）。这些病灶可以压迫脊髓并降低灌注压，出现脊髓缺血或梗死形成。脓肿和血肿是研究最多的椎管内麻醉相关脊髓压迫并发症。显著的血肿可能的发生率为 1:3 600，或者较小的发生率为 1:260 000[145]。接受骨科手术的患者和服用干扰凝血作用药物的患者风险最高[144-145,150-151]。硬脑膜外血肿比蛛网

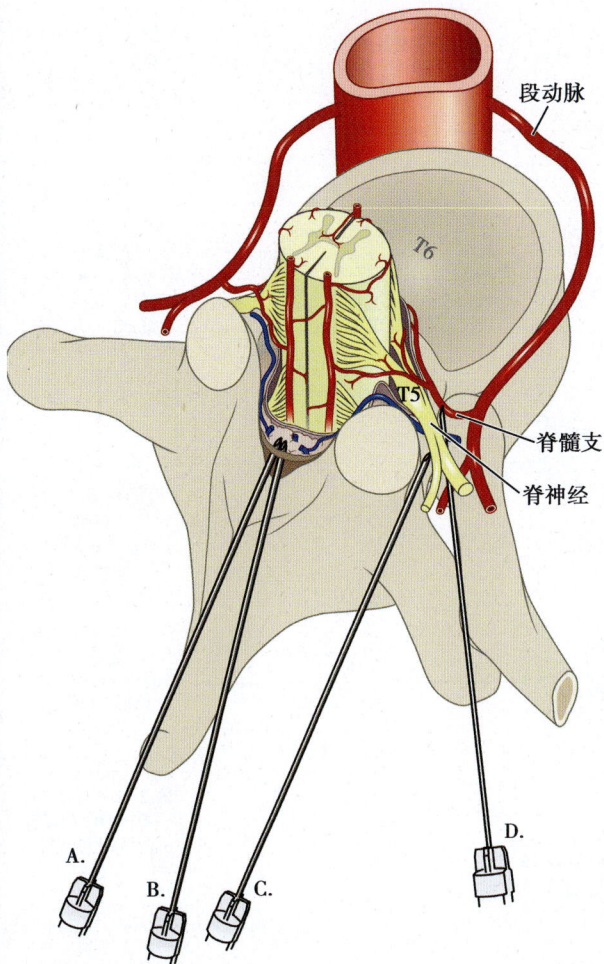

图 35-36

正中入路法或旁路法（针 A 和 B）可以直接损伤脊髓，而针 C 的横向偏离可以接触脊神经或者椎间孔外的前根或后根。经椎间孔入路（针 D）有意外侧偏移可能接近脊神经或脊髓动脉。注意，经椎间孔入路通常位于颈椎或腰椎水平，而非图示的 T_6 水平。（Illustration by Gary J. Nelson. From Neal JM, Kopp SL, Pasternak JJ, et al. Anatomy and pathophysiology of spinal cord injury associated with regional anesthesia and pain medicine: 2015update. *Reg Anesth Pain Med.*2015; 40: 506-525）

膜下腔更常见[152]。血肿也可以在拔除硬膜外导管后发生。美国区域麻醉协会有一个定期更新的指南（www.asra.com/advisory-guidelines），为使用抗血栓药或溶血栓药的患者安全实施椎管内麻醉提供建议。

硬膜外脓肿较少见，发生率约 1 : 100 000，可以使椎管内麻醉变得复杂。局部麻醉药和其他肿块病灶（肿瘤、脂肪瘤、囊肿或肉芽肿）联合也可以产生压迫症状（图 35-37），但很少见[146]。

存在肿块病灶的患者可能伴有严重的背痛。其他令人担忧的迹象是持续或反复感觉或运动阻

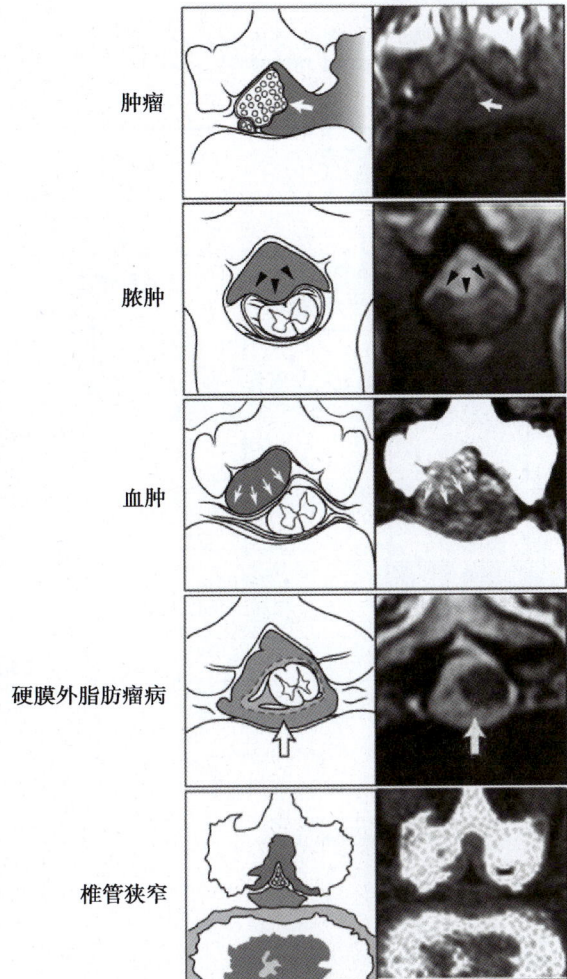

图 35-37　硬膜外肿块病灶

注意各种情况如何减少椎管横截面积，包括直接压迫脊髓或马尾（箭头）和通过肿块占位效应增加硬膜外隙或 CSF 压力

滞以及肠道或膀胱功能障碍。与 CT 相比，MRI 可以提供更多关于软组织和椎管病理的有用信息。但是如果 MRI 不能立即获得，CT 可以检测到可能需要立即手术干预的占位性病变。若手术减压在症状出现后 8～12h 内进行，则最有可能实现完全或部分神经功能恢复[146]。即使手术干预时间较晚也可能实现完全恢复[151]。图 35-38 显示了对怀疑有围手术期神经损伤的患者的一种系统化评估和治疗方法。

低灌注

脊髓缺血的其他潜在原因包括脊髓脉管系统的直接针刺损伤，与全身性低血压相关的长时间灌注不足以及椎管狭窄。对脊髓血管的直接针刺伤极为罕见。与全身低血压相关的脊髓缺血或梗死也不常见。然而，有因长期低血压导致缺血性脊髓损伤的病例报告[146]。低血压导致脊髓缺血的

仅有侧卧位常见的受压部位（尺骨、腓骨）功能缺陷*

椎管内麻醉

仅有侧卧位常见的受压部位（尺骨、腓骨）功能缺陷*

如果临床上不能确定，则为NCS急性发作

是　否

没有或不确定

是　是

否

紧急脊柱影像学检查（MRI首选）

观察*

功能缺陷为PN阻滞区域？

是

手术因素？
凝血功能障碍？
持续受压？
骨筋膜室综合征？

硬脑膜外血肿　硬膜外脓肿　急性脊髓损伤

是

是

轻微的感觉症状

否

神经外科

否

正确的凝血指标　ID查询抗体　神经内科理疗康复科会诊升高血压？类固醇？腰大池引流？

神经内科会诊

具体建议：
- 手术探查
- 纠正凝血作用
- 影像学检查
- 检查受压情况

好转
功能缺陷前恢复
不明原因的疼痛
多灶性功能缺陷

否

观察*
3周进行EMG/NCS
（诊断和预后）

是

每2~3个月进行一次EMG/NCS检查直至恢复

*不用担心手术部位的直接并发症

*观察包括以下几点：

- PT/OT，康复需求
- 疼痛管理
- 神经系统随访

考虑术后炎症性神经病变，及时治疗

如果EMG显示轴突严重缺失且3~6个月未恢复，则咨询周围神经外科医生

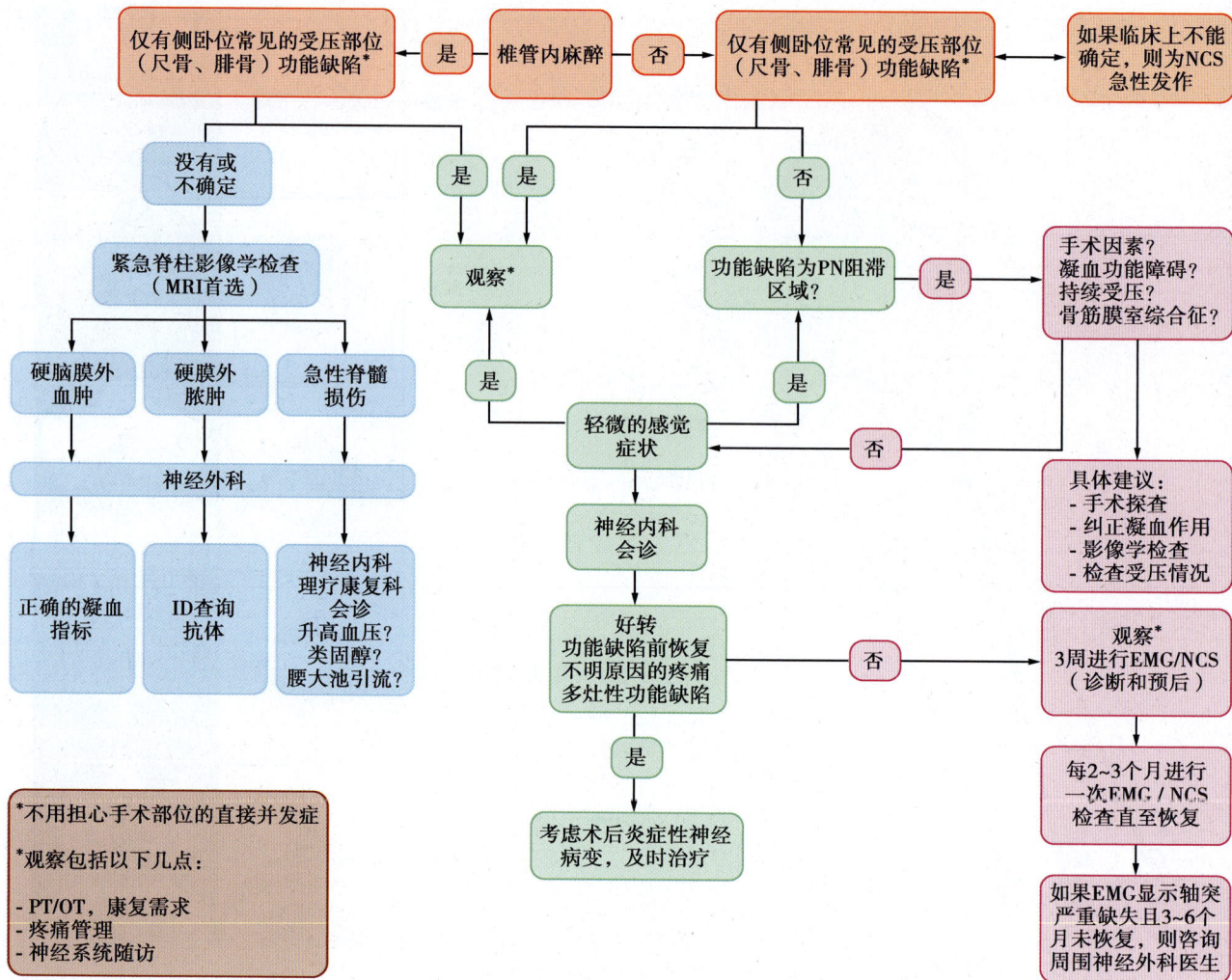

图 35-38　围手术期神经损伤的诊疗步骤

EMG，肌电图检查；NCS，神经传导检查；PN，周围神经（摘自 Watson JC, Huntoon MA. Neurologic evaluation and management of perioperative nerve injury. Reg Anesth Pain Med. 2015；40：491-501）

风险可能有椎管狭窄、贫血（携氧能力下降）、低碳酸血症、胸内压升高（如肺损伤患者机械通气过程中）、患者的极端体位、慢性高血压、未被识别的血管异常以及较低水平的脑血流自动调节变化。目前的指南仅基于专家意见，建议将血压保持在基线水平的 20%～30% 之内[146]。然而，罕见的、独特易感的患者在常规蛛网膜下腔麻醉期间可能会出现脊髓缺血[154]。

椎管狭窄

预先存在的椎管狭窄也可能增加椎管内麻醉后神经损伤的风险。骨质疏松可引起退行性椎管狭窄。此外，黄韧带增厚和骨组织增生可减少椎管横截面积，限制了脊髓和神经根的空间。脊髓狭窄伴椎间孔退行性变窄可能导致椎管内麻醉后椎管压力增加和脊髓血流量减少。目前还不清楚椎管狭窄患者椎管内麻醉后神经症状恶化是否代

表了麻醉或潜在疾病进展的影响[152, 155]。

化学损伤

马尾特别容易受到化学损伤。这些神经根在椎管内长距离延伸并且没有髓鞘包裹[146]。直接化学损伤可以引起马尾综合征、黏连性蛛网膜炎以及椎管内麻醉后的一过性神经症状。在 20 世纪 80 年代，一系列病例报告显示意外椎管内注射 2- 氯普鲁卡因可引起马尾综合征或黏连性蛛网膜炎。大部分（并非所有）实验室研究都将这种并发症归因于硫酸氢钠防腐剂。目前一些研究中心使用无防腐剂的 2- 氯普鲁卡因用于蛛网膜下腔麻醉而未报告并发症[156]。马尾综合征的另一个可能原因是局部麻醉药分布不均，最常见的是高比重利多卡因，特别是通过脊椎导管注射时。侧孔朝向尾端的笔尖样针头注射高比重局部麻醉药也可能引起药物的骶尾部聚集[45]。

已有报道在蛛网膜下腔麻醉后可出现暂时性的神经症状（持续性腰背痛和腿痛）。这种并发症的确切病因尚不清楚。有些人认为它可能代表轻微的神经毒性[146]，但是缺乏确切的神经病理学证据[157]。暂时性神经症状最常见于椎管内注射利多卡因和截石位。大多数麻醉医师已经放弃使用利多卡因进行蛛网膜下腔麻醉，而其他椎管内局部麻醉药注射后暂时性神经症状较少见[146,157]。

（孙琛 译，易杰 校）

参考文献

1. Yeager M, Glass D, Neff R, et al. Epidural anesthesia and analgesia in high-risk surgical patients. *Anesthesiology*. 1987;66:729–736.
2. Bode R, Lewis KP, Zarach SW, et al. Cardiac outcome after peripheral vascular surgery. Comparison of general and regional anesthesia. *Anesthesiology*. 1996; 84:3–13.
3. Guay J, Choi PT, Suresh S, et al. Neuraxial anesthesia for the prevention of postoperative mortality and major morbidity: an overview of Cochrane Systematic Reviews. *Anesth Analg*. 2014;119:716–725.
4. Neuman MD, Silber JH, Elkassabany NM, et al. Comparative effectiveness of regional versus general anesthesia for hip fracture surgery in adults. *Anesthesiology*. 2012;117:72–92.
5. Neuman MD, Rosenbaum PR, Ludwig JM, et al. Anesthesia technique, mortality, and length of stay after hip fracture surgery. *JAMA*. 2014;311:2508–2517.
6. Memtsoudis SG, Sun X, Chiu YL, et al. Perioperative comparative effectiveness of anesthetic technique in orthopedic patients. *Anesthesiology*. 2013; 118:1046–1058.
7. Chery J, Semaan E, Darji S, et al. Impact of regional versus general anesthesia on the clinical outcomes of patients undergoing major lower extremity amputation. *Ann Vasc Surg*. 2014;28:1149–1156.
8. Hausman MS, Jewell ES, Engoren M. Regional versus general anesthesia in surgical patients with chronic obstructive pulmonary disease: Does avoiding general anesthesia reduce the risk of postoperative complications? *Anesth Analg*. 2015;120:1405–1412.
9. Liu J, Ma C, Elkassabany N, et al. Neuraxial anesthesia decreases postoperative systemic infections risk compared with general anesthesia in knee arthroplasty. *Anesth Analg*. 2013;117:1010–1016.
10. Pugely AJ, Martin CT, Gao Y, et al. Differences in short-term complications between spinal and general anesthesia for primary total knee arthroplasty. *J Bone Joint Surg Am*. 2013;95(3):193–199.
11. Whiting PS, Molina CS, Greenberg SE, et al. Regional anaesthesia for hip fracture surgery is associated with significantly more peri-operative complications compared with general anaesthesia. *Int Orthopaedics*. 2015;39:1321–1327.
12. Modig J, Borg T, Karlstrom G, et al. Thromboembolism after total hip replacement: role of epidural and general anesthesia. *Anesth Analg*. 1983;62:174–180.
13. Barbosa FT, Jucá MJ, Castro AA, et al. Neuraxial anaesthesia for lower-limb revascularization (Review). *Cochrane Database Syst Rev*. 2013;7:CD007083.
14. Wiis JT, Jensen-Gadegaard P, Altintas U, et al. One-week postoperative patency of lower extremity in situ bypass graft comparing epidural and generalanesthesia: retrospective study of 822 patients. *Ann Vasc Surg*. 2014;28:295–300.
15. Sun Y, Li T, Gan TJ. The effects of perioperative regional anesthesia and analgesia on cancer recurrence and survival after oncology surgery. A systematic review and meta-analysis. *Reg Anesth Pain Med*. 2015;40:589–598.
16. Prats-Galino A, Reina MA, Mavar Haramija M, et al. 3D interactive model of lumbar spinal structures of anesthetic interest. *Clin Anat*. 2015;28:205–212.
17. Avrahami E, Cohn DF, Yaron M. Computerized tomography, clinical and X-ray correlations in the hemisacralized fifth lumbar vertebra. *Clin Rheumatol*. 1986;5:332–337.
18. Lee AJ, Ranasinghe JS, Chehade JM, et al. Ultrasound assessment of the vertebral level of the intercristal line in pregnancy. *Anesth Analg*. 2011;113:559–564.
19. Reina MA, Lirk P, Puigdellívol-Sánchez A, et al. Human lumbar ligamentum flavum anatomy for epidural anesthesia: reviewing a 3D MR-based interactive model and postmortem samples. *Anesth Analg*. 2016;122:903–907.
20. Hogan QH. Lumbar epidural anatomy, a new look by cryomicrotome section. *Anesthesiology*. 1999;75:767–775.
21. Reina, MA, Franco, CD, Lopez A, et al. Clinical implications of epidural fat in the spinal canal. A scanning electron microscopic study. *Acta Anaesthesiol Belg*. 2009;60:7–17.
22. Bernards CM, Shen DD, Sterling ES, et al. Epidural, cerebrospinal fluid, and plasma pharmacokinetics of epidural opioids (Part 1). *Anesthesiology*. 2003; 99:455–465.
23. Reina MA, Dittmann M, Lopez Garcia A, et al. New perspectives in the microscopic structure of human dura mater in the dorsolumbar region. *Reg Anesth*. 1997;22:161–168.
24. Reina MA, de Leon Casasola O, Lopez A, et al. The origin of the spinal subdural space: ultrastructure findings. *Anesth Analg*. 2002;94:991–995.
25. Bernards CM. Sophistry in medicine: lessons from the epidural space. *Reg Anesth Pain Med*. 2005;30:56–66.
26. Reina MA, Prats-Galino A, Sola RG, et al. Structure of the arachnoid layer of the human spinal meninges: a barrier that regulates dural sac permeability]. [Spanish]. *Rev Esp Anestesiol Reanim*. 2010;57:486–492.
27. Reina MA, De Leon Casasola O, Villanueva MC, et al. Ultrastructural findings in human spinal pia mater in relation to subarachnoid anesthesia. *Anesth Analg*. 2004;98:1479–1485.
28. Miyajima M, Arai H. Evaluation of the production and absorption of cerebrospinal fluid. *Neurol Med Chir (Tokyo)*. 2015;55:647–656.
29. Bulat M, Lupret V, Orehkovic D, et al. Transventricular and transpial absorption of cerebrospinal fluid into cerebral microvessels. *Coll Antropol*. 2008;32:43–50.
30. Prats-Galino A, Reina MA, Puigdellivol-Sanchez A, et al. Cerebrospinal fluid volume and nerve root vulnerability during lumbar puncture or spinal anaesthesia at different vertebral levels. *Anaesth Intensive Care*. 2012;40:643–647.
31. Perlas A, Chaparro LE, Chin KJ. Lumbar neuraxial ultrasound for spinal and epidural anesthesia: A systematic review and meta-analysis. *Reg Anesth Pain Med*. 2016;41:251–260.
32. Lee PJ, Tang R, Sawka A, et al. Real-time ultrasound-guided spinal anesthesia using Taylor's approach. *Anesth Analg*. 2011;112:1236–1238.
33. Balki M. Locating the epidural space in obstetric patients—ultrasound a useful tool: Continuing professional development. *Can J Anesth*. 2010;57:1111–1126.
34. Polley LS. Neuraxial techniques for labor analgesia should be placed in the lateral position (Con). *Int J Obstet Anesth*. 2008;17:149–152.
35. Vincent RD, Chestnut DH. Which position is more comfortable for the parturient during induction of epidural anesthesia? *Int J Obstet Anesth*. 1991;1:9–11.
36. Jones AR, Carle C, Columb M. Effect of table tilt on ligamentum flavum length measured using ultrasonography in pregnant women. *Anaesthesia*. 2013;68: 27–30.
37. Kapur D, Grimsehl K. A comparison of cerebrospinal fluid pressure and block height after spinal anaesthesia in the right and left lateral position in pregnant women undergoing cesarean section. *Eur J Anaesth*. 2001;18:668–672.
38. Taenzer AH, Walker BJ, Bosenberg AT, et al. Asleep versus awake: Does it matter? Pediatric regional block complications by patient state: A report from the Pediatric Regional Anesthesia Network. *Reg Anesth Pain Med*. 2014;39: 279–283.
39. Bromage PR, Benumof JL. Paraplegia following intracord injection during attempted epidural anesthesia under general anesthesia. *Reg Anesth Pain Med*. 1998;23:104–107.
40. Bernards CM, Hadzic A, Suresh S, et al. Regional anesthesia in anesthetized or heavily sedated patient. *Reg Anesth Pain Med*. 2008;33:449–460.
41. American Society of Anesthesiologists Task Force on infectious complications associated with neuraxial techniques. Practice Advisory for the prevention, diagnosis, and management of infectious complications associated with neuraxial techniques. *Anesthesiology*. 2010;112:530–545.
42. Birnbach DJ, Stein DJ, Murray O, et al. Providone iodine and skin disinfection before initiation of epidural anesthesia. *Anesthesiology*. 1998;88:668–672.
43. Birnbach DJ, Meadows W, Stein DJ, et al. Comparison of povidone iodine and DuraPrep, an iodophor-in-isopropyl alcohol solution, for skin disinfection prior to epidural catheter insertion in parturients. *Anesthesiology*. 2003; 98:164–169.
44. Pong, RP, Gmelch BS, Bernards CM. Does a paresthesia during spinal needle insertion indicate intrathecal needle placement? *Reg Anesth Pain Med*. 2009;34:29–32.
45. Holman SJ, Robinson RA, Beardsley D, et al. Hyperbaric dye solution distribution characteristics after pencil-point needle injection in a spinal cord model. *Anesthesiology*. 1997;86:966–973.
46. Stroumpoulis K, Stamatakis E, Koutroumanis P, et al. Pencil-point needle bevel direction influences ED50 of isobaric ropivacaine with fentanyl in spinal anesthesia for cesarean delivery: a prospective, double-blind sequential allocation study. *Int J Obstet Anesth*. 2015;24:225–229.
47. Aida S, Taga K, Yamakura T, et al. Headache after attempted epidural block: the role of intrathecal air. *Anesthesiology*. 1998;88:76–81.
48. Antibas PL, do Nascimento Jr P, Braz LG, et al. Air versus saline in the loss of resistance technique for identification of the epidural space. [Review]. *Cochrane Database Syst Rev*. 2014;7:CD008938.
49. Segal S, Arendt KW. A retrospective effectiveness study of loss of resistance to air or saline for identification of the epidural space. *Anesth Analg*. 2010;110:558–563.
50. Bromage PR. *Epidural Analgesia*. Philadelphia, PA: WB Saunders; 1978.
51. Doughty A. Paternity of the Doughty technique. *Anaesthesia*. 2005;60:1242–1243.
52. Reynolds F. Hand positions and the 'son-of-Doughty' technique. *Anaesthesia*. 2005;60:717–718.
53. Beilin Y, Bernstein HH, Zucker-Pinchoff B. The optimal distance that a multiorifice epidural catheter should be threaded into the epidural space. *Anesth Analg*. 1995;81:301–304.
54. Capiello E, O'Rourke N, Segal S, et al. A randomized trial of dural puncture epidural technique compared with the standard epidural technique for labor analgesia. *Anesth Analg*. 2008;107:1646–1651.
55. Ross VH, Dean LS, Thomas JA, et al. Techniques in morbidly obese parturients undergoing cesarean delivery: time for initiation of anesthesia. *Anesth Analg*. 2014;118:168–172.
56. Hsu Y, Hettiarachchi M, Zhu DC, et al. The frequency and magnitude of cerebrospinal fluid pulsations influence intrathecal drug distribution: Key factors for interpatient variability. *Anesth Analg*. 2012;115:386–394.
57. Xu F, Qian M, Wei Y, et al. Postural change from lateral to supine is an important mechanism enhancing cephalic spread after injection of interthecal 0.5% plain bupivacaine for cesarean section. *Int J Obstet Anesth*. 2015;24:308–312.
58. Whiteside JB, Burke D, Wildsmith JA. Spinal anesthesia with ropivacaine 5 mg/mL or 50 mg/L. *Br J Anaesth*. 2001;86:241–244.
59. Malinovsky JM, Renaud G, Le Corre P, et al. Intrathecal bupivacaine in humans: Influence of volume and baricity of solutions. *Anesthesiology*.

1999;91:1260–1266.
60. Sia AT, Tan KH, Sng BL, et al. Use of hyperbaric versus isobaric bupivacaine for spinal anaesthesia for caesarean section. [Review]. *Cochrane Database Syst Rev*. 2013;5:CD005143.
61. Hocking G, Wildsmith JAW. Intrathecal drug spread. *Br J Anaesth*. 2004; 93:568–578.
62. Camorcia M, Capogna G, Columb MO. Effect of sex and pregnancy on the potency of intrathecal bupivacaine: determination of ED50 for motor block with the up-down sequential allocation method. *Eur J Anaesthesiol*. 2011;28:240–244.
63. Carpenter RL, Hogan QH, Liu SS, et al. Lumbosacral cerebrospinal fluid volume is the primary determinant of sensory block extent and duration during spinal anesthesia. *Anesthesiology*. 1998;89:4–9.
64. Teoh WH, Ithnin F, Sia AT. Comparison of an equal-dose spinal anesthetic for cesarean section and for post partum tubal ligation. *Int J Obstet Anesth*. 2008;17:228–232.
65. Zhou QH, Xiao WP, Shen YY. Abdominal girth, vertebral column length, and spread of spinal anesthesia in 30 minutes after plain bupivacaine 5 mg/mL. *Anesth Analg*. 2014;119:203–206.
66. De Simone CA, Leighton BL, Norris MC. Spinal anesthesia for cesarean section: A comparison of two doses of hyperbaric bupivacaine. *Reg Anesth*. 1995;20:90–94.
67. Abdallah FW, Abrishami A, Brull R. The facilitatory effects of intravenous dexmedetomidine on the duration of spinal anesthesia: a systematic review and meta-analysis. [Review]. *Anesth Analg*. 2013;117:271–278.
68. De Kock M, Gautier P, Fanard L, et al. Intrathecal ropivacaine and clonidine for ambulatory knee arthroscopy. *Anesthesiology*. 2001; 94:574–578.
69. Visser WA, Lee RA, Gielen MJM. Factors affecting the distribution of neural blockade by local anesthetics in epidural anesthesia and a comparison of lumbar versus thoracic epidural anesthesia. *Anesth Analg*. 2008;107:708–721.
70. Arakawa M. Does pregnancy increase the efficacy of lumbar epidural anesthesia? *Int J Obstet Anesth*. 2004;13:86–90.
71. Yokoyama M, Hanazaki M, Fujii H, et al. Correlation between the distribution of contrast medium and the extent of blockade during epidural anesthesia. *Anesthesiology*. 2004;100:1504–1510.
72. Hillyard SG, Bate TE, Corcoran TB, et al. Extending epidural analgesia for emergency caesarean section: a meta-analysis. *Br J Anaesth*. 2011;107:668–678.
73. Kinsella SM. A prospective audit of regional anaesthesia failure in 5080 Caesarean sections. *Anaesthesia*. 2008;63:822–832.
74. Eisenach JC, De Kock M, Klimscha W. Alpha2-adrenergic agonists for regional anesthesia. A clinical review of clonidine (1984–1995). *Anesthesiology*. 1996;85:655–674.
75. Tong Y, Ren H, Ding X, et al. Analgesic effect and adverse events of dexmedetomidine as additive for pediatric caudal anesthesia: a meta-analysis. [Review]. *Paediatr Anaesth*. 2014;24:1224–1230.
76. Youssef N, Orlov D, Alie T, et al. What epidural opioid results in the best analgesia outcomes and fewest side effects after surgery? A meta-analysis of randomized controlled trials. *Anesth Analg*. 2014;119:965–977.
77. D'Angelo R, Smiley R, Riley ET, et al. Serious complications related to obstetric anesthesia. The serious complication repository project of the Society for Obstetric Anesthesia and Perinatology. *Anesthesiology*. 2014;120:1505–1512.
78. Davies JM, Posner KL, Lee LA, et al. Liability associated with obstetric anesthesia. A closed claims analysis. *Anesthesiology*. 2009;110:131–139.
79. Pratt S, Vasudevan A, Hess P. A prospective randomized trial of lidocaine 30 mg versus 45 mg for epidural test dose for intrathecal injection in the obstetric population. *Anesth Analg*. 2013;116:125–132.
80. Richardson MG, Lee AC, Wissler RN. High spinal anesthesia after epidural test dose administration in five obstetric patients. *Reg Anesth*. 1996;21:119–123.
81. Bolden N, Gebre E. Accidental dural puncture management. 10-Year experience at an academic tertiary care center. *Reg Anesth Pain Med*. 2016;41:169–174.
82. Guay J. The epidural test dose: A review. *Anesth Analg*. 2006;102:921–929.
83. Norris MC, Ferrenbach D, Dalman H, et al. Does epinephrine improve the diagnostic accuracy of aspiration during labor epidural analgesia? *Anesth Analg*. 1999;88:1073–1076.
84. Reina MA, Collier CB, Prats-Galino A, et al. Unintentional subdural placement of epidural catheters during attempted epidural anesthesia. An anatomic study of spinal subdural compartment. *Reg Anesth Pain Med*. 2011; 36:537–541.
85. Boswell MV, Iacono RP, Guthkelch AN. Sites of action of subarachnoid lidocaine and tetracaine: observations with evoked potential monitoring during spinal cord stimulator implantation. *Reg Anesth*. 1992;17:37–42.
86. Cusick JF, Myklebust JB, Abrams SE. Differential neural effects of epidural anesthetics. *Anesthesiology*. 1980;53:299–306.
87. Dahl JB, Rosenberg J, Lund C, et al. Effect of thoracic epidural bupivacaine 0.75% on somatosensory evoked potentials after dermatomal stimulation. *Reg Anesth*. 1990; 15:73–75.
88. Hodgson P, Liu SS, Gras TW. Does epidural anesthesia have general anesthetic effects: A prospective, randomized, double-blind, placebo-controlled trial. *Anesthesiology*. 1999;91:1687–1692.
89. Reinoso-Barbero F, Martinez-Garcia E, Hernandez-Gancedo, et al. The effect of epidural bupivacaine on maintenance requirements of sevoflurane evaluated by bispectral index in children. *Eur J Anaesthesiol*. 2006;23:460–464.
90. Brull SJ, Greene NM. Zones of differential sensory block during extradural anaesthesia. *Br J Anaesth*. 1991;66:651–655.
91. Chamberlain DP, Chamberlain BD. Changes in the skin temperature of the trunk and their relationship to sympathetic blockade during spinal anesthesia. *Anesthesiology*. 1986;65:139–143.
92. Langesaeter E, Rosseland LA, Shubhaug A. Continuous invasive blood pressure and cardiac output monitoring during cesarean delivery. *Anesthesiology*. 2008;109:856–863.
93. Langesaeter E, Dyer RA. Maternal haemodynamic changes during spinal anaesthesia for caesarean section. *Curr Opin Anesthesiol*. 2011;24:242–248.
94. Tarkkila P, Isola J. A regression model for identifying patients at high risk of hypotension, bradycardia and nausea during spinal anesthesia. *Acta Anaesthesiol Scand*. 1992;36:554–558.
95. Kumari A, Gupta R, Bajwa SJ, et al. Unanticipated cardiac arrest under spinal anesthesia: An unavoidable mystery with review of current literature. *Anesth Essays Res*. 2014;8:99–102.
96. Caplan RA, Ward RJ, Posner K, et al. Unexpected cardiac arrest during spinal anesthesia: A closed claims analysis of predisposing factors. *Anesthesiology*. 1988;68:5–11.
97. Dyamanna DN, Bs SK, Zacharia BT. Unexpected bradycardia and cardiac arrest under spinal anesthesia: case reports and review of literature. *Middle East J Anaesthesiol*. 2013;22:121–125.
98. Curatolo M, Scaramozzin P, Venuti FS, et al. Factors associated with hypotension after epidural blockade. *Anesth Analg*. 1996;83:1033–1040.
99. Frey UH, Karlik J, Herbstreit F, et al. B2-adrenoreceptor gene variants vasopressor requirements in patients after thoracic epidural anaesthesia. *Br J Anaesth*. 2011;112:477–484.
100. Norris MC. Hypotension during spinal anesthesia for cesarean section: Does it affect neonatal outcome? *Reg Anesth*. 1997;12:191–194.
101. Mercier FJ, Diemunsch P, Ducloy-Bouthors A-S, et al. 6% Hydroxyethyl starch (130/0.4) vs. Ringer's lactate preloading before spinal anaesthesia for Caesarean delivery: the randomized, double-blind, multicentre CAESAR trial. *Br J Anaesth*. 2014;113:459–467.
102. Holte K, Foss NB, Svensen C, et al. Epidural anesthesia, hypotension and changes in intravascular volume. *Anesthesiology*. 2004;100:281–286.
103. Powell, M, Mathru M, Brandon A, et al. Assessment of endothelial glycocalyx disruption in term parturients receiving a fluid bolus before spinal anesthesia: a prospective observational study. *Int J Obstet Anesth*. 2014;23:330–334.
104. Dyer RA, Reed AR, van Dyk D, et al. Hemodynamic effects of ephedrine, phenylephrine, and the coadministration of phenylephrine with oxytocin during spinal anesthesia for elective cesarean delivery. *Anesthesiology*. 2009;111:753–765.
105. Ngan Kee WD, Lee SWY, Ng FF, et al. Randomized double-blinded comparison of norepinephrine and phenylephrine for maintenance for blood pressure during spinal anesthesia for cesarean delivery. *Anesthesiology*. 2015;122:736–745.
106. Watts SW, Morrison SF, Davis RP, et al. Serotonin and blood pressure regulation. *Pharmacol Rev*. 2012;64:359–388.
107. Gao L, Zheng L, Han J, et al. Effects of prophylactic ondansetron on spinal anesthesia-induced hypotension: a meta-analysis. *Int J Obstet Anesth*. 2015;24:335–343.
108. Terkawi AS, Mavridis D, Flood P, et al. Does ondansetron modify sympathectomy due to subarachnoid anesthesia? Meta-analysis, meta-regression, and trial sequential analysis. *Anesthesiology*. 2016;124:846–869.
109. Ogurlu M, Sen S, Polatli M, et al. The effect of spinal anesthesia on pulmonary function tests in old patients. *Tuberk Toraks*. 2007;55:64–70.
110. Sessler DI. Perioperative heat balance. *Anesthesiology*. 2000;92:578–596.
111. Sultan P, Habib AS, Cho Y, et al. The effect of patient warming during caesarean delivery on maternal and neonatal outcomes: a meta-analysis. *Br J Anaesth*. 2015;115:500–510.
112. MacArthur C, Lewis M, Knox EG, et al. Epidural anaesthesia and long term backache after childbirth. *BMJ*. 1990;301:9–12.
113. Reynolds F. Obstetric problems? Blame the epidural! *Reg Anest Pain Med*. 2008;33:472–476.
114. Orejuela FJ, Garcia T, Green C, et al. Exploring factors influencing patient request for epidural analgesia on admission to labor and delivery in a predominantly Latino population. *J Immigr Minor Health*. 2012;14:287–291.
115. Ranganathan P, Golfeiz C, Phelps AL, et al. Chronic headache and backache are long-term sequelae of unintentional dural puncture in the obstetric population. *J Clin Anesth*. 2015;27:201–206.
116. Lambert DH, Hurley RJ, Hertwig L, et al. Role of needle gauge and tip configuration in the production of lumbar puncture headache. *Reg Anesth*. 1997;22:66–72.
117. Norris MC, Leighton BL, DeSimone CA. Needle bevel direction and headache after inadvertent dural puncture. *Anesthesiology*. 1989;70:729–731.
118. Richman JM, Joe EM, Cohen SR, et al. Bevel direction and postdural puncture headache: a meta-analysis. *Neurologist*. 2006;12:224–228.
119. Peralta F, Higgins N, Lange E, et al. The relationship of body mass index with the incidence of postdural puncture headache in parturients. *Anesth Analg*. 2015;121:451–456.
120. Wu CL, Rowlingson AJ, Cohen SR, et al. Gender and post-dural puncture headache. *Anesthesiology*. 2006;105:613–618.
121. Baysinger CL. Accidental dural puncture and postdural puncture headache management. *Int Anesthesiol Clin*. 2014;52:18–39.
122. Loures V, Savoldelli G, Kern K, et al. Atypical headache following dural puncture in obstetrics. *Int J Obstet Anesth*. 2014;23:246–252.
123. Hofer JE, Scavone BM. Cranial Nerve VI palsy after dural-arachnoid puncture. *Anesth Analg*. 2015;120:644–646.
124. Nepomuceno R, Herd A. Bilateral subdural hematoma after inadvertent dural puncture during epidural analgesia. *J Emerg Med*. 2013;44:e227–e230.
125. Cuypers V, Van d Velde, Devroe S. Intracranial subdural haematoma following neuraxial anaesthesia in the obstetric population: a literature review with analysis of 56 reported cases. *Int J Obstet Anesth*. 2015;25:58–65.
126. Freedman RL, Lucas DN. MBRACE-UK: Saving lives, improving mothers' care – implications for anesthetists. *Int J Obstet Anesth*. 2015;24:161–173.
127. Webb CAJ, Weyker PD, Zhang L, et al. Unintentional dural puncture with a Tuohy needle increases risk of chronic headache. *Anesth Analg*. 2012;115:124–132.
128. Bradbury CL, Singh SI, Badder SR, et al. Prevention of post-dural puncture headache in the parturients: a systematic review and meta-analysis. *Acta Anaesthsiol Scand*. 2013;57:417–430.
129. Kaddoum R, Motlani F, Kaddoum RN, et al. Accidental dural puncture, postdural puncture headache, intrathecal catheters, and epidural blood patch: revisiting the old nemesis. *J Anesth*. 2014;28:628–630.

130. Verstraete S, Walters MA, Devroe S, et al. Lower incidence of post-dural puncture headache with spinal catheterization after accidental dural puncture in obstetric patients. *Acta Anaesthiol Scand.* 2014;58:1233–1239.

131. Heesen M, Klohr S, Rossaint R, et al. Insertion of an intrathecal catheter following accidental dural puncture: a meta-analysis. *Int J Obstet Anesth.* 2013;22:26–30.

132. Jagannathan DK, Arrianga AF, Elterman KG, et al. Effect of neuraxial technique after dural puncture on obstetric outcomes and anesthetic complications. *Int J Obstet Anesth.* 2015;25:23–29.

133. Al-metwalli RR. Epidural morphine injections for prevention of post dural puncture headache. *Anaesthesia.* 2008;63:847–850.

134. Charsley MM, Abram SE. The injection of intrathecal normal saline reduces the severity of post dural puncture headache. *Reg Anesth Pain Med.* 2001;26:301–305.

135. Arevalo-Rodriguez I, Ciapponi A, Munoz L, et al. Posture and fluids for preventing post-dural puncture headache (Review). *Cochrane Database Syst Rev.* 2013;7:CD009199.

136. van Kooten F, Oedit R, Bakker SLM, et al. Epidural blood patch in post dural puncture headache: a randomised, observer-blind, controlled clinical trial. *J Neurol Neurosurg Psychiatry.* 2008;79:553–558.

137. Kokki M, Sjovall S, Keinanen M, et al. The influence of timing on the effectiveness of epidural blood patches in parturients. *Int J Obstet Anesth.* 2013;22:303–309.

138. Paech MJ, Doherty DA, Christmas T, et al. The volume of blood for epidural blood patch in obstetrics: A randomized, blinded clinical trial. *Anesth Analg.* 2011;113:126–133.

139. Mehta SP, Keogh BP, Lam AM. An epidural blood patch causing acute neurologic dysfunction necessitating a decompressive laminectomy. *Reg Anesth Pain Med.* 2014;39:78–80.

140. Pagani-Estavez GI, Chen JJ, Watson JC, et al. Acute vision loss secondary to epidural blood patch. *Reg Anesth Pain Med.* 2016;41:164–168.

141. Cosar A, Yetiser S, Sizlan A, et al. Hearing impairment associated with spinal anesthesia. *Acta Oto-Laryngologica.* 2004;124:1159–1164.

142. Ok G, Tok D, Erbuyun K, et al. Hearing loss does not occur in young patients undergoing spinal anesthesia. *Reg Anesth Pain Med.* 2004;29:430–433.

143. Kilickan L, Gurkan Y Ozkarakas H. Permanent sensorineural hearing loss following spinal anesthesia. *Acta Anaesthesiol Scand.* 2002;46:1155–1157.

144. Lee LA, Posner KL, Domino KB, et al. Injuries associated with regional anesthesia in the 1980s and 1990s. A closed claims analysis. *Anesthesiology.*

145. Moen V, Dahlgren N, Irestedt L. Severe neurological complications after central neuraxial blockades in Sweden 1990–1999. *Anesthesiology.* 2004;101:950–959.

146. Neal JM, Kopp SL, Pasternak JJ, et al. Anatomy and pathophysiology of spinal cord injury associated with regional anesthesia and pain medicine. 2015 update. *Reg Anesth Pain Med.* 2015;40:506–525.

147. Reynolds F. Damage to the conus medullaris following spinal anaesthesia. *Anaesthesia.* 2001;56:238–234.

148. Srinivasan KK, Deighan M, Crowley L, et al. Spinal anaesthesia for caesarean section: an ultrasound comparison of two different landmark techniques. *Int J Obstet Anesth.* 2014;23:206–212.

149. Pollak KA, Stephens LS, Posner KL, et al. Trends in pain medicine liability. *Anesthesiology.* 2015;123:1133–1141.

150. Pumberger M, Memtsoudis SG, Stundner O, et al. An analysis of the safety of epidural and spinal neuraxial anesthesia in more than 100,000 consecutive major lower extremity joint replacements. *Reg Anesth Pain Med.* 2013;38:515–519.

151. Bateman BT, Mhyre JM, Ehrenfeld J, et al. The risk and outcomes of epidural hematomas after perioperative and obstetric epidural catheterization: A report from the multicenter perioperative outcomes group research consortium. *Anesth Analg.* 2013;116:1380–1385.

152. Neal JM, Barrington MJ, Brull R, et al. The second ASRA practice advisory on neurologic complications associated with regional anesthesia and pain medicine. Executive summary 2015. *Reg Anesth Pain Med.* 2015;40:401–430.

153. Watson JC, Huntoon MA. Neurologic evaluation and management of perioperative nerve injury. *Reg Anesth Pain Med.* 2015;40:491–501.

154. Zaphiratos V, McKeen DM, Macaulay B, et al. Persistent paralysis after spinal anesthesia for cesarean delivery. *J Clin Anesth.* 2015;27:68–72.

155. Kopp SL, Peters SM, Rose PS, et al. Worsening of neurologic symptoms after spinal anesthesia in two patients with spinal stenosis. *Reg Anesth Pain Med.* 2015;40:502–505.

156. Goldblum E, Atchabahian A. The use of 2-chloroprocaine for spinal anaesthesia. *Acta Anaesthesiol Scand.* 2013;57:545–552.

157. Zaric D, Pace NL. Transient neurologic symptoms (TNS) following spinal anaesthesia with lidocaine versus other local anaesthetics. *Cochrane Database Syst Rev.* 2009:CD003006.

Ban C. H. Tsui　Richard W. Rosenquist

要点

1. 周围神经阻滞可以对相应支配区域提供有效的、长时间的麻醉和镇痛。
2. 周围神经阻滞的安全性和有效性有赖于目标神经的准确定位和局部麻醉药的精准、足量给药。
3. 超声成像可以实时显示穿刺针朝神经结构的运动,最小化重要结构损伤的风险因而可能减少并发症。尽管超声在区域麻醉的应用令人满意,但是需要进行充分的训练并对设备和相关部位横断面解剖有充分的认识。
4. 周围神经刺激器是神经阻滞的有效辅助工具,但并不能完全避免神经损伤的风险。在成年患者,保留其反应性可以及时告知是否出现神经接触和注射痛。
5. 有骨性结构和血管作标记的神经阻滞,比仅靠体表标记的神经阻滞更可靠更易于进行。
6. 更大容量的局部麻醉药可以增加阻滞成功的可能性,但必须限制局部麻醉药的总毫克剂量在安全范围以避免出现全身毒性反应。更高的局部麻醉药浓度会增加运动阻滞的程度。超声成像提高了神经定位的精确度和可视化局部麻醉药扩散,在减少局部麻醉药用量的同时成功实施阻滞,但这尚须证实。
7. 小儿神经阻滞技术与成人相似,但常存在特殊考虑,其中最重要的是神经阻滞须常规在全身麻醉或深度镇静下进行。

引言

区域麻醉可以提供目标区域的长时间、有效的麻醉和镇痛。适用于许多手术患者,能改善镇痛[1]和减少发病率、死亡率,并减少大手术后再次手术的需要[2]。周围神经阻滞可以单独作为手术麻醉使用,可以作为全身麻醉的补充提供镇痛和肌肉松弛,或者作为提供延长术后镇痛时间的第一步,比如臂丛神经阻滞或连续周围神经置管。与胃肠外使用镇痛药相比,单次阻滞或连续周围神经阻滞可以提供更好的镇痛效果并降低不良反应发生率[3-5]。最佳疼痛缓解和最小限度手术后不良反应(如恶心、呕吐)对患者预后有重大影响,包括患者满意度、早期活动,并满足简化外科服务降

低成本的需要[6]。然而,周围神经阻滞的安全性和成功阻滞高度依赖于正确剂量局部麻醉药的精准注射。即便是有经验的操作者,进行区域麻醉也有一定的失败率[7],虽然罕见,但也可能出现全身毒性反应、感染、出血、永久神经损伤或其他机体损伤。除了周围神经阻滞的益处,知识(如神经电刺激时溶液的生理特性)和技术(如基于解剖学的超声成像的引入)上的进步促使很多麻醉医师和外科医师更多地使用周围神经阻滞技术。

医学知识和技术在不断进展,新的进展有机会改善患者治疗,但新的进展需要与目前公认的技术进行研究和比较,以评估其安全性和有效性。相反,熟悉解剖结构是很重要的,实施区域麻醉时,好的操作技巧和对操作技术的认识并不能取

代对基本解剖的认识。本章内容对局部解剖进行了深入探讨,而对目前使用的两项神经定位和阻滞技术(神经电刺激和超声成像)进行了概述。具体的操作技术以身体部位分类进行说明。小儿神经阻滞的特殊考虑将在适当的时候进行特别说明。

一般原则和设备

长期以来区域麻醉都被认为是一门"艺术",直到现在,这些技术的成功实施仅限于一些有天赋的人。神经刺激器的作用依赖于神经结构对电脉冲的生理反应,而神经刺激器的引入第一次将区域麻醉转换为"科学"。神经刺激器的生理反应有显著的个体间差异。而且一些其他因素,包括注射剂、体液(如血液)以及疾病,都可以影响对神经刺激器的反应。除外这些限制因素,神经刺激器是第一种可用于引导穿刺针接近目标神经的有一定可靠性的客观方法之一。

最近最令人振奋的区域麻醉技术的进展是以解剖学为基础的超声成像。自使用区域麻醉技术以来,这是第一次将目标神经可视化。超声技术是区域麻醉领域的巨大突破,在认识到它的优势以后,以前排斥神经阻滞的麻醉医师会重新开始甚至更多地使用区域阻滞技术。然而使用超声有赖于使用者的经验和训练,超声引导的区域麻醉需要较长的学习曲线。因而在许多情况下需要谨慎地结合使用神经刺激器和超声成像以获得 100% 的阻滞成功。单独使用超声成像,需要清楚显示穿刺针和神经,合理评估全部局部麻醉药的扩散情况,然而对于超声初学者,辨认神经会有困难[8]。使用神经刺激器,通过客观观察运动反应,或观察感觉神经支配区域的异常感觉,可以确认目标神经。

区域麻醉患者的监测、优化治疗和预防并发症等因素,与全身麻醉相似,但也有一些重要的不同点。安全有效地实施周围神经阻滞,需要仔细选择患者并在正确部位注射恰当类型和剂量的局部麻醉药。从实施阻滞到出院前,应全程监测患者,留置导管回家的患者,应进行远程电话随访或卫生保健团队上门随访至导管拔除后阻滞效果完全消失。

阻滞前阶段

配置

区域阻滞可以在手术间内进行,但是成年患者在手术间外的指定房间或临时手术室外的区域内进行阻滞显然更合理和可取(图 36-1)。这是因为我们通常所指的"浸泡时间",即局部麻醉药需要一定时间穿过细胞膜产生作用,达到镇痛和手术麻醉效果。该指定区域应包括必要的监测和复苏设备,以及实施一般阻滞和复杂阻滞所需的物品和设备。一些关于这个"阻滞房间"的重要考虑描述如下。

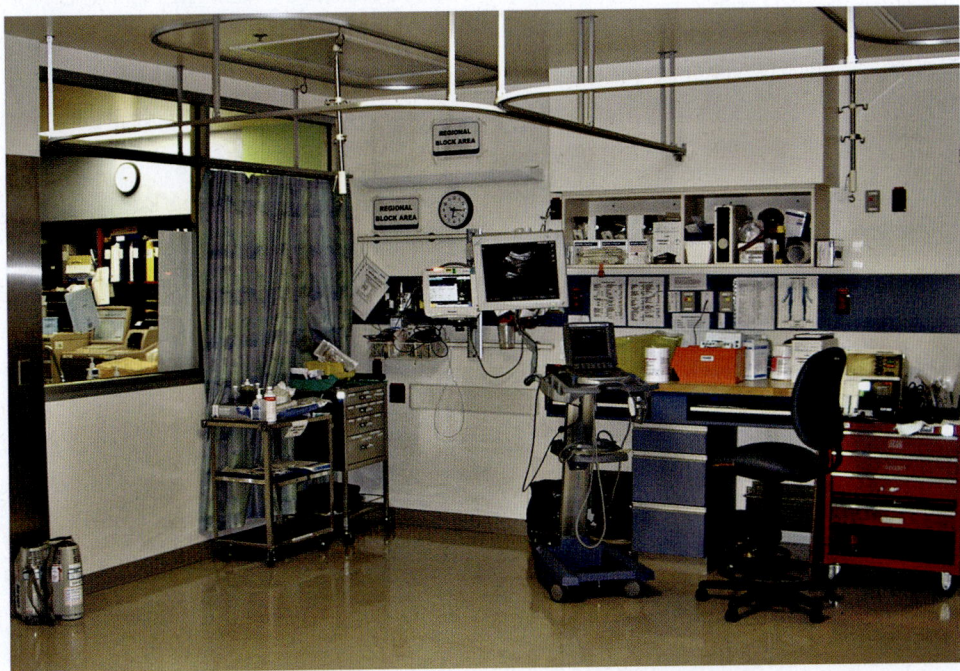

图 36-1　附带贴标签的存储车的专用区域阻滞房间

- 该区域的所有物品必须让麻醉医师易于辨认和获取。
- 该区域必须有足够空间满足阻滞操作、患者监测和复苏所需。
- 应配备监护设备、氧输送、紧急气道管理设备和吸引器，该区域应该有充足的照明。此外，心血管复苏装备（如急救车）应易于获取。
- 一辆组织有序的设备存放车（图 36-1）是必要的，用来存放所有必要的设备（包括紧急操作设备）、局部麻醉药、穿刺针、神经刺激器、阻滞盘、敷料和复苏药物，也应该有超声机器。
- 理想的情况是有备好的专业托盘，包括皮肤消毒和无菌巾、记号笔和尺子用于标记定位，针头和注射器用于皮肤浸润，以及神经阻滞针和导管。
- 可选择用于区域麻醉的镇静药、催眠药和静脉麻醉药应可以立即获得。滴定使用这些药物以最大化收益和最小化不良反应（高治疗指数）；安全性高的短效药物是理想选择。
- 急救药物，包括阿托品、肾上腺素、去氧肾上腺素、麻黄碱、丙泊酚、咪达唑仑、琥珀胆碱和脂肪乳。此外，局部麻醉药中毒的复苏指南应做成卡片，并与脂肪乳一起保存。

监测

进行区域麻醉时，需要有经验的人全程在场监测患者。标准监测至少应包括心电图、无创血压和脉搏氧饱和度。此外，由于很多区域阻滞常有血管迷走神经性发作，应经常与患者交谈以评估患者的意识水平。目前尚没有有效手段监测血浆中局部麻醉药的浓度，在局部麻醉药中添加某些药物，如适当浓度的肾上腺素，可以增加局部麻醉药的用量。密切观察继发于快速静脉内注射（2min 内）或延迟吸收（约 20min）所致的局部麻醉药全身毒性反应至关重要。区域阻滞后应监测患者至少 30min。

- 区域麻醉时行标准心电图、血压和脉搏氧饱和度监测非常重要。
- 给予含试验剂量的肾上腺素时应密切监测患者的心率，观察是否出现心动过速。心率变化也是丁哌卡因等强效局部麻醉药毒性反应的预测指标。
- 在进行有明显交感反应的阻滞之前，应测量基础血压。阻滞完成后，应持续监测。清醒患者一般并不需要监测呼气末二氧化碳，在必要时可以使用特殊鼻导管进行监测。
- 至少要生命体征平稳满足标准才能离开恢复室。如果阻滞效果尚未消退，应对阻滞侧肢体予以恰当的保护，并在出院前向患者和家属提供完整的指导说明。住院患者应开具合适的医嘱确保阻滞侧肢体保护。
- 接受神经周围局部麻醉药输注的患者应在术后由有资质的医生或急性疼痛处理服务中心的成员进行规律随访并记录患者状况。
- 接受区域麻醉的小儿患者应进行同样的监测，但由于小儿通常不配合，无法清楚地表达疼痛，小儿神经阻滞通常在全身麻醉或深度镇静下进行。因而在小儿神经阻滞时，进行减少神经损伤风险的监测（如超声成像、神经刺激器、注入压力）特别重要。此外，全身麻醉下使用神经刺激器进行阻滞的患儿禁忌使用肌肉松弛药。

麻醉前用药和镇静

区域麻醉前最好的准备是仔细选择患者并对患者进行充分的麻醉和手术过程的宣教与告知。补充给药通常是有帮助的。适度的镇静镇痛是区域麻醉成功的重要部分，目的是产生最大的收益和最小的不良反应。可以使用很多药物进行有效的镇静，包括但不限于丙泊酚、咪达唑仑、芬太尼、氯胺酮、瑞芬太尼、阿芬太尼或联合使用这些药物。应根据患者情况、阻滞类型和手术时间长短进行滴定给药以达到恰当的镇静深度。具体的例子会在后面详述。

推注剂量

- 咪达唑仑 1.0～2.0mg（滴定到最多 0.07mg/kg）
- 芬太尼 0.5～1.0μg/kg
- 阿芬太尼 7.0～10.0μg/kg
- 氯胺酮 0.1～0.5mg/kg

前面章节讨论了关于麻醉前用药的一般性意见，而区域麻醉技术有其特殊要求。镇静深度必须调整到患者能够合作的水平。在诱发感觉异常（像在头颈部区域的一些阻滞）或神经电刺激技术时，镇静的深度必须允许患者确认并报告穿刺针与神经接触。虽然低剂量的阿片类药物（50～100μg 的芬太尼或等价药物）可以缓解神经定位引起的不适感，但患者反应能力必须保留。这并不妨碍催眠药的使用，小剂量丙泊酚或咪达唑仑可以提供很好的遗忘效应，同时使患者意识保持可以配合的水平。

文档记录

建立阻滞前检查清单是确认在患者身体正确部位行正确阻滞的关键步骤。该清单应包括相关术前状况记录、风险收益讨论和知情同意。与全身麻醉和椎管内麻醉不同，目前尚没有周围神经阻滞相关的正式文件指南，即便神经阻滞被认为是常规并与其他麻醉记录有相同的法律效力。特别推荐建立周围神经阻滞的文档，记录相关操作以备质量保证、研究或法医学鉴定所需。

阻滞实施阶段

常用技术：神经刺激

基本技术和设备

20世纪60年代末到70年代，神经电刺激被引入区域麻醉[9-10]。低电流脉冲刺激周围神经产生运动纤维刺激提示穿刺针接近神经但并未碰到神经而引起患者不适。使用神经刺激器不需要穿刺针接触神经（与感觉异常法不同）。这提示使用神经刺激器可以降低神经损伤的风险，但这尚未得到证实。神经刺激器也用于引导置管，神经刺激导管可以引导精确置管，置管深度可以更深[11-12]。

神经刺激器的局限性与该技术不一致的结果[13-14]和不同刺激器的电气性能不同[15]相关。此外，一些其他因素也可以影响神经对刺激的反应，包括刺激电极的导电区域（针或刺激导管的尖端）、组织的电阻抗、刺激电极到神经的距离、电流和脉冲持续时间[16]。总之，神经刺激依赖于神经结构对刺激电流的生理反应，具有明显的个体差异。

现在的神经刺激器改进了易用性和成功率，可以维持恒定电流，可以调节频率、脉冲宽度和电流强度（mA）。这使得刺激器在有各种来自刺激针、组织结构和连接插件的阻抗时，输出稳定的电流（重要的安全特性）。清晰的数字显示实际输出电流是很重要的，就像常规校准和检验。一些神经刺激器配备了低（最多可达6mA）和高（高达80mA）的电流输出范围。较低的电流输出范围主要用于周围神经定位，而较高的输出范围则用于监测神经肌肉阻滞。最近更高的输出范围用于经皮神经刺激[17]（2~5mA），包括经皮电极引导[18]和表面神经映像[11,19]和硬膜外刺激试验（1~10mA）[20-21]。多数神经刺激器输出100μs或200μs的电脉冲宽度，用于刺激运动神经。与电流振幅相似，电脉冲宽度也很重要，更短的电脉冲宽度可以选择性的刺激混合神经的运动部分，而减少

刺激感觉部分出现的不适。一些精细的刺激器的电脉冲宽度可调节范围为50μs到1ms，就是为了提供这种选择性刺激。一般规律是将小于100μs的短脉冲宽度用于周围神经刺激，尽管有一些证据说脉冲宽度不会影响患者不适[22]，而刺激强度（mA）可能是最重要的变量[23]。

实践指南

在只使用神经刺激作引导时，应设置刺激电流1.0~2.0mA，以测量针头最初推进时到神经的大致距离。通过使用刺激器正极（红色）接地极（参比电极或表面电极），负极（黑色）作为刺激针自身连接（称为阴极偏好），可以改善神经去极化。使用恒定电流的神经刺激器，地线的具体位置并不重要[23]。通常情况下，引起运动反应的阈值介于0.3~0.5mA时，刺激针已经接近神经了；而引起运动反应的阈值在0.1~0.2mA时会增加神经内注射的风险，应该避免[24]。一旦发生低阈值反应，注射2.0~3.0ml局部麻醉药，操作者观察到运动颤搐消失，则可以分次等量注射剩余部分局部麻醉药。这个所谓的"Raj测试"[25]最初被认为是由注射剂使目标神经发生位移造成的，但这种反应也归因于在针和组织界面的电场变化造成。导电溶液（如局部麻醉药或生理盐水）减少针尖的电流密度，因而增加运动反应的电流阈值，而不导电溶液（如5%葡萄糖溶液、D5W）增加电流密度并维持或加大颤搐反应（图36-2）[26]。

使用刺激针进行神经定位后，可以通过刺激导管的连续神经刺激进行导管留置做连续镇痛。相似的电流阈值适用于刺激导管的使用。在周围神经阻滞和轴索阻滞期间，在不同的情形使用恰

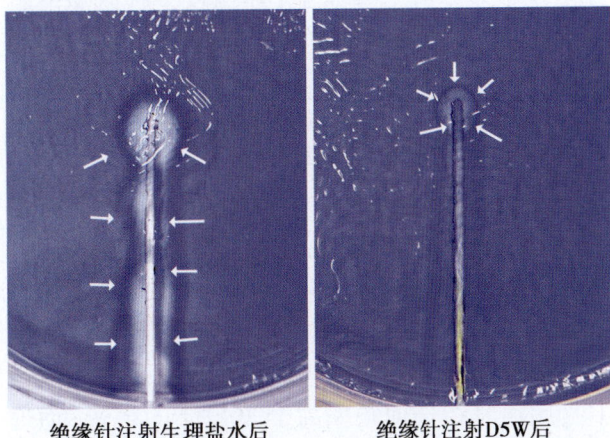

绝缘针注射生理盐水后　　绝缘针注射D5W后

图36-2　使用非导电溶液（如D5W）时，电流密度局限于针尖，从而在神经刺激期间保持对阈值电流水平的运动反应

当的脉冲宽度是非常关键的。运动周围神经可以在 0.1ms 脉冲宽度时被大于 0.3mA 的电流引出刺激。用 0.2ms 的脉冲宽度，可以通过不同的电流阈值区分硬膜外间隙（1～15mA）和蛛网膜下腔（<1mA）。硬膜外间隙的刺激也可以用 1ms 的脉冲宽度和 6mA 的电流阈值引出。如果想要扩张神经周围的空间，注射 5% 葡萄糖溶液是更好的选择，以维持对刺激的运动反应[27]。读者可以去"其他相关设备"一节查看刺激导管的最佳特点。

常用技术：超声成像

技术和设备的基础知识

超声成像是区域麻醉很有价值的工具，通过对影像的正确解读可以识别神经的大小、深度和在周围组织结构中的精确位置。在超声探头平面内以恰当角度进针可以看到穿刺针的运动，也可以看到局部麻醉药的扩散，为麻醉医师实施区域麻醉提供辅助。通过超声引导周围神经阻滞技术，操作者可以在直视下调整穿刺针和导管的放置，从而减少进针次数并最终改善运动和感觉阻滞。而且，识别重要结构（如血管和胸膜）对于避免出现并发症是有利的。如今技术的进步带动了超声的发展，高频（大于 10MHz）超声波和轴向高分辨率不仅可以帮助看到神经，还可以将神经与周围解剖结构（如肌腱、肌肉）区分开来。与神经刺激器相比，文献报道超声引导在上肢神经阻滞的益处包括阻滞成功率[28]和阻滞完善性[29]提高，操作时间和起效时间缩短[28-31]，阻滞时间延长[30]，并发症减少[32]。虽然累积的证据是令人信服的，但是一些研究在某些参数上的结果相互矛盾，试验方法的较大差异和不同结果测量方法的使用，导致出现很多差异。事实上，在比较多种区域麻醉技术时，研究使用的各种结局指标会使结果偏倚。Marhofer 等人[33-34]发表了一篇优秀的综述，介绍了目前超声的状况和超声在区域麻醉的应用。他们强调了进行充分的超声引导技术训练是至关重要的，并且建议教育和正确的技术能帮助确认安全阻滞。此外，当前超声用于区域麻醉的优势，包括皮下结构的直视化、解剖变异的辨别，减少局部麻醉药的用量，并提高阻滞质量和患者满意度，都有进行讨论。

超声是指任何频率高于 20kHz 的声音，而通常医学影像频率介于 3～15MHz。在身体内，超声扫描仪发出声波，当它们遇到组织界面时，会产生回声。因此，超声成像反映的是轮廓，包括解剖结构，基于不同的组织或流体的声阻抗。在不同的声阻抗物质之间的界面中，声波的重要反射发生在不同的组织之间，形成了良好的轮廓。高阻抗/致密结构（如骨骼、结缔组织）的高反射，会产生明亮的（高回声）图像，通常在下面有背侧声影；低阻抗结构将光束反射到更小的范围，并且呈现出灰色（低回声）；最小阻抗结构/空间（如血液）呈黑色（消声）。

较高的频率在表浅位置提供最好的空间分辨率（例如锁骨上窝臂丛神经），而较低的频率通常用于深层位置的结构描述（例如臀下区域的坐骨神经）。目标神经的阻滞区域和深度决定了哪种传感器提供了最好的成像和分辨率。重要的是要熟悉超声系统的几个功能，包括场和增益功能，以及多普勒效应。由于许多神经位于血管结构附近，多普勒效应有助于在使用超声引导的神经定位期间识别血管。

实践指南

探头和患者的皮肤都应做好充分的无菌处理和最佳成像的准备。在进行实时或动态超声引导阻滞操作时，超声探头无菌是最重要的。这可以通过标准套筒来保护覆盖（图 36-3A），但是这些都很昂贵而且很笨重。对于单次注射阻滞，使用无菌的透明敷料是很实用的（如 Tegaderm；3M Health Care，St Paul，MN），不用无菌套筒的全部覆盖（图 36-3B）[35]。使用标准的长套筒时，问题是空气进入在探头和皮肤之间，降低了图像的质量。在无菌准备前，使用大量的凝胶（水溶性导电凝胶是最佳的）进行扫描，以确定目标结构。成像质量不佳的最常见的原因之一是在皮肤和探头之间缺乏足够的凝胶。

在超声引导的周围神经阻滞中，对于神经定位来说，首先确定一个或多个可靠的与神经结构有已知关系的解剖标记（骨或血管）是很有帮助的。然后，操作者可以在解剖标记附近定位神经，然后继续跟随，或者"追踪"神经到最优阻滞位置（表 36-1）[36]。一般来说，当超声束的入射角度接近 90° 时，神经结构看起来最清楚。获得神经的横轴视图通常可以对神经与其周围的解剖结构进行最好的鉴别。为了获得最好的针体和针尖的视图，必须将针体与超声传感器（探头）纵轴齐平（"平面内"）（图 36-3C）。神经结构通常放在超声屏幕的边缘，以确保针体有充分观察距离。另一种选择方法使用横断面或弦切面（"平面外"），只可以在

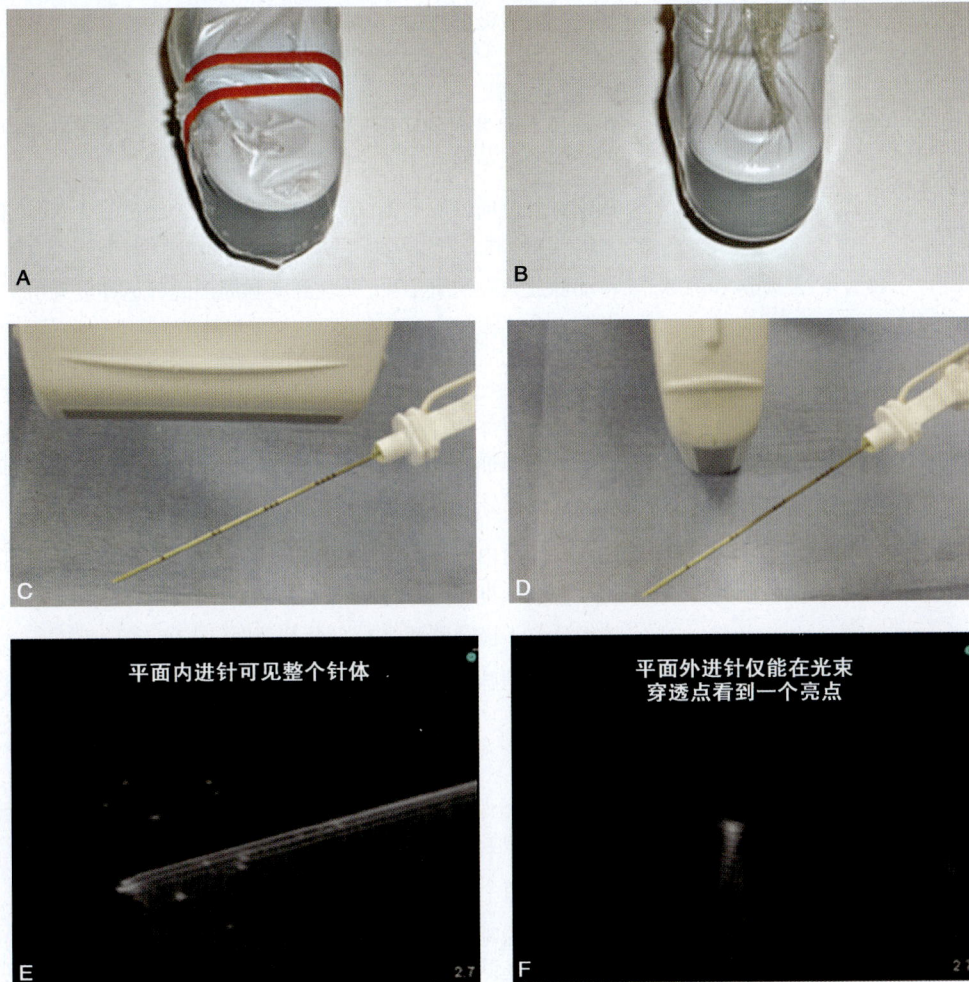

图36-3 使用无菌套筒 A 和无菌透明敷料 B 完全覆盖探针以保证无菌。超声下平面内（C、E）和平面外（D、F）的针头位置

横截面上辨别穿刺针（图 36-3D）。神经结构经常被放置在屏幕的中间，确保将穿刺针与探头的中点对齐，这样穿刺针尖与神经紧密对齐。这种方法在某些阻滞区域（紧凑的区域）和置管（例如臀下区域）可能是有益的，但不应该在针尖可见度与重要结构有关的区域中使用（如毗邻胸膜的锁骨上窝）。

当穿刺针靠近神经后，就可以注射 1～2ml 5% 葡萄糖溶液的试验剂量来观察扩散情况。溶液在超声下表现为低回声扩张，并经常突出周围的区域，从而使神经和穿刺针看的更加清晰。如果用神经刺激器确认神经，那么应该用 5% 葡萄糖溶液来维持准确的运动反应[27]。这在导管置入和推进过程中尤其重要。如果注射试验量至血管或腔内及其附近位置，随后的局部麻醉药注射应该推迟到更佳的针头定位完成之后。如果观察到注射剂的次优分布，则可以重新定位针头，以允许再次注射。

超声引导神经阻滞有一个陡峭的学习曲线，在穿刺过程中提高针和导管可见性是很重要的。有两种方法在试验中被描述。

在平面外进针过程中使用"向下走"方法[37]，包括计算所需要的穿刺深度（通过在阻滞前用超声测量目标神经的深度），用三角法和针体的角度和长度来计算一个"合理的"位置作为穿刺点。最初的浅穿刺很容易识别，为屏幕上的一个亮点，当它被"向下走"到最终的计算深度时，针尖可以被追踪。例如，如果阻滞的最终深度是 2cm，那么如果穿刺点位于离探头 2cm 处，那么进针角度将达到 45°。

一种用激光附件进行针-探针校准的方法也已被报道；激光线会在针轴和探针的中间线上投射，指示一个平面内位置[38]。对准可见光激光线超声探头的纵轴将模仿"看不见的"超声束，并允

表 36-1　常规超声引导下周围神经阻滞定位神经的有效解剖标记

周围神经阻滞位置	解剖标记	超声成像方法
肌间沟入路	锁骨下动脉和斜角肌	在锁骨上窝处找到动脉上方的神经丛/分支,向近侧追踪神经根/躯干位于斜角肌前肌和中肌之间的位置(图 36-19)
锁骨上入路	锁骨下动脉	从锁骨外侧向内侧扫描以定位搏动动脉;神经丛主干/分支位于通常位置侧面,动脉上方(图 36-20)。彩色多普勒很有用
锁骨下入路	锁骨下/腋动脉和静脉	将动脉放置在视野中央,并找到动脉周围的臂丛神经束(图 36-21)
腋入路	腋动脉	终末神经围绕动脉(图 36-22)
周围神经		
肘前桡神经	肱骨螺旋槽和肱深动脉	为了确认肘部的神经,向近侧和后部追踪朝向肱骨的螺旋槽的神经,略低于三角肌插入处。神经位于肱深动脉附近,可以追溯到肘前(图 36-23)
前臂正中神经	肱动脉	大的无回声动脉直接位于神经的外侧(图 36-25)
前臂尺神经	尺动脉	在前臂的前内侧表面远端约 1/3 处和近端 2/3 的交界处扫描,以便在其内侧面上接近尺动脉时捕获尺神经(图 36-25)
腰丛	横突	神经丛位于横突侧面(尖端)及其深面(图 36-34)
股神经	股动脉	神经位于动脉外侧(静脉最内侧)(图 36-35)。将针插入股深动脉的分支上方
坐骨神经		
经典法/Labat	坐骨和臀下或阴部血管	神经位于坐骨骨骼最薄处。臀下动脉通常位于内侧,与神经相同的深度(图 36-39)
臀下入路	大转子和坐骨结节	神经位于两个骨骼结构之间(图 36-40)
腘窝	腘动脉	从腘窝处追踪胫骨和腓总神经直至它们形成坐骨神经。在腘窝处,胫神经与腘动脉相邻。扫描近侧坐骨神经分叉处,动脉变得更深并与神经距离更远(图 36-41)
踝关节		
胫侧(胫后神经)	胫后动脉	神经位于动脉的后面(图 36-43)
腓深神经	胫前动脉	神经位于动脉的外侧(图 36-44)

许改进平面内针对齐。有了激光装置的连接,任何超声光束和针的偏差可以很容易地探测到并实时调整。最近,商用 GPS 旨在指导针尖位置的导向系统,虽然已经开发出来了,但是这些设备的优点仍然有待确定。

大多数专家建议联合使用超声和神经刺激器技术。使用这种方法,典型的设置为神经刺激器设为 0.3~0.5mA,而神经则是在超声引导下进行可视化寻找的。神经刺激器则会在绝缘针尖距离神经太近时起到警示作用。

其他相关设备

穿刺针

用于区域阻滞技术的针头通常由标准注射针头改装而成。尽管有报告推测穿刺针的设计是神经或其他组织损伤情况的决定因素,但没有充分的证据充分证明这一说法。周围神经阻滞,"短斜面"(即 30~45°)或"B 斜角"针通常用于降低神经损伤的可能性[39]。其他修改,如"铅笔尖"针,为减少神经损伤而引入。单次注射周围神经阻滞技术通常需要 22~24G 的短斜面绝缘针。如果进行浅表的区域阻滞,较小的尺寸(如 25~26G)尖锐的针可以使用。连续阻滞需要更大的针孔以便于导管的引入(如 18G 的针头用于 20G 的导管)。钝头型的 Tuohy 针通常用于连续的周围神经阻滞[40]。短斜面和 Tuohy 针穿过不同组织时,会有更多的阻力和更好的"感觉"。所需的针长度取决于每个具体的阻滞和患者的特点。一定要记住长针更容易在插入时弯曲因此可以通过使用更大 G 的针来改善。在针的整个长度上都有清晰的标记对于测量深度尤其重要。各种各样的回声针可供我们使用，这些针具有特殊涂层、凹槽、或"基石"反射器加强回声反射，在进行超声引导阻滞时更易实现可视化。

实用技巧

由于麻醉医师们在注射时所施加的压力有很大差异，因此已经提出了限制注射压力的技术和设备[41]。动物实验表明高压注射到神经中（特别是神经束内）与神经损伤有关[42-43]。可使用的一次性、内嵌式注射压力监测器，尽管他们预防长期伤害的能力并未被证实。另外，一种压缩空气注入技术（CAIT）被描述为限制过度压力的注射。用这种方法，空气就会被吸入注射器，在整个注射过程中，空气压缩50%维持大约760mmHg的压力（玻意耳定律：压力×体积＝常数）（图36-4），远低于1 300mmHg的阈值，后者被认为是临床显著神经损伤的相关危险因素[44]。

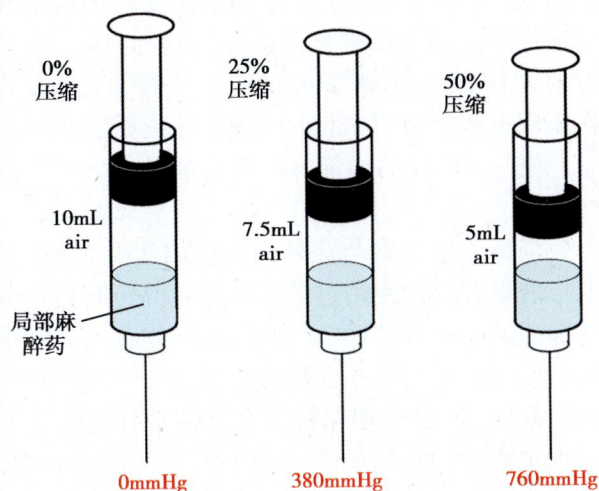

图36-4　用于避免高注入压力的压缩空气注入技术（CAIT）；注射器内50%的压缩空气量对应于760mmHg的注射压力

导管

适用于周围神经阻滞的连续输注导管套件包括一种标准的聚酰胺导管，如之前的用于硬膜外镇痛的导管，结合使用有神经刺激功能的绝缘Tuohy针。最近，已经开发出可刺激导管（电极被放置在导管尖端），使置管在较长距离上更精确地推进，以提供连续的镇痛。一些研究表明注入一种溶液，使神经周围空间扩张，以利于导管放置，可能是有益的。读者可以参照关于神经刺激的实用指南的讨论：神经刺激和超声成像章节讨论神经周围扩张的注射液。最近重新引入的针上导管

装置使得针和导管作为单独的组合装置单元进行置入，避免导管通过针置入的潜在问题。理论上讲，导管超出穿刺针的装置在皮肤上更稳定，可以定位理想的位置，精度高。这些组合装置在这一章的结尾部分详细讨论。很多连续注入设备现在可以同时用于住院患者和门诊患者，允许在手术后72h内输注稀释的局部麻醉药。必须采取标准预防措施来维持导管和插入部位的无菌度，但这些技术和新设备的并发症很少见。

阻滞后阶段

阻滞评估和监测

实施周围神经阻滞后，须监测阻滞进程，应对阻滞区域患者的感觉和运动反应进行密切评估。传统的阻滞评估工具，依赖于冷刺激（冰、乙醇拭子）或触摸（针刺、箍缩、单丝），通常是主观的。更客观的工具，例如阻滞区域红外热成像[45-46]和感知电流阈值测量方法[47]已经被研究。后者已在临床情景中被证明是一种可靠的监测方法[48]。

感觉评估主要依赖于患者使用经验证有效的疼痛评价量表。最常用的是0～10的量表，0表示"没有疼痛"，10表示"可以想象到的最严重的疼痛"。其他的疼痛评分量表包括或合并一系列代表疼痛程度的卡通面孔；这些量表对孩子和无法言语表达他们疼痛的个人有用。对于患有痴呆或其他认知损害的个体，疼痛评分量表也是可用的，依赖于评估者对基于查体和语言线索的疼痛判断。

运动阻滞评估通常是通过收集运动阻滞量表（Bromage score）[49]来进行的。一种基于分数的等效分数量表，最低分数表示运动正常，最高分数表明完全的阻滞/运动消失。与感觉评估一样，这种方法是主观的，依赖于评估者辨别不同程度运动水平的能力。一个更客观的工具是使用压力传感器进行强度试验。患者对抗传感器的压力来测试被阻滞的身体部位（如肩外展用于腋神经评估）和力量（或缺乏）随时间记录下来，以评估阻滞起效或消失时间。

出室标准

为了满足从恢复区出室标准，稳定的生命体征是必需的。在某些情况下，可以接受的感觉和运动恢复的证据应该是存在的。然而，如果使用长效的局部麻醉药进行阻滞或者连续置管注入局部麻醉药时，在出院时阻滞效果可能并不能消退。术后随访证实神经功能恢复正常很重要。如果怀

疑有问题,早期的神经系统评估对于确定合适的治疗过程至关重要。

患者在出院时应该有良好的疼痛控制。结合一个标准的疼痛缓解水平(如在口头上的评价量表)在出院回家或到病房之前是谨慎的。具体的阻滞的常见风险应该在出院前告知患者。当患者从麻醉后护理单元出院时,肢端还处于麻醉的状态时(如该阻滞被用来提供延长的镇痛作用),绝对有必要提供与之相关的深入指导使患者了解潜在的风险和预防(如被麻醉的部位需要避免可能导致烧伤的烹饪,以及导致压迫性神经病变的风险)。对所提供的信息的清晰理解对患者和他们的护理人员双方都很重要。应提供书面指导,包括预期恢复过程、常见不良反应,并提供24h联系方式。

避免并发症

一般来说,区域麻醉有良好的安全记录。并发症发生率低至每10 000例中有8例癫痫[2],神经损伤的比例更是低于0.1%～1.0%[7,50]。只有很少的病例出现区域麻醉后的严重慢性疼痛综合征[51]。然而,一些并发症的发生率在周围神经阻滞中通常比其他区域麻醉/镇痛技术要高,并且结果可能是毁灭性的。选择合适的患者并在正确的位置应用适当剂量的局部麻醉药是主要的考虑因素。注意区域阻滞时任何异常的反应或疼痛主诉,以及在出院之前和之后的随访同样重要,尽管经常被忽视。

患者选择

对于安全、有效的周围神经阻滞来说,患者的选择是一个关键评价因素。不是所有的患者都适合周围神经阻滞。一般来说,拟行四肢、胸、腹部或会阴部的手术患者,都应该被认为是周围神经阻滞技术的潜在获益者。患者坚决拒绝或患儿的父母/监护人拒绝,是神经阻滞的绝对禁忌。

其他的禁忌证包括局部感染、全身抗凝和严重的凝血功能障碍。在大多数情况下,精神分裂症患者在全身麻醉时应该只接受区域阻滞技术。预先存在的神经疾病是一个有争议的话题,尽管证据很有限,在脊椎麻醉的情况下,周围神经阻滞的安全性还不清楚。我们必须认识到潜在的复合存在的神经系统缺陷,因此,清晰地记录术前的神经缺陷和同患者仔细地讨论潜在的风险和收益是至关重要的。对于每个病例,使用区域阻滞必须仔细评估风险与收益。必须遵循适用的国内或国际指南,如由美国麻醉医师协会(ASA)或美国区域麻醉和疼痛学会(ASRA)制订的患者监测以及抗凝患者处理策略。

局部麻醉药选择、毒性和剂量

本节将提供区域麻醉时药物选择和毒性的概述。关于药理学和毒性的更详细的讨论,读者可参阅21章。

周围神经阻滞时,全身和局部毒性、神经损伤发生率通常较低,但是使用可用的方法来减少血管内和神经内注射明显是有必要的。需要注意的是,与硬膜外阻滞时相比,更低浓度麻醉药(例如:1.0%～1.5%利多卡因,0.125%～0.500%的丁哌卡因)适用于周围神经阻滞。这些局部麻醉药的神经毒性似乎与浓度相关[52]。高浓度局部麻醉药可能对增加运动阻滞有用,但是会增加局部麻醉药的总毫克剂量。为了限制局部麻醉药总剂量,在周围神经定位不清楚需要增加剂量麻醉定位不良的周围神经或阻滞系列神经时,通常需要使用低浓度局部麻醉药。尽管如此,没有临床证据表明神经长时间暴露(连续周围神经阻滞)到适当浓度的局部麻醉药溶液易发生神经毒性损伤[53]。

全身毒性通常与意外的血管内注射有关,很少与恰当的部位使用过量的局部麻醉药有关。全身毒性反应的风险通常与使用的药物有关。罗哌卡因(一般为0.5%)是为减少中枢神经系统和心血管毒性,通过其理化特征和立体选择特性引入临床实践中的药物的一个例子[54-55]。尽管如此,还是有罗哌卡因在周围神经阻滞时发生毒性反应的例子[56-59]。一种可能的策略是超声成像,可以成功实现神经阻滞同时降低局部麻醉药容量和浓度,它能更精确地将针定位在靠近神经的地方并在直视下看到局部麻醉药的扩散以确保充分包绕神经[60-61]。最重要的是可以避免血管内注射。这使得风险可能性降低,特别是结合使用彩色多普勒定位血管时。

全身药物吸收的程度和麻醉持续时间也可以根据注射部位的不同(局部血管分布水平)和使用血管收缩剂而不同。局部麻醉药的最高血药水平发生在肋间神经阻滞后,后面依次是骶管、硬膜外、臂丛、静脉区域和下肢阻滞。等效剂量的局部麻醉药在硬膜外可能只产生3～4h的麻醉效果,而在手臂为12～14h,坐骨神经则长达24～36h。许多人相信肾上腺素1：（20万～40万）的使用有利于延长阻滞的持续时间和减少局部麻醉药的全身血药水平，尽管这与利多卡因等局部麻醉药的相关性更大，而与丁哌卡因等局部麻醉药相关性较小。但在"终末"血管附近使用肾上腺素是不合适的，如指/趾端、阴茎、耳部或者静脉注射区域。周围神经阻滞不应使用大量的局部麻醉药，除非氧气、吸引器、监护和恰当的急救设备立即可用。然而，当注射到颈部等易感部位时，即使是小剂量的局部麻醉药也可能产生显著的不良反应。当进行周围神经阻滞时，建议通过含有肾上腺素的试验剂量和小幅度剂量递增来减少未被识别的血管内注射的风险。毒性也可以出现在从外周吸收过量局部麻醉药时。至少应该仔细观察患者的情况直至注药后30min，因为血药浓度的峰值可能会发生在这个时间。

动物研究[62]和病例报告[63-64]显示成功复苏局部麻醉药中毒，通过静脉注射20%脂肪乳（非10%的脂类丙泊酚），使用一个或多个推注剂量（每次1～2ml/kg或100ml），继以0.5ml/kg/min，静脉输注30min。重要的是仅在标准治疗措施无效时才可以使用脂肪乳作为急性复苏药物。

神经损伤和其他并发症

人的周围神经损伤可能是由神经内注射[65-66]引起的，或者是穿刺针直接[67]造成损伤，尽管还有其他原因，包括与外科手术相关的（如患者的体位、神经靠近手术部位、应用止血带）[68]。未注射的与穿刺针相关的创伤可能会造成比注射损伤更小量级的损伤[69]。在动物研究中，神经损伤似乎是在神经束内高压力注射时发生，特别是局部麻醉药浓度较高或使用防腐剂时[42-43,70]。一个主要的神经束内注射的后果是造成神经内膜缺血[71]。尽管在某些病例中症状可以完全消失，但有些周围神经损伤永远不能完全恢复，有些可能需要几个月的时间才能恢复，这是受损周围神经的缓慢再生[65]。

周围神经阻滞后的其他的轻微并发症也被报告，包括注射部位疼痛和局部血肿形成，但这些都是自限性的不良反应，最好通过麻醉医师与患者进行沟通并消除顾虑从而解决。周围神经周围的血肿与硬膜外或蛛网膜下腔血肿发生的临床意义与风险不同。重要的是解决患者表达出的不适主诉，并尽一切努力减轻由各种操作导致的疼痛或者不适。

临床解剖

对主要神经结构的解剖描述，包括神经丛和终末神经/周围神经，将在本章节进行讨论。这个章节是根据身体的各个部位来划分的：头和颈部、脊柱、上肢、躯干和下肢。

头和颈

三叉神经

面部的感觉和运动神经支配来自第五对颅神经（三叉神经）的分支。其神经根发自脑桥基底部，发出感觉支到大的半月神经节或三叉神经节，该神经节位于颞骨岩部背侧面。其前缘发出三个主要分支：眼神经、上颌神经和下颌神经（图36-5）。一个较小的运动纤维核在三叉神经节后面，并发出运动支到终末下颌神经。三叉神经的三个主要分支的每一根在颅骨都有一个独立的出口。

- 最上部的眼支通过眶上裂入眶。此感觉神经的主要末端纤维神经，即额神经，穿入眶窝中央

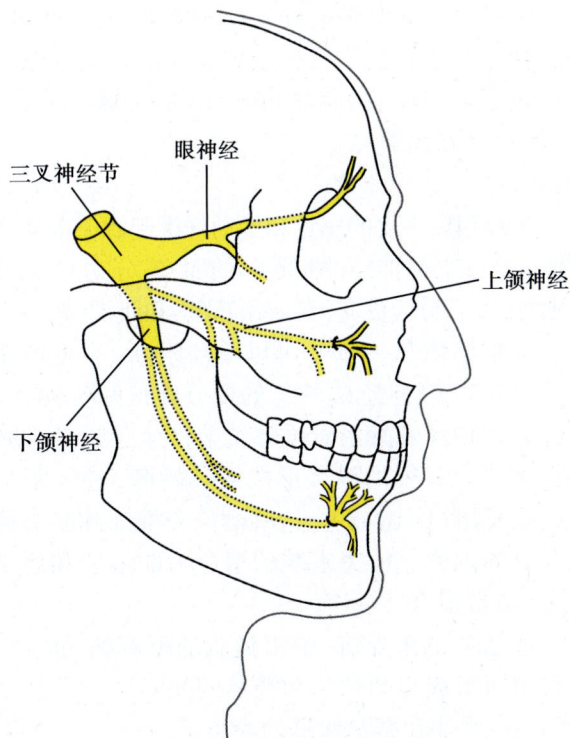

图36-5 三叉神经的主要分支

三叉神经的根源于脑桥并形成大的神经节（半月神经节）。三个主要分支从颅骨发出。眼神经的主要末端纤维-额神经-终止为眶上神经和滑车上神经并离开各自的发出孔。上颌支和下颌支走行于颅骨内侧到翼突外侧板。上颌神经（通过眶下孔）终止为眶下神经，下颌神经发出下牙槽神经（以及运动支），在颏孔时即为颏神经

后,分叉为滑车上神经和眶上神经。滑车上神经沿着眶上缘穿过眼眶,位于面部上方易于触诊的眶上切迹处出口;眶上神经在内侧方向发向滑车。

- 上颌神经只包含感觉纤维。它经圆孔出颅,经过颅骨前下方,然后进入蝶腭窝。在这一点上,它位于两侧的翼突内侧板。在这个通道的前端,它再次向上方移行,在眼眶底部的眶下管中重新进入颅骨。它分支形成颧神经,进入眶内,短小的蝶腭(翼腭)神经和后牙神经分支。前牙神经在眶下管起自主干。末端眶下神经穿过眶下裂到眶底部,到眶下沟和眶下管(在眼睛下方和鼻子侧面),到达上颌骨的表面。它然后分成眼睑(下睑),鼻(鼻翼)神经和唇(上唇)神经。
- 下颌神经是三叉神经的第三大分支,也是最大的分支,是唯一接收运动纤维的神经。它从后方出颅,经卵圆孔到上颌神经,形成一短粗干,然后分为前、后干,分别以运动和感觉为主。主分支(后干)延续为下牙槽神经进入下颌骨分支并支配着磨牙和前磨牙。这条神经沿下颌骨向前下延伸,作为终末分支(颏神经)通过颏孔。颏神经为下唇和下巴提供感觉支配。其他终末神经包括舌神经(口底部和前 2/3 的舌体)和耳颞神经(耳和太阳穴)。

颈丛

　　颈部和后头皮的感觉和运动纤维起源于前 4 个颈椎($C_1 \sim C_4$)脊神经(图 36-6)的前支(分支)。颈丛是独特的,它分为皮支(穿透颈筋膜)和肌支(较深的分支支配肌肉和关节),可以单独阻断(参见特定技术部分)。颈神经 $C_2 \sim C_4$ 的皮节分布见图 36-7。

- 经典的颈丛麻醉沿着椎体结节产生了运动和感觉阻滞。颈椎的横突形成细长的槽,神经根从此处发出(图 36-8)。这些槽位于椎动脉的头侧开口的内侧。横突末端的槽分为前结节和后结节,通常很容易触诊。
- 这些结节也作为前、中斜角肌的附着物,前、中斜角肌形成容纳颈丛和臂丛的间隔。颈丛水平的间隔大小比臂丛水平的要小。
- 深肌支在前斜角肌的外侧缘前旋,然后向尾侧和内侧走行。很多分支都支配颈前深部的肌肉,但其他分支包括颈丛降支,臂丛的斜方肌分支,以及膈神经,膈神经在胸锁乳突肌的后方发出支配它的前支。
- 感觉纤维在前斜角肌后方发出,但与运动分支

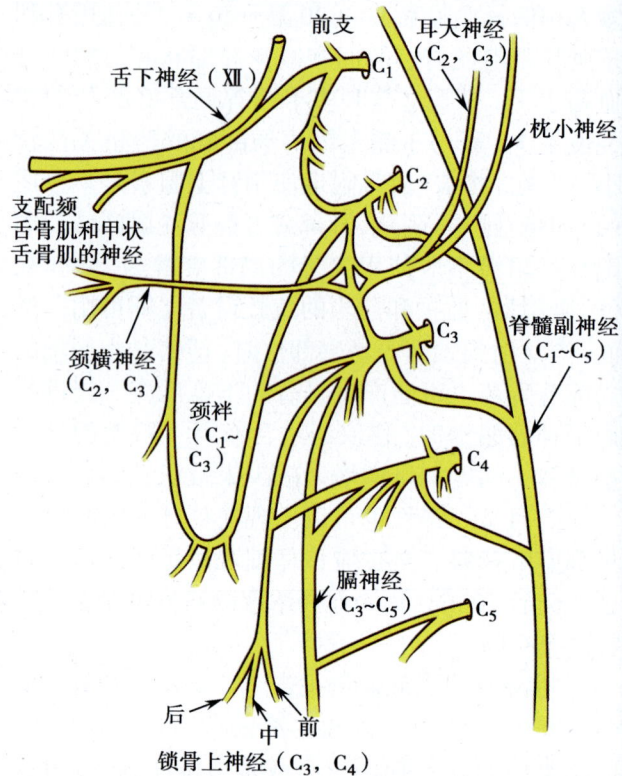

图 36-6　颈丛示意图
其来源于 $C_2 \sim C_4$ 的前支。运动分支(包括膈神经)在前斜角肌肌肉周围向前卷曲,并在尾侧和中间走行以支配颈深部肌肉。感觉分支在胸锁乳突肌的外侧缘浅出,以支配颈肩部的皮肤

分开并在胸锁乳突肌的后界处浅出。这些分支,包括枕小神经、耳大神经、颈横神经和锁骨上神经(前支、中间支、后支),支配颈部和肩部的前后部皮肤。

枕神经

　　三叉神经的眼支为前额和前部头皮提供感觉神经支配。头皮的其余部分是由枕大神经和枕小神经支配(图 36-9)。

- 枕小神经起源于表面(皮肤)颈丛(图 36-6),从胸锁乳突肌的后缘穿过头部,并分成几个分支。枕大神经起源于第二颈神经后支(颈丛起源于前支),并向颅侧走行,到达上颈线区域的皮肤,同时发出分支支配头部和朝向耳的外侧面。
- 这些神经可以通过浅表注射来阻滞,部位在颅骨后方,这些神经丛颈部的肌肉下面发出处。

脊髓

　　脊椎麻醉/硬膜外阻滞不在本章讨论,但鉴于它们与其他区域阻滞的相关性,这里提供基本的脊神经和椎体结构的描述。

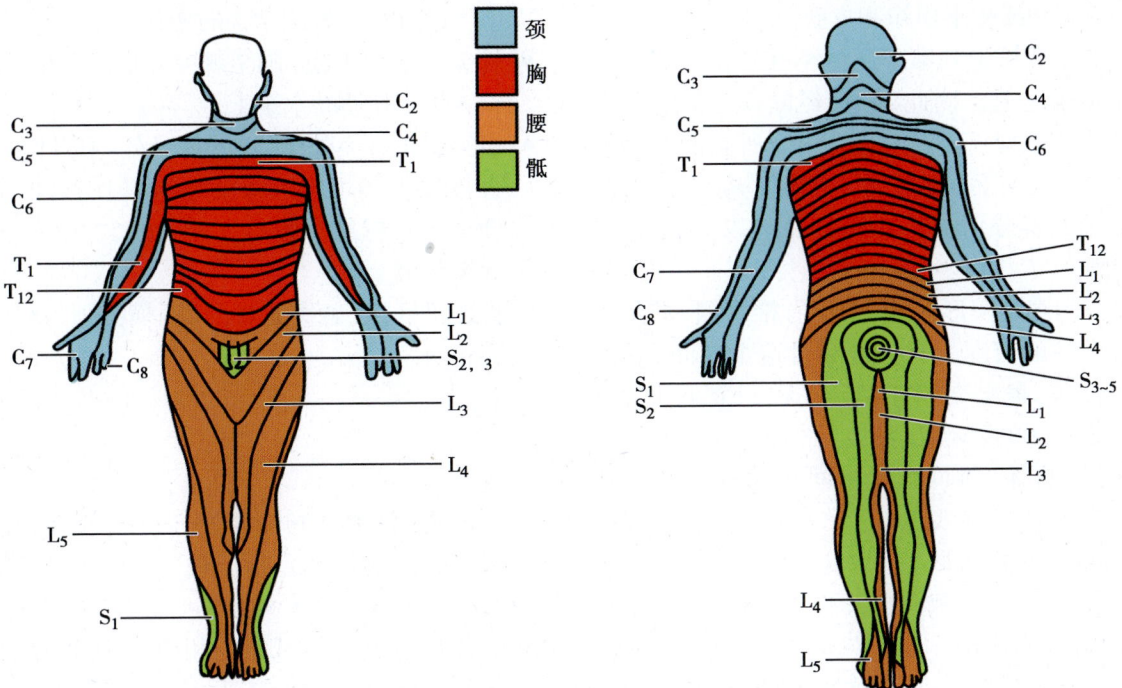

图 36-7　身体的颈部、胸部、腰部、骶部皮节支配分布

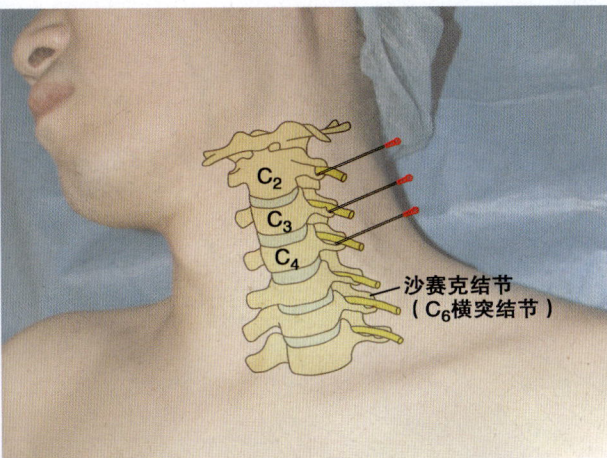

图 36-8　颈丛神经深支阻滞的穿刺针入路和角度
神经根经由横突形成的槽离开脊椎。朝尾侧和后方的角度进针以抵达 C_2～C_4 的关节柱

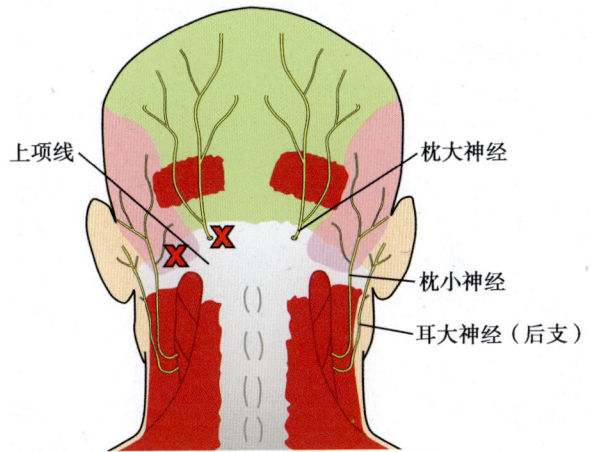

图 36-9
枕大神经、枕小神经解剖结构，图示（绿色：枕大神经；粉色：枕小神经）和阻滞针插入部位 X

脊神经

脊神经是周围神经系统的一部分，还包括颈神经和自主神经和它们的神经节。共有 31 对脊神经，其中 8 对颈神经（C_1～C_8），12 对胸神经（T_1～T_{12}），5 对腰神经（L_1～L_5），5 对骶神经（S_1～S_5），1 对尾神经。

- 脊神经是由腹侧（前）和背侧（后）脊神经根结合而成的，由运动纤维和感觉纤维组成。此外，所有的脊神经都含有交感神经纤维，支配血管、平滑肌和皮肤中的腺体。

- 在离开椎间孔后，脊神经立即发出交感神经分支。灰色和白色交通支连接脊神经和交感神经节，使节前交感神经纤维离开脊髓（T_1～L_2/L_3）进入交感链，并使之再次在所有节段上与脊神经一起分布。

- 在离开椎间孔后，每个脊神经很快分为一个较大的腹侧支和一个较小的背侧支。腹侧支向外侧和前部走行，支配颈部、躯干、上肢和下肢肌肉、皮下组织（浅筋膜）和皮肤（图 36-7 中的皮节分布）。背侧支向后部走行，并支配椎旁肌肉，背部靠近中线皮下组织和皮肤。

- 重要的是要认识到第一颈神经（C_1）离开脊髓走行在寰椎之上。因此,颈神经的编号与它们之下椎体相对应。从这一点开始,所有的脊神经都被命名为与上面的椎体水平相对应。例如,T_3和L_4脊神经分别位于T_3和L_4椎体以下。

椎旁间隙

椎旁间隙是楔形区域,位于脊椎两侧,并且延伸整个脊柱的长度。脊神经穿过这个空间,在离开椎间孔前,发出交感神经分支和一个小的背侧感觉分支。在胸廓区域,其边界如下。

- 内侧界:椎体、椎间盘和椎间孔,以及棘突(从T_1到L_4/L_5角度减少)。
- 前外侧界:壁层胸膜。
- 后界:肋横突,离棘突端大约2.5cm处,通常轻微朝向尾侧方向。

各水平的椎间孔位于横突之间,在其对应筋膜中由横突形成的平面前约1.0～2.0cm处。在此处,交感神经节靠近躯体神经,并且通常出现一致的交感神经阻滞。

椎体突起的朝向

躯干阻滞在决定穿刺针置入的理想位置时,应该考虑脊柱的解剖结构的变化。

- 棘突位于正中线,胸7棘突在肩胛骨的末端处,腰4棘突在髂嵴水平上。
- 横突位于棘突外侧约2.5厘米处:在T1处,横突直接位于其对应的棘突外侧,但随后的横突延伸至越来越靠头侧的位置(如,T7横突位于T6棘突外侧)
- 在腰椎区域,棘突是直的,而横突则与相应的棘突相对。

上肢

臂丛

臂丛(图36-10)起源于C_5～C_8脊神经前支和T_1脊神经。神经丛包括五根、三干、六股(每干两股)、三束和五大终末神经。

- C_5～T_1脊神经根从它们相应的椎间孔发出,然后沿着相应的横突前、后结节之间的凹槽移行。它们最终出现在前斜角肌和中斜角肌之间,在锁骨下动脉的第二段上和椎动脉后。
- C_5和C_6神经根汇合形成上干,C_7形成中干,C_8和T_1汇合成下干。
- 纤维鞘(作为椎前筋膜的一部分)包绕在臂丛的

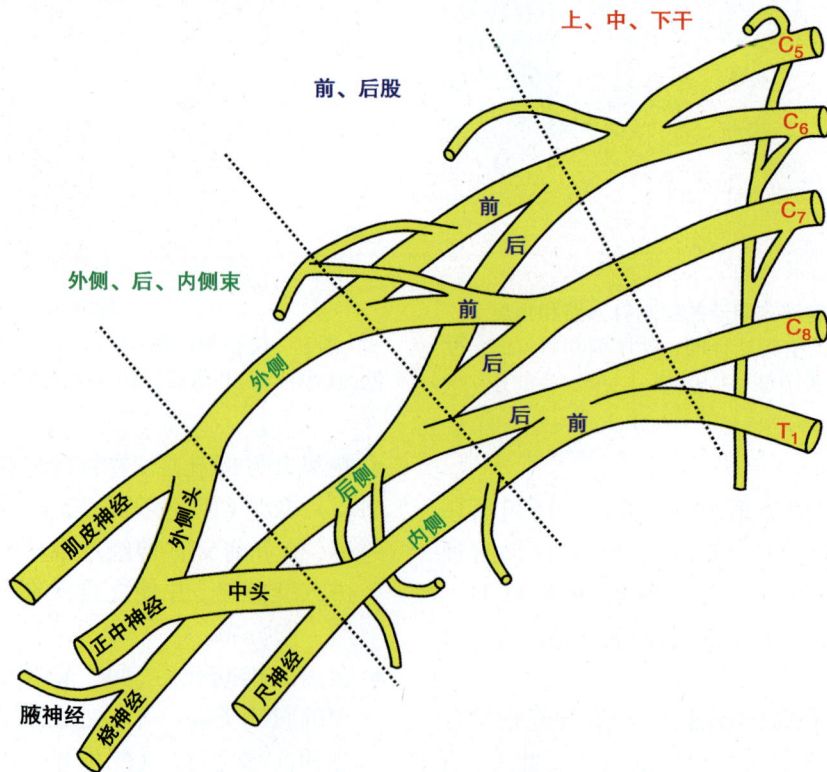

图36-10　臂丛神经示意图
图中未显示许多分支,包括前臂和手臂内侧皮神经,它们来自内侧束

前、后部分，并继续在更大的范围内包绕（称为肌间沟筋膜鞘和腋鞘）斜角肌之间的神经丛。

- 三条主干向外下方走行，并穿过颈后三角基底部（浅表）和第一肋骨（上干和中干位于锁骨下动脉上方，下干位于锁骨下动脉后面或下方）。在第一个肋骨的外侧缘，每一个主干分成前后两股。

- 大约在胸小肌下水平，这些神经股汇聚成三束：外侧束——上干和中干的前股（$C_5 \sim C_7$）；内侧束——下干的前股（C_8、T_1）；后束——所有三干的后股（$C_5 \sim T_1$）。

- 臂丛三束围绕在腋动脉的第二段（距离其中心大约2.5cm）处[72]。在腋动脉的三段以它们与胸小肌的位置命名，胸小肌上方（内侧）、后方和下方（外侧）。通常，用超声探头水平轴扫描臂丛三束与腋动脉第一段的位置关系，内侧束位于下方，外侧束位于上方，后束位于后方。

- 在胸小肌之外，臂丛三束分成终末分支，包括正中神经、尺神经、桡神经、腋神经和肌皮神经。

- 膈神经通常在前斜角肌前侧向下走行，从外侧到内侧越过前斜角肌，穿过锁骨下进入胸廓上口到达上纵隔，正好在颈外静脉的内侧。然而，膈神经的行程中有解剖变异，它并不总是在前斜角肌前方。

臂丛的终神经

这里概述了周围神经的解剖结构，尽管在讨论每个阻滞技术时，也包括临床相关的神经支配模式。图36-11说明了在上肢的这些神经的走行。图36-12显示了上肢终末神经的皮肤支配。腋神经是另一个终末神经，但是这里不讨论腋神经的解剖和阻滞。

桡神经（起源于$C_5 \sim C_8$和T_1神经根，上干和中干、后股和后束）

- 该神经起源于（通常是后正中）[73]腋动脉深部，

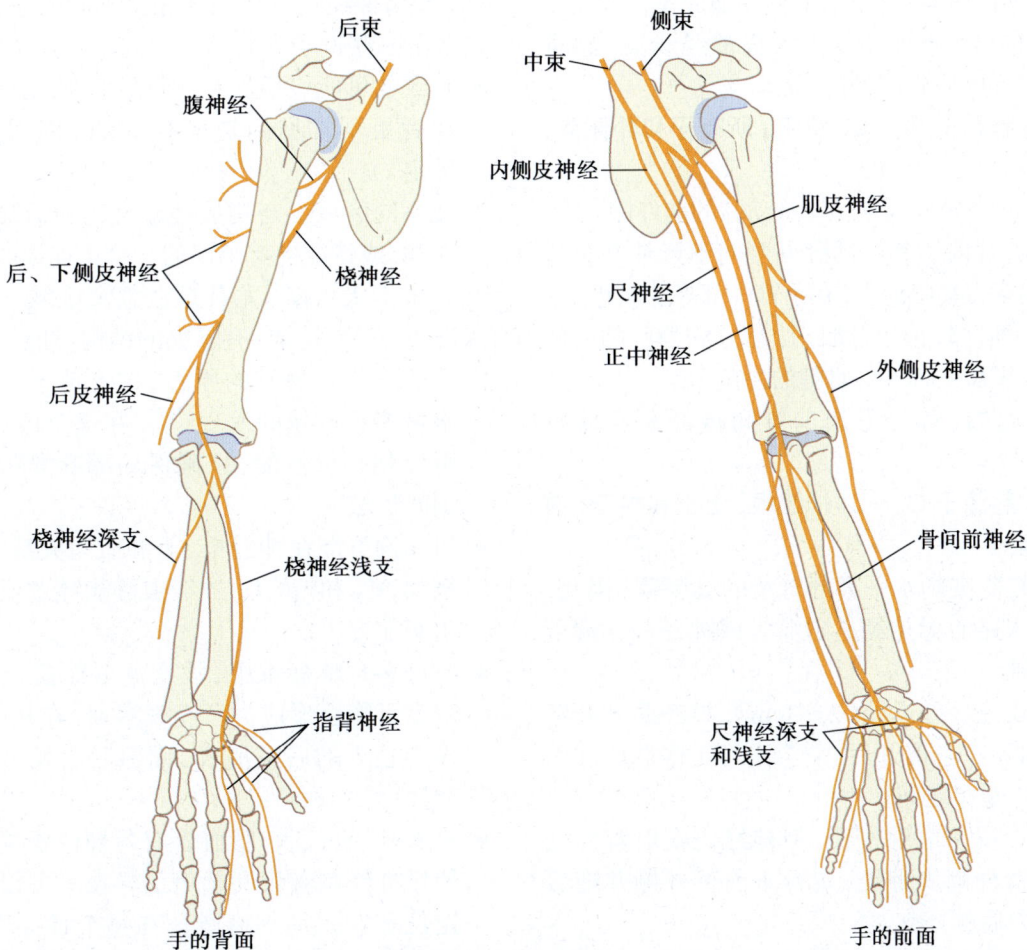

图36-11　上肢终末神经

左图显示了外侧束（肌皮神经和正中神经）和内侧（正中神经和尺神经）束的分支，而右图显示了来自后束（腋神经和桡神经）的分支

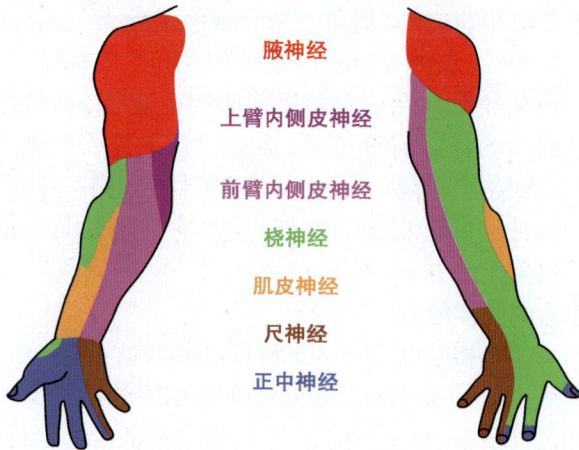

图 36-12 上肢皮肤神经支配

在腋窝内向下延伸（向肱三头肌的长头发出分支），穿过肱三头肌的内侧和外侧头，然后在三角肌止点水平沿螺旋（径向）沟斜行穿过肱骨后侧。

- 该神经沿着上臂肱深动脉的后方和内侧行进，并在距肘部 5 至 7 厘米处到达肱骨的外侧缘，然后跨过肱骨外上髁，进入上臂的前腔室。
- 在肘部前方，桡神经分支为桡神经浅支（感觉支）和深部的后骨间神经（运动支）。

正中神经（起源于 $C_5 \sim C_8$ 和 T_1，所有干和外侧束、内侧束）

- 在腋窝，这条神经通常位于腋动脉的前外侧[73-74]。神经沿着臂内侧和肱动脉外侧向下延伸并穿过动脉，通常在动脉前方，在手臂中部喙肱肌止点。
- 神经穿过肘部，位于肱肌、肱动脉和静脉的内侧（所有这些都在肱二头肌腱的内侧）。
- 在肘窝远端，神经发出前骨间神经和皮肤感觉支。

肌皮神经（起源于 $C_5 \sim C_7$ 神经根，上干和中干，前股和外侧束）

- 该神经在喙突的水平离开臂丛的筋膜鞘；因此，锁骨下入路的臂神经丛阻滞是该神经最远端可阻滞区域。
- 在胸大肌连接处远处（2～3cm），神经通常会穿入喙肱肌，在它离开后，它会走行于喙肱肌和肱二头肌长短头之间。
- 尽管很难用超声观察到，但神经仍在肘窝处延续为前臂外侧皮神经，走行于前臂外侧并随后分为前和后侧分支。

尺神经（起源于 $C_7 \sim C_8$，T_1 神经根，下干、前股和内侧束）

- 起初，神经经常走行于腋动脉和静脉（也可能位

于动脉和静脉前内侧）之间，然后沿着肱动脉的内侧到肱骨的中点，然后向后走行在肱三头肌内侧头的前表面。

- 神经随后穿过了肱骨内侧髁（在髁槽中），在尺侧腕屈肌的肱骨头和尺骨头分支，位于肘关节内侧。
- 在通过前臂下行过程中，神经向前走行接近尺动脉，在前臂下 1/3 和上 2/3 连接处直接靠近尺骨前方的尺动脉。
- 在腕部，它穿过了屈肌支持带的表面。然后分成浅支和深支。尺动脉在腕部位于神经的前外侧。

解剖变异

在臂神经丛的解剖结构中有很多变异[75]，尤其在终末神经走行和血管结构方面。其中的一些变化可能导致了周围神经穿刺的困难，因为可能会有一些意想不到的变异（比如两个神经如果连接在一起）或者由神经刺激或超声成像定位困难（例如，如果神经走行在一条完全不同的路径）。这里描述了一些例子。

- 神经丛可能包括从 C_4 到 C_8（"预固定"）的前支，或者更不常见的是从 C_5 到 T_2 周围神经（"后固定"）。
- 在不同区域参与构成神经丛鞘的结缔组织其存在和/或特征是有争议的。一个连续的管状鞘看起来不太可能，尤其是在腋窝区域。在许多情况下，一个复杂、有隔膜的结构可能是局部麻醉药的不均匀分布的原因，这支持了多点注射技术可能更优越的发现[76]。在这个位置上，超声引导是有价值的，以确保局部麻醉药在神经周围的扩散。
- 肌间沟可能在神经根、干和肌肉关系中有变异。例如，C_5 和/或 C_6 神经根可能穿过或越过前斜角肌前方[77]。
- 在许多尸体标本中，没有下干存在[78]。单束或双束可能会形成。已经观察到，在某些情况下，没有独立的后束形成，而由后股发出形成终末神经[75]。
- 终末神经可能与腋血管有各种位置关系。联合使用神经刺激仪和超声引导技术可以确认神经定位和获得局部麻醉药在每个神经周围扩散，可以提高阻滞的成功[8]。肌皮神经可能与正中神经融合或有交叉，这就导致了喙肱肌内肌皮神经的缺失[79-80]。前臂中正中神经和尺神经之

间的交叉是很常见的, 有时正中神经取代了尺神经, 对尺神经支配的肌肉进行支配[81]。

- 这些手臂的血管也可能有不同的变异, 包括双侧腋静脉, 桡动脉高位起源和双肱动脉的变异[82-84]。

躯干

肋间神经和关节

肋间神经

- 在胸廓水平, 每个前主分支都进入神经血管束, 与其各自的动脉和静脉沿着肋间沟走行在每根肋骨的腹尾侧表面。
- 肋间内肌和肋间外肌的筋膜形成了肋间沟的边界。
- 当肋间神经走行至腋中线时, 发出一个感觉侧支, 而主干继续延伸到前腹壁提供感觉和运动神经支配腹部向下到耻骨的水平。
- 肋间沟在腋中线前变得不那么清晰, 神经开始离开他们的受保护位置。最低肋间神经(肋下神经, 第 12 肋神经)与它的伴行肋骨不太接近, 用经典的肋间阻滞技术来识别和麻醉并不容易。

肋椎关节

- 肋骨通过两个滑膜关节与脊柱形成关节, 每个关节被韧带加强的纤维囊包裹。

肋椎关节是由肋骨头与相邻胸椎体的小关节和相应的上椎骨连结(除了第 1、10、11 和 12 肋仅与单个椎体关节形成关节)形成的滑膜关节。

肋横突关节是指肋骨结节上的关节面和胸椎横突关节面(第 11 和第 12 根肋缺少该关节, 因为它们没有肋骨结节)形成的滑膜关节。在椎旁神经阻滞时, 肋横突韧带可被穿透。

腰脊神经和腰神经丛

腰部的脊神经在离开椎间孔后与胸部脊神经走行相同, 然而, 前(腹侧)支形成了腰丛而不是继续作为肋间神经。腰丛(图 36-13)是由 $L_1 \sim L_3$ 前支和 L_4 的一部分前支结合形成。

- 上神经根从椎间孔发出后, 进入一个由前和后肌肉筋膜组成的间隔里。在这种情况下, 腰方肌是位于后部的, 而腰大肌的后筋膜在神经进入肌肉之前, 形成了间隔的前缘。
- 腰部神经丛支配前腹壁下部(包括外生殖器)的皮肤和肌肉, 以及大腿前部和内侧的皮肤和肌肉。L_1 分为上部分(髂腹下和髂腹股沟神经)和下部分, 下部分与 L_2 的分支相连形成了生殖股神经。L_3 与部分 L_2 和 L_4 一起, 分为前和后两支; 前分支形成闭孔($L_2 \sim L_4$)和副闭孔(L_3、L_4, 如果存在)神经, 而后支形成大腿(股)外侧皮神经($L_2 \sim L_3$)和股神经($L_2 \sim L_4$)。

在与腰大肌的解剖关系中, 闭孔($L_2 \sim L_4$)和副闭孔神经从它的内侧界发出, 生殖股神经(L_1, L_2)穿出腰大肌走行于它的前表面, 其他的神经都

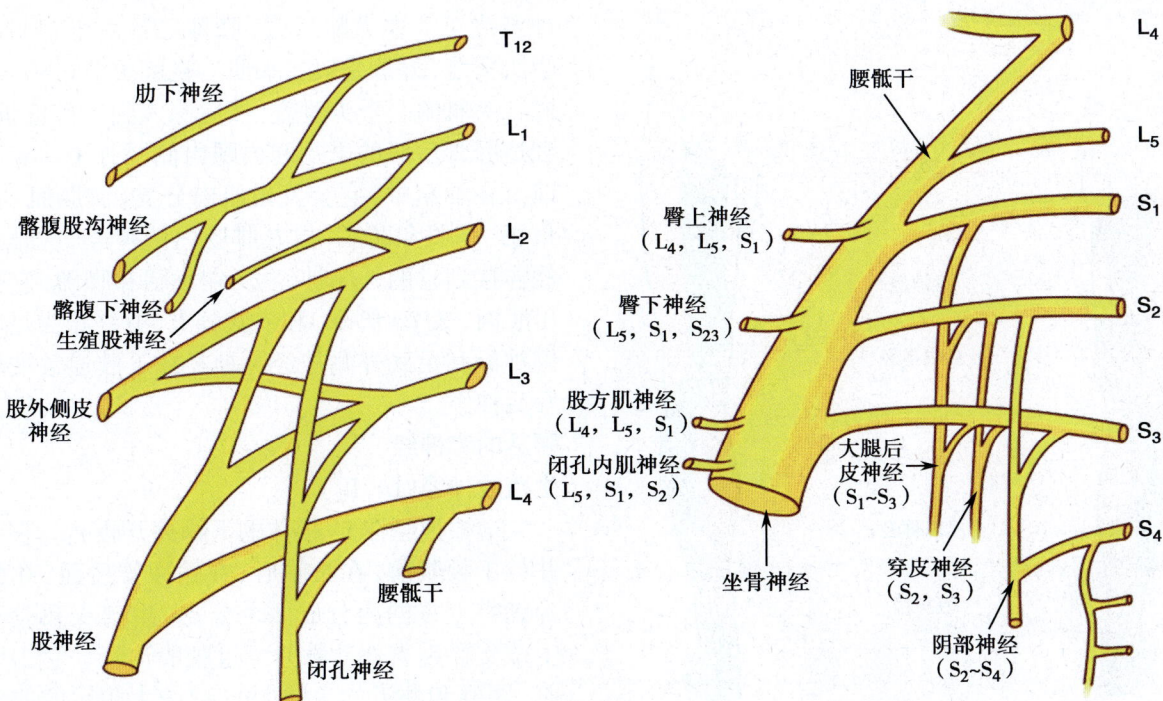

图 36-13　腰丛(左侧; $L_1 \sim L_4$)和骶丛(右侧; $L_4 \sim S_4$)的示意图

从腰大肌外侧界发出。

在下肢部分讨论了腰丛的终神经。

腹股沟神经

髂腹下神经穿过髂嵴上方的腹横肌，支配肌肉，并分为前和外侧皮支。

- 前皮支在髂前上棘的内侧 2cm 穿入并支配腹内斜肌。然后它深入到腹外斜肌和腹股沟管的上方并在腹股沟管浅环上方 2～3cm 处穿入腹外斜肌腱膜，终止于耻骨上区皮下。
- 外侧皮支在穿过腹斜肌后，支配臀部皮肤的前外侧。髂腹股沟神经穿过并支配腹内斜肌，然后进入腹股沟管，在那里它从精索外穿过（外部），从腹股沟管浅环（腹外斜肌腱膜）浅面发出，为阴囊（或大阴唇）和邻近的大腿提供皮肤神经支配。

下肢

腰丛和骶丛（图 36-13）共同支配下肢。腰丛的形成在上面的部分中已有讨论。在它的走行中包含神经丛的重要的标记包括腰大肌窝，后界是腰方肌，前界是腰大肌的后筋膜，并且，更远的是腰大肌实质。终神经的解剖结构后面会有描述，也就是骶神经丛的形成和分支。在下肢的皮神经支配如图 36-14 所示。下肢的皮节在图 36-7 中显示。

骶丛：形成和分支

在腰大肌的内侧边缘，腰-骶椎主干是由 L_4 分支和 L_5 的前支组成的。在穿过骶前孔后，S_1～S_4 的前主支加入腰骶干形成骶神经丛（图 36-13）。神经丛的神经朝后骨盆壁上的梨状肌前方的坐骨大孔汇聚。主要的终神经是坐骨神经（神经丛的延续）和阴部神经（"末端分支"）。其他几个小的分支发出来，包括肌肉分支（如臀下神经与臀上神经，到股方肌、梨状肌、闭孔内肌和外括约肌的神经），皮肤分支（如股后侧皮神经）和内脏分支（盆内脏神经）。臀上血管（上和下）一般在骶神经的前平面与之伴行，可以用来帮助确定近端坐骨神经。在超声成像下可以识别的其他血管结构是阴部血管，从坐骨大孔到坐骨小孔走行于坐骨神经和阴部神经之间。

坐骨神经、胫神经和腓总神经

坐骨神经，身体最大的神经，通常是最初被包裹在一个共同鞘中两干结合而成：一个外侧干（L_4～S_2），它最终形成腓神经和内侧干（L_4～S_3），内侧干延伸为胫神经。这些组合的神经穿过坐骨切迹并向前通过梨状肌然后位于坐骨结节和股骨大转子之间。它们在股骨附近弯曲下降到大腿后侧。在后大腿的一个可变距离（通常是在腘窝的高位），坐骨神经分支成胫神经和腓总神经。腓总神经沿着股二头肌内侧界向下延伸，然后是在腓肠肌的外侧边界。在腘窝中，它分出外侧腓神经，通过连接胫神经的腓肠内侧神经形成腓肠外侧皮神经。它缠绕在腓骨的颈部，并以腓深神经和腓浅神经终止。在大腿后方，胫神经是由半腱肌和半膜肌覆盖，外侧是股二头肌。在膝关节之外，它被股二头肌的两个头覆盖，然后深入到比目鱼肌，在到达胫骨后肌的末端和内踝内侧胫骨干后表面之前。在腘窝中，它会发出肌肉分支（腓肠肌、比目鱼肌、腘肌和跖肌）以及腓肠内侧神经（从腓总神经连接到它的外侧神经）。在小腿和脚部，它会发出肌肉、关节（脚踝）和皮肤分支，并终止为足底内侧神经和足底外侧神经。神经在下肢通常被称为胫后神经。

腰丛的终神经

生殖股神经（L_1, L_2）

这根神经在 L_3 椎体的下缘离开腰丛。它穿过并位于腰肌前，在腹膜后，在输尿管后面，在腹股沟韧带上方的内分成两个分支（生殖支和股支）。生殖支穿过髂外动脉并穿过腹股沟管。它为睾提肌、阴囊和邻近的大腿（男性）或大阴唇的前部分的皮肤，耻骨（女性）的前部分皮肤提供支配。股

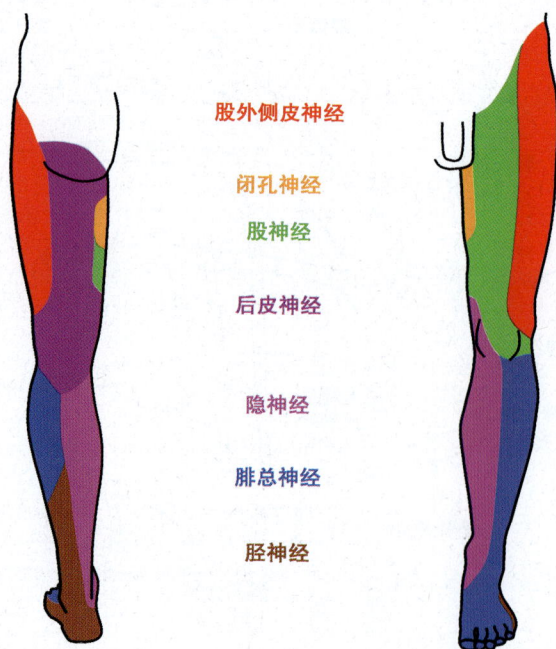

图 36-14　下肢的终神经皮节神经支配

（图中标注）
股外侧皮神经
闭孔神经
股神经
后皮神经
隐神经
腓总神经
胫神经

支向下延伸到髂外动脉，穿过腹股沟韧带，进入股鞘外侧到股动脉，穿过了股鞘和阔筋膜的前层。它支配股三角的上部的腹股沟处的下方皮肤。

大腿的外侧皮神经（又名股外侧皮神经）（L₂，L₃）

这条神经从腰肌的外侧边缘向髂肌的外侧延伸进入大腿下方或穿过腹股沟韧带，在髂前上棘的内侧位置不定（图 36-15）。在身体的右侧，神经通过后外侧到盲肠，在左边，它穿过降结肠的下方。神经位于缝匠肌的上部，然后再分成前支（在大腿前外侧的皮肤上提供支配）和后支（从大转子到大腿中部的外侧的皮肤提供支配）。偶然情况下，这根神经是股神经的一个分支，而不是单独的神经。

股神经（L₂～L₄）

股神经是腰丛最大的神经，支配大腿前部肌肉和皮肤。它在腰大肌内下行，并在它的底部侧缘离开，在腹股沟韧带下髂肌和腰大肌之间，进入大腿（图 36-15）。在腹股沟韧带（髂前上棘和耻骨结节中点连线）和股三角远端（在股三角），神经比股动脉稍深（0.5～1.0cm）和在股动脉外侧（约1.5cm）；静脉在动脉的内侧（"VAN" 是解剖关系的助记符，从中间开始）。在股（腹股沟）折痕处（在腹股沟韧带尾侧的几厘米处），神经位于髂筋膜下（髂耻筋膜），阔筋膜深部。在股三角远端，神经分支

为前支（相当近的）和后支。前支发出支配耻骨肌和缝匠肌的肌支和皮支（大腿的中间和内侧皮神经）支配大腿前部的皮肤。后支发出支配股四头肌的肌支，并发出隐神经，这是其最大的皮肤分支。隐神经沿着内收肌管（又名亨特管或缝匠肌下管）走行在股动脉的外侧，然后向前跨过动脉到其内侧。在收肌管远端，隐神经离开动脉，位于膝部的内侧浅表处，然后，神经继续向下（皮下）和长（大）隐静脉沿着小腿的内侧直到胫骨脚踝部。隐支支配膝部以下内侧小腿和足内侧皮肤；它为髋关节、膝关节和踝关节提供关节分支。

闭孔神经（L₂～L₄）

闭孔神经从腰大肌的内侧边界发出，在骨盆分界穿过髂总血管后方、髂内血管侧方。然后，它沿着盆腔的侧壁向下延伸到闭孔内肌向闭孔管，穿过它进入大腿内侧的上部和闭孔血管的前部。神经在闭孔附近分为前后支（图 36-15）；前支进入到闭孔外肌的前面，向下延伸到短收肌前、耻骨肌和长收肌后，它的末端皮肤分支出现在股动脉旁边。它支配长收肌、股薄肌、短收肌（通常）和耻骨肌（通常）。皮支支配大腿内侧和膝盖内侧皮肤。神经的后支向前穿过闭孔外肌，并支配它，然后通过短收肌（有时支配它）到大收肌的前部（前支内侧），并支配它。该神经没有明显的皮肤支配。然

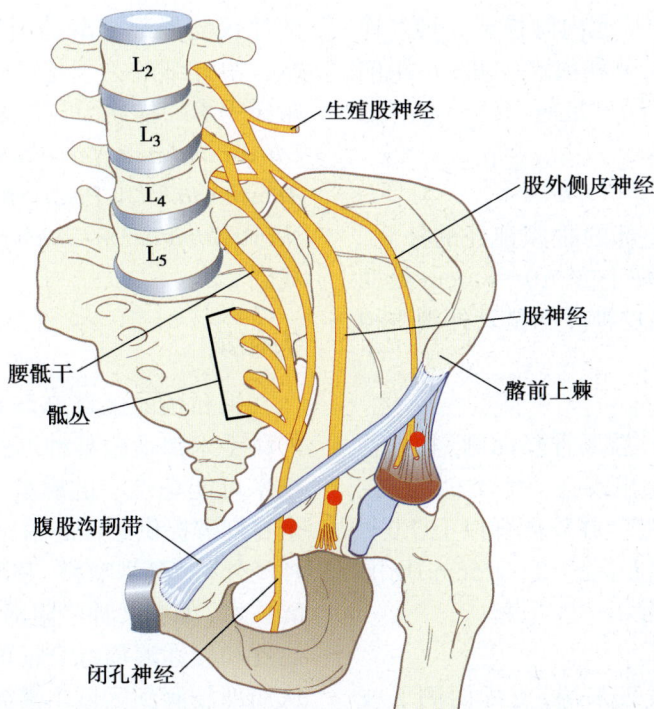

图 36-15　骨盆前部显示腰丛主要分支的示意图。图中显示了阻滞股外侧皮肤，股骨和闭孔神经的针插入部位（红色实心点）。ASIS—髂前上棘

后，它与股动脉和静脉穿过收肌管进入腘窝，在那里，它作为关节支终止于膝关节囊的后面（腘斜韧带）。

副闭孔神经（L_3，L_4）

这神经存在于大约 30% 的个体中。它沿着腰大肌的内边缘向下延伸，穿过耻骨肌后面的耻骨上支，支配肌肉，并发出关节分支到髋关节。

踝部神经

当股神经、胫神经和腓总神经到达踝关节时，有五个分支穿过这个关节，为足部的皮肤和肌肉提供神经支配。

腓深神经（L_5，S_1）

这条神经位于胫骨和骨间膜的前面，在踝关节的胫前动脉和静脉外侧。它会深入到踇长伸肌和趾长伸肌肌腱之间。在伸肌支持带以上，它发出内侧和外侧的末端分支；内侧分支穿过足背，通过两个终末趾分支支配踇趾间隙，侧支侧向走行并终止为第二、第三和第四背侧骨间神经。

胫神经（又名胫后神经，S_1～S_3）

在膝关节的后侧，胫神经连接胫后动脉，然后深入到小腿的下 1/3 处，它出现在跟腱的内侧边界（跟腱）。在内踝的后面，它位于几层筋膜下，与跟腱分离，与踇长屈肌的肌腱伴行。该神经位于胫后动脉和静脉的后内侧，而胫后动脉和静脉又位于长屈肌和胫骨后肌肌腱的后内侧。在内踝下方，神经分为足底外侧神经和足底内侧神经。神经通过它的关节分支支配踝关节和内踝皮肤，足跟的内侧（包括跟腱）和足背（通过足底内侧神经与足底外侧神经）及其皮支。

腓浅神经

腓浅神经位于大腿上部的腓深神经的外侧。在下肢的前外侧，它在外踝上方 7.0～8.0cm 处变得表浅。并分为足背内侧皮神经和足背外侧皮神经来支配足背。

腓肠神经

该神经起源于胫神经（腓肠神经内侧）和腓总神经（腓肠神经外侧）。它出现在一个类似的，在腓浅神经后水平的浅筋膜室，在外侧踝以上 7.0～8.0cm。然后，在踝部一定距离（1.0～1.5cm）周围弯曲，进入和支配足背侧面。

隐神经

隐神经是股神经的浅表末端，支配内侧下肢皮肤（图 36-14）。它在股三角的远端离开股神经（Scarpa 三角），在收肌管内下行，并在缝匠肌下与股动脉伴行（开始在动脉的外侧，然后在内收肌远端近末尾处跨越到动脉内侧浅表）。在远端，股动脉离开缝匠肌，走向深部在内收肌裂孔处延续为腘动脉。在这个位置，隐神经在缝匠肌下继续它的走向，在膝降动脉的隐支附近走行。它在小腿的内侧表面和足跟前都是表面走行。

特定技术

本章的其余部分专门讨论由身体各区域安排的具体阻滞的程序细节。在上肢、躯干和下肢的部分中，包括了在阻滞中使用神经刺激器和超声成像的细节。神经刺激器被设置为提供频率为 2Hz 的可变电流，脉冲宽度为 0.1ms，除非另有说明。所包括的局部麻醉药量，是指使用神经刺激器用于神经定位时，在某些情况下，超声引导可能会减少所需的局部麻醉药量。这些部分的数据主要集中在联合使用的超声和神经刺激器引导技术，尽管使用神经刺激器的盲探技术的过程也被描述。数据还包括从人体解剖可视化软件中获得的尸体切片，它显示了与每个阻滞相关的解剖结构。值得注意的是，下文中用到的图片是临床情景的图片，但没有进行必要的无菌准备，以便于观察探头和针处理。每种技术的描述都附有实用的提示和以证据为基础的建议。此外，大部分的建议与局部麻醉药用量有关，是基于传统的技术。更详细的关于超声和神经刺激器引导的神经阻滞手术的描述，可在 Tsui 医生的教科书 *Atlas of Ultrasound-and Nerve Stimulation-Guided Regional Anesthesia*[85]和 *Pediatric Atlas of Ultrasound-And Nerve Stimulation-Guided Regional Anesthesia*[86]中找到。

头和颈

头和颈的区域麻醉是多种多样的，许多头颈外科手术都适合某种形式的区域阻滞。一种区域技术可能是唯一的麻醉方式，或可合并为平衡的全身麻醉提供最佳的术后镇痛。阻滞可用于眼科、神经外科、耳鼻喉科、整形和内分泌手术。区域麻醉技术，如三叉神经阻滞或枕神经阻滞，也可用于急性和慢性疼痛综合征的诊断和治疗。阻滞技术从局部浸润到区域阻滞到特定的神经阻滞。由于术中气道控制是具有挑战性的，因此缺乏确定的气道控制是区域技术经常引起关注的问题。

头部和颈部的区域麻醉主要取决于局部浸润和/或根据解剖标记的特定神经阻滞。诱发感觉异常是神经定位的主要方法,无论是神经刺激还是超声成像都没有对这些阻滞有任何程度的实施或报道。因此,本节中技术的描述将会偏离其他的领域,这些领域更依赖于使用神经刺激器和超声成像的神经定位方式。

三叉神经阻滞

对于每一个步骤,准备穿刺部位和其他适用的皮肤区域使用消毒溶液,并使用无菌设备。这里描述的所有阻滞都使用了口外入路,虽然在许多情况下,可选择的口内入路可能是合适的。

半月(Gasserian)神经节阻滞

对三叉神经最全面的阻滞是针对中枢神经节(图36-5)。该阻滞通常由神经外科医生在荧光透视下进行三叉神经毁损治疗。很少有麻醉医师能完成这个技术上的难题,而且也不会在这里详细描述。

三叉神经浅支阻滞

三叉神经阻滞可以通过注射三个单独的末端表面分支(眶上、眶下、颏神经)来轻松完成。每根神经与它们各自的神经孔紧密相连,而所有的神经孔都位于每侧面部同样的矢状面(通过瞳孔的面中线的侧面大约2.5cm)(图36-16)很容易超声

定位[87]。这些孔很容易摸到,并且神经可以通过注射少量局部麻醉药而阻滞。骨性标记本身通常是足够用于常规麻醉。然而,在用乙醇进行神经破坏性阻滞时,可通过感觉异常进行判断。额外的滑车上神经阻滞是需要的,如果麻醉区域要过中线的话。一般来说,细针(例如24~26G,25~40mm)和小的注射器(1.0~5.0ml)适合这些阻滞。患者通常在仰卧位进行阻滞。

方法

● 眶上神经(眼分支终神经)。眶上切迹可以在眶上弓内侧容易触诊,或用超声定位如图36-16所示。针头插入,局部麻醉药(见临床贴士)在回吸后缓慢注射,略在切迹外,产生同侧前额的麻醉。

● 滑车上神经(眼神经分支的终神经)。阻滞滑车上神经可以麻醉眼眶上缘的上内侧角。如果需要阻滞中线以外的地方,可以用这个方法。眶下神经(上颌神经的末端分支)。眶下孔位于眶下缘中间下方约1.0cm处。如果不能直接触及到眶下孔,以通过超声定位高回声线的不连续性点来确定(图36-16)[87]。在预计的开口下方,针沿着颅骨方向,通过一个大约0.5cm皮肤皱褶进入。接触到骨头后,稍微回退,注入少剂量的局部麻醉药。这种阻滞方法可以阻滞同侧脸的

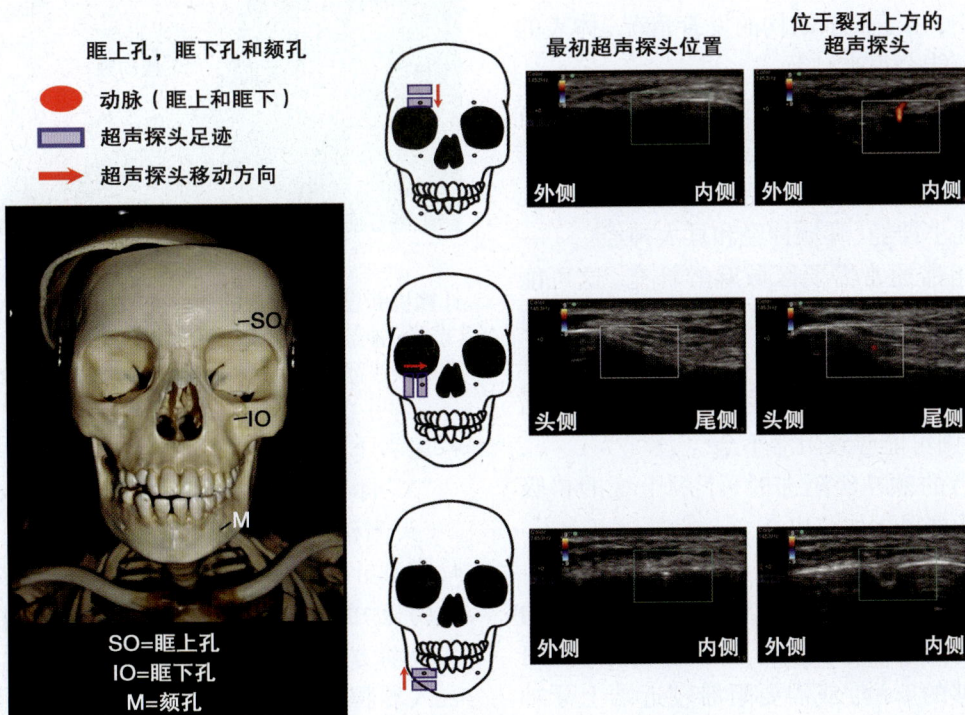

图36-16　超声扫描眶上孔,眶下孔和颏孔
不连续的高回声骨线即是相应裂孔的位置

中间 1/3。

- 颏神经（下颌神经的感觉末端分支）。颏神经从颏孔发出，走行于第二前磨牙水平的外侧嘴唇的下方，下颌骨上下边缘的中间。颏神经管向中向下走行；因此，如果不能直接扎到该神经，进针点应当从颏孔位置的上 0.5cm 和外 0.5cm 处开始。再次说明，我们可以利用超声来寻找颏孔（图 36-16）。在神经管口回抽之后缓慢注射局部麻醉药，可以产生下颌骨区域的麻醉。应避免直接注入神经管，以降低神经损伤的风险。

临床贴士

- 神经阻滞的选择取决于阻滞的部位和麻醉时间（如 1% 甲哌卡因用于短时间的手术，0.75% 罗哌卡因用于较长时间的手术）。对于区域麻醉手术，可以使用 2.0～5.0ml 的局部麻醉药，而对于婴幼儿的诊断和治疗用量可能只需要 0.5～1.0ml。
- 阻滞后需要在局部加压以防止血肿形成。
- 对于面部软组织损伤来说，三叉神经终末分支的周围神经阻滞相对于局部浸润来说是一个更安全的方法。尽管如此，局部浸润经常被用来弥补不完全的阻滞，特别是眶上神经和眶下神经[88]。
- 眶下神经阻滞可用于唇裂修复后的术后镇痛。在新生儿中，由于面部结构的发育情况，体表的解剖标记可能会很难触及。
- 对于开颅手术，颏神经阻滞也可用于减轻术后疼痛[89]。在开颅手术中，为了达到完全阻滞，需要阻滞的神经包括眶上神经和滑车上神经、枕大神经和枕小神经、耳颞神经和耳大神经。
- 眶上神经阻滞通常需要区域麻醉补充，这可能是由于神经的解剖变异造成的。神经在颅内可能存在未分开，或者它的内侧和分支可能会分离。在立体定向神经外科手术中，若不能阻断外侧分支，则可能导致阻滞不全[90]。
- 在老年患者的颏神经阻滞时，下颚上缘的再吸收会使裂孔显得更加突出。

上颌神经阻滞

这个部位的神经阻滞应该由相关的有足够的经验的麻醉医师来操作。当眶下神经的表面阻滞不能产生足够的麻醉，或需要阻滞较近端上牙神经时，就需要上颌神经阻滞。上颌神经阻滞可以通过对靠近蝶腭窝外侧的方法来实施。

方法

- 患者可以坐着，嘴微微张开，或仰卧，枕骨下垫一薄枕，头部略微偏向阻滞的另一侧。
- 在颧弓的上方：颧弓上方的中心做一标记。用一根 60～90mm 的穿刺针以沿着尾部和内侧 45° 的角度穿入，朝向对侧磨牙。当在鼻孔、上唇、脸颊有感觉异常时，将针尖回退一点，缓慢逐步分次注入局部麻醉药。
- 在颧弓下面（图 36-17）：沿着颧弓走行做一标记，嘱患者打开并慢慢地闭上嘴巴，这样就可以辨认出下颌骨的弯曲的上缘。在髁突和喙突的中间可以触及下颌窝。触及摸清下颌切迹的最低点，并用 "X" 标记，这个点通常是颧骨的中点。在适当的皮肤消毒准备后，在 "X" 标记点处注入局部麻醉药。

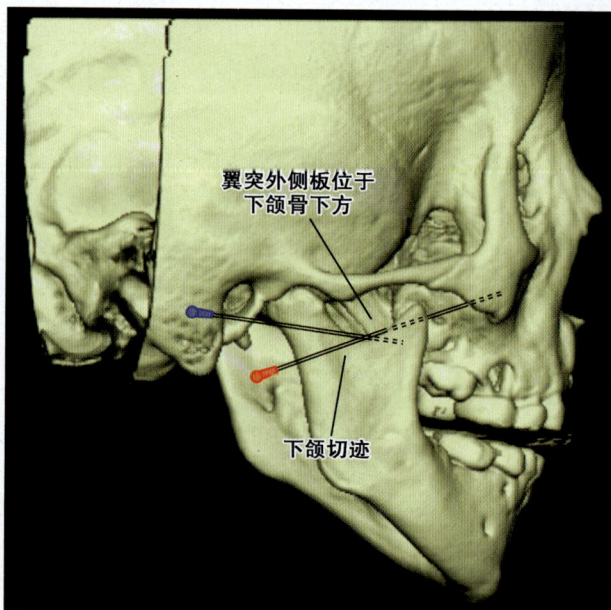

图 36-17

计算机断层成像颅骨的侧面图，显示了上颌（红针）和下颌（蓝针）神经的标记和最终的穿刺针置入角度。每个神经阻滞的操作都要先到达翼突外侧板（详见正文）

- 患者下巴张开，用一根 60～90mm 的穿刺针从 "X" 标记点进入以朝向眼球背侧 45° 角的方向（头侧和稍前）进入。
- 穿刺针进入 4～5cm 的深度时可触及翼腭突（翼腭板）的外侧部分。然后，将针回退并稍向头部及前方重新定位，直到穿刺针越过翼腭板并进入翼腭窝，再进针少于 1cm。鼻子或上牙的感觉异常则证实了神经的定位的成功。翼腭窝富有血管，所以穿刺时必须小心谨慎，以避免血管内注射。

- 翼腭窝内注射 5ml 局部麻醉药就可以达到阻滞的目的。可以通过寻找感觉异常的方式，或者是越过翼腭板再进针 1cm 的方式。

临床贴士

- 这种神经阻滞的一个问题是局部麻醉药容易扩散到邻近的结构，特别是在眼眶内的神经。如果在操作过程中，眼眶区发生疼痛，应停止注射，拔出穿刺针。
- 尽管三叉神经痛的主要治疗方法仍然是药物或神经治疗，但有报道称，在一些患者中，上颌神经阻滞联合外侧下颌神经阻滞的方法可以缓解疼痛[91]。

下颌神经阻滞

下颌神经阻滞可用于口腔科和上颌手术或用于下方牙齿疼痛，三叉神经痛缘于三叉神经第三支，或颞下颌关节功能障碍。它是三叉神经的唯一分支，阻滞后可能导致运动（咀嚼）功能丧失。

方法

- 患者仰卧着，面部不要有遮挡。下颌窝位置的界标与上颌神经阻滞的界标相同。
- 采用 60～90mm 长的穿刺针，穿过并垂直于皮肤，上颌神经阻滞不需要向头侧倾斜。
- 当触及翼腭板时，应注意深度。然后将针转向后方，直到它穿过翼腭板。在触及翼腭板之后 0.5～1.0cm 的处就可以触及神经（图 36-17）。
- 在大约 4.0～4.5cm 的深度，下颌、下唇和下颚可有神经感觉异常，说明已经接近神经了。在针穿过翼腭板之后，可能需要向头侧和尾侧轻轻试探。在轻微退针后，注射 5.0～10.0ml 的局部麻醉药，在这一过程中反复抽吸，以避免血管内注射。与上颌神经阻滞一样，有感觉异常时患者可能会感到疼痛。

临床贴士

- 耳颞神经的麻醉经常会延迟。
- 当注入大容量局部麻醉药来阻断下颌神经时，就会出现面神经麻痹。这种不良反应很轻微，除非使用了神经麻痹药物。
- 比较严重的并发症是血管内注射。注射局部麻醉药时应少量逐步增加，并且应该持续观察有无中毒迹象。
- 对于存在解剖异常或下颌骨有副神经支配的患者，可采用替代方法，包括：Gow-Gates 和 Akinosi-Vazirani 阻滞法[92]。

颈神经丛阻滞

深颈丛或者浅颈丛神经阻滞或两者联用可用于颈前部或者颈外侧的手术，如甲状旁腺切除术和颈动脉内膜切除术。在颈动脉手术中，可能需要用局部麻醉药局部浸润颈动脉分叉处，以阻断与舌咽部刺激相关的血流动力学的反射。

深颈丛阻滞

方法

- 患者仰卧位，头部下方垫一条小毛巾，将头 45° 转到阻滞对侧，颈部略伸展。
- 界标包括胸锁乳突肌的后缘，乳突的尾侧部分，下颌角，以及颈椎 C_2～C_5（相距约 1.5cm）的横突。如果所有的横突都触不到，则标记最突出的结节 C_6（Chassaignac 结节）。从乳突开始，在胸锁乳突肌上画一条线，直到 C_6 的横突。在这条线的后方每隔 0.5～1.0cm 标记出 C_2～C_5 的横突；C_2 的横突在乳突下方约 1.5cm 的位置。
- 在 C_2～C_4 的 "X" 标记处行局部麻醉浸润，分别用三根穿刺针（22G，长 3.5～5.0cm）垂直于皮肤进针后并以向尾侧 30° 的角度略向后方进针（图 36-8）。
- 确认触及横突后，将针尖略微回退，并将注射器与针头连接。用于儿童的阻滞或者诊断目的，每个区域给予 2～3ml 的局部麻醉药；而每个区域注射 5.0～10.0ml 则可以满足外科手术（如果同时采用了浅表阻滞，则将总容量应限制在大约 20.0ml 以内）。

临床贴士

- 深颈丛阻滞可以采用 C_3 或者 C_4 单注射法，这在 Winnie 等人[93]的研究中首次描述过，或者采用标准的三点注射法。
- 最近的一项解剖研究表明，头长肌是超声引导下的深颈丛阻滞的一个合适的界标[94]。采用这种方法，可以阻断深颈丛和交感神经干。
- 在这些阻滞过程中出现感觉异常，则阻滞效果更完善[95]。
- 颈动脉内膜切除术的麻醉可能需要联合浅颈丛和深颈丛阻滞，但仅仅采用浅颈丛阻滞则备受质疑[96-97]。然而，在补充局部麻醉后，这两种方法之间似乎没什么差别。
- 深颈丛阻滞可能引起的危及生命的几个并发症；事实上，深颈丛阻滞很少实施。注药过程中，局部麻醉药可能会注入椎动脉内，而如果穿刺针进入椎孔中间的位置太深，则可能造成蛛网膜下腔或硬膜外隙注射。因为伴随这些神经分支的硬膜更长，这种发生率在颈部区域更高。在阻滞实施后60min内应严密监测患者的情况。

- 膈神经阻滞造成膈肌麻痹，这是深颈丛阻滞的常见并发症[98]。这种阻滞方法不适用于任何需要靠膈肌运动来保证潮气量的患者，并且也不推荐双侧深颈丛阻滞。
- 其他常见的不良反应包括霍纳综合征（如果颈上或颈胸神经节被阻滞）[99]，星状神经节阻滞[100]和喉返神经阻滞造成的声音嘶哑。

浅颈丛阻滞

　　该神经阻滞的体位与深颈丛阻滞一致，阻滞结果是只阻滞神经丛的感觉纤维。

方法

- 标记点"X"在胸锁乳突肌后缘的中点。
- 沿着胸锁乳突肌后缘中点的上方以及下方4.0cm处采用扇形的方式进行局部浸润，使用10.0～20.0ml的局部麻醉药（儿童用药为0.1～0.2ml/kg）（图36-18）。

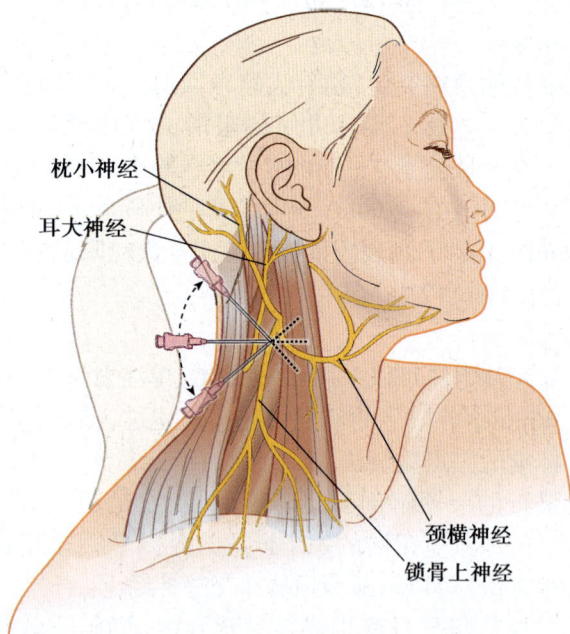

图36-18　头部和颈部的侧面图，浅颈丛阻滞穿刺针的进入角度
首先，穿刺针垂直于胸锁乳突肌外缘的中点的皮肤进针（此处有颈外静脉穿过）。随后，穿刺针可以沿着上下两个方向阻滞整个颈丛

临床贴士

- 最常见的微创甲状旁腺切除术（包括小的单侧切口而非双侧颈部探查）需要联合 C_2～C_4 浅颈丛神经阻滞，以及切口局部浸润和上甲状腺蒂的

浸润[101]。这种方法可以缩短麻醉时间和手术时间，缩短住院日，并显著缓解术后疼痛[101-102]。

- 超声引导浅颈丛神经阻滞的初步研究显示，尽管超声引导在紧急情况下可能会有所帮助[103]，但它并没有比盲法穿刺[104]有更多的好处。
- 采用改良的操作方法，甲状腺手术可以在浅颈丛阻滞联合前区阻滞的方法下完成[105]。
- 当术中保护喉返神经有困难时，或需要术中诊断甲状旁腺癌或多腺体甲状旁腺增生时，微创手术可能需要改成全身麻醉。
- 膈神经麻痹导致膈肌功能障碍[95]，迷走神经阻滞以及相应的复杂性神经麻痹[106]和无意的血管内注射[107]都有报道。

枕神经阻滞

　　枕大神经和枕小神经可以通过在后颅骨上的点进行局部浸润而阻滞。在这个位置，这两根神经从颈部的肌肉下面延伸出来。这种神经阻滞很少用于外科手术，而更常用于评估头颈部疼痛的诊断。

方法

- 患者取坐位，头略向前倾，露出颅骨后面的突出的骨嵴。
- 下项线可以在枕骨隆突和枕骨大孔之间的1/3处触及。在颈部竖脊肌插入处外缘做一标记，通常是距中线2.5cm处。在这一点上，枕大神经的分支通常从肌肉后面经过，穿过颈线。神经位于容易触诊的枕动脉的外侧。在其沿后颅骨的上行过程中，枕小神经可位于沿下颈线的枕大神经外同一侧2.5cm处；这里也应该做一个标记（图36-9）。
- 采用一根短的，细的穿刺针（例如25mm，25G），在每个标记点沿着较小的角度朝向颅骨穿刺至颅骨。略微退针后，注入局部麻醉药（如0.5～1.0ml 1%的利多卡因用于诊断，或1.0～3.0ml 0.75%罗哌卡因用于治疗）。偶尔会有神经感觉异常，但感觉异常对于单纯的皮肤麻醉而言并不必然发生。
- 如果需要更进一步阻滞前部头皮的话，枕小神经分支也可以通过从这一点向乳突的前方进针进行皮下注射来阻滞。沿着皮肤进针点到乳突之间注入2.0～3.0ml的局部麻醉药。

临床贴士

- 枕小神经和耳大神经的阻滞（都是通过下颌角到乳突位置的皮下注射来阻滞的）可以成功地

为耳部手术提供术后镇痛[108]。因为单独由手术原因造成的术后第一天的疼痛和呕吐的发生率很高，所以减少阿片类镇痛药物的使用（其伴随的恶心和呕吐）是很关键的。

- 枕大神经阻滞常用于原发性头痛综合征。对于慢性综合征，前部区域的三叉神经也可以被阻滞[109]。据报道，它曾被用于治疗颈椎源性头痛、枕骨神经痛、偏头痛和丛集性头痛[110]。
- 这种技术的并发症很少见。必须注意在颅骨下方时不能向前进针，因为理论上来说一根长针是可以进入到枕骨大孔内的。浅表注射时可能产生局部血肿，但这只是一个暂时性的问题。

上肢

臂丛神经阻滞有许多方法，经典的四个局部麻醉药注射的解剖位置如下：①颈椎横突附近的肌间沟；②第一肋位置的锁骨下神经鞘；③锁骨下窝，喙突附近以及④腋窝动脉周围的腋鞘。使用超声影像，操作的时候可以避开锁骨下动脉和肺部等关键结构，因而增加了锁骨上窝阻滞方法的使用。需要重点强调的是，针的清晰可见性对于神经阻滞（对于所有臂丛神经的阻滞）来说是必不可少的。正确的操作方法不仅取决于患者的解剖结构，还取决于手术部位和神经定位方法。

臂丛神经的分支也可以通过局部注射局部麻醉药来阻滞。臂丛神经的分支沿着外周走行于关节处的时候，可以根据一些容易辨别的结构来定位神经（图 36-1）。或在手臂上方扎上充气止血带，通过静脉注射稀释的局部麻醉药的方式阻滞（"静脉区域"或 Bier 阻滞）。使用超声引导可以增加神经终末分支成功阻滞的位点。例如，在前臂中部内侧表面可以有效阻滞尺神经，这可以降低肘管附近尺神经麻痹的风险。在介绍具体方法的过程中，我们强调超声引导和神经刺激仪引导技术的联合使用，并且为了简单起见，必要的无菌预防措施就不显示了。

臂丛神经阻滞
肌间沟阻滞

这种阻滞方法，如 Winnie[111] 1970 年描述的，主要指的是肩部、上臂和前臂的外科手术麻醉，但通常阻滞是不完全的。这种阻滞方法通常无法阻滞臂丛最下面的分支，C_8 和 T_1 的神经纤维，也就是支配前臂尺侧的区域。但是，最近的研究表明低位的肌间沟阻滞（低于 C_6，正好在锁骨上方）可

以为前臂的手术提供足够的麻醉和镇痛[112-113]。患者取仰卧位，头略转向对侧。用于此阻滞的体表主要标记——胸锁乳突肌，可以通过嘱患者触摸对侧膝关节或者将头部向非手术侧旋转大约 45°来加以辨别。头部应该稍微垫高，嘱患者按照指示做深呼吸，因为斜角肌收缩后肌间沟就会更加突出。肌间沟位于胸锁乳突肌锁骨头的外侧缘，在环状软骨的水平（C_6）。对于所有上肢神经的阻滞，采用消毒剂对穿刺部位以及其他适用的皮肤区域进行消毒，如果使用超声引导，须保证超声探头所使用的标准镜套或透明贴膜的无菌性。

采用神经刺激技术的方法

- 界标：采用前面所描述方法，沿着胸锁乳突肌外缘向下滑动手指，可以触及肌间沟；标记肌间沟最上缘的位置。患者放松后，可在肌间沟内触及 C_6 的横突，并予以标记。
- 穿刺：在肌间沟环状软骨水平处打一个皮丘。采用 22G，36.0～50.0mm 的绝缘针（儿科患者的针应更短一些）通过皮丘刺入。向内向尾侧并略向 C_6 横突的后方进针。穿刺针尾部的倾斜角度是为了避免进入神经孔或注射入硬膜外隙，从而可以降低高位脊椎麻醉或脊髓损伤的风险[114]。采用主要向尾端以及后方进针的方向而不是内侧放置可以降低风险。臂丛神经的表浅神经已被证明是位于平均深度 5.5mm 的地方[115]。由于儿童颈部解剖更为紧凑，可能需要以更大的角度进针（而不是成年人的垂直进针方法）以避免穿刺椎动脉或硬膜外/蛛网膜下腔。
- 神经定位：应用初始电流 0.8mA 就足以刺激神经丛（通常在 1.0～3.0cm 的深度），在获得相应的运动反射后，将电流降低至 0.4mA 的阈值电流。应避免膈肌或斜方肌痉挛，因为它们与颈丛刺激有关。膈肌反射，即膈神经受到刺激，常因为穿刺针太靠前。
- 注射：仔细回抽无血后，逐步注入总量为 25.0～30.0ml 的局部麻醉药，并需要检测是否存在神经内注射或血管内注射。

采用超声引导的方法（图 36-19）

- 扫描：推荐使用两种扫描技术，以观察肌间沟内的臂丛：①从环状软骨水平（C_6）开始从前向中间再向后外侧，朝着肌间沟方向扫描，②从锁骨上窝向肌间沟位置扫描。
- 图像：在锁骨上窝，臂神经丛（神经干/分叉）可以在短轴视图中可见为紧密包绕的神经簇（蜂

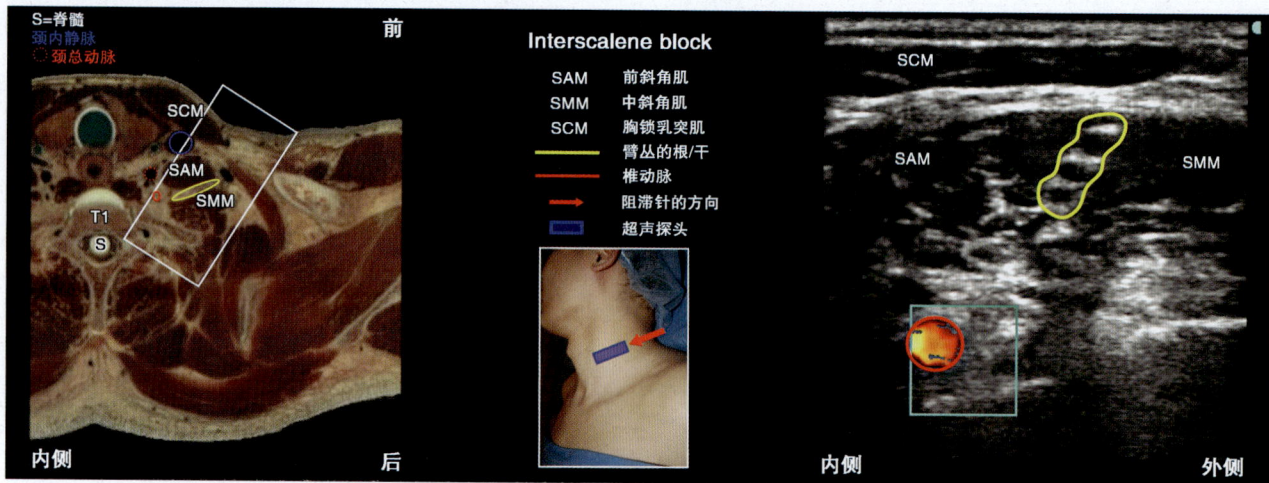

图 36-19　超声引导下臂丛阻滞的相关解剖结构

该阻滞针对线性高频探头使用 IP 穿刺技术。穿刺针朝外侧或内侧并有轻微的尾角，以避免进入椎间孔。神经丛的根/干在超声下通常是前中斜角肌之间的三个或更多的圆形或椭圆形的低回声结构。注意，椎动脉位于臂丛的内侧和深面

窝状），位于锁骨下动脉的上、外侧（图 36-20）。沿着神经走向朝着肌间沟扫描，在矢状面可以看到通常是三个甚至是五个圆形或者椭圆形的低回声区（见基本方法：神经刺激仪和超声影像部分）结构，有时在前中斜角肌之间会有一些点状回声。C_8 和 T_1 的神经根在深部，所以可能很难识别[116-117]。

- 穿刺：在穿刺点对皮肤进行局部麻醉后，使用 22G、50.0mm 的穿刺针（推荐使用绝缘针），采用 OOP（见基本方法部分）或 IP 方法（图 36-19），对于大多数患者来说进针深度最深可达 3.0cm。对于 OOP 穿刺技术，临床医生站在探针的旁边或头侧，并将穿刺部位置于探针头侧。穿刺针朝着超声探头平面并通常略向尾端倾斜。对于 IP 穿刺技术，穿刺针从侧面移动到内侧（仍是略向尾端倾斜），并在进入肌间沟前先穿透中斜角肌。建议使神经刺激仪来进一步进行神经定位。请注意，在儿童中，相对于成人来说，臂丛神经根在更表面的位置。在婴儿中，神经根可能只在皮肤下面几毫米。

- 注射局部麻醉药：建议注射试验 D5W，这将有助于进一步采用神经刺激仪确认神经定位，并估计局部麻醉药的扩散方式。局部麻醉药应在神经结构的中间注入，这样才能扩散到周围神经。超声下低回声（液体）的扩散就是局部麻醉药的扩散。

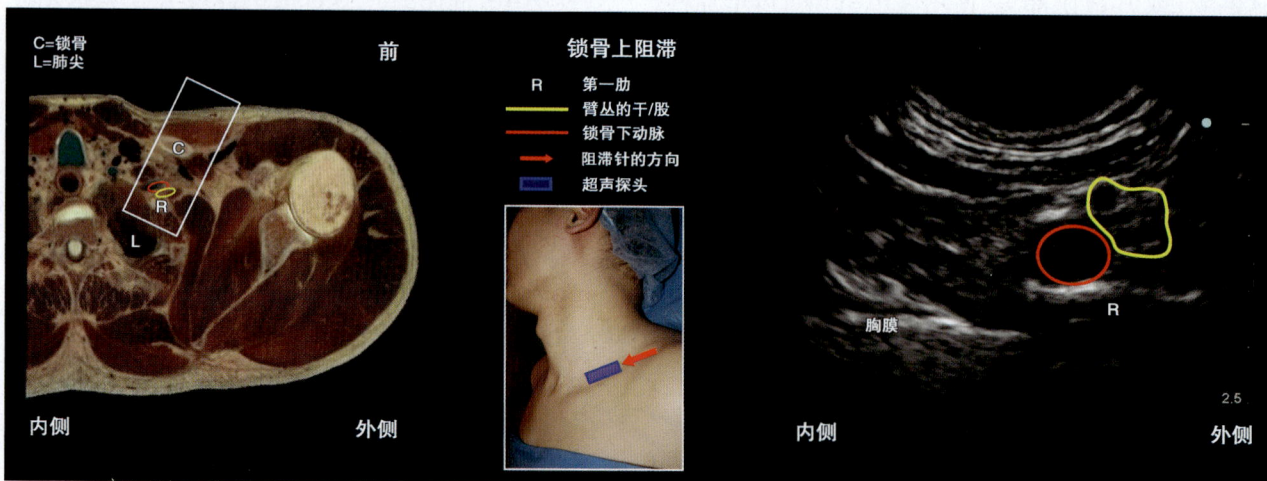

图 36-20　超声引导锁骨上臂丛阻滞的相关解剖结构

该阻滞使用 IP 技术，穿刺针与一个小的弯曲的足迹探针对齐，穿刺针从外侧到内侧以一个小矢状面置入。彩色多普勒可以快速有效地定位臂丛干/股下内侧的锁骨下动脉

临床贴士

- 使用长效局部麻醉药可提供 10～12h 的镇痛。对于需要更长时间的镇痛，如全肩关节置换，可以置入一根导管，尽管确保导管位置的固定在活动度大的颈部是一个挑战。
- 当一个刺激试验引发相应的肌肉反射时，就已经取得了成功。肌肉触诊可以进一步证实运动反射。
- 尽管在阈值电流大于 0.4mA 的情况下，仍可发生蛛网膜下腔或神经内注射，但当电流小于 0.4mA 有反射时，应避免注射。
- 如果需要连续阻滞，进针点可能会选择在 OOP 方法更靠近头侧一厘米的地方，相应的穿刺角度变得直立，离臂丛更远。导引针的斜角应向外侧。在神经周围用 D5W 扩开一个空间后，可以置入神经刺激导管，操作者可以监测导管进入到运动反射维持在小于 0.5mA 的位置。
- 在活动自如的颈部固定导管是一项挑战。有些人倾向于通过在导管入口附近皮下穿刺引入静脉套管，将其再次穿过，使导管在皮下隧道行进 3 至 4cm 来固定导管。
- 在超声引导 OOP 技术中，进针角度应避免超过 45°，因为超过 45° 则穿刺针可能进入太深，并容易穿到脊髓。
- 这种方法的并发症与位于结节附近的结构有关。尤其是在右侧，肺尖与臂丛离得很近，如果针尖过于偏向尾侧，则可能穿到肺尖。在探查神经的过程中如果发生咳嗽或者胸痛，应考虑气胸的可能。如果穿刺针直接向内侧穿刺，则可能进入椎间孔，注射局部麻醉药后可以产生脊椎麻醉或硬膜外阻滞。椎动脉在第六颈椎的水平的后方通过，并位于横突沟内，超声下可见臂丛下方的一个搏动性的结构；局部麻醉药直接注射到该血管可以迅速产生中枢神经系统的毒性和惊厥。给药过程中仔细回抽以及逐步注入局部麻醉药对于避免这两种并发症的发生是很重要的。
- 即使局部麻醉药注射方法正确，局部麻醉药也会扩散到相邻的神经。它可能产生颈丛阻滞，包括支配膈肌的运动神经纤维，对于呼吸困难的患者来说，问题就比较严重了。一份病例报告描述了区域麻醉的最佳扩散方式，以及使用盐水稀释方法出现膈神经阻滞的可能性[118]。
- 霍纳综合征是常见的，因为局部麻醉药可扩散

到椎体前方的交感链。

- C_6 神经根的神经病变是一个潜在的问题，因为针头可能会无意地将神经根钉在结节上，并使其易于在神经内注射。如果第一次注射产生了"痉挛"的疼痛感，就应该将针略微退出一些。
- 阻滞臂丛神经根的一个替代方法是颈椎椎旁阻滞[119]，可以利用椎体的骨性标记来完成。这是一种高质量先进的阻滞方式，应该在超声引导下完成。C_6 水平臂丛的超声侧面图可以看到穿刺针在 C_6 横突的外侧通过并进入肌间沟。这种视图可以避免从后路寻找臂丛，因为从后路寻找臂丛，则神经丛和穿刺针会被骨性结构所遮挡。

锁骨上阻滞

锁骨上阻滞的目标是阻滞臂丛的干和 / 或分支，这取决于注射部位和患者的解剖位置。与肌间沟阻滞相似，患者取仰卧位，头部转向对侧约 45°。采用消毒剂对穿刺部位以及其他适用的皮肤区域进行消毒，保证超声探头所使用的标准镜套或透明贴膜的无菌性。

神经刺激仪引导技术（注意，大多数临床医生更倾向于使用超声引导进行锁骨上阻滞，以减少潜在的并发症；有些人可能会使用神经刺激仪作为超声引导的辅助手段。）

- 界标：用记号笔画锁骨的轮廓，并在锁骨的中点做一标记。在肌间沟中点的后方画一个"X"标记，通常在锁骨后面 1.0cm 处。由于臂丛正好在锁骨下动脉的头后方，对于身材比较瘦的患者，锁骨下动脉的脉搏是一个可靠的标记。
- 穿刺：在神经所在位置进行局部浸润，在胸锁乳突肌的外缘，锁骨上缘的纵向平面采用 2.5～5.0cm、22G 的穿刺针进针。推荐初始的穿刺角度为 45° 朝向头侧，在进针之后有需要的话，角度可以减少[120]，然而小于 20° 的角度可能会导致在穿刺到臂丛之前穿到胸膜和 / 或锁骨下静脉。穿刺过程可触及肋骨，将针相应地向前后调整进针则可触及神经丛，但穿刺时避免触及肋骨可能是最谨慎的。可能需要小心地向外侧或内侧探查，但过度的探查会增加穿刺到胸膜的风险。对于儿童来说，可以根据体重指导穿刺深度。一般来说，对于一个 10.0kg 的儿童，穿刺深度为 10.0mm；每增加 10.0kg，穿刺深度增加 3.0mm，直到 50.0kg。对于超过这个重量的儿童，每增加 10.0kg 体重增加 1mm（最大深度

不应该＞35mm）。不过，最好还是利用超声作为引导。

- 神经定位：对神经刺激仪的不同反应可用于辨别穿刺针靠近哪个对应的神经干。胸肌、三角肌、肱二头肌（上干）、肱三头肌（上/中干）、前臂（上/中干）、手（下干），电流强度为 0.4mA（0.1～0.3ms）。远端反射（手或腕部屈曲或伸展）是最好的，确定是在筋膜内。穿刺过程中并不需要多个神经反射。

- 注射局部麻醉药：如果在探索过程中产生神经反射，固定针头后，可以注射局部麻醉药。25.0～40.0ml 的局部麻醉药就可以产生足够的镇痛作用。在儿童中，神经干周围筋膜的黏附性比成人更低，这可能使得局部麻醉药扩散的范围更大。

超声引导技术（图 36-20）

- 超声扫描：首先将超声探头放在侧端的冠状斜平面上，锁骨的上缘。然后移动探头，直到锁骨下动脉的影像出现在屏幕上。可能需要对探头进行一些背部和腹侧的旋转。将锁骨下动脉置于屏幕中间，神经丛位于动脉的上外侧，神经血管结构位于第一肋骨之上。小型足迹探头通常用于扫描儿童，因为可以提供更好的穿刺针运动的影像。

- 超声影像：超声下锁骨下动脉是无回声、低密度、搏动以及圆形的；可以用彩色多普勒来进一步确认。臂丛的干/分支表现为一组低回声的"葡萄状"结构，通常由三个（往远端移动则更多）低回声的结节组成，周围都是高回声的线性结构（大概是结缔组织）。探头在冠状斜平面时，MRI 显示臂丛深度在男性为 1.65cm，女性为 1.45cm[120-121]。在动脉的内侧和深处，肋骨可能表现为一种具有后方声影的高回声的线性结构。无回声的锁骨下静脉可在动脉的下内侧看到。

- 穿刺：超声引导下的穿刺点通常比神经刺激仪引导下的穿刺点更靠外。穿刺点局部麻醉浸润后，采用一根 22G，50.0mm（或更短）穿刺针（推荐绝缘穿刺针），采用 IP 技术，将穿刺针对准一个弯曲的，小的轨迹（图 36-20）或线性探头。穿刺针从锁骨上方，以外侧至内侧的方向进针，并略偏向头侧。建议同时使用神经刺激仪进行神经定位，并作为辅助的监测手段，通过阈值刺激超过 0.2mA 来防止神经内注射。请参阅前面关于神经刺激仪可接受的运动反射。

- 局部麻醉药扩散：最好在第一肋顶部锁骨下动脉的外侧，紧挨着神经结构的地方注入局部麻醉药。在这个位置注射局部麻醉药通常可以将神经结构向上推开，与第一肋骨和锁骨下动脉分离。在超声屏幕上可以看到神经周围局部麻醉药的低回声扩散。

临床贴士

- 行该神经阻滞时建议联合使用超声引导技术和神经刺激仪技术以避免刺穿胸膜。在使用超声时，看到第一肋和胸膜是非常关键的，并需要对图像进行优化，使第一肋覆盖胸膜，特别是在锁骨下动脉外侧的地方，也就是穿刺的目标。在进针前，测量和注意皮肤与胸膜的距离是至关重要的。对神经刺激仪的反应可用于确认针尖与相应神经干之间的距离。

- 在这个区域的超声影像存在的主要挑战是有骨性突出（锁骨）和弯曲的软组织轮廓，这可能会干扰臂丛神经在短轴上的成像。尽管有经济上的优势，低到中频曲阵探头（例如 C_{11}，Titan 或 MicroMaxx，Sonosite Inc.，Bothell，WA），一种带有小足迹的曲阵探头在这种排列紧凑的区域内非常有用。

- 从外侧到内侧的 IP 技术，穿刺针的入路可以确保穿刺针在到达锁骨下动脉之前到达神经结构（也就是意外穿刺到血管的概率更小）。然而，采用轻度矢状面（图 36-20）可以降低胸膜穿刺的风险。在使用外侧至内侧入路方法时，应始终可以观察到针尖走向。

- 使用这种技术的最大风险是气胸，因为肺尖位于第一肋骨的内侧，离神经丛不远。右侧气胸的风险更大，因为肺尖位置更高。在瘦高的患者身上风险也更大。在儿童中，这一水平的臂丛是相对表浅的并且靠近胸膜；为了避免气胸的发生，必须小心地进针。

- 该方法并不会比其他臂丛神经阻滞方法更容易引起并发症。

- 当使用套管针的方法时，应采用内侧到外侧入路的方法来降低套管移动的风险[122]。这种入路方法将针尖置于锁骨下动脉的外侧，第一肋的上方。

锁骨下阻滞

锁骨下臂丛神经阻滞的目标是臂丛神经的束，这些神经可在喙突水平，腋动脉的第二部分被阻滞。锁骨下臂丛阻滞能提供整个手臂的良好镇痛作用,并可以留置导管,延长术后镇痛。锁骨下入路通常可以阻滞肌皮神经和腋神经,因为这两根神经通常在腋窝的高位发出分支,而腋路阻滞通常无法阻滞这两根神经。然而,成功的锁骨下和腋窝阻滞可能需要多次注射局部麻醉药。

锁骨下阻滞适用于前臂、肘关节和手部手术。取患者仰卧位,头部 45° 转向非手术侧,手臂可以置于身侧,手放在腹部,或者将手掌放在脑后。准备行锁骨下阻滞时,通常让患者肘部弯曲,手放在腹部,以便观察由神经刺激仪产生的运动反射。或者,将手臂外旋,将手放在脑后拉伸韧带,使神经更靠近腋窝动脉,这可以促进局部麻醉药在神经周围的扩散。同样的,采用消毒剂对穿刺部位以及其他适用的皮肤区域进行消毒,保证超声探头所使用的标准镜套或透明贴膜的无菌性。

使用神经刺激技术的方法

- 锁骨下阻滞有好几种方法,每种方法的穿刺部位和夹角都不同[123-128]。在这里我们介绍一个侧面入路的方法[124],这个方法可以改善神经丛的定位,以及降低胸膜和腋动脉穿刺的风险[129-130]。
- 界标:患者手臂内收,手放在腹部,喙突的内侧面与锁骨 1 指的距离处。
- 穿刺:皮肤消毒,做好皮肤局部麻醉后,将50.0～90.0mm,18～22G 的穿刺针插入到锁骨与喙突的中间部分,通常与水平平面向后 0°～15° 的角度(图 36-21 显示使用超声引导时的穿刺方法)。15° 的角度可能会增加穿刺到更后内侧神经束的机会,这可能可以提高镇痛效果。为了达到对神经刺激仪的充分反应,可能需要一个更

大的角度,因为对多根神经束的局部麻醉药注射效果会更好。神经束大约在 4.0～6.0cm 深(插入超过 7.5cm 可能会穿到胸膜)[124]。可以将穿刺点稍微调整到这个位置,就像 Kapral 等人[123]的方法一样。如果将穿刺针放在喙突尾侧 2.5cm 处,那么穿刺时应将针向外朝向腋动脉[124]。

- 神经定位:第一个反射(肘关节屈曲)通常是由外侧束发出的肌皮神经引起的。要达到手部的完全麻醉,还需要从内侧束(远侧屈肌)和后侧束(远端和近端伸肌)上获得额外的远端反射[131]。本文介绍了一种简便的方法,以确定在锁骨下阻滞中获得特定的神经束的远端反应[132]。对第五指(小指)的运动进行仔细的观察,就可以对区分是哪一束引起的运动,外侧运动(也就是内旋)代表外侧束,内侧运动(即,屈曲)代表内侧束,背侧运动(即,伸展)代表后侧束[132]。一些麻醉医师也提倡前臂反射(内旋代表外侧束)对于完善的阻滞来说是至关重要的[133]。在这个位置,很容易穿到动脉因此注药时应反复回抽以避免血管内注射。
- 注射局部麻醉药:如果有肌皮神经的反射,则注射 5.0～10.0ml 的局部麻醉药就可以阻滞神经或外侧束。一旦出现手部的反射,就可以沿着后束和内侧束再注射 25.0ml 局部麻醉药。

使用超声成像的方法(图 36-21)

- 扫描:在喙突内下方,放置一个线阵或曲阵的低频率探头(4.0～7.0MHz),根据身体的形态,以纵向的平面,在短轴视图上捕捉到最佳的臂丛神经束和腋窝血管。如果患者很瘦,或者采用

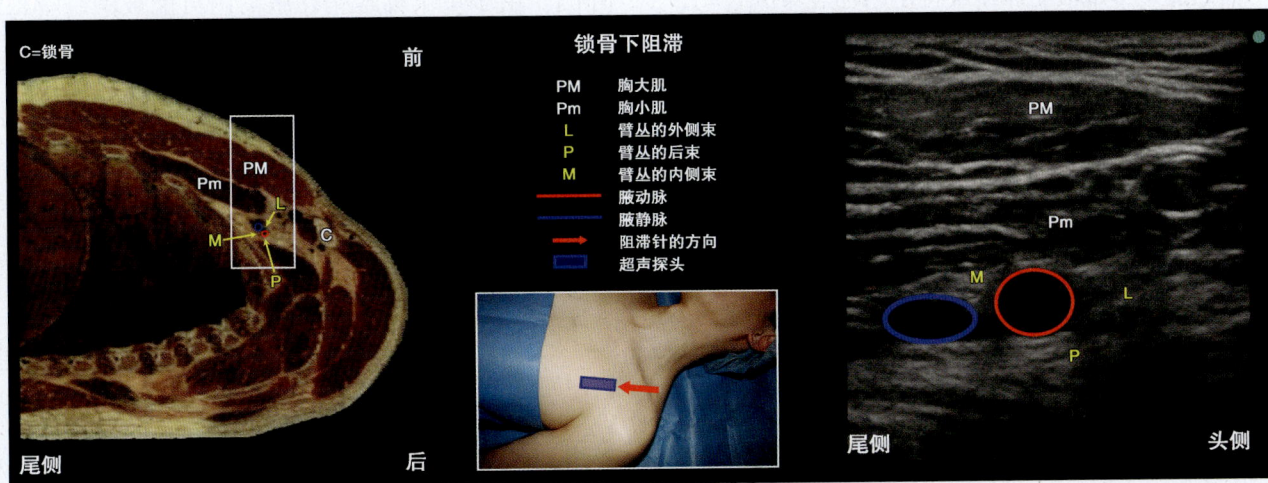

图 36-21　超声引导下臂丛阻滞的相关解剖结构

该阻滞是采用 IP 技术,穿刺针对准一个线阵探头,穿刺针以向后 15° 的角度沿着头端到尾端的方向进针。由于筋膜较多和相对高回声的周围组织(肌肉),与近端阻滞相比,神经束表现为高回声

更靠内侧的位置（这里没有描述），则那边的神经更表浅，可以使用更高频率的探头。

- 超声影像：胸大肌和胸小肌被高回声的线性结构（肌束膜）分开；胸大肌位于胸小肌的浅层和外侧。大约 4.0～5.0cm 深处是腋窝神经血管束。粗大的腋窝静脉位于动脉的内侧和尾侧。臂丛外侧束在超声下通常是一个高回声的椭圆形结构，内侧束位于腋动脉和腋静脉之间，而后束可能藏在腋动脉的深处，因此内侧束和后束不容易定位到。此外，内侧束也可能在腋动脉的后方或者是轻微靠头侧的地方。重要的是要认识到，在动脉周围的神经束的位置有很大的个体解剖差异。在这，神经结构表现为高回声，而不是近端神经的低回声，这大概是由于筋膜数目的增加和（表现为高回声）结缔组织的数量的增加[75]。

- 穿刺：皮肤先进行局部浸润麻醉。对于单次注射技术，如果采用神经刺激仪的方法则选用 50.0～90.0mm，18～22G 的绝缘针，而 90.0mm，17～20G 的穿刺针可以用于留置导管。在大多数情况下，采用 IP 技术是最合适的；然而，在年幼的儿童中，由于锁骨与超声探头之间的空间有限，采用这种技术可能是困难的。将穿刺针朝探头的头侧进针，然后以与皮肤大约 30° 的角度向尾侧和后方进针（对于探头与头侧空间有限的儿童来说，使用 IP 技术可以向尾侧一点进针）。神经束大概在 4.0～6.0cm 深的地方[134]。由于神经束位置的高度变异性，推荐联合使用超声引导技术和神经刺激仪技术来精确的进行神经定位（如肌皮神经或特定的神经束）。

- 局部麻醉药的扩散：目的是将穿刺针和局部麻醉药置于腋动脉后方并靠近后束（在这个位置进行局部麻醉药扩散，是保证完全阻滞的最佳方法）。在注射局部麻醉药之前，建议使用 D5W 进行试验，这样可以看到扩散范围和再次确认神经定位。将 20.0～25.0ml 的局部麻醉药注入后束周围。如果局部麻醉药的扩散没有包绕所有的神经束，那么在注射任何额外的局部麻醉药之前应重新定位穿刺针。

临床贴士

- 在过去，发展了许多技术都进行神经定位以避免血管和胸膜穿刺。实时的超声引导技术解决了其中的一些问题，尽管超声引导的神经阻滞仍在快速的发展过程中，它仍是最安全、最成功

的方法。

- 联合使用超声引导和神经刺激仪引导的方法进行多点穿刺可能更容易而且更安全，它可以使得解剖结构都变得可视化。

- 如果需要留置导管，其目标应引起手部的运动反射。Tuohy 针的尖端（90.0mm，17～20G）应向外侧放置，以使导管可以沿着神经的方向延伸。

- 与近端部位的阻滞相比，锁骨下阻滞具有阻滞膈神经或星状神经节的风险。然而，在某些情况下，置入的导管可能会沿着其中一条神经束走行，因此少量的局部麻醉药并不能提供完全的麻醉和整个臂丛的镇痛。这在一定程度上可以通过间歇性的使用更大剂量的局部麻醉药的方式来解决。

- 血管穿刺是一个潜在的并发症；因此，给药时应该经常回抽。从侧面进针有助于避免气胸的发生。

腋路阻滞

腋路神经阻滞所阻滞的神经与腋动脉和腋静脉一起从腋窝顶发出，沿着肱骨走行（图 36-11）。这个阻滞适用于肘部、前臂和手的手术。尺神经、正中神经和桡神经是主要的阻滞目标。肌皮神经通常在靠近这一点的地方从臂丛分出（通过外侧束），并可能在腋路阻滞时（在喙肱肌内）或在肱骨中段（沿着其对角线穿过或越过喙肱肌）被阻滞。对应腋动脉的第三部分，这些终神经的正常走行如下：正中神经位于前侧和内侧，尺神经位于后部和内侧，肌皮神经位于前侧和外侧，桡神经位于后外侧。由于单个神经鞘在腋窝内可能被围绕单根神经的筋膜分隔成单独的区域，因此，与近端阻滞的单一注射相比，一些医生主张应该在腋窝进行多点注射。取患者仰卧位，手臂上抬 70°～80° 并且外旋，肘部呈 90° 角弯曲。

使用神经刺激技术的方法

- 界标：标记腋窝动脉在腋窝走行的最高点。通常在喙肱肌和肱三头肌的肌内沟内。它也穿过胸大肌和肱骨上的背阔肌。

- 穿刺：采用 30.0～50.0mm，22G 的绝缘针。在消毒后，在动脉的近端部做一个局部麻醉的皮丘。非优势手的示指和中指放在这一点下方的动脉上，两根手指都可以定位动脉搏动，并压迫穿刺点下方的神经血管束。穿刺针略向头侧进针，然后采用一个两步，四针穿刺的方法，并且在动

脉的上方和下方进行穿刺。

- 神经定位：采用神经刺激仪引导技术，理想的情况下，应先定位手术区域所支配的神经。正中神经和肌皮神经位于动脉的上方（操作者的角度观察），而尺神经和桡神经则位于血管的下方和后方。得到直接的肌皮神经反射（肘关节屈曲）表明定位到肌皮神经，但不一定是所有的神经都需要直接的反射。
- 注射局部麻醉药：经验表明，每根神经周围多点注射是最可靠的方法（每个神经所在位置注射 10.0～15.0ml）。可能更少的剂量就可以阻滞，但目前尚不清楚每条神经所需的最小剂量/体积。

使用超声成像的方法（图 36-22）

- 超声扫描：一般建议用高频、线阵探头（10.0～15.0MHz）来成像，因为神经在皮肤下面很浅表的位置（1.0～2.0cm）。建议儿童使用小型的足迹探头。在腋窝顶端的最近端位置可能是观察臂神经丛的所有末端分支的最佳位置。探头的位置垂直于腋窝前方的皱褶，与在肱二头肌位置（以及在腋动脉搏动的水平）以横切面的方向与肱骨相连，以观察横向或者短轴界面的神经血管束。
- 超声影像：横截面：
  - 喙肱肌和肱二头肌在外侧；大圆肌和肱三头肌位于内侧，后者比肱二头肌的位置更深。
  - 无回声和圆形的腋动脉位于中央，毗邻肱二头肌和喙肱肌，并被神经所包绕。
  - 神经在短轴上呈圆形或椭圆形，由于大量的

结缔组织（神经外膜和神经束膜）在低回声神经束内散布，所有通常表现为高回声。

- 正中神经通常很表浅并位于动脉和肱二头肌之间；尺神经通常位于动脉的内侧和表面；桡神经位于中线的动脉深处（按时钟方向：正中神经，尺神经，桡神经，但有许多变异）。
- 肌皮神经通常位于肱二头肌和喙肱肌之间的高回声平面。
- 穿刺：选择 50.0mm、22G 的绝缘针（建议联合使用超声引导技术和神经刺激仪引导技术）。IP 和 OOP 技术均可用于腋窝阻滞。穿刺针远端到探头和横轴到神经的 OOP 方法与传统的盲法穿刺相似，只不过穿刺针的方向是以一定角度而不是垂直的，以方便观察到针的走行。穿刺针与皮肤呈 30°～45° 的角度，针在探头内放置大约 1.0～2.0cm 深度，可以使得穿刺针看得最明显（见关于常规技术部分的向下行走技术的描述：神经刺激仪和超声成像）。IP 方法包括将穿刺针以一个锐角（20°～30°）沿着从外侧向内侧的进针方向（图 36-22）。一般情况下，穿刺针进入后触及正中神经。然后越过腋动脉触及尺骨神经表面，最后在动脉后面的深处到达桡神经。如果使用此技术，可参照神经刺激仪引导技术。
- 局部麻醉药扩散：在注射局部麻醉药之前，建议使用 D5W 进行试验，这样可以看到扩散范围和再次确认神经定位。恰当的注射是可以看到液体在神经结构周围完全扩散，神经逐渐远离针尖。不恰当的注射（如鞘外注射）表现为部分不对称的液体扩散，而不是围绕着神经结构。

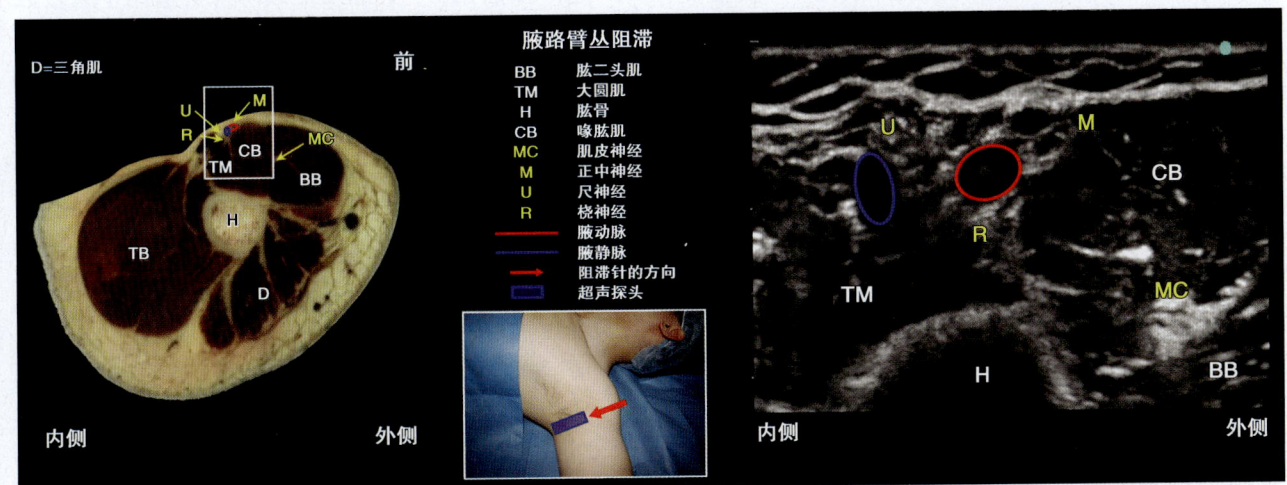

图 36-22 超声引导下腋窝臂丛阻滞的相关解剖结构
该阻滞是使用 IP 技术，采用线阵高频探头。一般情况下，穿刺针按顺序，依次到达正中神经、尺神经和桡神经

临床贴士

- 虽然多点注射的神经刺激仪引导技术已经被广泛应用于上述以及其他神经的阻滞，重要的是要认识到可能发生特殊的局部麻醉药的扩散，在一些情况下可能发生感觉异常，从而限制了对相应神经的辨别。最近的一个研究评估了两点注射技术——在腋窝动脉后面注射一针，以及在肌皮神经处注射一针——证明这种方法可以有效地阻滞尺神经、正中神经、桡神经和肌皮神经[135]，可能可以减少对邻近神经的不必要扩散。
- 如果需要对前臂进行麻醉，而肌皮神经未被成功阻滞，则应使用一些可靠的神经定位方法（即神经刺激仪引导和/或超声引导）来获得肌皮神经的补充麻醉，而不是盲目地将局部麻醉药注射到喙肱肌。距离腋窝阻滞位点 1.0～2.0cm 的超声影像通常可以识别肌肉和神经。
- 在上臂内侧表面，从肱二头肌到肱三头肌的位置皮下注射（共 5.0ml）局部麻醉药，可实现肋间臂神经和臂内侧皮神经阻滞。这两种神经都比较细，在超声下很难辨别；然而，在正中神经进入肱三头肌的上方可以进行局部浸润麻醉。
- 尽管这些技术已经被诸如神经刺激仪和超声引导等先进的技术手段所取代，但在传统上，血管旁注射和血管穿透法也被用于腋窝臂丛阻滞。
- 对于连续阻滞，为了便于导管置入，需要使用一根 17～18G Tuohy 穿刺针。将导管固定在腋窝是具有挑战性的，可能需要制造一个短的皮肤隧道来固定导管。
- 腋路臂丛阻滞与近端入路阻滞相比，并发症更少。穿刺造成的神经病变或者局部麻醉药神经内注射是最重要的需要考虑的因素，尽管随着超声的使用这些并发症影响减少，但在注射过程中仍应注意注射压力。如果刺穿腋动脉，可能会产生血肿，但这是一种自限性的并发症。

上肢终神经阻滞

　　上肢 PNBs 作为补充不完全手术麻醉的补救手段，具有特殊的价值，并且可以为术后提供长时间的选择性镇痛。根据特定的神经阻滞的需要，终神经可以在肱骨上中段、肘部或腕关节处被分别阻滞。如果使用超声引导，肘部和前臂区域似乎是最合适的阻滞区域，这些部位的阻滞可以提高神经定位和局部麻醉药扩散的准确性。腕部肌腱和筋膜高度密集（如屈肌和伸肌），在超声下，很难将神经区分开，并且神经的影像也可能会被阻挡。在彩色多普勒的帮助下，我们可以用来识别许多理想位置的神经，因为它们通常位于血管附近（表 36-1）。本章将重点讲述神经刺激仪和超声图像最具挑战的神经阻滞并且着重讲述腕部的神经阻滞。在腋路阻滞的部分，我们讨论了肱骨上中段的肌皮神经阻滞。图 36-11 和图 36-12 阐明上肢终神经的走行和皮肤支配。

桡神经

　　桡神经可在肱骨外侧上髁的前外侧进行阻滞。桡神经支配手臂和前臂后部，包括皮肤和皮下组织。它同时支配手后部外侧靠近拇指根部以及背侧示指和外侧半边无名指直到远端指节。对于桡神经阻滞，取患者仰卧位，手臂轻度外展，外旋，肘部伸展。

神经刺激仪引导技术

- 界标：在前臂肱骨内上髁和外上髁之作画一条线。桡神经位于髁间线以下，肱二头肌腱外侧约 1.0～2.0cm 处。在这个位置标记"X"。
- 穿刺：采用 30.0～50.0mm，22～24G 的绝缘针，并在"X"标记上做一个局部麻醉皮丘。然后，将穿刺针垂直于该平面刺入，并穿过肱骨上髁。
- 神经定位：桡神经对神经刺激仪的正确反射是腕关节的伸展（背屈），手指弯向反方向。而不应引出肘部的伸展，因为肱三头肌长头的分支在近端就已经分出。
- 局部麻醉药注射：低阻力下将约 5.0ml 局部麻醉药注射进去。

超声引导技术（图 36-23）

- 超声扫描：5.0～10.0MHz 线阵探头适用于大多数情况下的扫描，但由于儿童皮肤和神经之间的距离较短，建议在儿童使用高频（10.0～15.0MHz）探头。桡神经首先在肱骨的螺旋（桡神经）沟的水平附近观察到，位于肱骨附近，在肱动脉（肱深动脉）的后内侧。将患者的手臂内旋，并将手放在身体另一侧的腹部。螺旋沟位于三角肌结节的远端和后方。随后从肱骨位置到前外侧肘部进行追踪可以获得精确定位。扫描肘部纵向及横向平面时，可将探头进行旋转，以确定其位置。
- 超声影像：在肱骨螺旋沟的位置，骨头很表浅，在低回声的肱三头肌深处，表现为一个清晰的椭圆形高回声并在内部伴有深色阴影（未显示）。神经呈椭圆形，主要表现为高回声，位于肱骨后方，与细的有搏动的肱深动脉相邻（经多普勒证

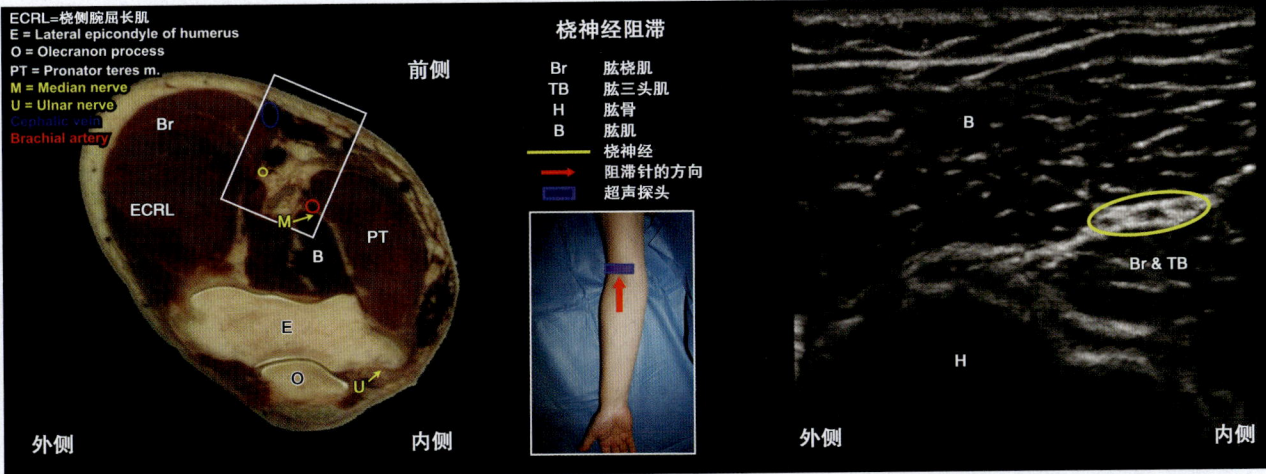

图 36-23　超声引导下桡神经阻滞的相关解剖结构

在前外侧肘部，采用 OOP 技术，线阵探头进行阻滞。理想的位置是在肘部上方几厘米处，那个位置神经尚未分成浅支的和深支

实）。在靠近肘部前部的位置，肱骨形状似乎已经改变，在横截面上看起来更小，几乎呈矩形。在这个位置，高回声的桡神经位于离肱骨有一定距离的地方，就像三明治样夹在肱肌和肱桡肌之间，呈椭圆形。

- 穿刺：如果采用神经刺激仪，则选择 30.0～50.0mm，22G 的绝缘针。在肱骨外上髁的前外侧，可以用 IP 和 OOP（图 36-23）的方法进行神经阻滞。应该在稍高于肘部的地方进行神经阻滞，因为它在肘部上方大约 2.0cm 处分支为深支和浅支。穿刺针进入后应靠近神经的一侧，最好避免直接触及神经。
- 局部麻醉药扩散：在注射局部麻醉药之前，建议使用 D5W 进行试验，这样可以看到扩散范围和再次确认神经定位。注射大约 5.0ml 的局部麻醉药，并观察局部麻醉药在神经周围的扩散。

临床贴士

- 穿刺针接触到肱骨表明进针太深，而进针太深又未触及肱骨表面，针在肱骨外侧（骨外）。
- 桡神经可以在手腕处被阻滞，甚至是与桡动脉相邻的远侧前臂外的侧。在手腕处，3.0ml 局部麻醉药被注射到由拇长伸肌腱和拇短伸肌腱组成的"解剖鼻烟盒"中。随后从这一点会起一个皮丘，并从手腕的背部延伸到手背 3.0～4.0cm。这种方法在大多数手术中都是次选的，因为神经在肘部已经分支为桡神经浅支（感觉）和桡神经深支（运动）。

正中神经

　　正中神经可以在肘部前方的中线或前臂的中

远端被阻滞（图 36-24）。正中神经位于肘关节腋动脉附近（内侧）。在前臂，正中神经位于尺神经的外侧。正中神经支配拇指内侧表面、手掌和在第二至第四指的前面，以及第二至第四指远端 1/3 的后面。正中神经支配掌指关节的屈曲和第二第三指指间关节的伸展。神经所支配的肌肉产生拇指、中指、示指的屈曲和相对运动，以及手腕的内旋和屈曲。行手腕前部以及前臂远端前方的阻滞时，应将患者的手臂置于躯干旁，肘部略弯曲，手可以自由地根据神经刺激仪产生手腕或者拇指的屈曲反射。

神经刺激仪引导技术

肘部：

- 界标：与桡神经阻滞一样，画出髁间线，正中神

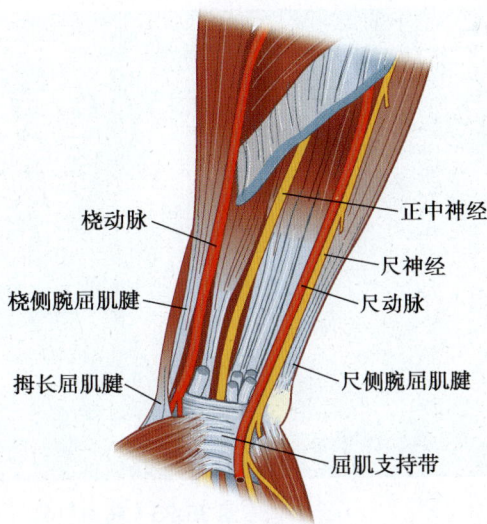

图 36-24　前臂正中神经和尺神经的解剖
当采用超声定位尺神经时，尺动脉是一个可靠的标记

经位于这条线穿过肱动脉的位置,通常在距尺侧肱二头肌腱1.0cm处。

- 穿刺:采用一根30.0~50.0mm的绝缘针,在标记点(见之前的描述)处作局部麻醉皮丘,并在这一点垂直进针。

- 神经定位:当靠近动脉时,神经对电刺激的反应会立即显现。肘部正中神经阻滞的最佳神经刺激仪反射包括以下任一种或其组合:拇指、中指和示指的屈曲和相对运动、手腕屈曲、前臂内旋。

- 注射局部麻醉药:注射5.0ml局部麻醉药足以阻滞正中神经。应注意避免血管内注射和神经内注射。

前臂:

- 尽管经皮电刺激技术(经皮电刺激术)[17]或类似的经皮电极导引[18,136]可以通过将探针放置在皮肤的表面上来定位神经,但通过神经刺激仪盲

法在前臂定位神经可能会比较困难。一旦神经定位成功,采用绝缘穿刺针垂直于前臂的平面垂直进针,并根据神经刺激仪反射来寻找。给予相似剂量的局部麻醉药就足够了。

超声引导技术(图36-25)

- 超声扫描:采用高频(10.0~15.0MHz)的线阵探头,观察正中神经的横截面以及定位肱动脉,正中神经和动脉均在肘部,神经在动脉以及肱二头肌腱的内侧。在前外侧前臂,正中神经位于尺神经和尺动脉的外侧(定位尺神经将有助于识别正中神经)。彩色多普勒可用于确认上述动脉的位置。

- 超声影像:在肘部,在大约1.0~2.0cm深的位置可以看到正中神经,为一种高回声的蜂窝状结构,位于搏动的无回声的肱动脉的内侧。在神经血管结构的深处,是肘部上方的肌肉结构(旋前圆肌和肱肌),表现为低回声的均质团。在前

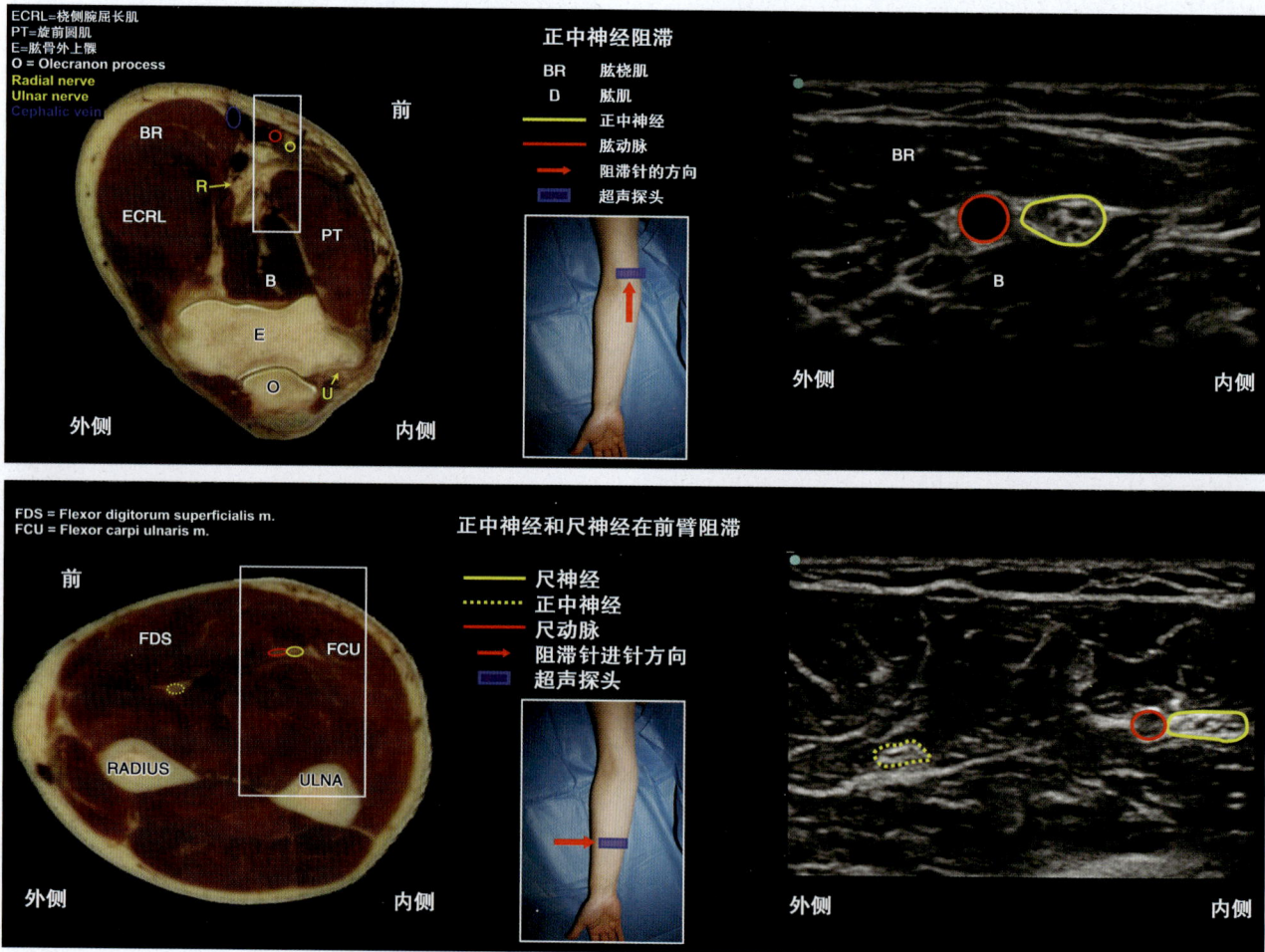

图36-25 超声引导下正中神经和尺神经阻滞的相关解剖结构

上一在肘部的内侧,超声引导的正中神经阻滞采用OOP方法。下一在远端前臂,超声引导的尺神经阻滞采用足迹探针IP法,线阵("曲棍球棒")探头。对于尺神经阻滞,避免动脉穿刺的理想位置是神经尚未完全到达尺动脉

臂,神经呈椭圆形,并在尺动脉的外侧。

- 穿刺:OOP 和 IP 技术都可以用于该阻滞。对于肘部 OOP 技术(未显示),调整超声图像,并将神经放置在屏幕中央,采用一根 30.0～50.0mm 的绝缘针以 45°～60° 的角度垂直于以 45°～60° 角横向放置的探头。如果使用联合技术,应采用神经刺激仪引导的穿刺方法。使用 IP 技术时,在肘部,穿刺针以从内侧到外侧的方向可以更容易对针进行追踪,从而以确保避免刺穿肱动脉。
- 局部麻醉药扩散:在注射完测试剂量的 D5W 后,在神经周围以环形方式注射大约 5.0ml 的局部麻醉药,避免触及神经并取得完全的阻滞。

临床贴士

- 正中神经位于手腕的屈肌支持带深处,由于注射后压力升高,导致腕管综合征的潜在风险一直存在。因此,在肘部或前臂位置进行正中神经阻滞是更合理的选择。
- 在手腕处,正中神经位于掌长肌和桡侧腕屈肌之间。如果能触摸到掌长肌,则正中神经就位于肌腱的桡侧。做一个局部麻醉皮丘,将穿刺针插入,直到刺穿深筋膜。注射 3.0～5.0ml 的局部麻醉药就足以产生麻醉效果。
- 在肘部阻滞时,如果回抽见血液,则表示穿到肱动脉。在这种情况下,应压迫穿刺点直到止血后再重新穿刺。如果穿刺针触及肱骨则表明穿刺太深。手臂肌肉的局部收缩(如肘关节屈曲和/或前臂内旋)同样表明穿刺太深。

尺神经

在外周,尺神经可以在肘部、前臂或手腕处被阻滞。尺神经阻滞可用于镇痛或小拇指的外科手术麻醉。在前臂内侧远端 1/3 和近端 2/3 交界处,尺神经通常位于搏动性尺动脉的内侧(图 36-24)。在行尺神经阻滞时,建议超声引导技术,以进行神经的精确定位和避免动脉穿刺。尺神经支配的肌肉产生的环(第四)指和小(第五)指的屈曲和手腕的尺侧偏。它支配手的内侧面(前面和后面)以及第四指和第五指的皮肤。在实施尺神经阻滞之前,患者的手臂应在肘部弯曲 30°,掌心向上。前臂可置于托手板上,并在腕下垫一枕头。

神经刺激仪引导技术

肘部:

- 对于患者来说,在肘部进行尺神经的麻醉可能会不舒服。在肘部尺神经的定位,并不常规使用神经刺激仪,因为在肱骨内上髁和尺骨鹰嘴间沟(尺神经沟)中,很容易定位(和触及)尺神经。如果在此位置进行阻滞,只需要注射少量的局部麻醉药(1.0～4.0ml)。

前臂:

- 与正中神经相似,可能很难在前臂上用神经刺激仪来定位这根神经。经皮电刺激[17]或经皮电极引导[18-19],可用于定位神经。定位到尺神经后,采用一根与神经刺激仪相连接的绝缘针,垂直于前臂的平面进针,并寻找正确的运动反射。尺神经阻滞的正确的神经反射是环(第四)指和小(第五)指的屈曲以及手腕的尺侧偏。注射 5ml 的局部麻醉药就足以阻滞前臂的尺神经。超声引导技术和神经刺激仪引导技术的联合使用可以提供良好的神经定位和准确的局部麻醉药扩散。

采用超声影像的方法(前臂,图 36-25)

- 超声扫描:前臂尺神经阻滞通常采用高频(10.0～15.0MHz)的线阵探头。该探头横向放置于前臂中间,当接近尺动脉时,在短轴上观察尺神经。尺神经位于尺骨上方,尺侧腕屈肌的腹侧,在手臂的前面,而不是内侧与骨相触。操作者应缓慢向下扫描,直到找到神经和动脉相毗邻(在此使用多普勒很有用),并稍微退回探头,使动脉和神经清晰地独立显示出来(图 36-25)。
- 超声影像:在短轴上,尺神经表现为蜂窝状的椭圆形结构,包含了被高回声组织包围的低回声的束状结构。邻近的尺动脉呈无回声,大小与神经的大小大体相似。在图像的外侧缘可看见正中神经,其大小和形状与尺神经相似。
- 穿刺:在采用 IP 技术穿刺过程中,应调整图像,使神经朝向屏幕的最外侧边缘,以使穿刺针的可见度良好(图 36-25 未显示)。采用短的(20.0～30.0mm)穿刺针,从内侧向外侧的方向穿刺以减少血管穿刺的风险。
- 局部麻醉药扩散:注射 5.0ml 局部麻醉药,使局部麻醉药在神经周围以环形的方式扩散以获得一个完善的阻滞,同时避免触及神经。局部麻醉药注射后,在神经周围会出现低回声扩散,同时将神经与动脉分开。

临床贴士

- 当在肘部进行神经阻滞时,不建议在有感觉异常的时候直接注射或在有压力的情况下直接注射到尺神经沟内,因为这样可能导致神经损伤。

应使用小剂量的局部麻醉药（3.0～5.0ml）。

- 在前臂尺神经阻滞的过程中，回抽有血，提示穿刺到尺动脉，应在按压之后重新穿刺。穿刺针触及尺骨则表明进针太深。
- 超声引导技术促成了前臂尺神经阻滞的独特方法。与内上髁后方的肘管阻滞相比，这一技术可以减少像尺神经神经炎或神经失用症等并发症。
- 采用有足迹的线阵或者曲阵超声探头（26.0mm；例"曲棍球棒"探头）。这种尺寸的探头使得对前臂的操作更为简单，使用 IP 技术可以对穿刺针进行良好对准。
- 在腕部，尺神经位于尺动脉和尺侧腕屈肌腱之间。在这两个标记之间的前臂的掌侧，在茎突的水平作一个局部麻醉皮丘，置入一根比较细的穿刺针，无论有无感觉异常，均注射 3.0ml 局部麻醉药。

静脉局部麻醉（Bier 阻滞）

不使用神经刺激仪或超声的情况下，可以通过将局部麻醉药注射到静脉系统，并在远端上止血带的方法进行手臂的麻醉。

方法

- 在需要阻滞的手臂上，置入一个小号（20G 或 22G）的静脉导管，并将其贴在手背上。连接一个肝素帽或小注射器，并注射生理盐水以保持导管通畅。在上臂使用充气止血带。止血带的压力应设置为收缩压的 2.5 倍。将止血带充气，并确认压力足以阻塞远端动脉血流，并应在开始阻滞前将止血带放气。
- 将手臂抬高以促进静脉排空。然后用 Esmarch 绷带将手臂从远端紧紧包裹到近端，以进一步驱血。在驱血后，将止血带充气至 300.0mmHg 或 2.5 倍患者的收缩压，并再次检测远端桡动脉搏动是否阻断。
- 将手臂置于水平位，用 50.0ml 的注射器抽取 0.5% 利多卡因（不含防腐剂），将注射器连接在套管上，并且缓慢注射。在接下来的 5min 内，患者会感觉到一过性的"针刺"的感觉，接下来 5min 麻醉起效之后会感觉到发热的感觉。局部麻醉药中不能添加肾上腺素。
- 对于短时间的手术，可在这个时候将静脉留置针拔除。如果手术时间超过 1h，可留置静脉导管，并在 90min 之后再注射。
- 对于超过 45min 的手术，许多患者会有止血带

处的不适感。特殊的"双气囊"止血带可用于缓解此问题。远端气囊先充气，然后近端气囊再充气。随后将远端气囊放气，这可以达到远端气囊下方区域的麻醉。如果出现不适，在麻醉区域的皮肤上将远端气囊充气，而不舒服的近端气囊放气。这一步是至关重要的，因为这一过程的主要风险是过早将局部麻醉药释放进入血液循环。如果使用双气囊止血带，在操作开始前应该对这两个气囊进行检测，并且应该严格遵循充气和放气的顺序。在双气囊装置中使用较窄的气囊，会使局部麻醉药进入血液循环的可能性更大。由于转换过程也增加了无意识释放局部麻醉药的可能性，因此对于短时间的手术来说，使用单个宽气囊的方法更好。

- 如果手术在不到 20min 内完成，应将止血带保持继续充气状态，并持续至少整个手术所需要的时间。如果 40min 过去了，可以将止血带放气。在 20～40min 内，可将气囊放气，并再次充气，并在 1min 后彻底放气，以延迟局部麻醉药突然吸收到全身循环，尽管这并不能真正降低最终血浆局部麻醉药水平的峰值。
- 麻醉持续时间应远远小于止血带释放的时间。由于丁哌卡因的心脏毒性，因此不能用于 Bier 阻滞。

临床贴士

- 如果止血带失败或过早释放，那么这种技术的简单性被潜在的局部麻醉药全身毒性所抵消。与全身毒性反应有关的并发症包括癫痫发作、心搏骤停和死亡；其他并发症包括神经损伤、骨筋膜室综合征和血栓性静脉炎[137]。仔细检查止血带以及将局部麻醉药缓慢注入外周（而不是肘前静脉）静脉可降低止血带下渗漏的风险。循环系统的血液水平是有时间依赖性的，在此期间，应仔细注意止血带释放的顺序和对患者的监测。需要一个额外的静脉通路用于注射抢救药品，同时备好所有适当复苏设备。当注意好这些细节后，这种阻滞是麻醉医师最有效和可靠的技术之一。

躯干神经阻滞

腹部和胸部的镇痛通常最简单的方法是使用脊椎麻醉和硬膜外阻滞，但在椎旁间隙的脊神经或肋间神经或腹股沟神经周围的阻滞适用于许多情况。当只要小范围的镇痛（肋间或者椎旁）或者

需要减少对运动的阻滞时，这一点尤为重要。此外，感染或者出现凝血异常时，硬膜外注射可能会存在风险。硬膜外阻滞也存在循环低血压和硬膜外血肿的问题，因此限制其对某些患者的使用[138]。在许多临床情况下，使用肋间阻滞来克服躯干和交感神经的联合阻滞与轴索神经阻滞可能是可取的。交感神经很早就从躯干部分分离出来，使得单独的躯体神经阻滞和交感神经阻滞变得有可操作性。同样，尽管椎旁阻滞可能会导致躯干阻滞和交感神经阻滞，但血流动力学反应往往比硬膜外阻滞时的反应要小。交感神经阻滞通常在大的神经节进行，特别是星状体，腹腔丛和腰丛。这些阻滞可能需要多次注射，在技术上比轴索麻醉更困难，但在某些临床情况下，它们更具有优势。读者可以参考第 56 章对这些阻滞的描述。

髂腹股沟和髂腹下神经阻滞适用于腹股沟区，包括疝修补术和睾丸固定术。在这些手术中，腰丛阻滞并不是最佳的，因为这些神经（L_1~L_2）比腰丛神经（L_3~L_5）在更高位就分离出来了。腹横肌筋膜阻滞（TAP）[139-140]，腹直肌鞘阻滞[141-142]可用于腹部、脐部或其他中线上的外科手术，且通常进行双侧阻滞。腹直肌鞘阻滞是阻滞腹直肌鞘内的第 9、10、11 肋间神经的末端分支；理想情况下，在腹直肌鞘后方和腹直肌之间进行局部麻醉药注射。TAP 阻滞的目的是通过在腹横肌和腹内斜肌之间注射局部麻醉药来阻滞腹壁 T_8 以上的神经支配。原始的腹壁多点注射局部麻醉药的技术，通过定位"Petit 腰三角"[143]的技术，更改为单点注射技术。超声引导的方法使得我们可以分辨肌肉层，并且可以实时观察到穿刺针的路径和局部麻醉药的扩散。因此，TAP 阻滞的方法又得到了进展，且变得更加普遍。

肋间神经阻滞

肋间神经的麻醉提供了腹壁从剑突到耻骨部位的运动和感觉麻醉。肋间神经阻滞适用于包括胸部和上腹部的急性和慢性疼痛的各种情况（例如开胸术的术后镇痛，各种心脏手术、开放和腹腔镜胆囊切除术）。它可以通过多种方法进行，包括胸膜下隙的连续注射，通过胸膜间导管，以及直接肋间神经阻滞。手术部位（即，术中的解剖路径）决定了所采用的方法。

这些神经阻滞包括沿着容易触诊的肋骨的尖锐后角进行注射，即从背部中线向外的 5.0~7.0cm

处。这些阻滞可能在更靠外（从中线向外 8.0~10.0cm）[144]，或更靠内（靠近横突外侧的位置）的地方实施。T_1~T_5 的水平可能更适合采用椎旁阻滞，因为该区域被肩胛骨和巨大的椎旁肌肉组织所覆盖。对五、六层肋间神经进行阻滞可有效的为上腹部手术，如胆囊切除术和胃外科手术提供镇痛和肌肉松弛。这些神经的单侧阻滞是肋骨骨折镇痛的有效方法，同时也有助于减少肋下切口患者术后镇痛药物的使用。由于肋间神经的支配范围有重叠，在实施肋间神经阻滞时应阻滞多个平面。这项技术也有助于减少胸腔导管置入或经皮胆道引流所引起的疼痛。

对于肋间阻滞，取患者侧卧外、坐位或俯卧位。在手术麻醉中，俯卧位是最实用的。在腹部下面放置一个枕头，使得胸椎轻度屈曲。手臂搭在床缘或手术台的边缘上，这样肩胛骨就会从中线滑向侧面。麻醉医师站在患者的一边。大多数麻醉医师都倾向于站在让他们的惯用手在患者尾侧的位置。

体表定位阻滞技术

体表标记。读者请参考临床解剖部分（见前面），以描述有关解剖标记的位置。从 T_6 到 T_{12} 的中线的棘突被标记。然后沿着棘突边缘的后角线识别肋骨。第 6 和第 12 肋在它们的下界是先标记的，在这两点之间画一条线。在它们之间的其余肋骨被识别，沿着第 6 和第 12 根肋骨之间的第一行确定的成角的旁矢状平面在每根肋骨的下边缘上做一个标记。

进针。在无菌准备后，为患者提供轻度镇静，每根肋骨下边缘的每个标记处都打一个皮丘。从最低的肋骨开始，朝头侧手的示指在识别标记上面回拉皮肤。使用另一只手，麻醉医师将针（22G，3.75cm）直接插到肋骨，保持一个恒定的 10° 角朝向头侧。与肋骨接触后，头部牵引缓慢释放，头侧手接过针和注射器，针被允许以同样的角度"走"到肋骨下。然后，针在肋骨下约 4.0mm。

年龄影响儿童的针插入点。针插入在肋骨下缘和腋中线或腋后线的交叉点，分别用于 10 岁以下和 10 岁以上儿童。前路很少使用，也不会在这里描述。

注射。一旦进入最佳位置，就进行回抽，并注射 3.0~5.0ml 的局部麻醉药（小于 3 岁的儿童用量减少）。如果适用，则对每个节段水平和双侧重复进行针刺和注射操作。由于肋间隙高度血管化，局部麻醉药被迅速吸收,当使用大容量局部麻醉药时,可能会出现局部麻醉药毒性反应,可能会很快导致神经系统或心血管后遗症。应该对这些阻滞进行最大剂量的计算和认真随访。

超声成像技术

使用超声可以很容易地看到肋骨。一个高频(5.0~15.0MHz)的探头被放置在一个纵轴上。肋骨将作为一个高回声的线,在下方产生一个低回声的骨阴影(图36-26)。当胸膜随着呼吸一起滑行时,胸膜也可以被看到"闪烁"。操作的其余部分将与盲探技术类似。如果需要更靠内侧(近端)肋间神经阻滞,如减轻带状疱疹或肋骨骨折的疼痛,超声对肋横突关节和肋骨的成像可能是有帮助的。关于椎旁阻滞章节描述和说明了这一成像。

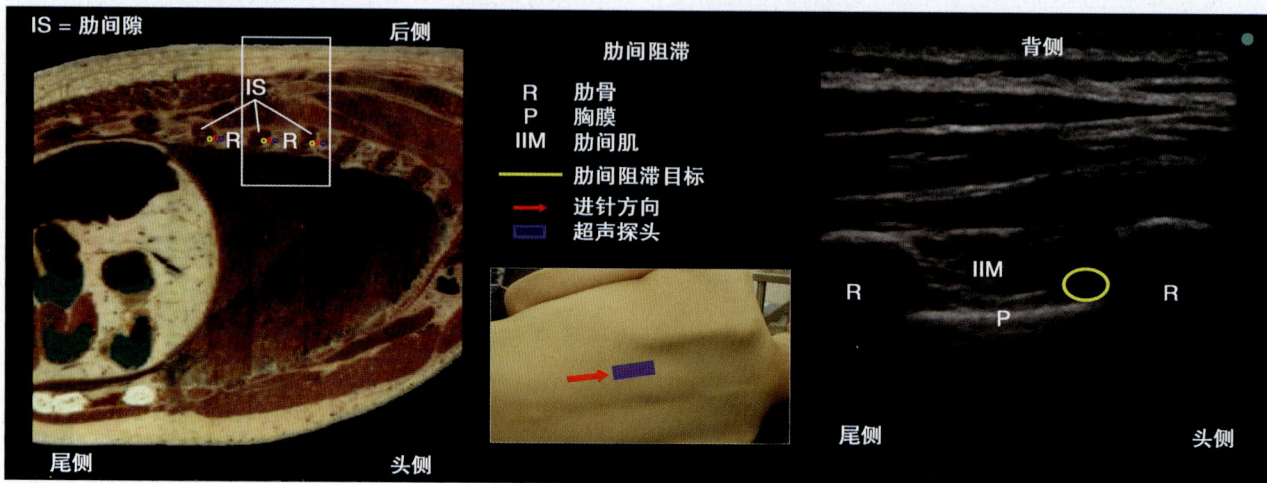

图 36-26 超声引导肋间神经阻滞的解剖结构
超声显示肋骨的高回声线造成低回声骨影,胸膜是高回声线,尤其呼吸时高亮

临床贴士

- 肋间神经阻滞可辅以一些椎旁神经阻滞或腹腔神经丛的交感神经阻滞。应注意调整这些组合技术中药物的总剂量,以便不超过最大推荐量。
- 肋间阻滞与仅使用静脉阿片样物质的优势包括:更好的镇痛、节省阿片样物质、改善的肺功能(包括早期的拔管),以及减少中枢神经系统的抑制[144]。肋间阻滞常用于辅助全身镇痛(如静脉患者自控镇痛)。
- 尽管人们经常担心气胸在肋间阻滞的发生率,但这种并发症很少见,尤其是在有经验的人使用超声时。这主要由于严格遵循上述技术的安全特征。在注射过程中,应始终强调对注射器和针头的绝对控制。
- 常见的并发症与在俯卧位进行阻滞所需的镇静有关。过度镇静会导致气道阻塞和呼吸抑制。必须注意患者的精神状态,因为与其他局部麻醉技术相比,肋间阻滞产生的局部麻醉药的最高血药浓度水平高于其他阻滞。当阻滞用于术后镇痛时,应将剂量降低至0.25%丁哌卡因或罗哌卡因,以尽量减少毒性。
- 如果注射部位靠近中线,局部麻醉药沿硬膜套管向硬膜外或蛛网膜下腔进行扩散,就可能产生部分脊髓或硬膜外阻滞。如果一个患者的肋间肌被阻滞,那么呼吸功能不全也可以被观察到。慢性阻塞性肺疾病患者的膈肌运动无效,不适合这项技术。

椎旁阻滞
技术

椎旁阻滞对于节段性麻醉,特别是上胸段的麻醉很有用。如果阻滞需要的位置比肋间神经更接近(中央),比如缓解带状疱疹疼痛或近段肋骨骨折,也是有用的。胸椎旁阻滞用于乳腺手术和胸部手术围手术期镇痛。胸腰椎旁路麻醉常用于髋关节手术术后镇痛和腹股沟疝修补术。腰椎旁路阻滞已成功用于门诊疝手术,术后镇痛效果显著。

已显示,用于手术麻醉的单次注射椎旁阻滞在术后疼痛缓解,呕吐发生率和运动疼痛方面的改善均超过全身麻醉[145]。椎旁阻滞被认为是"单侧硬膜外阻滞",因为它们在麻醉剂应用的一侧选择性阻断脊神经,尽管它们也有硬膜外扩散的可能性(如果需要,它们可以是双侧的)。麻醉包括躯体和交感神经效应,与硬膜外阻滞相比,血流动力学反应会降低(如低血压)。这种神经阻滞需要有良好的椎旁解剖结构知识，但也可以通过经验轻松完成。

上面五个肋骨更难以侧向触诊，并且阻断其相关的肋间神经最好通过椎旁注射进行。这种方法在技术上更加困难，由于靠近肺和椎间孔，有更大的并发症发生率。椎旁阻滞可以用于任何节段。在腰椎中，有些人更喜欢进行腰丛阻滞，以减少注射次数并避免交感神经阻滞，注射须进入脊椎神经刚刚离开椎间孔的椎旁三角空间。由于很难仅通过骨性标志盲法定位神经，因此通常需要大量的局部麻醉药。神经刺激仪已被用于定位神经。超声可以在阻滞之前进行，以改善标记的识别，特别是对于肥胖患者或脊柱畸形患者。然而，超声引导可能具有挑战性，并且可能会提供有限的额外价值，因为过度骑行的骨组织会反射超声束并产生后方声影，这会使成像（特别是针的成像）隐藏到椎旁空间。

椎旁阻滞是在患者侧卧、坐或俯卧位进行的，后者使用置于患者腹部下方的枕头来产生胸腰椎的弯曲。

使用神经刺激或阻力消失技术

界标。椎旁入路取决于脊椎水平和椎体棘突和横突的相应方位（见临床解剖部分）。因此，在进行上胸椎区域的椎管阻滞时，通过识别要阻滞的水平以上的椎骨的棘突来确定每个阻滞平面的进针位置；在腰部区域，被阻滞水平的棘突用于定位横突。标记需要阻滞的区域的棘突，并向头部画一连接棘突的横线并在偏向一侧（大约 2.5cm）处标出横突位置（图 36-27）。最后，横突被单独标记或

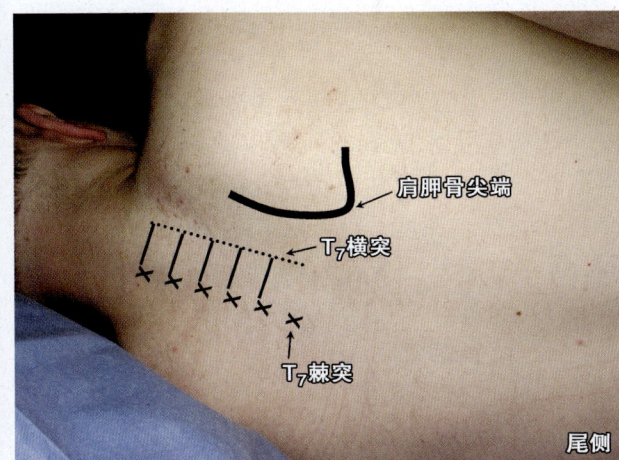

图 36-27　胸椎旁椎旁阻滞的标记
确定阻滞区域下方的棘突（如 T_6 平面阻滞时识别 T_7 的棘突），并从棘突的头端水平地画出一条线以标记棘突。在适当的脊髓水平在棘突线一侧标记好的横突处进针

通过绘制与连接横线末端的与脊柱平行的垂直线来标记。对于诊断性阻滞，可能需要麻醉单个神经。对于疼痛控制，必须确定几个水平。由于来自多个神经的感觉重叠，需要注射至少三个节段（如肋间阻滞）。

针刺。无菌皮肤准备和患者镇静后，在标记的横突处局部麻醉注射皮丘。使用 22G，70.0mm 绝缘针穿过在矢状平面中的局部麻醉皮丘处并且稍微指向头侧接触横突（通常在胸部 2.0~4.0cm 的深度；在腰部 5.0~8.0cm 的深度）或者——通常可能——肋横突韧带。可能需要轻柔地向头部或尾部探查来识别骨骼。横突的深度应在针杆上注明。然后将针从横突中撤回到皮肤水平并且重新插入上方 10°（以针对与棘突相对应的脊神经）或下方（对应于棘突下方的椎体水平）并且比针尖接触到横突时的深度深 1.0cm。针应该稍微向内倾斜以避免引起气胸。在这些界标（棘突和横突）之间的中点会有一个轻微的"落空感"，表明进入椎旁空间。

神经定位。对于神经刺激，使用 2.5~5.0mA 的初始电流，并且使针前进直到观察到相应的肌肉收缩（例如具有腰椎旁阻滞的腹肌收缩），然后减小电流强度至 0.5~0.6mA 以定位神经。局部麻醉药的测试剂量将通过消除神经反应确认神经定位，这是由导电溶液在针尖处的电流耗散引起的[26]。若使用阻力消失法，应使用 22G Tuohy 针。滑离横突后，进入椎旁间隙时可能会感觉到"突破感"或阻力消失。

注射。针头进入椎旁间隙后，根据注射部位数量和患者体型，在每个部位注射 3.0~7.0ml 局部麻醉药，并仔细抽吸。注意注射总毫克剂量；阻滞每个节段所需的体积限制了可以使用的浓度以及可以阻滞的节段总数。如果腰椎椎旁注射与肋间阻滞结合，两个阻滞的浓度和总体积需要减少。

使用超声成像

在阻滞操作（即，"预处理"，"支持"或"离线"成像）之前而不是在操作之时（即，"实时"或"在线"成像期间）进行阻滞区域的成像以识别深部的骨性标记，包括关节和横突。实时超声引导的椎旁阻滞是一个先进的阻滞方法，只能由有经验的人员进行。

扫描。将探头横向放置在中线处将提供椎板和横突的成像，以及如果观察胸椎（图 36-28，上幅图），还可以看到肋骨成像。然后可以使用纵向放

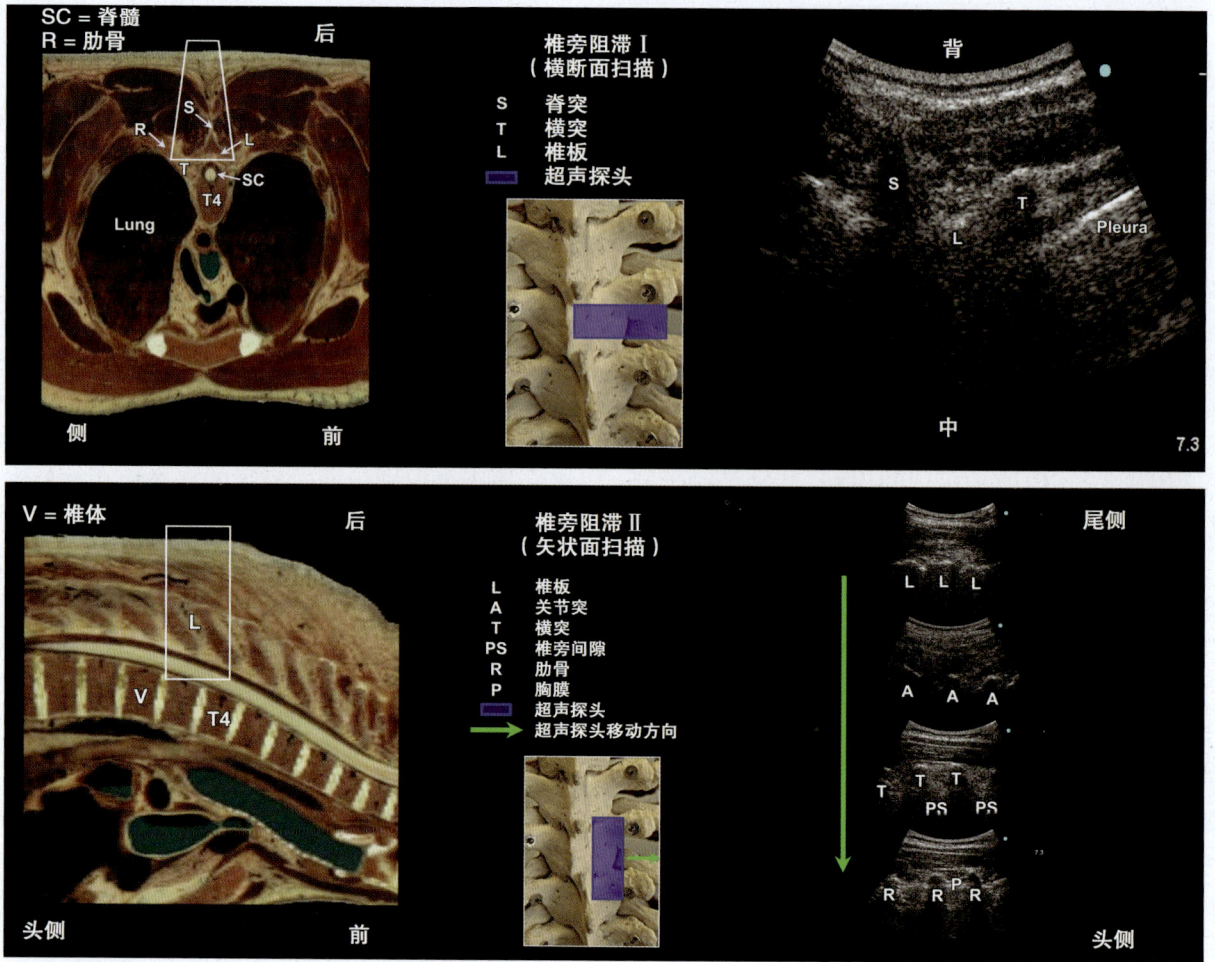

图 36-28 胸椎旁阻滞相关解剖结构和横向探头的位置图

上图—首先将探头放置在脊柱的中线以捕获椎骨和肋骨(在胸椎时)的横截面观。下图—探头然后纵向旋转并横向移动以查看椎板,关节突和横突;椎旁间隙可以在后者深处找到

置的探头进行内侧到外侧的扫描以定位和标记重要的骨性标记(图 36-28,下幅图)。为此,将 5.0~7.0MHz 曲线阵列超声探头(针对肥胖患者使用较低频率,针对瘦成人或小儿患者使用较高频率的线阵探头)定位在目标胸部或腰部区域的棘突顶部的矢状平面中。随后的横向扫描将允许连续识别椎板、关节和横突,以及在胸椎椎旁阻滞时可以见到的肋骨。

显影。最初的横向扫描将显示椎体棘突和横突,椎板和(在胸椎中)相关肋骨的高回声轮廓。在横向扫描时,探头纵向放置在脊椎上,椎板首先会出现重叠的线状结构。长轴的关节突表现为"多块",正好位于棘突的侧面,并且是具有高回声的短矩形结构线和潜在的低回声骨影。横向移动时,横突出现并且看起来与关节相似;当探头移出尖端时,它们将从视野中消失,这有助于将它们与关节区分开来并标出一侧的阻滞位置。除横突之外,

肋骨头在高回声边界内呈现为长的阴影,深达椎旁肌的线性高回声肌纤维。椎旁间隙位于横突的深处,并且胸膜常常可以在横突和深部以及肋骨深处识别。

针刺。由于在临床实践中通常需要多次注射以完全覆盖手术区域的所有皮肤,所以超声影像更适合于阻滞前评估以可视化并测量针接触到横突所需的针刺深度。使用超声进针与盲探技术相同,横突的深度更准确。在超声实时引导下使用 IP 或 OOP 进针均可实现椎旁阻滞。在使用超声时,推荐读者参考临床贴士部分获得有关重要预防措施的建议。

局部麻醉药扩散。在成人中,如果使用实时超声引导,看见局部麻醉药的扩散将很困难。因为注射区域上方覆盖的骨头很大程度上反射超声声波,并阻碍了更远的椎旁间隙内的能见度。然而,由于神经弓和椎体融合尚未发生,因此在儿童

（＜2岁）中可能会在超声下看见局部麻醉药扩散，从而可以很好地观察椎旁间隙。

临床贴士

- 由于椎旁间隙血管丰富，往往会出现意外的血管穿刺，需要特别注意频繁回抽和小量注射[146]。
- 与肋间阻滞相比，气胸更容易发生于椎旁阻滞时。当针穿过横突以下时，针应该向中间偏，并且不超横突2cm。如果出现咳嗽或胸痛，应进行胸部X射线检查以排除气胸。
- 由于硬脑膜延伸至椎间孔的水平，蛛网膜下腔注射也更可能在胸椎椎旁阻滞时发生。要小心回抽，但可能无法防止局部麻醉药无意注入硬膜下间隙。5.0～10.0ml的局部麻醉药注射入蛛网膜下腔会导致全脊椎麻醉。由于需要相对大量的局部麻醉药，全身毒性反应也可能发生。
- 如果试图实施超声椎旁阻滞，重要的是观察针的角度，在探头纵向放置时使用IP进针对准可能是最谨慎的。由于存在椎间孔内注射和脊髓损伤的风险，因此不应直接从中线处进针。同样，从一侧进针会增加气胸的风险。如果选择在阻滞过程中使用超声实时指导，请注意：①将探头放置在矢状面/纵向平面上时，OOP进针可能更具风险，因为它通常需要前面描述的内侧或侧面角度②当将探头放置在冠状面/横向平面时，平面内针刺方法可能更具风险。
- 传统上，椎旁阻滞和其他躯干阻滞是盲探下进行的，或是单独使用体表标记，包括对椎旁阻滞时穿过肋横突韧带时穿刺针阻力消失，或联合体表标记和神经刺激技术。超声可能有利于这些阻滞，特别是椎旁阻滞，以促进穿刺标记的定位。例如，通过预扫描可以识别横突的尖端，这将有助于识别正确的进针位置。超声对于在肥胖患者（其中针插入深度将被修改）或具有原发性变异（如脊柱侧凸）的患者中进行阻滞特别有用。本节提供了使用神经刺激指导技术的详细描述，但阻滞前的超声影像也会在椎旁阻滞和腹股沟区阻滞相关的部分中给出说明。

腹横肌平面阻滞

使用体表结构定位

- 患者仰卧位，"Petit三角"的下缘为髂嵴，后缘为背阔肌和前缘为腹外斜肌。
- 垂直插入一个钝化的22G，50.0～100.0mm针头（取决于体位），在腋中线后方髂嵴之上。
- 当针穿过腹外斜肌和腹内斜肌的筋膜层时，会感觉到第一次和第二次"落空"。针尖应位于腹内斜和腹横肌之间的平面内。

超声过程

- 扫描：该阻滞通常使用高频（10.0～15.0MHz）线性探头。患者仰卧时，将探头横向放置在中线以识别腹直肌。探头然后横向移动，并且可以识别出三层肌肉——腹外斜肌，腹内斜肌和腹横肌（图36-29）。探头应置于腋前线髂嵴之上。
- 显影：超声检查可发现肋间神经过小而分散，因此，TAP阻滞主要是肌肉平面阻滞。因为它们被高回声筋膜分开，所以可以清楚地识别出三层腹肌。在腹肌下面是腹膜，这在超声中显示为腹壁下看到的高回声线。在此之下是腹腔，其中可以实时看到肠蠕动。

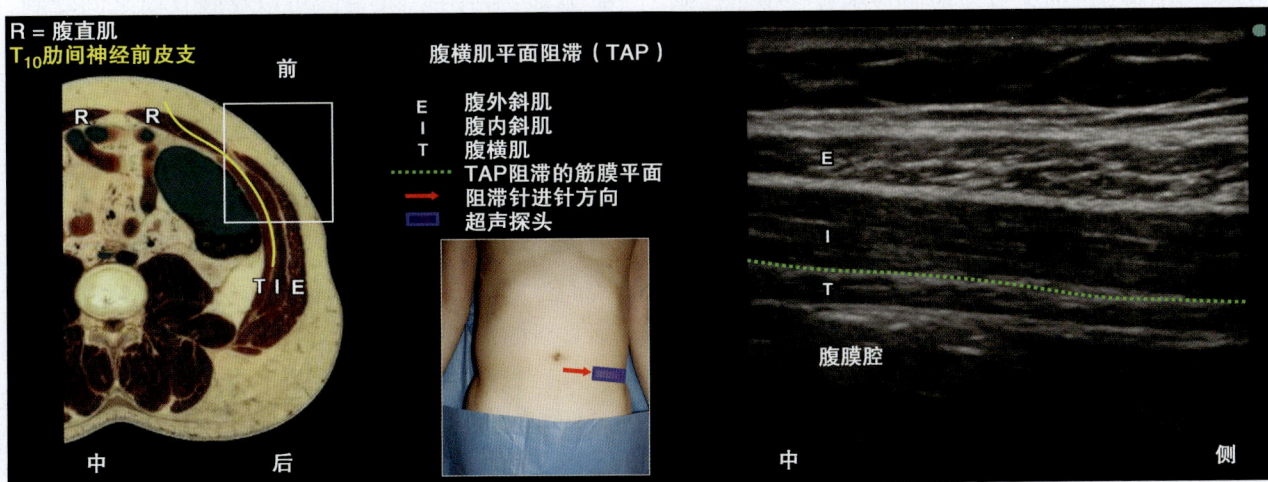

图36-29 超声引导TAP阻滞相关解剖结构的位置

将高频线性探头横向放置在腋前线的髂嵴上方，露出三层腹肌、腹膜和腹膜腔。探头IP平面进针，并沿内侧至外侧方向进针

- 进针：在平面内进针过程中，应调整图像，使三层腹部肌肉和腹腔的一小部分可以看到。一个22G，100.0mm 针可用于内侧至外侧进针以减少腹腔穿刺的风险，并且应该瞄准腹内斜肌和腹横肌之间的肌肉平面。
- 局部麻醉药扩散：目的是在腹部的任一侧注入20.0～30.0ml 局部麻醉药，但不超过毒性剂量（如 2.0mg/kg 丁哌卡因或 3.0mg/kg 罗哌卡因），以阻滞跨越中线的横向切口。局部麻醉药注射将表现为腹内斜肌筋膜平面深部以及腹横肌之上的低回声扩张。

临床贴士

- 确保局部麻醉药在正确的筋膜平面内扩散是非常重要的，而不是肌内注射局部麻醉药。
- 应采用彩色多普勒检查以确保腹部肌肉内的血管没有穿刺针经过。
- 对于腹部中线切口，腹直肌鞘阻滞（后面描述）可通过将局部麻醉药注射到腹直肌和腹直肌后鞘之间来完成，后者由腹部三层肌肉的腱膜形成。
- 已经证实 TAP 阻滞可以为产科和普通外科患者提供有效的镇痛[147-149]。
- TAP 导管可由外科医生在直视下置入，以提供有效的持续术后镇痛。闭合腹肌层后，将导管插入切口上方，尖端位于切口的最外侧点。
- 通过将局部麻醉药注射到腹横肌腱膜和腹横筋膜之间，TAP 阻滞可以被调整为腹横筋膜平面（TFP）阻滞。局部麻醉药将向近侧蔓延到腰方肌的内表面上以麻醉 T_{12} 和 L_1 神经的近侧部分。TFP 阻滞已被证实可为前髂骨取骨移植术提供术后止痛[150-151]。

　　已有描述腹部区域阻滞的其他变化。每个阻滞的注射位置不同（图 36-30），但都使用腹横肌作为主要标记。接下来介绍这些阻滞中研究最为深入的方法，包括腹直肌鞘阻滞和髂腹股沟/髂腹下神经阻滞。

腹直肌鞘阻滞

使用体表定位技术的操作

- 患者取仰卧位，确定脐部和半月线。在腹直肌鞘外的两侧做标记，并且在腹直肌鞘的边界与脐平面处的水平线相交的点处插入短斜针。
- 针与皮肤呈 60° 向脐方向进针，直到针穿透腹直肌前鞘时感觉到"落空感"。注射局部麻醉药，对另一侧重复相同的步骤。

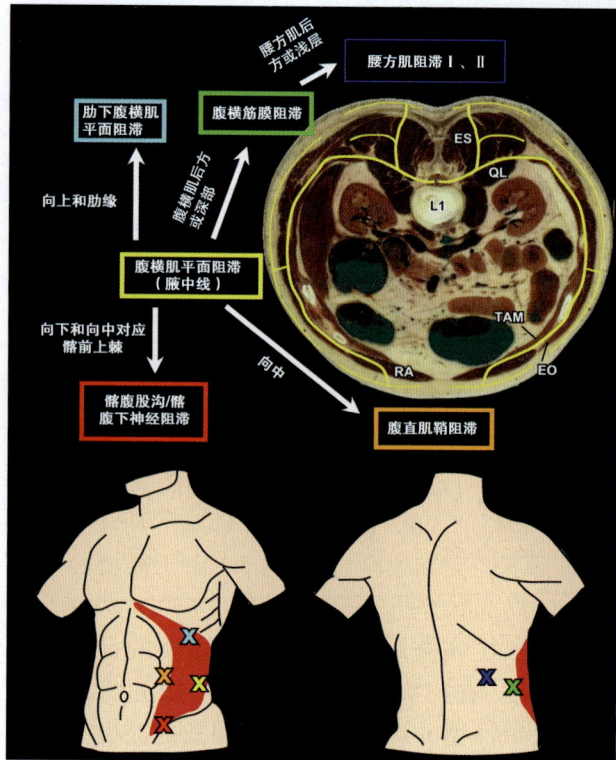

图 36-30　腹部阻滞的变化

上图—TAP 在腋中线处进行；移动阻滞点允许使用腹直肌鞘阻滞，同时向后移动阻滞点可实现腹横筋膜平面阻滞和腰方肌阻滞。分别从 TAP 插入部位上下移动插入部位允许肋下 TAP 和髂腹股沟/髂腹下阻滞。底部—用于腹部阻滞的进针部位（X），根据上图进行颜色编码。腹横肌的大致位置用红色表示

使用超声成像的操作

- 扫描：线性探头（6.0～15.0MHz）横向放置在切口预期部位外侧的前腹壁上。穿透深度随着皮下层的厚度而变化。
- 显影：在中线，腹白线可以在腹直肌之间看到，而腹膜可以在腹直肌后鞘外侧看到（图 36-31）。腹外斜肌，腹内斜肌和横肌腹肌可以在腹直肌外侧看到；内斜肌与腹直肌相同。在超声下不可见的目标神经位于腹内斜肌和腹横肌之间，然后进入腹直肌后鞘并穿过腹直肌的腹部。预期的注射位置是腹直肌后鞘和腹直肌之间的侧向空间。彩色多普勒可用于识别和避免穿过腹直肌的下腹壁血管。
- 进针：在由外侧向内侧方向上使用 22G，50.0～100.0mm 针（取决于皮下脂肪深度）。侧向进针将有助于避免下腹壁血管损伤。针通过腹外斜肌和腹内斜肌朝向腹直肌的侧沟，直接进针至腹直肌后鞘外侧。采用这种方法，针头不会穿透腹直肌的腹部，避免了下腹壁血管的穿刺损伤。

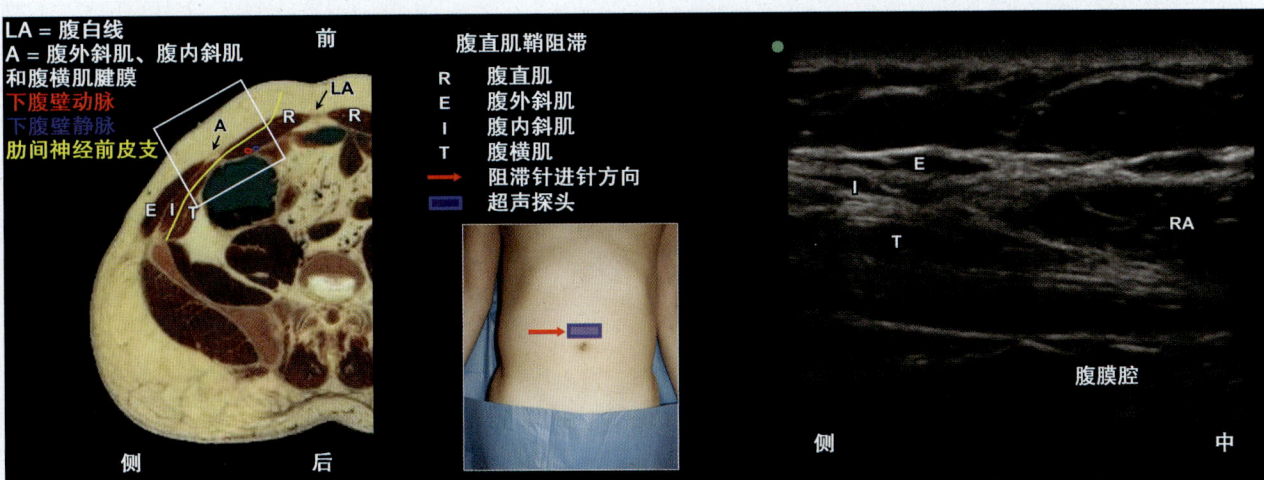

图 36-31 超声引导下腹直肌区域的相关解剖结构
在中线上放置横向探针显示腹直肌和腹壁层。在这些下面可以看到腹膜和腹膜腔。探头放置和进针方式以 IP 方法为佳

- 局部麻醉药扩散：注射 1.0～2.0ml D5W 可确认针尖位置。每侧注射 10.0ml（儿童 0.2ml/kg）体积的局部麻醉药（例如 0.5% 罗哌卡因）。在腹直肌后鞘和腹直肌之间会出现低回声扩散。

髂腹股沟和髂腹下神经阻滞

尽管超声成像可用于帮助提高神经定位和局部麻醉药在靠近神经的正确筋膜平面中的注射的成功率，但这些阻滞也可以用盲法技术容易地进行。

使用盲法技术的操作（单次注射筋膜突破）

定位。注射部位位于髂前上棘内侧约 1.0～2.0cm，并且髂前上棘下方 1.0～2.0cm 处。

进针与注射。可以使用 25G，36.0～50.0mm 钝头皮下注射针头。从前腹部（垂直）插入针，直至检测到筋膜刺破感，推测是在腹内斜肌和腹横肌的交界处。注射大约 10.0～15.0ml（0.3～0.5ml/kg 儿童）局部麻醉药。在皮下注射额外的 0.5～1.0ml 局部麻醉药以阻断髂腹下神经。

使用超声成像的操作

扫描。两种不同的方法已被用于超声扫描髂腹股沟和髂腹下神经[61,152]。在他们的临床研究中，Willschke 等人[61]使用了一个小的（"曲棍球棒"）5.0～10.0MHz 的足迹探头，横向放置在髂前上棘上方中间。髂腹股沟神经的横截面图可以被捕获，位于腹内斜肌和腹横肌之间。在尸体研究中，Eichenberger 等人[152]发现 7.5MHz 探头优于 10.0MHz 频率探头。他们使用了一个位于髂前上棘上方大约 5cm 并稍向后侧的位置，这两个神经已经显示出现在上述肌肉之间，观察到该神经的

概率为 90%。这些作者将这两种神经都视为不同的实体。

显影。神经呈低回声，有许多高回声点和明显的强回声边缘（图 36-32）。它们有一个椭圆形，有点"回旋镖"形状，并出现在束状低回声出现的肌肉之间。在更靠近头侧的位置，髂骨及其高回声边界和背影，可能会在屏幕的内侧被捕获。薄的腹外斜肌位于头侧位置，但在更低的位置可能看不到。

进针。尽管采用 IP 方法也是可行的，但 OOP 方式是优选的，将针放置在探头中点朝向尾侧的位置。

局部麻醉药扩散。可以进行一次或两次注射，取决于局部神经的数量。由于神经定位良好，使用超声成像时局部麻醉药的剂量可能较低。在儿童中，0.075ml/kg 已被证明对单次注射有效[153]，应该在神经附近观察到一个低回声区的溶液区域。

临床贴士

- 髂腹股沟和髂腹下神经可作为髂前上棘水平的常见躯干束存在，这进一步支持使用超声指导来定位单个神经[152]。
- 由于这些神经的皮肤神经支配变化很大，所以不可能通过临床测试来证实哪种神经被阻断。据报道，最外侧定位的髂腹股沟神经外侧处注射或髂腹肌神经内侧注射是单独阻断这些神经的一种方法[152]。
- 该阻滞的并发症通常与注射量相关，包括全身毒性和短暂性的股神经麻痹。最近通过超声对使用盲法技术定位的准确性进行的评估表明，

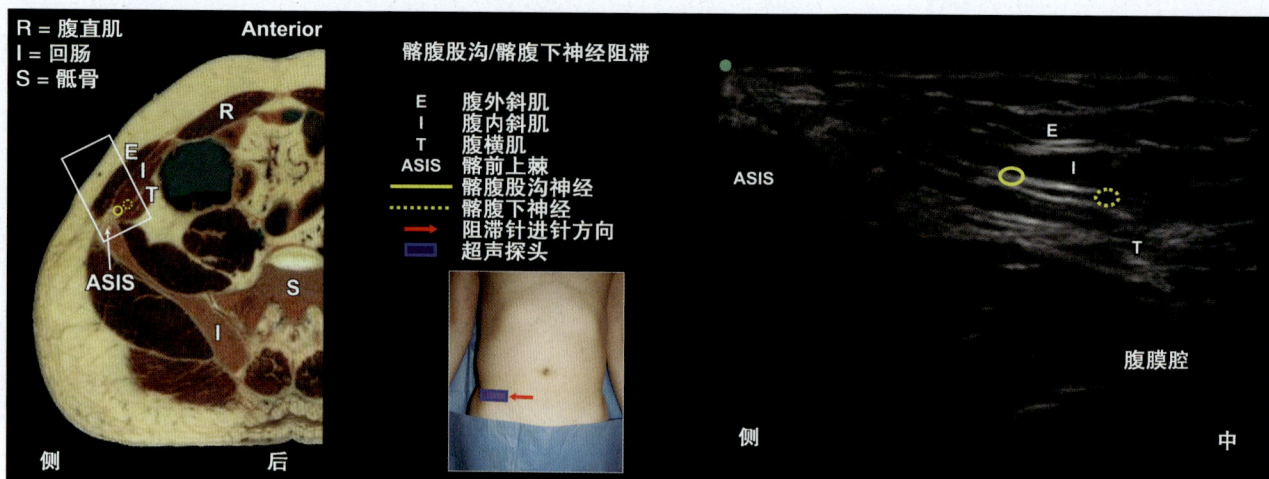

图 36-32　超声引导下髂腹股沟/髂腹下神经阻滞的相关解剖结构

在髂前上棘（ASIS）内侧的横向扫描显示位于 ASIS 内侧的腹内斜肌和腹横肌之间的神经。这些神经可以使用 IP 方法由内侧至外侧进针来阻滞，以避免穿透腹膜

即使在经验丰富的操作者手中，有 40% 的概率针头被插入腹横肌深处[154]，从而促进了超声在帮助防止不准确针尖放置或不适当的麻醉药扩散上的价值。

阴茎阻滞

阴茎阻滞用于儿童和成人的阴茎头和阴茎干手术过程。背侧神经（阴部神经的末端分支；$S_2 \sim S_4$）位于阴茎背动脉的外侧。从阴茎底部开始，神经多次分支，在到达龟头之前环绕阴茎。该阻滞通常是通过阴茎根部（环阻滞）的环形浸润而实现的。在阴茎背侧局部麻醉注射两个皮肤丘状隆起，每侧各一个，正好在耻骨棘下方和内侧。在每侧使用 25G，37.5mm 穿刺针，将 5.0ml 局麻药（婴儿使用 0.5～1.0ml）沿耻骨支的下缘深部和表面注射以麻醉背神经。对于一个完整的浸润环，需要额外 5.0ml 局麻药（成人）浸润到中轴下侧周围的皮下组织中。可能需要更大的针头或第二个注射部位来完成该环。在成年人中，20.0～25.0ml 的 0.75% 利多卡因或 0.25% 丁哌卡因通常就足够了。不应使用含肾上腺素的溶液，以避免危及阴茎循环。超声可用于改善阴茎阻滞的效果，并且在一项研究中发现其可减少术后疼痛并延缓术后镇痛药的使用[155]，尽管使用超声的方法比那些盲法平均长 10min。

下肢

腰丛和骶丛的联合阻滞为整条下肢提供有效的外科麻醉。20 世纪 90 年代之前，经常采用的是1973 年 Winnie 等人第一次描述的"腰丛前阻滞"入路（也被称为"股神经三合一"入路）。该阻滞基于一个假设，即注射入股神经的大量局部麻醉药液也会产生近端扩散并阻滞闭孔和股外侧皮神经。后来有报道此入路无法获得闭孔神经阻滞[157-158]，导致股神经阻滞被认为是一个单独的神经阻滞，并提倡腰后阻滞入路作为获取整个腰丛阻滞的方法。

当禁用脊椎麻醉或硬膜外阻滞技术或需要选择性地麻醉一条腿或脚时，就有 PNB 的适应证。由于识别神经鞘或神经丛隔间的解剖标记并不像上肢那样明确，因此下肢神经阻滞通常在远侧进行，神经已经分离成末端分支。因此，除了筋膜间隙入路（腰大肌阻滞）之外，还有髋关节、膝关节和踝关节的前侧和后侧的外周入路。

技术

腰丛阻滞（腰大肌间隙阻滞）

已经描述了使用后入路阻断腰丛的几种技术；然而，Chayen 等人[159]在 1976 年首先描述的腰大肌间隙入路仍然很受欢迎。由于腰丛的神经在 L_4 和 L_5 的横突之间，所以该阻滞通常在 L_4 的棘突外一定距离处进行的单次注射。对于髋部骨折[160]和髋关节置换术后[161]患者，连续腰大肌间隙阻滞也被证明对麻醉（坐骨神经阻滞）和围手术期镇痛有效。也可以使用 Parkinson 等[158]所述的更接近 L_3 的靠头侧的方法，尽管已有报道在这个水平上的阻滞会造成肾包膜下血肿[162]。这种阻滞具有麻醉整个腰丛的优点，因此可以提供前外侧和大腿内侧、膝关节以及膝下隐神经支配的皮肤区域的麻醉/镇痛。尽管骶神经根可能被麻醉,但该阻滞可能不会为整个大腿提供完全的麻醉/镇痛,因此通常还需要行坐骨神经阻滞。患者处于侧卧位,手术侧向上。应提供足够的镇静,因为神经丛位置较深,针必须穿透多块肌肉。

使用神经刺激技术的操作

界标。Capdevila 等人[161]使用计算机断层成像发现的界标如图 36-33 所示。与腰丛深度或横突相比,L_4 棘突和腰丛之间的距离不受体重指数的影响。L_4 的棘突估计位于髂嵴顶部之间的一条直线(髂嵴连线)的上方 1cm 处;一条水平线从 L_4 向身体的远侧棘突画出。然后在髂后上棘的点处画出与脊柱平行的垂直线,以与水平线相交。然后在脊柱和髂后上棘之间的水平线上外侧 1/3 和内侧 2/3 之间的连接点处,腰丛神经节则位于 "X" 位置。根据计算机断层成像评估,L_4 水平的皮肤至腰丛平均深度为成年男性 8.4cm 和成年女性 7.1cm。腰椎横突的后缘与腰丛之间的距离约为 1.8cm。儿童体重与丛神经深度之间存在很强的相关性;在一项研究中,3~12 岁儿童的腰丛深度范围为 1.24~1.74mm/kg[163]。

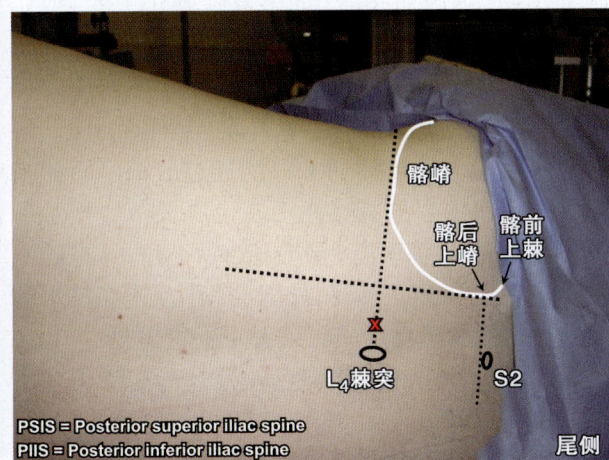

PSIS = Posterior superior iliac spine
PIIS = Posterior inferior iliac spine

图 36-33　腰丛(腰大肌间隙)阻滞的表面定位标记
针刺入部位(X)是沿着从 L_4 横突延伸一水平线到其穿过通过髂后上棘垂直线的位置距离的 1/3

针刺。在标记的阻滞区域注射一个皮丘。垂直于 "X" 处的所有平面插入绝缘针[17~20G(儿童用 22G 至 25G),长 110.0~150.0mm,取决于体位],直至与 L_4 横突接触(大约 5.0~6.0cm 深)。接触后,拔出针头并将其重新引导至横突以下,最大进针深度为 2.0cm。

神经定位。随着神经刺激器设定输出电流为 1.0~1.5mA,观察股四头肌收缩(髌骨跳动)。当运动反应保持在 0.3~0.5mA 时,神经丛即被定位。如果一开始没有获得运动反应,那么轻微地向内侧移动针头,而不瞄准脊髓,或者朝头侧或尾侧的方向倾斜 15° 可能会有所帮助。

注射。在神经丛定位后,注射 30.0~40.0ml 局部麻醉药,小心抽吸并给予测试剂量以排除血管内、硬膜外或蛛网膜下腔的放置。将麻醉剂扩散到腰丛的所有根部可能需要 15~20min。麻醉骶骨分支(形成胫神经的下骶纤维)需要更长的时间,并且可能根本不会被阻滞。

使用超声成像的操作

由于目标结构很深,腰丛难以充分观察。与椎旁阻滞类似,超声可能是确定阻滞操作之前横突的确切位置和深度的最好方法。如果要在 L_3~L_4 进行阻滞,在阻滞之前和/或期间观察肾脏可能有助于预防肾脏损伤和血肿。这对于年幼的孩子尤其重要,因为肾脏的下极可以达到 L_4~L_5 那么低。神经刺激技术与超声的联合使用仍然被建议以确认正确的针尖放置。

扫描。在 L_4 棘突水平的中线横向上放置一个凸阵探头(5.0~8.0MHz),以提供 L_4 椎骨的概况。应该将探头旋转到与脊柱平行的纵轴,这将允许执行横向扫描以识别横突的尖端。没有相关的肋骨意味着横突的尖端相当容易划定。6.0~13.0MHz 的 "曲棍球棒" 探头可用于幼儿和婴儿。

显影。对于成年人和年龄较大的儿童,这种阻滞的深部位置妨碍了腰丛清晰的视野。事实上,横突(这是主要的标记)往往只是模糊地描绘出来。因此,在棘突和横突尖端之间切换横向和纵向扫描以检查该区域非常重要。在横向扫描中,棘突表现为低回声(可能由于背侧阴影效应)并向表面延伸,而横突是脊椎侧缘处的高回声团块/线。束状显示的肌肉组织呈现明显的围绕椎骨的分布,但大多数便携超声机器都对其边界显影欠佳。在纵向扫描中,横突的侧向尖端将在观察到高回声结节的最横向点处被识别。

针刺。针刺将与盲法技术相同,不同之处在于横突深度的把握将更准确。如果选择在 L_4 以上采用更近头侧的入路,则实时成像可能有助于观察肾脏(特别是在吸气时,肾脏会向 L_3~L_4 方向下降)(图 36-34)。对于纵向放置探头 IP 方法进针对准可能是最适合的以避免针尖过度偏内侧或外侧倾斜(参见椎旁阻滞临床贴士)。

局部麻醉药的扩散。在所有除幼儿以外的患

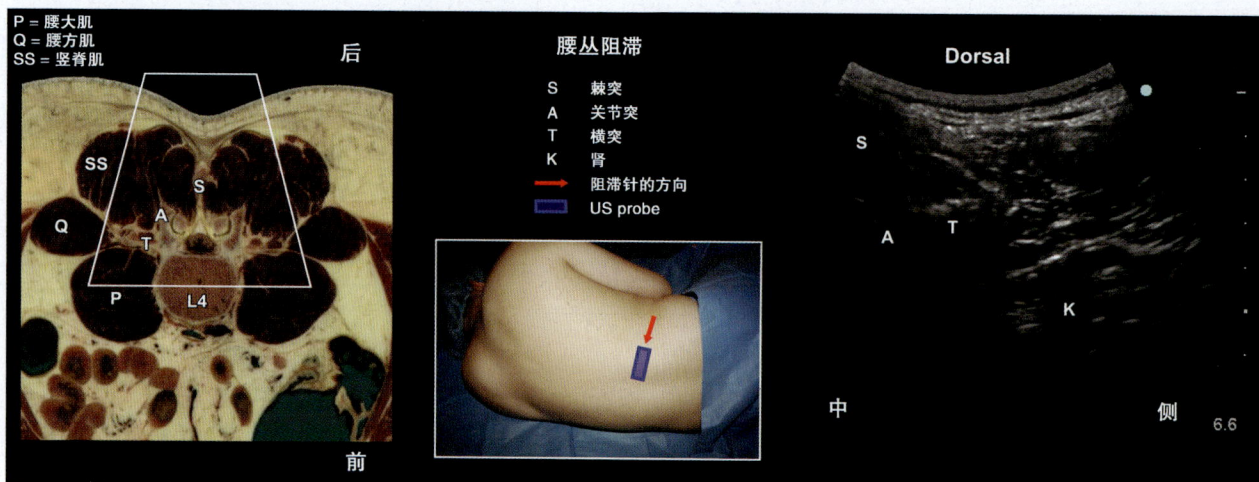

图 36-34　超声辅助腰丛神经阻滞相关解剖结构的设置

一个凸阵探头可以横向放置，以获取棘突、关节和横突的概况，腰肌就在后者的外侧。穿刺肾脏可能是腰丛神经阻滞的潜在并发症；如果尝试实时插入针头，最安全的进针方法是在 $L_3 \sim L_5$ 横突沿纵向放置探针使用 IP 方法进针，因为肾脏可能会在更头侧的位置显影

者中，使用超声时很难查看局部麻醉药的扩散情况。如果看到的话，低回声团块将向横突的内侧和深部的肌肉内扩散。

临床贴士

- 腰大肌间隙阻滞可以放置导管以提供长效镇痛；导管由腰大肌安全固定并远离任何活动的关节区域。在刺激针（斜面朝向尾侧和外侧）获得良好定位之后，将刺激导管前进 3.0～5.0cm。在某些情况下，注射不导电的溶液如 D5W 以扩大神经周围空间，同时保持电学特性，这是有帮助的[27]。采用刺激导管进行导管推进时，应保持股四头肌收缩。

- 在穿刺置针和导管放置之前，进行超声检查可能是有益的。使用更高频率（6.0～13.0MHz）的线阵探头，Ilfeld 等人[164]表明，每个横突的深度和位置可以准确估计，使用户能够最大限度地减少与针/导管插入腰丛相关的风险。

- 这种技术的并发症包括肌鞘、腹膜后间隙或肾脏血肿（因此，这种阻滞在有凝血功能障碍或出血倾向的患者中是禁忌的）；感染；导管放置在腹膜内。神经病变是可能的，并且有报道称其意外扩散至硬膜外或甚至蛛网膜下腔。

单独的腰丛神经阻滞

可以用于麻醉腰丛的四根终神经（股外侧皮神经、股神经、闭孔神经和隐神经），但如果需要麻醉所有这些神经，则优先使用腰大肌间隙阻滞（如前所述）。通常使用股外侧皮神经的麻醉，以提供从大腿外侧获取皮肤移植物感觉麻醉。它也可以作

为一种诊断/治疗工具来识别感觉异常性股痛（股外侧皮神经的神经系统疾病）。已经显示，闭孔神经为大腿和膝关节的内侧提供可变的感觉供应，并且还向髋关节发出分支[165]。闭孔神经阻滞可有效预防经尿道膀胱肿瘤切除时的闭孔反射，治疗髋部疼痛，内收肌痉挛（如多发性硬化患者）或作为研究髋关节活动度时的诊断工具。当需要麻醉脚踝和脚的内侧时，隐神经阻滞常常补充坐骨神经阻滞。膝关节手术需要麻醉股神经和闭孔神经，尽管膝关节术后镇痛通常只能通过股神经阻滞来提供。单次注射股神经阻滞在全膝关节置换术后提供合适的术后镇痛，同时避免了鞘内吗啡的不良反应[167]。与连续硬膜外阻滞相比，连续技术的使用也可减少不良反应[168]，并可促进康复[169]。在超声引导的髌下神经阻滞已被描述为门诊关节镜手术后术后镇痛[170]，但在此不再讨论。单独的股神经阻滞被广泛用于镇痛，超声引导已经被描述应用于该区域阻滞；因此，本章将对此阻滞提供全面的描述。已有文献描述了超声关于闭孔神经阻滞的超声引导方法，并将在此处进行讨论。另外两个神经阻滞只会进行简单讨论。图 36-15 显示了股神经、股外侧皮神经和闭孔神经的阻滞部位。

股神经/髂筋膜阻滞

使用神经刺激的操作

- 界标：患者仰卧位，股骨轻微外旋。枕头可放置在患者臀部下方以便于触诊股动脉并突出其他相关界标以便于触诊。Vloka 等人[171]在尸体上研究了使用 4 个共同的进针点进行股神经阻

滞,发现股神经位于腹股沟皱襞下方,紧邻股动脉的外侧,该位置是神经定位的最佳点。股动脉在腹股沟韧带的内侧 1/3 和外侧 2/3 的交界处即"腹股沟中点"下降,尽管它在股沟襞处最浅。它位于神经内侧约 1.0~1.5cm 处。腹股沟皱襞是位于腹股沟韧带下方 2.5cm 处并与其平行(下肢的临床解剖)的皮褶。

- **穿刺**:在感觉到股动脉搏动的区域的侧面局部麻醉注射一个皮丘,并且将 50mm,22G 绝缘针垂直于皮肤或朝向头侧约 30° 的角度插入。由于股动脉位于神经附近,因此需频繁进行回抽。

- **神经定位**:使用神经刺激,寻求股四头肌肌肉反应(首选髌骨跳动),终点为 0.5mA,用于精确定位。到缝匠肌的分支出现在腹股沟韧带的下方,在主要阻滞部位近端离开股神经;这种肌肉对刺激有反应,通常表明针尖位于股神经主干的外侧且过浅。对于髂筋膜阻滞,使用阻力消失技术而不是神经刺激。将针在腹股沟皱襞处垂直放置在动脉外侧 5.0cm 处。当针穿过阔筋膜和髂筋膜并进入髂腰肌时会感觉到两次突破感。

- **注射**:注射 20.0ml(或更少)局部麻醉药应该足以用于单独的股神经麻醉。可能需要 20.0~30.0ml 的局部麻醉药用于髂筋膜阻滞。应进行间歇性注射和在注射间隔进行抽吸。

使用超声成像的操作(图 36-35)

- **扫描**:如果神经血管结构位置不太深(即瘦个体),则可以使用 10.0MHz 或更高频的探头用于两个阻滞,因为这将显示神经与周围结构(血管和肌肉)之间的良好区别。如果神经和动脉深(>4.0cm),推荐使用中等范围 5.0~8.0MHz 线性探头。将探头横向放置在腹股沟皱襞水平的神经轴线上。依照习惯(彩色多普勒可能用于识别股动脉和股静脉),神经应该出现在股动脉下方约 1.0cm 和外侧 1.5cm 处。5.0~10.0MHz 的"曲棍球棒"超声探头可用于大多数儿童。

- **显影**:神经位于大的、圆形、无回声和搏动的股动脉的外侧约 1.0cm 处深。由于神经的走行不规则,神经通常呈三角形和大小不一。在腹股沟韧带上方早期分支可以增加神经的横向直径。阔筋膜(最浅的)和髂筋膜(紧邻神经,实际上将神经与动脉分开)可能会出现在股神经浅表面,并且通常呈现明亮和纵向成角的影像。

- **穿刺**:将神经放在屏幕的内侧边缘,探头捕捉神经血管结构的横向视图。可以使用平面内或平面外(图 36-35)进针方式插入 50.0mm,22G 针头(用于单次注射)。应使用锐角(30°~45°)插入针以最大限度地观察。通过将针尖略微偏离神经而使平面内阻滞变得更容易,而一旦针尖适当地定位,可以通过将针头向尾部方向倾斜来改善导管放置的准确性[172]。尽管前一种技术可能有助于更快地插入导管,但插入导管垂直或平行于神经不影响镇痛的质量。

- 对于髂筋膜阻滞,通常将针放置在比传统股神经阻滞更偏外侧的位置。

- **局部麻醉药扩散**:建议在局部麻醉药应用之前,用 D5W 试验剂量进行试验,以观察扩散并确认

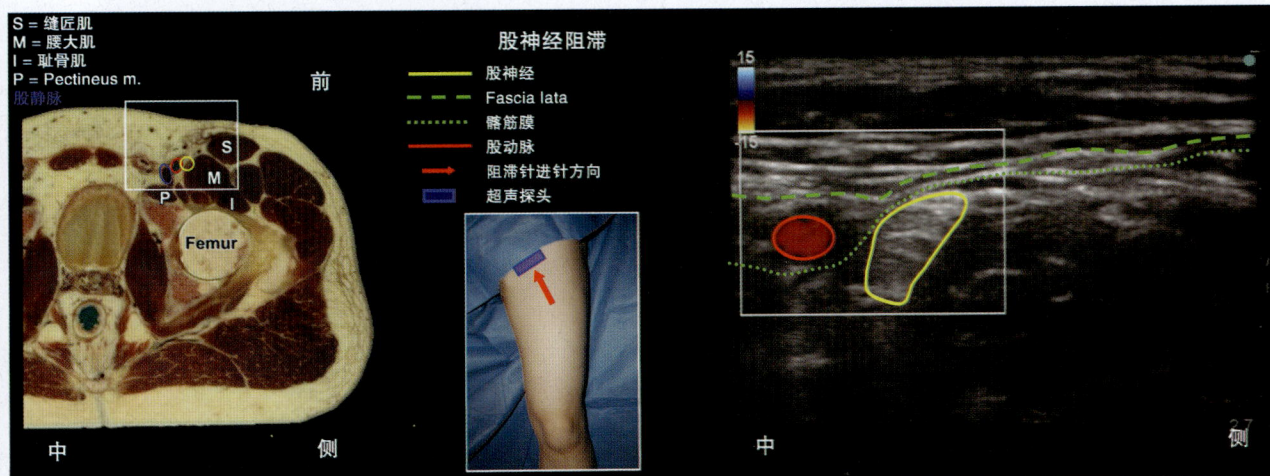

图 36-35 超声引导股神经阻滞相关解剖结构的设置

将探头置于稍微倾斜的平面内(在腹股沟皱襞的水平处并与其平行)以在股动脉外侧的短轴上捕获神经。当针(未示出)横切阔筋膜和髂筋膜时,可以看到针。如果使用 IP 针刺,应从外侧到内侧的方向上进针

神经定位。局部麻醉药的扩散应在围绕神经的筋膜间隙发生。该溶液可以将神经向内或朝侧向远离动脉移动。

临床贴士

- 当插入导管时，刺激导管是否改善放置是有争议的[174-175]，但是使用溶液扩大神经周围空间已被证明在某些情况下是有益的[176-177]。如果使用刺激导管，注射 D5W 进行组织扩张将维持运动对神经刺激的反应[26-27]。
- 通过 IP 方法，由外侧到内侧进针确保在遇到股血管之前达到神经。
- 确保超声光束垂直于神经的横轴以最小化折射效应改变结构的回声特性是非常重要的。已经表明，探头向头部或尾部大约 10° 倾斜可以使得神经与下面的髂腰肌呈现等回声（外观相似）[178]。

股外侧皮神经

使用神经刺激技术，Shannon 等人[179]发现股外侧皮神经可以在腹股沟皱襞处定位，大约在髂前上棘内侧 0～1.0cm 处（图 36-15），尽管该标记可能是高度可变的[180]并且应该用神经刺激技术确认。如果穿刺靠近髂前上棘，则使用垂直入路插入绝缘针（22G，50.0mm；儿童 35.0mm），或者如果距离较远，则沿外侧方向插入。当针穿透阔筋膜时，可能会感觉到"突破感"。使用神经刺激器主要终点是大腿外侧上方的感觉异常（图 36-14），电流约为 0.5～0.6mA。感觉分布可能不会延伸到大转子的近端。5.0～10.0ml 的局部麻醉药通常足以获得阻滞。最近的一项研究表明，在某些情况下，对准神经可能不是必需的；在进行膝关节手术的患者中，立即在腹股沟韧带下注射局部麻醉药可以提供足够的阻滞，而不必直接注射到神经周围。

闭孔神经

由于闭孔神经在其从闭孔下降后分叉，因此阻断上耻骨支附近的孔内神经（即在神经分支之前）通常采用盲法技术。患者呈仰卧位，臀部轻微外旋；髋部也可能稍微弯曲和外展。如果使用超声技术，伸直腿部已被证明是最好体位。定位耻骨结节，在其下方和外侧各 1.5cm 做一个标记（这个标记应该类似于图 36-15 中的标记）。腹股沟入路是另一种选择，在某些情况下可能提高阻滞成功率和减少穿刺次数。

使用神经刺激技术的方法

- 垂直插入绝缘针（18～22G，成人 90.0～100.0mm；儿童 22～25G，35.0～50.0mm），直至与耻骨下支接触。然后将针向侧方和尾侧重新定向并进入闭孔，并前进 2.0～3.0cm。使用 0.5mA 电流的神经刺激引出内收肌收缩已被证明可以大大提高神经定位的准确性[166]。

使用超声成像的操作（图 36-36）

扫描：在大腿近端使用超声引导的闭孔阻滞主要基于三层肌肉的识别，即长收肌、短收肌和大收肌（从表面到深层）。闭孔神经的前支通常位于长收肌与短收肌之间的外侧缘，而闭孔神经的后支位于短收肌与大收肌之间；然而，在这个水平上，闭孔神经显示出相当程度的变异性[183-184]。Soong 等人[185]发现，将探头放置在耻骨结节外侧和远端 2.0cm 处，可清晰地观察到闭孔神经的前支

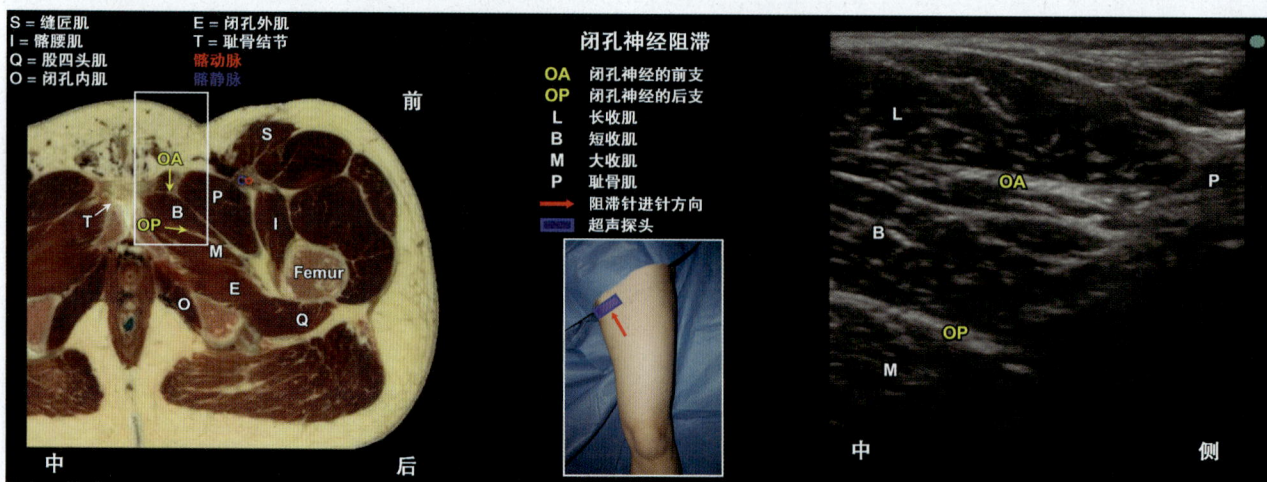

图 36-36 使用 OOP 方法对大腿近端的超声引导闭孔神经阻滞（前支和后支）的相关解剖结构

重要的是要确定三个内收肌：长收肌、短收肌和大收肌（从浅到深）。由于闭孔神经的前支在在耻直肌深处的长收肌和短收肌之间，所以还应该在侧面观察到耻骨肌

和后支。如果肌肉的筋膜平面高度可见(高回声)，分支可以位于短收肌的两侧。在超声指导下测量的前后支的深度分别为 15.5mm 和 29.3mm；探头的组织压缩可能会影响该深度。使用超声成像时，主要(总)闭孔神经可能难以观察。平面内针刺技术和彩色多普勒可用于帮助避免相邻血管。

- 外观：应使用高频探头，应观察三层肌肉：长收肌、短收肌和大收肌。闭孔神经的前支通常表现为低回声圈，位于由长收肌与短肌形成的高回声层之间，而后侧分支位于此层的短收肌与大收肌之间。还可以在更远的膝关节处对神经进行阻滞。

- 穿刺：为了阻滞闭孔神经的前支，将 22 号针以 IP 或 OOP 方式插入长收肌深处，并在肌肉下方注射局部麻醉药。同样，针可以插入更深的短收肌到达后支。5.0～10.0ml 的局部麻醉药就足够了。

- 局部麻醉药的扩散：在注射过程中肌肉层之间应出现均匀的低回声扩散模式。避免肌内注射很重要。

临床贴士

- Akkaya 等人[186]通过尸体和活体解剖表明，由耻骨上支、耻骨肌后缘和外收肌的前侧所围成的高回声三角形是位于闭孔静脉内侧的闭孔神经的理想标记。

- 使用超声引导的报告表明，单次注射局部麻醉药进入筋膜间隙(即长收肌和短收肌之间)包含闭孔神经的前支的位置，导致麻醉药向上(头侧)扩散至阻滞后分支[187]；通过在针头插入部位的远端施加压力来促进局麻药的进一步扩散。

- 由于闭孔动脉与神经相邻，因此在未分支的闭孔神经附近注射时，抽吸是至关重要的，一旦该动脉的出血可能会危及生命[188]。

隐神经

　　已经描述了许多隐神经阻滞的方法，包括大腿中部、膝关节周围或脚踝在内的不同位置放置针(正如踝阻滞中所讨论的)。Van der Wal 等人[189]首次描述的使用盲法技术的经缝匠肌阻滞已被证明与内侧股骨髁(髁旁阻滞)或胫骨粗隆(膝下区域阻滞)阻滞相比，该方法在足部内侧麻醉更有效[190]。超声引导已成功应用于经缝匠肌股周[191]、缝匠肌下[192]或围静脉(隐静脉)[193-194]入路；后面会讨论围股动脉入路，也描述了使用缝匠肌和股薄肌肌腱作为标记的有效方法[195]。使用位于更近端

的股动脉(而不是下行的膝动脉的远端大隐分支)作为高度可见的标记似乎有助于确定缝匠肌和神经。

使用神经刺激技术的操作(经缝匠肌)

- 界标：通过要求患者抬起并伸腿，离检查台约 5cm 至 10cm，在膝关节的内侧触诊缝匠肌。阻滞的位置由从该点沿近端方向画出的 4cm 垂直线，线的末端标记为阻滞位置(Benzon 等人[190]使用的标记点是髌骨上方偏向头侧 3～4cm 和髌骨上内侧后方 6～8cm 的位置)。

- 穿刺：将 22G 针以 45° 的角度向后插入，从膝关节内侧向前伸出一个稍向后的角度，稍向后和向尾部的角度穿透缝匠肌，深度大约 2～3cm。

- 神经定位：因为隐神经为感觉神经，进针深度达到 3～5cm 时，用神经刺激仪 0.6mA 或者更小的电流可以在踝内侧诱发出异常感觉。通常不会在儿童身上诱发异常感觉，因为可能会引起不舒服或疼痛。

- 注射：小心抽吸后，注射 10ml 的局部麻醉药(1.5% 到 2.0% 的利多卡因)。

使用超声影像的操作(图 36-37)

- 使用超声检查较容易分辨出缝匠肌，因为它的位置比较浅，覆盖在股动脉向深部走形经过收肌裂孔变为腘动脉前的相对大的界标上[191]。该神经在大腿位于缝匠肌和动脉之间。

- 扫描：用高频线阵超声探头(例如：L38，Micro-Maxx，Sonosite，Bothell，WA，USA)水平置于大腿中部的纵轴上，距离髌骨中点内侧 3～4cm，上方大约 10～12cm。应用多普勒可以在这里找到股动脉，进而分辨出上方覆盖的缝匠肌。之后探头向远端扫描，直到找到股动脉刚好变为腘动脉之前的点。

- 表现：使用彩色多普勒对于识别股动脉很重要，它是一个大的低回声结构(位于彩色下方)，在平均体型的人群中深度大约为 2～3cm。缝匠肌为一个轮廓清晰、唇形的、边缘高回声，位于动脉上方的肌肉。神经可以在该水平被阻滞，位于肌肉和动脉之间，或者在更远端的膝关节处被阻滞。

- 进针：使用 22G 的针采用平面内或平面外技术穿透缝匠肌，在肌肉下方和动脉内侧注射局部麻醉药，5～10ml 的局部麻醉药应足够使用。

- 局部麻醉药扩散：注射过程中在股动脉内侧可以看到少量低回声物质。

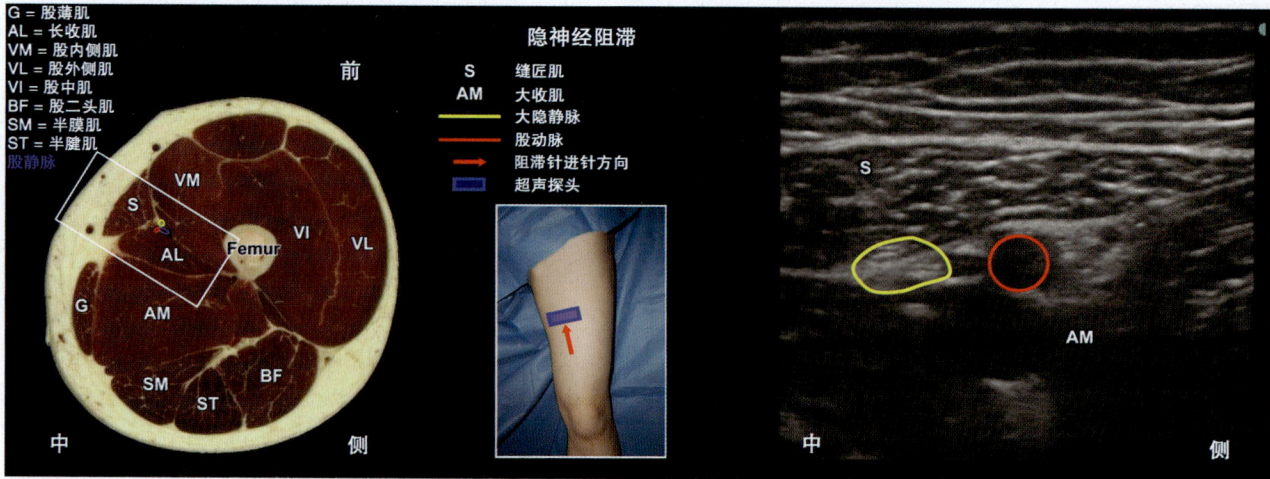

图 36-37　超声引导下经缝匠肌围股动脉入路对隐神经进行阻滞的相关解剖结构

将探头放置在冠状面上，股动脉尚未成为腘动脉的位置，髌骨中点内侧 3～4cm，上方大约 10～12cm。使用大的股动脉作为一个标记，可能有利于更远端入路，其中神经位于膝降动脉的小隐动脉分支附近（见正文）

用臀大肌入路，臀大肌下入路，腘窝后入路和前路的方法阻滞坐骨神经

坐骨神经阻滞可以联合腰丛阻滞用于下肢麻醉。联合隐神经阻滞，可以满足单纯足和小腿的麻醉。大的坐骨神经深入臀大肌中，用盲法或超声很难定位。超声引导下阻滞坐骨神经和其终末支（胫神经和腓总神经）的好处是一些较易分辨的骨性结构和血管可以作为定位标记。对于这些阻滞操作而言，了解解剖知识至关重要，阻滞的位置和方法最终取决于手术的需要。

后路坐骨神经阻滞：经典的臀大肌（Labat）入路

患者取半俯卧位（Sims 体位），屈髋屈膝，手术侧朝上。

应用神经刺激的操作

- 体表标记（图 36-38）：在髂后上嵴和大转子中点（其内侧面）之间画一条斜线。之后在大转子（其上方）和骶管裂孔之前画一条水平线。斜线的中垂线与水平线的交点就是传统的穿刺点（该穿刺点在垂线向尾部方向 5cm 左右）。
- 进针：消毒后用局部麻醉药注射一个皮丘。选用 100mm（儿童使用较短的穿刺针），22G 的穿刺针（如果需要神经刺激仪辅助则选用绝缘针）垂直刺入皮肤。对于儿童，神经的深度可以大致估算为按体重 1mm/kg，年龄较小的儿童深度较浅，年龄较大的儿童深度较深。
- 神经定位：寻找到小腿和足部的神经反应。如果针全部进入后仍然未引出反应，则将针尖退至皮肤处，在标记处重新垂直进针。若触及骨骼，通常需要向侧方调整针的角度。

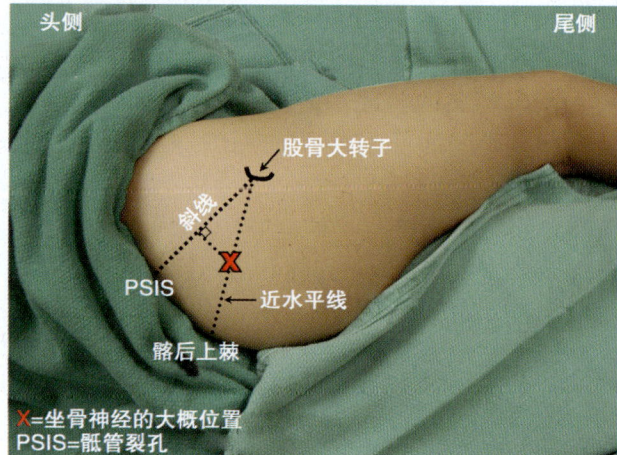

图 36-38

使用神经刺激器时后入路的坐骨神经阻滞标记。此位置也将作为超声成像的参考点

- 注射：注射 20～30ml 的局部麻醉药（例如：0.75% 罗哌卡因，1% 甲哌卡因，0.5% 布比卡因）。如果要进行多个阻滞（腰丛和/或隐神经），需降低药物的浓度，以防止超过毒性剂量。

应用超声图像技术的操作（图 36-39）

- 扫描：使用 2～5MHz 的低频曲阵探头（儿童使用高频探头）扫描臀部区域。将探头在臀部区域向头侧和尾侧移动有助于检验坐骨（高回声线状结构，下方有骨样声影）；应该定位坐骨最宽的区域。在坐骨神经浅层和后方可以看到大块的臀大肌。可以用多普勒看到内阴部血管（动脉和静脉），它们与坐骨棘相邻，位于坐骨神经的内侧，与臀下动脉相邻。另外，神经也可以

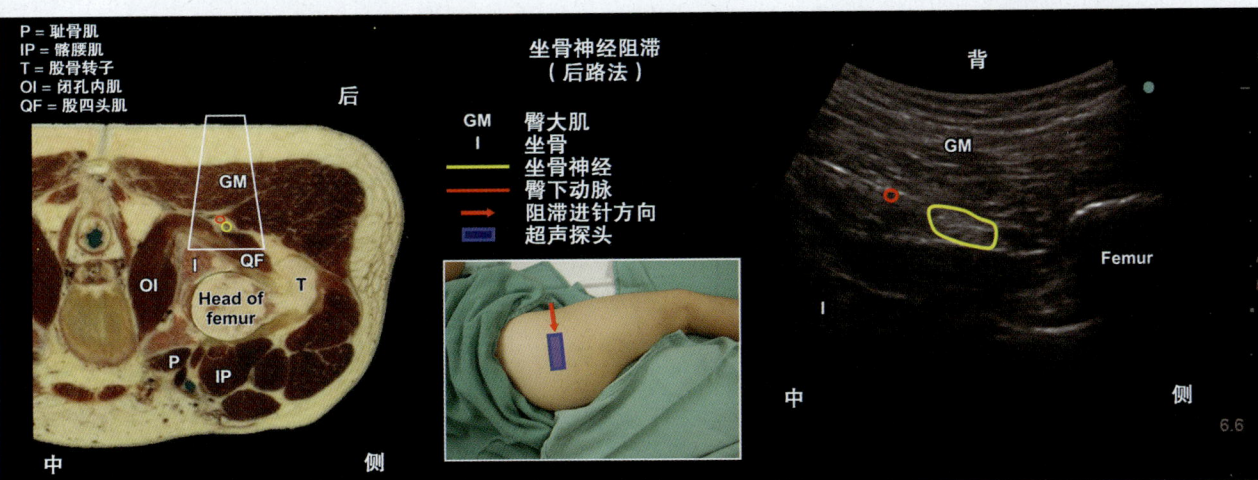

图 36-39　使用后路方法进行超声坐骨神经阻滞的相关解剖结构
使用凸阵低频探头的 IP 方法进针。由外侧向内侧的针头方向可能有助于避免刺穿臀下或阴部内侧血管

在臀下区域定位,大约在大转子和坐骨结节中点处,向近端追踪。儿童的骨性结构(大转子内侧、股骨髁)不明显,特别是七岁以下的儿童。

- **表现**:臀区处的坐骨神经位于坐骨棘的外侧,坐骨的浅层。超声短轴下的神经呈高回声扁平的形状。覆盖在坐骨神经之上的是大块的臀大肌,呈明显的"星空"状表现。内层肌肉(上、下孖肌,闭孔内肌和股方肌)通常难以辨认。
- **进针**:臀区超声引导下坐骨神经阻滞可以采用平面内或平面外技术。对于平面外技术,针在探头下方,向头侧前侧方向刺入。进针需要一个很大的角度,将针轻轻地置于探头下可以多少减少一些角度,并使针成像更加清晰。平面内进针技术,针自外向内移动,穿刺臀大肌,到达坐骨上方的坐骨神经(图 36-39)。
- **局部麻醉药的扩散**:推荐用试验剂量的 D5W 来观察局部麻醉药的扩散和确定神经的定位。推荐将局部麻醉药注射到坐骨神经周围,以确保其完全扩散。

临床贴士

- 对于平面外和平面内技术,要在进针之前扫描以确定进针的角度、距离和深度。
- 平面外技术常用于置管,进针的位置和目标神经在一条线上很重要。

后坐骨神经阻滞:臀大肌下入路

患者取半俯卧位,屈髋屈膝,脚放对侧膝盖上。对于一些髋部骨折或疼痛的患者,仰卧位屈髋和膝关节弯曲会更舒适且有必要。后一种体位需要助手来支撑弯曲的腿。

使用神经刺激技术的操作

- **界标**:在大转子的内侧缘到坐骨结节画一条水平线。传统的穿刺点位于这条线的中点内侧。
- **进针**:根据患者的情况选择 100～150mm 的绝缘针。针垂直刺入皮肤。儿童推荐使用短针。
- **神经定位**:注射局部麻醉药前用神经刺激仪定位坐骨神经非常重要。寻求与经典的臀肌入路相似的反应,以出现足踝的反应为准。区别胫神经反射(内翻和跖屈)和腓总神经反射(外翻和背屈)很重要,需要看到两者的反射或至少得到胫神经反射。
- **注射**:注射 20～30ml 的局部麻醉药可满足要求。如果还要进行下肢的额外阻滞,则选用浓度较低的溶液,以防止局部麻醉药超过毒性剂量。

应用超声图像技术的步骤(图 36-40)

- **扫描**:2～5MHz 的低频曲阵探头或 4～7MHz 的线阵探头适用于臀下组织的扫描;推荐高频探头用于儿童,探头的中心对准坐骨结节和大转子连线的中点。如果臀下坐骨神经很难定位,则在腘窝顶点或其附近的分叉处向近端追踪。
- **表现**:当使用曲阵探头,在屏幕的一侧,可以看到大转子内侧呈梨形低回声表现。坐骨神经在臀肌下方的区域呈高回声,超声短轴下呈椭圆形。
- **进针**:类似于经典臀肌入路,可以选择平面内或平面外进针技术,平面内技术针由外向内穿刺。45° 进针可以提供较好的针的图像并可以到达神经,某些肥胖的患者可能需要 60°～70° 进针。
- **局部麻醉药扩散**:目标是在臀大肌下方的坐骨

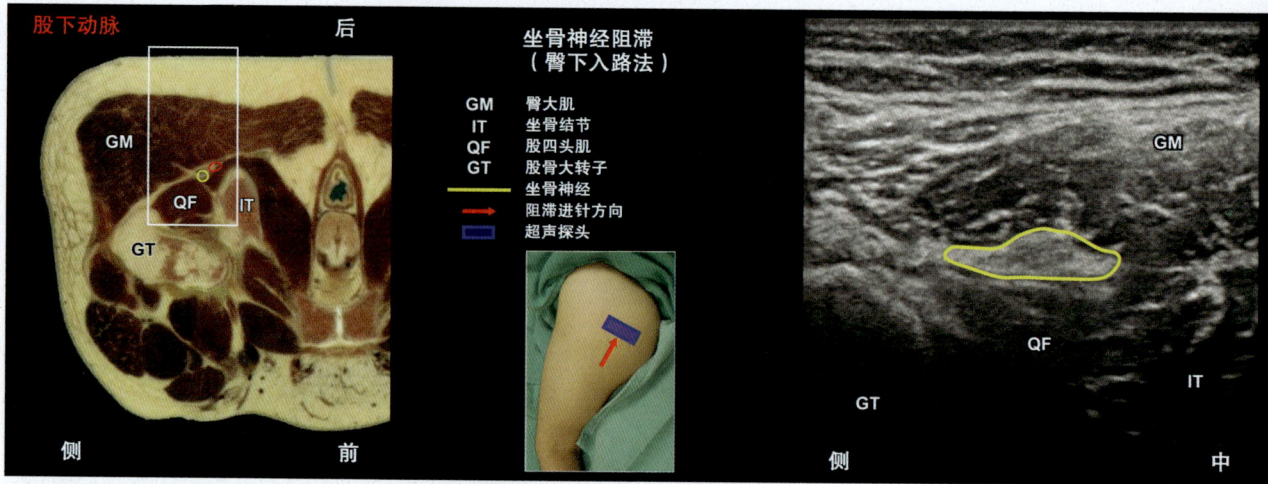

图 36-40　超声引导坐骨神经阻滞臀下途径的相关解剖结构

由于这种方法常用于留置导管，尤其在儿童中，所以优选平面外入路。这个图像中没有捕获到坐骨结节，但在大多数情况下，它是一个好的骨性标记

神经周围而不是神经内部注射 20～30ml 的局部麻醉药。注射过程中可以在高回声的神经周围，神经鞘内观察到低回声的局部麻醉药液聚集。

临床贴士

- 由于很多情况下需要使用低频曲阵探头，相比较使用高分辨率的线阵探头，使用平面外进针技术较难看到针尖。然而，因为经常要在臀大肌下方置管，因此要经常使用这个方法。除超声引导的技术外，可以辅助应用神经刺激仪来确定针和局部麻醉药的位置也将非常重要。

腘窝后坐骨神经阻滞

除了在腘窝后侧的位置外，坐骨神经还可以在臀下，大腿中部外侧或腘窝外侧被阻滞[196-197]，但当使用超声引导时，腘窝后入路可以使针尖紧贴探头放置，改善针尖的追踪能力和显像。此外，膝窝后入路更适合留置导管。患者取侧卧位或俯卧位，患肢轻微屈曲。踝部最好能够悬空放置，可以观察到俯卧位下神经刺激仪引起的运动反应。当膝盖对抗阻力屈曲时，体表定位更加明显。

应用神经刺激仪技术的步骤

- 体表定位：穿刺点通常位于由腘窝、外侧的股二头肌肌腱和外侧的半膜肌肌腱（这个部位通常在半腱肌的内侧）形成的三角形的顶点处。此外，经过上述内外侧 2 个肌腱的穿刺点向头端画 2 条 8cm 长的线，穿刺点在两线（几乎平行）连线的中点处。最好在腘窝上方 10cm 左右处进针，以确保在分叉之前阻滞坐骨神经。对于儿童，腘窝和进针点之间的距离可以根据患者体重计算：小于 10kg：1cm；10～20kg：2cm；20～

30kg：3cm，以此类推。

- 进针：根据患者决定，选择 22G，50mm 的绝缘针，偏向头侧进针。在该平面上呈扇形试探，直到触及神经。如果针尖触到股骨，注意进针深度；坐骨神经应该在皮肤和股骨之间的中间位置。

- 神经定位：神经刺激仪可以诱发踝关节或足部的运动反应。目标应该定位在坐骨神经分叉为胫神经和腓总神经之前。如果只有踝内翻和/或跖屈（胫神经）或者外翻和/或背伸（腓总神经）发生，则向头部移动几厘米调整进针的位置，以完全获得踝关节和足部的运动。另外，只获得单独的胫神经反应后注射与获得胫神经和腓总神经反应（分两次注射）后注射效果相似[198]。小于 0.5mA 的刺激电流引起运动反应，神经-针的距离达到满足阻滞效果的合适距离[199]。

- 注射：在最终进针点注射 20～30ml 的局部麻醉药。

应用超声图像技术的步骤（图 36-41）

- 扫描：使用 10～15MHz 的高频线阵探头水平放置在腘窝处扫描坐骨神经。"曲棍球"式的探头适合大多数儿童。由远及近的扫描方式对于在腘窝处定位分叉前的坐骨神经很有效（图 36-41）。在腘窝处，水平放置的探头可以看到胫神经和腓总神经，前者在腘静脉的外侧与之相邻（多普勒超声此时很有价值）。在近端扫描过程中，可以看到胫神经和腓总神经相互交汇形成坐骨神经。

- 表现：在腘窝水平，胫神经和腓总神经位于腘静脉的浅层和外侧（腓总神经在最外侧）。与周围

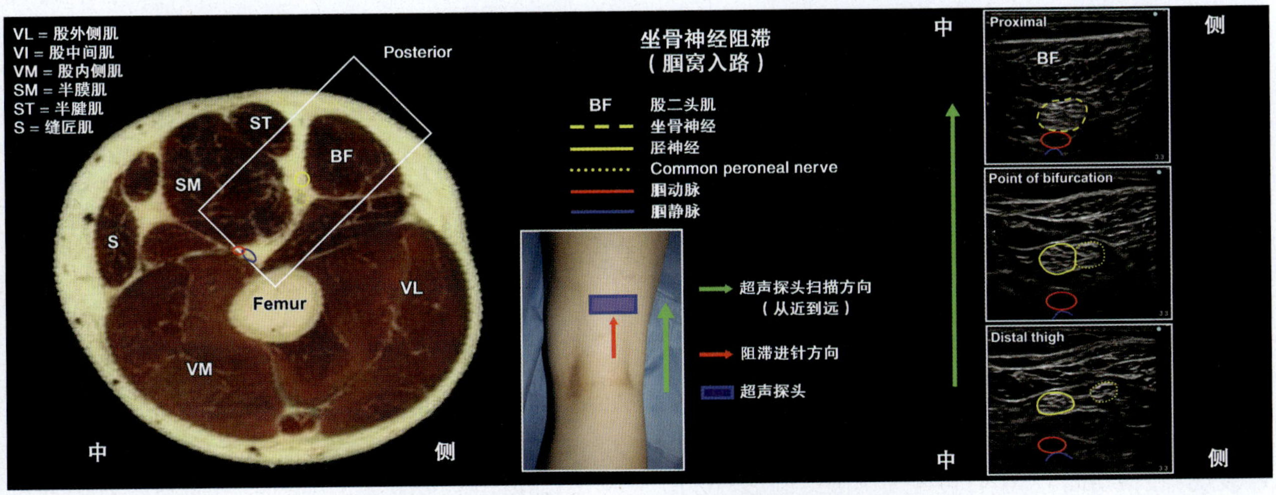

图 36-41　超声引导坐骨神经阻滞的相关解剖结构

探头最初放置在折痕处,用于向近端扫描,以捕捉紧邻其分叉处的坐骨神经,在距折痕处上方 6～10cm 处即理想的阻滞部位

肌肉组织相比,两个神经均是圆形或椭圆形的高回声组织。股骨(髁)边缘呈高回声,很明显。在近端扫描时,胫神经逐渐远离静脉,与腓总神经汇合。在股后侧更偏向头侧,可以在神经交汇处的浅层看到股二头肌,呈椭圆形的较大的结构,内部点状的部分(低回声点)比神经少。坐骨神经为较大的椭圆形高回声结构。该部位大量的脂肪和肌肉组织可能会影响神经本身的显像。此外,神经在向远端下行的过程中逐渐向浅层走行,因此需要旋转探头以得到满意的图像。

- 进针:通常采用平面外技术,特别是需要置管的时候。探头直接置于坐骨神经上,或在分叉处稍向头侧移动,将神经置于画面中央。应该从探头表面的尾端进针(尤其是要置管的情况),在探头表面尾端大约 3～4cm 的位置进针。
- 局部麻醉药物扩散:在分叉处注射局部麻醉药,可以在神经外膜鞘内看到扩散的低回声注射液。在分叉上或下注射,就会在高回声的神经周围形成"甜甜圈"形状。完全环绕式扩散需要分次注射(内侧和外侧)。

临床贴士

- 腘窝作为坐骨神经阻滞理想的穿刺点尚存在争议,可以分别阻滞胫腓神经分支[200],或者在分叉处这些神经之间注射[201]。
- 一些团队提出,在远端分支点注射可以缩短阻滞起效时间,改善感觉阻滞[200-203]。最近,一项随机研究比较了在分叉处进行单纯神经外膜下注射和在胫腓分支周围分别注射,结果显示前者有更高的成功率,且操作时间、起效时间以及

麻醉相关的总时间均短于后者[204]。

- 与仅使用神经刺激仪引导相比,超声引导无论是单独使用还是神经刺激仪联合使用,可以改善单次注射和置管持续输注的成功率以及患者术后疼痛的预后[205-207]。
- 超声探头可以旋转 90° 看到坐骨神经长轴。这样有助于将神经与其他组织相区分。
- 使用平面外技术进行穿刺,有助于逐步增加进针角度。初始应用一个较小的角度方便看到针尖呈现出高回声的点,之后逐渐增加进针角度,能更好地追踪组织中针尖的走向。(参见在超声引导技术实际操作中的"逐步深入"技术)。

前坐骨神经阻滞

适用于不能侧卧位的患者。用于膝关节以下的手术,由隐神经支配的皮肤内侧感觉缺失。前方阻滞是在小转子附近坐骨神经的较短的一段上进行。与其他坐骨神经阻滞方法相比,该方法针需要穿过更多肌肉层来完成阻滞,因此患者相对更加不舒适。患者取仰卧位,腿轻微外展。

应用神经刺激技术的步骤

- 体表定位:在髂前上棘和耻骨结节之间做连线(腹股沟韧带)。第二条线经大转子与第一条线平行。之后经过上方线的内 1/3 向下画垂线。神经通常位于垂线和下方的平行线的交点处。此外,神经位于腹股沟皱襞水平股动脉搏动最明显处的外侧。
- 进针:该深度的阻滞需要 22G,100～150mm 的绝缘针。
- 垂直进针,直到接触到股骨,之后针稍微后退一

点,向头侧和内侧稍倾斜,再进针 5cm。

- 神经定位:寻找踝关节和足的运动反应。
- 注射:小心抽吸并给一个试验量后,注射 20～30ml 的局部麻醉药。

应用超声图像技术的步骤(图 36-42)

- 扫描:在大腿近端扫描坐骨神经通常使用 2～5MHz 的低频曲阵探头。将探头置于大腿近端距大腿皱褶约 8cm 处。探头通常横向放置,尽管可能沿着神经走行放置探头显像最清楚,因为看到神经长轴可以更好地识别类似于缆绳状的神经。由内至外移动有助于捕捉到神经的图像。
- 表现:在横切面上,坐骨神经为椭圆或圆形,位于小转子后内侧,在大收肌深部表现为高回声组织。如果使用超声,在这一切面中可见股神经血管结

构位于高回声筋膜下,在腿外展情况下位于坐骨神经的外侧。在纵切面可以看到一条宽的、线状且高回声纤维束,可以更容易地识别神经[208]。

- 进针:探头置于神经横轴,平面内进针方向为由内向外和由前向后,平面外进针为沿着探头的中线在探头下 2～3cm 垂直进针。如果沿长轴放置探头,平面外进针类似于之前提到的平面内进针方法。超声沿长轴放置,平面内进针,针的方向为头 - 尾方向,可以更容易抵达较大的目标神经(例如绳索状的坐骨神经)。强烈推荐采用超声结合神经刺激仪的方法来进行该项操作。
- 局部麻醉药物扩散:小心地回抽和注射小剂量使麻醉药物显像的 D5W 后,注射局部麻醉药可以看到局部麻醉药包围神经周围呈环状扩散。

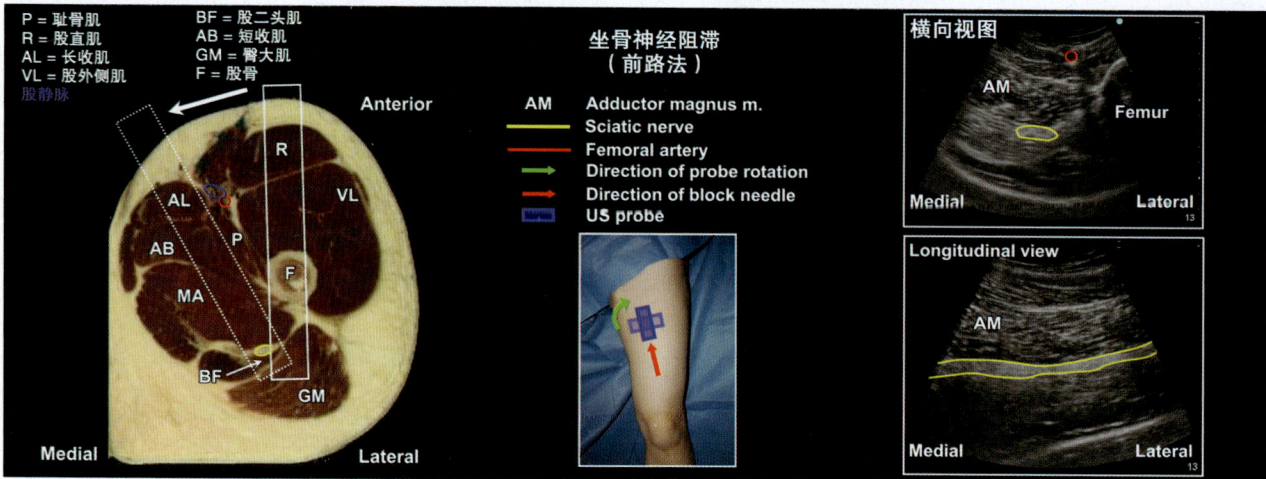

图 36-42　使用前入路对超声引导下坐骨神经阻滞的相关解剖结构

横向探头定位神经的短轴视图,纵向放置的探头捕捉神经的长轴,可能会因小转子的骨影而难以捕获横向视图

临床贴士

- 理想状态是局部麻醉药包绕神经,但由于神经位于肌肉层的深处,想实现在神经两侧注药是很难的。
- 如果上述阻滞与其他神经阻滞方法联合应用,应稀释局部麻醉药,以避免局部麻醉药中毒的发生。
- 并发症较少见,包括药物误入血管内(股动脉),注射部位感染,血肿形成,神经损伤和潜在的中枢神经系统中毒。

其他坐骨神经阻滞的方法

- Raj 等人提出仰卧位法[209],患者腿最大限度曲屈,使神经在大转子和坐骨结节中间伸展;在两结构连线中点处进针。这种方法很容易找到体表标记,并且为不能俯卧或仰卧的患者提供了一种选择。该方法也适用于坐骨神经置管持

续神经阻滞[210]。

- 当患者不能摆放传统阻滞方法需要的体位时,出现了几种新的坐骨神经阻滞方法:
  a. Le Corroller 等人描述了"外侧法"[211],患者取仰卧位,在大转子和髂前上棘连线中点处进针。
  b. Osaka 等人描述了在大腿中部的"内侧法"[212],患者取仰卧位,屈髋屈膝外旋。坐骨神经位于大收肌下方,在大腿上中部,股骨后方 1.5～2.0cm。

踝阻滞

足部的 5 个神经都可以在踝关节水平进行阻滞。浅神经——腓肠神经、腓浅神经和隐神经——可以通过简单的浸润技术进行阻滞。超声引导对于阻滞胫后神经和腓深神经很有帮助,因为可以在超声下通过找到神经相邻的明显的组织

（骨或血管）来定位神经。

胫后神经

应用体表标记技术的步骤

- **体表标记**：胫后神经是足底主要的神经。患者取俯卧位或者仰卧位，屈髋屈膝，使足平放于床上。沿着后方胫后动脉的搏动，可以找到踝内侧。神经在动脉的后方。

- **进针**：在胫后动脉后方，呈 45°角进针，至足底有感觉异常。运动反应可以使用神经刺激仪辅助观察到，包括踇趾（足底内侧神经分支）和第五足趾（足底外侧神经分支）的抽动。

- **注射**：如果有感觉异常，注射 5ml 的局部麻醉药可以达到麻醉效果。如果效果不满意，在由动脉、跟腱和胫骨构成的三角区域扇形注射 10ml

的局部麻醉药。

应用超声图像技术的步骤（图 36-43）

- **扫描**：在踝内侧的后下方，将 10MHz 的线阵探头（"曲棍球"）置于神经短轴上。或者在内踝上方 3~5cm 找到神经。使用彩色多普勒超声很有帮助，因为以上 2 种定位，神经都在胫后动脉的后方且更深处。应在神经分为跖内和跖外分支之前进行神经定位。

- **表现**：紧邻动脉正前方是低回声圆形的胫后静脉，有可能因为受压而在屏幕上不明显。动脉后方，是相对高回声致密的、蜂巢状的神经。

- **进针**：使用 36~50mm 的针，采用平面外进针技术，针尾对着探头横轴；或平面内进针技术，针前面对着探头横轴。

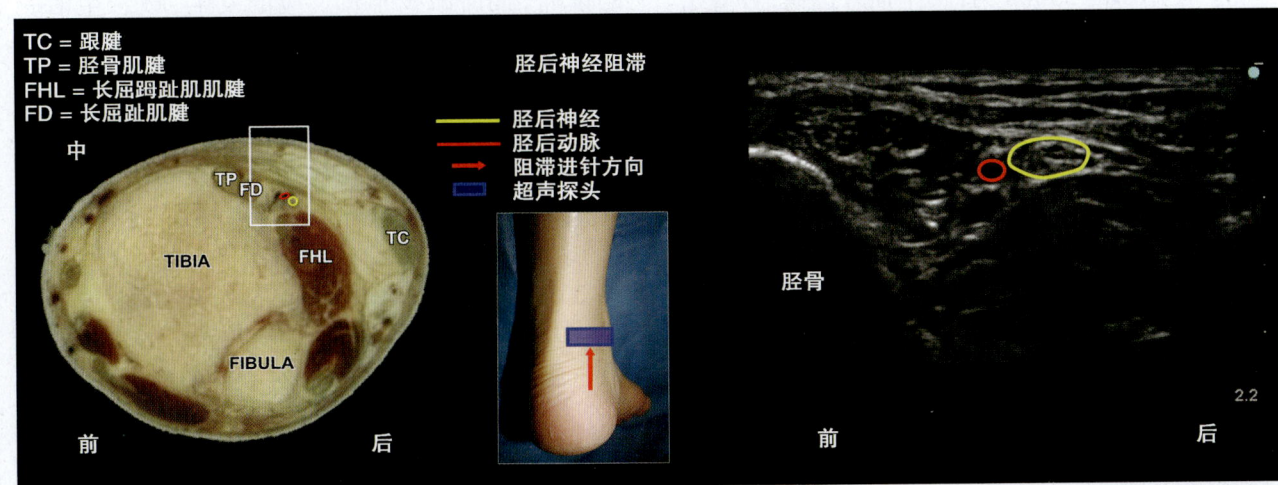

图 36-43 在踝关节处超声引导的胫后神经阻滞的相关解剖结构
在神经分为内侧和足底外侧神经之前，神经邻近胫骨后动脉的成像

腓肠神经

患者被置于俯卧位或者仰卧位，屈髋屈膝，使足平放于床上。可以通过在外侧注射来阻滞位于后方的腓肠神经。在外踝后方皮下注射 5ml 的局部麻醉药，浸润其与跟骨之间的凹陷，可以达到腓肠神经麻醉的效果。超声下"血管周围法"与传统的体表标记定位方法相比，可以改善腓肠神经的阻滞效果（例如：识别邻近外踝 1cm 的小隐静脉）[213]。

腓深神经

应用体表标记技术的步骤

- **体表标记**：这是足背的主要神经，位于胫前动脉的深层。患者仰卧位，通常腿部伸直。踝部的前正中表面皮肤皱褶处寻找动脉搏动。如果动脉搏动不明显，可以嘱患者伸踇趾来找到踇长伸肌腱（神经紧贴其外侧）。

- **进针和注射**：如果可以扪及动脉搏动，在其外侧注射 5ml 的局部麻醉药。如果不可扪及动脉，可以找踇长伸肌腱（见上文）。如果使用神经刺激仪，刺激该神经可产生伸踇趾动作。可以通过以上任一种定位方法完成筋膜下的深层平面注射。

应用超声图像技术的步骤（图 36-44）

- **扫描**：10MHz 的小线阵探头（曲棍球）置于踝关节前表面的神经的横轴（短轴）上。此外，也可以在踝关节上方 3~5cm 处寻找神经。然而，神经很难被看到，只有动脉可以被连续定位。彩色多普勒在 2 个位置均能识别位于神经内侧的胫前动脉。

- **表现**：如果可以看到，神经表现为高回声的一小簇、束状纤维，紧贴动脉外侧，神经、动脉都靠近胫骨远端界线分明的区域。

- **穿刺**：平面外技术最适用，因为肌腱在神经的两

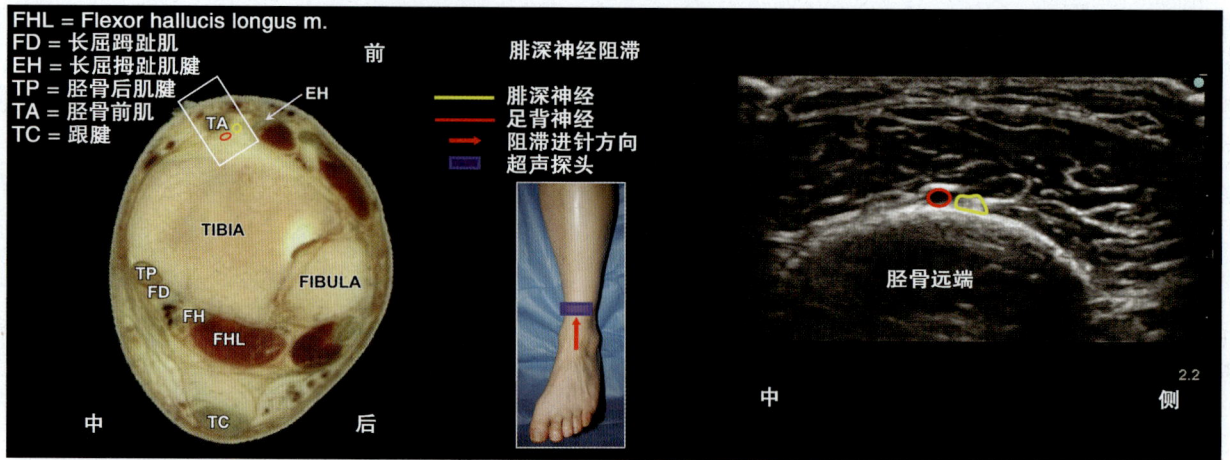

图 36-44 超声引导下前踝关节腓神经深度阻滞的相关解剖结构
如果可能的话,位于中间的胫前动脉应该用多普勒定位,以区分神经和周围的肌腱

侧。使用 36~55mm 的针,平面外进针,并置于横向放置的小型探头尾侧。

- 局部麻醉药物扩散:在神经外侧注射 4~5ml 的局部麻醉药物可以避开位于神经内侧的胫前动脉。注射前回抽很重要。

隐神经

患者取仰卧位,腿伸直。隐神经阻滞位置在大隐静脉通过内踝前方的水平部位,注射 5ml 局部麻醉药。在皮肤和骨质之间的一层局部麻醉药物足以使神经阻滞。此外,该神经也可以在更近端大腿被阻滞。关于这部分请参考腰从终末神经单独阻滞部分。

腓浅神经分支

在胫前动脉和外踝之间的皮肤皱褶处注射局部麻醉药形成皮下隆起带。这个皮下隆起带覆盖了用于深部腓神经的筋膜下注射。另外需要 5~10ml 的局部麻醉药覆盖该区域。可以用超声看到腓浅神经,可以使注射麻醉药物更加精确[214]。

临床贴士

- 以上五个,注射后的 15min 内足部通常会开始麻醉。
- 踝部阻滞的并发症较少见,可能会发生神经性损伤的并发症。注射时应注意避免刺到任何附着于骨的深部神经,同时避免神经内注射。不应在局麻药中加入肾上腺素,以避免影响远端血液循环。
- 深部神经的超声成像可以避免接触到骨质,同时避免浸润时多次注射。

连续置管技术

连续置管区域麻醉已被证实可以提供有效

的镇痛,同时减少不良反应的发生,改善生活质量[215-216]。传统来说,在注射完负荷量局部麻醉药后,在神经刺激仪的辅助下,对神经结构明确的组织进行盲法置管。尽管在很多盲法置管的阻滞部位已成功地完成了麻醉药物的连续输注[217],该方法还是由于导管位置不当而引起 10%~40% 继发阻滞失败[218-219]。如此高的失败率推进了具有刺激功能的导管的发展,使其更好地定位于神经周围[220],改善成功率。然而,刺激导管的穿刺和精确定位还需要专业的技术,需要花费时间去练习。此外,因为依然要通过神经刺激和体表标记定位神经,所以使用刺激导管穿刺依然是盲法操作。

近年来,超声在区域阻滞中被广泛应用[221-222],很多研究表明了它在引导周围神经置管定位的作用[223-224]。然而,由于一些目前存在的针-导管组件设计的缺陷,包括导管易移位,注射部位药物泄漏以及导管定位不精确等问题,使得无论是否使用超声或神经刺激仪,用于连续区域阻滞的置管技术均会引起这些根本性的问题[217]。超声技术在区域阻滞技术中的逐渐普及也推动了套管针在置管技术中的应用。套管针组件在国际市场上有销售。套管针最主要的优点是由于针在套管内且达到预定位置后可以退出,套管可以紧贴皮肤,更易完成穿刺,这个克服了刚才描述的传统导管-针普遍存在的问题[225-226]。另外一个优于传统套管针的优点是套管针尖端可以更精确地定位于目标神经附近。的确,套管针方法成功地应用于锁骨上[225]、锁骨下[227]、肌间沟[228]、股神经[229]、TAP[230]和腹直肌鞘神经阻滞[231]。此外,稳定的置管可以满足间断注射负荷量[122,232],必要时也可以注射盐水来拮抗神经阻滞[233]。套管针的缺点是其长度是固定的，限制了在轴向神经麻醉和深部神经定位中的应用，除非在穿刺前，可以精确地评估出需要的长度。

采用套管针的连续周围神经置管技术是一个可信赖的，实用性强的方法，可以通过间断推注麻醉药物以提供连续镇痛。由于导管的尖端可以相对精确地定位于神经周围且定位后比较稳定，可以经导管多次推注局麻药，避免了注射泵的需要。这种方法减少了注药总量，降低了局部麻醉药中毒的风险[232, 234-235]。近期，有人提出远程控制局部麻醉药物的注射[236]，使得疼痛管理可以满足患者的需求，同时麻醉医师可以远程获得泵的信息。这项技术最主要的优点是不需要护士或医生在现场管理注射泵。

致谢

感谢 Drs. Gareth Corry 和 Saadat Ali，麻醉和疼痛医学科，Alberta 大学为本文做的贡献。感谢 Ecole Polytechnique Federale de Lausanne，Switzerland，Visible Human Web Server 为文中图片解剖部分提供数据来源。大部分资料摘自作者之一（B.T.）的教科书，超声图谱和神经刺激仪引导的区域阻滞第二版（印刷中）[237]和小儿超声图谱和神经刺激仪引导的局部麻醉。B.T. 也和 Pajunk 签署了专利授权协议。

（张宏业 译，左明章 校）

参考文献

1. Tziavrangos E, Schug SA. Regional anaesthesia and perioperative outcome. *Curr Opin Anaesthesiol.* 2006;19:521–525.
2. Brown DL, Ransom DM, Hall JA, et al. Regional anesthesia and local anesthetic-induced systemic toxicity: Seizure frequency and accompanying cardiovascular changes. *Anesth Analg.* 1995;81:321–328.
3. Borgeat A, Schappi B, Biasca N, et al. Patient-controlled analgesia after major shoulder surgery: Patient-controlled interscalene analgesia versus patient-controlled analgesia. *Anesthesiology.* 1997;87:1343–1347.
4. Greengrass RA. Regional anesthesia for ambulatory surgery. *Anesthesiol Clin North Am.* 2000;18:341–353.
5. Singelyn FJ, Gouverneur JM. Postoperative analgesia after total hip arthroplasty: i.v. PCA with morphine, patient-controlled epidural analgesia, or continuous "3-in-1" block? A prospective evaluation by our acute pain service in more than 1,300 patients. *J Clin Anesth.* 1999;11:550–554.
6. Nielsen KC, Steele SM. Outcome after regional anaesthesia in the ambulatory setting: Is it really worth it? *Best Pract Res Clin Anaesthesiol.* 2002;16:145–157.
7. Auroy Y, Narchi P, Messiah A, et al. Serious complications related to regional anesthesia: Results of a prospective survey in France. *Anesthesiology.* 1997;87:479–486.
8. Tsui B. Ultrasound-guidance and nerve stimulation: Implications for the future practice of regional anesthesia. *Can J Anaesth.* 2007;54:165–170.
9. Greenblatt GM, Denson JS. Needle nerve stimulator locator: Nerve blocks with a new instrument for locating nerves. *Anesth Analg.* 1962;41:599–602.
10. Sarnoff S. Functional localization of interspinal catheters. *Anesthesiology.* 1950;11:360.
11. Boezaart AP, De Beer JF, du Toit C, et al: A new technique of continuous interscalene nerve block. *Can J Anaesth.* 1999;46:275–281.
12. Copeland SJ, Laxton MA. A new stimulating catheter for continuous periph-

13. Perlas A, Niazi A, McCartney C, et al. The sensitivity of motor response to nerve stimulation and paresthesia for nerve localization as evaluated by ultrasound. *Reg Anesth Pain Med.* 2006;31:445–450.
14. Urmey WF, Stanton J. Inability to consistently elicit a motor response following sensory paresthesia during interscalene block administration. *Anesthesiology.* 2002;96:552–554.
15. Hadzic A, Vloka J, Hadzic N, et al. Nerve stimulators used for peripheral nerve blocks vary in their electrical characteristics. *Anesthesiology.* 2003;98:969–974.
16. Urmey WF. Using the nerve stimulator for peripheral or plexus nerve blocks. *Minerva Anestesiol.* 2006;72:467–471.
17. Ganta R, Cajee RA, Henthorn RW. Use of transcutaneous nerve stimulation to assist interscalene block. *Anesth Analg.* 1993;76:914–915.
18. Urmey WF, Grossi P. Percutaneous electrode guidance: A noninvasive technique for prelocation of peripheral nerves to facilitate peripheral plexus or nerve block. *Reg Anesth Pain Med.* 2002;27:261–267.
19. Bosenberg AT, Raw R, Boezaart AP. Surface mapping of peripheral nerves in children with a nerve stimulator. *Pediatr Anesthiol.* 2002;12:398–403.
20. Tsui BC, Gupta S, Finucane B. Confirmation of epidural catheter placement using nerve stimulation. *Can J Anaesth.* 1998;45:640–644.
21. Tsui BC, Finucane B. Epidural stimulator catheter. *Tech Reg Anesth Pain Manage.* 2002;6:150–154.
22. Koscielniak-Nielsen ZJ, Rassmussen H, Jepsen K. Effect of impulse duration on patients' perception of electrical stimulation and block effectiveness during axillary block in unsedated ambulatory patients. *Reg Anesth Pain Med.* 2001;26:428–433.
23. Hadzic A, Vloka JD, Claudio RE, et al. Electrical nerve localization: Effects of cutaneous electrode placement and duration of the stimulus on motor response. *Anesthesiology.* 2004;100:1526–1530.
24. Borgeat A. Regional anesthesia, intraneural injection, and nerve injury: Beyond the epineurium. *Anesthesiology.* 2006;105:647–648.
25. Raj PP, Rosenblatt R, Montgomery SJ. Use of the nerve stimulator for peripheral blocks. *Reg Anesth.* 1980;5:14–21.
26. Tsui BC, Wagner A, Finucane B. Electrophysiologic effect of injectates on peripheral nerve stimulation. *Reg Anesth Pain Med.* 2004;29:189–193.
27. Tsui BC, Kropelin B, Ganapathy S, et al. Dextrose 5% in water: fluid medium for maintaining electrical stimulation of peripheral nerves during stimulating catheter placement. *Acta Anaesthesiol Scand.* 2005;49:1562–1565.
28. Sites BD, Beach ML, Spence BC, et al. Ultrasound guidance improves the success rate of a perivascular axillary plexus block. *Acta Anaesthesiol Scand.* 2006;50:678–684.
29. Williams SR, Chouinard P, Arcand G, et al. Ultrasound guidance speeds execution and improves the quality of supraclavicular block. *Anesth Analg.* 2003;97:1518–1523.
30. Marhofer P, Sitzwohl C, Greher M, et al. Ultrasound guidance for infraclavicular brachial plexus anesthesia in children. *Anaesthesia.* 2004;59:642–646.
31. Soeding PE, Sha S, Royse CE, et al. A randomized trial of ultrasound-guided brachial plexus anaesthesia in upper limb surgery. *Anaesth Intensive Care.* 2005;33:719–725.
32. Liu FC, Liou JT, Tsai YF, et al. Efficacy of ultrasound-guided axillary brachial plexus block: A comparative study with nerve stimulator-guided method. *Chang Gung Med J.* 2005;28:396–402.
33. Marhofer P, Harrop-Griffiths W, Willschke H, et al. Fifteen years of ultrasound guidance in regional anaesthesia. Part 2. Recent developments in block techniques. *Br J Anaesth.* 2010;104:673–683.
34. Marhofer P, Harrop-Griffiths AW, Kettner SC, et al. Fifteen years of ultrasound guidance in regional anaesthesia: Part 1. *Br J Anaesth.* 2010;104:538–546.
35. Tsui BC, Twomey C, Finucane BT. Visualization of the brachial plexus in the supraclavicular region using a curved ultrasound probe with a sterile transparent dressing. *Reg Anesth Pain Med.* 2006;31:182–184.
36. Tsui BC, Finucane BT. The importance of ultrasound landmarks: A "trace-back" approach using the popliteal blood vessels for identification of the sciatic nerve. *Reg Anesth Pain Med.* 2006;31:481–482.
37. Tsui BC, Dillane D. Needle puncture site and a "walkdown" approach for short-axis alignment during ultrasound-guided blocks. *Reg Anesth Pain Med.* 2006;31:586–587.
38. Tsui BC. Facilitating needle alignment in-plane to an ultrasound beam using a portable laser unit. *Reg Anesth Pain Med.* 2007;32:84–88.
39. Selander D, Dhuner KG, Lundborg G. Peripheral nerve injury due to injection needles used for regional anesthesia. An experimental study of the acute effects of needle point trauma. *Acta Anaesthesiol Scand.* 1977;21:182–188.
40. Steele SM, Klein SM, D'Ercole FJ, et al. A new continuous catheter delivery system. *Anesth Analg.* 1998;87:228.
41. Claudio R, Hadzic A, Shih H, et al. Injection pressures by anesthesiologists during simulated peripheral nerve block. *Reg Anesth Pain Med.* 2004;29:201–205.
42. Hadzic A, Dilberovic F, Shah S, et al. Combination of intraneural injection and high injection pressure leads to fascicular injury and neurologic deficits in dogs. *Reg Anesth Pain Med.* 2004;29:417–423.
43. Selander D, Sjostrand J. Longitudinal spread of intraneurally injected local anesthetics. An experimental study of the initial neural distribution following intraneural injections. *Acta Anaesthesiol Scand.* 1978;22:622–634.
44. Tsui BC, Li LX, Pillay JJ. Compressed air injection technique to standardize block injection pressures. *Can J Anaesth.* 2006;53:1098–1102.
45. Asghar S, Bjerregaard LS, Lundstrom LH, et al. Distal infrared thermography and skin temperature after ultrasound-guided interscalene brachial plexus block: A prospective observational study. *Eur J Anaesthesiol.* 2014;31:626–634.
46. Asghar S, Lundstrom LH, Bjerregaard LS, et al. Ultrasound-guided lateral infraclavicular block evaluated by infrared thermography and distal skin temperature. *Acta Anaesthesiol Scand.* 2014;58:867–874.
47. Tsui BC, Shakespeare TJ, Leung DH, et al. Reproducibility of current percep-

tion threshold with the Neurometer((R)) vs the Stimpod NMS450 peripheral nerve stimulator in healthy volunteers: An observational study. *Can J Anaesth.* 2013;60:753–760.

48. Gaudreault F, Drolet P, Fallaha M, et al. The reliability of the current perception threshold in volunteers and its applicability in a clinical setting. *Anesth Analg.* 2015;120:678–683.

49. Bromage PR. *Epidural Analgesia.* Philadelphia, PA: WB Saunders; 1978: 301–320.

50. Borgeat A, Blumenthal S. Nerve injury and regional anaesthesia. *Curr Opin Anaesthesiol.* 2004;17:417–421.

51. Kaufman BR, Nystrom E, Nath S, et al. Debilitating chronic pain syndromes after presumed intraneural injections. *Pain.* 2000;85:283–286.

52. Selander D. Neurotoxicity of local anesthetics: Animal data. *Reg Anesth.* 1993;18:461–468.

53. Ben-David B. Complications of peripheral blockade. *Anesthesiol Clin North America.* 2002;20:695–707.

54. Graf BM, Abraham I, Eberbach N, et al. Differences in cardiotoxicity of bupivacaine and ropivacaine are the result of physicochemical and stereoselective properties. *Anesthesiology.* 2002;96:1427–1434.

55. Knudsen K, Beckman SM, Blomberg S, et al. Central nervous and cardiovascular effects of i.v. infusions of ropivacaine, bupivacaine and placebo in volunteers. *Br J Anaesth.* 1997;78:507–514.

56. Muller M, Litz RJ, Huler M, et al. Grand mal convulsion and plasma concentrations after intravascular injection of ropivacaine for axillary brachial plexus blockade. *Br J Anaesth.* 2001;87:784–787.

57. Petitjeans F, Mion G, Puidupin M, et al. Tachycardia and convulsions induced by accidental intravascular ropivacaine injection during sciatic block. *Acta Anaesthesiol Scand.* 2002;46:616–617.

58. Reinikainen M, Hedman A, Pelkonen O, et al. Cardiac arrest after interscalene brachial plexus block with ropivacaine and lidocaine. *Acta Anaesthesiol Scand.* 2003;47:904–906.

59. Ruetsch YA, Fattinger KE, Borgeat A. Ropivacaine-induced convulsions and severe cardiac dysrhythmia after sciatic block. *Anesthesiology.* 1999;90: 1784–1786.

60. Marhofer P, Schrogendorfer K, Wallner T, et al. Ultrasonographic guidance reduces the amount of local anesthetic for 3-in-1 blocks. *Reg Anesth Pain Med.* 1998;23:584–588.

61. Willschke H, Marhofer P, Bosenberg A, et al. Ultrasonography for ilioinguinal/iliohypogastric nerve blocks in children. *Br J Anaesth.* 2005;95:226–230.

62. Weinberg GL, VadeBoncouer T, Ramaraju GA, et al. Pretreatment or resuscitation with a lipid infusion shifts the dose-response to bupivacaine-induced asystole in rats. *Anesthesiology.* 1998;88:1071–1075.

63. Litz RJ, Popp M, Stehr SN, et al. Successful resuscitation of a patient with ropivacaine–induced asystole after axillary plexus block using lipid infusion. *Anaesthesia.* 2006;61:800–801.

64. Rosenblatt MA, Abel M, Fischer GW, et al. Successful use of a 20% lipid emulsion to resuscitate a patient after a presumed bupivacaine–related cardiac arrest. *Anesthesiology.* 2006;105:217–218.

65. Fremling MA, Mackinnon SE. Injection injury to the median nerve. *Ann Plast Surg.* 1996;37:561–567.

66. Shah S, Hadzic A, Vloka JD, et al. Neurologic complication after anterior sciatic nerve block. *Anesth Analg.* 2005;100:1515–1517.

67. Selander D, Edshage S, Wolff T. Paresthesiae or no paresthesiae? Nerve lesions after axillary blocks. *Acta Anaesthesiol Scand.* 1979;23:27–33.

68. Winchell SW, Wolfe R. The incidence of neuropathy following upper extremity nerve blocks. *Reg Anesth.* 1985;10:12–15.

69. Enneking FK, Chan V, Greger J, et al. Lower–extremity peripheral nerve blockade: Essentials of our current understanding. *Reg Anesth Pain Med.* 2005;30:4–35.

70. Gentili F, Hudson AR, Hunter D, et al. Nerve injection injury with local anesthetic agents: A light and electron microscopic, fluorescent microscopic, and horseradish peroxidase study. *Neurosurgery.* 1980;6:263–272.

71. Selander D. *Peripheral Nerve Injury After Regional Anesthesia, Complications of Regional Anesthesia.* Edited by Finucane BT. Philadelphia, PA: Churchhill Livingstone; 1999:105–115.

72. Sauter AR, Smith HJ, Stubhaug A, et al. Use of magnetic resonance imaging to define the anatomical location closest to all three cords of the infraclavicular brachial plexus. *Anesth Analg.* 2006;103:1574–1576.

73. Retzl G, Kapral S, Greher M, et al. Ultrasonographic findings of the axillary part of the brachial plexus. *Anesth Analg.* 2001;92:1271–1275.

74. Chan VWS, Perlas A, McCartney CJL, et al. Ultrasound guidance improves success rate of axillary brachial plexus block. *Can J Anaesth.* 2007;54:176–182.

75. Bonnel F. Microscopic anatomy of the adult human brachial plexus: An anatomical and histological basis for microsurgery. *Microsurgery.* 1984;5: 107–118.

76. Klaastad O, Smedby O, Thompson GE, et al. Distribution of local anesthetic in axillary brachial plexus block: A clinical and magnetic resonance imaging study. *Anesthesiology.* 2002;96:1315–1324.

77. Kessler J, Gray AT. Sonography of scalene muscle anomalies for brachial plexus block. *Reg Anesth Pain Med.* 2007;32:172–173.

78. Uysal II, Seker M, Karabulut AK, et al. Brachial plexus variations in human fetuses. *Neurosurgery.* 2003;53:676–684.

79. Orebaugh SL, Pennington S. Variant location of the musculocutaneous nerve during axillary nerve block. *J Clin Anesth.* 2006;18:541–544.

80. Venieratos D, Anagnostopoulou S. Classification of communications between the musculocutaneous and median nerves. *Clin Anat.* 1998;11:327–331.

81. Amoiridis G. Median–ulnar nerve communications and anomalous innervation of the intrinsic hand muscles: An electrophysiological study. *Muscle Nerve.* 1992;15:576–579.

82. Bigeleisen PE. The bifid axillary artery. *J Clin Anesth.* 2004;16:224–225.

83. Kutiyanawala MA, Stotter A, Windle R. Anatomical variants during axillary

dissection. *Br J Surg.* 1998;85:393–394.

84. Uglietta JP, Kadir S. Arteriographic study of variant arterial anatomy of the upper extremities. *Cardiovasc Intervent Radiol.* 1989;12:145–148.

85. Tsui BC. *Atlas of Ultrasound- and Nerve Stimulation-Guided Regional Anesthesia.* New York, NY: Springer; 2007.

86. Tsui BC, Suresh S. *Pediatric Atlas of Ultrasound- and Nerve Stimulation-Guided Regional Anesthesia.* New York, NY: Springer; 2015.

87. Tsui BC. Ultrasound imaging to localize foramina for superficial trigeminal nerve block. *Can J Anaesth.* 2009;56:704–706.

88. Pascal J, Charier D, Perret D, et al. Peripheral blocks of trigeminal nerve for facial soft–tissue surgery: Learning from failures. *Eur J Anaesthesiol.* 2005;22:480–482.

89. Nguyen A, Girard F, Boudreault D, et al. Scalp nerve blocks decrease the severity of pain after craniotomy. *Anesth Analg.* 2001;93:1272–1276.

90. Knize DM. A study of the supraorbital nerve. *Plast Reconstr Surg.* 1995;96: 564–569.

91. Naja MZ, Al-Tannir M, Naja H, et al. Repeated nerve blocks with clonidine, fentanyl and bupivacaine for trigeminal neuralgia. *Anaesthesia.* 2006;61: 70–71.

92. Haas DA. Alternative mandibular nerve block techniques: A review of the Gow-Gates and Akinosi-Vazirani closed-mouth mandibular nerve block techniques. *J Am Dent Assoc.* 2011;142:8S–12S.

93. Winnie AP, Ramamurthy S, Durrani Z, et al. Interscalene cervical plexus block: A single-injection technic. *Anesth Analg.* 1975;54:370–375.

94. Usui Y, Kobayashi T, Kakinuma H, et al. An anatomical basis for blocking of the deep cervical plexus and cervical sympathetic tract using an ultrasound-guided technique. *Anesth Analg.* 2010;110:964–968.

95. Stoneham MD, Doyle AR, Knighton JD, et al. Prospective, randomized comparison of deep or superficial cervical plexus block for carotid endarterectomy surgery. *Anesthesiology.* 1998;89:907–912.

96. de Sousa AA, Filho MA, Faglione W, Jr., et al. Superficial vs combined cervical plexus block for carotid endarterectomy: A prospective, randomized study. *Surg. Neurol.* 2005;63(Suppl 1):S22–S25.

97. Pandit JJ, Bree S, Dillon P, et al. A comparison of superficial versus combined (superficial and deep) cervical plexus block for carotid endarterectomy: A prospective, randomized study. *Anesth Analg.* 2000;91:781–786.

98. Castresana MR, Masters RD, Castresana EJ, et al. Incidence and clinical significance of hemidiaphragmatic paresis in patients undergoing carotid endarterectomy during cervical plexus block anesthesia. *J Neurosurg Anesthesiol.* 1994;6:21–23.

99. Masters RD, Castresana EJ, Castresana MR. Superficial and deep cervical plexus block: Technical considerations. *AANA J.* 1995;63:236–243.

100. Stoneham MD, Knighton JD. Regional anaesthesia for carotid endarterectomy. *Br J Anaesth.* 1999;82:910–919.

101. Chen H, Sokoll LJ, Udelsman R. Outpatient minimally invasive parathyroidectomy: A combination of sestamibi-SPECT localization, cervical block anesthesia, and intraoperative parathyroid hormone assay. *Surgery.* 1999;126: 1016–1021.

102. Miccoli P, Barellini L, Monchik JM, et al. Randomized clinical trial comparing regional and general anaesthesia in minimally invasive video-assisted parathyroidectomy. *Br J Surg.* 2005;92:814–818.

103. Tran DQ, Dugani S, Finlayson RJ. A randomized comparison between ultrasound-guided and landmark-based superficial cervical plexus block. *Reg Anesth Pain Med.* 2010;35:539–543.

104. Herring AA, Stone MB, Frenkel O, et al. The ultrasound-guided superficial cervical plexus block for anesthesia and analgesia in emergency care settings. *Am J Emerg Med.* 2012;30:1263–1267.

105. Spanknebel K, Chabot JA, DiGiorgi M, et al. Thyroidectomy using local anesthesia: A report of 1,025 cases over 16 years. *J Am Coll Surg.* 2005;201:375–385.

106. Specht MC, Romero M, Barden CB, et al. Characteristics of patients having thyroid surgery under regional anesthesia. *J Am Coll Surg.* 2001;193:367–372.

107. Tobias JD. Cervical plexus block in adolescents. *J Clin Anesth.* 1999;11: 606–608.

108. Burtles R. Analgesia for 'bat ear' surgery. *Ann R Coll Surg Engl.* 1989;71:332.

109. Afridi SK, Shields KG, Bhola R, et al. Greater occipital nerve injection in primary headache syndromes—prolonged effects from a single injection. *Pain.* 2006;122:126–129.

110. Anthony M. Cervicogenic headache: Prevalence and response to local steroid therapy. *Clin Exp Rheumatol.* 2000;18:S59–S64.

111. Winnie AP. Interscalene brachial plexus block. *Anesth Analg.* 1970;49:455–466.

112. Gadsden JC, Tsai T, Iwata T, et al. Low interscalene block provides reliable anesthesia for surgery at or about the elbow. *J Clin Anesth.* 2009;21:98–102.

113. Kim JH, Chen J, Bennett H, et al. A low approach to interscalene brachial plexus block results in more distal spread of sensory-motor coverage compared to the conventional approach. *Anesth Analg.* 2011;112:987–989.

114. Benumof JL. Permanent loss of cervical spinal cord function associated with interscalene block performed under general anesthesia. *Anesthesiology.* 2000;93:1541–1544.

115. Yang WT, Chui PT, Metreweli C. Anatomy of the normal brachial plexus revealed by sonography and the role of sonographic guidance in anesthesia of the brachial plexus. *AJR Am J Roentgenol.* 1998;171:1631–1636.

116. Demondion X, Herbinet P, Boutry N, et al. Sonographic mapping of the normal brachial plexus. *AJNR Am J Neuroradiol.* 2003;24:1303–1309.

117. Sheppard DG, Iyer RB, Fenstermacher MJ. Brachial plexus: Demonstration at US. *Radiology.* 1998;208:402–406.

118. Ip VH, Tsui BC. Continuous interscalene block: The good, the bad and the refined spread. *Acta Anaesthesiol Scand.* 2012;56:526–530.

119. Boezaart AP, Koorn R, Rosenquist RW. Paravertebral approach to the brachial plexus: An anatomic improvement in technique. *Reg Anesth Pain Med.* 2003;28:241–244.

120. Klaastad O, VadeBoncouer TR, Tillung T, et al. An evaluation of the supracla-

vicular plumb-bob technique for brachial plexus block by magnetic resonance imaging. *Anesth Analg.* 2003;96:862–867.

121. Apan A, Baydar S, Yilmaz S, et al. Surface landmarks of brachial plexus: Ultrasound and magnetic resonance imaging for supraclavicular approach with anatomical correlation. *Eur J Ultrasound.* 2001;13:191–196.

122. Ip VH, Tsui BC. The catheter-over-needle assembly facilitates delivery of a second local anesthetic bolus to prolong supraclavicular brachial plexus block without time-consuming catheterization steps: A randomized controlled study. *Can J Anaesth.* 2013;60:692–699.

123. Kapral S, Jandrasits O, Schabernig C, et al. Lateral infraclavicular plexus block vs. axillary block for hand and forearm surgery. *Acta Anaesthesiol Scand.* 1999;43:1047–1052.

124. Klaastad O, Smith HJ, Smedby O, et al. A novel infraclavicular brachial plexus block: The lateral and sagittal technique, developed by magnetic resonance imaging studies. *Anesth Analg.* 2004;98:252–256.

125. Raj PP, Montgomery SJ, Nettles D, et al. Infraclavicular brachial plexus block—a new approach. *Anesth Analg.* 1973;52:897–904.

126. Rettig HC, Gielen MJ, Boersma E, et al. A comparison of the vertical infraclavicular and axillary approaches for brachial plexus anaesthesia. *Acta Anaesthesiol Scand.* 2005;49:1501–1508.

127. Whiffler K. Coracoid block—a safe and easy technique. *Br J Anaesth.* 1981; 53:845–848.

128. Wilson JL, Brown DL, Wong GY, et al. Infraclavicular brachial plexus block: Parasagittal anatomy important to the coracoid technique. *Anesth Analg.* 1998;87:870–873.

129. Klaastad O, Lilleas FG, Rotnes JS, et al. Magnetic resonance imaging demonstrates lack of precision in needle placement by the infraclavicular brachial plexus block described by Raj et al. *Anesth Analg.* 1999;88:593–598.

130. Koscielniak-Nielsen ZJ, Rasmussen H, Hesselbjerg L, et al. Clinical evaluation of the lateral sagittal infraclavicular block developed by MRI studies. *Reg Anesth Pain Med.* 2005;30:329–334.

131. Groen GJ, Gielen MJ, Jack NT, et al. At the cords, the pinkie towards: Interpreting infraclavicular motor responses to neurostimulation. *Reg Anesth Pain Med.* 2004;29:505–507.

132. Borene SC, Edwards JN, Boezaart AP. At the cords, the pinkie towards: Interpreting infraclavicular motor responses to neurostimulation. *Reg Anesth Pain Med.* 2004;29:125–129.

133. Borene SC, Edwards JN, Boezaart A. Response to: At the cords, the pinkie towards: Interpreting infraclavicular motor responses to neurostimulation. *Reg Anesth Pain Med.* 2004;29:505–507.

134. Brull R, McCartney CJ, Chan VW. A novel approach to infraclavicular brachial plexus block: The ultrasound experience. *Anesth Analg.* 2004;99:950–951.

135. Imasogie N, Ganapathy S, Singh S, et al. A prospective, randomized, double-blind comparison of ultrasound-guided axillary brachial plexus blocks using 2 versus 4 injections. *Anesth Analg.* 2010;110:1222–1226.

136. Urmey WF, Grossi P. Percutaneous electrode guidance and subcutaneous stimulating electrode guidance: Modifications of the original technique. *Reg Anesth Pain Med.* 2003;28:253–255.

137. Guay J. Adverse events associated with intravenous regional anesthesia (Bier block): A systematic review of complications. *J Clin Anesth.* 2009;21:585–594.

138. Horlocker TT. Peripheral nerve blocks-regional anesthesia for the new millennium. *Reg Anesth Pain Med.* 1998;23:237–240.

139. McDonnell JG, O'Donnell B, Curley G, et al. The analgesic efficacy of transversus abdominis plane block after abdominal surgery: A prospective randomized controlled trial. *Anesth Analg.* 2007;104:193–197.

140. O'Donnell BD, McDonnell JG, McShane AJ. The transversus abdominis plane (TAP) block in open retropubic prostatectomy. *Reg Anesth Pain Med.* 2006;31:91.

141. Courreges P, Poddevin F, Lecoutre D. Para-umbilical block: A new concept for regional anaesthesia in children. *Ped Anesth.* 1997;7:211–214.

142. Ferguson S, Thomas V, Lewis I. The rectus sheath block in paediatric anaesthesia: New indications for an old technique? *Ped Anesth.* 1996;6:463–466.

143. Rafi AN. Abdominal field block: A new approach via the lumbar triangle. *Anaesthesia.* 2001;56:1024–1026.

144. Pourseidi B, Khorram-Manesh A. Effect of intercostals neural blockade with Marcaine (bupivacaine) on postoperative pain after laparoscopic cholecystectomy. *Surgical Endoscopy.* 2007;21:1557–1559.

145. Pusch F, Freitag H, Weinstabl C, et al. Single-injection paravertebral block compared to general anaesthesia in breast surgery. *Acta Anaesthesiol Scand.* 1999;43:770–774.

146. Naja Z, Lonnqvist PA. Somatic paravertebral nerve blockade: incidence of failed block and complications. *Anaesthesia.* 2001;56:1184–1188.

147. Belavy D, Cowlishaw PJ, Howes M, et al. Ultrasound-guided transversus abdominis plane block for analgesia after Caesarean delivery. *Br J Anaesth.* 2009;103:726–730.

148. El-Dawlatly AA, Turkistani A, Kettner SC, et al. Ultrasound-guided transversus abdominis plane block: Description of a new technique and comparison with conventional systemic analgesia during laparoscopic cholecystectomy. *Br J Anaesth.* 2009;102:763–767.

149. Niraj G, Searle A, Mathews M, et al. Analgesic efficacy of ultrasound-guided transversus abdominis plane block in patients undergoing open appendicectomy. *Br J Anaesth.* 2009;103:601–605.

150. Chin KJ, Chan V, Hebbard P, et al. Ultrasound-guided transversalis fascia plane block provides analgesia for anterior iliac crest bone graft harvesting. *Can J Anaesth.* 2012;59:122–123.

151. Hebbard PD. Transversalis fascia plane block, a novel ultrasound-guided abdominal wall nerve block. *Can J Anaesth.* 2009;56:618–620.

152. Eichenberger U, Greher M, Kirchmair L, et al. Ultrasound-guided blocks of the ilioinguinal and iliohypogastric nerve: Accuracy of a selective new technique confirmed by anatomical dissection. *Br J Anaesth.* 2006;97:238–243.

153. Willschke H, Bosenberg A, Marhofer P, et al. Ultrasonographic-guided ilioinguinal/iliohypogastric nerve block in pediatric anesthesia: What is the optimal volume? *Anesth Analg.* 2006;102:1680–1684.

154. Randhawa K, Soumian S, Kyi M, et al. Sonographic assessment of the conventional 'blind' ilioinguinal block. *Can J Anaesth.* 2010;57:94–95.

155. Faraoni D, Gilbeau A, Lingier P, et al. Does ultrasound guidance improve the efficacy of dorsal penile nerve block in children? *Pediatr Anesth.* 2010;20:931–936.

156. Winnie AP, Ramamurthy S, Durrani Z. The inguinal paravascular technic of lumbar plexus anesthesia: The "3-in-1 block." *Anesth Analg.* 1973;52:989–996.

157. Marhofer P, Nasel C, Sitzwohl C, et al. Magnetic resonance imaging of the distribution of local anesthetic during the three-in-one block. *Anesth Analg.* 2000;90:119–124.

158. Parkinson SK, Mueller JB, Little WL, et al. Extent of blockade with various approaches to the lumbar plexus. *Anesth Analg.* 1989;68:243–248.

159. Chayen D, Nathan H, Chayen M. The psoas compartment block. *Anesthesiology.* 1976;45:95–99.

160. Chudinov A, Berkenstadt H, Salai M, et al. Continuous psoas compartment block for anesthesia and perioperative analgesia in patients with hip fractures. *Reg Anesth Pain Med.* 1999;24:563–568.

161. Capdevila X, Macaire P, Dadure C, et al. Continuous psoas compartment block for postoperative analgesia after total hip arthroplasty: New landmarks, technical guidelines, and clinical evaluation. *Anesth Analg.* 2002;94:1606–1613.

162. Aida S, Takahashi H, Shimoji K. Renal subcapsular hematoma after lumbar plexus block. *Anesthesiology.* 1996;84:452–455.

163. Kirchmair L, Enna B, Mitterschiffthaler G, et al. Lumbar plexus in children: A sonographic study and its relevance to pediatric regional anesthesia. *Anesthesiology.* 2004;101:445–450.

164. Ilfeld BM, Loland VJ, Mariano ER. Prepuncture ultrasound imaging to predict transverse process and lumbar plexus depth for psoas compartment block and perineural catheter insertion: A prospective, observational study. *Anesth Analg.* 2010;110:1725–1728.

165. Capdevila X, Coimbra C, Choquet O. Approaches to the lumbar plexus: Success, risks, and outcome. *Reg Anesth Pain Med.* 2005;30:150–162.

166. Magora F, Rozin R, Ben-Menachem Y, et al. Obturator nerve block: An evaluation of technique. *Br J Anaesth.* 1969;41:695–698.

167. Sites BD, Beach M, Gallagher JD, et al. A single injection ultrasound-assisted femoral nerve block provides side effect-sparing analgesia when compared with intrathecal morphine in patients undergoing total knee arthroplasty. *Anesth Analg.* 2004;99:1539–1543.

168. Barrington MJ, Olive D, Low K, et al. Continuous femoral nerve blockade or epidural analgesia after total knee replacement: A prospective randomized controlled trial. *Anesth Analg.* 2005;101:1824–1829.

169. Singelyn FJ, Deyaert M, Joris D, et al. Effects of intravenous patient-controlled analgesia with morphine, continuous epidural analgesia, and continuous three-in-one block on postoperative pain and knee rehabilitation after unilateral total knee arthroplasty. *Anesth Analg.* 1998;87:88–92.

170. Lundblad M, Kapral S, Marhofer P, et al. Ultrasound-guided infrapatellar nerve block in human volunteers: Description of a novel technique. *Br J Anaesth.* 2006;97:710–714.

171. Vloka JD, Hadzic A, Drobnik L, et al. Anatomical landmarks for femoral nerve block: A comparison of four needle insertion sites. *Anesth Analg.* 1999;89: 1467–1470.

172. Niazi AU, Prasad A, Ramlogan R, et al. Methods to ease placement of stimulating catheters during in-plane ultrasound-guided femoral nerve block. *Reg Anesth Pain Med.* 2009;34:380–381.

173. Wang A-Z, Gu L, Zhou Q-H, et al. Ultrasound-guided continuous femoral nerve block for analgesia after total knee arthroplasty: Catheter perpendicular to the nerve versus catheter parallel to the nerve. *Reg Anesth Pain Med.* 2010;35:127–131.

174. Hayek SM, Ritchey RM, Sessler D, et al. Continuous femoral nerve analgesia after unilateral total knee arthroplasty: Stimulating versus nonstimulating catheters. *Anesth Analg.* 2006;103:1565–1570.

175. Morin AM, Eberhart LH, Behnke HK, et al. Does femoral nerve catheter placement with stimulating catheters improve effective placement? A randomized, controlled, and observer-blinded trial. *Anesth Analg.* 2005;100:1503–1510.

176. Ip VH, Tsui BC. Injection of injectates is more than just for "opening the perineural space." *Reg Anesth Pain Med.* 2011;36:89–90.

177. Pham Dang C., Guilley J, Dernis L, et al. Is there any need for expanding the perineural space before catheter placement in continuous femoral nerve blocks? *Reg Anesth Pain Med.* 2006;31:393–400.

178. Soong J, Schafhalter-Zoppoth I, Gray AT. The importance of transducer angle to ultrasound visibility of the femoral nerve. *Reg Anesth Pain Med.* 2005;30:505.

179. Shannon J, Lang SA, Yip RW, et al. Lateral femoral cutaneous nerve block revisited. A nerve stimulator technique. *Reg Anesth.* 1995;20:100–104.

180. Murata Y, Takahashi K, Yamagata M, et al. The anatomy of the lateral femoral cutaneous nerve, with special reference to the harvesting of iliac bone graft. *J Bone Joint Surg Am.* 2000;82:746–747.

181. Hara K, Sakura S, Shido A. Ultrasound-guided lateral femoral cutaneous nerve block: Comparison of two techniques. *Anaesth Intensive Care.* 2011;39:69–72.

182. Jo YY, Choi E, Kil HK. Comparison of the success rate of inguinal approach with classical pubic approach for obturator nerve block in patients undergoing TURB. *Korean J Anesthesiol.* 2011;61:143–147.

183. Anagnostopoulou S, Kostopanagiotou G, Paraskeuopoulos T, et al. Obturator nerve block: From anatomy to ultrasound guidance. *Anesth Analg.* 2008; 106:350–351.

184. Saranteas T, Anagnostopoulou S, Chantzi C. Obturator nerve anatomy and ultrasound imaging. *Reg Anesth Pain Med.* 2007;32:539–540.

185. Soong J, Schafhalter-Zoppoth I, Gray AT. Sonographic imaging of the obturator nerve for regional block. *Reg Anesth Pain Med.* 2007;32:146–151.

186. Akkaya T, Ozturk E, Comert A, et al. Ultrasound-guided obturator nerve

block: A sonoanatomic study of a new methodologic approach. *Anesth Analg.* 2009;108:1037–1041.

187. Lee SH, Jeong CW, Lee HJ, et al. Ultrasound guided obturator nerve block: A single interfascial injection technique. *J Anesth.* 2011;25:923–926.

188. Akata T, Murakami J, Yoshinaga A. Life-threatening haemorrhage following obturator artery injury during transurethral bladder surgery: A sequel of an unsuccessful obturator nerve block. *Acta Anaesthesiol Scand.* 1999;43:784–788.

189. van der Wal M, Lang SA, Yip RW. Transsartorial approach for saphenous nerve block. *Can J Anesth.* 1993;40:542–546.

190. Benzon HT, Sharma S, Calimaran A. Comparison of the different approaches to saphenous nerve block. *Anesthesiology.* 2005;102:633–638.

191. Tsui BC, Ozelsel T. Ultrasound-guided transsartorial perifemoral artery approach for a saphenous nerve block. *Reg Anesth Pain Med.* 2009;34:177–178.

192. Horn JL, Pitsch T, Salinas F, et al. Anatomic basis to the ultrasound-guided approach for saphenous nerve blockade. *Reg Anesth Pain Med.* 2009;34:486–489.

193. de Mey JC, Deruyck LJ, Cammu G, et al. A paravenous approach for the saphenous nerve block. *Reg Anesth Pain Med.* 2001;26:504–506.

194. Gray AT, Collins AB. Ultrasound-guided saphenous nerve block. *Reg Anesth Pain Med.* 2003;28:148.

195. Sahin L, Sahin M, Isikay N. A different approach to an ultrasound-guided saphenous nerve block. *Acta Anaesthesiol Scand.* 2011;55:1030–1031.

196. Pham Dang C. Midfemoral block: A new lateral approach to the sciatic nerve. *Anesth Analg.* 1999;88:1426.

197. Zetlaoui PJ, Bouaziz H. Lateral approach to the sciatic nerve in the popliteal fossa. *Anesth Analg.* 1998;87:79–82.

198. March X, Pineda O, Garcia MM, et al. The posterior approach to the sciatic nerve in the popliteal fossa: A comparison of single- versus double-injection technique. *Anesth Analg.* 2006;103:1571–1573.

199. Vloka JD, Hadzic A. The intensity of the current at which sciatic nerve stimulation is achieved is a more important factor in determining the quality of nerve block than the type of motor response obtained. *Anesthesiology.* 1998;88:1408–1411.

200. Buys MJ, Arndt CD, Vagh F, et al. Ultrasound-guided sciatic nerve block in the popliteal fossa using a lateral approach: Onset time comparing separate tibial and common peroneal nerve injections versus injecting proximal to the bifurcation. *Anesth Analg.* 2010;110:636–637.

201. Ip VH, Tsui BC. Kill 2 birds with 1 stone: injection at the bifurcation during popliteal sciatic nerve block. *Reg Anesth Pain Med.* 2011;36:633–634.

202. Germain G, Levesque S, Dion N, et al. A comparison of an injection cephalad or caudad to the division of the sciatic nerve for ultrasound-guided popliteal block: A prospective randomized study. *Anesth Analg.* 2012;114:233–235.

203. Prasad A, Perlas A, Ramlogan R, et al. Ultrasound-guided popliteal block distal to sciatic nerve bifurcation shortens onset time: A prospective randomized double-blind study. *Reg Anesth Pain Med.* 2010;35:267–271.

204. Tran DQ, Dugani S, Pham K, et al. A randomized comparison between subepineural and conventional ultrasound-guided popliteal sciatic nerve block. *Reg Anesth Pain Med.* 2011;36:548–552.

205. Bendtsen TF, Nielsen TD, Rohde CV, et al. Ultrasound guidance improves a continuous popliteal sciatic nerve block when compared with nerve stimulation. *Reg Anesth Pain Med.* 2011;36:181–184.

206. Mariano ER, Cheng GS, Choy LP, et al. Electrical stimulation versus ultrasound guidance for popliteal-sciatic perineural catheter insertion: A randomized controlled trial. *Reg Anesth Pain Med.* 2009;34:480–485.

207. Perlas A, Brull R, Chan VW, et al. Ultrasound guidance improves the success of sciatic nerve lock at the popliteal fossa. *Reg Anesth Pain Med.* 2008;33:259–265.

208. Tsui BC, Ozelsel TJ. Ultrasound-guided anterior sciatic nerve block using a longitudinal approach: "Expanding the view." *Reg Anesth Pain Med.* 2008;33:275–276.

209. Raj PP, Parks RI, Watson TD, et al. A new single-position supine approach to sciatic-femoral nerve block. *Anesth Analg.* 1975;54:489–493.

210. Robards C, Wang RD, Clendenen S, et al. Sciatic nerve catheter placement: Success with using the Raj approach. *Anesth Analg.* 2009;109:972–975.

211. Le Corroller T, Wittenberg R, Pauly V, et al. A new lateral approach to the parasacral sciatic nerve block: An anatomical study. *Surg Radiol Anat.* 2011;33:91–95.

212. Osaka Y, Kashiwagi M, Nagatsuka Y, et al. Ultrasound-guided medial mid-thigh approach to sciatic nerve block with a patient in a supine position. *J Anesth.* 2011;25:621–624.

213. Redborg KE, Sites BD, Chinn CD, et al. Ultrasound improves the success rate of a sural nerve block at the ankle. *Reg Anesth Pain Med.* 2009;34:24–28.

214. Canella C, Demondion X, Guillin R, et al. Anatomic study of the superficial peroneal nerve using sonography. *Am J Roentgenol.* 2009;193:174–179.

215. Capdevila X, Ponrouch M, Choquet O. Continuous peripheral nerve blocks in clinical practice. *Curr Opin Anaesthesiol.* 2008;21:619–623.

216. Chelly JE, Ghisi D, Fanelli A. Continuous peripheral nerve blocks in acute pain management. *Br J Anaesth.* 2010;105:i86–i96.

217. Ilfeld BM. Continuous peripheral nerve blocks: A review of the published evidence. *Anesth Analg.* 2011;113:904–925.

218. Ilfeld BM, Morey TE, Wright TW, et al. Continuous interscalene brachial plexus block for postoperative pain control at home: A randomized, double-blinded, placebo-controlled study. *Anesth Analg.* 2003;96:1089–1095.

219. Salinas FV. Location, location, location: Continuous peripheral nerve blocks and stimulating catheters. *Reg Anesth Pain Med.* 2003;28:79–82.

220. Kick O, Blanche E, Pham-Dang C, et al. A new stimulating stylet for immediate control of catheter tip position in continuous peripheral nerve blocks. *Anesth Analg.* 1999;89:533–534.

221. Chin KJ, Chan V. Ultrasound-guided peripheral nerve blockade. *Curr Opin Anaesthesiol.* 2008;21:624–631.

222. Marhofer P, Chan VW. Ultrasound-guided regional anesthesia: Current concepts and future trends. *Anesth Analg.* 2007;104:1265–1269.

223. Bryan NA, Swenson JD, Greis PE, et al. Indwelling interscalene catheter use in an outpatient setting for shoulder surgery: Technique, efficacy, and complications. *J Shoulder Elbow Surg.* 2007;16:388–395.

224. Davis JJ, Swenson JD, Greis PE, et al. Interscalene block for postoperative analgesia using only ultrasound guidance: The outcome in 200 patients. *J Clin Anesth.* 2009;21:272–277.

225. Ip V, Bouliane M, Tsui B. Potential contamination of the surgical site caused by leakage from an interscalene catheter with the patient in a seated position: A case report. *Can J Anesth.* 2012;59:1125–1129.

226. Tsui B, Tsui J. Less leakage and dislodgement with a catheter-over-needle versus a catheter-through-needle approach for peripheral nerve block: An ex vivo study. *Can J Anesth.* 2012;59:655–661.

227. Shakespeare TJ, Tsui BC. Catheter-over-needle method facilitates effective continuous femoral nerve block. *Can J Anaesth.* 2013;60:948–949.

228. Ip VH, Rockley MC, Tsui BC. The catheter-over-needle assembly offers greater stability and less leakage compared with the traditional counterpart in continuous peripheral nerve blocks: A randomized patient-blinded study. *Can J Anaesth.* 2013;60:1272–1273.

229. Herring AA, Liu B, Kiefer MV, et al. ED placement of perineural catheters for femoral fracture pain management. *Am J Emerg Med.* 2014;32:287.e1–e3.

230. Gomez-Rios MA. Postoperative analgesia with transversus abdominis plane catheter infusions of levobupivacaine after major gynecological and obstetrical surgery. A case series. *Rev Esp Anestesiol Reanim.* 2015;62:165–169.

231. Tsui BC, Green JS, Ip VH. Ultrasound-guided rectus sheath catheter placement. *Anaesthesia.* 2014;69:1174–1175.

232. Spencer AO, Tsui BC. Intermittent bolus via infraclavicular nerve catheter using a catheter-over-needle technique in a pediatric patient. *Can J Anaesth.* 2014;61:684–685.

233. Tsui BC, Dillane D. Reducing and washing off local anesthetic for continuous interscalene block. *Reg Anesth Pain Med.* 2014;39:175–176.

234. Byeon GJ, Shin SW, Yoon JU, et al. Infusion methods for continuous interscalene brachial plexus block for postoperative pain control after arthroscopic rotator cuff repair. *Korean J Pain.* 2015;28:210–216.

235. Patkar CS, Vora K, Patel H, et al. A comparison of continuous infusion and intermittent bolus administration of 0. 1% ropivacaine with 0. 0002% fentanyl for epidural labor analgesia. *J Anaesthesiol Clin Pharmacol.* 2015;31:234–238.

236. Macaire P, Nadhari M, Greiss H, et al. Internet remote control of pump settings for postoperative continuous peripheral nerve blocks: A feasibility study in 59 patients. *Ann Fr Anesth Reanim.* 2014;33:e1–e7.

237. Tsui BC. *Atlas of Ultrasound- and Nerve Stimulation-Guided Regional Anesthesia.* 2nd ed. New York, NY: Springer; 2016.

第七篇 外科各专业手术麻醉

第37章 神经外科手术的麻醉

John F. Bebawy   Jeffrey J. Pasternak

要点

1. 脑血供的 70% 来自前方的左右颈内动脉，30% 来自后方的左右椎动脉。双侧椎动脉形成基底动脉，并在颅底与颈内动脉吻合形成 Willis 环。

2. 脊髓由一条脊髓前动脉和两条脊髓后动脉供血。脊髓前动脉的血液来自 6～8 条主要的根动脉。这些根动脉起源于主动脉，其中最粗大的一条被称为 Adamkiewicz 动脉（该根动脉常常位于 T_{11} 或 T_{12}，供血范围一般从 T_8 到脊髓圆锥末端。）

3. 脑血流量（CBF）受"血流-代谢耦合"机制调控。当局部神经元电活动增加，局部血流量也相应增加。这种耦合发生在数秒钟内，使脑组织对血氧的摄取保持均衡状态（例如在健康脑中，CBF 能迅速高效地与脑氧代谢率相匹配。）

4. 平均动脉压（MAP）或脑灌注压的适度变化可使 CBF 维持在 50ml/（100g·min^{-1}），这归功于正常脑血管的自动调节血流量的功能。MAP 大约在 60～160mmHg 之间，脑血流的自动调节功能被认为保持完好。它通过改变脑血管阻力（CVR）起作用，调节时间约需 5～60s。CVR 变化包括快速相（"动态自动调节"）和慢速相（"静态自动调节"）两个阶段。

5. CBF 与动脉血二氧化碳分压（20～80mmHg 范围内）呈线性相关。由疾病或医源性原因引起的过度通气或通气不足，是导致 CBF 降低或升高的重要因素。动脉血二氧化碳分压每变化 1mmHg，相对的 CBF 大约变化 1～2ml/（100g·min^{-1}）。当低于这种线性关系的下限（即动脉血二氧化碳分压低于 20mmHg），脑血管极度收缩导致组织缺氧和反射性血管舒张。

6. 静脉注射麻醉药，例如丙泊酚、依托咪酯、苯二氮䓬类药物和硫喷妥钠，能降低 CBF。这一作用实际上是由于药物诱导降低脑氧代谢率继而通过血流-代谢耦合机制实现的。静脉麻醉药不会影响脑血管的自动调节功能及其对动脉二氧化碳张力的反应性。

7. 强效吸入麻醉药，例如异氟烷、七氟烷和地氟烷，能直接舒张脑血管。然而，这种扩血管作用被其引起的脑氧代谢率降低，继而通过血流-代谢耦合导致 CBF 减少所抵消。结果是低浓度的吸入麻醉药不改变 CBF，最多使其轻微增加。然而在高浓度时，由于药物抑制脑氧代谢率的作用达到极限，就会出现直接的血管舒张效应，导致 CBF 剂量依赖性增加。此外，强效吸入麻醉药剂量依赖性抑制脑血管自动调节功能，但不影响脑血管对动脉二氧化碳张力的反应性。

8. Monro-Kellie 定律指出颅腔内的容积是恒定的。一个颅内隔室的体积增加导致颅内压增高，除非被另一个隔室的体积减少相抵。由于脑实质体积相对不变，脑脊液容量和脑血容量在颅内压（ICP）增高的代偿机制中扮演着重要的角色。

9. 常用的诱发电位监测方法包括体感诱发电位、运动诱发电位和肌电图。脑干听觉诱发电位和视觉诱发电位也较常见。麻醉药是术中成功进行诱发电位监测的一个重要影响因素。

10. 迄今为止仍缺乏可靠的药物或非药物治疗方法，用于保护围手术期脑缺血性损伤。目前的治疗措施是保护病灶周围的神经组织免受后续伤害（保证足够的氧供和底物）。

11. 神经外科患者的术前评估对保证麻醉过程的安全和成功至关重要。必须确认具体问题，以制订适当的术中和术后管理计划。对颅内占位病变的患者，最重要的是明确是否存在高颅压及其严重程度。对这类患者首先应怀疑存在高颅压，除非被临床证据排除。全身麻醉维持药物的选择在很大程度上取决于颅内压和是否进行神经电生理监测。

引言

神经外科麻醉是中枢神经系统（CNS）和周围神经系统（PNS）疾病与损伤的治疗过程相关的围手术期医学。CNS 包括脑和脊髓。PNS 包括所有从脑和脊髓发出的周围神经。因此，神经外科麻醉为所有神经系统的临床操作提供麻醉和镇痛，包括有创的、微创的、神经诊断的和神经介入的操作，并涉及脑、脊髓和周围神经。

神经解剖

CNS 由脑和脊髓组成。脑位于颅骨构成的颅腔内，在生理和功能上被分为幕上和幕下两部分（图 37-1）。幕上部分包括两侧的大脑半球和中间由丘脑和下丘脑构成的间脑。每侧大脑半球可划分为四个叶：额叶，颞叶，顶叶，枕叶。大脑功能区一般是指负责大体运动功能和语言功能的皮质中枢。初级躯体感觉皮层和运动皮层位于中央沟两侧的顶叶和额叶，并向下延伸至外侧裂。几乎所有右利手和大部分左利手人群中，语言皮质中枢均位于左侧大脑半球。重要的语言中枢包括位于额叶运动皮层前的布罗卡区（Broca 区，负责语言形成）[1]和位于颞上皮层后部的韦尼克区

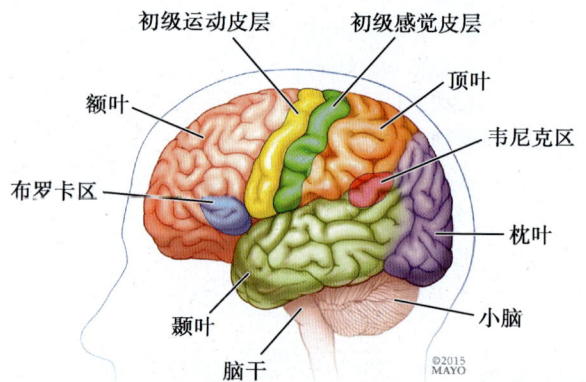

图 37-1　脑的大体解剖

（Wernicke 区，负责语言获取）。Broca 区损伤导致表达性失语症。Wernicke 区损伤导致感觉性失语症。

锥体外系由一组可以改变运动功能、但不是皮质脊髓束和初级运动皮层成分的大脑结构组成。这些结构包括基底神经节（由尾状核、苍白球、壳核、黑质和红核组成），小脑，前庭蜗神经通路的某些组分。锥体外系功能受损导致运动控制困难但没有明显肌力减退，例如帕金森病、特发性震颤和共济失调。

间脑位于中脑头端，由丘脑和下丘脑构成。

在功能和外观上，丘脑连接大脑皮质和下方神经系统，相当于感觉与运动的中继站。下丘脑位于丘脑下方，具有自主神经功能和内分泌功能，并通过漏斗与垂体相连。

边缘系统是与认知功能、记忆巩固和情绪反应相关的一组神经结构，包括但不限于海马、杏仁核、部分下丘脑和一些皮质区域（例如岛叶）。下丘脑一般被认为是间脑的一部分，但同时也参与构成边缘系统，是因为其对自主神经和内分泌功能的调控以及对行为和性功能的调节作用。

脑的幕下部分包括脑干和小脑。脑干由中脑、脑桥和延髓组成，可通过网状激活系统维持觉醒和意识，对包括呼吸和心血管在内的自主神经进行调控，是咳嗽/呕吐反射和瞳孔反射中枢，含有第Ⅲ对到第Ⅻ对脑神经的神经核。小脑属于脑最原始的部分之一，位于后颅窝，负责处理本体感觉传入，以及维持直立姿势和步态平稳[2]。

脑血供的 70% 来自前方的左右颈内动脉，30% 来自后方的左右椎动脉。双侧椎动脉形成基底动脉，并在颅底与颈内动脉吻合形成 Willis 环（图 37-2）。颈总动脉起源于主动脉弓，在甲状软骨水平分成颈内动脉和颈外动脉。颈内动脉从破裂孔进入颅底，穿过海绵窦，沿颈动脉沟走行，继而分出后交通动脉（PCOM），形成大脑前动脉（ACA）和大脑中动脉（MCA）。

双侧椎动脉起源于锁骨下动脉，在脑桥延髓交界汇聚成基底动脉。在中脑腹侧表面，基底动脉分成双侧大脑后动脉（PCA），后者与后交通动脉吻合形成完整的 Willis 环。事实上，Willis 环存在很多变异，只有不到一半的人群具有上述完整的结构[3]。

脑的静脉系统包括深静脉群和浅静脉群，它们最终引流到硬脑膜静脉窦（图 37-3）。静脉窦是无瓣膜的表面覆盖内皮细胞的血流通道，位于硬脑膜和颅骨内侧骨膜之间。所有静脉窦最终汇入乙状窦，继而引流到颈内静脉。

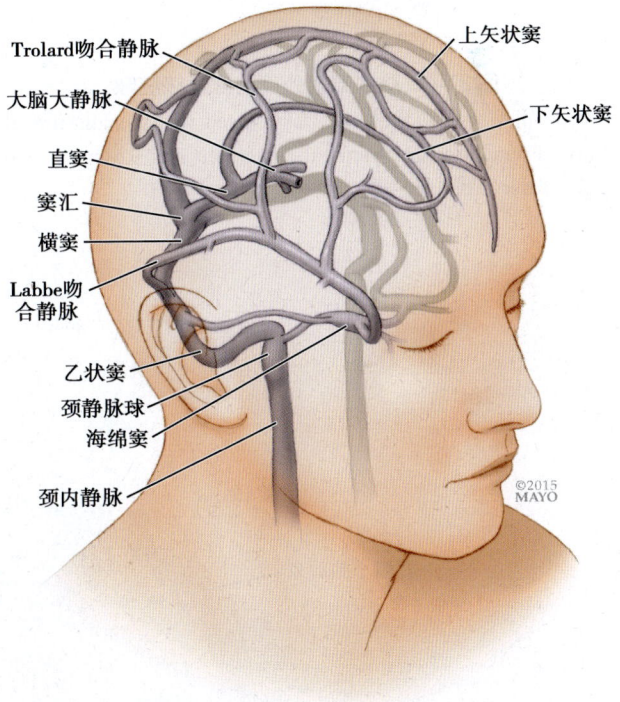

图 37-3　脑静脉引流系统的大体解剖，包括主要的静脉窦
（Used with permission of Mayo Foundation for Medical Education and Research. All rights reserved）

整个 CNS 被脑脊液（CSF）浸泡在骨腔内。成人 CSF 含量平均约为 150ml。CSF 主要由位于侧脑室和第三脑室的脉络丛产生（图 37-4）。每小时产生 15~20ml 的 CSF，通过中脑导水管流入第四脑室，再经正中孔（Magendi）和两个外侧孔（Luschka）流入颅骨内的蛛网膜下腔。蛛网膜下腔在颅底形成一系列相互连通的脑池，CSF 最终通

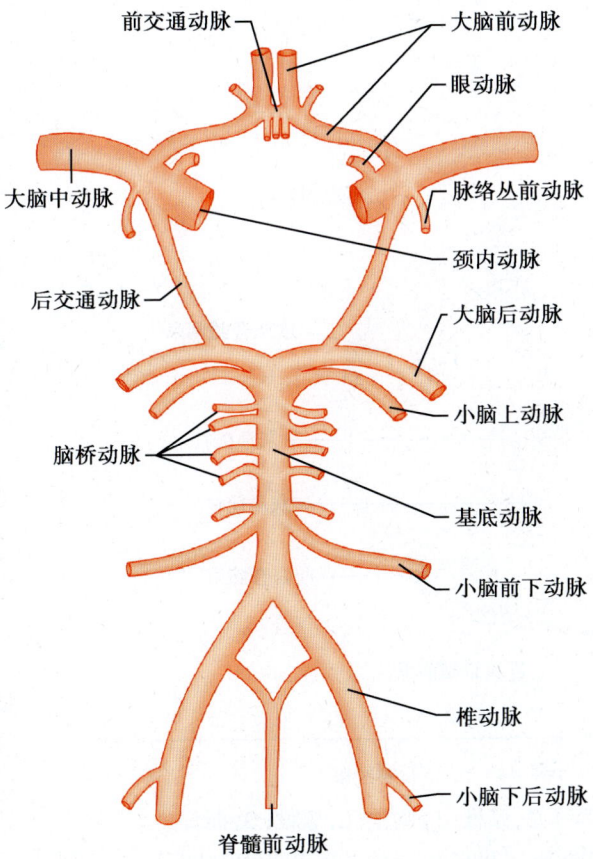

图 37-2　Willis 动脉环，显示脑前部和后部的血供

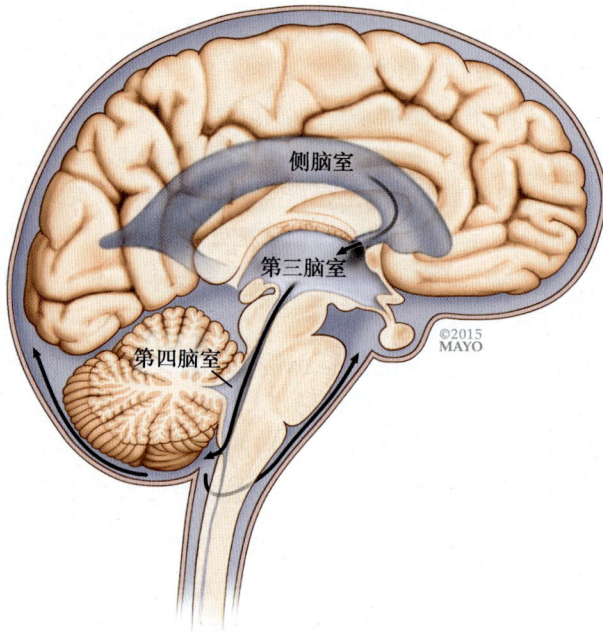

图 37-4　脑内部及外周的脑脊液腔隙

包括脑室系统和脑脊液大致流向（Used with permission of Mayo Foundation for Medical Education and Research. All rights reserved）

过蛛网膜绒毛和蛛网膜颗粒被吸收到硬脑膜静脉窦，主要是上矢状窦[4]。一部分 CSF 通过枕骨大孔进入到脊柱的蛛网膜下腔。脑脊液的这种流动对于 ICP 升高的急性和慢性代偿非常重要。

脊柱由 33 节椎骨（包括 7 节颈椎，12 节胸椎，5 节腰椎和 9 节融合的骶椎和尾椎）构成。神经根从脊髓发出并穿过相应的椎间孔。脊髓的结构包括中央灰质，传导本体感觉和精细触觉的后索，传导痛觉和温度觉的脊髓丘脑侧束，以及白质外层的皮质脊髓侧束（图 37-5）。灰质侧柱中含有节前神经元胞体，它们发出的神经最终形成交感干（走行于椎体的两侧），范围从 T_1 到 L_2 或 L_3。成人的脊髓尾端位于 L_1 或 L_2，终止于脊髓圆锥末端和终丝。

脊髓由一条脊髓前动脉和两条脊髓后动脉供血（图 37-6）。脊髓前动脉的血液来自 6～8 条主要的根动脉。这些根动脉起源于主动脉，其中最粗大的一条被称为 Adamkiewicz 动脉。该根动脉常位于 T_{11} 或 T_{12} 水平，供血范围一般从 T_8 到脊髓圆锥末端。这样，Adamkiewicz 动脉负责脊髓前 2/3 的血供。脊髓后动脉发源于脑的后循环血管，为背角和白质（脊髓后 1/3）供血[5]。

脑和脊髓的特定功能结构区域总结见表 37-1。

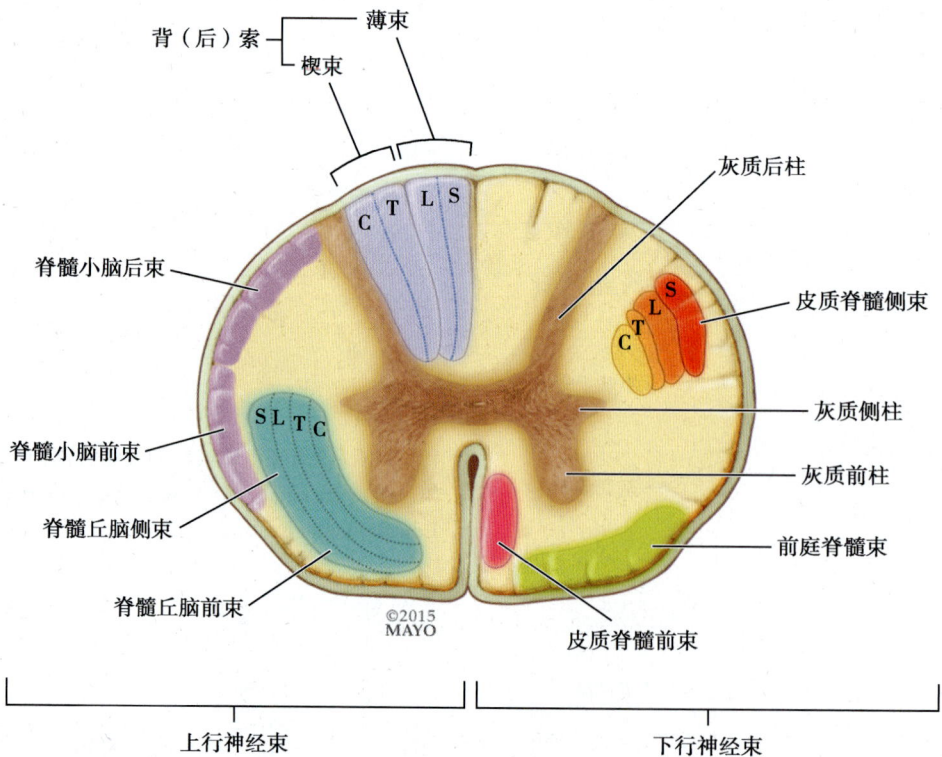

图 37-5　脊髓主要的上行和下行神经束（横切面），C，颈椎；T，胸椎；L，腰椎；S，骶骨

（Used with permission of Mayo Foundation for Medical Education and Research. All rights reserved）

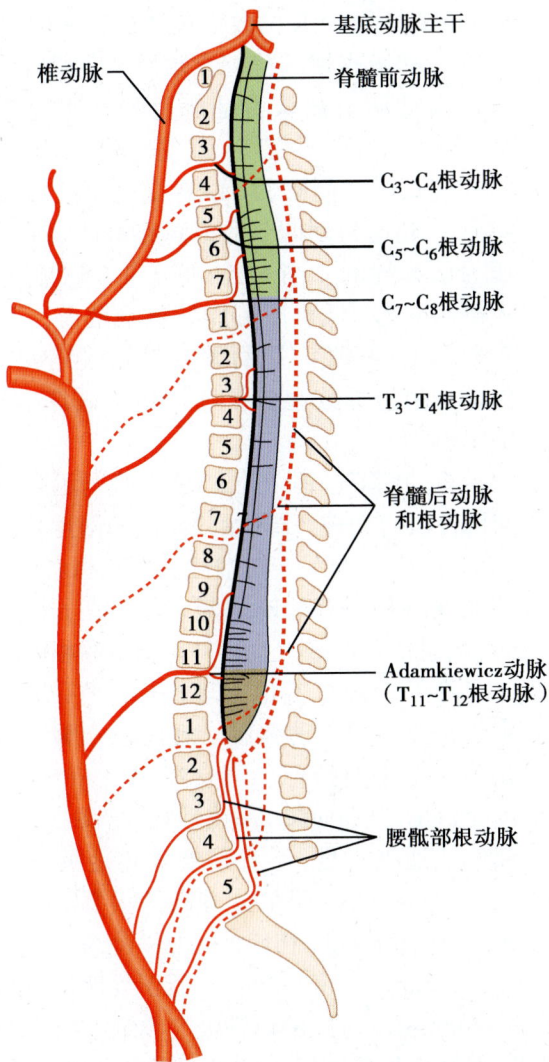

图 37-6 脊髓的血供
注意颈髓的血供来自后循环，与 Willis 环沟通

解剖位置	结构	功能
中央后回	初级感觉皮质	感觉
中央前回	初级运动皮质	运动
枕叶	初级视皮质	视觉
颞叶	初级听皮质	听觉
Wernicke 区（优势半球的角回）	初级语言联络皮质	语言
Broca 区（优势半球的额叶）	初级语言表达皮质	语言
额叶	初级个性皮质	个性/智力
颞叶	边缘皮质	情感
颞叶	海马	记忆
间脑	下丘脑	调节自主神经系统
脑干	网状激活系统	意识
脑干	血管运动中枢	循环/呼吸调控
脊髓	背角（感觉）/前角（运动）	运动/感觉/反射

表 37-1 中枢神经系统的结构和功能

神经生理

成人的脑,其重量只占体重的 2%,但需消耗全身 20% 的氧和全身 25% 的葡萄糖。正常情况下,脑氧代谢率(CMRO$_2$)约为 3～3.8ml/(100g·min^{-1}),需消耗葡萄糖约 5mg/(100g·min^{-1})。正常脑血流量(CBF)为 50ml/(100g·min^{-1})或者 750ml/min,占心输出量的 15%,以满足高代谢的需要。脑活动依赖于持续的氧气和葡萄糖供给,全身循环停止 4～5min 就可能造成脑组织的不可逆损伤[6]。

CBF 受"血流 - 代谢耦合"机制调控。当局部神经元电活动增加,局部血流量也相应增加。这种耦合发生在数秒钟内,使脑组织对血氧的摄取保持均衡状态。在健康脑组织中,CBF 能迅速高效地与 CMRO$_2$ 相匹配[7-8]。

脑灌注压(CPP)为平均动脉压(MAP)减去颅内压(ICP)或中心静脉压(CVP)两者中数值较高者。CBF 等于 CPP 除以脑血管阻力(CVR)。幸运的是,MAP(或 CPP)的适度变化可使 CBF 维持在 50ml/(100g·min^{-1}),这归功于正常脑血管的自动调节功能。MAP 大约在 60～160mmHg 之间,脑血流的自动调节功能被认为保持完好。它通过改变 CVR 起作用,调节所需时间约 5～60s(图 37-7)。但是,MAP 的自动调节最低阈值(LLA)有可能高于 60mmHg,并且在不同时段或不同个体间存在差异。在某些患者,该值可能高达

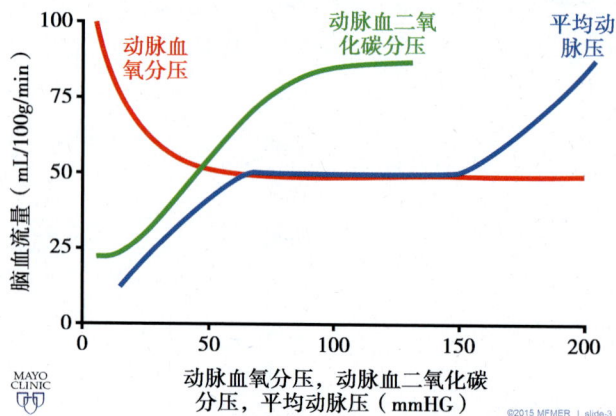

图 37-7　中枢神经系统血管的自动调节:脑血流量在平均动脉压处于 60mmHg 到 160mmHg 的范围内维持恒定(蓝色)。脑血流量与动脉血二氧化碳分压 20mmHg 到 80mmHg 范围内呈线性相关(绿色)。脑血流量在动脉血氧分压 50mmHg 以上维持恒定(红色)

(Used with permission of Mayo Foundation for Medical Education and Research. All rights reserved)

80mmHg[9]。CVR 的改变包括快速相("动态自动调节")和慢速相("静态自动调节")两个阶段[10]。动态自动调节被认为是血管对每搏量变化的反应,与收缩压关系密切[11]。静态自动调节是血管为适应长时间间隔的 MAP 变化而做出反应的现象[12]。超出自动调节的最高和最低阈值,CBF 是压力依赖性的。当 MAP 低于 LLA,脑血管呈最大舒张状态,低血压可能导致脑缺血。而高于可自动调节的阈值,脑血管呈最强收缩状态,灌注压增加可能导致血脑屏障(BBB)破坏、脑水肿或脑出血[13]。

自动调节过程中的 CVR 改变与脑阻力血管的肌源性反应和神经源性因素(例如慢性高血压引起的交感兴奋)有关。在慢性高血压患者中,自动调节曲线右移。有些麻醉药,特别是强效吸入麻醉药,剂量依赖性减少血管自动调节的幅度[14]。

除了 MAP,其他生理指标也在 CBF 的调节中起重要作用。动脉血二氧化碳分压(PaCO$_2$)是其中一个主要指标。当它在 20～80mmHg 范围内时,CBF 与 PaCO$_2$ 呈线性相关(图 37-7)。过度通气或通气不足,不管是疾病还是医源性原因所致,是导致 CBF 降低或升高的重要因素。PaCO$_2$ 每变化 1mmHg,相应的 CBF 大约变化 1～2ml/(100g·min^{-1})。但当 PaCO$_2$ 低于线性相关的最小值(<20mmHg)时,脑血管极度收缩导致组织缺氧和反射性血管舒张。上述两者的线性关系是发生急性 ICP 升高时,引起自主呼吸过度的生理基础[15],但这种有利的反应也可能因 CBF 过低和脑缺血导致不良后果[16]。此外,随着 CSF 的 pH 值再次趋于正常,过度通气对 CBF 和 ICP 的调节作用只能持续大约 6h。

动脉血氧分压(PaO$_2$)对脑血流量只有轻微影响,除非发生明显的低氧血症(PaO$_2$ 低于 50mmHg)时,CBF 出现急剧上升(图 37-7)。当 PaO$_2$ 高于 350mmHg 时,脑血管出现轻微收缩。目前尚不清楚为什么会发生这种反射,可能是大脑保护自身免受"氧中毒"(产生大量氧自由基)的一种方式[17]。温度也是影响 CBF 的重要因素,中心体温每降低 1℃,CBF 减少 6%～7%。

与上述总体 CBF 相比,局部 CBF 的调节更加复杂,同时受体液因子和神经源性因子的影响。循环中的某些儿茶酚胺和其他因子,例如 α$_1$-肾上腺素能激动剂、钙离子、内皮素和血栓素 A$_2$ 具有收缩脑血管的作用。而另一些因子,例如 β$_2$-肾上

腺素能激动剂、一氧化氮、腺苷和前列腺素具有舒张局部脑血管的作用[18]。调节局部 CBF 的神经源性因子包括乙酰胆碱、多巴胺、5-羟色胺和 P 物质[19]。

麻醉药对 CBF 也有显著影响。静脉麻醉药，例如丙泊酚、依托咪酯、苯二氮䓬类药物和硫喷妥钠，能够降低 CBF。这一作用实际上是通过药物降低 $CMRO_2$ 以及血流-代谢耦合机制实现的。这些药物不会影响脑血管的自动调节功能及其对 $PaCO_2$ 的反应性[20]。阿片类药物对 $CMRO_2$、CBF、脑血管自动调节功能及其对 $PaCO_2$ 的反应性影响均很小。氯胺酮是唯一增加 CBF 和 $CMRO_2$ 的静脉麻醉药，但对脑血管自动调节功能及其对 $PaCO_2$ 的反应性影响很小[21]。

强效吸入麻醉药，例如异氟烷、七氟烷和地氟烷，能直接舒张脑血管。然而，这种扩血管作用被其引起的 $CMRO_2$ 降低继而通过血流-代谢耦合导致脑血流量减少所抵消。结果是低浓度的吸入麻醉药不改变 CBF，最多使其轻微增加。然而在高浓度时，由于药物抑制 $CMRO_2$ 的作用达到极限，就会出现直接的血管舒张效应，导致 CBF 剂量依赖性增加[22]。此外，强效吸入麻醉药剂量依赖性抑制脑血管自动调节功能，但不影响脑血管对 $PaCO_2$ 的反应性。氧化亚氮是脑血管的直接扩张剂，对 $CMRO_2$ 的影响轻微[23-24]。氧化亚氮对脑血管的自动调节功能具有不同的作用，与丙泊酚联合麻醉时保留脑血管的自动调节功能，与七氟烷联合麻醉时进一步损害脑血管自动调节功能[25-26]。

脊髓与脑在神经生理方面非常相似。脊髓的血管也存在自动调节功能，脊髓灌注压（SCPP）=MAP–脊柱蛛网膜下腔静水压（SSSP）。不同麻醉药对脊髓生理的影响没有像药物对脑生理的影响那么明显。

病理生理

ICP 是指颅腔内的压力。颅腔为一个封闭的骨性腔隙，容纳脑实质（1 400ml），CSF（150ml）和脑血容量（CBV）（150ml）。Monro-Kellie 定律指出，颅腔内一个隔室的体积增加导致 ICP 增高，除非被其他隔室体积的减少所代偿[27]。由于脑实质体积相对不变，CSF 容量和 CBV 在 ICP 增高的代偿机制中扮演不可或缺的角色。颅腔内的 CSF 可

流出到脊髓蛛网膜下腔。而 CBV 可通过反射性动脉血管收缩和增加静脉回流的途径而减少。由于这两个隔室本身容量较少，他们对 ICP 增高的代偿能力非常有限。当代偿效应耗尽，少量的颅内容量增加即引起颅内压的急剧升高（图 37-8）。这将导致灌注不足和神经严重受损，甚至可能出现脑疝。结果是不可逆的脑损伤甚至死亡。因此，对怀疑有 ICP 增高的患者进行精细化管理非常重要，包括避免通气不足、维持足够的 CPP、采取措施减少颅内容量（使用甘露醇、CSF 分流、采用收缩脑血管的麻醉药）、考虑行去骨瓣减压术。

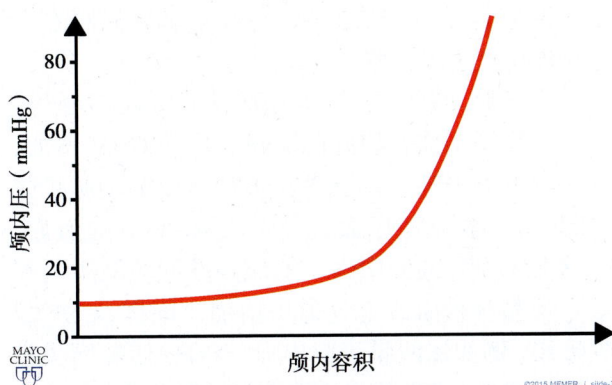

图 37-8 颅内弹性阻力曲线。曲线可分为三段。在颅内容量较低时，颅内压维持在低位并相对恒定。到达曲线"转折"处时，体积上的微小变化导致压力的适度变化。当达到临界颅内容量时，压力就会随之急剧增加

正常 ICP 为 7～15mmHg。ICP 持续增高超过 20～25mmHg 与神经功能预后不良相关[28]。正常情况下，ICP 会因为 Valsalva 屏气动作或体位改变发生波动。Kety 和 Schmidt 在 1948 年已经证明，ICP 升高导致 CBF 减少。这一观点使很多科学家对降低高颅压的治疗是否会导致脑缺血的安全性提出了质疑[29]。

颅内弹性阻力曲线能直观地理解颅内压-容量的关系。起始的平坦部分代表非病理性状态，颅内弹性阻力低，颅内容量的改变很容易被 CSF 和 CBV 缓冲代偿。当这种代偿效应耗尽（转折点），弹性阻力增加，少量的颅内容量增加即引起 ICP 的迅速上升。弹性阻力（E=dP/dV）可通过有创的脑和脊髓监测设备（腰椎穿刺引流、脑室外引流）测定。

多种病理生理机制可导致 ICP 升高，最常见

的是脑水肿。脑水肿一般分为三种主要类型：细胞毒性、血管源性和间质性[30-31]。细胞毒性脑水肿以细胞内水分增加为特点，常发生在脑缺血时，由于细胞膜离子泵失效导致离子和水在胞内聚集。血管源性脑水肿是由于 BBB 完整性遭到破坏导致细胞外水分聚集，常见于肿瘤、脓肿或挫伤的周围脑组织区域。地塞米松只对缓解血管源性脑水肿有效，部分原因是该药可以上调与内皮细胞紧密连接相关蛋白的表达[32]。间质性脑水肿的特点是在 BBB 完好时出现的细胞外水分增多，见于脑积水患者因 CSF 渗透到细胞间质中，以及那些脑间质和血管内渗透压存在显著差异，例如急性低钠血症的患者。在多数情况下，脑水肿同时存在上述几种病理生理类型。

除了脑水肿，还有多种原因可引起高颅压。动脉灌注增加或者静脉回流减少均使 CBV 增加，可导致 ICP 升高。动脉灌注增加是由脑动脉扩张引起，原因包括使用血管舒张药物、高碳酸血症、严重低氧血症或酸中毒。造成静脉回流减少的因素有颈静脉梗阻或者气道压增加。同样，CSF 吸收障碍，例如蛛网膜下腔出血（SAH）使蛛网膜颗粒吸收减少，或者肿瘤导致梗阻性脑积水，可造成脑积水和 ICP 增高。最后，肿瘤、血肿或脓肿的占位效应可直接导致 ICP 增高。

高颅压的临床症状有头痛、恶心、呕吐和视神经乳头水肿。当 ICP 持续升高，可出现高血压、心动过缓和不规则呼吸，即库欣三联征。严重的高颅压患者存在脑疝和死亡的风险。脑疝征象由发生脑疝的部位决定，包括瞳孔散大、动眼肌无力、瞳孔对光反射消失、心跳呼吸骤停等。计算机断层成像（CT）是最常用的影像学检查手段，根据不同病因，ICP 升高表现为脑沟变浅消失、脑室受压、中线移位，或是脑室扩大。

急性脊髓损伤与慢性脊髓损伤的临床表现有所不同。尽管两者都出现损伤平面以下的感觉功能、运动功能甚至自主神经功能的丧失，但松弛性瘫痪和低血压发生在急性期，而慢性期表现为痉挛性瘫痪、疼痛和可能的自主反射亢进。损伤或肿瘤造成的急性脊髓压迫，常需要急诊手术。因为有研究表明，在某些人群中，脊髓减压时间与功能恢复相关[33]。类固醇用于预防继发性损伤的疗效存在很大争议[34]。对于颈髓损伤的患者，处理气道时须极其小心。另外，这些患者较低位脊髓损伤的患者容易伴发生理功能紊乱，包括膈肌麻

痹、心功能异常和死亡。

监测

中枢神经系统功能

评估 CNS 功能的重要方法是对清醒和有反应的患者进行神经系统体格检查。但神经外科手术操作时，除了少数患者在轻度镇静下完成，大部分患者处于全身麻醉状态。在这种情况下，可能需要采用其他方式来监测神经系统的功能完整。在高危神经外科手术中，评估神经功能最常用的方法是神经电生理监测。一些专家共识认为，这些监测技术可以检测出患者在全身麻醉时神经功能的可逆变化，从而允许改变外科手术计划，以避免永久性的神经功能损伤。但缺乏确凿临床数据证明这种监测能预防神经损伤和改善预后。

常用的诱发电位监测方法包括体感诱发电位（SSEP），运动诱发电位（MEP）和肌电图（EMG）。脑干听觉诱发电位（BAEP）和视觉诱发电位（VEP）应用较少（图 37-9）。诱发电位曲线通过记录高峰和低谷可以计算两个指标：波幅和潜伏期。波幅以微伏（SSEP 和 BAEP）或毫伏（MEP）为单位，

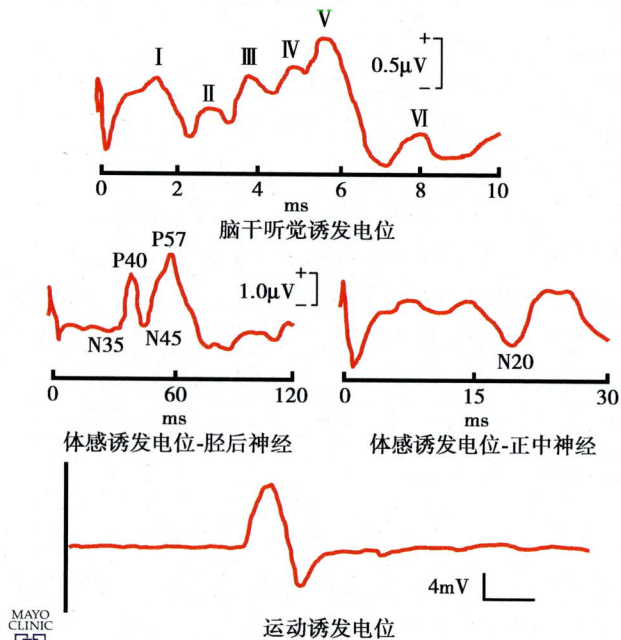

图 37-9　典型的脑干听觉诱发电位（BAEP）、体感诱发电位（SSEP）和运动诱发电位（MEP）波形

是指诱发波形的峰值与基线电压值或与相邻波形峰值的差异。潜伏期常以毫秒为单位,是指从刺激到产生峰值信号的时差,反应神经通路的传导时间。

SSEP 是通过周期性重复刺激周围神经(例如正中神经、尺神经、胫后神经)而引出,在皮质下(上颈髓,枕外隆凸)或皮质(头皮)水平进行测量。刺激主要通过脊髓后索/内侧丘系的中枢路径传导。这一方法适用于监测周围神经,脊髓后索、脑干、皮质下和皮质感觉中枢的完整性。通路中任何一个部位的异常都可能改变 SSEP 反应。由于感觉传导通路在脑干水平到达丘脑之前发生交叉,因此测量位于刺激的对侧。值得注意的是,SSEP 固有的波幅较小,需要通过延长刺激时间、信号平均、信号从模拟到数字的转换、信号过滤等处理才能获得稳定的波形。因此,获取波形可能需要数分钟。肌松药可以消除自主肌电活动的干扰,这可能有利于波形的获取。SSEP 常应用于脊髓手术,尤其是脊髓后外侧感觉元件存在缺血或损伤风险的手术[35]。该方法还应用于脑血管手术,以保证术中感觉中枢的灌注正常,例如可能导致皮质缺血的脑动脉瘤夹闭术[36]。下肢 SSEP 倾向于与 ACA 供血皮质的完整性相关,而上肢 SSEP 倾向于与 MCA 及分支供血的皮质相关。一般认为,SSEP 波形发生"显著改变"的定义是波幅降低50% 或潜伏期延长 10%[37]。

MEP 是通过直接刺激大脑皮层或间接刺激头皮在皮质水平产生的,测量的信号是位于肌肉水平的混合肌肉动作电位(CMAPs)。MEP 适用于可能导致运动中枢和脊髓前外侧部位(含有皮质脊髓束)损伤的手术。刺激模式有磁刺激和电刺激,后者常用。通过头皮电极以单脉冲或成串脉冲的方式对运动中枢进行间接电刺激,上运动神经元的去极化信号向尾端传导,聚集到脊髓前角。在此,信号通过连接路径传导到 α- 运动神经元,继而向下到达运动终板,诱发动作电位,由此引发的肌肉运动可被测量[38]。与 SSEP 不同,MEP 不需要信号平均或过滤,采用单个脉冲或几秒钟成串脉冲刺激即可产生。肌肉对刺激的反应明显受肌松药抑制。MEP 常用于脊髓手术,尤其是可能损伤到前部脊髓的手术,也用于运动中枢或下行运动通路存在损伤或缺血风险的颅内手术操作。尽管没有正式的标准来定义MEP 出现"显著改变"用来提示神经通路功能发

生变化,但波幅降低 50% 被认为是"显著"的,这时需要提高刺激强度才能维持相同的信号。其潜伏期长短在发现不良神经改变中的意义远没有 SSEP 重要[39]。

EMG 是一种持续评估某个周围神经、脑神经或神经根功能是否完整的监测方法,可监测自发性神经电活动或者电刺激诱发性 EMG。后者是通过刺激神经诱发兴奋性,继而信号被捕获,用于检测神经完整性或者鉴别某个神经[40]。EMG 对神经的机械性损伤和热损伤敏感,与 SSEP 和 MEP 不同,EMG 不用于监测缺血性损伤。将针电极置于某个神经支配的肌肉中,如果该神经受到刺激,即可记录到 EMG。例如,将针电极置于脊神经支配的肌肉中,在脊髓手术时监测脊神经损伤;或者将针电极置于脑神经支配的肌肉中,在可能损伤脑神经的颅内手术,例如听神经瘤切除术时,监测脑神经损伤。此外,外科医生还能在开颅手术时利用电刺激诱发 EMG 鉴别某个脑神经[41]。诱发性 EMG 还常用在脊柱手术时的椎弓根螺钉试验,当直接电刺激置入椎弓根的螺钉时,如果椎弓根破坏,螺钉与神经接触或接近时,激活相应神经根所需的电流与椎弓根完整时相比将显著减少[42]。与 MEP 类似,EMG 监测也对肌松药的作用极其敏感[43]。

BAEP 用于评估外耳道、鼓膜、毛细胞、螺旋神经节、前庭蜗神经(第Ⅷ对脑神经)、耳蜗神经核、上橄榄核群、外侧丘系、下丘和内侧膝状体丘脑核的完整性。一种制造听觉刺激(例如咔嚓音)的设备置于外耳道,通过头皮记录电反应。数千个电信号被平均,最终产生由六个波组成的典型波形。总的来说,第Ⅷ对脑神经损伤影响第一个波之后的所有波的波形,使它们的波幅降低,潜伏期延长[44]。压缩小脑有可能延长第一个至第五个波的潜伏期。BAEP 监测常用于脑干或脑干周围的手术,例如三叉神经或面神经的微血管减压术或听神经瘤切除术。BAEP 几乎不受麻醉用药的影响[45]。

VEP 用于评估视觉传导通路的完整性,包括眼睛、视神经、视交叉和位于枕叶的视觉中枢。利用特殊的护目镜或角膜接触镜给予眼睛一个光刺激,从头皮电极记录反应信号。VEP 可用于视交叉附近或枕叶的手术。但该监测方法对几乎所有麻醉用药均异常敏感,因获取和解析信号非常困难使其很少应用于临床[46]。

麻醉技术对诱发电位的影响

麻醉药对成功实施术中诱发电位监测起到重要作用。对于皮质监测的SSEP，强效吸入麻醉药和氧化亚氮的抑制作用最明显，导致其波幅降低和潜伏期延长。这些药物可能限制SSEP信号的获取，作用呈接近线性的剂量依赖性。然而，在神经功能完好的患者给予最高至0.5MAC的吸入麻醉药，仍可以获得较强的信号[47]。在神经功能受损例如周围神经病变的患者，可能需要采用全凭静脉麻醉（TIVA），常常给予输注催眠药（例如丙泊酚）和阿片类药物。氧化亚氮对波幅的抑制作用较对潜伏期的延长作用更明显。静脉麻醉药例如丙泊酚对SSEP的影响很小，除非大剂量使用。同样，阿片类药物对其影响也有限，除非给予大剂量冲击，可能会使波幅一过性降低。依托咪酯和氯胺酮是例外，临床剂量实际上可以增强皮质信号的波幅，必要时可用于增强SSEP波形。肌松药可消除肌源性电信号干扰，有利于SSEP监测。最后，值得注意的是，若从皮质下、颈髓和周围神经采集监测信号，这些麻醉药的影响并不显著，因为这些区域对麻醉药的抑制作用具有更强的抵抗性。

从头皮引出的MEP对麻醉药的作用非常敏感。尽管0.5MAC剂量仍可用于临床，但强效吸入麻醉药明显抑制MEP的采集。超过这个浓度，会出现对电位波幅的非线性加速抑制。氧化亚氮抑制MEP波幅，与其对SSEP的作用类似。静脉麻醉药一般有助于MEP采集，除非给予超大剂量。因此，在进行MEP监测时，通常采用TIVA。依托咪酯和氯胺酮同样能增强MEP波幅，降低反应所需的电刺激阈值[48-49]。肌松药必须慎用或禁用，以避免消除MEP反应信号或避免长时间监测时变异度过大[50]。

肌松药能够减弱或在神经肌肉深度阻滞时完全消除EMG信号。吸入和静脉麻醉药对自发性或电刺激诱发性EMG的影响很小。因此，术中如果需要进行椎弓根螺钉试验或需鉴别脑神经，应避免使用肌松药或提前拮抗肌松作用。

之前已提到，BAEP非常强大，几乎不受麻醉用药的影响。深度的吸入或静脉麻醉下，可见其潜伏期稍延长。值得注意的是，用冷水冲洗脑干可以导致各个波的潜伏期延长。

VEP对麻醉最敏感，是最易受麻醉影响的神经电生理检测方法。总体而言，与TIVA相比，吸入麻醉（伴或不伴氧化亚氮）的抑制作用更强。尽管用于VEP监测时也可以应用其他麻醉方法，但其中推荐的一种麻醉方法为阿片类药物为主的TIVA联合肌松药，并进行BIS监测[51]。

脑灌注

经颅多普勒超声

经颅多普勒超声（TCD）是应用于神经内科、神经外科和神经重症监护病房的一种检查手段。将超声探头放置在"检查窗"，即颅骨较薄的部位例如颧弓上方的颞骨，用来检测颅内主要血管（包括MCA、PCA、ACA和基底动脉）的血液流速。超声探头发射高频声波，遇到红细胞反射回探头，反射波因多普勒效应具有不同的频率。具体来说，血液细胞相对超声探头的流速变化导致反射回探头的超声波频率的变化。这种"多普勒频移"与血液流速成正比，其信号波形（正向或负向）由血流方向决定。当血液流向探头时呈正向（频率增加），而血液离开探头方向流动时呈负向（频率减少）。血液流速较预期增快提示可能存在血管狭窄、栓子或血管痉挛。值得注意的是，TCD无法测量实际的CBF（报告为流量，即单位时间的单位体积），而是测量血液流速（以m/s为单位）。这种区别很重要，因为动脉内径减少导致血液流速的增加，但导致血流量的减少。然而在其他情况下，例如脑血管失去自动调节功能，血液流速的加快引起CBF的增加。因此，需仔细解读TCD测量的结果[52-53]。而且，其他可能影响CBF和血液流速的参数必须保持不变，以减少对检查结果的影响。这些影响因素包括$PaCO_2$、动脉血压、超声角度和可能影响脑血流动力学的药物，包括麻醉药。大多数TCD检查仪能够导出一系列参数，除了平均血液流速，还包括反映远端CVR的搏动指数。TCD在量化静态和动态自动调节状态方面也很有用，使用的参数分别为自动调节指数和流速恢复率[54]。

激光多普勒血流仪

激光多普勒血流仪（LDF）是一种相对较新的技术，用于组织血流例如脑血流的定量检测。该技术利用直径0.5～1mm的细小光纤，传输激光到脑组织。激光束被微血管的红细胞散射后发生多普勒频移，通过接受光纤可对其进行实时测量。与多普勒采用声波不同，LDF 技术基于激光频率的多普勒频移信号。进一步分析信号可得出局部 CBF 数据。LDF 可用于检测各种生理参数改变对 CBF 的影响，例如贫血和过度通气。该方法测得的 CBF 参数与氙（^{133}Xe）洗脱术所测结果基本一致，而后者是公认的测量 CBF 的标准技术[55]。

颅内压监测

ICP 监测为评估任何原因引起的 ICP 增高提供了一种有用的手段。ICP 监测的研究对象主要是创伤性脑损伤（TBI）后存在颅内出血、脑水肿进展和 CPP 降低风险的患者。ICP 正常值为 7～15mmHg，怀疑 ICP 超过 20mmHg 或者无法通过临床常规方法对 ICP 升高进行评估时，应当开始 ICP 监测。超过 40mmHg 的严重 ICP 增高会有生命危险。单独测量 ICP 有临床意义，但持续监测观察 ICP 变化能获得更多病情相关的信息。具体来说，出现特征性的 Lundberg 波形对判断脑部状态很有价值。根据特征，Lundberg 波形分为 A、B 和 C 三种类型（图 37-10）。A 型波也称平台波，发生在严重高颅压失代偿期，ICP 可上升至 50～100mmHg 的高平台并维持数分钟。它的出现是由于脑灌注不足时发生脑血管强烈舒张，并且都是病理性的。B 型波是 ICP 高于基线值 20～30mmHg 的升高，每分钟出现一到两次，反应当 CPP 处于 LLA 时血管张力的变化。C 型波是频率为每分钟 4～8 次的

小波动，此时 ICP 在正常范围内，反映血管运动张力的系统变化，几乎没有病理意义[56]。

目前用于颅内压监测的设备有很多种，大多数是有创的，除了少数几种例外（例如 CT 检查、视神经鞘直径测量）[57]。虽然有创方法允许进行实际压力监测，但存在相关风险（后面陈述）。无创监测方法风险较低，但是通过替代指标间接估算 ICP，因此准确性也较低。最常用的监测方法是通过脑室造瘘和脑室外引流（EVD），利用引流管连接换能器（零点校正位于外耳道水平）进行测量。该方法是目前测量 ICP 的金标准。脑室造瘘除了用于监测压力，也可引流 CSF 以缓解 ICP 增高，以及从中获取 CSF 标本进行实验室诊断。此外，还可通过脑室引流管给药，例如抗生素和溶栓剂。EVD 监测的缺点包括引流管置入困难、脑脊液漏、血凝块和气泡均可导致记录结果不准确。更重要的是，引流管穿过脑膜和脑实质，存在感染的风险。CSF 脓毒症使患者的并发症和死亡率增加，因此置入 EVD 引流管时注意无菌操作极其重要[58]。

植入脑内的设备也可用于测量 ICP，但不常用。目前有两种植入设备，一种是连接到软导线上的微型传感器系统，另一种是顶端有压力传感器的光纤系统。两种设备都需要事先在颅骨置入空心螺钉，使导线或光纤电缆穿过螺钉，进入脑实质。它们的准确性高（仅次于 EVDs 设备），放置较脑室造瘘术容易得多，而且感染和出血的风险较小。可是，这种设备无法移除 CSF，也无法给药至 CSF。

蛛网膜下螺栓已不再常用，但不失为一种代替 EVDs 的备选方法。该系统是利用小螺栓行颅骨钻孔并固定，顶端置于硬膜下 1mm 的位置。继而将螺栓通过活塞阀组件与传感器相连。蛛网膜下螺栓可以移除 CSF，导致感染和出血的风险较 EVDs 低，但是测得的 ICP 不够准确，因此很少使用[59]。硬膜外感受器／传感器系统发生感染和出血的风险也较 EVDs 低，然而测量的只是硬膜外压力而不是整个颅脑脑室的压力，准确性不可接受。

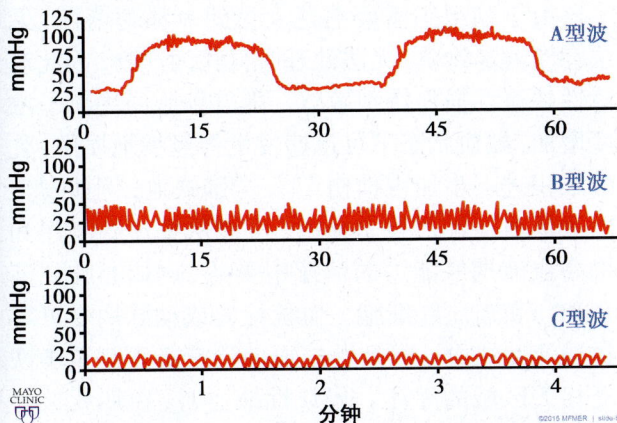

颅内压监测波形

图 37-10　三种 Lundberg 波形的形态

脑氧合和脑代谢监测

有一些设备可用于监测脑稳态，包括脑氧合和脑代谢水平，但临床并不常用。其中，颈静脉球血氧测定法是最常见的技术。该方法需要将光

纤导管逆行置入颈内静脉。导管向头端达到面总静脉以上进入位于颅底的颈静脉球。置入位置是否合适需要 X 射线确认，标准是导管头端处于乳突水平。通过该导管可以测量脑静脉血汇总后的混合脑静脉血氧张力，即颈静脉球血氧饱和度（$SjVO_2$），这一指标反应总体脑组织的氧耗/氧摄取。可以从该来源测量的其他代谢物包括乳酸和葡萄糖浓度。测量可以通过系列取样完成，该方法只能提供某个时间点大脑状态的信息。此外，颅外血液可能会污染样本。最有用的可能是利用光纤对 $SjVO_2$ 进行连续监测。高 $SjVO_2$（80%～85%）可能反应氧供充足或者 $CMRO_2$ 降低，而 $SjVO_2$ 降低常提示氧供不足（CBF 降低或低氧血症）或者 $CMRO_2$ 升高。$SjVO_2$ 低于 55% 常被定义为严重的颈静脉球血氧去饱和，可能是由系统性低血压或颅内压显著升高时的脑缺血引起的[60]。$SjVO_2$ 监测可用于指导过度通气，因为过度通气导致血管收缩和 $SjVO_2$ 降低，目标是将其维持在大于55%[61]。

其他监测脑代谢的设备包括脑组织氧监测仪和微透析导管。前者通过克拉克型电极，直接有创监测脑实质中 15～20mm 范围的氧分压（$PbtO_2$），正常值为 25～48mmHg。$PbtO_2$ 反应电极周围局部脑组织的氧供需平衡。其影响因素包括局部氧供给、吸入气氧分压、心输出量、血红蛋白浓度、局部氧摄取、PaO_2 和 CBF。一般来说，所测值低于 20mmHg 被认为有显著的病理改变，并且可能预示着对原本正常的脑组织造成继发性的损伤[62]。脑组织氧监测的适应证主要是 TBI 和 SAH，其临床应用的经验正在增长。

脑微透析技术在神经重症监护病房的应用越来越常见。将由流入管、流出管以及半透膜顶端组成的丝状导管置入脑实质，从流入管持续灌注与 CSF 等渗的晶体液。在导管顶端，脑组织细胞外液中的代谢产物受浓度梯度驱动可渗透越过半透膜进入流出管中，最终被收集到微量管。收集的溶液可用于分析代谢产物的组分及其浓度，包括葡萄糖、丙酮酸、乳酸、谷氨酸和甘油。需要根据临床情况选择导管置入的位点，同时对测量指标进行前后比较。虽然葡萄糖、丙酮酸和乳酸浓度是判断有氧代谢的指标，谷氨酸和甘油浓度分别代表缺血性神经损伤和细胞膜降解水平[63]。实际上，不管是脑微透析还是脑组织氧监测，主要限制之一是测量结果受测量部位的影响。如果在远离脑损伤病灶的部位检测，得到的结果可能提示没有或者最多轻微的异常。因此在应用这两种方法时，在脑部"危险区"进行监测非常重要。

最后，脑氧饱和度的临床应用近来更趋普遍。这一技术可经皮无创地评估双侧额叶皮质的局部脑氧合（rSO_2）。氧合以最大血红蛋白氧饱和度的百分比表示，同时反映动脉和静脉血氧的情况。尽管没有确切的标准，脑氧饱和度较基线下降 20% 以上被认为发生了严重缺氧[64]。其检测原理是：置于前额的探头发出光线，穿过颅骨和脑组织后被探测到。利用两种或多种不同波长光的吸光度之比，可以测定氧合血红蛋白和脱氧血红蛋白，从而计算血红蛋白氧饱和度。有别于脉搏血氧测定法，该技术使用了两个光电探测器，因此可以将头皮和颅骨中血红蛋白吸光度减除。也就是说，将远场探测结果减去近场探测结果，只保留脑组织氧合值。脑氧饱和度和脉搏血氧饱和度检测的另一个区别在于前者不依赖搏动血流。对额叶皮质进行局部脑氧合评估是一种察觉脑氧供变化的敏感方法，因为这一脑区的代谢率高，氧储备有限。能改善低脑氧饱和度从而避免长时间脑损伤的因素包括升高动脉压，增加心输出量，提高吸入气氧浓度（FiO_2），提高 $PaCO_2$ 以缓解脑血管收缩，或输注红细胞以增加携氧能力和氧供[65]。

脑保护

缺血和再灌注

由于脑组织需要消耗大量的氧和葡萄糖，无法存储营养物质，无法处理有毒代谢产物，因此对急性缺血性损伤特别敏感。随着细胞内钙离子浓度增加，缺血状态下可迅速发生神经细胞损伤，乳酸堆积进一步加重损伤[66]。全脑缺血，例如发生严重低血压和严重贫血时，可能从重建脑灌注和提高血液携氧能力的治疗中受益，例如心肺复苏（CPR）和输注红细胞。血栓栓塞或动脉病变可导致局灶性缺血。局灶性缺血的治疗必须侧重于恢复相关区域的灌注。局灶性缺血时，在坏死核心区周围存在可被挽救的缺血半暗带。应该努力恢复缺血半暗带的氧供和底物输送，因为该区域存在一些侧支循环。目前大量的关于脑保护的研究都遵循"拯救缺血半暗带"的理念,临床治疗方法包括急性期提高 CPP 和减少脑水肿[67]。另一个研究领域是再灌注和"再灌注损伤"。原本缺血的脑组织再灌注后会造成神经功能的进一步受损,主要是由于血流恢复后产生了大量氧自由基和炎症因子,加重微血管的损伤[68-69]。

低温

对某些神经损伤的患者而言,诱导性全身低温被认为是一种潜在有效的干预手段。但没有临床研究对其确切疗效进行评估。理论上,低温从降低代谢的角度可以有效保护脑和脊髓,因为低温比麻醉药更能将 CNS 的 $CMRO_2$ 降到足够低的程度。麻醉药能引起等电位脑电图,降低脑代谢活动可达 60%,低温可以进一步抑制脑代谢活动,直到其所需的氧气仅用于维持神经细胞生存的程度。动物实验显示,体核温度即便降低 1℃ 也可能表现出对 CNS 的脑保护效果,提示低温的脑保护作用不仅仅是降低代谢的结果,可能还存在其他机制[70]。

低温可能有望用于全脑缺血的患者。目前在心肺转流中采用的深低温(27℃)和在循环停止患者中采用的极深低温(12~18℃),都表现出脑保护作用[71]。当成人在院外发生心脏骤停且自主循环恢复后,将其降温到 32~34℃ 维持 12~24h,神经系统功能可能会得到改善[72]。新生儿缺氧缺血性脑病在分娩 6h 内用亚低温治疗也可见临床改善[73]。

低温用于局灶性脑缺血的患者并不可行。动脉瘤手术术中低温试验(IHAST)表明,给予全身轻度亚低温处理并没有改善神经功能的预后反而增加了感染并发症的发生率[74]。关于 TBI 患者轻度亚低温处理的研究结果并不一致。短期(24~48h)降温未表现出明显获益,而长达 5d 的长期降温可能有一些疗效[75]。

可以明确的是,不管人类还是动物,脑部温度升高都是有害的。在动物研究中,体核温度升高 1℃ 可导致局部脑缺血梗死灶范围扩大三倍[76]。发生脑缺血时必须避免体温升高。

脑保护的药物治疗

与诱导性低温类似,麻醉药或非麻醉药物在神经元缺血时有望发挥脑保护作用。然而,这些结果大多来源于动物卒中模型而不是可靠的人体研究。麻醉药可能通过减少 $CMRO_2$ 和其他分子机制减轻 CNS 的缺血危害。挥发性麻醉药能够减少缺血相关的谷氨酸释放,增加抗凋亡调控因子,活化 ATP 依赖的钾离子通道,减少兴奋性应激相关因子,增加 CBF[77-78]。同样,巴比妥钠(在动物实验中被证明有助于改善局灶性脑缺血)[79]、氧化亚氮、丙泊酚、依托咪酯、氯胺酮和利多卡因也在动物研究和前期临床研究中对脑缺血性损伤表现出有益作用[80-81]。

非麻醉药物因其可能的神经保护作用,也已成为许多研究的焦点。钙通道阻滞剂通过抑制电压门控钙离子通道起到脑保护效果,但这种效果在临床应用中没有体现[82]。同样,研究显示镁离子通过拮抗各种电压门控通道和递质激活通道,可能成为一种神经保护剂,但到目前为止的临床研究结果令人失望[83]。

其他药物目前也在研究中,例如自由基清除剂(替拉扎特、α-维生素 E、NXY-059)[84],氨基酸调节剂(加维斯替奈)[85],促红细胞生成素(激活抗凋亡途径并减少炎症)[86]和最新的他汀类药物,它们上调一氧化氮合酶以及抗炎抗氧化作用目前正在研究中。有趣的是,在一项近期的临床研究中,他汀类药物治疗 1~6 个月使非心脏病患者的脑卒中风险降低 16%,然而在其他临床研究中该药并未表现出脑保护作用,甚至对已有缺血性卒中的患者有害[87]。尽管这一领域的有前景的研究仍在继续,但值得注意的是,在人类临床试验中,尚未发现一种单一且明确的神经保护剂。

葡萄糖和脑缺血

之前提到,缺血迅速对神经系统造成危害,不仅仅是由于氧匮乏,还因为葡萄糖是正常情况下脑可以有氧代谢的唯一底物。葡萄糖在神经系统没有储存,因此当脑循环受限导致葡萄糖不足或缺乏时,就无法产生足够的 ATP 以满足神经元的能量需求,神经细胞损伤便会快速发生。脑部葡萄糖消耗[$5mg/(100g\cdot min^{-1})$]与 $CMRO_2$ 并行,因此低氧血症和低血糖对大脑的有害作用大致类似。当脑缺血和低血糖时,乳酸在脑中有一定程度的代谢,但其效率显著低于葡萄糖[88]。在脑缺血时,高糖血症(血糖超过 180mg/dl)也被证实会使神经功能预后变差,可能是因为在无氧代谢下,糖转化成乳酸,加重了脑部酸中毒[89-90]。

临床实用方法

迄今仍缺乏可靠的药物或非药物治疗方法，用于保护围手术期脑缺血损伤。我们只能希望通过治疗来减轻损伤。但有一些例外，比如吸入和静脉麻醉药可能有保护脑缺血损伤的作用。如果拟行的手术可能会造成局灶性脑缺血，例如动脉瘤手术中临时阻断脑血管，那么在计划缺血前，常给予大剂量的丙泊酚（1～2mg/kg）继而以高剂量持续输注［150μg/（kg·min^{-1}）］，滴定给药以诱导爆发抑制。在计划循环和呼吸停止的心脏或神经外科手术中，如主动脉弓修复术或巨大基底动脉瘤夹闭术，可建立深低温（12～18℃）以保护神经系统功能。另一个神经保护的实例是在胸主动脉和腹主动脉动脉瘤修复手术前进行腰椎穿刺置管引流CSF。这是因为起源于主动脉的根动脉存在损伤的风险，通过降低CSF压力以期维持脊髓的血液灌注。

麻醉管理

术前评估

神经外科患者的术前评估对保证麻醉过程的安全和成功至关重要。必须确认具体问题，以制订适当的术中和术后管理计划。对有颅内占位病变的患者，最重要的是明确是否存在高颅压及其严重程度。对这类患者首先应怀疑存在高颅压，除非被临床证据排除。临床证据来自病史和体格检查，CT和磁共振成像（MRI）检查，条件允许的话还应包括ICP监测。ICP增高患者可能的主诉包括头痛、头晕、视物模糊或步态不稳、恶心呕吐以及癫痫发作。体格检查可表现为意识水平改变、意识模糊、视神经乳头水肿、肌力或感觉丧失以及脑神经功能障碍等异常情况。影像学检查通常可以根据脑室狭窄和中线移位来衡量ICP增高的程度，"裂隙脑室"或中线结构移位超过5mm提示病情危重[91]。作为神经外科患者术前评估的一部分，常规血液检查也是有用的，须仔细评估检查结果。若发现电解质紊乱，可能是因为垂体病变［例如抗利尿激素分泌失调综合征（SIADH）］，或因患者服用利尿剂、类固醇或抗惊厥药引起。

在ICP升高的患者中，术前用药必须小心酌量或完全不用。即使小剂量使用苯二氮䓬类和阿片类药物，也可能抑制呼吸，导致PaCO$_2$升高，从而加重高颅压。已给予皮质类固醇如地塞米松和抗惊厥药者，术前不应停药[92]。

脊柱手术患者的术前评估，尤其是急性期患者，应着重于气道检查、当前血流动力学状况、损伤平面、损伤程度（完全或不完全）、损伤时间（8h内或超过8h）和完整的神经系统检查。仔细制订气管插管和血流动力学管理方案至关重要，可能需要先进的插管技术和强化液体管理并使用升压药。

麻醉诱导和气道管理

全身麻醉诱导和气道管理极其重要，尤其是对ICP增高、不稳定动脉瘤或颈髓损伤的患者。对ICP增高的患者必须密切关注血流动力学变化以维持CPP。为此，ICP增高患者的全身麻醉诱导应该是"缓慢并可控的"，需要全程持续关注血压[93]。在许多情况下，诱导前建立有创动脉血压监测、渗透性利尿或CSF引流会有帮助。必须避免低血压。ICP增高的患者可静脉给予短效阿片类药物和利多卡因（1.5mg/kg），以减弱喉镜置入时的交感神经反应。并且，还应避免通气不足和高碳酸血症。麻醉诱导后，应给予肌松药。既往有运动障碍的患者应慎用琥珀胆碱，因为神经肌肉接头处烟碱受体的上调可导致高钾血症风险增加。此外，琥珀胆碱会增加ICP，但这种作用持续时间短[94]。在插管期间，严格控制血压很重要，因为动脉血压的快速升高会使ICP恶化，特别是对于自动调节功能受损的患者，还增加不稳定动脉瘤破裂的风险。低血压和CPP降低也是有害的。对颈髓损伤的患者，在麻醉诱导过程中维持MAP平稳非常重要，而且插管时可能需要复杂的技术（例如清醒纤维支气管镜插管、在中线位和矢状位稳定颈椎）以确保脊髓没有进一步受压损害。

麻醉维持

在神经外科患者中全身麻醉维持有不同的给药方案，这取决于术中的血流动力学目标和监测需要。对于颅内手术，最重要是控制ICP，直至硬脑膜开放。为此，如果需要控制ICP，Mayfield头架固定头部和安全摆放体位完成后，便可以给予甘露醇（0.5～1.5g/kg）和类固醇（如地塞米松10mg）。在某些情况下，还可以预防性给予抗惊厥药。全身麻醉维持的药物选择在很大程度上取决于ICP以及是否使用神经功能监测。对于ICP增高的患者，如果使用挥发性麻醉药，通常将其限制在0.5MAC以下，以使药物引起脑血管舒张和抑制自动调节的可能性最小化。麻醉维持可采用全凭静脉麻醉或复合持续输注静脉药物，例如丙泊酚伴或不伴短效阿片类药物如瑞芬太尼或舒芬太尼。这一方案也适用于术中神经监测的患者，因为挥发性药物超过 0.5MAC 可能干扰 SSEP 和 MEP 监测。常规使用肌松药，除非受到 MEP 或 EMG 监测的限制。氧化亚氮可以考虑用于某些神经外科病例。但是由于其轻微的血管扩张作用，潜在的扩大颅内积气效应，以及对神经功能监测的不利影响，在 ICP 显著升高或可能存在硬膜内积气的患者，以及可能干扰监测模式的情况下，应避免使用氧化亚氮。在未使用肌松药时，瑞芬太尼输注达到 $0.2\mu g/(kg\cdot min^{-1})$ 可以抑制体动[95]。在整个手术过程中，必须保证 CPP，可能需要使用升压药。如果由于疾病或麻醉药导致自动调节功能受到很大抑制，CBF 将直接依赖 MAP，这时应避免高血压。对急性脊髓损伤的患者，许多上述的原则同样适用于麻醉维持，关注的重点是脊髓灌注（尤其是颈椎手术）和神经功能的监测。

通气管理

神经外科手术患者的通气管理也是一个关键考虑因素。对于接受颅内手术的患者，潮气量应保持在 6～8ml/kg，以最大限度减少炎症性肺损伤的可能，同时气道峰压低于 $40cmH_2O$[96]。这些原则对 SAH 或 TBI 患者尤其重要，因为这些患者可能已经存在急性肺损伤（ALI）或成人呼吸窘迫综合征（ARDS）。除非需要改善氧合，否则应避免使用呼气末正压（PEEP），因为它会增加胸内压，可能妨碍脑静脉回流[97]。正压通气（PPV）通常用于神经外科手术，它可以直接控制 $PaCO_2$，并且在坐位开颅手术中尤其有益，因为坐位时胸内负压可能增加静脉空气栓塞（VAE）的风险。

液体和电解质

多年来，关于开颅手术过程中进行液体管理的教学观点是保持患者"干燥"，从而最大限度减少术中和术后发生反应性脑水肿的可能。这种策略通常不是最佳的，因为神经外科手术中液体管理的主要目标应该是维持脑灌注，这是一个更重要的考虑因素，而且良好的脑灌注事实上减少了脑水肿的发生率[98]。因此，液体管理的目标应该是维持患者的正常血容量。如果需要大量输液，应使用等渗溶液或轻度高渗溶液（例如 0.9% 氯化

钠）。大量输注低渗溶液如乳酸林格液可导致脑水肿。避免使用含糖溶液，因为高血糖对脑代谢有害（参见葡萄糖和脑缺血章节），并且因为葡萄糖迅速代谢而失去渗透性，留下低渗水溶液可加重脑水肿。

如果患者存在并发症或手术时间较长，电解质紊乱可能很常见，需要术中密切监测。当然，SIADH、尿崩症（DI）或脑性盐耗综合征患者需要更加仔细地监测电解质。中度至重度低钠血症患者，可能需要补充高渗盐水（3%）（以 5～100ml/hr 的速率缓慢滴注，并且每小时检查血钠浓度）[99]。严禁使血钠浓度升高过快[超过 $3～4mEq/(L\cdot h^{-1})$]，因为这会增加脑桥中央髓鞘溶解的风险[100]。DI 患者可能需要输注低渗溶液，如乳酸林格液或 0.45% 氯化钠溶液，根据血容量和血电解质浓度缓慢输注。甘露醇，尤其是大剂量使用时，可引起轻度电解质紊乱，通常是短暂的（例如低钠血症、高钾血症），应及时监测并纠正。此外，甘露醇的利尿作用可导致脱水，从而影响脑灌注[101]。大量输注氯化钠溶液（0.9%）可引起高氯性代谢性酸中毒，继而因肾小管酸中毒导致急性肾损伤[102]。

输血治疗

神经外科手术的患者可能需要在围手术期输血。如果有条件应在术前行凝血功能检查，接受抗凝药物治疗的患者必须检查凝血功能[103]。术前凝血功能异常必须纠正，因为术中或术后出血会对患者预后产生显著的不良影响。行非急诊手术的神经外科患者血小板计数应在 100 000/mm³ 以上。术中出血风险低的开颅手术患者，可能只需行"血型和抗体筛查"并确认抗体阴性。出血风险高的手术，如神经血管手术[动脉瘤夹闭术、动静脉畸形（AVM）切除术]或已经侵犯静脉窦的肿瘤切除术，术前必须进行血型检查和交叉配血，备好红细胞。对于伴随脑组织凝血激酶释放可能发生凝血功能紊乱的患者，需要准备新鲜冰冻血浆、血小板和冷沉淀。复杂的脊柱外科手术（尤其是截骨术或肿瘤）通常会有非常严重的失血，血容量转移和需要输血治疗。这些病例中，应备好足量的可及时获取的血制品，同时密切、反复监测全血细胞计数（CBC）和凝血功能[104]。

葡萄糖管理

如上所述，血糖管理在神经外科手术中非常

重要，以预防血糖过低和过高。2001 年，van den Berghe 等人[105]认为，对外科危重患者严格控制血糖（目标血清葡萄糖浓度为 80～110mg/dl）与改善预后相关。然而，近年来有研究显示，严格控制血糖与低血糖风险增加有关，而低血糖对大脑有害[106-107]。为了降低低血糖和血糖过高两种风险，大多数研究者认同在神经外科手术中血糖浓度控制在 90～180mg/dl 范围内。血糖高于这个范围，可以静脉给予短效胰岛素，给药方式是单次注射伴或不伴持续输注。一旦使用胰岛素，必须频繁监测血糖浓度以预防发生低血糖[108]。发生低血糖时，可以输注 50% 葡萄糖 20～50ml，并密切监测血糖浓度，根据监测结果滴定给药。

麻醉苏醒

神经外科手术后的全身麻醉苏醒期需要对血流动力学和通气参数进行细致观察，同时还要确保能及时进行神经功能检查。开颅术后高血压是被广泛提及但机制不明的现象，它显然对患者是不利的，因为它可能增加手术部位的出血和加重脑水肿[109-110]。适当镇痛（但避免患者术后反应迟钝）有助于降低高血压的风险，但通常需要使用降压药物。这些药物包括拉贝洛尔、艾司洛尔、尼卡地平或氯维地平。控制苏醒期高血压对脑 AVM 切除术后的患者尤为重要，因为切除部位可能发生严重出血。行后颅窝手术的患者以及由于脑干受损导致术前存在通气障碍的患者，苏醒可能非常缓慢，安全拔管时间显著延长[111]。所有患者应避免出现苏醒期咳嗽，因其存在出血和 ICP 增高的风险，低剂量瑞芬太尼输注，或者静脉或气管内给予利多卡因可能有助于减少咳嗽。出于相同原因，应预防性治疗术后恶心呕吐[112]。为此给予地塞米松时，应避免用于考虑淋巴瘤诊断的患者（或者至少推迟到获得足够的病理标本后），因为类固醇可以引起淋巴瘤细胞溶解，可能干扰诊断。此外，垂体手术后也应避免使用地塞米松，因为它可以抑制下丘脑 - 垂体 - 肾上腺轴，并显著增加术后垂体功能减退症诊断的假阳性率[113]。

常见神经外科手术的麻醉

肿瘤手术

神经外科手术的主要适应证之一是切除原发于或侵犯到 CNS 或 PNS 的良恶性肿瘤。在成人，幕上肿瘤更常见，包括源于 CNS 中支持细胞的肿瘤（例如胶质瘤、星形细胞瘤、少突胶质细胞瘤），脑膜瘤以及转移瘤。最常见的脑转移瘤包括黑色素瘤、肺癌、乳腺癌和肾癌。幕下后颅窝的肿瘤更常见于儿童，包括髓母细胞瘤、毛细胞型星形细胞瘤、室管膜瘤和脑干胶质瘤[114]。

不考虑肿瘤的组织学，脑肿瘤的致病性与肿瘤大小、生长速度、临近或侵犯的附近结构有关。此外，胶质瘤引起的 BBB 破坏可能会导致严重的血管源性水肿，水肿甚至可能持续到肿瘤切除之后，瘤周脑组织的血管自动调节功能常常受损[115]。幸运的是，大多数脑肿瘤生长缓慢，因水肿和占位效应所致的 ICP 增高可被逐渐适应和代偿。但是，这种代偿机制也会导致延误诊断。

脑肿瘤患者的麻醉管理需要将上述因素全部考虑在内，当患者术前存在危险的 ICP 增高时，必须格外小心地给予治疗，有时需要术前行 CSF 分流术或者使用地塞米松。脑外科手术的安全进行需要完善的术前评估，平稳的麻醉诱导、维持和苏醒方案。术前评估包括了解肿瘤的大小以及位置，手术入路计划，神经系统症状，ICP 情况以及并发症。使用苯二氮䓬类药物抗焦虑必须慎重，因为在原本无症状患者中，即使 $PaCO_2$ 的小幅度上升也会因颅内弹性阻力增加而迅速导致危险的颅内压升高。术前已使用的类固醇和抗惊厥药应持续使用，它们也常作为术前和术中的辅助药物用于很多患者。在整个麻醉过程中尽量避免血流动力学的不稳定，因为瘤周脑组织的血管自动调节功能可能受损。高血压会增加出血风险并加重脑水肿。通常，丙泊酚用于全身麻醉诱导。静脉给予利多卡因（1～1.5mg/kg）和芬太尼（1～2μg/kg）可以抑制喉镜置入时的血流动力学反应和颅内压变化。对脑肿瘤切除手术，建立足够的血管通路（通常是 2 条大内径外周静脉通路，一条动脉通路，必要时行中心静脉置管）是必须的。整个手术过程中需要时刻关注 ICP 和 CPP，动脉置管有利于密切监测 CPP，还可以通过血气分析了解 $PaCO_2$ 和呼气末二氧化碳的差异梯度从而参考呼气末二氧化碳值对 $PaCO_2$ 估值进行调整[116]。建立血管通路和准备好必要的电生理监测后，通常用 Mayfield 头架固定头部。上头钉时血流动力学反应与喉镜置入时类似，必须再次控制好血压，常用的药物包括丙泊酚、阿片类药物和短效 β

受体阻滞剂如艾司洛尔。

过度屈曲、伸展或旋转颈部会由于颈内静脉受压而阻碍颈静脉回流。头高位有利于促进颈静脉回流。不用或慎用PEEP，因为它可能会妨碍颈静脉回流。但是如果患者氧合欠佳，可以考虑使用10cmH_2O的PEEP。当患者颅内肿瘤巨大或者存在严重的高颅压时，应尽力减少脑容量，以便于暴露术野和减少牵开器相关脑水肿。方法包括轻度过度通气和使用甘露醇（0.5~1.5g/kg）或高渗盐水（浓度3%，速度50~100ml/h，每小时检测血钠浓度）[117]。甘露醇应快速静滴以充分发挥作用，但须注意的是，对于充血性心力衰竭、肺水肿或者肾衰竭患者，利尿期之前中心循环血量的增加可能造成严重后果[118]。在全身麻醉维持阶段，麻醉药的选择取决于不增加ICP（至少在硬脑膜打开之前）、维持CPP、满足神经电生理监测需要和确保快速苏醒。一般优先使用短效且容易调控的药物，包括丙泊酚、瑞芬太尼、七氟烷、地氟烷，在没有禁忌的情况下也可使用氧化亚氮。肌松药的使用是有利的，除非影响电生理监测。采用不含糖的等渗晶体液或胶体液达到液体平衡，目标是维持正常血容量（见前述）。

术前意识水平正常的患者[格拉斯哥评分（GCS）为13~15分]一般在术后拔除气管导管。与诱导时相同，在拔管时血流动力学的稳定也是至关重要的。血压异常，通常是系统性高血压，可导致术后脑水肿加重及肿瘤切除部位出血，应备好能立即使用的短效且容易调控的药物如拉贝洛尔、尼卡地平、艾司洛尔。拔管时呛咳和拔管后呕吐可能会升高颅内压，小心滴定给予阿片类药物和预防性使用止吐药有利于尽可能减少这些并发症。还应保证镇痛完全，因为开颅手术疼痛明显，不完善的镇痛可能加重系统性高血压。同时，应避免镇痛药物使用过量，否则会导致患者反应迟钝，不利于术后神经功能评估。鉴于这一点，可以考虑使用短效阿片类药物（如瑞芬太尼、芬太尼），局部麻醉药浸润，静脉注射对乙酰氨基酚或右美托咪定[119-122]。

幕下肿瘤和后颅窝肿瘤，由于靠近脑干，术中和术后可能会出现更多血流动力学不稳定，术后可能出现自主呼吸异常和觉醒障碍。这些患者出现意识水平改变及苏醒延迟的概率更高，需要术后插管和机械通气的可能性更大。

在成人中，后颅窝肿瘤包括听神经瘤、转移瘤、脑膜瘤和血管母细胞瘤。这些肿瘤由于靠近脑干和脑神经，可能会导致呼吸模式改变，心律失常或脑神经功能障碍。这些肿瘤的切除可能在俯卧位、侧卧位或者坐位进行，还可能需要对特定脑神经进行电生理监测，例如EMG或者BAEP。坐位时需要特别注意，发生VAE的风险增加。VAE发生在手术部位高于右心房且存在开放的未塌陷的静脉通道的情况下。坐位行后颅窝手术时，VAE总发生率为30%~75%，但通常对血流动力学影响轻微。据估计，约8%~15%的空气栓塞会导致严重的血流动力学变化[123-124]。当空气进入心脏和肺循环，可导致气体交换障碍、肺内分流、低氧血症，同时伴有呼气末二氧化碳降低。若空气进入过多，会造成心律失常、心输出量降低、严重肺动脉高压和血流动力学衰竭。坐位手术时VAE监测可采用经胸多普勒超声，它可以发现心腔内0.25ml的空气。经食管超声监测更加敏感，但相对繁琐、有创，并需要检查者熟悉该项技术。而且，经食管超声可能不允许连续监测气栓，因为当探头温度从正常工作温度上升至预设值时，该设备将停止工作。然而，经食管超声可定量评估心腔内空气，而经胸多普勒超声只能定性检测VAE（只提示心脏内是否存在气体）。

预防空气栓塞需要尽可能减少手术部位与右心房之间的高度差，维持正常血容量，外科医生用骨蜡堵塞明显开放的硬脑膜静脉窦或较大静脉。空气栓塞治疗包括提醒外科医生在手术野冲水，给予100%纯氧，通过置入到上腔静脉和右心房交界处的多孔中心静脉导管抽气和维持血流动力学稳定。根据血流动力学波动程度，可采用的治疗方法包括给予升压药、补液、使用正性肌力药和调整手术床位置使头部与右心房在同一水平。最后一个方法仅用于严重或持续的VAE患者，因为可能扰乱手术区域。如果正在使用氧化亚氮，须立即停止并改为纯氧吸入，氧化亚氮会增加气泡的体积，可能使VAE造成更恶劣的临床后果。应用PEEP在理论上是有用的，但通常并无明显效果[125]。

垂体手术

垂体手术通常经鼻在内镜下进行。与垂体手术相关的麻醉问题，主要涉及因内分泌疾病、SIADH或DI导致的内分泌失调，水、电解质代谢紊乱等全身性临床表现，以及术中可能误伤海绵窦或颈内动脉。鞍区占位的患者可能存在视野缺损，术前详细的病史和体格检查非常重要，以便于鉴别术后视力问题是本身原因还是麻醉原因导致。

生长激素分泌型肿瘤可导致肢端肥大症。下颌骨变长，口腔软组织肥大使得气道口径狭窄，患者易患阻塞性睡眠呼吸暂停综合征，面罩通气和插管困难。气管插管应考虑小型号的导管，准备额外的设备和方案以确保气道安全，例如清醒纤维支气管镜插管或视频喉镜辅助插管。另外，长期肢端肥大症易发生心律失常和肥厚型心肌病，应慎用心脏抑制药物。

促肾上腺类固醇（ACTH）分泌型垂体瘤由于皮质醇分泌增多导致库欣综合征。库欣综合征与糖耐量异常或糖尿病有关，增加皮肤脆性（可能使外周静脉通路建立困难），使伤口愈合不良，诱发继发性高血压。然而有数据表明，库欣综合征与困难气道无明显相关性[126]。

促甲状腺激素（TSH）分泌型垂体瘤患者，除非垂体瘤的生长威胁视力，否则术前须将甲状腺功能调节至正常状态。这类患者术前可能会被误诊为 Graves 病进行治疗，因此，游离 T_4、T_3 合成降低会减弱对垂体瘤的负反馈抑制，可能诱发肿瘤快速生长[127]。

SIADH 在鞍区肿瘤中常见，原因是肿瘤压迫垂体后叶和循环中抗利尿激素（ADH）过量，结果导致血管内容量超负荷和低钠血症。细胞外水含量通常是正常的，水肿及高血压通常是非特征性的。SIADH 的围手术期治疗包括限制水摄入量（控制在不威胁患者安全的程度），治疗潜在病因和给予地美环素。地美环素是一种四环类抗生素，能够抑制肾小管中 ADH 的活性。DI 的特征性表现为排出大量稀释性尿液。对于持续性或严重病例，需要进行补液治疗和给予去氨加压素[128]。

意外进入海绵窦或颈内动脉是已知但罕见的垂体手术并发症，建议建立足够的静脉通路和进行动脉监测。在垂体手术的术前或术后，有时会在腰椎蛛网膜下腔置管。术中注射空气或无菌生理盐水或者释放 CSF 有利于肿瘤的暴露，这是由于颅内容量的增加或减少可以使鞍区结构分别向下或向上移动。术后置管引流 CSF 可以在使用了硬脑膜封闭剂或脂肪移植物的区域减少 CSF 容量，降低慢性脑脊液漏的风险[129]。

脑动脉瘤手术和血管内治疗

脑动脉瘤的发病和破裂导致 SAH 的危险因素有年龄大于 40 岁、女性、吸烟、系统性高血压和结缔组织病[130]。自发性 SAH 的首要原因是动脉瘤破裂，约占非创伤性 SAH 的 80%。动脉瘤源于动脉分支处的血液湍流，形成"囊状"或"梭状"的膨胀而产生。脑动脉瘤好发于前交通动脉（40%），后交通动脉（25%）和 MCA（25%），只有 10% 起源于椎基底动脉系统[131]。

发生 SAH 后，ICP 迅速上升伴随 CPP 下降。这种改变引起系统性血压升高以维持 CBF。起病症状表现为剧烈头痛（临床常被表述为"这辈子最严重的头痛"）、恶心呕吐、畏光、癫痫发作、局部神经功能缺损和意识改变。非增强 CT 检查通常足以对 SAH 做出诊断，不过判断动脉瘤的位置和形状需要行进一步的影像学检查，例如数字减影血管造影，CT 血管造影（CTA），或者 MRI 血管造影（MRA）。

脑动脉瘤以及由此引起的神经系统症状有多种分级分类方法，便于指导治疗和评估预后。常用的有 Hunt & Hess 分级（基于临床症状）（表 37-2）[132]，WFNS 分级（基于 GCS 和运动缺陷）（表 37-3）[133]以及 Fisher 分级系统（基于出血的影像学表现）（表 37-4）[134]。动脉瘤的大小是指导治疗的重要因素。直径小于 10mm 为"小型"动脉瘤，直径在 10~24mm 之间为"大型"动脉瘤，直径大于 24mm 为"巨大"动脉瘤。随着动脉瘤直径的增大，其破裂风险增加，一般大于 6mm 的动脉瘤需要治疗[135]。

术前评估必须包括了解动脉瘤的大小和位置，是完整的还是已破裂的。处理动脉瘤破裂的患者

表 37-2 Hunt & Hess 分级系统

Hunt&Hess 分级	临床症状
0	动脉瘤未破裂/无症状
1	轻微头痛，轻度颈强直
2	中重度头痛，颈强直，脑神经麻痹
3	轻度反应迟钝，意识模糊，局灶性神经功能缺失
4	重度反应迟钝，偏瘫，早期去大脑强直
5	昏迷，去大脑强直

表 37-3　WFNS 分级评分

WFNS 分级	格拉斯哥评分	运动缺陷
1	15	无
2	13～14	无
3	13～14	有
4	7～12	有或无
5	3～6	有或无

表 37-4　Fisher 分级系统

Fisher 分级	CT 检查结果
1	未见蛛网膜下腔出血
2	垂直面弥漫性出血,层厚<1mm
3	局部血肿和/或垂直面出血层厚≥1mm
4	脑实质内或脑室内血肿伴或不伴弥散性蛛网膜下腔出血

必须考虑有无下列情况及其发生的可能性,包括再出血、脑动脉血管痉挛、脑积水、心功能不全、神经源性肺水肿和癫痫。动脉瘤破裂后的 72h 内很少发生脑血管痉挛。一般在 SAH 发病后的 48h 内,即在脑血管痉挛风险增加前进行手术和血管内治疗,以降低再出血的风险。应最大限度改善心肺功能,可能需要的措施有使用正性肌力药、抗心律失常药,存在 SIADH 或脑性盐耗综合征时补充高渗盐水,维持正常血容量,维持足够的组织氧合,但不能延误手术治疗。此外,对 ICU 患者应通过肠道鼻饲管给予尼莫地平和他汀类药物。使用尼莫地平是唯一能够减少脑血管痉挛风险的干预方法。而他汀类药物通过多重效应,也可能减少脑血管痉挛风险。

适合手术夹闭的动脉瘤一般呈囊状而不是梭状。在麻醉诱导、头架固定和整个手术期间应特别注意避免高血压,以减少动脉瘤破裂的风险。而且,在动脉瘤已破裂的患者,ICP 可能增高,必须维持足够的 CPP。如果破裂发生在 3d 前,患者还可能存在脑动脉血管痉挛。对任何病例,必须要做好预案,以应对术中万一发生动脉瘤破裂。如前所述,麻醉诱导期间时刻关注 ICP 变化并据此指导诱导方案。在动脉瘤已破裂的患者,维持 CPP 有时须慎用血管升压药,同时注意预防高血压。

在动脉瘤未破裂,ICP 正常的患者,必须避免血压过高。麻醉维持与前述脑肿瘤的管理类似,不仅要关注 ICP,术中也可能需要神经电生理监测以发现局部脑缺血。在暴露动脉瘤时,最好能使 EEG 出现暴发性抑制,以增加脑对随后阻断脑血管过程中缺血性损伤的耐受性。为达到脑电图的暴发性抑制,可给予 1～2mg/kg 负荷剂量的丙泊酚,随后以 100～150μg/(kg·min^{-1})的速度输注。这时为维持 CPP 可能需要额外使用升压药。

在直接夹闭动脉瘤之前,外科医生有时会用临时夹暂时阻断载瘤动脉或供血动脉,使瘤颈"变软",这样便于夹闭操作,也减少破裂机会。或者,当没有合适的解剖位置放置临时夹时,给予安全剂量腺苷 0.3～0.4mg/kg 可导致短暂性循环停止和深度低血压,便于安全使用永久夹[136-137]。其他技术,例如深低温停循环(DHCA),逆向抽吸减压或快速心室起搏,可达到相同的目的,但逻辑上更难实施。暂时或永久夹闭时,脑组织发生缺血的风险最大,可进行 SSEP 和 MEP 监测。

在分离瘤周组织的过程中可能出现动脉瘤意外破裂。必须建立可随时启动的预案以应对这种潜在致命的并发症,准备好可及时使用的血制品和腺苷(0.3～0.4mg/kg)或其他快速起效的降压药物(例如硝普钠)用于抢救。鉴于此,须建立大口径的静脉通路,特别是对于直径大于 10mm 或已破裂的动脉瘤。并且,建议建立中心静脉通路。动脉置管常规用于动脉瘤手术。

动脉瘤的血管内治疗涉及建立腹股沟动脉通路,以及在动脉瘤囊内放置弹簧圈或其他能阻断血流进入囊内的方法。后种技术的一个例子是血流导向治疗,即将支架置入载瘤动脉,以防止血液进入动脉瘤囊。一项 ISAT 临床试验表明,与手术夹闭相比,尽管弹簧圈栓塞治疗动脉瘤后再出血的发生率较高,但可使 1 年后神经功能预后不良的发生率显著降低 25%[138]。然而,其他研究没有提示弹簧圈优于夹闭治疗。此外,某些动脉瘤因形态特征可能不适合用弹簧圈治疗。弹簧圈的主要缺点是动脉瘤闭塞不完全,需要再次弹簧圈治疗的病例高达 30%。治疗在全身麻醉下进行,需要达到足够的肌肉松弛,以防止体动。需要动脉穿刺行有创血压监测,同时方便获取血样,在间断给予肝素的情况下定时行凝血功能检测。整个治疗过程中麻醉医师必须与操作医生保持密切沟通,任何造影剂外渗到脑实质的迹象都可能提示动脉瘤或供血动脉破裂。一旦发生这种情况，必须立刻给予鱼精蛋白逆转肝素的作用，过度通气，给予甘露醇，加深麻醉到暴发性抑制，紧急时放置 EVD，可能还需行紧急开颅手术。在治疗过程中还可能发生弹簧圈脱落造成非目标血管部位的栓塞，因此，治疗结束后及时行神经功能检查非常重要。

动静脉畸形

脑动静脉畸形（AVM）是一种先天性血管疾病，其畸形血管团由动脉和"动脉化"静脉组成，可能会导致脑出血、头痛、癫痫发作和与"窃血"效应相关的脑缺血症状。AVM 的好发年龄为 10～40 岁，约 70% 位于幕上[139]。形态学上，AVM 为管径不同、发育异常的畸形血管团块状结构，由一根或数根浅静脉或深静脉引流。其特征是动静脉之间没有毛细血管床。病变可由 MRI 或脑血管造影确诊，治疗方式包括术前先行介入放射下栓塞，以尽量减少术中负担或提高治愈率。此外，也可以考虑立体定向放射治疗和直接手术切除。Spetzler-Martin 分级系统基于 AVM 病灶大小，相邻功能区和静脉引流方式（浅静脉或深静脉）进行评分（表 37-5）[140]，用于预测手术结果。值得注意的是，约 7% 的脑 AVM 患者伴有血流相关性动脉瘤。进行术前评估和制订麻醉计划时必须考虑这一点[141]。

静脉通路非常重要，重要性甚于其他任何神经外科手术，强烈推荐中心静脉置管。AVM 切除术的最大风险是术中以及术后的出血。由于动静

表 37-5　Spetzler-Martin 分级系统	
动静脉畸形特征	评分
大小	
小（<3cm）	1
中（3～6cm）	2
大（>6cm）	3
位置	
非功能区	0
功能区	1
静脉引流方式	
浅静脉	0
深静脉	1

脉血管，特别是静脉的可视化不佳，导致术中止血具有挑战性。严格调控血压以维持 CPP，同时避免因持续高血压加剧术野出血。而且，避免低血压也至关重要，因为这些患者常常因缺血性"窃血"现象而出现癫痫发作或局部神经功能缺损。大多数 AVM 呈高流量，低阻力性分流，血压骤升（比如直接喉镜检查）导致血管破裂的概率很低，除非伴有动脉瘤。血制品应当提前准备好，随时可用，降压药常需要用到，特别是在麻醉苏醒期。"正常灌注压突破"现象（NPPB）的发生机制存在争议，但临床上与麻醉医师关系密切。NPPB 被认为是由于 AVM 抑制了周围"正常"脑组织的血管自动调节功能，这些之前正常的血管因为 AVM 长期"窃血"呈最大限度的舒张状态。当 AVM 病灶切除后，这些"麻痹"的血管不能收缩，导致充血、水肿，引起头痛，并可能增加术后出血的风险[142-143]。另一个可能导致围手术期充血和术后并发症的现象是"闭塞性充血"[144]。这种现象主要是与外科操作引起的 AVM 周围正常脑组织中动静脉的破坏、闭塞有关。血管闭塞会影响 AVM 周围脑实质的血流，动脉供血不足导致缺血水肿，静脉回流受阻增加出血风险[145]。术后有多达 50% 的患者可能会发生癫痫，因此，通常会预防性使用抗惊厥药物[146]。神经监测越来越多地用于 AVM 切除术，麻醉维持用药方案应适应神经监测的需要。动脉置管以及仔细的诱导和插管，参考前述用于动脉瘤手术的标准。

颈动脉手术

当同侧 ICA 斑块阻塞超过 70%，通常需要手术清除可能引起脑缺血症状的颈动脉斑块。将近 20% 的卒中是因单侧或双侧 ICA 内膜狭窄引起脑缺血所致。在 ICA 严重狭窄（70%～99% 阻塞）出现缺血症状的患者，颈动脉血管重建术已被证明是一种有效的方法，可以减少卒中的风险。然而，对于血管阻塞不严重或无症状的患者，该治疗方法的获益可能不会大于风险，可首选药物治疗[147]。目前，颈动脉狭窄的手术治疗方法包括颈动脉内膜剥脱术和颈动脉支架植入术。颈动脉内膜剥脱术相对支架植入术的最显著优点是术后卒中和再狭窄的发生率总体较低，而潜在的缺点包括需要全身或局部麻醉技术，可能增加心脏事件的风险，以及脑神经功能障碍的发生率较高[148]。然而，颈动脉支架植入术可以在非常浅的镇静下完成，脑

神经损伤的发生率较低,但术后发生再狭窄和卒中的风险更高[149]。

颈动脉内膜剥脱术可以在区域麻醉"清醒"或全身麻醉"睡眠"下进行。在改善神经功能预后方面,没有发现哪一种更有优势[150]。"清醒"颈动脉手术通常需要颈浅丛阻滞,有时还需要颈深丛阻滞,在 $C_2 \sim C_4$ 节段提供麻醉[151]。可考虑使用小剂量瑞芬太尼或丙泊酚进行镇痛和镇静以确保患者对指令有反应,能配合对侧肢体的检查。这项技术要求患者合作,能够耐受长时间平躺,慢性阻塞性肺疾病或失代偿性充血性心力衰竭患者可能不适合选择该方法。"清醒"技术的优点包括直接监测患者的神经功能状况,血流动力学更平稳,缩短住院时间和减少出血并发症。如果患者在颈动脉阻断后出现躁动、意识模糊或反应迟钝,麻醉医师应认为发生了脑缺血,并通过将血压提升到超过术前 20% 来确保充分的灌注和氧合。

"睡眠"下颈动脉手术采用气管插管全身麻醉,不同方式的脑缺血监测很常用。EEG 可能是其中最普遍的监测方法,脑缺血时表现为同侧振荡减慢。也可以使用 SSEP 和 MEP 监测,缺血时表现为波形振幅降低或潜伏期延长。颈动脉残端压是夹闭颈内动脉后其远端测得的压力,被认为可以反映 Willis 环的侧支血流。残端压力最好大于 50mmHg。脑氧饱和度或 TCD 也是监测脑缺血的方法,相对少用。迄今为止,没有哪种神经监测方式能够明确侧支血流量是否足够,或可以确切降低围手术期神经并发症的发生率。

全身麻醉的优势是患者全程无体动,可以确保正常血碳酸水平以及控制气道。术中最好保持正常的血碳酸水平,因为过度通气会导致脑血管收缩和 CBF 降低,而通气不足和高碳酸血症则可能导致脑灌注的"窃血"现象。

无论采取何种麻醉方法,有创动脉血压监测都是需要的,因为手术相关后遗症一般是神经系统并发症,而死亡往往是因为心血管系统并发症。因此,血压控制至关重要。患者术前常有慢性高血压病史,可能患有心血管疾病和其他严重的伴随疾病。在阻断血管之前,血压应维持在基线水平。区域麻醉的患者血压常能保持在基线水平,但全身麻醉的患者可能需要药物调整血压。交叉夹在斑块区域上方或下方阻断血管,通常在颈总动脉下方和颈内动脉上方。阻断前常规进行肝素

化。阻断颈总动脉时,应该升高血压以增加来自对侧的侧支血流,常需要给予升压药。在颈动脉压力感受器附近操作时,心动过缓和低血压并不少见,可用利多卡因浸润颈动脉窦以预防这种反应。在颈动脉血流恢复后,高血压可能持续存在,原因可能是由于手术祛除了颈动脉压力感受器的神经支配[152]。由于颈动脉狭窄远端的脑血管已被最大限度地扩张,因此自动调节功能可能不完整。高血压伴随脑血管麻痹可导致脑水肿和脑出血的风险增加。术后任何神经功能损害也可能提示脑栓塞或 ICA 血栓形成,患者必须在复苏室或重症监护病房对这些并发症进行密切观察。最后,麻醉医师必须警惕术后发生颈部血肿,因为这可能会很快危及气道,需要紧急插管(可能会更困难)和行外科手术探查伤口[153]。

其他治疗 ICA 狭窄的方法,包括颈动脉血管成形术,在过去几年越来越流行,一些证据显示它们较传统的动脉内膜剥脱术具有更佳的安全性和有效性。

癫痫手术

人群中癫痫的发病率约为 1%,以全身性和部分性反复发作为特征。包括颞叶癫痫在内的复杂部分性发作最常见,涉及一个起始病灶的神经元异常放电,随后扩散,导致意识消失。癫痫可能是特发性的,也可能继发于颅脑外伤、肿瘤、脑血管疾病、代谢紊乱或感染。抗癫痫药物治疗耐药的患者中,约 30% 会选择外科手术治疗[154]。癫痫患者的围手术期管理需要深入理解麻醉药和抗癫痫药的药理作用。癫痫手术治疗的适应证是存在一个孤立的致痫灶,最常见于颞叶。因此,颞叶切除联合海马杏仁核切除术是治疗癫痫的常用手术方法。

患者的术前评估至关重要,要特别注意术前抗癫痫药物治疗方案、已知的副作用以及某些情况下血浆药物浓度(有治疗窗的药物)。围手术期通常不停用抗癫痫药,除非需要进行致痫灶定位。口服抗癫痫药可诱导肝酶活性,加快肌松药、阿片类药物和右美托咪定的代谢,导致这些药物所需剂量增加[155]。麻醉药对癫痫活动的兴奋和抑制作用具有混合性和可变性。因此,如果用药不当,可能会对术中必要的致痫灶定位产生不利影响。如果计划行脑皮层电图(ECoG)描记,应避免使用苯二氮䓬类药物。麻醉诱导可用丙泊酚、肌松药

和阿片类药物。在麻醉维持期间，ECoG描记之前可以采用任何有利于开颅手术的麻醉方案。但在ECoG启动前30min，应停止输注丙泊酚，强效吸入麻醉药保持在最低浓度（0.5MAC）或者也停止给予。为了防止术中知晓，可使用东莨菪碱、氧化亚氮和大剂量阿片类药物，它们对ECoG影响很小。在这一点上，右美托咪定也被认为是有用的。无论如何，都应该告知患者存在术中知晓的可能性。在某些情况下，使用美索比妥、依托咪酯或阿芬太尼（50μg/kg）可能会增强癫痫样活动，有利于帮助定位[156]。一旦ECoG描记完成，之前常规的全身麻醉方法就可以恢复，用于后续的病灶切除。术后，应该密切监测患者的癫痫活动，癫痫发作可能意味着术后出血、代谢紊乱、高碳酸血症或低氧血症。任何癫痫发作都应积极治疗，以避免脑损伤或癫痫持续状态。

清醒开颅手术

在监护性麻醉（MAC）下进行的开颅手术，也被称为"清醒开颅手术"，在一些机构中的应用非常普遍，用于病变部位在运动、语言或感觉高级皮质中枢周围的患者。清醒开颅手术可以在术中进行语言、运动或感觉初级皮层的实时定位，有助于在彻底切除肿瘤的同时，将运动、感觉或语言功能损伤的风险降到最低。患者的主动配合对于手术成功非常重要，术前评估应包括向患者详细解释麻醉过程，以确保患者合作和缓解焦虑。清醒开颅手术可以在全程镇静下进行，也可以使用"睡眠-清醒-睡眠"技术，该技术采用声门上气道装置或鼻咽管，在清醒定位阶段的前后使患者处于全身麻醉状态[157-158]。在清醒定位时，移除气道装置以便于患者沟通，定位完成后再置入（或者另一种方法，使患者保持镇静状态直至手术结束）。对于全程清醒的开颅手术，需放置动脉导管，可在清醒定位前后输注丙泊酚、瑞芬太尼或右美托咪定进行镇静。术前可行选择性头皮神经阻滞，单侧或双侧，以阻断支配一侧头皮和硬脑膜的6支神经。它们是滑车上神经、眶上神经、颧颞神经、耳颞神经、枕小神经和枕大神经[159]。此外，外科医生可以选择行区域阻滞。必须注意避免局部麻醉药毒性，特别是当外科医生用过量局麻药浸润硬脑膜时。在皮质定位过程中，外科医生通过刺激器探头给予电刺激，结合神经心理学测试，来定位重要皮质区域。这样可以使外科医生确定安全的切除

边界，对位于主要语言中枢皮质（通常位于左半球）附近的肿瘤有重要意义。

不管采取何种麻醉技术，密切关注气道至关重要，因为通气不足和高碳酸血症对手术暴露不利。呼吸暂停需要紧急插管时，因患者头部固定扭转，插管可能非常困难。出于这一考虑，手术铺巾的放置应允许操作者直接而持续地接触患者面部。患者的体位非常重要，在使用镇静剂之前，要仔细用防护垫摆好舒适的体位。最后，经常被忽视的是与患者保持沟通的重要性，这不仅便于语言或运动测试，而且可以安慰可能非常焦虑的患者。

清醒开颅手术的并发症包括术中患者烦躁或不合作、过度镇静无法行神经心理学测试、呼吸抑制、气道阻塞、顽固性脑水肿、癫痫或无法控制的疼痛。紧急用于面罩通气，建立声门上气道或纤维支气管镜插管的气道设备必须随手可得。发生癫痫时由外科医生用冷盐水冲洗脑表面，同时静脉注射少量丙泊酚（20mg）。术后，患者可能需要在PACU或ICU留观，临床考虑方面与全身麻醉开颅手术后相似，包括充分的镇痛。

麻醉和创伤性脑损伤

无论是在发达国家还是发展中国家，TBI都是一个严重的公共卫生问题，占5～35岁人群死因的15%～20%[160]。TBI常合并其他创伤，如胸部、腹部和骨损伤。值得注意的是，脑的原发性损害往往是不可逆的。TBI后死亡通常与低血压、低氧血症、恶性颅内压增高（因血肿或水肿导致）引起的继发性损害有关[161]。TBI患者的急救和麻醉管理应集中在尽量减少这些继发性损伤，使受伤脑组织的灌注最优化。因TBI就诊的患者可以根据GCS（3～15分）对其进行严重程度分级。GCS 13～15分为轻度颅脑损伤，GCS 9～12分为中度颅脑损伤，GCS低于9分代表重度颅脑损伤。当TBI患者GCS在8分或以下时，气道保护功能受损的风险增加，通常需要插管。GCS 8分及以下的患者死亡率为35%[162]。非增强CT扫描显示中线移位超过5mm或脑室消失也是需要紧急插管的适应证，因为这时ICP可能显著升高继而抑制呼吸功能。ICP监测经常用于急性TBI患者，可在急诊手术室实施EVD，同时可以使用甘露醇、过度通气和丙泊酚控制ICP升高。手术

治疗,如去骨瓣减压术,适用于凹陷性颅骨骨折、硬膜撕裂破损、中线移位超过 5mm、基底池受压、难治性 ICP 增高和急性颅内出血扩大(包括硬膜下和硬膜外血肿)[163-164]。

麻醉管理

因 TBI 就诊的患者应怀疑可能伴有颈椎损伤,气管插管前必须考虑到这一点。此外,其中 40% 的患者会有相关的危及生命的损伤[165-166]。细致而迅速的病史采集,同时以神经系统为主的体格检查非常重要。低氧血症很常见,可能会因肺损伤而进一步恶化。麻醉药必须分次给予,以避免血压进一步降低,因为患者可能因相关损伤而存在低血容量。在急性闭合性颅脑外伤患者应用琥珀胆碱具有争议,因为它可能会一过性升高 ICP。但是如果需要迅速控制气道,并且没有其他禁忌证时,可考虑使用。如诊断或怀疑颅底骨折,禁忌经鼻插管。一旦控制了气道,必须关注血流动力学变化,因为收缩压低于 80mmHg 与神经功能预后不良有关。常需要液体复苏和血管升压药来保证足够的系统血压和脑灌注压。有证据表明,用高渗盐水实现正常血容量可能对 TBI 患者有益,特别是对患儿有益,原因是血管内容量恢复,CPP 得以维持,脑水肿减轻[167]。血糖要维持在正常水平。血管通路应包括动脉置管和大口径静脉管路,可能需要中心静脉通路。交叉配血后的红细胞和其他血制品应准备妥当,任何与红细胞计数和凝血功能有关的检查结果应及时查看。

麻醉维持技术的选择取决于对 ICP 管理的理解(见前述),谨慎使用高浓度吸入麻醉药以防止脑血管过度扩张。可能需要甘露醇或高渗盐水来控制水肿。持续过度通气不应超过 2~6h,超过这段时间后,降颅压效果不理想[168]。急性过度通气阶段之后,最好将 $PaCO_2$ 控制在 30~35mmHg 范围。TBI 治疗中特别重要的一点是使 CPP 始终保持在 60mmHg 以上以维持脑灌注,同时应避免血压过高,从而减少水肿加重或出血增加的风险[169]。脑组织凝血活酶释放入血可能导致弥散性血管内凝血,凝血异常应加强检测和治疗。而且,有时会发生 ARDS 或神经源性肺水肿,可能需要 PEEP 和低潮气量的肺保护性通气策略来维持氧合。

TBI 手术治疗期间或术后即刻可能出现的并发症包括癫痫发作、颅内出血、大血肿减压后突发严重低血压以及脑水肿,后者的治疗可采用丙泊酚、甘露醇或高渗盐水、短暂过度通气、CSF 分流,必要时在手术完成后不放回骨瓣。

术后拔管与否取决于 ICP 升高程度、脑损伤程度以及合并损伤。大多数患者术后转入神经重症监护病房,需要保留气管导管、机械通气和镇静。

脊柱损伤和复杂脊柱手术的麻醉

脊髓损伤

急性脊髓损伤常需要急诊手术来稳定脊柱和防止继发性损伤。颈椎损伤是最常见的,因为这是脊柱活动度最高的部位[170]。从神经学的角度看,颈椎损伤也是最具危害性的损伤。颈髓损伤比低位损伤导致更多的运动、感觉和自主神经功能缺失。此外,损伤部位越高对呼吸肌功能的影响越大,肋间肌功能受到胸椎和颈椎损伤的影响,而膈肌功能受到 C_5 或更高神经节段损伤的影响。C_4 节段的损伤,尽管自主呼吸仍可能保留,但肺活量会降低达 25%[171]。高位胸髓和颈髓损伤常常影响交感神经系统功能,心脏交感神经功能受损(来源于 T_1~T_5 节段)可能导致严重的低血压和心动过缓。同样,由于交感神经功能受损导致机体无法排汗和皮肤血管舒张,体温调节功能也随之消失。美国脊髓损伤协会(ASIA)评分量表基于感觉、运动和神经反射功能的完整性对脊髓损伤的严重程度进行分级(表37-6)[172]。

急性脊髓损伤发生后,脊髓自动调节功能受损,可出现脊髓休克现象。脊髓休克的特征是损

表37-6 美国脊髓损伤协会(ASIA)评分量表		
ASIA 损伤分级	功能缺损	功能缺损描述
A	完全	无运动感觉功能
B	不完全	损伤平面以下有感觉但无运动功能,包括 S_4~S_5
C	不完全	损伤平面以下运动功能保留+≥50% 关键肌肉重度无力
D	不完全	损伤平面以下运动功能保留+≥50% 关键肌肉轻度无力
E	无	正常运动和感觉功能

伤平面以下的感觉 - 运动功能缺损和弛缓性麻痹，通常持续达 6 周[173]。此后，受累肌肉会出现痉挛强直。自主神经损伤和血容量不足（与其他损伤有关，如长骨骨折、腹腔内出血）可导致低血压。在这期间，通过提供积极的血流动力学支持来防止继发性损伤至关重要。原发性损伤可能是由于脊髓或其血供的拉伸、压缩或横断，这是由于脊柱骨折后过屈过伸或撞击造成的。继发性损伤是一种更复杂的生化现象，涉及炎症介质、细胞因子和氨基酸的释放导致细胞水肿、凋亡和自由基形成[174]。与 TBI 一样，减轻这些继发性损伤对于改善患者愈后极其重要，应避免低氧血症、低血压和脊髓水肿加重。

合并损伤

许多急性脊髓损伤的患者也可能有合并损伤。它们包括 TBI、非椎体骨折、面部损伤、胸部或腹部损伤（包括气胸和肺挫伤）以及创伤性截肢。显然，在急性期内，必须优先解决威胁生命的损伤，同时确保脊柱稳定以避免增加脊髓的继发性损伤。合并损伤可以给急性脊髓损伤患者带来严重问题，因为它们可能是低血压和低氧血症的原因和促成因素。对于操作困难或有危险的脊髓损伤患者来说，诊断和治疗这些合并损伤变得更加困难。

初期管理

根据损伤的范围和程度，急性脊髓损伤的患者可能影响通气和血流动力学，即刻控制这些生命体征参数至关重要。详细的神经系统检查对于制订手术计划和疾病预后非常关键。颈椎损伤患者的气道管理重点在于始终维持颈椎稳定，可能需要使用纤维支气管镜插管或其他辅助手段来保证气道安全。对于病情稳定的患者，放射影像学检查有助于评估颈椎损伤的程度和选择插管方式[175]。然而，颈椎 X 射线检查对诊断韧带损伤不敏感，有可能低估潜在的风险。琥珀胆碱在脊髓损伤后的最初 24h 内使用是安全的，因为神经肌肉接头处和非接头处新的烟碱受体尚未完全表达。除了静脉输液和血液制品之外，血管升压药和正性肌力药通常用来维持血压稳定，因为低血压和贫血可能加重脊髓继发性损伤。此时需要动脉血压监测和大口径静脉通路（最好是中心静脉通路）。为确保足够的脊髓血液灌注，从受伤之日起至少 7d 内患者 MAP 应保持在 85mmHg 以上[176]。

其他的脊髓保护策略，如皮质类固醇、纳洛酮或低体温，此时可以应用，但这些疗法缺少令人信服的人体试验数据。这方面，皮质类固醇在动物和人体试验中都受到了特别的关注。其潜在的神经保护作用机制在很大程度上是未知的，可能与减少血管源性水肿，改善脊髓灌注，抗炎和自由基清除作用有关。最全面的人体试验是国家急性脊髓损伤研究（NASCIS）I 到 III，这些研究表明早期类固醇干预可能会改善脊髓损伤患者的神经功能预后。然而，这些研究受到高度质疑，因为研究结果不可重复，人群呈偏态分布，生存率和生活质量未能通过干预（甲泼尼龙）而得到改善[177]。此外，皮质类固醇具有不良作用，包括易感染和血糖失调，使用时必须权衡利弊。目前，美国神经外科医师协会（AANS）和神经外科医师学会（CNS）都不建议在急性脊髓损伤患者中使用大剂量的皮质类固醇[178]。

术中管理

脊髓损伤患者麻醉维持的选择应着重于两个关键因素：维持血压和允许行术中神经监测。再次强调，MAP 应维持在 85mmHg 以上。对涉及多层融合和截骨术的复杂脊柱手术，还应考虑到手术大出血以及大量输血后需要术后机械通气的可能[179]。根据手术干预的脊柱部位和计划的手术范围，患者头部有可能需要 Mayfield 头架固定。显然，充足的血管通路极其重要。应频繁测量动脉血气、凝血指标、血红蛋白浓度和血小板计数，因为凝血功能障碍和贫血相当常见，可能会加重继发性损伤，必须迅速纠正。与外科医生密切沟通很重要，因为这些大型手术通常可以从早期伤口闭合和进行分期手术中获益。使用抗纤维蛋白溶解药，如氨甲环酸或氨基己酸，可降低出血风险，而且基本不会增加血栓并发症的风险[180]。在非感染性、非肿瘤患者中，术中血液回收有利于减少异体血输注量[181]。其他节约用血技术，如急性等容血液稀释和控制性降压，大部分已被摒弃，因为贫血和低血压会对神经系统和心血管系统造成不良影响。

脊柱手术麻醉并发症

幸运的是，脊柱手术麻醉的并发症并不多

见，然而一旦出现，后果往往很严重。术后视力丧失就是其中一种并发症，发生率为每1 000人0.088～1.2例[182-184]。大多数病例是由于后部缺血性视神经病变引起，而发生视网膜中央动脉闭塞和皮质盲的可能性较低。其危险因素包括男性、肥胖、使用 Wilson 框架、长时间的手术麻醉以及大量失血。术中使用胶体可能有预防作用[185]。如果怀疑发生这种并发症，应立即请眼科会诊。

脊柱手术的另一个并发症是脊髓前动脉综合征。该综合征是由手术牵张或低血压造成脊髓前动脉持续低灌注引起，并导致运动无力[186-187]。MEP监测可能有助于发现和避免这种严重并发症。

控制性降压、低温和低血容量可能使脊柱手术患者易发生深静脉血栓（DVT）和肺栓塞（PE）。与腰椎融合术相关的有症状的 DVT 发生率可高达4%，PE 发生率为2%[188-189]。在脊柱手术前给予预防性抗凝药物通常是不可能的，因为担心失血量增加和硬膜外血肿形成。因此对于高危患者，可在术前置入下腔静脉过滤器。

自主神经反射异常（AD）是一种严重的生理现象，它不是脊柱手术的并发症，而是完全性脊髓损伤的晚期并发症。AD 发生在完全性脊髓损伤后数周到数月，发生率为60%～80%，特点是对损伤平面以下的任何刺激，例如膀胱等中空器官膨胀、疼痛和手术，都有过度高血压反应[190]。AD 最常见的临床表现是严重的系统性高血压，伴有头痛，损伤平面以上大量出汗和皮肤潮红，还时常伴心动过缓、心律失常或心功能不全。这一现象的病理生理机制被认为是由于在损伤平面以下，下行抑制性神经束中断，而交感神经反射弧完整。有 AD 风险的患者的主要目标是预防。应尽量减少触发因素（例如恰当的肠道和膀胱护理），麻醉仍应用于失去知觉的部位的疼痛或刺激性操作。急性期 AD 的治疗包括去除刺激因素，加深麻醉，同时给予强效血管扩张剂。推荐的血管扩张剂有钙通道阻滞剂、硝酸盐类或肼屈嗪[191]。关于这些患者的最佳麻醉方式存在一些争议，尽管全身麻醉和脊髓麻醉通常优于硬膜外阻滞和轻中度镇静。脊髓麻醉较硬膜外阻滞的优势是阻滞范围更广，不会发生骶段神经的阻滞不全。如果采用全身麻醉，应避免使用琥珀胆碱，因为它能诱发严重高钾反应。与所有神经外科患者一致，术后对这些患者进行仔细监护至关重要，因为 AD 可能会在这时出现。

总结

神经外科手术患者的围手术期管理需要深入理解神经生理学和神经药理学原理，及时应用这些原理，并警惕病情的快速变化。神经外科麻醉实践的核心理念是维持脑氧供给和营养输送，为术中神经电生理监测提供便利，在需要时确保患者迅速苏醒以利于神经系统检查。为了实现这些目标，专业人员应用所需知识，同时有效利用相关资源，尽可能为这些易损患者提供最安全的神经系统结局。

（徐铭 译，王英伟 校）

参考文献

1. Tate MC, Herbet G, Moritz-Gasser S, et al. Probabilistic map of critical functional regions of the human cerebral cortex: Broca's area revisited. *Brain.* 2014;137:2773–2782.
2. Gilman S, Newman S. *Manter and Gatz's Essentials of Clinical Neuroanatomy and Neurophysiology.* Philadelphia, PA: FA Davis; 2002.
3. Kapoor K, Singh B, Dewan LI. Variations in the configuration of the circle of Willis. *Anat Sci Int.* 2008;83:96–106.
4. Johanson CE, Duncan JA, 3rd, Klinge PM, et al. Multiplicity of cerebrospinal fluid functions: new challenges in health and disease. *Cerebrospinal Fluid Res.* 2008;5:10.
5. Melissano G, Bertoglio L, Rinaldi E, et al. An anatomical review of spinal cord blood supply. *J Cardiovasc Surg (Torino).* 2015;56:699–706.
6. Xu F, Liu P, Pascual JM, et al. Effect of hypoxia and hyperoxia on cerebral blood flow, blood oxygenation, and oxidative metabolism. *J Cereb Blood Flow Metab.* 2012;32:1909–1918.
7. Hill RA, Tong L, Yuan P, et al. Regional blood flow in the normal and ischemic brain is controlled by arteriolar smooth muscle cell contractility and not by capillary pericytes. *Neuron.* 2015;87:95–110.
8. Lebrun-Grandie P, Baron JC, Soussaline F, et al. Coupling between regional blood flow and oxygen utilization in the normal human brain: a study with positron tomography and oxygen 15. *Arch Neurol.* 1983;40:230–236.
9. Sanders RD, Degos V, Young WL. Cerebral perfusion under pressure: is the autoregulatory 'plateau' a level playing field for all? *Anaesthesia.* 2011;66:968–972.
10. Menon DK. Cerebral circulation. In: Priebe HJ, Skarvan K, eds. *Cardiovascular Physiology.* London: BMJ Publishing; 2000:240–277.
11. Deegan BM, Devine ER, Geraghty MC, et al. The relationship between cardiac output and dynamic cerebral autoregulation in humans. *J Appl Physiol (1985).* 2010;109:1424–1431.
12. Strebel S, Lam AM, Matta B, et al. Dynamic and static cerebral autoregulation during isoflurane, desflurane, and propofol anesthesia. *Anesthesiology.* 1995;83:66–76.
13. Hori D, Brown C, Ono M, et al. Arterial pressure above the upper cerebral autoregulation limit during cardiopulmonary bypass is associated with postoperative delirium. *Br J Anaesth.* 2014;113:1009–1017.
14. Werner C, Lu H, Engelhard K, et al. Sevoflurane impairs cerebral blood flow autoregulation in rats: reversal by nonselective nitric oxide synthase inhibition. *Anesth Analg.* 2005;101:509–516.
15. Brothers RM, Lucas RA, Zhu YS, et al. Cerebral vasomotor reactivity: steady-state versus transient changes in carbon dioxide tension. *Exp Physiol.* 2014;99:1499–1510.
16. Meng L, Gelb AW. Regulation of cerebral autoregulation by carbon dioxide. *Anesthesiology.* 2015;122:196–205.
17. Sjoberg F, Singer M. The medical use of oxygen: a time for critical reappraisal. *J Intern Med.* 2013;274:505–528.
18. Zauner A, Daugherty WP, Bullock MR, et al. Brain oxygenation and energy metabolism: Part I-biological function and pathophysiology. *Neurosurgery.* 2002;51:289–301.
19. Wilson TD, Shoemaker JK, Kozak R, et al. Reflex-mediated reduction in human cerebral blood volume. *J Cereb Blood Flow Metab.* 2005;25:136–143.
20. Fox J, Gelb AW, Enns J, et al. The responsiveness of cerebral blood flow to changes in arterial carbon dioxide is maintained during propofol-nitrous oxide anesthesia in humans. *Anesthesiology.* 1992;77:453–456.
21. Schmidt A, Ryding E, Akeson J. Racemic ketamine does not abolish cerebrovascular autoregulation in the pig. *Acta Anaesthesiol Scand.* 2003;47:569–575.
22. Kuroda Y, Murakami M, Tsuruta J, et al. Preservation of the ration of cerebral blood flow/metabolic rate for oxygen during prolonged anesthesia with isoflurane, sevoflurane, and halothane in humans. *Anesthesiology.* 1996;84:555–561.
23. Dashdorj N, Corrie K, Napolitano A, et al. Effects of subanesthetic dose of nitrous oxide on cerebral blood flow and metabolism: a multimodal magnetic resonance imaging study in healthy volunteers. *Anesthesiology.* 2013;

118:577–586.

24. Pasternak JJ, Lanier WL. Is nitrous oxide use appropriate in neurosurgical and neurologically at-risk patients? *Curr Opin Anaesthesiol.* 2010;23:544–550.

25. Harrison JM, Girling KJ, Mahajan RP. Effects of propofol and nitrous oxide on middle cerebral artery flow velocity and cerebral autoregulation. *Anaesthesia.* 2002;57:27–32.

26. Iacopino DG, Conti A, Battaglia C, et al. Transcranial Doppler ultrasound study of the effects of nitrous oxide on cerebral autoregulation during neurosurgical anesthesia: A randomized controlled trial. *J Neurosurg.* 2003;99:58–64.

27. Macintyre I. A hotbed of medical innovation: George Kellie (1770-1829), his colleagues at Leith and the Monro-Kellie doctrine. *J Med Biogr.* 2013;22: 93–100.

28. Majdan M, Mauritz W, Wilbacher I, et al. Timing and duration of intracranial hypertension versus outcomes after severe traumatic brain injury. *Minerva Anestesiol.* 2014;80:1261–1272.

29. Kety SS, Skenkin HA, Schmidt CF. The effects of increased intracranial pressure on cerebral circulatory functions in man. *J Clin Invest.* 1948;27:493–499.

30. Ho ML, Rojas R, Eisenberg RL. Cerebral edema. *AJR Am J Roentgenol.* 2012; 199:W258–W273.

31. Michinaga S, Koyama Y. Pathogenesis of brain edema and investigation into anti-edema drugs. *Int J Mol Sci.* 2015;16:9949–9975.

32. Dietrich J, Rao K, Pastorino S, et al. Corticosteroids in brain cancer patients: benefits and pitfalls. *Expert Rev Clin Pharmacol.* 2011;4:233–242.

33. La Rosa G, Conti A, Cardali S, et al. Does early decompression improve neurological outcome of spinal cord injured patients? Appraisal of the literature using a meta-analytical approach. *Spinal Cord.* 2004;42:503–512.

34. Hurlbert RJ. Methylprednisolone for acute spinal cord injury: an inappropriate standard of care. *J Neurosurg.* 2000;93:1–7.

35. Pajewski TN, Arlet V, Phillips LH. Current approach on spinal cord monitoring: the point of view of the neurologist, the anesthesiologist and the spine surgeon. *Eur Spine J.* 2007;16(Suppl. 2): S115–S129.

36. Wicks RT, Pradilla G, Raza SM, et al. Impact of changes in intraoperative somatosensory evoked potentials on stroke rates after clipping of intracranial aneurysms. *Neurosurgery.* 2012;70:1114–1124; discussion 1124.

37. Koht A, Sloan T, Toleikis JR. *Neuromonitoring for the Anesthesiologist.* New York, NY: Springer-Verlag; 2012:20.

38. Sloan TB, Heyer EJ. Anesthesia for intraoperative neurophysiologic monitoring of the spinal cord. *J Clin Neurophysiol.* 2002;19:430–443.

39. Pankowski R, Dziegiel K, Roclawski M, et al. Intraoperative Neurophysiologic Monitoring (INM) in scoliosis surgery. *Stud Health Technol Inform.* 2012;176:319–321.

40. Yingling CD, Gardi JN. Intraoperative monitoring of facial and cochlear nerves during acoustic neuroma surgery. *Otolaryngol Clin North Am.* 1992;25: 413–448.

41. Prell J, Strauss C, Rachinger J, et al. Facial nerve palsy after vestibular schwannoma surgery: Dynamic risk-stratification based on continuous EMG-monitoring. *Clin Neurophysiol.* 2014;125:415–421.

42. Holdefer RN, Heffez DS, Cohen BA. Utility of evoked EMG monitoring to improve bone screw placements in the cervical spine. *J Spinal Disord Tech.* 2013;26: E163–E169.

43. Rattenni RN, Cheriyan T, Lee A, et al. Intraoperative spinal cord and nerve root monitoring a hospital survey and review. *Bull Hosp Jt Dis (2013).* 2015; 73:25–36.

44. Thirumala PD, Ilangovan P, Habeych M, et al. Analysis of interpeak latencies of brainstem auditory evoked potential waveforms during microvascular decompression of cranial nerve VII for hemifacial spasm. *Neurosurg Focus.* 2013; 34:E6.

45. Nakatomi H, Miyazaki H, Tanaka M, et al. Improved preservation of function during acoustic neuroma surgery. *J Neurosurg.* 2015;122:24–33.

46. Kamio Y, Sakai N, Sameshima T, et al. Usefulness of intraoperative monitoring of visual evoked potentials in transsphenoidal surgery. *Neurol Med Chir (Tokyo).* 2014;54:606–611.

47. Sloan TB, Toleikis JR, Toleikis SC, et al. Intraoperative neurophysiological monitoring during spine surgery with total intravenous anesthesia or balanced anesthesia with 3% desflurane. *J Clin Monit Comput.* 2015;29:77–85.

48. Sloan T, Rogers J. Dose and timing effect of etomidate on motor evoked potentials elicited by transcranial electric or magnetic stimulation in the monkey and baboon. *J Clin Monit Comput.* 2009;23:253–261.

49. Yang LH, Lin SM, Lee WY, et al. Intraoperative transcranial electrical motor evoked potential monitoring during spinal surgery under intravenous ketamine or etomidate anaesthesia. *Acta Neurochir (Wien).* 1994;127:191–198.

50. Kim WH, Lee JJ, Lee SM, et al. Comparison of motor-evoked potentials monitoring in response to transcranial electrical stimulation in subjects undergoing neurosurgery with partial vs no neuromuscular block. *Br J Anaesth.* 2013; 110:567–576.

51. Rozet I, Metzner J, Brown M, et al. Dexmedetomidine does not affect evoked potentials during spine surgery. *Anesth Analg.* 2015;121:492–501.

52. Czosnyka M, Brady K, Reinhard M, et al. Monitoring of cerebrovascular autoregulation: Facts, myths, and missing links. *Neurocrit Care.* 2009;10:373–386.

53. Wakerley BR, Kusuma Y, Yeo LL, et al. Usefulness of transcranial Doppler-derived cerebral hemodynamic parameters in the noninvasive assessment of intracranial pressure. *J Neuroimaging.* 2015;25:111–116.

54. Rasulo FA, De Peri E, Lavinio A. Transcranial doppler ultrasonography in intensive care. *Eur J Anaesthesiol Suppl.* 2008;42:167–173.

55. Rejmstad P, Akesson G, Hillman J, et al. A laser Doppler system for monitoring of intracerebral microcirculation. *Conf Proc IEEE Eng Med Biol Soc.* 2012;2012:1988–1991.

56. Kim DJ, Czosnyka Z, Kasprowicz M, et al. Continuous monitoring of the Monro-Kellie doctrine: is it possible? *J Neurotrauma.* 2012;29:1354–1363.

57. Mehrpour M, Oliaee Torshizi F, Esmaeeli S, et al. Optic nerve sonography in the diagnostic evaluation of pseudopapilledema and raised intracranial pressure: a cross-sectional study. *Neurol Res Int.* 2015;2015:146059.

58. Fargen KM, Hoh BL, Neal D, et al. The burden and risk factors of ventriculostomy occlusion in a high-volume cerebrovascular practice: results of an ongoing prospective database. *J Neurosurg.* 2015:1–8.

59. Hutchinson PJ, Hutchinson DB, Barr RH, et al. A new cranial access device for cerebral monitoring. *Br J Neurosurg.* 2000;14:46–48.

60. Chieregato A, Calzolari F, Trasforini G, et al. Normal jugular bulb oxygen saturation. *J Neurol Neurosurg Psychiatry.* 2003;74:784–786.

61. Verweij BH, Amelink GJ, Muizelaar JP. Current concepts of cerebral oxygen transport and energy metabolism after severe traumatic brain injury. *Prog Brain Res.* 2007;161:111–124.

62. Zweifel C, Dias C, Smielewski P, et al. Continuous time-domain monitoring of cerebral autoregulation in neurocritical care. *Med Eng Phys.* 2014;36: 638–645.

63. Reis C, Wang Y, Akyol O, et al. What's new in traumatic brain injury: Update on tracking, monitoring and treatment. *Int J Mol Sci.* 2015;16:11903–11965.

64. Colak Z, Borojevic M, Bogovic A, et al. Influence of intraoperative cerebral oximetry monitoring on neurocognitive function after coronary artery bypass surgery: a randomized, prospective study. *Eur J Cardiothorac Surg.* 2015;47: 447–454.

65. Moerman A, De Hert S. Cerebral oximetry: the standard monitor of the future? *Curr Opin Anaesthesiol.* 2015;28:703–709.

66. Han L, Tian R, Yan H, et al. Hydrogen-rich water protects against ischemic brain injury in rats by regulating calcium buffering proteins. *Brain Res.* 2015; 1615:129–138.

67. Bonova P, Danielisova V, Nemethova M, et al. Scheme of ischaemia-triggered agents during brain infarct evolution in a rat model of permanent focal ischaemia. *J Mol Neurosci.* 2015;57:73–82.

68. Bai J, Lyden PD. Revisiting cerebral postischemic reperfusion injury: new insights in understanding reperfusion failure, hemorrhage, and edema. *Int J Stroke.* 2015;10:143–152.

69. Granger DN, Kvietys PR. Reperfusion injury and reactive oxygen species: The evolution of a concept. *Redox Biol.* 2015;6:524–551.

70. Wass CT, Lanier WL, Hofer RE, et al. Temperature changes of >or =. 1 degree C alter functional neurologic outcome and histopathology in a canine model of complete cerebral ischemia. *Anesthesiology.* 1995;83:325–335.

71. Alam HB, Duggan M, Li Y, et al. Putting life on hold-for how long? Profound hypothermic cardiopulmonary bypass in a Swine model of complex vascular injuries. *J Trauma.* 2008;64:912–922.

72. Bernard SA, Smith K, Cameron P, et al. Induction of prehospital therapeutic hypothermia after resuscitation from nonventricular fibrillation cardiac arrest. *Crit Care Med.* 2012;40:747–753.

73. Shankaran S. Therapeutic hypothermia for neonatal encephalopathy. *Curr Opin Pediatr.* 2015;27:152–157.

74. Todd MM, Hindman BJ, Clarke WR, et al. Mild intraoperative hypothermia during surgery for intracranial aneurysm. *N Engl J Med.* 2005;352:135–145.

75. Clifton GL, Miller ER, Choi SC, et al. Lack of effect of induction of hypothermia after acute brain injury. *N Engl J Med.* 2001;344:556–563.

76. Favero-Filho LA, Borges AA, Grassl C, et al. Hyperthermia induced after recirculation triggers chronic neurodegeneration in the penumbra zone of focal ischemia in the rat brain. *Braz J Med Biol Res.* 2008;41:1029–1036.

77. Codaccioni JL, Velly LJ, Moubarik C, et al. Sevoflurane preconditioning against focal cerebral ischemia: Inhibition of apoptosis in the face of transient improvement of neurological outcome. *Anesthesiology.* 2009;110:1271–1278.

78. Inoue S, Davis DP, Drummond JC, et al. The combination of isoflurane and caspase 8 inhibition results in sustained neuroprotection in rats subject to focal cerebral ischemia. *Anesth Analg.* 2006;102:1548–1555.

79. Warner DS, Takaoka S, Wu B, et al. Electroencephalographic burst suppression is not required to elicit maximal neuroprotection from pentobarbital in a rat model of focal cerebral ischemia. *Anesthesiology.* 1996;84:1475–1484.

80. Zaidan JR, Klochany A, Martin WM, et al. Effect of thiopental on neurologic outcome following coronary artery bypass grafting. *Anesthesiology.* 1991;74: 406–411.

81. Bilotta F, Stazi E, Zlotnik A, et al. Neuroprotective effects of intravenous anesthetics: a new critical perspective. *Curr Pharm Des.* 2014;20:5469–5475.

82. D'Souza S. Aneurysmal subarachnoid hemorrhage. *J Neurosurg Anesthesiol.* 2015;27:222–240.

83. Saver JL, Starkman S, Eckstein M, et al. Prehospital use of magnesium sulfate as neuroprotection in acute stroke. *N Engl J Med.* 2015;372:528–536.

84. Sutherland BA, Minnerup J, Balami JS, et al. Neuroprotection for ischaemic stroke: translation from the bench to the bedside. *Int J Stroke.* 2012;7:407–418.

85. Haley EC Jr., Thompson JL, Levin B, et al. Gavestinel does not improve outcome after acute intracerebral hemorrhage: an analysis from the GAIN International and GAIN Americas studies. *Stroke.* 2005;36:1006–1010.

86. Larpthaveesarp A, Ferriero DM, Gonzalez FF. Growth factors for the treatment of ischemic brain injury (growth factor treatment). *Brain Sci.* 2015;5: 165–177.

87. O'Regan C, Wu P, Arora P, et al. Statin therapy in stroke prevention: a meta-analysis involving. 121,000 patients. *Am J Med.* 2008;121:24–33.

88. Dienel GA. Brain lactate metabolism: The discoveries and the controversies. *J Cereb Blood Flow Metab.* 2012;32:1107–1138.

89. Pasternak JJ, McGregor DG, Schroeder DR, et al. Hyperglycemia in patients undergoing cerebral aneurysm surgery: Its association with long-term gross neurologic and neuropsychological function. *Mayo Clin Proc.* 2008;83:406–417.

90. Wass CT, Lanier WL. Glucose modulation of ischemic brain injury: review and clinical recommendations. *Mayo Clin Proc.* 1996;71:801–812.

91. Wolfe TJ, Torbey MT. Management of intracranial pressure. *Curr Neurol Neurosci Rep.* 2009;9:477–485.

92. Weston J, Greenhalgh J, Marson AG. Antiepileptic drugs as prophylaxis for post-craniotomy seizures. *Cochrane Database Syst Rev.* 2015;3:CD007286.

93. Kandasamy R, Tharakan J, Idris Z, et al. Intracranial bleeding following induction of anesthesia in a patient undergoing elective surgery for refractory epilepsy. Surg Neurol Int. 2013;4:124.

94. Kovarik WD, Mayberg TS, Lam AM, et al. Succinylcholine does not change intracranial pressure, cerebral blood flow velocity, or the electroencephalogram in patients with neurologic injury. Anesth Analg. 1994;78:469–473.

95. Maurtua MA, Deogaonkar A, Bakri MH, et al. Dosing of remifentanil to prevent movement during craniotomy in the absence of neuromuscular blockade. J Neurosurg Anesthesiol. 2008;20:221–225.

96. Zhang Z, Hu X, Zhang X, et al. Lung protective ventilation in patients undergoing major surgery: a systematic review incorporating a Bayesian approach. BMJ Open. 2015;5:e007473.

97. de Jong MA, Ladha KS, Melo MF, et al. Differential Effects of Intraoperative Positive End-expiratory Pressure (PEEP) on respiratory outcome in major abdominal surgery versus craniotomy. Ann Surg. 2015.

98. Tommasino C. Fluids and the neurosurgical patient. Anesthesiol Clin North America. 2002;20:329–346, vi.

99. Shao L, Hong F, Zou Y, et al. Hypertonic saline for brain relaxation and intracranial pressure in patients undergoing neurosurgical procedures: A meta-analysis of randomized controlled trials. PLoS One. 2015;10:e0117314.

100. Rafat C, Flamant M, Gaudry S, et al. Hyponatremia in the intensive care unit: How to avoid a Zugzwang situation? Ann Intensive Care. 2015;5:39.

101. Tommasino C, Picozzi V. Volume and electrolyte management. Best Pract Res Clin Anaesthesiol. 2007;21:497–516.

102. Lira A, Pinsky MR. Choices in fluid type and volume during resuscitation: impact on patient outcomes. Ann Intensive Care. 2014;4:38.

103. Bachelani AM, Bautz JT, Sperry JL, et al. Assessment of platelet transfusion for reversal of aspirin after traumatic brain injury. Surgery. 2011;150:836–843.

104. Zeeni C, Carabini LM, Gould RW, et al. The implementation and efficacy of the Northwestern High Risk Spine Protocol. World Neurosurg. 2014;82:e815–e823.

105. van den Berghe G, Wouters P, Weekers F, et al. Intensive insulin therapy in critically ill patients. N Engl J Med. 2001;345:1359–1367.

106. Bilotta F, Caramia R, Paoloni FP, et al. Safety and efficacy of intensive insulin therapy in critical neurosurgical patients. Anesthesiology. 2009;110:611–619.

107. Thiele RH, Pouratian N, Zuo Z, et al. Strict glucose control does not affect mortality after aneurysmal subarachnoid hemorrhage. Anesthesiology. 2009;110:603–610.

108. Bebawy JF, Ramaiah VK, Hemmer LB, et al. Clinical pharmacology of insulin confounds stroke trials. Ann Neurol. 2012;71:148.

109. Jian M, Li X, Wang A, et al. Flurbiprofen and hypertension but not hydroxyethyl starch are associated with post-craniotomy intracranial haematoma requiring surgery. Br J Anaesth. 2014;113:832–839.

110. Bebawy JF, Houston CC, Kosky JL, et al. Nicardipine is superior to esmolol for the management of postcraniotomy emergence hypertension: a randomized open-label study. Anesth Analg. 2015;120:186–192.

111. Flexman AM, Merriman B, Griesdale DE, et al. Infratentorial neurosurgery is an independent risk factor for respiratory failure and death in patients undergoing intracranial tumor resection. J Neurosurg Anesthesiol. 2014;26:198–204.

112. Bergese SD, Antor MA, Uribe AA, et al. Triple therapy with scopolamine, ondansetron, and dexamethasone for prevention of postoperative nausea and vomiting in moderate to high-risk patients undergoing craniotomy under general anesthesia: A pilot study. Front Med (Lausanne). 2015;2:40.

113. Burkhardt T, Rotermund R, Schmidt NO, et al. Dexamethasone PONV prophylaxis alters the hypothalamic-pituitary-adrenal axis after transsphenoidal pituitary surgery. J Neurosurg Anesthesiol. 2014;26:216–219.

114. Nabors LB, Portnow J, Ammirati M, et al. Central nervous system cancers, Version. 1.2015. J Natl Compr Canc Netw. 2015;13:1191–1202.

115. Bebawy JF. Perioperative steroids for peritumoral intracranial edema: A review of mechanisms, efficacy, and side effects. J Neurosurg Anesthesiol. 2012;24:173–177.

116. Luostarinen T, Dilmen OK, Niiya T, et al. Effect of arterial blood pressure on the arterial to end-tidal carbon dioxide difference during anesthesia induction in patients scheduled for craniotomy. J Neurosurg Anesthesiol. 2010;22:303–308.

117. Gelb AW, Craen RA, Rao GS, et al. Does hyperventilation improve operating condition during supratentorial craniotomy? A multicenter randomized crossover trial. Anesth Analg. 2008;106:585–594, table of contents.

118. Stiff JL, Munch DF, Bromberger-Barnea B. Hypotension and respiratory distress caused by rapid infusion of mannitol or hypertonic saline. Anesth Analg. 1979;58:42–48.

119. Garavaglia MM, Das S, Cusimano MD, et al. Anesthetic approach to high-risk patients and prolonged awake craniotomy using dexmedetomidine and scalp block. J Neurosurg Anesthesiol. 2014;26:226–233.

120. Guilfoyle MR, Helmy A, Duane D, et al. Regional scalp block for postcraniotomy analgesia: a systematic review and meta-analysis. Anesth Analg. 2013;116:1093–1102.

121. Rajan S, Hutcherson MT, Sessler DI, et al. The effects of dexmedetomidine and remifentanil on hemodynamic stability and analgesic requirement after craniotomy: A randomized controlled trial. J Neurosurg Anesthesiol. 2015.

122. Song J, Ji Q, Sun Q, et al. The opioid-sparing effect of intraoperative dexmedetomidine infusion after craniotomy. J Neurosurg Anesthesiol. 2015.

123. Mammoto T, Hayashi Y, Ohnishi Y, et al. Incidence of venous and paradoxical air embolism in neurosurgical patients in the sitting position: Detection by transesophageal echocardiography. Acta Anaesthesiol Scand. 1998;42:643–647.

124. Young ML, Smith DS, Murtagh F, et al. Comparison of surgical and anesthetic complications in neurosurgical patients experiencing venous air embolism in the sitting position. Neurosurgery. 1986;18:157–161.

125. Giebler R, Kollenberg B, Pohlen G, et al. Effect of positive end-expiratory pressure on the incidence of venous air embolism and on the cardiovascular response to the sitting position during neurosurgery. Br J Anaesth. 1998;80:30–35.

126. Nemergut EC, Zuo Z. Airway management in patients with pituitary disease: A review of 746 patients. J Neurosurg Anesthesiol. 2006;18:73–77.

127. Clarke MJ, Erickson D, Castro MR, et al. Thyroid-stimulating hormone pituitary adenomas. J Neurosurg. 2008;109:17–22.

128. Dunn LK, Nemergut EC. Anesthesia for transsphenoidal pituitary surgery. Curr Opin Anaesthesiol. 2013;26:549–554.

129. Lam G, Mehta V, Zada G. Spontaneous and medically induced cerebrospinal fluid leakage in the setting of pituitary adenomas: review of the literature. Neurosurg Focus. 2012;32:E2.

130. Kang HG, Kim BJ, Lee J, et al. Risk factors associated with the presence of unruptured intracranial aneurysms. Stroke. 2015;46:3093–3098.

131. Rinkel GJ, Djibuti M, Algra A, et al. Prevalence and risk of rupture of intracranial aneurysms: a systematic review. Stroke. 1998;29:251–256.

132. Hunt WE, Hess RM. Surgical risk as related to time of intervention in the repair of intracranial aneurysms. J Neurosurg. 1968;28:14–20.

133. Teasdale GM, Drake CG, Hunt W, et al. A universal subarachnoid hemorrhage scale: report of a committee of the World Federation of Neurosurgical Societies. J Neurol Neurosurg Psychiatry. 1988;51:1457.

134. Fisher CM, Kistler JP, Davis JM. Relation of cerebral vasospasm to subarachnoid hemorrhage visualized by computerized tomographic scanning. Neurosurgery. 1980;6:1–9.

135. Ramachandran M, Retarekar R, Raghavan ML, et al. Assessment of image-derived risk factors for natural course of unruptured cerebral aneurysms. J Neurosurg. 2015;124:1–8.

136. Bebawy JF, Gupta DK, Bendok BR, et al. Adenosine-induced flow arrest to facilitate intracranial aneurysm clip ligation: Dose-response data and safety profile. Anesth Analg. 2010;110:1406–1411.

137. Bebawy JF, Zeeni C, Sharma S, et al. Adenosine-induced flow arrest to facilitate intracranial aneurysm clip ligation does not worsen neurologic outcome. Anesth Analg. 2013;117:1205–1210.

138. Molyneux A, Kerr R, Stratton I, et al. International Subarachnoid Aneurysm Trial (ISAT) of neurosurgical clipping versus endovascular coiling in. 2143 patients with ruptured intracranial aneurysms: A randomised trial. Lancet. 2002;360:1267–1274.

139. Rutledge WC, Ko NU, Lawton MT, et al. Hemorrhage rates and risk factors in the natural history course of brain arteriovenous malformations. Transl Stroke Res. 2014;5:538–542.

140. Spetzler RF, Martin NA. A proposed grading system for arteriovenous malformations. J Neurosurg. 1986;65:476–483.

141. Flores BC, Klinger DR, Rickert KL, et al. Management of intracranial aneurysms associated with arteriovenous malformations. Neurosurg Focus. 2014;37:E11.

142. Rangel-Castilla L, Spetzler RF, Nakaji P. Normal perfusion pressure breakthrough theory: A reappraisal after 35 years. Neurosurg Rev. 2015;38:399–404; discussion 404–405.

143. Gutierrez-Gonzalez R, Gil A, Serna C, et al. Normal perfusion pressure breakthrough phenomenon: What still remains unknown. Br J Neurosurg. 2012;26:403–405.

144. Zacharia BE, Bruce S, Appelboom G, et al. Occlusive hyperemia versus normal perfusion pressure breakthrough after treatment of cranial arteriovenous malformations. Neurosurg Clin N Am. 2012;23:147–151.

145. al-Rodhan NR, Sundt TM Jr., Piepgras DG, et al. Occlusive hyperemia: a theory for the hemodynamic complications following resection of intracerebral arteriovenous malformations. J Neurosurg. 1993;78:167–175.

146. von der Brelie C, Simon M, Esche J, et al. Seizure outcomes in patients with surgically treated cerebral arteriovenous malformations. Neurosurgery. 2015;77:762–768.

147. Kolos I, Troitskiy A, Balakhonova T, et al. Modern medical treatment with or without carotid endarterectomy for severe asymptomatic carotid atherosclerosis. J Vasc Surg. 2015;62:914–922.

148. Hye RJ, Mackey A, Hill MD, et al. Incidence, outcomes, and effect on quality of life of cranial nerve injury in the Carotid Revascularization Endarterectomy versus Stenting Trial. J Vasc Surg. 2015;61:1208–1214.

149. Zhang L, Zhao Z, Ouyang Y, et al. Systematic review and meta-analysis of carotid artery stenting versus endarterectomy for carotid stenosis: A chronological and worldwide study. Medicine (Baltimore). 2015;94:e1060.

150. Lewis SC, Warlow CP, Bodenham AR, et al. General anaesthesia versus local anaesthesia for carotid surgery (GALA): A multicentre, randomised controlled trial. Lancet. 2008;372:2132–2142.

151. Pasin L, Nardelli P, Landoni G, et al. Examination of regional anesthesia for carotid endarterectomy. J Vasc Surg. 2015;62:631–644 e1.

152. Marrocco-Trischitta MM, Cremona G, Lucini D, et al. Peripheral baroreflex and chemoreflex function after eversion carotid endarterectomy. J Vasc Surg. 2013;58:136–144 e1.

153. Shakespeare WA, Lanier WL, Perkins WJ, et al. Airway management in patients who develop neck hematomas after carotid endarterectomy. Anesth Analg. 2010;110:588–593.

154. Perry MS, Duchowny M. Surgical versus medical treatment for refractory epilepsy: Outcomes beyond seizure control. Epilepsia. 2013;54:2060–2070.

155. Flexman AM, Wong H, Riggs KW, et al. Enzyme-inducing anticonvulsants increase plasma clearance of dexmedetomidine: A pharmacokinetic and pharmacodynamic study. Anesthesiology. 2014;120:1118–1125.

156. Chui J, Manninen P, Valiante T, et al. The anesthetic considerations of intraoperative electrocorticography during epilepsy surgery. Anesth Analg. 2013;117:479–486.

157. Cai T, Gao P, Shen Q, et al. Oesophageal naso-pharyngeal catheter use for airway management in patients for awake craniotomy. Br J Neurosurg. 2013;

27:396–397.

158. Rajan S, Cata JP, Nada E, et al. Asleep-awake-asleep craniotomy: A comparison with general anesthesia for resection of supratentorial tumors. *J Clin Neurosci*. 2013;20:1068–1073.

159. Pinosky ML, Fishman RL, Reeves ST, et al. The effect of bupivacaine skull block on the hemodynamic response to craniotomy. *Anesth Analg*. 1996;83:1256–1261.

160. Gomez PA, de-la-Cruz J, Lora D, et al. Validation of a prognostic score for early mortality in severe head injury cases. *J Neurosurg*. 2014;121:1314–1322.

161. Corral L, Javierre CF, Ventura JL, et al. Impact of non-neurological complications in severe traumatic brain injury outcome. *Crit Care*. 2012;16:R44.

162. Rudehill A, Bellander BM, Weitzberg E, et al. Outcome of traumatic brain injuries in. 1,508 patients: Impact of prehospital care. *J Neurotrauma*. 2002;19:855–868.

163. Wang R, Li M, Gao WW, et al. Outcomes of early decompressive craniectomy versus conventional medical management after severe traumatic brain injury: A systematic review and meta-analysis. *Medicine (Baltimore)*. 2015;94:e1733.

164. Sauvigny T, Gottsche J, Vettorazzi E, et al. New radiological parameters predict clinical outcome after decompressive craniectomy. *World Neurosurg*. 2015;88:519–525.

165. Budisin B, Bradbury CC, Sharma B, et al. Traumatic brain injury in spinal cord injury: Frequency and risk factors. *J Head Trauma Rehabil*. 2015;31:E33–E42.

166. Korley FK, Kelen GD, Jones CM, et al. Emergency department evaluation of traumatic brain injury in the United States,. 2009–2010. *J Head Trauma Rehabil*. 2015.

167. Piper BJ, Harrigan PW. Hypertonic saline in paediatric traumatic brain injury: a review of nine years' experience with. 23.4% hypertonic saline as standard hyperosmolar therapy. *Anaesth Intensive Care*. 2015;43:204–210.

168. Carrera E, Steiner LA, Castellani G, et al. Changes in cerebral compartmental compliances during mild hypocapnia in patients with traumatic brain injury. *J Neurotrauma*. 2011;28:889–896.

169. Griesdale DE, Ortenwall V, Norena M, et al. Adherence to guidelines for management of cerebral perfusion pressure and outcome in patients who have severe traumatic brain injury. *J Crit Care*. 2015;30:111–115.

170. Kanna RM, Gaike CV, Mahesh A, et al. Multilevel non-contiguous spinal injuries: incidence and patterns based on whole spine MRI. *Eur Spine J*. 2015;25:1163–1169.

171. Ledsome JR, Sharp JM. Pulmonary function in acute cervical cord injury. *Am Rev Respir Dis*. 1981;124:41–44.

172. El Masry WS, Tsubo M, Katoh S, et al. Validation of the American Spinal Injury Association (ASIA) motor score and the National Acute Spinal Cord Injury Study (NASCIS) motor score. *Spine (Phila Pa. 1976)*. 1996;21:614–619.

173. Phillips AA, Krassioukov AV. Contemporary cardiovascular concerns after spinal cord injury: Mechanisms, maladaptations, and management. *J Neurotrauma*. 2015;32:1927–1942.

174. Bank M, Stein A, Sison C, et al. Elevated circulating levels of the pro-inflammatory cytokine macrophage migration inhibitory factor in individu-

als with acute spinal cord injury. *Arch Phys Med Rehabil*. 2015;96:633–644.

175. Chew BG, Swartz C, Quigley MR, et al. Cervical spine clearance in the traumatically injured patient: Is multidetector CT scanning sufficient alone? Clinical article. *J Neurosurg Spine*. 2013;19:576–581.

176. Ryken TC, Hurlbert RJ, Hadley MN, et al. The acute cardiopulmonary management of patients with cervical spinal cord injuries. *Neurosurgery*. 2013;72(Suppl. 2):84–92.

177. Evaniew N, Noonan VK, Fallah N, et al. Methylprednisolone for the treatment of patients with acute spinal cord injuries: A propensity score-matched cohort study from a Canadian multi-center spinal cord injury registry. *J Neurotrauma*. 2015;32:1674–1683.

178. Hurlbert RJ, Hadley MN, Walters BC, et al. Pharmacological therapy for acute spinal cord injury. *Neurosurgery*. 2013;72(Suppl. 2):93–105.

179. Carabini LM, Zeeni C, Moreland NC, et al. Development and validation of a generalizable model for predicting major transfusion during spine fusion surgery. *J Neurosurg Anesthesiol*. 2014;26:205–215.

180. Yang B, Li H, Wang D, et al. Systematic review and meta-analysis of perioperative intravenous tranexamic acid use in spinal surgery. *PLoS One*. 2013;8:e55436.

181. Liang J, Shen J, Chua S, et al. Does intraoperative cell salvage system effectively decrease the need for allogeneic transfusions in scoliotic patients undergoing posterior spinal fusion? A prospective randomized study. *Eur Spine J*. 2015;24:270–275.

182. Stevens WR, Glazer PA, Kelley SD, et al. Ophthalmic complications after spinal surgery. *Spine (Phila Pa. 1976)*. 1997;22:1319–1324.

183. Shen Y, Drum M, Roth S. The prevalence of perioperative visual loss in the United States: A 10-year study from. 1996 to. 2005 of spinal, orthopedic, cardiac, and general surgery. *Anesth Analg*. 2009;109:1534–1545.

184. Chang SH, Miller NR. The incidence of vision loss due to perioperative ischemic optic neuropathy associated with spine surgery: The Johns Hopkins Hospital Experience. *Spine (Phila Pa. 1976)*. 2005;30:1299–1302.

185. Postoperative Visual Loss Study Group. Risk factors associated with ischemic optic neuropathy after spinal fusion surgery. *Anesthesiology*. 2012;116:15–24.

186. Rigney L, Cappelen-Smith C, Sebire D, et al. Nontraumatic spinal cord ischaemic syndrome. *J Clin Neurosci*. 2015;22:1544–1549.

187. Stockl B, Wimmer C, Innerhofer P, et al. Delayed anterior spinal artery syndrome following posterior scoliosis correction. *Eur Spine J*. 2005;14:906–909.

188. McClendon J Jr., Smith TR, O'Shaughnessy BA, et al. Time to event analysis for the development of venous thromboembolism after spinal fusion >/= 5 levels. *World Neurosurg*. 2015;84:826–833.

189. Yang SD, Liu H, Sun YP, et al. Prevalence and risk factors of deep vein thrombosis in patients after spine surgery: A retrospective case-cohort study. *Sci Rep*. 2015;5:11834.

190. Hou S, Rabchevsky AG. Autonomic consequences of spinal cord injury. *Compr Physiol*. 2014;4:1419–1453.

191. Caruso D, Gater D, Harnish C. Prevention of recurrent autonomic dysreflexia: a survey of current practice. *Clin Auton Res*. 2015;25:293–300.

第38章　胸科手术的麻醉

James B. Eisenkraft　Edmond Cohen　Steven M. Neustein

要点

1. 麻醉和手术前评估患者能否耐受预计的肺切除非常重要。
2. 术前肺活量评估至关重要，至少需要达到潮气量的3倍才能保证患者有效咳嗽。
3. 吸烟会增加患者的气道应激性，减少黏膜纤毛摆动和增加气道分泌物。吸烟会使患者的用力肺活量和用力呼出气流减少25%～75%，从而增加术后肺部并发症的发生率。
4. 使用双腔管进行肺隔离的绝对适应证：保护健侧肺免受血液、感染物质的污染或肺泡灌洗液的污染；支气管胸膜瘘和脓胸患者的单肺通气。肺叶或全肺切除为肺隔离的相对适应证。
5. 细纤维支气管镜的应用使双腔管对位的准确度大大提高。
6. 单肺通气期间，通气侧肺的潮气量应使气道平台压不高于$25cmH_2O$，调整通气频率使$PaCO_2$维持在$(35\pm3)mmHg$的范围内。
7. 单肺通气时选择麻醉方案必须考虑到其对氧合和缺氧性肺血管收缩的影响。
8. 相较于开胸术，VATS手术时无法像开胸术一样挤压肺脏，更需要单肺通气的辅助。
9. 胸科手术麻醉的高频正压通气带来的潜在优势：小潮气量和低气道压条件下气道、肺组织和纵隔的活动都均较小，术野中的肺相对固定。
10. 重症肌无力是一种神经肌肉接头处障碍，表现为横纹肌无力和易疲劳，休息后病情可改善，常通过手术切除胸腺治疗。

　　11. 充分的镇痛不仅可以帮助患者减轻痛苦,更重要的是避免了术后的肺不张和吸气时胸廓扩张受限。

　　肺癌是美国男性癌症死亡的首要原因,而在女性患者中肺癌自 1987 年超越了乳腺癌排在了癌症死亡的首位(图 38-1)[1]。现在全世界每年有 159 万人死于肺癌,这一数据比结肠癌、乳腺癌和前列腺癌致死患者的总数还要多。美国癌症学会的统计数据表明 2015 年新确诊的肺癌患者达 221 200 例(其中男性 115 610 例,女性 105 590 例);而因肺癌死亡的患者达 158 040 例,占癌症死亡人数的 27%[2]。在美国肺癌的增加导致了非心脏的胸科手术的大量增加。女性罹患肺癌的概率较男性略高(分别为 1∶13 和 1∶16)。肺癌患者多为老年人,平均确诊年龄约为 70 岁。45 岁及以下患者的发病率低于 2%[2]。

预估2011年美国癌症病死率

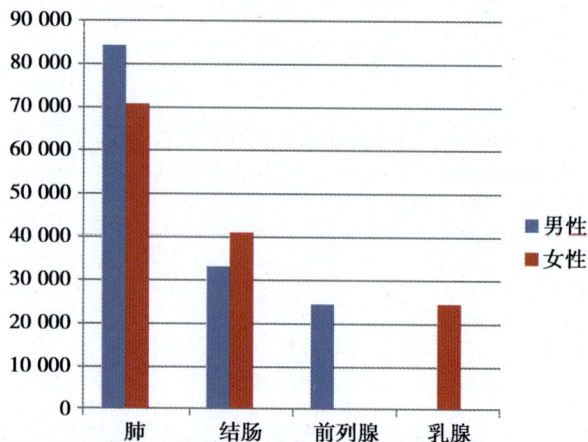

图 38-1　美国 2 011 名癌症致死患者评估
肺癌居癌症相关死亡首位(摘自 The American Cancer Society, Cancer Statistics, 2010. A presentation from the American Cancer Society. 2011Estimated U.S. Cancer Deaths. Available at: http://www.cancer.org/acs/groups/content/@epidemiologysurveilance/documents/document/acs-pc-029997.pptx. Accessed November 26, 2012)

　　本章将回顾以下内容:肺部手术患者的生理学、药理学和临床特点;胸科诊断和治疗性操作的麻醉;高频通气和特殊情况的麻醉管理,包括支气管胸膜瘘和气管重建。重症肌无力由于和胸腺关系密切且常通过切除胸腺进行治疗,也将纳入本章的讨论。另外本章还将复习非心脏胸科手术的术后管理。

术前评估

　　胸科手术的术前评估应着重于患者肺部疾病的严重程度及心血管系统的受累情况(见第 22 章)。评估患者能否耐受预计的肺切除十分重要。若术后才发现患者不能耐受手术切除将造成灾难性的后果。

　　胸科手术后的并发症常见于肺部,包括肺炎和肺不张[3]。相较于非心脏的胸科择期手术,心脏手术的术后并发症更难预测[4]。众所周知胸科手术风险较高,患者因素将增加手术风险,包括高龄、一般状况差、COPD、体重指数大于 $30kg/m^2$,低 FEV_1 和低预计术后 FEV_1[5-6]。

病史

呼吸困难

　　当患者通气的能力不能满足通气需求时就发生呼吸困难(见第 11 章)。呼吸困难的量化是通过产生呼吸困难所需的身体活动所需的程度、活动耐量(如水平地面上的步行距离或爬楼梯层数)以及日常生活的管理来对呼吸困难进行分级。重度劳力性呼吸困难通常指通气储备严重减低,FEV_1 小于 1 500ml,术后需要呼吸支持。

咳嗽

　　诊断慢性支气管炎须患者至少连续两年每年排痰性咳嗽超过 3 个月。咳嗽间接增加气道敏感程度。如果咳嗽伴有咳痰,痰液的量、黏稠度和颜色都需要评估。术前须行痰培养以确定是否有细菌感染及是否需要术前抗生素治疗。痰中带血或者咯血提示患者的肿瘤可能侵犯主气道(如主支气管),可能会影响支气管内插管。

吸烟

　　吸烟是肺癌的首要致病因素,在美国 90% 的肺癌与吸烟相关。使用其他烟草制品,如雪茄和烟斗也会增加肺癌的发生率。烟雾是一种含有 7 000 多种化学物质的有毒气体。吸烟者罹患和 / 或死于肺癌的概率是非吸烟者的 15~30 倍。戒烟可使肺癌的发病率和死亡率降低,但如果既往吸烟史较长其肺癌概率仍高于非吸烟人群。在任何年龄开始戒烟都可降低肺癌发生的风险[7]。

　　吸烟会增加慢性肺部疾病和其他恶性肿瘤[口腔、鼻腔、胸部、喉部、食管、肝脏、膀胱、肾脏、胰腺、结肠、直肠、盆腔、胃、血液和骨髓（急性髓系白血病）]的发病率，也会增加术后肺部并发症的发生率。患者吸烟总包数（每日吸烟包数×吸烟天数）直接改变患者的气道阻力和闭合总量，使得这些患者术后更易出现肺不张和动脉低氧血症。

运动耐量

　　能够爬上三层或更多楼梯的患者风险较低，而那些无法爬上两层楼梯的患者通常风险更大[8]。最好的评价实际上是患者的既往生活质量。具有良好运动耐受性的健康患者，一般不需要额外的筛选试验。单独的生活质量评估与FEV₁、一氧化碳的扩散能力（DLCO）和运动测试等相关性较差，所以不应取代实际的测试。

急性肺损伤的危险因素

　　在某些情况下，胸外科手术可能会导致急性肺损伤（ALI）。已确定的围手术期危险因素包括术前酒精滥用和肺切除术患者。术中危险因素包括通气压力高和补液过多[9]。术前肺功能不良和术后第一天的体液正平衡已被确定为开胸术患者肺损伤的独立危险因素[10]。

体格检查

　　对患者的身体检查应包括以下几个方面内容。

呼吸模式

　　应注意患者是否存在发绀和杵状指、患者呼吸模式以及呼吸音的类型。

　　紫绀　存在外周性发绀（指手指、脚趾或耳朵）应排除血液循环不良的原因。中枢性发绀（在颊黏膜）通常继发于动脉低氧血症。如果出现青紫，则动脉血氧饱和度为80%或更低（$PaO_2 < 52mmHg$），表明呼吸储备有限。

　　杵状指　杵状指/脚趾经常会出现在患有慢性肺病、恶性肿瘤或先天性心脏病的患者中。

　　呼吸频率和模式　若患者不能正常地完成一个句子而不停顿呼吸，是一个严重的呼吸困难的迹象。矛盾呼吸、呼吸时腹部运动与胸部移动相反，提示膈肌疲劳和呼吸功能障碍。应评估患者是否存在阵发性呼吸肌不同步（胡佛征），因肺过度膨胀引起的膈肌运动受限，膈神经受累引起的胸部运动不对称、血胸、胸腔积液、气胸等情况。呼吸模式和呼吸频率在区分阻塞性肺疾病和限制性

肺疾病方面有着重要的作用。连续通气时，当呼吸缓慢而深入时，对抗气流阻力的做功减少。当呼吸急促和浅（如肺梗死或肺纤维化）时，对抗弹性阻力的做功减少。

　　呼吸音　湿啰音（爆裂声）通常是由于气道中过多的液体而引起的，并表明痰液潴留或水肿。干啰音（哮鸣音）是由高速气流通过支气管产生的，是气道阻塞的标志。呼吸音遥远提示存在肺气肿和肺大疱。气管应该居中位，气管移位可由包括纵隔肿物在内的一些因素引起，并提醒麻醉医师在麻醉诱导阶段可能存在困难插管或气道堵塞的风险。

心血管系统评估

　　在对胸外科手术患者进行评估时最重要的因素之一是肺血管床的横截面积的固定减少，会增加肺血管阻力。肺循环通常是一种低压、高顺应性的系统，能够通过动用正常情况下的未灌注的血管来处理血流的增加。这是一种代偿机制，通常可以防止肺动脉压增高。在COPD患者中，肺毛细血管的扩张使其能够耐受血流增加的能力下降（顺应性降低）。这类患者在心输出量增加时，由于对肺动脉血流增加的代偿能力减少会出现肺血管阻力增加，从而导致肺动脉高压，主要体征包括第二心音分裂，第二心音的肺动脉瓣成分增强，右心室和右心房肥大。肺血管阻力增加对患者的麻醉管理具有重要意义，因为有多种因素，如酸中毒、脓毒症、缺氧和呼气末正压（PEEP）的应用，都进一步增加了肺血管阻力，增加了右心室衰竭的可能性。

　　对缺血性或瓣膜性心脏病患者，左心功能也应仔细评估。

心电图

　　COPD患者的心电图可能出现右房右室的肥厚变性的特征，包括肺过度扩张引起的QRS波低电压和胸导联R波的低平。在标准Ⅱ导联中P波增大（"肺型P波"）可诊断右心房肥大。右心室肥厚的心电图变化为在V₁导联中R/S比值大于1（即R波电压超过S波电压）。

胸部影像学检查

　　慢性阻塞性肺疾病（COPD）患者通会出现肺过度扩张和血管影增加。支气管炎患者常出现肺纹理增加，而肺气肿患者的肺纹理则会减少，尤其是在肺基底部，在严重的情况下可能会存在

肺大疱。在侧位胸片上表现为肺脏过度扩张，可伴有胸廓前后径增加，胸骨后气体空间增加大于2cm。

肺部病灶的位置应通过正侧位胸片综合评估。除气管或隆突易位外，纵隔肿物也可能提示一些手术操作存在困难，包括通气困难、手术切除困难和出血，难以放置双腔管（由于主支气管的偏移），或支气管梗阻从而导致肺不张。对患者计算机断层成像（CT）的研究也很有用，通常可以比胸片提供更多关于肿瘤大小和位置的信息。

动脉血气分析

在慢性阻塞性肺疾病患者的动脉血气分析中，常见的发现是通气不足和二氧化碳潴留。慢性支气管炎患者（"blue bloaters"）表现为发绀、高二氧化碳、低氧血症，通常伴有超重。这类患者处于慢性呼吸衰竭的状态，对二氧化碳的通气反应降低。在这些患者中，高 $PaCO_2$ 水平增加了脑脊液碳酸氢盐的浓度，髓质化学感受器调定到更高的二氧化碳水平，对高 CO_2 刺激的敏感性降低。在给予高浓度的氧气呼吸时，这类患者由于低氧的刺激减少而诱发呼吸困难。

"Pink puffers"型（肺气肿）患者通常较瘦弱，气短明显，但面色红润，且动脉血气值基本上是正常的。这类患者通过增加呼吸频率维持正常的 $PaCO_2$，所以患者呼吸做功增加并出现呼吸困难。术前 PaO_2 水平与单肺通气时的术中 PaO_2 相关，但与双肺通气时的术中 PaO_2 的相关性更大[11]。

肺功能测试和肺可切除性评估

在肺切除术的患者中执行肺功能测试有三个目的。第一个目的是确定患者的术后并发症的发生率和死亡率。在对肺癌患者的手术中，具体的问题：在保证患者肺功能的情况下，可以安全地切除多少肺组织，这应该与肺癌患者的术后1年平均生存率进行权衡。第二个目的是识别需要术后短期或长期通气支持的患者。第三个目的是评估支气管扩张剂对气道阻塞的疗效和可评估气道阻塞的可逆性。

麻醉和手术对肺容积的影响

麻醉和术后用药可引起肺容积和呼吸模式的改变。患者肺总容量（total lung capacity，TLC）在腹部手术后下降，但在肢体手术后不变。肺活量（VC）术后1~2d内减少25%至50%，1~2周后恢复正常。术后残气量（RV）增加13%，而在下腹手术后呼气储备容积减少25%，上腹部和胸部手术后减少60%。潮气量（V_T）在术后24h内下降20%，2周后逐渐恢复正常。术后肺的顺应性下降33%，一些小气道的闭合使功能残气量（FRC）也出现相应减少。大多数接受肺切除术的患者都存在一定程度的 COPD。他们更容易发生术后并发症，发生概率与切除的肺量（肺叶切除或全肺切除术）和术前肺部疾病的严重程度直接相关。

肺活量测定

用力肺活量（FVC）、第一秒用力呼出量（FEV_1）、最大主动通气量（MVV）和 RV/TLC 与胸科手术的结局相关[12]（见第11章）。在术后死亡病例中，有30%~40%的患者可发现术前肺活量的异常。肺活量异常的患者术后并发症的发生率为33%，术后死亡率为10%。

FEV_1 是一个更直接指示气道阻塞的指标。既往一名体重70kg男性的 FEV_1 若小于800ml被认为是对肺切除术的绝对禁忌证。然而，随着胸腔镜手术的出现和完善的术后疼痛管理，肺容量小的患者现在可成功地进行手术。FEV_1 占预计值的百分数较其绝对值更有临床意义。占预测值的百分比考虑了患者的年龄和体重因素，同样的数值对不同患者可能有不同的意义。FEV_1/FVC 在区分限制性和阻塞性肺疾病方面非常有用。在限制性疾病中，FEV_1 和 FVC 均减少，而在阻塞性疾病中，由于 FEV_1 明显降低，其比值通常较低。MVV 是一种非特异性测试，限制和阻塞性肺疾病都会影响该指标。虽然 MVV 不是评估患者术后发病率的预测指标，但普遍认为 MVV 低于预测值的50%是高危指标。患者 RV/TLC 的比值大于50%是肺切除术的高危因素。通过将术前 FEV_1 与预期保留的肺组织的百分比相结合，可以计算出术后的 FEV_1。

预测术后 FEV_1 值高于40%的患者的风险较低，而那些预测术后 FEV_1 低于30%的患者风险更大[13]。后者更有可能需要术后呼吸支持。

流速-容量环

流速-容量环显示的信息与肺活量仪基本相同，但更便于测量特定流量速率（图38-2）。呼气时肺容量较高时的图形和峰值气体流速是受用力影响的，但可提示大气道的通畅性。呼气时的非用力依赖部分发生于肺容量较小时，通常反映小气道阻力；最好通过测量用力肺活量的中间50%来获得用力呼气流量（$FEF_{25\%\sim75\%}$）。

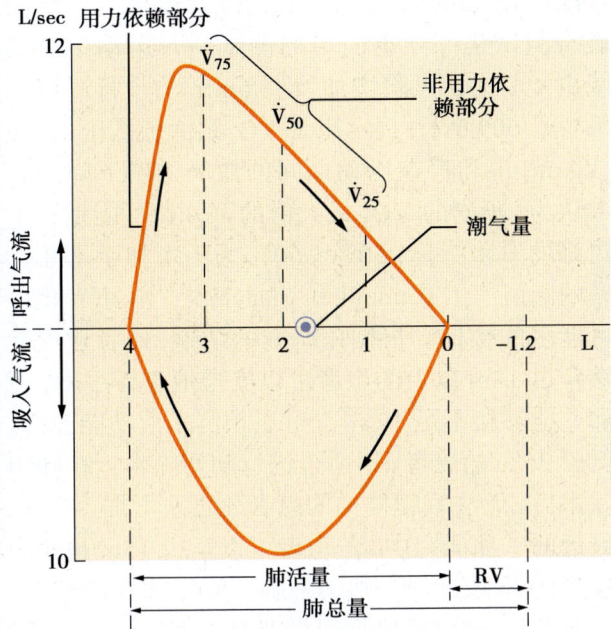

图 38-2 正常个体的流速-容量环

$\dot{V}_{75}$, $\dot{V}_{50}$, $\dot{V}_{25}$ 分别代表肺活量 75%，50% 及 25% 时的气流速度。RV 为残气量（摘自 Goudsouzian N, Karamanian A. *Physiology for the Anesthesiologist*. 2nd ed. Norwalk, CT: Appleton-Century-Crofts; 1984）

一般来说，哮喘、支气管炎、肺气肿等阻塞性呼吸道疾病患者由于气道阻力增加和 FEV_1 下降，导致 FEV_1/FVC 比率严重下降（图 38-3）。峰值呼气流量和 MVV 通常会降低，而 TLC 则会随着 RV 的增加而增加。对这些患者来说，流速-容量环非

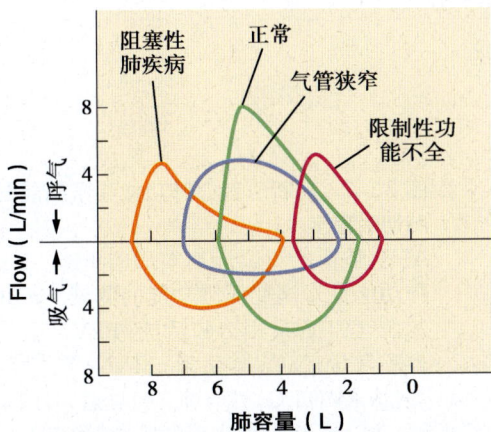

图 38-3 正常人、COPD 患者、固定阻塞（气管狭窄）和肺纤维化（限制性障碍）患者的流速-容量环。注意 COPD 患者的呼气曲线是凹陷的；气管狭窄患者的呼气曲线是平坦的

（A 摘自 Goudsouzian N, Karamanian A. *Physiology for the Anesthesiologist*. 2nded. Norwalk, CT: Appleton-Century-Crofts; 1984）

用力依赖部分的曲线明显内陷，流量降低到 FVC 的 25% 至 75%。

限制性疾病患者如肺纤维化和脊柱侧弯，FEV_1 相对正常而 FVC 减少（图 38-3）。由于气道阻力正常，FEV_1/FVC 也正常。TLC 明显减少，而 MVV 和 $FEF_{25\%\sim75\%}$ 通常正常。这些患者的流量曲线形状正常，但肺容积和峰值流速降低。

支气管扩张剂治疗的重要性。肺功能检查通常在支气管扩张剂治疗前后进行，以评估气道阻塞的可逆性。这对于评估气道阻塞的程度和患者的"用力"能力是很有帮助的。与基础值相比，经支气管扩张剂治疗后，呼气流量峰值的增加表明气道阻塞的可逆性（常见于哮喘患者）。15% 的肺功能改善被认为是对支气管扩张剂治疗有效的阳性反应，并提示应该在手术前开始支气管扩张剂治疗。相较于基线值，COPD 患者的总体预后与支气管扩张剂治疗后的肺功能更相关。

分侧肺功能

局部肺功能测试可以预测肺切除术后的残留肺的功能。全肺（双肺）肺功能测试无法估计出术后残留肺组织能否满足患者的活动水平，而不引起肺心病和呼吸困难。

区域灌注测试。它是指静脉注射不可溶性放射性氙（^{133}Xe）。每个肺的峰值放射量与其灌注程度成正比。

区域通气测试。它是指使用吸入的不溶性的放射性气体，每个肺的峰值放射量与通气的程度成正比。将放射性肺功能测试与全肺功能测试（FEV_1、FVC、最大呼吸容量）相结合所预测的术后肺功能，与肺切除术后测量的肺功能值相关性较高。

计算机断层成像（CT）和正电子发射断层成像（PET）。患者通常进行 CT 扫描。CT 扫描胸腔解剖平面，并能显示肿瘤的大小。它还可以提示是否存在气道或心血管压迫。

正电子发射断层成像（PET）利用正电子核素标记葡萄糖模拟物。这种扫描可以根据代谢活性检测肿瘤。因为恶性肿瘤的生长速度快于健康组织，所以肿瘤细胞会消耗更多含有放射性核素的糖。恶性纵隔淋巴结比良性淋巴结更容易摄取葡萄糖。所以对于纵隔分期，PET 扫描可能比 CT 更准确[14]。目前，PET 扫描可用于进一步评估 CT 扫描所见的病变，也可以用来对肺癌治疗进行追踪[15]。

CT 和 PET 扫描可以同时进行，即 PET-CT 扫描。如果在 CT 扫描上看到的肿块在 PET 扫描上也显示了增强的葡萄糖摄取，则更有可能是恶性肿瘤。

一氧化碳的弥散能力

肺进行气体交换的能力反映在肺一氧化碳弥散量（DLco）上。肺间质病变影响肺泡毛细血管网，DLco 受损。术后的 DLco 预测值低于 40% 提示风险增加。预计的术后扩散能力百分比是肺切除术后并发症发生率和死亡率的最强独立预测因素。预计的术后扩散能力百分比与预计的术后 FEV_1 之间几乎没有关联，表明在评估手术风险时应独立评估这些数值[13]。在对 956 名患者进行的一项研究中，发现了较低的预计术后 DLco（DLcoPPO）和术前化学治疗，可以作为术后并发症的预测因素。在这项研究中，FEV_1 并没有被发现可以预测术后并发症[16]。另一项研究提示，DLcoPPO 是最能预测术后并发症发生率和死亡率的因素[17]。已经证实，PPO FEV_1 和 DLco 对微创和开放的肺叶切除术后的肺部并发症发生率均具有预测性[18]。如果 PPO FEV_1 和 DLco 大于 60%，患者风险较低，无须进一步检查[19]。

最大耗氧量。 最大耗氧量（VO_2max）也是术后并发症的预测指标。VO_2 最大值为 15～20ml/（kg·min）的患者风险较低[20]。VO_2 最大值低于 10ml/（kg·min）提示肺切除的风险很高[21]。运动血氧测试是一项更简单的测试——运动中血氧减少 4% 提示风险增加[22]。6min 的步行测试结果少于 609.6 米，提示患者 VO_2 最大值低于 15ml/（kg·min）和存在运动期间的血氧浓度下降。有人认为，预测的 VO_2 最大值的百分比可能是一个更好的风险指标，50%～60% 为不增加手术死亡率的阈值[23]。Brunelli 和 Fianchini[24] 让患者爬尽可能多的楼梯。根据该研究的结果，作者建议能够爬过 14m 以上的患者可以安全地进行手术，而那些能够爬不足 12 米且可以预测术后功能 FEV_1 低于 35% 的患者，不适合进行肺切除术。在肺切除术后，无法攀爬楼梯的患者死亡率增加[25]。在最近的一项研究中，若患者可以至少 15m/min 的速度爬升到 20 米，则满足肺切除术的标准相关。跑步机运动和爬楼梯时测得的氧耗结果是一致的[26]。尽管爬楼梯并非标准化测量，但攀登 22 米的运动至少与 15ml/（kg·min）的氧耗相关[27]。用肺活量测定法和 DLco 评价肺功能，估算峰值氧消耗有助于预测术后并发症发生的风险[28]。一个 11 分的评分量表已被开发可用于预测术后肺部并发症[29]。ASA Ⅲ级或更高的身体状态、急诊或高风险手术，慢性心功能不全或慢性肺部疾病史是在拔管后再次插管的独立预测因子。肺切除术患者术前评估见图 38-4。

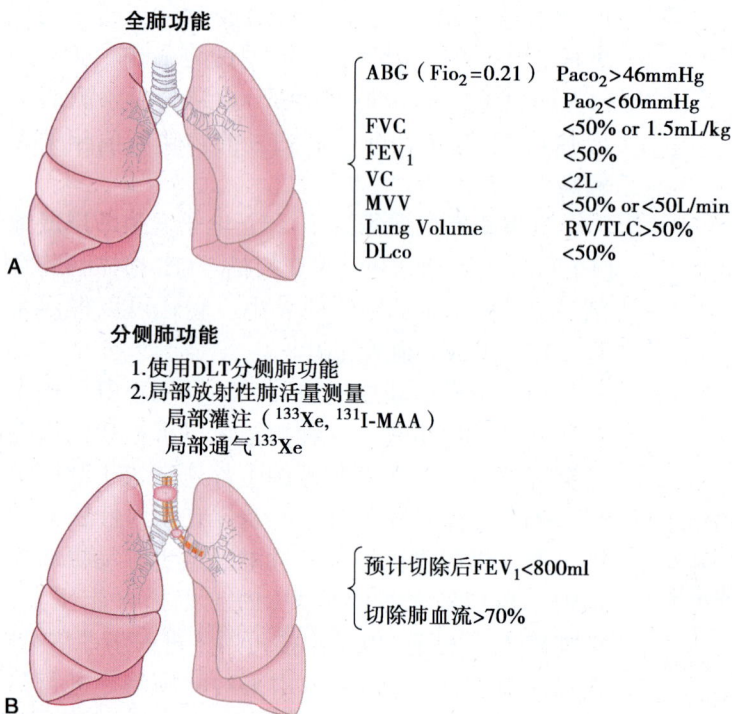

全肺功能

A

ABG（$Fio_2=0.21$）	$Paco_2>46mmHg$
	$Pao_2<60mmHg$
FVC	<50% or 1.5mL/kg
FEV_1	<50%
VC	<2L
MVV	<50% or <50L/min
Lung Volume	RV/TLC>50%
DLco	<50%

分侧肺功能

1. 使用 DLT 分侧肺功能
2. 局部放射性肺活量测量
　局部灌注（^{133}Xe, ^{131}I-MAA）
　局部通气 ^{133}Xe

B

预计切除后 FEV_1<800ml

切除肺血流>70%

图 38-4　判断患者心肺功能和预测能耐受的肺切除程度

A：全肺功能测试是基本筛选测试。B：分侧肺功能是对病变侧肺功能的测试。ABG，动脉血气；FVC，用力肺活量；FEV_1，第一秒用力呼气量；VC，肺活量；MVV，最大自主通气量；RV/TLC，残气量/肺总量；DLT，双腔管；DLco，肺一氧化碳弥散量（摘自 Neustein SM, Cohen E. Preoperative evaluation of thoracic surgical patients. In: Cohen E, ed. *The Practice of Thoracic Anesthesia*. Philadelphia: JB Lippincott; 1995: 187）

术前准备

胸外科手术中广泛的生理变化使患者有很大的风险发生术后并发症。当这些变化叠加在存在急性或慢性损伤的患者身上时，发病率和死亡率会进一步增加。感染、脱水、电解质代谢紊乱、哮喘、肥胖、吸烟、肺心病和营养不良等因素均与术后并发症相关。适当的、积极的术前准备可以提高患者对手术的耐受力，降低术后发病率和死亡率。手术前应对可能诱发术后并发症的因素进行严格处理。

吸烟

在接受手术的患者中吸烟的发生率很高，有大量的证据表明这些患者在术后呼吸困难的风险增加[30]。吸烟会增加气道应激性，减少黏膜纤毛摆动，降低 FVC 和 $FEF_{25\%\sim75\%}$，增加分泌物，从而增加术后肺部并发症的发生率。相反，在手术前 4～6 周停止吸烟可减少术后并发症的发生率。此外，术前 48h 停止吸烟已被证明可以减少碳氧血红蛋白的百分比，使氧合血红蛋白解离曲线向右移动，增加氧的可用性。然而，应该强调的是，戒烟的大多数有益效果，如改善纤毛功能、改善闭合气量、增加 FEF 25% 至 75% 和减少痰液产生，通常发生在戒烟后 2 至 3 个月。在一项研究中，没有证据显示在接受肺肿瘤切除手术前 2 个月内停止吸烟的患者的术后并发症反常增加[31]。吸烟与死亡率和肺部并发症的增加有关，但可通过术前戒烟而降低风险；戒烟时间越长风险越低[32]。最近的一项研究表明，在手术前停止吸烟超过 8 周可以帮助改善术后的肺功能[33]。一项荟萃分析显示，戒烟小于 8 周对预后没有任何改善[34]，但另一项荟萃分析显示，每戒烟一周都会改善患者预后[35]。

感染

在术前应充分治疗急性或慢性感染。广谱抗生素最常被使用。对急性患者应根据痰液和血培养的革兰氏染色结果制订治疗方案。除非有特殊情况，如过敏或患者已经接受了抗生素治疗，头孢唑林是围手术期常规用药。为达到最好的效果需要在切皮前给药[36]。在一项前瞻性研究中，预防性使用抗生素组的死亡率低于对照组（9%：17%），且抗生素组术后肺部感染发生率较低[37]。尽管并非所有的外科医生都常规对患者进行预防性的抗生素治疗，但若患者术前存在任何感染时，使用抗生素是必需的。

水化和清除支气管分泌物

术前应完成补足血容量和纠正电解质代谢失衡，因为适当的水化可以降低支气管分泌物的黏度，促进其从支气管树中清除。加湿性气体的湿化对患者非常有用。使用化痰药物，如乙酰半胱氨酸或口服祛痰剂（碘化钾）对有黏性分泌物的患者是有益的。常用的去除支气管分泌物的方法包括体位引流、用力咳嗽、拍打胸部、深呼吸以及使用诱导性肺量计。这些方法通常需要患者的合作，经常口头鼓励患者可以取得更好的效果。

哮鸣和支气管扩张

急性哮鸣的出现提示了一种紧急状态，择期手术应该被推迟，直到有效的治疗开始。慢性哮鸣在 COPD 患者中经常出现，其原因是平滑肌收缩、分泌物堆积和黏膜水肿导致的气道阻塞。平滑肌收缩可能只发生在小气道中（可通过检测 $FEF_{25\%\sim75\%}$ 发现），也可能是广泛导致 FEV_1 和 FVC 大幅下降。了解支气管扩张剂对患者支气管痉挛的疗效是非常重要的。对每一个存在气流阻塞证据的患者，都应进行支气管扩张的试验和测量其对肺功能的影响。有几种支气管扩张剂可供选择。

拟交感神经药物

拟交感神经药物可增加环腺苷酸（3', 5'-cyclic adenosine monophosphate，cAMP）的合成。产生支气管扩张作用的 cAMP 和产生支气管收缩作用的环鸟苷酸之间的平衡，决定了支气管平滑肌的收缩状态。因此，增加 cAMP 的合成会使支气管扩张。拟交感神经药物，如肾上腺素、异丙肾上腺素，均有 β_1、β_2 交感神经受体激动剂作用。这些药物对 β_1（心脏）受体的激动作用在 COPD 患者中是不受欢迎的。选择性 β_2 激动剂，如沙丁胺醇、特布他林、异丙喘宁，作为吸入气溶胶是改善支气管痉挛的首选药物治疗，特别是有心脏疾病患者。

磷酸二酯酶抑制剂

磷酸二酯酶抑制剂通过细胞质磷酸二酯酶抑制 cAMP 的分解。甲基黄嘌呤如氨茶碱，通过增加 cAMP 的水平扩张支气管。此外，氨茶碱还提高了膈肌收缩力，增加了患者对疲劳的耐受力。氨茶碱的有效血药浓度为 5～20μg/ml，前

20min 给予负荷剂量 5～7mg/kg，其后连续静脉注入 0.5～0.7mg/（kg·h）。氨茶碱可能引起室性心律失常，在患者存在心肌缺血时应牢记这一副作用。由于很多副作用较少的新药出现，氨茶碱现在已很少被使用。

类固醇

虽然不是真正的支气管扩张剂，但传统上认为类固醇会减少黏膜水肿，并能阻止支气管收缩物质的释放。类固醇在治疗急性支气管痉挛方面的效果不确定。可以口服、黏膜给药或以气溶胶的形式给药，例如倍氯米松吸入剂。

色甘酸钠

色甘酸钠能稳定肥大细胞，抑制脱粒和组胺释放。它在预防支气管痉挛方面效果显著，但在治疗急性痉挛时作用有限（见第 8 章）。

副交感神经阻滞剂

副交感神经阻滞剂包括阿托品和异丙托溴铵（见第 14 章）。在过去，COPD 和支气管炎患者尽量避免阿托品，因其导致黏液黏度增加。然而，阿托品可阻断环鸟苷酸的形成，具有支气管扩张效应。

肺康复

Sekine 等人报告，与历史对照组相比，肺部康复治疗可缩短住院时间，改善术后 FEV_1[37]。肺部康复治疗包括在多方面对患者进行培训，如呼吸、锻炼和营养等。术前进行了物理治疗的手术患者，在术后能更好地进行氧合，缩短住院时间[38]。

术中监测

所有接受胸科手术麻醉的患者都需要遵循美国麻醉医师协会（ASA）的基本麻醉监测标准（见第 26 章）。标准包括心电图（Ⅱ导联，如果可能的话加上 V_5 导联），胸部或食管听诊器听诊心脏和呼吸音，以及体温探头。胸部听诊器可以放置在通气侧的半胸上，以评估该侧肺通气。脉搏血氧饱和度监测是一种常规监测，在胸外科手术中尤其重要，因为在 OLV 时容易发生低氧血症。

心律失常通常发生在胸外科手术期间和术后，所以连续心电图监测尤为重要。术中发生的室上性心动过速可能是由心脏附近的操作引起的。在 OLV 时发生的心律失常可能是缺氧或通气不足的标志。术后心律失常可能与疼痛刺激交感神经系统或肺切除术后肺血管床减少有关。行肺切除术的患者往往由于吸烟而患有 COPD，存在右侧的心肌肥厚，易发生多源性房性心动过速。

心电图导联Ⅱ的电轴平行于 P 波的轴，使得该导联可用于心律失常检测。同时监测 V_5 导联可监测前侧壁心肌缺血。使用多个导联监测提高了对局灶缺血的灵敏度[39]。下列有创监测也有指导作用并可显著改善对患者的护理。

直接动脉置管

外周动脉置管已成为麻醉医师对进行胸外科手术的患者管理中的一个重要工具（见第 26 章）。它可以连续测量每次心搏产生的血压和方便频繁的血气采样。连续的血压监测在胸外科手术中是至关重要的，因为手术操作可能导致心脏压迫，也可能会突然出血。对这些变化的及时识别让我们可以有时间确定病因和采取适当的治疗方案。

在管理单肺通气的麻醉时，患者的部分肺可能被"旷置"一段时间，需要进行连续的动脉血气分析。动脉低氧血症是由萎陷肺的混合静脉血分流及缺氧肺血管收缩（HPV）不充分引起的。还可以反映酸碱状态的明显改变、过度通气或通气不足。

桡动脉置管（见第 26 章）在胸外科手术中可放置于任意一侧肢体。对于纵隔镜检查，一种方法是将动脉置管放置于右上肢，可用它来监测纵隔镜操作时可能引起的对无名动脉的压迫。这有助于避免由于右侧颈动脉的血流不足造成的中枢神经系统的并发症（见"纵隔镜"）。另一种方法是将动脉导管置入左侧桡动脉，可实现连续的血压测量，不受无名动脉压迫的影响。若采用后者，应该将脉搏血氧饱和度探头放置在右上肢，以监测无名动脉压迫。开胸术中，若患者体位摆放不适当时可能会发生腋动脉受压，在通气侧放置动脉导管可以用来监测是否出现这种情况。对于一个相对健康的患者来说，只要脉搏血氧仪的功能可靠，就可以在没有动脉置管的情况下进行简单的胸腔镜操作。比如对一位健康的患者因多汗症行双侧 VAT 的交感神经切除术。

接受肺切除术的患者，尤其是右肺切除术，术后有肺水肿的危险。对于这种患者而言，避免液体超负荷尤其重要，因为术中补液越多术后肺水肿发生概率越大。在补液之前，最好能够识别哪些患者可能对快速补液反应良好。中心静脉压（central venous pressure，CVP）不能准确地反映血管内容量状态，也不再被推荐作为补液反应的指南[40]。据报道，收缩压变量（systolic pressure variation，SPV）和脉压变量（pulse pressure variation，PPV）能够预测补液反应[41]。在最近的一篇论文中，PPV 超过 13% 预测补液效果好，低于 9% 预测患者对补液没有反应，9%～13% 为灰色地带[42]。每博量变量已经被报道可预测补液反应，特别是在接受胸外科手术单肺通气的患者[43]。

中心静脉压监测

CVP 可以反映患者的血容量、静脉张力和右心室的功能；然而，它也受到中心静脉阻塞和胸内压力的变化（如 PEEP）的影响（见第 26 章）。CVP 反映的是右心功能，而非左心室功能。开胸术时应使用中心静脉导管测量 CVP，尤其是接受肺切除术的患者。CVP 导管或大口径引导管的使用包括在必要时放置一个经静脉起搏器、输注血管活性药物、在手术或术后期间可能需要插入肺动脉（pulmonary artery，PA）导管。最近一项对健康受试者的研究表明，与普遍的看法相反，CVP 并不能反映血管内容量状况[44]。

CVP 导管可以从颈外或颈内静脉、锁骨下静脉或从手臂静脉放置。置管成功率最高的是右颈内静脉，从该静脉也最容易置入心脏起搏器或肺动脉导管。在开胸术中使用颈外静脉置管的主要缺点是当患者转到侧卧位时，导管往往会出现扭结。锁骨下穿刺法导致气胸的风险较高，如果在单肺通气期间在通气依赖侧肺发生气胸，则可能是灾难性的。如果有必要且条件允许，应将锁骨下导管放置到手术侧。如上所述，CVP 不再被认为是补液的精确指导。然而，在胸科麻醉医师中，进行某些胸外科手术（如食管切除术和肺切除术）时，放置 CVP 导管仍是一种常见的做法。

肺动脉置管

使用改良的 Seldinger 技术（见第 26 章），通过右颈内静脉插入 PA 导管是最可靠的。当患者处在侧卧位时，通过颈外静脉或锁骨下静脉插入 PA 导管，通常会导致导管阻塞。对于心脏和肺部疾病的患者来说，真正的风险来自对 PA 导管数据的误读。这些错误可能由于通气模式改变、PA 导管间断的位置不同、心室顺应性改变或心室间相互作用而产生[45]。PA 导管的一个主要限制是

假设肺毛细血管楔压（pulmonary capillary wedge pressure，PCWP）与左心室舒张末期容积近似。假定心室舒张末期容积与心室舒张压之间呈线性相关，可直接使用 PCWP 评估前负荷。然而，手术过程中心室顺应性的改变会影响压力 - 容量关系。心肌缺血、休克、右心室超负荷或心包积液均可降低心室顺应性。许多研究人员证实，在临床患者中 PCWP 与左室舒张末期容积的相关性较差[46]。PEEP 的应用使这种相关性进一步减弱。此外，心室间互相作用可能会导致误诊，如当室间隔向左室腔突出可导致 PCWP 值升高。再结合心输出量减少可被解读为左心衰，而事实上左室舒张末期容积可能并未增加，反而减少（右心室扩张而导致左心室受压）。这种情况可能发生在急性呼吸衰竭和高 PEEP 水平时。像超声心动图这样直接测量心室大小的技术，可以帮助解读这种复杂的情况。

因为大部分肺动脉血流流向右下肺叶，所以 PA 导管的尖端通常位于右下叶。若左侧开胸术中使用 OLV 时，导管尖端将在通气依赖侧肺中，可以提供准确的血流动力学测量。然而，在 OLV 进行右侧开胸术时，导管尖端很可能是在非通气依赖侧肺中，导致测量结果不准确。术中平均肺动脉压已被报道使用为开胸肺切除术的安全指标[47]。作者总结，在主肺动脉闭塞后，右侧开胸平均肺动脉压的安全上限为 33mmHg，左侧开胸时为 35mmHg。作者指出，双侧间的差异很小，而且比预期的要少。混合静脉血氧饱和度监测一直用于评估接受单肺通气麻醉的患者[48]。混合动脉血氧饱和度的变化主要依赖于动脉血氧饱和度的变化。目前，在胸外科手术中通常不需要使用肺动脉导管进行监测，对肺动脉高压患者可考虑保留。

经食管超声心动图

经食管超声心动图（transesophageal echocardiography，TEE）是一种有用的术中监测手段，可用于监测心室功能、瓣膜功能和心室壁运动的变化，还可能反映缺血（见第 27 章）。它在胸外科中的应用是有限的，但它可广泛应用于接受肺移植的患者。TEE 的使用须经过特殊的训练，并且可能无法在所有的医学中心普及。最近的一项综述认为，虽然在术中使用 TEE 并不是常规，但在肺切除术后出现低血压或心律失常的病例中，它可能

有助于诊断右室功能不全[49]。右心室功能不全可能发生在单肺通气、肺切除术钳夹肺动脉时或肺移植时。TEE 可用于帮助确定在肺移植过程中是否有必要使用心肺转流术支持[50]。

TEE 可用于观察肺门肿瘤，并评估肿瘤是否累及心脏。一项研究在 9 名中央型肺肿瘤患者中都放置了 TEE，在 3 名周围型肺肿瘤患者中的 1 名放置了 TEE，在 1 名前纵隔肿物患者中放置了 TEE[51]。该研究中，TEE 显示了 5 例患者存在肺动脉受压，2 例患者肺动脉受累。在另一项对纵隔肿瘤的超声诊断的研究中，TEE 发现肿瘤常常与心脏相邻，并识别了那些有无名静脉或肺动脉的压迫，或心脏浸润的患者[52]。

术中 TEE 也显示了肿瘤对心脏的侵袭，这类患者行无心肺转流术的开胸术是不可行的[53]。在一份病例报告中，对拟行累及左心房的肿瘤切除术的患者实施 TEE 监测，TEE 提示了肿瘤栓塞[54]。通过 TEE 可见部分肿瘤通过了主动脉瓣，这名患者后来死于广泛性转移。另一例对血胸患者行开胸探查术时，术中 TEE 显示了亚急性主动脉夹层的存在，这被认为是引起血胸的原因[55]。另一术中使用 TEE 对一个大的前纵隔肿物进行评估，提供了右心室流出道受压、心室收缩力和充盈状态的数据[56]。在最近的另一份报告中，术中使用 TEE 诊断了一个纵隔肿物，该肿块术前被误诊为心包积液[57]。

其他无创监测

虽然目前的数据有限，但有报道提示，在单肺通气时，通过绝对的脑血氧测量提示，降低的脑血氧值与术后并发症相关[58]。但在随后的研究中，术前肺功能较好的患者术中脑氧饱和度下降幅度较大[59]。目前这方面的数据仍然过于局限，在胸外科手术中，脑血氧仪还不能作为常规的监测手段。

根据荟萃分析显示，在手术过程中使用非侵入性心输出量测量所获得的结果与热稀释法的结果相关性较差。非侵入性心输出量测量在胸外科手术中并不常用，目前也不推荐[60]。

氧合和通气监测

氧合

在所有的胸外科手术麻醉中，呼吸系统中吸入氧的浓度必须用包含低氧浓度限制报警的氧分析仪来测量（见第 25 章）。这种分析仪的复杂程度

不同，从燃料电池到快速反应的顺磁分析仪，它可以监测每次呼吸的氧供，并呈现氧曲线（与 CO_2 曲线相似，呈镜面关系）。必须确保血液氧合充足，并对患者进行充分的暴露和光照，有助于评估出血的颜色或嘴唇、甲床或黏膜的发绀。大多数接受胸外科手术或诊断性操作的患者都被放置了动脉导管，用于持续监测血压和采集动脉血液用于血气分析。

脉搏血氧仪是无创评估血氧合的标准测量。在单肺通气中当快速评估氧合时，脉搏血氧仪的使用尤其重要。低脉搏血氧饱和度值提示临床医生须进行动脉血采样和血气分析检查。传统的双波长脉冲血氧仪在存在异常血红蛋白、含铁血红蛋白和碳氧血红蛋白的情况下读数可能不够准确。多波长（8 种或 12 种波长）的脉搏血氧计可以对碳氧血红蛋白、高铁血红蛋白、脱氧血红蛋白和氧合血红蛋白（$HbO_2\%$）进行测量[61-62]，也可以连续无创监测总血红蛋白浓度[63-65]。

通气

所有患者必须持续监测以确保通气充足。监测应包括一些定性的体征，如胸部偏移（当胸腔打开时观察肺部）和听诊呼吸音。此外在 OLV 期间，听诊器应放置于通气侧即下侧的胸壁上。在机械通气时，必须设置并打开呼吸环的低压和高压警报。呼吸频率、潮气量、分钟通气量和膨肺压力都应该被监测。

通过动脉血气分析尤其是 $PaCO_2$，可确定通气充分。通过连续的、无创的呼气末二氧化碳波形监测也可实现（见第 26 章）。呼气末 CO_2 浓度代表肺泡 CO_2（$PaCO_2$），它近似于 $PaCO_2$。通常会存在一个小的动脉-肺泡 CO_2 差值（$4\sim6mmHg$），差值大小取决于肺泡无效腔面积。呼气末 CO_2 波形也有助于诊断气道阻塞、部分痉挛，甚至 DLT 的错位[66-67]。在 OLV 期间，全身低氧血症通常比高碳酸血症更严重[68]。这是因为二氧化碳的扩散速度大约是氧的 20 倍，PaO_2 则更依赖于灌注，而 $PaCO_2$ 则更依赖于通气。

单肺通气的生理

侧卧位生理学。第 15 章和第 29 章讨论了直立体位时的通气和血流。现在这些变量考虑在内，在胸科手术侧卧位的条件下重新讨论，主要包括 6 种情况。

侧位、清醒、自主呼吸、胸腔闭合。在侧卧位时，血流和通气的分布与直立位相似，但旋转了

90°（图 38-5）。与非通气依赖侧（nondependent）肺相比，通气依赖侧（dependent）肺的血流和通气明显较好。通气依赖侧肺良好的通气/血流匹配水平保证了清醒的自主呼吸患者的氧合。在这种情况下有两个重要的概念。首先，由于灌注是重力相关的，侧卧位时垂直静水压力梯度较站立位时要小；因此，区域 1 通常不太大。其次，在通气方面，与非通气依赖侧纵隔相比，腹腔内容物将通气依赖侧纵隔更多地推入胸腔。在自主呼吸时，通气依赖侧膈肌的收缩增强保证了足够气体在该侧肺的分布。因为通气依赖侧肺灌注增加，侧卧位时通气/血流匹配程度类似于直立的位置。

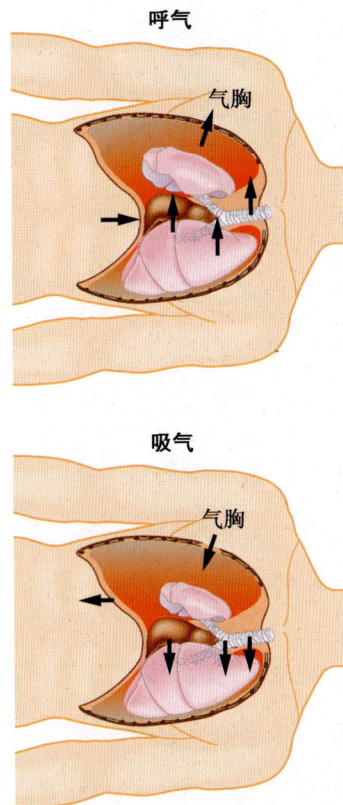

图 38-6　侧卧位开胸自主呼吸患者，纵隔移位的示意图
吸气时，完整半胸侧的负压导致纵隔向下移动。呼气时，完整半胸侧的相对正压导致纵隔向上移动（摘自 Tarhan S，Moffitt EA.Principles of thoracic anesthesia.*Surg Clin North Am*.1973；53：813）

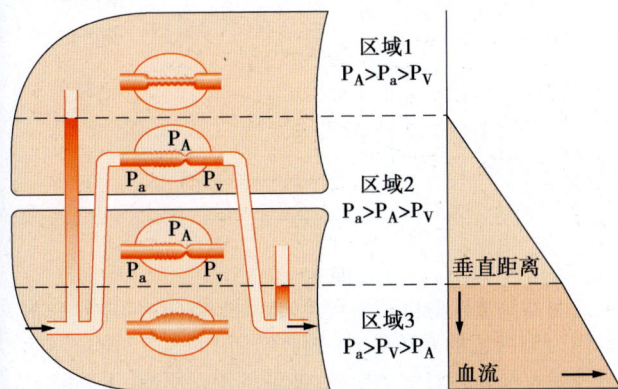

图 38-5　重力对侧卧位的肺血流分布影响的示意图
侧卧位的垂直梯度与直立位置相似，导致区域 1、区域 2、区域 3 的形成。因此，肺血流量随对肺依赖性的增加而增加，在通气依赖侧肺血流量最大，在上侧最小。P_a，肺动脉压力；P_A，肺泡压力；P_v，肺静脉压力（摘自 Benumof JL.Physiology of the openchest and one lung ventilation.In：*Thoracic Anesthesia*.New York，NY：Churchill Livingstone；1983：288）

　　侧位、清醒、自主呼吸、胸腔开放：这是在一侧肺开放的情况下，控制性正压通气是最常见的提供足够的通气和确保气体交换的方法。通常，通过肋间神经阻滞，可使患者在保留自主呼吸的情况下，完成胸腔镜下适当的肺部检查。胸腔镜为开放性的胸腔提供了足够的密封，避免了"自由"的开放胸腔情况。胸腔开放的自主呼吸患者可能会出现两种并发症。第一个是纵隔移位，通常在吸气时发生（图 38-6）。密闭良好的半胸内的负压较开放侧胸的负压高，可以导致纵隔垂直向下移动，并偏向通气依赖侧半胸。纵隔移位可以产生循环和反射的变化，导致类似休克和呼吸窘迫的临床表现。有时，根据呼吸窘迫的严重程度，患者需要立即气管插管并进行正压通气，麻醉医师必

须准备好在侧卧位且不影响手术野的条件下插管。

　　第二个现象是反常呼吸（图 38-7）。在吸气时，密闭的半胸内呈负压，而开放半胸内压力为大气压力；相对负压会导致空气从非通气依赖侧肺向通气依赖侧肺流动。在呼气时发生相反情况。这种从一个肺到另一个肺的气体流动，浪费了通气量，并可能影响气体充分交换。开胸切口较大或通气依赖侧肺气道阻力增加会加重反常呼吸。正压通气或适当密封开放的胸腔可消除反常呼吸。

　　侧卧位、全身麻醉、自主呼吸、胸部闭合：全身麻醉诱导不会引起血流分布的显著变化，但对通气的分布有显著影响。大部分的气体进入非通气依赖侧肺，这导致通气/血流严重不匹配。全身麻醉诱导会导致两肺体积减少，从而减少 FRC。由于多种原因，通气依赖侧肺体积的减少比非通气依赖侧肺更多。首先，由于腹腔内容物挤压和膈肌麻痹，通气依赖侧膈肌向头侧移位更明显。其次，纵隔压迫通气依赖侧肺或手术台上通气依赖侧的体位不佳使该侧肺不能正常扩张。上述因素

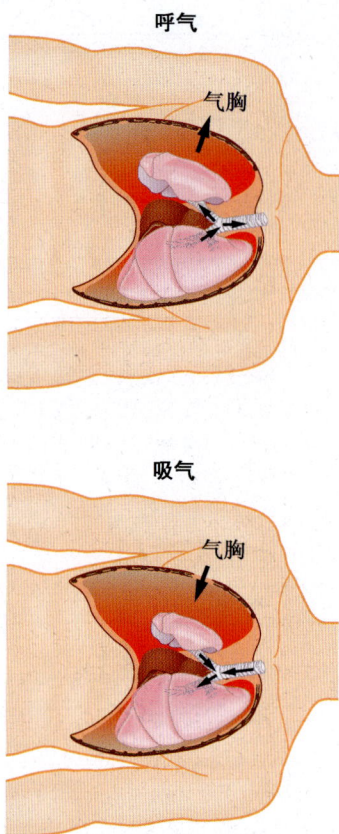

呼气

气胸

吸气

气胸

图 38-7　侧卧位开胸自主呼吸患者反常呼吸的示意图

在吸气时,气体从暴露侧肺进入密闭侧肺,外界空气进入到开放侧的半胸内,导致暴露侧的肺萎陷。在呼气时,相反,暴露侧的肺膨胀(摘自 Tarhan S, Moffitt EA.Principles of thoracic anesthesia.*Surg Clin North Am*.1973;53:813)

将使肺在 S 形的体积-压力曲线上移至肺体积较小的部分(图 38-8)。通气非依赖侧肺在顺应性曲线上移动到更陡的位置,通气大部分进入该侧;而通气依赖侧肺则位于曲线的平坦(顺应性差)部分。

　　侧卧位、全身麻醉、自主呼吸、胸腔开放:打开胸腔对灌注的分布影响不大。然而,上侧肺现在不再受胸壁的限制可以自由扩张,顺应性增加,导致更多的气体进入非通气依赖侧肺,通气/血流进一步失调。

　　侧卧位、全身麻醉、肌肉松弛、胸腔开放:在肌肉松弛和正压通气的情况下,腹内容物在非通气依赖性侧对膈肌的阻力更小,该侧膈肌向下移位更大(图 38-9)。这进一步损害了通气依赖侧肺的通气,增加通气/血流不匹配。

　　单肺通气、全身麻醉、肌肉松弛、胸腔开放:在侧卧位双肺通气时,非通气依赖侧肺的平均血流量为心输出量的 40%,而 60% 的心输出量流向通气依赖侧肺(图 38-10)。正常情况下,侧卧位时的混合静脉血(分流)是心输出量的 10%,在每个肺

各占 5%。因此,在非通气依赖性肺中参与气体交换的心输出量的平均百分比为 35%,而通气依赖性肺为 55%。

　　OLV 造成非通气侧肺内的右向左分流,因为在非通气侧肺(非通气依赖侧肺)的 $\dot{V}/\dot{Q}$ 为 0。理论上,在 OLV 时分流量会额外增加 35%。然而,由于激活 HPV,非通气侧低氧肺的血流将减少 50%,因此分流量是(35/2)=17.5%。在此基础上再增加 5% 的非通气侧肺的固有分流。因此,非通气依赖侧肺的分流量是 22.5%(图 38-10)。再加上通气依赖侧肺 5% 的固有分流,在 OLV 时总分流量

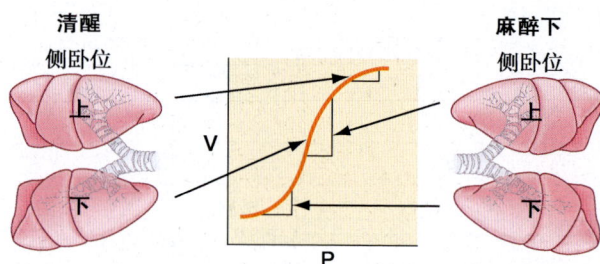

清醒
侧卧位

麻醉下
侧卧位

上

下

V

P

上

下

图 38-8

示意图左侧显示侧卧位清醒患者(胸腔密闭)的通气分布,右侧为侧卧位的麻醉患者(胸腔密闭)的通气分布。麻醉诱导导致两肺肺容量的损失,非通气依赖侧肺(上侧肺)从压力-容积曲线上平缓、低顺应性的部分移至陡峭、高顺应性的部分。而通气依赖侧肺(下侧)从压力-容量曲线的陡峭、高顺应性部分移至平缓低顺应性的部分。因此,全身麻醉患者在侧卧位时,大部分的潮气量分布于在通气非依赖侧肺(灌注最少的地方),小部分潮气量分布于通气依赖侧肺(灌注最多的地方)。V,容量;P,压力(摘自 Benumof JL.*Anesthesia for Thoracic Surgery*.Philadelphia, PA: WB Saunders;1987:112)

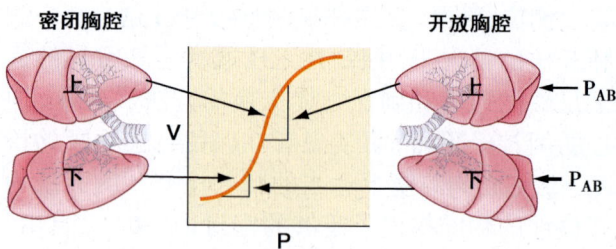

密闭胸腔

开放胸腔

上

下

V

P

上

P_{AB}

下

P_{AB}

图 38-9

该示意图比较了患者在侧卧位时,全身麻醉状态密闭胸腔与全身麻醉肌肉松弛开放胸腔时的状态。胸腔开放会增加非通气依赖侧肺顺应性,会使更多的潮气量进入非通气依赖侧肺。肌肉松弛也会使更多的气体分布于非通气依赖侧肺,因为上侧纵隔受到的腹腔压力(P_{AB})是最小的,因此,正压通气更容易分布于阻力较小的上侧纵隔。V,容量;P,压力(摘自 Benumof JL.*Anesthesia for Thoracic Surgery*.Philadelphia, PA: WB Saunders;1987:112)

血流分布分数　**双肺通气**　VS.　**单肺通气**　血流分布分数

40%　　　非通气侧肺　　22.5%

$PaO_2=400mmHg$
肺血分流率=10%

$PaO_2=150mmHg$
肺血分流率=27.5%

60%　　　通气侧肺　　77.5%

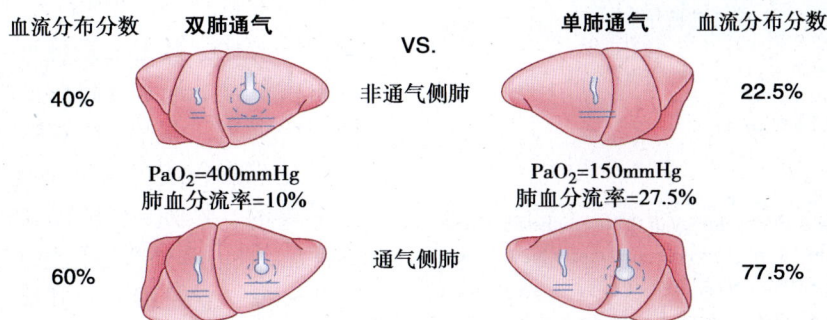

图 38-10　双肺通气与单肺通气的示意图

显示了非通气依赖侧和通气依赖侧肺的血流分布分数的典型值，以及两种情况下的 PaO_2 和肺血分流率。双肺通气时认为两侧肺的肺血分流率相等（每侧肺 5%）。双肺通气与单肺通气的本质区别在于，在单肺通气期间非通气肺也会有一些血流，因此形成强制分流，这在双肺通气过程中是不存在的。总血流量的 35% 分布到非通气依赖侧肺，但这并不是分流量，通过缺氧性肺血管收缩该侧血流灌注可减少 50%。从双肺到单肺通气时的肺血分流率增加被认为完全是由于在 OLV 期间通过非通气侧肺的血流相对增加而引起的（摘自 Benumof JL.*Anesthesia for Thoracic Surgery*.Philade-lphia，PA：WB Saunders；1987：112）

为 22.5%+5%=27.5%。这就产生了大约 150mmHg 的 PaO_2（$FiO_2=1$）[69]。

因为在 OLV 时有 72.5% 的血流直接灌注到通气依赖侧肺，与之相匹配的通气对于充分的气体交换是很重要的。由于肺体积和 FRC 的减小，通气依赖侧肺不再处于体积-压力曲线的陡峭（高顺应性）部分上。造成 FRC 减少的原因有几个：包括全身麻醉、肌肉松弛药的使用、腹部内容物造成的压力、纵隔结构的压迫以及手术台上的不理想的体位。其他影响通气依赖侧肺最佳通气效果的因素包括该侧肺的吸收性肺不张、分泌物堆积和渗出。所有这些因素共同导致了低 $\dot{V}/\dot{Q}$ 比和肺泡-动脉血氧分压差增大。

单肺通气

单肺通气的绝对适应证

目前，常用的手术方法有肺叶切除术、全肺切除术、食管胃切除术、胸膜剥脱术、肺大疱切除术、支气管肺灌洗等。通常情况下，适应证分为绝对的或相对的（表 38-1）。绝对的适应证包括危及生命的并发症，如大量出血、败血症和脓胸，在这些情况下，非病变侧的肺必须受到保护。支气管胸膜瘘和支气管皮肤瘘也是绝对的适应证，因为在正压通气时，它们形成了一个低阻力的通道。巨大的单侧大疱在正压情况下可能破裂，必须避免

表 38-1　单肺通气适应证

绝对适应证

1. 隔离两肺避免污染健侧肺
   a. 感染（脓肿、感染性囊肿）
   b. 大出血
2. 将通气局限于一侧肺
   a. 支气管胸膜瘘
   b. 支气管胸膜皮肤瘘
   c. 一侧肺囊肿或肺大疱
   d. 主支气管破裂或外伤
3. 单侧肺灌洗
4. 视频辅助胸腔镜手术

相对适应证

1. 手术暴露——高优先级
   a. 胸主动脉瘤
   b. 肺切除术
   c. 肺减容术
   d. 微创心脏手术
   e. 上肺肺叶切除术
2. 手术暴露——低优先级
   a. 食管手术

Modified from Benumof JL.Physiology of the open-chest and one lung ventilation.In: Kaplan JA, ed.*Thoracic Anesthesia*.New York, NY: Churchill Livingstone; 1983: 299。

正压通气。最后，在对肺泡蛋白沉积症或囊性纤维化患者行支气管肺泡灌洗时，必须预防对侧肺的溺水。

视频辅助胸腔镜（video-assisted thoracoscopy，VAT）现在广泛用于临床实践。不同于传统的胸腔镜，VAT 被广泛地用于各种诊断和治疗操作。电视内镜手术设备的改进和对微创外科手术方式的日益高涨的热情促进了 VAT 手术的发展。在绝大多数全身麻醉患者中 OLV 是必需的。术中为了给外科医生提供良好的手术视野和方便对肺实质内病变的触诊，术侧肺必须萎陷良好。此外，在未完全萎陷的肺上使用缝合器的难度增加，术后漏气的发生率也会增加。VAT 的使用大大增加了需要肺分离的手术数量。现在，在一些医学中心中，80%～90% 的手术操作在胸腔镜下进行。在现代麻醉实践中，VAT 是肺分离的绝对适应证。

单肺通气的相对适应证

在临床实践中，DLT 常用于肺叶切除术或全肺切除术；当术式为开胸术时满足肺分离的相对适应证。肺上叶切除术、全肺切除术和胸主动脉瘤的修复术是较优先的适应证。这些手术在技术操作上难度较高，需要充分的手术暴露和相对静止的手术野。中、下肺叶切除及食管切除术对肺分离的需求相对较低。还有许多其他的手术，传统上没有作为 OLV 的适应证。但是，许多外科医生习惯在肺萎陷的条件下进行手术操作。OLV 减少了牵引器和手术操作对肺的损伤，改善了肺解剖的视野，有助于对肺解剖结构和肺裂的识别和分离。这些手术包括微创性心脏手术、肺减容术、胸动脉瘤修复术、胸椎手术、纵隔肿物切除术、胸腺切除术和纵隔淋巴结切除术。

分清患者需要肺隔离还是肺分离是很重要的。

肺隔离　它是指当健侧肺受到患侧血液或感染污染的威胁时，肺必须隔离，防止发生可能危及生命的并发症。其他的适应证是支气管胸膜瘘和支气管皮肤瘘，因为它们在正压通气过程中会形成低阻力通道。最后，在对肺泡蛋白沉积症或囊性纤维化患者行支气管肺泡灌洗时，对侧肺的保护是必要的。然而，在现代麻醉实践中这些情况并不常见，只占胸外科操作的不到 10%。

肺分离　它是指所有其他单肺通气的适应证都可以被认为是肺分离，在这种情况下，不存在通气肺受到污染的危险。这包括主要用于手术暴露目的的所有相对指征。VAT 用于诊断和治疗时，需要良好的肺萎陷，也应该包含在这个范畴内。使用 OLV 的大多数情况只是肺分离；只有少数患者需要肺部隔离[70-71]。

肺分离的方法

双腔支气管内插管

双腔支气管插管是目前应用最广泛的实现肺分离和 OLV 的手段。有几种不同类型的 DLT，但它们在设计上基本上是相似的，两个气管内导管是"粘接"在一起的。较长的一个管腔可到达主干支气管，另一个腔的开口在气管远端。通过向两个套囊充气来实现肺分离：一个支气管近端套囊和一个位于主气管内的气管远端套囊（见"双腔管定位"）。由于主支气管太短，不足以同时容纳导管尖端和套囊，所以右侧双腔支气管插管的支气管套囊上有开槽或其他设计，以保证右肺上叶通气。

Robertshaw 导管　Carlens 导管（带有隆凸钩）是第一个用于临床的 DLT，并被肺病专家用于行左右侧功能肺活量测试（图 38-11A）。后来，Robertshaw 设计的 DLT（无隆突钩）被广泛用于胸外科手术（图 38-11B）。这种 DLT 有左管和右管两种形式。没有隆突钩便于气管插管。D 形、大口径管腔的设计为该导管的优点，可以方便吸痰管的通过，气流阻力也较低，并且该导管有固定的弯曲度，便于正确定位，降低了导管发生弯折的可能性。原始的红色橡胶 Robertshaw 管有三种型号可供选择：小号、中号和大号。红色的橡胶导管现在很少使用，取而代之的是透明的聚氯乙烯（polyvinyl chloride，PVC）一次性导管。35Fr，37Fr，39Fr，41Fr 的 DLT 导管都有右侧和左侧。32Fr 的左侧 DLT 可用于体型较小的成人，28Fr 的左侧导管可用于儿科病例。一次性导管的优点包

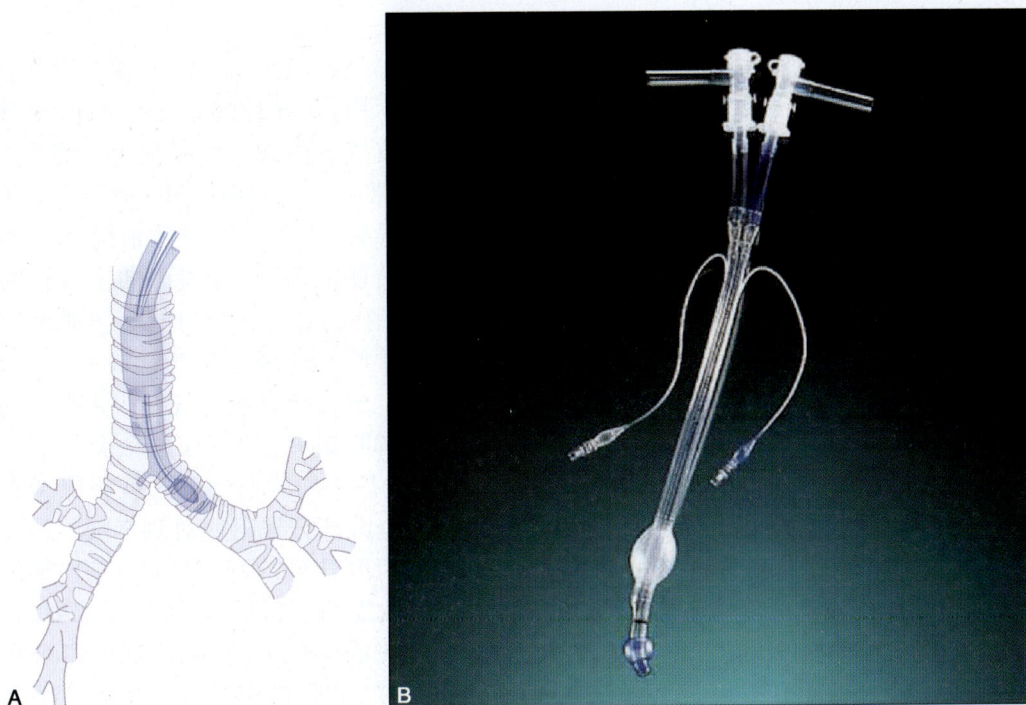

图 38-11

A：使用 Carlens 管左主支气管内插管。使用隆突钩确保位置正确（摘自 Hillard EK，Thompson PW.Instruments used in thoracic ana-esthesia.In：Mushin WW，ed.*Thoracic Anaesthesia*.Oxford：Blackwell Scientific；1963：315.）。B：左侧 Robertshaw 双腔管，聚氯乙烯材质（Courtesy of Nellcor Puritan Bennett，Inc.，Pleasanton，California）

括较容易插管和就位，以及通过纤维支气管镜容易识别蓝色支气管套囊以方便确定插管位置。其他的优点包括管壁上的不透射线的标示线方便通过胸片定位确认导管位置，通过透明的塑料管壁可连续观测到每次呼吸的气体交换和水汽。右侧支气管内导管的设计减少了对右肺上叶支气管开口的堵塞。右支气管内导管的套囊是环形的，允许右上叶通气插槽跨过右肺上叶支气管开口。因为该管的套囊是高容低压的，所以也适用于重症监护病房（ICU）内的长期机械通气。这些一次性 PVC 导管通常被认为是实现肺分离和 OLV 的首选工具。

还有一种硅橡胶左侧 DLT，Silbronco 导管（富士公司，东京，日本）也可以使用。该导管为 D 形管腔，钢丝加强管壁，且尖端保持 45°角。加强型管壁可以预防支气管腔的阻塞或弯折，但同时保持导管柔韧性。如果左主干支气管与气管夹角呈 90°角，几乎不可能置入 PVC 材质的 DLT 时，这种导管尤其有用。这种情况在既往有左上叶切除术史的患者中可见，这些患者左下肺扩张，左主支气管向上移位[72]。由于左主支气管比右支气管长

得多，右主支气管的安全范围较窄，当使用右侧的 DLT 时，右肺上叶阻塞的风险较高。行左肺或右肺手术时左侧的 DLT 均为首选气道工具。在一份报告中，1 170 名患者中有 1 166 人选择了左侧的 DLT，并成功地在 98% 以上的患者中使用[73]。作者建议在安全范围内选择最大型号的 DLT，这将减少对通气的阻力和导管移位。

一些作者建议使用患者身高作为选择 DLT 的依据。然而，气道直径与身高之间的相关性非常差。气管和支气管的直径也可以直接从胸片或胸部 CT 扫描测量。在近 75% 的患者中，可以通过胸片测量左主支气管的直径。

左主支气管不能直接测量的患者，通过测量气管宽度可以准确地估计左主支气管直径。左主支气管的宽度与气管宽度成正比。通过将气管宽度乘以 0.68 来估计左侧主支气管宽度[74]。一般来说，大多数女性需要 37Fr 的 DLT，大多数男性需要 39Fr 的 DLT。过去常见的做法是使用最大尺寸的 DLT 来避免导管移位，而且可减少套囊充气量从而减小支气管套囊压力。纤维支气管镜应用的普及降低了导管过深或支气管末端移位的风险。一

项研究表明,不管身高多少,常规使用 35Fr 的 DLT 不增加低氧血症或任何其他不良临床结果的发生率[75]。

插管深度与患者的身高有关。对于身高在 170~180cm 的成年人来说,一个左侧 DLT 的平均深度是 29cm。身高每增加 10cm 或减少 10cm,插管深度就会增加或减少 1cm[76]。

最近一种新型的一次性可视双腔支气管导管-VivaSight 导管(ET View 有限公司,米斯加卜,以色列)被引入临床,它在主气管套囊和支气管套囊之间嵌入了一个高分辨率的摄像头[77-78]。该导管可以连续实时监测 DLT 的位置,这在患者头部远离麻醉医师的情况下尤为重要,如在机器人胸外科手术中。也可以通过单腔的可视气管导管(VivaSight-SL),直接放置支气管堵塞器,无须使用纤维支气管镜。一项对 71 名成人患者的前瞻性研究,比较了使用 VivaSight 双腔管和常规 DLT 所需的插管时间[79]。与常规的 DLT 相比,使用 VivaSight 双腔管可以明显减少插管的时间(51s 对比 264s)。在插管或手术过程中,没有任何一个使用 VivaSight 双腔管的患者需要纤维支气管镜辅助。与纤维支气管镜相比,VivaSight 的局限性是它的摄像头位于双腔管气管腔的远端,当需要检查主支气管,该导管无法满足。VivaSight DLT 不能完全排除在肺隔离过程中使用纤维支气管镜的可能,但会大大减少纤维支气管镜的使用。

双腔管插管　本节主要介绍一次性的 Robertshaw DLTs 的插管,因为它们在临床中使用最广泛。在插管之前,应该先准备和检查 DLT。主气管套囊(高容,低压)可容纳 20ml 空气,支气管套囊可以使用 3ml 注射器检查。导管表面应该使用大量的水溶性润滑剂,而管芯也应该被取出,润滑,然后轻轻地放回支气管腔内,不要影响到导管预成型的曲度。Macintosh 喉镜片是气管插管的首选,因为它为插管提供了最大的口腔内空间,方便导管通过。插管时导管远端凹面弯曲向前。导管尖端经过声带门之后,去除管芯,并且将导管旋转 90°。左管向左旋转 90°,右管向右旋转。向前推送导管,当遇到中等阻力时停止,此时导管尖端已经牢牢地固定在主支气管内。为了避免气管或支气管的撕裂,在旋转和推进导管前移除管芯非常重要。导管的旋转和推进应在连续的喉镜辅助下轻柔地进行,以防止下咽结构干扰置管。一旦认为导管处于适当的位置,应该执行一系列步骤来

进行确认。

首先,将气管套囊充气,使两肺均通气。如果呼吸音不相等,导管可能放置过深,气管腔的开口是在主支气管内或抵在隆突上。将导管后退 2~3cm,通常可恢复两侧相同的呼吸音。第二步是夹紧右侧导管(在置入左管的情况下),并从连接器上取下右侧的盖帽。然后,向支气管的套囊慢慢打气,以阻止支气管腔内的气体通过支气管套囊漏入气管腔。这确保支气管壁不会过度受压,避免撕裂。支气管套囊充气很少需要超过 2ml。第三步是解除钳夹,检查在两个套囊均充气的条件下,两肺是否均能通气。这就确保了支气管套囊没有完全或部分地阻塞对侧半胸。最后一步是分别夹闭两侧导管,观察对应(夹闭)侧的运动和呼吸音的缺失;通气侧应该可闻及清晰的呼吸音,感觉到相应的胸部运动,每次通气可观察到呼吸气体的水雾,并且没有漏气。如果双肺通气时气道压力为 20cmH_2O,在 OLV 时,相同潮气量的情况下气道压应不超过 40cmH_2O。

其他用于确保 DLT 正确放置的方法包括透视、胸片、选择性二氧化碳波形和水密封法。对 DLT 的支气管腔进行正压通气时检测是否存在漏气,这在手术室中很容易做到的。如果支气管套囊没有充气,DLT 的支气管腔正压通气时,气体就会泄漏通过支气管套囊返回气管腔。如果将 DLT 的气管腔连接到水下密封系统,漏气时会在水中看到气泡。可以逐渐将支气管套囊充气,直到气泡消失,达到密闭所需的套囊压力。当需要绝对的肺分离时,如支气管肺泡灌洗时,这个测试是非常重要的。

儿童软性纤维支气管镜检查(图 38-12)是确认 DLT 位置方面最重要的进展。Smith 等[80]指出,当通过听诊和体格检查确认 DLT 位置正确后,再进行纤维支气管镜检查,发现 48% 的 DLT 对位不良。然而,这种对位不良通常没有临床意义[81]。当使用左侧 DLT 时,纤维支气管镜检查通常首先通过气管腔进行。纤维支气管镜下可见隆突,但不应看到支气管套囊。蓝色支气管套囊的上缘应在气管隆突下方。一次性 DLT 的支气管套囊为蓝色的,很容易被看到。然后,应通过支气管腔行纤维支气管镜检查,镜下应可见左上肺叶支气管。当使用右侧的 DLT 时,应通过气管腔来观察隆突,但更重要的是,当纤维支气管镜通过右肺上叶通气孔时,应看到右肺上叶支

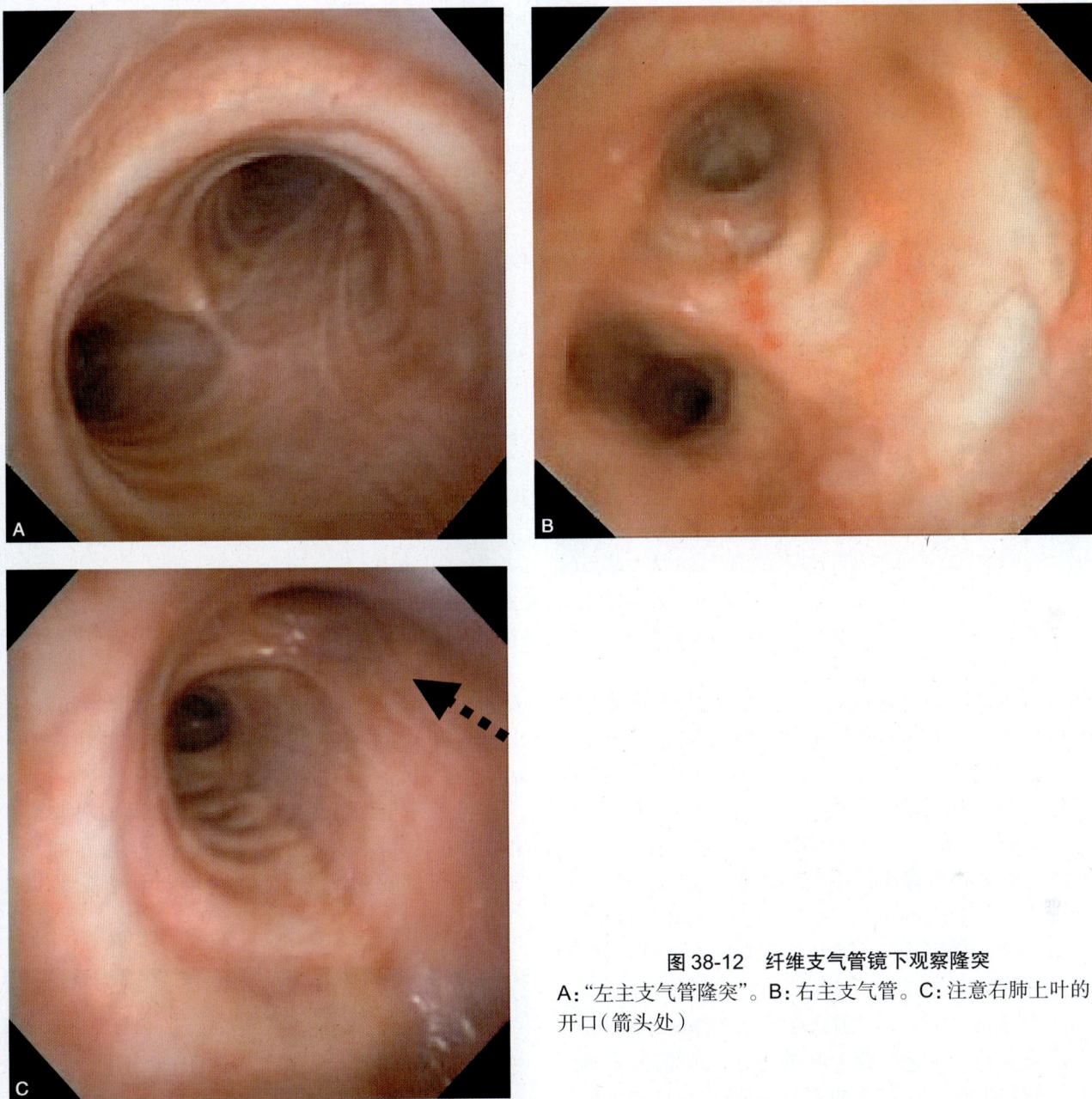

图 38-12　纤维支气管镜下观察隆突
A:"左主支气管隆突"。B:右主支气管。C:注意右肺上叶的开口(箭头处)

气管的开口。儿童纤维支气管镜有几个尺寸可供选择,外径分别为 5.6mm、4.9mm 和 3.6mm。直径 4.9mm 的支气管镜可通过 37Fr 和更大的 DLT。直径 3.6mm 的支气管镜可以轻易地通过各种尺寸的 DLT。一般来说,建议选用可以通过管腔的最大直径的纤维支气管镜,因为它可以提供更好的视野,便于支气管解剖的识别。访问 thoracicanesthesia.com 网站,可以看到清晰的气管支气管树在纤维支气管镜下的图像。

双腔管的错位问题。DLT 的使用与许多潜在的问题有关,其中最重要的问题是错位,有几种可能的导管错位。DLT 可能意外地进入与预期相反

一侧主支气管。在这种情况下,非钳夹侧的肺将会萎陷。通常会出现肺分离不充分,气道压力增加,DLT 不稳定。此外,由于 DLT 弯曲的形态,可能导致气管或支气管撕裂。如果左侧的 DLT 被插入右主支气管,会阻碍右上叶的通气。因此,必须尽快识别和纠正这种错位。

第二,DLT 可能被过深的置入右侧或左主干支气管(图 38-13)。在这种情况下,对侧呼吸音的声音非常小,或者消失。这种情况在导管回退至气管腔开口在隆突之上时,可以被纠正。

第三,DLT 置入不够深,使得支气管腔开口位于隆突上方。此时,当通过支气管腔通气时,在双

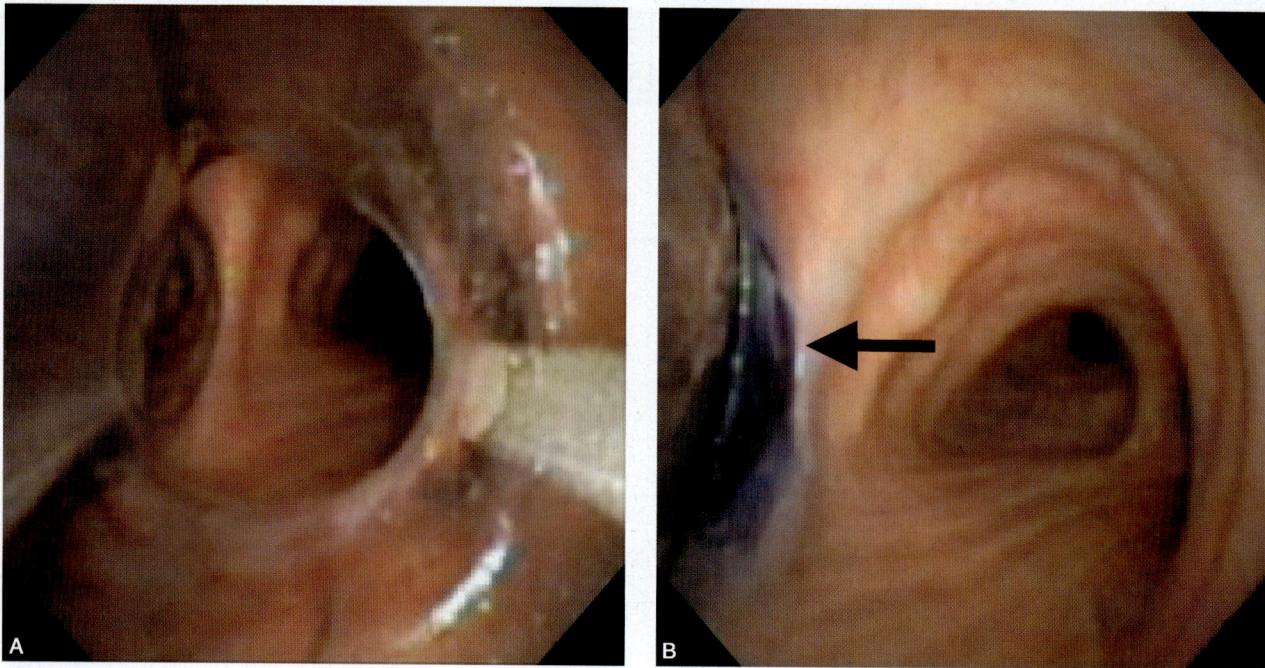

图38-13　双腔管（DLT）左支气管尖端对位不良

A：导管尖端进入左主支气管过深，支气管套囊不可见。B：回撤DLT，套囊出现在视野中，提示DLT对位正确（箭头处）

肺均可听到良好的呼吸音。当通过气管腔内通气时，由于气管内膨胀的支气管套囊阻碍气流流动，所以双侧均没有呼吸音。应将套囊放气，旋转并推送DLT至所需的主支气管。

第四，右端DLT可能阻塞右肺上叶开口。男性右肺上叶开口到隆突的平均距离是（2.3±0.7）cm，女性为（2.1±0.7）cm[82]。使用右侧的DLT时，支气管导管一侧的通气孔必须位于右肺上叶开口处，以保证该肺叶的通气。然而，安全范围非常小，从1mm到8mm不等[82]。因此在手术操作时，很难避免导管移位，确保右肺上叶的通气。当需要右侧支气管插管时，一次性的右双腔管可能是最好的选择，因为这种导管支气管套囊为倾斜的环状结构，这使得通气槽可以离开右肺上叶开口，并增加安全范围。

第五，左肺上叶开口可能被左侧的DLT阻塞。传统上认为，左肺上叶开口离隆突足够远，不会被左侧的DLT阻塞。然而，左肺上叶开口与隆突之间的平均距离为男性（5.4±0.7）cm，女性（5±0.7）cm[82]。在一次性左侧双腔管上，左右两侧开口之间的平均距离为6.9cm。因此，当主气管导管开口仍高于隆突时，也可能会出现左肺上叶支气管堵塞。蓝色支气管套囊的位置也有20%的变异，因为这个套囊是在导管制造过程的最后被黏附上去的。

如果支气管套囊被过度充气，可能会导致套囊膨出，堵塞支气管管腔。支气管套囊也可能膨出至隆突上，在使用左侧DLT时，导致右主支气管堵塞。

另一罕见的并发症是气管内撕裂或破裂（图38-14）。使用Robertshaw管和一次性DLT时，支气管套囊过度充气，对位失误和术中气管移位都

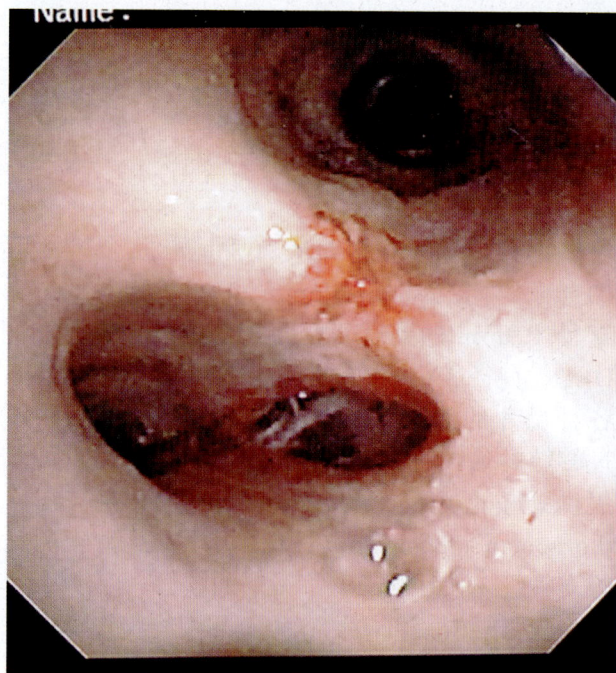

图38-14　支气管镜下显示左主支气管撕裂

被报道与支气管损伤有关[83-84]。因此，如果发现支气管套囊充气过度，应评估并减少套囊压力。如果不需要对肺进行绝对分离，就应该放气后缓慢充气，以避免对支气管壁的过度压力。除非需要绝对的肺分离，调整患者体位时支气管套囊也应该被放气。

在一项前瞻性试验中，60 名患者被随机分为两组[85]。用支气管堵塞器（堵塞器组）或 DLT（双腔组）来实现单肺通气。术后 24h、48h、72h 对声音嘶哑和喉痛进行评估。术后即刻用支气管镜对支气管损伤和声带损伤进行检查。与堵塞器组相比，双腔组术后声嘶出现明显增多（分别为 44% 和 17%）。对声带损伤（44% 对 17%）也有类似的发现。两组间支气管损伤的发生率相当。Clayton-Smith 等人[86]对 39 项针对于支气管堵塞器和 DLT 的随机对照试验进行了回顾和荟萃分析。他们的结论是虽然支气管堵塞器气道损伤发生率较低，但 DLT 插管更快、更可靠。

气管造口术患者的肺分离

偶尔，施行永久性气管造口的患者会进行需要隔离的肺部择期手术。例如那些进行了口底或舌根部肿瘤切除和结构重建，并建立了永久性的气管造口的患者。常规随访可能会发现需要明确诊断的肺部病变。传统的双腔支气管导管的设计是经口插管，而不是通过气管造口插管。标准的 DLT 通常过于僵硬，无法经气管造口插入，而且难以定位[87]。单独插入支气管堵塞器可实现满意的肺分离[88]。

Saito 等[89]描述了一种钢丝螺纹加强的双腔支气管导管，由硅胶（Koken 医疗，东京，日本）制成，是为通过气管造口而设计的。该管的中间部分由两个内径为 5mm 的薄壁硅酮导管组成，胶合在一起，用不锈钢螺旋钢丝加固，再由一层带有两个导气囊的硅酮涂层包裹。远端部分包括支气管腔和支气管套囊，由钢丝增强的硅酮材质制成，以免过于柔软。该导管尺寸是以 Mallinckrodt 的 DLT（Hazelwood，MD）为基础。支气管套囊距离尖端 1.2cm，导管尖段开口与支气管腔开口之间的距离为 4.9cm。在对永久性气管造口患者进行的临床试验中，这种导管可以很好地实现肺分离，没有出现导管扭曲和移位，并且可以允许吸痰管轻松通过导管。

困难气道患者的肺分离

当传统的喉镜检查显示 Ⅲ 级或 Ⅳ 级气道（见第 28 章，气道管理）时，可被认为是困难气道。当被识别为困难气道的患者需要肺分离时，可在软质的纤维支气管镜引导下进行清醒的 DLT 插管、Univent 管插管或单腔管插管（图 38-15）。然后，单

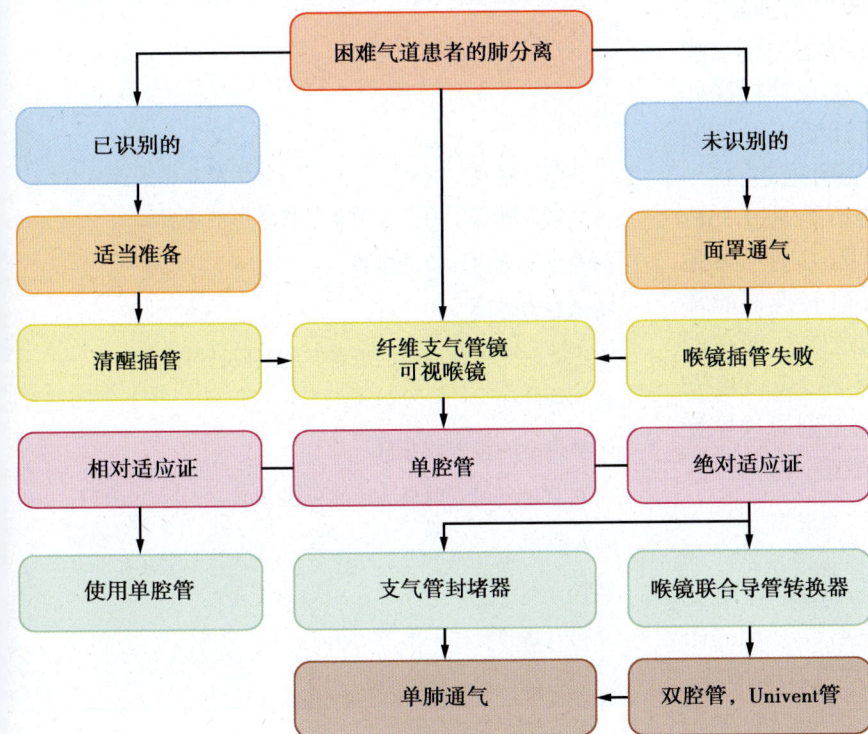

图 38-15　困难气道患者的肺分离（摘自 Cohen E，Benumof J L.Lung separationin the patient with adifficult airway.*Curr Opin Anesthesiol*.1999；12：29）

腔管可通过导管转换器更换为可 DLT 或 Univent 管。此外，根据手术创伤的程度和持续时间，以及液体渗出的量，那些最初不被分类为困难的气道，可能会由于面部水肿、分泌物和首次插管造成的喉部创伤而在二次插管时变为困难气道[90-91]。

困难气道患者肺分离的流程如图 38-15 所示。同样的方法也可用于未被识别为困难气道但用传统的喉镜插管失败的患者。当使用纤维支气管镜进行 DLT 插管时，麻醉医师应谨记，DLT 外径粗大且长度较长，只有有限的部分纤维支气管镜可用于操作。此外，纤维支气管镜的灵活性与 DLT 的硬度不匹配，使得经纤维支气管镜插管更加困难。Univent 管的外径同样很大，通常也很难通过声带，尤其是在患者清醒时。

单腔气管导管可成功置管

如果肺分离失败可能导致生命危险，当单腔气管导管已插管成功的条件下，有两种方法可以提供 OLV。首先，可以使用导管转换器将单腔导管置换为 DLT 或 Univent 管。第二种方法是通过单腔管引导支气管封堵器进入选定的主支气管。然而，这两种方法在肺灌洗、肺脓肿或咯血等情况下，提供的保护有限或不能充分的密封，而 DLT 将是插管的首选。

导管转换器的应用

市面上有几款导管转换器可供使用（Cook Critical Care，Bloomington，IN；Sheridan Catheter Corporation，Argyle，NY）。在这些导管转换器上，深度以厘米为单位；可供选择的外径范围很广，能够实现氧气吹入或喷射通气。在对患者进行操作前，应先测试导管转换器大小和预计插入导管的大小是否匹配。11Fr 的导管转换器可通过 35～41Fr 的 DLT，而 14Fr 的导管转换器不能通过 35Fr 的 DLT。为了防止肺损伤，若遇到阻力则不可强行插入导管转换器。由于第一代导管转换器非常僵硬，因此有气管或支气管撕裂的危险。现在使用的导管转换器尖端为软质有弹性的，应该更安全，不太可能引起气道撕裂。最后，无论通过导管转换器置换成何种导管，都应使用喉镜，以方便导管通过声门上组织。

现代支气管封堵器的应用

支气管封堵器（bronchial blocker，BB）可重复使用的支气管封堵器可以实现肺分离[92]。Magill 描述了一种使用支气管镜放置的内支气管封堵器，并将其引导至未通气的肺。封堵器远端的套囊充气可阻断对该肺的通气。封堵器的管腔允许对导管尖端远端的气道进行吸引。根据临床情况，可通过导管管腔充入氧气。然后将常规气管导管置于气管中。此技术对于实现 12 岁以下儿童的选择性通气很有用。但是，由于封堵器套囊需要较高的膨胀压力，因此它很容易从支气管滑入气管，阻塞通气并失去两个肺之间的密封性。这种位移可能是位置改变或手术操作引起的。如果支气管封堵器是为了防止支气管肺灌洗时脓液、血液或液体逸出而使用的，那么失去肺分离可能会危及生命。出于这个原因，支气管封堵器很少用于这些类型的病例。

使用支气管封堵器的适应证如表 38-2 所示。独立的支气管封堵器可与单腔气管导管联合使用，以完成肺隔离，从而避免了在困难气道的患者中使用 DLT。支气管封堵器的使用也避免了在手术结束时需要将 DLT 换成单腔气管导管的潜在风险。各种封堵器稍后会按照它们的发展顺序和临床使用的时间讨论。在过去，Fogarty 血管取栓导管用于肺分离，但在当前的胸科麻醉实践中不再被常规使用。Fogarty 的套囊是低容高压的，并且没有可以让气体从肺内排除的通道，不利于肺萎陷。

表 38-2　支气管封堵器的适应证
困难气道
避免更换导管（双腔管换为单腔管）
喉部手术后
气管造口患者
动脉瘤或肿瘤压迫而导致支气管畸形的患者
须经鼻气管内插管的患者
特殊患者管理
对不能耐受单肺通气的患者实施节段性肺隔离
病态肥胖症
体型过小的患者或儿童
从 ICU 带气管导管转入手术室的患者
肺外手术
食管手术
经胸入路的脊柱手术
微创心脏手术
ICU，重症监护病房。

Univent 管　Univent 管（富士系统公司，东京，日本）是一个单腔气管导管，带有一个可移动的支气管封堵器（图 38-16）。在 Univent 管中，支气管封堵器被安置在管道壁的一个小通道内。封堵器包含一个高容、低压的套囊，并且在直接纤维支气管镜（FB）的直视下，可以以一定的角度从外部置入目标支气管。气管插管后，通过纤维支气管镜，将可移动的封堵器放置到所需的主支气管内。Univent 管在一些情况下可能是一种理想的导管，如可能存在换管（如从单腔到双腔）困难的情况（如纵隔镜后开胸术），或双侧肺移植的病例。Univent 管具有所有支气管封堵器常见的优点：它是一种单腔管，如果需要术后通气支持，则无须在手术结束时更换导管。这对于插管困难、伴有气道水肿的长期手术中尤其重要，如胸主动脉瘤手术，存在大量液体置换的神经外科的脊柱手术，以及改变气道解剖结构的手术。通过封堵器内腔可以吸引分泌物，实现持续气道正压通气（continuous positive airway pressure，CPAP）来改善低氧血症患者的氧合。

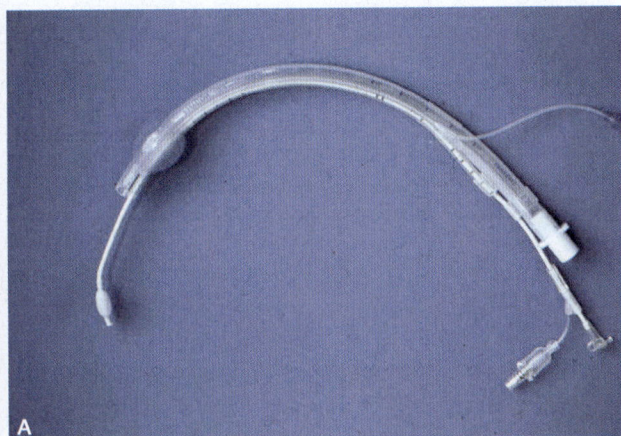

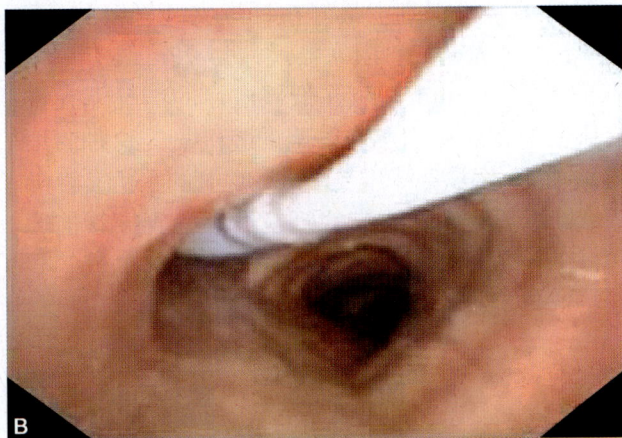

图 38-16
A：Univent 导管可以使用单腔气管内插管进行肺隔离。B：Univent 封堵器位于左主支气管

Univent 管的缺点是封堵器的正确定位可能难以实现或维持，以及导管外径相对较大。许多麻醉医师不愿使用大直径导管进行术后通气，在这种情况下，在手术结束时将其改为标准导管。封堵器在手术操作时容易移位，并且有时难以实现完全的支气管封堵和肺分离。支气管封堵器相对较僵硬，有时不易直接进入主支气管，尤其是左主支气管。较粗的外径也会使导管在通过声带时出现困难。

第一代 Univent 管的支气管封堵器很难直接进入目标主支气管。封堵器会绕其长轴旋转（扭矩），导致难以控制。第二代，即 Torque Control Blocker Univent，是最近才推出的。它由具有高摩擦系数的硅胶气管导管组成。Torque Control Blocker 提供了更好的控制，有助于将封堵器导向目标主支气管。

Arndt 封堵器　为了克服前面描述的潜在问题，引入了一种线圈引导的支气管封堵器（Cook Critical Care）（图 38-17A）。这是一个带线圈的导线导引导管。纤维镜通过支气管封堵器的线圈，将其引导进入所需的支气管。然后，封堵器向纤维镜远端滑动，进入目标支气管。纤维支气管镜直视下可确认封堵器的位置和被封堵的目标支气管。这种尖端带套囊的导管有一个直径 1.6mm 的中空腔，可通过它进行吸引促进肺的萎陷，也可以经过它并向非通气侧肺吹入氧气。套囊可为球形或椭圆形。该封堵器配有一个多接口转换器，它允许在封堵器置管期间不间断地进行通气。封堵器的纤维支气管镜引导线可以被移除，1.6mm 的管腔可以被用作吸引孔或供氧气吸入。第一代这种装置中的引导线一旦被拉出，就不可能重新插入，失去了重新定向支气管封堵器的能力。新的外部加强的导线可以通过管腔重新置入，再次引导。最后，外径需要大号单腔管（至少 8mm）才能容纳支气管封堵器。Arndt 封堵器可在 7Fr 和 5Fr 的儿童插管中使用。Arndt 封堵器的一个缺点是，它通过纤维支气管镜将封堵器送入目标主支气管时是非可视的。在某些情况下，封堵器的尖端可能会被大隆突卡住,或进入单腔管的墨菲孔。

Cohen 封堵器　Cohen Flexitip 支气管内封堵器(Cook Critical Care)被设计为一种独立的支气管封堵器。在直径为 4mm 的纤维支气管镜的帮助下,该封堵器可通过单腔气管导管插入(图 38-17B)。阻塞器配有一个旋转轮,可使软头偏转超过 90 度,从而轻松将其导向所需支气管。阻塞器的套囊是一个高压低容气球,通过阻塞器壁内 0.4mm 的毫米管腔进行充气。套囊呈梨形,可充分密封支气管。通常,封堵支气管的套囊需要 6 至 8ml 的空气。套囊是独特的蓝色,可通过纤维支气管镜轻松识别。最好在纤维支气管镜的"直视"下为套囊充气。阻塞器尺寸为 9Fr,具有一个中央主腔(1.6mm),可在低氧血症的情况下允许有限的分泌物吸引和向萎陷的肺供氧。这种封堵器放置时不需要纤维支气管镜同时通过气管导管;封堵器可在纤维支气管镜进入气管导管前通过气管导管的尖端。因此,它可与 7mm 的气管导管一起使用。

Uniblocker 封堵器　是一个 9Fr 的尖端带套囊且带有一定角度的封堵器,其设计基本上与 Univent 管的封堵器部分相同,但带有一个多端口转换头,可以作为一个独立的封堵器,通过特殊的转换接头与标准的气管导管联合使用(图 38-17C)。

EZ 封堵器。最近新出现的支气管内封堵器的设计是 EZ 封堵器(Teleflex,Morrisville,NC)。该封堵器为 7Fr,有 4 个腔,长 75cm,可用于选择性肺通气的一次性支气管封堵器(图 38-17D)。它有一个对称的 Y 形分支,每个分支都有一个可充气的套囊和一个中心管腔。其分叉类似于气管的分叉。经标准气管导管插入的过程后,两个远端都被分别放置在两侧主支气管内。在支气管镜可视下,通过向一侧封堵器的套囊内注入使支气管封闭的最小量的气体,达到分离该侧肺的目的。这种封堵器在实施双侧手术时应该具有优势,因为在不重新放置封堵器的情况下,就可以实现任意一侧的肺萎陷[94]。表 38-3 总结了各种支气管封堵

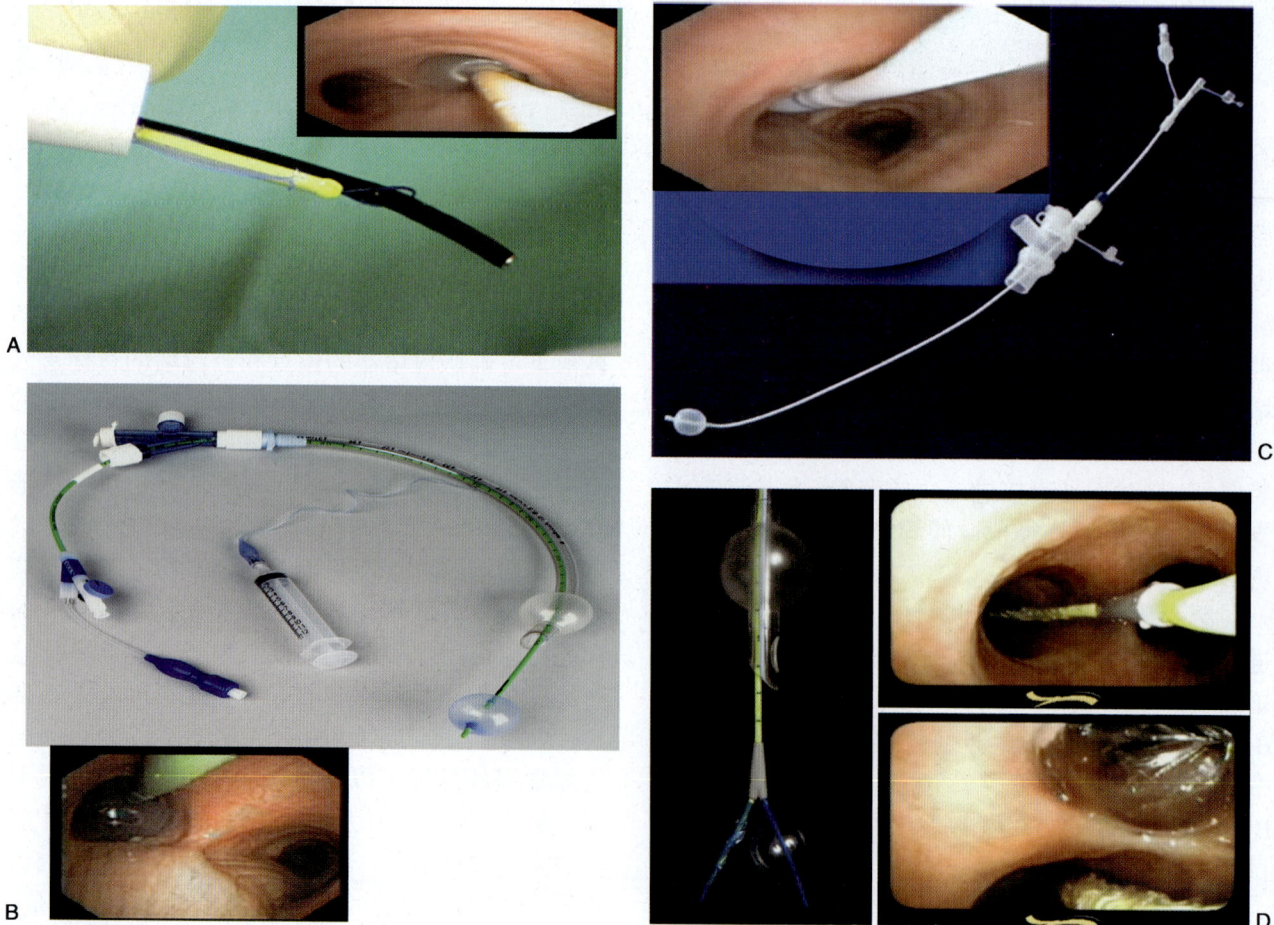

图 38-17
A:Arndt 封堵器。B:Cohen 封堵器。C:Uniblocker。D:EZ 封堵器

表 38-3 支气管封堵器比较

	Arndt 封堵器	Cohen 封堵器	Uni- 封堵器	EZ 封堵器
型号	5Fr, 7Fr, 9F	9Fr	9Fr	7Fr
引导特征	有圈套纤维支气管镜的线圈	尖端可偏转	预成角	双腔分叉尖端
推荐的气管导管型号	9Fr 8mm 7Fr 7mm 5Fr 4.5mm	8mm	8mm	8mm
中央导管	1.8mm	1.8mm	2mm	
Murphy 孔	使用 9Fr 导管存在	存在	无	无
不足	BB 置入过程不可视	昂贵	没有转向系统,预成角	管腔过细,无法吸引

器的特点。

在一项前瞻性随机试验中,比较了三种装置的肺隔离效果:左侧的 DLT、转矩控制的 Univent 导管和导线引导的 Arndt 导管。三组中,导管错位概率无显著性差异:与左侧 DLT(2min)和 Univent 管(2min)相比,Arndt 封堵器(3min)的定位需要更长的时间。Arndt 组除了导管放置时间较长外,与 DLT 组(17min)或 Univent 组(19min)相比,肺萎陷的时间也更长(26min)。此外,与其他两组不同的是,大多数 Arndt 组患者需要辅助吸引来实现肺萎陷。一旦完成肺隔离,三组的整体手术视野均被评为为优秀。考虑到胸腔手术的时间长度,使用支气管阻塞器定位多花一分钟或使用支气管阻塞器使肺萎陷多花六分钟,都是微不足道的。在选择肺隔离的方法时,应考虑每个患者的风险效益和患者的安全[95-96]。

一项研究评估了 Cohen 封堵器、Arndt 封堵器、Uniblocker 封堵器和 DLT 的使用情况,每组有 26 例患者。他们发现,在插入这些肺隔离装置的时间和肺萎陷的质量之间没有差异[97]。由手术医生进行评分,他们对使用了哪一种设备并不了解。在支气管封堵器(BB)组中,套囊移位的例数较高。选择哪种封堵器或 DLT 来提供 OLV,应取决于临床情况和医生的经验及对特定设备的熟悉程度。然而,重要的是,临床医生不要将他/她的经验局限于一种气道工具,而应掌握和熟练使用多种装置。

在最近的一项综合荟萃分析和随机对照试验分析中,比较了 DLT 和气管内封堵器对胸外科疗效和不良影响[86]。作者对比较了 BB 和 DLT 的随机对照试验进行了系统的文献检索,所使用的数据截止至 2013 年 10 月。作者在 1996 年至 2013 年间,检索到了 39 个随机对照试验。作者得出结论,相较于 BB 组,DLT 组置管更快,插管位置错误的发生率也更小。BB 组患者术后咽痛、声嘶、气道损伤的发生率少于 DLT 组。最重要的是,肺完全萎陷的时间及肺萎陷的质量两组间没有明显差异。

DLTs 被用于肺分离已有超过 50 年的历史,现在仍将是肺分离的"金标准"。然而,在许多临床情况下,DLT 可能不适用。麻醉医师应该熟悉用于实现肺分离的各种设备。支气管封堵器可以安全有效地应用于简单的手术,如楔形切除术,也可用于更复杂的手术,如肺叶切除术或全肺切除术。事实上,可供临床使用的几种 BB,可以反映出我们要寻找的理想封堵器的类型。BB 对在术中或手术结束时需要更换导管(DLT 换为 SLT)的患者是有益的,可以避免将患者暴露于无气道保护的情况下[98]。

手术操作的结局

根据手术范围和持续时间以及体液转移的程度,最初未被归类为困难气道的患者可能会因面部水肿、分泌物和喉部创伤而变得困难。在这些情况下,当计划进行肺分离时,应考虑术后阶段并放置适当的导管。许多不被认为是肺分离绝对适应证的手术是冗长而复杂的。伴或不伴有胸壁切除的复杂肺切除,胸腹食管胃切除术,有或无心肺流转术支持的胸主动脉瘤切除,或广泛的椎体肿瘤切除术,可能导致面部水肿、分泌物增多和咯血,需要术后呼吸机支持。术后呼吸机支持的其他适应证有呼吸储备不足、意外失血或体液转移、体温过低以及对残余肌肉松弛药的拮抗不足。

如果使用 Univent 导管提供 OLV,封堵器部分可被收回,可以作为 SLT 使用。如果使用独立的支气管封堵器,封堵器被移除后 SLT 仍留在原位。

如果患者使用 DLT 进行肺隔离时,问题就出现了。对存在困难气道和继发面部水肿的患者,在手术后 DLT 可能需要保留。

如果决定将 DLT 保留在原位,重要的是要记住,ICU 人员对这种导管的管理经验较少,很容易导致导管脱位。此外,经导管吸痰较困难,需要较长、较细的吸痰管才能到达支气管腔导管腔的尖端。另一种方法是将 DLT 退出到距门齿 19～20cm 位置,这样就可以使支气管导管腔位于隆突之上,双侧肺都可以通过支气管导管腔进行通气。在考虑拔除 DLT 前,应使用利尿剂和类固醇治疗,以减轻面部和气道水肿。

如前所述,如果有必要将 DLT 改为 SLT,应使用导管转换器来确保存在气道通路。导管转换器可通过 DLT 的支气管分支置入。另一种方法是在可视喉镜的引导下进行导管更换,有几种商业可视喉镜可供使用:如 GlideScope(Verathon 医疗)、C-Mac(Karl Storz)或 Mc Grath(Air-craft 医疗)(见第 28 章)。有了这些视频喉镜,可在直视下将导管转换器沿着现有导管置入声门,从而导入 SLT(图 38-18)。Airtraq DL(King 公司)是一种一次性的可视喉镜片,镜片上设计了一个大的通道来容纳 DLT。

总之,临床医生应该能够掌握不同的肺分离方法,并熟悉可提供 OLV 的气道工具。此外,在选择肺分离的方案时,应事先考虑到术后阶段。最后,在这些情况下,与手术团队的密切沟通是至关重要的。

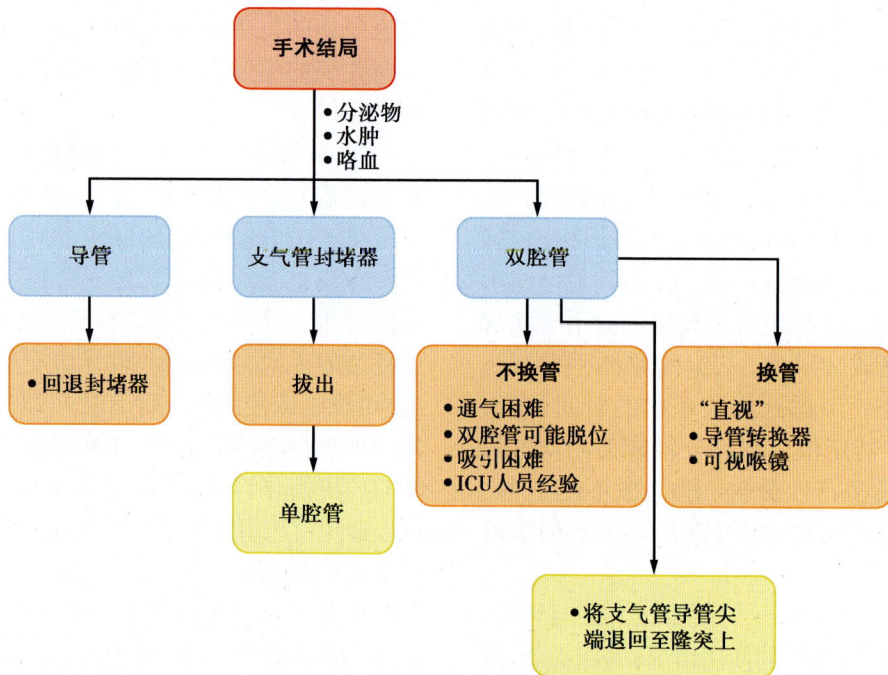

图 38-18　手术操作结局
见文章讨论部分。ICU,重症监护病房

单肺通气的管理

本节讨论的是在侧卧位、开胸、使用肌肉松弛药条件下 OLV 患者的管理。回顾了吸入氧分数(inspired oxygen fraction, FiO_2)、潮气量(V_T)和呼吸频率、通气依赖侧肺、PEEP 和非通气依赖侧肺 CPAP 的相关内容,并介绍了 OLV 的管理方法。

双腔管或支气管内封堵器正确位置的确认

DLT 插管或放置支气管内封堵器后,应通过临床评估、观察胸廓运动、听诊、压力/容积流量曲线来检查位置是否正确。在现代麻醉实践中,标准的 4mm 纤维支气管镜应通过气管导管腔来检查深度是否正确,或与支气管内封堵器一起进入单腔气管插管。通常的做法是将蓝色支气管套囊的近端置于隆突水平,以确保左肺上叶开口不被阻塞。当患者被转到侧卧位时,应重新检查 DLT 的位置,以免在摆体位过程中导管脱位[99]。

吸入氧分数

在 OLV 时,通常推荐的 FiO_2 为 1。高氧浓度可预防操作过程中的低氧血症,并提供更高的安全阈值。然而,高 FiO_2 可能会导致吸收性肺不张,并有可能进一步增加由于肺萎陷而产生的分流。在 OLV 时使用的 FiO_2 小于 1 的混合气体可能有助于降低吸收性肺不张的风险,如果使用 N_2O(一氧化二氮),则可能降低强效吸入麻醉药的使用浓度。在保证 SpO_2 在一个安全的范围内的前提下,一些临床医生会使用的是 80% 的 O_2 和 20% 的 N_2O 的混合气体。Ko. 等人研究了单肺通气时肺萎陷的速度[100]。他们比较了三种不同气体混合物(空气/氧气,FiO_2 为 0.4;一氧化二氮/氧气,FiO_2 为 0.4 和纯氧,FiO_2 为 1)单肺通气时对肺萎陷的影响,以及单肺通气后对氧合的影响。他们发现,如果使用空气作为麻醉混合气体的一部分,则在胸科手术 OLV 初始阶段非通气侧肺的萎陷会延迟。行胸科手术时,非通气肺的延迟萎陷会妨碍手术视野,最理想的麻醉技术应包括使用纯氧彻底地对肺进行脱氮处理。

潮气量与呼吸频率

有人建议,在 OLV 期间,通气肺的潮气量设置为 10~12ml/kg。潮气量在 8g~15ml/kg 之间对肺分流或 PaO_2 无显著影响[101]。潮气量低于 8ml/kg 可导致 FRC 减少,并增加通气依赖侧肺不张的形成。V_T 大于 15ml/kg 可使通气依赖侧肺萎陷的肺泡复张。大潮气量会增加通气依赖侧肺的肺血管阻力(类似于 PEEP 的应用),使血流转移到非通气依赖侧肺。单肺通气时维持与双肺通气时相同的 V_T 是常见的做法。

最近,大家更多地关注保护性肺通气,使用小 V_T 避免引起通气侧肺的急性肺损伤(acute lung injury, ALI)(见第 57 章)[102]。这个概念激起了关于在 OLV 期间应该使用的最优 V_T 的争论。赞成的观点认为,在 OLV 期间,12ml/kg 的(大)V_T 的可能会引起肺实质的过度扩张,因此会增加 ALI 的风险[103]。然而,6ml/kg 的(小)V_T 可能会导致通气侧肺的肺不张。此外,当使用小的 V_T 和 PEEP 时,为了维持适当的 $PaCO_2$ 可能会增加呼吸频率,这就可能导致动态的肺过度扩张[104]。

Vegh 等评估了在 OLV 期间,低(5ml/kg)和高(10ml/kg)的潮气量对动脉氧合的影响[105]。在 OLV 的前 30min 内,高潮气量组的 50 例患者以 10ml/kg 的 V_T,10 次/min 的呼吸频率进行通气,而另外 50 例患者的潮气量为 5ml/kg,PEEP 为 0.49kPa,呼吸频率为 20 次/min。在随后的 30min

内,两组互换通气参数。这些作者发现,在 OLV 时 5ml/kg 的 V_T 加 0.49kPa 的 PEEP 组与 10ml/kg 的 V_T 组在 PaO_2 和分流方面无差异。较小的潮气量明显增加了 $PaCO_2$。

机械通气的实践在过去的几十年里发生了很大的变化,潮气量明显减小,特别对 ALI 的患者。对没有 ALI 的患者仍采用大潮气量进行通气,而且潮气量可能太大了。对无 ALI 患者呼吸机相关性肺损伤的研究显示相反结果。然而,回顾性的临床研究表明,使用大 V_T 的患者更容易出现肺损伤[106]。

在一项多中心、前瞻性的 ARDS 试验中,结果明确证实了小 V_T 通气(6ml/kg)而不是传统的 V_T(12ml/kg)可以显著减少呼吸机使用天数、降低住院患者死亡率[107]。

虽然针对 ICU 患者的研究很好地证明了,高 V_T 和肺实质的过度膨胀会造成不良影响,但在 OLV 期间有关肺损伤的数据是有限的。将 OLV 时的通气策略与 ARDS 相比较,因为这两种情况都涉及由于不张的肺泡引起的肺活量降低,也就是"婴儿肺"的概念[108]。没有证据表明在 ARDS 患者中的这些发现适用于只需要相对较短的控制通气时间的胸外科手术的患者。

在一项研究中,行择期开胸或剖腹探查手术的患者,被随机分配接受 V_T 12~15ml/kg 的机械通气且不使用 PEEP,或 V_T 6ml/kg 加上 PEEP 10cmH$_2$O 的机械通气方案。在这项研究中,两组间通气时间相当,当机械通气时间在 3h 以内时,肺或全身的炎症介质(细胞因子)均无差异[109]。

有数据表明大 V_T 对那些只通气几个小时的患者也有破坏性的影响。在一项对全肺切除患者的研究中,18% 的患者术后出现呼吸衰竭。那些出现呼吸衰竭的患者术中潮气量较未出现呼吸衰竭的患者大(根据理想体重计算的潮气量中位数分别为 8.3ml/kg 和 6.7ml/kg)[110]。作者建议 OLV 期间采用保护性肺通气策略,包括:通气依赖侧肺采用 6~7ml/kg 低 V_T、给予 PEEP、频繁的手法肺复张和限制补液量。

在接受全身麻醉的患者中,肺复张操作很容易实施,其能有效逆转肺泡萎陷、低氧血症和肺顺应性下降。Tusman 等人已经在全身麻醉下行非胸腔手术的仰卧位患者中证实了肺泡复张策略对动脉氧合和呼吸系统顺应性有益[111]。他们研究了 10 名接受肺复张手法的开胸肺叶切除术患者。肺复张手法通过增加峰值吸气压力至 40cmH$_2$O，并结合 20cmH$_2$O 的呼气末正压（PEEP）进行 10 次呼吸循环来实现。他们发现，通气依赖肺的肺复张在单肺通气（OLV）期间可提高 PaO$_2$ 值。在几分钟内使用至少 20cmH$_2$O 的压力和 40cmH$_2$O 的气道峰压来进行肺复张是很重要的。

单肺通气时，将压力控制通气（pressure-controlled ventilation，PCV）与容量控制通气（volume-controlled ventilation，VCV）进行比较。作者认为 PCV 可能是首选，因为较低的气道峰压会产生更好的通气依赖侧肺灌注和较少的肺内分流[112]。一项研究探讨了与 VCV 相比，PCV 是否能改善动脉氧合[113]。将 58 例术前肺功能良好的胸科患者前瞻性地随机分为两组。A 组在单肺通气的最初 30min 以 VCV 模式进行通气，随后 30min 改为 PCV 模式。B 组在进行单肺通气的前 30min 内以 PCV 模式进行，随后更换为 VCV 模式通气 30min。OLV 时，在每个通气模式周期结束时记录气道压力和动脉血气结果。作者发现在 OLV 时，动脉氧合 VCV 组［PaO$_2$，（206.1±62.4）mmHg］和 PCV 组［PaO$_2$，（202.1±56.4mmHg）；P=0.534］之间无差异[113]。

CruzPardons 等[114]研究了计划进行胸外科手术的 110 例患者，这些患者术中需要至少 1h 的 OLV。将患者随机分为两组：VCV 组或 PCV 组，两者均提供 8ml/kg 的 V$_T$。分别在术中和术后 24h 进行测量。两组间术中和术后早期的动脉氧合、气道平台压和平均动脉压没有差异，但 VCV 组的气道峰压较高。应该调整呼吸频率保持 PaCO$_2$ 在（35±3）mmHg 的水平。如果 DLT 对位正确，在 OLV 时清除 CO$_2$ 通常不是问题。OLV 时肺内分流对 PaCO$_2$ 值影响不大，因为动静脉 PaCO$_2$ 的差值通常只有 6mmHg。此外，CO$_2$ 的扩散速度是 O$_2$ 的 20 倍，可以快速地被清除。不要对患者进行过度通气也同样重要，因为低碳酸血症会增加通气依赖侧性肺的血管阻力，抑制非通气依赖侧肺部 HPV，导致分流增加，降低 PaO$_2$。低碳酸血症会通过血管扩张剂的作用抑制 HPV。只有通气侧肺过度通气时才会导致低碳酸血症，它增加了肺泡内的平均压力，从而增加了通气侧肺的血管阻力。

已知 OLV 会引起炎症反应和 ALI[115]。高碳酸血症已被证明有利于肺损伤患者，如 ARDS。因此 Gao 等[116]研究了主动高碳酸血症对肺叶切除术患者单肺通气时的炎性反应的影响。50 例静脉麻醉下行肺叶切除的患者被随机分配到使用空气（PaCO$_2$ 为 35～45mmHg）或 CO$_2$（PaCO$_2$ 60～70mmHg）机械通气的组别，CO$_2$ 来自和麻醉机相连接的 CO$_2$ 罐。OLV 期间，FiO$_2$ 吸入氧浓度保持大于 0.8。两组间 OLV 时间差异无统计学意义（平均约为 180min）。收集肺泡灌洗液用于检测炎症因子。作者发现，OLV 期间引起的高碳酸血症可以抑制手术后的局部炎症反应，降低气道压力，改善肺顺应性和 PaO$_2$/FiO$_2$。没有与治疗性高碳酸血症相关的严重不良反应的报道。OLV 时对使用强效吸入麻醉药的患者使用高浓度 CO$_2$（60～70mmHg）的潜在收益值得进一步研究，吸入麻醉药已经被证明能够抑制胸科手术患者的炎症反应。

通气依赖侧肺的呼气末正压

对通气依赖侧肺使用 10cmH$_2$O 的 PEEP（PEEP$_{10}$）会产生有益作用，因为会增大功能残气量（FRC），以改善通气依赖侧肺的 V/Q。FRC 的增加可防止气道和肺泡在呼气末关闭。然而，PEEP 可能导致增加肺容积，可使肺泡小血管受压并增加肺血管阻力。如果血管阻力增加只局限于通气依赖侧肺，血流会转移到对侧（非通气依赖侧）肺，增加分流，进一步降低 PaO$_2$。

Cohen 等[117]研究了 OLV 期间，当低 PaO$_2$（<80mmHg）时，应用 PEEP 能否提高通气依赖侧肺受损（低肺容积和低 V/Q 比）患者的 PaO$_2$。他们发现 OLV 期间在低 PaO$_2$ 患者中应用 PEEP$_{10}$，可能增加 FRC 至正常值，从而降低肺血管阻力，改善 V/Q 率和 PaO$_2$。据推测，具有较高的 PaO$_2$ 且通气侧肺有足够 FRC 的患者，应用 PEEP 会产生将更多血流重新分配驱离通气依赖侧肺的负效应（图 38-19）。

总之，在大多数情况下，单独使用 PEEP 不能提高动脉氧合，除非它能使 FRC 增加至正常值。由于低 V$_T$ 的保护性通气（PV）是推荐的 OLV 期间通气模式，而这种通气模式很可能会导致肺不张。因此，低 V$_T$ 与少量的 PEEP 相结合（5cmH$_2$O）以避免肺不张是目前推荐的通气策略。

非通气依赖侧肺的连续气道正压

在 OLV 时，升高 PaO$_2$ 最有效的策略是对非通气侧肺实行持续气道正压（continuous positive

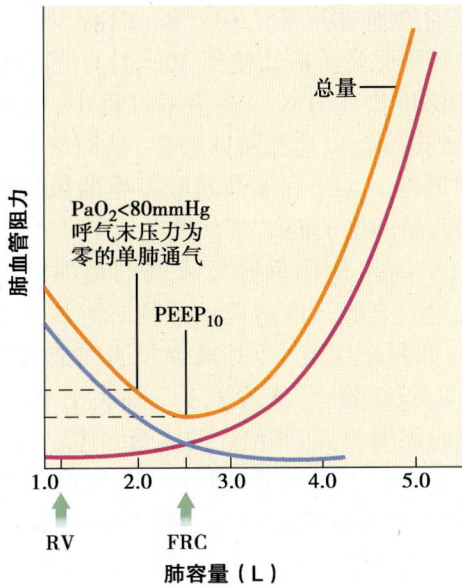

图 38-19　10cmH$_2$O 呼气末正压（PEEP）对功能残气量的影响

假设在 PaO$_2$ 低于 80mmHg 且呼气末零压力（ZEEP）的患者中，FRC 是低的。PEEP$_{10}$ 会增加 FRC，从而增加 PaO$_2$。OLV，单侧通气；PEEP$_{10}$，呼气末正压（10cm H$_2$O）；RV，残气量

airway pressure, CPAP）[118-119]。低水平 CPAP 的应用（5～10cmH$_2$O）使非通气依赖侧肺的肺泡开放，允许一些开放的肺泡摄氧。使用 CPAP 前应先给非通气依赖侧肺一个常规潮气量的通气，以使该侧肺稍微扩张。CPAP 通过吹入正压氧气，使肺保持"安静"，防止它完全萎陷。仅输入氧气而不保持正压时，不能改善 PaO$_2$，向萎陷（非通气依赖侧）肺间断给氧也可显著改善动脉氧合[120]。

然而，现在大多数的胸腔手术开始在腔镜下实施，大多数外科医生不能接受对非通气依赖侧肺施加 CPAP。在腔镜手术时，术侧肺应该完全萎陷，为外科医生提供良好的术野并便于触及肺实质内的病灶。此外，在未完全萎陷的肺上很难使用吻合器，并且增加术后漏气的发生率。

10cmH$_2$O 的 CPAP（CPAP10）带来的有益效果并非完全归功于正压驱离萎陷侧肺血流产生的作用，因为（在狗身上）使用氮气对肺非通气依赖侧肺提供 CPAP10 并不能改善动脉血氧分压（PaO$_2$）。

应用高的 CPAP（15cmH$_2$O）是无益的。在这种压力下，肺变得过度膨胀，影响手术暴露。同时，这一水平的 CPAP 可能对血流动力学产生影响，而 CPAP10 已经被证明不会对血流动力学明显

的影响[121]。

CPAP 可以通过一些简单的装置实施应用于非通气依赖侧肺，他们都具有基本相同的特点：有氧源，连接氧源与非通气肺的导管，泄压阀，压力表。通常使用改良的 AyreT 型导管以 5L/min 的流量向萎陷肺吹入氧气，并调整压力表读数至所需的压力。也可以在呼吸环路中加入可调节的弹簧式的呼气末正压阀，代替进入环路中的压力表或压力计。CPAP 应缓慢调节至临床需要值。在大多数情况下，即使是低水平的 CPAP 也可以使动脉血氧分压增加到一个可接受的安全水平。CPAP 大于 10cmH$_2$O 并不能使患者获益，因为那会导致肺过度膨胀并干扰手术显露，且可能造成不良的血流动力学结果。

OLV 期间，使用氧气对非通气依赖侧肺高频通气和对通气依赖侧肺常规机械通气（CV）均可被用来提高 PaO$_2$（见"高频通气"）。

单肺通气的临床管理方法

一旦患者变为侧卧位，则应重新检查 DLT 的位置。应尽可能长时间保持两肺通气，当需要进行 OLV 时，一般建议使用 FiO$_2$ 为 1 的氧气（表 38-4）。通气时的潮气量设置应使气道平台压大于 25cmH$_2$O，并且调节呼吸频率使 PaCO$_2$ 维持在（35±3）mmHg 的水平。通常使用二氧化碳采样仪

表 38-4　单肺通气临床管理方法

1. 使用纯氧通气
2. 机械通气：潮气量 6～8ml/kg，PEEP 为 5cmH$_2$O
3. 调整呼吸频率使动脉血二氧化碳分压维持在 35～40mmHg 的水平
4. 改为侧卧位后再次确认双腔管或封堵器位置
5. 如果单肺通气时气道峰压大于 40mmHg，应排除双腔管或支气管封堵器错位
6. 低氧血症时，对非通气依赖侧肺实施 10cmH$_2$O 的 CPAP（胸腔镜手术时不可行）
7. 如果需要进一步纠正低氧血症，可在通气侧依赖肺使用 5～10cmH$_2$O 的 PEEP
8. 频繁采用手法肺复张
9. 避免液体超负荷
10. 全静脉麻醉可能优于吸入麻醉
11. 必要时，可间断膨胀手术侧肺

PEEP，呼气末正压；CPAP，正压通气。

或其他多气体分析仪间接监测。在 OLV 期间建议采取以下措施：使用 6～7ml/kg 的低 VT 的压力控制通气，通气依赖侧肺使用 PEEP，频繁膨胀肺并限制液体的使用量。

开始单肺通气后，根据肺脏情况和 HPV 的强度，PaO_2 可以继续下降达 45min。在整个手术期间，连续应用动脉血气和脉搏血氧仪监测。应密切关注手术的进展，以备患者需要时再次膨肺。如果在 OLV 时发生低氧血症，应采用纤维支气管镜检查确认 DLT 的位置。如果通气依赖侧肺无严重病变，则双肺通气时 PaO_2 在满意水平的患者，单肺通气时的 PaO_2 不应该降低到危险水平。如果使用右 DLT 行左全肺切除手术，应保证右肺上叶的通气。如果已确认导管位置正确，应对非通气依赖侧肺给予一个 V_T 的通气后使用 $CPAP_{10}$。在大多数情况下，PaO_2 会提高到安全水平。胸腔镜手术时，CPAP 因为可能妨碍外科医生的手术操作，不常规使用。特别是在电视胸腔镜手术（VATS）过程中尤其如此。在这种情况下，可尝试在通气依赖侧肺中使用 PEEP。

在极少数情况下，尽管使用了这些方法，PaO_2 仍然很低，可在外科医生的配合下，开始实施间歇性双肺通气。同时，根据手术切除的部位，如果行全肺切除术，可结扎肺动脉消除分流。

在 OLV 期间，应该连续监测气道峰压，实际的 V_T（用螺旋计测量），二氧化碳波形，如果可能的话还应包括压力 - 容量环。气道压力峰值的突然增加可能是由于手术操作引起的导管移位造成的，从而影响了通气。此外，能够使用听诊器对通气依赖侧肺听诊是极其重要的。

如果怀疑患者状态不平稳，或者患者出现低血压、发绀、心动过速，应恢复双肺通气，直到问题得到解决。由心脏周围的操作（特别是左侧开胸术）和牵拉大血管引起的心律失常和低血压并不少见。在任何胸外科手术过程中，都应准备好心血管活性药，并确保可使用。大多数胸外科手术只是 OLV 的相对适应证，而 OLV 的收益总是应该与患者的风险相权衡。

应注意保护通气侧肺。应使用低的 V_T 和最低气道峰压的保护性通气模式，I：E 比为 1：1，可加快呼吸频率或使用压力控制通气。患有 COPD 的患者尤其值得关注，因为 PEEP 的应用及为了维持 $PaCO_2$ 而增加呼吸频率，可能会导致肺过度扩张。

应频繁地进行手法肺复张，以减少通气依赖侧肺的肺不张量。应该使用 $40cmH_2O$ 的持续气道峰压来保证操作有效。在手术过程中，液体输注必须受到限制，以避免液体超载，从而增加肺毛细血管通透性。ALI 和体液超载发生的风险随着肺实质切除量的增加而增加[122-124]。

OLV 时可使用静脉泵入低剂量丙泊酚联合瑞芬太尼复合吸入麻醉药的平衡麻醉技术。它对 HPV 的抑制作用最小，并减少非通气依赖侧肺的分流。Karzai 等[125]人发表了一篇关于 OLV 时低氧血症的预测、预防和治疗的优秀综述。

Yang 等[126]对单肺通气时采用保护性通气（PV）和传统通气模式（CV）进行比较，每组各 50 例患者。传统策略包括 FiO_2 为 1，VT 10ml/kg，呼气末零压力（zero end-expiratory pressure，ZEEP）和 VCV；保护性通气策略（PV）包括 FiO_2 为 0.5，VT 6ml/kg、PEEP 为 $5cmH_2O$ 和 PCV。在 OLV 时，虽然 PV 组 58% 的患者需要增加 FiO_2 来维持 SpO_2 大于 95%，但气道峰压明显低于 CV 组，而两个组的平均 $PaCO_2$ 值保持在 35～40mmHg。重要的是，在 PV 组中，主要观察终点肺功能障碍的发生率明显低于 CV 组（$PaO_2/FiO_2 < 300mmHg$，肺萎陷或肺不张的发生率为 4%：22%）。Sentürk 等[127]在最近的综述中全面地讨论了 OLV 期间的机械通气策略。

胸科手术的麻醉选择

胸科手术麻醉技术的选择必须考虑到患者的心血管和呼吸系统的状况，以及麻醉药对这些和其他器官系统的特殊影响。胸外科患者比其他患者更容易出现气道反应性增加和出现支气管收缩的倾向。这是因为许多患者都是是吸烟者，并且患有慢性支气管炎或慢性阻塞性肺疾病。此外，通过器械、DLT 或外科医生对气管和支气管的手术操作，更有可能诱发支气管收缩。强效吸入麻醉药已被证明可以降低由低碳酸血症或吸入刺激性气溶胶引起的气道高反应和支气管收缩。它们的作用机制可能是对气道平滑肌的直接作用，因此强效吸入麻醉药物是气道高反应患者的首选药物。使用吸入诱导时，氟烷或七氟烷可能是最好的选择，因为它们是这三种药物中刺激性气味最弱的；然而一旦患者入睡，异氟烷可能是首选药物，因为它会提高引起心律失常的阈值，并且比氟烷更有利于心血管的稳定性(见第18章)。芬太尼似乎不会影响支气管平滑肌的张力,但是吗啡可能通过中枢迷走神经效应和释放组胺来增加气道张力。

在大多数患者中,由丙泊酚或依托咪酯进行麻醉诱导是安全的(因为硫喷妥在美国已不再可用)。在气道高反应患者中,氯胺酮可能是诱导的首选药物,因为它具有扩张支气管的效应,并已成功应用于哮喘患者的治疗。Shimizu 等[128]在20例进行开胸术的患者中对比了异氟烷和七氟烷对 PaO_2 的影响,发现 PaO_2 两组间无明显差异,认为两种药物均可安全使用。在一项体外研究中,Loer 等[129]发现,1.6倍最低肺泡有效浓度的地氟烷会抑制 HPV。以 6~12mg/(kg·h)的速度注入丙泊酚,在人 OLV 期间并不能抑制 HPV[130]。丙泊酚与瑞芬太尼联合使用可以平稳进行 OLV,而不影响 HPV。丙泊酚在 OLV 期间被广泛使用,并研究了其对氧合作用的影响。Kellow 等[131]比较了丙泊酚和异氟烷麻醉在胸外科手术中对右心室功能和分流的影响,发现异氟烷(而非丙泊酚)与 HPV 抑制导致的分流增加有关。然而,丙泊酚会降低心脏指数和右心室射血分数。

决定在 OLV 期间使用静脉麻醉剂或强效吸入剂时,还应考虑它们对萎陷肺的炎症改变的影响。研究表明,增加 V_T 和通气压力可以在非通气侧和通气侧肺中产生促炎反应(如肿瘤坏死因子、白细胞介素)[132]。DeConno 等[133]研究了54例接受胸外科手术的成人患者非通气依赖侧肺 OLV 前后的炎症反应,并评估了丙泊酚和七氟烷是否有免疫调节作用。结果表明,七氟烷具有免疫调节作用。与丙泊酚相比,七氟烷组的炎症介质有显著减少,而且术后不良反应较低,临床结局较好[128]。随后的一项研究在63例开胸术患者中比较了地氟烷、七氟烷和丙泊酚对肺和全身炎症的影响。研究人员发现,OLV 增加了通气侧肺肺泡中促炎症介质的浓度,而地氟烷和七氟烷抑制了局部肺泡炎症反应,而对 OLV 和外科手术造成的全身炎症反应没有影响[134]。在小鼠模型中,异氟烷也被证明了对急性通气诱导的肺损伤有保护作用[135-136]。

胸科手术神经肌肉阻滞剂的使用应选择没有组胺释放和迷走兴奋效应,而有一些交感神经效应的药物(见第21章)。在这方面,泮库溴铵、维库溴铵、罗库溴铵和顺式阿曲库铵均是可供选择

的药物。琥珀胆碱可在气管插管时提供快速且有深度的肌肉松弛,而且不增加气道反应性。

阿托品或胃长宁可用于阻断乙酰胆碱的毒蕈碱作用,从而防止胆碱能引起的支气管收缩。可通过静脉注射或雾化吸入给药(见第14章)。

缺氧性肺血管收缩

VonEuler 和 Liljestrand 在1946年首次描述了缺氧性肺血管收缩(HPV)[137]。他们研究了改变吸入气体成分对猫肺循环的影响,发现吸入10.5%的 O_2(与 N_2 气混合)混合物引起的肺动脉压力增加。吸入100%的氧气会导致肺动脉压下降。他们得出结论,缺氧期间的压力增加是由于对肺血管产生的直接影响。尽管他们向两侧肺部都输送了缺氧气体混合物,但其他研究人员已经研究了缺氧段的大小和缺氧刺激的大小对灌注压和血流转流的影响[138]。对于狗来说,随着缺氧段的大小从零(最小的缺氧段)增加到缺氧全肺,其肺灌注压大约增加至基线水平的2.2倍。血流转流(在常氧条件下流向测试段的流量的百分比)随着缺氧测试段大小的增加而减少,从非常小段的75%减少到全肺缺氧时的零。随着 PaO_2 在128至28mmHg 范围内降低,血流转流呈线性增加。在血流转流和灌注压变化方面,对 HPV 的响应是可预测的、持续的,并且在预测的 PaO_2 为30mmHg(4%氧气)时达到最大。因此,HPV 导致灌注(肺动脉)压力和血流转流均增加。

对于单肺通气(OLV)的麻醉技术选择,必须考虑到其对氧合作用和 HPV 的影响。通常,非通气、非依赖肺的萎陷会导致该肺中反射性 HPV 的激活。这会导致肺血管阻力局部增加,并使血流转流到肺血管床的其他部分,即更好的氧合和通气肺(即依赖性的氧合和通气肺)。

PaO_2 与缺氧肺段的大小(图38-20)之间的关系表明,当肺缺氧面积较小时,HPV 对 PaO_2 的影响很小,因为在这种情况下分流是很小的。当大部分肺均缺氧时,基本不存在正常氧供区,所以对 PaO_2 而言,低氧区域是否激活 HPV 并不重要。当缺氧肺区域的量为30%到70%时,如在 OLV 时,正常的 HPV 是否存在对 PaO_2 可能影响非常大。HPV 可使 PaO_2 值由潜在危险界值上升至更高的安全范围。相反,全身麻醉时 HPV 抑制可能会导致低氧血症。

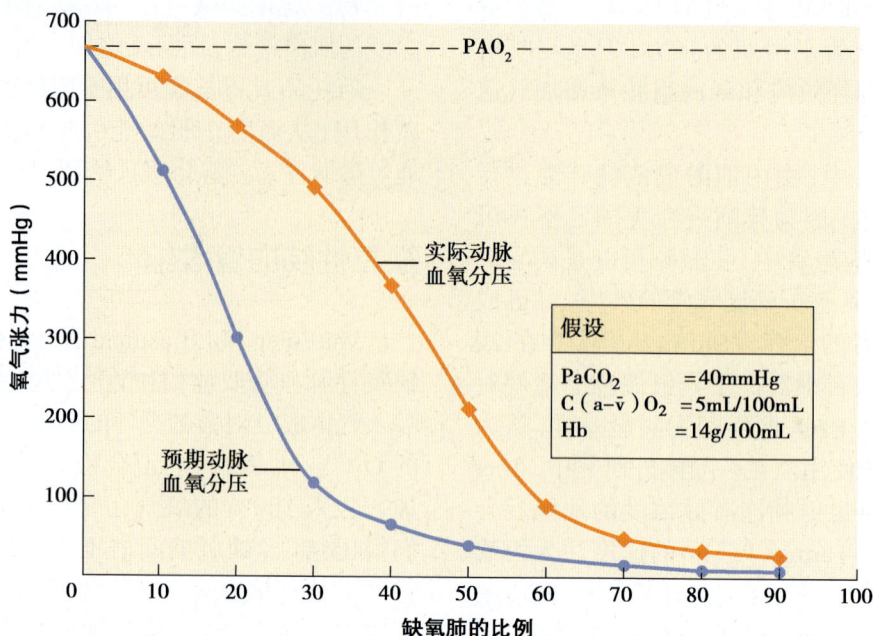

图 38-20   缺氧性肺血管收缩（HPV）在保护 PaO₂ 中的作用（狗）
假设如图所示。当通气时 FiO₂ 为 1，会增加部分肺缺氧或肺不张。在没有缺氧性肺血管收缩的情况下，预期的 PaO₂ 会如蓝线所示，而在 HPV 活跃的情况下，观察到的 PaO₂ 接近红线的位置。PAO₂，肺泡氧分压；PaO₂，动脉血氧分压（摘自 Marshall BE, Marshall C, Benumof JL, et al.Hypoxic pulmonary vasoconstriction in dogs: Effects of lung segment size and a-lveolar oxygen tension.J *Appl Physiol*.1981；51：1543）

这种反应被认为是由肺动脉壁上的每一个平滑肌细胞所引起的，各个平滑肌细胞对其附近的氧张力做出反应。HPV 的机制一直被许多研究关注，相关结果在最近的一篇综述中进行了总结[139]。

麻醉药物对缺氧性肺血管收缩的影响

吸入麻醉药和许多静脉全身麻醉药物对 HPV 的影响已被充分研究。研究结果之间并不一致。Benumof[140]将既往的研究分类：体外实验、体内完整实验和体内不完整实验、人类研究。基于这三类研究的结果，基本可以认为吸入麻醉药会抑制 HPV，而静脉麻醉药无此作用[141]。全身麻醉期间麻醉药及其他药物对人体 HPV 的影响难以确定，因为手术期间存在许多混杂因素，尤其是吸入麻醉药会对血流动力学产生影响[142-144]。因次，临床试验常常不能区分吸入麻醉药和静脉麻醉药。如曾有一些研究提示 OLV 的患者使用丙泊酚或七氟烷[145]，及使用丙泊酚或异氟烷[146]进行麻醉时的 PaO₂ 及分流并无区别。有研究提示使用异氟烷会导致大量分流[131]。另一项研究比较了使用七氟烷和丙泊酚进行麻醉维持，使用 BIS 监测调整给药

将 BIS 值维持在 40～60 之间，发现两者对氧合都没有影响[147]。

Beck 等[145]研究了 40 名需要接受单肺通气（OLV）的患者，随机分配接受丙泊酚（4 至 6mg/kg/hr）或七氟烷（1MAC）维持麻醉。在单肺通气期间，两组患者的分流分数均有所增加，但两组之间无显著差异。因此得出结论，七氟烷对低氧性肺血管收缩（HPV）的抑制作用可能仅导致分流分数的微小增加，而单肺通气期间分流分数的整体变化多由其他原因引起。

总之，强效吸入麻醉药是进行胸科手术麻醉时的首选药物。然而，麻醉技术选择应考虑到患者的个体状况，对于存在心血管功能不全的患者或抑制 HPV 会导致氧供不良的患者，平衡麻醉技术可能是更好的选择。

缺氧性肺血管收缩的其他决定因素

除了强效吸入麻醉药，全身麻醉期间使用的其他药物或操作也可能会影响局部或全肺的 HPV。那些增加肺动脉压力的因素对抗了 HPV 引起的血管阻力增加，从而导致更多的血液流向低

氧区域。这种间接的 HPV 抑制作用包括二尖瓣狭窄、容量超负荷、血栓栓塞、低体温、血管收缩药物和大面积肺段低氧。HPV 的直接抑制因素包括感染、血管舒张药，如硝酸甘油和硝普钠、一氧化氮、乙酰唑胺、磷酸二酯酶抑制剂、前列环素、血管紧张素转换酶抑制剂、低碳酸血症和代谢性碱中毒。在评估患者在胸科手术术中发生的低氧血症时，所有这些潜在的抑制因素都应该考虑[148]。

缺氧性肺血管收缩的增效因素

阿米三嗪是一种呼吸刺激药物，被报道在小剂量的情况下可用于改善 COPD 患者的 PaO_2，并在缺乏通气刺激的情况下也可产生该效果[149]。在大剂量使用的情况下，它会引起正常氧供部位的肺血管收缩[150]。该药的作用机制尚不明确。由于阿米三嗪增强了 HPV 和强效吸入麻醉药对 HPV 的抑制作用，Bermejo 等人[151]研究了在接受七氟烷-瑞芬太尼麻醉的开胸患者中阿米三嗪与安慰剂的效果，结果显示，在 OLV 且使用七氟烷麻醉的条件下，阿米三嗪没有改善 PaO_2 或分流分数，并且导致了肺动脉压增加。作者的结论是应该避免联合使用阿米三嗪和七氟烷。该药在美国未被批准使用。长期使用它（作为呼吸兴奋剂）可能引起周围神经病变。

一氧化氮与单肺通气

一氧化氮（NO）是一种内皮衍生的松弛因子，是平滑肌松弛的重要介质。吸入 NO 可以抑制 HPV。在对狗的动物实验中发现，抑制 NO 合成酶可以改善 HPV，但并不能完全重建脓毒症狗的 HPV[152]。Frostell 等[153]提示，吸入 NO 在健康的人体内可以选择性扩张肺血管逆转 HPV，而不引起全身血管扩张。理论上，静脉注射阿米三嗪（增强 HPV）会导致整个肺血管收缩，联合吸入 NO 抑制局部 HPV 并增加通气区域的血流，在 OLV 期间 V/Q 不匹配的患者中可以提高匹配程度和改善 PaO_2[154]。

Moutafis 等人[155]在 40 例接受胸腔镜手术的 OLV 患者中，研究了吸入 NO 联合输注阿米三嗪输液的效果。他们发现在 OLV 时，单独吸入 NO 不影响 PaO_2，但是联合输入 16mg/（kg·min）的阿米三嗪会导致 PaO_2 显著增加。作者建议，这种技术在特殊的胸科操作，如胸腔镜手术中有价值，因为在腔镜手术时通过 PEEP 或 CPAP 等措施改善

PaO_2 难以实现。Moutafis 等[155]还报道了联合阿米三嗪静脉输注和 NO 吸入来改善 OLV 支气管肺灌洗时的动脉氧分压。

虽然阿米三嗪的使用似乎很有吸引力，但这种药物并非没有副作用。另外，该药还没能在法国以外国家上市。去氧肾上腺素可能是阿米三嗪的替代药物[157]。

诊断性操作的麻醉

支气管镜检查

早期的支气管镜是硬质导管，1966 年马基达和奥林巴斯公司推出了第一个临床实用的纤维支气管镜。从那时起，气管镜就得到了极大的改善和简化。支气管镜检查的适应证如表 38-5 所示，检查工具选择参见表 38-6。操作者的偏好和经验可能在选择检查工具方面起着重要的影响。

表 38-5　支气管镜检查适应证
诊断
咳嗽
咯血
哮鸣
肺不张
未痊愈的肺炎
弥漫性肺部疾病
术前评估
排除转移
异常胸片
评估病灶是否复发
喉返神经麻痹
膈肌麻痹
急性吸入性损伤
排除气管食管瘘
机械通气期间
选择性支气管造影
治疗
异物
分泌物聚积

表 38-5　支气管镜检查适应证（续）
肺不张
吸痰
肺脓肿
重新定位气管导管
放置气管导管
气道激光手术

改编自 Landa JF. Indications for bronchoscopy. *Chest.* 1978; 73 (Suppl): 686。

表 38-6　支气管镜检查的设备选择
硬质镜
异物
大量咯血
血管肿瘤
小儿
支气管内切除术
纤维支气管镜/软镜
颈部运动障碍
肺上叶和外周病灶
少量咯血
机械通气期间
肺炎时，选择性细菌培养
双腔管对位
困难插管
确认支气管导管的位置
支气管封堵器

改编自 Landa JF. Indication for bronchoscopy. *Chest.* 1978; 73 (suppl): 686。

支气管镜检查前，必须评估患者是否存在慢性肺病、呼吸道梗阻、支气管痉挛、咳嗽、咯血和分泌物的传染性。应了解患者的用药情况，而且应该考虑到患者除气管镜外可能会进行更复杂的操作。因为支气管镜检查可导致开胸术或胸骨切开手术。术前应与外科医生讨论支气管镜的计划，并检查所有设备和转换接头的兼容性。在支气管镜检查时的监测应包括心电图、袖带血压、心前区听诊和脉搏氧饱和度。如果计划开胸，也进行一个动脉穿刺置管，根据患者的情况还可以考虑进行其他的监测（如 PA 或 CVP）。许多麻醉方法都可在支气管镜检查中应用。

局部麻醉

操作前应给与患者使用干燥剂，如格隆溴铵。最常用的局部麻醉药是利多卡因和丁卡因。在所有情况下，都必须考虑局部麻醉药的总量，并警惕潜在的局部麻醉药物中毒。可使用雾化制剂喷向口咽和舌根部，或可以使用（2%）利多卡因胶浆漱口。另一种方法是，将舌头可以向前拉伸，用 Krause 钳将局部麻醉药浸润过的纱布放置在双侧梨状窝中，以达到喉上神经内支阻滞（见第 28 章）。气管内麻醉可通过经皮穿刺气管内注射局部麻醉药实现，也可以通过直接喉镜或纤维支气管镜的吸引孔在直视下对声带和气管喷射局部麻醉药。另外，可以通过外部通路进行喉上神经阻滞，还可通过舌咽阻滞抑制咽反射。这些阻滞会导致气道反射的抑制，因此患者在检查后的几个小时内必须保持口腔内没有其他物体。如果纤维支气管镜检查是经鼻镜进行的，应以 4% 的可卡因或利多卡因胶浆讲行鼻黏膜预处理。局部麻醉下行支气管镜检查具有患者清醒、可合作、保留自主呼吸的优点。可以使用镇静剂提高患者舒适度。局部麻醉的缺点包括患者对出血的耐受性差，以及有些患者不能配合。

全身麻醉

支气管镜检查时的全身麻醉常与喉表面麻醉相结合，因此需要的全身麻醉药物较少。可采用吸入 N_2O/O_2 并复合少量的静脉麻醉药物，如丙泊酚、阿片类药物和肌肉松弛剂的平衡麻醉技术。强效吸入麻醉药也可满足手术要求。另外，也可采用静脉麻醉技术，以避免吸入麻醉药对手术室内空气的污染。如果需要，可以通过在患者的口咽中放置吸引导管来限制废气的逸出。除非存在禁忌证，通常采用控制性肺通气。对于任何怀疑恶性肿瘤而行胸部诊断性操作的患者，都必须始终考虑对非去极化肌松剂敏感引发肌无力综合征的可能性。肌肉松弛剂的剂量应在神经肌肉监测仪指导下逐步给药至满意效果。

硬质支气管镜检查

现代硬质通气支气管镜本质上是一根尖端带有圆钝斜面的空心管。虽然市面上有各种尺寸和设计的支气管镜；然而，所有这些支气管镜都配有侧臂，用于连接麻醉气源。在硬质支气管镜检查过程中很多技术用于维持通气和氧合[158]。

窒息氧合。在预充氧和全身麻醉诱导后,骨骼肌肉松弛和停止间歇正压通气,会使 $PaCO_2$ 增加。在第一分钟,增加大约 6mmHg。随后,平均增长率为 3mmHg/min[159]。通过放置在隆突上的一个小导管,以 10~15L/min 的速度吹入氧气。呼吸暂停期应保持在必要的最短时间,特别是在高危患者中,因为该技术受到 CO_2 蓄积、呼吸性酸中毒和心脏心律失常的限制。

呼吸暂停和间歇通气。氧气和麻醉气体通过麻醉环路传送到支气管镜。只有当目镜到位时才能进行机械通气,这就限制了外科医生进行器械操作的时间。通过挤压储气囊可实现肺的间歇性通气。这样,假设支气管镜在气道中贴合良好,就可以持续监测顺应性,降低气压伤的风险,并可以估算潮气量(Vy)。这一技术的缺点是支气管镜周围可能会出现漏气,从而导致通气不足和高碳酸血症。对口咽进行填塞可以减少漏气,并在发生此类气体泄漏时改善通气。

Sanders 喷射系统。来自高压源(344.75kPa)的氧气经过一个可控的减压阀和切换开关通过导管针向气管内吹入,该导管针为 2.5~3.5cm 长、18G 或 16G 口径,并与支气管镜的长轴平行[160]。当按下切换开关时,喷入支气管镜的氧气携带室内空气在支气管镜远端形成空气氧气混合气体,并产生足够的压力,从而实现充分的通气和氧合。气管内压力取决于减压阀的驱动压力,导管针射流大小、支气管镜的长度、内径及设计。对于每种驱动压力,增大针头射流的大小都会增加总气体流量。对于每种气体驱动压力、喷射孔和支气管镜直径的组合,无论肺的容量或顺应性如何,都只能达到一种充气压力。只要支气管镜的近端是开放的,该系统就严格受限于压力,并且压力不会因远端阻塞而增加。压力与支气管镜的横截面积成反比变化,因此,将吸痰管或活检钳插入管腔会导致气管内压力增加。如果支气管镜和气道之间不是紧密贴合,那么发生气压伤的风险就很低。如果贴合紧密,则应降低驱动压力。

Sanders 系统的优点是可以实现持续的通气(因为肺通气不需要目镜),支气管镜检查时间得以最小化,但也可以满足更长时间的支气管镜检查。缺点是喷射氧流携带的空气会导致支气管镜远端吸入氧浓度不固定,如果患者肺顺应性差,支气管镜远端的肺部通气可能不足,且通气充足性可能难以评估。

机械通气。通过将呼吸机连接到与支气管镜侧臂相连的麻醉回路,可以实现肺通气。这种通气技术的缺点之一是麻醉气体泄漏和随之而来的麻醉过浅。

高频正压通气。高频正压通气(HFPPV)已被用于硬质支气管镜检查,并在气管-支气管狭窄患者中与 Sanders 喷射器进行了比较。在使用高达 150 次/分钟的高频正压通气时,两种技术的血气结果相同。在 500 次/分钟的频率下,氧合作用恶化,且无法有效去除二氧化碳。高频正压通气的优点是,在通气过程中,气管支气管壁保持固定不动。

纤维支气管镜检查

新一代的光纤镜凭借其改进的光学性能和更小的直径给支气管镜带来了革命性的变化。其灵活性也被应用于术前气道评估、困难气管插管的管理、气管内导管定位和更换、支气管清洁、双腔支气管插管(DLI)和支气管阻塞的正确定位、以及喉和气管的评估。局部麻醉下的经鼻纤维支气管镜检查为大多数清醒患者所耐受。给予像格隆溴铵这类止涎药物可以有效减少分泌物。在清醒和睡着的患者中经口腔插管也可进行,但应该使用牙垫来防止对支气管镜的损伤。

纤维支气管镜检查的生理变化。在所有患者中,插入纤维支气管镜都会导致低氧血症。PaO_2 平均下降 20mmHg,在手术后会持续 1~4h。24h 后血气检查结果通常会恢复正常。因此建议,如果患者的初始 PaO_2 为 70mmHg($FiO_2=0.21$),支气管镜检查时必须额外补充供氧。供氧可通过在口腔内连接鼻导管,带有可通过隔膜插入纤维支气管镜的特殊面罩或带有 T 型隔膜接头的气管内插管来提供。

在纤维支气管镜检查期间和检查后,患者的气道阻塞程度增加。因此,在 35 例患者中,支气管镜检查与 FRC 的增加(17%~30%)有关,并且降低了 PaO_2、肺活量、FEV_1 和用力吸气流量[161]。所有指标在 24h 后全部返回基线。这些变化被认为是继发于直接机械刺激激发的气道反应性增加及可能存在的黏膜水肿。如果术前肌内注射或雾化吸入阿托品可能会避免这些指标的改变。

标准成人纤维支气管镜的外径为 5.7mm,吸引孔直径为 2mm。如果以 1 个大气压的负压进行吸引,则空气流出速度为 14L/min。如果纤维支气管镜在气道内,将导致 FiO_2、P_AO_2 和 FRC 降低,从

而导致 PaO_2 下降。因此，吸引操作应尽量简短。成人纤维支气管镜可通过 7mm 或更大内径的气管导管。显然，导管内的纤维支气管镜会导致用于通气的横截面积减少，因此如果要进行纤维支气管镜检查，应尽可能选用大的气管导管。

支气管镜的插入也会引起明显的 PEEP 效应，可能导致通气患者的气压伤。如果 PEEP 已经被使用，应该在纤维支气管镜插入之前停止。内镜检查后最好行胸片检查，以排除纵隔气肿或气胸的存在。对于那些采用内径小于 7mm 的气管插管的患者，使用直径较小的儿童纤维支气管镜检查更合适。

成人纤维支气管镜的吸引通道已被用于给患者供氧和通气。通过附加一个喷射通气系统（类似于用于硬质支气管镜时的 Sanders 喷射器系统）到纤维支气管镜头部的吸引口处，成功地给实施妇科手术的患者进行通气[160]。供氧的驱动压为 344.75kPa，通气频率为 18～20 次/min。这种技术可以为肺和胸廓顺应性正常的患者提供足够的通气。通气只应通过纤维支气管镜的尖端在气管内进行，因为在更外围的位置通气可能会产生气压伤。

钕钇铝石榴石（Nd-YAG）激光可用于切除阻塞性支气管内病变（见第 48 章）。该手术在全麻下进行。激光器可通过光纤束引入支气管树，光纤束通过纤维支气管镜的吸引口进入。在激光切除过程中，应根据氧饱和度（由脉搏血氧仪连续监测）调节 FiO_2 至最低安全水平，尽可能避免气道内着火（见第 5 章）。支气管肿瘤的激光治疗也可以在硬性支气管镜下进行。通过高频正压喷射通气可为气管肿瘤的激光切除提供满意的手术条件，并具有气道较固定的优势。

支气管镜检查的并发症

硬质支气管镜的并发症包括牙齿的机械损伤、出血、支气管痉挛、支气管或气管穿孔、声门下水肿和气压伤。纤维支气管镜检查并发症发生率较低。然而，由于局部麻醉药物过量、插入性损伤、局部损伤、出血以及与器械通过气管狭窄区域导致的上呼吸道阻塞、低氧血症和支气管痉挛，也可能出现并发症。大多数情况下，在全身麻醉下支气管镜检查后行气管插管是最好的方法。这可以避免或治疗一些并发症，尤其是气道反应性的增加。插管还便于有效吸出气管和支气管内的分泌物，并使者更平稳地从全身麻醉中恢复。

纵隔肿物的诊断操作

前纵隔肿块的患者可能会给麻醉医师带来特殊的问题。这类肿块可能会引起明显的上腔静脉堵塞，也可能会导致大气道阻塞和心脏压迫，这些问题在患者清醒时可能不是很明显，在麻醉诱导时才会显现出来。有许多由前纵隔肿物压迫引起的麻醉相关的气道堵塞的报道。在一个气管完全闭塞的病例报道中，观察到梗阻从隆突上 2～3cm 开始，并延伸到两侧的主支气管，支气管镜设法通过了梗阻[162]。在本报告的第二个病例中，患者在麻醉恢复时发生了左侧主支气管吸气相的外源性压迫。在第三个病例中，在直立位和仰卧位上对患者进行了流量-容量测试，发现在仰卧位时 FEV_1 和呼气峰流量明显降低。这些发现提示在麻醉开始时就存在潜在的梗阻；建议对这类患者行放疗，放疗后患者流量-容量测试的结果明显得到改善。原计划的外科手术可改为局部麻醉下进行。在随后的包含 105 例纵隔肿物患者的研究中，术中心肺并发症发生率为 38%，术后呼吸系统并发症发生率为 11%[163]。在麻醉期间未见气道塌陷的病例报告。在本研究中，如果患者术前存在心肺方面的体征和症状，肺功能检查提示阻塞性和限制性功能不全，以及在 CT 扫描上存在超过 50% 的气管压迫，则术后并发症的风险就会增加。另一篇关于纵隔肿块的报道中，有 4 例存在肺功能异常的患者，经历了全身麻醉且未出现术后并发症[164]。在存在严重气道压迫的情况下，诱导麻醉前应先准备股静脉血管通路，这样如果气道不可控，就可以立即进行心肺流转术[165]。

纵隔肿块可能对放疗很敏感，可缩小肿瘤并降低全身麻醉诱导时的危险。然而，术前放射治疗一个严重的潜在缺点是它可能会影响组织的外观，从而妨碍准确的诊断。此外，如果患者为儿童，很难在局部麻醉下获得组织样本。一项研究报道了 44 例年龄在 18 岁或以下的纵隔肿物患者，他们在接受放射治疗或化学治疗前进行了全身麻醉且均未发生死亡。然而，7 例患者确实出现了气道方面的问题[166]。另一研究提到，对于儿童患者，如果 CT 扫描显示气管横截面积和呼出气流速峰值至少为预期的 50%，就可以安全地进行全身麻醉诱导[167]。前纵隔肿块引起的气道阻塞是由于肺部和胸壁力学改变引起的，这与先前保持气道通畅的肌肉位置变化或麻痹有关。图38-21 显示了一个前纵隔肿物患者的术前评估，以避免出现危及生命的大气道阻塞。如果患者病史中曾出现过仰卧位呼吸困难，则应行 CT 扫描以确定肿瘤的范围及其对周围组织的影响。如果出现这种梗阻，可以插入硬质支气管镜或加强钢丝气管导管，使导管越过梗阻部位，插管可以在直接喉镜辅助下进行[168]，或改变患者的体位以消除阻塞。

有报道提示，一名术前无症状的纵隔肿物患者，在气管插管使用吸入麻醉药且保留自主呼吸

的条件下，仍出现了气道塌陷不能通气的状况[169]。这导致患者突然心肺功能衰竭。正压通气无法进行，需进行硬质支气管镜检查，外科医生开始准备股血管通路进行紧急心肺转流术。幸运的是，随着患者从全身麻醉中醒来，其自主呼吸能力增强，气道再次通畅。作者强调，必须立即配备硬质支气管镜，如果患者处于高危状态，则应在全身麻醉诱导前认真考虑行股静脉插管，随时准备实施心肺流转术。除非已建立了股动静脉置管，否则心肺流转术不是一个适当的抢救方式，因为进行置管需要一定的时间，而在此期间可能会发生严重神经损害[170]。

在局部麻醉下不能进行活检而又担心肌肉麻痹会导致气道压迫的情况下，可在纤维支气管镜引导下清醒插管，然后实施全身麻醉并保留患者自主呼吸。在自主呼吸过程中，正常的跨肺压梯度会扩张气道，并有助于保持其通畅，即使在外在压迫的情况下也是如此。

纵隔镜检查术

纵隔镜检查是一种评估支气管癌扩散程度的方法。肺的淋巴管先回流到隆突下和气管周围区域，再到气管两侧，锁骨上区及胸导管。对这些淋巴结的检查为开胸术患者提供了组织诊断和更多选择。它在右肺肿瘤中最有用，因为左肺肿瘤往往会扩散到主动脉下淋巴结，通过第二或第三间隙的前纵隔镜检查（Chamberlain 术）更容易接近。经颈部入路行胸腺切除术是对纵隔镜检查的改进。

纵隔镜检查的麻醉注意事项应遵循对其解剖学和潜在并发症的理解。颈纵隔镜检查，患者被放置在反 Trendelenburg 体位（头高位），同过胸骨上切迹上方的横切口插入纵隔镜。纵隔镜沿着气管的前部向前推进，并穿过其后的无名血管和主动脉弓（图 38-22）。左侧喉返神经环绕主动脉弓的部分较脆弱，任何结构损伤都可能导致其受到创伤。由于瘢痕形成，既往的纵隔镜检查被认为是对再次纵隔镜检查的禁忌证。相对禁忌证包括上腔静脉阻塞、气管偏离和胸主动脉动脉瘤。

术前评估应包括检查气道阻塞或变形。在此方面，复查 CT 扫描非常有帮助。应寻找脑循环受损的证据、中风史或由燕麦细胞癌引起的 Eaton-Lambert 综合征体征。由于术中存在真正出血风险且可能危及生命，因此术前必须备血。

大多数外科医生和麻醉医生更喜欢全身麻醉

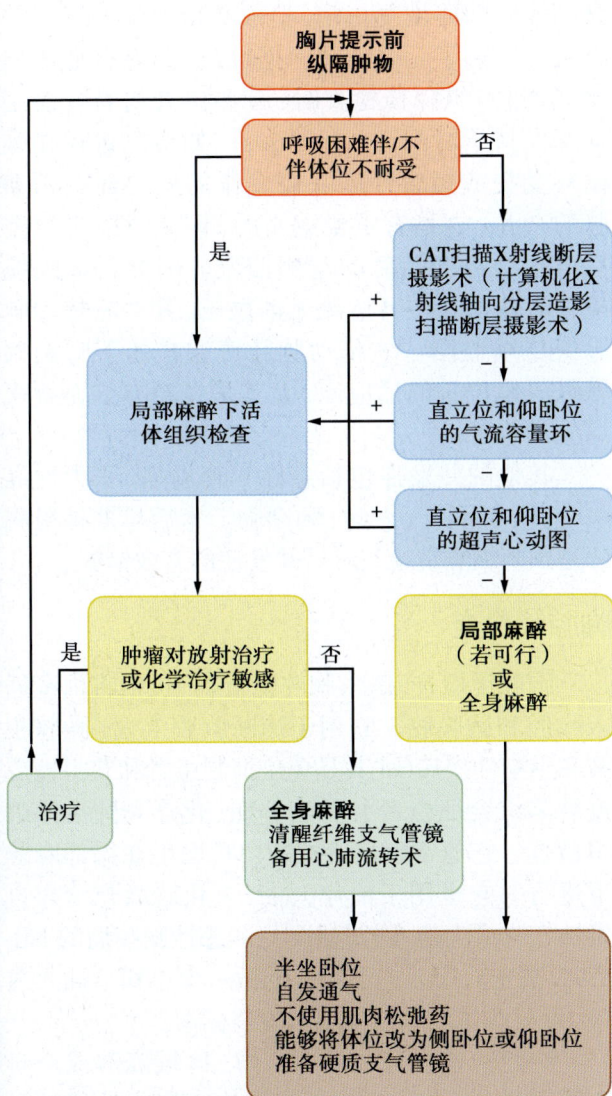

图 38-21　前纵隔肿块患者术前评估的流程图
+ 表示阳性发现；– 表示阴性结果（改编自 Neuman GG, Weingarten AE, Abramowitz RM, et al. Anesthetic management of the patient with an anterior mediastinal mass. *Anesthesiology*.1984; 60: 144）

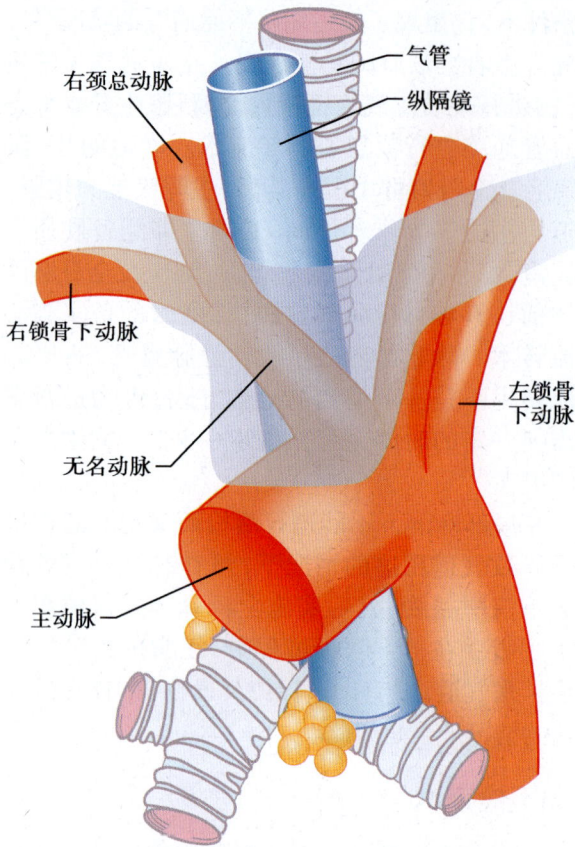

图 38-22　纵隔镜检查时的解剖关系

注意纵隔镜的位置是在右侧无名动脉和主动脉弓后方，而在气管的前方（摘自 Carlens E.Mediastinoscopy：A method for i-nspection and tissue biopsy in the superior mediastinum. *Dis Chest*.1959；36：343）

并通过气管导管持续通气，因为这种方法可控性更高，且为手术操作提供了更多的便利。麻醉方案中应包括使用肌肉松弛药，以防止患者咳嗽，因为这可能会导致胸腔内静脉充血或由纵隔镜对周围结构造成损伤。

据报道，纵隔镜检查并发症的发生率为1.5%～3.0%，死亡率为0.09%。最常见的并发症是出血（0.73%），因为主要肿瘤位置邻近大血管和某些肿瘤的血供丰富。填压止血可能是唯一的方法，必要时可能需要开胸或正中胸骨劈开止血。任何针吸取细胞学检查在活检之前都是必要的。如果发生严重出血，出血引起的动脉低血压可能有助于减少血管的撕裂。如果出血的是静脉，通过上肢静脉输注的液体可能进入纵隔，在这种情况下，应使用粗针开放下肢静脉通路。静脉撕裂也可能导致空气栓塞，特别是患者有自主呼吸时。建议如果有可能出现空气栓塞的风险，就应该在心前区放置多普勒探头。

气胸是第二常见的并发症（0.66%）。通常发生在右侧，经常在发生时即可被识别，并根据气胸大小来处理。有症状的气胸应放置胸腔引流管减压治疗。

喉返神经损伤发生率为0.34%，其中50%的病例是永久性的。神经损伤可能是被纵隔镜损伤，也可能与肿瘤侵犯有关。这种损伤并不是问题，除非两侧神经都受到损伤才可能导致上呼吸道梗阻。气管或主动脉操作可能会引起自主反射，主动脉弓上有压力感受器。迷走神经介导的反射可能被阿托品阻断。

"人为的"心搏骤停曾被报道，表现为右侧桡动脉监测突然波形消失而心电图正常。移开纵隔镜后脉搏恢复正常，造成心搏暂停的原因是纵隔镜压迫了无名动脉。据报道，与左臂血压相比，在进行纵隔镜检查时，一些患者的右臂血压下降。持续时间为15～360s。如果患者存在脑循环受损或短暂性脑缺血发作的病史或有颈动脉的杂音，这是有重要意义的，因为纵隔镜检查后可能会出现短暂的左侧偏瘫。因此在纵隔镜检查时建议在左臂监测无创血压，并对右桡动脉脉搏持续监测。右桡动脉脉搏波幅的下降是调整纵隔镜位置的适应证，尤其是在对有脑血管疾病史的患者。

其他的并发症包括急性气管塌陷、张力性纵隔气肿、纵隔炎、血胸、乳糜胸。术后早期拍摄片是预防纵隔镜检查术后并发症的有效措施。

胸腔镜检查

胸腔镜检查（医学胸腔镜检查）包括将内镜插入胸腔和胸膜腔。它用于诊断胸膜疾病、胸腔积液和感染性疾病（尤其是免疫抑制患者和获得性免疫缺陷综合征患者）、肿瘤分期、化疗和肺活体组织检查。它通常由诊所的肺内科医生在局部麻醉下进行。它也用于治疗，如二氧化碳激光治疗自发性气胸或大疱性肺气肿[171]和恶性胸膜瘤的Nd-YAG激光治疗。在侧胸壁上做一个小切口插入内镜，可获取体液和活体组织检查标本。

胸腔镜检查可在局部麻醉、区域麻醉或全身麻醉下进行；具体麻醉选择取决于操作持续的时间和患者的身体情况。行肋间神经传导阻滞麻醉有潜在的气胸的风险，但是不会产生任何临床后遗症，因为在胸腔镜检查期间会特意创建气胸。肺萎陷为外科医生提供了操作空间，手术结束时放置胸腔引流管。联合星状神经节阻滞术有助于抑制肺门操作引起的咳嗽反射。

检查时空气进入胸膜腔，发生部分气胸，为外科提供良好的视野。当在局部麻醉或区域麻醉下进行检查时，$PaCO_2$、PaO_2 及心脏节律基本没有改变。

当行局部麻醉时，自发性气胸一般是可以耐受的，因为周围皮肤和胸壁包绕胸腔镜形成密封腔和限制肺萎陷的程度。然而，偶尔会出现患者的不耐受，则必须进行全身麻醉。侧卧位插入DLT 很困难，在这种情况下，可能会暂时将患者改为仰卧位以方便插管。

如果须全身麻醉，则 DLT 比 SLT 更适合，因为通过 SLT 正压通气会干扰内镜检查。此外，如果进行胸膜固定术，那么通过双腔支气管导管（DLT）进行全身麻醉可使肺部重新扩张，并避免注射滑石粉治疗复发性气胸时产生的疼痛。

视频辅助（微创）胸腔镜手术

VATS 需要在胸壁上做小切口，这样就可以将摄像系统和手术器械引入胸腔[172]。一般来说，该手术是由胸外科医生在手术室内的全身麻醉下进行。首例胸腔镜手术是在 1910 年由 Jacobeus 完成的，但当时使用的是膀胱镜。近年来，手术技术、仪器和视频技术都得到了改善，可以使用VATS 进行各种各样的手术和操作。包括一些诊断性操作：评估胸膜疾病和胸腔积液、肺癌分期和实质疾病的鉴别，如结节、纵隔肿瘤和心包疾病。还可进行治疗性的手术，如包括胸膜剥脱在内的胸膜疾病的手术，脓肿引流和清除，肺组织切除，心包开窗或剥离，以及食管手术。肺叶切除术现在通常由 VATS 完成，而且机器人手术也越来越多的被使用[173-175]。

麻醉注意事项

与传统的开胸术一样，患者需要处于侧卧位，需要充分的肺萎陷以方便外科手术。这通常要求使用肺分离技术。VATS 一般需要在全身麻醉下进行 OLV。VATS 手术对 OLV 的需要比开胸术要大得多。这是因为在行 VATS 手术时，手术医师无法挤压肺脏，而这在开胸肺切除术时是可以的。非通气依赖侧（操作）肺的放气应在气管插管和患者摆好体位后尽快开始，因为肺完全萎陷可能需要30min 以上。同时，外科医生在 VATS 手术时进入胸腔所需时间要比开胸术短得多。对气道适当吸引有助于加速肺的萎陷。在某些情况下，可向胸膜腔内注入二氧化碳以提供更好的术野。充气压力应保持在尽可能低的水平，而 CO_2 注入速率保持在小于 2L/min。过高的压力会导致纵隔移位，血流动力学变化，气道压力增加以及呼气末二氧化碳的增加。血流动力学方面的变化与张力性气胸类似。注入 CO_2 时只需要 5mmHg 的压力就会导致显著的血流动力学变化[176]。

CPAP 通常用于治疗 OLV 开胸术的低氧血症，并且通常是非常有效的。然而，在 VATS 中，CPAP干扰手术暴露，因此应尽量避免。最好是对非操作的（通气依赖侧肺）使用 PEEP。此外，与开胸术相比，在 VATS 中可能需要耐受较低的 PaO_2[177]。

术后相关问题

VATS 手术后的疼痛比开胸术要少，若患者在术前评估可能需要中转开胸术，则术前可放置硬膜外导管。虽然肺叶切除术可以通过 VATS 进行，但有时也需要中转为开胸术。VATS 对患者的呼吸功能损伤更小，恢复速度更快。然而，开胸术后常出现的心律失常，也有报告显示会发生在 VATS 术后。其他可能出现的并发症包括出血、肺水肿和肺炎。

特殊情况下的麻醉

该部分主要讨论对支气管胸膜瘘、脓胸、肺囊肿、肺大疱以及需要气管重建的患者的麻醉管理。许多患者通过使用高频通气技术可以得到适当的治疗；因此该技术首先被讨论（参见第 28 章）。

高频通气

传统的正压通气，V_T 和通气频率通常稍超过或接近患者的正常自主呼吸的潮气量和呼吸频率。在较大的气道中，气体通过对流输送到肺泡，然后在更远端的气道和肺泡中通过对流和分子扩散进行输送。高频通气与传统正压通气的区别在于使用了更小的 V_T 和更快的通气频率。气道中的气体运输可能更多地依赖于分子扩散、高速气流和同轴气流，其中中心的气流向远端移动，而周围的气流向近端移动。

有几种不同类型的高频通气[179]。"高频正压通气"（HFPPV）使用较小的潮气量，通气频率为每分钟 60 至 120 次呼吸（1 至 2 赫兹）。所使用的呼吸机具有可忽略不计的内部顺应性，因此所产生的潮气量（通常接近无效腔容积）等于呼吸机上设置的容积，并代表所有新鲜气体。所产生的高瞬时气流有助于气道中气体的交换和运动。

HFPPV 可以通过一个开放或封闭的系统实施。前者的例子是经皮穿刺置入气管内导管，或经口/鼻置入导管，并使导管的远端在隆突以上位置。通过导管腔内向肺内吹入气流，气体排出是通过管腔周围外流实现的。该技术已用于支气管镜、气管切除和重建手术。当使用开放系统时，气体流出途径不是机械建立的，而是依赖于自然的气道，因此，存在着堵塞的可能。此外，误吸是开放系统的潜在并发症。

封闭系统具有良好的通气通畅性和呼出气流保护功能。封闭的系统是在气管插管内放置一小段导管来实施 HFPPV，而管腔的其余部分作为气体的出口通道。一种四腔气管插管（Hi-Lo 喷射气管导管，万灵科公司）已被专门设计用于提供高频正压通气。一个通道是用于 HFPPV 的输送，一个用于气体流出，一个用于套囊充气，还有一个用于测量管道远端的气道压力。使用封闭系统时也允许使用 PEEP，这在开放的气道下是无法实现的。

高频喷射通气（HFJV）利用从高压氧源（344.75kPa）通过一个细小的导管或气管导管内额外放置的导管向肺内脉冲式吹入新鲜气流。通气频率通常为 100～400 次/min。新鲜气体喷射流从喷射套管预留的侧孔输送气体。该系统与"支气管镜检查"部分描述的 Sanders 系统相似，FiO_2 同样是可变的。喷射气流和夹带气流引起气道内气体的向前流动。如前所述，HFJV 在开放系统和密闭系统中均可应用。在密闭系统中，可以添加 PEEP 以增强氧合。此外，利用麻醉回路中的新鲜气体流动，可将吸入麻醉药一起作为混合气体传送。

高频振荡通气的原理是以 400 次～2 400 次/min 的呼吸速率进行振荡。该技术还未在胸科手术中应用。该方法使用的 V_T 很小（50～80ml），气体交换主要通过增强的分子扩散和轴向气体流动进行。

在胸科麻醉中，HFPPV 的潜在优势在于，较低的 V_T 潮气量和吸气压力为外科医生提供了一个安静的肺部手术区域，同时气道、肺组织和纵隔的运动也最小。因此，在胸外科手术过程中，HFPPV 已被用于通气依赖侧肺和非通气依赖侧肺，并获得了足够的动脉血气测量结果。然而，

当高频率过高时（＞6Hz），可能会出现二氧化碳蓄积的问题。

在单肺麻醉时，已将 HFJV 用于术非通气依赖侧肺以改善 PaO_2，而通气依赖侧肺进行常规的间歇性正压通气。与单纯将手术侧肺萎陷相比，使用 HFJV 可使 PaO_2 增加。一项研究对比了 HFJV 和 CPAP 在非通气依赖侧肺中的应用，发现在非手术侧肺常规间歇正压通气的情况下，在术中胸腔开放和封闭阶段，两种方法都显著改善了 PaO_2。当胸腔开放时，HFJV 可以保持满意的心输出量，而 CPAP 通常会使心输出量降低；然而，HFJV 组与 CPAP 组之间的 $PaCO_2$ 并无显著差异。由于两种方法提高 PaO_2 的能力相当，而 CPAP 比高频通气所需的设备要简单得多，因此在大多数单肺麻醉情况下 CPAP 更适合用来增加 PaO_2。

高频通气的低 V_T 和低压力会导致支气管肺泡灌洗液（BPFs）发生轻微泄漏，目前普遍认为 HFJV 是治疗该病症的首选保守方法。高频通气的另一个优点是可以通过较细的导管进行小 V_T、高频率的通气，因此，如果手术需要气道离断，使用一个细小的导管穿过手术区域就可以对远端气道和肺组织进行通气。该方法已应用于肺的袖状切除、气管重建和气管狭窄的手术。在这三种情况下，外科医生都能轻松地在提供高频通气的细导管周围手术。

支气管胸膜瘘和脓胸

支气管胸膜瘘（bronchopleural fistula，BPF）是支气管树与胸膜腔之间存在异常交通。偶尔，还会存在与胸部表面的贯通，即皮肤 BPF。BPF 最常发生在肺癌切除术后。其他原因包括支气管或肺大疱的外伤性破裂（有时由气压伤或 PEEP 引起），胸部贯通伤或脓胸或肺囊肿自发性引流到支气管树。全肺切除术后 BPF 的发生率高于其他类型的肺切除术。BPF 和脓胸会带来的问题是正压通气会导致健康肺的污染，空气流失，降低肺泡通气导致 CO_2 潴留，并发展成为张力性气胸。

如果出现了脓胸，在手术封闭 BPF 之前应在局部麻醉下行脓液引流。患者呈坐位，向受累的一侧倾斜，进行引流。脓胸经常是局限性的，有时并不能完全引流。在 BPF 手术麻醉前，应先放置胸腔闭式引流。脓胸引流后，应拍摄胸片以确定该手术的疗效。

BPF 患者麻醉管理的重点是对污染的隔离，

以免影响健侧肺和通气。理想的方法是在患者清醒保留自主呼吸的条件下，使用DLT气管插管。应给予充分吸氧，患者应不断得到安慰。神经安定镇痛术和充分局部麻醉药预处理气道，可以使患者提供令人满意的配合。所选择的支气管导管应该是这样的：支气管腔与BPF所在肺在不同侧。尽可能选择大号的导管以提供一个密闭的气管，有助于维持导管稳定。患者存在脓胸时一旦导管被放置成功，可能会有大量的脓液从气管腔流出；因此，应立即应用大口径吸引导管吸引气管腔。然后对健侧肺和可能受感染的肺均进行通气；监测脉搏血氧和动脉血气分析评估氧合和通气。

另一种技术是在全身麻醉下插入DLT，保留患者自主呼吸以避免张力性气胸。采用这两种方法时，都必须保持胸腔引流管开放，以避免出现阵发性咳嗽及其导致的张力性气胸。对于没有脓胸的患者，如果BPF和空气泄漏量较小，有报道可使用SLT且取得了满意的效果，也有报道使用了氯胺酮和丙泊酚联合肌肉松弛药进行快速序贯诱导，但被认为存在着相当大的污染和张力性气胸的风险。

BPF也可以通过各种通气技术进行保守治疗。通过对正常肺进行支气管插管，使BPF得以休息和愈合。但这种方法可能导致无法耐受的分流，可能必须使用PEEP来维持PaO_2。也可以使用DLT进行差异性肺通气，健康肺以正常的V_T进行通气，而患侧肺以较小的V_T进行通气或使用低水平的CPAP，压力刚好低于瘘管开放的临界值。BPF的临界开放压力可以通过对患侧支气管使用逐渐增加的CPAP来评估，当胸腔引流管在水封瓶中产生连续气泡时的CPAP即BPF的临界开放压力。

对于较大的BPF，可以通过HFJV进行非手术治疗。使用小V_T会使瘘管产生的气体损失达到最小，可以加快愈合。此外，HFJV时血流动力学变化较小，自主呼吸通常会消失，从而减少呼吸做功，降低对肌肉松弛药或过度镇静的需要。

肺囊肿和肺大疱

肺内充气的囊肿通常是支气管源性的、感染后形成的、婴儿期出现的或肺气肿性的。它们可能与慢性阻塞性肺疾病（COPD）相关，也可能是独立的发现。肺大疱是一个由肺泡组织破坏而形成的薄壁空腔，因此其壁由脏层胸膜、结缔组织间隔或受压的肺组织构成。一般来说，大疱区域是肺气肿的终末期。

当肺大疱患者出现呼吸困难，肺大疱扩张，出现复发性气胸或者大疱压迫大面积的正常肺组织时，可考虑手术切除。大多数患者都伴有严重的COPD和二氧化碳潴留，并且缺乏呼吸功能储备。在管理上的首要考虑是维持高FiO_2（吸入氧浓度）。如果肺大疱或囊肿与支气管树相通，且其顺应性良好，那么正压通气可能会导致其扩张，甚至破裂，这种情况类似于张力性气胸。如果肺大疱的顺应性非常强，那么大部分应用的潮气量（V_T）可能会浪费在这个额外的无效腔中。应避免使用一氧化二氮（即笑气），因为它会导致体内任何气腔的扩张，包括肺大疱。一旦胸腔被打开，更多的潮气量可能会进入顺应性良好的肺大泡中，此时它不再受胸壁完整性的限制，因此需要增加通气量，直到肺大疱得到控制。

这类患者的麻醉管理具有挑战性，特别是如果双侧均有肺大疱或囊肿时。理想情况下，DLT可在患者清醒或全身麻醉下插入，但应保留自主呼吸。避免正压通气（在可能的情况下）有助于降低前文描述的潜在问题的风险，尽管自主呼吸时的氧合可能是不稳定的。一旦双腔管对位完成，可对双侧肺分别通气；如果不存在双侧病变，可以对健侧肺进行充分通气。在麻醉的诱导和维持过程中，可以使用温和的正压通气，快频率、小潮气量，维持气道压不超过10cmH₂O，尤其是当术前的通气扫描中显示大疱没有或仅有微弱的支气管交通时。在进行手术时，由于每个大疱都被切除，术后的肺可以单独通气，以检查是否存在漏气及是否有额外的肺大疱。

如果在胸腔开放前即开始正压通气，就必须考虑到张力性气胸的可能性，而且应该准备好相应的治疗措施。当出现单侧呼吸音降低（肺大疱患者中可能难以区分），呼吸压力增加，进行性气管偏离，气喘或心血管功能变化等症状时可诊断气胸。气胸的治疗包括快速放置胸腔导管。放置胸腔引流管会带来额外的风险，即造成皮肤BPF，导致无法通气。另外，只有在外科医生准备好手术部位并消毒铺巾后，才能进行全身麻醉。如果患者在诱导过程中病情突然恶化，外科医生可以立即进行正中胸骨切开术。从麻醉诱导到胸骨切开术的时间必须尽量缩短。

为了避免已知肺大泡患者出现这些问题，高

频喷射通气（HFJV）已被用于一名接受冠状动脉旁路移植术的肺大疱患者和另一名接受双侧肺大疱切除术的患者。如果需要进行双侧肺大疱切除术，则通常使用胸骨正中切开术。Benumof[180]等人描述了使用 DLT 进行顺序性单肺通气（OLV），以管理需要双侧肺大疱切除术的患者。根据术前通气和灌注扫描的评估，应先对肺大疱最大且肺功能最差的一侧进行手术。这样，肺功能较好的一侧肺应首先支持气体交换。如果在此单肺通气期间出现低氧血症，则应对非通气依赖侧肺在肺萎陷阶段使用 CPAP，以增加 PaO_2。

与大多数肺切除术的病例不同，肺大疱切除术后的患者会留下比之前更多的功能性肺组织，并且呼吸力学也得到了改善。手术结束时，用单腔支气管插管（SLI）替换双腔支气管导管（DLT），并且患者通常需要几天的时间才能从呼吸机中撤机。在此期间，应尽量减少使用的正压通气，以避免残留肺大疱缝线或吻合处破裂而导致气胸。

气管切除的麻醉

气管切除和重建在外科技术操作上是困难的，对麻醉医师是一种挑战。这类手术的适应证包括先天性病变（发育不全、狭窄）、肿瘤（原发性或继发性）、损伤（直接或间接）、感染和插管损伤（由气管插管或气管切开引起）。对于手术团队来说，主要的问题是在气道手术时保持肺通气和术后吻合口的完整性。因此，患有严重的肺部疾病需要术后通气支持是气管切除或重建的相对禁忌证。

对这些患者的监测应包括左侧桡动脉内放置动脉导管，以便在无名动脉压迫期间也可持续测量血压。应该使用类固醇来帮助减少任何原因的气道水肿，并且在整个过程中应该使用高的 FiO_2，以确保 FRC 中的氧气储备始终充足，从而降低通气暂时中断时发生低氧血症的风险。

据报道，许多方法都能为该手术提供氧气和肺通气。一个小口径的加强型导管通过上段气管的病变放置到气管的远端，这样导管周围的病变就可以被切除。这种技术只适用于轻度的狭窄。另一种方法是气管导管可以通过声门到达狭窄部位的上方，然后术中将无菌的气管或支气管导管通过气管切口插入狭窄远端气道。病灶切除后，取出无菌的远端气管插管，将上端导管（最初通过

声门的导管）穿过吻合口。对于气管或支气管的远端病变，可在支气管内插管或双腔支气管导管周围进行切除和重建。在这些手术过程中，患者会保持头低位，以尽量减少血液和碎片进入肺泡，并且在整个过程中必须严密监测通气。

显然，气道内的大口径导管可能会给手术操作带来困难，使用高频通气技术可以提高手术的成功率。因此，可以将一个小直径的导管通过狭窄的病灶或切开气道放置于病灶远端，并通过 HFPPV 或 HFJV 来维持远端气管和肺的通气。这些高频通气技术的潜在缺点是系统必须是"开放的"（见"高频通气"），如果狭窄处过紧，呼气时的气体逸出可能会受到影响。此外，导管远端可能会吸入碎片或血液导致导管阻塞或产生移位。对于复杂的切除术，可能需要两个麻醉团队、两台机器和麻醉回路或通气设备，以确保两个远端气道段的充分通气。尽管在气管隆突切除术中，仅对左肺进行 HFPPV 通常就能提供足够的氧合和通气。

气管切除或重建术后，患者应保持颈部和头部弯曲，以减少吻合口缝线的张力。在某些情况下会在下巴和前胸壁之间的进行缝合来维持。气管导管应尽早拔除，以尽量减少气管导管和套囊造成的气管损伤。

支气管肺泡灌洗

这一操作包括对肺和支气管树的灌洗，用于治疗肺泡蛋白沉积症、放射性粉尘吸入、囊性纤维化、支气管扩张和喘息性支气管炎。肺灌洗是在全身麻醉下使用 DLT 来进行的，这样可以使用一个肺通气，而另一个肺则用于灌洗液治疗[181]。

这些患者的术前评估应包括通气灌注扫描，这样可以首先对受累更严重的肺（通气更少的那侧）进行灌洗。如果双肺均等受累，通常先对左肺进行灌洗，因为右肺体积更大气体交换相对更好。患者进入手术室前应进行充分的预处理和给氧。

静脉注射诱导麻醉后，使用吸入麻醉药进行维持，保持尽可能高的 FiO_2。肌肉松弛药有助于 DLT 置管，置管前应该检查套囊，套囊应维持 4.9kPa 的压力以确保双肺完美的分离，防止套囊周围的灌洗液泄漏。纤维支气管镜对检查支气管套囊的位置有重要作用。监测应包括动脉导管，并应将在通气侧肺上放置听诊器以监测有无啰音，

若出现啰音可能表明灌洗液渗漏到该侧肺内。

在整个手术过程中,患者都会持续吸入 100% 的氧气。灌洗前,这有助于肺去氮,使肺内仅保留氧气和二氧化碳。然后注入液体,使这些气体被吸收,从而使液体更容易进入肺泡间隙,而不是保留更多的不溶性氮气气泡。

气管插管后,将患者翻身,使待灌洗的一侧处于最低位置,并再次检查 DLT 的位置和密封性。让患者处于头高位,然后将温热的肝素化等渗盐水从腋中线以上 30 厘米处的储液器中通过重力作用注入导管至依赖肺,同时为非依赖肺通气。当液体停止流入(成人通常在 700 至 1 000ml 后)时,将患者置于头低位,让液体流出。继续灌洗,直至流出液清澈(与肺泡蛋白沉积症灌洗初期排出的乳白色液体相反),此时对肺部进行吸痰,并重新建立大 V_T(和压力)通气,因为肺表面活性物质的丧失导致肺顺应性降低。每次灌洗时,都要监测流入和流出的体积,以确保患者不会被液体"淹没",并且没有过多的吸收或泄漏到通气侧。在每次灌洗后至少 90% 的生理盐水应被吸出。双肺通气被重新建立,随着顺应性的改善,可以引入空气氧气混合气体(添加氮)来帮助维持肺泡扩张。经过一段时间的通气后,大多数患者可以在手术室拔除气管导管。在治疗后期,应鼓励患者咳嗽和进行呼吸练习,以完全扩张治疗的肺。第一次肺灌洗后 3 天到 1 周,患者可以回到手术室进行对侧肺的灌洗。

该过程中有时会遇到一些问题,包括灌洗液从治疗侧肺部逸出到通气侧肺部。此时必须停止灌洗,需要重新确定充分的肺隔离后才能继续进行灌洗。DLT 定位至关重要。逸出可能导致氧合能力大幅下降,从而可能需要终止该操作,并使用氧气和 PEEP 进行双肺通气。

当灌洗液被灌注到下侧肺中时,氧合通常会得到改善,因为液体会引起肺泡内压力增大,导致肺血流转移到上侧通气肺。相反,当液体从下侧肺流出时,可能会发生低氧血症。在某些情况下,若已预计到在右肺灌洗过程会出现严重的低氧血症,可通过事先将一根尖端带套囊的导管插入右主肺动脉(X 射线引导下进行),在右肺灌洗期间充盈该套囊,降低了低氧血症的风险。通过这种方法使灌注期间流向下方通气肺,即右肺的血流最小化。但这种技术并不是没有风险的(如肺动脉破裂),只应在那些被认为在灌洗过程中存在低氧血

症风险的患者中实施。如果患者最近进行了诊断性肺活检,则可能出现支气管胸膜瘘(BPF)。这时应在 BPF 的一侧插入胸腔引流管,且先对该侧进行灌洗。胸腔引流可于数天后拔除。

受现有 DLTs 尺寸的限制,体重不足 40kg 的患者无法使用 DLT 进行肺灌洗。在这种情况下,可能需要心肺流转术来提供灌洗时的氧合。

重症肌无力

胸科麻醉医生很可能需要对胸腺切除术的重症肌无力(myasthenia gravis, MG)患者进行管理,手术现在已经被认为是大多数 MG 的治疗选择。MG 是神经肌肉接头的一种障碍性疾病,在现代麻醉实践中神经肌肉接头的功能常常被改变。MG 的发病率似乎在增加。最准确的估计是每年约 30/100 万。年龄在 0~19 岁的儿童和青少年的发病率在每年是 1~5/100 万之间。这些数值很可能低估了真实的发病率,因为轻微的病例会被忽略,而且老年人的病例也会被误诊[182]。任何年龄的人群都可能受到影响,但 30 多岁的女性和 50 多岁的男性发病率最高。MG 是一种慢性疾病,其临床表现为自发性的间歇无痛性虚弱和骨骼肌易疲劳,休息后可缓解[183-184]。发病通常是缓慢而隐匿的,任何骨骼肌或肌肉群都可能受累,这些情况在复发和缓解中往复。最常见的发病部位为眼肌;如果肌无力持续为眼肌型大于两年,则进展到全身型 MG 的可能性很低。在某些病例中,这种疾病是全身型的,肌无力可能出现延髓性麻痹,导致呼吸和吞咽困难。外周肌肉的受累可能会导致虚弱、笨拙、以及难以支撑头部或行走。常用的 MG 临床分类见表 38-7[185]。

在 MG 中,受累肌肉末端的突触后乙酰胆碱受体(acetylcholine receptors, AChRs)数量减少。这导致神经肌肉传导的安全范围减小。MG 是一种自身免疫性疾病,大约 80% 的受累患者可在循环中检测到烟碱 AChRs 的抗体。这些抗 AChRs 抗体可能引起补体介导的突触后膜溶解或受体的直接阻滞,或调节受体的转换速率使降解率超过再合成率。对终板区的研究显示突触皱褶的缺失和突触间隙的扩大。不具有抗 AChRs 抗体的患者存在肌肉特异性的酪氨酸激酶(muscle-specific tyrosine kinase, MuSK)抗体的比例变化较大[186]。

对 MG 的诊断包括患者的病史和临床、药理学、电生理或免疫学检查。患者不能维持或重复

表 38-7 重症肌无力的临床分类

类别	描述
I	眼肌型——只有眼部肌肉的受累。轻微的上眼睑下垂和复视。其他肌肉对 MG 的电生理检查是阴性的
I A	眼肌无力，周围肌肉无临床症状但肌电图阳性
II	全身型肌无力
II A	轻度——发病慢，通常是眼肌，逐步累及骨骼和延髓的肌肉。无呼吸机受累。对药物治疗的良好反应。死亡率较低
II B	中度——随着 II A 的发展，骨骼和延髓肌肉的受累也越来越严重。构音障碍、吞咽困难、咀嚼困难。没有呼吸受累。患者活动受限。药物治疗有效
III	急性暴发型——迅速发作严重的延髓和骨骼肌无力，并累及呼吸肌。病程小于 6 个月。治疗反应不良。患者活动受限。死亡率低
IV	迟发重症型——由 I 型或 II 型逐渐发展为严重肌无力，发病 2 年以上。疾病进展可缓慢或迅速。药物治疗效果差，预后差

改编自 Osserman KE, Genkins G. Studies in myasthenia gravis: a review of a 20-year experience in over 1200patients. *Mt Sinai J Med*. 1971; 38: 497.

持续的肌肉收缩。与之对应的是由重复刺激运动神经引起的复合肌肉动作电位的下降。这是对 MG 的神经测试中最具特异性的检查，但它只能在某些肌肉上进行，而这些肌肉可能在单个患者中并未受累。机械性和电生理（肌电图）方面的减退可以通过静脉注射 2～10mg 依酚氯铵（依酚氯铵试验）缓解。MG 患者的特点是对非去极化肌肉松弛药敏感。当常规的肌电图结果不明确时，可以使用止血带隔离肢体以限制药物的作用范围，进行区域非去极化肌肉松弛试验。在区域非去极化肌肉松弛剂测试时，分别于静脉注射 0.2mg 箭毒前后测试肌电图。在模棱两可的病例中，抗 AChR 抗体测试的阳性结果可以明确诊断。

药物治疗

抗胆碱酯酶药用于延长乙酰胆碱在突触后膜的作用时间，也可对 AChRs 发挥其激动作用。抗胆碱酯酶药是 MG（表 38-8）最常用的药物治疗方法。有趣的是，没有关于在 MG 患者中使用乙酰胆碱酯酶抑制剂的随机对照试验，因为观察性研究的效果很明显，使用安慰剂是不恰当的[187-188]。肌无力患者会学习如何逐步调节药物剂量，以达到最佳效果。药物过量会导致乙酰胆碱的毒性作用，并可能引起胆碱能危象。剂量不足会导致虚弱或肌无力危象。在一个虚弱的患者中，可以通过进行依酚氯铵试验或通过检查瞳孔大小来区分两种类型的危象，患者瞳孔在肌无力危象时是放大的（散瞳），而在胆碱能危象时表现为瞳孔缩小（缩瞳）。出现毒蕈碱样副作用时使用阿托品治疗（见第 14 章）。

已基于 MG 的免疫学原理使用短期和长期免疫抑制药物。类固醇是用于短期免疫抑制的，而是硫唑嘌呤、环磷酰胺、环孢素、氨甲蝶呤、霉酚酸酯、利妥昔单抗和他克莫司等则用于长效免疫抑制治疗[184]。类固醇治疗通常在患者病情好转前会先出现加重。通常的治疗方案是隔天服用泼尼松 1mg/kg。快速短期免疫调节可用于急性恶化的治疗或手术前改善肌肉力量。血浆置换可以减少抗 AChR、抗 MuSK 及其他炎症介质的浓度，产生显著但是短暂的肌肉力量改善。血浆置换已被证明能够改善手术和非手术患者的呼吸功能，通常用于重度 MG 患者。血浆置换会导致血浆中的胆碱酯酶水平下降，导致由这种酶分解的药物作用时间延长，如琥珀胆碱。

长期免疫调节是通过外科胸腺切除术实现的[189]。因 MG 切除胸腺的患者中，75% 的胸腺腺体中发现了异常（85% 显示增生，15% 显示胸腺

表 38-8 用于治疗重症肌无力的抗胆碱酯酶药物

药物	剂量/mg			
	口服	静脉注射	肌内注射	疗效
溴吡斯的明	60	2	2～4	1
新斯的明	15	0.5	0.7～1	1

瘤）[189]。在胸腺切除术后，大约 75% 的患者症状得到缓解或改善。胸腺瘤为胸腺切除的适应证，现在大多数 MG 患者也可考虑选择手术治疗，除了 Osserman 分级 I 级的患者（表 38-7）。在诊断后 3 年内进行胸腺切除术可获得较好的术后效果。经胸骨正中切开入路与通过胸腔镜或视频辅助的胸腺切除术的临床效果是一致的[190]。一份对于 17 位接受机器人胸腔镜胸腺切除术患者的麻醉情况的报告显示，建议对手术技术和定位进行改进[191]。

全身麻醉的管理

在可能的情况下，MG 患者应在缓解期间接受择期手术[192]。在入院时，患者的身体和情绪状态都应处于最佳状态。应排除其他偶尔与 MG 有关的疾病（表 38-9）[193]。应详细检查患者目前用药，并考虑到可能存在的药物互相作用。由于患者在医院的活动较少，他们的抗胆碱酯酶剂量可能需要降低。如果患者有呼吸系统疾病或延髓受累病史，术前评估应包括呼吸功能检查。应指导患者行呼吸练习和使用激励式肺活量计。应告知患者术后可能需要气管插管和机械通气。理想情况下，

表 38-9　重症肌无力相关疾病
胸腺瘤
甲状腺疾病
甲状腺功能亢进症
甲状腺功能减退症
甲状腺炎
特发性血小板减少性紫癜
类风湿关节炎
系统性红斑狼疮
恶性贫血
溶血性疾病
多发性硬化症
溃疡性结肠炎
白血病
淋巴瘤
痉挛性疾病
胸腺外肿瘤
Sjögren 综合征
硬皮病

MG 的患者应该被安排在当天的第一台手术。接受类固醇治疗的患者围手术期应持续用药。必须考虑与其他免疫抑制药物的相互作用，如果患者术前处于肌无力危象，可能需要进行术前血浆置换。

因为计划手术治疗的 MG 患者须行气管插管和机械通气，传统的做法是在术晨停用抗胆碱酯酶治疗，这样患者在到达手术室的时候就很虚弱[194]。但避免了与手术室内使用的其他药物的相互作用。如果患者躯体上或心理上对药物产生依赖，可以继续进行抗胆碱酯酶治疗。另一些人则建议继续服用溴吡斯的明，包括在诱导前口服[195]。使用苯二氮䓬类或巴比妥类药物，可达到令人满意的术前用药效果。通常避免使用阿片样物质以免产生呼吸抑制。

监测项目应由根据患者的状态和拟行的外科手术来决定，但如果要使用影响神经肌肉传递的药物，应包括对神经肌肉传导的监测（通过机械肌电图 / 肌肉抽动监测器、集成式肌电图监测、运动描记图或一种记录监测）[196]。

麻醉的诱导通过短效巴比妥酸盐（如果可用）或丙泊酚很容易实施。在择期患者中，气管插管、麻醉维持和肌肉松弛都可以通过强效的吸入麻醉药来实现。可使用强效吸入麻醉药加深麻醉，并在其作用下气管插管。肌无力患者比正常患者对强吸入麻醉药的神经肌肉松弛作用更敏感。在 MG 的患者中，异氟烷呼气末浓度达到 1.9MAC 时可产生 30%～50% 的神经肌肉阻滞，而 1.8MAC 的氟烷诱导可达到 10%～20% 的神经肌肉阻滞。这两种药剂分别可使 TOF 出现 41% 和 28% 的抑制[197]。溶解度稍差的吸入麻醉药，七氟烷和地氟烷，更易于给药和清除；现在是 MG 患者最常用的麻醉药品。Nitahara 等[198]研究了七氟烷对 16 名重症肌无力患者和 12 例正常患者的神经肌肉阻滞作用。与预期相同，他们发现 T1 和 T4/T1 值出现浓度依赖性降低。在 T4/T1 基础值小于 0.90 的肌无力患者中七氟烷对肌肉松弛的抑制作用更为显著。无论使用哪种吸入麻醉药，手术结束时，停用吸入麻醉药，神经肌肉功能开始恢复。在接受电视胸腔镜胸腺切除术的 MG 患者中，使用地氟烷的效果是相似的[199]。

非去极化肌肉松弛药。某些情况下，MG 患者不能耐受强效吸入麻醉药的心血管抑制作用，在这种情况下，根据监测的效果确定神经肌肉阻滞

剂的滴定剂量。与非 MG 患者相比，MG 的患者对去极化肌肉松弛药更敏感（ED_{50} 和 ED_{95} 降低）[200]。在严密的监测下，所有非去极化肌肉松弛药都被成功地用于 MG 患者（见第 21 章）。由于每个 MG 患者对非去极化肌肉松弛药的敏感性不同，所以给药时应按常规剂量的 1/10 滴定进行。顺式阿曲库铵半衰期短、分布量小、无蓄积、清除率高，是 MG 患者的理想肌肉松弛药[201]。联合使用强效吸入麻醉药时，患者对非去极化肌肉松弛药的敏感性加强[201]。

其他的非去极化肌肉松弛药，如维库溴铵和罗库溴铵也可以使用；在 MG 患者中最好避免使用长效肌肉松弛药。如果有必要，非去极化肌肉松弛药产生的残余肌肉松弛作用可以通过使用抗胆碱酯酶药物来拮抗，而肌肉松弛作用逆转应在监测下进行，以达到最大的肌肉松弛力量恢复，同时避免胆碱能危象。所有抗胆碱酯酶药物均已被安全使用。依酚氯铵可能是首选药物，因为它起效快，而且通过加大给药剂量可延长作用。MG 患者对非去极化肌肉松弛药的敏感性因人而异，取决于个体患者、MG 的严重程度和治疗方法。Mann 等[202]发现，在麻醉前，T4/T1 比值小于 0.9 的 MG 患者对阿曲库铵的敏感性增加。他们建议在麻醉诱导前进行足够的镇痛（芬太尼，$2\mu g/kg$），然后使用四个成串刺激对神经肌肉进行监测。Itoh 等[203]发现，眼肌型 MG 患者对维库溴铵的敏感度低于全身性 MG 患者。他们还发现，在临床的 MG 患者中，对维库溴铵的敏感性与是否存在 AChR 抗体无关。血清阴性患者对维库溴铵的敏感性与血清阳性患者相同[204]。在降低患者的敏感性方面，有一些相互矛盾的报道。所有 MG 患者都应被认为对非去极化肌松剂很敏感[205]。

舒更葡糖是一种新型的环糊精药物，它对罗库溴铵亲和性非常高。在引入舒更葡糖之前，抗胆碱酯酶药物是拮抗残余肌肉松弛的唯一选择，而在 MG 患者中，必须谨慎使用抗胆碱酯酶，以避免肌无力或胆碱能的危象。据报道，舒更葡糖在正常患者中可对罗库溴铵介导的深度肌肉松弛状态提供了迅速、完整且持久的肌肉松弛恢复[206-207]。

据报道，在 MG 患者中使用舒更葡糖，可在 210s 内安全逆转深度的罗库溴铵诱导的神经肌肉阻滞[208]。舒更葡糖的使用在 MG 患者中表现出了明显的优势[209]。在撰写本文时，该药物已获美国食品药品监督管理局批准用于美国临床使用。

琥珀胆碱。肌无力患者对琥珀胆碱导致的神经肌肉阻滞作用具有抵抗。在 MG 患者中 ED_{95} 是正常的 2.6 倍[210]。然而，在临床上，使用琥珀胆碱是没有问题的，常规剂量即可为插管提供足够的肌肉松弛作用，且恢复时间无延长，尽管有时会出现 Ⅱ 相阻滞。在许多 MG 患者中已使用 $0.2\sim1mg/kg$ 的琥珀胆碱，大多数患者在肌肉松弛前未出现肌束震颤。一些患者在恢复过程中可观察到四个成串刺激的反应消退，但肌肉松弛恢复没有延迟。之前使用的抗胆碱酯酶药物会使情况更加复杂，因为它会引起琥珀胆碱代谢延迟。

当需要快速顺序诱导气管插管时，可用琥珀胆碱或中等剂量的非去极化肌肉松弛药以达到快速肌肉松弛的目的，在后一种情况下肌肉松弛药作用时间会相应延长。在 3 例行胸腺切除术的 MG 患者中成功使用了给予琥珀胆碱（1.5mg/kg）和维库溴铵（0.01mg/kg）的序列肌肉松弛方式。作者认为，这一技术在需要快速顺序诱导麻醉时可能特别有优势[211]。在未来，插管剂量的罗库溴铵与舒更葡糖的联合使用，可能会取代琥珀胆碱，完成对 MG 患者的快速顺序诱导。

无肌肉松弛技术。出于对 MG 患者使用肌肉松弛药的担忧，有许多关于成功使用无肌肉松弛技术的报道。Della Rocca 等[212]连续研究了 68 例接受经胸骨入路胸腺切除术的 MG 患者，随机接受丙泊酚 $/O_2/N_2O/$ 芬太尼或七氟烷 $/N_2O/O_2/$ 芬太尼。所有患者术后均在手术室中拔除气管导管，且术后无呼吸抑制不需要插管。Madi-Jebara 等[213]报道了一例行经胸骨胸腺切除术的成人病例，术中使用七氟烷作为唯一的麻醉剂，联合鞘内注射舒芬太尼和吗啡满足术中镇痛需求。Abe 等[214]报道了丙泊酚联合胸膜硬膜外阻滞对 11 例 MG 患者进行胸腺切除术。据 Chevalley 等报道[215]，在 12 名接受类似手术的患者中，使用了丙泊酚联合硬膜外注射丁哌卡因和舒芬太尼进行麻醉。他们评论说，不使用肌肉松弛药提供了最佳的手术条件和改善了患者的舒适度。Lorimar 和 Hall[216]在行胸腺切除术的 MG 患者中使用了全静脉麻醉技术（丙泊酚和瑞芬太尼）。Politis 和 Tobias[217]报道了对饱胃的肌无力患者使用丙泊酚、利多卡因和瑞芬太尼进行快速顺序诱导插管的病例。

Baraka 等人[218]描述了一名 19 岁的伴有肌无力的胸腺瘤患者，患者接受了 2 小时的瑞芬太尼和七氟烷麻醉以行胸腺切除术。虽然在停用瑞芬太尼10min后就拔出了气管导管，但患者对言语刺激反应迟钝，12h内仍处于嗜睡状态。在手术前的几个月里患者接受了溴吡斯的明的治疗，他们认为苏醒延迟可能是由于溴吡斯的明抑制了非特异性酯酶的结果，而瑞芬太尼通常正是通过这种酶水解的。Ingersoll-Weng等[219]报道了一名52岁的妇女使用右美托咪定静脉注射联合吸入异氟烷全身麻醉下行胸腺切除术。患者在手术开始时情况稳定，但在关胸骨时出现了心脏停搏，立即开胸心脏按压。复苏成功，停止输注右美托咪定，手术顺利完成。导致心脏停搏的可能因素有右美托咪定引起的副交感神经活性增加；该患者也接受了溴吡斯的明的治疗，这也增加了迷走神经张力。因此，溴吡斯的明可能与右美托咪定存在着增强或协同作用。

其他药物的相互作用。 对MG患者，应谨慎使用具有神经肌肉阻滞作用的药物，尤其是同时使用肌肉松弛药时。这些药物包括抗心律失常的药物（奎尼丁、普鲁卡因胺、钙通道阻滞剂），利尿剂（引起低钾血症），氮芥，奎宁和氨基糖苷类抗生素。丹曲林已经在MG患者中安全使用。

麻醉苏醒。 MG患者苏醒时必须严密观察。患者在吸气时能够产生大于 $20cmH_2O$ 的负压，则可以考虑拔除气管内导管。拔管后，患者应在麻醉恢复室或ICU中严密观察。患者应尽快恢复他们常规的溴吡斯的明治疗。轻度呼吸抑制的病例可通过肠外给予抗胆碱酯酶治疗；更严重的病例可能需要气管插管和机械通气。患者胸腺切除术后马上可出现病情明显好转，抗胆碱酯酶治疗需求下降。

术后呼吸衰竭

肌无力患者术后出现呼吸衰竭的风险增加。术前曾多次尝试上机的MG患者，术后可能需要延长机械通气[220]。对于正中开胸胸腺切除术的患者，术后呼吸衰竭的阳性预测因素包括：MG的持续时间超过6年，除MG因素外，还存在其他慢性呼吸道疾病的病史，溴吡斯的明用量超过750mg/d和术前肺活量小于2.9L。但该预测系统在其他中心行开胸胸腺切除患者中没有用，对于接受其他手术的MG患者也没有预测价值[221]。在一项对52例胸腺切除术后患者进行的研究中，Mori等人[222]得出结论：那些接受了超过250mg溴吡斯的明的患者，呼吸衰竭的风险更大，需要重新插管。

最近的一个预测术后肌无力的危象和是否需要通气支持的评分系统，提出了引用疾病进展情况作为首要预测因素（累及延髓和快速进展的患者风险更大），还包括体重指数大于 $28kg/m^2$，肌无力危象的病史，MG症状持续时间超过2年，联合肺切除术的患者[223]。因此，每个患者都应该根据自己的特点来治疗。

对经胸骨胸腺切除术患者的研究表明，术后是否需要机械通气与术前最大静态呼气压力的相关性最好。结论是呼吸无力是预测呼吸支持的主要决定因素，因其会降低咳嗽和清除分泌物的能力。在这些患者中，适当的分泌物清除是必要的，必要时可行支气管镜检查。

一般来说，经颈部入路的胸腺切除术后呼吸衰竭的发生率低于经胸骨入路[224]。可能减少术后呼吸衰竭的方法包括术前血浆置换和围手术期大剂量的激素治疗。如果预计的手术时间为1~2h，则术前口服抗胆碱酯酶治疗可能是有意义的，因为药物达峰浓度的时间与手术过程的结束和气管拔管的时间一致。

术后护理

在术后即刻通常使用阿片类镇痛药为MG患者的缓解疼痛，如哌替啶，但应减少剂量。据报道，抗胆碱酯酶药物会增强吗啡和其他阿片类镇痛药的镇痛作用，因此建议在这类患者中阿片类镇痛药的使用剂量应减少1/3。区域麻醉和全身麻醉技术联合应用可为行胸腺切除的MG患者提供良好的手术条件，并改善术后镇痛。硬膜外联合全身麻醉已被报道可为外科医生和患者提供良好的术中和术后条件[225-226]。

肌无力综合征（Eaton-Lambert综合征）

肌无力综合征是一种罕见的免疫介导的神经肌肉接头传导障碍，与突触前膜处的电压门控钙离子通道抗体有关。人群中发病率约为1/100 000[227]。50%~60%的病例伴有肺小细胞肺癌。患者主诉虚弱无力，可被误诊为MG，但是Eaton-Lambert综合征患者对抗胆碱酯酶药物和类固醇治疗无效，反复刺激可改善肌力。该病的缺陷位于神经肌肉接头前，与神经末梢乙酰胆碱释放减少有关。使用4-氨基吡啶[228]、胍类和胚芽碱等增加重复放电，改善症状。该类患者对任何种类的肌肉松弛药都十分敏感，应谨慎应用甚至不用肌肉松弛药[229]。其他的治疗包括免疫抑制剂、免疫球蛋白及血浆置换[230]。

对所有已确诊恶性肿瘤的患者及怀疑肺癌正在行诊断性操作的患者都应考虑肌无力综合征的可能。这些患者的麻醉注意事项与 MG 患者相同[231-232]。

术后管理和并发症

术后疼痛控制

气管拔管后，术后护理的关键部分为呼吸治疗和疼痛管理。术后必须充分镇痛以确保患者能保持良好的呼吸运动[233]。多年来，静脉注射阿片类药物已经成为疼痛管理的标准方式。足量的阿片类药物可以提供充分的镇痛，但可能会导致镇静和呼吸抑制。患者自控镇痛（patient-controlled analgesia，PCA）被报道可以缓解术后疼痛，减少药物用量，降低镇静及呼吸系统并发症发生率[234]。此外 PCA 还消除了用药延迟，而且患者接受度很好。

除阿片样物质之外，还有很多静脉注射药物可以用于疼痛管理。据报道，静脉给予小剂量氯胺酮[0.05mg/(kg·h)]可以对开胸术后的硬膜外镇痛起到有效的辅助作用[235]。小剂量的氯胺酮联合吗啡用于 PCA，可以减少吗啡的用量，并改善患者呼吸相关指标[236]。可以减少术后前三天夜间氧饱和度低于 90% 的发生率。氯胺酮可能具有抗炎作用。一项荟萃分析显示氯胺酮可以降低白介素 -6 的水平[237]，但后续的前瞻性研究并未证实这一发现[238]。此外，氯胺酮也可通过硬膜外途径给药，以缓解开胸术后疼痛[239]。

加巴喷丁也能减轻胸部手术后的术后疼痛[240]，其中一种方法是术前 1h 至 2h 给予 900mg 加巴喷丁，还可以降低术后谵妄的发生率[241]。但据报道，加巴喷丁对患侧肩部疼痛无镇痛作用[242]。膈周脂肪垫注射已被证明能够减轻胸腔手术后可能发生的同侧肩痛[243]。

肋间神经阻滞可减轻疼痛并改善术后呼吸功能。肋间神经阻滞可以在术前或术后采用标准的技术进行。但最简单的方法是，在胸外科手术中，由外科医生在术中进行直视下的阻滞。在切口周围的 5 个肋间和胸腔置管的肋间注入 2～5ml 的 0.25%～0.5% 的丁哌卡因，可以提供 6～24h 的中等程度的镇痛效果，但患者仍会感受到胸腔导管

导致的膈肌或肩部不适。局部麻醉药的吸收率高，存在潜在的全身毒性，此外，还有药物误入神经中枢引起椎旁交感神经阻滞或硬膜外阻滞并引起低血压的风险，故肋间神经阻滞时所使用的局部麻醉药量不应过大。术中行肋间沟置管，可用于术后连续肋间神经阻滞。该技术可以减轻疼痛并改善术后肺功能。在椎旁间隙放置导管可以阻断多个节段的肋间神经。据报道这种技术具有良好的镇痛效果，且副作用小于硬膜外镇痛[244]。椎旁阻滞用于胸部手术后镇痛，与硬膜外镇痛一样有效，是一个很好的替代方法[245-246]。还有一种胸科术后镇痛的方法是硬膜外隙或蛛网膜下腔注射阿片样物质（详见第 20 章）。开胸术后硬膜外给予吗啡可以提供 16～24h 的深度镇痛，而且不会引起交感神经阻滞或感觉障碍和运动障碍，与全身性使用阿片样药物或局部麻醉药浸润相比有着显著的优势。硬膜外使用阿片样物质时，在胸段给药用于缓解疼痛的效果最好。硬膜外给予吗啡被证实可以减轻开胸术后患者的疼痛并改善呼吸功能。

Block 等对 1966 年到 2002 年 PubMed 数据库中 100 个研究进行了荟萃分析[247]，结论是无论硬膜外注射何种药物及导管置于哪个节段，硬膜外镇痛效果均优于肠外给药。硬膜外或脊髓镇痛可以降低并发症发生率和死亡率[248]。美国各医学中心最常用的技术是通过胸段硬膜外导管给予丁哌卡因联合其他麻醉剂，如芬太尼[249]。在儿科人群中的相关数据来源有限；在一项针对青少年患者的研究中，胸段硬膜外镇痛在微创漏斗胸修补术后提供了更好的镇痛效果[250]。对乙酰氨基酚辅助胸段硬膜外镇痛对于治疗开胸术后患者患侧肩部疼痛是有效的[251]。术后可以给予酮洛酸，但术中给药有出血的风险。

10～12μg/kg 的吗啡蛛网膜下腔（鞘内）给药已经成功地应用于胸外科手术术后[252-253]。这种技术使药物直接作用于脊髓，用药剂量比硬膜外或静脉途径更少。麻醉诱导前鞘内注射吗啡可以减少术后麻醉药物的用量，所有接受蛛网膜下腔或硬膜外阿片样药物治疗的患者都必须密切观察其潜在的副作用，包括迟发性呼吸抑制、尿潴留、瘙痒、恶心和呕吐。这些副作用是剂量相关的，可以被纳洛酮拮抗。尽管已有 30 余年临床应用经验，但对于这种类型的手术，最佳剂量仍不清楚[254]。

包括手术切口在内的伤害刺激可能导致中枢神经系统的改变，从而加剧术后疼痛。手术前

给予镇痛药被称为超前镇痛,可以预防神经可塑性改变从而减少术后疼痛,最近更常被称为预防性镇痛。在早期的超前镇痛研究中表明,开胸术切皮前通过腰段硬膜外给予芬太尼与切皮后给药相比,前者减少了术后疼痛评分和 PCA 吗啡的用量[255]。基于 1966 年至 2004 年期间发表的随机对照研究的荟萃分析,Bong 等[256]认为胸段硬膜外的超前镇痛有减少术后疼痛的趋势,但没有统计学的显著差异。随后的一项研究调查了在双侧 VAT 时,切皮前用利多卡因浸润手术切口进行超前镇痛,确实有助于在 24h 内缓解疼痛,但在 24h 后就没有作用了[257]。在此项研究中,切口是双侧的,但只在一侧进行浸润,且每个患者作为自己的对照。

胸膜间镇痛是术后疼痛治疗的另一种技术。在胸膜层之间注射局部麻醉药可以阻断胸交感神经链伴行的多个肋间神经和/或痛觉纤维。开胸时外科医生可以直视下置入导管。注射局部麻醉药物之后的 15min 内避免抽吸胸腔引流管以防止麻醉药被引流。外科医生还可以在切口处放置一个浸润导管,术后可通过该导管给予局部麻醉药物。On-Q PainBuster(I-Flow Corporation, Lake Forre-st, CA)可以用于这种技术,是减轻术后疼痛的有效辅助手段[258]。开胸术后可能出现慢性疼痛。即使是切口较小的胸腔镜手术[259-260]。一篇报告指出女性比男性更易产生围手术期疼痛和慢性疼痛[261]。如果发生了术后慢性疼痛,早期积极的治疗是非常重要的[262]。

开胸术后慢性疼痛的发生率很高[263-264]。大约 1/3 的患者有神经病变。据报道开胸术后慢性疼痛发生率约为 30%~50%[266-267]。对病理生理学认识不足阻碍了开胸术后慢性疼痛的成功预防和处理。胸段硬膜外镇痛可能减少开胸后慢性疼痛综合征的发展。

在一些病例中,外周神经刺激可能缓解术后疼痛[268]。预防性镇痛,包括从切皮前一直到切口愈合整个过程中的持续治疗,已经取代超前镇痛的地位。尽管氯胺酮可以迅速减轻疼痛,但无论是静脉注射还是硬膜外注射,其作用持续时间较短。塞来昔布已经被证明可以作为硬膜外镇痛的辅助手段改善术后急性疼痛,但没有其关于对开胸术后慢性疼痛综合征影响的数据。开胸术后慢性疼痛是一种神经性疼痛,一旦发展便难以治疗。

近年来,胸腔镜的使用越来越普遍,常是胸外科手术的首选方法。与开胸术相比,胸腔镜手术减轻了疼痛和呼吸系统损伤,但其术后疼痛仍是非常明显的,需要进行术后疼痛管理。术后急性疼痛可来源于肌筋膜或神经。这些疼痛可能导致神经可塑性改变而造成慢性疼痛。在一项研究中,胸腔镜术后慢性疼痛的发生率为 47%[269]。这与开胸术后的慢性疼痛发生率是相当的。这些疼痛的发生可能与插入腔镜套管或术中压迫而损伤肋间神经有关。此外在肺叶切除术中,需要从切口处取出肺叶,这可能会进一步加重疼痛。

如果手术术式由胸腔镜中转开胸的可能性很高,那么最好进行胸段硬膜外置管。如果患者术前肺功能很差,预计术后可能会出现呼吸困难或不能耐受全身性阿片类药物情况,置入硬膜外导管也是个明智的做法。相反,对于肺功能良好且预计不太可能由胸腔镜中转为开胸术的患者,硬膜外置管不是必要的。通过肋间神经阻滞或者椎旁阻滞联合全身性阿片类药物患者自控镇痛可以提供充分的术后镇痛。在英国行腔镜肺叶切除的患者中,这种镇痛方法比硬膜外镇痛更常见[270]。在这项调查中,只有 46% 的患者接受了胸段膜外麻醉。与硬膜外镇痛相比,椎旁阻滞是单侧的,而且不引起交感神经阻滞。通过胸腔引流管注射局部麻醉药是另一种治疗术后疼痛的方法[271]。在最近的一次更新中,我们回顾了关于胸腔镜手术疼痛管理方面的文献综述,认为硬膜外阻滞不是必要的[272]。在最近的更新中,推荐使用单次、多水平注射的椎旁阻滞进行 VATS 术后镇痛。最近的前瞻性随机试验证明了,在 VAT 患者中放置椎旁导管进行术后镇痛是有效的[273]。

胸科手术后的并发症

肺不张

需要行开胸手术的患者往往存在肺部疾病史,加上手术操作,可能会导致显著的肺功能障碍和肺炎。硬膜外镇痛可以减少呼吸系统并发症,包括肺不张和肺炎[274]。肺不张是导致术后并发症最重要的原因之一,据报道开胸肺切除术后肺不张发生率为 100%,基底段比上叶或中叶更普遍。疼痛的限制、肥胖、胸内积血积液和肺顺应性降低,都会造成患者浅快呼吸,使原本正常的呼吸功能减退。这种呼吸模式导致小气道闭合和分泌物阻塞,最终造成肺泡内气体的再吸收和终末气道塌陷。咳嗽不充分和分泌物清除不畅进一步加重了这个问题。其他肺不张的原因包括单肺麻醉后肺组织复张不完全和黏液堵塞,堵塞可发生于某一肺叶甚至整个肺脏。

可以通过临床表现、胸部 X 射线片或者动脉血气分析诊断肺不张。解决这个问题最好的方法就是增加静息肺容量或功能残气量。后者可以通过增加跨肺压(气道压力和胸膜间压力的差)或肺顺应性来实现。

许多患者的气管导管在胸部手术后不久即可拔管。拔管后,这些患者应在手术室观察至少 5 分钟,许多患者将需要高 FiO_2,通过面罩吸入。一些接受广泛胸部手术的 COPD 患者需要在术后进行通气,以避免肺不张和其他肺部并发症。机械通气会增加气道压力,并在较小程度上增加胸膜间压力;因此,跨肺压力会增加。

刺激性肺量测定法和 CPAP 被证实可以减少术后并发症,其他有助于预防肺不张的方法包括使用支气管扩张剂,咳嗽和清除分泌物,胸部物理治疗,鼓励患者活动和充分镇痛。当患者肺不张是由于黏液阻塞末梢肺组织造成的肺塌陷引起时,可以通过改变患者体位来使肺组织完全膨胀。这种方法提高了通气血流比,有助于清除术侧肺的黏液。然而因为存在心脏疝的风险,全肺切除术后的患者不应将手术侧向下侧卧。

胸外科手术后的其他并发症主要可分为心血管并发症、肺部并发症和其他相关问题。

心血管并发症

对于存在呼吸功能不全的患者,心血管并发症通常是最难处理的。低心排血量综合征和术后心律失常可能会危及生命。有创血流动力学监测可协助诊断和管理液体治疗。其他诊断方式,如超声心动图,可能用于排除在某些类型的胸部手术过程中打开心包后出现的心包积液或心包填塞。低心排血量综合征必须与胸腔内出血、心脏压塞、肺栓塞和附加 PEEP 的机械通气所导致的低心排血量综合征相区分。由于肺组织的切除和伴随的肺血管床的减少,术后过度补液可能导致肺水肿。长期萎陷的肺组织再次扩张可能造成复张性肺水肿(re-expansion pulmonary edema, RPE)。肺复张过快和引流大量胸水都会增加复张性肺水肿的风险[275]。术后肺栓塞可起源于肺动脉残端。术后心功能不全的干预措施包括使用正性肌力药物和血管扩张剂,必要时联合应用两种药物,以改善心室功能。用药的目标是减少左心或右心的前负荷,增加心输出量,使心室功能曲线向上、向左移位。因为右心室呈后负荷依赖性,血管扩张剂在减少右心室后负荷和改善右心室功能方面是非常有效的。正性肌力药物和血管扩张剂的联合使用,如多巴胺联合硝酸甘油,或者再复合米力农在治疗右心衰方面是非常有效的。

心律失常在胸外科手术后很常见。肺切除术后的患者发生室上性心动过速的频率和严重程度与他们的年龄和手术大小成正比。导致心律失常的原因有很多,包括潜在的心脏疾病、手术创伤的大小、术中心脏相关操作、疼痛刺激交感神经、肺血管床减少、麻醉药物和心血管活性药物、代谢异常。

在 300 例开胸肺切除术中,20% 的肺部恶性疾病患者发生心房颤动,但在肺部良性疾病患者中心房颤动的发生率仅为 3%[276]。在肺切除术后观察到类似的心律失常发生率。在 COPD 患者和伴随右心功能不全的患者中常发生多发性房性心动过速。肺切除后肺血管床变少会导致右心系统张力增加,尤其是在全肺切除术后。一直以来,都是用基础的抗心律失常药物治疗胸科手术后的房性心动过速。预防性使用洋地黄是有争议的,特别是对充血性心力衰竭的患者。反对其使用的原因包括药物潜在毒性作用,以及难以在没有心衰的情况下评估洋地黄疗法是否得当。一项前瞻性随机对照研究表明,与安慰剂相比,接受胸科手术的患者使用洋地黄治疗并没有任何优势[277]。部分支持使用此药物的观点认为,该药能降低老年患者致死性并发症的发生率。在一些研究中报道洋地黄可以减少围手术期心律失常的发生率。如果要进行洋地黄治疗,应确保血钾浓度正常以减少洋地黄中毒的可能。

最近,更新型的药物取代了洋地黄进行抗心律失常的治疗。在排除了潜在的可逆性的生理异常如缺氧后,也可使用 β 受体阻滞剂或钾通道阻滞剂来治疗室上性心动过速。在引入超短效 β 受体阻滞剂艾司洛尔之前,维拉帕米一直是解决这些问题的标准治疗方法。对术后心房颤动或心房扑动患者,艾司洛尔已经被证实可以有效控制心室率,并将转为窦性心律的概率从 8% 提高至了 34%。由于其作用时间短(β 受体消除半衰期为 9min)和 $β_1$ 受体的心脏选择性,是术后控制上述心律失常的首选药物。在 1min 内给予艾司洛尔负荷剂量 500μg/kg，随后以 50～200μg/（kg·min）的速度维持输注，已经被证明可以有效地控制室上性心动过速。有研究报道胺碘酮可有效恢复和维持窦性心律[278]。

出血和呼吸系统并发症

出血和气胸始终是胸外科术后的主要问题。尽管与开胸术相比，胸腔镜手术可以减少疼痛，发生出血和术中并发症的风险增加[279]。

因为这些问题，在胸科手术后常规使用水封瓶进行胸腔引流。任何大血管或气管缝合口的滑脱，都可能造成缓慢或快速的血容量不足性休克或张力性气胸。出血量超过 200ml/h 是再次手术的适应证。胸腔引流系统的管理非常复杂。引流瓶必须保持在胸部以下且转运患者时不应夹闭引流管。这些管路可以挽救生命，但技术上的失误会导致严重的并发症。在非手术侧放置中心静脉导管导致气胸是非常危险的，因为非手术侧肺是至关重要的，无论是在麻醉单肺通气时还是患侧肺切除术后。支气管残端的开放可能导致支气管胸膜瘘的形成，其死亡率为 20%。在这种情况下患者的潮气量通过瘘管流失，会造成通气困难而需要手术治疗。为了保证操作安全，需要将 DLT 置于对侧主支气管内或使用 HFJV。HFJV 允许在较低的气道峰压下通气。但也有报道称高频喷射通气难以实现。如果放置了双腔气管导管，可以对瘘管侧肺单独使用 CPAP 或HFJV 进行通气。

神经系统并发症

在胸内手术过程中可能会发生中枢和外周神经损伤。这种损伤通常会导致严重的功能丧失。压迫或者拉伸胸部或身体其他部位，也可能造成外周神经损伤。神经损伤可以在术后立即出现或几天后才变得明显。这些患者经常主诉损伤神经支配区域的各种不适感，包括感觉异常、寒冷、疼痛或者麻木。臂丛神经走行于腋窝的浅表层面，上至脊椎，下至腋下筋膜，在胸部手术中非常容易受到损伤。牵拉是损伤臂丛神经的主要原因，而压迫只是次要因素。臂丛神经的分支也可能是术中手臂下段受到显示屏或手术台的其他部位压迫而造成损伤的。胸内神经可由手术操作直接造成损伤，包括被切断、挤压、牵拉或灼烧。喉返神经可能走行于淋巴结间，在淋巴结活体组织检查时容易造成损伤，特别是使用纵隔镜活体组织检查

时。气管造口术或根治性肺切除术也可能造成喉返神经损伤。心包切除术、根治性肺门切除术、食管手术中切开横隔膜、纵隔肿瘤切除术中可能损伤膈神经。

可以通过预防避免这些术中神经损伤。术后需要使用镇痛药物控制神经损伤造成的疼痛，并在康复期间维持关节活动。

（钱璐璐 译，左明章 校）

参考文献

1. Cancer: fact sheet no. 297. World Health Organization website. http://www.who.int/mediacentre/factsheets/fs297/en/. Updated February 2015; accessed January 10, 2016.
2. American Cancer Society. What are the key statistics about lung cancer. http://www.cancer.org/cancer/lungcancer-non-smallcell/detailedguide/non-small-cell-lung-cancer-key-statistics. Revised March 2015; accessed January 10, 2016.
3. Agostini P, Cieslik H, Rathinam S, et al. Postoperative pulmonary complications following thoracic surgery: Are there any modifiable risk factors? Thorax. 2010;65:815–818.
4. Bapoje SR, Whitaker JF, Schulz T, et al. Preoperative evaluation of the patient with pulmonary disease. Chest. 2007;132:1637–1645.
5. Smetana GW. Preoperative pulmonary evaluation: Identifying and reducing risks for pulmonary complications. Cleve Clin J Med. 2006;73(Suppl 1): S36–S41.
6. Slinger P. Update on anesthetic management for pneumonectomy. Curr Opin Anesthesiol. 2009;22:31–37.
7. Centers for Disease Control and Prevention. What are the risk factors for lung cancer? Centers for Disease Control website. http://www.cdc.gov/cancer/lung/basic_info/risk_factors.htm. Accessed January 10, 2016.
8. Brunelli A, Socci L, Refai M. Quality of life before and after major lung resection for lung cancer: A prospective follow-up analysis. Ann Thorac Surg. 2007;84: 410–416.
9. Licker M, Perrot M, Spiliopulos A. Risk factors for acute lung injury after thoracic surgery for lung cancer. Anesth Analg. 2003;97:1558–1565.
10. Yao S, Mao T, Fang W. Incidence and risk factors for acute lung injury after open thoracocotomy for thoracic diseases. J Thorac Dis. 2013;5:455–460.
11. Slinger PD, Susssa S, Triolet W. Predicting arterial oxygenation during one-lung anaesthesia. Can J Anaesth. 1992;39:1030–1035.
12. Slinger P, Johnston M. Preoperative evaluation of the thoracic surgery patient. Semin Anesth. 2002;21:168.
13. Nakahara K, Ohno K, Hashimoto J, et al. Prediction of postoperative respiratory failure in patients undergoing lung resection for cancer. Ann Thorac Surg. 1988;46:549–552.
14. Vansteenkiste J, Fischer BM, Dooms C, et al. Positron-emission tomography in prognostic and therapeutic assessment of lung cancer: Systematic review. Lancet Oncol. 2004;5:531–540.
15. Gould MK, Kuschner WG, Rydzak CE, et al. Test performance of positron emission tomography and computer tomography for mediastinal staging in patients with non-small-cell lung cancer: A meta-analysis. Ann Intern Med. 2003;139:879–892.
16. Amar D, Munoz D, Shi W. A clinical prediction rule for pulmonary complications after thoracic surgery for primary lung cancer. Anesth Analg. 2010;110: 1343–1348.
17. Ferguson MK, Vigneswaran WT. Diffusing capacity predicts morbidity after lung resection in patients without chronic obstructive pulmonary disease. Ann Thorac Surg. 2008;85:1158–1165.
18. Zhang R, Lee SM, Wigfield C, et al. Lung function predicts pulmonary complication regardless of the surgical approach. Ann Thorac Surg. 2015;99:1761–1767.
19. Brunelli A, Kim AW, Berger KI, et al. Physiologic evaluation of the patient with lung cancer being considered for resectional surgery: Diagnosis and management of lung caner, 3rd ed. American College of Chest Physicians evidence-based clinical practice guidelines. Chest. 2013;143(5 Suppl):e166S–90S.
20. Walsh GL, Morice RC, Putnam JB. Resection of lung cancer is justified in high-risk patients selected by oxygen consumption. Ann Thorac Surg. 1994;58: 704–710.
21. Bollinger CT, Wyser C, Roser H, et al. Lung scanning and exercise testing for the prediction of postoperative performance in lung resection candidates at increased risk for complications. Chest. 1995;108:341–348.
22. Ninan M, Sommers KE, Landranau RJ, et al. Standardized exercise oximetry predicts post pneumonectomy outcome. Ann Thorac Surg. 1997;64:328–332.
23. Win T, Jackson A, Sharples L, et al. Cardiopulmonary exercise tests and lung cancer surgical outcome. Chest. 2005;127:1159–1165.
24. Brunelli A, Fianchini A. Stair climbing test predicts cardiopulmonary complications after lung resection. Chest. 2002;121:1106–1110.
25. Brunelli A, Sabbatini A, Xiume F, et al. Inability to perform maximal stair climbing test before lung resection: A propensity score analysis on early outcome. Eur J Cardiothorac Surg. 2005;27:367–372.
26. Bernasconi M, Koegelenberg CF, von Groote-Bidingmaier F, et al. Speed of ascent during stair climbing identifies operable lung resection candidates. Respiration. 2012;84:117–122.

27. Spyratos D, Zarogoulidis P, Porpodis K. Preoperative evaluation for lung cancer resection. *J Thorac Dis*. 2014;6:S162–S166.
28. Mazzone P. Preoperative evaluation of the lung resection candidate. *Cleve Clin J Med*. 2012;79:eS17–eS22.
29. Brueckmann B, Villa-Uribe JL, Bateman BT, et al. Development and validation of a score for prediction of postoperative respiratory complications. *Anesthesiology*. 2013;118:1276–1285.
30. Nakagawa M, Tanaka H, Tsukuma H. Relationship between the duration of the preoperative smoke-free period and the incidence of postoperative pulmonary complications after pulmonary surgery. *Chest*. 2001;120:705–710.
31. Barrera R, Shi W, Amar D, et al. Smoking and cessation: impact on pulmonary complications after thoracotomy. *Chest*. 2005;127:1927–1983.
32. Mason DP, Subramanian S, Nowicki ER, et al. Impact of smoking cessation before resection of lung cancer: A society of thoracic surgeons general thoracic surgery database study. *Ann Thorac Surg*. 2009;88:362–371.
33. Mastracci TM, Carli F, Finley RJ, et al. Effect of preoperative smoking cessation interventions on postoperative complications. *J Am Coll Surg*. 2011;212:1094–1096.
34. Myers K, Hajek P, Hinds C, et al. Stopping smoking shortly before surgery and postoperative complications: A systematic review and meta-analysis. *Arch Intern Med*. 2011;171:983–989.
35. Mills E, Eyawo O, Lockhart I, et al. Smoking cessation reduces postoperative complications: A systematic review and meta-analysis. *Am J Med*. 2011;124:144–154.
36. Mauermann WJ, Nemergut EC. The anesthesiologist's role in the prevention of surgical infections. *Anesthesiology*. 2006;105:413–421.
37. Sekine Y, Chiyo M, Iwata T, et al. Perioperative rehabilitation and physiotherapy for lung cancer patients with chronic obstructive pulmonary disease. *Jpn J Thorac Cardiovasc Surg*. 2005;53:237–243.
38. Pehlivan E, Turna A, Gurses A. The effects of preoperative short-term intense physical therapy in lung cancer patients: A randomized controlled trial. *Ann Thorac Cardiovasc Surg*. 2011;17:461–468.
39. Landesberg G, Mosseri M, Wolf Y, et al. The probability of detecting perioperative myocardial ischemia in vascular surgery by continuous 12-lead ECG. *Anesthesiology*. 2002;96:264–270.
40. Marik P. Does central venous pressure predict fluid responsiveness? A systematic review of literature and tale of seven mares. *Chest*. 2008;134:172–178.
41. Marik P. Techniques for assessment of intravascular volume in critically ill patients. *J Intensive Care Med*. 2009;24:329–337.
42. Cannesson M, Le Manach YL, Hofer CK, et al. Assessing the diagnostic accuracy of pulse pressure variations for the prediction of fluid responsiveness. *Anesthesiology*. 2011;115:231–241.
43. Suehiro K, Okutani R. Stroke volume variation as a predictor of fluid responsiveness in patients undergoing one-lung ventilation. *J Cardiothorac Vasc Anesth*. 2010;24:772–775.
44. Kumar A, Anel R, Bunnell E, et al. Pulmonary artery occlusion pressure and central venous pressure fail to predict ventricular filling volume, cardiac performance, or the response to volume infusion in normal subjects. *Crit Care Med*. 2004;32:691–699.
45. Iberti TJ, Fischer EP, Leibowitz AB, et al. A multicenter study of physician's knowledge of the pulmonary artery catheter. *JAMA*. 1990;264:2928–2932.
46. Raper R, Sibbald WJ. Misled by the wedge. *Chest*. 1986;89:127–434.
47. Koji A. Mean pulmonary artery pressure under thoracotomy as an indicator of safety for lung resection. *J Jpn Assoc Chest Surg*. 2001;15:561.
48. Thys DM, Cohen E, Eisenkraft JB. Mixed venous oxygen saturation during thoracic anesthesia. *Anesthesiology*. 1988;69:1005–1009.
49. Pedotos A, Amar D. Right heart function in thoracic surgery: role of echocardiography. *Curr Opin Anaesthesiol*. 2009;22:44–49.
50. Serra E, Feltracco P, Barbieri S, et al. Transesophageal echocardiography during lung transplantation. *Transplant Proc*. 2007;39:1981–1982.
51. Pothoft G, Curtius JM, Wassermann K, et al. Transesophageal echography in staging of bronchial cancers. *Pneumologie*. 1992;446:111–117.
52. Manguso L, Pitrolo F, Bond F, et al. Echocardiographic recognition of mediastinal masses. *Chest*. 1988;93:144–148.
53. Neustein SM, Cohen E, Reich DL, et al. Transesophageal echocardiography and the intraoperative diagnosis of left atrial invasion by carcinoid tumor. *Can J Anaesth*. 1993;40:664–666.
54. Suriani RJ, Konstadt SN, Camunas J, et al. Transesophageal echocardiographic detection of left atrial involvement in a lung tumor. *J Cardiothorac Vasc Anesth*. 1993;7:73–75.
55. Neustein SM, Narang J. Spontaneous hemothorax due to subacute aortic dissection. *J Cardiothorac Vasc Anesth*. 1993;7:79–80.
56. Redford D, Kim A, Barber B. Transesophageal echocardiography for the intraoperative evaluation of a large anterior mediastinal mass. *Anesth Analg*. 2006;103:578–579.
57. Brooker RF, Zvara DA. Mediastinal mass diagnosed with intraoperative transesophageal echocardiography. *J Cardiothorac Vasc Anesth*. 2007;21:257–258.
58. Kazan R, Bracco D, Hemmerling TM. Reduced cerebral oxygen saturation measured by absolute cerebral oximetry during thoracic surgery correlates with postoperative complications. *Br J Anaesth*. 2009;103:811–816.
59. Suehero K, Okutai R. Cerebral desaturation during single-lung ventilation is negatively correlated with preoperative respiratory functions. *J Cardiothorac Vasc Anesth*. 2011;25:127–130.
60. Peyton P, Chong S. Minimally invasive measurement of cardiac output during surgery and critical care: a meta-analysis of accuracy and precision. *Anesthesiology*. 2010;113:1220–1235.
61. Zaouter C, Zavorsky GS. The measurement of carboxyhemoglobin and methemoglobin using a non-invasive pulse CO-oximeter. *Respir Physiol Neurobiol*. 2012;182(2-3):88–92.
62. Barker SJ, Badal JJ. The measurement of dyshemoglobins and total hemoglobin by pulse oximetry. *Curr Opin Anaesthesiol*. 2008;21:805–810.
63. Miller RD, Ward TA, Shiboski SC, et al. A comparison of three methods of hemoglobin monitoring in patients undergoing spine surgery. *Anesth Analg*. 2011;112:858–863.
64. Miller RD, Ward TA, McCulloch CE, et al. A comparison of lidocaine and bupivacaine digital nerve blocks on noninvasive continuous hemoglobin monitoring in a randomized trial in volunteers. *Anesth Analg*. 2014;118:766–771.
65. Berkow L, Rotolo S, Mirski E. Continuous noninvasive hemoglobin monitoring during complex spine surgery. *Anesth Analg*. 2011;113(6):1396–1402.
66. Giordano CR, Gravenstein N. Capnography. In: Ehrenwerth J, Eisenkraft JB, Berry JM, eds. *Anesthesia Equipment: Principles and Applications*. 2nd ed. New York, NY: Elsevier; 2013:245–255.
67. Shafieha MA, Sit J, Kartha R, et al. End-tidal CO_2 analyzers in proper positioning of double-lumen tubes. *Anesthesiology*. 1986;64:844–845.
68. Yam PCI, Innes PA, Jackson M, et al. Variation in the arterial to end-tidal Pco_2 difference during one-lung thoracic anaesthesia. *Br J Anaesth*. 1994;72:21–24.
69. Benumof JL. Isoflurane anesthesia and arterial oxygenation during one-lung ventilation. *Anesthesiology*. 1986;64:419–422.
70. Cohen E. Recommendations for airway control and difficult management in thoracic anesthesia: Are we ready for the challenge? *Minerva Anestesiol*. 2009;75:3–5.
71. Fischer GW, Cohen E. Update of anesthesia for thoracoscopic surgery. *Curr Opin Anaesthesiol*. 2010;23:7–11.
72. Lohser J, Brodsky J. Silibronco double-lumen tube. *J Cardiothorac Vasc Anesth*. 2006;20:129–131.
73. Brodsky JB, Lemmens HJM. Left double-lumen tubes: clinical experience with 1,170 patients. *J Cardiothorac Vasc Anesth*. 2003;17:289–298.
74. Brodsky JB, Lemmens HJ. Tracheal width and left double-lumen tube size: a formula to estimate left-bronchial width. *J Clin Anesth*. 2005;17:267–270.
75. Amar D, Desiderio D, Heerdt PM, et al. Practice patterns in choice of left double-lumen tube size for thoracic surgery. *Anesth Analg*. 2008;106:379–383.
76. Chow MY, Go MH, Ti LK. Predicting the depth of insertion of left-sided double-lumen endobronchial tubes. *J Cardiothorac Vasc Anesth*. 2002;16:456–458.
77. Massot J, Dumand-Nizard V, Fischler M, et al. Evaluation of the double-lumen tube Vivasight-DL (DLT-ETView): a prospective single-center study. *J Cardiothorac Vasc Anesth*. 2015;29:1544–1549.
78. Koopman EM, Barak M, Weber E, et al. Evaluation of a new double-lumen endobronchial tube with an integrated camera (VivaSight-DL™): A prospective multicentre observational study. *Anaesthesia*. 2015;70:962–968.
79. Levy-Faber D, Malyanker Y, Nir RR, et al. Comparison of VivaSight double-lumen tube with a conventional double-lumen tube in adult patients undergoing video-assisted thoracoscopic surgery. *Anaesthesia*. 2015;70:1259–1263.
80. Smith G, Hirsch N, Ehrenwerth J. Sight and sound: Can double-lumen endotracheal tubes be placed accurately without fiberoptic bronchoscopy? *Br J Anaesth*. 1987;58:1317.
81. Cohen E, Neustein SM, Goldofsky S, et al. Incidence of malposition of PVC and red rubber left-sided double lumen tubes and clinical sequelae. *J Cardiothorac Vasc Anesth*. 1995;9:122–127.
82. Benumof JL, Partridge BL, Salvatierra C, et al. Margin of safety in positioning modern double-lumen endotracheal tubes. *Anesthesiology*. 1987;67:729–738.
83. Sakuragi T, Kumano K, Yasumoto M, et al. Rupture of the left main-stem bronchus by the tracheal portion of a double-lumen endobronchial tube. *Acta Anaesthesiol Scand*. 1997;41:1218–1220.
84. Wagner DL, Gammage GW, Wong ML. Tracheal rupture following the insertion of a disposable double-lumen endotracheal tube. *Anesthesiology*. 1985;63:698–700.
85. Heike Knoll H, Stephan Ziegeler S, Jan-Uwe Schreiber JU, et al. Airway injuries after one-lung ventilation: A comparison between double-lumen tube and endobronchial blocker: a randomized, prospective, controlled trial. *Anesthesiology*. 2006;105:471–477.
86. Clayton-Smith A, Bennett K, Alston RP, et al. A comparison of the efficacy and adverse effects of double-lumen endobronchial tubes and bronchial blockers in thoracic surgery: a systematic review and meta-analysis of randomized controlled trials. *J Cardiothorac Vasc Anesth*. 2015;29:955–966.
87. Andros TG, Lennon PF. One-lung ventilation in a patient with a tracheostomy and severe tracheobronchial disease. *Anesthesiology*. 1993;79:1127–1128.
88. Bellver J, Garcia-Aguado A, Andres JD, et al. Selective bronchial intubation with the Univent system in patients with a tracheostomy. *Anesthesiology*. 1993;79:1453–1454.
89. Saito T, Naruke T, Carney E, et al. New double-lumen intrabronchial tube (Naruke tube) for tracheostomized patients. *Anesthesiology*. 1998;89:1038–1039.
90. Cohen E, Benumof JL. Lung separation in the patient with a difficult airway. *Curr Opin Anesthesiol*. 1999;12:29–35.
91. Benumof JL. Difficult tubes and difficult airways. *J Cardiothorac Vasc Anesth*. 1998;12:131–132.
92. Neustein SM. The use of bronchial blockers for providing one-lung ventilation. *J Cardiothorac Vasc Anesth*. 2009;23:860–868.
93. Cohen E. The Cohen flexitip endobronchial blocker: an alternative to a double lumen tube. *Anesth Analg*. 2005;101:1877–1879.
94. Mourisse J, Liesveld J, Verhagen A, et al. Efficiency, efficacy, and safety of EZ-blocker compared with left-sided double-lumen tube for one-lung ventilation. *Anesthesiology*. 2013;118:550–561.
95. Campos JH, Kernstine KH. A comparison of a left-sided Broncho-Cath with the torque control blocker Univent and the wire-guided blocker. *Anesth Analg*. 2003;96:283–289.
96. Campos JH. Progress in lung separation. *Thorac Surg Clin*. 2005;15:71–83.
97. Narayanaswamy M, McRae K, Slinger P, et al. Choosing a lung isolation device for thoracic surgery: A randomized trial of three bronchial blockers versus double-lumen tubes. *Anesth Analg*. 2009;108:1097–1101.
98. Cohen E. Strategies in lung isolation: To block or not to block? *Can J Anaesth*. 2016 April 29. Epub ahead of print.

99. Desiderio DP, Burt M, Kolker AC, et al. The effects of endobronchial cuff inflation on double-lumen endobronchial tube movement after lateral decubitus positioning. *J Cardiothorac Vasc Anesth.* 1997;11:595–598.

100. Ko R, McRae K, Darling G, et al. The use of air in the inspired gas mixture during two-lung ventilation delays lung collapse during one-lung ventilation. *Anesth Analg.* 2009;108:1092–1096.

101. Katz JA, Larlane RG, Fairly HB, et al. Pulmonary oxygen exchange during endobronchial anesthesia: Effect of tidal volume and PEEP. *Anesthesiology.* 1982;56:164–171.

102. Eichenbaum KD, Neustein SM. Acute lung injury following thoracic surgery. *J Cardiothorac Vasc Anesth.* 2010;24:681–690.

103. Slinger P. Low tidal volume is indicated during one-lung ventilation. *Anesth Analg.* 2006;103:268–270.

104. Gal T. Low tidal volume is not indicated during one lung ventilation. *Anesth Analg.* 2006;103:271–273.

105. Vegh T, Juhasz M, Szatmari S, et al. Effects of different tidal volumes for one-lung ventilation on oxygenation with open chest condition and surgical manipulation: A randomised cross-over trial. *Minerva Anesthesiol.* 2013;79:24–32.

106. Schultz MJ, Jack J, Haitsma JJ, et al. What tidal volumes should be used in patients without acute lung injury? *Anesthesiology.* 2007;106:1226–1231.

107. Wrigge H, Uhlig U, Zinserling J, et al. The effects of different ventilatory settings on pulmonary and systemic inflammatory responses during major surgery. *Anesth Analg.* 2004;98:775–781.

108. Senturk M. New concepts of the management of one-lung ventilation. *Curr Opin Anaesthesiol.* 2006;19:1–4.

109. Wrigge H, Zinserling J, Stuber F, et al. Effects of mechanical ventilation on release of cytokines into systemic circulation in patients with normal pulmonary function. *Anesthesiology.* 2000;93:1413–1417.

110. Fernandez-Perez ER, Keegan MT, Brown DR, et al. Intraoperative tidal volume as a risk factor for respiratory failure after pneumonectomy. *Anesthesiology.* 2006;105:14–18.

111. Tusman G, Böhm SH, Vazquez da Anda G, et al. "Alveolar recruitment strategy" improves arterial oxygenation during general anaesthesia. *Br J Anaesth.* 1999;82:8–13.

112. Tugrul M, Camici E, Karadeniz H, et al. Comparison of volume control with pressure control ventilation during one-lung anaesthesia. *Br J Anaesth.* 1997;79:306–310.

113. Carmen MU, Casas J, Moral I, et al. Pressure-controlled versus volume-controlled ventilation during one-lung ventilation for thoracic surgery. *Anesth Analg.* 2007;104:1029–1033.

114. Cruz Pardons P, Garutti I, Piñeiro P, et al. Effects of ventilatory mode during one-lung ventilation on intraoperative and postoperative arterial oxygenation in thoracic surgery. *J Cardiothorac Vasc Anesth.* 2009;23:770–774.

115. Sugasawa Y, Yamaguchi K, Kumakura S, et al. The effect of one-lung ventilation upon pulmonary inflammatory responses during lung resection. *J Anesth.* 2011;25:170-177.

116. Gao W, Dong-Dong L, Li D. Effect of therapeutic hypercapnia on inflammatory responses to one-lung ventilation in lobectomy patients. *Anesthesiology.* 2015;122:1235–1252.

117. Cohen E, Thys DM, Eisenkraft JB, et al. PEEP during one-lung anesthesia improves oxygenation in patients with low Pao2. *Anesth Analg.* 1985;64:200.

118. Capan LM, Turndorf H, Patel K, et al. Optimization of arterial oxygenation during one-lung anesthesia. *Anesth Analg.* 1980;59:847–851.

119. Hogue CW. Effectiveness of low levels of nonventilated lung continuous positive airway pressure in improving arterial oxygenation during one-lung ventilation. *Anesth Analg.* 1994;79:364–367.

120. Malmkvist G. Maintenance of oxygenation during one-lung ventilation: effect of intermittent reinflation of the collapsed lung with oxygen. *Anesth Analg.* 1989;68:763–766.

121. Cohen E, Eisenkraft JB, Thys DM, et al. Oxygenation and hemodynamic changes during one-lung ventilation. *J Cardiothorac Vasc Anesth.* 1988;2:34–40.

122. Wiedemann HP. A perspective on the fluids and catheters treatment trial (FACTT). Fluid restriction is superior in acute lung injury and ARDS. *Cleve Clin J Med.* 2008;75:42–48.

123. Wiedemann HP, Wheeler AP, Bernard GR, et al. Comparison of two fluid-management strategies in acute lung injury. *N Engl J Med.* 2006;354:2564–2575.

124. Rivers EP. Fluid-management strategies in acute lung injury: liberal, conservative, or both? *N Engl J Med.* 2006;354(24):2598–2600.

125. Karzai W, Schwarzkopf K. Hypoxemia during OLV: prediction, prevention and treatment. *Anesthesiology.* 2009;110:1402–1411.

126. Yang M, Joo H, Kim K, et al. Does a protective ventilation strategy reduce the risk of pulmonary complications after lung cancer surgery? A randomized controlled trial. *Chest.* 2011;139:530–537.

127. Şentürk M, Slinger P, Cohen E. Intraoperative mechanical ventilation strategies for one-lung ventilation. *Best Pract Res Clin Anaesthesiol.* 2015;29:357–369.

128. Shimizu T, Abe K, Kinovchik K, et al. Arterial oxygenation during one-lung ventilation. *Can J Anaesth.* 1997;44:1162–1166.

129. Loer SA, Scheeren TWL, Tarnow J. Desflurane inhibits HPV in isolated rabbit lungs. *Anesthesiology.* 1995;83:552–556.

130. Van Keer L, Van Aken H, Vandermeersch E, et al. Propofol does not inhibit HPV in humans. *J Clin Anesth.* 1989;1:284–288.

131. Kellow NH, Scott AD, White SA, et al. Comparison of the effects of propofol and isoflurane anaesthesia on right ventricular function and shunt fraction during thoracic surgery. *Br J Anaesth.* 1995;75:578–582.

132. Schilling T, Kozian A, Huth C, et al. The pulmonary immune effects of mechanical ventilation in patients undergoing thoracic surgery. *Anesth Analg.* 2005;101:957–965.

133. De Conno E, Steurer MP, Wittlinge M, et al. Anesthetic-induced improvement of the inflammatory response to one-lung ventilation. *Anesthesiology.* 2009;110:1316–1326.

134. Schilling T, Kozian A, Senturk M, et al. Anesthetic-induced improvement of the inflammatory response to one-lung ventilation. *Anesthesiology.* 2011;115:65–74.

135. Faller S, Strosing KM, Ryter SW, et al. The volatile anesthetic isoflurane prevents ventilator-induced lung injury via phosphoinositide 3-kinase/Akt signaling in mice. *Anesth Analg.* 2012;114:747–756.

136. Englert JA, Macias AA, Amador-Munoz D, et al. Isoflurane ameliorates acute lung injury by preserving epithelial tight junction integrity. *Anesthesiology.* 2015;123:377–388.

137. Von Euler US, Liljestrand G. Observations on the pulmonary arterial blood pressure in the cat. *Acta Physiol Scand.* 1946;12:301.

138. Marshall BE, Marshall C, Benumof JL, et al. Hypoxic pulmonary vasoconstriction in dogs: Effects of lung segment size and alveolar oxygen tensions. *J Appl Physiol.* 1981;51:1543–1551.

139. Lumb AB, Slinger P. Hypoxic pulmonary vasoconstriction: physiology and anesthetic implications. *Anesthesiology.* 2015;122:932–946.

140. Benumof JL. One-lung ventilation and hypoxic pulmonary vasoconstriction: Implications for anesthetic management. *Anesth Analg.* 1985;64:821–833.

141. Eisenkraft JB. Effects of anesthetics on the pulmonary circulation. *Br J Anaesth.* 1990;65:63–78.

142. Rogers SM, Benumof JL. Halothane and isoflurane do not decrease Pao2 during one-lung ventilation in intravenously anesthetized patients. *Anesth Analg.* 1985;64:946–954.

143. Benumof JL, Augustine SD, Gibbons JA. Halothane and isoflurane only slightly impair arterial oxygenation during one-lung ventilation in patients undergoing thoracotomy. *Anesthesiology.* 1987;67:910–915.

144. Slinger P, Scott WAC. Arterial oxygenation during one-lung ventilation: a comparison of enflurane and isoflurane. *Anesthesiology.* 1995;82:940–946.

145. Beck DH, Doepfmer UR, Sinemus C, et al. Effects of sevoflurane and propofol on pulmonary shunt fraction during one-lung ventilation. *Br J Anaesth.* 2001;86:38–43.

146. Reid CW, Slinger PD, Lenis S. A comparison of the effects of propofol-alfentanil vs. isoflurane on arterial oxygenation during one lung ventilation. *J Cardiovasc Thorac Anesth.* 1996;10:860–863.

147. Pruszkowski O, Dalibon N, Moutafis M, et al. Effects of propofol vs sevoflurane on arterial oxygenation during one-lung ventilation. *Br J Anaesth.* 2007;98:539–544.

148. Ng A, Swanevelder J. Hypoxaemia associated with one-lung anaesthesia: new discoveries in ventilation and perfusion. *Br J Anaesth.* 2011;106:761–763.

149. Moutafis M, Dalibon N, Liu N, et al. The effects of almitrine on oxygenation and hemodynamics during one-lung ventilation. *Anesth Analg.* 2002;94:830–834.

150. Dalibon N, Moutafis M, Liu N, et al. Treatment of hypoxemia during one-lung ventilation using intravenous almitrine. *Anesth Analg.* 2004;98:590–594.

151. Bermejo S, Gallart L, Silva-Costa-Gomes T, et al. Almitrine fails to improve oxygenation during one-lung ventilation with sevoflurane anesthesia. *J Cardiothorac Vasc Anesth.* 2014;28:919–924.

152. Fischer SR, Deyo DJ, Bone HG, et al. Nitric oxide synthase inhibition restores HPV in sepsis. *Am J Respir Crit Care Med.* 1997;156:833–839.

153. Frostell CG, Blomqvist H, Hedenstierna G, et al. Inhaled nitric oxide selectively reverses human HPV without causing systemic vasodilation. *Anesthesiology.* 1993;78:427–435.

154. Troncy E, Francoeur M, Blaise G. Inhaled nitric oxide: clinical applications, indications and toxicology. *Can J Anaesth.* 1997;44:973–988.

155. Moutafis M, Dalibon N, Colchen A, et al. Improving oxygenation during bronchopulmonary lavage using nitric oxide inhalation and almitrine infusion. *Anesth Analg.* 1999;89:32–36.

156. B'chir A, Mebassa A, Losserm MR, et al. Intravenous almitrine bimesylate reversibly inhibits lactic acidosis and hepatic dysfunction in patients with lung injury. *Anesthesiology.* 1998;89:823–830.

157. Doering EB, Hanson CW, Reily D, et al. Improvement in oxygenation by phenylephrine and nitric oxide in patients with adult respiratory distress syndrome. *Anesthesiology.* 1997;87:18–25.

158. Pathak V, Welsby I, Mahmood K, et al. Ventilation and anesthetic approaches for rigid bronchoscopy. *Ann Am Thorac Surg.* 2014;11:628–634.

159. Frumin MJ, Epstein RM, Cohen G. Apneic oxygenation in man. *Anesthesiology.* 1959;20:789–798.

160. Satyanarayana T, Capan L, Ramanathan S, et al. Bronchofiberscopic jet ventilation. *Anesth Analg.* 1980;59:350–354.

161. Matsushima Y, Jones RL, King EG, et al. Alterations in pulmonary mechanics and gas exchange during routine fiberoptic bronchoscopy. *Chest.* 1984;86:184–188.

162. Neuman GG, Weingarten AE, Abramowitz RM, et al. The anesthetic management of the patient with an anterior mediastinal mass. *Anesthesiology.* 1984;60:144–147.

163. Bechard P, Letourneau L, Lacasse Y. Perioperative cardiorespiratory complications in adults with mediastinal mass: incidence and risk factors. *Anesthesiology.* 2004;100:826–834.

164. Oley LTC, Hnatiuk MC, Corcoran MC, et al. Spirometry in surgery for anterior mediastinal masses. *Chest.* 2001;120:1152–1156.

165. Tempe DK, Arya R, Dubey S, et al. Mediastinal mass resection: femorofemoral cardiopulmonary bypass before induction of anesthesia in the management of airway obstruction. *J Cardiothorac Vasc Anesth.* 2001;15:233–236.

166. Ferrari LR, Bedford RF. General anesthesia prior to treatment of anterior mediastinal masses in pediatric cancer patients. *Anesthesiology.* 1990;72:991–995.

167. Shamberger RC. Preanesthetic evaluation of children with anterior mediastinal masses. *Semin Pediatr Surg.* 1999;8:61–68.

168. DeSoto H. Direct laryngoscopy as an aid to relieve airway obstruction in a patient with a mediastinal mass. *Anesthesiology.* 1987;67:116–117.

169. Gardner JC, Royster RL. Airway collapse with an anterior mediastinal mass despite spontaneous ventilation in an adult. *Anesth Analg.* 2011;113:239–242.

170. Slinger PD, Karsli C. Management of a patient with a large anterior mediasti-

nal mass: recurring myths. *Curr Opin Anaesthesiol*. 2007;20:1–3.

171. Barker SJ, Clarke C, Trivedi N, et al. Anesthesia for thoracoscopic laser abla-tion of bullous emphysema. *Anesthesiology*. 1993;78:44–50.

172. Brodsky JB, Cohen E. Video-assisted thoracoscopic surgery. *Curr Opin Anaes-thesiol*. 2000;13:41–45.

173. Kent M, Wang T, Whyte R, et al. Open, video-assisted thoracic surgery, and robotic lobectomy: Review of a national database. *Ann Thorac Surg*. 2014;97: 236–242.

174. Steenwyk B, Lyerly R III. Advancements in robotic-assisted thoracic surgery. *Anesthesiol Clin*. 2012;30(4):699–708.

175. Velez-Cubian FO, Ng EP, Fontaine JP, et al. Robotic-assisted videothoraco-scopic surgery of the lung. *Cancer Control*. 2015;22:314–325.

176. Plummer S, Hartley M, Vaughan RS. Anaesthesia for telescopic procedures in the thorax. *Br J Anaesth*. 1998;80:223–234.

177. Lohser J. Managing hypoxemia during minimally invasive thoracic surgery. *Anesthesiol Clin*. 2012;30:683–697.

178. Neustein SM, Kahn P, Krellenstein DJ, et al. Incidence of arrhythmias and pre-disposing factors after thoracic surgery: Thoracotomy versus video-assisted thoracoscopy. *J Cardiothorac Vasc Anesth*. 1998;12:659–661.

179. Courey AJ, Hyzy RC. High frequency ventilation in adults. UpToDate website. http://www.uptodate.com/contents/high-frequency-ventilation-in-adults. Updated May 2015.

180. Benumof JL. Sequential one-lung ventilation for bilateral bullectomy. *Anesthe-siology*. 1987;67:268–272.

181. Cohen E, Eisenkraft JB. Bronchopulmonary lavage: effects on oxygenation and hemodynamics. *J Cardiothorac Anesth*. 1990;4:119–129.

182. McGrogan A, Sneddon S, de Vries CS. The incidence of myasthenia gravis: A systematic literature review. *Neuroepidemiology*. 2010;34:171–183.

183. Drachman DB. Myasthenia gravis. Review article. *N Engl J Med*. 1994;330: 1797–1810.

184. Sathasivam S. Current and emerging treatments for the management of myas-thenia gravis. *Ther Clin Risk Manag*. 2011;7:313–323.

185. Osserman KE, Genkins G. Studies in myasthenia gravis: review of a twenty-year experience in over 1200 patients. *Mt Sinai J Med*. 1971;38:497–537.

186. McConville J, Farrugia ME, Beeson D, et al. Detection and characterization of MuSK antibodies in seronegative myasthenia gravis. *Ann Neurol*. 2004;55: 580–584.

187. Mehndiratta MM, Pandey S, Kuntzer T. Acetylcholinesterase inhibitor treat-ment for myasthenia gravis. *Cochrane Database Syst Rev*. 2011;16:CD006986.

188. Kumar V, Kaminski HJ. Treatment of myasthenia gravis. *Curr Neurol Neuro-science Rep*. 2011;11:89–96.

189. Maurizi G, D'Andrilli A, Sommella L, et al. Transsternal thymectomy. *Thorac Cardiovasc Surg*. 2015;63(3):178–186.

190. Meyer DM, Herbert MA, Sobhani NC, et al. Comparative clinical outcomes of thymectomy for myasthenia gravis performed by extended transsternal and minimally invasive approaches. *Ann Thorac Surg*. 2009;87:385–390.

191. Pandey R, Garg R, Chandralekha, et al. Robot-assisted thoracoscopic thymec-tomy: perianaesthetic concerns. *Eur J Anaesthesiol*. 2010;27:473–477.

192. Blichfeldt-Lauridsen L, Hansen BD. Anesthesia and myasthenia gravis. *Acta Anaesthesiol Scand*. 2012;56:17–22.

193. Gilhus NE, Nacu A, Andersen JB, et al. Myasthenia gravis and risks for comor-bidity. *Eur J Neurol*. 2015; 22:1 7–23.

194. Tripathi M, Kaushik S, Dubey P. The effect of use of pyridostigmine and requirement for vecuronium with myasthenia gravis. *J Postgrad Med*. 2003; 49:311–314.

195. Dillon FX. Anesthesia issues in the perioperative management of myasthenia gravis. *J Postgrad Med*. 2003;49:311.

196. Kopman AF. The Datex-Ohmeda M-NMT module: a potentially confusing user interface. *Anesthesiology*. 2006;104:1110–1111.

197. Nilsson E, Muller K. Neuromuscular effects of isoflurane in patients with myasthenia gravis. *Acta Anaesthesiol Scand*. 1990;34:126–131.

198. Nitahara K, Sugi Y, Higa K, et al. Neuromuscular effects of sevoflurane in myasthenia gravis patients. *Br J Anaesth*. 2007;98:337–341.

199. Gritti P, Carrara B, Khotcholava M, et al. The use of desflurane or propo-fol in combination with remifentanil in myasthenic patients undergoing a video-assisted thoracoscopic-extended thymectomy. *Acta Anaesthesiol Scand*. 2009;53:380–389.

200. Eisenkraft JB, Book WJ, Papatestas AE. Sensitivity to vecuronium in myasthe-nia gravis: a dose-response study. *Can J Anaesth*. 1990;37:301–306.

201. Baraka A, Siddik S, Kawkabani N. Cisatracurium in a myasthenic patient undergoing thymectomy. *Can J Anaesth*. 1999;46:779–782.

202. Mann R, Blobner M, Jelen-Esselborn S, et al. Preanesthetic train-of-four fade predicts the atracurium requirement of myasthenia gravis patients. *Anesthesi-ology*. 2000;93:346–350.

203. Itoh H, Shibata K, Nitta S. Difference in sensitivity to vecuronium between patients with ocular and generalized myasthenia gravis. *Br J Anaesth*. 2001;87: 885–889.

204. Itoh H, Shibata K, Nitta S. Sensitivity to vecuronium in seropositive and sero-negative patients with myasthenia gravis. *Anesth Analg*. 2003;96:1842.

205. Basaranoglu G, Erden V, Delatioglu H. Anesthesia of a patient with cured myasthenia gravis. *Anesth Analg*. 2003;96:1842–1843.

206. Naguib M. Sugammadex: Another milestone in clinical neuromuscular phar-macology. *Anesth Analg*. 2007;104:575–581.

207. Kopman AF. Sugammadex: A revolutionary approach to neuromuscular antagonism. *Anesthesiology*. 2006;104(4):631–633.

208. Unterbuchner C, Fink H, Blobner M. The use of sugammadex in a patient with myasthenia gravis. *Anaesthesia*. 2010;65:302–305.

209. de Boer HD, Shields MO, Booij LH. Reversal of neuromuscular blockade with sugammadex in patients with myasthenia gravis: A case series of 21 patients and review of the literature. *Eur J Anaesth*. 2014;31:715–721.

210. Eisenkraft JB, Book WJ, Papatestas AE, et al. Resistance to succinylcholine in

211. Baraka A, Tabboush Z. Neuromuscular response to succinylcholine-vecuronium sequence in three myasthenic patients undergoing thymectomy. *Anesth Analg*. 1991;72:827–830.

212. Della Rocca G, Coccia C, Diana L, et al. Propofol or sevoflurane anesthesia without muscle relaxants allow the early extubation of myasthenic patients. *Can J Anesth*. 2003;50:547–552.

213. Madi-Jebara S, Yazigi A, Hayek M, et al. Sevoflurane anesthesia and intrathe-cal sufentanil-morphine for thymectomy in myasthenia gravis. *J Clin Anesth*. 2002;14:558–559.

214. Abe S, Takeuchi C, Kaneko T, et al. Propofol anesthesia combined with tho-racic epidural anesthesia for thymectomy for myasthenia gravis: A report of eleven cases. *Masui*. 2001;50:1217.

215. Chevalley C, Spiliopoulos A, de Perrot M, et al. Perioperative medical man-agement and outcome following thymectomy for myasthenia gravis. *Can J Anesth*. 2001;48:446–451.

216. Lorimer M, Hall R. Remifentanil and propofol total intravenous anaesthesia for thymectomy in myasthenia gravis. *Anaesth Intensive Care*. 1998;26:210–212.

217. Politis GD, Tobias JD. Rapid sequence intubation without a neuromuscular blocking agent in a 14 year old female patient with myasthenia gravis. *Paediatr Anaesth*. 2007;17:285–288.

218. Baraka AS, Haroun-Bizri ST, Georges FJ. Delayed postoperative arousal fol-lowing remifentanil-based anesthesia in a myasthenic patient undergoing thy-mectomy. *Anesthesiology*. 2004;100:460–461.

219. Ingersoll-Weng E, Manecke GR, Thistlethwaite PA. Dexmedetomidine and cardiac arrest. *Anesthesiology*. 2004;100:738–739.

220. Eisenkraft JB, Papatestas AE, Kahn CH, et al. Predicting the need for postopera-tive mechanical ventilation in myasthenia gravis. *Anesthesiology*. 1986;65:79–82.

221. Grant RP, Jenkins LC. Prediction of the need for postoperative mechanical ventilation in myasthenia gravis: Thymectomy compared to other surgical procedures. *Can Anaesth Soc J*. 1982;29:112–116.

222. Mori T, Yoshioka M, Watanabe K, et al. Changes in respiratory condition after thymectomy for patients with myasthenia gravis. *Ann Thorac Cardiovasc Surg*. 2003;9:93–97.

223. Leuzzi G, Meacci E, Cusumano G, et al. Thymectomy in myasthenia gravis: proposal for a predictive score of postoperative myasthenic crisis. *Eur J Car-diothorac Surg*. 2014;45:e76–e88.

224. Zahid I, Sharif S, Routledge T, et al. Video-assisted thoracoscopic surgery or transsternal thymectomy in the treatment of myasthenia gravis? *Interact Car-diovasc Thorac Surg*. 2011;12:40–46.

225. Burgess FW, Wilcosky B. Thoracic epidural anesthesia for transsternal thy-mectomy in myasthenia gravis. *Anesth Analg*. 1989;69:529–531.

226. Gorback MS. Analgesic management after thymectomy. *Anesthesiol Rep*. 1990; 2:262–266.

227. Petty R. Lambert Eaton myasthenic syndrome. *Pract Neurol*. 2007;7:265–267.

228. Keogh M, Sedehizadeh S, Maddison P. Treatment for Lambert-Eaton myas-thenic syndrome. *Cochrane Database Syst Rev*. 2011:CD003279.

229. Itoh H, Shibata K, Nitta S. Neuromuscular monitoring in myasthenic syn-drome. *Anesthesiology*. 2001;56:562–567.

230. Verschuuren JJ, Wirtz PW, Titulaer MJ, et al. Available treatment options for the management of Lambert-Eaton myasthenic syndrome. *Expert Opin Phar-macother*. 2006;7:1323–1336.

231. Telford RJ, Hollway TE. The myasthenic syndrome: anesthesia in a patient treated with 3,4 diaminopyridine. *Br J Anaesth*. 1990;64:363–366.

232. Weingarten TN, Araka CN, Mogensen ME, et al. Lambert-Eaton myasthenic syndrome during anesthesia: a report of 37 patients. *J Clin Anesth*. 2014;28: 648-653.

233. Kavanagh BP, Katz J, Sandler AN. Pain control after thoracic surgery: A review of current techniques. *Anesthesiology*. 1994;81:737–759.

234. Whiting WG, Sandler AN, Lau LC, et al. Analgesic and respiratory effects of epidural sufentanil in post-thoracotomy patients. *Anesthesiology*. 1988;69: 36–43.

235. Suzuki M, Haraguti S, Sugimoto K, et al. Low-dose intravenous ketamine potentiates epidural analgesia after thoracotomy. *Anesthesiology*. 2006;105: 111–119.

236. Michelet P, Guervilly C, Helaine A. Adding ketamine to morphine for patient-contolled analgesia after thoracic surgery: Influence on morphine consumption, respiratory function, and nocturnal desaturation. *Br J Anaesth*. 2007;99:396–403.

237. Dale O, Somogyi AA, Li Y, et al. Does intraoperative ketamine attenuate inflammatory reactivity following surgery? A systematic review and meta-analysis. *Anesth Analg*. 2012;115:934–943.

238. D'Alonzo RC, Bennet-Guerrero E, Podgoreanu M, et al. A randomized, double blind, placebo controlled clinical trial of the preoperative use of ketamine for reducing inflammation and pain after thoracic surgery. *J Anesth*. 2011; 25:672–678

239. Ryu HG, Lee CJ, Kim YT, et al. Preemptive low-dose epidural ketamine for preventing chronic postthoracotomy pain: A prospective, double-blinded, ran-domized, clinical trial. *Clin J Pain*. 2011;27:304–308.

240. Kinney MA, Mantilla CB, Carns PE, et al. Preoperative gabapentin for acute post-thoracotomy analgesia: A randomized, double-blinded, active placebo-controlled study. *Pain Pract*. 2012;12:175–183.

241. Kong VK, Irwin MG. Gabapentin: A multimodal perioperative drug? *Br J Anaesth*. 2007;99:775–786.

242. Hout HP, Chouinard P, Girard, et al. Gabapentin does not reduce post thora-cotomy shoulder pain: A randomized, double-blind placebo controlled study. *Can J Anaesth*. 2008;55:337–343.

243. Martinez-Barenys C, Busquets J, Lopez de Castro PE, et al. Randomized double-blind comparison of phrenic nerve infiltration and suprascapular nerve block for ipsilateral shoulder pain after thoracic surgery. *Eur J Cardiothorac Surg*. 2011;40(1):106–112.

244. Davies RG, Myles PS, Graham JM. A comparison of the analgesic efficacy and side-effects of paravertebral vs epidural blockade for thoracotomy: A systematic review and meta-analysis of randomized controlled trials. *Br J Anaesth.* 2006;96:418–426.

245. Scarci M, Joshi A, Attia R. In patients undergoing thoracic surgery is paravertebral block as effective as epidural analgesia for pain management? *Interact Cardiovasc Thorac Surg.* 2010;10:92–96.

246. Wenk M, Schug. Perioperative pain management after thoracotomy. *Curr Opin Anaesthesiol.* 2011;24:8–12.

247. Block BM, Spencer SL, Rowlingson BA, et al. Efficacy of postoperative epidural analgesia: A meta-analysis. *JAMA.* 2003;290:2455–2463.

248. Rodgers A, Walker N, Schug S, et al. Reduction of postoperative mortality and morbidity with epidural or spinal anesthesia: Results from an overview of randomized trials. *Br Med J.* 2000;321:1493.

249. Minzler B, Grimm BJ, Johnson RF, et al. The practice of thoracic epidural analgesia: A survey of academic centers in the United States. *Anesth Analg.* 2002;95:472–475.

250. Weber T, Matzl J, Rokitansky A, et al. Superior postoperative pain relief with thoracic epidural analgesia versus intravenous patient-controlled analgesia after minimally invasive pectus excavatum repair. *J Thorac Cardiovasc Surg.* 2007;132:865–870.

251. Mac TB, Girard F, Chouinard P, et al. Acetaminophen decreases early post-thoracotomy ipsilateral shoulder pain in paients with thoracic epidural analgesia. *J Cardiothorac Vasc Anesth.* 2005;19:475–478.

252. Cohen E, Neustein SM. Intrathecal morphine during thoracotomy. *J Thorac Cardiovasc Anesth.* 1993;7:154–156.

253. Askar FZ, Kocabas S, Yucel S, et al. The efficacy of intrathecal morphine in post-thoracotomy pain. *management. J Int Med Res.* 2007;35:314–322.

254. Meylan N, Elia N, Lysakowski C, et al. Benefit and risk of intrathecal morphine without local anaesthetic in patients undergoing major surgery: Meta-analysis of randomized trials. *BJA.* 2009;102:156–162.

255. Katz J, Kavanagh BP, Sandler AN, et al. Preemptive analgesia. *Anesthesiology.* 1992;77:439–446.

256. Bong CL, Samuel M, Ng JM, et al. Effects of preemptive epidural analgesia on post-thoracotomy pain. *J Cardiothorac Vasc Anesth.* 2005;19:786–793.

257. Fiorelli A, Vicidomini G, Laperuta P, et al. Pre-emptive local analgesia in video assisted thoracosic surgery sympathectomy. *Eur J Cardiothorac Surg.* 2010;37:588–593.

258. Detterbeck FC. Subpleural catheter placement for pain relief after thoracoscopic resection. *Ann Thorac Surg.* 2006;81:1552–1553.

259. Gotoda Y, Kambara N, Sakai T, et al. The morbidity, time course and predictive factors for persistent post-thoracotomy pain. *Eur J Pain.* 2001;5:89–96.

260. Hutter J, Miller K, Moritz E. Chronic sequels after thoracoscopic procedures for benign diseases. *Eur J Cardiothoracic Surg.* 2000;17:687–690.

261. Ochroch EA, Gottschalk A, Troxel AB, et al. Women suffer more short and long-term pain than men after major thoracotomy. *Clin J Pain.* 2006;22:491–498.

262. Gottschalk A, Cohen S, Yang S, et al. Preventing and treating pain after thoracic surgery. *Anesthesiology.* 2006;104:594–600.

263. Wildgaard K, Ravn J, Kehlet H. Chronic post-thoracotomy pain: a critical review of pathogenic mechanisms and strategies for prevention. *Eur J Cardiothorac Surg.* 2009;36:170–180.

264. Wildgard K, Ravn J, Nikolajsen L, et al. Consequences of persistent pain after lung cancer surgery: a nationwide questionnaire study. *Acta Anaesthesiol Scand.* 2011;55:60–68.

265. Guastella V, Mick G, Soriano C, et al. A prospective study of neuropathic pain induced by thoracotomy: incidence, clinical description, and diagnosis. *Pain.* 2011;152:74–81.

266. Khelemsky Y, Noto C. Preventing post-thoracotomy pain syndrome. *Mt Sinai J Med.* 2012;79:133–139.

267. Mongardon N, Pinton-Connet C, Szekely B, et al. Assessment of chronic pain after thoracotomy: a 1 year prevalence study. *Clin J Pain.* 2011;27:677–681.

268. Goyal GN, Gupta D, Jain R, et al. Peripheral nerve field stimulation for intractable post-thoracotomy scar pain not relieved by conventional treatment. *Pain Pract.* 2010;10:366–369.

269. Steegers MA, Snik DM, Verhagen AF, et al. Only half of the chronic pain after thoracic surgery shows a neuropathic component. *J Pain.* 2008;9:955–961.

270. Kotemane NC, Gapinath N, Vaja R. Analgesic techniques following thoracic surgery: a survey of United Kingdom practice. *Eur J Anaesthesiol.* 2010;27:897–899.

271. Demmy TL, Nwagu C, Solan P, et al. Chest-tube delivered bupivacaine improves pain and decreases opioid use after thoracoscopy. *Ann Thorac Surg.* 2009;87:1040–1046.

272. Kaplowitz J, Papadakos PJ. Acute pain management for video-assisted thoracoscopic surgery: An update. *J Cardiothorac Vasc Anesth.* 2012;26(2):312–321.

273. Fibla JJ, Molis L, Mier JM, et al. The efficacy of paravertebral block using a catheter technique for postoperative analgesia in thoracoscopic surgery: A randomized trial. *Eur J Cardiothorac Surg.* 2011;40(4):907–911.

274. Manion SC, Brennan TJ. Thoracic epidural analgesia and acute pain management. *Anesthesiology.* 2011;115:181–188.

275. Neustein SM. Reexpansion pulmonary edema. *J Cardiothorac Vasc Anesth.* 2007;21:887–891.

276. Beck-Nielsen J, Sorensen HR, Alstrup P. Atrial fibrillation following thoracotomy for non-cardiac cases, in particular, cancer of the lung. *Acta Med Scand.* 1973;193:425–429.

277. Ritchie J, Bowe P, Gibbons JRP. Prophylactic digitalization for thoracotomy: a reassessment. *Ann Thorac Surg.* 1990;50:86–88.

278. Ciriaco P, Mazzone P, Canneto B, et al. Supraventricular arrhythmia following lung resection for non-small-cell lung cancer and its treatment with amiodarone. *Eur J Cardiothorac Surg.* 2000;18:12–16.

279. Gopaldas RR, Bakaeen FG, Dao TK, et al. Video-assisted thoracoscopic versus open thoracotomy lobectomy in a cohort of 13,619 patients. *Ann Thorac Surg.* 2010;89:1563–1570.

第39章

心脏外科手术的麻醉

Nikolaos J. Skubas   Adam D. Lichtman   Cindy J. Wang   Aarti Sharma Stephen J. Thom

要点

1. 在治疗心肌缺血时,降低氧耗比改善氧供更重要。
2. 影响冠状动脉血流量的关键因素是冠状动脉的灌注压和血管张力、灌注时间(主要由心率决定)、管腔阻塞的严重程度以及(任何)侧支循环的存在。
3. 较慢的心率、较小的腔室容积和足够的灌注压是冠心病患者的管理目标。
4. 肺动脉导管不是一种可靠的检测心肌缺血的监测方法。
5. 在心脏手术中没有"理想"的麻醉剂。
6. 在主动脉瓣狭窄中,前负荷依赖性的肥厚心室需要适当的舒张时间和灌注压。
7. 在慢性主动脉瓣关闭不全时,扩张的心室需要增加前负荷和减少后负荷。
8. 在二尖瓣狭窄中,左心室是"废用的"和"未被充分使用的",需要缓慢的心率来充盈。
9. 在二尖瓣关闭不全时,后负荷降低和较快心率对于前负荷依赖性和扩张的左心室是有益的。
10. 决定麻醉药和辅助药物的选择与应用剂量的最关键因素是心室功能障碍的程度。
11. 快通道麻醉技术有赖于高浓度的挥发性麻醉药物、血管活性药物(β受体阻滞剂)、小剂量的苯二氮䓬类药物和阿片类药物类药物的应用。
12. 体循环收缩压结合肺动脉舒张压反映左心室功能,肺动脉收缩压结合中心静脉压反映右心室功能。

引言

心脏手术患者的麻醉令人激动，充满了智力的挑战与情感的回报。心脏外科手术的麻醉医师应该充分掌握心脏的生理、心血管和麻醉药物的相关药理知识，熟悉与心肺转流术（cardiopulmonary bypass，CPB）和手术过程相关的生理变化。本章简要地介绍了心脏手术过程中的重要生理和技术问题。

冠状动脉疾病

冠状动脉搭桥术（coronary artery bypass graft，CABG）期间预防或治疗心肌缺血可降低围手术期心肌梗死的发生率。对血流动力学的管理应尽量避免增加心肌需氧量（myocardial oxygen demand，MVO_2）的因素，特别是在最容易产生损伤的心肺转流术开始前的一段时间。与此同时还应该优化心肌氧供，因为普遍认为在大部分缺血事件中，MVO_2 变化很小或者无变化[1-2]。心肌氧供与氧需的决定因素见图 39-1，并且在本书第十二章的心脏解剖与生理中也进行了讨论。

需求	供应
1. 室壁张力：$\dfrac{PR}{2h}$ 　– 前负荷 　– 后负荷 2. 心率 3. 收缩力	1. 冠状动脉血流量： 　$\dfrac{AoDP-LVEDP}{冠脉血管阻力}$ 　– 舒张期时间 　– 侧支循环，毛细血管密度 2. 氧含量：$Hb \times SatO_2$ 3. 血红蛋白-氧解离曲线 4. 心肌摄氧量

图 39-1　心肌氧平衡的决定因素

P，腔内压力；R，心室半径；h，壁厚；AoDP，动脉舒张压；LVEDP，左室舒张末压；Hb，血红蛋白；$SatO_2$，动脉血氧饱和度

心肌氧耗

MVO_2 的主要决定因素是心室壁张力和心肌收缩性[3]。根据拉普拉斯定律，心室壁张力与心室内压力和心室半径成正比，与室壁厚度成反比。因此，降低心室内压力可以减少 MVO_2，并能预防或迅速治疗心室扩张。

心肌氧供

增加心肌氧供只能通过增加冠状动脉血流量。动脉血氧含量和心肌氧摄取不是术中心肌缺血的常见原因，因为在麻醉期间，氧合和血容量通常是可以较好控制的。此外，由于冠状窦的血是去氧饱和的（PO_2 为 15～20mmHg），进一步的氧摄取也不能满足 MVO_2 的显著增加。因此，对冠状动脉血流量施行精准地调节与控制是氧供与 MVO_2 变化相匹配的主要机制。

冠状动脉血流量

影响冠状动脉血流量的关键因素是冠脉循环的灌注压和血管张力、灌注时间（主要由心率决定）、管腔内阻塞的严重程度和（任何）侧支循环的存在。最容易发生缺血的区域是左心室（left ventricle，LV）的心内膜，因为它直接暴露于腔内压力下，并且由于它比心肌其他区域收缩期更短，代谢需求量最大[4]。

左心室心内膜下的灌注几乎全都发生在舒张期，而右心室心内膜的灌注则可发生在舒张期和收缩期（如果无肺动脉高压的情况下）。这种时间差异是因为收缩期心室内的压力不同。

左心室冠状动脉灌注压通常被定义为主动脉舒张压（或平均压）和左心室舒张压（LVDP，通常通过肺动脉楔压来近似估计）之间的压力梯度。在存在血管阻塞或心肌血管张力增加的情况下，这种压力梯度差降低（图 39-2）。低 LVDP 有利于增加灌注（更高的压力梯度）和降低 MVO_2（降低的 LV 容积和室壁张力）。另一方面，通过提高主动脉压力以增加灌注压的同时也可增加 MVO_2。然而，

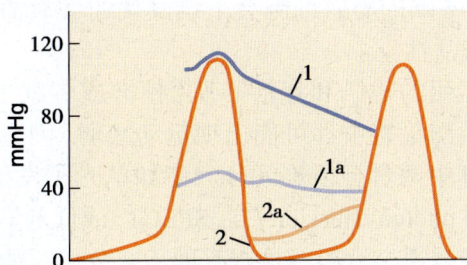

图 39-2

主动脉压（1）与左心室压（2）的关系决定了冠状动脉灌注压。在冠状动脉疾病患者中，心肌灌注可能受到远端狭窄导致主动脉压力降低（1a）（临床上不可量化）和/或左心室舒张末压（2a）增加影响（摘自 Gorlin R. *Coronary Artery Disease*. Philadelphia, PA：WB Saunders；1976：75，with permission）

当心动过速被认为是术中和围手术期心肌缺血的最重要因素时,以上所述就不重要了。

改变心肌内小动脉的张力可调节舒张期血管阻力,从而使得氧供与各种灌注压下所需的 MVO$_2$ 相匹配[5]。自主调节的(基础的)血流量与血管舒张到最大时血流量之差被称为冠状血管储备,通常比基础血流高 3～5 倍。当心外膜冠状动脉越来越狭窄时,阻力血管进行性舒张血管从而保持基础血流量,但却是以降低储备为代价的。一旦灌注压降至 40mmHg 以下,心内膜下冠状动脉血流就将失去自动调节能力。只要 MVO$_2$ 增加超过血管储备量,就会出现缺血的体征、症状和代谢相关证据。

可逆性局部缺血可能是由于心肌氧供不足和/或无法适应增加的 MVO$_2$ 而引起的。如果冠状动脉血流阻塞超过 20min,心肌细胞将发生不可逆性损伤,导致心肌细胞坏死和凋亡。因血管痉挛引起短暂的冠状动脉闭塞或暂时性血栓可诱发供应性缺血,会导致透壁性缺血和左室顺应性降低。不能向心肌增加冠状动脉血流量和氧输送以应对增加的 MVO$_2$,将诱发需求性缺血。无论哪种缺血,结果都会导致心内膜下缺血和左室顺应性降低[6]。

在可逆性缺血时,心肌仍保持活力并可转化为顿抑或冬眠状态。心肌顿抑是指在急性非连续的局部缺血后发生的异常功能状态。在心肌顿抑情况下不会发生细胞死亡,但即使恢复足够的血流,心肌恢复也可能需要几天或更长时间。冬眠心肌是指冠状动脉血流减少和功能异常的慢性状态,通常继发于固定性狭窄。为了适应氧供减少环境,冬眠的心肌细胞会下调其代谢和氧需以维持细胞活性[7]。

坏死的心肌和存活心肌(顿抑或冬眠)在超声心动图检查中都可能出现运动减弱,因此在此种检查中两者会很难区分。诸如单光子发射 CT(single photon emission CT, SPECT)或低剂量多巴酚丁胺超声心动图的检查有助于区分出可能因血运重建而受益的存活心肌。目前对 CAD 和 LV 收缩功能障碍患者是否进行血运重建尚无定论,2011 年发表的最新 CABG 手术指南建议,这些患者的血运重建应基于临床指标,如冠状动脉解剖结构,是否存在糖尿病或慢性肾脏疾病,LV 收缩功能障碍的程度,患者偏好,临床判断以及介入心脏病专家和心脏外科医生之间的咨询建议[8]。

血流动力学目标

任何成功的心脏麻醉的首要目标都是预防心肌缺血,及时发现和治疗新的缺血性事件。麻醉干预的目的是减少和控制增加 MVO$_2$(心率、收缩力和室壁张力)的因素(表 39-1)。第一种干预措施是优化冠状动脉血流量,即保持冠状动脉灌注压,并请记住,外周动脉收缩压(通常高一些)与主动脉根部压力不同,以及延长舒张时间。因此,冠心病患者的心脏目标是慢(心率)、小(心室大小)和好的灌注(足够的血压)。对冠心病患者有利的术前药物包括他汀类药物[9]和血管紧张素转换酶抑制剂(稳定动脉粥样硬化斑块)以及 β 受体阻滞剂(控制心率)[10]。挥发性麻醉药在缺血性损伤之前或甚至在缺血性损伤后应用时都有心脏保护作用。CABG 和主动脉瓣(aortic valve, AV)手术的患者死亡率和发病率已有降低。然而,将预处理或后处理机制与这些有益的效果联系起来却非常困难[11]。

表 39-1　冠心病:血流动力学目标

前负荷	↓	一个较小的心脏尺寸(TEE 尺寸)减少室壁张力和 PADP(LVEDP)以及增加灌注压梯度
后负荷	保持	高血压比低血压好
收缩性	↓	如果左心室功能正常
心率	↓	
心律	窦性	纠正心律失常
MVO$_2$		监测和干预影响氧供的因素
CPB 后		不需要增加 PADP(LVEDP)

↑,增加;↓,减少;PADP,肺动脉舒张压;LVEDP,左心室舒张末期压力;MVO$_2$,心肌氧耗量;CPB,心肺转流术;TEE,经食管超声心动图。

缺血的监测

最标准的监测手段是 ST 段在多个导联(最常见的导联 II 和 V$_4$ 或 V$_5$)中的持续分析和显示,2011 年 AHA/ACCF 实践指南中也推荐用此方法[8]。对可能出现右心室缺血或患有右侧冠状动脉疾病的患者采用 V$_{4R}$ 或 V$_{5R}$ 导联监测是有益的。

较慢的心率和偏高的血压比心动过速和低血压对 MVO$_2$ 更有利。不管是平均动脉压与心率的比值,还是舒张压与收缩压的压力-时间指数都不如心率和血压乘积(RPP)更具有预测性或可靠性[12]，RPP 曾经（但不再）被认为与 MVO_2 有可靠的相关性。

采用肺动脉导管（pulmonary artery catheter，PAC）侵入性监测血流动力学波形的某些变化提示了不利的血流动力学。肺动脉平均舒张压突然升高提示左心室功能不全，这可能进一步发展为（i）当 v 波高度出现增加（提示与缺血诱发的乳头肌功能障碍和/或二尖瓣反流（MR）相关的左房压顺应性升高）则主要表现为收缩功能障碍，或（ii）当出现提示 LV 顺应性下降的巨大 α 波形时，以舒张功能障碍为主。基于 PAC 监测的血压，混合静脉血氧饱和度和热稀释心输出量，是心脏外科手术中心常见的围手术期操作[13-14]。2011 年 AHA/ACCF CABG 实践指南建议在血流动力学受损的患者体内置入 PAC，每个中心的做法各不相同[8]。PAC 在心肌缺血的监测[15]或者在提示心肌壁功能异常方面[16]时可能没有多大价值，因而对于高风险心脏手术患者无须常规使用 PAC 也可以安全管理[17]。与经食管超声心动图（transesophageal echocardiography，TEE）相比，PAC 可以很好地预测左心室功能正常，但是在重症监护病房（intensive care unit，ICU）危重症患者管理中判断前负荷和心室功能障碍时却表现不佳[18]。其他研究表明 PAC 对高危手术患者无益[19-20]，但这些研究可能并不能全面反映当前这类患者围手术期管理。当医生正确解释 PAC 信息的能力仍然存在疑问时，就很难确定 PAC 在诊断和治疗中的价值[21]。美国麻醉医师协会实践指南最近得出结论，关于心脏手术患者从 PAC 获得益处的证据是相互矛盾的[22]。

自从 20 世纪 80 年代推出以来，TEE 已经成为心脏手术过程中非常有价值的诊断和监测工具。TEE 可评估心室容积，全部和局部功能，估计和定量瓣膜病变，测量瓣膜梯度，计算充盈压，使胸主动脉可视化以及检测心腔内空气。最近推出的实时三维 TEE 在围手术期成像领域引起了一场真正的革命。美国麻醉医师协会（American Society of Anesthesiologists，ASA）最近发布了围手术期 TEE 的实践指南。有经验的心脏麻醉医师在持续的高质量项目的支持下进行全面的 TEE 研究[24]，其TEE 检查分析的水平可以与超声心动图检查的医师的水平相媲美[25]。

美国超声心动图学会/心血管麻醉医师协会术中超声心动图工作组已经发布了进行全面的术中超声心动图检查的指南[26]。这些建议描述了一系列完整的包括在术中超声心动图检查中的心脏和大血管的标准层析图。凭借经验，可在不到 10min 的时间内完成一次全面的检查。

麻醉药物的选择

对于冠状动脉疾病患者来说，没有一种"理想"的麻醉剂。麻醉剂的选择应该基于应用于特定患者的每一个药物已知的血流动力学、药理学和药物代谢动力学效应、麻醉医师的经验和每个药物的相对成本效益，而且应该主要取决于先前存在的心肌功能障碍的程度。如果药物能够达到预期的效果，那么不论是健康人还是严重心肌受损的患者，心血管的变化都会被最小化，有助于促进一种安全的麻醉。大多数轻度或中度功能障碍的患者可能受益于某种程度的心肌抑制，从而导致需氧量下降，并可能减轻或减少缺血发作。

早期拔管是一种常见的做法，可通过多种方法实现[27-28]。使用吸入性麻醉剂复合低剂量阿片类药物或使用短效药物（如咪达唑仑、阿芬太尼、瑞芬太尼、丙泊酚等）进行全静脉麻醉，可用于早期拔管。苯二氮䓬类药物和挥发性药物的使用量增加与术中知晓的发生率下降相关[29]。快速心脏外科手术后的拔管时间应考虑到术中的临床变量，如正性肌力药物的需求或失血后输血[30]。一般而言，基于低剂量阿片类药物的全身麻醉和用于快速康复的时间导向措施，对常规（而非快速）治疗的死亡率和主要术后并发症的风险是相似的，而且对于低至中度风险的患者似乎是安全的。然而，尽管缩短了拔管时间和在 ICU 的停留时间，但没有显示快速拔管措施能减少住院时间[31]。

阿片类药物

阿片类药物的主要优点是无心肌抑制作用，可维持稳定的血流动力学状态，并降低心率。目前的做法是用苯二氮䓬类和挥发性麻醉药物对阿片类药物进行补充。计划的拔管时间是决定选择何种阿片类药物及其剂量的主要因素之一。短效阿片类药物（舒芬太尼和瑞芬太尼）的快速拔管、ICU 住院时间和花费与芬太尼是类似的。因此，任何一种这类阿片药物都可用于快速心脏手术[32]。吗啡的心脏保护作用和抗炎作用最近被再次研究[33-34]，被重新引入至心脏麻醉的阿片类药物应用中，使心脏麻醉的实践复兴起来。

挥发性麻醉药物

挥发性麻醉药物的理想特征包括剂量依赖性血流动力学变化、可逆性、可调控性心肌抑制、遗忘以及抑制手术应激和CPB导致的交感反应。挥发性麻醉药可保护心肌缺血和再灌注损伤，减少心肌梗死面积[36]。在长时间缺血期之前（"麻醉预处理"）和再灌注期间（"麻醉后处理"）使用挥发性麻醉药物时，这种有益的效果已经展现出来了[37]。然而，很难确定这些实验室证实的益处是否有助于改善临床实践中的心肌保护。以挥发性麻醉药物为主的麻醉可能引起全身低血压（无论是由于收缩性下降或血管扩张引起），因此可能会使氧供减少和术后镇痛不足。相反，基于阿片类药物和任何一种挥发性麻醉药联合的平衡方法是有优势的，不利影响最小。

异氟烷是一种冠状血管扩张剂，其他的挥发性麻醉药物也一样（尽管程度较轻）。这种剂量相关效应在剂量小于1MAC时临床表现不明显。临床研究使用异氟烷来进行临床治疗，而不是研究其药理学终点，所以没有显示出更多的缺血或恶化的结果[39]。地氟烷和异氟烷是所有挥发性麻醉药物中恢复最快的。地氟烷具有快速摄取和分布的特点，可用于那些要求根据血流动力学变化做出迅速的麻醉深度改变的情况。它有与异氟烷相似的心脏作用。在研究交感神经系统活动时，Helman等[40]发现用地氟烷作为冠状动脉搭桥手术的唯一麻醉剂的麻醉的患者与用舒芬太尼麻醉的患者相比，交感神经活性和心肌缺血增加。在应用芬太尼与吸入性麻醉剂相结合的技术中，与使用异氟烷相比，在CPB前应用七氟烷其心血管特点是可接受的，其结局数据也是类似的[41]。

静脉镇静催眠药

一种替代低剂量阿片类药物的辅助麻醉药是可静脉滴注的短效镇静剂，如咪达唑仑[42]、丙泊酚或右美托咪定[43]。这些药物可以在术后ICU中继续使用，停药后具有可预测的和快速的苏醒作用[44]。与挥发性麻醉剂相比，丙泊酚的心脏保护功能较差，在老年患者心脏手术后，对正性肌力药物的需求增加，血浆肌钙蛋白升高[45-46]。

缺血的治疗

使用麻醉剂或血管活性药物是为了降低心脏张力，降低心率，改善心肌灌注压。主要的血管活性药物是硝酸盐、β受体阻滞剂、外周血管收缩药和钙通道阻滞剂。表39-2给出了其临床使用的情况。挥发性麻醉剂也可用于控制血压和降低心肌收缩能力。

表39-2　术中缺血的治疗	
临床症状	建议的干预
需求增加	
↑心率	处理的常见原因包括麻醉过浅，给予β受体阻滞剂
↑血压	↑麻醉深度
↑PCWP	硝酸甘油
需求降低	
↓心率	阿托品，起搏
↓血压	↓麻醉深度，使用血管收缩药
↑PCWP	硝酸甘油，正性肌力药物
无变化	硝酸甘油，钙通道阻滞剂，考虑肝素

↑，增加（d）；↓，减少（d）；PCWP，肺毛细血管楔压。

硝酸盐

硝酸甘油（Nitroglycerin，TNG）是治疗急性心肌缺血的药物。它的作用是通过全身性静脉舒张，减少左心室前负荷、室壁张力和MVO_2，扩张冠状动脉，它在冠状动脉和侧支循环狭窄中都有效[47]。没有证据表明预防性使用TNG可防止术中缺血或术后心脏并发症的发生[48]。在高剂量使用时，TNG扩张体循环动脉，并可能引起全身性低血压，这对治疗心肌缺血是起相反作用，且代偿性心动过速可能会增加MVO_2。建议TNG使用剂量为0.5～3μg/（kg·min^{-1}），并且在合并肝和/或肾脏疾病时应减少剂量。TNG可能会导致高铁血红蛋白血症，尤其是高铁血红蛋白还原酶缺乏症患者；当长时间使用大剂量时，这种并发症更加可能发生[49]。

硝普钠

硝普钠（sodium nitroprusside，SNP）通过其代谢或自发还原为一氧化氮来降低外周血管阻力。类似于TNG、SNP可改善缺血心肌的心室顺应性。建议的SNP剂量为0.5～3μg/（kg·min^{-1}），在肝和/或肾脏疾病患者应该减少使用剂量。不良反应包括氰化物和硫氰酸盐毒性、反射性高血压、高颅压、凝血异常、肺内分流增加和甲状腺功能减退。体外研究结果表明,心脏手术患者在围手术期使用 SNP 可能会增加氰化物中毒风险。氰化物是 SNP 的代谢产物;在 2h 内使用超过 1.0mg/kg SNP 或在 24h 内施用超过 $0.5mg/(kg \cdot h^{-1})$ 时,血液检查中就会出现可检测的毒物水平($>100\mu g/dl$)。氰化物中毒的症状包括混合静脉血氧饱和度(SvO_2)升高,SNP(快速耐受性)需求增加和代谢性酸中毒[51]。此外,患者可能会出现潮红。缺乏钴胺素(维生素 B_{12} 化合物)或缺乏含硫饮食物质的患者出现氰化物中毒的可能性更大。对于使用超过推荐剂量 SNP[$8\sim10\mu g/(kg \cdot min^{-1})$]的高危患者可通过监测其血中氰化物和 pH 检测到异常情况。治疗应包括停止输注,给予 100% O_2,给予硝酸戊酯(吸入剂)或静脉注射亚硝酸钠和静脉注射硫代硫酸盐,肾功能异常的患者除外,建议使用羟钴胺素。当肾功能受损时,循环中的硫氰酸盐水平会增加,并且当硫氰酸盐浓度达到 $5\sim10\mu g/dl$ 时会导致中枢神经系统异常。降低 SNP 需求剂量,或者更好的是用尼卡地平、美托洛尔或艾司洛尔代替 SNP,从而减少或消除随后氰化物的积聚。SNP 会在光线存在的情况下发生反应,溶液容器应该包装在不透明的材料中。其他药物不应与 SNP 同时注入。

血管收缩药

血管收缩药(去氧肾上腺素、去甲肾上腺素、血管升压素)是预防和治疗局部缺血有用的辅助药,因为它们增加体循环血压,从而改善冠状动脉灌注压,尽管以增加后负荷,甚至可能是增加 MVO_2 为代价。另外,伴随的静脉收缩会增加静脉回流和 LV 前负荷。有时任何的前负荷的增加都会被 TNG 抵消掉。在大多数情况下,冠状动脉灌注压的增加可大大抵消室壁张力的增加。在体循环低血压期间需要外周血管收缩,尤其是由手术刺激减少或药物引起的血管舒张时。没有一种血管收缩药是优于所有其他血管收缩药的。有时可能需要多种血管收缩药(如去甲肾上腺素和血管加压素)的组合才能达到所需的血压[52]。

β 受体阻滞剂

β 受体阻滞剂通过降低变时性和变力性状态来改善心肌氧平衡。β 受体阻滞剂适用于包括治疗不是由浅麻醉或低血容量引起的窦性心动过速,

预防和减缓室上性心律失常,高动力状态和室性心律失常[53-54]。使用 β 受体阻滞剂的目标应该是降低心率,增加舒张期充盈时间,同时不降低灌注压和心输出量。这些治疗目标更为重要,因为 POISE 研究显示死亡和卒中是 β 受体阻滞剂的副作用[55-56]。现在静脉注射制剂包括美托洛尔、拉贝洛尔、艾司洛尔和极少应用的普萘洛尔。普萘洛尔是一种非选择性 β 受体阻滞剂,消除半衰期为 $4\sim6h$。美托洛尔与普萘洛尔相似,但它具有 β_1-选择性,并且不易触发具有反应性气道疾病患者的支气管痉挛。拉贝洛尔将 β 受体阻滞剂性质与 α 受体阻滞剂性质结合起来,可用于治疗高动力和高血压的情况。艾司洛尔是一种短效 β_1 受体阻滞剂,具有心脏选择性,半衰期仅为 9.5min。它在治疗发作性交感神经刺激引起的短暂性心率增快方面特别有用。

钙通道阻滞剂

钙通道阻滞剂抑制心肌收缩性,降低冠脉和全身血管张力,降低窦房结放电频率,并显著不同程度地抑制房室传导[57-58]。维拉帕米的负性肌力作用最大,硝苯地平、地尔硫䓬和尼卡地平的负性肌力作用依次递减。心房颤动和/或心房扑动引起的室上性心动过速的治疗中,维拉帕米在减缓心室率方面特别有用,但其心肌抑制作用限制了其有用性。在心肌功能降低的患者中,首选静脉给予地尔硫䓬。已发现钙通道阻断剂在再灌注期间具有心脏保护作用。尼卡地平不仅有全身性动脉血管扩张效应,更具有解除冠状动脉痉挛和血管舒张作用[59]。

硝苯地平和尼卡地平可显著扩张全身动脉,可用于心脏手术患者术后高血压的治疗[60]。新药氯维地平是一种比 SNP 或 TNG 更好的抗高血压药物,作用与尼卡地平相当[61]。镁具有扩张冠状动脉特性,可减少急性缺血时心肌梗死的面积,并降低了与梗死相关的死亡率[62]。此外,它有抗心律失常作用,并使心肌再灌注损伤最小化。尽管发现镁可以预防冠状动脉手术中的心房颤动[63],但在使用 β 受体阻滞剂治疗的患者中,预防性地静脉给予镁并不能降低房性心律失常的发生率[64]。

最近的 CABG 手术指南于 2011 年发表[65]。该指南建议:

- 基于挥发性麻醉药的麻醉旨在早期拔管。
- 恰当的围手术期镇痛。
- 由经过培训或经验丰富,由官方认证,经 TEE 培

训的麻醉医师提供麻醉监护。

- 术中 TEE 用于评价急性、持续性和危及生命的血流动力学变化，用于监测心室功能和区域运动异常，以及协助瓣膜手术。
- 增加冠状动脉灌注压可降低围手术期心肌缺血和梗死的风险。
- 应用 β 受体阻滞剂可降低心房纤颤的发生率（或并发症）和心脏死亡率（尤其是 LVEF>30% 的患者）。
- 围手术期给予血管紧张素转换酶（angiotensin-converting enzyme，ACE）抑制剂或血管紧张素受体阻滞剂。
- 选择性使用 PAC。
- 根据赖氨酸类似物、即时检验、术前停用抗血小板药物至少 5d 及其他方法，对围手术期出血和输血进行多模式管理。

　　鼓励读者查阅全文 http://circ.ahajournals.org/content/124/23/e652。

心脏瓣膜病

　　心脏瓣膜病变最初的生理负担是负荷状态的改变，包括狭窄和反流：主动脉瓣狭窄（aortic stenosis，AS）时 LV 后负荷增加、主动脉瓣关闭不全和二尖瓣反流时 LV 前负荷增加，二尖瓣狭窄使 LV 前后负荷均降低，而右心室（right ventricle，RV）会受到来自左心房和肺动脉逐渐增加的压力。机体通过房室扩大，心肌肥厚，血管张力和交感神经活动水平的变化来代偿。这些机制反过来诱发继发性改变，包括心室顺应性的改变，心肌缺血的继续发展，心律失常和进行性心肌功能障碍。

　　MR 患者的心肌收缩能力通常会出现短暂下降，但即使在没有临床症状的情况下也可能发展为不可逆损伤。相反，AS 患者可能会有呼吸困难，但这并不是因为收缩功能受损，而是因为心室顺应性降低导致左房压升高和肺血管充血。

　　需要瓣膜修复或置换的患者可能会有肺动脉高压，显著的心室功能障碍和慢性心律失常。要获得安全的麻醉剂，了解改变的负荷条件，保持代偿机制，维持循环动态平衡以及预测瓣膜手术期间和术后可能出现的问题非常重要。在本节中，我们简要描述每种瓣膜病变的病理生理学，理想的血流动力学特征和每个瓣膜病变相关的其他麻醉注意事项。

　　TEE 已成为瓣膜手术患者围手术期管理的标准监测手段。TEE 可以进一步细化术前诊断，识别瓣膜病变和疾病的机制，并对狭窄和/或反流的程度进行量化。第二十七章详细回顾了 TEE 的围手术期作用。

主动脉瓣狭窄

　　AS 是美国最常见的瓣膜疾病。在正常的成年人中，主动脉瓣（aortic valve，AV）由三个半月瓣组成，附着在主动脉壁上。正常的 AV 区域是 2～4cm²。AV 瓣膜悬挂于瓦氏窦上。瓣膜和相应的窦根据它们与冠状动脉口的关系命名为左冠瓣、右冠瓣和无冠瓣（房间隔的对面）。AV 的心室侧是椭圆形的 LV 流出道（LVOT）。其边界是二尖瓣前叶的下表面、室间隔和 LV 壁。LVOT 的正常直径是（2.2±0.2）cm。

　　AV 钙化性疾病与冠状动脉疾病有许多相似的特征。过去 AS 被认为是"退行性的"进展性疾病，类似于动脉粥样硬化。其机制是增加的机械压力（在 AV 尖的主动脉侧较高，在屈曲区域）导致内皮破裂并致脂蛋白沉积、慢性炎症和尖端钙化[66]。钙化增加最终导致瓣膜尖端硬化和流出道阻塞。AS 相关的临床发病因素包括高龄、男性、吸烟、高血压和高脂血症。二叶瓣 AV（增加的机械压力）或矿物质代谢改变（Paget 病，肾衰竭）的患者发生钙化性 AS 疾病概率较高。风湿性疾病（一种在发达国家罕见的自身免疫性疾病，它会导致瓣膜间钙化和融合）引起的混合型 AS 和 AV 反流，并且通常与二尖瓣疾病共存。

病理生理学

　　AS 的典型症状是心绞痛（35%）、晕厥（15%）和呼吸困难（50%），分别在 5 年、3 年和 2 年内发生预后不良（死亡），除非置换 AV。AV 区进行性变窄导致左心室射血通道慢性狭窄。随着 LV 收缩压增加以保持前向血流量，导致 LV 肥厚，即左室壁逐渐变厚，但腔室大小保持不变，这种代偿作用使增加的室壁张力正常化。这样可以保持收缩性，射血分数维持在正常范围，直到疾病晚期（图 39-3）。AS 的症状和体征通常发生在 AV 口缩小至小于 0.8～1.0cm² 时[67]。

　　增厚的左心室壁使舒张受限（"僵硬"的 LV），舒张早期 LV 充盈延迟，与此同时 LA 收缩对于保持适当的心搏量而言变得至关重要。在 AS 中，"心房收缩驱血"可占左心室舒张末期容积的

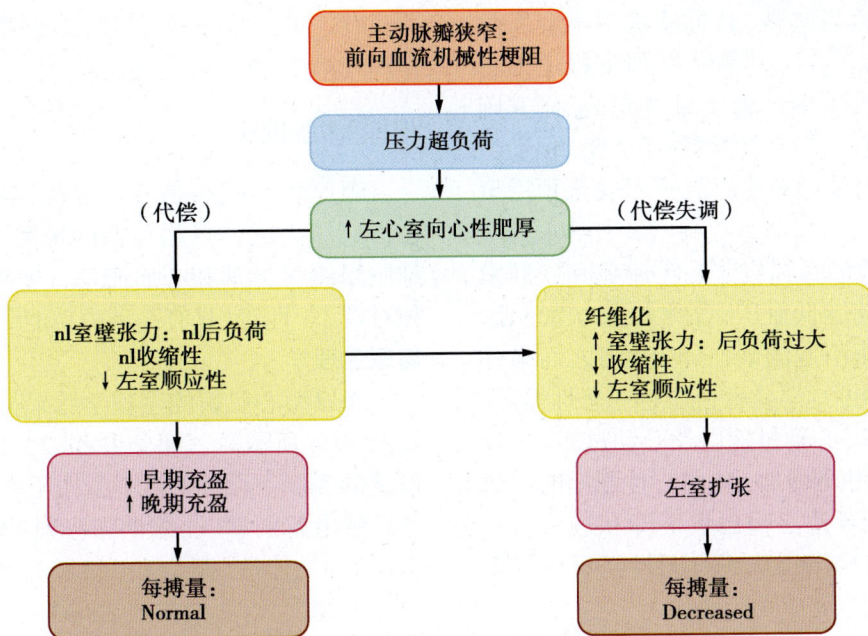

图 39-3　主动脉狭窄的病理生理学

LV，左心室；nl，正常

30%～40%。由肺毛细血管楔压反映的左心室充盈压，可能会发生很大差异，而此时的心室体积只有很小的变化（顺应性降低）。另外，肥厚型 LV 心肌的基础 MVO_2 增加，并且由于 LV 收缩压升高，需求将进一步增加。由于毛细血管密度通常不能满足肥厚的心肌，因此冠状动脉灌注压的任何降低（如主动脉舒张压降低和/或 LV 充盈压增加）都可能会危及供应和血管舒张储备。这些情况在冠状动脉阻塞时更为危急。这类 AS 患者经常出现心力衰竭。

收缩期心脏内壁压力（后负荷）与左室射血分数之间为反比关系。在跨瓣压力梯度较大（平均大于 40mmHg）的患者中，AV 置换纠正过高的后负荷，并可改善预后。在 LV 收缩力减小或每搏量减少的情况下，尽管超声心动图显示狭窄的 AV，但是跨瓣压差小于临界值（<40mmHg：“伪”或“低梯度”AS）。虽然对多巴酚丁胺药物干预的反应可能会明确诊断（增加的 SV 和 AS：真正的 AS 与增加的 AV 区域：小于重度 AS 与 SV 增加不足：LV 功能障碍和增加手术风险的提示），手术干预比单纯的药物管理预后更好[68]。在高手术风险的 AS 患者中，经皮经导管 AV 置换术（TAVR）正成为 AV 置换手术的替代选择[69]。

麻醉注意事项

表 39-3 总结了 AS 患者的理想血流动力学环境。只要对无症状严重 AS 患者的非心脏手术的

表 39-3　主动脉狭窄的血流动力学目标

参数	目标	建议
前负荷	维持或增加	
后负荷	维持或增加	维持冠状动脉灌注压梯度
收缩性		通常没问题，如果低血压持续存在需要给予正性肌力药物
心率		避免心动过缓（↓CO）和心动过速（缺血）
心律	窦性	非窦性或过快节律需要使用心脏复律和 β 受体阻滞剂
MVO_2		治疗心动过速和低血压（缺血是一种永远存在的风险）
CPB 后	收缩性增加	
血压上升↑	增加心肌收缩力（怀疑心肌顿抑）；升压	

↑，增加（d）；↓，减少（d）；CO，心输出量；CPB，心肺转流术；MVO_2，心肌氧耗量。

血流动力学给予适当监测,其可能术中不会发生与 AS 相关并发症[70-71]。尽管一些研究报道围手术期死亡和梗死发生率显著增加,但其他研究则没有报道[72-73]。这些差异的原因尚不清楚,但适当的监测和围手术期处理对非心脏手术安全预后至关重要[74]。

围手术期管理的目标应该是①避免和立即发现并处理全身性动脉低血压;②维持冠状动脉灌注压以防止低血压引起的缺血,以及随之而来的心室功能障碍和不断地恶化低血压这一恶性循环;③避免极端的心率,心动过速以及心动过缓(尽管舒张时间增加,但并不增加 LV 向心性肥厚时的每搏输出量,它可能导致心输出量下降和进一步低血压;这在伴有窦房结疾病或交感神经反应降低的老年人或糖尿病患者中尤其明显)。

缺血可能难以被发现,因为特征性心电图变化往往被左心室肥厚和代偿的症状所掩盖,并且 LV 充盈压升高并不一定反映容量增加[68]。如果使用 TNG,应该采取静脉滴注方式,以减少对心室容量的影响。在左心室功能不全的情况下,应谨慎滴注尼卡地平[75],在不影响心室容量情况下降低后负荷。TEE 在诊断和对 AS 严重程度分级中的作用在第 27 章中有描述。

肥厚型心肌病

肥厚型心肌病是一种遗传性疾病,其特点是在没有压力或容量超负荷的情况下,先天的心肌细胞组织学异常和心肌肥厚。室壁增厚使 LV 腔相对较小,且 LV 具有高动力功能[76-77]。

病理生理学

肥厚型心肌病的生理学后果与 AS 所述相似,如图 39-4 所示。一部分患者(20%~30%)有一定程度的瓣膜下阻塞(肥厚型梗阻性心肌病),这可能导致由解剖学(收缩期膨胀到 LVOT,前乳头肌错位)和功能性(阻力和由 LV 高动力收缩引起的文丘里效应)因素构成的 LVOT 梯度。LVOT 压力梯度本质上是动态的,并且当 LV 腔减小时(增加的收缩力和心率或减小的前负荷或后负荷),LVOT 压力梯度增加。血流通过 LVOT 区域快速射出时,二尖瓣前叶更贴近室间隔(前向运动),并产生可变的 MR 射流,其在没有器质性二尖瓣疾病的情况下是向后运动的[78]。

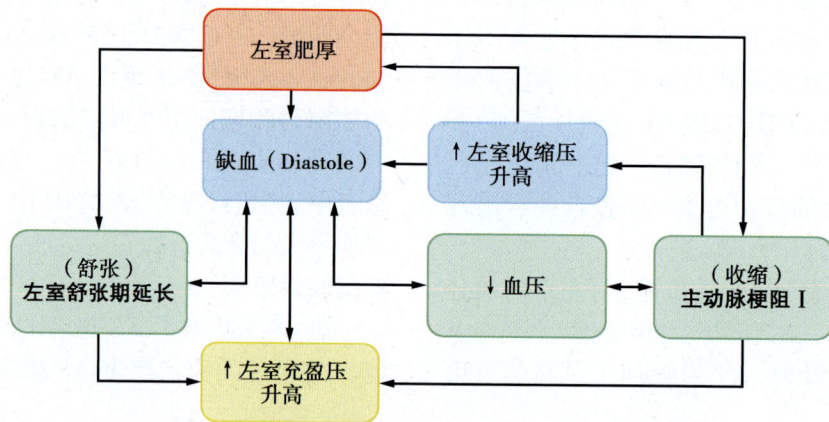

图 39-4　肥厚型心肌病原发性左室肥厚的病理生理学

在肥厚型心肌病中心肌氧平衡是脆弱的,如果冠状动脉血流不能满足肥厚心肌的需要,则即使在没有冠状动脉疾病的情况下,运动也会发生心绞痛。

麻醉注意事项

肥厚型心肌病的治疗方案包括从冠状动脉内注射乙醇至近端室间隔药物"细化"(前提是注射部位的舒张间隔厚度小<15mm),心脏起搏,室间隔心肌切除术,这些治疗方案的目的都是降低压力梯度(目标是静息时<30mmHg,或运动时<50mmHg)。肥厚型心肌病患者的麻醉管理与 AS 类似,主要集中在:①避免心动过缓和心动过速,②维持左心室充盈,避免引起流出道阻塞或缺血的因素(表 39-4),③避免增加心肌收缩性,因此可用挥发性麻醉药,④由于 LV 前负荷依赖于心房收缩,因此需要保持窦性心律;如果发生房室交界性心律失常,这些患者可能需要用经食管-心脏起搏探头或具有起搏功能的肺动脉导管进行心房起搏。

尽管罕见,但偶尔有瓣膜性 AS 与肥厚型心肌

表 39-4 肥厚型心肌病的血流动力学目标

参数	目标	建议
前负荷	维持或增加	治疗原则同主动脉狭窄
后负荷	增加	使用 α-肾上腺素能激动剂积极治疗低血压
收缩性	降低	
心率	维持	β受体阻滞剂
心律	窦性	考虑心房起搏方式（PAC，经食管）
$\dot{M}VO_2$		没有问题
CPB 后		开始补充容量和使用血管收缩药，避免使用正性肌力药物。仔细检测以防残余的 LVOT 梯度和 SAM，排除室间隔缺损。

LVOT，左心室流出道；LVEDP，左侧动脉舒张末期压力；PAC，肺动脉导管；$\dot{M}VO_2$，心肌氧耗量；CPB，心肺转流术；SAM，收缩期前向运动。

病并存的情况，这可解释在脱机过程中难以预料的困难或一些似乎不复杂的主动脉瓣置换术后压力梯度仍然增加，如今，TEE 全面地检查 AV 附近 LVOT 区域就可以解决这种困境。二尖瓣修复术后也可引起一个动态的 LVOT 梗阻，如果二尖瓣前叶接近于室间隔（超声心动图观察前向运动），这也应进行同样处理。

主动脉瓣关闭不全

主动脉瓣关闭不全（aortic valve insufficiency，AI）是由于瓣环扩张或瓣膜发生结构性病变导致。动脉瘤（马凡综合征）可伴有慢性瓣膜扩张。由于钙化退变、风湿性疾病或在二叶式主动脉瓣中发生的结构性主动脉瓣瓣叶病变，会导致瓣叶运动异常、瓣叶对合不良，并最终引发 AI。急性 AI 是由细菌性心内膜炎、主动脉夹层或创伤引起。

病理生理学

在 AI 中，血液在舒张期从主动脉逆行进入 LV，导致容量和压力超负荷（图 39-5）。在慢性 AI

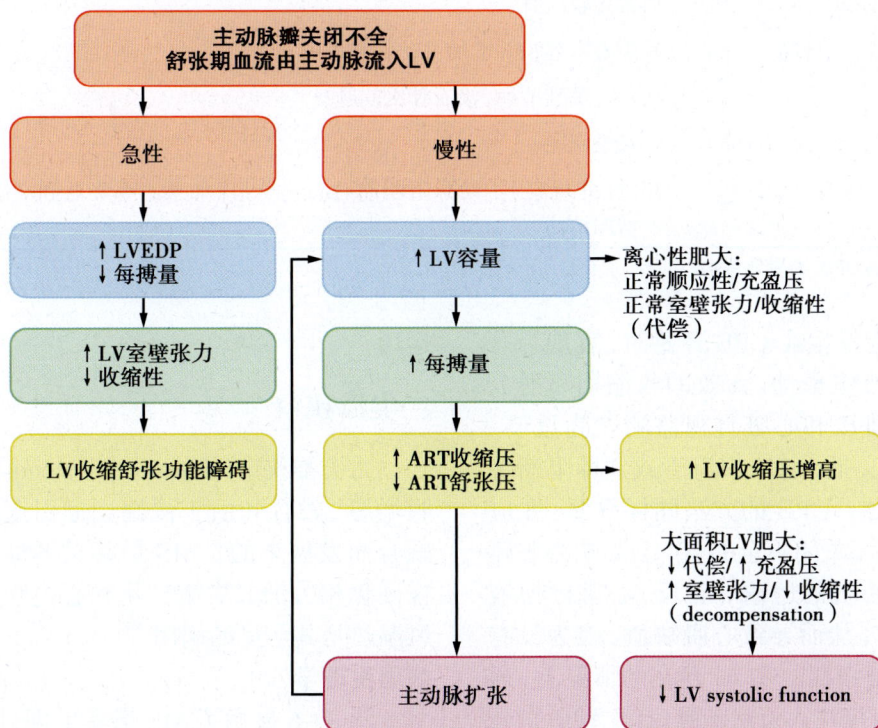

图 39-5 主动脉瓣关闭不全的病理生理学

LVEDP，左心室舒张末期压力；LV，左心室；ART，动脉中，LV 容积逐渐增加，与 LV 室壁的增厚（左心室离心性肥大）不成比例，从而增加左室壁张力。左心室舒张末期压力通常在正常范围内，可证明腔室顺应性显著地增加。因此，与 AS 相反，LV 容量可发生巨大的波动，但 LV 充盈压只有微小的变化。虽然 LV 心输出量可能超过正常的两倍，但由于肌肉缩短（体积功）的氧耗很低，因此 MVO$_2$ 并不会显著增加。舒张期血流和中度血管扩张减少 LV 后负荷并增加动脉压。因此，即使收缩力降低，患者也可能没有症状。考虑这点对于麻醉计划很重要，但对于 AV 替换的时机或许更重要。理想情况下，瓣膜应该在刚刚发生不可逆心肌损伤之前进行更换。这些患者在左心室射血分数降低（<50%）或左心室扩张（左心室舒张末直径<65mm）之前应该接受 AV 置换[80-81]。因此，对这些患者持续使用超声心动图进行随访对于检测降低的 LV 收缩性至关重要。

在急性 AI 中，先前大小和顺应性正常的 LV 要面对舒张末期容积和压力的急剧增加，而舒张期主动脉与左室压力梯度急剧降低[81]。这会降低心肌收缩能力和灌注梯度，主要的临床症状是严重的充血性心力衰竭。心动过速和外周血管收缩的代偿机制进一步增加 MVO$_2$。在这样的急性病患者中，需要实施紧急 AV 置换，而在不太严重的情况下，轻微的全身血管舒张和心肌支持可能使血流动力学恢复正常。

麻醉注意事项

主要目标是避免进一步增加左室壁压力（表39-5）。动脉血管舒张（尼卡地平或 SNP）可促进前向血流，但是可能需要增加额外的血容量来维持足够的前负荷。理想的心率是具有争议的；心动过速可减少舒张期从主动脉瓣反流至 LV 的血流，从而减少 LV 容积和室壁张力，并增加舒张压和冠脉灌注梯度，从而抵消继发于心率上升的 MVO$_2$ 的增加。同时应避免心动过缓，因为它会导致心室扩张，左心房压力升高和肺充血。

表 39-5　主动脉瓣关闭不全血流动力学目标

参数	目标	建议
前负荷	轻微升高	轻微升高
后负荷	降低	增加麻醉深度或血管扩张剂（减少反流分数）
收缩性		通常比较适宜
心率	升高	减少心室容积并增加主动脉舒张压
心律		通常为窦性节律，没有什么问题
MVO$_2$		一般没问题
CPB 后		注意（并观察）主动脉阻断前后心室扩张：如果心率降低和心脏无跳动时反流增加

MVO$_2$，心肌氧耗量；CPB，心肺转流术。

心室膨胀可能发生在 CPB 开始时，表现为心动过缓或意外的心室颤动（无效的收缩期喷射）。使用 TEE，有创血压和心脏直视监测尤为重要。如果发生 LV 膨胀，插入 LV 引流管或立即阻断主动脉可以解决问题。CPB 的方法同样重要：在应用主动脉阻断钳后，关闭不全的 AV 会影响心脏停搏液向冠状动脉系统的运输。相反，心脏停搏液将填充并扩张 LV，从而导致心肌缺血，因为没有实现心脏停止在舒张期。在 AI 存在的情况下，通过将心脏停搏液直接注入冠状动脉口（主动脉切开术后）或逆行进入冠状静脉窦使心脏停搏。第27章描述了 TEE 在诊断和分级 AI 严重程度方面的

运用。

二尖瓣狭窄

二尖瓣狭窄（mitral valve stenosis，MS）是由瓣膜增厚、融合和由于慢性炎症引起的腱索缩短和融合而发展来的。MS 最常见的原因是与动脉粥样硬化相关的二尖瓣钙化和心内膜炎；而在美国，风湿热是其罕见的病因[83]。

病理生理学

图 39-6 显示了 MS 患者生理过程破坏的示意图。二尖瓣面积（mitral valve area，MVA）的进行性减少阻碍了左心房（left atrium，LA）向左心室的

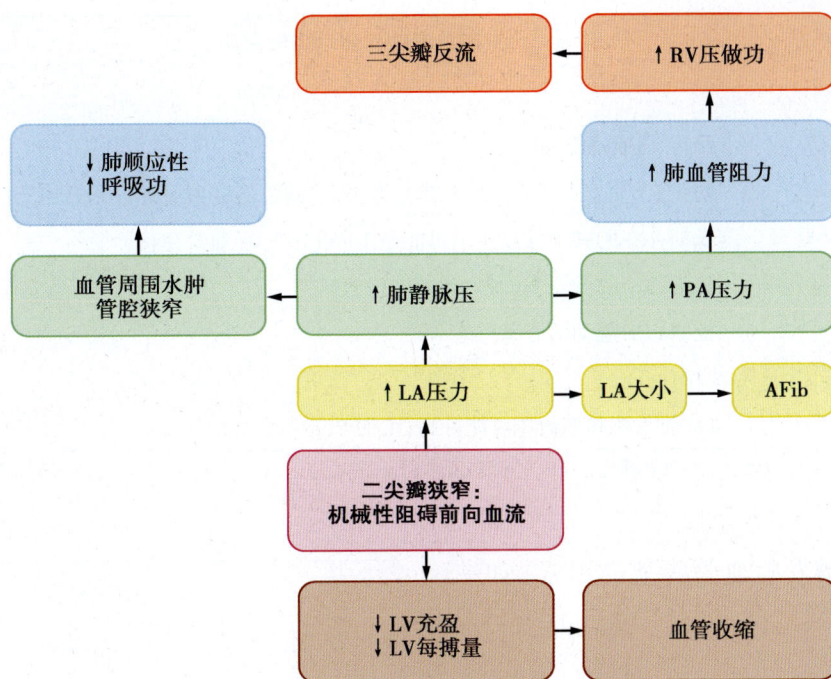

图 39-6 二尖瓣狭窄的病理生理学
RV, 右心室; PA, 肺动脉; LA, 左心房; AFib, 心房颤动; LV, 左心室

血液流动, 导致在舒张期间跨二尖瓣的压力梯度增加。随着 MS 的恶化, LV 每搏量受到限制。左心室功能不全是由前负荷减少和后负荷增加(来自反射性血管收缩)共同引起的。LA 压力(left atrium pressure, LAP)会随着 MVA 的减少而升高。根据 Gorlin 和 Gorlin 的公式[84]:

$$瓣膜面积 = 流量/(K \cdot \sqrt{压力梯度}) 或$$
$$压力梯度 = [流量/(K \cdot MVA)]^2$$

其中流量是心输出量/舒张期充盈时间; 压力梯度是 LAP 和 LVDP 之间的差异; K 是液压常数(该计算假定没有反流)。在恒定 MVA 下, Gorlin 公式的重排说明了在 MS 中决定升高的 LAP 的临床变量:

$$LAP - LVDP = [(心输出量)/$$
$$(舒张期时间)/(K \cdot MVA)]^2 或$$
$$LAP = LVDP + [流量/(K \cdot MVA)]^2$$

因此, 心输出量增加或舒张期充盈时间的减少都将导致 LAP 几何倍数的升高。这解释了为什么心动过速或增加的前向血流, 典型的如妊娠、甲状腺毒症或感染, 可能会导致 MS 患者肺水肿。同样, 心房颤动会导致血流动力学恶化, 因为快速的心室率降低了舒张期的充盈时间, 从而增加 LAP 压力。持续升高的 LAP 最终导致 LA 扩

张, 并通过肺循环表现出来, 表现为呼吸做功增加。这会导致右心室压力超负荷, 并伴有代偿性右心室肥厚。肺动脉高压的进展和严重程度是可变的, 并且在某些时候, 肺血管系统(听诊时有啰音、有咯血)会发生不可逆的反应性变化。一旦发生肺动脉高压, 手术风险就会增加(12% vs.3%~8%)[85]。一旦右心功能恶化后, 可能会出现右心室功能不全、三尖瓣环扩张和关闭不全(颈静脉充血)。

MS 不是左心室问题, 而是类似左心衰, 伴有肺淤血和全身血流量减少。唯一确定的治疗方法是通过 MV 置换术缓解梗阻。球囊瓣膜成形术和开放瓣环切开术是姑息性干预措施。药物治疗应旨在降低心率(用 β 受体阻滞剂或钙通道阻滞剂)或治疗引起舒张期二尖瓣血流增加的原因。测量肺毛细血管楔压至少在传导舒张压梯度的量方面要高于真实的 LVDP。

麻醉注意事项

表 39-6 中列出的血流动力学目标是心肺转流术前麻醉管理的要点(表 39-6)。避免心动过速有助于预防 LA 压力升高和肺动脉高压, 潜在的右心室功能不全, 以及与全身性低血压伴随的 LV 充盈不足。术前用 β 受体阻滞剂控制心率, 选择将心动过速风险降至最小化的麻醉药, 以及足够抑制自主神经反应的麻醉剂是实现这些目标的

表 39-6 二尖瓣狭窄的血流动力学目标

参数	目标	建议
前负荷	维持	维持,避免血容量不足
后负荷		防止 RV 后负荷升高(由于肺血管收缩缺氧,高碳酸血症);用升压药治疗全身性低血压
收缩性	RV 升高	长期存在的肺动脉高压下可能是下降的;(LV:通常完整)
心率	维持	正常心率的低限;避免和治疗心动过速
心律		控制心房颤动的心室反应
MVO_2		没有问题
CPB 后		LV 前负荷和充盈压可能升高;心脏功能不会立即改善

↑,增加(d);RV,右心室;MVO_2,心肌氧耗量;CPB,心肺转流术;LV,左心室。

方法。必须防止诱发肺血管收缩的因素,如缺氧、高碳酸血症和酸中毒,以避免发生右心衰的可能性。

MS 患者的低血压治疗可能存在挑战,因为低血容量通常不是原因。对容量的补充治疗结果往往令人失望;相反,血管收缩药用于抵消轻微的外周血管舒张,同时谨记肺血管收缩后可能对右心室功能的影响。具有一些强心剂作用的药物,如麻黄碱或肾上腺素,是首选药物,而不单纯依赖于血管收缩药,如去氧肾上腺素。与 CPB 脱机时,注意避免右心室衰竭(随后讨论);但更常见的是左心室功能不全。这可能是由于手术中损伤或突然增加流入和慢性长期负荷不足的 LV。在心肺转流术后,假设心输出量从诱导前就增加,则肺毛细血管楔压波形中可能存在显著的 v 波,反映了 LV 充盈增加。MS 的超声心动图评估在第 27 章中阐述。

二尖瓣反流

在二尖瓣反流(mitral regurgitation,MR)中,瓣膜在收缩期中没有完整地闭合,使血液从 LV 回流到 LA。MR 的病因包括一个或两个瓣膜过度运动(因退行性疾病导致的脱垂或松弛,或在急性心肌梗死后出现腱索断裂),由于风湿性心脏病或心肌缺血(功能性 MR)引起的瓣叶运动受限,或来自心内膜炎的瓣膜穿孔。在功能性 MR 中,瓣膜结构正常,但由于 LV 收缩压降低(缺血性心肌病),导致瓣膜无法正常"关闭"或扩张瓣环(小叶悬浮的纤维环)减少了瓣膜的结合面(表 39-7)。

病理生理学

与 AI 所描述的相似的容量超负荷是 MR 的主

表 39-7 二尖瓣反流的机制

原因	特点	部位
变性	由于脱垂或松弛的冗余组织以及腱索断裂导致的过度运动	瓣膜
风湿性	增厚,钙化,限制单瓣联合融合	瓣膜
先天性	二尖瓣裂,双孔二尖瓣	瓣膜
其他	与药物有关的(芬氟拉明)	瓣膜
心内膜炎	疣状赘生物穿孔	瓣膜
心肌梗死	乳头肌断裂	腱索
扩张型心肌病	环形扩张	瓣膜环
冠状动脉性心脏病	乳头肌功能障碍	腱索

要特征(图 39-7)。左心室射血时,LA 作为低压出口;随着心室收缩的开始,血液被逆行射出(没有等容收缩期),并且总 LV 输出包括正向(全身,通过主动脉)和逆向(进入 LA)血量。MR 的后果是心房和心室扩大(由于"回流"的血流),左心室壁增厚(为了代偿腔室扩张时室壁张力的增加)和血容量增加。LV 顺应性增加,因此 LV 舒张末期容量增大不会引起 LVDP 显著增加。最初,氧耗并没有增加,因为收缩功不会增加。因此,尽管进行性心肌功能障碍和收缩力下降,患者可能只有轻微的症状以及正常或轻微降低的射血分数。反流血量与反流孔的大小,收缩期射血时间,跨 MV 的压力梯度和 LA 顺应性有关。反流孔的大小又取决于 MR 发病机制和 LV 大小。因此,心率的增加,前负荷的减少和使用动脉扩张剂都可有效减少从 LV 到 LA 的反流血量。

急性　　　　　　　　　　　　　　慢性

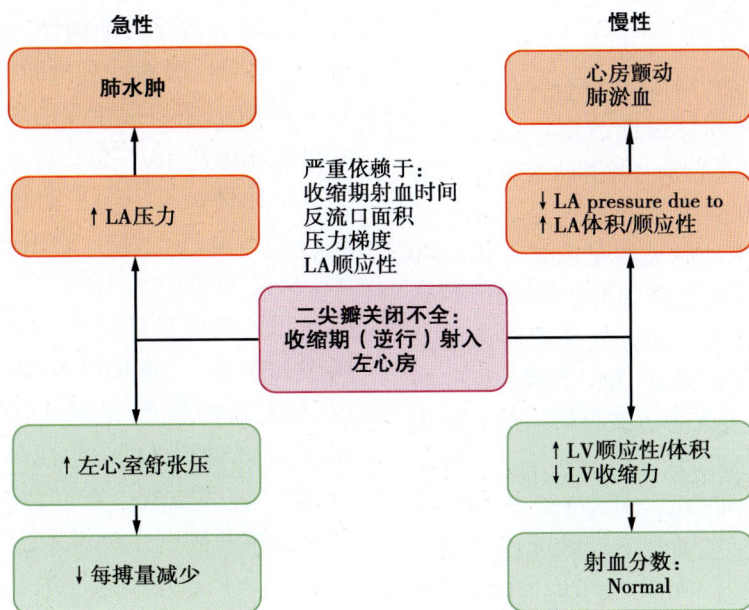

图 39-7　二尖瓣关闭不全的病理生理学
LA，左心房；LV，左心室

修复或置换 MV 会增加 LV 后负荷，并凸显潜在的心肌功能障碍。可能需要应用正性肌力药和/或血管扩张药，以及增加前负荷，才能成功地在心肺转流术中脱机。

急性起病的 MR 具有不同的血流动力学特点；在没有代偿性左心室扩大的情况下，出现急性 LA 和 LV 容积超负荷。急性增加的 LV 充盈压传递到肺血管系统，伴随着心输出量减少而出现肺水肿。在急性心肌梗死时，尽管有药物支持，但收缩性仍可能不足，而主动脉内球囊辅助和急诊手术可挽救生命。

麻醉注意事项

选择促进血管舒张和心动过速的麻醉药对 MR 患者是理想的（表 39-8）。在慢性 MR 中，由于 LV 补偿机制，通常不需要血管活性药物。然而，急性 MR 患者可能需要积极的药物管理。在没有急性恶化的情况下，药物干预通常直到心肺转流术之后才需要应用。然而，如果在 MV 修复手术后，二尖瓣前叶被"吸入"室间隔并导致 LVOT 阻塞，血管扩张剂和正性肌力药可能导致 MR 再次发生或恶化。这种病理生理和临床表现与肥厚型心肌病相似。当前叶比后叶更长或当二尖瓣和主动脉瓣环之间存在夹角时，MV 修复后收缩期前向运动的风险增加。如果怀疑这种情况，则表明应该进行扩容和血管收缩药的试验。MR 及其手术治疗的超声心动图评估在第 27 章中描述。

表 39-8　二尖瓣反流血流动力学目标

参数	目标	建议
前负荷	轻微升高	
后负荷	降低	采用麻醉或动脉血管扩张药物
收缩性	（可能升高）小心滴注心肌抑制剂	
心率	轻微升高	避免心动过缓
心律		如果存在心房纤颤，则控制心室反应
$\dot{M}VO_2$		如果 MR 与冠状动脉性心脏病并存，则会受到损害
CPB 后		收缩力增加（功能完善的瓣膜下后负荷增加）

$\dot{M}VO_2$，心肌氧耗量；MR，二尖瓣关闭不全；CPB，心肺转流术。

主动脉疾病

获得性（高血压、炎症、减速创伤或医源性创伤）和遗传性（结缔组织病、二叶式主动脉瓣）是主动脉疾病的原因：主动脉夹层、壁内血肿和主动脉瘤。主动脉中层（内囊变性表示平滑肌细胞消失并且弹性纤维变性）的减弱导致血管壁应力增加，会诱导主动脉腔扩张和动脉瘤的形成，它可能与壁内出血或主动脉夹层共存，甚至导致破裂。

主动脉夹层

主动脉夹层[86]是急性主动脉综合征的特征之一，其还包括壁内血肿和穿透性溃疡。结缔组织疾病，如马凡综合征和埃勒斯-当洛斯综合征主要影响年轻人（年龄＜40岁），而高血压是老年患者最常见的危险因素。主动脉夹层是由缺血内膜和中膜之间撕裂引起的，这种撕裂向近侧和远侧延展，在主动脉中膜内形成假腔。如果假腔涉及主动脉血管，则会导致重要器官（脑、脊髓、腹腔器官）的灌注不足。假腔进入心包破裂可引起心脏压塞，而干扰 AV 可导致 AI。升主动脉急性主动脉夹层（A 型）在发病后每小时死亡率为 1% 至 2%，是一个真正的外科急症。左锁骨下动脉远端的主动脉夹层被称为 B 型夹层，30d 死亡率为 10%，可进行内科治疗或支架植入。壁内血肿起源于中膜血管破裂，被认为是典型夹层的前兆。腔内血肿与主动脉夹层有相同的预后，也有类似的治疗。

虽然许多患者有类似卒中、心肌梗死、血管栓塞和腹部病变的非典型症状，但是最常见的症状是严重的颈部/胸部疼痛（A 型）或背部/腹部疼痛（B 型）。有些糖尿病患者可能完全无症状。晕厥可能表明心脏压塞或脑灌注不足。四肢的脉搏消失和/或出现血压差异是一个显著的迹象，并与肢体血流受损有关。正确诊断解剖类型很重要，因为这决定了治疗的准确性。各种诊断技术都要精准（对比增强螺旋计算机断层成像或磁共振成像，TEE 的敏感性和特异性稍高，且 TEE 更便于携带并可在床边使用）[87]。

临床怀疑有急性主动脉夹层的患者可以直接送到手术室进行基于 TEE 的诊断检查并准备手术，从而加快手术干预[88]。二维 TEE 可检查出 61% 患者的内膜撕裂[89]。除了可以直接观察内膜撕裂和摆动（分离两管腔的主动脉壁）外，损伤部位，假腔血栓形成，冠状动脉受累，壁内血肿，心包积液和 AI 被检出的敏感性和特异性均较高[90]。然而，由于左主支气管在食管（TEE）和主动脉之间，因此很难看到升主动脉和近端升主动脉弓的动脉夹层。手术是 A 型急性主动脉夹层患者明确的治疗方法，可降低主动脉破裂，心脏再灌注损伤和 AI 的相关死亡率。它包括植入一个复合移植的升主动脉，重新移植或不移植冠状动脉。B 型主动脉夹层是慢性的，可以通过药物治疗进行管理，如果复杂的（灌注不良症状）则要通过开放或闭合（经皮）方法植入移植物。

麻醉注意事项

急性主动脉夹层是外科急症。必须有足够的静脉通路和有创血流动力学监测，包括 TEE。表 39-9 显示了血流动力学管理目标。

表 39-9　急性主动脉夹层的血流动力学目标		
参数	目标	建议
前负荷	降低	如果为急性 AI；一定进一步加重心脏压塞
后负荷	降低	采用麻醉剂，镇痛药，动脉扩张剂（硝普钠，尼卡地平）：保持收缩压＜100～120mmHg
收缩性	维持或升高	仔细滴注心肌抑制剂
心率	降低至 60～80 次/min	使用 β 受体阻滞剂；确保足够的收缩性
心律		如果存在心房纤颤，则控制心室反应
MVO$_2$		如果动脉夹层累及冠状动脉则会受到影响
CPB 后		如果累及脑血管，可选择流入部位（动脉）进行插管，深低温停循环

AI，主动脉功能不全；MVO$_2$，心肌氧耗量；CPB，心肺转流术。

主动脉瘤

主动脉瘤可涉及一个或多个主动脉节段（主动脉根部、升主动脉、主动脉弓、降主动脉）。诊断时大多数患者无症状。主动脉根部动脉瘤可能导致 AI（舒张期杂音或心力衰竭）。瘤体较大的时候，主动脉瘤可造成局部占位效应，如压迫气管（咳嗽）、食管（吞咽困难）和/或喉返神经（声音嘶哑）。可以使用对比增强计算机断层成像和磁共振血管成像进行检测和测量。当主动脉瘤的直径达到 6cm 时,破裂的风险会突然增加[91]。对于升主动脉瘤大于 5.5cm 或下行主动脉瘤大于 6cm 的患者,应进行手术[92]。与 AI 相关的主动脉根部动脉瘤治疗需要实施主动脉根部修复术(Bentall 手术),该手术使用一端缝合有 AV 的人造血管进行[93]。如果 AI 是由主动脉根部扩张引起的,那么就进行瓣膜保留术(保留自身的 AV 瓣膜)[94]。

手术更换主动脉弓动脉瘤需要在远端吻合的过程中进行循环阻断,并可能发生由全身性缺血性损伤或动脉粥样硬化性碎片栓塞造成的神经损伤风险。更换主动脉弓期间的脑保护方法包括使用深低温停循环,可停止或不停止脑循环。迄今为止,通过逆行(通过上腔静脉插管)或选择性顺行(脑血管直接插管)给大脑提供灌注来改善预后,并清除大脑和颈动脉中颗粒物质的结论有争议[95]。

降主动脉的手术替换与术后截瘫有关,继发于脊髓供血中断(13%～17%)。正在使用多种方法(脑脊液引流,重要脊髓动脉再植术,使用 LA-左股动脉旁路回路维持远端主动脉灌注,术中硬膜外冷却或使用体感诱发电位)避免这种并发症,尽管结局受医院和外科医生的影响很大[96]。或者,可以放置血管腔内支架-移植物[97]。第 40 章介绍血管支架置入的最新进展。

麻醉注意事项

麻醉技术以两个主要器官系统为中心:①保护心脏功能(在降主动脉瘤的手术中最为关键,其中"阻断和再通"手术技术会对全身后负荷和血流动力学不稳定性方面造成巨大波动)。②保护神经完整性(在主动脉弓或降主动脉操作中)。脑脊液引流会增加脊髓灌注压。通常,每次抽取增加 10ml,并连续监测脑脊液压力,将脑脊液压力始终保持在低于 15mmHg[98-99]。左心转流(LA 对股动脉)提供非搏动性逆行主动脉灌注,在主动脉血流阻断时补充血流,但是并不灌注被置换的主动脉节段。将导管插入 LA 内并向主动脉中断部位的远端推进,用以主动移除血液。该技术通过减少 LV 前负荷和后负荷来改善 LV 压力。旁路血流量取决于足够的前负荷(通过 TEE 评估肺动脉舒张压或左室大小)和主动脉阻断钳远端较低的后负荷。旁路系统流量太高会导致低血压,而泵流量增加将有助于减少主动脉中断前的全身性高血压。

心肺转流术

管道

CPB 管道包括静脉引流和回输动脉血液的管道(套管)、一个氧合器(气体交换)和一个提供全身灌注的机械泵(图 39-8)。CPB 的启动涉及将静脉血引流到 CPB 机器。通过将大口径插管置入在右心房中,血液从心脏被引流到 CPB 机器的静脉储液器。对于非心内手术,经常使用多孔的"双级"插管,从右心房、冠状窦和下腔静脉引流血液。但是,如果要求操作区无血,单个导管引流可能不理想。在这种情况下,将单个的"单级"套管放入上腔静脉和下腔静脉,然后收紧,从而防止全身静脉血液进入心脏。在 CPB 期间,静脉引流是被动的,取决于几个因素:适当大小的导管的适当放置、血管内容量状态和静水压梯度(右心房和静脉储液器之间的高度差)。在引流不畅的情况下,调整静脉导管,升高手术台的高度或加大吸引力通常可以解决问题。

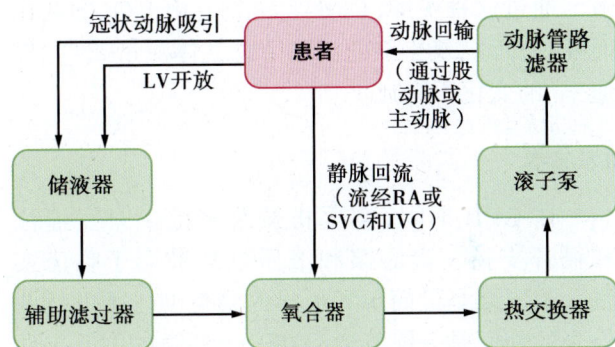

图 39-8　心肺转流术的基本管路

LV,左心室;RA,右心房;SVC,上腔静脉;IVC,下腔静脉(摘自 Thomson IR. Technical aspects of cardiopulmonary bypass. In: Thomas SJ, ed. *Manual of Cardiac Anesthesia*.2nd ed. New York: Churchill Livingstone; 1993: 480, with permission)

血液从静脉储液器进入氧合器/热交换器,后者充当人工肺,使血液氧合并去除二氧化碳。然后,血液可以被加热或冷却,然后通过位于升主动脉、股动脉或腋动脉的大"动脉"插管返回到动脉循环。静脉循环的血液返回到 CPB 机器,然后在这里进行氧合并回流至动脉循环,在 CPB 期间这个循环持续进行。

CPB 机器的其他辅助功能包括输送心脏停搏液,心内血吸引(从手术区域清除脱落的血液)和排气(减少 LV 压力,并在排气过程中从心脏吸走空气)。引流可以预防可能导致心肌缺血的心室扩张,对主动脉瓣关闭不全的患者尤其重要。通常左心室引流管放置的部位包括肺动脉、左心房或左上肺静脉或主动脉根部。

除了提供心肺支持外,CPB 管道还包含用于去除气泡和碎片的过滤器,实时血气监测器和挥发性麻醉药的挥发罐。在 CPB 管道的关键位置设置了报警器。这些报警器用于监测静脉储液器/氧合器中的最低血液水平(以防止空气进入回路动脉侧),系统管道高压力(可能是动脉插管阻塞/主动脉夹层;两者都可导致管道压力升高)和气泡。

氧合器

在现代 CPB 机器中使用的膜式氧合器消除了老式鼓泡式氧合器对血液-气体界面的破坏。膜式氧合器使用包含在塑料外壳内的中空微孔纤维束。在这种外壳内,血液流经纤维,而新鲜气体通过纤维传递。微孔充当通道使得氧和二氧化碳充分扩散。通过这种安排,CPB 上的 PO_2 由 F_iO_2 的变化而控制,而二氧化碳的消除由总气体流量或"扫描速率"的变化所控制。

转流泵

在 CPB 期间,需要机械泵来提供全身灌注和循环支持。离心泵和滚压泵常被用于临床实践。滚压泵是最简单和最早的泵类型。硬的弯曲外壳的外面是一段管道。在这个外壳的中心是两个金属臂,每个末端设有 180° 的滚轮。当金属臂旋转时,管路交替压缩并释放在外壳上。交替压缩和释放管道会使血液向前流动,而不会出现逆流。这允许血液在一定范围内的动脉阻力下持续流动。

滚压泵简单易用。缺点包括血液成分破坏,散裂(由于管道压缩而产生的塑料微栓子)以及泵流入和流出阻塞造成的并发症。如果泵流入堵塞,滚筒头部会产生负压,引起气蚀或微小气泡的形成。如果泵出口堵塞,靠近堵塞处可能会产生过大的压力,导致管路连接分离或管路爆裂。

离心泵(CPs)或受约束的涡流泵已取代滚子泵以提供全身支持,但它们仍被用于提供心脏停搏液和提供引流/心内血的吸引。

CPs 在硬塑料外壳内设置了磁控叶轮。叶轮旋转以提供动能,然后将动能转移到血液使其流动。叶轮与位于 CPB 机器中的电动机形成磁耦合,并且通过快速旋转,产生跨叶轮的压降,继而产生一个受约束的涡流,导致血液流动。滚压泵与离心泵之间的主要区别是离心泵的流量会随着泵的前后负荷的量的变化而变化。正因为如此,流量计必须放在旁路电路的动脉侧。离心泵的优点包括较少的血液创伤,较低的管道压力,较低的大量空气栓塞风险以及没有管道磨损和散裂。

CPB 的一些潜在并发症包括由于主动脉插管导致的主动脉夹层(表现为低血压产生的 CPB 高管道压力),灾难性 CPB 机器故障(手动曲柄可用于机械操作离心泵的生物头以制造足够的泵流量)和大量的空气栓子。

热交换器

热交换器是一种逆流装置,无论是加热或冷却的水都围绕着具有良好热性质的导热材料进行循环,该导热材料与患者的血液接触。这样血液就可以被加热或冷却并保持在所需的温度。

预充

在 CPB 管道内的液体称为预充。使用晶体溶液,例如乳酸林格溶液,可使 CPB 预充实现与血液相似的渗透压和电解质组成。其他的如白蛋白(减少术后水肿),甘露醇(促进利尿),其他的电解质(钙剂,以防止由于输血中的柠檬酸引起的低钙血症)和肝素(以确保抗凝的安全水平)也可以被添加进去。许多医疗机构对所有成人患者使用标准容量预充,其他的机构使用基于体重或体表面积的最小容量(平均预充量约 1 500ml)。为了防止过度稀释性贫血和携氧能力下降,对于儿童、较小的成人和术前患有贫血的患者,在开始 CPB 之前也可将血液加入预充。CPB 最低安全血细胞比容是有争议的,但 22% 的血细胞比容有较好的耐受性[100]。尽管数据有限,但目前趋势倾向于较高的水平以避免肾脏和神经系统损伤。CPB 的稀释性贫血对于抵消由于体温过低引起的血液黏度变化是有用的。因此,稀释性贫血可能会改善全身血流。在 CPB 使用的脑血氧仪可以帮助识别因术中血细胞比容低或低流量而导致神经损伤的患者。为了减少与标准 CPB 管道相关的全身炎症反应,血液稀释和凝血功能障碍,已经开发出小型化管道。这些微型化的 CPB 管道的表面积减小，由更小的动脉静脉回路/静脉血存储器、泵、氧合器和过滤器组成。这种表面积减小，以及在较低程度上减少泵的灌注，可能会减少血液使用量。

抗凝

患者血液和 CPB 回路组件之间的接触使凝血的级联机制被激活。为了防止 CPB 回路血栓形成（和患者死亡），在插入导管和开始 CPB 之前需要全身抗凝。选择的抗凝剂是肝素，一种多聚黏多糖。静脉注射肝素后，达到药物峰值时间少于 5min，常温患者的半衰期约为 90min。在低温患者中，肝素半衰期呈进行性成比例增加。肝素的抗凝血作用源自其增强抗凝血酶Ⅲ（AT）活性的能力。肝素与 AT 的结合改变了其结构构型并将其凝血酶抑制效力增加了 1 000 倍以上。通过抑制凝血酶，AT 除了抑制因子Ⅸ、Ⅹa、Ⅺa、Ⅻa、激肽释放酶和纤溶酶之外，AT 还通过内源和外源途径防止形成纤维蛋白凝块。在术前接受肝素治疗和先天性 AT 缺乏的患者中，需要高于预期剂量的肝素才能达到足够的抗凝效果。

在由于 AT 相对或绝对缺乏而导致抗凝不充分的情况下，可以市售浓缩物的形式使用外源性 AT。术后肝素反弹和随后的出血可能是外源性 AT 给药后的一个问题。

目前，确定肝素化足够的两种方法是测量活化凝血时间（activated clotting time，ACT）或血液肝素浓度。ACT 测试包括向含有硅藻土或高岭土的试管中加入血液，加热并旋转试管，然后记录血栓形成所需的时间。通常，480s 以上的 ACT 被认为可以启动 CPB。术中测量肝素水平是确定抗凝水平的另一种方法。在该方法中，将已知剂量的鱼精蛋白依次加入到肝素化的血液样品中，直到确定在最短时间内产生凝块的最佳剂量的鱼精蛋白。通过了解肝素和鱼精蛋白的中和比率（通常 1mg 鱼精蛋白与 100U 肝素），可以测定样品中的肝素浓度。尽管有治疗性 ACT 范围，该方法仍能正确诊断抗凝不充分。

在心脏手术中不使用部分凝血活酶时间来测量肝素作用。这是由于目前部分凝血活酶时间测定非常敏感，肝素水平远低于安全开始 CPB 所用的水平，导致血液样本在测试的时间范围内变得几乎不可凝固。

对肝素过敏是罕见的；更常见的是，患者可能会出现肝素诱导的血小板减少症（heparin-induced thrombocytopenia，HIT）。有两种 HIT 亚型：第一种情况通常是轻度的，包括手术后几天给予肝素后血小板计数的短暂下降；第二种类型更为严重，其特点是自身免疫介导的血小板计数减少，这是由于在应对内皮损伤时形成了可激活血小板的抗原肝素复合物（抗-PF4）。这容易导致血小板聚集和微血管血栓形成。这种血栓形成可能发生在身体的任何地方，并导致肠道或肢体缺血等。在需要全身抗凝治疗的 HIT 患者中，应该使用肝素替代治疗。这些包括去纤维化剂（从蝮蛇蛇毒得到的蛋白酶）、水蛭素、比伐卢定和 X 因子抑制剂。从药用水蛭唾液腺（Hirudo medicinalis）分离的水蛭素和比伐卢定（hirulog）都是直接的 X 因子抑制物。他们的作用独立于 AT 存在。这些药物使用是不常见的，建议读者参阅关于该主题的几篇评论[101]。

心脏手术中的血液保护

血液和血液成分是有限的资源，由于捐赠的减少和可能捐赠的限制，日益难以获取。此外，患者越来越需要"无血"手术来减少输血风险（感染、不相容性反应、输血错误）。然而，由于心脏手术的性质，血液和血液制品输注的可能性很高。再次手术导致出血，使用抗凝剂/血小板功能抑制剂和残余手术出血导致输血的可能性增加。此外，由 CPB 引起的血小板功能障碍和凝血功能障碍的固有风险无法消除。使用多模式方法来实施血液保护，包括术中储存式自体输血、自体血液洗涤和回输、使用抗纤溶剂（ε-氨基己酸，氨甲环酸）和其他保护技术可能都有助于减少对输血的需求[102-103]。

术中自体血液稀释的方法已被很好地描述，是一种在全身肝素化和 CPB 之前从患者身上取出全血的方法。在 CPB 结束后回输该血液会使红细胞、活性血小板和功能性凝血因子回输到体内，从而减缓手术出血。术中使用自体血液稀释的禁忌症包括术前贫血、不稳定型心绞痛/重度左主干冠状动脉病变和主动脉瓣狭窄。血液回收（细胞节省）是心脏手术术中血液保护的另一个关键方法。清洗后，收集的血液的血细胞比积可能有 70%。遗憾的是，由于在洗涤过程中血小板和凝血因子被去除，促进了稀释性血小板减少症和凝血因子的减少，因此回输血液可能会使 CPB 相关的凝血功能恶化。使用术中血液回收的禁忌症包括感染、恶性肿瘤和使用局部止血剂。

　　心脏手术中使用抗纤溶剂是大多数心脏手术中心的标准操作，ε-氨基己酸是美国主要使用的药物。赖氨酸类似物 ε-氨基己酸和氨甲环酸与纤溶酶原结合并阻断其结合纤维蛋白原赖氨酸残基的能力。这可以防止纤维蛋白凝块的溶解。使用这些抗纤溶剂可减少出血并降低 CPB 后输血可能[104]。

　　心肺转流术引起的血液稀释是心肺转流术中的一种不良副反应。自体血逆预充技术（retrograde autologous priming，RAP）是一种为了避免过度的血液稀释，减少输血需求的方法。在 RAP 中，CPB 回路中预充的晶体液主要在 CPB 开始之前移除，并被通过动脉和静脉套管逆行排出的血液所代替。RAP 降低血液稀释并减少与 CPB 开始相关的全身血管阻力（SVR）的下降。使用这种技术时，必须小心避免急性低血容量性低血压。RAP 报道的益处包括减少血管外肺积水和体重增加[105]。

　　超滤是与 CPB 结合使用的另一种技术，可减少术后出血和输血需求。在超滤（血浓缩）期间，使用通过外部抽吸产生的流体静压差，用半渗透膜将血浆与低分子量溶质，血管内细胞成分和血浆蛋白分离。常规超滤在复温期间开始，并且在儿童心脏手术中实施更频繁。血液浓缩的优势包括游离水减少、血红蛋白和血细胞比容增加、凝血功能的保护以及循环中炎症介质水平降低[106]。

心肌保护

　　目前最常用的心肌保护方法是间歇性高钾性心脏冷停搏和全身低温。全身低温对心脏手术期间的心肌和神经保护是有益的。低体温的好处是降低代谢率和耗氧量，保持高能磷酸底物，并减少兴奋性神经递质释放。每降低 1℃，代谢率降低 8%，因此，在 28℃时代谢率大约降低 50%。适当的全身性低温可以通过被动或主动降温来实现。使用被动降温或"漂移"可使得患者的核心温度与环境温度保持一致。这可以是一个缓慢或快速的过程，取决于诸如患者暴露的体表面积以及环境温度等变量。大多数接受心脏手术的患者都是主动降温，然后使用热交换器进行复温。

　　心脏冷停搏液的基本概念是将超过正常钾浓度的血液或晶体的冷溶液（10～15℃）注入冠状动脉或静脉使心脏停搏于舒张性期。心脏停搏可采用顺行、逆行灌注或两种途径联合作用。在主动脉交叉钳夹后，顺行性心脏停搏液通过主动脉根部注入，然后遵循正常的血液解剖流动进入冠状动脉。在患有严重冠状动脉疾病或 AI 的患者中，顺行性心脏停搏液可由病变的 AV 注入 LV，绕过冠状动脉口，导致左心室扩张和心肌缺血，所以顺行停搏液可能会造成心肌保护不足。显著 AI 的情况下，在主动脉阻断后，切开主动脉，并且在直视下在患者冠状动脉口中放置手持套管注入停搏液。在冠状动脉搭桥手术期间，一旦远端吻合完成，单个移植血管可用于输送停搏液。这将确保向任何阻塞的冠状动脉疾病远端提供顺行的灌注。逆行心脏停搏通过在冠状静脉窦内放置导管用于心肌保护。然后通过心脏静脉系统逆行注入心脏，绕过阻塞的冠状动脉并实现更好的心肌保护。为了最大限度地保护心肌，顺行和逆行灌注常常结合使用。根据手术修复所需的时间，可能需要多次注射心脏停搏液以清除有害代谢产物，补充新的高能量和携氧底物，并保持舒张期低温停搏。单剂量心脏停搏液，如 del Nido 停搏液受到越来越多的关注。该药物一次给药，据报道在心脏停搏和再灌注过程中可保护老年心肌细胞[107]。

　　对于麻醉医师监测 CPB 患者，必须密切关注心脏停搏和恢复电活动的前哨事件。左心室扩张和未能快速心电停搏可能是心肌保护不佳和 CPB 脱机困难的证据。TEE 特别有助于诊断心室扩张和可通过对 LV 进行引流或手动减压来缓解心室扩张。

术前和术中管理

　　术前访视的重点是心血管系统，但不应忽视对肺、肾、肝、神经、内分泌和血液功能的评估。同患者解释的深度和细节应针对每个患者自身情况，从入手术室直到可预期的紧急事件事件都要与患者讨论。

　　相关提示心绞痛或缺血引起的左心室和/或右心室功能障碍（表 39-10）的检查结果，应被整合到监测和麻醉技术的计划中。

　　评估通常与心脏病有关的疾病，如高血压、糖尿病、吸烟和是否存在肺动脉高压，是非常重要

表39-10 提示心室功能不全的术前情况

既往史

冠状动脉疾病：既往心肌梗死病史，胸痛/胸闷

充血性心功能衰竭（间歇性或慢性）：疲劳、劳力性呼吸困难、端坐呼吸、夜间阵发性呼吸困难、踝关节水肿

体格检查

生命体征：低血压，心动过速（严重充血性心力衰竭），颈静脉充盈，心尖搏动横向位移，S_3，S_4，啰音、凹陷性水肿、搏动性肝脏，腹水

心电图

缺血/梗死，节律，传导异常

胸部X射线片

心脏扩大，肺血管充血、肺水肿、胸腔积液、克利B线

心血管检查

介入资料：LVEDP＞18mmHg，EF＜0.4，CI＜2L/(min·m²)

LVEDP，左心室舒张末期压力；EF，射血分数；CI，心脏指数。

表39-11 术前体格检查	
参数	范围
生命体征	当前的数值和范围
身高、体重	用于药物剂量、泵流量、心脏指数的计算
气道	评估、识别通气困难和困难插管
颈部	标记颈静脉插管；静脉充盈（CHF）；杂音（颈动脉疾病）
心脏	杂音：瓣膜病变特点，S_3（LVEDP升高），S_4（顺应性降低），咔嗒声（MVP脱垂）；PMI侧移（心脏肥大）；心前区隆起，抬举（肥大，壁运动异常）
肺	湿啰音（CHF），干啰音，哮鸣音（COPD、哮喘）
血管	外周脉搏；外周静脉和动脉通道的位置
腹部	肝脏搏动（CHF，三尖瓣反流）
四肢	周围水肿（CHF）
神经系统	运动或感觉缺陷

CHF，充血性心力衰竭；LVEDP，左心室舒张末期压力；MVP，二尖瓣脱垂；PMI，最强搏动点；COPD，慢性阻塞性肺疾病。

的。患有高血压病史或颈动脉疾病的患者在整个手术过程中可能需要更高的全身动脉压。肾功能也必须进行评估，因为术后肾功能也通常会受到影响。

当前的药物治疗

几乎无一例外，所有的心血管药物都要持续到手术前[108]。在维持手术应激期间血流动力学控制和降低发病率及死亡率方面，这些药物和麻醉药之间的相互作用更多的是利大于弊。与常见的观点相反，如果调整给药剂量避免低血压，那么ACE抑制剂具有潜在的长期益处[109]。另一方面，搭桥术中出现的长期低血压和与之相关的不良预后与术前β受体阻滞剂或钙通道阻滞剂有关[110]。大多数心脏抗心律失常药物也应该持续到手术时。

体格检查

体检应该是术前评估的一部分，应该关注心脏失代偿的迹象，例如S_3奔马律、啰音、颈静脉扩张或肝脏搏动。应评估血管通路的畅通情况，并评估外周动脉脉搏。与往常一样，应该仔细评估气道，以便于面罩通气和气管插管。表39-11描述了其他相关要点。

术前用药

目前，医疗的文书完成后，在手术室内几乎总是要给予镇静。药物治疗将有助于外科手术前患者保持安静、无焦虑、意识清楚和血流动力学稳定。药物及其剂量的选择取决于患者的年龄、心血管状态、焦虑程度和所处环境。尽管足够的术前用药是理想的，但对于当日入院的手术患者来说，没有足够的时间进行术前用药。镇静不充分可能导致高血压、心动过速或冠脉血管痉挛，并造成心肌缺血。

监测

我们只强调那些与心脏手术特别相关的监测，因为在心脏手术和其他手术中常用的其他监测技术在第26章和第37章中有详细的讨论。

脉搏血氧仪

血管穿刺置管可能具有挑战性，并且可能会延长诱导前期的时间。脉搏血氧仪应该是首先使用的检测手段，用于发现诱导前临床上不可预见的低氧血症和心动过速。

心电图

局部缺血可以通过适当的导联监测来诊断：

Ⅱ导联（和/或Ⅲ，aVF导联）（右冠状动脉分布）用于监测下壁心肌，V₄或V₅导联[左前降支动脉（LAD）]用于监测前壁心肌，Ⅰ导联和aVL导联用于监测左室侧壁（左回旋支动脉）。血流动力学监测仪的条形图记录仪或"冻结窗口"功能对于ST段改变和复杂心律失常的分析和记录是有用的。

温度

中心温度可以用膀胱导管或用来自PAC的热敏电阻来测量[111]。根据情况采用鼻咽或鼓膜温度探头（如深低温停循环的情况下）。直肠和皮肤探针记录周围的温度，在降温和复温期间滞后于中心测量温度。

动脉血压

应始终严格监测全身有创动脉压。虽然也可以使用股动脉、肱动脉和腋动脉，但通常选择桡动脉[112]。确切的穿刺点通常是个人或机构偏好的问题。标准包括便利，选择"最充盈"或最强脉搏的动脉部位，避免使用优势手。偶尔，由手术部位决定适当的位置：例如，右桡动脉应该用于涉及胸降主动脉的手术，因为左锁骨下动脉可能被近端主动脉钳阻断。CPB后，桡动脉压力往往有误差，可能比中央主动脉压低30mmHg。该机制可能是由于复温过程中的外周血管舒张或血管收缩明显所致[131]。不论什么时候当怀疑压力有差异时，应估计（通过外科医生触诊）或直接测量（通过股动脉导管插入或直接放置针头进入主动脉）确认。及时识别此类差异将避免对假的低血压的不必要治疗。压力梯度通常在旁路停机后的45min内消失。CPB期间和之后的最佳血压管理仍未确定[114]。

中心静脉压和肺动脉导管

输注心血管活性药物必须有接近中心循环的通路。此外，右心房压（right atrial，RAP）或中心静脉压（central venous pressure，CVP）反映右心室充盈压，并且在怀疑右心功能不全时至关重要。转换后的RAP与LV充盈压之间的关系不太可预测，尤其是在严重LV衰竭，肺动脉高压或左心室顺应性减低的情况下。可通过置入PAC测量肺毛细血管楔压来更好地评估LV充盈情况，尽管TEE数据更精确（因为可更好地估计实际容量）。PAC促进了每搏量、心输出量、PVR和SVR的计算，为指导血流动力学和麻醉管理提供了额外的信息。

不同机构之间肺动脉导管（PAC）插入适应证差异很大[22]。在一些情况下，PAC常规使用，而在其他情况下，PAC仅限于严重心脏功能障碍或肺动脉高压患者。在打开心包之前，当任一时间都需要精确控制心率和心律时，例如肥厚型心肌病患者或者继发于β受体阻滞的显著性心动过缓患者，插入起搏PAC可能会有帮助。在麻醉诱导前插入PAC时，为了确定麻醉诱导前的基线血流动力学，要考虑到患者的焦虑和不适。

PAC经常会随着心脏手术的操作和急性前负荷的变化而向远端发生移位。因此，在开始CPB之前要谨慎地将PAC拉回数厘米，以防止长期的嵌顿或可能的肺动脉破裂[115]。尽管关于常规使用PAC存在争议，但任何机构在做心外科手术时，都必须测量心输出量和心室充盈压这两项指标[65]。选择PAC还是TEE来完成这个监测并不重要。在任何时候，操作者正确解释PAC或TEE数据的能力怎么强调都不为过。

超声心动图

通过TEE实时监测新的室壁运动异常来监测心肌缺血、评估瓣膜功能（治疗前后）和评估升主动脉病变已经被提及。众所周知，在CPB之后，无论测量部位（LV舒张末压、LA、肺毛细血管楔压）如何，LV充盈压都是LV容量状态的一个较差且往往有误导性的指标[116]。通过TEE估计左室容积用于指导液体输注和选择血管活性药物，尤其是用于难以从CPB中脱机的患者。此外，TEE可检测到瓣膜残余病变、心腔内空气或新的局部缺血或心脏功能障碍（由于CPB延长、心脏停搏液不足或再灌注损伤）。有关TEE的应用请参阅第27章。

中枢神经系统的功能和并发症

由于缺乏标准化的设备或标准，CPB期间脑的监测是很困难的。心脏手术后的神经系统并发症可能是毁灭性的。卒中发生后1年和5年生存率分别为65%和45%，而无卒中患者的1年和5年生存率分别为90%和80%~85%[117]。许多研究者把研究重点集中于确定心脏手术患者的病因并提升检测、预防和治疗心脏手术患者术后神经系统并发症。CABG术后卒中的发生率从小于1%（对于<64岁的患者）到超过5%（对于>65岁的患者）[118]。通过详细的神经心理测试发现的细微认知缺陷的发生率要高得多（60%到70%）。众所周知，在心脏手术后的2~6个月内，神经精神障碍确实有所改善；然而，相当大比例的患者（13%至39%）留有后遗症。围手术期神经系统并发症的病因被认为是主要是由于栓子（空气、动脉粥样硬化、其他微粒物质）而不是在易感患者（如已有的脑血管疾病）的术中灌注不足。心脏手术后大多数明显的卒中是局灶性的，可能是由于大栓子引起的，而认知变化是细微的，可能是由微栓子引起的。引起神经系统并发症的危险因素包括高龄（＞70岁），术前既有的脑血管疾病（如颈动脉狭窄＞80%），既往卒中史，外周血管疾病，升主动脉粥样硬化和糖尿病。手术因素包括 CPB 的持续时间，心内手术（例如瓣膜置换术），CPB 期间和之后的过度升温，以及 CPB 灌注压[119-120]。术中高血糖症理论上可能导致神经系统损害加重，但与较差的神经系统预后无关。

前面已经描述了 TEE 在评估升主动脉和降主动脉中的作用。对于严重主动脉病变患者，尤其是那些伴有动脉粥样硬化使卒中风险增加的患者，其治疗方案包括低温纤颤停搏加左心室引流、不使用主动脉交叉钳，单次阻断（即在同一次阻断下行远端和近端移植血管吻合），改变近端吻合的部位以避开病变血管、无近端移植吻合（仅适用于廓内动脉），无论是在体外循环下进行冠状动脉旁路移植术还是在非体外循环下进行冠状动脉旁路移植术或低温循环停搏状态下进行病变主动脉段切除和置换。脑保护的技术手段包括使用 20～40μm 动脉管路过滤器和膜式氧合器，基本 CPB 设备的更新改进，或使用专门的设备或程序（包括低温和"严格"控制葡萄糖），这些对于神经系统预后的益处没有被证实[121]。低温治疗可以降低脑代谢率并延长缺血耐受。然而，在常规 CPB 期间，栓塞风险最高时（复温和松开主动脉期间以及心室射血开始时）患者却处于正常体温。

麻醉药物的选择

如 Tuman[122]和 Slogoff[123]研究结果所示，麻醉剂的选择对 CABG 患者的预后没有影响。决定麻醉药和辅助药物的选择及使用剂量的最关键因素是心室功能障碍的程度。麻醉药物的选择应考虑气管插管过程中可能会出现的困难、手术持续时间和气管拔管时间。麻醉深度需能快速调整以应对不同强度的手术应激。在气管插管、切皮、胸骨切开术、心包切开术和主动脉手术期间，预计会产生最强烈的刺激和交感神经反应。另一方面，

气管插管后的术前准备和铺巾期间需要较浅的麻醉，低温心肺转流时也是如此。

目前，挥发性麻醉药被用作基础麻醉药，并作为预防或治疗"恶性"高血压的辅助药物。它们通过抑制收缩力和后负荷来平衡心肌氧供和氧耗。同时，必须预防或治疗冠状动脉灌注压的任何不必要的下降。挥发性药物已被成功地用于所有类型的瓣膜手术中，且没有不良反应，尽管它们与阿片类药物相比，血流动力学波动更大。挥发性麻醉药与心脏缺血再灌注的保护作用有关，可以更快地恢复再灌注时的心肌收缩功能[11]。快速增加和降低肺泡浓度的能力可以很容易地适应不同程度的手术刺激。挥发性麻醉剂通过安装在泵上的蒸发器，在 CPB 期间也能使用；如果心功能较好，它们也适用于心肺转流术之后的麻醉。由于可达到术后"快通道"麻醉的要求，挥发性麻醉药与短效阿片类药物或镇静药联合使用的方式，目前应用更加广泛。

阿片类药物

临床常用剂量的阿片类药物无负性肌力作用，因此在心脏手术中被广泛使用。这种方法开始于 1969 年，当时使用大剂量的吗啡来麻醉患者进行 AV 置换[35]。然而，吗啡使用时所带来的低血压，组胺释放，液体需要量增加以及麻醉不足等问题使其应用逐渐减少，而改用更强效的芬太尼及其类似物。除了心动过缓，芬太尼及其类似物相对无心血管效应，并被证明是有效的麻醉剂。作为主要麻醉剂，尽管它们并不能一贯地防止手术刺激增加导致的高血压反应，芬太尼（50～100μg/kg）或舒芬太尼（10～20μg/kg）和氧气能够提供稳定的血流动力学。与运用挥发性麻醉药为主的麻醉相比，大剂量阿片类药物的使用可延长意识恢复时间和拔管时间，因此，这种方法不再流行。此外，大剂量的阿片类药物会产生无意识的和特征性的心率减慢，但术中记忆并不能被消除。因此，现代的心脏麻醉药包括可以提供顺行性遗忘的苯二氮䓬类药物和可以控制高血压的挥发性麻醉剂或血管扩张剂。没有证实任何一种阿片类药物对于冠状动脉或瓣膜手术有更多的优势。瑞芬太尼是一种超短效阿片类药物，在数分钟内即可通过非特异性酯酶进行水解。其可预测性和迅速消除不受肝脏或肾脏疾病的影响，使其成为静脉麻醉技术的最佳药物。芬太尼类药物和苯二氮䓬类药物联合使用，无论是同时使用

还是作为术前用药，都会导致全身血管阻力下降进而导致低血压。使用任何大剂量的阿片类药物都可能产生过度的心动过缓。快速注射大剂量阿片类药物通常会出现腹壁和胸壁僵硬，并且严重时可出现不能通气。在大剂量阿片类药物给药之前应给予低剂量非去极化肌肉松弛药以预防上述情况。

诱导药物

苯二氮䓬类药物，巴比妥类药物，丙泊酚和依托咪酯可作为吸入或阿片类药物的补充药物，或在心室功能和交感神经张力基线值稳定时作为心脏病患者的唯一诱导药物。所用剂量必须有所改变以适应临床情况。依托咪酯在心脏储备功能有限的患者中更有利于诱导，但由于长时间使用有导致肾上腺功能障碍的风险，所以很少重复或长时间使用依托咪酯。

肌肉松弛药

肌肉松弛药是心脏手术平衡麻醉剂的组成部分。虽然它们对暴露于手术的心脏不是必不可少的，但肌肉松弛有利于气管插管并在除颤期间减弱骨骼肌收缩。另外，它们也用于预防或治疗阿片类药物引起的躯干僵直。选择的主要标准包括每种肌肉松弛药相关的血流动力学和药物代谢动力学特性，患者的心肌功能，存在的共病，目前的药物治疗方案和麻醉技术[124]。

术中管理

在本节中，我们将讨论心脏手术的患者从进入手术室直至将其转入 ICU 治疗这段时间的麻醉管理。针对每个阶段具体的需求预测，并立即提供必要的设备和药物，防止不必要的血流动力学异常和最后时刻的匆忙决策。

麻醉前准备

必须在患者到达之前将手术室准备就绪。麻醉诱导前必须抽取好肝素，以防止意外事件而需要紧急进行心肺转流术。手术室应配备血型和交叉配血一致的库血。表 39-12 提供了手术室应进行的适当的手术前准备的列表。

麻醉诱导前

在进入手术室之前，应评估患者的一般状况、焦虑程度以及术前用药的有效性（如果有）。连接外周氧饱和度监测仪、心电导联和无创血压袖带，记录一组生命体征基础值。任何有心绞痛出现的患者都应及时吸氧、追加镇静、静脉注射硝酸甘

表 39-12　心脏手术麻醉准备
麻醉机
例行检查
气道
鼻导管吸氧
通气/插管设备，包括用于困难气道的装置
吸引器
吸入气体加湿器
循环通路
通路（外周和中心静脉和动脉通路）
静脉注射液、输液管和泵
液体加温器
监测
标准 ASA：心电图导联，血压计，脉搏血氧仪，神经肌肉阻滞监测
温度探头（鼻、鼓室、膀胱、直肠）
换能器（动脉、肺和中心静脉压）已调零且功能可用
心输出量计算：适当的不间断插入
意识监测器（BIS）
抗凝（ACT）监测
记录仪/打印机
药物
全身麻醉：催眠/诱导，遗忘/苯二氮䓬、挥发性麻醉剂、　阿片类药物、肌肉松弛药
肝素（预先抽取）
作用于心脏
● 预先抽取：硝酸甘油/尼卡地平、氯化钙、去氧肾上腺　素/麻黄碱、肾上腺素
● 输注：硝酸甘油、正性肌力药物
抗生素
其他
起搏器电池
除颤器/复律器，带有外部电极和心电图电缆
中心静脉置管超声系统
手术室内具有血型匹配的血制品

ASA，美国麻醉医师协会；BIS，脑电双频指数；ACT，激活凝血时间。

油。如果出现由于焦虑引起的高血压或心动过速，则需要立即给予 β 受体阻滞剂，如果可能的话立刻进行全身麻醉诱导。

用局部麻醉药进行局部浸润后置入外周静脉插管（在进行再次心脏手术的患者中需要建立额外的输液通路）。尽管一些麻醉医师在麻醉诱导气管

插管后置入动脉和中心静脉置管,但其他人更愿意在麻醉诱导前置入上述的一个或两个管路。先前已经讨论了中心静脉或 PAC 在诱导前或诱导后的置入。超声引导下的中心静脉穿刺应为标准操作,并应始终遵守无菌操作技术[125-126]。一旦建立血流动力学监测,应记录所有压力和心输出量的基础值,并测定动脉血气的基础值,测定血细胞比容、血糖和活化凝血时间。

在整个麻醉诱导前,麻醉医师绝不能将注意力离开患者。连续监测生命体征,仔细观察患者并定期进行语言交流,有助于监测血流动力学或 ECG 异常、焦虑的增加或对过度的静脉镇静。

诱导和气管插管

药物的精确选择和使用顺序是艺术和科学的微妙(有时并不那么微妙)结合。特定药物(例如镇静剂、阿片类药物、挥发性药物、肌肉松弛药)及其剂量和使用速度的选择主要取决于患者的心血管储备和具有的心血管疾病状态。患者从意识清醒状态到安稳的睡眠的平稳过渡需要无困难气道的出现(如咳嗽、喉痉挛、躯干强直)或平稳的血流动力学反应(如相对过量导致的低血压,交感神经张力丧失或心肌抑制;气管插管或双手托颌法引起的高血压)。"缓慢心脏诱导"有时会导致而不是减轻这些潜在的问题。然而,对于颈部较粗可能出现通气和插管困难的肥胖患者,在适当镇静后可以进行清醒气管插管。根据每个患者差异采取个体化的具体方法的非常必要。

人们试图通过加深麻醉,缩短喉头暴露时间以及多种用药方案来消除与气管插管相关的高血压和心动过速。但没有一个药物取得普遍性成功,所有的药物干预都有一定的风险,即使它们的可能性很小。在麻醉诱导前心率缓慢的患者中,对气管插管的反应主要是迷走神经反射和严重的心动过缓、极少数的患者发生窦性停搏。持续存在的血流动力学异常或心肌缺血应寻找原因并给予治疗。

切皮前期

从气管插管到切皮前期的时间是刺激最小的阶段,手术人员在此期间置入膀胱导管、温度探头、定位、准备和铺巾。因此,无论使用何种麻醉剂,都会出现低血压。可能有必要通过减少麻醉深度或用血管收缩药来支持全身压力。必须牢记血管收缩对于左心室或右心室功能不良的患者带来的潜在风险。在切皮和胸骨切开之前应立即增加麻醉深度。

切皮到心肺转流术

如前所强调,心肺转流术前期的特点是手术刺激很强烈,可能导致高血压和心动过速或诱发心肌缺血。预测这些事件并加深麻醉可能是有效的,但通常需要血管扩张剂或其他辅助剂。在 CPB 之前的刺激较小的时刻可能会发生低血压,但多常见于在心房插管准备期间和心房插管期间。这些操作会影响静脉回流或诱发期前收缩或持续性室上性心律失常,并且心房纤颤也并不少见。根据血压和心率反应,适当的治疗包括观察、使用血管收缩药、心脏复律或快速插管和建立心肺转流术。保持充足的血管内容量可能会减弱低血压的程度。这是一个关键时期,对手术视野的持续观察至关重要。

利用 ST 段分析和频繁的 TEE 检查来识别任何心肺转流术前新的缺血是非常重要的。如果发生,应该对其进行适当治疗,并通知外科医生。麻醉医师和外科医生之间的沟通,互相了解情况是必不可少的,并能确保心脏在手术期间得到周期性的"休息"。在极少数情况下会出现心脏破裂和不可挽救的出血,此时应该立即进行肝素化,进行股动脉置管开始 CPB,利用抽吸手术野血液作为静脉回流的主要手段。

心肺转流术

给予肝素后,置入导管,并检查抗凝水平是否适当,以确保患者已准备好接受心肺转流术(表 39-13)。心肺转流术开始后注意力要集中在静脉回流是否充分(CVP 或 PA 波形没有脉动性),动脉回流通畅程度(适当的全身动脉压),足够的气体交换以及提供必要的麻醉剂和肌肉松弛药。如果使用全身低温,会减少麻醉药物需要量。

完整的 CPB 建立后,不再需要对肺进行通气。在 CPB 的最初几分钟内,随着搏动性血流停止和预充液的血液稀释效应变得明显,全身动脉压会降至 30～40mmHg。一旦获得充分的混合,血压的上升主要由流速水平决定,其次是由总血管阻力决定(表 39-14)。在心肺转流术手术中,如何确定一个理想的血压或流量标准以维持足够的灌注尤其是脑的灌注,目前还没有达成一致的意见[114]。通常,流速保持在大约 50～60ml/($kg \cdot min^{-1}$),全身血压在 50～60mmHg 范围内,而有些人认为保持更高的血压(>70mmHg)对于老年患者是有益的[127]。

心肺转流术期间的监测和管理

表 39-14 列出了 CPB 期间血压变化的常见原因。最重要的是连续观察手术野和插管以排除机械性血流阻塞。然后可以注意其他原因的低血压或高血压及其治疗。表 39-14 还介绍了 CPB 期间需要定期监测和偶尔干预的其他领域。尽管 CPB 期间临床体征很少，但维持足够的麻醉深度显然很重要。在低温期间麻醉药物需求降低，但在复温后就应恢复正常。

表 39-13　心肺转流术开始前检查表	
实验室值	**患者/手术野**
充分肝素化（ACT 法或其他方法）	插管到位
血细胞比容	• 没有扭结或钳夹或气泡
麻醉	• 动脉插管没有气泡
维持：给予遗忘药物，阿片类药物、肌肉松弛药	面部
监测	• 潮红？SVC 引流不足
动脉血压：初始低血压（随后恢复）	• 单侧发白？插管进入无名动脉
CVP：如果低，表明静脉引流充分	心脏
PCWP：如果升高，表明左心室扩张（引流不畅，AI）	• 扩张的迹象（AI，缺血）
回拉 PAC 1~2cm	**支持治疗**
	通常不需要

ACT，激活凝血时间；CVP，中心静脉压；PCWP，肺毛细血管楔压；AI，主动脉瓣关闭不全；PAC，肺动脉导管；SVC，上腔静脉。

表 39-14　心肺转流术期间检查表			
实验室值	肝素化充足		ACT 或其他方法
	动脉血气		有无酸中毒
	血细胞比容、钠离子、钾离子、游离钙离子、葡萄糖		
麻醉	停止通气		
监测			
动脉低血压	静脉回流不畅		静脉插管移位、钳夹、扭结、气泡
			出血、低血容量、下腔静脉阻塞，手术台太低
	泵		密闭性差，低流量
	动脉插管		插错，扭结，部分钳夹，主动脉夹层
	血管张力降低		麻醉药，血液稀释，特发性
	传感器/监视器故障		桡动脉插管错位，波形衰减
动脉高血压	泵		高流量
	动脉插管		插错
	血管收缩		浅麻醉，低温反应
	传感器/监视器故障		桡动脉插管错位/扭曲
静脉压	降低		换能器高于心房水平？
	升高		腔室引流梗阻（CVP：右心，PCWP/LA：左心）
充足的机体灌注	流量和压力？		
	酸中毒		
	混合静脉血氧饱和度		

表39-14　心肺转流术期间检查表（续）

温度		
尿量		
患者/术野	心脏	膨胀，纤颤
	发绀、静脉充盈、皮肤温度	
	运动	
	浅麻醉/高碳酸血症的征象	呼吸/膈肌运动
支持治疗	泵流量的辅助/充分性	麻醉药/血管扩张剂治疗高血压
		血管收缩药治疗低血压

ACT，激活凝血时间；ABG，动脉血气；IVC，下腔静脉；CVP，中心静脉压；PCWP，肺毛细血管楔压；LA，左心房。

测量动脉 pH 和混合静脉血氧饱和度（通常在线测量）以评估灌注的充分性。要监测尿量，但它受到多种变量（例如动脉压和静脉压、流速、温度、利尿剂使用）的影响，因此难以从该测量中得出有意义的结论[128]。此外，术前存在的肾功能障碍的加重或心肺转流术后持续性低心排血量可引发术后肾衰竭。尽管许多机构经常性地使用利尿剂，但他们也仅仅是为了以防万一。

复温

当手术修复接近完成时，开始逐渐给患者复温。患者和灌注液之间保持 4°C 至 6°C 的梯度以防止形成气泡，并且血液温度应低于37°C。较慢的复温率与在 CABG 手术后 6 周更好的认知功能有关[129]。由于失去低温强化的麻醉效应，患者可能恢复意识。如果之前没有给予足够剂量的麻醉剂，应考虑在复温过程中给予，以防止术中事件记忆。将吸入麻醉药的呼气末浓度调整至 0.7MAC 至 1.3MAC 可以将 BIS 值保持在 40～60 之间[130]。运用挥发性麻醉剂对于实现平稳的 CPB 过程和有计划的早期脱离机械通气和拔管是有帮助的。在完成手术修复后，随着麻醉医师用力进行肺部通气以除去肺静脉中的空气并帮助心室填充，任何残余的心脏内空气都被去除。TEE 在评估排气过程的有效性方面特别有用。心脏除颤（如果需要的话）、强直起搏或按需起搏（如果有自身的节律）以准备脱机。

停止心肺转流术

在停止 CPB 之前，患者应该是正常体温，无可见的手术部位出血，必须检查血气分析参数是否合适，评估肺顺应性，并开始肺通气（表39-15）。如果有必要，可以使用药物或电复律（适当的起搏、除颤、复律）调整心率和心律，并开始血管活性药物的输注。当心肺转流术流量缓慢减少并将泵内容量充

表39-15　心肺转流术停机前检查表

实验室值

血细胞比容，ABG

钾离子可能升高（心脏停搏）

离子钙

麻醉药物和麻醉机

肺顺应性：评估（手控通气）

肺扩张，没有肺不张，两侧肺均通气（手控或机械）

汽化器：关闭

报警：开启

监护仪

常温（37°C 鼻咽、35.5°C 膀胱、35°C 直肠）

ECG：心率、节律、ST 段分析

传感器重新归零和再校准

动脉压和充盈压

记录仪（如果有的话）

患者/手术视野

看心脏！

排气：检查 II 导联，TEE

瞳孔收缩、大小、节律

LV 引流管/移除，松开腔静脉圈套器

出血：没有大的出血点（移植物，缝合线，LV 引流口）

血管阻力：CPB 流量 ∝ MAP÷阻力

支持治疗

如果需要的话

ABG，动脉血气；ECG，心电图；TEE，经食管超声心动图；LV，左心室；CPB，心肺转流术；MAP，平均动脉压。

分地回输给患者就要逐渐阻断静脉管道(图39-9)。在此期间,根据血流动力学和TEE数据以及心脏的直接观察不断评估心脏功能,并重新评估对血管活

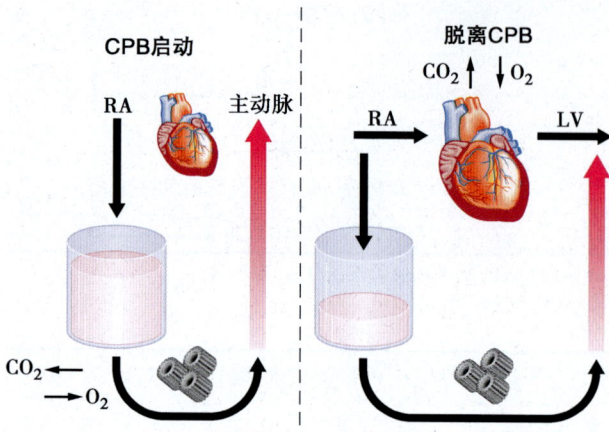

图39-9　心肺转流术脱机

在进行心肺转流术(cardiopulmonary bypass,CPB)时,心脏的静脉回流从右心房(RA)转移到CPB储器。引流是被动的(通过重力)。从静脉血管中抽取血液"通气",去除CO_2并添加O_2,然后回输给患者,通常进入主动脉,但偶尔通过股动脉或腋动脉。在CPB撤机期间,通过逐渐夹闭静脉插管来减少静脉回流到CPB,将更多的血液导入右心和肺部。LV,左心室

性或强心药物的需求。必须牢记桡动脉和主动脉压力之间的潜在差异。通过仔细观察心脏的跳动和TEE结果,不断评估收缩性、节律和心室充盈。例如,出现低血压但心脏剧烈收缩时,相对空的心室提示需要补充容量和使用血管收缩药来使患者脱离心肺转流术;而心脏收缩无力和心脏过度膨胀但血压尚正常的患者,可能需要血管扩张剂和/或小剂量正性肌力药。终止CPB的一般方法参考见图39-10。

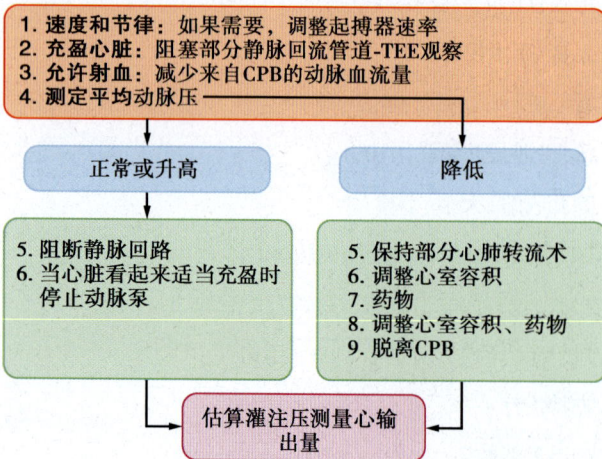

图39-10　终止心肺转流术(CPB)的一般方法
TEE,经食管超声心动图

如果心脏功能不良必须尽快寻找可能的原因(表39-16);结构缺陷不只是须用正性肌力药或血管扩张药调节。如果临床图像提示弥漫性ST段抬高和心肌收缩性降低提示有冠状动脉空气栓塞,提示需要继续用高灌注压进行CPB支持并引空心脏以从冠状动脉循环中排出气泡。

表39-16　心肺转流术后右心或左室功能不全的病因学研究
缺血
不适当的心肌保护
术中梗死
再灌注损伤
冠状动脉痉挛
冠状动脉栓塞(空气、血栓、钙化)
技术上的困难(移植血管扭结或凝结)
未纠正的结构缺陷
无可移植血管,弥漫性冠状动脉疾病
残余或新瓣膜病理学
肥厚型心肌病
分流
先前存在的心脏功能障碍
CPB相关因素
高灌注
无法识别的心脏扩张

表39-17总结了对心输出量不足患者的治疗方法。首先调整心率,然后通过输注来自CPB泵的血液优化心室充盈。很重要的是无论输注什么水平的充盈压都不可以导致心脏膨胀,因为这可能导致进一步的心肌功能障碍。用TEE对心腔进行成像并直接观察,在评估对小剂量输液的反应时是非常重要的。全身动脉压与肺动脉压的比值也有帮助[131];如果要升高,肺动脉压应以与全身动脉压相同的程度/速率增加(图39-11A)。如果出现相反方向的改变(如肺动脉脉压增加和全身动脉压降低,见图39-11C)提示左心衰,而CVP上升和肺动脉压下降显示右心室衰竭。

如果需要药物支持,通过整合心脏生理学(见

表39-17　改善全身血流的步骤

1	心率（A-，V-，A/V-起搏）和心律
2	前负荷：优化（注意心肺转流术后顺应性的改变）
3~4	如果血压高和/或收缩力增强要降低后负荷（如果CO低则使用正性肌力药物）
5	前负荷：检查和调整
6	结合治疗
7	IABP
8	VAD

A，心房；V，心室；CO，心输出量；IABP，主动脉内球囊反搏；VAD，心室辅助装置。

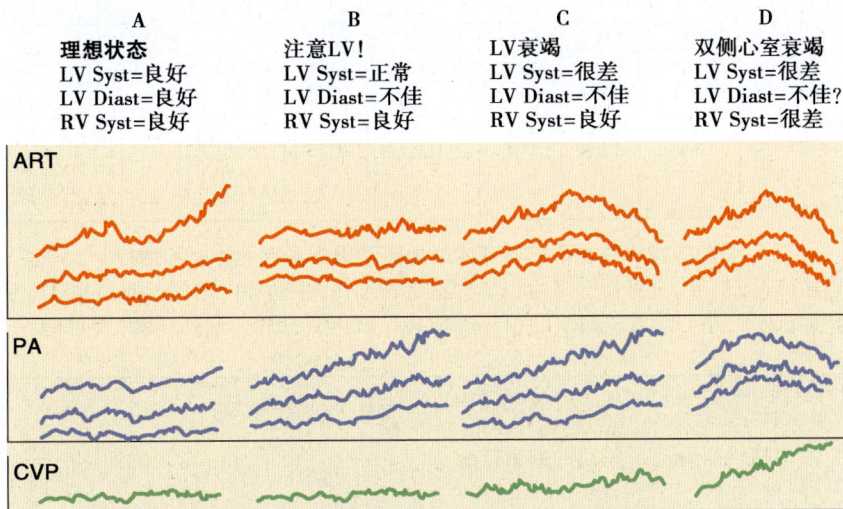

图39-11　心肺转流术终止时血流动力学异常

LV，左心室；syst，收缩；diast，舒张；RV，右心室；ART，动脉压力；PA，肺动脉；CVP，中心静脉压

第12章）和药理学知识可以进行适当的选择。许多原则可用于指导决策；图39-12给出了一个例子。该指导原则使用了全身动脉压、肺动脉压和心输出量。如果TEE可用，可以更容易地评估心肌收缩能力和瓣膜功能。整合现有数据后，就可以做出诊断并开始适当的治疗。对情况进行持续的重新评估是必要的，以记录治疗的效果或提出新的诊断和治疗方法。如果心输出量低并且全身血压正常（图39-12A），那么使用小动脉扩张剂可以通过减少后负荷来改善正向血流。如果血压太低（图39-12C和图39-12D），首先应禁止使用血管扩张剂，选择使用一种正性肌力药物。每种正性肌力药物在对心率、收缩性、SVR和PVR以及潜在的致心律失常的效应方面都有其不同的特性（表39-18）。如果这些治疗不足以促进足够的前向血流，则可以尝试多种药物联合使用。如果全身灌注仍不充分，则需要机械辅助循环（mechanical circulatory support，MCS）。

表39-19列出了右心室衰竭的治疗方法（图39-12D）。当肺动脉压正常或下降时，通常是由于术中事件或进入空气导致严重的右心室缺血。最初的治疗主要是依靠心肺转流术增加灌注，并等待心肌收缩性的恢复和改善。如果这样还不能得到改善，就有适应证使用正性肌力药物和血管扩张药物治疗。在继发于高肺血管阻力（pulmonary vascular resistance，PVR）的右心室衰竭的患者中，治疗主要依靠血管舒张剂[如吸入的前列腺素（PGE2）或一氧化氮]降低PVR以及正性肌力药物支持治疗。磷酸二酯酶Ⅲ型抑制剂（氨力农和米力农）特别有用，因为它们显著降低PVR并增加心肌收缩能力。必须切实避免心室过度膨胀。差异输注的联合疗法是指从左侧循环注入血管收缩特性的正性肌力药来维持全身灌注，同时避免肺循环阻力的增加。持续性右心室衰竭不能脱离心肺转流术的患者可能需要插入右

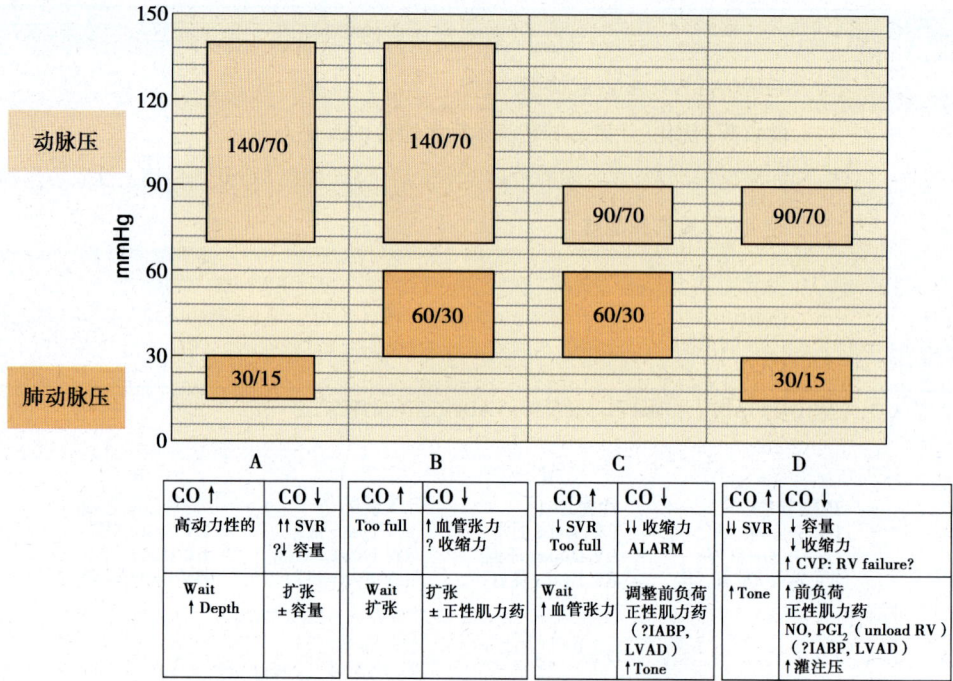

图 39-12   终止心肺转流术时血流动力学异常的诊断和治疗

CO, 心输出量; SVR, 全身血管阻力; vasc, 血管; IABP, 主动脉内球囊反搏; LVAD, 左心室辅助装置; CVP, 中心静脉压; RV, 右心室; NO, 一氧化氮; PGI₂, 前列环素; ?, 可能

表 39-18   连续输注给药的药物

药物	常用的初始剂量/ $\mu g \cdot (kg \cdot min)^{-1}$	常用的剂量范围/ $\mu g \cdot (kg \cdot min)^{-1}$	药物	常用的初始剂量/ $\mu g \cdot (kg \cdot min)^{-1}$	常用的剂量范围/ $\mu g \cdot (kg \cdot min)^{-1}$
氨力农 [a]	2~5	2~20	硝酸甘油	0.5	0.5~5
多巴胺	2~5	2~20	硝普钠	0.5	0.5~5
多巴酚丁胺	2~5	2~20	去甲肾上腺素	0.1	0.1~1
肾上腺素	0.01	0.01~0.1	去氧肾上腺素	1	1~3
异丙肾上腺素 [b]	0.05~1	0.1~1	前列腺素 E_1	0.05~0.1	0.05~0.2
利多卡因	20	20~50	血管升压素		0.004
米力农	50μg/kg(超过 3min)	0.3~0.7			

[a] 开始输注前 3min 内需要首次推注 750μg/kg;

[b] 对于心脏移植后的变时效应,使用 0.005~0.010μg/(kg·min)的剂量。

表 39-19   右心室衰竭

	肺动脉压			
	增加		正常或减少	
	CVP 增加	CVP 减少	CVP 增加	CVP 减少
诊断	RV 和 LV 衰竭	LV 衰竭	RV 衰竭	血容量不足
管理	吸入 NO 或 PGI₂, PDE-Ⅲ 正性肌力药物 差异输注 RVAD	CPB 支持	高灌注压 CABG?	容量

CVP, 中心静脉压; RV, 右心室; LV, 左心室; NO, 一氧化氮; PGI₂, 前列环素; PDE-Ⅲ, 磷酸二酯酶Ⅲ型抑制剂; CPB, 心肺转流术; RVAD, 右心室辅助装置; CABG, 冠状动脉搭桥术。

心室辅助装置（right ventricular assist device，RVAD）。

单独或联合瓣膜手术的 CABG 的患者的回顾性研究显示，室壁运动积分指数，联合 CABG 和二尖瓣手术，LV 射血分数超过 35%，二次手术，中度至重度 MR 以及主动脉阻断时间是使用正性肌力药的独立预测因素（39% 的患者）[132]。需要使用多种血管活性药物或需要机械支持是术后死亡率和不良预后的独立预测因素[133]。

主动脉内球囊反搏

最简单和最容易获得的机械支持装置是主动脉内球囊反搏[132]。它由一个 25cm 长由安装在 90cm 血管导管上的非血栓性聚氨酯组成的香肠形气囊所构成。通常经皮或手术暴露后置入股动脉，并使其远端尖端位于左锁骨下动脉下方，近端位于肾动脉的上方（以防止高位动脉循环阻塞）[134]。偶尔情况下，当外周血管疾病禁止气囊通过股动脉时，通过升主动脉插入。

主动脉内球囊反搏减少 MVO_2 并增加心肌供氧。它使用同步反搏来帮助心脏跳动和射血：主动脉内的血流与"正常"流量呈逆向流动。心脏舒张期气囊充气，心脏收缩期放气。球囊充气可提高主动脉舒张压（舒张压增加），从而增加近端冠状动脉灌注梯度，并增强远端的前向血流。在随后的收缩期和球囊放气中，左心室面对较低的全身血管阻力（后负荷降低，减少 MVO_2）（图 39-13）。为了降低舒张末压而尽可能最大限度地解除心室负荷，就必须设定适当的放气时间。表 39-20 列出了主动脉内球囊反搏置入的适应症和禁忌症。随着主动脉内球囊反搏的使用，心肌功能常得到改善，并保留全身灌注和重要器官功能[135]。控制心率、抑制心房和心室节律失常以确保合适的球囊时机至关重要。随着心肌功能的恢复，辅助比率逐渐从每次搏动减少到每隔一次搏动，然后类似延长，假如没有进一步的心脏恶化，就可以慢慢移除该装置。

主动脉内球囊反搏有关的并发症主要是与球囊插入部位的远端局部缺血有关。尽管主动脉穿孔和球囊破裂很少发生，但直接的血管损伤、动脉阻塞和血栓形成最为常见的并发症。血小板破坏

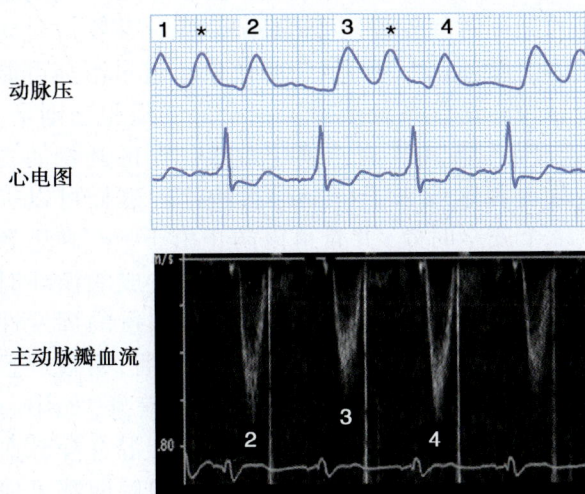

图 39-13 主动脉内球囊反搏（IABP）的生理效应

IABP 在舒张期（星号），每隔一个搏动（比率 1∶2）期间均膨胀。IABP 增强后动脉收缩压降低（与 1 和 3 的搏动比较，搏动 2 和 4 降低）。在 IABP 膨胀期间舒张动脉压力增加（星号）。脉冲波多普勒超声心动图显示通过主动脉瓣的血流量（近似每搏量）表明增强后的前向血流增加（搏动 2 和 4）

表 39-20 主动脉内球囊反搏适应证和禁忌证
适应证
心肌缺血并发症
血流动力学：心源性休克
机械性：二尖瓣关闭不全，室间隔缺损的顽固性心律失常
难治性心律失常
梗死灶的延展：梗死后心绞痛
急性心功能不稳定
心绞痛：不稳定型心绞痛，梗死前
导管手术失败：PTCA 失败
移植前的过渡
心脏挫伤
? 感染性休克
心脏直视手术
心肺转流术停机
心室衰竭：右或左
正性肌力药的需求增加
进行性血流动力学恶化
难治性缺血
禁忌证
重度主动脉瓣关闭不全
植入困难
不可逆性心脏病（患者不适合移植）
不可逆性脑损伤

PTCA，经皮腔内冠状动脉成形术；?，可能。

和血小板减少也可能发生。

心室辅助装置

在少数情况下（1%），心脏不能满足全身代谢需求，尽管血运重建、最大限度地进行药物治疗和插入主动脉内球囊反搏。在这种情况下，需要可提供心输出量和/或旁路 LV（或 RV）的设备。机械循环辅助装置（MCS）逐渐成为急性或慢性心肌损伤患者的选择。通过 MCS 维持全身灌注，校正代谢性酸中毒、进行心室减压和减少心肌氧耗量可能有助于心肌恢复[136]。如果心肌不可能恢复，MCS 可以充当心脏移植的桥梁，现在已经成为它的治疗目标。

MCS 可以为单个衰竭心室提供短期或长期支持，或为两个心室提供双侧心室支持。以被支持的心室对心室辅助装置（ventricular assist devices，VAD）进行命名，如左心室辅助装置（left ventricular assist device，LVAD），右心室辅助装置（left ventricular assist device，RVAD）或双心室支持（biventricular support，BiVAD）。预期的 MCS 支持长度通常会决定提供 MCS 的设备类型。

在 LVAD 中，血液通过放置在 LA 或 LV 顶端的导管引流到装置（其承担衰竭的心室的功能），并通过置于主动脉中的导管或移植物排出到体循环中。在 RVAD 中，将套管放置在右心房中以转移右心室的血液，然后将血液喷射注入肺动脉。

可用的 MCS 设备类型包括体外的和可完全植入的类型[137]。体外设备使用套管，将患者的血液转移到体外的泵或生物头，并将其回输入体循环系统。通过向这些体外装置添加氧合器可以提供体外膜氧合（extracorporeal membrane oxygenation，ECMO）。一旦 MCS 不再需要，设备可以被移除。如果没有有意义的心脏恢复，则选择长期使用。长期使用则将完全植入式装置放置在患者腹腔内，只有控制线在体外，可以使患者回归日常生活。

对于 LV、RV 或 BiV 的急性短期 MCS 需求，经常使用 Thoratec CentriMag。该装置由一次性离心泵，电机和主驱动控制台组成。使用无轴承磁悬浮叶轮，通过离心式旋转血泵提供连续血流。泵可以 1 500～5 500r/min 的速度旋转，并且可以提供高达 9.9L/min 的流量。其他短期设备包括 Abiomed AB5000（Abiomed，Danvers，MA）和 Thoratec PVAD（Thoratec Laboratories，Pleasanton，CA）。Abioomed Impella（Abiomed）是另一种血管

内置入的短期使用的 VAD，可用于高危冠状动脉介入治疗或作为恢复的过渡性装置[138]。该装置是一种导管形式的血管内微轴血泵。该轴流泵能够提供 2.5L/min 或 5L/min 的流量（取决于所用设备）。它可以通过经皮或经股动脉或腋动脉切开放置。该装置放置在主动脉内，其远端/流入部分穿过 AV 并置于 LV 中。通过叶轮泵将 LV 血液转移至装置的流出部分至远端主动脉，从而改善的全身灌注。

长期的 VAD 装置包括使用无脉动轴流的 Thoratec Heartmate Ⅱ（Thoratec Laboratories，Pleasanton，CA）。

MCS 的麻醉注意事项

当考虑对需要 MCS 的患者制订麻醉计划时，必须考虑到心肌功能障碍的程度。这可能累及一个或两个心室。除标准监测外，诱导前期对于动脉血压监测至关重要。心力衰竭患者的高交感神经张力可能带来巨大的危险，在麻醉诱导过程中会引起心脏停搏。因此，需要为这些患者选择可以维持血流动力学稳定性的药物。包括使用依托咪酯作麻醉诱导药（由于其不会导致血管扩张和心肌抑制）和谨慎的"平衡技术"。逐渐递增咪达唑仑和依托咪酯剂量及随后使用的强效阿片类药物（如芬太尼或舒芬太尼）及肌肉松弛剂，如果仔细滴定，这些药物的使用通常是可耐受的。有一点需要注意的是，由于心力衰竭患者的循环时间较慢，因此必须注意让药物有时间在体内循环，以达到预期的效果。过量给药可能会导致心血管系统崩溃。一个好的经验法则是，在血压下降 20% 时应使用直接作用的药物如去氧肾上腺素或去甲肾上腺素治疗。这样可以提供一个安全时效，并且可以防止由于只有在患者血压下降时才会给予治疗情况下造成的循环时间延长而导致的严重低血压。低剂量的挥发性麻醉药一般耐受性很好。麻醉诱导后，常规放置 PAC 和 TEE。PAC 提供了重要的信息，如中心静脉压（提示 RV 功能）、肺动脉压、混合静脉血氧饱和度和心输出量。置换前期和后期都可使用 TEE。

在开始 CPB 之前需要由 TEE 确定的重要信息包括任何会限制或削弱 LVAD 充盈的因素（二尖瓣狭窄、三尖瓣反流、严重的 RV 功能障碍），主动脉瓣关闭不全（导致 LV 扩张）以及其他解剖影响 LVAD 放置的问题（PFO/ASD、心内血栓、升主动

脉严重动脉粥样硬化）。置换后 TEE 用于评估排气操作的充分性，合适的套管位置和 RV 的大小和功能[139]。

对 VAD 患者的考虑

关于 VAD 患者的考虑因素的深入讨论超出了本章的范围，建议读者参考关于该主题的优秀综述文章[140]。

无论是需要 RVAD 还是 LVAD 支持，两者都存在一些共同的问题。在每种情况下，维持适当的前负荷对于设备功能都是至关重要的。一旦心室衰竭得到机械支持，那么该室的"心输出量"就取决于足够的前负荷以填充装置，低至正常的血管阻力可促进前向血流，并提供充分的全身灌注。对于 LVAD 患者，低至正常的 PVR 尤为重要。右心室对后负荷的变化是极其敏感的，一个衰竭的 RV 不会"填充"左侧的心脏，因此限制了 LVAD 输出。尽管进行小心护理，但约 30% 的需要 LVAD 的患者仍会发生需要双心室支持的严重右心室衰竭。正性肌力药物如肾上腺素，多巴酚丁胺和米力农以及吸入剂如一氧化氮和伊洛前列素通常用于支持右心室并帮助维持低 PVR。遗憾的是，降低 PVR 的药物也有降低 SVR 的倾向。此外，接受 LVAD 植入的患者可能会在 CPB 后发生深度血管扩张。于是作为血管升压药，不增加 PVR 的血管加压素优于去甲肾上腺素，尤其是在肺动脉高压患者中[141]。

对于需要 MCS 的进行非心脏手术的患者，维持充足的容量状态并小心保护低至正常的血管阻力非常重要。PAC 或 TEE 的使用应切合特定患者和程序。但是，对于 RV 功能受损的患者或在可能出现大量容量转移/输血要求的手术中，建议使用 TEE。对于 MCS 患者，没有特异的麻醉方式可以推荐；但是，由于脊椎麻醉等神经轴技术引起的 SVR 突然变化使其不太理想。使用完全可植入装置的患者应考虑有肺部误吸风险，并予以相应治疗[142-143]。值得注意的是，如果发生心搏骤停，胸部按压可能导致 VAD 套管中断或移位，因此是被禁止的。

心肺转流术后

在拔出动静脉插管，给予鱼精蛋白、进行止血，关胸期间必须继续保持警惕。按照临床适应证进行麻醉管理。拔出心房插管时可能导致短暂的心房或交界性心律失常。去除静脉套管后用鱼精蛋白中和肝素，而动脉套管保持原位，根据需要将泵内血液输送到全身循环系统。当这些完成并且控制出血后，就可以拔除动脉插管和关胸了，并且如果认为出血已被控制，则可以关胸。在拔除插管期间，可能出现心房或主动脉缝线意外出血的可能性，这有时需要快速输血。对于新的缺血（表现为 ST 段改变、异位心律、房性心律失常、TEE 局部室壁运动异常表现）持续保持警惕很重要，因为它可能提示移植物存在可纠正的问题。所有瓣膜手术均由 TEE 评估修复或置换是否完善（即瓣周漏、残余狭窄）。

逆转抗凝

鱼精蛋白是一种来自鲑鱼精子的多聚阳离子蛋白，用于中和肝素。初始剂量和总剂量差异很大。有些人使用固定比例的鱼精蛋白与肝素，其他人以 1mg 鱼精蛋白与 100U 肝素成比例使用，还有一些人根据自动化鱼精蛋白滴定来决定初始剂量。无论选择的哪种方法，都需要通过重复测量活化凝血时间或其他凝血指标测定以及对外科手术视野观察评估进一步的需求[144]。

给予鱼精蛋白可能引起广泛的血流动力学效应[145]。特异性反应包括 I 型过敏反应以及即时和延迟的类过敏反应。真正的过敏反应很少见，其特征是气道压力升高，血管舒张伴全身低血压和皮肤发红和皮肤潮红。据报道，在先前进行过心导管检查、血液透析、心脏手术或使用过中性鱼精蛋白锌胰岛素的患者中，鱼精蛋白过敏反应发生率增加。有关鱼精蛋白最严重的并发症是突发性肺动脉高压和伴有 CVP 升高、RV 衰竭和全身性低血压。这种并发症可能发生在大约 1% 的患者中，由血栓素和 C5a 过敏毒素的释放所介导。这种反应持续时间极其短暂，尽管极少数情况下需要重建心肺转流术，但通常来说是不需要的。无论鱼精蛋白通过 RA、LA 或主动脉或外周哪一种途径给药，对这种罕见反应的发生都没有影响。由于快速注射鱼精蛋白更可能导致全身低血压，因此建议缓慢通过外周静脉部位给药。

心肺转流术后出血

拮抗肝素后持续渗血情况并不少见。通常的原因包括手术止血不足或血小板计数或功能降低，且这两种情况都不能被延长的活化凝血时间所识别。需要鉴别诊断鱼精蛋白剂量不足、凝血因子稀释、血小板减少症和血小板功能障碍以及很罕见的"肝素反弹"。基于床旁监测的血液制品输注已被证明可有效治疗非手术出血[146]。

充分的止血后关胸。这期间偶尔出现血压的短暂下降，通常通过补充输液量得到恢复。如果低血压持续存在，应重新开胸以排除心脏压塞，冠状动脉搭桥扭曲或其他问题。

当外科医生完成皮肤缝合时，麻醉医师准备将患者从手术室有序地转移到恢复室或ICU。按照临床适应证，使用便携式输液泵维持药物输注。应该配备额外的带有紧急心脏药物的注射器和必要的气道管理设备，并持续监测血压和心电图。

微创心脏外科手术

尽管在心脏手术和灌注技术方面有优势，但CPB和主动脉阻断的有害作用已有文献报道。避免这些并发症以及与胸骨切开术相关的并发症使不需要CPB的微创技术得到发展[147]。随着人口老龄化，合并多种疾病且需要手术的老年患者越来越多。避免特别是在老年患者中的主动脉操作和阻断与较低的卒中发生率有关[148]。

较新的手术方式包括微创直接冠状动脉搭桥术（minimally invasive direct coronary artery bypass，MIDCAB），非心肺转流术冠状动脉搭桥术（off-pump coronary artery bypass，OPCAB），机器人手术[149]，以及在介入室或杂交手术室进行的经皮瓣膜修复/置换[69,150]，MIDCAB被作为单支LAD冠状动脉疾病血管成形术的替代方法。它通过在单肺通气下经左胸廓切开进行。在OPCAB手术中，通过胸骨切开术暴露心脏，但不使用CPB。牵开器和稳定装置的发展允许外科医生在跳动的心脏上进行操作，而不引起心律失常或低血压。其他进展包括使用冠状动脉分流术和无缝线吻合装置。OPCAB可以提供完整的多支血管冠状动脉血运重建。"微创性"的切口给予有限的暴露和增加手术难度。一种微创心脏手术在机器人系统的帮助下使用端口接入技术。可能需要一段时间的单肺通气以便在胸膜下开放外科手术入路通道。将导管置于股动脉和颈内静脉中以进行CPB。这些导管包括一个作为主动脉阻断的血管内主动脉球囊，一个改良的PAC作为左心室引流管，以及一个冠状窦导管，用于逆行灌注心脏停搏液[151]。

手术技术的改变已使麻醉技术也发生了改变[152]。使用短效药物以促进早期拔管。面对不断变化的血流动力学，需要持续监测血流动力学

并需要快速干预。与OPCAB相关的一个主要问题是在冠状动脉的暴露和随后的移植物放置定位时需要对心脏进行定位，这通常与低血压和缺血有关。在这种情况下，心脏手术中使用的标准监测可能无法用于检测ST-T波的变化，因为心脏的固定和回放常常导致具有轴偏差的低振幅ECG。在心包腔内放置剖腹手术垫和将心脏提离胸腔的牵引装置，使得TEE在检测局部室壁运动变化（表示局部缺血）方面不可靠。此外，尽管存在血容量不足，心脏移位可能导致中心静脉和肺部压力假性升高。由于手术定位的因素，肺动脉压的突然变化可能引起急性MR。直接观察心脏并与外科医生沟通是控制血流动力学波动的关键[153-154]。

使用封堵器或圈套器将要被吻合的冠状动脉近端和远端阻断。在这种阻断之后，通常会出现一段时间的心肌缺血。术前存在高度冠脉病变的患者可能形成侧支循环，这可能可以改善潜在的局部缺血。右冠状动脉病变易导致心动过缓、房性心律失常和心脏传导阻滞。由于这些原因，提前准备心脏起搏和心脏复律的器械至关重要。左侧冠状动脉病变可能导致恶性室性心律失常和血流动力学崩溃。

使用几种技术来避免快速的血流动力学变化。这些措施包括在定位前维持适当前负荷，使用正性肌力药和α受体激动剂，并将患者置于头低足高位，这样可以重新分配血管内容量以在垂直位置的操作时支持心脏。

正常体温有助于早期拔管以及预防凝血功能障碍。积极的疼痛治疗提高了患者的满意度，并有助于早期拔管。OPCAB和微创手术中疼痛控制技术包括给予阿片类药物和非甾体药物如酮咯酸（无肾功能不全患者），手术切口局部浸润和局部麻醉。包括胸段硬膜外阻滞和椎管内麻醉在内的区域性技术取得了巨大成功，尽管抗凝治疗是使用中心区域麻醉患者的一个关注点[155]。抗凝治疗方案存在争议。不同中心之间肝素和鱼精蛋白的使用剂量不同。因为怀疑OPCAB可能引起高凝状态，有些人不常规地拮抗肝素或者减少剂量的鱼精蛋白[156]。

尽管OPCAB能减少CPB相关并发症使人们对它非常感兴趣，但许多人仍然对其益处持怀疑态度。一些研究显示OPCAB在改善神经系统结局方面具有优越性，而另一些则没有[157-158]。尽

管关于神经认知和总体结局的结果令人失望，OPCABG 对几项短期结局有所改善，包括缩短 ICU 住院时间、医院资源利用率下降以及心房颤动发生率下降[159]。

许多人认为，传统的 CABG 优于 OPCAB 的优点包括保留无血的区域，做出更好的吻合和对于移植物保持长期通畅有好处[160]。其他研究驳斥了这一点，已证明移植物长期的通畅率是相同的[161]。OPCAB 的支持者往往是对此项技术非常熟悉并经常实施非心肺转流术搭桥手术的人。这个频率似乎使他们觉得 OPCAB 术更加简便。因此，这可能会解释不同中心之间的不同结果。目前，关于标准的 CABG 与 OPCAB 谁更有优越性没有达成一致意见。

术后注意事项

再次手术

4% 至 5% 的病例需要术后再次探查。适应证包括持续性出血、心脏压塞以及无法解释的罕见的心脏功能减退。手术通常需要在第一个 24h 内进行，但在迟发性心脏压塞时也可能会迟一些。术后必须始终警惕鉴别是否有心脏压塞的可能性，因为其缺乏典型的症状和体征。

心脏压塞

在心脏压塞时，心内压力假性升高，并且不能反映实际的心内压力或容积。由于周围（心包内）压力增加，扩张（透壁）压力（腔内压力-腔外压力）实际上减小。心脏腔室塌陷是心脏压塞的一个重要特征，心脏内压最低的腔室（收缩期心房，舒张期右心室）最可能被压缩。每搏量受限，以加快心率维持心输出量。外周血管收缩以保持静脉回流和全身血压是另一种补偿机制。由于心动过速和冠状动脉灌注压降低可能出现心肌缺血。

临床上，清醒患者表现出呼吸困难、端坐呼吸、心动过速、奇脉和低血压，但处于心脏术后监护病房的，保留气管导管、镇静的和机械通气的患者可能有不同的临床表现和血流动力学改变。在心脏手术患者中，无论何时出现血流动力学恶化或低心输出量征兆时，都应考虑填塞的诊断。在术后心脏病患者中，心包不再完整，并且被血块分割成许多小的腔室，造成单一腔室的充盈压

增加（即类似右和/或左心室功能障碍）。尿量通常会减少。连续胸部 X 射线检查通常显示进行性纵隔扩大。右心房和右心室和/或左心室的舒张功能障碍是心脏压塞最敏感和特异的超声心动图表现[162]。此外，三尖瓣和二尖瓣的多普勒血液流速存在随呼吸的过度变化。现有的心外压力增加了呼吸诱发的心室相互依赖性，并且不同地影响了两个心室的舒张充盈。在机械吸气过程中，增加的胸膜腔内压力会阻碍 RV 并增加 LV 充盈。结果，随着胸外静脉和胸内 RV 之间的充盈梯度进一步减小，舒张期三尖瓣血流将显示明显减少。同时，随着胸膜腔内压力的增加，舒张期二尖瓣血流会随着胸内压的增加而增加，被传递至胸内肺静脉，从而增加左心室充盈梯度。在机械呼气时，当正向通气效应消散时会产生相反效果。TTE 方法记录这些相互变化可能会受到限制，因为要在胸骨后进行观察，术后早期由于剑突下区域存在胸腔引流管、起搏导线和/或局部压痛，所以术后患者难以观察收集。TEE 是术后即刻较好的诊断工具。

心脏压塞的治疗是手术。所选择的麻醉药物应该保持维持正向血流的代偿机制。血流动力学严重受损的患者应避免使用血管扩张剂（静脉或小动脉）或心肌抑制剂，并适当减少任何诱导剂的剂量。氯胺酮由于其拟交感神经效应，可能有助于保持心率和血压反应。然而，它不是万能药，它可以在交感神经负荷最大的患者中诱发低血压。如果重新打开胸腔发现心包积液很少，或者患者几乎没有改善，则需要彻底查找其他导致心脏功能障碍的原因，如血栓形成或移植物凝固或扭结，心肌缺血或瓣膜功能障碍。

疼痛管理

早期苏醒和拔管的要求使心脏手术术后疼痛管理成为焦点。标准做法是根据需要静脉给予阿片类药物，随后转为口服止痛药物。然而，要寻求的是理想的术后疼痛管理技术以对早期拔管的目标进行补充，并最大限度地提高患者的满意度[163]。多项研究已表明鞘内注射阿片类药物的好处[164]。非甾体类抗炎药物发挥的作用在增加。在取内乳动脉期间由于胸骨撑开装置导致胸骨骨折伴有的严重疼痛的心脏病患者中，硬膜外镇痛已被证明是安全有效的方法，并且能改善术后肺功能。

儿童先天性心脏病麻醉

因为"解剖学决定生理学"，先天性心脏病儿童（congenital heart disease，CHD）的麻醉管理需要知道解剖缺陷知识，计划外科手术的步骤以及对生理功能的改变的全面理解。CHD 总发病率介于每千例出生新生儿中 4 例至 12 例之间。CHD 可以是发绀型或非发绀型。理解先天性缺陷的影响和麻醉药物与这种缺陷如何相互作用最好的方式是设想血液必须遵循的路径以保持血流流到肺动脉和主动脉。表 39-21 根据它们的生理影响进行分类；但是必须记住，通常可能存在多个缺陷。

表 39-21　先天性心脏病的生理效应

容量超负荷（心室或心房）导致肺血流量增加

- 房间隔缺损：↑流量，↓压力
- 室间隔缺损：↑流量，↑压力
- 动脉导管未闭：↑流量，↑压力
- 心内膜垫缺损：↑流量，↑压力

因肺血流阻塞导致的发绀

- 法洛四联症
- 三尖瓣闭锁
- 肺动脉瓣闭锁

心室压力超负荷

- 主动脉瓣狭窄
- 主动脉缩窄
- 肺动脉瓣狭窄

由于共同的混合室造成发绀

- 完全异常的静脉回流
- 动脉干
- 右心室双出口
- 单心室

由于体循环和肺循环分离引起的发绀

- 大动脉转位

↑，增加；↓，减少。

术前评估

病史

在婴儿期，心力衰竭通常表现为喂养困难、容易疲劳、呕吐、嗜睡和呼吸困难。在年龄较大的儿童中，心力衰竭导致易疲劳、呼吸短促和运动时呼吸困难。必须考虑儿童的年龄和体重，是否存在上呼吸道感染，基础动脉血氧饱和度以及预期的手术和 CPB 的预计持续时间[165]。

此外，应该获得详细的药物使用史和手术史。以前的外科手术可能是了解患者解剖结构的关键。

体格检查

对儿童的体格检查应该寻找先天性心脏病代偿不良的体征和症状。这些儿童最常见的是发育不良，这可能是由于肺动脉高压和/或外周氧合不足和器官灌注不足造成的。体格检查应试图去发现充血性心力衰竭的其他征象，如易怒、出汗、心动过速、啰音、颈静脉充盈和肝大。对极端情况的临床检查应包括发绀、杵状指、水肿、脉搏量和血压的评估。对于 Blalock-Taussig 分流术（锁骨下动脉至肺动脉）的患儿，分流侧上肢脉搏可能没有或减少。对怀疑有 CHD 的所有患者测量上肢和腿部的血压是很重要的，这样才不会错过主动脉缩窄的诊断。听诊这些患者的心脏可以依病变不同发现不同类型的杂音（表 39-22）。

表 39-22　心脏杂音的分类

收缩期

半月瓣狭窄

房室瓣反流

房间隔缺损

室间隔缺损

主动脉缩窄

舒张期

半月瓣反流

房室瓣狭窄

二尖瓣流动隆隆声

三尖瓣流动隆隆声

连续性

动脉导管未闭

动静脉瘘

支气管过度扩张

主肺动脉窗

静脉哼鸣

手术分流

严重的外周性肺动脉狭窄

应考虑有关先天性异常的可能性。CHD 患儿心外异常的总发生率可能高达 20%[166]。

实验室评估

这些患者可能存在贫血，需要用红细胞对心肺转流术管路进行预充。发绀病变的患儿表现为红细胞增多症。红细胞增多症是由于红细胞去饱和作用导致骨髓刺激（通过从肾脏释放促红细胞生成素）的结果。红细胞总量增加可导致黏滞度升高，外周淤积和氧输送减少。由于术前禁食导致脱水及手术室低温环境使淤积增加。在血细胞比容超过 70% 的患者中，如果出现症状性高黏滞血症，应考虑术前电泳。与血细胞比容正常的患儿相比，血细胞比容低的发绀患儿更容易出现缺氧的症状。红细胞增多症可诱发低度弥散性血管内凝血、激活纤维蛋白溶解、血小板脱颗粒和凝血因子消耗。由于肝功能不成熟，新生儿的肝依赖性凝血因子常常不足。应评估血小板计数、凝血酶原时间和部分凝血活酶时间。

使用利尿剂治疗的患儿有发生低钾血症的风险，特别是如果他们接受过洋地黄治疗。婴儿特别是充血性心力衰竭患者，也存在低血糖和低钙血症的风险。很早就经历过重大心脏手术的患儿可能已经接触过血液或血液制品，并且对多种血液抗原具有异常血清抗体的风险增加。因此，患儿的血液样本应该送到血库进行可能的交叉匹配。

心脏评估

超声心动图描绘了大多数心脏解剖结构，并能无创测量心室大小和功能，心输出量和瓣膜功能障碍的严重程度。心脏导管检查术适用于超声心动图声窗较差的患者，以及骨骼干扰或肺气肿（如脊柱侧弯或外周肺动脉异常）的患者。CHD 患儿的胸部 X 射线片应评估心脏位置、大小、形状、异常血管、右主动脉弓、弯刀综合征（右肺一个或多个肺叶发育不良和右肺动脉发育不良），异常肺血管，支气管异位，血管环或相关的肺部异常（例如肺炎、肺不张或肺气肿）。心电图要检查心率和心律的异常。

术前用药

术前的目的是让孩子保持冷静，但不会镇静过度、不会失去保护性气道反射及发生血流动力学紊乱。这将有助于孩子与父母分离，并缓解与围手术期相关的恐惧和焦虑。有关此主题的详细信息在第 42 章和第 43 章中介绍。

监测

除标准监护仪外，开放心脏手术中还要使用的其他监护包括外周和中心温度监测、有创血压监测、CVP 监测（包括由外科医生术中确定的右心房、左心房压力线）和 TEE。

麻醉剂和术中管理

吸入麻醉药作为诱导剂和维持剂在患儿心脏麻醉具有重要的地位。然而，心室功能差的患者以及对 SVR 和 / 或 PVR 具有严重依赖性的患者，需要使用避免或限制进一步损害血流动力学功能的麻醉剂进行静脉诱导。诱导后麻醉剂的选择取决于心室功能（有无充血性衰竭），预计使用 CPB 的时间以及在手术结束时机械通气或拔除气管导管的可能性。阿片类药物通常用于消除儿童心脏手术心肺转流术前的应激反应。新生儿和婴儿进行心脏手术和深低温 CPB 可以产生强烈的应激反应。阿片类药物剂量与应激反应之间没有特定的关系。在第 42 章和第 43 章中提供了剂量和副作用的详细信息。特别值得注意的是低温心肺转流术期间对神经肌肉阻滞剂的需求显著降低。

CPB、手术和麻醉技术的进步显著改善了 CHD 患儿的存活率[167]。然而，CPB 可能产生明显的凝血紊乱，包括：

- 凝血因子稀释。
- 激活凝血级联和凝血因子和血小板的消耗。
- 凝血酶活性降低。
- 血纤蛋白溶解途径激活。
- 氨基己酸或氨甲环酸已用于减轻与 CPB 相关的儿童心脏手术期间的凝血功能障碍。

血液稀释是儿童和新生儿人群 CPB 中的一个突出问题。在儿童 CPB 中改良的超滤可以降低全身总体含水量与血清炎症介质的水平。在新生儿中，经过改良超滤会增高 HCT，改善了心肺转流术后即刻的肺顺应性，并且可能改善深低温停循环后大脑的代谢恢复，尽管对预后的长期益处还不清楚[168]。在一些患者中脱离 CPB 需要药物和/或起搏支持。在已知或怀疑存在 PVR 升高病变的患者中，使用一氧化氮可能是有益的。吸入一氧化氮通过 cGMP 起作用，引起肺血管舒张。它确实选择性地作用在肺血管床，此外，还可改善肺部的通气/灌注比例。表 39-18 列出了在心肺转流术后有用的药物。

气管拔管和术后通气

有单纯病变（包括房间隔缺损、不合并心衰经三尖瓣修补的室间隔缺损）不涉及心室切口的心肺转流术手术的患儿，在手术结束后或在 ICU 后不久就可拔除气管导管[169-170]。

心脏手术后出现呼吸衰竭的患儿高危因素包括：

- 复杂手术需要较长的心肺转流术时间和循环停止时间的患者。
- 不到一岁的患者和远低于预期体重的患者。
- 唐氏综合征患者。
- 肺动脉高压术前需要通气支持患者。
- 术后发生心血管和肺部并发症患者。

在某些情况下，可以使用经鼻持续正压通气代替机械通气。在 Fontan（被动肺循环）的患者中，降低 PVR 至关重要，通常通过机械手段非常依赖于充分的通气。气管插管和正压通气的潜在有害影响可抵消这种优势。已知正压通气对 Fontan 患者的肺血流有不利影响。恢复无痛自主呼吸的确能改善这些患者的血流动力学。

区域麻醉技术可用于术中麻醉的补充并提供术后镇痛。例如，骶管（硬膜外）给予阿片类药物可用于年长儿童主动脉缩窄修复或动脉导管未闭结扎的麻醉。一些医生曾给 CPB 患者骶管或鞘内注射吗啡（合并肝素给药），尽管这不是一种常见的做法。已建议在实施神经轴索阻滞和使用肝素之间需要间隔 60min，尽管没有证据支持这一时间间隔[171]。区域阻滞技术已报道的益处包括减少应激反应，改善肺功能和胃肠功能以及降低潜在成本[172]。然而很难确定与静脉镇痛相比的区域技术的优越性[173]。

儿童心脏外科杂交手术

儿童心脏外科杂交手术是一个新兴的跨学科领域，它结合了传统上由儿科心脏外科医生和介入儿科心脏病医师使用的技能和技术。杂交手术的优点是通过连续经食管超声心动图监测获得实时反馈，避免心肺转流术、心室切口或肌肉离断[174]。

（杨贵英 译，李洪 校）

参考文献

1. Landesberg G. The pathophysiology of perioperative myocardial infarction: Facts and perspectives. *J Cardiothorac Vasc Anesth.* 2003;17:90–100.
2. Biccrd BM, Rodseth RN. The pathophysiology of peri-operative myocardial infarction. *Anaesthesia.* 2010;65:733–741.
3. Weber KT, Janicki JS. The metabolic demand and oxygen supply of the heart: physiological and clinical considerations. *Am J Cardiol.* 1979;44:722–729.
4. Hoffman JI. Transmural myocardial perfusion. *Prog Cardiovasc Dis.* 1987; 29:429–464.
5. Bassenge E, Heusch G. Endothelial and neuro-humoral control of coronary blood flow in health and disease. *Rev Physiol Biochem Pharmacol.* 1990; 116:77–165.
6. Canty JM, Duncker DJ. Coronary blood flow and myocardial ischemia. In: Mann DL, Zipes DP, Libby P, et al., eds. *Braunwald's Heart Disease: A Textbook of Cardiovascular Medicine.* 10th ed. Philadelphia, PA: Saunders, 2015;49:1029–1056.
7. Kloner RA, Jennings RB. Consequences of brief ischemia: stunning, pre-conditioning, and their clinical implications: part 2. *Circulation.* 2001;104: 3158–3167.
8. Hillis LD, Smith PK, Anderson JL, et al. 2011 ACCF/AHA guideline for coronary artery bypass graft surgery: a report of the American College of Cardiology Foundation/American Heart Association Task Force on Practice Guidelines. *Circulation.* 2011;124:e652–e735.
9. Hindler K, Eltzschig HK, Fox AA, et al. Influence of statins on perioperative outcomes. *J Cardiothorac Vasc Anesth.* 2006;20:251–258.
10. Ferrari R, Guardigli G, Ceconi C. Secondary prevention of CAD with ACE inhibitors: A struggle between life and death of the endothelium. *Cardiovasc Drugs Ther.* 2010;24:331–339.
11. De Hert SG, Turani F, Mathur S, et al. Cardioprotection with volatile anesthetics: Mechanisms and clinical implications. *Anesth Analg.* 2005;100: 1584–1593.
12. Brazier J, Cooper N, Buckberg GD. The adequacy of subendocardial oxygen delivery: The interaction of determinants of flow, arterial oxygen content and myocardial oxygen need. *Circulation.* 1974;49:968–977.
13. Ramsay SD, Saint S, Sullivan SD, et al. Clinical and economic effects of pulmonary artery catheterization in nonemergent coronary artery bypass graft surgery. *J Cardiothorac Vasc Anesth.* 2000;14:113–118.
14. London MJ, Moritz TE, Henderson WG, et al. Standard versus fiberoptic pulmonary artery catheterization for cardiac surgery in the Department of Veteran Affairs: A prospective, observational, multicenter analysis. *Anesthesiology.* 2002;96:860–870.
15. Haggmark S, Hohner P, Ostman M, et al. Comparison of hemodynamic, electrocardiographic, mechanical, and metabolic indicators of intraoperative myocardial ischemia in vascular surgical patients with coronary artery disease. *Anesthesiology.* 1989;70:19–25.
16. Leung JM, O'Kelly B, Browner WS, et al. Prognostic importance of postbypass regional wall-motion abnormalities in patients undergoing coronary artery bypass graft surgery. *Anesthesiology.* 1989;71:16–25.
17. Tuman KJ, McCarthy RJ, Spiess BD, et al. Effect of pulmonary artery catheterization on outcome in patients undergoing coronary artery surgery. *Anesthesiology.* 1989;70:199–206.
18. Fontes ML, Bellows W, Ngo L, et al. Assessment of ventricular function in critically ill patients: Limitations of pulmonary artery catheterization. *J Cardiothorac Vasc Anesth.* 1999;13:521–527.
19. Sandham JD, Hull RD, Brant RF, et al. A randomized, controlled trial of the use of pulmonary-artery catheters in high-risk surgical patients. *N Engl J Med.* 2003;348:5–14.
20. Schwann NM, Hillel Z, Hoeft A, et al. Lack of effectiveness of the pulmonary artery catheter in cardiac surgery. *Anesth Analg.* 2011;113:994–1002.
21. Squara P, Bennett D, Perret C. Pulmonary artery catheter: Does the problem lie in the users? *Chest.* 2002;121:2009–2015.
22. Practice guidelines for pulmonary artery catheterization: an updated report by the American Society of Anesthesiologists Task Force on Pulmonary Artery Catheterization. *Anesthesiology.* 2003;99:988–1014.
23. Thys DM, Abel MD, Brooker RF, et al. Practice guidelines for perioperative transesophageal echocardiography. *Anesthesiology.* 2010;112:1084.
24. Miller JP, Lambert AS, Shapiro WA, et al. The adequacy of basic intraoperative transesophageal echocardiography performed by experienced anesthesiologists. *Anesth Analg.* 2001;92:1103–1110.
25. Mathew JP, Fontes ML, Garwood S, et al. Transesophageal echocardiography interpretation: a comparative analysis between cardiac anesthesiologists and primary echocardiographers. *Anesth Analg.* 2002;94:302–309.
26. Hahn RT, Abraham T, Adams MS, et al. Guidelines for performing a comprehensive transesophageal echocardiographic examination: recommendations from the American Society of Echocardiography and the Society of Cardiovascular Anesthesiologists. *J Am Soc Echocardiogr.* 2013;26:921–964.
27. Cheng DC. Fast track cardiac surgery pathways: early extubation, process of care, and cost containment. *Anesthesiology.* 1998;88:1429–1433.
28. Myles PS, Daly DJ, Djaiani G, et al. A systematic review of the safety and effectiveness of fast-track cardiac Anesthesiology. *Anesthesiology.* 2003;99:982–987.
29. Ranta SO, Herranen P, Hynynen M. Patients' conscious recollections from cardiac anesthesia. *J Cardiothorac Vasc Anesth.* 2002;16:426–430.
30. London MJ, Shroyer AL, Coll JR, et al. Early extubation following cardiac surgery in a veterans population. *Anesthesiology.* 1998;88:1447–1458.
31. Zhu F, Lee a, Chee YE. Fast-track cardiac care for adult cardiac surgical patients. *Cochrane Database Syst Rev.* 2012;10:CD003587.

32. Engoren M, Luther G, Fenn-Buderer N. A comparison of fentanyl, sufentanil, and remifentanil for fast-track cardiac anesthesia. *Anesth Analg.* 2001;93:859–864.

33. Murphy GS, Szokol JW, Marymont JH, et al. The effects of morphine and fentanyl on the inflammatory response to cardiopulmonary bypass in patients undergoing elective coronary bypass graft surgery. *Anesth Analg.* 2007;104: 1334–1342.

34. Murphy GS, Szokol JW, Marymont JH, et al. Morphine-based cardiac anesthesia provides superior early recovery compared with fentanyl in elective cardiac surgery patients. *Anesth Analg.* 2009;109:311–319.

35. Lowenstein E, Hallowell P, Levine FH, et al. Cardiovascular response to large doses of intravenous morphine in man. *N Engl J Med.* 1969;281:1389–1393.

36. Jenkins DP, Pugsley WB, Alkhulaifi AM, et al. Ischemic preconditioning reduces troponin T release in patients undergoing coronary artery bypass surgery. *Heart.* 1997;77:314–318.

37. Tanaka K, Ludwig L, Kersten J, et al. Mechanisms of cardioprotection by volatile anesthetics. *Anesthesiology.* 2004;100:707–721.

38. Fraessdorf J, De Hert S, Schlack W. Anaesthesia and myocardial ischaemia/reperfusion injury. *Br J Anaesth.* 2009;103:89–98.

39. Belhomme D, Peynet J, Louzy M, et al. Evidence for preconditioning by isoflurane in coronary artery bypass graft surgery. *Circulation.* 1999;100(19 Suppl): II340–II344.

40. Helman JD, Leung JM, Bellows WH, et al. The risk of myocardial ischemia in patients receiving desflurane versus sufentanil anesthesia for coronary artery bypass graft surgery. *Anesthesiology.* 1992;77:47.

41. Searle N, Martineau RJ, Conzen P, et al. Comparison of sevoflurane/fentanyl and isoflurane/fentanyl during elective coronary artery bypass surgery. *Can J Anaesth.* 1996;43:890–899.

42. Smith FJ, Bartel PR, Hugo JM, et al. Anesthetic technique (sufentanil versus ketamine plus midazolam) and quantitative electroencephalographic changes after cardiac surgery. *J Cardiothorac Vasc Anesth.* 2006;20:520–525.

43. Dasta JF, Jacobi J, Sesti AM, et al. Addition of dexmedetomidine to standard sedation regimens after cardiac surgery: an outcomes analysis. *Pharmacotherapy.* 2006;26:798–805.

44. Muellejans B, Matthey T, Scholpp J, et al. Sedation in the intensive care unit with remifentanil/propofol versus midazolam/fentanyl: a randomised, openlabel, pharmacoeconomic trial. *Crit Care.* 2006;10:R91.

45. De Hert SG, Cromheecke S, ten Broecke PW, et al. Effects of propofol, desflurane and sevoflurane on recovery of myocardial function after coronary surgery in elderly high-risk patients. *Anesthesiology.* 2003;99:314–323.

46. Cromheecke S, Pepermans V, Hendrickx E, et al. Cardioprotective properties of sevoflurane in patients undergoing aortic valve replacement with cardiopulmonary bypass. *Anesth Analg.* 2006;103:289–296.

47. Smulyan H. Nitrates, arterial function, wave reflections and coronary heart disease. *Adv Cardiol.* 2007;44:302–314.

48. Ali I, Buth K, Maitland A. Impact of preoperative intravenous nitroglycerin on in-hospital outcomes after coronary artery bypass grafting for unstable angina. *Am Heart J.* 2004;148:727–732.

49. Kaplan KJ, Taber M, Teagarden JR, et al. Association of methemoglobinemia and intravenous nitroglycerine administration. *Am J Cardiol.* 1985;55:181–183.

50. Cheung AT, Cruz-Shiavone GE, Meng QC, et al. Cardiopulmonary bypass, hemolysis, and nitroprusside-induced cyanide production. *Anesth Analg.* 2007;105:29–33.

51. Zerbe NF, Wagner BKJ. Use of vitamin B_{12} in the treatment and prevention of nitroprusside-induced cyanide toxicity. *Crit Care Med.* 1993;21:465–467.

52. Egi M, Bellomo R, Langenberg C, et al. Selecting a vasopressor drug for vasoplegic shock after adult cardiac surgery: a systematic literature review. *Ann Thorac Surg.* 2007;83:715–723.

53. Halonen J, Hakala T, Auvinen T, et al. Intravenous administration of metoprolol is more effective than oral administration in the prevention of atrial fibrillation after cardiac surgery. *Circulation.* 2006;114(1 Suppl):I1.

54. Booth JV, Ward EE, Colgan KC, et al. Metoprolol and coronary artery bypass grafting surgery: does intraoperative metoprolol attenuate acute betaadrenergic receptor desensitization during cardiac surgery? *Anesth Analg.* 2004;98:1224–1231.

55. Longon MJ. Quo vadis, perioperative beta blockade? Are you "POISE'd" on the brink? *Anesth Analg.* 2006;103:1025–1030.

56. Warltier DC. β-Adrenergic-blocking drugs: incredibly useful, incredibly underutilized. *Anesthesiology.* 1998;88:2–5.

57. Opie L. Anti-ischemic properties of calcium-channel blockers: lessons from cardiac surgery. *J Am Coll Cardiol.* 2003;41:1506–1509.

58. Wijeysundera DN, Beattie WS, Rao V, et al. Calcium antagonists reduce cardiovascular complications after cardiac surgery: a meta-analysis. *J Am Coll Cardiol.* 2003;41:1496–1505.

59. Apostolidou IA, Despotis GJ, Hogue CW Jr, et al. Antiischemic effects of nicardipine and nitroglycerin after coronary artery bypass grafting. *Ann Thorac Surg.* 1999;67:417–422.

60. Kaplan J. Clinical considerations for the use of intravenous nicardipine in the treatment of postoperative hypertension. *Am Heart J.* 1990;119:443–446.

61. Aronson S, Dyke CM, Stierer KA, et al. The ECLIPSE trials: comparative studies of clevidipine to nitroglycerin, sodium nitroprusside, and nicardipine for acute hypertension treatment in cardiac surgery patients. *Anesth Analg.* 2008;107:1110–1121.

62. Garcia LA, Dejong SC, Martin SM, et al. Magnesium reduces free radicals in an in vivo coronary occlusion-reperfusion model. *J Am Coll Cardiol.* 1998;32: 536–539.

63. Shepherd J, Jones J, Frampton GK, et al. Intravenous magnesium sulphate and sotalol for prevention of atrial fibrillation after coronary artery bypass surgery: a systematic review and economic evaluation. *Health Technol Assess.* 2008;12:iii.

64. Cook RC, Humphries KH, Gin K, et al. Prophylactic intravenous magnesium

65. sulphate in addition to oral β-blockade does not prevent atrial arrhythmias after coronary artery or valvular heart surgery: a randomized, controlled trial. *Circulation.* 2009;120(Suppl II):S163.

65. Hillis LD, Smith PK, Anderson JL, et al. 2011 ACCF/AHA guidelines for coronary artery bypass graft surgery: executive summary. *Anesth Analg.* 2011; 114:11–45.

66. Freeman RV, Otto CM. Spectrum of calcific aortic valve disease: pathogenesis, disease progression, and treatment strategies. *Circulation.* 2005;111:3316–3326.

67. Carabello BA. Clinical practice: aortic stenosis. *N Engl J Med.* 2002;346: 677–682.

68. Zile MR, Gaasch WH. Heart failure in aortic stenosis: improving diagnosis and treatment. *N Engl J Med.* 2003;348:1735–1736.

69. Klein AA, Skubas NJ, Ender J. Controversies and complications in the perioperative management of transcatheter aortic valve replacement. *Anesth Analg.* 2014;119:784–798.

70. O'Keefe JH Jr, Shub C, Rettke SR. Risk of noncardiac surgical procedures in patients with aortic stenosis. *Mayo Clin Proc.* 1989;64:400–405.

71. Calleja AM, Dommaraju S, Gaddam R, et al. Cardiac risk in patients aged >75 years with asymptomatic, severe aortic stenosis undergoing noncardiac surgery. *Am J Cardiol.* 2010;105:1159–1163.

72. Kertai MD, Bountioukos M, Boersma E, et al. Aortic stenosis: an underestimated risk factor for perioperative complications in patients undergoing noncardiac surgery. *Am J Med.* 2004;116:8–13.

73. Zahid M, Sonel AF, Saba S, et al. Perioperative risk of noncardiac surgery associated with aortic stenosis. *Am J Cardiol.* 2005;96:436–438.

74. Skubas NJ, Shernan SK, Bollen B. An overview of the American College of Cardiology/American Heart Association 2014 Valve Heart Disease Practice Guidelines: What is its relevance for the anesthesiologist and perioperative medicine physician? *Anesth Analg.* 2015;121:1132–1138.

75. Khot UN, Novato GM, Popović ZB, et al. Nitroprusside in critically ill patients with left ventricular dysfunction and aortic stenosis. *N Engl J Med.* 2003;348:1756–1763.

76. Ommen SR, Nishimura RA. Hypertrophic cardiomyopathy. *Curr Probl Cardiol.* 2004;29:239–291.

77. Ommen SR. Hypertrophic cardiomyopathy. *Curr Probl Cardiol.* 2011;36: 409–453.

78. Fifer MA, Vlahakes GJ. Management of symptoms in hypertrophic cardiomyopathy. *Circulation.* 2008;117:429–439.

79. Hensley N, Dietrich J, Nyhan D, et al. Hypertrophic cardiomyopathy: a review. *Anesth Analg.* 2015;120:554–569.

80. Borer JS, Bonow RO. Contemporary approach to aortic and mitral regurgitation. *Circulation.* 2003;108:2432–2438.

81. Nishimura RA, Otto CM, Bonow RO, et al. 2014 AHA/ACC guideline for the management of patients with valvular heart disease: a report of the American College of Cardiology/American Heart Association Task Force on Practice Guidelines. *J Thorac Cardiovas Surg.* 2014;148:e1–132.

82. Bekeredjian R, Grayburn PA. Valvular heart disease: aortic regurgitation. *Circulation.* 2005;112:125–134.

83. Carabello BA. Modern management of mitral stenosis. *Circulation.* 2005; 112:432–437.

84. Gorlin R, Gorlin SG. Hydraulic formula for calculation of area of the stenotic mitral valve, other cardiac valves, and central circulatory shunts. *Am Heart J.* 1951;41:1–29.

85. Cardoso LF, Grinberg M, Rati MA, et al. Comparison between percutaneous balloon valvuloplasty and open commissurotomy for mitral stenosis: a prospective and randomized study. *Cardiology.* 2002;98:186–190.

86. Thrumurthy SG, Karthikesalingam A, Patterson BO, et al. The diagnosis and management of aortic dissection. *BMJ.* 2011;344:d8290.

87. Bosner RS, Ranasinghe AM, Loubani M, et al. Evidence, lack of evidence, controversy and debate in the provision and performance of the surgery of acute type A aortic dissection. *J Am Coll Cardiol.* 2011;58:2455–2474.

88. Eltzschig HK, Rosenberger P, Lekowski RW Jr, et al. Role of transesophageal echocardiography in patients with suspected aortic dissection. *J Am Soc Echocardiogr.* 2005;18:1221.

89. Mohr-Kahaly S, Erbel R, Rennollet H, et al. Ambulatory follow-up of aortic dissection by transesophageal two-dimensional and color-coded Doppler echocardiography. *Circulation.* 1989;80:24.

90. Penco M, Paparoni S, Dagianti A, et al. Usefulness of transesophageal echocardiography in the assessment of aortic dissection. *Am J Cardiol.* 2000; 86:53G–56G.

91. Davies RR, Goldstein LJ, Coady MA, et al. Yearly rupture or dissection rates for thoracic aortic aneurysms: simple prediction based on size. *Ann Thorac Surg.* 2002;73:17–27.

92. Hiratzka LF, Bakris GL, Beckman JA, et al. ACCF/AHA/AATS/ACR/ASA/SCA/SCAI/SIR/STS/SVM guidelines for the diagnosis and management of patients with thoracic aortic disease: executive summary. *Anesth Analg.* 2010;111:279.

93. Isselbacher EM. Thoracic and abdominal aortic aneurysms. *Circulation.* 2005; 111:816–828.

94. David TE, Ivanov J, Armstrong S, et al. Aortic valve-sparing operations in patients with aneurysms of the aortic root or ascending aorta. *Ann Thorac Surg.* 2002;74:S1758.

95. Hagl C, Ergin MA, Galla JD, et al. Neurologic outcome after ascending aortaaortic arch operations: effect of brain protection technique in high-risk patients. *J Thorac Cardiovasc Surg.* 2001;121:1107–1121.

96. Cowan JA Jr, Dimick JB, Henke PK, et al. Surgical treatment of intact thoracoabdominal aortic aneurysms in the United States: hospital and surgeon volume-related outcomes. *J Vasc Surg.* 2003;37:1169.

97. Conrad MF, Cambria RP. Contemporary management of descending thoracic and thoracoabdominal aortic aneurysms: endovascular versus open. *Circulation.* 2008;117:841–852.

98. Vaughn SB, LeMaire SA, Collard CD. Case scenario: anesthetic considerations

for thoracoabdominal aortic aneurysm repair. *Anesthesiology*. 2011;115: 1093–1102.

99. Federow CA, Moon MC, Mutch WA, et al. Lumbar cerebrospinal fluid drainage for thoracoabdominal aortic surgery: rationale and practical considerations for management. *Anesth Analg*. 2010;111:46–58.

100. Habib RH, Zacharias A, Schwann TA, et al. Adverse effects of low hematocrit during cardiopulmonary bypass in the adult: should current practice be changed? *J Thorac Cardiovasc Surg*. 2003;125:1438–1450.

101. Bouraghda A, Gillois P, Albaladejo P. Alternatives to heparin and protamine anticoagulation for cardiopulmonary bypass in cardiac surgery. *Can J Anaesth*. 2015;62:518–528.

102. Avgerinos DV, DeBois W, Salemi A. Blood conservation strategies in cardiac surgery: more is better. *Eur J Cardiothorac Surg*. 2014;46:865–870.

103. Ferraris VA, Brown JR, Despotis GJ, et al; The Society of Thoracic Surgeons Blood Conservation Guideline Task Force. 2011 update to the Society of Thoracic Surgeons and the Society of Cardiovascular Anesthesiologists blood conservation clinical practice guidelines. *Ann Thorac Surg*. 2011;91(3):944–982.

104. Koster A, Faraoni D, Levy JH. Antifibrinolytic therapy for cardiac surgery: an update. *Anesthesiology*. 2015;123:214–221.

105. Trapp C, Schiller W, Mellert F. Retrograde autologous priming as a safe and easy method to reduce hemodilution and transfusion requirements during cardiac surgery. *Thorac Cardiovasc Surg*. 2015;63:628–634.

106. Papadopoulos N, Bakhtiary F, Grün V. The effect of normovolemic modified ultrafiltration on inflammatory mediators, endotoxins, terminal complement complexes and clinical outcome in high-risk cardiac surgery patients. *Perfusion*. 2013;28:306–314.

107. O'Blenes SB, Friesen CH, Ali A, et al. Protecting the aged heart during cardiac surgery: the potential benefits of del Nido cardioplegia. *J Thorac Cardiovasc Surg*. 2011;141:762–770.

108. Filion KB, Pilote L, Rahme E, et al. Perioperative use of cardiac medical therapy among patients undergoing coronary artery bypass graft surgery: a systematic review. *Am Heart J*. 2007;154:407–414.

109. Lazar HL. All coronary artery bypass graft surgery patients will benefit from angiotensin-converting enzyme inhibitors. *Circulation*. 2008;117:6.

110. Levin MA, Lin HM, Castillo JG, et al. Early on-cardiopulmonary bypass hypotension and other factors associated with vasoplegic syndrome. *Circulation*. 2009;120:1664–1671.

111. Grocott HP. Perioperative temperature and cardiac surgery. *J Extra Corpor Technol*. 2006;38:77–80.

112. Brzezinski M, Luisetti T, London MJ. Radial artery cannulation: a comprehensive review of recent anatomic and physiologic investigations. *Anesth Analg*. 2009;109:1763–1781.

113. Baba T, Goto T, Yoshitake A, et al. Radial artery diameter decreases with increased femoral to radial artery pressure gradient during cardiopulmonary bypass. *Anesth Analg*. 1997;85:252–258.

114. Murphy GS, Hessel EA II, Groom RC. Optimal perfusion during cardiopulmonary bypass: an evidence-based approach. *Anesth Analg*. 2009;108:1394–1417.

115. Bussières JS. Iatrogenic pulmonary artery rupture. *Curr Opin Anaesthesiol*. 2007;20:48–52.

116. Hansen RM, Viquerat CE, Matthy MA, et al. Poor correlation between pulmonary arterial wedge pressure and left ventricular end-diastolic volume after coronary artery bypass graft surgery. *Anesthesiology*. 1986;64:764–770.

117. Puskas JD, Winston D, Wright CE, et al. Stroke after coronary artery operation. Incidence, correlates, outcome, and cost. *Ann Thorac Surg*. 2000;69:1053–1056.

118. Ahonen J, Salmenperä M. Brain injury after adult cardiac surgery. *Acta Anaesthesiol Scand*. 2004;48:4–19.

119. Newman MF, Kirchner JL, Phillips-Bute B, et al. Longitudinal assessment of neurocognitive function after coronary-artery bypass surgery. *N Engl J Med*. 2001;344:395–402.

120. Grocott HP, Mackensen GB, Grigore AM, et al. Postoperative hyperthermia is associated with cognitive dysfunction after coronary artery bypass graft surgery. *Stroke*. 2002;33:537–541.

121. Hogue CW Jr, Palin CA, Arrowsmith JE. Cardiopulmonary bypass management and neurologic outcomes: an evidence-based appraisal of current practices. *Anesth Analg*. 2006;103:21–37.

122. Tuman KJ, McCarthy RJ, Spiess BD, et al. Does choice of anesthetic agent significantly affect outcome after coronary artery surgery? *Anesthesiology*. 1989; 70(2):189–198.

123. Slogoff S, Keats AS, Dear WS, et al. Steal-prone coronary anatomy and myocardial ischemia associated with four primary anesthetic agents in humans. *Anesth Analg*. 1991;72:22–27.

124. Murphy GS, Szokol JW, Marymont JH, et al. Recovery of neuromuscular function after cardiac surgery: pancuronium versus rocuronium. *Anesth Analg*. 2003;96:1301–1307.

125. Troianos CA, Hartman GS, Glas KE, et al. Guidelines for performing ultrasound guided vascular cannulation: recommendations of the American Society of Echocardiography and the Society of Cardiovascular Anesthesiologists. *Anesth Analg*. 2012;114:46–72.

126. American Society of Anesthesiologists Task Force on Central Venous Access, Rupp SM, Apfelbaum JL, Blitt C, et al. Practice guidelines for central venous access: a report by the American Society of Anesthesiologists task force on central venous access. *Anesthesiology*. 2012;116:539–573.

127. Barry AE, Chaney MA, London MJ. Anesthetic management during cardiopulmonary bypass: a systematic review. *Anesth Analg*. 2015;120:749–769.

128. Garwood S. Renal insufficiency after cardiac surgery. *Semin Cardiothorac Vasc Anesth*. 2004;8:227–241.

129. Grigore AM, Grocott HP, Mathew JP, et al. The rewarming rate and increased peak temperature alter neurocognitive outcome after cardiac surgery. *Anesth Analg*. 2002;94:4–10.

130. Avidan MS, Zhang L, Burnside BA, et al. Anesthesia awareness and bispectral index. *N Engl J Med*. 2008;358:1097–1108.

131. Robitaille A, Denault AY, Couture P, et al. Importance of relative pulmonary hypertension in cardiac surgery: the mean systemic-to-pulmonary artery pressure ratio. *J Cardiothorac Vasc Anesth*. 2006;20:331–339.

132. McKinlay KH, Schinderle DB, Swaminathan M, et al. Predictors of inotrope use during separation from cardiopulmonary bypass. *J Cardiothorac Vasc Anesth*. 2004;18:404–408.

133. Denault AY, Tardif JC, Mazer CD, et al. Difficult and complex separation from cardiopulmonary bypass in high-risk cardiac surgical patients: a multicenter study. *J Cardiothorac Vasc Anesth*. 2012;26:608–616.

134. Klopman MA, Chen EP, Sniecinski RM. Positioning an intraaortic balloon pump using intraoperative transesophageal echocardiographic guidance. *Anesth Analg*. 2011;113:40–43.

135. Field ML, Rengarajan A, Khan O, et al. Preoperative intra aortic balloon pumps in patients undergoing coronary artery bypass grafting. *Cochrane Database Syst Rev*. 2007;24:CD004472.

136. Rihal CS, Naidu SS, Givertz MM, et al. 2015 SCAI/ACC/HFSA/STS clinical expert consensus statement on the use of percutaneous mechanical circulatory support devices in cardiovascular care. *J Card Fail*. 2015;21: 499–518.

137. Schumer EM, Black MC, Monreal G, et al. Left ventricular assist devices: current controversies and future directions. *Eur Heart J*. 2015; Epub ahead of print.

138. Anderson MB, Goldstein J, Milano C, et al. Benefits of a novel percutaneous ventricular assist device for right heart failure: the prospective RECOVER RIGHT study of the Impella RP device. *J Heart Lung Transplant*. 2015;34: 1549–1560.

139. Chumnanvej S, Wood MJ, MacGillivray TE, et al. Perioperative echocardiographic examination for ventricular assist device implantation. *Anesth Analg*. 2007;105:583–601.

140. Nicolosi AC, Pagel PS. Perioperative considerations in the patient with a left ventricular assist device. *Anesthesiology*. 2003;98:565–70.

141. Currigan DA, Hughes RJ, Wright CE. Vasoconstrictor responses to vasopressor agents in human pulmonary and radial arteries: an in vitro study. *Anesthesiology*. 2014;121:930–936.

142. Stone M, Hinchey J, Sattler C, et al. Trends in the management of patients with left ventricular assist devices presenting for noncardiac surgery: a 10-year institutional experience. *Semin Cardiothorac Vasc Anesth*. 2016;20: 197–204.

143. Slininger KA, Haddadin AS, Mangi AA. Perioperative management of patients with left ventricular assist devices undergoing noncardiac surgery. *J Cardiothorac Vasc Anesth*. 2013;27:752–759.

144. Schulman S, Bijsterveld NR. Anticoagulants and their reversal. *Transfus Med Rev*. 2007;21:37–48.

145. Levy JH, Adkinson NF Jr. Anaphylaxis during cardiac surgery: implications for clinicians. *Anesth Analg*. 2008;106:392–403.

146. Weber CF, Görlinger K, Meininger D, et al. Point-of-care testing: a prospective, randomized clinical trial of efficacy in coagulopathic cardiac surgery patients. *Anesthesiology*. 2012;117:531–547.

147. Ejiofor JI, Leacche M, Byrne JG. Robotic CABG and hybrid approaches: the current landscape. *Prog Cardiovasc Dis*. 2015;58:356–364.

148. Houlind K, Kjeldsen BJ, Madsen SN. On-pump versus off-pump coronary artery bypass surgery in elderly patients: results from the Danish on-pump versus off-pump randomization study. *Circulation*. 2012;125: 2431–2439.

149. Leff JD, Enriquez LJ. Robotic-assisted cardiac surgery. *Int Anesthesiol Clin*. 2012;50:78–89.

150. Neely RC, Leacche M, Byrne CR, et al. New approaches to cardiovascular surgery. *Curr Probl Cardiol*. 2014;39:427–466.

151. Rehfeldt KH, Mauermann WJ, Burkhart HM, et al. Robot-assisted mitral valve repair. *J Cardiothorac Vasc Anesth*. 2011;25:721–730.

152. Chassot PG, van der Linden P, Zaugg M, et al. Off-pump coronary artery bypass surgery: physiology and anaesthetic management. *Br J Anaesth*. 2004; 92:400–413.

153. Bainbridge D, Cheng DC. Minimally invasive direct coronary artery bypass and off-pump coronary artery bypass surgery: anesthetic considerations. *Anesthesiol Clin*. 2008;26:437–452.

154. Huffmyer J, Raphael J. The current status of off-pump coronary artery surgery. *Curr Opin Anaesthesiol*. 2011;24(1):64–69.

155. Fillinger MP, Yeager MP, Dodds TM, et al. Epidural anesthesia and analgesia: effects on recovery from cardiac surgery. *J Cardiothorac Vasc Anesth*. 2002;16:15–20.

156. Kurlansky PA. Is there a hypercoagulable state after off-pump coronary artery bypass surgery? What do we know and what can we do? *J Thorac Cardiovasc Surg*. 2003;126:7–10.

157. Lev-Ran O, Ben-Gal Y, Matsa M, et al. 'No touch' techniques for porcelain ascending aorta: comparison between cardiopulmonary bypass with femoral artery cannulation and off-pump myocardial revascularization. *J Card Surg*. 2002;17:370.

158. Sharony R, Bizekis CS, Kanchuger M, et al. Off-pump coronary artery bypass grafting reduces mortality and stroke in patients with atheromatous aortas: a case control study. *Circulation*. 2003;108(Suppl 1):II15.

159. Cheng DC, Bainbridge D, Martin JE, et al. Does off-pump coronary artery bypass reduce mortality, morbidity, and resource utilization when compared with conventional coronary artery bypass? A meta-analysis of randomized trials. *Anesthesiology*. 2005;102:188.

160. Kim KB, Lim C, Lee C, et al. Off-pump coronary artery bypass may decrease the patency of saphenous vein grafts. *Ann Thorac Surg*. 2001;72: S1033–S1037.

161. Lamy A, Devereaux PJ, Prabhakaran D, et al. Off-pump or on-pump coronary-artery bypass grafting at 30 days. *N Engl J Med*. 2012;366:1489.

162. Little WC, Freeman GL. Pericardial disease. *Circulation*. 2006;113:1622–1632.

163. Roediger L, Larbuisson R, Lamy M. New approaches and old controversies to postoperative pain control following cardiac surgery. *Eur J Anaesthesiol.* 2006;23:539–550.

164. Chaney MA. Intrathecal and epidural anesthesia and analgesia for cardiac surgery. *Anesth Analg.* 2006;102:45–64.

165. Malviya S, Voepel-Lewis T, Siewert M, et al. Risk factors for adverse postoperative outcomes in children presenting for cardiac surgery with upper respiratory tract infections. *Anesthesiology.* 2003;98:628–632.

166. Greenwood RD, Rosenthal LA, Parisi L, et al. Extracardiac abnormalities in infants with congenital heart disease. *Pediatrics.* 1975;55:485–492.

167. Karamlou T, Hickey E, Silliman CC, et al. Reducing risk in infant cardiopulmonary bypass: the use of a miniaturized circuit and a crystalloid prime improves cardiopulmonary function and increases cerebral blood flow. *Semin Thorac Cardiovasc Surg Pediatr Card Surg Annu.* 2005;8:3–11.

168. Raja SG, Yousufuddin S, Rasool F, et al. Impact of modified ultrafiltration on morbidity after pediatric cardiac surgery. *Asian Cardiovasc Thorac Ann.* 2006;14:341–350.

169. Alghamdi AA, Singh SK, Hamilton BC, et al. Early extubation after pediatric cardiac surgery: systematic review, meta analysis and evidence-based recommendations. *J Card Surg.* 2010;25:586–595.

170. Mittnacht AJ, Hollinger I. Fast-tracking in pediatric cardiac surgery-the current standing. *Ann Card Anaesth.* 2010;13:92–101.

171. Ip P, Chiu CS, Cheung YF. Risk factors prolonging ventilation in young children after cardiac surgery: impact of noninfectious pulmonary complications. *Pediatr Crit Care Med.* 2002;3:269–274.

172. Lofland GK. The enhancement of hemodynamic performance in Fontan circulation using pain free spontaneous ventilation. *Eur J Cardiothorac Surg.* 2001;20:114–119.

173. Peterson KL, DeCampli WM, Pike NA, et al. A report of two hundred twenty cases of regional anesthesia in pediatric cardiac surgery. *Anesth Analg.* 2000;90:1014–1019.

174. Bacha EA, Hijazi ZM. Hybrid procedures in pediatric cardiac surgery. *Semin Thorac Cardiovasc Surg Pediatr Card Surg Annu.* 2005:78–85.

第 40 章

血管外科手术及血管腔内手术的麻醉

Elizabeth A. Valentine　　E. Andrew Ochroch

要点

1. 动脉粥样硬化是发生心血管疾病最常见的潜在病理生理机制。
2. 导致冠状动脉疾病发生的危险因素同样能导致其他主要血管疾病发生,包括脑血管、主动脉和外周血管。
3. 对有动脉粥样硬化危险因素的患者应用抗血小板药物,β受体阻滞剂,血管紧张素转化酶抑制剂,胆固醇合成酶抑制剂,以及严格的血糖控制,是血管手术围术期管理的重要变革。对这些患者的合并疾病进行细微的改善是降低他们围术期并发症率及病死率的重要措施。
4. 大部分的血管手术患者在围术期面临着更高的主要不良心脏事件风险,主要不良心脏事件是血管手术后短期及长期出现并发症、死亡的主要原因。
5. 主动脉瘤的病理生理机制是临床表现独特的退行性过程,尽管退行性血管疾病及动脉粥样硬化性疾病具有许多共同危险因素。
6. 血管腔内手术是血管手术领域重要的变革,越来越多的血管手术通过微创的方式完成。一方面是围术期并发症率及病死率的改善,另一方面是较差的长期治疗效果及需要再次手术的可能,这些利弊需要谨慎权衡。

引言及概要

动脉粥样硬化性心血管疾病(atherosclerotic cardiovascular disease, ASCVD)是美国及全世界范围内最主要的发病及死亡的原因。美国超过 8 000 万成人具有 ASCVD 相关的疾病诊断。全世界范围内,ASCVD 超过了传染病,成为了死亡的主要原因。目前,ASCVD 发病率每年造成了 1 730 万人死亡,由于人口老龄化,到 2030 年该数据预计会增长到 2 360 万人[1-2]。由于 ASCVD 治疗上的进步,这些年该疾病造成的死亡人数总体上有所下降,但是在美国每 3 例死亡仍然有接近 1 例死亡与 ASCVD 相关[3-4]。

在西方社会,由于强调对该疾病的筛查,以及人口老龄化,每年血管手术的数量很可能会增加。据估计,到 2030 年美国每年会有 100 万至 200 万例的血管手术[5]。内科治疗上的进步推迟了这些患者需要手术干预的时间,直到他们出现了严重的系统性 ASCVD,才进行手术干预。近年来介入手术的进步使得越来越多做开放性手术风险极高的患者适合做手术治疗。但同时,高危患者和高危手术操作使得血管手术的麻醉难度也极高。虽然这些患者的疾病和手术极具复杂性,主动脉重建手术的病死率还是从 20 世纪 60 年代的 25% 以上下降到今天的 3%。这些成就的主要原因在于围术期内科治疗及管理的巨大进步。相比其他任何麻醉领域,麻醉医生在血管手术中发挥的降低患者并发症率及病死率作用可能更大。

本章首先将探讨 ASCVD 的病理生理过程,并探讨血管手术患者进行术前评估及围术期药物治疗的建议。血管手术患者合并冠状动脉疾病(coronary artery disease, CAD)的概率很高,并且这些患者人群具有较高的并发症率及病死率,CAD 方面将进行更详尽的探讨。麻醉管理的内容将包括脑血管、主动脉、下肢血运重建术的手术治疗目标、解剖知识以及围术期管理要点,是手术技术差异的一部分（开放手术对比介入手术）。

血管疾病

动脉粥样硬化的病理生理学

动脉粥样硬化是心血管疾病最常见的病理生理机制。动脉粥样硬化最简单的定义是动脉血管床全身性炎性病变。目前已知的病因包括内皮细胞损伤，血流动力学形成的剪应力，慢性感染引发的炎症，高凝状态导致的血栓形成和低密度脂蛋白（low-density lipoprotein，LDL）氧化产生的有害效应。动脉粥样硬化斑块形成的复杂过程涉及内皮细胞功能障碍，脂质沉积，平滑肌细胞增殖，以及炎症介质、免疫介质的产生[6]。

动脉粥样硬化的进展包括两个阶段：发生损伤以及损伤引起的应激反应。完整的血管内皮细胞能够在血液和有促血栓形成作用的内皮下组织之间建立屏障。损伤的内皮细胞会表达白细胞粘附分子，增加了巨噬细胞及其他白细胞于内皮上的黏附。损伤的血管内皮细胞通透性增加，使得白细胞及 LDL 颗粒能够进入血管内皮下间隙，发生结构改变的 LDL 颗粒导致白细胞附着。这是目前能发现的动脉粥样硬化形成的最早期的病变，这种"脂肪块"包含了富含脂质的巨噬细胞以及聚集于血管内膜的 T 淋巴细胞。单核细胞来源的巨噬细胞发挥着清除异物、抗原提呈的作用，并且进一步产生炎症介质。多种细胞因子及生长因子（包括单核细胞趋化蛋白-1，巨噬细胞及粒细胞-巨噬细胞集落刺激因子，细胞间黏附分子-1，肿瘤坏死因子 α，以及白细胞介素 1，3，6，8 和 18）进一步引起被激活的免疫细胞及平滑肌细胞的聚集[7,8]。在这个成分丰富的微环境中，巨噬细胞转化为泡沫细胞。泡沫细胞及细胞外的脂质形成了斑块的核，其外周包绕着平滑肌细胞及富含胶原的基质[6]。动脉粥样硬化斑块的进展最终会导致血管腔的狭窄，并导致氧供应及需求的失衡。根据动脉粥样硬化斑块位置的不同，疾病最终的结果为冠状动脉、脑动脉、肠系膜动脉或外周动脉的缺血。

关于粥样斑块的传统理念为"不稳定斑块"模型，即炎症介质及蛋白酶会逐渐弱化粥样斑块表面所覆盖的纤维帽，使其容易发生溃疡及破裂。当血液接触坏死的、富含脂质的斑块核，会导致急性血栓形成。在急性冠脉综合征的患者中，60% 至 70% 可检测出斑块破裂[9]，这使得稳定高危斑块成为治疗重点。近年来的研究显示，尽管斑块的高危特征可能有反映疾病严重程度的价值，但尚未有证据表明有高危特点的斑块是发生临床不良事件的独立危险因素[10,11]。相比仅关注斑块的情况，对动脉粥样硬化性疾病本身的重视或许更加重要（图 40-1）。血小板在破裂斑块引发的不良后果中起关键性作用。研究表明，血管手术后血小板多形性是不良结局的独立危险因素[12]。

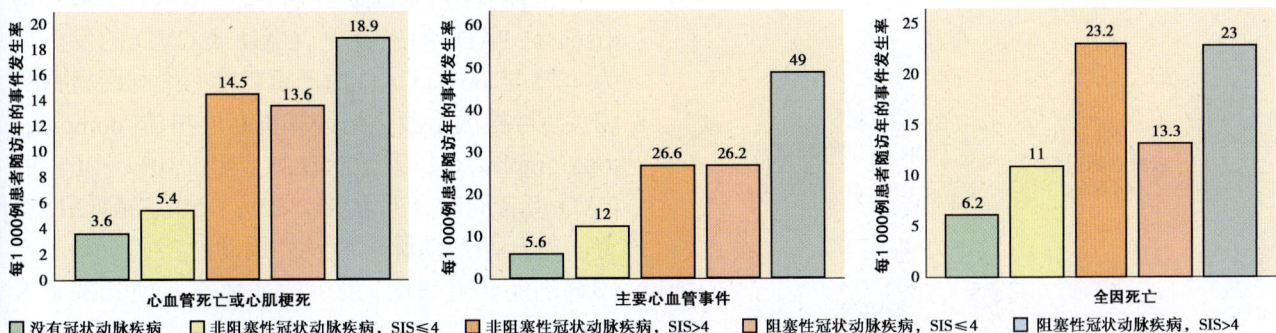

图 40-1　心血管死亡率、心肌梗死或心脏不良事件发生率与冠状动脉疾病（CAD）严重程度及范围的关系

注：阻塞性和非阻塞性动脉粥样硬化斑块可能导致心血管疾病发病率和病死率显著增加。疾病总体负担对不良事件的影响或许与单一斑块特征同样重要。摘自 Bittencourt MS，Hulten E，Ghoshhajra B，et al. Prognostic value of nonobstructive and obstructive coronary artery disease detected by coronary computed tomography angiography to identify cardiovascular events. CAD is coronary artery score, SIS is coronary segment involvement score. *Circ Cardiovasc Imaging.* 2014；7：282-291

血管手术患者合并的其他血管疾病

无论斑块的具体位置在哪，各种动脉粥样硬化性疾病具有共同的危险因素，只是个别危险因素更容易引起某个血管床发病。某些危险因素是患者无法调控的，比如强大的家族史，非白种人，男性和高龄。可调控的危险因素包括抽烟，动脉粥样硬化相关的血脂异常[高甘油三酯血症，LDL 水平升高和高密度脂蛋白（high-density lipoprotein，HDL）水平降低]，向心性肥胖，高血压，胰岛素抵抗，肾功能不全，以及炎症状态[13,14]。动脉粥样硬化性疾病的进展可以通过积极改变生活方式和药物治疗得到显著的延缓。

某一血管床的 ASCVD 通常可以预示患者其他部位的病变发生（图 40-2）[13]。脑血管疾病（cerebrovascular disease，CVD）一直以来都被当成患者存在 CAD 的标志。许多研究表明颈动脉内膜增厚（carotid intima-media thickness，CIMT）与CAD 和心血管疾病相关死亡具有关联性。一项荟萃分析证实 CIMT 患者颈动脉内膜每增厚 0.1mm，患者将来发生心肌梗死（myocardial infarction，MI）的风险增加 10% 至 15%[15]。相反，如果 CIMT 的进展每年减少 0.01mm，那么患者发生非致死性 MI 的风险将减少近 20%[15]。如果患者存在颈动脉粥样硬化斑块，不论是否存在 CIMT，患者发生 MI 及心血管相关死亡的风险更高[16]。

Hertzer 等[17]对行择期血管手术的连续 1 000名患者行冠状动脉造影，结果表明这些患者中有大约 50% 存在 CAD。这些患者中有 25% 存在严

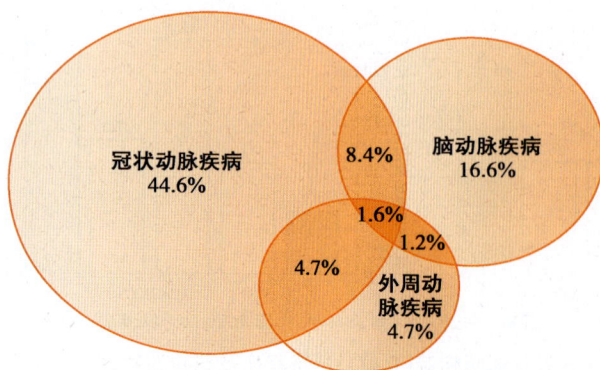

图 40-2　动脉粥样硬化性心血管疾病的重叠效应
注：一处血管床的动脉粥样硬化性疾病常常预示着其他部位的血管病变。摘自 Norgren L, Hiatt WR, Dormandy JA, et al. Inter-Society Consensus for the Management of Peripheral Arterial Disease[TASC Ⅱ]. *J Vasc Surg*.2007; 45 [Suppl S]: S5-S67

重但尚可纠正的 CAD（表 40-1）。存在冠状动脉疾病危险因素的患者相比没有的患者，更可能接受手术以纠正 CAD（32% : 14%）。该研究的后续分析表明 CAD 的严重程度可以通过临床危险因素进行精确的预测[18]。如果患者不合并糖尿病、心绞痛、心肌梗死史，或充血性心力衰竭（congestive heart failure，CHF）史，则预测该患者不存在严重 CAD 的阳性预测值为 96%。若患者不合并心绞痛史，心肌梗死史，或充血性心力衰竭史，那么预测该患者不存在危重 CAD（左主干狭窄程度≥70% 或者三支冠脉都存在病变）的阳性预测值为 94%。

表 40-1　血管外科患者行常规或择期冠状动脉造影时发现冠状动脉疾病（CAD）严重程度[a]

冠状动脉疾病严重程度	患有冠状动脉疾病的患者	
	常规监测/%	疑似病变/%
正常冠状动脉	14	4
轻中度 CAD	49	18
进展期可代偿的 CAD	22	34
严重的, 可治疗的 CAD	14	34
严重的, 不能手术的 CAD	1	10

资料来源：Hertzer NR, Beven EG, Young JR, et al.Coronary artery disease in peripheral vascular patients: a classification of 1000 coronary angiograms and results of surgical management.*Ann Surg*. 1984; 199: 223-233。

[a] 在血管手术前接受冠状动脉造影的患者中，有相当一部分患者被发现患有晚期疾病。同样的情况发生在临床上没有严重冠状动脉疾病的患者中。

在存在外周动脉疾病（peripheral artery disease，PAD）的患者中，CAD 或 CVD 的发病率为 40% 至 60%，CAD 的严重程度一般与踝臂指数相关[13]，检测手段包括计算机断层扫描（computed tomography，CT）及冠状动脉造影。10%～30% 的 CAD 患者同时合并 PAD。25%～50% 的 CAD 患者同时合并颈动脉疾病及外周动脉疾病。基于尸体解剖的研究表明，发生致死性心肌梗死的患者存在严重的脑血管及周围血管疾病的概率是对照组的两倍。

血管手术前内科治疗

心血管事件是造成血管手术术后并发症及死亡的主要因素。研究证实接近 10% 的患者在围术期会出现严重的心肌损伤，2% 的患者会出现

主要不良心脏事件（major adverse cardiac event, MACE）[19-21]。对于行非心脏手术的患者，术后若出现心肌梗死，其住院期间的病死率会上升至15%～25%，另外围术期非致死性心肌梗死是手术后6个月内发生心血管相关性死亡的独立预测因素[20,22-23]。因此，ASCVD患者的围术期内科治疗是重要的研究热点。

体育锻炼、减肥、改变饮食习惯、戒烟等生活方式的改变可以阻止动脉粥样硬化性疾病的进展，使患者更能耐受手术。对于行血管手术的患者，应该同时积极治疗促使ASCVD发生的潜在疾病，如高血压、血脂异常及糖尿病。药物治疗方面的进展是治疗动脉粥样硬化患者的重要变革。许多里程碑式的临床试验是在过去动脉粥样硬化性疾病治疗条件十分有限的时候完成的，这些试验现在深刻地影响着推荐手术治疗时机的指南。目前对动脉粥样硬化性疾病的综合治疗模式包括β受体阻滞剂，胆固醇合成酶抑制剂，严格的血糖控制，抗血小板治疗，药物戒烟。可以设想，在这种治疗模式下许多患者可以通过药物治疗得到恰当管理，而不需要手术干预。这些治疗上的进步，使得可以通过行手术预防心血管意外的实际患者数量，比文献估计的还要多。

在围术期内科治疗的各种手段当中，β受体阻滞剂的使用或许是被研究的最多的一种。目前认为，大部分术后缺血性并发症的发生是由交感神经张力持续增大引起的，由此引发的心率增快增加了心肌氧耗，并同时降低了氧供，导致缺血。调控这种心率变化或许可以降低缺血的发生率及严重程度（图40-3）[24,25]。几项临床随机对照实验表明，阻滞β受体可以很大程度上降低MACE的风险[25-27]，然而另外几个研究没有能够证实这些结果[28-30]。支持围术期使用β受体阻滞剂最强有力的证据来自荷兰应用负荷超声心动图超声心脏风险评估研究组（DECREASE-1及DECREASE-IV）[26,31]，但这些证据的可信度被质疑，因为有人怀疑存在学术造假。一项大型临床随机对照试验包含了超过8 000名患者，其名为围术期缺血评估（POISE-1），试验发现围术期阻滞β受体可以降低围术期心肌梗死的风险，但同时更大程度地增加了死亡或脑卒中的风险[32]。由于这些新研究结果的出现，美国心脏病学会（American College of Cardiology, ACC）及美国心脏协会（American Heart Association, AHA）推出了关于

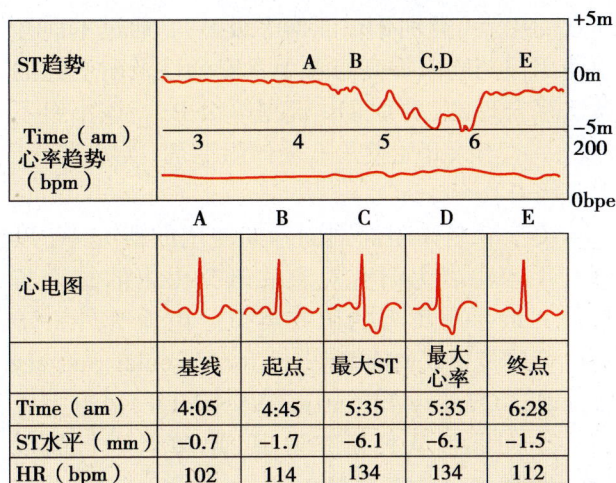

图40-3　缺血发作时ST段改变与心率的关系
注：心动过速可增加心肌耗氧量（由于心脏做功增加），同时减少氧供（由于舒张期充盈时间减少），最终导致缺血。摘自Mangano DT, Hollenberg M, Fegert G, et al. Perioperative myocardial ischemia in patients undergoing noncardiac surgery-I: Incidence and severity during the 4day perioperative period. The Study of Perioperative Ischemia [SPI] Research Group. *J Am Coll Cardiol.* 1991; 17: 843-850

	基线	起点	最大ST	最大心率	终点
Time（am）	4:05	4:45	5:35	5:35	6:28
ST水平（mm）	−0.7	−1.7	−6.1	−6.1	−1.5
HR（bpm）	102	114	134	134	112

非心脏手术围术期使用β受体阻滞剂的最新指南[19]。这篇系统综述总结了17个大型（超过100个患者）随机对照试验及队列研究，这些研究对行非心脏手术的成人围术期使用β受体阻滞剂及安慰剂的术后结局进行了比较。这篇系统综述表明，对于在术前1天内服用β受体阻滞剂的患者，非致死性心肌梗死的总体发生率中度下降，在排除DECREASE试验后，这个结论仍然成立。然而，患者的全因死亡率却有所上升，并且有增加心血管相关死亡风险的趋向。除此以外，接受β受体阻滞剂的患者组出现非致死性脑卒中、严重低血压、心动过缓的风险显著增加。对于在术前2天或以上就服用β受体阻滞剂的患者，目前的临床数据尚不足以推荐或不推荐在围术期使用这种方案。解决这个知识空白区需要进一步的多中心随机对照临床试验。

《2014 ACC/AHA非心脏手术患者围术期心血管评估和管理指南》对围术期β受体阻滞剂使用提出了具体的建议[33]。该工作小组建议，对于长期使用β受体阻滞剂的患者，在围术期应该继续使用（类别Ⅰ；证据等级B），而对以下患者在围术期开始使用β受体阻滞剂可能是合理的：术前检查发现具有中危至高危风险发生心肌缺血的患者（类别Ⅱb；证据等级C），或具有三个或以上心血管危险

因素的患者(类别Ⅱb；证据等级 B)。通过术前开始使用该药物来提高患者手术安全性及耐受性的做法是合理的(类别Ⅱb；证据等级 B)。该小组不建议手术当天开始使用 β 受体阻滞剂(类别Ⅲ；证据等级 B)。

关于 β 受体阻滞剂围术期使用的研究中，以血管手术患者为研究对象的研究得出的结论与其他一般手术类型的研究类似。由血管外科学会血管质量倡议(the Society for Vascular Surgery Vascular Quality Initiative, SVS-VQI)最近完成的一个回顾性队列研究发现，单单对于行高危开放性腹主动脉瘤修复(open abdominal aortic aneurysm repair, OAR)手术的患者而言，术前启用 β 受体阻滞剂不能降低病死率及 MACE 发生率，但会增加大血管手术的其他术后并发症的发生率[34]。围术期 β 受体阻滞(Perioperative Beta Blockade, POBBLE)试验[30]对 100 名行肾下血管手术的患者进行了评估，血管手术后美托洛尔(Metoprolol after Vascular Surgery, MaVS)试验[28]纳入了 500 名行腹主动脉手术，腋股动脉血运重建术，或腹股沟下血运重建术的患者。这两项临床试验表明，在 β 受体阻滞剂组及安慰剂组之间，MACE 的发生率并没有明显的差异。Cochrane 数据库最近发表的一篇综述表明，目前缺乏证据支持围术期使用 β 受体阻滞剂能够降低血管手术患者的全因死亡，心血管相关死亡，非致死性心肌梗死，心律失常，心力衰竭，脑卒中，或同时出现多种心血管事件的风险[35]。该综述进一步提出，有很强的证据能够表明 β 受体阻滞剂会增加围术期心动过缓及低血压的风险。

相比既往的研究，最新的研究结果在结论及证据等级上发生了改变，所以近年来在围术期 β 受体阻滞剂的使用大大地减少了(图 40-4)，不过对于有较高心血管风险及行血管手术的患者而言，这种做法仍然相对常见[36]。另外，关于围术期 β 受体阻滞剂类型的选择，也有研究者进行了相关的探讨。一个纳入了 40 000 名高危患者的流行病学研究发现，相比于美托洛尔，使用阿替洛尔的患者 30 天病死率及 1 年病死率都有下降[37]。一个纳入 60 000 名患者的回顾性研究发现，对于行非心脏手术的患者，无论是术前使用美托洛尔(与阿替洛尔对照)，还是术中使用美托洛尔(与艾司洛尔或拉贝洛尔对照)，患者术后发生脑卒中的风险都增加[38]。

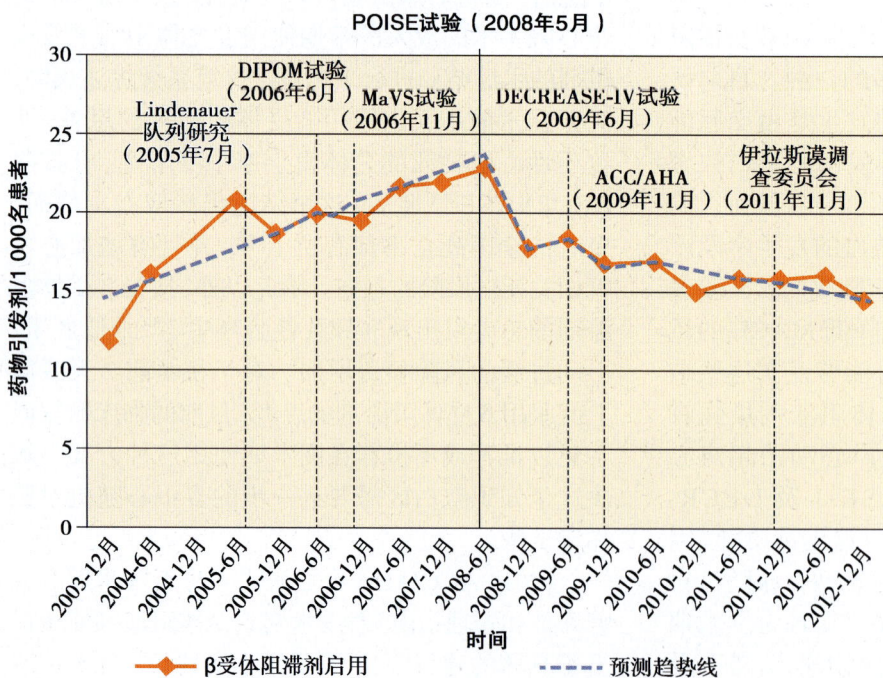

图 40-4　2003—2012 年，手术 30 天内使用 β 受体阻滞剂起始时间的变化趋势

注：在 POISE 试验之后，手术 30 天内使用 β 受体阻滞剂的做法明显减少。摘自 Patorno E, Wang SV, Schneeweiss S, et al. Patterns of beta-blocker initiation in patients undergoing intermediate-to high-risk noncardiac surgery. *Am Heart J.* 2015；170：812-820.e6

由于围术期交感神经系统兴奋性显著增加，研究者对 α_2 肾上腺素受体激动剂使用的课题产生了强烈的兴趣，希望能减轻手术应激反应和降低心血管并发症率及病死率。关于围术期 α_2 受体激动剂的使用，各研究得出的结论是不一致的。几项研究表明，对于行高危非心脏手术的患者，围术期使用 α_2 受体激动剂降低了患者术中心肌缺血发生率，术后儿茶酚胺水平，以及病死率[39-40]。一项最

近发表的荟萃分析表明,这类药物能够降低心血管并发症率及病死率,不过数据尚不足以有力地支持该结论。而该研究针对血管外科手术患者的亚组分析表明,这类药物能够降低患者病死率及围术期心肌梗死的发生率[42]。尽管以上的研究表明了 α_2 受体激动剂的益处,另外一些研究得出的结果却对该药物围术期的使用提出了质疑。围术期缺血评估 -2(PeriOperative ISchemic Evaluation-2,POISE-2)试验是一项国际多中心随机盲法临床试验,该试验纳入超过 10 000 名合并 ASCVD 或对 ASCVD 有高危风险的行非心脏手术的患者[43]。该研究表明,α_2 受体激动剂不能降低患者围术期心肌梗死的发生率,也不能降低患者死亡或发生非致死性心肌梗死的概率。对于使用 α_2 受体激动剂的患者,发生低血压的严重程度增加,出现非致死性心脏停搏的概率增加。由于这些最新的发现,ACC/AHA 发布的最新指南指出,对于行非心脏手术的患者,不推荐使用 α_2 受体激动剂来预防 MACE(类别Ⅲ;证据等级 B)[33]。尽管目前缺乏证据支持围术期启用 α_2 受体激动剂,但是必须认识到,对于长期使用该药物的患者而言,突然停药可导致交感神经兴奋性反跳式的异常,其临床表现包括严重的高血压,心动过速,出汗,以及肺水肿。因此,对于长期使用 α_2 受体激动剂的患者,必须慎重考虑在围术期继续使用或是停止使用该药物的风险及益处。

肾素 - 血管紧张素系统(renin-angiotensin system,RAS)阻滞剂[包括血管紧张素转化酶抑制剂(angiotensin-converting enzyme inhibitor,ACEI)和血管紧张素受体阻滞药(angiotensin-receptor blocker,ARB)]是一类常用的抗高血压药物,除了能够降低血压,这类药物对于急性心血管事件预防起着多方面的作用。研究表明,RAS 轴通过对炎症反应、内皮细胞功能及斑块稳定性的影响,对 ASCVD 的进展起很大作用。RAS 阻滞剂对急性心肌梗死后心室重塑[45],缺血再灌注损伤[46],以及围术期急性肾损伤[47]都有益处。尽管 ACEI 能够带来长期益处,一项最近发表的大型回顾性研究表明,对行心脏手术患者在围术期继续使用 ACEI 会增加围术期并发症率(包括严重的血管麻痹,需要使用正性肌力药物,心律失常,以及肾功能障碍)以及病死率[48]。而对于行大血管手术的患者,围术期 RAS 阻滞剂的使用会增加术后 30 天病死率[49]。目前没有研究提供 RAS 阻滞剂本身能够降低围术期心血管事件风险的证据,这问题需要进一步的临床随机试验解答。最新的 ACC/AHA 指南表明,在围术期继续使用 RAS 阻滞剂是合理的(类别Ⅱa;证据等级 B),而如果在术前停药,术后在合适的时机尽早恢复使用也是合理的(类别Ⅱa;证据等级 C)[33]。然而,由于 RAS 阻滞剂会引起难治性的血管麻痹,大多数医生选择在围术期停止使用该药物。

胆固醇合成酶抑制剂被广泛使用于 ASCVD 的一级和二级预防,因为这类药物对调整血脂有很大好处。最近的研究还表明,这类药物能够多方面地调节手术应激反应。胆固醇合成酶抑制剂能够抑制炎症反应,减少缺血再灌注损伤,减少血栓形成,增强纤维蛋白溶解,降低血小板活性,以及恢复内皮细胞功能[50-51]。在心脏手术及血管手术前应用胆固醇合成酶抑制剂能够降低心脏并发症的发生率及病死率[52-57]。对于急性冠脉综合征患者,如果突然停用胆固醇合成酶抑制剂,会影响内皮细胞功能并增加炎症及氧化应激标志物的水平[58],另外在术后停用胆固醇合成酶抑制剂会增加院内死亡及心肌细胞死亡的风险[52、54]。一篇最近发表的荟萃分析表明,应用胆固醇合成酶抑制剂一级预防 ASCVD 的患者,全因死亡率,致死性、非致死性心血管疾病的发生率,致死性、非致死性冠状动脉事件的发生率,以及致死性、非致死性脑卒中的发生率都有所下降[59]。而仅以血管外科患者为研究对象的荟萃分析得出了相反的结论。一项研究发现对于行非心脏手术的患者,术后未服用胆固醇合成酶抑制剂并不影响 30 天病死率或 MACE 发生率,而另一个研究表明,不服用胆固醇合成酶抑制剂对心血管相关病死率没有显著影响,但会轻度降低患者全因死亡、心肌梗死、脑卒中的风险,以及患者同时发生心肌梗死、脑卒中及死亡的风险[61]。对于使用该药物的患者,ACC/AHA 指南推荐在围术期继续使用(类别Ⅰ;证据等级 B)。而对于行血管手术且未曾使用胆固醇合成酶抑制剂的患者,在围术期开始使用该药物是合理的(类别Ⅱa;证据等级 B)[33]。

抗血小板药物通常被用于 MACE 的二级预防。许多研究表明,抗血小板药物,尤其是双联抗血小板治疗(dual antiplatelet therapy,DAPT),能够降低缺血性事件的发生率。一项最近发表的回顾性综述发现,在发生急性心血管事件的患者中,有 10% 的患者发病前停用了阿司匹林[62],建议对于有缺血性脑卒中病史的患者,应该在围术期继续单药或双联抗血小板治疗[63]。另外有研究表明对于行颈动脉内膜切除术（carotid endarterectomy, CEA）的患者，围术期继续使用抗血小板药物能够降低围术期脑卒中的风险[64-65]。因此，对于行冠状动脉支架植入手术的患者，DAPT 也非常重要。尽管这些研究表明了抗血小板药物的积极作用，但血管质量倡议工作组最近发表的一篇综述表明对于行大血管手术的患者，是否使用抗血小板药物并不会影响患者院内心肌梗死发生率或病死率[66]。然而，使用抗血小板药物会增加所有类型手术的出血量，以及增加下肢血管重建手术的输血率。同样，POISE-2 试验的结果表明，是否使用阿司匹林并不影响患者 30 天内病死率或非致死性心肌梗死的发生率，而次要结局也没有差异，其中包括非致死性脑卒中[67]，在阿司匹林组的患者出现大出血的风险显著增加。而不同于以上两个试验的结果，新英格兰血管研究工作组最近发表的一篇前瞻性研究纳入了 10 000 名分别在 15 个医疗中心行非急诊 CEA 手术，下肢血管重建手术，血管腔内动脉瘤修复术（endovascular aortic repair, EVAR）及 OAR 的患者，发现围术期使用氯吡格雷，阿司匹林，或是双联抗血小板治疗不会增加围术期大出血的风险[68]。因此，尽管抗血小板治疗对 ASCVD 的长期治疗有至关重要的作用，在对非心脏手术及非颈动脉手术的患者围术期进行抗血小板治疗时，必须慎重权衡上述的风险及益处。

血管质量倡议及 POISE-2 试验未能发现阿司匹林能降低患者围术期心肌梗死风险，这可能是因为围术期发生心肌梗死的机制与非手术相关的心肌梗死不同。Ⅰ型心肌梗死的发生机制（其特点为形态学复杂的冠脉粥样斑块发生了破裂及形成血栓）可能并不是在围术期发生心肌梗死的主要原因。最近一项研究表明，只有 45% 发生围术期心肌梗死的患者存在这种"经典"的病变[69]。抗血小板药物引起的大失血会导致贫血，心动过速，低血压，从而引起缺血（Ⅱ型心肌梗死）[67,69]。最新的 ACC/AHA 指南表明围术期抗血小板治疗的方案应该由各主治医生达成一致共同决定（类别Ⅰ；证据等级 C）。对于无冠脉支架植入史且行非急诊/非紧急的非心脏手术的患者，发生 MACE 的风险大于出血量增大的风险，因此在围术期继续使用阿司匹林是合理的（类别Ⅱb；证据等级 B）。对于无冠脉支架植入史且行择期非心脏手术，非颈动脉手术的患者而言，指南不建议在围术期开始使用或继续使用阿司匹林（类别Ⅲ；证据等级 B），

除非患者发生缺血性事件的风险大于术中出血的风险（类别Ⅲ；证据等级 C）[33]。

对于危重的患者，高血糖会增加其并发症率及病死率。在各种口服降糖药物中，术前停用磺酰脲类降糖药物是合理的，因为术前禁食，这类药物可能会导致低血糖。二甲双胍可能会导致乳酸酸中毒，从而导致血容量减少及肾脏功能不全（介入手术使用的碘造影剂也能导致该并发症），因此术前应该停用该药物。使用这些降糖药物的患者可以在围术期改用胰岛素控制血糖，这种围术期血糖控制方案有大量的研究。早期的研究表明，对危重患者进行严格的血糖控制（血糖水平控制为 80~110mg/dl）可以使患者病死率及多器官功能衰竭的发生率大幅度下降，因此，专家提倡对住院患者进行这种严格的血糖控制[70]。然而，后来的一些研究却不能发现同样的结果，严格血糖控制组的患者反而出现更高的低血糖风险及病死率[71-72]。高血糖会加重神经损伤，因此对于行颈动脉手术及胸主动脉手术这些有较高发生围术期脑卒中风险的患者而言，这是需要特别关注的要点。在手术期间，高血糖的患者（血糖>200mg/dl）及严格血糖控制的患者（血糖<140mg/dl）发生不良结局的风险都增高[73]。因此，尽管应该避免患者出现严重的高血糖，选择把血糖控制在 140~180mg/dl 范围内而不是维持在正常值范围内，这种做法可能是更谨慎的。

研究表明，对于行非心脏手术的高危患者，贫血（血细胞比容<28%）会增加术后心肌缺血及 MACE 的风险[74]。传统的治疗方式是对发生心血管不良事件高危的患者通过输血把血细胞比容提升至 30% 以上。最近发表的两篇研究表明，积极的输血（血红蛋白提升至 10~12mg/dl）相比限制性输血（血红蛋白提升至 7~8mg/dl）并不能带来益处[75-76]。心血管疾病患者行髋关节骨折修复手术功能性结局（Functional Outcomes in Cardiovascular Patients Undergoing Surgical Hip Fracture Repair, FOCUS）评估试验[80]结果表明，即便对于高危患者，术中积极的输血方案与限制性方案对患者结局不造成差异。仅对血管手术而言，围术期输血会增加患者 30 天内并发症率及病死率[77]。围术期输血的决策应该基于终末器官灌注不足证据，出血的原因与速度，以及控制出血的可能性。对于血管手术患者，低体温与肾上腺素能系统兴奋性增高有关，并会增加术后心肌缺血及心血管事件风险[78]。除此以外，维持围术期正常体温能够大量减少失血

量,降低输血需求[79]。因此,围术期积极保存患者热量及给予保温措施是正确的做法。围术期应该避免患者出现寒战,预防心肌氧耗量增加,以及对于出现低体温的患者应该延迟拔管。

血管手术后心血管相关并发症率及病死率比其他类型的非心脏手术都高,另外,若患者存在未矫正的 CAD,那么患者 5 年内病死率增加 1 倍。鉴于需要行血管外科手术的患者有很大概率合并 CAD,同时,对于患有三支冠状动脉病变的 CAD 患者,左主干 CAD 患者,及左室功能极差的 CAD 患者,行冠状动脉血运重建手术能带来长期益处,因此是否在这些患者行血管手术前行冠状动脉血运重建手术是一个重要的研究热点。早期观察性研究表明,对于行非心脏手术的高危患者,术前行冠状动脉血运重建手术能够改善患者结局[80-81]。然而,前瞻性研究对术前行冠状动脉血运重建手术能否预防围术期 MACE 未能得出定论。Monaco 等[82]对 200 余名行血管手术的患者做了一项随机试验,患者被随机分配至术前常规行冠状动脉造影组,以及基于无创检查与危险分层选择性行冠状动脉造影组。结果表明,常规组行冠状动脉血运重建手术的概率更高,然而两组之间住院 MACE 的发生率无显著差异。值得注意的是,对于术前常规行冠状动脉造影的患者,长期生存率和死亡/心血管事件的发生率都比选择组更好(图 40-5)。预防性冠状动脉血运重建(Coronary Artery Revascularization Prophylaxis,CARP)多中心临床试验纳入了 500 名以上血管大手术患者,

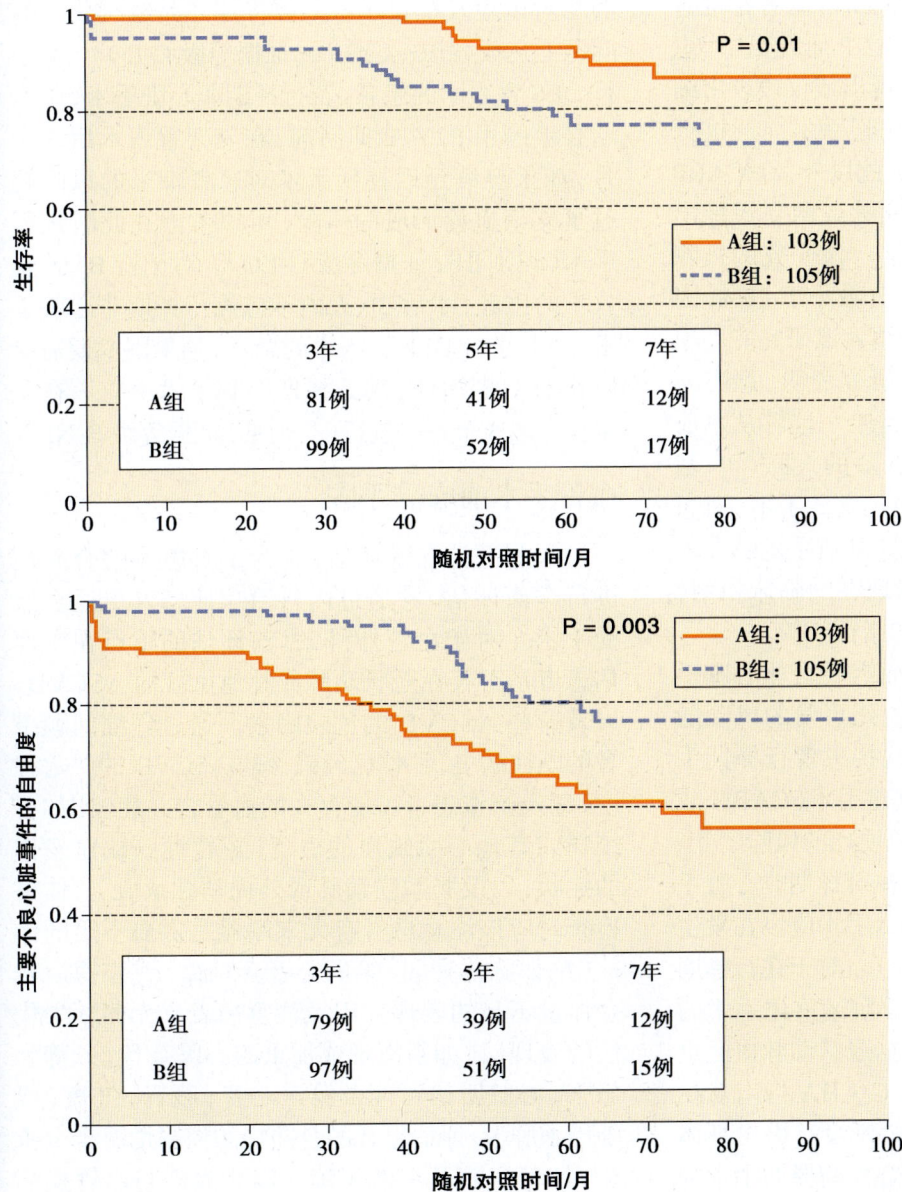

图 40-5　中高危患者在血管外科手术前常规和选择性进行冠状动脉造影的累积生存率和主要不良心脏事件的自由度

注:常规术前冠状动脉造影组的长期生存率和 MACE 生存率更高

基于无创性负荷显像检查，对出现缺血的患者术前行预防性冠状动脉血运重建手术[83]。患者被随机分配至经皮冠脉介入术（percutaneous coronary intervention，PCI）组及冠状动脉搭桥术（coronary artery bypass grafting，CABG）组。在积极的药物治疗方案下（两组患者中，>80%患者使用β受体阻滞剂，>70%患者使用阿司匹林，>50%患者使用胆固醇合成酶抑制剂），行术前血运重建手术的患者在长期结局方面没有表现出优势。该研究的亚组分析比较了行CABG患者及行PCI患者的结局，结果表明CABG患者与相匹配的PCI患者相比，心肌梗死发生率降低，住院时间缩短[84]。这种差异可能是由于CABG组的患者做了更加彻底的血运重建手术。值得注意的是，CARP研究将负荷试验表现异常的患者随机分配至不同的手术组，而Monaco的研究对常规组的所有患者都进行冠状动脉造影检查。因此，在CARP研究当中，患有CAD却在负荷试验中没有表现出或仅表现出细微缺血症状的患者，可能在行血管手术前通过行冠状动脉血运重建手术获益。除此以外，在CARP试验中，大部分患者只有单支冠脉或两支冠脉出现病变，而且左室功能一般正常。该研究的排除标准包括左主干病变，以及射血分数小于20%，因此患有严重的CAD患者没有被纳入该研究。一项对CARP试验数据二次分析的研究表明，患有未治疗的左主干CAD患者，可能是唯一能够从术前预防性冠状动脉血运重建手术获益的人群[85]。基于CARP试验的研究结果，即使是高危手术，对患者术前行冠状动脉血运重建手术（开放手术及介入手术）是不被推荐的，除非根据现在的临床指南，患者本身具有行血运重建手术的指征[86-87]。

对于最近发生过心肌梗死而需要行非心脏手术的患者，研究表明术后心肌梗死再发的风险随着时间大幅度下降。另外，对这些患者行择期手术前，行不同的冠状动脉血运重建手术（CABG或PCI）能够降低他们发生术后心肌梗死的风险[88-89]。现在的指南建议，如果这些患者在行择期非心脏手术前不对心肌梗死进行治疗，那么手术应该在发生心肌梗死后至少60天以后进行[33]。对于在行择期手术前就有必要行术前冠状动脉血运重建手术的患者，行择期手术的时机应该根据冠状动脉血运重建手术的类型决定。最新的ACC/AHA指南对在CABG后行非心脏手术的合适时机没有提出具体建议。这种情况下，医生必须综合权衡择期手术的

紧急性，内科治疗的情况，以及患者是否适合做手术。对于PCI术后择期手术的时机，专家提出了具体建议，ACC/AHA在2016年更新了指南，其内容主要是对CAD患者行双联抗血小板治疗持续时间的建议[90]。该更新的指南提出，对于行金属支架（bare metal stent，BMS）置入术的患者，择期非心脏手术应该在介入手术30天后进行，对于行药物洗脱支架（drug eluting stent，DES）置入术的患者，择期非心脏手术最好是在介入手术6个月后进行（类别Ⅰ；证据等级B-NR）。对于冠状动脉支架植入手术后接受DAPT治疗的患者，若必须行需要停用血小板受体抑制剂（P2Y12）的外科手术，如果情况允许，阿司匹林在围术期继续使用，而P2Y12抑制剂在手术后尽快恢复使用（类别Ⅰ；证据等级C-EO）。可能有用的做法是，各个主治医生在手术的相对风险及抗血小板药物停用还是继续使用的问题上达成共识（类别Ⅱa；证据等级C-EO）。对于行DES置入术的患者，若行择期非心脏手术，围术期必须停用P2Y12抑制剂，在支架置入术后3个月，如果继续延迟择期手术对患者带来的风险超过了支架血栓形成的风险，可以考虑在此时进行手术（类别Ⅱb；证据等级C-EO）。对于行BMS置入术的患者，术后30天内不应该行择期非心脏手术，而对于行DES置入术的患者，如果围术期需要停止DAPT治疗，那么择期心脏手术不应该在支架置入术3个月内进行（类别Ⅲ；证据等级B-NR）。

血管手术前麻醉评估

术前进行麻醉评估，是为了对患者的合并症进行全面评估，并通过内科治疗使患者更适合接受手术。对于血管外科，术前评估的重点在于评估患者是否存在冠状动脉或其他血管的ASCVD，以及这些ASCVD的危险因素。通过仔细回顾患者的既往病史，评估已经确诊的ASCVD的严重程度，以及筛查患者可能存在的血管合并症（比如心绞痛或其他心肌缺血的表现，短暂性脑缺血发作的症状，以及肠系膜动脉或外周动脉缺血）。体格检查时应该注意患者有无末端器官供血不足的体征（比如脉搏减弱，第四心音奔马律，或心搏后残余血量不足的表现），以及注意患者有无循环失代偿的表现（比如新出现或加重的心脏杂音，颈静脉怒张，心脏听诊可闻及第三心音，啰音，气短，或外周水肿）。评估患者的合并症的控制情况十分重要，如糖尿病及高血压等。因为吸烟与血管疾病

有十分密切的关系，所以仔细评估患者是否存在肺部合并症十分必要。术前应该对患者进行内科治疗，方法已在前文进行讨论。

对于行大血管手术的患者，为谨慎起见，应在术前完善基本实验室检查。由于手术可能引起大量失血，以及患者可能存在引起贫血的合并症，术前应该行血常规。如果患者正在使用抗凝药物，或者计划行区域麻醉，术前应该完善凝血功能检查。由于患者可能合并肾功能不全，以及电解质异常，因此应该完善肾功能及电解质检查。术前肾功能检查也有利于发现术后肾功能不全的发生。心脏标志物（比如肌钙蛋白 I，N-前脑钠肽，半胱氨酸蛋白酶抑制剂 C，以及 C 反应蛋白）以及术前通过影像检查得出的心血管评估指标（冠状动脉钙质评分以及颈动脉内膜中层厚度），是近年来新的心血管结局预测指标，然而，在围术期通过这些指标发现高风险患者，是新的研究热点[91]。由于血管手术患者围术期发生 MACE 的风险增高，应该在术前行十二导联心电图（electrocardiogram，ECG）作为参考。对于诊断为左心室功能不全且近期临床症状加重的患者，近年内没有检查心功能的患者，以及存在未明确原因的呼吸困难的患者，术前有必要行超声心动图以评价左心室功能[33]。不推荐对没有症状的患者常规行超声心动图检查。

血管外科患者发生围术期 MACE 的风险增高，针对哪些患者需要在术前行进一步心脏检查，一直是学者争论的热点。有学者预测，对于行血管手术的患者，术后肌钙蛋白升高和心肌梗死分别降低患者术后 5 年生存率 26% 及 55%（图 40-6）[92]。因此，如何发现心血管并发症的高风险患者，是急需攻克的问题。相反，过度的检查会给医疗系统带

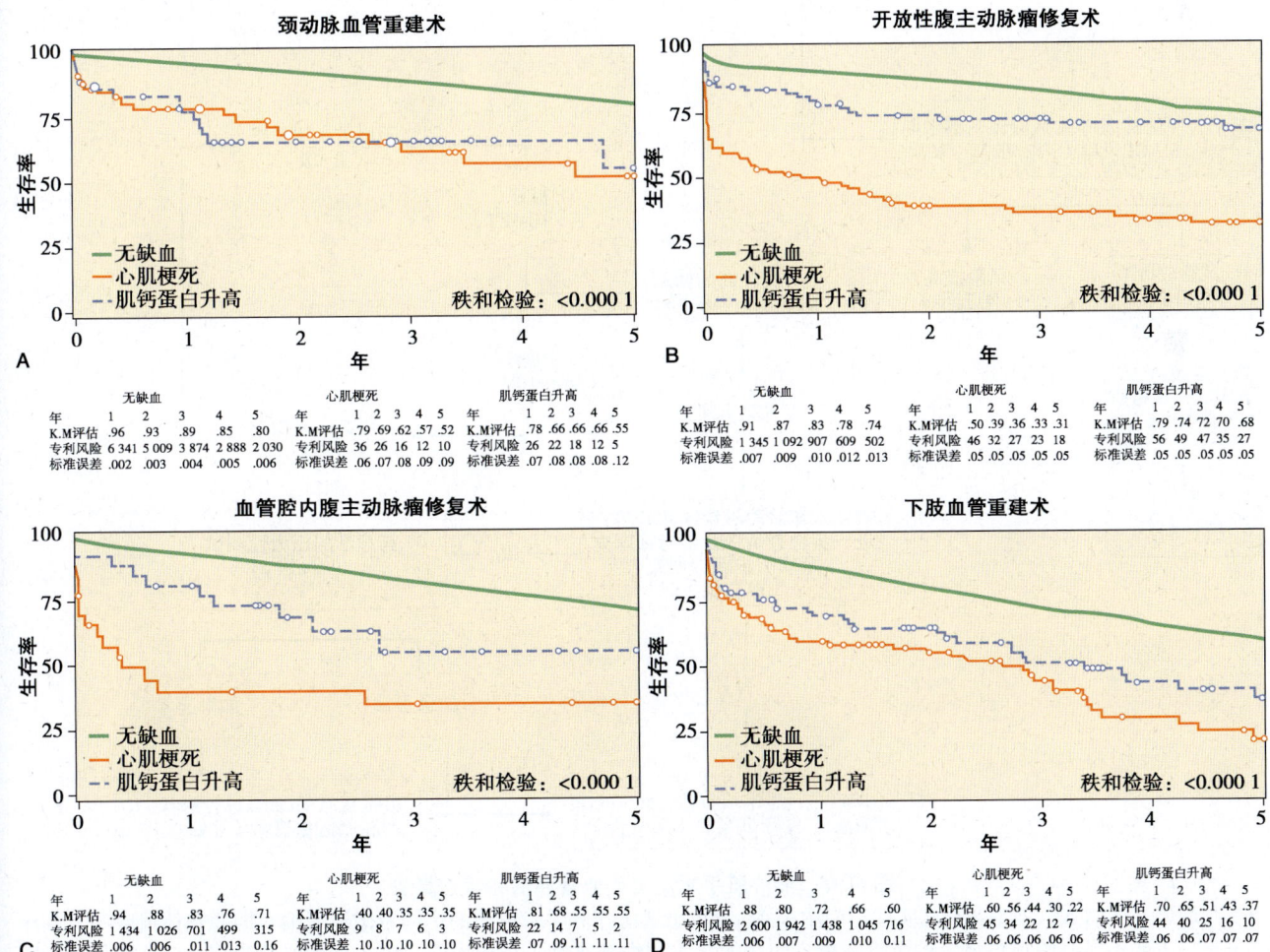

图 40-6　根据术后心肌缺血及血管手术类型分层的单变量 Kaplan-Meier（K-M）生存曲线

注：围术期心肌缺血的（A）颈动脉（B）开放主动脉（C）血管内主动脉（D）外周介入治疗的血管手术患者在 5 年内生存率明显下降。摘自 Simons JP, Baril DT, Goodney PP, et al. The effect of postoperative myocardial ischemia on long-term survival after vascular surgery. *J Vasc Surg.* 2013；58：1600-1608

来过多负担，增加出现假阳性检查结果的可能，推迟必要的手术，最终给患者后续的有创性检查及治疗带来害处。由 ACC 及 AHA 协同发布的非心脏手术患者围术期心血管评估指南是这方面最具权威的指南，该指南于 2014 年进行了最新的修订（图 40-7）[33]。评估患者是否适合进行手术的首要步骤是评估该手术的紧急性。临床急重症［比如

腹主动脉瘤（abdominal aortic aneurysm，AAA）破裂］的患者应该第一时间送至手术室，并同时给予相应的药物治疗，预防围术期 MACE 的发生。对于病情紧急而非危重的患者［比如肢体严重缺血（critical limb ischemia，CLI）］，如果某些心脏检查会影响到治疗方案，允许在术前行一些较为快捷的检查。评估的下一步骤为评估患者是否患有急

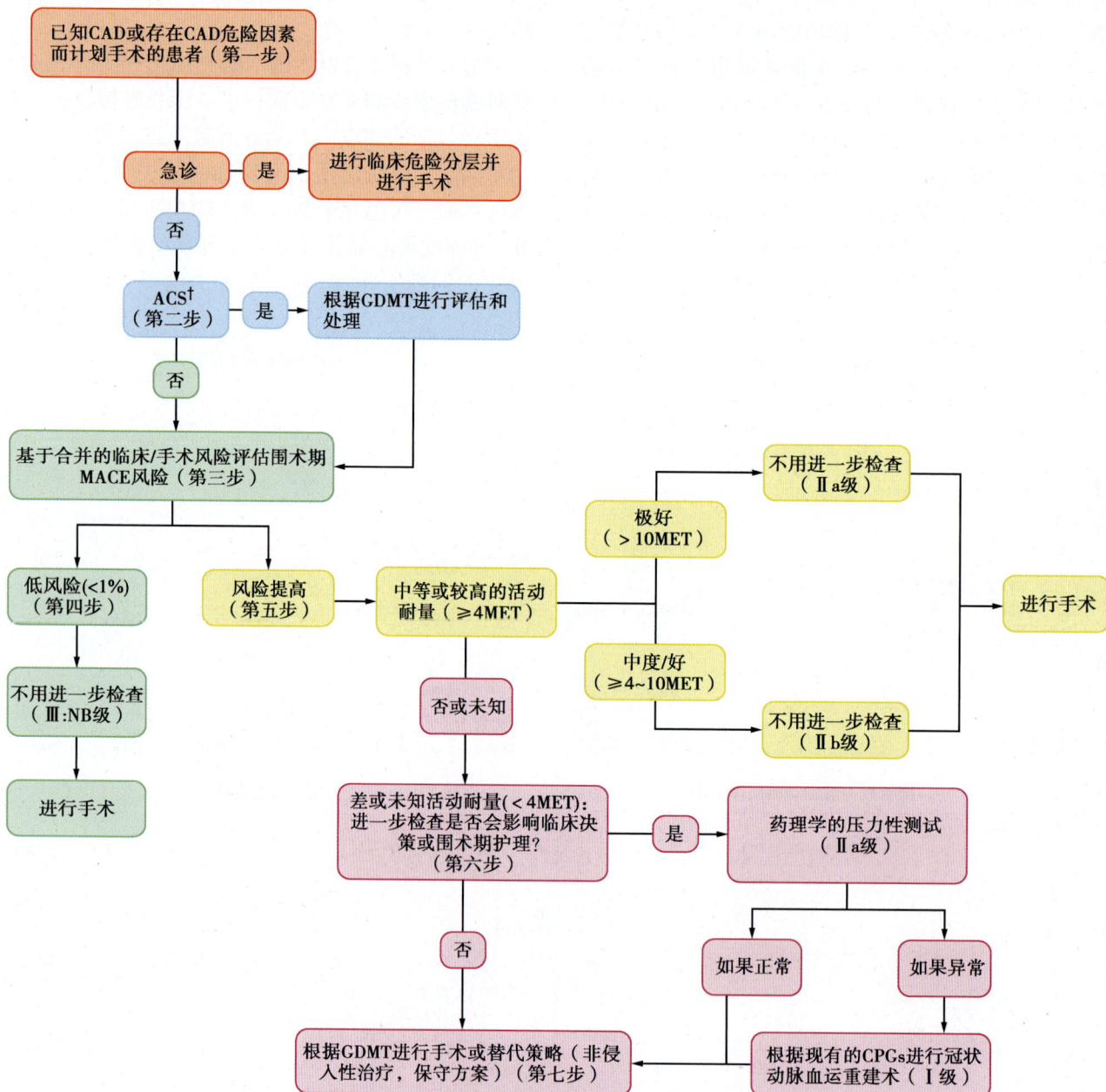

图 40-7　非心脏手术患者心血管评估和管理算法

注：在最近一次的 ACC/AHA 临床实践指南中提到，应将患者医疗和手术风险的个体考虑纳入围术期的整体风险中。临床紧迫性、主要不良心脏事件患者的风险和患者的功能状态相结合有助于指导术前心脏工作的必要性。CAD，冠状动脉疾病；ACS，急性冠脉综合征；GDMT，药物治疗指引；MACE，主要心脏不良事件；MET，代谢当量；NB，没有效益；CPG，临床实践指南。摘自 Fleisher LA, Fleischmann KE, Auerbach AD, et al. 2014ACC/AHA guideline on perioperative cardiovascular evaluation and management of patients undergoing noncardiac surgery: executive summary: a report of the American College of Cardiology/American Heart Association Task Force on Practice Guidelines. *Circulation.* 2014；130：2215-2245

性冠脉综合征（新发的，逐渐加重的，或者不稳定的心绞痛；过去60天内出现过心肌梗死），以及患者是否有其他严重的心脏疾病（失代偿性心力衰竭，新发的或者逐渐加重的心脏瓣膜疾病，以及不稳定的心律失常或者传导异常）。如果患者存在这些疾病，在行择期手术前应该按照相应临床指南对这些疾病进行完整的评估以及治疗。评估的第三个步骤为结合临床危险因素及手术危险因素对患者围术期发生MACE的风险进行评估。常用的评估工具包括NSQIP的手术风险计算器[93]以及修订版心脏风险指数（revised cardiac risk index，RCRI）[94]；然而，由新英格兰血管研究组开发的血管手术后心脏事件预测模型，比RCRI更能准确地预测血管手术患者发生术后心脏并发症的风险，文献报道RCRI低估了血管手术患者发生MACE的风险，患者的实际风险为其预测值的1.7~7.4倍[95]。上述预测模型中MACE的独立危险因素包括：高龄，吸烟，胰岛素依赖型糖尿病，CAD，CHF，心脏负荷试验结果异常，长期使用β受体阻滞剂，慢性阻塞性肺疾病，以及肌酐值升高。对于有较高风险（＞1%）发生围术期MACE的患者，无论风险评估工具的结果如何，患者心脏功能的情况决定了是否需要在术前行进一步心脏检查。对于活动能力中等[代谢当量（metabolic equivalents，MET）为4]至极好（＞10MET）的患者，在术前无需行进一步的心脏检查。对于心脏功能较差或者尚未明确的患者，术前是否需要进一步的心脏检查应该由主治医生与患者沟通后决定。如果进一步的心脏检查（比如负荷试验以及心导管检查）会改变临床治疗方案（比如在择期手术前行冠状动脉血运重建手术或者改为保守治疗），那么进一步的心脏检查是合理的。大部分血管手术患者都属于高风险患者，并且多数患者由于存在合并症，心功能较差或者不明确，因此在行大血管手术前完善进一步的心脏检查一般是合理的。

开放性血管手术

脑血管疾病

　　脑组织氧供与氧耗之间的失衡称为脑缺血，脑缺血可以是一过性的，也可以是永久性的。美国每年有大约800 000名患者发生脑卒中，全国总共有大约6 600 000名脑卒中患者，总人群脑卒中的发病率接近3%[3]。从2001年至2011年，十年间脑卒中导致的死亡人数下降了20%以上，这主要归功于医疗系统对控制心血管危险因素付出的大量努力。控制人群的高血压水平，是脑卒中病死率下降的主要影响因素，其他因素包括糖尿病及高脂血症的治疗水平的提高，以及戒烟宣传活动。对于有心血管危险因素的患者，通过双联抗血小板治疗（阿司匹林联合氯吡格雷）对脑卒中进行一级预防及二级预防，是有效的做法[96]。尽管脑卒中相关病死率总体上有所下降，在美国它仍然在各种死亡原因中排名第四[3]。即使没有导致死亡，脑卒中对患者造成的心理影响和身体残疾会严重影响生活质量。脑卒中被视为给患者及家属带来负担最重的慢性疾病。

　　大多数脑卒中是缺血性的，而非出血性的。虽然颈动脉粥样硬化疾病约占所有缺血性脑卒中的20%，但从病理生理学机制上来说，脑卒中通常是脑血管栓塞而非闭塞。脑卒中的临床表现学取决于缺血区域。颈动脉疾病可表现为一过性发作的单眼失明（一过性黑矇），感觉异常，乏力或笨拙，面部下垂或言语问题。这些症状可以在短时间内自行消退。任何持续时间少于24h，且无永久性梗死证据的局灶性神经功能障碍，称为短暂性脑缺血发作（transient ischemic attack，TIA）。据估计，高达15%的脑卒中是由TIA引起的[97]，而近期出现TIA症状也是未来脑卒中的最重要的危险因素。在第一次TIA事件发生后的最初几天至几周，脑卒中风险上升[98-99]。因此，一旦出现TIA症状，应立即进行检查和干预。

　　几项高水平的随机对照试验证明了CEA对症状性和无症状的颈动脉粥样硬化的临床效果。北美症状性颈动脉内膜切除术（the North American Symptomatic Carotid Endarterectomy，NASCET）试验[100-101]，欧洲颈动脉外科试验（European Carotid Surgery Trial，ECST）[102]及退伍军人事务合作研究（Veterans Affairs Cooperative Studies，VACS）项目[103]，均证明对严重颈内动脉狭窄闭塞（超过70%）来说CEA优于最佳药物治疗。后续汇总分析发现[104-105]，5年内狭窄大于70%的手术患者受益显著，狭窄50%到70%的手术患者为边际效益，狭窄30%到49%的手术患者没有受益，以及狭窄小于30%的手术患者同侧缺血性脑卒中的风险增加。对狭窄小于50%的病灶的治疗没有任何收益。无症状颈动脉粥样硬化研究（Asymptomatic Carotid Atherosclerosis Study，ACAS）[106]和无症状颈动脉手术试验（Asymptomatic Carotid Surgery

Trial, ACST)[107-108]表明,无症状颈动脉疾病发生脑卒中的风险降低,但不是十分明显。一项对无症状患者进行临床试验的荟萃分析发现,对于狭窄50%至70%患者的手术干预,每年的确切风险减少约为1%[109]。由于手术治疗的并发症发生率相当高,而无症状患者的缺血性事件风险较低,只有当手术的并发症发生率和病死率均低于未进行治疗的患者的缺血性脑卒中事件的自然风险时,CEA才合理。重要的是要认识到,这些试验是在以阿司匹林为主的最佳药物方案下进行的。在当前多模式医疗时代下,如饮食和生活方式改变,戒烟,双联抗血小板药物治疗,以及积极的血压、血脂、血糖管理,手术干预的相对风险可能降低得没那么显著。目前,尚未进行现代医学管理之下的随机对照试验。

术前评估和准备

CEA的治疗时机一直备受争议。人们一直担心,在脑卒中事件发生后,手术风险可能会增加,特别是对于面积大的或进展中的脑卒中[110]。然而,众所周知,短暂的神经系统症状是脑卒中的先兆。在一项关于超过1 700名出现了TIA指征的患者的研究中,超过10%的患者在90天内出现急性脑卒中,其中近一半的脑卒中发生在2天内[111]。NASCET和ECST数据汇总分析和科普试验表明,颈内动脉狭窄大于或等于70%的手术患者,其脑卒中或30天内死亡的风险减少(从2周内手术的30%,到2~4周手术的18%,再到4~12周手术的11%)[110,112]。因此,对于有症状的患者,手术干预是有必要的,并且目前建议在出现指征事件的两周内倾向于进行明确的手术干预[113]。

由于颈动脉疾病和CAD之间已知的相关性,有必要进行心脏方面的评估,即便是有明确心脏疾病的患者,也不能因手术的紧急而推迟对其进行全面的心脏评估。谨慎的做法是,把所有接受CEA的患者当作存在CAD而进行严格的血流动力学监控。在CVD引起的TIA或脑卒中的患者中,尽管没有心绞痛证据,仍有50%的患者的压力测试结果有异常,而在60%的患者中,冠状动脉造影会使CAD变得更严重[114]。对于严重的CAD和CVD患者来说,同时进行阶段性的和同步的修复是有争议的。由于这些手术相对少见(特别是在有症状的患者中),目前的证据主要来自多年前质量较差的病例,难以指导现在的临床实践。目前的指南对如何处理这种情况没有明确的共识。在无症状的人群中,分期和联合CEA-CABG手术的风险可能大于收益,除非病变是非常高风险的,例如对侧完全闭塞或双侧严重狭窄[115]。

颈动脉内膜切除术中神经生理学监测和保护神经功能的完整性

大多数围术期脑卒中都是原发性的。在手术过程中,短暂阻断颈动脉(即交叉钳夹)也会导致脑缺血。即使严重狭窄已经导致血流明显减少,交叉钳夹也将严重阻断血液流向同侧脑半球。在这种情况下,大脑血供将完全依赖于一个完整的Willis环的侧支血供。尸检研究发现,大多数标本的Willis环存在解剖变异[116]。发育不全是最常见的异常(24%)(图40-8),另外有6%为血管完全缺

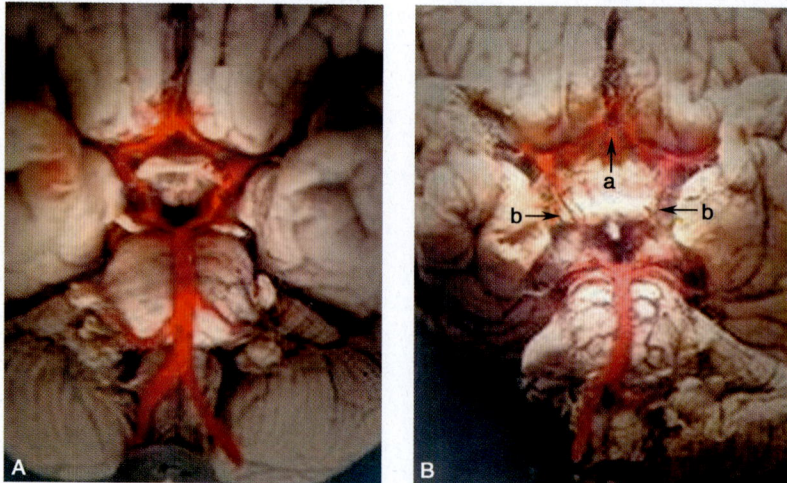

图40-8　Willis环的完整和发育不全
(A)显示解剖正常的Willis环。(B)显示发育不良(a)前和(b)后交通动脉
(摘自Iqbal S. A comprehensive study of the anatomical variations of the circle of Willis in adult human brains. *J Clin Diagn Res*. 2013;7:2423-2427)

失所导致的不完整 Willis 环。此外，如果对侧颈动脉或椎动脉存在闭塞性疾病，或患者的血压低于基线水平，即使是解剖学上完整的 Willis 环，也可能无法提供足够的侧支血供。去氧肾上腺素通常用于增强脑血流，但这种做法与 CEA 术后 MI 发生率的增加有关[117]。不过，短期使用去氧肾上腺素来增加大脑的侧支灌注压，特别是在脑电图（electroencephalogram，EEG）中检测到可逆转的脑缺血的情况下，似乎对心脏没有明显的长期损害。

一个临时的颈动脉分流术可以用来避免交叉钳带来的危害和恢复脑血流。外科医生对是否在 CEA 中使用颈动脉分流术的看法不尽相同。一些外科医生从不使用分流术，而是依靠快速手术和精细的血流动力学控制（包括允许的高血压）来维持足够的脑血管灌注压。一些人可能会根据神经生理监测的变化而选择性地分流，而另一些人则会习惯性地分流。颈动脉分流术存在一定的风险，包括动脉粥样硬化或空气栓塞、动脉夹层、神经损伤、血肿、感染和长期的再狭窄。也许最令人信服的是，已有证据证明大约 85% 的患者没有必要进行分流[118]。此外，如果神经功能障碍的原因是血供不足，分流是有益的。然而，大多数研究表明，在 CEA 中，65% 至 95% 的神经系统损伤是由血栓栓塞事件引起的。最近的一项文献综述发现，在

选择性和常规的分流术后 30 天内，所有的脑卒中、同侧脑卒中或死亡的发生率都没有差异[119]。

神经生理监测通常用于评估整体脑灌注，并帮助确定哪些患者可能受益于颈动脉分流。一些监测技术评估大脑功能的整体完整性，如脑电图、躯体感觉诱发电位（somatosensory evoked potentials，SSEP）和运动诱发电位（motor evoked potentials，MEP）。另一些评估大脑血管的血流，包括经颅多普勒超声（transcranial Doppler，TCD）或颈动脉残端压。还有一些评估脑代谢，包括近红外光谱（near-infrared spectroscopy，NIRS）和颈静脉血氧饱和度[120]。脑监测的金标准仍然是对清醒患者进行连续的神经系统检查。无论采用何种方式，神经生理监测的目的是确定那些可能受益于选择性分流的患者，并避免在不必要的患者身上进行分流。

EEG 监测可能是颈动脉手术最常用的神经生理监测。EEG 记录大脑的电活动，并且脑血流的变化可以反映在 EEG 波形中。每 100g 脑组织的正常脑血流量大约为 50ml/min。在围术期，患者每 100g 脑组织的脑血流量减少到约 22ml/min 时，患者可良好耐受而没有 EEG 改变[121]。脑电图恶化通常开始于 15～18ml/（min·100g）脑组织的阈值以下，而明显的细胞衰竭似乎发生在＜10～12ml/（min·100g）脑组织（图 40-9）[122]。脑缺血在

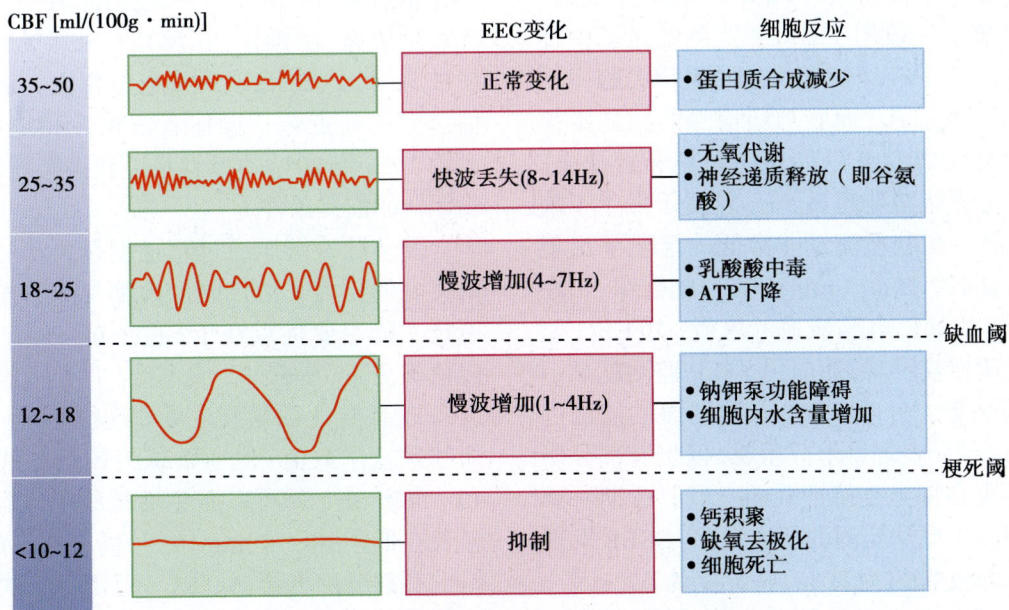

图 40-9　脑电图随着脑血流量减少的典型改变

注：脑血流量的减少与脑电图的典型变化和可预测的细胞反应有关。CBF，冠状动脉血流量；EEG，脑电图；ATP，腺苷三磷酸。摘自 Foreman B，Claassen J. Quantitative EEG for the detection of brain ischemia. *Crit Care*. 2012；16[2]：216

EEG 上最常见的表现为同侧减慢和/或衰减。在钳夹颈动脉的几秒钟内，就能发现 EEG 的恶化，通过适当加强循环支持和/或临时分流术，这些变化通常是可逆的。

EEG 监测存在局限性。EEG 在预测脑缺血方面的敏感性较差。在 300 多名患者中，EEG 在不到 60% 的患者中发现了脑缺血，而假阳性率为 1%[123]。在已有或反复的神经功能障碍患者中，EEG 可能是假阴性。在这些患者中，可能有部分脑实质是电静音的，或与梗死区域相邻，因此 EEG 没有监测到。这些仍然可逆的区域在经历手术这段时间后可能变成不可逆损伤。EEG 监测皮质结构，而不是大脑的深层结构，而这部分区域发生的脑卒中可能会被忽略。EEG 的解释也可能受其他术中参数影响，如低体温，快速或突然的麻醉深度变化。当使用基于丙泊酚的麻醉剂时，这将变得特别重要，不过一般来说，麻醉剂对 EEG 变化的影响更可能是双侧的，而因钳夹颈动脉或低灌注引起的改变往往只涉及同侧脑半球。最后，重要的是要认识到 EEG 是一个大脑活动的整体监测。它不能可靠地检测到与较小的血栓栓塞事件有关的脑卒中，而这往往是围术期脑卒中最可能的病因。

SSEP 监测通过对周围神经施加电刺激来评估大脑皮质信号的振幅和潜伏期长短。除了具有 EEG 评估皮质功能的特点外，SSEP 监测还能反映深部的脑结构。一般用于 SSEP 监测的是正中神经和胫神经。正中神经信号的减弱提示大脑中动脉分水岭区的低灌注，而胫神经信号的减弱则提示大脑前动脉供血的脑实质（parenchyma）缺血。目前认为信号振幅减弱超过 50% 就提示发生了脑缺血，这一般会在脑血流量非常低的情况下出现 [比如脑血流量为 15ml/(min·100g) 脑组织]。在某些患者中，比如已有脑缺血的患者，其 EEG 监测结果的解读比较困难，而应用 SSEP 监测就显示出了特别的优势。针对 SSEP 在脑缺血的监测价值，尽管部分研究表现得十分乐观，但仍有部分研究对其灵敏度和特异度持怀疑的态度。近期一项比较不同神经生理学监测的研究表明，SSEP 发现脑缺血的灵敏度大约为 80%，特异度为 57%[124]。而且，SSEP 实际上对所有常用的麻醉药物都很敏感，但这些麻醉药物使得术中监测结果的解读变得复杂，同时还提高了假阳性率。若潜伏期延长、振幅降低的 SSEP 信号考虑为脑灌注不足引起，那

么麻醉的深度就需要维持在一个较低的水平。此外，也有研究提示术中 SSEP 监测的假阴性，比如内囊的局部缺血就被认为是其潜在的机制。监测动作诱发电位（motor evoked potential，MEP）而非感觉诱发电位是其中一个解决方法。监测 MEP 则需要通过经颅电极刺激大脑皮质后记录对侧肢体的动作反应。最近的一项研究表明 MEP 联合 SSEP 监测脑缺血更敏感[125]。在该研究中，MEP 联合 SSEP 组的假阴性率为 0，而单纯使用 SSEP 的假阴性率为 1.5%。然而，MEP 对麻醉干预很敏感（尤其需要注意避免神经肌肉阻滞），并且更容易产生假阳性并导致不必要的干扰（比如升高血压或临时放置分流器）。

TCD 测量了大脑中动脉的最大血流速度来反映脑血流。TCD 对脑功能总体监测中极易被忽略的微栓塞现象具有特别大的优势。在一项小规模病例研究中，尽管常规术中监测 EEG，TCD 仍能预测神经事件[126]。监测微栓塞，尤其是在术中操作时，能及时帮助手术团队修改手术计划并预防进一步的神经损伤。在分流器阻断颈动脉之后，TCD 能帮助确认通过分流器的血流是充足的，以保证脑血流保持在一个可接受的水平。TCD 在术后监测方面也极具优势，因为脑卒中主要发生在颈动脉内膜切除术术后，而不是术中。除了提示微栓塞事件，TCD 还能识别急性术后血栓形成或存在脑过度灌注综合征风险的患者[127]。TCD 的优点是快速、易操作，在没有专家意见的前提下更易被解读（与 EEG 或诱发电位相比），还能连续评估。它的缺点包括操作者依赖性和技术性限制。大约 10% 到 20% 的患者难以获得满意的颞窗（准确评估的前提条件）。

颈动脉残端压通过直接测量颈动脉干远端到钳夹处的压力来估计同侧大脑半球的血流量。这项技术的主要优点在于，它是对一侧脑灌注的直接精确测量，易获得，成本低，并且不需要复杂的设备或者专业的解读。尽管没有一个准确的颈动脉残端压数值，但通常认为颈动脉残端压超过 40~50mmHg 就可以避免临时放置分流器。部分患者在低于 40~50mmHg 时仍有充足的脑灌注，但也有部分患者维持在这一范围以上时仍有脑灌注不足。一项针对超过 400 名患者的回顾性研究发现，区域麻醉下行 CEA 术中 40mmHg 的颈动脉残端压和 EEG 监测预测钳夹颈动脉后脑缺血的可靠程度相当[128]。但这一结论在全身麻醉下行

CEA 术的普适性并不明确。

NIRS 通过检测氧合血红蛋白和去氧血红蛋白对特定波长的光的吸收来估计额叶脑灌注（rSO_2）和脑氧平衡。理论上，rSO_2 下降提示脑血流下降到一个比较严重的水平。NIRS 易于携带，廉价，较易解读。其局限性包括对既往脑梗死区域监测的不准确性。而且，NIRS 是针对前额的灰质脑氧饱和度的总体监测，因此其他区域的缺血有可能会被忽略。关于 NIRS 预测 CEA 术中脑缺血的灵敏度和特异度的数据目前是相互矛盾的。一项在区域麻醉下进行的研究提示，颈动脉钳夹后 rSO_2 下降超过 19% 预测需要临时放置分流器的灵敏度为 100%，特异度为 98%，阳性预测值为 82%，阴性预测值为 100%[129]。而另一项采用同一种设备和同一脑缺血阈值的研究得出的灵敏度则为 60%，特异度为 25%[130]。这些结果用于全身麻醉下行 CEA 术的可行性也并不明确。

颈动脉内膜切除术的麻醉注意事项

通常来说，一般避免术前给予镇静药以便保留意识并进行神经学评估。在必要的情况下，应从最小有效剂量的咪达唑仑开始滴定。一旦患者进入手术间，就应该进行标准的监护。考虑到手术或麻醉操作引起的血流动力学波动，建议进行有创血压监测。考虑大脑的自我调节能力，血流动力学波动应维持在患者基线水平的 20% 以内。通过中心静脉或肺动脉导管进行的有创中心监测是非必要的，除非患者具有特殊的危险因素。在手术过程中，尽管大出血或者需要快速输液的风险比较小，但还是应当建立至少一条中到大号的静脉通道。

CEA 可以在区域麻醉或者全身麻醉下进行。区域麻醉能持续监测患者的神志状态，这是脑缺血的最佳监测手段。精神状态的突然改变提示手术团队应采用更快和更明确的神经监测方法和避免不必要的操作所致的并发症。区域麻醉避免了全身麻醉诱导和维持期间的血流动力学波动，以及对潜在心血管疾病患者应用负性肌力麻醉药物的需要。颈浅丛阻滞和颈深丛阻滞或联合阻滞同样有效，但是避免了颈深丛阻滞的已知并发症[131]。颈深丛神经阻滞的并发症包括误入蛛网膜下腔引起脑干麻醉，误入血管引起惊厥发作，膈神经、迷走神经或喉返神经阻滞引起的呼吸道并发症。因为术中患者是要一直处于卧位，所以患者的配合是很重要的。无法沟通、端坐呼吸或严重关节炎

是相对禁忌证。此外幽闭恐惧症患者也是禁忌，因为术中的无菌单会将患者的脸部基本都覆盖住。

全身麻醉能提高患者的舒适度，尤其是对高度焦虑的患者，还允许手术团队在术中能更直率地交流。此外，全身麻醉避免了因出现神志状态的改变或过度镇静而需要紧急转为全身麻醉的可能。一般来说，为了提供足够的空间给手术团队，术中手术床的头端是远离麻醉医师的。因此，在进行颈部手术的过程中紧急转为全身麻醉并不是一件易事。虽然区域麻醉转全身麻醉的比例一般来说小于 5%[132]，但是术中出现手术或麻醉意外需要快速转为全身麻醉的能力也应该得到保证。

到底哪一种麻醉方式更有好处？这一直是一个广泛争论的话题。针对这一类人群进行的最著名的研究是颈动脉手术的全身麻醉和区域麻醉比较（General Anesthesia versus Local Anesthesia for carotid surgery，GALA）试验[132]，这是一项纳入了超过 3 500 名患者的国际多中心随机对照试验。全身麻醉组和区域麻醉组的主要结局指标——术后 30 天发生脑卒中、心肌梗死或死亡的患者的比例没有差异。最近一项纳入 14 项随机试验，超过 4 500 例手术的荟萃分析（包含了 GALA 试验）也同样表明了全身麻醉组和区域麻醉组患者在死亡、脑卒中和心肌梗死发生率上无差异（图 40-10）[133]。同样地，两组在主要发病率、术后心血管或肺部并发症、住院时长或患者满意度方面也无明显差异。现有的研究并没有提示某一种麻醉方式优于另一种麻醉方式。因此，在考虑患者意愿和可能禁忌证的前提下，外科医师和麻醉医师应互相沟通，达成一致的意见。而无论采用何种麻醉方式，麻醉的目标都是一样的，即降低围术期的脑损伤，保证血流动力学稳定，并提供平稳而快速的麻醉以供神经学评估。

CEA 的全身麻醉一般采用气管内插管（endotracheal tube，ETT），也有报道采用喉罩通气（laryngeal mask airway，LMA）麻醉。相对于 LMA，ETT 能提供更加安全的气道环境，能更好地掌控气体交换，并且较少导致颈部解剖结构的扭曲。LMA 则因为避免使用喉镜而减少了麻醉诱导和进入麻醉状态期间血流动力学的波动。全身麻醉应维持在一个"较浅"的水平，在保证遗忘的同时尽可能少地干扰神经生理学的监测。目前，成熟的技术和多种多样的药物已经成功地应用于临

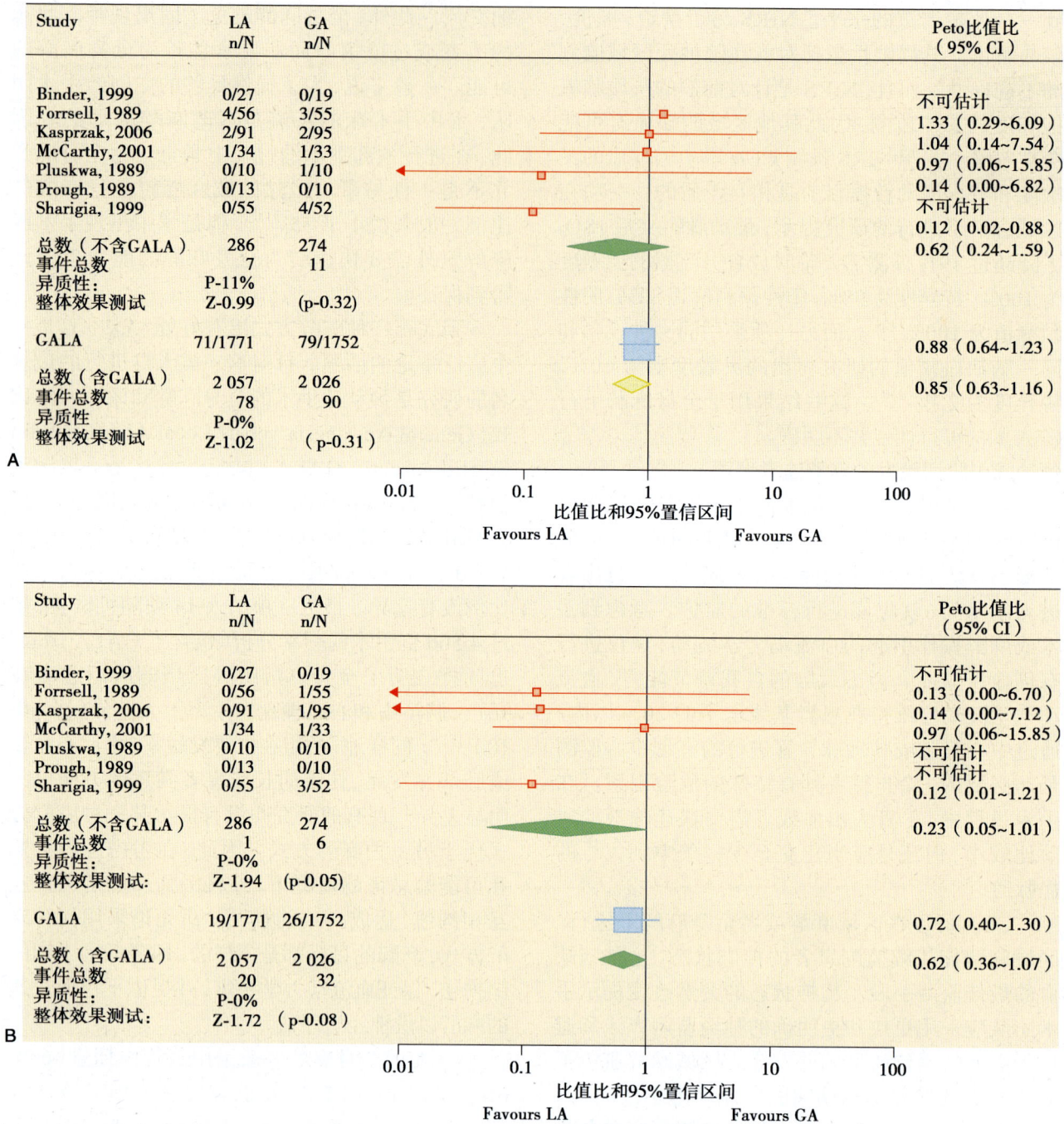

图 40-10 结局指标的优势比(A)卒中或死亡,(B)全身麻醉和区域麻醉下行颈动脉内膜切除术的死亡
注:上图表示各结局的优势比和 95% 置信区间。GALA 试验或荟萃分析均未发现任何主要结局的差异。摘自 Lewis SC, Warlow CP, Bodenham AR, et al. General anaesthesia versus local anaesthesia for carotid surgery [GALA]: a multicentre, randomised controlled trial. *Lancet*. 2008; 372: 2132-2142

床。通常使用短效催眠药物滴定诱导全身麻醉。依托咪酯和丙泊酚都能降低脑代谢率及脑需氧量。因为依托咪酯能保证心血管的稳定性，所以它对心力储备下降的患者是有益的。短效阿片类药物比如芬太尼或瑞芬太尼也经常用于抑制插管刺激期间的血流动力学波动。插管前在气管内喷洒雾化的利多卡因能降低 ETT 的刺激并预防麻醉期间的呛咳。术中还需要滴定使用小剂量的短效阿片类药物。然而大剂量或长效的阿片类药物应非常注意避免使用，以免对手术结束时的神经病学检查产生干扰。联合应用颈丛神经阻滞以及外科医师使用局麻药也能显著减少或避免围术期阿片类药物的使用。肌松在这个手术中是没有要求的，但通常也会为了较浅的麻醉和减少对 EEG 的肌性干扰而使用。

全身麻醉可以采用吸入麻醉药或静脉麻醉药维持。尚无可靠证据表明某一种方式优于另一种[134-135]。所有普遍使用的吸入麻醉药都能将脑代谢率和脑需氧量降低到一个相当的程度[136]。采用吸入麻醉或静脉麻醉，术中的血流动力学也没有差异。有报道提到，与异氟烷吸入麻醉相比，采用丙泊酚麻醉的患者术中较少出现提示缺血的局部室壁运动异常，但术后的肌钙蛋白水平、心电图改变和临床结局并没有差异[135]。术中短暂的局部室壁运动异常与异氟烷诱导产生的动静脉扩张引起心室负荷改变有关，而与心肌氧供平衡无关。采用丙泊酚和瑞芬太尼静脉麻醉减少了麻醉状态下产生的血流动力学波动[134]，不过增加了患者的复苏室停留时间和对高血压的药物干预[135]。学者们认为，丙泊酚/瑞芬太尼方案和异氟烷/芬太尼方案的差异不是因为前者超短的镇痛持续时间，而是其能达到更快速的苏醒。这一观点被可比较的疼痛评分和镇痛需求所支持。更快速的复苏和提供术后神经病学检查的能力使得静脉麻醉为许多麻醉医师们所青睐。静脉麻醉还降低了术后恶心和呕吐的发生率，从而也降低了术后血肿这一可怕的并发症的发生风险。但静脉麻醉比吸入麻醉的耗费高了近 9 倍，成本效益较低。无论选择吸入麻醉还是静脉麻醉，都应采用短效药物让患者快速地苏醒。与异氟烷相比，地氟烷或七氟烷更受青睐，这是因为它们在认知恢复和脑缺血方面的快速失效和有益的作用[136]。

CEA 术中应维持着正常的血碳酸水平。颈动脉钳夹期间通气过度可导致脑血管收缩并减少脑血流量。但高碳酸血症同样也是有害的，因为高碳酸血症能引起正常脑区脉管系统扩张，而此时缺血区域的血管已经扩张到最大程度，无法再进一步产生反应了。这一现象的净效应就是使血流从脑低灌注区转移到正常脑区从而产生"窃血"现象。低体温能抑制脑活动，并将细胞需氧量降至维持细胞活性的最低水平以下。理论上，低体温是脑保护的最有效方法，甚至体温的轻度下降也能减轻脑的缺血性损伤。然而，即使是轻度的低体温也会导致寒战并显著增加心肌氧耗和做功[137]。目前，尚无确切证据支持低体温对脑的保护作用的获益能充分超过低体温和寒战带来的心脏风险。

患者通常在手术结束时拔管。易于通气、插管和误吸风险低的患者可以考虑较深的插管深度。这个考虑的初衷是为了减轻进入麻醉状态时伴随而来的血流动力学波动，预防咳嗽以及气管内插管与颈部新的血管吻合所带来的牵拉。拔管之后和术后都应该严格控制血压。不管是拔管前还是拔管后，离开手术间之前都应该检查神经病学完整性。新发的神经病学损伤可能需要无创影像学、脑血管造影或再次手术。除了极高危患者，术后一般很少需要重症监护室（intensive care unit, ICU）监护治疗。一项研究表明，具备下面四种或以上危险因素的患者才需要术后 ICU 监护：脑卒中、充血性心力衰竭、慢性肾功能衰竭、高血压、心律失常和心肌梗死[138]。

术后注意事项

颈动脉手术的悖论在于，尽管手术的目标是降低患者远期卒中的风险，但患者在围术期就有小而确实存在的卒中风险。据估计，CEA 术后卒中的发生率约为 6%[101-102]。现代的三种干预措施已经能将术后卒中的发生率降至 1%。这三种干预措施为：改良的围术期用药管理（也就是双联抗血小板治疗），围术期神经生理学监测（主要是术中 TCD 和完成血管造影术），以及围术期血流动力学控制（预防脑过度灌注和出血）[139]。脑过度灌注综合征（cerebral hyperperfusion syndrome, CHS）是一种极少出现但具有毁灭性的 CEA 并发症，据报道其可见于 0~3% 的患者[140]。CHS 是高级别狭窄解除后脑自我调节功能受损的结果，可导致同侧脑水肿、头痛、癫痫、局部神经功能障碍或脑出血。CHS 的处理包括药物控制高血压和限制脑灌注的增加。早期发现和治疗是极其重要的，完全治愈也是有可能的。

围术期血流动力学波动很常见,而且高血压比低血压更常见。急性心动过速和高血压可导致急性心肌缺血和急性心力衰竭,并且如前所述,高血压也与 CHS 相关。CEA 术后高血压与不良事件比如卒中、死亡和心脏并发症风险升高相关。而术后低血压和心动过缓则与主要结局和次要结局的不良事件无明显关系。一项纳入超过 60 000 名患者的综述提示围术期心肌梗死的风险小于 1%[141]。虽然发生率低,但心肌梗死一直是 CEA 术后死亡的主要原因。前文中讨论的合理的围术期用药管理对降低 MACE 的风险很有必要。疼痛控制和神经病学状态评估需要之间的权衡很重要,不受控制的疼痛可引起血流动力学波动。考虑到术中液体丢失(失血或蒸发性失水)较少,术野暴露较少,手术时间较短,以及舒张功能障碍频发,围术期的补液总量应该予以限制。液体超负荷与 CEA 术后需求性缺血、淤血、呼吸或心血管发病率相关。高血压其他常见的诱因如膀胱充盈、低氧血症或高碳酸血症也应该逐一排除。一旦高血压的次要诱因被排除,药物治疗就应该马上启动,并将目标血流动力学控制在患者基线水平的 20% 以内。为了评估新发的缺血,一些医疗中心也会在复苏室进行术后 ECG 检查。

潜在的肺部病理生理改变、喉返神经或舌下神经损伤、颈部血肿或颈动脉体化学感受器对高碳酸血症或低氧血症的反应改变可能会导致 CEA 术后呼吸功能不全。手术操作可能会损伤颈动脉体的神经支配,从而使其化学和压力感受器受损。一侧颈动脉体化学感受器功能丧失并不严重,而双侧的功能丧失则会抑制高碳酸血症或低氧血症患者适当地增加肺通气的反应。这个对对侧有既往手术史的 CEA 患者非常重要。患者术后应给予氧供。类似地,应尽量避免或减少使用抑制呼吸功能的药物(比如麻醉药)。脑神经损伤通常是短暂性的。

2% 的 CEA 患者术后会出现伤口血肿。较小的血肿一般是由于静脉渗血,可通过拮抗或抑制残留的肝素保守处理。快速增大的血肿是临床急症,需要立马处理,因为这会导致气管压迫,影响气道。淋巴引流受损能产生突发的、严重的咽喉部水肿,建议在气道重建前备好困难气道设备(包括可视喉镜、小号的气管导管和外科气道设备)。高度怀疑动脉出血时,应避免床旁清理血肿。为了气道管理和再次手术探查,快速增大或有症状的血肿处理最好在手术间进行。

主动脉重建

对主动脉的外科操作可能对患者的血流动力学产生重要且灾难性的效应。主动脉重建的麻醉管理对麻醉医师来说可能是最具技术挑战性的工作。主动脉手术主要有两种类型:动脉瘤疾病的重建或主动脉夹层的重建。

动脉瘤是指动脉直径扩张超过正常水平 50%。大多数患者的腹主动脉瘤直径超过了 3.0cm。腹主动脉是动脉瘤最好发的部位,是胸主动脉瘤发病率的 9 倍[142]。胸主动脉包括升主动脉瘤(40%)、降主动脉瘤(35%)和主动脉弓动脉瘤(15%)[143]。将近 15% 的主动脉瘤同时累及了胸主动脉和腹主动脉。胸主动脉瘤在第 39 章(心脏手术的麻醉)中已详细阐述。腹主动脉瘤(abdominal aortic aneurysms,AAA)分为肾下型、肾型和肾上型三种类型。将近 85% 的 AAA 是肾下型,极少数是肾上型[144]。区分主动脉瘤的位置是极其重要的,因为这决定了主动脉钳夹的水平。而钳夹水平对麻醉管理有重要的意义。

尽管主动脉瘤的危险因素被归结为两大类,但主动脉瘤形成的病理生理学与动脉粥样硬化性疾病是不一样的。主动脉瘤的形成是一个融合了主动脉血管壁结缔组织(主要是中膜和外膜层)退变、炎症、免疫反应和生物力学的血管壁应激的退变过程[145]。主动脉瘤的大小是破裂和死亡的最重要的预测因子。

一项前瞻性研究随访了非手术治疗的 300 位患者[146],发现动脉瘤直径每年增长 0.3cm。动脉瘤小于 4cm 的患者,6 年内动脉瘤破裂的发生率为 1%,动脉瘤直径在 4.0～4.9cm 的患者,动脉瘤破裂的发生率为 2%,但动脉瘤直径大于 5cm 的患者发生动脉瘤破裂的概率高达 20%(图 40-11)。目前的建议是,当腹主动脉瘤超过 5.5cm 或胸降主动脉瘤超过 6.5cm 应采用外科修复,否则可定期观察随访[147-148]。其他破裂的危险因素包括动脉瘤快速扩大,出现症状(如腹部或背部疼痛),动脉瘤形状(囊状和梭形),性别,家族史及其他合并症的控制程度。动脉瘤破裂几乎是致命的,病死率在 85% 到 90% 之间[149]。因此,对已诊断的动脉瘤进行密切随访至关重要,尤其是发现动脉瘤有扩大倾向时。

急性主动脉夹层是危及生命的急重症,其并发症发病率和病死率极高,超过 20% 的主动脉夹

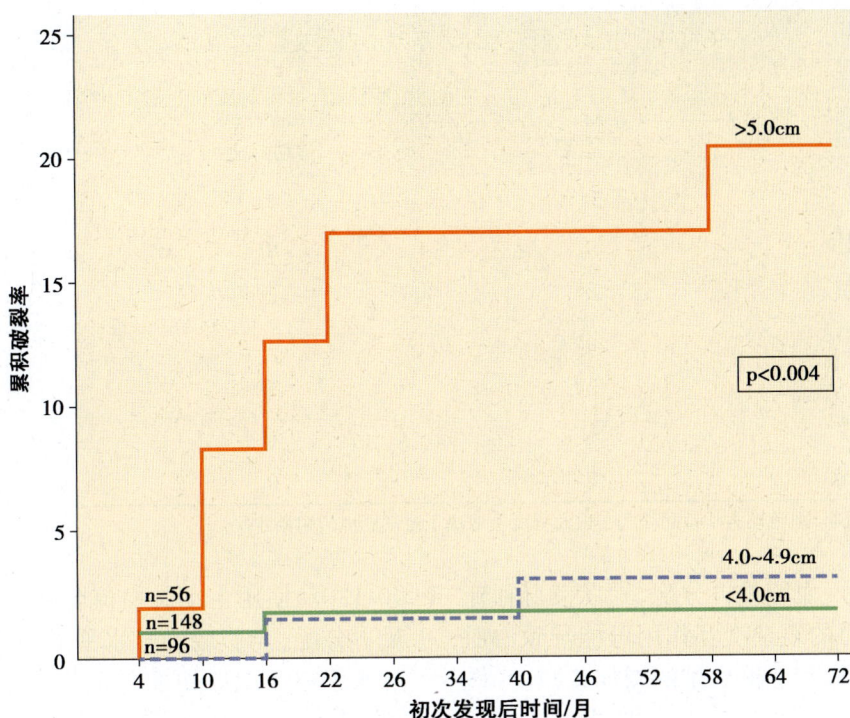

图 40-11　根据动脉瘤直径判断腹主动脉瘤累积破裂率
注：直径大于 5cm 的动脉瘤破裂率显著增高。摘自 Guirguis EM, Barber GG. The natural history of abdominal aortic aneurysms. *Am J Surg.* 1991；162：481-483

层患者在入院前死亡[150]。主动脉夹层指主动脉腔内血液从主动脉内膜撕裂处进入主动脉中膜，使中膜分离，沿主动脉长轴方向扩展形成主动脉壁的真假两腔分离状态。可以按照主动脉解剖部分或病程进行分类。急性主动脉夹层是指出现临床症状不超过 14 天，而慢性主动脉夹层的症状应超过 2 周。大约一半的主动脉夹层起源于升主动脉，属外科急症。升主动脉瘤的死亡原因通常是急性主动脉瓣反流、心脏压塞或冠状动脉开口受累所致的继发性心肌缺血。第二类常见破口位置起源于左锁骨下动脉远端，位于动脉韧带附近，一般不会延续为腹主动脉夹层，其发生率仅为 1.3%[151]。急性降主动脉夹层的死亡通常是由于内脏血管灌注不良造成的器官功能损害。通常情况下不复杂的降主动脉瘤可以进行内科治疗，而复杂的降主动脉瘤（如出现内脏器官或肢体缺血）则需要外科介入。

主动脉血流阻断及再灌注的病理生理学

　　主动脉血流阻断的病理生理反应取决于主动脉血流阻断的位置，患者的容量状态及心脏功能（图 40-12）[152]。主动脉血流阻断对心率几乎没有影响。主动脉血流阻断后将突然增加血流阻力，导致持续的全身血管阻力增加及平均动脉压升高。负荷增加的程度取决于阻断的水平，肾动脉水平

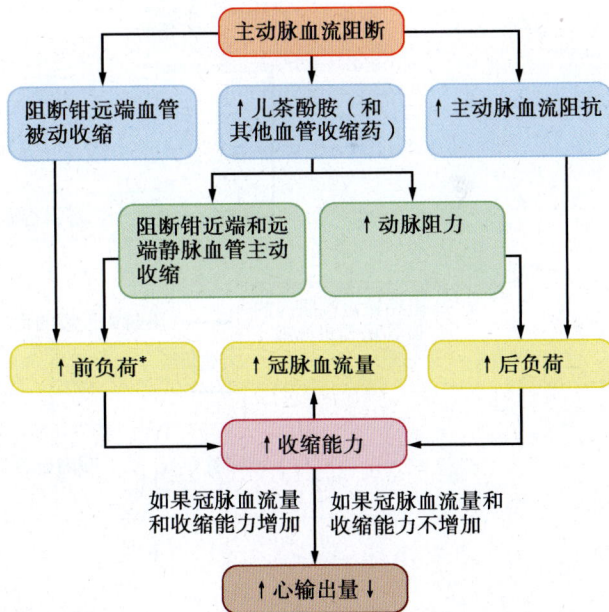

图 40-12　主动脉血流阻断的全身血流动力学反应
注：前负荷不一定增加。由于主动脉血流的突然阻断，全身血管阻力和平均动脉压增加。摘自 Gelman S. The pathophysiology of aortic cross-clamping and unclamping. *Anesthesiology.* 1995；82：1026-1060

以下阻断可能增加 2% 到 10% 的动脉血压，而腹腔动脉水平以上阻断效果更加明显，可能增加 50% 的平均动脉压（表 40-2）。

表 40-2　主动脉血流阻断水平对心血管变量变化的影响[a]

心血管变量	主动脉血流阻断水平对应的变量变化 /%		
	上腹部	肾动脉上	肾动脉下
平均动脉压	54	5	2
肺毛细血管楔压	38	10	0
舒张末期面积	28	2	9
收缩末期面积	69	10	11
射血分数	−38	−10	−3
室壁运动异常	92	33	0
新发心肌梗死	8	0	0

[a] 随着主动脉血流阻断，血流动力学紊乱程度在很大程度上取决于主动脉血流阻断水平。

内脏静脉张力、血容量再分配、冠状动脉血流量和心肌收缩能力的复杂交互作用可能导致心脏前负荷、中心静脉压和心输出量的增加或减少（图 40-13）。使用主动脉血流阻断钳将导致近端血容量再分配，与腹腔动脉水平上的阻断相比，腹腔动脉水平以下阻断更容易耐受。低位阻断后，血流

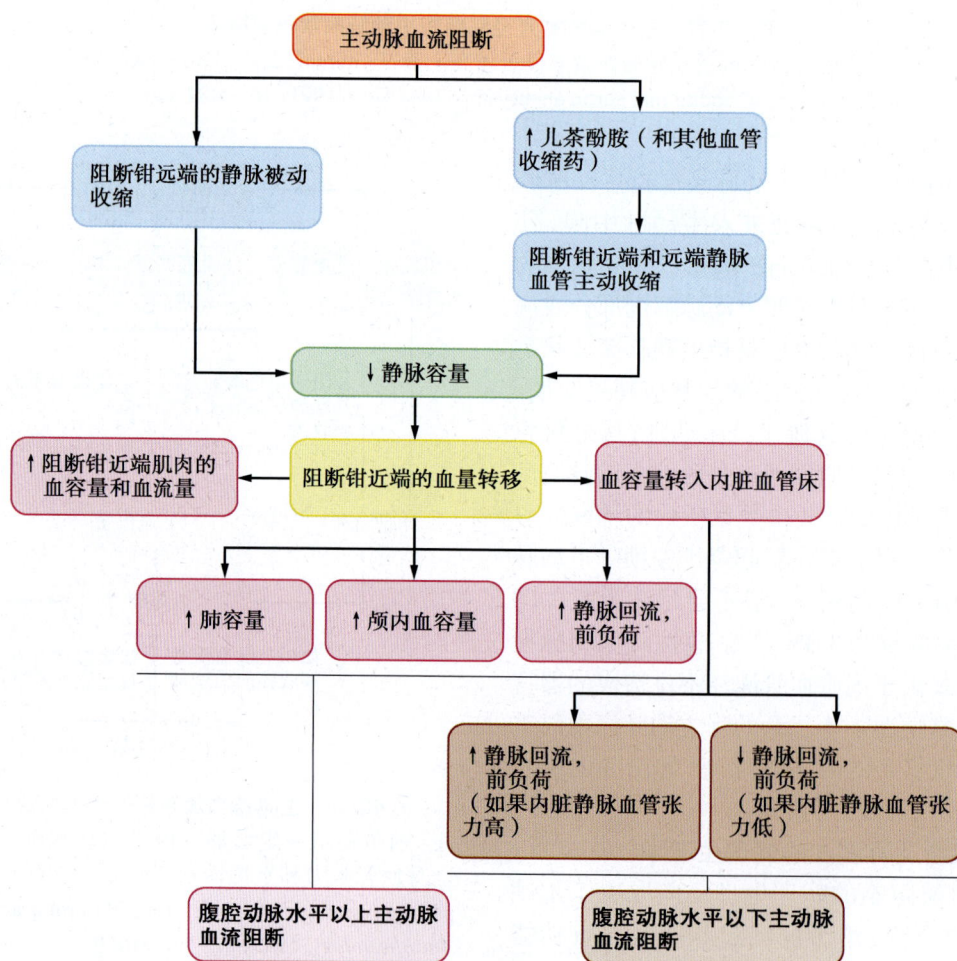

图 40-13　主动脉血流阻断后血流量的再分配

注：如果主动脉血流被阻塞在腹腔干以上，内脏血流就会被重新分配到阻断钳近端的器官和组织。如果阻断在腹腔动脉以下水平，除了阻断钳附近的器官，血液可能还会转移到内脏系统。摘自 Gelman S. The pathophysiology of aortic cross-clamping and unclamping. Anesthesiology. 1995；82：1026-1060

可以转移到顺应性更好的内脏血管,因此不会导致前负荷的明显变化。而腹腔动脉水平上的阻断时,内脏血管无法接受这部分转移的血流,反而,内脏血流的减少将导致静脉容量的减少,最终结果是静脉回流、中心静脉压和心输出量增加。前负荷和后负荷的增加将增加心肌的工作,这反过来又导致冠状动脉血管扩张,使冠状动脉血流最大化地进行氧输送。心力储备受限的患者,如射血分数减少或严重 CAD 患者(冠状动脉已最大限度地扩大),则不能忍受心肌做功的增加。在这种情况下,可能导致心肌缺血或心力衰竭的发生。已证明在进行肾动脉水平以上阻断时,多达 1/3 的患者会出现左室壁运动异常,而进行腹腔动脉水平以上主动脉血流阻断时,90% 以上的患者会出现左室壁运动异常[153]。相比之下,已有证据证明,肾动脉水平以下阻断不会造成室壁运动异常。尽管会降低射血分数,但由于左心室扩张,心输出量及每搏输出量增加。

　　主动脉血流阻断位置不同,血流动力学的变化也不尽相同。术中通常需要使用艾司洛尔将心率控制在 60~65 次/min,这可以降低心肌氧供与氧耗不平衡的风险。然后,通过静脉推注(和/或持续输注)血管扩张药(如硝普钠,硝酸甘油,或尼卡地平)、胸段硬膜外区域麻醉给药或加深麻醉深度,控制动脉血压。重要的是我们必须认识到,尝试恢复阻断水平以上的全身血管阻力可导致阻断钳远端的血流量更少。硝普钠已被证实可以降低阻断部位以下的主动脉压力,但这并不会通过影响容量变化或心输出量增加心脏前负荷[154]。手术的关键是保证阻断水平以下的灌注压,以避免内脏或脊髓缺血。

　　术中有两个开放主动脉的时点。即使初始主动脉血流阻断位置是在上腹部,吻合也常选在肾动脉以下进行。一旦完成近端吻合,阻断钳将从原来的主动脉移到人工血管上,以便尽快恢复腹腔和肾脏的灌注。这种血流动力学变化通常不明显,这主要是因为完成远端吻合(就分叉血管的吻合来说)所需时间较短,从阻断到恢复内脏血流的时间也较短。随后远端开放,这导致炎症介质的释放,从而造成心输出量减少,低氧血症介导的血管扩张和反应性充血,最终导致明显的血管扩张和低血压(图 40-14)。全身血管阻力可能下降 80%,同样地,左室压力也大大降低,随着血液聚集于阻断远端的组织,造成相对性中枢血容量减

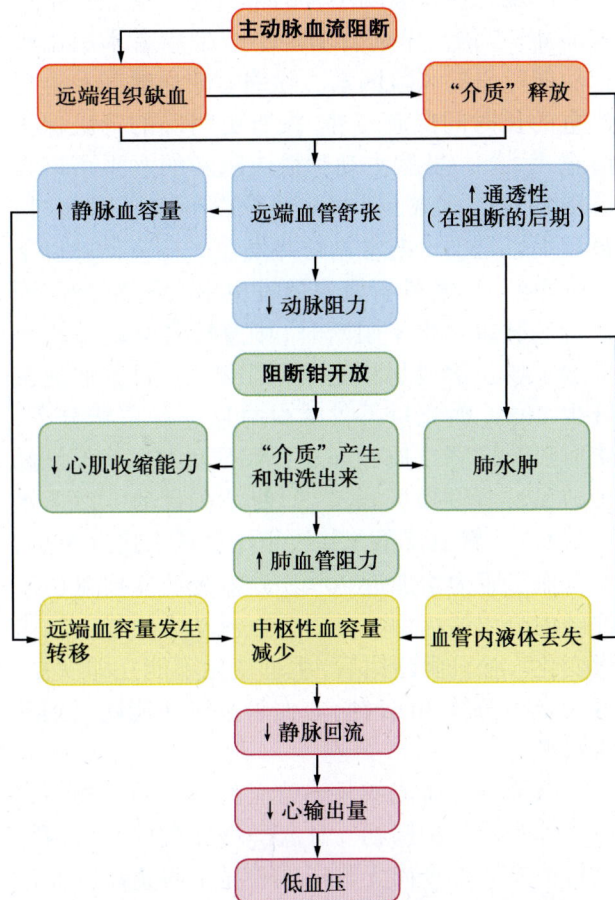

图 40-14　主动脉血流阻断释放的血流动力学反应

注:包括炎症介质释放、远端血管舒张、血管通透性增加和心肌收缩能力降低在内的一系列复杂事件将导致相对性中枢血容量减少,心输出量减少和全身低血压。摘自 Gelman S. The pathophysiology of aortic cross-clamping and unclamping. Anesthesiology. 1995;82:1026-1060

少。尽管可以采用各种方法来改善这一现象,但没有证据表明某一种方法优于另外一种方法。大多数麻醉医师会在阻断主动脉之前补充一定的容量负荷,并使用一些血管收缩药如去氧肾上腺素或去甲肾上腺素,或像肾上腺素及氯化钙等正性肌力药,并且需要小心地减少麻醉深度和/或停止硬膜外输注。术中应缓慢松开阻断钳,以控制血管活性药物和心脏抑制物质的缓慢释放。如果是双侧髂动脉阻断,可顺序开放髂动脉,使得下肢获得适当的复苏。术中与血管外科医生保持有效的沟通是至关重要的。例如,吻合处出血需要立即再次阻断血管;如果推注给予升压药和正性肌力药,接着又再次阻断主动脉,可导致继发严重的高血压。

肾脏血流动力学与肾脏保护

出现急性肾衰竭患者的术后死亡率是其他患者的 4~5 倍。术前肾功能不全是患者术后出现肾功能障碍的风险因素。除缩短缺血时间及避免严重的长时间低血压外，没有更明确的肾脏保护措施[155-156]。虽然主动脉血流阻断的水平可以显著影响肾脏血流，但在肾动脉以下水平阻断时，肾衰竭也是围术期常见的并发症。在肾动脉以下水平阻断时，急性肾衰竭的发生率大约为 5%，而在肾动脉以上水平阻断时，则急性肾衰竭发生率接近 13%。肾动脉以上水平阻断时，肾脏血流量减少 80%，血流量不仅减少并且进行重新分布，使血流流向肾皮质和邻近肾髓质区域，而不是易于缺氧的肾髓质区[157]。即使是在肾动脉以下水平阻断时，肾血流量与基线相比也减少接近 50%，而肾血管阻力增加近 70%。这些变化主要是由于神经内分泌激活而不是因为血流动力学或心输出量变化。松开阻断钳后，生理变化不能立即恢复，可能至少持续 30 分钟，心血管系统才能恢复到基线水平。

以改善肾血流或肾小球血流为主的药物一直被推荐为肾保护药物。甘露醇增加利尿并可清除氧自由基。迄今尚无临床试验显示腹主动脉瘤修复术患者使用甘露醇后会降低术后肾衰竭的发生率[158]。利尿剂，特别是袢利尿剂，在低尿量情况下经常被考虑使用，尽管事实证明术中平均尿量或每小时最低尿量与急性肾功能不全的发展没有显著的相关性[159]。使用利尿剂的唯一作用是增加尿量，它只会将少尿型肾衰竭转化为多尿型肾衰竭。在此期间，大量的液体超过尿液丢失可能会导致血管内体积的减少，进一步加重肾脏的损害。利尿剂只用于有明显容量超负荷的患者，并且应当慎重使用。多巴胺似乎并不能改善术后肾功能不全。非诺多泮是一种选择性多巴胺受体激动剂，在某些临床试验中已显示出前景，但在心血管外科手术中存在争议[156,160-161]。Ali 和他的团队[162]研究用主动脉血流阻断进行缺血预处理对肾脏和心肌损伤的作用，并发现其对两者都有益处。他们在这项研究中发现缺血预处理可使术后肾功能不全发生率降低 23%。

脊髓缺血和保护

脊髓血流主要由单一脊髓前动脉和成对的脊髓后动脉供应，两者都起源于后循环（图 40-15）。脊髓后动脉供应约 25% 的脊髓血流和后

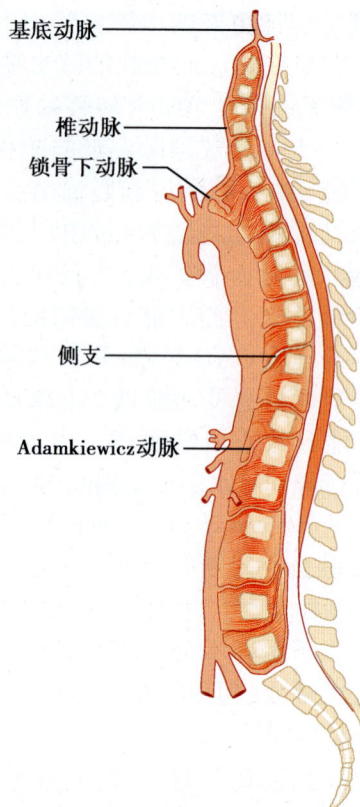

图 40-15　脊髓的血管供应

注：单一脊髓前动脉和成对脊髓后动脉均起源于后循环，为脊髓提供血液供应。源于主动脉的根动脉为其提供血液供应。侧支循环的变异在一定程度上有助于解释主动脉手术后截瘫的不可预测性。摘自 Piccone W, DeLaria GA, Najafi H. Descending thoracic aneurysms. In: Bergan JJ, Yao JST, eds. Aortic Surgery. Philadelphia, PA: WB Saunders; 1989: 249

柱的感觉束血流。脊髓前动脉供应前外侧束血流，包括运动束，并提供 75% 的脊髓血流量。脊髓前动脉血流由一系列起源于主动脉的根动脉供给，但侧支化是可变的。这使得脊髓区域易受分流性缺血的影响，特别是当主动脉血流阻断或长期低血压时。供应胸腰髓血流最重要的根动脉来源于 Adamkiewicz 动脉。在 75% 的病例中，Adamkiewicz 动脉起源于 T_8 和 T_{12} 之间。在另外 10% 的病例中其起源于 L_1 或 L_2 水平。

脊髓缺血是主动脉重建的一个严重并发症，在涉及远端主动脉修复的患者中其发生率高达 10%。脊髓缺血的相关风险包括主动脉瓣手术史（特别是大的胸神经根侧支的血流阻断），开放性修补术，主动脉血流阻断的位置与持续时间，主动脉置换的长度以及术中低血压/低灌注。预

防脊髓缺血的有效措施包括短的交叉钳夹时间以及维持正常的心功能和较高的灌注压。节段性序贯手术修补可使阻断的血管床缺血持续时间最小化。脑灌注联合脑脊液（cerebral spinal fluid，CSF）引流，可以显著降低神经功能障碍的发生率[164,166]。脑脊液引流的基本原理是通过增加正向驱动力（MAP）或减轻所有阻碍力（CSF压力）来增加脊髓灌注压。在动脉瘤性疾病和大血管重建的情况下，要将MAP增加到可确保足够灌注的程度实际上可能是有难度的。主动脉血流阻断使机体产生自主调节机制，导致脑脊液压力反射性增加，从而有效地降低脊髓灌注压。因此，脑脊液引流有利于改善脊髓灌注。当进行脑脊液引流时，进行连续的脑脊液监测，脑脊液被缓慢引出以维持脑脊液压力低于12mmHg（1mmHg=0.133kPa）。尽管该法常用于胸主动脉或胸腹主动脉修补术（见第39章心脏手术麻醉），但是该技术不太适用于孤立的AAA。

开放性主动脉重建手术的麻醉管理

腹主动脉重建手术可以通过经腹以及腹膜后两种途径完成。对于经腹途径的患者，需要在胸腹部中线造一切口，通过打开腹膜，暴露主动脉。这种方法能够极大程度地暴露主动脉，通常应用于复杂的主动脉重建以及置换手术。对于腹膜后途径的患者，切口位于左侧腹直肌外侧缘，上至第12肋，下至肚脐以下数厘米。这种手术途径能够从主动脉与膈肌交点到主动脉分叉处暴露主动脉。腹膜后途径的优点在于暴露范围不亚于经腹途径，而体液转移量减少，术后肺部并发症发生率降低，肠道功能恢复更快，ICU停留时间更短，平均节省医疗费用4 000～5 000美元[165]。对于严重向心性肥胖患者、慢性阻塞性肺疾病患者、腹腔内粘连患者以及近肾腹主动脉瘤患者，这种途径是首选手术方法。不管用哪种手术方式，OAR手术需要切开一个极大的垂直切口。若患者没有椎管内麻醉禁忌证，应该考虑行硬膜外置管。硬膜外置管可用于处理术中主动脉血流阻断时的血流动力学不稳定性，减低术后交感神经兴奋性，术后镇痛，同时有助于患者平稳脱离呼吸机。大多数缺血性并发症的发生机制，是粥样硬化组织从病变的主动脉中被移除导致的，而不是由于血栓形成，然而大部分外科医生都在主动脉血流阻断之前使用静脉肝素降低血栓栓塞事件的风险。如果计划行椎管内置管，根据现在的指南，应该延迟给予肝素的时机[166]。如果置管过程造成了损伤，或者导管置入了血管内，手术团队应该慎重权衡继续手术和延迟手术各自的风险和益处，尽管出现硬脑膜外血肿的概率很低，但是一旦出现会导致极严重的后果。

开放性腹主动脉瘤修复手术的麻醉方式通常为全身麻醉。麻醉诱导以及气管插管可能会引起血流动力学极大的波动以及交感神经兴奋性增加，可能导致动脉瘤破裂。在行全身麻醉诱导前，为谨慎起见，最好能在手术间预备充足的血制品以及外周静脉通道。诱导方式没有"最优"一说，无论选用哪些药物，诱导的目标都是过程平稳，血流动力学稳定，以及避免心动过速以及高血压。在诱导前放置动脉导管能够帮助调整麻醉药物的用量。应用中心静脉置管能够监测容量的变化，也能稳定地给予血管活性药物。心脏功能一般通过肺动脉置管或者经食道超声心动图检查进行监测。这两种方法都能提供关于心脏功能和容量的有用信息。超声心动图是发现局部心室壁运动异常敏感性最高的方法，并且能够为心室舒张后的容量情况提供直接的视图。肺动脉置管能对术中及术后的复苏提供指导。肺动脉置管的应用目前仍存在争议，关于将其应用于高危手术患者是否能带来益处，相关的临床证据指向不同结论[167-168]。Berlauk和其同事发表的一项研究表明[169]，应用肺动脉置管监测血管手术患者能够减少术中不良事件及降低术后心脏并发症风险。与其他监测手段一样，肺动脉置管是否能带来益处在于医生如何解读数据，以及如何根据数据进行相应处理。

几乎所有的麻醉药物和技术都被应用于主动脉重建手术。维持血流动力学稳定和处理细微问题的能力远比选择何种药物重要。若患者出现心肌缺血，使用吸入性麻醉药物的患者能够减少心肌损伤，因为这些药物的预处理改善了心肌缺血的病理生理机制[162,170]。这种效应已被动物模型验证，在心脏手术中也得到验证，但在血管手术中尚未被验证。应用于麻醉维持的药物一般能够把血流动力学状态维持在基线水平20%以内。为了能够及时处理血流动力学的波动，应该准备好一套短效的血管活性药物（包括血管扩张药，血管收缩药，以及强心剂）。在行主动脉血流阻断之前，患者一般被保持在轻度低血容量的状态

（一般是通过中心静脉压，肺动脉楔压或者超声心动图评估），以防因主动脉血流阻断而出现极端的高血压。当行主动脉血流阻断时，可能需要持续输注血管扩张药。其他扩张血管的方法包括加深麻醉深度和通过硬膜外导管注射区域麻醉药物，不过这两种替代方法都需要注意预防低血压的发生。如果顾虑患者的脊髓灌注情况，谨慎的做法是进行控制性高血压，把动脉夹以上的血压控制在尽可能高的水平，从而为远端提供更高的灌注压，避免出现远端缺血。这种方法可能会为心肌带来不良影响。

在放置好动脉夹以及切开动脉瘤体以后，两个动脉夹之间的主动脉的分支血管的出血速度十分迅速。准备好足够的外周及中心静脉通道是必须的。如果没有出现低血压或者心动过速，出血量会十分巨大，因为阻断主动脉以后循环中相当大部分的血管床血流终止。应用自体血回输仪器能够减少自体血的需要量。在主动脉阻断时，为求谨慎可以对患者扩容，以避免去除主动脉夹以后可能出现的血管麻痹以及反应性充血。如果需要把中心静脉压或者肺毛细血管楔压提升2至3mmHg或者根据超声心动图容量评估需要大量扩容，研究人员的处理方法是联合应用晶体液、胶体液以及血制品进行复苏。这些新增的容量储备，在去除主动脉夹后会流入远端需求增加的血管。

在去除主动脉夹之前，需要即刻停止输注血管扩张药。手术医生需要缓慢松开主动脉夹，以防出现严重的低血压或出血。在多数情况下，需要对患者进行持续液体复苏，给予血管收缩药以及强心剂支持。严重的顽固性低血压可以暂时通过重新夹闭主动脉得以减轻，直至完成相应处理措施。在进行重建的过程中，可能会反复夹闭和开放血管夹，从而减少重要器官的缺血时间，并"测试"血管吻合的情况。麻醉医生必须能够随机应变，并且准备好各种短效血管活性药物，以对血流动力学状态进行调整。每一次打开动脉夹，都会出现血管活性药物的"冲洗"，并可能导致血流动力学波动。乳酸和炎症介质的回流会引起肺血管收缩以及心肌顿抑，即使是在全身性低血压的情况下，也可能出现中心静脉压和肺血管充盈压升高。

手术结束时，若要决定患者是否处于危重情况，或者是否能够拔管，应该考虑患者是否持续存在血流动力学不稳定，代谢紊乱，以及是否需要进行持续复苏。如果患者能够耐受，应该在围术期继续应用β受体阻滞剂。硬膜外置管能够提供足够的镇痛效果，并且为患者平稳撤离呼吸机提供帮助，尤其是对于合并慢性阻塞性肺疾病的患者。对于保留气管导管的患者，硬膜外置管能够减轻静脉镇静的深度，从而能够持续监测患者的神志状态。

外周动脉疾病

据估计，人群中大约20%患有外周动脉疾病（peripheral artery disease，PAD）。大多数PAD患者没有症状，然而PAD是心血管不良事件的危险因素，每年5%至7%的患者会发生这种后果[13,171]。PAD的危险因素包括非白种人，男性，年龄，吸烟，糖尿病，高血压，血脂异常，慢性肾功能不全，血液高黏滞/高凝状态，高同型半胱氨酸血症，以及炎症标志物水平升高。PAD的手术指征包括间歇性跛行（intermittent claudication，IC），缺血性静息痛或溃疡，以及坏疽。

大多数PAD患者没有症状，或者存在间歇性跛行，其定义为某肌肉群反复发作的疼痛，此疼痛可由活动诱发并能够通过休息缓解。大约10%至35%的PAD患者会出现间歇性跛行的症状[172]。间歇性跛行的情况取决于血流阻塞的位置，严重程度，以及侧支循环的情况。主髂动脉闭塞症（aortoiliac occlusive disease，AIOD），或称"流入障碍"疾病，容易出现臀部或髋部的跛行。AIOD通常起病于远端主动脉，或者同侧髂总动脉的近端。"流出障碍"疾病指病变部位位于股髂动脉或者膝下动脉，导致大腿或腿部跛行。

间歇性破行是PAD最常见和最先出现的症状。PAD的病程一般是缓慢的，患者肢体功能缓慢而持续地下降。对于大多数患者，通过药物、锻炼以及改变生活方式，积极治疗疾病的危险因素能够防止疾病进展[13]。由于间歇性跛行进展较慢，且预后良好，手术干预必须个体化地考虑患者情况。治疗方案的决策需要考虑患者对干预的反应，肢体功能，以及对患者生活质量的影响[173]。对于十分热爱活动的患者，轻微的症状可能使其感到十分不适，而极少活动的患者可能对严重的症状都能够忍受。

当仅有的动脉血流不能够满足代谢需求，患者出现重症肢端缺血（critical limb ischemia，CLI），导致静息痛,溃疡以及坏疽。CLI 是 PAD 十分严重的临床表现,出现于程度严重及部位多发的血流阻断情况。加速疾病进展的危险因素包括年龄,糖尿病,吸烟以及高脂血症[13]。PAD 中大约 1% 至 2% 的患者会进展至 CLI。CLI 的患者可能存在持续进展的缺血,并且有不同程度随时失去肢体的风险,因此有必要进行迫切的手术干预。据估计,25% 的患者会在 1 年内进展至截肢,另外有 25% 的患者会因为心血管事件死亡[13,173]。令人惊讶的是,这些患者同样患有其他血管床的严重的 ASCVD。大约 50% 的 CLI 患者同时合并 CAD,这些患者因心肌梗死或脑卒中而死亡的风险增高。由于病情严重,临床因素及手术因素导致这些患者的围术期风险增加。

AIOD 可以通过直接血管重建进行修复(主髂动脉旁路手术或主股动脉旁路手术),或者通过特殊类型血管重建手术进行修复(腋-股动脉旁路手术 +/− 股-股动脉旁路手术)。直接血管重建手术的长期血管开放率更高(超过 80%),但是围术期并发症率及死亡率也更高。特殊类型的血管旁路手术围术期并发症率较低,长期有效率也相对较低,文献报道为 55% 至 80%[171,174]。因此,特殊类型的血管旁路手术一般用于行直接血管重建手术风险过高的患者,比如既往行搭桥手术或支架植入手术,合并感染,以及既往有腹部手术史并导致腹腔内粘连。病变部位在腹股沟下的患者,根据具体部位的不同,血管重建手术可能涉及股动脉,腘动脉,或者膝下血管。

下肢血管重建手术的麻醉管理

AIOD 的麻醉管理方式取决于患者行直接血管重建还是特殊类型的血管重建手术。对于行主动脉股动脉旁路手术的患者,麻醉管理与开放性腹主动脉瘤修复手术类似。若无椎管内置管的禁忌,应该考虑在诱导前行硬膜外置管,用于术后镇痛。一般采用全身麻醉联合 ETT,这是因为手术时间较长,并且可能出现血流动力学波动。建立大口径的外周静脉通道以及动脉置管对进行复苏十分重要,并且能够及时监测血流动力学改变。对于行主动脉股动脉旁路手术的患者,手术过程涉及动脉夹闭及开放,但由于患者已经耐受增高的主动脉阻力,相比动脉瘤患者,他们更能耐受这些操作。血流动力学一般较为稳定,一来是因为动脉夹闭的位置(通常为主动脉的远端),二来是因为慢性动脉粥样硬化导致血管阻塞,患者可能

存在大量侧支循环。这跟主动脉瘤患者截然不同,他们并不存在大量的侧支循环。建立中心静脉通道能够保证必要的血管活性药物的可靠给药途径。是否进一步检测患者心脏功能,比如通过肺动脉置管或经食管超声心动图,应该根据患者及手术的具体情况。

特殊类型的血管重建手术不涉及对主动脉的操作,因此不需要夹闭及开放主动脉。特殊类型血管旁路手术一般建立腋动脉至同侧股动脉旁路,随后还可建立股动脉至股动脉旁路。一般来说,对腋动脉及股动脉进行夹闭相比对主动脉进行夹闭引起的血流动力学波动更小。因此,建立大口径外周静脉通道以及进行动脉置管仍然是谨慎的做法,而进行中心循环监测以及心脏功能监测相对而言不那么必要,除非患者存在相应的合并症需要这些监测。动脉置管应该在进行手术的血管的对侧,因为同侧动脉夹闭会导致动脉导管失去功能。特殊血管旁路手术中血管桥的走行必须在腋中线从皮下穿行,防止血管桥发生缠绕,否则会比动脉夹引起更高的交感神经兴奋性。这个过程必须防止血流动力学波动以及保证患者无体动。

对于行腹股沟下血管重建手术的患者,麻醉方式的选择应该根据患者进行个体化决定。下肢血管重建手术能够在全身麻醉,椎管内麻醉或者区域麻醉下完成。据说,区域麻醉的优点包括避免了插管及拔管造成的血流动力学反应,减少了围术期儿茶酚胺的释放,增加了血管的血流量及血管桥的开放率,以及降低了肺部并发症的发生率。一项 NSQIP 研究比较了 15 000 名下肢血管重建手术的患者的麻醉方式:椎管内麻醉(腰椎麻醉或硬膜外麻醉)与全身麻醉[175]。该研究表明,椎管内麻醉的患者需要再次手术的概率降低,血管桥无效的概率降低,术后出现呼吸系统及心血管系统并发症的概率降低。另外一项 NSQIP 研究表明,对于 CLI 患者,行全身麻醉或椎管内麻醉的患者围术期并发症率并无差异[176]。Cochrane 发表的一篇系统回顾比较了下肢血管重建手术患者全身麻醉与区域麻醉的患者结局,总结出目前没有足够的证据能够消除临床因素对多数观察结局的干扰(病死率,心肌梗死,以及下肢截肢率)[177]。因此,麻醉方式应该根据临床专家的意见,患者意愿与手术医生的偏好决定。下肢血管重建手术后的并发症与死亡一般与心脏相

关。对于行外周血管手术的患者，据报道，围术期心肌梗死的发生率为 4% 至 15%，并且与 50% 以上的围术期死亡有关[178]。最近发表的一篇基于 NSQIP 数据库的研究表明，下肢血管重建手术患者心脏相关病死率为 2.7%，30 天内病死率 / 主要并发症发生率接近 20%[179]。相比 IC 患者，CLI 患者手术风险增加，这可能是因为疾病更加严重，并且由于病变范围更广，分布于多个部位，修复血管的手术难度增大。

血管腔内手术

血管腔内手术的出现是血管外科领域的重大变革。该手术创伤小，降低了围术期病死率与主要并发症的发生率，减少了住院时间，以及 ICU 停留时间，同时使患者基本功能恢复得更快，特别是对于高龄患者和虚弱的患者。除了手术造成的刺激减小外，血管腔内手术还可以避免全身麻醉的需求。尽管短期及中期的结局改善了，但血管腔内手术不能提供更优的长期结局。此外，该手术相比开放性手术而言，手术效果维持的时间更短，患者更可能需要再次手术干预。在本节中，我们将对血管疾病腔内手术的麻醉问题进行探讨。

颈动脉支架植入术

颈动脉血管成形术以及支架植入术最早在 20 世纪 70 年代末到 80 年代初被提出，但是在植入支架的过程中容易导致斑块栓塞远端血管，造成早期并发症，因此降低了最初人们对应用介入技术治疗脑血管疾病的热情。20 世纪 90 年代出现了预防栓塞的方法，重新激发了人们应用介入技术治疗颈动脉疾病的兴趣，尤其是对于行开放手术风险高的患者。有 5 个重要的随机对照试验比较了传统的开放性 CEA 与颈动脉支架植入[180-184]。最近发表的一篇荟萃分析总结了这些数据，表明对于有症状的患者，颈动脉支架植入术与围术期心肌梗死的风险降低息息相关，但却增加患者死亡与脑卒中的复合结局的风险，以及围术期脑卒中的风险[185]。此外，患者病死率和致残性脑卒中的风险没有差异。Kuliha 和其同事[186]最近发表的研究表明，行颈动脉支架植入术的患者发生无症状性脑缺血的风险增加，但术后认知功能的情况无显著差异。

上述结果与另外一些对比血管腔内手术与开放手术（比如治疗主动脉及外周血管疾病）的研究结果相反，在这些研究中血管腔内手术的患者围术期并发症率及病死率有所改善。大多数围术期并发症的差异只是局限于高龄患者。对于颈动脉疾病的患者，超出围术期的长期结局如功能作用，在血管腔内手术及开放手术两组间无明显差异。因此，增加短期内发生微弱、非致残性的脑卒中风险的同时，围术期发生心肌梗死的风险降低，两者间需要权衡利弊。目前，现有的文献对颈动脉疾病的最优的手术方式没有达成定论。在决定手术方式时，必须综合考虑患者临床因素，手术因素，以及外科医生因素。尽管 CEA 仍然是颈动脉修复的治疗金标准，血管腔内技术持续的改进以及脑保护手段的进步，正在改变颈动脉疾病的治疗趋势。在颈动脉支架植入术中使用反向流动的安全性和有效性研究应用了最新的经颈动脉神经保护系统，最近报道了患者 30 天围术期结局，结果指出血管腔内技术中最低的围术期脑卒中发生率为 1.4%[187]。数据表明颈动脉支架植入术的应用从 1998 年的少于 3% 增加至 2008 年的超过 13%[188]。对于曾接受颈部放疗的患者，以及病变部位水平过高的患者，再次手术时颈动脉支架植入术优先于开放手术。

颈动脉支架植入术的主要好处是能够持续监测神经功能的完整性。这种微创手术方式只需要对患者进行极浅的镇静以及在穿刺点进行区域麻醉。在手术过程中，患者保持清醒并且配合手术者进行一系列的神经评估，这一点很重要。在术前与患者进行坦诚的沟通，从而让患者有充分的心理准备，这或许是最重要的麻醉处理。可以给予患者最低剂量的短效镇静药物，但应该避免患者出现耐受药物的情况。标准的术中监测以及单一的中至大口径的外周静脉通道通常就足够了，可以考虑进行有创动脉置管，但一般不需要。如果出现紧急情况，动脉压可以通过穿刺部位进行监测。需要注意，在颈动脉血管成形术以及支架植入过程中，可能会刺激颈动脉压力感受器，导致心动过缓以及低血压，类似于从外部刺激颈动脉。如果出现这种情况，停止手术操作即可以消除这种反应，还可以考虑给予预防性抗胆碱药。术后颈动脉压力感受器的功能可能发生改变，开放性手术亦可能出现这种情况，血流动力学波动的处理应该与 CEA 一样。

血管腔内主动脉修复术

在血管腔内修复术诞生之前,腹主动脉瘤的治疗方法只能依靠开放性腹主动脉瘤修复手术或内科处理。但 OAR 术后并发症发生率及病死率极高,同时,瘤体越大,腹主动脉瘤破裂的风险越高,院外发生腹主动脉瘤破裂的患者病死率接近 100%。血管腔内修复技术的实现革命性地改变了腹主动脉瘤的处理方式。20 世纪 90 年代早期,Parodi[189] 开创了一种血管腔内治疗主动脉瘤的方法。最初,这项技术仅用于解剖学上明确不适合进行 OAR 的高危患者,但是随着支架技术和外科技术的进步,如定制开窗支架和烟囱技术等,血管腔内修复术已经作为过去解剖学上认为不适合手术的患者的一种治疗手段。事实上,在近十年中,随着介入性动脉瘤修复手术的广泛应用,介入治疗作为腹主动脉瘤的首选治疗方式在数量上已经超过了 OAR[190-191]。在 2000 年,EVAR 只用于 5.2% 的 AAA 修复,但是到了 2004 年,EVAR 的数量已经超过 OAR 并成为更常规应用的技术。到 2010 年,这个比例骤升至 74%,并且腔内修复也成为复杂的急性 B 型主动脉夹层的治疗选择[192]。

很多研究机构针对腹主动脉瘤的开放手术和腔内手术进行了设计严谨的大型、多中心的随机对照试验[193-196]。荷兰随机化腔内腹主动脉瘤治疗计划(The Dutch Randomized Endovascular Aneurysm Management, DREAM)、EVAR、OVER 试验都表明,与 OAR 相比,尽管远期患者的并发症发生率及病死率无差别,但 EVAR 围术期病死率更低。在一项临床研究中(ACE 研究),发现 EVAR 和 OAR 的围术期或长期病死率没有差异,不过值得注意的是,该试验中所选取观察对象都是中低危手术风险的患者。而一项联合分析则显示 EVAR 术后患者短期病死率减少,但中期(长达 4 年)或长期预后与 OAR 没有差异[197],两者的术后主要并发症(心、脑、肾等并发症)发生率相近,而 OAR 的肺部并发症率明显高于 EVAR,在与肺部并发症相关的死亡中也有类似的趋势。同时,EVAR 组的再入院比例要高于 OAR 组,并且需要终身监测腔内修复术的特殊并发症。总体来看,介入手术后再入院比例较高,但与致残率和病死率相关不大。尽管如此,在决定选择开放手术还是介入手术时,仍需要考虑 EVAR 反复的辐射暴露和造影剂使用,以及潜在的手术和麻醉风险。总体来说,年轻体健、围术期风险较低的患者选择 OAR 会比较合理,以避免终身监测手术并发症和再入院的可能性。然而 NSQIP 数据库最近的一个综述表明,即便是对于肾下 OAR 风险较低的患者,行 EVAR 的围术期并发症发生率和病死率也能减少[198]。

EVAR-2 试验是对最大化药物治疗和 EVAR 的应用进行比较[199],其试验对象为因存在重大心、肺、肾合并症而不适合 OAR 的患者。其结论是,与内科治疗相比,EVAR 降低了动脉瘤相关的病死率,但总体病死率没有差异。据推测,导致 OAR 患者病死率增高的因素也会同样导致后继全因死亡率增高。由此该作者认为,因存在合并症而预期寿命不长的患者并不能从 EVAR 治疗中获益。但 EVAR-2 研究也被指出研究设计上存在人种学的缺陷,因此可能导致 EVAR 人群的偏倚,同时所报道死亡率也被认为相对过高而不被部分学者所认可[200]。最新的一个单中心、大样本的研究结果提示,对不适合进行 OAR 手术的患者而言,EVAR 仍对患者的生存率有益,即使在高风险患者中也是如此[201]。与 EVAR-2 研究比较而言,这个研究中的患者更倾向于使用抗血小板药物和胆固醇合成酶抑制剂治疗,这也可能为患者创造更好的手术条件。此外,该研究中 EVAR 是在单中心、大规模医院施行的,而 EVAR-2 研究则为多中心、多专家意见参与。和大多数干预一样,程序化的经验和技巧最终可能影响到研究的结果和取得的成绩。

在 EVAR-2 试验后仍然存在一个问题,即哪些患者是 EVAR 的高危患者。Egorova 团队[202] 评估了在 Medicare 数据库中接受了 EVAR 的近 67 000 名患者,建立了围术期病死率的风险模型并进行了验证。表 40-3 列出了显著预测病死率和相应评分的基线风险因素。绝大多数患者(96.6%)的总分低于 10 分,其术后 30 天病死率低于 5%,而不足 1% 的患者病死率大于 10%。作者的结论是,尽管存在由于较高的 30 天病死率而不合适进行 EVAR 治疗的高危人群,但这一群体相当小。Giles 等[203] 还开发了一个动脉瘤评分系统,它可以预测开放手术和血管腔内修复术的病死率。EVAR 风险评估模型[204] 已被证明不仅可以预测围术期病死率,还可以预测发病率、中期生存率和再入院率。该模型包含 8 个变量,分别是动脉瘤大小、年龄、ASA

表 40-3 EVAR 患者 30 天病死率风险评分 [a]

风险因素	得分
需要血透的肾衰竭	7
下肢缺血	5
年龄≥85 岁	4
肝脏疾病	3
充血性心力衰竭	3
年龄 80~84 岁	2
女性	2
神经系统合并症	2
慢性肺部疾病	1
外科医生经验<3	1
医院每年手术例数<7	1
年龄 57~59 岁	1

资料来源：Egorova N, Giacovelli JK, Gelijns A, et al. Defining high-risk patients for endovascular aneurysm repair. *J Vasc Surg.* 2009; 50(6): 1271-1279.e1。

注：EVAR, 介入性动脉瘤修复手术。

[a] 总得分在 10 到 12 之间，预测病死率为 5%。总得分大于或等于 13 预测手术死亡率为 10%。

分级、性别、肌酐值、主动脉颈角、肾下颈直径和肾下颈长度。

复杂动脉瘤血管腔内修复术进展

自从 Parodi[189] 首次描述了使用定制的涤纶人工血管(Dacron)进行肾下型腹主动脉瘤的腔内修复，血管腔内手术领域迅速扩大。随着具有分支和组装化的移植物迅速发展，血管腔内手术的应用范围扩大到了主动脉分叉的范围。然而，直到最近，由于设备设计的限制，仍有部分复杂解剖条件的患者无法进行血管腔内修复手术。例如患有近肾或肾上型腹主动脉瘤的患者，其内脏血管可能来自动脉瘤区域，术中可能会阻断重要脏器的血流而不适合进行血管腔内修复。类似地，有近15% 的肾下型腹主动脉瘤患者，因其正常肾下腹主动脉长度不够，很难在不损害内脏血供的情况下进行充分的近端封闭。而最近在支架技术方面的进步使这些更复杂的修复手术发生了革命性改变。分支或有孔移植物(f-EVAR)的发展保证了内脏器官的血流，同时也支持近端移植。这些装置是根据三维重建(通常是计算机体层血管成像)定制的，这样就可以为相应的动脉孔进行定位。因为它们是定制设计的，所以这些设备昂贵且需花费大量时间来制造。正因如此，它们通常不适用于急诊手术。另一种技术是烟囱支架(Ch-EVAR)，这种方法是将一个不同类的血管内支架与主动脉支架主体平行放置(处于主动脉壁和支架主体之间)，以保证内脏分支血供(图 40-16)。"通气管"技术允许血液从主支架的上方分流，而"潜望镜"技术允许血液从下面分流。最终的目的是保证血流能通过血管供应内脏，否则血液将被支架主体隔绝。还有一种"三明治"技术，其内脏的"通气管"被夹在两段主动脉移植物之间。烟囱支架是现成的，因此在没有时间定制有孔的支架的紧急情况下仍然是一种选择，而且也比传统的同类产品便宜得多。

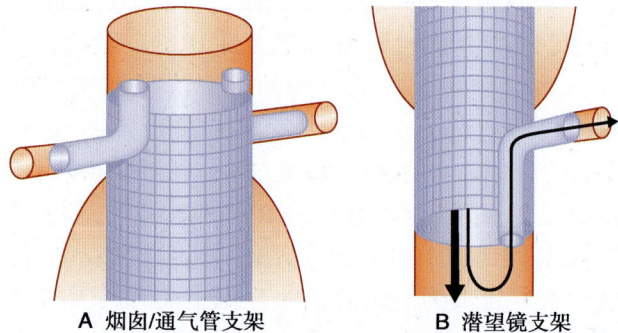

A 烟囱/通气管支架 B 潜望镜支架

图 40-16 通气管和潜望镜支架

注：将支架同轴放置在重要的肠系膜血管中，既保障重要脏器血供，又可隔绝肾上、肾旁或其他近端(A)或远端(B)着落区不足的动脉瘤囊。在使用潜望镜支架的情况下，血液从主支架的主体流出，回流到同轴潜望镜支架，为内脏分支提供血流，否则内脏分支将被隔绝在体循环之外。摘自 Wilson A, Zhou S, Bachoo P, et al. Systematic review of chimney and periscope grafts for endovascular aneurysm repair. *Br J Surg.* 2013; 100: 1557-1564

目前还没有随机对照试验来比较开放、窗孔技术或烟囱技术用于复杂动脉瘤的修复的效果。重要的是要认识到已出版文献中的固有偏倚，因为现有的发病率、复杂的解剖结构和手术的迫切性之间的差异，观察人群可能无法进行比较。最近的系统回顾显示，与 OAR 相比，f-EVAR 的围术期病死率有下降趋势，尽管这一差异没有统计学意义[205]，同样，f-EVAR 的围术期的心血管和肺疾病、失血、住院和 ICU 的停留时间也有相似的下降趋势。对现有文献进行二次系统回顾和荟萃分析发现，从短期和中期预后来看，f-EVAR 在病死率、技术成功率、靶血管贯通率和再入院率等方面结果也比较乐观。与任何新技术一样，在解释这些数据时必须考虑到早期摸索阶段即学习曲线的影响。此外，最初几年这项技术主要是针对不适合进行开放修复的高危患者。进一步的研究已经获批，即 f-EVAR 是主要主动脉治疗中心评估预后的标准方式。

Ch-EVAR 的围术期病死率已可与 OAR（4%～5%）相近，但高于标准 EVAR[207]。患者的内科疾病的复杂性和动脉瘤的外科复杂性都可能是导致这种差异的原因。Ch-EVAR 的一个主要问题是，由于主体和烟囱支架的同轴性，I 型内漏的风险增加。文献综述认为，Ch-EVAR 明显比 f-EVAR 更容易产生内漏，尽管这种内漏可以在术中用球囊扩张处理，部分内漏也会自行好转[205]。与 OAR 或 f-EVAR 相比，Ch-EVAR 也可增加缺血性卒中的风险。烟囱技术要求从肱动脉或腋动脉进入，以便更好地排列和部署烟囱支架。这种上肢血管进入的方法会增加医源性卒中的风险，特别是在有动脉粥样硬化或困难的弓形结构的患者中[205]。越来越多的数据表明，Ch-EVAR 是一种安全而有价值的技术，特别是对于急需外科修复、情况复杂的患者[65]。从短期和中期预后来看，f-EVAR 和 Ch-EVAR 的技术成功率和血管复通率都是有应用前景的，但长期预后尚未确定。

血管腔内动脉瘤修复术的麻醉管理

EVAR 可以在任何类型的麻醉（包括局部、区域、神经阻滞和全身麻醉）下成功进行。采用哪种麻醉方式因人而异。使用抗血小板药或抗凝治疗可能会妨碍神经阻滞或区域麻醉的操作；如果患者不能平躺一段时间或不能有效交流，那么患者可能不适合选择全身麻醉。最后，必须考虑手术方面的因素，如预期的手术时间或手术难度。针对 EVAR 局部或区域麻醉与全身麻醉的比较的研究多为非随机的试验。在一项 164 个中心的研究中，超过 5 500 名患者在全身、局部或区域麻醉下进行 EVAR，结果显示局部或区域麻醉的手术时间、ICU 入住率、住院时间，以及一系列系统并发症减少[208]。对 NSQIP 数据库中的 5 500 多名患者进行回顾显示，与全身麻醉相比，在局部或区域麻醉下，患者肺部并发症减少，并且住院时间减少了 10%～20%[209]。对现有文献的荟萃分析显示，与全身麻醉相比，区域麻醉的患者在手术时间、住院时间和术后并发症方面均有所减少，但患者在接受区域麻醉时往往可能会增加心血管或呼吸系统风险[210]。然而，目前并没有随机对照试验表明一

种技术优于另一种技术。

EVAR 的术中患者的血流动力学变化相对不明显，但是，必须考虑术中需要紧急转为开放手术的可能。围术期 EVAR 转为 OAR 的转化率小于 1%，主要发生在有困难的动脉插管、血管解剖不良、支架错位或迁移，或动脉瘤破裂的情况下。如果需要转为开放手术，需要快速实施全身麻醉，并且需要足够的复苏设备，如血液回收装置和快速输液装置等，应开放两个大口径的外周静脉，并确保充足的血液制品。

如果需要使用主动脉气囊（类似于外部阻断）来协助放置支架，就需要短时间内提高血压或增加后负荷。大多数支架不需要在使用主动脉气囊就可自动放置，因此不需要对血压进行特殊调控。此类手术对于经验丰富的操作者来说失血会很少，当发生动脉瘤破裂时，首先应通过主动脉球囊封闭血管近端，然后在开放后使用阻断钳夹闭腹主动脉。由于 OAR 血流动力学变化剧烈，需要常规监测有创动脉压。对于 EVAR 来说，通常是不需要中心静脉穿刺，因为此类手术血流动力学变化小，很少需要输注血管活性药物，术后也很少需要在 ICU 继续治疗。但是对于胸主动脉腔内修复（thoracic endovascular aneurysm repair，TEVAR）或复杂的腔内修复，包括通气管 / 潜望镜技术等，应留置深静脉导管。如果该病例转为开放的 TAAA，需要进行心肺转流术（在第 39 章心脏手术的麻醉中讨论），则可以考虑留置中心静脉通路以快速放置肺动脉导管。因为通气管 / 烟囱技术中每一个额外的支架都需要单独的动脉鞘，所以可以考虑留置中心静脉导管。此类手术操作复杂，手术时间较长，术中失血量可能较多，因此需要更积极地准备复苏和 / 或血管活性药物输注。在动脉插管前，需要静脉注射肝素进行全身抗凝，使活化凝血时间超过 200s。在支架置入时，需要患者屏住呼吸（对于全身麻醉患者，要求暂停通气），以便进行精确的支架放置。同时，可以要求暂时降低平均动脉压，从而尽量减少支架的远端迁移。在支架放置后，需要通过血管造影评估支架是否放置成功以及是否出现与手术相关的并发症。手术结束时应使用鱼精蛋白拮抗肝素，患者通常可以在手术室拔管。

血管腔内动脉瘤修复术的并发症

EVAR 术后易出现一些特殊的并发症，需要终身的监测随访，并且 EVAR 的再入院率与 OAR 相

比更高（前者为 29.6%，后者为 18.1%）[193]患者术后再入院大多是与移植物相关的并发症有关，包括内漏，支架移植闭塞，迁移，扭结或感染。大多数的再入院往往是基于导管的，发病率和病死率有限。然而，每一次的干预都使患者暴露于辐射、碘化造影剂和潜在的麻醉风险。

在 EVAR 术后进行再入院的最常见的原因是内漏。内漏的特征是持续性的血流进入支架外的动脉瘤囊。如果没有成功将动脉瘤从血液循环中隔离开来，可导致内囊压力随时间增加而增大、扩张，并存在潜在破裂风险。内漏约占 EVAR 病例中的 10% 到 25%[211-212]，需要重新干预的占 12%[212]。共有 5 种内漏（图 40-17）。Ⅰ型和Ⅲ型涉及与全身动脉循环的直接贯通，必须进行再入院治疗。Ⅰ型内漏通常采用重复气囊成型，或是近端或远端支架扩张，而Ⅲ型内漏通常采用支架复位。Ⅱ型内漏由分支血管逆行填充进入动脉瘤内囊引起，其治疗是有争议的。虽然逆行血流可导致动脉瘤的增大和囊

压增高，但由于血流缓慢和自发血栓形成，大多数动脉瘤的大小保持稳定或减小[211]。EUROSTAR 注册中心发现，比较有无Ⅱ型内漏的患者，动脉瘤破裂率无显著差异[213]。如果需要治疗，则通常采用血管内栓塞填充血管。Ⅳ型内漏与移植物的孔隙有关，当患者凝血状态恢复到基线时，通常是可自限的。Ⅴ型内漏，也称为"内张力"，指的是动脉瘤囊增大但没有明显内漏。内应力的病因尚未完全阐明。虽然保守治疗或血管腔内再干预可能有作用，但转为开放修复是治疗内应力的主要手段。内漏仍然是导致晚期（超过 30 天）转为开放修复的单一主要原因，占晚期干预的 60% 以上[214]。据报道，晚期转换的发生率低至 2%，但最新的证据表明，该值高达 4%。这可能与 EVAR 的增多有关，尤其是复杂的 EVAR。晚期转为开放式修复在技术上具有挑战性的过程，病死率较高，特别在紧急情况下。据报道，非择期动脉瘤修复术，其病死率高达 30%[214]。

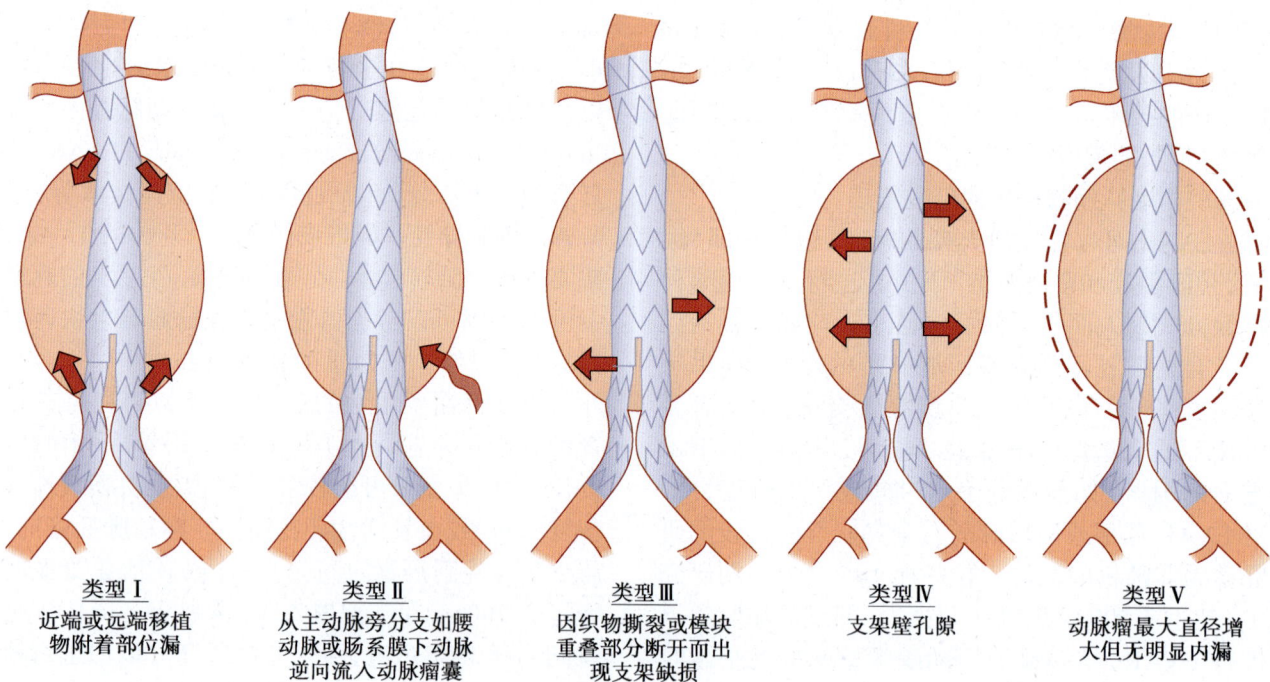

类型 Ⅰ	类型 Ⅱ	类型 Ⅲ	类型 Ⅳ	类型 Ⅴ
近端或远端移植物附着部位漏	从主动脉旁分支如腰动脉或肠系膜下动脉逆向流入动脉瘤囊	因织物撕裂或模块重叠部分断开而出现支架缺损	支架壁孔隙	动脉瘤最大直径增大但无明显内漏

图 40-17　内漏的类型

注：根据持续血流的机制分为五种类型。后续治疗取决于内漏的类型。EVAR 术后内漏可能需要终身监测，而且仍是晚期再干预的主要指标。摘自 England A, McWilliams R. Endovascular Aortic Aneurysm Repair［EVAR］. *Ulster Med J.* 2013; 82［1］: 3-10

血液流动的脉冲性会给支架移植物带来持续下行压力，可导致支架移位。随着时间的推移，这可能会使动脉瘤再次暴露于循环系统的压力之下。其危险因素包括动脉瘤的解剖（如主动脉颈或近端部角度不对称）和移植物的性质（如固定不充分

和重叠较短）[212]。多达 1% 的病例发生了主动脉支架感染，可能是直接的原发性污染，或者是继发性感染的结果。临床表现可能不特异，如发热、背痛或白细胞增多，初步治疗涉及广谱抗生素，但可能需要了解支架移植物类型和开放旁路。不足 5%

的病例发生支架扭结或折叠，但这可导致血流受限狭窄、支架血栓形成和闭塞。急性闭塞常采用导管内溶栓治疗，如果药物治疗无效，则可采用物理性血栓切除术治疗。

EVAR 术后肾损害是多因素的。术前肾功能不全最能预测围术期肾衰竭／透析的需要。连续肌酐或 GFR 监测，以确保患者已从术前血管造影中充分恢复过来。减少肾损害的最好方法是限制造影剂的使用。可使用钆和二氧化碳。更好的 X 光设备和操作经验可以降低造影剂剂量。术前 12 小时给予 1ml/(kg·h) 的液体负荷似乎是最佳的治疗方法，但大多数患者都是门诊患者。因此，初始容量负荷需谨慎。碳酸氢钠输液和 N-乙酰半胱氨酸在预防肾损害方面作用较小。

外周动脉疾病的血管腔内治疗

PAD 的社会团体治疗共识（TASC Ⅱ）建议，对局部、分散病灶进行血管腔内血管重建，而对严重疾病进行开放性血管重建[13]。然而，有证据表明，在血管再生方面，国内趋势严重偏向血管腔内修复，甚至是对于更弥漫性、复杂的疾病。血管内介入治疗增加了 3 倍多，而开放外周旁路手术近年来下降了 40% 以上。这一趋势在很大程度上可能是由于血管腔内修复技术的持续改进（例如支架、成像技术和药物装置组合）[216]。这种模式的转变反映在血管外科学会实践指南的最新建议中，该指南支持血管腔内治疗在大多数情况下是合理的一线方法，即使对于复杂的疾病[171]。在某些情况下，可以采用混合方法来治疗 PAD。在一项研究中，由于疾病的严重程度，近 25% 的复杂 AIOD 修复采用联合开放股动脉内膜切除术与血管内髂动脉介入治疗[217]。而另一些病例中，经皮方法治疗股腘动脉疾病可与膝下传统开放手术相结合。随着复合一体化手术室的发展，其拥有全套的成像设备，可允许在一种麻醉下进行实时决策和完成多重操作程序（包括血管腔内和开放手术）。最终，制定治疗方案必须考虑疾病的严重程度与位置、患者的危险因素，以及操作技术。

目前很少有随机对照试验来指导 PAD 的手术治疗决策，大部分证据都是基于观察性资料。没有大型的随机对照试验比较复杂 AIOD 的开放和血管腔内修复治疗。对超过 5 300 例进行开放与血管腔内修复的患者资料进行系统回顾显示，开放修复的患者有更高的围术期发病率和病死

率，但有较好的长期耐久性[218]。最近一项关于 AIOD 血管内血管重建的荟萃分析显示，4～5 年的首次复通率为 60% 到 86%，再次复通率为 80% 到 98%[219]。在本研究中，大多数的再入院是经皮或非侵入性的。一项下肢严重缺血的旁路与血管成形术治疗对比（the Bypass versus Angioplasty in Severe Ischaemia of the Leg，BASIL）的多中心随机对照试验表明，血管腔内治疗有较少的短期发病率，而且对股骨疾病有相似的无截肢生存率[220]。然而，对于存活至少 2 年的患者，开放血管重建与总体生存率提高和无截肢生存率趋势有关[221]。最近一项荟萃分析评估了血管内与外科血管重建对股腘动脉疾病的影响，并将血管腔内治疗作为一线治疗[61]。膝下动脉疾病的血管腔内修复术传统上是为干预后成功率低，以及早期再狭窄、夹层和血栓形成的发生率过高的 CLI 患者保留。然而，新技术的出现（即药物洗脱支架）正在改变着膝下动脉疾病的治疗模式。最近的几项随机对照试验和荟萃分析支持使用药物洗脱支架治疗有症状的、在解剖学上适用于干预的膝下动脉疾病。

PAD 的血管腔内修复通常在区域麻醉或监测麻醉的情况下进行。在整个过程中，应用小剂量的短效药物以取得患者的配合。患者必须能够忍受在手术台上平躺几个小时。特别焦虑或无法配合的患者可能需要全身麻醉。因为失血的风险很小，而且在手术中没有可预料的显著的血流动力学改变，所以这些过程很少会需要有创血流动力学监测，一条中到大口径静脉输液通路就足够了。

结论

血管外科患者一般都为老年患者，常伴随多个血管床的病变，且多合并 CAD、慢性阻塞性肺疾病、糖尿病和肾功能不全等疾病。因此，针对此类患者进行详细的术前评估及优化合并症的用药极为关键。关于术前是否需要进行心脏检查，这是有争议的，但目前的推荐意见建议，如果可能改变围术期的管理方式，就应该对缺乏或不知道运动能力的患者进行术前心脏检查。此类手术围术期的并发症多为心血管事件，因此，心脏应该是麻醉医生注意力的主要焦点。麻醉医生的技术可以极大地影响患者围术期预后。血管外科领域越来越聚焦于血管腔内治疗。成像技术、设备和程序

技术的改进正在通过微创技术推动血管腔内修复成为血管疾病治疗的前沿。总的来说，严重的血管病变或操作复杂的血管手术首选开放修复，而血管腔内手术有其独特的并发症，要求终身监测。许多最新研究进展中患者的长期预后仍有待观察。

（邓文涛 译，李偲 校）

参考文献

1. Laslett LJ, Alagona P Jr, Clark BA III, et al. The worldwide environment of cardiovascular disease: prevalence, diagnosis, therapy, and policy issues: a report from the American College of Cardiology. *J Am Coll Cardiol.* 2012;60(25 Suppl):S1–S49.
2. Smith SC Jr, Collins A, Ferrari R, et al. Our time: a call to save preventable death from cardiovascular disease (heart disease and stroke). *J Am Coll Cardiol.* 2012;60(22):2343–2348.
3. Mozaffarian D, Benjamin EJ, Go AS, et al. Heart disease and stroke statistics—2015 update: a report from the American Heart Association. *Circulation.* 2015;131(4):e29–322.
4. Go AS, Mozaffarian D, Roger VL, et al. Heart disease and stroke statistics–2013 update: a report from the American Heart Association. *Circulation.* 2013;127(1):e6–e245.
5. Anderson PL, Gelijns A, Moskowitz A, et al. Understanding trends in inpatient surgical volume: vascular interventions, 1980–2000. *J Vasc Surg.* 2004;39(6):1200–1208.
6. Hansson GK. Inflammation, atherosclerosis, and coronary artery disease. *N Engl J Med.* 2005;352(16):1685–1695.
7. Li H, Freeman MW, Libby P. Regulation of smooth muscle cell scavenger receptor expression in vivo by atherogenic diets and in vitro by cytokines. *J Clin Invest.* 1995;95(1):122–133.
8. Tintut Y, Patel J, Parhami F, et al. Tumor necrosis factor-alpha promotes in vitro calcification of vascular cells via the cAMP pathway. *Circulation.* 2000;102(21):2636–2642.
9. Falk E, Shah PK, Fuster V. Coronary plaque disruption. *Circulation.* 1995;92(3):657–671.
10. Arbab-Zadeh A, Fuster V. The myth of the "vulnerable plaque": transitioning from a focus on individual lesions to atherosclerotic disease burden for coronary artery disease risk assessment. *J Am Coll Cardiol.* 2015;65(8):846–855.
11. Bittencourt MS, Hulten E, Ghoshhajra B, et al. Prognostic value of nonobstructive and obstructive coronary artery disease detected by coronary computed tomography angiography to identify cardiovascular events. *Circ Cardiovasc Imaging.* 2014;7(2):282–291.
12. Faraday N, Martinez EA, Scharpf RB, et al. Platelet gene polymorphisms and cardiac risk assessment in vascular surgical patients. *Anesthesiology.* 2004;101(6):1291–1297.
13. Norgren L, Hiatt WR, Dormandy JA, et al. Inter-society consensus for the management of peripheral arterial disease (TASC II). *J Vasc Surg.* 2007;45 Suppl S:S5–67.
14. Grundy SM, Cleeman JI, Daniels SR, et al. Diagnosis and management of the metabolic syndrome: an American Heart Association/National Heart, Lung, and Blood Institute Scientific Statement. *Circulation.* 2005;112(17):2735–2752.
15. Goldberger ZD, Valle JA, Dandekar VK, et al. Are changes in carotid intima-media thickness related to risk of nonfatal myocardial infarction? A critical review and meta-regression analysis. *Am Heart J.* 2010;160(4):701–714.
16. Wyman RA, Mays ME, McBride PE, et al. Ultrasound-detected carotid plaque as a predictor of cardiovascular events. *Vasc Med (Lond).* 2006;11(2):123–130.
17. Hertzer NR, Beven EG, Young JR, et al. Coronary artery disease in peripheral vascular patients: a classification of 1000 coronary angiograms and results of surgical management. *Ann Surg.* 1984;199(2):223–233.
18. Paul SD, Eagle KA, Kuntz KM, et al. Concordance of preoperative clinical risk with angiographic severity of coronary artery disease in patients undergoing vascular surgery. *Circulation.* 1996;94(7):1561–1566.
19. Wijeysundera DN, Duncan D, Nkonde-Price C, et al. Perioperative beta blockade in noncardiac surgery: a systematic review for the 2014 ACC/AHA guideline on perioperative cardiovascular evaluation and management of patients undergoing noncardiac surgery: a report of the American College of Cardiology/American Heart Association Task Force on Practice Guidelines. *Circulation.* 2014;130(24):2246–2264.
20. Devereaux PJ, Goldman L, Cook DJ, et al. Perioperative cardiac events in patients undergoing noncardiac surgery: a review of the magnitude of the problem, the pathophysiology of the events and methods to estimate and communicate risk. *CMAJ.* 2005;173(6):627–634.
21. Devereaux PJ, Chan MT, Alonso-Coello P, et al. Association between postoperative troponin levels and 30-day mortality among patients undergoing noncardiac surgery. *JAMA.* 2012;307(21):2295–2304.
22. Mangano DT, Browner WS, Hollenberg M, et al. Long-term cardiac prognosis following noncardiac surgery: the Study of Perioperative Ischemia Research Group. *JAMA.* 1992;268(2):233–239.
23. Badner NH, Knill RL, Brown JE, et al. Myocardial infarction after noncardiac surgery. *Anesthesiology.* 1998;88(3):572–578.
24. Mangano DT, Hollenberg M, Fegert G, et al. Perioperative myocardial ischemia in patients undergoing noncardiac surgery. I. Incidence and severity during the 4 day perioperative period. The Study of Perioperative Ischemia

(SPI) Research Group. *J Am Coll Cardiol.* 1991;17(4):843–850.
25. Mangano DT, Layug EL, Wallace A, et al. Effect of atenolol on mortality and cardiovascular morbidity after noncardiac surgery: multicenter study of Perioperative Ischemia Research Group. *N Engl J Med.* 1996;335(23):1713–1720.
26. Poldermans D, Boersma E, Bax JJ, et al. The effect of bisoprolol on perioperative mortality and myocardial infarction in high-risk patients undergoing vascular surgery. Dutch Echocardiographic Cardiac Risk Evaluation Applying Stress Echocardiography Study Group. *N Engl J Med.* 1999;341(24):1789–1794.
27. Beattie WS, Wijeysundera DN, Karkouti K, et al. Does tight heart rate control improve beta-blocker efficacy? An updated analysis of the noncardiac surgical randomized trials. *Anesth Analg.* 2008;106(4):1039–1048.
28. Yang H, Raymer K, Butler R, et al. The effects of perioperative beta-blockade: results of the Metoprolol after Vascular Surgery (MaVS) study, a randomized controlled trial. *Am Heart J.* 2006;152(5):983–990.
29. Juul AB, Wetterslev J, Gluud C, et al. Effect of perioperative beta blockade in patients with diabetes undergoing major non-cardiac surgery: randomised placebo controlled, blinded multicentre trial. *BMJ (Clin Res).* 2006;332(7556):1482.
30. Brady AR, Gibbs JS, Greenhalgh RM, et al. Perioperative beta-blockade (POBBLE) for patients undergoing infrarenal vascular surgery: results of a randomized double-blind controlled trial. *J Vasc Surg.* 2005;41(4):602–609.
31. Dunkelgrun M, Boersma E, Schouten O, et al. Bisoprolol and fluvastatin for the reduction of perioperative cardiac mortality and myocardial infarction in intermediate-risk patients undergoing noncardiovascular surgery: a randomized controlled trial (DECREASE-IV). *Ann Surg.* 2009;249(6):921–926.
32. Devereaux PJ, Yang H, Yusuf S, et al. Effects of extended-release metoprolol succinate in patients undergoing non-cardiac surgery (POISE trial): a randomised controlled trial. *Lancet.* 2008;371(9627):1839–1847.
33. Fleisher LA, Fleischmann KE, Auerbach AD, et al. 2014 ACC/AHA guideline on perioperative cardiovascular evaluation and management of patients undergoing noncardiac surgery: executive summary: a report of the American College of Cardiology/American Heart Association Task Force on Practice Guidelines. *Circulation.* 2014;130(24):2215–2245.
34. Scali S, Patel V, Neal D, et al. Preoperative beta-blockers do not improve cardiac outcomes after major elective vascular surgery and may be harmful. *J Vasc Surg.* 2015;62(1):166–176.e2.
35. Mostafaie K, Bedenis R, Harrington D. Beta-adrenergic blockers for perioperative cardiac risk reduction in people undergoing vascular surgery. *Cochrane Database Syst Rev.* 2015;1:Cd006342.
36. Patorno E, Wang SV, Schneeweiss S, et al. Patterns of beta-blocker initiation in patients undergoing intermediate to high-risk noncardiac surgery. *Am Heart J.* 2015;170(4):812–820.e6.
37. Wallace AW, Au S, Cason BA. Perioperative beta-blockade: atenolol is associated with reduced mortality when compared to metoprolol. *Anesthesiology.* 2011;114(4):824–836.
38. Mashour GA, Sharifpour M, Freundlich RE, et al. Perioperative metoprolol and risk of stroke after noncardiac surgery. *Anesthesiology.* 2013;119(6):1340–1346.
39. Ellis JE, Drijvers G, Pedlow S, et al. Premedication with oral and transdermal clonidine provides safe and efficacious postoperative sympatholysis. *Anesth Analg.* 1994;79(6):1133–1140.
40. Wallace AW, Galindez D, Salahieh A, et al. Effect of clonidine on cardiovascular morbidity and mortality after noncardiac surgery. *Anesthesiology.* 2004;101(2):284–293.
41. Wijeysundera DN, Bender JS, Beattie WS. Alpha-2 adrenergic agonists for the prevention of cardiac complications among patients undergoing surgery. *Cochrane Database Syst Rev.* 2009(4):Cd004126.
42. Wijeysundera DN, Naik JS, Beattie WS. Alpha-2 adrenergic agonists to prevent perioperative cardiovascular complications: a meta-analysis. *Am J Med.* 2003;114(9):742–752.
43. Devereaux PJ, Sessler DI, Leslie K, et al. Clonidine in patients undergoing noncardiac surgery. *N Engl J Med.* 2014;370(16):1504–1513.
44. Husain K, Hernandez W, Ansari RA, et al. Inflammation, oxidative stress and renin angiotensin system in atherosclerosis. *World J Biol Chem.* 2015;6(3):209–217.
45. Sayer G, Bhat G. The renin-angiotensin-aldosterone system and heart failure. *Cardiol Clin.* 2014;32(1):21–32.
46. Lazar HL. The use of angiotensin-converting enzyme inhibitors in patients undergoing coronary artery bypass graft surgery. *Vasc Pharmacol.* 2005;42(3):119–123.
47. Benedetto U, Sciarretta S, Roscitano A, et al. Preoperative angiotensin-converting enzyme inhibitors and acute kidney injury after coronary artery bypass grafting. *Ann Thorac Surg.* 2008;86(4):1160–1165.
48. Miceli A, Capoun R, Fino C, et al. Effects of angiotensin-converting enzyme inhibitor therapy on clinical outcome in patients undergoing coronary artery bypass grafting. *J Am Coll Cardiol.* 2009;54(19):1778–1784.
49. Railton CJ, Wolpin J, Lam-McCulloch J, Belo SE. Renin-angiotensin blockade is associated with increased mortality after vascular surgery. *Can J Anaesth.* 2010;57(8):736–744.
50. Halcox JP, Deanfield JE. Beyond the laboratory: clinical implications for statin pleiotropy. *Circulation.* 2004;109(21 Suppl 1):II42–48.
51. Le Manach Y, Coriat P, Collard CD, et al. Statin therapy within the perioperative period. *Anesthesiology.* 2008;108(6):1141–1146.
52. Collard CD, Body SC, Shernan SK, et al. Preoperative statin therapy is associated with reduced cardiac mortality after coronary artery bypass graft surgery. *J Thorac Cardiovasc Surg.* 2006;132(2):392–400.
53. Schouten O, Boersma E, Hoeks SE, et al. Fluvastatin and perioperative events in patients undergoing vascular surgery. *N Engl J Med.* 2009;361(10):980–989.
54. Le Manach Y, Godet G, Coriat P, et al. The impact of postoperative discontinuation or continuation of chronic statin therapy on cardiac outcome after major vascular surgery. *Anesth Analg.* 2007;104(6):1326–1333, table of contents.

55. Durazzo AE, Machado FS, Ikeoka DT, et al. Reduction in cardiovascular events after vascular surgery with atorvastatin: a randomized trial. *J Vasc Surg.* 2004;39(5):967–975.

56. Leurs LJ, Visser P, Laheij RJ, et al. Statin use is associated with reduced all-cause mortality after endovascular abdominal aortic aneurysm repair. *Vascular.* 2006;14(1):1–8.

57. Berwanger O, Le Manach Y, Suzumura EA, et al. Association between preoperative statin use and major cardiovascular complications among patients undergoing non-cardiac surgery: the VISION study. *Eur Heart J.* 2016; 37(2): 177–185.

58. Heeschen C, Hamm CW, Laufs U, et al. Withdrawal of statins increases event rates in patients with acute coronary syndromes. *Circulation.* 2002;105(12): 1446–1452.

59. Taylor F, Huffman MD, Macedo AF, et al. Statins for the primary prevention of cardiovascular disease. *Cochrane Database Syst Rev.* 2013;1:Cd004816.

60. Sanders RD, Nicholson A, Lewis SR, et al. Perioperative statin therapy for improving outcomes during and after noncardiac vascular surgery. *Cochrane Database Syst Rev.* 2013;7:Cd009971.

61. Antoniou GA, Hajibandeh S, Hajibandeh S, et al. Meta-analysis of the effects of statins on perioperative outcomes in vascular and endovascular surgery. *J Vasc Surg.* 2015;61(2):519–532.e1.

62. Burger W, Chemnitius JM, Kneissl GD, et al. Low-dose aspirin for secondary cardiovascular prevention: cardiovascular risks after its perioperative withdrawal versus bleeding risks with its continuation—review and meta-analysis. *J Intern Med.* 2005;257(5):399–414.

63. Smith SC Jr, Benjamin EJ, Bonow RO, et al. AHA/ACCF Secondary Prevention and Risk Reduction Therapy for Patients with Coronary and other Atherosclerotic Vascular Disease: 2011 update: a guideline from the American Heart Association and American College of Cardiology Foundation. *Circulation.* 2011;124(22):2458–2473.

64. Batchelder A, Hunter J, Cairns V, et al. Dual antiplatelet therapy prior to expedited carotid surgery reduces recurrent events prior to surgery without significantly increasing peri-operative bleeding complications. *Eur J Vasc Endovasc Surg.* 2015;50(4):412–419.

65. Lindblad B, Persson NH, Takolander R, et al. Does low-dose acetylsalicylic acid prevent stroke after carotid surgery? A double-blind, placebo-controlled randomized trial. *Stroke.* 1993;24(8):1125–1128.

66. De Martino RR, Beck AW, Hoel AW, et al. Preoperative antiplatelet and statin treatment was not associated with reduced myocardial infarction after high-risk vascular operations in the Vascular Quality Initiative. *J Vasc Surg.* 2016;63(1):182–189.e2.

67. Devereaux PJ, Mrkobrada M, Sessler DI, et al. Aspirin in patients undergoing noncardiac surgery. *N Engl J Med.* 2014;370(16):1494–1503.

68. Stone DH, Goodney PP, Schanzer A, et al. Clopidogrel is not associated with major bleeding complications during peripheral arterial surgery. *J Vasc Surg.* 2011;54(3):779–784.

69. Gualandro DM, Campos CA, Calderaro D, et al. Coronary plaque rupture in patients with myocardial infarction after noncardiac surgery: frequent and dangerous. *Atherosclerosis.* 2012;222(1):191–195.

70. Van den Berghe G, Wilmer A, Hermans G, et al. Intensive insulin therapy in the medical ICU. *N Engl J Med.* 2006;354(5):449–461.

71. Finfer S, Chittock DR, Su SY, et al. Intensive versus conventional glucose control in critically ill patients. *N Engl J Med.* 2009;360(13):1283–1297.

72. Griesdale DE, de Souza RJ, van Dam RM, et al. Intensive insulin therapy and mortality among critically ill patients: a meta-analysis including NICE-SUGAR study data. *CMAJ.* 2009;180(8):821–827.

73. Duncan AE, Abd-Elsayed A, Maheshwari A, et al. Role of intraoperative and postoperative blood glucose concentrations in predicting outcomes after cardiac surgery. *Anesthesiology.* 2010;112(4):860–871.

74. Nelson AH, Fleisher LA, Rosenbaum SH. Relationship between postoperative anemia and cardiac morbidity in high-risk vascular patients in the intensive care unit. *Crit Care Med.* 1993;21(6):860–866.

75. Hebert PC, Wells G, Blajchman MA, et al. A multicenter, randomized, controlled clinical trial of transfusion requirements in critical care. Transfusion Requirements in Critical Care Investigators, Canadian Critical Care Trials Group. *N Engl J Med.* 1999;340(6):409–417.

76. Carson JL, Terrin ML, Noveck H, et al. Liberal or restrictive transfusion in high-risk patients after hip surgery. *N Engl J Med.* 2011;365(26):2453–2462.

77. Obi AT, Park YJ, Bove P, et al. The association of perioperative transfusion with 30-day morbidity and mortality in patients undergoing major vascular surgery. *J Vasc Surg.* 2015;61(4):1000–1009.e1.

78. Frank SM, Fleisher LA, Breslow MJ, et al. Perioperative maintenance of normothermia reduces the incidence of morbid cardiac events: a randomized clinical trial. *JAMA.* 1997;277(14):1127–1134.

79. Rajagopalan S, Mascha E, Na J, et al. The effects of mild perioperative hypothermia on blood loss and transfusion requirement. *Anesthesiology.* 2008;108(1):71–77.

80. Foster ED, Davis KB, Carpenter JA, et al. Risk of noncardiac operation in patients with defined coronary disease: the Coronary Artery Surgery Study (CASS) registry experience. *Ann Thorac Surg.* 1986;41(1):42–50.

81. Eagle KA, Rihal CS, Mickel MC, et al. Cardiac risk of noncardiac surgery: influence of coronary disease and type of surgery in 3368 operations. CASS Investigators and University of Michigan Heart Care Program. Coronary Artery Surgery Study. *Circulation.* 1997;96(6):1882–1887.

82. Monaco M, Stassano P, Di Tommaso L, et al. Systematic strategy of prophylactic coronary angiography improves long-term outcome after major vascular surgery in medium- to high-risk patients: a prospective, randomized study. *J Am Coll Cardiol.* 2009;54(11):989–996.

83. McFalls EO, Ward HB, Moritz TE, et al. Coronary-artery revascularization before elective major vascular surgery. *N Engl J Med.* 2004;351(27):2795–2804.

84. Ward HB, Kelly RF, Thottapurathu L, et al. Coronary artery bypass grafting is

85. Garcia S, Moritz TE, Ward HB, et al. Usefulness of revascularization of patients with multivessel coronary artery disease before elective vascular surgery for abdominal aortic and peripheral occlusive disease. *Am J Cardiol.* 2008;102(7):809–813.

86. Hillis LD, Smith PK, Anderson JL, et al. 2011 ACCF/AHA Guideline for Coronary Artery Bypass Graft Surgery: a report of the American College of Cardiology Foundation/American Heart Association Task Force on Practice Guidelines. Developed in collaboration with the American Association for Thoracic Surgery, Society of Cardiovascular Anesthesiologists, and Society of Thoracic Surgeons. *J Am Coll Cardiol.* 2011;58(24):e123–e210.

87. Levine GN, Bates ER, Blankenship JC, et al. 2011 ACCF/AHA/SCAI Guideline for Percutaneous Coronary Intervention: executive summary: a report of the American College of Cardiology Foundation/American Heart Association Task Force on Practice Guidelines and the Society for Cardiovascular Angiography and Interventions. *Catheter Cardiovasc Interv.* 2012;79(3): 453–495.

88. Livhits M, Ko CY, Leonardi MJ, et al. Risk of surgery following recent myocardial infarction. *Ann Surg.* 2011;253(5):857–864.

89. Livhits M, Gibbons MM, de Virgilio C, et al. Coronary revascularization after myocardial infarction can reduce risks of noncardiac surgery. *J Am Coll Surg.* 2011;212(6):1018–1026.

90. Levine GN, Bates ER, Bittl JA, et al. 2016 ACC/AHA Guideline Focused Update on Duration of Dual Antiplatelet Therapy in Patients With Coronary Artery Disease: A Report of the American College of Cardiology/American Heart Association Task Force on Clinical Practice Guidelines. *J Am Coll Cardiol.* 2016;68(10):1082–115.

91. Zarinsefat A, Henke P. Update in preoperative risk assessment in vascular surgery patients. *J Vasc Surg.* 2015;62(2):499–509.

92. Simons JP, Baril DT, Goodney PP, et al. The effect of postoperative myocardial ischemia on long-term survival after vascular surgery. *J Vasc Surg.* 2013;58(6):1600–1608.

93. Bilimoria KY, Liu Y, Paruch JL, et al. Development and evaluation of the universal ACS NSQIP surgical risk calculator: a decision aid and informed consent tool for patients and surgeons. *J Am Coll Surg.* 2013;217(5):833–842. e1–e3.

94. Ford MK, Beattie WS, Wijeysundera DN. Systematic review: prediction of perioperative cardiac complications and mortality by the revised cardiac risk index. *Ann Intern Med.* 2010;152(1):26–35.

95. Bertges DJ, Goodney PP, Zhao Y, et al. The Vascular Study Group of New England Cardiac Risk Index (VSG-CRI) predicts cardiac complications more accurately than the Revised Cardiac Risk Index in vascular surgery patients. *J Vasc Surg.* 2010;52(3):674–683, 83.e1–83.e3.

96. Gouya G, Arrich J, Wolzt M, et al. Antiplatelet treatment for prevention of cerebrovascular events in patients with vascular diseases: a systematic review and meta-analysis. *Stroke.* 2014;45(2):492–503.

97. Johnston SC, Fayad PB, Gorelick PB, et al. Prevalence and knowledge of transient ischemic attack among US adults. *Neurology.* 2003;60(9):1429–1434.

98. Tsantilas P, Kuhnl A, Kallmayer M, et al. Stroke risk in the early period after carotid related symptoms: a systematic review. *J Cardiovasc Surg.* 2015;56(6):845–852.

99. Wu CM, McLaughlin K, Lorenzetti DL, et al. Early risk of stroke after transient ischemic attack: a systematic review and meta-analysis. *Arch Intern Med.* 2007;167(22):2417–2422.

100. Beneficial effect of carotid endarterectomy in symptomatic patients with high-grade carotid stenosis. *N Engl J Med.* 1991;325(7):445–453.

101. Barnett HJ, Taylor DW, Eliasziw M, et al. Benefit of carotid endarterectomy in patients with symptomatic moderate or severe stenosis. North American Symptomatic Carotid Endarterectomy Trial Collaborators. *N Engl J Med.* 1998;339(20):1415–1425.

102. Randomised trial of endarterectomy for recently symptomatic carotid stenosis: final results of the MRC European Carotid Surgery Trial (ECST). *Lancet.* 1998;351(9113):1379–1387.

103. Hobson RW II, Weiss DG, Fields WS, et al. Efficacy of carotid endarterectomy for asymptomatic carotid stenosis. The Veterans Affairs Cooperative Study Group. *N Engl J Med.* 1993;328(4):221–227.

104. Rothwell PM, Eliasziw M, Gutnikov SA, et al. Analysis of pooled data from the randomised controlled trials of endarterectomy for symptomatic carotid stenosis. *Lancet.* 2003;361(9352):107–116.

105. Rerkasem K, Rothwell PM. Carotid endarterectomy for symptomatic carotid stenosis. *Cochrane Database Syst Rev.* 2011(4):Cd001081.

106. Walker MD, Marler JR, Goldstein M, et al. Endarterectomy for Asymptomatic Carotid Artery Stenosis. *JAMA.* 1995;273(18):1421–1428.

107. Halliday A, Mansfield A, Marro J, et al. Prevention of disabling and fatal strokes by successful carotid endarterectomy in patients without recent neurological symptoms: randomised controlled trial. *Lancet.* 2004;363(9420): 1491–1502.

108. Halliday A, Harrison M, Hayter E, et al. 10-year stroke prevention after successful carotid endarterectomy for asymptomatic stenosis (ACST-1): a multicentre randomised trial. *Lancet.* 2010;376(9746):1074–1084.

109. Chambers BR, Donnan GA. Carotid endarterectomy for asymptomatic carotid stenosis. *Cochrane Database Syst Rev.* 2005(4):Cd001923.

110. Rothwell PM, Eliasziw M, Gutnikov SA, et al. Endarterectomy for symptomatic carotid stenosis in relation to clinical subgroups and timing of surgery. *Lancet.* 2004;363(9413):915–924.

111. Johnston SC, Gress DR, Browner WS, et al. Short-term prognosis after emergency department diagnosis of TIA. *JAMA.* 2000;284(22):2901–2906.

112. Kernan WN, Ovbiagele B, Black HR, et al. Guidelines for the prevention of stroke in patients with stroke and transient ischemic attack: a guideline for

healthcare professionals from the American Heart Association/American Stroke Association. *Stroke.* 2014;45(7):2160–2236.

113. Brott TG, Halperin JL, Abbara S, et al. 2011 ASA/ACCF/AHA/AANN/AANS/ACR/ASNR/CNS/SAIP/SCAI/SIR/SNIS/SVM/SVS guideline on the management of patients with extracranial carotid and vertebral artery disease: executive summary: a report of the American College of Cardiology Foundation/American Heart Association Task Force on Practice Guidelines, and the American Stroke Association, American Association of Neuroscience Nurses, American Association of Neurological Surgeons, American College of Radiology, American Society of Neuroradiology, Congress of Neurological Surgeons, Society of Atherosclerosis Imaging and Prevention, Society for Cardiovascular Angiography and Interventions, Society of Interventional Radiology, Society of NeuroInterventional Surgery, Society for Vascular Medicine, and Society for Vascular Surgery. *J Am Coll Cardiol.* 2011;57(8):1002–1044.

114. Chimowitz MI, Poole RM, Starling MR, et al. Frequency and severity of asymptomatic coronary disease in patients with different causes of stroke. *Stroke.* 1997;28(5):941–945.

115. Venkatachalam S, Shishehbor MH. Management of carotid disease in patients undergoing coronary artery bypass surgery: is it time to change our approach? *Curr Opin Cardiol.* 2011;26(6):480–487.

116. Iqbal S. A comprehensive study of the anatomical variations of the circle of willis in adult human brains. *J Clin Diagnost Res.* 2013;7(11):2423–2427.

117. Modica PA, Tempelhoff R, Rich KM, et al. Computerized electroencephalographic monitoring and selective shunting: influence on intraoperative administration of phenylephrine and myocardial infarction after general anesthesia for carotid endarterectomy. *Neurosurgery.* 1992;30(6):842–846.

118. Aburahma AF, Mousa AY, Stone PA. Shunting during carotid endarterectomy. *J Vasc Surg.* 2011;54(5):1502–1510.

119. Chongruksut W, Vaniyapong T, Rerkasem K. Routine or selective carotid artery shunting for carotid endarterectomy (and different methods of monitoring in selective shunting). *Cochrane Database Syst Rev.* 2014;6:Cd000190.

120. Apinis A, Sehgal S, Leff J. Intraoperative management of carotid endarterectomy. *Anesthesiol Clin.* 2014;32(3):677–698.

121. Guarracino F. Cerebral monitoring during cardiovascular surgery. *Curr Opin Anaesthesiol.* 2008;21(1):50–54.

122. Foreman B, Claassen J. Quantitative EEG for the detection of brain ischemia. *Crit Care (Lond).* 2012;16(2):216.

123. Hans SS, Jareunpoon O. Prospective evaluation of electroencephalography, carotid artery stump pressure, and neurologic changes during 314 consecutive carotid endarterectomies performed in awake patients. *J Vasc Surg.* 2007;45(3):511–515.

124. Moritz S, Kasprzak P, Arlt M, et al. Accuracy of cerebral monitoring in detecting cerebral ischemia during carotid endarterectomy: a comparison of transcranial Doppler sonography, near-infrared spectroscopy, stump pressure, and somatosensory evoked potentials. *Anesthesiology.* 2007;107(4):563–569.

125. Malcharek MJ, Ulkatan S, Marino V, et al. Intraoperative monitoring of carotid endarterectomy by transcranial motor evoked potential: a multicenter study of 600 patients. *Clin Neurophysiol.* 2013;124(5):1025–1030.

126. Costin M, Rampersad A, Solomon RA, et al. Cerebral injury predicted by transcranial Doppler ultrasonography but not electroencephalography during carotid endarterectomy. *J Neurosurg Anesthesiol.* 2002;14(4):287–292.

127. Pennekamp CW, Moll FL, De Borst GJ. Role of transcranial Doppler in cerebral hyperperfusion syndrome. *J Cardiovasc Surg.* 2012;53(6):765–771.

128. Calligaro KD, Dougherty MJ. Correlation of carotid artery stump pressure and neurologic changes during 474 carotid endarterectomies performed in awake patients. *J Vasc Surg.* 2005;42(4):684–689.

129. Ritter JC, Green D, Slim H, et al. The role of cerebral oximetry in combination with awake testing in patients undergoing carotid endarterectomy under local anaesthesia. *Eur J Vasc Endovasc Surg.* 2011;41(5):599–605.

130. Stilo F, Spinelli F, Martelli E, et al. The sensibility and specificity of cerebral oximetry, measured by INVOS - 4100, in patients undergoing carotid endarterectomy compared with awake testing. *Minerva Anestesiol.* 2012;78(10):1126–1135.

131. Pandit JJ, Satya-Krishna R, Gration P. Superficial or deep cervical plexus block for carotid endarterectomy: a systematic review of complications. *Br J Anesth.* 2007;99(2):159–169.

132. Lewis SC, Warlow CP, Bodenham AR, et al. General anaesthesia versus local anaesthesia for carotid surgery (GALA): a multicentre, randomised controlled trial. *Lancet.* 2008;372(9656):2132–2142.

133. Vaniyapong T, Chongruksut W, Rerkasem K. Local versus general anaesthesia for carotid endarterectomy. *Cochrane Database Syst Rev.* 2013;12:Cd000126.

134. Mutch WA, White IW, Donen N, et al. Haemodynamic instability and myocardial ischaemia during carotid endarterectomy: a comparison of propofol and isoflurane. *Can J Anaesth.* 1995;42(7):577–587.

135. Jellish WS, Sheikh T, Baker WH, et al. Hemodynamic stability, myocardial ischemia, and perioperative outcome after carotid surgery with remifentanil/propofol or isoflurane/fentanyl anesthesia. *J Neurosurg Anesthesiol.* 2003;15(3):176–184.

136. Umbrain V, Keeris J, D'Haese J, et al. Isoflurane, desflurane and sevoflurane for carotid endarterectomy. *Anaesthesia.* 2000;55(11):1052–1057.

137. Ralley FE, Wynands JE, Ramsay JG, et al. The effects of shivering on oxygen consumption and carbon dioxide production in patients rewarming from hypothermic cardiopulmonary bypass. *Can J Anaesth.* 1988;35(4):332–337.

138. Lipsett PA, Tierney S, Gordon TA, et al. Carotid endarterectomy: is intensive care unit care necessary? *J Vasc Surg.* 1994;20(3):403–409.

139. Naylor AR, Sayers RD, McCarthy MJ, et al. Closing the loop: a 21-year audit of strategies for preventing stroke and death following carotid endarterectomy. *Eur J Vasc Endovasc Surg.* 2013;46(2):161–170.

140. van Mook WN, Rennenberg RJ, Schurink GW, et al. Cerebral hyperperfusion syndrome. *Lancet Neurol.* 2005;4(12):877–888.

141. Boulanger M, Cameliere L, Felgueiras R, et al. Periprocedural myocardial infarction after carotid endarterectomy and stenting: systematic review and meta-analysis. *Stroke.* 2015;46(10):2843–2848.

142. Kuivaniemi H, Elmore JR. Opportunities in abdominal aortic aneurysm research: epidemiology, genetics, and pathophysiology. *Ann Vasc Surg.* 2012;26(6):862–870.

143. Bickerstaff LK, Pairolero PC, Hollier LH, et al. Thoracic aortic aneurysms: a population-based study. *Surgery.* 1982;92(6):1103–1108.

144. Olsen PS, Schroeder T, Agerskov K, et al. Surgery for abdominal aortic aneurysms: a survey of 656 patients. *J Cardiovasc Surg.* 1991;32(5):636–642.

145. Wassef M, Baxter BT, Chisholm RL, et al. Pathogenesis of abdominal aortic aneurysms: a multidisciplinary research program supported by the National Heart, Lung, and Blood Institute. *J Vasc Surg.* 2001;34(4):730–738.

146. Guirguis EM, Barber GG. The natural history of abdominal aortic aneurysms. *Am J Surg.* 1991;162(5):481–483.

147. Chaikof EL, Brewster DC, Dalman RL, et al. The care of patients with an abdominal aortic aneurysm: the Society for Vascular Surgery practice guidelines. *J Vasc Surg.* 2009;50(4 Suppl):S2–S49.

148. Elefteriades JA. Natural history of thoracic aortic aneurysms: indications for surgery, and surgical versus nonsurgical risks. *Ann Thorac Surg.* 2002;74(5):S1877–S1880.

149. Kent KC. Clinical practice. Abdominal aortic aneurysms. *N Engl J Med.* 2014;371(22):2101–2108.

150. Meszaros I, Morocz J, Szlavi J, et al. Epidemiology and clinicopathology of aortic dissection. *Chest.* 2000;117(5):1271–1278.

151. Trimarchi S, Tsai T, Eagle KA, et al. Acute abdominal aortic dissection: insight from the International Registry of Acute Aortic Dissection (IRAD). *J Vasc Surg.* 2007;46(5):913–919.

152. Gelman S. The pathophysiology of aortic cross-clamping and unclamping. *Anesthesiology.* 1995;82(4):1026–1060.

153. Roizen MF, Beaupre PN, Alpert RA, et al. Monitoring with two-dimensional transesophageal echocardiography: comparison of myocardial function in patients undergoing supraceliac, suprarenal-infraceliac, or infrarenal aortic occlusion. *J Vasc Surg.* 1984;1(2):300–305.

154. Gelman S, Reves JG, Fowler K, et al. Regional blood flow during cross-clamping of the thoracic aorta and infusion of sodium nitroprusside. *J Thorac Cardiovasc Surg.* 1983;85(2):287–291.

155. Brinkman R, HayGlass KT, Mutch WA, et al. Acute kidney injury in patients undergoing open abdominal aortic aneurysm repair: a pilot observational trial. *J Cardiothorac Vasc Anesth.* 2015;29(5):1212–1219.

156. Sheinbaum R, Ignacio C, Safi HJ, et al. Contemporary strategies to preserve renal function during cardiac and vascular surgery. *Rev Cardiovasc Med.* 2003;4(Suppl 1):S21–S28.

157. Wahlberg E, Dimuzio PJ, Stoney RJ. Aortic clamping during elective operations for infrarenal disease: The influence of clamping time on renal function. *J Vasc Surg.* 2002;36(1):13–18.

158. Hersey P, Poullis M. Does the administration of mannitol prevent renal failure in open abdominal aortic aneurysm surgery? *Interact Cardiovasc Thorac Surg.* 2008;7(5):906–909.

159. Alpert RA, Roizen MF, Hamilton WK, et al. Intraoperative urinary output does not predict postoperative renal function in patients undergoing abdominal aortic revascularization. *Surgery.* 1984;95(6):707–711.

160. Oliver WC Jr, Nuttall GA, Cherry KJ, et al. A comparison of fenoldopam with dopamine and sodium nitroprusside in patients undergoing cross-clamping of the abdominal aorta. *Anesth Analg.* 2006;103(4):833–840.

161. Bove T, Zangrillo A, Guarracino F, et al. Effect of fenoldopam on use of renal replacement therapy among patients with acute kidney injury after cardiac surgery: a randomized clinical trial. *JAMA.* 2014;312(21):2244–2253.

162. Ali ZA, Callaghan CJ, Lim E, et al. Remote ischemic preconditioning reduces myocardial and renal injury after elective abdominal aortic aneurysm repair: a randomized controlled trial. *Circulation.* 2007;116(11 Suppl):I98–105.

163. Sinha AC, Cheung AT. Spinal cord protection and thoracic aortic surgery. *Curr Opin Anaesthesiol.* 2010;23(1):95–102.

164. Robertazzi RR, Cunningham JN Jr. Intraoperative adjuncts of spinal cord protection. *Semin Thorac Cardiovasc Surg.* 1998;10(1):29–34.

165. Ballard JL, Yonemoto H, Killeen JD. Cost-effective aortic exposure: a retroperitoneal experience. *Ann Vasc Surg.* 2000;14(1):1–5.

166. Horlocker TT, Wedel DJ, Rowlingson JC, et al. Regional anesthesia in the patient receiving antithrombotic or thrombolytic therapy: American Society of Regional Anesthesia and Pain Medicine Evidence-Based Guidelines (Third Edition). *Reg Anesth Pain Med.* 2010;35(1):64–101.

167. Sandham JD, Hull RD, Brant RF, et al. A randomized, controlled trial of the use of pulmonary-artery catheters in high-risk surgical patients. *N Engl J Med.* 2003;348(1):5–14.

168. Heringlake M, Sedemund-Adib B, Grossherr M, et al. [The use of a pulmonary artery catheter does not increase mortality in critical cancer care and can reduce the mortality of high-risk surgical patients]. *Der Anaesthesist.* 2007;56(3):275–276.

169. Berlauk JF, Abrams JH, Gilmour IJ, et al. Preoperative optimization of cardiovascular hemodynamics improves outcome in peripheral vascular surgery: a prospective, randomized clinical trial. *Ann Surg.* 1991;214(3):289–297.

170. Tanaka K, Ludwig LM, Kersten JR, et al. Mechanisms of cardioprotection by volatile anesthetics. *Anesthesiology.* 2004;100(3):707–721.

171. Conte MS, Pomposelli FB, Clair DG, et al. Society for Vascular Surgery practice guidelines for atherosclerotic occlusive disease of the lower extremities: management of asymptomatic disease and claudication. *J Vasc Surg.* 2015;61(3 Suppl):2s–41s.

172. Rooke TW, Hirsch AT, Misra S, et al. Management of patients with peripheral artery disease (compilation of 2005 and 2011 ACCF/AHA Guideline Recommendations): a report of the American College of Cardiology Foundation/American Heart Association Task Force on Practice Guidelines. *J Am Coll Cardiol.* 2013;61(14):1555–1570.

173. Hirsch AT, Haskal ZJ, Hertzer NR, et al. ACC/AHA 2005 Practice Guidelines for the management of patients with peripheral arterial disease (lower extremity, renal, mesenteric, and abdominal aortic): a collaborative report from the American Association for Vascular Surgery/Society for Vascular Surgery, Society for Cardiovascular Angiography and Interventions, Society for Vascular Medicine and Biology, Society of Interventional Radiology, and the ACC/AHA Task Force on Practice Guidelines (Writing Committee to Develop Guidelines for the Management of Patients With Peripheral Arterial Disease): endorsed by the American Association of Cardiovascular and Pulmonary Rehabilitation; National Heart, Lung, and Blood Institute; Society for Vascular Nursing; TransAtlantic Inter-Society Consensus; and Vascular Disease Foundation. *Circulation.* 2006;113(11):e463–e654.

174. Passman MA, Taylor LM, Moneta GL, et al. Comparison of axillofemoral and aortofemoral bypass for aortoiliac occlusive disease. *J Vasc Surg.* 1996;23(2):263–269.

175. Singh N, Sidawy AN, Dezee K, et al. The effects of the type of anesthesia on outcomes of lower extremity infrainguinal bypass. *J Vasc Surg.* 2006;44(5):964–968.

176. Ghanami RJ, Hurie J, Andrews JS, et al. Anesthesia-based evaluation of outcomes of lower-extremity vascular bypass procedures. *Ann Vasc Surg.* 2013;27(2):199–207.

177. Barbosa FT, Juca MJ, Castro AA, Cavalcante JC. Neuraxial anaesthesia for lower-limb revascularization. *Cochrane Database Syst Rev.* 2013;7:Cd007083.

178. Bode RH Jr, Lewis KP, Zarich SW, et al. Cardiac outcome after peripheral vascular surgery. Comparison of general and regional anesthesia. *Anesthesiology.* 1996;84(1):3–13.

179. LaMuraglia GM, Conrad MF, Chung T, et al. Significant perioperative morbidity accompanies contemporary infrainguinal bypass surgery: an NSQIP report. *J Vasc Surg.* 2009;50(2):299–304.e1–e4.

180. Mas JL, Trinquart L, Leys D, et al. Endarterectomy Versus Angioplasty in Patients with Symptomatic Severe Carotid Stenosis (EVA-3S) trial: results up to 4 years from a randomised, multicentre trial. *Lancet Neurol.* 2008;7(10):885–892.

181. Gurm HS, Yadav JS, Fayad P, et al. Long-term results of carotid stenting versus endarterectomy in high-risk patients. *N Engl J Med.* 2008;358(15):1572–1579.

182. Eckstein HH, Ringleb P, Allenberg JR, et al. Results of the Stent-Protected Angioplasty versus Carotid Endarterectomy (SPACE) study to treat symptomatic stenoses at 2 years: a multinational, prospective, randomised trial. *Lancet Neurol.* 2008;7(10):893–902.

183. Bonati LH, Dobson J, Featherstone RL, et al. Long-term outcomes after stenting versus endarterectomy for treatment of symptomatic carotid stenosis: the International Carotid Stenting Study (ICSS) randomised trial. *Lancet.* 2015;385(9967):529–538.

184. Brott TG, Hobson RW II, Howard G, et al. Stenting versus endarterectomy for treatment of carotid-artery stenosis. *N Engl J Med.* 2010;363(1):11–23.

185. Bonati LH, Lyrer P, Ederle J, et al. Percutaneous transluminal balloon angioplasty and stenting for carotid artery stenosis. *Cochrane Database Syst Rev.* 2012;9:Cd000515.

186. Kuliha M, Roubec M, Prochazka V, et al. Randomized clinical trial comparing neurological outcomes after carotid endarterectomy or stenting. *Br J Surg.* 2015;102(3):194–201.

187. Kwolek CJ, Jaff MR, Leal JI, et al. Results of the ROADSTER multicenter trial of transcarotid stenting with dynamic flow reversal. *J Vasc Surg.* 2015;62(5):1227–1234.e1.

188. Dumont TM, Rughani AI. National trends in carotid artery revascularization surgery. *J Neurosurg.* 2012;116(6):1251–1257.

189. Parodi JC, Palmaz JC, Barone HD. Transfemoral intraluminal graft implantation for abdominal aortic aneurysms. *Ann Vasc Surg.* 1991;5(6):491–499.

190. Dua A, Kuy S, Lee CJ, et al. Epidemiology of aortic aneurysm repair in the United States from 2000 to 2010. *J Vasc Surg.* 2014;59(6):1512–1517.

191. Sethi RK, Henry AJ, Hevelone ND, et al. Impact of hospital market competition on endovascular aneurysm repair adoption and outcomes. *J Vasc Surg.* 2013;58(3):596–606.

192. Singh M, Hager E, Avgerinos E, et al. Choosing the correct treatment for acute aortic type B dissection. *J Cardiovasc Surg.* 2015;56(2):217–229.

193. De Bruin JL, Baas AF, Buth J, et al. Long-term outcome of open or endovascular repair of abdominal aortic aneurysm. *N Engl J Med.* 2010;362(20):1881–1889.

194. Greenhalgh RM, Brown LC, Powell JT, et al. Endovascular versus open repair of abdominal aortic aneurysm. *N Engl J Med.* 2010;362(20):1863–1871.

195. Becquemin JP, Pillet JC, Lescalie F, et al. A randomized controlled trial of endovascular aneurysm repair versus open surgery for abdominal aortic aneurysms in low- to moderate-risk patients. *J Vasc Surg.* 2011;53(5):1167–1173.e1.

196. Lederle FA, Freischlag JA, Kyriakides TC, et al. Long-term comparison of endovascular and open repair of abdominal aortic aneurysm. *N Engl J Med.* 2012;367(21):1988–1997.

197. Paravastu SC, Jayarajasingam R, Cottam R, et al. Endovascular repair of abdominal aortic aneurysm. *Cochrane Database Syst Rev.* 2014;1:Cd004178.

198. Siracuse JJ, Gill HL, Graham AR, et al. Comparative safety of endovascular and open surgical repair of abdominal aortic aneurysms in low-risk male patients. *J Vasc Surg.* 2014;60(5):1154–1158.

199. Greenhalgh RM, Brown LC, Powell JT, et al. Endovascular repair of aortic aneurysm in patients physically ineligible for open repair. *N Engl J Med.* 2010;362(20):1872–1880.

200. Bush RL, Mureebe L, Bohannon WT, et al. The impact of recent European trials on abdominal aortic aneurysm repair: is a paradigm shift warranted? *J Surg Res.* 2008;148(2):264–271.

201. Sobocinski J, Maurel B, Delsart P, et al. Should we modify our indications after the EVAR-2 trial conclusions? *Ann Vasc Surg.* 2011;25(5):590–597.

202. Egorova N, Giacovelli JK, Gelijns A, et al. Defining high-risk patients for endovascular aneurysm repair. *J Vasc Surg.* 2009;50(6):1271–1279.e1.

203. Giles KA, Schermerhorn ML, O'Malley AJ, et al. Risk prediction for perioperative mortality of endovascular vs open repair of abdominal aortic aneurysms using the Medicare population. *J Vasc Surg.* 2009;50(2):256–262.

204. Barnes M, Boult M, Maddern G, et al. A model to predict outcomes for endovascular aneurysm repair using preoperative variables. *Eur J Vasc Endovasc Surg.* 2008;35(5):571–579.

205. Katsargyris A, Oikonomou K, Klonaris C, et al. Comparison of outcomes with open, fenestrated, and chimney graft repair of juxtarenal aneurysms: are we ready for a paradigm shift? *J Endovasc Ther.* 2013;20(2):159–169.

206. Di X, Ye W, Liu CW, et al. Fenestrated endovascular repair for pararenal abdominal aortic aneurysms: a systematic review and meta-analysis. *Ann Vasc Surg.* 2013;27(8):1190–1200.

207. Wilson A, Zhou S, Bachoo P, et al. Systematic review of chimney and periscope grafts for endovascular aneurysm repair. *Br J Surg.* 2013;100(12):1557–1564.

208. Ruppert V, Leurs LJ, Steckmeier B, et al. Influence of anesthesia type on outcome after endovascular aortic aneurysm repair: an analysis based on EUROSTAR data. *J Vasc Surg.* 2006;44(1):16–21; discussion 21.

209. Edwards MS, Andrews JS, Edwards AF, et al. Results of endovascular aortic aneurysm repair with general, regional, and local/monitored anesthesia care in the American College of Surgeons National Surgical Quality Improvement Program database. *J Vasc Surg.* 2011;54(5):1273–1282.

210. Karthikesalingam A, Thrumurthy SG, Young EL, et al. Locoregional anesthesia for endovascular aneurysm repair. *J Vasc Surg.* 2012;56(2):510–519.

211. Chen J, Stavropoulos SW. Management of endoleaks. *Semin Interv Radiol.* 2015;32(3):259–264.

212. Ilyas S, Shaida N, Thakor AS, et al. Endovascular aneurysm repair (EVAR) follow-up imaging: the assessment and treatment of common postoperative complications. *Clinical radiology.* 2015;70(2):183–196.

213. van Marrewijk C, Buth J, Harris PL, et al. Significance of endoleaks after endovascular repair of abdominal aortic aneurysms: The EUROSTAR experience. *J Vasc Surg.* 2002;35(3):461–473.

214. Kouvelos G, Koutsoumpelis A, Lazaris A, et al. Late open conversion after endovascular abdominal aortic aneurysm repair. *J Vasc Surg.* 2015;61(5):1350–1356.

215. Goodney PP, Beck AW, Nagle J, et al. National trends in lower extremity bypass surgery, endovascular interventions, and major amputations. *J Vasc Surg.* 2009;50(1):54–60.

216. Jaff MR, White CJ, Hiatt WR, et al. An update on methods for revascularization and expansion of the tasc lesion classification to include below-the-knee arteries: a supplement to the Inter-Society Consensus for the Management of Peripheral Arterial Disease (TASC II). *J Endovasc Ther.* 2015;22(5):663–677.

217. Leville CD, Kashyap VS, Clair DG, et al. Endovascular management of iliac artery occlusions: extending treatment to TransAtlantic Inter-Society Consensus class C and D patients. *J Vasc Surg.* 2006;43(1):32–39.

218. Indes JE, Pfaff MJ, Farrokhyar F, et al. Clinical outcomes of 5358 patients undergoing direct open bypass or endovascular treatment for aortoiliac occlusive disease: a systematic review and meta-analysis. *J Endovasc Ther.* 2013;20(4):443–455.

219. Jongkind V, Akkersdijk GJ, Yeung KK, et al. A systematic review of endovascular treatment of extensive aortoiliac occlusive disease. *J Vasc Surg.* 2010;52(5):1376–1383.

220. Adam DJ, Beard JD, Cleveland T, et al. Bypass versus angioplasty in severe ischaemia of the leg (BASIL): multicentre, randomised controlled trial. *Lancet.* 2005;366(9501):1925–1934.

221. Bradbury AW, Adam DJ, Bell J, et al. Bypass versus Angioplasty in Severe Ischaemia of the Leg (BASIL) trial: an intention-to-treat analysis of amputation-free and overall survival in patients randomized to a bypass surgery-first or a balloon angioplasty-first revascularization strategy. *J Vasc Surg.* 2010;51(5 Suppl):5s–17s.

222. Antoniou GA, Chalmers N, Kanesalingham K, et al. Meta-analysis of outcomes of endovascular treatment of infrapopliteal occlusive disease with drug-eluting stents. *J Endovasc Ther.* 2013;20(2):131–144.

第41章　产科麻醉

Ferne R. Braveman　Barbara M. Scavone　Marcelle E. Blessing　Cynthia A. Wong

要点

1. 随着孕期耗氧量的增加,孕妇的心血管系统发生变化以适应胎儿生长的代谢需求。
2. 对于先兆子痫的产妇,因第二产程延长或同时使用宫缩抑制剂而长时间处于头低脚高位的产妇,气道水肿可能是比较严重的。
3. 对妊娠 20 周以上的产妇实施全身麻醉时,推荐使用快速顺序诱导,按压环状软骨并使用带套囊的气管导管进行气管插管。
4. 药物经胎盘转移的驱动力是母体与胎儿之间血中游离药物的浓度梯度。
5. 分娩镇痛使母亲和胎儿均获益,分娩镇痛需求不应被拒绝。
6. 虽然全身麻醉的死亡率(孕产妇死亡率)仍然大于椎管内麻醉,但是近年来,全身麻醉的死亡率有所下降,而椎管内麻醉的死亡率增加了。
7. 由于年龄和性别差异以及分娩后硬膜外压力降低,孕妇罹患硬脊膜穿破后头痛的风险更高。
8. 伴有对母亲、胎儿或者两者健康不利的条件时,妊娠和分娩的风险增高。
9. 如果合并重度高血压、重度血小板减少或者终末器官损害,先兆子痫是很危险的。
10. 在世界范围内,大出血是孕产妇死亡的首要原因。
11. 妊娠期心脏病是孕产妇死亡的首要非产科因素。
12. 肥胖产妇更可能有产前合并症,这可能产生不利后果。

13. 妊娠期产妇接受手术时,在维持正常氧合和血压及避免过度通气的情况下,没有研究数据表明哪一种麻醉方式优于其他麻醉。

妊娠生理变化

妊娠期间,母体的每个器官系统都会发生显著变化。这些变化是由黄体和胎盘分泌的激素引起的。子宫扩张和周围结构压迫的机械效应在妊娠中、晚期发挥越来越重要的作用。这种生理变化对于孕妇麻醉的管理具有重要意义。最重要的改变包括血液系统、心血管系统、通气、代谢和胃肠功能。见表 41-1。

表 41-1　足月妊娠孕妇生理变化

变量	变化	计数
血浆容量	↑	40%～50%
总血容量	↑	25%～40%
血红蛋白	↓	110～120g/L
纤维蛋白原	↑	100%
血浆胆碱酯酶活性	↓	20%～30%
全身血管阻力	↓	50%
心输出量	↑	30%～50%
体循环血压	↓	轻微
功能残气量	↓	20%～30%
每分通气量	↑	50%
肺泡通气量	↑	70%
耗氧量	↑	20%
二氧化碳产生量	↑	35%
动脉二氧化碳分压	↓	10mmHg
动脉氧分压	↑	10mmHg
最低肺泡有效浓度	↓	32%～40%

注:↑,上升;↓,下降。

血液系统变化

妊娠期间盐皮质激素活性增加导致水钠潴留和体内含水量增加。因此,血浆容量和总血容量从怀孕早期开始增加,最终在预产期时分别增加 40%～50% 和 25%～40%。红细胞容量增加相对较小(20%),导致血红蛋白浓度(从 120g/L 到 110g/L)和血细胞比容下降(为 35%)[1]。血浆容量增加和由此引起的相对贫血的平台期大约在妊娠 32 周至 34 周。整个孕期的白细胞计数大约为 (8～10)×10⁹/L。怀孕期间,几种凝血因子的浓度增加,最明显的是纤维蛋白原浓度增加了 1 倍。蛋白 S 浓度降低及抗活化蛋白 C 现象证明孕期抗凝活性降低,纤维蛋白溶解受损。D- 二聚体和凝血酶 - 抗凝血酶复合物增加表明凝血功能增强,并可能继发纤溶亢进。事实上,孕妇被认为处于慢性代偿性弥散性血管内凝血的状态[2-3]。这些凝血物质的变化在分娩时达到峰值[4]。血液稀释和血小板消耗增加,6%～15% 的孕妇在胎儿足月时血小板计数低于 150×10⁹/L,而在非妊娠对照组中只有 1%。还有 1% 的足月妊娠的孕妇血小板计数低于 100×10⁹/L[5]。

血浆胆碱酯酶活性下降至低于正常水平的 20%,并且在产褥期降到最低点。然而,在正常情况下中等剂量琥珀胆碱是否会导致长时间的呼吸暂停,还有待进一步研究[6]。虽然循环系统中蛋白质总量是增加的,但是由于血浆容量的稀释作用,足月孕妇的血浆蛋白浓度可下降至 60g/L[7]。白蛋白浓度降低导致白/球蛋白比值下降。血浆蛋白浓度下降可能具有临床意义,因为在这种情况下蛋白结合药物的游离状态增加。

心血管系统变化

随着孕期耗氧量的增加,孕妇的心血管系统发生改变以满足不断成长的胎儿的代谢需求。随着母体血管对血管紧张素和其他缩血管物质的反应下降,母体全身血管阻力(systemic vascular resistance,SVR)下降[8-9]。和非妊娠状态相比,孕妇每搏输出量增加 20%～50%,心率轻度加快,因此,其心输出量增加 30%～50%。由于外周血管阻力的下降超过心输出量的增加,动脉血压轻微下降。在分娩(此时心输出量可为 12～14L/min)和产后即刻,由于子宫收缩血容量增加,心输出量同样增加。这些变化在多胎妊娠的孕妇中更加明显[10]。

因为仰卧位导致腔静脉阻塞,从而降低心脏

前负荷,所以可发生对孕妇有影响的仰卧位低血压综合征,从而导致心输出量和血压下降、心动过速、孕妇精神状态改变、恶心和晕厥。从中期妊娠开始,逐渐增大的子宫造成腔静脉受压越来越明显,在妊娠36周至38周达到最大值,在此之后,由于胎头下降至骨盆,这种压迫可能减轻[11]。对妊娠最后几周仰卧位的孕妇研究发现,相比于非妊娠妇女,其心输出量是下降的,但是在侧卧位的孕妇中,并没有观察到这种下降[12]。因此,在中晚期妊娠,应该常规在产妇右髋下放置一个楔子或提供左侧骨盆倾斜。许多孕妇仍然可能发生腔静脉压迫现象,此时可将体位倾斜30°[11]。

心电图也可能发生变化。除心率增加外,晚期妊娠心电图(electrocardiogram, ECG)可能出现心电轴左偏,还可能出现房性期前收缩、阵发性室上性心动过速及室性心律失常[13-14]。

呼吸系统变化

妊娠期间必要的呼吸系统变化主要是为了适应代谢增加,子宫扩大机械效应及孕期心血管变化。细胞外液增加、血容量增加和激素的改变可能导致上呼吸道水肿。很多孕妇抱怨鼻呼吸困难,妊娠期脆弱的呼吸道黏膜可能引起严重的出血,尤其在插入鼻咽导气管、胃管或气管导管时。在一些情况下,气道水肿可能特别严重,包括先兆子痫产妇及因产程延长或同时使用宫缩抑制剂而长时间处于头低脚高位的产妇。在肥胖、颈短或者乳房增大的患者中,喉镜检查可能较为困难。使用短柄喉镜可能是行之有效的。妊娠期间,Mallampati分级会增加,而当分娩过程中口咽部容量减小时分级会进一步恶化[15-16]。

随着子宫体积增大,膈肌向头端移位。但同时胸廓前后径和横径也会增加,因此肺活量仅略有下降。从妊娠第五个月开始,功能残气量(functional residual capacity, FRC)下降20%～30%,补呼气量(expiratory reserve volume, ERV)下降15%～20%,残气量(residual volume, RV)下降20%～25%。另外,补吸气量(inspiratory reserve volume, IRV)增加。在大多数孕妇中,FRC下降不会造成问题,但对于吸烟、肥胖或者脊柱侧弯而使闭合容积预先已改变的孕妇,随着孕期进展可能发生早期气道闭合进而发生低氧血症。头高脚低位和平卧位也加剧了闭合容积和功能残气量的异常关系。FRC在分娩后不久便恢复正常。

妊娠期产妇气道阻力通常不会改变,这主要是因为孕酮引起的支气管平滑肌舒张作用和气道阻力增加(如上呼吸水肿)的因素相对抗。与非孕期相比,孕酮导致每分通气量增加,这种变化从怀孕开始,到足月时可最多增加50%。这是通过潮气量增加30%～50%和呼吸频率小量增加来完成的。肺泡无效腔增大,肺泡无效腔与潮气量的比值不变。分娩后,随着孕酮水平的下降,通气量在1～3周后恢复正常。

新陈代谢

妊娠早期基础耗氧量增加,整个孕期总共增加20%,二氧化碳产量增加。然而,肺泡通气量的增加导致动脉血中二氧化碳分压下降至28～32mmHg,动脉血中氧分压增加至106mmHg。血浆缓冲碱从47mEq/L下降至42mEq/L,因此pH值基本保持不变。由于肺泡通气量增加、功能残气量下降,母体摄取和消除吸入麻醉药的能力增强。同时,母体在呼吸暂停或通气不足时更容易发生低氧血症,比如可能发生在气道阻塞或长时间尝试气管插管时[17]。

人胎盘催乳素和皮质醇增加高血糖症及酮症的发生率,这可能加剧已经存在的糖尿病。患者的糖耐量下降,经胎盘转运的葡萄糖可能刺激胎儿分泌胰岛素,进而引发产后即刻新生儿低血糖[18]。

胃肠道变化

与一般人群相比,孕妇发生胃内容物误吸的风险增加。全身麻醉下剖宫产的吸入性肺炎发生率约0.1%。孕期困难气道可能导致这种风险[19]。另外,胃液分泌更为酸化。怀孕期间胃排空时间并不延长,但是胃肠总转运时间延长。在肥胖与非肥胖、非足月的两个同时期的研究中,饮用中等量的水(300ml)和禁食一夜后胃排空状态没有不同[20-21]。最近由美国麻醉医师协会和产科麻醉与围产期学会颁布的产科麻醉指南允许非复杂顺产孕妇口服少量清液,对于拟行非复杂剖宫产的孕妇在麻醉诱导前两小时同样允许口服少量清液。指南不建议妊娠期间食用固体食物[22]。然而指南指出,对于有其他误吸风险的患者(如病态肥胖、糖尿病、困难气道)和手术分娩的高危患者(如不安全胎心率),可能会进一步限制口服摄入量。

孕妇食管下括约肌(lower esophageal sphincter, LES)可能变形或者无功能,同时孕酮可能降低其肌力。反流风险部分取决于 LES 和胃内压之间的压力梯度。妊娠子宫可能增加腹内压和胃内压,从而降低这种压力梯度。大多数患者应用琥珀胆碱后,由于 LES 压力增加超过胃内压增加,因此这种压力梯度增大。然而,有胃灼热症状的产妇,食管下段括约肌的压力是明显下降的[23]。

如果抗酸药与胃内容物不充分混合、服药时机不当,都可能使预防性应用非特异性抑酸剂的疗效减弱,这些情况下抗酸药还有增加胃容积的趋势。服用组胺(H₂)受体拮抗剂如雷尼替丁可能有效。择期剖宫产之前可以静脉应用甲氧氯普胺。多巴胺受体拮抗剂加速胃排空,增加妊娠和非妊娠妇女的静息状态 LES 张力[24]。综上所述,美国麻醉医师协会和产科麻醉与围产期学会的指南建议,医师在外科手术前预防性使用非特异性抑酸剂、H₂ 受体拮抗剂和/或甲氧氯普胺以防误吸,并尽可能使用椎管内麻醉[22]。对于妊娠 20 周或者更早出现反流症状需要全身麻醉的产妇,建议快速顺序诱导麻醉、压迫环状软骨和插入带套囊的气管导管。这些推荐也适用于产后初期的女性,因为尚不确定胃内容物误吸的风险何时恢复正常。

药物反应变化

妊娠 8~12 周孕妇吸入麻醉药的最低肺泡有效浓度(minimum alveolar concentration,MAC)下降,这可能与孕酮水平升高有关[25]。此外,中晚期妊娠产妇实施椎管内麻醉,其头端阻滞平面更广[26]。孕妇硬膜外静脉怒张导致鞘内容量减少,这可能引起局部麻醉药扩散增加。孕妇正中神经对利多卡因的敏感性增加,妊娠动物的体外实验也显示了对局部麻醉药的易感性[27]。这种敏感性的增加可能通过孕酮或者其他激素介导。

胎盘转运及胎儿麻醉药物暴露

包括麻醉药物在内的多种药物均容易通过胎盘。多种因素影响药物的胎盘转运,包括药物本身的理化特性、母体血浆中药物浓度、胎盘的特性以及母胎的血流动力学情况。药物通过简单扩散穿过生物膜,其速率是由 Fick 定律决定的:

$$Q/t=KA(C_m-C_f)/D$$

其中 Q/t 为扩散速率,K 为扩散常数,A 为可供交换的表面积,C_m 为母体血中游离药物的浓度,C_f 为胎儿血中游离药物的浓度,D 为扩散屏障的厚度。

药物的扩散常数(K)依赖于理化性质,如分子大小、脂溶性和电离度等特性。相对分子量小于 500 道尔顿(Da)的化合物通过胎盘时不受阻碍,而相对分子量为 500~1 000Da 的化合物则易受限。大多数的常用麻醉药物的相对分子量允许它们容易通过胎盘。

药物脂溶性越高越容易通过生物膜。电离度也很重要,因为药物的非离子基团比离子基团脂溶性更高。局部麻醉药和阿片类药物是弱碱性,具有相对低的电离度和相当大的脂溶性。而肌肉松弛药电离度高,脂溶性低,因此胎盘转运率比较受限。

以非电离和电离形式存在的药物的相对浓度可以通过 Henderson-Hasselbalch 公式计算:

$$pH=pK_a+lg[HCO_3^-]/(H_2CO_3)$$

pK_a 是阴离子和阳离子浓度相等时的 pH。局部麻醉药的阴阳离子比是非常重要的,因为非电离形式能穿过组织屏障,如胎盘。对于酰胺类局部麻醉药,其 pK_a 值(7.7~8.1)接近生理 pH 值,因此母体和胎儿酸碱状态的改变可以显著改变电离或非电离药物的比例。在平衡状态下,胎儿和母体血浆中非电离药物的浓度是相等的。对于代谢性酸中毒的胎儿,药物的解离度比母体更高,可能发生"离子俘获",导致药物在胎儿体内蓄积[28]。

母体血浆结合蛋白对转运至胎儿的药物数量及比例的影响机制至今不明。在绵羊中,之所以胎儿与母体血浆中布比卡因浓度之比低,是因为胎儿和母体血浆蛋白结合力不同,而不是胎儿组织摄取过多[29]。但是,如果有足够的时间使母胎达到平衡,蛋白结合率较高的药物可以在胎儿体内大量蓄积,如布比卡因[30]。

如前所述,胎盘药物转运的驱动力是母体和胎儿血中游离药物的浓度梯度。在母体方面,以下因素相互作用:给药剂量、给药方式与部位、使用局部麻醉药时血管收缩药的使用。同时,怀孕不同阶段药物分布、代谢和消除率的不同也很重要。一般来说,给药剂量越大,母体血药浓度就越高。药物注射部位不同,其吸收率也发生变化。与其他给药方式相比,静脉注射给药达到的血药浓度最高。重复给药后母体血药浓度的增加除了与药物动力学相关,还与重复给药的剂量和频率相关。酰胺类局部麻醉药的消除半衰期相对较长,因此重复注射可能会导致药物在母体血浆中蓄积。相反,酯类局部麻醉药氯普鲁卡因,可以被胆碱酯酶迅速水解。硬膜外注射后,母体内的平均半衰期约 3min。重复注药后,氯普鲁卡因在 5～10min内即可检测到,且没有明显的药物蓄积[31]。

胎盘

随着滋养层上皮细胞的厚度从 25mm 减小到终末期的 2mm,胎盘成熟度可以影响药物转运到胎儿的速率。胎盘对麻醉药物的摄取和转化可以减少转运到胎儿的药量。然而,胎盘对药物的摄取是有限的,没有证据表明胎盘可以代谢常用的产科麻醉药物。

血流动力学因素

任何减少胎盘血流量的因素(如动静脉压迫、低血压、出血)都可以减少药物向胎儿的转运。分娩期间,子宫间断收缩降低胎盘灌注。如果子宫收缩与静脉注射后血浆药物浓度下降一致,随着灌注恢复正常,跨胎盘浓度梯度明显降低。因此,与子宫舒张期相比,收缩开始时静脉注射地西泮导致较少的药物被递送至胎儿。

胎儿循环的特点延迟了脐动脉和脐静脉之间的平衡过程,因此延缓麻醉药的抑制作用(图 41-1)。肝脏是携带药物进入胎儿的脐静脉血首先灌注的器官。已证实该器官可以摄取多种药物,包括硫喷妥钠、利多卡因和氟烷。在向胎儿循环的动脉转运期间,药物随着脐静脉血和来自胎儿胃肠道、下肢、头和上肢还有肺的胎儿静脉血混合后逐渐被稀释。由于这种独特的胎儿循环模式,择期剖宫产术中应用氧化亚氮给药麻醉,只要诱导至分娩的间隔超过 5～10min 就有可能引起胎儿抑制。氟烷、恩氟烷和异氟烷等吸入麻醉药的快速转运,导致其在给药 1min 后就可在脐动脉和脐静脉中被检测到[32]。由于母体血浆药物浓度的迅速下降,单次注射不超过 4mg/kg 的硫喷妥钠或硫戊巴比妥,胎儿动脉血中巴比妥的浓度低于引起新生儿抑制的浓度[33]。

胎儿局部血流的变化也可以影响器官对药物的摄取量。例如,在窒息和酸中毒时,胎儿心输出量更多用于灌注大脑、心脏和胎盘。窒息的狒狒胎儿与未窒息的对照胎儿相比,输注利多卡因增

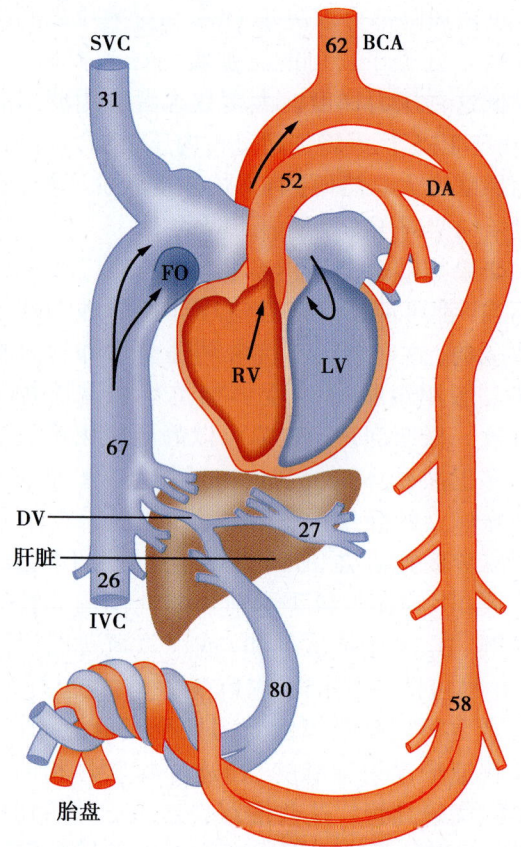

图 41-1 成熟胎羊血液循环流程图
注:数字表示六只羊羔的大血管中的平均血氧饱和度(%)。右心室(RV)、左心室(LV)、上腔静脉(SVC)、下腔静脉(IVC)、头臂动脉(BCA)、卵圆孔(FO)、动脉导管(DA)、静脉导管(DV)。摘自 Born GVR, Dawes GS, Mott JC, et al. Changes in the heart and lungs at birth. *Cold Spring Harb Symp Quant Biol.* 1954;19:103

加了心脏、大脑和肝脏的药物摄取[34]。

胎儿和新生儿

任何到达胎儿的药物都要进行代谢和排泄。在这方面,胎儿比新生儿有优势,一旦通过胎盘的游离药物浓度梯度发生反转,胎儿就可将药物转运回母体。使用局部麻醉药时,即便是母体血浆药物浓度高于胎儿,这种情况也可能发生,因为胎儿血浆蛋白结合力低[29]。但有一种药物——氯普鲁卡因,在胎儿血中代谢很快,即使酸中毒,也不会在胎儿中大量蓄积[31]。

在足月和早产新生儿中,肝脏含有酰胺类局部麻醉药生物转化所必需的酶。新生儿代谢清除能力与成人类似,而肾脏清除能力大于成人。由于药物的分布容积更大,新生儿的消除半衰期延长。在其他酰胺类局部麻醉药中同样可以看到新

生儿消除半衰期较成人延长[35]。

目前还不完全清楚胎儿和新生儿是否比成人对局部麻醉药的镇静和毒性作用更加敏感。在成年母羊和羔羊（胎儿和新生儿）中，已有研究探讨利多卡因的中枢神经系统（central nervous system，CNS）毒性和心肺毒性[36]。尽管产生毒性时的血清浓度没有差异，胎儿和新生儿羔羊产生毒性的剂量大于成年羊。在胎儿中，这是由于母体对药物的胎盘清除，以及在抽搐时更好的血气维持。在新生儿中，这可能是因为药物分布容积较大，达到毒性效应的剂量更高。

布比卡因可能诱发新生儿黄疸，因为它与胎儿红细胞膜的高亲和力造成红细胞过滤和变形能力下降，使红细胞更容易发生溶血（见第41章）。然而，并没有研究发现接受布比卡因硬膜外分娩镇痛孕妇所娩出的新生儿血浆胆红素增高[37]。最后，神经行为学观察性研究证实了麻醉药引发的新生儿神经系统和适应能力的微小变化。但对于多数麻醉药来说，这种微小短暂的变化仅持续24~48h。

分娩镇痛和阴道分娩

大多数孕妇在分娩时经历中度到重度疼痛。在第一产程，疼痛是由子宫收缩引起，与宫颈扩张和子宫下段伸展有关，疼痛脉冲由交感神经和内脏传入 C 类纤维介导。在第一产程，疼痛发生在 T_{10} 到 L_1 脊髓节段支配的区域。分娩的第一产程后部分和第二产程，阴道穹隆和会阴扩张引起的疼痛冲动由来自骶神经纤维（S_2~S_4）的阴部神经传导。

良好的分娩镇痛除了缓解疼痛及产妇焦虑外，还有其他获益。疼痛可能导致产妇高血压，减少子宫血流量。在第一产程和第二产程，硬膜外镇痛可以抑制由强烈的子宫收缩和用力分娩引起的产妇心输出量增大、心率增快和血压增加[38]。通过减少产妇儿茶酚胺分泌，硬膜外镇痛能将功能失调的分娩模式转变为正常。娩时产妇过度通气使母体氧解离曲线左移，从而造成胎动增加。分娩镇痛还可以通过消除母体过度换气来使胎儿受益，因为母体过度换气会使氧解离曲线的左移，从而导致胎儿动脉血氧分压降低。

分娩镇痛最常用的方法是心理助产法、全身用药和区域镇痛。吸入镇痛、传统的脊椎麻醉和宫颈旁阻滞则不常用。很少需要全身麻醉，除非是子宫收缩乏力的复杂分娩。分娩的时间和强度不同，个体对疼痛的耐受和缓解疼痛的欲望也不同。医务人员应该告知产妇分娩镇痛的方法，并支持其对镇痛方法的选择。产妇的镇痛需求不应被拒绝[39]。接受镇痛的产妇和没有接受药物镇痛的健康产妇分娩的新生儿预后是相似的。

非药物方法分娩镇痛

分娩镇痛的非药物方法包括分娩教育、情感支持、按摩、芳香疗法、音频疗法和冷热疗法。其他更先进的技术需要专门的培训和设备，包括水疗、皮内注射水、生物反馈、经皮电刺激神经疗法（transcutaneous electric nerve stimulation，TENS）、针灸或指针疗法和催眠。此类技术的有效性有待进一步的研究证实[40]。

产前心理助产法

产前理念认为缺乏知识、误解、恐惧和焦虑可加重患者对疼痛的反应，从而增加对镇痛的需求。Lamaze 分娩法是目前最常见的分娩准备方法，其提供了一个关于分娩生理学的教育课程，通过鼓励诸如特定的呼吸模式和集中注意力于固定物体等来减少皮层疼痛感应[41]。分娩教育和心理助产法减轻分娩疼痛有效性的科学数据是不一致的，缺乏科学严谨性。教育、强烈动机和文化因素会影响产妇对疼痛的情感和行为反应，然而其对疼痛感的真实影响并不清楚。

其他非药物方法

持续分娩支持是专业人员提供的产时非药物支持。前瞻性对照研究及系统分析结果表明，接受持续分娩支持的产妇产程更短，剖宫产率更低，镇痛干预更少，整体满意度更高[42]。相关随机对照试验的系统评价表明，水疗分娩可缓解产妇疼痛，减少镇痛药物使用，而分娩时间、剖宫产率和新生儿预后没有改变[43]。皮内注射水疗法包括在下背部四点注射 0.05~0.1ml 的无菌水，以治疗分娩时的腰背痛。虽然一些随机对照实验认为该项技术在分娩时能有效降低严重腰背痛，但是 2012 年一个关于 7 项临床实验的荟萃分析得出结论：没有强有力的证据支持无菌水注射能有效降低腰背痛和其他分娩痛[44]。催眠需要受过训练的催眠师对产妇进行产前培训。一项 7 个随机试验的荟萃分析得出结论：少量临床试验并不能得出分娩时催眠疗法可有效镇痛的结论，不过该技术表现出一线希望[45]。目前针对 TENS 的多项研究的结果不一致，一般来说，TENS 似乎不能减轻分娩疼痛，也不能减少其他镇痛方式的使用[46]。在一项包含 13 项临床实验的荟萃分析中，与对照组（无或"假"针刺）相比，随机接受针灸或指针疗法的女性疼痛评分更低[47]。同样，与标准护理相比，产时安慰护理法也可以减少疼痛强度，提高镇痛的满意度[48]。

全身用药

全身镇痛药的优点是方便给药和患者接受度高。但药物种类、剂量、给药时间和方法必须经过慎重选择，以免造成产妇和胎儿抑制。最常用的药物是阿片类药物，偶尔可使用镇静剂和氯胺酮。

阿片类药物

全身性阿片类药物常用于分娩镇痛，不过现有数据表明其几乎没有明显的镇痛作用（见第 20 章）[40-51]。哌替啶历来是分娩镇痛中最常用的全身性镇痛药物。哌替啶可以静脉注射（5~10min 内有效镇痛）或肌内注射（40~50min 达到峰值）。然而在过去十年内，由于担心缺乏疗效和存在副作用，哌替啶在分娩疼痛和其他疼痛情况下的使用正在减少[51]。哌替啶的主要副作用是高发生率的恶心呕吐、产妇镇静、剂量相关性呼吸抑制、直立性低血压和潜在的新生儿抑制。哌替啶可能引起短暂的胎心率的改变，包括减少心率变异性及引发轻度心动过速。新生儿抑制与最后一次给药至分娩的时间间隔有关。去甲哌替啶作为哌替啶的活性代谢产物，在新生儿中消除半衰期较长（62h），可能引发新生儿呼吸抑制及轻度新生儿神经行为功能障碍。

合成阿片类药物如芬太尼、阿芬太尼和瑞芬太尼比哌替啶更有效，但由于作用时间短，在分娩镇痛中的应用有限。当需要起效快、作用时间短的镇痛药物时（如应用产钳术），此类药物具有一定优势。对于长时间的镇痛，芬太尼和瑞芬太尼可通过患者自控镇痛装置给药[52]。但是阿片类药物的患者自控镇痛（patient-controlled analgesia，PCA）给药模式确实存在潜在的药物蓄积和新生儿抑制的风险。比起其他的阿片类药物，瑞芬太尼理论上有迅速起效和失效的优势。有研究报道瑞芬太尼镇痛模式为负荷剂量 0.2~1μg/kg，锁定时间 1~5min，背景输注速度 0~0.1μg·kg^{-1}·min^{-1}[53]。然而，与其他全身性阿片类药物技术一样，尚不清楚瑞芬太尼 PCA 能否提供令人满意的镇痛效果，又不至于出现发生率高到令人无法接受的母体、胎儿和新生儿副作用[54]。

阿片受体激动剂-拮抗剂，如布托啡诺和纳布啡，也可用于分娩镇痛。这些药物的优点在于恶心、呕吐和烦躁发生率低，同时对通气抑制有"天花板效应"。常用给药剂量及方法为：静脉注射或者肌内注射布托啡诺 1~2mg 或者纳布啡 10mg。与哌替啶不同，这些药物生物转化成无活性代谢产物，并且其呼吸抑制具有封顶效应。

纳洛酮是纯阿片受体拮抗剂。在超出其最大需要量时，该药物会逆转产妇分娩镇痛效果，因此不推荐用于分娩前给药以防止新生儿呼吸抑制。另外，纳洛酮可能诱发产妇肺水肿甚至心脏停搏。如果有必要纠正呼吸抑制，应该直接给新生儿肌内注射药物（0.1mg/kg）。

氯胺酮

氯胺酮是强效镇痛药，但它可能导致不可接受的健忘症而干扰母亲对分娩的回忆。氯胺酮是经阴道分娩或产科操作中局部镇痛不足时有效的辅助药物。小剂量（0.2~0.4mg/kg）氯胺酮可以提供充足的镇痛而不引起新生儿抑制。用药后需要保持和产妇的交流以保证产妇处于清醒状态，同时可确保产妇气道安全。

区域镇痛

区域阻滞技术能提供良好的镇痛，同时对产妇和胎儿抑制作用最小。产科麻醉常用的区域阻滞技术包括中枢神经阻滞［蛛网膜下腔阻滞、硬膜外阻滞、腰硬联合（combined spinal/epidural，CSE）麻醉］、宫颈旁阻滞和外阴阻滞，腰交感神经阻滞（lumbar sympathetic block，LSB）应用较少。交感神经阻滞引起的低血压是中枢神经阻滞最常见的并发症。因此，应 2~5min 一次，常规监测产妇血压，阻滞开始 15~20min 后可改为常规时间间隔监测。区域阻滞的禁忌证是凝血功能障碍、急性血容量减少和穿刺部位感染。如果已经使用了抗生素，且不伴有明显脓毒症，绒毛膜羊膜炎不是产科中枢神经阻滞的禁忌证。

由于道德因素和方法学的困难，很难设计临床试验来监测椎管内麻醉对产程进程和分娩模式的影响。随机对照试验没有发现椎管内麻醉和阿片类药物分娩镇痛的产妇中剖宫产率的差异[55]。荟萃分析表明，虽然这些数据是复杂多样的，但椎管内镇痛不延长分娩的第一产程[55]。有人担心在初产妇的分娩潜伏期早期（宫颈扩张小于4cm）开始硬膜外镇痛可能导致难产和剖宫产率增高。可是，大量的随机试验和这些试验的荟萃分析发现，随机进行早期椎管内镇痛和阿片类药物镇痛的两组产妇的剖宫产率没有差异[56]。然而，椎管内镇痛与初产妇分娩的第二产程延长有关，这可能是由于娩出力减弱及胎位不正[55]。美国妇产科学会（American college of obstetricians and gynecologists，ACOG）定义硬膜外镇痛的初产妇的第二产程的异常延长为超过 3h，无硬膜外镇痛的产妇为超过 2h。2014 年由 ACOG 和母胎医学学会（Society for Maternal-Fetal Medicine，SMFM）联合制定的共识文件表示：适用于所有产妇的应接受剖宫产的第二产程延长的具体最大时限尚未确定。另外，共识认为更长的时间（超过传统的 3h）在个体原则上可能是合适的[57]。降低局部麻醉药浓度和联合使用阿片类药物可减少产妇第二产程延长[58]。

硬膜外镇痛

硬膜外镇痛可用于分娩镇痛和阴道分娩时缓解疼痛，需要时也可用于剖宫产麻醉。用低浓度局部麻醉药阻滞 $T_{10} \sim L_1$ 节段可有效缓解第一产程疼痛，通常联合使用脂溶性局部麻醉药。联合用药可以使两种药物的用量均减少，从而使各自的副作用和并发症最小化。对于分娩的第二产程，神经阻滞应该扩大到 $S_2 \sim S_4$ 节段以抑制阴道与宫颈扩张和创伤所引起的疼痛。

最常用的长效酰胺类局部麻醉药是布比卡因或罗哌卡因，因为其在产生良好的感觉镇痛的同时可保留运动功能，尤其在低浓度时（<0.1%）。研究发现罗哌卡因运动阻滞比等效剂量的布比卡因弱。对分娩镇痛的产妇行硬膜外麻醉，随机应用左布比卡因、布比卡因和罗哌卡因，三组器械辅助阴道分娩的器械辅助阴道分娩率没有差异[59]。

第一产程的分娩镇痛可以应用 5～10ml 的布比卡因或罗哌卡因（0.125%）联合芬太尼（50～100μg）或舒芬太尼（5～10μg）。使用低浓度局部麻醉药时，硬膜外试验剂量的必要性存在争议。因为硬膜外导管抽吸不总是具有诊断意义，特别是使用单孔硬膜外导管时，一些专家认为，试验剂量应该用于提高鞘内或导管内位置的检测。持续输注（8～12ml/h）布比卡因（0.062 5%～0.1%）或罗哌卡因（0.08%～0.15%）用于维持镇痛。辅助使用芬太尼（1～2μg/ml）或舒芬太尼（0.3～0.5μg/ml）时需要使用稀释后的低浓度局部麻醉药。分娩镇痛的维持也可以使用相似浓度的局部麻醉药复合阿片类药物的患者自控硬膜外镇痛（patient-controlled epidural analgesia，PCEA）。比起持续硬膜外输注，PCEA 可以获得更高的患者满意度、更低的布比卡因每小时用量（因此更少的运动阻滞）和更少的医生干预[60-61]。关于 PCEA 的对照研究结果差别很大。关于背景输注是否能改善镇痛效果的试验结果存在争议，然而，背景输注对于特定的产妇可能是有帮助的（比如产程较长的待产产妇）[61-62]。常规 PCEA 参数包括 5～10ml 单次给药量，10～20min 锁定时间，0～10ml/h 背景剂量。通常以每小时剂量的 30%～50% 作为背景剂量。

程序性定时间断硬膜外单次注射技术是一种新的维持硬膜外镇痛的方法。在此项技术中，镇痛泵被程序性设定以规律时间间隔注射单次剂量。硬膜外隙单次给药可以使药物更好地分布。随机对照试验将该技术与持续硬膜外输注或与 PCEA 进行了比较，结果表明定时间断硬膜外单次注射技术降低了麻醉药用量，提高了患者满意度，降低了运动阻滞及阴道助产的发生率[63]。

血流动力学稳定、运动功能良好并且胎儿不需要持续监护的产妇在第一产程可能需要有陪护人员陪伴下床活动。在下床活动之前，椎管内阻滞开始后 30min 内应该评估产妇和胎儿的健康。

在分娩过程中，骶节段阻滞可以使用 10ml 布比卡因（0.25%～0.5%）、利多卡因（1%）或氯普鲁卡因（2%～3%）。许多产妇分娩镇痛效果充分，不需要额外的单次剂量，特别是硬膜外镇痛已经维持了很长一段时间（数小时）。然而，阴道助产可能需要使用比稀释局部麻醉药效果更好的高浓度阻滞。

蛛网膜下腔阻滞

与硬膜外镇痛相比，用于分娩镇痛的单次蛛网膜下腔注射有快速起效和可靠的神经阻滞等优点，且在技术上更容易学习。然而，如果产程较长则需要重复鞘内注射给药，这也增加了硬脊膜穿破后头痛（postdural puncture headache，PDPH）的风险。对于预期产程不需要导管的经产妇（产程为 1.5h），使用芬太尼（15～25μg）或舒芬太尼（2～5μg）联合布比卡因（1.25～2.5mg）的蛛网膜下腔阻滞可能是合适的。单次蛛网膜下腔阻滞的潜在缺点是产程的持续时间无法估计，即使是产程进展较快的经产妇，也可能比预期时间较长。另外，如果产妇需要紧急剖宫产，可能需要注射新的麻醉药。然而，对于没有硬膜外阻滞史的需要阴道助产的产妇，蛛网膜下腔阻滞（鞍区阻滞）相对于全身麻醉或阴部神经阻滞是安全有效的。

腰硬联合镇痛

CSE 镇痛是分娩的理想镇痛技术。CSE 镇痛技术结合了蛛网膜下腔阻滞起效迅速可靠和连续硬膜外技术持续时间长的优点。用常规的（或特殊的）硬膜外针确定硬膜外隙后，将一个更长的（127mm）笔尖式的腰麻针经硬膜外针放入蛛网膜下腔。鞘内注射成功后，取出腰麻针，置入硬膜外导管。单独使用芬太尼（10～25μg）或舒芬太尼（2～5μg）或者联合使用布比卡因（1.25～2.5mg）鞘内注射可产生 90～120min 的深度镇痛和轻微的运动阻滞。阿片类单独用药可以为潜伏期提供充分镇痛。有必要额外应用布比卡因为分娩晚期提供满意的镇痛。蛛网膜下腔阻滞后开始持续硬膜外镇痛、PCEA 或者程序性间断硬膜外注药可以提供持续镇痛。

鞘内注射阿片类药物最常见的副作用是瘙痒、恶心、呕吐和尿潴留。如果阿片类药物联合使用局部麻醉药，瘙痒的发生率会降低。药物头端扩散可能导致延迟性呼吸抑制，注药后 30min 内发生风险最高[64]。联合使用芬太尼或舒芬太尼时延迟性呼吸抑制很少发生。在用或不用阿片类药物情况下，硬膜外镇痛和蛛网膜下腔阻滞镇痛均可能出现短暂胎心率异常，然而，CSE 比单纯硬膜外镇痛的发生率更高。据推测，镇痛后产妇循环中肾上腺素水平迅速下降和交感神经阻滞后低血压可能导致子宫过度收缩和子宫胎盘低灌注。然而，CSE 与硬膜外镇痛相比，紧急剖宫产的发生率并不高[65-66]。

处于产程早期的产妇，或者伴有心脏前负荷依赖性疾病的产妇（如主动脉狭窄），尤其能从单独使用阿片类药物的 CSE 镇痛中获益。在产程早期，脊髓阿片类给药可提供充分镇痛而不需要局部麻醉药物，因此避免了前负荷的急剧下降，而且因为没有运动阻滞，积极的产妇能够下床走动。晚期宫颈扩张的经产妇也能从联合使用阿片类药物和局部麻醉药的 CSE 镇痛中获益。与腰椎硬膜外镇痛相比，骶管镇痛起效更快，使用药物更少。一些专家建议，对于可能需要紧急剖宫产的产妇

或者全身麻醉高风险的产妇（如病态肥胖或预计困难气道），谨慎使用 CSE，因为 CSE 的硬膜外部分并未在开始时给予测试剂量。在分娩镇痛或者剖宫产的产妇中，作为 CSE 一部分的硬膜外置管比传统的硬膜外置管失败的发生率更低[67-68]。

宫颈旁阻滞

双侧宫颈旁阻滞阻断了第一产程阶段来自子宫和宫颈的神经冲动的传导。穿刺针经阴道进入左右阴道穹隆，黏膜下注射 5～10ml 的稀释局部麻醉药。虽然宫颈旁阻滞能有效减轻第一产程的疼痛，但此技术可能与胎儿娩出时较高的胎儿窒息及新生儿预后较差有关，尤其是使用布比卡因时。用稀释局部麻醉药行宫颈旁阻滞，左右两侧注射之间需要 5～10min 间隔，并限于宫颈扩张小于 8cm 的产妇，这样做可降低并发症的发生率。

椎旁腰交感神经阻滞

当存在中枢神经阻滞禁忌证时，LSB 是合适的选择。LSB 阻断了第一产程中宫颈和子宫疼痛冲动的传导[69]。虽然 LSB 和宫颈旁阻滞相比，胎儿心动过缓的发生率较低，但是对阻滞操作的不熟悉、技术性困难以及血管内注射的风险都减少了此技术在实践中的使用。

阴部神经阻滞

阴部神经来自骶神经根（S_2～S_4），支配阴道穹隆、会阴、直肠和部分膀胱。这些神经盘绕在坐骨棘周围，很容易经阴道阻滞。在每个骶棘韧带注射 10ml 稀释局部麻醉药可为产钳分娩和会阴修复提供充分镇痛。

吸入麻醉和全身麻醉

吸入麻醉分娩镇痛在美国并不常见，但在世界其他地方较为常见（见第 18 章）。按体积计算，50% 的氧化亚氮是分娩镇痛最常用的吸入麻醉药。训练产妇在宫缩开始时间歇性自行控制使用这种气体。关于氧化亚氮对产妇的有益性存在争议，对于胎儿及新生儿的安全性也缺乏相关研究[70-71]。吸入麻醉药的一个主要缺点是需要废气处理系统。

全身麻醉在阴道分娩中很少使用。必须注意胃反流误吸的预防措施（参见剖宫产麻醉一节的全身麻醉部分）。当时间限制不允许使用区域麻醉时，需要使用全身麻醉。强效的吸入麻醉药（1.5～2MAC 短时间使用）可为产科操作提供子宫松弛条件，如双胎的第二胎分娩、臀先露或产后胎盘滞留的手工清除。可是，在目前的操作中，静脉应用硝酸甘油（50～250μg）已经在很大程度上取代全身

麻醉以满足松弛子宫的需要。

剖宫产麻醉

剖宫产最常见的适应证包括宫颈停止扩张、胎儿窘迫、头盆不称、胎位不正、早产、剖宫产史和子宫手术史。麻醉的选择取决于手术的紧迫程度、产妇和胎儿的情况以及产妇的意愿。

2001 年美国产科麻醉方法调查发现，大多数行剖宫产的患者选择蛛网膜下腔阻滞或硬膜外麻醉[72]。椎管内麻醉技术有以下几个优点，例如：

- 避免气道操作
- 降低胃反流误吸的风险
- 避免使用镇静药
- 产妇分娩期间可保持清醒
- 手术出血量可能更少

椎管内麻醉和全身麻醉相比，即刻新生儿呼吸抑制发生也更少。

椎管内麻醉

为消除剖宫产产妇不适，阻滞必须到达 T_4 平面。椎管内麻醉最常见的并发症是低血压和随之而来的子宫胎盘灌注减少风险（参见麻醉并发症一节中的低血压部分）。降低低血压发生率和严重程度的措施包括子宫左倾位、静脉输液和大量使用血管收缩药，从而预防和治疗低血压。

大多数麻醉医师在麻醉诱导前应用非特异性抗酸药来预防误吸。一些麻醉医师也使用 H_2 受体拮抗剂和甲氧氯普胺。术前使用镇静药通常是不必要的。所有麻醉药的术中监测都是模拟的，但是在麻醉开始的前 20min 应该频繁测量血压（每几分钟测量一次）。虽然经常给产妇吸氧，但是没有证据显示这对产妇、胎儿和新生儿有益[73]。

多模式镇痛是术后疼痛管理的最佳选择，包括非甾体抗炎药、椎管内阿片类药物和/或局部麻醉药。虽然剖宫产术后镇痛应该把新生儿哺乳考虑在内，但实际上，产妇用药只有极少量能渗入母乳，更少量的药物会被新生儿肠道吸收。延长（12~24h）产后产妇术后镇痛作用可以通过鞘内注射吗啡（100~150µg）[74]或者硬膜外注射吗啡（3.5~4.0mg）实现[75]。应用稀释局部麻醉药和脂溶性阿片类药物的 PCEA 是硬膜外麻醉后的另一种选择。椎管内应用吗啡的副作用包括恶心、呕吐和瘙痒。延迟性呼吸抑制是一种罕见但风险较

大的潜在并发症，所以椎管内应用阿片类药物的患者在产后必须进行严密的监护[76]。病态肥胖的妇女可能有更高的呼吸抑制风险。腹壁神经阻滞[腹横肌平面（transversus abdominis plane，TAP）阻滞]也可用于剖宫产镇痛。鞘内吗啡比起双侧 TAP 阻滞可提供更好的、持续时间更长的镇痛，但是 TAP 阻滞适用于没有或者不能进行椎管内阿片类药物镇痛的妇女[77]。

蛛网膜下腔阻滞

蛛网膜下腔阻滞具有操作简单、起效快和效果确切的特点，因此它是目前最常用的剖宫产麻醉方法。除了紧急的剖宫产手术，蛛网膜下腔阻滞几乎取代全身麻醉用于剖宫产麻醉。在美国，0.75% 的高比重布比卡因[12.5~13.5mg（1.6~1.8ml）]最常用，它能够可靠地提供 90~120min 的手术麻醉。

尽管蛛网膜下腔阻滞提供了足够的手术阻滞平面，但是产妇还是可能经历不同程度的内脏不适和恶心呕吐，特别是在子宫外置或者牵拉腹腔脏器时。可以通过向局部麻醉药中加入芬太尼（10~20µg）、舒芬太尼（2.5~5µg）或吗啡（0.1~0.15mg）提供完善的围术期麻醉和镇痛。芬太尼起效迅速但是作用时间短，所以几乎不提供额外的术后镇痛。相反，吗啡潜伏期比芬太尼长，在产后 12~18h 也可以发挥镇痛效果。

腰椎硬膜外麻醉

与蛛网膜下腔阻滞相比，硬膜外麻醉药物起效时间更慢，建立充分的感觉阻滞所需药量更大。和单次蛛网膜下腔阻滞相比，硬膜外麻醉的主要优点是可以通过药物滴定控制麻醉平面和麻醉效果持续时间。硬膜外穿刺针和硬膜外导管必须正确放置以避免意外的鞘内注射或者血管内注射，硬膜外麻醉用于剖宫产时需要大量局部麻醉药，所以这一点尤其重要。从硬膜外导管抽吸血液或者脑脊液来检测硬膜外导管的位置正确与否的做法是不可靠的，尤其对于单孔导管。因此，大多数麻醉医师在手术麻醉开始前给予试验剂量。如果鞘内注射小剂量局部麻醉药（如利多卡因 45mg 或布比卡因 5mg），容易产生可识别的感觉和运动阻滞。严密的血流动力学监测下应用肾上腺素（15µg），如果伴随一过性心率和血压升高则提示可能存在血管内注射。在产科麻醉中应用肾上腺素试验剂量（15µg）尚有争议，因为确实会出现假阳性的结果（心率加快 10%），尤其对于正在分娩

的产妇。另外，肾上腺素还可能减少子宫胎盘灌注。迅速注射 1ml 空气同时用心前区多普勒监测可以更可靠地检测导管是否置入血管[78]。芬太尼（100μg）也被建议用于检测硬膜外导管放置[79]。虽然检测结果阴性令人心安，但依旧应该分段给予镇痛所需的大剂量局部麻醉药物。

产科硬膜外麻醉最常见的用药是 2% 利多卡因联合肾上腺素 5μg/ml（1∶200 000）和 3% 氯普鲁卡因。间隔 5～10min 单次给予 15～20ml 局部麻醉药溶液通常可以获得满意的镇痛效果。氯普鲁卡因神经阻滞起效迅速且作用可靠，伴随极小的全身毒性，因为氯普鲁卡因在产妇和胎儿血液中代谢极快。之前已接受硬膜外分娩镇痛而需要紧急转换成剖宫产时，可以选用 2% 利多卡因加肾上腺素、碳酸氢钠（1mg/10ml 利多卡因）和芬太尼[80]。利多卡因起效和持续时间介于氯普鲁卡因和布比卡因之间。利多卡因应该联合肾上腺素使用，因为如果单用利多卡因而不用肾上腺素不能提供持续的令人满意的外科麻醉。布比卡因不常用于产科硬膜外麻醉，因为布比卡因比其他酰胺类局部麻醉药具有较高的局部麻醉药全身中毒（local anesthetic systemic toxicity, LAST）的风险。布比卡因意外注入血管与产妇死亡率高有关[81]。0.5% 罗哌卡因联合芬太尼用于外科麻醉，其毒性风险小于布比卡因。一项荟萃分析结果显示，硬膜外分娩镇痛转为剖宫产麻醉时，选用罗哌卡因比选用布比卡因和左旋布比卡因有更好的麻醉效果[80]。

腰硬联合麻醉

CSE 麻醉应用在剖宫产中的优点包括低剂量麻醉药产生高效的麻醉阻滞，可持续给药延长麻醉作用时间，以及提供持续术后镇痛。与硬膜外麻醉相比较，剖宫产采用 CSE 麻醉方法，穿刺后疼痛和术中寒战的发生率更低，产妇满意度更高[82]。目前提出了几种改进的 CSE 麻醉技术。标准 CSE 麻醉中蛛网膜下腔局部麻醉药用量与标准的蛛网膜下腔阻滞用药相同。在连续 CSE 麻醉中，小剂量蛛网膜下腔阻滞药物可能导致部分患者出现阻滞不全。15min 后，如果麻醉不充分，通过硬膜外导管追加局部麻醉药来扩大阻滞范围[83]。虽然该技术与全剂量蛛网膜下腔阻滞相比，低血压发生率更低，但是切皮时间是延长的。三分之一的CSE 麻醉也可以降低低血压的发生率而不延长起效时间。小剂量局部麻醉药脊髓麻醉 5min 后常规

经硬膜外导管注射额外剂量的局部麻醉药[84]。布比卡因用于 CSE 麻醉的剂量为 6～12mg。

全身麻醉

当存在椎管内麻醉的绝对或相对禁忌证（如凝血功能障碍或中重度主动脉瓣狭窄），或者需要紧急手术而排除中枢神经阻滞时，需要使用全身麻醉。对于有哮喘、上呼吸道感染、肥胖或困难气管插管史的妇女，应慎用全身麻醉。对孕妇进行术前气道评估尤其重要，因为不能成功完成气管插管及有效通气是麻醉相关产妇死亡的首要因素[85]。管理困难气道的设备应该是随手可用的[22]。一些产妇在分娩时 Mallampati 分级更差[86]。如果困难气道是可预知的，应该考虑椎管内麻醉或进行清醒气管插管。应该实施肺误吸预防措施，将患者置于左倾位以避免腹主动脉下腔静脉压迫。所有的麻醉都应该实施心电监护。

为了降低低氧血症的风险，紧闭面罩进行去氮 3～5min。在紧急情况下，用 100% 纯氧进行4 个深呼吸就足够了。应用少量非去极化型肌肉松弛药是不必要的。快速顺序诱导虽然存在一些争议[87]，但是经常使用。用镇静催眠药［如丙泊酚（2mg/kg），氯胺酮（1mg/kg）或依托咪酯（0.2～0.3mg/kg）］诱导，并应用琥珀胆碱（1～1.5mg/kg）辅助气管插管。一个经过训练的助手压迫环状软骨，指导气管导管成功插入气管。一旦二氧化碳分析仪和听诊器证实气管导管位置插入正确，产科医生即可切皮。

琥珀胆碱曾经是首选的肌肉松弛药。然而，舒更葡糖钠的应用可能改变了这一现状。如果深度神经肌肉阻滞可以被舒更葡糖钠迅速反转，那么高剂量罗库溴铵（1.0mg/kg）是安全的选择[88]。

如果保持气道通畅有困难，产妇在实施后续的气管插管之前应该进行 100% 氧气通气。虽然一些专家建议应该尽力保持环状软骨压迫，但是在一些患者中这个操作可能使声门暴露和面罩通气更加困难[89]。美国麻醉医师协会困难气道法则应该修改，应该包括胎儿状况的评估和立即行剖宫产的需要（图 41-2）[90]。对母亲来说这样更安全，这能允许她处于清醒状态，重新评估诱导和插管的方法，而不是在气管插管时持续尝试有创操作。可是，如果胎儿处于紧急状况，用面罩或声门上装置进行气道管理也是一种可以接受的选择[90]。

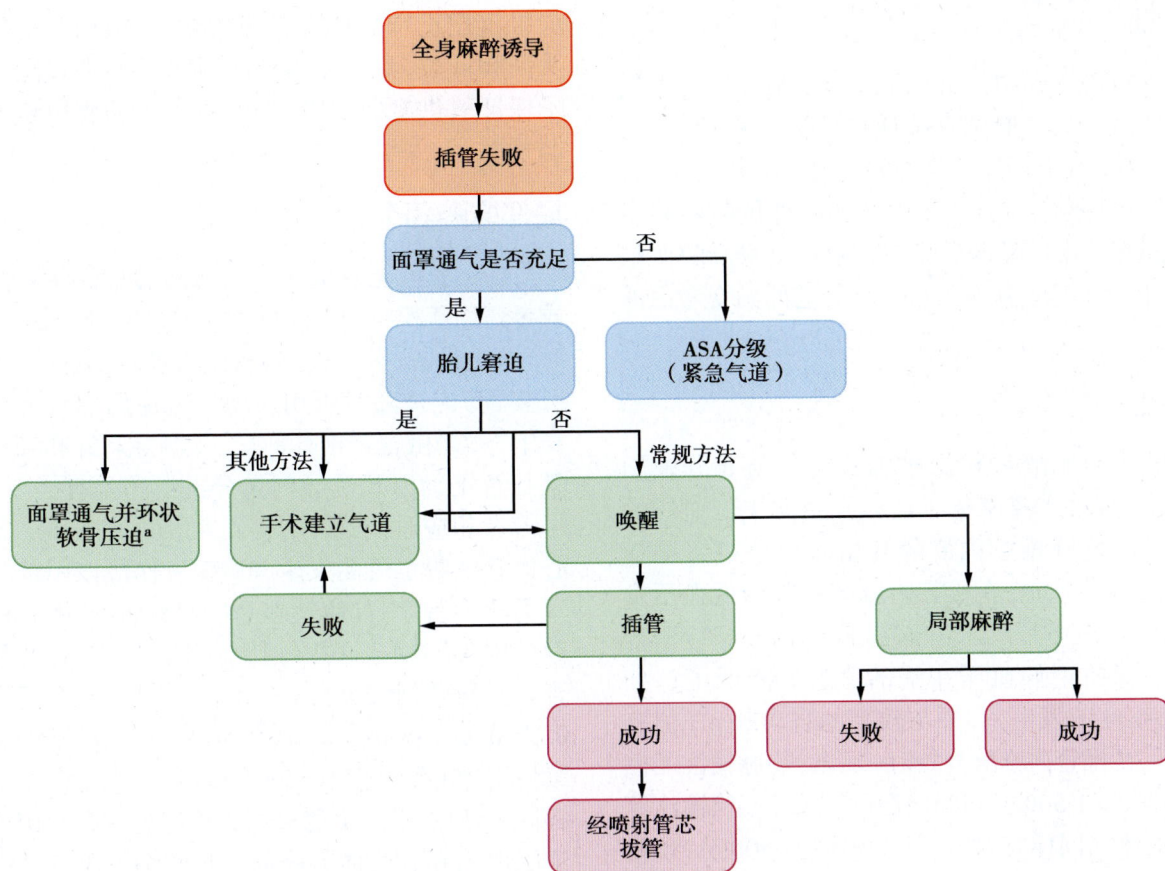

图 41-2 存在或不存在胎儿窘迫时的妊娠困难气道管理

a 指常规面罩或喉罩通气。

注：当面罩通气困难时，临床医生参照第 28 章的 ASA 紧急气道管理办法。摘自 Kuczkowski KM, Reisner LS, Benumof JL. The difficult airway: risk, prophylaxis, and management. In: Chestnut DH, ed. Obstetric Anesthesia: Principles and Practice. 3rd ed. St. Louis: Elsevier-Mosby; 2004: 550

在气管插管和分娩的间歇，麻醉维持用 50 : 50 的氧化亚氮和氧气混合物和挥发性麻醉药。之前，通常限制挥发性麻醉药的浓度小于 0.5MAC，这样可以限制分娩前的胎儿暴露和分娩后的子宫松弛。但是，应用这种技术时较高的术中知晓发生率让人难以接受[91]。事实上，用 1% 七氟烷和 50% 氧化亚氮的全身麻醉中，有相当一部分女性的脑电双频指数大于 60[92]。因此，在分娩之前应该使用高浓度的吸入麻醉药。分娩后可以升高氧化亚氮的浓度，或使用遗忘性药物（如咪达唑仑）和阿片类药物。

与椎管内麻醉相比，剖宫产使用全身麻醉与 1 分钟新生儿 Apgar 评分低有关[93]，然而，两种麻醉方法的 5 分钟 Apgar 评分是相当的。因此，在胎儿娩出时，一个接受新生儿复苏训练的医护人员应该在场。分娩后，预防性使用缩宫素降低子宫收缩乏力的风险，必要时用阿片类和苯二氮䓬类药物加深麻醉。手术结束后，一旦母亲清醒并且满足拔管指征应该拔除气管导管。剖宫产的一般失血量是 750～1 000ml，很少需要输血。

麻醉并发症

孕产妇死亡率

来自美国疾病预防和控制中心关于孕产妇死亡率数据的综述发现，1991—2002 年麻醉相关孕产妇死亡率比 1979—1990 年下降将近 60%[85]。以往，全身麻醉相关死亡率比椎管内麻醉更高。但近期，全身麻醉相关的死亡率下降，而椎管内麻醉相关的死亡率升高了。全身麻醉和椎管内麻醉的风险比是 1.7（95% 可信区间为 0.6～4.6）。麻醉相关死亡率最常见于剖宫产术（86%）。死亡的主要因素有插管失败或诱导问题（23%），呼吸衰竭（20%）及蛛网膜下腔阻滞或硬膜外阻滞平面过高（16%）。

肺误吸

产妇胃内容物误吸风险增高,尤其当发生气道管理困难时。麻醉医师应格外关注近期进食、正在分娩、接受阿片类药物和频繁胃灼热的产妇。全面气道评估、预防性使用非颗粒性抗酸药和使用局部麻醉可以降低误吸的风险。全身麻醉偶尔难免,因此,对于有可预见困难气道的妇女考虑清醒插管。

低血压

椎管内麻醉常和低血压有关。与非分娩妇女相比,分娩本身降低了产妇发生此类低血压的风险。血压在椎管内麻醉开始后应该频繁测量(2~3min 一次)。在椎管内麻醉中降低低血压发生率的技术包括子宫左倾位、静脉输液和应用升压药。保持产妇血压在基础值附近降低了产妇恶心、呕吐的发生率,并与较高的脐动脉 pH 值有关[94]。在椎管内麻醉开始时(现充)静脉输注晶体液(1 000~1 500ml)和麻醉开始前(预充)输注等量的液体是同样有效的[95]。胶体液(500ml)预防低血压比晶体液更有效[96],对于有低血压高风险和相关后果的妇女可以考虑胶体液。

去氧肾上腺素治疗产妇低血压和麻黄碱一样有效,并可减少胎儿酸中毒[97]。麻黄碱比去氧肾上腺素通过胎盘更多,早期代谢更少[98]。麻黄碱刺激胎儿 β 肾上腺素受体,增加胎儿代谢率,然而这种作用的临床意义是未知的。去氧肾上腺素治疗低血压可以单次静脉推注(100~150μg)[99]或者预防性连续输注(起始速度 25~50μg/min)[100]。对于蛛网膜下腔阻滞引起的低血压,预防性给予去氧肾上腺素比低血压发生后给予单次剂量可以导致更少的医生干预和患者恶心发生[101]。

全脊椎麻醉

高位脊髓麻醉或者全脊椎麻醉是鞘内注射或者硬膜外注射的罕见并发症,发生于局部麻醉药在蛛网膜下腔或者硬膜外隙过度头端扩散时。由穿透硬膜或者导管移位导致的无意的鞘内注射硬膜外药物也可能引起该并发症。患者会迅速出现感觉运动阻滞,自诉呼吸困难、不能发声和吞咽困难。严重的低血压可能导致脑干和大脑低灌注从而引起意识消失。应迅速给予升压药、持续补液、子宫左倾位和腿部抬高以实现血流动力学稳定。

如果重比重麻醉药用于脊髓阻滞,应该避免使用头高脚低位,因为这样有大脑低灌注的风险。为了保证氧供避免误吸,应立即气管插管以快速控制气道。

局部麻醉药全身中毒

LAST 可能发生在局部麻醉药意外注入血管或者药物蓄积时(见第 22 章)。当使用局部麻醉药时,抢救设备(静脉通路、气道工具、急救药物和吸引装置)应该随时可用。为了避免局部麻醉药全身中毒,严格遵守推荐剂量,检测穿刺针和导管位置是否正确以及诱导剂量分次给药是有必要的。尽管有相应预防措施,危及生命的抽搐和罕见的心血管虚脱也可能发生。癫痫发作应该用苯二氮䓬类药物治疗,如咪达唑仑(1~5mg)或者其他镇静催眠类药物。必须维持血流动力学、通气和氧合。脂肪乳剂(20%,1.5ml/kg 超过 1min,紧接着 0.25ml·kg^{-1}·min^{-1},在血流动力学稳定后至少要继续使用 10min)应配合基础和高级心脏生命支持流程同时使用[102]。血管升压素应避免联合使用钙通道阻滞剂和 β 受体阻滞剂。胺碘酮可用于治疗室性心律失常,尤其是由布比卡因引起的。脂肪乳剂和血管加压素治疗失败时应该考虑心肺转流术。在危急情况下,应即刻行剖宫产术娩出胎儿以缓解对主动脉及下腔静脉的压迫,并保证有效的心脏按压[103]。

硬脊膜穿破后头痛

由于年龄和性别特点,产妇是发生 PDPH 的高风险人群(见第 35 章)。另外,分娩后硬膜外压力降低可能增加脑脊液鼻漏的风险,分娩后雌激素忽然降低可能加重血管性头痛。PDPH 的发生率和硬脊膜穿透的直径有关,16G 的腰麻针引起超过 70% 的 PDPH,用 25G 或 26G 的腰麻针则不到 1%。笔尖式(Whitacre 或 Sprotte)腰麻针和斜面式(Quincke)相比,头痛的发生率是降低的。当患者有轻中度不适时进行保守治疗,包括卧床休息、水化和简单的止痛药。咖啡因(500mg 静脉注射或者 300mg 口服)也用于治疗 PDPH,但是治疗效果是短暂的。对保守治疗无效的严重头痛超过 24h 时,最好的治疗措施是硬膜外自体血补丁。在无菌技术条件下,将大约 20ml 的患者自体血在靠近硬膜穿透的部位注入硬膜外隙[104]。预防性注射自体血(分娩后,硬膜外导管拔除前)并不影响 PDPH 的发生率和严重程度，但是与预期治疗相比头痛的持续时间是减少的[105]。关于鞘内放置导管预防PDPH 的研究数据是不一致的[106]。

神经损伤

中枢椎管内阻滞的神经系统后遗症罕见，但是也有报道。针或导管对脊神经根或者脊髓产生的压力或创伤会立即产生疼痛。当患者抱怨感觉异常或疼痛时，应立即停止推送针或导管，如果症状在几秒内不能缓解，应退出针或导管并重新放置。当患者有感觉异常时不应该注射麻醉药。感染是罕见的，硬膜外脓肿通常是由皮肤污染物引起的，脑膜炎是临床医生的口咽部菌群污染了药物或针头引起的[107]。硬脑膜外血肿也会发生，通常与凝血功能障碍有关。神经根刺激可能需要长时间的恢复，持续数周或数月。器械、截石位和胎头压迫引起的产后周围神经损伤并不罕见，它与椎管内麻醉没有关系[108]。

高风险产妇的管理

当合并有对产妇和/或胎儿不利的因素时，妊娠和分娩风险增高。产妇可能合并妊娠相关的先兆子痫、子痫和其他妊娠期高血压，或者前置胎盘或胎盘早剥引起的产前出血。糖尿病、心脏病、慢性肾脏病、神经系统疾病或镰状细胞病、哮喘、肥胖和药物滥用与妊娠无关，但是这些因素与妊娠相互影响。高龄产妇（advanced maternal age，AMA）通常定义为 35 岁或以上分娩，与产妇和胎儿的并发症增加有关。早产（妊娠<37 周）、过期产（妊娠≥42 周）、胎儿宫内发育迟缓（intrauterine growth retardation，IUGR）和多胎妊娠是胎儿风险增加的因素。在分娩期间，胎儿胎位不正（臀先露、横位式）、胎盘早剥、脐带压迫（脐带脱垂、脐带绕颈）、急产或宫内感染（延迟破膜）可能增加产妇和胎儿的风险。

一般来说，高危产妇的麻醉管理措施与健康产妇和胎儿的管理相同。这些措施包括维持产妇心血管功能和氧合，最大限度维持子宫胎盘血流，创造最佳无痛条件以及没有明显药物影响的婴儿的无创伤分娩。然而由于这些生理功能在麻醉诱导前可能已受到损害，因此生理储备是少的。例如，糖尿病产妇在剖宫产时，由于脊椎麻醉，即使伴有短暂的产妇低血压，胎儿也容易发生严重酸

中毒。高危产妇可能应用多种药物，因此麻醉医师必须熟悉这些药物与将要给予的麻醉药之间的潜在药物相互作用。

妊娠期高血压疾病

妊娠期高血压疾病出现在高达 10% 的孕妇中，是产妇发病率和死亡率的主要原因[109]。ACOG 已经修改了妊娠期高血压疾病的诊断和处理[110]。妊娠期高血压分为以下四类。妊娠高血压指妊娠 20 周后出现血压升高，并不伴有蛋白尿和严重的子痫前期。慢性高血压指孕之前已经存在的高血压或妊娠 20 周之前出现的高血压。合并先兆子痫的慢性高血压包括血压升高、新发的蛋白尿和子痫前期的其他症状。ACOG 工作组[110]仅推荐当收缩压大于 160mmHg 或舒张压大于 110mmHg 时实施高血压治疗以降低胎儿风险。当血压高于以上参数标准时，高血压治疗可降低产妇风险。子痫前期/子痫是第四类。子痫前期定义为高血压伴有蛋白尿或任何先兆子痫的严重特征。蛋白尿对于子痫前期的诊断不是必要的。轻度子痫前期已经被没有严重特征的先兆子痫取代。如果出现抽搐可诊断子痫。子痫前期/子痫是一种病因未知但是仅发生于人类妊娠期间的疾病，其症状可出现在妊娠 20 周之前，并伴随葡萄胎。这种疾病需要滋养层的存在，而不是胎儿[110]。

与先兆子痫有关的许多症状，包括胎盘缺血、全身血管收缩和血小板聚集增加，可能是胎盘产物前列环素和血栓素的不平衡造成的（图 41-3 和图 41-4）。正常妊娠时胎盘产生等量的前列腺素，而在先兆子痫中，血栓素比前列环素多 7 倍[111]。另一种病因可能与抑制中期妊娠胎盘微动脉的正常滋养细胞转移有关，从而阻断了低阻力、高流量胎盘循环[112]。内皮功能异常是先兆子痫发生发展的核心。在先兆子痫的妇女中似乎存在促血管生成因子[血管内皮生长因子（vascular endothelial growth factor，VEGF）]和抗血管生成因子[可溶性 FMS 样酪氨酸激酶-1（soluble fms-like tyrosine kinase 1，sFlt-1）]之间的失衡。先兆子痫患者对血管紧张素Ⅱ的敏感性也增加了。这可能是因为出现了血管紧张素 AT-1 受体的自身抗体。

胎盘缺血导致胎盘肾素的释放和血管紧张素的增加（图 41-3）。广泛的小动脉收缩引起高血压、组织缺氧和内皮损伤。内皮损伤处血小板的聚集导致凝血功能障碍。血管紧张素介导的醛固酮分

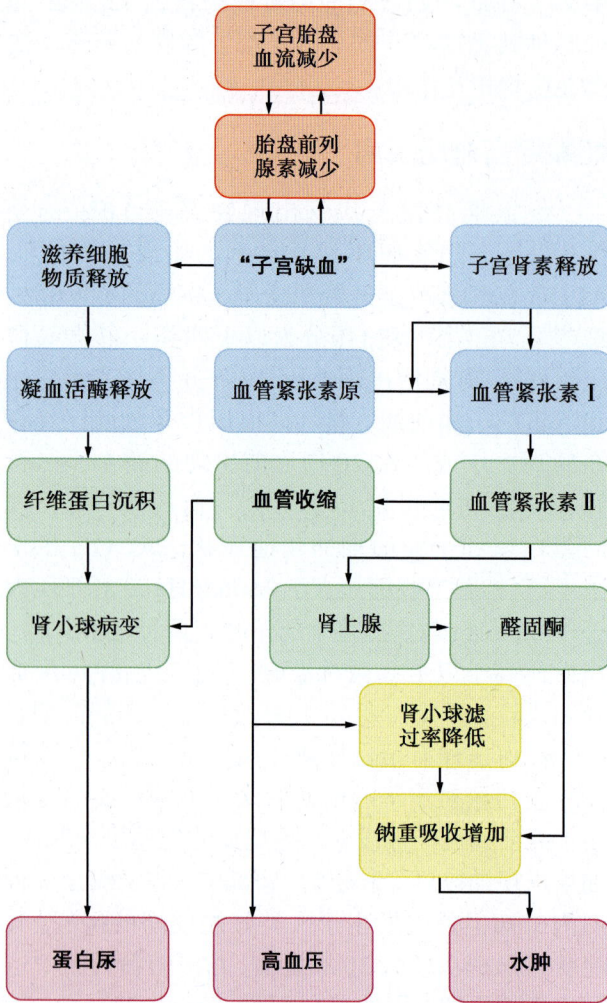

图 41-3　妊娠期毒血症的病理生理改变

（摘自 Speroff L. Toxemia of pregnancy: mechanism and therapeutic management. *Am J Cardiol*. 1973; 32: 582）

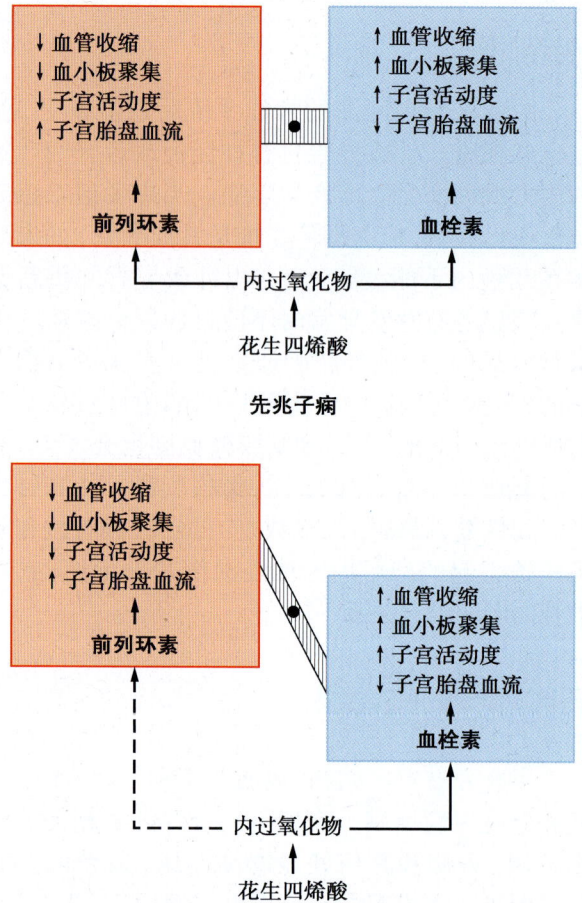

图 41-4　正常妊娠时前列环素与血栓素生物学功能的平衡与先兆子痫时血栓素升高和前列环素降低的失衡之比较

（摘自 Walsh SW. Preeclampsia: an imbalance in placental prostacyclin and thromboxane production. *Am J Obstet Gynecol*. 1985; 152: 335）

泌增加可能导致高钠性胎盘缺血，这将导致局部组织变性和促凝血酶原激酶的释放以及随后的收缩的肾小球血管处纤维蛋白沉积和对白蛋白和其他血浆蛋白通透性增加。有研究发现前列腺素 E 的分泌同样减少了，这是由滋养层分泌的一种强效血管舒张剂，通常能平衡肾素-血管紧张素系统的高血压作用。HELLP 综合征是严重先兆子痫的一种特殊形式，以溶血、肝酶升高和血小板计数减少（血小板减少症）为特征。与先兆子痫相反，血压升高和蛋白尿症状轻微。

先兆子痫特点包括：
- 严重高血压
  - 收缩压大于 160mmHg
  - 舒张压大于 110mmHg
- 血小板减少症（血小板计数＜100×10⁹/L）
- 肝功能损伤

- 肾功能不全（血肌酐浓度＞1.1mg/dl，或者血肌酐浓度是基数的 2 倍）
- 肺水肿
- 新发的中枢神经系统异常或视觉障碍

　　严重的先兆子痫-子痫是一种多系统疾病。全脑血流量并没有降低，但是可能发生局部低灌注。经尸检发现，形成血栓的前毛细血管附近出现出血性坏死，说明发生了强烈的血管收缩。脑水肿和小点状变性是缺氧引起的。惊厥发作后点状出血是常见的。与这些变化相关的症状包括头痛、眩晕、皮质盲、反射亢进和惊厥。血压升高与癫痫的发生率关系不大。脑出血和水肿占先兆子痫-子痫死亡的 50%。严重的眼部小动脉收缩可能引起视物模糊，甚至短暂失明。在严重情况下，外周血管收缩和血液浓缩继发的血液黏度增加可能导致心力衰竭，也可能发生左心室肥大、心内膜下出血、脂肪变性和玻璃样变性。

肝脏血供减少可能导致门脉周围坏死。肝包膜下出血导致上腹痛。过度伸展的肝包膜破裂造成腹腔大出血较少见。谷草转氨酶、乳酸脱氢酶和碱性磷酸酶可能升高，但胆红素没有变化。

在肾脏，肾小球内皮细胞肿胀、纤维蛋白沉积，导致毛细血管收缩。肾血流量与肾小球滤过率下降，导致尿酸清除率降低，严重情况下，尿素和肌酐清除率下降。少尿和蛋白尿是重度先兆子痫的特征性症状。肾脏受累的严重程度反映在蛋白尿的程度上，肾脏病变程度可能达到 $10\sim15g/24h$。严重的病例中有轻度肺通气血流比例失调，但并不认为这具有重要的临床意义，因为动脉血氧分压在正常范围内。相反，发生于严重先兆子痫的气道水肿是需要予以重要关注的，这可能引起插管困难。肺水肿发生于大约 2% 的严重先兆子痫的患者，原因可能为心力衰竭、循环超负荷或者抽搐时胃内容物反流误吸。

胎盘绒毛间隙血流减少可能是由于蜕膜动脉收缩或闭塞性病变。胎盘血流减少导致胎儿慢性缺氧和营养不良。与正常妊娠相比，IUGR、早产和围产期死亡的风险大大增加，而且和先兆子痫的严重程度相关。

虽然先兆子痫伴随严重的水钠潴留，但是由于液体和蛋白从血管内转移到血管外，可能会导致低血容量、低蛋白和血液浓缩。蛋白尿可能进一步影响这种现象。子宫胎盘低灌注和胎儿预后不良与产妇血浆和蛋白的消耗程度密切相关。先兆子痫的产妇的平均血浆容量比正常产妇少 9%，对于那些有严重疾病的产妇，比正常少 $30\sim40\%$[113]。经中心静脉压（central venous pressure, CVP）测量，血管内容量和高血压的反比关系被证实（图 41-5）。扩容可

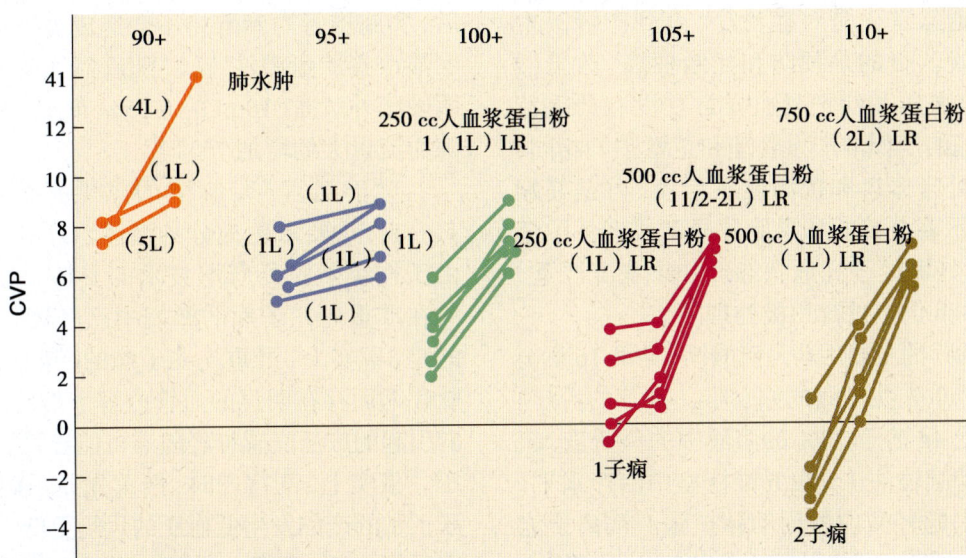

图 41-5　根据疾病严重程度分为 5 组子痫前期孕妇，为保持中心静脉压 $6\sim8cmH_2O$，初始中心静脉压与所补充静脉容量之间的关系

注：疾病严重程度以舒张压分组，初始记录 3 个以上孕妇舒张压

LR，乳酸盐林格液。摘自 Joyce TH Ⅲ, Debnath KS, Baker EA. Preeclampsia: relationship of CVP and epidural analgesia. *Anesthesiology*. 1979; 51: S297

能提高有严重先兆子痫产妇的组织灌注，但是必须谨慎实施，因为这可能导致肺水肿。

血小板在内皮损伤部位黏附可能导致消耗性凝血功能障碍和血小板减少症。这种情况通常轻微，血小板计数在 $100\times10^9/L\sim150\times10^9/L$ 之间。用于加速胎儿肺成熟的高剂量类固醇激素（24h 内倍他米松>24mg）已经被证明可以防止 HELLP 综合征产妇的血小板计数恶化，甚至增加其血小板计数（图 41-6）[114]。纤维蛋白降解产物水平升高较少见，除非有胎盘早剥，否则血浆纤维蛋白原浓度保持正常。凝血酶原时间和部分凝血活酶时间延长表明促凝血剂的消耗，出血时间不再被认为

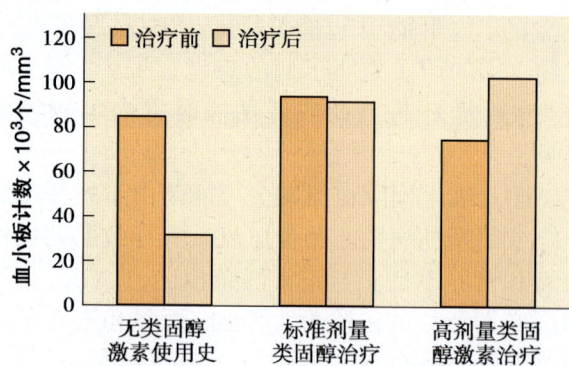

图41-6 患有HELLP综合征的无类固醇激素使用史的孕妇，标准剂量类固醇治疗（<24mg/d）和高剂量类固醇治疗（>24mg/d）前后平均血小板计数
（摘自O'Brien JM, Milligan DA, Barton JR. Impact of high dose corticosteroid therapy for patients with HELLP [hemolysis, elevated liver function tests, and low platelets] syndrome. Am J Obstet Gynecol. 2000；183：921）

是凝血功能的可靠实验。

综合管理

先兆子痫-子痫的最终治疗依然是胎儿和胎盘的娩出。通常首先是对症治疗，直到产科医生认为适合分娩。目的是预防和控制抽搐、改善器官灌注、调整血压和纠正凝血异常。没有严重特征的先兆子痫的产妇的产科管理和正常孕妇相同，对其不推荐卧床休息和抗高血压治疗，可是妊娠37周后就预示着分娩。如果胎儿异常或者怀孕超过34周预示妊娠处于高危状态。如果状况严重，分娩后24～48h仍应进行积极处理。

抗惊厥治疗的主要用药是硫酸镁（见第16章）。硫酸镁是对严重先兆子痫的妇女唯一推荐的治疗。患者通常接受4g溶于20%的溶液中的负荷量，超过5分钟。持续输注1～2g/h维持血中治疗水平。硫酸镁可能引起轻微的外周动脉扩张。镁离子能轻易通过胎盘屏障，可能引起胎儿和新生儿高镁血症。脐带血中镁离子浓度与新生儿出生时低Apgar评分和通气抑制没有关系，这更可能是胎儿窒息或早产引起的。事实上，有证据显示镁治疗对胎儿是有保护作用的，而且减低脑性瘫痪的风险[115]。

镁通过降低运动神经元释放的乙酰胆碱数量，降低终板对乙酰胆碱的敏感性，降低骨骼肌膜的兴奋性，从而增加去极化和非去极化肌肉松弛药作用的持续时间和强度。镁在局部麻醉下也可能加重低血压的严重程度使其更加难以治疗。可能需要平衡盐溶液进行合理水化以维持血管内容量。在任何情况下，严密的动脉血压和尿量监测都应该尽早开始。对于有严重先兆子痫的产妇，有创动脉血压监测是有用的，但是CVP监测并不常用。监测应该延长至产后阶段。

先兆子痫的降压治疗能够降低产妇脑出血风险，维持甚至改善组织灌注。肼屈嗪作为先兆子痫最常用的血管扩张药，可以增加子宫胎盘和肾脏血流。硝普钠是一种阻力血管和容量血管的强效血管扩张药，起效迅速作用短暂，能有效预防喉镜检查和气管插管时全身和肺动脉血压的危险性上升，是治疗高血压急症的理想药物。其他用于控制先兆子痫中血压的药物包括硝酸甘油和拉贝洛尔。消耗性凝血功能障碍需要输入新鲜全血、浓缩血小板、新鲜冰冻血浆以及冷沉淀（见第17章）。严重凝血功能障碍是椎管内麻醉的禁忌证。

麻醉管理

对先兆子痫的患者行分娩镇痛和剖宫产麻醉，硬膜外、蛛网膜下腔、CSE镇痛或麻醉不再是禁忌，在没有严重凝血异常或血容量不足的情况下可以使用[116]。容量充足的产妇置于子宫左倾位后，实施椎管内麻醉将不会造成显著低血压，并能明显改善胎盘灌注[117]。随着氙气的使用，结果表明硬膜外镇痛（10ml的0.25%布比卡因）后绒毛间隙血流量大约增加75%[118]。

对于剖宫产，麻醉的感觉平面必须扩展到T_3～T_4，这要求更充分的液体治疗和子宫左倾位。由于连续硬膜外麻醉技术的支持，蛛网膜下腔阻滞在严重先兆子痫的产妇中已经较少。值得注意的是，事实上，严重先兆子痫的产妇因广泛的小动脉收缩而存在明显的血管内容量不足，因此脊椎麻醉引起的广泛交感神经阻滞可能导致灾难性的低血压。事实上，剖宫产时，严重先兆子痫的产妇比血压正常的产妇发生低血压的风险更低[119]。另外，研究数据表明，严重先兆子痫的产妇行剖宫产，蛛网膜下腔阻滞和硬膜外麻醉相比，低血压的发生率和严重程度相似[120-121]。因此，蛛网膜下腔阻滞是严重先兆子痫妇女行剖宫产时硬膜外麻醉的一个新的合适的替代选择。严重先兆子痫的妇女在椎管内麻醉前需要做好充分的水化和控制血压的准备。

先兆子痫产妇行全身麻醉有其特殊的危险。因为舌体、会厌和咽部肿胀，快速顺序诱导麻醉和气管插管可能存在风险（见第28章）。对于凝血功能受损的患者，喉镜检查和气管插管可能引起大出血。气管插管和拔管引起的严重的体循环和肺动脉高压增加脑出血和肺水肿的风险（图41-7）。

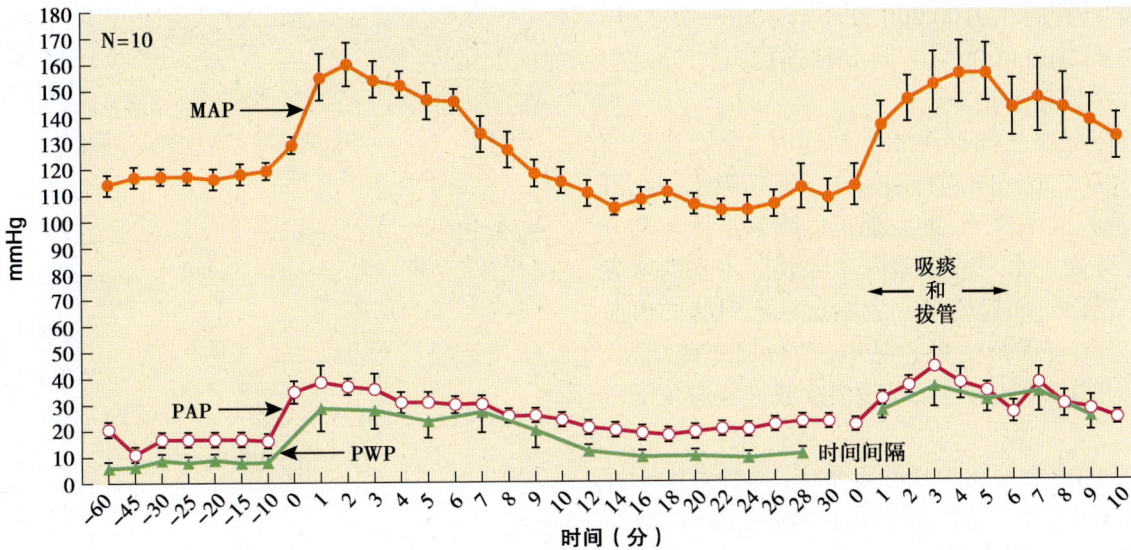

图 41-7

重度先兆子痫患者用硫喷妥钠和氧化亚氮(40%)联合 0.5% 氟烷行剖宫产时，平均动脉压(MAP)、平均肺动脉压(PAP)和肺动脉楔压(PWP)的平均值和标准误(摘自 Hodgkinson R，Husain FJ，Hayashi RH. Systemic and pulmonary blood pressure during cesarean section in parturients with gestational hypertension. *Can Anaesth Soc J*. 1980；27：389)

适当抗高血压治疗可以减小这些血流动力学改变，比如应用拉贝洛尔和硝普钠。应该避免使用氯胺酮和麦角生物碱。镁通过对神经肌肉接头的作用可能延长所有肌肉松弛药的作用。因此，应谨慎使用肌肉松弛药以避免过量。全身麻醉在紧急情况下可能是必要的，如胎盘早剥，以及无法实施椎管内麻醉的患者。

产科出血

在世界范围内，产科出血依然是产妇死亡的主要因素，引起 25% 的围产期死亡。绝大多数死亡病例发生在发展中国家，然而有证据表明，包括美国在内的发达国家产科出血的发生率和严重程度也在增加[122-123]。产科出血定义为四种：异常组织(胎盘形成)，异常节律(宫缩乏力)，异常凝血功能和创伤(子宫破裂和剖宫产)。

产前出血与前置胎盘(胎盘异常植入子宫下段，部分至完全堵塞宫颈内口)和胎盘早剥有关。0.4% 的产妇可能出现胎盘前置，导致 0.9% 的产妇死亡和 17%～26% 的围产儿死亡。前置胎盘的危险因素包括既往剖宫产、子宫手术和终止妊娠史，其他的危险因素包括吸烟、AMA、经产妇、多胎妊娠和滥用可卡因。前置胎盘的风险与既往妊娠和剖宫产次数呈"剂量依赖"性相关。一次剖宫产史的相对危险度是 4.5(95% 可信区间为 3.6～5.5)，

四次剖宫产史的相对危险度增加到 44.9(95% 可信区间为 13.5～139.5)[124-125]。当妊娠第七个月后出现无痛性鲜红色阴道出血时应该怀疑诊断。前置胎盘也可能与不稳定或异常的平躺有关。超声可以诊断前置胎盘。如果出血不多、胎儿不成熟，产科处理应保守以延长妊娠。如果出现宫缩或急性出血，可进入高危病房。开放静脉通路并行交叉配血实验。在情况严重时，或者胎儿在出现紧急情况时已经成熟，提示立即分娩，通常选择剖宫产。

如果前置胎盘产妇血流动力学稳定，可考虑实施椎管内麻醉完成剖宫产手术。

既往推荐采用全身麻醉，认为其可以提供更好的保障，但该结论未获文献支持，两种麻醉技术的并发症是没有差异的，并且全身麻醉与更多的血容量丢失和更多的输血有关。如果因子宫收缩乏力而存在严重出血可能，需要行紧急子宫切除术，即使胎盘已经娩出。对于有过子宫手术史的患者，包括剖宫产史，在尝试胎盘娩出后严重出血的风险大大增加。这主要与胎盘绒毛渗透到子宫肌层导致胎盘粘连有关。胎盘前置产妇发生胎盘粘连的风险在初产妇中为 3%，而第四胎产妇为 61%[126]。的确，胎盘粘连正成为行剖宫产子宫切除术的首要因素，而且因异常胎盘形成而行剖宫产子宫切除术的概率从 1994—

1995 年分娩的 33/100 000 升高至 2006—2007 年分娩的 41/100 000[127]。胎盘粘连的产妇分娩中平均血容量丢失是 3～5L。

当怀疑或已知存在胎盘粘连时,分娩计划通常是于妊娠 36～37 周行剖宫产子宫切除术。在可控、可选择的条件下,并发症可以降到最低。部分医院在分娩手术之前在髂内动脉放置闭塞的球囊导管。当面对前置胎盘或者胎盘粘连引起的出血时,若产妇有保留生育的愿望,动脉栓塞或结扎、子宫压迫缝合和/或甲氨蝶呤治疗或许能避免子宫切除[128]。

1% 的产妇可能出现胎盘早剥,通常发生于妊娠的最后 10 周。危险因素包括吸烟、创伤、滥用可卡因、多胎妊娠、高血压、先兆子痫、高龄产妇和早产胎膜早破。并发症包括子宫胎盘卒中(当子宫肌纤维之间淤血时)、肾衰竭、弥散性血管内凝血、垂体前叶坏死(希恩综合征)。产妇死亡率升高(1.8%～11.0%),围生儿死亡率甚至更高,超过50%。胎盘早剥的诊断基于子宫压痛、肌张力过高、阴道出血或凝血块。如果胎盘边缘仍附在子宫壁上,出血可能会被掩盖。如果血量丢失严重(>2L),产妇的血压和心率可能改变,提示血容量不足。急性缺氧时胎动可能增加,随着缺氧加重,胎动可能减少。胎儿心动过缓和死亡可能随之而来。当胎盘剥离大于 50% 时,最可能的预后是死产。胎盘早剥的处理依据症状、孕龄和损害的程度。轻度胎盘早剥的管理包括人工破膜,需要时使用缩宫素。远期而言,严密观察的预期处理是合理的。当出现胎儿窘迫,可能需要急诊剖宫产。如果胎儿已经死亡,这通常伴随严重胎盘剥离,如果产妇状况稳定,死胎可经阴道分娩。

产后出血通常定义为经阴道分娩出血量大于500ml,或者剖宫产出血量大于 1 000ml。产后出血的发生率在美国呈上升趋势,主要是由于宫缩乏力增加[122-123]。宫缩乏力的易感因素包括多胎妊娠、引产或产程延长、剖宫产、羊水过多、绒毛膜羊膜炎、妊娠期高血压疾病、受孕产物滞留和产前出血。产后出血的治疗可能需要积极治疗宫缩乏力,放置子宫内球囊填塞及去除子宫内妊娠残留物(表41-2)。如果需要宫内扩张或刮出术,麻醉医师可能需要保证子宫松弛。全身麻醉的患者可以使用吸入麻醉药,区域麻醉或全身麻醉的患者可以静脉注射硝酸甘油。

麻醉医师在处理产科出血中的责任包括产妇

表 41-2	子宫收缩剂治疗	
药物	剂量	副作用
缩宫素	20～40U 溶于 1 000ml LR 持续 iv 输注	低血压 心动过速
麦角生物碱(甲麦角新碱)	0.2mg im 每 2～4h 一次,prn	高血压 血管收缩 冠状动脉痉挛 支气管痉挛
卡前列素	0.25mg im 每 15～60min 一次,prn	↑心输出量 ↑肺血管阻力 支气管痉挛 恶心
米索前列醇	800～1 000μg pr/pv/po,每2h 一次	发热 恶心
地诺前列酮	20mg po,每 2h 一次	低血压 恶心

注:LR,乳酸盐林格液;iv,静脉注射;im,肌内注射;prn,需要时;pr,经直肠给药;pv,经阴道给药;po,口服。

复苏,以及提供剖宫产子宫切除术和刮宫术的麻醉。麻醉技术的选择依据预期手术时间、产妇状态及容量状况、潜在的凝血功能障碍和情况的紧迫性。在无法控制的出血和严重凝血功能障碍时选择全身麻醉。椎管内麻醉通常是持续硬膜外麻醉,已经成功应用于计划行子宫切除术、情况可控的状况中。当计划用刮宫术治疗产后出血并且患者血流动力学稳定时,鞍区阻滞是一种麻醉选择。

在出血情况下行产妇复苏,如果出现血流动力学不稳,需要迅速建立气道保护,还需要建立粗的静脉、动脉和中心静脉通路。所有这些任务在产妇身上实施都是具有挑战性的,如果预计出血,应考虑在出血之前实施。成分输血对于补充血容量、改善组织氧供和改善凝血功能是至关重要的。最近,产后出血的输血率在美国增加了 92%[123,129-130]。

浓缩红细胞和新鲜冰冻血浆以 1:1 比例输注,可以降低创伤患者出血引起的死亡率。早期输注血小板和冷沉淀也已常见于重大创伤出血的止血复苏指导意见中。晶体液和胶体液输注对改善血容量的作用是最小的(见第 53 章)。低体温、代谢性酸中毒和凝血功能障碍在创伤和产科出血中常见。由于这些共同点,将这些成功的输血实践从创伤文献延伸到产科实践已成为共识。纤维蛋白原浓缩物或冷沉淀,应在产科出血早期输注,因为纤维蛋白原水平下降程度与产后出血的严重程度的增加密切相关[129,131]。产科出血与消耗性和稀释性凝血功能障碍有关,可以用血栓弹力图(thromboelastography, TEG)和旋转血栓弹性检测(rotational thromboelastometry, ROTEM)快速进行凝血点测定法检测(见第17章)。

还有其他选择可以减少输血需求,减少失血量。既往由于担心羊水污染而暂停的剖宫产术中自体血回输技术目前已在多个医院成功安全实施[132]。同时在产科出血时应用止血剂的做法越来越普及。抗纤溶药物氨甲环酸已经被证实可以减少择期剖宫产和产后出血,被欧洲工作组建议在复苏中早期使用[131],然而其安全性需要进一步研究证实[133]。病例报道和系列文章还报道了重组活化凝血因子Ⅶ用于顽固性出血的安全有效的使用[134]。

心脏病

妊娠期心脏病大约发生于1.6%的产妇,是产妇发病率和病死率的一个主要的非产科因素,纽约心脏病协会心功能分级Ⅰ或Ⅱ级患者的病死率为0.4%,Ⅲ和Ⅳ级的患者是6.8%。内科和外科的进步改变了妊娠期心脏病的类型。先天性心脏病患者已可存活至生育年龄,风湿性心脏病的患者人数有所下降。大龄产妇可出现与二叶主动脉瓣畸形相关的主动脉瓣狭窄和关闭不全。AMA和肥胖可能合并冠状动脉疾病和心肌缺血。与先天性心脏病有关的死亡人数已减少,但因心律失常性猝死综合征(sudden arrhythmic death syndrome, SADS)死亡的人数似乎有所增加[135]。围产期心肌病与较高的产妇发病率和死亡率持续相关[136-137]。

心脏失代偿最常发生在晚期妊娠,分娩期间,以及产后即刻。妊娠20~24周孕妇血容量的增加也可能导致心脏失代偿。分娩时,心输出量逐步增加至产前水平以上。每一次子宫收缩,约200ml的血液进入体循环。因此,每搏输出量、心输出量和左心室做功量都增加,每次子宫收缩持续增加心输出量,比舒张子宫增加10%~25%。最大的变化发生在胎盘娩出后即刻,心输出量比产前平均增加80%,在一些产妇中可能增加多达150%。

评估先前存在的心脏病是非常重要的,在处理妊娠和分娩合并复杂心脏病的产妇时需要多学科的方法[138]。怀孕的许多症状可与心脏病相似,使妊娠期心脏病的诊断复杂化。主动脉腔静脉压迫引起的呼吸困难和静脉瘀血可能与充血性心力衰竭引起的肺水肿和外周水肿相似。血流杂音很难区别于器质性病变。最后,膈肌的抬高引起心脏转位,可能被误认作心脏肥大。对麻醉医师来说,尤其重要的是要了解,不同麻醉方法对血流动力学的影响可能会对特定的心脏病变的产妇产生不利影响。妊娠和分娩过程中很少使用有创监测。但是合并肺动脉高压,右向左分流或主动脉缩窄的患者是例外。由于妊娠和分娩过程中观察到的血流动力学变化持续到产后期,如果使用有创监测,应该在产后持续24~48h。

先天性心脏病

多数经外科成功治疗的先天性心脏病产妇是无症状的,且心脏相关检查无异常。未治疗或部分矫正的产妇可能伴有严重的妊娠期心脏失代偿,这包括纠正法洛四联症产妇,这些患者可能复发小的室间隔缺损或流出道梗阻。建议椎管内分娩镇痛,以尽量减少与疼痛相关的血流动力学变化。维持SVR和静脉回流对于防止右向左分流的增加是必要的。去氧肾上腺素应该用来减少和/或治疗交感神经阻滞引起的SVR降低。已矫正室间隔缺损或房间隔缺损的产妇不需要特别监护,小的无症状的房间隔缺损或室间隔缺损也不需要。在有症状的产妇,椎管内镇痛将减少疼痛引起的儿茶酚胺升高所致的SVR增加,并可能略减少SVR,从而最大限度地减少通过缺损的左向右分流。大的室间隔缺损或房间隔缺损和肺动脉高压有关。有这些病变的产妇需要有创监测和维持SVR、心率和肺血管阻力的镇痛技术。

当未纠正的左向右分流导致严重肺动脉高压时,严重情况下,血流反向形成右向左分流,即发生艾森门格综合征。妊娠的耐受性不好,病死率接近30%,最常见的是栓塞现象。这些产妇的管理很有挑战性,需要显示动脉和心脏充盈压力的有创监测。右心室比左心室更易发生功能障碍。因此,应该监测右心房压力。如何实施分娩镇痛的同时保证血流动力学稳定是一个挑战,基于阿片类药物的椎管内技术(例如,CSE,连续蛛网膜下腔阻滞)结合低浓度局部麻醉可能是最好的选择。

合并艾森门格综合征的产妇最常在全身麻醉

下完成剖宫产。由于右向左心内分流,臂到脑的循环时间很快,因此静脉注射的药物起效快。与静脉输注药物相比,由于肺血流量减少,吸入药物的动脉浓度上升速度很慢。挥发性麻醉药物的心肌抑制和血管扩张的作用可能危害艾森门格综合征的患者,还有,氧化亚氮可能会增加肺血管阻力,应避免使用。肺正压通气(positive-pressure ventilation,PPV)也可能减少肺血流量。CSE麻醉引起的交感神经阻滞可能导致心血管失代偿。因此,如果选择区域麻醉,在CVP测量指导下使用去氧肾上腺素和液体维持前负荷是必要的。产后48h血流动力学监护是必要的。

心脏瓣膜疾病

发达国家风湿性心脏病发病率的下降使得患有心脏瓣膜疾病的产妇减少。主动脉瓣狭窄现在可能与AMA患者的二尖瓣相关。表41-3总结了心脏瓣膜疾病患者的管理目标。

表41-3　心脏瓣膜疾病的血流动力学目标	
疾病	**目标**
主动脉瓣狭窄	窦性心律
	保持心率
	避免降低全身血管阻力
	维持静脉回流
主动脉瓣关闭不全	轻度升高心率
	避免升高全身血管阻力
二尖瓣狭窄	窦性心律
	降低心率
	保持全身血管阻力
	维持静脉回流
二尖瓣关闭不全	窦性心律
	轻度升高心率
	避免升高全身血管阻力
	避免增加静脉回流

人工心脏瓣膜患者在妊娠期面临不同的挑战。生物瓣避免血栓形成的风险和抗凝的需要。然而有研究认为,妊娠会加快瓣膜退化率。机械瓣需要抗凝。与肝素相比,华法林与血栓形成的发生率低有关,但对胎儿也是一种不可接受的风险。普通肝素(unfractionated heparin,UFH)和低分子量肝素(low-molecular-weight heparin,LMWH)不

通过胎盘,但更难确保适当的抗凝治疗。美国心脏病学会建议一旦确诊怀孕,可选择以下任何抗凝治疗方案[138]:

- 持续使用华法林直至妊娠36周,然后转换为UFH或LMWH
- 妊娠6~12周以及36周后使用UFH或LMWH;妊娠12~36周使用华法林
- 妊娠全程使用LMWH

原发性肺动脉高压

原发性肺动脉高压(primary pulmonary hypertension,PPH)主要见于年轻妇女。肺动脉高压定义为静息时平均肺动脉压力超过25mmHg或运动时超过30mmHg。PPH原因不明,但与内皮功能障碍相关。虽然妊娠期罕见,但PPH与产妇高死亡率相关。不建议PPH妇女妊娠,如果妊娠建议终止妊娠。这些产妇的分娩方式是有争议的。在阴道分娩的情况下,血流动力学改变较小,出血风险较低。然而,可能需要紧急剖宫产以治疗母亲或胎儿的恶化。择期剖宫产可以带来提供最佳条件和经验丰富的医护人员的优势。分娩和阴道分娩过程中的疼痛可能进一步增加肺血管阻力,减少静脉回心血量。椎管内镇痛用于防止疼痛引起的肺血管阻力增加。使用低浓度局部麻醉药和阿片类药物使SVR减少最小化。全身麻醉和硬膜外麻醉可用于此类产妇剖宫产手术麻醉,蛛网膜下腔阻滞可能导致SVR突然下降,因此不建议使用。

全身麻醉的风险包括喉镜检查和气管插管期间肺动脉压力增加,PPV对静脉回流的不利影响,以及挥发性麻醉药的负性肌力作用。氧化亚氮可能进一步增加肺血管阻力,不应该使用。除氧气之外,给予异丙肾上腺素、吸入性一氧化氮、钙通道阻滞剂或西地那非可能有助于降低肺血管阻力。包括体循环和肺动脉压力在内的血流动力学监测,在这些患者中仍然存在争议,没有证据支持使用肺动脉导管。肺动脉高压患者使用肺动脉导管的风险主要是肺动脉破裂和血栓形成,但有研究认为PPH产妇使用肺动脉导管的获益大于潜在风险。产妇死亡率在30%~55%之间,大多数死于分娩和产后早期的右心衰竭[138]。

妊娠期心肌病

妊娠期心肌病是发生在妊娠后期或产后6周的左心衰竭,发病率为1/3 000,与25%~50%的产妇死亡率相关。这是一种排除性病因诊断,病因

是心肌炎或免疫异常。危险因素包括 AMA、经产史、多胎妊娠、肥胖、高血压和先兆子痫[137,139]。良好的远期预后与术后 6 个月内左心功能恢复有关。左室射血分数低于 25% 与不良长期预后有关，即使妊娠后恢复，应该建议这些患者将来避免妊娠。如果心肌病持续存在，死亡率可能高达 50%。许多持续性心肌病患者将成为移植候选者。内科治疗处理包括改善前负荷，降低后负荷，给予改善心肌收缩能力的治疗。患者可能需要预防血栓形成。分娩时的麻醉管理旨在减少心脏负荷及其引起的失代偿，这可能需要有创血流动力学监测辅助。

冠状动脉疾病和心肌梗死

妊娠期急性心肌梗死是罕见的，在 10 000～30 000 名妇女中有 1 人发生。它与高达 37% 的产妇死亡率以及高婴儿死亡率（9%）有关。随着更多的有高危因素的妇女怀孕，这种并发症发生频率将增加。左前降支受累最常见，47% 的梗死伴有冠状动脉痉挛（即血管造影正常），另有 16% 与冠状动脉夹层有关。危险因素包括吸烟、肥胖、AMA、糖尿病、高血压和高脂血症。年龄在 35 岁以上的妇女风险最高，年龄在 40 岁以上的妇女的风险比不到 20 岁的妇女高 30 倍。产妇管理过程中应该避免使用麦角生物碱，因为这会导致冠状动脉痉挛，可卡因也是一样[140]。

因为心肌缺血症状可能与怀孕期间常见的非特异性主诉相似，所以诊断可能很困难。因此，诊断的最大障碍是怀疑度低。发生心肌损伤时心肌肌钙蛋白 I 水平升高。然而，先兆子痫和妊娠高血压也可能增加肌钙蛋白水平。因此，ECG 是重要的诊断工具。

心肌梗死后 2 周内分娩与再梗死和死亡的高发生率相关。因此，如果可能的话，应考虑延迟分娩。阴道分娩与剖宫产相比，发病率和病死率均较低。分娩时监测应与近期心肌梗死的非产科患者术中监测一样。

在妊娠晚期心脏停搏时，应使子宫左倾位，如果心肺复苏不成功，应在 5min 内分娩胎儿，以提高母婴存活率[141]。

心律失常性猝死综合征

SADS 定义为排除所有其他原因的心源性猝死。在这种诊断中，心脏解剖正常，所有可诱发药物都被排除在死亡原因之外。有些诊断可能从其亲属检查出的心脏电传导缺陷得知，其余的被认为与心律失常有关[135]。有人认为肥胖与 SADS 之间有关联。

糖尿病

糖尿病大约发生在 3% 的孕妇和 8% 的 AMA 中。随着人口肥胖和 2 型糖尿病的增加，发病率呈上升趋势[142]。妊娠糖尿病是妊娠期首次确诊的糖尿病或糖耐量异常。妊娠糖尿病与不良后果增加有关，包括巨大儿、新生儿低血糖、高胆红素血症，胎儿宫内死亡，以及后代的肥胖和糖尿病的发生率增加。妊娠糖尿病妇女在以后生活中患 2 型糖尿病的风险增加。

已有的 1 型或 2 型糖尿病也与不良妊娠结局有关，包括先天畸形。怀孕可能加剧血管病变，肾脏病变，视网膜病变。妊娠前和妊娠期间的严密血糖控制可能降低不良结局的风险。妊娠期正常生理变化可能导致糖尿病产妇出现糖尿病酮症酸中毒（diabetic ketoacidosis，DKA）的倾向，尤其是 1 型糖尿病产妇，但是很罕见[143]。DKA 发生在妊娠期血糖水平较低时，此时脂肪生成和生酮作用增强。β 肾上腺素治疗和激素应用也可能增加 DKA 的可能性。虽然孕产妇由于 DKA 死亡少见，但是胎儿死亡率高。

妊娠糖尿病患者管理指南关注血糖控制。血糖为 60～120mg/dl 是令人满意的，如果空腹血糖水平高于 100mg/dl，则需要胰岛素治疗[144]。妊娠中晚期孕妇胰岛素的需求逐步增加。对于糖尿病妇女，胎儿监测更加严密。每周两次无负荷的产前监测通常在 28 周开始。到了妊娠 38 周，如果估计胎儿体重超过 4 500g 或胎儿监测表明需要分娩，则可考虑分娩。

在管理糖尿病产妇的时候，没有确凿的证据表明一种镇痛药或麻醉技术优于另一种。孕前糖尿病患者应评估合并症。椎管内分娩镇痛不改变围产期的胰岛素和血糖的要求。产时应频繁监测血糖水平，给予葡萄糖和胰岛素治疗，滴定至孕妇血糖浓度维持在 60～120mg/dl。分娩后不久胰岛素需求量即减少。

肥胖

在美国，超过 60% 的成年人超重或肥胖。妊娠期肥胖的发生率与之相似。肥胖妇女更容易出现产前合并症，如慢性高血压、糖尿病和先兆子痫[145]。产科预后也可能受到产妇肥胖的影响，胎儿先天性心脏异常、巨大儿、肩难产的风险更大。

肥胖产妇更可能发生分娩异常和引产失败。剖宫产率，特别是紧急剖宫产率，随着产妇体重指数的增加而增加。对肥胖产妇的麻醉前评估应预测这些并发症，并制订多学科治疗计划。完善的气道评估是必需的，可替代气道设备必须随时可用，特别是在肥胖产妇剖宫产全身麻醉率高于非肥胖的同龄人的时候。此外，麻醉医师应评估如高血压和糖尿病等合并症的严重程度，因为在肥胖患者中这些发生更频繁[146]。连续硬膜外镇痛在分娩中缓解疼痛是首选，因其有效缓解疼痛的同时不产生镇静作用，并避免了增加肥胖产妇心肺系统负担。最重要的是，一个有效的椎管内麻醉分娩镇痛也可用于阴道助产或剖宫产术麻醉，避免了气道操作。对于剖宫产，麻醉的选择取决于母体和胎儿的情况。连续硬膜外操作中应正确定位硬膜外间隙，避免穿刺硬膜影响心肺功能。肥胖与孕产妇死亡风险增加有关，包括感染、糖尿病、先兆子痫和血栓栓塞的发病率增加。麻醉相关的孕产妇死亡率也增加，这主要与困难气道有关。

高龄产妇

随着生殖技术的改善，更多的妇女延迟生育，高龄妇女怀孕将越来越普遍。2002 年，美国近 14% 的婴儿由 35 岁或以上的妇女生育[147]。2003 年，35 岁或以上初产妇的占比是 10%[148]。2002 年在加拿大，30 至 34 岁妇女的分娩胎儿占所有出生人口的 30.6%，年龄在 35～39 岁的妇女占比为 14.1%，40 岁以上的妇女占比为 2.6%。一些研究报告了大龄孕妇较高的产妇发病率以及围产期发病率和病死率[140-151]，说明高龄妇女怀孕可能是一个"医学问题"。值得注意的是，健康高龄产妇妊娠和分娩过程可能并不复杂，而复杂妊娠和分娩与产妇合并症有关，高龄产妇往往合并症发生率较高。在一项研究中，45 岁以上的孕妇中将近有一半存在内科问题[150]。Cleary-Goldman 等人[151]发现，36 000 名 35 岁以上的患者中有 38% 的人因已经存在合并症而接受了药物治疗。此外，许多高龄产妇有不孕不育，或以前有过不良产科结局史。其中 7% 有早产史，26% 有过流产[152]。产科管理应该关注患者的合并症。

AMA 与妊娠糖尿病、先兆子痫、胎盘早剥和剖宫产独立相关。大龄孕妇更可能存在体重超过 70kg、高血压、糖尿病和不良的产科病史。这些内科问题使妊娠及其管理复杂化。孕前高

血压更常见于 30 岁以上患者[153]。慢性高血压患者比血压正常的患者更容易并发先兆子痫（78%），剖宫产分娩（71%），以及妊娠 37 周前分娩。高血压产妇在胎盘早剥、充血性心力衰竭、肺水肿、高血压脑病方面存在更大风险。此外，大龄产妇比年轻产妇更可能需要延长住院时间，更可能进入 ICU。

剖宫产更常用于 AMA 患者中。在一些患者中，剖宫产手术率与合并症如高血压、先兆子痫、胎盘早剥或巨大胎儿相关。AMA 也与剖宫产可能性增加独立相关[155]。Lin 等人[154]报告，在 5 年期间，"要求剖宫产"分娩率在所有患者中稳步上升，但在 AMA 患者中不成比例地上升。34 岁以上的妇女要求剖宫产的可能性是 25 岁或更年轻的人的 2 倍。30 至 34 岁母亲的剖宫产率为 37%，而 34 岁以上母亲的剖宫产率为 48%[154]。目前尚未阐明剖宫产需求增加的复杂的社会人口学原因，长期医疗费用也还未确定[155-156]。与单纯阴道分娩相比，剖宫产与产妇风险增加有关。这包括剖宫产的短期风险，如出血、感染、肠梗阻和吸入性肺炎。另外，剖宫产子宫切除率是经阴道分娩子宫切除率的 10 倍，而产妇死亡的风险是其 16 倍。长期可能的发病包括肠粘连、肠梗阻、膀胱损伤，以及以后妊娠发生前置胎盘或异位妊娠的风险增加[157]。

高龄产妇认为其胎儿更脆弱，因此，控制性剖宫产比阴道分娩更安全。对剖宫产要求增加的其他解释包括：担心体力耐力不足、保护骨盆底免受损伤、拒绝承受分娩疼痛和社会便利。患者的想法与许多研究相反，这些研究表明，在没有临床适应证的情况下，剖宫产会增加产妇死亡率和围产期发病率[155-156]。

围产期并发症在 AMA 患者中也值得关注[157]。多胎妊娠，无论是医源性还是自然发生的，更多见于高龄产妇。流产、先天性畸形、早产、低出生体重、宫内胎儿死亡和新生儿死亡的发生率也随产妇年龄增长而增加。

早产

早产（妊娠 37 周前）对麻醉医师提出了一个重大的挑战，因为产妇和婴儿都可能处于危险之中。虽然早产占所有出生人口的 8% 到 10% 之间，但约占新生儿早期死亡的 80%。总的来说，早产儿的死亡率和发病率比相应体重的小于胎龄儿高。

早产儿可能发生的严重问题包括呼吸窘迫综合征、颅内出血、低血糖、低钙血症和高胆红素血症。随着新生儿重症监护室的改善，体重超过1 500g的早产儿存活率上升而无严重的长期损伤。极低体重儿(体重小于1 500g)仍存在较高的严重长期损伤风险[158]。

产科医生尝试阻止早产以提高胎儿肺成熟。如果给予产妇糖皮质激素，延迟分娩24～48h都可能是有益的。各种药物被用来抑制子宫活动(子宫收缩抑制剂)，包括乙醇、硫酸镁、前列腺素抑制剂、β拟交感神经药和钙通道阻滞剂(表41-2)。硫酸镁也可以用来改善新生儿的预后。现有证据表明，早期给药(妊娠30～33周之前)可以降低患脑性瘫痪的风险[159]。

既往认为，早产儿比足月新生儿更容易受产科镇痛与麻醉药物的伤害。然而，很少有系统的研究测定母体和胎儿的药代动力学和药物在妊娠期的动态变化。早产儿对药物敏感性增强的可能原因包括：

- 药物结合的蛋白质较少
- 胆红素水平较高，与蛋白结合药物相竞争
- 由于血脑屏障发育不良，更多的药物进入CNS
- 体内含水量较高，脂肪含量较低
- 新陈代谢和排泄药物的能力较低

然而，早产儿的这些缺陷可能并没有如此严重。血浆白蛋白和α_1酸性糖蛋白的浓度在早产儿中较低，然而，这将主要影响那些高度结合这些蛋白质的药物。大多数麻醉药物表现出低中度胎儿血浆蛋白结合度。

在早产儿分娩麻醉药品和分娩技术的选择方面，关于药物对新生儿作用的担忧远不及预防胎儿窒息和外伤重要。对于分娩和阴道分娩，成功实施的椎管内麻醉对提供良好的会阴松弛是有利的。臀先露的早产儿通常剖宫产分娩，极低体重儿也是如此(<1 500g)。如果实施椎管内麻醉，硝酸甘油可使子宫松弛。如果臀位婴儿采用阴道分娩且头部已入盆，可能需要全身麻醉或硝酸甘油使子宫松弛。

药物滥用

在国外，近90%的妇女在生育年龄滥用烟草、毒品或酒精。在社交场合以及孕期最常被滥用的物质有酒精、烟草、可卡因、大麻、鸦片、咖啡因、苯丙胺类，小部分滥用药物还包括致幻剂和祛痰药水。药物滥用会影响分娩麻醉管理，并可能导致需要专业产科麻醉医师干预的产科危机。可在产妇或其婴儿出现戒断症状或新生儿被诊断为与宫内暴露有关的综合征时，诊断其是否受滥用药物的影响。妇女经常滥用一种以上的药物，因此新生儿的问题可能反映多重药物暴露的影响。

烟草滥用

烟草是妊娠期间最常见的滥用物质。怀孕期间吸烟与流产、胎儿宫内发育迟缓有关，并且胎膜早破、前置胎盘、胎盘早剥、早产、新生儿呼吸功能受损和婴儿猝死综合征的风险增加。怀孕的患者患支气管炎、肺炎和哮喘的风险更大。尼古丁使血管收缩，因此可能降低胎盘血流量和胎儿氧输送。然而，吸烟似乎对先兆子痫的发生有保护作用。

酒精

产妇大量饮酒可能与肝病、凝血功能异常、心肌病以及食道改变相关，它也能改变药物代谢。在胎儿中，饮酒与胎儿酒精综合征有关。三分之一重度饮酒者(每天饮酒大于28g或超过2次)的婴儿可能罹患胎儿酒精综合征。神经功能缺损和IUGR已经出现在中度饮酒者的婴儿中(每天饮酒大于14g或超过1次)。与一般孕妇相比，滥用酒精的孕妇的误吸危险性进一步增加。滥用酒精的孕妇可能有肝功能障碍，心力衰竭，或凝血功能障碍。急性酒精戒断可能发生在戒酒后6～48h，因此可能会发生于分娩期间或产后。酒精戒断征象包括恶心、呕吐、高血压、心动过速、心律失常、癫痫发作、心力衰竭。这很容易被误认为是其他疾病的表现。

阿片类药物

阿片类药物滥用对母亲和胎儿都有多重影响。静脉注射阿片类药物滥用者可能患有脓毒性血栓性静脉炎、人类免疫缺陷病毒、心内膜炎或肝炎。这些患者患先兆子痫和妊娠晚期出血的风险增加。如果使用阿片类药物减轻分娩疼痛，产妇就会产生戒断症状。

慢性阿片类药物使用者的麻醉管理包括阿片类药物在分娩过程中和产后阶段的持续使用，从而预防急性阿片戒断。这些患者可能会增加对阿

片类药物的需求。那些用美沙酮维持的有阿片类药物滥用史的患者应该确保一个稳定的围产期过程。椎管内麻醉适用于这类患者，但是尽管已有分娩镇痛，还是必须继续给予阿片类药物维持剂量，以避免出现戒断症状。新生儿可能出现新生儿戒断综合征，因此需要密切观察和治疗[160]。

大麻

一些滥用大麻的育龄妇女，δ-9- 四氢大麻酚（tetrahydrocannabinol，THC）很容易穿过胎盘并可能直接影响胎儿。滥用大麻与早产、胎儿宫内发育迟缓有关。长期使用大麻的产妇呼吸系统问题的发病率增加，包括支气管炎和肺气肿，因此可能存在与全身麻醉有关的呼吸道并发症风险。使用中等剂量大麻时可能产生心血管刺激，而高剂量下可能出现心肌抑制？

可卡因

女性大量吸食可卡因一般表现出欣快感，心动过速与高血压，更严重的表现可能包括癫痫与昏迷，心肌梗死，肺水肿或蛛网膜下腔出血。恶性室性心律失常可能导致猝死。妊娠早期使用可卡因可能引起先天性异常。在怀孕后期，可卡因的使用可能导致子宫胎盘功能不足或胎盘早剥而出现的早产、胎儿宫内发育迟缓和胎儿异常。治疗是支持性的，主要目的是控制可卡因使用导致的心血管和 CNS 后果。与大量可卡因摄入有关的高血压可能是脑出血的主要病因，而且可卡因可能引起脑血管痉挛和脑梗死。应避免单一应用 β 受体阻滞剂，因为 α 受体被可卡因激活后可能出现高血压恶化。

麻醉的选择取决于母体和胎儿的状况，计划的程序，分娩方式（阴道分娩或剖宫产）及其紧迫性。对于可卡因滥用产妇，全身麻醉可能与未控制的高血压/心动过速和危及生命的心律失常相关。椎管内麻醉也可合并使用可卡因。可卡因是一种局部麻醉剂，使用酰胺类局部麻醉药行硬膜外麻醉，局部麻醉药的全身毒性可能增加。酯类与可卡因竞争代谢，导致两种药物代谢均减少。长期可卡因的使用可能与血小板减少有关。长期可卡因滥用产妇与对照组相比，与椎管内麻醉相关的低血压发生率及严重程度可能更大，低血压可能更难治疗。直接作用药物应用于长期可卡因滥用产妇时，效果更强且可预测性更好。胎儿可卡因暴露可能改变其大脑发育，增加胎儿的成瘾性[161]。

苯丙胺类

苯丙胺类是非儿茶酚胺拟交感神经药物，经常与其他 CNS 兴奋剂如可卡因一起被滥用。它们可以口服或静脉注射（甲基苯丙胺）或吸食，如冰毒。苯丙胺类的使用导致去甲肾上腺素释放增多，导致高血压、心动过速、心律失常、瞳孔扩大、高热、尿蛋白、激动、混乱和癫痫发作。这些征象与可卡因滥用非常相似。甲基苯丙胺滥用与孕妇卒中以及胎儿和婴儿死亡有关。苯丙胺类药物在妊娠早期服用可导致胎儿畸形、低体重儿。妊娠后期滥用造成的胎盘早剥可能导致胎儿死亡。滥用苯丙胺类的产妇的麻醉管理类似于可卡因滥用者（表 41-4）。

表 41-4　可卡因和/或苯丙胺滥用时的麻醉注意事项
● 高血压控制不佳
● 心律失常（室性心动过速或纤颤）
● 心肌缺血
● 麻黄碱对神经轴突阻滞引起的低血压效果不佳（应用直接作用的药物）
● 急性摄入可能增加挥发性麻醉药 MAC
● 长期使用可能减少麻醉药需要量
● 可能增加挥发性麻醉药致心律失常作用的敏感性

注：MAC，最低肺泡有效浓度。

胎儿监测

自 20 世纪 70 年代初以来，分娩期间胎儿生物物理监测的进展对产科实践产生了巨大的影响。目前进行常规监测，而且重要的是，麻醉医师了解该技术的基本原理以及结果的解释。随着电子设备的日益成熟，特别是遥测技术的发展，在不限制产妇自由活动的情况下实施产妇及胎儿监测成为可能。

胎儿电子监测

围产期胎心率（fetal heart rate，FHR）电子监测是最常用的产科临床监测[162]。胎儿电子监护仪是一个记录胎心率和子宫活动的双通道记录仪。在内部系统中，胎儿 ECG 是从附着于表面的电极获取的。通过在宫颈内插入连接传感器的充满盐水的导管来持续监测宫内压力。宫内监测是定量性监测，需要破膜和宫颈扩张至少 1.5cm。此外，露出部分必须在真骨盆。外部胎儿监护使用间接获得的数据，这些传感器通过可调节的肩带固定在母亲的腹部。超声心动图是获取胎心率信号最常用的方法。用子宫收缩的形状变化触发分娩力计，从而监测子宫活动。间接监测大多是定性的。它的优点是，即使在分娩前，也可以不用破膜。

评估胎儿健康时应考虑以下变量：子宫活动，基线心率与变异性，加速和周期性加速和周期性减速。分娩第一产程的颈部扩张和下降主要来自子宫收缩。在活跃期，宫缩每 2～3min 发生一次，宫内压力峰值为 50～80mmHg，静息压力为 5～20mmHg。在 10min 内收缩超过五次时，它被称为宫缩频繁。宫缩频繁有时可见于椎管内分娩镇痛后，可能是由于血清儿茶酚胺的突然下降所导致，而儿茶酚胺通常有松弛子宫的作用[163]。贫乏的子宫收缩可能导致过度伸张（羊水过多、多胎妊娠）或下腔静脉受压。局部麻醉剂溶液中加入肾上腺素会对子宫收缩起到剂量依赖性抑制作用。

基线胎心率是指 10min 内胎儿的平均心率，正常胎儿为 110～160 次 /min[162]。持续胎心率升高可能与慢性胎儿窘迫、母体发热或服用麻黄碱和阿托品等药物有关。异常低的胎心率可能发生于胎儿先天性心脏传导阻滞或胎儿缺氧和酸中毒晚期。

基线胎心率变异性是指在基线胎心率、振幅和频率不规则的波动。基线变异被量化为峰槽心率的幅度，正常情况下为 6～25 次 /min[162]。基线变异反映了副交感神经和交感神经系统对各种内部和外部刺激的节律调整，由 CNS、周围神经系统和心脏传导系统本身所介导。正常变异的存在是胎儿正常酸碱平衡状态的可靠标志。窒息引起的胎儿 CNS 抑制可能减少基线变异。因此，一个平稳的胎心率监护可能是一个不祥的预兆。然而，抑制 CNS 的药物（镇静药、阿片类药物、巴比妥类药物、麻醉药）也可以降低胎心率变异。阿托品可以阻断控制脉冲传导到心脏起搏点来降低变异性。

胎心率加速是指超过基线的陡然增加，是表明胎儿未出现酸中毒的一个可靠迹象[162]。发生周期性胎心率减速与宫缩关系（图 41-8）。观察到三

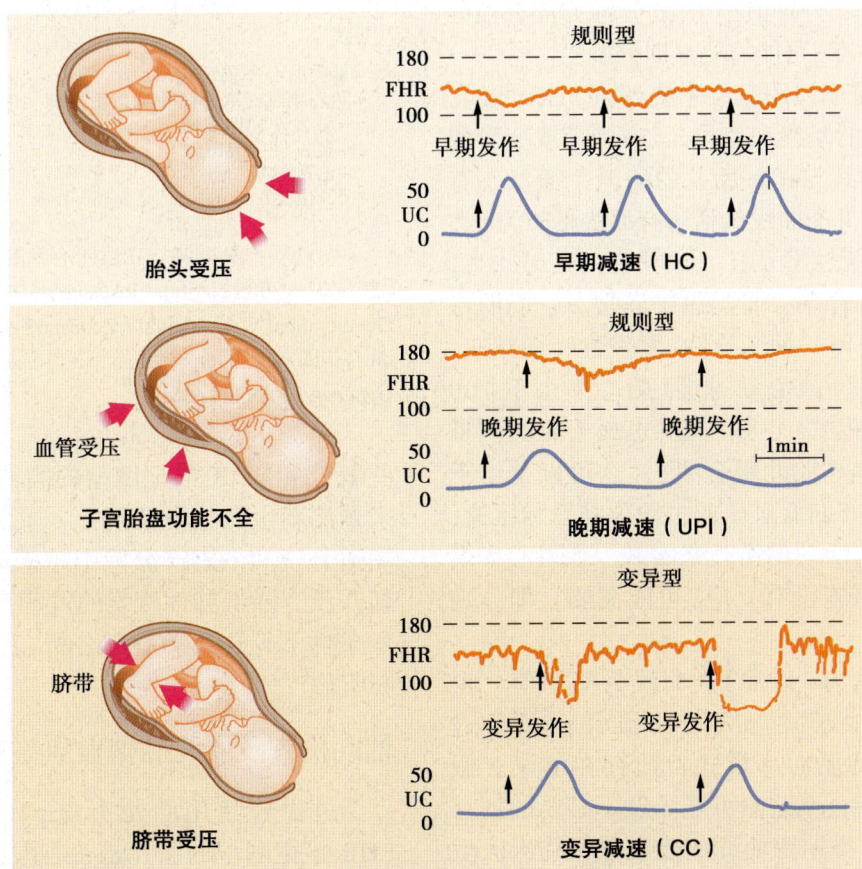

图 41-8　胎心率模式的分类与机制

注：HC，胎头受压；UPI，子宫胎盘功能不全；CC，脐带受压。FHR，胎心率；UC，子宫收缩。源自 Hon EH. *An Introduction to Fetal Heart Rate Monitoring*. New Haven, CT: Harty Press; 1969: 29

种模式：早期、晚期和变异。早期减速的特点是胎心率的对称性逐渐减少。胎心率通常在宫缩开始时减慢，在收缩峰值最低，并在子宫松弛时返回到基线。早期减速在减速开始30s或更长时间到达最低点[162]。这种减速是由胎头受压引起的迷走神经张力增加，该现象不能通过增加胎儿氧合改善，但能被阿托品阻断。早期减速是暂时的，而且胎儿耐受良好，没有全身性低氧血症和酸中毒。

晚期减速是对称渐变的。其开始于子宫收缩，减速的低点在峰值后发生，至少在减速开始后30s[162]。子宫胎盘功能不全和胎儿低氧血症引起的CNS或心肌缺血可能导致晚期减速。

变异减速是在分娩期间最常见的周期模式，其形状多变，发作突然，心率最低点在发作后30s内发生[162]。变异减速发生是因为脐带受压导致颈动脉窦压力感受器反射激活。虽然最初的胎心率变化是由于反射，如果脐带受压频繁或延长，胎儿窒息可能导致胎儿缺氧和CNS损害或直接的心肌抑制。如果晚期或变异减速复发（至少一半的收缩发生）或延长（每分钟低于基线大于等于15次，持续时间大于等于2分钟但小于10分钟），那么很可能存在胎儿酸中毒，可能需要立即分娩[164]。

ACOG目前建议用三层系统评价FHR曲线。Ⅰ类是具有正常的基线和变异，没有晚期或变异减速。在观察时，其与正常胎儿的酸碱平衡状态有很强的相关性。Ⅱ类曲线包括所有那些不归为Ⅰ类或Ⅲ类的曲线，无法预测正常或异常的酸碱状态，需要继续观察和评估。Ⅲ类属于异常。它们的特点是没有以下任何一种变异性：复发性晚期减速，复发性变异减速，或心动过缓（胎心率小于100次/min）。正弦模式（正弦波型）也属于Ⅲ类。Ⅲ类曲线可通过提高胎儿氧合纠正，这可以是给予产妇氧气，纠正产妇低血压或主动脉腔静脉压迫，或采取减少子宫活动的措施来实现。如果心率模式对这些保守措施没有反应，可能需要立即分娩（图41-9）。

目前专家认为，正常Ⅰ类曲线为安全值。也一致认为Ⅲ类曲线为潜在不祥的预示。然而，这两个极端之间的胎心率模式目前存在争议。假阳性率较高的胎心率监测可能导致不必要的剖宫产。最近关于Ⅱ类追踪曲线的建议强调临床医生在决定分娩计划时应考虑到Ⅱ类曲线和分娩进展的时间[164]。最近的ACOG实践公告认为应该加强对患者自身和患者间的高变异FHR的解读，这

三层胎心率解释系统

Ⅰ类

Ⅰ类胎心率描记包括以下几项：

- 基线胎心率为110~160次/min
- 基线胎心率变异性为中度
- 晚期或变异减速不存在
- 早期减速存在或不存在
- 加速存在或不存在

Ⅱ类

Ⅱ类胎心率描记包括所有不属于Ⅰ类和Ⅲ类的胎心率描记
Ⅱ类描记可能代表临床护理中可预见的一小部分
Ⅱ类胎心率描记的例子包括以下任何一项：

基础胎心率

- 没有伴随基线变异缺失的心动过缓
- 心动过速

胎心率基线变异

- 最小基线变异
- 基线变异缺失而不伴有复发性减速
- 显著基线变异

加速

- 胎儿刺激后诱导加速的缺失

周期性或间歇性减速

- 复发性变异减速伴有轻度或中度基线变异
- 减速延长2min但小于10min
- 复发性晚期减速伴有中度基线变异
- 具有其他特性的变异减速，比如缓慢返回基线

Ⅲ类

Ⅲ类胎心率描记包括：

- 胎心率基线变异缺失和以下任何一项：
  - 复发性晚期减速
  - 复发性变异减速
  - 心动过缓
- 正弦波型

图41-9　三层胎心率解释系统

（摘自 The 2008 National Institute of Child Health and Human Development Workshop on Electronic Fetal Monitoring：Updates on Definitions，Interpretations，and Research Guidelines. *Obstet Gynecol*. 2008；112：661）

些解读和FHR描记图型的高假阳性率都将被用来预测新生儿的不良预后。原因是近些年虽然在阴道分娩和剖宫产分娩中越来越多地应用FHR，却并没有降低脑性瘫痪的发病率。报告建议在高危条件下行连续胎心率分析，而非高危产妇可间断听诊[162]。

辅助检查及胎儿脉搏血氧饱和度

过去曾使用胎儿头皮pH测试来诊断Ⅱ类FHR描记图型的胎儿是否有酸血症，现在其使用正在减少，取而代之的是较少侵入性的辅助测试（如振动声学刺激和数字头皮刺激等）。若这种刺激能引起FHR的增幅，则说明胎儿患酸血症的可

能性较低。

胎儿脉搏血氧仪是一项评估分娩胎儿氧合情况的技术,其传感器通过宫颈接触胎儿皮肤进行检测。正常的胎儿氧饱和度为30%～70%,饱和度读数持续低于30%可能与胎儿酸血症有关。该技术最初被认为是FHR监测的辅助手段,且被认为可以减少不必要的剖宫产手术。然而,两项大型研究未能证实使用胎儿脉搏血氧仪能有效降低剖宫产手术的发生概率。此外,应用胎儿脉搏血氧仪与否并没有影响新生儿的结局[165-166]。采用电子胎心率-产力监护仪,虽然增加了对胎儿心电图ST段的分析,但也没有改善新生儿的健康现状[167]。目前ACOG并不支持常规使用胎儿脉搏血氧仪或胎儿心电图ST段分析[167]。

产房新生儿复苏

每年在美国新出生的婴儿约有350万名,其中10%需要在产房进行复苏[168]。下列因素可能导致新生儿抑制:分娩时使用的药物(包括麻醉剂)、产伤和出生窒息(即缺氧和高碳酸血症伴代谢性酸中毒)。

胎儿窒息

胎儿窒息是新生儿抑制中研究得最清楚的病因,通常是由于母体或胎盘对胎儿灌注的干扰。如前所述,临产前正常胎儿是不存在缺氧或酸中毒的。实验数据表明,胎盘的pH梯度和PCO_2梯度分别约0.05个pH单位和5mmHg。虽然氧分压较低,但是血氧饱和度相对较高(80%～85%),这是因为胎儿氧解离曲线左移。

分娩时子宫收缩减少甚至消除了通过胎盘绒毛间隙血流量。在胎儿方面,脐带受压发生在阴道分娩的大约最后三分之一阶段。因此,即使在正常分娩和分娩时,轻度缺氧和酸中毒也会发生,在出生后立即开始通气中起着重要的作用。平均而言,健康、有活力的婴儿的血氧饱和度为21%,pH值为7.24,出生时PCO_2为56mmHg。

严重的胎儿窒息偶尔发生,这是由于母体或胎儿存在并发症,如子宫过度活跃、胎盘早剥、母体低血压、脐带绕颈或脐带脱垂。在窒息期间,酸碱状态的变化是迅速的。pH值减少是由于二氧化碳(呼吸性酸中毒)和无氧代谢终产物(代谢性酸中毒)蓄积。当氧储备耗尽后,胎儿大脑和心肌从无氧代谢中获得能量是生存的必要条件。然而,无氧糖酵解是pH依赖性的,当pH降至7以下时,其糖酵解速率大大降低。严重缺氧和酸中毒的其他不良反应包括心肌抑制,原因包括:降低了心肌对儿茶酚胺的反应性;胎儿氧解离曲线右移,从而减少氧输送;肺血管阻力增加,这在分娩时循环调整中起到重要作用。

新生儿出生适应

在出生期间和出生的最初几个小时或几天,新生儿的许多形态和功能发生变化,心血管和通气系统发生最剧烈的改变。在正常新生儿中,有两个事件在分娩后几秒钟内几乎同时发生:通过胎盘的脐循环结束和肺扩张。这些事件将胎儿的循环改变为成人型。

新生儿的生存主要依靠迅速建立的有效通气和肺的扩张,这使肺血管床扩张,导致肺血管阻力下降和肺血流量显著增加。肺血管阻力随着氧分压的增加和二氧化碳水平下降而进一步降低。当肺动脉阻力下降,卵圆孔作为右心房和左心房之间的连接,由于孔阀两侧相对压力的变化进行功能性关闭(图41-1)。脐循环的停止降低了下腔静脉和右心房的压力,而肺血流量的增加则增加了左心房的静脉回心血量和压力。动脉导管并不是出生后突然关闭或完全关闭,功能性关闭可能持续数小时,甚至数天。因此,在新生儿期仍可能发生分流,其方向取决于肺和全身血管床的相对阻力。由于新生儿血氧张力增加,动脉导管的平滑肌收缩。儿茶酚胺在新生儿中浓度增加,也收缩动脉导管,尤其是在最初的3个小时。相反,由动脉导管壁产生的前列腺素I_2和E_2能松弛导管平滑肌。给胎儿动物施用前列腺素合成抑制剂促进动脉导管关闭。

心输出量和分布也增加。左心室输出量约增加150～400$ml \cdot kg^{-1} \cdot min^{-1}$。心输出量的变化与氧消耗的增加密切相关。心输出量的重新分配也导致心肌、肾脏和胃肠道血流量增加,脑、肾上腺和颈动脉血流量减少。

胎儿期通过胎盘进行呼吸气体交换。婴儿躯干的娩出减轻了婴儿通过产道时发生的胸腔压迫,使胸腔和肺部扩张。大多数婴儿在出生后几秒钟开始呼吸。超过40cmH_2O(1cmH_2O=0.098kPa)的负压使空气进入充满液体的肺泡。在正常的成熟新生儿中,最初的几次呼吸后肺几乎完全膨胀,每

次呼吸达到的压力 - 容积变化与成人相似。肺膨胀后,足月新生儿的 FRC 接近 70ml,在生命的前 6 天变化不大。潮气量在 10ml 到 30ml 之间变化,呼吸频率为 30~60 次 /min,每分通气量超过 500ml。分娩后迅速肺扩张,复氧迅速,但需要 2~3h 才能达到一个相对正常的酸碱平衡,这主要通过肺的二氧化碳排出。24h 时,健康新生儿达到母体临产前相同的酸碱状态。

复苏

产房必须为治疗出生时重度新生儿抑制做好充分和及时的准备。因为母亲和婴儿可能同时出现问题,因此产房团队成员应接受复苏方法的训练。每次分娩时,一定要指定一个人照顾新生儿。当预期需要持续复苏时,应配备一支技术精湛的人员队伍。紧急复苏所需的每一套仪器应在分娩前仔细检查(表 41-5)。产房新生儿复苏的描述见图 41-10。

表 41-5　产房复苏设备

辐射热源
压力计和吸引器
吸引管
带有流量计的吸氧装置
复苏袋(≤750ml)
婴儿面罩
婴儿口咽通气道
气管导管(2.5、3、3.5 和 4mm)
气管导管管芯
喉镜和喉镜片
无菌脐动脉插管托盘
针、注射器和三通阀
药物和溶液
1∶10 000 肾上腺素
容量扩充剂

评估和治疗

美国心脏学会发布了新生儿复苏指南来指导相关的医生[168]。分娩后立即将婴儿置于头低位,同时将脐带夹紧和切断。应从出生时刻开始新生儿的初步鉴定,特别注意明确三个问题:

- 新生儿是足月妊娠的吗?

- 新生儿啼哭或呼吸有力吗?
- 新生儿肌张力好吗?

如果所有三个问题的答案为“是”,那么婴儿就不需要进一步的复苏,如果可行的话,应该让新生儿和母亲在一起。如果以上问题中的任何一个回答为“否”,则应提供进一步的复苏,按下列顺序进行。

初步稳定

婴儿应仰卧在辐射热源下,头部处于低嗅状态。轻轻拍打婴儿的脚底或按摩背部应该可以刺激婴儿的呼吸。只在有明显分泌物的情况下才需要吸痰,因为它可能引起迷走神经诱导的心动过缓。

呼吸和心率的评估

评估呼吸和呼吸暂停的存在,并判断呼吸的力量,区分平静呼吸、喘息或呼吸费力。

助手应立即听心跳,通过手指运动来表示速率,或从脐带搏动中检测心率。正常情况下,新生儿的心率超过 100 次 /min。

通气

如果新生儿窒息或呼吸急促,或在初步稳定后心率低于 100 次 /min,则需要开始正压通气(positive pressure ventilation, PPV)。经氧袋和面罩的 PPV 应以每分钟 40~60 次呼吸的速度开始。最初的呼吸可能需要 30~40cmH$_2$O 的压力。在正常肺的婴儿中,随后的充气压力应降至 15~20cmH$_2$O。一个小的塑料口咽气道有助于保持上呼吸道通畅。如果面罩通气无效或时间延长,则可能需要进行气管插管。氧气的使用是有争议的,因为研究表明低氧血症和过量供氧都可能对婴儿有害,最近的两项荟萃分析表明,与 100% 氧气相比,室内空气复苏的死亡率更低[169-170]。因此,建议在脉搏血氧仪监测下指导氧疗,注意图 41-10 的框中所列出的目标饱和度,对于积极的心率反应应滴定氧疗。

胸外按压

给予纯氧充分通气 30s 后,如果心率仍低于 60 次 /min,应该开始胸外按压。建议操作者用双手围住胸部,用手支撑背部,用拇指压迫胸部;或者,可以用两个手指按压。应按压胸骨的下三分之一,深度为胸腔前后径的三分之一。必须注意不要妨碍通气。推荐的胸外按压与通气比值为 3∶1,每分钟按压 90 次,呼吸 30 次。

应保持心脏按压和通气,直至心率超过 60 次 /min。

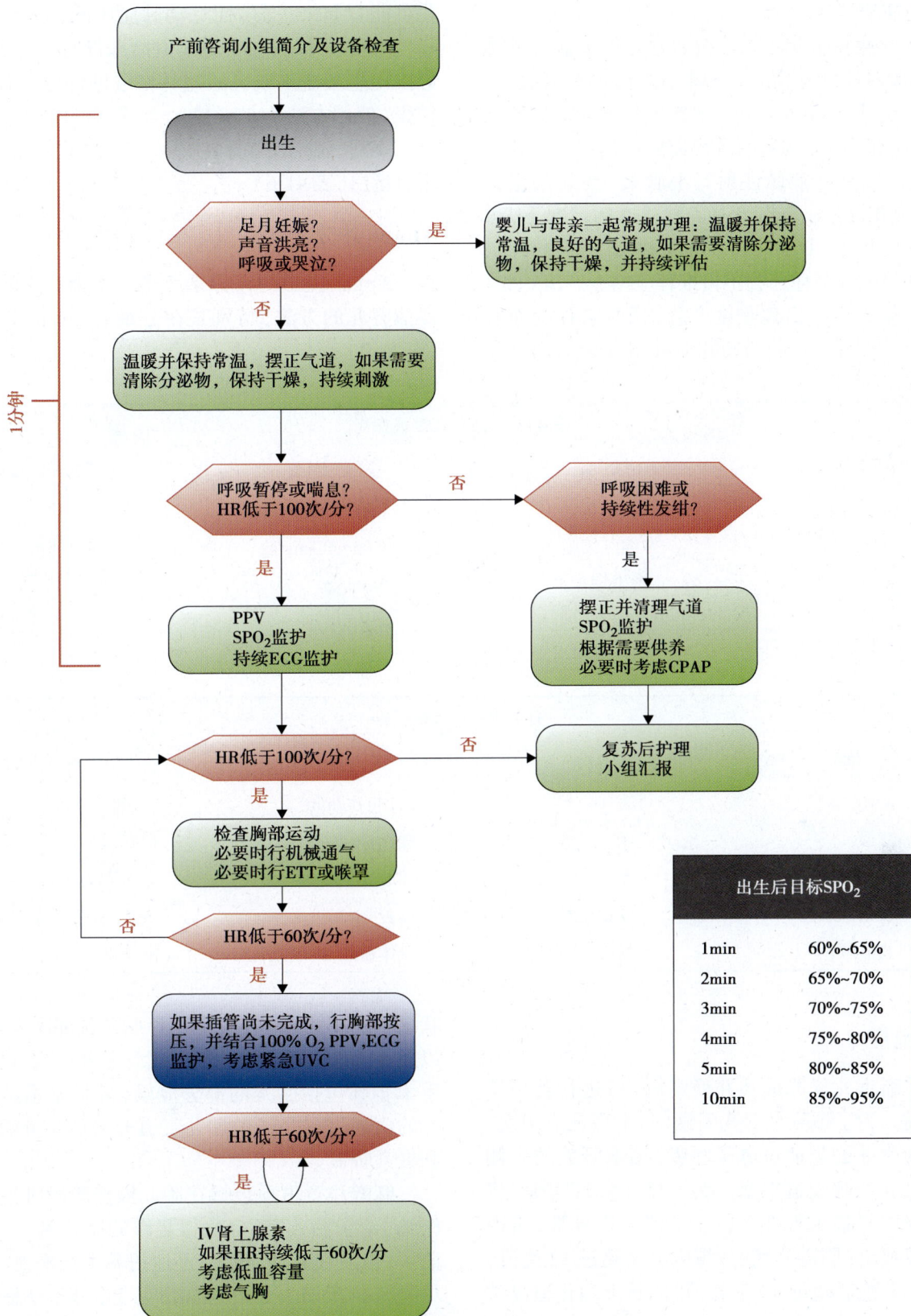

图41-10 美国心脏学会新生儿复苏办法

注：HR，心率；PPV，正压通气；SPO₂，脉搏血氧饱和度；ECG，心电图；ETT，气管导管；UVC，脐静脉导管；IV，静脉注射；CPAP，持续气道正压通气。摘自 Perlman JM, Wyllie J, Kattwinkel J, et al. Neonatal resuscitation algorithm—2015 update. Part 13: Neonatal resuscitation 2015 American Heart Association guidelines for cardiopulmonary resuscitation and emergency cardiovascular care. *Circulation*. 2015; 132(Suppl 2): S543

药物与扩容

持续性新生儿心动过缓通常是低氧血症的结果，一般对通气有反应。如果有足够的纯氧通气，心率却仍低于 60 次 /min，则新生儿可能需要肾上腺素，扩张容量，或者两者都需要。建议一旦建立静脉通路，立即静脉注射肾上腺素，注射剂量为 0.01～0.03mg/kg。在没有静脉通道的情况下，可以考虑以 0.05～0.1mg/kg 的剂量进行气管内给药。

纳洛酮或其他药物不再推荐应用于产房。

如果出生时出现重度窒息，通常会伴随血容量不足，原因是大量的胎儿血液留在胎盘内。婴儿可能看起来苍白，而且动脉血压低，心动过速，呼吸急促。如果心率对其他措施没有反应，那么可以用生理盐水或乳酸盐林格液进行急性血容量扩张，使用方法为 10ml/kg，给药 5～10min；当失血较多时，则补充同样体积的 O 型血。不推荐使用白蛋白（表 41-6）。

Apgar 评分

Apgar 提出的评分系统是一个很有用的临床评估婴儿的方法，特别是在分娩后 1min 和 5min（表 41-7）。

表 41-6　新生儿复苏指南

药物或容量扩剂	浓度	剂量	途径 / 速度
肾上腺素	1∶10 000	0.01～0.03mg/kg	iv 或 IT
容量扩剂	浓缩红细胞	0.05～0.1mg/kg	iv 迅速给予 >5～10min
	正常生理盐水 乳酸盐林格液	10ml/kg	

注：iv，静脉注射；IT，气管内给药。

表 41-7　Apgar 评分

体征	0分	1分	2分
心率	无	<100 次 /min	>100 次 /min
呼吸	无	缓慢，不规律	良好，快
肌张力	无力	四肢部分屈曲	运动活跃
反射敏感性	没有反射	痛苦	咳嗽、打喷嚏或哭泣
皮肤颜色	苍白，发青	身体粉红，四肢发青	全身粉红

诊断流程

在新生儿复苏成功并稳定后，可进行若干诊断流程。为了排除鼻后孔闭锁，每个鼻孔应阻塞。因为新生儿必须通过鼻子呼吸，堵塞开放的一侧鼻孔会导致呼吸道阻塞。为了排除食管闭锁，将一根吸引管插入胃部。由于上消化道异常，胃内容物被吸出；阴道分娩后，胃内容物超过 12 毫升，剖腹产分娩后超过 20 毫升，可能是上消化道异常所致。

EXIT 流程

EXIT（子宫外产时处理）流程是指在胎儿娩出后一段时间继续给予胎盘支持，用于某些如离开胎盘循环会对新生儿的生命构成直接威胁的胎儿状况。最常见的适应证是治疗胎儿颈部巨大肿块，以及夹闭先天性膈疝来扭转气管阻塞[171]。通常的手术步骤包括胎儿的部分分娩，外科手术治疗胎儿的病理（例如，开放胎儿气道），最后是分娩胎儿和夹紧脐带。

麻醉注意事项包括在胎儿操作阶段维持子宫松弛，给予胎儿麻醉，确保足够的胎儿氧合，胎儿监护，以及在钳夹脐带后迅速扭转子宫松弛，从而尽量减少产妇失血。通常情况下，母亲在标准快速诱导下接受吸入剂全身麻醉。在麻醉过程中，使用高浓度的挥发性麻醉剂维持麻醉可使子宫松弛，不过有一篇报告强调了静脉注射硝酸甘油的做法[172]。高浓度吸入麻醉或使用硝酸甘油可能与母亲低血压有关。因此，为保证充足的胎盘血流量，可能需要静脉注射升压药。建议使用浓度小于 2MAC 的挥发性麻醉剂，以尽量减少对子宫血流量的不良影响[173]。100% 吸入氧浓度有助于氧气最大限度地输送到胎盘单位。

吸入麻醉药迅速穿过胎盘，可导致胎儿麻醉。静脉注射阿片类药物可能被用来提供额外的胎儿麻醉[173]。肌内注射麻醉药、神经肌肉阻滞剂和阿托品在部分分娩后按需给予胎儿。胎儿操作期间，胎心率和氧合可以通过无菌超声和脉冲血氧饱和度传感器监测。一个关于 31 个 EXIT 流程的回顾性研究报道的平均胎心率为 153 次 /min，平均胎儿血氧饱和度为 71%[171]。脐带结扎后，子宫松弛必须通过降低吸入麻醉剂浓度和给予宫收缩剂如缩宫素迅速逆转，从而最大限度地减少产妇出血。以前的回顾性研究引用的报道估计，母体平均失血量为 848ml，胎盘支持的平均持续时间为 30min[171]。

通常配备两个麻醉团队：一个照顾母亲，另一个照顾胎儿 / 新生儿。对于成功的结果而言，手术团队、儿科团队、麻醉团队和护理团队之间的沟通和协调是必需的。

孕妇的非产科手术麻醉

在美国，大约有 1% 的孕妇在怀孕期间需要外科手术[174]。最常见的非产科手术包括卵巢囊肿切除术、阑尾切除术、胆囊切除术、乳腺活检和与创伤相关的手术。严重疾病在怀孕期间很罕见，如颅内动脉瘤、心脏瓣膜疾病、嗜铬细胞瘤，可能直到产后才需要手术干预。宫颈功能不全的治疗（宫颈环扎术）通常发生在孕早期或孕中期。

接受非产科手术的患者的治疗目标与任何患者一样，即安全的围术期护理。考虑到母亲和胎儿幸福健康的需要，这个目标变得复杂了。即便如此，妊娠患者的手术预后与非妊娠患者相似。与一般产科人口相比，流产率与出生缺陷率无显著性差异[175]。医生确实需要认识到患者生理变化的影响。麻醉诱导和苏醒比非妊娠状态快，这是因为每分通气量增加，FRC 降低，而挥发性麻醉药的 MAC 降低，这些可能早在妊娠 8～10 周就可以观察到。仰卧位低血压综合征最早发生于孕中期。胃排空功能在孕早期和孕中期基本正常，但在孕晚期延长。妊娠 20 周后胃食管括约肌张力下降，因此有必要注意保护气道[23]。妊娠期生理改变的影响并不局限于全身麻醉。在妊娠期间局部麻醉

药的作用增强，因此在怀孕期间，局部麻醉药的用量应该减少 25%～30%。

致畸性在妊娠任何阶段都可能被诱发。然而，大多数重要器官形成于孕早期（第 13～60 天）。尽管许多常用麻醉药在高剂量时对动物致畸，但很少有研究支持麻醉或镇静药物在人类麻醉护理中的致畸作用。在治疗围术期焦虑时，药物剂量的苯二氮䓬类药物是安全的。

氧化亚氮也被认为在动物长时间（1～2d）服用时产生致畸作用[176]。它对人体 DNA 合成的影响令人担忧。虽然致畸作用仅在极端条件下出现在动物身上，但不太可能在临床护理简单复制，有些人认为氧化亚氮在孕早期和孕中期是禁忌。

关于妊娠期间手术后的生殖结局的最大研究之一是瑞典注册的覆盖 1973 年到 1981 年的综述[177]。在此期间，一共有 720 000 名新生儿，其中 5 405 人在母亲妊娠期间经历麻醉和外科手术后出生。这项研究的结果表明，母亲在妊娠期间接受手术和麻醉没有增加婴儿出生缺陷或死胎的发生率，但是极低体重儿和低体重儿的发生率增加，分娩后 168h 内死亡的发生率增加。造成这种情况的原因还不清楚，而且和任何特殊的手术类型无关。作者假设母性疾病本身可能是新生儿不良结局的主要因素。

最近研究表明，未成熟老鼠的大脑暴露于麻醉剂会加速神经元细胞死亡，这引起人们对全身麻醉药使用的关注[178]。现在将全身麻醉在发育中的大鼠脑中观察到的损害推断到人身上还为时过早。关于子宫内或儿童早期的麻醉暴露的进一步的人类研究也还没有定论[179]。

通过维持母体动脉血氧分压、动脉血二氧化碳分压、子宫血流量，可以避免胎儿宫内窒息。二氧化碳可以影响子宫血流量，因为母体碱中毒可能直接造成血管收缩。碱中毒也改变氧解离曲线，导致释放到胎盘中胎儿的氧气较少。母亲低血压导致子宫血流量减少，因此胎儿缺氧。子宫过度紧张随着子宫应激性的增加而出现，子宫血流量也会减少。

总之，择期手术应该推迟到患者不再怀孕，并且回到了未孕的生理状态（产后约 2～6 周）的时候。可以灵活安排的但不能推迟到产后的手术最好安排在孕中期。这减少了致畸（孕早期致畸性给药）或早产（孕晚期风险较大）的风险（图 41-11）。

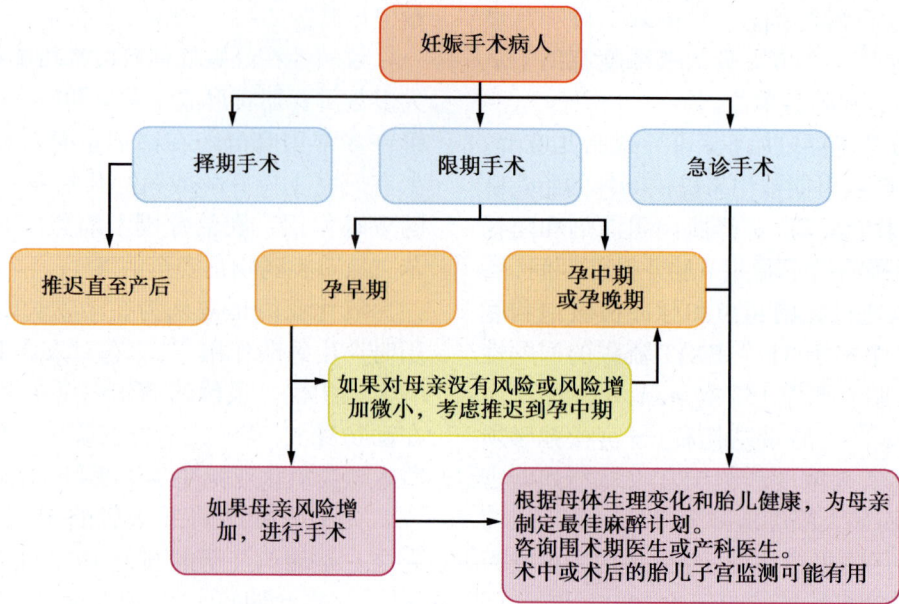

图 41-11　产妇管理和手术流程推荐

（摘自 Rosen MA.Management of anesthesia for the pregnant surgical patient. Anesthesiology.1999；91：1159）

如果需要急诊外科手术，在维持氧合和血压，避免过度通气的情况下，没有数据表明某一种成功实施的麻醉优于其他麻醉。尽管如此，还是应该考虑区域麻醉，因为它最大限度地减少胎儿的药物暴露。子宫左倾位应该用于所有孕中期和孕晚期的产妇，预防误吸应该用于所有妊娠 20 周以上的患者。最基本的一点是，术前和术后胎心率和子宫活动应进行评估[180]。

实践建议

人们普遍认为，只有不能延迟几个月的疾病（包括急诊外科）才考虑孕期行外科手术，特别是在孕早期。外科中所有育龄期妇女都应考虑怀孕的可能性。在描述了对母体和胎儿的危害的基础上，建议以下方法进行麻醉（图 41-11）：

1. 麻醉医师和外科医生在对妊娠妇女执行非产科手术时都应该咨询妇产科医生。

2. 患者的忧虑应该通过麻醉前访问时的安抚，足够的镇静和麻醉前用药尽可能消除。

3. 及时处理疼痛。

4. 麻醉诱导前半小时内应给予一个非特异性抗酸药（15～30ml），雷尼替丁和甲氧氯普胺可能是有用的。

5. 从孕中期开始，必须随时保持子宫左倾位。

6. 在麻醉诱导前应尽可能快地静脉输注晶体液，以预防脊椎麻醉或硬膜外麻醉相关性低血压。如果母亲血压降低，应及时静脉注射麻黄碱或去氧肾上腺素。

7. 全身麻醉前要认真给氧去氮。

8. 应通过环状软骨加压和快速插入带套囊气管将误吸风险最小化。

9. 为了减少胎儿的危险，特别是在孕早期，选择长时间安全史的药物似乎更好。这些药物包括硫喷妥钠、吗啡、哌替啶、肌肉松弛药和低浓度氧化亚氮。

10. 避免产妇过度通气，监测呼气末动脉血二氧化碳分压或动脉血气。

11. 在整个手术和麻醉中连续或间断监测胎心率，前提是传感器不放置在污染手术的位置（从妊娠 16 周开始，这在技术上是可行的）。我们应基于母体疾病的严重程度、胎儿潜在的危险、胎儿是否存活以及医生能否在需要时立即进行剖宫产来和产科医生一起决定是否需要胎儿监测。如果子宫到达脐或以上，还可以通过外部的分娩力计监测子宫张力。

12. 术后应继续监测子宫活动，可能需要宫缩抑制剂。

（吕淼淼 译，李治松 校）

参考文献

1. Taylor DJ, Lind T. Red cell mass during and after normal pregnancy. *Br J Obstet Gynaecol.* 1979;86:364–370.
2. Brenner B. Haemostatic changes in pregnancy. *Thromb Res.* 2004;114:409–414.
3. Cerneca F, Ricci G, Simeone R, et al. Coagulation and fibrinolysis changes in normal pregnancy. Increased levels of procoagulants and reduced levels of inhibitors during pregnancy induce a hypercoagulable state, combined with a reactive fibrinolysis. *Eur J Obstet Gynecol Reprod Biol.* 1997;73:31–36.
4. Gerbasi FR, Bottoms S, Faraq A, et al. Changes in hemostasis activity during delivery and the immediate postpartum period. *Am J Obstet Gynecol.* 1990;162: 1158.
5. Valera M, Varant O, Vayssiere C, et al. Physiologic and pathologic changes of platelets in pregnancy. *Platelets.* 2010;21:587–595.
6. Wildsmith JA. Serum cholinesterase, pregnancy and suxamethonium. *Anaesthesia.* 1972;27:90–91.
7. Coryell MN, Beach EF, Robinson AR, et al. Metabolism of women during the reproductive cycle. XVII. Changes in electrophoretic patterns of plasma proteins through the cycle and following delivery. *J Clin Invest.* 1950;29:1559–1567.
8. Gant NF, Daley GL, Chand S, et al. A study of angiotensin II pressor response throughout primigravid pregnancy. *J Clin Invest.* 1973;52:2682–2689.
9. Duvekot JJ, Cheriex EC, Pieters FA, et al. Early pregnancy changes in hemodynamics and volume homeostasis are consecutive adjustments triggered by a primary fall in systemic vascular tone. *Am J Obstet Gynecol.* 1993;169: 1382–1392.
10. Kametas NA, McAuliffe F, Krampl E, et al. Maternal cardiac function in twin pregnancy. *Obstet Gynecol.* 2003;102:806–815.
11. Higuchi H, Takagi S, Zhang K, et al. Effect of lateral tilt angle on the volume of the abdominal aorta and inferior vena cava in pregnant and nonpregnant women determined by magnetic resonance imaging. *Anesthesiology.* 2015;122:286–293.
12. Kerr MG, Scott DB, Samuel E. Studies of the inferior vena cava in late pregnancy. *Br Med J.* 1964;1:532–533.
13. Carruth JE, Mivis SB, Brogan DR, et al. The electrocardiogram in normal pregnancy. *Am Heart J.* 1981;102:1075–1078.
14. Nakagawa M, Katou S, Ichinose M, et al. Characteristics of new-onset ventricular arrhythmias in pregnancy. *J Electrocardiol.* 2004;37:47–53.
15. Pilkington S, Carli F, Dakin MJ, et al. Increase in Mallampati score during pregnancy. *Br J Anaesth.* 1995;74:638–642.
16. Kodali B, Chandrasekhar S, Bulich LN, et al. Airway changes during labor and delivery. *Anesthesiology.* 2008;108:357–362.
17. Archer GW Jr, Marx GF. Arterial oxygen tension during apnoea in parturient women. *Br J Anaesth.* 1974;46:358–360.
18. Datta S, Kitzmiller JL, Naulty JS, et al. Acid-base status of diabetic mothers and their infants following spinal anesthesia for cesarean section. *Anesth Analg.* 1982;61:662–665.
19. McDonnell NJ, Peach MJ, Clavisi OM, et al. Difficult and failed intubation in obstetric anaesthesia: an observational study of airway management and complications associated with general anesthesia for caesarean section. *Int J Obstet Anesth.* 2009;17:292.
20. Wong CA, Loffredi M, Ganchiff JN, et al. Gastric emptying of water in term pregnancy. *Anesthesiology.* 2002;96:1395–1400.
21. Wong CA, McCarthy RJ, Fitzgerald PC, et al. Gastric emptying of water in obese pregnant women at term. *Anesth Analg.* 2007;105:751–755.
22. American Society of Anesthesiologists. Practice guidelines for obstetric anesthesia: An updated report by the American Society of Anesthesiologists Task Force on obstetric anesthesia and the Society for Obstetric Anesthesia and Perinatology. *Anesthesiology.* 2016;124:270–300.
23. Brock-Utne JG, Dow TG, Dimopoulos GE, et al. Gastric and lower oesophageal sphincter (LOS) pressures in early pregnancy. *Br J Anaesth.* 1981;53:381–384.
24. Wyner J, Cohen SE. Gastric volume in early pregnancy: effect of metoclopramide. *Anesthesiology.* 1982;57:209–212.
25. Gin T, Chan MT. Decreased minimum alveolar concentration of isoflurane in pregnant humans. *Anesthesiology.* 1994;81:829–832.
26. Hirabayashi Y, Shimizu R, Saitoh K, et al. Spread of subarachnoid hyperbaric amethocaine in pregnant women. *Br J Anaesth.* 1995;74:384–386.
27. Butterworth JF IV, Walker FO, Lysak SZ. Pregnancy increases median nerve susceptibility of lidocaine. *Anesthesiology.* 1990;72:962–965.
28. Brown WU Jr, Bell GC, Alper MH. Acidosis, local anesthetics and the newborn. *Obstet Gynecol.* 1976;48:27–30.
29. Kennedy RL, Miller RP, Bell JU, et al. Uptake and distribution of bupivacaine in fetal lambs. *Anesthesiology.* 1986;65:247–253.
30. Kuhnert PM, Kuhnert BR, Stitts JM, et al. The use of a selected ion monitoring technique to study the disposition of bupivacaine in mother, fetus, and neonate following epidural anesthesia for cesarean section. *Anesthesiology.* 1981;55:611–617.
31. Kuhnert BR, Kuhnert PM, Prochaska AL, et al. Plasma levels of 2-chloroprocaine in obstetric patients and their neonates after epidural anesthesia. *Anesthesiology.* 1980;53:21–25.
32. Dwyer R, Fee JP, Moore J. Uptake of halothane and isoflurane by mother and baby during caesarean section. *Br J Anaesth.* 1995;74:379–383.
33. Kosaka Y, Takahashi T, Mark LC. Intravenous thiobarbiturate anesthesia for cesarean section. *Anesthesiology.* 1969;31:489–506.
34. Sanchez-Alcaraz A, Quintana MB, Laguarda M. Placenta transfer and neonatal effects of propofol in caesarean section. *J Clin Pharm Ther.* 1998;23:19–23.
35. Morishima HO, Finster M, Pedersen H, et al. Pharmacokinetics of lidocaine in fetal and neonatal lambs and adult sheep. *Anesthesiology.* 1979;50:431–436.
36. Morishima HO, Pedersen H, Finster M, et al. Toxicity of lidocaine in adult, newborn, and fetal sheep. *Anesthesiology.* 1981;55:57–61.
37. Gale R, Ferguson JE 2nd, Stevenson DK. Effect of epidural analgesia with

38. Ueland K, Hansen JM. Maternal cardiovascular dynamics. III. Labor and delivery under local and caudal analgesia. *Am J Obstet Gynecol.* 1969;103:8–18.
39. American College of Obstetricians and Gynecologists. ACOG committee opinion. No. 339: Analgesia and cesarean delivery rates. *Obstet Gynecol.* 2006;107: 1487–1488.
40. Smith CA, Collins CT, Cyna AM, et al. Complementary and alternative therapies for pain management in labour. *Cochrane Database Syst Rev.* 2006; 4:CD003521.
41. Scott JR, Rose NB. Effect of psychoprophylaxis (Lamaze preparation) on labor and delivery in primiparas. *N Engl J Med.* 1976;294:1205–1207.
42. Hodnett ED, Gates S, Hofmeyr GJ, et al. Continuous support for women during childbirth. *Cochrane Database Syst Rev.* 2013;7:CD003766.
43. Cluett ER, Burns E. Immersion in water in labour and birth. *Cochrane Database Syst Rev.* 2009;2:CD000111.
44. Derry S, Straube S, Moore RA, et al. Intracutaneous or subcutaneous sterile water injection compared with blinded controls for pain management in labour. *Cochrane Database Syst Rev.* 2012;1:CD009107.
45. Madden K, Middleton P, Cyna AM, et al. Hypnosis for pain management during labour and childbirth. *Cochrane Database Syst Rev.* 2012;11:CD009356.
46. Bedwell C, Dowswell T, Neilson JP, et al. The use of transcutaneous electrical nerve stimulation (TENS) for pain relief in labour: a review of the evidence. *Midwifery.* 2011;27:e141.
47. Smith CA, Collins CT, Crowther CA, et al. Acupuncture or acupressure for pain management in labour. *Cochrane Database Syst Rev.* 2011;7:CD009232.
48. Smith CA, Levett KM, Collins CT, et al. Relaxation techniques for pain management in labour. *Cochrane Database Syst Rev.* 2011;12:CD009514.
49. Nelson KE, Eisenach JC. Intravenous butorphanol, meperidine, and their combination relieve pain and distress in women in labor. *Anesthesiology.* 2005; 102:1008–1013.
50. Ullman R, Smith LA, Burns E, et al. Parenteral opioids for maternal pain relief in labour. *Cochrane Database Syst Rev.* 2010;9:CD007396.
51. Anderson D. A review of systemic opioids commonly used for labor pain relief. *J Midwifery Womens Health.* 2011;56:222–239.
52. Leong WL, Sng BL, Sia AT. A comparison between remifentanil and meperidine for labor analgesia: a systematic review. *Anesth Analg.* 2011;113: 818–825.
53. Hinova A, Fernando R. Systemic remifentanil for labor analgesia. *Anesth Analg.* 2009;109:1925–1929.
54. Kranke P, Girard T, Lavand'homme P, et al. Must we press on until a young mother dies? Remifentanil patient controlled analgesia in labour may not be suited as a "poor man's epidural". *BMC pregnancy and childbirth.* 2013; 13:139.
55. Anim-Somuah M, Smyth RM, Jones L. Epidural versus non-epidural or no analgesia in labour. *Cochrane Database Syst Rev.* 2011;12:CD000331.
56. Sng BL, Leong WL, Zeng Y, et al. Early versus late initiation of epidural analgesia for labour. *Cochrane Database Syst Rev.* 2014;10:CD007238.
57. Caughey AB, Cahill AG, Guise JM, et al. Safe prevention of the primary cesarean delivery. *Am J Obstet Gynecol.* 2014;210:179–193.
58. Sultan P, Murphy C, Halpern S, et al. The effect of low concentrations versus high concentrations of local anesthetics for labour analgesia on obstetric and anesthetic outcomes: a meta-analysis. *Can J Anaesth.* 2013;60:840–854.
59. Beilin Y, Guinn NR, Bernstein HH, et al. Local anesthetics and mode of delivery: bupivacaine versus ropivacaine versus levobupivacaine. *Anesth Analg.* 2007; 105:756–763.
60. van der Vyver M, Halpern S, Joseph G. Patient-controlled epidural analgesia versus continuous infusion for labour analgesia: a meta-analysis. *Br J Anaesth.* 2002;89:459–465.
61. Halpern SH, Carvalho B. Patient-controlled epidural analgesia for labor. *Anesth Analg.* 2009;108:921–928.
62. Heesen M, Bohmer J, Klohr S, et al. The effect of adding a background infusion to patient-controlled epidural labor analgesia on labor, maternal, and neonatal outcomes: a systematic review and meta-analysis. *Anesth Analg.* 2015;121: 149–158.
63. George RB, Allen TK, Habib AS. Intermittent epidural bolus compared with continuous epidural infusions for labor analgesia: a systematic review and meta-analysis. *Anesth Analg.* 2013;116:133–144.
64. Asokumar B, Newman LM, McCarthy RJ, et al. Intrathecal bupivacaine reduces pruritus and prolongs duration of fentanyl analgesia during labor: a prospective, randomized controlled trial. *Anesth Analg.* 1998;87:1309–1315.
65. Albright GA, Forster RM. Does combined spinal-epidural analgesia with subarachnoid sufentanil increase the incidence of emergency cesarean delivery? *Reg Anesth.* 1997;22:400–405.
66. Abrao KC, Francisco RP, Miyadahira S, et al. Elevation of uterine basal tone and fetal heart rate abnormalities after labor analgesia: a randomized controlled trial. *Obstet Gynecol.* 2009;113:41–47.
67. Pan PH, Bogard TD, Owen MD. Incidence and characteristics of failures in obstetric neuraxial analgesia and anesthesia: a retrospective analysis of 19,259 deliveries. *Int J Obstet Anesth.* 2004;13:227–233.
68. Lee S, Lew E, Lim Y, et al. Failure of augmentation of labor epidural analgesia for intrapartum cesarean delivery: a retrospective review. *Anesth Analg.* 2009; 108:252–254.
69. Leighton BL, Halpern SH, Wilson DB. Lumbar sympathetic blocks speed early and second stage induced labor in nulliparous women. *Anesthesiology.* 1999;90:1039–1046.
70. Likis FE, Andrews JC, Collins JC et al. Nitrous oxide for the management of labor pain: A systemic review. *Anesth Analg.* 2014;118:153–167.
71. King TL, Wong CA. Nitrous oxide for labor pain: is it a laughing matter? *Anesth Analg.* 2014;118:12–14.
72. Bucklin BA, Hawkins JL, Anderson JR, et al. Obstetric anesthesia workforce

survey: twenty-year update. *Anesthesiology*. 2005;103:645–653.

73. Chatmongkolchart S, Prathep S. Supplemental oxygen for caesarean section during regional anaesthesia.*Cochrane Database Syst Rev*. 2013;6:CD006161.

74. Palmer CM, Emerson S, Volgoropolous D, et al. Dose-response relationship of intrathecal morphine for postcesarean analgesia. *Anesthesiology*. 1999;90:437–444.

75. Palmer CM, Nogami WM, Van Maren G, et al. Postcesarean epidural morphine: a dose-response study. *Anesth Analg*. 2000;90:887–891.

76. American Society of Anesthesiologists. Practice guidelines for the prevention, detection, and management of respiratory depression associated with neuraxial opioid administration: an updated report by the American Society of Anesthesiologists Task Force on Neuraxial Opioids and the American Society of Regional Anesthesia and Pain Medicine. *Anesthesiology*. 2016;124:535–552.

77. Abdallah FW, Halpern SH, Margarido CB. Transversus abdominis plane block for postoperative analgesia after caesarean delivery performed under spinal anaesthesia? A systematic review and meta-analysis. *Br J Anaesth*. 2012;109:679–687.

78. Leighton BL, Norris MC, DeSimone CA, et al. The air test as a clinically useful indicator of intravenously placed epidural catheters. *Anesthesiology*. 1990;73:610–613.

79. Morris GF, Gore-Hickman W, Lang SA, et al. Can parturients distinguish between intravenous and epidural fentanyl? *Can J Anaesth*. 1994;41:667–672.

80. Hillyard SG, Bate TE, Corcoran TB, et al. Extending epidural analgesia for emergency caesarean section: a meta-analysis. *Br J Anaesth*. 2011;107:668–678.

81. Albright GA. Cardiac arrest following regional anesthesia with etidocaine or bupivacaine. *Anesthesiology*. 1979;51:285–287.

82. Choi DH, Kim JA, Chung IS. Comparison of combined spinal epidural anesthesia and epidural anesthesia for cesarean section. *Acta Anaesthesiol Scand*. 2000;44:214–219.

83. Thoren T, Holmstrom B, Rawal N, et al. Sequential combined spinal epidural block versus spinal block for cesarean section: effects on maternal hypotension and neurobehavioral function of the newborn. *Anesth Analg*. 1994;78:1087–1092.

84. Choi DH, Ahn HJ, Kim JA. Combined low-dose spinal-epidural anesthesia versus single-shot spinal anesthesia for elective cesarean delivery. *Int J Obstet Anesth*. 2006;15:13–17.

85. Hawkins JL, Chang J, Palmer SK, et al. Anesthesia-related maternal mortality in the United States: 1979–2002. *Obstet Gynecol*. 2011;117:69–74.

86. Kodali BS, Chandrasekhar S, Bulich LN, et al. Airway changes during labor and delivery. *Anesthesiology*. 2008;108:357–362.

87. de Souza DG, Doar LH, Mehta SH, et al. Aspiration prophylaxis and rapid sequence induction for elective cesarean delivery: time to reassess old dogma? *Anesth Analg*. 2010;110:1503–1505.

88. McGuigan PJ, Shields MO, McCourt KC. Role of rocuronium and sugammadex in rapid sequence induction in pregnancy. *Br J Anaesth*. 2011;106:418–419.

89. Apfelbaum JL, Hagberg CA, Caplan RA, et al. Practice guidelines for management of the difficult airway: an updated report by the American Society of Anesthesiologists Task Force on Management of the Difficult Airway. *Anesthesiology*. 2013;118:251–270.

90. Mushambi MC, Kinsella SM, Popat M, et al. Obstetric Anaesthetists' Association and Difficult Airway Society guidelines for the management of difficult and failed tracheal intubation in obstetrics. *Anaesthesia*. 2015;70:1286–1306.

91. Pandit JJ, Andrade J, Bogod DG, et al. 5th National Audit Project (NAP5) on accidental awareness during general anaesthesia: summary of main findings and risk factors. *Br J Anaesth*. 2014;113:549–559.

92. Chin KJ, Yeo SW. Bispectral index values at sevoflurane concentrations of 1% and 1.5% in lower segment cesarean delivery. *Anesth Analg*. 2004;98:1140–1144.

93. Ong BY, Cohen MM, Palahniuk RJ. Anesthesia for cesarean section: effects on neonates. *Anesth Analg*. 1989;68:270–275.

94. Ngan Kee WD, Khaw KS, Ng FF. Comparison of phenylephrine infusion regimens for maintaining maternal blood pressure during spinal anaesthesia for Caesarean section. *Br J Anaesth*. 2004;92:469–474.

95. Banerjee A, Stocche RM, Angle P, et al. Preload or coload for spinal anesthesia for elective Cesarean delivery: a meta-analysis. *Can J Anaesth*. 2010;57:24–31.

96. Morgan PJ, Halpern SH, Tarshis J. The effects of an increase of central blood volume before spinal anesthesia for cesarean delivery: a qualitative systematic review. *Anesth Analg*. 2001;92:997–1005.

97. Lee A, Ngan Kee WD, Gin T. A quantitative, systematic review of randomized controlled trials of ephedrine versus phenylephrine for the management of hypotension during spinal anesthesia for cesarean delivery. *Anesth Analg*. 2002;94:920–926.

98. Ngan Kee WD, Khaw KS, Tan PE, et al. Placental transfer and fetal metabolic effects of phenylephrine and ephedrine during spinal anesthesia for cesarean delivery. *Anesthesiology*. 2009;111:506–512.

99. George RB, McKeen D, Columb MO, et al. Up-down determination of the 90% effective dose of phenylephrine for the treatment of spinal anesthesia-induced hypotension in parturients undergoing cesarean delivery. *Anesth Analg*. 2010;110:154–158.

100. Allen TK, George RB, White WD, et al. A double-blind, placebo-controlled trial of four fixed rate infusion regimens of phenylephrine for hemodynamic support during spinal anesthesia for cesarean delivery. *Anesth Analg*. 2010;111:1221–1229.

101. Siddik-Sayyid SM, Taha SK, Kanazi GE, et al. A randomized controlled trial of variable rate phenylephrine infusion with rescue phenylephrine boluses versus rescue boluses alone on physician interventions during spinal anesthesia for elective cesarean delivery. *Anesth Analg*. 2014;118:611–618.

102. Neal JM, Mulroy MF, Weinberg GL. American Society of Regional Anesthesia and Pain Medicine checklist for managing local anesthetic systemic toxicity: 2012 version. *Reg Anesth Pain Med*. 2012;37:16–18.

103. Lipman S, Cohen S, Einav S, et al. The Society for Obstetric Anesthesia and Perinatology consensus statement on the management of cardiac arrest in pregnancy. *Anesth Analg*. 2014;118:1003–1016.

104. Paech MJ, Doherty DA, Christmas T, et al. The volume of blood for epidural blood patch in obstetrics: a randomized, blinded clinical trial. *Anesth Analg*. 2011;113:126–133.

105. Scavone BM, Wong CA, Sullivan JT, et al. Efficacy of a prophylactic epidural blood patch in preventing post dural puncture headache in parturients after inadvertent dural puncture. *Anesthesiology*. 2004;101:1422–1427.

106. Apfel CC, Saxena A, Cakmakkaya OS, et al. Prevention of postdural puncture headache after accidental dural puncture: a quantitative systematic review. *Br J Anaesth*. 2010;105:255–263.

107. Centers for Disease Control and Prevention (CDC). Bacterial meningitis after intrapartum spinal anesthesia: New York and Ohio, 2008–2009. *MMWR Morb Mortal Wkly Rep*. 2010;59:65–69.

108. Wong CA, Scavone BM, Dugan S, et al. Incidence of postpartum lumbosacral spine and lower extremity nerve injuries. *Obstet Gynecol*. 2003;101:279–288.

109. Ananth CV, Keyes KM, Wapner RJ. Pre-eclampsia rates in the United States 1980–2010: age-period-cohort analysis. *BMJ*. 2013;347:f6564.

110. American College of Obstetricians and Gynecologists; Task Force on Hypertension in Pregnancy. Hypertension in pregnancy. Report of the American College of Obstetricians and Gynecologists' Task Force on hypertension in pregnancy. *Obstet Gynecol*. 2013;122:1122–1131.

111. Wang Y, Walsh SW, Kay HH. Placental lipid peroxides and thromboxane are increased and prostacyclin is decreased in women with preeclampsia. *Am J Obstet Gynecol*. 1992;167:946–949.

112. Meekins JW, Pijnenborg R, Hanssens M, et al. A study of placental bed spiral arteries and trophoblast invasion in normal and severe pre-eclamptic pregnancies. *Br J Obstet Gynaecol*. 1994;101:669–674.

113. Chesley LC. Plasma and red cell volumes during pregnancy. *Am J Obstet Gynecol*. 1972;112:440–450.

114. O'Brien JM, Milligan DA, Barton JR. Impact of high dose corticosteroid therapy for patients with HELLP (hemolysis, elevated liver enzymes, and low platelet count) syndrome. *Am J Obstet Gynecol*. 2000;183:921–924.

115. Doyle LW, Crowther CA, Middleton P, et al. Magnesium sulphate for women at risk of preterm birth for neuroprotection of the fetus. *Cochrane Database Syst Rev*. 2009;2:CD004661.

116. Hogg B, Hauth JC, Caritis SN, et al. Safety of labor epidural anesthesia for women with severe hypertensive disease. National Institute of Child Health and Human Development Maternal Fetal Medicine Units Network. *Am J Obstet Gynecol*. 1999;181:1096–1101.

117. Newsome LR, Bramwell RS, Curling PE. Severe preeclampsia: hemodynamic effects of lumbar epidural anesthesia. *Anesth Analg*. 1986;65:31–36.

118. Jouppila P, Jouppila R, Hollmen A, et al. Lumbar epidural analgesia to improve intervillous blood flow during labor in severe preeclampsia. *Obstet Gynecol*. 1982;59:158–161.

119. Aya AG, Mangin R, Vialles N, et al. Patients with severe preeclampsia experience less hypotension during spinal anesthesia for elective cesarean delivery than healthy parturients: a prospective cohort comparison. *Anesth Analg*. 2003;97:867–872.

120. Wallace DH, Leveno KJ, Cunningham FG, et al. Randomized comparison of general and regional anesthesia for cesarean delivery in pregnancies complicated by severe preeclampsia. *Obstet Gynecol*. 1995;86:193–199.

121. Hood DD, Curry R. Spinal versus epidural anesthesia for cesarean section in severely preeclamptic patients: a retrospective survey. *Anesthesiology*. 1999;90:1276–1282.

122. Bateman BT, Berman MF, Riley LE, et al. The epidemiology of postpartum hemorrhage in a large, nationwide sample of deliveries. *Anesth Analg*. 2010;110:1368–1373.

123. Callaghan WM, Kuklina EV, Berg CJ. Trends in postpartum hemorrhage: United States, 1994–2006. *Am J Obstet Gynecol*. 2010;202:353.e1–353.e6.

124. Ananth CV, Smulian JC, Vintzileos AM. The association of placenta previa with history of cesarean delivery and abortion: a meta-analysis. *Am J Obstet Gynecol*. 1997;177:1071–1078.

125. Miller DA, Chollet JA, Goodwin TM. Clinical risk factors for placenta previa-placenta accreta. *Am J Obstet Gynecol*. 1997;177:210–214.

126. Silver RM, Landon MB, Rouse DJ, et al. Maternal morbidity associated with multiple repeat cesarean deliveries. *Obstet Gynecol*. 2006;107:1226–1232.

127. Bateman BT, Mhyre JM, Callaghan WM, et al. Peripartum hysterectomy in the United States: nationwide 14 year experience. *Am J Obstet Gynecol*. 2012;206:63.e1–63.e8.

128. ACOG Committee opinion. Number 266, January 2002: placenta accreta. *Obstet Gynecol*. 2002;99:169–170.

129. Charbit B, Mandelbrot L, Samain E, et al. The decrease of fibrinogen is an early predictor of the severity of postpartum hemorrhage. *J Thromb Haemost*. 2007;5:266–273.

130. Kuklina EV, Meikle SF, Jamieson DJ, et al. Severe obstetric morbidity in the United States: 1998–2005. *Obstet Gynecol*. 2009;113:293–299.

131. Girard T, Mörtl M, Schlembach D. New approaches to obstetric hemorrhage: the postpartum hemorrhage consensus algorithm. *Curr Opin Anaesth*. 2014;27:267–274.

132. Liumbruno GM, Liumbruno C, Rafenelli D. Intraoperative cell salvage in obstetrics: is it a real therapeutic option? *Transfusion*. 2011;10:2244–2256.

133. Gungorduk K, Yildirim G, Asicioglu O, et al. Efficacy of intravenous tranexamic acid in reducing blood loss after elective cesarean section: a prospective, randomized, double-blind, placebo-controlled study. *Am J Perinatol*. 2011;28:233–240.

134. Franchini M, Franchi M, Bergamini V, et al. The use of recombinant activated FVII in postpartum hemorrhage. *Clin Obstet Gynecol*. 2010;53:

219–227.

135. Lucas S. (on behalf of the Centre for Maternal and Child Enquiries). Annex 9.1. Pathologic overview of cardiac deaths including sudden adult/arrhythmic death syndrome (SADS). *BGOG.* 2011;116:118(suppl 1).

136. Arafeh JM, Baird SM. Cardiac disease in pregnancy. *Crit Care Nurs Q.* 2006; 29:32–52.

137. Ro A, Frishman WH. Peripartum cardiomyopathy. *Cardiol Rev.* 2006;14:35–42.

138. Curry R, Swan L, Steer P. Cardiac disease in pregnancy. *Curr Opin Obstet Gynecol.* 2009;21:508–513.

139. Palmer DG. Peripartum cardiomyopathy. *J Perinat Neonatal Nurs.* 2006;20: 324–332.

140. Baird SM, Kennedy B. Myocardial infarction in pregnancy. *J Perinat Neonatal Nurs.* 2006;20:311–321; quiz 322.

141. Mallampalli A, Guy E. Cardiac arrest in pregnancy and somatic support after brain death. *Crit Care Med.* 2005;33:S325–S331.

142. Hunt KJ, Schuller KL. The increasing prevalence of diabetes in pregnancy. *Obstet Gynecol Clin North Am.* 2007;34:173–199, vii.

143. Parker JA, Conway DL. Diabetic ketoacidosis in pregnancy. *Obstet Gynecol Clin North Am.* 2007;34:533–543, xii.

144. Mulholland C, Njoroge T, Mersereau P, et al. Comparison of guidelines available in the United States for diagnosis and management of diabetes before, during, and after pregnancy. *J Womens Health (Larchmt).* 2007;16: 790–801.

145. Perlow JH, Morgan MA, Montgomery D, et al. Perinatal outcome in pregnancy complicated by massive obesity. *Am J Obstet Gynecol.* 1992;167:958–962.

146. Centre for Maternal and Child Enquires (CMACE). Improving the health of mothers, babies and children. Maternal obesity in the UK: findings from a National Project. United Kingdom, 2010.

147. Hamilton BE, Martin JA, Sutton PD. Births: preliminary data for 2002. *Natl Vital Stat Rep.* 2003;51:1.

148. Montan S. Increased risk in the elderly parturient. *Curr Opin Obstet Gynecol.* 2007;19:110–112.

149. Joseph KS, Allen AC, Dodds L, et al. The perinatal effects of delayed childbearing. *Obstet Gynecol.* 2005;105:1410–1418.

150. Simchen MJ, Yinon Y, Moran O, et al. Pregnancy outcome after age 50. *Obstet Gynecol.* 2006;108:1084–1088.

151. Cleary-Goldman J, Malone FD, Vidaver J, et al. Impact of maternal age on obstetric outcome. *Obstet Gynecol.* 2005;105:983–990.

152. Callaway LK, Lust K, McIntyre HD. Pregnancy outcomes in women of very advanced maternal age. *Aust N Z J Obstet Gynaecol.* 2005;45:12–16.

153. Vigil-De Gracia P, Montufar-Rueda C, Smith A. Pregnancy and severe chronic hypertension: maternal outcome. *Hypertens Pregnancy.* 2004;23:285–293.

154. Lin HC, Sheen TC, Tang CH, et al. Association between maternal age and the likelihood of a cesarean section: a population-based multivariate logistic regression analysis. *Acta Obstet Gynecol Scand.* 2004;83:1178–1183.

155. Amu O, Rajendran S, Bolaji II. Should doctors perform an elective caesarean section on request? Maternal choice alone should not determine method of delivery. *BMJ.* 1998;317:463.

156. Bell JS, Campbell DM, Graham WJ, et al. Do obstetric complications explain high caesarean section rates among women over 30? A retrospective analysis. *BMJ.* 2001;322:894–895.

157. Oleszczuk JJ, Keith LG, Oleszczuk AK. The paradox of old maternal age in multiple pregnancies. *Obstet Gynecol Clin North Am.* 2005;32:69–80, ix.

158. Holcroft CJ, Blakemore KJ, Allen M, et al. Association of prematurity and neonatal infection with neurologic morbidity in very low birth weight infants. *Obstet Gynecol.* 2003;101:1249–1253.

159. Committee on Obstetric Practice. Number 455 March 2010: magnesium sulfate before anticipated preterm birth for neuroprotection. *Obstet Gynecol.* 2010;115:669–671.

160. Bagley SM, Wachman EM, Holland E, et al. Review of the assessment and management of neonatal abstinence syndrome. *Addict Sci Clin Pract.* 2014; 9:19.

161. Estelles J, Rodriguez-Arias M, Maldonado C, et al. Gestational exposure to cocaine alters cocaine reward. *Behav Pharmacol.* 2006;17:509–515.

162. ACOG practice bulletin No. 106. Intrapartum fetal heart rate monitoring: Nomenclature, interpretation, and general management principles. *Obstet Gynecol.* 2009;114:192–202.

163. VandeVeld M, Vercauterren M, Vandermeersch E. Fetal heart rate abnormalities after regional analgesia for labor pain: the effect of intrathecal opioids. *Reg Anesth Pain Med.* 2001;26:257–262.

164. Timmins AE, Clark SL. How to approach intrapartum category II tracings. *Obstet Gynecol Clin N Am.* 2015;42:363–375.

165. Bloom SL, Spong CY, Thom E, et al. Fetal pulse oximetry and cesarean delivery. *N Engl J Med.* 2006;355:2195–2202.

166. Garite TJ, Dildy GA, McNamara H, et al. A multicenter controlled trial of fetal pulse oximetry in the intrapartum management of nonreassuring fetal heart rate patterns. *Am J Obstet Gynecol.* 2000;183:1049–1058.

167. Saccone G, Schuit E, Am-Wahlin I, et al. Electrocardiogram ST analysis during labor: a systemic review and meta-analysis of randomized controlled trials. *Obstet Gynecol.* 2016;127:127–135.

168. Kattwinkel J, Perlman JM, Aziz K, et al. Special Report—Neonatal Resuscitation: 2010 American Heart Association guidelines for cardiopulmonary resuscitation and emergency cardiovascular care. *Circulation.* 2010;122:S9.

169. Davis PG, Tan A, O'Donnell CPF, et al. Resuscitation of newborn infants with 100% oxygen or air: a systematic review and meta-analysis. *Lancet.* 2004;364:1329–1333.

170. Rabi Y, Rabi D, Yee W. Room air resuscitation of the depressed newborn: a systematic review and meta-analysis. *Resuscitation.* 2007;72:353–363.

171. Bouchard S, Johnson MP, Flake AW, et al. The EXIT procedure: experience and outcome in 31 cases. *J Pediatr Surg.* 2002;37:418–426.

172. Clark KD, Viscomi CM, Lowell J, et al. Nitroglycerin for relaxation to establish a fetal airway (EXIT procedure). *Obstet Gynecol.* 2004;103: 1113–1115.

173. Gaiser RR, Cheek TG, Kurth CD. Anesthetic management of cesarean delivery complicated by ex utero intrapartum treatment of the fetus. *Anesth Analg.* 1997;84:1150–1153.

174. Stewart MK, Terhune KP. Management of pregnant patients undergoing general surgical procedures. *Surg Clin North Am.* 2015;95:429–442.

175. Cohen-Kerem R, Railton C, Oren D, et al. Pregnancy outcome following non-obstetrical surgical intervention. *Am J Surg.* 2005;190:467–473.

176. Smith BE, Gaub ML, Moya F. Teratogenic effects of anesthetic agents: nitrous oxide. *Anesth Analg.* 1965;44:726–732.

177. Duncan PG, Pope WD, Cohen MM, et al. Fetal risk of anesthesia and surgery during pregnancy. *Anesthesiology.* 1986;64:790–794.

178. Sanchez V, Feinstein S, Lunardi N, et al. General anesthesia causes long-term impairment of mitochondrial morphogenesis and synaptic transmission in developing rat brain. *Anesthesiology.* 2011;115:992–1002.

179. Sun LS, Li G, Miller TL, et al. Association between a single general anesthesia exposure before age 36 months and nuerocognitive outcomes in later childhood. *JAMA.* 2016;315:2312–2320.

180. ACOG Committee on Obstetric Practice. ACOG Committee opinion number 284. August 2003: nonobstetric surgery in pregnancy. *Obstet Gynecol.* 2003;102:431.

要点

1. 了解胎儿到新生儿的生理学变化对于新生儿的麻醉管理来说具有至关重要的意义。在这一变化过程中,循环系统、呼吸系统、肝脏系统和肾脏系统都会发生改变。
2. 生理和解剖因素是新生儿血氧饱和度快速下降的重要原因,具体包括耗氧量的增加,较高的闭合容积,每分钟通气量与功能残气量的高比值以及柔软的胸廓。
3. 新生儿持续性肺动脉高压是一种病理状态,可能是原发性的,但通常是继发于其他疾病,如胎粪吸入、脓毒症、先天性膈疝或肺炎。了解这些疾病的病理生理特征有助于指导治疗。
4. 了解婴儿和成人气道的主要解剖差异有助于人们理解为什么婴儿的气道常常被描述为"靠前",以及为什么气道管理可能更困难。这些解剖差异包括:相对较大的舌体,声门位置较高且声带向前倾斜,巨大的枕骨,狭窄的环状软骨。
5. 为新生儿选择麻醉药物和剂量时必须小心谨慎,因为出生后的 30 天内,他们的肾脏和胆道系统会不断发生变化,而这将影响许多麻醉药的代谢和清除。
6. 包括区域阻滞在内的许多麻醉方法都可以应用,但在为新生儿制定麻醉方案时还需考虑手术要求、术后通气的需要、新生儿心血管系统的稳定性以及术后镇痛的方式等多个因素。
7. 制定新生儿麻醉方案时,必须特别考虑一些问题,包括术后呼吸暂停的风险,氧浓度在早产儿视网膜病变中的作用,以及麻醉药对胎儿和新生儿大脑的神经认知的影响。
8. 真正的外科急诊手术在新生儿期并不常见。了解合并症的状况,如气管食管瘘、脐膨出、先天性膈疝,并对这些新生儿进行全面的术前评估,这一点非常重要。

婴儿生理学及其过渡期

　　婴儿出生的第一年,体型和器官成熟度会发生不可思议的变化,仅体重一项就以三倍的速度变化,在出生后的生命历程中,没有其他时期的变化会如此迅速。胎儿在出生前的生长发育取决于胎儿的遗传、母体胎盘的功能和接触可对母体、胎儿或两者产生影响的的化学物质或感染原。出生后,新生儿必须迅速适应宫外环境才能生存,而多个脏器功能的急剧变化将决定新生儿的生存能力,以及其正常成长和发育的能力。

　　新生期是指出生后的前 24 小时,新生儿期是指出生后的前 28 天,在这两个时期,许多生理系统都有明显的变化。出生后的前 72 小时对心血管、呼吸和肾脏系统尤为重要,同时这些系统的变化又相互关联,疾病或者一个器官的发育不完善也会迅速影响另外一个或更多器官的成熟。了解这些系统与年长儿童的差异,以及新生儿时期发生的变化,对于制定全面的麻醉方案是至关重要的。

心血管系统

胎儿循环

胎儿循环的特点是并行系统,在这个系统中,两个心室将大部分血液泵入体循环,总心输出量中只有不到 10% 通过动脉导管进入胎儿循环(图 42-1A)。胎盘向静脉导管、下腔静脉、右心房供给氧合血,而因为左房压低于右房压,所以在右心房,大部分氧合血液不经过右心室和肺血管床,主要通过卵圆孔流入左心房。而其余的右房氧合血流入右心室和肺动脉主干。在子宫内,一方面由于肺泡塌陷和血管受压,肺血管阻力相当高,抑制了肺循环的流动,另一方面,流入血管中的血液的动脉血氧分压(用 PaO_2 表示)和 pH 值相对较低,也会引起肺血管阻力的升高。某些肺动脉的血液通过肺循环流入左心房,但大部分通过动脉导管又流入降主动脉。

出生后变化

出生后,所有这些分流都会消失或迅速关闭[1]。随着胎盘分流的消失和静脉导管的关闭,新生儿的左心室立刻将血液泵入压力较高的体循环。肺的扩张和呼吸的开始导致循环系统和呼吸系统的剧烈变化(图 42-1B)。当肺泡充满空气时,肺泡毛细血管的压缩得到缓解,减少了肺血管阻力,

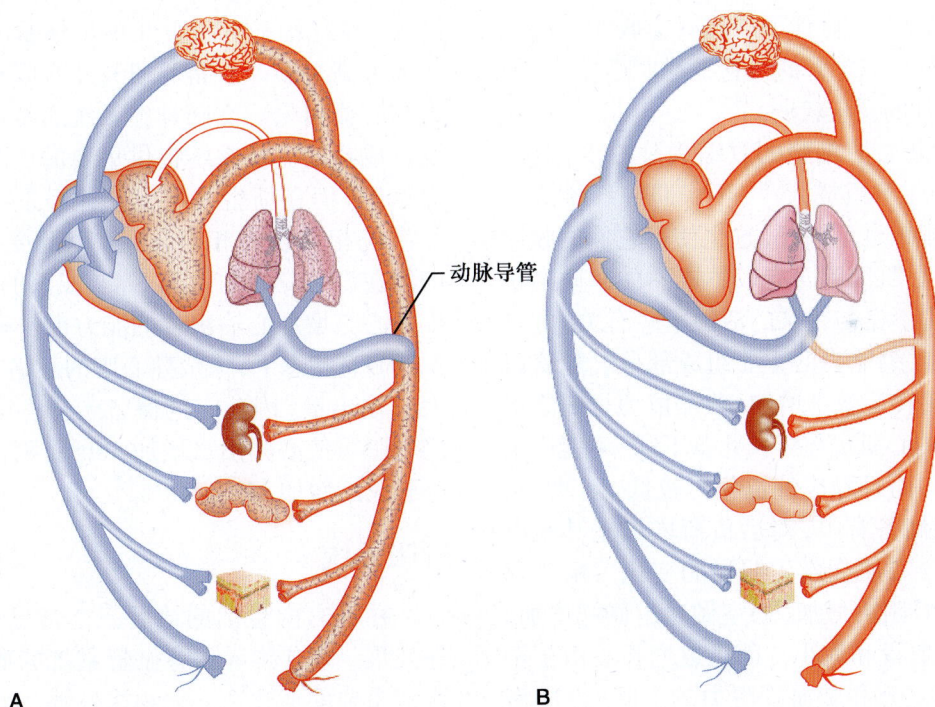

图 42-1

A:胎儿循环示意图。氧合血离开胎盘进入脐静脉(血管内无点影),脐静脉的血和来源于内脏的血(此处以肾脏、肠和皮肤为代表)在下腔静脉汇合。大约一半的下腔静脉血流通过卵圆孔进入左心房,在此和少量的肺静脉血混合,而氧合相对好的血液(亮点影),通过升主动脉供氧给心脏和脑。下腔静脉的另一部分血液和上腔静脉混合后进入右心室(在右侧房室的血含氧低,用深色点影表示)。由于肺血管处于压缩状态,主肺动脉的大部分血液流经动脉导管,因此降主动脉血(深色点影)含氧较升主动脉血(亮色点影)低。B:正常新生儿血液循环示意图。在肺扩张和脐带结扎后,肺血流量、左心房压和体循环压增加。当左心房压超过右心房压时,卵圆孔闭合,所有来自上腔静脉和下腔静脉的血液离开右心房进入右心室,然后泵入肺动脉到达肺部。随着体循环压力的增加和肺循环压力的降低,经动脉导管的血液变为左向右分流。导管开始狭窄,最终闭合。其循环的过程与成人相同(摘自 Phibbs R. Delivery room management of the newborn. In: Avery GB, ed. Neonatology, Pathophysiology and Management of the Newborn. 2nd ed. Philadelphia, PA: JB Lippincott; 1981: 184)

促进了肺循环的流动，而富含氧气的血液不仅提高了动脉血氧分压，且进一步降低了肺血管阻力。尽管从最初的几分钟到几个小时的变化很大，但肺血管阻力通常需要 3～4 天才能降至正常水平。呼吸开始后，随着肺血流量的增加，左房压超过右房压，因此通常情况下卵圆孔在出生后的第一个小时内都会功能性关闭。卵圆孔是由一个组织瓣关闭的，但如果出现肺血管阻力升高或液体超负荷这种导致右心房压力相对增加的情况，则卵圆孔会重新开放。卵圆孔通常在出生后的一年内才会解剖关闭，但仍有 10%～20% 的患儿直至成年仍可发现卵圆孔未闭。动脉导管在出生后的第一天开始闭合，而通常在出生后第二天完成功能性闭合。在子宫内，低氧和内源性前列腺素，尤其是前列腺素 E2，具有舒张血管的作用，两者共同维持着导管的通畅。在足月新生儿中，氧气是控制导管关闭的最重要因素。当导管中血液的 PaO_2 上升到大约 50mmHg 时，血管平滑肌就会收缩。应当注意的是，早产儿中导管的血管平滑肌已发育，但其对氧含量增加的反应较弱。

由于新生儿心肌细胞的收缩成分较少，其心肌功能不同于儿童或成人[2]，不仅肌原纤维成分较少，而且其排布也不平行，这也使得它们的收缩更差。新生儿心肌细胞含有较不成熟的肌质网系统，肌质网发育不良与钙泵的活性下降有关，并且钙泵还是心肌收缩能力的重要组成部分。随着肌质网的成熟，钙转运效率增加，收缩能力也随之增加[3]。新生儿的心肌也与年长儿童不同，不能产生足够的收缩力，而且顺应性也相对较低，因此，新生儿期的功能储备有限，对后负荷增加尤其难以耐受。出生后，心肌会发生明显的变化。由于每搏输出量和血管阻力增加，心室做功也同样增加，使这些心肌在数量和大小方面迅速增长。由于全身血管阻力的上升和肺血管阻力的下降，左心室的这种增长要比右心室更显著。新生儿的心输出量与其他时期明显不同，高达 400ml/（kg·min），在婴儿期则下降至 200ml/（kg·min）左右，青春期为 100ml/（kg·min），而到成年时为 70～80ml/（kg·min）。

特别是在出生后的头 3 个月，副交感神经系统对心脏的支配比交感神经系统更占优势，此外新生儿心肌对正性肌力药物的反应不如年长儿童和成人。动物实验表明，β- 肾上腺素受体功能处于发育阶段，这也解释了为什么新生儿对正性肌力药物的反应性降低[4]。新生儿心肌糖原储备增加，无氧糖酵解率增高，这可能是其相对耐缺氧能力强以及在缺血损伤时表现更好的原因之一。由于新生儿的心肌顺应性相对较低，增加前负荷可以提高每搏输出量和心输出量，但效果却不如年长儿童明显[5]，换句话说，新生儿心脏存在 Frank-Starling 关系，但不能像成人那样能起到有效的调节作用。因此，心室顺应性降低的临床意义在于：当每搏输出量没有显著增加以及心动过缓的情况下，心输出量难以维持。最后，新生儿的压力感受器发育不完善，低血压时，压力感受器会反射性引起心动过速。因此，这种反射的不成熟在某种程度上又限制了新生儿通过提高心率来代偿低血压的能力。此外，在相同的麻醉深度下，新生儿的颈动脉体反射要弱于成人。

总之，新生儿的心脏与成人相比具有显著的差异。由于新生儿每千克体重消耗的氧气较高，因此，静息状态下新生儿单位体重的心输出量要比成人高得多。兴奋心肌只能有限地增加收缩能力和心输出量。交感神经系统通常在应激时能为发育成熟的循环系统提供重要的变时性和正性肌力作用，但在新生儿中交感神经系统与副交感神经系统相比发育相对不足，因此受到严重限制。即使在没有应激的情况下，与成熟的心脏相比，新生儿心脏增加心输出量的能力也是有限的（图 42-2）。静息状态下，未成熟心脏的心输出量已接近最大心输出量，因此它的储备十分有限。发育成熟的心脏可使心输出量增加 300%，而发育未成熟的心脏仅能增加 30%～40%。

呼吸系统

在子宫内生活的最后三个月里，呼吸系统迅速发展，肺泡数量和肺血管系统的成熟都发生了许多重要的变化[6]。大约在妊娠 24～26 周，呼吸系统才能发育成熟，为出生后的机体提供足够的气体交换。气道和肺泡在出生后继续生长，而肺泡数量的增长要一直持续到 8 岁左右[7]。随着通气的开始，呼吸系统发生了巨大的变化，肺泡从充满液体的状态转变为充满空气的状态，在出生后的 5～10min，就能达到正常的通气量和正常通气模式。为了充分扩张塌陷且充满液体的肺泡，新生儿的初始胸腔内负压会达到 40～60cmH$_2$O。生后 10～20min，已接近正常的功能残气量（functional residual capacity，FRC），随着肺血流量

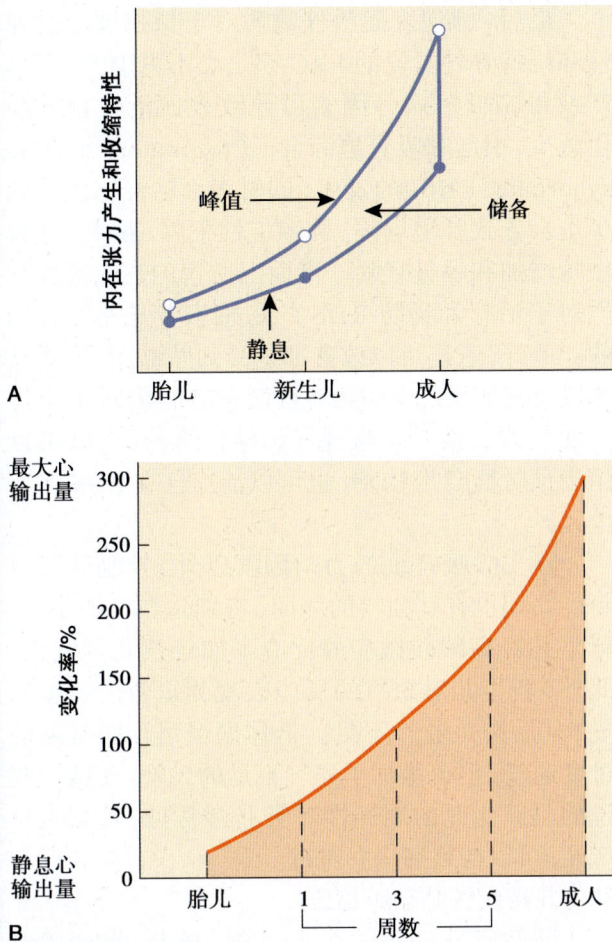

图 42-2 胎儿和新生儿的心脏储备与成年人的心脏相比较少

注:A 图中,在新生儿,由于舒张期、收缩期和心率储备的限制,静息心肌做功接近于心室做功的峰值。B 图中,与成年人相比,生命早期的泵储备受这些因素的限制,并且单位体重的心输出量要高的多(摘自 Friedman WF, George BL. Treatment of congestive heart failure by altering loading conditions of the heart. J Pediatr.1985;106:700)

的增加,血气值也稳定下来。表 42-1 列出了生命不同时期的正常血气值。呼吸的开始,肺的扩张以及随后 FRC 的维持,是稳定呼吸系统和循环系统的必要组成部分,如果这些组成部分出现衰竭,这两个系统将很快出现恶化。

新生儿以每千克体重计算的潮气量(ml/kg)与儿童或成人是一样的,但呼吸频率增加。在正常潮气量的范围内,闭合容积可能特别大(图 42-3)。新生儿每分通气量的增加反映了其较高的氧气消耗,且耗氧量大约是成人的两倍。因为新生儿的 FRC 与年长的儿童或成人相当,但每分通气量却明显更高,所以每分通气量与 FRC 之间的比例较儿童高 2～3 倍。这具有两方面的临床意义,首先,挥发性麻醉药诱导起效和苏醒应该更快;其次,相对于每分通气量和耗氧量,新生儿 FRC 的降低意味着"氧气储备"比年长的儿童和成人更少。在呼吸暂停或通气不足的情况下,新生儿的动脉血氧水平会下降的更快。表 42-2 列出了健康新生儿和

表 42-1 新生儿正常血气值				
对象	年龄	PO$_2$/mmHg	PCO$_2$/mmHg	pH
胎儿(足月)	产前	25	40	7.37
胎儿(足月)	产程结束	10～20	55	7.25
新生儿(足月)	10min	50	48	7.20
新生儿(足月)	1h	70	35	7.35
新生儿(足月)	1周	75	35	7.40
新生儿(早产,1 500g)	1周	60	38	7.37

注:PO$_2$ 为氧分压,PCO$_2$ 为二氧化碳分压。

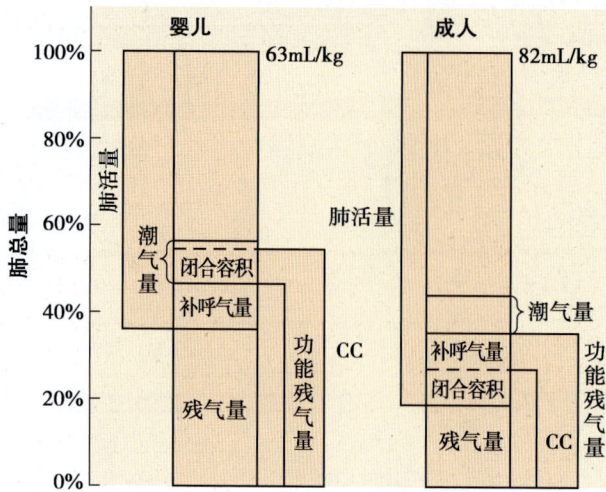

图 42-3　婴儿和成人的静息肺容量

注：CC 为闭合容量（摘自 Smith CA, Nelson NM. Physiology of the Newborn Infant. 4th ed. Springfield, IL: Charles C Thomas; 1976: 207）

表 42-2　婴儿和成人正常呼吸参数的比较

参数	婴儿	成人
呼吸频率/（次/min）	30～50	12～16
肺总量/（ml/kg）	7	7
无效腔量/（ml/kg）	2.0～2.5	2.2
肺泡通气量/（ml/（kg·min））	100～150	60
功能残气量/（ml/kg）	27～30	30
耗氧量/（ml/（kg·min））	7～9	3

成人的正常呼吸参数。

与年长儿童相比，新生儿肺顺应性相对较低，但胸壁顺应性较高，由于新生儿柔软的胸廓并不能给予其足够的生物支撑作用，因此不能产生足够的呼吸动度来进行有效的气体交换，且有可能进一步引起功能性气道关闭，从而导致呼吸做功增加。出生时因为肋间肌发育不良，膈肌的收缩为大部分气体交换提供了动力。而新生儿膈肌纤维分为两型：1 型属于慢收缩肌纤维，其特点是有较高的氧化能力，可以进行持续的收缩且很少出现疲劳现象；2 型属于快收缩肌纤维，其特点为氧化能力低，可迅速进行收缩但容易出现疲劳现象。新生儿的 1 型纤维仅占 25%，而在 2 岁儿童的成熟膈肌中 1 型纤维却占到 55%。早产儿出生时 1 型纤维更少，仅在 10% 以内。这种 1 型纤维的相对缺乏意味着新生儿，特别是早产儿，当通气阻力过高或过度通气时，就有可能出现膈肌疲劳。

最后，肺泡表面活性物质对于保持肺泡的弹性和维持呼气阶段的 FRC 都是必不可少的，而早产或母亲糖尿病等因素可导致表面活性物质产生减少，引起呼吸窘迫综合征（respiratory distress syndrome, RDS）的发生，同时表面活性物质的减少也会导致肺泡塌陷、肺顺应性下降、缺氧、呼吸做功增加和呼吸衰竭。市面上所售的表面活性物质对于治疗和预防 RDS 的易感患者是非常有用的。此外，它还可以改善那些受到脓毒症、心力衰竭以及其他系统疾病影响还没有出现 RDS 的早产儿的气体交换[8]。通过气管导管给药，它既可以用于预防早产儿 RDS，也可以治疗已有 RDS 的新生儿。

除了呼吸系统的力学因素以外，控制通气在新生儿期也有其独特的一面，特别是在早产儿中。新生儿对高碳酸血症的反应不如年长儿童敏感，此外，新生儿对缺氧的反应表现为短暂的过度通气，其后则是通气不足。低体温虽可预防早期的过度通气，但也增加了通气不足的风险。最后，要说的是新生儿的周期性呼吸非常常见，特别是早产儿，可以持续到一岁左右。

新生儿持续性肺动脉高压

肺循环对氧、pH、一氧化氮，腺苷、前列腺素等多种介质，以及肺的扩张等机械因素极为敏感。图 42-4 阐述了肺动脉平均压与出生后前三天的关系。缺氧和酸中毒，再加上炎症介质，可能导致肺动脉压维持在较高水平，或在初期降低后，又

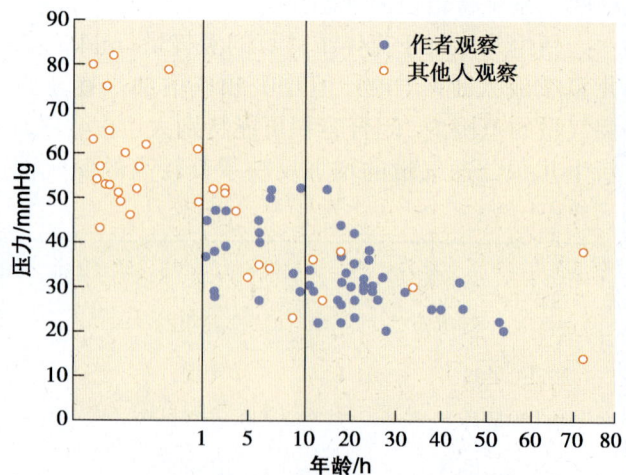

图 42-4　肺动脉平均压和年龄的相关性

注：研究对象为 85 名出生 3 天内的正常足月婴儿（摘自 Emmanouilides GC, Moss AJ, Duffie ER, et al. Pulmonary arterial pressure changes in human newborn infants from birth to 3 days of age. J Pediatr. 1964; 65: 327）

上升到病理水平。此种现象称为新生儿持续性肺动脉高压（persistent pulmonary hypertension of the newborn，PPHN），有时又称为持续性胎儿循环。PPHN 发生于足月儿和早产儿，尽管它是先天性的，但通常是由严重窒息、胎粪吸入、脓毒症、先天性膈疝（congenital diaphragmatic hernia，CDH）和母体使用非甾体抗炎药引发动脉导管在宫内收缩引起的。其他危险因素还包括产妇糖尿病、产妇哮喘和剖宫产[9]。

出生后肺血管阻力升高会使动脉导管和卵圆孔持续开放，继而发生右向左分流，从而绕过肺循环。而右向左分流可以引发严重的缺氧、动脉血二氧化碳分压（用 $PaCO_2$ 表示）正常或升高。还要注意的是，低氧血症通常与呼吸和心血管系统的损害程度不成比例。治疗应从纠正所有易感疾病（低血糖、红细胞增多症）开始，并改善组织氧合不良。治疗的效果通常是无法预测的，但其目标是使患儿 PaO_2 水平维持在 60~100mmHg，并维持正常的血氧饱和度[10]。

除标准机械通气外，高频通气、外源性表面活性物质、吸入型一氧化氮（iNO）、碱化作用、体外膜氧合（extracorporeal membrane oxygenation，ECMO）等均获得了不同程度的成功。尤其是 iNO 的应用正逐渐普及，当新生儿的氧合指数达到 15 或更高时，就是它的使用指征。尽管 iNO 并没有减少先天性膈疝的新生儿对 ECMO 的需求[11-12]，但仍然是美国食品药品管理局（Food and Drug Administration，FDA）批准治疗 PPHN 的唯一药物。用前列环素（依前列醇）、磷酸二酯酶抑制剂（西地那非）和内皮素受体拮抗剂（波生坦）等血管扩张药治疗新生儿期以后的 PPHN 也取得了不同程度的成功，且已应用于婴儿期。治疗的成功和生存直接取决于对根本病因的纠正。而影响 PPHN 预后的关键在于治疗能否降低肺血管阻力及减少相关并发症的发生，如缺血缺氧性脑病。

维持右心室功能对 PPHN 患者的生存至关重要。对血压正常的患者，多巴酚丁胺具有正性肌力作用并可以降低全身血管阻力，使右向左的分流增加从而减轻右心室负荷[13]。随着床旁超声心动图技术有效性的改进，现在的治疗通常都在其指导下进行[14]。儿科麻醉医师通过对术前超声心动图的评估有助于预测手术中可能遇到的问题。此外，经食管超声心动图（transesophageal echocardiogram，TEE）小探头的应用，使得手术室实时监测心脏功能成为可能。然而，即使置入了最小的 TEE 探头，也需要密切关注低体重（<3kg）新生儿的呼吸参数[15]。

胎粪吸入

新生儿期面临的最重要的肺部难题之一就是胎粪吸入。在妊娠晚期干扰母体胎盘的正常循环可能导致胎儿缺氧，而后者又能引起末梢呼吸单位中血管平滑肌数量的增加。图 42-5 表明了 11 名患 PPHN 而死亡的婴儿中血管内平滑肌数量的增加[16]。胎儿慢性缺氧能导致胎便在子宫内排出。而由于胎儿在子宫内呼吸，将胎粪混合着羊水吸入肺部，因此，胎粪吸入可作为妊娠晚期胎儿慢性缺氧的标志。这种情况不同于分娩期间发生的胎粪吸入。出生时的胎粪厚且硬，使气管支气管发生机械性梗阻。胎粪吸入综合征可导致不同程度的呼吸衰竭，尽管有许多治疗方法，但仍可能致命。

目前对有明显胎粪吸入或胎粪污染的新生儿（大约 10% 的新生儿）在分娩时行气管插管和气管

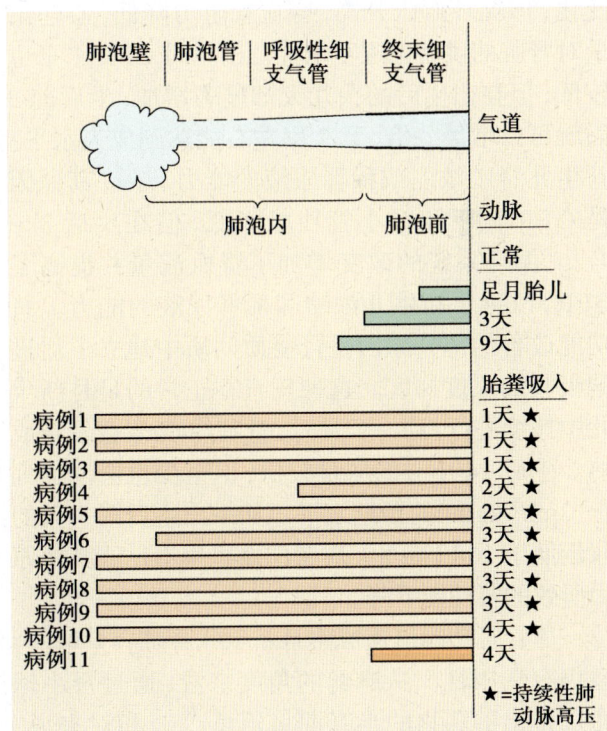

图 42-5 肌肉沿着肺动脉分支扩展图（阴影部分）
注：在正常的新生儿中，肺泡内动脉实际上是没有肌肉的。在胎粪吸入和持续性肺动脉高压的 10 名患儿中，有 9 个患儿肌肉扩展到最远端的末梢动脉；胎粪吸入但没有持续性肺动脉高压（病例 11）者有着正常的肺泡内动脉（摘自 Murphy JD, Vawter GF, Reid LM. Pulmonary vascular disease in fetal meconium aspiration. J Pediatr. 1984；104：758）

内吸引的建议详述了一种保守的方法[17]。即在分娩时应立即常规行口咽吸引胎粪，但气管插管和气管内吸引应有选择地应用。如果新生儿反应良好并哭闹，就不需要再进行吸引，反之，如果有胎粪存在并且新生儿反应差，就应该行气管插管并及时将胎粪和其他误吸物从声门下吸除。如果取出胎粪且无心动过缓，则应重新插管并吸引，如果合并心动过缓则应给予正压通气，待患儿情况稳定后再考虑气管内吸引。

肾脏系统

在子宫内，大部分胎儿的代谢废物是由母体胎盘排出的。实际上，胎儿肾脏处于被动状态，肾血流量相对较小，肾小球滤过率（glomerular filtration rate, GFR）也较低[18]。肾血流量和 GFR 低的原因主要有四个：体循环动脉血压低，肾血管阻力大，肾小球毛细血管通透性低，肾小球体积小、数目少。在子宫中，供给肾脏的血液只占心输出量的 3%，而在成年后，供给肾脏的血液大约占心输出量的 25%。出生时，这种情况发生了急剧变化，体循环血压升高，肾血管阻力降低，心输出量对肾脏的供血也逐步增加。出生时 GFR 水平也较低，但在出生后的头几天却显著增加，生后前 2 周就可以增加一倍，至 2 岁左右能达到成人水平。新生儿肾脏浓缩或稀释尿液的能力有限，其原因是 GFR 低下和肾小管功能降低，但在生后 3~4 天，循环系统的改变增加了肾血流量并提高了 GFR，改善了新生儿浓缩和稀释尿液的能力。肾功能改善的部分原因是肾髓质间质中建立了促进钠吸收的浓度梯度。这种发育在正常的足月新生儿中持续进行，到一个月时，肾脏约 60% 会发育成熟。生后 24 小时的尿量较低，但至少也会增加到 1~2ml/（kg·h）的预期水平。如果出生后第一天的尿量低于 1ml/（kg·h），应考虑血容量不足或其他原因所致的肾功能下降。

尽管肾功能迅速成熟且新生儿肾脏容量增加，但仍有局限性。从麻醉的角度来看，通过肾小球滤过排出的药物的半衰期将延长[19]。相对来说，无法储备水分意味着新生儿，特别是在出生后的第一周，对液体限制的耐受性很差。此外，无法排出大量的水意味着新生儿对液体超负荷的耐受性也很差。新生儿的肾脏对钠的再吸收能力要好于排出能力，如果过量输注含钠液体，就有发生高钠血症的风险。然而，由于出生后不久髓质间质缺乏张力，在出生后头几天会有一定量的钠离子流失，而这种钠的丢失会随着间质中逆流倍增功能的发育而改善。

新生儿液体疗法与电解质治疗

总体水（total body water, TBW）通常是以体重百分比来表示的，根据年龄和妊娠期的不同而有所差异。胎儿期 TBW 达到最高值，但在新生儿出生时下降到体重的 80% 左右。早产儿的 TBW 比足月儿更高，占到体重的 85%，而极低体重早产儿可占到体重的 90%。TBW 在出生后的头 6 个月下降到体重的 60%，并在整个儿童时期保持在此水平。

TBW 可分为细胞内液（intracellular fluid, ICF）和细胞外液（extracellular fluid, ECF）。在胎儿和新生儿中，ECF 的容积要大于 ICF 的容积，通常占体重的 20%（ICF）和体重的 40%（ECF）。这一比率与在婴儿和儿童中观察到的 ECF 和 ICF 关系相反，原因是出生后尿量和尿钠大大增加，导致 ECF 容积减少，此外，由于体内细胞的生长，ICF 的容积也会增加。ECF 和 ICF 容积（分别占体重的 20% 和 40%）在 1 岁左右接近成人比值，这种急剧的变化对儿童来说是有益的，尤其是在脱水的情况下可增加储备水的流动性。ICF 中的体液可以很容易地转换出来以补充因禁食、发烧、腹泻或其他原因所致的血容量不足。因此，在这种情况下，婴儿或儿童能比新生儿更好地维持血容量。

ECF 分为血浆和组织间液。婴儿和儿童的血浆含水量通常约占体重的 5%，假设血细胞比容为 45%，则相应的血容量大约是体重的 8%，新生儿的含水量略高，而早产儿可能接近体重的 10%。组织间液通常约占体重的 15%，但在一些疾病状态下可大幅增加，例如肝衰竭、心力衰竭、肾衰竭和其他原因引起的体液潴留，如胸腔积液或腹水。任何降低胶体渗透压的疾病，如肝衰竭引起的白蛋白流失，都可加剧体液流入组织间液。另一方面，像心力衰竭时所见的那样升高的静水压，会导致血浆中的体液流入组织间隙并在其内积聚。无论是胶体渗透压降低还是静水压升高，导致体液从血浆转移到间隙的情况对新生儿来说都会产生重要影响。从血浆中丢失的体液可对血容量产生不利影响，潜在地减少了重要器官和系统的灌注。

正常足月新生儿的血容量约为 90ml/kg，早产儿、极低体重儿或危重新生儿的血容量约为 100ml/

kg。然而，在不同的研究中，对新生儿血管内容量的估计值存在一定差异。新生儿的血容量大约一半是血浆容量。为临床应用便利，新生儿时期的电解质标准与儿童和成人相同，但钾除外，钾离子在出生头 2 天可能比平均值高 $1\sim2$mmol/L[20]。

在生命的最初几天，液体维持量的需求会增加。据估计，在出生后的头 7 天，24 小时的液体维持量分别为 60、75、90、105、120、135 和 150ml/kg。在新生儿期的其余时间，按 150ml/kg/24h 是比较合适的[21]。

输注何种适宜的维持液体取决于以下几个问题。新生儿肾脏的远端小管无法对醛固酮的调节作用起到很好的反馈，导致钠离子的持续丢失，因此新生儿静脉输注的液体中必须含有一些钠离子。大多数新生儿手术都会涉及失血和 ECF 的丢失，所以应当用与前两者电解质含量相近的液体（如乳酸盐林格液或勃脉力等近似等渗的液体）补充治疗，而不应使用低渗溶液来补充丢失量，因为它们有可能造成严重的低钠血症。因此，如果输入维持液可以稳定新生儿的生命体征，则继续以恒定的速度维持补充，如有必要可加用平衡盐溶液、胶体或血液制品，以补充外科手术的持续出血或不显性丢失。

在新生儿的液体选择方面，还应考虑输注适量的葡萄糖。大多数情况下，在出生后的前 48 小时，输注含有 10% 葡萄糖和含 20mmol/L 钾的 0.2% 生理盐水是比较合适的。48 小时后，足月儿可以用 5% 而不是 10% 的葡萄糖可能会更好，尽管早产儿通常需要长时间使用较高浓度的葡萄糖。糖尿病母亲所生新生儿，胎龄较小的新生儿和停止持续输注葡萄糖的新生儿都有一定的低血糖问题，因此应当对这些婴儿进行血糖值监测。出于对低血糖的担忧，对于行择期手术并已接受静脉（肠外）营养或补充葡萄糖的新生儿，必须在手术期间继续输注这种液体或监测他们的血糖水平，而关于什么是低血糖的问题，目前还没有达成一致意见[22]。

对低血糖的关注必须与医源性高血糖可能加剧缺血性损伤的潜在风险保持平衡。有意思的是，多项观察研究指出接受心脏手术的新生儿，术中或术后的高糖浓度与神经发育不良的结果无关[23]。这一发现支持了至少在心脏手术中，避免低血糖的发生可能优于限制新生儿输注葡萄糖和承受低血糖的风险。

新生儿成分输血治疗

新生儿成分输血治疗的大部分基本原则与年长儿童和成人是相同的。首要的原则是确保循环内有足够的血容量，并根据需要输注成分血。但是，新生儿的成分输血与年长儿童和成人存在着几个重要的差异，这些差异与母体和胎儿血液循环相互关联，部分血液成分通过胎盘的流动，新生儿尚未完全发育的免疫系统以及低血容量等因素有关。围术期输注红细胞的适应证与成人相似，但现行的指南中却将目标值定的比较高[24]。输血指征是，接受大手术或患中度心肺疾病的新生儿血红蛋白小于 100g/L 时需要输血，当新生儿患有严重心肺疾病时，血红蛋白低于 130g/L 就可输血。对于有创性操作，血小板应保持在 50×10^{9}/L 以上。然而，这些建议是根据专家共识和对陈旧的儿童数据所提出的，而不是专门针对新生儿的前瞻性研究。

输血中的血红蛋白是血红蛋白 A，而不是新生儿出生时循环中的血红蛋白 F。输血的一个优点是血红蛋白 A 能在组织层面较好地释放出氧气。新鲜血细胞的优点是钾含量低于衰老的血细胞，不过洗涤或冰冻细胞也可以防止这一问题。这种差异在快速、大量输血过程中变得尤为重要。输血相关移植物抗宿主病是一种罕见但可能致命的红细胞输血并发症，供体血液中的淋巴细胞会攻击受体的骨髓和其他组织，导致发热、全血细胞减少、腹泻和肝炎。为了防止这种情况，可以用 γ 射线对血液细胞进行照射以破坏血液中的淋巴细胞来预防输血相关的移植物抗宿主病。因此，早产儿目前常规输注的都是辐照血液，而在许多中心，也用于所有新生儿和 6 个月以下的婴儿。滤过法可减少血液中的白细胞，同时也可减少巨细胞病毒的传播，降低同种异体免疫的风险，减少溶血性输血所带来的发热反应。早产儿输注少白细胞血液后可降低早产儿视网膜病变（retinopathy of prematurity，ROP）、支气管肺发育不良等并发症并可缩短住院时间[25]。最后要说的是，尽管 ABO 抗原在出生时表达很弱，并不需要进行交叉配血，但在输血前还是要完成 ABO、Rh 检测和初始抗体筛查。

肝脏系统

新生儿的肝功能并不成熟，尤其是合成和代

谢功能。尽管维持肝脏正常功能和药物代谢的大多数酶在出生时就已经存在,但是这些体系还没有被激活[26]。在子宫内,母体循环和代谢负责大部分药物的消除,随着新生儿的发育,肝脏中不同的代谢途径以不同的速度发育成熟。在新生儿中,硫酸化和乙酰化的结合反应发育较为完善,而谷胱甘肽结合反应和葡萄糖醛酸化反应则发育不佳[27]。其中某些通路要到一岁后才能达到成人水平[28]。由于这种发育的不成熟,一些需要经肝内生物转化的药物,如吗啡,在新生儿中会出现消除半衰期的延长,其他药物,如利多卡因,在新生儿中则不会出现消除的延长。还有一些药物,如咖啡因,由于药物缺乏肝脏代谢则更多地以原形通过肾脏排出,新生儿尿液中可含有高达 85% 的原形咖啡因,而成人的尿中只有 1%[29]。

最后,药物代谢的减少实际上可能会增加其安全性。在新生儿中,对乙酰氨基酚通过细胞色素 P450 系统进行的生物转化较少,故产生的活性代谢物较少,其毒性也较小。但反常的是,新生儿可以耐受对成人来说是有肝毒性的对乙酰氨基酚剂量[30]。新生儿时期肝脏的合成功能也会发生改变,白蛋白和其他蛋白质在足月新生儿中的含量很低(早产儿的含量更低),影响了药物结合的能力,产生了更多的游离药物。这种现象尤其适用于与 α1 酸性糖蛋白结合的碱性药物,如合成的阿片类药物和局部麻醉药。对于某些药物,与现有白蛋白结合的能力也可能因高胆红素血症而改变,而新生儿对外源性维生素 K 的需求增加就是因这种结合能力的下降导致的。由于合成功能的下降,新生儿肝糖原的储存较低,尤其是早产儿,这增加了应激反应中发生低血糖的风险。

新生儿气道解剖

为了有效地管理气道,了解新生儿气道特有的解剖结构和发育特点是非常重要的(图 42-6)。虽然传统的学说都认为所有新生儿,特别是早产儿,都是只用鼻部呼吸,但实际上大多数新生儿只是更倾向于通过鼻部呼吸[31]。任何阻塞鼻腔的因素都会损害新生儿的呼吸能力[32]。基于这个原因,双侧鼻咽部后鼻孔闭锁对新生儿来说可能是一种危及生命的病症,因此需要确保气道通畅或通过手术解除闭锁状态,以保证足够的通气。巨大的舌体在婴儿口咽中占据相对较大的空间,增加了软组织对上呼吸道的阻塞,也增加了直接喉

Complicating anatomic factors in infants

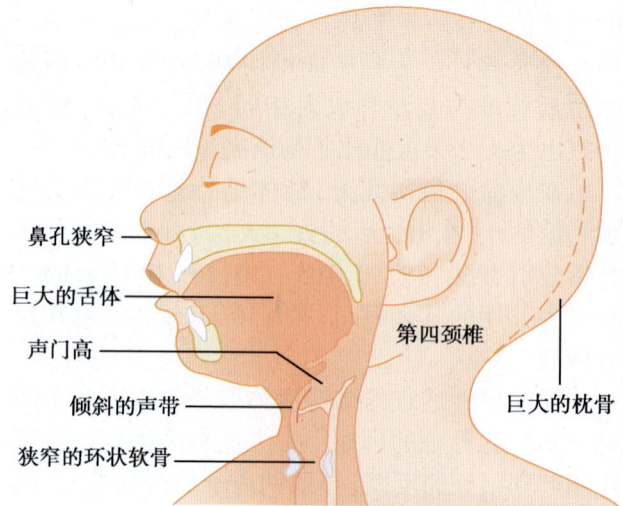

图 42-6　婴儿复杂的解剖因素
(摘自 Smith RM. Smith's Anesthesia for Infants and Children. 4th ed.St Louis: Mosby; 1980: 16)

镜显露和婴幼儿气管插管的难度。正常成人声门位于 $C_5 \sim C_6$ 水平,足月婴儿声门位于 C_4 水平,早产儿声门则位于 C_3 水平。巨大的舌体和相对较高的声门意味着在喉镜显露中很难在口腔和喉部之间建立一条直视线;并且相对来说,在较短的距离内还含有较多的组织。因此,婴儿的喉部貌似是朝向前部的,但是解剖学上更准确的描述是位置较高。会厌呈"ω"形或管状,底部短粗且厚,还有庞大的杓状会厌襞,因此很难用喉镜片将其挑起。由于会厌的顶端位于 C_1,它与软腭的紧密相接,使新生儿同时能够吸吮和呼吸,这有助于新生儿更倾向于通过鼻部进行呼吸,另外由于声带前倾,使可视化更具挑战性。倾斜有时也会对气管插管造成一些阻碍,尤其是在经鼻插管或"盲探"插管时,因为导管的斜面可能卡在声带的前连合处,而不容易进入声门下。

新生儿声门下的区域呈漏斗状,与婴儿、儿童或成人的气道不同(图 42-7)。成人的上呼吸道最狭窄的部分在声带处,而新生儿则在环状软骨水平进一步缩小,也就是第一个完整的软骨环处。虽然很多研究对婴儿和儿童的漏斗形状提出了质疑,但还没有研究进一步阐明新生儿中的这种关系[33-34]。尽管带套囊导管越来越受欢迎,但由于这种狭窄容易受到气管插管或过大的气管导管的损伤,因此传统上在新生儿时期还是使用无套囊的气管导管。目前,已证明使用新型的小容积、高压力、带套囊的气管导管能提供足够的气体交换并

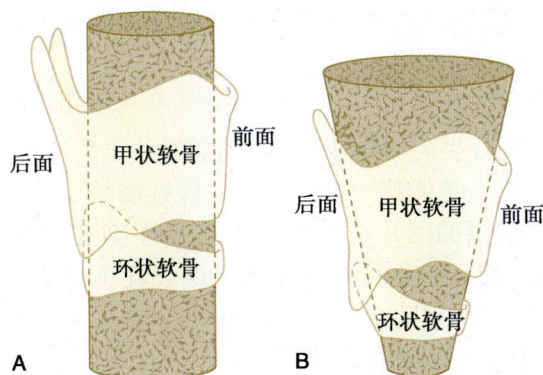

图42-7　成人（A）与婴儿（B）的喉部结构

注：成人的喉呈圆桶状，而婴儿的环状软骨未发育成熟且狭窄，故喉呈漏斗状（摘自 The pediatric airway, In: Ryan JF, Coté CJ, Todres ID, eds. A Practice of Anesthesia for Infants and Children.2nd ed. Orlando, FL: Grune & Stratton; 1992: 61）

且只会带来气道直径的微小变化，因此，大多数从业者现在均使用的是带套囊的导管，甚至在新生儿和婴儿中也是如此[35]。尽管带套囊的导管已广泛应用，但似乎并不能取代新生儿所使用的无套囊导管[36]。虽然声门口实际上可能是测量小儿气道中横截面积最小的测量点，但它比环状软骨（气道第一个完整的软骨环）更容易扩大，因此从功能上来说，气道中横截面积最小的区域位于环状软骨处。气管导管容易通过声门口，却可能较难通过不易扩张的环状软骨。

最后，当婴幼儿仰卧位头部位于中线时，巨大的枕骨使得头部向胸部弯曲，颈部的进一步屈曲会造成气道阻塞，而极度伸展也会阻塞气道，所以保持头部居中并轻微伸展是维持气道通畅的最佳方法。在个别情况下，有可能还需要在颈肩下放置一个圆柱形的肩垫。

新生儿麻醉药物

新生儿药物的药代动力学与大龄儿童和成人不同。影响新生儿药物代谢的因素包括：分布容积较大，蛋白质结合减少，脂肪百分比低，以及肝肾功能未成熟。以下生理变化改变了新生儿的药代动力学和药效学：

- 分布容积：在早产儿和足月新生儿中，身体总水量占体重的比例更大，这增加了水溶性药物所需的剂量。
- 蛋白结合：新生儿蛋白质含量下降，大多数药物的蛋白质结合减少，导致游离药物水平增加，因此以蛋白质结合为主的药物的活性和毒性增加。

- 脂肪含量：新生儿的脂肪和肌肉总量减少，导致再分布到肌肉和脂肪的药物处于较高水平。肝肾功能不全易导致用于新生儿麻醉诱导和维持药物的血药浓度上升。

麻醉药物的神经毒性是文献和大众媒体关注的焦点，然而，新生儿时期的手术大多是不可避免的。第43章对麻醉药物的神经毒性进行了详细的讨论。

静脉麻醉药物

抗胆碱药

抗胆碱药，如阿托品和格隆溴铵，是新生儿常用的药物，有助于减少插管时的分泌物和减轻对迷走神经的刺激。阿托品静脉给药剂量为10μg/kg，肌内注射剂量为20μg/kg。在某些情况下，在麻醉诱导前，可以采用肌肉注射给药，特别是在急诊手术中。如果新生儿患有其他相关的先天性异常，特别是窄角型青光眼，则应谨慎使用，因为抗胆碱药会增加眼压。格隆溴铵是一种合成的季铵盐化合物，与阿托品相比，其作用时间较长，并且由于它不易透过血脑屏障，因此对中枢的影响可能较小。

咪达唑仑

咪达唑仑是一种水溶性苯二氮䓬类药物，可作为婴儿术前药物使用。由于在新生儿和早产儿中的清除率较低，因此必须谨慎使用。如果与阿片类药物合用，静脉注射咪达唑仑会导致严重的低血压。在新生儿重症监护病房，持续输注咪达唑仑是一种常用的给药方式。如果患者正在输注咪达唑仑，应注意避免使用大剂量阿片类药物，以防止出现低血压。

镇静催眠药

新生儿常用的镇静催眠药包括丙泊酚、硫喷妥钠和氯胺酮。

硫喷妥钠

由于硫喷妥钠在北美地区持续短缺，因此现在很少有人使用。由于在新生儿中分布容积大，诱导麻醉时可能需要使用大剂量的硫喷妥钠，然而，由于它的清除率低，其效应可能比预期更持久。硫喷妥钠在容量不足的新生儿中会引发低血压，尤其是急诊手术的婴儿。患有先天性心脏病的新生儿应避免使用该药，因其会对心肌功能产生影响，导致低血压。通常，大多数新生儿对2～4mg/kg的麻醉诱导剂量耐受良好。研究表明，与未使用任何催眠药物的插管相比，静脉注射硫喷妥钠能更好地维持心率和血压的稳定[37]。

丙泊酚

丙泊酚是一种苯酚衍生类镇静催眠药，也是婴幼儿常用的诱导药物。一项随机对照试验比较了丙泊酚与吗啡、阿托品、琥珀胆碱等麻醉诱导药物在非急诊新生儿气管插管中的效应，发现丙泊酚能够保持新生儿血流动力学的稳定[38]。新生儿和早产儿对丙泊酚的代谢消除存在差异，后者的消除时间会更长[39]。因此，在使用丙泊酚时，减少剂量以确保及时苏醒和拔管是很重要的。而丙泊酚也是美国最常用的静脉诱导药物。

氯胺酮

氯胺酮是一种 N-甲基-D-天冬氨酸（N-methyl-D-aspartic acid, NMDA）受体拮抗剂，可用于循环不稳定的新生儿的麻醉诱导。静脉注射的诱导剂量为 2mg/kg，而肌内注射需要的剂量更高，为 4～7mg/kg。虽然它能够维持血流动力学的稳定，但可引起口腔分泌物的增加。NMDA 受体拮抗剂如氯胺酮可以引起动物的兴奋性毒性细胞发生显著变化，因此有人担心使用这些药物后可能发生神经退行性变[40]，但所有这些实验模型都使用了大剂量的氯胺酮，而非常规推荐的新生儿麻醉诱导剂量。某些研究人员在动物研究中发现，氯胺酮在实验性疼痛模型中还具有良好的镇痛作用[41]。因此，氯胺酮在先天性心脏病新生儿的麻醉诱导中仍然被广泛应用。

右美托咪定

右美托咪定是一种 α-2 受体激动剂，可用于新生儿的镇静。尽管它和许多药物一样还没有被 FDA 批准用于新生儿，但一些治疗中心已经开始在重症监护病房中使用这种药物，或者将其作为全身麻醉的辅助用药。FDA 临床 2/3 期试验表明，右美托咪定对行机械通气的足月儿和早产儿的镇静很有效，但早产儿血浆清除率降低，药物半衰期延长。一项对 127 名婴儿和新生儿的研究表明，给予婴儿和新生儿 0.2～0.6μg/（kg·h）的右美托咪定，相对来说是安全的，而这个剂量与成人重症监护病房所用的镇静剂量是相近的[42]。但要注意的是，使用该药后可能会引起心动过缓和收缩压下降，所以应监测血压和心率。右美托咪定还可减少咪达唑仑和芬太尼达到同等程度镇静作用的药物剂量。此外，动物研究还表明，右美托咪定可能比其他传统药物（如咪达唑仑）具有更少的神经毒性[43]。虽然它在新生儿群体中的应用前景还需要

进一步的研究，但它为这类特殊群体的镇静提供了一个切实可行的方法。

阿片类药物

阿片类药物在新生儿麻醉管理中已广泛应用，它的优点是能够维持术中心血管系统的稳定。新生儿常用的阿片类药物包括芬太尼、吗啡和瑞芬太尼，然而长期使用此类药物的婴儿可能会产生依赖作用，因此必须用美沙酮（一种长效阿片类药物）来进行替代治疗[44]。

芬太尼

这种合成类阿片类药物常用于手术室和重症监护病房的新生儿镇静。术中给予 2～4μg/（kg·h）剂量的芬太尼可维持婴儿血流动力学的稳定。虽然芬太尼在新生儿体内的药代动力学已得到了很好的研究[45]，但芬太尼与苯二氮䓬类药物联合使用却可能导致低血压和血流动力学不稳定，因此围术期联合用药时须谨慎。即使小剂量的芬太尼也会导致呼吸抑制，而持续输注可能比单次给药更容易导致呼吸抑制[46]，其呼吸抑制的表现为胸壁肌肉强直和声门闭合[47]，就算 1～2μg/kg 这样的小剂量芬太尼也能够导致明显的胸壁肌肉强直，继而发生缺氧，甚至需要进行机械通气。与吗啡相比，芬太尼的药效不会随着大脑成熟产生显著改变，因此，随着婴儿脑部的发育成熟，对芬太尼的敏感性也不会有明显变化，所以芬太尼仍然是新生儿镇静和镇痛的首选。

吗啡

关于吗啡在新生儿体内的药代动力学研究已得出了结论，发现早产儿对吗啡的清除率下降。而吗啡清除率（0.8～6.5ml/min/kg）与胎龄（r=0.60，p<0.01）和出生体重（r=0.55，p<0.01）具有直接相关性[48]。由于清除率下降，新生儿特别是早产儿，给药间隔应控制在 4～6 小时，以便更准确的预测药物清除情况[49]。在重症监护病房经常使用吗啡来控制术后疼痛，但围术期输注吗啡却可以导致术后通气时间轻微延长。然而，即使在成功拔管后长期使用吗啡，也没有发现新生儿呼吸暂停或低血压等不良事件的发生率增加[50]。

吗啡被代谢为吗啡-3-葡萄糖苷和吗啡-6-葡萄糖苷，而后者易引起呼吸抑制。由于神经元受体的成熟程度增加，对吗啡-6-葡萄糖苷的敏感性会随着年龄的增长而增加[51]。对于一小部分可能已接受 ECMO 治疗的择期手术婴儿，研究表明，吗啡的药代动力学并没有表现出明显的差异[52]。

瑞芬太尼

瑞芬太尼是一种超短效的阿片类药物，由血浆和组织中的非特异性酯酶代谢，半衰期不到10min，它在新生儿体内的药代动力学与大龄儿童相似[53]。瑞芬太尼可用于麻醉维持，且无需使用挥发性麻醉药物。在一项随机试验中，与挥发性麻醉药物相比，瑞芬太尼的输注有助于婴儿气管拔管[54]。

美沙酮

美沙酮是一种长效的阿片类药物，可用于新生儿重症监护病房的婴儿和新生儿，特别是怀疑患儿有阿片类药物的戒断综合征时。目前美沙酮的药代动力学正在新生儿中进行研究，然而，还没有公开发表的数据。FDA 的"黑框警告"指出，对于心电图出现 QT 间期延长的患者，使用美沙酮可导致不良事件，长期使用美沙酮的婴儿应进行连续心电图监测。另外，它也广泛用于治疗阿片类药物的耐受，尚未发现有严重的并发症[44]。

神经肌肉阻滞剂

在新生儿麻醉期间常会用到神经肌肉阻滞剂（neuromuscular blocking agents, NMBAs），这有助于气管插管、控制通气、松弛腹肌以及确保患者无体动。影响药物选择的因素包括起效时间、作用时间、心血管效应、药物的可获得性和清除/消除机制。

琥珀胆碱

琥珀胆碱是目前唯一可应用的去极化肌松药，且在所有的 NMBAs 中起效最快。与儿童和成人相比，新生儿和婴儿的 ECF 容积更大，致使分布容积也更大，所需的剂量也更多。因此，推荐新生儿和婴儿静脉注射琥珀胆碱的剂量为 3mg/kg，儿童为 2mg/kg，起效时间为 30～45s，持续时间为 5～10min。肌内注射琥珀胆碱的推荐剂量为 4mg/kg，起效时间为 3～4min，持续时间约为 20min。追加注射琥珀胆碱时需谨慎，因为这有可能导致迷走神经兴奋从而发生心动过缓或窦性停搏，建议在推注琥珀胆碱前给予阿托品[55]。

在 8 岁以下的儿童中使用琥珀胆碱最近引起了人们的争论。有报道称某些未确诊的肌营养不良儿童在使用琥珀胆碱后发生了高钾血症并导致心脏停搏，这使一些临床医师认为，对这类患者不应常规使用琥珀胆碱，但这一问题的发生率约为二十五万分之一，死亡率为 50%，虽然在幼儿中这是需要关注的问题，但在新生儿时期却不是一个问题。目前，仍然推荐将琥珀胆碱用于快速

顺序诱导、可疑困难气道或紧急气道合并氧饱和度进行性下降等情况。当新生儿出现喉痉挛或其他原因所致的气道梗阻而无法通气时，应给予肌内注射或静脉注射琥珀胆碱。T 波高尖可用来确认是否发生高钾血症，然而，临床医师可能看不到这种特殊的心电图变化，因为它在给药后的 2～3min 才会出现，而那时麻醉医师正在尝试气管插管。高钾血症会干扰心脏传导，导致心动过缓，严重者还会发生心脏停搏。高钾血症治疗的首选药物是静脉注射氯化钙（10mg/kg）。使用碳酸氢钠（1mEq/kg）治疗心脏停搏所致的各种代谢性酸中毒也是有用的，因为偏碱的内环境可以减少血中的钾离子。同时，应对患者实施过度通气以降低 $PaCO_2$，从而转变为呼吸性碱中毒。如果有顽固性低血压，一种选择是使用 5～10μg/kg 的肾上腺素，因肾上腺素可以兴奋钠钾泵，使钾离子重新进入细胞，从而降低血清钾离子水平，如果对这个剂量没有反应，则应该递增，直到有反应为止。最后，镁离子同钙离子一样也可以拮抗和治疗高钾血症，但它只用于地高辛中毒所致的高钾血症。

非去极化肌松药

新生儿的神经肌肉接头对非去极化肌松药更敏感，且由于 ECF 容积大，其分布容积也较大。这两种效应往往相互平衡；因此，婴儿的非去极化肌松药剂量在 mg/kg 的基础上是与儿童相似的。器官的持续发育过程对非去极化肌松药的代谢和清除有着巨大的影响，因此，这些药物在新生儿期的作用时间存在相当大的可变性和不可预测性。应当根据个体反应调整剂量，如有可能，应以神经刺激器监测神经肌肉功能指导用药。然而，要想在这个年龄段的儿童中观察到可靠的肌颤搐还是很具有挑战性的。

中效非去极化肌松药

罗库溴铵

在新生儿中罗库溴铵似乎是中效非去极化类肌松药中的首选药物，插管剂量为 0.6mg/kg。使用同等剂量时，其在婴儿体内的作用时间与大龄婴儿或儿童的作用时间相似[56]。在新生儿中，小剂量（0.45mg/kg）已能提供满意的肌肉松弛和可预测的肌松恢复时间。然而，如果在快速顺序诱导时不使用琥珀胆碱，而使用较大剂量的罗库溴铵（1.0～1.2mg/kg），则罗库溴铵将是一种相对长效的肌肉松弛药。罗库溴铵是由肝脏代谢的，而与维库溴铵不同，它的代谢产物无活性，并具有轻度松弛迷走神经的特点，可略微提高心率。

维库溴铵

尽管维库溴铵在儿童和成人中被认为是一种中效肌肉松弛药，但在 1 岁以下的婴儿中，它是一种长效肌肉松弛药。由于肝脏的不成熟，维库溴铵在儿童体内的作用时间约为成人的两倍。维库溴铵主要通过肝脏进行代谢，其代谢产生的活性代谢物依赖肾脏排泄。新生儿维库溴铵的推荐剂量为 0.10～0.15mg/kg，起效时间为 90s，作用时间为 60～90min。即使增加剂量，维库溴铵对心血管系统也没有影响。

泮库溴铵

泮库溴铵是一种长效的 NMBA，其药代动力学特征与维库溴铵相似。推荐剂量为 0.10～0.15mg/kg，起效时间为 120s，持续时间为 60～75min。然而，与维库溴铵不同，泮库溴铵主要由肾脏排出，它具有松弛迷走神经和拟交感神经作用，可引起心动过速和血压升高[57]。在血压和血容量相对正常的新生儿中，使用泮库溴铵可能导致高血压，另外这有可能增加极早产儿失血和出血的风险。而长时间神经肌肉阻滞也会使新生儿的肾功能发生变化，这就使泮库溴铵不适合用于新生儿和接受门诊小手术的婴儿。特别在重症监护病房，泮库溴铵的长效作用时间会导致肌肉无力，而长时间应用泮库溴铵也会导致婴儿感觉神经性耳聋[58]。

顺式阿曲库铵

顺式阿曲库铵是一种中效的二苯甲基四氢异喹啉类 NMBA。该类药物的特点是不会引起组胺的释放，而且最重要的是它通过霍夫曼消除而降解，而霍夫曼消除是一种与器官无关的化学降解机制。由于该药的消除并不依赖于肾脏或肝脏，因此，它也能为新生儿提供可靠的肌松恢复时间。事实上，即使重症监护病房的婴儿和新生儿长时间使用，它也能带来比维库溴铵更理想的肌松恢复时间[59]。给予顺式阿曲库铵后有一个理论问题需要关注，就是它的代谢产物劳丹碱的积累，因为它可以降低癫痫的发作阈值，然而，这似乎与临床所用剂量的顺式阿曲库铵无关[60]，临床常用剂量为 0.15～0.20mg/kg，起效时间为 150s，半衰期约为 25min。

拮抗药

由于 NMBA 在新生儿中的不可预测性，以及在许多情况下无法准确地评估神经肌肉功能，因此有必要使用拮抗药来逆转新生儿所用的 NMBA，而两种常用的拮抗药物则是依酚氯铵和新斯的明。给予依酚氯铵 1mg/kg，2min 内可逆转 90% 的神经肌肉阻滞，而 0.07mg/kg 的新斯的明则需 10min 才能逆转 90% 的神经肌肉阻滞。这种达峰时间的差异可使麻醉医师决定选用何种药物。与抗胆碱药如阿托品或格隆溴铵联合使用，可以减少心动过缓的发生。新斯的明是新生儿最常用的拮抗非去极化类肌松药的药物。但与新斯的明相比，依酚氯铵的优点是逆转速度更快，副作用也更少，由于其作用时间较短，因此在临床中较少使用。在儿童中，新斯的明不与抗胆碱药联合使用是导致围术期心脏停搏最常见的用药错误[61]。

挥发性麻醉药

挥发性药物常用于新生儿麻醉的维持。虽然氟烷是多年来最常用的挥发性麻醉药物，并且有一定的安全性，但七氟烷的问世显然对新生儿挥发性药物的使用产生了影响。异氟烷用于维持较长时间手术的麻醉，而在某些情况下，地氟烷可能是快速觉醒的理想选择。这些药物将在下文进行讨论。

氟烷

氟烷在发展中国家和兽医领域仍然是常用药物，但美国已不再使用，其他一些发达国家也甚少见到。它用于麻醉诱导的历史悠久，由于使用方便，它仍是儿童理想的麻醉药物。氟烷有较弱的肌肉松弛作用，有助于不使用肌松药的诱导和插管，它还是一种有效的支气管扩张剂，可以减少气管插管引起的气道反射。而在支气管镜下行气道检查等手术中使用高浓度氟烷时可能会发生明显的心肌抑制。对既往患有 RDS，年龄未满 8 周且术前禁食时间过长的婴儿使用氟烷时，也易发生低血压。氟烷对心肌具有致敏性，可导致心律失常。动物实验表明，与异氟烷或七氟烷相比，氟烷可使心肌对肾上腺素的敏感性提高。因此，在氟烷麻醉中又需要给予外源性儿茶酚胺（包括局部麻醉药溶液中的肾上腺素）时，应注意最大剂量，并进行严密的监测。

异氟烷

异氟烷已成为新生儿和婴儿维持麻醉的常用药物，但它的刺激性气味却不适合用于面罩吸入诱导。异氟烷能增强肌松药的作用，因此在麻醉维持中发挥着重要作用。由于这种协同效应，当使用异氟烷麻醉时，应减少肌松药的剂量。以罗库溴铵为例，与正常维持剂量 0.6mg/kg 相比，吸入异氟烷时它的剂量可能减少到 0.45mg/kg[56]。与氟烷相比，异氟烷对新生儿的心肌抑制较少[62]。

七氟烷

这种挥发性麻醉药具有诱导快、苏醒快的特点，它的刺激性气味要弱于异氟烷，因此是一种理想的面罩吸入诱导药。新生儿和儿童的药效学研究表明七氟烷具有良好的安全性[63]。在先天性心脏病患儿中，它比异氟烷对血流动力学的影响更小[64]。虽然七氟烷产生的心肌抑制较少，但它对呼吸抑制的影响比氟烷大。七氟烷麻醉时的每分通气量和呼吸频率明显低于氟烷麻醉组（每分通气量分别为 4.5L/m/min 和 5.4L/m/min，呼吸频率分别为 37.5 次/min 和 46.7 次/min，$p<0.05$）。在七氟烷麻醉期间，胸腹间的非同步呼吸也明显减少[65]。

地氟烷

由于地氟烷的分配系数接近氧化亚氮，使其能够快速吸收，因而被追捧为最适合儿童的挥发性麻醉药，然而，这种药物的刺激性气味使它几乎不可能用于吸入麻醉诱导。与七氟烷相比，早产儿使用地氟烷会更快苏醒，但术后与呼吸有关的不良事件并未减少[66]。地氟烷在新生儿的 MAC 值约为 9.2%[67]。刺激性气味增加了喉痉挛和支气管痉挛的发生风险，因此在新生儿中不受青睐，但其迅速消除和快速觉醒的特点已经确立它在临床中的地位。在新生小鼠的动物模型中，暴露于地氟烷的小鼠其神经元的凋亡要多于暴露于等浓度的七氟烷或异氟烷的小鼠[68]。

局部麻醉药

局部麻醉药分为两大类：氨基酰胺类（酰胺类）和氨基酯类（酯类）。它们的主要区别在于，酰胺类由肝脏进行经酶降解，而酯类则由血浆胆碱酯酶水解。

酰胺类局部麻醉药

这是新生儿和婴儿常用的局部麻醉药（简称"局麻药"），临床上常用的局麻药包括利多卡因、布比卡因、罗哌卡因和左旋布比卡因。这些药物的主要区别在于起效速度、作用时间和潜在的心脏毒性。与成人相比，新生儿肝药酶的代谢能力及其氧化和还原这些药物的能力下降[69]。在 3 个月龄大时，肝脏与这些药物的结合达到成人水平。由于药物的药代动力学改变，局麻药在年长儿童

体内的药物浓度可比成人更高。

局麻药用于肋间神经阻滞时，其在儿童体内的药物浓度要高于成人[70]。骶管阻滞大约 30min 后，儿童和成人的血浆局麻药浓度都可达到峰值[71]，尽管两者的清除率（clearance，CL）相似，但酰胺类局麻药的稳态分布容积（steady-state volume of distribution，Vd$_{ss}$）在儿童中却是增加的[71]。消除半衰期（t$_{1/2}$）与分布容积和清除率的关系遵循以下公式：t$_{1/2}$=（0.693×Vd$_{ss}$）/CL。如果持续输入局麻药，就会导致稳态分布容积更大和消除半衰期的延长。此外，由于新生儿循环中的 α1 酸性糖蛋白水平下降，因此循环中会有更多的游离（活性）局麻药分子。

局部麻醉药的全身吸收通常是由注射部位决定的。而局部麻醉药注射的并发症发生率则呈递减趋势，肋间神经阻滞后的浓度最高，然后依次为骶管阻滞、硬膜外阻滞、外周神经阻滞。另一方面，随着新技术在区域阻滞中的应用，比如在超声的引导下，可以明显降低所用局麻药的容量和浓度[72]。

布比卡因 布比卡因是婴幼儿最常用的局麻药之一，它的药代动力学和药效学在婴幼儿中得到了充分的研究。配制局麻药液的浓度时需要考虑注射部位、阻滞所希望达到的程度（运动和感觉）以及潜在的心血管和神经毒性。在确定局麻药的总用量前，必须考虑是否合用了其他局麻药，包括浸润麻醉。这在新生儿的手术中尤为重要，因为有时会使用大量的局麻药用于皮肤浸润麻醉。如果药物的使用可能已接近安全上限，则不要使用局麻药进行浸润麻醉，而应加入稀释的肾上腺素以使血管收缩。外周神经阻滞首选 0.25% 布比卡因或 0.2% 罗哌卡因，单次骶管阻滞首选 0.25% 或 0.125% 的布比卡因或 0.2% 罗哌卡因。当需要持续给药时，最好使用 0.1% 或 0.125% 的布比卡因溶液。对于早产儿和体重低于 1kg 的婴儿，我们更倾向于使用 0.062 5% 的布比卡因，或者每隔 12 小时间断给药。虽然局麻药的使用没有明确的指南，但根据以往经验，如果要持续给予布比卡因，剂量应按照 0.2mg/（kg·h）计算，单次给药剂量为 2mg/kg[73]。

代谢和毒性 布比卡因在循环中与 α1 酸性糖蛋白紧密结合。新生儿期循环血液中的白蛋白水平较低[74]。布比卡因是左旋和右旋两种对映体组成的一种外消旋混合物。尽管左旋对映体是发挥

局麻作用的活性成分，但是右旋对映体却是导致局麻药副作用的源头，包括心脏毒性和神经毒性。

布比卡因的主要副作用是与心血管和中枢神经系统有关的毒性反应。局麻药可以透过血脑屏障，引起 CNS 症状。新生儿持续输注局麻药可使他们比大龄婴儿更早出现 CNS 毒性反应[75]。在儿童患者中，其神经毒性比心血管毒性发生更快[75]，其原因一部分可能是因为儿童在麻醉状态下，只有出现明显的心脏毒性时才会注意到致命性的神经毒性。此外全身麻醉中所用的挥发性麻醉药也可能影响布比卡因的毒性表现。

剂量 布比卡因可用于大多数的外周神经阻滞，以及婴儿或儿童的硬膜外阻滞或骶管阻滞。骶管和硬膜外阻滞推荐的最大剂量在年长儿童中为 4mg/kg，婴儿和新生儿为 2mg/kg[73]。持续输注的推荐剂量在年长儿童中为 0.4mg/(kg·h)，婴儿和新生儿为 0.2mg/(kg·h)[26]。外周神经阻滞的溶液浓度通常为 0.25%，这也是考虑到最高剂量的上限会出现天花板效应，而 0.375% 这种高浓度的药液，可用于无镇静下的外科阻滞。例如，一个 4kg 的新生儿，按照 0.2mg/(kg·h) 持续输注，这相当于 0.1% 布比卡因溶液（1mg/ml）0.8ml/h。

罗哌卡因 罗哌卡因是一种酰胺类局麻药。它是一种左旋对映体，因此与布比卡因相比，它对心血管和 CNS 的毒性较小[76]。罗哌卡因的药代动力学特征为，当用罗哌卡因（2mg/kg）为儿童（1～8 岁）进行骶管阻滞时，其血浆的药物浓度要低于成人的中毒浓度[76]。此剂量对运动功能的阻滞并不完全，却可完全阻断感觉的传导。局部给予罗哌卡因 2mg/kg，其最大的血药浓度是 0.47mg/L，而导致 CNS 中毒的血浆浓度阈值是 0.6mg/L。它的清除率主要取决于游离的罗哌卡因分子数量，而不是肝脏的血流量。

毒性 尽管动物实验已经充分证明了罗哌卡因的安全性，但还是有硬膜外使用罗哌卡因致 CNS 中毒和心血管毒性的相关报道，而过量的罗哌卡因也会导致毒性反应，因此无论是用罗哌卡因还是其他局麻药都应格外注意剂量，这是非常重要的。我们推荐新生儿单次给药按照 2mg/kg，持续输注可按照 0.2mg/(kg·h)。

左旋布比卡因 左旋布比卡因是新的左旋对映体，其副作用比布比卡因小[77]。但在儿童中的研究却较少。由于布比卡因在儿童中的普遍使用以及较低的并发症发生率，因此，左旋布比卡因在儿科麻醉中的应用并不广泛。尽管全球其他地区左旋布比卡因已得到了广泛应用，但目前还不能在美国使用。

毒性 左布比卡因在动物模型中心血管毒性较少，与布比卡因相比，心肌抑制力更低。尽管它的毒性较低，但推荐的使用剂量与布比卡因仍然相同。

利多卡因 利多卡因是一种常用的中效酰胺类局麻药，由于利多卡因的血药浓度能在大多数医院迅速检测，因此它常被用于术后经导管输注。市场上有很多浓度的制剂，通常硬膜外阻滞选择 1.5% 的利多卡因，就可以提供充分的外科阻滞效果，而外周神经阻滞选用 2% 的利多卡因也可以满足外科手术需求。利多卡因有较高的肝脏摄取比例，因此其清除率取决于肝脏血流量。利多卡因在新生儿体内的半衰期更长，分布容积更大。此外，新生儿 α1 酸性糖蛋白水平相对较低，增加了血清中非蛋白结合的比例。当用于椎管内阻滞时，有可能会出现明显的一过性的神经症状，因此它在椎管内的应用已被其他局麻药所取代。

毒性 利多卡因已在新生儿的术后持续输注中广受青睐。由于利多卡因在重症监护病房中还有其他用途，因此大多数医院可以对其血药浓度进行快速的检测，为了安全起见，连续输注时应尽可能监测血清利多卡因的水平。此外，在发生心脏毒性前，通常都会观察到惊厥的发生，这也使它比布比卡因的安全性更高。

酯类局部麻醉药

此类药物通过血浆胆碱酯酶代谢，因此，对于循环血中缺乏假性胆碱酯酶的人群，其清除半衰期会有所增加，在婴儿和新生儿中尤为明显。由于该类药物作用时间短，因此，即使仅用于术中麻醉，也推荐持续输注氯普鲁卡因。

2-氯普鲁卡因 由于人们对该药安全性的关注再次开启了它的应用，使其在新生儿群体中正在经历"复苏"的阶段。尽管新生儿循环中假性胆碱酯酶水平较低，但 2-氯普鲁卡因的半衰期依然很短。成人血浆半衰期是 23s，而在新生儿中为 43s。作为中效的酰胺类局麻药，利多卡因的血浆半衰期是 90～120min。因此，氯普鲁卡因在一定剂量范围内中毒的发生率还是较低的，尽管目前还没有针对新生儿的相关研究数据来证明这一观点。

剂量 通过留置在骶管内的静脉导管单次

给予 1.5mg/kg 的 2- 氯普鲁卡因，并按照 1.5ml/（kg·h）的速度持续输注 3% 的 2- 氯普鲁卡因，阻滞平面可以达到 T2～T4 [78]。这个阻滞平面可以为新生儿的大部分腹部手术提供满意的麻醉，而较低剂量，如 1ml/kg 的负荷剂量和 1ml/（kg·h）的持续输注剂量，可以为腹股沟、阴茎及阴囊部位的手术提供良好的麻醉[79]。由于可以使用高浓度的局部麻醉药，这种局麻药可以轻松实现对运动功能的阻滞。在儿童区域阻滞网络（Pediatric Regional Anesthesia Network，PRAN）数据库中可以看到，术后通过硬膜外导管持续输注氯普鲁卡因是新生儿中相对常见的做法。

局部麻醉药全身毒性的治疗

在实验动物模型中，已证实输注脂肪乳剂可以有效逆转局麻药全身毒性（Local Anesthetic Systemic Toxicity，LAST）[80]。而在一个病例报告中，也证实了脂肪乳剂在人体中的效应，该病例是在使用布比卡因行区域阻滞后发生了心脏停搏，最终使用脂肪乳剂逆转了布比卡因的作用并实现了复苏[81]。如果新生儿使用局麻药，应确保有脂肪乳剂可以随时应用。还有文献报道了婴儿在施行骶管阻滞时出现心脏毒性并应用脂肪乳剂成功救治的案例[82]。尽管目前还没有新生儿的脂肪乳剂急救指南，但研究表明给予新生儿不同剂量的脂肪乳剂貌似是安全的[83]。目前对 LAST 的急救治疗推荐用量为 1.5ml/kg，如果症状不缓解，可以重复使用，随后以 0.25ml/（kg·min）速度持续输注，出现持续低血压时可以增加剂量[84]。

表面麻醉

目前有几种局麻药可用于表面麻醉。常见的包括利多卡因、丁卡因、苯佐卡因和丙胺卡因。当这些药物应用于皮肤表面时，能产生短暂的局麻效果。局麻药的低共熔混合物（eutectic mixture of local anesthetic，EMLA）是一种复合制剂，由 2.5% 利多卡因和 2.5% 丙胺卡因混合制成，已广泛用于新生儿的包皮环切和静脉穿刺的表面麻醉。而 EMLA 涂抹后需要用绷带密闭包裹 45～60min 才可以获得满意的表面镇痛效果。尽管丙胺卡因引起的高铁血红蛋白血症并不是很常见，但在手术中大剂量使用 EMLA 时，还是要保持警惕[85]。

新一代的表面麻醉药物已经问世，且起效更快。LMX-4 是一种含有 4% 的脂质体利多卡因溶液，可用于表面麻醉。使用 LMX-4 时无需密闭包裹，但效果和 EMLA 是一样的[86]。已证明脂质体密封的利多卡因或丁卡因在局部应用后仍可以停留在表皮，从而实现快速且持久的麻醉作用。

新生儿麻醉管理

对新生儿进行有效的麻醉前评估、准备及麻醉管理，需要依靠麻醉医师具备相应的知识、临床技能及警惕性。为了患儿能够得到安全有效的治疗，麻醉医师需要仔细了解患儿目前的状态，计划手术的类型，术前是否需要稳定病情以及所需药品。在确定为患儿做好充分准备后，麻醉医师还需要制订一份详实的计划，包括麻醉设备和监测的选择、气道管理、药物选择、液体管理、体温调控、预期的手术需要、疼痛管理及术后治疗。

研究结果表明，与婴儿、大龄儿童和成人相比，婴儿尤其是新生儿的麻醉相关发病率和死亡率较高[61,87-88]。在接受外科手术的新生儿中，严重并发症的发生率可能高达 23%，尤其是二次手术、先天性膈疝、小于 32 周的早产儿及腹部手术发生率则更高[89]。新生儿手术并发症发生率较高的原因可能有以下几个：对这个年龄段实施的大多数手术属于急诊手术，新生儿生理状况不稳定，大多数临床医师相对缺乏治疗该年龄患儿的经验，对极小患儿的监测和治疗有技术上的困难。鉴于新生儿手术和治疗的特殊性，每个治疗新生儿的机构都必须具备满足这些患儿及其家人需求的设备，重症监护设施，护理人员，检验室，血库以及社会工作等资源，此外，还需要确保建立了以提供治疗为重点的完善的质控体系。美国儿科学会和美国麻醉医师协会已为治疗这些患者的机构应解决的许多系统性问题提供了指南[90]。所有同意参与新生儿诊疗的医师都必须做好准备，并且拥有足够的经验，以保证为新生儿提供一致的专家级诊疗服务。

过去，考虑到新生儿生理不稳定和实施监护困难，一些麻醉医师无论手术大小都仅仅给予最低程度的麻醉或者不给予麻醉。现在我们已经知道，新生儿和年长儿一样，都会对手术产生应激反应，而缺少适当的麻醉，对于新生儿与年长儿童或成人都是不人道的[91]。新生儿的神经系统已发育成熟，足以传导疼痛刺激，如果缺乏有效的镇痛，其并发症的发生率将攀升，而随着疼痛的增加也会导致不良事件的增加，且神经内分泌系统对疼痛刺激的反应也增加[92]。因此，新生儿应得到与其他人群同等的关注,确保充分的镇痛与麻醉。

术前注意事项

麻醉前评估——病史

麻醉前的准备过程应首先了解新生儿的宫内生长发育,妊娠和分娩过程中的不良事件,以及产后的治疗方案等内容。因此,麻醉医师可获取的病史信息数量可能差异较大。如果新生儿的母亲产前和产后与新生儿在同一家机构治疗,则可能会提供大量的详细资料,如果新生儿是由另一家医疗机构转运而来,那么很多重要的信息可能无法获得,但仍应尽最大努力获取尽可能多的相关信息,重点是可能影响胎儿生长的母亲因素以及新生儿的现状。出生后的病史也非常重要,尤其要关注那些明确需要治疗的外科疾病的症状。关键还要了解喂养和液体治疗的情况,是否需要氧疗或机械通气,心血管的异常,以及是否有CNS问题,如癫痫或脑室内出血的证据。最后,需要对胎儿的妊娠周数进行评估,重点关注早产、宫内发育迟缓以及随后出现的小于胎龄状态和极低体重新生儿。世界卫生组织对早产的定义是出生时未满37周龄。胎龄的计算是需要根据足月分娩的估算日期和新生儿的体格检查结果来确定。尽管大众对这些指标已普遍接受,但是解读还是会出现一些差异。早产的日期越早,生理异常可能就越多。麻醉医师掌握这些的意义在于,早产越早的新生儿,对麻醉药物、液体、血管活性药物、手术应激的反应差异就越大。

除早产外,还有另一个与之相关的分级系统——出生体重。低体重儿指的是出生时体重小于2 500g,是由早产或宫内发育不良或两者共同影响导致的。两者都会增加新生儿的并发症发生率和死亡率,而且很难将与早产相关的因素与宫内发育迟缓相关的因素完全分离开来。为了方便讨论,人们将早产儿分为几个亚组。孕龄35～37周时出生的新生儿被称为近似足月儿,在这些新生儿中严重生理异常的发生率相对较低。尽管不会出现明显的呼吸问题,但可能会出现喂养及高胆红素血症等问题。这类患儿的麻醉管理一般不会有太大困难,而30～34周胎龄早产儿更容易发生一些与早产相关的异常,麻醉管理也会更加复杂[93]。

普遍认为RDS是导致新生儿并发症增多的最主要病因,但是随着外源性肺表面活性物质的广泛使用,RDS的发病率明显下降,慢性肺疾病的后期并发症也相应减少。该组患儿更常见的问题是喂养不足,持续性动脉导管未闭,应激性呼吸暂停,体温不稳定。如果婴儿早于30～34周出生,与早产相关的生理异常就会成倍增加。

对于出生时小于1 500g的极低体重儿,其出现严重异常的概率、发病率和病死率与出生体重呈反比关系。与正常出生体重患儿相比,极低体重患儿行大手术的死亡风险或在18～22个月龄出现神经发育障碍的概率增加50%。婴儿体重不同,RDS的发生率也完全不同。体重在501～750g,发病率为80%,751～1 000g为65%,1 001～1 250g为45%,1 251～1 500g为25%。另外,有症状的脑室内出血发生率也与体重密切相关,其中体重在501～750g的发病率为25%,751～1 000g为12%,1 001～1 250g为8%,1 251～1 500g为3%。其他并发症在极低体重儿中的发病率也极高,例如脓毒症、坏死性小肠结肠炎(necrotizing enterocolitis, NEC)、支气管肺发育异常(bronchopulmonary dysplasia, BPD)。表42-3列出了一些常见的早产儿异常,它对麻醉的评估、准备及管理具有指导意义。

表42-3　早产儿的相关异常体征:常见麻醉关注点

呼吸系统	呼吸窘迫综合征
	窒息
	气胸,纵隔积气
	肺炎
	肺出血
	支气管肺发育异常
心血管系统	动脉导管未闭
	低血压
	心动过缓
	肺动脉高压
	持续过渡期循环
	先天性心脏病
中枢神经系统	脑室内出血
	缺氧缺血性脑病
	癫痫
	胆红素脑病
	药物戒断

表42-3 早产儿的相关异常体征:常见麻醉关注点(续)

代谢	低血糖
	高血糖
	低钙血症
	低体温
	代谢性酸中毒
肾脏	低钠血症
	高钠血症
	高钾血症
	尿量不足
胃肠道	喂养不良
	坏死性小肠结肠炎
	肠梗阻
血液系统	贫血
	高胆红素血症
	维生素K缺乏
其他	早产儿视网膜病变
	脓毒症和感染

麻醉前评估——体格检查

新生儿的体格检查主要取决于需要手术治疗的疾病。由于禁食和手术创伤,补液常常是一个重要的问题。脱水的临床体征包括囟门凹陷,皮肤、黏膜发干,眼窝深陷,皮肤灌注不佳,毛细血管再充盈时间延长,低体温,心动过速,尿量减少。一旦有了脱水的临床体征,在手术前要及时纠正,尤其是生命受到严重威胁的情况下。体格检查的重点还包括呼吸系统和心血管系统,需要密切注意心血管系统出现的任何异常,包括灌注不良,脉搏、心律和心率异常,心脏杂音或奔马律,肝大或其他心力衰竭或灌注不良的迹象。新生儿期需要密切关注心脏杂音,并且最好由儿童心脏病专家来做进一步的评估。心电图和超声心动图将有助于确定新生儿是否患有影响麻醉管理的重度心血管疾病。尽管这些评估需要花费一定的精力和时间,但是却能保证麻醉医师全面掌握患儿心血管疾病所致的病理生理变化,并制定出个体化的治疗方案。

呼吸系统也必须详细检查。应明确喘鸣或其他气道阻塞的症状,如胸骨或胸壁凹陷,并进一步检查。尽管在新生儿中上呼吸道梗阻比较少见,

但喉蹼、舌或声门上囊肿、创伤性分娩所致的声带麻痹和气道的血管瘤都可以引起上呼吸道梗阻,因此需要仔细鉴别。另外,先前施行过气管插管的新生儿也都会存在一定程度的声门下水肿,而下呼吸道疾病的体征包括呼吸急促、干湿啰音、胸骨或胸壁凹陷和发绀,这些体征可能是早期RDS的表现,但也可能与吸入胎粪,肺炎,气胸或心力衰竭有关。任何引起呼吸窘迫的原因都需要在麻醉前及时评估,以便及时对症治疗。

麻醉前评估——实验室检查

大多数实验室检查都聚焦于潜在的外科疾病,如X线,CT扫描,MRI及超声心动图。然而,大多数新生儿也至少会接受一次血液学检查和血糖水平检测。新生儿血红蛋白主要是以胎儿血红蛋白为主,与成人血红蛋白相比,胎儿血红蛋白对氧的亲和力更高,因此氧解离曲线左移,不利于氧气在组织中的释放。新生儿血红蛋白水平比儿童或婴儿高,常为150~180g/L[94]。新生儿很少出现血红蛋白水平在200g/L以上的红细胞增多症,如果发生有症状的红细胞增多症,这部分患儿更适合接受放血或容量替代治疗。

在计划手术前获得血糖的检测值至关重要。在应激状况下,尤其是早产或者低于胎龄的新生儿,更容易发生低血糖[95]。足月新生儿血糖水平在60~80mg/dl,而早产儿经常会比其低10mg/dl。尽管对新生儿的低血糖定义还存在一些争论,但大多数人都认为低于45mg/dl时就应该补充葡萄糖。糖尿病母亲所生新生儿,还没有接受肠内或肠外营养的患儿,极低体重患儿,以及脓毒症的患儿,对低血糖更加敏感,更需要给予持续监测并调整肠外营养配方。

其他的实验室检查,如电解质分析和凝血功能在特定患者中也是必要的。低钙血症可能令人尤为担心,因为该情况的表现是非特异性的,不明原因的低血压、易激惹,甚至癫痫都有可能是其表现。低钙血症是早产儿常见问题,但是在肠内喂养延迟的足月新生儿中也可见到。在出生后头几天接受不含或仅含少量盐溶液的新生儿中,低钠血症的发生率也并不少见,如果脱水的患者在失水多于失钠时得不到充分液体复苏则可能会出现高钠血症。新生儿接受肠外营养时间越长,电解质异常的可能性就越大,原因是肾脏尚未发育成熟,难以有效调节体液平衡。

新生儿与成人在凝血参数上是不同的[96]。尽

管足月儿的血小板计数与成人值接近，但早产儿普遍偏低。不明原因的血小板减少症可能是脓毒症的早期征兆，因此一旦发现计数下降就应该积极寻找感染的其他证据。凝血酶原时间（prothrombin time，PT）和活化部分凝血活酶时间（activated partial thromboplastin time，APTT）在新生儿会延长10%，但是PT在出生后第一周会达到成人水平，而APTT在生后一个月内达到成人水平。出生后肌内注射维生素K的目的是预防新生儿早期维生素K缺乏引起的出血（vitamin K deficiency bleeding，VKDB），而这也是美国的治疗标准之一[97]。

麻醉前计划

麻醉医师要根据手术的需求和新生儿的状况从众多的麻醉方法中选择并制定一个合适的麻醉方案。制定麻醉方案时要考虑以下几个主要因素：（1）麻醉开始前要预计术中失血量并且为手术备好血液制品；（2）监测需求，包括有创监测技术；（3）气道管理和建立血管通路所需的辅助设备；（4）转运装备；（5）术后苏醒地点的风险及通气需求；（6）术后镇痛的方案。但患儿的医疗状况和拟实施的手术都将对以上的方案产生影响，所以在制订最终麻醉方案前，麻醉医师有义务向新生儿医师和外科医师阐释患儿目前的现状和手术相关的问题，而有时候随着拟定方案的进行，患儿显然需要进一步的医疗复苏和评估，然后才能谨慎的进行手术。

一旦明确了麻醉方案，就需要与患儿父母或法定监护人进行沟通。知情同意应涵盖患儿目前状况、拟行的手术、麻醉方案与备选方案、患儿在此过程中的风险和预期受益。尽管在个别情况下法定监护人并不会给出肯定的答复，但在非紧急情况下，仍应尽力与他们进行沟通。需要强调的是，知情同意告知是一个深入交流的过程，而不是签署协议。告知的根本目的是向患儿父母解释即将开展的治疗计划、所涉及的利弊以及合理的备选方案。以家长易理解的语言进行探讨和沟通才是真正知情同意的基础。

麻醉前用药

新生儿很少使用麻醉前用药。在将患儿送入手术室之前很少使用镇痛药，而且通常也不需要镇静。由于在新生儿中副交感神经系统占主导地位，所以在麻醉诱导或吸入麻醉药时发生的心动过缓还是颇令人担心的，因此诱导前可给予阿托品或格隆溴铵以阻断迷走神经反射。在不给予阿托品或格隆溴铵的情况下，对新生儿进行气管插管或者是给予琥珀胆碱都可以引起心动过缓。尽管应用药物治疗迷走神经的兴奋并不是必需的，但麻醉医师应时刻警惕这种心动过缓且保证手边有必备的药物去处理，虽然20μg/kg的阿托品是预防心动过缓最常用的剂量，但100～200μg的最低剂量却一直是争议的焦点。然而，先前对使用小剂量阿托品所引起的反常性心动过缓的担忧在临床试验中似乎并不明显，因此，使用最小剂量的阿托品作为麻醉前用药已不再是常规了[98]。

术中注意事项

监测

新生儿患者体型过小，这非常不利于围术期监测。很多在成人和年长儿童身上容易实施的监护方法在新生儿身上却变得极其困难。而其他一些可以进行的监测又因为技术原因有时并不能提供可靠的信息，比如神经肌肉阻滞监测和无创血压监测。而对他们进行动脉置管和中心静脉置管这样的有创监测也会非常困难，特别是早产儿。然而，超声引导技术的发展不仅提高了置管的成功率，而且TEE小探头技术的发展更是将这种实用的监测技术延伸至新生儿群体，包括早产儿[15]。监测的首要目标是在每一例麻醉开始时即建立美国麻醉医师协会标准监测，并酌情进行有创监测。

虽然体格检查在麻醉前评估中发挥着重要作用，但在术中通过这一手段进行有效监测却十分困难。尽管患者的口唇颜色、毛细血管充盈情况、皮肤温度、肌张力、囟门饱满程度和胸廓起伏都是非常有用的监测指标，但一旦患者被无菌单覆盖，观察这些项目就变得困难且不可靠。在绝大多数的手术中，主要还是依赖电子监测。不过需要谨记的是，心前区或经食管听诊心音和呼吸音、手动通气时对顺应性的判定、术野出血情况以及麻醉记录单中记录的生命体征趋势都可以成为麻醉医师对患者总体评估中非常重要的组成部分。

脉搏血氧监测是新生儿麻醉中非常重要的一项，应该使用专门为儿童患者设计的柔软探头。由于新生儿手指细小，有时放置探头比较困难，可能需要将探头绕过拇指和示指间的空隙放置在手的侧面，或放置在脚上。很多麻醉医师会在麻醉一开始就给患者连接双探头血氧监测仪，因为根据临床经验，术中灌注的改变可致其中一个探头的监测出现不准确的情况。当肺动脉压增高或体循环压力降低时，动脉导管前后的氧饱和度可不同，左手或左腿的探头测量值可能低于右侧。特别是在出生后的前两周，此时胎儿血红蛋白占优势，更易出现左右侧氧饱和度差异。脉搏氧饱和度监测无法对氧解离曲线的左移进行校正，因此其测量值比动脉血氧饱和度约高出2%[99]。

心前区听诊器已成为儿科麻醉医师的标志性工具。它的优势在于可简单、有效地连续监测心率、心律、心音强弱和呼吸音。心音减弱常常提示血压降低。相比于心前区听诊，经食管听诊更安全，受外界噪声的干扰更少，并能实现核心体温的测量。然而，最近人们却对听诊器的用处持怀疑态度[100]，一项对英国和爱尔兰儿科麻醉医师的调查显示，心前区听诊和经食管听诊的应用率相当低[101]。

ECG 主要监测的是心率和心律。有时，很难让电极正确的贴合皮肤，但在安放电极前用乙醇擦拭皮肤有助于解决这个问题。这些电极一旦放好就会紧贴皮肤，取下它们时应注意避免损伤，特别是对早产儿。围术期 ST-T 段的改变可能提示严重的电解质紊乱。如果没有合并冠脉灌注压的降低，这种异常对提示心肌缺血的意义则并不大。

血压监测对于所有新生儿的管理都非常重要。目前普遍使用的是无创自动血压测量仪，但袖带的选择很关键——合适的袖带应能覆盖上臂长度的 1/2～2/3，将靠近软管出口处的动脉指示标志放在动脉上。袖带测量周期不可过短，因为会有静脉淤滞的风险，应大于 3 分钟一次，特别是对于新生儿。有些情况通过自动测量仪不可能获得可靠的读数，一种有效的替代方法是将多普勒探头置于肱动脉或桡动脉上使用手动袖带测量。它的用途非常广泛且测量的收缩压比较可靠，当由于严重低血压自动测量失败时，多普勒探头仍能检测到血流。

有创动脉血压监测具有能提供精确血压读数和便于采血的双重优势。可选择的穿刺部位很多，包括桡动脉、足背动脉和胫后动脉，足月新生儿常用 22G 穿刺针，而早产儿则使用 24G 穿刺针，但很少选择肱动脉和股动脉进行穿刺。超声引导下动脉置管也是一项非常实用的技术，甚至在新生儿中也是如此。在进行血管切开手术之前，超声引导是非常必要的。还有些患儿可能会带着脐带动脉导管来到手术室，虽然该通路可用于监测动脉血压，但有感染和栓塞的风险，且可能妨碍手术

野。所有动脉通路都应该连续或间断地用少量肝素盐水冲洗，但应谨慎使用，因为即使是少量的液体冲洗也可能产生明显的逆行压力，将管道中的气泡或血栓逆行冲到脑动脉引发栓塞。

新生儿手术中偶尔也会使用中心静脉监测。像腹裂修补术这种预计出血和第三间隙液体丢失都较多的手术，通过中心静脉采集血样和测量中心静脉压的做法非常实用。中心静脉导管还可用来输血、全胃肠外营养和注射心血管药物。在严格无菌操作下，置管部位有很多选择，包括锁骨下静脉、颈内静脉、股静脉或颈外静脉。由于存在门静脉血栓形成的风险，不建议选择脐静脉作为中心静脉的穿刺部位。

超声引导可辅助经皮置入中心静脉导管。置入中心静脉导管不仅具有挑战性，还有可能发生感染、血栓形成以及栓塞等严重的并发症。娴熟的穿刺技术和精细的护理有助于将这些并发症的发生率降到最低。超声引导现在在美国许多儿童医院已成为常规操作，这种方法能为建立中心静脉通路提供安全可靠、一致的标准。但一项荟萃分析显示，与通过解剖标志建立颈内静脉通路相比，超声引导下的中心静脉置管并不能显著降低并发症的发生[102]。在婴儿中经右颈内静脉建立中心静脉通路的并发症发生率似乎是最低的[103]。现在对新生儿普遍采用的是经外周静脉中心静脉置管术（peripherally inserted central catheter, PICC），这种方法的并发症的发生率相对较低，特别是经腋静脉建立中心静脉通路时[104]。

尽管二氧化碳波形图的数值与血气中二氧化碳的数值会有一些差别，但其趋势是准确的，其波形图在通气改变、气道阻塞和自主呼吸恢复等方面都可提供重要信息。测量气道压数值对评估气道阻力或肺顺应性的变化尤其有用。尽管传统上认为手动通气对判定呼吸道和胸廓顺应性非常重要，但关于"手放在气囊上的感受"的可靠性仍有争议[105-106]。气道压测量在新生儿和儿童患者使用成人麻醉机时也是有用的，可以气道峰压为指导设定潮气量[107]。

麻醉系统

新生儿全身麻醉使用半开放、无重复吸入系统在儿科麻醉中有着悠久的传统。像 J-R 改良的艾尔 T 型呼吸回路和 B 型呼吸回路是最常使用的。这类回路具有重量轻、阀门容易打开或无阀门、麻醉深度调节快、呼吸做功减少、回路顺应性高等优

点。另外，它们要求更高的气体流量，并需要对机械通气进行一些改进。过去，新生儿患者主要使用这些回路来进行自主呼吸，因此广受欢迎，但随着这类回路应用的减少，人们对它们使用和应用的熟悉程度降低，较而更倾向于使用成人患者中常用的半紧闭、重复吸入回路系统。这类回路麻醉深度调节慢、回路顺应性差、压缩容积大，但是有如下优点：所有年龄段均可使用同一回路，可减少麻醉气体对环境的污染，允许现代麻醉机输送精确的潮气量。

考虑到新生儿气管插管后热量和水分的丢失，因此麻醉回路必须具备减少水分和热量丢失的功能。过去，为实现这一目的，回路中会加装加热汽化器。然而，这也存在患儿吸收水分和液体超负荷的危险，还可能造成患者过热或气道烧伤。目前普遍采用的方法是联合应用低气体流量[108]和一次性使用新生儿湿热交换器，用于加热吸入的气体和保留呼出气中的部分湿度[109]。

最后要说的是，新生儿麻醉机还应具备使用医用空气的能力。这里面有两个原因。第一，当禁用氧化亚氮时，如在肠梗阻的新生儿中，使用空气与氧气混合以避免吸入 100% 的纯氧。这也可以用来避免给早产儿长时间吸入 100% 纯氧，从而降低 ROP 的风险。第二，对于某些患者，如那些患左心发育不良综合征的患者，空气混合氧气吸入可能更有益。但如果系统中没有空气流量计，这些是不可能做到的。

麻醉诱导

对所有患儿来说并没有哪一种麻醉诱导和维持方法是最好的。患儿当前的身体状况、手术适应证、进行性的体液丢失或失血、患者的胎龄、最近禁食的情况以及麻醉医师的经验都是重要的考虑因素。大多数患者在进入手术室时已建立好静脉通道，如果没有，在连接监护后，诱导前的第一项工作就是建立令人满意的血管通路。对于一个月左右大的新生儿，如果静脉通路难以建立时，则很少会考虑使用吸入诱导，但对于早产儿、病情不稳定、饱胃或可能存在困难气道和有持续体液丢失的早产儿来说，必须首先建立静脉通路。

气道管理

如前所述，为新生儿建立人工气道需要了解新生儿与成人气道之间的差异。在没有人工气道的情况下，对新生儿进行麻醉是极其罕见的。虽然利用精良的技术，可在短时间内迅速有效的实施面罩通气，但由于面罩的贴合度、适宜的气道压力以及避免胃扩张的允许误差非常小，因此，这项技术只适于最短小的手术。此外，控制通气目前在手术过程中比自主呼吸更常用，这也使得建立人工气道非常必要。

清醒插管可确保术中呼吸道通畅，减少气道阻塞的风险，但伴随而来的疼痛、心动过缓、屏气、氧饱和度下降以及组织损伤对患儿和麻醉医师来说可能都是一次令人痛苦的经历[110]。使用 oxyscope 设备可以改善与此相关的氧饱和度下降。它是一种带侧通道的 Miller 喉镜镜片，在操作过程中可以持续供氧。然而，清醒插管技术通常只用于严重血流动力学不稳定、腹部异常扩张、预计有困难气道的患儿，特别是小下颌的新生儿，对于后者，使用阿片类药物或局麻药有助于减轻操作过程中的创伤。对于欠缺新生儿插管经验的麻醉医师来说，清醒插管是最佳选择，如果有条件，最好由一个经验更丰富的麻醉医师来进行气道管理。

对大多数新生儿采用的都是快速序贯诱导插管。预充氧对增加操作的安全性非常有用。虽然有少数人担心早产儿在这段时期的高氧问题，但并无证据表明在预充氧这样的短时间内暴露会增加 ROP 的风险。诱导药物和肌肉松弛药会在其他部分讨论。如果担心插管困难，可能明智的做法是实施麻醉诱导，确保面罩通气良好，然后再给肌肉松弛药。

可以根据新生儿气道解剖的已知差异来决定插管时的体位。由于新生儿枕部大，颈部已处于屈曲状态，通常无需调整体位，但可在肩下垫一软枕可增加头部的伸展，通常不需要改变体位。米勒 1 号镜片通常用于足月新生儿，0 号镜片用于早产儿，也有个别医师可能更喜欢用其他的镜片。将镜片从嘴的右侧置入并向下滑入，这可以使镜片与舌体的重叠最小（图 42-8）。通常在大龄患者中镜片尖端应放置在会厌谷，而对于新生儿，镜片尖端应直接前进至挑起会厌。尽管每个患者的解剖结构都不同，但如果喉镜是在与镜柄的平行方向前进，就将获得最佳的视野。若声门不易显露，可用持镜手的小指或由助手按压环状软骨，以改善视野（图 42-9）。

传统上，为了减轻套囊对声门下部，尤其是环状软骨水平的压迫，新生儿的气管导管常用的是无套囊导管。尽管近年来有人对带套囊导管在新生儿和婴儿中的使用愈发关注[111]，但大多数医师仍继续使用无套囊导管，这样可以在导管外径固

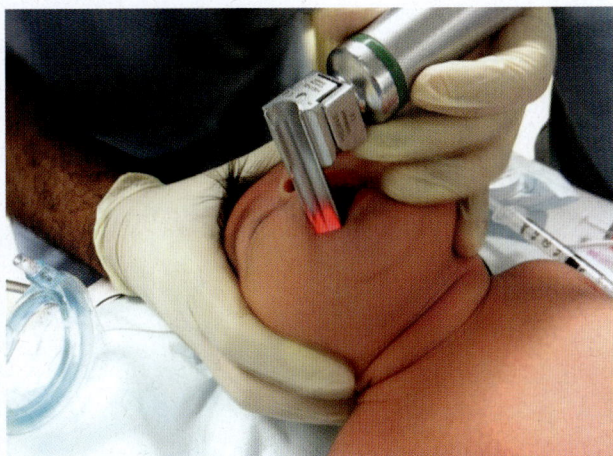

图 42-8　置入米勒镜片

注：从舌的右侧置入米勒镜片，然后转动镜片，并在手柄的方向施加压力

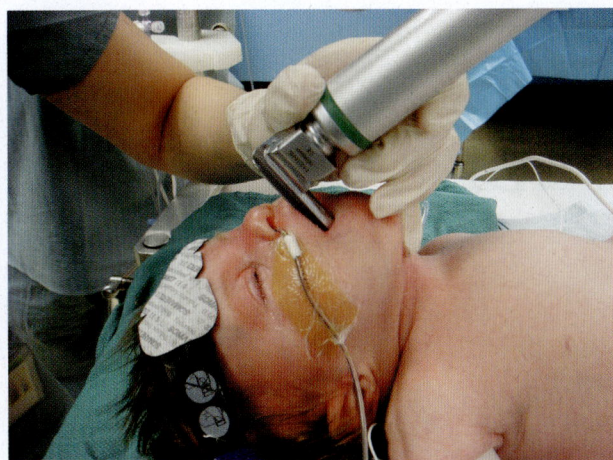

图 42-9　小指按压环状软骨

定的情况下，最大限度的增加导管内径和气体流动特性。现代带套囊的气管导管的特点是，在尽可能减少导管直径的基础上又允许套囊的存在，这又重新点燃了人们对带套囊气管导管的兴趣。虽然对于无套囊导管插入深度有多种计算公式，但仍应依赖导管前端的深度标记，确保直视下导管尖端进入声门下 2~3cm。3 号或 3.5 号导管一般适用于足月新生儿，2.5 号导管适用于早产儿，特别是体重低于 1 500g 的患者。插管成功后，可根据是否出现二氧化碳波形、双侧胸廓的起伏以及听诊双侧呼吸音来确保导管位于合适的位置。有些麻醉医师选择先将气管导管插入隆突以下，然后退导管，直至听到双肺呼吸音，但此举主要有两个缺点：气道损伤和导管尖端刚好在隆突处，后者可因头部的移动而增加进入支气管的概率。最

后，要在气道压 20cmH$_2$O 左右时听一听漏气的声音，确保导管对气道来说并不粗大，以免增加声门下水肿和损伤的概率。

如证实插管困难，可有多种选择。在准备其他插管工具时，声门上气道（supraglottic airway，SGA）工具也能为 1kg 体重的小新生儿进行通气[112]。虽然尚未进行广泛研究，但 SGA 作为主要的通气装置已成功用于非常小的患者[113]。也可使用 SGA 引导塑形导管进行新生儿的盲探插管[114]。光棒也适用于新生儿[115]，由于它可以被塑形成带有锐角结构的"曲棍球棒"形状，特别适用于小下颌或下颌后缩的新生儿。纤维喉镜是常规用于成人和年长儿童的最灵活的插管工具，同样也可用于新生儿。目前纤维喉镜已可用于小至 2.5 号的气管导管，鉴于目前它们还不能够改变方向，因此更多的是用来确认导管位置。可以主动改变方向的纤维喉镜适用于 3.5 号以上的导管。它可直接或通过 SGA 插入。利用 SGA 作为引导工具特别适用于常规方法无法直视下直接插管的新生儿[116]。

最后是一种较少应用的老办法——手指插管，它是用两根手指沿舌面中间向下，抬起会厌，然后沿两根手指间插入塑形导管[117]。一旦气道得到保障，术中通常应用手动通气或更常用的机械通气来控制通气。在确认通气达到可接受的标准后，连续监测气道峰压、胸廓起伏、回心血量、脉搏氧饱和度和二氧化碳曲线的变化是至关重要的。对于大多数患者来说，初始潮气量 6~7ml/kg，呼吸频率 20~25 次 /min 是比较合理的起始点。按此设定潮气量和呼吸频率，预计气道峰压约为 20cmH$_2$O。3~5cmH$_2$O 水平的呼气末正压（positive end-expiratory pressure，PEEP）可有效预防肺不张。得益于现代化的麻醉机，在新生儿重症监护病房（Neonatal Intensive Care Unit，NICU）应用的肺通气保护策略也可以在手术间继续进行[118]。当然，对于那些有严重并存疾病的患儿，这种策略必须进行调整。

新生儿的机械通气对麻醉医师们来说是个挑战。大多数需要在新生儿期进行手术的患者都会出现支气管肺发育异常或者分泌物频繁堵塞气管导管等复杂因素，这也给术中持续通气带来严峻的挑战。即使是最小的患儿，现代麻醉系统也使通气比过去容易得多。虽然新生儿标准的通气方式是压力控制通气，但是现在，现代麻醉机已具备

所有的通气模式。在 NICU, 由于能更准确、更稳定的提供设定的每分通气量, 因此容量控制通气已开始取代压力控制通气。表 42-4 列举了新生儿最常用的通气模式和呼吸同步模式。如果术中需要用到高频通气, 则需要专门的呼吸机, 并需要与重症监护病房的医师和呼吸科医师密切协商。表 42-5 列举了使用压力控制通气、以容量为目标的通气模式和高频通气的一些优缺点。

手术需求对麻醉方法的影响

每一例手术都有其独特的挑战。任何一例手术都可能存在术前复苏、围术期液体和血液丢失、术野热量丢失、可能出现的围术期并发症以及术后可能需要插管并行机械通气等问题。对于这些问题, 既要依据经验, 也要基于对即将开始的手术的特殊需求进行有效沟通。近年来, 腹腔镜和胸腔镜技术在疾病的治疗中得到了广泛应用, 即便在最小的新生儿中也是如此。这类手术的注意事项与开放手术不同。虽然它可能失血失液少、热量损失小, 但也带来了其他问题, 比如体位、胸腹

表 42-4　新生儿常用的通气策略

常规通气模式
　有自主呼吸
　　间歇指令通气
　　同步间歇指令通气
　　压力支持通气
　　神经调节辅助通气
　压力限制通气模式
　　压力控制
　以容量为目标的通气模式
　　容量控制通气
　　容量保证通气
　　压力调节容量控制
高频通气模式
　高频振荡通气
　高频喷射通气
　高频气流阻断通气

表 42-5　新生儿机械通气的特点

模式	优点	缺点
压力控制通气模式	• 长期在世界各地使用, 因此易于操作 • 几乎所有的呼吸机都有 • 很少受到气管插管漏气的影响	• 潮气量和每分通风量的恒定变化 • 肺顺应性的快速变化可能会导致容积伤、过度通气、呼吸衰竭或通气不足 • 自主呼吸时增加呼吸做功
以容量为目标的通气模式	• 可设定标准、目标潮气量, 并能预测每分钟通气量 • 在 NICU 对急性呼吸衰竭患儿的管理中, 该通气模式能降低死亡率或支气管肺发育不良的发生率[119] • 降低气胸、低碳酸血症的发生率, 减少通气治疗的天数, 以及显著减少压力控制通气造成的严重神经损伤[120]	• 需要能够测量极小潮气量的呼吸机 • 依赖于呼吸机设定的压力限制 (单点故障风险) • 由于呼吸机的复杂性, 比压力控制通气更难实施 • 气管导管周围的大量漏气可能会显著影响通气的可靠性
高频通气模式	• 可为严重呼吸系统疾病的新生儿提供更好的通气和氧合 • 允许小潮气量小于无效腔量, 但又有充分的通气和氧合 • 最大限度地减少气压伤和容积伤	• 与常规通气相比, 在降低发病率或病死率方面没有明显优势 • 与常规通气相比, 增加成本和操作难度 • 麻醉医师对如何设置这些仪器使其达到最佳设置并不十分熟悉 • 在转运中或非 ICU 的地方难以使用

部的气腹压力以及手术时间过长。随着新技术的发展，麻醉医师必须与外科医师保持密切沟通以确保充分准备、全面监测以及共同处理可能出现的任何问题或并发症。

新生儿麻醉药物的吸收和分布

有人提出了婴儿对麻醉药物吸收更快的多种原因：①肺泡通气量与功能残气量的比值，婴儿为5：1，而成人为1.5：1；②新生儿的心输出量更多地流向血管丰富的组织器官，如心脏和脑；③新生儿每千克体重的心输出量相对更大；④婴儿对挥发性麻醉药的血气分配系数更低。还有一个尚未被公认的因素是，如 B 型或 Mapleson "D" 型这种无重复吸入回路的使用可能导致患儿吸入的挥发性麻醉药浓度更高。在使用带有婴儿气管导管和呼吸囊的成人回路时需要有经验的临床医师来监测吸入药物浓度、呼气末的药物浓度以及设定的浓度。在这种循环回路中，吸入的浓度是由预设浓度和呼气末浓度共同决定的，而后者是经过钠石灰吸收后重复吸入的浓度。除非气体流量足够高，能够形成无重复吸入的系统，否则吸入浓度总是会低于预设浓度。在无重复吸入回路中，预设浓度就是吸入浓度。使用这两种呼吸回路的医师已经习惯了这些细微的差别。然而，如果有医师偶尔在循环回路和无重复吸入回路之间来回切换，就可能会出现在使用无重复吸入系统时，忽视吸入麻醉药浓度过高的危险。

新生儿麻醉药物剂量要求

新生儿和早产儿需要的麻醉药物浓度低于大龄婴儿和儿童[69]。记住 MAC 值最容易的办法是青春期后期或成人的 MAC 值与足月新生儿相同。到 6 个月大时，MAC 值会增加 50%。早产儿的 MAC 值则减少 20%～30%。然而，如果使用七氟烷麻醉，足月新生儿需要的 MAC 值可能最高，此后逐渐降低至成人水平（图 42-10）。

造成 MAC 值降低的原因包括来自母体的孕酮，血内啡肽水平的升高，血脑屏障不完善加上神经系统的发育不成熟。新生儿体内的孕酮水平较高并接近于他们母亲的水平，而研究表明孕酮可以减少孕妇的 MAC 值，另外还发现新生儿出生后头几天 β- 内啡肽和 β- 促脂素的水平升高。在成人，内啡肽是不能通过血脑屏障的，然而人们认为新生儿的血脑屏障渗透性更高，可能使内啡

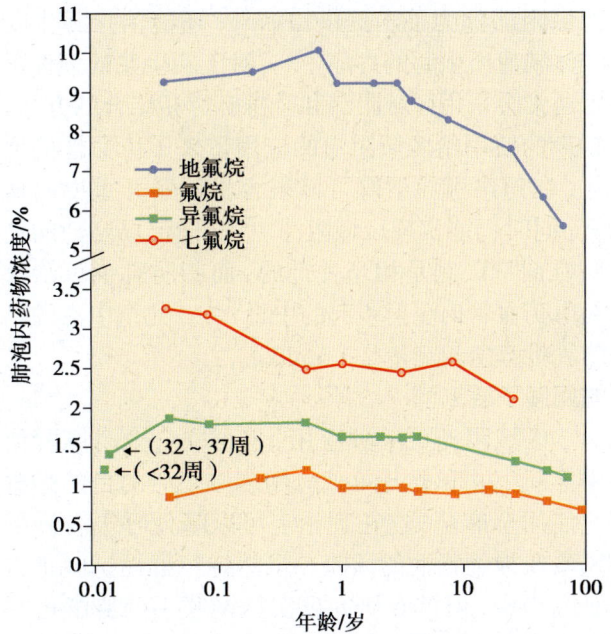

图 42-10　年龄对吸入麻醉药最低肺泡有效浓度的影响（摘自 Greeley WJ. Pediatric anesthesia. In：Miller RD, ed. Atlas of Anesthesia. vol 7. Philadelphia, PA：Churchill Livingstone；1999）

肽进入中枢神经系统，因此提高了痛阈，降低了MAC 值。

区域麻醉

在婴儿和儿童中应用区域麻醉的数量急剧增加。一般来说，区域阻滞联合全身麻醉可使气管插管尽早拔除，而且还能用于术后镇痛。常用的区域阻滞包括蛛网膜下腔阻滞、骶管阻滞、硬膜外镇痛、阴茎阻滞以及其他周围神经阻滞（表 42-6）。

表 42-6　用于新生儿的区域阻滞技术

椎管内麻醉

硬膜外（腰段、胸段、骶管）

脊椎麻醉

周围神经阻滞

眶下神经阻滞

臂丛神经阻滞（锁骨上、锁骨下、腋路）

股外侧皮神经阻滞

阴茎阻滞

髂腹股沟阻滞

腹横肌平面阻滞

头皮阻滞

区域阻滞除为手术提供镇痛外,还能治疗新生儿肢体缺血所引起的疼痛[121]。对于新生儿的多种手术通常会采用区域阻滞和全身麻醉相结合的方式。超声的使用给区域阻滞的应用带来了革命性的变化,在超声引导下既可以很容易地避开重要的血管,同时仍能实现区域阻滞[122]。谨记局麻药的使用有剂量限制是相当关键的,而脂肪乳剂可治疗局麻药血管内注射引起的中毒[123]。儿童中毒的脂肪乳推荐急救剂量是 1.5ml/kg。

蛛网膜下腔麻醉

区域阻滞可单独应用,也可联合全身麻醉使用。新生儿和婴儿单独应用区域阻滞的目的是避免使用全麻药,这在理论上可以降低呼吸暂停的风险及神经毒性的风险。虽然神经毒性试验正在研究当中,但已有研究证实蛛网膜下腔麻醉可减少早产儿术后早期呼吸暂停的发生,却不能减少术后总体呼吸暂停的风险[124]。对接受全麻联合区域阻滞的患者来说,区域阻滞技术的使用降低了新生儿术中对麻醉药的需求,能减少或无需肌松药的使用,以及用于肌肉松弛所需的挥发性麻醉药的浓度,因此使尽早拔管成为可能[125]。据报道,对早产儿和高危患儿只使用蛛网膜下腔麻醉是切实可行的,但这一技术需要麻醉医师和经验丰富的外科医师之间的良好合作[126]。尽管从技术角度来看这是可行的,但随着全麻技术的不断进步,我们可以通过全身麻醉来提供更安全的麻醉,并减少并发症的发生[127]。另一方面,即使是高浓度的蛛网膜下腔阻滞也只能提供相对较短的麻醉时间。

在蛛网膜下腔阻滞的基础上再进行骶管阻滞可能会使某些患者获益,因为这种技术似乎能提供更长的麻醉时间。然而,由于婴儿缺乏交感神经张力,无论是最先实施的蛛网膜下腔阻滞还是在尝试硬膜外穿刺失败后,都可以导致全脊麻的发生,但其表现往往是呼吸暂停而非低血压。婴幼儿在蛛网膜下腔阻滞后没有心血管改变的确切机制尚不清楚。因此,平面过高的蛛网膜下腔麻醉的首要表现是血氧饱和度下降而不是血压降低。区域麻醉时可加用镇静药,但在早产儿中可能会导致呼吸暂停[128]。

骶管阻滞

骶管阻滞是新生儿腹部手术的常用麻醉方法,也是新生儿和婴儿最常用的区域阻滞技术。实施骶管阻滞有很多不同的方法。穿刺点定位依靠尾骨,两个骶骨角以及髂后上棘(图 42-11)。穿刺时

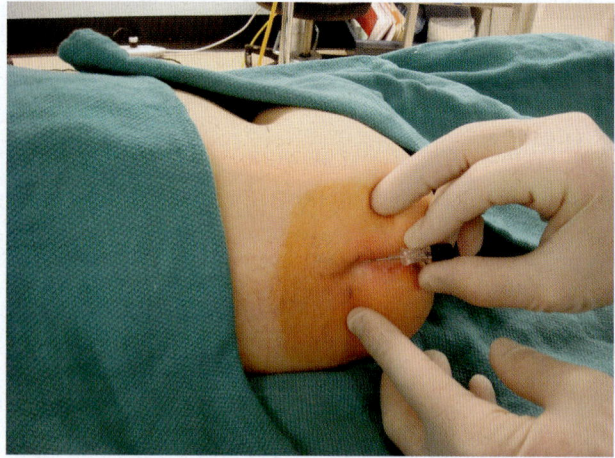

图 42-11　骶管阻滞

注:两个骶骨角的定位。一根带有导管的穿刺针通过骶管裂孔进入骶管腔。当突破骶尾韧带时会感觉有"落空感"。回吸无误后,注射 0.8~1.0ml/kg 的局麻药,这可为疝修补术、包皮环切术、下腹部手术实施镇痛

可以使用不同类型的穿刺针,但使用针尖圆钝的穿刺针可以更好地观察刺破骶尾韧带时的"落空感",而沿针头置入静脉留置针导管可能更有助于判定是否进入骶管。这可以根据穿刺过骶尾韧带时的"落空感"、推注局麻药的顺畅度以及推注局麻药后无皮下肿胀等表现来进行确定。一旦穿透骶尾韧带且阻力消失,应轻轻回吸观察是否有血液或脑脊液,然后尝试注射局麻药,如果注药有困难,而且针尖不在骶管腔,则需要重新定位。在将针尖正确置入骶管腔后,应停止向前推进,以避免发生硬膜外穿刺和意外的蛛网膜下腔注射。刺激技术[129]和超声引导[130]也可判定穿刺针是否进入骶管腔。局麻药中加入肾上腺素可以确定是否发生了血管内注射,如果发生了血管内注射可有以下表现:①T 波高尖(持续时间可能很短);②心率增加;③血压增高。另一种减少静脉内注射这一并发症的方法是,在推注局麻药前将总剂量均分为三等份,分次推注,每次推注之间间隔 20~30s。一项大型前瞻性数据库(PRAN 提供)表明,只要在操作时采取适当的预防措施,骶管阻滞是很安全的,而且总体风险非常小[131]。

骶管阻滞可以有效减少吸入麻醉药的浓度以及肌松药和阿片类药物的需要量,而且单次骶管给药还能维持 6~8h 的镇痛。目前常用的局麻药浓度是 0.125%~0.25% 的布比卡因和 0.2% 的罗哌卡因。在局麻药中加入 1:200 000 的肾上腺素,将有助于判断是否发生了血管内注射。据报道,

罗哌卡因对心脏的抑制作用比等量布比卡因更少。如果留置了导管，就可在术后几天内持续给予罗哌卡因、利多卡因、布比卡因或氯普鲁卡因以维持镇痛。目前我们建议新生儿和婴幼儿布比卡因的初始负荷量为 0.20～0.25mg/kg，1～2h 后，可按照 0.2mg/（kg·h）的剂量持续给药[73]。在局麻药中加入 1～2μg/kg 的可乐定也可以用于骶管阻滞，但不一定能增强镇痛作用[132]。阿片类药物可以用于硬膜外输注，然而，对于新生儿和婴儿，即使在硬膜外腔给予中等剂量的阿片类药物，也容易使他们出现呼吸暂停，因此，必须要谨慎使用。对解剖结构不清楚的婴儿，超声检查可用于骶管腔的定位[130]。

硬膜外阻滞

随着新型更细针头和硬膜外导管的引入，目前我们能够为新生儿和婴儿实施硬膜外镇痛。尽管有些麻醉医师更喜欢经骶管入路将导管放置在硬膜外腔中，但为新生儿放置腰段和胸段硬膜外导管也可以很容易[133]。超声或透视可以为硬膜外导管的成功置入提供双保险，而对新生儿和儿童来说，限制局麻药的剂量以避免中毒是非常重要的。

外周神经阻滞

新生儿常用的外周神经阻滞包括阴茎阻滞、髂腹股沟神经阻滞、股外侧皮神经阻滞、腹横肌平面（transversus abdominis plane，TAP）阻滞、臂丛神经阻滞以及神经外科手术中的头颈部阻滞等。

阴茎阻滞

阴茎背神经位于阴茎中轴的两侧，因此阴茎阻滞也是相对简单、容易实施的阻滞。使用无肾上腺素的局麻药进行环形阻滞能够减轻包皮环切术后的疼痛[134]。以耻骨联合为主要定位标志可能会更接近阴茎背神经，如果耻骨联合在 12 点位置，则阴茎背神经大约在 2 点和 10 点位置，即可于此处注射局麻药。由于阴茎受双侧阴部神经分支的阴茎背神经和会阴神经共同支配，因此，可能也需要对阴茎的腹侧面实施环形阻滞以达到完全阻滞阴茎，但要注意避开尿道。所有这些阻滞技术都可在超声引导下完成[135]。

髂腹股沟神经阻滞

髂腹股沟神经和髂腹下神经支配腹股沟区的感觉。在手术时很容易看到这些神经，然而，我们发现阻滞这些神经可以提供充分的术后镇痛效果（图 42-12）。髂前上棘是定位的标志，而阻滞针头应朝向脐部并紧贴髂前上棘的内侧面进针，注入局麻药后可见药液呈扇形扩散。超声引导下的优

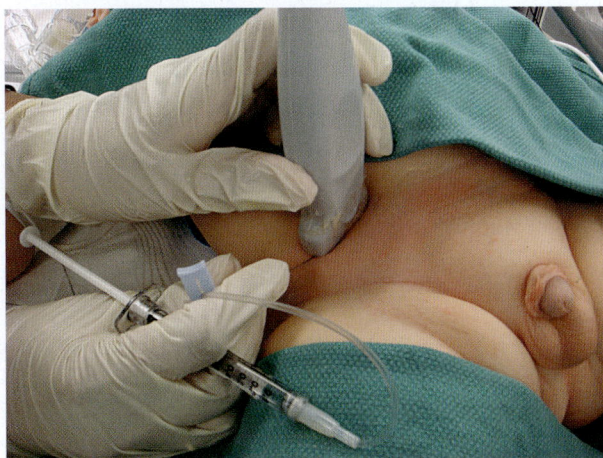

图 42-12 髂腹股沟神经阻滞

注：使用线性超声探头找到髂前上棘、腹外斜肌、腹横肌和髂肌等腹部的各个肌层，髂腹股沟神经和髂腹下神经位于腹内斜肌和腹横肌之间的平面上。在超声引导下，将 27G 的穿刺针置入此平面，回吸无误后，注入 0.075～0.1ml/kg 的局麻药。该阻滞可用于缓解疝气手术后的疼痛

点在于能够显著减少局麻药的用量，而事实上，这项研究发现超声引导下的髂腹股沟神经阻滞可以有效地将局麻药的剂量降至 0.075ml/kg[72]。

腹横肌平面阻滞

腹横肌平面是存在于腹内斜肌和腹横肌之间的一个虚拟间隙。而 T_8 到 L_1 发出的神经纤维也位于此平面内（图 42-13），这种阻滞方法能够很好的为接受腹部大手术的婴儿和新生儿提供镇痛，

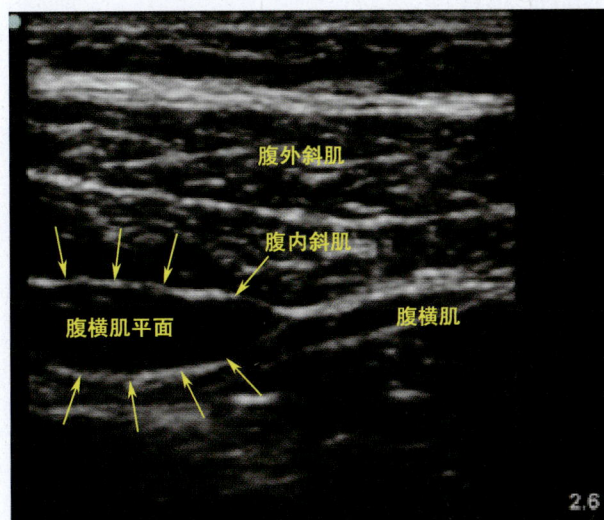

图 42-13 腹横肌平面阻滞

注：使用小型（25mm）的线性超声探头可以看到腹壁从内侧到外侧共有三层肌肉结构。将穿刺针置入腹内斜肌和腹横肌之间的空隙，并注射适量的液体来找到这个平面。将 0.125% 的布比卡因按 0.5ml/kg 注入两侧腹横肌平面，可用于腹壁镇痛

包括结肠造口术[136]，另外它还可以缓解腹部手术后引起的切口痛，但却不能缓解内脏痛。由于没有局麻药中毒的证据，因此，腹横肌平面阻滞对新生儿来说是一种安全的阻滞方法[137]。

股外侧皮神经阻滞

股外侧皮神经是腰丛的感觉支，支配大腿外侧的感觉。该阻滞特别适用于需行大腿外侧肌肉活检的新生儿[125]。

臂丛神经阻滞

主要用于上肢手术，包括大多数手部和手臂手术。超声引导下的腋窝入路可分辨出臂丛神经的各支，并可以对每一根神经进行选择性阻滞[138]，因此可以减少局麻药的总剂量。单次锁骨上入路也可用于上肢手术的镇痛，但由于注药区域和神经干所处的区域相对靠近胸膜，因此使用超声就显得至关重要了。为了持续提供镇痛，可以经锁骨下入路留置导管，而导管外部的肌肉和筋膜可以很容易起到固定导管的作用，因此这也成为上肢手术中最理想的置管入路[139]。

神经外科阻滞

头颈部外周神经阻滞对于许多外科手术来说都是很有用的。这些方法可能对需行神经外科手术的体弱新生儿也有帮助。对三叉神经和枕神经的分支进行外周神经阻滞就可以实现镇痛，同时还能避免施行全身麻醉[140]。

术后疼痛管理

大多数麻醉医师都熟知术后疼痛管理的相关概念。术中硬膜外麻醉结合术后硬膜外使用局麻药或阿片类药物这种镇痛方法在年长儿童和成人中已得到了广泛应用，并且这些技术也正逐步推广至新生儿。此外，大多数新生儿医师都具备给新生儿静脉注射阿片类药物以缓解疼痛的经验。每一种方法都有它的优缺点。表42-7列举了术后镇痛常用的方法。

口服药物

应用口服药物治疗新生儿和儿童的疼痛已有数十年之久。常用的口服镇痛药包括非甾体类镇痛药，如对乙酰氨基酚（10～15mg/kg）和布洛芬（5～10mg/kg）以及阿片类药物，如氢可酮（0.1mg/kg）。在婴儿中使用可待因可能会有一些药物遗传学的变化，因此，它在各个年龄段都已不再受欢迎[141]。

直肠给药

直肠栓剂常用于新生儿和婴儿发热的治疗，

表 42-7　新生儿和婴儿的术后镇痛

静脉给药

阿片类药物：吗啡、芬太尼、美沙酮

非甾体抗炎药：酮咯酸、布洛芬

对乙酰氨基酚

口服

对乙酰氨基酚

布洛芬

氢可酮

羟考酮

可待因

直肠给药

对乙酰氨基酚

双氯芬酸

区域阻滞和局部麻醉

而直肠给予对乙酰氨基酚也是术后镇痛常用的方法，但由于吸收率不可靠，婴儿直肠给药需要比一般口服剂量更大的药量才能达到良好的血药浓度水平，对乙酰氨基酚术后镇痛推荐的给药量为20～30mg/kg。双氯芬酸栓剂是欧洲常用于婴儿术后镇痛的药物。

静脉镇痛

阿片类药物是新生儿和婴儿术后镇痛的主要药物，而新生儿ICU常用吗啡和芬太尼来进行镇痛，然而，长期输注阿片类药物后产生的耐受性可能比较常见。为了降低出现阿片类药物耐受这种情况[44]，可以交替使用阿片类药物或加入其他药物，包括持续静脉注射纳洛酮[142]和美沙酮。静脉注射非甾体抗炎药和对乙酰氨基酚已介绍，这里不再赘述，尽管FDA还没有批准对乙酰氨基酚用于新生儿，但它在儿童中的镇痛作用却引起了人们极大的兴趣[143]。新生儿通常使用的是低剂量10mg/kg，而年长儿童的剂量为15mg/kg，另一种非甾体抗炎药酮咯酸已成功用于新生儿和婴儿的疼痛治疗，其静脉注射的剂量为0.5mg/kg[144]。

术后通气

应根据术后通气管理的需要以及药物对循环和其他器官的影响来指导麻醉药物的选择。如果外科手术或新生儿的状况可能需要术后通气治疗，则阿片类药物或其他药物的长时间呼吸抑制作用就无关紧要了。但是，如果手术时间相对较短，而且患儿本身不需要术后通气，那么临床医师就应该仔细选择药物，以及麻醉药和肌松药的剂量以避免术后通气或气管插管时间过长。由于机械通气会带来声门下损伤，术后声门下狭窄或水肿的进一步加重等问题，因此，术后对新生儿进行机械通气可能会增加额外的风险。然而，如果不确定新生儿在麻醉后能否维持保护性气道反射或正常呼吸功能，应将新生儿带管送回恢复室或新生儿重症监护病房并给予机械控制通气。

特殊注意事项

妊娠期间母体用药史

妊娠期间服用的许多药物都会影响胎儿和新生儿。一个特别令人关注的问题是药物滥用，孕妇怀孕期间使用可卡因、大麻和其他药物会导致新生儿出现一系列问题，例如，应用可卡因会使儿茶酚胺的重摄取减少，这可能导致儿茶酚胺的蓄积，这种蓄积对子宫、脐血管和胎儿心血管系统都会产生不良影响。影响婴儿健康的三大问题是早产、宫内发育迟缓和心血管异常，包括低心排血量[145]。这类新生儿出生后的第一天心输出量和每搏输出量都会减少，但第二天却会恢复正常，而这项研究的临床意义在于告诉我们，此类新生儿出生后的第一天状况都很不稳定，如果有可能将手术推迟到出生后第二天或第三天是比较好的。还有，这类新生儿出现结构性心血管畸形和心电图异常的比率也有所增加，最常见的病变是肺动脉远端狭窄、右室传导延迟、右心室肥厚、ST段及T波改变[146]。麻醉前应尽可能详细的询问患者是否有用药史，包括非法用药史，以评估可能对麻醉方法产生的影响。

体温调节与机体产热

新生儿有可能因体温过低而出现严重的代谢紊乱。当暴露于寒冷的环境中，新生儿尤其是早产儿并不具备婴儿和儿童的正常代偿机制，也不像年长儿童或成年人那样在寒冷的刺激下会打寒战、增加活动或有效地收缩血管。此外，新生儿的体表面积与体重的比率较大，这会促进热量的散失，并且菲薄的皮下脂肪也不利于保暖，而新生儿应对热量丢失的主要机制是非颤抖性产热[147]。当核心体温和皮肤温度相差2℃时，机体就会释放去甲肾上腺素进入到血液中，刺激一种特殊组织，即棕色脂肪的代谢增加，后者含有大量的线粒体并有丰富的血液供应。受到刺激的脂肪会分解产生热量，但不利的一面是增加了耗氧量以及酮体和水的生成。产生的酮体会导致代谢性酸中毒和渗透性利尿。有氧代谢会导致心输出量向肾周、胸骨下和肩胛骨之间的棕色脂肪沉积物转移。由于渗透性利尿，心输出量的分流，代谢性酸中毒都属于不适当的生理反应，因此，应尽一切努力防止新生儿出现非颤抖性产热。

无论是在进出新生儿重症监护病房的转运过程中，还是在手术期间，减少新生儿非颤抖性产热的努力主要是为了降低热量丢失。应使用恒温箱或带有头顶加热器的开放式床单元来转运新生儿，这将防止传导和辐射造成的散热。手术室里，室温应升到最高，并将患儿放置于压力暖风毯上，这些都可减少传导散热。使用塑料薄膜或市面上能买到的被子和帽子覆盖于除手术区域以外的地方，这对防止散热也是有益的。所有这些措施的目的就是维持一个温度适中的环境，尽量减少围术期体温过低可能造成的应激反应。还有一个复杂的因素是麻醉药物可以减少或抑制患儿产热，使其丧失一切代偿寒冷刺激的能力[148]。

呼吸窘迫综合征

由于新生儿科医师拥有卓越的技术能力和新生儿重症监护病房的支持，许多小婴儿得以存活下来，但存活下来的某些患儿则需要接受手术治疗。因缺乏肺泡表面活性物质而继发的呼吸窘迫综合征是早产儿的常见问题之一。之前已经讨论过，外源性表面活性物质在治疗低体重早产儿以及预防或治疗呼吸窘迫综合征中已经得到了广泛应用，目前已经很少有婴儿因之死亡，且与呼吸窘迫综合征相关的并发症的发病率也降低了。支气管肺发育异常（BPD）是呼吸窘迫综合征长期影响的结果之一，而BPD是一种肺实质和气道的慢性疾病，同时也是早产儿中神经发育障碍的一种表现，尤其是出生时不满32周并已成功度过呼吸窘迫症的早产儿[149]。该病的起因理论上包括吸入氧浓度过高所致的氧中毒，感染，炎症以及气压伤，其特征包括气道平滑肌细胞增生，支气管纤维化，肺泡增大以及肺血管紊乱。许多患儿会随着年龄的增大而有所改善，但是仍有部分患儿会出现气道高反应性,反复肺部感染以及长期需氧等状况。这些患儿的麻醉关注点包括评估基础状态的氧合和潜在的活动性支气管痉挛。在诱导前预防性使用支气管扩张药物对此类患儿会大有裨益。由于这些患儿的氧储备较差,许多患儿会因麻醉诱导和肺通气不足出现血氧饱和度快速下降,因此测定基础状态的氧合是非常重要的。患有严重 BPD 的患儿因肺顺应性差、肺充气过度以及气道反应性疾病,会使呼吸管理更为复杂。虽然通常不需要术后通气治疗,但术前如有明显的临床证据表明肺功能不佳,还是应保持高度的警惕。

术后呼吸暂停

呼吸暂停和心动过缓是新生儿术中及术后的主要并发症。早产,多发性先天畸形,有呼吸暂停、心动过缓病史以及患有慢性肺部疾病的婴儿是高危群体。虽然新生儿呼吸暂停的病因是多方面的,但麻醉药物降低机体对呼吸的调控能力并使机体对低氧和高碳酸血症的反应性降低也是一部分原因。新生儿膈肌和肋间肌的 I 型纤维含量少,这也有可能会导致呼吸肌疲劳。此外,低体温和贫血也会导致术后呼吸暂停[150]。术后呼吸暂停或心动过缓有时仅通过简单的触觉刺激即可处理,但也有一部分婴儿需要加压面罩给氧,甚至需要长时间的气管插管和呼吸支持治疗。术前可能会出现致命性呼吸暂停和心动过缓的婴儿,需要接受 CNS 刺激剂治疗。咖啡因和茶碱(咖啡因的代谢物)的治疗作用是通过增加呼吸中枢的驱动力,降低对高碳酸血症的反应阈值,以及刺激膈肌的收缩来实现的。由于咖啡因的治疗窗更宽且毒性较低,因此更受青睐。对存在术后呼吸暂停风险的婴儿提前给予咖啡因预防性治疗,确保其有充足的血药浓度,可能有助于避免术后长时间的呼吸支持。推荐的咖啡因负荷剂量为 10mg/kg[151]。蛛网膜下腔麻醉可以降低早期术后呼吸暂停的风险,但是并不一定能降低早产儿术后呼吸暂停的总体风险。

门诊手术后,对接收哪类婴儿入院并采取监护措施以及监护多久这一问题仍然存疑。最保守的做法是术后对所有矫正胎龄在 60 周以内的婴儿进行整夜监护。尽管严重呼吸暂停和心动过缓的发生率在术后 4～6h 内处于最高值,但是术后 12h 内仍然存在发病风险。此外,呼吸暂停的发生与矫正胎龄有着直接关系。出生时的胎龄越小,呼吸暂停的风险就越高。对于众多小型研究,一种明智的方法是按照呼吸暂停的风险进行分级,就如 Cote 等人所做的那样[150]。通过使用荟萃分析,该研究确定了呼吸暂停的风险与胎龄和矫正胎龄存在相关性,在 95% 的可信区间内,作者发现,矫正胎龄达到 48 周以及胎龄达到 35 周,非贫血患儿且在恢复室未出现呼吸暂停的情况下,呼吸暂停的发生率才会少于 5%。而矫正胎龄为 56 周和胎龄 32 周或矫正胎龄为 54 周和胎龄 35 周的患儿,呼吸暂停的风险才会小于 1%。这种分析方法需要临床医师不仅要考虑胎龄和矫正胎龄的标准,也要考虑他们所愿意承担的风险程度,并最终确定将哪些患儿收治入院。

早产儿视网膜病变

随着早产儿的存活率不断提升,人们对早产儿视网膜病变也越来越关注。极早产婴儿,尤其是体重在 1 200g 以下的早产儿的患病风险最高,大约为 2%。大约 45% 的易患病早产新生儿可见急性视网膜病变。但是大多数都可以自发性消退,恢复正常视力。剩下的婴儿将会发展为严重的视网膜病变,还有可能会永久失明。导致 ROP 的原因多且复杂。在胎儿时期,视网膜黄斑区的血管会向视网膜边缘进行发育。对于足月的新生儿,这一过程在出生时或出生后几周内可以完成,但是对于早产儿来说,这一过程将会持续更长时间。这些发育中的血管可能存在血管收缩以及后续出血的风险,继而发生新生血管的紊乱或瘢痕。这种瘢痕和血管的不正常生长最终会导致视网膜组织剥离甚至视网膜脱离。

ROP 分为以下几个阶段:

第一阶段:轻度血管发育异常。处于该阶段的许多患儿不需要治疗也能恢复正常视力。

第二阶段:患有此病的许多儿童在没有治疗的情况下会有所改善,并最终发展成正常的视力。这种疾病会自行消退,不会进一步恶化。

第三阶段:重度血管发育异常。在此阶段,血管向眼中央异常发育而不是如正常情况下沿着视网膜表面发育。也有此阶段的婴儿不需要治疗也能恢复正常视力。但是,当婴儿在该阶段发展到一定程度且合并"附加病变"进一步发展时就应考虑治疗了。附加病变指的是视网膜血管异常扩张和扭曲,表明疾病已经恶化。此时采取治疗手段可以在很大程度上防止视网膜脱离。

第四阶段：视网膜部分脱落。

第五阶段：视网膜完全脱落。

引起 ROP 的最常见的原因是吸入的氧浓度过高。但低氧血症，低血压，脓毒症，脑室内出血以及其他应激反应也都有可能致病。曾经还有人认为周围环境光线过强也可能致病，但是并没有得到证实[152]。尽管该病在早期阶段可能会自愈，但是仍有部分患儿可能会发展到后期阶段从而导致视网膜脱离。最常采用的治疗方法是冷冻治疗和激光治疗来破坏视网膜的周边区域，延缓或逆转血管的异常生长。尽管采用这种治疗方法会导致部分周边视力的丧失，但只有这么做才能保护中心视力不受周围异常血管持续扭曲的影响[153]。在后期阶段，部分视网膜脱离可以通过巩膜扣带术或玻璃体切割术进行治疗。

通常冷冻治疗，激光治疗以及后期的手术治疗都会在手术室内进行，并需要全身麻醉，但是在给予镇静药物的情况下，对机械通气的患儿也会偶尔在床旁实施。这些手术并不牵涉失血和严重的手术应激反应，但需要手术区域保持静止 30 到 90 分钟。而麻醉医师面临的最大的挑战是体型和胎龄都极小的早产儿。另外，如何建立血管通路、围术期如何维持患儿的体温恒定以及如何进行充分的监测也是麻醉管理中面临的挑战。

不管早产儿接受什么类型的手术，由高氧引发的 ROP 风险一直是麻醉医师在麻醉期间所关注的问题。关于麻醉中为新生儿供氧是否会促使 ROP 发生是一个老生常谈的问题了。虽然对该问题并不能直接做出结论，但是来自一个大型合作研究的某些证据却有助于为我们提供一些参考。它将确诊患有早期 ROP 且平均脉搏氧饱和度低于 94% 的早产儿随机分为两组，一组为常规组，在不吸氧的情况下测得的上肢氧饱和度维持在 89%～94%，另一组为吸氧至少 2 周，测得的上肢氧饱和度维持在 96%～99%[154]，然后对患儿进行病情进展的复查，发现吸氧至血氧饱和度为 96%～99% 的患儿并不会导致阈值前期 ROP 的发生。这项研究证明，不只是在全麻时的短时间吸氧，即使长时间吸氧，只要脉搏血氧饱和度保持在 96%～99% 之间，就不会有危害。因此，在麻醉时将脉搏血氧饱和度保持在这一数值并不是易感患儿发展为 ROP 的原因。

麻醉药物对神经发育的影响

最近人们越来越关注麻醉药物对发育中的大脑的潜在危害。多种实验的研究表明，长时间接触麻醉药物会导致新生幼鼠发育中的大脑产生神经退行性变[155]。但是，这些新生幼鼠接触挥发性药物和氯胺酮的时长较长，相当于人类持续接触数周的时间。尽管如此，麻醉医师还是对此表示出了极大的关注[156]。动物实验已经证明，接触 NMDA 受体拮抗剂如氯胺酮，挥发性药物如异氟烷，以及其他药物包括咪达唑仑，确实会引起动物神经认知的改变。目前文献中现有的数据并不支持在新生儿的麻醉中禁用这些药物。FDA 和国际麻醉研究协会公开/私人合作伙伴 SmartTots 通常建议将非急诊手术推迟到 3 岁以后[157]，然而，通常情况下新生儿的外科疾病并不能安全地推迟到数年后再手术。

在啮齿类动物中似乎可以重复观察到神经毒性的结果，但在其他物种中则不行。因此，未来需要对接触麻醉药物的婴儿进行神经认知测试的前瞻性实验。目前还没有确切证据证明吸入或者静脉注射麻醉药物会对新生儿和婴儿的神经认知功能产生不利影响。前瞻性研究，例如目前正在进行的一项将婴儿随机分配接受全身麻醉和蛛网膜下腔麻醉的研究，有望为儿科麻醉医师在面临这一非常复杂的问题上提供更充分的信息。一项最新的前瞻性随机对照研究比较了全身麻醉和蛛网膜下腔麻醉在短小手术如疝修补术中对婴儿神经认知功能的影响，结果表明这两种麻醉方法在神经认知功能方面并无显著差异[158]。然而，几项回顾性研究的数据以及对明尼苏达州某县儿童的研究结果都使人相信，学习能力的低下可能与 2 岁前接触多种麻醉药物存在相关性[159]。尽管这些研究结果引起了很多人的广泛关注，但重要的是我们需要更多具体的数据和前瞻性研究来证明新生儿和婴儿接受麻醉药物后确实与临床可观察到的神经认知功能变化有关系。

新生儿的外科手术

新生儿的外科手术从功能上可分为两个时期：出生后第一周实施的和出生后第一个月实施的。近年来，有一种明显的趋势是，在新生儿接受手术前先行稳定处理，这一做法降低了新生儿外科手术的紧急性。许多以前需要在紧急状况下，甚至是在午夜需要进行的手术，例如小儿先天性膈疝和脐膨出修补术，现在都可以延迟至初步治疗的几天后再进行了。但也有例外的情况，如腹裂，通常需要在12～24h内进行处理；可造成严重气道梗阻的气道疾病，如气管蹼；以及因分娩创伤引起的急性硬脑膜下/硬脑膜外血肿。然而，大多数情况下还是有1～3天的时间来稳定新生儿病情或者转运至相关的儿科中心进行治疗。新生儿急诊手术不仅仅是指需要立即实施麻醉和外科手术，其中许多患儿还需要专科护理单元、儿科放射科医师、儿科重症医师、专科实验室设备的支持，因此，在选择手术地点时，必须将全面治疗作为主要的考虑因素。现在很多手术都使用腹腔镜技术，因为它可以降低术后的并发症以及疼痛，也更有利于术后尽早拔除气管导管。

生后第一周的外科手术

　　新生儿生后第一周最常见的大手术有先天性膈疝、脐膨出、腹裂、气管食管瘘（tracheoesophageal fistula，TEF）、肠梗阻和脊髓脊膜膨出，而先天性膈疝、脐膨出、腹裂和脊髓脊膜膨出这些疾病在出生时就能够发现，而气管食管瘘和肠梗阻则需要数小时或数天才能够诊断。由于缺少专业的诊治经验，许多医院通常会待患儿情况初步稳定后，谨慎地将其转至有经验的医院进行治疗。大多数有这类患者诊疗经验的医院都拥有一支训练有素的转运团队，不仅有助于转运患儿，还能帮助他们稳定患儿情况。而那些没有转运团队的中心通常也会制定详细的规章制度与程序，以便与送医机构合作，确保患儿的安全转运。

　　早产和相关的先天性疾病是新生儿手术中的两个混杂因素。一种先天性异常的存在增加了另一种先天性异常出现的可能性。就气管食管瘘来说，相伴随的先天性心脏病所带来的死亡率比手术治疗气管食管瘘的死亡率还高，另外早产也可能对术后的治疗效果产生不利影响，尤其是合并呼吸窘迫综合征时。对于合并有呼吸窘迫综合征和气管食管瘘的患儿，肺泡表面活性物质的使用能够增加生存率并降低这些疾病所带来的治疗难度。对于合并有先天性缺陷并可能需要手术治疗的新生儿，应该咨询新生儿医师。最严重的先天性疾病是心血管系统疾病。超过10%的先天性膈疝患儿同时伴有心血管系统异常，这在合并相关

综合征的新生儿中发生率更高[160]。约有15%～25%的气管食管瘘患儿同时伴有相关的先天性心血管系统异常[161]。

先天性膈疝

　　先天性膈疝的发生率约为1/4 000，病死率为40%～50%。一些医疗中心采用的允许性高碳酸血症和延期手术修复的新策略使患者的生存率超过了75%[162]。然而，幸存患儿仍面临较高的并发症发生率，简要讨论先天性膈疝的胚胎学特征将有助于临床医师理解可能遇到的极为严重的术后并发症。

胚胎学

　　在胎儿发育的早期，胸腹腔和腹膜腔还是一个单一的腔室。在胚胎发育的9～10周时，肠道会从胚胎腔中脱出或被挤出到胚外体腔。在这个时期，膈肌发育成熟将胸腔和腹腔分开（图42-14），而膈肌的发育通常在胚胎发育的第7周时完成。在第9～10周，发育中的肠道又回到腹腔。如果膈肌延迟关闭或关闭不全，或者肠道过早返回腹腔并阻止膈肌正常闭合，就会形成膈疝，导致腹腔内容物不同程度地进入胸腔。由于左侧膈肌关闭较右侧迟，因此左侧膈疝（胸腹裂孔）的发生率较高。约有90%的膈疝是在出生后第一周内发现的，且大部分都位于左侧。

临床表现

　　先天性膈疝的临床表现和预后差异很大。肠内容物可能会压迫肺芽并阻碍其发育，几乎没有生存的机会。然而，在大多数情况下，胎儿在胚胎发育的后期可能会出现中等程度的膈疝，导致肺部正常但被腹腔内容物压迫。在轻度膈疝的患儿，有相对正常的肺血管床，并伴随着不同程度的持续性肺动脉高压，但这种肺动脉高压可能会迅速恢复至正常状态。在更为严重的病例中，严重的肺发育不良和异常的肺血管系统，可因持续的肺动脉高压而产生较高的死亡率。

　　在胸腹隔膜关闭后，膈肌开始发育。由于腹内压力的作用，膈肌的肌肉发育不良会导致疝囊的形成。这种情况也称为膈肌膨出，膈肌可以向上扩张直到胸腔。另一种导致膈疝发生的原因是膈神经支配不全，膈肌张力降低。膈肌膨出在出生后第一周通常没有表现。

产前诊断

　　胎儿超声或胎儿MRI可对先天性膈疝进行产前诊断。产前诊断已经发现了先天性膈疝的一种"隐性死亡"现象，即未足月死亡的胎儿和在诊断

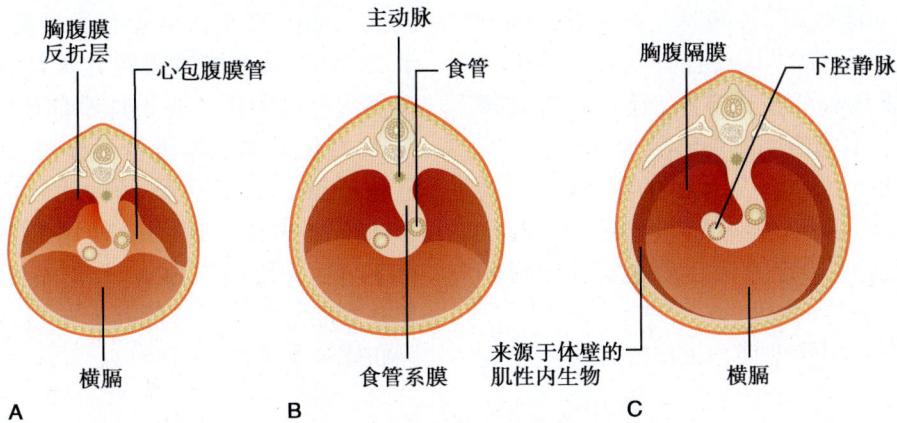

图 42-14 隔膜发育过程的示意图

注:(A)在第六周开始出现胸腹膜反折层。(B)在第7周胸腹膜反折层与横膈和食管系膜融合,这样将腹腔和胸腔分离。(C)发育第4个月,我们可以从横断面上看到一个来自体壁的肌性内生物构成了膈的外围(摘自 Langman J. Body cavities and serous membranes. In: Sadler TW, ed.Langman's Medical Embryology. 5th ed. Baltimore, MD: Williams & Wilkins; 1985: 147

前死亡的新生儿。有多种要素被提出来用于预测生存率,如孕早期诊断、严重的纵隔移位、羊水过多、肺和胸腔横向比例小、肝或胃的疝出。胎儿外科的一些新技术,如临时内镜下胎儿气管阻塞术,对于患有先天性膈疝,且无法活到足月的胎儿是有益的[163]。产前诊断的另外一个好处是,可以提前计划安排母亲或新生儿转到配备先进新生儿重症监护设施和体外膜肺氧合(ECMO)设备的医疗中心。在 ECMO 的支持下早期行修补术,还是利用 ECMO 先治疗肺动脉高压再行修补,对这个问题人们一直争论不休,不过支持这两种做法的文献都有发表[164-165]。无可质疑的是,与历史数据相比,ECMO 的引入显然提高了生存率[166]。

临床表现

症状的表现取决于疝出的严重程度和肺功能的情况。有时,肺功能的严重受损会使患儿的病情急剧恶化,而在其他情况下,患儿的病情可能需要好几个小时才能得到充分的了解。在病情较为严重的患儿中,最初的临床表现通常比较典型且容易辨认。由于腹腔内容物疝入至胸腔内,患儿可以表现为舟状腹,患侧的呼吸音减弱或消失。可通过 X 线检查来确认诊断(图 42-15)。如确诊可立即采取的支持治疗有,气管插管、气道管理并行胃肠减压。过高的气道压力在修复前后都存在发生气胸的高风险。

术前治疗

先天性膈疝传统上被视为急诊手术,一旦发

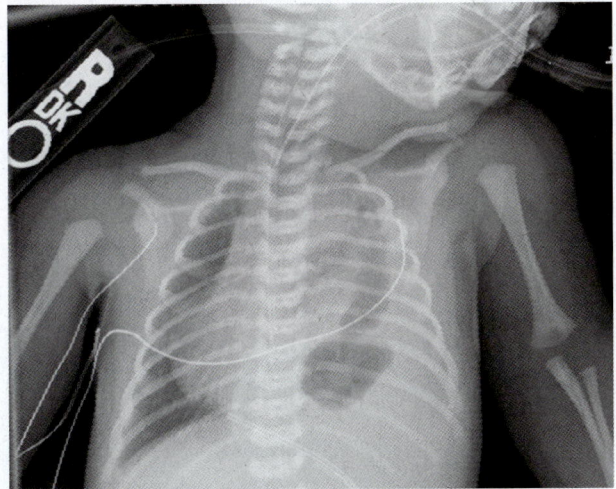

图 42-15 左侧先天性膈疝的婴儿
注:可以在左侧胸部看到肠袢内的气体

现会立刻进行减压和修补手术。手术的原理是通过将疝入胸腔的腹腔内容物重新放回到腹腔,使受压肺泡重新张开以改善血氧饱和度。然而,由于先天性膈疝的病理生理学定义非常明确,即肺部发育不全合并气道的高反应和肺血管的发育不良,所以采用的一个对策是稳定术前病情并推迟手术。

稳定先天性膈疝患儿的病情通常需要采用多种治疗方式。采用过度通气的方式诱发呼吸性碱中毒这一积极的通气策略如今已被抛弃,这也是医源性肺损伤高发的继发原因。目前比较流行的是允许性高碳酸血症的常规通气方式。我们的目标是保持动脉血氧饱和度维持在 85% 以上,吸气峰压保持在 25cmH₂O 以下，同时允许二氧化碳分压上升到 45~55mmHg[162]。目前，高频振荡通气不仅可用作一氧化氮的替代方法，还可作为常规通气的选择，已有研究表明它能够减少气压伤[167]。先天性膈疝的新生儿肺泡表面活性物质缺乏，预防性使用肺泡表面活性物质能够改善氧合。与气管结扎术相比，这些治疗方法在动物实验中得到了很好的证明[168]。

在 20 世纪 80 年代中期，ECMO 开始用于先天性膈疝的患儿。尽管有大量相关的研究，但对于 ECMO 是否能够改善先天性膈疝患儿的生存率仍然存在争论。先天性膈疝研究团队对多中心 CDH 登记处的数据进行了分析，发现根据出生体重和 5min Apgar 评分，预计死亡风险较高（病死率≥80%）的 CDH 新生儿，使用 ECMO 可以提高生存率。尽管使用了 ECMO，但右侧 CDH 的病死率和并发症发生率仍可能高于左侧[169]。右侧先天性膈疝修补术见图 42-16。

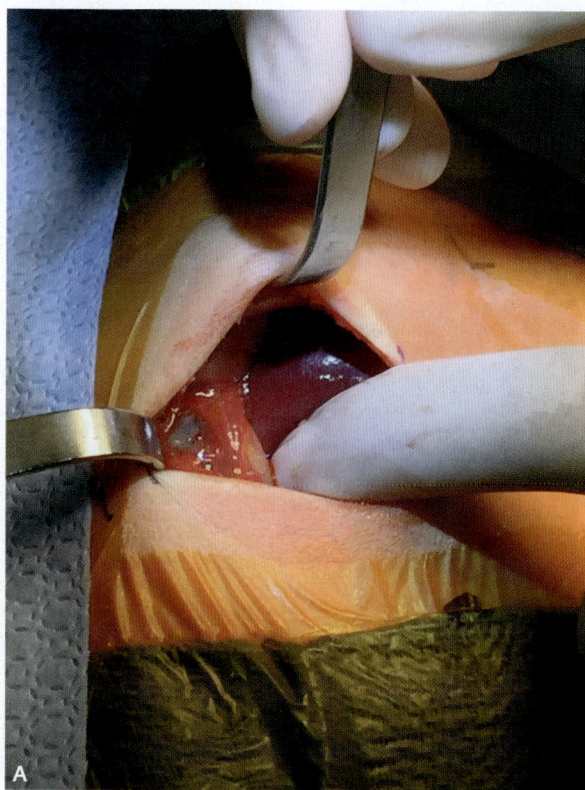

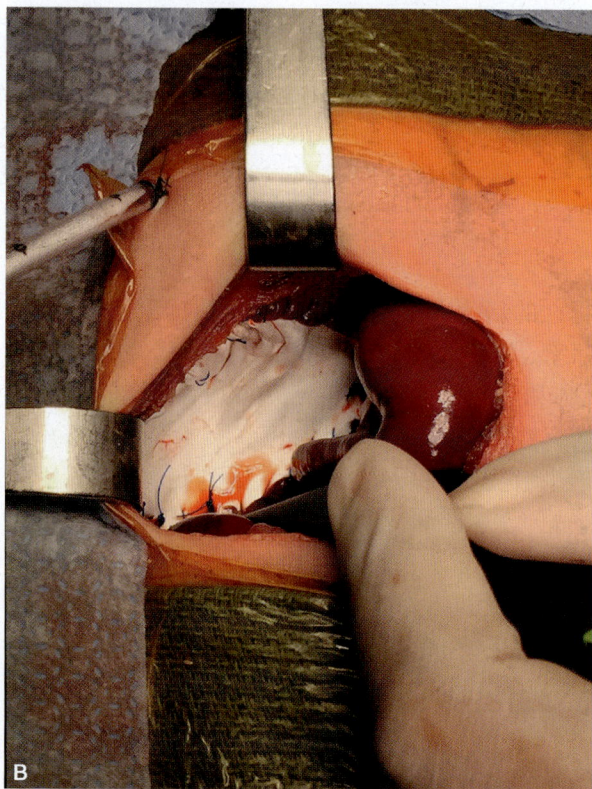

图 42-16　另一名患先天性膈疝的患儿
注：该患儿缺损部位在右侧膈肌。A：肝脏疝入右侧胸腔。B：使用 Gore-Tex 移植材料将其完全修补并将肝脏放置于腹腔正确的位置上

围术期治疗

由于目前先天性膈疝的治疗的原则是外科延迟修补，所以先天性膈疝的患儿到达手术室时，通常已行气管插管和某种形式的机械通气。尽管进行了术前稳定治疗，但仍有一部分患儿会存在部分反应性肺动脉高压症状。通气管理的目的是确保足够的氧合并防止气压伤，因此不论是否有低血压，任何突发的血氧饱和度降低都要考虑气胸的可能性。避免低体温非常重要，因为低体温会导致对氧的需求增加，并出现突发性肺动脉高压。失血和体液转移通常不是什么问题，但维持血容量对避免酸中毒来说还是必不可少的，因为酸中毒也会导致肺动脉高压。术前多准备几种治疗肺动脉高压的药物，例如使用一氧化氮、西地那非（5 型磷酸二酯酶抑制剂）、米力农（3 型磷酸二酯酶抑制剂）、依前列醇或者伊洛前列素（前列环素抑制剂）、波生坦（内皮素抑制剂）、伊马替尼（血小板源性生长因子抑制剂）等药物，它们在治疗先天性膈疝中都取得了不同程度的成功[170]。

麻醉技术

麻醉技术的选择取决于缺损的大小和预期的术后呼吸状态。对于术后需要保留气管插管的患

儿，可根据情况使用吸入性麻醉药和麻醉药品。对于那些缺损较小、预期能拔管的患儿，如果他们在入手术室时没有或仅有轻微呼吸窘迫，那么避免在手术过程中使用麻醉性镇痛药并施行区域阻滞或椎管内麻醉可能是有益的。对于关腹困难的病例，我们应特别注意避免使用氧化亚氮。通常需使用肌松药来辅助手术医师进行腹部伤口的闭合。

术后治疗

大多数先天性膈疝的患儿术后需要重症监护。恢复的情况取决于肺动脉高压和肺发育不良的程度。之前认为肺发育不良是死亡的主要原因，然而，现在人们普遍认为，在所报告的死亡病例中，潜在可逆性肺动脉高压导致的死亡数可能高达25%。

有证据表明，先天性膈疝的患儿心脏的发育也会受到影响，导致左心室相对发育不良伴肌力减退和室腔变小。

脐膨出和腹裂

尽管脐膨出和腹裂的临床表现较为相似，很容易混淆。但它们的病因以及所引起的相关先天性异常则完全不同[171]。在胎儿发育的第5～10周，胎儿的腹腔内容物被挤压到胚外体腔，大约在第10周左右，肠道会回到腹腔，如果全部肠道或部分肠道不能回到腹腔就会导致脐膨出的发生，脐膨出时其表面还会覆盖一层羊膜（图42-17），它可以防止腹腔内容物受到感染和防止细胞外液流失，而脐带一般位于囊的顶端。相比之下，腹裂则是在胚胎发育的后期，肠道回到腹腔之后形成的，其原因是脐肠系膜动脉断裂，导致脐带底部各层腹壁的缺血和萎缩，其后肠道通过这一缺损部位疝出，腹部内脏组织疝出的程度可能较轻微，也可能大量疝出至腹膜腔外。从图42-18中可以看到脐带位于肠道的一侧。

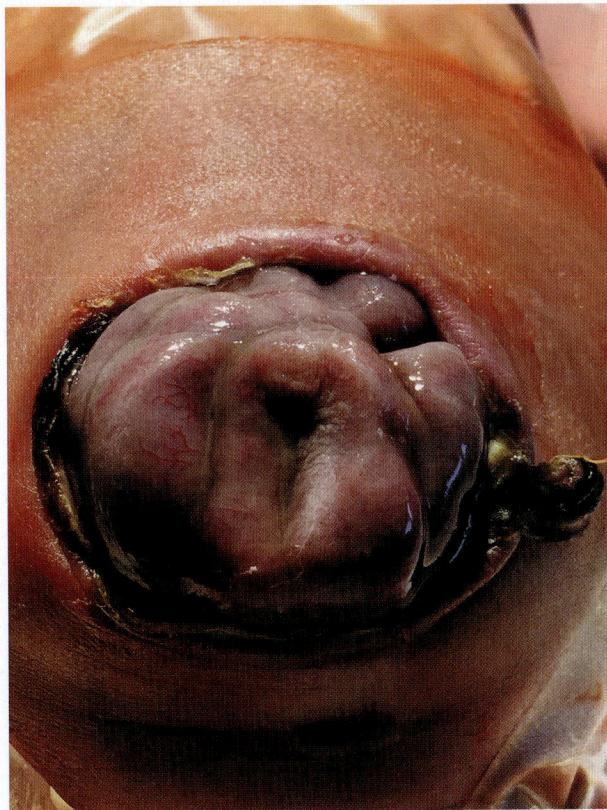

图42-18 腹裂

注：注意看脐带位于腹腔内容物的一侧，而这些内容物之上未被包裹在羊膜囊中

肠道和内脏表面没有羊膜覆盖，极易发生感染和细胞外液的流失。与脐膨出相关的先天性畸形的发生率很高，但腹裂的发生率要低得多[172]。贝-维综合征包括精神发育迟缓、低血糖、先天性心脏病、巨舌以及脐膨出。约有20%的脐膨出患儿伴有先天性心脏病。脐膨出和腹裂的患儿可能还有一些其他先天性异常，大部分异常主要累及的是胃肠道，包括肠闭锁、狭窄或肠旋转不良。由于无覆盖物的肠道会刺激子宫内膜，因此腹裂患儿出现早产更为常见。

产前诊断

脐膨出和腹裂的发病率约为1：5 000。通过对产妇血清甲胎蛋白（AFP）的检测可以筛查出腹壁缺损的患儿。AFP是一种在胎儿发育期间存在于胎儿组织中的正常蛋白质。腹壁和神经管的关闭可以防止该蛋白大量释放至羊水中（参见"脊髓

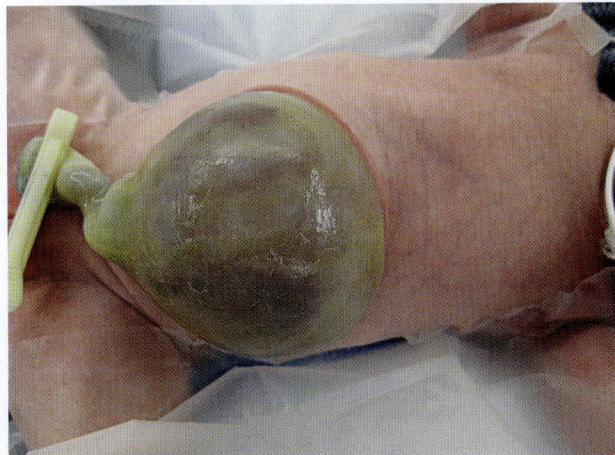

图42-17 出生后一天的脐膨出

注：注意看被羊膜覆盖的腹腔内容物和从囊顶突出的脐带

脊膜膨出")。当在羊水中浓度过高时，AFP 能够透过胎盘屏障出现在母体血液中，从而在母体血液中检测出来。因此，母体血清 AFP 异常应考虑胎儿存在腹壁缺损或神经管畸形。在羊膜腔穿刺术中，羊水的 AFP 水平异常也应予同样的考虑。腹裂患儿的 AFP 水平要高于脐膨出的患儿。超声检查是确诊胎儿患有腹裂还是脐膨出的主要方法。最近的一项研究表明，使用超声检查可对 88% 的腹裂患儿和 69% 的脐膨出患儿进行产前诊断[173]。超声诊断还有一个优点，它能够诊断出其他复杂的异常情况，例如心脏畸形。

术前治疗

大部分在产前已确诊为腹裂或脐膨出的患儿都是通过剖宫产分娩的，它的优点是能够有效避免外露的肠管受到创伤，并且允许更好地协调所需的各医学专科，以实现对该病的早期外科治疗。对于腹裂患儿，产房护理的首要任务是保护外露的肠道，尽量减少液体和温度的丢失。要实现这些目标，一个有效的方法是把患儿的下半身和缺损的部位放入一个无菌透明的塑料袋里，里面可以装满温盐水，并用一根细线将其系在患儿身体上，以保护缺损部位并最大限度地减少热量和液体的流失。

术前对腹壁缺损患儿的治疗主要包括对呼吸功能不全的处理、建立充足的静脉通路和评估相关的先天性畸形。在脐膨出患儿中，先天性畸形的发生率预计会显著增高。脐膨出患儿出生时存在的呼吸衰竭是死亡率的重要预测因素。新生儿合并有大的脐膨出可能有明显的肺发育不良和胸部发育异常。由于舌体巨大，贝-维综合征的患儿还可能存在困难气道。

脐膨出患儿并不需要急诊手术，可以推迟几天，待患儿得到评估和稳定后再进行手术。对于合并有严重呼吸窘迫或者先天性心脏病这些不适合手术的脐膨出患儿，可以考虑使用局部抗菌药物和延迟关闭等非手术治疗方法[174]。虽然人们对床旁分期闭合先天性腹裂的这一非手术治疗方法有所关注，但手术仍然是最为常见的治疗方法[175]。

围术期治疗

围术期需要关注两大问题，即液体丢失和通气。患儿的容量管理常常涉及使用大量的等张平衡盐溶液。末梢循环灌注和尿量是反映容量复苏充分程度的一个指标。由于在去除羊膜后，大量的体液会从暴露的腹腔内脏漏出或渗出，因此，这两种情况都会给脐膨出的麻醉管理带来挑战。另外，丢失的体液主要是细胞外液，所以即使是新生儿也应使用平衡盐溶液进行补充。通常还要建立动脉通路以监测血压，以及频繁进行血气检测以评估体内酸碱状况。

如果腹壁的缺损很小，就可以施行缺损一期修补术。但是，如果缺损面积很大，再加上肌肉和腹膜的发育不全，就很难将腹腔内容物送回到腹腔内。出于对肠道内气体量增加的担忧，术中应避免使用氧化亚氮。肌松药的使用对于腹部闭合还是很有必要的。对于中等大小的缺损，虽然可能无法关闭腹膜，但是却有足够的皮肤可以封闭腹壁缺损。对于大面积缺损，腹腔可能太小而不能容纳内脏，而尝试闭合有可能损伤肠管、肾脏和下肢的血液循环并影响呼吸功能。在足部放置脉搏血氧探头有助于在腹部闭合时监测下肢血液循环情况。

研究者们一直在探索一种客观标准来确定婴儿是否能够耐受一期闭合术，以避免或减少循环和呼吸的问题。一种方法是测量患儿的胃内压力，将鼻胃管置于胃内，并使用盐水柱法来测量胃内压力[176]。研究表明，胃内压力低于 20mmHg 时，一期闭合手术是可行的。若术中高于 20mmHg，则采用延迟闭合并放置 Dacron 硅胶储袋。通过这种方法，一期修补术都很成功且并发症也较少，与延迟闭合的患儿相比，此方法可以更快地恢复饮食并减少住院天数。另一种预测腹壁缺损闭合手术是否成功的方法是监测中心静脉压，如果闭合腹膜时中心静脉压升高超过 4mmHg，则提示一期闭合术可能无法成功进行[177]。

如果无法实施一期闭合术，则需要在腹壁中置入一个硅胶储袋来包裹和覆盖腹腔内脏（图 42-19）。然后，修复手术将分阶段进行，每隔 2~3 天缩减储袋尺寸，就像挤牙膏一样。由于腹膜和皮肤受到牵拉，会给患儿带来一定的不适。不同的医疗机构在实施延期闭合时采用的方案也各不相同，有些外科医师在治疗的每个阶段都会将患儿带至手术室，有的则在床旁进行，治疗时都会辅以小剂量的氯胺酮或者其他镇痛药物。在此期间，某些患儿仍需要机械通气，但也有一些患儿已拔除了气管导管。在这两种情况下，在手术闭合的每个阶段以及之后的一段时间内，应当严密监测血压和血氧饱和度，确保腹压和胸腔内压的增加不会严重影响通气、氧饱和度和静脉回心血量。在某些情况下，基于临床判断，必须要等到腹腔容积有

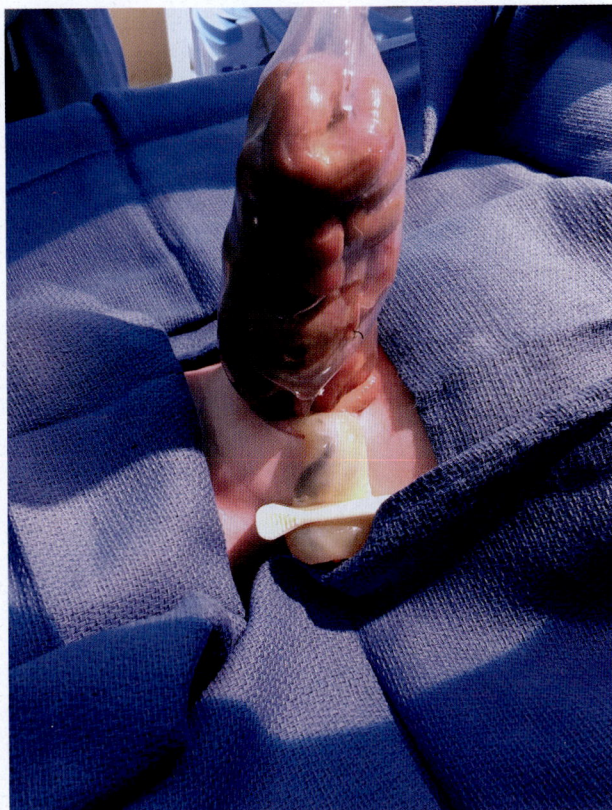

图 42-19　硅胶储袋用于腹裂患儿
注：将腹腔内容物装入一个大的硅胶储袋，悬挂于患儿的上方，可见脐带从缺损的一侧脱出

了增长后再实施进一步的缩减治疗。在经过几个阶段的硅胶储袋缩减治疗后，最终的手术是在肌肉完全松弛的全身麻醉下，对腹壁缺损进行完全闭合。

术后治疗

脐膨出和腹裂患儿的术后治疗非常重要。有些患儿需要长达数天至数周的气管插管和辅助肺通气。脐膨出患儿的呼吸状况尤为重要，因为一半以上的脐膨出患儿出生时伴有肺发育不良，在腹压增加的情况下，如何保证足够的通气和血氧饱和度还是很有挑战的，术后还可能出现高血压和四肢水肿等并发症。腹压的上升会导致肾脏血流减少，从而导致肾素释放，后者可以激活肾素-血管紧张素-醛固酮系统，这也是导致高血压的原因。

气管食管瘘

麻醉医师在管理食管闭锁和气管食管瘘（TEF）的患者时既充满了挑战性也富有成就感。围术期死亡风险主要是源自早产或相关的先天性心脏病。TEF 在新生儿中的发病率大约为

1/3 000。大约 85% 的病例是由一个远端食管与气管之间的瘘管和一个近端食管的盲袋组成。10%的患儿有近端食管盲袋，但不伴有 TEF（图 42-20）。这种胚胎发育缺陷是由前肠向前形成喉和气管以及向后形成食管时分隔不完全引起的，这种分隔一般发生在宫内生活的第 4～5 周之间。患病儿童中有 50% 伴有相关的先天性异常，其中 15%～25% 累及心血管系统。

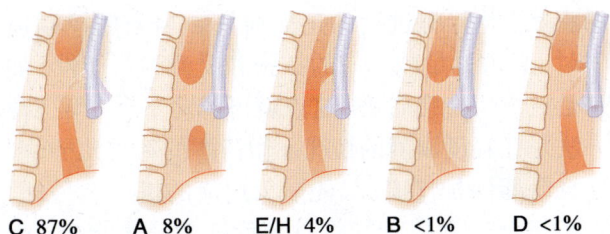

图 42-20　五种最常见的食管闭锁和气管食管瘘示意图，按发生的频率依次排列
（摘自 Herbst JJ. Gastrointestinal tract. In: Behrman RE, Kleigman RM, Nelson WE, et al., eds. Nelson's Textbook of Pediatrics. 14th ed. Philadelphia, PA: WB Saunders; 1992: 942）

临床表现

食管闭锁导致胎儿无法吞咽羊水，从而出现羊水过多的表现。超声检查提高了发现先天性异常的可能性。因此，如果存在羊水过多表现，应该在分娩后迅速给新生儿放入鼻胃管。在产房置入鼻胃管并不是常规操作，因此直到喂养患儿时才能确定诊断。喂养时如出现口唇发绀和消化道梗阻时，就应该高度怀疑食管闭锁。

食管闭锁合并远端气管瘘有两个主要并发症：吸入性肺炎和脱水。远端气管食管瘘的存在增加了胃酸反流入食管和肺的概率。脱水的原因是近端食管与胃并不相通。因此，对这些婴儿的术前准备是为了评估和治疗呼吸系统问题，同时也要确保患儿水、电解质平衡。少数情况下，反流和肺炎的严重程度很重，需要行胃造口术才能保护呼吸系统，而且需要几天的时间来改善一般状况。然而，如果婴儿情况良好，则可在 24～48 小时内行一期修补术，包括瘘管结扎和食管两端的一期修补。

麻醉注意事项

TEF 的修补可以采用常规方法，也可以采用电视胸腔镜外科手术（video-assisted thoracoscopic surgery，VATS）。这两种方法以及每种方法对麻醉

的影响将在此处叙述。胃造口术降低了术中胃液反流的可能性,如果有胃造瘘管,管口应当与空气相通并将管口放置于手术台的头端以方便麻醉医师观察,避免弯曲和阻塞。

传统开放的气管食管瘘闭合术　麻醉诱导后气管插管有三种办法:一种是使用吸入诱导,保留患儿的自主呼吸,局部喷注利多卡因行表面麻醉后插管;另一种方法是静脉或吸入诱导,并在肌肉松弛后气管插管,这种技术可能会导致瘘管和胃的膨胀,并伴有过度的正压通气。当采用控制通气时,必须尽量减少胃的扩张和反流的可能性,如果已放置胃造瘘管,那这点就可忽略不计;第三种方法是在轻度镇静的情况下做清醒的新生儿插管,这样既能保护气道,又能减少反流的机会。另外,由于瘘管通常位于气管黏膜后壁的隆突上方,因此可以将气管导管放置在瘘口的远端,要做到这一点就先要使导管进入一侧的主支气管,而这可以通过观察到单侧胸部扩张和只听诊到一侧呼吸音来判断,而后再将气管导管缓慢退出,直到看见双侧胸廓起伏和听诊双侧呼吸音对称。

当给患儿翻身或手术操作进行时,气管导管可能会意外进入瘘管,如果发生通气困难,血氧饱和度和呼气末二氧化碳分压降低,就应怀疑导管进入瘘管。由于这些症状也可能是因手术对肺组织牵拉或其他原因所导致,但应始终将进入瘘管纳入到鉴别诊断中来。在出现通气困难和氧饱和度下降时应及时找出原因,并通知外科医师停止手术。如果是导管进入瘘管引起的,外科医师可以触及到瘘管中的管尖。

H 型瘘管的定位和隔离是很困难的,在这种情况下,由外科医师进行直接喉镜和支气管镜检查以确定瘘管位置,随后通过瘘管将一根导丝放入食管,然后对患儿进行气管插管,但同时要小心避免拔出导丝。一旦插管完成,就可以实施食管镜检查,在食管镜下看见导丝后可经口将其取出。这样,外科医师就可以使用透视来确定瘘管的位置,并决定是否需要采用颈部或胸部的手术入路。在手术中,麻醉医师还可以牵拉导丝,辅助外科医师进行瘘管定位。

内镜下气管食管瘘的修补　采用内镜修补TEF 在小儿外科手术领域备受青睐[178]。这种手术方法应保留患儿的自主呼吸,直到瘘管结扎。这些患儿在保留自主呼吸的同时,可能无法耐受强效的吸入麻醉药,所以维持自主呼吸可能是一项艰巨的任务。内镜可以缩短手术时间,同时是一种微创的方法,但对麻醉的管理提出了挑战。

术后治疗

尽管在治疗 TEF 和食管闭锁方面取得了很大进展,但术后治疗可能会因合并先天性心脏病、RDS 和术后需要持续通气而变得复杂。这些接受手术的患儿肺脏已受压数小时,还有一些患儿术前已合并吸入性肺炎,对某些管理困难的病例,建议短时间内行术后通气治疗,或者至少采用最谨慎的术后气道管理技术,插管行呼气末正压通气。有些患儿在手术时状态良好,没有合并复杂因素,因此,应考虑在手术结束时或手术结束后不久拔管。如果计划在手术结束时拔除气管导管,那么麻醉方法必须要相应调整。在这种情况下,椎管内麻醉就是很实用的一种方法,不仅能减少术中维持吸入麻醉药的浓度,肌肉松弛药的剂量,还可以减少术中麻醉药的需要量。术后通过留置的导管持续或间断推注局麻药还可以进行术后镇痛。另一种选择是在超声引导下行单侧椎旁阻滞并留置导管,这也可以为术侧胸部提供镇痛[179]。

许多食管闭锁的患儿在多年后仍会残留气管、支气管以及食管方面的问题。这些问题包括气管软化、胃食管反流、食管狭窄和瘘管复发。

肠梗阻

可采用一种有用的方法对胃肠梗阻进行分类,即将病变分为胃窦近端和胃窦远端两部分。上消化道梗阻主要表现为呕吐,尤其是进食后。下消化道梗阻可伴有腹胀、排便减少或停止、便血、疼痛、呕吐等症状。

上消化道梗阻

新生儿上消化道梗阻最常见的原因是幽门狭窄,但幽门狭窄通常不会在出生后第一周出现。其他罕见的梗阻原因,如先天性幽门蹼也可能导致梗阻。如果有持续性呕吐,这通常意味着婴儿会出现液体不足或电解质失衡,其中钠离子的丢失是最主要的。婴儿上消化道梗阻带来的另一个主要问题是胃内容物的反流误吸。

这类患儿的麻醉管理目标是确保腹肌充分放松以便探查腹腔,修复先天性缺陷并关腹。氧化亚氮可用于高位肠梗阻,因为上消化道不含有气体。另一个问题是患儿的气管导管是否应该在手术结束时拔除。如果患儿健康体健,预计手术结束时可以拔除气管导管,则首选的方法是全身麻醉联合椎管内麻醉,这可以最大限度减少肌松药和挥发性麻醉药的用量，并能实现尽早拔管。阿片类药物也可以使用，但要考虑到手术结束时对通气功能的影响。如果婴儿体质虚弱或手术切口较大，术后可能需要进行一段时间的机械通气，尤其是在使用了适量阿片类药物的情况下。

下消化道梗阻

很多疾病都可引起新生儿肠梗阻，其中包括肛门闭锁、十二指肠闭锁、空肠回肠闭锁（图42-21）、肠套叠、肠旋转不良、肠扭转、胆总管囊肿或胎粪性肠梗阻，虽然它们的病因不同，但临床表现却是相似的。下消化道梗阻的问题通常在出生后1～7天内就会出现，由于病变位于下消化道，可能需要很长一段时间才会出现明显的症状。肛门闭锁通常在出生后不久就能被发现。然而，一旦新生儿肠梗阻得到确诊，应立即行手术治疗，以防病情迅速恶化。一些肠梗阻的患儿可能还会因梗阻而出现呕吐，这也给水、电解质的管理带来了问题，大量的液体滞留于肠腔内，并且这些液体主要是细胞外液，其中含有高浓度的钠离子，因此，应尽快为这些患儿做好手术准备，并使血清钠至少维持在130mEq/L，同时也要保证尿量在1～2ml/（kg·h）。除了水、电解质紊乱外，延误这些患儿的诊断或治疗会导致腹腔压力升高，使膈肌受压并发生吸入性肺炎，从而引起呼吸窘迫，甚至并发脓毒症。最后要说的是，引发肠梗阻的某些疾病与其他先天性异常也有关系，而这些异常会使麻醉前评估和麻醉管理更困难[180]。例如，十二指肠闭锁可能与唐氏综合征、囊性纤维化、肛门闭锁或肾脏异常有关。

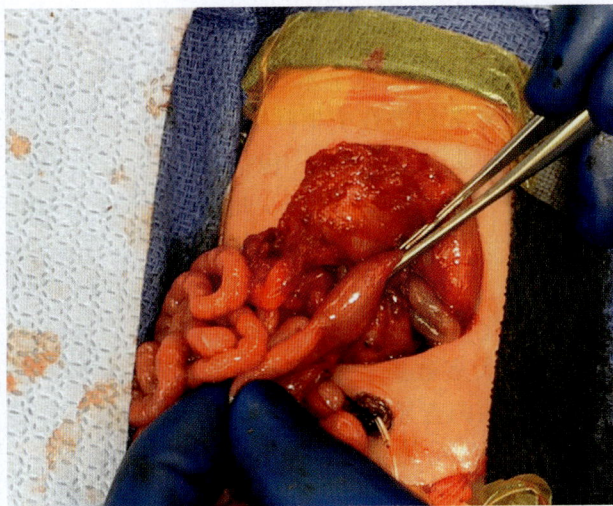

图42-21 空肠闭锁

对这类疾病的术前评估和围术期管理是基本相同的。麻醉前评估的重点是维持水、电解质的平衡，确保充分的氧合和通气，如果患儿合并脓毒症还要保证血流动力学的稳定且甄别一些复杂情况，如是否存在其他的先天性异常。

在手术室内，可根据患儿的状况和手术的紧迫性决定是否需要行有创动脉压和中心静脉压监测，麻醉的主要处理原则与术前麻醉的处理原则是一样的，包括持续的水、电解质复苏。这些患儿通常都需要急诊手术，由于可能还合并呕吐和腹胀，所以建议采用清醒插管或快速顺序诱导插管。尽管清醒插管对存在困难气道或血流动力学失代偿的患儿可能是最佳方法，但采用快速顺序诱导和预吸氧后插管的方法还是比较普遍的。只要剂量选择正确，任何诱导药物都可以使用，但对于心血管不稳定的患儿，通常会优先考虑使用氯胺酮或依托咪酯。

应根据患儿的状态和可能施行的手术，来选择用于维持麻醉的药物。术前X线片确定有肠胀气的患儿不应使用氧化亚氮。挥发性麻醉药、肌松药、骶管阻滞或硬膜外阻滞都可以为手术提供良好的肌松效果[181]。由于瑞芬太尼易于调控且作用时间短，因此在新生儿和婴儿中的应用越来越受到关注，对某些患儿来说瑞芬太尼还会增加术后拔管的可能性[182]。

手术结束时气管拔管的标准与上消化道梗阻的标准相同。当不确定是否可以拔管时，谨慎的做法是不拔管，并继续给予一段时间的机械通气，在此期间可以重新评估患者的状况，然后再决定是否可以拔管。

脊髓脊膜膨出

临床症状

最常见的先天性原发性神经管缺陷是脊髓脊膜膨出。尽管在妊娠期间补充叶酸在很大程度上对该病起到了预防作用，但每1 000名新生儿中仍有大约0.5～1个新生儿患病[183]。这是由于胚胎发育第四周时神经管闭合失败所引起的，产前超声检查可以诊断出胎儿的神经管缺陷。孕妇血清AFP升高可查出50%～90%的开放性神经管缺陷，但假阳性率为5%。测定羊水的AFP更可靠，但这通常用于母体血清AFP水平升高后的确诊。

根据定义，该病与脊膜膨出相比，前者包括脑膜和神经而后者并不包含神经。婴儿出生时背部有一个囊性肿块,其中包括神经基板、蛛网膜、硬脑膜、神经组织和神经根以及脑脊液。病变最常见于腰骶部,但也可延伸至胸段。随着患儿的成长,骨性椎管的畸形也会导致多种骨科问题。泌尿系统并发症与脊髓病变的节段水平有关。

患有脊髓脊膜膨出的新生儿合并脑干异常的称为 Arnold-Chiari Ⅱ 型畸形(Chiari Ⅱ),它的特点是小脑蚓通过枕骨大孔向骶尾部移位,延髓和颈椎向骶尾部移位,延髓扭曲以及小脑延髓池闭塞[184]。Chiari Ⅱ 畸形的原因在于颅后窝的容积过小,导致在发育过程中,中枢神经系统的内容物被迫疝出。大约 80%~90% 的脊髓脊膜膨出的患儿都需要接受分流手术来治疗脑积水,相比之下,由于 Chiari Ⅱ 畸形而出现脑干功能异常的患儿仅占 20%,但这些患者的死亡率很高。脑干异常的并发症包括:喘鸣、呼吸暂停及心动过缓、吸入性肺炎、睡眠呼吸紊乱、声带麻痹、缺乏协调性和肌肉强直。如果分流手术后症状未见改善,则需要行颅后窝减压术[185]。

为了降低患脑室炎或进行性神经功能障碍的风险,通常在出生后 24~48 小时内要对患有脊髓脊膜膨出的婴儿施行手术。大多数治疗中心会将闭合缺损部位和分流手术同时进行。然而,有些治疗中心可能会等到婴儿出现脑积水的症状时才进行分流手术。目前正在进行研究,以确定宫内脊髓脊膜膨出修复术对减少 Chiari Ⅱ 畸形的发生、降低脑积水风险以及改善下肢功能方面的益处。随着这些研究的深入,宫内修复脊髓脊膜膨出的作用将日益凸显[186]。

术前治疗

术前稳定期的重点是预防感染,维持细胞外液的容量,避免低温,以及评估其他先天性畸形所带来的影响。暴露的神经外层组织容易发生损伤、内容物漏出和感染。通常需将患儿置于俯卧位,外层组织用温盐水纱布覆盖以防止干燥。由于处于感染高危期,术前即应使用抗生素进行治疗。背部囊肿破裂可导致脑脊液的持续渗漏,而丢失的脑脊液可通过输注等张的平衡盐溶液补充,另外还要评估患儿是否合并其他威胁生命的先天性异常。

围术期治疗

患有脊髓脊膜膨出的儿童普遍存在对乳胶过敏和乳胶致敏的现象,这种高发率引起了人们的广泛关注,因此很多人认为这些患者的免疫系统可能受损,从而更容易出现乳胶过敏反应。乳胶过敏发生率的增加可能是因频繁的住院和反复手术接触乳胶制品,以及对神经源性膀胱患儿的日常导尿操作造成的[187]。

对于患有脊髓脊膜膨出的婴儿,摆放体位是至关重要的。在麻醉诱导时患儿可以采用仰卧位,并将缺损的部位放在“一个环形中空的垫子”内,以减少损伤。另外,也可以将患儿置于侧卧位进行诱导,但这会使气管插管更具挑战性,之后再将患儿摆放于俯卧位以便手术。变换体位后要确保胸腹部不受压迫,避免对硬膜外静脉丛施加压力,以减少出血并保证有效的通气。

在大多数情况下,在手术前会给患儿建立一条静脉通路以进行静脉诱导。在没有高钾血症的情况下,使用琥珀胆碱可能会让气管插管更加轻松[188]。在闭合缺损部位前,颅内压的升高是很罕见的。因此,静脉通路建立困难时,也可以选择吸入诱导。这些新生儿的麻醉管理相对简单,除非有其他特别需要注意的先天性异常。由于手术部位的缘故,没有哪一种麻醉技术会比另一种更有优势。由于这些患儿通常在手术结束时要拔除气管插管,因此应当选择一种更利于拔管的麻醉方法。曾经有报道说区域阻滞对脊髓脊膜膨出的患儿来说是一种安全的麻醉方法,不管是用于辅助全麻或替代全麻,已有一系列的小型研究发表了研究成果,其中一项研究报道了使用丁卡因对 14 例接受脊髓脊膜膨出修复术的患儿实施腰麻,并没有发现局麻药引起神经损伤的证据[189]。值得注意的是,14 名患儿中有 2 名发生了术后呼吸不良事件(1 次短暂的呼吸暂停 / 心动过缓和 1 次短暂的氧饱和度下降伴心动过缓),但这两名患儿在术中均接受了咪达唑仑的镇静治疗。

术后治疗

这些患儿必须在手术后进行密切监测,已知存在脑干异常和潜在中枢呼吸控制紊乱的患儿可能会出现呼吸系统并发症,包括喘鸣、呼吸暂停及心动过缓、发绀和呼吸停止。此外,在修复术中没有进行分流术的患儿还可能出脑积水的症状,包括嗜睡、呕吐、癫痫、呼吸暂停和心动过缓或心血管不稳定。这些患儿需送回手术室进行分流手术。虽然大多数患者最终需要接受分流手术,但最近的一项调查显示,只有约 1/3 的患儿在首次住院期间接受了分流手术[190]。

脑积水

生后一个月出现脑积水可能有几个原因。它

可能出现在因 Chiari II 畸形而施行的脊髓脊膜膨出闭合术后，也可能是先天性脑积水，还可能与脑室内出血有关，尤其是在早产儿中。近年来脑积水的发病率相对稳定，与 Chiari II 畸形有关的脑积水发病率也有所下降，但早产儿脑室内出血引发的脑积水的发生率却有所增加[191]。新生儿的颅缝未闭，因此颅内压的增加可以得到缓解或减轻。然而，脑积水的患儿头围最终都会增加，有时颅内压也会增高，从而出现嗜睡、呕吐和心肺问题。

麻醉方法和麻醉插管技术的选择取决于患儿的状况，对气道的保护和控制颅内压是主要的关注点，清醒气管插管、哭闹、挣扎和紧张都会增加颅内压。因为快速顺序诱导麻醉能够很好地保护气道和控制颅内压，所以它是首选的麻醉方法。挥发性麻醉药、氧化亚氮和阿片类药物都是维持麻醉的合理选择，但没有证据表明哪一种更有优势。对神经功能正常的早产儿进行的无创颅内压监测发现，氯胺酮、芬太尼和异氟烷这些药物均能降低颅内压。由于新生儿颅缝处于未闭状态因此挥发性麻醉药和氯胺酮没有像在成人中那样增加颅内压。如果术前因为颅内异常出现了呼吸暂停或心动过缓，那么术后，这些患儿可能仍然需要维持插管状态。如果没有这种情况，那么一旦气道的保护反射恢复，就可以拔除气管导管。

生后第一个月的外科手术

在出生后第 1 个月进行的外科手术也可以认为是紧急手术，或至少属于急诊范畴。最常见的手术是坏死性小肠结肠炎（necrotizing enterocolitis, NEC）的剖腹探查术、腹股沟疝修补术、幽门狭窄切开术、动脉导管未闭（patent ductus arteriosus, PDA）结扎术、脑积水分流术和中心静脉置管术。

坏死性小肠结肠炎

尽管足月新生儿也会出现 NEC，但它主要发生在生后几天能存活下来的早产儿中。关于 NEC 的理论之一是，过早或过快的喂养会使婴儿更容易患上 NEC。在极低体重婴儿中，NEC 的发生率在 5% 到 15% 之间[192]。尽管 NEC 的发病机制涉及多方面因素，但其确切的发病机制一直是人们研究和争议的焦点[193]。这种疾病的特点是一系列病理事件的连锁发生，从发育不全的远端小肠开始，有时是大肠，其吸收底物的功能下降，进而导致肠梗阻。病变最常见的部位在回结肠，但在其他肠段也可以发生，发病部位可能并不连续且呈

片状表现。淤滞促进细菌增生，引起局部感染，病情因体液进一步积聚而变得复杂。缺血和感染可导致肠黏膜坏死，继发穿孔。穿孔可导致肠壁坏疽、液体丢失、腹膜炎、败血症和弥散性血管内凝血。NEC 最初的症状是腹部膨隆、易激惹和代谢性酸中毒，随后放射学诊断可以见到肠道积气、门静脉积气以及腹腔游离气体。NEC 主要是一种内科疾病，治疗方法包括禁食，使用抗生素、液体和电解质治疗，胃管置入，血流动力学支持，对某些患儿还需行腹腔引流[194]。对治疗没有反应的患儿，可能会因严重的腹膜炎而病情恶化，导致脓毒症，而唯一的办法就是实施剖腹探查，切除坏死的肠管并行回肠造口术。

术前存在的问题是严重的腹膜炎、肠坏死和坏疽，败血症，代谢性酸中毒以及低血容量，还可能存在弥散性血管内凝血的问题。患者的准备工作旨在解决这些问题，使病情趋于稳定。患儿具有手术指征时，败血症、腹胀以及患儿整体临床状况恶化往往已经使他们在新生儿重症监护病房接受了气管插管和机械通气。实验室检查应包括动脉血气分析、血红蛋白、血糖、电解质和凝血全套。患儿的病情恶化可能会使复苏努力和建立足够的血管通路以及监测的愿望受到影响，但仍应尽最大努力去建立多条血管通路、动脉通路以及中心静脉。

麻醉的目标是继续复苏，提供外科需要的肌松环境，谨慎少量地使用麻醉药，因为这些患儿的病情非常危重且对麻醉药的抑制作用也非常敏感。如果患儿还没有气管插管和机械通气，通常采用氯胺酮和琥珀胆碱来进行快速顺序诱导，但这种方法唯一要注意的是，由于肠坏死，某些 NEC 患儿会发生严重的高钾血症，那么就不能使用琥珀胆碱。在这种情况下，大剂量的罗库溴铵是一种不错的选择。麻醉的维持通常以阿片类药物为基础，或者在必要的情况下追加氯胺酮的剂量，如果患儿病情有所好转，也可以使用低浓度的吸入麻醉药。由于腹部有积气，所以要避免使用氧化亚氮。

这类患儿的麻醉是所有小儿麻醉中最具有挑战性的。液体丢失是巨大的，无论是术中丢失还是第三间隙丢失。液体管理可以先输注等张的平衡盐溶液以维持血压和尿量，对血细胞比容低于 30%～35% 的患儿需要输注血液制品。根据术前和术中的实验室检查，可能还需要输注新鲜冰冻血浆、血小板和冷沉淀。由于出血，有可能还需要给予活化凝血因子 VII 和一些其他促凝血药物，另

外，也会应用正性肌力药来维持血压。手术方式和时间会有所变化，这主要取决于剖腹探查的结果。可能需要采用肠切除、一期吻合和肠造口术等手术方式。手术结束后，带气管导管将患儿送回重症监护病房并在那里继续进行复苏和呼吸支持治疗[195]。患儿的长期生存率取决于这几个因素，包括早产的程度、相关的先天性异常、肠道坏死情况、病变肠道的总长度以及随后的并发症。患儿病死率，尤其是出生体重不到 1 500g 的早产儿病死率非常高，最近的研究显示其出院前的病死率为 25%～50%[196-197]。

新生儿腹股沟疝修补术

早产儿和新生儿疝的形成过程不同于 1 岁以上的婴儿。在需要行腹股沟疝修补术的 2 个月以下的患儿中，早产、RDS 病史、嵌顿史和先天性心脏病的发生率也较高[198]。早产儿疝的发病率可能为 20%～30%。对于这些新的或反复发生的嵌顿，相对于大龄婴儿，已很少将疝修补术作为新生儿的择期手术了，这一点备受关注。因此，一旦确诊，这些患儿都会在短时间内进行修复手术。如果患儿正在住院治疗，通常在出院前完成手术，而对于没有反复发生的嵌顿，手术会安排在诊断后的几天到几周内进行。

疝修补术的麻醉方法

脐以下的手术可在全麻或区域阻滞下施行。选择全身麻醉还是区域阻滞取决于外科医师和/或麻醉医师的偏好以及手术的预计时间。但也要考虑患儿的基本状况、之前出现的并发症以及早产患儿在术中和术后发生呼吸暂停和心动过缓的风险。在应激较大的手术后任何早产儿都有发生呼吸暂停和心动过缓的风险，而针对这一点，在腹股沟疝修补术患儿中已进行了广泛研究。很多小样本研究得出了一些共同的结论[150]。呼吸暂停的发生率与胎龄和实际年龄呈负相关，小于胎龄儿的呼吸暂停发生率较低。贫血也可以增加呼吸暂停的发生率。而术后回到家中发生的呼吸暂停与围术期的呼吸暂停的发生率较高有关。对最近多项研究的分析就是想明确区域阻滞或全身麻醉是否能降低呼吸暂停和心动过缓的发生率[199]。不使用镇静药物的蛛网膜下腔阻滞并不能降低早产儿的迟发性呼吸暂停的风险，这是迄今最有说服力的证据。因此，麻醉药物的选择不能只是以预防呼吸暂停为目的的。某些研究证明咖啡因作为一种辅助性药物能够减少呼吸暂停的发生。有研究表明单次使用 10mg/kg 无防腐剂的咖啡因可以有效减少呼吸暂停的发生率[151]。

区域阻滞完全能满足手术需要，或者作为全身麻醉的辅助可以减少全麻药物的使用并且还能用于术后镇痛。髂腹股沟-髂腹下神经阻滞或局部浸润可用于术中麻醉和术后镇痛，全身麻醉诱导后即可用含肾上腺素的 0.25% 布比卡因或 0.2% 罗哌卡因施行髂腹股沟-髂腹下神经阻滞，而且还能提供良好的术后镇痛。

疝修补术后出院标准仍存在一些争议。对于术后呼吸暂停的监测，每个治疗中心的标准不一，通常是根据早产儿的矫正胎龄来决定是否需要全天住院观察。有些治疗中心以矫正胎龄 46 周为入院的最低标准，但是其他一些中心则以 60 周为上限。为了使这个最低标准更加容易理解，同时也想让大家明白以胎龄为基础的入院标准并不准确，本中心采用了不同的方法，我们接收所有早产儿入院，直到他们满 6 个月大。这相当于胎龄加上 26 周，是 46 周和 60 周限制之间的折衷，并且易于实施。然而，对于现在 5 个月大的 36 周早产婴儿来说，这可能过于保守。但是不管使用什么样的限定标准，围术期出现呼吸暂停或心动过缓的患儿都应该在医院内监测和观察，直到患儿 12 个小时内不再出现呼吸暂停的情况。

幽门狭窄

幽门狭窄是婴儿和新生儿相对常见的外科疾病，通常发生于出生后的第 2 周到第 6 周之间。病理特点包括幽门平滑肌肥厚及幽门黏膜和黏膜下水肿，这个过程会持续几天或数周，最终导致幽门括约肌梗阻，引起持续性呕吐，后者又会引发水和各种电解质失衡。通常在症状出现的早期就可明确诊断，尤其在超声的辅助下，因此很少有患儿出现严重的水、电解质紊乱。但是偶尔也会遇到病情发展缓慢，病程超过数周的患儿，这类患儿就会有严重的水、电解质紊乱。胃内含有钠、钾、氯、氢离子和水，严重呕吐就会出现低钠血症、低钾血症和低氯代谢性碱中毒合并代偿性呼吸性酸中毒。麻醉医师、儿科医师和外科医师都应该为患儿做积极的术前准备，幽门狭窄属于内科急症，应当在水、电解质充足复苏的基础上再行手术治疗，而不应匆忙地进行外科急诊手术。患儿应该有正常的皮肤弹性，纠正电解质紊乱后应使血清钠水平高于 130mEq/L，保证钾离子水平至少在 3mEq/L，氯离子在 85mEq/L（保持它处于上升的趋势），尿量维持在 1～2ml/(kg·h)。这些患儿应使用平衡盐溶液进行液体复苏,待有尿后可进行钾离子的补充。

麻醉管理

因为可能存在大量的胃内容物,为了谨慎起见,应在术前置入一个大号胃管将内容物吸除[200],此举显著减少了胃内液体量。但考虑到胃内可能还有更多液体,因此建议采用快速顺序诱导。尽管过去一些临床医师更喜欢采用清醒插管,但这些患儿术前已经过充足的液体复苏,另一方面,清醒插管的并发症和对患儿造成的创伤的发生率还是比较高的[110],因此没有必要再去采用清醒插管了。麻醉医师可以根据自己的喜好选择任何一种麻醉维持方法。在手术期间,只需要短暂的肌肉松弛,由于目前这类手术大多数都是在微创腹腔镜下完成(图 42-22),所以某些外科医师可能需要完善的肌松。在腹腔镜建立气腹期间,随着腹压的增加,必须注意通气和血压,控制通气则可以减少或消除手术对肌松的需求,手术结束后,在患儿拔管前一定要保持其完全清醒。在腹腔镜穿刺部位,可以在超声引导下进行腹横肌平面阻滞,以实现良好的镇痛或局部浸润效果,术后也可通过静脉注射或直肠给予对乙酰氨基酚来缓解疼痛。

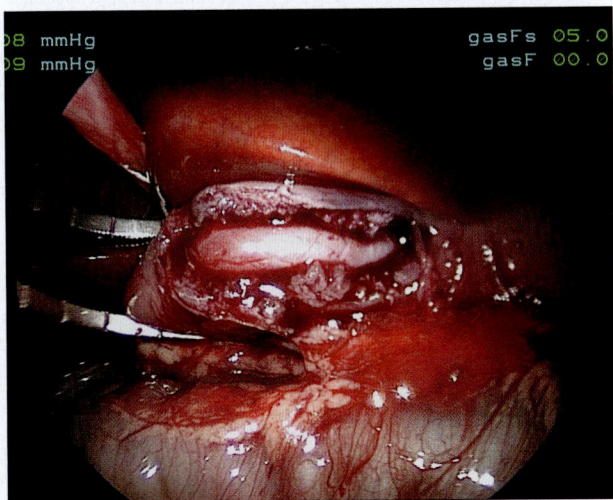

图 42-22　腹腔镜幽门狭窄切开术
注:在这张图中,可以清晰看到幽门肥厚肌肉上的手术切口。这种手术可以治愈幽门狭窄

动脉导管未闭结扎术

随着较小早产儿生存率的增加,许多合并心力衰竭或呼吸衰竭的动脉导管未闭患儿得以生存。前列腺素能使导管平滑肌松弛而不收缩。吲哚美辛是一种前列腺素合成酶抑制剂,可用于促进导管闭合,但由于小早产儿动脉导管内缺乏肌肉,因而吲哚美辛往往无法发挥治疗效果。患有心力衰竭和动脉导管未闭的患儿需要最大限度的药物治疗,包括限制液体摄入、利尿剂和正性肌力药,由于血容量减少以及心肺功能不稳定,这类患儿处于高危状态。如果在手术室内进行手术,要特别注意维持患儿的体温在正常范围内以及转运过程中患儿的通气和氧合情况。如果手术是在新生儿重症监护病房的床边进行,麻醉医师必须在术前抽时间去了解患儿的手术部位、所有静脉通路的位置,并确保所有的药物和液体已备齐。

阿片类药物加肌肉松弛药是常用的麻醉方法,术中对低血压的诊断和治疗可能是麻醉医师面临的最大挑战。如果动脉导管在手术过程中破裂,可引起突发大出血甚至导致死亡,因此要保证手边有充足的平衡盐溶液、白蛋白以及血液制品,以便随时使用。低血压的另一个常见原因是外科医师在进行手术暴露操作时,压迫了肺、心脏和大血管,当出现这种情况时,需要麻醉医师和手术医师保持密切的沟通,权衡利弊,再决定是继续手术还是暂停手术以恢复心脏功能和血压。这类患儿术后通常需要保留气管插管,因此不需要使用肌松拮抗剂,另一方面,残余的阿片类药物可为术后早期提供满意的镇痛。

目前手术治疗动脉导管未闭出现了两种新术式,且越来越受到欢迎[201]。其中一个是视频辅助胸腔镜外科手术(VATS),通过胸壁小切口置入小号内镜来引导器械结扎动脉导管。VATS 可在手术室内完成,极少数情况下也可在床旁完成。另一种方法是由心脏内科医师采用经心导管介入方法用弹簧圈将其封堵。通常情况下会用阻断钳临时阻断动脉导管,证实此时主动脉往下肢的血流持续存在,同时还可以看到由于通过动脉导管的舒张期回流血液被阻断,患儿的舒张压得以改善。

中心静脉置管术

当前围术期治疗的一个重要组成部分就是使用中心静脉导管监测血清电解质、肠外营养和给药。它既可以作为手术的一部分在手术室里置入,也可以作为一个单独的操作在其他时间置入。中心静脉置管术主要有三大顾虑,分别是气道管理、气胸和出血。麻醉方法取决于婴儿的状况,如果选择全麻,则气管插管或喉罩都可以使用。气胸可能发生在锁骨下静脉穿刺中,它的最初表现可能是氧饱和度下降、低血压或肺通气困难。由于中心静脉置管术中经常使用 X 射线透视，因此可以对气胸进行快速诊断，如果没有用 X 射线，出于诊断和治疗目的，也应当对胸腔迅速抽吸。出血是中心静脉置管术中不太常见的并发症，但非常严重，围术期表现为血胸或低血容量，伴血细胞比容或血压的下降。在行中心静脉置管术前，某些患儿是否需要开放一条静脉通路，对这个问题一直没有确切的回答，因为中心静脉置管很可能是由于患儿无法开放静脉通路，另外临床医师也担心开放一条静脉通路的费时会比直接放置中心静脉更长。

无论是在上肢穿刺还是股静脉穿刺，当前经外周静脉穿刺的中心静脉导管（简称"外周中心静脉导管"）在临床中还是比较常见的。通常仅在局麻下或使用氯胺酮轻度镇静下就可放置外周中心静脉导管。严格无菌操作（包括皮肤的消毒），无菌手套和无菌洞巾的使用，尽量减少对静脉导管的接触是减少导管相关脓毒症发生率的重要组成部分。锁骨下穿刺置管过程中发生问题的概率要高于颈内静脉和股静脉，但一旦建立，相关感染和各方面问题的发生率还是比较低的。外周中心静脉导管在新生儿群体中还没有得到很好的研究，但却越来越深入人心。

总结

新生儿的麻醉管理是麻醉医师最具挑战性的工作之一，它要求麻醉医师具备完善的新生儿解剖学、生理学和药理学知识，并对新生儿特有的疾病和外科手术有很深入的了解。完善的麻醉前评估与准备、简明的计划和精细的技术是采取有针对性方法的基础。患儿的主管医师或儿科医师，以及外科医师是能为患儿带来最佳治疗的坚实盟友，因此必须与他们保持密切沟通。最后要说的是，新生儿的临床表现瞬息万变。严格注意细节以及提前处理危急状况是衡量麻醉医师在这些棘手的病例中提供专业救治能力的标志。建议对这些弱小的患儿，在 B 超的引导下完成区域阻滞和血管通路的建立。

致谢

感谢 Dr.Steve Hall 对上一版本章节所做的贡献，以及感谢他终身致力于儿科麻醉学的发展。

（马锐 译，杨丽芳 校）

参考文献

1. Friedman AH, Fahey JT. The transition from fetal to neonatal circulation: normal responses and implications for infants with heart disease. *Semin Perinatol.* 1993;17(2):106–121.
2. Baum VC, Palmisano BW. The immature heart and anesthesia. *Anesthesiology.* 1997;87(6):1529–1548.
3. Fu JD, Li J, Tweedie D, et al. Crucial role of the sarcoplasmic reticulum in the developmental regulation of Ca2+ transients and contraction in cardiomyocytes derived from embryonic stem cells. *FASEB J.* 2006;20(1):181–183.
4. Auman JT, Seidler FJ, Tate CA, et al. Are developing beta-adrenoceptors able to desensitize? Acute and chronic effects of beta-agonists in neonatal heart and liver. *Am J Physiol Regul Integr Comp Physiol.* 2002;283(1):R205–217.
5. Kishkurno S, Takahashi Y, Harada K, et al. Postnatal changes in left ventricular volume and contractility in healthy term infants. *Pediatr Cardiol.* 1997;18(2):91–95.
6. Hislop A. Developmental biology of the pulmonary circulation. *Paediatr Respir Rev.* 2005;6(1):35–43.
7. Mansell AL, Collins MH, Johnson E Jr, et al. Postnatal growth of lung parenchyma in the piglet: morphometry correlated with mechanics. *Anat Rec.* 1995;241(1):99–104.
8. Engle WA, American Academy of Pediatrics Committee on Fetus and Newborn. Surfactant-replacement therapy for respiratory distress in the preterm and term neonate. *Pediatrics.* 2008;121(2):419–432.
9. Hernandez-Diaz S, Van Marter LJ, Werler MM, et al. Risk factors for persistent pulmonary hypertension of the newborn. *Pediatrics.* 2007;120(2):e272–e282.
10. Jain A, McNamara PJ. Persistent pulmonary hypertension of the newborn: Advances in diagnosis and treatment. *Semin Fetal Neonatal Med.* 2015;20(4):262–271.
11. Konduri GG, Solimano A, Sokol GM, et al. A randomized trial of early versus standard inhaled nitric oxide therapy in term and near-term newborn infants with hypoxic respiratory failure. *Pediatrics.* 2004;113(3 Pt 1):559–564.
12. Steinhorn RH. Nitric oxide and beyond: new insights and therapies for pulmonary hypertension. *J Perinatol.* 2008;28 Suppl 3:S67–S71.
13. Noori S, Seri I. Neonatal blood pressure support: the use of inotropes, lusitropes, and other vasopressor agents. *Clin Perinatol.* 2012;39(1):221–238.
14. El-Khuffash A, Herbozo C, Jain A, et al. Targeted neonatal echocardiography (TnECHO) service in a Canadian neonatal intensive care unit: a 4-year experience. *J Perinatol.* 2013;33(9):687–690.
15. Scohy TV, Gommers D, Jan ten Harkel AD, et al. Intraoperative evaluation of micromultiplane transesophageal echocardiographic probe in surgery for congenital heart disease. *Eur J Echocardiogr.* 2007;8(4):241–246.
16. Murphy JD, Vawter GF, Reid LM. Pulmonary vascular disease in fatal meconium aspiration. *J Pediatr.* 1984;104(5):758–762.
17. Velaphi S, Vidyasagar D. Intrapartum and postdelivery management of infants born to mothers with meconium-stained amniotic fluid: evidence-based recommendations. *Clin Perinatol.* 2006;33(1):29–42, v-vi.
18. Drukker A, Guignard JP. Renal aspects of the term and preterm infant: a selective update. *Curr Opin Pediatr.* 2002;14(2):175–182.
19. Alcorn J, McNamara PJ. Ontogeny of hepatic and renal systemic clearance pathways in infants: part I. *Clin Pharmacokinet.* 2002;41(12):959–998.
20. Nash PL. Potassium and sodium homeostasis in the neonate. *Neonatal Netw.* 2007;26(2):125–128.
21. Chawla D, Agarwal R, Deorari AK, Paul VK. Fluid and electrolyte management in term and preterm neonates. *Indian J Pediatr.* 2008;75(3):255–259.
22. Cornblath M, Ichord R. Hypoglycemia in the neonate. *Semin Perinatol.* 2000;24(2):136–149.
23. Ballweg JA, Wernovsky G, Ittenbach RF, et al. Hyperglycemia after infant cardiac surgery does not adversely impact neurodevelopmental outcome. *Ann Thorac Surg.* 2007;84(6):2052–2058.
24. Wu Y, Stack G. Blood product replacement in the perinatal period. *Semin Perinatol.* 2007;31(4):262–271.
25. Fergusson D, Hebert PC, Lee SK, et al. Clinical outcomes following institution of universal leukoreduction of blood transfusions for premature infants. *JAMA.* 2003;289(15):1950–1956.
26. Alcorn J, McNamara PJ. Pharmacokinetics in the newborn. *Adv Drug Deliv Rev.* 2003;55(5):667–686.
27. Strassburg CP, Strassburg A, Kneip S, et al. Developmental aspects of human hepatic drug glucuronidation in young children and adults. *Gut.* 2002;50(2):259–265.
28. Leeder JS, Kearns GL. Pharmacogenetics in pediatrics. Implications for practice. *Pediatr Clin North Am.* 1997;44(1):55–77.
29. Bory C, Baltassat P, Porthault M, et al. Metabolism of theophylline to caffeine in premature newborn infants. *J Pediatr.* 1979;94(6):988–993.
30. Green MD, Shires TK, Fischer LJ. Hepatotoxicity of acetaminophen in neonatal and young rats. I. Age-related changes in susceptibility. *Toxicol Appl Pharmacol.* 1984;74(1):116–124.
31. deAlmeida VL, Alvaro RA, Haider Z, et al. The effect of nasal occlusion on the initiation of oral breathing in preterm infants. *Pediatr Pulmonol.* 1994;18(6):374–378.
32. Miller MJ, Carlo WA, Strohl KP. Effect of maturation on oral breathing in sleeping premature infants. *J Pediatr.* 1986;109(3):515–519.
33. Dalal PG, Murray D, Messner AH, et al. Pediatric laryngeal dimensions: an

age-based analysis. *Anesth Analg.* 2009:108(5):1475–1479.

34. Litman RS, Weissend EE, Shibata D, et al. Developmental changes of laryngeal dimensions in unparalyzed, sedated children. *Anesthesiology.* 2003;98(1):41–45.

35. Weiss M, Dullenkopf A, Fischer JE, et al. European Paediatric Endotracheal Intubation Study Group. Prospective randomized controlled multi-centre trial of cuffed or uncuffed endotracheal tubes in small children. *Br J Anaesth.* 2009;103(6):867–873.

36. Flynn PE, Black AE, Mitchell V. The use of cuffed tracheal tubes for paediatric tracheal intubation, a survey of specialist practice in the United Kingdom. *Eur J Anaesthesiol.* 2008;25(8):685–688.

37. Bhutada A, Sahni R, Rastogi S, et al. Randomised controlled trial of thiopental for intubation in neonates. *Arch Dis Child Fetal Neonatal Ed.* 2000; 82(1):F34–F37.

38. Ghanta S, Abdel-Latif ME, Lui K, et al. Propofol compared with the morphine, atropine, and suxamethonium regimen as induction agents for neonatal endotracheal intubation: a randomized, controlled trial. *Pediatrics.* 2007; 119(6):e1248–e1255.

39. Allegaert K, Peeters MY, Verbesselt R, et al. Inter-individual variability in propofol pharmacokinetics in preterm and term neonates. *Br J Anaesth.* 2007; 99(6):864–870.

40. Bhutta AT. Ketamine: a controversial drug for neonates. *Semin Perinatol.* 2007;31(5):303–308.

41. Anand KJ, Garg S, Rovnaghi CR, et al. Ketamine reduces the cell death following inflammatory pain in newborn rat brain. *Pediatr Res.* 2007;62(3):283–290.

42. Estkowski LM, Morris JL, Sinclair EA. Characterization of dexmedetomidine dosing and safety in neonates and infants. *J Pediatr Pharmacol Ther.* 2015;20(2):112–118.

43. Luo J, Guo J, Han D, et al. [Comparison of dexmedetomidine and midazolam on neurotoxicity in neonatal mice]. *Sheng Wu Yi Xue Gong Cheng Xue Za Zhi.* 2013;30(3):607–610.

44. Suresh S, Anand KJ. Opioid tolerance in neonates: a state-of-the-art review. *Paediatr Anaesth* 2001;11(5):511–521.

45. Santeiro ML, Christie J, Stromquist C, et al. Pharmacokinetics of continuous infusion fentanyl in newborns. *J Perinatol.* 1997;17(2):135–139.

46. Vaughn PR, Townsend SF, Thilo EH, et al. Comparison of continuous infusion of fentanyl to bolus dosing in neonates after surgery. *J Pediatr Surg.* 1996;31(12):1616–1623.

47. Fahnenstich H, Steffan J, Kau N, et al. Fentanyl-induced chest wall rigidity and laryngospasm in preterm and term infants. *Crit care Med.* 2000;28(3):836–839.

48. Saarenmaa E, Neuvonen PJ, Rosenberg P, et al. Morphine clearance and effects in newborn infants in relation to gestational age. *Clin Pharmacol Ther.* 2000;68(2):160–166.

49. Bhat R, Chari G, Gulati A, et al. Pharmacokinetics of a single dose of morphine in preterm infants during the first week of life. *J Pediatr.* 1990;117(3):477–481.

50. El Sayed MF, Taddio A, Fallah S, et al. Safety profile of morphine following surgery in neonates. *J Perinatol.* 2007;27(7):444–447.

51. Murphey LJ, Olsen GD. Morphine-6-beta-D-glucuronide respiratory pharmacodynamics in the neonatal guinea pig. *J Pharmacol Exp Ther.* 1994;268(1):110–116.

52. Peters JW, Anderson BJ, Simons SH, et al. Morphine metabolite pharmacokinetics during venoarterial extra corporeal membrane oxygenation in neonates. *Clin Pharmacokinet.* 2006;45(7):705–714.

53. Davis PJ, Cladis FP. The use of ultra-short-acting opioids in paediatric anaesthesia: the role of remifentanil. *Clin Pharmacokinet.* 2005;44(8):787–796.

54. Davis PJ, Galinkin J, McGowan FX, et al. A randomized multicenter study of remifentanil compared with halothane in neonates and infants undergoing pyloromyotomy. I. Emergence and recovery profiles. *Anesth Analg.* 2001;93(6):1380–1386, table of contents.

55. Hannallah RS, Oh TH, McGill WA, Epstein BS. Changes in heart rate and rhythm after intramuscular succinylcholine with or without atropine in anesthetized children. *Anesth Analg.* 1986;65(12):1329–1332.

56. Rapp HJ, Altenmueller CA, Waschke C. Neuromuscular recovery following rocuronium bromide single dose in infants. *Paediatr Anaesth.* 2004;14(4): 329–335.

57. Gronert BJ, Brandom BW. Neuromuscular blocking drugs in infants and children. *Pediatr Clin North Am.* 1994;41(1):73–91.

58. Cheung PY, Tyebkhan JM, Peliowski A, et al. Prolonged use of pancuronium bromide and sensorineural hearing loss in childhood survivors of congenital diaphragmatic hernia. *J Pediatr.* 1999;135(2 Pt 1):233–239.

59. Reich DL, Hollinger I, Harrington DJ, et al. Comparison of cisatracurium and vecuronium by infusion in neonates and small infants after congenital heart surgery. *Anesthesiology.* 2004;101(5):1122–1127.

60. Fodale V, Santamaria LB. Laudanosine, an atracurium and cisatracurium metabolite. *Eur J Anaesthesiol.* 2002;19(7):466–473.

61. Bhananker SM, Ramamoorthy C, Geiduschek JM, et al. Anesthesia-related cardiac arrest in children: update from the Pediatric Perioperative Cardiac Arrest Registry. *Anesth Analg.* 2007;105(2):344–350.

62. Murray DJ, Forbes RB, Mahoney LT. Comparative hemodynamic depression of halothane versus isoflurane in neonates and infants: an echocardiographic study. *Anesth Analg.* 1992;74(3):329–337.

63. Lerman J, Sikich N, Kleinman S, et al. The pharmacology of sevoflurane in infants and children. *Anesthesiology.* 1994;80(4):814–824.

64. Russell IA, Miller Hance WC, Gregory G, et al. The safety and efficacy of sevoflurane anesthesia in infants and children with congenital heart disease. *Anesth Analg.* 2001;92(5):1152–1158.

65. Brown K, Aun C, Stocks J, et al. A comparison of the respiratory effects of sevoflurane and halothane in infants and young children. *Anesthesiology.* 1998;89(1):86–92.

66. Sale SM, Read JA, Stoddart PA, et al. Prospective comparison of sevoflurane and desflurane in formerly premature infants undergoing inguinal herniotomy. *Br J Anaesth.* 2006;96(6):774–778.

67. Taylor RH, Lerman J. Minimum alveolar concentration of desflurane and hemodynamic responses in neonates, infants, and children. *Anesthesiology.* 1991;75(6):975–979.

68. Kodama M, Satoh Y, Otsubo Y, et al. Neonatal desflurane exposure induces more robust neuroapoptosis than do isoflurane and sevoflurane and impairs working memory. *Anesthesiology.* 2011;115(5):979–991.

69. Mazoit JX. Pharmacokinetic/pharmacodynamic modeling of anesthetics in children. therapeutic implications. *Paediatr Drugs.* 2006;8(3):139–150.

70. Rothstein P, Arthur GR, Feldman HS, et al. Bupivacaine for intercostal nerve blocks in children: blood concentrations and pharmacokinetics. *Anesth Analg.* 1986;65(6):625–632.

71. Ecoffey C, Desparmet J, Maury M, et al. Bupivacaine in children: pharmacokinetics following caudal anesthesia. *Anesthesiology.* 1985;63(4):447–448.

72. Willschke H, Bosenberg A, Marhofer P, et al. Ultrasonographic-guided ilioinguinal/iliohypogastric nerve block in pediatric anesthesia: what is the optimal volume? *Anesth Analg.* 2006;102(6):1680–1684.

73. Berde CB. Convulsions associated with pediatric regional anesthesia. *Anesth Analg* 1992;75(2):164–166.

74. Rapp HJ, Molnar V, Austin S, et al. Ropivacaine in neonates and infants: a population pharmacokinetic evaluation following single caudal block. *Paediatr Anaesth.* 2004;14(9):724–732.

75. McCloskey JJ, Haun SE, Deshpande JK. Bupivacaine toxicity secondary to continuous caudal epidural infusion in children. *Anesth Analg.* 1992; 75(2):287–290.

76. Hansen TG, Ilett KF, Reid C, et al. Caudal ropivacaine in infants: population pharmacokinetics and plasma concentrations. *Anesthesiology.* 2001; 94(4):579–584.

77. Chalkiadis GA, Eyres RL, Cranswick N, et al. Pharmacokinetics of levobupivacaine 0.25% following caudal administration in children under 2 years of age. *Br J Anaesth.* 2004;92(2):218–222.

78. Tobias JD, O'Dell N. Chloroprocaine for epidural anesthesia in infants and children. *AANA J.* 1995;63(2):131–135.

79. Henderson K, Sethna NF, Berde CB. Continuous caudal anesthesia for inguinal hernia repair in former preterm infants. *J Clin Anesth.* 1993;5(2):129–133.

80. Weinberg G, Ripper R, Feinstein DL, et al. Lipid emulsion infusion rescues dogs from bupivacaine-induced cardiac toxicity. *Reg Anesth Pain Med.* 2003;28(3):198–202.

81. Rosenblatt MA, Abel M, Fischer GW, et al. Successful use of a 20% lipid emulsion to resuscitate a patient after a presumed bupivacaine-related cardiac arrest. *Anesthesiology.* 2006;105(1):217–218.

82. Shah S, Gopalakrishnan S, Apuya J, et al. Use of Intralipid in an infant with impending cardiovascular collapse due to local anesthetic toxicity. *J Anesth.* 2009;23(3):439–441.

83. Mirtallo JM, Dasta JF, Kleinschmidt KC, et al. State of the art review: Intravenous fat emulsions: Current applications, safety profile, and clinical implications. *Ann Pharmacother.* 2010;44(4):688–700.

84. Neal JM, Mulroy MF, Weinberg GL, American Society of Regional Anesthesia and Pain Medicine. American Society of Regional Anesthesia and Pain Medicine checklist for managing local anesthetic systemic toxicity: 2012 version. *Reg Anesth Pain Med.* 2012;37(1):16–18.

85. Couper RT. Methaemoglobinaemia secondary to topical lignocaine/ prilocaine in a circumcised neonate. *J Paediatr Child Health.* 2000;36(4):406–407.

86. Lehr VT, Taddio A. Topical anesthesia in neonates: clinical practices and practical considerations. *Semin Perinatol.* 2007;31(5):323–329.

87. Braz LG, Modolo NS, do Nascimento P Jr, et al. Perioperative cardiac arrest: a study of 53,718 anaesthetics over 9 yr from a Brazilian teaching hospital. *Br J Anaesth.* 2006;96(5):569–575.

88. Murat I, Constant I, Maud'huy H. Perioperative anaesthetic morbidity in children: a database of 24,165 anaesthetics over a 30-month period. *Paediatr Anaesth.* 2004;14(2):158–166.

89. Catre D, Lopes MF, Madrigal A, et al. Predictors of major postoperative complications in neonatal surgery. *Rev Col Bras Cir.* 2013;40(5):363–369.

90. Section on Anesthesiology and Pain Medicine, Polaner DM, Houck CS; American Academy of Pediatrics. Critical Elements for the Pediatric Perioperative Anesthesia Environment. *Pediatrics.* 2015;136(6):1200–1205.

91. Anand KJ, Carr DB. The neuroanatomy, neurophysiology, and neurochemistry of pain, stress, and analgesia in newborns and children. *Pediatr Clin North Am.* 1989;36(4):795–822.

92. Prevention and management of pain and stress in the neonate. American Academy of Pediatrics. Committee on Fetus and Newborn. Committee on Drugs. Section on Anesthesiology. Section on Surgery. Canadian Paediatric Society. Fetus and Newborn Committee. *Pediatrics.* 2000;105(2):454–461.

93. Tomashek KM, Shapiro-Mendoza CK, Davidoff MJ, et al. Differences in mortality between late-preterm and term singleton infants in the United States, 1995–2002. *J Pediatr.* 2007;151(5):450–456, 456 e451.

94. Ozyurek E, Cetintas S, Ceylan T, et al. Complete blood count parameters for healthy, small-for-gestational-age, full-term newborns. *Clin Lab Haematol.* 2006;28(2):97–104.

95. Deshpande S, Ward Platt M. The investigation and management of neonatal hypoglycaemia. *Semin Fetal Neonatal Med.* 2005;10(4):351–361.

96. Lippi G, Salvagno GL, Rugolotto S, et al. Routine coagulation tests in newborn and young infants. *J Thromb Thrombolysis.* 2007;24(2):153–155.

97. American Academy of Pediatrics Committee on Fetus and Newborn. Controversies concerning vitamin K and the newborn. American Academy of Pediatrics Committee on Fetus and Newborn. *Pediatrics.* 2003;112(1 Pt 1):191–192.

98. Barrington KJ. The myth of a minimum dose for atropine. *Pediatrics.* 2011; 127(4):783–784.

99. Shiao SY. Effects of fetal hemoglobin on accurate measurements of oxygen saturation in neonates. *J Perinat Neonatal Nurs.* 2005;19(4):348–361.

100. Hubmayr RD. The times are a-changin': should we hang up the stethoscope?

Anesthesiology. 2004;100(1):1–2.

101. Watson A, Visram A. Survey of the use of oesophageal and precordial stethoscopes in current paediatric anaesthetic practice. *Paediatr Anaesth.* 2001;11(4):437–442.

102. Sigaut S, Skhiri A, Stany I, et al. Ultrasound guided internal jugular vein access in children and infant: a meta-analysis of published studies. *Paediatr Anaesth.* 2009;19(12):1199–1206.

103. Han SH, Kim SD, Kim CS, et al. Comparison of central venous catheterization sites in infants. *J Int Med Res.* 2004;32(6):563–569.

104. Panagiotounakou P, Antonogeorgos G, Gounari E, et al. Peripherally inserted central venous catheters: frequency of complications in premature newborn depends on the insertion site. *J Perinatol.* 2014;34(6):461–463.

105. Schily M, Koumoukelis H, Lerman J, et al. Can pediatric anesthesiologists detect an occluded tracheal tube in neonates? *Anesth Analg.* 2001;93(1):66–70.

106. Spears RS Jr, Yeh A, Fisher DM, et al. The "educated hand". Can anesthesiologists assess changes in neonatal pulmonary compliance manually? *Anesthesiology.* 1991;75(4):693–696.

107. Tobin MJ, Stevenson GW, Horn BJ, et al. A comparison of three modes of ventilation with the use of an adult circle system in an infant lung model. *Anesth Analg.* 1998;87(4):766–771.

108. Hunter T, Lerman J, Bissonnette B. The temperature and humidity of inspired gases in infants using a pediatric circle system: effects of high and low-flow anesthesia. *Paediatr Anaesth.* 2005;15(9):750–754.

109. Luchetti M, Pigna A, Gentili A, et al. Evaluation of the efficiency of heat and moisture exchangers during paediatric anaesthesia. *Paediatr Anaesth.* 1999;9(1):39–45.

110. Cook-Sather SD, Tulloch HV, Cnaan A, et al. A comparison of awake versus paralyzed tracheal intubation for infants with pyloric stenosis. *Anesth Analg.* 1998;86(5):945–951.

111. Salgo B, Schmitz A, Henze G, et al. Evaluation of a new recommendation for improved cuffed tracheal tube size selection in infants and small children. *Acta Anaesthesiol Scand.* 2006;50(5):557–561.

112. Lonnqvist PA. Successful use of laryngeal mask airway in low-weight expremature infants with bronchopulmonary dysplasia undergoing cryotherapy for retinopathy of the premature. *Anesthesiology.* 1995;83(2):422–424.

113. Jagannathan N, Ramsey MA, White MC, et al. An update on newer pediatric supraglottic airways with recommendations for clinical use. *Paediatr Anaesth.* 2015;25(4):334–345.

114. Hansen TG, Joensen H, Henneberg SW, et al. Laryngeal mask airway guided tracheal intubation in a neonate with the Pierre Robin syndrome. *Acta Anaesthesiol Scand.* 1995;39(1):129–131.

115. Fisher QA, Tunkel DE. Lightwand intubation of infants and children. *J Clin Anesth.* 1997;9(4):275–279.

116. Cain JM, Mason LJ, Martin RD. Airway management in two of newborns with Pierre Robin Sequence: the use of disposable vs multiple use LMA for fiberoptic intubation. *Paediatr Anaesth.* 2006;16(12):1274–1276.

117. Moura JH, da Silva GA. Neonatal laryngoscope intubation and the digital method: a randomized controlled trial. *J Pediatr.* 2006;148(6):840–841.

118. Feldman JM. Optimal ventilation of the anesthetized pediatric patient. *Anesth Analg.* 2015;120(1):165–175.

119. Wheeler K, Klingenberg C, McCallion N, et al. Volume-targeted versus pressure-limited ventilation in the neonate. *Cochrane Database Syst Rev.* 2010(11):CD003666.

120. Wheeler KI, Klingenberg C, Morley CJ, et al. Volume-targeted versus pressure-limited ventilation for preterm infants: a systematic review and meta-analysis. *Neonatology.* 2011;100(3):219–227.

121. Piersigilli F, Bersani I, Giliberti P, et al. Neonatal limb ischemia: caudal blockade and NIRS monitoring. *Eur J Pediatr.* 2014;173(12):1599–1601.

122. Marhofer P, Willschke H, Kettner S. Imaging techniques for regional nerve blockade and vascular cannulation in children. *Curr Opin Anaesthesiol.* 2006;19(3):293–300.

123. Weinberg GL, Ripper R, Murphy P, et al. Lipid infusion accelerates removal of bupivacaine and recovery from bupivacaine toxicity in the isolated rat heart. *Reg Anesth Pain Med.* 2006;31(4):296–303.

124. Davidson AJ, Morton NS, Arnup SJ, et al. Apnea after Awake Regional and General Anesthesia in Infants: The General Anesthesia Compared to Spinal Anesthesia Study–Comparing Apnea and Neurodevelopmental Outcomes, a Randomized Controlled Trial. *Anesthesiology.* 2015;123(1):38–54.

125. Suresh S, Wheeler M. Practical pediatric regional anesthesia. *Anesthesiol Clin North America.* 2002;20(1):83–113.

126. Williams RK, Adams DC, Aladjem EV, et al. The safety and efficacy of spinal anesthesia for surgery in infants: the Vermont Infant Spinal Registry. *Anesth Analg.* 2006;102(1):67–71.

127. Suresh S, Hall SC. Spinal anesthesia in infants: is the impractical practical? *Anesth Analg.* 2006;102(1):65–66.

128. Welborn LG, Rice LJ, Hannallah RS, et al. Postoperative apnea in former preterm infants: prospective comparison of spinal and general anesthesia. *Anesthesiology.* 1990;72(5):838–842.

129. Tsui BC, Tarkkila P, Gupta S, et al. Confirmation of caudal needle placement using nerve stimulation. *Anesthesiology.* 1999;91(2):374–378.

130. Marhofer P, Bosenberg A, Sitzwohl C, et al. Pilot study of neuraxial imaging by ultrasound in infants and children. *Paediatr Anaesth.* 2005;15(8):671–676.

131. Suresh S, Long J, Birmingham PK, et al. Are caudal blocks for pain control safe in children? An analysis of 18,650 caudal blocks from the Pediatric Regional Anesthesia Network (PRAN) database. *Anesth Analg.* 2015;120(1):151–156.

132. Wheeler M, Patel A, Suresh S, et al. The addition of clonidine 2 microg.kg-1 does not enhance the postoperative analgesia of a caudal block using 0.125% bupivacaine and epinephrine 1:200,000 in children: a prospective, double-blind, randomized study. *Paediatr Anaesth.* 2005;15(4):476–483.

133. Willschke H, Bosenberg A, Marhofer P, et al. Epidural catheter placement in neonates: sonoanatomy and feasibility of ultrasonographic guidance in term and preterm neonates. *Reg Anesth Pain Med.* 2007;32(1):34–40.

134. Brady-Fryer B, Wiebe N, Lander JA. Pain relief for neonatal circumcision. *Cochrane Database Syst Rev.* 2004(4):CD004217.

135. Sandeman DJ, Dilley AV. Ultrasound guided dorsal penile nerve block in children. *Anaesth Intensive Care.* 2007;35(2):266–269.

136. Bielsky A, Efrat R, Suresh S. Postoperative analgesia in neonates after major abdominal surgery: 'TAP' our way to success! *Paediatr Anaesth.* 2009;19(5):541–542.

137. Suresh S, De Oliveira GS Jr. Blood Bupivacaine Concentrations After Transversus Abdominis Plane Block in Neonates: A Prospective Observational Study. *Anesth Analg.* 2016;122(3):814–817.

138. Marhofer P, Greher M, Kapral S. Ultrasound guidance in regional anaesthesia. *Br J Anaesth.* 2005;94(1):7–17.

139. Marhofer P, Sitzwohl C, Greher M, et al. Ultrasound guidance for infraclavicular brachial plexus anaesthesia in children. *Anaesthesia.* 2004;59(7):642–646.

140. Suresh S, Voronov P. Head and neck blocks in children: an anatomical and procedural review. *Paediatr Anaesth.* 2006;16(9):910–918.

141. Williams DG, Patel A, Howard RF. Pharmacogenetics of codeine metabolism in an urban population of children and its implications for analgesic reliability. *Br J Anaesth.* 2002;89(6):839–845.

142. Cheung CL, van Dijk M, Green JW, et al. Effects of low-dose naloxone on opioid therapy in pediatric patients: a retrospective case-control study. *Int Care Med.* 2007;33(1):190–194.

143. Pacifici GM, Allegaert K. Clinical pharmacology of paracetamol in neonates: a review. *Curr Ther Res Clin Exp.* 2015;77:24–30.

144. Papacci P, De Francisci G, Iacobucci T, et al. Use of intravenous ketorolac in the neonate and premature babies. *Paediatr Anaesth.* 2004;14(6):487–492.

145. Rayburn WF. Maternal and fetal effects from substance use. *Clin Perinatol.* 2007;34(4):559–571, vi.

146. Lipshultz SE, Frassica JJ, Orav EJ. Cardiovascular abnormalities in infants prenatally exposed to cocaine. *J Pediatr.* 1991;118(1):44–51.

147. Hackman PS. Recognizing and understanding the cold-stressed term infant. *Neonatal Netw.* 2001;20(8):35–41.

148. Plattner O, Semsroth M, Sessler DI, et al. Lack of nonshivering thermogenesis in infants anesthetized with fentanyl and propofol. *Anesthesiology.* 1997;86(4):772–777.

149. Ehrenkranz RA, Walsh MC, Vohr BR, et al.; National Institutes of Child Health and Human Development Neonatal Research Network. Validation of the National Institutes of Health consensus definition of bronchopulmonary dysplasia. *Pediatrics.* 2005;116(6):1353–1360.

150. Cote CJ, Zaslavsky A, Downes JJ, et al. Postoperative apnea in former preterm infants after inguinal herniorrhaphy. A combined analysis. *Anesthesiology.* 1995;82(4):809–822.

151. Walther-Larsen S, Rasmussen LS. The former preterm infant and risk of post-operative apnoea: recommendations for management. *Acta Anaesthesiol Scand.* 2006;50(7):888–893.

152. Kennedy KA, Fielder AR, Hardy RJ, et al. Reduced lighting does not improve medical outcomes in very low birth weight infants. *J Pediatr.* 2001;139(4):527–531.

153. Reynolds JD, Dobson V, Quinn GE, et al. Evidence-based screening criteria for retinopathy of prematurity: natural history data from the CRYO-ROP and LIGHT-ROP studies. *Arch Ophthalmol.* 2002;120(11):1470–1476.

154. Lloyd J, Askie L, Smith J, et al. Supplemental oxygen for the treatment of pre-threshold retinopathy of prematurity. *Cochrane Database Syst Rev.* 2003(2):CD003482.

155. Fredriksson A, Ponten E, Gordh T, et al. Neonatal exposure to a combination of N-methyl-D-aspartate and gamma-aminobutyric acid type A receptor anesthetic agents potentiates apoptotic neurodegeneration and persistent behavioral deficits. *Anesthesiology.* 2007;107(3):427–436.

156. Soriano SG, Anand KJ. Anesthetics and brain toxicity. *Curr Opin Anaesthesiol.* 2005;18(3):293–297.

157. Rappaport BA, Suresh S, Hertz S, et al. Anesthetic neurotoxicity–clinical implications of animal models. *N Engl J Med.* 2015;372(9):796–797.

158. Davidson AJ, Disma N, de Graaff JC, et al. Neurodevelopmental outcome at 2 years of age after general anaesthesia and awake-regional anaesthesia in infancy (GAS): an international multicentre, randomised controlled trial. *Lancet.* 2016;387(10015):239–50.

159. Flick RP, Katusic SK, Colligan RC, et al. Cognitive and behavioral outcomes after early exposure to anesthesia and surgery. *Pediatrics.* 2011;128(5):e1053–1061.

160. Lin AE, Pober BR, Adatia I. Congenital diaphragmatic hernia and associated cardiovascular malformations: type, frequency, and impact on management. *Am J Med Genet C Semin Med Genet.* 2007;145C(2):201–216.

161. Greenwood RD, Rosenthal A. Cardiovascular malformations associated with tracheoesophageal fistula and esophageal atresia. *Pediatrics.* 1976;57(1):87–91.

162. Harting MT, Lally KP. Surgical management of neonates with congenital diaphragmatic hernia. *Semin Pediatr Surg.* 2007;16(2):109–114.

163. Peralta CF, Jani JC, Van Schoubroeck D, et al. Fetal lung volume after endoscopic tracheal occlusion in the prediction of postnatal outcome. *Am J Obstet Gynecol.* 2008;198(1):60.e61–65.

164. Fallon SC, Cass DL, Olutoye OO, et al. Repair of congenital diaphragmatic hernias on Extracorporeal Membrane Oxygenation (ECMO): does early repair improve patient survival? *J Pediatr Surg.* 2013;48(6):1172–1176.

165. West KW, Bengston K, Rescorla FJ, et al. Delayed surgical repair and ECMO improves survival in congenital diaphragmatic hernia. *Ann Surg.* 1992;216(4):454–460; discussion 460–452.

166. Ssemakula N, Stewart DL, Goldsmith LJ, et al. Survival of patients with congenital diaphragmatic hernia during the ECMO era: an 11-year experience.

J Pediatr Surg. 1997;32(12):1683–1689.

167. Ng GY, Derry C, Marston L, et al. Reduction in ventilator-induced lung injury improves outcome in congenital diaphragmatic hernia? *Pediatr Surg Int.* 2008;24(2):145–150.

168. Rodrigues CJ, Tannuri U, Tannuri AC, et al. Prenatal tracheal ligation or intra-amniotic administration of surfactant or dexamethasone prevents some structural changes in the pulmonary arteries of surgically created diaphragmatic hernia in rabbits. *Rev Hosp Clin Fac Med Sao Paulo.* 2002;57(1):1–8.

169. Fisher JC, Jefferson RA, Arkovitz MS, et al. Redefining outcomes in right congenital diaphragmatic hernia. *J Pediatr Surg.* 2008;43(2):373–379.

170. van den Hout L, Sluiter I, Gischler S, et al. Can we improve outcome of congenital diaphragmatic hernia? *Pediatr Surg Int.* 2009;25(9):733–743.

171. Hwang PJ, Kousseff BG. Omphalocele and gastroschisis: an 18-year review study. *Genet Med.* 2004;6(4):232–236.

172. Ledbetter DJ. Gastroschisis and omphalocele. *Surg Clin North Am.* 2006;86(2):249–260, vii.

173. Henrich K, Huemmer HP, Reingruber B, et al. Gastroschisis and omphalocele: treatments and long-term outcomes. *Pediatr Surg Int.* 2008;24(2):167–173.

174. Lee SL, Beyer TD, Kim SS, et al. Initial nonoperative management and delayed closure for treatment of giant omphaloceles. *J Pediatr Surg.* 2006;41(11):1846–1849.

175. Owen A, Marven S, Jackson L, et al. Experience of bedside preformed silo staged reduction and closure for gastroschisis. *J Pediatr Surg.* 2006;41(11):1830–1835.

176. Olesevich M, Alexander F, Khan M, et al. Gastroschisis revisited: role of intraoperative measurement of abdominal pressure. *J Pediatr Surg.* 2005;40(5):789–792.

177. Yaster M, Buck JR, Dudgeon DL, et al. Hemodynamic effects of primary closure of omphalocele/gastroschisis in human newborns. *Anesthesiology.* 1988;69(1):84–88.

178. Nguyen T, Zainabadi K, Bui T, et al. Thoracoscopic repair of esophageal atresia and tracheoesophageal fistula: lessons learned. *J Laparoendosc Adv Surg Tech A.* 2006;16(2):174–178.

179. Thompson ME, Haynes B. Ultrasound-guided thoracic paravertebral block catheter experience in 2 neonates. *J Clin Anesth.* 2015;27(6):514–516.

180. Dalla Vecchia LK, Grosfeld JL, West KW, et al. Intestinal atresia and stenosis: a 25-year experience with 277 cases. *Arch Surg.* 1998;133(5):490–496; discussion 496–497.

181. Cucchiaro G, De Lagausie P, El-Ghonemi A, et al. Single-dose caudal anesthesia for major intraabdominal operations in high-risk infants. *Anesth Analg.* 2001;92(6):1439–1441.

182. Welzing L, Roth B. Experience with remifentanil in neonates and infants. *Drugs.* 2006;66(10):1339–1350.

183. Shaer CM, Chescheir N, Schulkin J. Myelomeningocele: a review of the epidemiology, genetics, risk factors for conception, prenatal diagnosis, and prognosis for affected individuals. *Obstetr Gynecol sur.* 2007;62(7):471–479.

184. McLone DG, Dias MS. The Chiari II malformation: cause and impact. *Child's Nerv Syst.* 2003;19(7–8):540–550.

185. McLone DG. Care of the neonate with a myelomeningocele. *Neurosurg Clin N Am.* 1998;9(1):111–120.

186. Sutton LN. Fetal surgery for neural tube defects. *Best Pract Res Clin Obstet Gynaecol.* 2008;22(1):175–188.

187. Shah S, Cawley M, Gleeson R, et al. Latex allergy and latex sensitization in children and adolescents with meningomyelocele. *J Allergy Clin Immunol.* 1998;101(6 Pt 1):741–746.

188. Dierdorf SF, McNiece WL, Rao CC, et al. Failure of succinylcholine to alter plasma potassium in children with myelomeningocoele. *Anesthesiology.* 1986;64(2):272–273.

189. Viscomi CM, Abajian JC, Wald SL, et al. Spinal anesthesia for repair of meningomyelocele. *Anesth Analg.* 1995;81(3):492–495.

190. Sin AH, Rashidi M, Caldito G, et al. Surgical treatment of myelomeningocele: year 2000 hospitalization, outcome, and cost analysis in the US. *Child's Nerv Syst.* 2007;23(10):1125–1127.

191. Persson EK, Anderson S, Wiklund LM, et al. Hydrocephalus in children born in 1999–2002: epidemiology, outcome and ophthalmological findings. *Child's Nerv Syst.* 2007;23(10):1111–1118.

192. Lee JS, Polin RA. Treatment and prevention of necrotizing enterocolitis. *Semin Neonatol.* 2003;8(6):449–459.

193. Srinivasan PS, Brandler MD, D'Souza A. Necrotizing enterocolitis. *Clin Perinatol.* 2008;35(1):251–272, x.

194. Alfaleh K, Bassler D. Probiotics for prevention of necrotizing enterocolitis in preterm infants. *Cochrane Database Syst Rev.* 2008;23(1):CD005496.

195. Ehrlich PF, Sato TT, Short BL, et al. Outcome of perforated necrotizing enterocolitis in the very low-birth weight neonate may be independent of the type of surgical treatment. *Am Surg.* 2001;67(8):752–756.

196. Catre D, Lopes MF, Madrigal A, et al. Early mortality after neonatal surgery: analysis of risk factors in an optimized health care system for the surgical newborn. *Rev Bras Epidemiol.* 2013;16(4):943–952.

197. Blakely ML, Lally KP, McDonald S, et al. Postoperative outcomes of extremely low birth-weight infants with necrotizing enterocolitis or isolated intestinal perforation: a prospective cohort study by the NICHD Neonatal Research Network. *Ann Surg.* 2005;241(6):984–989; discussion 989–994.

198. Lau ST, Lee YH, Caty MG. Current management of hernias and hydroceles. *Sem Pediatr Surg.* 2007;16(1):50–57.

199. Craven PD, Badawi N, Henderson-Smart DJ, et al. Regional (spinal, epidural, caudal) versus general anaesthesia in preterm infants undergoing inguinal herniorrhaphy in early infancy. *Cochrane Database Syst Rev.* 2003;(3):CD003669.

200. Cook-Sather SD, Tulloch HV, Liacouras CA, et al. Gastric fluid volume in infants for pyloromyotomy. *Can J Anaesth.* 1997;44(3):278–283.

201. Jacobs JP, Giroud JM, Quintessenza JA, et al. The modern approach to patent ductus arteriosus treatment: complementary roles of video-assisted thoracoscopic surgery and interventional cardiology coil occlusion. *Ann Thorac Surg.* 2003;76(5):1421–1427; discussion 1427–1428.

第43章 儿科麻醉

Jerrold Lerman

要点

1. 婴儿和儿童的气道具有独特的特征,需要对气道结构的解剖和生理有清晰的认识。喉痉挛和气道阻塞增加了围术期并发症的发生率和病死率。喉痉挛的治疗包括吸入纯氧进行持续正压通气、托下颌以及尽早给予阿托品与丙泊酚和/或琥珀胆碱,以防止血氧饱和度进一步降低和心动过缓,并使声带松弛。

2. 幼年动物的实验结果引发了人们对全身麻醉后神经认知后遗症的关注。然而,最近的研究表明,对麻醉后的动物进行训练和社交练习,可以减轻全麻后的神经认知功能障碍。短时间单纯吸入七氟烷的幼儿,其2年后的术后神经认知功能与椎管内麻醉的小儿相近。

3. 儿童用药剂量是复杂的。影响药物剂量的几个因素包括器官功能状态(心肺功能、肾功能和肝功能)、合并疾病、肥胖以及细胞色素酶系统的发育成熟度。单核苷酸多态性(single nucleotide polymorphisms, SNPs)可能会引起药物的罕见反应。

4. 了解儿童最常用吸入麻醉药的药代动力学和药效动力学,有助于预测突发问题,例如,在控制通气期间麻醉剂过量,或在手术期间亚 MAC 剂量引起的术中知晓。

5. 上呼吸道感染(upper respiratory tract infection, URTI)是拟行手术的儿童最常见的合并症。需要注意的是,为近期患有 URTI(如呼吸道合胞病毒和其他可能潜伏的病毒)的婴儿(<1岁)以及2周内患有感冒的儿童进行麻醉时,围术期并发症的发生率会增高。当 URTI 合并以下任何一种体征时,应暂停手术并重新安排手术时间:发烧(>38.5℃),孩子表现不正常(如食欲缺乏),脓性绿色分泌物,或下呼吸道感染征象(如无法咳出分泌物的喘息并伴有剧烈的咳嗽)。

6. 儿童阻塞性睡眠呼吸暂停(obstructive sleep apnea, OSA)与成人的不同之处在于,扁桃体和腺样体肥大是儿童 OSA 的主要原因。由于低氧血症引起阿片类药物的敏感性基因表达上调,因此,这些儿童的围术期呼吸系统并发症与夜间间歇性血氧饱和度下降(氧饱和度<85% 为阈值)的严重程度有关。最新研究表明,全身炎症反应可使肥胖儿童的 OSA 并发症难以处理,可导致腺样体切除后其临床症状改善效果不佳。

7. 肥胖在小儿麻醉中是一个日趋严峻的挑战。虽然对这类患儿进行喉镜显露和气管插管是极具挑战的，但将头抬高 25° 或应用嗅探位，即让耳屏位于胸骨切迹水平线上方，这两种方法都有利于气管插管。药物剂量必须根据适当的体重标准调整。围术期呼吸系统并发症和术后住院在这些儿童中更为常见。

8. 乳胶是在北美儿童麻醉中引起过敏和过敏反应最常见的原因。抗生素，特别是青霉素类似物，为次要原因。肾上腺素是首选的治疗方法。丙泊酚过敏在儿童中非常罕见，且只发生在有明确证据对蛋类过敏（不是过敏反应）的人身上。虽然欧洲儿童对肌松药过敏更为常见，但在北美却是罕见的，我们怀疑是因为缺乏敏化剂（如福尔可定）。

9. 对大多数 6 个月或 6 个月以上的儿童，围术期液体管理策略已从过去的按 4-2-1ml/(kg·h) 的速率输注低渗含葡萄糖溶液转变为 1～4h 内使用 10～40ml/kg 的平衡盐溶液。该策略的基础是为了降低抗利尿激素的分泌以防止围术期的低钠血症。在新生儿和婴幼儿（小于 6 个月）的麻醉维持阶段，4-2-1ml/(kg·h) 低渗含葡萄糖溶液的补液策略仍然适合。

10. 高效的儿童日间手术需要有效的预防疼痛和呕吐的方法。在麻醉期间使用局部麻醉药和/或全身镇痛药来控制疼痛，以降低术后对镇痛药的需求量。在适宜的手术中，采用持续区域阻滞是最有效的方法。预防术后呕吐的最有效策略是将围术期静脉补液、静脉注射地塞米松和 5-羟色胺受体拮抗剂联合应用并避免术后强制输液。术后应在医院对早产儿和足月新生儿进行监护，直至围术期呼吸暂停的风险降低（无呼吸暂停≥12h）。

解剖学和生理学

气道

了解婴儿和成人上呼吸道之间的解剖差异是实现婴儿气道安全管理的关键。表 43-1 总结了婴儿和成人上呼吸道之间的差异。由于头颅和枕骨较大，孩子的头部自然处于"嗅物"位或屈曲位。儿童的舌体与口腔体积比大，如果口腔在面罩通气期间闭合，特别是伴有鼻孔狭窄时，会出现通气困难。因此，面罩通气需要特殊的技巧来避免气道阻塞。为确保面罩麻醉的安全和气道通畅，需要适当应用后面描述的"托下颌"，同时避免在颏下三角的软组织上施加压力。

婴幼儿最常见的气道问题是喉软化导致的上呼吸道梗阻。在这种情况下，声门上结构在吸气时会聚在声门开口处，阻止大部分甚至全部的空气进入声门，从而导致上呼吸道梗阻。其特征是胸骨上窝和锁骨上窝凹陷，胸壁和/或胸骨的反常塌陷以及剧烈的纵隔摆动。持续气道正压通气是其有效的治疗措施。喉软化症状通常随着年龄增长而消失，无需治疗。

许多先天性气道异常会给麻醉带来挑战。常见的气道异常为皮埃尔·罗宾序列征（也称为小颌畸形，表现为出生后 24～48h 呼吸窘迫，舌后坠），直接喉镜检查往往很困难。这种气道异常随着年龄的增长而改善，通常在 2 岁时恢复正常。另一方面，其他的气道异常随着年龄的增加更加难以管理。特雷彻·柯林斯综合征就是这类异常的一种，随着年龄的增长，气道异常变得越来越难以管理。有几种疾病则主要表现为面罩通气困难（如 Crouzon 和 Apert 疾病、唐氏综合征），但气管插管没有问题。在儿童中，"不能通气、不能插管"的气道是很罕见的。尽管如此，如果确定儿童患有合并困难气道的综合征或存在气道问题，那制定恰

表 43-1	婴儿与成人的上呼吸道解剖特征比较
头部	婴儿枕部较大，自然体位时头部处于"嗅物"位
	固定头部以防侧向旋转
	在最初的几个月里完全经鼻呼吸
口腔	婴儿的舌体相对较大，减少了器械的可用空间
	无牙
颈部	婴儿的喉头位置在颈部（C_3～C_4），更靠近头侧
	会厌呈 Ω 形且较长
	声带与杓状软骨的附着处向尾部倾斜
	上呼吸道最窄的部分是环状软骨（一个坚硬的环状软骨结构），其上覆盖假复层柱状上皮
	气管短（4～5cm）
支气管树	右主支气管在隆突处呈锐角
	湍流气流可流至第五级支气管（阻力与半径的 5 次方成反比）

当的治疗策略就显得至关重要。

覆盖着假复层柱状上皮的环状软骨，是上呼吸道内唯一坚固的环形软骨。松散黏附的柱状上皮如果受到刺激则会发生肿胀，从而使管腔半径减小。随着管腔变窄，由于上呼吸道中的气流属于湍流（雷诺数>4 000），压力差与管腔半径的 5 次方成正比，因此，环状软骨环的半径减小 50%，压力差将增加 32 倍，这种现象会导致呼吸做功增加，如果持续一段时间，可能会导致呼吸衰竭。

婴儿和儿童的气管短，气管导管容易误入单侧主支气管。为避免这个问题，仔细评估导管在气道中的位置非常重要。持续动脉血氧饱和度下降（$SaO_2 < 85\%$）可能是气管插入一侧支气管的首发征兆。

与成人（1.5∶1）相比，儿童肺泡通气量（alveolar ventilation，VA）与功能残气量（functional residual capacity，FRC）比值（5∶1）较大，这增加了血氧饱和度下降的风险。肺泡通气量的增加反映了儿童每千克体重耗氧量的增加。这种氧需求量的增加，再加上胸廓的顺应性增加（由解剖学和生理学特征引起）、肺的顺应性降低（由婴儿弹性蛋白相对缺乏引起）和膈肌中 I 型肌纤维（慢缩强氧化型肌纤维）的百分比降低，使肺底部节段在腹部重压下易出现肺不张。当出现呼吸困难时，这些因素叠加使婴儿迅速出现血氧饱和度下降和呼吸衰竭。新生儿呼吸系统生理学的其他细节详见第 42 章。

心血管系统

一旦新生儿心脏完成向出生后状态的转变，心血管系统的变化就不那么显著了。小儿心脏增加每搏输出量的能力低下，与成年人相比心输出量更依赖于心率。对于婴儿，阿托品不仅可以通过增加心率，而且也可以通过增强钙依赖性的收缩 - 频率反应来增加心输出量[1]。这种关系的必然结果是，心率正常或增加的儿童会因为血容量不足而造成低血压，理想的治疗是用液体而不是缩血管药物（除了可能患有先天性心脏病的患者）。8 岁以下的儿童中，全身血管张力较差，骶管 / 硬膜外阻滞时的血压变化不明显可以证明这一点。

随着儿童年龄的增长，心率和血压都会发生变化（表 43-2）[2]，这些数据为心动过缓和低血压的定义提供了一个参考。

表 43-2　儿童静息状态心率和血压的正常范围

年龄	心率/（次·min⁻¹）	血压/mmHg
0～3 个月	100～150	65～85/45～55
3～6 个月	90～120	70～90/50～65
6～12 个月	80～120	80～100/55～65
1～3 岁	70～110	90～105/55～70
3～6 岁	65～110	95～110/60～75
6～12 岁	60～95	100～120/60～75
>12 岁	55～85	110～135/65～85

摘自 Bernstein D. History and physical examination. In: Kliegman RM, Stanton BF, Geme JW, et al, eds. Nelson Textbook of Pediatrics. 19th ed. Philadelphia, PA: Saunders Elsevier; 2011: 1529-1536。

中枢神经系统

生理学

儿童脑耗氧量[5.5ml/（100g·min）]比成年人[3.5ml/（100g·min）]高 50%[3]。因此，脑血流量（cerebral blood flow，CBF）与成年人大不相同。其总体 CBF 比成人高 50% 至 70%[前者为 70～110ml/（min·100g），后者为 50ml/（min·100g）]。儿童 CBF 更多地流向灰质，在青春期达到与成年人接近的水平。对于足月且处于非应激状态下的婴儿，其自动调节是完整的。尽管有证据表明，在儿童时期，自动调节没有与年龄相关的变化，但是儿童自动调节的详细机制还没有很好的阐明。

神经细胞凋亡

研究人员发现乙醇和 N- 甲基 -D- 天冬氨酸（NMDA）受体拮抗剂会引起新生啮齿动物细胞凋亡（程序性细胞死亡），而我们所使用的大多数全身麻醉药和镇静药也作用于 NMDA 和 γ-氨基丁酸 A 型（GABA$_A$）受体，也会导致新生啮齿动物和灵长类动物的细胞凋亡。除了 α$_2$ 受体激动剂、阿片类药物、肌松药和氙气，大多数麻醉药可导致新生动物的细胞凋亡和神经认知功能障碍。当同时使用多种麻醉药或者长时间使用时，会加剧这些影响[4]。受影响的新生儿如果长大成年，其神经认知功能变化依然存在。有趣的是，一些药物和干预措施能够大大削弱这些影响，包括褪黑素、锂、低体温和运动[5-6]。

这些对新生动物的影响是否也适用于人类仍然存在争议。第一，动物对人类的阳性预测值不足 10%。第二，在啮齿动物和灵长类动物中，静脉注射麻醉药和镇静药的剂量比人类高 10 倍[7]，如此大的剂量可部分解释静脉注射麻醉药后观察到的神经认知功能障碍，但并不能解释吸入麻醉药的影响，因为吸入麻醉药的剂量在不同物种间是恒定的。第三，人类实验研究表明，那些在 3 岁以前接受过麻醉和多种麻醉药的人，其神经认知功能障碍比那些没有接受麻醉的更严重。然而，这些研究的大多数都存在严重的不足，如实验设计（回顾性的）、有限的外部效度（无脉搏血氧饱和度或呼气末二氧化碳监测）、不同的麻醉药（氟烷）、非标准化指标（学习障碍测试并不适用于所有儿童），以及未标准化的混杂变量（复杂妊娠，药物，如镁）。一个大样本的队列研究表明，3 岁以下的同卵双胞胎在接受全身麻醉时表现并不一致，但在 10 年后的智力能力测试中结果相同[8]。在前瞻性、随机和盲法 GAS（七氟烷麻醉与椎管内麻醉比较）研究中，对儿童进行为期 2 年的随访显示，两组患儿具有相同的神经认知功能[9]。

药理学

发育药理学

　　了解儿童药物的药理学是一个复杂的课题，稍后会简单介绍。药物必须到达其效应部位才能起效。该过程涉及的步骤包括药物的吸收、分布，并通过分布、代谢和/或排泄使其作用终止。

　　药物的生物利用度取决于几个因素，包括给药途径、pK_a、药物的溶解度、局部灌注。有些药物如咪达唑仑，从胃中吸收很差（15% 的生物利用度）[10]，但是从鼻腔吸收很好[11]，而另一些药物，如对乙酰氨基酚，能很好地从胃中吸收，但经直肠吸收就很差[12]。年龄是影响药物吸收的另一个重要因素。例如，胃液在出生时接近中性（pH 为 6～8），在 3 岁时才能达到成人水平，因此，胃液 pH 值呈中性会影响亲脂性药物的吸收[13]。给药方式也会影响药物吸收，因为它决定了药物是否经过肝脏的首关代谢。来自痔上静脉的直肠静脉流入门静脉系统，而直肠中静脉和痔下静脉绕过肝脏直接流入髂静脉并进入心脏。因此，直肠给药如果通过直肠上静脉吸收可能首先经历肝脏代谢。由于药物可以通过上述给药方式中的任何一种进行使用，因此评估各个年龄阶段不同用药途径的生物利用度，对于确定其达到治疗效果的血药浓度

所需的合理剂量是至关重要的。

　　药物一旦进入血液，一部分与蛋白质和脂质结合，另一部分为游离或活性状态。结合药物的两种主要蛋白质均在肝脏中合成：白蛋白和 α1 酸性糖蛋白。白蛋白能与酸性药物结合，但新生儿以及患有肝病、癌症、肾病和营养不良的儿童白蛋白浓度是偏低的。α1 酸性糖蛋白结合碱性药物如利多卡因，其浓度在出生时也会降低，但随着年龄的增加以及在出现应激和炎症反应时，α1 酸性糖蛋白浓度也会增加[14]。因此，婴幼儿体内利多卡因的游离部分比儿童的多[14]。随着新生儿和婴儿血浆中白蛋白和 α1 酸性糖蛋白浓度的降低，药物的游离部分增加导致达到效应部位的剂量增大，因而在发挥生理作用的同时可能会产生毒性效应。

　　大多数静脉药物作用的终止依赖于肝脏中的 I 相反应（如羟基化和氧化）和/或 II 相反应（如葡萄糖醛酸化）的代谢作用。这些酶系统成熟的速度受许多因素的影响，因而在个体之间和自身体内有很大的差异。除了一些在胎儿存活中发挥重要作用的酶系统（如 CYP3A7）[15]外，参与 I 相反应的绝大多数 P-450 酶系成员（如 CYP3A4，2E1 和 2D6）的活性从出生开始增加，但速度有所不同（图 43-1）[15]。此外，几个酶家族（如 2D6）的遗传多态性能显著影响酶的活性，可出现零代谢、快代谢、超快代谢等几种酶活力类型（见可待因）[16]。

　　I 相反应通过细胞色素 P-450 酶系负责肝脏中大部分药物的代谢：50% 的药物通过 CYP3A4 代谢，10% 到 20% 通过 CYP2D6 代谢[16]，剩余部分通过 CYP1A2、CYP2E1 和 CYP2C9 代谢。这些同工酶系统从出生开始成熟，在 1～5 岁时达到成人水平（图 43-1）。与药物和代谢物结合以排出的 II 相反应酶在出生时并不成熟，这一点引发了人们对胆红素毒性的担忧。但是，这些酶系统将随着年龄的增长而迅速成熟。

　　麻醉状态下，许多药物作用的终止依赖于活性成分的重分布即从效应室重新分布到其他血供丰富的器官（参见吸入麻醉药部分）或肌肉等部位，也依赖于肝脏的代谢和排泄或者肾脏的直接排出。代谢副产物和残余活性母体化合物的消除取决于肾脏的灌注和清除。新生儿和婴幼儿的肾小球滤过率明显降低，随着生长发育的不断成熟，在 5～15 岁达到成人水平[17]。

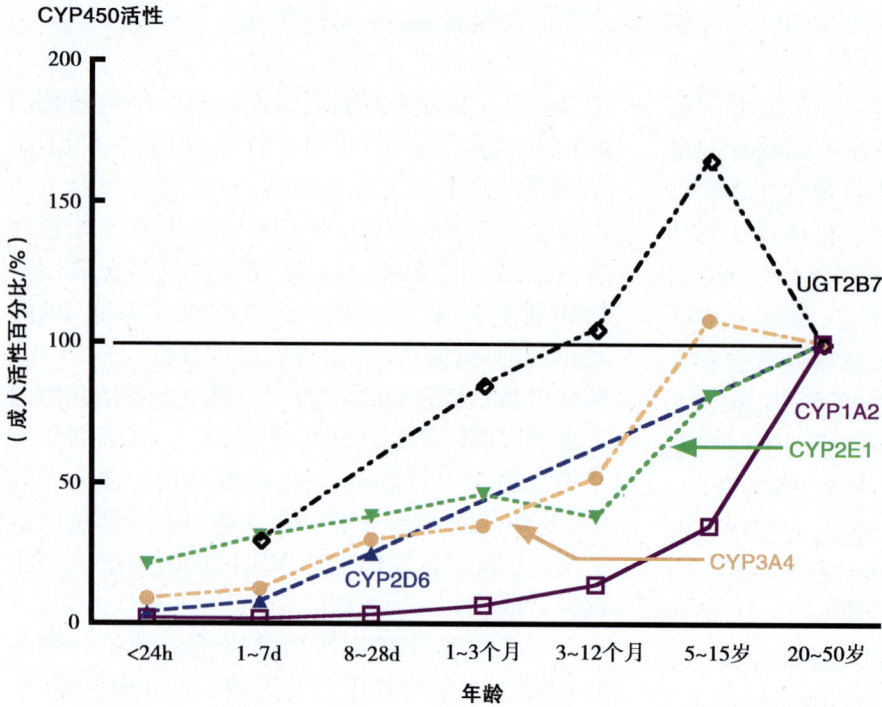

图 43-1 儿童麻醉中常见细胞色素的发育变化

（摘自 Kearns GL, Abdel-Rahman SM, Alander SW, et al. Developmental pharmacology—drug disposition, action, and therapy in infants and children. N Engl J Med. 2003；349：1157-1167；and Alcorn J, McNamara PJ. Pharmacokinetics in the newborn. Adv Drug Deliv Rev. 2003；55：675）

吸入麻醉药

目前吸入麻醉药受到广泛欢迎的原因可能在于它们的理化性质（表 43-3），它具有起效快、苏醒迅速、心肺动态平衡及代谢缓慢和毒性低的特点。氟烷几乎已经完全退出北美的临床麻醉，取而代之成为婴儿和儿童麻醉的诱导药的则是七氟烷。恩氟烷已被其旋光异构体异氟烷和地氟烷所取代。由于地氟烷对上呼吸道具有明显的刺激性，

表 43-3 吸入麻醉药的药理学

	氟烷	恩氟烷	异氟烷	七氟烷	地氟烷
气味	温和，令人愉快	刺激	刺激	令人愉快，无刺激	刺激
溶解度					
$\lambda_{b/g}$ 成人	2.40	1.90	1.40	0.66	0.42
$\lambda_{b/g}$ 新生儿[a]	2.14	1.78	1.19	0.66	–
$\lambda_{brain/b}$ 成人[b]	1.90	1.30	1.60	1.70	1.20
$\lambda_{brain/b}$ 新生儿[c]	1.50	0.90	1.30	–	–
$\lambda_{fat/b}$ 成人[b]	51.10	–	45.00	48.00	27.00
MAC					
MAC$_{成人}$	0.75	1.70	1.20	2.05	7
MAC$_{新生儿}$	0.87	–	1.60	3.20	9.20
新陈代谢					
体内 /%	15.00～20.00	2.40	1.40	＜5.00	0.20

注：λ 是分配系数；b/g 是血液/肺泡气；brain/b 是脑组织/血液；fat/b 是脂肪/血液；MAC 是最低肺泡有效浓度（%）。

[a] 数据来源于 Lerman J, Schmitt-Bantel BI, Gregory GA, et al. Effect of age on the solubility of volatile anesthetics in human tissues. *Anesthesiology*. 1986；65：307-311；and Malviya S, Lerman J. The blood/gas solubilities of sevoflurane, isoflurane, halothane, and serum constituent concentrations in neonates and adults. *Anesthesiology*. 1990；72：793-796。

[b] 数据来源于 Yasuda N, Targ AG, Eger EI Ⅱ. Solubility of I-653, sevoflurane, isoflurane, and halothane in human tissues. *Anesth Analg*. 1989；69：370-373。

[c] 数据来源于 Lerman J, Gregory GA, Willis MM, et al. Age and solubility of volatile anesthetics in blood. *Anesthesiology*. 1984；61：139-143。

因此,禁止将其作为儿童的诱导药物,但在血液和组织溶解度以及低代谢等方面,地氟烷具有理想的药代动力学和体内代谢特性。最近,大家对用惰性气体氙气作为麻醉药产生了很大的兴趣,因为它对环境安全,无心血管毒性,在体内或体外都没有严重的毒性。然而,氙气不容易获得(必须从大气中提取)且非常昂贵,其最低肺泡有效浓度(minimum alveolar concentration,MAC)为70%,另外,它还能引起恶心和呕吐。到目前为止,有关于儿童使用氙气的研究数据还未见发表。

目前使用的所有吸入麻醉药都是甲基乙醚类化合物,仅有七氟烷是甲基异丙基醚。表43-3中总结了它们的理化性质和药效学特性。

药物代谢动力学

肺泡气分压与吸入麻醉药分压的比值,即肺泡中麻醉药浓度分数(F_A)与吸入麻醉药浓度分数(F_I)的比值,也称为肺泡/吸入比(F_A/F_I),取决于六个因素(表43-4)。前三个因素决定了吸入麻醉药进入肺泡的速度,后三个决定吸入麻醉药从肺泡向血液中的转运。所有吸入麻醉药的吸入比从0到1呈指数曲线增长。麻醉药吸入速度的大小与其在血液中的溶解度大小刚好相反,即麻醉药在血液中溶解度越小,吸入越快(表43-3)[18-19]。

表43-4　吸入麻醉药的吸入与排出的决定因素

1. 吸入麻醉药浓度
2. 肺泡通气量
3. 功能残气量
4. 心输出量
5. 溶解度
6. 肺泡至静脉的麻醉药分压梯度

吸入麻醉药的吸入曲线用简单的指数方程表示

$$F_A/F_I=1-e^{-kt} \qquad (43\text{-}1)$$

在方程中 k 是一个常数[k=1/时间常数(τ)], t 是时间,以 min 为单位。τ 是器官的体积与血流量之比。时间常数越小,F_A/F_I 达到平衡的时间越短。儿童大多数器官的时间常数小于成人,这在一定程度上解释了为什么与成人相比在儿童体内氟烷会快速达到平衡(图43-2)。

有四个因素可以解释为什么氟烷在婴儿和儿童中比成人更快被摄取。这些因素按照重要性从大到小的顺序排列在表43-5中。

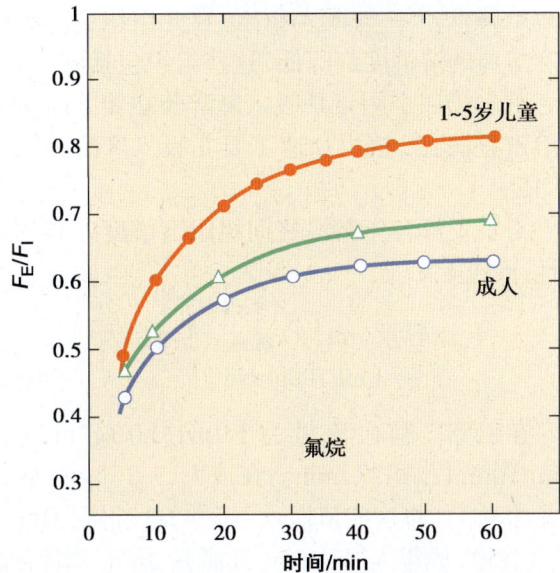

图43-2　氟烷在儿童体内的吸入速度比成人快

注:氟烷的呼气末浓度与吸入气浓度比(F_E/F_I)(纵轴)随时间(横轴)的变化。下方的两条曲线(带有空心符号)来自成人(改编自 Salanitre E, Rackow H. The pulmonary exchange of nitrous oxide and halothane in infants and children. *Anesthesiology*.1969; 30: 391)

表43-5　儿童比成人更快摄取吸入麻醉药的几个因素

- 肺泡通气量与功能残气量之比(婴儿为 5:1,成人为 1.5:1)
- 婴儿心输出量更多分布到血管丰富组织(血管丰富组织占婴儿体重的18%,成人体重的8%)
- 婴儿组织溶解度减小[18]
- 婴儿的血液溶解度减小[20-21]

与成人相比,婴儿和儿童肺泡通气量与功能残气量的比值较大,这可能与儿童代谢率和需氧量增加有关。增加肺泡通气量的也能够促进肺泡麻醉药分压与吸入麻醉药分压达到平衡[22]。VA 与 FRC 比值增大的净效应是时间常数的减少,从成人的 0.7 到婴儿的 0.2,这解释了平衡的速度问题。尽管更大的心输出量会减缓 F_A/F_I 的上升速度,但实际上它加速了吸入麻醉药在新生儿和婴幼儿体内的平衡。这种矛盾的结果可能是由于心输出量的增加主要存在于血流灌注丰富的组织(vessel-rich group, VRG)(包括心脏、脑、胃肠器官、肾脏和内分泌腺),这些组织器官占婴儿体重的18%,在成人中只占体重的8%。而这些组织器官在麻醉的前几个小时就吸收了大部分的麻醉药,因此,婴幼儿心输出量的增加加快了 VRG 中 F_A/F_I 的平衡。第三个因素是与成人相比,婴儿的组织溶解度降低[18]。与成人相比，婴儿组织中所有吸入麻醉药的溶解度都降低，这些组织包括脑、肌肉和心脏。第四个因素是吸入麻醉药在婴儿血液中的溶解度降低，这也加速了婴儿吸入麻醉药的排出[21]。

为了了解各年龄段之间组织溶解度差异的相关性，τ 定义为

$$\tau = 脑容量(ml) \times \lambda_{脑/血液} / 脑血流量 (ml/100g/min)] \qquad (43-2)$$

在脑部，脑血流量为 50ml/100g/min 或 50ml/100ml 脑组织/min。在成人，$\lambda_{脑/血液}$ 约为 2，婴儿约为 1。将这些值代入方程43-2，得到 100×2（或 1）/50，成年人是 4min，儿童是 2min。因为达到 F_A/F_I 平衡需要 4τ，所以成人脑分压达到平衡所需时间是 16min，而儿童则只需 8min[不包括在麻醉工作站(anesthesia workstation，AWS)和肺中麻醉药达到平衡所需的时间]。因此，可以从一定程度上解释为什么婴幼儿和儿童与成人相比对吸入麻醉药的反应迅速且及时。

与过去溶解度较高的吸入麻醉药相比，目前的吸入麻醉药无论是在血液中还是在组织中溶解度都较低。由于肺泡通气量和心输出量的变化对溶解度较低的麻醉药的摄取影响程度不及溶解度较高的麻醉药，表43-5 中前两个因素对幼儿七氟烷和地氟烷摄取的影响是减弱的。因此，这些麻醉药的摄取与婴儿和成人可能是相似的。而且，这些药物在婴幼儿血液中的溶解度与成人相似[20]。然而，有关婴幼儿与成人的组织溶解度的比较尚未见报道。因此，我们可以预测，婴儿七氟烷和地氟烷的排出速度最多只比成人快一点。

已有研究报道了在脑电双频指数(bispectral index，BIS)监测下，七氟烷在儿童和成人血浆和效应部位药物浓度达到平衡时的半衰期($t_{1/2keo}$)分别为 1.2min 和 3.2min[23-24]。

婴幼儿吸入麻醉药的药代动力学还有两个方面需要考虑。首先是通气模式。吸入麻醉药的摄取在麻醉诱导期间迅速增加。在狗的自主呼吸期间，不管吸入氟烷的浓度为 0.4% 或 4%，其耐受性均良好[25]，并且 F_A/F_I 的值都稳定在 0.6～0.7。随着麻醉深度的增加，通气量减少，麻醉药的摄取量也减少。随着麻醉药在脑部的重分配，麻醉深度变浅，通气量增加，麻醉药的摄取量和麻醉深度恢复正常。这个过程被称为负反馈控制回路。但

是，狗在控制通气时，吸入 4% 或 6% 的氟烷，死亡率可高达 85% 甚至 100%[25]。控制通气是一个正反馈控制回路，在该回路中肺部吸入麻醉药物浓度持续增加，麻醉水平不断加深，心输出量随之减少。心输出量的减少会导致肺血流量的减少，从而减缓肺部麻醉药的摄取和排出。因此，肺泡内麻醉药分压持续增加。肺泡内麻醉药分压的增加与心输出量的减少保持一致，进一步抑制 VRG，最终导致心脏停搏。该项研究说明了吸入麻醉期间，同控制通气相比，自主呼吸对于防止药物过量具有本质上的安全性，对于七氟烷是否具有同样的益处目前尚不清楚。过去，控制通气期间，如果同时使用多个挥发罐会对人体构成危害，因此开发了联锁装置以用来防止麻醉药过量。

第二个问题涉及分流及其对麻醉药吸收和分布的影响。只要保持心输出量正常，左向右分流对吸入麻醉药的吸收和分布影响轻微[5]。然而，右向左分流呈现出完全不同和更为复杂的临床状况。无论这些分流发生在哪个部位(肺内、心内或两者皆有)，溶解度低的麻醉药受分流的影响要比溶解度高的麻醉药大的多[5]。也就是说，无论是肺内分流还是心内分流，对于存在显著右向左分流的婴儿来说，单纯使用七氟烷很难维持足够的麻醉深度。为了维持这类婴儿的麻醉，通常需要静脉麻醉的辅助。了解分流对吸入麻醉药摄取的不同作用超出了本章的范围，但基本原理可以总结为通气对高溶解度和低溶解度麻醉药摄取的不同效应[5]。

吸入麻醉药的排出速度呈指数衰减，其与麻醉药在血液中的溶解度成反比(表43-3)。也就是说，血液中溶解度较低的麻醉药，其排出速度更快：地氟烷＞七氟烷＞异氟烷≥氟烷[19,21]。这个规律中唯一的例外是氟烷，它与异氟烷有部分重叠，因前者在体内有 15%～25% 的广泛代谢(表43-3)。计算机模拟显示，长时间麻醉后，麻醉药之间的苏醒时间差异较大，同时麻醉药浓度衰减量超过 90%[26]。

有人提出在维持麻醉期间用溶解度较低的麻醉药代替溶解度较高的麻醉药，从而加速麻醉药的排出和麻醉苏醒。然而，成年志愿者的研究发现，与使用 1.25MAC 异氟烷麻醉 2 小时组相比，手术结束前 30 分钟将异氟烷转换为地氟烷并没有加快麻醉苏醒[27]。最近，已有人将炭过滤器用于麻醉药的吸收，并与高碳酸血症时采用的过度通气

相结合,证实可以迅速清除麻醉药并加快成人苏醒速度[28-29]。相比之下,在儿童中则缺乏相应的数据。

药效学

MAC 是指在一个大气压下使 50% 的患者对切皮不产生体动反应时的肺泡内该麻醉药的浓度。儿童时期,MAC 随着年龄变化很大。也就是说,随着胎儿成熟和足月,出生后 1 个月至 6 个月大的婴儿,其氟烷[30-31]和异氟烷[32-33]MAC 增加到峰值,然后随着年龄的增加而逐渐下降(图 43-3)。七氟烷的 MAC 在新生儿是 3.3%,1~6 个月大的婴儿是 3.2%。对于 6 个月到 12 岁的孩子,其MAC 是 2.4%[34]。地氟烷的 MAC 在整个婴儿期都在增加,6~12 个月龄时达到峰值,之后随着年龄的增加而降低[35]。关于 MAC 的高峰出现在婴儿期以及 MAC 随着年龄而变化的原因仍不非常清楚。

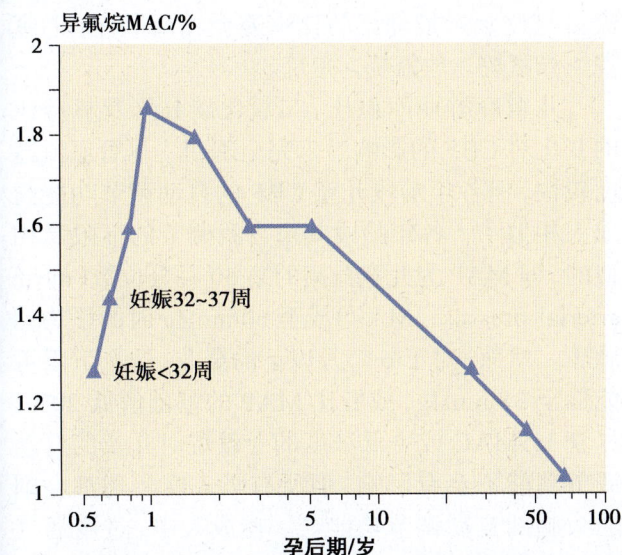

图 43-3　早产儿到成人异氟烷 MAC 值的变化
(摘自 LeDez KM, Lerman J. The minimum alveolar concentration [MAC] of isoflurane in preterm neonates. Anesthesiology.1987; 67: 301-307)

儿童吸入麻醉药的 MAC 值也有其他一些特性。先天性认知功能障碍的儿童,特别是服用抗癫痫药的儿童[36],其氟烷的 MAC 值减少 25%。基因型为纯合子的红头发成年人,其地氟烷的 MAC 比非红头发的高 20%[37],有类似遗传倾向的儿童可能会有同样的反应。

在成年人和儿童中,氟烷和异氟烷与 N2O 的 MAC 值呈现出简单的相加性;然而,60% 的 N2O 却仅使儿童七氟烷和地氟烷的 MAC 值增加了 25%[34,38]。N2O 对七氟烷和地氟烷 MAC 值影响减弱的原因尚不清楚。MAC 也会随着儿童体温的变化而变化。4 岁至 10 岁的儿童,其体温每下降 1℃,异氟烷的 MAC 值下降 5%[39]。

除了确定切皮时的 MAC 值之外,还确定了儿童对其他一些操作的半数有效量(ED50),包括插入和拔除喉罩(laryngeal mask airways, LMAs)、气管拔管等[5]。

呼吸

在缺乏手术刺激的情况下给药,所有麻醉药通过减少潮气量和增加呼吸频率,并以剂量依赖的方式,抑制呼吸和每分钟通气量[40-41]。吸入麻醉药可使膈肌前的肋间肌松弛,主要引起腹式呼吸。麻醉期间呼吸频率增加,这部分抵消了潮气量的减少。氟烷对上述影响最为明显。当浓度为 1.4MAC 或更高时,七氟烷对成人呼吸抑制的程度比氟烷更大[42],而在儿童中证据仍不充分[41]。随着七氟烷浓度的增加,呼吸频率减少,最终会导致呼吸暂停。术前给予咪达唑仑会增强吸入麻醉药的这种呼吸抑制作用。这种中枢效应可被手动辅助通气所抵消。当吸入地氟烷的浓度大于 1MAC 时,婴儿和儿童出现呼吸抑制,这种抑制作用超过了其他吸入麻醉药[43]。

吸入麻醉药也以剂量依赖的方式抑制机体对二氧化碳和缺氧的反应。

儿童使用地氟烷麻醉时气道阻力增加[44],使用七氟烷麻醉时气道阻力降低[44-45]。因此,对于哮喘患儿来说,使用七氟烷进行麻醉是其更好的选择。已有研究表明在 ICU 内,吸入麻醉药能有效改善儿童和成人难治性哮喘持续状态时的支气管痉挛[46-47]。

上呼吸道对吸入麻醉(通过面罩)的反应取决于给药的浓度和麻醉药的特性。氟烷和七氟烷很少引发这些反射性反应[40,48],而异氟烷和地氟烷则对气道刺激很大,特别是在浓度超过 1MAC 时[49-50]。地氟烷在包装说明书上提出警告:该药不能用于儿童吸入麻醉的诱导。但吸入麻醉药引发上呼吸道反射性反应的机制仍不清楚。

当使用气管导管时,在麻醉维持或苏醒期间,地氟烷和异氟烷均不会诱发气道反射[50]。但当使用 LMA 时,与使用地氟烷或异氟烷后的清醒拔管相比,地氟烷深麻醉状态下的拔管可能会增加气道反射性反应的发生率[51]。

心血管系统

吸入麻醉药对心脏的抑制作用也呈剂量依赖性。这些麻醉药的直接作用是降低心率、心肌收缩力和外周血管阻力。在吸入麻醉药中，氟烷降低心率的作用最为明显，容易增加心肌对儿茶酚胺的敏感性，从而诱发室性心律失常。过去，经常预防性使用抗胆碱药，以防止儿童使用氟烷麻醉时出现心动过缓和心律失常。然而，随着新型的醚类麻醉药的出现，这种方法已经不再需要，因为新型吸入麻醉药很少诱发心律失常。七氟烷和其他的醚类麻醉药对心脏传导系统的作用有限。大多数情况下，在麻醉诱导期间，七氟烷使心率保持稳定或增加，原因可能是迷走神经张力的降低[52]，尽管偶尔会出现窦性心动过缓，但这通常是一个自限的过程。地氟烷和异氟烷也会增加心率。与异氟烷相比，当地氟烷吸入浓度持续大幅增加且在没有使用阿片类药物预处理的情况下，地氟烷导致的交感神经放电程度远高于异氟烷[53]，但在儿童中类似的反应目前尚未见报道。这种效应是通过左右肺介导的[54]。七氟烷和其他吸入麻醉药延长 QT 间期，但是不会增加复极化离散，从而防止尖端扭转型室性心动过速和其他潜在的致命性心律失常的出现（见后文）[55]。然而，对于先天性长 QT 间期的儿童，特别是在麻醉苏醒时，有心律失常的报道[56]。

氟烷对心肌收缩力的抑制作用是最大的，相比之下，七氟烷和其他的醚类麻醉药对儿童的该作用则要弱很多。虽然七氟烷对婴儿心脏指数的抑制作用弱于氟烷，但七氟烷和氟烷在降低儿童心脏指数方面的作用相似，在 1MAC 时心脏指数约下降 10%，在 2MAC 时心脏指数约下降 20%～30%[57-58]。与清醒时的血压值相比，1MAC 的醚类麻醉药使收缩压约下降 20%～30%，这种效果通常可以被手术刺激所逆转[32, 34-35]。在婴幼儿阶段，心肌细胞对钙离子的敏感性较高，这导致钙依赖性力收缩率效应在婴幼儿中表现得尤为明显。

早期研究表明，幼儿的心输出量取决于心率；这种钙依赖性收缩力和心率相关效应在婴儿和幼儿也很显著[1]。此外，心率增加可逆转与氟烷有关的心输出量减少[59]。最近的证据表明，儿童可以通过增加自身的每搏输出量来满足心输出量的增加。儿童的外周血管阻力降低，这点可以通过骶管/硬膜外阻滞时血压没有变化来证明。

对于先天性心脏病患儿来说，选择七氟烷比氟烷更有利，因为前者导致心律失常和低血压出现的情况少于后者[60]。

当 QT 间期时长超过 500ms 时称为 QT 间期延长。因此大多数麻醉药均能使 QT 间期延长[61]。在复极化离散增加的情况下，QT 间期延长将会使患者面临出现尖端扭转型室性心动过速的巨大风险。以下情况下尖端扭转型室性心动过速出现的风险大大增加：有延长 QT 间期的麻醉药用于合并先天性长 QT 间期的患儿（罗马诺-沃德综合征与耶韦尔和朗格-尼尔森综合征），使用延长 QT 间期的非麻醉药，一些病理情况（低镁血症、低钾血症、低钙血症、心脏病、甲状腺功能减退症），心动过缓以及女性患者[61-62]。

中枢神经系统

所有吸入麻醉药都能降低脑血管阻力和脑氧代谢率。脑血管阻力的下降导致 CBF 按以下顺序增加：氟烷＞地氟烷＞异氟烷＞七氟烷[3]。七氟烷和异氟烷减少氧耗的程度大于氟烷。因此，脑血流量与耗氧量最理想的比率遵循相反顺序：七氟烷＞异氟烷＞地氟烷＞氟烷。

儿童麻醉期间血压、二氧化碳分压及氧分压的变化对 CBF 的影响尚未完全阐明。尽管血流速度较快，但各年龄段儿童 CBF 的自动调节功能与成人相似[3]。各年龄段儿童自我调节的下限是相似的，即 MAP 为儿童身高的第 50 百分位数（mean arterial pressure，MAP）或至 60mmHg 时的平均动脉压。然而，对于 6 个月以下的婴儿，这个下限可能低至 38mmHg，或者比 MAP 的基础值低 20%。尽管 1.5MAC 或更低浓度的七氟烷对儿童的自动调节功能不会有影响，但所有吸入麻醉药都会削弱大脑的自动调节功能[3]。在成人中，过度通气可以恢复异氟烷和七氟烷对自动调节功能的影响。当儿童二氧化碳分压升高至 50mmHg 时，脑血管舒张和 CBF 增加，但超过这一水平，脑血管舒张则失去其调节脑血流量的功能。异氟烷麻醉期间 CBF 随 PCO_2 变化的程度大于七氟烷。因此，相较于七氟烷麻醉，在异氟烷麻醉期间过度通气可能更能有效地降低颅内压升高。

七氟烷麻醉期间的脑电图特征表现为较低频率范围内的尖锐慢波。这种模式与异氟烷的模式有本质的不同，由于后者构成了 BIS 的算法。因此，5 岁以下儿童的 BIS 读数是不精确的，1 岁到 12 岁之间的儿童 BIS 读数下降 10%～20%，而随着七氟烷浓度从 3% 增加到 4%，BIS 值却反常性地增加了(参见 BIS 测量)[63-67]。

已有报道指出，极少数儿童在七氟烷吸入诱导浓度为 5%～8% 时出现肌阵挛运动、棘波和脑电波活动(癫痫样)[68]。在癫痫患者中，吸入 1～2MAC 七氟烷时有 58% 的患者出现癫痫样脑电活动，而吸入 1～2MAC 异氟烷时有 25% 的患者出现癫痫样脑电活动，过度通气和氧化亚氮则减少了癫痫样活动的发生[69]。对于七氟烷，这些不仅在几个有癫痫病史的患者身上出现过，在患者过度通气的时也发生过。事实上，在麻醉诱导期间，七氟烷浓度接近 8% 时，应辅助通气，但如果发生呼吸暂停，不应通过过度通气来控制。

肾脏

吸入麻醉药对儿童肾脏没有实质性的影响，除非通过肾脏代谢：肾脏是吸入麻醉药降解的部位。醚类麻醉药，尤其是甲氧氟烷(不再使用)和少量的七氟烷，被 CYP450 2E1[70] 降解，释放相似浓度的无机氟化物进入循环系统，尽管只有前者被认为是肾毒性的。这在某种程度上归因于肾脏的代谢功能，具体来说就是肾脏中 CYP450 2E1 的存在会降解吸入麻醉药，并释放对肾小管有毒性的无机氟化物，至于甲氧氟烷，因会导致多尿型肾衰竭而退出市场[71]。两种麻醉药的肾毒性差异可归因于两个因素：第一，甲氧氟烷对 2E1 的亲和力比七氟烷高几倍。第二，甲氧氟烷是唯一进行 O-脱甲基化的麻醉药，该过程会产生二氯乙酸，这是麻醉药诱发肾毒性的一种辅助因子[72]。

异氟烷和地氟烷只有少部分通过肾脏代谢，并且两种麻醉药的无机氟化物造成肾毒性的风险都是很小的。事实上，在儿童使用 131MAC-小时异氟烷后，在儿童体内检测到非常小的无机氟浓度(平均值 11μm)[73]。

肝脏

有关吸入麻醉药对儿童肝功能影响的资料很少。然而，在使用每种吸入麻醉药后，均有儿童肝功能障碍病例的个案报道[74-75]。大多数发生肝功能障碍的儿童无需进一步治疗即可自行恢复。在氟烷性肝炎的情况下，已检测到肝细胞膜上抗原抗体形式的血清标记物[76]。尽管迄今为止还没有发现七氟烷的免疫标记物，但在使用异氟烷和地氟烷之后类似的免疫学标记物是能够检测到的。虽然有人提出反复使用氟烷麻醉会引起肝炎，但该作者声称没有足够充分的证据表明儿童应避免反复使用吸入麻醉药。

体外代谢

在二氧化碳吸收剂存在的情况下，有关儿童和成人吸入麻醉药的降解问题，一直是大家深入研究的课题。

七氟烷在二氧化碳吸收剂中可通过坎尼扎罗反应进行降解。当温度升高、气体流量过低、吸入七氟烷浓度过高、氢氧化钡、强碱(氢氧化钾)、干燥吸收剂存在的情况下，该反应加速。该反应释放出五种化合物，其中化合物 A，即氟甲基-2,2-二氟-1-(三氟甲基)乙烯醚是最常见的一种[77]。化合物 A 产生肾毒性时其浓度需大于 100ppm；当新鲜气体流量为 2L/min 时，吸入 1MAC 七氟烷在 5.6MAC-小时后，循环系统中检测出化合物 A 的浓度为 16ppm[77]。到目前为止，还没有化合物 A 导致儿童产生肾毒性的实例。

吸入麻醉药在干燥的二氧化碳吸收剂中也可能降解，并产生一氧化碳。当大量新鲜气体长时间(>48h)流经二氧化碳吸收剂而未连接储气囊时，可能会使吸收剂出现干燥发生。随后，当强效的吸入麻醉药遇到干燥的吸收剂时即产生一氧化碳。吸入麻醉药生成一氧化碳的顺序为：地氟烷≥恩氟烷>异氟烷>氟烷=七氟烷[78]。这个问题可以通过关闭 AWS，或者每天结束后切断新鲜气体供应，或者使储气囊保持连接状态来避免。最近，在儿童麻醉呼吸回路中检测到了一氧化碳(≤18ppm)，但其来源尚不清楚[79]。

静脉麻醉药

同吸入麻醉药一样，静脉药物首先被分配到 VRG，然后被分配到肌肉，血运欠佳组织以及脂肪组织。当药物在脑内达到足够的浓度时即可产生麻醉作用；随后，麻醉药被重新分配到其他组织并代谢，其作用终止。静脉麻醉药的药代动力学特点与给药剂量及给药速度、药物在血液中的结合、心输出量及心输出量的分布、代谢和排泄途径有关。

丙泊酚

丙泊酚是儿童常用的静脉诱导麻醉药。由于这种高脂溶性药物会迅速分布到 VRG，从而影响其麻醉作用。由于模型的不同，效应部位的平衡半衰期($t_{1/2keo}$)可能为 0.8min 或 1.2min[80]。其作用的终止主要通过重分布以及肝内和肝外的代谢。幼儿期丙泊酚的分布容积和清除率(较小程度上)是逐渐减少的[81]，然而在妊娠期和新生儿期其清除率增加,到 3 个月大时可达成人的 90%[82]。为了维持 $3\mu g/ml$ 的血药浓度,需要对幼儿增加 50% 的诱导和输注剂量[83]。净效应是一种时 - 量相关半衰期,因此,随着时间的推移,儿童的半衰期比成年人增加的更快[83]。

儿童睫毛反射消失的 ED_{50} 取决于儿童的年龄:1～6 个月婴儿为 $3mg/kg\pm0.2mg/kg$;1～12 岁儿童为 $1.3\sim1.6mg/kg$;10～16 岁时为 $2.4mg/kg\pm0.1mg/kg$[84]。丙泊酚用于儿童 LMA 的置入时,其 ED_{50} 和 ED_{90} 分别为 $3.5mg/kg$ 和 $5.4mg/kg$(95% 置信区间为 $4.7\sim6.8mg/kg$)[85-86]。七氟烷麻醉期间,丙泊酚用于儿童气管插管的剂量为 $1\sim2mg/kg$[87-88]。

丙泊酚是全凭静脉麻醉(total IV anesthesia,TIVA)的一个组成部分,主要用于儿童接受医学 / 放射学检查以及手术过程中的麻醉维持。2～6 岁的幼儿进行无痛诊疗操作或放射学(例如 MRI)检查时,可在吸入诱导或静脉诱导后,进行丙泊酚的持续输注,推荐其初始输注速率为 $15mg/(kg\cdot h)$($250\mu g/(kg\cdot min)$)[83,89-90],但该剂量可能需要上调以防止出现体动,特别是当患儿有神经认知障碍或患儿年龄太小时[91]。相反,大龄儿童可能需要降低输注速度。肥胖儿童的输注速度就要复杂得多,将会在"肥胖"一节中进行讨论。

根据药代动力学模型,要维持 $3\mu g/ml$ 的血药浓度,因此,当手术时间过长时,应当降低输液速度,以保证患儿术后能快速苏醒。建议 3～11 岁儿童,以 $2.5mg/kg$ 丙泊酚静脉诱导后,其输注速度应逐渐降低,前 15min 的输注速度为 $15mg/(kg\cdot h)$($250\mu g/(kg\cdot min)$),接下来的 15min,丙泊酚输注速率降至 $13mg/(kg\cdot h)$($215\mu g/(kg\cdot min)$),然后以 $11mg/(kg\cdot h)$($180\mu g/(kg\cdot min)$)的速率维持 30min,之后按 $10mg/(kg\cdot h)$($166\mu g/(kg\cdot min)$)的速度输注 60min,接下来的 2h 按 $9mg/(kg\cdot h)$($150\mu g/(kg\cdot min)$)持续输注[83]。在欧洲,已经应用了儿童靶控输注(target-controlled infusion,TCI)技术,但在北美还没有得到应用[92-93]。TCI 所使用的算法是在药代动力学基础上得出的类似的剂量算法,并取得了一定的成功。

丙泊酚在静脉麻醉诱导期间,患者注射痛的发生率可达 70% 或更高[94]。注入小静脉(如手部)引起的疼痛比手臂静脉的更明显[95]。使用丙泊酚之前,给予 70% 的氧化亚氮,或者静脉给予 $0.5\sim1.0mg/kg$ 利多卡因进行 60s 小范围的静脉局部麻醉,可以有效预防这种疼痛[94-96]。

丙泊酚对气道有严重的影响。可在快速诱导后出现短暂的呼吸暂停,随后自主呼吸恢复。尽管上呼吸道仍然保持通畅,但丙泊酚会使咽腔空间缩小[97]。如果发生阻塞,托起下颌重新开放气道可以防止其发生[98]。丙泊酚另一个重要且独特的性质是可以使麻醉医师轻松地置入 LMA。这是因为丙泊酚能够松弛上咽肌,从而使 LMA 的置入更加便捷。虽然丙泊酚能诱发呼吸暂停,但自主呼吸过程中的肺不张的发生率要低于气管插管[99]。

丙泊酚是唯一具有止吐效果的麻醉药,可用于有术后恶心呕吐(postoperative nausea and vomiting,PONV)史以及接受呕吐高发生率手术的患儿[100]。

虽然丙泊酚可用于镇静和全身麻醉,但在丙泊酚镇静剂量大于 $4mg/(kg\cdot h)$ 超过 48 小时期间出现意外死亡的报告后,不建议使用丙泊酚对婴儿和儿童进行长期镇静[101]。在美国近 10 年里,共有 21 名儿童和 68 名成人的死亡与使用丙泊酚有关[102]。死亡原因是由于长链甘油三酯还是异丙酚,还是两者兼有,尚不清楚,也可能是由其他罕见疾病如新生儿肾上腺白质营养不良所导致。已有研究证明部分换血可有效地预防死亡[103]。在接受麻醉几小时之后,至少有三篇报告报道了儿童早期丙泊酚输注综合征(propofol infusion syndrome,PRIS)的发生[104]。报道称引发 PRIS 的最小输注速度为 $1.9\sim2.6mg/(kg\cdot h)$。目前,婴儿和儿童应避免长期使用丙泊酚镇静,尤其是那些疑似有炎症反应的患儿,包括脓毒症。

虽然早期的包装说明书建议,对于既往有鸡蛋和大豆过敏史的患儿,应谨慎使用丙泊酚,但本文作者仅仅只对有鸡蛋过敏反应记录的患者才不使用丙泊酚(参见超敏反应部分)。

氯胺酮

氯胺酮是一种苯环己哌啶衍生物,能够为儿童的临床麻醉提供巨大的灵活性。这种麻醉药除了可作为术前用药(口服,经鼻或直肠给药,以及肌内注射),全身麻醉诱导药(静脉注射或肌内注射)、维持用药外,也可作为镇静剂(静脉注射或肌内注射),甚至可以用于椎管内发挥镇痛作用(骶管/硬膜外)。

氯胺酮是一种外消旋混合物,其 S 型对映异构体的效力是 R 型的 4 倍。氯胺酮亲脂性极强,

30s 内即可起效，1min 可达峰值效应；在效应室（脑）的平衡半衰期是 11s[105]。氯胺酮麻醉的有效血药浓度为 3μg/ml[106]。新生儿氯胺酮的清除率降低，但在 6 个月时可达到成人水平[107]。10kg 的儿童，氯胺酮持续输注 1h 后的时 - 量相关半衰期为 30min，连续输注 5h 后的时 - 量相关半衰期增加至 55min。氯胺酮长时间输注后，特别是与阿片类药物和苯二氮䓬类药物合用时，可能会出现苏醒延迟。氯胺酮主要通过 CYP3A4 代谢为去甲氯胺酮。

氯胺酮 5～6mg/kg 口服可用于术前给药。虽然这可能会导致术后恶心呕吐，但这种给药方式可以降低梦魇的发生率。氯胺酮也可以经鼻给药，但是由于筛板的多孔性，氯胺酮可通过这条路径直接吸收入脑，这也引发了人们对氯胺酮潜在神经毒性的担忧。氯胺酮（外消旋混合物）经鼻给药的剂量为 3～6mg/kg，S- 氯胺酮则为 2mg/kg[109]。作为术前用药，氯胺酮经直肠给药的剂量为 5～10mg/kg，随着氯胺酮剂量的增加，其作用持续时间显著增加。对于不合作儿童，肌内注射 2～5mg/kg 的氯胺酮，在 3～5min 内即可产生镇静作用，持续时间为 30～40min。

氯胺酮全身麻醉的静脉诱导剂量为 1～2mg/kg，并且这种方法对患有发绀型心脏病、感染性休克以及需要保留自主呼吸［如患有前纵隔肿瘤（anterior mediastinal mass，AMM）］的儿童也是有益的。氯胺酮也可以在单次给予 2mg/kg 的静脉负荷剂量[92]后进行连续输注，首先按 11mg/（kg·h）的剂量输注 20min，然后以 7mg/（kg·h）和 5mg/（kg·h）的速率输注同样的时间，接下来以 4mg/（kg·h）的速率输注 1h，此后输注速率为 3.5mg/（kg·h）。如果与咪达唑仑和氧化亚氮合用，方法同前，只要从 7mg/（kg·h）开始即可提供充分的镇静[92]。

围术期有时会采用氯胺酮实施镇痛，并且在患有阻塞性睡眠呼吸暂停（OSA）的儿童中，使用氯胺酮进行围术期镇痛的做法有再次增加的趋势[110]。它也能用于椎管内发挥镇痛作用，当要在椎管内给药时，S-氯胺酮是更理想和有效的对映体药物。如果采用椎管内阻滞的方法给予氯胺酮，应使用不含防腐剂的制剂。注意：氯胺酮外消旋混合物在硬膜外麻醉中的神经毒性风险尚未明确[111]。

氯胺酮导致的副作用包括分泌物增加，眼球震颤和恶心呕吐，而恶心呕吐在儿童中的发生率可高达 33%。使用氯胺酮后曾报道会出现梦魇和幻觉，但并不常见。联合应用咪达唑仑并将患者置于安静昏暗的环境中苏醒，可降低术后梦魇的发生风险[112]。

氯胺酮禁用于颅内压增高和有癫痫发作风险的儿童，尽管禁用两者的证据都不十分充分[113]。

依托咪酯

这种催眠药很少用于儿童，因其药理学作用直到最近才被人们所认识。依托咪酯主要用于血流动力学不稳定的患者（例如感染性休克）。它在儿童的静脉注射剂量为 0.3mg/kg。直到最近人们才对其药代动力完成了评估：由于幼儿的清除率和分布容积更大，因此，幼儿所需的剂量要高于年长的儿童[114]。尽管有关依托咪酯在儿童的消除半衰期或时 - 量相关半衰期尚未见报道，但多次给药或持续输注会导致苏醒延迟，因此限制了该药的使用。依托咪酯会引起注射部位疼痛，建议静脉注射利多卡因和静脉局部麻醉进行预处理。

依托咪酯因对肾上腺有抑制作用，尤其是危重患者，因此，它在许多国家的批准和使用都受到了限制[115]。

最近的分子工程研究已经对该化合物进行了改变，减轻了长时间输注后导致的肾上腺抑制作用，并缩短了苏醒时间，然后这类化合物仍处于研究之中[116]。

神经肌肉阻滞剂

随着标准肌松监测设备的普及，在对所有应用肌松药的儿童实施拮抗之前，都应对其肌颤搐反应进行评估。在过去十年或更长时间里，随着常规应用琥珀胆碱的减少，以及开始使用丙泊酚作为七氟烷麻醉诱导后气管插管的辅助用药，肌松药对儿童的作用已经减弱。

在美国，肌松药的过敏反应相当罕见。相反，欧洲成年人麻醉期间过敏反应最常见的原因是肌松药，其中以琥珀胆碱和罗库溴铵最为常见[117]，而在儿童过敏中最常见的原因是乳胶（42%），其次是肌松药（32%）和抗生素（9%）[117]。解释欧洲人肌松药过敏反应频发的原因依旧很困难，尽管使用非处方止咳药福尔可定的地区差异表明，由于福尔可定（和某些化妆品）的抗原表位在结构上与氨基甾体类肌松药是相似的，因此，即使是第一次接受肌松剂也会导致交叉敏感和过敏反应的发生[118]。的确，在挪威禁用福尔可定后，该国肌松药过敏反应的发生率急剧下降，表明这种非处方止咳药会增加患者对肌松药的敏感性。

琥珀胆碱

作为临床中唯一使用的去极化型肌松药，琥珀胆碱仍然是肌松药中起效和消除最快的药物代表，并且无需额外的药物来恢复正常的肌颤反应。琥珀胆碱包含两个融合在一起的乙酰胆碱分子，通过与神经肌肉终板上乙酰胆碱受体结合，产生去极化状态，起到肌肉松弛的作用。

对于新生儿和婴儿，琥珀胆碱的静脉注射剂量为3~4mg/kg，儿童为2mg/kg，青少年为1mg/kg[119]。年龄越小，所需剂量越大，原因可能是年龄越小分布容积越大。肌松起效时间通常为30~60s，持续时间约为5min[119]。相比之下，肌内注射4mg/kg的琥珀胆碱时，所有儿童在1~2min之内均出现肌肉松弛，但是持续时间可能高达20min[120]。几乎没有必要通过舌内或舌下给予琥珀胆碱，但是这种方法可以通过手指点压按摩注射部位来优化吸收[121]。按1.1mg/kg通过舌内给药时，肌松出现的速度介于静脉注射与肌内注射之间，约需要75s[122]。为避免舌下血肿，不应通过中线舌下血管给药。当需要肌内注射或者舌下给予琥珀胆碱时，应使用25号针头，从而将对血管的创伤或者损伤降至最低。本文作者在给予琥珀胆碱前，常规会给予20μg/kg阿托品，以预防婴儿和儿童单次给药后出现心动过缓甚至心脏停搏。

位于3q26.1和3q26.2上的假性胆碱酯酶（或血浆胆碱酯酶）可以终止琥珀胆碱的作用[123]。其代谢产物没有神经肌肉活性。假性胆碱酯酶的活性可被许多因素所改变，如遗传性因素或获得性因素（表43-6）。假性胆碱酯酶的遗传模式是常染色体隐性遗传，因此会出现多个表型，而假性胆碱酯酶的大多数遗传变异是由四个等位基因决定的（见下文）：分别是"正常"（U），"非典型"（A），"耐氟型"（F）和"沉默基因型"（S）[123]。在特定人群中也报道了一些少数变异体（H，J和K）。仅有10%的白种人，其编码假性胆碱酯酶的第二个基因位点已经被确定。它在电泳上产生C5带，产生比正常（Neitlich变异）多30%的假性胆碱酯酶，能迅速代谢琥珀胆碱[124]。另一个名为E Cynthiana的基因变异已被证实具有增加假性胆碱酯酶活性的作用[125]。

表43-6　假性胆碱酯酶变体

活性下调		活性上调	
先天性因素	获得性因素	先天性因素	获得性因素
基因缺陷	肝功能不全	基因缺陷	甲状腺疾病
正常或 E^u	肾衰竭	Cynthiana（C_5）或 Neitlich 变异	肥胖
非典型或 E^a	营养不良		肾病综合征
耐氟型或 E^f	严重烧伤		认知障碍的儿童
沉默基因型或 E^s	慢性感染		
罕见缺陷	妊娠		
H 变体	新生儿		
J 变体	血浆置换		
K 变体	药物相关：有机磷、环磷酰胺、二乙氧磷酰硫胆碱、口服避孕药、甲氧氯普胺、糖皮质激素、艾司洛尔、氯丙嗪		

假性胆碱酯酶活性变异的遗传学遵循简单的孟德尔遗传学规律。绝大多数人对琥珀胆碱的反应正常，即纯合子型U/U，也决定了他们的假性胆碱酯酶属于"正常"型的，延长琥珀胆碱作用最常见的等位基因是"非典型"，它的基因型为（U/A），这种基因型延长肌松的作用最少（约15min），纯合子（A/A）出现的概率为1:3 000~1:10 000，这种基因型肌松作用可以延长1h。等位基因为耐氟型时，出现纯合子F/F的概率为1:150 000，肌松的效果可以持续1~2h，而沉默基因型出现纯合子S/S的概率为1:10 000，肌松药的持续时间可达6~8h。其他变体H，J和K（Kalow卡洛）分别使假性胆碱酯

酶的活性降低 90%、66% 和 30%。三者之中 H 的纯合子基因型导致琥珀胆碱的持续作用时间延长最多，约 1～2h。13% 的人群会出现 K 的变异体，而 K 的纯合子基因型会在 1.5% 的人群中出现，这种基因型延长琥珀胆碱的持续时间不会超过 1h。有趣的是，K 的变异常会存在于 89% 的 A 变体中，表明普遍存在多个基因型的突变，例如 U/AK。C5 和 E Cynthiana 的变异体以超快的速度破坏琥珀胆碱，使琥珀胆碱的肌松持续时间非常短暂，导致在给儿童进行喉镜检查之前肌松就已恢复了。琥珀胆碱延迟恢复的管理，包括镇静/麻醉和通气支持。应该通过血液检测来鉴别特定的基因类型，并佩戴医学警示手环。

特异性基因缺陷的识别依赖于实验室对假性胆碱酯酶活性的分析和基因的鉴定。当血液中加入苯甲酰胆碱时，辛可卡因抑制正常假性胆碱酯酶对苯甲酰胆碱的降解超过 71%（因此，辛可卡因数为 71 是正常的），而 A/A 型对苯甲酰胆碱的降解仅被抑制 20%（因此辛可卡因数是 20）。中间体的辛可卡因数是 60。当氟化物加入血液中时，它能抑制正常的假性胆碱酯酶，但对非典型变体的抑制程度就要小得多。

副作用 琥珀胆碱导致的严重副作用包括心律失常（最明显的是心动过缓），横纹肌溶解（伴有高钾血症和肌红蛋白尿），眼压（intraocular pressure, IOP）升高，肌束震颤和恶性高热（malignant hyperthermia, MH）。

琥珀胆碱通过激活与乙酰胆碱有关的迷走神经导致心动过缓。窦性心动过缓是最常见的心律失常，在儿童单次静脉注射琥珀胆碱后，甚至可能进展为短暂的心脏停搏[126]。阿托品（10～20μg/kg）或格隆溴铵（5～10μg/kg）等抗胆碱药可预防心动过缓。

当将琥珀胆碱用于患有 MH 或肌病的儿童时，患儿可能发生横纹肌溶解[127-128]。肌肉分解释放大量的钾和肌红蛋白，可以引发致命性后果。患有肌病、上下运动神经元损伤、烧伤、严重脓毒症以及长期不能活动的儿童（由药物或创伤所致）（通常为数周），应用琥珀胆碱后可能会导致高钾血症的发生[127]。目前没有证据表明肾衰竭或脑瘫患者使用琥珀胆碱时会增加额外的风险[129]，但高钾血症能引起多源性室性期前收缩，并可能进展为室性心动过速和心室纤颤。这是因为钾浓度的增加导致静息膜电位下降，使后者接近阈电位，从而引发心肌细胞去极化。静脉注射钙（氯化钙 10mg/kg）可以提高阈电位，恢复静息膜电位和阈电位之间的电位差，能防止心律失常的发生。

静脉注射琥珀胆碱 1～2min 内可使眼压升高 7～10mmHg 并达到峰值，5～7min 后眼压降至基础水平[130]。尽管没有任何一种药可以完全消除该作用，但使用麻醉药预处理可以使该作用减弱。当眼球裂伤时，IOP 的增加可能会导致眼内容物的突出，而在哭泣和咳嗽过程中 IOP 可能增加得更多[130]。

静脉注射琥珀胆碱后可立即出现肌震颤。肌肉发达的青少年接受琥珀胆碱后，其术后发生肌肉疼痛的风险会增加。为了防止此类问题出现，可以用小剂量的非去极化型肌松药进行预处理，或者避免对这个年龄段的患者使用该药。一些人认为肌震颤会导致腹部肌肉张力的增加，从而增加了胃食管反流的风险。然而，膈肌脚也是由骨骼肌构成的，也会出现肌震颤，因此需要防止任何胃屏障压力的降低。

MH 是一种骨骼肌钙代谢障碍的一种药物遗传性疾病[128]。诱发药物（琥珀胆碱和/或强效吸入麻醉药）引起细胞内钙离子的过度释放，导致肌肉出现持续性收缩。这些持续的收缩使产热增加和肌肉分解，并伴随细胞内钾离子、肌红蛋白和血液中肌酸激酶的大量释放。MH 最初的表现是呼气末二氧化碳分压增加并伴随呼吸频率的增加和血红蛋白（hemoglobin, Hb）的减少。后期体征包括体核温度升高，弥散性血管内凝血和脓毒症。MH 的特异性治疗方法是静脉注射丹曲林，剂量为 2.5mg/kg，根据需要可重复使用，直到症状缓解（图 43-4）[131]。（关于 MH 的进一步细节，参见下文和第 24 章）。

罗库溴铵

罗库溴铵是甾体类肌松药，是维库溴铵的类似物，但与后者相比，罗库溴铵起效更快，效价更低。它几乎完全由肝脏消除，因此肝衰竭的患者中该药的作用时间可能延长[132]。相反，肾衰竭对其消除的影响很小。

罗库溴铵的效价强度在婴儿中最高，在儿童中最低，在成人中居中。剂量应根据儿童的年龄进行调整：婴儿的 95% 有效剂量（ED_{95}）为 0.25mg/kg，儿童为 0.4mg/kg[133-134]。在七氟烷麻醉的健康儿童中，0.3～0.4mg/kg 的罗库溴铵在 2～3min 内即可提供合适的插管条件，并在 20min 内就可进行拮抗。静

丹曲林

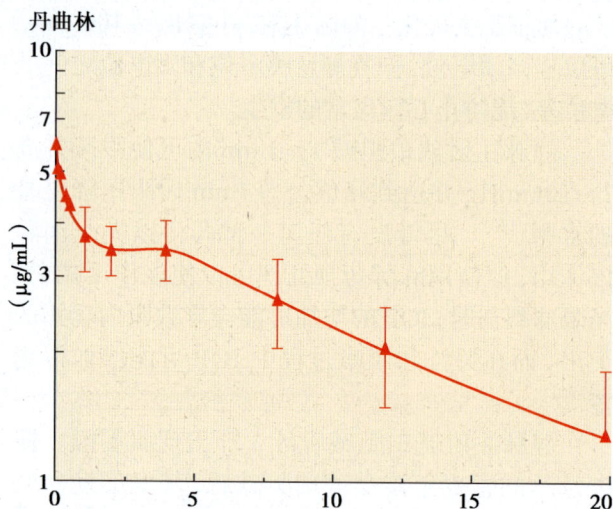

图43-4　丹曲林在2~7岁儿童中的药代动力学
注：静脉注射丹曲林 2.4mg/kg 后血液浓度开始下降，在 1~4h 内达到约 3.0μg/ml 的血药浓度的稳态，然后在 6.5h 后下降，消除半衰期为 10h±2.6h（经许可改编自 Lerman J, McLeod E, Strong HA. Pharmacokinetics of intravenous dantrolene in children. *Anesthesiology*.1989；70：625-629）

脉注射两倍的 ED₉₅ 或 0.6mg/kg 的罗库溴铵在 1~1.5min 内即可出现肌松作用。与复合麻醉相比，七氟烷增强罗库溴铵的作用，这是一种药效学效应而非药代动力学效应[135]。儿童静脉注射 0.6mg/kg 的罗库溴铵后，90% 肌颤搐反应的恢复时间为 46min。与儿童相比，给予婴儿罗库溴铵后，其恢复时间延长，因为其清除率降低以及分布容积增加[134]。尽管恢复时间会显著延长，但将剂量增加至 3~4 倍 ED₉₅ 时，即静脉注射 0.9~1.2mg/kg 的罗库溴铵后，60s 内即可达到与琥珀胆碱类似的插管条件，这可以用于快速顺序诱导（RSI）[136-137]。

当紧急情况下，无法通过静脉给予罗库溴铵时，建议使用肌内注射（1.8mg/kg）。但肌内注射罗库溴铵 1.8mg/kg 的情况下，4min 后仍无法提供满意的插管条件，而其持续时间却达 80min。因此作者不建议这种给药途径和给药剂量。

阿曲库铵

阿曲库铵是一种苄异喹啉类肌松药，主要通过霍夫曼消除并在血液中自行降解，产生没有神经肌肉阻断特性的代谢物 N-甲基四氢罂粟碱。它由 10 个异构体组成。婴儿和儿童的标准插管剂量为 0.5mg/kg 静脉注射［（2~3）×ED₉₅］，起效时间为 2min，持续时间为 15~30min。完全恢复通常需要 45~60min。由于其半衰期短，在异氟烷麻醉期间，阿曲库铵可按 6μg/（kg·min）连续输注，剂量

为，而在静脉复合麻醉期间，可按 9μg/（kg·min）进行持续输注[138]。肾衰竭和肝衰竭都不会影响阿曲库铵的作用时间。与阿曲库铵相关的副作用包括快速大剂量给药后的皮肤红斑、支气管痉挛和喘鸣，但很少有过敏反应的报道。

顺阿曲库铵

顺阿曲库铵是阿曲库铵的 10 个异构体之一，现已经取代了阿曲库铵。其效力比阿曲库铵高三倍，导致受体的特异性更强，以及组胺释放的副作用更少[132]。它也通过霍夫曼消除降解，通常它的作用持续时间为 30~50min。给予 150μg/kg（3×ED₉₅）2min 后可达到合适的插管条件[139]。肝、肾衰竭都不会影响顺阿曲库铵的作用时间，并且它的副作用也很小。

新斯的明

本书作者强烈建议应对接受各种神经肌肉阻滞剂且计划需要拔管的婴儿和儿童进行肌松拮抗[140]，但前提是距最后一次给药的时间间隔不超过 2h。气管拔管前，四个成串刺激（train-of-four, TOF）应在 0.9 或以上[140]。所有看起来很虚弱的儿童，就像"离开水的鱼"一样，都需要对其神经肌肉阻滞作用进行拮抗或重复拮抗。为了使肌松药的拮抗作用获得最佳效果，必须保证温度在内的其他生命体征在正常范围内。

新斯的明是一种抗胆碱酯酶化合物，通过阻止乙酰胆碱的降解来拮抗神经肌肉阻滞作用，而乙酰胆碱可在神经肌肉接头部位竞争性地取代肌松药。婴儿和儿童新斯的明的使用量比成年人低 30%~40%，或者当四个成串刺激中至少有一次肌颤搐出现时给予 20~40μg/kg 剂量的新斯的明。如果神经肌肉阻滞作用恢复不完全，可重复给予新斯的明，剂量可达到 70μg/kg。需注意的是，尽量避免超过 100μg/kg，因为随着剂量增大，可能会出现与乙酰胆碱相关的肌无力现象。

使用新斯的明前应加用抗胆碱药，阿托品 20μg/kg 或格隆溴铵 10μg/kg 使新斯的明的烟碱样作用最小化。同格隆溴铵相比，阿托品会导致心率的显著增加，但其作用持续时间较前者短。

舒更葡糖钠

该 γ- 环糊精化合物是一个圆柱形寡糖，它能特异性地与罗库溴铵（也可以结合一小部分的维库溴铵）结合以消除其活性[141]。当罗库溴铵引发中度至深度的神经肌肉阻滞作用出现时，使用舒更

葡糖钠可恢复肌颤搐反应,为无法通气和插管的状况提供了直接的干预手段。罗库溴铵/舒更葡糖钠复合物在肾脏中的排泄保持不变。舒更葡糖钠已经在欧洲得到了广泛应用,但美国直到最近才使用。当儿童和青少年的肌颤搐部分恢复后(四个成串刺激中出现第二次肌颤搐),单次给予 2mg/kg 或更高剂量的舒更葡糖钠,在 2min 左右 TOF 值即可恢复到 0.9[142]。儿童的剂量反应研究目前尚未进行。在成人中,进行快速顺序诱导的患者给予 16mg/kg 舒更葡糖钠 3min 后即可逆转罗库溴铵的神经肌肉阻滞作用。最近,有两篇关于舒更葡糖钠逆转罗库溴铵诱发血管加压药速发型过敏反应的报道,提示舒更葡糖钠可能还有其他的临床作用[143]。

阿片类药物
吗啡

吗啡可以用于围术期镇痛,术中静脉注射剂量为 50～100μg/kg,术后剂量为 50μg/kg[144]。吗啡也可在围术期进行持续静脉输注,通常将其(儿童按 1mg/kg 计算)稀释在 100ml 平衡盐溶液中,以 1～4ml/h 速度进行持续输注。使吗啡的镇痛血药浓度维持在 10～40ng/ml[145]。吗啡也可以通过骶管/硬膜外途径给药,剂量通常为 33μg/kg,其作用持续时间长,副作用小(呕吐、瘙痒)[145]。吗啡也可口服给药,尽管由于首过效应,其生物利用度只有 35%。

使用吗啡后的副作用包括剂量依赖性的呼吸抑制和呕吐(尤其是当剂量＞100μg/kg)。注射部位的组胺释放和荨麻疹是局部的非免疫性反应。

芬太尼

这种半合成阿片类药物是儿童围术期使用最广泛的镇痛药。这种脂溶性的阿片类药物主要与血液中的 α1 酸性糖蛋白结合,起效非常快并且血流动力学稳定,单次给药后作用时间短。它可以通过静脉或肌内注射,也可口服,或经鼻内和骶管/硬膜外途径给药。它的作用强度是吗啡的 50～100 倍,静脉注射芬太尼 1～3μg/kg 即可减轻一般小手术引起的交感神经反射,而新生儿的所需剂量则为 12～50μg/kg[146]。芬太尼很少通过肌内注射给药;口服芬太尼 10～20μg/kg 能够缓解暴发性癌性疼痛。芬太尼(1～2μg/kg)经鼻给药已被用作儿童的术前给药,以减少鼓膜切开术和气管手术患儿的躁动[109,145]。每毫升局麻药物中加入 1～2μg 芬太尼经硬膜外间隙给药,可用于儿童的硬膜外镇痛,并且几乎没有证据表明,芬太尼增强

了在局麻药物的有效浓度下,儿童腰椎硬膜外阻滞(如 0.125% 布比卡因或 0.062 5% 左布比卡因)的镇痛作用[147],但它的加入会引起瘙痒、恶心/呕吐和尿潴留。

经胃肠外给予临床剂量的芬太尼,其作用的终止主要通过药物的重分布作用,其次是肝脏的清除作用。最初的重分布是迅速的,然而,一旦组织结合位点达到饱和,芬太尼的消除半衰期就会延长[148]。芬太尼被 CYP3A4 大量分解代谢成无活性的产物。芬太尼在成人中的时-量相关半衰期,短暂输注 1h 后为 20min,连续输注 8h 后,显著延长至 4h[148]。长期输注或在某些新生儿中,其消除半衰期可能超过 20h。为了抵消随时间延长而增加的时-量相关半衰期,芬太尼的用量必须随着时间延长而逐渐减少。长时间持续输注芬太尼后,需缓慢减量并监测阿片类药物的戒断情况。

哌替啶

不再推荐将哌替啶作为镇痛药物而使用,因为其重复使用会增加癫痫发作(来自去甲哌替啶)和去甲哌替啶蓄积的风险。目前仅推荐用于寒颤的患者[145]。哌替啶用于镇痛的剂量为 1～2mg/kg,用于寒颤的剂量为前者的 25%-50%。哌替啶在儿童中的消除半衰期为 3h[145]。

瑞芬太尼

瑞芬太尼是一种独特的 μ-阿片受体激动剂,通过组织酯酶在血液中降解,其消除半衰期约为 5min,并且与输注持续时间无关[149]。由于消除半衰期短,瑞芬太尼常以持续输注的方式进行给药。瑞芬太尼的时-量相关半衰期(血液中浓度降低 50% 的时间)为 3～8min。其代谢产物不影响镇痛效果。

瑞芬太尼作用强度是阿芬太尼的 10～60 倍[149-150]。瑞芬太尼的输注速率范围为 0.05～0.25μg/(kg·min)(尽管给药剂量有时更大),剂量会根据联合应用的药物(例如吸入麻醉剂)而调整。通常不需要给予负荷剂量(0.1～0.2μg/kg),因为持续输注就可以在靶器官迅速建立起有效浓度,另外,给予负荷量可能会导致低血压的出现。

当大剂量给药时,瑞芬太尼可引起低血压,心动过缓和胸壁僵硬[150],而长期用药会导致快速耐受。最近的证据表明,氧化亚氮可能会减弱快速耐受的风险[151]。

氢吗啡酮

氢吗啡酮(或盐酸氢吗啡酮)是一种长效阿片

类镇痛药。这种 μ- 阿片受体激动剂的作用强度是吗啡的 5～10 倍。单次静脉注射或肌内注射 10～20μg/kg 后，可按 1μg/（kg·h）的速度静脉持续输注或连续硬膜外输注[145,152]。氢吗啡酮的消除半衰期为 2.5h，这点与吗啡相似。该药大部分通过单一途径（95%）代谢，产物为氢吗啡酮 -3- 葡萄糖苷酸。

可待因

数十年来，可待因一直是儿童术后镇痛的主要用药。然而，它是一种前体药物，其镇痛作用依赖于 CYP2D6 将其转换为吗啡（10%），也可能是氢可酮（11%）[153-154]。可待因可导致扁桃体切除术后的患者出现呼吸抑制甚至死亡，尤其是 OSA 的儿童，因而受到美国 FDA 的黑框警告。这也导致许多司法管辖区不再将可待因列为儿童术后疼痛的处方药。

可待因可以通过肌内注射、口服和直肠给药[145,154]。静脉注射可待因会导致心血管抑制和癫痫发作，因而不再使用。肌内注射、口服和直肠途径给药的剂量范围相似，均为 0.5～1.5mg/kg。口服可待因 1h 后其血药浓度达到峰值水平，消除半衰期为 3h。同口服给药相比，肌内注射和直肠内给药时起效更快而消除半衰期更短。

CYP2D6 是一种非诱导性酶，其活性从出生时开始增加，1 个月大时其活性达到成人的 20%（图 43-1）。它位于 22 号染色体上。25% 的临床用药均通过 2D6 进行代谢。迄今为止，已发现超过 50 种 2D6 的基因多态性，这些多态性导致药物的镇痛作用发生变化，从无镇痛效果（代谢不良者）到阿片类药物过量（超速代谢者），后者与一例术后脑损伤及另一例死亡有关[155-156]。这些基因多态性因种族不同而有所变异（如 10% 的白种人和 30% 的中国香港特别行政区的居民属于代谢不良者，而 29% 的埃塞俄比亚人属于超速代谢者），因此，这些多态性也导致儿童的反应不可预知以及多变[157-158]。这促使一些人在术后使用替代止痛药，尽管在儿童中的研究还很少。必须注意的是，应根据去脂体重（lean body weight，LBW）以及儿童的阿片受体是否因夜间间歇性缺氧而上调的情况，确定给予的适合剂量[159]。

对乙酰氨基酚

这是一种非甾体类镇痛 / 解热药，对儿童轻至中度疼痛具有有效的止痛作用。对乙酰氨基酚没有抗炎作用，也不会对血小板产生抑制作用。尽管其作用机制尚未被完全了解，一般认为它可能通过作用于前列腺素 H_2 的过氧化物酶受体或通过对氨基苯酚起作用[160]。

口服 10～15mg/kg 的对乙酰氨基酚或经直肠内给予 30～40mg/kg 的剂量即可产生足够的血药浓度。术后患者先经直肠给予负荷剂量，以后每 6h 经直肠给予 20mg/kg 的剂量即可维持有效的血药浓度。对乙酰氨基酚口服给药后吸收迅速（约 10～15min），而经直肠给药时其吸收缓慢且差异性较大（1～2h）[161]。对乙酰氨基酚直肠栓剂应加以润滑以避免直肠黏膜撕裂。对乙酰氨基酚无论以何种方式给药，其消除半衰期均为 2～4h，因此每 4～6h 可重复给药一次，同时维持 24h 最大剂量不超过 100mg/kg，从而达到既解热又镇痛的效果。

扑热息痛是使用最广泛的对乙酰氨基酚的静脉注射制剂[162]。可以每 6h 给予 15mg/kg[162-163]，但必须仔细注意给药剂量，因为在婴儿中已报告了 3 例过量使用的案例，其用量高出婴幼儿剂量的 10～20 倍，其中一个还需静脉给予 N- 乙酰半胱氨酸进行治疗[164-165]。此外，当临床医生没有在电子病例中记录以前的使用剂量时，就容易出现药物过量的情况，因此对乙酰氨基酚的使用剂量必须在电子病例中突出显示。

对乙酰氨基酚通过以下几种途径代谢：大部分通过与葡萄糖苷酸（55%）或硫酸盐（25%）结合而消除，不到 10%（通过 CYP2E1，3A4 和其他 2 种同工酶）被氧化成为 N- 乙酰对苯醌（毒性代谢物），还有约 1%～4% 以原形经肾脏排出。

酮咯酸

酮咯酸是一种可用于儿童并能经胃肠外给药的非甾体抗炎药（nonsteroidal anti-inflammatory drug，NSAID）。对于轻度至中度的围术期疼痛，它具有抗炎和镇痛作用[166]，和其他非甾体抗炎药一样，它也通过减少血栓素的合成来抑制血小板黏附。

酮咯酸的使用剂量为 0.5～2mg/kg，儿童的常用剂量为 0.5mg/kg[167-168]。婴幼儿和儿童的消除半衰期差异性很大，为 2～6h 不等，并随给予的外消旋体（标准制剂）或立体异构体的不同而变化[167-168]。

酮咯酸的副作用引起了人们的关注，因此限制了该药在围术期的使用。一些外科医生会避免在扁桃体和腺样体切除术期间使用酮咯酸，因环氧合酶 -2（COX-2）抑制血小板聚集导致出血风险增加。目前的证据表明，酮咯酸可增加成年人腺样体切除术后出血的发生率,但在儿童中无此现象。有证据表明,酮咯酸抑制动物骨骼愈合,但对人类的骨愈合没有抑制作用。关于骨科手术中是否使用该药取决于外科医生。所有非甾体抗炎药都可能诱发哮喘患者发生严重的支气管收缩,因此酮咯酸对于这类人群来说是相对禁忌的,但仍有医生给一些轻度哮喘患儿开具酮咯酸的处方[170]。罕见的是,在单剂量给药后有出现特异性肾衰竭的报道,大多数情况下可以自行消退。

双氯芬酸钠

这种 NSAID 类药物也是环氧合酶的抑制剂,但对 COX-2 受体的亲和力比 COX-1 高 20 倍。双氯芬酸钠可以通过静脉注射、肌内注射、口服和直肠给药,但在美国只有口服制剂可用。该药为一种强效镇痛药,对术中和术后急性疼痛的作用几乎是对乙酰氨基酚的两倍[171]。儿童静脉注射的剂量为 0.3mg/kg,口服剂量为 1mg/kg[172-173]。直肠给药后其生物利用度是口服途径的两倍,因此,直肠剂量是口服剂量的一半为 0.5mg/kg。该药与白蛋白结合率为 99%,由 CYP2C9,3A4 和 3A5 同工酶经 I 相反应消除。该药的副作用很少,以术后出血最为常见,而仅有 0.24% 的儿童会发生。由于该药对 COX-1 受体的亲和力有限,并非一种强效的血小板抑制剂,因此,与其他 NSAID 的使用相比,该药物导致出血的风险要低得多。与其他非甾体抗炎药一样,哮喘是使用该药的相对禁忌症。

布洛芬

布洛芬是儿童围术期广泛使用的解热、镇痛和抗炎药。因为只能通过口服给药,使它的使用受到了限制。术后轻至中度的疼痛治疗普遍都可以通过口服布洛芬 10～15mg/kg,4～6h 一次来缓解,不过术后可能发生出血的风险一定程度上限制了它的使用。

最近,一种用于围术期儿童的静脉注射制剂已经推出,目前正在临床试验阶段[174]。推荐剂量为 10mg/kg,每 4～6h 一次,每次最多可给予 400mg,或每天最大剂量不超过 2 400mg。

镇静药
咪达唑仑

这种苯二氮䓬类药物是北美儿童使用最广泛的抗焦虑药。它是水溶性的,口服给药时起效迅速且消除半衰期短[175]。与地西泮不同,它经胃肠外给药时不会引起疼痛。咪达唑仑可以通过口服,舌下,鼻内,静脉注射,肌内注射和直肠给

药[11,175]。口服和鼻内给药剂量将在后面的抗焦虑一段中讨论。咪达唑仑的舌下含服剂量与鼻内的相同,均为 0.2～0.3mg/kg[11]。静脉注射的经验性剂量为 0.1～0.2mg/kg,但青少年可能需要更大的剂量。由于存在无菌性脓肿和注射疼痛的风险,肌内注射咪达唑仑并不常用于儿童。经直肠给药的剂量为 0.5mg/kg,然而这种方式仅限于 5 岁以下的儿童[11]。

咪达唑仑通过 CYP3A4 酶系统代谢,这种酶在婴儿 1 月龄时为成人水平的 30% 到 40%,1 岁时则达到成年水平(图 43-1)[176]。咪达唑仑经葡萄糖醛酸化作用后,近 50% 的代谢产物通过肾脏排出[176]。咪达唑仑的代谢受到肾衰竭和肝衰竭以及干扰 3A4 的酶系统活性的因素影响。静脉注射氟马西尼可拮抗咪达唑仑的作用,剂量为 0.01mg/kg,可重复给药,最大剂量不超过 0.2mg。

右美托咪定

右美托咪定是激动 α_2 肾上腺素受体的镇静药,相对于 α_1 受体,该药对 α_2 受体的亲和力更高,是可乐定的 8 倍。可通过口服,鼻内,静脉注射,肌内注射和直肠途径给药[177]。

口服 2～4μg/kg 的右美托咪定,其镇静作用的出现需 30～60min,加大给药剂量,其镇静作用出现时间提前,但同时也会导致苏醒时间延长[177]。右美托咪定的滴鼻剂量为 1～2μg/kg,但 1μg/kg 的剂量只约使 60% 的儿童在 1h 内产生镇静作用。右美托咪定的静脉注射剂量包括 10min 内给予 1μg/kg 的负荷剂量,接着以 0.3～0.7μg/(kg·h)的速率持续静脉输注。输注速率转换时必须小心,与其他药物不同,右美托咪定的输注速率是 μg/(kg·h),而不是 μg/(kg·min)。输注前给予负荷剂量时,围诱导期出现低血压的风险将会增加。

儿童右美托咪定的药代动力学模型早期呈快速重分布相(半衰期为 7min),但是终末消除半衰期缓慢,约 2h[178-179]。主要通过肝脏中尿苷葡萄糖醛酸转移酶作用生成无活性的代谢产物。

与其他镇静/抗焦虑药不同,右美托咪定的作用于蓝斑核中 α_2 肾上腺素受体产生镇静作用,通过对交感神经系统的直接和间接作用使血流动力学发生改变,以及其他一些不良反应[177],但这种镇静/抗焦虑药的最大特点是没有明显的呼吸抑制作用[180]。

右美托咪定并非是一种完全意义上的麻醉药,

但它可使吸入麻醉药的 MAC 降低约 30%，能为放射学检查提供适当的镇静（除非使用大剂量的右美托咪定，一般情况下还需要静脉注射 0.1mg/kg 的咪达唑仑以防止体动出现）[89,181]，并且有助于纤维支气管镜清醒插管和开颅手术的唤醒麻醉，提供最接近自然睡眠的镇静作用和镇痛作用，降低苏醒期谵妄（emergence delirium，ED）的发生率[177]，以及有助于在脊柱手术进行运动和感觉诱发电位的监测[182]。

右美托咪定的不良反应主要是对血流动力学的影响。有报道称右美托咪定输注速度过大（高达 $2\sim3\mu g/(kg\cdot h)$ 或患儿年龄太小时，心动过缓的发生率可高达 16%[181]，不能用格隆溴铵来治疗这种原因引起的心动过缓（心率可低至 30 次/min），这可能导致患者发生严重的高血压[183]。

据报道，右美托咪定快速给药可导致血压一过性升高，但这种情况在儿童当中并不常见。右美托咪定在输注期间可导致低血压的发生（降低幅度大于基础值的 20%）[181]。低血压的发生率随着剂量的增大而增加，并且年龄越小越容易出现：婴幼儿低血压的发生率最高为 8%。静脉给予负荷量液体输注可能会减少低血压的发生，但其有效性还需更多的研究来进一步确认。

术前评估

禁食指南

美国麻醉医师协会于 2006 年制定了婴幼儿及儿童的禁食指南[184]。该指南的形成是基于一个专家共识和文献的回顾，得出的结论见表 43-7，择期手术麻醉前禁食时间间隔可归纳总结为 2h、4h、6h 和 8h[184]。然而，这些指南没有按照年龄进行调整。母乳和配方奶的胃排空时间仅在婴儿中完成了评估[185]，但没有儿童（≥1 岁）胃排空时间的可比数据。

表 43-7　儿童行择期手术麻醉前的禁食指南

清水 a	2h
母乳	4h
配方奶和牛奶	6h
固体食物	8h

注：口香糖应吐出去，但禁食时间不需延长。
a 包括清茶。如果加了牛奶，我们建议禁食 6 个小时。

正在咀嚼口香糖的儿童必须将口香糖吐出，否则其手术将会被取消，因口香糖一旦误入气道将很难被清除。咀嚼有糖或无糖口香糖都会使胃液量增加一倍，约有 50% 的患者胃液量超过 0.8ml/kg，但胃液的 pH 并没有实质性改变[186]。因此，咀嚼口香糖儿童的胃液与禁饮食儿童的胃液特性是没有差别的。因而咀嚼口香糖儿童的麻醉诱导不需要延迟。

肥胖不会增加误吸后出现肺炎的风险[187]。虽然胃液量会略有增加，但 pH 值不变。因此，这类儿童发生肺炎的风险不变。

急诊手术儿童的反流和误吸风险难以评估。这些风险与以下几个因素有关，包括创伤的严重程度和性质，既往病史，所服用的药物以及摄入食物的时间和性质等。评估饱胃风险的唯一证据是最后一次进食与发生创伤或损伤之间的时间间隔[188]。因为在急性疼痛、炎症反应以及使用阿片类药物后容易出现胃瘫和肠淤滞，所以创伤后胃肠蠕动有可能停止。在儿童，没有证据证明创伤后给予促胃肠动力药可以促进胃排空。听诊腹部肠鸣音并不能确保胃已排空，尽管有气体通过确实意味着小肠和大肠蠕动的存在，但并不意味着胃动力已经恢复。因此我们认为，儿童在创伤后 8h 内摄入固体食物，有发生反流和误吸的风险，需给予适当的预防措施进行气道管理。

某些疾病会延缓胃排空。虽然糖尿病能延缓胃排空，但可能需要几年时间才会发生胃瘫。最新的研究证据表明，胃瘫的发生可能是多因素共同作用的结果[189-190]。事实上，仅高血糖就可以延缓糖尿病患者和非糖尿病患者的胃排空速度。

实验室检查

没有合并其他已知疾病的健康儿童，很少进行术前实验室检查。术前血红蛋白检查适用于有大出血风险的患者，有可能出血的贫血患者，慢性营养不良以及镰状细胞病患者（见后文）。

在大多数司法管辖区，在对大部分育龄期的儿童实施麻醉和镇静前，需要对他们进行术前妊娠检测。原因是围术期使用的一些药物可能会导致未出生胎儿的流产或畸形，虽然致畸的可能性很低，但意外和不知情怀孕的发生率约为 0.3%[191]。有证据表明，仅靠病史并不能可靠地预测妊娠。有两个检查项目可用来判断是否妊娠检测：尿液和血液，前者的检验结果出的更快且更便宜，但在受孕后早期有部分的假阴性率。这两个检验都有一个已知的假阳性率。目前关于开始妊娠检测的最低年龄仍存在争议。许多机构和州要求对已达到月经初潮年龄的女性进行术前妊娠检测，有些州则要求对所有大于特定年龄段的女性均进行测试。如果妊娠试验结果为阳性，且是择期手术，则必须将结果告知给患者。如果继续进行手术，应该适当考虑麻醉和手术可能对未出生胎儿造成的风险。但如果是急诊手术，就必须仔细评估手术的风险效益比。

健康状况

上呼吸道感染

儿童约有 65% 的上呼吸道感染（upper respiratory tract infections，URTI）是由病毒引起，其余 34% 则由细菌引起。为了确保炎症对小气道的病理影响已完全消失，有人建议，近期有 URTI 的儿童在感染后四周内不应接受择期手术麻醉，但由于婴幼儿每年可能出现 6～7 次的 URTI，因而大多数临床医生会在初次感染后 2～4 周内进行麻醉[192]。

行择期手术的儿童合并 URTI 时，如果存在表 43-8 中列出的四项标准中的任何一项，作者建议取消手术麻醉[193]，因为每一种情况的存在都会增加围术期气道不良事件发生的风险。增加气道不良事件风险的其他因素还包括室内吸烟，特异性疾病，哮喘，早产，年龄过小和有分泌物[192,194]。如果一名行择期手术的婴儿（＜1 岁）术前合并 URTI，应仔细对其肺部进行检查，并为取消手术保留一个低门槛，因为这个年龄段的围术期呼吸系统并发症是非常多的[195]，如呼吸道合胞病毒可能迅速导致肺炎的出现，以及延长 ICU 患者的气管插管时间[196]。

表 43-8　上呼吸道感染取消麻醉的标准

- 体温＞38.5℃
- 行为改变（不像往常一样玩耍），习惯改变（不像往常一样进食）
- 上呼吸道排出大量脓性分泌物
- 下呼吸道症状（喘息、干啰音），咳嗽时仍不能消除

流清鼻涕的儿童，无论是由轻度 URTI 还是变应性鼻炎引起的，在麻醉期间应给每个鼻孔，使用 1 滴至 2 滴羟甲唑啉或去氧肾上腺素（0.25%）滴鼻液来干燥鼻腔。使用去氧肾上腺素稀释液时需小心，因为该药的浓缩液可能引发高血压危象。对于这类患儿，如果可能的话，我们更愿意用面罩来实施麻醉管理，以尽量减少诱发气道反射的风险。然而，如果必须要采用气道管理工具，那声门上气道工具诱发气道反射的可能性要比气管导管低。

哮喘

高达 20% 的儿童患有哮喘或有哮喘病史，但只有极少数的儿童患有使麻醉复杂化的严重哮喘[197]。

有哮喘病史的儿童应该在术前改善其肺部病情，并且胸部透视可以证明病情是稳定的，且近期没有恶化或住院治疗。在术前评估中，应记录哮喘的发作年龄、最新因哮喘住院的次数和日期、目前的治疗情况（吸入 β₂ 受体激动剂或类固醇）以及病情的现状。大多数哮喘患儿从未因为他们的哮喘进行过入院治疗。但是如果有，则哮喘应该是很严重的。如果最近开始需要口服激素类药物进行治疗，说明哮喘正处于急性发作期，则术前必须对患者的肺部进行仔细检查，以确保没有持续存在的气道高反应性。手术当天早上，应再次检查孩子的肺部，明确是否存在喘息。如果有喘息存在，应指导患儿用力咳嗽以清除气道存在的任何分泌物，并使用支气管扩张剂进行治疗。如果没有喘息，对轻至中度哮喘的患儿也应在术前使用支气管扩张进行治疗，这可使七氟烷麻醉和气管插管期间的气道阻力降低约 25%[198]。如果持续有喘息症状，应将患儿转至呼吸科医生处进行重新评估并推迟手术麻醉。

喘息患儿行急诊或紧急的非气道手术时，术前应接受支气管扩张剂治疗。如果可以应尽量避免气管插管，改用面罩或 LMA。应提前准备好相关设备，以便在术中需要时应用支气管扩张剂进行治疗。

阻塞性睡眠呼吸暂停

OSA 是儿童睡眠呼吸异常中最严重的一种形式[199]。儿童在睡眠期间发生的气道阻塞通常合并有高碳酸血症和间歇性缺氧。诊断的金标准是多导睡眠图监测，但许多儿童没有进行过多导睡眠图监测，却在接受手术时被诊断为 OSA。在这些病例中，主要是通过大声打鼾，目睹呼吸暂停，夜间遗尿症，注意力缺陷和行为问题，以及在学校精力无法集中或学习成绩下降等"临床表现"作出的诊断。OSA 的发病率与性别和胖瘦程度无关。日间嗜睡不是 OSA 儿童的一个常见特征。

计划对 OSA 患儿进行麻醉之前必须作出两

个重要的决定：①儿童是否需要收治入院以及术后进行整夜监护[159]；②对于夜间最低 $SaO_2>$85% 的患者，是否有阿片类药物敏感性增加的风险[200-201]。虽然 OSA 患儿可以进行术前用药，并且风险很小，但夜间最低 SaO_2 持续小于85% 的患者，在给予常规剂量的阿片类药物时，围术期血氧饱和度降低和发生气道事件的风险仍会增加，因此，应考虑替代的镇痛策略，包括局部麻醉药、非甾体抗炎药、氯胺酮和 α_2 受体激动剂[202]。

既往早产的婴儿

早产出生（胎龄<37周）的婴儿和矫正胎龄（定义为胎龄和出生后年龄之和）小于60周龄的婴儿，不论接受哪种类型的手术，均需要 12~24h 的麻醉后监测，以防止呼吸暂停和血红蛋白氧饱和度降低（见第42章）[203]。有早产出生史的婴儿其围术期呼吸暂停风险增加的因素包括年龄（<60周龄），贫血（Hb<12g%）以及其他合并疾病（例如脑室内出血）[203-204]。对这类婴儿最好不使用阿片类药物；因此，选择局麻药实施区域阻滞更适合这类患儿。术中静脉注射咖啡因 10mg/kg 也可以减少围术期呼吸暂停的发生率，但不能完全消除呼吸暂停的风险[205]。一旦患儿连续12个小时没有出现呼吸暂停，即可出院回家。

与全身麻醉相比，区域麻醉不会增加围术期呼吸暂停的风险，并且不需要围术期监测，除非患儿还同时接受了镇静，或患有多系统疾病以及有围术期呼吸暂停病史[206]。疝气手术是这类患儿最常见的手术，但脊椎麻醉或骶管麻醉可以为手术提供足够的镇痛。如果患儿家中有呼吸暂停监护仪，且患儿家长接受过呼吸暂停管理的培训，就可以在父母的陪护下出院回家。

恶性高热

大部分确诊为 MH 的儿童，多是 MH 血液相关反应阳性或肌肉活检阳性患者的子女[128]。在这种情况下，首要任务是尽可能从历史或记录中核实过去 MH 反应的可信度。应将这些儿童的手术安排在当天的第一台，以尽可能减少患儿在手术间和麻醉后监护室（postanesthetic care unit，PACU）内吸入麻醉药的时间。如果患儿术前焦虑，应预先口服一定剂量的咪达唑仑，具体用量因根据患儿的年龄来决定（见后文）。

要为 MH 的易感儿童准备 AWS，应使用指定的无吸入麻醉药的 AWS，或冲洗受污染的 AWS，以将麻醉药浓度降低到 10ppm 以下。在第二种情况下，从 AWS 中取走蒸发器后，应重新更换麻醉呼吸回路和二氧化碳吸收罐，并将新鲜气体流量应设定为 10L/min 且是氧气/空气混合状态，其后将麻醉机呼出端与模肺或贮气囊相连并进行机械通气，使麻醉机中麻醉药的浓度降至 10ppm 或更低，因为 10ppm 被认为是触发 MH 反应的麻醉药阈值。虽然没有办法验证通过冲洗特定的 AWS 能否达到气体浓度阈值，但目前不同的 AWS 达到 10ppm 或更低浓度所需的时间是不同的（表43-9）[207-208]。有些人建议更换 AWS 的组件以加速冲洗过程，而另一些人建议在呼吸回路的吸气端使用活性炭吸附剂[208]。一旦将呼吸回路冲洗干净，新鲜气体流量就不应低于冲洗时使用的流量（如果不使用活性炭过滤器），以免发生麻醉药物浓度反弹[208]。有趣的是，在已冲洗的 AWS 中，减少新鲜气体流量之后，MH 反应尚未被报道。

表43-9　当前麻醉工作站吸入麻醉药的冲洗时间

Ohmeda 麻醉机	冲洗时间/min	其他麻醉机	冲洗时间/min
Modulus 1	5~15	Narkomed GS	20
Excel 210	7	Drager Primus	70
AS/3	30	Drager Fabius GS	104
Aestiva（sevo）	22	Kion	>25
Aisys（sevo）	25		

摘自 Kim TW, Nemergut ME. Preparation of modern anesthesia workstations for malignant hyperthermia-susceptible patients; a review of past and present practice. Anesthesiology. 2011; 114: 205-212; and Sabouri S, Lerman J, Heard C. Effects of fresh gas flow, tidal volume, and charcoal filters on the washout of sevoflurane from the Datex Ohmeda® (GE) Aisys®, Aestiva®/5, and Excel 210SE Anesthesia Workstations. Can J Anesth 2014: 61, 935-42.

不会引发 MH 的麻醉药包括丙泊酚、阿片类药物、苯二氮䓬类药物、非去极化肌松药、氧化亚氮和局麻药[128]。在标准的监护中，呼气末二氧化碳（是 MH 反应最早的指标）和体温（最好是腋下温度，因为它能反映胸部最大肌肉的温度）监测是必不可少的，一旦发生 MH 需要使用足量的丹曲林（静脉注射初始剂量为 2.4mg/kg，可以重复用药直至反应消失），初始剂量应使丹曲林的血药浓度（>3μg/ml）维持 6h，之后其消除半衰期为 10h（图 43-4）[131]。

丹曲林钠是丹曲林的一个新配方，每瓶含有 250mg 丹曲林，125mg 甘露醇，并且只需要 5ml 无菌水即可溶解。其内丹曲林的含量足以满足一个 100kg 患者的负荷剂量，远远超过治疗儿童初始反应所需丹曲林的用量。如果使用了丹曲林，那么根据所用丹曲林的制剂，可能需留置导尿管。

还有许多其他策略可用于稳定病情，包括降温和应用抗心律失常药。有关 MH 的更多信息，请参阅第 24 章[128]。

如果没有发生 MH 反应，可将 MH 易感儿童作为门诊患者实施手术治疗，并且父母会收到有关出院后如何监测可能发生 MH 反应的详细说明，以及如果发生这种反应，应该给谁打电话和去哪里治疗的信息。如果没有发生 MH 反应的迹象，那 MH 易感儿童在接受无触发作用的麻醉药后的出院时间与接受类似择期手术患儿的出院时间是相似的。

肌病

小儿常见的肌病包括杜氏肌营养不良（Duchenne muscular dystrophy, DMD）、贝氏肌营养不良和埃默里-德赖弗斯肌营养不良，当为这些患儿实施麻醉时，应避免给 8 岁以下儿童使用已知会破坏骨骼肌细胞膜的药物，对 10 岁以上患有心肌病的儿童避免使用有过度心肌抑制作用的药物[128]。DMD 是一种 X 连锁隐性基因遗传病，其潜在缺陷是骨骼肌和心肌中缺乏抗肌萎缩蛋白（低于正常水平的 3%）。该病的发病年龄在 2~6 岁。贝氏肌营养不良是一种较为温和的疾病，一般在 20 岁左右发病。埃默里-德赖弗斯肌营养不良也是肌病中的一种较为温和的疾病，常伴有心脏传导缺陷以及晕厥。

抗肌萎缩蛋白复合物对于肌细胞骨架的稳定性是必不可少的。无论是自发的还是药物诱导的肌肉收缩都可能会引起肌细胞膜撕裂，使细胞内容物释出，包括高浓度的钾、肌红蛋白和肌酸激酶。吸入麻醉药（氟烷＞七氟烷＞异氟烷）及琥珀胆碱的使用均可引起骨骼肌收缩，导致细胞膜破坏，使细胞内容物释出[209]。在 DMD 中，大多数患者的肌肉萎缩发生在 10 岁以前，本文作者在给这个年龄段的患儿麻醉时，更倾向于选择丙泊酚[128]。然而，到了青春期，肌肉萎缩速度减缓，麻醉的主要问题是进行性心肌病，因此，所有麻醉药的使用量都必须精确。埃默里-德赖弗斯肌营养不良的患者常常会合并心脏传导阻滞。因此，对患有 DMD 或埃默里-德赖弗斯肌营养不良的青少年进行麻醉之前，需行心脏超声和心电图的检查。

线粒体肌病是由线粒体呼吸链蛋白复合物缺陷引起的一组复杂疾病[128, 210]。呼吸链中的蛋白质复合物受双生物基因组控制：85% 来自核 DNA，15% 来自线粒体 DNA。在儿童中，大多数线粒体肌病是由核 DNA 缺陷引起的。子宫组织中有缺陷的 DNA 的分布决定了疾病谱[128]。婴儿期有乳酸酸中毒史的儿童应短时间禁食，术中可以持续输注葡萄糖溶液，但禁止输入含有乳酸盐的溶液。静脉和吸入麻醉药均已用于患有线粒体肌病的儿童，且没有严重不良事件的报道[210]。

镰状细胞病

镰状细胞病（sickle cell disease, SCD）或镰状细胞贫血主要发生在撒哈拉沙漠以南地区的儿童中，非裔美国人带有镰状细胞特性的概率为 8%，但 SCD 的发病率为 1：600[211]。点遗传突变导致每个红细胞中的 Hb AA（其中 A 是正常血红蛋白）被 Hb SS（S 是镰刀状血红蛋白）代替。因此，具有 Hb SS 的患儿，其所有细胞均有镰状化的危险。这些儿童的血红蛋白浓度长期处于低水平状态（6g%~8g%），并在过去一段时间可能接受过多次红细胞输注，也可能已经发生过急性血管阻塞危象。血管阻塞危象可能涉及许多组织器官，包括骨骼、胸部和大脑。有些患儿反复出现血管阻塞危象，也有些患儿则从来没有出现过。这些危象与缺氧、血容量不足以及低体温无关，而与全身炎症反应有关，其本质尚不清楚。有证据表明，那些患有 SCD 且发生过血管阻塞危象的患者具有全身炎症反应的标志物，可上调内源性因子，包括一种黏附因子，该因子能捕获小动脉中的镰状红细胞并促使阻塞性危象的发生[212]。关于缺氧、低血容量和低温等传统因素是否加剧了初始过程，还是使潜在的炎症反应过程复杂化目前尚不清楚。

其他两种形式的 SCD,Hb SC 和 Hb SD 的发生率比 Hb SS 低得多,但镰状化风险与 Hb SS 相同,然而,这两种形式的 SCD 的血红蛋白浓度更接近正常值,约为 10g%~11g%。对这些儿童应采用与 Hb SS 类似的麻醉管理方案[211]。

镰状细胞也可能以一种称为镰状性状的杂合子形式存在,即 Hb AS。这种疾病在常规全身麻醉和区域麻醉期间几乎不会出现问题,但前提是手术时不存在极端条件,如体温过低和体外循环。另外,Hb AS 患儿的血红蛋白浓度也是正常的。

术前应了解引起儿童镰状细胞贫血和血管阻塞危象的诱因、疾病的严重程度以及发作频率,并请血液科医生进行会诊,提出目前该患者的管理策略。但是,如果儿童的镰状细胞性状尚未明确确定,可以对 6 个月以上婴儿和儿童进行溶解度试验来明确诊断。该试验快速、廉价且结果可靠,但对于 6 个月以下的婴儿,这项检查的结果却并不可靠,因为 Hb F 能干扰镰状细胞形成过程,使结果的可靠性降低,由于 Hb F 的存在,6 个月以下的婴儿很少出现镰状细胞,而 Hb F 的浓度在出生 3 个月后才会逐渐减少。如果检测结果是阴性,患儿可能依然有镰状细胞性状。如果检测结果为阳性,或者怀疑患儿有镰状血红蛋白病史,则应进行血红蛋白电泳试验以确定是否存在特定的血红蛋白病。SCD 的确诊试验是血红蛋白电泳或高效液相色谱法。

为减少 SCD 患儿围术期发生镰状细胞危象的风险,许多血液科医师为儿童输注浓缩红细胞,使血红蛋白总量达到 10g%[213]。另一些人则认为,预防性输血以及给所有接受小手术的儿童都进行输血是没有任何价值的[214]。对有镰状细胞危象危险的儿童进行频繁输血的缺点包括:使受血者对次要抗体敏感(即 Kell 和 Duffy),铁过载和输血反应。在手术前一天,咨询当地的血液科医生有关 SCD 患儿的常规管理事项是非常重要的,以免推迟手术,并将术前与家长的讨论和治疗方案记录在病历中。对这些儿童的最佳管理办法还包括在整个围术期维持体温在中性温度范围内以及充足的液体量和氧合。

前纵隔肿瘤

AMM 患儿需要在全身麻醉和/或镇静下才能进行组织(淋巴结)活检,接受 CT 或 MRI 扫描,以及留置中心静脉通路用于化学药物的治疗(简称"化疗")[215]。这些肿瘤儿童的麻醉风险极高,既往就出现过心脏停搏的报道。为避免并发症的发生,需要麻醉医师对疾病的病理生理学特征进行了解并提前准备好相关的麻醉药品。

儿童 AMM 中常见的有四种肿瘤组织:淋巴瘤,畸胎瘤,胸腺瘤和甲状腺瘤[215]。前纵隔中生长最快的肿瘤是 T 淋巴母细胞淋巴瘤,这是一种非霍奇金淋巴瘤,其倍增时间仅为 12~24h。这些患儿可能仅有轻微的症状(例如盗汗),但在 1~2 天内症状可以迅速恶化,出现威胁生命的状况(如端坐呼吸,上腔静脉综合征)。儿童通常需要在麻醉状态下进行放射学检查来确定肿瘤的侵袭范围以及肿瘤对纵隔的影响,而在手术室内实施的组织活检和慢性化疗同样也需要麻醉。

实施局部麻醉、区域阻滞抑或全身麻醉取决于儿童的年龄和合作程度,纵隔器官的受损害程度,以及淋巴结或肿瘤活检的可及性。外科医生、麻醉医师和肿瘤科医生在内的多学科小组应在手术开始前应再次研究患者所有的影像学资料和术前的临床资料。

年龄较大的儿童通常可以耐受在局部麻醉和镇静下实施的手术。年幼的儿童以及肿瘤严重危及气道和/或肺动脉的患者则可能需要全身麻醉。在第二种情况下,应考虑每 12~24h 静脉注射 1 次类固醇或通过一轮放射治疗来缩小肿瘤组织,以减少围术期发生心肺并发症的风险。然而,在与肿瘤科医生进行多学科讨论前,不应使用这些替代方案[216],因为这些方案存在肿瘤组织广泛坏死的风险,从而导致细胞类型诊断困难和/或诱发肿瘤溶解综合征[217]。

对于大多数需要行放射学检查、肿瘤组织活检或化疗的儿童,首选保留自主呼吸的全身麻醉。如果患儿不能平躺,可以选择左侧卧位或者是不太理想的坐位实施麻醉诱导,并插入气管导管。在麻醉诱导期间需插入气管插管,以确保气道通畅,如果有必要的话可使患儿俯卧来改变循环衰竭状态。气管插管最好不使用肌松,以保留自主呼吸。自主呼吸能较好地保持胸内负压的压力梯度,使肿瘤悬吊于纵隔结构之上,避免对肺动脉、右心房以及气管支气管树的压迫。重要的是要记住,二氧化碳波形图对于确认肺循环(和心输出量)的充分性是一个非常有用的监测,二氧化碳波形图突然消失或下降可能预示着肿瘤压迫了肺动脉。

亚急性细菌性心内膜炎（subacute bacterial endocarditis，SBE）预防

2007 年，美国心脏协会对亚急性细菌性心内膜炎预防的适应证进行了重大修改[218]。新的建议是为牙科手术而制定的，并由美国牙科协会通过。美国心脏协会不再建议对接受胃肠道手术、泌尿外科和泌尿生殖系统手术的儿童进行 SBE 的预防，尽管这些领域的许多专家继续要求进行 SBE 预防。因此，询问具体的专科医生是否应该进行 SBE 预防，是麻醉医师义不容辞的责任。

对于牙科手术，预防 SBE 的适应证列于表 43-10[218]。预防 SBE 的抗生素方案自从发表以来并没有改变。

表 43-10　美国心脏协会亚急性细菌性 心内膜炎的预防建议[218]
1. 人工心脏瓣膜或用于修复心脏瓣膜的材料
2. 既往有感染性心内膜炎病史
3. 先天性心脏病： 　a. 未修复的发绀型先天性心脏病，包括姑息性分流和导管 　b. 术后前 6 个月内，不管是通过常规手术还是通过介入手术置入了假体材料和设备，先天性心脏缺损部位已完全修复的患者 　c. 已修复的先天性心脏病合并在修复补片或假体装置（抑制内皮化）部位或邻近部位有残留缺陷
4. 心脏移植患者发生心脏瓣膜病

肥胖

儿童肥胖是世界范围内的一种流行病。对儿童肥胖的定义依据的是生长曲线，而不是体重指数（body mass index，BMI），因为身高和体重会随着年龄的变化而变化[219]。儿童肥胖的定义如下：超重是 BMI 高于第 85 百分位数，肥胖是 BMI 高于第 95 百分位数，超级（病态）肥胖是 BMI 高于第 99 百分位数。BMI 定义为体重（kg）/[身高（m）]²。为了精确肥胖儿童的用药量，应该定义额外的标准剂量。首先，根据儿童的年龄来估计理想体重（ideal body weight，IBW）是一种方便、快速和简单的方法。

对于 <8 岁的儿童：体重（kg）=2×年龄（岁）+9
对于 ≥8 岁的儿童：体重（kg）=3×年龄（岁）

其次，去脂体重，这解释了由于体内脂肪过多而导致多余的肌肉和骨骼的增加，其计算方法为：理想体重 +1/3（总体重 – 理想体重）。

95% 的肥胖源于环境因素和生活方式。只有不足 5% 的肥胖病例是由疾病和基因造成的，如普拉德 - 威利综合征（劳伦斯 - 穆恩 - 比德尔综合征），先天性代谢障碍，库欣病和杜氏肌营养不良（DMD）等。这些疾病的潜在机制包括瘦素基因突变（受体和激素原转化酶 1），阿黑皮素原突变和 MCR4（黑素皮质素受体）。

在 30% 的超重儿童中，由于原本柔软的胸部被体脂过分包裹，胸壁顺应性降低，FRC 和肺活量下降，从而导致肺限制性通气功能障碍的出现。随着闭合容积接近潮气量，通气血流比例失衡，呼吸做功增加的同时肺容量减少。上述因素外加扁桃体增大（见后文）导致夜间低氧血症的出现，而后者为肺动脉高压和右心衰竭的发生奠定了基础。肥胖儿童睡眠呼吸障碍的发生率为 17%（如果 BMI>150%，则高达 33%）。

肥胖对心血管的影响有高血压、左心室肥大和早发性动脉粥样硬化。睡眠呼吸暂停期间的间歇性缺氧可能导致肺动脉高压的出现。肥胖患者的血容量和心输出量均增加。

40% 的中度肥胖儿童和 50% 的严重肥胖青少年均伴有胰岛素抵抗和代谢综合征。腹部重量增加容易导致胃食管反流，该病在严重肥胖儿童中的发生率接近 20%。肥胖儿童的胃排空速率以及发生吸入性肺炎（基于胃液 pH 和容量）的风险与正常儿童无差异。肥胖和非肥胖儿童的禁食时间是相同的。肥胖儿童的肾小球滤过率增加。肝脏的脂肪浸润将导致非乙醇性脂肪肝的出现，造成肝功能检测结果异常，甚至可能导致肝纤维化。

肥胖儿童的药物用量复杂，并随着多种因素改变，包括脂溶性、分布容积与消除途径、肝脏或肾脏功能状态等[219]。肥胖儿童常用药物的药物剂量可根据体重来估算（表 43-11）。

在预吸氧期间，应将这些儿童头部后仰 25°，此举既可以减少通气血流比例的失衡也能有利于气管插管，此外，应将耳屏置于胸骨切迹以上，以确保气管插管的成功率[220]。静脉通道的建立可能很困难。地氟烷是麻醉维持的首选，因为它是脂溶性最低的吸入麻醉药，并且时 - 量相关半衰期最短。但是，如果患儿有哮喘或暴露于吸烟环境中，可首选七氟烷。还应在肥胖患儿的腿部使用加压装置，以防止静脉淤血和深静脉血栓形成。

围术期呼吸系统不良事件包括面罩通气困难，Mallampati 气道分级较高，支气管痉挛，血氧饱和

表 43-11　肥胖儿童的给药剂量		
药物	诱导剂量基于	维持剂量基于
硫喷妥钠	LBW	
丙泊酚	LBW	TBW
合成的阿片类药物（芬太尼、阿芬太尼、舒芬太尼）	TBW	LBW
吗啡	IBW	IBW
瑞芬太尼	LBW	LBW
非去极化型神经肌肉阻滞剂	IBW	IBW
琥珀胆碱	TBW	
舒更葡糖钠	TBW	

注：TBW，总体重；LBW，去脂体重；IBW，理想体重。

度迅速降低，PACU 停留时间延长，并且这些在肥胖儿童中更为常见[219]。

术前病史

应记录患儿用药史、手术史和家族史，以及并存疾病。根据临床表现和严重程度详细了解所有过敏反应的细节。采用全身体格检查来评估每个器官系统，包括最近的 URTI 史。

过敏史

在医院登记的大多数过敏反应与麻醉的关系都不大。而所有由患者和家属报告的过敏反应也都已经如实记录在医院病例中，对这些没有人会去追责，也不会去考虑其相关性或真实性。已知有副作用但不构成过敏的例子包括肾上腺素使用后的头痛，阿片类药物使用后的呕吐，以及阿莫西林使用后的腹泻或皮疹。麻醉记录中应只记录真实的过敏反应，包括过敏反应和由过敏症专科医师/免疫学家诊断和确认的过敏。其余的应确定为超敏反应或特异质反应，虽然这不是目前的做法。青霉素过敏与第一代头孢菌素之间可能存在交叉敏感，但与二代以及二代以上的头孢菌素之间不存在交叉反应[226]。如果患儿父母向医生告知患儿5 年前疑似发生了青霉素过敏或头孢菌素敏感的情况，但没有得到过免疫科医师的确认，那么作者建议在监护下，使用小剂量该抗生素的静脉制剂对该患儿进行测试，并告知家长结果。

对丙泊酚过敏的报道几乎很少。虽然其包装说明书上警告对蛋类过敏的儿童禁用本药，然而，可能只有一种情况下的蛋类过敏是不能使用丙泊酚的，就是对蛋类发生过敏反应[227]。卵磷脂是丙泊酚中的一种磷脂，尽管不是蛋白质，也不会引发过敏反应。但是，它可能携带微量的卵黄蛋白进入药物中。该药制造商表示，他们在北美生产的丙泊酚，其配方中不含大豆蛋白。因此，对大豆过敏的儿童（通常＜5 岁）可以使用丙泊酚。

为儿童准备手术室时，应记录患儿对乳胶过敏的现象，尽管它的重要性已不如从前[228]。过去，许多患有脊柱裂、接受先天性泌尿外科手术以及有多次手术史（＞5 次暴露）的儿童，在反复接受导尿或多次接触乳胶手套后，发生了 IgE 介导的乳胶过敏反应。对乳胶过敏的儿童，嘴唇接触玩具气球或牙医在其嘴中置入一个橡胶隔离膜，后者与嘴唇或舌头接触后，舌头或嘴唇均会发生肿胀反应。由于医院内外的乳胶产品已被替换为非乳胶产品，因此，儿童乳胶过敏的发病率呈下降趋势，这是一个获得性疾病，而不是先天性疾病。为了防止发生乳胶过敏，避免乳胶产品污染手术装置（和麻醉药）是非常必要的。移除手术室内所有乳胶产品的做法已经消除了乳胶过敏反应，这一点应该在世界范围内被采用[229]。如果患儿有乳胶过敏史，则手术室的每个门上都应有提示该患儿正在室内的标志。1～10μg/kg 的肾上腺素是逆转乳胶过敏反应的药物。其中肾上腺素 1～2μg/kg 可用于单纯支气管痉挛的治疗（但可能需要重复），而肾上腺素 10μg/kg 则用于心脏停搏的患儿。

术前体格检查

术前应检查每个儿童的气道、呼吸系统和心血管系统。气道检查时应对面部的正面和侧面进行外观检查，以发现面部所有的异常特征，如果有异常可能预示面部或气道的先天性异常。患儿应该将嘴完全张开，伸出舌头，伸直脖子。确定松动的牙齿，将任何可移动的牙科用具拆卸并存放好。将口内和口周的穿刺饰品移除，因为如果它们在口内的话，可能会发生脱落而被患儿误吸。呼吸系统检查应包括经口深呼吸时胸部（前部和后部）的听诊。如果干湿啰音听不清楚并伴有严重咳嗽，那么就应准备进行胸部 X 线检查和肺部检查。心血管系统检查包括心脏听诊。如果发现杂音，那么就应该进一步询问存在的相关心脏症状（晕厥、心律失常、心动过速、心力衰竭、呼吸短促）。如果在舒张期听到杂音，且以前没有诊断过，或者与任何心脏症状有关,则应寻求心脏内科会诊。如果患儿有心脏手术史,则应结合最近的心脏病学记录、心电图以及超声心动图进行综合评估。

麻醉风险与知情同意

健康儿童的麻醉相关死亡率为 1:10 000,甚至更低[221]。婴幼儿(1岁以下),先天性心脏病患儿以及接受急诊手术的患儿围术期心脏停搏的发生率较高。对于接受择期手术的健康儿童,作者没有将麻醉时发生心脏停搏风险的具体数字告诉他们的父母(除非特别要求这样做),而是用一个类比的方式来进行说明:患儿在繁忙街道上被穿行的汽车撞到的风险远高于全身麻醉时出现严重不良反应的风险。围术期并发症的发生率可能高于心脏停搏的发生率,但还要取决于儿童的合并症和当前疾病的严重程度。

术前讨论的特殊风险应包括最常见的并发症、如疼痛、恶心和呕吐。此外,作者还阐述了一些不可预见的但风险较小的并发症,它们有可能源于目前身体潜在的疾病,此外,还有牙齿损伤、角膜擦伤、误吸、术中知晓、变态反应和心脏停搏等。

如果被问及有关术中知晓的问题,作者告诉家长/监护人,儿童术中知晓的发生率极为罕见(1:60 000)[222],虽然有些中心报告其发生率约为1%[223],但后者可能主要是由于手术刺激期间的麻醉深度过浅。

如果有人询问有关麻醉后认知功能障碍的问题,作者告诉家长/监护人,在新生动物和一些非人类的灵长类动物,几乎每种麻醉药使用后都有神经细胞凋亡的报道[224]。几项针对儿童的实验研究调查了麻醉对于成熟人类大脑的风险,在一项3岁前接受单一麻醉的兄弟姊妹队列研究中发现,其儿童后期的智商分数相似[225]。在一项七氟烷与椎管内麻醉的前瞻性随机对照研究中发现,儿童神经发育结果在2年(初步)的随访中是相似的[9]。因此,作者告知家长没有足够的证据表明麻醉会导致幼儿的认知功能障碍,但建议患儿父母在选择手术之前,考虑麻醉和手术对患儿的所有风险和益处。

麻醉诱导

设备

为确保麻醉场所有恰当的工具和完善的设备,

列一个清单是非常有用的。为每个患儿都应该准备适合其尺寸大小的设备,包括各种型号的面罩,口咽通气道,喉镜片,气管导管和LMA都应该准备齐全。作者倾向于选择适合儿童面部轮廓的带气垫的透明面罩,以便能快速识别面罩内的液体或固体物质。依靠口咽通气道为儿童建立通畅的上呼吸道的做法已部分被适当托起下颌的方式取代[98]。虽然最近我们证实,1个月到2岁的儿童使用 Macintosh 喉镜片提供的视野与 Miller 喉镜片的类似,但 Miller 和 Wisconsin 直喉镜片在婴幼儿与儿童气管插管中仍是首选[230]。每个实施麻醉的场所都应备有各种尺寸的喉镜片。对于喉镜检查,儿童应平躺在手术床上,固定头部以防止向两侧移动。婴幼儿及儿童的枕部较大,头部自然地处于吸气位。对于氧储备有限的婴儿和儿童的,或者在镇静期间行气管插管时,采用 Oxyscope,即一种在镜片末端装有氧气源的直镜片,可以防止氧饱和度下降。

经典喉罩(classic laryngeal mask airway,cLMA)的应用取代了成人面罩,随后也证明在儿童的某些情况下它也是一种具有多功能和有用的气道设备[231]。为了能用于小儿气道,有人把成人的 cLMA 按尺寸等比缩小,但没有针对儿童和婴儿进行改进。除了手术麻醉,cLMA 也适用于其他一些状况,如新生儿复苏和纤支镜引导插管。因此应该备有各种型号的 cLMA。

cLMA 虽然有效,但不能阻止反流以及喉痉挛的发生,因而不能为气道提供"保护"。与成人相比,儿童胃食管括约肌的张力降低,儿童在饱胃或正压通气的情况下出现反流风险的可能性更高。因此,在这些临床情况下最好避免使用 LMAs。改良后的 cLMA 包含有一个可使食管的气体或液体流出的通道,如 ProSeal 声门上气道装置,就可以更好地保护气道防止反流误吸。

儿童使用 cLMA 的相关并发症不常见,但可能包括胃胀气、误吸、气道阻塞以及喉痉挛[232],而与气管导管相比,声门上气道装置可减少麻醉后并发症[233]。1岁以下婴幼儿使用 cLMA 的并发症高于年长儿和带面罩的婴儿。研究表明,尽管 LMA 在其他方面功能正常,但大部分患儿的会厌会反折到 cLMA 通气罩中;但这一发现可能是没有实际意义的。

不但要准备直径与儿童年龄相符的气管导管型号,而且内径(internal diameter,ID,以毫米为单位）大 0.5mm 和小 0.5mm 的导管也需准备。无套囊气管导管的合适型号是由气管导管 ID 的确定的。有关婴幼儿和儿童无套囊气管导管型号的选择指南如下：婴儿体重<1 500g，2.5mmID；1 500g 至足月妊娠，3mmID；新生儿至出生后 6 个月，3.5mmID；半岁至一岁半，4mmID。对于 2 岁以上的儿童，可以使用以下公式估算无套囊的气管导管的型号：年龄（岁）/4+4（或 4.5）mmID。可以使用公式估算带套囊的气管导管的型号（mmID）：年龄（岁）/4+3（<2 岁的儿童）或 +3.5（>2 岁的儿童）。

新生儿体重小于 1 000g 时，从口唇到气管中段的气管导管长度为 6cm，新生儿体重在 1 000g 至 3 000g 之间时，导管长度为 7~9cm，足月新生儿为 10cm，婴幼儿和儿童为 [10+年龄（岁）]mm。过去，通常选择无套囊的气管导管来保护 8 岁以下儿童的气道，气管导管与环状软骨环内腔的圆形形状相吻合[234]，密封性良好，因此，无需使用套囊。而不使用带套囊的导管，则是因为沿环状软骨环疏松黏附的假复层柱状上皮受压易肿胀，侵占上呼吸道最窄的部分后会引起喘鸣。为了排除这种潜在的严重气道并发症，应仔细选择气管导管型号，使其毫无阻力地通过环状软骨或当吸气峰值压力为 10~20cmH$_2$O 时有轻微漏气声即可。

最近，婴幼儿和儿童选择气管导管时，已经有了从无套囊向有套囊的转变。与无套囊的相比，有套囊气管导管发生麻醉气体污染环境的机会较少，喉镜检查和再次插管的次数更少，并且可以提供更为一致的潮气量（由于手术期间胸壁和腹部顺应性的改变）和呼气末正压。而这种理念的加速转变，是由一种柔软且顺应性高的 Microcuff 套囊导管在临床中的应用所带来的（Microcuff GMBh，Weinheim，德国）[235]。这种导管的独特之处在于，它们没有默菲孔，套囊由聚氨基甲酸酯制成，位置靠近导管尖端（与标准带套囊的导管相比），套囊的形状呈圆柱状（而不是球形），因此与喉的形状相仿。而与其他带套囊导管相比，Microcuff 导管在低套囊压力（约 11cmH$_2$O）时可获得更好的气道密封性[236]。Microcuff 导管的生产成本要比无套囊的成本高几倍。当使用氧化亚氮时，所有的套囊都会膨胀，尽管 Microcuff 导管的囊内压达到 25cmH$_2$O 的时间要长于其他导管，但由于前者密封气道所需压力较低，因此，在手术过程中应

监测套囊压力，以排除套囊压力过高的情况。在一项回顾性研究中发现，使用这类气管导管的新生儿，拔管后喘鸣的发生率几乎是无套囊导管的 3 倍，提示在新生儿中使用 Microcuff 导管时要谨慎[237]。

优化婴幼儿和儿童麻醉手术期间的通气一直是人们关注的课题[238]。传统观念认为，容量控制压力限制型呼吸机适用于大多数婴幼儿和儿童。但是，这种呼吸机既不考虑呼吸回路的顺应性，也不考虑气管导管周围的泄漏变化。进一步的关注重点是在吸气过程中压力波形的形状以及气道压力峰值过高的风险。在新生儿重症监护病房中，压力控制通气已成功在临床中得到应用，部分原因是吸气峰值压力受到限制，气压伤风险随之下降，并且吸气压力模式还可以更均匀地将吸入气体分配到整个肺，从而降低通气血流比例失调的风险。尽管压力控制通气有很多优点，但许多麻醉呼吸机根本无法弥补术中腹壁和胸壁顺应性下降这一缺点。新一代麻醉机提供了先进的通气模式和通气策略，最明显的方面就是通气模式可由容量和压力混合调节。可能会有人去证明这些新型呼吸机是早产儿和足月新生儿理想的呼吸机。通气模式，例如压力调节与容量控制模式相混合的通气策略，由于考虑到了呼吸回路容积的可压缩性，因而使潮气量保持稳定。该模式适用于控制通气，一旦自主呼吸恢复，则开始使用压力支持模式。对于大多数儿童来说，通气策略不会影响预后，但对于肺部有疾病的患者，不恰当的通气模式可能导致肺部产生一系列不可逆的问题。无论为特定的儿童设置何种通气策略，但关键是在将儿童与呼吸机连接之前，对麻醉机进行通气参数限制，包括吸气峰压、呼吸频率和呼气末正压。

监护仪

ASA 建议在应用任何麻醉药的过程中都需要对患者进行基础生命体征的监测，包括心电图、动脉血压、动脉血氧饱和度（arterial oxygen saturation，SaO$_2$）、二氧化碳波形图和温度，以及其他一些专门用于儿童医疗或麻醉状态的监护仪，例如麻醉深度监护仪。许多婴儿和学龄前儿童拒绝清醒时连接监护仪。虽然专业人员在实施麻醉诱导过程中，患儿耐受性良好且安全性较高，但在诱导时至少应该有一台脉搏血氧仪对患儿进行监

测。患儿意识消失后，应立即连接其他的监护设备。了解这些监护仪在小儿麻醉中的作用之前，需要对这些设备有基本的了解，但有三种特殊的监护值得进一步了解：二氧化碳波形图，温度以及麻醉深度监测。

二氧化碳波形图

呼吸频率和呼吸暂停可以通过测量麻醉呼吸回路中的二氧化碳压力来进行监测。最常用的技术是在旁路型或主路采集二氧化碳，再通过红外线分析形成二氧化碳波形图。前者需要将气体吸入分析仪中，而后者则需在呼吸回路插入二氧化碳传感器。

当循环式呼吸回路取代 T 形管回路时，由于呼出气体的稀释减少，旁路型二氧化碳测量法的准确性显著提高。旁路型二氧化碳测量，采集来自呼吸回路中 L 型接头处的气体，能够提供准确的数据，即使在潮气量小的新生儿中也是如此。另一方面，主路型二氧化碳监测法很少有人去使用，并且在儿科麻醉医师中也不受欢迎，特别是对于婴儿和新生儿，因为它的监护设备会增加呼吸回路的无效腔，而且该设备还必须安装在气管导管/L 型接头处，另外该设备有一定重量，增加了气管导管扭结或梗阻的风险。

当患儿处于镇静状态，并通过面罩或鼻塞式双腔鼻导管自主呼吸时，也可以准确监测呼气末二氧化碳分压。这种无创但准确的二氧化碳测量法可以使麻醉医师在 MRI 和 CT 室对患儿进行远程持续监测。

体温

要使体温保持平稳，不仅需要了解儿童热传导的生理学，还要了解麻醉的对体温的影响。儿童的体表面积大，因此存在快速、大量散热到环境中的风险。儿童散热的顺序为：辐射（39%）＞对流（34%）＞蒸发（24%）＞传导（3%）[242]。当麻醉诱导时，热量从中心向外周重新分配，并从外周扩散到环境中去。阻止麻醉诱导时热量的重新分配比较困难，但有一些策略可以减少儿童热量的净损失。

在无发热的新生儿和婴幼儿进入手术室之前，应将手术室的温度升高至 28℃左右（80°F）。因为当前温度上升到预设温度可能需要相当长的时间（长达 1h），所以在前一个孩子离开的时候就应该调整室温。温度升高使室内的墙壁和空气变热，从而分别减少辐射和对流导致的热量损失。

其他几种方式也已被用于麻醉期间婴幼儿和儿童中性体温的维持，包括水床垫、置顶辐射式加热器和强制空气加热器。水床垫主要通过传导途径减少热损失，但由于传导散热只占据热量损失很小的一部分，所以并不一定要使用它们。置顶辐射式加热器主要用于新生儿和婴幼儿。通过精确测量加热器距婴儿皮肤表面的距离，以及对婴儿皮肤进行连续的表面温度监测，可很好地进行反馈控制以避免皮肤灼伤。然而，对于手术室中大多数需要温度控制的婴幼儿来说，最重要的方式是强制空气加热器。这些加热器才是最有效的措施，它可以将持续 1h 或更长时间手术的儿童的热量损失降到最低[243]。虽然在儿童进入手术室之前预热空气床垫会增加舒适度，但这种做法并不影响孩子麻醉结束时的体温，并且这些加热器还有可能容易造成空气污染和手术感染，尽管证据是相互矛盾的。因此，这位作者建议在儿童进行皮肤准备期间关闭强制空气加热器，手术单铺好之后重新打开电源恢复加热。

尽管热湿交换器的效率较差，特别是对于手术不足 1h 的患儿和婴儿，但仍可使用它来增加回路的湿度。

所有接受麻醉或镇静的儿童，应在整个麻醉期间和 PACU 停留期间持续监测温度。理想情况下，核心温度的监测应是在食管中段水平使用食管温度探头进行测量。虽然核心温度的测量还可以在直肠、鼻咽部和腋窝处进行，但是每个部位都有其局限性。如果探头掉出直肠或被大便包裹，经直肠处测量的温度可能不准确。在鼻咽部可以监测大脑的温度，但更可能因较冷的气体通过呼吸回路而使体核温度的测量值偏低。如果温度探头放置在静脉输液的同侧手臂上，或者如果探头位于腋窝后的室内冷空气中或强制空气加热器所加热的空气中，则腋窝温度可能会低于或高于实际体核温度。作者更倾向于将腋窝温度探头正确放置在没有进行静脉输液的手臂上且将肩膀完全内收。在这个位置，如果监测到温度升高可能是恶性高热（MH）反应的早期信号，因为这靠近大三角肌群。尽管有些人使用前额皮肤温度来监测人体温度，但在使用过程中，这些监测设备对 10 例 MH 患者的体温升高却未能监测到[244]。

温度监测不仅仅对恶性高热很重要，而且也可用于监测低体温。体温过低会导致吸入麻醉的苏醒延迟，药物的分解速度降低，以及伤口感染的风险增加。

麻醉深度监测

最近，在全身麻醉下行择期手术的儿童中，有高达 1% 患儿出现术中知晓的报道引起了大家广泛的关注[223]。仔细回顾这些研究发现，这种情况的出现多半可能是因为当地进行儿科麻醉时，给予的麻醉药物浓度低，麻醉深度偏浅，不足以达到抑制刺激的水平导致的。为了降低术中知晓发生的风险，七氟烷的吸入浓度在麻醉或手术刺激的早期阶段既不能中断也不能降低过快或过早，至少将吸入麻醉药浓度维持在 0.7MAC。

尽管脑状态指数、光谱熵监测仪等也在使用，但北美地区儿童使用最广泛的麻醉深度监护仪是 BIS。BIS 值容易受到一些变量的影响，这些变量使人们对其在儿童中的有效性问题产生了担忧。第一，BIS 值随所给麻醉药的不同而改变。例如，在同等 MAC 值下，氟烷麻醉期间的 BIS 测量结果比七氟烷期间的测量结果高出 50%[245]。这可能反映了两种麻醉药之间脑电图的本质差异。第二，儿童使用七氟烷麻醉期间 BIS 值的可变性妨碍了对 BIS 值的精确解释[64]。第三，年龄会直接影响 BIS 读数，因为 5 岁以下儿童 BIS 值的可信度比 5 岁以上儿童的低[63-65]，这可能是由于从出生到学龄期脑电图的发育造成的差异，但这种差异并没有被纳入 BIS 算法。第四，随着七氟烷浓度的增加，BIS 读数下降，但当浓度超过 3% 后，BIS 读数反而增加[64]。BIS 还有其他一些不适合在儿科麻醉使用的缺点，包括使用氧化亚氮和氯胺酮时或患者处于肌肉松弛时，可引起 BIS 读数的变化[246]。最后，对于头低脚高位（头部降低 30°）的患者，体位的作用将使 BIS 值升高 20%[247]。

作者建议在儿童中使用 BIS 监测仪的指征包括：因血流动力学不稳定而不能耐受全身麻醉的患者，不使用氧化亚氮的患者以及需要 TIVA 的患者。

急救药品

麻醉诱导前应备好急救药品以及带细针头（23G 或 25G）的注射器，按体重抽取适当剂量的阿托品和琥珀胆碱，以便在紧急情况下提供肌内注射或舌下注射。还应用注射器准备丙泊酚（1～2mg/kg），以便在需要的时候进行气管插管或置入 LMA，另外，它还可以迅速解除喉痉挛和加深麻醉[241]。对于接受择期手术的儿童，不需要常规准备正性肌力药，除非患儿有先天性心脏病或病情危重，对于后一种情况，还应该提前准备好去氧肾上腺素（10μg/ml）和肾上腺素（10μg/ml）。

饱胃和快速顺序诱导

术语"饱胃"是指在麻醉诱导时胃中仍存在残留的固体或液体食物，是一种极大增加儿童发生反流和误吸风险的情况。一般认为饱胃主要存在于需要急诊手术的儿童、胃蠕动障碍综合征患者以及糖尿病患者中。饱胃不仅可以由创伤、疼痛、应激导致，也可以由使用阿片类药物引起，阿片类药物会增加胃和肠道的麻痹，并进一步延迟胃中食物的排空。在急诊手术中，唯一与饱胃风险相关的时间间隔是摄入食物与创伤或使用阿片类药物之间的时间间隔[188]。

在这种情况下，我们需要记住三个重要原则：①创伤后没有安全的时间间隔来保证胃里没有食物；②创伤后没有安全的时间间隔来保证胃内食物不会有反流的风险；③所有儿童（即使是使用促动力药治疗的儿童）在麻醉诱导与维持期间，以及麻醉苏醒期间均有发生反流和误吸的风险。

为了保护在麻醉诱导期间可能发生反流和误吸风险的儿童的气道，普遍采用的都是快速顺序诱导（rapid sequence induction, RSI）。尽管没有证据表明 RSI 是最好的策略，但合理的方法是尽快实施诱导并完成气管插管，如果使用的是带套囊的气管导管，则应立即给套囊充气。若要进行 RSI，不仅需要准备一根正常型号带导丝的气管导管，同时还需要准备内径大 0.5mm 和小 0.5mm 的气管导管各一根功能正常的喉镜，负压吸引用具，开放静脉通路以及按预定剂量的麻醉药。麻醉诱导可以使用丙泊酚（2～4mg/kg），氯胺酮（1～2mg/kg）或依托咪酯（0.2～0.3mg/kg），在血流动力学不稳定时使用后两者会更有利。我们推荐将琥珀胆碱 2mg/kg（预先给予阿托品 0.02mg/kg）作为肌松药，当然也可以使用罗库溴铵 0.8～1mg/kg。[注：最近关于未确诊肌肉萎缩症的男性儿童使用琥珀胆碱后发生非预计的高钾血症和室性心动过速的情况受到关注，此时需立即静脉注射氯化钙（10mg/kg）或葡萄糖酸钙（30mg/kg）进行治疗，必要时重复给药以恢复正常的窦性心律]。如果患儿合并有肌肉萎缩症，就不应使用琥珀胆碱，但可以使用罗库溴铵来确保气道安全。然而，如果患儿存在困难气道或气道情况无法确定时，则应考虑采取替代方案来确保气道安全，其中包括吸入麻醉药或使用局麻药进行局部麻醉以及 TIVA 进行镇静。如果进行吸入诱导，出现意外反流时可能需要迅速翻转患儿，使其处于左侧卧位并吸引咽部以防止误吸。

关于 RSI 时压迫儿童环状软骨的重要性和相关性的争议很多[239]。目前没有证据支持或反驳在 RSI 期间压迫环状软骨。但是，在婴幼儿中压迫环状软骨还引发了一些担忧。因为婴幼儿和儿童的环状软骨和气管都是可移动的和变形的，只要 5N 的力量就可将婴幼儿的气道压缩 50%[240]，而这是压迫成人环状软骨时推荐力量的 1/6 到 1/4。

压迫环状软骨也可能因扭曲气管解剖或压迫环状软骨环而增加气管插管的难度。只有少数经过适当训练的助手才能对环状软骨进行准确定位，并且知道需要多大的力量才能使食管闭塞。本文作者仍然认为压迫环状软骨并没有显示出减少儿童出现反流误吸的风险，因此 RSI 时并不需要对环状软骨进行压迫。麻醉医师应该了解在婴幼儿和儿童中压迫环状软骨的优点和缺点，以便自己做出明智的决定。

术前准备

缓解焦虑

减少麻醉和手术儿童的焦虑非常重要。当学龄前和性格内向的儿童与父母分离时，焦虑的父母陪伴子女时，以及麻醉诱导有多人在场时、手术室灯光明亮和噪音太大时，患儿的焦虑会更明显。以上这些因素的每一个都应该在制度的基础上加以解决，以减少年幼儿童择期手术时的整体焦虑。针对儿童的目标导向治疗应主要减轻患儿术前和麻醉诱导时的焦虑情绪，其次是解决父母的焦虑问题[248]。

麻醉诱导时父母在场

两项系统评价表明，麻醉诱导时患儿父母在场（parental presence at induction of anesthesia，PPIA）减轻了父母的焦虑，但并没有减轻儿童的焦虑[249-250]。1～6 岁的儿童是 PPIA 中受益最多的人群。麻醉诱导时坚持在现场的父母往往是最具破坏性的，因为他们根本无法让患儿平静下来，而且会导致患儿进一步的不配合行为。永远不要邀请

患儿的父母陪同患儿完成麻醉诱导，否则医院和医务人员可能需要对发生的任何不良后果承担责任。整个手术室团队必须保持对 PPIA 的看法一致，包括在适当的时候将父母送出手术室的详细计划。进入手术室前，家长必须了解患儿在麻醉诱导期间的正常表现。如果父母不能适应手术室环境或者患儿意识丧失的状态，他/她就不应该参与患儿的麻醉诱导过程。

一些有认知障碍的青少年和儿童可能会对进入手术室产生抵触。在这种情况下，父母可以陪同患儿一起进入手术室。尽管有父母的陪同，有些患儿仍旧试图抵制医护人员将其带入手术室并出现攻击行为，这个时候需要肌肉注射氯胺酮（见后文）。

分散注意力的技巧

术前准备彩色书籍、故事、视频和网站，从而帮助所有年龄段的儿童了解手术、麻醉和用于麻醉诱导的设备[250]。一些儿童医院还会组织患儿进入手术室参观，在此期间，患儿会逐渐熟悉并触摸面罩和呼吸回路。儿童监护人可以让儿童玩面罩，以及用润唇膏涂抹使面罩内部充满香味来帮助儿童消除手术当天的焦虑。其他分散注意力的方法还有视频游戏，耳机，便携式互联网设备，音乐以及小丑，这些都可以减少儿童的焦虑。一旦患儿进入手术室，麻醉医师应该通过讲故事，让他们谈论最近的生日、节假日或假期，或者在麻醉诱导准备期间唱歌，从而与患儿建立融洽的关系（转移注意力）。

药物镇静

对于某些患儿可能需要应用术前用药，以便能使他们顺利地与父母分离。咪达唑仑是北美儿童使用最广泛的术前药物，因为麻醉诱导前，它可以通过口服、经鼻、直肠、肌内注射或静脉注射给药，实现抗焦虑的作用。应该指出的是，当手术时间大于 30min 时，大多数术前用药都不会导致患者恢复和/或出院延迟。

口服咪达唑仑的剂量随年龄减小而逐渐增加，尽管很少有人会考虑这个非常重要的因素[251]。未能给予儿童足够的术前用药可能会导致父母质疑麻醉医师的能力，但更重要的是，这可能无法提供足够的抗焦虑作用使患儿能够离开父母进行麻醉诱导。口服咪达唑仑的生物利用度较差，剂量为 0.15mg/kg 时其生物利用度为 27%，在 0.45mg/kg 和 1mg/kg 时为 15%[10]。作者给予 18 个月到

3 岁幼儿的剂量为 0.75～1mg/kg（最大剂量 15～20mg），3～6 岁儿童的剂量为 0.6～0.75mg/kg，6～10 岁儿童为 0.5mg/kg，10 岁以上儿童为 0.3mg/kg，最大剂量为 15～20mg，以确保在 10～15min 内儿童镇静的成功率达到 98%[252]。因为口服咪达唑仑会留下苦涩的余味，目前的制剂是将其溶于浓厚的草莓味糖浆中。为了尽量减少余味，用量应一次吞下，然后服用少量的水。对于年龄太小而不能从杯中吞服咪达唑仑的儿童，应使用无针头的注射器将其滴入口腔的侧沟以防儿童吐出。对持续哭闹的患儿，当考虑采用口服咪达唑仑进行术前用药时，应进行判断，因为缓解焦虑的办法并不多，包括诱导时父母在场。

其他可选择的术前口服用药包括氯胺酮（5～6mg/kg）[108]，可乐定（2μg/kg）[253] 和右美托咪定（2μg/kg）[254]。这种口服的氯胺酮是将其与浓稠的调味糖浆混合制备而成的悬浮液。与咪达唑仑相比，它几乎没有什么优势，而且还可能会导致术后呕吐（postoperative vomiting，POV）[108] 的发生率更高。口服术前用药后，术后产生幻觉和梦魇的现象很少见。有人将咪达唑仑和氯胺酮以 50∶50 的比例制成混合液口服取得了良好的效果。也可以口服可乐定或右美托咪定，但需要 60～90min 才能产生镇静和抗焦虑作用。由于其起效时间超过其术中麻醉的作用时间，因此可能会导致心动过缓和镇静过度。

尽管经鼻给药是让人最不愉快的方式，但对于哭闹的孩子，它是很有效的[248]。0.5ml 的容量，足以覆盖黏膜表面，并且药物吸收迅速且患儿耐受性良好。0.1～0.2mg/kg 的咪达唑仑滴鼻也是一种有效的术前用药，但年龄较大的儿童难以接受其使用后的烧灼感[255]。经鼻给予舒芬太尼 1～2μg/kg 也是一种有效的术前用药，不过一项研究发现，鼻腔给予舒芬太尼 2μg/kg 后，23% 的患者血氧饱和度降至 90% 以下，在给予 4.5μg/kg 后 45% 的患者出现了胸壁僵硬[256]，而经鼻给予舒芬太尼导致胸壁僵硬的问题可能需要使用琥珀胆碱来缓解。右美托咪定（0.5～1μg/kg）也可提供抗焦虑和镇静作用[257]，尽管可能需要长达 1h 的时间才能产生镇静作用，并且镇静作用可能会延长至苏醒期。

对于年龄大的儿童和存在认知障碍、不合作或有行为问题的青少年，尽管有父母陪同，但仍需要使用细长针头（针头需足够大，即使患儿挣扎时也不易折断），在手臂三角肌内注射 2～5mg/kg 的氯胺酮（浓度为 100mg/ml），这可能是确保将患儿安全转运到手术室的唯一手段[258]。肌内注射氯胺酮，其起效时间为 3～5min，作用持续时间为 30～40min。但在肌内注射氯胺酮之前，应让他们坐在转运床上，因为很快就会失去意识和运动能力，难以抬起四肢或移动至转运床上。

诱导方法

吸入诱导

在北美，行择期手术的患儿最常见的麻醉诱导方法是吸入诱导。所有年龄段的婴幼儿和儿童，包括哭闹和烦躁不安的婴幼儿，都可以用这种方法成功地实施麻醉。用温暖、安慰和冷静的方式分散烦躁不安和哭闹的孩子的注意力，通过面罩往往能成功实施麻醉诱导。对于极度躁狂的患儿，将他们抱住，然后使用 8% 的七氟烷，强行将面罩扣在其脸上，这种"残忍"的麻醉诱导方式在儿科麻醉中是不可取的，并且可能在心理上对患儿造成一辈子的伤害。如果患儿以前的麻醉体验很差，那了解过去体验的真实情况，并设计一个麻醉方法以减少他们的焦虑是很重要的。

在学龄前儿童中，转移注意力和术前用药是减少患儿与父母分离和麻醉诱导相关焦虑的关键策略。作者为年长儿（＞3 岁）提供了几种味道的唇膏以供其选择，然后将其涂抹在面罩内部。对于年幼儿（＜3 岁），作者在他们的面罩内部涂上一些有香味的唇膏。唇膏的香味掩盖了面罩的塑料气味，但更重要的是它分散了患儿的注意力，并提供了一个讨论的话题。嗅觉倒错是一个有趣的策略，它意味着对气味的感知产生错觉，在这个过程中，患儿被告知涂抹在面罩上的气味会随着麻醉诱导的进行而变成他 / 她最喜欢的味道。通过这种方法，接受术后访视的儿童中，80% 的患儿坚定地认为，麻醉时他们确实闻到了自己最喜欢的味道[259]。其他转移注意力的方法包括音乐，讲故事与笑话，魔术，视频与掌上游戏，以及小丑（见前文）。

患儿在手术台上，背对着麻醉医师胸部而坐（如果穿着尿不湿的话，可以坐在你的腿上）时，至少先应该连接脉搏血氧仪（如果患儿能够耐受，可以连接更多的监护设备），将充满香气的面罩扣在患儿口鼻处，吸入总量为 5～7L/min 的含有 70% 氧化亚氮和 30% 氧气的混合气体，并将限制阀全打开，以防止患儿呼气受阻。在此期间，通过唱歌、讲笑话或讲故事的策略将患儿注意力转移，直到呼气末氧化亚氮的浓度超过 50%，或者患儿对语言刺激不再给出反应。此时，将七氟烷的吸入浓度直接从 0% 增加到 8%。如果七氟烷的浓度递增速度过慢，患儿可能会出现一段时间的持续性兴奋。如果七氟烷与氧化亚氮同时吸入，那么由于七氟烷气味浓烈，没有术前用药的儿童会拒绝使用面罩，甚至对面罩产生厌恶或恐惧，这无疑会给后续麻醉药物的使用带来困难。

当患儿失去意识时，可以将他 / 她置于仰卧位。如果发生呼吸暂停或通气不足（术前用药后常见），可以手动缓慢地进行辅助通气。为了减少术中知晓的风险，作者建议维持 8% 的七氟烷和 70% 的氧化亚氮浓度，直到静脉通路建立，之后，可以停止吸入氧化亚氮，静脉注射 1～2mg/kg 的丙泊酚后即可插入喉罩或气管导管[87]。当双肺可闻及呼吸音，监护仪有二氧化碳波形图显示，上腹部未闻及气过水声时，即可确认导管位置正确。在喉罩的套囊充气之后，气道压在 20cmH$_2$O 处没有出现大量的气体泄漏，则可以确认喉罩位置合适。七氟烷的吸入浓度可以降低为 2%～3%，并重新吸入氧化亚氮。

有面罩恐惧症的患儿对那些试图通过面罩来进行诱导的麻醉医师来说是一个真正的挑战[248, 260]。这些受惊吓的患儿除了拒绝面罩之外，还经常坚定地拒绝扎针，因此可供选择的麻醉诱导方式很少。儿童对面罩产生恐惧的原因很多，其中包括之前没有接受术前用药的儿童，给予味道不佳的 8% 的七氟烷，限制阀部分关闭导致儿童呼气受阻以及幽闭恐惧症等。不管面罩恐惧的原因是什么，如果面罩是恐惧的焦点，那就应该将其摒弃。在这些情况下，可以在没有面罩的情况下通过将呼吸回路的 L 接头夹在两个手指之间并将他/她的双手手指交织（在手套上抹上一些香味）来实施麻醉诱导（图 43-5A 和 B）。用双手托住患儿的下巴，在流动的氧气中混入 70% 的氧化亚氮，双手缓缓地在患儿嘴巴的上方合拢。因为氧化亚氮比空气重，所以托着的双手充当了氧化亚氮的储存器。L 接头应尽可能靠近患儿，以尽量减少麻醉气体扩散到周围区域。虽然这种方式会造成手术室污染，但笔者认为这是治疗儿童面罩和静脉恐惧症的最佳方法。一旦双手在嘴上扣紧，患儿就可以吸入 8% 的七氟烷了。而只要患儿失去反应，就将 L 接头插入面罩，并将面罩扣于面部形成密封气道。

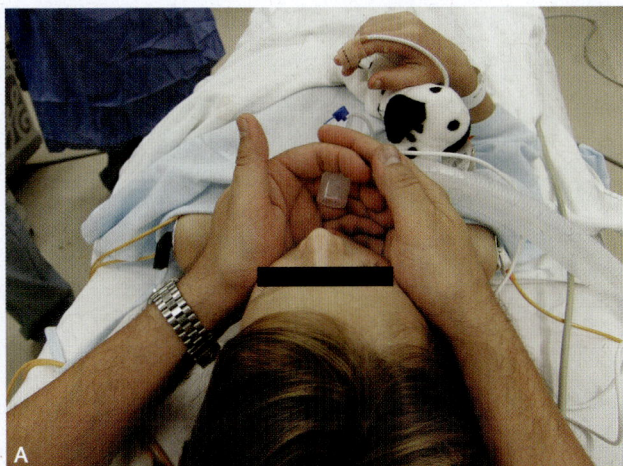

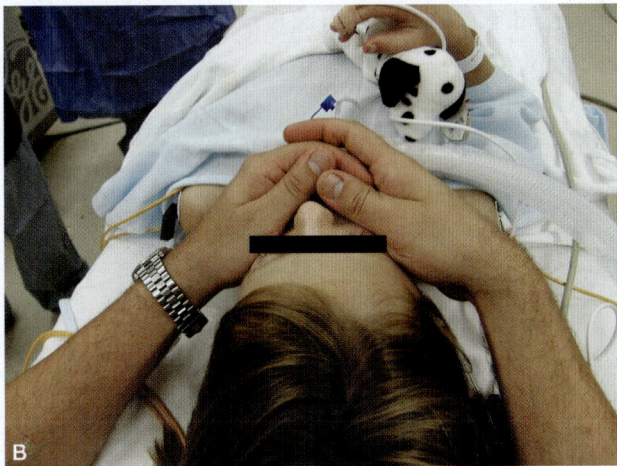

图 43-5　对于恐惧面罩的患儿，取下面罩，并将呼吸回路的 L 接头夹在交织的手指之间
A：此时新鲜氧气中含有 70% 的氧化亚氮。双手从下巴下方逐渐靠近儿童的嘴巴（氧化亚氮比空气重），直到完全覆盖嘴巴。B：此时，可以在新鲜气体中加入七氟烷，或者将面罩扣在脸上，又或两者一起

如果患儿没有面罩恐惧症，麻醉医师可以从一开始就让患儿吸入七氟烷，通过将面罩旋转90°，使面罩下的气囊阻塞鼻孔而让患儿不易闻及七氟烷。这样可以消除或减少七氟烷的气味，使得麻醉诱导趋于平稳。

对于知道如何屏气的大龄儿童（通常 >6 岁），

可以使用肺活量法进行麻醉诱导[261]。用这种方法，睫毛反射在屏住呼吸的 20s 内就会消失。然而，为了能够成功，患儿应该在诱导前练习使用口腔最大限度地吸入然后用力呼出肺内残余气体（直到肺中没有空气）。麻醉呼吸回路应使用 8% 的七氟烷进行预充（含或不含 70% 的氧化亚氮），气体

分析仪可以显示吸入的浓度。这种诱导方法需要用含有 70% 氧化亚氮和 8% 的七氟烷预先冲洗呼吸回路和一个 2～3L 的贮气囊 3 至 4 次，但每次都得通过清除系统将剩余气体排出回路才能实现。一旦掌握了这种呼吸动作，患儿呼出肺内残余气体后，将与预充呼吸回路连接好的面罩紧扣在患儿脸上。指导其用口深吸气一次屏住呼吸，直到无法保持这一状态。在患儿屏住呼吸的同时，麻醉医师慢慢地大声计数以分散患儿的注意力。以这种方式诱导时，患儿可以处于仰卧位或坐位。如果患儿处于坐位，助手应站在其身后，在他/她失去意识时给予其一定的支撑。一般而言，在计数达到 15s 之前，患儿就会失去意识。如前所述，在合作的患者中逐渐引入吸入麻醉药可能会使诱导顺利进行，视频中还演示了该方法的另一种变化形式。

静脉诱导

对于没有静脉通路的患儿，可以用以下几种方法建立静脉通路。首先，可以将局部应用麻醉药膏涂抹在皮肤上以防止针刺的疼痛。现有的局部麻醉药膏有局部麻醉低熔混合物（eutectic mixture of local anesthetics，EMLA）乳膏（Astra-Zeneca，Wilmington，DE），该药需要 45～60min 来产生局部麻醉作用，可引起皮肤苍白和血管收缩；Ametop（4% 的丁卡因）（Smith and New，Canada）；ELA-Max（4% 利多卡因的脂质体）；Synera（Zars Pharma Inc.，Salt Lake City，UT）[262]。Ametop，ELA-Max 和 Synera 需要 30min 的时间起效，但不引起皮肤苍白或血管收缩。而对 EMLA 和丁卡因进行的一项荟萃分析报道，儿童使用丁卡因比EMLA 更有效[263]。使用 J-tip 无针头注射器将利多卡因喷入皮肤可以产生麻醉作用，尽管这本身可引起 20% 的儿童出现中度疼痛。有研究发现，与那些较少感觉疼痛的人相比，诱发静脉穿刺疼痛的因素包括低龄，既往接受过多次较疼痛的手术，身体状态紧张与性格焦虑，好动以及内皮素受体 A（EDNRA rs5333）的多态性[264]。其次，紧扣面罩吸入 50%～70% 的氧化亚氮 1～2min，进行静脉穿刺置管，它可以产生比 EMLA 更好的效果[265]。再者，舒芬太尼鼻内给药也可用于静脉穿刺置管。这些方法对既往有 MH 和肌肉疾病的儿童尤为适用，因为这样就可以避免使用吸入麻醉药。

一旦静脉通路建立，即可用丙泊酚、氯胺酮或依托咪酯实施静脉麻醉诱导。除美国外，其他的地区还会使用硫喷妥钠。

丙泊酚是应用最广泛的诱导药。如浓度为 1% 的得普利麻，其中包括脂肪乳剂（源自大豆油的长链甘油三酯）、乙二胺四乙酸（EDTA，抑菌剂）、卵磷脂（磷脂膜稳定剂）和丙泊酚（2，6- 二异丙基苯酚）。由于丙泊酚是一种苯酚衍生物，经外周的小静脉注入时会引起儿童的静脉刺激性疼痛。经研究表明有几种方法可以用来减轻或预防疼痛，但只有两种技术能有效地防治经小静脉注入丙泊酚引发的相关疼痛：吸入混有 70% 氧化亚氮的氧气或改良的静脉局部麻醉，即静脉注射 1% 的利多卡因 0.5～1mg/kg，同时使手臂血管闭塞 45～60s[94-96]。丙泊酚是一种非常安全的儿童诱导药物。丙泊酚单次静脉注射可导致一过性呼吸减弱或呼吸暂停，心率和血压也略有下降。

氯胺酮也可用于麻醉诱导，但它是二线诱导药，有发生术后梦魇的风险。它常用于循环不稳定（休克）或发绀型心脏病的患者。

在美国，依托咪酯只适用于 10 岁以上的儿童。最近一项关于儿童依托咪酯的群体药代动力学研究得出结论，随着年龄的减小，依托咪酯的剂量应增加，因为随着年龄减小，药物的清除率和分布容积反而增大[114]。但是，目前还没有药物的推荐剂量。在成人中，静脉给予 0.2～0.3mg/kg 依托咪酯是一种有效的麻醉诱导方式。同氯胺酮一样，即使在循环系统不稳定的情况下它依然能维持住血压。它能使 CBF 减少 20%～30%。轻微的不良反应包括静脉注射痛和肌阵挛。然而，更严重的不良反应是单次给药或短时间输注依托咪酯后，会抑制肾上腺皮质功能长达 24h。

硫喷妥钠作为静脉麻醉诱导药物的代表，已经使用了近半个世纪，但在过去的二十年中逐渐被丙泊酚替代，最近，出于对注射死刑应用的伦理考虑，该药向美国的供应已被中断，但欧洲和亚洲仍在使用硫喷妥钠。它的静脉麻醉诱导的剂量为 3～5mg/kg。当单次静脉给药时不会引起严重的不良反应。然而，它的代谢速度每小时只有 10%，因此如果连续输注给药则可能会导致苏醒延迟。

肌内注射诱导

儿童麻醉诱导很少使用肌内注射的方式，因其疼痛明显，诱导过程缓慢，并存在发生无菌性脓肿形成的风险。目前唯一用于儿童肌内注射的麻醉药物是氯胺酮[258]。这种方法通常用于有认知障碍、极不合作、体型较大的青少年儿童。更多详细信息请参阅前面的肌内注射术前用药。

儿童需要紧急气道保护时几乎都要用到静脉通路。当这种情况发生时，可以采取以下几种方法建立通路，在麻醉诱导之前建立静脉通路，使用吸入麻醉药诱导后，或者在肌内注射氯胺酮（3～5mg/kg）、阿托品（0.02mg/kg）和琥珀胆碱（4mg/kg）后。

直肠诱导

过去，经直肠给药实施麻醉诱导在小儿（＜5岁）中很受欢迎，特别是那些不愿意术前口服用药或者感到非常害怕的患儿。以下几种方案可用于经直肠的麻醉诱导：15～25mg/kg的美索比妥，1mg/kg的咪达唑仑，5mg/kg的氯胺酮或30～40mg/kg的硫喷妥钠[266]。在经直肠的麻醉诱导过程中曾出现过许多问题，包括麻醉药的生物利用度差（由于不可预测的直肠静脉吸收或药物从直肠排出），喉痉挛（使用美索比妥）以及麻醉苏醒延迟。在免疫功能受损的患者中，经直肠给药可能导致患者发生脓毒症。现在，经直肠给药的麻醉诱导已经很少使用。大多数麻醉医师更倾向在麻醉诱导时让家长控制患儿的行为，而不是经直肠给药。

麻醉诱导期间的问题

血氧饱和度下降

脉搏血氧仪可能是烦躁不安的年幼儿童麻醉诱导期间唯一能够使用的监护仪器。目前所有的血氧仪都包含运动伪影补偿软件，以确保患儿有体动的时候也能进行相当准确的测量。随着患儿逐渐进入麻醉状态，呼吸幅度随之减少导致肺通气不足。尽管吸入了高氧气体，但很多儿童，特别是那些有轻度URTI病史或处于深麻醉状态的儿童，会出现通气不足或呼吸暂停的现象。这会立即导致血氧饱和度下降，如果还同时使用了氧化亚氮，可能会进一步加剧血氧饱和度下降。此时的主要诊断是节段性肺不张和肺内分流，假设已经排除了上呼吸道阻塞（通常称为轻度喉痉挛）。为了恢复SaO_2，应使用可调节的压力限制阀，施加10～20cmH$_2$O的呼气末正压。输送的峰值压力应仔细调整，以防止胃胀气。然而，如果患者此时还没有肺通气，应立即怀疑是否发生了喉痉挛，并按照后面的描述进行管理。

喉痉挛

喉痉挛是一种少见但可能危及患儿生命的并发症，主要发生在儿童麻醉的诱导和苏醒期。在相关研究中喉痉挛的发生率为0.4%～10%[267-268]。已知有几个因素会增加儿童发生喉痉挛的风险（表43-12）[268]。

表43-12 与喉痉挛相关的因素[267]
年龄：婴幼儿发生的概率比年长儿和成人高，风险随着年龄的增加而降低
最近有URTI（＜2周）
反应性呼吸道疾病史
接触二手烟
气道畸形
气道手术
气道装置（气管导管，LMA）
麻醉深度较浅时刺激声门
口咽中的分泌物（例如血液，大量唾液，胃液）
吸入麻醉（地氟烷和异氟烷）
麻醉医师缺乏经验

注：URTI指上呼吸道感染，LMA指喉罩

喉痉挛被定义为真声带和假声带的反射性关闭，而这种反射的确切发病机制仍然存在争议。完全性喉痉挛的定义是假声带关闭以及会厌的喉面和杓状软骨间的闭合。净效应是呼吸完全中断和吸气无哮鸣音，贮气囊没有活动，无二氧化碳波形图。相反，不完全（或部分）喉痉挛的定义是声带没有完全闭合，声带后方还留有小间隙，导致持续的吸气性喘鸣，贮气囊运动受限，呼吸做功逐渐增加。有人断言，不完全性喉痉挛根本不是喉痉挛，但出于治疗的目的，这是一个有争议的问题。

喉痉挛的临床表现始于轻微的吸气喘鸣，由于吸气费力，出现胸骨上窝和锁骨上窝的凹陷，纵隔摆动，下胸壁凹陷。随着吸气力度的增加，喘鸣的声音和强度也随之增加，胸壁运动类似于摇摆的木马。随着喉痉挛的发展，几乎没有气流能通过闭合的声门，吸气完全中止。这是一个不好的迹象。如果不能阻止喉痉挛的进展，则血氧饱和度将会出现迅速下降，随之而来的是心率的降低。必须采用下述的方法来打断这种恶性循环。

对喉痉挛的治疗需要多种措施以及做出快速的反应（图43-6）[267]。一旦怀疑发生喉痉挛，应立即选择一个适合患儿脸型的紧凑型面罩加压给

识别喉痉挛

↓

用纯氧持续气道正压通气和托下颌

↓

评估氧气进入贮气囊的运动

没有 →（左）　有一些 →（右）

完全性喉痉挛

考虑通过托下颌将其转换为部分喉痉挛

部分喉痉挛

消除刺激
用挥发性麻醉药或丙泊酚加深麻醉

↓

用持续气道正压通气再次评估氧气进入贮气囊的运动

没有改善　　改善

静脉通路

静脉注射琥珀胆碱
1~2mg/kg
静脉注射阿托品0.02mg/kg
（或者考虑静脉注射丙泊酚）

没有静脉通路

肌内注射琥珀胆碱
3~4mg/kg
肌内注射阿托品0.02mg/kg
并寻求帮助

持续气道正压通气 → 纯氧通气
并根据情况气管插管

没有改善　　改善

有适应症时进行心肺复苏+高级生命支持

情况稳定和重新应用麻醉药和置入鼻胃管

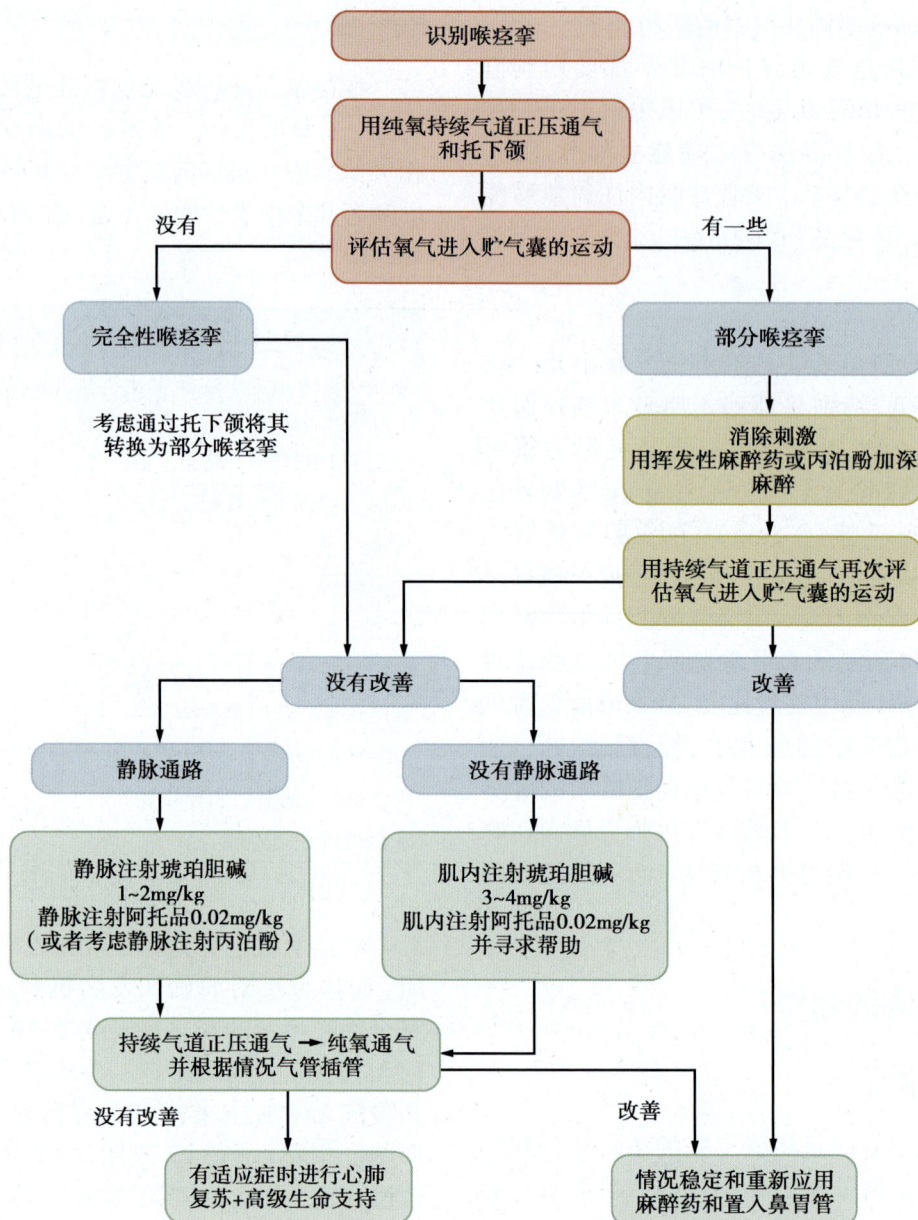

图 43-6　儿童喉痉挛诊断和处理流程

（摘自 Hampson-Evans D, Morgan P, Farrar M. Pediatric laryngospasm. Paediatr Anaesth. 2008；18：303-307）

予 100% 纯氧，并进行持续正压通气（限制阀调至 15~20cmH₂O）。压力超过 20cmH₂O 可能会导致胃胀气。注意不要挤压贮气囊，以免气体进入胃内，除非是在患儿的吸气过程中。如果诱发因素是气道中的血液、分泌物或异物，应立即吸引。一旦解除诱发因素，应立即托起下颌。这种操作需要熟悉下颌切迹的解剖结构，此区域前方对应的是下颌骨上升支的髁突，后方对应的是乳突，上方为外耳道[98]。双侧手指压力作用于下颌骨上升支的髁突后缘的最高点，并直接向前额发际线方向用力。每次施压的时间为 3~5s，然后释放 5~

10s，同时保持面罩紧贴于患儿脸部。通过在髁突上施加和释放压力，反复的疼痛刺激会导致明显疼痛引起患儿哭闹，从而打开声带，终止喉痉挛。除引起疼痛外，托下颌操作使下颌骨的分支向前移位和旋转颞下颌关节而让嘴巴张开，解除麻醉后患儿的上呼吸道梗阻。总之，这些操作使舌体脱离咽后壁，从而建立起通畅的上呼吸道。

如果托下颌时力量作用于下颌角，则不是那么有效，因为该区域只含有少量的疼痛纤维并且不会使颞下颌关节发生旋转。因此，并不能保证可以有效建立通畅的上呼吸道。注意，如果声带发生移动以及患儿发声或哭闹，喉痉挛就不会继续持续或恶化。如果正压通气、纯氧吸入和托下颌都不能解除喉痉挛，那么，在血氧饱和度下降和心动过缓发生之前应进一步的干预。正确的治疗应按以下步骤进行：静脉注射或肌内注射阿托品（0.02mg/kg），静脉注射丙泊酚（1mg/kg）和静脉注射琥珀胆碱（1～2mg/kg）或肌内注射琥珀胆碱（4～5mg/kg）[267-269]。

有人认为，轻柔的胸部挤压能有效解除儿童的喉痉挛。如要将胸部挤压加入至喉痉挛的管理中，则需要有一个助手。如果没有，除非有心脏停搏，否则不要放弃前面叙述的操作来进行胸部挤压。与此操作相关的风险包括胸骨或肋骨骨折。目前作者认为，喉痉挛有很好的替代治疗方法，但没有足够的证据推荐胸部挤压来缓解儿童的喉痉挛。

心动过缓

心动过缓是指心率减慢并低于规定年龄的界限范围。对于婴幼儿（＜1岁），界限是100次/min；对于1～5岁的幼儿，界限是80次/min；5岁以上的儿童，界限是60次/min。由于婴幼儿和儿童的心输出量依赖于心率，因此，心率降低意味着心输出量的减少。如果心率降至上述界限以下，应采取纠正措施以恢复心率，如果有必要的，应进行心肺复苏。

尽管缺氧是儿童心动过缓的首要原因，但氟烷和琥珀胆碱这类药物也可以引起心动过缓比如。由于在发达国家七氟烷已经取代了氟烷，因此由氟烷引发的心动过缓几乎没有了[48]。但在许多发展中国家这种情况依然可见。单次使用琥珀胆碱仍然是导致心动过缓的原因之一，但由于琥珀胆碱目前不常用于儿童的气管插管，因此不太常见。唐氏综合征患儿在七氟烷麻醉的前6min内，心动过缓的发生率比对照组高5倍[270]。依赖心率来维持心输出量的儿童发生心动过缓时需要使用阿托品或异丙肾上腺素来进行治疗。阿托品不仅可以通过增加心率来使心输出量增加，而且可以通过力-频率效应来增加心肌收缩力[1]。

健康儿童心动过缓的原因见表43-13。为了防止心率的进一步降低，应纠正心动过缓的根本原因（如当存在缺氧时给予阿托品0.02mg/kg）。阿托品仅对存在心肌电生理活动且心动过缓是源于迷走神经兴奋的患儿才有效。然而如果发生心脏停搏，阿托品对于恢复心律无效，唯一有效的治疗是静脉注射肾上腺素（10μg/kg）。二线治疗药物还有

表43-13 婴儿和儿童心动过缓的原因

1. 缺氧（如喉痉挛，气道梗阻，肺不张）
2. 迷走神经反射（如喉镜检查，长时间牵拉眼外肌）
3. 颅内压增高
4. 药物[如可乐定，β-受体阻滞剂，α-肾上腺素滴眼液，琥珀胆碱未经阿托品预处理，七氟烷（更常见于唐氏综合征），丙泊酚输注综合征]
5. 电解质紊乱（例如高钾血症，低钙血症）
6. 先天性心脏病，先天性或获得性心律失常
7. 低温
8. 空气栓塞
9. 张力性气胸

异丙肾上腺素。

麻醉维持

方法

尽管最近TIVA已经成为一种合理的选择，但吸入麻醉药辅以静脉镇痛药和止吐药却一直是麻醉的主流。吸入麻醉药有别于静脉麻醉药的一个关键优势是，吸入麻醉能够持续监测吸入麻醉药的呼气末（肺泡）药物浓度。这种监测能为我们在评估分配系统的准确性以及麻醉药在血流丰富组织中的分压提供了非常重要的信息。目前，异氟烷、七氟烷和地氟烷已普遍用于儿科麻醉的维持。

对于患有恶性高热的儿童，正在接受运动诱发电位监测的脊柱手术患者，围术期有严重恶心呕吐病史的患者，以及在某些医疗机构中的所有儿童，TIVA已成为主要的麻醉方法。虽然丙泊酚和氯胺酮是TIVA全身麻醉的基础用药，但与丙泊酚不同的是，氯胺酮容易导致呕吐，并且长时间输注后会导致苏醒延迟。由于存在PRIS的风险，丙泊酚已禁用于ICU患儿的持续镇静，然而，丙泊酚并没有禁止在麻醉当中使用。之前已经介绍了丙泊酚用于静脉注射和输注时的剂量。

在吸入麻醉和静脉麻醉期间，麻醉医师也会辅以镇痛药，以防止患儿对疼痛出现生理反应和体动。可以持续输注0.05～0.1μg/（kg·min）的瑞芬太尼（时-量相关半衰期为5min），而其他阿片类药物（芬太尼和吗啡）则常通过静脉注射给药。可静脉给予芬太尼（1～2μg/kg）或吗啡（0.05～0.1mg/kg）；给药剂量应根据患儿使用的阿片类药物种类，

疼痛的严重程度，以及同时使用的其他止痛药而不断调整。

液体管理

一般原则

患儿到达手术室之前应准备好静脉输液装置。对于幼儿，准备一袋500ml的乳酸盐林格液和一个有刻度的分量输液器是比较合适的；对于婴儿（<1岁），最好使用一袋250ml乳酸盐林格液和分量输液器。建议使用分量输液器和静脉输液袋，这是为了减少整袋液体无意中全部输注到儿童体内的不良事件发生风险。所有的小儿静脉输液器都应含有一个手动控制器，一个单向阀（防止药物逆向进入静脉输液管），无针端口和/或用于给药的三通阀。对于8岁以上的儿童，静脉输液套件可以使用大孔或微孔点滴器而不需要使用分量输液器和一袋1 000ml的平衡盐溶液。

尽管应持续输注浓缩糖溶液，但在转运至手术室前应停止输注全胃肠外营养脂肪乳，以减少因重复输注而污染脂肪乳和中心静脉通道的风险。

择期手术期间健康儿童使用的大部分静脉液体是不含葡萄糖的等渗盐溶液，而北美地区通常是乳酸盐林格液。由于手术期间大量使用含葡萄糖的低渗溶液会导致围术期癫痫发作、误吸和脑损伤，因此这些溶液已被乳酸盐林格液取代了。乳酸盐林格液轻度低渗（280mOm/L）并含有低浓度的钾和乳酸。生理盐水（0.9%NaCl）是不含离子的等渗液（308mOsm/L），呈酸性（pH为5）。通常不会将它作为主要的维持液使用，因为其输注量过大时可能导致高氯性代谢性酸中毒（非阴离子间隙型）。我们提倡输注含糖的溶液，如含1%或2.5%葡萄糖的乳酸盐林格液，作为6个月以下婴幼儿和患有恶病质、慢性营养不良、禁食耐受性差（枫糖尿病）及患有使人虚弱的疾病并可能有低血糖风险的青少年的维持液体[271]。这些溶液不会导致术中高血糖或低钠血症。尽管向等渗盐溶液的转变大大降低了围术期低钠血症的发生率，但是一些特殊的手术（例如颅面手术）可能需要在围术期监测血清电解质[272]。

应该对有特殊疾病的儿童选择个体化的静脉输注液体。对于肾衰竭或肾功能不全的儿童，生理盐水是首选的平衡盐溶液，因为它不含钾，尽管有证据表明与乳酸盐林格液相比它可能会导致血清钾浓度更高[273]。患有线粒体肌病并在婴幼儿期发生过乳酸性酸中毒的儿童，术前应简短的禁食（以避免酸中毒和低血糖），如果需要补充则只能输注不含乳酸的葡萄糖溶液。

手术前，应对可能出现血容量不足的婴幼儿和2岁以下的儿童进行评估，以确定其体液不足的程度：轻度、中度或重度。轻度脱水（体重减轻5%：丢水量约为50ml/kg）症状包括皮肤粗糙和口干。中度脱水（体重减轻10%：丢水量约为100ml/kg的），症状包括囟门凹陷（如果存在）、心动过速和少尿以及轻度脱水症状。重度脱水（体重减轻15%：失水量为150ml/kg），症状包括眼球凹陷、低血压和无尿以及中度脱水症状。

纠正血容量不足需要分阶段输注等渗液。应在第一个小时内纠正大约50%的丢失量，后续在第二个小时内纠正25%的丢失量，最后的25%在第三个小时内输注完毕。应该使用平衡盐溶液来恢复体液平衡。

择期手术

对于择期手术，传统上计算每小时输液速度的依据是禁食时间，维持量以及失血量和经第三间隙的丢失量。在儿童中，使用低渗葡萄糖溶液作为维持液体，其速率遵循4-2-1原则，其中第一个10kg为4ml/kg，第二个10kg为2ml/kg，第三个10kg及之后的体重是1ml/kg[274]。然而，在过去的25年中，维持液体已经转向了平衡盐溶液，以防止术中出现低钠血症。Holliday和Segar最近重新评估了他们在1957年提出的建议[274]，以寻求解决对低血容量患儿使用低钠溶液和将4-2-1输液原则应用于等渗溶液的相关风险。他们推论，因手术而禁食，有脓毒症或急性炎症反应，或接受阿片类药物的患儿，都会出现抗利尿激素的分泌增加，这是导致围术期低钠血症和水中毒的原因。为了解决这个问题，他们建议在麻醉诱导后每小时输注10ml/（kg·h）的等渗溶液，持续2～4h（心力衰竭或肾衰竭患者除外），以恢复正常血容量，并降低抗利尿激素分泌[275]。

输血治疗

初始的失血量可按每1ml的失血量用3ml的平衡盐溶液来补充。对于第三间隙的丢失量，补充量取决于丢失的严重程度：小手术：1～2ml/（kg·h）；中等手术：2～5ml/（kg·h）；大手术和更大的第三间隙丢失：6～10ml/（kg·h）。

虽然大多数小儿外科医生在手术过程中都很小心以尽量减少出血，但重要的是要对手术过程中的所有失血均应保持警惕。对于可能导致严重组织损伤或失血的手术操作，必须提供大小合适的静脉通路，以便需要容量替代治疗时输血和其他血制品。浓缩红细胞不能通过24G静脉导管或大部分经外周置入的中心导管进行快速输注，而能够进行快速输血的最小的静脉导管是22G，因此，应尽一切努力在置入儿童静脉所能容纳的最大导管。输血量连同维持液的输注量都应体现在麻醉记录单上。当平衡盐溶液和输血量之和接近75ml/kg至100ml/kg时，必须考虑稀释性血小板减少症和凝血因子稀释的可能性。此时应测定凝血指标。

在过去的十年里，儿童进行浓缩红细胞输注的阈值已经经历了一次复兴，有研究表明，7g%血红蛋白的输血阈值其预后和并发症与9g%的结果是相似的[276]。

儿童的血容量随着年龄的增加而降低，从婴儿早期的95~100ml/kg降低至成人阶段的70ml/kg[276]。请注意，肥胖儿童的估计血容量比同龄非肥胖儿童减少10%。为了估计手术期间的允许失血量，可以使用以下公式[277]：

$$最大允许失血量=(初始血细胞比容 - 目标血细胞比容)/初始血细胞比容 \quad (43\text{-}3)$$

一些人对公式（43-3）进行了修改，将分母中的"初始血细胞比容"替换为"平均血细胞比容"。这增加了输血前可允许的失血量。无论使用哪种公式，在开始输血前应确定实际的血细胞比容，以证实血细胞比容已降至预期的水平。当患儿开始输血时，有两个公式提供了血红蛋白浓度增加1g%所需输血量的粗略估算：4~5ml/kg浓缩红细胞和6ml/kg的全血[276]。为儿童制定的大量输血方案已经公布，详细内容可浏览 http://pediatrictraumasociety.org/multimedia/files/clinical-resources/MTP-3.pdf（accessed January 15, 2017）。

术后呕吐的预防

儿童POV的发生率取决于与儿童有关的许多因素，如（晕动病病史、年龄），麻醉药（吸入麻醉药、氧化亚氮（在特定情况下）、阿片类药物），围术期口服液体以及手术类型（腹股沟/睾丸手术、扁桃体和腺样体切除术、斜视和中耳手术）[278]。

为了减少择期手术的术后恶心呕吐（postoperative nausea and vomiting, PONV），术后患儿的禁食时间应短暂，并且不要强迫他们口服补液，除非患儿自己提出要求（以减少呕吐的风险）[279]。术中应积极给予静脉输液20~30ml/kg以减少PONV[280]。应采用局部麻醉和NSAIDs或氯胺酮控制疼痛，只在必要时再使用阿片类药物。如果患儿计划接受容易导致呕吐的手术或既往有PONV病史，推荐的最佳麻醉方案是应用丙泊酚并吸入氧气/空气以及两种镇吐药，尽管在PONV中以丙泊酚替代氧化亚氮的作用还存在相互矛盾的证据[281-282]。

在麻醉期间，儿童预防性止吐的最佳策略是使用地塞米松和5-HT$_3$受体拮抗剂，如昂丹司琼[283]。地塞米松没有剂量-反应关系：尽管作者将最大剂量限制在10mg，但在0.062 5~1mg/kg的剂量范围内也同样有效[284]。昂丹司琼用于儿童预防呕吐的剂量为0.05~0.15mg/kg。

尽管一项研究提示地塞米松可以增加扁桃体术后出血的发生率，但该结果与作者的临床经验和随后的文献报道并不一致[285-286]。单次给予糖皮质激素与几例未确诊的急性淋巴母细胞性淋巴瘤患者的肿瘤溶解综合征有关，这种并发症非常罕见，但如果没有发现是可以导致死亡[217]。对于2型糖尿病控制不好的成人肥胖患者，单次给予地塞米松也会出现一过性的血糖升高，其血糖浓度在术后2h内达到高峰。但有关儿童的相关数据尚未公布。

区域麻醉和疼痛管理

在术中和术后，有许多区域阻滞可以减少伤害性感受。目前儿童常用的三种椎管内阻滞是，骶管阻滞、硬膜外阻滞和蛛网膜下腔阻滞，后面我们将对其进行叙述。目前，已经出现了从椎管内阻滞向外周神经阻滞的转变，超声的引入有助于围术期疼痛管理时进行单次和持续用药。由于与儿童区域麻醉相关的发病率和死亡率非常小，因此，对区域麻醉操作熟练的麻醉医师是可以常规应用的，而不会有人以此为依据提出反对了。

骶管阻滞

该阻滞对于门诊外科的婴幼儿和儿童（<5岁至6岁）的下腹部和下肢手术是有用的。骶管阻滞通常需要在全身麻醉下实施，但在新生儿中，骶管和蛛网膜下腔阻滞通过局部浸润麻醉和/或镇静在清醒状态下也可以进行。在门诊手术中骶管阻滞通常使用的是单次注射局部麻醉药的方法，该阻滞作用时间可持续4~6h，但如果添加其他辅助药

物,持续时间可能会更长一些。

在麻醉诱导后,一旦固定好气管插管,就将儿童转至侧卧位(位置由麻醉医师确定;左利手麻醉医师通常更喜欢儿童右侧卧位),同时触诊骶骨上的关键解剖部位:髂后上棘和由两个骶角组成的骶管裂孔(另见第 42 章,骶管阻滞部分),和穿过两个骶角和尾骨之间空隙的骶尾韧带。然后消毒皮肤,在准备局部麻醉药时使消毒液自然干燥。一旦准备好药物,就用钝针在穿刺点处进行穿刺(以防止表皮向尾部空间的移位),静脉套管针(≤2 岁的选择 22 号,>2 岁的选择 20 号)在两个骶角之间或者仅向尾侧倾斜与皮肤呈 45° 角穿过皮下组织。一旦刺穿骶尾韧带,就将套管针平贴在皮肤上(与皮肤呈 10° 角),穿破韧带继续进针 2~3mm。此时,将套管从针头上滑下并推进 2~3mm。如果在置入导管时感觉到有任何阻力,则表明它不在骶管内,应当移出整个套管并重复该过程。如果不确定导管是否位于骶管内,将拇指按在骶管裂孔处,并注射不超过 0.5ml 的液体。如果感觉到阻力或皮肤隆起,则停止注射液体;皮下积液将使解剖结构模糊并妨碍骶管阻滞的成功。如果导管位置正确,则拔下针头并检查导管内流出的是血液还是脑脊液。由于静脉容易塌陷,因此不要对导管进行负压抽吸。连接装有局麻药的注射器,每 2min 慢慢注射药物 2~3ml,同时观察心电图变化。尽管在 TIVA 期间血压升高更为敏感,但 T 波峰值增加和 ST 段抬高则是吸入麻醉期间药物误入血管的敏感指标[287]。一旦注射完成,拔出导管,清洁骶尾部皮肤,然后开始进行手术。

作者倾向于在所有外科手术中,使用 0.175% 的布比卡因 1ml/kg 与肾上腺素(1∶250 000)的混合液,用于骶管阻滞的单次给药。该浓度可以通过将 7ml 0.25% 的布比卡因与 3ml 盐水混合为总容量为 10ml 的溶液来制备。这种浓度具有良好的运动阻滞效果,给予后其阻滞效果可在 1h 内消失。也有人使用 0.2% 的罗哌卡因 1ml/kg 或 0.15% 的左布比卡因 1ml/kg,尽管对 0.2% 的罗哌卡因、左布比卡因或布比卡因进行比较后得出结论,后两种局麻药比罗哌卡因更有效。可以应用辅助药物来延长骶管阻滞的时间,但最多也就几个小时[111, 288]。

如果计划为留院一段时间的患儿实施连续骶管阻滞,则应使用 18G 的静脉套管针以方便 21G 的硬膜外导管通过。按上述方法进行骶管穿刺,

然后将硬膜外导管准确置入围术期镇痛所需的脊髓平面水平。导管应用胶带封起来远离肛门处,或者在皮肤下建立通道将导管放置到手术部位的对侧。这降低了导管置入部位表面感染的风险,但小于 21G 的导管可能无法满足所需的节段阻滞水平,而要实现所需的阻滞平面还可以采用替代策略包括 Tsui 入路[289],或者将导管从更接近手术区域的椎间隙处置入的。

局麻药可在硬膜外持续输注 3 天。在婴儿和幼儿中,可以应用布比卡因,剂量为 0.2~0.4mg/(kg·h),或者用 0.1% 的布比卡因溶液按 0.3ml/(kg·h)进行持续输注[290]。在较大的儿童中,布比卡因的剂量为 0.4~0.5mg/(kg·h),或者用 0.1% 或 0.125% 的布比卡因溶液按 0.3ml/(kg·h)进行输注。如果新生儿需要输注 3 天,布比卡因的剂量为 0.2mg/(kg·h),或者用 0.1% 的溶液按 0.2ml/(kg·h)进行输注。为了延缓局部麻醉药的吸收,通常会在布比卡因中加入肾上腺素。尽管在导管尖端位置正确的情况下,输注不低于 0.1% 浓度的布比卡因 0.2~0.3ml/(kg·h)或其等效浓度的局部麻醉药,并不能改善儿童的阻滞效果,但通常会将芬太尼(1~2μg/ml)添加到骶管 / 硬膜外的药液中[147],但硬膜外溶液中加入芬太尼会产生以下副作用,包括尿潴留、瘙痒、恶心和呕吐。就左布比卡因而言,一项大型研究表明,在硬膜外阻滞的左布比卡因中加入浓度为 0.062 5% 芬太尼并没有明显的益处[147]。在围术期镇痛中,罗哌卡因也适合用于持续硬膜外输注,对于 6 个月以下的婴儿,0.2% 的浓度可按 0.1ml/(kg·h)的速度进行持续输注,对于 6 个月以上的婴幼儿和儿童则可按 0.2ml/(kg·h)速度进行,并且时间可长达 72h[291]。

在婴幼儿和儿童中,必须注意局麻药的使用剂量(尽管罗哌卡因和左布比卡因比布比卡因的心脏毒性低几倍),因为中毒剂量的血药浓度可能导致心室颤动和心脏停搏,尤其是布比卡因的复苏成功率非常低。对局麻药诱发的室性心律失常最有效的治疗方法是:静脉注射 20% 的脂肪乳 1.5ml/kg(LBW)[292],可以重复使用两次或按 0.25~0.5ml/(kg·h)的速率连续输注 10min,同时监测生命体征[注意,如果没有脂肪乳,则不能使用丙泊酚进行替代]。骶管 / 硬膜外阻滞并发症的发生率很低,约为 1.5∶1 000[293]。术后应每天对所有儿童和家长 / 监护人进行访视,以了解骶管 / 硬膜外阻滞的效果,以及是否有副作用和并发

症的出现。副作用包括由阿片类药物引起的恶心、呕吐、瘙痒和尿潴留，以及局麻药引起的运动神经阻滞过度或惊厥。对局部感染，液体渗漏和导管部位出血的识别非常重要，需按照流程进行处理。

导管部位的局部皮肤感染可能表现为红肿。这些表面感染不会在内部迁移导致硬膜外脓肿的形成，除非脓肿是由菌血症导致的。但无论如何，此时都应该将导管拔出并对感染处进行清洁和包扎。

硬膜外阻滞

硬膜外阻滞的方式与成人相同，但使用较短的 5cm Tuohy 18G 针会使操作更容易。婴幼儿和儿童从皮肤到硬脑膜的距离比成人要短得多，其用药剂量也比成人也小得多。

蛛网膜下腔阻滞

该阻滞适合行下腹部浅表手术的早产儿和新生儿（见第 42 章蛛网膜下腔阻滞部分）。

麻醉的苏醒和恢复

随着手术的结束，应该通过监测肌颤搐反应和拮抗阻滞来确保神经肌肉功能的恢复情况，并且在考虑拔管之前，应确保儿童的体温正常。包括吸引器、面罩和氧源在内的设备应处于随时可用的状态，以便于对气道进行管理及应对任何可能发生的并发症。当患儿完全清醒后或处于深度麻醉时，就可以进行拔管。但有证据表明，这两种技术的优点和缺点是相似的，尽管合并症和联合使用的药物对结果产生了混杂效应[294]。

当患儿从麻醉中完全恢复，并且在自主呼吸情况下能维持良好的血氧饱和度时，此时就是"清醒"拔管的最佳时间，这可以将气道不良事件的风险降至最低。对于清醒拔管，麻醉医师可以遵循以下两种策略之一：无接触技术或直接刺激。采用无接触技术，吸入麻醉后的苏醒期可分为三个不同阶段：早期、中期和晚期。早期阶段可能持续几分钟，它取决于麻醉药物的残留和患儿的年龄。在此期间，患儿会出现间歇性地咳嗽、呕吐、挣扎，以及无意识的体动。随着他们从麻醉中逐渐苏醒，这个阶段将很快地过去。在第二阶段或静止阶段，患儿普遍仍会反应迟钝，但偶尔会出现呼吸暂停，焦躁不安，甚至屏气，使劲挣扎和／或血氧饱和度下降。血氧饱和度下降需立即通过关闭限压阀给予持续正压通气予以处理，直至 SaO_2 超过 95%。

当患儿进入苏醒的第三个阶段也是最后一个阶段时，呼吸恢复正常，有目的地开始运动，并且孩子会屈曲髋关节。随着这些动作的增强，患儿开始咳嗽，带管情况下出现窒息，然后面部表情扭曲并自发地睁开他／她的眼睛。早期或中期阶段拔管会显著增加气道不良事件的发生（例如喉痉挛）风险。只有当孩子进入苏醒的第三阶段，医生才可以考虑拔管。正如本书作者经常说的："如果你认为是时候拔管了，那就不要拔！将导管多留置一分钟（或两分钟），直到患儿确实处于苏醒的第三阶段。并发症不会因导管多留置一分钟而发生，只有在过早拔出时才会发生。"

使用无接触技术，孩子可以不受干扰地呼吸纯氧，保持不受刺激的状态进入苏醒的第三个阶段和最后阶段（如后面所述）。七氟烷的最低肺泡清醒浓度在 2~5 岁儿童为 0.66%，5~12 岁为 0.45%[295]。该研究的作者发现，只有当麻醉药的实际浓度小于 0.3%（七氟烷）或小于 0.25%（异氟烷）时，苏醒才会出现，这取决于合并用药的情况。随着吸入浓度降低到上述值以下，患儿会出现面部肌肉扭曲，咽反射，自发地睁开他／她的眼睛，伸手触碰并试图拔除气管导管，所有这些都是可以拔管的指征。对于婴儿，髋关节的屈曲表明肌肉张力恢复良好。相反，采用直接刺激技术，当麻醉药浓度降低到相同浓度时（七氟烷＜0.3%，异氟烷＜0.25%），此时可以用手指在下颌骨升支的最上端，向髁突进行施压（如前面所述的托下颌操作），持续 3~5s，同时朝额部发际线方向用力[98]。患儿会变得高度兴奋，带管情况下出现几秒钟的窒息，但是当刺激减弱时，又会回到半清醒状态。在这段平静期间，患儿可能会出现浅呼吸甚至憋气，但如果发生血氧下降，则必须使用纯氧进行正压通气。当他们重新出现咳嗽和恶心，睁开眼睛，呼吸连续且规律，并能进行有目的的运动时（如触碰气管导管），就可以进行拔管。无论采用无接触技术还是直接刺激技术，经验丰富的麻醉医师均能为儿童提供安全且良好的气道保护。

如果气管导管拔除过早，可能会导致屏气、上呼吸道梗阻和喉痉挛。此时应立即扣紧面罩，给予 100% 纯氧，并将限制阀调节至 10~20cmH$_2$O，进行持续气道正压通气。为了加速儿童度过这种"浅"麻醉阶段，在下颌的髁突上（见托下颌）间歇性施加压力，每次持续 3~5s，直到患儿开始呼吸为止。如果发生喉痉挛，请参阅前面的治疗。

深麻醉下拔管需要一个有系统的计划。为了实现深麻醉下拔管，吸入麻醉深度必须至少为1.5～2MAC。如果是七氟烷，这意味着呼气末浓度要在3.6%～5%之间至少10min。有些人喜欢在此时利用喉镜检查喉部是否有异物和液体。还有一些人则通过轻轻地上下移动导管来刺激气道，如气道没有反应且患儿能继续正常呼吸表明此时麻醉深度足够，就可以进行拔管。但是，如果孩子出现咳嗽或屏气，那么在尝试进行一次喉镜检查之前，需要再进行一段时间的麻醉，或者放弃深麻醉状态下拔管，直至患儿苏醒。

一旦拔管，应准备相应的气道设备来转运患儿，需要用到带有氧气源的自膨式Laerdal套包或T管配件。在PACU管理这些儿童的护士必须具备管理插管气道、拔管后气道以及麻醉苏醒的能力。

在儿童，麻醉苏醒期间的主要关注点是气道以及患儿的呼吸能力，在拔管期间或拔管后是否出现出血或反流，他／她是否具有气道保护性反射。作者的经验是，当患儿的气道反射完全恢复且反应良好时，才能拔除气管导管或LMA。只有

很少的手术或病情指征需要在深麻醉状态下拔管，尽管在这个问题上意见不一。关于深麻醉下拔管的问题是，在患儿苏醒之前，能否对处于深麻醉状态以及转运至PACU且没有可靠气道保护的的患儿进行气道管理，取决于PACU中护理人员的专业知识。如果麻醉医师必须返回手术室，并且没有医生分配到PACU，那么一旦气道出现紧急情况，护理人员可能没有足够的后援。

一般来说，不管是清醒时或在深麻醉期间拔除LMA，都不影响上呼吸道不良事件的发生率。然而，URTI、某些麻醉药（例如地氟烷，异氟烷，氟烷，七氟烷）和某些手术（例如气道手术）的存在增加了围术期气道不良事件发生的风险。在PACU，当LMA在深麻醉状态下拔除时，上呼吸道反射性反应可能仅在儿童开始从麻醉中苏醒时才会发生。为了避免这个隐患，本文作者建议，所有的LMA均应在患儿清醒时拔除，之后才能将他们转运到PACU。

如前所述，绝大多数儿童的麻醉苏醒过程是平稳的。但是，对于没有及时苏醒的儿童，必须查找麻醉苏醒延迟的可能原因（表43-14）。苏醒延

表43-14　儿童麻醉苏醒延迟的原因

原因	检查/干预
麻醉相关	
残余麻醉效应：吸入麻醉药,阿片类药物,丙泊酚	• 呼气末浓度 • 评价药物总剂量
非麻醉药物：使用消遣药物（可卡因,快克可卡因）,草药（缬草,圣约翰草）	• 病史;药物毒理学筛查
神经肌肉接头受抑,残余神经肌肉阻滞或假胆碱酯酶缺乏 低体温	• 评估四个成串刺激 • 测量儿童的体温 • 引入所示的加热模式[如强制空气加热器(暖风机),手术室升温]
严重高碳酸血症（CO_2最低肺泡浓度为200～245mmHg）	• 血气分析和呼气末PCO_2
代谢/其他	
低血糖或高血糖症;糖尿病酮症酸中毒	• 测血糖、尿糖和酮体 • 动脉血气和电解质观察pH和阴离子隙
电解质与代谢紊乱	• 血清电解质（如低钠血症、低镁血症）
酸碱紊乱	• 血气分析（阴离子隙或非阴离子隙性酸中毒）
脑病	• 肝病,肾病,内分泌病（例如甲状腺功能减退症,原发性慢性肾上腺皮质功能减退症）或脓毒症 • 如有需要,可进行血气分析,电解质和血培养
脑血管意外/缺氧性损伤	• 检查双侧瞳孔大小 • 检查双侧瞳孔对光反射和对疼痛刺激的反应 • 评估是否存在吞咽反射,双侧的肢体反射 • 评估婴儿的囟门压力

迟的最常见原因有药物过量，患儿对药物的敏感性增加（如 OSA 和阿片类药物敏感性），没有逐渐减小或降低吸入或静脉麻醉药的剂量或存在低温。还应考虑其他不太频繁但潜在的灾难性事件，包括低血糖、颅内压增高和低钠血症等代谢性原因。

未确诊的先天性长 QT 间期综合征的儿童在苏醒期可能会出现一种罕见但致命的心律失常[56]。使用已知会延长 QT 间期的药物（如 5-HT₃ 受体拮抗剂）或存在某些已知易触发尖端扭转型室性心动过速的因素，均可能会突然引发心律失常[296]。治疗包括静脉注射利多卡因（$1 \sim 2mg/kg$），镁（$15 \sim 30mg/kg$），和/或电复律，这是转复窦性心律所必需的。

转运至 PACU

将儿童从手术室转移到 PACU 需要稳定的气道，充足的氧合和通气，稳定心率和血压，以及适当的镇痛。患儿必须由一位已接受过诊断和术后问题管理培训的专家陪同，术后的主要问题是气道梗阻。

大多数儿童会在没有人工气道，自主呼吸状态下被送到 PACU。术后转运患儿的最佳体位是侧卧位，也称为"复苏体位"[297]。即大腿在臀部弯曲并搁在小腿前面。患儿上方一侧的手应放在他下方一侧的脸颊之下（图 43-7）。这种体位有助于将分泌物、血液或呕吐物从口腔排出而不会流至

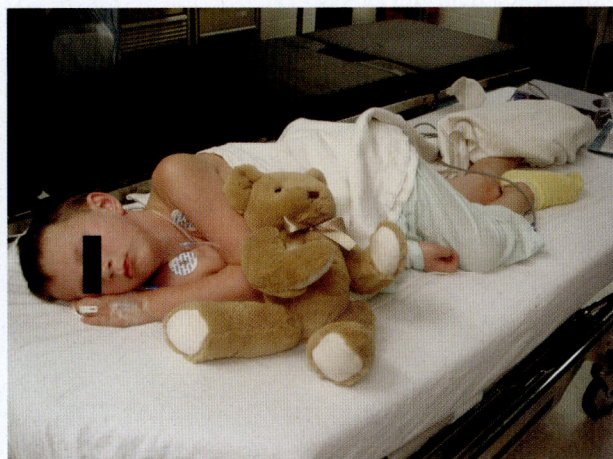

图 43-7

拔管后准备转入 PACU 和儿科重症监护病房的患儿体位。这就是所谓的"复苏体位"，患儿侧卧位躺着，颈部伸展并张开口腔。在这个体位下，口咽分泌物、血液或呕吐物将会流到转运床上，而不会集中在咽旁区域，从而引发上呼吸道反射反应

咽喉部，并且舌头会落到下面颊部或可以伸出口腔外，而不致堵塞喉部。如果有必要，这个体位还可以进行直接的气道监测和干预。

在转运到 PACU 期间，可以通过鼻导管或面罩吸氧，以防转运过程中发生血氧下降。然而，在排除氧化亚氮的影响下，肺部正常的儿童在转运过程中血氧下降的最常见原因是上呼吸道梗阻。这是一种紧急情况，因为在给予补充氧气时难以通过脉搏血氧仪监测到血氧下降。造成这一困难的原因是，即使在气道完全梗阻或呼吸不足的情况下，足量的氧储备能维持血氧饱和度几分钟内不下降。因此，作者将患儿放置在复苏体位，用手的底部使患儿的颈部伸长（大鱼际和小鱼际的隆起），并将指尖置于口/鼻上，以感受呼出气体的温度并监测呼吸（但决不堵住患儿的口腔）。

以仰卧位转运苏醒中的儿童易因舌后坠而导致气道梗阻，并容易使分泌物或其他液体积聚在声门上区域。此外，阿片类药物可以抑制舌下神经运动核中枢，从而使颏舌肌松弛，使舌头后坠阻塞仰卧位时的气道[298]。

PACU 并发症

大约 5% 的儿童会在 PACU 中发生并发症[299]，其中 77% 为呕吐，22% 为呼吸系统原因，1% 或不足 1% 为心脏原因。并发症的年龄分布表明，8 岁以上儿童呕吐的发生率是 8 岁以下儿童的两倍，而 1 岁以下婴幼儿的呼吸系统并发症发生率是 1 岁以上儿童的两倍。

喉痉挛、术后喘鸣和负压性肺水肿

喉痉挛、术后喘鸣和负压性肺水肿在麻醉诱导和维持期间或麻醉苏醒后均可以发生。表 43-12 列举了喉痉挛风险增加的因素。

术后喘鸣也可能发生在拔管后。喘鸣通常是由拔管后环状软骨的上皮细胞肿胀所致。肿胀减小了环状软骨内部横截面直径，并且增加了气体通过时的压力梯度（因此呼吸做功增加）。由于上气道中的气流呈湍流，气流阻力随着环状软骨环半径的五次方减小而增加。也就是说，如果环状软骨环内的气道半径减小 50%，则气流阻力增加 32 倍（基于 Fanning 方程）。在氧需求和代谢率增加的婴儿中，阿片类药物的残留、肌无力和麻醉可能会进一步危及他们在喘鸣期间呼吸做功保持增

加的能力，这可能会加速呼吸肌疲劳甚至呼吸衰竭。术后喘鸣在患有唐氏综合症和近期 URTI 的儿童中更常见。喘鸣的治疗包括湿化氧气，让患儿坐直，消除恐惧，轻度镇静，静脉注射地塞米松（0.6mg/kg）和雾化吸入消旋肾上腺素（0.5ml 肾上腺素加入 2ml 生理盐水）。氦氧混合气能有效地减少呼吸肌做功，氧气的消耗以及患儿的痛苦，尽管它限制了吸入的氧浓度分数。如果发生低氧血症或呼吸衰竭，应使用比原来更小的气管导管进行再次插管。为避免进一步刺激上皮细胞，插管后应出现少量漏气。如果已重复使用消旋肾上腺素两次以上，则应在 PACU 或监护病房观察患儿的反跳性水肿。

负压性肺水肿或气管拔管后肺水肿是一种罕见的并发症，尽管在婴儿中也有了报道，但通常发生在健康、肌肉发达的青少年和年轻人拔管的即刻或数分钟内[300]。拔管后不久，气道阻塞可能会越来越严重，而患儿则出现嗜睡和反应迟钝。推测诊断可能是喉痉挛，其严重程度可以从非常轻微（即呃逆）到非常严重。利用面罩纯氧通气可能无法恢复生命体征，需要使用丙泊酚和肌松药进行再次气管插管。一旦导管通过声带，粉红色泡沫状肺水肿液就会出现在导管中，或在吸引导管时出现。使用纯氧进行呼气末正压通气可将 SaO_2 恢复到 94% 以上。气管插管和正压通气通常可以减轻肺水肿，尽管在某些情况下可能需要静脉注射呋塞米。剂量为 0.5~1mg/kg 的呋塞米能使血管迅速扩张，解除肺充血并改善氧合。虽然有些人可能会很快从肺水肿中恢复，但一部分可能需要镇静和 12~24h 或更长时间的气管插管才能使肺水肿消退。

血氧饱和度下降

在恢复室内未能维持足够的 SaO_2 是一个常见问题。未识别的缺氧可能导致儿童临床状况的急剧恶化，并导致突发心动过缓甚至心脏停搏。PACU 内持续监测患儿的 SaO_2 对于提供呼吸窘迫的早期预警是至关重要的。PACU 中可接受的最低 SaO_2 为 94%。在有些情况下可能需要通过面罩给氧以维持 SaO_2，尤其是存在麻醉或阿片类药物残余和/或颅面或肌肉异常，或者肥胖以及液体超负荷时。健康儿童在 PACU 中血氧饱和度的降低通常表明通气不足和/或气道梗阻。由于在 PACU 内没有评估无人工气道的儿童的通气方法，因此，我们必须依靠临床症状，在并发症发生之前快速诊断并处理气道梗阻和通气不足。

患儿在下床活动或被转入二级病房之前，他们应脱氧（假设他们术前不需要吸氧）。有些患儿从麻醉中醒来时会自己摘掉面罩；如果呼吸室内空气时其 SaO_2 达到 94% 或更高，则不需要吸氧。如果需要使用面罩吸氧才能维持 SaO_2，那么可以用鼻导管来供氧，然后再过渡到室内空气，但前提是在每个阶段都能维持 SaO_2。如果患儿在尝试脱氧后仍不能维持他/她的 SaO_2，则可能需要进一步检查（如胸部 X 线）以排除误吸、肺炎或气胸。

苏醒期谵妄

使用七氟烷和地氟烷实施的麻醉能够在儿童麻醉苏醒过程中引起苏醒期躁动（也称为苏醒期谵妄，emergence delirium，ED）的再次出现。ED 的发生率为 20%~80%，在 2~6 岁儿童（无论性别）中发生率最高，在使用某些麻醉药（七氟烷~地氟烷~异氟烷＞氟烷~TIVA）后更常见，一般这个过程持续 10~15min，可自行终止或在静脉注射丙泊酚、咪达唑仑、可乐定、右美托咪定、氯胺酮、阿片类药物或其他一系列药物后终止[301]。

由于多种原因，对儿童 ED 的诊断是很困难的。首先，已证明疼痛是干扰诊断的的一个重要的混杂变量。当使用 MRI 对使用七氟烷或氟烷麻醉的患儿进行 ED 评估时，发型七氟烷 ED 发生率比氟烷高 5 倍[302]。其次，由于没有有效的诊断标准，ED 的诊断一直是一个挑战，为了解决这一难题，我们制定了儿科麻醉苏醒期谵妄（pediatric anesthesia emergence delirium，PAED）评分，并证实了它是 ED 的客观评估标准当评分大于 10，而最近是当评分大于 12 时就可以高度认为发生了 ED[303]。

呕吐

为有术后恶心呕吐（PONV）风险的儿童使用预防性镇吐药之后，患儿在 PACU 内和出院后呕吐的发生率就急剧下降了。对于呕吐发生率最高的手术，如疝、睾丸固定术、扁桃体和腺样体切除术、耳部手术、斜视手术和腹腔镜手术等，建议对 PONV 进行预防。呕吐的发生率随年龄增加而增加，女性在 10~16 岁达到峰值[278]。静脉注射地塞米松（0.062 5~0.15mg/kg，最大为 10mg）和昂丹司琼（0.05~0.15mg/kg）可使围术期 PONV 的发生率降低 80% 或更多[283]。事实上，PACU 中只有少数儿童会发生呕吐，大多数儿童的呕吐则发生在病房里、回家路上的车里或在家中第一次摄入液体后发生。因此，我们在术中和PACU内给予大量静脉输液（在1～4h内总共给予10～40ml/kg），并且仅在儿童要求饮水时才推荐口服补液[279-280]。如果患儿持续呕吐，那就没有什么好办法了。首先，应停止口服液并维持或重新开放静脉通路，同时静脉给予平衡盐溶液。其次，如果患儿是CYP2D6的超快代谢型或三磷酸腺苷结合盒B亚家族成员1（adenosine triphosphate-binding cassette subfamily B member 1，ABCB1）的非TT型（例如2677或3435非TT型）或两者的突变兼而有之，则昂丹司琼可能无效[304]。对这两种突变的快速检测试剂盒还没有面世，因此，我们只能推测呕吐的原因。如果距离第一次给予昂丹司琼已超过2h，可静脉注射甲氧氯普胺（0.15mg/kg）或可给予第二剂昂丹司琼（0.1mg/kg）。

术后疼痛

PACU和病房内儿童的疼痛管理取决于疼痛的来源，严重程度，已经使用的药物以及儿童的状况。区域麻醉可以使用椎管内阻滞或局部阻滞（阴茎、髂腹下/髂腹股沟或腘神经阻滞）。区域麻醉通常在儿童全身麻醉期间进行（除了年龄较大的青少年），可以选择神经阻滞，也可以选择在神经刺激仪下阻滞以及最近兴起的超声引导[305]。当区域阻滞不适合、不现实、有禁忌或被患儿父母拒绝时，可以使用阿片类药物、NSAIDs（双氯芬酸、曲马多、布洛芬和对乙酰氨基酚）和氯胺酮（见前文）[306]。

吗啡的连续输注现已用于儿童的疼痛治疗[145]。吗啡输注液可以通过将儿童体重相对应的吗啡毫克数溶解在100ml的盐水中制备，并以1～3ml/h速度输注。但应用吗啡的儿童最好使用脉搏血氧仪对其进行连续监测。

为了根据疼痛的严重程度调整吗啡的剂量，患者自控镇痛（patient-controlled analgesia，PCA）应运而生，它可以让患者在需要的情况下接受吗啡的治疗，也可以在必要的时候持续输注控制静息疼痛。已证明PCA对小于5岁的儿童有效。对于5岁以下和有认知障碍的患者，接受过PCAs使用教育的护理人员和家长在控制儿童疼痛方面非常有用[307]。一个吗啡PCA的标准实施过程如下：PCA单次推注剂量为10～30μg/kg，连续输注速率为10～40μg/（kg·h）（有呼吸暂停危险的儿童，0μg/（kg·h）），锁定时间6～10min，4h内限制剂量为0.25～0.4mg/kg[145]。在婴儿中吗啡使用剂量和

PCA的背景输注剂量应较小[145, 308]。盐酸二氢吗啡酮（氢吗啡酮）可用于替代吗啡，且其效力比吗啡强3～5倍。主管护士应定期监测患儿的疼痛情况，如果疼痛没有得到有效控制，应对PCA泵的设置进行相应的检查和调整。

（秦霈 译，杨丽芳 校）

参考文献

1. Wiegerinck RF, Cojoc A, Zweidenweber CM, et al. Force frequency relationship of the human ventricle increases during early postnatal development. *Pediatric Res.* 2009;65:414–419.
2. Bernstein D. History and physical examination. In: Kliegman RM, Stanton BF, Geme JW et al., eds. *Nelson Textbook of Pediatrics.* 19th ed. Philadelphia, PA: Saunders Elsevier; 2011:1529–1536.
3. Szabó EZ, Luginbuehl I, Bissonnette B. Impact of anesthetic agents on cerebrovascular physiology in children. *Paediatr Anaesth.* 2009;19:108–118.
4. Stratmann G. Neurotoxicity of anesthetic drugs in the developing brain. *Anesth Analg.* 2011;113:1170–1179.
5. Coté CJ, Lerman J, Ward RM, et al. A practice of anesthesia for infants and children. In: Cote CJ, Lerman J, Todres ID, eds. *Pharmacokinetics and Pharmacology of Drugs Used in Children.* Philadelphia, PA: Saunders Elsevier; 2009:108.
6. Liu J, Rossaint R, Sanders RD, Coburn M. Toxic and protective effects of inhaled anaesthetics on the developing animal brain. Systematic review and update of recent experimental work. *Eur J Anaesthesiol.* 2014;31:669–677.
7. Slikker W Jr, Zou X, Hotchkiss CE. Ketamine-induced neuronal cell death in the perinatal rhesus monkey. *Toxicol Sci.* 2007;98:145–158.
8. Bartels M, Althoff RR, Boomsma DI. Anesthesia and cognitive performance in children: No evidence for a causal relationship. *Twin Res Hum Genet.* 2009;12: 246–253.
9. Davidson AJ, Disma N, de Graaff JC, et al. Neurodevelopmental outcome at 2 years of age after general anaesthesia and awake-regional anaesthesia in infancy (GAS): an international multicenter, randomized controlled trial. *Lancet.* 2016;387(10015);239–259.
10. Payne K, Mattheyse FJ, Liebenberg D, et al. The pharmacokinetics of midazolam in paediatric patients. *Eur J Clin Pharmacol.* 1989;37:267–272.
11. Kogan A, Katz J, Efrat R, et al. Premedication with midazolam in young children: A comparison of four routes of administration. *Paediatr Anaesth.* 2002; 12:685–689.
12. Anderson BJ, Holford NH, Woollard GA, et al. Perioperative pharmacodynamics of acetaminophen analgesia in children. *Anesthesiology.* 1999;90:411–421.
13. Koren G. Therapeutic drug monitoring principles in the neonate. *Clin Chem.* 1997;43:221–227.
14. Lerman J, Strong HA, LeDez KM, et al. Effects of age on the serum concentration of α1-acid glycoprotein and the binding of lidocaine in pediatric patients. *Clin Pharmacol Ther.* 1989;46:219–225.
15. Hines RN. Ontogeny of human hepatic cytochromes P450. *J Biochem Mol Toxicol.* 2007;21:169–175.
16. Ingelman-Sundberg M. Genetic polymorphisms of cytochrome P4502D6 (CYP2D6): Clinical consequences, evolutionary aspects and functional diversity. *Pharmacogenomics J.* 2005;5:6–13.
17. Hines RN. The ontogeny of drug metabolism enzymes and implications for adverse drug events. *Pharmacol Ther.* 2008;118:250–267.
18. Lerman J, Schmitt-Bantel BI, Gregory GA, et al. Effect of age on the solubility of volatile anesthetics in human tissues. *Anesthesiology.* 1986;65:307–311.
19. Yasuda N, Lockhart SH, Eger EI II, et al. Comparison of kinetics of sevoflurane and isoflurane in humans. *Anesth Analg.* 1991;72:316–324.
20. Malviya S, Lerman J. The blood/gas solubilities of sevoflurane, isoflurane, halothane, and serum constituent concentrations in neonates and adults. *Anesthesiology.* 1990;72:793–796.
21. Lerman J, Gregory GA, Willis MM, et al. Age and solubility of volatile anesthetics in blood. *Anesthesiology.* 1984;61:139–143.
22. Eger EI II. *Anesthetic Uptake and Action.* Baltimore, MD: Williams & Wilkins; 1974.
23. Olofsen E, Dahan A. The dynamic relationship between end-tidal sevoflurane and isoflurane concentrations and bispectral index and spectral edge frequency of the electroencephalogram. *Anesthesiology.* 1999;90:1345–1353.
24. Fuentes R, Cortínez LI, Struys MM, et al. The dynamic relationship between end-tidal sevoflurane concentrations, bispectral index, and cerebral state index in children. *Anesth Analg.* 2008;107:1573–1578.
25. Gibbons RT, Steffey EP, Eger EI II. The effect of spontaneous versus controlled ventilation on the rate of rise of alveolar halothane concentration in dogs. *Anesth Analg.* 1977;56:32–34.
26. Eger EI II, Shafer SL. Tutorial: Context-sensitive decrement times for inhaled anesthetics. *Anesth Analg.* 2005;101:688–696.
27. Neumann MA, Weiskopf RB, Gong DH, et al. Changing from isoflurane to desflurane toward the end of anesthesia does not accelerate recovery in humans. *Anesthesiology.* 1998;88:914–921.
28. Sakata DJ, Gopalakrishnan NA, Orr JA, et al. Hypercapnic hyperventilation shorten emergence time from isoflurane anesthesia. *Anesth Analg.* 2007;104: 587–591.
29. Sakata DJ, Gopalakrishnan NA, Orr JA, et al. Rapid recovery from sevoflu-

rane and desflurane with hypercapnia and hyperventilation. *Anesth Analg.* 2007;105:79–82.

30. Lerman J, Robinson S, Willis MM, et al. Anesthetic requirements for halothane in young children 0–1 month and 1–6 months of age. *Anesthesiology.* 1983;59:421–424.

31. Gregory GA, Eger EI II, Munson ES. The relationship between age and halothane requirements in man. *Anesthesiology.* 1969;30:488–491.

32. LeDez KM, Lerman J. The minimum alveolar concentration (MAC) of isoflurane in preterm neonates. *Anesthesiology.* 1987;67:301–307.

33. Cameron CB, Robinson S, Gregory GA. The minimum anesthetic concentration of isoflurane in children. *Anesth Analg.* 1984;63:418–420.

34. Lerman J, Sikich N, Kleinman S, et al. The pharmacology of sevoflurane in infants and children. *Anesthesiology.* 1994;80:814–824.

35. Taylor RH, Lerman J. Minimum alveolar concentration of desflurane and hemodynamic responses in neonates, infants, and children. *Anesthesiology.* 1991; 75:975–979.

36. Frei FJ, Haemmerle MH, Brunner R, et al. Minimum alveolar concentration for halothane in children with cerebral palsy and severe mental retardation. *Anaesthesia.* 1997;52:1056–1060.

37. Liem EB, Lin CM, Suleman MI, et al. Anesthetic requirement is increased in redheads. *Anesthesiology.* 2004;101:279–283.

38. Fisher DM, Zwass MS. MAC of desflurane in 60% nitrous oxide in infants and children. *Anesthesiology.* 1992;76:354–356.

39. Liu M, Hu X, Liu J. The effect of hypothermia on isoflurane MAC in children. *Anesthesiology.* 2001;94:429–432.

40. Hatch DJ. New inhalation agents in paediatric anaesthesia. *Br J Anaesth.* 1999;83:42–49.

41. Walpole R, Olday J, Haetzman M, et al. A comparison of the respiratory effects of high concentrations of halothane and sevoflurane. *Paediatr Anaesth.* 2001;11:157–160.

42. Doi M, Ikeda K. Respiratory effects of sevoflurane. *Anesth Analg.* 1987;66:241–244.

43. Behforouz N, Dubousset AM, Jamali S, et al. Respiratory effects of desflurane anesthesia on spontaneous ventilation in infants and children. *Anesth Analg.* 1998;87:1052–1055.

44. von Ungern-Sternberg BS, Saudan S, Petak F, et al. Desflurane but not sevoflurane impairs airway and respiratory mechanics in children with susceptible airways. *Anesthesiology.* 2008;108:216–224.

45. Dikmen Y, Eminoglu E, Salihoglu Z, et al. Pulmonary mechanics during isoflurane, sevoflurane and desflurane anaesthesia. *Anaesthesia.* 2003;58:745–748.

46. Tobias JD. Inhalational anesthesia: Basic pharmacology, end organ effects, and applications in the treatment of status asthmaticus. *J Intensive Care Med.* 2009;24:361–371.

47. Vaschetto R, Bellotti E, Turucz E, et al. Inhalational anesthetics in acute severe asthma. *Curr Drug Targets.* 2009;10:826–832.

48. Lerman J, Davis PJ, Welborn LG, et al. Induction, recovery, and safety characteristics of sevoflurane in children undergoing ambulatory surgery: A comparison with halothane. *Anesthesiology.* 1996;84:1332–1340.

49. Lindgren L, Randell T, Saarnivaara L. Comparison of inhalation induction with isoflurane or halothane in children. *Eur J Anaesthesiol.* 1991;8:33–37.

50. Taylor RH, Lerman J. Induction, maintenance and recovery characteristics of desflurane in inhalants and children. *Can J Anaesth.* 1992;39:6–13.

51. Lerman J, Hammer GB, Verghese S, et al. Airway responses to desflurane during maintenance of anesthesia and recovery in children with laryngeal mask airways. *Paediatr Anaesth.* 2010;20:495–505.

52. Wodey E, Senhadji L, Pladys P, et al. The relationship between expired concentration of sevoflurane and sympathovagal tone in children. *Anesth Analg.* 2003; 97:377–382.

53. Ebert TJ, Muzi M. Sympathetic hyperactivity during desflurane anesthesia in healthy volunteers. A comparison with isoflurane. *Anesthesiology.* 1993;79:444–453.

54. Muzi, M, Ebert TJ, Hope WG, et al. Site(s) mediating sympathetic activation with desflurane. *Anesthesiology.* 1996;85:737–747.

55. Whyte SD, Sanatani S, Lim J, et al. A comparison of the effect on dispersion of repolarization of age-adjusted MAC values of sevoflurane in children. *Anesth Analg.* 2007;104:277–282.

56. Nathan AT, Berkowitz DH, Montenegro LM, et al. Implications of anesthesia in children with long QT syndrome. *Anesth Analg.* 2011;112:1163–1168.

57. Kawana S, Wachi J, Nakayama M, et al. Comparison of haemodynamic changes induced by sevoflurane and halothane in paediatric patients. *Can J Anaesth.* 1995;42:603–607.

58. Wodey E, Pladys P, Copin C, et al. Comparative hemodynamic depression of sevoflurane versus halothane in infants: An echocardiographic study. *Anesthesiology.* 1997;87:795–800.

59. Barash PG, Glanz S, Katz JD, et al. Ventricular function in children during halothane anesthesia: An echocardiographic evaluation. *Anesthesiology.* 1978;49:79–85.

60. Russell IA, Miller Hance WC, Gregory G, et al. The safety and efficacy of sevoflurane anesthesia in infants and children with congenital heart disease. *Anesth Analg.* 2001;92:1152–1158.

61. Cubeddu L. QT prolongation and fatal arrhythmias: A review of clinical implications and effects of drugs. *Am J Ther.* 2003;10:452–457.

62. Abriel H, Schlpafer J, Keller DI, et al. Molecular and clinical determinants of drug-induced long QT syndrome: An iatrogenic channelopathy. *Swiss Med Wkly.* 2004;134:685–694.

63. Wallenborn J, Kluba K, Olthoff D. Comparative evaluation of bispectral index and narcotrend index in children below 5 years of age. *Paediatr Anaesth.* 2007;17:140–147.

64. Kim HS, Oh AY, Kim CS, et al. Correlation of bispectral index with end-tidal sevoflurane concentration and age in infants and children. *Br J Anaesth.* 2005;95:362–366.

65. Tirel O, Wodey E, Harris R, et al. The impact of age on bispectral index values and EEG bispectrum during anaesthesia with desflurane and halothane in children. *Br J Anaesth.* 2006;96:480–485.

66. Davidson AJ, Huang GH, Rebmann CS, et al. Performance of entropy and bispectral index as measures of anaesthesia effect in children of different ages. *Br J Anaesth.* 2005;95:674–679.

67. Valkenburg AJ, de Leeuw TG, Tibboel D, et al. Lower bispectral index values in children who are intellectually disabled. *Anesth Analg.* 2009;109:1428–1433.

68. Wappler F, Bischoff P. Is fast induction with sevoflurane associated with an increased anesthetic risk in pediatric patients? *Anesth Analg.* 2003;96:1239–1240.

69. Iijima T, Nakamura Z, Iwao Y, et al. The epileptogenic properties of the volatile anesthetics sevoflurane and isoflurane in patients with epilepsy. *Anesth Analg.* 2000;91:989–995.

70. Kharasch ED, Thummel KE. Identification of cytochrome P450 2E1 as the predominant enzyme catalyzing human liver microsomal defluorination of sevoflurane, isoflurane, and methoxyflurane. *Anesthesiology.* 1993;79:795–807.

71. Kharasch ED, Hankins DC, Thummel KE. Human kidney methoxyflurane and sevoflurane metabolism. Intrarenal fluoride production as a possible mechanism of methoxyflurane nephrotoxicity. *Anesthesiology.* 1995;82:689–699.

72. Kharasch ED, Schroeder JL, Liggitt D, et al. New insights into the mechanism of methoxyflurane nephrotoxicity and implications for anesthetic development (part 2). *Anesthesiology.* 2006;105:737–745.

73. Arnold JH, Truog RD, Rice SA. Prolonged administration of isoflurane to pediatric patients during mechanical ventilation. *Anesth Analg.* 1993;76:520–526.

74. Jang Y, Kim AI. Severe hepatotoxicity after sevoflurane anesthesia in a child with mild renal dysfunction. *Paediatr Anaesth.* 2005;15:1140–1144.

75. Coté G, Bouchard S. Hepatotoxicity after desflurane anesthesia in a 15-month-old child with Mobius syndrome after previous exposure to isoflurane. *Anesthesiology.* 2007;107:843–845.

76. Reichle FM, Conzen PF. Halogenated inhalational anaesthetics. *Best Pract Res Clin Anaesthesiol.* 2003;17:29–46.

77. Frink EJ Jr, Green WB Jr, Brown EA, et al. Compound A concentrations during sevoflurane anesthesia in children. *Anesthesiology.* 1996;84:566–571.

78. Fang ZC, Eger EI II, Laster MJ, et al. Carbon monoxide production from degradation of desflurane, enflurane, isoflurane, halothane, and sevoflurane by sodalime and Baralyme®. *Anesth Analg.* 1995;80:1187–1193.

79. Levy RJ, Nasr VG, Rivera O, et al. Detection of carbon monoxide during routine anesthetics in infants and children. *Anesth Analg.* 2010;110:747–753.

80. Munoz HR, Cortínex LI, Ibacache ME, et al. Estimation of the plasma effect site equilibration rate constant (k_{eo}) of propofol in children using the time to peak effect. *Anesthesiology.* 2004;101:1269–1274.

81. Murat I, Billard V, Vernois J, et al. Pharmacokinetics of propofol after a single dose in children aged 1–3 years with minor burns. *Anesthesiology.* 1996;84:526–532.

82. Allegaert K, De Hoon J, Verbesselt R, et al. Maturational pharmacokinetics of single intravenous bolus of propofol. *Paediatr Anaesth.* 2007;17:1028–1034.

83. McFarlan CS, Anderson BJ, Short TG. The use of propofol infusions in paediatric anaesthesia: A practical guide. *Paediatr Anaesth.* 1999;9:209–216.

84. Westrin P. The induction dose of propofol in infants 1–6 months of age and in children 10–16 years of age. *Anesthesiology.* 1991;74:455–458.

85. Allsop E, Innes P, Jackson M, et al. Dose of propofol required to insert the laryngeal mask airway in children. *Paediatr Anaesth.* 1995;5:47–51.

86. Martlew RA, Meakin G, Wadsworth R, et al. Dose of propofol for laryngeal mask airway insertion in children: Effect premedication with midazolam. *Br J Anaesth.* 1996;76:308–309.

87. Lerman J, Houle TT, Matthews BT, et al. Propofol for tracheal intubation in children anesthetized with sevoflurane: A dose-response study. *Paediatr Anaesth.* 2009;19:218–222.

88. Kim H, Hong JY, Suk EH, et al. Optimum bolus dose of propofol for tracheal intubation during sevoflurane induction without neuromuscular blockade in children. *Anaesth Intensive Care.* 2011;39:899–903.

89. Heard C, Burrows F, Johnson K, et al. A comparison of dexmedetomidine-midazolam with propofol for maintenance of anesthesia in children undergoing magnetic resonance imaging. *Anesth Analg.* 2008;107:1832–1839.

90. Usher AG, Kearney RA, Tsui BCH. Propofol total intravenous anesthesia for MRI in children. *Paediatr Anaesth.* 2005;15:23–28.

91. Asahi Y, Kubota K, Omichi S. Dose requirements for propofol anaesthesia for dental treatment for autistic patients compared with intellectually impaired patients. *Anaesth Intensive Care.* 2009;37:70–73.

92. Mani V, Morton NS. Overview of total intravenous anesthesia in children. *Paediatr Anaesth.* 2010;20:211–222.

93. Sepúlveda P, Cortínez LI, Sáez C, et al. Performance evaluation of paediatric propofol pharmacokinetic models in healthy young children. *Br J Anaesth.* 2011;107:593–600.

94. Picard P, Tramer MR. Prevention of pain on injection with propofol: A quantitative systematic review. *Anesth Analg.* 2000;90:963–995.

95. Jalota L, Kalira V, George E, et al. Prevention of pain on injection of propofol: Systematic review and meta-analysis. *BMJ.* 2011;342:d1110.

96. Beh T, Splinter W, Kim J. In children, nitrous oxide decreases pain on injection of propofol mixed with lidocaine. *Can J Anaesth.* 2002;49:1061–1063.

97. Evans RG, Crawford MW, Noseworthy MD, et al. Effect of increasing depth of propofol anesthesia on upper airway configuration in children. *Anesthesiology.* 2003;99:596–602.

98. Larson PC Jr. Laryngospasm—the best treatment. *Anesthesiology.* 1998;89:1293–1294.

99. Lutterbey G, Wattjes MP, Doerr D, et al. Atelectasis in children undergoing either propofol infusion or positive pressure ventilation anesthesia for magnetic resonance imaging. *Paediatr Anaesth.* 2007;17:121–125.

100. Gan TJ, Diemunsch P, Habib AS, et al. Consensus guidelines for management of postoperative nausea and vomiting. *Anesth Analg.* 2014;118:85–113.

101. Fodale V, La Monaca E. Propofol infusion syndrome. An overview of a perplexing disease. *Drug Saf.* 2008;31:293–303.

102. Wysowski DK, Pollock ML. Reports of death with use of propofol (Diprivan) for nonprocedural (long-term) sedation and literature review. *Anesthesiology.* 2006;105:1047–1051.

103. Da-Silva SS, Wong R, Coquillon P, Gavrilita C, Asuncion A. Partial-exchange blood transfusion: An effective method for preventing mortality in a child with propofol infusion syndrome. *Pediatric.* 2010;125:e1493–e1499.

104. Westhout FD, Muhonen MG, Nwagwu CI. Early propofol infusion syndrome following cerebral angiographic embolization for giant aneurysm repair. *J Neurosurg.* 2007;106:139–142.

105. Herd DW, Anderson BJ, Keene NA, et al. Investigating the pharmacodynamics of ketamine in children. *Paediatr Anaesth.* 2008;18:36–42.

106. Dallimore D, Anderson BJ, Short TG, et al. Ketamine anesthesia in children—exploring infusion regimens. *Paediatr Anaesth.* 2008;18:708–714.

107. Anderson BJ, McKee AD, Holford NH. Size, myths and the clinical pharmacokinetics of analgesia in paediatric patients. *Clin Pharmacokinet.* 1997;33:313–327.

108. Gutstein HB, Johnson KL, Heard MB, et al. Oral ketamine preanesthetic medication in children. *Anesthesiology.* 1992;76:28–33.

109. Wolfe TR, Braude DA. Intranasal medication delivery for children: A brief review and update. *Pediatrics.* 2010;126:532–537.

110. Aspinall RL, Mayor A. A prospective randomized controlled study of the efficacy of ketamine for postoperative pain relief in children after adenotonsillectomy. *Paediatr Anaesth.* 2001;11:333–336.

111. Ansermino M, Basu R, Vandebeek C, et al. Nonopioid additives to local anaesthetics for caudal blockade in children: A systematic review. *Paediatr Anaesth.* 2003;13:561–573.

112. Funk W, Jakob W, Riedl T, et al. Oral preanesthetic medication for children: Double-blind randomized study of a combination of midazolam and ketamine vs midazolam or ketamine alone. *Br J Anaesth.* 2000;84:335–340.

113. Zeiler FA, Teitelbaum J, West M, Gillman LM. The ketamine effect on intracranial pressure in nontraumatic neurological illness. *J Crit Care.* 2014;29:1096–1106.

114. Lin L, Zhang JW, Huang Y, et al. Population pharmacokinetics of intravenous bolus etomidate in children over 6 months of age. *Paediatr Anaesth.* 2011;22:318–326.

115. Forman SA. Clinical and molecular pharmacology of etomidate. *Anesthesiology.* 2011;114:695–707.

116. Raines DE. The pharmacology of etomidate and etomidate derivatives. *Intl Anesth Clin.* 2015;53:63–75.

117. Mertes PM, Alla F, Tréchot P, et al. Anaphylaxis during anesthesia in France: An 8-year national survey. *J Allergy Clin Immunol.* 2011;128:366–373.

118. Florvaag E, Johansson SGO, Irgens A, et al. IgE-sensitization to the cough suppressant pholcodine and the effects of its withdrawal from the Norwegian market. *Allergy.* 2011;66:955–960.

119. Meakin G, Walker RW, Dearlove OR. Myotonic and neuromuscular blocking effects of increased doses of suxamethonium in infants and children. *Br J Anaesth.* 1990;65:816–818.

120. Liu LMP, DeCook TH, Goudsouzian NG, et al. Dose response to intramuscular succinylcholine in children. *Anesthesiology.* 1981;55:599–602.

121. Redden RJ, Miller M, Campbell RL. Submental administration of succinylcholine in children. *Anesth Prog.* 1990;37:296–300.

122. Mazze RI, Dunbar RW. Intralingual succinylcholine administration in children: An alternative to intravenous and intramuscular routes? *Anesth Analg.* 1968;47:605–615.

123. Davis L, Britten JJ, Morgan M. Cholinesterase. Its significance in anaesthetic practice. *Anaesthesia.* 1997;52:244–260.

124. Neitlich HW. Increased plasma cholinesterase activity and succinylcholine resistance: A genetic variant. *J Clin Invest.* 1966;45:380–387.

125. Yoshida A, Motulsky AG. A pseudocholinesterase variant (E Cynthiana) associated with elevated plasma enzyme activity. *Am J Hum Genet.* 1969;21:486–498.

126. Leigh MD, McCoy DD, Belton MK, et al. Bradycardia following intravenous administration of succinylcholine chloride to infants and children. *Anesthesiology.* 1957;18:698–702.

127. Martyn JA, Richtsfeld M. Succinylcholine-induced hyperkalemia in acquired pathologic states. *Anesthesiology.* 2006;104:58–69.

128. Lerman J. Perioperative management of the paediatric patient with coexisting neuromuscular disease. *Br J Anaesth.* 2011;107(S1):i79–i89.

129. Thapa S, Brull SJ. Succinylcholine-induced hyperkalemia in patients with renal failure: An old question revisited. *Anesth Analg.* 2000;91:237–241.

130. Chidiac EJ, Rasikin AO. Succinylcholine and the open eye. *Ophthalmol Clin North Am.* 2006;19:279–285.

131. Lerman J, McLeod ME, Strong HA. Pharmacokinetics of intravenous dantrolene in children. *Anesthesiology.* 1989;70:625–629.

132. Meakin GH. Muscle relaxants in children. *Curr Opin Anaesthesiol.* 2007;20:227–231.

133. Taivainen T, Meretoja OA, Erkola O, et al. Rocuronium in infants, children and adults during a balanced anaesthesia. *Paediatr Anaesth.* 1996;6:271–275.

134. Wierda JM, Meretoja OA, Taivainen T, et al. Pharmacokinetics and pharmacokinetic-dynamic modelling of rocuronium in infants and children. *Br J Anaesth.* 1997;78:690–695.

135. Woloszczuk-Gebicka B, Wyska E, Grabowski T, et al. Pharmacokinetic–pharmacodynamic relationship of rocuronium under stable nitrous oxide-fentanyl or nitrous–sevoflurane anesthesia in children. *Paediatr Anaesth.* 2006;16:761–768.

136. Fuchs-Buder T, Tassonyi E. Intubating conditions and time course of rocuronium-induced neuromuscular block in children. *Br J Anaesth.* 1996;77:

335–338.

137. Cheng CA, Aun CS, Gin T. Comparison of rocuronium and suxamethonium for rapid tracheal intubation in children. *Paediatr Anaesth.* 2002;12:140–145.

138. Brandom BW, Cook DR, Woelfel SK, et al. Atracurium infusion requirements in children during halothane, isoflurane, and narcotic anesthesia. *Anesth Analg.* 1985;64:471–476.

139. Meakin G, Meretoja OA, Perkins R, et al. Tracheal intubating conditions and pharmacodynamics following cisatracurium in infants and children undergoing halothane and thiopental-fentanyl anesthesia. *Paediatr Anaesth.* 2007;17:113–120.

140. Meretoja OA. Neuromuscular block and current treatment strategies for its reversal in children. *Paediatr Anaesth.* 2010;20:591–604.

141. Fields AM, Vadivelu N. Sugammadex: A novel neuromuscular blocker binding agent. *Curr Opin Anaesthesiol.* 2007;20:307–310.

142. Plaud B, Meretoja O, Hofmockel R, et al. Reversal of rocuronium-induced neuromuscular blockade with sugammadex in pediatric and adult surgical patients. *Anesthesiology.* 2009;110:284–294.

143. McDonnell NJ, Pavy TJG, Green LK, et al. Sugammadex in the management of rocuronium-induced anaphylaxis. *Br J Anaesth.* 2011;106:199–201.

144. Kart T, Christrup LL, Rasmussen M. Recommended use of morphine in neonates, infants and children based on a literature review: Part 2—clinical use. *Paediatr Anaesth.* 1997;7:93–101.

145. Brislin RP, Rose JB. Pediatric acute pain management. *Anesthesiol Clin North America.* 2005;23:789–814.

146. Robinson S, Gregory GA. Fentanyl-air-oxygen anesthesia for ligation of patent ductus arteriosus in preterm infants. *Anesth Analg.* 1981;60:331–334.

147. Lerman J, Nolan J, Eyres R, et al. Efficacy, safety and pharmacokinetics of levobupivacaine with and without fentanyl after continuous epidural infusion in children: A multicenter study. *Anesthesiology.* 2003;99:1166–1174.

148. Hughes MA, Glass PS, Jacobs JR. Content-sensitive half-time in multicompartment pharmacokinetic models for intravenous anesthetic drugs. *Anesthesiology.* 1992;76:334–341.

149. Davis PJ, Cladis FP. The use of ultra-short-acting opioids in paediatric anaesthesia: The role of remifentanil. *Clin Pharmacokinet.* 2005;44:787–796.

150. Marsh DF, Hodkinson B. Remifentanil in paediatric anaesthetic practice. *Anaesthesia.* 2009;64:301–308.

151. Echevarria G, Elgueta F, Fierro C, et al. Nitrous oxide (N_2O) reduces postoperative opioid-induced hyperalgesia after remifentanil-propofol anaesthesia in humans. *Br J Anaesth.* 2011;107:959–965.

152. Berde CB, Sethna NF. Analgesics for the treatment of pain in children. *N Engl J Med.* 2002;347:1094–1103.

153. Williams DG, Hatch DJ, Howard RF. Codeine phosphate in paediatric medicine. *Br J Anaesth.* 2001;86:413–421.

154. Oyler JM, Cone EJ, Joseph RE, et al. Identification of hydrocodone in human urine following controlled codeine administration. *J Anal Toxicol.* 2000;24:530–536.

155. Voronov P, Przybylo HJ, Jagannathan N. Apnea in a child after oral codeine: A genetic variant—an ultra-rapid metabolizer. *Paediatr Anaesth.* 2007;17:684–687.

156. Ciszkowski C, Madadi P, Phillips MS, et al. Codeine, ultrarapid-metabolism genotype, and postoperative death. *N Engl J Med.* 2009;361:827–828.

157. Williams DG, Patel A, Howard RF. Pharmacogenetics of codeine metabolism in an urban population of children and its implications for analgesic reliability. *Br J Anaesth.* 2002;89:839–845.

158. Palmer SN, Giesecke NM, Body SC, et al. Pharmacokinetics of anesthetic and analgesic agents. *Anesthesiology.* 2005;102:663–671.

159. Lerman J. A disquisition on sleep-disordered breathing in children. *Paediatr Anaesth.* 2009;19(suppl 1):100–108.

160. Jahr JS, Lee VK. Intravenous acetaminophen. *Anesthesiol Clin.* 2010;28:619–645.

161. Birmingham PK, Tobin MJ, Fisher DM, et al. Initial and subsequent dosing of rectal acetaminophen in children: A 24-hour pharmacokinetic study of new dose recommendations. *Anesthesiology.* 2001;94:385–389.

162. Anderson BJ, Pons G, Autret-Leca E, et al. Pediatric intravenous paracetamol (propacetamol) pharmacokinetics: A population analysis. *Paediatr Anaesth.* 2005;15:282–292.

163. Prins SA, Van Dijk M, Van Leeuwen P, et al. Pharmacokinetics and analgesic effects of intravenous propacetamol vs rectal paracetamol in children after major craniofacial surgery. *Paediatr Anaesth.* 2008;18:582–592.

164. Nevin DG, Shung J. Intravenous paracetamol overdose in a preterm infant during anesthesia. *Paediatr Anaesth.* 2010;20:105–107.

165. Beringer RM, Thompson JP, Parry S, et al. Intravenous paracetamol overdose: Two case reports and a change to national treatment guidelines. *Arch Dis Child.* 2011;96:307–308.

166. Shende D, Das K. Comparative effect of intravenous ketorolac and pethidine on perioperative analgesia and postoperative nausea and vomiting (PONV) for paediatric strabismus surgery. *Acta Anaesthesiol Scand.* 1999;43:265–269.

167. Lynn AM, Bradford H, Kantor ED. Postoperative ketorolac tromethamine use in infants aged 6–18 months: The effect on morphine usage, safety assessment, and stereo-specific pharmacokinetics. *Anesth Analg.* 2007;104:1040–1051.

168. Cohen MN, Christians U, Henthorn T, et al. Pharmacokinetics of single-dose intravenous ketorolac in infants aged 2–11 months. *Anesth Analg.* 2011;112:655–660.

169. Chan DK, Parikh SR. Perioperative ketorolac increases post-tonsillectomy hemorrhage in adults but not children. *Laryngoscope.* 2014;124:1789–1793.

170. Campobasso CP, Procacci R, Caligara M. Fatal adverse reaction to ketorolac tromethamine in asthmatic patient. *Am J Forensic Med Pathol.* 2008;29:358–363.

171. Standing JF, Savage I, Pritchard D, et al. Diclofenac for acute pain in children. *Cochrane Database Syst Rev.* 2009;4:CD005538.

172. Standing JF, Tibboel D, Korpela R, et al. Diclofenac pharmacokinetic meta-analysis and dose recommendations for surgical pain in children aged 1–12 years. *Paediatr Anaesth*. 2011;21:316–324.
173. Standing JF, Howard RF, Johnson A, et al. Population pharmacokinetics of oral diclofenac for acute pain in children. *Br J Clin Pharmacol*. 2008;66:846–853.
174. Moss JR, Watcha MF, Bendel LP, et al. A multicenter, randomized, double-blind placebo-controlled, single dose trial of the safety and efficacy of intravenous ibuprofen for treatment of pain in pediatric patients undergoing tonsillectomy. *Pediatr Anesth*. 2014;24:483–489.
175. Reed MD, Rodarte A, Blumer JL, et al. The single-dose pharmacokinetics of midazolam and its primary metabolite in pediatric patients after oral and intravenous administration. *J Clin Pharmacol*. 2001;41:1359–1369.
176. Alcorn J, McNamara PJ. Ontogeny of hepatic and renal systemic clearance pathways in infants. Part I. *Clin Pharmacokinet*. 2002;41:959–998.
177. Mason KP, Lerman J. Dexmedetomidine in children: Current knowledge and future applications. *Anesth Analg*. 2011;113:1129–1142.
178. Petroz GC, Sikich N, James M, et al. A phase I, two-center study of the pharmacokinetics and pharmacodynamics of dexmedetomidine in children. *Anesthesiology*. 2006;105:1098–1110.
179. Vilo S, Rautiainen P, Kaisti K, et al. Pharmacokinetics of intravenous dexmedetomidine in children under 11 yr of age. *Br J Anaesth*. 2008;100:697–700.
180. Belleville JP, Ward DS, Bloor BC, et al. Effects of intravenous dexmedetomidine in humans. I. Sedation, ventilation and metabolic rate. *Anesthesiology*. 1992;77:1125–1133.
181. Mason DP, Zurakowski D, Zgleszewski SE, et al. High dose dexmedetomidine as the sole sedative for pediatric MRI. *Paediatr Anaesth*. 2008;18:403–411.
182. Tobias JD, Goble TJ, Bates G, et al. Effects of dexmedetomidine on intraoperative motor and somatosensory evoked potential monitoring during spinal surgery in adolescents. *Paediatr Anaesth*. 2008;18:1082–1088.
183. Mason KP, Zgleszewski S, Forman RE, et al. An exaggerated hypertensive response to glycopyrrolate therapy for bradycardia associated with high-dose dexmedetomidine. *Anesth Analg*. 2009;108:906–908.
184. Apfelbaum JL, Caplan RA, Connis RT, et al. Updated by the American Society of Anesthesiologists (ASA) Committee on standards and practice parameters. Practice guidelines for preoperative fasting and the use of pharmacologic agents to reduce the risk of pulmonary aspiration: Application to healthy patients undergoing elective procedures. *Anesthesiology*. 2011;114:495–511.
185. Cavell B. Gastric emptying in infants. *Acta Paediatr Scand*. 1971;60:370–371.
186. Poulton TJ, Gum chewing during pre-anesthetic fasting. *Pediatr Anesth*. 2012;22:288–296.
187. Cook-Sather SD, Gallagher PR, Kruge LE, et al. Overweight/obesity and gastric fluid characteristics in pediatric day surgery: Implications for fasting guidelines and pulmonary aspiration risk. *Anesth Analg*. 2009;109:727–736.
188. Bricker SR, McLuckie A, Nightingale DA. Gastric aspirates after trauma in children. *Anaesthesia*. 1989;44:721–724.
189. Samsom M, Bharucha A, Gerich JE, et al. Diabetes mellitus and gastric emptying: Questions and issues in clinical practice. *Diabetes Metab Res Rev*. 2009;25:502–514.
190. Ma J, Rayner CK, Jones KL, et al. Diabetic gastroparesis. Diagnosis and management. *Drugs*. 2009;69:971–986.
191. Manley S, de Kelaita G, Joseph NJ, et al. Preoperative pregnancy testing in ambulatory surgery. Incidence and impact of positive results. *Anesthesiology*. 1995;83:690–693.
192. von Ungern-Sternberg BS, Boda K, Chambers NA, et al. Risk assessment for respiratory complications in paediatric anaesthesia: A prospective cohort study. *Lancet*. 2010;376:773–783.
193. Tait AR, Malviya S. Anesthesia for the child with an upper respiratory tract infection: Still a dilemma? *Anesth Analg*. 2005;100:59–65.
194. Tait AR, Malviya S, Voepel-Lewis T, et al. Risk factors for perioperative adverse respiratory events in children with upper respiratory tract infections. *Anesthesiology*. 2001;95:299–306.
195. Cohen MM, Cameron CB. Should you cancel the operation when a child has an upper respiratory tract infection? *Anesth Analg*. 1991;72:282–288.
196. Pavia AT. Viral infections of the lower respiratory tract: Old viruses, new viruses, and the role of diagnosis. *Clin Infect Dis*. 2011;52(suppl 4):S284–S289.
197. Netuveli G, Hurwitz B, Levy M, et al. Ethnic variations in UK asthma frequency, morbidity, and health-service use; a systematic review and meta-analysis. *Lancet*. 2005;365(9456):312–317.
198. Scalfaro P, Sly PD, Sims C, et al. Salbutamol prevents the increase of respiratory resistance caused by tracheal intubation during sevoflurane anesthesia in asthmatic children. *Anesth Analg*. 2001;93:898–902.
199. Carroll JL. Obstructive sleep-disordered breathing in children: New controversies, new directions. *Clin Chest Med*. 2003;24:261–282.
200. Brown KA, Laferriere A, Lakheeram I, et al. Recurrent hypoxemia in children is associated with increased analgesic sensitivity to opiates. *Anesthesiology*. 2006;105:665–669.
201. Raghavendran S, Bagry H, Detheux G, et al. An anesthetic management protocol to decrease respiratory complications after adenotonsillectomy in children with severe sleep apnea. *Anesth Analg*. 2010;110:1093–1101.
202. Aydin ON, Ugur B, Ozgun S, et al. Pain prevention with intraoperative ketamine in outpatient children undergoing tonsillectomy or tonsillectomy and adenotomy. *J Clin Anesth*. 2007;19:115–119.
203. Cote CJ, Zaslavsky A, Downes JJ, et al. Postoperative apnea in former preterm infants after inguinal herniorrhaphy: A combined analysis. *Anesthesiology*. 1995;82:809–822.
204. Murphy JJ, Swanson T, Ansermino M, et al. The frequency of apneas in premature infants after inguinal hernia repair: Do they need overnight monitoring in the intensive care unit? *J Pediatr Surg*. 2008;43:865–868.
205. Henderson-Smart DJ, Steer P. Postoperative caffeine for preventing apnea in preterm infants. *Cochrane Database Syst Rev*. 2001;4:CD000048.
206. Frawley G, Ingelmo P. Spinal anaesthesia in the neonate. *Best Pract Res Clin Anaesthesiol*. 2010;24:337–351.
207. Kim TW, Nemergut ME. Preparation of modern anesthesia workstations for malignant hyperthermia-susceptible patients; a review of past and present practice. *Anesthesiology*. 2011;114:205–212.
208. Sabouri AS, Lerman J, Heard C. Effects of fresh gas flow, tidal volume, and charcoal filters on the washout of sevoflurane from the Datex Ohmeda (GE) Aisys, Aestiva/5, and Excel 210SE anesthesia workstations. *Can J Anaesth*. 2014;61:935–942.
209. Gurnaney H, Brown A, Litman RS. Malignant hyperthermia and muscular dystrophies. *Anesth Analg*. 2009;109:1043–1048.
210. Footitt EJ, Sinha MD, Raiman JAJ, et al. Mitochondrial disorders and general anaesthesia: A case series and review. *Br J Anaesth*. 2008;100:436–441.
211. Firth PG. Anesthesia and hemoglobinopathies. *Anesthesiol Clin*. 2009;27:321–327.
212. Firth PG. Anaesthesia for peculiar cells—a century of sickle cell disease. *Br J Anaesth*. 2005;95:287–299.
213. Yawn BP, Buchanan GR, Afenyi-Annan AN, et al. Management of sickle cell disease. Summary of the 2014 evidence-based report by expert panel members. *JAMA*. 2014;312:1033–1048.
214. Fu T, Corrigan NJ, Quinn CT, et al. Minor elective surgical procedures using general anesthesia in children with sickle cell anemia without pre-operative blood transfusion. *Pediatr Blood Cancer*. 2005;45:43–47.
215. Lerman J. Anterior mediastinal masses in children. *Semin Anesth Perioper Med Pain*. 2007;26:133–140.
216. Borenstein SH, Gerstle T, Malkin D, et al. The effects of pre-biopsy corticosteroid treatment on the diagnosis of mediastinal lymphoma. *J Pediatr Surg*. 2000;35:973–976.
217. McDonnell C, Barlow R, Campisi P, et al. Fatal peri-operative acute tumour lysis syndrome precipitated by dexamethasone. *Anaesthesia*. 2008;63:652–655.
218. Wilson W, Taubert KA, Gewitz M, et al. Prevention of infection endocarditis. Guidelines from the American Heart Association. A guideline from the American Heart Association Rheumatic Fever, Endocarditis, and Kawasaki Disease Committee, Council on Cardiovascular Disease in the Young, and the Council on Clinical Cardiology, Council on Cardiovascular Surgery and Anesthesia, and the Quality of Care and Outcomes Research Interdisciplinary Working Group. *Circulation*. 2007;116:1736–1754, e376–e377.
219. Mortensen A, Lenz K, Abildstrom H, et al. Anesthetizing the obese child. *Paediatr Anaesth*. 2011;21:623–629.
220. Greenland KB, Edwards MJ, Hutton NJ. External auditory meatus-sternal notch relationship in adults in the sniffing position: A magnetic resonance imagining study. *Br J Anaesth*. 2010;104:268–269.
221. van der Griend BF, Lister NA, McKenzyie IM, et al. Postoperative mortality in children after 101,885 anesthetics at a tertiary pediatric hospital. *Anesth Analg*. 2011;112:1440–1447.
222. Pandit JJ, Andrade J, Bogod DG, et al. 5th National audit project (NAP5) on accidental awareness during general anaesthesia: summary of main findings and risk factors. *Br J Anaesth*. 2014;113:549–559.
223. Davidson AJ, Huang GH, Czarnecki C, et al. Awareness during anesthesia in children: A prospective cohort study. *Anesth Analg*. 2005;100:653–661.
224. Hansen TG. Anesthesia-related neurotoxicity and the developing animal brain is not a significant problem for children. *Pediatr Anesth*. 2015;25:66–72.
225. Sun LS, Li G, Miller TLK, et al. Association between a single general anesthesia exposure before age 36 months and neurocognitive outcomes in later childhood. *JAMA*. 2016:315(21)2312–2320.
226. Pichichero ME. A review of evidence supporting the American Academy of Pediatrics recommendation for prescribing cephalosporin antibiotics for penicillin-allergic patients. *Pediatrics*. 2005;115:1048–1057.
227. Murphy A, Campbell DE, Baines D, et al. Allergic reactions to propofol in egg-allergic children. *Anesth Analg*. 2011;113:140–144.
228. Sampathi V, Lerman J. Perioperative latex allergy in children. *Anesth Analg*. 2011;114:673–680.
229. de Queiroz M, Combet S, Bérard J, et al. Latex allergy in children: Modalities and prevention. *Paediatr Anaesth*. 2009;19:313–319.
230. Passi Y, Sathyamoorthy M, Lerman J, et al. Comparison of the laryngoscopy views with the size 1 Miller and Macintosh laryngoscope blades lifting the epiglottis or the base of the tongue in infants and children <2 years of age. *Br J Anaesth*. 2014;113(5):869–874.
231. White MC, Cook TM, Stoddart PA. A critique of elective pediatric supraglottic airway devices. *Paediatr Anaesth*. 2009;19(suppl 1):55–65.
232. Park C, Bahk JH, Ahn WS, et al. The laryngeal mask airway in infants and children. *Can J Anaesth*. 2001;48:413–417.
233. Luce V, Harkouk H, Michelet D, et al. Supraglottic airway devices vs tracheal intubation in children: A quantitative meta-analysis of respiratory complications. *Pediatr Anesth*. 2014;24:1088–1098.
234. Dalal PG, Murray D, Messner AH, et al. Pediatric laryngeal dimensions: an age-based analysis. *Anesth Analg*. 2009;108:1475–1479.
235. Dullenkopf A, Gerber A, Weiss M. The Microcuff™ tube allows a longer time interval until unsafe cuff pressures are reached in children. *Can J Anaesth*. 2004;51:997–1001.
236. Dullenkopf A, Schmitz A, Gerber AC, et al. Tracheal sealing characteristics of pediatric cuffed tracheal tubes. *Pediatr Anesth*. 2004;14:825–830.
237. Sathyamoorthy M, Lerman J, Asariparamil R, Penman AD, Lakshminrusimha S. Stridor in neonates after using the Microcuff and uncuffed tracheal tubes: A retrospective review. *Anesth Analg*. 2015;121:1321–1324.
238. Habre W. Neonatal ventilation. In: *Neonatal Anesthesia*. Lerman J (Ed), New York: Springer; 2015:213–224.
239. Lerman J. On cricoid pressure: "May the force be with you." *Anesth Analg*. 2009;109:1363–1366.
240. Walker RWM, Ravi R, Haylett K. Effect of cricoid force on airway calibre in children: A bronchoscopic assessment. *Br J Anaesth*. 2010;104:71–74.

241. Batra YK, Ivanova M, Ali SS, et al. The efficacy of a subhypnotic dose of propofol in preventing laryngospasm following tonsillectomy and adenoidectomy in children. *Paediatr Anaesth.* 2005;15:1094–1097.

242. Luginbuehl I, Bissonnette B. Thermal regulation. In: Coté CJ, Lerman J, Todres ID, eds. *A Practice of Anesthesia for Infants and Children.* 4th ed. Philadelphia, PA: Elsevier Inc; 2009:557–567.

243. Murat I, Berniere J, Constant I. Evaluation of the efficacy of a forced-air warmer (Bair Hugger) during spinal surgery in children. *J Clin Anesth.* 1994;6: 425–429.

244. Larach MG, Gronert GA, Allen GC, et al. Clinical presentation, treatment, and complications of malignant hyperthermia. *Anesth Analg.* 2010;110:498–507.

245. Edwards JJ, Soto RG, Bedford RF. Bispectral Index™ values are higher during halothane vs. sevoflurane anesthesia in children, but not in infants. *Acta Anaesthesiol Scand.* 2005;49:1084–1087.

246. Schuller PJ, Newelll S, Strickland PA, Barry JJ. Response of bispectral index to neuromuscular block in awake volunteers. *Br J Anaesth.* 2015;i95–i103.

247. Kaki AM, Almarakbi WA. Does patient position influence the reading of the bispectral index monitor? *Anesth Analg.* 2009;109:1843–1846.

248. Banchs RJ, Lerman J. Preoperative anxiety management, emergence delirium, and postoperative behavior. *Anesthesiol Clin* 2014;32:1–23.

249. Chundamala J, Wright JG, Kemp SM. An evidence-based review of parental presence during anesthesia induction and parent/child anxiety. *Can J Anaesth.* 2009;56:57–70.

250. Yip P, Middleton P, Cyna AM, et al. Non-pharmacological interventions for assisting the induction of anaesthesia in children. *Cochrane Database Syst Rev.* 2009;8:CD006447.

251. Kain ZN, MacLaren J, McClain BC, et al. Effects of age and emotionality on the effectiveness of midazolam administered preoperatively to children. *Anesthesiology.* 2007;107:545–552.

252. Coté CJ, Cohen IT, Suresh S, et al. A comparison of three doses of a commercially prepared oral midazolam syrup in children. *Anesth Analg.* 2002;94:37–43.

253. Bergendahl H, Lonnqvist PA, Eksborg S. Clonidine in paediatric anaesthesia: Review of the literature and comparison with benzodiazepines for premedication. *Acta Anaesthesiol Scand.* 2006;50:135–143.

254. Zub D, Berkenbosch JW, Tobias JD. Preliminary experience with oral dexmedetomidine for procedural and anesthetic premedication. *Paediatr Anaesth.* 2005;15:932–938.

255. Karl HW, Rosenberger JL, Larach MG, et al. Transmucosal administration of midazolam for premedication in pediatric patients; comparison of the nasal and sublingual routes. *Anesthesiology.* 1993;78:885–891.

256. Karl HW, Keifer AT, Rosenberger JL, et al. Comparison of the safety and efficacy of intranasal midazolam or sufentanil for preinduction of anesthesia in pediatric patients. *Anesthesiology.* 1992;76:209–215.

257. Yuen VM, Hui TW, Irwin MG, et al. Optimal timing for the administration of intranasal dexmedetomidine for premedication in children. *Anaesthesia.* 2010;65:922–929.

258. Hannallah RS, Patel RI. Low-dose intramuscular ketamine for anesthesia preinduction in young children undergoing brief outpatient procedures. *Anesthesiology.* 1989;70:598–600.

259. Fukumoto M, Arima H, Ito S, et al. Distorted perception of smell by volatile agents facilitated inhalational induction of anesthesia. *Paediatr Anaesth.* 2005;15:98–101.

260. Przybylo HJ, Tarbell SE, Stevenson GW. Mask fear in children presenting for anesthesia: Aversion, phobia, or both? *Paediatr Anaesth.* 2005;15:366–370.

261. Agnor R, Sikich N, Lerman J. Single-breath vital capacity rapid inhalation induction in children: 8% sevoflurane versus 5% halothane. *Anesthesiology.* 1998;89:379–384.

262. Kumar M, Chawla R, Goyal M. Topical anesthesia. *J Anaesthesiol Clin Pharm.* 2015;31:450–456.

263. Lander JA, Weltman BJ, So SS. EMLA and amethocaine for reduction of children's pain associated with needle insertion. *Cochrane Database Syst Rev.* 2009;3:CD004236.

264. Kleiber C, Schutte DL, McCarthy AM, et al. Predictors of topical anesthetic effectiveness in children. *J Pain.* 2007;8:168–174.

265. Vetter T. A comparison of EMLA cream versus nitrous oxide for pediatric venous cannulation. *J Clin Anesth.* 1995;7:486–490.

266. Tanaka M, Sato M, Saito A, et al. Reevaluation of rectal ketamine premedication in children: Comparison with rectal midazolam. *Anesthesiology.* 2000;93:1217–1224.

267. Hampson-Evans D, Morgan P, Farrar M. Pediatric laryngospasm. *Paediatr Anaesth.* 2008;18:303–307.

268. Al-alami AA, Markakis Zestos M, Baraka AS. Pediatric laryngospasm: Prevention and treatment. *Curr Opin Anaesthesiol.* 2009;22:288–295.

269. Afshan G, Chohan U, Qamar-UI-Hoda M, et al. Is there a role of a small dose of propofol in the treatment of laryngeal spasm? *Paediatr Anaesth.* 2002;12: 625–628.

270. Kraemer FW, Stricker PA, Gurnaney HGG, et al. Bradycardia during induction of anesthesia with sevoflurane in children with Down syndrome. *Anesth Analg.* 2010;111:1259–1263.

271. Dubois MC, Gouyet L, Murat I, et al. Lactated Ringer with 1% dextrose: An appropriate solution for peri-operative fluid therapy in children. *Paediatr Anaesth.* 1992;2:99–104.

272. Rando K, Zunini G, Negroto A. Intraoperative hyponatremia during craniofacial surgery. *Paediatr Anaesth.* 2009;19:358–363.

273. O'Malley CMN, Frumento RJ, Hardy MA, et al. A randomized, double-blind comparison of Lactated Ringer's solution and 0.9% NaCl during renal transplantation. *Anesth Analg.* 2005;100:1518–1524.

274. Holliday MA, Segar WE. The maintenance need for water in parenteral fluid therapy. *Pediatrics.* 1957;19:823–832.

275. Holliday MA, Friedman AL, Segar WE, et al. Acute hospital-induced hyponatremia in children: A physiologic approach. *J Pediatr.* 2004;145:584–587.

276. Morley SL. Red blood cell transfusions in acute paediatrics. *Arch Dis Child Educ Pract Ed.* 2009;94:65–73.

277. Barcelona SL, Thompson AA, Coté CJ. Intraoperative pediatric blood transfusion therapy: A review of common issues. Part II: Transfusion therapy, special considerations, and reduction of allogenic blood transfusions. *Paediatr Anaesth.* 2005;15:814–830.

278. Lerman J. Surgical and patient factors involved in postoperative nausea and vomiting. *Br J Anaesth.* 1992;69 (Suppl 1): 24S-32S.

279. Schreiner MS, Nicolson SC, Martin T, et al. Should children drink before discharge from day surgery? *Anesthesiology.* 1992;76:528–533.

280. Goodarzi M, Matar MM, Shafa M, et al. A prospective randomized blinded study of the effect of intravenous fluid therapy on postoperative nausea and vomiting in children undergoing strabismus surgery. *Paediatr Anaesth.* 2006;16:49–53.

281. Apfel CC, Kortilla K, Abdalla M, et al. A factorial trial of six interventions for the prevention of postoperative nausea and vomiting. *NEJM.* 2004;350: 2441–2451.

282. Peyton PJ, Wu CY. Nitrous oxide-related postoperative nausea and vomiting depends on duration of exposure. *Anesthesiology.* 2014;120:1137–1145.

283. Engelman E, Salengros JC, Barvais L. How much does pharmacologic prophylaxis reduce postoperative vomiting in children? Calculation of prophylaxis effectiveness and expected incidence of vomiting under treatment using Bayesian meta-analysis. *Anesthesiology.* 2008;109:1023–1035.

284. Kim MS, Coté CJ, Cristoloveanu C, et al. There is no dose-escalation response to dexamethasone (0.0625–1.0 mg/kg) in pediatric tonsillectomy or adenotonsillectomy patients for preventing vomiting, reducing pain, shortening time to first liquid intake, or the incidence of voice change. *Anesth Analg.* 2007;104:1052–1058.

285. Mahant S, Keren R, Localio R, et al. Dexamethasone and risk of bleeding in children undergoing tonsillectomy. *Otolarynol Head Neck Surg.* 2014;150: 872–879.

286. Bellis JR, Pirmohamed M, Nunn AJ, et al. Dexamethasone and haemorrhage risk in paediatric tonsillectomy: A systematic review and meta-analysis. *Br J Anaesth.* 2014;113:23–42.

287. Polaner DM, Zuk J, Luong K, et al. Positive intravascular test dose criteria in children during total intravenous anesthesia with propofol and remifentanil are different than during inhaled anesthesia. *Anesth Analg.* 2010;110:41–44.

288. Kumar P, Rudra A, Pan AK, et al. Caudal additives in pediatrics: A comparison among midazolam, ketamine, and neostigmine coadministered with bupivacaine. *Anesth Analg.* 2005;101:69–73.

289. Tsui BC, Wagner A, Cave D, et al. Thoracic and lumbar epidural analgesia via the caudal approach using electrical stimulation guidance in pediatric patients: A review of 289 patients. *Anesthesiology.* 2004;100:683–689.

290. Berde CB. Convolutions associated with pediatric regional anesthesia. *Anesth Analg.* 1992;175:164–166.

291. Bosenberg AT, Thomas J, Cronje L, et al. Pharmacokinetics and efficacy of ropivacaine for continuous epidural infusion in neonates and infants. *Paediatr Anaesth.* 2005;15:739–749.

292. Ciechanowicz S, Patil V. Lipid emulsion for local anesthetic systemic toxicity. *Anesth Res Pract.* 2012;2012:131784.

293. Ecoffey C. Safety in pediatric regional anesthesia. *Paediatr Anaesth.* 2012;22: 25–30.

294. Pounder DR, Blackstock D, Steward DJ. Tracheal extubation in children: Halothane versus isoflurane, anesthetized versus awake. *Anesthesiology.* 1991;74: 653–655.

295. Davidson AJ, Wong A, Knottenbelt G, et al. MAC-awake of sevoflurane in children. *Pediatr Anesth.* 2008;18:702–707.

296. Zeltser D, Justo D, Halkin A, et al. Torsade de Pointes due to noncardiac drugs: Most patients have easily identifiable risk factors. *Medicine.* 2003;82:282–290.

297. Arai YCP, Fukunaga K, Hirota S, et al. The effect of chin lift and jaw thrust while in the lateral position on stridor score in anesthetized children adenotonsillar hypertrophy. *Anesth Analg.* 2004;99:1638–1641.

298. Hajiha M, DuBord MA, Liu H, et al. Opioid receptor mechanisms at the hypoglossal motor pool and effects on tongue muscle activity in vivo. *J Physiol.* 2009;587:2677–2692.

299. Murat I, Constant I, Maud'huy H. Perioperative anaesthetic morbidity in children: A database of 24,165 anaesthetics over a 30-month period. *Paediatr Anaesth.* 2004;14:158–166.

300. Holmes JR, Hensinger RN, Wojtys EW. Postoperative pulmonary edema in young, athletic adults. *Am J Sports Med.* 1992;19:365–371.

301. Dahmani S, Stany I, Brasher C, et al. Pharmacological prevention of sevoflurane- and desflurane-related emergence agitation in children: A meta-analysis of published studies. *Br J Anaesth.* 2010;104:216–223.

302. Cravero J, Surgenor S, Whalen K. Emergence agitation in paediatric patients after sevoflurane anaesthesia and no surgery: A comparison with halothane. *Paediatr Anaesth.* 2000;10:419–424.

303. Sikich N, Lerman J. Development and psychometric evaluation of the pediatric anesthesia emergence delirium scale. *Anesthesiology.* 2004;100:1138–1145.

304. Ho KY, Gan TJ. Pharmacology, pharmacogenetics, and clinical efficacy of 5-hydroxytryptamine type 3 receptor antagonists for postoperative nausea and vomiting. *Curr Opin Anaesth.* 2006;19:606–611.

305. Ecoffey C. Pediatric regional anesthesia—update. *Curr Opin Anaesthesiol.* 2007; 20:232–235.

306. Anderson BJ, Palmer GM. Recent developments in the pharmacological management of pain in children. *Curr Opin Anaesthesiol.* 2006;19:285–292.

307. Birmingham PK, Suresh S, Ambrosy A, et al. Parent-assisted or nurse-assisted epidural analgesia: Is this feasible in pediatric patients? *Paediatr Anaesth.* 2009; 19:1084–1089.

308. Kart T, Christrup LL, Rasmussen M. Recommended use of morphine in neonates, infants and children based on a literature review: Part 1—pharmacokinetics. *Paediatr Anaesth.* 1997;7:5–11.

第八篇 择期手术的麻醉

第44章 腹腔镜手术和机器人辅助手术的麻醉

Gerardo Rodriguez　Sharma E. Joseph

要点

1. 相比开腹手术，腹腔镜手术具有切口小、术后疼痛轻、手术并发症少等优点。
2. 对麻醉医师而言，气腹和体位对生理的影响是明显的不利因素。
3. 体重指数大于 $40kg/m^2$ 以及合并肥胖相关疾病的患者围术期风险增加。
4. 机器人辅助腹腔镜手术技术的日渐进步使其更广泛地应用于多个亚专科。
5. 当机器人辅助腹腔镜手术中出现心肺或气道紧急情况时，即刻接触到患者可能严重受限。
6. 二氧化碳吸收所致的严重高碳酸血症和酸中毒会引起心肌收缩力下降、心律失常以及动脉扩张。
7. 低血容量状态下，高腹内压使得静脉回流和心脏充盈明显减少。
8. 当头低脚高位、膈肌突入胸腔时，可能发生支气管内插管。
9. 气腹时，肾血流量、肾小球滤过率和尿量均减少。
10. 腹腔镜手术时肌松的评估多数仍依赖于主观判断。
11. 虽然进腹时损伤大血管的概率很小，但一旦发生将会明显增加并发症和死亡率。
12. 气腹发生严重低血压时，应该放气，必要时中转开腹。
13. 皮下气肿的高危因素包括手术时间超过 200min、体重指数低、气腹压力高以及行胃底折叠术。
14. 张力性气胸是一种致命的情况，需要手术室团队高度警惕并能够快速处置。
15. 围术期采取预防性多模式策略和术后恶心呕吐预防措施是确保腹腔镜患者术后最佳恢复的必要条件。

引言

一个世纪前，腹腔镜检查作为开腹手术的一种替代方式被引入，此后腹腔镜手术领域得到迅猛发展。时至今日，多数传统需行开腹手术的术式已经常规在腹腔镜下完成。事实上，腹腔镜手术已成为胆囊切除术和减重术的标准术式。"微创"手术的优势很大程度上推动了该专业的发展（表44-1）。腹腔镜手术的优点诸如手术伤口美化、术后疼痛减轻、术后更快地重返工作以及手术相关并发症减少，使得人们在多数情况下更青睐腹腔镜手术，而非开腹手术[1-4]。麻醉的发展使得腹

表 44-1　腹腔镜手术的优势

患者方面	手术方面	麻醉方面
提高术后切口美观性	医疗风险减少	切口应激反应减少
缩短康复时间	更佳的临床预后	阿片类药物需求量减少
早期恢复	肠道功能更早恢复	术后疼痛减少
更快恢复正常活动	术后并发症减少	液体输注减少
降低费用		术后呼吸功能紊乱减少

腔镜手术得以在非住院患者身上实施。很大一部分过去需要较长住院时间的手术现在都能在门诊手术中心和日间病房完成[5-9]。创造程式化的快通道流程有助于患者从微创手术中最大获益,改善手术结局,降低医疗费用[10]。

尽管从结果来看腹腔镜有其优势,但是传统的腹腔镜手术给术者带来了技术上的挑战,例如从小的切口入路时需通过较长的硬质工具实施操作,缺乏压力和深度的感觉。技术上的进步将机器人引入了腹腔镜手术,重在解决困扰所有腹腔镜手术术者的技术问题。机器人辅助腹腔镜手术为术者在远离床旁患者的舒适位置提供了最接近传统经腹手术的精细运动技能和视野深度。

对于患者和医务人员,腹腔镜也有其劣势(表44-2)。术中和术后最明显的问题源自腹腔镜中的气腹。气腹对生理功能的影响(尤其是心肺系统)非常常见,体位的改变使其进一步加剧。患者的年龄和合并症明显加重气腹相关的变化。机器人

表 44-2　腹腔镜手术的劣势

患者方面	手术方面	麻醉方面
PONV 风险增加	高度专业训练	气腹诱发的应激反应
CO_2 气腹牵涉痛	工效学	体位
	有限的触感	机械通气的挑战
	手术操作时间更长	腹膜外的 CO_2 相关并发症
	复杂的设备和设置	接触患者受限(机器人手术)
	再次手术或瘢痕组织操作难度增加	

手术的手术时间更长,而且机器的位置限制了医护人员接近患者,这些都使得术中发生紧急情况时处置更为困难。随着机器人辅助腹腔镜手术越来越多应用于复杂疾病患者,麻醉医师应愈加关注如何避免或最大限度减少对患者的伤害。

本章概述了机器人辅助下成年患者腹盆腔腹腔镜手术的麻醉管理。用于其他手术领域的腹腔镜技术内容请参考本书其他相关章节。

腹腔镜手术

手术入路和体位

腹腔镜手术是通过特定手术入路置管的微创技术。皮肤切口通常为 1cm 左右,从而置入称作"戳卡(trocar)"的硬质管道。戳卡是尖而多端口的单通道管道,用以充气和置入各种特殊手术器械。腹腔内视野是由一带录像功能的伸缩摄像机提供的,叫做"腹腔镜"。

获取腹腔内空间可以通过"气腹"行腹腔内加压或外部腹壁的牵拉实现。腹腔镜手术中常规应用二氧化碳(CO_2)行腹腔内(如减重术和胆囊切除术)或腹腔外(如肾上腺手术和腹股沟疝修补术)充气。相较氩气、氧化亚氮等其他充气气体,二氧化碳更为安全。二氧化碳在血中溶解度高,便于肺的快速清除,一旦意外腹腔外或血管内充气,可最大限度降低伤害。二氧化碳不具可燃性和氧化性,可安全用于电刀。二氧化碳虽然安全,但也有本章下节将讨论的副作用。

腹膜内注气通常在脐下建立一个小切口,通过插入一个有弹簧、不锈钢的钝针实现,称之为气腹针(Veress 针)。气腹针开关上连接一个自动调节进气的装置,可调节预置参数,提供低流量的二氧化碳,直至达到足够的腹部膨胀。最大腹内压(intra-abdominal pressure,IAP)设置不超过15mmHg,尽量避免 CO_2 气腹相关并发症及严重的心肺循环不平稳。接着用戳卡替代气腹针置入腹腔镜。在腹腔镜直视下,依次置入戳卡建立其他切口,避免意外的腹内损伤。手术是在腹腔镜提供的视频监护下,使用各种式样长手持器械进行的。如果在腹腔镜手术中,外科医生需要用手对腹腔内组织进行操作或大标本取出,可建立一个更大的手术切口用于手辅助操作。建立一个 5~7.5cm 的腹壁开口,置入一个柔韧的能塑形的圆形

套筒,以便手进入腹腔内操作。

作为二氧化碳气腹的替代,腹腔内空间的暴露可以通过腹外壁的牵引来实现,称为腹壁提升术。这种技术需要插入一种特殊的水平提升装置,以使腹前壁远离腹腔脏器。通常不再需要注入气体。尽管避免了气体注入及其副作用,但由于手术时间较长且安全性不明确,普遍认为腹壁提升术劣于气腹[11-12]。

腹腔镜手术中患者的体位受到多方面影响。长的硬质腹腔镜器械使切口最小化,但限制了组织操作的灵活性。通常需要倾斜床以便在最少的手术回缩下优化术野。极度的反头低足高位(即"头高位")用于暴露上腹部结构,如胃旁路手术。极度的头低足高位(即"头低位")用于暴露下腹部结构,如子宫或前列腺手术。在进行根治性肾切除术时,折刀位被用于暴露腹膜后间隙。左侧倾斜暴露阑尾,而右侧倾斜则暴露左结肠。生殖器和泌尿道手术还需要截石位。有关患者体位及其可能造成的损伤在其他章节深入讨论(见第29 章)。

门诊(日间)腹腔镜手术

在日间病房或门诊进行腹腔镜手术的历史悠久,其数量仍持续增长。最早的门诊腹腔镜检查可以追溯到 20 世纪 70 年代,首例是用于妇科手术[13]。据报道首批门诊手术中,女性绝育手术术后并发症很少,并且再入院率也很低[14-15]。之后,全世界范围内普外科腹腔镜手术量超过了其他门诊腹腔镜手术量。腹腔镜胆囊切除术治疗有症状的胆石症,是目前门诊最常见的腹腔镜手术。它的安全性和可靠性已得到很好的证实[5-6]。通过比较腹腔镜胆囊切除术的门诊患者和住院一日患者,日间手术被证明是同样安全的,并且疼痛评分和恢复时间相似[16]。

门诊腹腔镜手术中的肥胖人群也与日俱增。常见的腹腔镜减重术包括胃旁路术、袖状胃成形术和可调节性胃束带术。由于并发症发生率和再次入院率较低、预计手术时间短,胃束带术是最常见的门诊减重术[8,17]。

将袖状胃成形术尤其是胃旁路术进一步纳入到门诊手术中,很大程度上取决于微创手术、患者筛查和麻醉管理的不断进步。尽管如此,这些手术的术后并发症、非计划入院和再次入院率仍令人担忧其是否合适及安全。根据对腹腔镜胃旁路术的广泛回顾性研究,非计划入院和再次入院率分别为 16% 和 1.82%[9]。导致胃旁路术和袖状胃成形术术后非计划入院的原因包括吞咽困难、恶心以及疼痛控制不佳。更严重的并发症包括袖状胃成形术术后意外吻合口漏、胃肠出血和肺栓塞[9,18-19]。

术前筛选合适的患者是改善手术预后和避免意外并发症的最佳选择。评估体重指数(body mass index,BMI)和肥胖相关并发症的严重程度对于术前危险分级是很重要的。BMI 低于 $40kg/m^2$、并存疾病控制良好(如 2 型糖尿病、心脏病和阻塞性睡眠呼吸暂停)的患者,门诊手术的风险在可接受范围内。但是 BMI 大于 $40kg/m^2$ 以及肥胖相关并发症控制不佳的患者,存在更大的围术期并发症风险。最终,对于肥胖患者进行门诊手术的筛查时,仍缺乏证据充足的体重限值标准,可能仅能依据专家意见[19]。

其他常规在门诊进行的腹腔镜手术包括一些普外科和妇科手术,比如腹股沟疝或腹壁疝修补术、诊断性腹腔镜检查、卵巢囊肿剥除术、子宫内膜激光消融术。

门诊手术麻醉(见第 31 章)和肥胖患者麻醉(见第 45 章)相关的深入讨论在其他章节呈现。

机器人辅助腹腔镜手术

机器人辅助腹腔镜手术是一种非常复杂、与传统腹腔镜手术技术不同的术式,手术和麻醉管理都需要调整[1,3-4]。该术式突破了传统腹腔镜手术的一些局限性,包括操作空间小、器械灵敏度降低和二维的手术视野等。先进的科技已经克服微创手术技术上的难题,确保了操作的可行性。尽管它最先被广泛应用于泌尿外科的根治性前列腺切除术,但因其可改善手术预后、降低并发症发生率、缩短住院时间以及符合外科医生工效学,机器人辅助腹腔镜手术在其他领域也占有了一席之地。目前美国食品药品管理局(FDA)批准其在其他类型的泌尿外科手术、普外科腹腔镜手术、非心血管普胸胸腔镜手术、胸腔镜辅助心脏手术等方面的应用,并可在心脏血管重建术中辅助纵隔切开进行冠状动脉吻合(表 44-3)。

机器人手术常用的是达芬奇手术系统。它由一个外科医生操作台、一个交互式手术臂的机器人推车和一个高清(high-definition,HD)3D 视频塔组成(图 44-1)。与传统腹腔镜手术相似,机器人腹腔镜手术仍需要建立气腹,置入视频腹腔镜,以及

表 44-3   机器人辅助腹腔镜手术举例
心脏
冠状动脉搭桥术,瓣膜成形术
胸部
肺叶切除术,食管切除术
胃肠道
胃底折叠术,结肠切除术,胃切除术,肝切除术
泌尿道
根治性膀胱切除术,肾盂成形术,前列腺切除术
妇科,肿瘤
子宫切除术,淋巴结清扫术,卵巢切除术

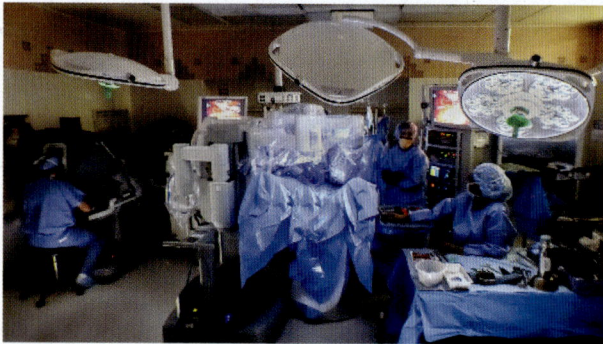

图 44-1   机器人手术房间布置
外科医生在操作台(左侧),机器人和患者(中间),视频塔(右侧)

置入戳卡建立手术通道。然而,手术方式的差异远大于它们的相似之处。手术时机器人被置于患者身边,机械臂自通道插入体内。外科医生坐在符合工效学设计的操作台,远程控制机械臂。通过特殊的控制系统对手术器械进行远程操控,可模拟自然动作,提高自由度,以及优化手术器械旋转和绕轴旋转。手术可视化是通过目镜观看一个高分辨率、具有 3D 放大功能的视频显示器。一名助手在外科手术野提供手术支持,如调整机械臂、牵拉组织及吸引。手术室的其他医生通过 2D 高清显示屏幕来观看腹腔镜手术野。

机器人腹腔镜手术的麻醉管理,需要面临接触患者受限和患者体位改变的挑战。在紧急情况下,患者身边庞大的机器人设备极大程度地阻碍了麻醉医师接触到患者。尽管新一代的外科机器人系统变得更加紧凑,机械臂更薄,提升了机器转向和固定的移动功能,目前使用的机器人系统在手术床旁及上方仍占据着很大空间。在出现极少见的气道或心肺循环紧急事件时,必须首先小心

地从戳卡分离机械臂,机器人才能被安全地撤离,然后才能将患者转为气道处理或心肺复苏所需的体位。

许多机器人手术中使用极度的头低脚高位,这要求对患者保持更高的警觉性。在使用极度的头低脚高位的机器人手术中,眼外伤的风险可能比传统的腹腔镜手术更大(见手术相关并发症)。在这一体位时,机械臂经常伸展到患者面部上方,增加了气管导管意外移位和面部损伤的风险。仔细固定气管导管以及在患者面部加置泡沫保护垫可提高安全性。

腹腔镜手术的生理学影响

腹腔镜手术会引起复杂的生理学改变,影响多个器官系统。直接施加于患者的机械应力,和神经内分泌的应激一样,是造成腹腔镜术中生理紊乱的主要原因。患者术前存在的基础疾病、体位、手术因素和麻醉方法共同决定着影响程度[20-21]。对于健康的患者,微创手术中的生理学改变是可以耐受的,但为了尽量减少并发症,优化条件以利手术成功,需要很好地理解腹腔镜手术和生理学变化之间的联系。

心血管系统

心血管系统在腹腔镜手术中面临巨大挑战,前负荷、收缩力、心律和后负荷都受到多重刺激影响(表 44-4)。对于患者而言,累积效应使平均动脉压(mean arterial pressure, MAP)升高,心肌需氧量增加,全身血管阻力(systemic vascular resistance, SVR)增高。腹腔镜术中影响血流动力学的可变因素包括患者的血管内容量状态、体位、基础疾病,以及外科技术。

二氧化碳气体是高度可溶的,在注气过程中,迅速从腹膜腔进入循环。手术时间过长和注气压力过高会导致二氧化碳吸收增加。循环中的二氧化碳通过肾上腺素能通路对心血管系统产生直接和间接的影响。轻度高碳酸血症($PaCO_2$ 为 45～50mmHg)对血流动力学影响很小,而严重的高碳酸血症($PaCO_2$ 为 55～70mmHg)和酸中毒可导致心肌抑制,由儿茶酚胺诱发心肌敏化而致心律失常,以及外周血管扩张。心肌对短暂高碳酸血症更加复杂的反应是高碳酸血症诱发肺血管收缩,这可能会导致右心室后负荷急剧增加。在腹腔镜

表 44-4　引起血流动力学变化的原因

腹腔镜手术中血压的决定因素 a	对血压的影响
前负荷（静脉回流）	
下腔静脉受压	↓或无变化
腹腔器官受压	↑或无变化
头低脚高位	↑
心输出量或收缩力 a	
静脉回流	↑或无变化
外周血管收缩	↑或无变化
心律（缓慢性或快速性心律失常）	
高碳酸血症/酸中毒	↑或无变化
缺氧	↓或无变化
腹膜刺激	↑,↓或无变化
后负荷和平均动脉压 a	
高碳酸血症/酸中毒	↑,↓或无变化

a 腹腔镜术中的自主神经系统刺激和神经体液因素,如儿茶酚胺、血管升压素和皮质醇释放导致的生理变化。

↑为升高,↓为降低。

术中,严重的高碳酸血症对血流动力学的影响可能被交感神经系统兴奋所抵消,可能同时并发心动过速,MAP 升高,血管收缩导致 SVR 增加[21-22]。

腹膜和腹腔脏器是高度受自主神经纤维支配的。气腹会对这些自主神经通路产生刺激,通常会导致交感神经系统激活,儿茶酚胺释放,激活肾素-血管紧张素系统,神经垂体释放血管升压素[23]。这种强有力的内源性激素可引起强烈的血管收缩,MAP 增加,左心室后负荷增加。SVR 显著增加,维持室内压和心指数（cardiac index, CI）所需的左室壁张力和心脏做功也相应增加。腹膜和腹腔脏器上的机械牵张可通过迷走神经激活副交感神经,但交感神经通常占主导地位。

血管内容量状态对气腹的机械效应起到重要调节作用[22]。例如在低右心房压反映低心脏充盈的情况下,IAP 增加可能会导致下腔静脉（inferior vena cava, IVC）受压,导致静脉回流和心脏充盈减少。高右心房压反映血容量过多,气腹并未使胸内压力增加,且挤压内脏引起静脉回流快速而短暂的增加[2-3],抵消了 IVC 的塌陷。

患者的体位可以进一步改变 IAP 的影响。气腹时,极度的头低脚高位可以增加静脉回流和心脏充盈[24]。相反,气腹时头高脚底位会导致 SVR 增加,而 CI 小幅度地减少,但很快就会逆转[25]。

仰卧位开始充气并维持 IAP 在推荐范围内（12～15mmHg）,这可使前负荷的减少最小化[20]。而在低血容量状态下,过高的 IAP 会导致静脉系统严重受压,静脉回流和心脏充盈减少。

术前并发症对血流动力学有不同的影响。对于接受腹腔镜胃旁路术的病态肥胖症患者,其血流动力学变化与非肥胖患者相似。据推测,病态肥胖症的患者可以更好地耐受气腹,因为与非肥胖患者相比,他们存在 9～10mmHg 的固有腹内压[26]。通常老年患者[21]可以耐受微创手术。然而有心血管疾病的老年患者在气腹时可能发生复杂的血流动力学改变,尽管心电图上没有观察到明显的心肌缺血[27]。存在至少 1 种心脏风险因素（如高血压、冠状动脉疾病、心力衰竭或心肌缺血史）的老年患者,在仰卧位开始气腹时,SVR 增加,射血分数（ejection fraction, EF）和 CI 减少。前负荷和左心室做功指数（left ventricular stroke work index, LVSWI）保持不变。头低脚高位增加前负荷、EF 和 CI。转为仰卧位并停止注气时,SVR 降至基础水平以下,EF、CI 和 LVSWI 均增至基线以上[27]。有明显肺动脉高压或右心室衰竭的患者,在改变前负荷和肺血管阻力（pulmonary vascular resistance, PVR）的情况下,心室功能可能会受到影响。前负荷的急剧增加,会导致本就压力负荷过重的右心室压力增加。高碳酸血症和酸中毒会引起肺血管收缩,增加右心室后负荷,此外还减弱心肌收缩力。因容量负荷过重而过胀的右心室,可通过心室间相互依赖的机制反过来压迫左心室,从而导致全心室功能减弱[28]。

外科手术的类型也会影响血流动力学紊乱的程度。腹腔镜胃底折叠术中,手术操作破坏食管裂孔间隙可能会增加纵隔和胸膜腔内压,导致 CI 显著降低[29]。机器人辅助腹腔镜前列腺切除术的术中血流动力学与传统腹腔镜手术类似[30-31]。健康患者行机器人辅助前列腺切除术时,采用极度的头低脚高位,心室充盈压增加,而心室功能标记物保持不变。

呼吸系统

腹腔镜腹部手术通过施加于胸部结构的机械变化、改变肺力学（如容积、顺应性、阻力）以及通气血流比例失调影响肺换气而影响呼吸系统（表 44-5）。充气对呼吸系统的早期影响是膈肌向胸腔移位,头低脚高位使这一影响进一步加重[20-21]。隆突向头侧移位增加了支气管内插管的可能性。腹内压升高和膈肌移位会导致肺底受压、肺不张、通气血流比例失调和低氧血症。然而，很少观察到术前肺功能正常的患者出现异常低的氧含量。正压通气时吸气相气道峰压（peak inspiratory pressure，PIP）的增加反映出肺顺应性的改变。在保证可接受的每分通气量的同时，需要调整机械通气设置，从而尽可能降低气道峰压。二氧化碳气腹导致的高碳酸血症，通常也需要调整机械通气参数以纠正。

表44-5   腹腔镜术中肺部变化的原因

解剖位置变化	通气血流比例失调	肺力学改变
隆突向头端移位	肺容积减少/气体分布不均	肺顺应性降低，气道阻力增大
膈肌上抬	肺泡动脉血氧梯度增加	胸膜腔内压增加
支气管内插管		气道压增加

所有患者的高碳酸血症，通常是由腹膜内 CO_2 吸收进入血液循环过多导致的（表44-6）。浓度梯度驱动 CO_2 优先从肺泡毛细血管向肺泡中转移，在呼气过程中，从体内清除，这可由呼气末二氧化碳（end-tidal carbon dioxide，$EtCO_2$）监测到。呼出 CO_2 和气体吸收程度因充气路径、术前并发症和术中急性病理改变而异。腹膜内和腹膜外腹腔镜术中，为了代偿 CO_2 的吸收，CO_2 的清除会迅速增加并于 30min 内达到稳态，且与手术时间长短无关[32]。由于腹膜外组织可能聚积更多气体，腹膜外充气会比腹膜内充气清除的 CO_2 更多[32]。

表44-6   腹腔镜术中严重高碳酸血症的原因

CO_2 吸收过多	CO_2 产生过多	CO_2 清除不充分
CO_2 静脉栓塞	高代谢状态（如发热、恶性高热）	肺通气不足
皮下气肿	病态肥胖症	支气管内插管
CO_2 气胸		肺不张
CO_2 纵隔气肿		心源性休克
CO_2 心包气肿		钠石灰耗尽

在接受腹膜内腹腔镜检查的健康患者中，高碳酸血症和肺力学变化的临床意义可能有限。过度通气可轻易代偿高碳酸血症。尽管有人推测，

腹腔镜术中高碳酸血症是由于通气血流比例失调，但在机器人辅助腹腔镜子宫切除术或前列腺切除术中，手术时间长且伴极度的头低脚高位，肺泡无效腔通气和肺内分流的改变极小[33]。此类手术中，呼气末二氧化碳水平升高但 $PaCO_2$ 稳定，这可能是由于气腹 CO_2 的吸收和未受损的肺泡通气。此外，气腹时采用极度的头低脚高位，这可使肺顺应性降低约 50%，却同时出人意料地改善氧合，目前作用机制尚不明确[31]。

腹腔镜术中低氧，通常是肺内分流所导致的短暂性通气血流比例失调（表44-7）。气腹和极度体位所导致的生理学改变，可减少有效灌注的单位通气肺泡数量。尽管如此，腹腔镜术中通气与血流灌注的关系仍不清楚，通过观察缺氧性肺血管收缩的猪模型，发现气腹后动脉血氧分压（PaO_2）得到提高，可能是血流在肺不张区域减少，进行了重新分布[34-35]。

表44-7   腹腔镜术中低氧的原因

基础合并症	氧气供应不足或气体交换不足	低心输出量状态
病态肥胖症	肺通气不足	腔静脉受压
心肺疾病（如充血性心力衰竭，慢性阻塞性肺疾病）	肺不张	CO_2 静脉栓塞
	支气管内插管	CO_2 气胸
	低吸氧浓度	CO_2 纵隔气肿
		CO_2 心包气肿
		严重心律失常
		重度失血

病态肥胖症和慢性阻塞性肺疾病（chronic obstructive pulmonary disease，COPD）是常见的基础疾病，可能会造成腹腔镜术中机械通气和换气困难。通常病态肥胖症患者术中管理的难点在于如何代偿高碳酸血症、保证正常氧供及控制呼吸阻力。把握代偿性过度通气的程度，关键在于避免重度高碳酸血症的不利影响，获取轻度高碳酸血症的潜在益处，包括提高组织氧合、血管舒张及促使氧合血红蛋白解离曲线右移[36-37]。全身麻醉下气腹建立前，病态肥胖症患者的吸气相气道阻力比非肥胖患者高 70%。头低脚高位后，吸气相气道阻力显著增加。病态肥胖症患者气腹或头低脚高位时，功能残气量（functional residual capacity，FRC）大幅度减少，这可能会显著降低 PaO_2 [38]。尽管有代偿性通气策略，高 BMI 值仍可作为动脉血氧分压降低的独立预测因子[39]。与健康的患者相比，停止气腹后，病态肥胖症患者呼气末二氧化碳水平回到基线水平的所需时间较长[40]，可能需要延长呼吸支持的时间。重度慢性阻塞性肺疾病患者可能出现严重的高碳酸血症，二氧化碳描记图也可能与标准二氧化碳描记图相距甚远。正常肺单位减少和有效肺泡通气量降低，可导致气腹时 $PaCO_2$ 急剧严重上升，即使过度通气也可能很难纠正。这些患者肺泡生理腔的增大，导致了 $PaCO_2$ 与 $EtCO_2$ 的差异增大。因此，对 COPD 患者进行 $EtCO_2$ 监测，可能会低估实际 $PaCO_2$。最终，停止气腹后，$PaCO_2$ 水平回到基础值。

局部灌注效应

在接受腹腔镜检查的健康患者中，内脏、肾、脑和眼部器官会经历短暂且临床意义有限的生理学改变（表 44-8）。尽管如此，生理学紊乱的程度和医源性损伤的可能性，会随着患者病理生理学基础不同而改变。

表 44-8　腹腔镜术中引起局部灌注变化的原因

脑部	内脏	全身脉管系统
脑血流量增加	肠道蠕动减少或无变化	股静脉血流减少
	高碳酸血症肠系膜血管舒张	挤压下腔静脉
	气腹挤压肠道	
颅内压增加	肝血流量减少	
	气腹挤压肝脏	
	肾血流量减少	
	气腹挤压肾脏	

腹腔镜术中，腹腔内脏血流可能会减少，一方面是因为气腹产生的压迫，另一方面是因为神经内源性激素的释放引起全身血管收缩。气腹产生的 IAP 可减少肝静脉血流[42]。这种生理学改变在腹腔镜肝切除术中可能是有利的，维持 10～14mmHg 的二氧化碳气腹可以减少出血[43]。气腹时肠系膜血流减少，这与少数心血管受累患者术中发生肠系膜缺血事件有关[44]。对于健康患者来说，气腹时吸收的 CO_2 舒张血管，这可能会抵消一部分肠系膜血流的减少，但对已有胃肠疾病的患者应谨慎对待。

气腹期间肾功能降低。IAP 和气腹导致的神经体液改变可能是肾血流量、肾小球滤过和尿量减少的一部分原因。长时间将 IAP 维持在 15mmHg 的充气与尿量减少有关，但未导致永久性肾功能改变[45-46]。血管升压素释放的部分原因是肾灌注减少，导致集合管增加对水的重吸收和少尿[47-48]。术前肾功能不全的高危因素，可能会增加术后急性肾损伤（acute kidney injury，AKI）的风险。减重术中，体重指数增加以及胰岛素依赖型和非胰岛素依赖型糖尿病，都与术后 72 小时内急性肾损伤有关[49]。尽管减重术中使用连续间歇充气加压设备，已被证实可提高肾血流量和尿量[50]，但其作用机制仍不清楚，在未来预防 AKI 中的地位也不明确。

头低脚高位和气腹时颅内压和脑灌注均增加[51]，这可能是因为脑静脉颅外回流减少，以及高碳酸血症导致的脑高灌注。尽管脑静脉引流减少，脑静脉血流部分增加，但这种情况下局部脑组织血氧饱和度增加，这可能是由于脑灌注压力升高和脑灌注过度，因而氧输送增加[52]。尽管对于健康患者来说，大脑这些生理学改变是可耐受的，但长时间的极度头低脚高位和气腹，与术后急性脑水肿有关[53]。对于已知或隐匿性脑血管疾病和颅内肿瘤的患者，腹腔镜术中极度体位时所致的大脑生理学改变理论上有严重影响。

在机器人前列腺切除术中极度的头低脚高位时，眼压（intraocular pressure，IOP）增高[54-55]。在这种情况下，IOP 升高的决定因素理论上是头低脚高位导致的中心静脉压（central venous pressure，CVP）升高，以及气腹 CO_2 吸收导致的脉络膜血流量增加[54]。虽然 IOP 升高呈时间依赖性，且头低脚高位时会进一步升高，但术后视觉功能并未发生改变[54]。尽管如此，IOP 和其他因素对术后发生缺血性视神经病变的作用仍有争议。据报道，长时间的腹腔镜前列腺切除术[56]和结直肠手术[57]后，出现过罕见的术后失明病例。存在如动脉粥样硬化、糖尿病和青光眼基础疾病的患者，对腹腔镜手术期间眼内紊乱的生理耐受阈值可能会降低，从而导致急性眼部功能失调。

术中管理

气管插管全身麻醉（general anesthesia with

endotracheal intubation，GETA）、肌肉松弛和控制机械通气仍是腹腔镜手术的首选麻醉方式。与其他麻醉方式相比，一些因素使得全身麻醉更适合腹腔镜手术，包括极度的患者体位、气腹的不舒适感、手术时间长以及诱发性心肺功能失调。如果选择区域麻醉的话，可能适合进行简单的、体位改变较小的腹腔镜手术[22,58]。

监测

在所有腹腔镜手术中，心电图、无创血压监测、二氧化碳描记图、脉搏血氧饱和度监测、体温监测都是必需的。对麻醉机的机械通气参数应进行设置，并进行肺力学测量。如患者存在严重心肺疾病，可考虑采用有创或先进的无创设备进行监测，如有创动脉、脉搏轮廓分析、漂浮导管和超声心动图。CVP 的监测可能会产生误导，特别是极度的头低脚高位时。腹腔镜术中更多的监测设备还在不断开发中。比如经皮 CO_2 监测，它可在减重术期间提供一个近似于 $PaCO_2$ 的值，将来可能成为一种辅助 $EtCO_2$ 的监测设备。

麻醉维持

吸入麻醉药和丙泊酚

腹腔镜手术选择的诱导药物是丙泊酚，这是基于其药代动力学的可预测性和止吐特性。

选用吸入麻醉药进行术中维持仍是腹腔镜手术的标准麻醉方式。地氟烷和七氟烷是短效吸入麻醉药，易于滴定，是适合门诊手术的理想用药[44]。以丙泊酚为基础的全凭静脉麻醉（丙泊酚-TIVA）已成为一种常见的麻醉方式。近来丙泊酚-TIVA 日渐流行，这主要是因为其术后恶心呕吐（postoperative nausea and vomiting，PONV）发生率比吸入麻醉药低[60]。然而，它的成本、有限的可滴定性和输注设备限制了它对麻醉医师的广泛吸引力[25,29]。与吸入麻醉药相比，选用丙泊酚作为麻醉维持用药仍具有争议。在 PONV 低危险因素的患者中，接受丙泊酚-TIVA 或采用吸入麻醉联合预防性使用止吐药，PONV 的发生率相似[29]。另一方面，相较于地氟烷的复合麻醉，机器人腹腔镜前列腺切除术中使用丙泊酚-TIVA，可降低术后早期恢复期间 PONV 的发生率和严重程度。

氧化亚氮

腹腔镜手术中使用氧化亚氮（N_2O）仍是具有争议的。N_2O 在麻醉期间被认为会扩散到空腔如肠腔中，导致不利的肠内压增加。然而，N_2O 麻醉期间，可观察到肠腔胀气和干扰腹腔镜手术的情况似乎并未发生[62]。一些麻醉工作者避免使用 N_2O，这是由于发生 POVN 的潜在风险较大。虽然 N_2O 麻醉与非 N_2O 麻醉相比，发生 PONV 的风险更大，尤其是在年轻的女性患者中，但腹腔镜手术的总体风险似乎是模棱两可的[63]。此外，与 N_2O 相关的 PONV 风险似乎被预防性止吐药和丙泊酚麻醉抵消了。有火花时 N_2O 是易燃的。据报道，对于 N_2O 麻醉，N_2O 在腹膜腔内累积到易燃水平最快需要 30min[64]，最多需要 2h[64]。尽管如此，腹腔镜手术中，N_2O 引起的自发性腹腔内着火的发生率是非常低的。这可能是由于气腹时腹腔内气体是机械循环流通的。

辅助用药

术后疼痛减轻是腹腔镜手术优于传统开腹手术的一个优势。在复合麻醉期间使用一些辅助药物，可有效减轻术中交感神经刺激，促进术后恢复。瑞芬太尼可显著抑制交感神经刺激以及气腹期间神经内分泌应激反应，而且瑞芬太尼并不像其他长效阿片类药物一样有较长的呼吸抑制。在减重术中输注右美托咪定，可减少芬太尼用量、PONV 的发生和 PACU 滞留时长[66]。腹腔镜腹部手术予以利多卡因注射，可显著减少术后早期疼痛，促进胃肠道早期恢复蠕动[67-70]。切口浸润或腹腔内灌注局麻药，通常作为超前镇痛策略的一部分[71-73]。切口浸润[75-76]或腹腔内灌注[77-78]长效局麻药，均可改善术后早期疼痛评分。持续切口局麻药浸润，可能在腹腔镜辅助外科手术的较长切口中有一定的作用[74]。最终，由于局麻药的给药浓度和剂量参数并不明确，其用药安全性仍具有争议。

神经肌肉阻滞剂

神经肌肉阻滞剂常用于改善气腹时的术野。尽管如此，在最大限度地减少潜在的与肌肉松弛残余有关的呼吸系统并发症的同时，如何更好地定义神经肌肉阻滞（neuromuscular blockade，NMB）在腹腔镜手术中的作用仍然存在争议[79]。外科医生和麻醉医师围绕这些问题讨论的主题仍然是，如何定义"最佳手术操作条件"。外科医生和麻醉医师之间，以及外科医生之间，对外科手术操作条件的主观评估仍然存在差异[82-83]。外科医生对腹腔镜手术深度 NMB 的满意度一贯高于其他程度的 NMB[82-84]。小型试验证实，在 IAP 小于 15mmHg 的腹腔镜胆囊切除术中，深度 NMB 与改善手术视野之间具有相关性[80-81]，从而支持"更好的肌肉松弛总是带来最佳的手术暴露"的观点。由于 BMI、性别和高龄等多种因素都可能对腹壁顺应性产生影响，因此具体看待腹腔镜手术中 NMB 的角色是一种更可取的态度[81]。最后，在更有效的肌松逆转剂（如舒更葡糖钠）得到广泛应用以前，麻醉医师必须继续权衡 NMB 在获取最佳手术操作条件中的作用，并尽可能降低对 NMB 残留敏感的患者发生术后呼吸系统并发症的风险[85-87]。

机械通气

容积控制（volume control，VC）通气和压力控制（pressure control，PC）通气复合呼气末正压（positive end-expiratory pressure，PEEP）是 GETA 常用的通气模式。两种通气模式都能应对腹腔镜手术对肺力学的瞬时效应，以及在气腹时调控每分通气量[88]。气腹时的极端体位对每一种模式都造成了独特的挑战。在容积控制通气期间，极度头低脚高位时，潮气量保持不变，但气道峰压增加，肺顺应性下降。压力控制通气时，气道峰压保持不变，而潮气量显著下降。而头高脚底位则会产生相反的通气效果，即容积控制通气时气道峰压降低、肺顺应性增加，压力控制通气时则潮气量增加。虽然在头低脚高位时，从容积控制通气转为压力控制通气可能会导致肺动态顺应性的改善，但似乎不会导致肺静态顺应性的显著改善、氧合的改善，或者其他任何短期效益[89]。

如果怀疑存在高碳酸血症或缺氧，可采取代偿性过度通气和 PEEP。健康的患者行腹腔镜胆囊切除术发生高碳酸血症时，可通过提高基础每分通气量的 25% 纠正[90]。加用 PEEP 的通气策略可以显著改善通气血流比例及增加氧合[91-92]。腹腔镜气腹术中使用 PEEP 可以增加氧合[93]。此外，采用 PEEP 联合肺复张方法（recruitment maneuver，RM）可以通过保持肺泡开放有效预防机械通气相关肺损伤的发生，尤其是对于肥胖患者。

腹腔镜手术中，关于 PEEP 导致低血压的观点仍存在争议。在腹内压升高时，使用高水平的 PEEP 会进一步增加胸膜腔内压，并可能导致心指数的下降[21]。然而，最近的一项荟萃分析得出结论，在肥胖患者中 PEEP 联合 RM 可提高氧合和改善肺顺应性，而不会增加前负荷减少所致的低血压风险[88]。此外，关于肥胖患者 RM 和 PEEP 的术后影响仍然存在争议。气腹期间，沙滩椅位和 PEEP 可以改善呼吸力学和氧合[94-95]。遗憾的是，PEEP 和肺复张的有益效应可能只是短期的，并且可能会引起低血容量患者血流动力学的不稳定。最后，在使用代偿性通气策略时应谨慎，因为这可能会导致气道峰压升高，尤其是对于极度头低脚高位的病态肥胖症患者。

理想的吸入气氧浓度（inspired oxygen fraction，FiO_2）仍在探讨中[96]。据推测，术中氧供在预防呕吐、伤口愈合和通气血流比例失调方面都有继发效应。然而迄今为止，支持高 FiO_2 的似乎只有在减少手术部位感染方面的数据，对 PONV 仅有轻微影响。它在引起吸收性肺不张方面的作用并没有良好证据支持。因此，在有更多可靠数据之前应谨慎明智地使用氧气来确保充足的氧合，尤其是对于肥胖和有严重肺部病变的患者。

现有的试验结果显示了传统通气策略的危害，然而文献数量有限，GETA 期间的最佳通气策略仍待确定[97-98]。尽管如此，手术室采用的肺保护性通气策略很大程度上是借鉴了重症监护室成人型呼吸窘迫综合征的管理经验。低潮气量（6~8ml/kg 理想体重），最佳的 PEEP（5~10cmH$_2$O 或更高）以及 RM 依旧是避免呼吸机相关性肺损伤的重要组成部分。

体温

关于腹腔镜术中 CO_2 充气对热损失影响的争论还在继续。腹腔镜术中使用的 CO_2 气体以冰冷液体的形式，被加压储存在气缸中。从液相变为气相，会从环境中快速吸取热量，而释放出冷的、干燥的气体。理论上说，当腹腔内部组织暴露于冰冷干燥的 CO_2 气体中，充气过程中的对流散热就会更严重[99]。由此引入了使用内嵌式加热装置主动加热和加湿充气气体的实践[100]。然而目前为止，与使用低温干燥的 CO_2 气体相比，腹腔镜腹部手术中使用加热和加湿的 CO_2 气体充气，并没有优于传统的防止低体温的方法[101]。温度控制和监测应遵循标准的美国麻醉医师协会（ASA）指南。

液体管理

围术期液体管理（见第 16 章）是一个具有争议的话题，因腹腔镜手术和生理学改变之间独特的相互作用而进一步复杂化。此外，随着腹部手术对康复外科方案接受度的增加[102]，其中包括手术当日清晨服用适量清亮、富含碳水化合物的液体，这些改变了对术前患者血管内"容量缺乏"的传统看法。气腹可以引起容量转移，可能会改变围术期预期液体治疗目标。在门诊接受腹腔镜胆囊切除术的患者中，术中乳酸盐林格液的液体负荷为40ml/kg，与15ml/kg相比，术后肺功能、运动能力和整体健康状况方面都出现意想不到的改善。手术应激标记物也减少[103]。这些发现表明，在接受择期门诊手术的健康患者中，高容量负荷是有益的。然而，在重大的腹部腹腔镜手术中，围术期液体管理方法仍有待确定。在机器人手术的液体治疗中，随着年龄的增长，住院时长和吻合口完整性可能产生负相关。老年患者（年龄大于70岁）接受更多的晶体或胶体，吻合口漏发生率更高，住院时间更长[104]。

基于经典的血流动力学和生理学指标的术中液体疗法可能并不可靠。正如之前讨论过的，气腹和极度的头低脚高位改变了心率、血压和中心静脉压的预测价值。气腹显著影响了尿量作为反映血管内容量状态的作用。在腹腔镜减重术中，与低容量乳酸盐林格液负荷[4ml/(kg·h)]相比，高容量负荷[10ml/(kg·h)]时少尿发生率相似，肾功能不全发生率没有差异[105-106]。尽管近来限制性液体治疗势头增加，但有关最佳输注总量、液体输注时机和术中血流动力学监测的证据还不充分[102,107]。用于目标导向液体治疗的术中监测，如食管超声、脉搏轮廓分析和生物电抗无创心输出量监测，都有利于临床医生的决策。

体位变化可能改变液体管理。极度的头低脚高位可能导致更多的颜面部水肿和气道损伤[104]，术中限制液体可能会缓解。与正常体重的患者相比，病态肥胖症患者腹腔镜手术中变为极度头高脚低位引起了显著的脉压变异，提示前负荷较低，需要快速补充容量负荷[108]。

手术相关并发症

在患者和外科治疗合适的情况下，世界范围内腹腔镜手术和开放性手术一样安全[109]。尽管如此，腹腔镜手术仍有不同频率和严重程度的围术期并发症发生，包括那些与建立腹部手术切口、气腹和极端的患者体位相关的并发症[110]。在上腹部的腹腔镜手术、机器人手术和有严重基础疾病的患者中，并发症的风险可能更大[111-115]。手术中发现任何危及患者生命的并发症都应立即终止腹腔镜手术，如果合适的话，经认真考虑转为开放式手术。

术中并发症

腹内损伤

腹腔镜手术50%以上的并发症是与腹腔穿刺时使用气腹针或插入第一个戳卡的技术有关[109]。大血管的损伤并不常见，但一旦发生死亡风险很高。此外，它们更常发生于盲探进腹时，发生率几乎是腹腔镜阶段的5倍。从腹部正中进入时损伤大血管的风险较高，包括腹主动脉、髂血管和下腔静脉。远离腹中线处进腹会使其他血管处于危险之中，如肠系膜上动脉和肠系膜下动脉、腹壁动脉和其他腹壁小血管。邻近手术切除部位的血管损伤风险增加，如腹腔镜胆囊切除术时损伤胆囊动脉和肝动脉，以及机器人前列腺切除术中损伤阴茎背深静脉丛。虽然大血管损伤时可以直接观察到出血，但在腹腔镜术中，最严重的出血事件仍然是隐匿性的，这要求临床医生在整个手术过程中保持高度警惕。麻醉医师应有紧急转为开腹手术以控制严重出血的准备，同时还要控制失血性休克导致的血流动力学不稳定。应谨慎地分析术中检测到的血细胞比容用来评估急性失血性贫血的准确性，需要综合考虑术前血细胞比容、活动性出血和输注晶体液对血液的稀释作用。输血决策应基于个体化因素，考虑出血的严重程度、血流动力学和患者的基础疾病。腹腔镜手术前是否应常规进行血型检测和配型仍有待确定[116]。在门诊腹腔镜手术已不做常规要求[117]，但仍需根据失血（不仅是少量出血）风险决定。

腹腔镜进腹时和腹腔内操作时都可能会损伤胃肠道和泌尿系统结构[109]。肠损伤是罕见的，但却是发病率和病死率的主要原因，导致了高比例的开腹手术。由于大多数肠道损伤未被发现，因此术后腹腔内脓毒症风险很高，这使其成为腹腔镜相关死亡的常见原因。在左上象限插入戳卡时，应常规置入胃管对胃进行放气，以最大限度降低胃损伤的风险。腹腔镜术中也可能发生膀胱穿孔、输尿管结扎或横断，可能表现为尿量少，血尿和很少见的气尿。术后出现血流动力学不稳定或意外的肉眼血尿，应立即怀疑存在隐匿性损伤。术后有必要咨询外科医生和重症监护专家。

心肺系统

与腹腔镜有关的急性心血管并发症包括高血压、低血压、心律失常和极少见的心脏停搏[21]。高血压最常发生在一开始充气阶段，腹内压增加将血液从内脏血管中转移，导致前负荷和心输出量增加。儿茶酚胺的释放通过增加后负荷进一步加剧高血压。低血压有时发生，这是因为迷走神经刺激引起心输出量降低，以及充气过程影响到静脉回流。在正压通气和极度的头高脚低位时，前负荷会进一步减少。高碳酸血症会使肺血管阻力增加。这种效应可能会进一步影响肺动脉高压或右心室衰竭患者的前负荷。腹膜内 CO_2 充气期间心动过速通常是由于儿茶酚胺的释放和高碳酸血症。由腹膜牵拉引起的迷走神经介导的心血管反射，可引起心动过缓，甚至出现危及生命的结性节律。充气过程中，腹膜快速膨胀引起的严重的血管迷走神经反应，与急性心血管虚脱和心脏停搏有关[21,118]。治疗急性心血管失调应基于心血管生理学紊乱。急性高血压往往是暂时的，可以通过调整麻醉深度来缓解，更严重的情况下可能需要短效血管活性药。低血压通常对减轻麻醉深度、补充容量、降低腹内充气压和应用短效血管加压药有反应。如果低血压的治疗需要涉及腹腔放气，那么就应该尝试用更低的腹内压进行缓慢充气。如果反复出现低血压，则提示应该转为开腹手术或终止手术。顽固性低血压可能需要立即进行腹腔减压，恢复患者体位，并探究隐匿的危及生命的情况，如严重的出血或 CO_2 气胸。

腹腔镜术中出现的肺部并发症可表现为急性高碳酸血症（表44-6）和低氧（表44-7）事件。治疗难治性高碳酸血症通常涉及停止充气。如果严重的高碳酸血症持续存在，特别是存在严重的肺部疾病，如重度阻塞性睡眠呼吸暂停（obstructive sleep apnea，OSA）或存在皮下气肿怀疑气道损伤的，应该考虑持续的呼吸支持治疗。治疗低氧血症应迅速，重点是确认氧输送和气管内导管位置。在难治性低氧时，应立即终止气腹放气、纯氧通气和恢复体位。

CO_2 外渗

皮下气肿

CO_2 气体意外进入皮下、腹膜外或腹膜后组织，由此导致的气体聚集被称为皮下气肿[119-120]。腹膜外 CO_2 气体沿筋膜平面延伸，可导致远处的解剖区域受到影响，如上肢、下肢、颈部和面部，以及大的体腔，如胸腔、纵隔和心包腔。皮下气肿发生的危险因素包括手术时间较长（即超过200min）、手术操作孔较多、BMI较低、老年患者、IAP较高、充气流量较高以及胃底折叠术[119-122]。体格检查中皮下气肿可能表现为捻发音，但大部分未被发现，除非在手术后进行计算机体层成像或X线检查。不明原因的突然或持续性的高碳酸血症或急性低血压可能分别是皮下气肿或 CO_2 气胸的早期征象[122]。皮下气肿的治疗是停止腹腔充气，但是大多数情况下不需要干预。如果必须恢复气腹，则推荐在较低的腹内压下重新充气。术后支持治疗。外渗的 CO_2 因扩散速度快，24小时内会被分解。如果术后恢复期间存在皮下气肿导致的持续性或反复的高碳酸血症，临床医生应予持续氧疗，并监控嗜睡，行动脉血气分析判断有无急性呼吸性酸中毒。颈部皮下气肿应通过胸部X线检查进行评估，并评估气道是否有阻塞迹象。

CO_2 气胸

胸膜腔内的 CO_2 气体积聚称为 CO_2 气胸。它是 CO_2 充气的一种意外并发症，CO_2 在腹膜外扩散并进入纵隔腔，然后沿着胸膜进行剥离。CO_2 气胸的张力可使胸腔内压力不受控制地升高，从而导致胸膜腔内压升高，纵隔移位，静脉回流减少，紧接着压迫右心室——这是一种潜在的危及生命的情况[110,119]。

腹腔内注入的 CO_2 可以通过各种途径进入胸腔[123-124]。在横膈膜上有几个解剖上的缺口连接着腹腔和胸腔，最明显的是主动脉裂孔、食管裂孔和腔静脉孔。除了其他更小的开口外，这些裂孔被认为是 CO_2 从腹腔逸出进入胸膜腔的通道。CO_2 气胸的危险因素与皮下气肿相似，然而，在横膈膜附近操作存在更大的风险[111,125]。张力性 CO_2 气胸可能发生在沿横膈膜解剖过程中（如胃底折叠术），未被察觉的横膈膜机械损伤（如未被察觉的戳卡损伤）或通过非常罕见的先天性横膈膜旁通道形成[119]。

CO_2 气胸的早期征象可能有上躯干部明显的皮下气肿、严重的高碳酸血症、心电图电轴的改变以及波幅的降低。体格检查可能包括双侧或单侧呼吸音减弱，以及胸部偏移[126]。张力性 CO_2 气胸可能表现为急性气道峰压增高、缺氧和严重的低血压[124]。张力性 CO_2 气胸是一种危及生命的情形，但在手术中可能难以准确诊断，因此，一旦高度怀疑应迅速与外科团队沟通，减轻对患者的损伤。术后影像学检查可能有助于确诊 CO_2 气胸。经胸超声心动图越来越多地被用于评估肺病理状态，包括术中气胸[127]。然而，它在 CO_2 气胸的诊断中所起的作用尚未明确。

CO_2 气胸的首要处理是立即行腹膜放气。过度通气可以加速 CO_2 的吸收。此外，在吸气相和呼气相加用 PEEP，可减少腹腔和胸腔的压力梯度差。对于生理紊乱较小的健康患者，密切观察就足够了[123-124, 128]。有心脏疾病的患者可能更需要支持治疗。血流动力学不稳定的患者在 CO_2 气胸被吸收时需要液体或血管活性药物支持治疗。对于严重的病例，术中可能需要紧急穿刺减压或置入胸导管。如果重新充气后，张力性 CO_2 气胸复发或血流动力学不稳定，可能表明需要中转为开放性手术。

其他胸部结构很少会发生 CO_2 剥离和压缩的风险，包括纵隔和心包。严重的 CO_2 纵隔气肿和 CO_2 心包气肿可能会与严重的血流动力学不稳定有关，这是因为大的纵隔腔血管结构和心腔被过度压迫。治疗和术后管理与张力性 CO_2 气胸相似。

静脉气体栓塞

静脉 CO_2 气体栓塞是一种潜在致命的腹腔镜手术并发症。当大的 CO_2 气栓进入静脉系统，回流到心脏，并导致右心室内气栓阻断及随后的静脉流出受阻时，后果严重[129]。尽管 CO_2 栓塞后果很严重，但临床上发生典型事件是罕见的。在过去的三十年里，对 50 万例封闭入口的腹腔镜手术进行的回顾性研究中，有 7 例死亡病例疑似发生了气体栓塞[130]。报道的发病率有所不同。根据几个病例，腹腔镜肝大部分切除术气体栓塞的风险可能小于 1.5%，与发病率和病死率的关联不清楚[131]。在腹腔镜手术中，应用超声可使临床医师发现以前检测不到的气体栓塞。临床医师术中使用经食管超声心动图检查（transesophageal echocardiography，TEE），报道近 20% 的腹腔镜根治性前列腺切除术以及几乎所有的腹腔镜子宫全切术术中均发生亚临床气体栓塞[132-133]。

腹腔镜手术中静脉 CO_2 气体栓塞的病因及对血流动力学的影响程度可能是多因素的。在充气过程中气腹针直接插入静脉或实质脏器可能导致 CO_2 进入静脉系统。腹腔镜术中外科分离切开离断血管，可能会导致气体突然进入静脉和 CO_2 气体栓塞。腹腔镜子宫切除术中，横断圆韧带和剥离阔韧带可导致气体栓塞[133]。阴茎背深静脉丛是根治性前列腺切除术中出血的主要来源，血管横

断面也是气体栓塞的可能入路[134]。患者的体位可能影响 CO_2 气体进入右心腔的程度。在动物模型腹腔镜肝切除术中，头高脚低位更易导致静脉气体栓塞[135]。与开放性耻骨后根治性前列腺切除术相比，极度的头低脚高位似乎可以预防机器人根治性前列腺切除术中的静脉气体栓塞[134]。

保持警觉对于早期发现静脉 CO_2 气体栓塞很重要。诊断通常依赖与气体栓塞相关的临床体征的综合判断。这些迹象的严重程度和表现存在很大差异。急性心动过速、心律失常、QRS 波群增宽、低血压、低氧血症和低呼气末二氧化碳通过监测都可能观察到。体格检查发现可能包括发绀和听诊到一种"磨轮样"杂音。TEE 被认为是检测心脏中气体栓子最灵敏的方法[136]。一大团 CO_2 气体显像近乎于白色亮点，出现在右心室中，有可能导致右心室发生气体阻断（图 44-2）。由于大多数外周注射液中都存在微小气泡，所以使用 TEE 的临床医生必须将 CO_2 气泡与外周注射气泡区分开。这可以通过 TEE 监测查看 IVC 来实现。

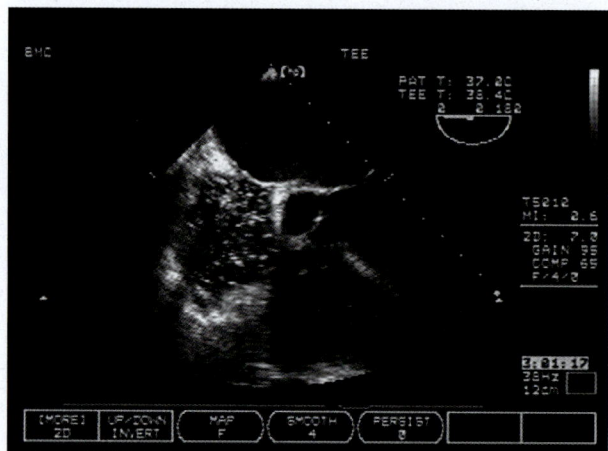

图 44-2　通过经食管超声心动图监测可见右心房内静脉空气栓子

对大量 CO_2 气体栓塞的处理要立即采取行动。应立即终止气腹，腹部减压。对于心脏停搏患者，应立即启动加强心脏生命支持。低血压时开始快速静脉输液。通过过度通气加速 CO_2 气栓的排出并给予 100% 氧气。如有必要，患者可置于头低脚高左侧卧位，以减轻右室气体阻断的严重程度。

患者移位和坠床

腹腔镜术中，特别是机器人辅助腹腔镜术中，极端的体位和潜在的损伤很常见。腹腔镜术中患者

处于极度头高脚底位和极度头低脚高位时，在手术台上有可能向下或向上发生意外的移位。患者从手术台上跌落非常罕见[137]，但可能是毁灭性的。麻醉医师应积极参与到对麻醉状态患者的体位摆放和确保安全的工作中。患者位于极度头低脚高位时，可以通过手术台上的固定带来保护患者避免移位。额外的附件可能包括一个垫在身体下方用于防滑的凝胶垫，有尼龙搭扣带的截石位马镫以及一个外科豆袋垫。应注意安全固定装置所产生的压力点。在极度的头高脚低位，一个填充物的脚垫可以被固定到手术台上，以防止患者向下移动或坠床。

眼外伤

机器人辅助腹腔镜手术过程中，极度的头低脚高位会改变眼生理学，并可能增加角膜擦伤和缺血性视神经病变相关的失明风险[56,138]。损伤的理论机制可能是独立因素或者是外部和内部因素之间的相互作用[139]。角膜擦伤的机制主要是受外部的危险因素影响，如直接的眼部外伤、角膜暴露和角膜脱水等[140]。眼罩和眼贴可减少机器人前列腺切除术中角膜擦伤的风险[104]。长时间的极度头低脚高位和高容量液体疗法可能会引起眼压增高和静脉严重充血，从而有可能导致视神经缺血和随后的失明。

周围神经与臂丛神经损伤

手术中大量的神经损伤是由患者体位造成的[141]。损伤的机制可能包括过度压迫、拉伸和局部缺血。危险因素包括手术时间较长、高BMI、不适当的垫物、手臂打折、极度的头低脚高位以及使用不合适的豆袋垫。臂丛神经损伤与腹腔镜结直肠手术中极度的头低脚高位和手术时间较长[142]以及机器人前列腺切除术中尾端向上移位挤压肩部有高度相关性[143]。降低风险的建议仍在继续演变。同时，在整个手术过程中仔细注意体位是有必要的。

气道水肿

机器人前列腺切除术中长时间极度的头低脚高位和高容量液体复苏，可能会引起面部和咽喉水肿[104]，从而导致术后气道损伤。在苏醒和术后恢复期采用坐卧位可加速减轻水肿。拔管之前，对套囊放气进行漏气试验可能合理，但尚不明确是否能排除非重症患者术中发生的严重喉头水肿。如果考虑术中存在严重的气道水肿，应制订继续插管和呼吸支持的计划[104]。

术后并发症

呼吸功能紊乱

腹腔镜手术优于开腹手术的一个显著优点是改善肺功能，减少术后呼吸系统并发症。尽管罕见，腹腔镜术后呼吸功能紊乱仍然存在，并会随着基础疾病、手术特异性因素和任何报道的术中肺部挑战而改变。在减重术中，有活动性胃食管反流病的患者可能会有术后发生误吸的风险及反应性呼吸道疾病的激惹[144]。有肺部基础疾病的患者，严重的皮下气肿可能会削弱患者对严重高碳酸血症的代偿能力。腹腔镜术后膈肌功能障碍已被报道[145-146]，但很少可能会导致呼吸功能紊乱。

静脉血栓

CO_2气腹期间，凝血级联激活以及静脉回流受阻被推测是急性静脉血栓栓塞（venous thromboembolism，VTE）的病理生理因素[148-149]。与腹腔镜手术相关的深静脉血栓形成和肺栓塞的发生率很低。然而，外科疾病、相关合并症和年龄都会对患者腹腔镜术中VTE的风险产生影响[151]。腹腔镜胆囊切除术后住院患者VTE的发病率随年龄增长而增加，但总体而言仍较低[150-151]。肥胖是一种已知的高凝的危险因素，对女性的负面影响比男性更大[152]。根治性前列腺切除术中进行淋巴结清扫术后深静脉血栓形成和肺栓塞的风险很大，如果是机器人手术可能会降低其风险[153]。

术后管理

急性疼痛管理

术后疼痛对患者恢复、早期活动、住院时间及恢复正常活动有显著的影响。与开腹手术相比，腹腔镜手术可以减轻疼痛，缩短疼痛持续时间，减少阿片类药物需求量[154]。许多外科技术可以减少腹腔镜术后疼痛的严重程度，包括使用较低腹内压[11]、缩短气腹时间以及在缝合切口前排出膈下的CO_2[155]。术后疼痛管理通常选用注射用镇痛药和局部麻醉。然而，首选的方法是一种预先多模式策略[71,156]，主要依靠非阿片类药物，如非甾体抗炎药、COX-2抑制剂[157]和对乙酰氨基酚[158-160]以及最弱的阿片类药物[71]。这些非阿片类镇痛药可以有效地控制急性术后疼痛，同时尽量减少阿片类药物的不良反应。虽然腹横肌平面阻滞的作用仍不清楚，但却是腹腔镜术后疼痛管理的一个选择[161-164]。椎管内镇痛不是腹腔镜腹部手术常用的方式[154,165]，除非有转为开腹手术的可能。

术后恶心呕吐

有证据表明，与非腹腔镜手术患者相比，接受腹腔镜手术的患者 PONV 风险更高。据报道，胆囊切除术是 PONV 最高的独立预测因子，其次是腹腔镜手术[166]。在腹腔镜减重术中，PONV 是延长麻醉恢复的常见原因[167]。对进行腹腔镜手术的患者，还存在一些额外的 PONV 风险因素，包括吸入挥发性麻醉剂、围术期阿片类药物、年轻、女性和不吸烟。PONV 的管理应该建立在评估 PONV 风险水平、降低已知 PONV 触发因素的基线风险、患者偏好和成本效益的基础上[168]。最佳地预防性给予止吐药，是缩短麻醉后恢复时间的关键。

总结

腹腔镜手术已经革命性地成为许多开放性手术的替代品。它可为外科医生提供创伤最小的手术方式，同时缩短患者术后恢复时间，对外科门诊手术的发展至关重要。科技的进步已经使机器人技术成为微创手术的一个常见且不断发展的代表性技术。对于麻醉医师来说，"微创"手术需要最大限度精细麻醉管理。气腹外加患者的极度体位，可引起短暂但显著的多器官功能失调，需要短效地调控生理功能以减少并发症。由于手术过程中和术后任何阶段都可能发生与手术相关的严重并发症，因此持续的警觉和行动对于避免永久性损伤或死亡至关重要。预防性多模式镇痛和 PONV 预防策略是优化腹腔镜术后恢复的关键。

（陈梦媛 译，聂煌 校）

参考文献

1. Weinberg L, Rao S, Escobar PF. Robotic surgery in gynecology: an updated systematic review. *Obstet Gynecol Int.* 2011;2011:852061.
2. Finkelstein J, Eckersberger E, Sadri H, et al. Open versus laparoscopic versus robot-assisted laparoscopic prostatectomy: the European and US Experience. *Rev Urol.* 2010;12(1):35–43.
3. Hanly EJ, Talamini MA. Robotic abdominal surgery. *Am J Surg.* 2004;188 (4A Suppl):19S–26S.
4. Mack MJ. Minimally invasive and robotic surgery. *JAMA.* 2001;285(5):568–572.
5. Gurusamy K, Junnarkar S, Farouk M, Davidson BR. Meta-analysis of randomized controlled trials on the safety and effectiveness of day-case laparoscopic cholecystectomy. *Br J Surg.* 2008;95(2):161–168.
6. Gurusamy KS, Junnarkar S, Farouk M, et al. Day-case versus overnight stay in laparoscopic cholecystectomy. *Cochrane Database Syst Rev.* 2008;(1):CD006798.
7. Thomas H, Agrawal S. Systematic review of day-case laparoscopic fundoplication. *J Laparoendosc Adv Surg Tech A.* 2011;21(9):781–788.
8. Thomas H, Agrawal S. Systematic review of same-day laparoscopic adjustable gastric band surgery. *Obes Surg.* 2011;21(6):805–810.
9. Thomas H, Agrawal S. Systematic review of 23-hour (outpatient) stay laparoscopic gastric bypass surgery. *J Laparoendosc Adv Surg Tech A.* 2011;21(8):677–681.
10. Walter CJ, Collin J, Dumville JC, et al. Enhanced recovery in colorectal resections: a systematic review and meta-analysis. *Colorectal Dis.* 2009;11(4):344–353.
11. Gurusamy KS, Samraj K, Davidson BR. Low pressure versus standard pressure pneumoperitoneum in laparoscopic cholecystectomy. *Cochrane Database Syst Rev.* 2009;15(2):CD006930.
12. Gurusamy KS, Koti R, Davidson BR. Abdominal lift for laparoscopic cholecystectomy. *Cochrane Database Syst Rev.* 2013;8:CD006574.
13. Gunning JE RB. Evolution of endoscopic surgery. In: White RA, ed. *Endoscopic Surgery.* Boston, MA: Mosby Year Book; 1991:1–9.
14. Brash JH. Outpatient laparoscopic sterilization. *Br Med J.* 1976;1(6022):1376–1377.
15. Thompson B, Wheeless RC. Outpatient sterilization by laparoscopy: a report of 666 patients. *Obstet Gynecol.* 1971;38(6):912–915.
16. Vaughan J, Gurusamy KS, Davidson BR. Day-surgery versus overnight stay surgery for laparoscopic cholecystectomy. *Cochrane Database Syst Rev.* 2013;7:CD006798.
17. Hinojosa MW, Varela JE, Parikh D, et al. National trends in use and outcome of laparoscopic adjustable gastric banding. *Surg Obes Relat Dis.* 2009;5(2):150–155.
18. Abou Rached A, Basile M, El Masri H. Gastric leaks post sleeve gastrectomy: review of its prevention and management. *World J Gastroenterol.* 2014;20(38):13904–13910.
19. Joshi GP, Ahmad S, Riad W, et al. Selection of obese patients undergoing ambulatory surgery: a systematic review of the literature. *Anesth Analg.* 2013;117(5):1082–1091.
20. O'Malley C, Cunningham AJ. Physiologic changes during laparoscopy. *Anesthesiol Clin North Am.* 2001;19(1):1–19.
21. Gutt CN, Oniu T, Mehrabi A, et al. Circulatory and respiratory complications of carbon dioxide insufflation. *Dig Surg.* 2004;21(2):95–105.
22. Collins LM, Vaghadia H. Regional anesthesia for laparoscopy. *Anesthesiol Clin North Am.* 2001;19(1):43–55.
23. Sammour T, Mittal A, Loveday BPT, et al. Systematic review of oxidative stress associated with pneumoperitoneum. *Br J Surg.* 2009;96(8):836–850.
24. Gannedahl P, Odeberg S, Brodin LA, et al. Effects of posture and pneumoperitoneum during anaesthesia on the indices of left ventricular filling. *Acta Anaesthesiol Scand.* 1996;40(2):160–166.
25. Tonner PH, Scholz J. Total intravenous or balanced anaesthesia in ambulatory surgery? *Curr Opin Anaesthesiol.* 2000;13(6):631–636.
26. Nguyen NT, Wolfe BM. The physiologic effects of pneumoperitoneum in the morbidly obese. *Ann Surg.* 2005;241(2):219–226.
27. Harris SN, Ballantyne GH, Luther MA, Perrino AC. Alterations of cardiovascular performance during laparoscopic colectomy: a combined hemodynamic and echocardiographic analysis. *Anesth Analg.* 1996;83(3):482–487.
28. Chin KM, Kim NHS, Rubin LJ. The right ventricle in pulmonary hypertension. *Coron Artery Dis.* 2005;16(1):13–18.
29. Joshi GP. Inhalational techniques in ambulatory anesthesia. *Anesthesiol Clin North America.* 2003;21(2):263–272.
30. Falabella A, Moore-Jeffries E, Sullivan MJ, et al. Cardiac function during steep Trendelenburg position and CO$_2$ pneumoperitoneum for robotic-assisted prostatectomy: a trans-oesophageal Doppler probe study. *Int J Med Robot.* 2007;3(4):312–315.
31. Lestar M, Gunnarsson L, Lagerstrand L, et al. Hemodynamic perturbations during robot-assisted laparoscopic radical prostatectomy in 45° Trendelenburg position. *Anesth Analg.* 2011;113(5):1069–1075.
32. Kadam PG, Marda M, Shah VR. Carbon dioxide absorption during laparoscopic donor nephrectomy: a comparison between retroperitoneal and transperitoneal approaches. *Transplant Proc.* 2008;40(4):1119–1121.
33. Schrijvers D, Mottrie A, Traen K, et al. Pulmonary gas exchange is well preserved during robot assisted surgery in steep Trendelenburg position. *Acta Anaesthesiol Belg.* 2009;60(4):229–233.
34. Strang CM, Fredén F, Maripuu E, et al. Ventilation-perfusion distributions and gas exchange during carbon dioxide pneumoperitoneum in a porcine model. *Br J Anaesth.* 2010;105(5):691–697.
35. Strang CM, Ebmeyer U, Maripuu E, et al. Improved ventilation-perfusion matching by abdominal insufflation (pneumoperitoneum) with CO$_2$ but not with air. *Minerva Anestesiol.* 2013;79(6):617–625.
36. Hager H, Reddy D, Mandadi G, et al. Hypercapnia improves tissue oxygenation in morbidly obese surgical patients. *Anesth Analg.* 2006;103(3):677–681.
37. Fleischmann E, Herbst F, Kugener A, et al. Mild hypercapnia increases subcutaneous and colonic oxygen tension in patients given 80% inspired oxygen during abdominal surgery. *Anesthesiology.* 2006;104(5):944–949.
38. Pelosi P, Croci M, Ravagnan I, et al. The effects of body mass on lung volumes, respiratory mechanics, and gas exchange during general anesthesia. *Anesth Analg.* 1998;87(3):654–660.
39. Sprung J, Whalley DG, Falcone T, et al. The effects of tidal volume and respiratory rate on oxygenation and respiratory mechanics during laparoscopy in morbidly obese patients. *Anesth Analg.* 2003;97(1):268–274.
40. Perilli V, Vitale F, Modesti C, et al. Carbon dioxide elimination pattern in morbidly obese patients undergoing laparoscopic surgery. *Surg Obes Relat Dis.* 2012;8(5):590–594.
41. Kwak HJ, Jo YY, Lee KC, et al. Acid-base alterations during laparoscopic abdominal surgery: a comparison with laparotomy. *Br J Anaesth.* 2010;105(4):442–447.
42. Takagi S. Hepatic and portal vein blood flow during carbon dioxide pneumo-

peritoneum for laparoscopic hepatectomy. *Surg Endosc.* 1998;12(5):427–431.

43. Tranchart H, O'Rourke N, Van Dam R, et al. Bleeding control during laparoscopic liver resection: a review of literature. *J Hepatobiliary Pancreat Sci.* 2015;22(5):371–378.

44. Leduc LJ, Mitchell A. Intestinal ischemia after laparoscopic cholecystectomy. *JSLS.* 2006;10(2):236–238.

45. McDougall EM, Monk TG, Wolf JS, et al. The effect of prolonged pneumoperitoneum on renal function in an animal model. *J Am Coll Surg.* 1996; 182(4):317–328.

46. Nguyen NT, Perez R V, Fleming N, et al. Effect of prolonged pneumoperitoneum on intraoperative urine output during laparoscopic gastric bypass. *J Am Coll Surg.* 2002;195(4):476–483.

47. Viinamki O, Punnonen R. Vasopressin release during laparoscopy: role of increased intra-abdominal pressure. *Lancet.* 1982;1(8264):175–176.

48. Melville RJ, Frizis HI, Forsling ML, et al. The stimulus for vasopressin release during laparoscopy. *Surg Gynecol Obstet.* 1985;161(3):253–256.

49. Weingarten TN, Gurrieri C, McCaffrey JM, et al. Acute kidney injury following bariatric surgery. *Obes Surg.* 2013;23(1):64–70.

50. Bickel A, Loberant N, Bersudsky M, et al. Overcoming reduced hepatic and renal perfusion caused by positive-pressure pneumoperitoneum. *Arch Surg.* 2007;142(2):119–124.

51. Halverson A, Buchanan R, Jacobs L, et al. Evaluation of mechanism of increased intracranial pressure with insufflation. *Surg Endosc.* 1998;12(3):266–269.

52. Kalmar AF, Foubert L, Hendrickx JF, et al. Influence of steep Trendelenburg position and CO_2 pneumoperitoneum on cardiovascular, cerebrovascular, and respiratory homeostasis during robotic prostatectomy. *Br J Anaesth.* 2010; 104(4):433–439.

53. Pandey R, Garg R, Darlong V, et al. Unpredicted neurological complications after robotic laparoscopic radical cystectomy and ileal conduit formation in steep Trendelenburg position: two case reports. *Acta Anaesthesiol Belg.* 2010;61(3):163–166.

54. Hoshikawa Y, Tsutsumi N, Ohkoshi K, et al. The effect of steep Trendelenburg positioning on intraocular pressure and visual function during robotic-assisted radical prostatectomy. *Br J Ophthalmol.* 2014;98(3):305–308.

55. Awad H, Santilli S, Ohr M, et al. The effects of steep Trendelenburg positioning on intraocular pressure during robotic radical prostatectomy. *Anesth Analg.* 2009;109(2):473–478.

56. Weber ED, Colyer MH, Lesser RL, et al. Posterior ischemic optic neuropathy after minimally invasive prostatectomy. *J Neuroophthalmol.* 2007;27(4): 285–287.

57. Kumar G, Vyakarnam P. Postoperative vision loss after colorectal laparoscopic surgery. *Surg Laparosc Endosc Percutan Tech.* 2013;23(2):e87–e88.

58. Smith I. Anesthesia for laparoscopy with emphasis on outpatient laparoscopy. *Anesthesiol Clin North Am.* 2001;19(1):21–41.

59. Dion JM, McKee C, Tobias JD, et al. Carbon dioxide monitoring during laparoscopic-assisted bariatric surgery in severely obese patients: transcutaneous versus end-tidal techniques. *J Clin Monit Comput.* 2015;29(1):183–186.

60. Kumar G, Stendall C, Mistry R, et al. A comparison of total intravenous anaesthesia using propofol with sevoflurane or desflurane in ambulatory surgery: systematic review and meta-analysis. *Anaesthesia.* 2014;69(10):1138–1150.

61. Yoo Y-C, Bai S-J, Lee K-Y, et al. Total intravenous anesthesia with propofol reduces postoperative nausea and vomiting in patients undergoing robot-assisted laparoscopic radical prostatectomy: a prospective randomized trial. *Yonsei Med J.* 2012;53(6):1197–1202.

62. Taylor E, Feinstein R, White PF, et al. Anesthesia for laparoscopic cholecystectomy. Is nitrous oxide contraindicated? *Anesthesiology.* 1992;76(4):541–543.

63. Fernández-Guisasola J, Gómez-Arnau JI, Cabrera Y, et al. Association between nitrous oxide and the incidence of postoperative nausea and vomiting in adults: a systematic review and meta-analysis. *Anaesthesia.* 2010;65(4):379–387.

64. Neuman GG, Sidebotham G, Negoianu E, et al. Laparoscopy explosion hazards with nitrous oxide. *Anesthesiology.* 1993;78(5):875–879.

65. Watanabe K, Kashiwagi K, Kamiyama T, et al. High-dose remifentanil suppresses stress response associated with pneumoperitoneum during laparoscopic colectomy. *J Anesth.* 2014;28(3):334–340.

66. Tufanogullari B, White PF, Peixoto MP, et al. Dexmedetomidine infusion during laparoscopic bariatric surgery: the effect on recovery outcome variables. *Anesth Analg.* 2008;106(6):1741–1748.

67. Kranke P, Jokinen J, Pace NL, et al. Continuous intravenous perioperative lidocaine infusion for postoperative pain and recovery. *Cochrane Database Syst Rev.* 2015;7:CD009642.

68. Marret E, Rolin M, Beaussier M, et al. Meta-analysis of intravenous lidocaine and postoperative recovery after abdominal surgery. *Br J Surg.* 2008;95(11): 1331–1338.

69. McCarthy GC, Megalla SA, Habib AS. Impact of intravenous lidocaine infusion on postoperative analgesia and recovery from surgery: a systematic review of randomized controlled trials. *Drugs.* 2010;70(9):1149–1163.

70. Vigneault L, Turgeon AF, Côté D, et al. Perioperative intravenous lidocaine infusion for postoperative pain control: a meta-analysis of randomized controlled trials. *Can J Anaesth.* 2011;58(1):22–37.

71. Kehlet H, Gray AW, Bonnet F, et al. A procedure-specific systematic review and consensus recommendations for postoperative analgesia following laparoscopic cholecystectomy. *Surg Endosc.* 2005;19(10):1396–1415.

72. Møiniche S, Jørgensen H, Wetterslev J, et al. Local anesthetic infiltration for postoperative pain relief after laparoscopy: a qualitative and quantitative systematic review of intraperitoneal, port-site infiltration and mesosalpinx block. *Anesth Analg.* 2000;90(4):899–912.

73. Gupta A. Local anaesthesia for pain relief after laparoscopic cholecystectomy—a systematic review. *Best Pract Res Clin Anaesthesiol.* 2005;19(2):275–292.

74. Thornton PC, Buggy DJ. Local anaesthetic wound infusion for acute postoperative pain: a viable option? *Br J Anaesth.* 2011;107(5):656–658.

75. Loizides S, Gurusamy KS, Nagendran M, et al. Wound infiltration with local

anaesthetic agents for laparoscopic cholecystectomy. *Cochrane Database Syst Rev.* 2014;3:CD007049.

76. Gurusamy KS, Nagendran M, Guerrini GP, et al. Intraperitoneal local anaesthetic instillation versus no intraperitoneal local anaesthetic instillation for laparoscopic cholecystectomy. *Cochrane Database Syst Rev.* 2014;3:CD007337.

77. Kahokehr A, Sammour T, Soop M, et al. Intraperitoneal use of local anesthetic in laparoscopic cholecystectomy: systematic review and meta-analysis of randomized controlled trials. *J Hepatobiliary Pancreat Sci.* 2010;17(5):637–656.

78. Kahokehr A, Sammour T, Srinivasa S, Hill AG. Systematic review and meta-analysis of intraperitoneal local anaesthetic for pain reduction after laparoscopic gastric procedures. *Br J Surg.* 2011;98(1):29–36.

79. Kopman AF, Naguib M. Laparoscopic surgery and muscle relaxants: is deep block helpful? *Anesth Analg.* 2015;120(1):51–58.

80. Staehr-Rye AK, Rasmussen LS, Rosenberg J, et al. Surgical space conditions during low-pressure laparoscopic cholecystectomy with deep versus moderate neuromuscular blockade: a randomized clinical study. *Anesth Analg.* 2014; 119(5):1084–1092.

81. Van Wijk RM, Watts RW, Ledowski T, et al. Deep neuromuscular block reduces intra-abdominal pressure requirements during laparoscopic cholecystectomy: a prospective observational study. *Acta Anaesthesiol Scand.* 2015; 59(4):434–440.

82. Martini CH, Boon M, Bevers RF, et al. Evaluation of surgical conditions during laparoscopic surgery in patients with moderate vs deep neuromuscular block. *Br J Anaesth.* 2014;112(3):498–505.

83. Blobner M, Frick CG, Stäuble RB, et al. Neuromuscular blockade improves surgical conditions (NISCO). *Surg Endosc.* 2015;29(3):627–636.

84. Dubois PE, Putz L, Jamart J, et al. Deep neuromuscular block improves surgical conditions during laparoscopic hysterectomy: a randomised controlled trial. *Eur J Anaesthesiol.* 2014;31(8):430–436.

85. Murphy GS, Brull SJ. Residual neuromuscular block: lessons unlearned. Part I: definitions, incidence, and adverse physiologic effects of residual neuromuscular block. *Anesth Analg.* 2010;111(1):120–128.

86. Brull SJ, Murphy GS. Residual neuromuscular block: lessons unlearned. Part II: methods to reduce the risk of residual weakness. *Anesth Analg.* 2010;111(1):129–140.

87. Plaud B, Debaene B, Donati F, et al. Residual paralysis after emergence from anesthesia. *Anesthesiology.* 2010;112(4):1013–1022.

88. Aldenkortt M, Lysakowski C, Elia N, et al. Ventilation strategies in obese patients undergoing surgery: a quantitative systematic review and meta-analysis. *Br J Anaesth.* 2012;109(4):493–502.

89. Balick-Weber C-C, Nicolas P, Hedreville-Montout M, et al. Respiratory and haemodynamic effects of volume-controlled vs pressure-controlled ventilation during laparoscopy: a cross-over study with echocardiographic assessment. *Br J Anaesth.* 2007;99(3):429–435.

90. Baraka A, Jabbour S, Hammoud R, et al. End-tidal carbon dioxide tension during laparoscopic cholecystectomy: correlation with the baseline value prior to carbon dioxide insufflation. *Anaesthesia.* 1994;49(4):304–306.

91. Loeckinger A, Kleinsasser A, Hoermann C, et al. Inert gas exchange during pneumoperitoneum at incremental values of positive end-expiratory pressure. *Anesth Analg.* 2000;90(2):466–471.

92. Hazebroek EJ, Haitsma JJ, Lachmann B, et al. Mechanical ventilation with positive end-expiratory pressure preserves arterial oxygenation during prolonged pneumoperitoneum. *Surg Endosc.* 2002;16(4):685–689.

93. Meininger D, Byhahn C, Mierdl S, et al. Positive end-expiratory pressure improves arterial oxygenation during prolonged pneumoperitoneum. *Acta Anaesthesiol Scand.* 2005;49(6):778–783.

94. Futier E, Constantin J-M, Pelosi P, et al. Intraoperative recruitment maneuver reverses detrimental pneumoperitoneum-induced respiratory effects in healthy weight and obese patients undergoing laparoscopy. *Anesthesiology.* 2010;113(6):1310–1319.

95. Valenza F, Vagginelli F, Tiby A, et al. Effects of the beach chair position, positive end-expiratory pressure, and pneumoperitoneum on respiratory function in morbidly obese patients during anesthesia and paralysis. *Anesthesiology.* 2007;107(5):725–732.

96. Hovaguimian F, Lysakowski C, Elia N, et al. Effect of intraoperative high inspired oxygen fraction on surgical site infection, postoperative nausea and vomiting, and pulmonary function: systematic review and meta-analysis of randomized controlled trials. *Anesthesiology.* 2013;119(2):303–316.

97. Fernandez-Bustamante A, Hashimoto S, Serpa Neto A, et al. Perioperative lung protective ventilation in obese patients. *BMC Anesthesiol.* 2015;15:56.

98. Coppola S, Froio S, Chiumello D. Protective lung ventilation during general anesthesia: is there any evidence? *Crit Care.* 2014;18(2):210.

99. Gray RI, Ott DE, Henderson AC, et al. Severe local hypothermia from laparoscopic gas evaporative jet cooling: a mechanism to explain clinical observations. *JSLS.* 1999;3(3):171–177.

100. Davis SS, Mikami DJ, Newlin M, et al. Heating and humidifying of carbon dioxide during pneumoperitoneum is not indicated: a prospective randomized trial. *Surg Endosc.* 2006;20(1):153–158.

101. Birch DW, Manouchehri N, Shi X, et al. Heated CO_2 with or without humidification for minimally invasive abdominal surgery. *Cochrane Database Syst Rev.* 2011;(1):CD007821.

102. Lassen K, Soop M, Nygren J, et al. Consensus review of optimal perioperative care in colorectal surgery: Enhanced Recovery After Surgery (ERAS) Group recommendations. *Arch Surg.* 2009;144(10):961–969.

103. Holte K, Klarskov B, Christensen DS, et al. Liberal versus restrictive fluid administration to improve recovery after laparoscopic cholecystectomy: a randomized, double-blind study. *Ann Surg.* 2004;240(5):892–899.

104. Danic MJ, Chow M, Alexander G, et al. Anesthesia considerations for robotic-assisted laparoscopic prostatectomy: a review of 1,500 cases. *J Robot Surg.* 2007;1(2):119–123.

105. Matot I, Paskaleva R, Eid L, et al. Effect of the volume of fluids administered

on intraoperative oliguria in laparoscopic bariatric surgery: a randomized controlled trial. *Arch Surg.* 2012;147(3):228–234.

106. Chakravartty S, Sarma DR, Patel AG. Rhabdomyolysis in bariatric surgery: a systematic review. *Obes Surg.* 2013;23(8):1333–1340.

107. Jacob M, Chappell D, Rehm M. Perioperative fluid administration: another form of "work-life balance." *Anesthesiology.* 2011;114(3):483–484.

108. Guenoun T, Aka EJ, Journois D, et al. Effects of laparoscopic pneumoperitoneum and changes in position on arterial pulse pressure wave-form: comparison between morbidly obese and normal-weight patients. *Obes Surg.* 2006;16(8):1075–1081.

109. Magrina JF. Complications of laparoscopic surgery. *Clin Obstet Gynecol.* 2002;45(2):469–480.

110. Joshi GP. Complications of laparoscopy. *Anesthesiol Clin North Am.* 2001; 19(1):89–105.

111. Coelho JC, Campos AC, Costa MA, et al. Complications of laparoscopic fundoplication in the elderly. *Surg Laparosc Endosc Percutan Tech.* 2003;13(1):6–10.

112. Pareek G, Hedican SP, Gee JR, et al. Meta-analysis of the complications of laparoscopic renal surgery: comparison of procedures and techniques. *J Urol.* 2006;175(4):1208–1213.

113. Fischer B, Engel N, Fehr J-L, et al. Complications of robotic assisted radical prostatectomy. *World J Urol.* 2008;26(6):595–602.

114. Coelho RF, Palmer KJ, Rocco B, et al. Early complication rates in a single-surgeon series of 2500 robotic-assisted radical prostatectomies: report applying a standardized grading system. *Eur Urol.* 2010;57(6):945–952.

115. Lasser MS, Renzulli J, Turini GA, et al. An unbiased prospective report of perioperative complications of robot-assisted laparoscopic radical prostatectomy. *Urology.* 2010;75(5):1083–1089.

116. Dexter F, Ledolter J, Davis E, et al. Systematic criteria for type and screen based on procedure's probability of erythrocyte transfusion. *Anesthesiology.* 2012;116(4):768–778.

117. Usal H, Nabagiez J, Sayad P, et al. Cost effectiveness of routine type and screen testing before laparoscopic cholecystectomy. *Surg Endosc.* 1999;13(2): 146–147.

118. Yong J, Hibbert P, Runciman WB, Coventry BJ. Bradycardia as an early warning sign for cardiac arrest during routine laparoscopic surgery. *Int J Qual Health Care.* 2015;27(6):472–477.

119. Ott DE. Subcutaneous emphysema—beyond the pneumoperitoneum. *JSLS.* 2014;18(1):1–7.

120. Siu W, Seifman BD, Wolf JS. Subcutaneous emphysema, pneumomediastinum and bilateral pneumothoraces after laparoscopic pyeloplasty. *J Urol.* 2003;170(5):1936–1937.

121. Murdock CM, Wolff AJ, Van Geem T. Risk factors for hypercarbia, subcutaneous emphysema, pneumothorax, and pneumomediastinum during laparoscopy. *Obstet Gynecol.* 2000;95(5):704–709.

122. Stern JA, Nadler RB. Pneumothorax masked by subcutaneous emphysema after laparoscopic nephrectomy. *J Endourol.* 2004;18(5):457–458.

123. Joris JL, Chiche JD, Lamy ML. Pneumothorax during laparoscopic fundoplication: diagnosis and treatment with positive end-expiratory pressure. *Anesth Analg.* 1995;81(5):993–1000.

124. Yee R, Hyde PR, Currie JS. Pneumothorax during laparoscopic Nissen fundoplication. *Anaesth Intensive Care.* 1996;24(1):93–96.

125. Phillips S, Falk GL. Surgical tension pneumothorax during laparoscopic repair of massive hiatus hernia: a different situation requiring different management. *Anaesth Intensive Care.* 2011;39(6):1120–1123.

126. Hawasli A. Spontaneous resolution of massive laparoscopy-associated pneumothorax: the case of the bulging diaphragm and review of the literature. *J Laparoendosc Adv Surg Tech A.* 2002;12(1):77–82.

127. Ueda K, Ahmed W, Ross AF. Intraoperative pneumothorax identified with transthoracic ultrasound. *Anesthesiology.* 2011;115(3):653–655.

128. Venkatesh R, Kibel AS, Lee D, et al. Rapid resolution of carbon dioxide pneumothorax (capno-thorax) resulting from diaphragmatic injury during laparoscopic nephrectomy. *J Urol.* 2002;167(3):1387–1388.

129. Cottin V, Delafosse B, Viale JP. Gas embolism during laparoscopy: a report of seven cases in patients with previous abdominal surgical history. *Surg Endosc.* 1996;10(2):166–169.

130. Bonjer HJ, Hazebroek EJ, Kazemier G, et al. Open versus closed establishment of pneumoperitoneum in laparoscopic surgery. *Br J Surg.* 1997;84(5): 599–602.

131. Otsuka Y, Katagiri T, Ishii J, et al. Gas embolism in laparoscopic hepatectomy: what is the optimal pneumoperitoneal pressure for laparoscopic major hepatectomy? *J Hepatobiliary Pancreat Sci.* 2013;20(2):137–140.

132. Hong J-Y, Kim WO, Kil HK. Detection of subclinical CO_2 embolism by transesophageal echocardiography during laparoscopic radical prostatectomy. *Urology.* 2010;75(3):581–584.

133. Kim CS, Kim JY, Kwon J-Y, et al. Venous air embolism during total laparoscopic hysterectomy: comparison to total abdominal hysterectomy. *Anesthesiology.* 2009;111(1):50–54.

134. Hong JY, Kim JY, Choi YD, et al. Incidence of venous gas embolism during robotic-assisted laparoscopic radical prostatectomy is lower than that during radical retropubic prostatectomy. *Br J Anaesth.* 2010;105(6):777–781.

135. Fors D, Eiriksson K, Arvidsson D, et al. Gas embolism during laparoscopic liver resection in a pig model: frequency and severity. *Br J Anaesth.* 2010;105(3):282–288.

136. Couture P, Boudreault D, Derouin M, et al. Venous carbon dioxide embolism in pigs: an evaluation of end-tidal carbon dioxide, transesophageal echocardiography, pulmonary artery pressure, and precordial auscultation as monitoring modalities. *Anesth Analg.* 1994;79(5):867–873.

137. Dauber MH, Roth S. Operating table failure: another hazard of spine surgery. *Anesth Analg.* 2009;108(3):904–905.

138. Newman NJ. Perioperative visual loss after nonocular surgeries. *Am J Ophthal-*

mol. 2008;145(4):604–610.

139. American Society of Anesthesiologists Task Force on Perioperative Visual Loss. Practice advisory for perioperative visual loss associated with spine surgery: an updated report by the American Society of Anesthesiologists Task Force on Perioperative Visual Loss. *Anesthesiology.* 2012;116(2):274–285.

140. Roth S, Thisted RA, Erickson JP, et al. Eye injuries after nonocular surgery: a study of 60,965 anesthetics from 1988 to 1992. *Anesthesiology.* 1996;85(5):1020–1027.

141. Sukhu T, Krupski TL. Patient positioning and prevention of injuries in patients undergoing laparoscopic and robot-assisted urologic procedures. *Curr Urol Rep.* 2014;15(4):398.

142. Eteuati J, Hiscock R, Hastie I, et al. Brachial plexopathy in laparoscopic-assisted rectal surgery: a case series. *Tech Coloproctol.* 2013;17(3):293–297.

143. Phong SV, Koh LK. Anaesthesia for robotic-assisted radical prostatectomy: considerations for laparoscopy in the Trendelenburg position. *Anaesth Intensive Care.* 2007;35(2):281–285.

144. Avriel A, Warner E, Avinoach E, et al. Major respiratory adverse events after laparascopic gastric banding surgery for morbid obesity. *Respir Med.* 2012; 106(8):1192–1198.

145. Sharma RR, Axelsson H, Oberg A, et al. Diaphragmatic activity after laparoscopic cholecystectomy. *Anesthesiology.* 1999;91(2):406–413.

146. Erice F, Fox GS, Salib YM, et al. Diaphragmatic function before and after laparoscopic cholecystectomy. *Anesthesiology.* 1993;79(5):966–975.

147. Sadovnikoff N, Maxwell LG. Respiratory failure after laparoscopic cholecystectomy in a patient with chronic hemidiaphragm paralysis. *Anesthesiology.* 1997;87(4):996–998.

148. Milic DJ, Pejcic VD, Zivic SS, et al. Coagulation status and the presence of postoperative deep vein thrombosis in patients undergoing laparoscopic cholecystectomy. *Surg Endosc.* 2007;21(9):1588–1592.

149. Schwenk W, Böhm B, Fügener A, et al. Intermittent pneumatic sequential compression (ISC) of the lower extremities prevents venous stasis during laparoscopic cholecystectomy. *Surg Endosc.* 2014;12(1):7–11.

150. Stein PD, Matta F, Sabra MJ. Pulmonary embolism and deep venous thrombosis following laparoscopic cholecystectomy. *Clin Appl Thromb Hemost.* 2014;20(3):233–237.

151. Stein PD, Matta F. Pulmonary embolism and deep venous thrombosis following bariatric surgery. *Obes Surg.* 2013;23(5):663–668.

152. Stein PD, Beemath A, Olson RE. Obesity as a risk factor in venous thromboembolism. *Am J Med.* 2005;118(9):978–980.

153. Tyritzis SI, Wallerstedt A, Steineck G, et al. Thromboembolic complications in 3,544 patients undergoing radical prostatectomy with or without lymph node dissection. *J Urol.* 2015;193(1):117–125.

154. Veldkamp R, Gholghesaei M, Bonjer HJ, et al. Laparoscopic resection of colon cancer: consensus of the European Association of Endoscopic Surgery (EAES). *Surg Endosc.* 2004;18(8):1163–1185.

155. Atak I, Ozbagriacik M, Akinci OF, et al. Active gas aspiration to reduce pain after laparoscopic cholecystectomy. *Surg Laparosc Endosc Percutan Tech.* 2011;21(2):98–100.

156. Joshi GP. Multimodal analgesia techniques and postoperative rehabilitation. *Anesthesiol Clin North Am.* 2005;23(1):185–202.

157. Gajraj NM, Joshi GP. Role of cyclooxygenase-2 inhibitors in postoperative pain management. *Anesthesiol Clin North Am.* 2005;23(1):49–72.

158. McNicol ED, Tzortzopoulou A, Cepeda MS, et al. Single-dose intravenous paracetamol or propacetamol for prevention or treatment of postoperative pain: a systematic review and meta-analysis. *Br J Anaesth.* 2011;106(6): 764–775.

159. Ong CK, Seymour RA, Lirk P, et al. Combining paracetamol (acetaminophen) with nonsteroidal anti-inflammatory drugs: a qualitative systematic review of analgesic efficacy for acute postoperative pain. *Anesth Analg.* 2010;110(4):1170–1179.

160. Maund E, McDaid C, Rice S, et al. Paracetamol and selective and non-selective non-steroidal anti-inflammatory drugs for the reduction in morphine-related side-effects after major surgery: a systematic review. *Br J Anaesth.* 2011; 106(3):292–297.

161. Baeriswyl M, Kirkham KR, Kern C, et al. The analgesic efficacy of ultrasound-guided transversus abdominis plane block in adult patients: a meta-analysis. *Anesth Analg.* 2015;121(6):1640–1654.

162. Fields AC, Gonzalez DO, Chin EH, et al. Laparoscopic-assisted transversus abdominis plane block for postoperative pain control in laparoscopic ventral hernia repair: a randomized controlled trial. *J Am Coll Surg.* 2015;221(2):462–469.

163. Elamin G, Waters PS, Hamid H, et al. Efficacy of a laparoscopically delivered transversus abdominis plane block technique during elective laparoscopic cholecystectomy: a prospective, double-blind randomized trial. *J Am Coll Surg.* 2015;221(2):335–344.

164. Petersen PL, Mathiesen O, Torup H, Dahl JB. The transversus abdominis plane block: a valuable option for postoperative analgesia? A topical review. *Acta Anaesthesiol Scand.* 2010;54(5):529–535.

165. Levy BF, Tilney HS, Dowson HMP, Rockall TA. A systematic review of postoperative analgesia following laparoscopic colorectal surgery. *Colorectal Dis.* 2010;12(1):5–15.

166. Apfel CC, Heidrich FM, Jukar-Rao S, et al. Evidence-based analysis of risk factors for postoperative nausea and vomiting. *Br J Anaesth.* 2012;109(5): 742–753.

167. Weingarten TN, Hawkins NM, Beam WB, et al. Factors associated with prolonged anesthesia recovery following laparoscopic bariatric surgery: a retrospective analysis. *Obes Surg.* 2015;25(6):1024–1030.

168. Gan TJ, Diemunsch P, Habib AS, et al. Consensus guidelines for the management of postoperative nausea and vomiting. *Anesth Analg.* 2014;118(1): 85–113.

第45章 麻醉与肥胖

Ana Fernandez-Bustamante   Brenda A. Bucklin

要点

1. 阻塞性睡眠呼吸暂停（obstructive sleep apnea, OSA）在肥胖患者中很常见，在麻醉过程中易合并困难气道。
2. 肥胖患者即使有明显的心血管疾病，也可能无症状出现，因为他们的运动耐受性往往受限。
3. 颈围是病态肥胖症患者插管困难的最佳预测指标。较大的颈围与男性、较高的 Mallampati 评分、喉镜显露 3 级和 OSA 相关。
4. 许多肥胖患者肝功能检查异常（主要是丙氨酸转氨酶升高），但常规肝功能检查异常与肝脏代谢药物能力下降无明显相关性。
5. 病态肥胖症是深静脉血栓形成和急性术后肺栓塞猝死的主要独立危险因素。动员病态肥胖症患者运动通常是困难的，但在预防术后并发症方面是非常重要的。
6. 呼气末正压是唯一显示能够持续改善肥胖患者呼吸功能的通气参数，但它可减少静脉回流、心输出量及随后的氧供。
7. 在大多数患者中，前臂血压是上臂血压的一个较好的预测指标，但在肥胖患者中，用标准袖带测量前臂血压可能会高估收缩压和舒张压。
8. 喉镜显露时采取头高位，这样肥胖患者头部、上身、肩部高于胸部，可以改善喉镜显露和插管条件。
9. 肥胖患者可能需要更大剂量的诱导药物，因为血容量、肌肉质量和心输出量随肥胖程度线性增加。由于假性胆碱酯酶活性的增加，增加琥珀胆碱的剂量是必要的。
10. 及时而安全的拔管可降低病态肥胖症患者呼吸机依赖的可能性，特别是在心肺疾病患者中。
11. 由于肥胖患者存在围术期低氧血症和呼吸暂停的风险，术后疼痛管理应采用减少阿片类药物用量的多模式镇痛技术。区域阻滞技术降低了阿片类药物相关并发症的风险。
12. 接受过椎管内或肠外阿片类药物的肥胖患者需要仔细的术后监测。对于可能存在困难气道的肥胖患者，在给予中枢性阿片类药物时，应警惕可能出现的延迟性呼吸抑制，并进行密切的监护。

定义和流行病学

引言

　　世界卫生组织将肥胖定义为体脂过多，以至于健康受到不利影响的情况[1]。在过去的 30 年里，全世界的肥胖发生率直线上升[2]。据估计目前肥胖个体的数量已远远超过了体重不足个体的数量。目前超过 1/3 的美国人（33.8%）和 17% 的青少年存在肥胖[3]。美国的肥胖人群在地理位置、种族、社会经济地位方面上存在分布不均。疾病控制和预防中心（Centers for Disease Control and Prevention, CDC）监测肥胖的流行病学变化，并定期更新数据。

肥胖相关的疾病包括糖尿病、心血管疾病、阻塞性睡眠呼吸暂停、非酒精性脂肪性肝病（non-alcoholic fatty liver disease, NAFLD）、关节炎和某些类型的癌症，这些疾病是这类人群发病和死亡的主要原因[4-5]。尽管减重术的数量呈指数增长，但肥胖和病态肥胖症患者接受各种类型的手术都被认为是高风险的。然而，周密的计划，完善的术前风险评估，充分的麻醉管理，严格的血栓事件预防和有效的术后镇痛控制都有助于降低风险。通过适当的围术期管理，肥胖患者也可以安全、有效的进行外科手术。

肥胖的定义包括在患者的一定年龄、性别、身高的情况下体重过重，并通过以下几个概念进行评估计算：

- 理想体重（ideal body weight, IBM）是由人身保险公司基于身高和体重提出的概念。使用Broca 指数可以估算某一给定的身高性别下最低死亡率的体重：

    IBW（kg）=身高（cm）-x，其中成年男性的 x 为 100 和成年女性为 105。

- 预测体重（predicted body weight, PBW）与 IBW 相似，在医学文献中更常用。成人的 PBW 的计算公式如下[6]：

    男性：PBW（kg）=50+0.91×［身高（cm）-152.4］
    女性：PBW（kg）=45.5+0.91×［身高（cm）-152.4］

- 瘦体重（lean body weight, LBW）是总体重（total body weight, TBW）减去脂肪组织。它是由细胞团、细胞外液和不含脂肪的结缔组织构成，在男性和女性中分别约占 80% 和 75%，更准确的公式如下[7]：

    男性：1.10×TBW-0.012 8×BMI×TBW
    女性：1.07×TBW-0.014 8×BMI×TBW

    在病态肥胖症患者中，将 IBM 增加 20% 至 30% 估计出 LBW。在非肥胖和非肌肉型个体中，TBW 接近 IBW[8]。

- 体重指数（body mass index, BMI）在临床实践中用于评估肥胖程度：

$$BMI = \frac{体重（kg）}{身高（m）平方}$$

肥胖的定义是 BMI 为 30kg/m² 及以上，根据全身疾病风险将肥胖进一步分类（表 45-1）。病态肥胖症定义为 BMI 40kg/m² 及以上，也可进一步分为超级肥胖症（BMI≥50kg/m²）和超级-超级肥胖症（BMI≥60kg/m²）[9]。BMI 将肥胖和非肥胖成年人区分开来，它能估测体脂，因为进行了身高校准，并且身高与体重有着强相关性。然而它不能区分超重（overweight）和过胖（overfat），因为肌肉发达的个体很容易被 BMI 归类为超重。因此，应结合年龄、脂肪含量和分布（如腰围和腰臀比）等其他因素综合考量，也可以应用使用 BMI 概念的健康风险预测因子。

脂肪的解剖分布具有病理生理学意义[10-11]。在男性（中心型）肥胖中，脂肪组织主要分布于上身（躯干），并与增加耗氧和心血管疾病发病率有

表 45-1　肥胖分类和根据腰围的全身疾病风险

BMI/（kg·m⁻²）	描述	全身疾病风险	
		男性腰围＜102cm 女性腰围＜88cm	男性腰围≥102cm 女性腰围≥88cm
＜18.5	过轻		
18.5～24.9	正常		
25.0～29.9	超重		
30.0～34.9	肥胖（Ⅰ级）	平均	平均
35.0～39.9	肥胖（Ⅱ级）	增加	高
40.0～49.9	病态肥胖症（Ⅲ级）	高	很高
50.0～59.9	超级肥胖症	很高	很高
≥60	超级-超级肥胖症	极高	极高

BMI，体重指数。

关。内脏脂肪特别是与心血管疾病和左心室功能不全有关。在女性（外周型肥胖）中，脂肪组织主要分布在髋部、臀部和大腿。这种脂肪的代谢活性较低，因此与心血管疾病的关联较小。身体的各种围度指数如腰围、腰围身高比和腰臀比有助于区分肥胖类型（例如中心型 vs. 外周型肥胖），并与死亡率、罹患肥胖相关疾病的风险相关。腰围与腹部脂肪相关，是某些疾病的独立风险预测因素（表45-1）。

肥胖的管理

药物治疗

肥胖的药物治疗适应证包括 BMI≥30kg/m²，或 BMI 为 27～29.9kg/m² 并伴有一个肥胖相关并发症。尽管生活方式改变和药物治疗等传统方法在长期减重方面成效不大[12-14]，但某些药物还是常被用于治疗肥胖，因为它们具有减少能量摄入，提高能量利用率或减少营养吸收的能力。芬特明、芬特明-托吡酯、氯卡色林、安非他酮-纳曲酮、利拉鲁肽和奥利司他是 FDA 批准的抗肥胖药物[15]。除奥利司他以外，大多数药物都以控制食欲为目标。芬特明是一种主要通过兴奋去甲肾上腺素并可能兴奋多巴胺的拟交感神经胺，有降低食欲的作用。尽管芬特明被批准最多只能使用3个月，但它仍可以诱发心动过速、心悸和高血压，以及产生药物依赖、滥用和戒断症状。由于担心有肺动脉高压和心脏瓣膜疾病发生风险，芬特明不再与芬氟拉明合用。现在它与托吡酯联合使用[16]。但这种组合经常造成口干、感觉异常、便秘、失眠和头晕。氯卡色林是5-羟色胺（5-HT）受体拮抗剂，并刺激 5-HT$_{2C}$ 受体。安非他酮与纳曲酮合用，是多巴胺和去甲肾上腺素再摄取抑制剂[17]，可以刺激阿黑皮素原神经元。由于纳曲酮增强了阿黑皮素原神经元的反馈抑制，两者合用使得安非他酮的功效增强。利拉鲁肽与体重减轻相关，对食欲没有影响，它通过防止肾小管中葡萄糖和水的再吸收来促使体重减轻[18]。奥利司他通过抑制胃肠道脂肪酶来阻断饮食脂肪的吸收。它有助于减轻体重，改善血压、空腹血糖水平和血脂谱[19]。脂肪吸收不良会引起常见的油性斑点便、液便、排便急迫、气胀和腹部绞痛等症状。长期服用奥利司他可能导致脂溶性维生素缺乏。在奥利司他治疗期间，部分凝血活酶时间正常而凝血酶原时间延长可能反映维生素 K 缺乏，这种凝血功能障碍应在择期手术6～24h前纠正[20]。

虽然非处方药被广泛用作一种减重策略，支持其功效及安全的证据是有限的。植物提取物或草药常用于治疗肥胖，包括胰脂酶抑制药（例如咖啡因、绿茶或红茶），食欲抑制药（例如蝴蝶亚仙人掌、高丽参、麻黄、葵花籽油），能量消耗刺激剂（例如巴西莓、咖啡因）和脂肪代谢调节剂（例如大豆、鱼油、乌龙茶、咖啡因）[21]。美国麻醉医师协会告诫患者告诉他们的麻醉医师他们正在服用的药物，包括维生素、草药和其他补充剂。这些产品可以干扰麻醉，可能会引起术中并发症[22]。

减重术

减重术是目前病态肥胖症（Ⅲ级）最有效的治疗方法。目前的指南对 BMI 超过 40kg/m²，或虽然 BMI 在 35kg/m² 以下但存在控制欠佳的肥胖相关的共病的患者建议进行减重术[23]。然而，最近又建议将减重术的门槛改为 BMI 35kg/m² 或 BMI 30kg/m² 且存在肥胖相关的共病，目的是减少与糖尿病、高血压、高胆固醇、结肠癌和心血管疾病相关的终生费用[24]。手术分为以下几类：限制吸收型（如空肠回肠旁路术和胆胰分流、胆胰分流与十二指肠切换术）、限制摄入性（垂直绑带胃成形术、可调节性胃束带术、袖状胃成形术）或联合型［鲁氏 Y 形胃旁路术（Roux-en-Y gastric bypass，RYGB）］。RYGB 进行了胃限制并保证了最低程度的吸收不良。RYGB、可调节性胃束带术、袖状胃成形术和垂直绑带胃成形术均可行腹腔镜手术。腹腔镜减重术与术后疼痛少、发病率低、恢复快和"第三间隙"减少有关[25]。由于存在再次手术的风险和对健康的不利影响，一些手术（例如空肠回肠旁路术）不再执行。RYGB 是最常见的减重术，在严重肥胖的患者中可以安全、短期及长期地减轻体重。使用 RYGB 后，患者平均减重50% 至60%，在术后的 12 个月至 24 个月体重指数约下降 10kg/m²。2 型糖尿病问题在大多数患者中得到解决。袖状胃成形术或胃部分切除术是第二常见的限制摄入类手术。腹腔镜可调节性胃束带术（laparoscopic adjustable gastric banding，LAGB）是一种限制性胃手术，利用可调充气带改变胃容量，以满足个人减重需要。垂直绑带胃成形术也限制了食物的摄入。

目前正在开发创伤性较小的减重技术。在腹腔镜下放置一种植入式腹部迷走神经刺激器，发出电脉冲来控制胃排空，并向大脑中的饱腹中枢发出信号[26]。这种装置可能受到除颤、电烧灼、碎石、磁共振成像和治疗性辐射的不利影响。在不同发育阶段，通过胃镜放入减重球囊和假体是增加饱腹感的临时措施。通常被认为是向更确切的减重术的过渡[27]。充分控制术后恶心呕吐是关键，以避免可能的刺激器或者球囊移位。

病理生理学

肥胖对器官系统健康的影响是多方面的。表45-2 提供了具有临床管理意义的最相关器官系统列表。这些系统将在本节单独讨论。

表45-2 肥胖的医学后果及其意义	
系统	**麻醉实施要点**
呼吸	术中低氧血症的风险增加
	需要仔细监护
	使用氧气支持治疗
	持续气道正压通气（有指征时使用）
	非仰卧位（如果可能）
	使用有呼吸抑制的药物时需要格外小心
心血管	血容量和心输出量增加，左室壁增厚
	促炎症反应和促血栓形成的介质增加
	与高血压、血栓栓塞事件、左室舒张功能障碍相关的围术期并发症风险更高
消化	反流风险
	高胃容量、胃液低 pH 值增加严重误吸性肺炎发生的风险
	目前的术前禁食方案（固体食物 6h，清液体 2h）可以接受
	建议仔细评估术前肝功能
内分泌/代谢	高血糖症、胰岛素抵抗、糖尿病的发生率增高
	仔细的术前血糖监测
	代谢综合征（向心性肥胖、高血压、血脂紊乱、糖代谢受损）常见，心血管风险增加一倍
泌尿生殖	肾脏疾病风险增加
	先兆子痫和子痫发生率高
神经	仔细摆放体位，需要时增加体位垫
血液	高凝状态以及围术期血栓栓塞事件的风险增加
	术前红细胞增多症提示长期的呼吸暂停病史
肌肉骨骼	骨关节炎的患病率增加
心理/精神	抑郁、自尊心降低、社会耻辱感

呼吸系统

胸部和腹部的脂肪积累会减少胸壁和肺部的顺应性。肺顺应性下降的部分原因是总血容量增加所引起的肺血容量增加。仰卧可以增加弹性阻力并降低胸壁的顺应性，导致浅而快速的呼吸，增加呼吸的做功，限制最大通气容量。肥胖者的呼吸肌肉功能低于正常水平。肺顺应性下降导致功能残气量（functional residual capacity，FRC）、肺活量、肺总量下降。FRC 的减少主要是由于补呼气量（expiratory reserve volume，ERV）的减少，但是 FRC 与闭合容量（即小气道开始关闭的容积）的关系受到不利影响（图 45-1）。在肥胖患者，FRC 和 ERV 的减少是最常见的肺功能异常报告[28-29]。残气量和闭合容量保持不变。在常规潮气量通气的过程中，减少的 FRC（由于 ERV 减少）可能导致肺容量低于闭合容量，导致小气道关闭，通气血流比例失调，右向左分流，以及动脉低氧血症。麻醉和仰卧位使这种情况恶化，在肥胖患者仰卧位麻醉

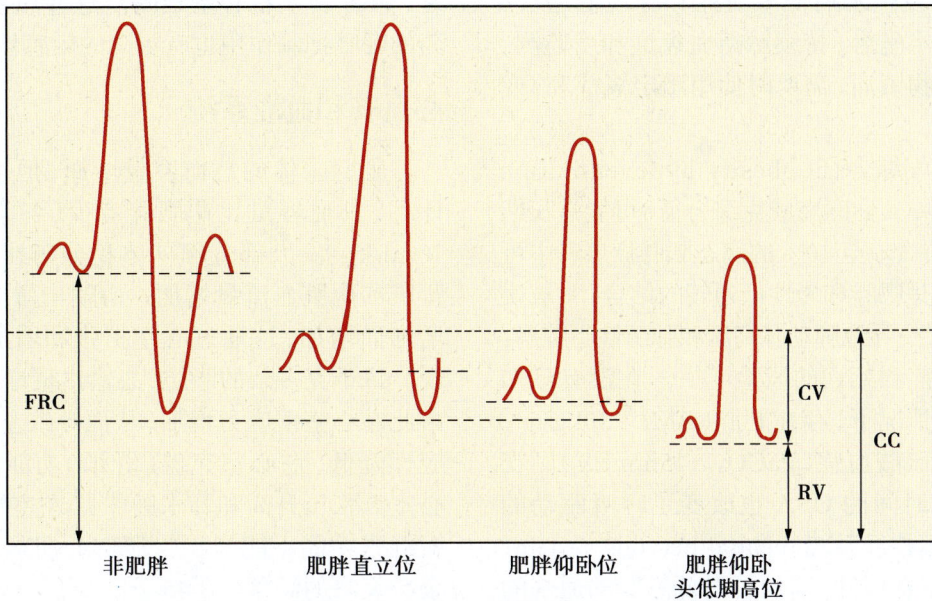

图 45-1　肥胖、体位及麻醉对肺容积的影响
FRC，功能残气量；CC，闭合容量；CV，闭合气量；RV，残气量

状态下 FRC 减少了 50%，在非肥胖者中减少的比例为 20%。第 1 秒用力呼气量（forced expiratory volume in one second，FEV1）和用力肺活量（forced vital capacity，FVC）通常在正常范围内。ERV 是提示肥胖对肺功能影响的最敏感指标。

即使是在休息的时候，肥胖也会增加氧气消耗和二氧化碳产生。这是因为多余脂肪的代谢活动和身体支撑相关组织的工作负荷增加。身体通过增加心输出量和肺泡通气量来满足这些新陈代谢的需求。基础代谢活动通常与体表面积相关，处于正常范围内，而正常的二氧化碳分压通常是通过增加每分通气量来维持的。这需要更多的氧气消耗，因为大多数肥胖患者对低氧血症和高碳酸血症仍保持正常反应。无论是在坐位还是仰卧位，病态肥胖症患者呼吸室内空气时的动脉血氧分压低于同龄非肥胖患者的预测值。慢性低氧血症可导致红细胞增多症、肺动脉高压和肺源性心脏病。

肥胖患者常患有阻塞性睡眠呼吸暂停（obstructive sleep apnea，OSA），在睡眠期间以周期性、局部或完全阻塞上呼吸道为特征。在肥胖患者中，睡眠呼吸暂停更有可能是由于过量的软组织导致的气道阻塞。然而，中枢介导的睡眠呼吸暂停也可能发生。OSA 引起的生理异常包括低氧血症、高碳酸血症、肺动脉高压、全身血管收缩、高血压和继发性红细胞增多（由反复低氧血症引起）。这

些结果增加了缺血性心脏病和脑血管疾病的风险。缺氧性肺血管收缩可导致右心室衰竭。呼吸性酸中毒通常仅在睡眠时发生。

诊断 OSA 的金标准技术是夜间多导睡眠图（overnight polysomnography，OPS）。由于多导睡眠图技术不便、费时和昂贵，许多怀疑有 OSA 但没有正式诊断的肥胖患者接受了手术[30]。诸如 STOPBANG 等[31]的筛查问卷越来越多地被用于识别 OSA 高危患者。OSA 的提示性症状包括睡眠期间出现呼吸暂停、BMI 35kg/m² 及以上、颈围 16 英寸（1 英寸 =25.4mm）及以上（女性）或 17 英寸及以上（男性）、高胰岛素血症和糖化血红蛋白升高。打鼾、睡眠中频繁觉醒、白天嗜睡、注意力受损、记忆力问题以及晨间头痛都很常见，但并不能够预测[32]。理想情况下，在择期手术前应有足够长的时间对 OSA 进行彻底的术前评估，以便制定围术期管理计划。应考虑术前持续气道正压通气（continuous positive airway pressure，CPAP），尤其是重度 OSA 患者[33]。最近的一项研究发现，在接受 CPAP 治疗的肥胖 OSA 患者中，除了进行减重干预外，血压、血糖和脂代谢也有改善[34]。CPAP 的依从性和耐受性差，导致了其替代疗法的发展。例如，在一组 OSA 患者中植入舌下神经刺激器已显示出良好的效果。一般来说，确认或怀疑 OSA 的患者应被视为困难气道和术后肺部并发症高危，并给予相应管理[35-36]。为了避免 OSA 患者或 OSA

高风险的患者发生术后低氧血症和肺泡低通气，专家建议采用半坐卧，持续脉搏血氧饱和度监测，避免阿片类药物镇痛，需要时使用滴定氧疗和/或CPAP治疗[37]。

肥胖低通气综合征（obesity hypoventilation syndrome, OHS, 又称匹克威克综合征）可能是长期OSA引起的，在5%至10%的病态肥胖症患者中可以看到。OHS是肥胖和慢性低通气的结合，常被误诊而未经治疗[38]，导致肺动脉高压和肺源性心脏病，增加术后并发症和死亡的风险[39-40]。在没有已知低通气原因的情况下，存在肥胖（BMI＞30kg/m²）和清醒动脉高碳酸血症（$PaCO_2$＞45mmHg）则支持该诊断。长时间的OSA也改变了呼吸驱动的方式，导致中枢神经系统（central nervous system, CNS）介导的窒息事件，增加了对低氧驱动通气的依赖。OHS的主要通气功能障碍是与肺部固有疾病无关的肺泡通气不足，患者伴有肥胖、白天嗜睡、高碳酸血症、低氧血症和红细胞增多症。最

终，患者发生右心室衰竭。这些患者对全身麻醉药的呼吸抑制作用也有更高的敏感性。

心血管和血液系统

肥胖个体的总血容量增加，但按每千克体重计算，其血容量比非肥胖者少（各为50ml/kg和70ml/kg）。大部分额外体积分布在脂肪组织中。肾脏和内脏血流量增加。心输出量会随着体重的增加而增加，这通过心室扩张和增加每搏量来实现。每千克多余的脂肪，心输出量增加20～30ml。由此左心室壁应力增加，从而导致左心室肥大，顺应性降低，左心室充盈（舒张）功能障碍，伴有左心室舒张压升高和肺水肿[41]。左室壁增厚直至收缩舒张功能不能同步（"肥胖心肌病"），最终出现全心衰竭的结果（图45-2）。肥胖加速动脉粥样硬化。心绞痛或劳力性呼吸困难等症状只是偶尔发生，病态肥胖症患者的活动能力往往非常有限，即使患有严重的心血管疾病也可能没有症状。

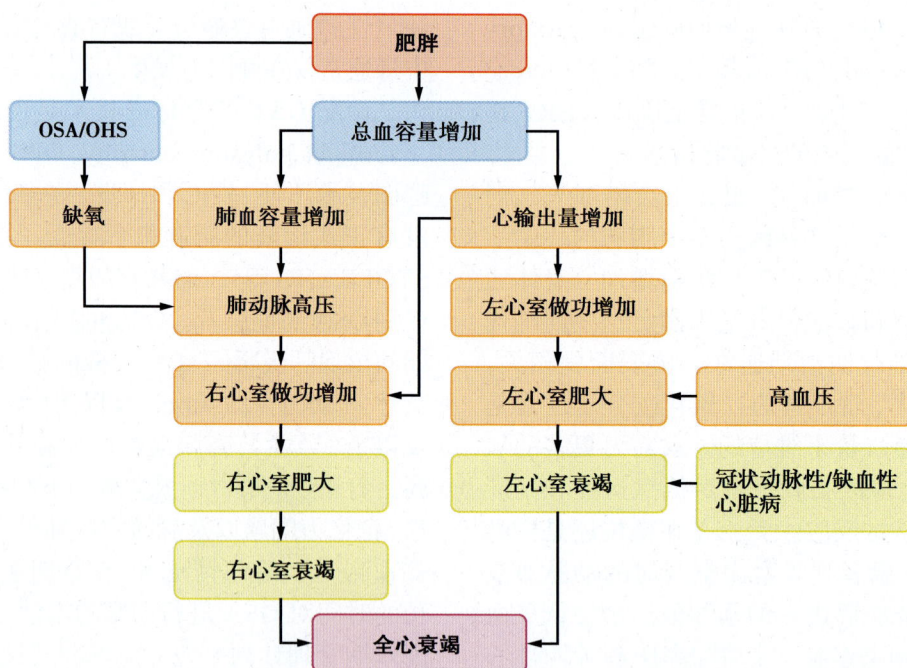

图45-2 肥胖引起的心血管和肺疾病的相互关系
OSA, 阻塞性睡眠呼吸暂停; OHS, 肥胖低通气综合征

脂肪组织的血流量为2～3ml/100g。多余的脂肪需要增加心输出量以平衡氧耗量。这导致全身动静脉血氧差仍然正常或略高于正常。术中心力衰竭可能是由快速静脉输液（指示左心室舒张功能不全），麻醉药物的负性肌力，或者由低氧或高碳酸血症引起的肺动脉高压造成。心律失常可能是

由传导系统的脂肪浸润、缺氧、高碳酸血症、电解质失衡、冠状动脉疾病、循环儿茶酚胺增加、OSA、心肌肥厚引起的。病态肥胖症患者常见的心电图（electrocardiogram, ECG）包括QRS低电压、左心室肥大（left ventricular hypertrophy, LVH）的多种指标、左心房扩大，下壁和侧壁导联T波平坦[42]。

另外，P 波、QRS 波群与 T 波轴向左移、校正后的 QT 间期延长、QT 间期延长也可见于肥胖患者的心电图中。体重大幅减轻可以逆转许多此类心电图异常[43]。

在病态肥胖症中，心输出量在运动时上升得更快，并且常常与左心室舒张期末压和肺毛细血管楔压升高有关。类似的变化发生在围术期，在术前应进行详细的心脏检查。许多肥胖患者都有轻度到中度的高血压症状，体重每增加 10kg，收缩压升高 3～4mmHg，舒张压升高 2mmHg。血压正常的肥胖患者全身血管阻力降低，而高血压发作时全身血管阻力会上升。他们的血容量增加会导致心输出量增加，在动脉血压水平相同的情况下，计算出的全身血管阻力较低。肾素-血管紧张素系统在肥胖患者的高血压中起着重要作用，增加了循环中的血管紧张素、醛固酮和血管紧张素转换酶的水平。体重减少 5% 以上，就会导致血浆和脂肪组织肾素-血管紧张素活性显著下降，有助于降低血压[44]。

肥胖患者的交感神经系统活动正常至偏高，易导致胰岛素抵抗、血脂紊乱和高血压[41]。这些肥胖引起的合并症造成了肥胖患者心血管风险增加[45-46]。胰岛素抵抗增强了去甲肾上腺素和血管紧张素 II 的血管升压活性。高胰岛素血症进一步激活了交感神经系统，引起钠离子潴留，导致肥胖相关高血压。高血压导致正常体重的人出现心室向心性肥大，但是肥胖的人会出现偏心性扩张。这与增加的前负荷和收缩做功有关。肥胖和高血压的结合会导致左室壁增厚和心脏体积增大，因此心力衰竭的可能性增加（图 45-3）。

因为脂肪组织释放大量的生物活性介质，肥胖者易患心血管疾病。这些介质会导致脂质异常、胰岛素抵抗、炎症和凝血功能障碍[45-46]。肥胖者有较高的纤维蛋白原水平（动脉粥样硬化炎症过

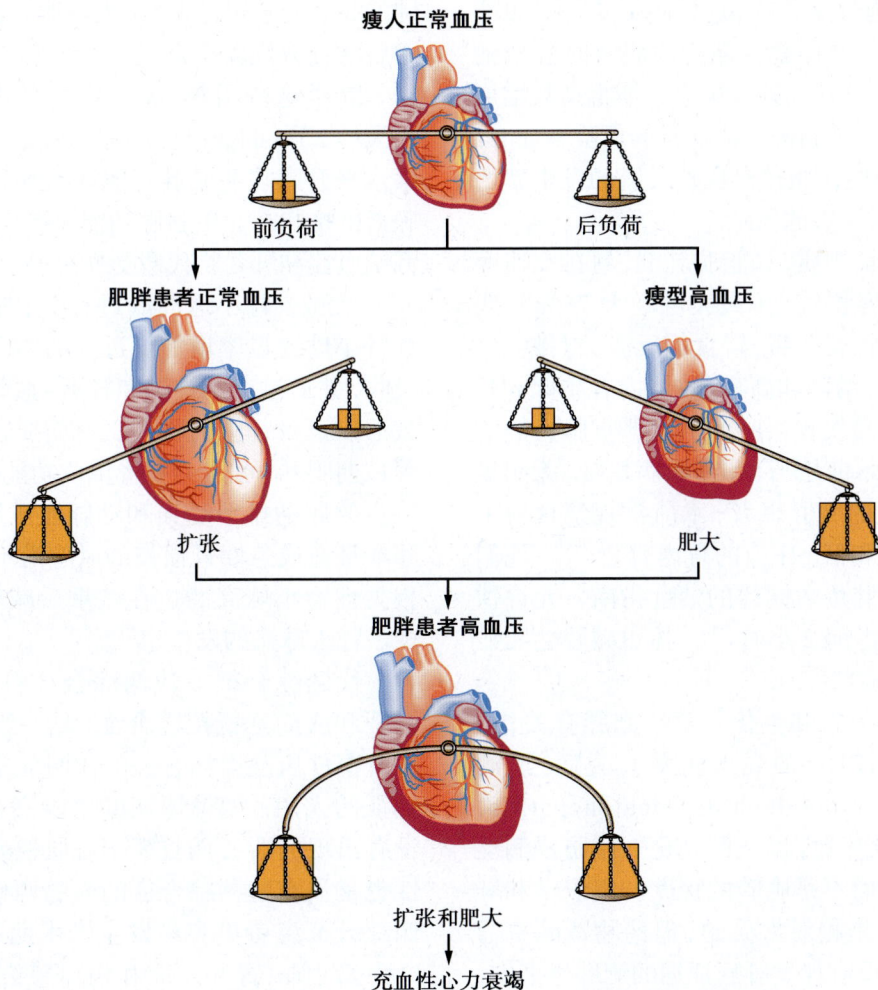

图 45-3　心脏对肥胖和高血压的适应

（摘自 Messerli FH. Cardiovascular effects of obesity and hypertension. Lancet. 1982；1；1165）

程的标记物）、Ⅶ因子、Ⅷ因子、血管性血友病因子和纤溶酶原激活物抑制剂-1（plasminogen activator inhibitor-1，PAI-1）。纤维蛋白原、Ⅶ因子、Ⅷ因子和低纤溶血质的水平增高，与高凝状态有关。Ⅷ因子高水平与心血管死亡率增加相关。空腹甘油三酯水平升高与Ⅶ因子浓度增加有关，餐后血脂引起Ⅶ因子激活。胰岛素引起的内皮功能障碍增加了血管性血友病因子和Ⅷ因子的水平，易导致纤维蛋白的形成。PAI-1分泌增加抑制了血纤蛋白溶解系统，并且与内脏肥胖相关[47]。

消化系统

在肥胖的情况下，胃容积和胃酸增加，肝功能改变，药物代谢受到不利影响。许多准备接受择期手术的空腹病态肥胖症患者的胃容积超过25ml，胃液pH值低于2.5（如果发生反流和误吸，则通常认为其胃容积和pH值会增加肺炎的风险）。胃排空延迟是由于腹内容物增加，胃窦扩张，促胃液素释放，壁细胞分泌导致pH值降低[48-49]。腹部肥胖增加胃内压，增加食管下括约肌暂时性松弛的频率和/或食管裂孔疝的发生率。体重指数增加超过3.5kg/m²与出现新的反流症状的风险增加2.7倍有关[48]。食管裂孔疝和胃食管反流的发生率增加，进一步增加了误吸的风险。

当摄入高能量物质，如脂肪乳剂，胃排空速度加快，但由于胃容积较大（最大可增大75%），残余体积增加。食管裂孔疝、胃食管反流、胃排空延迟，再加上腹内压增高和高容量/胃内容物低pH，使肥胖患者处于易发生误吸而引起严重肺炎的危险之中。对于无术前用药、非糖尿病禁食、无明显胃食管病理改变的肥胖患者，术前常规禁食后不容易出现高容量和低pH值的胃内容物[50]。他们应该遵循和非肥胖患者同样的禁食指南。允许饮清液直到择期手术前2小时[51]。体重减轻会明显改善胃食管反流症状。

肝脏的特殊形态和生化异常与肥胖有关，包括脂肪浸润（NAFLD的高患病率），炎症[非酒精性脂肪性肝炎（non-alcoholic steatohepatitis，NASH）]，局灶性坏死，以及肝硬化。脂肪浸润反映的是持续时间而不是肥胖的程度。组织学和肝功能检查的异常是相对常见的，但药物清除率通常不会减少。在没有伴发肝病证据的肥胖患者中，多达1/3的患者出现肝功能异常。最常见的异常是丙氨酸转氨酶（ALT）升高。尽管有这些组织学

和酶的变化，但肝功能异常与肝脏代谢药物的能力之间没有明显的相关性[53]。由于胆固醇代谢异常，曾接受肠旁路术的病态肥胖症患者肝功能障碍和胆石症的发生率特别高，这在一般肥胖人群中也很常见。接受外科手术的肥胖患者术前存在的肝脏疾病如NAFLD、NASH和肝硬化的发病率增高，需要仔细评估。NASH的特征包括肝大、肝酶升高、肝组织学异常（脂肪变性、脂肪性肝炎、纤维化、肝硬化）[45]。

肾脏和内分泌系统

病态肥胖症患者Ⅱ型糖尿病的高患病率表明肥胖患者糖耐量减低和外周脂肪组织对胰岛素的抵抗[41]。许多肥胖患者的糖耐量检查异常，BMI高于22kg/m²后，BMI每增加1kg/m²，糖尿病的相对风险增加25%[41]。高血糖、胰岛素抵抗和糖尿病使肥胖患者易患伤口感染，并增加心肌梗死的风险。围术期可能需要外源性胰岛素，即使在肥胖的Ⅱ型糖尿病患者中，也可能需要胰岛素对抗手术后的分解代谢反应。

除了这些问题，亚临床性甲状腺功能减退症在大约25%的病态肥胖症患者中发生。促甲状腺素水平升高表明肥胖可能导致外周组织处于甲状腺素抵抗状态。甲状腺功能减退症可能与低血糖、低钠血症和肝药物代谢受损有关。

肥胖与肾小球高滤过有关，如肾血流量增加和肾小球滤过率增加。过度的体重增加肾小管重吸收，并通过交感神经和肾素-血管紧张素系统的激活以及对肾脏的物理压迫而损害尿钠排泄。随着长期肥胖，可能会有肾单位功能的丧失，引起进一步的尿钠排泄受损和动脉血压增加。但是，肥胖本身造成急性肾损伤的风险尚不清楚[54]。肥胖相关性肾小球高滤过在减重后减轻，从而明显减少了肾小球病的发生率[55]。

代谢综合征。代谢综合征有时被称为X综合征和胰岛素抵抗综合征，是一组与糖尿病和心血管事件风险增加有关的代谢异常。患有这种综合征的人患Ⅱ型糖尿病的风险高达五倍（如果还没有出现的话），而且死于心肌梗死或卒中的可能性也是没有这种综合征的人的两倍[56]。此外，代谢综合征患者更容易发生围术期不良事件，包括心血管、肺、肾并发症和伤口感染[57]。虽然代谢综合征有几种不同的定义，但美国国家胆固醇教育计划（National Cholesterol Education Program，

NCEP）成人治疗小组Ⅲ（Adult Treatment Panel Ⅲ，ATP Ⅲ）的定义使用的最广泛[58]。当以下五种情况中的三种存在时，则为代谢综合征：①向心性肥胖：男性腰围102cm或以上（≥40英寸），女性88cm或以上（≥35英寸）；②血脂异常：甘油三酯150mg/dl或更高；③血脂异常：男性高密度脂蛋白（high density lipoprotein，HDL）40mg/dl或更低，女性HDL为50mg/dl或更低；④高血压：高于130/85mmHg，或服用抗高血压药；⑤空腹血糖升高：100mg/dl或更多（≥5.6mmol/L），或使用药物治疗高血糖症。减重和生活方式的改变可以改善代谢综合征[56]。减重术解决了超过95%达到预期减重效果的患者的代谢综合征[59]。由于代谢综合征患者的风险增加，麻醉医师应该制定围术期管理策略以减少麻醉和外科手术的风险。

药理学

药理学原理

除了某些特例情况，一般药物代谢动力学原则规定，药物的负荷剂量应参照分布容积（volume of distribution，VD），维持剂量应参照药物清除率[60]。药物主要分布于非脂肪组织时，负荷剂量应根据瘦体重（LBW）计算。如果药物在脂肪组织和非脂肪组织之间平均分布，则应根据总体重（TBW）给药。在维持给药期间，在肥胖和非肥胖个体中具有相似清除率的药物应根据LBW计算维持剂量。但某些清除率会随着体重的增加而增加的药物应根据TBW计算维持量。肥胖患者的用药剂量是根据瘦体重计算还是总体重计算，仍在讨论之中[61]。

药物最先分布到的中央室的相对容积在肥胖患者中是不变的，但患者体内的绝对含水量是减少的。瘦体重和脂肪组织的增加，影响亲脂性药物和极性药物的分布（图45-4）。肥胖患者的分布容积受多种因素影响，包括全身水分减少、总脂肪增加、瘦体重增加、蛋白结合率改变、血容量增加、心输出量增加、血液中游离脂肪酸浓度增加、甘油三酯、胆固醇、α1酸性糖蛋白的增加、药物亲脂性和器官肿大[7]。即使药物清除率不变或增加，药物再分布的增加也会延长其清除半衰期。高脂血症和α1酸性糖蛋白浓度的增加可能影响蛋白结合率，导致游离药物浓度降低。血浆白蛋白和总蛋

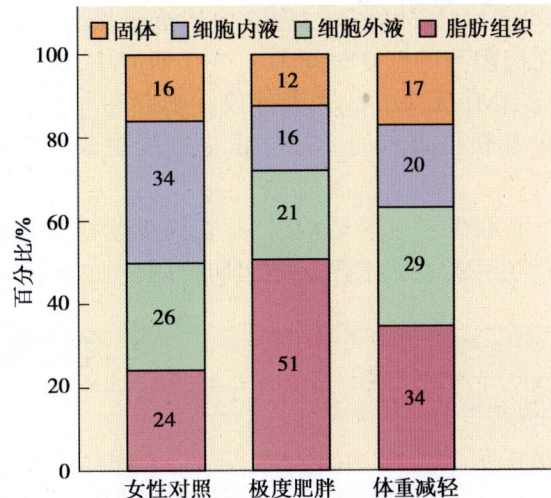

图45-4 与女性对照相比，极度肥胖和体重减轻状态的身体成分
（摘自 Das SK, Roberts SB, Kehayias JJ, et al. Body composition methods in extreme obesity. Am JPhysiol Endocrinol Metab. 2003；284：E1080）

白浓度和结合率并未因肥胖而显著改变，但与正常体重的患者相比，血浆蛋白结合的相对增加还是显而易见的。肥胖患者的内脏血流量、血容量和心输出量都是增加的。内脏血流量增加导致口服药物的生物利用度降低，但与预期相反，肥胖患者和正常体重受试者的药物吸收和生物利用度都没有显著差异。药物的Ⅰ期代谢过程（氧化、还原、水解）在肥胖患者中通常不受影响，但Ⅱ期反应（葡萄糖醛酸化、硫酸化）是增强的[7]。

肥胖患者肝脏的组织学异常是非常常见的，且伴随着肝功能指标异常，但药物的清除率通常不受影响。由于肾血流量和肾小球滤过率的增加，肥胖患者肾脏药物清除率也有所增加[55,62]。由于肾小球滤过率和肾小管分泌的增加，依赖于肾脏排泄的药物如西咪替丁、氨基糖苷类抗生素可能需要增加剂量。在肥胖患者中，高度亲脂类药物如巴比妥类和苯二氮䓬类的分布容积显著增加[7]。这些药物在脂肪储存中的分布更有选择性，因此消除半衰期更长，但清除值与正常人相当。亲脂性较弱药物的分布容积在肥胖患者中几乎没有改变。此规律的例外情况包括高亲脂性药物地高辛、普鲁卡因胺和瑞芬太尼[63-65]。弱或中性亲脂性药物可以基于瘦体重给药。肥胖患者亲水性药物给药剂量要根据理想体重IBM再增加20%来囊括肥胖患者额外的瘦体重组织。非去极化类肌松药可以根据这种方式给药。最近的一项研究评估了舒更葡萄糖纳在肥胖患者（BMI≥30kg/m²）和非

肥胖（BMI＜30kg/m^2）患者中拮抗肌松、逆转神经肌肉阻滞的恢复时间[66]。在该研究中，恢复时间与 BMI 无关。故作者建议在肥胖和非肥胖患者中都根据患者的实际体重进行舒更葡萄糖钠给药。

肥胖患者血容量增加，这会降低静脉快速注射药物后的血浆浓度。但脂肪组织的血流较差，根据肥胖患者实际体重计算给药剂量可能会导致药物血浆浓度过高。比较合理的给药方法是根据瘦体重计算初始给药量，再通过患者对初始剂量的药理学反应来确定随后的给药剂量。反复的注射可能会使药物累积在脂肪组织，随后累积药物释放会导致药物作用时间延长。表 45-3 列出了肥胖患者静脉注射药物的剂量[67-68]。

表 45-3   肥胖患者静脉用药量[66-68]

药物	剂量	实际应用中的要点
硫喷妥钠	诱导：瘦体重（略有增加）	由于血容量、心输出量、肌肉量的增加，初始给药剂量增加； 药物会快速地由血浆分布到外周； 绝对给药剂量增加； 由于高亲脂性和分布容积增加，作用时间延长； 清除半衰期更长
丙泊酚	诱导：瘦体重（略有增加） 维持：总体重	由于快速的药物再分布，作用时间很短； 高亲脂性； 心输出量是血浆峰值浓度的主要决定因素； 在稳定状态下分布容积增加，药物清除率的增加避免了消除半衰期延长； 在维持输注期间，稳定状态下的总清除率和分布容积与总体重有关； 负面的心血管影响； 对脂肪和灌注良好的器官具有高亲和力； 与总体重相关的高肝提取率和结合率
琥珀胆碱	总体重	假性胆碱酯酶活性随着体重增加和细胞外液大量增加而线性增加； 应增加琥珀胆碱的给药剂量
罗库溴铵	瘦体重	根据瘦体重给药以防止表观分布容积增加造成的恢复延迟； 根据总体重给药起效更快，持续时间更长； 药代动力学和药效学在肥胖女性患者中没有改变
维库溴铵	瘦体重	根据总体重给药会延长作用时间； 根据瘦体重给药以防止分布容积增加和肝脏清除率受损导致的恢复延迟； 肥胖不会改变药物的分布和清除
阿曲库铵	瘦体重	肥胖不改变分布容积、绝对清除率和消除半衰期； 药物清除不依赖器官功能，每单位体重的用药剂量没有变化，恢复期不会延长
顺阿曲库铵	瘦体重	根据总体重给药时与阿曲库铵有相似的药代动力学特征，但作用持续时间延长
苯二氮䓬类		高亲脂性药物在肥胖患者中具有较高的分布容积，造成作用时间延长； 使用咪达唑仑有延长镇静时间的潜在功能，因为需要较大的初始剂量来达到足够的血清浓度
芬太尼	瘦体重	全身清除率与总体重呈非线性关系，药物血浆浓度会被高估； 基于瘦体重进行芬太尼给药剂量或"药代动力学质量"模型与药物清除率的关联性比基于总体重给药更好； 肥胖患者基于总体重给药会高估患者的剂量需求
舒芬太尼	瘦体重	高脂溶性； 分布容积增加和清除半衰期延长与肥胖的程度相关； 广泛分布在过量的体内脂肪中； 肥胖和非肥胖患者有着相似的药代动力学参数和相似的预测血浆药物浓度； 在病态肥胖症患者中会高估血浆药物浓度（BMI＞40kg/m^2）

表45-3　肥胖患者静脉用药量[66-68]（续）

药物	剂量	实际应用中的要点
瑞芬太尼	瘦体重	在肥胖和非肥胖患者中的药代动力学相似（即与瘦体重更密切相关）； 全身清除率和由每千克总体重校正过的分布容积在肥胖患者中明显更小；根据年龄和瘦体重进行给药
右美托咪定	总体重	高选择性的 α_2 肾上腺素受体激动剂； 镇静催眠药，保留麻醉效果的镇痛药，交感神经阻滞作用； 对呼吸没有显著影响； 病态肥胖症患者理想的镇痛辅助剂； 作为平衡麻醉药物的一种方法，$0.2\sim0.7\mu g/(kg\cdot h)$ 的输注速率在临床可产生有效的镇静作用，可降低镇痛和麻醉药物的需求量
新斯的明	总体重	根据总体重给药会在早期迅速逆转维库溴铵的肌松作用但延迟完全肌松恢复
舒更葡糖钠	总体重	一种改良的 γ-环糊精包裹罗库溴铵（和其他程度较轻的以类固醇为基础的神经肌肉阻滞剂）； 可能证明在肥胖患者中有更快速和更完全的肌松逆转效果

摘自 Ogunnaike BO, Jones SB, Jones DB, et al. Anesthetic considerations for bariatric surgery. Anesth Analg. 2002; 95; 1793.

其他围术期药物

患者常用药应持续到手术之前，除外个别抗高血压药、胰岛素和口服降糖药。肥胖患者伤口感染的发生率较高，通常会预防性使用抗生素。最近的一项前瞻性横向研究囊括了 896 名接受减重术患者，结果显示接受静脉持续滴注头孢唑林（1.55%）患者手术部位感染的发生率比静脉推注氨苄西林/舒巴坦（4.16%）或厄他培南（1.98%）更低[69]。术前应进行轻度镇静，预防吸入性肺炎和深静脉血栓（deep vein thrombosis, DVT）。口服苯二氮草类药物可用于抗焦虑和镇静。静脉小剂量滴定咪达唑仑可以在术前用于抗焦虑。右美托咪定的呼吸抑制作用小，也可以考虑应用。应用 H_2 受体拮抗剂、非颗粒型抗酸药或质子泵抑制剂等药物干预可减少胃容积、胃酸或两者都减少，从而降低吸入性肺炎的风险和严重程度。

术前评估

对外科肥胖患者进行全面的术前评估对于确定和解决可能的多系统并发症以及制订个体化围术期治疗计划至关重要[70-72]。

气道——肥胖患者的术前评估是非常重要的。肥胖是在美国导致与气道管理相关保险索赔的重要原因[73]。与肥胖导致困难气道的相关解剖变化包括：上胸部与下颈部的脂肪垫较厚，限制了寰枢关节和颈椎的活动度；口腔和咽部组织的褶皱过多；脖子短而粗；颏下脂肪垫较厚；胸骨上、前胸和后颈部脂肪更多；女性乳房增大。在常规的气道检查过程中可能不会注意到存在于咽侧壁的咽部组织。患者的病史和先前的检查记录有助于预测困难气道。

肥胖是公认的困难面罩通气和困难气道管理的风险因素。但通过术前体位调整、气道工具准备，大多数的肥胖患者可以得到妥善和安全的管理。总的来说，BMI 的大小不会显著影响喉镜显露的难度[74]。大多数喉镜显露困难与年龄增加、男性、颞下颌关节病变，Mallampati 分级 3~4 级，阻塞性睡眠呼吸暂停以及异常的上颌牙有关[75-77]。OSA 对困难气管插管的预测作用最近受到了争议[78]。在 Neligan 等人[78] 的一项前瞻性研究中，只有 Mallampati 评分 ≥3 分和性别为男性是预测困难插管的风险因素，而非 BMI、OSA 和呼吸暂停低通气指数（apnea-hypopnea index, AHI）。病态肥胖症患者的颈围已经被认定是困难插管的最有力的独立预测指标[76]。颈围 40cm（16 英寸）时，困难插管的发生率约为 5%，而颈围 60cm（24 英寸）时发生率为 35%。在 Brodsky 等人[16] 的这项研究中，更大的颈围与男性、更高的 Mallampati 评分、喉镜显露分级 3 级和 OSA 有关。

心肺——应关注到肥胖患者的特有问题，包括评估心肺系统和气道。患者既往的手术麻醉经历和麻醉记录是非常重要的。应该评估肥胖患者的高血压、肺动脉高压、右心室和/或左心室衰竭的情况，以及是否有缺血性心脏病。心力衰竭的体征如颈静脉压升高、病理性心音、肺部湿啰音、肝大、外周性水肿，都有可能因脂肪过多而难以检测到。由慢性肺部损伤造成的肺动脉高压十分常见。肺动脉高压的功能特征是劳力性呼吸困难、乏力和晕厥（说明活动时无法增加心输出量）。超声心动图三尖瓣反流是肺动脉高压最有效的确证试验，但应结合临床进行评估。肺动脉高压的心电图可能显示右心室肥大的征象，如高耸的心前区 R 波，电轴右偏和右心室劳损。肺动脉压越高，心电图越敏感。胸部 X 线检查可以是显现潜在的肺部疾病和突出的肺动脉的证据[79]。可能需要进一步的心脏检查[80]。

OSA 和 OHS 的相关证据应该在术前获得，它们常常与困难气道管理和围术期肺部并发症增加有关。高血压史或颈围大于 40cm（16 英寸）与合并 OSA 的概率增加有关。进行 OSA 相关评估而推迟手术是合理的[33]。一般来说，OSA 患者应住院。然而在某些情况下也可以考虑门诊手术，包括轻度的 OSA、使用局部麻醉或区域麻醉且需要很少量的镇静药物、拥有进行 23 小时观察的麻醉后监护室（PACU）以及患者在出院时可以恢复口服药。在家中使用持续气道正压通气装置的 OSA 患者应将设备随身携带到医院，在术后可能需要继续使用。应在术前向肥胖患者告知有创监测、延长气管插管时间、术后机械通气的可能。动脉血气有助于评估通气量，以及围术期是否需要氧疗和术后通气。常规的肺功能检查和肝功能检查在无症状的肥胖患者中不具有成本效益。

代谢——预计多次行减重术的患者应在术前筛查长期的代谢和营养异常。肥胖患者胰岛素抵抗和糖尿病的高患病率使得肥胖患者在术前需要进行血糖检查，并纠正异常情况（如果存在）。术前的血糖评估应包括治疗下的血糖控制情况，了解术前最后一次降糖药的给药时间和给药剂量，以及患者日常的血糖控制情况。手术前应行电解质检查，特别是对药物治疗依从性差的或急症的患者。其他营养缺乏症包括维生素 B_{12}，铁，钙和叶酸。维生素和营养不足可导致术后多发性神经病，被称为急性胃减容手术后（acute postgastric reduction surgery，APGARS）神经病，这是一种多系统的营养性疾病，特征为持续的术后呕吐，反射减弱和肌无力[81]。这种疾病的鉴别诊断包括维生素 B_1 缺乏症（韦尼克脑病，脚气病），维生素

B_{12} 缺乏症和格林巴利综合征。在怀疑或诊断为 APGARS 神经病的病例中，应注意神经肌肉阻滞剂的用量和肌松监测。慢性维生素 K 缺乏可能导致凝血异常，需要给予维生素 K 类似物或新鲜冰冻血浆。

血液系统——病态肥胖症是围术期血栓栓塞事件的一个已知危险因素，包括深静脉血栓和急性肺栓塞猝死[82]。目前已有一些血栓预防方案，还有些预防方案正在研究中[83]，术前评估可以证实这些措施的重要性。来自美国胸科医师学会的指南建议，在进行减重术的患者中，需要使用下肢间断充气加压装置联合肝素治疗（普通肝素或低分子量肝素），并警告在肥胖患者中需要比非肥胖患者更大的肝素剂量[84]。肥胖患者需要接受更长期的术后抗血栓治疗（1～3 周）[83]。有四项重要的危险因素在术后深静脉血栓的形成中起重要作用，即静脉淤滞性疾病，BMI $>60kg/m^2$ 或更高，向心性肥胖与 OHS 和/或 OSA。如有任何上述因素存在，应考虑术前预防性放置下腔静脉滤器[82]。手术时长短、使用下肢气动压缩装置和常规早期下床活动的患者可以不强制进行肝素抗凝，但既往有深静脉血栓病史，已知高凝状态或 DVT 家族史的患者除外[85]。

术中注意事项

设备和监测

为了在肥胖患者中开展安全的麻醉和手术，可能需要特殊设计的手术台或两个常规大小的手术台。常规手术台的最大重量限制约为 200kg，配合更大宽度或侧边的配件去增加手术台周长，可以使手术台的承重增加到 455kg。将肥胖患者束缚在手术台上并配上可延展的束缚装置，以防他们从手术台上跌落。

在肥胖患者中，仰卧位导致通气障碍和下腔静脉、主动脉压迫。卧位时功能残气量和氧合作用都进一步降低（图 45-1）。在减重术过程中经常需要头低位，这会进一步恶化功能残气量的不足，应尽量避免。将肥胖患者从坐位改为仰卧位可以显著增加氧耗量和心输出量。将头抬高的体位可以为麻醉诱导提供最长的安全呼吸暂停时间[86]。若气管插管时间延长，这些额外的时间有助于预防低氧血症。术中呼气末正压（positive end-expiratory pressure，PEEP）和头高位显著降低肺泡气-动脉血氧分压差，并将总呼吸系统顺应性提高，但头高位会造成较低的气道压。然而这两项措施都会降低心输出量，抵消了部分对氧合的有益作用。俯卧位在肥胖患者中很少采用，但采用时应将患者正确地放置在可以使腹部自由运动的位置以防止对肺顺应性、通气和动脉氧合产生不利影响。侧卧位更好地允许横膈膜移动，在手术过程允许时应该倾向于侧卧位而非俯卧位。应特别注意保护因体位而压力大的区域，因为这些区域可能发生压疮、神经损伤和横纹肌溶解综合征。臂丛神经和下肢神经损伤多发。腕管综合征是减重术后最常见的单神经病[87]。其他报道过的神经系统并发症包括韦尼克脑病、视神经病变，以及与维生素 B_{12}、铜缺乏有关的脊髓病[88]。

监测肥胖患者手术具有额外的挑战。选择适当大小的血压袖带及放置的位置非常重要。如果袖带过小，血压测量结果可能会虚假的升高。袖带内气囊至少包裹上臂周长的 75%，最好可以包裹整个手臂。使用标准袖带进行前臂血压测量会高估肥胖患者的收缩压和舒张压[89]。超病态肥胖症患者可能需要进行有创动脉压监测，不仅是对患有心肺疾病的患者，也可以对那些无创血压袖带不适用的患者。对于外周静脉通路不能满足围术期液体管理患者，可能需要中心静脉置管，但并不是常规需要[90]。中心静脉导管、肺动脉导管和/或经食管超声心动图可以选择性应用于有明确心肺疾病的患者或进行大手术的患者。

气道管理

充分的预充氧对肥胖患者至关重要，因为在意识丧失后氧耗量增加、功能残气量下降，这会造成血氧饱和度快速下降。虽然 100% 纯氧通气会增加肺不张的概率，但会延长麻醉诱导后不缺氧的呼吸暂停时间。最近的建议鼓励增加头高位的预充氧，以延长肥胖患者的不缺氧的呼吸暂停时间[91-93]。如果气管插管不顺利，这些额外的时间有助于预防低氧血症。头高位可以通过头高脚底位或者半坐位来实现[86,94-95]，这样有助于防止误吸并利于喉镜显露。手术前使用无创正压通气（noninvasive positive pressure ventilation，NIPPV）或在诱导过程中应用 CPAP 会延迟诱导期低氧血症的发生[96-97]。通过鼻导管或喉罩（laryngeal mask airway，LMA）来补充氧气的窒息氧合辅助技术已

被推荐[91]。

肥胖患者比非肥胖患者更容易出现困难的面罩通气和气管插管，特别是合并颈粗短和 OSA 的患者[73-75,98-99]。如果患者预计困难插管，在局部或区域麻醉的情况下维持自主呼吸进行清醒纤维支气管镜插管是较为谨慎的方法。在清醒插管过程中，应尽量减少使用镇静催眠药物。在清醒插管期间用右美托咪定可以提供足够的镇静和镇痛，也没有呼吸抑制的风险[100]。在气管插管过程中应不惜任何代价来预防缺氧和胃内容物误吸的发生。在诱导或气道管理时有一名经验丰富的麻醉医师陪同或随叫随到有助于面罩通气或尝试插管的成功。一名拥有建立外科紧急颈前气道能力的外科医生应随叫随到。与标准的"嗅物位"相比，更多的抬高肥胖患者上身的"倾斜位"改善了喉镜显露的视野[101]。将毛巾或折叠式毯子垫在肩部和头部下方可补偿颈后部脂肪过多造成的过度弯曲（图45-5）。这种被称为"堆叠"的操作将患者的颏部尖端置于比胸廓更高的位置，从而有助于喉镜显露和气管插管。

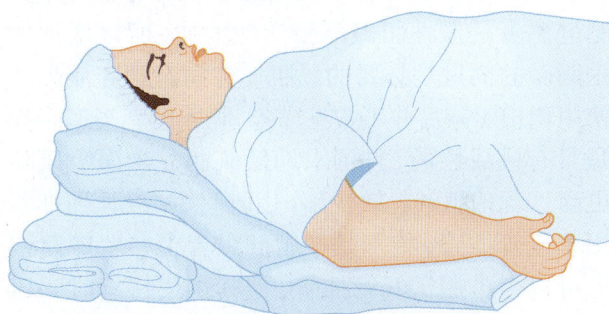

图 45-5　毛巾或折叠式毯子垫起的倾斜体位

尽管在肥胖患者中，在适当的体位下使用直接喉镜大多可以成功进行气管插管，但还是强烈建议将其他插管工具放在触手可及的地方。这些工具包括可视喉镜，各种管芯（如 Eschmann 管芯、换管器），喉罩和纤维支气管镜。可视喉镜已被证明是肥胖患者插管的有效工具，可减少插管的持续时间和尝试次数，并具有与标准直接喉镜相似或更好的声门显露视野[99,102-103]。多次喉镜显露和重复插管尝试增加气道和血流动力学并发症的发生[104]。某些未公开的医疗事故损害赔偿数据也支持在使用其他策略之前尝试常规气管插管次数应限制为三次的建议[73]。喉罩可在面罩通气困难和困难气管插管时临时作为保持气道通畅的工具[105]或用于放置气管插管（插管喉罩）[36,106]。

诱导和维持

对诱导和气管插管过程中低氧血症、胃反流和误吸的担忧证明了快速顺序诱导（rapid sequence induction，RSI）策略的普遍使用是恰当的。胃食管反流病在肥胖患者中相对常见，在这类人群中发生反流和严重肺炎的概率更高（如前所述）。有研究结果表明，在没有经过药物干预的非糖尿病的外科肥胖患者中，无明显胃食管病变，在常规术前禁食后并没有更多的胃内容物和更低的胃内容物pH值[50]，并且术前常规禁食原则（固体6小时，清饮2小时）在肥胖患者中是安全的。在面对任何肥胖患者时，使用标准诱导还是快速顺序诱导都应常规和仔细进行评估，并根据患者在诱导期间发生困难面罩通气、困难气管插管、低氧血症和胃反流误吸的风险进行个体化处理。

在肥胖患者人群中，还没有比较麻醉药物和技术的系统性报道。因为血容量、肌肉量和心输出量随着肥胖的程度线性增加，肥胖患者可能需要更大剂量的麻醉药物。在充分考虑个体患者的特有情况后，可以使用任何常用的静脉诱导药。肥胖患者的假性胆碱酯酶活性增加，所以增加琥珀胆碱的剂量是必要的。肌痛在病态肥胖症患者使用琥珀胆碱后并不常见[108]。肥胖患者气道管理是具有挑战性的，且围术期低氧血症和误吸风险更高。琥珀胆碱起效快、作用时间短，故强烈推荐用于气管插管，特别是在肥胖患者中。罗库溴铵也可以考虑用于气管插管，但其作用持续时间比琥珀胆碱更长。

可以使用短效静脉注射药物（例如丙泊酚）和/或吸入麻醉药持续给药来维持麻醉。地氟烷、七氟烷和异氟烷代谢快，因此可用于肥胖患者。地氟烷可能提供足够的血流动力学稳定性和较快的代谢[109]。氧化亚氮（N_2O）尽管具有快速消除和镇痛特性，但因肥胖患者群体的高氧需求而限制使用。肥胖患者首选短效阿片类止痛药，以尽量减少术后呼吸抑制的发生。瑞芬太尼和芬太尼根据临床效果进行滴定给药是最常见的选择[70]。右美托咪定是一种具有镇静和镇痛性能的 $α_2$-肾上腺素受体激动剂，且临床上对呼吸没有显著的副作用，是理想的麻醉辅助剂[110]。此外，它降低了术后镇痛阿片类药物的需要量[110-111]。

在腹腔镜减重术过程中，良好的肌肉松弛是非常重要的，这可以促进有效的机械通气并提供足够的腹腔镜操作空间，保证术野可视化和操作安全性，同时为切除组织的取出提供便利。气腹的塌陷和在腹腔镜戳口附近的肌肉缩紧是肌肉松弛不足的早期迹象[67]。维库溴铵，罗库溴铵和顺阿曲库铵是有效的非去极化类肌肉阻滞剂，用于维持肌肉松弛。腹腔内压力不应超过15mmHg，20mmHg或更高的腹内压可导致腔静脉受压并降低心输出量[70]。在腹腔镜手术中，横膈膜和隆突向头侧移位可导致气管导管移位到一侧主支气管中[112]。

麻醉人员会被要求准确放置一种胃内气囊来帮助外科医生确定胃囊的大小，也会被要求协助通过鼻胃管用生理盐水或亚甲蓝进行气囊的泄露测试。应注意确保气管导管套囊的密封，否则可能会发生生理盐水或亚甲蓝的误吸。在横断胃之前，应将所有胃内管完全撤出（不仅仅是拉回到食管），以避免这些装置的意外缝合和横断。

液体管理

过量的脂肪组织会掩盖外周灌注情况，从而难以评估液体平衡。因为进入手术部位的技术难度大，所以肥胖患者需要更大的手术切口和更广泛的解剖分离，与相同类型手术的非肥胖患者相比，这会导致更多的血液丢失。由于静脉输液量通常比预测的更多，因此对于肥胖患者来说，液体管理特别具有挑战性。应该将维持适当的血容量作为目标，以避免血流动力学的不稳定、术后恶心呕吐以及血容量不足引起的急性肾小管坏死（acute tubular necrosis，ATN）。约2%的接受减重术患者发生ATN。相关的危险因素包括BMI大于 $50kg/m^2$、既往有肾病史、术中低血压和长手术时间[113]。适当的血容量能减少血容量过多带来的失代偿性充血性心力衰竭、外周组织水肿和肺部并发症风险。因为肥胖患者常常合并充血性心力衰竭，所以应该避免快速静脉输液。用理想体重（IBW）估测液体需求量和适当的监测有助于避免病态肥胖症患者输液过多[114]。一些初步研究结果显示，在腹腔镜减重术过程中，尿量与术中输液量无关[115]，输液总量不影响术后横纹肌溶解的发生率[116]。

机械通气

肥胖使通气参数的设置具有挑战性，体重增加并不意味着肺成比例增长。由于预测体重（PBW）或IBW的错误计算，肥胖患者更有可能被设置于较高的潮气量之下[117-119]，而且由于呼吸系统顺应性下降，肥胖患者处于较高的气道压力。虽然可以使用与非肥胖患者相似的通气参数，但保持呼气末压力（平台压）不超过 30cmH$_2$O 可能具有挑战性[6]。肥胖患者可能耐受更大的通气压力[120]，这可能是因为额外的脂肪组织部分减少了肺部过度伸张[121]。在任何情况下，通常建议肥胖患者使用 6～8ml/kg 预测体重的潮气量[92,122]。较大的潮气量在病态肥胖症患者麻醉通气期间没有提供额外的优势[123]。进一步增加潮气量仅增加吸气相气道峰压和平台压力，而不会显著改善动脉氧含量[124]。尽管在一些研究中压力模式与增加氧合有关[91,125-127]，但没有发现哪种通气模式［容积控制通气或压力控制通气（pressure control ventilation，PCV）］在患者氧合和二氧化碳清除方面显著更佳。

呼气末正压（PEEP）是唯一一个被显示改善肥胖患者呼吸功能的参数，尽管最理想的 PEEP 值还是未知的[128-130]。除了使用 PEEP 之外，肺复张通气策略是预防肥胖患者术后肺不张的最有效的通气技术，并且越来越受到推荐[122,127]。与非肥胖患者相比，这些肺泡复张技术对肥胖患者更有益[91,131]。目前有几种不同的肺复张方法。Pelosi 等人[123]提出了一个简单方法：进行 3 次施加达到 40～55cmH$_2$O 吸气压力的大潮气量通气，每次 6 秒。其他的肺复张技术由 Shah 等人进行了总结[91]。这些高于寻常的气道压力用于补偿胸壁顺应性的下降，达到足够的跨肺压以避免肺泡萎陷。肺复张通气策略和呼气末正压通气的组合目的在于实现小气道单位的开放和通畅，从而改善通气与血流灌注的匹配。这些做法可减少肺不张，改善氧合[130,132]，减少 PACU 停留时间，减少腹腔镜减重术后肺部并发症[132]。应注意避免 PEEP 或进行肺复张通气策略时出现静脉回流减少和心输出量降低，尽管在血容量适当的病态肥胖症患者中对此耐受程度比较良好[124]。吸入气氧浓度（FiO$_2$）应设定在能保持可接受的氧合水平的最低值，但应避免再吸收性肺不张。一些专家建议肥胖患者的 FiO$_2$ 应低于 0.8[123]。

麻醉苏醒

安全迅速的拔管降低病态肥胖症患者出现呼吸机依赖的可能性。这对潜在合并心肺疾病的患者尤为重要。患者应该在半卧位时拔管，在坐位时恢复呼吸运动，这对呼吸的不利影响较小[123]。某些机构已出台相关政策，病态肥胖症患者在苏醒和拔管时必须有两名麻醉医师在场[133]。拔管后应予补充氧气。一些作者建议在拔管后至少观察 5 分钟后才能将患者从手术室送走[133]。术后出现通气不足，伴有或不伴有低氧血症的高碳酸血症，促使无创监测技术和持续气道正压通气（CPAP）的使用和发展[33]。

各种器械如 HoverMatt 气垫床、患者转运装置（PTD）、框架式机械吊索起重机等用于将病态肥胖症患者运送至或转运出手术台。可以将 PTD 与 Walter Henderson 法（图 45-6）结合起来，将肥胖患者安全轻柔地转移到术后病床上[133]。

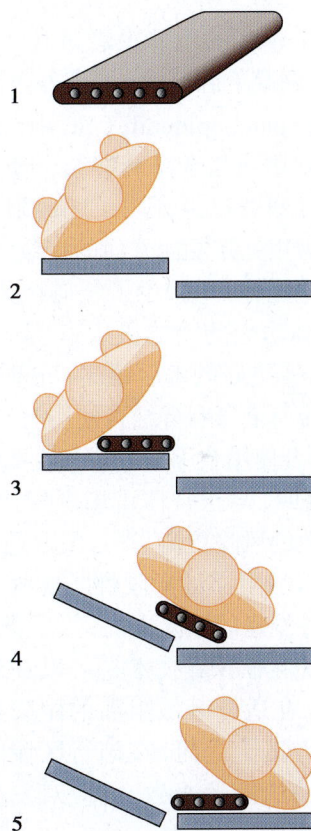

图 45-6　Walter Henderson 法图解
1. 患者转运装置（PTD，如滚动板）；2. 将患者倾斜使得下方可放置滚动板；3. 在患者下方放置滚动板；4. 倾斜手术台制造滑坡以使患者滑动至病床上；5. 患者滑动至病床上（摘自 Ogunnaike BO，Whitten CW. In response to Rosenblatt MA，Reich DL，Roth R，et al.［Letter］. Anesth Analg. 2004；98：1810）

监护麻醉和镇静

监测肥胖患者的通气和氧合是非常重要的。肥胖患者出现镇静诱导性呼吸抑制的风险较高，因此必须谨慎使用苯二氮䓬类、阿片类药物和丙泊酚以避免高碳酸血症和/或低氧血症。低氧血症可能导致非预计的气管插管，因此即使只在监护麻醉（monitored anesthesia care，MAC）或镇静的情况下，充分的气道检查和非预计气道的相关准备也是至关重要的。与在全身麻醉期间遇到呼吸系统并发症或气道管理问题相比，麻醉监测病例中不良呼吸事件相关的医疗事故索赔的发生率是在增加的[134]。在 Bhananker 等人[135]的一项非公开索赔分析中，在 MAC 期间，肥胖与脉搏血氧饱和度或呼气末二氧化碳描记图（或两者）监测不佳都是这些不良事件的关键因素。

区域阻滞麻醉

随着越来越多的肥胖患者进行手术，椎管内麻醉技术［蛛网膜下腔麻醉、硬膜外阻滞、腰 - 硬联合（combined spinal-epidural，CSE）阻滞］和周围神经阻滞单独使用或与全身麻醉结合使用的频率越来越高。几项研究已经证明了区域阻滞技术在减少阿片类药物相关并发症方面的疗效[136-137]。除此之外还有其他优势：①减少了气道相关操作；②减少了抑制心肺功能药物的摄入；③降低术后恶心呕吐的风险；④更好的术后镇痛；⑤改善预后[138]。当硬膜外阻滞与全身麻醉结合使用时，与单纯全身麻醉相比，联合使用会缩短患者气管拔管时间[139]。然而，研究表明，与正常体重患者相比，肥胖患者发生阻滞失败的风险更高[140]。失败通常是由于技术性困难和区域阻滞的局限性。此外这些患者发生区域阻滞并发症的风险更高[141]。通过适当的计划，这些区域阻滞麻醉技术是可以在肥胖患者中成功实施的，在适合区域阻滞的肥胖患者中应仔细思考麻醉方案。然而，在施行区域阻滞前应保证放置好通畅的静脉通路，以应对发生高位阻滞或局部麻醉药中毒的情况。

椎管内麻醉

椎管内麻醉伴随的生理变化　椎管内麻醉可以使在术中的肥胖患者产生严重的心肺改变。由于肥胖患者的肺功能、肺容积、功能残气量、氧合和通气发生改变，椎管内麻醉期间仰卧位和头低脚高位可导致肺容量和功能残气量的进一步降低。功能残气量可能低于闭合容量导致小气道塌陷、肺不张、通气 - 灌注不匹配和缺氧，尤其是在仰卧和 Trendelenburg 体位时（图 45-1）[142]。测量坐位和仰卧位的血氧饱和度可以用来指导评估开始椎管内麻醉前的肺储备情况。除了这些肺部问题之外，还有心血管相关的变化需要仔细监测。过多的腹部重量会压迫下腔静脉，导致心脏前负荷减少、反射性心动过速和心输出量减少。在接受蛛网膜下腔麻醉的非产科手术的肥胖患者中，超过 1/3 患者会出现低血压[143]。这些患者中每 1 000 人会有 3 人发生心脏停搏。还有一些关于病态肥胖症患者仰卧位后心脏停搏的报道[144]。变换为仰卧位致使循环发生变化而导致这些情况的发生。

尽管有很多因素需要考虑，但与单独使用全身麻醉相比，使用椎管内技术可以提供很多的优势。由于肥胖患者对阿片类药物的敏感性增加，低氧血症风险增加，OSA 高发生率以及手术后不良呼吸事件发生率增加，肠外给予阿片类药物可能会对这些患者产生危害。美国麻醉医师协会发布了 OSA 患者诊疗指南，并建议应考虑采用区域阻滞技术，来减少或消除睡眠呼吸暂停患者的阿片类药物使用[33]。

体位和定位　摆放合适的体位是成功进行椎管内麻醉的重要步骤。在坐位下行椎管内麻醉有助于识别后正中线。患者的背部应平行于床边，以防止穿刺针偏离中线。偏离中线进行穿刺时会增加到硬膜外或蛛网膜下腔的深度，并可能会导致阻滞失败，增加了在阻滞效果不理想的情况下术中转为全身麻醉的风险。肥胖患者的解剖标志常常不清晰。如果在深部触诊时仍不能摸清脊柱走行，则可以从颈椎棘突画一条线到臀沟最上部来估测正中线的位置。超声成像也可能有助于确定脊柱走行，并且在骨科手术病态肥胖症患者中显著减少蛛网膜下腔麻醉的穿刺次数和操作时间[145]。肥胖患者的髂嵴也难以辨认，患者皮肤褶皱可以用来帮助画一条垂线，从而与患者的中线相交，交叉点可以是合理的蛛网膜下腔麻醉或硬膜外麻醉针穿刺点。

椎管内进行给药也可能遇到困难，特别是骨性标志不明显、背曲受限[146]、脂肪沉积导致阻力丢失时。预测硬膜外隙的深度通常是十分困难的，但这一般与 BMI 有关[147]。最近的一项研究表明，超声检查预测硬膜外隙的深度有助于肥胖产妇硬膜外管的置入[148]。然而，超声在这一人群中的应用存在局限性，覆盖在硬膜外腔的脂肪可能会影响图像质量，但用力压紧皮下组织又会造成评估距离的不准确。超声技术的未来发展方向可囊括超声引导下硬膜外穿刺技术，从而帮助硬膜外麻醉困难的患者[149]。在某些情况下,25 号针可用于局部浸润麻醉,同时确定棘突的位置。与患者沟通常有助于确定针是否处于中线并引导我们找到中线位置(如询问"感觉我的针在背部中间吗?")。最近的一项研究表明,与非肥胖者相比,肥胖女性不太可能通过针刺来识别中线。然而,两组女性在确定刺激(指尖或针刺)是在中线的右侧还是左侧时,99% 是正确的[150]。在大多数情况下,如果放置在中线,标准的椎管内穿刺针(9~10cm)是足够长的[151]。然而,在异常肥胖的产妇中有时需要更长的针(16cm)。这种长针可能会造成严重的脊髓损伤,因此只有在仔细评估过中线后标准针头仍不适用的情况下才考虑使用。

蛛网膜下腔麻醉　单次蛛网膜下腔麻醉(俗称"腰麻")是一种流行的椎管内麻醉技术,但此技术也存在令人担忧的方面,包括局部麻醉药过度扩散,低血压以及无法延长阻滞时间,这些弊端在肥胖患者中也尤为突出。如果气道检查正常,不合并心肺疾病,手术时间少于 90min,实施蛛网膜下腔麻醉是合理的。通常使用较粗较硬的硬膜外针作为较细较软的腰麻针的引导针,这使得腰麻针的插入更容易。

磁共振成像显示肥胖患者的脑脊液(cerebral spinal fluid, CSF)体积较正常人减少[152]。研究结果表明与非肥胖患者相比,肥胖患者行蛛网膜下腔麻醉时局部麻醉药的有效剂量更小。由于腹压增大,软组织被挤压进椎间孔而造成脑脊液体积减小。在坐位接受蛛网膜下腔麻醉时,对于相同体积和剂量的布比卡因,患者的阻滞高度与肥胖程度呈直接正相关[153]。也有其他研究证明肥胖患者会出现比较高的感觉阻滞水平[154],且在肥胖患者中达到相似的感觉水平需要较小体积的布比卡因[155]。除了这些因素之外,肥胖患者的臀部较大,会将脊柱置于类似头低脚高位的位置,从而加速麻醉药物向头侧的延伸。为了避免使用高比重布比卡因时的高位阻滞,可以在患者胸部下方放置斜坡以提升颈椎和胸椎的高度,以避免由臀部较大引起的头低脚高位。尽管有其他报道称在轻比重[156]和重比重[157]麻醉药物蛛网膜下腔麻醉后,肥胖患者和非肥胖患者的感觉阻滞平面在临床上没有差异,但由于蛛网膜下腔麻醉可能会引起广泛的阻滞、延长手术时间和增加术中全身麻醉诱导的风险,应谨慎使用。

硬膜外麻醉　硬膜外麻醉与单次蛛网膜下腔麻醉相比,具有很多优点,包括可改变局部麻醉药的剂量,延长阻滞时间,减少运动阻滞过度的风险,血流动力学更易控制,以及可用于术后镇痛等。然而一个多中心的前瞻性观察性研究发现,硬膜外麻醉失败的发生率比蛛网膜下腔麻醉或腰 - 硬联合阻滞更多[158]。孕期 BMI 增加与椎管内技术失败显著相关。Hood 和 Dewan[159]也表明肥胖的产妇首次硬膜外置管的失败率更高,为 42%,而非肥胖产妇对照组为 6%。此外 Hodgkinson 和 Hussain[160]证实,在硬膜外给予定量麻醉药物的情况下,阻滞的高度与孕妇 BMI、体重成正比而与身高无关。逐步增加硬膜外给药剂量可降低低血压和高位阻滞的风险。

导管脱落是肥胖患者的另一个潜在问题。因为黄韧带对硬膜外导管有轻微的抓力,所以在变动体位时会将硬膜外导管拉入或脱出皮下脂肪。因此,在固定硬膜外导管之前,患者应从坐位变为侧卧位。Hamilton 等人[161]评估了在体位变换时患者硬膜外导管到皮肤的距离变化(由弯曲坐位变为直立坐位,由直立坐位变为侧卧位,由弯曲坐位变为侧卧位)。结果显示导管距离的变化随着 BMI 的增加而显著增加,变化的平均值在 BMI 小于 $25kg/m^2$ 和大于 $30kg/m^2$ 的产妇中分别是 0.67cm 和 1.04cm。在一名肥胖患者中观察到距离变化超过 4cm[161]。在变动体位且不需要调整导管位置之后,导管应该马上固定好。这有助于减少导管移位和阻滞失败的发生率。

在意外穿破硬脊膜的情况下,可将导管穿入蛛网膜下腔进行持续的蛛网膜下腔阻滞。连续的蛛网膜下腔阻滞提供了单次蛛网膜下腔麻醉的好处,然而转为蛛网膜下腔麻醉时不会影响硬膜穿破后头痛或需要硬膜外血液补片的发生率[162]。如果放置连续的蛛网膜下腔导管,每个患者都必须个体化处理,必须避免通过蛛网膜下腔导管意外地注射硬膜外剂量的局部麻醉药,这将增加高位阻滞、呼吸困难和失去通畅气道的风险。脑脊液体积减小可能导致高位阻滞[152],臀部较大会加快药物向头侧的扩散。注意仔细标记蛛网膜下腔导管以防误认成硬膜外导管。

腰 - 硬联合　腰 - 硬联合可以代替常规的蛛网膜下腔麻醉和硬膜外麻醉。但此技术比单独使用蛛网膜下腔麻醉或硬膜外麻醉要更加复杂,且在蛛网膜下腔阻滞期间无法证实硬膜外导管的位置。尽管腰 - 硬联合置管与硬膜外置管的失败率相似[163]，但硬膜外导管置入失败识别的延迟是这种技术的缺点，在手术时间较长的病例中尤其严重。这会增加术中转为全身麻醉的风险。在分娩镇痛中，接受腰-硬联合麻醉的患者在用腰麻针确保脑脊液流出后没有行蛛网膜下腔给药的情况下，与传统硬膜外分娩镇痛相比，增加了硬膜双侧阻滞的可能性，并且改善了镇痛向骶区的扩散和镇痛的起效时间[164]。

周围神经阻滞

周围神经阻滞在全身麻醉和非全身麻醉下的应用越来越普遍。与正常体重患者相比，在肥胖患者中，这些阻滞在技术上更具挑战性且失败率更高[141,165]。虽然麻醉医师的阻滞经验会影响他们的成功率，但一项评估周围神经阻滞的大型前瞻性研究发现周围神经阻滞失败的风险与 BMI 成正比增加[165]。连续的锁骨上臂丛阻滞，椎旁阻滞，颈浅丛阻滞和硬膜外阻滞的失败率最高。在肥胖患者中需要补充全身麻醉来应对阻滞不全的情况。另一项研究比较了肥胖和非肥胖患者锁骨上臂丛阻滞的成功率，结果肥胖患者的成功率更低[166]。即便如此，在肥胖患者中阻滞成功的概率仍是很高的（94.3%）。一些病例报道了在上腹部手术后使用肋缘下腹横肌平面阻滞代替硬膜外镇痛的病例[167-168]。

在肥胖患者行区域阻滞中施加合适剂量的局部麻醉药是具有挑战性的。若剂量太大，可能会出现低血压、局部麻醉药中毒或与隔肌瘫痪有关的呼吸功能不全。剂量太小则阻滞可能失败。局部麻醉药的吸收取决于注射部位（即肋间阻滞最快，其次是硬膜外阻滞和蛛网膜下腔麻醉），局部麻醉药的最大安全剂量的计算是十分重要的，通常与患者的体重相关。然而根据患者的实际体重来计算给药剂量会增加肥胖患者全身局部麻醉药中毒的风险。因此局部麻醉药给药剂量应基于理想体重进行计算而不是实际体重。

尽管肥胖患者进行周围神经阻滞有很多优势，但由于摆放体位困难、解剖标志不清和穿刺针长度不足等，实施阻滞常常很困难。BMI 的增加与阻滞尝试次数增加和阻滞失败相关[141]，在这些患者中使用超声技术可以增加阻滞的成功率和安全性[169-170]。与神经刺激器或者异感法不同，超声可以实时分辨皮肤下的解剖标志。在正常体重患者中使用超声引导神经阻滞已经被证明可以提高成功率[167-171]，减少操作时间[172]，降低局部麻醉药

的最低有效剂量[173]，但在肥胖患者中相关报道不多。由于肥胖者的软组织更多，超声波必须达到更大的深度才能看到目标结构[174]。尽管低频探头可以增加穿透深度，但高频探头获取的图像质量最佳[174]。由于肥胖患者体内反射超声波的组织更多且目标结构深度更大，超声图像质量会降低。有报道证实在肥胖患者中使用超声引导下神经阻滞会提高成功率[169-170]。但在各种体型的患者中成功使用超声引导下神经阻滞需要更多的训练和经验。美国区域麻醉和疼痛医学学会和欧洲区域麻醉学会已经出台了超声引导下区域阻滞技术的教育和培训指南[175]。

术后注意事项

通气评估和管理

病态肥胖症患者全身麻醉后，术后肺不张的发生率增加。因此，提倡持续气道正压通气或双水平气道正压通气（bilevel positive airway pressure, BiPAP）的使用。虽然这在理论上存在风险，但在胃旁路术后，使用无创正压通气（NIPPV）似乎并没有增加主要吻合口漏的发生率。术后 CPAP 可以改善氧合，但不能促进 CO_2 的清除[176]。充分的镇痛、使用合适尺寸的弹性腹带进行腹部支撑、早期活动、进行深呼吸训练，以及激励呼吸法都是避免术后低通气和肺不张的有效辅助手段。在必要时，对脉搏血氧饱和度和动脉血气进行监测。

术后镇痛

疼痛管理是肥胖患者术后护理方案的重要组成部分。对于这部分患者，疼痛管理的目标不仅是提供足够的镇痛，还包括促进其早期活动和恢复充分的呼吸功能。对于肥胖患者来说，进行早期术后活动是比较困难的，但是早期术后活动在预防并发症方面至关重要。压疮、肺栓塞、深静脉血栓和肺炎是早期活动可以预防的常见并发症。疼痛管理计划应包括：①多模式镇痛药；②区域阻滞或镇痛技术；③早期活动；④补充氧气；⑤床头抬高。除了提供安全的镇痛技术外，还需要足够的术后监测以确保安全。

合并 OSA 的肥胖患者术后出现肺部并发症的可能性增加[30]。阿片类药物增加了所有患者的中枢性呼吸暂停的风险，但 OSA 患者则更容易出现

阿片类药物引起的呼吸暂停[33]。无论存在 OSA 与否，肥胖患者都有低通气和发生低氧血症的风险，术后疼痛管理应包括阿片类药物减量的多模式镇痛、区域阻滞技术等。众所周知，这些技术可以减少阿片类药物相关并发症的风险[136-137]。在区域阻滞禁忌证患者中，使用多模式镇痛药（如局部麻醉药，非甾体抗炎药）将减少阿片类药物的使用和呼吸抑制的风险。美国麻醉医师协会的实践指南推荐在 OSA 患者术后疼痛管理中使用区域阻滞镇痛技术替代全身阿片类药物，我们会在表45-4中总结。

表45-4　阻塞性睡眠呼吸暂停（OSA）患者围术期管理操作指南摘要：美国麻醉医师协会专家组关于 OSA 患者围术期管理的报告

应尽量使用区域阻滞技术，以减少或消除 OSA 患者对全身性阿片类药物的需求。如果计划使用椎管内麻醉，则必须考虑单独使用阿片类药物或阿片类药物联合局部麻醉药与单独使用局部麻醉药相比的益处和风险。

若患者自控镇痛中使用了全身性阿片类药物，则应避免使用持续的背景量输注或非常谨慎地使用。应考虑使用非甾体抗炎药和其他方式来减少阿片类药物的需求。

对于所有由 OSA 导致围术期风险增加的患者，应持续给予氧疗，直到他们在呼吸空气时也能保持基线血氧饱和度。

因 OSA 增加呼吸功能受损风险的住院患者应该在恢复室转出后继续监测血氧饱和度。

监测

接受椎管内或肠外阿片类药物的肥胖患者需要对呼吸抑制情况进行仔细的术后监测。然而，没有必要常规入住重症监护或高危监护病房，因为这些措施并没有被证明可以降低肺部并发症的风险或改变围术期的预后[177]。应鼓励有 OSA 病史并接受持续气道正压通气治疗的患者携带自己的设备到医院，以减少呼吸抑制的风险[178]。所有接受椎管内阿片类药物的患者都应被监测是否有足够的通气（呼吸频率、呼吸深度），氧合（适时进行血氧饱和度监测）和意识水平[178]。

门诊麻醉

识别肥胖患者是否适合门诊手术取决于早期发现患者的并发症、手术的侵入性、麻醉技术、术后疼痛管理以及外科医生和麻醉医师的技能[179]。许多研究都将肥胖视为围术期并发症的危险因素，但近期的一篇系统评价认为 BMI 本身不会增加围术期并发症或门诊手术后非预期住院的风险[180]。不过作者也认为大部分的超级肥胖患者（BMI≥50kg/m²）不应行门诊手术。

因为很多病态肥胖症的患者都患有睡眠呼吸障碍，如果他们的合并症控制理想，并且非阿片类药物即可满足术后疼痛管理，这些患者可以考虑行门诊手术。为病态肥胖症患者和 OSA 患者行门诊手术时，面临着独有并且更多的挑战。研究估计 60%～90% 的 OSA 患者的 BMI 大于等于 30kg/m²[181]。而很多人并没有被正式诊断为 OSA，这些人更有可能在整个围术期经历重大的麻醉问题。近期，一个前瞻性队列研究发现，在有 OSA 倾向的门诊手术患者中，喉镜尝试次数、喉镜显露分级的级别以及使用纤支镜插管的次数均有增加[182]。这些患者可能在拔管后出现呼吸功能不全，并有着更高的急诊再插管、呼吸衰竭、机械通气、吸入性肺炎、心房颤动和急性呼吸窘迫综合征（acute respiratory distress syndrome，ARDS）的风险[35,183-184]。即便是小剂量镇静或镇痛药物所具有的呼吸抑制作用，他们也十分敏感，因此更可能在围术期镇静和镇痛时发生呼吸停止。近期的资料显示，术前或术后诊断 OSA 的患者有着两倍于对照组的呼吸并发症发生可能性[185]。而术前得到诊断并接受了持续气道正压通气的患者发生心血管并发症的可能性比术后才得到诊断的患者小。

对于行门诊手术的 OSA 患者，有人推荐在患者出院前，于重症监护病房中密切监测他们的血氧饱和度[186]。使用局部麻醉或区域阻滞联合最小剂量的镇静，并设立一个可以提供 23 小时监护的麻醉后恢复室，可在门诊手术室的条件下为此类患者提供帮助。应该与肥胖患者提及进行有创监测、长时间的气管插管以及术后机械通气的可能性。尽管关于 OSA 患者是否适合行门诊手术，还需要前瞻性的研究进一步评估，但对术前已经接受持续气道正压通气的患者，应建议其将持续气道正压通气设备带至医院并在术后持续使用数日[187]。

最近，美国外科医师协会的国家手术质量改进计划（National Surgical Quality Improvement Program，NSQIP）数据库确认了门诊手术后72小时内并发症的发生和死亡的危险因素[188]。在将近

250 000 例案例中发生并发症和死亡的患者仅占 0.1%。围术期并发症发生的独立危险因素包括：高 BMI、慢性阻塞性肺疾病、高血压、短暂性脑缺血发作或脑卒中病史、心脏手术史和较长的手术时间。队列中，非预期术后插管、肺炎和伤口裂开是最为常见的并发症。其他一些人认为增高的 BMI、ASA 分级 3 级及以上、年龄大于 80 岁和超过 1 小时的手术都会增加非预期住院的风险。鉴于 BMI 的增高可以导致围术期风险的增高，考虑为患者行门诊手术时应该添加更多的排除标准。

重症监护和复苏

与手术中一样，在手术室外护理危重的肥胖患者，面临着设备、监测和多种合并症方面的挑战[120]。此外，严重肥胖患者的营养状况往往处于异常状态，难以纠正。糖尿病患者的高血糖症很常见，由于高血糖与较高的死亡率有关，应予以纠正。肥胖患者比非肥胖患者更容易产生呼吸机依赖。肥胖及其常见的合并症（如糖尿病）[189]对急性肺损伤（acute lung injury，ALI）和 / 或 ARDS 的发生发展风险仍不清楚。尽管 BMI 与患 ALI/ARDS 的风险增加有关[119,190]，但它对临床结果的影响仍在探索中[119,191-192]。

在护理病态肥胖症的危重患者时，可能需要进行心肺复苏，所以应考虑到设备和技术方面的问题。胸部按压可能是无效的，可能需要使用机械按压设备。因为肥胖患者的胸壁通常不太厚，常规除颤器的最大 400J 的能量通常能够满足病态肥胖症患者的需要，但是由于来自脂肪的较高的胸阻抗，可能需要多次尝试。用常规方法进行气道管理可能非常困难。在紧急情况下，气管造口术、经皮环甲膜切开术、经气管喷射通气、逆行导丝插管这些方法费时且操作困难，应作为最终选择并由有经验的医师进行[193]。对肥胖患者进行紧急环甲膜切开术时，直接显示解剖结构也是极具挑战性的。最近有人提出了一种新的技术，在这种技术中，通过环甲膜的触诊可以帮助放置一个气管插管的 Eschmann 管芯，并使用像 Seldinger 技术一样的方式插入[194]。

发病率和病死率

肥胖患者的术后并发症发病率增加，但关于

死亡率的增加是有争议的[192,195-196]。最常见的术后并发症为呼吸系统（肺不张、肺炎）、血管（血栓性静脉炎、深静脉血栓）和伤口并发症（感染、裂开）。此外，与开放性手术相比，横纹肌溶解在接受腹腔镜手术的病态肥胖症患者中更为常见，尤其是在手术时间延长的情况下。围术期不良事件的发生率与既往疾病有密切的联系，而不仅仅是与 BMI 相关[197]。例如，一个先前诊断为代谢综合征的患者，其围术期并发症发生率和死亡的风险明显高于没有代谢综合征的肥胖患者[198-199]。肥胖患者的围术期肺部并发症的风险较高，尤其在术前呼吸系统存在疾患（如 OSA）的情况下[30,70]。肥胖会增加手术部位感染的风险[200-201]，其他一些已知的因素包括高血糖或糖尿病[201]、手术时间较长[201]、低灌注或低组织氧分压[202-203]，以及低组织抗生素浓度等。病态肥胖症显著增加术后血栓栓塞事件的风险[82]。使用间歇性充气加压装置（sequential compression devices，SCDs），常规早期下床活动和谨慎的围术期抗凝可以降低血栓栓塞的风险[85]。对于部分特定患者和手术，门诊手术越来越安全[70,205]，但因为有着比非肥胖人群更高的围术期并发症发生率，肥胖患者的门诊手术应该个体化[70,204]。

（赵思文 译，左明章 校）

参考文献

1. Obesity: preventing and managing the global epidemic. Report of a WHO consultation. *World Health Organ Tech Rep Ser.* 2000;894:i–xii, 1–253.
2. World Health Organization. Obesity and Overweight Fact Sheet #311. 2015. Accessed October 12, 2015.
3. Ogden CL, Carroll MD, Kit BK, et al. Prevalence of childhood and adult obesity in the United States, 2011–2012. *JAMA.* 2014;311:806–814.
4. Ng M, Fleming T, Robinson M, et al. Global, regional, and national prevalence of overweight and obesity in children and adults during 1980–2013: a systematic analysis for the Global Burden of Disease Study 2013. *Lancet.* 2014;384:766–781.
5. Berrington de Gonzalez A, Hartge P, Cerhan JR, et al. Body-mass index and mortality among 1.46 million white adults. *N Engl J Med.* 2010;363:2211–2219.
6. ARDSNet. Ventilation with lower tidal volumes as compared with traditional tidal volumes for acute lung injury and the acute respiratory distress syndrome. The Acute Respiratory Distress Syndrome Network. *N Engl J Med.* 2000; 342:1301–1308.
7. Leykin Y, Miotto L, Pellis T. Pharmacokinetic considerations in the obese. *Best Pract Res Clin Anaesthesiol.* 2011;25:27–36.
8. Pai MP, Paloucek FP. The origin of the "ideal" body weight equations. *Ann Pharmacother.* 2000;34:1066–1069.
9. Leykin Y, Pellis T, Del Mestro E, et al. Anesthetic management of morbidly obese and super-morbidly obese patients undergoing bariatric operations: hospital course and outcomes. *Obes Surg.* 2006;16:1563–1569.
10. Menke A, Muntner P, Wildman RP, et al. Measures of adiposity and cardiovascular disease risk factors. *Obesity.* 2007;15:785–795.
11. Leitzmann MF, Moore SC, Koster A, et al. Waist circumference as compared with body-mass index in predicting mortality from specific causes. *PLoS One.* 2011;6:e18582.
12. Lagerros YT Rossner S. Obesity management: what brings success? *Therap Adv Gastroenterol.* 2013;6:77–88.
13. Tsai AG, Wadden TA. Systematic review: an evaluation of major commercial weight loss programs in the United States. *Ann Intern Med.* 2005;142:56–66.
14. Hemmingsson E, Johansson K, Eriksson J, et al. Weight loss and dropout during a commercial weight-loss program including a very-low-calorie diet, a low-calorie diet, or restricted normal food: observational cohort study. *Am J Clin Nutr.* 2012;96:953–961.
15. Apovian CM, Aronne LJ, Bessesen DH, et al. Pharmacological management

of obesity: an Endocrine Society clinical practice guideline. *J Clin Endocrinol Metab.* 2015;100:342–362.

16. Aronne LJ, Wadden TA, Peterson C, et al. Evaluation of phentermine and topiramate versus phentermine/topiramate extended-release in obese adults. *Obesity (Silver Spring).* 2013;21:2163–2171.

17. Carroll FI, Blough BE, Mascarella SW, et al. Bupropion and bupropion analogs as treatments for CNS disorders. *Adv Pharmacol.* 2014;69:177–216.

18. Wadden TA, Hollander P, Klein S, et al. Weight maintenance and additional weight loss with liraglutide after low-calorie-diet-induced weight loss: the SCALE Maintenance randomized study. *Int J Obes (Lond).* 2013;37:1443–1451.

19. Bray GA, Ryan DH. Drug treatment of the overweight patient. *Gastroenterology.* 2007;132:2239–2252.

20. MacWalter RS, Fraser HW, Armstrong KM. Orlistat enhances warfarin effect. *Ann Pharmacother.* 2003;37:510–512.

21. Yun JW. Possible anti-obesity therapeutics from nature—a review. *Phytochemistry.* 2010;71:1625–1641.

22. Abe A, Kaye AD, Gritsenko K, et al. Perioperative analgesia and the effects of dietary supplements. *Best Pract Res Clin Anaesthesiol.* 2014;28:183–189.

23. Arterburn D, Powers JD, Toh S, et al. Comparative effectiveness of laparoscopic adjustable gastric banding vs laparoscopic gastric bypass. *JAMA Surg.* 2014;149:1279–1287.

24. Sinha AC, Singh PM, Bhat S. Are we operating too late? Mortality analysis and stochastic simulation of costs associated with bariatric surgery: Reconsidering the BMI threshold. *Obes Surg.* 2016;26(1):219–228.

25. Nguyen NT. Open vs. laparoscopic procedures in bariatric surgery. *J Gastrointest Surg.* 2004;8:393–395.

26. U.S. Food and Drug Administration. Vagal nerve stimulator. 2015; http://www.fda.gov/NewsEvents/Newsroom/PressAnnouncements/ucm430223.htm. Accessed October 12, 2015.

27. Zerrweck C, Maunoury V, Caiazzo R, et al. Preoperative weight loss with intragastric balloon decreases the risk of significant adverse outcomes of laparoscopic gastric bypass in super-super obese patients. *Obes Surg.* 2012;22:777–782.

28. Steier J, Lunt A, Hart N, et al. Observational study of the effect of obesity on lung volumes. *Thorax.* 2014;69:752–759.

29. Salome CM, King GG, Berend N. Physiology of obesity and effects on lung function. *J Appl Physiol.* 2010;108:206–211.

30. Memtsoudis SG, Besculides MC, Mazumdar M. A rude awakening—the perioperative sleep apnea epidemic. *N Engl J Med.* 2013;368:2352–2353.

31. Abrishami A, Khajehdehi A, Chung F. A systematic review of screening questionnaires for obstructive sleep apnea. *Can J Anaesth.* 2010;57:423–438.

32. Yeh PS, Lee YC, Lee WJ, et al. Clinical predictors of obstructive sleep apnea in Asian bariatric patients. *Obes Surg.* 2010;20:30–35.

33. American Society of Anesthesiologists Task Force on Perioperative Management of Patients with Obstructive Sleep Apnea. Practice guidelines for the perioperative management of patients with obstructive sleep apnea: an updated report by the American Society of Anesthesiologists Task Force on Perioperative Management of Patients with Obstructive Sleep Apnea. *Anesthesiology.* 2014;120:268–286.

34. Chirinos JA, Gurubhagavatula I, Teff K, et al. CPAP, weight loss, or both for obstructive sleep apnea. *N Engl J Med.* 2014;370:2265–2275.

35. Memtsoudis S, Liu SS, Ma Y, et al. Perioperative pulmonary outcomes in patients with sleep apnea after noncardiac surgery. *Anesth Analg.* 2011;112:113–121.

36. Apfelbaum JL, Hagberg CA, Caplan RA, et al. Practice guidelines for management of the difficult airway: an updated report by the American Society of Anesthesiologists Task Force on management of the difficult airway. *Anesthesiology.* 2013;118:251–270.

37. Porhomayon J, Nader ND, Leissner KB, et al. Respiratory perioperative management of patients with obstructive sleep apnea. *J Intensive Care Med.* 2014;29:145–153.

38. Marik PE, Desai H. Characteristics of patients with the "malignant obesity hypoventilation syndrome" admitted to an ICU. *J Intensive Care Med.* 2013;28:124–130.

39. Cullen A, Ferguson A. Perioperative management of the severely obese patient: a selective pathophysiological review. *Can J Anaesth.* 2012;59:974–996.

40. Chau EH, Lam D, Wong J, et al. Obesity hypoventilation syndrome: a review of epidemiology, pathophysiology, and perioperative considerations. *Anesthesiology.* 2012;117:188–205.

41. Finer N. Medical consequences of obesity. *Medicine.* 2011;39:18–23.

42. Fraley MA, Birchem JA, Senkottaiyan N, et al. Obesity and the electrocardiogram. *Obes Rev.* 2005;6:275–281.

43. Alpert MA, Terry BE, Hamm CR, et al. Effect of weight loss on the ECG of normotensive morbidly obese patients. *Chest.* 2001;119:507–510.

44. Engeli S, Bohnke J, Gorzelniak K, et al. Weight loss and the renin-angiotensin-aldosterone system. *Hypertension.* 2005;45:356–362.

45. Haslam DW, James WP. Obesity. *Lancet.* 2005;366:1197–1209.

46. Van Gaal LF, Mertens IL, De Block CE. Mechanisms linking obesity with cardiovascular disease. *Nature.* 2006;444:875–880.

47. Birgel M, Gottschling-Zeller H, Rohrig K, et al. Role of cytokines in the regulation of plasminogen activator inhibitor-1 expression and secretion in newly differentiated subcutaneous human adipocytes. *Arterioscler Thromb Vasc Biol.* 2000;20:1682–1687.

48. Nilsson M, Johnsen R, Ye W, et al. Obesity and estrogen as risk factors for gastroesophageal reflux symptoms. *JAMA.* 2003;290:66–72.

49. Ayazi S, Hagen JA, Chan LS, et al. Obesity and gastroesophageal reflux: quantifying the association between body mass index, esophageal acid exposure, and lower esophageal sphincter status in a large series of patients with reflux symptoms. *J Gastrointest Surg.* 2009;13:1440–1447.

50. Harter RL, Kelly WB, Kramer MG, et al. A comparison of the volume and pH of gastric contents of obese and lean surgical patients. *Anesth Analg.* 1998;86:147–152.

51. American Society of Anesthesiologists Committee on Standards and Practice Parameters. Practice guidelines for preoperative fasting and the use of pharmacologic agents to reduce the risk of pulmonary aspiration: application to healthy patients undergoing elective procedures: an updated report by the American Society of Anesthesiologists Committee on Standards and Practice Parameters. *Anesthesiology.* 2011;114:495–511.

52. Frezza EE, Ikramuddin S, Gourash W, et al. Symptomatic improvement in gastroesophageal reflux disease (GERD) following laparoscopic Roux-en-Y gastric bypass. *Surg Endosc.* 2002;16:1027–1031.

53. Cheymol G. Effects of obesity on pharmacokinetics implications for drug therapy. *Clin Pharmacokinet.* 2000;39:215–231.

54. Suneja M, Kumar AB. Obesity and perioperative acute kidney injury: a focused review. *J Crit Care.* 2014;29:694.e1–696.e1.

55. Chagnac A, Weinstein T, Herman M, et al. The effects of weight loss on renal function in patients with severe obesity. *J Am Soc Nephrol.* 2003;14:1480–1486.

56. Kastorini CM, Milionis HJ, Esposito K, et al. The effect of Mediterranean diet on metabolic syndrome and its components: a meta-analysis of 50 studies and 534,906 individuals. *J Am Coll Cardiol.* 2011;57:1299–1313.

57. Tzimas P, Petrou A, Laou E, et al. Impact of metabolic syndrome in surgical patients: should we bother? *Br J Anaesth.* 2015;115:194–202.

58. Alberti KG, Eckel RH, Grundy SM, et al. Harmonizing the metabolic syndrome: a joint interim statement of the International Diabetes Federation Task Force on Epidemiology and Prevention; National Heart, Lung, and Blood Institute; American Heart Association; World Heart Federation; International Atherosclerosis Society; and International Association for the Study of Obesity. *Circulation.* 2009;120:1640–1645.

59. Frezza EE, Wachtel M. Metabolic syndrome: a new multidisciplinary service line. *Obes Surg.* 2011;21:379–385.

60. Casati A, Putzu M. Anesthesia in the obese patient: pharmacokinetic considerations. *J Clin Anesth.* 2005;17:134–145.

61. Friesen JH. Lean-scaled weight: a proposed weight scalar to calculate drug doses for obese patients. *Can J Anaesth.* 2013;60:214–215.

62. Hall JE. The kidney, hypertension, and obesity. *Hypertension.* 2003;41:625–633.

63. Christoff PB, Conti DR, Naylor C, et al. Procainamide disposition in obesity. *Drug Intell Clin Pharm.* 1983;17:516–522.

64. Egan TD, Huizinga B, Gupta SK, et al. Remifentanil pharmacokinetics in obese versus lean patients. *Anesthesiology.* 1998;89:562–573.

65. Abernethy DR, Greenblatt DJ, Smith TW. Digoxin disposition in obesity: clinical pharmacokinetic investigation. *Am Heart J.* 1981;102:740–744.

66. Monk TG, Rietbergen H, Woo T, et al. Use of Sugammadex in patients with obesity: A pooled analysis. *Am J Ther.* 2015;Sept 21 [e-pub ahead of print].

67. Ogunnaike BO, Jones SB, Jones DB, et al. Anesthetic considerations for bariatric surgery. *Anesth Analg.* 2002;95:1793–1805.

68. Suzuki T, Masaki G, Ogawa S. Neostigmine-induced reversal of vecuronium in normal weight, overweight and obese female patients. *Br J Anaesth.* 2006;97:160–163.

69. Ferraz AA, Siqueira LT, Campos JM, et al. Antibiotic prophylaxis in bariatric surgery: a continuous infusion of cefazolin versus ampicillin/sulbactam and ertapenem. *Arq Gastroenterol.* 2015;52:83–87.

70. Schumann R. Anaesthesia for bariatric surgery. *Best Pract Res Clin Anaesthesiol.* 2011;25:83–93.

71. Bein B, Scholz J. Anaesthesia for adults undergoing non-bariatric surgery. *Best Pract Res Clin Anaesthesiol.* 2011;25:37–51.

72. Schug SA, Raymann A. Postoperative pain management of the obese patient. *Best Pract Res Clin Anaesthesiol.* 2011;25:73–81.

73. Peterson GN, Domino KB, Caplan RA, et al. Management of the difficult airway: a closed claims analysis. *Anesthesiology.* 2005;103:33–39.

74. Ezri T, Medalion B, Weisenberg M, et al. Increased body mass index per se is not a predictor of difficult laryngoscopy. *Can J Anaesth.* 2003;50:179–183.

75. El-Orbany M, Woehlck HJ. Difficult mask ventilation. *Anesth Analg.* 2009;109:1870–1880.

76. Brodsky JB, Lemmens HJ, Brock-Utne JG, et al. Morbid obesity and tracheal intubation. *Anesth Analg.* 2002;94:732–736.

77. Juvin P, Lavaut E, Dupont H, et al. Difficult tracheal intubation is more common in obese than in lean patients. *Anesth Analg.* 2003;97:595–600.

78. Neligan PJ, Porter S, Max B, et al. Obstructive sleep apnea is not a risk factor for difficult intubation in morbidly obese patients. *Anesth Analg.* 2009;109:1182–1186.

79. McLaughlin VV, Archer SL, Badesch DB, et al. ACCF/AHA 2009 expert consensus document on pulmonary hypertension a report of the American College of Cardiology Foundation Task Force on Expert Consensus Documents and the American Heart Association: developed in collaboration with the American College of Chest Physicians, American Thoracic Society, Inc., and the Pulmonary Hypertension Association. *Circulation.* 2009;119:2250–2294.

80. Katkhouda N, Mason RJ, Wu B, et al. Evaluation and treatment of patients with cardiac disease undergoing bariatric surgery. *Surg Obes Relat Dis.* 2012;8:634–640.

81. Chang CG, Adams-Huet B, Provost DA. Acute post-gastric reduction surgery (APGARS) neuropathy. *Obes Surg.* 2004;14:182–189.

82. Sapala JA, Wood MH, Schuhknecht MP, et al. Fatal pulmonary embolism after bariatric operations for morbid obesity: a 24-year retrospective analysis. *Obes Surg.* 2003;13:819–825.

83. Magee CJ, Barry J, Javed S, et al. Extended thromboprophylaxis reduces incidence of postoperative venous thromboembolism in laparoscopic bariatric surgery. *Surg Obes Relat Dis.* 2010;6:322–325.

84. Geerts WH, Bergqvist D, Pineo GF, et al. Prevention of venous thromboembolism: American College of Chest Physicians Evidence-Based Clinical Practice Guidelines (8th Edition). *Chest.* 2008;133:381S–453S.

85. Gonzalez QH, Tishler DS, Plata-Munoz JJ, et al. Incidence of clinically evident deep venous thrombosis after laparoscopic Roux-en-Y gastric bypass. *Surg Endosc*. 2004;18:1082–1084.
86. Boyce JR, Ness T, Castroman P, et al. A preliminary study of the optimal anesthesia positioning for the morbidly obese patient. *Obes Surg*. 2003;13:4–9.
87. Koffman BM, Greenfield LJ, Ali II, et al. Neurologic complications after surgery for obesity. *Muscle Nerve*. 2006;33:166–176.
88. Juhasz-Pocsine K, Rudnicki SA, Archer RL, et al. Neurologic complications of gastric bypass surgery for morbid obesity. *Neurology*. 2007;68:1843–1850.
89. Pierin AM, Alavarce DC, Gusmao JL, et al. Blood pressure measurement in obese patients: comparison between upper arm and forearm measurements. *Blood Press Monit*. 2004;9:101–105.
90. Juvin P, Blarel A, Bruno F, et al. Is peripheral line placement more difficult in obese than in lean patients? *Anesth Analg*. 2003;96:1218.
91. Shah U, Wong J, Wong DT, et al. Preoxygenation and intraoperative ventilation strategies in obese patients: a comprehensive review. *Curr Opin Anaesthesiol*. 2016;29(1):109–118.
92. Ortiz VE, Vidal-Melo MF, Walsh JL. Strategies for managing oxygenation in obese patients undergoing laparoscopic surgery. *Surg Obes Relat Dis*. 2015;11:721–728.
93. Murphy C, Wong DT. Airway management and oxygenation in obese patients. *Can J Anaesth*. 2013;60:929–945.
94. Dixon BJ, Dixon JB, Carden JR, et al. Preoxygenation is more effective in the 25 degrees head-up position than in the supine position in severely obese patients: a randomized controlled study. *Anesthesiology*. 2005;102:1110–1115.
95. Altermatt FR, Munoz HR, Delfino AE, et al. Pre-oxygenation in the obese patient: effects of position on tolerance to apnoea. *Br J Anaesth*. 2005;95:706–709.
96. Delay JM, Sebbane M, Jung B, et al. The effectiveness of noninvasive positive pressure ventilation to enhance preoxygenation in morbidly obese patients: a randomized controlled study. *Anesth Analg*. 2008;107:1707–1713.
97. Gander S, Frascarolo P, Suter M, et al. Positive end-expiratory pressure during induction of general anesthesia increases duration of nonhypoxic apnea in morbidly obese patients. *Anesth Analg*. 2005;100:580–584.
98. Corso RM, Piraccini E, Calli M, et al. Obstructive sleep apnea is a risk factor for difficult endotracheal intubation. *Minerva Anestesiol*. 2011;77:99–100.
99. Kheterpal S, Healy D, Aziz MF, et al. Incidence, predictors, and outcome of difficult mask ventilation combined with difficult laryngoscopy: a report from the multicenter perioperative outcomes group. *Anesthesiology*. 2013;119:1360–1369.
100. Abdelmalak B, Makary L, Hoban J, et al. Dexmedetomidine as sole sedative for awake intubation in management of the critical airway. *J Clin Anesth*. 2007;19:370–373.
101. Collins JS, Lemmens HJ, Brodsky JB, et al. Laryngoscopy and morbid obesity: a comparison of the "sniff" and "ramped" positions. *Obes Surg*. 2004;14:1171–1175.
102. Maassen R, Lee R, Hermans B, et al. A comparison of three videolaryngoscopes: the Macintosh laryngoscope blade reduces, but does not replace, routine stylet use for intubation in morbidly obese patients. *Anesth Analg*. 2009;109:1560–1565.
103. Marrel J, Blanc C, Frascarolo P, et al. Videolaryngoscopy improves intubation condition in morbidly obese patients. *Eur J Anaesthesiol*. 2007;24:1045–1049.
104. Mort TC. Emergency tracheal intubation: complications associated with repeated laryngoscopic attempts. *Anesth Analg*. 2004;99:607–613.
105. Keller C, Brimacombe J, Kleinsasser A, et al. The Laryngeal Mask Airway ProSeal(TM) as a temporary ventilatory device in grossly and morbidly obese patients before laryngoscope-guided tracheal intubation. *Anesth Analg*. 2002;94:737–740.
106. Combes X, Sauvat S, Leroux B, et al. Intubating laryngeal mask airway in morbidly obese and lean patients: a comparative study. *Anesthesiology*. 2005;102:1106–1109.
107. Maltby JR, Pytka S, Watson NC, et al. Drinking 300 mL of clear fluid two hours before surgery has no effect on gastric fluid volume and pH in fasting and non-fasting obese patients. *Can J Anaesth*. 2004;51:111–115.
108. Lemmens HJ, Brodsky JB. The dose of succinylcholine in morbid obesity. *Anesth Analg*. 2006;102:438–442.
109. La Colla L, Albertin A, La Colla G, et al. Faster wash-out and recovery for desflurane vs sevoflurane in morbidly obese patients when no premedication is used. *Br J Anaesth*. 2007;99:353–358.
110. Feld JM, Hoffman WE, Stechert MM, et al. Fentanyl or dexmedetomidine combined with desflurane for bariatric surgery. *J Clin Anesth*. 2006;18:24–28.
111. Hofer RE, Sprung J, Sarr MG, et al. Anesthesia for a patient with morbid obesity using dexmedetomidine without narcotics. *Can J Anaesth*. 2005;52:176–180.
112. Ezri T, Hazin V, Warters D, et al. The endotracheal tube moves more often in obese patients undergoing laparoscopy compared with open abdominal surgery. *Anesth Analg*. 2003;96:278–282.
113. Ricciardi R, Town RJ, Kellogg TA, et al. Outcomes after open versus laparoscopic gastric bypass. *Surg Laparosc Endosc Percutan Tech*. 2006;16:317–320.
114. Poso T, Kesek D, Aroch R, et al. Morbid obesity and optimization of preoperative fluid therapy. *Obes Surg*. 2013;23:1799–1805.
115. Matot I, Paskaleva R, Eid L, et al. Effect of the volume of fluids administered on intraoperative oliguria in laparoscopic bariatric surgery: A randomized controlled trial. *Arch Surg*. 2011;147:228–234.
116. Wool DB, Lemmens HJ, Brodsky JB, et al. Intraoperative fluid replacement and postoperative creatine phosphokinase levels in laparoscopic bariatric patients. *Obes Surg*. 2010;20:698–701.
117. Bender SP, Paganelli WC, Gerety LP, et al. Intraoperative lung-protective ventilation trends and practice patterns: A report from the multicenter perioperative outcomes group. *Anesth Analg*. 2015;121:1231–1239.
118. Fernandez-Bustamante A, Wood CL, Tran ZV, et al. Intraoperative ventilation: Incidence and risk factors for receiving large tidal volumes during general anesthesia. *BMC Anesthesiol*. 2011;11:22.
119. Anzueto A, Frutos-Vivar F, Esteban A, et al. Influence of body mass index on outcome of the mechanically ventilated patients. *Thorax*. 2011;66:66–73.
120. Lewandowski K, Lewandowski M. Intensive care in the obese. *Best Pract Res Clin Anaesthesiol*. 2011;25:95–108.
121. Dreyfuss D, Soler P, Basset G, et al. High inflation pressure pulmonary edema. Respective effects of high airway pressure, high tidal volume, and positive end-expiratory pressure. *Am Rev Respir Dis*. 1988;137:1159–1164.
122. Fernandez-Bustamante A, Hashimoto S, Serpa Neto A, et al. Perioperative lung protective ventilation in obese patients. *BMC Anesthesiol*. 2015;15:56.
123. Pelosi P, Gregoretti C. Perioperative management of obese patients. *Best Pract Res Clin Anaesthesiol*. 2010;24:211–225.
124. Bohm SH, Thamm OC, von Sandersleben A, et al. Alveolar recruitment strategy and high positive end-expiratory pressure levels do not affect hemodynamics in morbidly obese intravascular volume-loaded patients. *Anesth Analg*. 2009;109:160–163.
125. Cadi P, Guenoun T, Journois D, et al. Pressure-controlled ventilation improves oxygenation during laparoscopic obesity surgery compared with volume-controlled ventilation. *Br J Anaesth*. 2008;100:709–716.
126. Zoremba M, Kalmus G, Dette F, et al. Effect of intra-operative pressure support vs pressure controlled ventilation on oxygenation and lung function in moderately obese adults. *Anaesthesia*. 2010;65:124–129.
127. Aldenkortt M, Lysakowski C, Elia N, et al. Ventilation strategies in obese patients undergoing surgery: a quantitative systematic review and meta-analysis. *Br J Anaesth*. 2012;109:493–502.
128. Bardoczky GI, Yernault JC, Houben JJ, et al. Large tidal volume ventilation does not improve oxygenation in morbidly obese patients during anesthesia. *Anesth Analg*. 1995;81:385–388.
129. Pelosi P, Ravagnan I, Giurati G, et al. Positive end-expiratory pressure improves respiratory function in obese but not in normal subjects during anesthesia and paralysis. *Anesthesiology*. 1999;91:1221–1231.
130. Reinius H, Jonsson L, Gustafsson S, et al. Prevention of atelectasis in morbidly obese patients during general anesthesia and paralysis: a computerized tomography study. *Anesthesiology*. 2009;111:979–987.
131. Prove Network Investigators for the Clinical Trial Network of the European Society of Anaesthesiology, Hemmes SN, Gama de Abreu M, et al. High versus low positive end-expiratory pressure during general anaesthesia for open abdominal surgery (PROVHILO trial): a multicentre randomised controlled trial. *Lancet*. 2014;384:495–503.
132. Talab HF, Zabani IA, Abdelrahman HS, et al. Intraoperative ventilatory strategies for prevention of pulmonary atelectasis in obese patients undergoing laparoscopic bariatric surgery. *Anesth Analg*. 2009;109:1511–1516.
133. Rosenblatt MA, Reich DL, Roth R. Bariatric surgery and the prevention of postoperative respiratory complications. *Anesth Analg*. 2004;98:1810.
134. Metzner J, Posner KL, Lam MS, et al. Closed claims' analysis. *Best Pract Res Clin Anaesthesiol*. 2011;25:263–276.
135. Bhananker SM, Posner KL, Cheney FW, et al. Injury and liability associated with monitored anesthesia care: a closed claims analysis. *Anesthesiology*. 2006;104:228–234.
136. von Ungern-Sternberg BS, Regli A, Reber A, et al. Effect of obesity and thoracic epidural analgesia on perioperative spirometry. *Br J Anaesth*. 2005;94:121–127.
137. Kehlet H, Holte K. Effect of postoperative analgesia on surgical outcome. *Br J Anaesth*. 2001;87:62–72.
138. Marret E, Remy C, Bonnet F, et al. Meta-analysis of epidural analgesia versus parenteral opioid analgesia after colorectal surgery. *Br J Surg*. 2007;94:665–673.
139. Gelman S, Laws HL, Potzick J, et al. Thoracic epidural vs balanced anesthesia in morbid obesity: an intraoperative and postoperative hemodynamic study. *Anesth Analg*. 1980;59:902–908.
140. Brodsky JB, Mariano ER. Regional anaesthesia in the obese patient: lost landmarks and evolving ultrasound guidance. *Best Pract Res Clin Anaesthesiol*. 2011;25:61–72.
141. Nielsen KC, Guller U, Steele SM, et al. Influence of obesity on surgical regional anesthesia in the ambulatory setting: an analysis of 9,038 blocks. *Anesthesiology*. 2005;102:181–187.
142. Damia G, Mascheroni D, Croci M, et al. Perioperative changes in functional residual capacity in morbidly obese patients. *Br J Anaesth*. 1988;60:574–578.
143. Catenacci AJ, Anderson JD, Boersma D. Anesthetic hazards of obesity. *JAMA*. 1961;175:657–665.
144. Tsueda K, Debrand M, Zeok SS, et al. Obesity supine death syndrome: reports of two morbidly obese patients. *Anesth Analg*. 1979;58:345–347.
145. Chin KJ, Perlas A, Chan V, et al. Ultrasound imaging facilitates spinal anesthesia in adults with difficult surface anatomic landmarks. *Anesthesiology*. 2011;115:94–101.
146. Ellinas EH, Eastwood DC, Patel SN, et al. The effect of obesity on neuraxial technique difficulty in pregnant patients: a prospective, observational study. *Anesth Analg*. 2009;109:1225–1231.
147. Clinkscales CP, Greenfield ML, Vanarase M, et al. An observational study of the relationship between lumbar epidural space depth and body mass index in Michigan parturients. *Int J Obst Anesth*. 2007;16:323–327.
148. Balki M, Lee Y, Halpern S, et al. Ultrasound imaging of the lumbar spine in the transverse plane: the correlation between estimated and actual depth to the epidural space in obese parturients. *Anesth Analg*. 2009;108:1876–1881.
149. Chiang HK, Zhou Q, Mandell MS, et al. Eyes in the needle: novel epidural needle with embedded high-frequency ultrasound transducer–epidural access in porcine model. *Anesthesiology*. 2011;114:1320–1324.
150. Butcher M, George RT, Ip J, et al. Identification of the midline by obese and non-obese women during late pregnancy. *Anaesthesia*. 2014;69:1351–1354.
151. Watts RW. The influence of obesity on the relationship between body mass index and the distance to the epidural space from the skin. *Anaesth Intensive Care*. 1993;21:309–310.
152. Hogan QH, Prost R, Kulier A, et al. Magnetic resonance imaging of cerebrospinal fluid volume and the influence of body habitus and abdominal pressure. *Anesthesiology*. 1996;84:1341–1349.

153. McCulloch WJ, Littlewood DG. Influence of obesity on spinal analgesia with isobaric 0.5% bupivacaine. *Br J Anaesth.* 1986;58:610–614.

154. Taivainen T, Tuominen M, Rosenberg PH. Influence of obesity on the spread of spinal analgesia after injection of plain 0.5% bupivacaine at the L3–4 or L4–5 interspace. *Br J Anaesth.* 1990;64:542–546.

155. Pitkanen MT. Body mass and spread of spinal anesthesia with bupivacaine. *Anesth Analg.* 1987;66:127–131.

156. Wong CA, Cariaso D, Johnson EC, et al. Body habitus does not influence spread of sensory blockade after the intrathecal injection of a hypobaric solution in term parturients. *Can J Anaesth.* 2003;50:689–693.

157. Norris MC. Patient variables and the subarachnoid spread of hyperbaric bupivacaine in the term parturient. *Anesthesiology.* 1990;72:478–482.

158. Bloom SL, Spong CY, Weiner SJ, et al. Complications of anesthesia for cesarean delivery. *Obstet Gynecol.* 2005;106:281–287.

159. Hood DD, Dewan DM. Anesthetic and obstetric outcome in morbidly obese parturients. *Anesthesiology.* 1993;79:1210–1218.

160. Hodgkinson R, Husain FJ. Obesity and the cephalad spread of analgesia following epidural administration of bupivacaine for Cesarean section. *Anesth Analg.* 1980;59:89–92.

161. Hamilton CL, Riley ET, Cohen SE. Changes in the position of epidural catheters associated with patient movement. *Anesthesiology.* 1997;86:778–784.

162. Russell IF. A prospective controlled study of continuous spinal analgesia versus repeat epidural analgesia after accidental dural puncture in labour. *Int J Obstet Anesth.* 2012;21:7–16.

163. Pan PH, Bogard TD, Owen MD. Incidence and characteristics of failures in obstetric neuraxial analgesia and anesthesia: a retrospective analysis of 19,259 deliveries. *Int J Obstet Anesth.* 2004;13:227–233.

164. Cappiello E, O'Rourke N, Segal S, et al. A randomized trial of dural puncture epidural technique compared with the standard epidural technique for labor analgesia. *Anesth Analg.* 2008;107:1646–1651.

165. Cotter JT, Nielsen KC, Guller U, et al. Increased body mass index and ASA physical status IV are risk factors for block failure in ambulatory surgery—an analysis of 9,342 blocks. *Can J Anaesth.* 2004;51:810–816.

166. Franco CD, Gloss FJ, Voronov G, et al. Supraclavicular block in the obese population: an analysis of 2020 blocks. *Anesth Analg.* 2006;102:1252–1254.

167. Bugada D, Guardia Nicola F, Carboni V, et al. TAP block for opioid-free postoperative analgesia in obese surgery. *Minerva Anestesiol.* 2013;79:1447–1448.

168. Niraj G, Kelkar A, Fox AJ. Oblique sub-costal transversus abdominis plane (TAP) catheters: an alternative to epidural analgesia after upper abdominal surgery. *Anaesthesia.* 2009;64:1137–1140.

169. Chantzi C, Saranteas T, Zogogiannis J, et al. Ultrasound examination of the sciatic nerve at the anterior thigh in obese patients. *Acta Anaesthesiol Scand.* 2007;51:132.

170. Schwemmer U, Papenfuss T, Greim C, et al. Ultrasound-guided interscalene brachial plexus anaesthesia: differences in success between patients of normal and excessive weight. *Ultraschall in der Medizin.* 2006;27:245–250.

171. Chan VW, Perlas A, McCartney CJ, et al. Ultrasound guidance improves success rate of axillary brachial plexus block. *Can J Anaesth.* 2007;54:176–182.

172. Brull R, Lupu M, Perlas A, et al. Compared with dual nerve stimulation, ultrasound guidance shortens the time for infraclavicular block performance. *Can J Anaesth.* 2009;56:812–818.

173. Casati A, Baciarello M, Di Cianni S, et al. Effects of ultrasound guidance on the minimum effective anaesthetic volume required to block the femoral nerve. *Br J Anaesth.* 2007;98:823–827.

174. Sites BD, Brull R, Chan VW, et al. Artifacts and pitfall errors associated with ultrasound-guided regional anesthesia. Part II: a pictorial approach to understanding and avoidance. *Reg Anesth Pain Med.* 2007;32:419–433.

175. Sites BD, Chan VW, Neal JM, et al. The American Society of Regional Anesthesia and Pain Medicine and the European Society of Regional Anaesthesia and Pain Therapy Joint Committee recommendations for education and training in ultrasound-guided regional anesthesia. *Reg Anesth Pain Med.* 2009;34:40–46.

176. Gaszynski T, Tokarz A, Piotrowski D, et al. Boussignac CPAP in the postoperative period in morbidly obese patients. *Obes Surg.* 2007;17:452–456.

177. Grover BT, Priem DM, Mathiason MA, et al. Intensive care unit stay not required for patients with obstructive sleep apnea after laparoscopic Roux-en-Y gastric bypass. *Surg Obes Relat Dis.* 2010;6:165–170.

178. American Society of Anesthesiologists Task Force on Neuraxial Opioids, Horlocker TT, Burton AW, et al. Practice guidelines for the prevention, detection, and management of respiratory depression associated with neuraxial opioid administration. *Anesthesiology.* 2009;110:218–230.

179. Abdullah HR, Chung F. Perioperative management for the obese outpatient. *Curr Opin Anaesth.* 2014;27:576–582.

180. Joshi GP, Ahmad S, Riad W, et al. Selection of obese patients undergoing ambulatory surgery: a systematic review of the literature. *Anesth Analg.* 2013; 117:1082–1091.

181. Lopez PP, Stefan B, Schulman CI, et al. Prevalence of sleep apnea in morbidly obese patients who presented for weight loss surgery evaluation: more evidence for routine screening for obstructive sleep apnea before weight loss surgery. *Amer Surg.* 2008;74:834–838.

182. Stierer TL, Wright C, George A, et al. Risk assessment of obstructive sleep apnea in a population of patients undergoing ambulatory surgery. *J Clin Sleep Med.* 2010;6:467–472.

183. Mokhlesi B, Hovda MD, Vekhter B, et al. Sleep-disordered breathing and postoperative outcomes after elective surgery: analysis of the nationwide inpatient sample. *Chest.* 2013;144:903–914.

184. Memtsoudis SG, Stundner O, Rasul R, et al. The impact of sleep apnea on postoperative utilization of resources and adverse outcomes. *Anesth Analg.* 2014;118:407–418.

185. Mutter TC, Chateau D, Moffatt M, et al. A matched cohort study of postoperative outcomes in obstructive sleep apnea: could preoperative diagnosis and treatment prevent complications? *Anesthesiology.* 2014;121:707–718.

186. Seet E, Chung F. Management of sleep apnea in adults—functional algorithms for the perioperative period: continuing professional development. *Can J Anaesth.* 2010;57:849–864.

187. Joshi GP, Ankichetty SP, Gan TJ, et al. Society for Ambulatory Anesthesia consensus statement on preoperative selection of adult patients with obstructive sleep apnea scheduled for ambulatory surgery. *Anesth Analg.* 2012;115: 1060–1068.

188. Mathis MR, Naughton NN, Shanks AM, et al. Patient selection for day case-eligible surgery: identifying those at high risk for major complications. *Anesthesiology.* 2013;119:1310–1321.

189. Honiden S, Gong MN. Diabetes, insulin, and development of acute lung injury. *Crit Care Med.* 2009;37:2455–2464.

190. Gong MN, Bajwa EK, Thompson BT, et al. Body mass index is associated with the development of acute respiratory distress syndrome. *Thorax.* 2010;65:44–50.

191. Hogue CW Jr., Stearns JD, Colantuoni E, et al. The impact of obesity on outcomes after critical illness: a meta-analysis. *Intensive Care Med.* 2009;35:1152–1170.

192. Nafiu OO, Kheterpal S, Moulding R, et al. The association of body mass index to postoperative outcomes in elderly vascular surgery patients: a reverse J-curve phenomenon. *Anesth Analg.* 2011;112:23–29.

193. Brunette DD. Resuscitation of the morbidly obese patient. *Am J Emerg Med.* 2004;22:40–47.

194. King DR. Emergent cricothyroidotomy in the morbidly obese: a safe, no-visualization technique. *J Trauma.* 2011;71:1873–1874.

195. Childers DK, Allison DB. The 'obesity paradox': a parsimonious explanation for relations among obesity, mortality rate and aging? *Int J Obes.* 2010;34: 1231–1238.

196. Mullen JT, Davenport DL, Hutter MM, et al. Impact of body mass index on perioperative outcomes in patients undergoing major intra-abdominal cancer surgery. *Ann Surg Oncol.* 2008;15:2164–2172.

197. Mullen JT, Moorman DW, Davenport DL. The obesity paradox: body mass index and outcomes in patients undergoing nonbariatric general surgery. *Ann Surg.* 2009;250:166–172.

198. Tung A. Anaesthetic considerations with the metabolic syndrome. *Br J Anaesth.* 2010;105(Suppl 1):i24–i33.

199. Glance LG, Wissler R, Mukamel DB, et al. Perioperative outcomes among patients with the modified metabolic syndrome who are undergoing noncardiac surgery. *Anesthesiology.* 2010;113:859–872.

200. Anaya DA, Dellinger EP. The obese surgical patient: a susceptible host for infection. *Surg Infect.* 2006;7:473–480.

201. Cheadle WG. Risk factors for surgical site infection. *Surg Infect.* 2006;7 (Suppl 1):S7–S11.

202. Kabon B, Nagele A, Reddy D, et al. Obesity decreases perioperative tissue oxygenation. *Anesthesiology.* 2004;100:274–280.

203. Kabon B, Rozum R, Marschalek C, et al. Supplemental postoperative oxygen and tissue oxygen tension in morbidly obese patients. *Obes Surg.* 2010;20: 885–894.

204. Sabers C, Plevak DJ, Schroeder DR, et al. The diagnosis of obstructive sleep apnea as a risk factor for unanticipated admissions in outpatient surgery. *Anesth Analg.* 2003;96:1328–1335.

205. Thomas H, Agrawal S. Systematic review of same-day laparoscopic adjustable gastric band surgery. *Obes Surg.* 2011;21:805–810.

第 46 章

肝脏：手术和麻醉

Randolph H. Steadman　Michelle Y. Braunfeld

要点

1. 肝脏是人体最大的内脏器官，占成人体重的 2%。肝脏有双重血液供应，其血流量约占心排出量的 25%。其中，肝血流量的 75% 来自门静脉系统，25% 来自肝动脉。由于肝动脉血中氧含量较高，故每套供血系统提供约 50% 的肝需氧量。

2. 肝脏在营养物质（葡萄糖、氮和脂质）的中间代谢和化学物质（包括亲脂药物）的解毒过程中发挥着关键作用。肝功能障碍会影响营养物质及外源性物质的代谢，并对几乎所有其他器官系统都产生负面影响。

3. 门静脉高压是肝损害和纤维化改变的最终结果，将导致门体分流，进而绕过肝脏的代谢和解毒作用。当含氮废物和通常由肝脏清除的其他物质进入中枢循环时，肝性脑病就会随之发生。

4. 门静脉高压的其他并发症包括静脉曲张出血、腹水和肝肾综合征。心血管后遗症包括由全身血管阻力降低引起的高动力性循环，从而导致心输出量增加。

5. 肝硬化患者的围术期并发症包括肝衰竭、术后出血、感染和肾衰竭。终末期肝病模型（model for end-stage liver disease，MELD）评分低于 11 分的患者术后死亡率低，手术风险可接受。但有术后肝衰竭风险的终末期肝病患者，应在有肝移植资质的机构进行择期腹部手术。对于 MELD 评分≥20 分的患者，由于存在高死亡率的风险，在接受肝移植手术前禁忌行择期手术。

6. 对接受手术的肝硬化患者，应从以下几个方面优化医疗管理：治疗活动性感染，尽量减少血管活性药物输注，优化中心血容量和肾脏灌注，尽量减少腹水，改善脑病和凝血功能。

7. 相对麻醉技术而言，终末期肝病患者的围术期风险更多地取决于手术部位和肝脏损害程度。

健康状态下的肝功能

肝脏是人体最大的内脏器官，也是人体新陈代谢的主要场所。它重达 1.5kg，相当于成人体重的 2%。肝脏的功能单位是肝小叶，其大小约 1mm×2mm，由围绕中央静脉呈放射状分布的肝细胞板构成。肝小叶的输入血流，由门静脉和肝小动脉在其外围供应。胆汁形成于肝细胞中，流入肝细胞板之间的小管，并汇入肝小叶外围位于门静脉和肝小动脉附近的胆管。血浆及血浆蛋白能够通过血窦内皮细胞内壁的大孔隙，轻易的进入肝细胞周围的组织间隙，也就是窦周隙。这些液体将流入淋巴系统。肝脏产生大约一半的人体淋巴（图 46-1）。

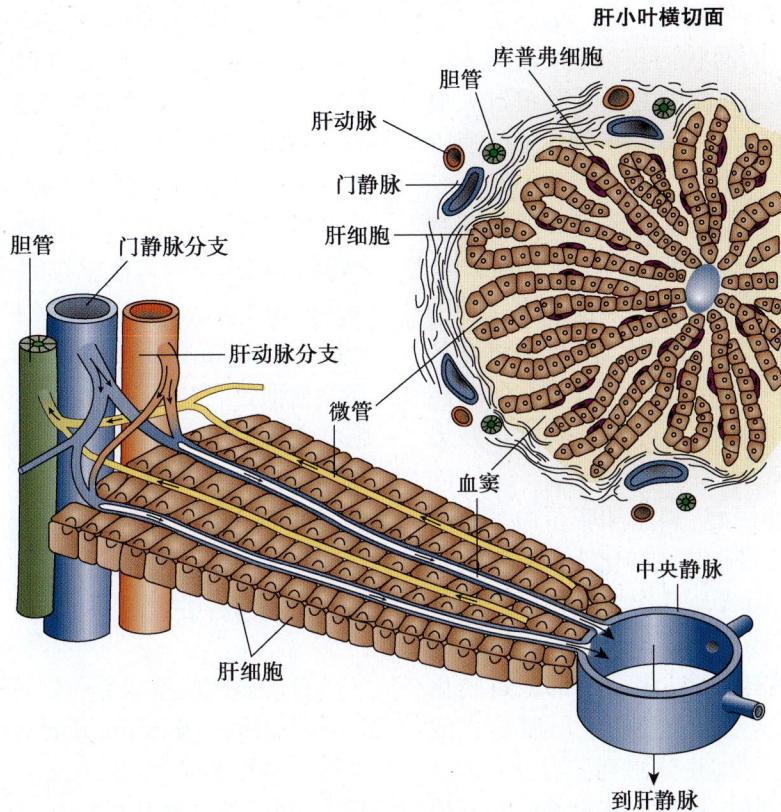

肝小叶横切面

图 46-1
一个放大的肝小叶横切面（右）和一个肝小叶组成细胞与组成结构并存截面的 90° 旋转视图（左），显示门静脉和动脉血液在肝血窦内混合。血液由血窦汇入中央静脉，再由中央静脉流到肝静脉，再进入腔静脉（经 Porth CM 许可改编自 Disorders of hepatobiliary and exocrine pancreas function. Essentials of Pathophysiology：Concepts of Altered Physical States. 4th ed. Philadelphia，PA：Wolters Kluwer；2015：726）

　　肝脏有双重血液供应，其血流量约占心排出量 25%。肝小叶间静脉的血液来自门静脉，而门静脉血液来自胃肠道静脉系统。门静脉系统提供 75% 的肝血流量，约 1L/min。肝动脉供应其余 25% 的肝血流量。由于动脉血液氧含量较高，故每套供血系统提供约 50% 的肝需氧量。

　　肝脏的高血流量是由门静脉的低血管阻力决定的。门静脉平均压力为 8～10mmHg，比肝静脉压力高 4～5mmHg。然而，当肝细胞损伤并被纤维组织取代后，门静脉血流受阻，随后导致门静脉高压。肝静脉压力梯度（hepatic venous pressure gradient，HVPG）大于 5mmHg 即视为异常，并定义为门静脉高压[1]。源自 T_3 到 T_{11} 的交感神经调控肝小静脉的阻力。肝静脉系统的顺应性变化有助于调节心输出量和血容量。在门静脉血流减少的情况下，肝动脉能增加高达 1 倍的血流量以维持肝脏氧供。两套供血系统血流量之间的相互关系称为"肝动脉缓冲效应"[2]。

　　根据接收血氧含量的不同，肝小叶微循环被分为三个区域[3]。区域 1 接收邻近门静脉和肝动脉的富氧血。血液通过血窦时，从中间区域 2 进入环绕着中央静脉的区域 3。进入区域 3 的血液血氧含量较低。中央静脉周围的肝细胞含有大量的细胞色素 P450 酶，是无氧代谢的场所。缺氧和来自生物转化的活性代谢中间产物对区域 3 的影响比其他区域更显著。

　　由于它的扩张能力，肝脏能够储存多达 1L 的血液。肝脏作为贮血器官，能够容纳血液，也能够低血容量时释放血液。肝脏还储存维生素，特别是维生素 B_{12}（1 年供应量），维生素 D（3 个月供应量)和维生素 A(10 个月的供应量)。机体中过量的铁则通过载铁蛋白转运到肝脏以铁蛋白的形式贮存,当循环铁含量较低时释放。因此,肝脏载铁蛋白系统可作为血铁缓冲液。

排列在肝血窦内的网状内皮细胞,被称为库普弗细胞。这些巨噬细胞能够吞噬从肠道进入血窦的细菌。进入肝脏的细菌只有不到 1% 能通过体循环。

肝脏参与能量的合成和从肠道吸收的营养物质的储存。肝脏通过其葡萄糖缓冲功能帮助调节血糖,即将葡萄糖存储为糖原,将其他碳水化合物(主要是果糖和半乳糖)转化为葡萄糖,并将氨基酸和甘油三酯转化葡萄糖(糖异生)[4]。在肝功能异常的患者中,餐后血糖浓度可比肝功能正常患者高出数倍。

肝脏合成脂肪、胆固醇、磷脂和脂蛋白。肝脏还能有效地代谢脂肪,将脂肪酸转化为乙酰辅酶 A(acetyl coenzyme A, CoA),其作为一种极好的能量来源通过三羧酸循环为肝脏释放能量。肝脏产生的乙酰辅酶 A 比消耗的多,多余的部分可转化成乙酰乙酸,供身体其他部位使用。肝脏合成的大多数胆固醇转化为胆盐并分泌到胆汁中,剩余的分布到身体的其他部位,用来合成细胞膜和其他重要的结构。由蛋白质和碳水化合物合成脂肪几乎只在肝脏中进行,而肝脏负责大部分的脂肪代谢。

肝脏在蛋白质代谢中也起着关键作用。除 γ 球蛋白在浆细胞中合成外,肝脏合成所有的血浆蛋白。肝脏每天能够合成 15～50g 蛋白质,这足以满足数周内人体的全部蛋白质需求。白蛋白是肝脏合成的主要蛋白质,是血浆胶体渗透压的主要决定因素。肝脏还能将酮酸合成非必需氨基酸,而酮酸也在肝脏中合成。

肝脏对氨基酸的脱氨作用是能量合成和氨基酸转化为碳水化合物或脂肪所必需的。脱氨作用产生的氨是有毒的。肠道细菌是氨的另一来源。肝脏通过生成尿素的过程去除氨。

所有的凝血因子,除了因子Ⅲ(组织凝血活酶)、Ⅳ(钙)和Ⅷ(血管假性血友病因子)外,都是在肝脏中合成的。维生素 K 是凝血酶原(因子Ⅱ)和因子Ⅶ、Ⅸ、Ⅹ合成所必需的。

肝细胞每天产生大约 500ml 的胆汁。在两餐之间,Oddi 括约肌收缩的高压促使胆汁流到胆囊中进行储存。胆囊以浓缩的形式储存 35～50ml 的胆汁。十二指肠中一旦出现脂肪会引起十二指肠黏膜分泌胆囊收缩素,它能通过循环进入胆囊并刺激胆囊收缩分泌胆汁。胆汁中含有胆盐、胆红素和胆固醇。胆盐作为一种洗涤剂,能将脂肪溶解成易被吸收的微粒。胆盐通过门静脉返回肝脏,完成肠肝循环。胆盐是脂肪吸收所必需的,胆汁淤积可导致脂肪泻和维生素 K 缺乏症。

肝脏具有损伤后或部分切除后再生的独特能力。多达 2/3 的肝脏被切除后可在几周内被剩余的肝脏再生所替代[5]。肝脏间充质细胞产生的肝细胞生长因子和其他生长因子,如表皮生长因子(epidermal growth factor, EGF)、细胞因子、肿瘤坏死因子(tumor necrosis factor, TNF)和白介素 -6,都参与促进再生。生长因子 -β 是一种已知的肝细胞增殖抑制剂,参与抑制再生过程,这似乎与肝重和体重的比例恒定有关[5-6]。炎症会损害肝脏再生,如病毒感染肝脏。

肝功能的评估

有许多实验室检查可以评估肝功能,合起来称为肝功能检查(liver function tests, LFTs)。许多指标包括天冬氨酸转氨酶(aspartate aminotransferase, AST)和丙氨酸转氨酶(alanine aminotransferase, ALT),不是用于评估肝功能,而是提示细胞损伤。在许多类型的肝脏疾病中,AST(原名血清谷草转氨酶, SGOT)和 ALT(原名血清谷丙转氨酶, SGPT)的血清水平升高。由于 AST 也存在于非肝脏组织(包括心脏、骨骼肌、肾脏和大脑)中,因此其升高并不是肝脏疾病特有。ALT 主要分布于肝脏。

脂肪肝和慢性感染与 AST 和 ALT 的轻度(几倍)升高有关。急性肝炎升高更明显,在急性肝坏死中甚至升高超过 50 倍。这些酶的绝对值并非总是有意义,比如水平下降既可能代表恢复,也可能代表缺乏存活的肝细胞。AST/ALT 比值可能有助于鉴别酒精性肝病与病毒性肝炎,酒精性肝病的比值通常大于 2,病毒性肝炎的比值常低于 1。

胆汁排出受阻的指标包括血清碱性磷酸酶(alkaline phosphatase, AP), 5′-核苷酸酶(5′-nucleotidase, 5′-NT), γ-谷氨酰转移酶(γ-glutamyl transferase, GGT)和胆红素水平。在包括肝脏、骨、肾、肠、胎盘和白细胞在内的多个组织器官中都能发现 AP 的同工酶。但在正常情况下,大多数的循环 AP 来源于肝脏和骨骼。肝 AP 主要集中在胆小管微绒毛和肝血窦表面的肝细胞。血清 AP 的升高与 AST 和 ALT 的变化不成比例，与胆汁排出障碍有关。然而，AP 升高可能来源于其他组织，包括妊娠期间的胎盘。尽管 5′-NT 也存在于许多组织中，但其升高高度提示肝胆管梗阻。5′-NT 的升高可能反映了胆盐对细胞膜的溶解作用，这是 5′-NT 释放的必要条件。由于 5′-NT 是肝脏疾病的特异性标志物，因此它有助于判断 AP 增高是否起源于肝脏。血清 GGT 是胆道疾病最敏感的实验室指标，但其特异性不及 5′-NT，已逐渐被 5′-NT 取代。

胆红素主要是由衰老红细胞释放的血红蛋白分解而成。血清胆红素水平由范登堡（van den Bergh）反应确定，该反应将胆红素分成两部分：脂溶性间接反应型（非结合胆红素）和水溶性直接反应型（结合胆红素）。非结合胆红素水平升高表明胆红素过量产生（溶血）或肝细胞对胆红素的摄取和结合减少。结合胆红素升高提示肝内排泄障碍或肝外胆道梗阻。但即使胆道完全阻塞，胆红素也很少超过 35mg/dl，因为肾脏也能够排泄结合胆红素。

肝脏合成功能的检测主要集中在血清白蛋白的测定和凝血试验的检测。虽然肝脏是白蛋白合成的主要部位，但白蛋白的过度丢失（肠病、烧伤、肾病综合征）也会导致白蛋白水平降低。由于其半衰期为 3 周，血清白蛋白并不是急性肝病的可靠指标。相比之下，凝血酶原时间（prothrombin time, PT）和国际标准化比值（international normalized ratio, INR）是肝脏疾病的敏感指标，因为凝血因子Ⅶ的半衰期短。PT 依赖于足够的维生素 K 摄入，而维生素 K 又依赖于足够的胆盐分泌。在胆道阻塞患者中，尽管肝功能正常，但 PT 仍可延长。除了肝病外，其他可能影响 PT 的情况包括先天性凝血因子缺乏症、消耗性凝血病如弥散性血管内凝血（disseminated intravascular coagulation, DIC）及华法林治疗。

目前在美国还有其他一些评估肝功能的检查方法，但它们还处于研究阶段。由于吲哚菁绿（indocyanine green, ICG）的高提取率（＞70%），ICG 的清除可用于评估肝血流量和肝细胞功能。单乙基甘氨酰二甲苯胺（monoethylglycinexylidide, MEGX）试验测量利多卡因经肝脏脱甲基作用到 MEGX 的转化过程。其他的代谢试验包括：安替比林清除率、氨基比林呼气试验、咖啡因呼气试验、半乳糖清除能力和尿素合成。

确认具体肝病诊断的辅助检查包括各种肝炎病毒血清试验、自身抗体［诊断原发性胆汁性肝硬化（primary biliary cirrhosis, PBC）］、血浆铜蓝蛋白（肝豆状核变性）、铁蛋白（血色素沉着病）、α₁ 抗胰蛋白酶（α₁ 抗胰蛋白酶缺乏症），以及甲胎蛋白［肝细胞癌（hepatocellular carcinoma, HCC）］。血清氨测定对肝性脑病（hepatic encephalopathy, HE）患者的随访有意义。

肝胆管的影像学

影像学技术的合理选择要根据鉴别诊断以及是否计划同时进行治疗干预。X 线片在评估肝脏疾病中作用有限。腹部 X 线有助于发现钙化或含气性病变，例如钙化胆结石、慢性钙化胰腺炎、含气肝脓肿、门静脉气体、气肿性胆囊炎。

超声检查是肝实质疾病和肝外胆道疾病的主要筛查方法。它是检测胆囊结石、腹水、门静脉或肝静脉血栓的首选方法。它的主要局限性在于依赖操作员的技术，并且无法穿透骨或空气，包括肠道气体。

放射性同位素扫描在很大程度上已被计算机断层扫描（computed tomography, CT）取代。但它目前仍在疑似急性胆囊炎的患者中使用。胆囊中可见放射性同位素，则排除了胆囊管的梗阻；胆道树和胆总管显影而无胆囊显影则提示了胆囊管梗阻和胆囊炎的存在。

CT 扫描可弥补超声检查的不足，提供关于肝脏质地、胆囊疾病、胆管扩张、肝脏和胰腺肿块的信息。CT 比超声具有更高的分辨率，对操作者依赖性更小。病灶可在 CT 引导下进行活检。CT 的缺点包括辐射暴露和成本。

磁共振成像（magnetic resonance imaging, MRI）正越来越多地用于肝胆疾病的评估。MRI 对恶性局灶性肝损害和弥漫性肝病的评估优于 CT[7]。MRI 对胆道疾病的评估也很有帮助[8]。MRI 还具有避免辐射和造影剂肾病的优势。主要的缺点是需要患者配合屏气，这对于年幼或不合作的患者可能需要镇静或麻醉。

经皮穿刺肝胆道成像（percutaneous transhepatic cholangiography, PTC）是在 X 线透视引导下经皮将造影剂注入胆管的方法。它可用于明确胆道梗阻的部位和原因，评估胆管癌是否适合手术切除。它也可用于胆道狭窄的球囊扩张或放置内部支架或外部引流管。内镜逆行胰胆管造影术（endoscopic retrograde cholangiopancreatography, ERCP）是使用内镜直接地观察十二指肠球部，选择性地将造影剂注入胰管和胆总管。与 PTC 相比，ERCP 不需要扩张胆管即可获得较高的成功率。ERCP 可进行括约肌切开术与取石、活检、刷洗、球囊扩张和支架置入术。

肝活体组织检查

肝活体组织检查（简称"肝活检"）在肝病患者的评估中仍有一定的作用，是一种能明确肝损伤是由坏死、炎症、脂肪变性还是纤维化引起的方法。凝血功能障碍或血小板减少对经皮肝活检可能是禁忌证，而对经颈静脉肝活检通常是可行的。

肝病和肝胆疾病

肝病可能由多种原因引起，包括发育或遗传缺陷、代谢异常、自身免疫性疾病、传染性疾病、肿瘤、酒精、环境毒素和药物毒性。美国国家生命统计系统 2013 年的一份初步报告将肝脏疾病列为美国第 12 大死亡原因，当年超过 3.6 万人死于肝病[9]。据估计，美国至少有 3 340 万人患有慢性肝病（chronic liver disease，CLD），另有 2 000 万人患有胆道疾病，这两种疾病在成人中所占的比例略高于 1/3[10-12]。

根据受累的主要解剖结构，肝脏疾病可分为两大类：肝细胞（实质）或胆道。进行性胆道疾病最终可能导致肝纤维化改变和肝硬化，但胆汁淤积的发生要先于肝功能障碍是胆道疾病的特征。在肝细胞疾病中，胆汁淤积和合成功能障碍的证据同时出现（表 46-1）。胆汁淤积症患者的肝细胞功能到晚期才出现失代偿，这不利于此类患者等待肝移植。

表 46-1　血液检查和肝功能障碍的鉴别诊断

检查项目	胆红素超负荷（溶血）	肝实质功能障碍	胆汁淤积
氨基转移酶	正常	升高（也可正常，晚期可降低）	正常（晚期可增加）
碱性磷酸酶	正常	正常	升高
胆红素	非结合胆红素高	结合胆红素升高	结合胆红素升高
血清蛋白	正常	降低	正常（晚期可降低）
凝血酶原时间	正常	降低（早期可正常）	正常（晚期可延长）
血尿素氮	正常	正常（晚期可降低）	正常
磺溴酞/吲哚菁绿	正常	滞留	正常或滞留

摘自 Gelman S. Anesthesia and the liver. In: Barash P, Cullen B, Stoelting R, eds. Clinical Anesthesia. 3rd ed. Philadelphia, PA: Lippincott-Raven; 1997: 1011。

肝脏疾病也可分为急性和慢性两种。急性肝病最常见的原因是药物毒性和感染。急性肝病可自行缓解，或发展为慢性疾病，或导致急性肝衰竭（acute liver failure，ALF）。在美国，ALF 的主要病因曾经是传染性的（推测是急性甲型肝炎和乙型肝炎），但目前对乙酰氨基酚的肝毒性是 ALF 的主要病因。其他引起急性肝功能障碍的原因包括酒精性肝炎、非对乙酰氨基酚的药物毒性和妊娠相关的肝脏疾病。CLD 最常见的原因是慢性病毒性肝炎、酒精性肝病和非酒精性脂肪性肝病（nonalcoholic fatty liver disease，NAFLD）。虽然慢性病毒性肝炎和酒精性肝病的患病率在过去 10 年相对稳定，但 NAFLD 的患病率显著上升，似乎与当前日益增多的肥胖患者有关[13]。CLD 最重要的并发症是门静脉高压、肝硬化和恶性肿瘤。

急性肝衰竭

急性肝衰竭（既往称为暴发性肝衰竭）是指既往无肝脏疾病史的患者出现脑病合并凝血功能障碍（通常 INR ≥ 1.5），且病程小于 26 周。虽然曾经对病程进行过进一步的区分，如超急性和亚急性肝衰竭，但目前认为这种区分对判断预后没有意义，现已弃用。ALF 是一种罕见疾病，在美国，每年发病例数约为 2 000 例。美国超过一半的 ALF 由药物毒性引起，而这些与药物毒性相关的病例中 80% 以上是由对乙酰氨基酚引起。其余常见原因依次为特发性、急性病毒性肝炎、自身免疫性和缺血性[14]。在美国的成人 ALF 中，大约 45% 的患者自行恢复，25% 患者接受肝移植，30% 的患者在未移植的情况下死亡[15]。病因对预后有重大影响，预后最好的是对乙酰氨基酚过量、缺血性损伤和甲型肝炎；预后不良的包括非对乙酰氨基酚引起的药物性肝损伤（drug-induced liver injury，DILI）、急性乙型肝炎、肝豆状核变性和自身免疫性肝炎[16]。

　　既往无肝病病史的患者，出现明显的肝炎症状或体征以及实验室检查时，应检测 INR，并进行仔细的精神状态评估。INR≥1.5 以及任何脑病的证据都应该以 ALF 收入院。病史应包括询问相关潜在感染或有毒物品暴露，以及近期药物或饮食摄入的详细情况。询问包括服用草药和营养补剂的细节，因为这些也都与 ALF 有关。除了脑病的发现外，体格检查可能没有什么阳性体征，特别是不会出现 CLD 的证据，因为疾病没有足够的时间进展成门静脉高压和肝硬化。CLD 或"慢加急"性肝病的急性失代偿是一种独立的病症，其病因、治疗和预后指标均不同。

　　标准的初步实验室检测项目见表 46-2[16]。进一步的实验室和影像学检查根据病史决定，例如，对可疑肝静脉血栓进行放射学成像或超声检查。尽管 ALF 的病因不同，但无论其来源如何，所有大面积肝坏死的患者都有共同的临床表现。最严重也是最直接的死因是急性脑水肿和颅内高压。对其他器官系统的影响包括凝血功能障碍、循环功能障碍和低血压、急性肾损伤以及代谢紊乱。脑病是诊断 ALF 的必备条件。脑病的严重程度可分为 I 到 IV 级（表 46-3）。脑水肿的出现直接反映脑病的严重程度。在 I 至 II 级昏迷中，脑水肿的发生率很低，但在 III 级和 IV 级中分别升为 25%～35% 和 75%[17]。与肝硬化脑病一样，其潜在机制尚未完全清楚，但高氨血症起着重要的作用。氨具有毒性，主要通过肝脏的鸟氨酸循环代谢。脑内没有能够利用鸟氨酸循环的细胞，因此必须通过星形胶质细胞将氨和谷氨酸合成谷氨酰胺来解除氨毒性。谷氨酰胺具有渗透性，可导致星形胶质细胞渗透性水肿。其他导致脑水肿的原因可能为全身炎症反应[18-19]，以及脑血流自动调节功能丧失导致的脑充血[20]。可能有效的治疗包括渗透性或机械性地减轻脑水肿、清除氨、调控脑血流和脑代谢，以及减轻炎症反应。

　　减少脑水肿的常规措施包括保持患者在 30° 头高位，并确保头部处于正中位置，以免阻碍静脉回流。气管插管患者应使用肌肉松弛药以减

表 46-2　疑诊急性肝衰竭的初步实验室检查

凝血酶原时间/国际标准化比值（INR）

电解质——钠，钾，氯，碳酸氢盐，钙，镁，磷酸葡萄糖

天冬氨酸转氨酶（AST），丙氨酸转氨酶（ALT），碱性磷酸酶，γ-谷氨酰转移酶（GGT），总胆红素，白蛋白，肌酐，血尿素氮

动脉血气

动脉血乳酸

全血细胞计数

血型和筛查

对乙酰氨基酚水平

毒理学监测

病毒性肝炎血清学检查

抗甲型肝炎病毒（HAV）IgM，乙型肝炎表面抗原（HBsAg），抗乙型肝炎核心抗原（HBcAg）IgM，抗戊型肝炎病毒（HEV）抗体[a]，抗丙型肝炎病毒（HCV）抗体[b]

血浆铜蓝蛋白[c]

妊娠试验（女性）

血氨（如果可能抽动脉血）

自身免疫指标——抗核抗体（ANA），抗平滑肌抗体（ASMA），免疫球蛋白水平

人类免疫缺陷病毒（HIV）感染情况[d]

淀粉酶和脂肪酶

　　[a] 具有临床表现时。
　　[b] 识别潜在的感染。
　　[c] 只有考虑肝豆状核变性时要做（例如：年龄小于 40 岁，且没有其他明显的原因可以解释急性肝衰竭的患者）。在这种情况下，尿酸水平和胆红素/碱性磷酸酶的值也有帮助。
　　[d] 对潜在肝移植的影响。
　　IgM，免疫球蛋白 M。
　　改编自 Polson J，Lee WM. AASLD position paper：the management of acute liver failure. Hepatology. 2005；41：1179。

表 46-3　脑病的分级

I 级：轻度的性格改变和行为异常

II 级：定向力减低，意识模糊，可出现扑翼样震颤，行为失常

III 级：严重精神错乱，语无伦次，大部分时间处于昏睡，但呼之能醒

IV 级：昏迷状态，对疼痛刺激无反应，去皮质或去大脑状态

　　注：有些患者会有不同级别的重叠表现，此时需要临床判断。
　　改编自 Conn HO，Leevy CM，Vhlahcevic ZR，et al. Comparison of lactulose and neomycin in the treatment of chronic portal-systemic encephalopathy：a double blind controlled trial. Gastroenterology. 1977；72：573。

少因咳嗽、呛咳和寒战引起的颅内压（intracranial pressure，ICP）升高。甘露醇的渗透性利尿作用对肾功能受损的患者可能作用有限。另一种选择可能是高渗盐水，理想的目标是控制血清钠在145～155mmol/L[21]。

尽管过度通气能快速减轻 ALF 相关的脑充血，但其作用是短暂的。没有证据表明慢性过度通气能减少颅内高压发作或带来任何生存益处[22]。目前的建议是维持正常的动脉血二氧化碳分压，并保留过度通气以应对 ICP 的急性上升。巴比妥类药物可降低脑代谢，但其使用可能受到低血压的限制。

血氨可以通过使用乳糖或不可吸收性抗生素（如利福昔明或新霉素）消除。然而，没有证据支持它们在 ALF 患者中的使用。此外，由于存在肾毒性的风险，新霉素禁用。

糖皮质激素尚未被证明对 ALF 有效。预防性使用抗生素可能对预防脓毒症和减少炎症介质负荷有一定效果。美国急性肝衰竭研究组推荐以下情况可经验性使用抗生素：①细菌培养阳性；②Ⅲ期或Ⅳ期昏迷；③顽固性低血压；④患者临床表现符合全身炎症反应综合征，包括体温＞38℃或＜36℃，心率＞90次/min，白细胞计数大于 $12×10^9$/L 或者小于 $4×10^9$/L[23]。其他可能有助于减轻炎症反应的措施包括浅低体温（目标温度为32～34℃）和使用吲哚美辛[24]。

如何监测脑水肿和颅内高压的存在和进展是有争议的。进展到Ⅲ期或Ⅳ期昏迷的患者，常需进行头部多层螺旋 CT 扫描，但由于缺乏敏感性，CT 对于诊断或量化颅内高压并不可靠。然而，CT 可以提供关于颅内出血等结构异常的信息[25]。虽然许多中心通过直接监测 ICP 来指导Ⅲ期至Ⅳ期昏迷患者的治疗，但缺乏随机对照研究支持。此外，ICP 监测导管的放置较为复杂，对于危重、脆弱的患者，常需要纠正凝血功能障碍，并将其转运至或转出手术室。尽管如此，许多学者认为 ICP 监测对指导急性治疗和协助明确哪些患者可能不再适合移植是非常重要的。除了测量 ICP，还可据此计算脑灌注压（cerebral perfusion pressure，CPP）（脑灌注压=平均动脉压－颅内压），该压应维持在50～80mmHg。在一个案例报告中，持续 CPP 低于40mmHg 超过2小时与神经系统的不良预后有关[26]。Ⅲ期或Ⅳ期脑病患者颅内高压的有效治疗方案见表46-4，该方案治疗 ICP＞20mmHg 的患者有效率可达到95%。此外，该前瞻性研究

中所有患者均监测 ICP，没有患者因脑水肿死亡。在 ICP 放置前，研究者使用了一种包含活化重组因子Ⅶ（activated recombinant factor Ⅶ，rFⅦa）的方案来纠正凝血功能障碍，未遇到因 ICP 监测引起的大出血等并发症[27]。

表46-4　颅内压管理策略

如果 ICP＞20mmHg，持续＞5min，则以快速逐步的方式开始以下步骤：
输注去甲肾上腺素或去氧肾上腺素维持 CPP＞60mmHg
甘露醇 1g/kg 静脉推注，如果血渗透压小于 320mOsm/kg，可重复
过度通气以维持目标值 PCO_2 30～35mmHg
用降温毯维持低体温，保持体核温度 33～34℃
必要时使用肌肉松弛剂，顺阿曲库铵 0.2mg/kg 静脉推注，3μg/（kg·min）输注—TOF 四个成串刺激调整到 2/4
戊巴比妥 5mg/kg 静推，必要时可重复推注 3～5mg/kg—根据 ICP 的反应进行滴定
3% 盐水：计算用量，维持血钠在 145～155mmol/L 之间

改编自 Raschke RA, Curry SC, Rempe S, et al. Results of a protocol for the management of patients with fulminant liver failure. Crit Care Med. 2008; 36: 2244。

决定哪些患者应该接受移植，哪些患者可能会自行缓解，哪些患者不太可能从移植中获益，是在治疗肝病患者过程中遇到的最困难的决策之一。然而，目前尚无理想的指南来协助做出这些决定。应用最广泛的两种预后模型是 Paul Brousse Hospital（Clichy）标准和 King's College Hospital 标准。Clichy 标准是以Ⅲ期或Ⅳ期昏迷患者的年龄和Ⅴ因子水平为基础，移植的临界值为 30 岁以下患者存在 20% 的Ⅴ因子活性，30 岁以上患者存在 30% 的Ⅴ因子活性[28]。Clichy 标准的不足之处是没有区分 ALF 的病因。King's College Hospital 标准（表46-5）考虑到对乙酰氨基酚毒性引起的 ALF 有较好的自愈性，并以此进行划分。虽然在 ALF 患者中，King's College Hospital 标准的阳性预测值已被证明是可以接受的，但在非对乙酰氨基酚中毒患者中，阴性预测值低于 50%[29]。因此，不符合这些标准的患者包括了一些不进行移植将会死亡的患者。有学者提出对 King's College Hospital 标准进行改进，以提高其运用价值，增加其他特定病因的预后评分模型，如考虑血清乳酸水平[30]或增加凋亡标志物[31]。然而，这些方法略微提高了特异性，但牺牲了敏感性。与 King's College Hospital 标准相比，序贯器

表46-5　根据急性肝衰竭病因评估肝移植的 King's College Selection 标准	
病因	移植标准
对乙酰氨基酚	动脉 pH<7.30，尽管血管内充盈压正常 （不论脑病的级别） 或 在Ⅲ或Ⅳ级脑病患者中，凝血酶原时间>100s+血肌酐>300μmol/L
非对乙酰氨基酚	凝血酶原时间>100s（不考虑脑病级别） 或 以下任意三种（不论脑病的级别）： 非甲非乙型肝炎（隐源性）、氟烷性肝炎或其他药物毒性 年龄<10岁或>40岁 黄疸到脑病的时间间隔>7d 凝血酶原时间>50s 血清胆红素>300μmol/L

改编自 O'Grady JG, Alexander GJ, Hayllar KM, et al. Early indicators of prognosis in fulminant liver failure. Gastroenterology. 1989；97：439。

官衰竭评分（Sequential Organ Failure Assessment，SOFA）或急性生理与慢性健康状况评分Ⅱ（Acute Physiology and Chronic Health Evaluation Ⅱ，APACHE Ⅱ）特异性更显著，且对敏感性影响极小。上述评分的鉴别价值值得进一步研究[32]。

凝血功能障碍也是诊断 ALF 的必要条件。然而，临床上明显的自发性出血较为少见。传统的治疗标准建议，对于出血或进行有创操作的患者，将其血小板提升为 50×10^9/L 以上，INR 应改善至 1.5 以下[16,23]。然而，常规的凝血功能测定（如 INR 和血小板计数）对于肝病患者进行侵入性操作时出现出血并发症的预测价值不高[33-35]。小样本研究提示，在高风险和低风险有创操作中，全血黏弹性测试均能更准确地预测出血[36-37]，但目前尚未得到充分的验证。非出血患者的具体治疗标准难以界定，建议除严重异常外不进行预防性治疗，严重异常情况包括血小板计数低于 10×10^9/L，INR 大于 7，纤维蛋白原低于 100mg/dl[16]。有时使用 rFⅦa 或凝血酶原复合物校正难治性 INR 异常或避免液体超负荷，需要注意的是，这些药物有血栓形成风险，当 ALF 的病因与高凝状态（如妊娠或布加综合征）有关时，则禁止使用。

ALF 患者出现低血压可能是由于数天胃肠道功能丧失、摄入不足或心功能不全可导致，但也可能包括随着肝坏死进展而出现的动脉张力降低。考虑使用正性肌力药和血管活性药之前，应对低血压的 ALF 患者进行容量和心脏功能评估。血管升压药可用于治疗系统性低血压或维持足够的脑灌注压。根据脓毒症指南，可使用去甲肾上腺素或多巴胺。不推荐使用精氨酸升压素（arginine vasopressin，AVP）或其类似物，因为有证据表明它们的使用与颅内压的增高有关[38]。

急性肝炎

已明确的引起急性病毒性肝炎的最常见的五种肝炎病毒为：甲型肝炎病毒（hepatitis A virus，HAV）、乙型肝炎病毒（hepatitis B virus，HBV）、丙型肝炎病毒（hepatitis C virus，HCV）、丁型肝炎病毒（hepatitis D virus，HDV）和戊型肝炎病毒（hepatitis E virus，HEV）。HAV 和 HBV 的特征已经明确，并且已有可防止它们传播的疫苗。由于广泛接种疫苗，甲型肝炎和乙型肝炎的新增病例数在全球范围都稳步下降。但不幸的是目前没有可用的 HCV 疫苗，HCV 不能像前两者一样可以防止传播。虽然报告的 HCV 的新增病例数量正在减少，但这可能是输血产品筛查技术的进步和采取标准预防措施的结果。HDV 基因是单链 RNA，因为病毒的组装需要 HBV 辅助，所以必须和 HBV 同时感染或重复感染。HEV 是一种小 RNA 病毒，主要在卫生条件差的发展中国家，已经导致了几次肝炎流行。

急性肝炎的诊断基于典型的症状和体征，再加上评估肝损伤的实验室检查与病毒血清学检测。症状可能是非特异性的，如疲劳、食欲差、恶心、呕吐和腹痛，而且许多感染是亚临床状态。体征包括黄疸，血清病样表现（包括发热、关节痛或关节炎），以及循环中的肝炎抗原抗体复合物引起的皮疹。因为潜伏期可以是几个星期甚至几个月，患者可能在不知道感染的情况下接受手术。因此，当发现术后肝损伤时，病毒性肝炎都应该成为鉴别诊断的一部分。

HAV 是一种小 RNA 病毒，主要是通过粪-口途径或者经污染的食物或水传播。HAV 的临床表现范围广，从无症状感染（尤其是儿童）到急性肝衰竭（ALF）。ALF 较罕见（<1%），和其他类型的肝炎相比，没有基础肝病的 ALF 患者自然痊愈率更高（69%）。HAV 不会引起慢性感染。

HBV 是一种 DNA 病毒，通过注射、皮肤或黏膜接触受感染的血液或体液传播。乙型肝炎表面抗原(HBV surface antigen,HBsAg)是活动性乙肝病毒感染的标志,通常在暴露后 1~10 周的潜伏期内出现。急性 HBV 感染引起 ALF 的病例不到 1%,但只有 20% 的自然痊愈率。急性感染康复后,HBsAg 血清阳性维持 6 个月以上提示慢性感染,这在感染 HBV 的成人中发生率为 2%~5%。

HDV 感染的发生与 HBV 感染相关,据估计有 5% 的慢性乙型肝炎患者存在 HDV 感染。HDV 感染有两种情况:与急性 HBV 同时感染,以及在慢性乙型肝炎基础上重复感染。这两种情况均可引起严重感染并可能导致 ALF。

HCV 曾经被称为非甲非乙型肝炎,直到 1989 年才被确认。它主要是经肠外途径传播。因为 HCV 病毒已被确认,并可对血液制品进行血清学筛查,现几乎完全消除输血后丙型肝炎这一来源。其传播原因经常无法确定,但最常见的风险因素是肠外药物的使用。HCV 具有较高的概率进展为慢性感染(50%~85%),在 25~30 年内发展成肝硬化的风险为 5%~25%[32]。目前在美国,HCV 是肝移植的最主要原因,而肝移植主要是为了治疗肝硬化和/或相关肝癌。慢性 HCV 感染的治疗最近已经发生了革命性的变化,通过联合使用有直接作用的抗病毒药物,治愈率已达 84%~100%,具体取决于患者人群、药物组合和病毒基因型[39-42]。

酒精性肝炎

酒精性肝炎是一种由大量饮酒引起的,以黄疸和肝功能障碍为特征的综合征。重度酒精性肝炎可能出现脑病,如果出现脑病意味着预后较差。实验室检查提示中度血清氨基转移酶升高(<300IU/ml),同时 AST 升高幅度超过 ALT。在大约 70% 的酒精性肝炎患者中 AST 与 ALT 的比值超过 2[43]。血肌酐升高尤其提示预后不良,因为这可能表明出现了肝肾综合征(hepatorenal syndrome,HRS)。

过度饮酒的病史有助于诊断酒精性肝炎,但其中高达 20% 的患者可能同时存在其他可引起肝病的原因[44]。尽管肝活检对诊断酒精性肝炎来说不是必需的,但对于明确引起急性肝病的其他潜在原因还是很重要的。

戒酒是治疗酒精性肝炎的关键。对于重度酒精性肝炎患者,还应考虑内科治疗。这包括营养疗法,不仅要考虑蛋白质-热量营养,也要考虑维生素和矿物质的缺乏。

药物性肝损伤

通常当患者在肝脏相关实验室检查中出现新的异常时,药物性肝损伤(drug-induced liver injury,DILI)才被考虑到,DILI 是疾病和死亡的一个重要原因。虽然诊断 DILI 的流程尚不明确,并且主要是排他性诊断,但在对肝功能异常的患者进行鉴别诊断时应当考虑 DILI。此外,DILI 是制药行业里一个严重的问题,因为它是导致审批不通过、退出市场或限制使用指征等监管行为最常见的原因。非对乙酰氨基酚的药物特发性肝损伤占 ALF 病例的 11%~13%,经支持治疗的存活率为 20%,其自然痊愈率较平均值更低[14,45]。

国际 DILI 专家工作小组最近的一份报告确定了诊断 DILI 的实验室标准(表 46-6)。根据实验室检查值的相对异常,可以进一步通过计算 R 值将 DILI 分为肝细胞性、胆汁淤积性或混合性 DILI。R=(ALT/ULN)/(AP/ULN),其中 ALT 是丙氨酸转氨酶,AP 是碱性磷酸酶,ULN 是正常值上限。R 值越高,和 AP 比较,ALT 的异常程度越大。R 值 ≥5 为肝细胞性肝损伤,R 值 ≤2 时定义为胆汁淤积性肝损伤,2<R 值<5 为混合性肝损伤。预后经验法则"Hy 定律"是以 DILI 研究先驱 Hyman J. Zimmerman 的名字命名的。他观察到肝细胞性 DILI 患者中发现黄疸(定义为胆红素>正常值上限 2 倍)预后较差,病死率超过 10%。这一观察结果已经得到 FDA 确认和认可,多年来已用于识别哪种药品可能会引起显著的肝毒性[46]。

表 46-6 药物性肝损伤的临床生化标准

有以下任意一项:
- ALT 比 ULN 高至少 5 倍
- AP 比 ULN 高至少 2 倍(特别是在没有导致 AP 升高的已知骨病的情况下伴有 5′-核苷酸酶和 γ-谷氨酰转移酶升高)
- ALT 浓度至少升高 3 倍,同时伴有胆红素浓度超过 ULN 的 2 倍

证据等级:2b(探索性/回顾性队列研究)

ALT,丙氨酸转氨酶;AP,碱性磷酸酶;ULN,正常值上限。
改编自 Aithal GP, Watkins PB, Andrade RJ, et al. Case definition and phenotype standardization in drug-induced liver injury. Clin Pharmacol Ther. 2011;89:806.

肝脏在药物代谢中发挥核心作用,故常受药物毒性影响。药物可能对肝脏有直接毒性或产生

毒性的代谢产物，这些代谢产物通常是 I 相药物代谢和细胞色素 P450 的产物[47]。细胞损伤是由细胞应激、线粒体损伤或免疫介导的损伤引起的。细胞应激可能由谷胱甘肽消耗，或者活性代谢物与细胞内酶、蛋白质或脂类结合引起。线粒体损伤的原因可能是线粒体呼吸和腺苷三磷酸消耗的解偶联，以及活性氧（reactive oxygen species, ROS）堆积所致。免疫介导的损伤可能是由于活性代谢产物和细胞结构结合生成抗原单位，而抗原单位可诱导形成针对细胞结构本身的抗体。

在麻醉学上，氟烷可能是最著名的有潜在肝毒性的药物。氟烷在 1956 年被引入临床，由于不易燃、麻醉效能佳和患者耐受性好等临床优势，氟烷迅速得到广泛使用。然而此后不久便出现了术后肝损伤的报道，到 1963 年，已有超过 300 例"氟烷性肝炎"的报道[48]。美国国家科学院根据这些报告对氟烷的使用进行了回顾性流行病学研究，回顾了来自美国 34 个中心、在实施全身麻醉后六周内发生致命性肝坏死的病例。在 856 000 例麻醉中，约有 255 000 例涉及氟烷，82 例发生了致命性肝坏死，其中 63 例有明确的临床病因，剩下 19 例肝坏死病因不明。而这 19 人中有 14 人接受了氟烷麻醉，但没有一致的组织学发现。氟烷与致命性肝坏死的直接关系尚不确定，即使这种关系确实存在，其发生率仅为 1/35 000，表明氟烷总体是安全的。但是人们已经意识到反复接触氟烷和肝损害之间可能存在相关关系，建议有不明原因发热和黄疸病史的患者在全麻时应避免使用氟烷[49]。

一般认为氟烷性肝炎有两种不同的临床表现。一种为自限性、程度相对较轻，以肝脏相关实验室检查指标升高而没有肝衰竭的证据为特点。高达 20% 的患者接触氟烷后可能发生这种形式的肝损伤[50]。这种肝细胞损伤可能是氟烷降解产物与肝氧供 - 氧耗失衡引起的缺氧共同导致的[51]。有力的证据表明，严重的暴发型氟烷性肝炎是一种免疫介导的过程。反复的氟烷暴露以及皮疹和嗜酸性粒细胞增多症的关联性支持这一假设。此外，在临床氟烷性肝炎患者的血清中发现了抗肝脏蛋白质的循环 IgG 抗体，这些抗体已被氟烷代谢物——活化的三氟乙酰（trifluoroacetyl, TFA）所改造[52]。虽然其他产生 TFA 代谢物的卤代吸入性麻醉药如恩氟烷、异氟烷和地氟烷与急性肝衰竭相关，但这些药物导致的肝炎发生率一直非常低。

氟烷目前是这些药物中代谢最广泛的（20% 氟烷被代谢，2% 恩氟烷被代谢，0.2% 异氟烷被代谢，以及 0.01% 地氟烷被代谢），因此 TFA 代谢物的产生似乎与相关肝炎的发病率有对应关系。事实上，一项动物研究检测了肝组织暴露于卤化麻醉药后三氟酰基化的程度，显示氟烷导致的组织酰基化明显多于恩氟烷、异氟烷或地氟烷[53]。

妊娠相关肝病

3% 至 5% 的妊娠合并肝功能异常。虽然许多病因显示存在潜在的肝或胆道疾病，但最常见的五种妊娠相关急性肝胆疾病的病因为：妊娠剧吐、妊娠期肝内胆汁淤积、先兆子痫、HELLP 综合征（先兆子痫并发溶血、血小板减少和肝酶升高）和妊娠期急性脂肪肝（acute fatty liver of pregnancy, AFLP）（表 46-7）。妊娠剧吐是妊娠早期的一种表现，其特点是呕吐严重到需要静脉补液。甲状腺功能亢进、葡萄胎以及多胎妊娠是妊娠剧吐的高危因素[54]。约 50% 的患者有肝酶升高，最高可达 20 倍，但几乎不伴有胆红素升高[55-56]。通过适当的实验室检查及详细询问用药史可以鉴别妊娠剧吐、急性病毒性肝炎和药物毒性。妊娠剧吐主要给予支持治疗，病情通常在妊娠中期缓解。

妊娠期肝内胆汁淤积症通常出现在妊娠的中晚期。病因可能是胆汁酸跨小管膜运输发生障碍，导致血清胆汁酸升高和皮肤瘙痒。除了胆红素轻度升高（通常 <5mg/dl）以外，转氨酶也可升高至 20 倍，血清胆汁酸可能升高达 100 倍[56]。治疗上与妊娠剧吐相似，主要予支持治疗，目的在于缓解皮肤瘙痒。与妊娠剧吐不同，妊娠期肝内胆汁淤积症可能与慢性胎盘功能不全、早产和突发死胎有关。因此，孕妇合并妊娠期肝内胆汁淤积症被认为是胎儿高危妊娠。

其余三种妊娠相关疾病全部出现在妊娠晚期。先兆子痫通过高血压、水肿和蛋白尿三联征诊断。转氨酶升高提示重度先兆子痫。先兆子痫的患者出现微血管病性溶血性贫血（microangiopathic hemolytic anemia, MAHA）、肝酶升高和血小板减少，称为 HELLP 综合征，在重度先兆子痫患者中发生率为 20%。MAHA 是血管内皮损伤继发纤维蛋白沉积和血小板消耗的结果。这也导致了肝梗死和继发出血，可能合并形成巨大血肿并导致包膜破裂和腹腔内出血。实验室检查显示，转氨酶升高 10～20 倍，胆红素轻度升高。外周血涂片会

表 46-7　妊娠期肝内胆汁淤积（ICP）、HELLP 综合征和妊娠期急性脂肪肝（AFLP）的鉴别特征

鉴别点	ICP	HELLP 综合征	AFLP
妊娠	0.1%（美国）	0.2%～0.6%	0.005%～0.01%
发病	25～32 周	晚期妊娠或产后	晚期妊娠或产后
家族史	常有	无	偶尔有
先兆子痫	无	有	50%
典型临床特征	瘙痒，轻度黄疸，胆汁酸升高，维生素 K 降低	溶血，血小板减少（通常 $<50\times10^9/L$）	肝衰竭合并凝血功能障碍、脑病低血糖、弥漫性血管内凝血
转氨酶	轻度到 10～20 倍升高	轻度到 10～20 倍升高	典型 300～500 倍升高，可变
胆红素	$<5mg/dl$	$<5mg/dl$，除非大片坏死	$<5mg/dl$，严重时更高
肝脏影像学	正常	肝梗死，血肿，破裂	脂肪浸润
组织学	正常或轻度胆汁淤积，无坏死	斑块状/广泛坏死，出血	3 区小泡性脂肪
孕妇病死率	0	1%～25%	7%～18%
胎儿/围产期死亡率	0.4%～1.4%	11%	9%～23%
再次妊娠复发率	45%～70%	4%～19%	α- 亚基，长链 3- 羟酰基辅酶 A 脱氢酶缺陷—有可能 无脂肪酸氧化缺陷—罕见

改编自 Hay JE. Liver disease in pregnancy. Hepatology. 2008；47：1067。

显示 MAHA 特征性的片状细胞和毛刺细胞。通过血小板计数可将 HELLP 综合征分为轻度、中度和重度，它们对应的血小板计数分别为：（100～150）× $10^9/L$，（50～100）× $10^9/L$ 和小于 $50\times10^9/L$。

腹部 CT 是检查肝脏严重并发症如梗死、血肿或破裂的首选。通过纠正容量不足和凝血功能障碍可以保守治疗包裹性肝出血。包膜破裂或血肿迅速扩大可危及生命，应采取更加积极的治疗措施来控制出血，通常需要急诊行剖腹手术。当患者出血无法控制时，可能有肝移植指征，但这种情况较罕见。无论何时就诊，治疗方法都是一样，大多数患者在分娩后可迅速恢复正常。

AFLP 是肝脏小泡性脂肪快速浸润引起急性门静脉高压和脑病。虽然 AFLP 的确切机制尚不清楚，但它和脂肪酸 β 氧化相关酶的异常有关，症状与重度先兆子痫及 HELLP 综合征相似。除此之外，AFLP 患者还具有肝衰竭特征性的实验室检查结果和临床症状，如低血糖、血氨升高、扑翼样震颤及脑病。

诊断 AFLP 后应尽快分娩，只有分娩后才能够痊愈。患者的表现越严重，恢复的时间可能越长，如果分娩后病情继续恶化导致 ALF，则需考虑肝移植。

肝硬化与门静脉高压

肝硬化是慢性肝病（CLD）长期病程的最终结果，在 CLD 的长期病程中既有持续或反复发作的肝实质性炎症，也有导致正常肝结构破坏的肝坏死。正常肝小叶的结构被纤维化区域和再生结节所替代。随着输入血管（门静脉和肝动脉）和输出血管（肝静脉）之间的分流形成，通过肝脏的血流也被改变[57]。流经肝脏的血流阻力增加导致门静脉高压。当门静脉高压达到严重的程度（通常定义为肝静脉压力梯度＞10～12mmHg）时，CLD 成为一种全身性疾病，同时影响到其他器官系统[58]。

止血

止血是一个动态过程，是凝血、血小板和纤溶之间相互作用的结果，导致血凝块的形成和改变。肝脏疾病从数量和质量两方面对这三个部分产生影响。

除了组织因子（Ⅲ），钙（Ⅳ）和抗血友病因子 A（Ⅷ）外，肝脏是所有的促凝血因子和抗凝血因子合成的地方，也是活化因子清除的地方。

基于常规检验项目如 PT 和部分凝血活酶时间（partial thromboplastin time，PTT）异常，肝硬化患

者通常被认为有出血倾向。然而，这些检验项目只反映了一部分促凝血因子的活性，并未考虑到抗凝血因子也随之减少，这是因为抗凝血因子未被纳入常规检测项目。凝血酶有效生成的标志是促凝血因子和抗凝血因子两者之间的平衡，而不是对凝血系统中单独的某一部分的检测[59-60]。PT和 PTT 异常与侵入性操作比如肝活检术后出血并发症相关性很低[61-63]。已经有证据表明，如果将凝血酶调节蛋白（抗凝蛋白 C 的激活物）添加到 PT检测中来评价肝硬化患者和非肝硬化患者的抗凝水平，两类患者产生的凝血酶数量相同[64]。因此，可以认为肝硬化患者蛋白 C 水平降低抵消了促凝物质的减少，使体内凝血酶生成不变。

越来越多的证据表明肝硬化患者不仅有正常的凝血酶生成，而且实际上可能基于抗凝蛋白 C和抗凝血酶 III 水平降低，以及 VIII 因子和血管性血友病因子增加出现促凝血倾向[59,60,65]。已有临床研究表明肝脏疾病不仅不能防止静脉血栓栓塞（venous thromboembolism, VTE）[66-67]，而且 VTE风险增加与存在肝硬化和非肝硬化肝病有关[68]。

胆汁淤积性疾病（如 PBC、硬化性胆管炎）最终可能进展为肝硬化，但是在此之前，这些疾病引起的凝血功能异常和肝细胞功能障碍引起的有着本质上的不同。胆道疾病引起的凝血功能异常的特征是维生素 K 依赖型促凝血因子（如 II、VII、IX、X 因子）、抗凝蛋白 C 和蛋白 S 的功能障碍。维生素 K 是肝脏产生这些因子的最后一步（即肝脏产生的前体羧化）所必需的脂溶性辅因子。维生素 K吸收需要胆汁盐，胆汁淤积导致胆汁分泌受损进而造成维生素 K 缺乏。肠外维生素 K 能纠正这种缺乏，恢复凝血功能，前提是肝脏仍然能够产生足够的凝血因子前体。然而，它不能纠正肝细胞功能障碍导致的凝血异常。

异常纤维蛋白原血症在急性、慢性和肿瘤性肝病中均可出现，是最常见的一种凝血因子质量缺陷，发生于 70%～80% 的肝硬化患者[69]。它的存在与肝功能不全的严重程度无关，而是和肝组织再生有关。纤维蛋白原上过量的唾液酸残基干扰了凝血酶的活性，引起纤维蛋白单体异常聚合。因此，虽然血清纤维蛋白原水平可能是足够的，但是不能准确反映其功能。

血小板在血管壁损伤部位形成一个栓子，起到初始止血作用。血小板减少是肝硬化的一个显著的特征。约 30%～64% 的慢性肝硬化患者会发生血小板减少，但血小板计数低于 30×10^9/L 比较罕见[70]。因为肝脏是产生血小板生成素的主要器官，血小板生成素水平降低是血小板减少的原因之一。其他因素包括免疫机制、直接骨髓抑制和血小板消耗（如 DIC）。然而，主要原因是门静脉高压导致脾脏对血小板的破坏，高达 90% 的血小板可能在脾脏中被清除。血管性血友病因子水平增高被认为是血小板计数减少的代偿，加强了血小板和内皮细胞在血管壁的相互作用。

血小板的第二个功能是促进凝血酶的产生。活化的血小板表面的磷脂带有负电荷，是凝血因子装配的受体，从而促进凝血。一系列测定凝血酶生成的实验证实，当血小板计数低于 100×10^9/L 阈值时，血小板计数与凝血酶生成呈负相关。进一步研究推断，为了保证正常凝血酶生成，血小板计数应不低于 56×10^9/L[64]。这些信息为血小板计数位于或低于此区间的出血患者输注血小板提供了进一步的支持。在没有出血的情况下，无血小板输注指征。

纤维蛋白溶解系统限制和改变血块形成。起始步骤是组织型纤溶酶原激活物（tissue plasminogen activator, tPA）等酶类将纤溶酶原激活成为纤溶酶。纤溶酶消耗纤维蛋白，产生纤维蛋白降解产物，如 D- 二聚体。肝硬化患者的纤维蛋白溶解系统有多种异常，可能导致纤溶加速，这在终末期肝病患者中的发生率为 30%～46%[71-72]。肝脏是 tPA 清除的场所，而肝硬化患者的 tPA 水平升高[73]。此外，肝脏是纤溶酶抑制物如纤溶酶原激活物抑制物 -1（plasminogen activator inhibitor-1, PAI-1）和凝血酶激活的纤溶抑制物（thrombin-activatable fibrinolysis inhibitor, TAFI）的合成部位。然而，与凝血过程类似，重要的是促进和抑制纤溶的这些因素的动态平衡，以及它们相互作用的场所。优球蛋白溶解时间（euglobulin clot lysis time, ECLT）和血栓弹力图（thromboelastography, TEG）常用于评估是否存在纤溶亢进及其严重程度。TEG 的血块溶解指数被定义为达到最大振幅后 60min 的血块振幅（A60）与血块最大振幅（MA）的比值。比值小于 0.85 提示纤溶亢进。这时，需要使用抗纤溶药物（如氨基己酸、氨甲环酸）来治疗不明原因出血。

DIC 是一种血栓性疾病，继发广泛的纤维蛋白溶解。随着凝血因子的消耗，DIC 成为凝血因子和血小板缺乏引起的出血倾向疾病。关于 DIC 是否是稳定型 CLD 的特征仍有争议。因为肝硬化和 DIC 具有共同的实验室检查异常，而标准的实验室检查无法区分过度消耗与合成减少，因而作用不大。近年来，人们通过检测因凝血酶过量而升高的物质来解决这个问题，而凝血酶过量产生是 DIC 的必要条件。这些物质包括凝血因子活化的裂解副产物，如凝血酶原片段 F1+2、血纤肽 A 和凝血酶 - 抗凝血酶（thrombin-antithrombin, TAT）复合物。这些物质的升高提示促凝血因子水平降低是由于过度消耗而非产生减少。

基于对上述特殊检查的研究，目前普遍认为显性 DIC 可能不是稳定型 CLD 的特征[74]。然而已经有一种被称为"加速血管内凝血和纤溶（accelerated intravascularcoagulation and fibrinolysis, AICF）"的概念被提出。这被认为是一种低水平的消耗过程，在不到 30% 的肝硬化患者中发生，而且主要是那些严重失代偿肝硬化患者[75]。尽管可能不会立即产生较差的临床后果，但出现这种情况的患者如果合并已知的刺激因素，如脓毒症或自发性细菌性腹膜炎（spontaneous bacterial peritonitis, SBP），其进展至 DIC 的风险会升高。

心脏表现

肝硬化患者通常是高动力循环，以高心输出量、低动脉血压和低全身血管阻力为特点。体格检查时，尽管动脉收缩压只有 80～90mmHg，患者仍然肢端温暖，灌注良好。虽然肺动脉压可能轻度升高，肺血管阻力（pulmonary vascular resistance, PVR）通常在正常范围内。通过 PVR 计算公式，即 PVR=（mPAP−PCWP）/CO（肺动脉平均压减去肺毛细血管楔压，再除以心输出量），发现心输出量与跨肺压（即等式中的分子）成比例升高，故 PVR 不变。虽然这些患者血容量增加，但通常不反映为楔压升高。这是由于这部分容量留在了扩张的内脏血管床内。因此有效循环血量减少，这也累及了其他器官系统。

这些循环改变的核心是门静脉高压。门静脉高压导致局部生成扩血管物质，如利尿钠肽、血管活性肠肽、内毒素、胰高血糖素，特别是一氧化氮[76]。在肝硬化患者中，一氧化氮的产生增加要先于高动力循环的形成，而抑制一氧化氮的产生能够使肝硬化患者动脉血压升高。此外，由于过量扩血管物质的生成，循环系统对交感神经刺激的反应性降低[77]。

除了高动力循环，肝硬化患者还可能出现其他心功能异常，而这些异常基础状态下很少出现。这些异常包括肝硬化心肌病的四个关键组成部分：①心输出量增加和外周血管阻力降低；②收缩和舒张功能障碍；③对心脏 β- 肾上腺素能刺激的抵抗；④电生理异常。

肝硬化曾经被认为与心肌病无关。高动力循环被认为是心脏活力的反映，少数患者具有明显的扩张型心肌病，被认为是酒精性心肌病的表现。然而，心输出量增加仅仅是外周循环扩张引起后负荷显著降低所致。而在生理或药物应激下可诱发心脏收缩功能不全，表现为在运动时不能相应增加心输出量，以及尽管增加舒张末期容积，仍不能增加射血分数。此外，心功能不全的严重程度似乎与肝脏的严重程度直接相关[78]。

同时，根据舒张期二尖瓣血流异常的超声心动图的诊断结果，肝硬化患者也存在心脏舒张功能不全。这包括 E 峰和 A 峰的比值变小或逆转，以及 E 波减速时间延长，这些反映了心室舒张期充盈的阻力。超声心动图检查发现室间隔和左心室肥厚，也支持了存在舒张功能不全的结论。舒张功能不全使肝硬化患者对心脏充盈的变化非常敏感，从而容易发生心力衰竭和肾前性肾功能不全。

自主神经功能障碍是肝硬化心血管系统改变的另一个特征。43% 的肝硬化患者的心血管系统变时性和血流动力学不能有效应对各种挑战，如持续握持试验、手浸冰水试验、瓦尔萨尔瓦动作和倾斜试验，证明他们存在自主神经病变。尽管看起来与自主神经功能障碍无关，但 30%（Child A 级）到 60%（Child C 级）的肝硬化患者合并 Q-Tc 间期延长（见下文）[79]。当使用会延长 Q-T 间期的药物时，应予注意。

肝硬化患者的冠状动脉疾病（coronary artery disease, CAD）已成研究的兴趣领域，特别是肝移植的应用范围已扩大到存在并发症的老年患者。肝硬化患者发生 CAD 的危险因素与其他患者人群相似：高血压、血脂异常、年龄、性别和肥胖。然而，非酒精性脂肪性肝炎（nonalcoholic steatohepatitis, NASH）已被认为是导致肝移植的一个日益重要的原因，随之而来的心脏疾病风险包括其伴随疾病肥胖和糖尿病，以及慢性炎症状态。识别肝硬化患者是否合并 CAD 的最佳检验方法尚未明确。因为很多肝硬化患者不能进行运动，所以药物负荷试验最为常用。然而研究表明，无创性功能试验特别是多巴酚丁胺负荷超声心动图，敏感性较差而且阴性预测值不稳定（75%~89%）[80]。因此，如果计划接受肝移植的患者被判定为 CAD 可能性高，应考虑进行冠状动脉造影[81]。而对于复杂程度不高的手术，这是不必要的。

肾功能不全

肝硬化患者的肾功能不全的特征主要是钠水潴留，以及肾灌注不足和肾小球滤过率降低。其极端的表现形式是肝肾综合征（HRS），一种肾前性的功能异常，是肾脏对晚期肝硬化循环异常的反应。肾功能是死亡的重要危险因素，也是计算终末期肝病模型（MELD）评分的三个变量之一。MELD 评分是预测肝移植等待患者 3 个月内病死率的主要指标。

虽然 CLD 最显著和独特的肾脏表现是 HRS，但是肝硬化患者也可能因其他常见的原因出现肾功能不全，比如肾脏疾病、脓毒症、肾毒性物质和低血容量。需要记住的是，HRS 是排他性诊断，由于治疗方法不同，必须排除其他可以治疗的病因。

尽管肝硬化患者以肝脏疾病占主导地位，但应该注意存在的任何合并症。肾小球肾炎和糖尿病肾病并不少见。非酒精性脂肪性肝病（NAFLD）是成人最常见的非病毒引起的 CLD，和 2 型糖尿病相关。免疫复合物肾病如 IgA 肾病和膜性增生性肾病与慢性丙型肝炎相关[82]。此外，一些导致肝衰竭的原因与肾功能不全直接相关。这些原因包括淀粉样变、系统性红斑狼疮、自身免疫性肝炎、多囊肝病和先天性肝内胆管发育不良等。

肝硬化时循环系统的特征是显著的交感兴奋，以及门静脉高压引起大量内脏血管扩张而导致有效循环血量减少，进而引起导致肾素-血管紧张素-醛固酮系统和血管加压素系统激活。这些系统共同作用引起钠水潴留和肾灌注减少。肾前列腺素水平升高有助于维持肾脏灌注。因此，肝硬化患者对于非甾体抗炎药的前列腺素抑制作用非常敏感。其他对肝硬化患者可能具有肾毒性的药物包括氨基糖苷类、血管紧张素转换酶抑制剂和血管紧张素受体阻滞药。尽管有观点认为造影剂可能有肾毒性，但目前没有证据支持这一观点[83]。

肝硬化患者面临很多导致血容量不足的风险，包括消化道出血、利尿剂的使用以及由乳果糖或利福昔明造成的腹泻。但是对于全身容量过多的患者，评估其血管内容量状态较为困难，所测得的中心静脉压可能反映了腹内压力的传导，而腹水可以引起腹内压升高。并且，这些患者由于肌肉含量减少，所测得的血肌酐水平难以反映肾小球滤过率的高低[84-85]。尽管如此，停用利尿剂和输注白蛋白扩容有助于鉴别低血容量与其他肾前病因 HRS。如果上述措施仍不能改善肌酐水平，则强烈提示 HRS 可能。

HRS 是肝硬化全身性疾病的终末期肾脏表现。它被认为是功能性的异常，主要依据是利用 HRS 患者的供肾成功进行了肾移植[86]。虽然 HRS 在肝硬化患者急性肾功能不全的鉴别诊断中常常需要鉴别，但它仅占肝硬化患者急性肾损伤病例的 23% 左右[87]。然而，在有腹水的肝硬化患者中，HRS 的 1 年发生率为 18%，5 年发生率为 39%[88]。

目前公认的 HRS 诊断标准由国际腹水俱乐部制定[89-90]，根据临床表现可分为 I 型和 II 型。虽然它们一度被认为是同一种疾病的不同表现，但越来越多的证据表明它们必须被视为两种不同的疾病。

I 型 HRS 以快速进行性肾衰竭为特征，通常接触某些诱因后 2 周内血肌酐增加至少一倍，诱因包括 SBP、脓毒症、消化道出血或手术应激等。如果不治疗，I 型 HRS 患者的中位生存期为 2~4 周[88,91]。I 型 HRS 和其他器官系统衰竭有关，包括肾上腺功能不全。最值得注意的是，当 I 型 HRS 对药物治疗有反应时，该反应通常是持续的，即使停止治疗后仍然持续[92]。

II 型 HRS 起病较为隐匿，进展较慢。为了代偿内脏血管日益扩张导致的有效循环血量的逐渐减少，交感神经、肾素-血管紧张素-醛固酮和血管升压素系统这一循环平衡三要素持续进行性激活，导致 II 型 HRS 的发生。这些患者最为棘手的临床问题是顽固性腹水。II 型 HRS 患者的中位生存期为 6 个月[93]。

虽然严重的肾血管收缩是 HRS 的直接原因，但是通过使用前列腺素、多巴胺激动剂或内皮素拮抗剂直接增加肾灌注的治疗方法并不成功。更有效的治疗要针对肾血管收缩的潜在病因，即减轻门静脉高压和/或内脏血管扩张。

血管收缩药如精氨酸升压素（AVP）或其类似物，生长抑素或其类似物，α 肾上腺素受体激动剂如去甲肾上腺素和甲氧安福林，结合扩容，可有效逆转 I 型 HRS（通常被定义为肌酐降低至 1.5mg/dl）[94]。

AVP 及其类似物特别受关注,因为它们与介导血管收缩的 V_1 受体相互作用,这在内脏循环上特别多见。这些治疗方法的选择在某种程度上取决于能否获取某种药物,例如在美国就不能使用特利加压素。特利加压素可能是被研究最多的治疗 HRS 的血管收缩药,对 40%～60% 的 I 型患者有效[94-95]。预测治疗能否成功的因素包括起始肌酐低于 5mg/dl、平均动脉压在 1～2 周的疗程内从基础值持续上升[96]。更重要的是,当终止治疗时,复发较为罕见,只在不到 15% 的患者中发生[95]。尽管血管收缩药联合扩容治疗在 II 型患者中已观察到效果,但是停止治疗后常有复发。

经颈静脉肝内门体分流(transjugular intrahepatic portosystemic shunt, TIPS)可降低门静脉压力,减轻内脏循环压力,将血容量直接返回中枢循环。虽然前期研究显示 TIPS 可以逆转两种类型的 HRS,但这些研究所使用的排除标准限制了它的应用,例如 Child-Pugh 改良分级评分大于 12 分、活动性感染、血清胆红素高于 5mg/dl,以及新发或进展的肝性脑病[97]。此外,即便最初分流成功,分流管狭窄和移位发生率也很高。

肝移植是 HRS 的最终手段。对于等待肝移植的 HRS 患者,肾脏替代治疗是移植前典型的过渡手段。在可用特利加压素的国家,特利加压素联合白蛋白扩容也是一种选择。事实上,有证据表明在等待肝移植期间用特利加压素和白蛋白治疗 I 型 HRS,可改善移植术后结局。虽然预计肾功能可以恢复,但 35% 的移植前有 HRS 的患者在移植术后一段时间内仍需要继续支持治疗,相比之下,移植前无 HRS 的患者之中只有 5% 术后需要支持治疗[98]。在肝移植术后 1～2 个月内,肾小球滤过率持续改善,达到 30～40ml/min。如果继续发展,需要肾脏替代治疗的 HRS 将不可逆转。在《第一次国际肝移植学会肝移植肾功能不全专家共识》中,建议移植前需要每周接受至少 2 次透析且超过 6 周的患者应考虑肝肾联合移植[99]。

肺部并发症

长期以来,无论是否存在原发性肝病,肺部并发症都与门静脉高压有关。据估算,50%～70% 的 CLD 患者诉有呼吸急促[100]。许多常见的机制可导致肝病患者出现肺部异常。鉴别诊断包括与潜在阻塞性气道疾病相关的通气-血流异常、液体潴留、胸腔积液以及继发于大容量腹水的肺容量

减少等。α_1 抗胰蛋白酶病是一种兼有肺和肝表现的代谢综合征,可能有囊性纤维化。此外,还有两种只在门静脉高压的情况下才出现的特异性血管异常,具有显著的发病率和死亡率。这些异常被称为肝肺综合征(hepatopulmonary syndrome, HPS)和门脉性肺动脉高压(portopulmonary hypertension, PPHTN),其严重程度甚至可能掩盖潜在的肝脏疾病,以至于对患者的肝移植资格产生影响。

HPS 包括肝功能障碍、不明原因的低氧血症和肺内血管扩张(intrapulmonary vascular dilation, IPVD)三联征,可见于 20% 的需行肝移植的患者。HPS 的诊断标准如下[101]:①氧合缺陷:呼吸环境空气时,氧分压低于 80mmHg 或肺泡-动脉血氧分压梯度至少达到 15mmHg;②肺血管扩张:造影增强超声心动图阳性发现或放射性核素肺灌注扫描脑部异常摄取(大于 6%);③肝病:门静脉高压(最常见)伴或不伴肝硬化。

HPS 分期见表 46-8。

表 46-8　肝肺综合征的分期

分期	肺泡-动脉血氧分压梯度/mmHg	氧分压/mmHg
轻度	≥15	≥80
中度	≥15	≥60～<80
重度	≥15	≥50～<60
极重度	≥15	<50(患者吸 100% 氧时<300)

肺泡-动脉血氧分压梯度测定如下:$PAO_2 - PaO_2 = (FiO_2 \cdot Patm - PH_2O) - [PaCO_2/R]) - PaO_2$。

PAO_2,肺泡氧分压;PaO_2,动脉血氧分压;FiO_2,吸入气氧浓度;Patm,大气压;PH_2O,体温下水蒸气分压;$PaCO_2$,动脉血二氧化碳分压;R,呼吸商。

Data from Rodriguez-Roisin R, Krowka MJ. Hepatopulmonary syndrome: a liver-induced lung vascular disorder. N Engl J Med. 2008;358:2378.

IPVDs 有两种类型。I 型病变较为常见,表现为肺泡水平的毛细血管前扩张。II 型病变是位于肺中心部位的较大血管扩张,造成解剖分流。IPVD 可通过振荡盐水增强超声心动图或锝标记的聚合白蛋白(technetium-labeled microaggregated albumin, TcMAA)证实。在无 HPS 的条件下,注射入静脉的微泡或白蛋白小颗粒将被带入肺毛细血管床。左心房微泡延迟出现(>3 个心动周期)或 TcMAA 肺外摄取增多(>5%)提示肺内动静脉直接交通形成和 IPVDs 的存在。I 型 IPVDs 是功

能性的，而不是真正的解剖分流。IPVDs 导致肺毛细血管直径由 8~15μm 增加到 50~500μm，再加上肝硬化患者常常伴有的高动力循环，使氧气没有足够时间充分弥散到肺毛细血管的血流之中。这导致了中心血流的氧合不足，即功能性分流。这种病变通过吸氧很容易纠正，因为增加 FiO_2 可增加氧气在扩张的毛细血管内的弥散。事实上，当吸入纯氧不能将血氧分压纠正到大于 150mmHg 时，提示存在真正的解剖分流或 II 型分流[102]。同样让人感兴趣的是与此综合征伴发的独特的体位性氧合改变，称为直立低氧血症。IPVDs 主要影响肺底，所以站立时低氧血症加重，而仰卧位可改善氧合，因为此时血液由肺底到肺尖重新分布。

HPS 的自然病史通常是进行性低氧血症。因为 HPS 的发病机制仍知之甚少，阻碍了有效治疗的发展。可能的致病因素包括一氧化氮、内脏内毒素血症、炎症介质清除减少和血管生成。遗传因素也被认为是病因之一。肝移植术后低氧血症几乎普遍得到纠正，尽管这可能需要长达一年的时间[103-104]。在对照研究中，未接受肝移植的患者的病死率比接受肝移植的病死率要高，其中位生存期仅有 24 个月，5 年生存率仅为 23%。相比之下，无 HPS 的肝移植者中位生存期为 87 个月，5 年生存率为 63%[105]。无论患者是否接收器官移植，PaO_2 不超过 50mmHg 或 TcMAA 定量分流分数 ≥20% 预示其病死率增加。然而在最大的单中心 HPS 肝移植研究中，5 年总生存率为 76%，与非 HPS 肝移植相当[103, 105-106]。综上所述，这些研究结果表明 HPS 患者及时进行肝移植效果良好。移植领域已经认识到这一点，对呼吸室内空气 PaO_2 小于 60mmHg 的 HPS 患者给予 MELD 评分的额外积分[107]。

PPHTN 是指门静脉高压的患者存在的无其他原因引起的肺动脉高压。欧洲呼吸学会肝性肺病工作组提出的具体诊断标准如下：①临床证据表明存在门静脉高压，伴或不伴肝脏疾病。②休息时 mPAP 为 25mmHg，或运动时 30mmHg。③平均肺动脉闭塞压（mean pulmonary artery occlusion pressure, mPAOP）低于 15mmHg。④ PVR 超过 240（dyn·s）/cm⁵ 或 3WU。

有证据支持采用跨肺梯度（transpulmonary gradient, TPG）（TPG=mPAP–mPAOP）大于 12mmHg 取代 mPAOP 小于 15mmHg 这一诊断标准。肺动脉高压患者可能同时有液体超负荷，采取这种方法

有助于鉴别容量状态对 mPAP 升高的作用。TPG 大于 12mmHg 和 PVR 升高一致，提示肺动脉高压是 mPAP 升高的一部分。对 PVR 的计算要求反映了许多肝硬化患者 mPAP 轻度升高是由于心输出量增加。这些高动力患者的 PVR 值往往是正常的。PPHTN 严重程度通过 mPAP 值分为轻度、中度和重度，分别为小于 35mmHg，35~50mmHg 和大于 50mmHg。

门静脉高压患者中 PPHTN 的发病率是 2%[109]，相比之下，一般人群的发病率为 0.13%[110]。而在等待肝移植的患者中发病率为 4% 至 6%[111-112]。PPHTN 的发生与潜在肝病或门静脉高压的严重程度无关。一项流行病学研究发现，在诊断为 PPHTN 而转诊的患者之中，Child A 级患者占 51%，Child B 级患者占 38%，Child C 级患者占 11%[113]。女性患者以及有潜在的自身免疫性肝炎患者发生 PPHTN 的风险升高，而慢性丙型肝炎患者的 PPHTN 风险降低[111, 113]。

关于 PPHTN 病理生理学的理论通常认为，长期心输出量升高产生的剪应力促使血管增生，而女性患者和自身免疫性肝炎患者的发病率增加表明激素和免疫过程也可能参与其中。此外，与其他类型的肺动脉高压一样，内皮素水平的升高也被认为发挥了作用。小样本的研究证实，内皮素拮抗剂波生坦可以改善 PPHTN 患者的临床症状[114]。

和 HPS 患者相似，PPHTN 的症状无特异性，通常包括呼吸困难、全身性虚弱和运动耐量降低。虽然 HPS 和 PPHTN 可以并存，但是这种情况较罕见，如果有的话，PPHTN 患者可能只有轻度 PaO_2 降低。PPHTN 筛查的最佳方法是二维经胸超声心动图（transthoracic echocardiography, TTE）。TTE 能够通过测量三尖瓣反流速度评估右心室收缩压（right ventricle systolic pressure, RVSP）。再次移植前 TTE 检查诊断中度和重度 PPHTN 患者的敏感性为 97%，特异性为 77%[115]。然而，为确认压力升高和测量 PVR，右心心导管检查是必要的。

治疗包括利尿等常规措施，以及一些特定的血管扩张药。常用于其他肺动脉高压患者的钙通道阻滞剂可促进肠系膜血管扩张和加重门静脉高压，故在这类患者中禁忌使用。其他使用过的药物包括前列腺素类、磷酸二酯酶抑制剂和内皮素拮抗剂。然而这些药物治疗成功的报告均为个案报道或病例系列报告，没有一种疗法是确定有效的。尽管如此，治疗的一个目标是将 mPAP 和

PVR 降低到可以接受的范围内,使患者达到移植的条件。

依前列醇已被证实能降低 PPHTN 患者的肺动脉压力,提高肺动脉高压患者生存率[116]。依前列醇还具有抗血小板作用,能促进血管重构。但依前列醇必须通过中心静脉连续输注,输液过程不能中断。另外,它还和脾肿大以及血小板减少症恶化有关,这些都限制了依前列醇的应用[117]。磷酸二酯酶抑制剂西地那非在 3 个月内可以降低肺动脉压力,但降压效果未能持续至 12 个月[118]。尽管如此,它可用于联合治疗或者为移植提供时间窗口。波生坦是被研究得最多的内皮素拮抗剂,虽然有肝毒性的可能,但已发表的病例报告和病例系列没有提及其应用导致肝酶明显升高[119]。

肝移植在 PPHTN 治疗中的作用仍未明确,因为移植的结果是不可预见的。有些患者移植后 PPHTN 缓解;有些可能不完全缓解或没有缓解,并需要继续药物治疗;有些可能会恶化。尽管如此,对于肺血流动力学和心功能可以耐受手术的患者,肝移植还是治疗的一种选择。对可能进行肝移植的患者的评估必须包括右心导管测量 mPAP 和计算 PVR。mPAP 小于 35mmHg 的患者可耐受肝移植术并且术后恢复良好。mPAP≥35mmHg 或者 PVR 升高的患者,如果治疗后 mPAP 降至 35mmHg 以下,PVR 低于 400($dyn·s$)/cm^5,则可以考虑移植[120-121]。

肝性脑病

肝性脑病(HE)是严重但可逆的神经精神并发症,是 CLD 和急性肝脏疾病的特征性改变。其表现可以从只有通过正式心理测试才能发现的细微亚临床异常(轻微 HE),到在床边就可以诊断的明显的神经和行为紊乱(明显 HE)。虽然 HE 可以是不伴有肝病的门体分流的结果,但 HE 的发病一般与晚期肝细胞疾病有关。此外,即使是极轻微的 HE 也能影响患者继续工作、驾驶汽车、日常活动和与家人互动的能力。由于 HE 常常是可逆的,因此它的诊断和治疗至关重要。

临床 HE 的诊断包括两组标准:神经心理和神经运动。神经心理评估注重意识水平、注意力和遵循命令的能力及效果。通常采用 West Haven 标准分为 0~4 级(表 46-9)[122]。体格检查可发现扑翼样震颤或其他反射亢进的证据,如阵挛或巴宾斯基征。其他局灶性表现包括眼球震颤或去大脑强直。然而,发现局灶性神经系统体征时应及时

行适当的影像学检查以排除结构性神经损害,因为这些患者有颅内出血的风险,也可能存在其他神经系统疾病,如缺血性脑病、脓肿和肿瘤等。

表 46-9	心理状态半定量分级的 West Haven 标准
一级	轻微意识缺失
	欣快或焦虑
	注意广度减少
	加法计算能力受损
二级	嗜睡或冷漠
	轻度时间或空间定向障碍
	轻度人格改变
	不当行为
	减法计算能力受损
三级	昏睡至半昏迷,但对语言刺激有反应
	意识错乱
	严重定向障碍
四级	昏迷(对语言或者伤害刺激无反应)

改编自 Ferenci P, Lockwood A, Mullen K, et al. Hepatic encephalopathy—definition, nomenclature, diagnosis, and quantification: Final report of the working party at the 11th World Congresses of Gastroenterology, Vienna, 1998. Hepatology. 2002; 35: 716。

人们普遍认为 HE 是肝脏不能正常分解某些神经毒性物质的结果,而并非合成正常神经传导的关键物质功能不全所引起。世界大会所提出的定义支持这一观点,该定义认定有一种肝细胞功能正常,但血液绕过肝脏分流的 HE(B 型)。从历史上看,HE 被认为是由肝脏的氨代谢功能不足导致的高氨血症。虽然血氨仍然被认为是一个重要的因素,但 HE 的严重程度不一定与血氨水平相关。近来的研究表明,还有众多其他因素和机制导致了 HE,包括其他肠源性神经毒素、γ-氨基丁酸(γ-aminobutyric acid, GABA)与其他内源性 GABA 受体激动剂,氧化应激、炎症介质、低钠血症及 5-羟色胺和组胺等神经递质异常[123-124]。尽管如此,氨及其对星形胶质细胞的影响在 HE 的发病机制中起着核心作用。氨是含氮化合物的代谢副产物,是一种有毒物质,必须被机体清除。肝脏是氨代谢和通过鸟氨酸循环排泄的主要场所,此外,大脑、骨骼肌,可能还有肾脏也参与了氨的代谢,但是,大脑和骨骼肌都无法利用鸟氨酸循环,而是通过谷氨酰胺合成酶利用氨和谷氨酸来合成谷氨酰胺。星形胶质细胞是血脑屏障的主要成分,

是大脑中的谷氨酰胺合成酶的主要部位。因为星形胶质细胞能够代谢氨，当血氨水平升高时细胞内谷氨酰胺水平也相应升高。这导致两种结果：①谷氨酰胺具有渗透活性，使水进入细胞内，导致星形胶质细胞肿胀和脑水肿；②谷氨酸是一种重要的兴奋性神经递质，先被释放，然后被用于合成谷氨酰胺。体外实验证明，氨水平升高引起星形胶质细胞释放谷氨酸[125]。谷氨酸释放可能和急性HE（A型）的神经兴奋性体征如激越和癫痫发作相关。另一方面，神经抑制状态是肝硬化相关HE（C型）的特征，反映出包括谷氨酸受体下调、星形

胶质细胞谷氨酸转运体失活以及GABA能张力增加在内的长期适应性变化（表46-10）[125]。GABA是主要的抑制性神经递质，其受体复合物可被苯二氮䓬激活，而被氟马西尼抑制。对HE患者的血浆和脑脊液的系列研究发现其中苯二氮䓬类物质增加。观察到使用氟马西尼可改善HE患者的精神状态，而这些患者并没有服用苯二氮䓬类药物。这一发现提示内源性苯二氮䓬类物质的产生可能导致HE[126-127]。但是，氟马西尼的益处似乎受到其作用持续时间短和缺乏明显的生存或恢复优势的限制[128-129]。

表46-10　肝性脑病的拟议命名			
HE 类型	命名	亚分类	细分
A	和急性肝衰竭相关的脑病		
B	和门体分流相关的脑病，无内在肝细胞疾病		
C	和肝硬化以及门静脉高压/或门体分流相关的脑病	散发型HE	诱发的
			自发的 a
			复发的
		持续型HE	轻度
			重度
			治疗依赖性
		轻微型HE	

定义参见正文。
a 无已知诱因。
改编自 Ferenci P, Lockwood A, Mullen K, et al. Hepatic encephalopathy—definition, nomenclature, diagnosis, and quantification: Final report of the working party at the 11th World Congresses of Gastroenterology, Vienna, 1998. Hepatology. 2002; 35: 716。

脓毒症是众所周知的HE诱因。炎症介质如肿瘤坏死因子、白介素-1和白介素-6的细胞毒性导致血脑屏障损害，引起或加重脑水肿。星形胶质细胞肿胀触发ROS和RNOS的产生，从而介导局部细胞膜损伤，导致血脑屏障通透性进一步的增加[130]。

评估出现脑病的肝病患者时应该首先排除HE以外的病因，鉴别诊断包括其他代谢性脑病如尿毒症、脓毒症、葡萄糖和电解质异常以及内分泌疾病，也要考虑中枢神经系统结构和血管性病变以及中枢神经系统感染。因为肝硬化患者对镇静药物非常敏感，并且肝脏（常伴肾脏）代谢受损，需仔细排查可能发生的药物相关性脑病。一旦其他潜在原因被排除，下一步应该系统性地寻找潜在的原因或诱发因素（表46-11）。一旦明确，应该尽快开始病因治疗或消除诱因，以改善临床症状。

表46-11　肝性脑病的诱发因素
便秘
脱水
消化道出血
肠梗阻
感染，尤其自发性细菌性腹膜炎，脓毒症
蛋白质摄入过多
低钾血症
低血糖
甲状腺功能减退症
缺氧
代谢性碱中毒
贫血
氮质血症/尿毒症
肝恶性肿瘤
经颈静脉肝内门静脉分流，手术分流
血管阻塞

如果去除病因不能改善临床表现,下一步应该采取减少氨产生或增加氨排泄的治疗方法。非吸收性双糖乳果糖是治疗 HE 的主要手段,至今仍是一线治疗药物[131]。虽然其作用机制尚不清楚,目前提出两种可能的机制。首先,结肠中的厌氧菌将乳果糖发酵产生弱酸,使结肠酸化,这种酸性环境将氨转换成难以吸收的铵。其次,这种酸性环境也是通便导泻的,加强导泻可以减少吸收。

虽然简单地减少蛋白质摄入量似乎是一种直接的解决方案,但限制蛋白质摄入可能对肝硬化患者有害。这类患者因为摄入不足而缺乏营养储备,而每次住院治疗均使其营养基础更差。HE 治疗实践指南建议维持正常的蛋白质摄入量(1~1.5g·kg^{-1}·d^{-1}),最好是植物蛋白,因为动物蛋白的热量和氮比率更高[131]。

锌是鸟氨酸循环中的辅助因子,而肝硬化患者可能饮食摄入锌不足。尽管目前尚未清楚哪些患者可能受益,指南推荐 HE 患者长期补锌。

腹水

腹水是导致肝硬化患者住院的最常见并发症[132]。腹水的出现标志着潜在的肝脏疾病达到了一定的严重程度,其 3 年内死亡率高达 50%[133]。因此,目前推荐有腹水且可能适合肝移植的患者应该进行肝移植评估。当然,并非所有腹水都是由肝病引起的。大约 15% 的腹水由非肝源性病因所致,包括恶性肿瘤、心力衰竭、肾脏疾病、胰腺炎和结核。腹腔穿刺可能是最快能明确新发腹水性质的检查。而血清-腹水白蛋白梯度(serum-ascites albumin gradient, SAAG)对鉴别门静脉高压性腹水和其他原因引起的腹水非常有用,其计算方法为同时测量血清和腹水中的白蛋白水平,再计算两者的差值。SAAG≥1.1mg/dl 提示可能存在门静脉高压,其准确率高达 97%[134]。门静脉高压性腹水的标准起始治疗是限盐(2g/d)和利尿。低钠血症在肝硬化腹水患者中比较常见,但一般不限制液体摄入量,除非血钠水平低于 120~125mmol/L[132]。快速纠正低钠血症是不可取的,因为肝硬化患者尤其容易发生脑桥中央髓鞘溶解,这是一种具有潜在破坏性的神经系统并发症。一项对肝移植受体的观察研究建议在 8 天内将血钠水平限制性地纠正至≤16mmol/L[135]。

顽固性腹水的定义为限钠、最大剂量利尿剂和腹腔穿刺治疗无效的腹水。它预示着肝硬化的基础性质已经发生了变化。这是 Ⅱ 型 HRS 的标志性并发症,提示疾病加重。一旦患者对最大剂量的标准药物治疗反应不佳,那么 6 个月内病死率可达 21%[136]。此时治疗方法选择有限,包括多次腹腔穿刺、肝移植、TIPS 置管和腹腔静脉分流术。虽然目前的做法是抽腹水同时补充白蛋白,但这种方法未得到随机对照前瞻性试验的支持。补充白蛋白的原因包括防止腹腔穿刺引起的循环功能障碍、减少电解质紊乱、减少白蛋白丢失对营养的影响以及预防肾损害。

目前的建议是患者的腹水引流量小于 5L 时不需要补充白蛋白,而引流量大于 5L 可考虑补充 6~8g 白蛋白/L[132]。TIPS 置管可以避免患者反复行腹腔穿刺,从而提高生活质量,但必须权衡其导致脑病和分流道功能故障发生率增加的弊端[137-138]。腹腔静脉分流术是一种较老的治疗方法,由于相关的并发症以及不能使患者生存获益,临床上通常已经不再使用。然而,对于那些不便到医院行腹腔穿刺以及不能行 TIPS 或肝移植手术的患者,这可能还是他们唯一的选择。

腹水感染相当普遍,因此美国肝病研究协会推荐所有住院的腹水患者行腹腔穿刺。当腹水中多形核白细胞(polymorphonuclear leukocyte, PMN)计数≥0.25×10^9/L,且无任何可识别的其他腹内来源时,即可诊断 SBP。虽然侵入性操作相关的菌血症引起的医院感染也可能发生,但肠道细菌移位仍然是 SBP 的最常见来源。因为细胞计数比培养得到结果快得多,所以应在此基础上进行经验性治疗,患者应该立即使用广谱抗生素治疗。此类患者可能迅速发生脓毒症,而 SBP 被认为是 Ⅰ 型 HRS 的诱发因素。因此,及时使用抗生素对此类危险人群至关重要,甚至对于不符合腹水 PMN 细胞计数诊断标准的患者,如果表现出感染的征象如发热、腹痛、肝肾功能恶化,或其他原因不明的脑病恶化,经验性使用抗生素也是必要的[132]。

静脉曲张

静脉曲张,特别是食管静脉曲张,是门静脉高压的最终结果。肝硬化患者门脉压力升高是由炎症损伤后遗留的肝脏结构扭曲导致的。纤维化和再生结节阻碍了经肝脏的内脏血流,导致门体静脉侧支循环,特别是与胃和食管静脉系统。随着门静脉高压进展,局部一氧化氮产生增多,最终导致大量内脏血管扩张。因此，门静脉高压的形成原因不仅仅是由于血流阻力升高，还有入肝血流大量增加。高压的侧支循环破裂是门静脉高压致命而可怕的并发症。

门静脉高压是通过测量肝静脉楔压（wedged hepatic venous pressure, WHVP）来诊断的。虽然这并非直接测量门静脉压力，但 WHVP 已被证实和门静脉压密切相关[139]。WHVP 是将导管置入肝静脉内的楔形位置测量得到的。为了纠正腹水引起的腹内压增加，所测得的 WHVP 应减去肝静脉压或者下腔静脉压以得出 HVPG。正常的 HVPG 应该为 3～5mmHg，而食管静脉曲张患者的 HVPG 值至少在 10～12mmHg[140-141]。

胃镜检查术是诊断静脉曲张的金标准。静脉曲张的存在与潜在肝病的严重程度相关，其发生率从 Child A 级患者的 40% 增加至 Child C 级患者的 85%[142]。

非选择性 β 受体阻滞剂通过以下两种机制降低门静脉压力：降低心输出量（β_1）和收缩内脏血管（β_2）。尚没有证据表明它们能阻止静脉曲张的形成。但 β 受体阻滞剂作为一种静脉曲张破裂出血的一级预防措施是有效的。对于那些不能耐受或者有使用 β 受体阻滞剂禁忌症的患者，静脉曲张破裂出血的另一种一级预防措施是内镜套扎术。TIPS 由于与较高的脑病发生率以及病死率相关，临床上不作为静脉曲张的一级预防方法[142]。

急性静脉曲张出血应采用联合治疗措施，包括容量复苏、纠正严重凝血功能障碍、药物控制门静脉压力和静脉曲张内镜套扎术。在这种情况下，虽然全力进行容量复苏和完全纠正所有的凝血功能异常看似理所当然，但是并不可取。因为出血在某种程度上是一种与压力相关的现象，积极扩容可能导致顽固性或复发性出血[143-144]。治疗目标应该是适当的容量复苏以维持 8mg/dl 的血红蛋白水平，并考虑输注血制品以改善血小板计数和 INR 的明显异常[142]。这些患者如果需要保护气道，那也有必要行气管插管。降低门静脉压力的药物包括血管升压素及其类似物和生长抑素及其类似物。虽然 β 受体阻滞剂可以降低门静脉压力，但由于它对体循环压力的影响使其在此情况下不宜使用。早期静脉曲张内镜套扎术联合药物治疗是急性静脉曲张出血的首选治疗方法。

大约有 10% 至 20% 的患者发生顽固性或者早期复发性静脉曲张出血。HVPG 大于 20mmHg 是

标准治疗失败的危险因素，也预示着 ICU 住院时间延长以及输血量增加[145]。这种情况下，球囊填塞可能有效，但与潜在的致命并发症相关，如食管破裂或坏死穿孔，球囊组件移位和误吸。如果使用球囊填塞、建议作为其他更明确的治疗方法如外科手术分流或 TIPS 的过渡措施[142]。

慢性胆汁淤积性疾病

胆道梗阻增加了胆管的压力，导致胆汁反流到肝血窦中，胆汁也可能在此与血管系统交通。血清胆红素、胆盐和 AP（由胆管上皮合成）水平升高。如果胆汁中存在细菌，患者就还有并发感染的风险，如上行性胆管炎、肝脓肿和脓毒症。胆汁淤积和高胆红素血症与急性肾损伤发生率增高相关。这可能是内毒素血症介导的，而内毒素血症是脓毒症和胆盐流失到血管间隙的结果。在正常情况下，胆盐分泌进入肠道，抑制肠道细菌过度生长并结合内毒素，防止其吸收进入门脉循环。胆道梗阻导致肠道胆盐丢失，可引起门静脉和体循环内毒素血症，进而导致肾脏损伤。而血清胆盐水平升高引起诱导性利尿和心肌收缩力的损害，可能进一步加重肾脏损伤[146-147]。值得注意的是，门静脉血栓发生率增高、TAT 复合物水平升高和血栓弹力图指标符合高凝状态，这些证据可以表明因慢性胆汁淤积性疾病、PBC 和原发性硬化性胆管炎（primary sclerosing cholangitis, PSC）接受肝移植的患者处在高凝状态[148-149]。

成人慢性胆汁淤积性疾病主要是由导致 PBC 或 PSC 的免疫机制造成的。这些疾病常与其他自身免疫性疾病有关。

PBC 是一种以肝内小胆管进行性破坏伴有门静脉炎症并最终导致肝硬化为特征的疾病。PBC 实验室标志物是抗线粒体抗体，见于 95% 的患者，确诊需要行肝活检，并同时提供组织学疾病分期。典型病程表现为稳定进展的小胆管缺失和逐渐加重的纤维化，并在 10～20 年内导致肝硬化。熊去氧胆酸可能具有免疫调节作用，是唯一被证实可延缓疾病进展并提供生存获益的药物。肝移植是疗效最切确的治疗方法，但其复发率为 10% 至 35%[150]。

PSC 是一种以肝内外中、大型胆管为主要病变部位的进行性炎症性疾病。首选的检查是 ERCP 和磁共振胰胆管成像（magnetic resonance cholangiopancreatography，MRCP），它们可以显示由多发性胆道狭窄病变引起的特征性胆管树串珠样改变。PSC 与炎症性肠病（inflammatory bowel disease，IBD）有极高的相关性，这些炎症性肠病主要是溃疡性结肠炎，有时是克罗恩病。它也与其他自身免疫性疾病有关，如胰岛素依赖型糖尿病和银屑病。PSC 的其他致病因素包括复发性细菌性胆管炎、胆管癌以及结肠癌（特别是那些同时患有 IBD 的患者）。经过平均 15 年的 PSC 病程，15%至 30% 的患者有可能发展为胆管癌，其预后很差，可能导致患者无法行肝移植手术[151]。肝移植是 PSC 疗效最切确的治疗手段，但也存在一定疾病复发率的问题。

慢性肝病

在美国，CLD 是一个主要的公共卫生负担，患病率从 1988~1994 年间的 11.78% 增加到 2005~2008 年间的 14.78%。慢性病毒性肝炎，特别是丙型肝炎，在历史上一直是 CLD 的最常见病因，但最近的数据表明，NAFLD 已超过慢性肝炎成为最主要的病因。在 2005~2008 年间，CLD 常见病因的患病率如下：乙型肝炎为 0.3%，丙型肝炎为 1.7%，酒精性肝病为 2.0%，NAFLD 为 11.0%[13]。2013 年，NAFLD 超过酒精性肝病成为新登记的肝移植等待名单中第二大病因[152]。虽然慢性丙型肝炎仍然是导致肝移植的主要原因，而且与 HCC 发病率增加有关，但是 NAFLD 患病率不断上升，而且人们认识到它能进展为肝硬化并成为肝细胞癌的危险因素，这表明它将成为下一个重要的肝病类型。

肝细胞癌

在世界范围内，HCC 是癌症相关性死亡的第三大病因。在美国，它是男性第五位、女性第七位最常见的癌症[153]。危险因素包括慢性病毒性肝炎、血色素沉着病和任何原因引起的肝硬化。HCC 患者中肝硬化的患病率为 80% 至 90%。即使 HCC 患者没有肝硬化，也几乎都有潜在的慢性肝炎/慢性坏死性炎症，这似乎是 HCC 的关键因素。在慢性病毒性肝炎患者中，有肝硬化表现或活动性炎症的证据（以血清 ALT 升高为特征）的患者，其 HCC 发生率高于没有肝硬化的患者或 ALT 持续正常或接近正常的患者[154]。

美国肝病研究协会推荐对高危患者进行监测。理想情况下每 6 个月进行肝脏超声检查，如果无法进行超声检查，应该检查甲胎蛋白[155]。甲胎蛋白缺乏足够的灵敏度和特异度，不能作为一种有效的筛查工具，但在诊断方面可能有一定价值。因为如果肝硬化伴肝脏肿块的患者甲胎蛋白水平超过 200ng/ml 时，诊断 HCC 阳性的预测值较高[155]。通常无创性检查即可诊断 HCC，肝活检只在病变不典型或者与影像学不相符的情况下采用。

手术切除是肝功能储备充足的 HCC 患者的最佳治疗方法。不幸的是，许多 HCC 患者有肝硬化，不能耐受手术切除。在美国，只有不到 5% 的患者可进行手术切除[153]。对于那些不适宜行手术切除的患者，如果其预期的移植效果与其他适应证的移植效果相当，那么肝移植术也可作为一种选择。此类患者应符合米兰标准（单个肿瘤直径＜5cm 或 3 个肿瘤直径均＜3cm），符合米兰标准的肝移植的患者 5 年生存率为 65% 至 78%，与之相比，非肿瘤的肝移植患者 5 年生存率为 68% 至 87%[156]。

对于既不能手术切除也不能行肝移植的患者，可以通过射频消融或化疗栓塞来治疗。有些医疗中心也使用这些方法为肝移植等待名单上的患者维持移植资格。

非酒精性脂肪性肝病

NAFLD 是以过度的肝脏脂肪沉积为特征的一系列疾病。NAFLD 的严重程度从单纯脂肪沉积（脂肪变性）到脂肪沉积伴炎症和肝细胞坏死（脂肪性肝炎或 NASH）。原发性 NAFLD 与胰岛素抵抗及其伴随表现有关，这些伴随表现是代谢综合征的组成部分：肥胖、向心性肥胖、2 型糖尿病、高血压和高甘油三酯血症。事实上 NAFLD 常常被称为代谢综合征的肝脏表现。NAFLD 患病率随年龄增长而增高，男性患病率较高，而且不同种族的患病率不同。在美国，NAFLD 在西班牙裔人中患病率为 45%，在白种人中为 33%，非裔美国人中为 24%[157]，估计总体患病率为 30%。毫无疑问，NAFLD 是成人肝酶升高的最常见原因[158]。NAFLD 可能与其他疾病并存，当和慢性丙型肝炎、血色素沉着病或酒精性肝病并存时，可能加重损伤[159]。在 NAFLD 的疾病谱中，只有 NASH 与 HCC 和肝硬化的严重后果有关。鉴别 NASH 和其他 NAFLD 的金标准是肝活检，其关键特征为大泡性脂肪变性、小叶炎症、肝细胞气球样变，通常还有肝窦周围纤维化。据估计，在美国 NASH 的患病率是 3% 至 5%[158]。一些观察终点不同的小研究提供的证据表明，一些可以改善胰岛素敏感性的生活方式（如减肥和运动）可以降低 NASH 肝内脂肪含量[160]。奥利司他和利莫那班等可能促进减轻体重的药物已被证实能够在切实减轻体重的同时改善 NASH 组织学表现。对于那些不能通过更为保守的方法来减重的患者，行减重术后活检可发现肝脏脂肪变性/炎症减轻，同时血清氨基转移酶降低，从而证明减重术能显著改善这些患者的肝脏组织学和生化表现。一项对接受减重术的病态肥胖症患者进行的荟萃分析表明，经活检证实的 NASH 总体发病率为 53.87%。在这些患者中，之后的随访活检表明有 81.3% 脂肪性肝炎改善或缓解，69.5% 得到完全缓解[161]。

术前管理

肝功能评价

肝功能评估要从详细询问病史开始，首先要询问的是 CLD 的危险因素和症状。应仔细了解既往黄疸发作病史（特别是与手术和麻醉相关的黄疸发作）。应了解是否存在饮酒、非法滥用毒品和药物（包括中药产品）、纹身、性滥交和食用生海鲜等情况，以及有无前往肝炎流行地区的旅行史。如出现疲劳、食欲减退、体重减轻、恶心、呕吐、易淤青、瘙痒、深色尿、胆绞痛、腹胀和消化道出血等症状应进一步考虑是否存在肝脏疾病。

提示活动性肝病的体征包括黄疸、肝掌、蜘蛛痣、男性乳腺发育、肝脾肿大、腹水、睾丸萎缩、瘀点、瘀斑和扑翼样震颤。

如果没有发现患者有肝病的迹象，则不需要通过常规实验室检查来评估肝细胞完整性和肝脏合成功能。常规实验室检查可能产生假阳性结果，而真阳性结果在无症状患者中少见。在 19 000 多个空军训练学员中，0.5% 的学员有肝酶升高。然而，在这 99 个肝酶升高的学员中只有 12 个可以找到原因[162]。一项研究纳入了 7 600 多名接受常规手术术前筛查的患者，结果显示大约每 700 个无症状的患者中只有 1 个（0.1%）肝酶检测异常。在这 11 名肝酶升高的患者中，有 3 名（1∶2 500 或

0.04%）出现黄疸[163]。

因为实验室检查的正常范围被定义为平均值加减两个标准差，预计有 5% 的正常患者位于正常范围以外，使得 2.5% 的患者高于正常上限。因此，肝酶轻微升高（低于正常值上限的两倍）可能没有临床意义[164]。因此建议避免检测无症状患者的肝酶。尽管如此，当出现异常结果时（在无症状患者中），最安全的方法是复查：如果肝酶升高不到正常值上限的两倍，就没有必要因此取消手术。

导致肝酶显著升高的原因包括酗酒、药物、慢性乙型和丙型肝炎、NASH、自身免疫性肝炎、血色素沉着病、肝豆状核变性和 α_1 抗胰蛋白酶缺乏症。非肝性原因包括乳糜泻和肌肉疾病。药物治疗包括选择性抗生素、抗癫痫药、降脂药、非甾体抗炎药及磺脲类药物。草药和毒品滥用也与肝酶异常有关[164]。

与肝脏疾病相关的围术期风险

对于已知肝病患者，应明确肝功能障碍的病因。基于对 20 世纪 60 年代和 70 年代小规模病例回顾性系列研究，急性肝炎使择期手术的风险显著升高。在 36 例患有未确诊肝炎而接受开腹手术（怀疑胆管阻塞或肝恶性肿瘤）的患者中，近 1/3 的患者死亡，其中所有由病毒或者酒精引起的急性肝炎患者均死亡。多数患者出现包括细菌性腹膜炎、伤口裂开以及肝衰竭在内的并发症[165]。

随着诊断技术的进展，如丙型肝炎的血清学检测、胆结石的超声检查以及改进的肝癌成像技术，现今更有可能在手术前就做出准确的诊断。因此，对术前未知的肝炎患者作剖腹探查几乎是不可能的。在缺乏充分证据的情况下，目前的共识认为急性肝炎的患者应该推迟择期手术[166-167]。

对于 CLD 的患者，推迟手术直至完全恢复是不可行的。许多研究调查了肝硬化患者的手术风险[168-171]。每项研究都把 Child-Pugh 改良分级评分的各项因素和综合评分确定为围术期死亡率的重要预后因素。

Child 和 Turcotte 在 1964 年首次描述了他们的分类系统。他们将白蛋白、胆红素、腹水、脑病和营养状况这五个因素确定为影响肝硬化患者预后的重要因素。每个因素根据严重程度分为三级，各个因素的评分相加得到一个总分，再根据总分划分为三个严重程度等级（A、B 或 C 级，其中 C 级表示最严重的肝功能障碍）。1972 年 Pugh 修

订了评分,用 PT 取代了营养状况(表 46-12)。该评分系统最初是为门体分流术患者而设计的,但后来应用到进行其他手术的肝硬化患者。在进行了几十年的研究中,改良后 Child 评分预测术后死亡率的效果相似:Child A 级为 10%,Child B 级为 17%~30%,Child C 级为 60%~80%[170-172]。未接受手术的住院患者的 3 个月死亡率分别为:Child A 级 4%,Child B 级 14%,Child C 级 51%[171]。

表 46-12　Child-Pugh 改良分级评分

表现	分值[a]		
	1 分	2 分	3 分
白蛋白(g·L^{-1})	>35	28~35	<28
凝血酶原时间延长(s)	<4	4~6	>6
国际标准化比值	<1.7	1.7~2.3	>2.3
胆红素(mg·dl^{-1})[b]	<2	2~3	>3
腹水	无	少量至中量	大量
肝性脑病	无	Ⅰ~Ⅱ级	Ⅲ~Ⅳ级

[a]A 级=5~6 分,B 级=7~9 分,C 级=10~15 分。
[b]胆汁淤积性疾病(比如原发性胆汁性肝硬化)产生的胆红素升高和肝功能障碍不成比例,因此,需进行以下校正:胆红素水平为 4mg/dl 时为 1 分,4~10mg/dl 时为 2 分,>10mg/dl 时为 3 分。

MELD 评分原本是为了预测经颈静脉肝内门体分流(TIPS)的死亡率而设计的[173]。由于使用了更为客观的 INR 和肌酐取代了 Child-Pugh 改良分级评分中较为主观的部分(腹水、肝性脑病),MELD 评分随后被认为是对 Child-Pugh 改良分级评分的改进,用于决定肝移植候选患者的器官分配。MELD 评分是预测肝移植候选患者 90 天等待期内病死率的有效指标[174]。MELD 评分是衡量线性或对数连续变量,而不是像 Child-Pugh 改良分级评分中随意地分类,即 MELD 评分 =9.57×log$_e$(肌酐 mg/dl)+3.78×log$_e$(胆红素 mg/dl)+11.2×log$_e$(INR)+6.43。

MELD 评分似乎可以预测肝硬化患者的围术期死亡率。在一项对 140 例外科手术患者的单中心研究中,反映 MELD 评分预测 30 天病死率的能力的 C 统计量为 0.72。C 统计量 =0.5 表示预测能力与偶然性相似(预测结果的可能性为 50∶50),而 C 统计量≥0.7 被认为是有预测作用的。接受腹部手术的患者队列中,C 统计量高达 0.8。在这项研究中,MELD 评分在 25~30 分之间,腹部术后 30 天死亡率为 50%[175]。MELD 评分≤20 分时,每

增加一分死亡率增加 1%;MELD 评分>20 分时,每增加一分死亡率增加 2%。另一项包含了 772 位肝硬化患者的研究也发现了类似的结果。在这项研究中,75% 的患者接受了腹部手术。MELD 评分 25 分的患者 30 天病死率为 50%。除了 MELD 评分,预测肝硬化患者围术期死亡率的其他重要因素包括年龄(年龄>70 岁相当于 MELD 评分 3 分)和并存疾病(ASA 分级大于Ⅳ级相当于 MELD 评分 5 分)[176]。肝硬化患者的围术期并发症包括肝衰竭、术后出血、感染与肾衰竭。研究者认为,MELD 评分低于 11 分的患者术后死亡率低,提示手术风险可接受。但是根据上述并发症,研究者建议这些患者的手术最好在有肝移植中心的医院内进行。MELD 评分≥20 分的患者,由于存在高死亡率的风险,在接受肝移植手术前禁忌行择期手术[176]。

对接受手术的肝硬化患者,应从以下几个方面优化医疗管理:治疗活动性感染,优化中心血容量与肾脏状况,同时尽量减少腹水,改善肝性脑病和凝血功能障碍。然而,没有足够的证据支持具体、有针对性的术前护理目标。围术期风险更多取决于手术部位和肝损害程度,而不是麻醉技术。与子宫切除术相比,上腹部手术(如胆囊切除术)与肝酶异常相关,而麻醉技术(氟烷、恩氟烷或芬太尼)则与之不相关[177]。对 733 例肝硬化患者的回顾性研究表明,除了 Child 评分,病死率还与以下因素相关:男性、腹水、隐源性肝硬化(与其他病因比较)、肌酐升高、术前感染、较高的 ASA 分级和呼吸系统相关的手术[178]。每一个额外因素的存在都带来了额外的风险,例如:有六个危险因素的患者的 1 年病死率超过了 80%;有两个危险因素的患者病死率约为 30%。

除了内科治疗上的优化,还应考虑选择微创手术以尽量减少手术风险。肝硬化患者的胆结石发病率是无肝硬化患者的两倍[168]。腹腔镜手术对 Child A 级和 B 级的肝硬化患者似乎是安全的,在非对照回顾性研究中发现,其优势包括死亡率低和住院时间较短[179-180]。但对 Child C 级的患者而言,经皮穿刺胆囊引流术较腹腔镜手术可能更能让其获益[180]。来自中国台湾的超过 4 200 例腹腔镜胆囊切除术中,肝硬化组(n=226)死亡率约为 1∶100,而无肝硬化组的死亡率为 1∶2 000[181]。肝硬化患者随机试验荟萃分析结果显示,与开放性手术相比,腹腔镜手术出血量较少、手术时间和住

院时间较短[182-183]。术前通过 TIPS 对门静脉高压的患者进行门静脉减压可能改善预后[184]。但 TIPS 与肺动脉压增加有关，同时可加重肝性脑病[97, 185]。

术中管理

监测和血管通路

终末期肝病患者除了进行常规的无创监测外，还需要考虑动脉压力监测。这一建议是基于血管扩张引起的术前体循环低血压、预期失血量、术中实验室检查的需要、并存疾病以及年龄等多个因素得出的。肝脏切除患者应考虑动脉插管。中心静脉压（CVP）监测对预测液体反应性的作用已受到质疑[186]。一些专家已经放弃了在肝脏切除术中 CVP 监测[187-189]。在临床实践中，我们不会仅仅为了监测而放置 CVP 导管。肺动脉插管用于有已知或可疑肺动脉高压的患者以及心脏射血分数较低的患者。经食道超声心动图（TEE）是评估前负荷、收缩能力、射血分数、局部室壁运动异常和栓子的灵敏检查手段。在一项对小样本食管静脉曲张患者的研究中，尽管为了减少食管操作已经避免了经胃切面，TEE 仍有助于诊断，并且与出血并发症无关[190]。其他作者已经证实了 TEE 在这类人群中的安全性[191-192]。在可行的情况下，使用 TEG 或血栓弹性测定法进行的黏弹性凝血试验可能对凝血管理具有指导作用[59]。黏弹性试验反映了内源性促凝血因子和抗凝血因子水平变化的整体影响，如果两者都按比例减少，则两者可能处于平衡状态。最近，PT 异常作为预测出血风险的临床意义受到质疑，因为这个测试只反映促凝血因子的水平而不是整个凝血系统的平衡状态，而后者可以正常产生凝血酶[60]。

麻醉技术的选择

椎管内麻醉与全身麻醉

椎管内麻醉对肝血流量的影响似乎与体循环血压改变有关[193-194]。更多较新的研究证实硬膜外麻醉能够减少肝血流量，有趣的是，注射去甲肾上腺素后肝血流量进一步减少了[195]。但是其他研究表明血管收缩药（麻黄碱和多巴胺）可恢复肝血流量[196-197]。而其他数据与此相反，表明多巴胺不能改善内脏的血流量[198]。尽管这种现象令人迷惑，但高位（T_5）椎管内阻滞似乎减少了肝血流量，并

且当阻滞相关性低血压被儿茶酚胺类物质纠正时，这种影响可能不会逆转。因此，在晚期肝病患者中应当谨慎地避免高位椎管内阻滞和低血压。

应该考虑椎管内阻滞的标准禁忌证和个体化地权衡手术带来的益处。许多晚期肝病患者由于凝血功能障碍和/或血小板减少而不考虑椎管内技术。虽然椎管内阻滞是禁忌，但神经阻滞仍可能是合适的。腹横肌平面（TAP）阻滞已被成功用于腹部外科手术，包括肝胆手术[199-200]。然而该技术效果受到质疑，同时包括腹壁血肿在内的并发症也有报道。

吸入麻醉药

吸入麻醉药可不同程度地降低肝脏的血流量。

和其他吸入性麻醉药相比，氟烷更有可能引起心血管抑制，而且导致肝血流量减少的程度最高。新的吸入麻醉药，包括异氟烷和七氟烷，对肝脏的血流量影响较小[201]。在麻醉浓度为 1MAC 时，这些药物对肝血流量影响很小。但地氟烷在 1MAC 时似乎能更大幅度地减少肝血流量，在此麻醉深度时，肝血流量减少 30%[202]。动物研究表明，地氟烷对总的肝血流量没有影响[203]。在异氟烷超过 1MAC 时观察到，其在较高浓度下可导致肝血流量呈剂量依赖性减少。使用七氟烷时不会出现剂量依赖性的肝血流量减少。在动物研究中，七氟烷和异氟烷均可维持肝动脉缓冲反应，即在门静脉血流量减少时增加肝动脉血流[204-205]。

除了对肝血流量的不同影响外，吸入麻醉药代谢产生的活性中间产物也受到关注。本章前面所述的氟烷性肝炎是其受到关注的主要原因。但是没有证据表明其他吸入麻醉药可导致肝脏并发症。然而除了七氟烷外，吸入麻醉药在代谢过程中会产生活性 TFA 中间体。这些中间体和肝脏蛋白结合并产生免疫反应。肝损伤的发生率与吸入麻醉药的氧化代谢程度有关。20% 的氟烷和 2.5% 恩氟烷代谢生成 TFA 中间体，而异氟烷和地氟烷生成 TFA 中间体的百分比分别只有 0.2% 和 0.02%[53]。

尽管缺乏证据支持当前应用的吸入麻醉药能够引起肝损伤，但仍有一些报道发现反复接触卤素麻醉药与肝功能障碍有关。因为缺乏特异的肝脏病理结果，所以诊断是基于排除其他原因和近期接触史而得出的。这些可能的毒性代谢中间产物似乎与各种卤素麻醉药在体内的生物转化程度有关[206]。尽管如此，发生生物转化最少的地氟烷与一例可能因既往氟烷暴露致敏的患者发生的肝

毒性有关[207]。

七氟烷的代谢比异氟烷或地氟烷更多，可迅速产生氟化物和六氟异丙醇（hexafluoroisopropanol，HFIP），它们的血浆浓度可被检测到，且可被肝脏结合并由肾脏排泄。与其他药物不同，七氟烷不产生反应性的 TFA 代谢物或氟乙酰肝蛋白。这个事实表明，即使患者对其他吸入麻醉药敏感，也可以安全地使用七氟烷[208]。事实上，尽管七氟烷代谢更广泛，但不能证明包括化合物 A（在与二氧化碳吸收剂反应中产生）在内的代谢产物会造成肝损伤[209]。在啮齿类动物中有证据表明七氟烷对肝脏缺血再灌注损伤有保护作用，而异氟烷则没有[210]。然而，有单个病例报道称有患者在使用七氟烷的心脏手术 2 天后发生 ALF[211]。尽管该病例的发生原因不确定，但此报告提示，对某一种吸入麻醉药敏感的患者（即暴露后有肝损伤的证据），不应再次接受任何其他氟化麻醉剂。

氧化亚氮

尚无证据表明氧化亚氮在无肝脏低氧血症的情况下造成肝细胞损伤[212]。在轻度酒精性肝炎患者中，我们比较了行外周手术的氧化亚氮/麻醉剂技术与氧化亚氮/恩氟烷技术和丁卡因椎管内麻醉，它们均不会引起患者的生化指标恶化[213]。由于拟交感神经作用，氧化亚氮会减少肝血流量，即使短暂暴露，甲硫氨酸合成酶也会受到抑制。这些影响的临床意义尚不清楚，但长时间或重复暴露可导致维生素 B_{12} 缺乏病[214]。

静脉麻醉药

静脉麻醉药，如丙泊酚、依托咪酯和咪达唑仑，在小手术期间短时间应用似乎不会改变肝功能。静脉麻醉药长时间注射后以及在终末期肝病患者中应用产生的效应尚未完全清楚。已有报道，长期输注丙泊酚后导致一种罕见的综合征，表现为乳酸酸中毒、脂血症、横纹肌溶解、高钾血症、心力衰竭以及死亡。最初的报道见于儿童[215]。肝功能障碍导致脂代谢改变，可能诱发丙泊酚输注综合征，这可能是一种遗传缺陷[216]。长期输注丙泊酚时，应监测患者是否存在逐渐恶化的乳酸酸中毒，以及对升压药的需求是否逐渐增加。如果发生这样的情况，应停止使用丙泊酚。

没有证据表明阿片类药物对肝功能有独立于肝血流的影响。所有的阿片类药物均可增加 Oddi 括约肌压力。有作者提出吗啡可使 Oddi 括约肌痉挛。但是在一项回顾性研究中未能显示出二者效应的差异，因而得出结论：在治疗急性胰腺炎患者时，吗啡可能优于哌替啶，因为其癫痫发作风险较低[217]。

药代动力学和药效学的改变

门腔静脉分流术引起肝细胞功能降低和肝血流量减少，导致依赖于肝脏代谢的药物的代谢率下降。

影响肝脏清除率的因素包括肝脏的血流量，未与血浆蛋白结合的药物比例，以及内在清除率。肝脏对摄取率低于 0.3 的药物的清除作用影响有限。这类药物的清除受蛋白结合率、肝酶的诱导或抑制、年龄和肝脏疾病的影响，但不受肝脏血流的显著影响。摄取率高于 0.7 的药物口服后经过广泛首关代谢，改变了其生物利用度。不论用药途径如何，高摄取率的药物明显受到肝血流量变化的影响，而肝血流量可随血流动力学改变或在肝切除术中阻断入肝血流而改变。摄取率高的药物往往消除半衰期较短（比如，普萘洛尔的半衰期为 3.9h）。

苯二氮䓬类是低摄取率药物的例子。一般情况下，摄取率低的药物，消除半衰期可能较长（地西泮的半衰期为 43h）。研究发现肝硬化对咪达唑仑代谢的影响却恰好相反，这可能是由于蛋白结合率的改变[218-219]。随着肝病的进展，肝脏蛋白合成减少，与蛋白结合的药物的比例减少。因为只有未结合的药物可以被肝酶代谢，所以即使肝脏固有清除率减少，清除也可能不受影响[220]。胆红素和胆汁酸可以通过取代蛋白质结合位点的药物来增加非结合药物的比例。药物游离比例的增加使其药效增强。而分布容积可以随着非结合药物的增加而增加。然而，另一种提取率较低的药物硫喷妥钠，其分布容积在肝硬化患者中并没有改变[221]。这说明复杂的相互作用影响了终末期肝病患者的药代动力学。然而，脑病患者的药代动力学改变通常导致其对镇静药和镇痛药的敏感性增加。

肝病患者的阿片类药物代谢是下降的，应延长给药间隔以避免药物蓄积。虽然有相反数据表明肝脏疾病没有显著改变药代动力学，但是和短效的阿片类合成药物相比，吗啡与哌替啶的消除延长更为突出。哌替啶的代谢产物去甲哌替啶在肝病患者中的清除率减少，可以导致神经毒性[222]。由于储存部位的再分布，阿片类药物单次静脉注射后消除所受的影响小于连续输注。瑞芬太尼可被血液和组织中的酯酶迅速水解，是阿片类药物的例外，因为其消除与肝功能和输注时间无关。阿片类药物的药效学作用可因肝脏疾病而改变，在晚期患者中应该减少剂量，因为可能诱发脑病或者使已有的脑病恶化。

大多数诱导药物，包括氯胺酮、依托咪酯、丙泊酚和硫喷妥钠，都具有高度脂溶性以及较高的摄取率[223]。虽然药物消除在肝脏疾病存在的情况下理应延长，但是肝硬化患者的药物消除却和普通患者相似。然而药效学作用却更为明显，在某些病例中，右美托咪定和巴比妥类药物的作用时间可延长[224]。

中效神经肌肉阻滞剂维库溴铵和罗库溴铵由肝脏代谢，它们在肝病患者中作用时间延长[225-226]。泮库溴铵的作用时间也会延长。尽管如此，由于丙种球蛋白浓度升高和容积分布增加（由水肿和/或腹水引起），还是常常出现对首剂神经肌肉阻滞剂的抵抗。阿曲库铵和顺阿曲库铵的消除不依赖于任何器官，它们的作用时长不受肝脏疾病的影响。但是它们的代谢物劳丹碱由肝脏消除，其神经毒性尚未有报道[227]。琥珀胆碱代谢因肝硬化患者血浆胆碱酯酶活性降低而改变，但其临床意义极为有限。

升压药

与对镇静药的反应增强相反，肝病患者对内源性血管收缩剂（包括血管紧张素Ⅱ、AVP 和去甲肾上腺素）的反应是减弱的[228]。

体液和机械刺激产生一氧化氮、前列环素和其他内皮源性因子，这些因子的释放或许可以调节肝病患者对儿茶酚胺的低反应性[229]。

容量复苏

一般来说，无论患者有无肝病，容量复苏的液体和血液制品的选择都是相似的。然而在终末期肝病患者中，血清白蛋白功能在数量上和质量上都有所下降[230]。在肝硬化患者的治疗中使用白蛋白主要有三种适应证[231]：第一种是在大量（4～5L）腹腔穿刺抽液后[232]；第二种是存在 SBP 以防止肾脏损害，尤其是胆红素大于 4mg/dl 或者肌酐高于 1mg/dl 的患者[232]；第三种情况是存在Ⅰ型肝肾综合征，它与内脏血管收缩剂联合使用是有益处的。一项研究特利加压素联合或不联合白蛋白治疗肝肾综合征患者的非随机试验显示，联合白蛋白组有 77% 达到完全缓解（完全缓解的定义为肌酐 <1.5mg/dl），明显高于单用特利加压素组（25%）[233]。

经颈静脉肝内门体分流术

TIPS 通过微创技术在门静脉和体循环之间建立了连接（图 46-2）。其手术适应证是存在食管静脉曲张和/或顽固性腹水时对门静脉高压进行减压。

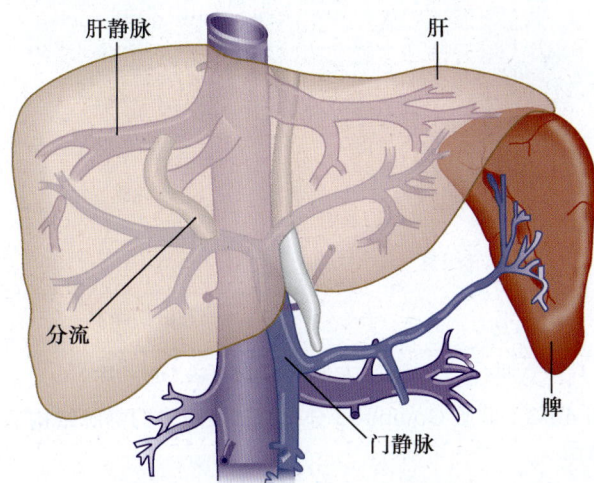

图 46-2　经颈静脉肝内门体分流术
注：通过导丝将一个（或多个）支架经颈内静脉置入到肝静脉，然后将导丝和支架继续推进到门静脉，这样血液就可以经过门静脉直接进入肝静脉和旁路，从而达到降低食管静脉压力的效果

通常在镇静下置管，但是一些术者更喜欢使用全身麻醉，因为它可以限制患者活动，还可以控制膈肌的移动，降低误吸的风险。对于近期有静脉曲张出血的患者，可能需要进行容量复苏。由于凝血功能障碍，患者术前可能需要输注凝血因子和/或血小板[234]。并发症包括颈静脉穿刺时发生气胸或血管损伤。在置管时心内膜受到刺激，因此可能发生心律失常。术中穿刺发现肝外动脉或门静脉时，应警惕出血的可能[235]。

肝切除术

19 世纪后期，在欧洲施行了第一例胃和胆囊切除术，但是肝脏手术仍然被认为是危险的，甚至是不可能完成的[236]。1908 年 Pringle 描述了手指压迫肝门血管控制出血的技术，这是一项重大进展。1952 年 Lortat-Jacob 被誉为右半肝切除术第一人。

另一个进展发生在 1957 年，Couinaud 等人[237]描述了肝段解剖（图 46-3）。

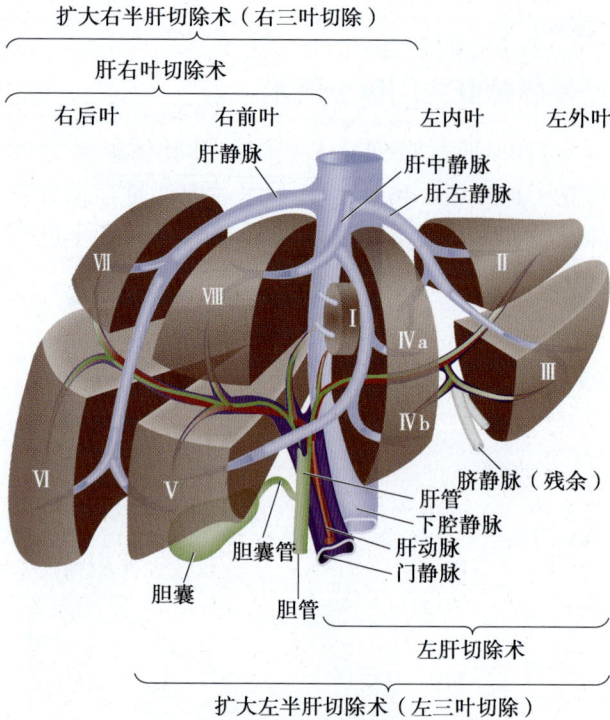

图 46-3 肝脏 Couinaud 分段解剖及正常门静脉结构示意图

尽管取得了这些进展，在 20 世纪 80 年代，肝脏手术的手术死亡率仍高达 20% 或更多。大出血是导致发病率和死亡率较高的一个重要原因。随着外科学、麻醉学和重症医学的不断发展，死亡率在持续降低。如今肝切除术的死亡率已降低到 5% 或更低，正常非硬化肝脏的肝部分切除术的死亡率为 1% 至 2%[238]。原发或继发性肝癌需要肝大部切除（切除三个或以上肝段）的患者的比例似乎正在降低。然而，肝大部切除术的围术期死亡率似乎没有变化[239]。尽量保留肝实质和预防腹腔感染是最有可能进一步改善上述结果的方法。

提高手术技术和避免高并发症的胸腹联合入路有助于改善治疗效果。顺利的肝实质分离以及双极电凝使肝实质横断切除成为可能。运用超声解剖器、高压水射流和 / 或超声刀的新横断切除技术也许有帮助，但它们未被证明优于传统的钳夹粉碎技术[240-242]。术前影像学检查可以显示门静脉、动脉和胆管的解剖结构变异。虽然只有不到 20% 的患者需要输血[243-244]，但是出血仍然是一个主要的并发症，肝静脉是失血的重要来源。维持 CVP 在正常甚至较低水平（<5cmH₂O）已被推荐

为减少出血的措施[245]，而较低的 CVP 是否有损肾功能还不能确定。在一项单中心非对照系列研究中，近 500 例肝切除患者术中采用低 CVP 技术，没有一例因该技术而出现肾衰竭[246]。其他研究提示，在肝切除和肝移植术中采用外周静脉压替代 CVP 是可以接受的[247-248]。

考虑到失血在如今已不再是严重的问题，许多作者质疑低 CVP 技术的必要性[187-189,240]。还有人质疑 CVP 能否作为可靠的液体反应监测指标[186]。最终，两个单中心活体肝移植供体的研究得出相同的结论：CVP 不是肝切除术中失血的预测指标[249-250]。最近的一项荟萃分析认为，降低 CVP 的最佳方法仍未确定，而且低 CVP 并不能降低发病率[251]。

血管升压药对内脏血管有直接作用，可降低内脏压力和减少出血[252]。门脉三角阻断（输入血管）和全血管阻断（输入血管以及上腔静脉和肝下腔静脉）均能有效减少肝切除术中的出血量。门脉三角阻断耐受性较好，且与全血管阻断一样有效[253]。门脉三角阻断在血流动力学上耐受性好，如果间歇性使用对肝功能几乎没有影响[254-255]。缺血预处理（夹闭输入血管 10min，然后再灌注 10min）后持续夹闭输入血管 75min 与间歇性夹闭（夹闭 15min，接着再灌注 5min）在预防非肝硬化患者肝切除术后肝损伤方面同样有效。缺血预处理加上连续夹闭会比间歇夹闭失血更少[256]。

空气栓塞作为一种已知的肝切除术并发症，可能在行巨大肝切除（如右叶切除）或当肿瘤靠近腔静脉或累及门脉时发生。低 CVP 可能增加静脉空气栓塞的风险，尽管这还没有得到证实[257]。

即使患者的术前凝血功能正常，肝切除术后 INR 和血小板计数也可能出现异常。异常的严重程度与切除的范围有关，术后第 1～2 天达到高峰，术后 5 天或更长时间才能恢复正常[258-259]。这对术后持续硬膜外镇痛有一定影响。一些研究者反对术前留置硬膜外导管，而另一些研究者则建议拔除导管前应纠正凝血异常[260]。还有一些研究者通过黏弹性测试发现肝切除术后就算 PT 延长也存在短暂的高凝状态[261]。尽管如此，现已找到替代硬膜外导管的方法，这些方法包括鞘内阿片类药物联合静脉镇痛药以及局部麻醉输注系统[262]。

虽然新术式的适应症常常不是很明确，但肝切除的外科技术仍在不断发展，这些新术式包括微创肝脏手术，肝肿瘤的热消融，诱导残肝肥大的

门静脉栓塞。另外，半肝切除术后的并发症是很常见的（144 例患者的 52%），包括胸腔积液、胆汁漏、伤口裂开、腹水、腹腔脓肿[263]。在这些患者中，术前 MELD 评分越高，并发症的发生率越高。

术后肝功能障碍

当出现无症状的肝氨基转移酶升高、黄疸和/或提示肝衰竭的症状（如脑病）时，应考虑术后肝功能障碍。术后，尤其是上腹部手术后，肝酶会轻度升高，不超过正常上限两倍的肝酶升高通常是一过性的，不需要进一步检查。但更严重的升高则提示肝细胞损伤，这可能是由多种因素引起的，包括低氧血症、病毒性或细菌性感染、外伤，以及化学毒性。

手术后数小时内无症状的肝酶轻度升高并不少见，但通常不会持续 2 天以上。这种肝酶升高在使用氟烷后比使用恩氟烷后更为常见（发生率分别是 50% 和 20%），而如果是无肝功能不全的患者使用吸入麻醉药后，这种肝酶升高并不常见[264-268]。

黄疸或更严重的肝酶升高需要进一步检查。肝脏低氧血症可由许多原因引起（表 46-13），包括心肺相关病因（肺炎、肺不张、心力衰竭）、低灌注（继发于休克）、贫血或发热，而手术本身也会降低肝脏血流量[269]。手术或外伤血肿的再吸收和红细胞输注是术后黄疸的主要原因。输血 24 小时内有 10% 的输注红细胞发生溶血。每输注一个单位血制品的胆红素负荷为 250mg。肝脏可能需要一些时间来清除由大量溶血引起的胆红素负荷。

表 46-13　术后肝功能障碍的原因

肝细胞性	胆汁淤积性
药物	良性术后胆汁淤积
麻醉剂	脓毒症
缺血	胆管损伤
休克，低血压，医源性损伤	药物
病毒性肝炎	抗生素，止吐药
	胆总管结石或胰腺炎
	胆囊炎
	吉尔伯特综合征

非结合性高胆红素血症提示溶血或遗传性疾病，如 Gilbert 综合征或较少见的 Crigler-Najjar 综合征。在这两种综合征的患者中，胆红素葡萄糖醛酸转移酶缺乏或显著减少均可引起非结合性高

胆红素血症，但他们的手术和麻醉的问题并不常见。另外，血红蛋白病（如镰状细胞病）、红细胞代谢缺陷（如葡萄糖-6-磷酸脱氢酶缺乏症）、输血反应和人工心脏瓣膜也可引起溶血。

如果 50% 以上的胆红素是结合胆红素的胆汁淤积，则可能存在肝细胞功能障碍。低氧血症、毒性反应、未知的肝脏疾病、外伤、先天性疾病都应予考虑（表 46-14）。Dubin-Johnson 和 Rotor 综合征是与胆红素分泌缺陷相关的先天性疾病，它们都会导致结合胆红素血症。手术可能会使这些综合征恶化。

表 46-14　高胆红素血症的原因

非结合胆红素（间接胆红素）

胆红素生成过多（溶血）

酶系不成熟

新生儿生理性黄疸

早产儿黄疸

遗传缺陷

Gilbert 综合征

Crigler-Najjar 综合征

药物作用

结合胆红素（直接胆红素）

肝细胞疾病（肝炎，肝硬化，药物）

肝内胆汁淤积（药物，妊娠）

良性术后黄疸，脓毒症

先天性结合性高胆红素血症

Dubin-Johnson 综合征

Rotor 综合征

梗阻性黄疸

肝外（结石，狭窄，肿瘤）

肝内（硬化性胆管炎，肿瘤，原发性胆汁性肝硬化）

改编自 Friedman L, Martin P, Munoz S. Liver function tests and the objective evaluation of the patient with liver disease. In: Zakim D, Boyer T, eds. Hepatology: A Textbook of Liver Disease. 3rd ed. Philadelphia, PA: WB Saunders; 1996: 791。

外科手术的性质和部位是术后肝衰竭的重要危险因素之一[167]。腹部手术似乎可以明显降低肝血流量，这可能与腹部牵拉会引起前列腺素水平升高有关[270]。肝切除术无疑是术后肝衰竭的一个危险因素。许多患者行肝切除术的指征是与慢性肝炎或肝硬化相关的 HCC[167]。肝硬化时，残余肝实质的储备功能难以估计。有研究报道，在 747 例肝切除术中，由恶性肿瘤导致梗阻性黄疸的患者术后死亡率（21%）高于肝硬化者（8.7%），而正常

肝脏患者肝切除术后的死亡率为 1%[271]。另一项研究显示，在 373 例接受外科手术治疗的梗阻性黄疸患者中，伴有恶性肿瘤或胆红素明显升高的患者 1 个月死亡率大于 20%[272]。当肾衰竭伴高胆红素血症时，死亡率超过 50%[273]。肠内低胆盐水平似乎能促进肠道中内毒素的吸收，而缩血管炎症介质可引起肾脏低灌注[274]。

肝硬化患者对心脏手术的耐受性不佳。另外，体外循环可通过未知的机制加重已存在的肝病。有研究报道，肝硬化患者围术期总体死亡率为 31%，而在 Child B 级的肝硬化患者中为 80%[275]。在另一项对心脏病患者的研究中，Child A 级、B 级和 C 级的肝硬化患者 1 年死亡率分别为 20%，55% 和 84%[276]；相比之下，无肝硬化患者病死率约为 2%[277]。这些研究者得出结论，Child A 级肝硬化患者及某些 Child B 级患者可行需要体外循环的心脏手术。

结论

对于初发肝病患者，择期手术前应先评估病程。对于之前已患上肝病的患者，应该明确其疾病的严重程度以评估手术风险。Child C 级肝硬化患者的择期高风险手术（腹部和心脏外科手术）应推迟到肝移植术后。Child A 级和 B 级患者在术前应该先进行药物治疗以改善肝功能。虽然并无统一的首选麻醉方式，但凝血功能障碍是椎管内麻醉的禁忌。所采用的麻醉方式应该有助于维持内脏、肝脏和肾脏的灌注。对于必须进行手术的终末期肝病患者，应考虑转诊到肝移植中心，以便于移植前的评估和进入等候名单。

致谢

作者感谢 Brian S. Kaufman 和 J. David Rocc-aforte 许可使用他们在前一版《临床麻醉学》章节里的文本、图片和表格。

（金华 译，张玮玮 校）

参考文献

1. Merkel C, Montagnese S. Hepatic venous pressure gradient measurement in clinical hepatology. *Dig Liver Dis.* 2011;43(10):762–767.
2. Lautt WW. Mechanism and role of intrinsic regulation of hepatic arterial blood flow: hepatic arterial buffer response. *Am J Physiol.* 1985;249(5 Pt 1): G549–G556.
3. Jones, A. Anatomy of the normal liver. In: Zakim D, Boyer T.D, eds. *Hepatology: A Textbook of Liver Disease.* Philadelphia, PA: WB Saunders; 1996.
4. Nordlie RC, Foster JD, Lange AJ. Regulation of glucose production by the liver. *Annu Rev Nutr.* 1999;19:379–406.
5. Olthoff KM. Hepatic regeneration in living donor liver transplantation. *Liver Transpl.* 2003;9(10 Suppl 2):S35–S41.
6. Viebahn CS, Yeoh GC. What fires prometheus? The link between inflammation and regeneration following chronic liver injury. *Int J Biochem Cell Biol.* 2008;40(5):855–873.
7. Balci NC, Befeler AS, Leiva P, et al. Imaging of liver disease: comparison between quadruple-phase multidetector computed tomography and magnetic resonance imaging. *J Gastroenterol Hepatol.* 2008;23(10):1520–1527.
8. Weinreb JC, Cohen JM, Armstrong E, et al. Imaging the pediatric liver: MRI and CT. *AJR Am J Roentgenol.* 1986;147(4):785–790.
9. Xu J, Murphy SL, Kochanek KD, et al. Deaths: final data for 2013. *Natl Vital Stat Rep.* 2016;64(2):1–100.
10. Digestive diseases statistics for the United States. National Institute of Diabetes and Digestive and Kidney Diseases website. http://www.niddk.nih.gov/health-information/health-statistics/Pages/digestive-diseases-statistics-for-the-united-states.aspx. Published November 2014; Accessed December 22, 2015.
11. Hepatitis statistics: Surveillance for viral hepatitis—United States. 2013. Centers for Disease Control and Prevention website. http://www.cdc.gov/hepatitis/statistics/2013surveillance/commentary.htm. Updated October 19, 2015; Accessed December 22, 2015.
12. Lazo M, Hernaez R, Eberhardt MS, et al. Prevalence of nonalcoholic fatty liver disease in the United States: the Third National Health and Nutrition Examination Survey, 1988–1994. *Am J Epidemiol.* 2013;178(1):38–45.
13. Younossi ZM, Stepanova M, Afendy M, et al. Changes in the prevalence of the most common causes of chronic liver diseases in the United States from 1988 to 2008. *Clin Gastroenterol Hepatol.* 2011;9(6):524–530 e1; quiz e60.
14. Lee WM, Squires RH, Jr., Nyberg SL, et al. Acute liver failure: summary of a workshop. *Hepatology.* 2008;47(4):1401–1415.
15. Bernal W, Lee WM, Wendon, J, et al. Acute liver failure: a curable disease by 2024? *J Hepatol.* 2015;62(1 Suppl):S112–S120.
16. Polson J, Lee WM. AASLD position paper: the management of acute liver failure. *Hepatology.* 2005;41(5):1179–1197.
17. Munoz SJ. Difficult management problems in fulminant hepatic failure. *Semin Liver Dis.* 1993;13(4):395–413.
18. Blei AT. Infection, inflammation and hepatic encephalopathy, synergism redefined. *J Hepatol.* 2004;40(2):327–330.
19. Jalan R. Intracranial hypertension in acute liver failure: pathophysiological basis of rational management. *Semin Liver Dis.* 2003;23(3):271–282.
20. Larsen FS. Cerebral circulation in liver failure: Ohm's law in force. *Semin Liver Dis.* 1996;16(3):281–292.
21. Murphy N, Auzinger G, Bernel W, et al. The effect of hypertonic sodium chloride on intracranial pressure in patients with acute liver failure. *Hepatology.* 2004;39(2):464–470.
22. Ede RJ, Gimson AF, Bihari D, et al. Controlled hyperventilation in the prevention of cerebral oedema in fulminant hepatic failure. *J Hepatol.* 1986;2(1):43–51.
23. Stravitz RT, Kramer AH, Davern T, et al. Intensive care of patients with acute liver failure: recommendations of the U.S. Acute Liver Failure Study Group. *Crit Care Med.* 2007;35(11):2498–2508.
24. Frontera JA, Kalb T. Neurological management of fulminant hepatic failure. *Neurocrit care.* 2011;14(2):318–327.
25. Munoz SJ, Robinson M, Northrup B, et al. Elevated intracranial pressure and computed tomography of the brain in fulminant hepatocellular failure. *Hepatology.* 1991;13(2):209–212.
26. Lidofsky SD, Bass NM, Prager MC, et al. Intracranial pressure monitoring and liver transplantation for fulminant hepatic failure. *Hepatology.* 1992; 16(1):1–7.
27. Raschke RA, Curry SC, Rempe S, et al. Results of a protocol for the management of patients with fulminant liver failure. *Crit Care Med.* 2008;36(8):2244–2248.
28. Bismuth H, Samuel D, Castaing D, et al. Orthotopic liver transplantation in fulminant and subfulminant hepatitis. The Paul Brousse experience. *Annals of Surgery.* 1995;222(2):109–119.
29. Riordan SM, Williams R. Mechanisms of hepatocyte injury, multiorgan failure, and prognostic criteria in acute liver failure. *Semin Liver Dis.* 2003; 23(3):203–215.
30. Macquillan GC, Seyam MS, Nightingale P, et al. Blood lactate but not serum phosphate levels can predict patient outcome in fulminant hepatic failure. *Liver Transpl.* 2005;11(9):1073–1079.
31. Larson AM, Polson J, Fontana RJ, et al. Acetaminophen-induced acute liver failure: results of a United States multicenter, prospective study. *Hepatology.* 2005;42(6):1364–1372.
32. Cholongitas E, Theocharidou E, Vasianopoulou P, et al. Comparison of the sequential organ failure assessment score with the King's College Hospital criteria and the model for end-stage liver disease score for the prognosis of acetaminophen-induced acute liver failure. *Liver Transpl.* 2012;18(4):405–412.
33. Lisman T, Caldwell SH, Burroughs AK, et al. Hemostasis and thrombosis in patients with liver disease: the ups and downs. *J Hepatol.* 2010;53(2):362–371.
34. Tripodi A, Caldwell SH, Hoffman M, et al. Review article: the prothrombin time test as a measure of bleeding risk and prognosis in liver disease. *Aliment Pharmacol Ther.* 2007;26(2):141–148.
35. Townsend JC, Heard R, Powers ER, et al. Usefulness of international normalized ratio to predict bleeding complications in patients with end-stage liver disease who undergo cardiac catheterization. *Am J Cardiol.* 2012;110(7):1062–1065.
36. De Pietri L, Bianchini M, Montalti R, et al. Thrombelastography-guided blood product use before invasive procedures in cirrhosis with severe coagulopathy. A randomized controlled trial. *Hepatology.* 2016;63(2):566–573
37. Mallett, SV. Clinical utility of viscoelastic tests of coagulation (TEG/ROTEM) in patients with liver disease and during liver transplantation. *Semin Thromb Hemost.* 2015;41(5):527–537.
38. Shawcross DL, Davies NA, Williams R, et al. Systemic inflammatory response

exacerbates the neuropsychological effects of induced hyperammonemia in cirrhosis. *J Hepatol.* 2004;40(2):247–254.

39. Feld JJ, Moreno C, Trinh R, et al. Sustained virologic response of 100% in HCV genotype 1b patients with cirrhosis receiving ombitasvir/paritaprevir/ and dasabuvir for 12 weeks. *J Hepatol.* 2016;64(2):301–307

40. Sulkowski MS, Vargas HE, Di Bisceglie AM, et al. Effectiveness of Simeprevir plus Sofosbuvir, with or without Ribavirin, in real-world patients with HCV genotype 1 infection. *Gastroenterology.* 2016;150(2):419–429.

41. Kanda T, Nakamoto S, Nakamura M, et al. Direct-acting antiviral agents for the treatment of chronic hepatitis C virus infection. *J Clin Transl Hepatol.* 2014;2(1):1–6.

42. Nakamoto S, Kanda T, Shirasawa H, et al. Antiviral therapies for chronic hepatitis C virus infection with cirrhosis. *World J Hepatol.* 2015;7(8):1133–1141.

43. Cohen JA and Kaplan MM. The SGOT/SGPT ratio—an indicator of alcoholic liver disease. *Dig Dis Sci.* 1979;24(11):835–838.

44. Levin DM, Baker AL, Riddell RH, et al. Nonalcoholic liver disease. Overlooked causes of liver injury in patients with heavy alcohol consumption. *Am J Med.* 1979;66(3):429–434.

45. Ostapowicz G, Fontana RJ, Schiodt FV, et al. Results of a prospective study of acute liver failure at 17 tertiary care centers in the United States. *Ann Intern Med.* 2002;137:947–954.

46. U.S. Food and Drug Administration. Guidance for Industry on Drug-Induced Liver Injury: Premarketing Clinical Evaluation. 2009 December 20, 2015; Available from: http://www.fda.gov/downloads/Drugs/GdidanceCompliance RegulatoryInformation/Guidances/UCM174090.

47. Watkins PB, Seeff LB. Drug-induced liver injury: summary of a single topic clinical research conference. *Hepatology.* 2006;43(3):618–631.

48. Ray DC, Drummond GB. Halothane hepatitis. *Br J Anaesth.* 1991;67(1):84–99.

49. Bunker JP. Final report of the national halothane study. *Anesthesiology.* 1968;29(2):231–232.

50. Wright R, Eade OE, Chisholm M, et al. Controlled prospective study of the effect on liver function of multiple exposures to halothane. *Lancet.* 1975;1(7911):817–820.

51. Reichle FM, Conzen PF. Halogenated inhalational anaesthetics. *Best Pract Res Clin Anaesthesiol.* 2003;17(1):29–46.

52. Kenna JG, Satoh H, Christ DD, et al. Metabolic basis for a drug hypersensitivity: antibodies in sera from patients with halothane hepatitis recognize liver neoantigens that contain the trifluoroacetyl group derived from halothane. *J Pharmacol Exp Ther.* 1988;245(3):1103–1109.

53. Njoku D, Laster MJ, Gong DH, et al. Biotransformation of halothane, enflurane, isoflurane, and desflurane to trifluoroacetylated liver proteins: association between protein acylation and hepatic injury. *Anesth Analg.* 1997;84(1):173–178.

54. Fell DB, Dodds L, Joseph KS, et al. Risk factors for hyperemesis gravidarum requiring hospital admission during pregnancy. *Obstet Gynecol.* 2006;107 (2 Pt 1):277–284.

55. Hay JE. Liver disease in pregnancy. *Hepatology.* 2008;47(3):1067–1076.

56. Bacq Y. Liver diseases unique to pregnancy: a 2010 update. *Clin Res Hepatol Gastroenterol.* 2011;35(3):182–193.

57. Pinzani M, Rosselli M, Zuckermann M. Liver cirrhosis. *Best Pract Res Clin Gastroenterol.* 2011;25(2):281–290.

58. Ripoll C, Groszmann R, Garcia-Tsao G, et al. Hepatic venous pressure gradient predicts clinical decompensation in patients with compensated cirrhosis. *Gastroenterology.* 2007;133(2):481–488.

59. Tripodi A, Primignani M, Chantarangkul V, et al. An imbalance of pro- vs anti-coagulation factors in plasma from patients with cirrhosis. *Gastroenterology.* 2009;137(6):2105–2111.

60. Lisman T, Bakhtiari K, Pereboom IT, et al. Normal to increased thrombin generation in patients undergoing liver transplantation despite prolonged conventional coagulation tests. *J Hepatol.* 2010;52(3):355–361.

61. Diaz LK, Teruya J. Liver biopsy. *N Engl J Med.* 2001;344(26):2030.

62. Terjung B, Lemnitzer I, Dumoulin FL, et al. Bleeding complications after percutaneous liver biopsy. An analysis of risk factors. *Digestion.* 2003;67(3):138–145.

63. Segal JB, Dzik WH. Paucity of studies to support that abnormal coagulation test results predict bleeding in the setting of invasive procedures: an evidence-based review. *Transfusion.* 2005;45(9):1413–1425.

64. Tripodi A, Primignani M, Chantarangkul V, et al. Thrombin generation in patients with cirrhosis: the role of platelets. *Hepatology.* 2006;44(2):440–445.

65. Lisman T, Bongers TN, Adelmeijer J, et al. Elevated levels of von Willebrand factor in cirrhosis support platelet adhesion despite reduced functional capacity. *Hepatology.* 2006;44(1):53–61.

66. Dabbagh O, Oza A, Prakash S, et al. Coagulopathy does not protect against venous thromboembolism in hospitalized patients with chronic liver disease. *Chest.* 2010;137(5):1145–1149.

67. Northup PG, McMahon MM, Ruhl AP, et al. Coagulopathy does not fully protect hospitalized cirrhosis patients from peripheral venous thromboembolism. *Am J Gastroenterol.* 2006;101(7):1524–1528; quiz 1680.

68. Sogaard KK, Horvath-Puho E, Gronbaek H, et al. Risk of venous thromboembolism in patients with liver disease: a nationwide population-based case-control study. *Am J Gastroenterol.* 2009;104(1):96–101.

69. Francis JL, Armstrong DJ. Acquired dysfibrinogenaemia in liver disease. *J Clin Pathol.* 1982;35(6):667–672.

70. Amitrano L, Guardascione MA, Brancaccio V, et al. Coagulation disorders in liver disease. *Semin Liver Dis.* 2002;22(1):83–96.

71. Hu KQ, Yu AS, Tiyyagura L, et al. Hyperfibrinolytic activity in hospitalized cirrhotic patients in a referral liver unit. *Am J Gastroenterol.* 2001;96(5):1581–1586.

72. Kujovich JL. Hemostatic defects in end stage liver disease. *Crit Care Clin.* 2005;21(3):563–587.

73. Puoti C, Bellis L, Guarisco R, et al. Quantitation of tissue polypeptide antigen

(TPA) in hepatic and systemic circulation in patients with chronic liver diseases. *J Gastroenterol Hepatol.* 2009;24(12):1847–1851.

74. Ben-Ari Z, Osman E, Hutton RA, et al. Disseminated intravascular coagulation in liver cirrhosis: fact or fiction? *Am J Gastroenterol.* 1999;94(10):2977–2982.

75. Joist JH. AICF and DIC in liver cirrhosis: expressions of a hypercoagulable state. *Am J Gastroenterol.* 1999;94(10):2801–2803.

76. Moller S, Henriksen JH. Cardiovascular complications of cirrhosis. *Gut.* 2008; 57(2):268–278.

77. Schepke M, Heller J, Paschke S, et al. Contractile hyporesponsiveness of hepatic arteries in humans with cirrhosis: evidence for a receptor-specific mechanism. *Hepatology.* 2001;34(5):884–888.

78. Wong F, Girgrah N, Graba J, et al. The cardiac response to exercise in cirrhosis. *Gut.* 2001;49(2):268–275.

79. Puthumana L, Chaudhry V, Thuluvath PJ. Prolonged QTc interval and its relationship to autonomic cardiovascular reflexes in patients with cirrhosis. *J Hepatol.* 2001;35(6):733–738.

80. Raval Z, Harinstein ME, Skaro AI, et al. Cardiovascular risk assessment of the liver transplant candidate. *J Am Coll Cardiol.* 2011;58(3):223–231.

81. Ehtisham J, Altieri M, Salame E, et al. Coronary artery disease in orthotopic liver transplantation: pretransplant assessment and management. *Liver Transpl.* 2010;16(5):550–557.

82. McGuire BM, Julian BA, Bynon JS, Jr., et al. Brief communication: glomerulonephritis in patients with hepatitis C cirrhosis undergoing liver transplantation. *Ann Intern Med.* 2006;144(10):735–741.

83. Guevara M, Fernandez-Esparrach G, Alessandria C, et al. Effects of contrast media on renal function in patients with cirrhosis: a prospective study. *Hepatology.* 2004;40(3):646–651.

84. Takabatake T, Ohta H, Ishida Y, et al. Low serum creatinine levels in severe hepatic disease. *Arch Int Med.* 1988;148(6):1313–1315.

85. Papadakis MA, Arieff AI. Unpredictability of clinical evaluation of renal function in cirrhosis. Prospective study. *Am J Med.* 1987;82(5):945–952.

86. Koppel MH, Coburn JW, Mims MM, et al. Transplantation of cadaveric kidneys from patients with hepatorenal syndrome. Evidence for the functional nature of renal failure in advanced liver disease. *N Engl J Med.* 1969;280(25):1367–1371.

87. Garcia-Tsao G, Parikh CR, Viola A. Acute kidney injury in cirrhosis. *Hepatology.* 2008;48(6):2064–2077.

88. Gines A, Escorsell A, Gines P, et al. Incidence, predictive factors, and prognosis of the hepatorenal syndrome in cirrhosis with ascites. *Gastroenterology.* 1993;105(1):229–236.

89. Salerno F, Gerbes A, Gines P, et al. Diagnosis, prevention and treatment of hepatorenal syndrome in cirrhosis. *Gut.* 2007;56(9):1310–1318.

90. Salerno F, Guevara M, Bernardi M, et al. Refractory ascites: pathogenesis, definition and therapy of a severe complication in patients with cirrhosis. *Liver Int.* 2010;30(7):937–947.

91. Moreau R. Hepatorenal syndrome in patients with cirrhosis. *J Gastroenterol Hepatol.* 2002;17(7):739–747.

92. Arroyo V, Terra C, Gines P. Advances in the pathogenesis and treatment of type-1 and type-2 hepatorenal syndrome. *J Hepatol.* 2007;46(5):935–946.

93. Gines P, Guevara M, Arroyo V, et al. Hepatorenal syndrome. *Lancet.* 2003; 362(9398):1819–1827.

94. Kiser TH, Maclaren R, Fish DN. Treatment of hepatorenal syndrome. *Pharmacotherapy.* 2009;29(10):1196–1211.

95. Sola E, Gines P. Renal and circulatory dysfunction in cirrhosis: current management and future perspectives. *J Hepatol.* 2010;53(6):1135–1145.

96. Boyer TD, Sanyal AJ, Garcia-Tsao G, et al. Predictors of response to terlipressin plus albumin in hepatorenal syndrome (HRS) type 1: relationship of serum creatinine to hemodynamics. *J Hepatol.* 2011;55(2):315–321.

97. Guevara M, Gines P, Bandi JC, et al. Transjugular intrahepatic portosystemic shunt in hepatorenal syndrome: effects on renal function and vasoactive systems. *Hepatology.* 1998;28(2):416–422.

98. Gonwa TA, Morris CA, Goldstein RM, et al. Long-term survival and renal function following liver transplantation in patients with and without hepatorenal syndrome—experience in 300 patients. *Transplantation.* 1991;51(2):428–430.

99. Charlton MR, Wall WJ, Ojo AO, et al. Report of the first International Liver Transplantation Society expert panel consensus conference on renal insufficiency in liver transplantation. *Liver Transpl.* 2009;15(11):S1–S34.

100. Palma DT, Fallon MB. The hepatopulmonary syndrome. *J Hepatol.* 2006; 45(4):617–625.

101. Rodriguez-Roisin R, Krowka MJ. Hepatopulmonary syndrome—a liver-induced lung vascular disorder. *N Engl J Med.* 2008;358(22):2378–2387.

102. Krowka MJ. Hepatopulmonary syndrome: recent literature (1997 to 1999) and implications for liver transplantation. *Liver Transpl.* 2000;(4 Suppl 1):S31–S35.

103. Arguedas MR, Abrams GA, Krowka MJ, et al. Prospective evaluation of outcomes and predictors of mortality in patients with hepatopulmonary syndrome undergoing liver transplantation. *Hepatology.* 2003;37(1):192–197.

104. Iyer VN, Swanson KL, Cartin-Ceba R, et al. Hepatopulmonary syndrome: favorable outcomes in the MELD exception era. *Hepatology.* 2013;57(6):2427–2435.

105. Swanson KL, Wiesner RH, Krowka MJ. Natural history of hepatopulmonary syndrome: impact of liver transplantation. *Hepatology.* 2005;41(5):1122–1129.

106. Gupta S, Castel H, Rao RV, et al. Improved survival after liver transplantation in patients with hepatopulmonary syndrome. *Am J Transplant.* 2010;10(2):354–363.

107. Fallon MB, Mulligan DC, Gish RG, et al. Model for end-stage liver disease (MELD) exception for hepatopulmonary syndrome. *Liver Transpl.* 2006;12 (12 Suppl 3):S105–S107.

108. Rodriguez-Roisin R, Krowka MJ, Herve P, et al. Pulmonary-hepatic vascular disorders (PHD). *Eur Respir J.* 2004;24(5):861–880.

109. Hadengue A, Benhayoun MK, Lebrec D, et al. Pulmonary hypertension complicating portal hypertension: prevalence and relation to splanchnic hemody-

namics. *Gastroenterology*. 1991;100(2):520–528.

110. McDonnell PJ, Toye PA, Hutchins GM. Primary pulmonary hypertension and cirrhosis: are they related? *Am Rev Respir Dis*. 1983;127(4):437–441.

111. Kawut SM, Krowka MJ, Trotter JF, et al. Clinical risk factors for portopulmonary hypertension. *Hepatology*. 2008;48(1):196–203.

112. Castro M, Krowka MJ, Schroeder DR, et al. Frequency and clinical implications of increased pulmonary artery pressures in liver transplant patients. *Mayo Clin Proc*. 1996;71(6):543–551.

113. Le Pavec J, Souza R, Herve P, et al. Portopulmonary hypertension: survival and prognostic factors. *Am J Resp Crit Care Med*. 2008;178(6):637–643.

114. Hoeper MM, Halank M, Marx C, et al. Bosentan therapy for portopulmonary hypertension. *Eur Resp J*. 2005;25(3):502–508.

115. Kim WR, Krowka MJ, Plevak DJ, et al. Accuracy of Doppler echocardiography in the assessment of pulmonary hypertension in liver transplant candidates. *Liver Transpl*. 2000;6(4):453–458.

116. McLaughlin VV, Archer SL, Badesch DB, et al. ACCF/AHA 2009 expert consensus document on pulmonary hypertension a report of the American College of Cardiology Foundation Task Force on Expert Consensus Documents and the American Heart Association developed in collaboration with the American College of Chest Physicians; American Thoracic Society, Inc.; and the Pulmonary Hypertension Association. *J Am Col Cardiol*. 2009;53(17):1573–1619.

117. Findlay JY, Plevak DJ, Krowka MJ, et al. Progressive splenomegaly after epoprostenol therapy in portopulmonary hypertension. *Liver Transplant Surg*. 1999;5(5):362–365.

118. Reichenberger F, Voswinckel R, Steveling E, et al. Sildenafil treatment for portopulmonary hypertension. *Eur Resp J*. 2006;28(3):563–567.

119. Porres-Aguilar M, Zuckerman MJ, Figueroa-Casas JB, et al. Portopulmonary hypertension: state of the art. *Ann Hepatol*. 2008;7(4):321–330.

120. Ramsay M. Portopulmonary hypertension and right heart failure in patients with cirrhosis. *Curr Opin Anaesthesiol*. 2010;23(2):145–150.

121. Krowka MJ, Mandell MS, Ramsay MA, et al. Hepatopulmonary syndrome and portopulmonary hypertension: a report of the multicenter liver transplant database. *Liver Transpl*. 2004;10(2):174–182.

122. Ferenci P, Lockwood A, Mullen K, et al. Hepatic encephalopathy—definition, nomenclature, diagnosis, and quantification: final report of the working party at the 11th World Congresses of Gastroenterology, Vienna, 1998. *Hepatology*. 2002;35(3):716–721.

123. Munoz SJ. Hepatic encephalopathy. *Med Clin North Am*. 2008;92(4):795–812, viii.

124. Bass NM, Mullen KD, Sanyal A, et al. Rifaximin treatment in hepatic encephalopathy. *New Eng J Med*. 2010;362(12):1071–1081.

125. Prakash R, Mullen KD. Mechanisms, diagnosis and management of hepatic encephalopathy. Nature reviews. *Gastroenterol Hepatol*. 2010;7(9):515–525.

126. Mullen KD, Szauter KM, Kaminsky-Russ K. "Endogenous" benzodiazepine activity in body fluids of patients with hepatic encephalopathy. *Lancet*. 1990. 336(8707):81–83.

127. Perney P, Butterworth RF, Mousseau DD, et al. Plasma and CSF benzodiazepine receptor ligand concentrations in cirrhotic patients with hepatic encephalopathy: relationship to severity of encephalopathy and to pharmaceutical benzodiazepine intake. *Metab Brain Dis*. 1998;13(3):201–210.

128. Lock BG, Pandit K. Evidence-based emergency medicine/systematic review abstract. Is flumazenil an effective treatment for hepatic encephalopathy? *Ann Emerg Med*. 2006;47(3):286–288.

129. Barbaro G, Di Lorenzo G, Soldini M, et al. Flumazenil for hepatic encephalopathy grade III and IVa in patients with cirrhosis: an Italian multicenter double-blind, placebo-controlled, cross-over study. *Hepatology*. 1998;28(2):374–378.

130. Haussinger D, Schliess F. Pathogenetic mechanisms of hepatic encephalopathy. *Gut*. 2008;57(8):1156–1165.

131. Blei AT, Cordoba J. Hepatic encephalopathy. *Am J Gastroenterol*. 2001; 96(7):1968–1976.

132. Runyon BA. Management of adult patients with ascites due to cirrhosis: an update. *Hepatology*. 2009;49(6):2087–2107.

133. Arroyo V, Colmenero J. Ascites and hepatorenal syndrome in cirrhosis: pathophysiological basis of therapy and current management. *J Hepatol*. 2003; 38(Suppl 1):S69–S89.

134. Runyon BA, Montano AA, Akriviadis EA, et al. The serum-ascites albumin gradient is superior to the exudate-transudate concept in the differential diagnosis of ascites. *Ann Int Med*. 1992;117(3):215–220.

135. Wszolek ZK, McComb RD, Pfeiffer RF, et al. Pontine and extrapontine myelinolysis following liver transplantation. Relationship to serum sodium. *Transplantation*. 1989;48(6):1006–1012.

136. Gines P, Cardenas A, Arroyo V, et al. Management of cirrhosis and ascites. *New Engl J Med*. 2004;350(16):1646–1654.

137. Albillos A, Banares R, Gonzalez M, et al. A meta-analysis of transjugular intrahepatic portosystemic shunt versus paracentesis for refractory ascites. *J Hepatol*. 2005;43(6):990–996.

138. D'Amico G, Luca A, Morabito A, et al. Uncovered transjugular intrahepatic portosystemic shunt for refractory ascites: a meta-analysis. *Gastroenterology*. 2005;129(4):1282–1293.

139. Perello A, Escorsell A, Bru C, et al. Wedged hepatic venous pressure adequately reflects portal pressure in hepatitis C virus–related cirrhosis. *Hepatology*. 1999;30(6):1393–1397.

140. Garcia-Tsao G, Groszmann RJ, Fisher RL, et al. Portal pressure, presence of gastroesophageal varices and variceal bleeding. *Hepatology*. 1985;5(3):419–424.

141. Lebrec D, De Fleury P, Rueff B, et al. Portal hypertension, size of esophageal varices, and risk of gastrointestinal bleeding in alcoholic cirrhosis. *Gastroenterology*. 1980;79(6):1139–1144.

142. Garcia-Tsao G, Sanyal AJ, Grace ND, et al. Prevention and management of gastroesophageal varices and variceal hemorrhage in cirrhosis. *Hepatology*. 2007;46(3):922–938.

143. Castaneda B, Morales J, Lionetti R, et al. Effects of blood volume restitution

following a portal hypertensive-related bleeding in anesthetized cirrhotic rats. *Hepatology*. 2001;33(4):821–825.

144. Kravetz D, Sikuler E, Groszmann RJ. Splanchnic and systemic hemodynamics in portal hypertensive rats during hemorrhage and blood volume restitution. *Gastroenterology*. 1986;90(5 Pt 1):1232–1240.

145. Moitinho E, Escorsell A, Bandi JC, et al. Prognostic value of early measurements of portal pressure in acute variceal bleeding. *Gastroenterology*. 1999; 117(3):626–631.

146. Green J, Beyar R, Bomzon L, et al. Jaundice, the circulation and the kidney. *Nephron*. 1984;37(3):145–152.

147. Green J, Beyar R, Sideman S, et al. The "jaundiced heart": a possible explanation for postoperative shock in obstructive jaundice. *Surgery*. 1986;100(1):14–20.

148. Ben-Ari Z, Panagou M, Patch D, et al. Hypercoagulability in patients with primary biliary cirrhosis and primary sclerosing cholangitis evaluated by thrombelastography. *J Hepatol*. 1997;26(3):554–559.

149. Segal H, Cottam S, Potter D, et al. Coagulation and fibrinolysis in primary biliary cirrhosis compared with other liver disease and during orthotopic liver transplantation. *Hepatology*. 1997;25(3):683–688.

150. El-Masry M, Puig CA, Saab S. Recurrence of non-viral liver disease after orthotopic liver transplantation. *Liver Intl*. 2011;31(3):291–302.

151. McGill JM, Kwiatkowski AP. Cholestatic liver diseases in adults. *Am J Gastroenterol*. 1998;93(5):684–691.

152. Wong RJ, Aguilar M, Cheung R, et al. Nonalcoholic steatohepatitis is the second leading etiology of liver disease among adults awaiting liver transplantation in the United States. *Gastroenterology*. 2015;148(3):547–555.

153. El-Serag HB. Hepatocellular carcinoma. *N Engl J Med*. 2011;365(12):1118–1127.

154. Benvegnu L, Fattovich G, Noventa F, et al. Concurrent hepatitis B and C virus infection and risk of hepatocellular carcinoma in cirrhosis. A prospective study. *Cancer*. 1994;74(9):2442–2448.

155. Bruix J, Sherman M. Management of hepatocellular carcinoma: an update. *Hepatology*. 2011;53(3):1020–1022.

156. Mazzaferro V, Bhoori S, Sposito C, et al. Milan criteria in liver transplantation for hepatocellular carcinoma: an evidence-based analysis of 15 years of experience. *Liver Transpl*. 2011;17(Suppl 2):S44–S57.

157. Browning JD, Szczepaniak LS, Dobbins R, et al. Prevalence of hepatic steatosis in an urban population in the United States: impact of ethnicity. *Hepatology*. 2004;40(6):1387–1395.

158. Vernon G, Baranova A, Younossi ZM. Systematic review: the epidemiology and natural history of non-alcoholic fatty liver disease and non-alcoholic steatohepatitis in adults. *Aliment Pharmacol Ther*. 2011;34(3):274–285.

159. Ratziu V, Bellentani S, Cortez-Pinto H, et al. A position statement on NAFLD/NASH based on the EASL 2009 special conference. *J Hepatol*. 2010; 53(2):372–384.

160. Torres DM, Harrison SA. Diagnosis and therapy of nonalcoholic steatohepatitis. *Gastroenterology*. 2008;134(4):1682–1698.

161. Mummadi RR, Kasturi KS, Chennareddygari S, et al. Effect of bariatric surgery on nonalcoholic fatty liver disease: systematic review and meta-analysis. *Clin Gastroenterol Hepatol*. 2008;6(12):1396–1402.

162. Kundrotas LW, Clement DJ. Serum alanine aminotransferase (ALT) elevation in asymptomatic US Air Force basic trainee blood donors. *Dig Dis Sci*. 1993;38(12):2145–2150.

163. Schemel WH. Unexpected hepatic dysfunction found by multiple laboratory screening. *Anesth Analg*. 1976;55(6):810–812.

164. Pratt DS, Kaplan MM. Primary care: evaluation of abnormal liver-enzyme results in asymptomatic patients. *N Engl J Med*. 2000;342(17):1266–1271.

165. Powell-Jackson P, Greenway B, Williams R. Adverse effects of exploratory laparotomy in patients with unsuspected liver disease. *Br J Surg*. 1982; 69(8):449–451.

166. Rizvon MK, Chou CL. Surgery in the patient with liver disease. *Med Clin North Am*. 2003;87(1):211–227.

167. Friedman LS. Surgery in the patient with liver disease. *Trans Am Clin Climatol Assoc*. 2010;121:192–204; discussion 205.

168. Aranha GV, Sontag SJ, Greenlee HB. Cholecystectomy in cirrhotic patients: a formidable operation. *Am J Surg*, 1982;143(1):55–60.

169. Doberneck RC, Sterling WA, Jr., Allison DC. Morbidity and mortality after operation in nonbleeding cirrhotic patients. *Am J Surg*. 1983;146(3):306–309.

170. Garrison RN, Cryer HM, Howard DA, et al. Clarification of risk factors for abdominal operations in patients with hepatic cirrhosis. *Ann Surg*. 1984;199(6): 648–655.

171. Mansour A, Watson W, Shayani V, et al. Abdominal operations in patients with cirrhosis: still a major surgical challenge. *Surgery*. 1997;122(4):730–735; discussion 735–736.

172. Neeff H, Mariaskin D, Spangenberg H-C, et al. Perioperative mortality after non-hepatic general surgery in patients with liver cirrhosis: an analysis of 138 operations in the 2000s using Child and MELD scores. *J Gastrointest Surg*. 2011;15(1):1–11.

173. Malinchoc M, Kamath PS, Gordon FD, et al. A model to predict poor survival in patients undergoing transjugular intrahepatic portosystemic shunts. *Hepatology*. 2000;31(4):864–871.

174. Freeman RB, Wiesner RH, Harper A, et al. The new liver allocation system: Moving toward evidence-based transplantation policy. *Liver Transpl*. 2002; 8(9):851–858.

175. Northup PG, Wanamaker RC, Lee VD, et al. Model for End-Stage Liver Disease (MELD) predicts nontransplant surgical mortality in patients with cirrhosis. *Ann Surg*. 2005;242(2):244–251.

176. Teh SH, Nagorney DM, Stevens SR, et al. Risk factors for mortality after surgery in patients with cirrhosis. *Gastroenterology*. 2007;132(4):1261–1269.

177. Viegas O, Stoelting RK. LDH5 changes after cholecystectomy or hysterectomy in patients receiving halothane, enflurane, or fentanyl. *Anesthesiology*. 1979;51(6):556–558.

178. Ziser A, Plevak DJ, Wiesner RH, et al. Morbidity and mortality in cirrhotic

patients undergoing anesthesia and surgery. *Anesthesiology*. 1999;90(1):42–53.
179. Shaikh AR, Muneer A. Laparoscopic cholecystectomy in cirrhotic patients. *JSLS*. 2009;13(4):592–596.
180. Curro G, Iapichino G, Melita G, et al. Laparoscopic cholecystectomy in Child–Pugh class C cirrhotic patients. *JSLS*. 2005;9(3):311–315.
181. Yeh CN, Chen MF, Jan YY. Laparoscopic cholecystectomy in 226 cirrhotic patients. Experience of a single center in Taiwan. *Surg Endosc*. 2002;16(11):1583–1587.
182. Laurence JM, Tran PD, Richardson AJ, et al. Laparoscopic or open cholecystectomy in cirrhosis: a systematic review of outcomes and meta-analysis of randomized trials. *HPB (Oxford)*. 2012;14(3):153–161.
183. Cheng Y, Xiong XZ, Wu SJ, et al. Laparoscopic vs. open cholecystectomy for cirrhotic patients: a systematic review and meta-analysis. *Hepatogastroenterology*. 2012;59(118):1727–1734.
184. Azoulay D, Buabse F, Damiano I, et al. Neoadjuvant transjugular intrahepatic portosystemic shunt: a solution for extrahepatic abdominal operation in cirrhotic patients with severe portal hypertension. *J Am Coll Surg*. 2001;193(1):46–51.
185. Van der Linden P, Le Moine O, Ghysels M, et al. Pulmonary hypertension after transjugular intrahepatic portosystemic shunt: effects on right ventricular function. *Hepatology*. 1996;23(5):982–987.
186. Marik PE, Baram M, Vahid B. Does central venous pressure predict fluid responsiveness? A systematic review of the literature and the tale of seven mares. *Chest*. 2008;134(1):172–178.
187. Mansour N, Lentschener C, Ozier Y. Do we really need a low central venous pressure in elective liver resection? *Acta Anaesthesiol Scand*. 2008;52(9):1306–1307.
188. Schroeder RA, Kuo PC. Pro: low central venous pressure during liver transplantation—not too low. *J Cardiothorac Vasc Anesth*. 2008;22(2):311–314.
189. Niemann CU, Feiner J, Behrends M, et al. Central venous pressure monitoring during living right donor hepatectomy. *Liver Transpl*. 2007;13(2):266–271.
190. Spier BJ, Larue SJ, Teelin TC, et al. Review of complications in a series of patients with known gastro-esophageal varices undergoing transesophageal echocardiography. *J Am Soc Echocardiogr*. 2009;22(4):396–400.
191. Myo Bui CC, Worapot A, Xia W, et al. Gastroesophageal and hemorrhagic complications associated with intraoperative transesophageal echocardiography in patients with model for end-stage liver disease score 25 or higher. *J Cardiothorac Vasc Anesth*. 2015;29(3):594–597.
192. Markin NW, Sharma A, Grant W, et al. The safety of transesophageal echocardiography in patients undergoing orthotopic liver transplantation. *J Cardiothorac Vasc Anesth*. 2015;29(3):588–593.
193. Kennedy WF, Everett GB, Cobb LA, et al. Simultaneous systemic and hepatic hemodynamic measurements during high spinal anesthesia in normal man. *Anesth Analg*. 1970;49(6):1016–1024.
194. Kennedy WF, Everett GB, Cobb LA, et al. Simultaneous systemic and hepatic hemodynamic measurements during high peridural anesthesia in normal man. *Anesth Analg*. 1971;50(6):1069–1077.
195. Meierhenrich R, Wagner F, Schutz W, et al. The effects of thoracic epidural anesthesia on hepatic blood flow in patients under general anesthesia. *Anesth Analg*. 2009;108(4):1331–1337.
196. Greitz T, Andreen M, Irestedt L. Effects of ephedrine on hemodynamics and oxygen-consumption in the dog during high epidural block with special reference to the splanchnic region. *Acta Anaesthesiol Scand*. 1984;28(5):557–562.
197. Tanaka N, Nagata N, Hamakawa T, et al. The effect of dopamine on hepatic blood flow in patients undergoing epidural anesthesia. *Anesth Analg*. 1997;85(2):286–290.
198. Hiltebrand LB, Krejci V, Sigurdsson GH. Effects of dopamine, dobutamine, and dopexamine on microcirculatory blood flow in the gastrointestinal tract during sepsis and anesthesia. *Anesthesiology*. 2004;100(5):1188–1197.
199. McDonnell JG, O'Donnell B, Curley G, et al. The analgesic efficacy of transversus abdominis plane block after abdominal surgery: A prospective randomized controlled trial. *Anesth Analg*. 2007;104(1):193–197.
200. Niraj G, Kelkar A, Jeyapalan I, et al. Comparison of analgesic efficacy of subcostal transversus abdominis plane blocks with epidural analgesia following upper abdominal surgery. *Anaesthesia*. 2011;66(6):465–471.
201. Frink EJ, Jr. The hepatic effects of sevoflurane. *Anesth Analg*. 1995;81(6 Suppl):S46–S50.
202. Schindler E, Muller M Zickmann B, et al. [Blood supply to the liver in the human after 1 MAC desflurane in comparison with isoflurane and halothane]. *Anasthesiol Intensivmed Notfallmed Schmerzther*. 1996;31(6):344–348.
203. Hartman JC, Pagel PS, Proctor LT, et al. Influence of desflurane, isoflurane and halothane on regional tissue perfusion in dogs. *Can J Anaesth*. 1992;39(8):877–887.
204. Matsumoto N, Koizumi M, Sugai M. Hepatolobectomy-induced depression of hepatic circulation and metabolism in the dog is counteracted by isoflurane, but not by halothane. *Acta Anaesthesiol Scand*. 1999;43(8):850–854.
205. Crawford MW, Lerman J, Saldivia V, et al. Hemodynamic and organ blood flow responses to halothane and sevoflurane anesthesia during spontaneous ventilation. *Anesth Analg*. 1992;75(6):1000–1006.
206. Lewis JH, Zimmerman HJ, Ishak KG, et al. Enflurane hepatotoxicity—a clinicopathologic study of 24 cases. *Ann Int Med*. 1983;98(6):984–992.
207. Berghaus TM, Baron A, Geier A, et al. Hepatotoxicity following desflurane anesthesia. *Hepatology*. 1999;29(2):613–614.
208. Martin JL. [Volatile anesthetics and liver injury: a clinical update or what every anesthesiologist should know]. *Can J Anaesth*. 2005;52(2):125–129.
209. Obata R, Bito H, Ohmura M, et al. The effects of prolonged low-flow sevoflurane anesthesia on renal and hepatic function. *Anesth Analg*. 2000;91(5):1262–1268.
210. Bedirli N, Ofluoglu E, Kerem M, et al. Hepatic energy metabolism and the differential protective effects of sevoflurane and isoflurane anesthesia in a rat hepatic ischemia-reperfusion injury model. *Anesth Analg*. 2008;106(3):830–837.
211. Lehmann A, Neher M, Kiessling AH, et al. Case report: fatal hepatic failure after aortic valve replacement and sevoflurane exposure. *Can J Anaesth*. 2007;54(11):917–921.
212. Prys-Roberts C, Sear JW, Low JM, et al. Hemodynamic and hepatic effects of methohexital infusion during nitrous oxide anesthesia in humans. *Anesth Analg*. 1983;62(3):317–323.
213. Zinn SE, Fairley HB, Glenn JD. Liver function in patients with mild alcoholic hepatitis, after enflurane, nitrous oxide-narcotic, and spinal anesthesia. *Anesth Analg*. 1985;64(5):487–490.
214. Nunn JF. Clinical aspects of the interaction between nitrous oxide and vitamin B12. *Br J Anaesth*. 1987;59(1):3–13.
215. Parke TJ, Stevens JE, Rice AS, et al. Metabolic acidosis and fatal myocardial failure after propofol infusion in children: five case reports. *BMJ*. 1992;305(6854):613–616.
216. Otterspoor LC, Kalkman CJ, Cremer OL. Update on the propofol infusion syndrome in ICU management of patients with head injury. *Curr Opin Anaesthesiol*. 2008;21(5):544–551.
217. Thompson DR. Narcotic analgesic effects on the sphincter of Oddi: A review of the data and therapeutic implications in treating pancreatitis. *Am J Gastroenterol*. 2001;96(4):1266–1272.
218. Trouvin JH, Farinotti R, Haberer JP, et al. Pharmacokinetics of midazolam in anesthetized cirrhotic-patients. *Br J Anaesth*. 1988;60(7):762–767.
219. Macgilchrist AJ, Birnie GG, Cook A, et al. Pharmacokinetics and pharmacodynamics of intravenous midazolam in patients with severe alcoholic cirrhosis. *Gut*. 1986;27(2):190–195.
220. Susla GM. AA. *Principles of Clinical Pharmacology*. 2nd ed. Philadelphia, PA: Elsevier; 2007.
221. Pandele G, Chaux F, Salvadori C, et al. Thiopental pharmacokinetics in patients with cirrhosis. *Anesthesiology*. 1983;59(2):123–126.
222. Tegeder I, Lotsch J, Geisslinger G. Pharmacokinetics of opioids in liver disease. *Clin Pharmacokinet*. 1999;37(1):17–40.
223. Servin F, Desmonts JM, Haberer JP, et al. Pharmacokinetics and protein-binding of propofol in patients with cirrhosis. *Anesthesiology*. 1988;69(6):887–891.
224. Baughman VL, Cunningham FE, Layden T, et al. Pharmacokinetic/pharmacodynamic effects of dexmedetomidine in patients with hepatic failure. *Anesth Analg*. 2000;90(2):U231.
225. Hunter JM, Parker CJ, Bell CF, et al. The use of different doses of vecuronium in patients with liver dysfunction. *Br J Anaesth*. 1985;57(8):758–764.
226. Magorian T, Wood P, Caldwell J, et al. The pharmacokinetics and neuromuscular effects of rocuronium bromide in patients with liver disease. *Anesth Analg*. 1995;80(4):754–759.
227. Fodale V, Santamaria LB. Laudanosine, an atracurium and cisatracurium metabolite. *Eur J Anaesth*. 2002;19(7):466–473.
228. Cahill PA. Vasoconstrictor responsiveness of portal hypertensive vessels. *Clin Science*. 1999;96(1):3–4.
229. Cahill PA, Redmond EM, Sitzmann JV. Endothelial dysfunction in cirrhosis and portal hypertension. *Pharmacol Therap*. 2001;89(3):273–293.
230. Alves de Mattos A. Current indications for the use of albumin in the treatment of cirrhosis. *Ann Hepatol*. 2011;10(Suppl 1):S15–S20.
231. Bernardi M, Ricci CS, Zaccherini G. Role of human albumin in the management of complications of liver cirrhosis. *J Clin Exp Hepatol*. 2014;4(4):302–311.
232. Terg R, Gadano A, Cartier M, et al. Serum creatinine and bilirubin predict renal failure and mortality in patients with spontaneous bacterial peritonitis: a retrospective study. *Liver Int*. 2009;29(3):415–419.
233. Ortega R, Gines P, Uriz J, et al. Terlipressin therapy with and without albumin for patients with hepatorenal syndrome: results of a prospective, nonrandomized study. *Hepatology*. 2002;36(4 Pt 1):941–948.
234. Patel IJ, Davidson, JC, Nikolic B, et al. Consensus guidelines for periprocedural management of coagulation status and hemostasis risk in percutaneous image-guided interventions. *J Vasc Interv Radiol*. 2012;23(6):727–736.
235. Quiroga J, Sangro B, Nunez M, et al. Transjugular intrahepatic portal-systemic shunt in the treatment of refractory ascites: effect on clinical, renal, humoral, and hemodynamic parameters. *Hepatology*. 1995;21(4):986–994.
236. Sicklick JD, DAM Fong Y. The liver. In: J.C. Townsend, ed. *Sabiston Textbook of Surgery*. Philadelphia, PA: Elsevier Saunders; 2012:1411–1475.
237. Fortner JG, Blumgart LH. A historic perspective of liver surgery for tumors at the end of the millennium. *J Am Coll Surg*. 2001;193(2):210–222.
238. Jarnagin WR, Gonen M, Fong Y, et al. Improvement in perioperative outcome after hepatic resection: analysis of 1,803 consecutive cases over the past decade. *Ann Surg*. 2002;236(4):397–406; discussion 406–407.
239. Kingham TP, Correa-Gallego C, D'Angelica MI, et al. Hepatic parenchymal preservation surgery: decreasing morbidity and mortality rates in 4,152 resections for malignancy. *J Am Coll Surg*. 2015;220(4):471–479.
240. Franco D. Liver surgery has become simpler. *Eur J Anaesth*. 2002;19(11):777–779.
241. Lentschener C, Ozier Y. Anaesthesia for elective liver resection: some points should be revisited. *Eur J Anaesth*. 2002;19(11):780–788.
242. Clavien PA, Petrowsky H, DeOliveira ML, et al. Strategies for safer liver surgery and partial liver transplantation. *N Engl J Med*. 2007;356(15):1545–1559.
243. Lentschener C, Benhamou D, Mercier FJ, et al. Aprotinin reduces blood loss in patients undergoing elective liver resection. *Anesth Analg*. 1997;84(4):875–881.
244. Jones RM, Moulton CE, Hardy KJ. Central venous pressure and its effect on blood loss during liver resection. *Br J Surg*. 1998;85(8):1058–1060.
245. Wang WD, Liang LJ, Huang XQ, et al. Low central venous pressure reduces blood loss in hepatectomy. *World J Gastroenterol*. 2006;12(6):935–939.
246. Melendez JA, Arslan V, Fischer ME, et al. Perioperative outcomes of major hepatic resections under low central venous pressure anesthesia: blood loss, blood transfusion, and the risk of postoperative renal dysfunction. *J Am Coll Surg*. 1998;187(6):620–625.
247. Stephan F, Rezaiguia-Delclaux S. Usefulness of a central venous catheter during hepatic surgery. *Acta Anaesthesiol Scand*. 2008;52(3):388–396.

248. Hoftman N, Braunfeld M, Hoftman G, et al. Peripheral venous pressure as a predictor of central venous pressure during orthotopic liver transplantation. *J Clin Anesth.* 2006;18(4):251–255.

249. Kim YK, Chin JH, Kang SJ, et al. Association between central venous pressure and blood loss during hepatic resection in 984 living donors. *Acta Anaesthesiol Scand.* 2009;53(5):601–606.

250. Chhibber A, Dziak J, Kolano J, et al. Anesthesia care for adult live donor hepatectomy: Our experiences with 100 cases. *Liver Transpl.* 2007;13(4):537–542.

251. Hughes MJ, Ventham NT, Harrison EM, et al. Central venous pressure and liver resection: a systematic review and meta-analysis. *HPB (Oxford).* 2015;17(10):863–871.

252. Massicotte L, Perrault MA, Denault AY, et al. Effects of phlebotomy and phenylephrine infusion on portal venous pressure and systemic hemodynamics during liver transplantation. *Transplantation.* 2010;89(8):920–927.

253. Belghiti J, Noun R, Zante E, et al. Portal triad clamping or hepatic vascular exclusion for major liver resection—a controlled study. *Ann Surg.* 1996;224(2):155–161.

254. Belghiti J, Noun R, Malafosse R, et al. Continuous versus intermittent portal triad clamping for liver resection: a controlled study. *Ann Surg.* 1999;229(3):369–375.

255. Torzilli G, Makuuchi M, Inoue K. The vascular control in liver resection: revisitation of a controversial issue. *Hepatogastroenterology.* 2002;49(43):28–31.

256. Petrowsky H, McCormack L, Trujillo M, et al. A prospective, randomized, controlled trial comparing intermittent portal triad clamping versus ischemic preconditioning with continuous clamping for major liver resection. *Ann Surg.* 2006;244(6):921–930.

257. Giordano C, Deitte LA, Gravenstein N, et al. What is the preferred central venous pressure zero reference for hepatic resection? *Anesth Analg.* 2010;111(3):660–664.

258. Matot I, Scheinin O, Eid A, et al. Epidural anesthesia and analgesia in liver resection. *Anesth Analg.* 2002;95(5):1179–1181, table of contents.

259. Borromeo CJ, Stix MS, Lally A, et al. Epidural catheter and increased prothrombin time after right lobe hepatectomy for living donor transplantation. *Anesth Analg.* 2000;91(5):1139–1141.

260. Elterman KG and Xiong, Z. Coagulation profile changes and safety of epidural analgesia after hepatectomy: a retrospective study. *J Anesth.* 2015;29(3):367–372.

261. Barton JS, Riha GM, Differding JA, et al. Coagulopathy after a liver resection: is it over diagnosed and over treated? *HPB (Oxford).* 2013;15(11):865–871.

262. Lee SH, Gwak MS, Choi SJ, et al. Prospective, randomized study of ropivacaine wound infusion versus intrathecal morphine with intravenous fentanyl for analgesia in living donors for liver transplantation. *Liver Transpl.* 2013;19(9):1036–1045.

263. Alghamdi T, Abdel-Fattah M, Zautner A, et al. Preoperative model for end-stage liver disease score as a predictor for posthemihepatectomy complications. *Eur J Gastroenterol Hepatol.* 2014;26(6):668–675.

264. Evans C, Evans M, Pollock AV. The incidence and causes of postoperative jaundice. A prospective study. *Br J Anaesth.* 1974;46(7):520–525.

265. Ebert TJ, Frink EJ, Jr., Kharasch ED. Absence of biochemical evidence for renal and hepatic dysfunction after 8 hours of 1.25 minimum alveolar concentration sevoflurane anesthesia in volunteers. *Anesthesiology.* 1998;88(3):601–610.

266. Ebert TJ, Messana LD, Uhrich TD, et al. Absence of renal and hepatic toxicity after four hours of 1.25 minimum alveolar anesthetic concentration sevoflurane anesthesia in volunteers. *Anesth Analg.* 1998;86(3):662–667.

267. Bito H, Ikeda K. Renal and hepatic function in surgical patients after low-flow sevoflurane or isoflurane anesthesia. *Anesth Analg.* 1996;82(1):173–176.

268. Suttner SW, Schmidt CC, Boldt J, et al. Low-flow desflurane and sevoflurane anesthesia minimally affect hepatic integrity and function in elderly patients. *Anesth Analg.* 2000;91(1):206–212.

269. Gelman SI. Disturbances in hepatic blood flow during anesthesia and surgery. *Arch Surg.* 1976;111(8):881–883.

270. Seltzer JL, Goldberg ME, Larijani GE, et al. Prostacyclin mediation of vasodilation following mesenteric traction. *Anesthesiology.* 1988;68(4):514–518.

271. Belghiti J, Hiramatsu K, Benoist S, et al. Seven hundred forty-seven hepatectomies in the 1990s: An update to evaluate the actual risk of liver resection. *J Am Coll Surg.* 2000;191(1):38–46.

272. Dixon JM, Armstrong CP, Duffy SW, et al. Factors affecting morbidity and mortality after surgery for obstructive jaundice: a review of 373 patients. *Gut.* 1983;24(9):845–852.

273. Wait RB, Kahng KU. Renal failure complicating obstructive jaundice. *Am J Surg.* 1989;157(2):256–263.

274. Kramer HJ. Impaired renal function in obstructive jaundice: roles of the thromboxane and endothelin systems. *Nephron.* 1997;77(1):1–12.

275. Klemperer JD, Ko W, Krieger KH, et al. Cardiac operations in patients with cirrhosis. *Ann Thorac Surg.* 1998;65(1):85–87.

276. Filsoufi F, Salzberg SP, Rahmanian PB, et al. Early and late outcome of cardiac surgery in patients with liver cirrhosis. *Liver Transpl.* 2007;13(7):990–995.

277. Abramov D, Tamariz MG, Fremes SE, et al. Trends in coronary artery bypass surgery results: a recent, 9-year study. *Ann Thorac Surg.* 2000;70(1):84–90.

第47章

内分泌系统

Jeffrey J. Schwart z   Shamsuddin Akhtar   Stanley H. Rosenbaum

要点

1. 甲状腺功能亢进症控制欠佳的患者在麻醉中的主要危险因素是甲状腺危象,必须使用 β 受体拮抗剂,碘剂和抗甲状腺药物积极治疗。
2. 无症状或轻度甲状腺功能减退症不增加麻醉风险,不是手术禁忌证。中到重度甲状腺功能减退症则应在术前纠正,预防多系统并发症。
3. 在过去一年中使用过 1 周以上糖皮质激素的患者可能有肾上腺抑制,应该在围术期补充皮质醇。
4. 嗜铬细胞瘤患者在术前使用 α 受体拮抗药可以降低术中血流动力学不稳定性。
5. 嗜铬细胞瘤操作会引发严重的高血压,应该积极使用硝普钠、酚妥拉明或其他强效血管扩张药处理。
6. 糖尿病患者围术期的主要危险来自其合并症,尤其是冠心病。必须积极发现并且优化合并症。
7. 极其严格的围术期血糖水平控制不仅没有减少高血糖并发症风险,还会增加低血糖并发症风险。
8. 肢端肥大症患者可能有未预料的困难气管插管。

甲状腺

甲状腺分泌甲状腺激素——甲状腺素(T_4)和三碘甲状腺原氨酸(T_3),它们是细胞代谢活动的主要调节者。甲状腺激素通过调节多种蛋白质的合成和活性发挥其多种作用。无论是在健康还是疾病情况下,甲状腺激素对维持适当的心、肺和神经功能都是必要的。

甲状腺代谢和功能

甲状腺激素的产生始于甲状腺组织主动摄取和富集碘(图 47-1)。饮食中的碘在胃肠道中分解为碘化物。循环中的碘化物被甲状腺摄取,然后与酪氨酸残基相结合形成多种碘化酪氨酸。在有机化后,一碘酪氨酸和二碘酪氨酸在甲状腺过氧化物酶的作用下两两结合形成 T_3 或 T_4。这些激素与甲状腺球蛋白相结合,并且在腺体中以胶质的形式储存。腺体中 T_3 和 T_4 的释放是通过与甲状腺球蛋白水解、从而进入循环完成的。促甲状腺激素(thyroid-stimulating hormone, TSH)由垂体前叶产生,并且受下丘脑产生的促甲状腺激素释放激素调节。TSH 负责维持碘的摄取和甲状腺激素的

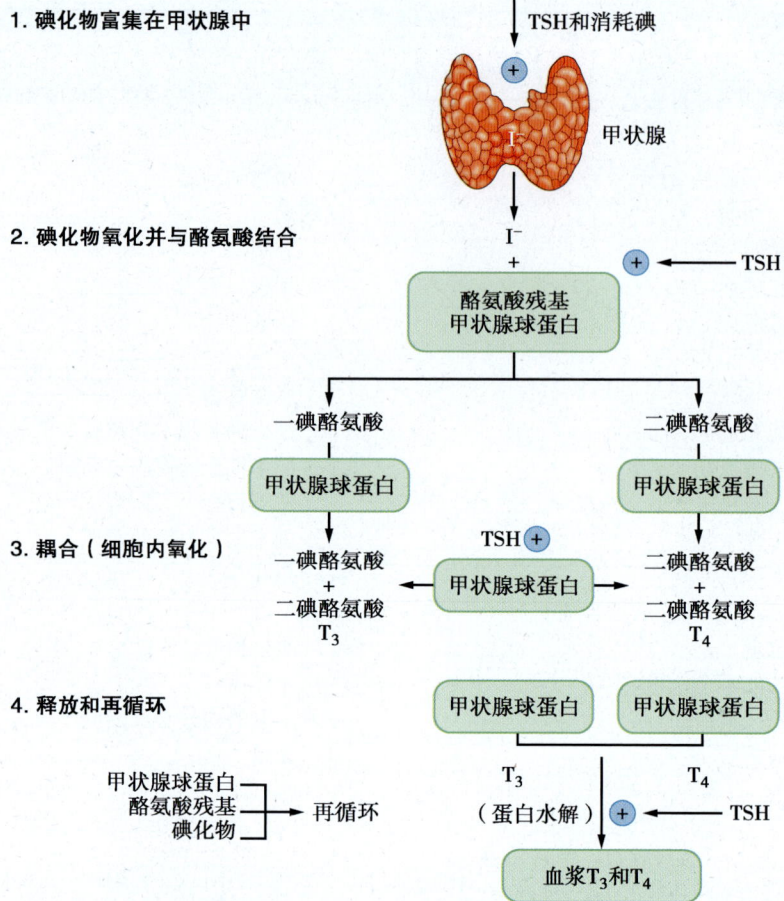

1. 碘化物富集在甲状腺中

TSH和消耗碘

甲状腺

2. 碘化物氧化并与酪氨酸结合

I⁻
+
←TSH

酪氨酸残基
甲状腺球蛋白

一碘酪氨酸

二碘酪氨酸

甲状腺球蛋白

甲状腺球蛋白

3. 耦合（细胞内氧化）

一碘酪氨酸
+
二碘酪氨酸
T₃

TSH
甲状腺球蛋白

二碘酪氨酸
+
二碘酪氨酸
T₄

4. 释放和再循环

甲状腺球蛋白

甲状腺球蛋白

甲状腺球蛋白
酪氨酸残基 → 再循环
碘化物

T₃

T₄

（蛋白水解）←TSH

血浆T₃和T₄

图 47-1　甲状腺激素的生物合成包括 4 个阶段：有机化、结合、耦合和释放
注：TSH，促甲状腺激素；T_3，三碘甲状腺原氨酸；T_4，甲状腺素

水解释放。过量的碘会抑制甲状腺激素的合成与释放。循环中的甲状腺激素可以负反馈抑制促甲状腺激素释放激素和 TSH 的分泌。T_4 全部由甲状腺产生（80～100μg/d）。T_4 在循环中的半衰期大约为 7 天。

大约 80% 的 T_3 是 T_4 在甲状腺外脱碘产生，而 20% 是由甲状腺直接分泌。T_3 的半衰期为 24～30 小时。甲状腺激素的大部分效应是由强效且较少蛋白结合的 T_3 调节。而这些激素在循环中与蛋白质结合的程度是影响其活性和降解的主要因素。T_4 通过单次脱碘代谢为 T_3 或反式三碘甲状腺原氨酸（reverse triiodothyronine，rT_3）。T_3 有生物活性，而 rT_3 没有活性。血中激素主要与甲状腺素结合球蛋白（thyroxine-binding globulin，TBG）相结合，而少数则与白蛋白和甲状腺素转运蛋白相结合。只有小于 0.1% 的甲状腺激素以游离形式存在。血清结合蛋白浓度的改变很大程度影响了总 T_3 和 T_4 的总血清浓度。血浆中通常有 5～12μg/dl 的 T_4 和 60～180ng/dl 的 T_3。许多药物可以影响甲状腺功能，包括胺碘酮和多巴胺[1]。

尽管甲状腺激素对生长发育和人体功能的很多方面都极为重要，麻醉医师最关注的还是甲状腺疾病在心血管方面的临床表现[2]。甲状腺激素增加组织对交感神经刺激的反应，并且增强心肌内在收缩状态。

在甲状腺激素的影响下，β 肾上腺素受体数量增加，心脏的 α 肾上腺素受体减少[3]。

甲状腺功能检测

血清甲状腺素

血清 T_4 试验是评估甲状腺功能的标准检测方法（表 47-1）。总 T_4 在大约 90% 的甲状腺功能亢进症患者中是增高的，在约 85% 的甲状腺功能减退症患者中是降低的。T_4 的浓度是通过放射免疫分析（radioimmunoassay，RIA）测定的。血清 T_4 浓度受甲状腺激素蛋白结合能力的影响。TBG 水平以及蛋白结合力的增加或减少会改变总 T_4 含量，但不会影响游离 T_4 的浓度。也正是由于 TBG 对循

功能状态	T₄	T₃	THBR	TSH
表47-1 甲状腺功能检测

功能状态	T_4	T_3	THBR	TSH
甲状腺功能亢进症	升高	升高	升高	正常或降低
原发性甲状腺功能减退症	降低	降低或正常	降低	升高
继发性甲状腺功能减退症	降低	降低	降低	降低
甲状腺功能正常性病变综合征（在外周 T_4 向 T_3 转化减少）	正常	降低	正常	正常
妊娠	升高	正常	降低	正常

T_4，血清总甲状腺素；T_3，血清三碘甲状腺原氨酸；THBR，甲状腺激素结合率；TSH，促甲状腺激素。

环中总 T_4 的影响，T_4 水平不可以被单独用于评估甲状腺疾病。TBG 浓度升高是甲状腺功能正常患者存在高甲状腺素血症的主要原因。引起 TBG 增加的主要原因包括急性肝病，妊娠或药物（口服避孕药、外源性雌激素、氯贝丁酯、阿片类药物）。因为总 T_4 可在甲状腺功能正常患者中增高，或是在甲状腺功能亢进症患者中水平正常，会误导诊断，所以一些测量游离甲状腺激素活性（游离 T_4）的试验也是必需的。

血清三碘甲状腺原氨酸

血清 T_3 也通过 RIA 测定。在有甲状腺功能亢进的临床症状但 T_4 没有升高的患者中，血清 T_3 水平也可以帮助诊断疾病。T_3 可能是唯一一种产生过多的甲状腺激素。影响外周 T_4 向 T_3 转化的因素（甲状腺功能正常性病变综合征）会使 T_3 浓度下降。血清 T_3 浓度在 50% 的甲状腺功能减退症患者中降低，而在剩下 50% 的患者中则水平正常。

评估甲状腺激素结合力试验

因为传统测量激素总体水平的试验会受蛋白结合力影响，而游离激素水平不会被影响，所以用甲状腺素结合蛋白来校正总甲状腺素水平是十分必要的。直接测定未结合的 T_3 和 T_4 的方法是游离免疫测定法。T_3 摄取试验测定了患者血清与外源性 T_3 的结合力，反映了 TBG 的数量以及 T_3 与 TBG 的饱和程度。T_3 的摄取与 TBG 不饱和程度成反相关。间接测定游离激素水平则是通过总激素水平乘以甲状腺激素结合率计算出游离 T_3 或 T_4 数值，甲状腺激素结合率是由 T_3 树脂摄取试验测得的。

促甲状腺激素

促甲状腺激素的 RIA 测定因其灵敏度和特异度很高，是评估可能的甲状腺功能障碍的首选试验。TSH 在原发性甲状腺功能减退症中常远远超过 $20\mu IU/ml$（正常范围 $0.4\sim4.5\mu IU/ml$）。甲状腺功能亢进症则表现为 TSH 水平降低。TSH 升高和 T_4 水平正常的情况代表亚临床性甲状腺功能减退症。有临床甲状腺功能减退症表现的患者 TSH 水平降低则提示是垂体或下丘脑水平的病变。而甲状腺素替代治疗的目标就是使 TSH 水平正常化[3]。饥饿、发热、应激、糖皮质激素和 T_3 或 T_4 都可以抑制 TSH 水平。

放射性碘摄取

甲状腺可以富集大量无机碘化物。口服放射性碘（^{131}I）可以用来测定甲状腺功能活性。甲状腺功能亢进症的甲状腺摄取是升高的，但甲状腺炎引起的甲状腺功能亢进症除外，其摄取是很低甚至缺失的。因为标准存在重叠，所以很难将甲状腺功能减退症和甲状腺功能正常相区分。放射性碘摄取可以被很多因素影响，包括饮食性碘缺乏，肾衰竭和充血性心力衰竭。由于 TSH 控制甲状腺的摄取，游离 T_4 水平升高和糖皮质激素可以减少放射性碘摄取。有功能（"热"）甲状腺组织很少是恶性。无功能（"冷"）组织可能是恶性或良性。

甲状腺功能亢进症

甲状腺功能亢进症（简称"甲亢"，又称"甲状腺毒症"）是由过量甲状腺激素作用于组织引起的（表47-2）。最常见的病因是多结节弥漫性甲状腺肿，即格雷夫斯病。格雷夫斯病好发于 20～40 岁，且以女性为主。大部分患者有弥漫性甲状腺增大，眼病，皮肤病和杵状指的特点。患者可能有刺激甲状腺的自身抗体。甲状腺腺瘤是第二常见病因。另一种增加甲状腺激素合成的疾病是甲状腺炎。亚急性甲状腺炎经常在呼吸道疾病后出现，以病毒样疾病和坚硬、疼痛的腺体为特征。这种甲状腺炎常单独运用抗感染药物治疗。极少数情况下，亚急性甲状腺炎患者有正常大小、无疼痛的

表47-2　甲状腺功能亢进症病因

原发甲状腺疾病
- 甲状腺高功能腺瘤
- 毒性多结节性甲状腺肿

不正常的促甲状腺激素刺激
- 格雷夫斯病
- 滋养细胞肿瘤

激素储存或释放异常
- 甲状腺炎

促甲状腺激素过多
- 促甲状腺激素垂体瘤（罕见）

甲状腺外来源甲状腺素
- 卵巢甲状腺肿
- 功能滤泡细胞癌

外源性甲状腺素
- 医源性
- 碘诱发

腺体。桥本甲状腺炎是一种慢性自身免疫性疾病，经常导致甲状腺功能减退症，偶尔引起甲亢。甲亢可能也与妊娠，^{131}I 治疗，甲状腺癌，滋养细胞肿瘤或促甲状腺激素垂体腺瘤有关。医源性甲亢发生在慢性低碘摄取的患者采用甲状腺激素替代治疗或碘暴露（血管造影对比剂）后（Jod-Basedow 现象）。抗心律失常药物胺碘酮富含碘，是引起碘相关甲状腺毒症的另一原因[4]。

甲亢的主要临床表现是体重减轻，骨骼肌无力和僵硬，皮肤潮湿温暖，怕热和焦虑。心血管临床表现包括左心室收缩力和射血分数增加，心动过速，收缩压升高和舒张压降低。高钙血症，血小板减少和轻度贫血也可能出现，老年患者可能表现为心力衰竭，心房颤动或其他心律失常。患者也可表现为淡漠型甲亢，有抑郁，消沉等特点，没有常见的系统性体征或症状。

治疗与麻醉注意事项

管理甲亢患者最重要的目标是使患者术前甲状腺功能尽可能恢复正常。丙硫氧嘧啶和甲巯咪唑是硫脲类衍生物，可以抑制碘化物的有机化和甲状腺激素的合成[5]。丙硫氧嘧啶也可以减少外周 T_4 向 T_3 的转化。正常甲状腺可以储存足够维持数月甲状腺功能正常的激素。因此，甲亢患者需要使用抗甲状腺药物至少 6~8 周才能恢复至正常甲状腺功能。抗甲状腺药物毒性反应不常见，包括皮疹，恶心，发热，粒细胞缺乏症，肝炎和关节痛。

无机碘化物抑制碘化物的有机化和甲状腺激素的释放，这是碘阻滞效应。碘还可以减少增生甲状腺组织的大小和血供，在急诊甲状腺手术患者术前准备中有着重要作用。抗甲状腺药物应该在碘治疗之前开始，否则可能使甲状腺毒症恶化。

β 受体拮抗药可以有效抑制交感神经过度兴奋，应该用于所有无禁忌证的甲亢患者。β 受体拮抗药单独应用不能抑制激素合成，但普萘洛尔可以特异地抑制外周 T_4 向 T_3 的转化超过 1~2 周。普萘洛尔使用超过 12~24 小时可以改善心动过速，怕热，焦虑和震颤。任何 β 受体拮抗药都可以使用，但是长效药物更为方便。术前联合使用普萘洛尔（滴定到有效剂量）和碘化钾（每 8 小时 2~5 滴）经常用于改善心血管症状，减少循环中 T_4 和 T_3 的浓度。术前准备一般需要 7~14 天。

由控制欠佳的阵发性房颤引起的心力衰竭可以通过降低心室率改善，但甲亢引起的左心室功能异常不能通过使用 β 受体拮抗药纠正。如果一个有临床表现的甲亢患者需要急诊手术，应该使用 β 受体拮抗药控制心率低于 90 次/min。但 β 受体拮抗药不能预防甲状腺危象。糖皮质激素例如地塞米松（8~12mg/d）被用于治疗严重甲状腺毒症，因为糖皮质激素可以减少甲状腺激素分泌和外周 T_4 向 T_3 的转化。

对于一部分的甲状腺毒症患者，放射性碘治疗也是一种有效方法[6]。但是不允许用于孕妇，因为放射性碘可以穿过胎盘并且破坏胎儿的甲状腺。放射性碘治疗的副作用是甲状腺功能减退症。10%~60% 的患者在治疗的第一年出现甲状腺功能减退症，并且随后每一年增加 2% 的患者。

很多麻醉方式和药物已经被用于术中的甲亢患者。所有的抗甲状腺药物在手术当天早上继续服用。甲亢患者围术期管理目标是达到一定的麻醉深度，该深度可以抑制手术刺激引发的过度交感反应；以及避免使用刺激交感神经系统的药物。禁止使用泮库溴铵。诱导时最好避免使用氯胺酮，即使患者临床甲状腺功能正常。术中低血压使用直接血管升压药要优于间接升压药，因为间接升压药会刺激儿茶酚胺的释放。甲亢患者中重症肌无力的发生率在增加。因此，肌肉松弛药的初始剂量应该减少，并使用肌松监测滴定后续剂量。区域麻醉是一个很好的选择，但应该避免使用含有肾上腺素的溶液。

甲状腺危象是指甲亢恶化威胁生命的状态，

通常是未诊断或未治疗的甲亢患者因手术或非甲状腺疾病应激而发病[7]。对急性甲状腺功能亢进症的腺体行手术可能激发了甲状腺危象，尽管这可能与激素的机械释放无关[8]。甲状腺危象的主要临床表现包括高热，心动过速，心律失常，心肌缺血，充血性心力衰竭，焦虑和意识模糊。这些表现需要与嗜铬细胞瘤，恶性高热以及麻醉过浅相区分。尽管（在甲亢危象患者中）游离 T_4 水平常常标志性升高，但没有一个实验室检查是诊断性的。治疗包括大剂量丙硫氧嘧啶，控制体温的支持治疗和恢复血管内容量（表 47-3）。有创血流动力学监测在指导有严重左心室功能异常的患者治疗时极其有益（表 47-3）。除此之外，纠正或治疗诱发事件是有必要的。

表 47-3　甲状腺危象管理

给予静脉输液
给予碘化钠，口服或静脉给药 250mg，每 6 小时一次
给予丙硫氧嘧啶，口服或经鼻胃管给药 200～400mg，每 6 小时一次
给予氢化可的松，静脉给药 50～100mg，每 6 小时一次
给予普萘洛尔口服 10～40mg，每 4～6 小时一次，或注射艾司洛尔治疗高肾上腺表现
冰毯，对乙酰氨基酚和哌替啶（25～50mg）静脉注射，每 4～6 小时一次，可以预防寒战
使用地高辛治疗心力衰竭，特别是伴有快速心室率的心房颤动

甲状腺手术麻醉

甲状腺切除术作为一种长期药物治疗的替代方法，其使用较过去减少。适应证包括药物治疗失败，潜在癌变和有症状的甲状腺肿。甲状腺切除术经常在全麻气管插管下进行，但现在喉罩的使用在增加[9]。由于保留了患者的自主呼吸，使用喉罩允许实时可视化地观测声带功能。部分甲状腺切除术也可以在双侧颈浅丛神经阻滞下完成。麻醉医生必须对未预料的困难气管插管做准备，因为在甲状腺肿手术中困难插管的发生率是 5%～8%。甲状腺癌增加了困难插管的风险，但是甲状腺肿的大小是不可预测的。巨大甲状腺肿，特别是有证据表明明显气道梗阻或气管偏移时，需要确保患者在清醒时气道的稳定。巨大胸骨后甲状腺肿的表现与前纵隔肿物相似，可能在全麻诱导后出现胸内气道梗阻。应该回顾患者的计算机体

层成像（CT）或磁共振成像（MRI）检查结果。微创操作例如机器人辅助经腋[11]和经口甲状腺切除术开始发展。对于经口入路的手术要求经鼻插管。甲状腺切除术后的并发症包括喉返神经（recurrent laryngeal nerve, RLN）损伤，血肿或气管软化引起的气道受压和甲状旁腺功能减退症。胸骨后甲状腺肿切除可能发生气胸。手术误切除甲状旁腺引起的甲状旁腺功能减退症最常见于甲状腺全切术后。甲状旁腺功能减退症的症状在术后 24～96 小时出现（见第 14 章）[12]。喉喘鸣进展为喉痉挛可能是低钙性抽搐的首要表现。静脉内注射氯化钙或葡萄糖酸钙是有效的。但需要检测镁水平，并在降低时及时纠正。双侧喉返神经损伤极其罕见，并且需要再次气管插管。单侧喉返神经损伤则更加常见且常可逆转。单侧喉返神经损伤以声音嘶哑和一侧声带麻痹为特点，而双侧喉返神经损伤则会不能发音（见第 28 章）。有必要在术前和术后通过喉镜或让患者发"E"的音来评估声带功能。常规术后查看声带是不必要的。一些外科医生选择在手术中监测喉返神经功能。外科医生使用神经刺激器刺激可疑结构并且观察喉部肌肉的收缩。或者，可以使用神经完整性检测仪（Nerve Integrity Monitor, NIM）气管导管。这种气管导管在其气囊上方的管径内有两对嵌入的电极，当置于合适的位置时，电极正好与声带相接触，因而肌电信号可以被检测到。为了保证获取准确的信号，在手术中不允许使用肌肉松弛药和喉表面麻醉。可以使用琥珀胆碱或小剂量罗库溴铵以便插管。在头颈部已经摆放为合适的手术位置后，要再次确认 NIM 管的位置是否恰当[14]。术后拔管必须在最优条件下进行。术中喉部神经损伤或气管环软化塌陷需要紧急再次插管。

甲状腺功能减退症

甲状腺功能减退症（简称"甲减"）是一种相对常见病（成年人口的 0.3%～5%），由循环内 T_4，T_3 或两者不足所引起[15]。甲状腺功能减退症是缓慢进展的，这使其临床诊断困难，特别是在一些更特殊的病例。甲状腺功能降低有很多原因（表 47-4）。原发性甲状腺功能衰退指的是尽管 TSH 产生充足，甲状腺激素生成仍然减少。95% 的甲状腺功能减退症是这一类型。其余的甲状腺功能减退症是由下丘脑或垂体病变（继发性甲状腺功能减退症）引起的，并且合并其他垂体功能不全。

表 47-4   甲状腺功能减退症的病因
原发性甲状腺功能减退症
• 自身免疫
• 颈部放射
• 既往 ^{131}I 治疗
• 手术切除甲状腺
• 甲状腺炎（桥本甲状腺炎）
• 严重碘缺乏
• 药物（碘，丙硫氧嘧啶，甲巯咪唑）
• 生物合成的遗传缺陷
• 腺体发育的先天性缺陷
继发性或三发性甲状腺功能减退症
• 垂体性
• 下丘脑性

改编自 Petersdorf RG, ed. Harrison's Principles of Internal Medicine.10th ed. New York, NY: McGraw-Hill; 1983。

甲状腺激素缺乏产生很多症状和体征。早期表现没有特异性，很难识别。放射性碘治疗史、颈外放射史或甲状腺肿的存在都对诊断有所帮助。甲减是代谢活动全面减退的疾病，可以导致嗜睡，思维活动迟缓，怕冷和动作迟缓。甲减的心血管临床表现反映了甲状腺激素对于心脏收缩性和儿茶酚胺功能的重要性。患者表现为心动过缓，心输出量下降和外周阻力增加[16]。心包积液胆固醇富集，导致心电图（electrocardiogram，ECG）低电压。心力衰竭极少发生于没有并存心脏病的患者。心绞痛在甲减不常见，但在甲状腺激素替代治疗开始时会出现。甲减患者在低氧和高碳酸血症时引起的通气反应被抑制。这种抑制作用会被镇静药，阿片类药物和全麻强化。对于没有合并肺部疾病、肥胖或黏液性水肿昏迷的甲减患者，发生需要延长机械通气的术后通气障碍情况极少出现。甲减患者的其他异常表现包括贫血，凝血功能障碍，低体温，睡眠呼吸暂停和肾清除游离水障碍引起的低钠血症。胃肠道运动下降加重了术后肠梗阻。对于甲减病程较长或病情严重的患者，其应激反应迟钝，并且肾上腺抑制可能会发生。

治疗与麻醉注意事项

有症状的甲减通过激素替代治疗。有关甲减患者的围术期麻醉管理仍存在争议。基于个案报道，一般建议使用甲状腺激素使患者术前达到甲状腺功能正常。但是仍有一小部分研究发现大部分甲减患者对麻醉药物异常敏感，延长了恢复时

间，或增加心血管不稳定的发生率。

轻到中度甲减的患者接受全麻时，术后严重并发症的发生率没有增加。一个研究发现，轻到中度甲减患者接受非心脏手术时，术中低血压、术后胃肠道和神经精神并发症发生率更高，但也说明没有显著的临床理由去推迟这些患者的手术[19]。在可能的情况下，对于严重甲减患者，应该推迟择期手术直到患者至少部分控制病情。

有冠心病症状的甲减患者的管理特别具有争议。必须权衡甲状腺激素替代治疗的需要和诱发心肌缺血的风险。多个研究和一篇综述发现，轻度或中度甲减患者接受心脏手术时，术中或术后并发症的发生率没有区别。对于有冠心病症状或有心肌缺血的不稳定患者，甲状腺激素替代治疗可能要推迟到冠状动脉重建术后。

轻度或中度甲减患者没有理由推迟手术。但是对于严重甲减或黏液性水肿昏迷的患者，妊娠合并甲减的患者，甲状腺激素替代治疗是必要的。在未治疗的甲减孕妇中，自然流产和婴儿身心异常的发生率增加。

很多麻醉药物已经被用于甲减患者。氯胺酮被认为是理想的诱导药物，但所有的静脉诱导药物都已被用于甲减患者。无论是静脉麻醉药还是吸入麻醉药，都可以安全完成麻醉维持。吸入麻醉药的最低肺泡有效浓度几乎没有降低。在甲减患者中，区域麻醉是一种好的选择，但需要保持血管内容量稳定。监测旨在早期识别低血压，充血性心力衰竭或低体温。特别是要注意维持（术中）正常体温。

黏液性水肿昏迷是甲减的一种严重状态，以昏迷、水肿、低通气、低体温、低血压和低钠血症为特点。这是一种高病死率（25%～50%）的医学急重症，需要紧急治疗（表 47-5）。在黏液性水肿昏迷的情况下，只有挽救生命的手术才可以进行。静脉甲状腺替代治疗要在临床诊断完成后立刻开始：静脉注射 T_4 的负荷剂量（左甲状腺素，200～300μg）并以 50～200μg/d 的剂量维持[21]。或者可以使用 T_3，它起效更快。24 小时内可能出现心率、血压和体温的升高。但是，无论是哪一种甲状腺激素替代治疗，都有诱发心肌缺血的可能。甲减患者发生原发性急性肾上腺皮质功能减退症的可能性增加，应该给予应激剂量的氢化可的松。糖皮质激素替代治疗需要持续到肾上腺功能确认恢复正常。

表 47-5　黏液性水肿管理
需要时进行气管插管和控制通气
左甲状腺素，最初在 5~10 分钟内静脉注射 200~300μg，每 24 小时静脉注射 100μg
氢化可的松，静脉给药 100mg，之后 25mg，每 6 小时一次
根据血电解质进行液体和电解质治疗
保证体温稳定，不使用加热毯

甲状旁腺

钙生理

正常成人体内有大约 1~2kg 的钙（Ca^{2+}），其中 99% 存在于骨骼中[22]。血浆钙以三种形态存在：蛋白结合形态（50%），离子形态（45%），与磷酸盐、碳酸氢盐和枸橼酸盐形成复合物的弥散非离子形式（5%）（见第 14 章）。有趣的是，只有离子形态具有生物活性，并且可以自我调节而处于平衡状态。正常的总血清钙浓度是 8.8~10.4mg/dl。白蛋白结合了大约 90% 的蛋白结合部分的钙，因此总血清钙取决于白蛋白水平。一般来讲，白蛋白增加或减少 1g/dl，会平行地引起血清总钙改变 0.8mg/dl。血清钙离子浓度通过改变钙离子与白蛋白的结合而改变，并受温度和血 pH 的影响。酸中毒减少蛋白结合（增加钙离子），而碱中毒增加蛋白结合（减少钙离子）。游离钙离子浓度在调节骨骼肌收缩，凝血，神经递质释放，内分泌和很多其他细胞功能方面有着极其重要的作用。因此，血清钙离子浓度的维持受到甲状旁腺激素（parathyroid hormone，PTH）和维生素 D 的严格调控（图 47-2）。

PTH 通过直接作用于骨质重吸收、肾远端小管重吸收钙和间接作用于 1, 25-二羟维生素 D_3 的合成，维持细胞外液钙离子浓度稳定。PTH 对肾脏的作用除了增强钙和镁重吸收外，还包括了磷酸盐尿和碳酸氢盐尿。大多数证据表明血钙水平的快速变化主要是由于激素作用于骨骼，而肾脏钙清除只发挥一小部分作用，但总体钙平衡的维

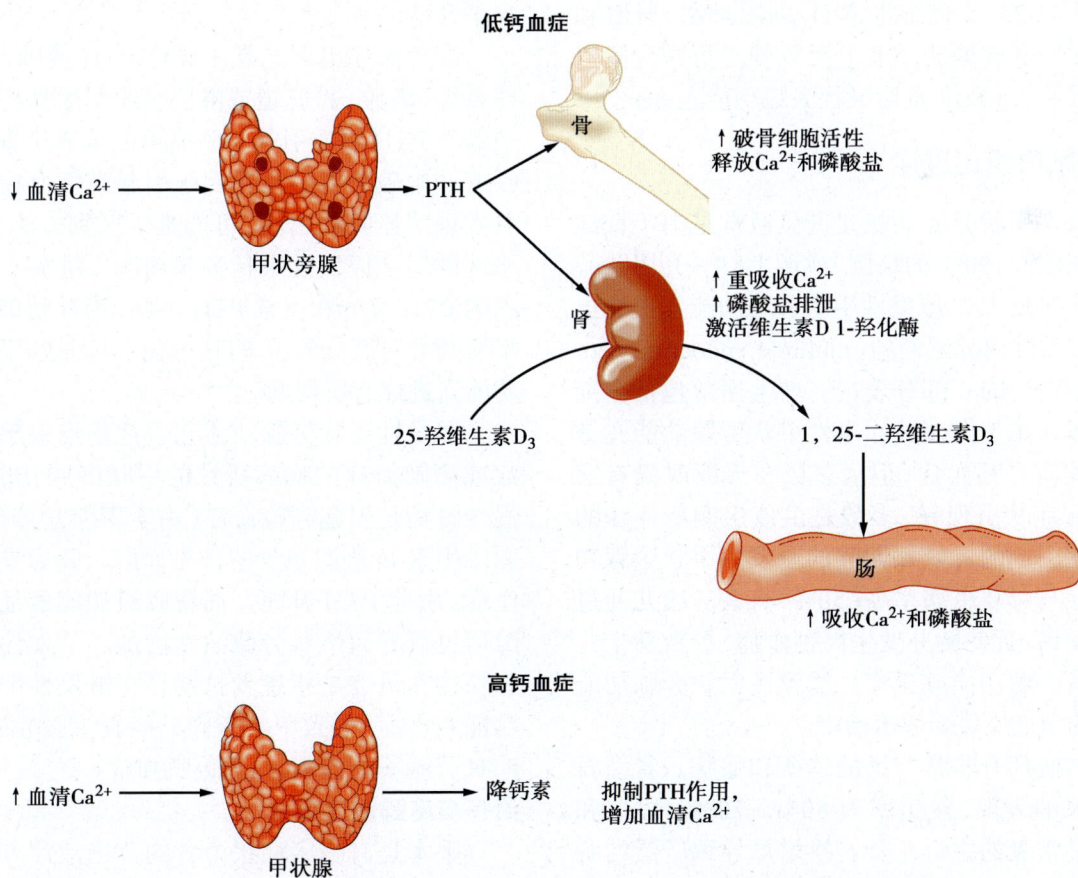

图 47-2　甲状旁腺激素（PTH）和维生素 D 的代谢和活性

（摘自 McClatchey KD. Clinical Laboratory Medicine. 2nd ed. Philadelphia, PA: Lippincott Williams & Wilkins; 2002.）

持更多依赖于激素对肠道钙吸收的间接影响。

PTH 分泌主要由血清钙离子浓度调节。这种负反馈机制可以非常敏感地维持钙水平在正常范围内。PTH 的释放也受到磷酸盐、镁和儿茶酚胺水平的影响。急性低镁血症直接刺激 PTH 释放，而慢性镁缺乏却抑制甲状旁腺的正常功能。血浆磷酸盐浓度与血清钙离子浓度相互作用，从而间接影响到 PTH 分泌。

维生素 D 是从胃肠道吸收而来，也可以通过紫外线照射皮肤酶促产生。维生素 D_3（胆钙化醇）由胆固醇代谢而成，且没有生物活性。钙化醇在肝脏中被羟基化为 25-羟维生素 D_3（25-羟胆钙化醇），在肾脏进一步羟化成 1,25-二羟维生素 D_3（1,25-二羟胆钙化醇）或 24,25-二羟维生素 D_3（24,25-二羟胆钙化醇）。25-羟维生素 D_3 是维生素 D 在循环中的主要形式。这种形式的合成不受激素、钙或磷酸盐水平的调节。1,25-二羟维生素 D_3 和 24,25-二羟维生素 D_3 是维生素 D 的主要活性代谢产物，它们的生成是在肾脏中相互调节。低钙血症和低磷血症导致 1,25-二羟维生素 D_3 生成增加，而 24,25-二羟维生素 D_3 生成减少。1,25-二羟维生素 D_3 刺激骨骼、肾脏和肠道吸收钙和磷酸盐。维生素 D 缺乏可减少肠道对钙的吸收，导致继发性甲状旁腺功能亢进症。

甲状旁腺功能亢进症

原发性甲状旁腺功能亢进症通常是由于良性甲状旁腺腺瘤（90% 的病例）或增生（9%），甲状旁腺癌非常罕见[23]。原发性甲状旁腺功能亢进症也可能是多发性内分泌瘤病（multiple endocrine neoplasia, MEN）的一部分表现。增生通常包括全部四个腺体。虽然大多数原发性甲状旁腺功能亢进症患者均有高钙血症，但大多数在诊断时没有症状。当有症状出现时，多数是由该疾病所伴随的高钙血症引起的。妊娠期间的原发性甲状旁腺功能亢进与母婴患病率高（50%）有关。胎儿通过胎盘浓缩钙，促使胎儿发生高钙血症，导致新生儿发生甲状旁腺功能减退症。原发性甲状旁腺功能亢进症的孕妇应接受手术治疗。

高钙血症有非常广泛的体征和症状。肾结石是最常见的表现，发生率为 60%～70%。多尿和多饮也是常见的主诉。骨转换增加导致广泛的脱钙和骨膜下骨吸收，但只有一小部分患者（10%～15%）有明显临床表现的骨病。患者可能会出现全身骨骼肌无力和易疲劳，上腹部不适，消化性溃疡

或便秘。精神症状包括抑郁，记忆力减退，意识错乱或精神病。20%～50% 的患者有高血压，但可以通过治愈该疾病来解决。心脏功能在高钙血症早期增强。钙离子流入细胞内通过动作电位平台期（2 相）得以体现。当细胞外钙增加时，向细胞内流入更快，使 2 相缩短（见第 12 章）。相应 ECG 的变化是 QT 间期缩短。心脏收缩力会随钙浓度增加而增强，直到钙水平为 15～20mg/dl。此时，PR 间期和 QRS 波群延长，导致心脏传导阻滞或束支传导阻滞，心动过缓也会发生。

血清钙浓度升高是诊断原发性甲状旁腺功能亢进症的重要指标。血清磷酸盐浓度没有特异性，许多患者处于正常或接近正常水平。据报道，原发性甲状旁腺功能亢进症患者高氯血症酸中毒的发生率差别很大，但是大多数患者血清中的氯浓度超过 102mmol/L。继发于异位 PTH（恶性肿瘤）的高钙血症不会出现高氯血症酸中毒。RIA 证实 PTH 水平升高和高钙血症是原发性甲状旁腺功能亢进症的最终诊断标准。超过 90% 的原发性甲状旁腺功能亢进症患者都会出现肾源性环磷酸腺苷水平升高。

高钙血症也可能是由异位 PTH 或肺、泌尿生殖系统、乳腺、胃肠道或淋巴组织增生性恶性肿瘤中的类 PTH 物质引起。肿瘤可能也通过直接骨吸收或产生破骨细胞活化因子引起高钙血症。在没有发现明显肿物之前，可能难以区别分泌 PTH 的恶性肿瘤和原发性甲状旁腺功能亢进症。恶性组织的 PTH 部分和正常 PTH 不同，因此精确的实验室检查会对区分异位 PTH 分泌和原发性甲状旁腺功能亢进症有所帮助。

继发性甲状旁腺功能亢进症是指引起低钙血症或高磷血症的疾病所致的甲状旁腺功能亢进。慢性肾病是引起高磷血症（由于磷酸盐排泄减少）和维生素 D 代谢减少的常见原因。随后导致低钙血症，引起 PTH 升高。而胃肠道功能紊乱和吸收障碍也可导致甲状旁腺活性增加。三发性甲状旁腺功能亢进症是指患者长期存在继发性甲状旁腺功能亢进症，导致甲状旁腺已经发生腺瘤样改变，PTH 分泌不受控制，出现高钙血症。

治疗与麻醉注意事项

手术是有临床症状患者的首选治疗方式。但在无临床症状患者中是否治疗存在很大争议。目前尚不清楚轻度原发性甲状旁腺功能亢进症是否缩短寿命。我们通常选择手术而不是药物治疗，

因为它提供明确的治疗并且安全。

术前准备主要着重于血管内容量和电解质紊乱的纠正。评估患有慢性高钙血症患者的肾脏、心脏或中枢神经系统功能也较为重要。当血清钙浓度超过 15mg/dl（7.5mmol/L）时，必须在术前紧急开始治疗高钙血症。扩容和补充钠利尿可以降低血清钙浓度。而静脉给予生理盐水和呋塞米可以达到这一目标。单独使用生理盐水至少能降低血清钙水平 2mg/dl。生理盐水稀释血清钙，而钠利尿可以抑制近端小管的钠钙重吸收，促进钙的排泄，并可能导致低钾血症和低镁血症。

治疗高钙血症的另一个要素是纠正低磷血症。低磷血症增加胃肠道吸收钙，刺激骨骼分解，并且抑制骨摄取钙。低血清磷水平抑制心脏收缩力，并能导致心力衰竭。低磷血症也会导致骨骼肌无力，溶血和血小板功能异常。

其他药物在降低血清钙方面也有作用，包括双膦酸盐，光神霉素，降钙素，和糖皮质激素。双膦酸盐是焦磷酸盐类似物，抑制破骨细胞的作用。它们是治疗严重高钙血症的首选药物。毒性效应包括发热和低磷血症。细胞毒药物光神霉素抑制 PTH 诱导的破骨细胞活性，并可在 24～48 小时内至少降低 2mg/dl 钙。毒性效应包括氮质血症，肝毒性和血小板减少症。降钙素可通过直接抑制破骨细胞骨吸收，暂时性降低血清 Ca^{2+} 水平 2 至 4mg/dl。降钙素的优点是轻微的副作用（荨麻疹、恶心）和起效迅速。降钙素抵抗通常在 24～48 小时之内出现。糖皮质激素通过其对破骨细胞骨吸收，胃肠道吸收钙和尿钙排泄的作用，在多种情况下（结节病、一些恶性肿瘤、甲亢、维生素 D 中毒）有效降低血清钙水平，但对原发性高钙血症没有作用。最后，当其他疗法无效或有禁忌证时，血液透析或腹膜透析可以用于降低血清钙。

目前没有证据表明某种麻醉药物或技术更具有优势。掌握高钙血症的临床表现在选择麻醉方法时有着重要作用。通常不需要特殊监测。由于高钙血症患者对神经肌肉阻滞剂的反应难以预测，应谨慎使用神经肌肉阻滞剂达到肌肉松弛。在开始使用肌肉松弛药时，维库溴铵或可能所有非去极化型肌肉松弛药的剂量都需要增加[24]。对于骨量减少的患者，必须小心调整体位，避免发生病理性骨折。

甲状旁腺手术麻醉

甲状旁腺手术最常使用全麻。对于散发性原发性甲状旁腺功能亢进症患者，微创甲状旁腺切除术要优于传统双侧颈探查[25]，并且通常可以在双侧颈神经丛阻滞下完成[26]。一些中心在术中使用快速 PTH 检测来帮助确定高功能腺瘤是否已被切除。频繁采样需要回流通畅的静脉内导管。有体外但没有临床证据表明，丙泊酚可以干扰这一检测，因而很多外科医生希望在进行试验的 15 分钟内不使用丙泊酚。术后并发症包括喉返神经损伤，出血，短暂性或完全性甲状旁腺功能减退症。一侧喉返神经损伤表现为声音嘶哑，通常不需要干预。双侧喉返神经损伤是一种罕见的并发症，表现为无法发音并需要立即气管插管。

在甲状旁腺切除术后，血清钙水平在 24 小时内开始下降。术前有明显骨病的患者在切除 PTH 分泌腺后可能出现低钙血症。这种"骨饥饿"综合征是骨骼快速再钙化的结果。因此，应该密切监测血清钙、镁和磷水平直到稳定。血清钙最低点一般在 3～7 天内出现。

甲状旁腺功能减退症

PTH 分泌不足或靶器官抵抗 PTH，导致低钙血症（<8mg/dl）[28]。低钙血症的正常生理反应是 PTH 分泌和 1,25-二羟维生素 D_3 合成增加，骨钙动员，消化道吸收和肾小管重吸收增加血钙。获得性 PTH 缺乏的最常见原因是甲状腺或甲状旁腺手术中意外切除甲状旁腺，其他原因包括使用 ^{131}I 治疗甲状腺疾病，颈部外伤，肉芽肿病或浸润（恶性肿瘤或淀粉样变性）。任何原因导致的严重低镁血症（<0.8mmol/L）都会通过抑制 PTH 分泌和干扰 PTH 活化而导致低钙血症。肾功能不全导致磷潴留和 1,25-二羟维生素 D_3 合成抑制，进而引起低钙血症。这些患者通常接受维生素 D 治疗，维生素 D 可以增加肠道钙吸收并抑制继发性 PTH 分泌增加。胰腺炎和烧伤患者因 PTH 抑制和钙固化而出现低钙血症。

临床特点和治疗

甲状旁腺功能减退症的临床特征是低钙血症表现。神经易激惹以及骨骼肌痉挛，手足搐搦或癫痫发作反映了兴奋阈值降低。潜在的手足搐搦可以通过诱发面神经叩击征（Chvostek 征）或陶瑟征（Trousseau 征）来证明。面神经叩击征是敲击面神经腮腺段，产生面部肌肉收缩。陶瑟征是使用血压袖带绑在上臂，充气并高于收缩压大约 3 分钟，出现手指和腕的收缩。其他常见的低钙血症症状包括疲劳,抑郁,感觉异常和骨骼肌痉挛。甲状腺或甲状旁腺手术后发生急性低钙血症可能表现为喘鸣和呼吸暂停。低钙血症心血管表现包括充血性心力衰竭,低血压和对 β 肾上腺素受体激动剂的作用不敏感(见第 12 章)。心室复极化延长导致 QT 间期延长。虽然 QT 间期延长可能是低钙血症的可靠征兆,但 ECG 不是低钙血症的敏感检查。

甲状旁腺功能减退症的治疗主要是补充电解质。目的是在麻醉和手术前控制患者的临床症状。由低镁引起的低钙血症通过补充镁治疗。血清磷酸盐过量可以通过无磷酸盐饮食和口服磷酸盐结合树脂(氢氧化铝)治疗。使用生理盐水可以促进尿磷排泄。钙缺乏可以通过钙补充剂或维生素 D 类似物治疗。对症状严重的低钙血症患者,缓慢静脉注射葡萄糖酸钙(10% 葡萄糖酸钙 10～20ml),然后持续输注钙[1～2mg/(kg·h)]来治疗。应通过测量血清钙浓度和跟踪临床症状来监测血清钙浓度的校正。当口服或静脉注射钙不足以维持正常的血清钙离子水平时,需添加维生素 D。

肾上腺皮质

肾上腺皮质合成和分泌三种类型的激素。内源性和饮食性胆固醇在肾上腺生物合成为糖皮质激素(皮质醇),盐皮质激素(醛固酮和 11-脱氧皮质酮)和雄激素(脱氢表雄酮)。皮质醇和醛固酮是两种重要的激素,而肾上腺雄激素对成人生理意义较小。肾上腺皮质功能亢进或减退的生物学效应是由皮质醇或醛固酮过量或缺乏所致。肾上腺皮质功能异常可能导致患者在手术压力或危重疾病期间无法做出适当反应。

糖皮质激素生理

皮质醇(氢化可的松)是最有效的内源性糖皮质激素,由肾上腺皮质内层产生。皮质醇是在促肾上腺皮质激素(adrenocorticotropic hormone,ACTH)调控下产生。促肾上腺皮质激素是一种由垂体前叶合成并释放的多肽。糖皮质激素扩散到靶细胞的细胞质中并与特定的高亲和力受体蛋白结合,从而发挥其生物学效应。

内源性皮质醇大约每天分泌 20mg,最多可以产生 150～300mg。循环中大多数激素与皮质醇结合球蛋白相结合。只有少量的游离激素发挥生物效应。内源性糖皮质激素主要由肝脏灭活,并以

17-羟皮质类固醇从尿中排泄。皮质醇也可从肾小球滤过,在尿液中以原形排出。虽然老年人皮质醇分泌下降约 30%,但因肝肾清除率也相应减少,血浆皮质醇水平维持在正常范围。

皮质醇由 ACTH 直接控制分泌,而 ACTH 是由下丘脑分泌的促肾上腺皮质激素释放激素(corticotropin-releasing hormone,CRH)调控。ACTH 是由前体分子在垂体合成,该前体分子也产生 β-促脂素和 β-内啡肽。ACTH 和 CRH 的分泌则由糖皮质激素、睡眠觉醒周期和应激来调节。皮质醇是 ACTH 分泌最有效的调控因素,通过负反馈机制来维持皮质醇水平在生理范围内。ACTH 分泌遵循昼夜模式,在早晨醒来后不久达到最大活性。这种昼夜模式在正常人和肾上腺皮质功能不全患者中均可发生。当心理或身体应激(创伤、手术、剧烈运动)存在时,无论循环中皮质醇水平或昼夜时间如何,都会促进 ACTH 释放。

皮质醇对碳水化合物中间体、蛋白质和脂肪酸代谢有多种作用,并维持和调节免疫和循环功能。糖皮质激素增强糖异生,升高血糖,促进肝糖原合成。糖皮质激素的分解作用被胰岛素部分抑制。糖皮质激素对蛋白质代谢的主要作用是增强肌肉分解和负氮平衡。在超生理量的情况下,糖皮质激素抑制生长激素分泌并抑制体细胞生长。皮质醇的抗炎作用与其稳定溶酶体和保护毛细血管完整性有关。皮质醇还拮抗白细胞迁移抑制因子,从而减少白细胞与血管内皮细胞的黏附,抑制白细胞对局部炎症的反应。虽然巨噬细胞和单核细胞的杀伤潜能降低,但吞噬活性不会减少。其他作用包括促进自由水清除,维持血压,弱盐皮质激素效应,促进食欲,刺激造血和诱导肝酶。

盐皮质激素生理

醛固酮是肾上腺最主要的盐皮质激素。这种激素与汗腺、消化道和肾远曲小管的受体结合。醛固酮通过重吸收钠,促进钾分泌而调节细胞外容量和钾稳态。醛固酮主要受肾素-血管紧张素系统和血清钾水平调节(图 47-3)。肾入球小动脉处的球旁器在灌注压降低和交感神经刺激下产生肾素。肾素在肝脏使血管紧张素原生成血管紧张素 I,然后通过血管紧张素转换酶进行酶促改变(主要在肺)形成血管紧张素 II。血管紧张素 II 是体内产生的最有效的血管升压剂。它直接刺激肾上腺皮质产生醛固酮。肾素-血管紧张素系统是人体容

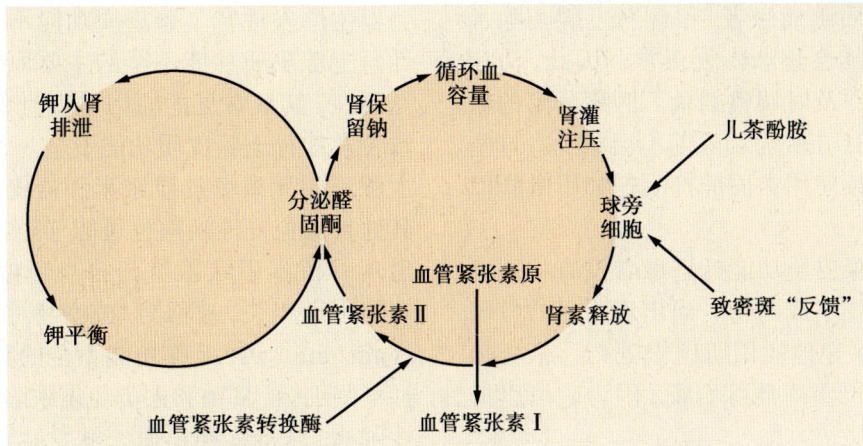

图 47-3 醛固酮分泌与容量和钾的反馈环的相互关系
（改编自 Petersdorf RG，ed. Harrison's Principles of Internal Medicine.10th ed. New York，NY：McGraw-Hill；1983）

量稳定最重要的部分。其他促进醛固酮产生的刺激包括高钾血症，一定程度低钠血症，前列腺素 E 和 ACTH。

糖皮质激素分泌过多（库欣综合征）

　　库欣综合征由肾上腺皮质产生过量皮质醇或外源性糖皮质激素治疗引起，以躯干肥胖，高血压，高血糖，血管内容量增加，低血钾，易疲劳，腹部紫纹，骨质疏松症和肌无力为特征。大多数自发性库欣综合征是由于垂体前叶微腺瘤或非内分泌肿瘤（例如肺、肾或胰腺）分泌 ACTH 增多引起双侧肾上腺增生（见第 37 章）。在约 20%～25% 的库欣综合征患者中，原发性皮质醇和其他肾上腺类固醇分泌过多是由肾上腺肿瘤引起。这些肿瘤通常是单侧的，约一半是恶性肿瘤。在年龄大于 60 岁的库欣综合征患者中，最可能的病因是肾上腺癌或非内分泌肿瘤产生的异位 ACTH。最后，库欣综合征日益普遍的一个原因是长期服用外源性糖皮质激素治疗各种疾病。

　　库欣综合征的体征和症状与糖皮质激素的已知作用相关。躯干肥胖和四肢消瘦反映了面部、颈部和躯干部位肌肉消耗和脂肪再分布的增加。钙吸收受损和骨形成减少可导致骨质疏松症。60% 的患者有高血糖，但明显的糖尿病发生率低于 20%。高血压和液体潴留很常见。还可能存在显著的情绪改变，从情绪不稳定到确诊的精神疾病。潜在感染的增加反映了糖皮质激素的免疫抑制作用。无明显症状的低钾血症和碱中毒在非内分泌肿瘤分泌异位 ACTH 引起的肾上腺增生的患者较为常见。

　　肾上腺皮质功能亢进的实验室诊断依据主要是血浆和尿中皮质醇，尿 17- 羟皮质类固醇和血浆 ACTH 水平的升高。一旦确立诊断，同时测量血浆 ACTH 和皮质醇水平可以判断库欣综合征是否由原发性垂体或肾上腺疾病引起[29]。地塞米松抑制试验也可使用。当给予垂体腺瘤患者大剂量地塞米松时，皮质醇和 17- 羟皮质类固醇水平下降，这是因为该肿瘤仍然受负反馈控制，而肾上腺肿瘤没有这一特点。

麻醉管理

　　患者术前准备一般包括治疗高血压、糖尿病，纠正血管内容量和电解质。利尿剂与醛固酮拮抗剂螺内酯有助于纠正容量，并使血钾正常。骨质疏松症患者调整体位时要小心，以防发生骨折。在评估患者的心脏储备及手术部位和范围之后，计划术中监测方案。无论是单侧还是双侧肾上腺切除术，糖皮质激素替代疗法以极端应激下肾上腺分泌量作为起始剂量（见"围术期类固醇替代治疗"）。总剂量每天减少约 50%，直到达到维持剂量（20～30mg/d）。给予这个剂量的氢化可的松也发挥盐皮质激素活性，额外的外源性盐皮质激素在围术期通常是不必要的。双侧肾上腺切除术后，大多数患者需要从术后第五天开始用 0.05～0.1mg/d 的氟氢可的松（9-α- 氟氢可的松）来提供盐皮质激素活性。如果使用泼尼松维持糖皮质激素活性，可能需要更高的剂量，因为它几乎没有内在盐皮质激素活性。如果出现充血性心力衰竭，低钾血症或高血压，可以减少氟氢可的松剂量。对孤立性肾上腺皮质腺瘤患者,单侧肾上腺切除术后另一侧腺体功能会逐渐恢复正常。因此,治疗计划应该个体化并及时调整剂量。肿瘤分泌的糖皮质激素或 ACTH 在肿瘤切除前不会减少。这些患者往往需要持续使用类固醇抑制剂如甲吡酮以控制症状。

目前对肾上腺皮质功能亢进患者没有特别建议使用某种麻醉技术或药物。当出现明显的骨骼肌无力时,需要保守地使用肌肉松弛药。依托咪酯已被用于治疗严重库欣综合征,因为它可以抑制类固醇合成。

盐皮质激素过量

肾上腺主要的盐皮质激素醛固酮分泌过多会增加肾小管对钾和氢离子同钠的置换,引起高血压,低钾性碱中毒,骨骼肌无力和疲劳。高血压患者中约 1% 是原发性醛固酮增多症。肾重吸收钠增加和细胞外容量增加是这些患者舒张期血压升高的部分原因。原发性醛固酮增多症(康恩综合征)通常没有水肿这一表现。继发性醛固酮增多症是肾素分泌增加的结果。对于无水肿,且未使用排钾利尿剂而出现持续性低钾血症的高血压患者,应注意考虑原发性或继发性醛固酮增多症的诊断。在容量缺乏或限盐时,肾素分泌不能相应地增加,这是原发性醛固酮增多症患者的重要表现。血浆肾素水平的测量可用于区分原发性和继发性醛固酮增多症,但是在区分原发性醛固酮增多症与其他高血压病因时价值不大,因为约 25% 的原发性高血压患者的肾素活性也被抑制。

麻醉注意事项

原发性醛固酮增多症患者的术前准备旨在恢复血管内容量和纠正电解质。高血压和低钾血症可以通过限制钠的摄入量和醛固酮拮抗剂螺内酯来控制。这种利尿剂缓慢增加血钾水平,剂量为每 8 小时 25～100mg。全身钾缺乏很难估计,可能超过 300mmol;应尽可能缓慢补充钾,使细胞内外钾储存达到平衡。慢性高血压的常见并发症也需要评估。

肾上腺皮质功能不全(艾迪生病)

肾上腺类固醇激素分泌不足的原因可能是肾上腺皮质不能合成足够的激素或 ACTH 产生不足。

临床上,至少 90% 的肾上腺皮质被破坏后才会发生原发性肾上腺皮质功能不全。过去,原发性肾上腺皮质功能不全的主要原因是结核病,但是现在,其最常见的原因是自身免疫破坏腺体导致特发性肾上腺皮质功能不全。自身免疫破坏肾上腺皮质导致糖皮质激素和盐皮质激素缺乏症。其他自身免疫性疾病也可能伴随特发性艾迪生病出现。桥本甲状腺炎与自身免疫性肾上腺皮质功能不全相关,被称为"施密特综合征"(Schmidt syndrome)。肾上腺功能不全的其他可能原因包括某些细菌、真菌和人类免疫缺陷病毒感染,转移性肿瘤,脓毒症和出血。继发性肾上腺皮质功能不全是因为垂体前叶不能分泌足量的 ACTH。垂体病变可能由肿瘤,感染,手术消融或放射治疗引起。垂体手术可能会导致短暂的肾上腺皮质功能不全,需要补充糖皮质激素[30]。

长期使用糖皮质激素治疗的患者一般不会有明显的肾上腺皮质功能不全,但可能抑制下丘脑-垂体-肾上腺轴(hypothalamic-pituitary-adrenal axis, HPA),并在围术期应激下发展为急性肾上腺皮质功能不全。相对肾上腺皮质功能不全常见于有需要缩血管药物治疗的低血压的重症外科患者。因此,有慢性糖皮质激素增多症体征的患者可能会发生急性肾上腺皮质功能不全。

临床表现

特发性艾迪生病的主要症状包括慢性疲劳、肌无力、食欲减退、体重减轻、恶心、呕吐和腹泻。低血压在疾病全程几乎都存在。女性患者可能会因为肾上腺雄激素缺乏而出现腋毛和阴毛减少。严重情况下可以表现为腹痛,严重呕吐与腹泻,低血压,意识模糊和休克。大多数原发性肾上腺皮质功能不全患者因 ACTH 和 β-促脂素代偿性增加而出现弥漫性色素沉着。这些激素刺激黑色素细胞增加。盐皮质激素缺乏是原发性肾上腺疾病的特征,因此患者尿钠增加。高钾血症可能是发生危及生命的心律失常的原因。

继发于垂体疾病的肾上腺皮质功能不全没有皮肤色素沉着或盐皮质激素缺乏。一般水盐平衡都较为稳定,除非严重的水和电解质紊乱超过了醛固酮分泌量水平。垂体损伤需要积极寻找其他并存的激素缺乏。

由长期不恰当的类固醇替代治疗引起的急性肾上腺皮质功能不全较为罕见,并且可以表现为顽固性分布性休克。危重患者的肾上腺皮质功能不全可能不会出现典型症状。临床表现可能类似于没有感染源的脓毒症[32]。如果患者心血管状况不稳定且没有明确原因,应高度怀疑急性肾上腺皮质功能不全[33-34]。

诊断

当诊断原发性或继发性肾上腺皮质功能不全时,应首先明确患者的垂体-肾上腺反应性。肾上腺或垂体分泌储备受损的生物化学证据可以明确诊断。临床症状稳定的患者可以在治疗前先接受检测。而急性肾上腺皮质功能不全的患者应该立即接受治疗。

在静脉给予 250μg 合成 ACTH 前,30min 和 60min 后,分别测量血浆皮质醇水平。充足的肾上腺储备有多种决定因素。通常血浆皮质醇在注射合成 ACTH 60min 后至少升高 500nmol/L[35]。肾上腺皮质功能不全的患者一般很少或没有肾上腺反应。

治疗与麻醉注意事项

正常成人每天分泌约 20mg 皮质醇(氢化可的松)和 0.1mg 醛固酮。糖皮质激素治疗为每天两次足量,以达到正常生理需要。一个非应激状态患者的典型治疗方案为:泼尼松早晨 5mg,晚上 2.5mg,或氢化可的松早晨 20mg,晚上 10mg。每日糖皮质激素剂量通常高于基础肾上腺分泌量的 50% 以应对轻度应激。剂量根据患者的临床症状或并发症进行调整。大多数患者的每日盐皮质激素替代治疗需要 0.05~0.1mg/d 的氟氢可的松。如果出现低钾血症,高血压或充血性心力衰竭,盐皮质激素的剂量需减少,如果出现体位性低血压则增加盐皮质激素。

继发性肾上腺皮质功能不全常表现为多种激素缺乏。ACTH 减少导致皮质醇和肾上腺雄激素分泌减少,但醛固酮因为主要调控机制完整仍然正常分泌。允许正常盐量饮食。糖皮质激素替代治疗原则与原发性肾上腺皮质功能不全相同。

急性肾上腺皮质功能不全无论其病因如何都应立即治疗,均包括电解质复苏和类固醇替代治疗(表 47-6)。治疗以快速静脉补充等渗晶体开始。在几分钟内静脉推注 100mg 氢化可的松;并在第一个 24 小时内继续进行类固醇替代治疗,每 8 小时静脉注射 100mg 氢化可的松。如果患者病情稳定,类固醇剂量从第二天开始减少。在足够的液体复苏后,如果患者血流动力学仍不稳定,则需要正性肌力药物支持。有创监测对指导诊断和治疗都非常有价值。

表47-6 急性肾上腺皮质功能不全管理

氢化可的松 100mg 静脉推注,之后 24 小时内持续给予氢化可的松 100mg,每 8 小时一次
以生命体征、电解质和血糖指导液体和电解质替代治疗

围术期类固醇替代治疗

在围术期,肾上腺皮质功能不全和长期使用类固醇引起 HPA 抑制的患者需要额外的皮质类固醇来模拟应激过程中正常肾上腺分泌增加。正常的肾上腺每天分泌皮质醇可达 100mg/m²,在围术期则分泌更多[36]。如果急性应激时血浆皮质醇水平高于 19μg/dl,可以认为垂体-肾上腺轴是完整的,但没有精确的阈值。肾上腺反应程度与手术的持续时间和手术创伤的程度相关。在大手术(结肠切除术,髋关节截骨术)期间测量的平均最大血浆皮质醇水平为 47μg/dl。小手术(疝修补术)的平均最大血浆皮质醇水平为 28μg/dl。肾上腺的活动也可受到麻醉方法影响。区域麻醉有助于延缓下腹部和四肢手术期间皮质醇水平的升高[37]。较深的全身麻醉也可以抑制手术过程中应激激素的升高,如 ACTH 和皮质醇。

尽管在围术期间提示有临床意义的肾上腺皮质功能不全的症状已经被报道,但这些临床表现与糖皮质激素减少缺乏直接关系[38]。在肾上腺被抑制的灵长类动物中,有证据表明,亚生理剂量的类固醇替代治疗导致围术期血流动力学不稳定,并增加死亡率。

识别哪些患者需要类固醇补充比较困难。与短期类固醇补充的风险相比,ACTH 兴奋试验的测试成本太高,不过有人推荐这一方法。连续 5 天每天使用至少 20mg 的泼尼松后发生 HPA 抑制。而 HPA 功能逐渐恢复,可能会需要 9~12 个月。HPA 抑制可以发生在局部、区域和吸入性使用类固醇后。隔日疗法降低了 HPA 抑制的风险。

临床问题是给予多少类固醇合适。目前没有经证实的最佳围术期类固醇替代疗法(表 47-7)。低剂量皮质醇替代方案是在麻醉诱导前静脉输注 25mg 皮质醇,然后在接下来的 24 小时内持续输注皮质醇(100mg),这一方案已经被支持使用(图 47-4)[39]。这种低剂量皮质醇替代治疗方案用于已经确诊肾上腺皮质功能不全的患者,使血浆皮质醇水平与接受类似手术应激的健康对照受试者的皮质醇水平一样高。一项患者数量有限的研究发现,使用常见的类固醇剂量不会导致心血管不

表 47-7　围术期类固醇替代治疗最佳管理

诱导前，氢化可的松 25mg 静脉注射，接下来 24h 静脉滴注 100mg

氢化可的松术前，术中和术后静脉注射 100mg

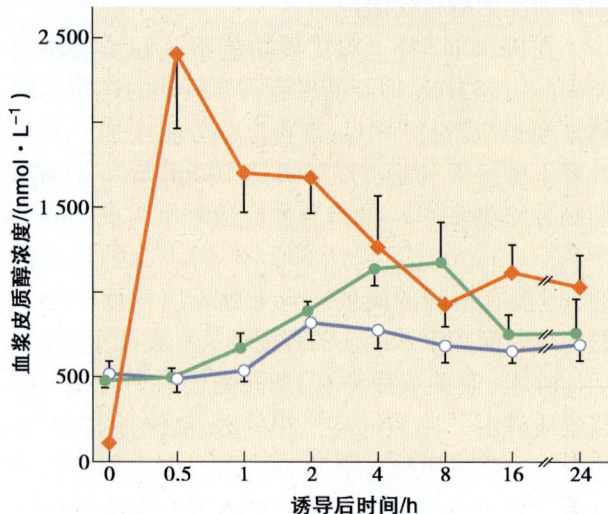

图 47-4　在三组进行择期手术的患者中测定血浆皮质醇浓度（均值 ± 标准误）

Ⅰ组对照患者，n=8（实心圆），从未接受过类固醇皮质激素。Ⅱ组患者，n=8（空心圆），术前使用类固醇皮质激素，并在围术期对促肾上腺皮质激素（ACTH）兴奋试验反应正常。这些患者和对照组患者在手术期间未接受类固醇皮质激素替代治疗。Ⅲ组，n=6（实心菱形），接受长期类固醇皮质激素治疗，并在围术期对 ACTH 兴奋试验反应异常。这些患者（Ⅲ组）在麻醉诱导后静脉注射皮质醇 25mg，并在接下来的 24 小时持续静脉滴注 100mg 皮质醇。Ⅲ组血浆皮质醇水平在麻醉诱导前明显低于其他两组。静脉给予Ⅲ组患者皮质醇后，接下来的 2 小时内Ⅲ组血浆浓度明显高于Ⅰ组和Ⅱ组（$P<0.01$）。此后所有组的平均血浆浓度都相似。任何一组都没有循环皮质醇不足的临床表现（摘自 Symreng T, Karlberg BE, Kagedol B, et al. Physiological cortisol substitution of long-term steroidtreated patients undergoing major surgery. Br J Anaesth. 1981; 53: 949）

稳定问题增加[40]。一篇综述得出的结论认为，患者应该使用他们平时的日常剂量，不需要补充[41]。尽管低剂量的方法合乎逻辑，许多临床医师都不愿意在关于生理剂量类固醇替代治疗的进一步临床试验完成之前采用这种方案。一个流行的治疗方案要求在手术当天每 70kg 体重分剂量给予 200~300mg 氢化可的松。对于时间更长、范围更广的手术，低剂量则往高调整。在手术日早上给予正在使用皮质醇的患者以常规剂量，并及时补充到至少与平日替代水平相当。糖皮质激素的覆盖范围是在术后迅速降至患者的正常维持剂量。虽然

没有证据表示快速运用超生理剂量的类固醇会增加感染或伤口愈合不良的发生率，但治疗的目标是使用最小的药物剂量并足够保护患者。

外源性糖皮质激素治疗

超生理剂量糖皮质激素的治疗用途已经扩大，麻醉医师应该熟悉各种准备工作（表 47-8）。与可的松或氢化可的松相比，地塞米松、甲泼尼龙和泼尼松不具有盐皮质激素效应。泼尼松和甲泼尼龙在发挥抗炎作用前必须由肝脏代谢其前体，故在肝病患者中应谨慎使用。

表 47-8　糖皮质激素制剂

通用名	抗炎	盐皮质激素	等效剂量/mg
短效			
氢化可的松	1.0	1.0	20.0
可的松	0.8	0.8	25.0
泼尼松	4.0	0.25	5.0
泼尼松龙	4.0	0.25	5.0
甲泼尼龙	5.0	—	4.0
中效			
曲安奈德	5.0	—	4.0
长效			
地塞米松	30.0	—	0.75

注：与皮质醇相比的相对量。皮质醇的糖皮质激素和盐皮质激素特性设定为 1.0。

盐皮质激素缺乏

单纯盐皮质激素缺乏包括先天性生物合成缺陷，因醛固酮分泌腺瘤行单侧肾上腺切除术后，长期肝素治疗期间以及肾素分泌缺陷的患者。这种综合征常见于轻度肾衰竭和长期糖尿病患者。所有醛固酮减少症患者的共同特点是在盐限制或血管容量减少的情况下，醛固酮的分泌不会增加。

大多数患者表现为低血压和可能危及生命的高钾血症，并出现与并存肾损伤程度不成正比的代谢性酸中毒。肾素分泌低下，醛固酮缺乏症和肾功能障碍的患者对 ACTH 的刺激有反应。抑制前列腺素合成的非甾体抗炎药可能进一步抑制肾素释放并加剧这种情况。单纯醛固酮减少症患者口服氟氢可的松，剂量为 0.05~0.1mg/d。低肾素分泌患者通常需要更高的剂量来纠正电解质异常。应该注意合并高血压或充血性心力衰竭的患者。

对于此类患者的替代方法是单独使用呋塞米或同时联合使用盐皮质激素。

肾上腺髓质

肾上腺髓质由胚胎期的神经外胚层细胞（神经嵴细胞，译者著）衍生而来。作为交感神经系统的一个特殊部分，肾上腺髓质合成并分泌儿茶酚胺——肾上腺素（80%）和去甲肾上腺素（20%）。交感神经系统的节前纤维绕过椎旁神经节，直接从脊髓中通到肾上腺髓质。肾上腺髓质类似于节后神经元，但由髓质分泌的儿茶酚胺作为激素发挥作用，而不是神经递质。

去甲肾上腺素的合成是以酪氨酸羟基化成多巴开始（图47-5）。儿茶酚胺生物合成中的这一限速步骤是受到调控的，使合成与释放相结合。在肾上腺髓质和那些使用肾上腺素作为神经递质的罕见中枢神经元中，大部分去甲肾上腺素通过苯基乙醇胺-N-甲基转移酶转化为肾上腺素。肾上腺髓质合成肾上腺素的能力可能受到从肾上腺皮质通过肾上腺内门脉系统的富含糖皮质激素的血流影响，因为已知高浓度的糖皮质激素能够诱导苯基乙醇胺-N-甲基转移酶。

在肾上腺髓质内，儿茶酚胺与腺苷三磷酸和

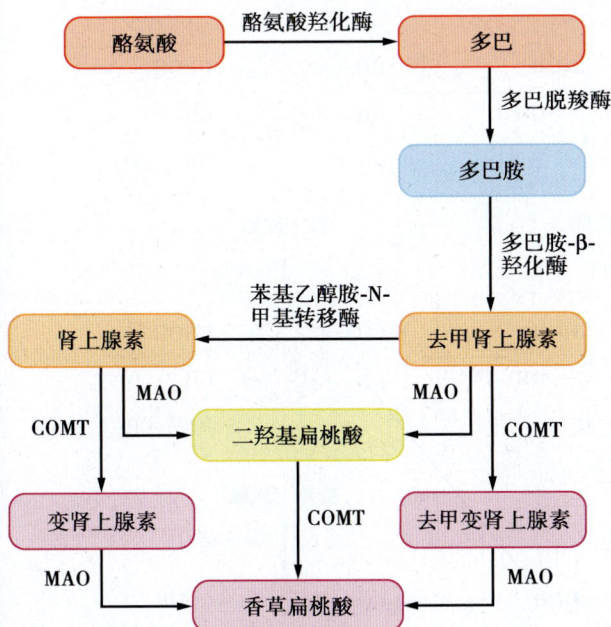

图47-5　内源性儿茶酚胺的合成和代谢

注：COMT，儿茶酚-O-甲基转移酶；MAO，单胺氧化酶
（改编自 Stoelting RK, Dierdorf SF, eds. Anesthesia and Coexisting Disease. New York, NY: Churchill-Livingstone; 1983）

Ca^{2+}形成复合物储存在嗜铬颗粒中。正常肾上腺在节前交感神经元被刺激后通过胞吐作用释放肾上腺素和去甲肾上腺素。这些儿茶酚胺的循环半衰期（10～30s）比作为节后交感神经末梢神经递质的去甲肾上腺素的活性更长。循环中去甲肾上腺素和肾上腺素的生物转化主要由位于肝脏和肾脏的儿茶酚-O-甲基转移酶完成。单胺氧化酶对循环中儿茶酚胺代谢的作用较小。变肾上腺素和香草扁桃酸是儿茶酚胺代谢的主要终产物。这些代谢物和少量原形儿茶酚胺（1%）出现在尿液中。

节后交感神经递质的释放和肾上腺髓质分泌儿茶酚胺是由与脑干连接的较高级皮质中枢调控。脑干交感神经区域的内在活性受更高级的皮质功能，情绪反应（愤怒、恐惧）和各种生理刺激，包括细胞外液的物理和化学性质（低血糖，低血压）调控。肾上腺髓质和交感神经系统通常一起被刺激，但两者在很多生理情况下是独立进行。

嗜铬细胞瘤

唯一与肾上腺髓质有关的重要内分泌疾病是嗜铬细胞瘤。这些肿瘤产生、储存并分泌儿茶酚胺。副神经节瘤源于自主神经节，并且病理生理学表现类似于嗜铬细胞瘤。大多数嗜铬细胞瘤分泌肾上腺素和去甲肾上腺素，其中分泌去甲肾上腺素的比例要大于正常腺体的分泌。虽然嗜铬细胞瘤在高血压患者中的发生率低于0.2%，但积极识别有可疑临床症状的患者还是非常重要的，因为超过90%的患者可以通过手术摘除治愈，而未确诊病例的并发症通常是致命的[42]。尸检报告发现，未确诊患者在相对小的手术过程中有很高的围术期死亡率。其中大多数死亡与心血管原因有关。围术期发病率与肿瘤大小和儿茶酚胺分泌程度有关[43]。

大多数（85%～90%）嗜铬细胞瘤是局限于一侧肾上腺的孤立性肿瘤，通常位于右侧。约10%的成人和25%的儿童患有双侧肿瘤。肿瘤也可能来源于肾上腺外部位（10%），位于椎旁交感神经链的任何地方。但95%的肿瘤位于腹部，一小部分位于胸部，膀胱或颈部。这种血管丰富的肿瘤约有10%的病例出现恶性转移。

在大约5%的病例中，这种肿瘤在家族中以常染色体显性遗传，可能是多腺性综合征的一部分，被称为多发性内分泌瘤病（MEN）ⅡA或ⅡB。ⅡA型包括甲状腺髓样癌，甲状旁腺增生和嗜铬细胞瘤；ⅡB型包括甲状腺髓样癌，嗜铬细胞瘤和口腔黏膜的神经瘤。嗜铬细胞瘤也可能与神经纤维瘤病或希佩尔-林道病（脑视网膜血管瘤病）有关。家族性综合征的嗜铬细胞瘤极少是肾上腺外或恶性。双侧肿瘤大约见于75%的病例。当这些患者出现一侧肾上腺嗜铬细胞瘤临床症状时，另一侧肾上腺发展为嗜铬细胞瘤的发生率非常高，应考虑行双侧肾上腺切除术。MEN家族的每个成员都有发生嗜铬细胞瘤的风险。

临床表现

嗜铬细胞瘤可能发生在任何年龄段，但最常见于青年到中年患者。临床表现主要是从嗜铬细胞瘤中释放的儿茶酚胺所产生的药理作用。肿瘤不受神经支配，儿茶酚胺释放与神经控制无关。大多数患者有持续性高血压，但偶尔也会表现为阵发性高血压[44]。阵发性发作时，血压可能上升到极高的水平，患者有脑血管出血、心力衰竭、心律失常或心肌梗死的危险。发作还可能伴随头痛，心悸，震颤，大量出汗，以及脸色苍白或脸红。嗜铬细胞瘤的表现可类似于恶性高热。嗜铬细胞瘤患者在发作间期体检可能没有任何发现，除非患者出现与长期高血压相关的后遗症的症状和体征。儿茶酚胺诱导的心肌病可伴有心力衰竭和心律失常。阵发性发作通常与明确界定的事件无关，但腹部内容物的移位或者膀胱肿瘤患者排尿可能会加速发作。

诊断

尿液中游离儿茶酚胺和儿茶酚胺代谢物的生化测定是用于嗜铬细胞瘤诊断的最常见的筛查试验[45]。在收集的24小时尿液中检测尿香草扁桃酸、非结合性去甲肾上腺素和肾上腺素水平，并用肌酐清除率表示（图47-6）。儿茶酚胺分泌过量在嗜铬细胞瘤中是诊断性指标。游离儿茶酚胺只占最初释放激素的1%，尿液中儿茶酚胺水平不会上升很多，因此很难与正常数值区别。非结合肾上腺素与去甲肾上腺素的比值变化可能是唯一的生化表现。某些药物会干扰尿液分析，而部分阵发性高血压患者在发作间期尿液分析正常。

虽然常规的实验室数据不能提供特定的诊断要点，但心电图、胸部X线检查和完整的血细胞计数可以提供关于靶器官损伤的有价值的信息，帮助临床医生诊断。左心室肥大和非特异性T波改变是两种最常见的心电图表现。有报道称发现急性心肌梗死或快速性心律失常的证据。胸部X线检查可能会发现心脏增大，而血细胞计数常显示血细胞比容升高，这与血管内容量减少和血液浓缩的变化一致。例如CT和MRI等标准的影像学方法可以用于肿瘤的无创性定位[46]。超声和MRI

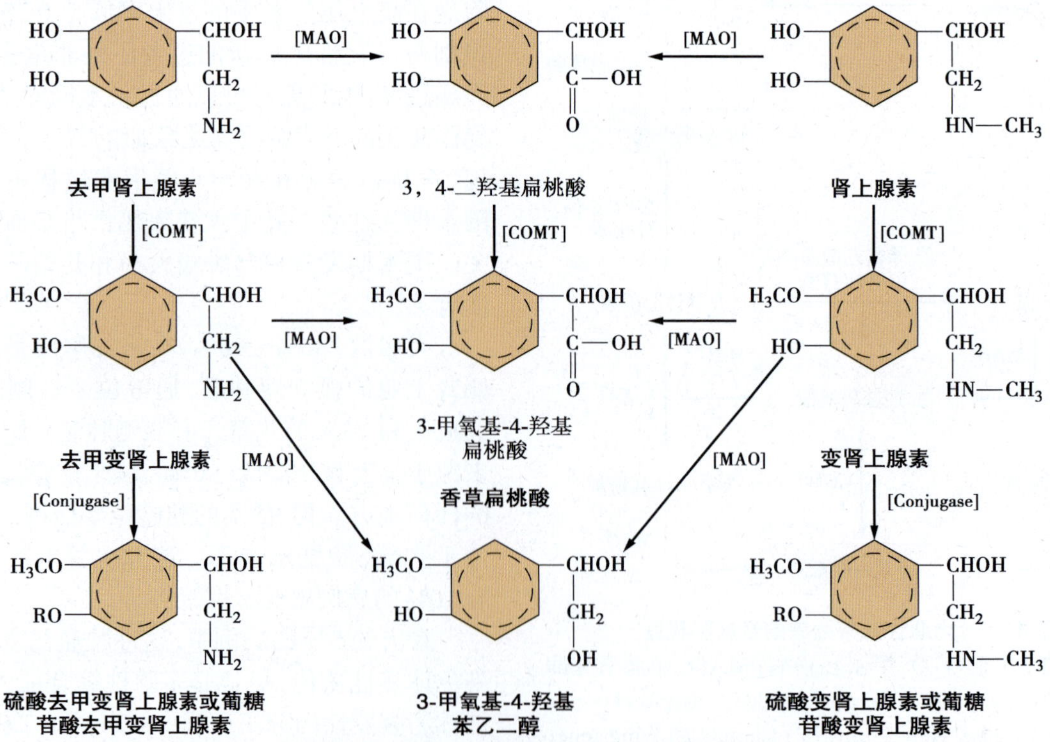

图47-6 去甲肾上腺素和肾上腺素的分解代谢

对妊娠患者更有益处。^{131}I-间碘苄胍显像对复发或肾上腺外肿瘤的定位也是有帮助的。

麻醉注意事项

术前准备

通过术前使用α受体拮抗药再切除嗜铬细胞瘤，围术期死亡率从45%降至0～3%。患者在手术前使用α受体拮抗药治疗并进行血管内扩容后，围术期血压波动、心肌梗死、充血性心力衰竭、心律失常和脑出血的发生率都在减少。使用α受体拮抗药治疗儿茶酚胺心肌炎也是有效的。但是α受体拮抗药治疗从来没有进行过对照研究，并且有一些研究团队质疑有效的滴定血管扩张药在术中应用的必要性。表47-9列出了治疗嗜铬细胞瘤的常用药物。

一旦确诊嗜铬细胞瘤，立即开始使用α受体拮抗药（见第13章）。酚苄明是长效（24～48h）、非

竞争性突触前（α$_2$）和突触后（α$_1$）受体拮抗药，一般使用剂量为每8小时10mg。药物剂量逐渐增加直到血压控制良好且没有发作。大部分患者需要80～200mg/d。口服给药的吸收效果是可变的，并且副作用常见。心血管反射如压力感受器反射迟钝，体位性低血压也是常见的。使用选择性竞争性α$_1$受体拮抗药（如多沙唑嗪、特拉唑嗪和哌唑嗪）也可以有效，并且副作用更少。开始治疗时可能会发生体位性低血压，因此最初1mg剂量是在睡前给予的。体位性低血压也可在维持治疗中发生。使用酚苄明和哌唑嗪在嗜铬细胞瘤患者控制血压中同样有效。虽然术前最佳治疗时间尚未确立，大多数临床医生建议在择期手术至少10～14天之前开始α受体拮抗药治疗。但3～5天的治疗方案也有应用[49]。在此期间，血管内容量和血细胞比容恢复正常，血压也控制稳定。尽管分离

表47-9　用于治疗嗜铬细胞瘤的药物

药物	功能	术前血压控制	急剧血压升高	解释
酚妥拉明	非选择性α受体拮抗药	—	1～5mg 静脉给药；0.5～1mg/min 静脉给药	作用时间短，约5min
酚苄明	非选择性α受体拮抗药	20～160mg/d 分次口服	—	半衰期长，可能蓄积
多沙唑嗪（特拉唑嗪剂量相似）	选择性α$_1$受体拮抗药	1～8mg/d 口服	—	首剂效应，可能引发晕厥
普萘洛尔	非选择性β受体拮抗药	40～480mg/d 分次口服以控制心动过速	1～2mg 静脉推注	不可在α受体拮抗药之前使用
阿替洛尔	选择性β$_1$受体拮抗药	50～100mg/d 口服	—	长效药物，以原形自尿液排泄
艾司洛尔	选择性β$_1$受体拮抗药	—	负荷剂量250～500μg/(kg·min) 静脉给药，25～250μg/(kg·min) 维持输注	短效，半衰期约9min
拉贝洛尔	α受体拮抗药和β受体拮抗药	200～800mg/d 分次口服	10mg 静脉推注	α受体拮抗作用远弱于β受体拮抗作用，可能导致高血压
硝普钠	直接血管扩张药	—	起始0.5～1.5μg/(kg·min)，最多增加至8μg/(kg·min)，滴定到有效值	强效血管扩张药，短效
硫酸镁	直接血管扩张药和膜稳定剂	—	2～4g 静脉推注后维持1～2g/h，再根据需要额外推注1～2g	可能增加神经肌肉阻滞
尼卡地平	钙通道阻滞剂	—	1～2μg/(kg·min)增加到7.5μg/(kg·min)，滴定到有效值	
α-甲基酪氨酸	儿茶酚胺生物合成抑制剂	1～4g/d 分次口服	—	适合无法接受手术的患者，有肾毒性

肿瘤血管后出现低血压的可能性很大，大多数临床医生仍然在手术日早晨继续使用α受体拮抗药。钙通道阻滞剂也可单独使用或与α受体拮抗药联合使用。

β受体拮抗药偶尔会在α受体拮抗药使用后加入。这种使用主要见于非选择性α受体拮抗药或肾上腺素分泌肿瘤引起的持续性心动过速或心律失常患者。在α受体拮抗药足量使用之前，不应给予β受体拮抗药，避免发生难以控制的α受体介导的血管收缩。尽管艾司洛尔的半衰期较短，可能会在围术期更好地控制心率和心律失常，但目前没有明确发现哪种β受体拮抗药更有优势。拉贝洛尔是一种有α受体拮抗活性的β受体拮抗药，作为二线药物是有效的，但是单独使用时会升高血压。

α-甲基酪氨酸可以抑制酪氨酸羟化酶，该酶是儿茶酚胺生物合成中的限速步骤。这种药物通常用于肿瘤转移的患者，或者有手术禁忌且需要长期内科药物治疗的患者，但一些机构也将其纳入术前准备。当联合使用α-甲基酪氨酸和α受体拮抗药时，儿茶酚胺生物合成会有明显降低。

妊娠期未发现的嗜铬细胞瘤对母亲和胎儿有生命危险。虽然妊娠期肾上腺素受体拮抗药的安全性尚未确认，但这些药物可能会增加嗜铬细胞瘤孕妇的胎儿存活率。目前的趋势是在早期妊娠或剖宫产时进行手术。虽然没有理由终止早期妊娠，但是患者应该意识到切除肿瘤的腹部手术会增加自然流产的风险[50]。

围术期麻醉管理

有症状的患者需要继续接受药物治疗直至心动过速、心律失常和阵发性高血压得到很好的控制。如果患者在术前无法开始α受体拮抗药治疗或强化治疗少于48h，可能需要在麻醉诱导期间输注硝普钠。低剂量输注通常在喉镜检查和手术刺激引起的预期性血压升高时开始。

影像学的进展允许大多数没有转移或局部侵犯的孤立性肿瘤患者进行腹腔镜腹膜后入路手术治疗。如果外科医生需要评估双侧疾病或解剖难度过大，那么就需要转换为开放性手术。在腹腔镜手术过程中，建立气腹可能导致儿茶酚胺释放和血流动力学剧烈变化，使用血管扩张药可以控制血流动力学稳定[51]。为了保护肾上腺皮质功能，保留皮质的肾上腺切除术正变得越来越普遍。

管理嗜铬细胞瘤患者需要持续有创动脉压监测。中心静脉通路是血管活性药物的安全输注途径。而其他伴随疾病则需要更密集的监测。

虽然没有哪种麻醉方式更具有明显的优势，但已知可释放组胺的药物应该避免使用。多巴胺受体拮抗剂（例如氟哌利多和甲氧氯普胺）不应被使用，因其可以引起儿茶酚胺的释放。强效镇静催眠药和阿片类镇痛药联合用于诱导。在喉镜检查之前要达到足够的麻醉深度，以减少交感神经系统的反应。阿片类镇痛药和强效吸入剂用于维持麻醉。对肿瘤进行操作可能会导致血压明显升高。急性高血压危象通过静脉输注硝普钠、酚妥拉明或之后提到的任何一种血管扩张药来控制。酚妥拉明是一种短效α受体拮抗药，可以静脉推注（2～5mg）或连续输注。快速性心律失常用静脉推注普萘洛尔（1mg起增量）或连续输注超短效的选择性β₁受体拮抗药艾司洛尔。长效β受体拮抗药的主要缺点是肿瘤切除后出现心动过缓和低血压。即使是艾司洛尔也可能存在该问题，出现过使用大剂量艾司洛尔后夹闭静脉引流装置后出现心脏停搏的病例。几乎所有的血管扩张药都被试用并推荐作为控制高血压的辅助药物。间歇性推注硫酸镁可以成功控制血压[52]。尼卡地平，氯维地平[53]，硝酸甘油，地尔硫草，非诺多泮和前列腺素 E_1 也都被使用过。在肿瘤静脉结扎后可能出现血压急剧下降，应该与手术团队沟通进行预先处理。在这种情况下，纠正血管内容量是最初的治疗方法。如果在补充血管内容量后，患者仍然存在低血压，应该使用去氧肾上腺素。去甲肾上腺素或血管升压素也可能需要。儿茶酚胺水平一般在术后几天内恢复正常。大约75%的患者在10天内血压恢复正常。因为儿茶酚胺诱导的β细胞抑制作用减弱，出现胰岛素水平升高，所以应警惕低血糖发生。

糖尿病

空腹血糖水平低于100mg/dl被认为是正常的。空腹血糖水平大于126mg/dl（糖化血红蛋白≥6.5%）则被认为是糖尿病患者，而空腹血糖为100～125mg/dl（糖化血红蛋白为5.7%～6.4%）被认为是糖尿病前期[54]。在美国，糖尿病患者约有2 910万（占美国人口的7%），约有4 000万人处于糖尿病前期[55]。糖尿病是目前手术患者中最常见的内分泌疾病，25%～50%的糖尿病患者在他们的一生中需要手术。尽管糖尿病最严重的并发症与其作为慢性疾病的性质有关,但它可能会给急性疾病的短期管理带来困难。糖尿病可以保持临床症状不明显,直至受到创伤或手术的应激使糖尿病恶化[56]。一些观察性研究报告称,32%~38%的社区医院患者,41%的急性冠脉综合征危重症患者以及80%的心脏手术术后患者有高血糖[57]。在这些报告中,大约1/3的非重症监护病房患者和约80%的重症监护病房患者在入院前没有糖尿病病史。

在回顾糖代谢和应激反应的生理学,再结合一些包含糖尿病临床现象的病理实体后,我们将更容易理解糖尿病的治疗原则。

分类

糖尿病主要表现为糖代谢异常,但它也会显著影响脂质和蛋白质代谢,并对整个内分泌功能有影响。尽管病因多种多样,但其标志是胰岛素对组织的作用量绝对或相对不足。

糖尿病分为四大类:1型糖尿病,2型糖尿病,妊娠糖尿病和其他原因导致的糖尿病[54]。

1型糖尿病是由胰腺β细胞破坏引起,常导致胰岛素的绝对不足。它占所有病例的5%~10%,并与占90%~95%的2型糖尿病相区别。大多数1型糖尿病患者通常在青少年发现疾病。因此,这种形式也被称为幼年型糖尿病。然而,1型糖尿病和2型糖尿病是在临床表现和疾病进展方面差别很大的异质性疾病。传统上认为2型糖尿病只发生于成人而1型糖尿病只发生于儿童,这已不再准确,因为两种疾病都可以在这两种群体中出现[58]。分类对于明确治疗方案十分重要。由于胰岛素的绝对缺乏,1型糖尿病患者的高血糖不能通过调整饮食或口服降糖药控制,胰岛素治疗是必要的。1型糖尿病患者很难保持在最佳血糖水平。他们更有可能发展为糖尿病酮症和伴有持续进行性靶器官并发症糖尿病[54]。

2型糖尿病患者,也称为成年型糖尿病,典型病程是在中老年才出现。它是在胰岛素抵抗下胰岛素分泌逐渐降低的疾病。但2型糖尿病也可以发生在年轻人身上,许多老年人可能会患上严重而不稳定的1型糖尿病。因为肥胖率增加,青少年更易患病[54]。2型糖尿病患者肥胖多见,对胰岛素作用抵抗(通常称为胰岛素抵抗),因此在疾病初期胰岛素水平正常甚至升高。2型糖尿病患者通常可以通过饮食,生活方式改变和口服降糖药治

疗。因为这些患者对酮症相对有抵抗力,临床症状一般不明显,但可因手术或并发疾病的应激而加剧症状。

其他类型的糖尿病可能是由某些疾病损伤胰腺,胰岛素分泌减少而引起。胰腺手术,慢性胰腺炎,囊性纤维化和血色素沉着病会损伤胰腺并严重影响胰岛素分泌,从而导致临床糖尿病。糖尿病也可由某些内分泌疾病产生抑制胰岛素活性的激素引起。因此,胰高血糖素瘤,嗜铬细胞瘤或肢端肥大症的患者可能患有糖尿病。库欣病、类固醇或他克莫司疗法(器官移植后)产生的过量糖皮质激素也可以抑制胰岛素的作用,引起临床糖尿病,使之前存在的糖尿病管理更为复杂。噻嗪类利尿药和非典型抗精神病药(氯氮平,奥氮平,利培酮,齐拉西酮,喹硫平)增加发生糖尿病的风险[59]。治疗人类免疫缺陷病毒/获得性免疫缺陷综合征,β细胞功能的遗传缺陷和胰岛素作用的遗传缺陷也可诱发糖尿病(单基因糖尿病)[54]。妊娠糖尿病通常在中晚期妊娠时被诊断出来,并预示未来患有2型糖尿病的风险更大。妊娠糖尿病的诊断标准与其他标准不同。

生理

胰岛素与脂质、蛋白质和糖代谢之间有多重复杂的相互作用。它也有许多非代谢性功能[60]。就本章目的而言,主要关注胰岛素对糖代谢的作用和其他与糖类相关的代谢功能。

胰岛素是由胰腺上的胰岛β细胞产生的小分子蛋白质。胰岛素基础分泌速率约为1U/h,在摄取食物后可以增加5~10倍。正常成年人分泌大约40~50U/d。胰岛素通过与细胞特异性受体结合发挥作用。它在循环中的半衰期是5min。然而,由于与细胞受体结合和释放的延迟,胰岛素在临床上似乎具有更长的作用时间[61]。这些事实使我们得出了一个重要的原则,即一旦高水平的胰岛素饱和了所有的结合位点,胰岛素就不会产生更有效的作用,只会产生更持久的作用。

胰岛素在肝脏和肾脏中代谢。肝功能障碍的患者因糖异生的减少和胰岛素效应的延长而增加了低血糖的风险。同样,肾脏疾病患者的胰岛素作用延长,也更容易发生低血糖,对伴有肾病的糖尿病患者使用外源性胰岛素时应审慎。

胰岛素释放与许多因素有关。首先,葡萄糖和氨基酸直接刺激胰岛素释放。该机制涉及进食

期间来自胃肠道的激素。自主神经系统通过迷走神经刺激，增加胰岛素释放，β肾上腺素受体激动剂和α受体拮抗药也有这一作用。一氧化氮刺激胰岛素分泌，而钾缺乏抑制胰岛素分泌。

胰岛素最基本的作用是刺激骨骼肌细胞、脂肪组织和心肌细胞摄取葡萄糖。肌肉收缩也可增加葡萄糖摄取，这是管理身体活跃的糖尿病患者的重要变量。大脑、肝脏和免疫细胞是例外，其葡萄糖转运不受胰岛素影响。因此，糖尿病患者发生高血糖的原因是肌肉和脂肪组织的细胞摄取葡萄糖不足。钾在胰岛素的作用下随葡萄糖进入细胞内，因此糖尿病患者可能存在跨细胞膜钾浓度的失衡。

胰岛素的其他重要代谢功能包括刺激糖原形成，抑制糖异生和脂肪分解。胰岛素缺乏的患者糖原储备少，糖异生增加。这也意味着糖尿病患者因缺乏糖原，必须分解蛋白质来合成葡萄糖。胰岛素也增加肌肉细胞对氨基酸的摄取。因此，胰岛素缺乏会导致分解代谢和负氮平衡。

糖尿病患者的脂肪代谢也是异常的，主要为脂质分解代谢增加和酮体生成增加。胰岛素不足导致脂肪组织释放脂肪酸。这些脂肪酸具有多种代谢作用，包括干扰糖类在肌肉中的磷酸化，导致进一步的高血糖。低浓度的胰岛素可能不足以抑制高血糖，但可以阻止脂肪分解。这也解释了临床上患者有高血糖但不伴有酮症的常见现象。

胰高血糖素是从胰腺α细胞释放的多肽，主要作用是刺激胰岛素释放并抑制胰岛素的部分作用。它可以直接和间接地增加循环中葡萄糖水平。在一些全胰切除术后的患者中，血糖平衡调控没有预计的差，可能是由于伴随了胰高血糖素缺失。低血糖、肾上腺素和皮质醇可以刺激胰高血糖素释放，摄入葡萄糖可抑制胰高血糖素释放。

应激的代谢作用与糖尿病有共同的途径。在应激期间，循环中增加的皮质醇，胰高血糖素，儿茶酚胺和生长激素都会刺激糖异生和糖原分解并引起高血糖。除此之外，胰高血糖素和肾上腺素刺激可抑制胰岛素释放。此外，应激释放的炎症介质促进了反调节激素的释放，并直接影响胰岛素的细胞内信号通路，最终导致明显胰岛素抵抗[62-63]。因此，轻度高血糖可能发生在没有糖尿病的应激患者。对于在非应激状态下轻度糖尿病或亚临床糖尿病患者，突然出现的应激事件会使高血糖变得很难管理，多数患者需要额外的胰岛素来控制高血糖。

诊断

数十年来，无论是空腹血糖（fasting plasma glucose，FPG）还是75g口服葡萄糖耐量试验（oral glucose tolerance test，OGTT）2小时数值，糖尿病的诊断是基于血浆葡萄糖标准。从2009年开始，糖尿病诊断标准已经修改，包括了高于6.5%的糖化血红蛋白（HbA1c）[54]。HbA1c与平均血糖水平的相互关系见图47-7。诊断糖尿病的其他标准见表47-10。和大多数诊断实验一样，诊断糖尿病的检测结果应该重复进行以排除实验室错误，除非患者临床诊断十分清楚。

治疗

1型糖尿病患者需要外源性胰岛素才能存活。此外，如果血糖维持在正常血糖水平附近（HbA1c<7%），则可以降低微血管并发症的风险[54,65]。根据严格控制需求，患者使用短效和长效胰岛素的剂量不同，一般每天3～4次。在一些临床情况下，胰岛素泵可用于维持一个恒定的胰岛素水平。对新诊断的患者进行强化高血糖治疗可能会减少长期心血管疾病发生率，然而对于长期糖尿病（8～11年）患者，强化血糖控制（HbA1c<6.5%，至少3.5～5.6年）没有减少心血管事件[66]。

2型糖尿病患者初始治疗可以使用饮食控制，运动和二甲双胍[67]。二甲双胍是一种双胍类药物，可以减少肝脏葡萄糖的输出量，并增强肝脏和外周组织对胰岛素的敏感性[68]。如果血糖水平控制失败或糖尿病恶化，建议使用胰岛素和其他口服药物[54]。目标是安全地将HbA1c水平降低到7%以下而不会导致低血糖。每种添加到初始治疗方案的新型非胰岛素药物都可能将HbA1c降低0.9%～1.1%[69]。非胰岛素降血糖药物的性质见表47-11。磺酰脲类（格列本脲，格列吡嗪，格列美脲）和格列奈类（瑞格列奈，那格列奈）可增强β细胞分泌胰岛素。罗格列酮（文迪雅）和吡格列酮（艾可拓）是噻唑烷二酮类，可增加胰岛素敏感性。α-葡萄糖苷酶抑制剂（阿卡波糖，米格列醇）会降低餐后血糖吸收。胰岛淀粉素类似物（普兰林肽）抑制胰高血糖素分泌，延缓胃排空。顾名思义，肠促胰岛素模拟物（艾塞那肽）可以模拟天然肠促胰岛素[胰高血糖素样肽-1（glucagon-like peptide-1，GLP-1），抑胃肽（gastric inhibitory peptide，GIP）]，

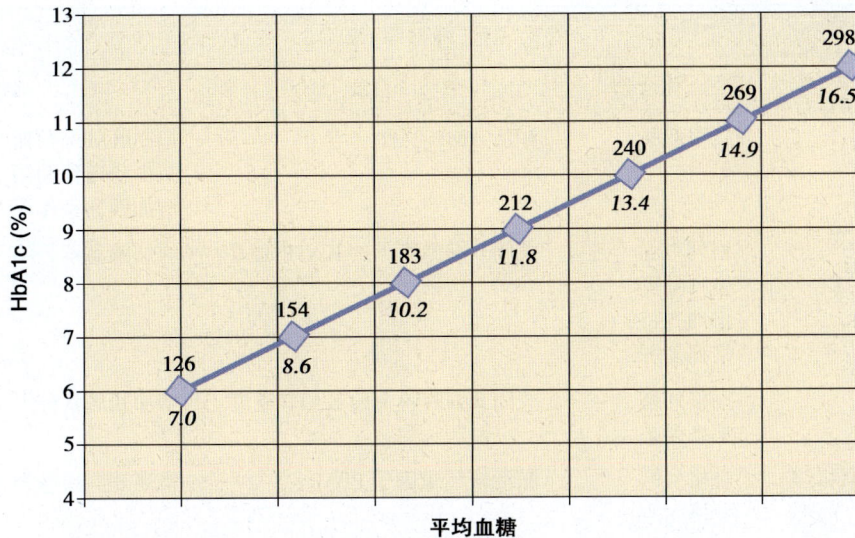

图 47-7 糖化血红蛋白与平均血糖的相关性（平均血糖的线上值以 mg/dl 为单位，线下斜体字以 mmol/L 为单位）

注：评估基于 3 个月内对 507 名 1 型糖尿病、2 型糖尿病和没有糖尿病的成人进行 2 700 次葡萄糖测量和糖化血红蛋白测量。糖化血红蛋白和平均血糖之间的相关性为 0.92（摘自 Nathan DM, Kuenen J, Borg R, et al. A1c-derived average glucose study group: translating the A1c assay into estimated average glucose values. Diabetes Care. 2008; 31: 1473-1478）

表 47-10　糖尿病诊断标准

糖化血红蛋白≥6.5%。实验室检测应采用经过认证和标准化的方法[a]

空腹血糖≥126mg/dl（7mmol/L）。禁食定义为至少 8h 没有热量摄入[a]

口服葡萄糖耐量试验 2 小时血糖≥200mg/dl（11.1mmol/L）。测试应按照世界卫生组织标准执行，将相当于 75g 无水葡萄糖溶于水作为糖负荷[a]

对于有高血糖典型症状或高血糖危象的患者，随机血糖≥200mg/dl（11.1mmol/L）

[a] 在高血糖未明确的情况下，结果应该通过重复测试来确定。

促进胰岛素分泌，抑制胰高血糖素分泌，并减少葡萄糖吸收。二肽基肽酶-4 抑制剂（西格列汀）也可以减慢肠促胰岛素的降解，增加内源性肠促胰岛素水平，改善餐后高血糖。钠-葡萄糖耦联转运体 2（sodium-glucose linked transporter 2, SGLT2）抑制剂通过抑制 SGLT2 来阻断肾脏近端小管的葡萄糖重吸收，导致胰岛素依赖的血糖下降。1 型糖尿病和接受 SGLT2 抑制剂治疗的 2 型糖尿病患者的酮症酸中毒风险增加[70]。体重指数大于 35kg/m² 的 2 型糖尿病成人患者可以考虑减重术，特别是当糖尿病或相关并发症很难通过生活方式和药物治疗控制时[54]。尽管小规模试验显示体重指数为 30～

35kg/m² 的 2 型糖尿病患者接受减重术对血糖水平有益处，但目前没有足够的证据推荐体重指数小于 35kg/m² 的患者接受手术[71]。

麻醉管理

糖尿病患者的成功管理更依赖于慢性并发症管理，而非急性高血糖。

术前

术前评估和管理有三个重要的目标：首先是确定糖尿病靶器官的并发症。这需要详尽的病史与体格检查，近期的心电图，血尿素氮，钾，肌酐，葡萄糖和尿液分析。其次是确定患者的降糖方案。患者可能使用不同类型的胰岛素治疗方案和口服降糖药。术前访视必须具体到患者的降糖方案。最后是确定患者的血糖控制情况和术前干预需要来控制血糖水平。

糖尿病靶器官并发症

糖尿病患者与非糖尿病患者相比，动脉粥样硬化出现较早，发生率更高。动脉粥样硬化包括冠状动脉疾病，外周血管疾病，脑血管疾病和肾血管疾病。糖尿病患者术后心肌梗死发病率增加，并发症发生率更高。1 型糖尿病患者的冠状动脉疾病可以表现为年轻起病或症状不典型。无症状性心肌缺血和心肌梗死更常见于糖尿病患者，也

		表 47-11　降糖药的性质	
分类	化合物	机制	作用
双胍类	二甲双胍	激活 AMP 激酶	抑制肝脏葡萄糖产生 减少肠道葡萄糖吸收 增加胰岛素作用
磺酰脲类（第二代）	格列本脲 格列吡嗪 格列齐特 格列美脲	关闭 β 细胞膜上的 KATP 通道	增加胰岛素分泌
格列奈类	瑞格列奈 那格列奈	关闭 β 细胞膜上的 KATP 通道	增加胰岛素分泌
噻唑烷二酮类（格列酮类）	吡格列酮 罗格列酮	激活核转录因子 PPARγ	增强外周胰岛素敏感性
α- 葡萄糖苷酶抑制剂	阿卡波糖 米格列醇	抑制肠道 α- 葡萄糖苷酶	肠道碳水化合物消化 （因此吸收速度减慢）
GLP-1 受体激动剂（肠促胰岛素模拟物）	艾塞那肽 艾塞那肽缓释剂 利拉鲁肽 阿必鲁肽 度拉鲁肽	激活 GLP-1 受体（β 细胞 / 胰岛；脑 / 自主神经系统）	增加胰岛素分泌（葡萄糖依赖） 减少胰高血糖素分泌（葡萄糖依赖） 延缓胃排空 增加饱腹感
DPP-4 抑制剂（肠促胰岛素促进剂）	西格列汀 维格列汀 沙格列汀 利格列汀 阿格列汀	抑制 DPP-4 活性，增加餐后内源性分泌的肠促胰岛素浓度	增加 GLP-1 的活性浓度 增加有效的 GIP 浓度 增加胰岛素分泌 减少胰高血糖素分泌
胆汁酸螯合剂	考来维仑	在肠道内结合胆汁酸，增加胆汁酸产生	抑制肝脏葡萄糖产生 增加肠促胰岛素水平
多巴胺受体激动剂	溴隐亭	激活多巴胺受体	改变下丘脑代谢调节 提高胰岛素敏感性
SGLT2 抑制剂	卡格列净 达格列净 恩格列净	抑制肾单位近端的 SGLT2	阻断肾重吸收葡萄糖，增加尿糖
胰岛淀粉素类似物	普兰林肽	激活胰腺中胰岛淀粉素受体	减少胰高血糖素分泌 延缓胃排空 增加饱腹感

注：AMP，腺苷一磷酸；KATP，腺苷三磷酸钾；PPAR，过氧化物酶体增殖物激活受体；GLP，胰高血糖素样肽；DPP，二肽基肽酶；SGLT，钠 - 葡萄糖耦联转运体。

许是心脏的内脏传入神经感觉神经病变所致。糖尿病也与冠状动脉血管造影正常的心肌病有关，可能是因为动脉弥散病变太微小而无法看到。美国心脏病学会（ACC）/ 美国心脏协会指南认为，在评估非心脏手术的患者时，糖尿病是一个危险因素[72]。伴有 HbA1c 增高的高血糖一直与围术期多种临床预后不良有关[61, 73]。

糖尿病肾病的发生率为 20%～40%，并且糖尿病是终末期肾病（end-stage renal disease，ESRD）

的主要原因。蛋白尿通常在肾功能下降之前就出现。微量蛋白尿（30～299mg/d）是 1 型糖尿病肾病的最早期表现，也是 2 型糖尿病肾病进展的标志物[52, 74]。

糖尿病患者可以出现不同临床表现的异质性糖尿病神经病变。神经病变中最常见的是慢性远端对称性感觉运动多发性神经病变和自主神经病变[75]。心血管自主神经病变在临床上最为重要。它表现为静息性心动过速，运动不耐受和直立性低血压。自主功能可以通过测量呼吸过程中心率变异性、对瓦氏试验（Valsalva maneuver）测量的心率反应、体位改变引起的舒张压和心率变化来评估。对于有自主神经病的糖尿病患者，术中低血压和围术期心脏呼吸骤停风险增加，需要血管活性药物支持[76-78]。糖尿病自主神经病会加重气管插管引起的血管收缩反应，也易发生术中低体温。

糖尿病患者也可能患有胃肠道神经病变（例如食管肠化，胃轻瘫，便秘，腹泻，大便失禁）。患者可能会延迟胃排空，并且会增加胃内容物误吸风险。自主功能测试可以预测胃内容物中固体食物颗粒的存在，但不会增加胃容量或酸度。甲氧氯普胺或红霉素可能有助于排空胃中的固体食物[54]。

在多达40%的需要肾移植的糖尿病患者中，直接喉镜检查可能会很困难[81]。这可能是由糖尿病关节僵硬综合征引起的，这是一种1型糖尿病常见并发症，导致寰枕关节的活动性下降。"祈祷征"是指无法使指间关节的掌面贴近，与关节僵硬综合征有关，可能预示着喉镜检查困难。糖尿病患者的认知功能下降、痴呆、骨折、癌症、阻塞性睡眠呼吸暂停和听力障碍等风险增加[54]。

确定降糖方案和术前访视

具体方案因机构不同而不同，我们遵循的典型方案如下[82]。建议使用口服降糖药的患者在术前晚上停止使用药物。我们不建议在手术当天早晨使用任何口服降糖药，直到患者恢复至正常饮食才可继续接受药物治疗。使用磺酰脲类药物的患者有发生低血糖的风险。与其他口服降糖药一样，二甲双胍也应在术前停用。虽然它与低血压发作期间严重的乳酸酸中毒，灌注不良或缺氧有关，但不停用二甲双胍的患者在手术中也被报道过相似的围术期事件[83]。

对于正在使用短效或长效胰岛素制剂患者的术前准备，调整胰岛素应考虑胰岛素作用的时间（表47-12）。晚上和早晨均使用胰岛素的患者应该在术前晚上使用正常剂量的短效胰岛素，但减少中效或长效胰岛素剂量的20%。在手术日早上，不使用早上的短效胰岛素并将中效或长效剂量减少50%（只有在空腹血糖＞120mg/dl时才采用此方法）。如果患者正在使用预混胰岛素，则先减少术前晚上20%的剂量，并且在手术当日继续胰岛素治疗[82]。1型糖尿病患者在任何时候都需要基础胰岛素。美国约40万糖尿病患者正在接受持续皮下胰岛素输注（continuous subcutaneous insulin

infusion，CSII）治疗（也称胰岛素泵治疗）以实现最佳血糖控制。虽然胰岛素泵已在手术期间安全使用，但没有就围术期管理达成共识。对使用胰岛素泵患者的护理可能需要专业的内分泌学知识[84]。如果胰岛素泵在手术过程中继续使用，则需要每小时检测一次血糖水平。

表47-12　术前常见胰岛素的性质			
胰岛素/胰岛素类 似物制剂	起效时间	峰值	作用时长
赖脯胰岛素，门冬胰岛素，谷赖胰岛素（s.c.）	10～15min	1～2h	3～5h
胰岛素（s.c.）	0.5～1h	2～4h	4～8h
胰岛素（i.v.）	15min	15～30min	0.5～1h
低精蛋白锌胰岛素（s.c.）	1～3h	4～10h	10～18h
甘精胰岛素（s.c.）	2～3h	没有	24h以上
地特胰岛素（s.c.）	1h	没有	最多24h

注：s.c.，皮下注射；i.v.，静脉注射。改编自 Inzucchi SE. The Yale Diabetes Center Diabetes Facts and Guidelines 2011-2012。

术前血糖控制

患者应该在术前尽可能达到最理想的代谢控制。但没有随机对照研究证明在术前一段时间血糖控制在一定的范围会改善围术期预后[85]。目前还没有关于高血糖取消手术时机的循证指南。鉴于涉及的患者因素众多，以及手术程序和紧急程度的多样性，基于这一结果的建议不太可能实现。在考虑这个问题时，提出者需要权衡这几个问题。首先，应该考虑手术的紧迫性。其次，高血糖可能出现不稳定的代谢状态，如在术前需迅速评估的糖尿病酮症酸中毒（diabetic ketoacidosis，DKA）。不稳定代谢状态的择期手术不建议实施（见"急症"）。此外，患者的慢性血糖状态也应该被考虑。如果患者血糖长期升高，则表示血糖控制不佳。在这种情况下，应该在术前就识别并解决患者的问题。而这种情况取消择期手术的意义还不清楚。另一个考虑因素是患者需手术治疗的疾病（例如伤口感染，腹内脓毒症，骨髓炎）引发了高血糖，这种高血糖在接受手术并从根源控制血糖之前是不会有所改善的。因此必须评估患者血糖的稳定性、手术的必要性、手术过程的风险以及如果手术延期患者达到血糖控制的可能。一些研究机构通过尿酮试验或全血生化检测将300mg/dl血糖浓度作为术前评估酮症酸中毒触发因素的临界值。其他机构由医师决定[82]。但当血糖急剧升高超过400mg/dl时，建议推迟择期手术[82]。

术中

麻醉计划的细节完全依赖于靶器官的并发症。有心脏疾病的患者需要进行有创性监测，如果预计有困难插管可能需要清醒插管，液体管理和药物选择取决于肾功能，而如果有胃轻瘫，应考虑误吸。

术前，术中和术后都应测量血糖水平。当患者禁食时，每隔4～6小时检测一次血糖[54]。额外测量的需要是由手术时间和范围大小，以及糖尿病的脆弱性决定。在高风险患者中，每小时监测一次是合理的，尤其是那些通过胰岛素泵或静脉接受连续的胰岛素的患者。

成年患者的标准葡萄糖剂量为5～10g/h（每小时100～200ml的5%葡萄糖溶液）。术中葡萄糖的使用应根据患者的血糖水平进行调整，目标是预防低血糖或高血糖。不建议常规使用额外含葡萄糖的静脉输液。最好分别记录葡萄糖的使用情况和所给予的液体。

手术室对明显代谢障碍（如DKA）患者的监测与ICU管理类似，包括每小时测定一次血糖、动脉血pH值，电解质和液体平衡。根据需要经常复测以指导液体和电解质的使用，特别是钾、胰岛素、磷酸盐和葡萄糖。

对于糖尿病患者来说，另一个非常重要的监测领域就是手术台上的体位摆放。四肢或神经损伤更易发生于存在糖尿病周围血管疾病或神经病变的患者。周围神经可能已经部分缺血，因此更易出现压伤或拉伤[86]。

高血糖与围术期预后

在过去十年以前，围术期或ICU危重症急性期高血糖的控制很少被人关注。控制不严或应激诱发的高血糖通常被认为是正常的。应激诱导的高血糖被定义为面对急性损伤或疾病应激的短暂性反应[57]。观察性研究发现住院患者的高血糖患病率明显增加。

70%合并急性冠脉综合征的糖尿病患者和80%围术期接受心脏手术患者可能出现高血糖[67]。医院环境中的高血糖症被定义为血糖高于140mg/dl[87]。高血糖明显损害趋化作用、吞噬作用、活性氧生成和细胞内杀菌作用[88]。

高血糖还会降低血管反应性，这被认为与一氧化氮生成减少有关。研究表明，急性高血糖还会导致心肌梗死和中风的不良结局[88]。有证据表明，住院患者的高血糖会直接导致不良后果[88]。

手术患者术后高血糖与感染风险，肾脏和肺部并发症以及病死率增加有关（图47-8）[61,89-93]。许多研究都在关注围术期高血糖的影响并证实了类似的关联[85,94-96]。一项研究表明术中平均血糖每增加20mg/dl，不良结局的风险增加超过30%[94]。

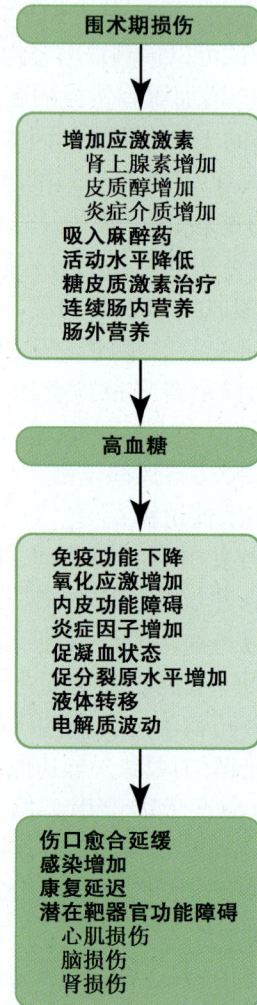

图47-8　围术期损伤、高血糖和结局之间的关系
（摘自 Akhtar S, Barash PG, Inzucchi SE. Scientific principles and clinical implications of perioperative glucose regulation and control. Anesth Analg. 2010; 110[2]: 478-497）

另外两个血糖因素也与手术预后差有关。低血糖比高血糖更罕见发生，但它是限制血糖控制优化的主要因素，并与病死率增加有关[97-98]。血糖变异率（血糖水平测量值的变化）是预测病死率的独立危险因素[99]。这表明除血糖浓度外，血糖测量方法可能对高血糖病理生理学非常重要。有

三种不同的葡萄糖变异率表达方法：葡萄糖的标准差（standard deviation，SD），血糖波动的平均幅度（mean amplitude of glycemic excursions，MAGE）和血糖不稳定指数（glycemic lability index，GLI）。MAGE 是葡萄糖变化（连续值）大于整体血糖水平 1SD 的绝对值的平均值。GLI 是连续血糖测量值之间的方差除以相对应的时间差。这三种方法中，GLI 是病死率的最佳鉴别因素[100]。但没有任何前

瞻性临床试验证实使用胰岛素降低血糖变异率会改善围术期结局。

围术期血糖控制

许多因素影响围术期的血糖水平（图 47-9）。内源性胰岛素分泌、外源性胰岛素使用、胰岛素抵抗、内源性葡萄糖产生、外源性葡萄糖管理和总体葡萄糖消耗是决定患者葡萄糖水平的一些关键因素。

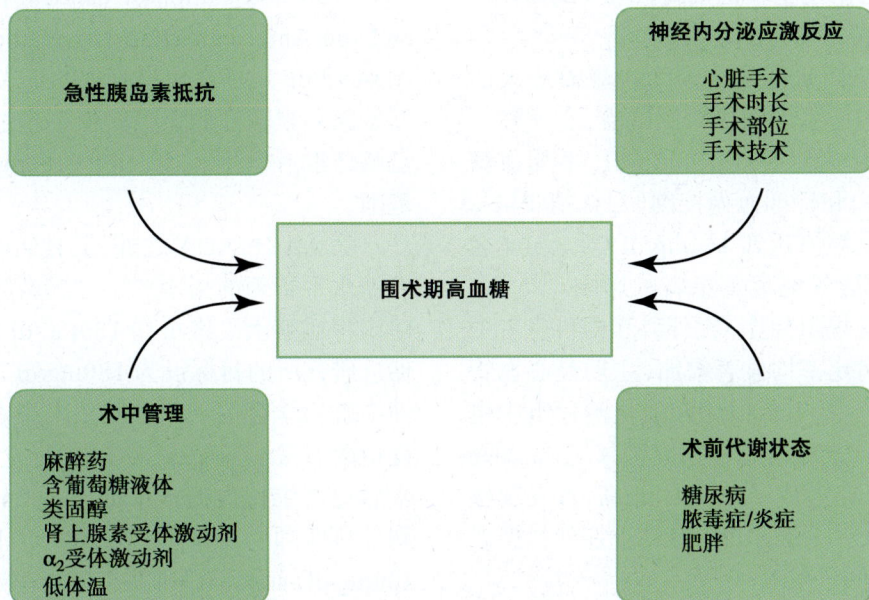

图 47-9　调节围术期高血糖的要素

（摘自 Akhtar S，Barash PG，Inzucchi SE. Scientific principles and clinical implications of perioperative glucose regulation and control. Anesth Analg. 2010；110［2］：478-497）

由于麻醉药的直接作用，胰岛素分泌可能会减少，并在术后有明显胰岛素抵抗出现。胰岛素抵抗程度与手术创伤直接相关（图 47-10）。胰岛素抵抗不仅受手术应激和炎症状态调节，还可能被营养摄入和活动水平所影响。术后行走和体力活动可以迅速改变糖的消耗。对于接受心脏和高风险非心脏手术和 / 或术前血糖控制不佳（如糖尿病或继发于创伤或脓毒症的代谢性损害）的患者，术中和术后高血糖是可以预测到的[61]。

血糖目标

在 2001 年，van den Berghe 等人[101]发表了一篇具有里程碑意义的论文，发现在外科 ICU 的重症患者病死率下降受益于严格的血糖控制。从该项研究中得出了应用胰岛素强化疗法（intensive insulin therapy，IIT）使危重患者升高的血糖正常化的概念。在 IIT 中，目标血糖范围为 80～110mg/dl，

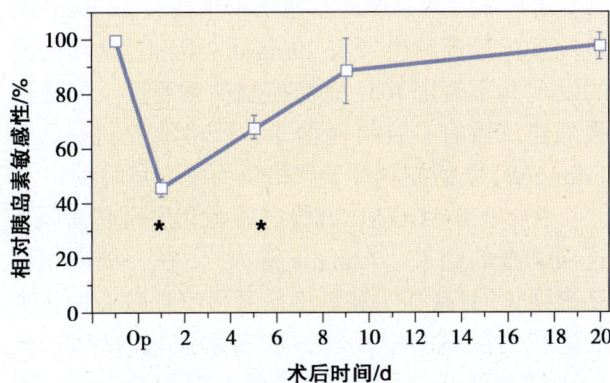

图 47-10　接受开腹胆囊切除术的患者术后胰岛素抵抗的时间过程

注：相对胰岛素敏感性表示为一个百分数，计算公式为：术后胰岛素敏感性/围术期胰岛素敏感性×100%。胰岛素敏感性由术前 5 天内和术后第 1（n=9）、5、9 和 20 天（n=5）决定。*表示统计显著差异。Op，手术日（摘自 Thorell A，Efendic S，Gutnaik M，et al. Insulin resistance after abdominal surgery. Br J Surg. 1994；81：59-63）

而标准治疗的目标血糖范围为 180～200mg/dl[101]。虽然 van den Berghe 等人的研究是一个单中心非盲试验，其他回顾性研究也支持这一发现，并且许多中心在 ICU 高血糖管理中采用 IIT 方案。此外，许多研究发现接受心脏手术的患者因血糖控制获得临床益处[61]。然而，大多数证据是来自前瞻性观察或回顾性研究。在之后几年，几项研究比较了 IIT 与标准治疗，但未能证他们在病死率方面的差异。IIT 组低血糖发生率也很高（8%～28%），比对照组高出 6 倍[102-105]。

NICE-SUGAR 研究是迄今为止规模最大的研究，是一项多中心多国随机对照试验，它比较了强化血糖控制（目标值 81～108mg/dl，平均血糖值达到 115mg/dl）和标准血糖控制（目标值 144～180mg/dl，平均血糖值达到 144mg/dl）对 6 104 名几乎均需要机械通气的危重患者的影响[106]。令人惊讶的是，比常规组相比，在外科和内科患者中强化组的 90 天病死率均显著增加，主要是心血管病因引起的死亡。严重低血糖在强化治疗组中也更常见（6.8% vs. 0.5%）。这项研究结果与 van den Berghe 等人的研究形成了鲜明对比，后者发现接受目标血糖为 80～110mg/dl 治疗的重症外科患者的 ICU 病死率降低了 42%。

全胃肠外营养使用外源性葡萄糖的患者使用胰岛素严格控制血糖是有获益的[107]。在 van den Berghe 的研究中，患者就是这样在 ICU 早期接受外源性葡萄糖治疗。而 NICE-SUGAR 试验的对照组血糖控制良好，平均血糖水平维持在 144mg/dl，只比强化管理的患者高 29mg/dl。因此，这项研究的发现并不否定 ICU 血糖控制的重要性。但他们强烈建议没有必要将血糖非常严格地控制到低于 110mg/dl，血糖控制过于严格反而是有危险的。

在 NICE-SUGAR 试验之后有几项研究强调了这项调查的结果。Annane 等人[108]在一项使用胰岛素强化治疗（IIT）和糖皮质激素治疗败血性休克的随机对照试验中发现，（胰岛素强化治疗的）死亡率没有降低，反而增加了低血糖的发生率。对照组给予标准胰岛素治疗加糖皮质激素。随机试验的荟萃分析发现相比于对照组，IIT 对病死率没有整体影响，但增加低血糖发生率[107, 109-111]。NICE-SUGAR 试验之前的一项观察性队列研究比较了 IIT 方案制订前后的结果。IIT 使低血糖发生率增加，并且没有获益[112]。

总之，围术期高血糖与预后不良有很强的关联性。虽然接受心脏手术或高风险非心脏手术患者常发现高血糖，术中严格控制血糖水平的意义尚未得到证实。血糖控制较差可能是超出身体调节能力的代谢紊乱的重要标志。在 NICE-SUGAR 试验中，标准胰岛素对照组（血糖范围为 140～180mg/dl）与 IIT 组对比结果相似，现在普遍接受将 140～180mg/dl 作为新的血糖目标。2009 年，美国临床内分泌医师协会和美国糖尿病协会（the American Association of Clinical Endocrinologists and the American Diabetes Association，AACE/ADA）发布 ICU 高血糖管理的正式建议[113]。建议开始胰岛素输注的血糖阈值不超过 180mg/dl。一旦胰岛素治疗开始，以 140～180mg/dl 为目标血糖范围。

除 AACE/ADA 之外，其他组织也发布了 ICU 血糖水平管理的指南[114]。"拯救脓毒症运动"[115]建议将血糖水平维持在 180mg/dl 以下；美国健康促进研究所的目标设为 180mg/dl 以下；2014 年欧洲心脏病学会关于非心脏手术患者围术期心脏管理指南参考了 NICE-SUGAR 研究的结果，并建议术后患者维持血糖水平低于 180mg/dl[116]。美国胸外科医师协会将（心脏手术）的目标设为 150～180mg/dl，而美国医师协会的指南建议危重症患者维持血糖低于 180mg/dl（表 47-13）[117]。

住院患者的高血糖被定义为血糖高于 140mg/dl（7.8mmol/L）。非重症住院患者的目标是维持血糖水平在 140～180mg/dl。这可以通过胰岛素基础剂量复合单次注射剂量而不是滑动胰岛素注射来实现。目前临终患者、老年人、体弱和养老院患者的目标血糖水平尚未确立。普遍共识是，在这些群体中低血糖的风险超过了高血糖的风险，相对宽松的目标可能更合适[52, 118]。

围术期高血糖的管理

鉴于围术期血糖控制的复杂性，将血糖水平维持在特定范围内要求较高。预期血糖范围越窄，方案越复杂。

不同胰岛素制剂活性持续时间不同，使用方式也不同[119]。最简单的方法是皮下注射短效胰岛素。只有少数研究采用了这条方式，而且不能及时将葡萄糖完全维持在理想范围（40%～60% 的时间）。围术期外周灌注状态极为多变，并且血管收缩非常常见，常常伴有血容量减少或体温过低。因此，皮下注射给药的吸收是不稳定且不可靠的。

组织	年份	患者人群	治疗阈值/($mg \cdot dl^{-1}$)	目标血糖值/($mg \cdot dl^{-1}$)
美国胸外科医师协会	2009	ICU 心脏手术患者	150	150~180
美国健康促进研究所	2009	ICU 患者	180	<180
美国医师协会	2011	ICU 患者	180	140~180
拯救脓毒症运动	2013	ICU 患者	180	<180
欧洲心脏病学会	2014	重大非心脏手术后患者	180	140~180
美国糖尿病协会	2016	ICU 患者	180	140~180

表 47-13　目前对重症患者血糖控制的建议

同样,滑动量表方案也令人失望。大多数可以达到理想血糖控制的研究方案在急性高血糖情况中使用了连续静脉输注胰岛素结合静脉推注胰岛素。频繁测量血糖水平结合动态调整方案可以成功达到目标血糖水平。一旦 24 小时内胰岛素需求量已知,患者就可以转换为基础胰岛素复合单次胰岛素的方案。这需要给予一定量的长效胰岛素(提供了基础胰岛素需求的一部分),基于血糖测定补充 3 或 4 次短效胰岛素[57]。一项随机对照试验已经表明对于接受普通手术的 2 型糖尿病患者,与滑动胰岛素方案相比,基础复合单次胰岛素治疗方案改善了血糖控制状况并减少住院期间并发症[120]。

血糖可由中心实验室的血气分析仪器或各种使用毛细血管血(指尖)的即时检测设备测定。即时检测仪器最常用于急症的血糖监测和管理。但手持仪器的准确度可能会有 20% 的差异[121]。与中心实验室检验数值相比,血糖分析仪(动脉和毛细血管血)得出的血糖值更高,而动脉血的血气分析血糖值更低。患者的血流动力学状态也会影响即时检测仪器血糖测量的准确性。此外,全血葡萄糖值与血浆葡萄糖值不同,动脉血和静脉血葡萄糖值也不同。所以可能存在给予胰岛素过量或不足。因此,葡萄糖异常值应通过中心实验室进行验证,医生也应了解机构中使用的即时检测仪器的性能。

1 型糖尿病

1 型糖尿病患者需要外源性胰岛素,否则他们会迅速出现酮症酸中毒及其并发症。在手术日早晨可以皮下注射患者平日 1/2 到 2/3 的中效胰岛素。除基础胰岛素外,还应增加常规胰岛素滑动调节(regular insulin sliding scale, RISS),并滴定血糖测量值[123]。或者输注胰岛素 0.5~2U/h(100U 胰岛素配入 1 000ml 生理盐水中,以 5~20ml/h 输

注)可以满足基础代谢需求,还可调整输注速度维持血糖在所需的水平[119]。无论采用哪种方法,缓慢输注葡萄糖(5% 葡萄糖溶液 75~125ml/h)可在患者禁食时预防低血糖。

2 型糖尿病

口服降糖药物的患者建议在术前晚上停止使用药物。不建议在手术日早晨使用口服降糖药物。对于长期使用胰岛素的患者,治疗应根据他们的胰岛素方案进行。围术期血糖控制可以通过滴定血糖的胰岛素输注(主要在 ICU)或补充基础长效胰岛素的 RISS 来实现。应避免单独使用 RISS 控制血糖,因为它可能导致葡萄糖波动很大[57]。

随着患者术后恢复饮食,可以转变为患者之前的长期治疗方案。已经接受胃旁路术的 2 型糖尿病患者可以迅速改善糖耐量异常的问题,通常需要在术后减少或甚至停用口服药物和胰岛素。这种效果似乎是由于肠促胰岛素如 GIP 和 GLP-1 的变化,而不是体重减轻所致[124]。

急症

高渗性高血糖状态(hyperglycemic hyperosmolar state, HHS)和 DKA 代表了失代偿糖尿病中的两种极端情况。DKA 比 HHS 更常见,占糖尿病相关急症的 1%。HHS 的病死率(10%~20%)比 DKA 的病死率(5%)更高[125]。患者可能出现或在围术期发展为糖尿病急症,因为应激、创伤和感染都可能增加胰岛素需求和胰岛素抵抗[126]。

非酮症高渗性昏迷

偶尔,一些老年患者可能会出现极高的血糖水平(>600mg/dl)和严重脱水(9~12L),即使糖尿病较轻。这类患者通常内源性胰岛素活性充足,不会出现脂肪分解和酮症;即使血糖浓度达到 1 000mg/dl,也不会出现酮症酸中毒。促进葡萄糖

利用所需的胰岛素剂量的十分之一就可以抑制脂肪的分解。可以假定，口渴反应受损与轻度肾功能不全共同导致了高血糖继续发展恶化。显著的高渗透性可能导致昏迷和癫痫，而血浆黏度升高引起血管内血栓形成倾向。这种综合征的特征是代谢紊乱可迅速被补液和小剂量胰岛素纠正。如果没有心血管禁忌症，应在 1 小时内静脉输注 1～2L（或 15～30ml/kg）生理盐水。在补充血管内容量后才可以推注或输注胰岛素[127]。在充分补液前给予胰岛素可导致心血管衰竭。胰岛素介导的葡萄糖摄取将水从血管内转移到细胞内，导致严重血容量不足。快速纠正高渗性存在脑水肿风险，血糖水平和循环血容量正常化后，精神状态的恢复可能会延迟[128]。

糖尿病酮症酸中毒

糖尿病酮症酸中毒（DKA）的定义是由酮血症、高血糖和酸血症三联征组成的[129]。如果糖尿病患者的胰岛素作用不足，无法抑制脂肪分解和游离脂肪酸代谢，代谢副产物乙酰乙酸和 β 羟丁酸就会蓄积。这些酮体是有机酸，可导致阴离子隙增加的代谢性酸中毒。临床上，患者通常因并发疾病、创伤，或不恰当停止胰岛素治疗而就医。尽管高血糖症几乎都存在，但高血糖程度与酸中毒严重程度无关。血糖水平通常在 250～500mg/dl 范围内。患者通常因高血糖引起的渗透性利尿以及此综合征典型的恶心和呕吐而出现脱水。因为白细胞增多、腹痛、胃肠梗阻和轻度升高的淀粉酶水平在酮症酸中毒中都是常见的，患者偶尔被误诊为外科急腹症。

DKA 的诊断标准包括酮血症或明显酮尿；血糖高于 250mg/dl 或已知的糖尿病；血碳酸氢盐低于 18mmol/L 或动脉 pH 低于 7.3[131]。DKA 的治疗包括使用胰岛素和水电解质替代治疗（表 47-14）。胰岛素使用途径由 DKA 的严重程度决定。轻度到中度 DKA 可用皮下注射胰岛素类似物治疗。但严重 DKA 需要静脉注射胰岛素。通常在血钾高于 3.3mmol/L 的前提下，以 0.1U/(kg·h) 的速度开始持续输注。如果血糖在第一个小时内不能下降 10%，可以单次推注 0.1U/kg。或者在单次推注 0.1U/kg 后以 0.1U/(kg·h) 速度输注。当血糖水平降至 250mg/dl 以下时，应在静脉注射液中加入葡萄糖继续胰岛素治疗。应在 1～2 小时内给予 1～2L 生理盐水或等效液体。在第一个小时后，继续以 15～20ml/(kg·h) 的速度输注液体。逐渐补充

继发的容量丢失。钾缺乏是 DKA 患者的一个关键问题。由于利尿，全身钾储备降低。但酸中毒本身会引起钾离子转移到细胞外。因此，血钾浓度在患者酸中毒时正常甚至轻度升高。一旦代谢性酸中毒被纠正，钾离子转移回细胞内。因此，血清钾浓度会急剧下降。因此除外肾衰竭的患者，都需要早期足量补钾。低磷血症也伴随酸中毒纠正出现，严重的低磷血症会引起虚弱患者的骨骼肌无力进而导致通气障碍。而无 DKA 的糖尿病患者的代谢性酸中毒可能是乳酸酸中毒，由组织灌注不良或脓毒症引起。它通过血清乳酸浓度升高而不伴有酮体浓度升高来诊断。一些研究表明，使用碳酸氢钠对 DKA 患者酸中毒的解决或出院时间没有影响[132]。除非患者有以下情况：血流动力学不稳定且 pH 低于 7.1，或 pH 低于 6.9，否则通常不建议使用碳酸氢钠。

表 47-14　糖尿病酮症酸中毒管理

胰岛素 10U 静脉推注，然后以（血糖/150）U/h 速度继续输注胰岛素
由生命体征和尿量决定等渗静脉输注液，预计缺乏 4～10L
当尿量超过 0.5ml/(kg·h) 时，给予氯化钾，10～40mmol/h（当速率＞10mmol/h 时进行连续心电监测）
当血糖降至 250mg/dl 时，加入 5% 葡萄糖液体，100ml/h
当 pH＜6.9 时考虑碳酸氢钠纠正

DKA 还必须区别于酒精性酮症酸中毒综合征。这通常发生在急性酒精中毒且营养不良的患者身上。除了化学性酮症酸中毒，酒精性酮症酸中毒在临床上与糖尿病没有任何关系。饮酒患者可能有低血糖或轻度高血糖。这种综合征的主要酮类是 β 羟丁酸，β 羟丁酸对实验室标准检测酮体的硝普钠反应不敏感，因此很难进行诊断。治疗酒精性酮症酸中毒的具体方法是给予葡萄糖和静脉补液；胰岛素通常不适用（除非在一些罕见情况下患者还有明确的糖尿病）。

低血糖

低血糖是糖尿病患者最令人担忧的临床事件。发生症状性低血糖的确切水平是可变的。正常空腹患者可能在血糖水平低于 50mg/dl 时没有症状。然而，血糖水平长期升高的糖尿病患者在明显高于该血糖浓度时也会有症状性低血糖。对于昏迷患者几乎不可能临床诊断低血糖。

临床明显低血糖也称为 Whipple 三联征：①神经低血糖症的症状；②血糖浓度低于 40mg/dl；③使用葡萄糖后症状缓解。虽然亚临床应激反应在血糖低于 70mg/dl 时开始出现，但 55mg/dl 左右的血糖水平才会激活交感神经系统和自主神经症状，包括出汗，心悸，震颤和饥饿。约 45mg/dl 的血糖水平会出现神经低血糖症状，包括行为和认知损伤，嗜睡，言语困难，视力模糊，癫痫，昏迷和死亡。住院患者的低血糖被定义为血糖低于 70mg/dl（3.9mmol/L），严重低血糖则低于 40mg/dl（2.2mmol/L）[133]。许多自主神经症状和早期的神经症状在气管插管、镇静、危重或麻醉的患者中明显缺乏。在麻醉的患者中，这些交感神经过度活跃的症状很容易被误认为不充分或"浅"麻醉。在麻醉、镇静或危重病患者中，低血糖的精神改变也是无法识别的。此外，在接受 β 受体拮抗药治疗的患者或患有晚期糖尿病自主神经病变的患者中，低血糖引起的交感神经过度活跃可能被掩盖。因此，外科患者很难临床确诊低血糖，只有高度怀疑和频繁血糖检查可以预防该并发症。如果患者昏迷，25g 葡萄糖（50% 葡萄糖液体 50ml）静脉输注或 1mg 高血糖素肌内注射；如果患者清醒，则服用 8 盎司（1oz=28.35g）果汁。目标是血糖水平高于 100mg/dl。

低血糖更可能发生在没有补充葡萄糖就给予胰岛素或磺酰脲类的即将手术的糖尿病患者。对于伴有肾功能不全的患者，胰岛素和口服降糖药的作用时间会延长。

垂体

垂体位于大脑下方被称为蝶鞍的骨性结构中。下丘脑和垂体一起形成调节各种激素释放的中枢单位。垂体分成两个部分，垂体前叶（腺垂体）分泌催乳素、生长激素、促性腺激素（黄体生成素和卵泡刺激素）、TSH 和 ACTH。垂体后叶（神经垂体）分泌血管升压素和催产素。垂体前叶和垂体后叶释放激素是受下丘脑调节。来自下丘脑的调节肽或激素通过连接的血管或组织运送到垂体。

垂体前叶

垂体前叶激素分泌不足通常是由于肿瘤压迫腺体。可能以单一激素缺乏开始，但通常发展成多腺功能不全。男性勃起功能障碍或女性继发性闭经是全垂体功能减退症的早期表现。垂体前叶坏死是产后失血性休克（希恩综合征）后的全垂体功能减退症的原因。其他原因包括蝶鞍或附近结构接受放射治疗、垂体切除术。全垂体功能减退症使用特定激素替代治疗，并在围术期继续维持。由于 ACTH 不足，接受类固醇替代治疗的患者必须使用应激剂量的皮质类固醇。

各种垂体前叶激素分泌过多通常由腺瘤引起。过度分泌催乳素并伴有溢乳是一种与垂体腺瘤相关的常见激素异常。库欣病继发于 ACTH 过量分泌。巨人症或肢端肥大症则是儿童或成人时生长激素过量产生的结果。TSH 分泌过多的情况较为罕见。

成人肢端肥大症对麻醉有一定影响[134]。骨骼，结缔组织和软组织出现过度肥厚[135]。舌体和会厌增大使患者易出现上呼吸道梗阻。困难气管插管的发生率为 20%～30%，并且临床无法预测[136]。声音嘶哑反映了声带增厚或由牵拉引起的喉返神经麻痹。呼吸困难或喘鸣与声门下狭窄有关。周围神经或动脉压迫，高血压和糖尿病是其他常见的表现。由于面部解剖结构和上呼吸道变异，这些患者的麻醉管理比较复杂。如果面罩贴合不当或看不到声门都会增加全麻诱导的风险。当术前病史提示上呼吸道或声带情况欠佳，在患者清醒时考虑气管插管是明智的做法。

垂体后叶

垂体后叶，或称为神经垂体，是由下丘脑腹侧延伸而来的神经末梢组成。血管升压素[抗利尿激素（antidiuretic hormone，ADH）]和催产素是由垂体后叶分泌的两种主要激素。两种激素都是在下丘脑的视上核和室旁核中合成。它们与后叶激素运载蛋白结合并通过轴突运输到位于垂体后叶的储存囊泡中。抗利尿激素（ADH）是一种由九个氨基酸组成的肽，释放后以游离肽的形式循环。ADH 的主要功能是维持细胞外液容量，调节血浆渗透压。催产素引起子宫收缩，促进乳腺分泌并排出乳汁。

血管升压素（抗利尿激素）

抗利尿激素（ADH）通过增加细胞膜对水的通透性促进水的重吸收。ADH 的作用部位是肾脏的集合管。游离水清除减少导致血清渗透压下降和循环血量相应增加。正常情况下，刺激 ADH 释放的主要因素是血清渗透压增加。

位于下丘脑的渗透压感受器对正常血清渗透压仅仅 1% 的变化便十分敏感（正常渗透压约为285mOsm/L）。左心房和肺静脉的牵张感受器对血容量的轻微减少十分敏感，也可以刺激 ADH 分泌。恢复血浆容量的需要有时可能会超过对 ADH 释放的渗透压抑制。各种生理刺激和药物刺激也影响 ADH 的分泌。肺正压通气、应激、焦虑、体温过高、β 肾上腺素能兴奋和组胺释放的刺激可以促进 ADH 的释放。

ADH 也有其他作用。它可以通过收缩血管平滑肌升高血压（见第 39 章）。该作用对内脏，肾脏和冠状动脉血管床尤为重要，并且为外源性血管升压素治疗食管静脉曲张出血提供了理论基础。这种药物必须谨慎用于冠心病患者。ADH（即使是小剂量）可通过冠状动脉收缩促进心肌缺血。目前尚不清楚选择性动脉灌注在心血管副作用方面是否比全身给药更安全。ADH 也经常在血管扩张性休克中与其他升压药物合用。

ADH 还通过增加循环中血管性血友病因子和凝血因子Ⅷ的水平促进止血。去氨加压素（DDAVP）是 ADH 的一种类似物，通常用于治疗某些类型的血管性血友病（见第 17 章）。DDAVP 也经常用来逆转肾衰竭导致的凝血功能障碍。

尿崩症

尿崩症是由 ADH 分泌不足或肾小管抵抗ADH（肾性尿崩症）引起的。ADH 分泌不足导致多饮，高钠血症和大量低渗尿。低血容量和高钠血症可能会严重到危及生命。这种疾病通常发生于颅内创伤，浸润性病变或手术破坏垂体后（见第 37 章）[137]。继发于严重的头部创伤或蛛网膜下腔出血的尿崩症患者常常濒临脑死亡或准备器官摘除。尿崩症的治疗取决于激素缺乏程度。在手术期间，DDAVP 或加压素联合等渗晶体溶液可以治疗完全性尿崩症患者[138]。定期测定血钠和血浆渗透压，并对治疗做出相应改变。如果术后发生尿崩症，常根据需要不限制饮水量。如果尿崩症持久或严重，DDAVP 通过鼻内给药可以延长抗利尿作用（12～24h）。有治疗不完全性尿崩症功效的非激素制剂包括口服降糖药氯磺丙脲（200～500mg/d）。该药物刺激 ADH 的释放并增加肾小管对激素的敏感性。低血糖是限制药物使用的严重副作用。卡马西平和氯贝丁酯也能够刺激 ADH 释放，并已被用于门诊患者。这些药物都对肾性尿崩症患者没有效果。矛盾的是，噻嗪类利尿药对于肾性尿崩

症的患者反而具有抗利尿作用。

抗利尿激素分泌失调

不适当和过度的 ADH 分泌可能与许多不同的病理过程相关，包括头部损伤，颅内肿瘤，肺部感染，小细胞肺癌和甲状腺功能减退症（见第 37 章）。手术和创伤可导致 ADH 水平短暂升高。临床表现与稀释性低钠血症、血清渗透压下降、尿渗透压升高而尿量减少相关；具体表现为体重增加，骨骼肌无力，意识模糊或惊厥。周围性水肿和高血压罕见。抗利尿激素分泌失调综合征是排除性诊断，必须先排除其他低钠血症的原因。预后与其潜在的病因有关。

对于轻度或中度水中毒患者的治疗方法是将每日摄入液体量限制在 800 毫升。严重水中毒患者与低钠血症（血钠浓度＜120mmol/L）有关，中枢神经系统症状可能需要更积极的治疗，需要静脉给予高渗盐水，还可以联合使用呋塞米。要谨慎对待左心室功能差的患者。过快纠正低钠血症可能诱发渗透性脱髓鞘并导致永久性脑损伤。血清钠在 24 小时内不应升高超过 9mmol/L。其他可用于治疗抗利尿激素分泌失调综合征的药物包括地美环素（demeclocycline）和锂。地美环素可以干扰肾小管浓缩尿液，并经常用于门诊患者。锂通常不用，因为中毒发生率较高。血管升压素 -2 受体拮抗剂，例如考尼伐坦，在特定情况下可能有用。

手术应激的内分泌反馈

麻醉，手术和创伤引起了广泛的内分泌代谢反应，以血浆中皮质醇，ADH，肾素，儿茶酚胺和内啡肽的水平增加为特征，并通过代谢引起高血糖和负氮平衡[139-140]。炎症标记物如 C 反应蛋白也会增加，而 C 反应蛋白通常不会被认为是内分泌反应的一部分。各种神经和体液因素（例如疼痛，焦虑，酸中毒，局部组织因子，缺氧）在激活应激反应中发挥作用。对严重疾病的急性反应特点是垂体功能正常，但靶器官对激素不敏感。在危重症的慢性期，通常表现为全身性内分泌功能减退，可能起源于下丘脑[141]。

麻醉诱导增加循环中儿茶酚胺的水平，也是代谢应激的一种形式。区域麻醉可以通过阻断手术区域的神经传导来阻止部分（而非全部）手术期间的代谢应激反应[142]。理论上创伤和危重症引起的循环中持续高儿茶酚胺通过直接抑制胰岛素释

放导致应激性高血糖。在接受静脉葡萄糖注射（肠外营养）的患者中，尤其是给予大剂量葡萄糖时，绕过肠道激素作用会导致疾病期间胰岛素释放受损，并导致糖尿病患者管理困难。

内啡肽是一组有独立于中枢神经系统阿片样活性的内源性肽。有证据表明 β- 内啡肽是从垂体前叶释放的，β- 内啡肽作为 β- 脂蛋白的一部分，由 91 个氨基酸合成，也是 ACTH 前体肽的切割产物。情绪或手术刺激引起内啡肽在中枢神经系统和血浆的浓度增加，这表明这些物质在机体面对应激反应时有一定的作用。这些物质通过与大脑和脊髓的阿片受体结合来调节疼痛刺激。

许多试验都集中在应激反应及应激与麻醉深度的关系上。区域麻醉和全身麻醉以剂量依赖的方式抑制手术刺激下各种应激激素的释放。既往麻醉医师依赖于血流动力学变量（如血压和心率）的间接测量来评估自主神经对麻醉和手术的反应水平。目前认为应激的生理表现是潜在有害的，特别是在储备功能有限的患者中。因此，麻醉技术和疼痛管理策略旨在限制这种神经激素反应，以期为患者提供一些益处。需要进一步研究以评估这些措施对围术期发病率和死亡率的影响。

（张博 译，易杰 校）

参考文献

1. Surks MI, Sievert R. Drugs and thyroid function. *N Engl J Med*. 1995;333:1688–1694.
2. Deegan RJ, Furman WR. Cardiovascular manifestations of endocrine dysfunction. *J Cardiothorac Vasc Anesth*. 2011;25:705–720.
3. Klein I, Danzi S. Thyroid disease and the heart. *Circulation*. 2007;116:1725–1735.
4. Danzi S, Klein I. Amiodarone-induced thyroid dysfunction. *J Intensive Care Med*. 2015:30;179–185.
5. Cooper DS. Antithyroid drugs. *N Engl J Med*. 2005;352:905–917.
6. Cooper DS. Hyperthyroidism. *Lancet*. 2003;362:459–468.
7. Smallridge RC. Metabolic and anatomic thyroid emergencies: a review. *Crit Care Med*. 1992;20:276–291.
8. Chiha M, Samarasinghe S, Kabaker AS. Thyroid storm: an updated review. *J Intensive Care Med*. 2015;30(3):131–140.
9. Chun BJ, Bae JS, Lee SH, et al. A Prospective Randomized Controlled Trial of the Laryngeal Mask Airway Versus the Endotracheal Intubation in the Thyroid Surgery: Evaluation of Postoperative Voice, and Laryngopharyngeal Symptom. *World J Surg*. 2015;39:1713–1720.
10. Bouaggad A, Nejmi SE, Bouderka MA, et al. Prediction of difficult tracheal intubation in thyroid surgery. *Anesth Analg*. 2004;99:603–606.
11. Boccara G, Guenoun T, Aidan P. Anesthetic implications for robot-assisted transaxillary thyroid and parathyroid surgery: a report of twenty cases. *J Clin Anesth*. 2013;25:508–512.
12. Szubin L, Kacker A, Kakani R, et al. The management of post-thyroidectomy hypocalcemia. *Ear Nose Throat J*. 1996;75:612–614, 616.
13. Wagner HE, Seiler C. Recurrent laryngeal nerve palsy after thyroid gland surgery. *Br J Surg*. 1994;81:226–228.
14. Dionigi G, Chiang F, Dralle H, et al. Safety of neural monitoring in thyroid surgery. *Int J Surg*. 2013;11:S120–S126.
15. Lindsay RS, Toft AD. Hypothyroidism. *Lancet*. 1997;349:413–417.
16. Stathatos N, Wartofsky L. Perioperative management of patients with hypothyroidism. *Endocrinol Metab Clin North Am*. 2003;32:503–518.
17. Toft AD. Thyroxine therapy. *N Engl J Med*. 1994;331:174–180.
18. Bennett-Guerrero E, Kramer DC, Schwinn DA. Effect of chronic and acute thyroid hormone reduction on perioperative outcome. *Anesth Analg*. 1997;85:30–36.
19. Ladenson PW, Levin AA, Ridgway EC, et al. Complications of surgery in hypothyroid patients. *Am J Med*. 1984;77:261–266.
20. Whitten CW, Latson TW, Klein KW, et al. Anesthetic management of a hypothyroid cardiac surgical patient. *J Cardiothorac Vasc Anesth*. 1991;5:156–159.
21. Weinberg AD, Ehrenwerth J. Anesthetic considerations and perioperative management of patients with hypothyroidism. *Adv Anesth*. 1987;4:185–212.
22. Mihai R, Farndon JR. Parathyroid disease and calcium metabolism. *Br J Anaesth*. 2000;85:29–43.
23. Fraser WD. Hyperparathyroidism. *Lancet*. 2009;374:145–158.
24. Roland EJ, Wierda JM, Eurin BG, et al. Pharmacodynamic behaviour of vecuronium in primary hyperparathyroidism. *Can J Anaesth*. 1994;41:694–698.
25. Udelsman R, Lin Z, Donovan P. The superiority of minimally invasive parathyroidectomy based on 1650 consecutive patients with primary hyperparathyroidism. *Ann Surg*. 2011;253:585–591.
26. Shindo ML, Rosenthal JM, Lee T. Minimally invasive parathyroidectomy using local anesthesia with intravenous sedation and targeted approaches. *Otolaryngol Head Neck Surg*. 2008;138:381–387.
27. Kivela JE, Sprung J, Richards ML, et al. Effects of propofol on intraoperative parathyroid hormone monitoring in patients with primary hyperparathyroidism undergoing parathyroidectomy: a randomized control trial. *Can J Anaesth*. 2011;58:525–531.
28. Shoback D. Hypoparathyroidism. *N Engl J Med*. 2008;359:391–403.
29. Vaughan ED Jr. Diseases of the adrenal gland. *Med Clin North Am*. 2004;88:443–466.
30. Inder WJ, Hunt PJ. Glucocorticoid replacement in pituitary surgery: guidelines for perioperative assessment and management. *J Clin Endocrinol Metab*. 2002;87:2745–2750.
31. Rivers EP, Gaspari M, Abi Saad G, et al. Adrenal insufficiency in high-risk surgical ICU patients. *Chest*. 2001;119:889–896.
32. Lamberts SW, Bruining HA, DeJong FH. Corticosteroid therapy in severe illness. *N Engl J Med*. 1997;337:1285–1292.
33. Axelrod L. Perioperative management of patients treated with glucocorticoids. *Endocrinol Metab Clin North Am*. 2003;32:367–383.
34. Sutherland FW, Naik SK. Acute adrenal insufficiency after coronary artery bypass grafting. *Ann Thorac Surg*. 1996;62:1516–1517.
35. Charmandari E, Nicolaides NC, Chrousos GP. Adrenal insufficiency. *Lancet*. 2014;383;2152–2167.
36. Coursin DB, Wood KE. Corticosteroid supplementation for adrenal insufficiency. *JAMA*. 2002;287:236–240.
37. Engquist A, Brandt MR, Fernandes A, et al. The blocking effect of epidural analgesia on the adrenocortical and hyperglycemic responses to surgery. *Acta Anaesthesiol Scand*. 1977;21:330–335.
38. Salem M, Tainsh RE Jr, Bromberg J, et al. Perioperative glucocorticoid coverage: a reassessment 41 years after emergence of a problem. *Ann Surg*. 1994;219:416–425.
39. Symreng T, Karlberg BE, Kagedal B, et al. Physiological cortisol substitution of long-term steroid-treated patients undergoing major surgery. *Br J Anaesth*. 1981;53:949–954.
40. Glowniak JV, Loriaux DL. A double-blind study of perioperative steroid requirements in secondary adrenal insufficiency. *Surgery*. 1997;121:123–129.
41. Marik PE, Varon J. Requirement of perioperative stress doses of corticosteroids. *Arch Surg*. 2008;143(12):1222–1226.
42. Prys-Roberts C. Phaeochromocytoma: recent progress in its management. *Br J Anaesth*. 2000;85:44–57.
43. Kinney MA, Warner ME, van Heerden JA, et al. Perianesthetic risks and outcomes of pheochromocytoma and paraganglioma resection. *Anesth Analg*. 2000;91:1118–1123.
44. Kinney MA, Narr BJ, Warner MA. Perioperative management of pheochromocytoma. *J Cardiothorac Vasc Anesth*. 2002;16:359–369.
45. Chen H, Sippel RS, O'Dorisio MS, et al. The North American Neuroendocrine Tumor Society consensus guideline for the diagnosis and management of neuroendocrine tumors. *Pancreas*. 2010;39:775–783.
46. Witteles RM, Kaplan EL, Roizen MF. Sensitivity of diagnostic and localization tests for pheochromocytoma in clinical practice. *Arch Intern Med*. 2000;160:2521–2524.
47. Lenders JW, Duh QY, Eisenhofer G, et al. Pheochromocytoma and paraganglioma: an Endocrine Society clinical practice guideline. *J Clin Endocrinol Metab*. 2014;99:1915–1942.
48. Ulchaker JC, Goldfarb DA, Bravo EL, et al. Successful outcomes in pheochromocytoma surgery in the modern era. *J Urol*. 1999;161:764–767.
49. Pacak K. Preoperative management of the pheochromocytoma patient. *J Clin Endocrinol Metab*. 2007;92:4069–4079.
50. Hamilton A, Sirrs S, Schmidt N, et al. Anaesthesia for phaeochromocytoma in pregnancy. *Can J Anaesth*. 1997;44:654–657.
51. Joris JL, Hamoir EE, Hartstein GM, et al. Hemodynamic changes and catecholamine release during laparoscopic adrenalectomy for pheochromocytoma. *Anesth Analg*. 1999;88:16–21.
52. James MF, Cronje L. Pheochromocytoma crisis: the use of magnesium sulfate. *Anesth Analg*. 2004;99:680–686.
53. Lord MS, Augoustides JGT. Perioperative management of pheochromocytoma: Focus on magnesium, clevidipine, and vasopressin. *J Cardiothorac Vasc Anesth*. 2012;26:526–531.
54. Standards of medical care in diabetes—2016. *Diabetes Care*. 2016;39(Suppl 1):1–119.
55. Vijan S. In the clinic. Type 2 diabetes. *Ann Intern Med*. 2015;162:ITC 1–16.
56. Corathers SD, Falciglia M. The role of hyperglycemia in acute illness: supporting evidence and its limitations. *Nutrition*. 2011;27(3):276–281.
57. Smiley D, Umpierrez GE. Management of hyperglycemia in hospitalized patients. *Ann N Y Acad Sci*. 2010;1212:1–11.
58. Dabelea D, Rewers A, Stafford JM, et al. Trends in the prevalence of ketoacidosis at diabetes diagnosis: the SEARCH for diabetes in youth study. *Pediatrics*. 2014;133;e938–e945.
59. Erickson SC, Le L, Zakharyan A, et al. New-onset treatment-dependent diabetes mellitus and hyperlipidemia associated with atypical antipsychotic use in older adults without schizophrenia or bipolar disorder. *J Am Geriatr Soc*.

2012;60:474–479.

60. Kim JA, Montagnani M, Koh KK, et al. Reciprocal relationships between insulin resistance and endothelial dysfunction: molecular and pathophysiological mechanisms. *Circulation*. 2006;113(15):1888–1904.

61. Akhtar S, Barash PG, Inzucchi SE. Scientific principles and clinical implications of perioperative glucose regulation and control. *Anesth Analg*. 2010;110(2):478–497.

62. Bagry HS, Raghavendran S, Carli F. Metabolic syndrome and insulin resistance: perioperative considerations. *Anesthesiology*. 2008;108(3):506–523.

63. Biddinger SB, Kahn CR. From mice to men: insights into the insulin resistance syndromes. *Annu Rev Physiol*. 2006;68:123–158.

64. Sacks DB, Arnold M, Bakris GL, et al. Guidelines and recommendations for laboratory analysis in the diagnosis and management of diabetes mellitus. *Clin Chem*. 2011;57(6):e1–e47.

65. Nathan DM. Diabetes: advances in diagnosis and treatment. *JAMA*. 2015:314;1052–1062.

66. Skyler JS, Bergenstal R, Bonow RO, et al. Intensive glycemic control and the prevention of cardiovascular events: implications of the ACCORD, ADVANCE, and VA Diabetes Trials. *Diabetes Care*. 2009:32;187–192.

67. Qaseem A, Humphrey LL, Sweet DE, et al. Oral pharmacologic treatment of type 2 diabetes mellitus: a clinical practice guideline from the American College of Physicians. *Ann Intern Med*. 2012;156(3):218–231.

68. Bailey CJ, Turner RC. Metformin. *N Engl J Med*. 1996;334(9):574–579.

69. Bennett WL, Maruthur NM, Singh S, et al. Comparative effectiveness and safety of medications for type 2 diabetes: an update including new drugs and 2-drug combinations. *Ann Intern Med*. 2011;154(9):602–613.

70. FDA Drug Safety Communication: FDA revises labels of SGLT2 inhibitors for diabetes to include warnings about too much acid and serious urinary tract infections. FDA website. www.fda.gov/Drugs/DrugSafety/ucm475463.htm. Accessed March 4, 2016.

71. Brethauer SA, Aminian A, Rosenthal RJ, et al. Bariatric surgery improves the metabolic profile of morbidly obese patients with type 1 diabetes. *Diabetes Care*. 2014;37:e51–e52.

72. Fleisher LA, Fleischmann KA, Auerbach AD, et al. ACC/AHA guideline on perioperative cardiovascular evaluation and management of patients undergoing noncardiac surgery: A report of the American College of Cardiology Foundation/American Heart Association Task Force on practice guidelines. *J Am Coll Cardiol*. 2014;64:e77–e137.

73. Pichardo-Lowden A, Gabbay RA. Management of hyperglycemia during the perioperative period. *Curr Diab Rep*. 2012;12(1):108–118.

74. Garg JP, Bakris GL. Microalbuminuria: marker of vascular dysfunction, risk factor for cardiovascular disease. *Vasc Med*. 2002;7(1):35–43.

75. Freeman R. Not all neuropathy in diabetes is of diabetic etiology: differential diagnosis of diabetic neuropathy. *Curr Diab Rep*. 2009;9(6):423–431.

76. Charlson ME, MacKenzie CR, Gold JP. Preoperative autonomic function abnormalities in patients with diabetes mellitus and patients with hypertension. *J Am Coll Surg*. 1994;179(1):1–10.

77. Latson TW, Ashmore TH, Reinhart DJ, et al. Autonomic reflex dysfunction in patients presenting for elective surgery is associated with hypotension after anesthesia induction. *Anesthesiology*. 1994;80(2):326–337.

78. Page MM, Watkins PJ. Cardiorespiratory arrest and diabetic autonomic neuropathy. *Lancet*. 1978;1(8054):14–16.

79. Vohra A, Kumar S, Charlton AJ, et al. Effect of diabetes mellitus on the cardiovascular responses to induction of anaesthesia and tracheal intubation. *Br J Anaesth*. 1993;71(2):258–261.

80. Kitamura A, Hoshino T, Kon T, et al. Patients with diabetic neuropathy are at risk of a greater intraoperative reduction in core temperature. *Anesthesiology*. 2000;92(5):1311–1318.

81. Hogan K, Rusy D, Springman SR. Difficult laryngoscopy and diabetes mellitus. *Anesth Analg*. 1988;67(12):1162–1165.

82. Alexanian SM, McDonnell ME, Akhtar S. Creating a perioperative glycemic control program. *Anesthesiol Res Pract*. 2011;2011:465974.

83. Duncan AI, Koch CG, Xu M, et al. Recent metformin ingestion does not increase in-hospital morbidity or mortality after cardiac surgery. *Anesth Analg*. 2007;104(1):42–50.

84. Boyle ME, Seifert KM, Beer KA, et al. Guidelines for application of continuous subcutaneous insulin infusion (infusion pump) therapy in the perioperative period. *J Diabetes Sci Technol*. 2012;6:184–190.

85. King JT, Goulet JL, Perkal MF, et al. Glycemic control and infections in patients with diabetes undergoing noncardiac surgery. *Ann Surg*. 2011;253(1):158–165.

86. Harati Y. Diabetic peripheral neuropathies. *Ann Intern Med*. 1987;107(4):546–559.

87. Umpierrez GE, Hellman R, Korytkowski MT, et al. Management of hyperglycemia in hospitalized patients in non-critical care setting: an Endocrine Society clinical practice guideline. *J Clin Endocrinol Metab*. 2012;97(1):16–38.

88. Inzucchi SE. Clinical practice: management of hyperglycemia in the hospital setting. *N Engl J Med*. 2006;355(18):1903–1911.

89. Vriesendorp T, Morelis Q, Devries J, et al. Early post-operative glucose levels are an independent risk factor for infection after peripheral vascular surgery: a retrospective study. *Eur J Vasc Endovasc Surg*. 2004;28(5):520–525.

90. Pomposelli JJ, Baxter JK 3rd, Babineau TJ, et al. Early postoperative glucose control predicts nosocomial infection rate in diabetic patients. *JPEN J Parenter Enteral Nutr*. 1998;22(2):77–81.

91. Swenne CL, Lindholm C, Borowiec J, et al. Peri-operative glucose control and development of surgical wound infections in patients undergoing coronary artery bypass graft. *J Hosp Infect*. 2005;61(3):201–212.

92. Noordzij PG, Boersma E, Schreiner F, et al. Increased preoperative glucose levels are associated with perioperative mortality in patients undergoing noncardiac, nonvascular surgery. *Eur J Endocrinol*. 2007;156(1):137–142.

93. Schmeltz LR, DeSantis AJ, Thiyagarajan V, et al. Reduction of surgical mortality and morbidity in diabetic patients undergoing cardiac surgery with a combined intravenous and subcutaneous insulin glucose management strategy. *Diabetes Care*. 2007;30(4):823–828.

94. Gandhi GY, Nuttall GA, Abel MD, et al. Intraoperative hyperglycemia and perioperative outcomes in cardiac surgery patients. *Mayo Clin Proc*. 2005;80(7):862–866.

95. Frisch A, Chandra P, Smiley D, et al. Prevalence and clinical outcome of hyperglycemia in the perioperative period in noncardiac surgery. *Diabetes Care*. 2010;33(8):1783–1788.

96. Polito A, Thiagarajan RR, Laussen PC, et al. Association between intraoperative and early postoperative glucose levels and adverse outcomes after complex congenital heart surgery. *Circulation*. 2008;118(22):2235–2242.

97. Krinsley J, Preiser JC. Intensive insulin therapy to control hyperglycemia in the critically ill: a look back at the evidence shapes the challenges ahead. *Crit Care*. 2010;14(6):330.

98. Zoungas S, Patel A, Chalmers J, et al. Severe hypoglycemia and risks of vascular events and death. *N Engl J Med*. 2010;363(15):1410–1418.

99. Krinsley JS. Glycemic variability: a strong independent predictor of mortality in critically ill patients. *Crit Care Med*. 2008;36(11):3008–3013.

100. Mackenzie IM, Whitehouse T, Nightingale PG. The metrics of glycaemic control in critical care. *Intensive Care Med*. 2011;37(3):435–443.

101. van den Berghe G, Wouters P, Weekers F, et al. Intensive insulin therapy in critically ill patients. *N Engl J Med*. 2001;345(19):1359–1367.

102. van den Berghe G, Wilmer A, Hermans G, et al. Intensive insulin therapy in the medical ICU. *N Engl J Med*. 2006;354(5):449–461.

103. Arabi YM, Dabbagh OC, Tamim HM, et al. Intensive versus conventional insulin therapy: a randomized controlled trial in medical and surgical critically ill patients. *Crit Care Med*. 2008;36(12):3190–3197.

104. Brunkhorst FM, Engel C, Bloos F, et al. Intensive insulin therapy and pentastarch resuscitation in severe sepsis. *N Engl J Med*. 2008;358(2):125–139.

105. Preiser JC, Devos P, Ruiz-Santana S, et al. A prospective randomised multicentre controlled trial on tight glucose control by intensive insulin therapy in adult intensive care units: the Glucontrol study. *Intensive Care Med*. 2009;35(10):1738–1748.

106. Finfer S, Chittock DR, Su SY, et al. Intensive versus conventional glucose control in critically ill patients. *N Engl J Med*. 2009;360(13):1283–1297.

107. Marik PE, Preiser JC. Toward understanding tight glycemic control in the ICU: a systematic review and metaanalysis. *Chest*. 2010;137(3):544–551.

108. Annane D, Cariou A, Maxime V, et al. Corticosteroid treatment and intensive insulin therapy for septic shock in adults: a randomized controlled trial. *JAMA*. 2010;303(4):341–348.

109. Griesdale DE, de Souza RJ, van Dam RM, et al. Intensive insulin therapy and mortality among critically ill patients: a meta-analysis including NICE-SUGAR study data. *CMAJ*. 2009;180(8):821–827.

110. Kansagara D, Fu R, Freeman M, et al. Intensive insulin therapy in hospitalized patients: a systematic review. *Ann Intern Med*. 2011;154(4):268–282.

111. Buckleitner AM, Martinez-Alonso M, Hernandez M, et al. Perioperative glycaemic control for diabetic patients undergoing surgery (review). *Cochrane Database Syst Rev*. 2012;9:CD007315.

112. Treggiari MM, Karir V, Yanez ND, et al. Intensive insulin therapy and mortality in critically ill patients. *Crit Care*. 2008;12(1):R29.

113. Moghissi ES, Korytkowski MT, DiNardo M, et al. American Association of Clinical Endocrinologists and American Diabetes Association consensus statement on inpatient glycemic control. *Endocr Pract*. 2009;15(4):353–369.

114. Schricker T, Lattermann R. Perioperative catabolism. *Can J Anesth*. 2015;62:182–193.

115. Dellinger RP, Levy MM, Rhodes A. Surviving Sepsis Campaign: international guidelines for management of severe sepsis and septic shock: 2012. *Crit Care Med*. 2013;41:580–637.

116. Poldermans D, Bax JJ, Boersma E, et al. Guidelines for pre-operative cardiac risk assessment and perioperative cardiac management in non-cardiac surgery. *Eur Heart J*. 2009;30(22):2769–2812.

117. Qaseem A, Humphrey LL, Chou R, et al. Use of intensive insulin therapy for the management of glycemic control in hospitalized patients: a clinical practice guideline from the American College of Physicians. *Ann Intern Med*. 2011;154(4):260–267.

118. Sinclair AJ, Paolisso G, Castro M, et al. European Diabetes Working Party for Older People 2011 clinical guidelines for type 2 diabetes mellitus: executive summary. *Diabetes Metab*. 2011;37(Suppl 3):S27–S38.

119. Inzucchi SE. The Yale Diabetes Center Diabetes Facts and Guidelines 2011–2012. http://endocrinology.yale.edu/patient/50135_Yale%20National%20F.pdf. Accessed January 4, 2012.

120. Umpierrez GE, Smiley D, Jacobs S, et al. Randomized study of basal-bolus insulin therapy in the inpatient management of patients with type 2 diabetes undergoing general surgery (RABBIT 2 Surgery). *Diabetes Care*. 2011;334:256–261.

121. Rice MJ, Pitkin AD, Coursin DB. Review article: Glucose measurement in the operating room: more complicated than it seems. *Anesth Analg*. 2010;110(4):1056–1065.

122. Maerz LL, Akhtar S. Perioperative glycemic management in 2011: paradigm shifts. *Curr Opin Crit Care*. 2011;17(4):370–375.

123. Coursin DB, Connery LE, Ketzler JT. Perioperative diabetic and hyperglycemic management issues. *Crit Care Med*. 2004;32(4 Suppl):S116–S125.

124. Cummings DE, Overduin J, Foster-Schubert KE. Gastric bypass for obesity: mechanisms of weight loss and diabetes resolution. *J Clin Endocrinol Metab*. 2004;89(6):2608–2615.

125. Gosmanov AR, Gosmanova EO, Kitabchi AE. Hyperglycemic crises: diabetic ketoacidosis (DKA) and hyperglycemic hyperosmolar state (HHS). In: DeGroot LJ, Beck-Peccoz P, Chrousos G, et al., eds. *Endotext*. South Dartmouth, MA: MDText.com; 2015.

126. Nyenwe EA, Kitabchi AE. Evidence-based management of hyperglycemic emergencies in diabetes mellitus. *Diabetes Res Clin Pract*. 2011;94(3):340–351.

127. Scott AR. Management of hyperosmolar hyperglycaemic state in adults with diabetes. *Diabet Med*. 2015;32:714–724.

128. Pasquel FJ, Umpierrez GE. Hyperosmolar hyperglycemic state: a historic review of the clinical presentation, diagnosis, and treatment. *Diabetes Care*. 2014;37:3124–3131.

129. Savage MW, Dhatariya KK, Kilvert A, et al. Joint British Diabetes Societies guideline for the management of diabetic ketoacidosis. *Diabet Med*. 2011; 28(5):508–515.

130. Kamel KS, Halperin ML. Acid-base problems in diabetic ketoacidosis. *N Engl J Med*. 2015;372:546–554.

131. Peterson C, Fox JA, Devallis P, et al. Starvation in the midst of cardiopulmonary bypass: diabetic ketoacidosis during cardiac surgery. *J Cardiothorac Vasc Anesth*. 2012;26:910–916.

132. Duhon B, Attridge RL, Franco-Martinez AC, et al. Intravenous sodium bicarbonate therapy in severely acidotic diabetic ketoacidosis. *Ann Pharmacother*. 2013;47:970–975.

133. Seaquist ER, Anderson J, Childs B, et al. Hypoglycemia and diabetes report of a workgroup of the American Diabetes Association and the Endocrine Society.

Diabetes Care. 2013;36:1384–1395.

134. Melmed S. Acromegaly. *N Engl J Med*. 2006;355:2558–2573.

135. Smith M, Hirsch NP. Pituitary disease and anaesthesia. *Br J Anaesth*. 2000; 85:3–14.

136. Schmitt H, Buchfelder M, Radespiel-Troger M, et al. Difficult intubation in acromegalic patients: incidence and predictability. *Anesthesiology*. 2000;93:110–114.

137. Nemergut EC, Dumont AS, Barry UT, et al. Perioperative management of patients undergoing transsphenoidal pituitary surgery. *Anesth Analg*. 2005;101: 1170–1181.

138. Devin JK. Hypopituitarism and central diabetes insipidus perioperative diagnosis and management. *Neurosurg Clin North Am*. 2013;23:679–689.

139. Weissman C. The metabolic response to stress: an overview and update. *Anesthesiology*. 1990;73:308–327.

140. Desborough JP. The stress response to trauma and surgery. *Br J Anaesth*. 2000;85:109–117.

141. Langouche L, van den Berghe G. The dynamic neuroendocrine response to critical illness. *Endocrinol Metab Clin North Am*. 2006;35:777–791.

142. Fant F, Tina E, Sandblom D, et al. Thoracic epidural analgesia inhibits the neuro-hormonal but not the acute inflammatory stress response after radical retropubic prostatectomy. *Br J Anaesth*. 2013;110:747–757.

耳鼻喉头颈外科手术麻醉

Lynne R. Ferrari　Raymond S. Park

要点

1. 对于小儿耳鼻喉手术，麻醉医师的气道管理与外科医师手术操作常位于相同区域，需要外科医师和麻醉医师的相互理解和默契合作，并且使用一些特殊工具来完成操作。
2. 尽管体格检查仅发现轻到中度的扁桃体肿大，但阻塞性睡眠呼吸暂停的患者可以表现为清醒时的上呼吸道阻塞，睡眠时的呼吸暂停。因此，临床医师不应仅依据扁桃体大小来评估问题的严重性。
3. 阻塞性睡眠呼吸暂停的患者对阿片类药物的敏感性增加，因此，此类药物的给药剂量可减少多达 50%。
4. 扁桃体切除术后出血可能导致大量源自扁桃体窝的血液被患者无意识地吞下。这类患者需当作饱胃考虑，并采取相应的麻醉预防措施。
5. 中耳和鼻窦均为充满空气，且不可扩张的腔体。在行鼓膜替换或穿孔修补术时，应停止使用氧化亚氮（N_2O）。如必须使用的话，则在放置鼓膜移植片时，N_2O 浓度也不超过 50%，以防止因压力改变引起鼓膜移植片移位。
6. 鼻内镜手术中所用到的缩血管药物可能会通过血液吸收，导致高血压、心动过缓、心动过速和其他心律失常。因此，术前应对患者的心血管功能进行全面评估。麻醉医师需要快速有效应对这些变化，以防止并发症的发生。
7. 有头颈部癌症病史的患者，既往可能接受过化疗或放射治疗。化疗可能影响特定的器官系统，而放疗则可能导致颞下颌关节纤维化和强直，从而导致直接喉镜检查困难。
8. 颌面部创伤的患者通常还伴有其他损伤，如包括颈椎和颅脑损伤，麻醉医师在气道管理的同时还需要考虑到这些方面。

气道评估

在健康人体，气流通过上呼吸道依次进入气管、支气管、细支气管和肺泡。在通畅的气道中，空气的流通和呼吸运动是一个轻松和不费力的过程。然而，由畸形、肿瘤、感染或创伤导致的气道阻塞可能会显著改变这一现状，使气体交换成为费力且耗能的过程。呼吸功的增加会使患者精疲力竭，无法维持足够的气体交换，并最终死于通气呼吸衰竭。由于临床上呼吸道阻塞是一个晚期征象，因此在有轻微阻塞体征的患者中即可能存在明显的阻塞和解剖变形。对于麻醉医师而言，最不希望在麻醉诱导或气管插管时遇到预料之外的困难气道。

对于存在肿瘤、其他肿块病变或气道感染的患者，通过胸部平片、CT 或者 MRI 扫描气道来行术前评估是非常有效的。通过识别典型的气道畸形，麻醉医师可以选择适当的方案和技术来保障气道安全。

小儿的耳、鼻、喉科手术的麻醉

对于麻醉医师而言，小儿的耳、鼻、喉科手术的安全气道管理特别具有挑战性。在小儿气道如此狭窄的区域进行手术时，需要外科医生和麻醉医师的相互理解和默契合作，并且使用一些特殊工具来完成操作。

扁桃体切除术和腺样体切除术

未经治疗的腺样体肥大可以造成鼻咽部阻塞，进而影响生长发育，出现发音障碍、张口呼吸、睡眠障碍、上呼吸道狭窄、牙齿异常等颌面部病变。腺样体的手术切除通常伴随着扁桃体切除术；当联合充分的药物治疗，单纯腺样体切除术也可改善化脓性腺样体炎和继发于腺样体增生的复发性分泌性中耳炎。

扁桃体切除术是常规的小儿外科手术之一[1]。它的主要的手术指征包括慢性或复发性急性扁桃体炎、扁桃体周围脓肿、扁桃体增生和阻塞型睡眠呼吸暂停综合征（obstructive sleep apnea syndrome，OSAS）。此外，患有心脏瓣膜病的患者有罹患继发于感染扁桃体的复发性链球菌菌血症的心内膜炎的风险。扁桃体肥大可能导致慢性气道阻塞，进而导致睡眠呼吸暂停、二氧化碳（carbon dioxide）蓄积、肺源性心脏病、发育障碍、吞咽困难和发音障碍等。这些风险都可以通过扁桃体切除术来解除。

扁桃体肥大导致的颌面部通气阻塞从而产生睡眠暂停在临床上被称为阻塞性睡眠呼吸暂停综合征。尽管体格检查仅发现轻到中度的扁桃体肿大，但 OSAS 患儿可以表现为清醒时的上呼吸道梗阻和睡眠时的呼吸暂停。治疗的目标是缓解气道阻塞和增大咽部的横截面积[2]。部分患儿在睡眠时需要给予鼻持续正压通气，而另一些患儿可能需要行气管切开以绕过存在的慢性上呼吸道梗阻。睡眠时最容易造成气道阻塞的部位是软腭和舌根部[3-4]。大多数儿童在行扁桃体切除术后，症状得到明显改善。

在长期低氧血症和高碳酸血症的儿童中，增加的气道阻力可导致肺源性心脏病（图48-1）。患者心电图可能提示右心室肥厚，放射影像学检查也可能发现心脏肥大。呼吸暂停可以逐渐引起肺动脉压力增高，最终导致右心室功能障碍和心律失常[5]。即便是解除了气道阻塞和肺部血管床的高反应性，这些患儿仍可能因延髓或下丘脑等中枢神经系统的功能障碍而出现二氧化碳升高。因缺氧、高碳酸血症和酸中毒而增高的肺血管阻力和心肌抑制程度要远高于正常人群的生理学改变。

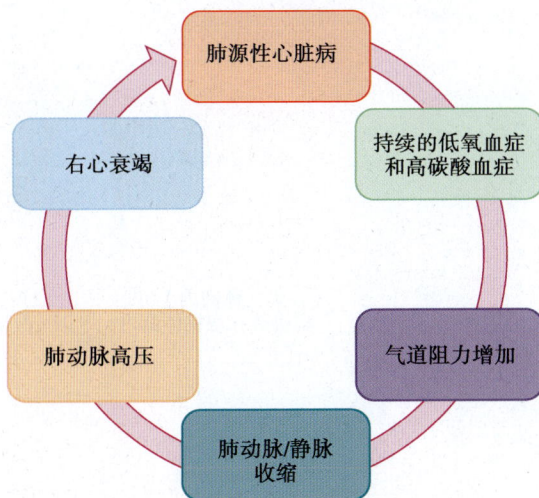

图48-1 导致肺源性心脏病的事件

心脏增大通常在手术切除扁桃体和腺样体后得以逆转。

术前评估

详尽的病史是术前评估的基础。在询问病史的时候需要考虑到睡眠呼吸障碍（sleep disorder breathing，SDB）。体格检查要仔细观察患者，患者的呼吸气鸣声、张口呼吸、鼻音、胸廓的收缩都要记录下来。张口呼吸可能是慢性鼻咽部梗阻所导致的，患者可能表现为面部伸长、下颌退缩和腭弓变高。可以通过观察口咽部舌头的大小来判断面罩通气和气管插管的难易程度（图48-2）。胸部听诊时的哮鸣音或啰音可能是上呼吸道感染所造成的。吸气性喘鸣或呼气动作的延长提示由扁桃体或腺样体增大引起的部分气道阻塞。

推荐进行血常规和凝血常规检查。因为需要行扁桃体切除术和腺样体切除术的患者通常伴有感染，应询问其父母目前使用的抗生素、抗组胺药物或其他药物的使用情况。许多非处方感冒药和抗组胺药含有阿司匹林，这可能会影响血小板功能，应考虑这种潜在的抗凝作用。除非病史中有特殊异常，如近期有肺炎、支气管炎、上呼吸道感染（upper respiratory infection，URI）或者既往有肺源性心脏病病史（发生在有 OSAS 的儿童中），可以不需要进行胸部 X 线检查或者心电图（electrocardiograms，ECGs）检查。对于那些有心脏疾病病史的儿童，可能需要进行超声心动图检查。

睡眠呼吸障碍和阻塞性睡眠呼吸暂停

睡眠呼吸障碍是包括原发性打鼾到 OSAS 的

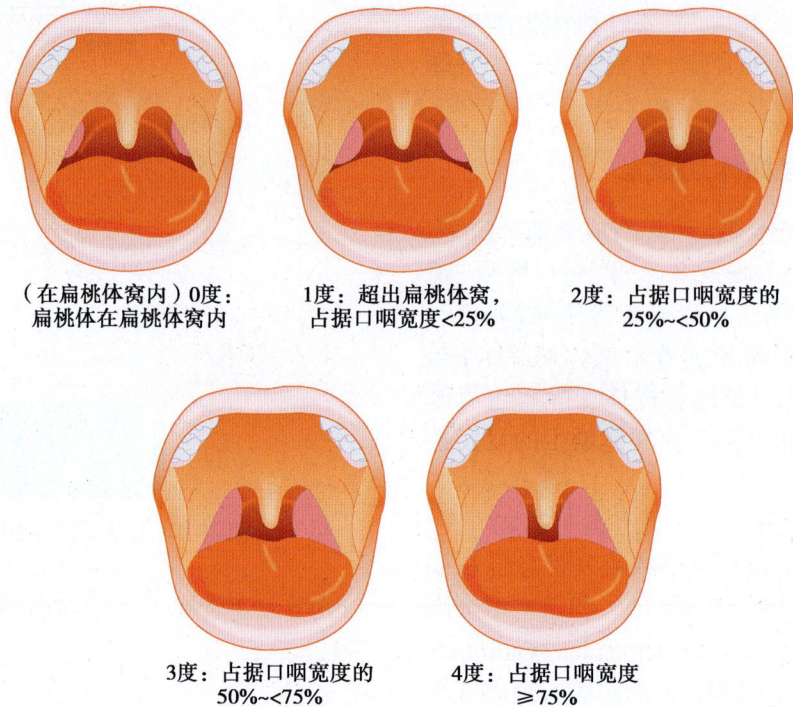

（在扁桃体窝内）0度：扁桃体在扁桃体窝内

1度：超出扁桃体窝，占据口咽宽度的<25%

2度：占据口咽宽度的25%~<50%

3度：占据口咽宽度的50%~<75%

4度：占据口咽宽度≥75%

图 48-2 扁桃体大小评分（包括增生扁桃体占口咽部的百分比）

一系列疾病。SDB 的发病率是 10%，但最终只有 1%~4% 的患者会发展为 OSAS。OSAS 的特点是睡眠期间上呼吸道周期性发生部分或者完全梗阻[6-9]。在儿童和成人进行手术前，阻塞性睡眠呼吸暂停的适当筛查和诊断是降低相关风险的关键。STOP-BANG 量表是一种筛查成人阻塞性睡眠呼吸暂停的工具，其中包括了鼾症、日间嗜睡和疲乏，睡眠呼吸暂停的观察和血压的升高等。然而，预测儿童的风险要复杂的多[10-11]。目前，推荐使用 STBUR 量表用于小儿的评估。此量表评估包括鼾症、呼吸困难、睡眠后困倦等内容，有望成为小儿围术期呼吸事件风险评估的可靠预测指标[12]。

睡眠反复唤醒以恢复呼吸道通畅是 OSAS 的常见特征。另外，由于气道阻塞，患者还存在睡眠相关的血氧饱和度下降，高碳酸血症和心功能不全。睡眠时存在气道阻塞的患儿，可能打鼾非常响或者出现呼吸暂停，他们可能因为憋闷感而在睡眠中醒过来。根据患儿父母反映，尽管有充足的睡眠时间，但是患儿醒时常表现为睡眠不充足或疲劳。这些儿童在非刺激性环境中容易入睡，但在通常的觉醒时间难以唤醒。1 型 OSAS 的特征在于淋巴增生而不伴有肥胖，而 2 型 OSAS 患儿以肥胖为特征，很少伴淋巴增生。大约 10% 的 OSAS 发生在学龄前和学龄儿童中，而在 9 岁之后

发病率会降低。

肥胖会改变人体颅面形态的测量特征。体重指数超过 95% 的同龄人是一个易患 OSAS 的身体特征，会增加患 OSAS 的风险[13-14]。同样，存在颅面部异常的儿童，包括小下颌、舌体肥大和颈部粗短等，也具有相似的风险。大多数 OSAS 患儿都伴有一些其他的相关疾病。解剖结构上的鼻塞和扁桃体 4 级会减少口咽部空间，这导致了额外的风险。咽部空间大小由下颌骨内软组织体积决定，上气道软组织体积和颅面骨大小之间的解剖失衡会导致梗阻。神经系统控制咽部肌肉的收缩，解剖学平衡和神经系统之间的相互作用决定了咽部气道的空间。增强的神经系统相关机制可以补偿阻塞性睡眠呼吸暂停患儿在清醒时的解剖失衡。这些神经机制会在睡眠或麻醉状态下被抑制，此时咽扩张肌无法最大幅度地收缩。因此，咽部气道由于解剖失衡出现严重狭窄。增加骨外壳大小将缓解气道阻塞。这只能通过下颌骨前移手术来实现。通过调整体位，保持嗅探体位来增加枕部和颈椎之间的距离也可减轻梗阻。同样，坐姿会使过多的软组织通过下颌下间隙移出骨性包膜之外来减轻梗阻。

OSAS 的长期影响不局限于气道。体重指数增加和肥胖可能导致认知脆弱性增加，表现为注意力不集中、多动的频率增加和 C 反应蛋白水平

升高。OSA 的持续时间与神经行为障碍的可逆性无关，因为大部分人认为，间歇性缺氧可以改变前额叶皮层的神经化学基质，导致神经元细胞的损失。代谢综合征包括胰岛素抵抗、血脂异常和高血压。OSAS 被认为是肥胖儿童发生代谢综合征的危险因素，而非肥胖患者。心血管病变和血流动力学改变在 OSAS 患儿中更常见，这些变化包括血压调节的改变以及交感神经活动和反应性的改变。C 反应蛋白水平的升高也会促进内皮功能障碍和炎症的发生和级联反应。使用白细胞介素作为标志物的全身性炎症是肥胖和非肥胖儿童 OSAS 的一个组成部分，并可在扁桃体切除术后逆转。系统性高血压、左心室形态改变以及由间歇性缺氧导致的肺动脉高压，是 OSAS 患者常见合并症。

通过扁桃体切除术或腺样体切除术，治疗 OSAS 的成功率可以达到 85%。对于有颅面部畸形的儿童，OSAS 可能复发。对于手术治疗无效的患儿，夜间持续气道正压通气（CPAP）可作为下一个治疗手段。

扁桃体部分切除术越来越多地被用作 OSA 患者的替代疗法，因为有证据表明，与扁桃体切除术相比，扁桃体部分切除术具有术后出血少、术后疼痛轻等优点[15-16]。但是在扁桃体部分切除术中，仍然存在一些问题，包括扁桃体再生，需要再次手术和由部分切除引起的 OSAS 治疗不全[15]。

对于正在考虑进行矫正手术的严重或难治性 OSA 患者或手术后持续性 OSA 患者，可以进行药物诱导睡眠内窥镜检查（drug-induced sleep endoscopy，DISE）以更好地评估解剖上的梗阻情况。一项研究表明，与单独的临床检查相比，通过 DISE 提供更详尽的信息后，78% 的病例改变了手术计划[17]。在 DISE 中，患者镇静的目的是重现睡眠中的气道阻塞状态。镇静的目标之一就是保持患者的自主呼吸，并且这些患者都处于气道阻塞的高风险状态，及时苏醒对安全恢复和出院是很重要的。为达到这些目的，通常在镇静中输注代谢较快的丙泊酚和右美托咪定，有时也联合给予氯胺酮[18]。这些患者在镇静时中发生梗阻的风险增加，所以麻醉医师应该做好充足的准备，保证解除梗阻的设备随手可得，[包括口咽、鼻咽通气道或者喉罩（laryngeal mask airways，LMAs）]等。在患者镇静后，可以通过鼻内镜评估特定区域的上呼吸道的梗阻区域，从而指导手术方案。

麻醉管理

扁桃体切除术或腺样体切除术的麻醉管理目标是：消除患儿手术时的意识，为外科医生提供良好的手术条件，建立快速补液和给药的静脉通道，保护气道，保障患儿快速苏醒。术前用药方面应谨慎，对于有阻塞性睡眠呼吸暂停、间歇性气道阻塞、巨大扁桃体的患儿，要避免术前使用镇静药。术前使用止涎剂可以减少术野的分泌物。

麻醉诱导通常采用面罩吸入挥发性麻醉药、氧气和氧化亚氮（N_2O）。麻醉诱导时，父母在手术室的陪同可以减少术前未用药患儿诱导时的焦虑和哭闹。气管插管最好在吸入麻醉达到足够深度时实施，或者采用短效的非去极化类肌松药辅助。很多医生倾向于使用丙泊酚来加深麻醉，也可避免使用肌松药。对乙酰氨基酚可以作为多模式镇痛方案的一部分，以减少阿片类药物的使用，尤其是对手术治疗 OSA 的患儿。一项研究显示，对于接受腺样体或扁桃体切除术的患儿，给予芬太尼 $1\sim2\mu g/kg$ 和对乙酰氨基酚 15mg/kg 静脉注射，或者 40mg/kg 直肠给药，术后镇痛的中位时间分别为 7 小时和 10 小时[19]。术中加用 $0.5\sim1\mu g/kg$ 的右美托咪定，可以减少小儿术后谵妄的发生[20]。虽然术中使用非甾体抗炎药可能增加术后出血的风险，但在术后恢复期应用是安全和有效的[21]。由于 OSA 患儿对阿片类药物的敏感性增高，阿片类药物的使用剂量应该减少 50%。应该避免使用可待因，因为它会被快速代谢和转化[22-23]。咽部血液可能在术中流入气管，所以声门上区域应该使用凡士林纱布填充，或是使用带气囊的气管导管。如果选用带气囊的气管导管，术中要保持最低气囊压力，避免拔管后喉炎的发生。监测手段包括心前区听诊、心电图、血压监测、脉搏血氧饱和度监测和呼气末二氧化碳描记图。

手术结束后，麻醉应很快苏醒，在转移到恢复室之前，应密切关注患儿。在拔除患儿的气管导管前，患儿必须清醒，并且尽可能地清除口咽中的血液或分泌物。气道和咽反射的维持是防止术后发生误吸、喉痉挛和气道阻塞的关键。无论患者清醒拔管还是深麻醉状态拔管，苏醒时气道并发症的发生率没有差别[24]。

1990 年报道了使用 LMA 进行腺样体扁桃体切除术，但是直到流线型可塑性喉罩出现并广泛应用之后，它才被常规用于此类手术[25-26]。在扁桃体切除术中使用可塑性喉罩是一种新兴的趋势，它可以保护声带免受口咽部血液或者分泌物的影响[27]。宽、硬质的标准型喉罩不适用于此类手术，因为它与开口器不匹配，并会在嘴巴全部张开时发生挤压或移位。可塑性喉罩有一个软而加强的管轴，可以轻松对位，并且防止被开口器挤压变形和移位。其外科操作方便，同时也避免术野血液对下气道的影响[28-29]。然而，因为气囊更大并且占据了喉咽后段的绝大部分，所以电刀碰触LMA导致气道灼伤的风险增加。在静脉给予3mg/kg丙泊酚，或者面罩吸入挥发性麻醉气体达到足够麻醉深度时，插入LMA比较容易。插入LMA所需的麻醉深度和置入喉镜及气管插管时是一样的。在扁桃体切除术中使用LMA时，应该避免正压通气，但如果气道峰压在20cmH$_2$O以下，适度辅助通气是安全而有效的。

扁桃体增大可增加喉罩置入的难度，操作时应该格外仔细。解决喉罩置入困难的方法包括尽量伸展颈部、从侧面置入喉罩、将舌头前移、使用食指向喉罩尖端施压使其通过咽部弯曲。在这些尝试都失败时可以使用喉镜辅助置入喉罩。如果在头部体位改变前通气良好，则后续头部过伸不会使喉罩移位[30]。

与传统气管插管相比，LMA的优点是降低了术后喘鸣和喉痉挛的发生率，并且增加了术后拔管即刻的血氧饱和度。如果患儿术后自主呼吸达到一定的频率和深度，在麻醉苏醒前即可拔除LMA。使用柔软的吸痰管轻柔地吸引口咽部，将LMA放气后拔出，置入口咽通气道，然后用100%纯氧面罩辅助通气。对于儿童来说，清醒时LMA仍在口中是一种较为痛苦的经历。虽然LMA对于成人来说是一种替代口咽通气道的合适设备，但在儿童中却不是这样。如果麻醉医师想要在患儿在麻醉苏醒后拔除LMA，则应在恢复意识后尽快将其放气并拔出。此外，因为即使LMA套囊放气，鼻胃管也不能顺利置入，所以手术结束时无法排空胃部。

并发症

据报道，无论儿童还是成人，合并肥胖、神经疾病和心肺疾病的患者，扁桃体切除术后48小时病死率均增加[31]。术后呕吐的发生率是30%~65%[32]。术后呕吐的发生是由于胃内血液刺激，还是手术部位的炎症和水肿导致咽反射兴奋，至今

仍不清楚。胃肠道的刺激，比如由吞咽或吸入的空气所造成的胃胀，刺激了中枢神经系统而激活大脑的呕吐中枢。通过放置胃管行胃部减压术可能有助于预防这种反应，减低胃部张力。给予昂丹司琼0.10~0.15mg/kg，加用或不用0.5mg/kg地塞米松，已经被证实可以有效地减少扁桃体切除术后恶心呕吐的发生率[33]。1%的患者因术后恶心、呕吐、疼痛引起的口服摄入不良而发生继发性脱水。术中给予大量补液可以弥补因术后进水过少而产生的生理影响。

扁桃体切除术最严重的并发症是术后出血，发生率是0.1%~8.1%。最近比较推行的低温等离子扁桃体切除术使得术后出血的发生率上升到11.1%[34-35]。约75%的术后出血都发生在术后6小时之内，余下25%的出血病例多数发生在术后第一个24小时内，但一般术后第6天才被发现（即"6小时或6天"指南）。67%术后出血源于扁桃体窝，26%源于鼻咽部，7%为两个部位同时出血[31]。最初可以使用咽部压迫和电灼止血，如果无效的话，患者需要返回手术室重新探查止血。

扁桃体基底部的大量出血可被吞咽进消化道，这类患者应当作饱胃处理，麻醉前必须有足够的预处理措施。虽然环状软骨压迫、使用带管芯的气管导管完成快速诱导气管插管的处理方法有争议，但在一些情况下还是有益处的。由于吞咽的血液量可能很大，因此，需要同时测量直立位和仰卧位的血压，以排除大量失血造成的直立性低血压。静脉通路和补液必须在麻醉诱导之前建立。插管前需要准备各种型号的喉镜片、气管导管以及吸引器，并一式两份，以备气管内血液妨碍声门视野暴露或气管导管阻塞。

腺样体切除术后的疼痛通常很轻微，但是扁桃体切除术后的疼痛可能会很严重。这些会导致术后进水减少和患者的整体不适。相对于采用手术刀片分离和血管结扎止血的扁桃体切除术的患者，用激光和电刀进行手术的患者更需要术后镇痛治疗。术中给予皮质类固醇可以减少水肿形成和患者术后不适。虽然肾上腺素和局部麻醉药在扁桃体周围间隙的浸润可以减少术中出血，但是对减少术后疼痛并没有显著疗效[36]。

扁桃体周围脓肿或扁桃体囊肿，可能需要立即手术干预以缓解现有或潜在的气道阻塞。急性扁桃体感染可能形成脓肿，在咽旁形成大块肿物，从而影响到吞咽和呼吸（图48-3到图48-5）。发

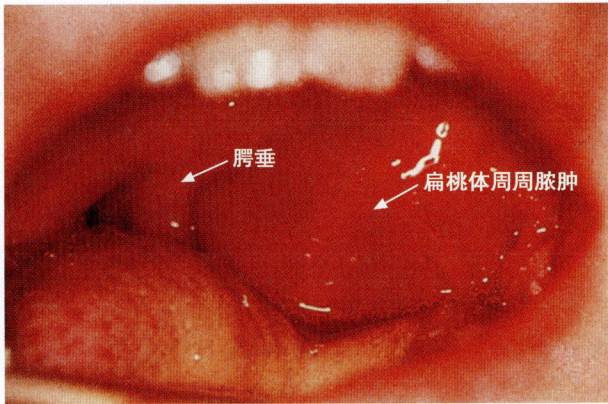

图 48-3　左侧扁桃体周围脓肿的患儿，注意腭垂移位（Courtesy of Michael Cunningham, MD, Boston, MA）

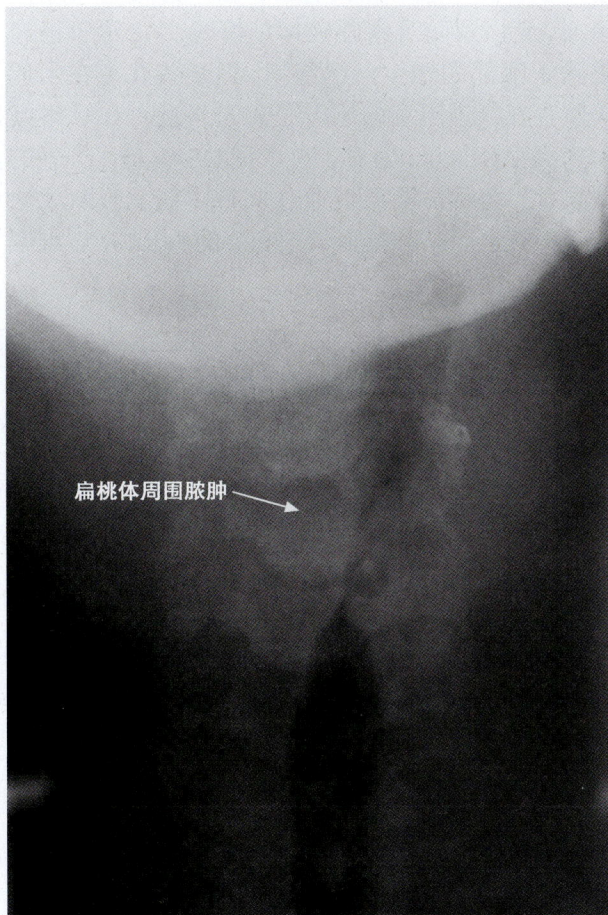

图 48-5　扁桃体周围脓肿（箭头）患者的 CT 扫描

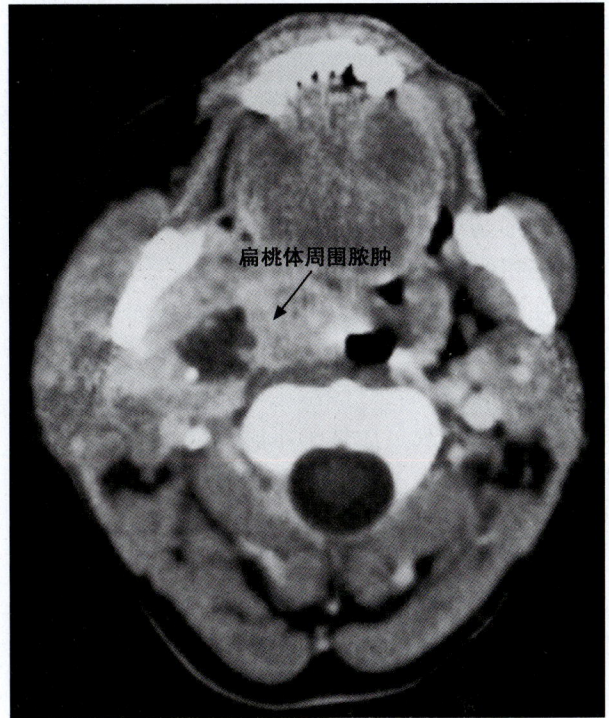

图 48-4　扁桃体周围脓肿（箭头）患者的颈部放射学影像

热、疼痛和牙关紧闭是常见的症状。治疗方法包括手术脓肿切开引流（伴或不伴扁桃体切除术），以及静脉使用抗生素。虽然看似气道受影响，但扁桃体周脓肿通常在咽侧壁的一个固定位置，不会影响全麻诱导后的面罩通气。由于病变在声门和喉口的上方，声门的暴露通常也不会受到影响。

喉镜暴露时操作必须仔细，要避免损伤喉部和周围组织。气管导管置入时动作需轻柔，因为扁桃体区域紧张且易碎，并且会发生脓肿的意外破裂，导致脓性物质逸出到气管中。为了减少由插管造成的脓肿破裂脱落的误吸风险，可以采用头低位行气管插管。

急性术后肺水肿是气道阻塞突然缓解时遇到的一种罕见但可能危及生命的并发症。一种可能的机制是，在腺样体扁桃体切除术以前，吸气时胸膜腔负压导致静脉回流增加，增加了肺血容量。在无气道阻塞的健康儿童中，吸气时胸膜腔内压的正常值是 $-2.5cmH_2O$ 到 $-10cmH_2O$。而存在气道阻塞的儿童的胸膜腔内压可以达到 $-30cmH_2O$，当压力向支气管周围间隙和血管周围间隙传递时，就会破坏肺部微循环的毛细血管壁。因为肺部负压梯度的存在，从静脉回到右心的血流会增多，导致前负荷增加，并通过"毛细血管渗漏"机制使液体进入肺泡内。为了平衡肺部负压梯度，在呼气的时候会产生胸膜腔正压和肺泡内正压，从而减少肺静脉的回流和血容量。这种胸膜内压力出现变化的原因，与 Valsalva 动作时出现呼气末正压的情况类似。

气道阻塞的快速解除可导致气道压力降低、静脉回流增加、肺静水压增高、肺充血，最后产生肺水肿。当梗阻解除后，所有用来限制肺静脉回流的平衡机制都失去了作用。造成这一结果的原因是心室的容量负荷增加，以及肺部的淋巴系统无法清除大量的液体。麻醉医师可以尝试在麻醉诱导期间通过向气道给予适量的持续正压来防止这种情况，从而使循环有一定的适应时间。这种生理情形与继发于会厌炎或喉痉挛的严重急性气道阻塞相似。

在气管插管的患者中，气管导管内出现粉红色泡沫液体，或者术后患者拔管的即刻出现血氧饱和度降低、气喘、呼吸困难、呼吸频率增快，这些表现都提示出现负压性肺水肿。病情轻的患者的临床表现较轻微。负压性肺水肿的鉴别诊断包括胃内容物误吸、成人型呼吸窘迫综合征、充血性心力衰竭、容量负荷过多和过敏反应。胸片可示肺部弥散的肺间质渗出影，通常为双侧，再结合病史即可可确诊[37-38]。治疗方案通常是对症支持治疗，保持呼吸道通畅、吸氧，某些病例还可使用利尿剂。对于严重的病例，需要气管内插管进行呼气末正压机械通气治疗。缓解通常很快，在治疗的几小时之内就可发生。多数病例在发病24小时内自行缓解。现在还没有可靠的方法来预测哪类患儿会在手术解除气道阻塞后出现此类并发症。

腺样体切除术的患儿在麻醉恢复后的当天即可出院。大多数进行扁桃体切除术的患儿在术后需要留院观察、疼痛管理和补液，但很多医疗中心对扁桃体切除术的患儿采用了日间手术的管理方式，且未发生不良后果，这种管理方式越来越成为一种趋势[38]。术后至少观察4～6小时来判断患儿是否有出血，当没有明显的术后恶心、呕吐和疼痛时才能出院。能否口服补液并不是出院的必需条件，但出院前需要静脉充分补液来预防脱水。过度嗜睡和严重呕吐是留院观察的指征。有些患儿在扁桃体切除术后并不适合很快出院，表48-1中描述了这类患儿的特点。美国儿科学会近期推荐，扁桃体切除术后的恢复期血氧饱和度低于80%的患儿，应该留院观察呼吸抑制情况[39]。尽管已经去除了咽部的增生淋巴组织，但某些儿童在术后仍然存在气道阻塞的风险[40]。是否进入ICU继续治疗仍存在争议，但对于有严重OSA、难以处理的并发症、术后早期出现通过调整体位及吸氧无法改善的气道阻塞和低血氧饱和度的患儿，ICU继续治疗是安全的选择[41]。

表48-1 扁桃体切除术和腺样体切除术住院指南（美国耳鼻咽喉-头颈外科学会推荐）

如果患儿符合以下任一情形，腺样体扁桃体切除术后应继续留院观察：
- 年龄≤3岁
- 严重的OSA患儿，睡眠呼吸暂停低通气指数为10次/h或更高，或者最低血氧饱和度<80%，或者两者均有
- 凝血值异常患者或家族成员存在出血性疾病·有术前心肺功能异常、代谢异常或其他的系统功能障碍的患儿
- 具有颅面部或者气道异常的患儿，包括但不仅限于：特雷彻·柯林斯综合征，遗传性家族性颅面骨发育不全，眼耳椎骨发育异常，小下颌综合征，卡尔曼综合征，软骨发育不全，唐氏综合征。还有独立的气道异常包括鼻后孔闭锁，喉气管狭窄
- 当转运时间、天气条件和社会家庭环境不适合密切观察时，由医生慎重决定

CHARGE，眼器官先天裂开（coloboma of the eye）、心脏缺陷（heart defects）、软骨发育不全（atresia of the choanae）、生长发育迟缓（retardation of growth and/or development）、生殖泌尿道异常（genital and/or urinary abnormalities）、耳异常（ear abnormalities）。

喉科学

关于嗓音障碍及其管理策略的知识取得了巨大进展。这源于成人医疗实践，并催生了嗓音医学这一亚专科。治疗儿童和成人患者的外科医生都非常重视这方面的专业知识。最常见的疾病是声带小结，由喉部使用过度造成，可引起声音嘶哑。声带乳头瘤样增生伴声襞麻痹是发声障碍的另一个常见原因[42]。声带乳头瘤样增生的治疗包括激光消融，该手术在成人中可轻松通过插入耐激光气管导管进行，在儿童中可以在保留耐受激光的自主呼吸的情况下完成。声带用药或注射式喉成形术也可在保持自主呼吸的情况下完成。虽然有多种保留自主呼吸的全身麻醉方式，但全凭静脉麻醉（total intravenous anesthesia, TIVA）复合声带表面麻醉是为外科提供最佳手术视野的方案[43]。

耳部手术

多种病理情形都会导致耳部及其附属结构受损，耳部手术的全身麻醉有其独特的要点。

鼓膜切开术和置管

严重的儿童慢性浆液性中耳炎可导致听力下降，外科引流中耳积液是有效的治疗方法。单纯

鼓膜切开术是指将鼓膜切开，使中耳内积聚的液体流出，但这一引流通道会自动愈合。因此，需要在鼓膜处留置一个小的塑料引流管可持续引流中耳处的液体，引流管在术后6个月到1年内自然脱落或在合适的时机由外科拔除。

鼓膜切开置管术是一个相对短的手术，可以采用面罩吸入挥发性麻醉药、氧气和氧化亚氮的方式来麻醉。因为大多数术前镇静药的作用时间超过手术时间，所以不推荐使用。慢性中耳炎患者常伴有周期性发作的上呼吸道感染。通常是清除中耳积液来解决伴随的URI。这种患者通常不需要气管插管，手术和麻醉的取消标准也略有不同。大多数伴有上呼吸道感染的儿童在行鼓膜切开置管时可在面罩吸入麻醉下完成，避免气管内插管。对于无症状患者和有上呼吸道感染的患者，围术期发病率并没有明显差别[44-45]。建议合并上呼吸道感染的患者在术后进行吸氧治疗。

中耳和乳突

鼓室成形术和乳突切除术是中耳和其附属结构最常见的手术。由于手术入路要求，头部会放头垫，头垫要比手术台低，并且头部需要极度偏转。放置头位时要避免胸锁乳突肌过伸。儿童的颈椎韧带松弛，枢椎齿突发育不成熟，容易发生C_1、C_2半脱位。

耳部手术经常涉及面神经的识别和保留，这就需要外科分离并且通过电刺激仪来确认神经的功能（图48-6）。这可以通过监测脑干听觉诱发电位和耳蜗电图来完成，并且需要避免肌肉完全松弛[46]。如果选择了阿片类药物加肌松药的麻醉方法，至少要保留30%的肌肉刺激反应，术中需要进行肌松监测。这也表明，当需要监测面神经功能时，在麻醉管理中需要避免使用肌松药。

在中耳的微小结构进行手术时，需要尽量减少出血。尽量减少血压的过度升高和正常血压的波动有助于手术视野的清晰。适当的控制性降压也是有效的，但在实施时必须要权衡血压下降的风险和外科出血减少的获益，因为短期的血压下降与围术期并发症的发生也是有关联的[47]。这项技术的禁忌证包括颅内高压，血容量减少，既往血管、脑血管及或其他终末器官疾病[48]。浓缩的肾上腺素溶液，通常是1：10 000，注射到鼓膜血管区域可产生缩血管效应，尽管浓度低至1：400 000的溶液也能产生等效的局部血流减少效果，但由于意外血管内注射导致的不良反应潜力较小[49-50]。需要密切注意肾上腺素溶液的给药剂量，以避免心律失常和明显的血压波动。

中耳和鼻窦是充满空气的、不可变形的空腔，依靠咽鼓管的间隙性开放来平衡内外压力，其中气体体积增加时会导致压力增加。N_2O顺浓度梯度在中耳空腔中的弥散速度要大于氮气排出的速度。研究表明，当N_2O通气压力达20～30cmH2O时，N_2O的进入中耳腔的速度超过咽鼓管的排出作用，导致中耳的压力在5分钟内急剧上升[51]。在鼓膜置换或修补术时，应停止使用N_2O。如果必须使用的话，则应在放置鼓膜移植物时，N_2O最大浓度不超过50%，以防止因压力变化导致鼓膜移植物的移位。

当停用N_2O时，中耳内的N_2O又迅速弥散入血使中耳腔内产生负压，导致耳部浆液性渗出、中耳听小骨关节脱位（尤其是镫骨）或可长至6周的术后听力受损。这种压力改变还会增加术后恶心呕吐的发生率其机制可能是负压过度牵引蜗窗而刺激前庭系统。虽然所有患者都存在术后恶心呕吐的风险，但是小于8岁的患儿发生的风险更高。如果无法避免使用N_2O，应该使用强效的镇吐药。

气道手术

喘鸣

因气流受阻而在呼吸时发出的杂音被称为喘鸣。吸气相喘鸣是由于上呼吸道梗阻，呼气相的喘鸣是由于下呼吸道梗阻，双相的喘鸣是因为中部的呼吸道病变。首先应从详尽的病史评估伴有喘鸣的患者。发病年龄提示病因，喉气管软化通

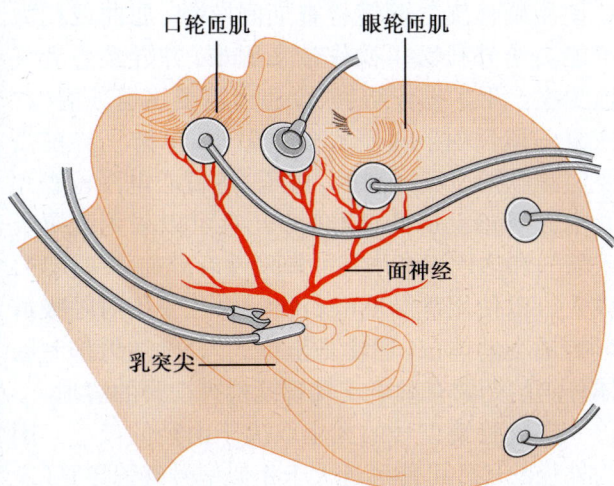

图48-6 面神经和监测电极的示意图
（Courtesy of Steve Ronner, PhD, Boston, MA）

常在出生或出生后不久就表现出来，而囊肿或者肿块则在晚些时间才出现（表48-2）。声带麻痹可以是先天性的或后天继发的。继发性声带麻痹的病因包括手术过程的医源性损伤、神经功能障碍如Arnold-Chiari畸形、局部肿瘤浸润以及某些化疗方案。还需要明确喘鸣和体位的关系，在麻醉诱导时可以选择适当的体位来借助重力减轻气道阻塞。

表48-2　喘鸣的原因

声门上气道	喉部	声门下气道
喉软骨软化病	喉囊肿	气管软化症
声带麻痹	感染（扁桃体炎，扁桃体周脓肿）	血管环
声门下狭窄		异物
血管瘤	异物	感染（croup喉炎，会厌炎）
囊肿	鼻后孔闭锁	
	囊肿	
	肿块	
	巨大扁桃体	
	巨大腺样体	
	颅面部异常	

体格检查可反应患者的一般情况和气道阻塞情况。实验室检查内容包括血红蛋白、胸部X线和钡餐等，这有助于识别可能压迫气管的病变。其他的影像学检查，如MRI和CT，可根据患者的具体情况个体化给予，并不是常规检查。应该特别注意表48-3列出的症状和体征。

表48-3　临床评估喘鸣患者的内容

呼吸频率	胸部收缩
心率	鼻翼扇动
喘息	意识程度
发绀	

喉软骨软化病是引起婴幼儿喘鸣的最常见原因。通常是较长的会厌向后脱垂和有冗余杓状会厌襞的杓状软骨突出，阻碍了吸气时声门的开放[52]。在多数情况下，喉软骨软化病会随着年龄增长而改善，但有严重阻塞症状的患者需要外科治疗。

虽然大多数单侧声带麻痹（unilateral vocal cord paralysis，UVCP）患者有喘鸣，但是很少有明显的气道阻塞，双侧声带麻痹的患者则会出现明显的气道阻塞。存在UVCP的年幼患儿可表现为哭声微弱，并因缺乏充分对抗声带和保护气道的能力而出现反复误吸，但在年长患者中仅表现为声音嘶哑和发音无力。

喉软骨软化病和UVCP的确诊需要直接喉镜或者支气管镜检查。最初的检查通常在外科医生的办公室内完成，用一根小而柔软的纤维支气管镜从鼻孔进入口咽部来观察声带的运动。手术室中，在麻醉诱导前患者清醒状态或者保留自主呼吸的轻度麻醉下也可以完成检查。患者必须保留自主呼吸，使得声带能自由活动。加深麻醉后，用1%~2%的利多卡因对声带进行表面麻醉，硬支气管镜进入声门来观察声门下区域；下气道和支气管可采用硬质或柔软纤维支气管镜来检查。喉软骨软化病和UVCP的治疗可以采用直接喉镜联合支气管镜的方法。声门上成术通过切除多余的组织来修复并维持正常的气体流通机制。UVCP的介入治疗使得患侧声带向内侧靠拢，从而使有功能的健侧声带在活动的时候可以和内收的患侧声带一起保护气道。这种方式可以通过定期采用喉部注射成形术，或者更永久性的介入手段，比如甲状软骨成形术和神经移植术来完成。神经移植术并不能使声带重新活动，但可恢复声带张力，使其保持在偏中间的位置[53]。

支气管镜检查

婴幼儿需要在手术室中进行检查，常规不进行术前用药。过多术前用药可能导致年长患儿和成人发生呼吸抑制，并使气道阻塞恶化，因此只推荐轻度镇静。在气道操作时间过长的情形下，必须要防止胃内容物误吸，术前最好给予抑酸剂。

麻醉的目标在于镇痛、镇静和良好的术野。在使用硬性支气管镜检查期间咳嗽、屈曲或用力可能会给外科医生操作带来困难，并导致患者气道受损。手术操作结束后，患者需要迅速苏醒，并恢复气道反射。对于大多数患儿，麻醉诱导前需要监测脉搏血氧饱和度、血压，进行心电图检查和心前区听诊。麻醉诱导时，儿童可以采用面罩吸入氧气和浓度逐渐增加的挥发性麻醉药物来诱导，成人可以使用静脉麻醉药物。患儿采用对呼吸道影响最小的体位（通常是坐位）。静脉注射抑制腺体分泌的药物有助于支气管镜检查视野的清晰。

支气管镜型号的大小取决于内径的尺寸。因为外径的尺寸可能远远大于相似型号气管导管（表48-4），所以在选择支气管镜的时候要选择合适的外径尺寸以避免造成喉部结构的损伤。硬支气管

表 48-4 标准气管导管和硬支气管镜的外径比较

气管导管	硬支气管镜	
内径 /mm	外径 /mm	内径 /mm
3.5	4.2	2.5
4.3	5.0	3.0
4.9	5.7	3.5
5.5	6.7	4.0
6.8	7.8	5.0
8.2	8.2	6.0

镜在检查患儿气道的同时，还可以进行肺部通气。当镜头通过声带后，可以通过连接麻醉机呼吸回路的侧孔来完成通气。因为目镜也占用镜体管腔的部分，所以在通气时会产生较高的阻力。检查中常需要高流量的新鲜气流、大潮气量和高浓度吸入麻醉气体浓度，以补偿支气管镜体周围的漏气和通气的高阻力。采用高于平常呼吸频率的手控通气是最有效的。必须保证充足的呼气时间以应对被动的胸廓回弹[54]。

另一种有效的通气方法是采用喷射通气技术，即在压力下间断地喷射出氧气[55-56]。间断的喷射气流是通过使用程序化设定的喷射呼吸机完成的，也可以通过手动控制完成。喷射通气的风险包括肺泡或支气管破裂所致的气胸和纵隔气肿[57]。因为通气是间断给予的，有时效果并不理想，所以在支气管镜检查时应采用纯氧作为载体。应避免使用有严重呼吸抑制作用的静脉麻醉药。麻醉医师与外科医师协调沟通，明确是否需要在术毕保留声带运动，以及术中是否要评估气管或支气管动力，制订相应的麻醉计划（即保留自主呼吸的浅麻醉或使用短效肌松药消除呼吸运动）。

麻醉维持通常采用吸入麻醉药和丙泊酚静脉输注[100～300μg/(kg·min)]。静脉麻醉药联合肌松药可以维持稳定的麻醉深度，因支气管镜检查过程中经常中断吸入麻醉药，使得吸入麻醉的深度不断变化。硬质支气管镜检查完成后，通常会放置气管导管来控制气道以等待麻醉恢复。保持气道安全特别重要，尤其是对于使用了肌松药的患儿，他们可能出现胃内容物的反流和误吸。放置气管导管的另一个好处是，如果外科医生需要检查远端气道，可以通过在气管导管内使用软纤维支气管镜来检查。

小儿气道急症

上呼吸道急症可以威胁生命，需要紧急处理。在 croup 喉炎、会厌炎、气道异物的患儿中可能发生急性呼吸衰竭，这可能会对麻醉医师带来极大挑战。

会厌炎

急性会厌炎是儿童和成人最可怕的感染性疾病之一，由 B 型流感嗜血杆菌引起。保守估计，美国每 100 万人中就有 10～40 人发病。自 1985 年针对 B 型流感嗜血杆菌（Hib）的疫苗大规模接种以来，儿童会厌炎的发病率急剧下降。B 型流感嗜血杆菌是与会咽炎有关的最常见的微生物，如果没有得到及时、有效的诊断和治疗，该病可以从喉部疼痛开始快速发展，很快引起气道阻塞，直至呼吸衰竭和死亡。会厌炎最常发生在 2～7 岁的儿童中，但在不同年龄的儿童和成人中也有报道，会厌炎在非常小的幼儿（小于 1 岁）中发病并不常见，只占病例的 4%，成人中的发病峰值则为 20～40 岁。对抗 B 型流感嗜血杆菌的疫苗推荐在 2 岁之前接种，使儿童在高发病年龄之前获得免疫力。

急性会厌炎的典型症状和体征包括突然发热、吞咽困难、流涎、声音低沉和偏好头部过伸前倾的坐位。发生气道阻塞时，可出现头后仰、用力呼吸和发绀。但在发病早期，可能仅表现为面色苍白、中毒反应，而没有呼吸抑制。因为声门上的结构组织——从会厌谷到杓肌都受到感染，所以"声门上炎"的表达可能更确切。在任何时候，特别是在急诊科或 X 线摄影室，都不应该试图直接观察在未麻醉的患儿身上直接观察会厌。正常吸气时，气管内负压和气管外大气压间的压差，会造成轻微的气道狭窄。对于气道阻塞患儿吸气时压差增大。对于挣扎的、焦虑不安的患儿中，这种气道动态塌陷来说可能是致命的，所以要想尽各种办法保证患儿安静。在稳定气道之前，应该尽量避免抽血、静脉置管、对患者过多的操作以及镇静，以免气道完全阻塞。

在医疗条件允许的情况下，应该给患儿面罩吸氧，通过放射检查获得颈前部软组织的侧位 X 线片。可能会发现杓状会厌襞增厚和会厌肿胀（thumbprint 征）。影像学检查时需要有经验的医生和完善的设备来保障患儿安全。对于严重气道阻塞的患儿，需要在麻醉医师和外科医师协同监护下直接从急诊室进入手术室。父母的陪伴通常能使焦虑和惊恐的小儿安静下来。

在所有的会厌炎病例中，人工气道都是通过气管插管建立的。在某些医疗中心，如果缺乏气道管理经验的话，也可以行气管切开术。在手术室里，患儿连接监护仪后通常采取坐位。必需监测脉搏血氧饱和度和听诊心前区是。如果认为有帮助的话，在全身麻醉诱导期间，家长可在手术室陪同患儿。手术室必须配备专业的仪器和人员，以便进行喉镜、硬质支气管镜检查和气管切开术。麻醉诱导时采取吸入氧气和浓度递增的七氟烷。当患儿失去意识后，应确保静脉通路通畅，将患儿放置于仰卧位。然后在不给予肌松药的情况下，进行喉镜检查和经口行气管插管。选择比平时小一号（0.5mm）的气管导管，且通常需要使用管芯。当外科医生检查完喉部，注意到会厌、杓状会厌襞和周围组织时，经口插管可以换成经鼻插管并固定好。取组织和血液进行培养，并开始抗生素治疗。患儿转运到 ICU 继续观察治疗，并且通过影像学来确认气管导管位置。这种情况下，通常需要适当镇静。一般在术后 48～72 小时，气体可以从经鼻气管导管周边明显漏出，纤维支气管镜检查确认会厌及周围组织肿胀减轻时，方可在手术室内拔除气管导管。

喉气管支气管炎

喉气管支气管炎（laryngotracheobronchitis，LTB）或 croup 喉炎，在 6 个月到 6 岁间均可发病，但主要见于在 3 岁以下儿童。它通常由病毒感染引起，相对于会厌炎，其发病更隐匿。患儿表现为低热、吸气喘鸣和"犬吠样"咳嗽。影像学检查可以确诊，周围软组织水肿和管状气道导致声门下狭窄，形成"塔尖"征的特征性 LTB 影像学改变。大约 6% 的患儿需要住院治疗。治疗包括降温、雾化和吸氧，通常轻到中度的患儿可以在氧帐中治疗。严重的患儿可能伴有呼吸急促、心动过速和发绀。雾化吸入外消旋肾上腺素通常有效，激素的使用一直有争议，但现在的观点认为短疗程的激素治疗有益处。少数患儿会有黏稠的气道分泌物，需要进行气管插管并吸引、清洗肺部。ICU 的管理和拔管原则与会厌炎的要求相同。

异物吸入

成人和儿童致残和死亡的重要原因是气道吸入异物。任何有进食时出现咳嗽、窒息、发绀病史的患者，均应考虑异物吸入的可能。花生、爆米花、糖豆和热狗都是和肺部误吸相关性很高的食物。任何因顽固性喘鸣来到急诊室的患者，都应该考虑异物吸入的可能。体格检查可以发现呼吸音减弱、呼吸急促、喘鸣、喘息和发热，这些体征均提示气道炎症性阻塞的可能。影像学检查可以识别一些异物，但 90% 的异物都是透 X 射线不显影的，只表现为积气、渗出和肺不张。

气管异物的最常见部位是主支气管，右主支气管多于左主支气管（图 48-7）。吸入物中最常见的是食物，但是珠子、针、小玩具也并不少见。不同种类的吸入物都可以造成其独特的潜在并发症。蔬菜类异物可在湿润的气道内膨胀，可碎裂成很多碎片，碎片可能在咳嗽时从原来所在支气管进入另外的支气管。含油脂异物，比如花生，可以造成化学炎症反应，而尖锐异物则可在梗阻的同时导致出血。

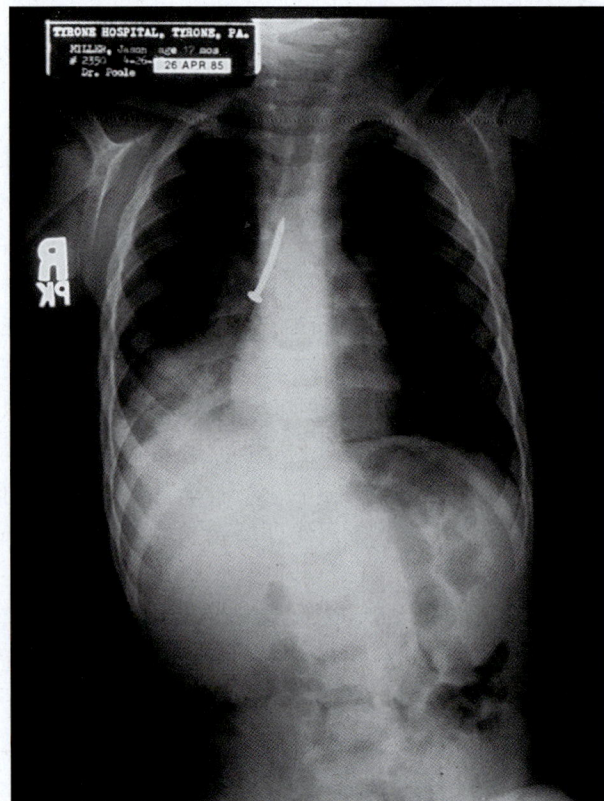

图 48-7　右主支气管误吸的异物

所有的异物取出都需要作为急诊手术在手术室进行。在异物取出之前不应使用镇静药。如果患者之前有进食，需要当作饱胃患者来处理，可以通过静脉药物行快速诱导程序气管插管（对于年幼患儿,开放静脉前可以涂擦局麻药软膏),轻压环状软骨直到气管导管进入气管内。如果患儿之前没有进食,可以面罩吸入氧气和七氟烷来诱导。由于气道阻塞,吸入诱导所需的时间会延长,并且为了防止气体滞留在梗阻部位的远端,应避免使用氧化亚氮。在使用胃管进行胃部减压后,气道由外科医生管理,并使用硬质支气管镜来取出异物。

在确定异物种类和位置之前,应该保留自主呼吸。通过支气管镜通气时需要格外仔细。由于支气管镜周围的气体泄漏和支气管镜管腔狭窄,不能维持有效的气体交换,有可能发生低氧血症和高碳酸血症。为了获得有效的通气,可以退出目镜增加通气空间,并把支气管镜退至气管中段。在检查期间可能发生支气管痉挛,可以加深麻醉、使用沙丁胺醇喷雾或静脉给予支气管扩张药物进行处理。如果术中出现急剧病情恶化,要警惕气胸的可能,虽然这很罕见。

气管异物被取出后,要行整个气道检查以排除其他异物或碎片的可能。需要对梗阻远端进行有效的灌洗和吸引,从而清理分泌物并预防梗阻后肺炎。如果发现气管黏膜炎症,可以使用激素治疗。术后需严密监测患者,以利于早期处理可能发生的由气道水肿和感染导致的呼吸抑制。

小儿和成人手术

某些外科手术操作在成人和儿童中均可进行,包括鼻科手术和气道激光手术。

气道激光手术

气道手术的一大进展就是使用了激光(受激辐射的光放大)。激光手术的特点是精准的靶向定位、最小化的出血与水肿、保留周边组织和利于术后快速康复。激光发射器是由一个两端都可以反射光线的镜面管道和一个可产生电子活动并最终形成激光的放大器组成的[58]。二氧化碳激光是医疗实践中应用最广泛的,包括声带或喉部乳头状瘤、喉蹼、声门下息肉的切除以及血管瘤的治疗。激光是一项对外科医生非常有帮助的技术,因为病变切除过程中,不可见的光束提供了对病变的无障碍观察。二氧化碳激光的能量可以被血液和组织中的水分所吸收。人体组织大约80%是水,激光能量快速被组织吸收并提高温度,造成蛋白

质变性和目标组织汽化。激光束的热量可以烧灼毛细血管并使组织蒸发,因此出血和术后水肿都很轻微。

赋予激光高度特异性的特性也提供了错误引导激光束可能对患者或未受保护的手术室人员造成伤害的途径。眼睛尤其容易受到影响,所有手术相关人员都需要佩戴专门的、有侧面防护的防激光护目镜。由于二氧化碳激光的穿透性有限(0.01mm),可能只会造成角膜损伤。而其他激光,比如掺钕钇铝石榴子石激光(Nd:YAG)有更深的穿透性,可以造成视网膜损伤和瘢痕形成。必须保护接受激光治疗患者的眼部,确保眼睛闭合并用湿纱布和金属板隔离。激光束会被湿纱布吸收,防止眼睛灼伤。吸收激光能量的物品的温度会升高,所以可燃物品,如手术单,必须远离光束。为避免皮肤受到伤害,在行气道手术时,应该用湿毛巾覆盖面部和颈部皮肤。激光产生的烟雾可能损伤肺部,有报道称长时间暴露激光烟雾可能导致间质性肺炎。此外,有研究推测,癌细胞和病毒成分,包括人类免疫缺陷病毒,都可以在激光灼烧时汽化,那么这些烟雾如果被吸入,就可能成为传播的载体。因此推荐使用特制的面罩来过滤激光产生的烟雾。

大多数的麻醉技术都适用于激光手术,可以使患者保持静止且没有体动,从而保证激光束直接作用在靶向部位。氧化亚氮和氧气都是助燃气体,所以麻醉维持时的气体应该是空气氧气混合或者氦气氧气混合。应持续进行脉搏血氧饱和度监测,确保不发生缺氧的前提下使用最低浓度的氧气。行激光手术时的麻醉可根据情况选择是否插管,插管的选择可能影响到手术的安全性。所有的标准聚氯乙烯导管都是可燃的,当与激光束相互作用时可以产生盐酸。气管导管的套囊要用含有亚甲蓝的无菌生理盐水充满,当气囊破裂时可以通过亚甲蓝染色来判断,同时生理盐水可以灭火[59]。在激光手术中的气管导管都是特制的,有的导管是双套囊以防止套囊破裂,有的导管采用特殊的无光泽表面以防止激光反射造成的损伤,有的则两者兼有。无反射、弹性金属气管导管也是为激光手术特制的,该金属导管的外径比聚氯乙烯导管要大,在需要较细导管的小儿患者麻醉中则其外径增大更加明显(表48-5)。

有些外科医生喜欢采用呼吸暂停技术,尤其是在婴幼儿气道手术中。这种技术的优点是没有

表48-5 标准塑料气管导管和金属气管导管的比较

内径/mm	外径/mm	
	塑料气管导管	金属气管导管
3（无套囊）	4.3	5.2
3.5（无套囊）	4.9	5.7
4（无套囊）	5.5	6.1
4.5（带套囊）	6.2	7.0
5（带套囊）	6.8	7.5
5.5（带套囊）	7.5	7.9
6（带套囊）	8.2	8.5

气管导管来妨碍外科手术视野。在使用这种技术时，患儿采用肌松药或者吸入麻醉气体达到深麻醉状态来消除体动。患儿不需要气管插管，气道完全交给外科医生，在短时间内进行激光手术。在激光手术实施的间隙对患儿实施面罩通气。因为技术中要呼吸暂停，所以通气时最好使用氧气。虽然这种技术被广泛应用，但由于反复气管插管，碎片和切除的物质进入气管的可能性更大，可能

需要再次行气管插管，并有可能导致气道创伤。

喷射通气也是呼吸暂停技术可用的一种方法，不需要气管插管而能提供氧供。激光手术期间，使用喷射呼吸机进行通气。一个可供氧的配有减压阀的导管与手术操作喉镜相配套，额外的空气也可以进入，肺部的通气就是空气氧气混合气体。这种技术可以提供良好的外科手术视野，因为胸廓运动、膈肌活动消失但通气没有停止。在病态肥胖症和严重小气道病变的患儿中，这种通气方式很困难，甚至不可行，需要采用其他方法。

最后可能被采用的技术是不插管保留自主呼吸的方法（图48-8）。这种方法是使用一个配有氧气吹入装置的外科喉镜放在喉部。通过面罩吸入麻醉气体进行麻醉诱导，维持时采用不加肌松药的全凭静脉麻醉，保留患者的自主呼吸。静脉输注丙泊酚，可以加用短效镇痛药物，用4%利多卡因对声带进行表面麻醉以降低气道反应。这种方法适用于需要长时间、不间断激光治疗的情况。缺点是缺乏有效的气道控制，防止喉痉挛、气道异物吸入的保护作用有限，声带运动和清除困难。

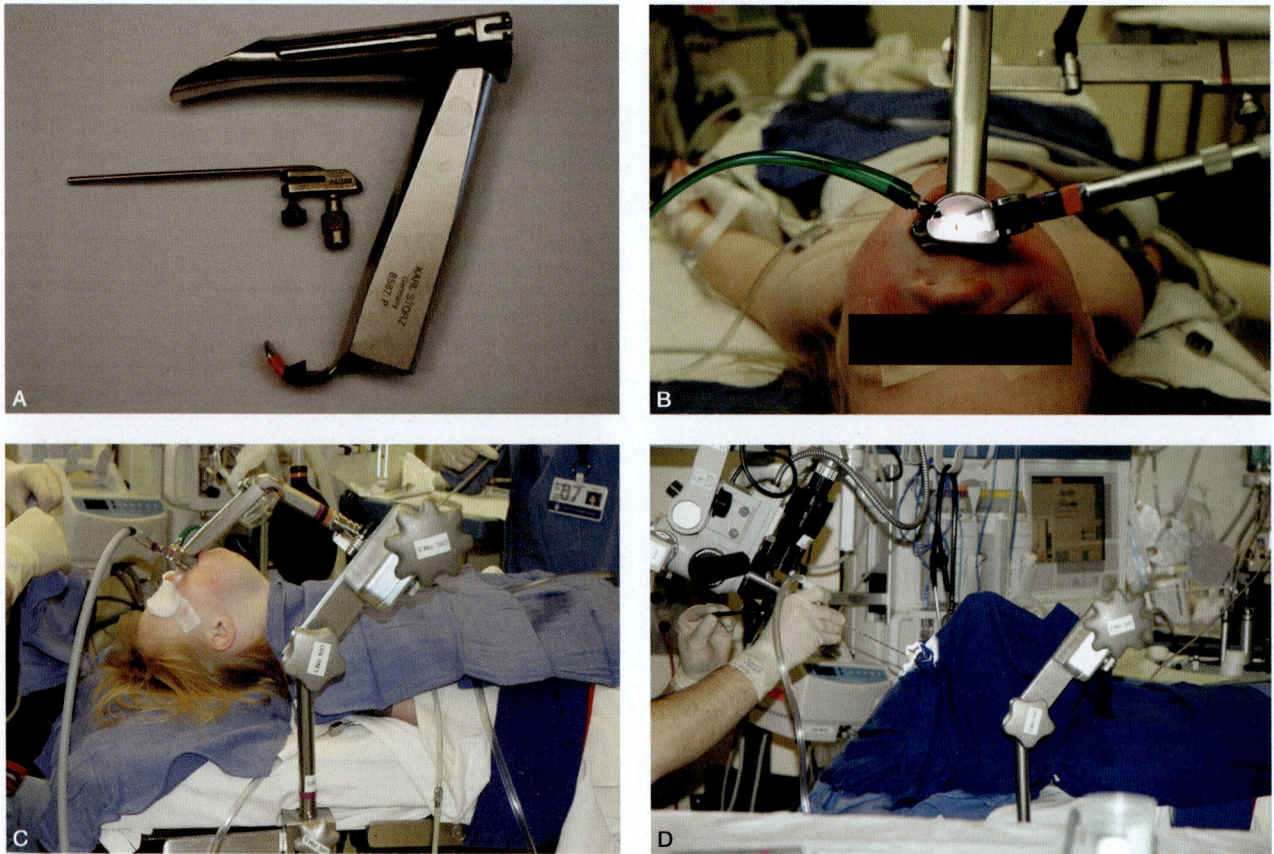

图48-8

A：外科用喉镜和喷射通气针。B：外科视野下的喉镜暴露，通过连接喷射通气针进行持续氧气吸入。C：保留自主呼吸的麻醉患者。D：声带病变的激光切除术

鼻科手术

行鼻科手术时,麻醉医师与耳鼻喉科医师的良好沟通是手术成功和避免并发症的关键。功能性内镜鼻窦手术(functional endoscopic sinus surgery, FESS)是鼻部最常见的手术。之前,这类手术是在表面麻醉或局部麻醉辅助镇静药下进行的,以便患者在出现问题时可以及时反馈给外科医生[60]。当鼻内镜手术的范围越来越大、时间越来越长后,全身麻醉成为优先选择,只有简单病例才采用局部麻醉辅助镇静来完成。

为获得良好的外科手术视野,出血必须控制在最低限度。现在麻醉中常用方法包括使用缩血管药物、头高位、避免血压过度升高等。术前评估重点关注心血管病史,是否存在冠状动脉疾病、外周动脉疾病和心律失常等,这些疾病的病情可因术中使用缩血管药物而加重。根据评估结果指导头部抬高角度、缩血管药物的使用、麻醉技术的选择和控制性降压的幅度,从而保障患者安全。

鼻部应用的缩血管药物是局麻药联合可卡因、肾上腺素和去氧肾上腺素。这些药物的吸收可能导致低血压、高血压、心动过缓、心动过速和心律失常[61-62]。对于服用β受体拮抗药、钙通道阻滞剂的患者,α受体激动剂所致的高血压可能会导致肺水肿和心力衰竭。需要及时治疗来预防严重的并发症。

患者头部抬高15°有利于静脉回流。这种体位可能导致轻度低血压,也有下肢血液淤滞可能。全身麻醉的维持可以是吸入麻醉或全凭静脉麻醉。许多外科医生现在更倾向于全凭静脉麻醉,因为它已被证明可以减少出血,使手术视野更清晰。一项研究表明,瑞芬太尼/丙泊酚全凭静脉麻醉与异氟烷/芬太尼麻醉相比,在血压降低同等程度的条件下,全凭静脉麻醉组的患者出血更少,手术视野更清晰[63-64]。全凭静脉麻醉还有减少咳嗽和术后恶心呕吐发生率的额外优势。

颅底手术

对于耳鼻喉医生、神经外科医生和麻醉医师来说,颅底手术可以看作鼻科手术的一种延伸。大部分成人行颅底手术是由于恶性肿瘤,小部分是因为良性肿瘤、先天畸形或其他疾病。这类患者在术前都要行影像学检查来明确病变部位和程度。无创检查包括CAT(Computed Axial Tomography)扫描和MRI,可以明确骨骼和软组织的病变范围,但也需要有创血管造影来确定肿瘤位置及血供情况。这些检查结果用于对术中定位系统进行编程,从而指导手术切除[65]。最后,在术前一天或者两天,可以行栓塞治疗来减小病损范围和减少术中出血[66]。

术前评估时应特别注意先前的外科手术史,这可能会影响气道、化疗和放射治疗。既往手术操作可能把原本容易控制的气道变成需要更高气道管理技术的困难气道。不同种类的术前化疗药物对麻醉药物产生不同影响。术前接受剂量相关心脏毒性药物治疗的患者,术前需要评估心血管功能,包括超声心动图检查。心功能受损的患者需要选择适合的麻醉药物,并且需要行动脉穿刺置管进行有创血压监测。术前使用神经毒性药物治疗的患者,肌松药作用时间可能延长,因此需要减少用量并使用肌松监测。术前放疗一般不会引起全身性的问题,除非造成了垂体的损害,这会导致全垂体功能减退症而产生甲状腺功能减退症、肾上腺皮质功能减退和尿崩症。术前放疗可导致颞下颌关节纤维化和关节强直,从而导致直接喉镜检查困难。术前手术部位放疗也可能会增加术中出血和愈合困难。继发的纤维化会使外科解剖更加困难而延长手术时间。必要时手术创面需要采用游离皮瓣或带血管皮瓣移植。因此,放置患者体位时要考虑到供体端和潜在吻合端的位置情况。

体格检查时需要重点评估头颈部情况。这些患者通常没有困难气道,也无需特殊技术完成气管插管。如果病损部位要求正中位手术入路,首选经口插管。如果病损部位没有通过正中位,可以经口插管或者经鼻插管。经鼻插管可以使用粗线穿过鼻中隔缠绕导管固定,经口插管可以将导管固定在牙齿处,缝合在齿龈骨膜处,或者环绕下颌骨结扎固定。

麻醉中有两点需要注意:肌松药的使用和血液保护策略。和其他手术类似,面神经在解剖分离时有损伤和切断的风险,为了能定期刺激面神经来验证其功能的完整性,需要尽量避免使用肌松药。当不再需要面神经刺激后,可使用肌松药。需要考虑减少出血的措施和血制品使用计划,如果预测术中可能大量失血,应该采用各种方法来减少输血可能。术前贫血可以补充铁剂和促红细胞生成素。急性等容血液稀释可以减少血液的丢失。最近,抗血栓疗法已经成功应用于颅面部手术，并且可能对这些病例有益处[67-68]。自体血回输可以减少异体输血。血液回输技术，比如细胞回收器，在手术部位可能污染时通常不予使用，在肿瘤切除时也是相对禁忌。

上呼吸道感染

上呼吸道感染可以发生于成人，并且导致气道受压、变形和损害。在儿童，由革兰氏阴性菌引起的上呼吸道感染可能出现和会厌炎相同的症状。虽然这些患者可以表现出发热、寒战、流涎、说话和吞咽困难，但通常没有因呼吸道肿胀而引起的严重症状。脓性颌下炎是一种广泛的下颌下蜂窝织炎，可以出现相同的症状[69]。这种感染通常是由牙周脓肿引起，扩散至下颌下、颏下、舌下区域。舌下间隙受累推着舌头向上和向后移动，导致气道阻塞甚至窒息。这种情形发生时，需要外科紧急进行脓肿引流，解除气道阻塞。

这种病例的气道管理可能非常困难[70]。清醒局麻下行气管切开术被认为是最安全的方法。当进行清醒气管切开时，在确认导管置入气道前，避免正压通气，因为，在假腔或盲端通气时会产生严重损伤。其他的插管技术包括经鼻纤维支气管镜插管和吸入麻醉诱导后直接喉镜插管。一旦脓肿被清除，不管患者是气管切开还是气管插管，都需要在 ICU 继续观察治疗，因为肿胀可能继续发展。只有等肿胀消除之后，才可以拔出气管导管。

颌面部创伤

颌面部创伤是指创伤导致面部和上呼吸道的骨、软骨和软组织损伤，这给麻醉医师带来挑战，他们需要评估确认损伤性质、程度、范围和解剖改变，制订安全的气道管理方案，避免操作等带来的二次伤害，维持麻醉时的气道安全，并且决定术后拔管的时机。与此同时，需要在有限的工作空间内为外科医师和麻醉医师创造舒适的操作环境。

通常将面部骨骼分成三部分。最下面的 1/3 部分由下颌骨组成，包括正中联合、下颌体、下颌角、下颌支、髁突和冠突。下颌骨是一个独特的马蹄形状，脆弱部位具有强有力的支撑，而且离易受外力冲击的部位很远。因此，典型的下颌骨骨折通常发生在后方，该处皮质较薄，位于下颌角、下颌支和髁突处[71-72]。髁突骨折有可能累及颞下颌关节而使下颌活动受限。另外一个常见的骨折部位是下颌体靠近第一、第二磨牙处。临床经验表明，这种骨折常发生在类似于车祸这样的高速度、高能量创伤之后。在受到拳头、钝器击打或坠落伤后，大部分患者会表现为正中联合、旁正中联合或者下颌体骨折[73]。下颌骨的骨折通常不会延伸到颅底。中部的 1/3 包括颞骨的颧弓，构成颧上颌复合体、上颌骨、鼻骨和眼眶。作用在面中部的外力，尤其是来自前方和上方的力，不会在通常的矢量方向上分解和重新分配，反而会形成一个反常的剪切力，使得从面部骨骼到颅骨的撕裂，并将骨折延伸到颅底。所以，任何有面中部严重创伤患者，需要考虑到颅底骨折的可能。最上面的 1/3 部分由额骨组成。

1901 年，法国里尔的 Rene Le Fort 确定了面中部骨折的共线，之后骨折便以他的名字命名为 Le Fort Ⅰ 型骨折，Le Fort Ⅱ 型骨折，Le Fort Ⅲ 型骨折。

Le Fort Ⅰ 型骨折是水平方向的上颌骨骨折，骨折线通过鼻部下 1/3 鼻中隔，上移至上颚、上颌骨牙槽突和下 1/3 的翼突板和部分腭骨。骨折部分可以在纵轴方向上向后、向外侧移位或者旋转。Le Fort Ⅱ 型骨折是中央锥形骨折，骨折线从鼻骨厚的上方连接部开始，而鼻骨薄的部分则组成梨状孔边界。骨折线经由眶内侧壁，包括颧上颌缝下的泪骨，然后横断鼻窦侧壁，再从翼突板后方通过。骨折部分可以向后移位或者绕轴旋转。在 Le Fort Ⅲ 型骨折中，骨折线平行于颅底，造成颅面分离。骨折线经由鼻底部和深部筛骨到眶板。筛骨的筛板可能有骨折，但也可能没有。骨折线经由蝶骨小翼向下通过翼上颌裂和蝶腭骨窝。从眶下裂基底部开始，骨折线向外侧向上延伸至额颧缝，向下向后延伸至翼突板根部。Le Fort Ⅲ 型骨折是巨大的力量冲击面中部造成的。颧骨发生移位，旋转的力量作用于颧弓，因此颧弓也常常发生骨折。

Le Fort Ⅲ 型骨折的患者会有面中部移位，通常是向后方移位。正常的凸面部结构变成了向内凹陷，即 Le Fort Ⅲ 型骨折的"碟面畸形"。但即使临床上面部凹陷也不明显。如果上颌骨的锐缘和下颌牙没有保持正常位置，即上颌切牙覆盖在下颌切牙上，也应该考虑 Le Fort Ⅲ 型骨折。这些错位提供了面中部向后移位的敏感线索。

Le Fort Ⅱ 型和Ⅲ型骨折中，如有筛骨的筛板受累，经鼻气管插管为禁忌证。鼻咽部的异物可能导致脑膜炎，更严重的是，气管插管可以进入颅腔内。即便使用正压袋和面罩通气，也可能使异物或者空气进入颅内[74]。当怀疑有颅底骨折时，经鼻插管之前必须先行影像学检查。

在面部创伤的患者中，伴随的其他创伤可能并不明显。有研究表明，在由低速度、低能量外力所致的颅面外伤患者中，4% 的患者伴有其他威胁生命的重大创伤，10% 伴有其他轻微创伤。在高速度、高能量外力所致的事故中，32% 的患者伴有其他重大创伤，31% 的患者伴有其他轻微创伤[75]。在高速物体（如子弹、碎片、车辆等）以极高速度撞击人体所致的颈椎骨折损伤中的发生率是 1.2%。有多项研究表明，颅面部骨折伴有颈椎外伤和明显头部外伤的概率高达 10.8% 和 88.7%[76-77]。上面部的外伤和中低位颈椎外伤相关，但单侧的下颌骨外伤也可并发上部颈椎的外伤[76]。

在临床情况允许的范围内，应尽可能评估患者的面部创伤及合并伤程度，并制订恰当的气道管理方案。如患者已知或可疑颈椎损伤，在气道管理时需要有保护性措施。由于解剖结构移位变形或者受到血液和分泌物的影响，对有颌面部创伤的患者进行气管插管具有挑战性[78]。对于气道管理困难的患者，如果患者合作且病情允许，可以考虑使用纤维支气管镜插管。可视喉镜和纤维支气管镜不仅可以用来评估气道，还可在直接喉镜插管失败后作为一项补救措施。对于不允许插管的广泛气道损伤的患者，或者直接喉镜常规插管可能加重喉气管损伤时，可以通过外科手段建立气道[79]。

若患者不能张口配合术前评估，需要鉴别张口受限是疼痛、牙关紧闭、结构性问题，还是三者皆有。下颌骨单纯骨折会非常疼痛，但是麻醉后，口腔可以打开并且没有插管困难。不管是直接还是间接造成的颞下颌区域损伤，都可能造成结构性的张口困难。髁突或者颧弓的直接外伤可以造成颞下颌关节功能的异常。间接的损伤通常由作用于骨体的外力传递到骨突造成。关节窝内髁突的压缩性骨折和青枝骨折可以影响张口。

牙关紧闭，即咀嚼肌痉挛，可以由创伤或者感染引起，影响正常的张口。一般可以通过全身麻醉和肌松药来消除。需要注意的是，如果牙关紧闭持续过长，可能出现不同程度的关节僵硬。如果牙关紧闭是由面部感染引起的，被感染的肌肉可能肿胀膨大，导致机械性张口困难。

致谢

对于 Jessie Barnes Hurley 女士在这份手稿中孜孜不倦的协助，作者们表示感谢。作者们也感谢 Alexander Gotta 和 Charles Nargozian 对于先前版本的贡献。

（李燕 译，杨丽芳 校）

参考文献

1. Cullen KA, Hall MJ, Golosinskiy A. Ambulatory surgery in the United States, 2006. *Natl Health Stat Rep.* 2009(11):1–25.
2. Schechter MS; Section on Pediatric Pulmonology, Subcommittee on Obstructive Sleep Apnea Syndrome. Clinical practice guideline: diagnosis and management of childhood obstructive sleep apnea syndrome. *Pediatrics.* 2002;109(4):704–712.
3. Myatt HM, Beckenham EJ. The use of diagnostic sleep nasendoscopy in the management of children with complex upper airway obstruction. *Clin Otolaryngol Allied Sci.* 2000;25(3):200–208.
4. Chaban R, Cole P, Hoffstein V. Site of upper airway obstruction in patients with idiopathic obstructive sleep apnea. *Laryngoscope.* 1988;98(6 Pt 1):641–647.
5. Blum RH, McGowan FX. Chronic upper airway obstruction and cardiac dysfunction: anatomy, pathophysiology and anesthetic implications. *Pediatr Anesth.* 2004;14(1):75–83.
6. Lerman J. Unraveling the mysteries of sleep-disordered breathing in children. *Anesthesiology.* 2006;105(4):645–647.
7. Gross JB, Bachenberg KL, Benumof JL, et al. Practice guidelines for the perioperative management of patients with obstructive sleep apnea: a report by the American Society of Anesthesiologists Task Force on Perioperative Management of patients with obstructive sleep apnea. *Anesthesiology.* 2006;104(5):1081–1093.
8. Brown KA. Outcome, risk, and error and the child with obstructive sleep apnea. *Pediatr Anesth.* 2011;21(7):771–780.
9. Patino M, Sadhasivam S, Mahmoud M. Obstructive sleep apnoea in children: perioperative considerations. *Br J Anaesth.* 2013;111(Suppl 1):i83–i95.
10. Chung F, Yegneswaran B, Liao P, et al. STOP questionnaire. *Anesthesiology.* 2008;108(5):812–821.
11. Chung SA, Yuan H, Chung F. A systemic review of obstructive sleep apnea and its implications for anesthesiologists. *Anesth Analg.* 2008;107(5):1543–1563.
12. Tait AR, Voepel-Lewis T, Christensen R, et al. The STBUR questionnaire for predicting perioperative respiratory adverse events in children at risk for sleep-disordered breathing. *Paediatr Anaesth.* 2013;23(6):510–516.
13. Tsuiki S, Isono S, Ishikawa T, et al. Anatomical balance of the upper airway and obstructive sleep apnea. *Anesthesiology.* 2008;108(6):1009–1015.
14. Coté CJ, Posner KL, Domino KB. Death or neurologic injury after tonsillectomy in children with a focus on obstructive sleep apnea: Houston, we have a problem! *Anesth Analg.* 2014;118(6):1276–1283.
15. Acevedo JL, Shah RK, Brietzke SE. Systematic review of complications of tonsillotomy versus tonsillectomy. *Otolaryngol Head Neck Surg.* 2012;146(6):871–879.
16. Windfuhr JP, Savva K, Dahm JD, et al. Tonsillotomy: facts and fiction. *Eur Arch Otorhinolaryngol.* 2015;272(4):949–969.
17. Eichler C, Sommer JU, Stuck BA, et al. Does drug-induced sleep endoscopy change the treatment concept of patients with snoring and obstructive sleep apnea? *Sleep Breath.* 2013;17(1):63–68.
18. Truong M, Woo VG, Koltai PJ. Sleep endoscopy as a diagnostic tool in pediatric obstructive sleep apnea. *Int J Pediatr Otorhinolaryngol.* 2012;76(5):722–727.
19. Capici F, Ingelmo PM, Davidson A, et al. Randomized controlled trial of duration of analgesia following intravenous or rectal acetaminophen after adenotonsillectomy in children. *Br J Anaesth.* 2008;100(2):251–255.
20. Pestieau SR, Quezado ZM, Johnson YJ, et al. High-dose dexmedetomidine increases the opioid-free interval and decreases opioid requirement after tonsillectomy in children. *Can J Anesth.* 2011;58(6):540–550.
21. Kelly LE, Sommer DD, Ramakrishna J, et al. Morphine or Ibuprofen for post-tonsillectomy analgesia: a randomized trial. *Pediatrics.* 2015;135(2):307–313.
22. Brown KA, Laferriere A, Lakheeram I, et al. Recurrent hypoxemia in children is associated with increased analgesic sensitivity to opiates. *Anesthesiology.* 2006;105(4):665–669.
23. Voronov P, Przybylo HJ, Jagannathan N. Apnea in a child after oral codeine: a genetic variant—an ultra-rapid metabolizer. *Paediatr Anaesth.* 2007;17(7):684–687.
24. Patel RI1, Hannallah RS, Norden J, et al. Emergence airway complications in children: a comparison of tracheal extubation in awake and deeply anesthetized patients. *Anesth Analg.* 1991;73(3):266–270.
25. Alexander CA. A modified Intavent laryngeal mask for ENT and dental anaesthesia. *Anaesthesia.* 1990;45(10):892–893.
26. Haynes SR, Morton NS. The laryngeal mask airway: a review of its use in paediatric anaesthesia. *Pediatr Anaesth.* 1993;3(2):65–73.
27. Johr M. Anaesthesia for tonsillectomy. *Curr Opin Anaesthesiol.* 2006;19(3):260–261.
28. Williams PJ, Bailey PM. Comparison of the reinforced laryngeal mask airway and tracheal intubation for adenotonsillectomy. *Br J Anaesth.* 1993;70(1):30–33.
29. Nair I, Bailey PM. Review of uses of the laryngeal mask in ENT anaesthesia. *Anaesthesia.* 1995;50(10):898–900.
30. Goudsouzian NG, Cleveland R. Stability of the laryngeal mask airway during marked extension of the head. *Pediatr Anaesth.* 1993;3(2):117–119.
31. Goldman JL, Baugh RF, Davies L, et al. Mortality and major morbidity after tonsillectomy: etiologic factors and strategies for prevention. *Laryngoscope.*

2013;123(10):2544–2553.

32. Gunter JB, McAuliffe JJ, Beckman EC, et al. A factorial study of ondansetron, metoclopramide, and dexamethasone for emesis prophylaxis after adenotonsillectomy in children. *Paediatr Anesth.* 2006;16(11):1153–1165.

33. Czarnetzki C. Dexamethasone and risk of nausea and vomiting and postoperative bleeding after tonsillectomy in children. *JAMA.* 2008;300(22):2621.

34. Windfuhr J,Chen Y, Remmert S. Hemorrhage following tonsillectomy and adenoidectomy in 15,218 patients. *Otolaryngology.* 2005;132(2):281–286.

35. Windfuhr JP, Deck JC, Remmert S. Hemorrhage following coblation tonsillectomy. *Ann Otol Rhinol Laryngol.* 2005;114(10):749–756.

36. Broadman LM, Patel RI, Feldman BA, et al. The effects of peritonsillar infiltration on the reduction of intraoperative blood loss and post-tonsillectomy pain in children. *Laryngoscope.* 1989;99(6):578–581.

37. Mehta VM, Har-El G, Goldstein NA. Postobstructive pulmonary edema after laryngospasm in the otolaryngology patient. *Laryngoscope.* 2006;116(9):1693–1696.

38. Brigger M, Brietzke S. Outpatient tonsillectomy in children: a systematic review. *Otolaryngol Head Neck Surg.* 2006;135(1):1–7.

39. Marcus CL, Brooks LJ, Draper KA, et al. Diagnosis and management of childhood obstructive sleep apnea syndrome. *Pediatrics.* 2012;130(3):576–584.

40. Brown KA, Brouillette RT. The elephant in the room: lethal apnea at home after adenotonsillectomy. *Anesth Analg.* 2014;118(6):1157–1159.

41. Statham MM, Elluru RG, Buncher R, et al. Adenotonsillectomy for obstructive sleep apnea syndrome in young children. *Arch Otolaryngol Head Neck Surg.* 2006;132(5):476–480.

42. Possamai V, Hartley B. Voice disorders in children. *Pediatr Clin North Am.* 2013;60(4):879–892.

43. Malherbe S, Whyte S, Singh P, et al. Total intravenous anesthesia and spontaneous respiration for airway endoscopy in children: a prospective evaluation. *Paediatr Anaesth.* 2010;20(5):434–438.

44. Tait AR. Malviya S. Anesthesia for the child with an upper respiratory tract infection: still a dilemma? *Anesth Analg.* 2005;100(1):59–65.

45. Tait AR, Malviya S, Voepel-Lewis T, et al. Risk factors for perioperative adverse respiratory events in children with upper respiratory tract infections. *Anesthesiology.* 2001;95(2):299–306.

46. Levine RA. Monitoring auditory evoked potentials during cerebellopontine angle tumor surgery: relative value of electrocochleography, brainstem auditory evoked potentials, and cerebellopontine angle recordings. *Intraoperative Neurophysiologic Monitoring in Neurosurgery.* New York, NY: Springer Science + Business Media; 1991:193–204.

47. Sun LY, Wijeysundera DN, Tait GA, et al. Association of intraoperative hypotension with acute kidney injury after elective noncardiac surgery. *Anesthesiology.* 2015;123(3):515–523.

48. Lavoie J. Blood transfusion risks and alternative strategies in pediatric patients. *Pediatr Anaesth.* 2011;21(1):14–24.

49. Gessler EM, Hart AK, Dunlevy TM, et al. Optimal concentration of epinephrine for vasoconstriction in ear surgery. *Laryngoscope.* 2001;111:1687–1690.

50. Dunlevy TM, O'Malley TP, Postma GN. Optimal concentration of epinephrine for vasoconstriction in neck surgery. *Laryngoscope.* 1996;106(11):1412–1414.

51. Casey WF, Drake-Lee AB. Nitrous oxide and middle ear pressure. *Anaesthesia.* 1982;37(9):896–900.

52. Zalzal GH. Stridor and airway compromise. *Pediatr Clin North Am.* 1989;36(6):1389–1402.

53. Butskiy O, Mistry B, Chadha NK. Surgical interventions for pediatric unilateral vocal cord paralysis: a systematic review. *JAMA Otolaryngol Head Neck Surg.* 2015;141(7):654–660.

54. Soriano SG, Kim C, Jones DT. Surgical airway, rigid bronchoscopy, and transtracheal jet ventilation in the pediatric patient. *Anesthesiol Clin North Am.* 1998;16(4):827–838.

55. Cook TM, Alexander R. Major complications during anaesthesia for elective laryngeal surgery in the UK: a national survey of the use of high-pressure source ventilation. *Br J Anaesth.* 2008;101(2):266–272.

56. Mausser G, Friedrich G, Schwarz G. Airway management and anesthesia in neonates, infants and children during endolaryngotracheal surgery. *Paediatr Anaesth.* 2007;17(10):942–947.

57. Jaquet Y, Monnier P, Van Melle G, et al. Complications of different ventilation strategies in endoscopic laryngeal surgery: a 10-year review. *Anesthesiology.* 2006;104(1):52–59.

58. Hermens JM, Bennett MJ, Hirshman CA. Anesthesia for laser surgery. *Anesth Analg.* 1983;62(2):218–229.

59. Apfelbaum JL, Caplan RA, Barker SJ, et al. Practice advisory for the prevention and management of operating room fires: an updated report by the American Society of Anesthesiologists Task Force on Operating Room Fires. *Anesthesiology.* 2013;118(2):271–290.

60. Lee WC, Kapur TR, Ramsden WN. Local and regional anesthesia for functional endoscopic sinus surgery. *Ann Otol Rhinol Laryngol.* 1997;106(9):767–769.

61. Groudine SB, Hollinger I, Jones J, et al. New York State guidelines on the topical use of phenylephrine in the operating room. The Phenylephrine Advisory Committee. *Anesthesiology.* 2000;92(3):859–864.

62. John G, Low JM, Tan PE, et al. Plasma catecholamine levels during functional endoscopic sinus surgery. *Clin Otolaryngol.* 1995;20(3):213–215.

63. Tirelli G, Bigarini S, Russolo M, et al. Total intravenous anaesthesia in endoscopic sinus-nasal surgery. *Acta Otorhinolaryngol Ital.* 2004;24(3):137–144.

64. Wormald PJ, van Renen G, Perks J, et al. The effect of the total intravenous anesthesia compared with inhalational anesthesia on the surgical field during endoscopic sinus surgery. *Am J Rhinol.* 2005;19(5):514–520.

65. Cartellieri M, Vorbeck F, Kremser J. Comparison of six three-dimensional navigation systems during sinus surgery. *Acta Otolaryngol.* 2001;121(4):500–504.

66. Gruber A, Bavinzski G, Killer M, et al. Preoperative embolization of hypervascular skull base tumors. *Minim Invasive Neurosurg.* 2000;43(2):62–71.

67. Goobie SM, Meier PM, Pereira LM, et al. Efficacy of tranexamic acid in pediatric craniosynostosis surgery. *Anesthesiology.* 2011;114(4):862–871.

68. Henry DA, Carless PA, Moxey AJ, et al. Anti-fibrinolytic use for minimising perioperative allogeneic blood transfusion. *Cochrane Database Syst Rev.* 2011;(3):CD001886.

69. Greenberg SL, Huang J, Chang RS, et al. Surgical management of Ludwig's angina. *ANZ J Surg.* 2007;77(7):540–543.

70. Kulkarni AH, Pai SD, Bhattarai B, et al. Ludwig's angina and airway considerations: a case report. *Cases J.* 2008;1(1):19.

71. Huelke DF, Patrick LM. Mechanics in the production of mandibular fractures: strain-gauge measurements of impacts to the chin. *J Dental Res.* 1964;43(3):437–446.

72. Nahum AM. The biomechanics of facial bone fracture. *Laryngoscope.* 1975;85(1):140–156.

73. Olson RA, Fonseca RJ, Zeitler DL, et al. Fractures of the mandible: a review of 580 cases. *J Oral Maxillofac Surg.* 1982;40(1):23–28.

74. Dacosta A, Billard JL, Gery P, et al. Posttraumatic intracerebral pneumatocele after ventilation with a mask: case report. *J Trauma.* 1994;36(2):255–257.

75. Luce EA, Tubb TD, Moore AM. Review of 1,000 major facial fractures and associated injuries. *Plast Reconstr Surg.* 1979;63(1):26–30.

76. Mithani SK, St-Hilaire H, Brooke BS, et al. Predictable patterns of intracranial and cervical spine injury in craniomaxillofacial trauma: analysis of 4786 patients. *Plast Reconstr Surg.* 2009;123(4):1293–1301.

77. Mulligan RP, Mahabir RC. The prevalence of cervical spine injury, head injury, or both with isolated and multiple craniomaxillofacial fractures. *Plast Reconstr Surg.* 2010;126(5):1647–1651.

78. Stephens CT, Kahntroff S, Dutton RP. The success of emergency endotracheal intubation in trauma patients: a 10-year experience at a major adult trauma referral center. *Anesth Analg.* 2009;109(3):866–872.

79. Jain U, McCunn M, Smith CE, et al. Management of the traumatized airway. *Anesthesiology.* 2016;124(1):199–206.

第49章 眼科手术麻醉

Kathryn E. Mcgoldrick   Steven I. Gayer

要点

1. 白内障手术是全球常见的外科手术之一，但仅代表眼科亚专业的一方面，其他还包括角膜、视网膜、青光眼、葡萄膜炎、斜视、眼成形术和肿瘤手术。
2. 眼科手术患者通常处于极端年龄阶段，从早产儿视网膜病变到有多种并存疾病的老年人，此间年龄相关的麻醉药物是关键因素。
3. 眼内手术过程中，眼球不能转动、患者制动以及眼内压控制是重要的变量因素；然而，眼外手术中，眼内压的重要性降低，而眼心反射的诱发须引起关注。
4. 吸入麻醉药会导致剂量相关的眼内压降低。确切的机制尚不明确，但可能的原因包括抑制间脑的控制中心，减少房水产生，增加房水外流或松弛眼外肌。
5. 眼心反射是由眼球上的压力和眼外肌以及结膜或眼眶结构上的牵引所触发的。眼心反射的传入支是三叉神经，传出支是迷走神经，这种反射也可以通过实施区域性眼球阻滞、眼部创伤以及对眼球摘除后留在眶尖组织的直接压力诱发。
6. 眼科药物可能会显著改变患者对麻醉的反应。同样，麻醉药物和操作可能会显著影响眼内动态。
7. 几种麻醉方法可适用于多种类型的眼部手术，包括全身麻醉，球后（肌锥内）阻滞，球周（肌锥外）阻滞，筋膜下阻滞，表面镇痛和前房内注射。
8. 眼科麻醉的并发症可能会对视力和生命造成威胁。

    白内障手术是全世界常见的外科手术之一，但它仅代表眼科亚专业的一个部分，其他还包括角膜、视网膜、青光眼、葡萄膜炎、斜视、眼成形术和肿瘤手术。眼科手术麻醉呈现许多独特的挑战（表49-1）。除了拥有专业技术外，麻醉医师还必须具备眼部解剖学、生理学和药理学方面的详细知识。麻醉医师必须认识到，眼科药物可能会显著改变患者对麻醉的反应，同时麻醉药物和操作

表 49-1　眼科手术的要求

安全	避免或缓解眼心反射
运动不能	控制眼内压
镇痛	药物相互作用的考虑
最小的出血	平稳复苏

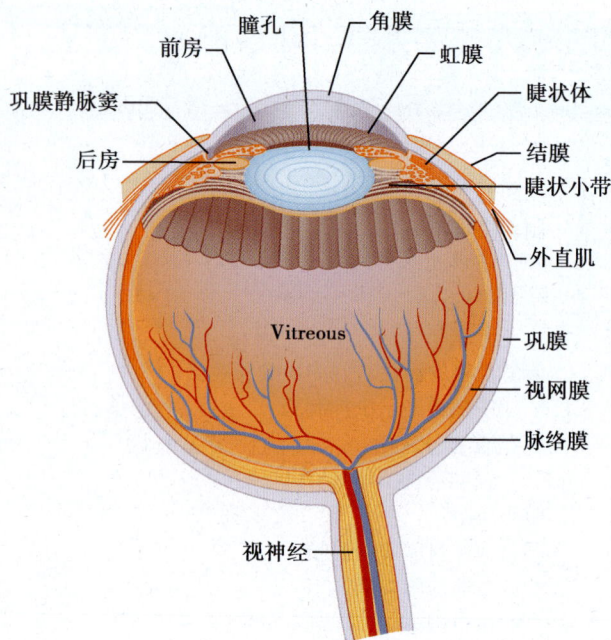

图 49-1　眼解剖示意图

可能会显著影响眼内动态。接受眼科手术的患者可能处于特殊的年龄期。他们可能有并存的疾病（如糖尿病、冠状动脉疾病、原发性高血压、慢性肺病），并且可能是老年患者。美国人口普查数据显示，到 2030 年，65 岁及以上的人口占美国总人口的五分之一。并且，"老年人"是一群功能储备减少及具备诸多年龄相关性疾病的独特弱势群体，其经济影响是惊人的。例如，老年性黄斑变性是美国 65 岁以上人群失明的主要原因，超过 175 万人受到影响。

我们必须认识了解眼科专业众多独特的外科手术方式。虽然眼科手术的种类很多，但这些手术通常可以分类为眼外手术或眼内手术。区别这两种手术方式很重要，因为这两类手术的麻醉考虑因素是不同的。例如，对于眼内手术来说，眼球不能转动、患者制动以及眼内压（intraocular pressure，IOP）控制是重要的变量因素；然而，在眼外手术中，IOP 的重要性降低，而眼心反射的诱发须引起关注。

眼部解剖学

麻醉医师应该熟悉眼部解剖学，以此作为学习眼科区域麻醉的基础，并增强对手术操作的理解（图 49-1）。眼部解剖学的主要分支包括眼眶，眼本身，眼外肌，眼睑和泪腺系统。

眼眶是一个骨质锥体腔，其中包含了眼球及颅内相关结构。眼眶的壁由以下骨骼组成：额骨、颧骨、蝶骨大翼，上颌骨，腭骨，泪骨和筛骨。熟悉眼眶边缘的表面关系有助于区域阻滞的实施。

位于眶尖的视神经孔传递视神经和眼动脉以及颈动脉丛的交感神经。眶上裂传递出动眼神经的上、下支，三叉神经的额神经、泪腺神经与鼻睫神经，滑车神经与展神经，眼上静脉与眼下静脉。眶下裂包含眶下神经和颧神经，连通眼下静脉与翼神经丛。眶下孔位于上颌骨眶下缘下方约 4mm 处，传输眶下神经、动脉和静脉。泪腺窝包含颞上

眶的泪腺。眶上切迹位于眶上缘的内侧三分之一和颞侧三分之二的交界处，眶上神经、动脉和静脉在此穿过。临床上，眶上切迹、眶下孔和泪腺窝均可触及。

眼球本身实际上是一个大球体，其中一部分小球体结合在前面，构成一个具有两种不同曲率半径的结构。眼球壁由三层组成：巩膜、葡萄膜和视网膜。纤维外层或巩膜具有保护性，提供足够的刚性以维持眼睛的形状。巩膜前面部分的角膜高度无血管、透明，允许光线进入眼内结构。眼睛存在双球形状，这是因为角膜弧曲率比巩膜弧曲率更高。形成视网膜图像的光线首先在角膜聚焦。

葡萄膜或眼球壁的中间层是血管，与巩膜直接并置。被称为脉络膜上腔的潜在空间将巩膜与葡萄膜分开。然而，这个潜在的空间可能会在血管扩张或出血过多时充满血液，常伴随手术风险。虹膜、睫状体和脉络膜组成葡萄膜。虹膜包括瞳孔，它通过三组肌肉的收缩来控制进入眼睛的光量。瞳孔开大肌由交感神经支配，瞳孔括约肌和睫状肌由副交感神经支配。虹膜后面是睫状体，产生房水（见"房水的形成和排出"）。位于睫状体内的睫状肌调节晶状体的形状以适应不同距离的对焦。大血管与被称为脉络膜毛细血管的小血管和毛细血管网构成脉络膜，为视网膜的外层提供营养。

视网膜由 10 层神经感觉膜组成，将光冲动转换成神经冲动。然后这些神经冲动通过视神经传

递到大脑。玻璃体腔位于眼球中心，腔内充满了被称为玻璃体的凝胶状物质。玻璃体附着在视网膜最前部的 3mm 以及大血管和视神经处。玻璃体可能会拉扯视网膜，造成视网膜撕裂和视网膜脱离。

晶状体位于瞳孔后面，光线通过角膜和瞳孔后，经过晶状体折射将图像聚焦在视网膜上。睫状肌通过调节其收缩状态引起睫状小带的收缩或松弛，从而调节晶状体的厚度。

另外，六条眼外肌使眼眶里的眼球可转动到各个位置。双叶泪腺提供大部分泪膜，用来保持眼球表面的湿润。泪点、泪小管、泪囊和鼻泪管组成泪道引流系统，引流液体进入下鼻甲下方的鼻中。这个系统经常发生阻塞，因此需要泪道探查和泪囊鼻腔吻合术等操作，后者涉及泪囊与鼻黏膜的吻合。

一层覆盖在眼球表面和眼睑衬里的黏膜称为结膜。因为药物吸收经常通过这层膜，所以这是眼科药物给药的常用位点。

眼睑由四层组成：结膜、睑板软骨、主要由眼轮匝肌和提睑肌组成的肌肉层以及皮肤。眼睑可以保护眼睛免受外来物侵害。通过眨眼，泪腺产生的泪液分布到眼球表面，保持角膜湿润。

眼球和眼眶的血液由颈内动脉和颈外动脉的分支供应。眼眶静脉回流是通过眼上静脉和眼下静脉多次吻合完成的。眼球静脉回流主要由视网膜中央静脉完成。所有的静脉直接汇入海绵窦。

眼的感觉和运动神经支配非常复杂，多个脑神经分支分布在眼的各个部位。动眼神经的一个分支为睫状神经节提供运动根，后者又支配瞳孔和睫状肌的括约肌。滑车神经支配上斜肌，展神经支配外直肌，三叉神经是支配眼及其附属结构最复杂的神经。另外，面神经的颞支最终分成支配颞肌和上睑眼轮匝肌的上分支和支配下睑眼轮匝肌的下分支。

眼部生理学

眼的体积较小，却是一个复杂的器官，与许多复杂的生理过程有关。房水的形成和排出对正常眼或青光眼的 IOP 影响极其重要，特别是对麻醉医师来说。理解掌握各种麻醉操作对 IOP 的影响需要了解眼部生理学的基本原理。

房水的形成和排出

三分之二的房水是在后房产生的，通过睫状体中有关的碳酸酐酶和细胞色素氧化酶系统的活性分泌过程（图 49-2）。剩下的三分之一是虹膜前面的血管对房水进行被动过滤而形成。

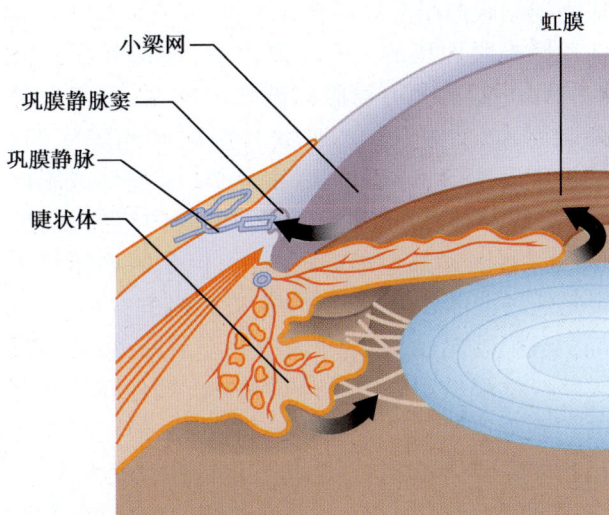

图 49-2　与眼内压控制有关的眼部解剖结构

在睫状体上皮，钠被主动运输进入后房的房水。碳酸氢根离子和氯离子伴随钠离子被动运输。这种运输机制导致房水的渗透压比血浆高出许多倍。正是这种渗透压的差异，导致了房水 $2\mu L/min$ 的平均产生速率。

房水从后房通过瞳孔并进入前房，在前房与由虹膜形成的水相混合。在进入前房的过程中，房水浸润无血管的晶状体，进入前房后也浸润角膜内皮。一部分房水流入前房外周，并通过眼球的小梁网，巩膜静脉窦和巩膜静脉系统流出眼球。通过连接静脉丛网络系统，最终到达上腔静脉和右心房。因此，从眼到右心的任意一个地方阻塞都会妨碍房水回流，继而升高 IOP。

眼内压的维持

眼内压通常在 10～21.7mmHg 之间变化，超过 22mmHg 被认为是异常的。随着心脏每次收缩，眼内压在这个水平上波动 1～2mmHg。此外，还存在 2～5mmHg 的昼夜变化，睡醒时眼内压更高。这种现象被认为是睡眠中发生血管充血，眼睑紧闭导致眼球压力升高和瞳孔扩大所致。如果眼内压太高，可能会干扰正常的新陈代谢而导致视野模糊。

在麻醉期间，眼内压的升高可能导致永久性失明。如果眼内压已经升高，进一步的升高可能引起急性青光眼。如果眼内压过高，发生眼球穿透，随后可能发生血管破裂而出血。一旦打开眼腔，眼内压就等于大气压，这时任何压力的升高都可能导致虹膜和晶状体脱垂，玻璃体脱落。所以，适当控制眼内压至关重要。

影响眼内压的三个主要因素：①眼轮匝肌收缩和眼外肌的张力对眼球的外部压力，眶静脉的静脉淤血（伴随呕吐、咳嗽），眼眶肿瘤等疾病；②巩膜硬度；③半固体状（晶状体、玻璃体或眼内肿瘤）或液体状（血液和房水）的眼内容物变化。虽然这些因素都会影响眼内压，但是眼内压最主要是通过液体含量，特别是房水来控制。

巩膜硬化症，在老年人中并不罕见，可能与巩膜顺应性降低和眼内压升高有关。其他与年龄相关的眼退行性改变也会影响眼内压，最明显的是晶状体的硬化和增大。当这些退行性改变发生时，它们可能导致晶状体-虹膜向前移位，然后可能减小前房角，减少小梁网与房水的接触。这个过程通常是渐进的，但是如果发生快速晶状体充血，可能会发生闭角型青光眼。

玻璃体性质的改变影响未结合水的含量，这也会影响眼内压。近视、创伤和老化引起玻璃体凝胶的液化，随后未结合水含量增加，液体流出加速，眼内压降低。然而，在不同的情况下，可能发生相反的情况。也就是说，更普遍的玻璃体水化可能与眼内压升高有关。因此，在青光眼的患者手术中保留轻微脱水状态的做法通常更加谨慎。

眼内血容量主要通过脉络膜血管层血管扩张或收缩来调节，对眼内压有重要影响。虽然动脉或静脉压力改变也可能影响眼内压，但动脉压波动的影响远小于静脉波动。在慢性高血压中，经过一段时间的适应后，升高的眼内压导致脉络膜血管受压，使眼内压恢复正常水平。因此，反馈机制减少了高血压患者的总血量，保持了患者眼内压的相对恒定。

然而，如果从巩膜静脉窦到右心房的静脉回流受到干扰，眼内压会增加。头低脚高位、颈托，甚至紧身领带都可以增加眼内血容量，扩张眼眶血管并减少房水引流[2]。紧张、呕吐或咳嗽可以明显增加静脉压，使眼内压提高到40mmHg或更高。这些活动的有害影响需要特别注意。即使是对插管没有任何明显反应的患者，喉镜和气管插管也可能引起眼内压升高，特别是当患者咳嗽时。喉镜检查时喉部的表面麻醉，可以减弱全身高血压反应，但不能可靠地预防眼内压的升高[3]。通常情况下，由血容量或静脉压增加引起的压力升高会迅速消失。然而，如果咳嗽或紧张发生在开放眼球的眼科手术中，如穿透角膜移植术，最严重可能会引起爆发性出血，最好的情况也会引起玻璃体损伤。

尽管静脉压、巩膜硬化和玻璃体成分改变对眼内压有明显影响，但眼内压的维持主要是由房水的形成速率和房水流出速率决定。影响房水形成的最重要因素是房水和血浆之间的渗透压差。这个现象可以用公式表示：

$$IOP=K\left[(OPaq-OPpl)+CP\right] \qquad (49\text{-}1)$$

其中 K 是流出系数，OPaq 是房水的渗透压（osmotic pressure of aqueous humor），OPpl 是血浆的渗透压（osmotic pressure of plasma），CP 是毛细血管血压（capillary pressure）。高渗溶液如甘露醇用于降低眼内压，因为血浆溶质浓度的微小变化可显著影响房水的形成，进一步影响眼内压。

房水流出的波动也可能导致眼内压的显著改变。影响房水流出的最重要因素是虹膜角膜角隙的直径，如公式所示：

$$A=\frac{r^2(Piop-Pv)}{8\eta L} \qquad (49\text{-}2)$$

其中 A 是单位时间内的房水流出量，r 是虹膜角膜角隙的半径，Piop 是眼内压，Pv 是静脉压，η 是黏度，L 是虹膜角膜角隙的长度。当瞳孔扩张时，虹膜角膜角隙狭窄，房水流出阻力增加，眼内压升高。因为闭角型青光眼和开角型青光眼均不适合散瞳，所以在青光眼患者中应使用缩瞳药。

青光眼

青光眼是以进行性视神经功能障碍和视力丧失为特征的疾病。青光眼的种类多，所以术语很复杂，包括后天性与先天性、高眼压性与正常眼压性、急性与慢性、开角型与闭角型等。闭角型青光眼可以是急性或慢性。值得注意的是，急性闭角型青光眼是一种急症，而慢性闭角型青光眼更常见，并且常无症状。

对于开角型青光眼，存在眼内压升高时，前房角解剖学上开放。我们知道小梁组织的硬化会导致房水过滤和排出障碍。治疗方式包括使瞳孔缩小和小梁组织恢复的药物治疗。常用的眼科药物有肾上腺素，噻吗洛尔，地匹福林和倍他洛尔。闭角型青光眼的特征是虹膜外周与角膜后表面直接接触，阻碍房水排出。虹膜和角膜后面之间的角度狭窄的人容易患青光眼。在这些患者中，散瞳会导致外周虹膜增厚，增加角膜接触，导致该角度关闭。产生急性闭角型青光眼的另一机制是晶状体的肿胀。这种情况下会发生瞳孔阻滞，水肿的晶状体妨碍房水从后房流向前房。如果晶状体前方创伤性错位，从而物理性阻塞前房，也可能会发生这种情况。

以前认为静脉注射阿托品不适用于青光眼患者。然而，临床使用剂量范围内的阿托品，无论是在开角型青光眼还是闭角型青光眼中，对眼内压都没有影响。将 0.4mg 阿托品经胃肠外给药到 70kg 的患者，大约有 0.000 1mg 被眼吸收[4]。但 Garde 等人[5]报道，东莨菪碱比阿托品散瞳效果好，建议在已知或怀疑有闭角型青光眼患者中不使用东莨菪碱。

公式 49-2 描述了单位时间内房水流出量，清楚地表明了房水流出量对静脉压的波动十分敏感。显而易见，任何增加静脉压的因素都会升高眼内压，因为静脉压升高会导致眼球血容量增加和房水流出量减少。因此，除了术前滴注缩瞳药外，应考虑避免任何升高眼内压的因素，例如水中毒、按压患者脖子、长时间头低脚高位或俯卧位和高碳酸血症，这些可能会诱导脉络膜充血。在接受机器人辅助腹腔镜前列腺切除术的患者中，由于长时间头低脚高位和高碳酸血症，视神经可能因闭角型青光眼而处于危险之中。在这些情况下，人们可能会考虑术前请眼科会诊和术中预防性给予乙酰唑胺和/或甘露醇[6]。

一小部分青光眼患者术后视力会明显下降，被称为视野"缺失"（wipe out）。尽管目前没有明确的病因学证据，但许多手术、麻醉和术后因素已作为假设被提及。推测的麻醉机制包括视神经受压，或其血液循环因局部麻醉药、血液或按压而受阻；针直接刺伤视神经；全身麻醉或血管收缩药联合局部麻醉药导致的低血压，使视神经灌注不足。这些机制都尚未得到证实。

原发性先天性青光眼按发病年龄进行分型，婴幼儿型是从出生到 3 岁以内。青少年型介于 37 个月和 30 岁之间。此外，青少年型青光眼可能还会并发许多其他眼部疾病或发育异常，如无虹膜、中胚层发育不全综合征和早产儿视网膜病变。

婴幼儿型青光眼成功治疗的关键在于早期诊断。出现的症状包括溢泪、畏光、眼睑痉挛和易激惹。眼球胀大（也称"牛眼症"）和继发于水肿的角膜浑浊常见。然而，3 岁以后发生的青光眼因为眼睛弹性较差，牛眼症非常罕见。

婴幼儿型青光眼常常伴有房水流出通道受阻，通常需要进行手术干预，通过前房角切开术或小梁切开术，使得房水流入巩膜静脉窦。然而在晚期疾病中，多次前房角切开术可能都无效，可能需要进行更彻底的小梁切除术或其他各种滤过手术。

青少年型青光眼患者的角膜和眼球大小是正常的，通常有开角型青光眼家族史，其治疗方式类似于原发性开角型青光眼。

在小儿继发性青光眼中，施行前房角切开术和滤过可能不成功，而睫状体冷冻治疗可能会使眼内压（IOP）降低，减轻疼痛和角膜水肿。用降至 −70℃的冷冻探针破坏睫状体，从而显著减少房水形成。

重要的是要清楚，实施全身麻醉的婴幼儿型青光眼患者在手术中出现高眼内压的概率明显减小。一些临床医生认为氯胺酮是一种麻醉状态下用于鉴别婴幼儿型青光眼的有用药物，因为氯胺酮不会出现药物诱导的 IOP 降低。此外，即使是正常婴儿，在 20 多岁时也会偶发 IOP 升高。因此，诊断并不能完全基于麻醉状态下记录的 IOP。诊断还考虑到其他因素，如角膜水肿、角膜直径增加、后弹力层撕裂和视杯。如果注意到这些异常，即使在正常的 IOP 的情况下，也要进行手术干预。

麻醉及辅助药物对眼内压的影响

中枢神经系统抑制药

据称，吸入麻醉药会造成剂量相关的眼内压下降。确切的机制还未知，但推测的原因包括抑制间脑中的中枢神经系统（central nervous system, CNS）控制中心，减少房水生成，增加房水流出，或松弛眼外肌[4]。而且几乎所有的 CNS 抑制药——包括巴比妥类、镇静剂、阿片类药物、安定药和催眠药，如依托咪酯和丙泊酚——均可以降低正常眼和青光眼患者的眼内压。虽然依托咪酯在静脉注射和骨骼肌运动时易产生疼痛,但与眼内压下降显著相关[7]。然而,依托咪酯诱导的肌阵挛对眼球破裂是非常危险的。

氯胺酮对眼内压的影响一直存在争议。最初认为,静脉或肌内注射氯胺酮之后,通过压陷式眼压计测量显示氯胺酮能显著增加眼内压[8]。据Corssen和Hoy[9]报道,氯胺酮会引起轻微但具有统计学意义的眼内压增加,且与血压变化或麻醉深浅无关。然而,氯胺酮引起的眼球震颤使眼压计的定位困难,并可能导致测量结果不准确。

另一项研究发现了相互矛盾的结果,研究中发现静脉给予成人 2mg/kg 氯胺酮后未对眼内压产生显著影响[10]。此外,一项儿科研究报道了肌内注射氯胺酮 8mg/kg 后眼内压没有增加。事实上,获得的值与用氟烷和异氟烷报道的值相似[11-12]。

这些差异可能一部分是测量方法的差异以及使用不同工具测量产生的。最近的研究更多地使用了压平式眼压计而不是压陷式眼压计。但是,即使将来的研究证实了氯胺酮对眼内压的影响很小或者没有影响,氯胺酮易引起眼球震颤和眼睑痉挛的特性使其不适用于许多类型的眼科手术。

通气和温度

过度通气会降低眼内压,而窒息、二氧化碳蓄积和通气不足已被证明会升高眼内压。

体温过低会降低眼内压。最初认为,由于房水黏度增加,体温过低可能会引起眼内压升高。然而,体温过低又与血管收缩和房水形成减少有关。因此,最终结果还是会导致眼内压降低。

辅助药物

高渗溶液和乙酰唑胺

静脉注射高渗溶液,如右旋糖酐、尿素、甘露醇和山梨醇,可以提高血浆渗透压,从而减少房水形成并降低眼内压。与尿素一样,静脉注射甘露醇可有效降低眼内压,且具有副作用少的优点。甘露醇起效时间、作用峰值时间(30~45min)和作用持续时间(5~6h)与尿素相似。而且,这两种药都可能产生急性血管内容量超负荷。静脉注射后,细胞内液进入血管腔,引起继发性血浆容量突然增加,给肾脏和心脏带来沉重的负荷,常常会导致

高血压和血清钠的稀释。此外,如果持续使用,甘露醇引起的利尿作用可能引起血容量不足患者的低血压。

乙酰唑胺的静脉内给药使碳酸酐酶失活并干扰钠钾 ATP 酶,最后导致房水形成减少而降低了眼内压。然而,乙酰唑胺的作用不仅限于眼睛,还会产生全身性作用,包括药物性肾小管效应继发的钠、钾和水丧失。这种电解质紊乱可能与全身麻醉过程中的心律失常有关。

乙酰唑胺的优点是相对容易管理。相比于输注大量的高渗溶液来减少眼内压,乙酰唑胺的注射剂量小。乙酰唑胺也可以口服,并且局部碳酸酐酶抑制剂是可商购。

神经肌肉阻滞药物

神经肌肉阻滞药物对眼内压有直接和间接的作用。

所有非去极化药物的等效麻醉剂量通过松弛眼外肌直接降低眼内压(图 49-3)[13]。但是,如果呼吸肌麻痹伴肺泡通气不足,后者的副作用可增加眼内压。

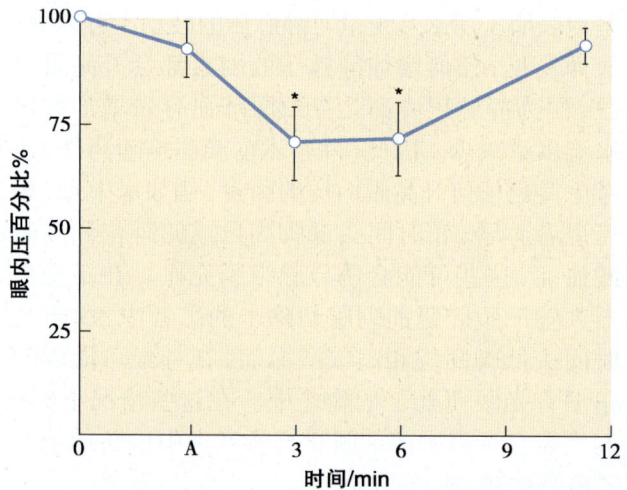

图 49-3　给予硫喷妥钠 3~4mg/kg 和泮库溴铵 0.08mg/kg 后 O 点的平均眼内压

注:A,角膜反射消失;*=P<0.05(摘自 Litwiller RW, DiFazio CA, Rushia EF. Pancuronium and intraocular pressure. Anesthesiology. 1975;42:75)

与非去极化药物相比,去极化药物琥珀胆碱会增加眼内压。Lincoff 等人[14]报道,琥珀胆碱麻醉后患者术后眨眼会挤压玻璃体。静脉注射 1~4min 内,眼内压平均峰值增加 9mmHg,并在 7min 内,回到基线水平[15]。琥珀胆碱增加眼内压的作用机制包括:眼外肌的紧张性收缩[4],脉络膜血管

扩张和眼眶平滑肌松弛。一项研究推测，琥珀胆碱诱导眼内压增加的作用是多因素的，但主要是琥珀胆碱的睫状肌麻痹作用的结果，前房加深，流出阻力增加[16]。他们研究了眼外肌分离的情况，仍然观察到眼内压升高。因此他们提出，琥珀胆碱给药后观察到的 IOP 增加与眼外肌肌张力变化没有显著相关。

有多种方法可以预防琥珀胆碱诱导的眼内压升高。但是，这些方法只能降低眼内压，并不能完全阻断眼高压反应。建议预先给予乙酰唑胺、麻醉药、β受体阻滞剂和非去极化神经肌肉阻滞药物。用非去极化药物预处理的疗效是有争议的。

1968 年，Miller 等人[17]使用压陷式眼压计检测报道，使用少量加拉碘铵和筒箭毒碱预处理可以防止琥珀胆碱引起的 IOP 增加。然而，1978 年，使用更敏感的压平式眼压计时，Meyers 等人[18]在类似的预处理后不能控制琥珀胆碱引起的眼内压升高（表 49-2）。此外，Verma[19]称，在诱导前给予小剂量琥珀胆碱的"self-taming"技术具有保护性。但 Meyers 等[20]在使用压平式眼压计的对照研究中，质疑这一说法。虽然静脉注射 1~2mg/kg 的利多卡因进行预处理可能会减弱喉镜检查的血流动力学反应[3,21]，但这种疗法不能有效地预防与琥珀胆碱和插管相关的眼高压反应[22]。然而，Grover 等[23]声称，在硫喷妥钠和琥珀胆碱诱导前 1min 用 1.5mg/kg 的利多卡因进行静脉给药预处理，可以预防琥珀胆碱诱导的眼内压增加，因此可以用于开放性眼损伤的快速序列诱导。

表 49-2　琥珀胆碱对眼内压的影响：双盲筒箭毒碱或加拉明预处理				
预处理[a]	平均年龄/岁	眼内压（均数±标准误）/mmHg		
		基线	预处理 3min 后	琥珀胆碱 1min 后[b]
筒箭毒碱	13.4	13.0 ± 1.0	12.3 ± 1.2	24.0 ± 1.3
加拉明	8.7	10.9 ± 1.1	10.6 ± 1.0	23.4 ± 2.3

[a] 筒箭毒碱 0.09mg/kg，加拉明 0.3mg/kg。

[b] 静脉注射 1~1.5mg/kg。

摘自 Meyers EF, Krupin T, Johnson M, et al. Failure of nondepolarizing neuromuscular blockers to inhibit succinylcholine-induced increased intraocular pressure: a controlled study. Anesthesiology. 1978；48：149。

总而言之，琥珀胆碱不是眼球穿通伤患者的理想麻醉药，使用前应深思熟虑。尽管如此，正如在后面的部分"开放性眼外伤、饱胃患者的病例"中所解释的那样，建议仅在紧急的情况下才使用琥珀胆碱来进行眼科手术。

被动牵拉实验（forced duction test，FDT）是一种术中操作，帮助眼科医生确定斜视是否是由于肌肉轻瘫而非限制性力量。它在本章的斜视部分有详细讨论。Jampolsky[24]强调，在接受重复斜视手术的患者中应避免使用琥珀胆碱，因为在给药后约 30min 内 FDT 不会回到基线。Dell 和 Williams[25]进行的定量复杂性研究支持了这一说法，但后者建议在琥珀胆碱给药 20min 后再进行 FDT。然而，根据美国食品药品管理局（Food and Drug Administration，FDA）发布的黑框警告，儿童患者中使用琥珀胆碱很少发生高钾血症和心脏停搏，应保留其在紧急插管或需要立即行气道控制中的使用，所以通常在儿科斜视手术中避免使用该药物。

眼心反射

Bernard Aschner 和 Giuseppe Dagnini 在 1908 年首次提出了眼心反射。这种反射是由眼球上的压力和眼外肌以及结膜或眼眶结构的牵引引发的。此外，该反射也可以由眼部阻滞，眼部创伤以及眼球摘除后留在眶尖中的组织直接压力引起。传入神经是三叉神经，传出神经是迷走神经。虽然窦性心动过缓是眼心反射最常见的表现，但也可能出现其他心律失常，包括交界性心律、异位房性心律、房室传导阻滞、室性二联律、多源性室性期前收缩、游走心律、室性异搏心律、心脏停搏、室性心动过速等[26]。这种反射可能出现在局部麻醉或全身麻醉期间，并认为高碳酸血症和低氧血症会增加其发生率和严重程度，原因可能是麻醉深度不够。

有关眼心反射发生率的报道参差不齐。Berler[27]报告发生率为 50%，但其他来源的报道从 16% 到 82% 不等。一般来说，那些更高发生率的文章的研究人群倾向于迷走神经张力更高的儿童。

目前已经推荐了各种消除或减轻眼心反射的方法，这些方法都不是很有效、安全和可靠。区域麻醉可以阻断反射传入神经，但同时具有其他潜在并发症。在通常的眼心反射预防用药方案中加入阿托品或格隆溴铵等肌内抗胆碱能药物无效[28]。手术30min内静脉给予阿托品可降低反射发生率。然而，在小儿斜视手术中，一些麻醉医师在开始手术前给予阿托品0.02mg/kg[29]。或者，与阿托品相比，静脉注射0.01mg/kg格隆溴铵可能引起较少的心动过速。此外，一些麻醉医师声称，预先静脉注射阿托品可能会产生比反射本身更严重的难治性心律失常。显然，阿托品可能导致潜在的心肌缺血。静脉注射阿托品会导致多种心律失常[30]和几种传导异常[31]，包括心室颤动、室性心动过速和左束支传导阻滞。

一般认为，上述预防措施充满了潜在危害，通常在成年人身上并不明显。如果出现心律失常，要求外科医生立即停止手术操作，再评估患者的麻醉深度和通气状态。通常20s后心率和心律回到正常范围。并且，Moonie等人[32]注意到，反射在反复的操作中被削弱了。心动过缓不太可能复发，可能继发于心脏抑制中心的反射弧疲劳。但是，如果最初的心律失常特别严重或反射反复复发，应在外科医生停止手术后静脉注射阿托品。

通过眼动脉插管进行化疗是一种较新的婴儿和儿童视网膜母细胞瘤血管内治疗方法。这种所谓的超选择性眼动脉化疗是在全身麻醉下，在专门的介入放射设备中进行。该程序涉及将微导管插入眼动脉中，随后将高浓度化学治疗剂（通常为美法仑）直接注入眼内。眼动脉插管或注射药物的严重不良心肺反应目前已有报告[33]。这些反应的特征是呼气末二氧化碳急剧下降，随后显著的肺顺应性降低，类似于急性支气管痉挛、重度缺氧、全身性低血压和心动过缓。Harris报告总发病率约为40%[34]，而Phillips等[33]报告在初次治疗过程中并未发生，第二次或随后的导尿过程中其发生率为39%。Yamane等人[35]将以这种频率发生的心动过缓视为眼动脉插管成功的标志。术前静脉注射阿托品不改变反应的发生率或严重程度。据推测，超选择性眼动脉化疗可能引发类似于眼心反射的三叉神经传入神经自主反射反应。它被称为三叉神经心脏反射（trigeminocardiac reflex，TCR），因为刺激确实在眼球之后。Harris提出，

"特别是在年轻患者中，三叉神经的传入神经是微导管插入和输注过程中对压力增加极度敏感的压力感受器[34]"。类似于眼心反射，TCR通常是自限性的，并且可以通过去除刺激而缓解，即从眼动脉撤出导管。严重或难治性TCR可用静脉注射肾上腺素进行治疗。

眼科药物对麻醉的影响

眼科手术麻醉期间很有可能发生药物的相互作用。局部眼部药物可能会产生不良的全身作用或有害的麻醉作用。通过鼻泪管引流后，结膜或鼻黏膜可能发生局部眼用药物的全身性吸收。另外，外溢的一部分可能通过早产儿未成熟表皮发生一些经皮吸收。在每次滴注后，通过按压眼睛的内眼角几分钟来闭塞鼻泪管，大大降低了全身性吸收。一些潜在令人担忧的局部眼用药物包括抗胆碱酯酶药、可卡因、环喷托酯、肾上腺素、去氧肾上腺素和噻吗洛尔。此外，眼内六氟化硫和其他眼内气体有重要的麻醉作用。此外，某些全身给药的眼科药物可能会对麻醉管理产生不良后遗症。此类药物包括甘油、甘露醇和乙酰唑胺。

抗胆碱酯酶药

硫酸兴奋剂也称为磷酸碘化物，是一种长效抗胆碱酯酶缩瞳剂，通过降低房水流出阻力来降低眼内压。它用于治疗其他疗法难以治疗的青光眼，也可用于一些患有调节性内斜视的儿童。滴入结膜囊后被吸收到体循环中。任何长效抗胆碱酯酶药都可延长琥珀胆碱的作用，因为在治疗至少1个月后，血浆假性胆碱酯酶活性可能低于正常的5%。而且，据说正常的酶活性在停药后4~6周才会恢复[36]。因此，麻醉医师在使用常规剂量的琥珀胆碱后应该预计患者呼吸暂停时间延长。另外，应该预料酯类局麻药的新陈代谢会延迟。

可卡因

Koller在1884年将可卡因用于眼科麻醉，但仅用于局部眼用，因为它会导致角膜凹陷和糜烂。但是，作为唯一产生血管收缩和黏膜收缩作用的局部麻醉药，可卡因用于泪囊鼻腔吻合术中鼻填塞。该药物在黏膜表面能被很好地吸收，使血浆浓度达到与直接静脉注射后相当的水平。因为可卡因可以干扰儿茶酚胺的摄取，所以有增强交感

神经系统的作用。

临床实践中常用的可卡因最大剂量为 200mg（70kg 的成人），或 3mg/kg。虽然 1g 通常被认为是成年人的致命剂量，但存在很大的变异性。而且，可能 20mg 就会出现全身反应。Meyers[37] 在泪囊鼻腔吻合术中描述了两例可卡因中毒，强调可卡因在高血压患者或接受药物治疗的患者（如三环类抗抑郁药或单胺氧化酶抑制药）中是禁忌的。此外，肾上腺素或去氧肾上腺素等拟交感神经药使用者不应给予可卡因。可卡因的毒性和药物滥用的可能性使其在很大程度上已被放弃使用。由 4% 利多卡因、0.05% 羟甲唑啉和薄荷油组成的伪可卡因溶液具备相似的效果。

显然，在用可卡因或另一种有效的血管收缩剂进行泪囊鼻腔吻合术之前，应仔细计算稀释溶液剂量，并谨慎给药。如果出现严重的心血管效应，应使用拉贝洛尔来拮抗这种作用[38]。单纯的 β 受体阻滞剂不应该在这种情况下使用，可能会因无法对抗 α 肾上腺素能刺激而加剧高血压。拉贝洛尔能同时阻断 α 受体和 β 受体。此外，拉贝洛尔因其作用时间较长而优于艾司洛尔。然而，拉贝洛尔尚未被证明可以逆转人类的冠状动脉血管收缩。在可卡因相关性胸痛和 / 或心肌梗死的情况下，不应急性给予 β 受体阻滞剂，而应该给予硝酸甘油。

环喷托酯

尽管环喷托酯作为扩瞳药广受欢迎，但并非没有副作用，其中包括中枢神经系统毒性。包括构音障碍、定向障碍和精神反应。据称，中枢神经系统功能障碍更可能发生于 2% 浓度的使用方案，而不是 1%。此外，已经报道了经眼睛滴入环喷托酯后发生小儿惊厥的病例。因此，对于儿童患者，推荐使用 0.5% 至 1% 的溶液。在较高的浓度下，环喷托酯也会导致睫状肌麻痹。

肾上腺素

尽管局部使用肾上腺素已被证实对一些开角型青光眼患者有用，但是 2% 的浓度与神经质、高血压、心绞痛、心动过速和其他心律失常等全身效应有关。因此，经常使用由肾上腺素和新戊酸双酯化形成的肾上腺素前体药物盐酸地匹福林。向肾上腺素分子中加入新戊酰基增强了其亲脂特性，极大地促使它渗透到前房中，从而减少了房水的

产生并增加了房水流出。前体药物传递系统是一种提供肾上腺素治疗效应的更有效方式，与传统的肾上腺素治疗相比，用药量更少，副作用更少。0.1% 地匹福林的刺激性小于 1% 或 2% 肾上腺素，与用于治疗青光眼的胆碱能药物不同，它不产生瞳孔缩小或调节痉挛的作用。然而，地匹福林不适用于前房角狭窄的患者，因为瞳孔扩张可能会引发闭角型青光眼。

去氧肾上腺素

局部使用去氧肾上腺素可导致瞳孔扩张和毛细血管去充血。尽管局部应用的全身性效应很少见[39]，但已有严重高血压、头痛、心动过速和震颤的报道。

在冠状动脉疾病患者中，10% 滴眼液局部应用后可能出现严重心肌缺血、心律失常，甚至心肌梗死。使用这种浓度的去氧肾上腺素后，脑动脉瘤患者可能会出现脑出血。通常在泪管引流后，经结膜或鼻黏膜吸收的全身浓度是安全的。但是，手术开始后不应该给予去氧肾上腺素，并必须建立静脉通道。

儿童特别容易过量服用，并可能对去氧肾上腺素滴剂产生严重不良反应。因此，婴儿和老年人推荐使用 2.5% 而不是 10% 的去氧肾上腺素，而且在这些患者中应严格限制使用频率。

噻吗洛尔和倍他洛尔

噻吗洛尔是一种非选择性 β 肾上腺素受体拮抗药，历来是一种常用的抗青光眼药物。因为可能会出现明显的结膜吸收，所以噻咯洛尔在已知阻塞性气道疾病、充血性心力衰竭或 I 度以上房室传导阻滞的患者中应谨慎使用。噻吗洛尔滴眼液在一些慢性、稳定的支气管哮喘患者中已有危及生命的哮喘危象报道[40]。在心脏传导异常（左前分支阻滞，一度房室传导阻滞，不完全性右束支传导阻滞）患者中发生严重窦性心动过缓亦有报道[41]。此外，噻吗洛尔与重症肌无力恶化[42]和新生儿及幼儿术后呼吸暂停的发生有关[43]。

与噻吗洛尔相比，β₁ 受体阻滞剂倍他洛尔被认为是更具眼部特异性的，并且具有最小的全身效应[44]。对于接受口服 β 受体阻滞剂和倍他洛尔的患者，在已知 β 受体阻滞剂全身效应的基础上应该观察到潜在累加效应。服用儿茶酚胺耗竭药物的患者应慎用。尽管倍他洛尔在阻塞性气道疾病

患者中仅产生极小的效应，但对于肺功能严重受限的患者，应谨慎使用。更重要的是，倍他洛尔禁用于窦性心动过缓、充血性心力衰竭、I 度以上房室传导阻滞、心源性休克和明显心肌衰竭的患者。

眼内全氟化碳

对于视网膜脱离的患者，相对不溶性的可膨胀气体注射入玻璃体，可机械性填塞使其再附着。通过改变使用的气体浓度、体积和类型，可以产生持续的气泡，5 至 70 天才被完全吸收。氧化亚氮的扩散性优于全氟化碳，可致气泡扩大，所以在注入气泡前 15min 应该停止其使用。

如果患者需要进行其他手术，必须记住全氟化碳可能长时间滞留在眼中[45]。如果在此期间给予氧化亚氮，气泡会迅速膨胀，从而导致视网膜中央动脉阻塞而继发视网膜和视神经缺血。在空气注射后 5 天内、六氟化硫注射后 10 天内以及全氟丙烷注射后 70 天内应避免使用氧化亚氮（表 49-3）[46]。可将 MedicAlert 手环置于患者身上，以警告在脆弱窗口期间不要施用氧化亚氮（见"视网膜脱离修复术"的部分）。

表 49-3　气体的溶解度区别

气体	血气分配系数
全氟丙烷	0.001
六氟化硫	0.004
氮气	0.015
氧化亚氮	0.468

全身性眼科药物

除局部和眼内治疗外，各种眼药的全身性给药可能会导致麻醉医师关注的并发症。这些全身性药物包括甘油、甘露醇和乙酰唑胺。例如，口服甘油可能与恶心、呕吐和误吸风险有关。口服甘油后也可能出现高血糖或糖尿，定向障碍和癫痫发作。

甘露醇静脉注射推荐剂量是每隔 30～60min 给予 1.5g/kg。然而，甘露醇大剂量快速输注可能导致严重的全身性问题。这些并发症包括肾衰竭、充血性心力衰竭、肺充血、电解质紊乱、低血压或高血压、心肌缺血以及少见的变态反应。显然，在甘露醇治疗之前，必须彻底评估患者的肾脏和心血管状态。

具有肾小管效应的碳酸酐酶抑制剂乙酰唑胺应禁用于有明显肝肾功能不全的患者，或低钠或钾含量异常的患者。众所周知，严重的电解质紊乱可能在全身麻醉中引发严重的心律失常。此外，患有慢性肺病的人可能容易因长期使用乙酰唑胺治疗而出现严重酸中毒。目前已经开发了局部活性的碳酸酐酶抑制剂，已市场化，并且似乎没有临床上相对严重的全身效应。

术前评估

建立和谐关系和评估疾病状况

术前准备和评估建立在麻醉医师、外科医生和患者之间融洽沟通关系的基础上。大多数患者都能意识到手术和麻醉具有固有的风险，他们会对医生坦诚解释潜在并发症的行为表示感谢，并权衡有关永久性不良后遗症的概率或频率的信息。这种做法也符合医生履行知情同意的医疗法律责任。

患者的全面病史和体格检查是安全护理的基础。问卷调查相较于医学评估来说缺乏对相关医疗问题检测的敏感性[47]。每一份住院期间患者正在服用的药物（无论是全身性还是局部的）的完整清单，都必须包含对潜在的药物相互作用的预判。当然，任何对药物、食物或胶布的过敏史都应记录在案。显然，必须了解对麻醉的任何不良反应的个人或家族史。根据患者的病史和身体状况以及手术步骤的性质，所需要的实验室检查资料各不相同。事实上，美国麻醉医师协会（ASA）的术前评估工作小组得出结论，通常情况下常规术前检查对评估和管理患者围术期是无用的。例如，Schein 等人[48]就证明了"常规"检测不能改善白内障患者的手术安全性或结果。一些内科医生和外行人误解了这项调查的结果和结论，认为白内障手术患者不需要术前评估。需要注意的是，在这个试验中所有的患者都接受了常规的医疗护理，并在术前接受了医生的评估。那些医疗状况表明需要进行术前实验室检查的患者被排除在研究之外。显然，术前检查应该基于病史和体格检查的结果。"有针对性"的检查方法对经济的影响是显而易见的，因为每年有超过 150 万例的美国白内障手术的"常规"检查，它们既不会减少不良事件也不会改善手术结果，但却要花费 1.5 亿美元[49]。

在手术前是否继续抗血栓治疗的问题并不是眼科患者所独有的，许多老年眼科手术患者因冠状动脉或血管病变而接受抗血小板或抗凝治疗。这些患者围术期出血性事件的发生风险较高，包括球后出血、眶周血肿、玻璃体积血和前房积血。尽管术前停用抗血栓药物可能会降低围术期眼出血的可能性，但这可能会增加不良事件的发生，如心肌缺血、梗死、脑血管意外和深静脉血栓形成。

对这一有争议的问题的研究共识表明，白内障和其他眼科手术可以在局部麻醉下安全地进行而不需要停止抗血栓药物的使用[50-52]。对近2万名老年白内障患者进行的多中心研究试图确定持续服用阿司匹林或华法林治疗的风险和益处[53]。但由于并发症的发生率非常低，发生风险的绝对差异很小。继续治疗的患者没有出现更多的眼出血，那些停止治疗的患者的医疗事件发生率也并没有增高。一个对11项研究的荟萃分析显示，持续华法林治疗的白内障患者，出血风险会增加，但几乎所有病例都是自限性的并与临床无关。没有患者出现出血相关的视力损害[54]。

《外科学年鉴》[55]和《新英格兰医学杂志》[56]上最近的文章将视网膜手术归类到与其他眼科手术截然不同的分类里，因为视网膜手术术中出血的风险很高。然而，当代的眼科文献却不这么认为[57-58]。回顾性研究发现，对于接受抗血栓治疗的视网膜手术患者，出血并发症的发生率与对照组相当或更高。尽管如此，几乎在所有这些研究中，出血并没有导致长期的视觉后遗症。大多数是自限性的玻璃体积血，很少患者需要再回到手术室治疗。随着包括小型玻璃体切割术在内的外科手术技术的发展，围术期出血的风险可能会进一步降低。

局部麻醉应用于眼科手术也有另一个出血风险。传统上，一些医生认为服用抗血栓药物的患者不应该因为出血性风险增加而接受区域性眼球阻滞。值得注意的是，没有确凿的数据支持这一观点。事实上，不管抗血栓治疗是继续还是中断，这些风险已经被证明都是相当的[53,59]。

新型的抗血栓药物，如达比加群酯、利伐沙班、阿哌沙班，以及抗血小板药物如普拉格雷和替格瑞洛，进一步增加了并发症的发生，因为它们的疗效不能用常规的凝血法来监测。

这场争论强调有必要评估停用抗血栓药物的潜在全身性风险，以避免潜在的手术/麻醉出血。

目前主张的指导方针提倡大多数患者在眼科手术前继续使用抗血栓药物治疗方案。

另一个潜在的问题涉及药物洗脱支架的冠状动脉疾病患者。尽管金属裸支架容易发生支架内再狭窄，但药物洗脱支架更容易发生支架血栓形成，支架血栓是一种高病死率的并发症。因此，药物洗脱支架的患者通常使用阿司匹林和氯吡格雷进行双联抗血小板治疗，持续时间较长。目前的结论是药物洗脱支架患者血栓并发症的风险似乎超过了出血并发症的风险。因此，根据目前的信息，应在围术期继续使用双联抗血小板治疗，以及金属裸支架置入后至少4到6周、药物洗脱支架放置6个月后再行择期手术[54,60-61]。

眼科手术患者往往处于极端的年龄，从早产儿视网膜病变到九十多岁的老年患者不等。因此，应考虑与年龄有关的因素，如药代动力学改变和药效学应用。此外，老年患者往往并存多种疾病，包括甲状腺功能障碍、心肺和肾脏疾病。大多数老年患者都有高血压。那些血压控制不佳的患者，在没有咨询麻醉医师的情况下，不能接受去氧肾上腺素之类的扩张眼药水。高浓度（例如，>2.5%去氧肾上腺素）的全身性吸收或不适当地滴注扩瞳药可引起高血压危象，可能带来灾难性的后果。

随着社会老龄化加剧，进行眼科手术的患者中植入式心脏除颤器（implanted cardiac defibrillator，ICD）和心脏起搏器的患者越来越多。理论上存在手术期间ICD放电时因患者的移动而造成眼睛伤害的可能性。虽然有广泛的眼科手术操作，但大多数情况下使用极小的双极电灼术。对一些行透明角膜白内障手术的患者来说，不需使用烧灼术。因此，电磁干扰装置放电的风险较低。尽管每年有数百万例眼科手术，但在手术中并没有出现ICD激活的病例报告，也没有任何设备制造商记录过这样的事件[62-63]。对眼科麻醉医师进行的回顾性调查发现，超过80%的患者在手术前没有使用磁铁重新编程或失活ICD[62]。

围术期移动是患者眼睛受伤和麻醉医师潜在责任的可能原因。通过对眼科监护麻醉（monitored anesthesia care，MAC）的分析，导致失明或视力较差的病例中超过80%与患者麻醉不充分和/或手术中患者移动有关[64]。咳嗽、端坐呼吸和躁动是患者过度运动最常见的诱因。眼阻滞的丙泊酚镇静作用与打喷嚏有关。使用丙泊酚前给予咪达唑仑、芬太尼和阿芬太尼可减轻喷嚏反射[65]。全身麻醉中的术中移动也可能导致严重视觉损伤。因为大多数眼科手术都是择期手术，所以在术前评估时应注意，如果围术期移动风险增加，谨慎的做法是推迟手术，直到患者处于最佳状态，保持相对静止[66]，或在全身麻醉下进行手术。仔细评估患者的情况，以制订最佳的麻醉护理计划是必要的。

麻醉医师必须意识到具有眼部症状的先天性和代谢性疾病的麻醉影响。糖尿病患者经常出现眼部并发症，麻醉医师必须了解这些患者的生理系统紊乱造成的影响。事实上，有很多具有重要麻醉作用的伴有眼部病理效应的先天性和代谢性疾病。部分包括：克鲁宗综合征、阿佩尔综合征、戈尔登哈尔综合征（眼 - 耳 - 椎骨畸形综合征）、斯德奇 - 韦伯综合征、马方综合征、眼脑肾综合征、唐氏综合征（21 三体综合征）、Wagner-Stickler 综合征和赖利 - 戴综合征（家族性自主神经功能障碍）。其他疾病还包括同型半胱氨酸尿症、强直性肌营养不良和镰状细胞病[67]。

麻醉选择

眼科手术的要求包括：安全、制动、镇痛、出血量少、避免或减轻眼心反射、预防眼内高压、注意药物相互作用，以及无呕吐、咳嗽、干呕等症状（表 49-1）。此外，眼科麻醉的特殊情况要求麻醉医师远离患者的气道，这有时会产生某些安全问题。

麻醉选择包括：全身麻醉、球后阻滞、球周阻滞、筋膜下阻滞、局部麻醉以及前房内注射。全身麻醉通常用于婴儿和儿童。一些青少年和大多数成人患者可以使用区域阻滞或局部麻醉和 MAC，伴或不伴镇静作用。麻醉的选择应根据患者的需要与意愿、手术的性质与持续时间，以及麻醉医师和外科医生的偏好和技能进行个性化选择。

传统上，球后阻滞是最常用的眼部手术局部麻醉技术。自 20 世纪 90 年代中期以来，由于安全性较高，球周注射已经超过了球后阻滞而更普及。然而，最近在美国，表面镇痛已经成为白内障手术的主流[68]，而在英国和新西兰则更多使用筋膜下阻滞[69]。尽管白内障手术是眼科手术的主要手术方式，但也有许多其他的手术类型，包括角膜移植手术、青光眼手术、斜视手术和肿瘤手术，以及眼部塑形手术、眼眶手术、玻璃体视网膜手术和眼外伤手术。其中大部分仍以区域阻滞和镇静为主[70]，尽管有些需要全身麻醉。由于麻醉医师越来越关注眼科麻醉，眼科区域麻醉的研讨会经常出现在主要的区域和国家会议上。许多眼科医生和管理人员鼓励麻醉医师研究这一领域，以提高手术室效率。

麻醉医师或眼科医生给予局部麻醉药时，由麻醉医师负责监测患者的生命体征，心电图（ECG）和血氧饱和度。在阻滞和 / 或手术开始前，可进行镇静。麻醉医师必须警惕眼心反射，脑干麻醉的迹象，以及进行气道支持或其他干预。

麻醉和手术方面

2003 年 5 月，为了确保患者、患侧、地点和手术方式的选择合理，联合委员会（前身为"国际医疗卫生机构认证联合委员会"）举办了一场以"错误的部位"为主题的峰会，他们制定了一个通用协议，以防止错误的部位、错误的手术方式、错误的人手术。该政策是三方面的，包括术前确认、预定手术部位的标记和手术开始前的"暂停"[71]。患者的参与和有效的沟通是关键的组成部分。

由于潜在的偏侧性误差，眼科手术和眼科区域麻醉比许多其他外科手术的风险更大。患者（和医务人员）可能会对患侧、部位或实际操作过程感到困惑。镇静药或麻醉药会增加出错的可能。一些患者，如儿童和婴儿，可能缺乏表达的能力。名字的相似性可能会导致错误。操作的因素可能会造成影响。错误的一侧可能会被遮蔽，患者的帽子可能会遮住手术部位的明显标记。人为因素在这些问题中起着关键的作用。在交叉核对同意书、患者病历和患者的情况下，偶尔仍会出现这些错误。分散注意力的环境，加上不规范的口头 / 书面沟通，以及缺乏对安全协议的遵守，这些因素也起着一定的作用。

麻醉技术

在过去，眼科手术通常涉及大的眼部切口。典型的策略是常规的气管内麻醉和持续的神经肌肉麻痹以及放置沙袋包围患者的头部以确保围术期患者不动。目前，全身麻醉通常用于不能交流、合作或保持适当静止的儿童和成人。声门上通气（supraglottic airway, SGA）已成为越来越多人接受的一种方法，用以确保患者在接受全身麻醉的眼部手术时以最小的风险获得气道通畅[72]。SGA 不仅在这种手术中安全有效，而且具有在插入和拔出时的 IOP 增加少于气管内插管的优点[73]。在复苏阶段同样出现较少的刺痛和咳嗽[74]。但是，术中必须保持警惕，随时检测 SGA 的初始错位或术中移位。此外，婴儿和新生儿术中喉痉挛在 SGA 中并不少见。

球后（眶内）和球周（眶外）阻滞

在 1844 年，Knapp 描述了眼科区域麻醉的初始技术之一[75]。在 20 世纪初，Atkinson[76]引入了球后阻滞（retrobulbar block），这是一种以针头为器材的麻醉，以达到全眼球镇痛和深度运动阻滞的目的。球后阻滞的进针位置位于眼球后方。球周阻滞（peribulbar block）是一种最近引入的针形技术，在针位的深度和角度方面有别于球后阻滞。在球周阻滞中，针尖放置在眼球的周围。因为"retro"和"peri"只是含糊地描述了这两种技术之间的区别，所以术语的描述是不够准确的。四块直肌与结缔组织隔膜一起形成了一个被称为眶锥的特定隔室，该隔室从眶尖视神经孔周围的直肌起点延伸到肌肉在眼球前部的附着处。通过将针穿过眼睑或通过结膜朝向眶尖达到足够的深度和角度以使针穿过肌肉圆锥（图 49-4 和图 49-5）来实

现球后阻滞[77]，然后逐渐注射局部麻醉药。因此，与球后阻滞相比，眶内（intraconal）阻滞是一个更好的、更具描述性的名称[78]。

尸体解剖显示，不连续的肌间隔膜环绕直肌，将它们连在一起，在球后形成了一个不透水的圆锥体[79]。Ripart 等[80]清楚地表明，注射到标本中的染料扩散到眶内空间，注射在圆锥体内的溶液分布到眶外空间。因此，通过将针穿过眼睑或通过结膜到更浅的深度，并以最小的角度，与眼球平行，朝向蝶骨大翼（图 49-6 和图 49-7），就可以执行球周阻滞或更恰当地称为眶外阻滞。局部麻醉在这个眶外空间逐渐渗透到视神经和其他结构，建立区域麻醉。眶外阻滞理论上可能是更安全的，因为针尖保持在距重要眶内结构和脑更远处。

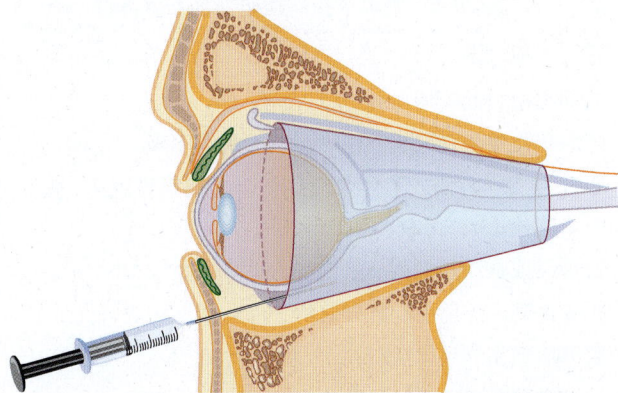

图 49-4　眶内（球后）阻滞和眶内肌肉圆锥的示意图

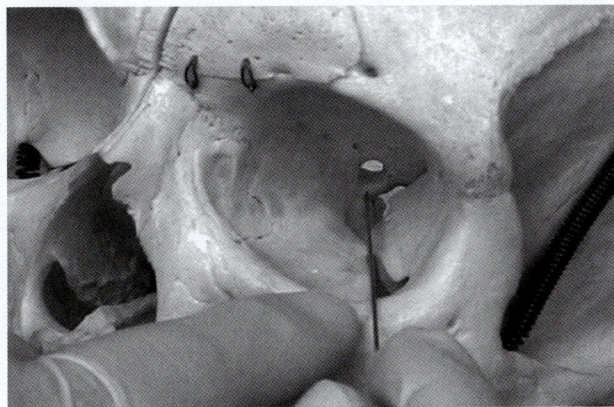

图 49-5　眶内（球后）阻滞的针放置

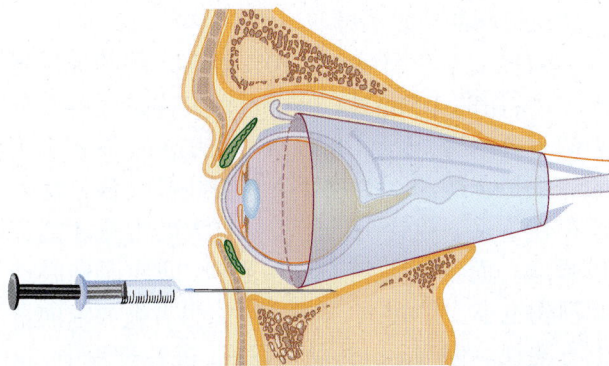

图 49-6　眶外（球周）阻滞和眶内肌肉圆锥的示意图

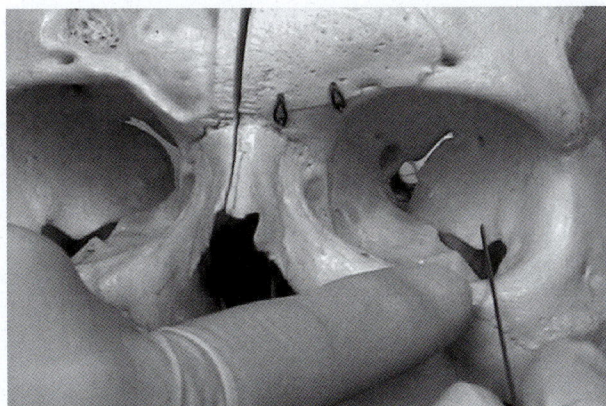

图 49-7　眶外（球周）阻滞的针放置

基于针尖与肌肉圆锥的关系对阻滞命名的分类方法是一种很有用的方法，可以对两种阻滞之间的差异进行概念化。但需要强调的是，进针路线不能单靠临床评估来预测。放射学研究表明，有经验的医生所进行的眶内阻滞实际上是眶外阻滞，反之亦然[81]。

球后阻滞更精确地描述为一种眶内阻滞。它将局部麻醉药注射在眼眶深处，靠近神经和肌肉起始处。因此，它要求体积小，起效快，麻醉深度高。球周阻滞或更准确地称为眶外阻滞是将麻醉药注射在远离视神经和其他眼眶神经的位置，需要更大剂量的局部麻醉药，并具有较长的发作潜伏期。这两个阻滞的进针点位于相同的颞下位置。传统的入路是眶下缘外侧三分之一和内侧三分之二的交界处，与外侧缘成一条直线。然而，更侧面的定位进针点可能会降低局部麻醉药注射进入薄弱的下直肌或下斜肌的可能性。这一点很重要，因为肌内注射局部麻醉药有可能是术后斜视的一个潜在原因[82]。而从泪阜进针的中入路法也是常用的[83]。由于眶上拥有丰富的血管，此外，上斜肌肌腹和滑车神经也在鼻上部相汇，因此在眼球上追加注射麻醉药并不可取。

Katsev 等[84]证实，近 20% 经典入路的球后阻滞中，常用的 1.5 英寸（38mm）针尖往往会触及眶尖的重要结构，因此，1.25 英寸（31mm）或者更短的针头是合适的。尖锐针头和粗钝针头各自优点还存在争议。粗针头可能需要更大的力量才能穿透眼球。而细针头刺入时痛苦少，即使误伤眼球其损伤也小[85]。过去，在阻滞时，患者被要求向鼻上方凝视。但 Unsold 等[86]发现，进针过程中，这种操作会让视神经直接在进针的路径上伸展，使其暴露于针刺伤的风险中。因此，在进针时，患者应保持自然凝视位，使眶内视神经松弛[87]。随后，可以间断轻柔指压或者运用眼部减压装置，以使眼部阻滞后眼内压的升高最小化[88]。

通过阻滞支配眼轮匝肌的面神经分支可获得眼睑制动的效果。大量的局部麻醉药用于眶外阻滞通常会引起眼睑制动。相反，眶内阻滞会让眼轮匝肌完全松弛。

而面神经阻滞协同球后阻滞可以防止眼睑挤压，例如，在角膜移植时，眼睑挤压会导致眶内容物的挤出。1914 年，Van Lint 第一次将面神经阻滞用于眼科手术中，此后有多种面神经阻滞方法被描述运用。而这些方法通常是在面神经从茎乳孔出颅时阻滞面神经的。根据进针点离茎乳孔由远到近，这些技术包括 Van Lint 法，Atkinson 法，O'Brien 法和 Nadbath-Rehman 法。尽管每种方法各有利弊，但 Nadbath-Rehman 法潜在产生最严重的全身影响。这种方法选用 27G，12mm 长针头，在乳突和下颌骨的后缘进针。由于进针点靠近颈静脉孔（离茎乳孔不到 10mm），此法可导致颅内同侧Ⅸ、Ⅹ和Ⅺ脑神经麻痹，引起声音嘶哑、吞咽困难、呼吸窘迫、喉痉挛等。此外，因为 Nadbath-Rehman 阻滞可使半边面瘫，影响经口进食，因此也不推荐用于门诊患者。

与眼科麻醉区域阻滞相关的并发症可能是局部的也可能是全身性的，并会导致失明，甚至死亡（表 49-4）。出血可能是表浅的或深部的，来自动脉或者静脉。表面出血可能会产生不美观的眶周血肿。而当发生动脉来源的球后出血时，大量的血块会使眼内压急剧升高，眼球突出，眼睑上翻。由于眼部血液供应受限，患者长期视力可能会受到损伤。因此应立即联系眼科医生进行会诊，并进行眼科检查，测量眼内压，使用超声定位出血点和出血量，甚至在必要时进行横向眦切开术减压。持续的心电监护是有必要的，因为当血液从肌肉圆锥逸出时眼心反射是有可能发生的。在轻度或中度出血的情况下，决定是否继续手术取决于多种因素，其中包括出血程度、计划眼科手术的性质以及患者的基本状况。

表 49-4　眼科麻醉区域阻滞的并发症

眼心反射刺激
表面出血引起眶周血肿
球后出血伴随视网膜灌注不足引起视力下降
眼球浸润麻醉伴或不伴眼内注射引起视网膜脱离、视力下降
视神经或眶周神经创伤引起视力下降
视神经鞘内注射引起眶外麻醉
眼外肌损伤导致术后斜视，复视
局部麻醉药误入动脉导致惊厥
视网膜中央动脉阻塞
误将脑干麻醉，引起对侧黑矇，瞳孔散大，肌肉麻痹

巩膜浸润麻醉虽然少见，但仍是一种有需求的麻醉技术。机械性创伤伴随潜在视网膜脱离和由局部麻醉药引起的对视网膜组织化学性损伤都会发生，并会导致视力严重减退，甚至失明。眼球穿刺的定义为单次进入眼睛，而穿孔则是由两个全层的伤口造成的，即一个入口和一个出口。眼球后极是最常见的穿透区域，眼球后极针损伤的危险因素包括眼球拉长，眼球凹陷伴或不伴非典型眼。由于近视或巩膜扣环等眼眶内硬物的存在，眼球的前后距离可能较长。有些患者的眼睛异常

突出,称为葡萄肿。大部分葡萄肿位于眼球后方,与视神经相连。根据定义,球后麻醉是将局部麻醉药注射到眼球后方眶内深部的肌肉圆锥内。如果患者的眼球比想象的更长,那么它被针刺穿或者刺破的风险就会更大。在一项研究中,通过超声检测发现,在经典的球后阻滞入路中,针尖比医师想象中更加接近眼球后极[89]。球周麻醉需要把针头放置得较浅,而不是将针头向内指向眶尖。因此,它的眼球针尖损伤发生率更低。但是此法针尖仍然有可能与巩膜进行横向接触。

细针穿透巩膜的风险可随着麻醉医师受教育程度的增高和经验的积累而降低。这一说法得到了一些报道的证实,20世纪90年代初,一些眼球损伤就是由人员教育或培训不足造成的[90]。在对284名麻醉科和眼科主任进行的调查中,大多数学术活动并没有对麻醉科住院医师进行正规的眼科区域麻醉技术培训或教育[91]。这项调查得出的结论是,那些需要完成眼科阻滞的麻醉医师应该了解前面提到的眼眶解剖知识和相关危险因素。因此,正确的麻醉前病史采集应当包括直接询问是否有近视或者巩膜扣带术史,因为这两者意味着眼球长度的增加。

Bayes等[92]发现,儿童或青年时期的近视矫正病史对于较长的轴长具有高度敏感性和特异性。对表面解剖学的体格检查应关注眼球在眶内的位置,以及是否存在眼球内陷。眼球内陷有更大的针尖意外的危险。所以最重要的实验室检查是术前超声检查。对于接受白内障手术的患者,通常会使用超声计算出合适的人工晶状体来进行术中植入。此外,超声还能显示眼的长度和形状。轴向长度大于26mm意味着眼球穿透或穿孔的风险更大。如果患者的病历中没有超声检查报告,那么麻醉医师在开始穿刺阻滞前应询问相关结果。

将来,便携式实时超声检查在降低穿透性损伤风险方面可能会发挥作用(图49-8)[93]。以针刺为基础的眼科区域阻滞是"看不见"的技术,主要依靠表面解剖标志来确定针头位置。超声引导下直接观察针头和局部麻醉药播散,可以提高这些阻滞技术的质量和安全性。

眼睛结构是紧密相连的,它的几何形状和周围结构相对直观。此外,眼眶内组织内容物没有太多气体或骨组织的结构,使之成为超声成像的合适区域。不过,眼球的超声检查并非没有风险。由于潜在的热和机械生物效应,美国FDA对眼科

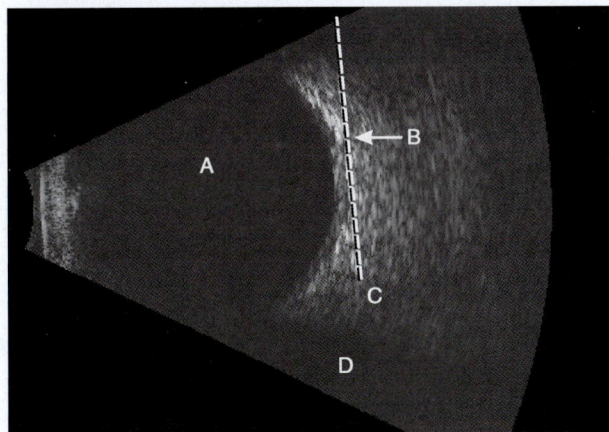

图49-8　用无菌膜覆盖的超声引导下阻滞
注:A为眼球,B为针体,C为针尖,D为视神经

超声的物理参数做了更严格的规定。特别是对机械指数和热指数的限制分别减少到了0.23和不到1。向麻醉医师推销的商业超声传感器可能不符合这些规定。最近一项兔模型实验比较了暴露于眼科和非眼科超声传感器所引起的热量和机械性变化。他们发现,非眼科超声传感器会轻度增加眼部组织的温度,并强调在眼科区域阻滞中应该确保使用眼科专用的超声设备[94]。

眼科区域阻滞另外两个潜在的灾难性并发症是局部麻醉药引起的脑干麻醉和局部麻醉药误入血管。局部麻醉药误入血管后,会经眼动脉分支流入颈内动脉,再进入大脑动脉环。局部麻醉药进入脑脊液会迅速重新分布到大脑,立刻引发惊厥。心肺功能障碍也有可能发生。

虽然脑干麻醉的发生率很低,但与眶内阻滞相比,它更少见于眶外阻滞。脑干麻醉是局部麻醉药沿着视神经周围的脑膜鞘直接扩散到大脑的结果。与局部麻醉药误入动脉相比,它的症状并不会立刻显现。而它的一系列后遗症则取决于局部麻醉药在脑中扩散的区域以及局部麻醉药的浓度和容量(图49-9)[95]。Nicoll等[96]报道6 000例眶内(球后)阻滞,其中有16例患者出现局部麻醉药扩散大脑的症状。8名患者出现呼吸骤停。对有意识患者的对侧非麻醉阻滞眼进行检查,如果出现黑矇、瞳孔散大、眼外肌麻痹等症状,基本符合脑干麻醉的诊断。而展神经和动眼神经比支配上斜肌的滑车神经更容易受到影响。其他中枢神经系统症状包括剧烈的颤抖,最终发展成失去知觉,呼吸暂停,偏瘫,截瘫,四肢瘫痪或者反射亢进等。第Ⅷ到Ⅻ脑神经阻滞会导致耳聋、眩晕、迷走神经溶解、吞咽困难、失语和颈肌力减弱等

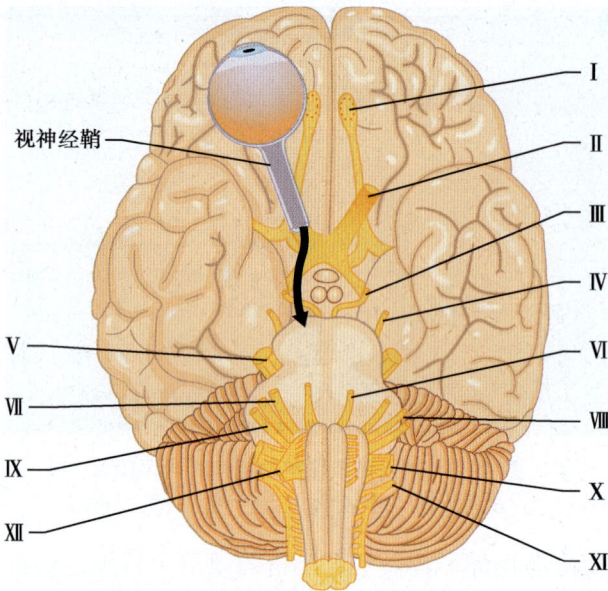

图 49-9　脑底以及局部麻醉药误入蛛网膜下腔的扩散路径，包括脑神经、脑桥和中脑

（改编自 Javitt JC, Addiego R, Friedberg HL, et al. Brain stem anesthesia after retrobulbar block. Ophthalmology. 1987; 94：718）

症状。所以在进行眼科区域阻滞时，必须保证有熟练建立人工气道并能提供呼吸循环支持的人员在场。

基于套管的眼筋膜下阻滞

　　1956 年 Swan 正式描述了基于套管的眼科区域麻醉，然后在 20 世纪 90 年代作为实现眼球镇痛和制动的另一种实用手段被重新发现和推广，同时在某些情况下可能比针刺阻滞更有优势[98]。影像学研究显示眼球筋膜鞘下方滴注的局部麻醉药可扩散至眼眶后方[99]。通过将钝套管插入结膜中的小切口并给眼球筋膜鞘（也称为巩膜外膜）持续输注局部麻醉药来完成阻滞（图 49-10）。此法镇痛起效快，眼球制动的程度与局部麻醉药的注射量成正比。Guise[69] 在一项包含 6 000 例患者的大型前瞻性研究中发现这种技术非常有效。特别是对于眼轴较长的近视患者，因为针头不放入眶后部，此法可降低后极穿刺或穿孔的风险。

　　眼球表面麻醉后，巩膜外隙可以用钝头剪刀从所有象限进入，不过，切口最常见于鼻下象限。借助无齿镊引导套管穿过开口。局部麻醉药逆行流出切口部位是常见的。结膜出血，结膜水肿，结膜球囊肿也很常见。幸运的是，这些都是影响不大的问题。Guise[69] 的研究中轻微出血的发生率不到 10%，一例患者因为结膜下大出血而放弃了筋

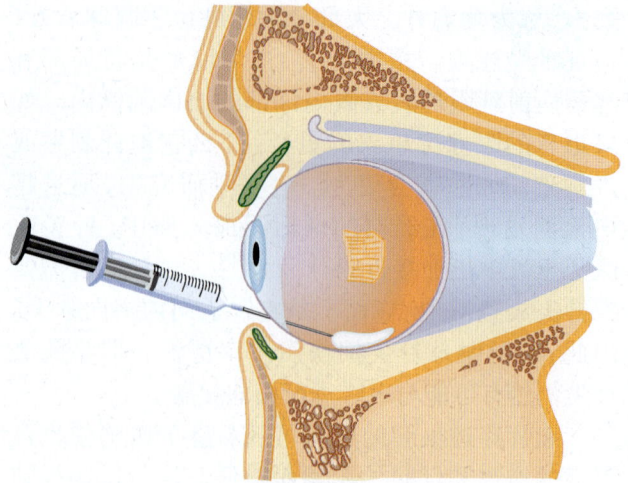

图 49-10　采用钝套管的筋膜下（巩膜外）阻滞

膜下阻滞，即使如此这也并未影响视力。由于抗凝患者有球后出血的风险，筋膜下阻滞需要慎重使用。

　　筋膜下阻滞的主要并发症包括眼球穿孔[100]，出血，直肌外伤，术后斜视，眶蜂窝织炎，视神经炎和脑干麻醉[101]。使用长的（18～25mm）刚性金属套管引起的并发症更多。短（12mm）、灵活的塑料插管可能更好，但它们会引起较高的结膜出血和结膜水肿发生率。筋膜下阻滞的变式包括使用超短套管（6mm）和针刺巩膜外阻滞技术[102]。Allman 等人[103] 开创了一种新的无切口筋膜下阻滞技术。此外，已经有一例与筋膜下阻滞相关的死亡报告，这可能与局部麻醉药扩散至中枢神经系统有关[104]。不过，确切的发病机制仍不清楚[105]。

表面镇痛

　　当需要在角膜进行手术切口时，眼科医师也习惯使用局部麻醉药滴眼这一 20 世纪早已普及的技术。事实上，在 20 世纪 30 年代针刺区域麻醉有效性提升和全身麻醉安全性提高之前，表面镇痛是白内障手术的首选。白内障手术的进步使操作更快，控制更好，创伤更少，因此眼科医生可以重新审视表面麻醉在此类手术的应用了。

　　表面镇痛在使用抗凝药的患者中可能是良好选择，单眼患者也是如此，此法避免长时间局部麻醉药引起的术后黑矇。表面麻醉的潜在缺点包括手术过程中的眼球运动，患者焦虑或不适，以及较少发生的变态反应。所以，患者的选择是至关重要的，候选者应该限定为那些有警惕性，能够遵循指示并能控制眼球运动和眼睑闭合的患者。患有痴呆或恐光症或无法沟通的患者可能不是合适的

候选人，存在活动性感染患者也不宜使用。同样，患有致密性白内障或小瞳孔的患者如果需要大量虹膜操作，或需要大面积巩膜切口，也不适合进行表面麻醉。

可采用局部麻醉药滴剂或凝胶实现表面镇痛。与同剂量滴剂相比，麻醉药凝胶可以使前房达到更高的药物浓度，并且可以提供优异的表面镇痛[106]。因为凝胶理论上会形成屏障，所以人们担心凝胶局部麻醉镇痛剂可能会增加术后眼内炎的发生率。因此，如果给药，凝胶应在消毒后使用，注意在使用碱性杀菌剂前使用麻醉滴剂。

可以在前房内注入 0.1~0.2ml 的 1% 不含防腐剂的利多卡因来补充镇痛。舒卡因是 4% 无防腐剂的利多卡因和 1:1 000 不含亚硫酸氢盐的肾上腺素的混合物。在前房内注射该混合物可以镇痛，扩张瞳孔，稳定虹膜[107]。适用于术中出现虹膜松弛综合征的良性前列腺增生患者的白内障手术。该综合征与口服选择性 α_1 肾上腺素受体拮抗药，特别是包含坦洛新和西洛多辛在内的 α_{1A} 类相关。表现为瞳孔扩张不良，虹膜组织松弛，术中虹膜脱出倾向，导致白内障手术并发症发生率较高[108]。值得注意的是，停用 α_1 肾上腺素受体拮抗药后症状仍可持续一年以上。

局部麻醉药、阻滞剂和辅助剂的选择

根据所需的麻醉药起效时间和作用持续时间，选择眼科手术的麻醉药。对于白内障手术或翼状胬肉切除术等手术而言，快速起效的短效局部麻醉药最佳。长效的药物适用于较长时间的手术，如玻璃体视网膜手术。尽管在临床上混合使用各种麻醉药可能不会有真正的益处，但眼科麻醉通常喜欢不同局部麻醉药混合使用以期起效更快持续时间更长[109]。现已证明 0.75% 布比卡因有潜在眼外肌毒性，降低浓度可减少这一毒性[110]。0.75% 或 1% 的罗哌卡因单独或与利多卡因混合，是一种有效的眼阻滞剂，其心脏毒性作用低于 0.75% 布比卡因[111-112]。

在眼科手术中，碳酸氢钠，硫酸吗啡，可乐定，甚至维库溴铵已被用作局部麻醉佐剂。血管收缩药可以通过延缓药物从眼眶中的排出提高阻滞的效果。然而，人们担心作为最常见的血管收缩剂的肾上腺素，可能会损害视网膜的灌注[113]，因此青光眼性视神经损害患者最好避免使用。

然而毫无疑问的是，玻璃酸酶在 1949 年由 Atkinson 引入后，一直是用于改变眼局部麻醉效果最普遍的辅助剂。它通过水解透明质酸来发挥作用，透明质酸是一种将细胞结合在一起并保持黏性的天然物质。因此，0.75~300IU/ml 的透明质酸酶可增加组织的通透性，促进局部麻醉药通过眼眶内组织的作用，减少注射麻醉药引起眶内压力增加的可能性，提高眼眶阻滞的效果[114]。此外，透明质酸酶可能降低局部麻醉诱导的眼外肌损伤的风险，因为在 1998 年和 2000 年透明质酸酶短缺后，术后复视的发生率又增加[115]。自那时以来的研究都支持这一结论[116]。然而，这也可能是由于缺乏透明质酸酶引起的技术变化——针放置更深，使用了更多的注射剂或更大量的局部麻醉药造成。也许是过去国家药品短缺的原因，许多机构选择从当地复合实验室获得透明质酸酶。近年，来自复合实验室的污染药物导致多名慢性疼痛患者因真菌性脑膜炎而死亡，并致使黄斑变性患者永久失明。目前透明质酸酶广泛用于人重组制剂，避免了复合制剂的需要。

在手术之前，智能压力机械装置已被用于软化眼球。它们都演变于球体。Super Pinky ball 和 Honan 眼内压减压器就是很好的例子[88]。在进行眼眶区域麻醉之后，压缩装置可以定位在眼上 5~20min。通常让眼内压降至基线水平以下。然而，这些设备对眼球过大的压力可能会阻碍血液流动，引起缺血性视神经病变（ischemic optic neuropathy，ION）或视网膜中央动脉阻塞，可能导致失明[117]。Honan 装置解决了气动波纹管的潜在灾难性复杂问题，该装置可以保持对眼球的压力，并通过测压计显示施加压力的数值。安全阀可以限制波纹管的膨胀量。不过，随着越来越多的小切口应用、小型人工晶状体和白内障手术的表面镇痛的普及，IOP 减少装置的需求也在减少。

监护麻醉的一般原则

许多人主张在眼部麻醉之前静脉注射适当的药物以提供舒适和遗忘。大剂量阿片类药物、苯二氮䓬类药物与催眠药的多重用药和深度镇静可能并不明智，因为老年人群的用药存在个体化差异，并且呼吸抑制、气道阻塞、低血压、中枢神经系统异常和恢复时间延长等风险都会增加。在没有气道保护工具的情况下，这些多重用药方式对于全身麻醉而言只是"去其精华，取其糟粕"。阻滞完成后，患者应该放松，但应该有足够的反应，以避免与打鼾相关的头部运动或突然的觉醒。患者围术期躁动是患者眼损伤和麻醉医师遭投诉的主要原因[64]。显然，接受监护的镇静患者必须能够保持相对静止的状态，对命令做出合理的反应，保持呼吸道通畅。镇静不足也应避免，因为心动过速和高血压可能会造成有害影响，尤其是在冠状动脉疾病患者中。奇怪的是，接受过双眼白内障摘除术的患者中，有很大一部分认为第二只眼手术时间更长、更痛苦和/或更不愉快[118]。此外，畸形矫正或关节炎患者必须精心定位，并在手术台上给予舒适的体位。充分面罩通气对于避免二氧化碳积聚必不可少，特别是因为充分给氧可能会延迟去饱和与通气不足的发生[119]。外源性氧气的使用也可能导致手术失火，特别是在眼部整形手术使用电凝时。可以考虑在这些过程中使用空气或空气/氧气混合气体替代纯氧。紧密重合的洞巾也可能导致氧气的蓄积。事实上，面部手术期间伴随供氧的烧伤占监护麻醉（MAC）索赔案例的近三分之一[120]。患者必须温暖舒适，因为寒战对眼科手术患者的危害是众所周知的。此外，发抖会给冠状动脉疾病患者带来风险。连续的心电监测是至关重要的，可避免眼科区域阻滞、对眼眶施压或拖拽眼外肌等操作刺激眼心反射弧而带来心律失常的危险。同样，脉搏血氧饱和度监测也是必不可少的。镇静患者的通气是否充足应通过临床体征和呼出的二氧化碳进行评估。毫无疑问，MAC应该反映"最大程度的麻醉管理水平而不是最小程度的麻醉护理"[121]。

研究证实，美国大多数白内障手术都是在局部麻醉下（球后、球周、筋膜下、前房内或表面镇痛）进行的，97%的患者使用生命体征监测设备，78%的病例有麻醉医师[122]。一项眼科医生的国际调查报告显示，在美国和澳大利亚分别有96%和97%的病例常规配备麻醉培训人员[123]。另一方面，来自马来西亚和泰国的眼科医师分别有31%和18%采用麻醉监测。事实上，许多麻醉医师担心医疗保险和医疗补助服务中心对"常规"的白内障病例不报销MAC的费用。

Rosenfeld等人[124]进行的一项重要研究评估了MAC在白内障手术中的需求。这些研究者前瞻性地研究了球周阻滞下连续1 006例白内障手术（包括超声乳化术和白内障囊外摘出术）中麻醉人员的干预率和干预程度。他们还分析了相关信息，包括患者人口统计学资料、病史和术前实验室检查，以预测那些干预风险最大的患者。他们发现37%的患者需要某种干预措施，而且通常这些干预措施大部分在手术之前是无法预测的。60岁以下的患者60%以上的病例需要进行干预。干预措施的范围从较小的形式，如口头安抚和手把手的指导，到采用静脉注射药物如补充镇静剂，或抗高血压药、升压药、抗心律失常药，以及提供呼吸辅助。虽然高血压、肺部疾病、肾脏疾病和癌症的诊断与干预措施有关，但这四个条件只占所需干预措施的一小部分。此外，尽管许多干预措施是相对次要的，但其中一些干预措施较为重要，其中30%的干预措施（由相关麻醉人员评估）对手术的成功至关重要。研究人员得出结论，由合格的麻醉人员进行的MAC是合情合理的，并有助于局部麻醉下白内障手术的质量。Fung等人[125]调查了社区内表面麻醉下白内障手术的满意度，对比术前术后访视发现，患者的评价和对麻醉医师角色的认识有所提高。鉴于表面麻醉所产生的镇痛效果没有区域或全身麻醉那么确切，且操作条件也不如区域或全身麻醉那么理想，MAC似乎应该为患者提供舒适有效的药物，进而让眼科医生更加专注于手术。

特定情况下的麻醉管理

开放性眼外伤、饱胃患者的管理

处理穿透性眼外伤和饱胃患者的麻醉，对于麻醉医师而言是一个特殊的挑战。麻醉医师必须权衡误吸的危险，并防止由眼内压升高和眼内容物挤出导致受伤眼失明的风险。

与所有创伤相似，应注意排除其他损伤的可能性，如颅骨和眼眶骨折，伴硬脑膜下血肿形成的颅内创伤以及胸腔或腹腔出血。

尽管区域麻醉常常是治疗非禁食创伤患者的有效替代方法，但这种方法传统上被认为是眼球穿通伤的禁忌，因为注射局部麻醉药所产生的压力可能挤出眼内容物。在开放性眼球损伤的情况下，通常避免区域麻醉的原因包括眼眶穿刺，眼睑挤压以及出血引起的压力。尽管如此，也有一些成功实施区域麻醉的病例报告[126]。因为认识到有几种截然不同的眼损伤，Scott等人[127]开创了一些技术来安全地阻滞选择性眼球损伤的患者。在4年的时间里，他通过区域麻醉治疗了220只伤眼。大量的眼外伤是由眼内异物和白内障或角膜移植切口裂开造成的。与全身麻醉手术患者相比，局部麻醉的眼具有更靠前、更小的伤口。在区域麻醉与全身麻醉修复的眼之间，结果——从初始评估到最终检查的视力没有差异。此外，表面麻醉联合镇静用于某些开放性眼外伤的病例也有报道[128]。眼科医生从医院手术室到门诊手术设施和专业眼保健手术中心的转移已经解除了与医院的联系。许多人不再拥有医院的特权，从而促使他们在自己的医疗机构的流动的手术台上为眼外伤患者治疗。对于某些患者，门诊手术中心的全身麻醉可能会带来极其严重的风险。在这些情况下，选择区域或表面麻醉以修复创伤性眼外伤可能是一种谨慎的选择。

尽管如此，全身麻醉仍然是许多创伤性眼外伤患者的选择。为了预防误吸，术前可能涉及给予 H_2 受体拮抗剂来提高胃液 pH 并减少胃酸产生。甲氧氯普胺可用于诱导胃蠕动和增强胃排空。

一般而言，非去极化型肌肉松弛药（简称"肌松药"）是开放性眼外伤急诊修复的首选。然而，此法也有缺点，包括误吸和困难气道。Sellick 操作方法可以提供一些保护。此外，过早进行气管插管会引起咳嗽，喉痉挛和眼内压急剧升高，因此强调在插管时需要用外周神经刺激器确认药物已起效。尽管如此，肌肉组织对肌肉松弛药的反应也是不尽相同。一些研究已经发现大剂量非去极化型肌松药可以加速肌松起效，尽早插管。一些研究已经探索了使用大剂量非去极化型肌松药来加速气管内插管所需的肌肉松弛的速度。此外，在冠状动脉疾病患者中，也应当重视心动过速和高血压的心血管副作用。

琥珀胆碱具有起效迅速，插管条件好，作用时间短的显著优点。虽然这种方法的可取性已经广泛讨论，McGoldrick[129]指出，1957 年 Lincoff 等人[14]具有转折意义的文章中提到："已经从术中使用琥珀胆碱的眼科医生处获取到了一些信息。在这些病例中，琥珀胆碱被用于抑制玻璃体脱出，结果却导致玻璃体迅速脱出。"不过，要将玻璃体的脱出直接归因于琥珀胆碱也是极其困难的[129]。

在这些情况下，起效快的罗库溴铵是一种有用的药物，只要给予足够的剂量（1.2mg/kg 静脉注射）即可。不幸的是，对于难以识别的困难气道患者，罗库溴铵的起效时间比琥珀胆碱要长。不过，舒更葡糖钠可能会提供一个解决方案。它是一种寡糖螯合剂，可快速逆转氨基甾体神经肌肉阻滞剂，特别是罗库溴铵。可以在 120s 内恢复 90% 以

上的四个成串刺激[130]。因此，"开放性眼外伤、饱胃"患者可用大剂量罗库溴铵进行快速顺序诱导插管，如果不能插管或不能通气，通过舒更葡糖钠可快速拮抗肌松药[131]。舒更葡糖钠于 2015 年 12 月获准在美国使用。

瑞库溴铵（rapacuronium）能迅速起效，有望作为琥珀胆碱的可行替代品。然而，由于它在某些患者中引起难治性支气管痉挛，美国已停用瑞库溴铵。目前准备替代琥珀胆碱的新型超短效非去极化型肌松药正在人类志愿者中进行临床试验。

当面对气道解剖或麻醉史提示潜在困难的患者时，麻醉医师应该咨询眼科医生是否有挽救伤眼的可能性。在选定的实例中，可以通过表面麻醉或区域麻醉来避免全身麻醉。如果这种方法不可行，清醒的纤维喉镜检查和插管可能是最安全的选择，不过需要注意，患者会出现呕吐或咳嗽，眼内压大幅增加。与患者无法通气供氧相比，这些风险就显得不那么重要了，因为充分的气道表面麻醉就可以减少此类风险。

眼内手术

现在，麻醉以及技术的进步允许以前无法实现的眼内手术的进行（表 49-5）。

表 49-5　不同眼科手术注意事项

手术操作	相关的处理要点
斜视修复	眼心反射
	眼胃反射
	被动牵拉实验
	恶性高热
眼内手术	合理控制眼内压
	运动不能
	药物相互作用
	相关的全身性疾病
视网膜脱离手术	氧化亚氮与空气、六氟化硫或全氟化碳气泡的相互作用
	静脉空气栓塞
	眼心反射
	合理控制眼内压

在青光眼引流手术、开放式玻璃体切割术、穿透角膜移植术（角膜移植）和传统的白内障囊内摘出术等眼内手术中，适当控制眼内压至关重要。行巩膜切开前（此时眼内压等于大气压），低眼内压是非常重要的，因为当眼内压过高时，突然减压

可能导致虹膜或晶状体脱出，玻璃体丢失或脉络膜爆发性出血。现有资料尚未说明局部麻醉和全身麻醉在术后的并发症（如玻璃体丢失和虹膜脱出等）发生率上有显著的差异。

一般认为玻璃体切割术是一种低风险的手术。然而，近年来，麻醉学和眼科文献都报道了视网膜手术中猝死的病例。可能的原因是，空气通过开放的脉络膜进入了循环系统[132]。玻璃体切割术的体外研究证实，通过静脉将空气注入脉络膜可进入循环系统[133]。由于大多数的视网膜手术已经转移到了门诊，一旦遭遇静脉空气栓塞，缺乏足够有效的抢救。对于麻醉医师来说，重要的是要让外科医生意识到这种罕见的现象，在整个玻璃体切割术过程中，确定输液管的正确位置。

在眼内手术中，常需要将瞳孔扩张到最大，这可通过置于前房的细针持续输注1∶200 000的肾上腺素平衡盐溶液诱导瞳孔扩张，药物几乎在给药的同时便从前房被吸收。虹膜在肾上腺素的作用下立即扩张，而药物的摄取会因虹膜和睫状体的血管收缩而受限。然而，肾上腺素也有可能通过巩膜静脉窦引流到静脉系统，通过注入结膜血管或进入到鼻腔，通过鼻腔的黏膜吸收进入血液循环。

视网膜脱离修复术

视网膜脱离修复术经常使用合成硅胶带或海绵对巩膜进行局部的压迫或环绕，这些操作可影响眼内容积（表49-5）。此外，视网膜断裂的内部填塞可通过向玻璃体中注入六氟化硫等可膨胀气体来完成。由于血气分配系数的差异，氧化亚氮可能会提高全氟化碳的内部填塞效应，随着氧化亚氮浓度的下降，则会出现眼内压（IOP）和眼内容积的下降。在给予氧化亚氮时，注入的气体会导致IOP的快速上升，在20min内达到峰值[46,134]。因为IOP的增加可能会影响视网膜血液循环，Stinson和Donlon[134]建议在注气前15min停用氧化亚氮，以防止玻璃体内气泡体积的显著变化。此外，向玻璃体中注射气体后，如果患者需要麻醉，Wolf等[46]认为氧化亚氮应在空气注射后5天内禁用，在六氟化硫注射后10天内禁用。在注射全氟丙烷的情况下，氧化亚氮的作用时间可能会超过70天。或者选用硅油（玻璃体替代物）来实现视网膜内裂的内部填塞。此外，应该指出的是，已经有报道称，在视网膜脱离手术期间注射加压气体可使颈面部出

现皮下气肿或纵隔气肿[135]。虽然损伤的确切机制仍然未知，但可能与注射全氟化碳气体的压力指示器故障有关。

应该强调的是，氧化亚氮的再吸收时间并不总是相同的。例如，一名19岁的女性糖尿病患者在手术前25天注射了六氟化硫以及一名37岁的糖尿病男性患者在手术前41天注射了全氟丙烷气体后使用氧化亚氮麻醉时，造成了视网膜中央动脉阻塞和永久失明[136]。由于糖尿病及老年人的动脉粥样硬化，这些患者的视网膜动脉血管的压力较低，在麻醉时发生并发症的风险更大[137-138]。国际医疗气体分销商与美国医疗气体分销商和FDA合作，已开始为接受眼内注气的患者提供警示手链，以提醒卫生专业人员注意空气栓塞的存在，以及避免氧化亚氮的使用。

巩膜扣带术是用硅胶带进行环扎术的一种基本操作。在操作眼球的过程中，牵拉眼外肌可引起眼心反射。麻醉医师必须警惕这些操作引起的心律失常。在巩膜扣带术过程中，可以静脉使用乙酰唑胺或甘露醇来降低眼内压。

麻醉医师往往需要处理手术时突发事件。显然抢救生命优先于肢体抢救，但是这种处理不一定适合眼科手术，原发性视网膜脱离是最常见的眼后段紧急事件。当视网膜破裂或撕裂时，玻璃体液化后漏出到视网膜下。这种情况一般分为两种类型：黄斑回避型和黄斑累及型。对于前者，黄斑仍然附着，因此不仅保持中心视力，而且最终很有可能恢复视力。在黄斑累及型中，由于黄斑是分离的，其预后可能会只有0.5的视力，甚至可能更差。从理论上来说，越早修复，其预后可能会更好。然而临床证据表明，只要在1周内完成修复[139]，黄斑脱离的持续时间对视觉结果几乎没有影响[139]。所以一般认为将手术时间推迟是安全的。虽然黄斑回避型没有那么紧急，推迟1～3天手术不会影响到最终的视力恢复情况，但是风险还是比较大[140]。

关于去除眼内异物的紧迫性存在着争议。有研究表明，72小时内手术可减少影响视力的眼内炎的发生率。然而最近的文献对这一指导原则提出了质疑，尽管都是在平均21天内去除异物，伊拉克和阿富汗战争中没有发生一例眼内炎或其他不良影响[141]。

斜视手术

大约3%的人群有视轴排列紊乱，可能伴有复

视，弱视和立体视觉丧失（表 49-5）。事实上，斜视手术是美国最常见的小儿眼科手术，它需要多种相关技术，通过在眼球上（向后）移动眼外肌的止端来减弱眼外肌的作用，或通过切除部分肌腱或肌肉来加强眼外肌的作用。

婴儿斜视发生在出生后的 6 个月内，通常在新生儿期间观察到。尽管大多数斜视患者是健康的正常儿童，但大脑性瘫痪，脑积水造成的脊髓脊膜膨出等中枢神经系统功能不全患者的斜视发生率也在增加。此外，斜视可能继发于动眼神经创伤或感觉异常，如白内障或屈光异常。

众所周知，除了斜视手术可引起眼心反射外，斜视或上睑下垂患者恶性高热的发生率会增加[142]。这一观察结果与恶性高热易感性人群通常存在局部骨骼肌无力或其他肌肉骨骼异常的印象是一致的。虽然最近有研究者质疑此理论，但是在眼科手术的麻醉中，麻醉医师要认识到这些增加的风险。同时在斜视手术中，麻醉医师也应该关注其他方面影响，包括琥珀胆碱诱导对被动牵拉试验 FDT 的干扰以及术后恶心呕吐的发生率增加的问题。

在制订斜视手术治疗方案时，眼科医师经常发现 FDT 对于区分瘫痪肌肉和限制眼球运动的外力是非常有帮助的。为了进行 FDT，外科医生在角膜缘附近用镊子抓住麻醉眼的巩膜，并将眼睛移入每个注视区域，同时评估组织和弹性特性。这个简单的测试为检查眼外肌肌张力受限及定位提供了有价值的线索，而且对于先前已经进行斜视手术的患者也有很大的价值，可以判断这些患者是否患有眼外肌麻痹或是曾遭受过眼眶外伤。

France 等[143]测量了琥珀胆碱给药后 FDT 变化的幅度和持续时间。结果表明，尽管 IOP 升高和骨骼肌松弛的持续时间不到 5min，但给予琥珀胆碱后旋转眼球所需力量的持续时间仍然显著地超过了 15min。由于琥珀胆碱可干扰 FDT，在测试开始前 20min 应禁止使用。因此 France[134]建议在气管插管前给予面罩吸入麻醉，再进行 FDT 测试。气管插管后，由于非去极化型肌松药作用，或者在中度深度吸入麻醉下插管后，FDT 不受琥珀胆碱的影响。（如前所述，FDA 罕见报告了琥珀胆碱造成的急性横纹肌溶解、高钾血症、心律失常和潜在的心脏停搏，因此择期儿科手术中避免使用琥珀胆碱。）

在手术期间，如果发生心动过缓，则要求外科医生停止对眼的操作，并快速评估患者的通气状态和麻醉深度。如果有静脉注射阿托品的指征，则不应该在眼心反射活跃的条件下给药，以防止发生更危险的心律失常。

SGA 管理工具在美国的斜视手术中越来越受欢迎，使用的前提是患者的误吸风险最小。喉罩可以在不使用肌松药的情况使用，并且减少血流动力学波动。在撤去喉罩的时候也可减少紧张与呛咳。

眼肌手术后的呕吐是常见的，这也证明眼胃反射是存在的。在进行眼科操作前，麻醉诱导前使用 0.075mg/kg 氟哌利多可将斜视手术后呕吐的发生率降低至临床可接受的约 10% 水平，而不延长麻醉苏醒时间[144]。而且，在麻醉诱导后，更低剂量的氟哌利多（0.02mg/kg）静脉注射可减少斜视手术患者恶心、呕吐的发生率及严重程度[145]。由于 FDA 对氟哌利多造成的 QT 间期延长提出警告，许多医生停止使用氟哌利多。然而，用于术后恶心呕吐的氟哌利多剂量极低，不太可能与显著的心血管事件相关。事实上，无论是对证据的定性还是定量，或者是 FDA 结论的准确性，这些都引起了很多的关注[146]。

预防性静脉给予 5-羟色胺受体拮抗剂（如昂丹司琼，多拉司琼或格拉司琼）也有效。已经证明，由一种或两种镇吐药（各自具有不同的作用机制）和一种糖皮质激素诸如地塞米松组成的联合治疗对于有术后恶心呕吐高风险的患者是有效和安全的[146]。而且，静脉注射丙泊酚与斜视手术后呕吐低发生率有关[147]。另外，尽管最近的一篇论文发现，接受瑞芬太尼和七氟烷混合物与无七氟烷的患儿在术后恶心或呕吐没有差异[148]。有研究表明，非阿片类镇痛药酮咯酸静脉注射（剂量为 0.75mg/kg），可使小儿斜视患儿的镇痛效果与吗啡相当，但 24h 内恶心呕吐发生率较低[149]。

激光治疗

1957 年，在哥伦比亚大学的一个实验室里，激光诞生了。这项发明革新了工业，改进了科学测量方法，为无数的医疗和手术治疗提供了条件，并获得了 13 项诺贝尔奖。激光的原理是基于一个光子在激发态中遇到电子的结果。有时，碰撞产生的第二个光子与原始光子具有相同的颜色和方向。当大规模地重复这个过程时，这一过程会产生一束有序的光束。"激光"这个词是用来描述这种光子克隆效应的，它的首字母缩略词表示由受激辐射光放大而产生的光(light amplified by stimulated emission of radiation)。

激光辐射有许多显著的性质。因为它是单色的,所有的光子具有相同的波长,能量和频率。它是连贯的,所有的光子都是同相的。而且,激光辐射是平行的,所以它的光束是不散射的。这些属性可以提供与激光手术相关的精确度。受照射的组织的辐射能(焦耳)为功率(瓦特)乘以持续时间(秒)。手术激光器通常使用连续或脉冲模式。

特定激光束对组织的影响主要取决于它的波长和功率密度。一个特定的激光波长取决于它的激光介质,这也给了激光名字。一般来说,波长越长,光吸收得越强烈。反过来,波长越短,光线越分散。激光束的功率在一个浅深度转换为热能。高功率密度的相干光能够切割或汽化组织。低功率密度用于光凝固组织和促进止血。当然,另一个可以被操纵产生特定效果的变量是激光束和组织之间的接触时间。除此之外,低功率密度的激光可用于全身性染料的光活化,以达到局部疾病的精准治疗,如老年性黄斑变性。

激光可用来治疗各种各样的眼部疾病,包括三种最常见的导致视力丧失的疾病:糖尿病视网膜病变、青光眼和老年性黄斑变性。激光的使用可以延伸到其他快速增长的领域,比如屈光手术。氩、氪、二极管、色素调谐、钕:钇-铝石榴子石(Nd:YAG)和准分子激光器在眼科手术中常用。由于担心间接暴露于激光能量可能会对手术室人员、工作人员或接近激光的人员带来眼睛伤害,一般戴防护护目镜来阻挡激光发射的特定波长的光。

氩激光器发出的蓝绿光波长大约488~515nm(大约0.5μm)。这种激光器的最大功耗很低,很容易通过光纤束传输。来自氩激光器的光被血红蛋白、黑色素和其他色素吸收,使其在视网膜脱离手术中应用于光凝或烧灼色素上皮和邻近的神经感觉视网膜,从而在视网膜和“眼壁”之间形成黏附,以保持视网膜的附着。氩和其他相似的激光在治疗糖尿病视网膜病变方面达到了一定的治疗效果,其主要作用是让局部缺血视网膜局限性坏死。在视网膜静脉阻塞的治疗史上,氩激光治疗晚期并发症也有一定的疗效。由于氩激光能穿透角膜和晶状体,造成严重的视网膜损伤,氩激光附近的人员应戴上橙色防护镜。

Nd:YAG,即钕:钇-铝石榴子石激光器,发射红外线范围内的光[波长为1 064nm(1.06μm)],并且在晶状体后囊手术中是很有用的。Nd:YAG激光具有高功率密度,能有效地在白内障超声乳化或其他囊外白内障手术后约三分之一的病例中形成的混浊后囊膜上形成开口。在该激光器附近工作的人员应戴上绿色护目镜,并且应该意识到其识别发绀的能力将会减弱。

准分子激光器(excimer laser),更准确地称为激基分子激光器(exciplex laser),是一种高功率的紫外化学激光,常用于精密的屈光手术中,即通常所称的激光矫正手术或LASIK。“excimer”这个词是激发二聚体(excited dimer)的缩写,“exciplex”是激基复合物(excited complex)的缩写。准分子激光器通常使用惰性气体(氩、氪或氙)和反应气体(氟或氯)的组合。在适当的电刺激条件下,产生一种称为二聚体的假分子,它只存在于一个充满能量的状态,并在紫外线范围内产生激光,通常波长为125~200nm。准分子激光的紫外光被生物物质和有机化合物吸收。与燃烧或切割材料相比,准分子激光能提供足够的能量烧蚀破坏表面组织的分子键。这种特性允许去除非常精细的表面材料层,且几乎没有加热或破坏邻近组织。这些激光器通常以大约100Hz的脉冲频率和10ns的脉冲持续时间运行,尽管有些可能高达8kHz和30ns。

老年性黄斑变性是老年人失明的最常见原因,并且已经变得非常普遍。在过去的几年间,湿性老年性黄斑变性的治疗有显著的进步,主要是用激光凝固法对视网膜中央或黄斑的新生血管膜进行烧灼,但同时也会破坏邻近的健康的黄斑组织。另外一种治疗老年性黄斑变性的方法是用冷激光激活静脉注射的药物(维替泊芬),在氧气存在的情况下,其化学性质在693nm的光照射下发生变化。通过精确地将冷激光照射到新生血管的区域,可以活化维替泊芬产生高活性的氧自由基,并“选择性”坏死病变组织。由于对附近的健康组织有不良影响,这种方法已经被一种更有效的非激光治疗方法取代了,即通过静脉注射单克隆抗体药物如雷珠单抗或贝伐珠单抗来达到治疗效果。

术后眼部并发症

非眼科手术相关的眼部损伤发生率不高。Roth等[150]的一项研究显示,1988年至1992年,在60 965名接受非眼科手术的患者中,其眼部损伤发生率为0.056%（34例）。其中21名患者角膜擦伤，其他患者的眼部损伤包括结膜炎，视力模糊，红眼，化学性损伤，直接创伤和失明。眼部损伤相对风险更大的独立危险因素包括手术时间，术中侧卧位，头颈部手术，全身麻醉以及周一进行的手术（原因不明）。只有21%的病例可以确定具体的损伤机制。在1992年发表的ASA封闭式索赔研究报告中（仅分析诉讼案件），眼部损伤仅占所有索赔的3%，但其中一些伤害的严重性在大笔的金额赔偿中得到体现[151]。与Roth等人的研究结果类似，只有少数情况可以确定这种损伤的机制。在一个2004年发表的封闭式索赔研究报告中显示，眼部损伤与区域麻醉相关，眼部局部阻滞所致损伤的比例从20世纪80年代的2%增长到90年代的7%[152]。这些损伤是永久性的，并且与麻醉医师的阻滞技术或患者躁动相关。超过一半的索赔是因为失明。随着筋膜下浸润麻醉与表面麻醉的白内障手术变得更加普遍，有学者认为这会减少术后眼部并发症的发生。但是，事实并非如此[153]。

虽然眼外伤不常发生，而且往往是暂时性的，但偶尔也会导致失明或永久性的视力损害。非眼部手术术后并发症包括角膜擦伤及轻微视力障碍，化学性损伤，热或光损伤，严重视力障碍甚至失明。急性角膜上皮水肿、甘氨酸中毒和视觉障碍等多种情况可导致严重的损伤。而视觉障碍可能与经尿道前列腺电切术、视网膜缺血、ION、皮质盲和急性青光眼相关。复杂的俯卧位脊柱手术，涉及体外循环的手术，颈部、鼻部或鼻窦手术可能会导致严重的术后视力障碍。

角膜擦伤

全身麻醉最常见的眼部并发症是角膜擦伤[154]，但其发生率差别很大，主要取决于围术期的情况。在一项前瞻性研究中，Cucchiara和Black[155]发现在4652例有眼部保护措施的神经外科手术中，角膜擦伤发生率为0.17%。而十年前Batra与Bali[154]则报告在没有眼部保护措施以及眼部未完全闭合的情况下行外科手术，角膜擦伤的发生率为44%。最近一项超过10万例非眼科手术的研究发现角膜擦伤的发生率为0.15%，伴随积极主动的干预措施，这一发生率下降到0.079%[156]。导致角膜擦伤的机制包括麻醉面罩造成的损伤、手术铺巾与消毒液的逸出等。此外，在气管插管过程中，塑料表带末端或夹在口袋上的医院标识都有可能造成角膜擦伤。疼痛感觉的丧失、迟钝的保护性角膜反射以及麻醉时泪液分泌的减少也可能造成眼外伤。因此，在麻醉诱导之后，以及面罩通气和喉镜检查过程中，应立即用胶带使眼睑闭合。除此之外，应用护目镜和滴入眼膏至结膜囊也能提供一定的保护作用。眼膏的缺点包括变态反应和可燃性，以及可能导致术后早期视力模糊，需在颜面部手术中谨慎使用并禁用于激光手术。如果患者刚从麻醉中苏醒的时候，与药膏相关的视力模糊和异物感触发眼睛过度摩擦，可能会增加术后角膜擦伤的发生率。即便是水基（甲基纤维素）眼膏也具有刺激性，会引起巩膜红斑。因此，在非颜面部及颈部手术全身麻醉期间，闭合眼睑似乎是谨慎的。面部的某些操作可能需要使用眼部遮光板或睑缘缝合。此外，还应在俯卧位手术过程中经常检查眼部的情况。

角膜擦伤患者常常诉有异物感，疼痛，流泪和畏光。眨眼和眼睛运动通常加剧疼痛。最好早期请眼科专科医师诊治。其治疗通常包括预防性应用抗生素软膏和修复受损的眼部。虽然有可能导致永久性的后遗症，但一般情况会在24h内愈合。

化学性损伤

皮肤准备过程中消毒液逸出可能导致眼部受到化学性损伤。FDA报告称，与表面活性剂配制的4%葡萄糖酸氯己定溶液与眼部接触时会导致严重的角膜损伤。同样，细节决定成败，这种不幸的事情是可以预防的。治疗包括使用平衡盐溶液充分洗眼以除去有害的成分。在手术之后，可能需要眼科医生检查眼部以记录有无损伤残留。

光损伤

直射或反射光束可能会造成眼部永久性损伤。对于进行非眼部激光手术的患者，因为激光束可能对角膜或视网膜造成严重伤害，所以要求患者的眼睛用湿纱布和金属防护装置进行保护，同时手术室医护人员也应佩戴防护镜。这些护目镜必须着色以阻挡相应波长的光束。使用二氧化碳激光器时需要戴上清晰的护目镜，而使用氩气，Nd：YAG或Nd：YAGKTP（磷酸钛氧钾）激光时，护目镜必须分别着色为橙色，绿色或橙红色。

轻度视觉症状

麻醉后，短暂的轻度视力障碍（如畏光或复视）

较为常见。术后早期视力模糊可能是围术期油基眼膏的残留效应或抗胆碱能药物的眼部效应引起的(见"角膜擦伤")。

相比之下,术后视力丧失虽然罕见,但也值得警觉。以下几种情况可能与麻醉和手术后的视力丧失有关,应包括在鉴别诊断中:出血性视网膜病变,视网膜缺血,视网膜动脉阻塞,ION,皮质盲和急性青光眼。

出血性视网膜病变

发生在健康人身上的视网膜出血,继发于麻醉苏醒时或长期呕吐引起的血流动力学改变,称为Valsalva视网膜病变。幸运的是,这些静脉出血通常是自限性的,数天至数月即可痊愈。除非损伤涉及黄斑,否则不会发生视觉变化,大多数情况下是无症状的。然而,如果出现视神经出血,导致视神经萎缩,或者出血量很大,也可能会造成永久性视力损害。在一些大出血的情况下,玻璃体切割术可能会是一种改善手段。

Purdy和Ajimal[157]指出,在向腰硬膜外隙注射局部麻醉药、类固醇激素或生理盐水之后,也可能视网膜静脉出血。所有患者均接受大剂量注射(≥40ml)到硬膜外隙,随后出现视力模糊或头痛。在眼底检查中,均观察到视网膜出血。9名患者中有8名完全康复。因此认为,出血是由快速硬膜外注射导致颅内压突然升高而产生的。脑脊液压力升高导致视网膜静脉压增加,这可能导致视网膜出血。因此,肥胖、高血压、凝血障碍、预先存在的脑脊液压力升高(如大脑假瘤)和视网膜血管疾病(如糖尿病视网膜病变)等都是其危险因素。所以,向硬膜外隙注射药物或液体时应小心谨慎,应减缓给药速度并使用最小的体积来达到目的。

视网膜出血也可能源于动脉循环。这种出血可能与眼外伤有关。眼底检查显示棉絮状渗出物,这种情况被称为Purtscher视网膜病变。当创伤患者诉麻醉后视力丧失时,应排除Purtscher视网膜病变。这种病变预后不良,大多数患者持续视力受损。

视网膜缺血

视网膜缺血或梗死也可能是由于不合适的麻醉面罩施压引起的直接眼外伤。特别是在低血压环境下,心脏手术中的栓塞,或在高浓度氧化亚氮的情况下眼内注射大量六氟化硫或其他气体,也会引起视网膜缺血或梗死。这也可能与静脉回流受阻或眼内压升高引起的眼部静脉压增加有关。

小心摆放体位和严格监测眼的外部压力十分重要的,特别是当患者处于俯卧位或折刀位时。当头部需要固定器时,静脉压可能升高。如果因不当的头部支持而对眼球施加外部压力,则眼的灌注压可能会降低。在这种情况下发生全身性低血压可进一步降低灌注压,从而降低眼内血流量,导致可能的视网膜缺血。

进行俯卧位手术的患者必须使用软垫或泡沫头枕。患者的眼必须在这个头枕的开口处,并且必须频繁地检查压力。另外,可以使用Mayfield钳。在一些脊柱手术过程中,为了减少静脉出血并增加手术野暴露,可能会要求过分的头低位。这种体位与控制性降压和大量晶体液输注相结合,可能增加眼部血液循环障碍的风险。所以,应避免这三种危险因素同时发生。

视网膜中央动脉阻塞和分支动脉阻塞也是重要的危险因素,并且是常见的可预防的术后视力丧失的原因。大多数相关病例报道均来自脊柱,鼻腔,鼻窦或颈部手术以及冠状动脉搭桥术(coronary artery bypass graft,CABG)。除了对眼的外部压力之外,阻塞的原因还可能包括来自颈动脉斑块或其他来源的栓子和不同原因形成的血管痉挛和血栓形成。根治性颈部手术后并发出血和低血压以及鼻内注射α肾上腺素受体激动剂都有可能引起血管痉挛或者血栓形成。一些病例中患者接受了颈外动脉分支内的皮质醇或局部麻醉药的动脉内注射,可能产生逆行栓塞影响眼部血液供应[158]。Mabry[159]认为其损伤机制涉及定位到动脉的针头产生了向眼动脉分支逆向运行的血流,而且这种压力已超过了眼部的灌注压。因此,在鼻腔和鼻窦部位注射时,应该使用局部血管收缩药来减小血管床的大小,并且应使用小容量注射器上的小针(25G)以最小化注射压力。此外,有些病例曾经使用皮质类固醇联合其他药物注射,考虑到这种做法容易形成药物晶体,应该避免。

当视网膜中央动脉阻塞时,眼部的明显症状包括突眼,结膜水肿,前房积血,以及角膜擦伤和眼睑损伤。在检眼镜检查中发现的特征性表现为视网膜苍白水肿,黄斑呈樱桃红点。细小的视网膜小动脉可能存在血小板-纤维蛋白,胆固醇,钙化或晶体栓塞。CT和MRI检查通常为阴性。可通过超声心动图,颈动脉超声和颞动脉活检发现栓子或动脉炎的原因。

预防比治疗更为有效。应用眼部按摩(青光眼禁忌),以便将栓子移动到更次要的外周部位,静脉注射乙酰唑胺和 5% 二氧化碳吸入可增加视网膜血流量。然而,预后通常很差,大约 50% 的视网膜中央动脉阻塞患者最终出现视神经萎缩。

缺血性视神经病变

非手术环境下的缺血性视神经病变(ION)是 50 岁以上患者突然视力丧失的最常见原因,可能是动脉炎或非动脉炎。我们的讨论限于术后 ION,并对比前部和后部缺血性视神经病变异同。20 世纪 90 年代中期以来,术后视力丧失发生率增加,ASA 职业责任委员会于 1999 年 7 月 1 日建立了术后视力障碍数据库,以更好地确定相关的危险因素,以期将来能减少这些并发症的发生[160]。因为俯卧位脊柱手术术后视力下降的发生率估计为 0.017%~0.1%,且所有年龄段的健康人均可发生这种情况,所以在术前与患者沟通过程中讨论这种潜在的并发症十分重要。

前部缺血性视神经病变

尽管前部缺血性视神经病变(anterior ischemic optic neuropathy, AION)的病理生理学尚未完全厘清,但供应视神经前部的血管暂时性低灌注或无灌注是其发生的原因之一,此外轴突内水肿和视神经乳头的自动调节紊乱也可能是原因之一[161]。AION 患者常伴有系统性疾病,特别是涉及心血管系统和内分泌系统(在较小程度上)。男性占多数。术后 AION 的其他危险因素包括 CABG 和其他胸廓血管手术以及脊柱手术。虽然大量出血、贫血和低血压是术中常见的危险因素,但对进行脊柱融合手术的外科医生进行的一项回顾性调查显示,低血压和贫血在发生 ION 和不发生 ION 的患者中同样普遍[161]。其他可能的危险因素是眼内压或眼眶静脉压增高。尽管栓子也可能起作用,但 AION 通常不是由栓子引起的,因为栓子优先存在于视网膜中央动脉,而不是供应视神经前部的睫后短动脉。

由外部压迫眼部引起的眼内压增加会减少视网膜血流,这会导致视网膜和视神经损伤。此外,许多脊柱手术中过分的头低位,伴随大量的晶体输液也会增加眼内压[162]。眼眶静脉压增加导致视神经乳头灌注压梯度降低。有趣的是,一位围术期血压正常的 ION 患者在长时间手术后也出现了明显

的面部水肿。同样,一项心脏手术研究显示,眼内压升高与血液稀释程度和晶体液的使用有关[163]。在开放性心脏手术术后 24h 内,AION 患者有明显的体重增加,提示升高的眼静脉压会阻碍视神经血流。

根据 Roth 和 Gillesberg[158] 的报道,AION 的发生可能与眼静脉压,血液稀释,低血压,内源性血管收缩物质的释放以及动脉粥样硬化和异常视神经血液循环等个体危险因素之间的复杂相互作用有关。因此,尚没有有效的预防措施。不过,显然应避免眼的外部压力。尽量减少俯卧位的时间是有助于减少发病率的。在既往存在心血管疾病、高血压或青光眼的患者中,尽可能保持血压接近基线[158]。

AION 患者通常在术后一天(或可能稍晚)才注意到存在无痛感的视力损伤,此外还存在瞳孔传入障碍,垂直视野缺损以及视盘水肿或苍白。MRI 或 CT 最初显示视神经的扩大,而之后的 MRI 检测到视神经萎缩。

AION 的预后不尽相同,但往往很严重。虽然没有公认的治疗 AION 的方法,但 Williams 等人[164] 对各种治疗方法进行了总结。包括静脉注射乙酰唑胺,呋塞米,甘露醇和类固醇。如果是增加眼静脉压导致的,保持头高位可能会有帮助。而视神经鞘开窗或减压术不仅无效,还很可能是有害的。

后部缺血性视神经病变

视神经后部的血液供应比视神经前部少。与脊柱手术相关的大多数围术期 ION 病例大多发生在视神经后部,因为其侧支循环较差,使得神经对血流变化极其敏感。与 AION 相比,CABG 术后报道的后部缺血性视神经病变(posterior ischemic optic neuropathy, PION)病例相对较少,PION 似乎与心血管疾病关系不大。与 AION 一样,PION 患者中男性数量远超过女性。许多病例与手术有关,包括颈部,鼻部,鼻窦或脊柱手术。面部水肿发生于大约三分之一的 PION 病例中[158]。约有 11% 的病例与体外循环手术有关。

PION 的产生是因为视神经后部的氧供减少。压迫软脑膜血管(由眼动脉的小侧支提供)或栓塞也可造成缺血[158]。

视神经后部缺氧导致的缺血性损伤进展较慢,在疾病初期常常没有临床症状。在一些患者中,症状的发生可能会延迟数天出现。典型的表现包括瞳孔传入障碍或是非反应性瞳孔。由于其靠后

的解剖位置，视盘水肿不是 PION 的特征。术后早期 CT 扫描可能显示视神经眶内部分增大。与 AION 相比，双侧失明在 PION 更常见，这可能表明视交叉已经受累。眼部相关疾病或眼部血液供应可能也与 PION 有关[158]。有些患者的症状可能自发地部分改善，但通常没有太大变化。类固醇可以考虑作为治疗的一种方案。预防性措施如前文 AION 所述。

对前六年 ASA 术后视力丧失的案例分析发现，存在更高的 ION 和视力损害风险的脊柱手术患者的危险因素包括患者易感性，手术时间超过 6h，失血量大于 1 000ml[166]。在报告的 83 例病例中，没有任何证据证明眼外伤是由水肿或直接受压引起的。发生术后失明的患者平均血压和血细胞比容差异很大。其中，34% 的患者平均动脉压或收缩压比基线低 40%，只有 6% 的患者平均动脉压或收缩压低于基线 20%。不过，ASA 指导脊柱外科围术期视力下降的实践结论是，目前还没有确定的"输血阈值"。手术期间控制性降压尚未被证明与术后视力丧失有关[167]。然而，顾问和专业协会成员对高危患者控制性降压表示关注，并建议应根据具体情况确定使用这一技术。此外，他们建议，如果可能的话，高危患者的体位应使其头部与心脏水平相同或更高。另外，应该将患者的头部保持在正中位置，避免颈部屈曲，伸展，侧屈或旋转。最后，应该考虑使用分期脊柱手术来避免高风险患者过长时间的俯卧位。

2012 年，多中心研究首次通过详细的围术期数据对脊柱融合手术术后 ION 患者的风险因素进行分析，以确定其危险因素[168]。病例囊括了 AION 和 PION。多因素分析显示，脊柱融合手术术后 ION 的危险因素包括男性，肥胖，Wilson 头架的使用，麻醉持续时间延长，失血量增加和低比率的胶体输注。高龄，高血压，动脉粥样硬化，吸烟或糖尿病对 ION 发生没有统计学差异。这些发现提示，与任何已知的合并症或血管病相比，ION 的病因学可能更易受术中因素的影响。有超过一半的危险因素强有力地支持了这一观点，即视神经管急性静脉淤血是造成 ION 的潜在因素[169]。也许随着时间的推移，研究人员能确定在 ION 发生过程中局部或全身性炎症反应所扮演的作用[169]。

皮质盲

视神经吻侧端的脑损伤可能导致皮质盲。损伤是由于外侧膝状体核或枕叶上的视皮质以外的视觉通路损害。与 AION 类似，皮质盲常合并全身性疾病，在 CABG 的患者中需要特别关注。并且，栓子和持续的严重低血压是其发病的常见原因。涉及病理生理学的其他病因包括心脏停搏，低氧血症，颅内高压，活动性出血，血管阻塞，血栓形成和血管痉挛。

鉴别诊断特征包括眼底检查时的正常视盘和正常的瞳孔反应。然而，眼球运动正常但视动性眼球震颤丧失。CT 和 MRI 有助于评价与皮质盲有关的脑梗死程度。枕部病变多为双侧，CT 检查结果通常表现为大脑后动脉血栓形成，基底动脉闭塞，大脑后动脉分支闭塞或脑分水岭梗死。CABG 后的病变往往包括顶枕区。

而大多数 ION 患者没有完全或显著改善，健康患者皮质盲的视觉恢复是可能的，但需要较长时间。预防策略包括保持足够的全身灌注压，并且在心脏手术中，最大限度地减少主动脉的操作，在瓣膜手术期间精确除去空气和颗粒物质，以及在体外循环期间对患者使用动脉管路滤器。

急性青光眼

虽然在慢性青光眼患者中局部应用散瞳阿托品和东莨菪碱被列为禁忌，但是以一般剂量全身使用抗胆碱能药物对于青光眼是安全的。用于逆转神经肌肉阻滞的阿托品-新斯的明合剂也被认为是安全的。用于控制青光眼的局部眼科药物应持续到围术期。

急性闭角型青光眼通常自然发生，但在脊椎麻醉和全身麻醉后已有报道（尽管很少）。由瞳孔阻滞引起的急性闭角型青光眼是一种多因素疾病且非常严重。危险因素包括遗传易感性，前房深度浅，晶状体厚度增加，角膜直径小，女性和高龄。一项研究[170]探讨了高危患者中可能的促发事件，结果显示麻醉药类型、手术持续时间、肠外液体量或术中血压并不与急性闭角型青光眼发生相关。

尽管急性闭角型青光眼是十分严重的并发症，但可能难以鉴别[171]。然而，医生应该了解这种潜在的并发症，因为诊断延迟可能不利于视觉恢复，并导致永久性视神经损伤。那些被认为有风险的患者应该接受术前眼科评估和围术期缩瞳治疗。术后应仔细观察这些患者是否出现红眼或固定扩张的瞳孔，以及了解疼痛和视力模糊的主诉。急性青光眼是真正的急症，应立即请眼科会诊，以全身和局部治疗迅速降低眼内压。这些患者描述的强烈的眶周疼痛也有助于鉴别诊断。

白内障术后上睑下垂

　　白内障手术后的上睑下垂并不少见，其病因涉及多种因素[172-173]，包括术前存在的上睑下垂，进行面神经阻滞时在上眼睑注射局部麻醉药，通过上眼睑在 12 点钟位置注射局部麻醉药，眼球按压或按摩，使用开睑器，在上直肌提肌复合体上放置上牵引肌腱，牵引大直径结膜瓣，术后延长或紧张的修补期和术后眼睑水肿。Feibel 等[172]认为，白内障术后上睑下垂的发生是多因素的，单纯的白内障手术并不是唯一的因素。Taylor 等[173]用 MRI 对 4 例接受肌锥外阻滞且术后出现复视的患者进行了检查，发现在无意间肌内注射后，球周水肿与局部麻醉药引起的直接肌毒性相关联。虽然局部麻醉药有明显的肌毒性，但局部麻醉药注射不能作为上睑下垂的主要原因，因为术后上睑下垂也可见于接受全身麻醉手术的患者。

（陈榕 译，孟庆涛 校）

参考文献

1. Eye Diseases Prevalence Research Group. Prevalence of age-related macular degeneration in the United States. *Arch Ophthalmol.* 2004;122:564–572.
2. Teng C, Gurses-Ozden R, Liebmann JM, et al. Effect of a tight necktie on intraocular pressure. *Br J Ophthalmol.* 2003;87:946–948.
3. Stoelting RK. Circulatory changes during direct laryngoscopy and tracheal intubation: influence of duration of laryngoscopy with or without prior lidocaine. *Anesthesiology.* 1977;47:381–384.
4. Duncalf D, Foldes FF. Effect of anesthetic drugs and muscle relaxants on intraocular pressure. In: Smith RB. eds. *Anesthesia in Ophthalmology.* Boston, MA: Little Brown; 1973:21.
5. Garde JF, Aston R, Endler GC, et al. Racial mydriatic response to belladonna preparations. *Anesth Analg.* 1978;57:572–576.
6. Awad H, Santilli S, Ohr M, et al. The effects of steep Trendelenburg positioning on intraocular pressure during robotic radical prostatectomy. *Anesth Analg.* 2009;109: 473–478.
7. Thompson MF, Brock-Utne JG, Bean P, et al. Anaesthesia and intraocular pressure: a comparison of total intravenous anaesthesia using etomidate with conventional inhalational anaesthesia. *Anaesthesia.* 1982;37:758.
8. Yoshikawa K, Murai Y. Effect of ketamine on intraocular pressure in children. *Anesth Analg.* 1971;50:199–202.
9. Corssen G, Hoy JE. A new parenteral anesthetic—CI581: its effect on intraocular pressure. *J Pediatr Ophthalmol.* 1967;4:20.
10. Peuler M, Glass DD, Arens JF. Ketamine and intraocular pressure. *Anesthesiology.* 1975;43:575–578.
11. Ausinsch B, Rayburn RL, Munson ES, et al. Ketamine and intraocular pressure in children. *Anesth Analg.* 1976;55:773–775.
12. Ausinsch B, Graves SA, Munson ES, et al. Intraocular pressure in children during isoflurane and halothane anesthesia. *Anesthesiology.* 1975;42:167–172.
13. Litwiller RW, Difazio CA, Rushia EL. Pancuronium and intraocular pressure. *Anesthesiology.* 1975;42:750–752.
14. Lincoff HA, Breinin GM, DeVoe AG, et al. Effect of succinylcholine on the extraocular muscles. *Am J Ophthalmol.* 1957;44:440–444.
15. Pandey K, Badolas RP, Kumar S. Time course of intraocular hypertension produced by suxamethonium. *Br J Anaesth.* 1972;44:191–196.
16. Kelly RE, Dinner M, Turner LS, et al. Succinylcholine increases intraocular pressure in the human eye with the extraocular muscles detached. *Anesthesiology.* 1993;79:948–952.
17. Miller RD, Way WL, Hickey RF. Inhibition of succinylcholine-induced increased intraocular pressure by nondepolarizing muscle relaxants. *Anesthesiology.* 1968;29:123.
18. Meyers EF, Krupin T, Johnson M, et al. Failure of nondepolarizing neuromuscular blockers to inhibit succinylcholine-induced increased intraocular pressure: a controlled study. *Anesthesiology.* 1978;48:149–151.
19. Verma RS. "Self-taming" of succinylcholine-induced fasciculations and intraocular pressure. *Anesthesiology.* 1979;50:245–247.
20. Meyers EF, Singer P, Otto A. A controlled study of the effect of succinylcholine self-taming on IOP. *Anesthesiology.* 1980;53:72–74.
21. Stoelting RK. Blood pressure and heart rate changes during short duration laryngoscopy for tracheal intubation: influences of viscous or intravenous lidocaine. *Anesth Analg.* 1978;57:197–199.
22. Smith RB, Babinski M, Leano N. Effect of lidocaine on succinylcholine-induced rise in IOP. *Can Anaesth Soc J.* 1979;26:482–483.
23. Grover VK, Lata K, Sharma S, et al. Efficacy of lignocaine in the suppression of the intraocular pressure response to suxamethonium and tracheal intubation. *Anaesthesia.* 1989;44:22–25.
24. Jampolsky A. Strabismus: Surgical overcorrections. *Highlights Ophthalmol.* 1965;8:78.
25. Dell R, Williams B. Anaesthesia for strabismus surgery: a regional survey. *Br J Anaesth.* 1999;82:761–763.
26. Alexander JP. Reflex disturbances of cardiac rhythm during ophthalmic surgery. *Br J Ophthalmol.* 1975;59:518–524.
27. Berler DK. Oculocardiac reflex. *Am J Ophthalmol.* 1963;12(56):954–959.
28. Mirakur RK, Clarke RS, Dundee JW, et al. Anticholinergic drugs in anaesthesia: a survey of their present position. *Anaesthesia.* 1978;33:133–138.
29. Steward DJ. Anticholinergic premedication for infants and children. *Can Anaesth Soc J.* 1983;30:325–328.
30. Massumi RA, Mason DT, Amsterdam EA, et al. Ventricular fibrillation and tachycardia after intravenous atropine for treatment of bradycardias. *N Engl J Med.* 1972;287:336–338.
31. McGoldrick KE. Transient left bundle branch block during local anesthesia. *Anesthesiol Rev.* 1981;8(6):36.
32. Moonie GT, Rees DI, Elton D. Oculocardiac reflex during strabismus surgery. *Can Anaesth Soc J.* 1964;11:621–632.
33. Phillips TJ, McGuirk SP, Chahat HK, et al. Autonomic cardio-respiratory reflex reactions and super selective ophthalmic arterial chemotherapy for retinoblastoma. *Pediatric Anesth.* 2013;23:940–945.
34. Harris EA. Autonomic cardio-respiratory reflex reactions and super selective ophthalmic arterial chemotherapy for retinoblastoma (letter). *Pediatric Anesth.* 2014;24:230–231.
35. Yamane T, Kaneko A, Mohri M. The technique of ophthalmic arterial infusion therapy for patients with intraocular retinoblastoma. *Int J Clin Oncol.* 2004;9:69–73.
36. Ellis EP, Esterdahl M. Echothiophate iodide therapy in children: effect upon blood cholinesterase levels. *Arch Ophthalmol.* 1967;77:598–601.
37. Meyers EF. Cocaine toxicity during dacryocystorhinostomy. *Arch Ophthalmol.* 1980;98:842–843.
38. Gay GR, Loper KA. Control of cocaine-induced hypertension with labetalol (letter). *Anesth Analg.* 1988;67:92.
39. Brown MM, Brown GC, Spaeth GL. Lack of side effects from topically administered 10% phenylephrine eye drops: a controlled study. *Arch Ophthalmol.* 1980;98:487–489.
40. Jones FL, Eckberg NL. Exacerbation of asthma by timolol. *N Engl J Med.* 1979; 301:170.
41. Kim JW, Smith PH. Timolol-induced bradycardia. *Anesth Analg.* 1980;59: 301–303.
42. Shavitz SA. Timolol and myasthenia gravis. *JAMA.* 1979;242:1611–1612.
43. Bailey PL. Timolol and postoperative apnea in neonates and young infants. *Anesthesiology.* 1984;61:622.
44. Vinker S, Kaiserman I, Waitman DA, et al. Prescription of ocular beta-blockers in patients with obstructive pulmonary disease: does a central electronic medical record make a difference? *Clin Drug Investig.* 2006;26:495–500.
45. Lee EJK. Use of nitrous oxide causing severe visual loss 37 days after retinal surgery. *Br J Anaesth.* 2004;93:464–464.
46. Wolf GL, Capriano C, Hartung J. Effects of nitrous oxide on gas bubble volume in the anterior chamber. *Arch Ophthalmol.* 1985;103:418–419.
47. Marcus EN, Gayer S, Anderson DR. Medical evaluation of patients before ocular surgery (editorial). *Am J Ophthalmol.* 2003;136:338–339.
48. Schein OD, Katz J, Bass EB, et al. The value of routine preoperative medical testing before cataract surgery. *N Engl J Med.* 2000;342:168–175.
49. Chen CL, Lin GA, Bardash NT, et al. Preoperative medical testing in Medicare patients undergoing cataract surgery. *N Engl J Med.* 2015; 372;16:1530–1538.
50. Charles S, Rosenfeld PJ, Gayer S. Medical consequences of stopping anticoagulants prior to intraocular surgery or intravitreal injections. *Retina.* 2007; 27(7):813–815.
51. Feitl ME, Krupin T. Retrobulbar anesthesia. *Ophthalmol Clin North Am.* 1990;3:83.
52. Katz J, Feldman MA, Bass EB, et al. Risks and benefits of anticoagulant and antiplatelet medication use before cataract surgery. *Ophthalmology.* 2003;110: 1784–1788.
53. Jamula E, Anderson J, Douketis JD. Safety of continuing warfarin therapy during cataract surgery: a systematic review and meta-analysis. *Thomb Res.* 2009;124:292–299.
54. Douketis JD, Berger PB, Dunn AS, et al. The perioperative management of antithrombotic therapy: American College of Chest Physicians Evidence-Based Clinical Practice Guidelines (8th ed). *Chest.* 2008;133(6 suppl):299S–339S.
55. Gertein NS, Schulman WH, Petersen TR, et al. Should more patients continue aspirin therapy perioperatively? Clinical impact on aspirin withdrawal syndrome. *Ann Surg.* 2012;255:811–819.
56. Baron TH, Kamath PS, McBane RD. Management of antithrombotic therapy in patients undergoing invasive procedures. *N Engl J Med.* 2013;368:2113–2124.
57. McClellan AJ, Flynn HW, Smiddy, WE, Gayer S. The use of perioperative antithrombotic agents in posterior segment ocular surgery. *Am J Ophthalmol.* 2014;158:858–859.
58. McClellan AJ, Flynn HW, Gayer S. A novel issue for vitreoretinal surgeons. *Retina.* 2016;36:245–246.
59. Kallio H, Paloheimo M, Maunuksela E. Haemorrhage and risk factors associ-

ated with retrobulbar/peribulbar block: a prospective study in 1383 patients. *Br J Anaesth.* 2000; 85(5):708–711.

60. American Society of Anesthesiologists Committee on Standards and Practice Parameters. Practice alert for the perioperative management of patients with coronary artery stents: a report by the American Society of Anesthesiologists Committee on Standards and Practice Parameters. *Anesthesiology.* 2009;110: 22–23.

61. Hawn M, Graham L, Richman J, et al. Risk of major adverse cardiac events following noncardiac surgery in patients with coronary stents. *JAMA.* 2013; 310(14):1462–1472.

62. Bayes J. A survey of ophthalmic anesthetists on managing pacemakers and implanted cardiac defibrillators. *Anesth Analg.* 2006;103:1615–1616.

63. Stoller GL. Ophthalmic surgery and the implantable cardioverter defibrillator. *Arch Ophthalmol.* 2006;124:123–125.

64. Bhananker SM, Posner KL, Cheney FW, et al. Injury and liability associated with monitored anesthesia care: a closed claims analysis. *Anesthesiology.* 2006; 104:228–234.

65. Tao JP. Sneezing reflex associated with intravenous sedation and periocular anesthetic injection. *Am J Ophthalmol.* 2009;147(1):183–184.

66. Gayer S. Key components of risk associated with ophthalmic anesthesia. *Anesthesiology.* 2006;105:859.

67. McGoldrick KE. Ocular pathology and systemic diseases. In: McGoldrick KE, ed. *Anesthesia Implications: Anesthesia for Ophthalmic and Otolaryngologic Surgery.* Philadelphia, PA: WB Saunders; 1992:210.

68. Leaming DV. Practice styles and preferences of ASCRS members: 2002 survey. *J Cataract Refract Surg.* 2003;29:1412–1420.

69. Guise PA. Sub-Tenon anesthesia: a prospective study of 6000 blocks. *Anesthesiology.* 2003;98:964–968.

70. Gayer S, Flynn HW Jr. Sub-Tenon's injection for local anesthesia in posterior segment surgery (discussion). *Ophthalmology.* 2000;107:41–46.

71. Universal protocol for preventing wrong site, wrong procedure, wrong person surgery. Joint Commission on Accreditation of Healthcare Organizations website. http://www.jointcommission.org/standards_information/up.aspx. Accessed December 16, 2015.

72. Wainwright AC. Positive pressure ventilation and the laryngeal mask airway in ophthalmic anaesthesia. *Br J Anaesth.* 1995;75:249–250.

73. Lamb K, James MF, Janicki PK. The laryngeal mask airway for intraocular surgery: effects on intraocular pressure and stress responses. *Br J Anaesth.* 1992;69:143–147.

74. Thomson KD. The effect of the laryngeal mask airway on coughing after eye surgery under general anesthesia. *Ophthalmic Surg.* 1992;23:630–631.

75. Knapp H. On cocaine and its use in ophthalmic and general surgery. *Arch Ophthalmol.* 1884;13:402.

76. Atkinson WS. Retrobulbar injection of anesthetic within the muscular cone. *Arch Ophthalmol.* 1936;16:494.

77. Gayer S. Ophthalmic anesthesia: More than meets the eye. In: Schwartz AJ, ed. *American Society of Anesthesiologists Refresher Courses in Anesthesiology.* Philadelphia, PA: Lippincott Williams & Wilkins; 2006:55.

78. Gayer S, Kumar CM. Ophthalmic regional anesthesia techniques. *Minerva Anestesiol.* 2008;74:23–33.

79. Korneef L. The architecture of the musculofibrous apparatus in the human orbit. *Acta Morphol Neerl Scand.* 1977;15:35–64.

80. Ripart J, Lefrant J, de la Coussaye J, et al. Peribulbar versus retrobulbar anesthesia for ophthalmic surgery. *Anesthesiology.* 2001;94:56–62.

81. Carneiro HM, Tiexeira KI, de Avila MP, et al. Comparison of needle path, anesthetic dispersion, and quality of anesthesia in retrobulbar and peribulbar blocks. *Reg Anesth Pain Med.* 2016;41(1):37–42.

82. Capó H, Roth E, Johnson T, et al. Vertical strabismus after cataract surgery. *Ophthalmology.* 1996;103:918–921.

83. Ripart J, Lefrant J, Lalourcey L, et al. Medial canthus (caruncle) single injection periocular anesthesia. *Anesth Analg.* 1996;83:1234–1238.

84. Katsev DA, Drews RC, Rose BT. An anatomic study of retrobulbar needle path length. *Ophthalmology.* 1989;96:1221–1224.

85. Waller SG, Taboada J, O'Connor P. Retrobulbar anesthesia risk: do sharp needles really perforate the eye more easily than blunt needles? *Ophthalmology.* 1993;100:506–510.

86. Unsold R, Stanley JA, DeGroot J. The CT topography of retrobulbar anesthesia. *Graefes Arch Clin Exp Ophthalmol.* 1981;217:125–136.

87. Vohra SB. A review of the directions of gaze during intraocular anesthetic blocks. *Ophthal Surg Lasers Imag.* 2012;43:162–168.

88. Gayer S, Denham D, Alarakhia K, et al. Ocular decompression devices: liquid mercury balloon versus the tungsten powder balloon. *Am J Ophthalmol.* 2006; 142:500–501.

89. Birch A, Evans M, Redembo E. The ultrasonic localization of retrobulbar needles during retrobulbar block. *Ophthalmology.* 1995;102:824–826.

90. Grizzard WS, Kirk NM, Pavan PR, et al. Perforating ocular injuries caused by anesthesia personnel. *Ophthalmology.* 1991;98:1011–1016.

91. Miller-Meeks MJ, Bergstrom T, Karp KO. Prevalent attitudes regarding residency training in ocular anesthesia. *Ophthalmology.* 1994;101:1353–1356.

92. Bayes J, Zheng H, Rosow CE. Early use of eyeglasses for myopia predicts long axial length of the eye. *Anesth Analg.* 2010;110:119–121.

93. Gayer S. Ocular ultrasound guided anesthesia. In: Singh AD, Hayden BC, eds. *Ophthalmic Ultrasonography.* Philadelphia, PA: Elsevier; 2012:195–200.

94. Palte HD, Gayer S, Arrieta E, et al. Are ultrasound-guided ophthalmic blocks injurious to the eye? A comparative rabbit model study of two ultrasound devices evaluating intraorbital thermal and structural changes. *Anesth Analg.* 2012;115(1):194–201.

95. Chin YC, Kumar CM. Brainstem anesthesia revisited: mechanism, presentation and management. *Trends Anesth Crit Care.* 2013;3:252–256.

96. Nicoll JM, Acharya PA, Ahlen K, et al. Central nervous system complications after 6000 retrobulbar blocks. *Anesth Analg.* 1987;66:1298–1302.

97. Swan KC. New drugs and techniques for ocular anesthesia. *Trans Am Acad Ophthalmol Otolaryngol.* 1956;60:368–375.

98. Gayer S, Cass GD. Sub-Tenon techniques should be one option among many. *Anesthesiology.* 2004;100:196.

99. Niemi-Murola L, Krootila K, Kivisaari R, et al. Localization of local anesthetic solution by magnetic resonance imaging. *Ophthalmology.* 2004;111:342–347.

100. Frieman BJ, Friedberg MA. Globe perforation associated with sub-Tenon's anesthesia. *J Ophthalmol.* 2001;131:520–521.

101. Ruschen H, Bremner FD, Carr C. Complications after sub-Tenon's eye block. *Anesth Analg.* 2003;96:273–277.

102. Ripart J, Metge L, Prat-Pradal D, et al. Medial canthus single-injection episcleral (sub-Tenon) anesthesia: computed tomography imaging. *Anesth Analg.* 1998;87:42.

103. Allman KG, Theron AD, Byles DB. A new technique of incisionless, minimally invasive sub-Tenon's anaesthesia. *Anaesthesia.* 2008;63(7):782–783.

104. Quantock C, Goswami T. Death potentially secondary to sub-Tenon's block. *Anaesthesia.* 2007;62:175–177.

105. Palte HD, Gayer S. Death after a sub-Tenon's block. *Anaesthesia.* 2007;62:531.

106. Bardocci A, Lofoco G, Perdicaro S, et al. Lidocaine 2% gel versus lidocaine 4% unpreserved drops for topical anesthesia in cataract surgery: a randomized controlled trial. *Ophthalmology.* 2003;110:144.

107. Shugar JK. Use of epinephrine for IFIS prophylaxis. *J Cataract Refract Surg.* 2006;32:1074–1075.

108. Bell CM, Hatch WV, Fischer HD, et al. Association between tamsulosin and serious ophthalmic adverse events in older man following cataract surgery. *JAMA.* 2009;301(19):1991–1996.

109. Jaichandran VV, Raman R, Laxmi G, et al. Local anesthetic agents for vitreo-retinal surgery. *Ophthalmology.* 2015;122:1030–1033.

110. Zhang C, Phamonvaechavan R, Rajan A, et al. Concentration-dependent bupivacaine myotoxicity in rabbit extraocular muscle. *J AAPOS.* 2010;14: 323–327.

111. Borazan M, Karalezli A, Oto S, et al. Comparison of bupivacaine 0.5% and lidocaine 2% mixture with levobupivacaine 0.75% and ropivacaine 1% in peribulbar anaesthesia for cataract surgery with phacoemulsification. *Acta Ophthal Scand.* 2007;85:844–847.

112. Uy H, de Jesus AA, Paray AA, et al. Ropivacaine-lidocaine versus bupivacaine-lidocaine for retrobulbar anesthesia in cataract surgery. *J Cataract Refract Surg.* 2002;28:1023–1026.

113. Netland PA, Harris A. Color Doppler ultrasound measurements after topical and retrobulbar epinephrine in primate eyes. *Invest Ophthalmol Vis Sci.* 1997;38:2655–2661.

114. Adams L. Adjuvants to local anaesthesia in ophthalmic surgery. *Br J Ophthalmol.* 2011;95(10):1345–1349.

115. Brown SM, Coats DK, Collins ML, et al. Second cluster of strabismus cases after periocular anesthesia without hyaluronidase. *J Cataract Refract Surg.* 2001;27:1872–1875.

116. Hamada S, Devys JM, Xuan TH, et al. Role of hyaluronidase in diplopia after peribulbar anaesthesia for cataract surgery. *Ophthalmology.* 2005;112(5):879–882.

117. Jay WM, Aziz MZ, Green K. Effect of intraocular pressure reducer on ocular and optic nerve blood flow in phakic rabbit eyes. *Acta Ophthalmol.* 1986; 64:52–57.

118. Adatia FA, Munro M, Jivraj I, et al. Documenting the subjective patient experience of first versus second cataract surgery. *J Cataract Refract Surg.* 2015; 41:116–121.

119. Downs JB. Has oxygen administration delayed appropriate respiratory care? Fallacies regarding oxygen therapy. *Respir Care.* 2003;48:611.

120. Mehta SP, Bhananker SM, Posner KL, et al. Operating room fires: a closed claims analysis. *Anesthesiology.* 2013;118:1133–1139.

121. Hug CC. MAC should stand for maximum anesthesia caution, not minimal anesthesiology care (editorial). *Anesthesiology.* 2006;104:221–223.

122. Norregaard JC, Schein OD, Bellan L, et al. International variation in anesthesia care during cataract surgery: results from the International Cataract Surgery Outcomes Study. *Arch Ophthalmol.* 1997;115:1304–1308.

123. Eichel R, Goldberg I. Anaesthetic techniques for cataract surgery: a survey of delegates to the Congress of the International Council of Ophthalmology, 2002. *Clin Experiment Ophthalmol.* 2005;33:469–472.

124. Rosenfeld SI, Litinsky SM, Snyder DA, et al. Effectiveness of monitored anesthesia care in cataract surgery. *Ophthalmology.* 1999;106:1256–1260.

125. Fung D, Cohen MM, Stewart S, et al. What determines patient satisfaction with cataract care under topical local anesthesia and monitored sedation in a community hospital setting? *Anesth Analg.* 2005;100:1644–1650.

126. Gayer S. Rethinking anesthesia strategies for patients with traumatic eye injuries: alternatives to general anesthesia. *Curr Anesth Crit Care.* 2006;17:191.

127. Scott IU, McCabe CM, Flynn HW Jr, et al. Local anesthesia with intravenous sedation for surgical repair of selected open globe injuries. *Am J Ophthalmol.* 2002;134:707–711.

128. Boscia F, La Tegola MG, Columbo G, et al. Combined topical anesthesia and sedation for open-globe injuries in selected patients. *Ophthalmology.* 2003; 110:1555–1559.

129. McGoldrick KE. The open globe: Is an alternative to succinylcholine necessary? (editorial). *J Clin Anesth.* 1993;5:1–4.

130. de Boer H, Driessen JJ, Marcus MA, et al. Reversal of rocuronium-induced (1.2 mg/kg) neuromuscular block by sugammadex: a multicenter dose-finding and safety study. *Anesthesiology.* 2007;107:239–244.

131. Kopman AF. Sugammadex: A revolutionary approach to neuromuscular antagonism (editorial). *Anesthesiology.* 2006;104:631–633.

132. Ledowski T, Kiese F, Silke J, et al. Possible air embolism during eye surgery. *Anesth Analg.* 2005;100:1651–1652.

133. Morris R, Sapp M, Oltmanns M, et al. Presumed air by vitrectomy embolization (PAVE). *Br J Ophthalmol.* 2014;98:765–768.

134. Stinson TW, Donlon JV. Interaction of SF6 and air with nitrous oxide. *Anes-*

thesiology. 1979;51:S16.

135. Colson JD. Cervicofacial subcutaneous emphysema and pneumomediastinum after retinal detachment surgery: just another monitored anesthesia eye case. J Clin Anesth. 2011;23:410.

136. Seaberg RR, Freeman WR, Goldbaum MH, et al. Permanent postoperative vision loss associated with expansion of intraocular gas in the presence of a nitrous oxide-containing anesthetic. Anesthesiology. 2002;97:1309–1310.

137. Dallinger S, Findl O, Strenn K, et al. Age dependence of choroidal blood flow. J Am Geriatr Soc. 1998;46:484–487.

138. Recchia FM, Brown GC. Systemic disorders associated with retinal vascular occlusion. Curr Opin Ophthalmol. 2000;11:462–467.

139. Wykoff CC, Flynn HW, Scott IU. What is the optimal timing for rhegmatogenous retinal detachment repair? JAMA Ophthalmol. 2013;131(11):1399–1400.

140. Wykoff CC, Smiddy WE, Mathen T, et al. Fovea-sparing retinal detachments: time to surgery and visual outcomes. Am J Ophthalmol. 2010;150:205–210.

141. Colyer MH, Weber ED, Weichel ED, et al. Delayed intraocular foreign body removal without endophthalmitis during Operations Iraqi Freedom and Enduring Freedom. Ophthalmology. 2007;114(8):1439–1447.

142. Li G, Brady JE, Rosenberg H, et al. Excess comorbidities associated with malignant hyperthermia diagnosis in pediatric hospital discharge records. Pediatr Anesth. 2011;21:958–963.

143. France NK, France TD, Wordburn JD Jr, et al. Succinylcholine alteration of the forced duction test. Ophthalmology. 1980;87:1282–1287.

144. Lerman MD, Eustis S, Smith DR. Effect of droperidol pretreatment on postanesthetic vomiting in children undergoing strabismus surgery. Anesthesiology. 1986;65:322–325.

145. Brown RE, James DG, Weaver RG, et al. Low-dose droperidol versus standard-dose droperidol for prevention of postoperative vomiting after pediatric strabismus surgery. J Clin Anesth. 1991;3:306–309.

146. Gan TJ, Meyer TA, Apfel CC, et al. Society for Ambulatory Anesthesia guidelines for the management of postoperative nausea and vomiting. Anesth Analg. 2007;105:1615–1628.

147. Watcha MF, Simeon RM, White PF, et al. Effect of propofol on the incidence of postoperative vomiting after strabismus surgery in pediatric outpatients. Anesthesiology. 1991;75:204–209.

148. Oh AY, Kim JH, Hwang JW, et al. Incidence of postoperative nausea and vomiting after pediatric strabismus surgery with sevoflurane or remifentanil–sevoflurane. Br J Anaesth. 2010;104:756–760.

149. Munro HM, Riegger LQ, Reynolds PI, et al. Comparison of the analgesic and emetic properties of ketorolac and morphine for paediatric outpatient strabismus surgery. Br J Anaesth. 1994;72:624–628.

150. Roth S, Thisted RA, Erickson JP, et al. Eye injuries after nonocular surgery: a study of 60,965 anesthetics from 1988–1992. Anesthesiology. 1996;85:1020–1027.

151. Gild WA, Posner KL, Caplan RA, et al. Eye injuries associated with anesthesia. Anesthesiology. 1992;76:204–208.

152. Lee LA, Posner KL, Domino KB, et al. Injuries associated with regional anesthesia in the 1980s and 1990s: a closed claims analysis. Anesthesiology. 2004;101:143–152.

153. Szypula K, Ashpole KJ, Bogod D, et al. Litigation related to regional anesthesia: an analysis of claims against the NHS in England 1995–2007. Anaesthesia. 2010;65:443–452.

154. Batra YK, Bali M. Corneal abrasions during general anesthesia. Anesth Analg. 1977;56:363–365.

155. Cucchiara R, Black S. Corneal abrasion during anesthesia and surgery. Anesthesiology. 1988;69:978–979.

156. Martin DP, Weingarten TN, Gunn PW, et al. Performance improvement system and perioperative corneal injuries. Anesthesiology. 2009;111:320–326.

157. Purdy EP, Ajimal GS. Vision loss after lumbar epidural steroid injection. Anesth Analg. 1988;86:119–122.

158. Roth S, Gillesberg I. Injuries to the visual system and other sense organs. In: Benumof JL, Saidman LJ, eds. Anesthesia and Perioperative Complications. 2nd ed. St. Louis, MO: Mosby; 1999:377.

159. Mabry RL. Visual loss after intranasal corticosteroid injection. Arch Otolaryngol. 1981;107:484–486.

160. Lee LA. Postoperative visual loss data gathered and analyzed. ASA Newsl. 2000;64:25.

161. Myers MA, Hamilton SR, Bogosian AJ, et al. Visual loss as a complication of spinal surgery. Spine. 1997;22:1325–1329.

162. Dilger JA, Tetzlaff JE, Bell GR, et al. Ischemic optic neuropathy after spinal fusion. Can J Anaesth. 1998;45:63–66.

163. Shapira OM, Kimmel WA, Lindsey PS, et al. Anterior ischemic optic neuropathy after open heart operations. Ann Thorac Surg. 1996;61:660–666.

164. Williams EL, Hart WM, Tempelhoff R. Postoperative ischemic optic neuropathy. Anesth Analg. 1995;80:1018–1029.

165. The Ischemic Optic Neuropathy Decompression Trial Research Group. Optic nerve decompression surgery is not effective and may be harmful. JAMA. 1995;273:625.

166. Lee LA, Roth S, Posner KL, et al. The American Society of Anesthesiologists Postoperative Visual Loss Registry: analysis of 93 spine surgery cases with postoperative visual loss. Anesthesiology. 2006;105:652–659.

167. American Society of Anesthesiologists Task Force on Perioperative Visual Loss. Practice advisory for perioperative visual loss associated with spine surgery: an updated report by the American Society of Anesthesiologists Task Force on Perioperative Visual Loss. Anesthesiology. 2012;116:274–285.

168. The Postoperative Visual Loss Study Group. Risk factors associated with ischemic optic neuropathy after spinal fusion surgery. Anesthesiology. 2012;116:15–24.

169. Warner M. Cracking open the door on perioperative visual loss (editorial). Anesthesiology. 2012;116:1–2.

170. Drance SM. Angle-closure glaucoma among Canadian Eskimos. Can J Ophthalmol. 1973;8:252–254.

171. Gayer S. Prone to blindness: Answers to postoperative visual loss. Anesth Analg. 2010;112:11–12.

172. Feibel RM, Custer PL, Gordon MO. Postcataract ptosis: a randomized, double-masked comparison of peribulbar and retrobulbar anesthesia. Ophthalmology. 1993;100:660–665.

173. Taylor G, Devys JM, Heran F, et al. Early exploration of diplopia with magnetic resonance imaging after peribulbar anaesthesia. Br J Anaesth. 2004;92:899–901.

第50章 肾脏系统与泌尿外科手术麻醉

Mark Stafford-Smith　　Aaron Sandler　　Jamie R. Privratsky　　Catherine Kuhn

要点

1. 肾脏滤过和重吸收易受外科疾病和麻醉的影响。肾血流量的自身调节在较宽的平均动脉压范围内(50～150mmHg)是有效的。尿流率并不会发生自身调节,但观察到平均动脉压高于50mmHg时会与尿量呈线性关系。

2. 肾髓质血流量较低(占总肾血流量的2%),但其对肾脏浓缩尿液的能力至关重要。在肾灌注减少期间,代谢活跃的髓袢升支粗段可能极易发生缺血性损伤。

3. 对手术应激的生理应答引发水钠潴留的内在机制。肾皮质血管收缩可引起灌注向近髓肾单位转移,肾小球滤过率下降以及水钠潴留。

4. 应激反应可能会引起肾血流量减少和肾小球滤过率下降,从而导致入球小动脉血管收缩。如果这种情况无法逆转,则肾脏缺血性损伤可能会导致急性肾衰竭。

5. 许多麻醉药可致肾血流量下降,但通常不具有临床意义且是可逆的。同样,尚无证据证明麻醉药可干扰肾脏对生理应激的应答。

6. 孤立性急性肾衰竭在外科患者中的病死率高达80%,其中急性肾小管坏死是急性肾衰竭的主要原因。

7. 患有非透析依赖性慢性肾脏病的外科患者发生终末期肾病的风险较高。新的术后透析的最可靠单一预测指标是术前肾功能不全。

8. 总体而言,尚无有说服力的比较性研究来证实全身麻醉相对于区域麻醉具有更优的肾保护作用或使得肾结局改善。

9. 麻醉监护预防急性肾损伤的基础是维持足够的血容量和血流动力学稳定性以预防肾血流灌注不足。

10. 泌尿科患者往往是老年人,他们患有许多合并症,且需要在任何泌尿外科手术之前进行临界状态评估。

11. 用于一些大型泌尿系统手术的硬膜外联合全身麻醉技术可以带来加快恢复、改善镇痛，甚至结局更佳等优势，但这些技术必须考虑到其他围术期问题（包括预防深静脉血栓形成的预防性抗凝治疗）。

12. 观察等待、微创原则和技术创新（如腹腔镜、机器人技术）已经改变了许多肾脏、膀胱和前列腺疾病的治疗方法，在某些情况下降低了高风险手术的数量，在另一些情况下则创建了其他安全、低并发症的替代治疗。

13. 与经尿道前列腺或膀胱肿瘤切除术最常相关的灌洗液吸收可引起经尿道电切综合征，尽管该疾病变得不太常见，但可能会在术后几小时内比较严重甚至危及生命。了解不同灌洗液的注意事项，麻醉医师保持对最大限度减少吸收的因素的警惕，症状和体征的识别以及适当治疗是获得该疾病有利结局的关键。

引言和背景

肾脏在实现和控制各种稳态功能中起着核心作用，这些作用包括对细胞外液容量以及其成分严密控制和有效排泄尿毒症毒素。急性肾损伤（acute kidney injury，AKI）可以干扰此类功能，并可以作为全身炎症反应、肾毒素暴露、肾氧输送持久减少（由手术或疾病所致）的结果而出现。从实践上讲，有几个因素往往是确定的。本章第一部分回顾了肾脏生理学和病理生理状态，因为它们与麻醉实践有关，然后探讨了识别和管理处于AKI和肾衰竭风险中患者的策略。第二部分对当前的泌尿外科手术及随之产生的麻醉管理问题进行了介绍。

肾脏解剖学与生理学

大体解剖学

两侧正常肾脏是红褐色器官且轮廓呈卵圆形，但内侧缘呈很深的锯齿状并在其中间凹陷，其中一个宽而垂直的裂口（肾门）负责输送物质进出肾脏（图50-1）。肾门大约位于第一腰椎水平处。肾脏位于腹膜后方的脊柱旁沟区，由于肝脏的存在，右肾在静息状态下稍低于左肾。在其上端，输尿管膨大形成肾盂，肾盂可以穿过肾门进入肾脏。在那里它与几个短漏斗状小管（肾盏）相延续，后者使之与肾实质相接。肾血管位于肾盂前方，但一些分支也可以从后方通过。肾痛觉通过交感神经纤维被传递回脊髓节段 $T_{10} \sim L_1$。交感神经支配由来自 $T_8 \sim L_1$ 的节前纤维供应。迷走神经可以为肾脏提供副交感神经支配，$S_2 \sim S_4$ 脊髓节段支配输尿管。

每侧肾脏都被包裹在一层厚厚的纤维囊内，而纤维囊本身被松散的肾筋膜内的脂肪囊包绕。

发育中的肾脏首先在骨盆中形成，然后上升至其后腹壁上的最终位置。在上升过程中，肾脏接受的血液供应来自多个连续来源，因此可以发现来自主动脉的肾动脉进入了肾脏下极。最初形成时，未成熟的肾脏紧密靠在一起，并可能融合形成马蹄肾。由于肠系膜下动脉的"固定"作用，该器官无法上升，因此出现时，它就永远是一个骨盆器官。

膀胱位于耻骨后间隙，并从起源于 $T_{11} \sim L_2$ 的交感神经接受神经支配，这些交感神经可以引起痛觉、触觉和温度觉，而膀胱膨胀感通过来自 $S_2 \sim S_4$ 节段的副交感神经纤维传递。另外，副交感神经还为膀胱提供大部分运动神经支配。

前列腺、尿道海绵体部和阴茎也分别接受来自 $T_{11} \sim L_2$ 和 $S_2 \sim S_4$ 节段的交感神经和副交感神经纤维。阴部神经通过阴茎背神经引起阴茎痛感。阴囊的感觉神经支配通过投射到腰骶段的皮神经产生，而睾丸感觉对应于下胸段和上腰段。

超微结构

肾的切面检查可以观察到毗邻肾囊的浅色皮质和深色的圆锥形或金字塔形的肾髓质（图50-1）。这些锥体呈放射状条纹形，且被皮质覆盖，进而延伸到肾脏作为肾柱。来自各肾叶（锥体及其皮质）的集合小管通过每个锥体进入固有肾盏入口处的肾乳头，将尿液排入肾盏系统。这些集合小管深藏于肾脏的径向条纹（髓放线）内，并输送肾脏结构单元（肾单位）中形成的尿液。每侧肾脏的肾实质包含约 1×10^6 个紧密排列的肾单位，每个肾单位由一簇凹陷入一根长肾小管膨大盲端（肾小体）的毛细血管（肾小球）组成，其中长肾小管可以离开肾小体在皮质形成近曲小管，近曲小管离开皮质形成近端小管直部，直部向下延伸至肾髓质椎体（亨利袢），后回到皮质形成远曲小管，最后汇入集合管，并通过肾锥体进入肾乳头，开口于肾小盏。尿液在肾单位的这些部位（近端小管、髓袢、远端

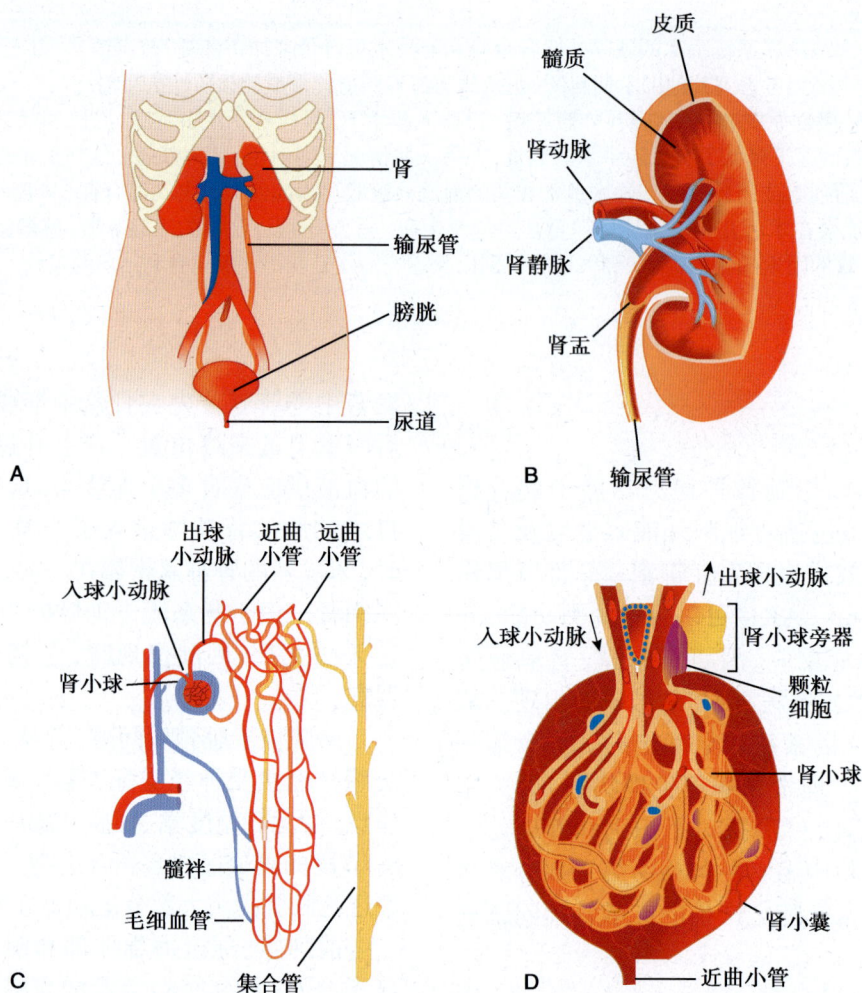

图 50-1

A：泌尿生殖系统和肾的大体解剖学和内部结构；B：肾的内部组织包括皮质和髓质区域
以及脉管系统；C：肾单位是肾的功能单位；D：血浆滤过发生在肾小球，进入肾小球的
血浆有 20% 通过专门的毛细血管壁进入肾小囊，然后进入肾小管进行加工并产生尿液

小管和集合管）形成、浓缩并输送到输尿管。远曲小管与入球小动脉非常接近，它们各自的细胞演化形成球旁复合体，这是一种复杂的生理反馈控制机制，在一定程度上有助于精确控制肾内和肾外血流动力学（肾功能正常的一个标志性特征）。

与肾小管的情况一样，肾脏脉管系统具有高度组织性。肾动脉在肾门处进入肾脏，然后在产生弓状动脉（沿着皮质与外髓质之间的交界处延伸）之前形成多个分支。来自弓状动脉的小叶间动脉沿着肾脏外表面向下，当它们穿过皮质时会产生许多入球小动脉，各入球小动脉进而产生单个肾小球毛细血管丛。从肾小球内血管到肾小管间隙的滤过发生屏障是高度专化的，并且包括带窗孔和负电荷的毛细血管内皮细胞以及由基底膜隔开的肾小管上皮细胞（足细胞）。通常，选择性渗透允许约 25% 的血浆成分进入肾小囊（鲍曼囊），只

有超过 60～70kDa 的细胞和蛋白质无法穿过。然而，该屏障可能在疾病状态下出现异常，疾病状态下允许滤过更大的蛋白质甚至红细胞。这些变化表现为肾病综合征（24h 蛋白尿＞3.5g）或肾小球肾炎（血尿和蛋白尿）。肾小球毛细血管从肾小囊中出来并合并形成出球小动脉和肾小管周围毛细血管，以滋养肾小管。肾脏脉管系统的这种由小动脉串联连接的两个毛细血管床排列并不常见。整个肾小管系统的血液供应来自出球小动脉，后者发出分支形成广泛的毛细血管网。一些肾小管周围毛细血管（直小血管）会向下深入髓质以与髓袢平行。然后，直小血管随着髓袢以皮质方向返回，加入其他肾小管周围毛细血管，并注入皮质静脉。

结构和功能的相关性

肾脏组织仅占体重的 0.4%，但却占 25% 的心输出量，因此正常人中，肾脏是体内灌流量最高的主要

器官，尤其是血浆滤过率高达 125～140ml/min 的年轻人。肾脏的功能是多种多样的，包括废物滤过、内分泌及外分泌活动、免疫和代谢功能以及维持生理稳态。除了严密调节细胞外溶质如钠、钾、氢离子、碳酸氢盐和葡萄糖之外，肾脏还会产生氨和葡萄糖，并消除氮和其他代谢废物，包括尿素、肌酐、胆红素和其他尿毒症毒素（在因肾功能损害而蓄积的情况下产生毒性作用的物质）。最后，由肾脏分泌的循环激素会影响红细胞生成、钙稳态和全身血压。

　　肾脏通过滤过来自血液中的大量液体和溶质，以及将废物分泌到小管液中来实现其毒素排泄和体液管理的双重作用。之后将重点介绍合并症、手术和麻醉对正常滤过和重吸收过程的影响。

肾小球滤过

　　血浆中的水和溶质经过入球小动脉流入肾小球后经滤过作用后形成了尿液。肾小球滤过率（glomerular filtration rate，GFR）是一种衡量肾小球功能的测量方法，以每分钟过滤的毫升血浆表示。超滤常数与肾小球毛细血管通透性和肾小球表面积直接相关。滤过压的两个主要决定因素是肾小球毛细血管压和肾小球胶体渗透压。肾小球毛细血管压与肾动脉压直接相关，并在很大程度上受肾小球上游（入球）和下游（出球）点处小动脉张力的影响。强交感神经或血管紧张素Ⅱ刺激，引起的入球小动脉张力的增加会导致滤过压和GFR下降。轻度交感神经或血管紧张素刺激则导致出球小动脉张力的选择性增加，这往往会使滤过压和GFR上升。肾小球胶体渗透压直接取决于血浆胶体渗透压。入球小动脉扩张通过增加肾小球血流量来增加 GFR，进而升高肾小球毛细血管压。最近对 Starling 原始公式进行了一般性修订，纳入了内皮多糖-蛋白质复合物层的重要性，似乎也与肾小球滤过有关，特别是对于蛋白尿的病理状态（如糖尿病肾病）[1-3]。

肾血流量和肾小球滤过率的自身调节

　　肾血流量（renal blood flow，RBF）的自身调节可以使 RBF 和 GFR 在很宽的动脉压范围内保持相对恒定。肾血流量和滤过的自身调节主要通过调节肾小球小动脉张力来保护肾小球免受过度灌注压影响的局部反馈信号实现（图 50-2）。

　　在健康状态下，RBF 的自身调节在很宽的全身动脉压范围内保持有效。已对肾小球血流量调

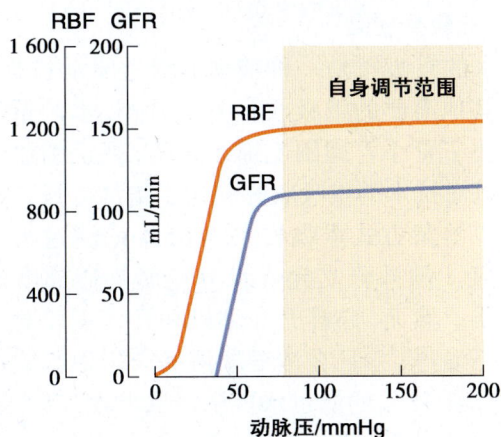

图 50-2　肾血流量（RBF）的自身调节可以使 RBF 和肾小球滤过率（GFR）在约 80～200mmHg 的动脉压范围内保持相对恒定

节的几种机制进行了描述，所有机制都涉及肾小球入球小动脉张力的调节。肌源性反射理论认为，动脉压增加会导致入球小动脉壁伸展，然后收缩（通过反射）；同样，动脉压下降会引起入球小动脉反射性扩张。所提出的另一种 RBF 自身调节机制是一种被称为管球反馈的现象，也负责 GFR 的自身调节。

　　管球反馈允许远端小管液的成分通过肾小球旁器来影响肾小球功能。当 RBF 减少时，GFR 的相关下降会导致递送至肾小球旁器的氯化物较少，继而引起入球小动脉扩张。结果是，肾小球的血流量和压力随之增加，以及 GFR 恢复到之前的水平。另外，氯化物也可以是出球小动脉张力控制的反馈信号。当 GFR 下降时，递送至肾小球旁器的氯化物减少会触发肾素的释放，最终导致血管紧张素Ⅱ的形成。作为对血管紧张素的响应，出球小动脉收缩会增加肾小球压力，从而增加肾小球滤过。认识到尿流率的自身调节并不会发生，以及平均动脉压高于 50mmHg 时平均动脉压与尿量之间存在线性关系是非常重要的。

肾小管对钠和水的重吸收

　　活跃的、能量依赖性的钠重吸收几乎随着肾小球滤液进入近端小管立即开始。在这里，钠钾ATP 酶主动将钠转运入肾小管细胞，随之是氯离子的被动转运。葡萄糖、氨基酸和其他有机化合物的重吸收与近端小管中的钠表现出强耦联。通常，近端小管重吸收 2/3 的滤过的钠。值得注意的是，髓袢中并未发生活跃的钠转运，直至到达髓袢升支粗段。髓袢升支粗段的细胞具有重吸收钠和氯的功能，并且与髓袢降支细段和髓袢升支细段

相比,耗氧量较高。

水的重吸收是一种被动的渗透驱动过程,与钠和其他溶质的重吸收有关。另外,水的重吸收还取决于肾小管周围毛细血管压,高毛细血管压力可以对抗水的重吸收并趋向于增加尿量。近端小管以等渗方式重吸收大约 65% 的滤过水以及钠和氯。髓袢降支允许水分遵循渗透梯度进入肾间质。然而,髓袢升支细段和升支粗段对水分相对不通透,并且在浓缩尿液的产生中起关键作用。只有 15% 的滤过水被髓袢重吸收,其余滤液流入远端小管。在远端小管和集合管中,水的重吸收完全由垂体分泌的抗利尿激素(antidiuretic hormone, ADH)控制。在无法产生浓缩尿液的情况下,肾脏对水分的保存以及对过量溶质的排泄将不可能实现。这是通过建立高渗髓质间质以及通过 ADH 作用调节远端小管和集合管的水渗透性来实现的。

ADH 增加了集合管对水的渗透性,并允许水分在相当大的渗透压下被动扩散回到循环中。神经垂体释放 ADH 来响应细胞外钠浓度或细胞外渗透压的增加。另外,ADH 的释放可以通过血管内体液量的绝对或相对减少来触发。当低血容量导致血压下降时,动脉压力感受器被激活,而心房充盈压下降则会刺激心房受体。这两种循环反射系统都会刺激垂体释放 ADH,并促使肾脏保留水分以恢复正常血容量。当大量释放时,ADH 也会引起肾皮质血管收缩,例如在对创伤、手术或其他重大疾病的生理应激反应期间。这可以诱导 RBF 向容易缺氧的肾髓质转移。

肾素-血管紧张素-醛固酮系统

低血压、肾小管中氯化物浓度降低或交感神经刺激可能会触发入球小动脉释放肾素。肾素可以增强血管紧张素 II 的产生,从而诱导肾出球小动脉收缩。另外,血管紧张素 II 还可以促进神经垂体释放 ADH,近端小管重吸收钠以及肾上腺髓质释放醛固酮。醛固酮可以刺激远端小管和集合管重吸收钠(和水),从而导致血容量扩张。交感神经系统刺激也可能直接引起醛固酮的释放。这会导致肾皮质血管收缩,GFR 下降以及盐和水潴留。

肾血管扩张机制

相反,在应激状态下观察到的盐潴留和血管收缩是心房钠尿肽(atrial natriuretic peptide, ANP)、一氧化氮和肾前列腺素系统的作用。ANP 由心房释放,以响应容量扩张疾病下的牵张力增加。当 ANP 阻断远端小管和集合管中钠的重吸收时,尿钠排泄和水排泄均增加。另外,ANP 也可以增加 GFR,引起全身血管扩张,抑制肾素释放,对抗血管紧张素 II 的产生和作用以及减少醛固酮分泌[4]。同样,肾脏中产生的一氧化氮也可以对抗血管紧张素 II 和肾上腺素能神经系统的肾血管收缩作用,促进钠和水的排泄以及参与管球反馈。

作为调节 RBF 以及对抗 ADH 和肾素-血管紧张素-醛固酮系统作用的复杂系统的一部分,前列腺素由肾脏产生。应激状态、肾缺血和低血压通过磷脂酶 A_2 和环氧合酶刺激肾前列腺素的产生。由环氧合酶激活产生的前列腺素会引起肾小动脉扩张(抗血管紧张素 II),而其远端小管效应会导致钠和水的排泄增加(抗 ADH 和醛固酮)。在高生理应激和肾灌注不良时,肾脏前列腺素系统在维持 RBF 以及水钠排泄中起重要作用。

肾脏的临床评价

大多数人围术期习惯于观察与肾功能相关性不一定匹配的尿量[4],然而,关于肾功能的信息可以从如何有效地清除循环物质和尿液检查(即尿液分析)中获知。

肾功能检查

滤过功能是临床评价肾功能的一种常用方法。作为疾病的关键指标,了解有限滤过能力对于指导经肾脏清除药物的给药非常重要,并有助于进行术前风险分层。另外,滤过能力的急剧下降提示肾损伤并可以预测更复杂的临床过程[5]。如前所述,GFR 是指单位时间由两侧肾脏滤过的血浆容积,正常范围为 90～140ml/min。正常 GFR 与患者年龄、体型和性别有关。一般来说,30 岁以后 GFR 每 10 年下降 10%,男性约高于女性 10ml/min。GFR 低于 60ml/min 符合慢性肾脏病(chronic kidney disease, CKD)的标准,且视为有损害,而低于 15ml/min 的数值通常与尿毒症症状相关,并可能需要进行透析。

通过从循环中的清除率来评价 GFR 的“理想”物质必须具有特定的性质,包括供应稳定、自由滤过和无肾小管重吸收或排泄,在理想情况下,它也价廉且容易测量。遗憾的是,完美的理想物质尚未确定。金标准 GFR 工具涉及昂贵且繁琐的测量(例如菊粉、^{51}Cr-EDTA 或 ^{99}Tc-DTPA 清除率),而最实用且便宜的测试涉及一个不完美的理想物质即肌酐。尽管肌酐具有局限性,但其来自肌肉代谢的供应相对稳定、肾小管分泌适度并且实用性在许多临床情况下得到证实，从而使其成为目前最常用的肾滤过标志物。尽管更理想的物质和AKI"早期生物标志"正作为临床工具接受评估，但目前的候选物质（例如半胱氨酸蛋白酶抑制剂C）尚未取代肌酐。读者可以参考关于该主题的最新评论[9-10]。

GFR的估计值（estimate of GFR，eGFR）可以通过测定尿液和血液肌酐试验中的肌酐清除率（creatinine clearance，CrCl）来计算。在状态稳定的重症患者中，2h的尿液收集量足以计算出CrCl[11]，使用的公式如下：

$$CrCl(ml/min)=[U_{cr}(mg/dl) \times V(ml)]/[P_{cr}(mg/dl) \times 时间(min)]$$

其中U_{cr}=尿肌酐，V=收集的总尿量，P_{cr}=血浆肌酐，以及时间为收集时间。

然而，如果患者特征已知，GFR也可以根据单一稳态血清肌酐值来估算。值得注意的是，使用来自状态稳定（非手术）人群中的数据提出预测公式，以及包括体液转移、血液稀释和出血在内的因素增加了使用血清肌酐进行围术期GFR估算的"不稳定性"。

尽管如此，血清肌酐迄今仍是一种无法超越的围术期工具，尤其用来反映肾脏滤过的变化趋势和预测结局，即使在围术期也是如此[12-14]。在预测公式中，Cockroft-Gault方程是最经典和最耐用的方法之一[15]。Cockroft-Gault方程使用了患者性别、年龄（岁）、体重（kg）和血清肌酐（mg/dl）：

$$Cockroft-Gault\ eGFR(ml/min)=[(140-年龄) \times 体重(kg)/(Cr \times 72)][\times 0.85(女性患者)]$$

最近，从肾脏疾病饮食改善（Modification of Diet in Renal Disease，MDRD）研究中提出的一种方法已受到青睐，该方法将包括种族（黑人与非黑人）在内的其他因素添加到了Cockroft-Gault方程中[16]。

可以获得简化MDRD公式，该公式可以估算单位为ml/(min·1.73m²)的GFR：

$$GFR=186 \times [血清肌酐(mg/dl)]^{-1.154} \times [年龄(岁)]^{-0.203}[\times 0.742(女性患者)][\times 1.210(黑人患者)]$$

然而，即使是在理想条件下的精细MDRD eGFR有时也与金标准确定的GFR相关性不佳，其中10%的患者误差超过30%，2%的患者偏差超过50%[16]。

关于重大围术期肾功能不全的定义存在一些共识。美国胸外科医师协会将术后AKI定义为新需求的透析或血清肌酐高于2mg/dl，其中血清肌酐相对于基线至少升高50%[17]。另一个定义要求肌酐在48h内升高25%或0.5mg/dl（44μmol/L）以上[18]。急性透析质量倡议组对危重症患者的定义将AKI按急性肌酐升高进行了分级，其中升高50%为"风险"，100%为"损害"或200%为"衰竭"（RIFLE标准）[19]。作为其原先RIFLE的一种修正，急性肾损伤的定义为48h内肌酐升高1.5倍或0.3mg/dl（≥26.4μmol/L）或少尿超过6h[>0.5ml/(kg·h)][19-20]。最近对AKI的共识定义来自改善全球肾脏病预后组织（Kidney Disease Improving Global Outcomes，KDIGO）：血清肌酐在48h内至少升高0.3mg/dl（≥26.5μmol/L）；或血清肌酐相对于基线至少升高1.5倍，这是已知的或假定在前7天内发生；或尿量低于0.5ml/(kg·h)持续6h[21]。值得注意的是，血清肌酐通常并不会显著升高，直至GFR降至低于50ml/min，因此即使伴有一定程度的肾功能不全，术前血清肌酐也可能是正常的（图50-3）。

血尿素氮（blood urea nitrogen，BUN）有时被用于评价肾功能，但很少具有用于肾功能评估的理想物质的特征。肾小管尿素转运会在一些疾病状态（例如脱水）下发生变化，并且尿素的生成是高度可变的，特别是在术后期间（即分解代谢状态）。另外，血液稀释[例如心肺转流术（cardiopulmonary bypass，CPB）]也可能会影响循环BUN水平。

尿液分析和尿液特征

尿液检查可以发现混浊、颜色和异常的气味。引文可以获得尿液检查的详细描述[22]。因此，这里仅提供概述。混浊尿是由于悬浮成分，如白细胞或红细胞和/或晶体。轻度离心的尿沉渣通常包含蛋白质（80±20）mg/d，以及多达两个红细胞每高倍视野（400倍）；较高水平的红细胞或蛋白质可以反映异常肾功能。尿蛋白电泳可以区分来自肾小球（滤过）、肾小管（重摄取）、逸出（使重吸收系统饱和的供给）或组织（例如肾脏炎症）异常的蛋白尿。相比之下，颜色变化可以反映可溶性物质。这最常见于脱水，但其他原因包括食物色素、药物

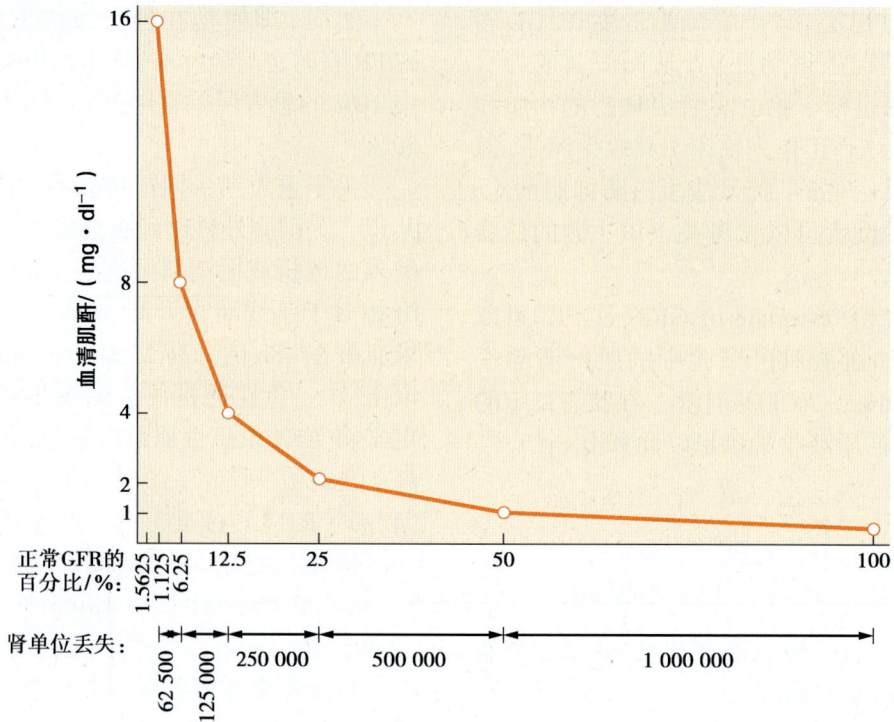

图 50-3

肾脏滤过变化与血清肌酐水平之间的非线性关系意味着肾小球滤过率（GFR）的大幅降低（比如从 120ml/min 降低 75% 至 30ml/min 水平）可能与血清肌酐适度升高有关，GFR 和（近似）肾单位丢失的成比例下降（x 轴）与血清肌酐浓度（y 轴）成反对数关系（改编自 Faber MD, Kupin WL, Krishna G, et al. The differential diagnosis of ARF. In: Lazarus JM, Brenner BM, eds. Acute Renal Failure. 3rd ed. New York, NY: Churchill Livingstone; 1993: 133）

和肝脏疾病（例如胆红素）。异常气味不太常见，但也具有诊断性（例如糖尿病）。显色试纸化学检测可以测定尿液 pH 值，并提供蛋白质、血液、亚硝酸盐、白细胞酯酶、葡萄糖、酮体、尿胆素原和胆红素的半定量分析。此外，显微镜还能鉴别晶体、细胞、肾小管管型和细菌。

尿比重（尿液相对于蒸馏水的重量）通常为 1.001～1.035，可以用作渗透压（正常值为 50～1 000mOsm/kg）的替代指标，其中 1.010 反映尿比重与血浆相似。高比重（＞1.018）意味着肾浓缩能力得到保留，除非高水平下的葡萄糖、蛋白质或对比剂注射已在不显著改变渗透压的情况下提高了比重。

尽管尿量不足（例如 24h 尿量＜400ml）可能会反映低血容量或即将发生肾前性肾衰竭，但大多数围术期 AKI 在无少尿的情况下发生[4]。对低血容量的正常反应是肾溶质保留，体液和电解质潴留会产生低钠含量（＜20mmol/L）下的浓缩尿液。相比之下，由 AKI 引起的浓缩能力受损会导致尿液接近高钠含量（＞40mmol/L）下的血浆渗透压（等渗尿）。肾脏保留电解质的能力也反映在钠排泄分数（fractional excretion of sodium, FE_{Na}）中，后者是一种使用尿液和血液的斑点样品来比较钠和肌酐排泄的试验，该试验可用于区分低血容量和肾损伤：

$$FE_{Na} = U_{Na}/P_{Na} \times P_{Cr}/U_{Cr} \times 100$$

其中 U_{Na}= 尿钠，P_{Na}= 血浆钠，U_{Cr}= 尿肌酐，以及 P_{Cr}= 血浆肌酐。

FE_{Na}＜1% 意味着钠被正常保留，而高于 1% 的数值与急性肾小管坏死（acute tubular necrosis, ATN）相一致。

围术期肾脏病学

病理生理学

肾功能改变可以被认为是从应激期间观察到的正常代偿性变化到明显肾衰竭的一个临床连续

过程。临床上，代偿性与失代偿性肾功能不全状态之间存在相当大的重叠。应激下的肾脏反应有助于恢复血容量并维持血压。交感神经系统通过释放去甲肾上腺素而对创伤、休克或疼痛作出反应，其中去甲肾上腺素的作用类似于肾小动脉上的血管紧张素Ⅱ。另外，去甲肾上腺素还能激活肾素-血管紧张素-醛固酮系统并引起 ADH 释放。应激反应系统适度激活的最终结果是血流从肾皮质转移到髓质，钠和水重吸收，以及尿量减少。更强烈的应激反应可能会通过引起入球小动脉收缩而导致 RBF 和 GFR 下降。如果这种极端情况无法逆转，则可能会对肾脏造成缺血性损伤，并可能表现出 AKI 的临床症状。

电解质紊乱

钠平衡紊乱

低钠血症是最常见的电解质紊乱（见第16章）[24-25]。除非钠值低于 125mmol/L，否则很少出现症状，其中症状从食欲减退、恶心和嗜睡到惊厥、心律失常、昏迷，甚至是因渗透性脑水肿而死亡[26-28]。在细胞外液容量扩张（如经尿道电切综合征）、正常或缩小的情况下，可能会发生低钠血症。血容量状态和尿钠浓度是区分低钠血症大量潜在原因的关键标志物。如果水过多是低钠血症的原因，则预计稀释尿液中的钠浓度超过 20mmol/L。相比之下，肾钠潴留（尿钠<20mmol/L）提示钠丢失。如果低钠血症是急性的，则神经并发症的风险较高，并且谨慎治疗可预防脑水肿和癫痫发作。这应该通过静脉注射高渗盐水和呋塞米来实现，以增强水排泄并防止钠超载（见"经尿道电切综合征"）。

高钠血症（血清钠>145mmol/L）通常是钠增加或失水的结果，以后者最为常见。脑组织脱水可出现从意识模糊到惊厥和昏迷的症状。在高钠血症的情况下，实验室研究往往提供了血液浓缩（血细胞比容和血清蛋白浓度增加）的证据。此外，尿量通常较低（<500ml/d），高渗（>1 000mOsm），伴极低尿钠浓度和肾前性肾衰竭（BUN 和血清肌酐升高）的证据。有时尿液并没有被最大限度地浓缩，这提示存在渗透性利尿或固有肾脏疾病如尿崩症。治疗的主要目标是恢复血浆渗透压，这可以通过等渗或低渗非肠道液体和/或利尿剂实现，除非存在不可逆的肾损伤，这时可能需要进行透析。

钾平衡紊乱

即便是血清钾浓度的微小变化也会引起症状，如骨骼肌无力、胃肠道麻痹、心肌抑制、恶性室性心律失常和心脏停搏。全身近 98% 的钾位于细胞内。通过肾脏和胃肠道的排泄和重吸收，循环中的钾水平受到严密控制，但在胰岛素和 β_2 肾上腺素受体的影响下，钾也在细胞内与细胞外之间移动。在肾脏中，70% 的钾重吸收发生在近端小管中，另外 15%～20% 发生在髓袢中。集合管则负责醛固酮影响下的钾排泄。

低钾血症可能是由于净钾缺乏或细胞外钾转移到细胞内。值得注意的是，即使在正常细胞外钾水平下也可能存在全身耗竭（例如糖尿病酮症酸中毒）。低钾血症的原因包括肾外丢失（如呕吐、腹泻），肾丢失（由药物、激素或遗传性肾功能异常导致的功能受损），细胞外与细胞内之间的钾转移（如胰岛素治疗）以及偶尔发生的摄入量不足。低钾血症的临床表现包括心电图改变（T 波低平、有 U 波、易心律失常）和骨骼肌无力。低钾血症治疗包括静脉注射或口服补钾。然而，静脉注射钾剂时需要格外谨慎，因为过快给药可能会导致高血钾性心脏停搏。

如果患者出现高钾血症（血清钾>5.5mmol/L），考虑高钾血症的持续时间是非常重要的，因为慢性高钾血症的耐受性远高于急性高钾血症。除了实验室人工制品（例如溶血样品）之外，高钾血症的原因包括肾脏排泄异常，细胞钾释放异常或细胞内与细胞外的分布异常。急性高钾血症的临床表现包括一系列心电图改变，可以在心脏手术期间主动脉阻断应用后立即输注高钾心脏停搏液的过程中清楚地观察到这些变化。在 T 波尖锐、ST 段压低和 QT 间期缩短之后，随即出现严重高钾血症的表现，包括 QRS 波群变宽、PR 间期延长、P 波消失、正弦波 QRS、心室颤动和心脏停搏。

钙、镁、磷紊乱

大多数成年人有 1～2kg 钙位于骨骼（98%），其余 2% 以下述三种形式之一存在：离子型、螯合型或蛋白质结合型。正常血清钙值为 8.5～10.2mg/dl，但只有离子型部分（50%）具有生物活性并可以被精确调节。离子型细胞外钙离子浓度（iCa^{2+}）由甲状旁腺激素（parathyroid hormone，PTH）、降钙素和维生素 D 的联合作用控制，并进一步受膳食和环境因素调节。低钙血症的临床表现包括痉挛、手指麻木、喉痉挛、腕足痉挛、支气管痉挛、癫痫发作和呼吸停止。阳性低钙击面征（叩击面神经时面部肌肉抽搐）或低钙束臂征（由肱动脉闭塞引起的腕部痉挛）是低钙血症的典型特征，但实际上一般不常见。精神状态的变化可能包括易激惹、抑郁和认知功能损害。心脏的临床表现包括 QT 间期延长和心律失常。低钙血症可能归因于下述几种机制，包括 PTH 分泌或作用下降，维生素 D 合成或作用降低，骨对 PTH 或维生素 D 效应的抵抗，或钙螯合作用。由枸橼酸盐中毒引起的急性低钙血症可以因快速输注用枸橼酸盐储存的浓缩红细胞而进展，特别是在肝移植手术的无肝期出现枸橼酸盐蓄积的情况下。择期行甲状旁腺切除术，或作为颈部手术期间甲状腺切除术的并发症，可以急剧降低 PTH 水平并加速低钙血症的发生。枸橼酸盐用于慢性透析患者局部抗凝治疗时，也可引起低钙血症，并可因 PTH 分泌减少而出现低镁血症。由血清蛋白水平降低引起的低钙血症从生理学角度来说并不重要。高钙血症的临床症状与其敏感度相关，具体包括便秘、恶心、呕吐、嗜睡、困倦、无力、木僵和昏迷。心血管方面的临床表现可能包括高血压、QT 间期缩短、传导阻滞和其他心律失常。高钙血症的最常见原因是原发性甲状旁腺功能亢进症和恶性肿瘤。其他原因包括噻嗪类（增加肾脏对钙的重吸收）或锂（抑制 PTH 释放）治疗以及罕见的疾病，包括肉芽肿病、甲状腺毒症以及多发性内分泌肿瘤综合征 I 型和 II 型。

镁是一种多功能阳离子，主要存在于细胞内。因为细胞外镁仅占总储存量（主要是细胞内）的 0.3%，所以正常血清水平（1.6~2.2mg/dl）不能反映全身镁总量。低镁血症（<1.6mg/dl）有时可能无症状，但可以存在一些临床上的重要问题，包括神经肌肉、心脏、神经系统和相关电解质（低钾血症和低钙血症）异常。低镁血症的原因可分为四大类：摄入减少、胃肠道丢失、肾脏丢失和再分布。营养性低镁血症可能是由于接受肠外营养的患者出现吸收不良综合征，并且也存在于 25% 的酗酒者中。再分布发生在急性胰腺炎、儿茶酚胺类给药和甲状旁腺切除术后出现"骨饥饿综合征"的患者中[29]。镁可以通过口服或肠外途径补充。高镁血症（>4.8mg/dl）的临床表现非常严重且可能是致命的。轻度症状包括低血压、恶心、呕吐、面部潮红、尿潴留和肠梗阻。在更极端的情况下，可能会出现弛缓性骨骼肌麻痹、反射减弱、心动过缓、

缓慢性心律失常、呼吸抑制、昏迷和心脏停搏。高镁血症通常发生在下述两种临床情况下：肾功能损害（GFR<20ml/min）和镁摄入过多（如先兆子痫中的过量静脉治疗）。虽然在正常肾功能情况下发生的轻度高镁血症可以通过支持治疗和撤除病因治疗，但在某些情况下，有必要进行透析。

磷是一种主要的细胞内阴离子，可以在糖酵解、氨生成和钙稳态调节中发挥作用，并且也是腺苷三磷酸和红细胞 2,3-二磷酸甘油酸合成的重要成分。低磷血症在临床上比高磷血症更为重要，当血清水平低于 0.32mmol/L 时，可导致肌肉无力、呼吸衰竭和机械通气危重患者脱机困难。另外，低磷酸盐水平可能会减少氧气向组织的输送，并且罕见地引起溶血。低磷血症可归因于细胞内再分布（源于儿茶酚胺类治疗），继发于酒精中毒或营养不良的摄入或吸收不足，或是肾脏或胃肠道丢失增加[30]。静脉和口服补充剂可用于治疗低磷血症。高磷血症（>5mg/dl）通常与伴发的低钙血症有关，但磷酸盐水平升高也可能会导致钙沉淀和肠道对钙的吸收下降。血清磷酸盐水平显著升高的最常见原因是肾功能不全者的排泄减少，但也可能是磷摄入过多或细胞内磷的再分布。慢性高磷血症的治疗包括磷酸盐饮食限制和口服磷酸盐结合剂。

酸碱平衡紊乱

血清 pH 的主要决定因素是血浆碳酸氢盐（HCO_3^-）浓度与细胞外间隙 PCO_2 之间的平衡。酸碱平衡涉及对 HCO_3^- 和动脉 PCO_2（arterial PCO_2，$PaCO_2$）的严密调节。由碳酸氢盐的重吸收和肾脏对氢离子（H^+）消除的异常而引起的原发性细胞外 pH 紊乱会导致代谢性酸中毒或碱中毒，而异常影响呼吸动力的因素影响 $PaCO_2$，从而导致呼吸性酸中毒或碱中毒。由于合并问题常见于围术期危重患者，因此本文介绍了"单纯"和"混合"酸碱平衡紊乱的解决方案。

代谢性酸中毒

阴离子隙（anion gap，AG）可以反映未测定的阴离子的总血清浓度，并且可以按"$AG = (Na^+ + K^+) - (HCO_3^- + Cl^-)$"来计算。它可以将代谢性酸中毒的病因分为 AG 正常 $[(12\pm4)mmol/L]$ 和 AG 增加（>16mmol/L）这两类。导致碳酸氢盐和氯化物以外的负电荷离子（例如乳酸盐、水杨酸盐）增加的疾病可以使 AG 增加。相比之下，非 AG 代

谢性酸中毒是由肾脏或胃肠道丢失 HCO_3^- 引起的，并且与高氯化物水平（高氯血症代谢性酸中毒）相关。对所有类型代谢性酸中毒的常见代偿性反应是过度通气，从而导致部分 pH 正常化。下述 Winter 公式可以预测代谢性酸中毒的预期 $PaCO_2$：

$PaCO_2 = (1.5 \times HCO_3^-) + 8$。

代谢性碱中毒

代谢性碱中毒是与血浆 HCO_3^- 升高相关的常见原发性酸碱平衡紊乱。细胞外 HCO_3^- 的增加是由于 H^+ 的净丢失和/或 HCO_3^- 的加入。代谢性碱中毒最常见的原因是呕吐或鼻胃抽吸引起胃肠道酸丢失。由此产生的低血容量会导致肾素和醛固酮的分泌，并增强 HCO_3^- 的吸收。噻嗪类和袢利尿剂都会导致氯化物和游离水的净丢失，并可能会造成容量"收缩性"碱中毒。

呼吸性酸中毒

如果肺无法消除 CO_2，则会导致高碳酸血症和呼吸性酸中毒，其特征在于 $PaCO_2$ 升高和血液 pH 降低。急慢性病因可通过检查动脉 pH、$PaCO_2$ 和 HCO_3^- 值来区分。在呼吸性酸中毒的早期，$PaCO_2$ 升高会刺激肾脏生成和分泌 H^+。肾脏会不断的通过更大程度的调整酸排泄（例如铵）和 HCO_3^- 生成来适应 pH 的变化。因此，急性呼吸性酸中毒的特征在于 $PaCO_2$ 升高、酸血症和相对正常的 HCO_3^-。相比之下，慢性呼吸性酸中毒与肾代偿引起的 HCO_3^- 升高（通常伴有相对正常的 pH）相关。

呼吸性碱中毒

每分通气量增加是呼吸性碱中毒的主要原因，其特征在于 $PaCO_2$ 降低和 pH 增大。患有急性非代偿性呼吸性碱中毒的患者其血浆 HCO_3^- 水平正常。在慢性呼吸性碱中毒的情况下，肾代偿会导致血浆 HCO_3^- 下降。呼吸性碱中毒的原因与刺激物或毒素（如水杨酸盐、咖啡因、尼古丁、孕酮）、中枢神经系统异常（如焦虑、卒中、颅内压增高）、肺部异常（如肺栓塞、肺炎）、机械性过度通气或全身性疾病如肝衰竭和脓毒症驱动的呼吸异常相关。

混合型酸碱平衡紊乱

代谢紊乱与呼吸紊乱共存的情况并不罕见，特别是在危重患者中。混合型酸碱平衡紊乱的诊断一般需要采用逐步法，即从重点病史和体格检查开始。另外，还应该获得动脉血气，并同时进行血清化学评估（包括 Na^+、K^+、Cl^- 和总 CO_2 浓度），酸碱图的使用可能有助于混合型酸碱平衡紊乱的简化区分（图50-4）。

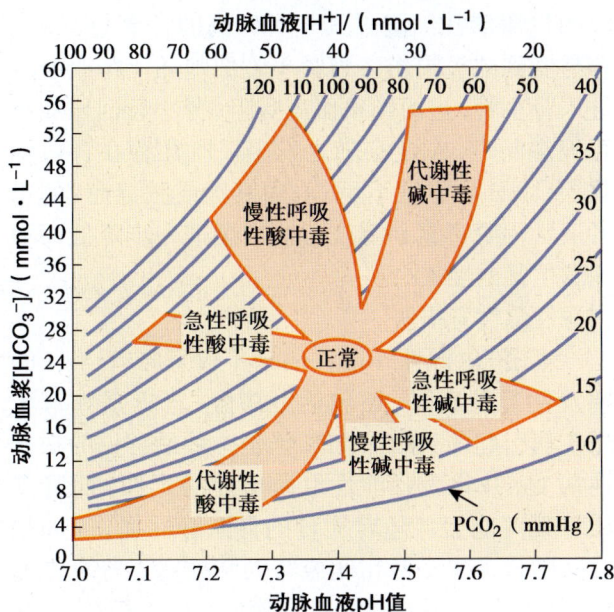

图50-4　酸碱图

绘制患者的 PCO_2 和 H^+（来自动脉血气）与血浆 HCO_3^-（来自血清化学评估）可以简化识别酸碱平衡紊乱，当存在混合型酸碱平衡紊乱时，数值可能会落在阴影区域之外（改编自 DuBose TD Jr. Acid-base disorders. In：Brenner BM，ed. Brenner & Rector's The Kidney. 7th ed. Philadelphia, PA：WB Saunders；2004：938）

急性肾脏疾病

急性肾损伤

AKI 现在是肾功能急剧恶化的首选术语。它与肾小球滤过下降有关，并可以导致肾脏无法排泄含氮物质和其他废物。这表现为肌酐和尿素在血液中的蓄积（尿毒症），并且通常伴随着尿量减少，但术后 AKI 的非少尿型也常见[31]。在接受手术的患者中，急性肾小管坏死（ATN）是 AKI 最常见的原因。AKI 通常发生在危重病伴多器官功能衰竭的情况下，此时病死率非常高（高达80%）[32]。值得注意的是，体外肾支持似乎对手术的危重患者与 AKI 相关的总体不良结局没有很大影响[32]。即使是主张使用体外肾技术的研究也报告病死率在50%到70%之间[33-35]。

AKI 可能由导致肾脏低灌注的肾前性因素，肾性原因，或肾后性原因（梗阻性尿路病）引起。肾损伤的各种原因之间存在许多病理生理学相似之处。

肾前性氮质血症

肾前性氮质血症是与肾脏低灌注或缺血相关的 BUN 增加，尚未导致肾实质损伤。髓袢升支粗段的代谢活性细胞因其相对较高的耗氧量,特别容易受到缺氧损伤。当肾小管细胞坏死释放残渣进入肾小管,进而导致血流受阻、肾小管回压和小管液渗漏时,AKI 会随之发生。既往存在肾血管收缩(例如血容量不足、心力衰竭或脓毒症)的患者通常因肾毒素暴露或心输出量进一步降低而加速发生肾前性 AKI。

内源性急性肾损伤

术语"内源性"(intrinsic)不仅意味着 AKI 的原发性肾脏病因,还包括由缺血、肾毒素和肾实质疾病引起的 AKI。ATN 仍是一种最常见的缺血性病变,并代表肾前性氮质血症的延伸,而肾皮质坏死可能会伴随着大量的肾血管性损伤,如长时间的肾上主动脉钳闭或肾动脉栓塞。肾毒素通常与低灌注或潜在肾血管收缩状态发生相互作用,从而损害肾小管或微血管。表 50-1 列出了几种常见的肾毒素,其中一些在住院患者人群中难以避免。

表 50-1　医院环境中常见的肾毒素
外源性
抗生素(氨基糖苷类、头孢菌素类、两性霉素 B、磺胺、四环素类、万古霉素)
麻醉剂(甲氧氟烷、恩氟烷)
非甾体抗炎药(阿司匹林、布洛芬、萘普生、吲哚美辛、酮咯酸)
化疗免疫抑制剂(顺铂、环孢素、甲氨蝶呤、丝裂霉素、亚硝基脲、他克莫司)
对比剂
内源性
钙(高钙血症)
尿酸(高尿酸血症和高尿酸尿症)
肌红蛋白(横纹肌溶解)
血红蛋白(溶血)
胆红素(梗阻性黄疸)
草酸钙晶体
副蛋白质

肾后性急性肾损伤(梗阻性尿路病)

尿液集合系统的下游阻塞是已知 AKI 的最不常见原因,占全部病例的不到 10%[37]。因为它通常可以纠正,所以通过肾超声检查排除其作为 AKI 的来源极为重要。梗阻性病变可发生在集合系统的任何水平上,即从肾盂到远端尿道。腔内压升高,并最终传回肾小球,从而降低肾小球滤过压和滤过率。

肾毒素和围术期急性肾损伤

肾毒素暴露常见于住院患者,并且经常在该人群中起到 AKI 的病因作用。肾毒素可以源于药物、非治疗性化学品、重金属、毒物和内源化合物的形式(表 50-1)。最有可能导致围术期肾功能不全/肾衰竭的肾毒素是某些抗菌药物和化疗免疫抑制剂、放射性对比剂、非甾体抗炎药(NSAID)以及内源性肌红蛋白和血红蛋白。这些不同类型的肾毒素具有共同的病理生理学特征:它们可以干扰肾脏氧输送或氧利用,从而促进肾缺血。

抗菌药物和化疗免疫抑制剂是有效的,因为它们是细胞毒素。当这些药物被滤过、重吸收、分泌并最终由肾排泄时,可以在肾细胞中达到毒性浓度。氨基糖苷类抗生素和两性霉素 B 特别难以避免,因为它们是有效的抗菌药物,且可用的替代品很少。它们的作用可能会与造成肾功能损害的其他肾毒性因素相叠加。尽可能避免低血容量、发热、肾血管收缩以及与其他肾毒性药物联合治疗。电解质紊乱如低钾血症、低镁血症、高钙血症和代谢性酸中毒可进一步增加对肾脏的肾毒性损伤。

环孢素和他克莫司是许多免疫抑制药物治疗方案不可或缺的成分,但与其他肾毒素和临床因素结合时,可能会导致移植受者出现急性肾损伤和慢性肾损伤加重[34]。

Yacoub 及其同事[38]认为在常规心脏手术前48h 内不应给予血管紧张素转换酶抑制剂(angiotensin-converting enzyme inhibitor,ACEI)和血管紧张素受体阻滞药(angiotensin receptor blocker,ARB)。在他们对 29 项回顾性研究(超过 50 000 项手术)进行的荟萃分析中,这些作者将 ACEI 或 ARB 的长期使用(直至手术当天)与病死率风险(20%,P=0.005)和 AKI 发生率(17%,P=0.04)联系起来。另外,ACEI 和 ARB 也与接受利尿剂治疗的患者,血容量不足、充血性心力衰竭(congestive heart failure,CHF)或糖尿病的患者以及高龄患者中 AKI 风险增加相关[39-40]。最后,尽管 ACEI 和 ARB 有时被用于减缓 CKD 进展,但它们与 NSAID 和其他肾毒性药物如环孢素、他克莫司和抑肽酶的联合使用也与围术期 AKI 风险增加相关[39,41-42]。

另外,也应当谨慎考虑在手术前一天停止袢利尿剂治疗。有两项研究将袢利尿剂的长期治疗与术后 AKI 联系在了一起[43-44],其中一项研究把袢利尿剂(非噻嗪类)分类为具有较高的 AKI 和死亡风险[44]。其他回顾性研究将高剂量呋塞米报告为冠状动脉造影以及随后非体外循环心脏手术期间对比剂暴露后 AKI 的风险因素[45]。在一项随机心脏手术试验以及非心脏手术患者中的一项回顾性研究中，也观察到呋塞米的短期应用可加重 AKI[46-47]。

与之相比，在针对该问题的 17 项研究（超过 47 000 名患者）的荟萃分析中，在冠状动脉搭桥术（但无单纯瓣膜）前服用胆固醇合成酶抑制剂的患者其透析和病死率较低[48]。

放射性对比剂会对患有糖尿病肾病、既往存在肾血管收缩（心力衰竭、低血容量）或肾功能不全的患者的肾功能造成威胁[49]。放射性对比剂对肾功能有影响，这在暴露后 24～48h 内出现，并在第 3～5 天达峰。可能预防 AKI 或减轻肾损害严重程度的措施包括预水化、减少对比剂剂量以及合理去除其他肾毒素，如 NSAID。在 Hu 及其同事[50]对 8 项回顾性研究（术前 3 天内接受对比剂的患者超过 11 000 名）进行的荟萃分析中，他们认为在给予对比剂后将非急诊手术推迟 24h，以减少术后 AKI 的发生率。

NSAID 可对前列腺素合成产生可逆的抑制作用，是众所周知的肾毒素[51]。除大量用药过量的病例之外，NSAID 仅在合并肾脏低灌注或血管收缩的患者中产生肾功能不全。高龄、低血容量、终末期肝病、心力衰竭、脓毒症、慢性肾功能不全和大手术是发生 NSAID 诱导性 AKI 的风险因素[52]。

肌红蛋白和血红蛋白都能够在重症外科患者中引起 AKI。肌红蛋白似乎是一种比血红蛋白更强效的肾毒素，因为它更容易在肾小球部位被滤过，并且可以被肾小管重吸收，在那里，它可以螯合一氧化氮，从而诱导髓质血管收缩和缺血[53]。低血容量和酸血症可以增强这两种色素的毒性作用。血容量减少会导致 RBF 和 GFR 下降，从而导致小管液容量更小并伴有较高的色素浓度。另外，还有证据表明，肾小管管腔内的色素沉积会在酸中毒的疾病下增强，以及肾小管阻塞会在 AKI 的发病机制中起作用[53-54]。

色素诱导性 AKI 的预防性治疗旨在增加 RBF 和肾小管（尿）流率，同时纠正任何现有的酸中毒。这些目标可以通过晶体溶液灌注下的血管内容量扩张，甘露醇对渗透性利尿的刺激，以及静脉碳酸氢盐治疗对尿液 pH 的增加来实现[55]。如果要避免 AKI，则对休克进行充分的系统性复苏是一个

先决条件，尤其是在大面积挤压伤和电烧伤的情况下。尽管仍缺乏高质量的证据，但推荐在患有大面积挤压伤的患者出现尿流率高达 300ml/h 以及尿液 pH 高于 6.5 的情况下，将甘露醇利尿作为肌红蛋白尿预防性治疗的第二步[55]。

挥发性药物的肾毒性仍然存在争议。吸入麻醉剂如恩氟烷、异氟烷和七氟烷会在其代谢过程中产生游离氟离子，当游离氟离子水平超过 50mm/L 时，可能会通过干扰肾小管浓缩能力引起多尿型 AKI。然而，这些药物给药期间，氟化物峰值很少达到毒性水平，而且很少有关于挥发性药物诱导肾毒性的报告[56]。七氟烷诱导肾毒性的潜力与低新鲜气流下七氟烷长时间麻醉期间化合物 A 的产生有关[57]。尽管尚无足够的数据推断七氟烷诱导的肾损伤会发生在人类群体中，即使在低气流麻醉期间，维持七氟烷麻醉期间至少 2L/min 的新鲜气流可能是很明智的[58]。

另外，液体复苏也与肾毒性有关。在接受羟乙基淀粉治疗的危重患者和脓毒症患者中，肾脏替代治疗率增加的证据导致这些液体从常规临床实践中淘汰[59-60]。此外，在对 1 543 名危重患者进行的一项前瞻性研究中，与氯化物限制策略相比，过量使用 0.9% 生理盐水（氯自由基）与 AKI 和肾脏替代治疗的风险增加相关[61]。

另外，液体类型和液体量似乎都会影响 AKI 的进展。众所周知，肾低灌注会导致 AKI。然而，液体过多还可以通过腹内高压以及肾内静脉淤血和间质充血来加重肾损伤[62]。此外，对围术期目标导向型治疗的随机对照研究进行的检查肾功能的荟萃分析显示，液体管理在有效目标导向型治疗方案中发挥的作用非常小，其中降低 AKI 发生率的最有效措施来自显著的正性肌力干预和较少的液体复苏[63]。因此，围术期最佳的液体管理方式（包括液体类型和液体量）对肾功能具有显著影响。

慢性肾脏病

非透析依赖性 CKD 患者发展为终末期肾病（end-stage renal disease，ESRD）的风险升高。ESRD 是用于描述以肾功能不全为特征的临床综合征的术语，在未进行肾脏替代治疗（即透析）的情况下具有致命性。这些患者的 GFR 低于正常值的 25%。较小程度的肾功能不全可归类为慢性肾功能不全（正常 GFR 的 25%～40%）或肾储备下降

（正常 GFR 的 60%～75%）。肾储备下降的患者通常无症状，且往往不伴血肌酐或尿素水平的升高。已明确的肾功能不全会导致血清肌酐和 BUN 值明显异常，但夜尿（由于浓缩能力降低）可能是唯一的症状。

尿毒症代表慢性肾衰竭的一种极端形式，随着残存肾单位数量和 GFR 降到正常值的 10% 以下而发生。它会导致肾脏无法执行其两个主要功能：调节细胞外液的容量和组成以及排泄废物。ESRD 的水平衡变得难以管理，因为功能性肾单位的数量太少，无法实现尿液的浓缩或充分稀释。这导致无法保留水分以及无法排出过量水分。尿毒症患者通常需要接受频繁或持续的透析。

CKD 患者可能会发生危及生命的高钾血症，因为其钾清除率慢于正常水平。表 50-2 列出了诱发肾衰竭患者出现高钾血症的一些情况。钙、镁和磷代谢紊乱也常见于 CKD 患者（表 50-3）。

代谢性酸中毒在 ESRD 患者中以下述两种形式发生：正常 AG 的高氯血症酸中毒和高 AG 酸中毒（由于无法排泄可滴定酸）。这两种形式都会使患者对内源性酸负荷敏感，例如可能会出现休克状态、血容量减少或伴分解代谢增加。

尿毒症的心血管并发症主要是由于容量超负荷、肾素-血管紧张素活性较高、自主神经系统活

表 50-2　导致慢性肾衰竭患者中高钾血症的因素

钾摄入
饮食摄入增加
外源性静脉补充
药物中的钾盐
钠替代品
输血
胃肠道出血

钾从细胞内释放
分解代谢增加、脓毒症
代谢性酸中毒
β 受体阻滞剂
洋地黄中毒（钠钾 ATP 酶抑制）
胰岛素缺乏
琥珀胆碱

钾排泄
肾小球滤过率急剧下降
便秘
保钾利尿剂
血管紧张素转换酶抑制剂（减少醛固酮分泌）
肝素（降低醛固酮效应）

表 50-3　尿毒症

水平衡
细胞外液扩容

电解质和酸碱平衡
低钠血症
高钾血症
高钙血症或低钙血症
高磷血症
高镁血症
代谢性酸中毒

心血管系统
心力衰竭
高血压
心包炎
心肌功能障碍
心律失常

呼吸系统
肺水肿
中枢性过度通气

血液系统
贫血
血小板止血缺陷

免疫系统
细胞免疫缺陷与体液免疫缺陷

胃肠道
胃排空延迟、食欲减退、恶心、呕吐、呃逆、上消化道炎症/出血

神经肌肉
脑病、癫痫发作、震颤、肌阵挛
感觉和运动性多神经病
自主神经功能失调、压力感受器反应性降低、透析相关性低血压

内分泌代谢
肾性骨营养不良
葡萄糖耐受不良
高甘油三酯血症、动脉粥样硬化

动过度、酸中毒和电解质紊乱。由细胞外液扩容、自主神经因素和高尿酸血症导致的高血压几乎普遍存在于 ESRD 患者中。合并容量超负荷、酸血症、贫血，以及可能出现的创建透析通路的高流量动静脉瘘，高血压可能会导致心肌功能障碍和心力衰竭的发生。心包炎可能会继发于尿毒症或透析，后者的 20% 发生心脏压塞[64]。与 CKD 相关的肺部疾病仅限于肺水含量变化和通气控制。肺水肿和限制性肺功能障碍常见于肾衰竭患者，而且透析治疗通常有效。血容量过多、心力衰竭、血

清胶体渗透压降低和肺毛细血管通透性增加是肺水肿发生进展的相关因素。慢性代谢性酸中毒可能是 ESRD 患者出现过度通气的原因，但肺水含量增加和肺顺应性不佳可能也会刺激过度通气。

CKD 贫血是由于促红细胞生成素水平降低、红细胞损伤、持续胃肠道失血以及铁或维生素缺乏。血小板功能异常可能会加重失血，但透析、给予冷沉淀和去氨加压素有效。获得性细胞免疫和体液免疫缺陷可能是 CKD 患者中严重感染高发病率（60%）和脓毒症高病死率（30%）的原因。

用于肾衰竭的药物

如果一种药物的清除完全依赖肾脏，那么可能涉及药物剂量估算的百分比降低，从而与降低的 GFR 相匹配。尽管 GFR 可以准确测量，但从血清肌酐得出的估算清除率通常足以满足这些目的。遗憾的是，大多数药物的清除涉及肝和肾功能的更复杂组合，并且往往推荐采用针对特定药物的药物水平测量或算法。

AKI 可能会影响药物的吸收。例如，通过胃肠道和肝脏的首过效应降低与 AKI 患者口服 β 受体阻滞剂和阿片类药物的血清水平升高有关。此外，由于血浆容量增加和血浆蛋白结合率降低，在大多数 CKD 患者中观察到分布容积增加。然而，血浆蛋白结合率是高度可变的，酸性药物的血浆蛋白结合率降低，碱性药物（例如酰胺类局部麻醉药）的血浆蛋白结合率增加。重要的是，对于血浆蛋白结合率较低的药物，"正常"药物水平可能反映了非常危险的高活性（未结合）药物水平。例如，治疗性苯妥英钠水平通常在正常情况下为 10～20mg/ml，而在肾衰竭的情况下为 4～10mg/ml。最后，因为一些肝酶被抑制而另一些肝酶被诱导，加之肝脏疾病可能会改变药物清除率与 GFR 之间的关系，所以药物的肝脏代谢在肾衰竭的情况下难以预测。

用于肾衰竭的麻醉剂

除了甲氧氟烷和恩氟烷外，麻醉剂并不会直接导致肾功能不全或干扰由应激反应激活的正常代偿机制。甲氧氟烷的肾毒性似乎是由于它的代谢作用，其导致的氟离子释放被认为是肾损伤的原因[65]。有人认为甲氧氟烷的肾脏而不是肝脏代谢可能造成氟离子局部生成，而氟离子会导致肾毒性[66]。恩氟烷也可能出现肾毒性[67]，但临床意义不大，即使在既往存在肾功能不全的患者中。尽管对肾脏的直接麻醉作用通常不会造成伤害，

但间接作用可能会与血容量减少、休克、肾毒素暴露或其他肾血管收缩状态相结合，从而引起肾功能不全。如果所选择的麻醉技术会导致心输出量持久减少或持续低血压（与强烈的肾血管收缩期相吻合），则可能会导致肾功能不全或衰竭。无论是全身麻醉还是局部麻醉都是如此。尚无比较性研究证实全身麻醉相对于区域麻醉具有更佳的肾保护作用或肾结局改善。

显著肾功能损害可能会影响常用麻醉药的分布、代谢和排泄。当然，吸入麻醉药是下述规则的特例：具有中枢神经系统活性的药物（一般是脂溶性的）在被肾脏排泄之前必须通过肝脏转化为更具亲水性的化合物。未被吸入的药物水溶性代谢物可能会在肾衰竭患者中蓄积，并且即使它们具有很低百分比的母体药物药理学活性，它们也能显示药效学效应延长。当给予肾衰竭患者以原形经肾消除的药物（如某些非去极化型肌松药、胆碱酯酶抑制药、许多抗生素、地高辛）时，其消除半衰期延长。许多麻醉药都具有高蛋白结合率，当蛋白结合率因尿毒症降低时，可能会引起过度的临床效应。

诱导剂和镇静药

虽然硫喷妥钠现已极少使用，但它是阐释 CKD 患者蛋白结合率下降如何会影响麻醉药临床应用的一个很好示例。Burch 和 Stanski[68]发现硫喷妥钠诱导剂量下的游离部分在肾衰竭患者中几乎增加了一倍。这说明硫喷妥钠在 CKD 患者中的临床效应过强，也说明了与肾功能正常的患者相比，该药物在尿毒症患者中的必要诱导剂量明显降低。

与硫喷妥钠相比，氯胺酮的蛋白结合率较低，且肾衰竭似乎对其游离部分影响较小。再分布和肝代谢是麻醉效应终止的主要原因，少于 3% 的药物以原形经尿液排泄。主要代谢物去甲氯胺酮的药理活性是母体药物的 1/3，并在经肾脏排泄之前被进一步代谢[69]。

依托咪酯在正常患者中的蛋白结合率只有 75%，但在 ESRD 患者中的游离分数较高[70]。蛋白结合率的下降似乎并不会改变依托咪酯在肾衰竭患者中麻醉诱导的临床效应。

丙泊酚经过广泛而快速的肝生物转化，以无活性代谢物形式经肾排泄。其药代动力学似乎在肾衰竭患者中未发生改变[71]，并且尚无关于该药在 ESRD 患者中效应延长的报告。

整体而言，苯二氮䓬类药物的蛋白结合率较高。CKD 可以增加血浆中苯二氮䓬类药物的游离分数，从而增强其临床效应。某些苯二氮䓬类代谢物具有药理活性，并且可能在肾功能不全患者重复给予母体药物的情况下发生蓄积。例如，60%～80% 的咪达唑仑以其（活性）α- 羟基代谢物形式排泄[72]，该代谢物在肾衰竭患者长期输注期间蓄积[72]。AKI 似乎能减缓咪达唑仑的血浆清除，而重复给予 CKD 患者地西泮或劳拉西泮可能会导致活性代谢物诱导的镇静风险。阿普唑仑是与麻醉实践相关的少数几种药物之一，已在 CKD 患者中进行了药效学研究。Schmith 等人[73]发现，考虑到阿普唑仑的蛋白结合率下降和游离分数增加，CKD 患者对该药的镇静效应实际上较健康人更敏感。

右美托咪定主要经肝脏代谢。接受右美托咪定治疗的肾功能损害志愿者的镇静效应较肾功能正常的受试者更持久。最可能的解释是，右美托咪定在肾功能不全受试者中的蛋白结合率较低[74]。

阿片类药物

吗啡在肾衰竭患者中药代动力学的单剂量研究表明，其代谢未发生改变。然而，长期给药会导致其 6- 葡糖醛酸代谢物蓄积，该代谢物具有强效镇痛和镇静作用[75]。另外，吗啡在 ESRD 患者中的蛋白结合率也会下降，这要求降低其初始剂量。哌替啶的神经毒性非常显著，且其代谢物（去甲哌替啶）经肾排泄，故不推荐用于肾功能不佳的患者。氢吗啡酮可被代谢为氢吗啡酮 -3- 葡糖醛酸，后者经肾排泄。该活性代谢物可在肾衰竭患者中蓄积，可能导致认知功能障碍和肌阵挛[76]。另外，可待因也可能导致肾衰竭患者出现麻醉作用延长，因此不推荐长期使用[75]。

由于芬太尼缺乏活性代谢物、游离分数不变以及再分布，它似乎是用于 ESRD 患者的更佳阿片类药物选择[77]。尿毒症患者可以很好地耐受低至中等剂量芬太尼。

已显示阿芬太尼在 ESRD 患者中蛋白结合率降低，但其消除半衰期或清除率未发生变化，该药可以被广泛代谢为非活性化合物[78]。因此，给予负荷剂量时应当谨慎，但总剂量和输注剂量应与肾功能正常的患者类似。舒芬太尼在 ESRD 患者中的游离部分未发生变化，然而，其药代动力学是可变的，且据报告该药会导致麻醉作用延长[79]。

瑞芬太尼可被血液和组织酯酶快速代谢为弱活性（效力降低了 4 600 倍）的阿片类 u 受体激动剂，其代谢物瑞芬太尼酸经肾排泄。肾衰竭对瑞芬太尼的清除无影响，但其主要代谢物瑞芬太尼酸的消除明显减少。然而，该代谢物的临床意义似乎很有限[80]。

肌肉松弛药

肌松药是最有可能用于麻醉实践以在 ESRD 患者中产生延长效应的一组药物，因为它们依赖于肾排泄（表 50-4）。只有琥珀胆碱、阿曲库铵、顺阿曲库铵和米库氯铵似乎极少以母体化合物原形

药物	肾脏排泄 /%	半衰期 /h（正常 /ESRD）	经肾排泄的活性代谢物	在 ESRD 患者中的应用
筒箭毒碱	60	1.4～2.2	–	避免
甲筒箭毒	45～60	6/11.4	–	避免
泮库溴铵	30	2.3/4～8	+	避免
加拉碘铵	>85	2.5/6～20	–	避免
哌库溴铵	37	1.8～2.3/4.4	+	避免
多库氯铵	30	1.7/3.7	–	避免
维库溴铵	30	0.9/1.4	+	避免输注
罗库溴铵	30	1.2～1.6/1.6～1.7	–	持续时间可变
阿曲库铵 / 顺阿曲库铵	<5	0.3/0.4	–	正常
米库氯铵	<7	2min/2min	–	正常持续时间的 1.5 倍
瑞库溴铵	<12	0.5/0.5	++	正常单剂量

表 50-4　用于肾衰竭的非去极化型肌松药

ESRD，终末期肾病。

经肾排泄。大多数非去极化型肌松药必须经肝脏排泄或代谢为无活性形式才能终止其活性。一些肌松药的活性代谢物经肾排泄，这可能有助于延长它们在ESRD患者中的作用持续时间。尽管下面的讨论集中于单个肌松药的药理学特征，但合并酸中毒和电解质紊乱以及药物疗法（例如氨基糖苷类、利尿剂、免疫抑制剂、含镁的抗酸药）可能会改变肌松药在肾衰竭患者中的药效学[81]。

琥珀胆碱在CKD患者中的应用由来已久，因肾衰竭患者中血浆胆碱酯酶活性相互矛盾的报告而产生混淆[82-83]。如果血钾浓度未升高至一个非常危险的水平，则它的应用可被看作快速顺序麻醉诱导技术的一部分，因为其在ESRD患者中的作用持续时间并未显著延长。然而，琥珀胆碱的持续输注也引起了人们的担忧，因为其主要代谢物琥珀酰单胆碱活性较弱并且经肾排泄。琥珀胆碱给药后，血清钾的升高（正常受试者中为0.5mmol/L）意味着该电解质的水平应尽可能在肾衰竭患者中正常化，但临床经验表明，琥珀胆碱给药后出现的钾升高通常在血清钾水平长期升高的患者中耐受性良好。另外，长效肌松药多库氯铵、泮库溴铵和哌库溴铵在已知肾功能不全患者中的使用也可能受到质疑。在多库氯铵的单剂量研究中，Cook等人[84]证实该药在肾衰竭患者中的消除半衰期增加，血浆清除率降低以及作用持续时间延长。关于哌库溴铵的药代动力学已有类似报告。由于持续时间较短，中效肌松药（阿曲库铵、顺阿曲库铵、维库溴铵和罗库溴铵）在ESRD患者中具有明显优势。临床意义上的阻滞延长的风险大大降低。阿曲库铵及其衍生物顺阿曲库铵发生了酶促酯水解和自发的非酶促（Hoffman）降解，其中经肾排泄的母体化合物极少。它们的消除半衰期、清除率和作用持续时间不受肾衰竭的影响[85]，也没有出现导致ESRD患者临床效应延长的报告。这些特征有力地支持了它们在肾病患者中的应用。一个潜在的问题是，阿曲库铵的代谢物劳丹碱可能导致实验动物癫痫发作，并可能在重复给药或连续输注下发生蓄积[86]。然而，这尚未在接受阿曲库铵长期输注的、伴有肾衰竭的重症监护患者中得以体现。顺阿曲库铵效能更高、剂量更低，顺阿曲库铵代谢会导致ESRD患者中的劳丹碱血液水平较阿曲库铵更低。

初步报告表明，维库溴铵的药代动力学在肾衰竭患者中未发生变化，但随后因血浆清除率降低和消除半衰期增加而出现作用持续时间延长[85]。在ESRD患者中，插管给药持续时间约延长50%[87]。此外，其活性代谢产物3-去甲基维库溴铵在接受维库溴铵持续输注的无肾患者中蓄积，从而导致神经肌肉阻滞时间延长。

罗库溴铵在正常受试者中的药代动力学特征与维库溴铵类似[88]。肾衰竭患者中的单剂量药代动力学研究所报告的结果则相互矛盾。Szenohradszky等人[89]报告肾衰竭会增加罗库溴铵的分布容积和消除半衰期，但对其清除率并无影响。Cooper等人[90]发现，该药在肾衰竭患者中的清除率下降，且阻滞持续时间变化范围较广，但平均松弛持续时间和自发恢复时间与对照组相比并无统计学差异。

短效肌松药米库氯铵以比琥珀胆碱稍慢的速率经血浆假性胆碱酯酶促消除。低假性胆碱酯酶活性与无肾患者从米库氯铵推注给药中恢复缓慢相关[83]。据报告，在这些患者中的维持输注剂量低于[91]和类似于[92]正常对照受试者。

临床上可用的抗胆碱酯酶的药代动力学会受肾衰竭的影响[93]。因为它们高度依赖于肾排泄，所以它们在ESRD患者中的作用持续时间延长。与抗胆碱酯酶联合使用的抗胆碱能药物阿托品和格隆溴铵同样也经肾排泄。因此，当在肾功能下降患者中拮抗神经肌肉阻滞时无需改变抗胆碱酯酶剂量。

舒更葡糖钠提供了一种新方法来逆转肌松药的作用。该药是一种包封氨基甾体神经肌肉阻滞剂（例如罗库溴铵、维库溴铵、泮库溴铵）的改性γ-环糊精，可以导致血浆中游离肌松药的迅速下降和快速逆转[94]。一项研究显示，舒更葡糖钠-罗库溴铵复合物在ESRD患者中的清除率更缓慢，然而，舒更葡糖钠对这些患者神经肌肉阻滞的逆转作用与健康对照受试者一样及时且有效[95]。

利尿药物：效应和机制

当盐或水摄入量超过肾和肾外丢失时会导致液体超负荷，进而造成总体水过多和通常钠过多。液体超负荷可能会均匀地分布在全身房室之间（例如充血性心力衰竭），或者积聚在组织间隙（即水肿），而与此同时循环血量可能是正常的甚至减少（例如创伤后或术后）。当Starling作用力有利于体液进入组织间隙时，则会导致水肿。由各种慢性疾病（充血性心力衰竭、肾衰竭或肝硬化）引起的液体超负荷可能会在术前评估期间被首先识别，并可能需要延迟择期手术治疗以降低手术风险。

包括全身房室的液体超负荷的一线治疗涉及盐和水摄入限制，然而，通常必须接受利尿剂治疗。

利尿作用的生理学基础

利尿剂通常根据其作用部位和作用机制进行分类（图 50-5）。在正常情况下，肾功能可以确保少于 1% 的滤过钠负荷进入尿液（即 $FE_{Na} < 1\%$）。肾小管细胞基底侧表面（血液一侧）上的钠钾 ATP 酶主要负责将 Na^+ 主动泵出细胞而进入血液中以交换 K^+。该泵引起正电荷出细胞的净移动（对于 3 个 Na^+ 泵出，则有 2 个 K^+ 进入），从而产生电化学梯度，该梯度还可以导致 Na^+ 进入细胞的管腔（尿液）一侧。肾单位不同部位的肾小管细胞具有不同的管腔"系统"以允许这种 Na^+ 内流。这些系统是不同利尿剂的作用部位。

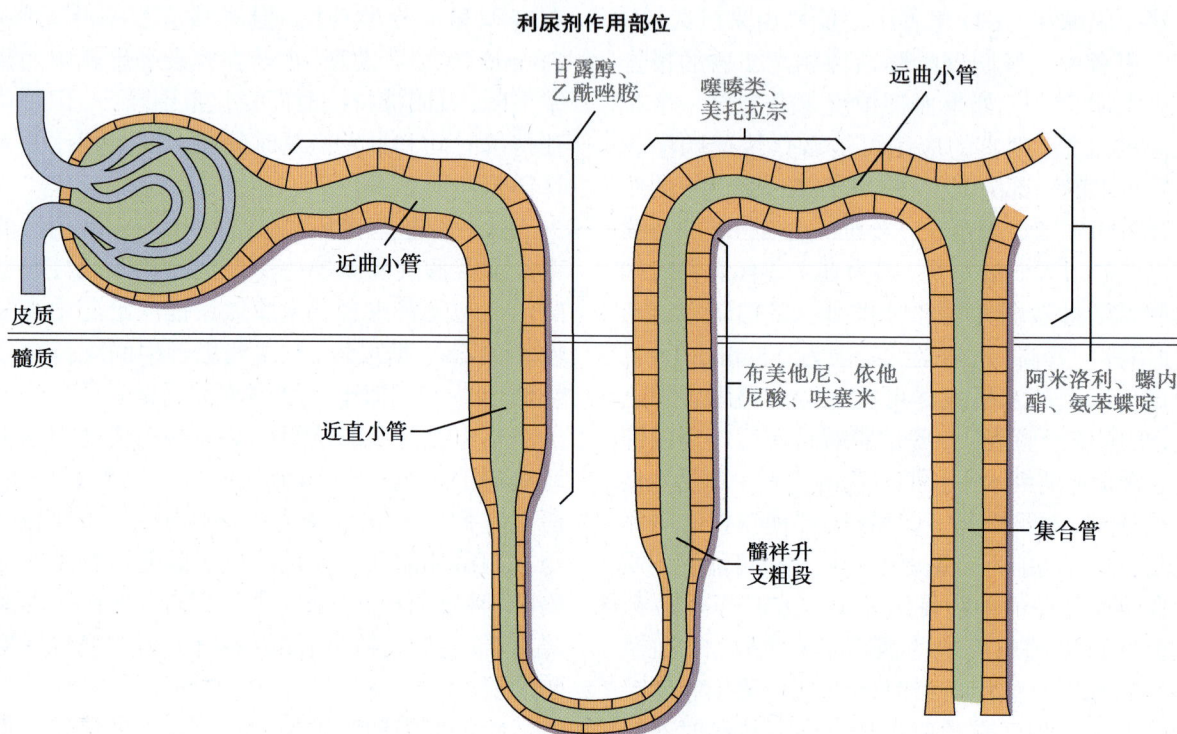

利尿剂作用部位

图 50-5 常用利尿剂的作用部位
（改编自 Mende CW. Current issues in diuretic therapy. Hosp Pract. 1990; 25[Suppl 1]: 15）

近端小管利尿剂

在近端小管中，由专门的管腔转运蛋白进行氢离子（H^+）与钠离子的交换，其结果是钠重吸收和尿液酸化。排泄的 H^+ 与碳酸氢盐（HCO_3^-）在肾小管中结合形成碳酸：$H^+ + HCO_3^- \rightarrow H_2CO_3$。在由碳酸酐酶进行的"$H_2CO_3 \rightarrow H_2O + CO_2$"催化反应中，碳酸转化成水（$H_2O$）和二氧化碳（$CO_2$）。相同的酶即碳酸酐酶也可以使该反应在肾小管细胞内反向发生，从而将 H_2CO_3 转化成 HCO_3^- 和 H^+，进而产生更多的 H^+，与 Na^+ 逆向转运，并释放出 HCO_3^-，而 HCO_3^- 可以进入循环中。碳酸酐酶抑制剂是抑制该酶的药物。这些药物的净效应是，本来将被重吸收的 Na^+ 和 HCO_3^- 仍留在尿液中，并导致碱性利尿。

尽管在服用这些药物时，患者可能会出现代谢性酸中毒，但肾小管中的代偿性过程可以适应碳酸酐酶抑制剂的这些效应，因此这些药物的长期使用很少会引起该问题。然而，这些药物可能是有用的，例如，对于由袢利尿剂强化利尿引起的浓缩性碱中毒（见后面的讨论）。对于几乎不伴有血液 pH 变化的患者，给予这些药物可以降低 $PaCO_2$ 并改善 PaO_2。碳酸酐酶抑制剂的具体应用包括治疗高山病和开角型青光眼，以及增强中枢性睡眠呼吸暂停患者的呼吸动力[96-97]。

渗透性利尿剂

甘露醇等物质可以在肾小球部位自由滤过，但很难被肾小管重吸收，从而引起渗透性利尿。在近端小管和髓袢的透水段发生体液重吸收和滤过甘露醇的浓缩。小管液的最终胶体渗透压阻止了体液的进一步重吸收。另外，甘露醇也从细胞内吸取水分进入血浆,并有效增加 RBF。

甘露醇已广泛用于治疗颅内压升高(见第 35 章),但也可以作为预防 AKI 的一种策略。尽管动物研究颇有前景,但除了用于肾移植患者中进行 AKI 预防,还尚无证据表明甘露醇可有效用于 AKI 的预防或治疗[98-99]。即使在尸体肾移植受者中,数据也只是适度支持其有益作用[100]。在对轻度慢性肾衰竭患者进行甘露醇预防的对照试验中,发现甘露醇对对比剂肾病的预防效果不及单独的水化作用[99]。甘露醇治疗并非没有并发症。因为甘露醇会在体液房室之间转移水分,故可能会影响血浆和细胞内电解质浓度,包括低钠血症和低氯血症以及细胞内 K^+ 和 H^+ 的升高。肾功能正常的患者能迅速纠正这些变化,但肾功能损害患者可能会出现显著的循环负荷伴血液稀释和肺水肿,高钾性代谢性酸中毒,中枢神经系统抑制,甚至是需要紧急血液透析的严重低钠血症[101]。

袢利尿剂

由髓袢中钠钾 ATP 酶确立的电化学梯度可以驱动一个 Na^+、一个 K^+ 和两个 Cl^- 从小管液转运至肾小管细胞中。由于髓袢升支粗段不透水,溶质的重吸收会使间质浓缩以及小管液稀释。袢利尿剂如呋塞米、布美他尼和托拉塞米会直接抑制电中性转运蛋白,从而防止发生盐重吸收。因为 25% 的滤过 NaCl 通常会在髓袢中被重吸收,所以袢利尿剂会导致大量盐负荷通过远曲小管,而这超出了该肾小管节段重吸收的额外储备,结果是大量稀释尿液随之产生。

袢利尿剂是治疗急性失代偿性充血性心力衰竭的一线治疗方法。尽管尚未证实袢利尿剂在病死率方面的获益,但它们可以降低左心室充盈压,并有效缓解充血、肺水肿、四肢肿胀和肝充血等症状。袢利尿剂的不良反应包括低钾血症、低钠血症和 AKI。心力衰竭伴心房颤动的患者也可以使用洋地黄,其中洋地黄与呋塞米联合用药可导致低钾血症诱导的心律失常。袢利尿剂尤其是呋塞米可能会引起耳毒性,特别是对于肾功能不全患者而言[102]。

远曲小管利尿剂

远曲小管利尿剂如噻嗪类(例如氢氯噻嗪)和美托拉宗作用于该节段的初始部分以阻断通过顶部质膜的 NaCl 共转运机制。因为远端小管相对不透水,所以净 NaCl 吸收会导致尿液稀释。临床上,远曲小管利尿剂用于治疗高血压(通常是单

药疗法)和容量超负荷疾病,并减轻妊娠期水肿症状。

与远端小管利尿剂相关的不良反应包括电解质紊乱和血容量不足。特别而言,氢氯噻嗪与许多其他副作用相关,包括胰腺炎、黄疸、腹泻和再生障碍性贫血。

远端(集合管)作用的利尿剂

不同于更近端的肾单位节段,集合管细胞中的 NaCl 吸收不是电中性。也就是说,通过钠钾 ATP 酶 Na^+ 离子通道在管腔膜中维持净电位梯度。结果是,肾小管管腔相对于血液带负电荷。这通常会引起 K^+ 通过 K^+ 特异性离子通道分泌到肾小管管腔内。远端保钾利尿剂(例如阿米洛利和氨苯蝶啶)可以直接抑制管腔内 Na^+ 进入,从而阻断该机制并导致 K^+ "保留" 效应。另外,H^+ 分泌也会受到抑制。

第二类作用于远端的保钾利尿剂是竞争性醛固酮受体拮抗剂(例如螺内酯和依普利酮)。通常,机体会通过释放盐皮质激素醛固酮来对血管紧张素 Ⅱ 或高钾血症进行应答。醛固酮通常可以刺激集合管对 Na^+ 的重吸收以及对 K^+ 的排泄。通过这些药物来抑制醛固酮效应会导致轻度尿钠排泄和 K^+ 保留。远端保钾利尿剂主要用于保钾利尿(如在接受洋地黄的容量超负荷患者中以及低钾性碱中毒患者中)。此外,这些药物在治疗涉及继发性醛固酮增多症的疾病(例如肝硬化伴腹水)中尤其有用。已显示螺内酯治疗可改善容量超负荷和左心室功能不全或心力衰竭患者的生存期[103]。高钾血症和高钾性、高氯性代谢性酸中毒是螺内酯、氨苯蝶啶或阿米洛利不当使用的重要并发症。

多巴胺受体激动剂

静脉输注低剂量多巴胺($1\sim3mg\cdot kg^{-1}\cdot min^{-1}$)具有尿钠排泄作用,这主要归因于多巴胺 1 型($D_1$)受体介导的 GFR 适度增加和近端 Na^+ 重吸收减少[104]。非诺多泮是一种选择性 D_1 受体激动剂,几乎没有心脏刺激副作用。在较高剂量下,多巴胺的升压反应对于低血压患者而言是有益的,但对重症患者或脓毒症患者来说几乎没有或没有肾脏效应[104-105]。尽管用于治疗 AKI 的所谓 "肾-剂量" 多巴胺应用广泛,但在许多研究中尚未被证实具有显著的肾脏保护特性[106-108],并且可能会导致内脏灌注加重,胃肠功能受损,内分泌与免疫系统功能受损,通气动力减弱以及心脏手术后心房颤动风险升高[109-111]。

高肾脏风险外科手术

心脏手术

　　预期需要 CPB 的心脏手术可导致高达 7% 的患者出现 AKI 或肾衰竭[112-113]。在该人群中存在许多与术后 AKI 相关的风险因素（图 50-6）[114]。重要的是，患有术前 CKD 的患者似乎对手术和 CPB 的耐受性非常好[115]。肾缺血再灌注、炎症介质和毒素暴露被认为是 AKI 的主要病理机制。可影响其中一种机制的肾脏风险因素包括术前左心室功能不全、CPB 持续时间、脉压升高[116]和抑肽酶治疗[117]。

　　尽管一些回顾性研究表明，与传统 CPB 技术相比，"跳动心脏"非体外循环冠状动脉搭桥术可降低肾脏风险[118]，但多项随机研究尚无定论。然而，尽管事实上搏动性 CPB 会抑制血浆肾素活性，但具有正常肾脏的患者，无论接受搏动性或非搏动性 CPB，其术后肾功能相当。

　　许多药物已在术中使用，但在心脏手术过程中并未能成功保护肾脏。CPB 期间使用甘露醇的部分目的在于通过促进尿液流动和减少肾细胞肿胀来避免血红蛋白诱导的 AKI。多巴胺作为肾血管扩张剂以低剂量（$<5mg \cdot kg^{-1} \cdot min^{-1}$）输注并无获益。Costa 等人[119]在 CPB 期间给予术前肾功能不全患者低剂量多巴胺，发现该药能够在不影响 GFR 或保护肾脏免受缺血性损伤的情况下诱导尿盐排泄。在一项心脏外科手术研究中，多培沙明可改善 CrCl 和全身氧输送[120]，但 21 项随机对照试验的一篇系统综述并未能证实其获益[121]。考查非诺多泮、心房钠尿肽和胰岛素样生长因子 1 在该人群中肾保护作用的其他研究并未显示持续一致的保护作用。

非心脏手术

　　几种常见的非心脏外科手术可以影响既往正常的肾功能。急诊手术已被报告为 AKI 的风险因素，其中创伤手术被视为急诊手术的重要亚组[122]。ATN 是典型的与创伤相关的肾脏病变，可能由许多缺血性机制导致。最常见的机制是，低血容量性休克、色素尿、多器官功能衰竭或外源性肾毒素导致肾脏序贯或同时受损。创伤患者中发生的 AKI 特征在于与容量复苏不足有关的早期少尿或随后有时发生的与多器官功能衰竭、肾毒素暴露或脓毒症相关的非少尿型综合征。这两种创伤后

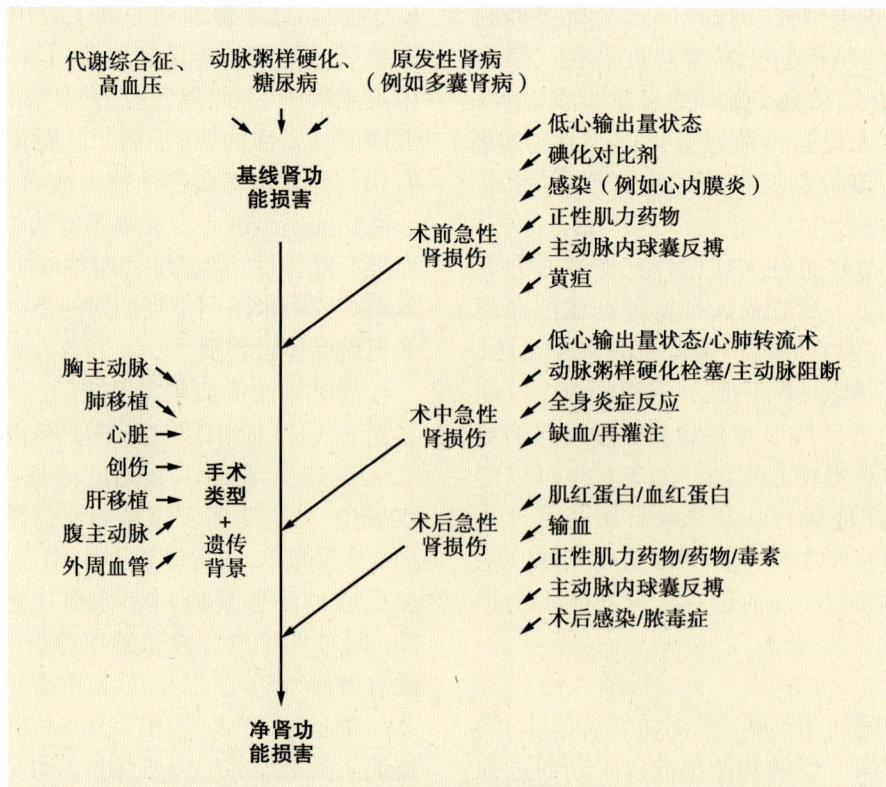

图 50-6　预测围术期急性肾损伤和肾功能不全的临床风险因素
（改编自 Stafford-Smith M，Patel UD，Phillips-Bute BG，et al. Acute kidney injury and chronic kidney disease after cardiac surgery. Adv Chronic Kidney Dis. 2008；15：257-277）

AKI 情况的结局显著不同。早期形式与高病死率有关，而在非少尿型 AKI 情况下，只有 20%～30% 的患者会死亡[123]。不令人意外的是，既往存在肾功能不全的创伤患者的病死率远高于既往健康的患者[124]。

预防急诊手术患者的 AKI 可以从血容量不足和休克的适当管理着手。其中一个重要目标是，在维持心输出量和全身氧输送的同时恢复正常血容量。一旦确立，尿流率应维持在 0.5ml/（kg·h）或更高水平上。可能需要进行有创血流动力学监测来指导由手术操作、失血、体液转移和麻醉效应所致的心血管持续不稳定的术中管理。术中经食管超声心动图可以提供对左右心室功能的良好评估以及液体复苏指导。在不稳定的创伤患者中，肾毒素暴露应保持在最低水平。放射性对比剂、NSAID 和肌红蛋白对该患者群体造成了最大威胁。除了头部损伤伴颅内压升高或怀疑存在大量横纹肌溶解，否则在创伤管理的早期复苏阶段不适合进行呋塞米或甘露醇治疗。

无论夹钳位置水平如何，需要进行主动脉阻断的血管手术均对肾功能有不良影响。肾上阻断会导致 ATN 样病变[125]。肾下主动脉阻断则会导致 GFR 小幅度、短暂下降，并与 AKI 的风险增加相关，而涉及胸主动脉的手术的 AKI 发生率为 25%[126]。主动脉手术后 AKI 的两个主要预测因子是既往存在的肾功能不全和围术期血流动力学不稳定[127]。Olsen 等人[128]报告，在大量接受腹主动脉瘤修复的患者中，AKI 的总体发生率为 12%。接受动脉瘤破裂急诊手术治疗的患者的血流动力学不稳定发生率非常高，且在 26% 的患者中出现 AKI。相比之下，择期主动脉手术与良好的血流动力学控制和 4% 的肾衰竭发生率相关。肾动脉粥样硬化性栓塞和主动脉阻断时间延长可能会导致这些患者出现缺血性肾损伤。

主动脉手术的血管内治疗方法（血管内支架）已受青睐[129]。主动脉瘤血管内手术和开放性修复术后 AKI 的病因学是多因素的（肾缺血、动脉粥样硬化栓塞、血流动力学不稳定）。尽管主动脉血管内手术期间的血流动力学变化可能与同时进行开放性修复术者相比并不那么显著，但肾脏并发症的发生率似乎相似。在血管内手术期间，患者可能会暴露于大量的放射性对比剂，从而加重术后肾功能不全，尤其是对于那些既往存在肾功能不全的患者而言。主动脉瘤血管内手术和开放性修复术后，肾功能不全/衰竭的长期发生率（术后随访长达 24 个月）类似。因此，在血管内手术之前对患者应进行充分水化治疗并限制放射性对比剂的总剂量，这一点是非常重要的。

尽管大量证据不再支持使用静脉注射甘露醇或多巴胺来预防 AKI，但对主动脉手术中肾功能保护的大部分精力都集中在利尿剂和肾血管扩张剂治疗方面。事实上，肾下主动脉阻断的临床研究发现，甘露醇和低剂量多巴胺的联合治疗在预防 AKI 方面不如用盐水进行容量扩张更有效。尽管低剂量输注多巴胺后，尿流率一致增加，但在大量随机研究的汇集分析中并无证据表明这与主动脉手术期间的肾功能保护相关。用作肾脏保护的其他药物正在研究中。在对主动脉手术患者进行的一项小型安慰剂对照研究中，发现硝苯地平可以减弱 GFR 术后下降[130]。已证明胰岛素样生长因子 1 可加速实验性缺血性 AKI 的痊愈[131]，并改善 ESRD 患者[132]和正在接受主动脉或肾动脉手术患者[133]的肾功能。ANP 的一种合成形式可用于治疗已确立的少尿性急性肾衰竭[134]，但尚未在高风险手术患者中进行预防性使用。选择性 D_1 受体激动剂非诺多泮作为肾保护剂表现出一定的应用前景，但尚未在围术期情况下进行大型多中心预防试验的检验。新一代的早期生物标志检测可能很快就会出现，它能够比血清肌酐蓄积更早地识别 AKI。让人们寄予希望的是，早期识别 AKI 将会提高当前干预措施的有效性。

如前所述，肝功能衰竭或淤胆性黄疸患者对 AKI 特别敏感。当血清结合胆红素超过 8mg/dl 时，来自胃肠道的内毒素会被吸收到门脉循环中，从而引起强烈的肾血管收缩。在淤胆性黄疸患者中，术前静脉注射甘露醇和/或口服胆盐可以限制肾功能不全的进展。该现象可能会导致肝移植和胆道手术后 AKI 的发生率升高。多达 2/3 的肝移植受者会出现 AKI[135]。许多肝移植受者有明显的肝肾综合征，肾功能不全以及可能的潜在肾血管收缩。当这些患者暴露于术中血流动力学不稳定、大量输血和肾毒素时，则经常会伴随出现 AKI[136]。

泌尿外科手术的麻醉注意事项

随后对泌尿外科手术进行了回顾，其中包括肾切除术、膀胱切除术、前列腺切除术、经尿道切除术和尿石症治疗等章节。各章节简要讨论了一般疾病原则和治疗依据，回顾了围术期管理和潜在的并发症，然后重点介绍了与特定手术相关的重要方面（例如单纯肾切除术与根治性肾切除术）。本章结尾部分概述了选定的其他主题。值得注意的是，已采取了一种深思熟虑的方法（即在任何适当时间建议读者参考其他章节的内容）来尽量减少重复。

肾切除术

肾切除术包括肾部分切除术、根治性肾切除术或单纯肾切除术。美国每年约有 46 000 例良性或恶性肾切除术，另外还有 5 500 例肾移植供体手术。根治性肾切除术是可切除性肾癌的标准术式，而单纯肾切除术对于良性疾病来说是典型术式。一些肾肿瘤侵入肾静脉，延伸至下腔静脉（inferior vena cava，IVC）或右心房。这些肿瘤需要额外的流程来安全恢复其血管内组织构造。肾移植供肾切取术包括单纯肾切除术，需要采取措施来避免器官损伤并优化移植肾功能。所谓的保留肾单位

的肾切除术或肾部分切除术用于局限性良性疾病，但越来越多地被考虑用于更广泛的适应证，包括选择性癌性病变。

肾切除术的方法和切口主要基于手术重点和手术医生的偏好。腹膜后入路需要侧腹切口和侧卧位侧延伸（图 50-7），避免进入肾脏时误入腹腔。这种方法对于感染治疗具有明显优势，而且也简化了既往腹部手术或肥胖患者的手术操作。腹膜后入路方法的风险包括损伤腔静脉，意外气胸风险以及侧卧位和侧位延伸对肺活量的不利影响，肺活量可降低至 20%（见第 29 章）。前入路肾切除术涉及仰卧位经腹膜腔进行中线、肋下或胸腹切口，这些切口可直接到达肾和主要血管结构。尽管经腹膜途径增加了内脏损伤和腹膜炎风险，但中线切口的方式（如用于终末期多囊肾病的双侧肾切除术）能更好地进入双肾，改善进入肾蒂的通路（如创伤、出血）。胸腹入路进入腹膜和胸腔，很少需要单肺通气。

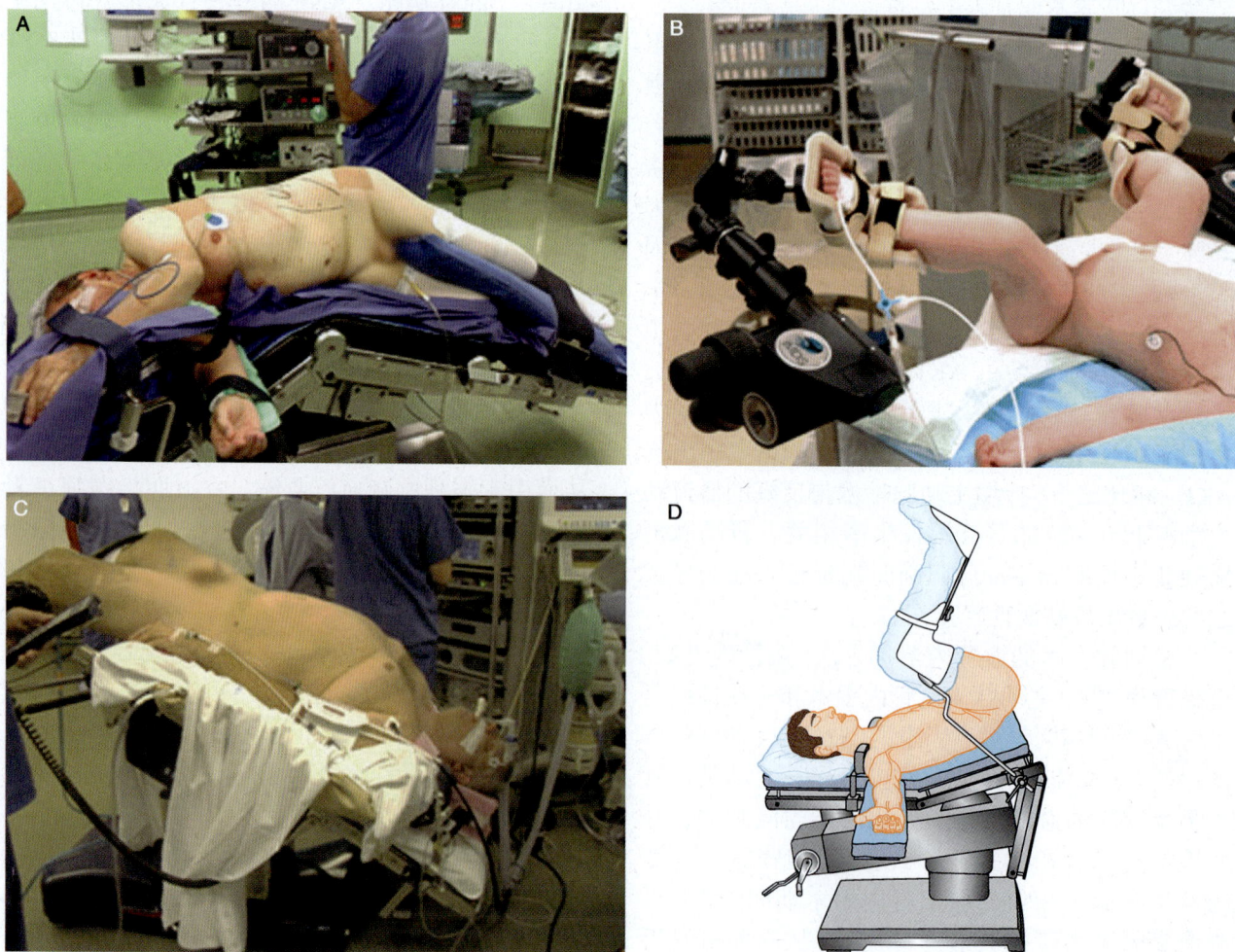

图 50-7

泌尿外科手术的常见体位选择包括右侧卧位、腰部伸展（A），截石位（B），深度头低脚高位（30°～45°）（C），过度截石位（D）

近年来,腹腔镜下腹膜后和经腹腔入路肾切除术已经超过了开放性术式,特别是对于单纯和供体手术,这些技术甚至用于保留肾单位的肾部分切除术。其他创新包括机器人辅助、单孔腹腔镜肾切除术,甚至是经阴道微创肾切除术。

术前注意事项

供肾切取术通常招募健康个体,而其他肾切除术的围术期风险通常与手术适应证有关。尽管吸烟和肥胖是肾癌最重要的风险因素,但许多其他心血管风险因素也与肾癌风险密切相关,包括高龄、男性、慢性肾病或终末期肾病以及高血压。因此,评估和管理围术期心脏风险的方案与肾切除术尤为相关[137]。

用于治疗感染的单纯肾切除术并不常见,但最常见涉及糖尿病患者,可分为两类。择期手术涉及由慢性肾盂肾炎(如黄色肉芽肿性肾盂肾炎)造成的不可逆性肾损伤[138]。相反,急诊手术与非常高的病死率(高达43%)相关,并且通常涉及对抗生素治疗无反应的急性气性肾盂肾炎危重患者。

与肾癌相关的一些遗传性疾病也具有麻醉计划中必须考虑的特征[139]。例如,伯特-霍格-迪贝综合征患者存在肺囊肿,增加了术中自发性气胸风险,而脑视网膜血管瘤病(这些疾病中最常见)患者的嗜铬细胞瘤和神经内分泌肿瘤发生率较高。

10%至40%的肾癌患者伴有副肿瘤综合征[140]。除了发热、恶病质和体重减轻,其分类为内分泌疾病和非内分泌疾病。与肿瘤有关的内分泌疾病包括高钙血症(PTH样作用)、高血压(肾素)、贫血/红细胞增多症(促红细胞生成素)、非转移性肝功能障碍(Stauffer综合征)、乳溢、库欣综合征,以及异位胰岛素和高血糖素分泌;非内分泌疾病包括淀粉样变、神经肌病、血管病变、肾病、凝血功能障碍和前列腺素水平升高。在表现高钙血症的肾癌中,50%来源于副肿瘤。肾肿瘤也可能与高凝状态有关,已有报道其与术中血栓形成有关[141]。

正如多数大型泌尿外科手术,其他肾切除术检查包括常规心电图、胸部X线、全血细胞计数、电解质情况(血清尿素氮和肌酐)、肝功能检测、血清钙评估、凝血试验和尿液分析。尽管静脉肾盂造影时,血清肌酐水平和对侧功能正常有时被视作预测术后肾功能的充分评估,但为了更精确,常常进行无创性鉴别肾扫描(碘-131或锝-99m计算机化同位素肾图)预测术后GFR。

泌尿外科手术患者通常会进行额外的疾病检查,提供除了常规尿路研究和评估之外的大量信息。腹部计算机体层成像(CT)确定肿瘤大小和位置,以及肾脏集合系统或肾周脂肪的侵入,而磁共振成像(MRI)对评估腔静脉和/或心腔累及状况最有价值。

标准推荐的慢性药物治疗术前管理是大多数肾切除术所必需的。如果预期肾功能有显著变化,可考虑调整药物剂量。

术中注意事项

即使是最简单的肾切除术,手术准备也应包括充分的监测和血管通路来处理并发症,尤其是明显出血,它是此类手术中罕见但始终存在的风险。除了标准监测(参照美国麻醉医师协会指南)和两个大口径静脉留置导管外,血管内通路和额外监测要求取决于患者状况和手术复杂性,可能包括用于连续血压记录和反复血气评估的外周动脉置管,但有时是中心静脉通路。

尽管中心静脉置管对于大多数肾切除术并不是必要的,但诸如并发症(例如心脏病史)和出血风险(例如肿瘤延伸到静脉结构)患者和流程因素可能需要中心静脉置管。如果认为有必要放置中心静脉导管,应考虑选择同侧锁骨下或颈内静脉中心静脉穿刺肾切除术,以尽量减少双侧气胸风险。

感染、骨转移和出血风险的评估可能会影响麻醉计划中进行椎管内镇痛的决策。有时CT和MRI扫描的脊柱影像可以在考虑硬膜外置管时提供额外的细节。如果置入腰椎或胸腔硬膜外导管,通常在麻醉诱导之前完成,以便进行检测剂量顺序并且预先决定使用硬膜外阿片类药物。对硬膜外导管术中局部麻醉药剂量的各种观点包括对血流动力学稳定性以及术中大失血可能性的担忧。

大多数病例可在麻醉诱导前从椎管内注射或经导管置入(例如硬膜外置管)给药,然后完成麻醉诱导,之后再建立动脉置管测压以及放置中心静脉通路。膀胱导管置入对所有肾切除术都必不可少。尿量监测为没有中心静脉压监测的情况提供了血管内容量状态的信息,避免了尿潴留的可能性,还为术后提供了肾功能、出血源和血块相关性尿路梗阻可能的有价值的信息。非侵入性心输出量监测(如食管多普勒超声,LiDCO(无创心输出量监测)技术可能对特定患者有用。

标准麻醉诱导的考虑因素包括术后计划（例如术后麻醉恢复室、治疗后护理以及重症监护室）和在外科手术前1h内静脉注射抗生素进行预防给药。术后镇痛策略计划可能会决定处理措施，特别是涉及能够识别和处理各种镇痛潜在并发症策略的护理团队。

选择麻醉诱导剂以实现镇静、镇痛和弱化气管插管的血流动力学波动，应与使用任何区域麻醉、手术的预期持续时间和患者的肾功能相匹配。可以通过静脉或其他阿片类药物治疗（如患者自控镇痛或椎管内镇痛）来管理术中和术后疼痛。连续硬膜外镇痛可减弱神经内分泌反应，但也可能改善术后通气机制并更快地缓解肠梗阻，也与中高危非心脏手术的生存率提高有关[142]。

术中潜在并发症包括主要血管（例如下腔静脉、主动脉）或胃肠器官（例如脾、肝、胰腺）损伤，以及气体误入胸膜腔而产生气胸。肾切除术期间出血相关并发症并不常见，除了进行监测和大量静脉注射之外，还必须准备其他阶段步骤。应该在手术前立即确认是否有血液制品或血液制品是否容易获得。还应考虑常规液体与患者保温技术，胶体扩容剂的可用性以及针对选定病例的快速输液装置。因为不明原因的肺力学变化或肾切除术过程中的低血压可能反映了膈肌损伤和气胸，所以应与外科医生讨论此类变化以便进行及时干预。这可能需要直接修复隔膜破洞，以及气胸穿刺减压和胸管插入。

特别是在肾功能储备有限的情况下，除了考虑输血触发因素和严格避免不合理使用血液制品外，还应注意关于急性出血导致复苏"过度"的可能性。通过与外科医生的良好沟通，在液体复苏过程中严格观察监测器并适当使用动脉血气评估，有助于避免液体超负荷引起的肺水肿风险。

术后注意事项

多达20%接受肾切除术的患者发生术后并发症，根治性肾切除术后手术死亡率高达2%。除了标准的问题，如出血和无法识别的内脏损伤，还有肺不张、肠梗阻、浅表及深部伤口感染、暂时性或永久性肾衰竭以及切口疝。最常见的根治性肾切除术并发症是邻近器官（肠、脾、肝、膈肌或胰腺占4%）和血管损伤（2%）。无论采用开放式还是腹腔镜方法，总体并发症发生率相似[143-145]。需要输血的出血发生率高达5.7%[146-148]，其他不常见的主要

并发症包括心肌梗死、充血性心力衰竭、肺栓塞、脑血管意外、肺炎和血栓性静脉炎。

合理预测肾切除术需要调整药物疗法的术后给药，使其适应于预期降低的肾小球滤过率（约损失50%肾组织）。值得关注的是，尽管可以预测肾小球滤过率下降，但剩余部分肾脏的代偿通常会导致术后肾小球滤过率下降25%。

肾切除术、腹腔镜或开放性手术疼痛剧烈，可通过硬膜外或椎管镇痛、全身性阿片类药物和非阿片类辅助药物来实现疼痛缓解。最近有关腹主动脉手术[149]硬膜外镇痛恢复改善的研究结果并没有专门针对肾切除术进行评估。

特殊手术

单纯肾切除术和供肾切取术

单纯肾切除术能对不可逆转的非恶性疾病实现充分干预，例如不可治愈的感染、无法挽救的肾损伤或由结石或高血压性疾病导致的无功能肾脏。在假定为肾血管源性高血压伴不可纠正的单侧肾动脉疾病的患者中，其中高达86%的患者在单纯肾切除术后高血压控制得到改善。

供体手术期间，单纯肾切除术中增加以下几个步骤，包括在外植体之前施用静脉药物以实现低水平抗凝（例如3 000肝素标准效价单位）和强制利尿（如甘露醇，12.5g；呋塞米，40mg），延伸（腹腔镜的）切口以确保无创性器官提取和随后鱼精蛋白给药。提取的器官注入低温防腐剂（例如威斯康星液或康斯特液）并储存在冰和/或冷机中进行灌注。美国超过1/3的肾脏移植来自活体供者，与尸体供者相比，活体肾脏捐献与改善短期和长期结局（即受体和移植肾存活）相关。

根治性肾切除术

肾细胞癌是根治性肾切除术的主要适应证，占肾肿瘤的90%至95%，成人恶性肿瘤的3%。遗传综合征（见前文）除了具有高肿瘤发生率外，遗传综合征家族史使肾癌风险增加2～3倍，但这种情况仅占根治性肾切除术的2%。血尿、可触及肿块和侧腹疼痛是典型的三联征表现，但常在其他非泌尿外科疾病检查中诊断出肾肿瘤（约72%）。有时，肿瘤的发现是由于下腔静脉累及的体征或症状，例如腹部静脉扩张、（左）精索静脉曲张、下肢水肿或肺栓塞。有症状的肿瘤通常反映出疾病处于较晚期，与转移和预后不良有关。根治性肾切除术也能治疗上尿路（输尿管、肾盂）尿路上皮

癌,切除相关的输尿管,包括膀胱袖口状切除术。多达 1/3 的肾癌患者在诊断时出现转移,但许多患者适用该手术。

　　根治性肾切除术涉及肾动脉和静脉结扎,随后整块切除肾脏、肾周脂肪、肾筋膜、近端输尿管,也常包括邻近的肾上腺。然后从隔膜到主动脉杈进行淋巴结清扫。绝大多数肾肿瘤留在肾筋膜内,并可以完全切除,但有 20% 至 30% 的手术成功患者仍出现疾病复发。虽然根治性肾切除术是中心型和大型肿瘤的标准治疗方法,但保留肾单位的肾部分切除术治疗早期和小型肾癌的价值仍待评估。虽然非手术疗法可行,但肾细胞癌对放射和化学治疗具有抵抗性。根治性肾切除术期间的失血最主要取决于肿瘤的位置和范围。腹腔镜创新技术减少了所有类型的肾切除术出血。

伴下腔静脉瘤栓的根治性肾切除术

　　4% 至 10% 的肾细胞癌患者存在肾外癌栓延伸,或局限于肾静脉,或延伸至下腔静脉。虽然经常局限于血管腔,但血栓可能会黏附在血管壁上[150],1% 的患者会出现右心房累及。包括切除瘤栓在内的根治性肾切除术(如下腔静脉阻塞或肿瘤肺栓塞)具有挑战性,因为其存在突发大出血和急性血流动力学不稳定的风险。

　　根据下腔静脉和右心房内的瘤栓范围,将伴下腔静脉血栓的肾肿瘤(Ⅰ～Ⅳ级;图 50-8)进行分类,需要进行除根治性肾切除术外的不同手术[151]。一般来说,对于不超过肝下下腔静脉的肿瘤可能需要取栓,单独使用简单的近端和远端腔静脉控制。随着瘤栓扩展到肝内下腔静脉或更高,分离血管和取栓变得更具挑战性,并且最终只能用 CPB 安全地实现,伴或不伴主动脉阻断和心脏停搏。除胸骨切开术外,此类手术需要标准肝素抗凝,并额外采用静脉通路过滤器来捕获肿瘤碎片(图 50-8)。有些机构在治疗肾瘤栓时采用的其他干预措施包括静脉-静脉转流、下腔静脉滤器置入术,甚至深低温停循环技术。

　　在监测这些复杂的手术操作时,考虑因素包括桡动脉穿刺置管术,中心静脉导管或肺动脉导管置入,以及术中经食管超声心动图(图 50-8)。在存在膈上瘤栓的情况下,由于肿瘤碎片栓塞风

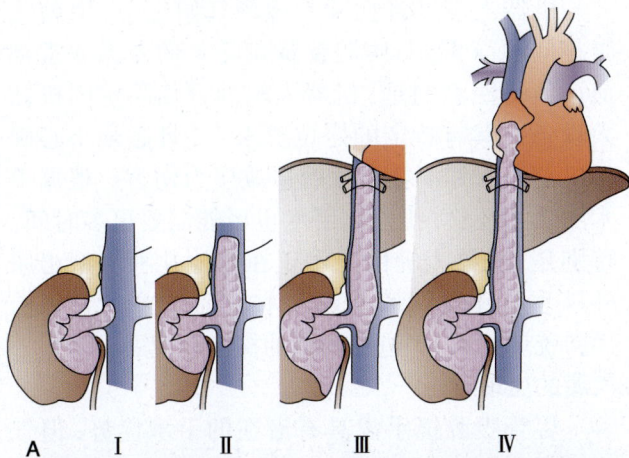

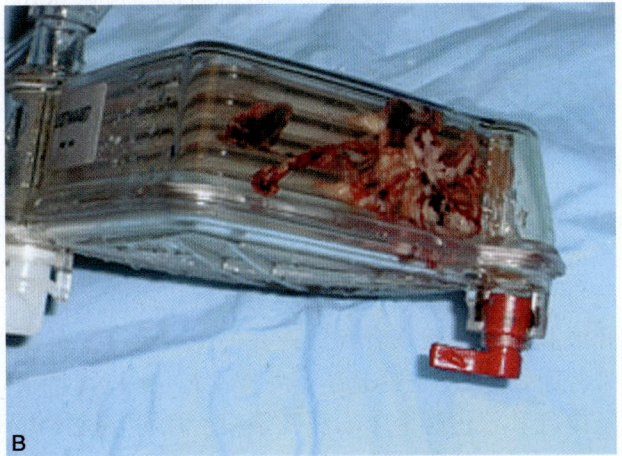

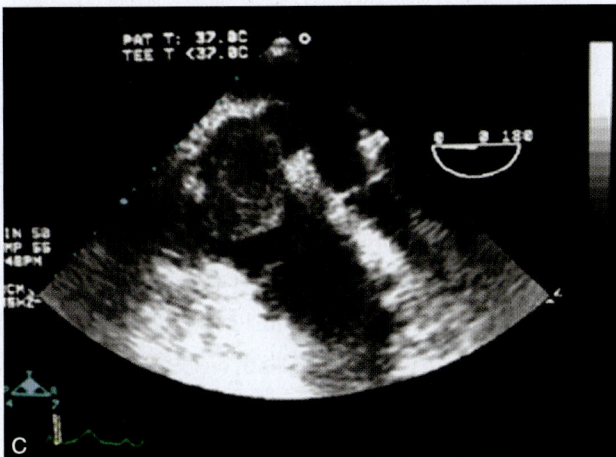

图 50-8　根治性肾切除术伴下腔静脉瘤栓取出术是一种治疗肾细胞癌的主要手术方式

A:手术复杂性预测基于血管内瘤栓程度,根据肿瘤扩展的最近端水平分类(Ⅰ至Ⅳ级)。B:体外循环后静脉过滤器中血栓栓塞的证据突出了血管内肾细胞癌血栓易碎。C:术中经食管超声心动图显示肾细胞肿瘤向右心房扩展(A,改编自 Nesbitt JC, Soltero ER, Dinney CP, et al. Surgical management of renal cell carcinoma with inferior vena cava tumor thrombus. Ann Thorac Surg. 1997;63:1592-1600)

险，切忌在血栓切除之前放置肺动脉导管。如果血栓扩展到肝上下腔静脉内，可能需要采用肝门阻断（夹住肝十二指肠韧带以阻断血流通过肝动脉和门静脉）进行肝脏动员，一般持续时间少于30min[152]。其他准备工作包括CPB流程标准（见第39章），包括大口径外周静脉通路、血管活性注射液、液体和血液制品。有时，也会在动脉血栓形成或广泛的寄生血管形成情况下或预计难以分离肾动脉的情况下，使用肿瘤术前栓塞治疗。尽管可能出现大量失血，但由于可能使肿瘤细胞回流到循环血液，因此不鼓励使用血液回收技术。

保留肾单位的肾部分切除术

任何肾脏切除手术计划中均尽量减少不必要的健康组织损失。肾部分切除术对于良性肿瘤通常是足够的，但是这种手术也正在成为一些癌性肾细胞肿瘤根治性肾切除术的替代方法，特别是必须保留肾实质时，例如包括双侧肿瘤、CKD、单肾的肿瘤，或当对侧肾脏处于未来疾病或肿瘤的风险时。即使对侧肾脏正常，当前研究也证实了，在具有单侧、局部小（＜4cm）甚至中等（＜7cm）的位于外周的肿瘤患者中，与根治性肾切除术相比，保留肾单位的肾部分切除术的长期疗效具有可比性。肾部分切除术的局限性包括围术期出血和尿漏风险较高，局部肿瘤复发率为1%至6%。

腹腔镜和机器人肾切除术

腹腔镜和机器人技术可应用于腹膜后和经腹膜手术以及所有类型的肾切除术（即根治性、单纯性或部分性）。与开放式方法相比，这些微创技术通过小型密封端口入路。使用二氧化碳吹入腹膜腔或腹膜后空间来分离结构并提高可见度。近年来，腹腔镜技术已经超越了开放性肾切除术，特别是单纯和根治性手术。腹腔镜根治性肾切除术甚至可以成功地用于治疗局部浸润性肾癌。腹腔镜肾部分切除术在技术上的要求高于开放性手术，目前涉及临时夹住肾门以优化切除术过程中的可见度并尽量减少失血。与钳位有关的热缺血时间可能会导致AKI，特别是当持续时间超过30min时[153-154]。

一些研究报道了等效的开放性手术和腹腔镜手术的比较结果。与开放性根治性肾切除术相比，腹腔镜根治性肾切除术具有切口较小、失血较少、术后镇痛需求较少、住院时间及恢复期较短等优点[155-156]。同样，腹腔镜保留肾单位的肾部分切除术出血较少、住院时间较短，对于特定肿瘤，其5年

和10年结局与开放性肾部分切除术相似[157-158]。腹腔镜供肾切取术对肾移植的成功无不良影响，但与开放性供肾切取术相比，疼痛和止痛需求更少、出院更快、生活质量更好[159]。行腹腔镜和机器人辅助肾切除术的机构经验可能影响麻醉计划和对侵入性操作的认知需求（例如中心静脉插管）。

传统开放性肾切除术与慢性疼痛显著的发生率相关，发生率为5%～26%[160-161]。腹腔镜手术最好能减少慢性疼痛综合征的发生率。腹腔镜与开放性肾切除术之间的感知差异影响了临床实践，包括术后疼痛管理的麻醉计划。与开放性肾切除术相比，疼痛减轻和恢复时间缩短意味着硬膜外麻醉不太可能被选择用于腹腔镜手术，使用多模式策略包括阿片类药物和适当的非阿片类辅助剂控制这些手术的术后疼痛。NSAIDs由于其潜在的肾毒性效应而很少应用。最新的小型研究报道，通过腹直肌和腹膜后鞘置入导管，术中持续输注局部麻醉药（通过肋间神经、髂腹股沟神经和髂腹下神经）取得了良好的效果。优势包括减少以下因素：疼痛程度，阿片类药物需求，恶心，恢复时间和出院时间，以及成本[162-163]。

机器人辅助肾切除术逐渐开始应用，但就气腹等问题而言，与腹腔镜肾切除术的考虑非常相似。值得注意的是，机器人辅助肾切除术因机器人设备而具有特定的定位要求，并且必须小心确保机器人手臂不会对患者造成压力伤害。根据手术团队的经验，机器人手术也可能需要更多时间。特别是，机器人辅助技术正在其他几种大型泌尿外科手术（例如肾部分切除术、肾盂成形术和根治性膀胱切除术）中进行类似的探索和发展[164]。

气腹的生理学

尽管腹腔镜手术具有潜在的手术优势，但气腹的影响很重要，尤其是全身性CO_2吸收和下肢静脉回流阻塞，特别是对于心肺疾病患者（见第44章）（表50-5）[165]。这些因素包括建立气腹造成的心输出量平均下降30%，由于全身血管阻力（后负荷）相关增加，平均动脉压常常发生轻微变化甚至增加（最多16%）。全身血管阻力和心输出量在气腹后10min内通常恢复到接近正常值。与标准的术中液体治疗方案相比，术前液体负荷与气腹前额外的诱导前大剂量胶体液可导致更高的每搏输出量和尿量，但关于使用此策略改善结果的证据尚缺乏研究[166]。

提倡使用水合作用并将气腹压力限制在

表50-5　头低脚高位时 CO_2 气腹生理学	
器官系统	效果
心血管系统	↑全身血管阻力 ↑平均动脉压 ↑心肌耗氧量 ↓肾脏、门静脉和内脏血流
呼吸系统	↑通气血流比例失调 ↓功能残气量 ↓肺活量 ↓顺应性 ↑气道峰压 肺充血和水肿 高碳酸血症，呼吸性酸中毒
中枢神经系统	↑颅内压 ↑脑血流量 ↑眼内压 儿茶酚胺释放
内分泌系统	激活肾素-血管紧张素系统
其他	胃食管反流 静脉空气栓塞 神经失用，特别是臂丛神经 气管导管移位 面部和气道水肿

摘自 Irvine M, Patil V. Anaesthesia for robotassisted laparoscopic surgery. Contin Educ Anaesth Crit Care Pain. 2009；9：125-129。

12mmHg 以下的策略。气腹压力大于 15mmHg 与术后 AKI 有关，推测这与肾灌注紊乱有关。腹腔镜供肾切取术后，尽管有血流动力学稳定性和自由流体管理策略，但一些供者出现少尿。病因尚不清楚，但这通常是自限性的。尽管没有明确的证据表明呋塞米、甘露醇、"肾剂量"多巴胺、非诺多泮或 ANP 类似物的利尿作用具有任何保护肾脏方面的价值，但尿量大于 2ml/（kg·h）是令人满意的[167]。

气腹的其他影响包括局限性膈肌偏移，由全身吸收 CO_2 导致的酸碱平衡紊乱，神经体液反应，以及静脉气体栓塞的可能性。肺顺应性和功能残气量减少，以及二氧化碳吸收，常导致呼吸性酸中毒。尤其在肥胖患者中，腹部内容物向头侧移位也可能增加肺不张和通气血流比例失调。腹腔镜肾切除术期间已报道心脏瓣膜功能障碍[168]，心脏缺血可发生于冠状动脉疾病患者。随着气腹的建立，颅内压也会随之升高。

CO_2 充气所引起的血流动力学不稳定或缺氧（由上述干预带来的）必须加以解决，少数患者需要转为开放手术方式。然而，尽管有许多干扰，大多数患者可以被安全管理，这需要适当的循环支持、严密的呼吸机管理以及外科医生和麻醉医师之间良好的沟通，包括调整 CO_2 充气压力。值得注意的是，适当的神经肌肉阻滞有助于将充气压力保持在达到最佳手术暴露所需的最低水平。

腹腔镜手术除了其优势外，也存在肾切除术之外的其他风险，包括腹腔穿刺器置入时的创伤（约0.5%）和术后深静脉血栓形成发生率增加。

膀胱切除术和其他主要膀胱手术

膀胱切除术包括切除全部或部分膀胱。根治性膀胱切除术是大多数肌肉浸润性恶性疾病的标准术式，而单纯膀胱切除术主要用于良性膀胱疾病。在 2011 年美国估计的 69 250 例膀胱癌病例中，约 90% 预计将接受手术治疗。根治性膀胱切除术将膀胱切除与其他盆腔器官和淋巴结切除相结合。用于治疗良性和恶性膀胱疾病的其他手术包括膀胱部分切除术或单纯膀胱切除术和经尿道膀胱肿瘤切除术（transurethral resection of bladder tumor，TURBT）（见"经尿道膀胱肿瘤切除术"）。

由于切除整个膀胱，单纯和根治性膀胱切除术需要伴随手术，以便将来收集尿液。所谓的尿流改道术涉及将输尿管重新定向，最常见的是由回肠形成的袋（回肠流出道术），其通过患者腹壁上的造口被动地将尿液排入袋中。备选方案包括所谓的可控性尿流改道，这种术式将会越来越受欢迎。由于尿流改道术可能会使未来的阑尾炎诊断变得困难，一些外科医生通常也会行阑尾切除术作为尿流改道术的一部分。

仰卧位或改良式截石位（图 50-7）和避开脐的中线切口是开放性膀胱切除术的标准。然而，偶尔使用横向腹部切口。就像肾切除术一样，腹膜后和经腹膜手术都可行膀胱切除术，腹腔镜和机器人辅助技术在膀胱切除术和尿流改道术中越来越受欢迎。

术前注意事项

接受膀胱切除术的患者中最常见的是膀胱癌患者。大约 90% 有尿路上皮癌，其中约 90% 已经在诊断时侵入肌层。膀胱肿瘤有时存在尿潴留，但一般通过血尿（显微镜或肉眼）诊断，伴或不伴排尿症状，如尿急、尿频和尿痛。在膀胱切除术之前,患者通常接受一次或多次膀胱镜检查以进行肿瘤活检或切除,许多患者在术前已经接受了放射治疗和化学治疗。

膀胱癌和动脉粥样硬化的危险因素重叠,围术期心脏风险评估和管理方案与膀胱切除术相关[137]。其中最主要是吸烟史,它使膀胱癌的风险增加一倍,皮革、染料和橡胶行业的职业暴露、砷含量高的饮用水也会增加风险。男性患膀胱癌的概率是女性的四倍,白人男性比非裔美国男性大两倍。膀胱癌患者平均年龄为 65 岁。在膀胱癌中已有报道与肾癌相似的副肿瘤综合征,但相对罕见。

术中注意事项

膀胱切除术的麻醉处理与肾切除术相似(见前文),包括可能大出血的准备。虽然对患者可以单独使用硬膜外麻醉来进行严格的膀胱切除术,但由于手术时间延长,很少选择这种方法。鉴于出血和血容量不足以及缺乏有意义的尿量监测的可能性较大,应特别注意评估膀胱切除术中血管内容量的方法。全身麻醉结合术中硬膜外镇痛用于膀胱切除术可能会减少出血并改善术后镇痛,而不影响并发症发生率[169]。

根治性膀胱切除术的一个趋势是使用快速通道方案[例如加速康复外科(Enhanced Recovery After Surgery, ERAS)]。这些方案因结直肠手术中的应用而受到欢迎,包括各种术前、术中和术后循证管理策略,其目的是尽早恢复胃肠功能和良好的疼痛控制,从而最大限度地减少手术应激反应,减少终末器官功能障碍,并改善大手术后的整体恢复。据报道,使用这些通道可明显减少出院时间和术后并发症发生率,其最好的证据来自结直肠手术结局。

对于根治性膀胱切除术,加速康复外科协会建议从术前咨询、教育和优化开始。建议避免经口行机械性肠道准备。患者可以在手术前 6h 进食清淡食物,而不是长时间禁食,清晨的碳水化合物饮料用于手术前 2h 的术前水合以及葡萄糖和胰岛素优化。在到达术前区域后,开始使用多模式镇痛方案(通常包括置入胸段硬膜外导管进行区域镇痛和经微创途径全身给予阿片类药物),以及皮下注射肝素进行静脉血栓栓塞预防。术中尽可能采用微创手术方法。通过目标指导液体管理策略,包括无创性心输出量监测,对终末器官的功能进行优化[170]。术后通过早期活动和口服饮食以及避免鼻胃管插管来恢复胃肠功能[171]。

值得注意的是,实施 ERAS 膀胱切除术方案时结果改善相关证据与结直肠手术相比仍然不足[172]。然而,小型研究指出在 30 天时肠功能恢复,再次入院率降低[173],以及伤口愈合改善,发热与血栓形成减少,镇痛需求减少,胃肠功能改善,过渡监护治疗病房时间缩短[174]。

术后注意事项

与根治性膀胱切除术相比,单纯膀胱切除术合并尿流改道术涉及的盆腔结构切除更为有限,通常失血较少,并发症发生率较低[175]。在根治性膀胱切除术合并尿流改道术后,一些患者需要入住重症监护室。平均失血量为 560~3 000ml,输血很常见。住院时间可能延长,但各中心之间差异很大。根治性膀胱切除术结合尿流改道术的死亡率约为 1%,围术期并发症很常见(27.3%)[176]。早期问题包括输尿管导管拔除后的肾盂肾炎,肠梗阻,局部结构损伤如闭孔神经损伤(内收肌麻痹和步态干扰)和淋巴引流障碍(淋巴囊肿、腿部水肿)。

特殊手术

膀胱部分切除术

膀胱部分切除术的非恶性指征包括膀胱子宫内膜异位症和良性肿瘤(例如淋巴管瘤)。只要膀胱部分切除术合适,就可以消除与尿流改道术有关的附加手术和生活质量较差的影响。因此,目前鉴别适合进行伴盆腔淋巴结清扫的膀胱部分切除术的膀胱癌患者的方法令人瞩目,它可能与根治性膀胱切除术一样好。选择性保留膀胱方案使用肿瘤对化学治疗和放射治疗的反应性作为手术决策指导,成功地确定了约 1/3 的患者,其膀胱部分切除术的长期结果与根治性膀胱切除术相同,无需尿流改道术[164]。

单纯和根治性膀胱切除术

单纯膀胱切除术适用于良性疾病,如神经源性膀胱,难治性膀胱疼痛综合征(间质性膀胱炎),放射治疗引起的膀胱损伤,以及难治性失禁。

根治性膀胱切除术包括膀胱和相关盆腔结构切除,包括闭孔淋巴结和髂淋巴结的盆腔淋巴结清扫术。在男性中,切除整个膀胱,以及盆腔腹膜、前列腺、精囊、输尿管残留物和一小块尿道膜部。在女性中,切除子宫、卵巢、输卵管、阴道穹隆和尿道。在根治性膀胱切除术中，主要手术的替代术语包括根治性膀胱前列腺切除术（男性）和伴盆腔廓清术的根治性膀胱切除术（女性）。

回肠流出道术和其他尿流改道术

回肠流出道术的概念相对简单，即创建一个回流囊，该囊被连接到输尿管和腹壁作为造口。相比之下，可控性尿流改道的尿液收集和引流方法是多种多样的。可控性尿流改道可分为输尿管乙状结肠吻合术，可控性皮肤尿流改道术和原位新膀胱术[177]。输尿管乙状结肠吻合术仅偶尔使用，包括将输尿管穿入乙状结肠，尿液通过直肠储存和排出。可控性皮肤尿流改道术类似于回肠流出道术，但修改了腹壁吻合口以产生瓣膜机制，通过间歇性导管引流实现了尿液排泄。皮肤尿流改道术存在很多变式，使用不同肠段作为贮液来源（例如回肠、回盲肠、升结肠、乙状结肠或横结肠）。最后，原位新膀胱术包含来自末端回肠、盲肠或乙状结肠的新膀胱结构，连于近端尿道，以及完整的生理性尿道横纹肌括约肌机制。值得注意的是，所有的尿流改道术均涉及广泛的解剖，如果患者接受术前放射治疗，则更具挑战性。尿流改道术的并发症包括肠梗阻，尿路感染，深静脉血栓形成与肺栓塞，肺炎，上尿路损伤和造口周围皮肤破裂。

恢复后，尿流改道术患者可能易患需要后续手术的疾病，这包括造口部位的问题（如狭窄、疝、脱垂、回缩；发生率5%至10%），尿路与肠道之间的瘘管（3%），肠梗阻，储尿囊或其他泌尿生殖系统结石疾病（5%），阳痿，原发性肿瘤复发，甚至膀胱囊中肠癌。此外，根治性膀胱切除术后膀胱癌患者因未来上尿路尿路上皮癌（3%）的高风险而需要经常进行检测性镜检手术，并且根据需要可能进行根治性肾切除术。

存在尿流改道术的患者的麻醉考虑包括代谢和电解质异常，如高氯血症代谢性酸中毒（常见）、低钾血症、低钙血症和低镁血症，以及尿路感染和肾盂肾炎的高发生率。此外，这些患者经常存在慢性腹泻，并且可能存在与吸收不良有关的问题（例如维生素 B_{12} 缺乏症）。

前列腺切除术

几乎所有涉及前列腺完整切除的手术（即前列腺切除术）都针对的是前列腺腺癌，因为前列腺非恶性外科疾病通常可以采用经尿道切除术治疗（见下一部分）。尽管前列腺癌属于男性疾病，但在大多数国家，它是第二大常见癌症，其发病率随着年龄增加而显著增加，在非裔美国男性中比高加索男性约多50%（图50-9）[178]。

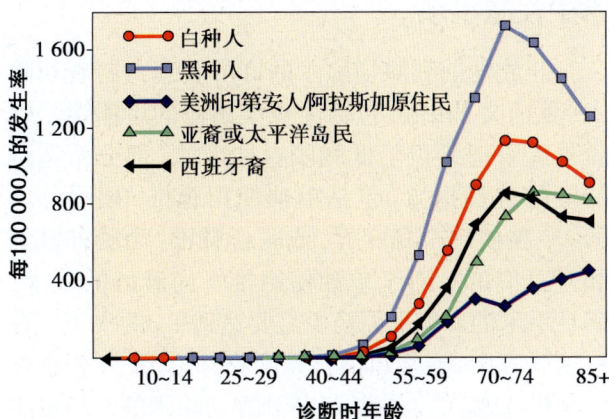

图50-9　按种族划分的前列腺癌发病率

目前关于前列腺癌最佳治疗的循证观点正在迅速发展，包括干预治疗（即内分泌治疗，冷冻治疗，化学治疗，近距离和远距离放射治疗，高能聚焦超声治疗，手术）的相对价值，以及在低风险组中观察等待的扩大作用——通过诸如肿瘤侵袭性（如格利森评分）和生物标志（如前列腺特异性抗原水平）等措施确定。第二个相关的概念也正在出现，也就是前列腺癌可能以临床显著形式（约15%）和无意义的形式存在[179]。一般而言，外科手术可能更适用于年轻男性，而老年患者可能死于前列腺癌以外的其他疾病，强烈建议进行非手术治疗。

前列腺切除术可以使用耻骨后或会阴方法进行，并且适用于有或无机器人辅助内镜技术。耻骨后方法要求患者取仰卧位和头低脚高位（图50-7）。允许使用垂直中线或 Pfannenstiel（低耻骨上、水平）切口从耻骨联合后方进入前列腺和相关淋巴结（以及可能保留神经血管束）。相反，会阴方法要求患者取夸张截石位和深度头低脚高位（图50-7），在阴囊和肛门括约肌之间做切口以充分接近前列腺（但无淋巴结）。

术前注意事项

除了高龄以外，较少的因素可预测前列腺癌的可能性。家族史使这种疾病机会增加了一倍以上，而非裔美国人后裔的风险增加了大约50%（图50-9）。诸如吸烟、肥胖、饮食、输精管结扎术史、前列腺炎或性传播疾病等因素对前列腺癌风险影响很小或没有影响。由于接受前列腺切除术的患者年龄较大，术前评估需要重点关注合并症。前列腺癌患者偶尔会出现与肾癌相似的副肿瘤综合征。

术中注意事项

开放性前列腺切除术的麻醉管理与膀胱切除术（见前文）相似，包括注意大出血的可能性。硬膜外置管通常位于低胸段脊柱区域，部分由选定的麻醉选择指导，包括单独使用脊椎/硬膜外麻醉，单独使用全身麻醉，或联合脊椎/硬膜外麻醉和全身麻醉。对于单独使用椎管内麻醉的手术，满足手术的麻醉平面至少需要达到 T_{10} 的水平。在一项研究中，当切口前预先硬膜外给药时，患者疼痛减轻 33%[180]。根治性前列腺切除术的时间可能比单剂量脊椎麻醉的作用持续时间更长，因此推荐使用硬膜外麻醉或联合脊椎和硬膜外麻醉。值得注意的是，因为夸张截石位和头低位令人感到不适，会阴前列腺切除术单独使用椎管内麻醉可能难以承受。在一些研究中，前列腺切除术的夸张截石位也与神经损伤（21% 伴有短暂感觉或运动障碍）的较高发生率相关。当手术持续时间超过 180min 时，患者似乎面临更大风险[181-182]。此外，即使在全身麻醉下，由于通气压力升高和氧合作用受损，一些患者很难忍受会阴前列腺切除术中的夸张截石位和头低位。

与膀胱切除术一样，前列腺切除术中血管内容量评估方法必须考虑到出血和血容量不足，以及有限的尿量数据的可能性。应根据患者术前合并症指导动脉压监测和中心静脉压监测的需要。在一些研究中，用于前列腺切除术的椎管内麻醉与失血减少有关[183]。然而，当结合机械通气（和全身麻醉）时，椎管内麻醉下所有保留血液的益处似乎都会消失，可能是由于胸腔内压力增加对前列腺静脉压的影响[184]。值得注意的是，破坏丰富的前列腺静脉丛也可造成主要静脉空气栓塞引起的急性血流动力学不稳定，这已在耻骨后和会阴前列腺切除术中报道。除了其他标准的复苏措施之外，怀疑该并发症需立即采取措施扩大手术野，并改变患者体位以将静脉压升高至大气压以上[185]。

术后注意事项

单纯前列腺切除术相对于根治性前列腺切除术只需要较小的切口，并且通常伴随着较少的失血和较低的并发症率。尽管如此，大多数根治性前列腺切除术患者未入住重症监护室。根治性前列腺切除术的平均失血量为 500～1 500ml[186]，大约 10% 的患者需要围术期输血[187]。除血管损伤外，最常见的严重术中并发症是肠或输尿管损伤。根治性前列腺切除术的病死率低于 1%。在一些研究中，淋巴回流障碍（淋巴囊肿、小腿水肿）与术后深静脉血栓形成和肺栓塞发生率增加有关[187]。

有些机构使用腹横肌平面阻滞进行疼痛管理，以促进耻骨后前列腺切除术快速通道方案[188]。在超声引导下操作可以最大限度地减少手术相关的邻近结构损伤（例如肠）风险。

特殊手术

单纯前列腺切除术

对于受良性前列腺增生（benign prostatic hypertrophy, BPH）影响的巨大前列腺切除，偶尔需要进行开放式单纯前列腺切除术[189]，但在药物疗法如选择性 α_1 肾上腺素受体拮抗药和 5α- 还原酶抑制剂的时代，这是一种罕见术式。目前，耻骨后前列腺切除术是美国最常用的方法。

根治性前列腺切除术

根治性前列腺切除术一般涉及切除整个前列腺、精囊以及周围的神经和静脉。同时移除前列腺移行区内的尿道部分。保存一侧或两侧海绵体神经（前列腺每侧的神经血管束的一部分）可以改善术后生活质量（即减少尿失禁和勃起功能障碍），但限制了可切除范围。值得注意的是，根治性前列腺切除术中肿瘤切除阳性切缘的发生率显著（约 30%）。合并腓肠神经移植的更侵入性术式治疗勃起功能障碍的价值仍不清楚[190]。早期关于硬膜外麻醉和镇痛与低复发率相关的资料仍有争议[191]，在最近的报道中尚未得到证实。

腹腔镜和机器人辅助前列腺切除术

微创腹腔镜和机器人辅助前列腺切除术日益普及（见第 44 章）。尽管这些技术的特点是疼痛较少、住院时间较短、恢复较快、患者满意度较高[192]，但也向麻醉医师提出了更多挑战，包括手术时间延长，体温过低、隐性失血的风险，以及气腹和深度头低脚高位（有或无截石位）的生理压力。

腹腔镜和机器人辅助前列腺切除术需要全身麻醉和气管内插管。标准监护和合适的静脉通路必须在患者摆好体位之前建立，因为摆好体位后，建立通路非常困难（图 50-10）。放置脉搏血氧饱和度仪探头时应该避免使用耳垂，以避免出现该位置读数不准确的可能性，这可能与头低位和气腹导致的静脉怒张有关[193]。动脉检测和中心静脉监测不是常规操作，但可根据患者合并症作为指导。与所有机器人辅助手术一样，由于机器人手臂的位置固定，咳嗽等动作可能会导致内部或端口受伤，因此必须保持足够的麻醉深度和神经肌肉阻滞。这种手术要求深度头低脚高位，一些医生有意避免硬膜外导管给药，以避免手术过程中硬膜外药物向头部扩散。

在腹腔镜和机器人辅助前列腺切除术期间，深度头低脚高位（头向下 30°~45°）有利于从盆腔入路，但会增加几种重要并发症的风险（图 50-7）。为了防止滑动，患者必须牢固地（例如胶带，安全带）固定于手术台上（如豆状真空袋内）。在摆放截石位时，应在降低尾侧床板前将手臂放置在有角度的扶手上，以尽量减少手指被挤压的风险。

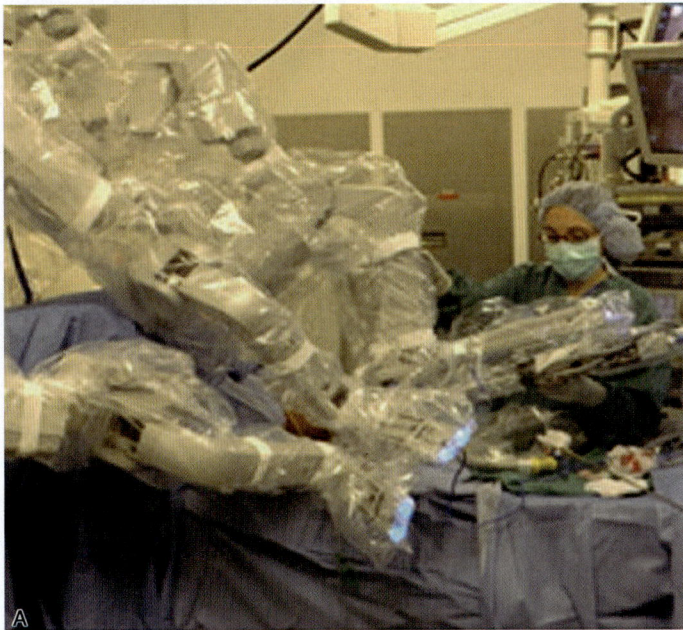

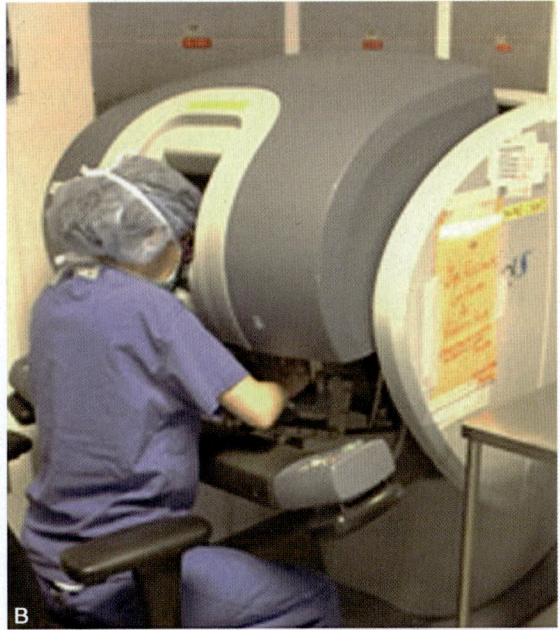

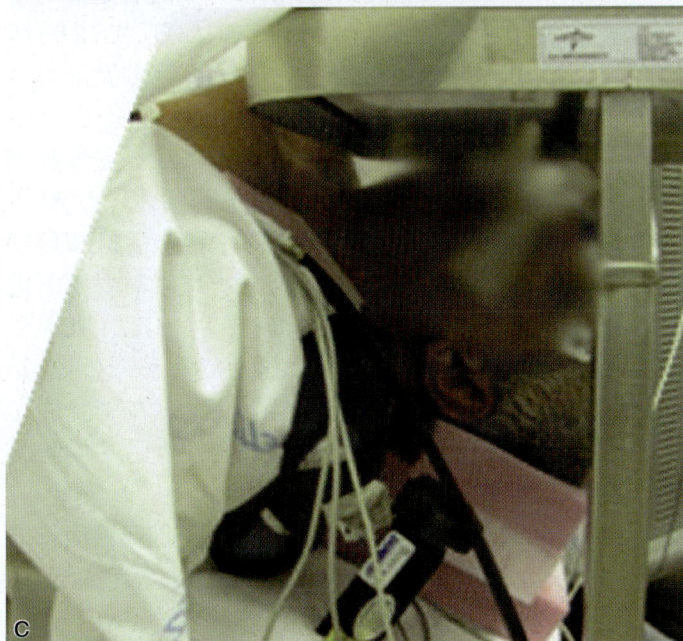

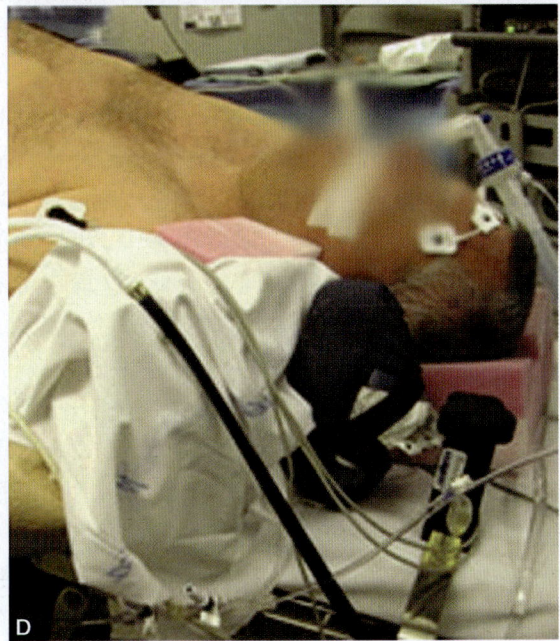

图 50-10

A. 机器人辅助根治性前列腺切除术的图像显示机器人停靠后接近患者的重大困难；B. 外科医生远程位置；C. 小心放置的梅奥支架可以保护患者面部和气管导管；D. 肩部支撑垫的目的是避免压力伤害

患者手臂一般都放在侧面，受压点要小心翼翼地垫起来。额外的填充物应该从肩托承受局部压力，有时支撑患者大部分体重（图50-10）。除了用肩垫进行臂丛保护之外，还应注意桡神经（肱骨）、尺神经（肘部）和股外侧皮神经（通过截石位脚托），以减少轴索损伤。最后，因为口腔溃疡甚至结膜烧伤都归因于与截石位相关的胃内容物反流，所以应考虑术前给予抗酸药、胃管引流和佩戴防水眼罩等措施[194]。

在机器人辅助前列腺切除术中，由于目前的机器人手臂尺寸太大，难以接触管理患者是一个令人担忧的问题（图50-10）。因此，定位准备必须彻底并在机器人对接之前完成。梅奥仪器（直接位于患者头部上方）可以帮助防止机器人手臂造成压力相关的面部损伤和/或气管导管移位（图50-10）[195]。手术室工作人员还必须接受机器人紧急情况培训，特别是关于及时移除设备的内容。值得注意的是，虽然机器人固定后可进行心脏复律和除颤，但胸部按压进行心肺复苏几乎是不可能的。

健康患者可耐受深度头低脚高位的变化[196]，但对于那些严重合并症的患者，这是无法承受的。在腹腔镜前列腺切除术中，CO_2 气腹效应增加头低位压力（见"肾切除术"；表50-5）。虽然目前无正式的指南，但对心脏疾病患者（例如代偿性充血性心力衰竭）的额外监测是合理的，以评估与体位相关的血容量变化引起的反应。机器人辅助前列腺切除术的呼吸效应较多，并且通常需要对机械通气参数进行相当程度的调整。气管导管套囊的位置应恰好刚过声带，以尽量减少由于头低位和气腹引起的膈肌和纵隔向头侧移位，导致导管插管过深的可能性[193]。腹部内容物侵入膈肌对肺功能也有显著影响，特别是在肥胖患者中，包括功能残气量、肺活量和总体肺顺应性降低；这意味着需要更高的气道峰压以获得相同的潮气量。此外，肥胖患者出现通气血流比例失调。一项研究报告称，与开放耻骨后根治性前列腺切除术相比，潮气量平均降低8%，呼吸频率增加22%，吸气峰压增加38%，以维持同样的呼气末二氧化碳水平，但机器人辅助手术氧饱和度降低[197]。有趣的是，对于腹膜后腹腔镜手术而言，与类似的经腹腔手术相比，二氧化碳充气需要更大的每分通气量增加以补偿吸收的二氧化碳[194]。在一些手术阶段忍受轻度升高的二氧化碳水平（容许性高碳酸血症）对某些患者来说可能是一个好的手术策略，但可能不适合

慢性肾病患者，即使是轻微呼吸性酸中毒也可导致明显高钾血症[198]。已证实经颅多普勒超声[199]和脑血氧饱和度测定[196]监测颅内灌注可用于脑血管疾病患者。头低位对风险患者（如控制不佳的青光眼）的眼内压潜在不利影响尚未清楚。尽管存在上述生理学变化，但是从腹腔镜/机器人辅助技术转为用于主要泌尿科手术的开放技术显然是不常见的[194]。

在机器人辅助前列腺切除术中，主要手术步骤之一涉及在前列腺切除术后切断尿道末端再吻合。从膀胱颈直接流入手术区域的尿液使术野变得更加复杂，使得外科医生视野模糊，阻碍了手术进展。麻醉医师对此问题的预见可以帮助外科医生谨慎地控制液体，特别是在尿道吻合术之前。限制性液体管理通常也会减弱轻度面部、眶周水肿，甚至偶尔长时间截石位引起的喉头水肿[193-194]。不过，水肿积聚很少威胁到气管拔管后的气道通畅。

经尿道监测和切除术

在泌尿科医师的医疗设备中，经尿道内镜检查是一种常用的、相对无创的手术工具。它在尿路上皮癌（如膀胱镜检查/输尿管镜检查监测，TURBT）、尿石症（如输尿管镜支架置入术、套石篮回收术）和BPH[如经尿道前列腺切除术（transurethral resection of prostate，TURP）]中起着重要的作用。尽管经尿道组织切除术（TURBT，TURP）展现出其优良和无创的优势，但这些手术偶尔与显著的患病率和甚至病死率有关。

膀胱镜和TURBT用于膀胱尿路上皮细胞癌的监测、分期和管理（见"膀胱切除术"）。对于未侵袭膀胱肌层的浅表癌患者，膀胱活检和后续TURBT可能具有治愈性，但此类患者需要不断进行膀胱镜检查监测，而且常需要生物疗法（如卡介苗）。生物疗法可减少膀胱癌的复发率，这可能是通过加强免疫应答发挥作用。然而，在膀胱癌切除的患者中，约50%患者将来会发生另一侧膀胱癌或输尿管癌。

TURP是缓解与BPH相关尿液阻塞性症状的主流治疗，甚至是金标准治疗。BPH为前列腺移行区中的平滑肌和上皮细胞增生，这种增生在组织学上表征了这种疾病。BPH的症状反映了膀胱出口梗阻（静态）和平滑肌张力增加（动态）的合并情况。虽然几十年来，采用电灼术的TURP已成为

BPH 的治疗核心, 但其他选项的增加解释了 TURP 用于 BPH 治疗情况的稳定减少, 部分是由于采用本手术可能发生的明显副作用 (如失禁、阳痿)。 BPH 的药物治疗是常用的, 靶向治疗 (α_1 肾上腺素受体拮抗药和 α-1A 还原酶抑制剂), 相对于 BPH 手术治疗来说是目前更保守的观察性等方法的一部分。目前有大量的 TURP 替代手术用于 BPH; 在 2005 年, TURP 仅占 BPH 手术的 39%, 对比在 1999 年占 81%[200]。这种替代手术的说明不属于这篇文章的范围, 但其中一些包括经尿道射频消融、经尿道微波热疗、经尿道消融前列腺切除术、前列腺的钬激素消融、激光间质内凝固术、高强度聚焦超声和水强度高热术。

膀胱镜检查、TURBT 和 TURP 的体位问题与在截石位的其他手术 (图 50-10) 的问题相同, 特别是与压力点的充分衬垫和避免腓神经压迫有关。

术前注意事项

接受 TURP 的患者很可能是老年患者, 可能具有其他严重合并疾病。应仔细评估心血管和肺功能状态, 以评价患者耐受与本手术有关血管内容量变化的能力。接受抗凝治疗的患者可能不适合采用脊椎麻醉, 这取决于抗凝的适应证。对于特定患者, 脊椎麻醉的优势可能值得承担围术期停用抗凝药的风险。这一点应与外科医生一起决策, 根据 TURP 术后出血风险, 可能需要正常凝血或采用短效抗凝药 (如肝素) 过渡治疗一段时间。

术中注意事项

膀胱镜检查、TURBT 和 TURP 的麻醉方法选择应因人而异, 可在全身麻醉或区域麻醉下安全进行[201]。椎管内麻醉可使患者保持清醒, 与全身麻醉相比, 可以加速膀胱或前列腺囊穿孔和经尿道电切综合征的诊断, 也可能减少失血[202-203]。对于非卧床手术患者, 在选择椎管内麻醉药物时必须小心, 以避免延长麻醉时间和延迟出院时间。如果手术时间不可预测, 联合脊椎和硬膜外麻醉方法或全身麻醉可能具备一定的优点。值得注意的是, 与区域麻醉有关的较低中心静脉压实际上可能增加灌洗液显著吸收的可能性[204]。

体温过低可能使 TURP 复杂化。外科手术每进行 1 小时, 体温约降低 1℃。在接受室温灌洗液的患者中, 16% 的患者发生战栗。如果灌洗液预温至体温, 那么不会发生体温过低[205]。

在 TURP 过程中, 约 2.5% 的患者需要输血。平均失血是 2~4ml/min[206], 但由于与灌洗液混合, 个体出血率可能难于评估。患者的生命体征对指导输血可能是有用的[207], 但是在长时间切除术时, 建议进行血红蛋白水平的序列评估。

前列腺囊的手术穿孔在 2% 的 TURP 中发生, 通常引起腹膜外液体渗出。在手术过程中, 接受椎管内麻醉的清醒患者可能自诉位于下腹部和背部的新发疼痛[207-208]。在 TURBT 过程中膀胱穿孔更可能引起腹膜外液体渗出, 在清醒患者中可能产生腹胀, 以及产生腹痛和肩痛的主诉[209]。值得注意的是, 穿孔的证据常常仅在术后变得明显。

术后注意事项

虽然 TURP 后异常出血在小于 1% 的切除术中发生[206], 2%~3% 的患者需要围术期输血[210-211]。TURBT 后的失血通常小于 100ml, 但术后出血可罕见发生。促凝血酶原激酶 (在前列腺癌细胞高度集中时发现的致血栓刺激剂) 可能罕见触发弥散性血管内凝血[207]。TURP 后出血的另一个原因是前列腺组织纤溶酶原激活剂释放。这些因子使纤维蛋白溶解酶原转化为纤维蛋白溶解酶, 引起纤维蛋白溶解。这些疾病的治疗是支持性的, 可能包括凝血因子和血小板的输注[212]。抗纤维蛋白溶解药 (如氨甲环酸) 的预防性给药已获得一定成功, 但尚未广泛接纳为标准操作[213]。然而, 在难治性出血时可以考虑。

如前文所述, 膀胱、前列腺囊或尿道穿孔是少见但严重的并发症, 它们可能在术后表现为经尿道电切综合征症状或没有此类症状 (见后文)。与 TURP 有关的发热可能表明细菌通过开放性前列腺静脉窦蔓延而继发性引起菌血症, 特别是具有感染性前列腺炎史时。

TURP 后最常见的并发症包括需要泌尿道再插管 (4%), 前列腺囊穿孔 (2%) 和需要输血的术后出血 (1%)[214]。TURP 后 30 天死亡率是 0.2%[208, 215-218], 最常与心脏和呼吸系统严重并发症有关[219]。

特殊手术

膀胱镜检查和输尿管镜检查

虽然监测性膀胱镜检查常常是在局部麻醉下、含极少监测或镇静的手术室外进行, 没有麻醉人员参与, 但一些膀胱镜检查和大多数输尿管镜检查是在手术室环境下发生的,特别是对那些具有合并症的患者。膀胱镜检查和输尿管镜检查很少与重大并发症有关,围术期注意事项一般应与疾病筛查或管理的相关情况匹配(见相关章节)。

经尿道膀胱肿瘤切除术

在任何单纯的膀胱镜检查或输尿管镜检查过程中,异常组织可能需要一次或多次计划的或非预期的诊断性活检或活检/切除术。如前面所述(见"膀胱切除术"),膀胱癌和动脉粥样硬化的风险因素重叠,TURBT 需要进行心脏风险评估[220]。TURBT 的严重术中并发症是膀胱穿孔(在组织切除过程中由硬性膀胱镜引起),它偶尔是由非预期的患者移动引起。鉴于此,在全身麻醉过程中应进行肌肉松弛,特别是在侧壁切除术时,闭孔神经可能被电灼术刺激,引起同侧大腿肌肉的剧烈收缩。对 $T_9 \sim T_{10}$ 皮区水平的椎管内麻醉也能为该手术提供充分的麻醉,可防止闭孔神经反射。区域麻醉可能便于膀胱穿孔的检测。术后疼痛通常是极小的,对非阿片类和阿片类药物反应良好。

经尿道前列腺切除术

TURP 中的标准手术涉及把电切镜(配置一个电极、能同时进行凝血和切割组织的特制内镜)插入尿道中,再插入膀胱中,然后切除突入尿道前列腺部的组织[221]。应用激光(而不是电灼术)切除过量前列腺组织,最近引起了很多关注。各种各样的激光已被应用。激光技术具有优于传统电灼术方法的优点,特别是传统灌洗液的限制方面。激光切除术对非导电流体没有要求,故可以使用

0.9% 生理盐水,避免与低渗透压和溶质毒性有关的吸收并发症(见"经尿道电切综合征")。再者,由于激光手术必需的灌洗滴速和压力较小,可以减少全身吸收的可能性[222-223]。激光也具有凝血性质,使得失血更少和输血率更低。

灌洗液和经尿道电切综合征

在经尿道手术过程中,外科医生内镜观察的要点是灌洗液肉眼清澈,经泵或经重力输注(和排流),以便冲洗血液和切下的组织,保持各结构之间的空隙。灌洗液的安全性是重要的,因为在组织切除术或泌尿道操作时,大量的液体可能因疏忽进入循环。例如在 TURP 过程中通过静脉丛中的开口或前列腺囊中的腹膜后支架,或在 TURBT 过程中因膀胱穿孔进入腹膜间隙。由意外穿孔引起经尿道电切综合征的其他手术包括膀胱镜检查、输尿管镜检查、经皮肾镜取石术(percutaneous nephrolithotomy,PNL)和前列腺激光汽化术。

与灌洗液有关的疾病集合,称为经尿道电切综合征。常规使用各种各样的非导电性非电解质溶液。晶体溶液具有电流分散性质,它们的离子特征使它们不适合用于单极性电灼术。当以显著量吸收时,非电解质灌洗液可能导致血容量过多和电解质紊乱。值得注意的是,目前更新的经尿道双极电灼术和激光技术允许采用等渗晶体溶液(如 0.9% 生理盐水)进行灌洗,但除非这些技术完全代替单极电灼术,否则将继续使用非导电性渗透活性灌洗液,每种不同的方法具有自身的问题(表 50-6)[200]。

表 50-6   经尿道切除术的常用灌洗液的性质

溶液	渗透压(mOsm/L)	优点	缺点
蒸馏水	0	改善术野	溶血 血红蛋白血症 血红蛋白尿 低钠血症
甘氨酸(1.5%)	200	经尿道电切综合征的可能性更小	短暂性术后视力综合征 高氨血症 高草酸尿症
山梨糖醇(3.3%)	165	和甘氨酸相同	高血糖 可能发生乳酸性酸中毒 渗透性利尿
甘露醇(5%)	275	等渗溶液 不代谢	渗透性利尿 可能发生急性血管内容量扩张

改编自 Krongrad A,Droller MJ. Complications of transurethral resection of the prostate. In:Marshall FF,ed. Urologic Complications:Medical and Surgical,Adult and Pediatric. 2nd ed. St. Louis:Mosby-Year Book;1990.

因此对于麻醉医师来说，重要的是了解在他们医院中用于经尿道手术的溶液，因为每种灌洗液的经尿道电切综合征具有其自身的特点（表 50-6）。然而，经尿道电切综合征描述了与高容量性水中毒有关的常见症状，主要包括：①容量超负荷（呼吸窘迫、充血性心力衰竭、肺水肿、高血压、心动过速、低血压等）；②低钠血症（意识模糊、恶心等；表 50-7）；③每种灌洗液特有的其他问题[224-226]。值得注意的是，任何限制为生理溶液（如 0.9% 生理盐水）灌洗的未来趋势，应能消除经尿道电切综合征除高容量因素外的所有其他因素。

在市售灌洗液中，蒸馏水因其低渗性而极少使用。水中毒合并蒸馏水引起重度低钠血症，导致溶血、血红蛋白血症和肾衰竭。山梨糖醇和葡萄糖溶液如被吸收，导致高血糖症。甘氨酸是正常代谢为氨的一种氨基酸，可能引起抑郁状态，甚至昏迷（由于高氨血症），可在术后持续 24~48h[227-228]。使用甘氨酸时还报告视力模糊、瞳孔无反应或反应迟缓、短暂性失明[229-230]。因为甘氨酸与氨基丁酸具有结构相似性，有人认为这些视力障碍反映了神经递质介导的脑干或脑神经抑制而不是脑水肿[230]。

经尿道电切综合征的出现通常需要极大量（>2L）刺激剂的吸收。在 TURP 过程中，症状性经尿道电切综合征的发生率是最高的，可高达 1.4%[210]。典型情况下，在 TURP 过程中使用 300ml/min 的术中灌洗输液速度，以便获得最佳手术可视化[219]。预期会有一些血管内吸收，常为 20ml/min 的速度，但可能高达 200ml/min[231]。在 TURP 过程中，预期灌洗液吸收增加的因素包括：开放静脉窦的数量和大小（即更大的失血暗示更大的灌洗吸收潜力），前列腺囊的手术破坏，更长的切除术时间，更高的灌洗液流体静力压，在灌洗液和血液交界处更低的静脉压[206]。

为尽量减少液体吸收，手术指南包括：限制切除时间小于 1h；在开始时，把灌洗液悬挂在不高于手术台 30cm 的地方，在切除的最后阶段中，悬挂于不小于 15cm 的地方[206,232]。此外，应倾向于使用血管升压药（而不是静脉液体），以避免低渗静脉液体，以及治疗区域麻醉诱导的低血压。

在 TURBT 后，症状性经尿道电切综合征极少见（通常与膀胱穿孔的症状有关），但重要的是意识到它发生的可能性，因为液体吸收更慢，它可能表现得稍微不同[209]。值得注意的是，与 TURP 中直接进入前列腺静脉丛相比，膀胱穿孔后症状的时间过程反映了在 TURBT 过程中更慢的腹腔吸收。例如，在 TURP 后，血清钠最高值一般经 1~6h 达到，而在 TURBT 后，经尿道电切综合征在术后 2~9h 发生[209]。

经尿道电切综合征的临床表现可为轻度（烦躁不安、恶心、呼吸急促、头晕），或重度（癫痫发作、昏迷、高血压、心动过缓、心血管虚脱）。在接受区域阻滞的清醒患者中，经典的三联征为伴脉压增加的收缩压和舒张压同时升高，心动过缓和心理状态改变[207,224]。

经尿道电切综合征的早期症状主要与急性血管内容量扩张有关，这种容量扩张不依赖于血清渗透压和钠的变化[226]。由急性容量超负荷引起的高血压和心动过缓，可能发展成左心衰竭、肺水肿，甚至心血管崩溃[233]。随着低渗灌洗液的持续吸收，可能发生由高容量性低钠血症引起的脑水肿。与特定低阈值血清钠浓度相反，快速变化引起经尿道电切综合征的大多数体征和症状（表 50-7）[224]。

表 50-7　急性低钠血症的症状和体征

血清 Na^+/（$mmol \cdot L^{-1}$）	中枢神经系统变化	心电图变化
120	意识错乱 烦躁不安	QRS 波群可能增宽
115	嗜睡 恶心	QRS 波群增宽 ST 段抬高
110	癫痫发作 昏迷	室性心动过速 心室颤动

改编自 Jensen V. The TURP syndrome. Can J Anaesth. 1991；38：90。

如在术中认识到 TURP 的神经或心血管并发症，有必要及时干预（表 50-8）。首先，应把患者状态变化通知给外科医生，以便可以尽快完成或终止手术。患者治疗的标志是恢复细胞外张力。虽然传统推荐血清钠纠正速度是 $0.5mmol \cdot L^{-1} \cdot h^{-1}$，但这是针对慢性低钠血症的，目前对急性低钠血症没有明确纠正速度。对血清钠浓度低于 120mmol/L 的症状性患者，应采用高渗生理盐水纠正其细胞外张力。3% 浓度的氯化钠溶液应不得以大于 100ml/h 的速度输注。应密切监测血液电解质变化。当患者无症状或血清钠浓度超过 120mmol/L 时，应停用高渗生理盐水。采用高渗生理盐水的治疗，与

表 50-8　经尿道电切综合征的治疗

确保氧合和循环支持
尽可能快地通知外科医生和终止手术
如果发生心血管不稳定，考虑插入有创监测器
把血液送到实验室，以评估电解质、肌酐、葡萄糖和动脉血气
获得 12 导联心电图
采用液体限制和袢利尿剂（呋塞米）治疗轻度症状（血清 Na^+ 浓度 $>120mmol/L$）
静脉给予 3% 的氯化钠溶液（速度 $<100ml/h$）治疗重度症状（如血清 Na^+ 浓度 $<120mmol/L$）
当血清 Na^+ 浓度 $>120mmol/L$ 时，停用 3% 的氯化钠溶液

由血浆渗透压快速升高引起的中枢神经系统脱髓鞘病变（脑桥中央髓鞘溶解）发生有关。这种方法应保留用于具有严重威胁生命症状的患者[234]。这种脱髓鞘作用是在高渗溶液快速水合后脑细胞快速萎缩引起的，因为脑细胞会排出重要的维持渗透压的分子，以代偿慢性低渗状态。值得注意的是，在纠正急性症状性低钠血症后，脱髓鞘报告是罕见的；在治疗急性经尿道电切综合征后，没有任何脱髓鞘的报告[226]。

尿石症的治疗

根据结石位置，尿路结石疾病（尿石症）可细分为肾结石（肾）、输尿管结石（输尿管）或膀胱结石（膀胱）。肾结石是常见的临床问题，其发生率不断升高。肾结石的患病率在男性中是 10%，在女性中是 5%。在初始结石发作的患者中，达 50% 的患者在 5 年内复发[235]。

肾结石的成分是不同的（表 50-9）。最常见的结石类型含钙，是不透射线的。当尿液中结石形成盐（如草酸盐）的浓度升高时，或当尿液中结石抑制物（如枸橼酸盐）的水平较低时，结石形成。这引起含盐尿液的超饱和，使结晶形成和成长，特别是在尿液体积较低的情况下。这种病理学可解释肾结石处理的原则：增加尿量，通过膳食和药物治疗恢复尿盐平衡[236-237]。

尿石症的首选诊断方法是非增强螺旋 CT 扫描，它能识别整个泌尿系统中的不透射线和可透射线结石，确定是否存在肾盂积水。超声成像也能提供肾和近端输尿管中的结石信息，但无法表明远端输尿管的情况，可能遗漏更小的结石。与螺旋 CT 和超声成像相比，X 线平片［肾 - 输尿管 - 膀胱（kidney-ureter-bladder，KUB）］无法提供关于梗阻或肾盂积水的其他信息，可能遗漏在肾或输尿管中的结石。静脉肾盂造影极少使用，因为与其他诊断模式相比，不能获得更多的信息，反而使患者暴露于辐射和对比剂相关肾损伤的风险之中[237]。

患肾结石的患者典型表现为同侧腰肋和上腹部的间歇性或持续性中重度绞痛。在远端输尿管结石时，睾丸或阴唇疼痛是更典型的症状。患者偶尔表现为无痛性尿路感染或血尿。对于较小的结石，保守的非手术疗法包括镇痛药（如 NSAID 和 / 或阿片类药物）和积极的液体补充，以促进尿液流动和结石通过。促进输尿管舒张和较小输尿管结石自然通过的药物排石疗法，涉及采用钙通道阻滞剂（如硝苯地平）、α 受体拮抗剂（如坦洛新）和皮质类固醇药物治疗[237-238]。未经手术的结石通过可能性与结石大小、位置，以及是否存在泌尿系统解剖学异常（如狭窄）等情况有关。如果结石不能自然通过或对药物排石疗法无反应，可以考虑各种手术选项，如前面讨论（图 50-11）。

术前注意事项

尿石症手术的麻醉计划应包括标准注意事项。典型的钙盐结石病发生在 30～50 岁[237]，常常与诸如肥胖、高血压和甲状旁腺功能亢进症等合并症有关。应评估肾衰竭或 CKD 患者是否有疾病后遗症，包括血小板功能障碍、贫血和电解质异常。在排尿能力较差的患者（如截瘫患者）中常常诊断膀胱结石，应处理这些患者的相关围术期问题。虽然 T_6 以下感觉缺失的截瘫患者缺乏对膀胱镜检查的疼痛感觉，但他们具有自主神经反射亢进的风险，因此需要麻醉来阻断可能诱发这种反应的传入刺激（如膀胱膨胀）。这可以采用更深水平的全身麻醉或区域麻醉来实现[239]。特发性高钙尿症患者常常采用噻嗪类利尿剂治疗，应在术前评估血清钾[237]。

尿石症手术的围术期阿片类镇痛给药可能具有挑战性。复发性肾结石患者可能正在接受阿片类药物疗法，可能在术中和术后表现出耐受性。相比之下，从未使用过阿片类药物的患者接受阿片类药物治疗后，如重度绞痛经手术缓解，术后嗜睡是相当常见的。肾绞痛常常与恶心和呕吐有关，应考虑术前吸入预防。

表 50-9　肾结石类型：成分、占比和原因		
结石成分	占比	机制
草酸钙或磷酸钙	70%~80%	高钙尿症 • 高钠和蛋白膳食 • 高钙血症，如甲状旁腺功能亢进症 • 慢性代谢性酸中毒 低尿量 • 慢性脱水 高尿酸尿症 • 高嘌呤、高蛋白摄入 • 痛风 高草酸尿症 • 低膳食钙 • 高草酸盐膳食 • 遗传性 低尿液枸橼酸盐 • 慢性代谢性酸中毒 • 肾小管性酸中毒 • 炎性肠病
尿酸	10%~15%	低尿液 pH 慢性代谢性酸中毒 高尿酸尿症 肥胖 莱施-奈恩综合征
磷酸镁铵（鸟粪石）	10%~15%	尿路感染（分解尿素的细菌），如变形杆菌属、克雷伯菌属、葡萄球菌、假单胞菌、普罗威登斯菌和解脲棒杆菌
胱氨酸	<1%	胱氨酸尿症（常染色体隐性）
其他：茚地那韦	<1%	用于艾滋病的抗逆转录病毒药物
氨苯蝶啶		保钾利尿药
黄嘌呤		黄嘌呤氧化酶抑制剂疗法，如别嘌醇

摘自 Hall PM. Nephrolithiasis: treatment, causes, and prevention. Cleve Clin J Med. 2009; 76: 583-591; and Brown P. Management of urinary tract infections associated with nephrolithiasis. Curr Infect Dis Rep. 2010; 12: 450-454。

除非计划开放性手术，结石手术很少需要输血。合适的监测设备选择应根据患者的合并症决定，因为在这些手术中，明显失血或液体转移是不常见的。但是，如果预期在某一手术过程中建立血管通路有困难（如经皮肾碎石术），在手术之前建立中心静脉通路应有更低的限制。抗生素预防是重要的，特别是对感染性结石或肾盂肾炎。当需要激光时，应给围术期小组和患者提供适当的眼保护。

术中注意事项

与其他更有创的泌尿外科手术相比，结石手术一般不会涉及大量失血或液体转移，经皮肾碎石术可能例外（见下文）。关于麻醉选择和术中潜在问题的内容在后面讨论，也在本章关于肾切除术和经尿道手术的部分讨论。应根据患者合并症进行监测和麻醉选择，术中护理也应关注这些方面。

术后注意事项

关于尿石症手术的术后问题一般是次要的。有趣的是，在微创性手术（如输尿管镜检查）之前具有重度肾绞痛的患者，随着尿路梗阻缓解和结石取出，术后可能没有疼痛或疼痛极少。但是，在撤出泌尿道仪器后，许多患者即时发生相当不舒服的膀胱或输尿管痉挛。在典型情况下，与胃肠

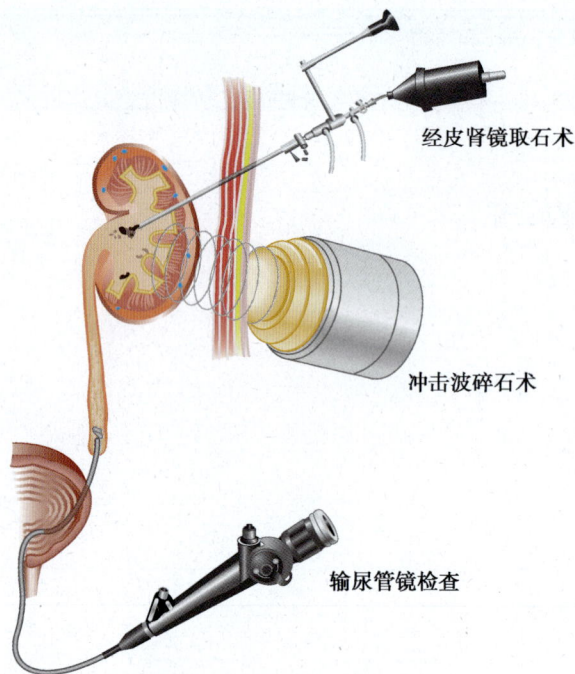

图 50-11　尿石症的干预选择

（改编自 Samplaski MK, Irwin BH, Desai M. Less-invasive ways to remove stones from the kidneys and ureters. Cleve Clin J Med. 2009；76：592-598）

外阿片类药物相比，这些痉挛对 NSAID、奥昔布宁、颠茄和阿片栓剂的反应更大。

偶尔需要开放性手术进行上尿路结石取出，术后问题与具有类似切口的肾切除术患者的情况相当。这些问题包括疼痛（可能足以要求硬膜外麻醉）和监测要求，以确保与任何失血有关的充分复苏。

重要的是监测尿量和维持任何泌尿道灌流或排流系统（如支架、三腔 Foley 导尿管），以促进泌尿系统血液清除，因为血块或结石碎片可能引起急性尿路梗阻。

在取出或震碎结石后，或在肾盂肾炎情况下，患者可能发生寒战、低血压和发热三联征，这种三联征可能导致休克。在预期哪些患者可能发生脓毒症时，尿液培养结果可能具有误导性，因为低于结石水平的尿液可能是清洁的，而结石阻塞的尿液上流可能受到感染。在手术过程中可能发生脓毒症，但脓毒症更可能在术后发生。若出现受感染尿液引起血管内细菌定殖的表现，需要立即进行血培养，液体管理与复苏，实施适当的抗生素疗法，以防止更严重的脓毒症综合征后遗症。不应低估这种情况的潜在发生概率，因为甚至健康、ASA Ⅰ 和 Ⅱ 级患者也可能发生全身炎症反应综合征，需要积极的重症监护[240]。

特殊手术

冲击波碎石术

冲击波碎石术（shock wave lithotripsy，SWL）最适合小至中等尺寸的肾结石，但也可用于远端输尿管结石。SWL 的原理是使用聚焦声波把结石打成足够小的碎片，以便在正常排尿过程中通过输尿管、膀胱和尿道。这要求声波束通过与患者的界面而传播。早期 SWL 是在水浴中浸没进行的，水浴建立了这种界面。除了与这种手术有关的重大定位方法外，在该手术过程中患者易发生体温过低。心律失常可能是一种特殊问题，因为超声脉冲的传播是由心电图定时并触发的。明显的呼吸道和血流动力学变化与水浴的浸没和露出有关，这可能是棘手的，特别是对于心肺疾病患者[241]。现代干式 SWL 采用更小的水填充水连接装置，以提供与患者的界面，这相当程度地简化了该手术。更新的 SWL 机器也具有更紧密聚集的声束，每个声脉冲可以提供压力传递所需能量，它引起患者的痛苦更少。这些进展可使大多数手术在门诊环境中进行，仅采用 NSAID 和阿片类药物提供的外用局部麻醉和镇痛/镇静。极少需要全身麻醉和/或深度镇静。

几种因素影响 SWL 成功的可能性。因为在肥胖患者中从光束至结石的距离延长，这可能减少 SWL 的有效性，这种手术成功的可能性更少。

极硬的结石（如胱氨酸和草酸钙）对碎石术有更大的抵抗性，可能最好采用其他治疗方法处理[242]。为完全粉碎结石，患者可能需要一次以上治疗。因为脉冲数增加，所以肾损伤和包膜下血肿的风险增加[236]。对于结石病的管理，SWL 是有创性最小和最常进行的手术，但这种方法也存在几种相对和绝对禁忌证（表 50-10）。

经皮肾镜取石术

PNL 对管理较大的肾结石有用，特别是 SWL 无效的结石、鹿角形肾结石和一些近端输尿管结石。PNL 要求在截石位进行膀胱输尿管镜检查时首先置入输尿管支架。这种支架可能防止输尿管梗阻，因为在 PNL 后结石碎片经输尿管通过。在支架置入后，患者再放置于斜俯卧位，以便在 X 射线透视指导下进行肾盂的经皮穿刺，随后置入肾造瘘管，以方便置入肾镜，从而采用镊子或其他仪器取出结石。更大的结石可能需要使用超声或激

表 50-10	冲击波碎石术的禁忌证
绝对禁忌证	出血性疾病或抗凝
	妊娠
相对禁忌证	较大的钙化主动脉瘤或肾动脉瘤
	未治疗的尿路感染
	肾结石远端梗阻
	起搏器、植入型心律转复除颤器或神经刺激植入物
	病态肥胖症

光探针，也通过肾造瘘术置入，以便震碎结石而方便取石。联合采用 X 射线透视和肾镜与输尿管镜检查的肾盂与输尿管直视，以确保完全取出结石。使用更大体积的灌洗液，以便冷却超声探头和洗去残渣，使经尿道电切综合征成为 PNL 的偶发并发症。由于更大体积的灌洗液，失血可能被低估，在这些手术过程中，未解释的血流动力学不稳定性常常是失血的表现。在 PNL 过程中或之后，已报道的输注速度范围为 5%～14%[243]。气胸是该手术的可能并发症，但罕见，这取决于所采用的肾镜插入方法。

全身麻醉和气管内插管可以确保俯卧位时的安全气道，最常用于许多中心。但是，也可以使用脊椎麻醉[244]。对于一些患者，局部浸润麻醉和镇静可能已满足需要[245]。

输尿管镜取石术

对保守管理失败的中部和远端输尿管结石，输尿管镜取石术（ureteroscopy for removal of stones, URS）是首选的手术。它也适用于治疗双侧输尿管结石，在不建议停止抗凝的患者中可以考虑。不建议 SWL 的病态肥胖症患者也是这种手术的候选患者[236]。虽然比 SWL 更有创，但 URS 一般可达到更高的无结石率，可用于取出输尿管所有部位的结石。更新的技术允许更小、更灵活的输尿管镜，目前已结合激光促进结石分解。各种套石篮和其他取石装置可以通过输尿管镜插入。URS 的术后并发症包括输尿管穿孔（5%）和狭窄形成（<2%），以及罕见的经尿道电切综合征[246]。这种手术可以采用输尿管局部麻醉联合静脉镇静和监护麻醉，脊椎麻醉或全身麻醉进行。前一部分讨论与膀胱镜检查和 URS 相关的麻醉问题。

开放和腹腔镜肾盂切开取石术或肾切除术

随着前面讨论的尿石症治疗模式的出现，腹腔镜或开放性手术取石的应用已大大减少，它们不应被视为结石病的一线治疗。采用 SWL 或 PNL 失败的患者，或因其他适应证需要开放性手术的患者，是结石病开放性治疗的候选者。可以采用腹腔镜（腹膜后或经腹膜）或开放性手术完成，这取决于外科医生的能力。与有创性更少的方法进行比较，腹腔镜手术和开放性手术引起更多的术后疼痛和更长的住院时间与恢复时间，并与更高的并发症发生率有关。

女性泌尿外科学和妊娠相关的泌尿外科手术

治疗盆腔脏器脱垂的各种女性泌尿外科学手术都是旨在压力性尿失禁的症状性改善。这些手术是相对无创的，常常采用经阴道方法完成（令患者处于截石位），时常作为门诊手术进行，患者在当天出院回家。可以采用局部浸润麻醉伴深度镇静和监护麻醉，椎管内麻醉（采用脊椎麻醉或联合脊椎/硬膜外局部麻醉药注射）或全身麻醉完成。当地喜好可能决定麻醉选择，正如一些中心的脊椎麻醉选择的报告表明，一方面患者和外科医生满意度增加[247]，另一方面尿潴留发生率增加 4 倍[248]，以及麻醉后监护病房停留时间延长 1h。

在妊娠妇女中，肾绞痛是需要住院治疗的腹痛最常见的非产科原因[236]。在决定适当的镇痛药时，这些患者的药物管理必须考虑孕龄（如 NSAID 在晚期妊娠中可能引起胎儿动脉导管的提前闭合和肾脏不良反应）。诊断试验应避免电离辐射，可能的情况下支持使用超声。在具有症状性肾结石的妊娠患者中，干预手段传统上限于输尿管支架，以缓解疼痛和预防梗阻，确切的疗法延迟到产后。但是，常常需要重复支架置换。对于妊娠过程中的取石术，最近的数据支持 URS 的安全性和疗效。SWL 在妊娠中禁用[249-250]。

与产科患者有关的泌尿外科问题是少见的，除了在剖宫产过程中对输尿管或膀胱的意外损伤。如认识到这种损伤，应在术中修复[251]。也偶尔需要输尿管支架置入术，以便在侵入性胎盘或穿透性胎盘的剖宫产/子宫切除术过程中能够识别输尿管[252]。

阳痿的手术与药物治疗

阳痿治疗药物西地那非、他达拉非和伐地那非，都能抑制血管平滑肌中的环磷酸鸟苷特异性 5

型磷酸二酯酶(PDE$_5$)(图 50-12)。阻断 PDE$_5$ 可抑制环磷酸鸟苷降解,后者是一氧化氮效应的中介子,可通过阴茎动脉血管扩张和阴茎海绵体平滑肌松弛,对性刺激产生勃起反应。这些药物对其他血管有影响,对肺动脉高压可能是有用的治疗。

PDE$_5$ 抑制剂的围术期合理管理是重要的。值得注意的是,虽然阳痿疗法应在手术之前停止,以尽量减少低血压的风险,但在整个围术期间肺动脉高压的治疗必须保持。吸入性一氧化氮的作用限于肺血管,可与 PDE$_5$ 抑制剂一起安全使用,但是 PDE$_5$ 抑制剂与全身性一氧化氮供体(如硝酸甘油或硝普钠)联用时,可能存在增强的降压反应,因为一氧化氮的外周血管扩张效应大大增强。

药物难治性的勃起功能障碍,可以采用阴茎假体置入术治疗。大多数假体是可充气的,在腹壁后或在阴囊中有一个二级液体储存器和/或泵。也有不带泵或储存器的半刚性假体供应,但这些假体较少用。虽然阴茎假体置入术是相对无创的,但许多患者是具有多种合并症的老年人,包括血管病和糖尿病。传统上,置入术是在全身麻醉或椎管内麻醉下进行,但如果不需要腹部切口,区域阻滞(合并近端背神经阻滞和小腿阻滞)联合镇静和监护麻醉也合适[253]。

小儿泌尿外科疾病

对于接受泌尿外科手术的患者,麻醉医师护理的第一要务是深入理解小儿麻醉学的概念。对于这些手术,全身麻醉是最常用的,但骶管阻滞可

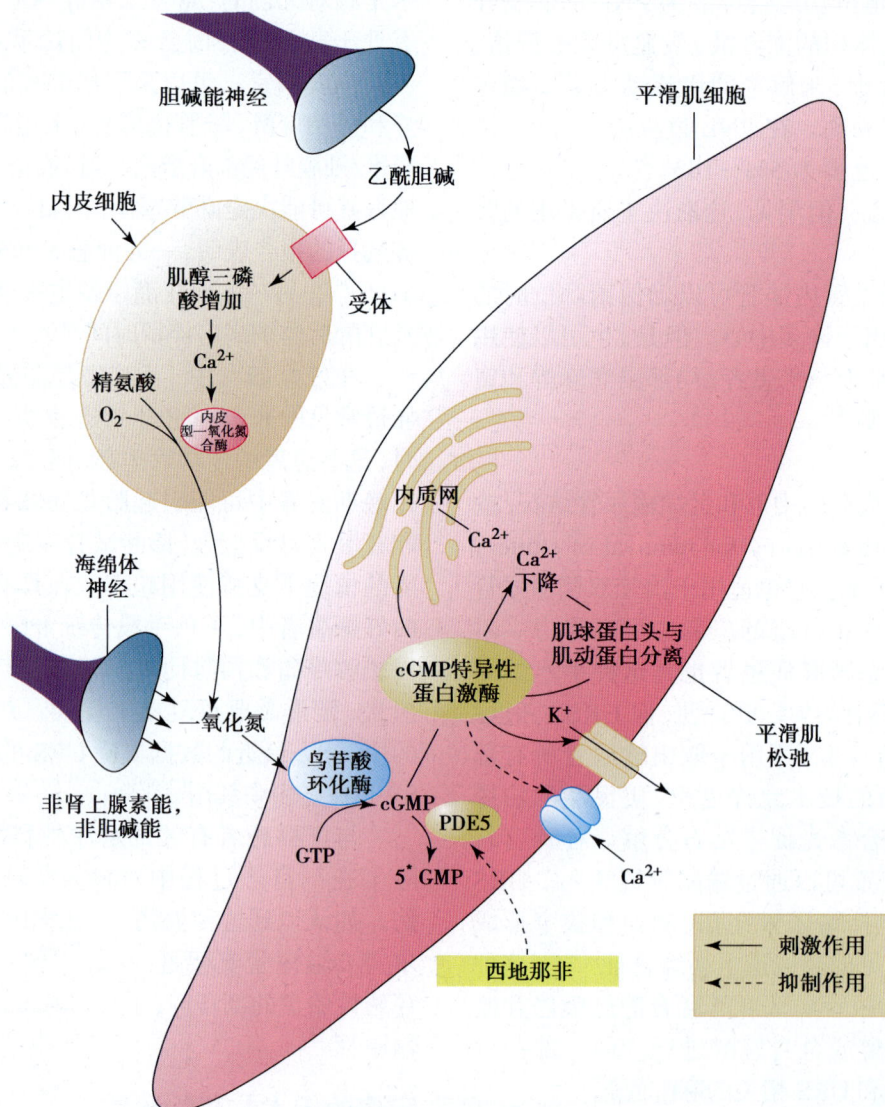

图 50-12

一氧化氮介导的血管平滑肌松弛,包括西地那非对环磷酸鸟苷特异性 5 型磷酸二酯酶(PDE$_5$)的抑制作用(Reproduced with permission of John Wiley & Sons, Inc)

能获得良好的术后疼痛控制(见第43章)。

肾切除术和肾上腺切除术

在儿童中也进行许多成人泌尿外科手术,但常常是为不同适应证进行的。例如,肾切除术用于治疗维尔姆斯瘤(肾母细胞瘤),以及由梗阻性尿路病、结石病、膀胱输尿管反流或多囊性肾发育不良引起的无功能肾。小儿肾切除术可采用开放或腹腔镜方法和全身麻醉[254]。

神经母细胞瘤(28%)、嗜铬细胞瘤(21%)或腺瘤(14%)的肾上腺切除术最常采用腹腔镜法完成,但向开放性手术的转换比成人(10%)更多见,常常是由于肿瘤粘连于周围器官[255]。

和成人一样,对嗜铬细胞瘤患者必须进行彻底的术前诊断检查和准备。因为遗传综合征如神经纤维瘤病、希佩尔-林道病、结节性硬化症、斯德奇-韦伯综合征和多发性内分泌肿瘤,常常与小儿嗜铬细胞瘤有关,在术前准备中也应考虑这些疾病的相关特征[256]。和成人嗜铬细胞瘤一样,推荐采用 α_1 肾上腺素受体拮抗药(如酚苄明)作为术前疗法(见第46章)[257]。

泌尿系统重建术

与泌尿科先天畸形有关的泌尿外科手术几乎都是在儿童中进行的。有很多手术属于重建性质,目标是功能性修复出生时的缺陷。

膀胱外翻是指膀胱一部分穿过腹壁缺口而置于体外,10 000～50 000 例活产中发生 1 例,男女比例是 2:1[258]。盆腔骨和外生殖器常存在相关畸形。修复术需要下述三种手术(以分期方式进行)的一种或多种:腹壁的一期缝合和截骨术,通常在 4 个月月龄之前进行;尿道上裂修补术在8～24 月龄时进行;膀胱颈重建在 40～60 月龄时进行[259]。

用于治疗膀胱输尿管反流的肾盂输尿管连接部梗阻修复术和输尿管再植术需要全身麻醉,可通过开放性手术或腹腔镜手术进行。下尿路重建术更常采用开放方法完成,但开始时采用腹腔镜方式。

后尿道瓣膜(posterior urethral valve,PUV)是连续的胎膜,它能引起膀胱出口梗阻,可能导致不完全排空、膀胱肥大,甚至肾功能不全或肾衰竭。PUV 只在男性中发生,其发生率为 0.1‰～0.2‰,可能在出生之前或之后通过超声检查明确。虽然

临时性处理包括导管插入术和抗生素以预防感染,但需要明确的外科手术修复,通常在出生后早期进行。然而,约 1/3 的 PUV 患者发生 ESRD,需要透析和/或肾移植[260]。

隐睾症影响 2%～4% 的男婴。在 1 岁时仍持续的隐睾症(1%)需要手术修复(睾丸固定术),常常是在全身麻醉下作为门诊手术进行的[261]。

尿道下裂是尿道外口位于阴茎腹面的位置异常,由不完全胚胎发育引起,发生于 0.3%～0.8% 的男性婴儿。手术修复通常在约 6 个月月龄时作为门诊手术进行,采用全身麻醉(常用骶管麻醉作为补充)。更复杂的修复可能需要在约 12 个月时进行第二次分期手术。

新生儿的包皮环切术通常是在环状阻滞或局部麻醉浸润下完成,无需麻醉医师,但是在较大的儿童中全身麻醉联合或不联合椎管内麻醉可能更合适。

泌尿系统外科急症

泌尿科急症是相对罕见的,但有三种泌尿科急诊手术需要注意。如果未治疗,睾丸扭转存在发生梗死或坏疽的较高风险,可能需要睾丸切除术,因此需要紧急关注。相比之下,患特发性阴囊坏疽或与肾结石相关脓毒症的患者值得关注,因为明确的急诊手术疗法是逆转其感染性过程和改善其预后的最有效方式。后一类患者一般是极重病患者。在运送至麻醉护理的过程中,麻醉医师常常提供相应的复苏,并应用重症监护原则。

睾丸扭转

睾丸扭转具有双峰发生率,即新生儿期和青春期。睾丸扭转影响 1/4 000 左右的年轻男性,65% 的病例发生于青少年时期。当精索扭转时,静脉血从睾丸外流受阻,这种情况最终会损害动脉血流,导致缺血和梗死[262]。睾丸扭转患者表现为急性阴囊疼痛和压痛,大多数病例没有创伤史。解剖学上的钟摆样畸形是这种疾病的最常见原因,它允许睾丸在睾丸鞘膜中自由翻转。其他危险因素包括睾丸肿瘤、隐睾症史、睾丸体积增加(如青春期)。常见误诊包括附睾炎/睾丸炎、嵌顿性疝和精索静脉曲张[262]。在体检时通常存在提睾反射缺失,多普勒超声检查表明血流缺失或减少。可疑的体检发现需要进行外科探查。

除扭转引起的明显疼痛外，重中之重是睾丸的生存力。睾丸扭转需要立即干预，因为生存力随着睾丸缺血时间延长而明显降低。拯救睾丸的成功率与症状发生至扭转矫正的时间相关，在延迟 6、12 和 24h 以上的成功率分别为 90%、50% 和 10%[263]。

睾丸扭转手术的麻醉必须谨遵其急诊性质，需考虑到患者未禁食的可能性。区域麻醉或全身麻醉都是适合的，但脊椎麻醉是相对禁忌的，因为在年轻人中硬膜穿刺后头痛的风险较高，这个人群最常表现这个问题。

特发性阴囊坏疽

特发性阴囊坏疽是坏死性筋膜炎的一种形式，可影响外生殖器。它最常在老年男性中发生，常常相关的合并症包括糖尿病、病态肥胖症和免疫抑制[264]。生殖器小创伤常常是诱发事件，但这种疾病的特点是快速蔓延的炎症、感染和最终的多微生物脓毒症。特发性阴囊坏疽患者常常表现为已确诊的、支持外科手术急诊状态的感染性休克，但液体复苏和实施广谱抗生素疗法（常常是葡萄球菌、链球菌、肠杆菌科和厌氧菌）也是当务之急[265]。手术管理包括受影响组织的切开、引流和清创。在一些中心也采用高压氧疗法[266-267]，但不能替换急诊手术清创。发病和死亡是显著的，在送达时高龄和存在败血症性休克可引起最高风险[268]。

麻醉计划必须结合患者脓毒症程度和血流动力学状态的评估。全身麻醉+气管内插管和正压通气是标准疗法。动脉内和中心静脉通路常常适用，以方便患者的复苏。输血可能是必要的，因为广泛的组织切除术可能涉及明显的失血。患者常常需要收入术后重症监护室，以管理脓毒症的后遗症，常常进行反复手术，以便实施其他清创、伤口护理和甚至伤口缝合[265]。

肾结石的急诊处理

大多数需要外科手术或干预性治疗的肾结石患者可择期管理，但对于与尿路梗阻、AKI、双侧梗阻性结石、顽固性疼痛或呕吐、孤立肾（天生或移植）梗阻有关的感染患者，应紧急处理，以避免脓毒症并保护肾功能[242]。适用于这些疾病以缓解梗阻的手术包括：膀胱镜检查联合支架置入术，经皮肾造瘘术，以及极罕见情况下开放性肾盂切开取石术和肾切除术——作为有创性较少的干预治

疗不成功的结石相关的治疗手段。重要的是识别出现尿路感染和梗阻的患者，因为他们发生脓毒症的风险较高。脓毒症可能在术前、术中或术后出现。和任何感染一样，引流和实施相应抗生素疗法的原则是至关重要的。当存在完全性尿路梗阻时，单独的抗生素疗法是不充分的。如果可采用支架或肾造瘘术对尿路减压，最可靠的管理可延迟至抗生素疗法产生疗效[236]。患有肾结石合并尿路感染的患者具有更高的耐抗生素病原菌感染风险，这种感染需要靶向抗生素疗法[269]。

还有一类患者需要紧急手术，即在尿路梗阻（如由肾乳头坏死、血凝块引起的输尿管梗阻，或由血凝块或狭窄引起的尿道阻塞）时肾功能不断下降的患者[235]。其他情况（如梗阻性孤立肾或移植肾、出血和血凝块）可能要求紧急手术而不是择期手术，从而缓解尿路梗阻和维持肾功能，但是在缺乏感染的情况下，这一组患者可能不是危重患者。

紧急肾结石手术的麻醉注意事项与同等水平择期手术的情况类似（见前文）。其他注意事项包括可能需要有创性监测，例如在脓毒症情况下直接进行动脉压监测。同样，血流动力学不稳定的患者常需要持续循环的液体复苏和药物支持，并且在肾功能恶化情况下，可能需要改变标准麻醉药选择。因为脓毒症证据可能直到术后才会出现，对此问题的警惕应持续到麻醉后恢复期。

（王境一 译，易杰 校）

参考文献

1. Woodcock TE, Woodcock TM. Revised starling equation and the glycocalyx model of transvascular fluid exchange: An improved paradigm for prescribing intravenous fluid therapy. *Br J Anaesth*. 2012;108(3):384–394.
2. Singh A, Satchell SC, Neal CR, et al. Glomerular endothelial glycocalyx constitutes a barrier to protein permeability. *J Am Soc Nephrol*. 2007;18(11):2885–2893.
3. Garsen M, Rops AL, Rabelink TJ, et al. The role of heparanase and the endothelial glycocalyx in the development of proteinuria. *Nephrol Dial Transplant*. 2014;29(1):49–55.
4. Alpert RA, Roizen MF, Hamilton WK, et al. Intraoperative urinary output does not predict postoperative renal function in patients undergoing abdominal aortic revascularization. *Surgery*. 1984;95(6):707–711.
5. Conlon PJ, Stafford-Smith M, White WD, et al. Acute renal failure following cardiac surgery. *Nephrol Dial Transplant*. 1999;14(5):1158–1162.
6. Levin A. Cystatin C, serum creatinine, and estimates of kidney function: Searching for better measures of kidney function and cardiovascular risk. *Ann Intern Med*. 2005;142(7):586–588.
7. Grubb A, Bjork J, Lindstrom V, et al. A cystatin C-based formula without anthropometric variables estimates glomerular filtration rate better than creatinine clearance using the Cockcroft-Gault formula. *Scand J Clin Lab Invest*. 2005;65(2):153–162.
8. Alpert MA, Govindarajan G, Del Rosario ML, et al. The role of the renin-angiotensin system in the pathophysiology, prevention, and treatment of renal impairment in patients with the cardiometabolic syndrome or its components. *J Cardiometab Syndr*. 2009;4(1):57–62.
9. Srisawat N, Murugan R, Kellum JA. Repair or progression after AKI: A role for biomarkers? *Nephron Clin Pract*. 2014;127(1-4):185–189.
10. Wasung ME, Chawla LS, Madero M. Biomarkers of renal function, which and when? *Clin Chim Acta*. 2015;438:350–357.
11. Sladen RN, Endo E, Harrison T. Two-hour versus 22-hour creatinine clearance in critically ill patients. *Anesthesiology*. 1987;67(6):1013–1016.
12. Bloor GK, Welsh KR, Goodall S, et al. Comparison of predicted with measured creatinine clearance in cardiac surgical patients. *J Cardiothorac Vasc Anesth*. 1996;10(7):899–902.

13. Gowans EM, Fraser CG. Biological variation of serum and urine creatinine and creatinine clearance: Ramifications for interpretation of results and patient care. *Ann Clin Biochem*. 1988;25(Pt 3):259–263.
14. Morgan DB, Dillon S, Payne RB. The assessment of glomerular function: Creatinine clearance or plasma creatinine? *Postgrad Med J*. 1978;54(631):302–310.
15. Cockcroft DW, Gault MH. Prediction of creatinine clearance from serum creatinine. *Nephron*. 1976;16(1):31–41.
16. Levey AS, Bosch JP, Lewis JB, et al. A more accurate method to estimate glomerular filtration rate from serum creatinine: A new prediction equation. Modification of Diet in Renal Disease Study Group. *Ann Intern Med*. 1999;130(6):461–470.
17. Ferguson TB Jr, Dziuban SW Jr, Edwards FH, et al. The STS national database: Current changes and challenges for the new millennium. Committee to establish a national database in cardiothoracic surgery, The Society of Thoracic Surgeons. *Ann Thorac Surg*. 2000;69(3):680–691.
18. Barrett BJ, Parfrey PS. Prevention of nephrotoxicity induced by radiocontrast agents. *N Engl J Med*. 1994;331(21):1449–1450.
19. Bellomo R, Ronco C, Kellum JA, et al. Acute renal failure – definition, outcome measures, animal models, fluid therapy and information technology needs: The second international consensus conference of the Acute Dialysis Quality Initiative (ADQI) group. *Crit Care*. 2004;8(4):R204–R212.
20. Mehta RL, Kellum JA, Shah SV, et al. Acute kidney injury network: Report of an initiative to improve outcomes in acute kidney injury. *Crit Care*. 2007;11(2):R31.
21. Kidney Disease: Improving Global Outcomes (KDIGO) Acute Kidney Injury Work Group. KDIGO clinical practice guideline for acute kidney injury. *Kidney Int Suppl*. 2012;2(1):1–138.
22. Greenberg A, ed. *Primer on Kidney Diseases*. 4th ed. Philadelphia, PA: Elsevier Saunders; 2005.
23. Stafford-Smith M. Antifibrinolytic agents make alpha1- and beta2-microglobulinuria poor markers of post cardiac surgery renal dysfunction. *Anesthesiology*. 1999;90:928–929.
24. Anderson RJ, Chung HM, Kluge R, et al. Hyponatremia: A prospective analysis of its epidemiology and the pathogenetic role of vasopressin. *Ann Intern Med*. 1985;102(2):164–168.
25. Verbalis JG. Hyponatremia: Epidemiology, pathophysiology, and therapy. *Curr Opin Nephrol Hypertens*. 1993;2(4):636–652.
26. Arieff AI. Hyponatremia, convulsions, respiratory arrest, and permanent brain damage after elective surgery in healthy women. *N Engl J Med*. 1986;314(24):1529–1535.
27. Arieff AI, Ayus JC, Fraser CL. Hyponatraemia and death or permanent brain damage in healthy children. *BMJ*. 1992;304(6836):1218–1222.
28. Ayus JC, Wheeler JM, Arieff AI. Postoperative hyponatremic encephalopathy in menstruant women. *Ann Intern Med*. 1992;117(11):891–897.
29. Witteveen JE, van Thiel S, Romijn JA, et al. Hungry bone syndrome: Still a challenge in the post-operative management of primary hyperparathyroidism: A systematic review of the literature. *Eur J Endocrinol*. 2013;168(3):R45–R53.
30. Amanzadeh J, Reilly RF Jr. Hypophosphatemia: An evidence-based approach to its clinical consequences and management. *Nat Clin Pract Nephrol*. 2006;2(3):136–148.
31. Anderson RJ, Linas SL, Berns AS, et al. Nonoliguric acute renal failure. *N Engl J Med*. 1977;296(20):1134–1138.
32. Doi K, Rabb H. Impact of acute kidney injury on distant organ function: Recent findings and potential therapeutic targets. *Kidney Int*. 2016;89(3):555–564.
33. Bagshaw SM, Laupland KB, Doig CJ, et al. Prognosis for long-term survival and renal recovery in critically ill patients with severe acute renal failure: A population-based study. *Crit Care*. 2005;9(6):R700–R709.
34. Wilkinson A, Cohen D. Renal failure in the recipients of nonrenal solid organ transplants. *J Am Soc Nephrol*. 1999;10(5):1136–1144.
35. Uchino S, Kellum JA, Bellomo R, et al. Acute renal failure in critically ill patients: A multinational, multicenter study. *JAMA*. 2005;294(7):813–818.
36. Alonso A, Lau J, Jaber B, et al. Prevention of radiocontrast nephropathy with N-acetylcysteine in patients with chronic kidney disease: A meta-analysis of randomized, controlled trials. *Am J Kidney Dis*. 2004;43(1):1–9.
37. Liano F, Pascual J. Epidemiology of acute renal failure: a prospective, multicenter, community-based study. Madrid Acute Renal Failure Study Group. *Kidney Int*. 1996;50(3):811–818.
38. Yacoub R, Patel N, Lohr JW, et al. Acute kidney injury and death associated with renin angiotensin system blockade in cardiothoracic surgery: A meta-analysis of observational studies. *Am J Kidney Dis*. 2013;62(6):1077–1086.
39. Knight EL, Glynn RJ, McIntyre KM, et al. Predictors of decreased renal function in patients with heart failure during angiotensin-converting enzyme inhibitor therapy: Results from the studies of left ventricular dysfunction (SOLVD). *Am Heart J*. 1999;138(5 Pt 1):849–855.
40. Schoolwerth AC, Sica DA, Ballermann BJ, et al. Council on the Kidney in Cardiovascular Disease, the Council for High Blood Pressure Research of the American Heart Association. Renal considerations in angiotensin converting enzyme inhibitor therapy: A statement for healthcare professionals from the Council on the Kidney in Cardiovascular Disease and the Council for High Blood Pressure Research of the American Heart Association. *Circulation*. 2001;104(16):1985–1991.
41. Adhiyaman V, Asghar M, Oke A, et al. Nephrotoxicity in the elderly due to co-prescription of angiotensin converting enzyme inhibitors and nonsteroidal anti-inflammatory drugs. *J R Soc Med*. 2001;94(10):512–514.
42. Kincaid EH, Ashburn DA, Hoyle JR, et al. Does the combination of aprotinin and angiotensin-converting enzyme inhibitor cause renal failure after cardiac surgery? *Ann Thorac Surg*. 2005;80(4):1388–1393.
43. Metz LI, Lebeau ME, Zlabek JA, et al. Acute renal failure in patients undergoing cardiothoracic surgery in a community hospital. *WMJ*. 2009;108(2):109–114.
44. Reynolds A, White W, Stafford-Smith M, et al. The relationship of loop diuretics with acute kidney injury and mortality after cardiac surgery. *Anesth Analg*. 2013;116(Suppl):SCA3.
45. Zhang Y, Ye N, Chen YP, et al. Relation between the interval from coronary angiography to selective off-pump coronary artery bypass grafting and postoperative acute kidney injury. *Am J Cardiol*. 2013;112(10):1571–1575.
46. Lassnigg A, Donner E, Grubhofer G, et al. Lack of renoprotective effects of dopamine and furosemide during cardiac surgery. *J Am Soc Nephrol*. 2000;11(1):97–104.
47. Kheterpal S, Tremper KK, Englesbe MJ, et al. Predictors of postoperative acute renal failure after noncardiac surgery in patients with previously normal renal function. *Anesthesiology*. 2007;107(6):892–902.
48. Singh I, Rajagopalan S, Srinivasan A, et al. Preoperative statin therapy is associated with lower requirement of renal replacement therapy in patients undergoing cardiac surgery: A meta-analysis of observational studies. *Interact Cardiovasc Thorac Surg*. 2013;17(2):345–352.
49. Rudnick M, Feldman H. Contrast-induced nephropathy: What are the true clinical consequences? *Clin J Am Soc Nephrol*. 2008;3(1):263–272.
50. Hu Y, Zhong Q. Contrast-induced nephropathy may constitute a marker of underlying limited renal reserve for cardiac surgical procedures? *Ann Thorac Surg*. 2013;95(5):1841.
51. Taber SS, Mueller BA. Drug-associated renal dysfunction. *Crit Care Clin*. 2006;22(2):357–374.
52. Huerta C, Castellsague J, Varas-Lorenzo C, et al. Nonsteroidal anti-inflammatory drugs and risk of ARF in the general population. *Am J Kidney Dis*. 2005;45(3):531–539.
53. Oh KJ, Lee HH, Lee JS, et al. Reversible renal vasoconstriction in a patient with acute renal failure after exercise. *Clin Nephrol*. 2006;66(4):297–301.
54. Melli G, Chaudhry V, Cornblath DR. Rhabdomyolysis: An evaluation of 475 hospitalized patients. *Medicine (Baltimore)*. 2005;84(6):377–385.
55. Singh D, Chander V, Chopra K. Rhabdomyolysis. *Methods Find Exp Clin Pharmacol*. 2005;27(1):39-48.
56. Eichhorn JH, Hedley-Whyte J, Steinman TI, et al. Renal failure following enflurane anesthesia. *Anesthesiology*. 1976;45(5):557–560.
57. Eger EI, Gong D, Koblin DD, et al. Dose-related biochemical markers of renal injury after sevoflurane versus desflurane anesthesia in volunteers. *Anesth Analg*. 1997;85(5):1154–1163.
58. Conzen PF, Kharasch ED, Czerner SF, et al. Low-flow sevoflurane compared with low-flow isoflurane anesthesia in patients with stable renal insufficiency. *Anesthesiology*. 2002;97(3):578–584.
59. Myburgh JA, Finfer S, Bellomo R, et al. Hydroxyethyl starch or saline for fluid resuscitation in intensive care. *N Engl J Med*. 2012;367(20):1901–1911.
60. Perner A, Haase N, Guttormsen AB, et al. Hydroxyethyl starch 130/0.42 versus Ringer's acetate in severe sepsis. *N Engl J Med*. 2012;367(2):124–134.
61. Yunos NM, Bellomo R, Hegarty C, et al. Association between a chloride-liberal vs chloride-restrictive intravenous fluid administration strategy and kidney injury in critically ill adults. *JAMA*. 2012;308(15):1566–1572.
62. Prowle JR, Kirwan CJ, Bellomo R. Fluid management for the prevention and attenuation of acute kidney injury. *Nature Rev Nephrol*. 2014;10(1):37–47.
63. Prowle JR, Chua HR, Bagshaw SM, et al. Clinical review: Volume of fluid resuscitation and the incidence of acute kidney injury: A systematic review. *Crit Care*. 2012;16(4):230.
64. Gunukula SR, Spodick DH. Pericardial disease in renal patients. *Semin Nephrol*. 2001;21(1):52–56.
65. Crandell WB, Pappas SG, Macdonald A. Nephrotoxicity associated with methoxyflurane anesthesia. *Anesthesiology*. 1966;27(5):591–607.
66. Kharasch ED, Hankins DC, Thummel KE. Human kidney methoxyflurane and sevoflurane metabolism: Intrarenal fluoride production as a possible mechanism of methoxyflurane nephrotoxicity. *Anesthesiology*. 1995;82(3):689–699.
67. Mazze RI, Calverley RK, Smith NT. Inorganic fluoride nephrotoxicity: Prolonged enflurane and halothane anesthesia in volunteers. *Anesthesiology*. 1977;46(4):265–271.
68. Burch PG, Stanski DR. Decreased protein binding and thiopental kinetics. *Clin Pharmacol Ther*. 1982;32(2):212–217.
69. Gan TJ. Pharmacokinetic and pharmacodynamic characteristics of medications used for moderate sedation. *Clin Pharmacokinet*. 2006;45(9):855–869.
70. Carlos R, Calvo R, Erill S. Plasma protein binding of etomidate in patients with renal failure or hepatic cirrhosis. *Clin Pharmacokinet*. 1979;4(2):144–148.
71. Kirvela M, Olkkola KT, Rosenberg PH, et al. Pharmacokinetics of propofol and haemodynamic changes during induction of anaesthesia in uraemic patients. *Br J Anaesth*. 1992;68(2):178–182.
72. Vinik HR, Reves JG, Greenblatt DJ, et al. The pharmacokinetics of midazolam in chronic renal failure patients. *Anesthesiology*. 1983;59(5):390–394.
73. Schmith VD, Piraino B, Smith RB, et al. Alprazolam in end-stage renal disease. II. Pharmacodynamics. *Clin Pharmacol Ther*. 1992;51(5):533–540.
74. De Wolf AM, Fragen RJ, Avram MJ, et al. The pharmacokinetics of dexmedetomidine in volunteers with severe renal impairment. *Anesth Analg*. 2001;93(5):1205–1209.
75. Chan GL, Matzke GR. Effects of renal insufficiency on the pharmacokinetics and pharmacodynamics of opioid analgesics. *Drug Intell Clin Pharm*. 1987;21(10):773–783.
76. Babul N, Darke AC, Hagen N. Hydromorphone metabolite accumulation in renal failure. *J Pain Symptom Manage*. 1995;10(3):184–186.
77. Murphy EJ. Acute pain management pharmacology for the patient with concurrent renal or hepatic disease. *Anaesth Intensive Care*. 2005;33(3):311–322.
78. Davis PJ, Stiller RL, Cook DR, et al. Effects of cholestatic hepatic disease and chronic renal failure on alfentanil pharmacokinetics in children. *Anesth Analg*. 1989;68(5):579–583.
79. Wiggum DC, Cork RC, Weldon ST, et al. Postoperative respiratory depression and elevated sufentanil levels in a patient with chronic renal failure. *Anesthesi-*

ology. 1985;63(6):708–710.

80. Pitsiu M, Wilmer A, Bodenham A, et al. Pharmacokinetics of remifentanil and its major metabolite, remifentanil acid, in ICU patients with renal impairment. *Br J Anaesth.* 2004;92(4):493–503.

81. Szenohradszky J, Caldwell JE, Wright PM, et al. Influence of renal failure on the pharmacokinetics and neuromuscular effects of a single dose of rapacuronium bromide. *Anesthesiology.* 1999;90(1):24–35.

82. Ryan DW. Preoperative serum cholinesterase concentration in chronic renal failure. Clinical experience of suxamethonium in 81 patients undergoing renal transplant. *Br J Anaesth.* 1977;49(9):945–949.

83. Cook DR, Freeman JA, Lai AA, et al. Pharmacokinetics of mivacurium in normal patients and in those with hepatic or renal failure. *Br J Anaesth.* 1992;69(6):580–585.

84. Cook DR, Freeman JA, Lai AA, et al. Pharmacokinetics and pharmacodynamics of doxacurium in normal patients and in those with hepatic or renal failure. *Anesth Analg.* 1991;72(2):145–150.

85. Della Rocca G, Pompei L, Coccia C, et al. Atracurium, cisatracurium, vecuronium and rocuronium in patients with renal failure. *Minerva Anestesiol.* 2003;69(7-8):605–611.

86. Fahey MR, Rupp SM, Canfell C, et al. Effect of renal failure on laudanosine excretion in man. *Br J Anaesth.* 1985;57(11):1049–1051.

87. Lynam DP, Cronnelly R, Castagnoli KP, et al. The pharmacodynamics and pharmacokinetics of vecuronium in patients anesthetized with isoflurane with normal renal function or with renal failure. *Anesthesiology.* 1988;69(2):227–331.

88. Robertson EN, Driessen JJ, Booij LH. Pharmacokinetics and pharmacodynamics of rocuronium in patients with and without renal failure. *Eur J Anaesthesiol.* 2005;22(1):4–10.

89. Szenohradszky J, Fisher DM, Segredo V, et al. Pharmacokinetics of rocuronium bromide (ORG 9426) in patients with normal renal function or patients undergoing cadaver renal transplantation. *Anesthesiology.* 1992; 77(5):899–904.

90. Cooper RA, Maddineni VR, Mirakhur RK, et al. Time course of neuromuscular effects and pharmacokinetics of rocuronium bromide (Org 9426) during isoflurane anaesthesia in patients with and without renal failure. *Br J Anaesth.* 1993;71(2):222–226.

91. Phillips BJ, Hunter JM. Use of mivacurium chloride by constant infusion in the anephric patient. *Br J Anaesth.* 1992;68(5):492–498.

92. Blobner M, Jelen-Esselborn S, Schneider G, et al. Effect of renal function on neuromuscular block induced by continuous infusion of mivacurium. *Br J Anaesth.* 1995;74(4):452–454.

93. Morris RB, Cronnelly R, Miller RD, et al. Pharmacokinetics of edrophonium in anephric and renal transplant patients. *Br J Anaesth.* 1981;53(12):1311–1314.

94. Epemolu O, Bom A, Hope F, et al. Reversal of neuromuscular blockade and simultaneous increase in plasma rocuronium concentration after the intravenous infusion of the novel reversal agent Org 25969. *Anesthesiology.* 2003;99(3):632–637.

95. Staals LM, Snoeck MM, Driessen JJ, et al. Reduced clearance of rocuronium and sugammadex in patients with severe to end-stage renal failure: A pharmacokinetic study. *Br J Anaesth.* 2010;104(1):31–39.

96. Larson EB, Roach RC, Schoene RB, et al. Acute mountain sickness and acetazolamide: Clinical efficacy and effect on ventilation. *JAMA.* 1982;248(3):328–332.

97. White DP, Zwillich CW, Pickett CK, et al. Central sleep apnea. Improvement with acetazolamide therapy. *Arch Intern Med.* 1982;142(10):1816–1819.

98. Conger JD. Interventions in clinical acute renal failure: What are the data? *Am J Kidney Dis.* 1995;26(4):565–576.

99. Solomon R, Werner C, Mann D, et al. Effects of saline, mannitol, and furosemide to prevent acute decreases in renal function induced by radiocontrast agents. *N Engl J Med.* 1994;331:1416–1420.

100. Better OS, Rubinstein I, Winaver JM, et al. Mannitol therapy revisited (1940-1997). *Kidney Int.* 1997;52(4):886–894.

101. Borges HF, Hocks J, Kjellstrand CM. Mannitol intoxication in patients with renal failure. *Arch Intern Med.* 1982;142(1):63–66.

102. Gallagher KL, Jones JK. Furosemide-induced ototoxicity. *Ann Intern Med.* 1979;91(5):744–745.

103. Pitt B, Zannad F, Remme WJ, et al. The effect of spironolactone on morbidity and mortality in patients with severe heart failure. Randomized Aldactone Evaluation Study Investigators. *N Engl J Med.* 1999;341(10):709–717.

104. Jose PA, Felder RA. What we can learn from the selective manipulation of dopaminergic receptors about the pathogenesis and treatment of hypertension? *Curr Opin Nephrol Hypertens.* 1996;5(5):447–451.

105. Bellomo R, Cole L, Ronco C. Hemodynamic support and the role of dopamine. *Kidney Int Suppl.* 1998;66:S71–S74.

106. Marik PE. Low-dose dopamine: A systematic review. *Intensive Care Med.* 2002;28(7):877–883.

107. Kellum JA, Decker JM. Use of dopamine in acute renal failure: A meta-analysis. *Crit Care Med.* 2001;29(8):1526–1531.

108. Prins I, Plotz FB, Uiterwaal CS, et al. Low-dose dopamine in neonatal and pediatric intensive care: A systematic review. *Intensive Care Med.* 2001;27(1):206–210.

109. Holmes CL, Walley KR. Bad medicine: Low-dose dopamine in the ICU. *Chest.* 2003;123(4):1266–1275.

110. Argalious M, Motta P, Khandwala F, et al. "Renal dose" dopamine is associated with the risk of new-onset atrial fibrillation after cardiac surgery. *Crit Care Med.* 2005;33(6):1327–1332.

111. Denton MD, Chertow GM, Brady HR. "Renal-dose" dopamine for the treatment of acute renal failure: Scientific rationale, experimental studies and clinical trials. *Kidney Int.* 1996;50(1):4–14.

112. Abel RM, Buckley MJ, Austen WG, et al. Etiology, incidence, and prognosis of renal failure following cardiac operations. Results of a prospective analysis of 500 consecutive patients. *J Thorac Cardiovasc Surg.* 1976;71(3):323–333.

113. Swaminathan M, Shaw A, Phillips-Bute B, et al. Trends in acute renal failure associated with coronary artery bypass graft surgery in the United States. *Crit Care Med.* 2007;35(10):2286–2291.

114. Filsoufi F, Rahmanian PB, Castillo JG, et al. Early and late outcomes of cardiac surgery in patients with moderate to severe preoperative renal dysfunction without dialysis. *Interact Cardiovasc Thorac Surg.* 2008;7(1):90–95.

115. Bechtel JF, Detter C, Fischlein T, et al. Cardiac surgery in patients on dialysis: Decreased 30-day mortality, unchanged overall survival. *Ann Thorac Surg.* 2008;85(1):147–153.

116. Aronson S, Fontes ML, Miao Y, et al. Risk index for perioperative renal dysfunction/failure: Critical dependence on pulse pressure hypertension. *Circulation.* 2007;115(6):733–742.

117. Mangano DT, Tudor IC, Dietzel C. The risk associated with aprotinin in cardiac surgery. *N Engl J Med.* 2006;354(4):353–365.

118. Hix JK, Thakar CV, Katz EM, et al. Effect of off-pump coronary artery bypass graft surgery on postoperative acute kidney injury and mortality. *Crit Care Med.* 2006;34(12):2979–2983.

119. Costa P, Ottino GM, Matani A, et al. Low-dose dopamine during cardiopulmonary bypass in patients with renal dysfunction. *J Cardiothorac Anesth.* 1990;4(4):469–473.

120. Berendes E, Mollhoff T, Van Aken H, et al. Effects of dopexamine on creatinine clearance, systemic inflammation, and splanchnic oxygenation in patients undergoing coronary artery bypass grafting. *Anesth Analg.* 1997;84(5):950–957.

121. Renton MC, Snowden CP. Dopexamine and its role in the protection of hepatosplanchnic and renal perfusion in high-risk surgical and critically ill patients. *Br J Anaesth.* 2005;94(4):459–467.

122. Novis BK, Roizen MF, Aronson S, et al. Association of preoperative risk factors with postoperative acute renal failure. *Anesth Analg.* 1994;78(1):143–149.

123. Stene JK. Renal failure in the trauma patient. *Crit Care Clin.* 1990;6(1):111–119.

124. Cachecho R, Millham FH, Wedel SK. Management of the trauma patient with pre-existing renal disease. *Crit Care Clin.* 1994;10(3):523–536.

125. Myers BD, Miller DC, Mehigan JT, et al. Nature of the renal injury following total renal ischemia in man. *J Clin Invest.* 1984;73(2):329–341.

126. Godet G, Fleron MH, Vicaut E, et al. Risk factors for acute postoperative renal failure in thoracic or thoracoabdominal aortic surgery: A prospective study. *Anesth Analg.* 1997;85(6):1227–1232.

127. Svensson LG, Coselli JS, Safi HJ, et al. Appraisal of adjuncts to prevent acute renal failure after surgery on the thoracic or thoracoabdominal aorta. *J Vasc Surg.* 1989;10(3):230–239.

128. Olsen PS, Schroeder T, Perko M, et al. Renal failure after operation for abdominal aortic aneurysm. *Ann Vasc Surg.* 1990;4(6):580–583.

129. Svensson LG, Kouchoukos NT, Miller DC, et al. Expert consensus document on the treatment of descending thoracic aortic disease using endovascular stent-grafts. *Ann Thorac Surg.* 2008;85(1 Suppl):S1–S41.

130. Antonucci F, Calo L, Rizzolo M, et al. Nifedipine can preserve renal function in patients undergoing aortic surgery with infrarenal crossclamping. *Nephron.* 1996;74(4):668–673.

131. Ding H, Kopple JD, Cohen A, et al. Recombinant human insulin-like growth factor-I accelerates recovery and reduces catabolism in rats with ischemic acute renal failure. *J Clin Invest.* 1993;91(5):2281–2287.

132. Vijayan A, Franklin SC, Behrend T, et al. Insulin-like growth factor I improves renal function in patients with end-stage chronic renal failure. *Am J Physiol.* 1999;276(4 Pt 2):R929–R934.

133. Franklin SC, Moulton M, Sicard GA, et al. Insulin-like growth factor I preserves renal function postoperatively. *Am J Physiol.* 1997;272(2 Pt 2):F257–F259.

134. Allgren RL, Marbury TC, Rahman SN, et al. Anaritide in acute tubular necrosis. Auriculin Anaritide Acute Renal Failure Study Group. *N Engl J Med.* 1997;336(12):828–834.

135. Yalavarthy R, Edelstein CL, Teitelbaum I. Acute renal failure and chronic kidney disease following liver transplantation. *Hemodial Int.* 2007;11(Suppl 3):S7–S12.

136. Lopez Lago AM, Fernandez Villanueva J, Garcia Acuna JM, et al. Evolution of hepatorenal syndrome after orthotopic liver transplantation: Comparative analysis with patients who developed acute renal failure in the early postoperative period of liver transplantation. *Transplant Proc.* 2007;39(7):2318–2319.

137. Fleisher LA, Beckman JA, Brown KA, et al. ACC/AHA 2007 Guidelines on perioperative cardiovascular evaluation and care for noncardiac surgery: Executive summary: A report of the American College of Cardiology/American Heart Association Task Force on Practice Guidelines (Writing Committee to Revise the 2002 Guidelines on Perioperative Cardiovascular Evaluation for Noncardiac Surgery): Developed in Collaboration With the American Society of Echocardiography, American Society of Nuclear Cardiology, Heart Rhythm Society, Society of Cardiovascular Anesthesiologists, Society for Cardiovascular Angiography and Interventions, Society for Vascular Medicine and Biology, and Society for Vascular Surgery. *Circulation.* 2007;116(17):1971–1996.

138. Khaira HS, Shah RB, Wolf JS Jr. Laparoscopic and open surgical nephrectomy for xanthogranulomatous pyelonephritis. *J Endourol.* 2005;19(7):813–817.

139. Richard S, Lidereau R, Giraud S. The growing family of hereditary renal cell carcinoma. *Nephrol Dial Transplant.* 2004;19(12):2954–2958.

140. Palapattu GS, Kristo B, Rajfer J. Paraneoplastic syndromes in urologic malignancy: The many faces of renal cell carcinoma. *Rev Urol.* 2002;4(4):163–170.

141. Galvez JA, Clebone A, Garwood S, Popescu WM. Fatal intraoperative cardiac thrombosis in a patient with renal cell carcinoma. *Anesthesiology.* 2011; 114(5):1212.

142. Wijeysundera DN, Beattie WS, Austin PC, et al. Epidural anaesthesia and survival after intermediate-to-high risk non-cardiac surgery: A population-based cohort study. *Lancet.* 2008;372(9638):562–569.

143. Dunn MD, Portis AJ, Shalhav AL, et al. Laparoscopic versus open radical nephrectomy: A 9-year experience. *J Urol.* 2000;164(4):1153–1159.

144. Permpongkosol S, Link RE, Su LM, et al. Complications of 2,775 urological

laparoscopic procedures: 1993 to 2005. *J Urol*. 2007;177(2):580–585.
145. Pareek G, Hedican SP, Gee JR, et al. Meta-analysis of the complications of laparoscopic renal surgery: Comparison of procedures and techniques. *J Urol*. 2006;175(4):1208–1213.
146. Gill IS, Matin SF, Desai MM, et al. Comparative analysis of laparoscopic versus open partial nephrectomy for renal tumors in 200 patients. *J Urol*. 2003;170(1):64–68.
147. Simmons MN, Gill IS. Decreased complications of contemporary laparoscopic partial nephrectomy: Use of a standardized reporting system. *J Urol*. 2007;177(6):2067–2073.
148. Turna B, Frota R, Kamoi K, et al. Risk factor analysis of postoperative complications in laparoscopic partial nephrectomy. *J Urol*. 2008;179(4): 1289–1294.
149. Lassen K, Soop M, Nygren J, et al. Consensus review of optimal perioperative care in colorectal surgery: Enhanced Recovery After Surgery (ERAS) Group recommendations. *Arch Surg*. 2009;144(10):961–969.
150. Scheft P, Novick AC, Straffon RA, et al. Surgery for renal cell carcinoma extending into the inferior vena cava. *J Urol*. 1978;120(1):28–31.
151. Neves RJ, Zincke H. Surgical treatment of renal cancer with vena cava extension. *Br J Urol*. 1987;59(5):390–395.
152. Nesbitt JC, Soltero ER, Dinney CP, et al. Surgical management of renal cell carcinoma with inferior vena cava tumor thrombus. *Ann Thorac Surg*. 1997;63(6):1592–1600.
153. Porpiglia F, Renard J, Billia M, et al. Is renal warm ischemia over 30 minutes during laparoscopic partial nephrectomy possible? One-year results of a prospective study. *Eur Urol*. 2007;52(4):1170–1178.
154. Desai MM, Gill IS, Ramani AP, et al. The impact of warm ischaemia on renal function after laparoscopic partial nephrectomy. *BJU Int*. 2005;95(3):377–383.
155. Eskicorapci SY, Teber D, Schulze M, et al. Laparoscopic radical nephrectomy: The new gold standard surgical treatment for localized renal cell carcinoma. *Sci World J*. 2007;7:825–836.
156. Permpongkosol S, Chan DY, Link RE, et al. Long-term survival analysis after laparoscopic radical nephrectomy. *J Urol*. 2005;174(4 Pt 1):1222–1225.
157. Russo P. Is laparoscopic partial nephrectomy as effective as open partial nephrectomy in patients with renal cell carcinoma? *Nat Clin Pract Urol*. 2008; 5(1):12–13.
158. Gill IS, Kavoussi LR, Lane BR, et al. Comparison of 1,800 laparoscopic and open partial nephrectomies for single renal tumors. *J Urol*. 2007;178(1):41–46.
159. Nicholson ML, Elwell R, Kaushik M, et al. Health-related quality of life after living donor nephrectomy: A randomized controlled trial of laparoscopic versus open nephrectomy. *Transplantation*. 2011;91(4):457–461.
160. Waller JR, Hiley AL, Mullin EJ, et al. Living kidney donation: A comparison of laparoscopic and conventional open operations. *Postgrad Med J*. 2002;78(917):153–157.
161. Owen M, Lorgelly P, Serpell M. Chronic pain following donor nephrectomy: A study of the incidence, nature and impact of chronic post-nephrectomy pain. *Eur J Pain*. 2010;14(7):732–734.
162. Biglarnia AR, Tufveson G, Lorant T, et al. Efficacy and safety of continuous local infusion of ropivacaine after retroperitoneoscopic live donor nephrectomy. *Am J Transplant*. 2011;11(1):93–100.
163. Panaro F, Gheza F, Piardi T, et al. Continuous infusion of local anesthesia after living donor nephrectomy: A comparative analysis. *Transplant Proc*. 2011;43(4):985–987.
164. Yates DR, Vaessen C, Roupret M. From Leonardo to da Vinci: The history of robot-assisted surgery in urology. *BJU Int*. 2011;108(11):1708–1713.
165. Branche PE, Duperret SL, Sagnard PE, et al. Left ventricular loading modifications induced by pneumoperitoneum: A time course echocardiographic study. *Anesth Analg*. 1998;86(3):482–487.
166. Mertens zur Borg IR, Di Biase M, et al. Comparison of three perioperative fluid regimes for laparoscopic donor nephrectomy: A prospective randomized dose-finding study. *Surg Endosc*. 2008;22(1):146–150.
167. Feltracco P, Ori C. Anesthetic management of living transplantation. *Minerva Anestesiol*. 2010;76(7):525–533.
168. Fahy BG, Barnas GM, Nagle SE, et al. Changes in lung and chest wall properties with abdominal insufflation of carbon dioxide are immediately reversible. *Anesth Analg*. 1996;82(3):501–505.
169. Ozyuvaci E, Altan A, Karadeniz T, et al. General anesthesia versus epidural and general anesthesia in radical cystectomy. *Urol Int*. 2005;74(1):62–67.
170. Gan TJ, Soppitt A, Maroof M, et al. Goal-directed intraoperative fluid administration reduces length of hospital stay after major surgery. *Anesthesiology*. 2002;97(4):820–826.
171. Cerantola Y, Valerio M, Persson B, et al. Guidelines for perioperative care after radical cystectomy for bladder cancer: Enhanced Recovery After Surgery (ERAS®) society recommendations. *Clin Nutr*. 2013;32(6):879–887.
172. Mir MC, Zargar H, Bolton DM, et al. Enhanced recovery after surgery protocols for radical cystectomy surgery: Review of current evidence and local protocols. *ANZ J Surg*. 2015;85(7-8):514–520.
173. Persson B, Carringer M, Andren O, et al. Initial experiences with the enhanced recovery after surgery (ERAS) protocol in open radical cystectomy. *Scand J Urol*. 2015;49(4):302–307.
174. Karl A, Buchner A, Becker A, et al. A new concept for early recovery after surgery for patients undergoing radical cystectomy for bladder cancer: Results of a prospective randomized study. *J Urol*. 2014;191(2):335–340.
175. Rowley MW, Clemens JQ, Latini JM, et al. Simple cystectomy: outcomes of a new operative technique. *Urology*. 2011;78(4):942–945.
176. Novotny V, Hakenberg OW, Wiessner D, et al. Perioperative complications of radical cystectomy in a contemporary series. *Eur Urol*. 2007;51(2):397–401.
177. Mullen R, Scollay JM, Hecht G, et al. Death within 48 h: Adverse events after general surgical procedures. *Surgeon*. 2012;10(1):1–5.
178. Www.seer.cancer.gov.
179. Ploussard G, Epstein JI, Montironi R, et al. The contemporary concept of significant versus insignificant prostate cancer. *Eur Urol*. 2011;60(2):291–303.
180. Gottschalk A, Smith DS, Jobes DR, et al. Preemptive epidural analgesia and recovery from radical prostatectomy: A randomized controlled trial. *JAMA*. 1998;279(14):1076–1082.
181. Price DT, Vieweg J, Roland F, et al. Transient lower extremity neurapraxia associated with radical perineal prostatectomy: A complication of the exaggerated lithotomy position. *J Urol*. 1998;160(4):1376–1378.
182. Keller H. Re: Transient lower extremity neurapraxia associated with radical perineal prostatectomy: A complication of the exaggerated lithotomy position. *J Urol*. 1999;162(1):171.
183. Salonia A, Crescenti A, Suardi N, et al. General versus spinal anesthesia in patients undergoing radical retropubic prostatectomy: Results of a prospective, randomized study. *Urology*. 2004;64(1):95–100.
184. Malhotra V. Anesthesia considerations radical prostatectomy. *Rev Mex Anestesiol*. 2006;29(S1):89–92.
185. Memtsoudis SG, Malhotra V. Catastrophic venous air embolus during prostatectomy in the Trendelenburg position. *Can J Anaesth*. 2003;50(10): 1084–1085.
186. Whalley DG, Berrigan MJ. Anesthesia for radical prostatectomy, cystectomy, nephrectomy, pheochromocytoma, and laparoscopic procedures. *Anesthesiol Clin North Am*. 2000;18(4):899–917.
187. Klevecka V, Burmester L, Musch M, et al. Intraoperative and early postoperative complications of radical retropubic prostatectomy. *Urol Int*. 2007;79(3): 217–225.
188. Dudderidge T, Doyle P, Mayer E, et al. Evolution of care pathway for laparoscopic radical prostatectomy. *J Endourol*. 2012;26(6):660–665.
189. Sutherland DE, Perez DS, Weeks DC. Robot-assisted simple prostatectomy for severe benign prostatic hyperplasia. *J Endourol*. 2011;25(4):641–644.
190. White WM, Kim ED. Interposition nerve grafting during radical prostatectomy: cumulative review and critical appraisal of literature. *Urology*. 2009; 74(2):245–250.
191. Biki B, Mascha E, Moriarty DC, et al. Anesthetic technique for radical prostatectomy surgery affects cancer recurrence: A retrospective analysis. *Anesthesiology*. 2008;109(2):180–187.
192. Fuchs KH. Minimally invasive surgery. *Endoscopy*. 2002;34(2):154–159.
193. Irvine M, Patil V. Anaesthesia for robot-assisted laparoscopic surgery. *Contin Educ Anaesth Crit Care Pain*. 2009;9(4):125–129.
194. Conacher ID, Soomro NA, Rix D. Anaesthesia for laparoscopic urological surgery. *Br J Anaesth*. 2004;93(6):859–864.
195. Pathan H, Gulati S. A case of airway occlusion in robotic surgery. *J Robotic Surg*. 2007;1:169–170.
196. Kalmar AF, Foubert L, Hendrickx JF, et al. Influence of steep Trendelenburg position and CO_2 pneumoperitoneum on cardiovascular, cerebrovascular, and respiratory homeostasis during robotic prostatectomy. *Br J Anaesth*. 2010; 104(4):433–439.
197. Gainsburg DM, Wax D, Reich DL, et al. Intraoperative management of robotic-assisted versus open radical prostatectomy. *JSLS*. 2010;14(1):1–5.
198. Sladen RN. Anesthetic considerations for the patient with renal failure. *Anesthesiol Clin North Am*. 2000;18(4):863–882.
199. Colomina MJ, Godet C, Pellise F, et al. Transcranial Doppler monitoring during laparoscopic anterior lumbar interbody fusion. *Anesth Analg*. 2003;97(6):1675–1679.
200. Rocco B, Albo G, Ferreira RC, et al. Recent advances in the surgical treatment of benign prostatic hyperplasia. *Ther Adv Urol*. 2011;3(6):263–272.
201. Reeves MD, Myles PS. Does anaesthetic technique affect the outcome after transurethral resection of the prostate? *BJU Int*. 1999;84(9):982–986.
202. Mackenzie AR. Influence of anaesthesia on blood loss in transurethral prostatectomy. *Scott Med J*. 1990;35(1):14–16.
203. Mcgowan SW, Smith GF. Anaesthesia for transurethral prostatectomy: A comparison of spinal intradural analgesia with two methods of general anaesthesia. *Anaesthesia*. 1980;35(9):847–853.
204. Gehring H, Nahm W, Baerwald J, et al. Irrigation fluid absorption during transurethral resection of the prostate: Spinal vs. General anaesthesia. *Acta Anaesthesiol Scand*. 1999;43(4):458–463.
205. Allen TD. Body temperature changes during prostatic resection as related to the temperature of the irrigating solution. *J Urol*. 1973;110(4):433–435.
206. Hatch PD. Surgical and anaesthetic considerations in transurethral resection of the prostate. *Anaesth Intensive Care*. 1987;15(2):203–211.
207. Krongrad A, Droller M. Complications of transurethral resection of the prostate. In: Marshall F, ed. *Urologic Complications: Medical and Surgical, Adult and Pediatric*. 2nd ed. St. Louis, MO: Mosby-Year Book; 1990:305.
208. Mebust WK, Holtgrewe HL, Cockett AT, et al. Transurethral prostatectomy: Immediate and postoperative complications: A cooperative study of 13 participating institutions evaluating 3,885 patients. *J Urol*. 1989;141(2):243–247.
209. Dorotta I, Basali A, Ritchey M, et al. Transurethral resection syndrome after bladder perforation. *Anesth Analg*. 2003;97(5):1536–1538.
210. Reich O, Gratzke C, Bachmann A, et al. Morbidity, mortality and early outcome of transurethral resection of the prostate: A prospective multicenter evaluation of 10,654 patients. *J Urol*. 2008;180(1):246–249.
211. Ahyai SA, Gilling P, Kaplan SA, et al. Meta-analysis of functional outcomes and complications following transurethral procedures for lower urinary tract symptoms resulting from benign prostatic enlargement. *Eur Urol*. 2010;58(3):384-397.
212. Ansell J. Acquired bleeding disorders. In: Rippe J, Irwin R, Alpert J, Dalen J, eds. *Intensive Care Medicine*. 2nd ed. Boston, MA: Little, Brown; 1991:1013.
213. Rannikko A, Petas A, Taari K. Tranexamic acid in control of primary hemorrhage during transurethral prostatectomy. *Urology*. 2004;64(5):955–958.
214. Wasson JH, Reda DJ, Bruskewitz RC, et al. A comparison of transurethral surgery with watchful waiting for moderate symptoms of benign prostatic hyperplasia. The Veterans Affairs Cooperative Study Group on Transurethral Resection of the Prostate. *N Engl J Med*. 1995;332(2):75–79.
215. Melchior J, Valk WL, Foret JD, et al. Transurethral prostatectomy: Computer-

ized analysis of 2,223 consecutive cases. *J Urol*. 1974;112(5):634-642.

216. Perrin P, Barnes R, Hadley H, et al. Forty years of transurethral prostatic resections. *J Urol*. 1976;116(6):757–758.

217. Fuglsig S, Aagaard J, Jonler M, et al. Survival after transurethral resection of the prostate: A 10-year followup. *J Urol*. 1994;151(3):637–639.

218. Matani Y, Mottrie AM, Stockle M, et al. Transurethral prostatectomy: a long-term follow-up study of 166 patients over 80 years of age. *Eur Urol*. 1996; 30(4):414–417.

219. Fitzpatrick JM. Minimally invasive and endoscopic management of benign prostatic hyperplasia. In: Wein A, Kavoussi L, Novick A, et al, eds. *Campbell-Walsh Urology*. 9th ed. Philadelphia, PA: Saunders Elsevier; 2007:2803.

220. Gettman M, Segura J. Indications and outcomes of ureteroscopy for urinary stones. In: Stoller M, Meng M, eds. *Urinary Stone Disease*. Totowa, NJ: Humana Press; 2004.

221. Freiha F, Deem S, Pearl RG. Urology: Transurethral resection of the protate (TURP). In: Jaffe RA, Samuels SI, eds. *Anesthesiologist's Manual of Surgical Procedures*. New York, NY: Raven Press; 1994:553.

222. Shah HN, Kausik V, Hegde S, et al. Evaluation of fluid absorption during holmium laser enucleation of prostate by breath ethanol technique. *J Urol*. 2006;175(2):537–540.

223. Akata T, Yoshimura H, Matsumae Y, et al. [Changes in serum Na+ and blood hemoglobin levels during three types of transurethral procedures for the treatment of benign prostatic hypertrophy]. *Masui*. 2004;53(6):638–644.

224. Jensen V. The TURP syndrome. *Can J Anaesth*. 1991;38(1):90–96.

225. Agin C. Anesthesia for transurethral prostate surgery. In: Lebowitz P, ed. *Anesthesia for Urologic Surgery*. Boston, MA: Brown; 1993:25.

226. Gravenstein D. Transurethral resection of the prostate (TURP) syndrome: A review of the pathophysiology and management. *Anesth Analg*. 1997;84(2): 438–446.

227. Roesch RP, Stoelting RK, Lingeman JE, et al. Ammonia toxicity resulting from glycine absorption during a transurethral resection of the prostate. *Anesthesiology*. 1983;58(6):577–579.

228. Hoekstra PT, Kahnoski R, Mccamish MA, et al. Transurethral prostatic resection syndrome: A new perspective: Encephalopathy with associated hyperammonemia. *J Urol*. 1983;130(4):704–707.

229. Ovassapian A, Joshi CW, Brunner EA. Visual disturbances: An unusual symptom of transurethral prostatic resection reaction. *Anesthesiology*. 1982;57(4):332–334.

230. Barletta JP, Fanous MM, Hamed LM. Temporary blindness in the TUR syndrome. *J Neuroophthalmol*. 1994;14(1):6–8.

231. Hahn RG, Ekengren JC. Patterns of irrigating fluid absorption during transurethral resection of the prostate as indicated by ethanol. *J Urol*. 1993;149(3): 502–506.

232. Rippa A. Transurethral resection of the prostate: Aids and accessories. In: Smith A, ed. *Smith's Textbook of Endourology*. St. Louis, MO: Quality Medical; 1996:1190.

233. Hahn RG, Stalberg HP, Ekengren J, et al. Effects of 1.5% glycine solution with and without 1% ethanol on the fluid balance in elderly men. *Acta Anaesthesiol Scand*. 1991;35(8):725–730.

234. Black R. Disorders of plasma sodium and plasma potassium. In: Rippe J, Irwin R, Alpert J, Dalen J, eds. *Intensive Care Medicine*. 2nd ed. Boston, MA: Little, Brown; 1991:794.

235. Hall PM. Nephrolithiasis: Treatment, causes, and prevention. *Cleve Clin J Med*. 2009;76(10):583–591.

236. Preminger GM, Tiselius HG, Assimos DG, et al. 2007 Guideline for the management of ureteral calculi. *Eur Urol*. 2007;52(6):1610–1631.

237. Hollingsworth JM, Rogers MA, Kaufman SR, et al. Medical therapy to facilitate urinary stone passage: A meta-analysis. *Lancet*. 2006;368(9542):1171–1179.

238. Auge BK, Preminger GM. Update on shock wave lithotripsy technology. *Curr Opin Urol*. 2002;12(4):287–290.

239. Lambert DH, Deane RS, Mazuzan JE Jr. Anesthesia and the control of blood pressure in patients with spinal cord injury. *Anesth Analg*. 1982;61(4):344–348.

240. Mariappan P, Tolley DA. Endoscopic stone surgery: minimizing the risk of post-operative sepsis. *Curr Opin Urol*. 2005;15(2):101–105.

241. Abbott MA, Samuel JR, Webb DR. Anaesthesia for extracorporeal shock wave lithotripsy. *Anaesthesia*. 1985;40(11):1065–1072.

242. Samplaski MK, Irwin BH, Desai M. Less-invasive ways to remove stones from the kidneys and ureters. *Cleve Clin J Med*. 2009;76(10):592–598.

243. Stoller ML, Lee KL, Schwartz BF, et al. Autologous blood use in percutaneous nephrolithotomy. *Urology*. 1999;54(3):444–449.

244. Mehrabi S, Karimzadeh Shirazi K. Results and complications of spinal anesthesia in percutaneous nephrolithotomy. *Urol J*. 2010;7(1):22–25.

245. Aravantinos E, Karatzas A, Gravas S, et al. Feasibility of percutaneous nephrolithotomy under assisted local anaesthesia: A prospective study on selected patients with upper urinary tract obstruction. *Eur Urol*. 2007;51(1):224–227.

246. Johnson DB, Pearle MS. Complications of ureteroscopy. *Urol Clin North Am*. 2004;31(1):157–171.

247. Foon R, Toozs-Hobson P, Cooper G. Anaesthesia for incontinence surgery: Spinal anaesthesia or sedation? *J Obstet Gynaecol*. 2010;30(6):605–608.

248. Wohlrab KJ, Erekson EA, Korbly NB, et al. The association between regional anesthesia and acute postoperative urinary retention in women undergoing outpatient midurethral sling procdures. *Am J Obstet Gynecol*. 2009;200:571. e1–e5.

249. Lifshitz DA, Lingeman JE. Ureteroscopy as a first-line intervention for ureteral calculi in pregnancy. *J Endourol*. 2002;16(1):19–22.

250. Ulvik NM, Bakke A, Hoisaeter PA. Ureteroscopy in pregnancy. *J Urol*. 1995; 154(5):1660–1663.

251. Yossepowitch O, Baniel J, Livne PM. Urological injuries during cesarean section: Intraoperative diagnosis and management. *J Urol*. 2004;172(1): 196–199.

252. Belfort MA. Placenta accreta. *Am J Obstet Gynecol*. 2010;203(5):43043–43049.

253. Hsu GL, Hsieh CH, Chen HS, et al. The advancement of pure local anesthesia for penile surgeries: Can an outpatient basis be sustainable? *J Androl*. 2007;28(1):200–205.

254. Casale P, Kojima Y. Robotic-assisted laparoscopic surgery in pediatric urology: An update. *Scand J Surg*. 2009;98(2):110–119.

255. St Peter SD, Valusek PA, Hill S, et al. Laparoscopic adrenalectomy in children: A multicenter experience. *J Laparoendosc Adv Surg Tech A*. 2011;21(7): 647–649.

256. Waguespack SG, Rich T, Grubbs E, et al. A current review of the etiology, diagnosis, and treatment of pediatric pheochromocytoma and paraganglioma. *J Clin Endocrinol Metab*. 2010;95(5):2023–2037.

257. Ein SH, Pullerits J, Creighton R, et al. Pediatric pheochromocytoma. A 36-year review. *Pediatr Surg Int*. 1997;12(8):595–598.

258. Meinhardt H. Computational modelling of epithelial patterning. *Curr Opin Genet Dev*. 2007;17(4):272–280.

259. Baird AD, Nelson CP, Gearhart JP. Modern staged repair of bladder exstrophy: A contemporary series. *J Pediatr Urol*. 2007;3(4):311–315.

260. Nasir AA, Ameh EA, Abdur-Rahman LO, et al. Posterior urethral valve. *World J Pediatr*. 2011;7(3):205–216.

261. Barthold JS, Gonzalez R. The epidemiology of congenital cryptorchidism, testicular ascent and orchiopexy. *J Urol*. 2003;170(6 Pt 1):2396–2401.

262. Ringdahl E, Teague L. Testicular torsion. *Am Fam Physician*. 2006;74(10): 1739–1743.

263. Davenport M. ABC of general surgery in children: acute problems of the scrotum. *BMJ*. 1996;312(7028):435–437.

264. Paty R, Smith AD. Gangrene and Fournier's gangrene. *Urol Clin North Am*. 1992;19(1):149–162.

265. Norton KS, Johnson LW, Perry T, et al. Management of Fournier's gangrene: An eleven year retrospective analysis of early recognition, diagnosis, and treatment. *Am Surg*. 2002;68(8):709–713.

266. Korhonen K, Hirn M, Niinikoski J. Hyperbaric oxygen in the treatment of Fournier's gangrene. *Eur J Surg*. 1998;164(4):251–255.

267. Mindrup SR, Kealey GP, Fallon B. Hyperbaric oxygen for the treatment of fournier's gangrene. *J Urol*. 2005;173(6):1975–1977.

268. Corcoran AT, Smaldone MC, Gibbons EP, et al. Validation of the Fournier's gangrene severity index in a large contemporary series. *J Urol*. 2008;180(3): 944–948.

269. Brown P. Management of urinary tract infections associated with nephrolithiasis. *Curr Infect Dis Rep*. 2010;12(6):450–454.

第51章 矫形外科手术麻醉

Meghan A. Kirksey Stephen C. Haskins Ellen M. Soffin Spencer S. Liu

要点

1. 矫形外科手术的最佳麻醉管理需要区域麻醉和镇痛技术的专业技能。
2. 与全身麻醉相比,区域麻醉具有生理益处,并能促进恢复。
3. 全身麻醉适用于那些对区域麻醉有禁忌证的患者或者不适合区域麻醉的手术。
4. 矫形外科手术患者的活动受到制约,可能需要特别注意避免发生体位相关性损伤。
5. 对于脊柱手术患者,应仔细评估潜在的气道反应和/或受损的呼吸功能。
6. 脊柱手术会经常出现大量出血的情况,应考虑血液保护技术。
7. 对于存在脊髓损伤风险的手术,应在术中监测脊髓功能。
8. 脊柱手术中发生的严重静脉空气栓塞可能表现为不明原因的低血压,伴高呼气末氮气和低呼气末二氧化碳。
9. 神经损伤可能是由于手术创伤和/或原有神经功能障碍情况下的神经丛阻滞。
10. 在坐位时,从头部到心脏的距离每隔20cm,平均动脉压相差15mmHg。
11. 麻黄碱、阿托品和格隆溴铵适用于在沙滩椅位手术中发生的低血压和心动过缓事件。
12. 肌间沟臂丛神经阻滞会引起阻滞侧膈肌麻痹,可使肺功能下降患者发生呼吸困难。
13. 在预防性抗凝治疗不充分的情况下,静脉血栓栓塞是下肢矫形手术的常见并发症。
14. 美国区域麻醉学会发布了抗凝治疗和溶栓治疗中安全使用区域阻滞技术的指南。

引言

接受矫形外科手术患者的围术期管理需要包括矫形外科手术和神经损伤相关并发症的知识。手术麻醉和术后镇痛的区域麻醉技能是至关重要的。适当的患者体位创造最佳的手术条件,同时避免与牵张、压力和血流动力学变化有关的并发症。矫形手术可能会出现大出血,因此必须熟悉止血带的使用、术中控制性低血压、血液回收技术、抗纤溶药物的使用、液体复苏(见第16章)、输血和相关并发症(见第17章)。

通过特定的麻醉技术和积极的术后镇痛,矫形外科手术患者能从早期活动和康复中获得诸多好处。利用椎管麻醉和/或周围神经阻滞等多种方法能促进恢复和改善功能。接受矫形外科手术的患者发生静脉血栓栓塞的风险很高。目前预防性抗凝治疗的药物和机械性方法必须有所了解，区域麻醉技术必须进行管理，以尽量减少相关的出血风险。

术前评估

所有患者都要接受符合他们病史和手术计划的医学和实验室检查（见第 23 章）。对矫形手术患者进行术前评估时，必须特别注意患者潜在的气道困难，考虑活动能力和手术采取的体位方式，以及与阿片类药物依赖性和抗凝状态相关的药物史。由于活动受限，这种人群的心肺症状和运动耐量可能难以评估。因此，有危险因素的患者可进行药理功能性心血管试验和肺功能检查。总的来说，接受矫形外科手术的患者处于围术期发生心脏并发症的中等风险。

类风湿关节炎（rheumatoid arthritis，RA）患者往往需要进行矫形外科手术，并且应得到特别关注。RA 可影响肺、心脏和肌肉骨骼系统。气道管理在这些患者中极具挑战性。颈椎和颞下颌关节受累可导致颈部活动受限和张口困难。寰枢关节不稳定伴齿突半脱位，可导致颈部伸展时时脊髓损伤。正在接受长期类固醇激素治疗的 RA 患者可能需要围术期激素替代治疗。

在术前访视时，要对所有药物进行检查，并详细说明患者在术前应该禁用哪些药物，哪些药物可以继续服用。服用阿片类药物超过 4 周的患者通常会产生耐受和阿片类药物引起的痛觉过敏。虽然不建议对阿片类药物突然停药，但在择期手术前，在疼痛管理专家的指导下逐渐停用长期阿片类药物可能是有益的。如果考虑到与血管紧张素转换酶抑制药或血管紧张素受体阻滞药相关的肾损伤或术中低血压，可在手术当天停用不产生明显反弹效应的抗高血压药。抗凝血药包括肝素、华法林、Xa 因子抑制剂和抗血小板药，这些药物的管理计划必须得到医疗团队和手术团队的同意，并清晰明确地传达给患者。麻醉技术必须考虑到每个患者的抗凝状况及计划的具体情况。

术前评估应包括一个标准而有重点的体格检查（见第 23 章）。矫形手术患者可能合并疾病或创伤，需要特别注意扭曲的气道结构或受限的颈部活动。应评估区域麻醉和建立血管通路的穿刺部位是否有感染和解剖异常。一份记录先前存在缺陷的神经系统检查是至关重要的。应考虑与体态、关节疼痛或不稳定、骨折和/或融合有关的潜在体位困难。在理想情况下，应进行关于手术程序、麻醉/镇痛方案和术后康复计划的术前教育。

麻醉技术的选择

许多矫形外科手术由于其局部的外周位置适合采用区域麻醉技术。可在周围神经、神经丛或椎管内对神经结构进行阻滞（见第 35 章和第 36 章）。区域麻醉与全身麻醉相比有许多优点，包括加强康复、加速出院、改善镇痛、减少恶心与呕吐、减少呼吸与心脏抑制、改善灌注、减少失血、降低感染与血栓栓塞的风险。在适当的时候向患者表明区域麻醉潜在的好处并鼓励区域麻醉是很重要的。

最佳的区域麻醉技术和局部麻醉剂取决于多个因素，包括手术持续时间、术后交感神经切除的指征以及术后感觉/运动阻滞所需的程度和持续时间，以便进行主动和被动的物理治疗。当矫形外科手术部位不适合区域麻醉，患者因抗凝状态、穿刺部位感染、先前存在的神经损伤或疾病而对区域麻醉有禁忌证，以及患者本人拒绝时，患者适合进行全身麻醉。值得注意的是，对一项区域麻醉技术的禁忌证不能妨碍另一项技术的使用。例如，凝血功能障碍可能无法使用椎管内阻滞或深丛阻滞，但浅表周围神经阻滞可能是合适的。相反，椎管内阻滞对周围神经病患者来说可能更安全。

脊柱手术麻醉

术前评估

脊柱手术的术前评估应包括呼吸系统、心血管系统和神经系统的受累情况。在接受上段胸椎或颈椎手术的患者中，困难气道是很常见的，因此，气道评估应着眼于受限的颈部活动，颈椎稳定性和伴随移动或位置改变而加重的症状。在对颈部实施手法治疗前，应与外科医生讨论颈椎稳定性的临床和影像学评估。清醒时或睡眠时，亦或是使用先进的气道装置建立气道以确保气道安全，均应在术前讨论中决定，并得到患者的一致认可。在使用牵引装置之前评估神经功能时，清醒气管插管是首选。

脊柱手术患者的呼吸功能可能会受损。脊柱

侧凸可导致限制性肺部疾病，神经肌肉疾病可与胸部反复感染有关，脊髓损伤患者可能已经是呼吸机依赖者。体格检查和病史应关注功能性损害。胸部 X 线、动脉血气和肺功能检查可用于限制性肺病患者。术前肺活量低于预测值的 30% 至 35% 与脊柱侧凸术后长时间通气有关。肺功能的优化针对的是可逆病因的治疗，采用术前物理治疗、抗生素、支气管舒张剂（有适应证时）。

心功能不全常与脊柱病变有关，可能是该类疾病的主要表现，如肌营养不良症。在罕见情况下，脊柱侧弯可因长期低氧血症和肺动脉高压导致肺心病。心电图和超声心动图可评价左心室功能和肺动脉压。多巴酚丁胺负荷超声心动图可以评估运动耐量或运动能力有限的患者的心脏功能。

脊柱疾病患者的神经功能缺损通常与潜在的疾病有关，应该与患者和外科医生进行详细讨论并记录。进行颈椎手术时，必须格外小心，以防在气管插管或者手术定位中发生损伤。在气道处理时，神经肌肉疾病增加误吸的风险。在脊髓损伤的患者中，我们需要特别关注脊髓休克和自主神经反射异常。

脊柱手术体位

脊柱外科手术的体位取决于手术的水平和方法。患者可以采取仰卧位，侧卧位和俯卧位。定位的总体目标是：①根据需要使用垫子来保护周围神经、骨性突起和眼睛；②避免术中不稳定骨折移位；③确保低静脉压，从而减少手术部位的失血量。保持腹部自由和采取头高脚低位有助于保持较低的静脉压。

脊柱后入路手术需要俯卧位（图 51-1）。腹部压力引起下腔静脉受压，增加无瓣膜椎管内静脉出血量，降低心输出量，同时会增加下肢血栓形成的风险。因此，应在胸部下方（在腋窝下方）和髂前上棘放置足够的海绵垫子。不应将手臂外展 90°以上，并保持轻度内旋，从而减少臂丛神经拉伸的风险。在俯卧位肘关节屈曲时，尺神经处于压力相关性损伤的风险，应予以保护。应该闭上眼睛，在保持中立的颈部姿势时，使用固定器可避免对眼/眼眶施加压力。

通过侧卧位进行胸腰椎前入路手术。对于脊柱侧弯手术，通常将弯曲的凸侧朝上，为了手术暴露，可能需要切除一根或多根肋骨。对于 T_8 以上的手术，可能需要置入双腔气管导管以实现手术

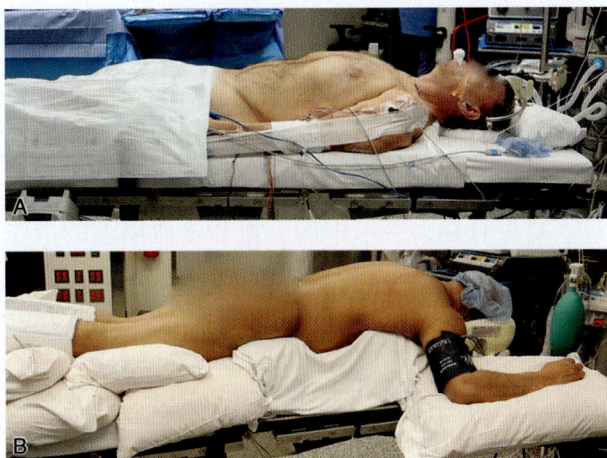

图 51-1　脊柱手术的体位
A：仰卧位前入路。颈部保持在一个中立位置，头部用一个圆形的泡沫枕头或其他支撑装置支撑。肩的近尾端进行牵引，帮助其扩大暴露范围。直线牵引采用 Gardner-Wells 颅骨牵引器。B：俯卧位后入路。头部和颈部都保持身体正中位置，面部固定支撑在一个头部框架中（ProneView），以免直接压到眼部。使肩膀外展小于 90°。前臂放置在衬垫上，与床垫齐平，以最大限度地减少肘部尺神经的直接压力。支撑骨盆和胸部以减少腹内压

侧肺萎陷。

对于颈椎手术，前入路手术要求仰卧位，后入路手术要求俯卧位（图 51-1）。将患者头部放置在离麻醉机 180° 的位置，以便进行手术。因此，可能需要延长呼吸回路和血管通路，同时将静脉通路置于患者的脚上。气管导管必须小心固定，不得干扰手术区域。头部可以支撑在有软垫的头圈或者 Mayfield 附件的"马蹄"上。如果需要颈部牵引，通常是通过在外颅骨上放置钉子和重量来实现。头高脚低位能最大限度地减少静脉出血，以及提供对抗牵引。下肢静脉淤血和颈动脉收缩可引起迅速和显著的血流动力学改变，因此，建议使用动脉通路。因为手臂通常被收在两侧，动脉通路应在体位调整之前完成。

血液保护

成人脊柱手术中需要输血的概率从 50% 到 81% 不等[5]。在脊柱内固定和融合中，大多数的失血发生在剥脱术中，且与涉及的椎骨数量成比例。

由于纤维蛋白溶解或凝血因子和/或血小板的溶解或稀释，患者可能在围术期出现凝血功能障碍。凝血功能障碍的详细机制和凝血因子测试在脊柱外科手术中的作用尚不明确。然而，如果凝血酶原时间或活化部分凝血活酶时间与基线的偏

差较大,似乎可预测出血情况,也可用于指导输血治疗。脊柱手术中出血的一个罕见原因是主动脉、腔静脉或髂血管的损伤。如果出现不明原因的低血压迅速发展并伴有血容量减少的迹象,麻醉医师应当警惕这种现象。

减少脊柱大手术中的失血和输血需求的措施包括术前自体献血,合适的体位,术中血液回收使用和抗纤溶药物使用,例如氨甲环酸(tranexamic acid,TXA)(见第 17 章)。最近的数据表明,TXA 不仅减少了手术的出血量和输血需求,也没有增加肺栓塞(pulmonary embolism,PE)、深静脉血栓形成(deep venous thrombosis,DVT)或心肌梗死的发生率。

脊髓监测

目前规定对所有存在脊髓损伤风险的手术采取脊髓功能术中监测(intraoperative monitoring,IOM)措施。当矫正力作用于脊柱,进行截骨术或手术侵入椎管时,则面临相关风险。有数据表明在脊柱侧凸手术后,IOM 的应用可将运动障碍或截瘫的发生率从 3%～7% 减少至 0.5%。IOM 有三种主要方法:唤醒试验,躯体感觉诱发电位(somatosensory evoked potential,SSEP)监测以及运动诱发电位(motor evoked potential,MEP)记录。

唤醒试验是在脊柱内固定完成后,通过术中唤醒病人来评估上肢和下肢的运动功能。如果手部运动令人满意而脚没有相应的运动能力,则松开撑杆一档并重复唤醒测试。手术麻醉可以使用挥发性麻醉药、氧化亚氮和阿片类药物来实现,可以有或没有丙泊酚。阿片类药物对于在病人清醒时的镇痛和耐受气管插管是很重要的。虽然术后回忆只发生在 0～20% 的患者身上,并且很少引起不快,但尽量在术前把唤醒试验清楚地告诉患者,以减少患者的焦虑,这点很重要。

唤醒试验存在许多风险,包括不配合的患者有可能会移动,气管插管脱落,甚至从手术台上掉落下来。此外,唤醒试验只是评估执行时的身体功能,并且在放置仪器之后但在意外的神经损伤发生之前,可能会提供假阴性结果。因此,如果其他监测技术不可用,或者模棱两可,则唤醒试验被认为是最合适的。

SSEP 评估由脊髓后动脉供应的本体感觉和振动觉的脊髓后索通路。神经损伤,挥发性麻醉药、高碳酸血症、缺氧、低血压和低体温均可以改变 SSEP。运动通路由脊髓前动脉供应,由 MEP 监测。由于肌肉松弛药的使用,严格来说很难应用 MEP。如果在手术期间同时进行 SSEP 和 MEP 监测,一个合适的麻醉方案包括使用超短效阿片类药物输注伴小剂量吸入麻醉剂,或全凭静脉麻醉,同时使用脑电图或者脑电双频指数进行监测,尽量减少术中知晓的发生率(见第 37 章)。

尽管术中监测 SSEP,术后也会发生截瘫的情况,然而,如果将 MEP 和 SSEP 结合,可提高早期发现脊髓缺血的概率。信号振幅或者潜伏期的急性改变则表明脊髓损伤,可能是由直接外伤、缺血、压迫或血肿引起的。如果发生此类变化,我们建议停止手术,将血压恢复正常或超过正常水平的 20%,减少或者停止挥发性药物的使用。动脉血气分析有助于排除代谢紊乱。如果信号还未恢复正常,外科医生应停止对脊髓的牵引。此时可以进行唤醒试验来明确排除神经功能障碍。

脊髓损伤

疑似脊髓损伤患者应立即接受检查,以评估呼吸功能不全、气道阻塞、肋骨骨折、胸壁或面部创伤的症状。应确定受伤平面以上的脊髓功能。如果由 C_5 神经根支配的肌肉(三角肌、肱二头肌、肱肌和肱桡肌)是松弛的,那么部分膈肌麻痹应在预料之中。

需要进行脊柱稳定术的患者可能出现脊髓休克,一般在受伤后立即发生,且持续多至 3 周。由于生理交感神经切除术和内脏血管床的张力丧失,T_5 或以上的损伤与低血压有关。心脏加速纤维(T_1 至 T_4)上方的病变会引起心动过缓。由脊髓损伤引起的低血压会对静脉输液和血管升压药无应答,液体过多可能导致肺水肿的发生。

如果伴有 T_5 以上的脊髓全横断,在脊髓休克恢复后,85% 的患者会出现自主神经反射亢进。该综合征也可发生在较低水平的损伤,表现为由压力感受器反射引起的严重阵发性高血压伴心动过缓、心律失常以及损伤水平以下的皮肤血管收缩和损伤水平以上的血管扩张。患者发病通常由膀胱或直肠扩张引起,但也可由任何有害刺激引起,包括手术。治疗方法包括消除刺激因素,加深麻醉程度,以及使用有直接作用的血管扩张药。若未得到治疗,高血压危象可导致癫痫发作、颅内出血或心肌梗死。

患者的脊髓损伤水平越高,呼吸功能障碍越

明显。包括膈段（C_3 至 C_5）的高位颈椎损伤在无机械通气的情况下导致患者呼吸衰竭和死亡。由于失去腹部和肋间的支撑，C_5 和 T_7 之间的病变可导致呼吸功能的显著改变。胸部肌肉松弛会导致呼吸反常且肺活量减少 60%。若无法咳嗽或有效清除分泌物，会导致肺不张和增加感染风险。

在脊髓损伤后 48h 内可安全使用琥珀胆碱。之后，肌肉中的乙酰胆碱受体增多，导致对去极化型肌松药高度敏感，从而引起明显的高钾血症。由琥珀胆碱引起的高钾血症最可能发生于脊髓损伤后 4 周至 5 个月之间。血清钾水平可能上升至 14mmol/L，引起心室颤动和心脏停搏。虽然所有患者脊髓损伤 48h 后应避免使用琥珀胆碱，但是仍可用非去极化型肌松药。

由于带来温度觉的交感神经通路受损，继而损伤平面以下的血管收缩消失，脊髓损伤患者容易变温。对皮肤进行外部加热，提高周围空气温度，加温静脉液体和加湿气体，这些措施有助于维持正常体温。

脊柱侧弯

脊柱侧弯是指脊柱节段向侧方弯曲并伴有椎体旋转的脊柱畸形，发生率高达 4%。大多数病例是特发性（占 70%），其中男性与女性的比例为 1∶4。当 Cobb 角（一种曲率测度）在胸椎超过 50° 或者在腰椎超过 40°，则需考虑手术。手术旨在阻止病情继续恶化，矫正部分畸形，防止呼吸和心血管功能进一步恶化。

脊柱侧弯可导致慢性缺氧、高碳酸血症和肺血管收缩，从而导致不可逆的肺血管变化、肺动脉高压，最终导致右心室肥大和肺源性心脏病。因此，未经治疗的特发性脊柱侧弯恶化很快，患者通常在四五十岁时死亡。脊柱侧弯也常与先天性心脏疾病相关，包括二尖瓣脱垂、主动脉缩窄和发绀型心脏病，这类疾病的共同点是患者胚胎损伤或胶原蛋白缺陷。

虽然脊柱侧弯修复的长期效果是阻止呼吸功能的下降，但肺功能在手术后 7～10 天内急剧恶化。术前肺活量是判断呼吸储备的可靠指标，肺活量低于预测值的 40% 的患者，可能需要术后呼吸机支持。

脊柱融合和内固定矫正脊柱侧弯的麻醉考虑包括俯卧位管理，身体长时间暴露过程中出现的体温过低以及血液和液体丢失的替代治疗[19]。血流动力学监测和静脉通路是非常有必要的。动脉通路可用于血流动力学的密切监测和血气评估，而中心静脉导管对血液和液体管理的评估很有帮助，而且可以在发生静脉空气栓塞的情况下抽吸空气。有肺动脉高压，或合并严重心血管疾病或肺疾病的患者可能需要肺动脉导管。

肌肉疾病

肌营养不良和大脑性瘫痪是脊柱侧弯的重要原因。进行性假肥大性肌营养不良（Duchenne muscular dystrophy，DMD）是一种性别相关隐性遗传性疾病，每 3 300 个男性婴儿中出现一名患者，该病影响骨骼、心脏和平滑肌。DMD 患者缺乏膜细胞骨架蛋白和抗肌萎缩蛋白，患者的年龄通常为 2～6 岁，表现为近端肌肉群逐渐衰弱。高达 1/3 的患者有智力障碍。DMD 患者的心脏异常发生率高（50%～70%）。在疾病的晚期，扩张型心肌病可能与二尖瓣关闭不全有关。高达 50% 的患者存在心脏传导异常，继而诱发心律失常，在某些情况下，这会导致脊柱手术中发生心脏停搏。DMD 患者对非去极化型肌松药敏感，在使用琥珀胆碱时可能引起高钾血症。总的来说，伴有神经肌肉疾病的脊柱侧弯的预后比特发性脊柱侧弯更加糟糕，这些患者经常需要术后通气支持。

退行性脊柱疾病

椎管狭窄、颈椎病和脊椎滑脱都是退行性脊柱疾病，导致疼痛和 / 或进行性神经症状，需要外科手术介入治疗。

如前所述，对颈椎病症状和气道进行术前评估。术中前切口接近胸锁乳突肌的边上，靠近重要的解剖结构。颈动脉侧向牵拉可能危及脑灌注，尤其是老年患者。食管和气管内向牵拉可能引起咽喉撕裂、喉头水肿、喉返神经麻痹。也有报道说会出现脑脊髓液渗漏以及椎动脉损伤的情况。

几乎所有的胸部和颈部手术都倾向于使用全身麻醉，因为使用区域技术需要更高的脊髓水平。全身麻醉能确保气道通路，与之相关的患者接受度更高，并且可用于长时间的手术。针对下胸椎和腰椎手术，则可以安全使用全身麻醉或者椎管内麻醉。2009 年的一项随机试验得出结论，全身麻醉与外科医生的满意度有关，在全身麻醉下，患者能较少的发生恶心呕吐症状。如果出现进行性神经功能缺损，则应避免使用琥珀胆碱。

脊柱患者的术后护理

如果手术没有并发症，且术前肺活量可以接受，大多数患者可以在术后立即拔管。若患者有神经肌肉疾病，严重的限制性肺功能不全且术前肺活量低于预测值的 35%，右心室衰竭，肥胖或睡眠呼吸暂停，术后可能需要机械通气。如果患者手术时间较长，有胸腔操作，或失血量大于 30ml/kg，可能需要术后机械通气。在失血过多而需要积极复苏的情况下，特别是俯卧位时，面部和喉头水肿可能影响气道管理，此时拔管是不可取的。残余的阿片类药物或肌肉松弛药会导致通气不足或呼吸暂停，尤其是对于神经肌肉疾病患者。必须密切监测神经系统状态，以确定是否适合拔管。

术后机械通气可维持数小时，床头可以适当抬高，直至体温和代谢紊乱恢复正常，面部和气道水肿有所改善。积极的术后肺部治疗是很有必要的，包括刺激性肺量计法，以避免拔管后肺不张、肺

炎。体循环压力、尿量的仔细监测和伤口引流是很有必要的，能确保足够的复苏和术后无明显出血。

在脊柱手术后，传统的镇痛包括身性阿片类药物。可以通过伴或不伴背景输注的患者自控镇痛装置进行适当和安全的阿片类药物给药。阿片类药物的副作用包括呼吸抑制、镇静和胃肠道梗阻。在脊柱大手术后患者呼吸也会受损，阿片类药物的副作用可能会明显增强。患者的神经系统状况也会出现异常，患者发生肠动力障碍也是常见的。使用局部麻醉药进行伤口浸润麻醉或者椎管内注射吗啡能改善患者的疼痛情况，并减少术后早期的副作用[22]。多模式镇痛方式已成为术后镇痛的黄金标准，并且可用于脊柱手术后。此外，使用非阿片类镇痛药，包括非甾体抗炎药、糖皮质激素、对乙酰氨基酚，或抗惊厥药的镇痛药物，可以减少阿片类药物的使用，提高镇痛效果，减少阿片类药物相关的副作用（表 51-1）。因为非甾体抗

表 51-1　矫形外科手术的多模式镇痛

药物名称	作用机制	常见的副作用	注意事项
对乙酰氨基酚			
对乙酰氨基酚	抑制 COX（主要是 COX-2）	肝毒性	肝病和酒精中毒时避免使用
非甾体抗炎药			
酮咯酸、美洛昔康、布洛芬	抑制 COX-1/2	肾毒性，胃炎，可能影响骨愈合	肾功能损害和/或炎性肠病时避免使用
塞来昔布	选择性抑制 COX-2	肾毒性，胃炎	肾功能损害和冠状动脉疾病时避免使用 对磺胺类药过敏的患者避免使用
抗惊厥药			
加巴喷丁、普瑞巴林	结合电压门控钙通道	嗜睡，头晕，外周性水肿	针对肾功能受损的患者调整剂量
非传统的阿片类药物			
美沙酮	阿片受体激动剂，NMDA 受体拮抗剂，抑制 NE 的重摄取	嗜睡，镇静，便秘，头晕，恶心/呕吐	需要促进肠道动力方案
曲马多、他喷他多	弱 μ 阿片受体激动剂，抑制 NE 的重摄取		曲马多还可阻断 5-羟色胺的重摄取；阿片受体的结合亲和力是吗啡的 1/6 000
其他			
氯胺酮	NMDA 受体拮抗剂	心动过速，烦躁不安	ICP 升高和哮喘时避免使用；透皮贴剂或者输液
利多卡因	阻断钠离子通道从而阻断神经传导	肝功能障碍	透皮贴剂或者输液
右美托咪定	α_2 肾上腺素受体激动剂	心动过缓和低血压	仅输液

注：COX，环氧合酶；NMDA，N-甲基-D-天冬氨酸；NE，去甲肾上腺素；ICP，颅内压。

炎药可能会使患者在脊柱矫形术后骨愈合延迟，所以在使用该类药物之前需要得到外科手术团队的认可。

脊柱手术的并发症

静脉空气栓塞（venous air embolus，VAE）是一个灾难性的事件，在椎板切除术中是一个特定的风险，因为术中骨骼大量暴露在外，并且手术位置位于心脏上方。VAE 表现为不明原因的低血压，伴呼气末氮气浓度增加或呼气末二氧化碳浓度急剧下降。及时的诊断和治疗能提高患者在 VAE 中的生存率。预防和管理措施包括血管内容量扩张、体位摆放、呼气末正压通气和颈静脉压迫。治疗包括用盐水浸润手术部位，控制空气入口，将病人重新摆放体位至手术部位低于右心房，使用多孔中心静脉导管抽吸空气，停止吸入氧化亚氮，用氧气、静脉液体和正性肌力药进行复苏。大量栓塞可能需要仰卧重新摆放体位和心肺复苏。

视力丧失是脊柱手术中一项罕见、非致命的并发症，却极具灾难性。脊柱手术后出现单侧和双侧失明的病例很多。视力丧失的病因可能是视神经病变、视网膜动脉阻塞或脑缺血。大多数病例与复杂的内固定融合术、术中显著的持续低血压、贫血、术中大量失血以及手术时间延长有关[25]。

美国麻醉医师协会（ASA）术后视力丧失登记处报告了 93 例脊柱手术后视力丧失病例，这些报告匿名提交给 ASA，进行索赔研究。缺血性视神经病变是视力丧失最常见的原因，在这 93 例中有 83 例是这个原因[26]。脊柱手术后发生缺血性视神经病变的危险因素包括男性，肥胖，使用 Wilson 框架，较长的麻醉持续时间，失血量大，以及使用非胶体液。

上肢手术

区域麻醉技术非常适合上肢的矫形外科手术。周围神经阻滞辅药能延长阻滞持续时间，术后有明显的镇痛作用。使用导管技术也能提供持续的镇痛和促进早期肢体活动。

上肢手术中采用区域麻醉的益处已经得到充分验证。然而，矫形外科手术患者可能并发颈椎病，上肢手术可能涉及已有功能障碍的周围神经。麻醉医生必须意识到"第二次打击现象"在手术创伤和神经阻滞情况下导致的神经损伤风险。对于存在先前神经功能缺损或围手术期神经麻痹风险的患者，是否进行区域麻醉的决定应在讨论后个体化处理。区域麻醉技术应以超声引导，适当使用局部麻醉药，对患者进行仔细的定位，确保麻醉谨慎进行，同时进行术后神经系统检查，这样可减少神经功能障碍的发生率。

局部麻醉药选择是根据感觉或运动阻滞的持续时间和程度而定的。在术前应告知患者预期的阻滞时间，并且告知患者要保护被阻滞的肢体。如果夜里有可能发生阻滞消退，建议患者在睡前开始口服止痛药，即使是在麻木的情况下，以尽量减少夜间突然剧烈疼痛的风险，这种做法并非没有道理。还应指出，对锁骨上和锁骨下进行阻滞可能会罕见发生气胸，在术后 6～12h 内症状可能会出现。虽然这些阻滞能安全地用于住院和门诊手术，但是每一位患者在术后出现呼吸困难时，应立即通知他或她的主治外科医生。

肩部和上臂手术

肩关节重建手术包括全肩关节置换术（total shoulder arthroplasty，TSA）和肩袖修复术，这些手术需要麻醉医生进行仔细的考虑以便做出正确的麻醉选择。例如，在 1993—2007 年，对接受 TSA 治疗的 1 569 名患者进行了神经系统检查，发现围术期神经损伤的发生率为 2.2%。值得注意的是，尽管有相当一部分与 TSA 相关的神经损伤是发生在臂丛神经水平上，这项研究发现进行肌间沟阻滞的患者围术期神经损伤的发生率比较低。需要和患者沟通主要肩部手术后的神经损伤风险，以及臂丛神经阻滞对这一风险的显著影响缺乏证据，这点很重要。

同样，神经损伤也可能与创伤有关。例如，多达 17% 的肱骨干骨折患者出现桡神经麻痹[30]，而腋神经损伤和臂丛损伤常与肱骨近端骨折有关。在使用区域麻醉之前，有必要对神经功能障碍进行仔细的检查和记录，并和患者进行明确的沟通，使其了解目前存在的风险和益处证据。

手术入路和体位

上臂和肩部手术通常采用"沙滩椅"或侧卧位（见第 29 章）。在这两种体位中，患者的头、颈和臀部都必须固定，以防止手术操作时的横向移动，并在整个手术过程中进行重复评估。头部过度旋转或远离手术侧，会导致臂丛神经牵拉损伤。必须注意避免对眼和耳施加压力。患者面部和气道的可及性往往是有限的，所以必须小心保护任何气道设备和连接。若自主呼吸患者的气道未受到保护，必须保持良好的气体流动，以减少二氧化碳重复吸入和氧气积聚，这些积聚会带来火灾安全风险。

根据手术和外科医生的选择偏好，通常会选择侧卧位或"沙滩椅"位（坐位）。侧卧位的选择与牵拉损伤引起的神经失用发生率增加有关，并且是一个从关节镜手术转为开放性手术具有挑战性

的手术位置。"沙滩椅"位便于转换成开放性手术，但是该体位对麻醉医师来说需要面对血流动力学的相关挑战。头部血压会低于手臂或腿部的血压，20cm 的高度差相当于平均动脉压约 15mmHg 的差异（图 51-2）。有报道称，低血压和脑血氧饱和度下降之间存在关联，并出现过由坐位导致卒中的病例报告。然而，最近麻醉患者安全基金会研究表明，在"沙滩椅"位（坐位）时，脑血流自动调节和局部脑氧合作用的减弱与神经系统不良反应或神经元损伤生物标志增加无关。

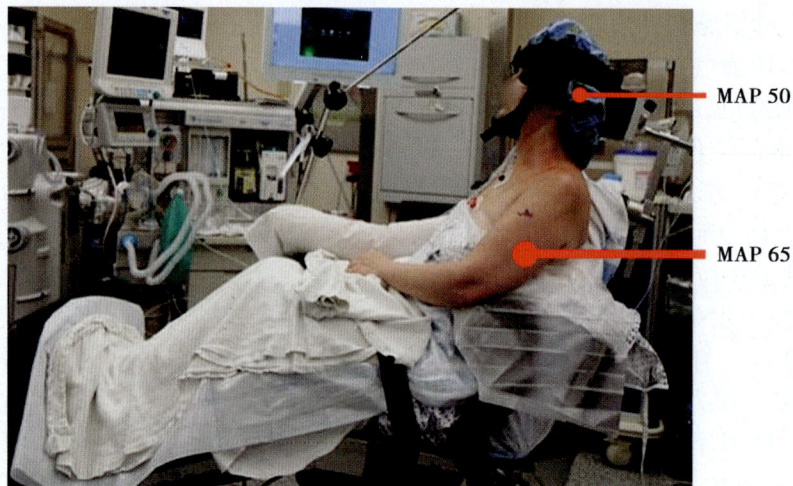

图 51-2 上肢手术体位：沙滩椅位

患者置于半卧位，头部、颈部和躯干用头束和衬垫支撑在中立位。髋部弯曲至 45°～60°，膝盖枕在枕头上弯曲至 30°。椅子按头低脚高位成 10°～15°。填充压力点并且保护眼部。非手术手臂放在臂架上。在沙滩椅位中手术的主要风险是低血压，每高于心脏 1cm，平均动脉压下降 0.75mmHg。因此，头部高于心脏 20cm，大脑处的平均动脉压降低 15mmHg

高达 25% 的在全身或区域麻醉下采取"沙滩椅"位手术的患者发生显著的低血压和心动过缓，这被认为是由心室充盈不足和 Bezold-Jarisch 反射导致。研究发现，术中肾上腺素和芬太尼的使用与低血压性心动过缓的风险增加相关。相反，切开前使用昂丹司琼或者美托洛尔能降低这一风险。麻黄碱、阿托品和格隆溴铵已成功地用于处理此类事件，且当患者在"沙滩椅"位接受手术时，应备有这些药物保证立即可用。

近端上肢手术中不能使用止血带，所以可能出现严重的失血。此外，脂肪、空气和／或黏固剂引起的栓塞综合征，可使患者处于突发血流动力学不稳定的风险。应考虑动脉插管进行连续直接的血压测量和血红蛋白浓度的监测，特别是在 TSA 和肱骨骨折复位/固定时。

麻醉管理

肩部和肱骨的手术可在区域麻醉或全身麻醉下进行。在仔细定位和适当镇静的情况下，仅凭肌间沟阻滞或锁骨上阻滞就能提供一个良好的手术麻醉条件（表 51-2）。然而，由于患者的气道受限，需要神经肌肉松弛（即肩稳定过程中），或者手术区域超出阻滞平面，会联合应用区域麻醉和全身麻醉。对于已有臂丛神经损伤或明显颈椎病的患者，应考虑不伴神经阻滞的全身麻醉，因为神经功能障碍可能在围术期恶化。

从以往结果来看，肌间沟阻滞可导致患者同侧膈肌轻瘫。由于对侧膈肌功能正常，这造成了 25% 的肺功能丧失。然而，如果对侧膈肌明显受损，就会发生完全性呼吸衰竭，因此，需避免双侧

<table>
<tr><th colspan="4">表 51-2　上肢手术的区域麻醉技术</th></tr>
<tr><th>阻滞</th><th>阻滞的神经</th><th>应用</th><th>备注</th></tr>
</table>

阻滞	阻滞的神经	应用	备注
肌间沟	臂丛	肩部 肱骨 部分覆盖肩锁关节	可能不覆盖臂丛下干/尺神经 高膈神经阻滞率，进行手/前臂手术不充分
锁骨上	臂丛	肩部 肱骨 肘部 前臂 腕部 手	中等膈神经阻滞率
锁骨下	桡神经、尺神经、正中神经和腋神经	远端肱骨 肘部 前臂 腕部 手	肌皮神经可不受影响 肋间臂神经不被阻滞，可能需要补充臂内侧阻滞
腋窝	桡神经、尺神经和正中神经	肘部 前臂 腕部 手	肌皮神经可被阻滞 在超声引导下达到这个水平

肌间沟阻滞。最近的研究显示，在择期肩部手术中，全身麻醉下使用少量局部麻醉药的肌间沟阻滞有良好的镇痛效果，单侧膈肌麻痹的发生率为13%～93%。在一项研究中，在超声引导下的锁骨上阻滞的膈神经阻滞率为0%，使用神经刺激器的患者中膈神经阻滞率为53%。在有严重肺部疾病的患者中，应谨慎使用肌间沟阻滞和锁骨上阻滞，应尽可能采用超声引导。若在肥胖患者和睡眠呼吸暂停患者中使用此类阻滞时，也需格外小心，他们的肺功能可能会显著降低[40]。膈肌麻痹发生在阻滞时间之内，因此延长阻滞时间的辅剂应格外小心使用。

肘部、腕部和手部手术

对于无禁忌证患者，肱骨远端、肘部、前臂、腕部的手术可采取锁骨上，锁骨下或腋窝臂丛神经阻滞（表 51-2）。从锁骨上和锁骨下进入臂丛应该是最可靠的入路方法，能对四个主要的臂丛周围神经进行持续麻醉。由肋间臂神经支配的上臂内侧通常不受锁骨下和腋神经阻滞的影响，可以通过在腋窝远端皮下注射局部麻醉药来防止止血带疼痛。

一些手部的微小手术，比如腕管松解、指骨骨折复位、不使用止血带的浅表伤口清创，可能只需要在肱骨中段、肘部或腕关节进行局部浸润麻醉或周围神经阻滞。采用双止血带的静脉局部麻醉（Bier 阻滞）比远端神经区域阻滞更适合广泛的手术和延长的止血带时间，但不提供术后镇痛效果。

术后区域镇痛

周围神经阻滞与肩袖修复患者早期出院和再次入院风险减少有关[41,42]。对于 TSA，周围神经阻滞能够改善疼痛管理，并且不会增加并发症或者医疗资源使用[43]。神经阻滞连续置管能减少住院时间与再住院率，减少阿片类药物相关的副作用和睡眠紊乱，并促进康复[44-45]。可从肌间沟、锁骨下、腋路置入臂丛神经导管。术后，导管可留置4～7天，且无不良反应。

下肢手术

美国最常见的手术之一是下肢矫形外科手术。由于寿命延长和对改善生活质量的重视，髋关节和膝关节的全关节置换术的需求正在增加。全身麻醉和/或区域麻醉可用于下肢手术。然而，有证据表明，区域麻醉能降低患者病死率和发病率，特别是对于老年患者。

相比于全身麻醉，椎管内麻醉用于全髋关节

置换术（total hip arthroplasty，THA）和全膝置换术（total knee arthroplasty，TKA）能够降低患者的30天病死率，降低血栓栓塞事件的发生率，减少出血量，减少输血需求，并且减少住院时间（length of stay，LOS）和费用，也能降低并发症的发生[47]。区域麻醉能够在各种疼痛过程中，比如 TKA 和足部重建，提供较好的术后疼痛控制。

下肢手术的主要并发症是围术期 DVT 和静脉血栓栓塞。掌握抗凝血药的剂量和时机能够有效阻止椎管内麻醉技术罕见但具有破坏性的并发症，即硬脑膜外血肿的发生（表51-3）（见"静脉血栓栓塞和预防血栓形成"）[48]。

表51-3 关于椎管内麻醉和抗血栓药的美国区域麻醉学会实践指南总结

药物	美国区域麻醉学会椎管内麻醉指南
华法林	在椎管内阻滞前停用4～5d，在穿刺前确认 INR 正常化。INR<1.5，则拔除导管。INR 介于1.5～3.0之间，需密切监测。INR>3.0，停用华法林
抗血小板药	
阿司匹林	无禁忌证
硫酸氢氯吡格雷	在椎管内阻滞前停用7d。如果在5～7d内考虑进行椎管内阻滞，需对血小板功能恢复情况进行确认
普拉格雷	在椎管内阻滞前停用7～10d。椎管内阻滞或拔除导管后，用药前等待9h
替格瑞洛	在椎管内阻滞前停用5～7d。椎管内阻滞或拔除导管后，用药前等待10h
噻氯匹定	在椎管内阻滞前停用14d
肝素类	
LMWH	术前：预防剂量后等10～12h，治疗剂量后等24h 术后：在每日2次用药方案开始前导管至少应拆除2h。若是单次用药，导管可以不用拔除，但是在最后一次用药10～12h后拔除导管
皮下注射剂	每天使用10 000U 或者更少：无禁忌证；每天使用剂量>10 000U，需额外小心。如果持续使用肝素超过4d，需检查血小板计数
静脉注射剂	拔除导管前2～4h停止。椎管内阻滞或拔除导管后，用药前等待1h
凝血酶和Xa因子抑制剂	
达比加群酯	在椎管内阻滞前5d停止此类用药。椎管内阻滞或拔除导管后，用药前等待6h
阿哌沙班	在椎管内阻滞前3d停止此类用药。椎管内阻滞或拔除导管后，用药前等待7h
利伐沙班	在椎管内阻滞前3d停止此类用药。椎管内阻滞或拔除导管后，用药前等待8h
溶血栓药/纤溶剂/凝血酶抑制剂	除非情况特殊，禁用椎管内麻醉

注：INR，国际标准化比值；LMWH，低分子量肝素。

髋关节和骨盆手术

初次部分或全髋关节置换术的频率越来越高，美国每年几乎有500 000台此类手术[49]。包括全髋关节翻修术和髋部骨折手术在内，伴随有显著的麻醉需求。大多数髋部骨折和关节置换的患者都是老年人，并且存在多种合并症。为这些患者提供最佳的围术期条件是至关重要的。

手术入路和体位

前入路方式的髋关节置换术越来越受欢迎，因为这种方式能够保护组织，手术切口较小，疼痛较少，恢复较快，更快更好的恢复活动能力（图51-3）[50]。然而，大多数髋关节和股骨的手术都采用后入路手术。这种入路方式，患者被放置于侧卧位，双臂中立，弯曲呈小于90°，放置腋窝卷以防止臂丛和腋动脉受压（图51-3）。在全身麻醉下，在进行手术定位之前，患者在仰卧位时完成气道操作。患者在坐位或者侧卧位时可进行椎管内麻醉。颈椎和头部在定位过程中必须保持中立。轻度的气道阻塞通常在侧卧位时改善；然而，如果有

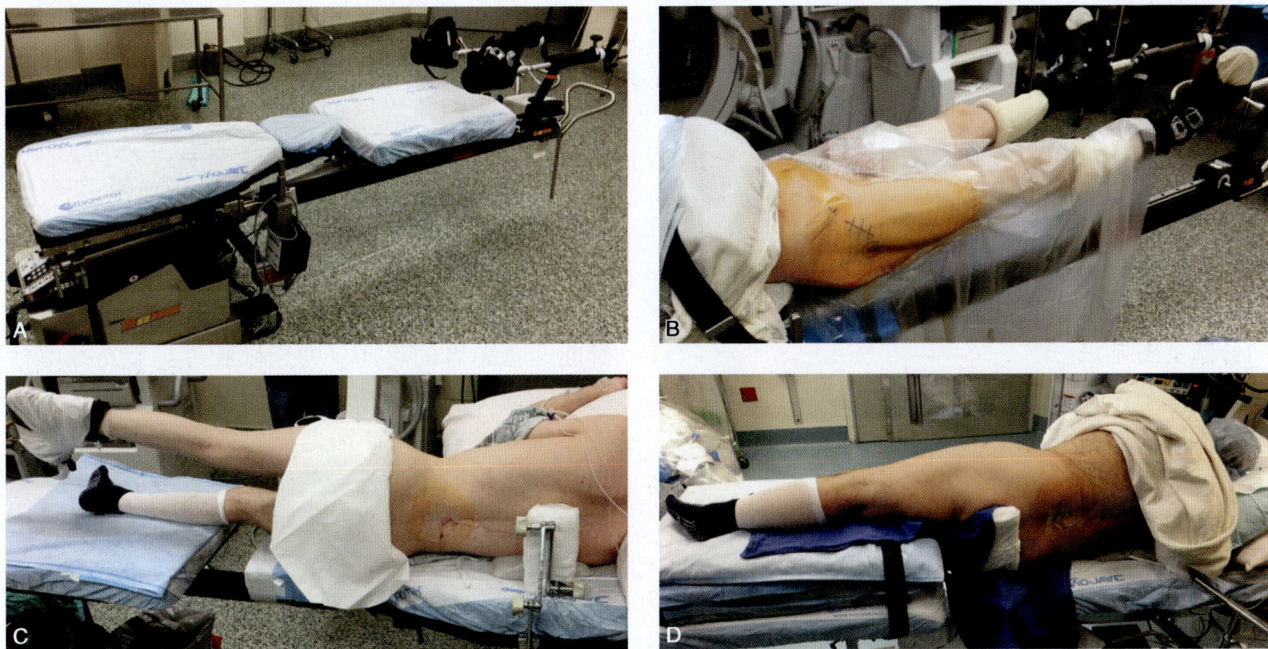

图 51-3 髋关节手术定位

A: 使用 Mizuho OSI Hana 外伤手术台进行全髋关节置换术。B: 患者在 Mizuho OSI Hana 外伤手术台上进行全髋关节置换术定位。在两腿之间放置一个衬垫，以允许股骨头牵引、脱位和旋转。C: 侧卧位行髋关节镜治疗。需要手术的腿放置在一个衬垫靴下，用于髋臼股骨头的牵引、脱位和旋转。D: 全髋关节置换术的侧卧位。可充气的腋窝卷能够防止腋动脉和臂丛受压

任何顾虑，应在侧卧定位前固定气道。

麻醉技术

由于习惯上的偏好，预计较长时间的手术准备，可靠性方面的顾虑，以及尿潴留预防，全身麻醉常用于髋关节和股骨手术[51]。然而证据表明，可能情况下采用椎管内麻醉进行髋关节或股骨手术能够改善病死率和发病率[52]。若能正确执行并遵守抗凝治疗指南，椎管内麻醉的风险比较低。硬脑膜外血肿和神经系统并发症极为罕见（低于 0.04%）[53-55]。

对于髋部骨折手术，使用椎管内麻醉技术可以减少住院时间，但是总体病死率益处还是比较有争议的[56]。髋部骨折患者本身脆弱，很难优化管理，然而，若在入院后 48h 内及时进行手术，将能减少住院病死率和压疮的发生[57]。因此，应在安全的情况下尽快进行手术。

考虑到交感神经切除术的影响，以及合并重大并发症（尤其是重度主动脉瓣狭窄）患者中的低血压情况，应该格外小心。在硬膜外或脊髓麻醉之前，液体复苏将有助于避免血压急剧下降。通过硬膜外导管进行缓控给药也可防止血压快速下降。重比重和等比重局部麻醉药均可用于脊髓麻醉。

腰神经丛阻滞（lumbar plexus block，LPB）或腰大肌间隙阻滞属于深层次阻滞，为髋部手术提供强效镇痛。针的深度会增加血管内注射的意外风险，因此，接受抗凝治疗的患者应避免使用 LPB。还需注意的是，LPB 很少会导致意外的鞘内注射。股神经阻滞（femoral nerve block，FNB）能有效替代 LPB，然而，在康复期间，股四头肌无力可增加术后跌倒风险[58]。针对 LPB 和 FNB，连续使用神经丛阻滞导管可减少术后阿片类药物的需要量[58-59]。

随着 THA 技术的发展（包括更小的植入物、更小的切口和更少的骨水泥使用），患者恢复更快，痛苦更少。因此，一些外科医生在关节周围注射一种可能含有局部麻醉药、肾上腺素、糖皮质激素、非甾体抗炎药和/或抗生素的"鸡尾酒"。一些外科医生会为患者放置导管以便术后疼痛控制。利用这些技术可以避免与硬膜外阿片类药物相关的尿潴留和周围神经阻滞相关的无力。虽然优于那些无效的安慰剂[60]，但仍需要进一步研究以确定这种技术在疼痛控制方面是否劣于经皮区域麻醉技术。

失血和输血

在髋关节手术时，与全身麻醉相比，使用椎管

内麻醉的控制性低血压能减少失血和术中输血的需要[61-62]。这可以通过脊髓麻醉（使用大剂量的短效局部麻醉药如甲哌卡因），或者低位胸段硬膜外麻醉完成手术。在这种情况下，输注低剂量肾上腺素的正性肌力作用可防止严重的低血压，同时保持心输出量[63]。保持体温正常能改善术中凝血。和脊柱手术类似，TXA 可以在围术期静脉注射或局部使用以减少失血和输血需求[64]。

门诊髋关节手术

髋关节镜检查是一种常见的手术，用于修复髋关节盂唇损伤，治疗髋关节发育异常和股骨髋臼撞击症。患者可以置于仰卧位或者侧卧位（图 51-3）。对患者的腿部进行牵引以便于将股骨头从髋臼中脱出并进入髋关节，此时患者需处于完全松弛的状态。这种状态可通过脊髓麻醉、硬膜外麻醉或全身麻醉来实现。

髋关节镜检查的一个潜在危及生命的并发症是关节镜液体从髋关节渗出到腹膜腔。在极端的情况下，腹腔内液体外渗（intra-abdominal fluid extravasation，IAFE）可导致腹腔间室综合征，从而造成血流动力学不稳定，心血管虚脱，甚至导致死亡的悲剧[65]。髂腰肌腱切除术伴随的高泵压力是发生 IAFE 的一个危险因素。治疗范围从临床观察到利尿剂治疗，严重情况下进行剖腹探查术[66]。若血流动力学不稳定的患者术后出现严重腹痛或下腹痛，应考虑发生 IAFE。可以通过使用创伤超声评估检查中的床边超声进行诊断[67]。髋关节镜检查是一个痛苦的过程，LPB 可以改善术后镇痛[68]，但可能会延长患者恢复时间[69]。

膝关节手术

全膝置换术

在美国，每年几乎有 70 万例 TKA，到 2030 年，全球预测约为 350 万例[70]。由于全膝关节置换术涉及到股骨和胫骨这两根长骨的切割和固定，这些手术的恢复过程会很痛苦，且在初次和翻修术后都会有很高的慢性疼痛发生率。建立一个适当的术后镇痛计划，以确保患者的活动能力和关节活动范围是非常重要的。

体位和麻醉技术

膝关节置换术和关节镜检查在仰卧位进行，以便于在伸展和屈曲状态下对膝关节进行评估。在 TKA 中尽可能采用椎管内麻醉，如前所述。大腿止血带可以减少出血，改善手术视野。下肢存

在活动性感染或者血栓的患者应慎用止血带，因为在止血带充气前的驱血可能引起全身感染扩散或肺栓塞。对于重度动脉粥样硬化患者，止血带不能很好地压迫动脉。如果不使用止血带，可考虑如前所述的髋关节手术的控制性低血压。

全膝置换术的镇痛

TKA 的最佳镇痛是一个复杂而不断发展的话题（表 51-4）[72]。与传统阿片类药物相比，区域麻醉能改善患者的疼痛。使用硬膜外导管持续输注稀释的局部麻醉药和低剂量阿片类药物可较好地控制患者的疼痛，特别是与患者自控硬膜外镇痛相结合。使用硬膜外导管输注进行术后镇痛必须考虑应用药物预防静脉血栓。超声引导的区域麻醉使得周围神经阻滞和导管作为术后镇痛方案的组成部分的使用显著增加。一个平衡的多模式镇痛方案包括抗炎药、对乙酰氨基酚、阿片类药物等药物治疗，以及治疗神经性疼痛的药物，比如普瑞巴林。这种多模式方案有可能最大限度地提高镇痛效果，同时最大限度地减少药物副作用。

股神经、坐骨神经和闭孔神经为膝关节提供感觉。最常用的周围神经阻滞有腰大肌阻滞，髂筋膜阻滞（"三合一"阻滞），股神经阻滞和隐神经（收肌管）阻滞（见第 36 章）。这些阻滞可以与坐骨神经阻滞和/或闭孔神经阻滞相结合。关于哪些阻滞或者组合阻滞方式最有利于患者康复和术后活动，从而减少出院时间，提高成本效益，降低与跌倒有关的并发症风险，相关文献和临床实践仍在不断探索[73]。

目前认为，股神经阻滞被认为是 TKA 镇痛的首选外周神经阻滞，因为它具有较少的并发症，且有解剖标志清晰，很容易通过神经刺激或超声引导来完成。股神经阻滞可以通过单次注射或连续导管进行，这两种技术都与 TKA 术后吗啡消耗减少有关[74]。股神经阻滞的主要缺点是股四头肌无力（发生率达 80%）[75]和相关的跌倒风险，然而，股神经阻滞和术后跌倒的相关性是有争议的[76]。

作为一种避免股神经阻滞引起股四头肌无力的方法，隐神经阻滞（或收肌管阻滞）日益普及，同时这种方式能够为患者提供类似的疼痛控制，也能最大限度地减少阿片类药物的使用[77]。在超声引导下进行隐神经阻滞，同时在收肌管内远端注入较低剂量的局部麻醉药以避免股内侧肌出现运

表 51-4　下肢手术的麻醉技术和神经丛阻滞

手术	麻醉（ * 表示最佳麻醉 ）	神经丛阻滞选择 （ * 表示首选阻滞 ）
• 部分或全髋关节置换术 • 髋部骨折手术 • 髋关节镜手术	• * 椎管内麻醉 • 全身麻醉	• * 腰神经丛（ 腰大肌间隙 ）阻滞 • 股神经阻滞 • 髂筋膜阻滞
• 部分或全膝置换术	• * 椎管内麻醉 • 全身麻醉	• * 股神经阻滞 • * 隐神经（ 收肌管 ）阻滞 • 腰神经丛（ 腰大肌间隙 ）阻滞 • 坐骨神经阻滞（结合股神经阻滞） • 选择性胫神经阻滞（结合股神经阻滞） • 闭孔神经阻滞（结合股神经阻滞）
• 前交叉韧带重建术	• 椎管内麻醉 • 全身麻醉	• * 隐神经（ 收肌管 ）阻滞 • 股神经阻滞
• 姆外翻矫正术 • 锤状趾矫正术 • 中足融合术 • 踝关节骨折 • 跟腱修补术	• 椎管内麻醉 • 全身麻醉 • 踝关节阻滞（包括足趾的手术）	• * 腘窝坐骨神经阻滞 • 踝关节阻滞 • 隐神经（收肌管）阻滞（结合腘窝坐骨神经阻滞）

动阻滞的情况。

坐骨神经为膝后区提供感觉，并且与股神经阻滞结合使用以减少 TKA 术后阿片类药物的使用[73,78]。坐骨神经阻滞导致足下垂，可增加术后跌倒风险，延迟腓总神经麻痹（膝外翻矫正术后出现的一种并发症）的诊断[79]。选择性胫神经阻滞是另一种选择，提供类似的镇痛而不会引起足下垂[80]。单纯的闭孔神经阻滞不足以提供 TKA 镇痛效果[81]，然而，若结合股神经阻滞，能够发挥很多益处[82]。

外科医生使用混合药物进行关节周围注射（局部浸润技术）（见"髋关节和骨盆手术"中"麻醉技术"）能够减少住院时间，同时能改善静息疼痛评分[83]，然而，若和股神经阻滞结合使用，在被动运动和离床活动时的疼痛评分更低。布比卡因脂质体可被添加到关节周围注射，从而延长局部麻醉药的作用。然而，布比卡因脂质体并非绝对优于标准的局部麻醉药，其安全性[84]和成本[85]都要考虑在内。

门诊膝关节手术

由于医疗费用问题，一些不太复杂的病例进行门诊处理，因此门诊膝关节手术数量增加。最理想的麻醉是起效快、副作用小，以防止麻醉恢复室停留时间延长或者计划外的过夜观察。椎管内

麻醉的恶心和呕吐发生率比全身麻醉要低。但是，对于手术周转时间较短和/或麻醉恢复室容量有限的实践，等待阻滞消除可能是不切实际的。在这种情况下，多模式镇吐预防的全身麻醉可能是合适的。

在门诊进行脊髓麻醉时，应采用中短效的局部麻醉药。鞘内注射利多卡因引起的短暂神经症状（ transient neurologic symptom，TNS ）的概率比较高，一般很少使用。据报道，使用 1.5% 甲哌卡因时 TNS 的发生率大约 6%[86]，然而，在我们的实践中，观察到的发生率要低得多。这可能是为预防恶心而同时使用抗炎药酮咯酸和地塞米松的缘故。使用 2% 氯普鲁卡因和 0.5% 布比卡因时很少发生 TNS，然而，由于布比卡因的作用持续时间较长，可能不适合门诊病例。短效麻醉药（如芬太尼）可加入脊髓阻滞以增加麻醉效能，但由此产生的瘙痒可能是很难忍受的。证据表明，门诊膝关节手术中的麻醉技术对患者结局的影响没有表现出显著差异[88]。

前交叉韧带（ anterior cruciate ligament，ACL ）重建术是一种常见的门诊手术，采用尸体同种异体移植物或自体髌腱或腘绳肌腱移植物完成。针对年轻和更活跃的患者，自体移植物是首选，但是髌腱或腘绳肌腱移植能引起剧烈的术后疼痛。硬

膜外或脊椎阻滞能提供术中麻醉效果,结合股神经阻滞或连续导管用于镇痛。但是,最近的数据表明,股神经阻滞可能并不优于多模式镇痛[89],它会延长出院时间。此外,股四头肌无力是 ACL 重建术的一个并发症,这是由于肌萎缩和激活失败,而股神经阻滞可能掩盖这一临床表现[90]。收肌管阻滞可以在 ACL 重建术后提供与股神经阻滞类似的镇痛效果,且不会引起股四头肌无力[91]。

足踝手术

足踝的神经支配包括股神经(通过隐神经)和坐骨神经(通过胫后神经、腓肠神经、腓深及腓浅神经)。足部手术的麻醉可采用踝部阻滞,或在腘窝处进行坐骨神经阻滞,必要时配合隐神经阻滞以覆盖足内侧和踝部(见第 36 章)。有些外科医生喜欢踝关节阻滞,以避免坐骨神经阻滞引起的足下垂。椎管内麻醉或全身麻醉能最大限度地限制患者的活动能力,便于大腿上的止血带充气加压。

足部和踝关节手术可导致严重的术后疼痛,区域麻醉为患者提供最佳术后镇痛,尤其是对于门诊患者。长效局部麻醉药如布比卡因和罗哌卡因可提供长达 24h 的镇痛,若添加其他药物如无防腐剂地塞米松,可以持续延长 24h 以上的镇痛[28,92]。通过留置导管给予局部麻醉药也适用于重大的足部和踝关节手术,能提供长期镇痛,与阿片类药物相关的副作用较小,并且适用于门诊患者[93]。在依从性差或者无法获得后续护理的患者中,使用留置周围神经导管是比较有挑战性的。对于门诊患者来说,必须格外小心,应避免麻醉的肢体出现意外受伤,患者应得到相关指导以最大限度地保护好肢体,直至出院。

小儿矫形手术麻醉

儿科患者存在多种骨科疾病,包括先天畸形、创伤、感染和恶性肿瘤(见第 43 章)。根据患者年龄、手术部位、体位和手术时间,儿科骨科矫形手术可以使用区域麻醉、全身麻醉或者联合麻醉技术。

小儿区域麻醉网络数据库明确了儿童区域麻醉和留置导管的安全性[94-95]。在清醒的儿童中进行上肢和下肢阻滞的安全性与接受镇静或全身麻醉的儿童相近[96-97]。我们必须重视小儿与成人的

脊柱和脊髓的解剖差异,年幼儿童的下肢手术应考虑骶管阻滞(见第 35 章)。

矫形外科手术中的特殊考虑

截肢

截肢后,许多患者会出现幻肢痛、幻肢感和/或残端痛,这些疼痛可能是慢性的、令人虚弱并且难以处理的。上肢截肢后持续性幻肢痛的发生率约为 40%[98],而下肢截肢后此类疼痛的发生率高达 85%[99]。对于门诊患者,通过留置周围神经导管持续给予局部麻醉药(时间中位数为 30 天)可以防止幻肢痛。一项调查报道,84% 的患者在经历下肢截肢手术后的 12 个月内没有发生此类疼痛[100]。相比之下,另外一项调查发现,如果采用短期(3d)的围术期硬膜外镇痛和神经周围神经镇痛,12 个月后幻肢痛的发生率分别为 38% 和 50%[101]。

显微血管手术

发生骨科创伤的患者需要进行显微血管手术以恢复血流量。微血管手术需要数小时才能完成,通常需要全身麻醉来维持患者的舒适和防止患者出现移动。机械通气有助于避免由高氧和低碳酸血症导致的血管收缩,以及由高碳酸血症引起儿茶酚胺的释放。此外,微血管手术的最佳麻醉管理采用区域麻醉技术,能提供交感神经阻滞(最大化血管舒张),并减少应激反应(尽量减少血管痉挛和血栓形成风险)[102-104]。维持正常的体温能使血管收缩最小化[104],建议以 3.5~6.0ml/(kg·h)的速度进行容量替代治疗[105]。血液稀释至 30% 的血细胞比容,以优化血液黏度和携氧能力。除非在紧急情况下,外科医生一般不建议患者使用血管升压药,因此,这类药物的使用必须得到外科手术团队的讨论认可。然而,使用血管升压药的不利影响并未得到证据支持,有证据表明它们反而可能有利于皮瓣血流的维持[105-106]。术后局部麻醉药的椎管内和/或神经周围输注有助于维持术后充分的灌注[107-111]。抗血栓药,包括普通肝素和低分子量肝素,常被用来预防移植物血栓形成,术后导管插入和拔除时也必须考虑使用这类抗血栓药。

急性筋膜室综合征

当闭合肢体隔室内的软组织压力超过毛细

血管灌注压时，组织发生缺血性损伤，则会出现急性筋膜室综合征（acute compartment syndrome，ACS）。这种并发症最常见于胫骨和前臂骨折[112]。ACS 的首个症状是出现和损伤程度不成比例的疼痛，因此，必须权衡采用区域镇痛技术的益处与延迟筋膜室综合征诊断的风险。据报道，小剂量的椎管内或神经周围局部麻醉药注射无法抑制 ACS 相关的疼痛[113-116]。然而，报道称大量的阻滞能防止 ACS 患者的疼痛[117-118]。因此，使用区域镇痛技术需要对 ACS 进行仔细的临床监测，并与外科手术小组进行讨论后再决定是否使用区域镇痛技术[112]。

止血带

止血带通常用于减少失血，为四肢骨科矫形手术提供无血手术视野。袖带应足够大，足以舒适地环绕肢体，宽度应大于肢体直径的一半。止血带压力过大和/或长时间的充气会引起潜在的血管、神经和肌肉的损伤。一般来说，适合大腿的袖带压力应高于患者测得的收缩压 100mmHg，适合手臂的袖带压力应高于收缩压 50mmHg。止血带安全充气的持续时间一般被认为是 2h[119-120]，然而，如果需要更长的止血带时间，可以考虑进行一次灌注间歇然后再次驱血。在止血带充气期间容易发生突然大量出血，这是由于长骨内的骨髓血流或远端肢体两骨之间的小动脉血管所致，无法通过止血带过度充气来解决。

时间越久，使用止血带发生的疼痛会越明显，可以服用阿片类药物和/或催眠药，或者对止血带进行放气以减轻疼痛。止血带放气后可能出现暂时性全身代谢性酸中毒，动脉血二氧化碳浓度增加，体循环压力下降，一般健康患者的耐受性较好。在止血带放气时，应特别注意患有重大合并症的患者，这些患者可能对这种改变较为敏感。

脂肪栓塞综合征/骨水泥植入综合征

脂肪栓塞综合征（fat embolus syndrome，FES）与多发性创伤、长骨骨折手术及双侧关节置换术有关[121-123]。单独的长骨骨折中 FES 发生率为 3%～4%，相关病死率为 10%～20%。在长骨骨折患者中早期使用糖皮质激素可能有助于预防该综合征[124]。FES 的症状通常发生在伤后 12～40h，从轻微的呼吸困难到昏迷，但创伤后数小时内可能发生暴发性发作。动脉血氧分压下降是最一致的异常实验室值。诊断 FES 的主要和次要临床与实验室标准见表 51-5，由 Gurd 和 Schonfeld 对其分类[125-126]。FES 的管理在很大程度上属于支持治疗，可能需要早期机械通气。

骨水泥植入综合征（bone cement implantation syndrome，BCIS）是一个定义尚不完善的综合征，在使用骨水泥进行骨折修复术或关节置换术的患者中，出现低氧血症，低血压，伴或不伴精神状态

表 51-5 脂肪栓塞综合征的诊断标准

Gurd 标准	主要标准	次要标准	实验室标准
需要满足 1 个主要标准和 4 个次要标准/实验室标准	瘀点（腋窝/结膜下）	心动过速	微球蛋白血症（需要进行诊断）
	低氧血症	发热	血小板减少症
	意识障碍	视网膜：脂肪栓子	贫血
	肺水肿	痰：脂肪球	红细胞沉降率升高
		尿：脂肪球	

Schonfeld 脂肪栓塞指数	标准	分数
要求 5 分及以上	瘀点	5
	弥漫性肺浸润	4
	低氧血症	3
	意识错乱	1
	发热	1
	心动过速	1
	呼吸过速	1

改变。该综合征多发生在骨水泥植入、假体植入、关节复位术或止血带放气时,其严重程度由低氧血症和低血压程度决定[127]。虽然 BCIS 一直被归因于甲基丙烯酸甲酯骨水泥单体在血液中的循环,但因单体含量过低,无法解释所观察到的症状和体征的严重程度。该综合征很可能与 FES 有很大一部分重叠,由脂肪等栓塞引起,并因高压的髓内骨水泥膨胀而加剧。这种栓塞可引发一连串的内皮损伤,组胺释放以及补体激活,从而导致 FES 和 BCIS[127]。放置骨水泥植入物的时候,建议使用动脉通路进行有创监测。对于无法避免使用骨水泥的体弱患者,需考虑监测患者的中心静脉压,也可考虑置入肺动脉导管。

静脉血栓栓塞和预防血栓形成

若没有采取预防措施,矫形手术患者中发生 DVT 的概率为 40%～80%。临床或实验室证据显示 PE 的发生率为 1%～28%,致命性 PE 发生率为 0.1%～8%。在没有预防措施的情况下,一些研究报告指出,在硬膜外[46,128-131]和脊髓麻醉[132-134]下髋关节或膝关节手术患者下肢 DVT 和 PE 发生率较低。用适当的机械和/或药理学血栓预防措施下,DVT 和 PE 的发病率也显著下降。

由于骨科矫形手术后发生血栓栓塞的风险比较显著,美国胸科医师学会(American College of Chest Physicians, ACCP)已发布了指南,建议至少服用 14 天的预防血栓药物和/或使用便携式机械压缩装置[135]。然而,考虑到围术期出血的风险,美国骨科医师学会不支持 ACCP 建议的华法林使用的国际标准化比值(2.0～3.0),大多数医生倾向的比值为 1.5～2.0[136-137]。

在引入髋关节置换术的多模式预防方案(包括术前停用促凝血药,自体输血,硬膜外麻醉,术中静脉注射肝素,抽吸髓腔内容物,充气加压,穿及膝的弹力袜,早期活动和化学预防)后,一项研究发现症状性 DVT 和 PE 的发生率分别是 2.5% 和 0.6%[138]。同样,最近两个机构对 36 000 名接受骨科矫形手术的患者审查发现,1.1%～1.3% 的患者出现 PE 症状[139-140]。在较大的一个研究中,病死率为 0.02%,同时症状性 PE 的危险因素包括体重指数增加、Charlson 合并症指数升高、膝关节置换术、慢性阻塞性肺疾病、贫血、抑郁以及伴有 DVT[140]。

2010 年美国区域麻醉学会为抗血栓或溶栓治疗患者接受区域麻醉的实践提供了重要的指南,以降低高危患者临床上发生显著血肿的风险[48]。表 51-3 提供了该指南的更新版,提出了抗凝治疗中椎管内阻滞的指南总结[141]。当进行深丛阻滞,或者周围神经阻滞被放置在靠近可压缩性差的血管旁边的时候,我们需要遵循相同的指导方针。

（景栋昆　译,易斌　校）

参考文献

1. Buvanendran A, Thillainathan V. Preoperative and postoperative anesthetic and analgesic techniques for minimally invasive surgery of the spine. *Spine*. 2010;35(26 Suppl):S274–S280.
2. American Society of Anesthesiologists Committee on Standards and Practice Parameters. Practice alert for the perioperative management of patients with coronary artery stents: a report by the American Society of Anesthesiologists committee on standards and practice parameters. *Anesthesiology*. 2009;110(1):22–23.
3. Jenkins JG, Bohn D, Edmonds JF, et al. Evaluation of pulmonary function in muscular dystrophy patients requiring spinal surgery. *Crit Care Med*. 1982;18(9):645–649.
4. Edgcombe H, Carter K, Yarrow S. Anaesthesia in the prone position. *Br J Anaesth*. 2008; 100: 165–183.
5. Elgafy H, Bransford RJ, McGuire RA, et al. Blood loss in major spine surgery: Are there effective measures to decrease massive hemorrhage in major spine fusion surgery? *Spine*. 2010;35(9 Suppl):S47–S56.
6. Nuttall GA, Horlocker TT, Santrach PJ, et al. The predictors of blood transfusions in spinal instrumentation and fusion surgery. *Spine*. 2000;25:596–601.
7. Rajpal S, Gordon DB, Pellino TA, et al. Comparison of perioperative oral multimodal analgesia versus IV PCA for spine surgery. *J Spinal Disord Tech*. 2010;23:139–145.
8. Tse EY, Cheung WY, Ng KF, et al. Reducing perioperative blood loss and allogeneic blood transfusion in patients undergoing major spine surgery. *J Bone Joint Surg Am*. 2011;93:1268–1277.
9. Cheriyan T, Bianco K, Maier SP, et al. Efficacy of tranexamic acid and aminocaproic acid on bleeding in spine surgery: a meta-analysis. *Spine J*. 2013;13:S81.
10. Cheriyan T, Maier SP, Bianco K, et al. Efficacy of tranexamic acid on surgical bleeding in spine surgery: a meta-analysis. *Spine J*. 2015;15:752–761.
11. Epstein NE, Danto J, Nardi D. Evaluation of intraoperative somatosensory evoked potential monitoring during 100 cervical operations. *Spine*. 1993; 18:737–747.
12. Meyer PR Jr, Cotler HB, Gireesan GT. Operative neurological complications resulting from thoracic and lumbar spine internal fixation. *Clin Orthop Relat Res*. 1988;237:125–131.
13. Nuwer MR, Dawson EG, Carlson LG, et al. Somatosensory evoked potential monitoring reduces neurological deficits after scoliosis surgery: results of a large multicenter study. *Electroencephalogr Clin Neurophysiol*. 1995; 96:6–11.
14. Pathak KS, Brown RH, Nash CL Jr, et al. Continuous opioid infusion for scoliosis fusion surgery. *Anesth Analg*. 1983;62:841–845.
15. Burke D, Hicks RG. Surgical monitoring of motor pathways. *J Clin Neurophysiol*. 1998;15:194–205.
16. Pathak KS, Ammadio M, Kalamchi A, et al. Effects of halothane, enflurane, and isoflurane on somatosensory evoked potentials during nitrous oxide anesthesia. *Anesthesiology*. 1987;66:753–757.
17. Schwartz DM, Auerbach JD, Dormans JP, et al. Neurophysiological detection of impending spinal cord injury during scoliosis surgery. *J Bone Joint Surg Am*. 2007;89:2440–2449.
18. Martyn JA, White DA, Gronert GA, et al. Up-and-down regulation of skeletal muscle acetylcholine receptors. Effects on neuromuscular blockers. *Anesthesiology*. 1992;76:822–843.
19. Fehlings MG, Brodke DS, Norvell DC, et al. The evidence for intraoperative neurophysiological monitoring in spine surgery: does it make a difference? *Spine*. 2010;35(9 Suppl):S37–S46.
20. Sadrolsadat SH, Mahdavi AR, Moharari RS, et al. A prospective randomized trial comparing the technique of spinal and general anesthesia for lumbar disk surgery: a study of 100 cases. *Surg Neurol*. 2009;71:60–65.
21. Vedantam R, Lenke LG, Bridwell KH, et al. A prospective evaluation of pulmonary function in patients with adolescent idiopathic scoliosis relative to the surgical approach used for spinal arthrodesis. *Spine*. 2000;25:82–90.
22. Steel T, Jones R, Crossman J, et al. Intraoperative wound infiltration with bupivacaine in patients undergoing lumbar spine surgery. *J Clin Neurosci*. 1998;5:298–303.
23. Dilger JA, Tetzlaff JE, Bell GR, et al. Ischaemic optic neuropathy after spinal fusion. *Can J Anaesth*. 1998;45:63–66.
24. Myers MA, Hamilton SR, Bogosian AJ, et al. Visual loss as a complication of spine surgery. A review of 37 cases. *Spine*. 1997;22:1325–1329.
25. Warner ME, Warner MA, Garrity JA, et al. The frequency of perioperative vision loss. *Anesth Analg*. 2001;93:1417–1421.
26. Lee LA, Roth S, Posner KL, et al. The American Society of Anesthesiologists Postoperative Visual Loss Registry: analysis of 93 spine surgery cases with postoperative visual loss. *Anesthesiology*. 2006;105:652–659.
27. Postoperative Visual Loss Study Group. Risk factors associated with ischemic optic neuropathy after spinal fusion surgery. *Anesthesiology*. 2012;116:

15–24.

28. Kirksey MA, Haskins SC, Cheng J, et al. Local anesthetic peripheral nerve block adjuvants for prolongation of analgesia: a systematic qualitative review. *PLoS One.* 2015;10:e0137312.

29. Sviggum HP, Jacob AK, Mantilla CB, et al. Perioperative nerve injury after total shoulder arthroplasty: assessment of risk after regional anesthesia. *Reg Anesth Pain Med.* 2012;37:490–494.

30. Liu GY, Zhang CY, Wu HW. Comparison of initial nonoperative and operative management of radial nerve palsy associated with acute humeral shaft fractures. *Orthopedics.* 2012;35:702–708.

31. Li X, Eichinger JK, Hartshorn T, et al. A comparison of the lateral decubitus and beach-chair positions for shoulder surgery: advantages and complications. *J Am Acad Orthop Surg.* 2015;23:18–28.

32. Laflam A, Joshi B, Brady K, et al. Shoulder surgery in the beach chair position is associated with diminished cerebral autoregulation but no differences in postoperative cognition or brain injury biomarker levels compared with supine positioning: the anesthesia patient safety foundation beach chair study. *Anesth Analg.* 2015;120:176–185.

33. Sia S, Sarro F, Lepri A, et al. The effect of exogenous epinephrine on the incidence of hypotensive/bradycardic events during shoulder surgery in the sitting position during interscalene block. *Anesth Analg.* 2003;97:583–588.

34. Song SY, Son SH, Kim SO, et al. Intravenous fentanyl during shoulder arthroscopic surgery in the sitting position after interscalene block increases the incidence of episodes of bradycardia hypotension. *Korean J Anesthesiol.* 2011;60:344–350.

35. Liguori GA, Kahn RL, Gordon J, et al. The use of metoprolol and glycopyrrolate to prevent hypotensive/bradycardic events during shoulder arthroscopy in the sitting position under interscalene block. *Anesth Analg.* 1998;87:1320–1325.

36. Nallam SR, Dara S. Effect of intravenous ondansetron on reducing the incidence of hypotension and bradycardia events during shoulder arthroscopy in sitting position under interscalene brachial plexus block: a prospective randomized trial. *Indian J Anaesth.* 2015;59:353–358.

37. Urmey WF, Talts KH, Sharrock NE. One hundred percent incidence of hemidiaphragmatic paresis associated with interscalene brachial plexus anesthesia as diagnosed by ultrasonography. *Anesth Analg.* 1991;72:498–503.

38. Renes SH, Rettig HC, Gielen MJ, et al. Ultrasound-guided low-dose interscalene brachial plexus block reduces the incidence of hemidiaphragmatic paresis. *Reg Anesth Pain Med.* 2009;34:498–502.

39. Sinha SK, Abrams JH, Barnett JT, et al. Decreasing the local anesthetic volume from 20 to 10 mL for ultrasound-guided interscalene block at the cricoid level does not reduce the incidence of hemidiaphragmatic paresis. *Reg Anesth Pain Med.* 2011;36:17–20.

40. Erickson JM, Louis DS, Naughton NN. Symptomatic phrenic nerve palsy after supraclavicular block in an obese man. *Orthopedics.* 2009;32:368.

41. Hadzic A, Williams BA, Karaca PE, et al. For outpatient rotator cuff surgery, nerve block anesthesia provides superior same-day recovery over general anesthesia. *Anesthesiology.* 2005;102:1001–1007.

42. Danninger T, Stundner O, Rasul R, et al. Factors associated with hospital admission after rotator cuff repair: the role of peripheral nerve blockade. *J Clin Anesth.* 2015;27:566–573.

43. Stundner O, Rasul R, Chiu YL, et al. Peripheral nerve blocks in shoulder arthroplasty: how do they influence complications and length of stay? *Clin Orthop Relat Res.* 2014;472:1482–1488.

44. Ilfeld BM, Wright TW, Enneking FK, et al. Total elbow arthroplasty as an outpatient procedure using a continuous infraclavicular nerve block at home: a prospective case report. *Reg Anesth Pain Med.* 2006;31:172–176.

45. Ilfeld BM, Morey TE, Wright TW, et al. Interscalene perineural ropivacaine infusion: a comparison of two dosing regimens for postoperative analgesia. *Reg Anesth Pain Med.* 2004;29:9–16.

46. Sharrock NE, Haas SB, Hargett MJ, et al. Effects of epidural anesthesia on the incidence of deep-vein thrombosis after total knee arthroplasty. *J Bone Joint Surg Am.* 1991;73:502–506.

47. Memtsoudis SG, Sun X, Chiu Y-L, et al. Perioperative comparative effectiveness of anesthetic technique in orthopedic patients. *Anesthesiology.* 2013;118:1046–1058.

48. Horlocker TT, Wedel DJ, Rowlingson JC, et al. Regional anesthesia in the patient receiving antithrombotic or thrombolytic therapy: American Society of Regional Anesthesia and Pain Medicine Evidence-Based Guidelines (Third Edition). *Reg Anesth Pain Med.* 2010;35:64–101.

49. Fingar KR (Truven Health Analytics), Stocks C (AHRQ), Weiss AJ (Truven Health Analytics), Steiner CA (AHRQ). Most Frequent Operating Room Procedures Performed in U.S. Hospitals, 2003-2012. HCUP Statistical Brief #186. December 2014. Agency for Healthcare Research and Quality, Rockville, MD. http://www.hcup-us.ahrq.gov/reports/statbriefs/sb186-Operating-Room-Procedures-United-States-2012.pdf.

50. Moskal JT, Capps SG, Scanelli JA. Anterior muscle sparing approach for total hip arthroplasty. *World J Orthop.* 2013;4:12–18.

51. Miller AG, McKenzie J, Greenky M, et al. Spinal anesthesia: should everyone receive a urinary catheter?: a randomized, prospective study of patients undergoing total hip arthroplasty. *J Bone Joint Surg Am.* 2013;95:1498–1503.

52. Opperer M, Danninger T, Stundner O, et al. Perioperative outcomes and type of anesthesia in hip surgical patients: an evidence based review. *World J Orthop.* 2014;5:336–343.

53. Pumberger M, Memtsoudis SG, Stundner O, et al. An analysis of the safety of epidural and spinal neuraxial anesthesia in more than 100,000 consecutive major lower extremity joint replacements. *Reg Anesth Pain Med.* 2013;38:515–519.

54. Chelly JE, Schilling D. Thromboprophylaxis and peripheral nerve blocks in patients undergoing joint arthroplasty. *J Arthroplasty.* 2008;23:350–354.

55. Brull R, McCartney CJ, Chan VW, et al. Neurological complications after regional anesthesia: contemporary estimates of risk. *Anesth Analg.* 2007;104:965–974.

56. Neuman MD, Rosenbaum PR, Ludwig JM, et al. Anesthesia Technique, Mortality, and Length of Stay After Hip Fracture Surgery. *JAMA.* 2014;311:2508–2517.

57. Moja L, Piatti A, Pecoraro V, et al. Timing matters in hip fracture surgery: patients operated within 48 hours have better outcomes. A meta-analysis and meta-regression of over 190,000 patients. *PLoS ONE.* 2012;7:e46175.

58. Johnson RL, Kopp SL, Hebl JR, et al. Falls and major orthopaedic surgery with peripheral nerve blockade: a systematic review and meta-analysis. *Br J Anaesth.* 2013;110:518–528.

59. Ilfeld BM, Mariano ER, Madison SJ, et al. Continuous femoral versus posterior lumbar plexus nerve blocks for analgesia after hip arthroplasty: a randomized, controlled study. *Anesth Analg.* 2011;113:897–903.

60. Aguirre J, Baulig B, Dora C, et al. Continuous epicapsular ropivacaine 0.3% infusion after minimally invasive hip arthroplasty: a prospective, randomized, double-blinded, placebo-controlled study comparing continuous wound infusion with morphine patient-controlled analgesia. *Anesth Analg.* 2012;114:456–461.

61. Maurer SG, Chen AL, Hiebert R, et al. Comparison of outcomes of using spinal versus general anesthesia in total hip arthroplasty. *Am J Orthop.* 2007;36:E101–E106.

62. Guay J. The effect of neuraxial blocks on surgical blood loss and blood transfusion requirements: a meta-analysis. *J Clin Anesth.* 2006;18:124–128.

63. Sharrock NE, Bading B, Mineo R, et al. Deliberate hypotensive epidural anesthesia for patients with normal and low cardiac output. *Anesth Analg.* 1994;79:899–904.

64. Poeran J, Rasul R, Suzuki S, et al. Tranexamic acid use and postoperative outcomes in patients undergoing total hip or knee arthroplasty in the United States: retrospective analysis of effectiveness and safety. *BMJ.* 2014;349:g4829.

65. Kocher MS, Frank JS, Nasreddine AY, et al. Intra-abdominal fluid extravasation during hip arthroscopy: a survey of the MAHORN group. *Arthroscopy.* 2012;28:1654–1660.

66. Bardakos NV, Papavasiliou AV. Death after fluid extravasation in hip arthroscopy. *Arthroscopy.* 2012;28:1584.

67. Haskins S, Desai N, Fields K, et al. Diagnosis of Intra-Abdominal Fluid Extravasation Following Hip Arthroscopy With Point-of-Care Ultrasonography Can Identify Patients at an Increased Risk of Postoperative Pain. Abstract: American Society for Anesthesiology Annual Meeting 2015.

68. YaDeau JT, Tedore T, Goytizolo EA, et al. Lumbar plexus blockade reduces pain after hip arthroscopy: a prospective randomized controlled trial. *Anesth Analg.* 2012;115:968–972.

69. Schroeder KM, Donnelly MJ, Anderson BM, et al. The analgesic impact of preoperative lumbar plexus blocks for hip arthroscopy: a retrospective review. *Hip Int.* 2013;23:93–98.

70. Kurtz S, Ong K, Lau E, et al. Projections of primary and revision hip and knee arthroplasty in the United States from 2005 to 2030. *J Bone Joint Surg Am.* 2007;89:780–785.

71. Petersen KK, Simonsen O, Laursen MB, et al. Chronic postoperative pain after primary and revision total knee arthroplasty. *Clin J Pain.* 2015;31:1–6.

72. Danninger T, Opperer M, Memtsoudis SG. Perioperative pain control after total knee arthroplasty: an evidence based review of the role of peripheral nerve blocks. *World J Orthop.* 2014;5:225–232.

73. Abdallah FW, Brull R. Is sciatic nerve block advantageous when combined with femoral nerve block for postoperative analgesia following total knee arthroplasty? A systematic review. *Reg Anesth Pain Med.* 2011;36:493–498.

74. Paul JE, Arya A, Hurlburt L, et al. Femoral nerve block improves analgesia outcomes after total knee arthroplasty: a meta-analysis of randomized controlled trials. *Anesthesiology.* 2010;113:1144–1162.

75. Charous MT, Madison SJ, Suresh PJ, et al. Continuous femoral nerve blocks: varying local anesthetic delivery method (bolus versus basal) to minimize quadriceps motor block while maintaining sensory block. *Anesthesiology.* 2011;115:774–781.

76. Memtsoudis SG, Danninger T, Rasul R, et al. Inpatient falls after total knee arthroplasty: the role of anesthesia type and peripheral nerve blocks. *Anesthesiology.* 2014;120:551–563.

77. Kim DH, Lin Y, Goytizolo EA, et al. Adductor canal block versus femoral nerve block for total knee arthroplasty: a prospective, randomized, controlled trial. *Anesthesiology.* 2014;120:540–550.

78. Morin AM, Kratz CD, Eberhart LH, et al. Postoperative analgesia and functional recovery after total-knee replacement: comparison of a continuous posterior lumbar plexus (psoas compartment) block, a continuous femoral nerve block, and the combination of a continuous femoral and sciatic nerve block. *Reg Anesth Pain Med.* 2005;30:434–445.

79. Park JH, Restrepo C, Norton R, et al. Common peroneal nerve palsy following total knee arthroplasty: prognostic factors and course of recovery. *J Arthroplasty.* 2013;28:1538–1542.

80. Sinha SK, Abrams JH, Arumugam S, et al. Femoral nerve block with selective tibial nerve block provides effective analgesia without foot drop after total knee arthroplasty: a prospective, randomized, observer-blinded study. *Anesth Analg.* 2012;115:202–206.

81. Kardash K, Hickey D, Tessler MJ, et al. Obturator versus femoral nerve block for analgesia after total knee arthroplasty. *Anesth Analg.* 2007;105:853–858.

82. Macalou D, Trueck S, Meuret P, et al. Postoperative analgesia after total knee replacement: the effect of an obturator nerve block added to the femoral 3-in-1 nerve block. *Anesth Analg.* 2004;99:251–254.

83. YaDeau JT, Goytizolo EA, Padgett DE, et al. Analgesia after total knee replacement: local infiltration versus epidural combined with a femoral nerve blockade: a prospective, randomised pragmatic trial. *Bone Joint J.* 2013;95-B:629–635.

84. Richard BM, Rickert DE, Newton PE, et al. Safety evaluation of EXPAREL (DepoFoam bupivacaine) administered by repeated subcutaneous injection in rabbits and dogs: species comparison. *J Drug Deliv.* 2011;2011:467429.

85. Lambrechts M, O'Brien MJ, Savoie FH, et al. Liposomal extended-release bupivacaine for postsurgical analgesia. *Patient Prefer Adherence*. 2013;7: 885–890.
86. YaDeau JT, Liguori GA, Zayas VM. The incidence of transient neurologic symptoms after spinal anesthesia with mepivacaine. *Anesth Analg*. 2005;101:661–665.
87. Goldblum E, Atchabahian A. The use of 2-chloroprocaine for spinal anaesthesia. *Acta Anaesthesiol Scand*. 2013;57:545–552.
88. Horlocker TT, Hebl JR. Evidence based report: outpatient knee arthroscopy–is there an optimal anesthetic technique? *Reg Anesth Pain Med*. 2003;28:58–63.
89. Mall NA, Wright RW. Femoral nerve block use in anterior cruciate ligament reconstruction surgery. *Arthroscopy*. 2010;26:404–416.
90. Thomas AC, Wojtys EM, Brandon C, et al. Muscle atrophy contributes to quadriceps weakness after anterior cruciate ligament reconstruction. *J Sci Med Sport*. 2016;19:7–11.
91. Chisholm MF, Bang H, Maalouf DB, et al. Postoperative analgesia with saphenous block appears equivalent to femoral nerve block in ACL reconstruction. *HSS J*. 2014;10:245–251.
92. YaDeau JT, Paroli L, Fields KG, et al. Addition of dexamethasone and buprenorphine to bupivacaine sciatic nerve block: a randomized controlled trial. *Reg Anesth Pain Med*. 2015;40:321.
93. Ilfeld BM, Morey TE, Wang RD, et al. Continuous popliteal sciatic nerve block for postoperative pain control at home: a randomized, double-blinded, placebo-controlled study. *Anesthesiology*. 2002;97:959–965.
94. Polaner DM, Taenzer AH, Walker BJ, et al. Pediatric regional anesthesia network (PRAN): a multi-institutional study of the use and incidence of complications of pediatric regional anesthesia. *Anesth Analg*. 2012;115:1353–1364.
95. Walker BJ, Long JB, De Oliveira GS, et al. Peripheral nerve catheters in children: an analysis of safety and practice patterns from the pediatric regional anesthesia network (PRAN). *Br J Anaesth*. 2015;115:457–462.
96. Taenzer AH, Walker BJ, Bosenberg AT, et al. Asleep versus awake: does it matter?: pediatric regional block complications by patient state: a report from the pediatric regional anesthesia network. *Reg Anesth Pain Med*. 2014;39: 279–283.
97. Taenzer A, Walker BJ, Bosenberg AT, et al. Interscalene brachial plexus blocks under general anesthesia in children: is this safe practice?: a report from the pediatric regional anesthesia network (PRAN). *Reg Anesth Pain Med*. 2014;39: 502–505.
98. Schley MT, Wilms P, Toepfner S, et al. Painful and nonpainful phantom and stump sensations in acute traumatic amputees. *J Trauma*. 2008;65:858–864.
99. Hsu E, Cohen SP. Postamputation pain: epidemiology, mechanisms, and treatment. *J Pain Res*. 2013;6:121–136.
100. Borghi B, D'Addabbo M, White PF, et al. The use of prolonged peripheral neural blockade after lower extremity amputation: the effect on symptoms associated with phantom limb syndrome. *Anesth Analg*. 2010;111:1308–1315.
101. Lambert A, Dashfield A, Cosgrove C, et al. Randomized prospective study comparing preoperative epidural and intraoperative perineural analgesia for the prevention of postoperative stump and phantom limb pain following major amputation. *Reg Anesth Pain Med*. 2001;26:316–321.
102. Shanahan PT. Replantation anesthesia. *Anesth Analg*. 1984;63:785–786.
103. Hahnenkamp K, Theilmeier G, Van Aken HK, et al. The effects of local anesthetics on perioperative coagulation, inflammation, and microcirculation. *Anesth Analg*. 2002;94:1441–1447.
104. Hagau N, Longrois D. Anesthesia for free vascularized tissue transfer. *Microsurgery*. 2009;29:161–167.
105. Motakef S, Mountziaris PM, Ismail IK, et al. Emerging paradigms in perioperative management for microsurgical free tissue transfer: review of the literature and evidence-based guidelines. *Plast Reconstr Surg*. 2015;135:290–299.
106. Motakef S, Mountziaris PM, Ismail IK, et al. Perioperative management for microsurgical free tissue transfer: survey of current practices with a comparison to the literature. *J Reconstr Microsurg*. 2015;31:355–363.
107. van den Berg B, Berger A, van den Berg E, et al. Continuous plexus anesthesia to improve circulation in peripheral microvascular interventions. *Handchir Mikrochir Plast Chir*. 1983;15:101–104.
108. Berger A, Tizian C, Zenz M. Continuous plexus blockade for improved circulation in microvascular surgery. *Ann Plast Surg*. 1985;14:16–19.
109. Kurt E, Ozturk S, Isik S, et al. Continuous brachial plexus blockade for digital replantations and toe-to-hand transfers. *Ann Plast Surg*. 2005;54:24–27.
110. Su HH, Lui PW, Yu CL, et al. The effects of continuous axillary brachial plexus block with ropivacaine infusion on skin temperature and survival of crushed fingers after microsurgical replantation. *Chang Gung Med J*. 2005;28:567–574.
111. Taras JS, Behrman MJ. Continuous peripheral nerve block in replantation and revascularization. *J Reconstr Microsurg*. 1998;14:17–21.
112. Gadsden J, Warlick A. Regional anesthesia for the trauma patient: improving patient outcomes. *Local Reg Anesth*. 2015;8:45–55.
113. Walker BJ, Noonan KJ, Bosenberg AT. Evolving compartment syndrome not masked by a continuous peripheral nerve block: evidence-based case management. *Reg Anesth Pain Med*. 2012;37:393–397.
114. Cometa MA, Esch AT, Boezaart´AP. Did continuous femoral and sciatic nerve block obscure the diagnosis or delay the treatment of acute lower leg compartment syndrome? A case report. *Pain Med*. 2011;12:823–828.
115. Uzel AP, Steinmann G. Thigh compartment syndrome after intramedullary femoral nailing: possible femoral nerve block influence on diagnosis timing. *Orthop Traumatol Surg Res*. 2009;95:309–313.
116. Kucera TJ, Boezaart AP. Regional anesthesia does not consistently block ischemic pain: two further cases and a review of the literature. *Pain Med*. 2014; 15:316–319.
117. Noorpuri BS, Shahane SA, Getty CJ. Acute compartment syndrome following revisional arthroplasty of the forefoot: the dangers of ankle-block. *Foot Ankle Int*. 2000;21:680–682.
118. Hyder N, Kessler S, Jennings AG, et al. Compartment syndrome in tibial shaft fracture missed because of a local nerve block. *J Bone Joint Surg Br*. 1996;78:499–500.
119. Pedowitz RA. Tourniquet-induced neuromuscular injury. A recent review of rabbit and clinical experiments. *Acta Orthop Scand Suppl*. 1991;245:1–33.
120. Horlocker TT, Hebl JR, Gali B, et al. Anesthetic, patient, and surgical risk factors for neurologic complications after prolonged total tourniquet time during total knee arthroplasty. *Anesth Analg*. 2006;102:950–955.
121. Urban MK, Chisholm M, Wukovits B. Are postoperative complications more common with single-stage bilateral (SBTKR) than with unilateral knee arthroplasty: guidelines for patients scheduled for SBTKR. *HSS J*. 2006;2:78–82.
122. Swanson KC, Valle AG, Salvati EA, et al. Perioperative morbidity after single-stage bilateral total hip arthroplasty: a matched control study. *Clin Orthop Relat Res*. 2006;451:140–145.
123. Akhtar S. Fat embolism. *Anesthesiol Clin*. 2009;27:533–550, table of contents.
124. Bederman SS, Bhandari M, McKee MD, et al. Do corticosteroids reduce the risk of fat embolism syndrome in patients with long-bone fractures? A meta-analysis. *Can J Surg*. 2009;52:386–393.
125. Gurd AR. Fat embolism: an aid to diagnosis. *J Bone Joint Surg Br*. 1970;52: 732–737.
126. Schonfeld SA, Ploysongsang Y, DiLisio R, et al. Fat embolism prophylaxis with corticosteroids: a prospective study in high risk patients. *Ann Int Med*. 1983; 99:438–443.
127. Donaldson AJ, Thomson HE, Harper NJ, et al. Bone cement implantation syndrome. *Br J Anaesth*. 2009;102:12–22.
128. Sculco TP. Global blood management in orthopaedic surgery. *Clin Orthop Relat Res*. 1998;(357):43–49.
129. Modig J, Borg T, Bagge L, et al. Role of extradural and of general anaesthesia in fibrinolysis and coagulation after total hip replacement. *Br J Anaesth*. 1983;55:625–629.
130. Modig J, Borg T, Karlstrom G, et al. Thromboembolism after total hip replacement: role of epidural and general anesthesia. *Anesth Analg*. 1983;62:174–180.
131. Nielsen PT, Jorgensen LN, Albrecht-Beste E, et al. Lower thrombosis risk with epidural blockade in knee arthroplasty. *Acta Orthop Scand*. 1990;61:29–31.
132. Davis FM, Laurenson VG, Gillespie WJ, et al. Deep vein thrombosis after total hip replacement. A comparison between spinal and general anaesthesia. *J Bone Joint Surg Br*. 1989;71:181–185.
133. Donadoni R, Baele G, Devulder J, et al. Coagulation and fibrinolytic parameters in patients undergoing total hip replacement: influence of the anaesthesia technique. *Acta Anaesthesiol Scand*. 1989;33:588–592.
134. Thorburn J, Louden JR, Vallance R. Spinal and general anaesthesia in total hip replacement: frequency of deep vein thrombosis. *Br J Anaesth*. 1980;52:1117–1121.
135. Falck-Ytter Y, Francis CW, Johanson NA, et al. Prevention of VTE in orthopedic surgery patients: antithrombotic therapy and prevention of thrombosis, 9th ed: American College of Chest Physicians evidence-based clinical practice guidelines. *Chest*. 2012;141(2 Suppl):e278S-325S.
136. Lieberman JR. The new AAOS clinical practice guidelines on venous thromboembolic prophylaxis: how to adapt them to your practice. *J Am Acad Orthop Surg*. 2011;19:717–721.
137. Lieberman JR, Pensak MJ. Prevention of venous thromboembolic disease after total hip and knee arthroplasty. *J Bone Joint Surg Am*. 2013;95:1801–1811.
138. Gonzalez Della Valle A, Serota A, Go G, et al. Venous thromboembolism is rare with a multimodal prophylaxis protocol after total hip arthroplasty. *Clin Orthop Relat Res*. 2006;444:146–153.
139. Kim HJ, Walcott-Sapp S, Leggett K, et al. The use of spiral computed tomography scans for the detection of pulmonary embolism. *J Arthroplasty*. 2008;23 (6 Suppl):31–35.
140. Parvizi J, Huang R, Raphael IJ, et al. Symptomatic pulmonary embolus after joint arthroplasty: stratification of risk factors. *Clin Orthop Relat Res*. 2014;472:903–912.
141. Horlocker TT, Wedel DJ, Rowlingson JC, et al. Interim Update from the 4th ASRA Practice Advisory for Regional Anesthesia in the Patient Receiving Antithrombotic or Thrombolytic Therapy Web site. https://www.asra.com/advisory-guidelines/article/1/anticoagulation-3rd-edition. Accessed December 07, 2015.

移植麻醉

Marie Csete   Gerard Manecke   Dalia Banks

要点

1. 临床表现与所有脑功能不可逆性停止相符时，即可宣布脑死亡。
2. 麻醉医师在器官采集过程中具有重要作用，应与当地器官采集人员协商制订方案，以优化健康移植物的采集。
3. 由于器官短缺，器官捐献的标准已扩大，包括心脏死亡后器官捐献。扩大标准的供者器官应尽可能减少冷缺血时间。
4. 活体肾和肝供者必须是健康的，没有严重的心肺疾病、神经系统或精神疾病、糖尿病、肥胖或高血压。
5. 免疫抑制与严重感染，恶性肿瘤风险增加以及血管疾病进展相关。
6. 肾移植受者经常合并贫血，心指数处于高血流动力学状态。
7. 对于肾移植，主要麻醉注意事项是维持肾血流量。移植期间的血流动力学目标是收缩压大于90mmHg，循环系统平均充盈压大于60mmHg，中心静脉压大于10cmH$_2$O。
8. 终末期肝病患者常合并多器官功能障碍，伴有继发性心脏、肺、肾和神经系统并发症。
9. 一般将肝移植分为三个期：病肝切除期、无肝期和新肝期，移植物再灌注标志着新肝期的开始。
10. 肺移植患者的术中管理应关注液体治疗和通气策略，以减小急性肺损伤和原发性移植物功能不全的风险。
11. 在拟接受心脏移植的患者中，携带左心室辅助装置的情况越来越普遍。
12. 非缺血性心肌病已取代缺血性心肌病成为心脏移植最常见的适应证。
13. 对于所有移植受者，抗生素、抗病毒药、抗真菌药、免疫抑制剂和疾病相关的药物治疗方案，在围术期应尽量少做调整。

移植起始于供者，而麻醉医师对器官供者细致的麻醉管理会影响到多个器官受者的预后。大多数麻醉医师在供者麻醉管理方面经验不足，并且这方面缺乏高质量的文献作参考，因此应咨询当地器官获取组织经验丰富的人员。美国器官共享联合网络（United Network of Organ Sharing，UNOS）是根据美国1984年国家器官移植法案（National Organ Transplant Act）创建的，旨在管理器官获取和移植的网络，以实现供器官有效和公平的分配。2006年技术升级后器官移植系统引入了 DonorNet,这是一个在全美范围内为器官进行配型与分配的电子平台。因为脑死亡供者不稳定,所以移植的速度非常重要,对于扩大标准的供者(extended criteria donor,ECD)的移植物来说,控制冷缺血时间尤为重要。一般来说,供心或供肺的最大冷缺血时间最好少于 6h,供肝最好在 12～24h,供肾则不超过 72h。UNOS 网站数据包含各医疗中心和特定区域的移植数据库,并定期更新。美国移植受者科学注册系统(Scientific Registry of Transplant Recipients)也是临床医生、患者和研究人员的移植数据来源。

截至 2016 年 3 月,约有 122 000 名患者在美国实体器官移植等候名单上。移植从供者开始,然而 2015 年的移植数字显示供者数量远远不能满足需求。2015 年,美国共完成 15 064 名供者的 30 973 例移植手术。供体器官供需之间的差距持续推动扩充捐献库及器官更公平分配的实践变革,包括使用心脏死亡供者(donor of cardiac death,DCD)的移植器官,肾脏配对捐献(肾脏交换),以及终末期肝病模型(model for end-stage liver disease,MELD)评分的新修订。

器官供者的麻醉管理

脑死亡供者(神经学死亡后)

有心跳的脑死亡供者为许多移植受者的生命作出贡献,因此他们应该得到专业的重症监护室(intensive care unit,ICU)治疗和麻醉管理[1]。麻醉医师可能与器官获取组织和外科团队的人员之间并不熟悉,因此应特别注意互相沟通交流。

临床表现与所有脑功能不可逆性丧失相符时,即可宣布脑死亡[2]。各州之间法律上和医学上脑死亡的标准各不相同,但均要求大脑和脑干功能都丧失。脑死亡供者对感觉刺激无反应,并且没有脑干反射,包括采用呼吸暂停试验驱动通气,但可能存在复杂的运动活动。参与移植受者过程的医生不应参与供者脑死亡的判定。在宣布脑死亡之前,必须排除潜在、可逆性的昏迷原因(如体温过低、低血压、药物和毒素)。平直的脑电图与脑死亡是一致的。经颅多普勒超声与传统或同位素血管造影可用于确认临床检查结果和脑循环缺乏[3]。脑死亡患者可能存在完整的脊髓反射,因此在器官采集过程中可能需要使用神经肌肉阻滞剂。医院应该将美国神经病学学会质量标准委员会的最新建议纳入脑死亡评估标准[1]。

脑死亡与血流动力学不稳定、激素水平的大幅波动、全身炎症反应和氧化应激有关,所有这些都对供者器官功能产生不良影响[4]。脑死亡后即刻,肾上腺素能激素猛增可导致缺血和缺血再灌注损伤。有关头部外伤患者的研究表明,脑死亡的发生与短暂性低血压后心指数和组织灌注增加有关,在此期间给予血管活性药升压会导致循环迅速恶化[5]。这种变化先于脑疝相关的自主神经暴发,并且使脑死亡后血液生化和血流动力学的剧烈波动更为突出。应该注意的是,脑疝引起的心动过缓使用阿托品无效。在出现儿茶酚胺风暴后紧接着发生垂体衰竭,因此维持血流动力学的稳定很难把握。一旦垂体功能衰竭,激素治疗有助于维持供者血流动力学稳定,从而扩大供者库[6]。激素治疗方案包括碘塞罗宁(4μg 静脉推注,然后 3μg/h 静脉输注,不过其用法没有得到荟萃分析的有力支持)和去氨加压素 1U,然后 0.5～4U/h 静脉输注,从而将全身血管阻力(systemic vascular resistance,SVR)维持在 800～1 200dyn·s·cm^{-5}(以及减少尿崩症的多尿症状)。低剂量加压素(vasopressin)也常用于治疗尿崩症。甲泼尼龙常被使用,尽管用法多变,对其疗效的研究并不充分,但对 259 名脑死亡受试者的前瞻性试验表明,使用氢化可的松可显著减少血管升压药的需求[7]。

应避免使用大剂量的儿茶酚胺类药物。有证据显示,使用加压素(1～2U/h)可减少血管升压药的需求[8]、保护肺功能[9]以及增加器官采集的成功率[10]。特利加压素还可以减少脑死亡供者对去甲肾上腺素的需求[11]。因为对激素替代疗法少有深入研究,所以临床实践的差异很大。同样推荐注射胰岛素以维持血糖在 120～180mg/dl 之间,并且最近的研究支持血糖控制以维持供肾的质量[12]。供者手术的其他备用药物有广谱抗生素、甘露醇、袢利尿剂以及肝素(表 52-1)。对于器官采集前和采集过程中的活动性出血,可能需要纠正凝血功能,但器官摘取时肺栓塞的发生率很高,因此预防血栓非常重要[13]。

采用 6～8ml/kg 的潮气量,以及调整呼气末正压(positive end-expiratory pressure,PEEP)使吸入气氧浓度(fraction of inspired oxygen,FiO$_2$)处于最低值的肺保护性通气策略对于肺移植供者来说非

表 52-1 器官获取的麻醉

- **设备和用品**

重症监护室的呼吸机

支气管镜

保温毯

血液加温仪

冰块

- **再次确认事项**

宣布死亡

死因

知情同意

血型

- **液体**

乳酸盐林格液

白蛋白

- **药物**

升压药物（加压素、去甲肾上腺素、多巴酚丁胺、去氧肾

　上腺素、麻黄碱、多巴胺）

抗生素

神经肌肉阻滞剂

肝素

类固醇皮质激素（每个采集团队）

聚维酮碘（每根鼻胃管，若采集胰腺）

乙酰半胱氨酸（每个器官获取组织）

胰岛素

甘露醇、呋塞米

前列地尔

常重要[14]。尽管有临床前研究，但是脑死亡供者和活体供者的缺血前、后以及远期预处理并没有被用于临床实践[15]，在早期实验中，维持供者心脏跳动的离体灌注方法与传统的保存方法产生了相似的结果[16]。

在确定心脏供者时，供者的心脏病史非常重要，并且心电图和超声心动图也是必要的检查，理想的心脏供者年龄要小于 50 岁且血流动力学稳定。若供者存在严重的胸外伤、心脏疾病、活动性感染、长时间心脏停搏、恶性肿瘤、人类免疫缺陷病毒（human immunodeficiency virus, HIV）感染、肝炎或心内注射史，则从理想供者变为边缘供者。确定供者脑死亡之前的整体健康状况，这有利于指导实验室评估，包括心导管检查。对于患有肺动脉高压的受者，优先选择年轻的、缺血时间较短的、正性肌力药物需求较少的和较大器官的供者。测定人类白细胞抗原分型和 ABO 血型系统相容性。一般要求，供受者体重相差在受者体重范围的 20% 以内；非紧急手术时，最好控制在 30% 以内。

器官获取过程中的麻醉管理应以采集团队的需求为指导，他们可能来自不同的医疗中心，根据所采器官的不同而需求各异。因此，UNOS 为管理器官供者提供了一项资源，致力于改善对供者的照顾从而改善移植器官的功能[1]。供者转运至手术室时经常需要使用 PEEP，如果在 ICU 内采用的是更复杂的通气模式，那么在转运过程中及手术室内应继续使用。

供者管理的主要目的是维持容量和灌注，因此中心静脉压（central venous pressure, CVP）监测是度量标准。CVP 应维持在 6～12cmH₂O，当使用肺动脉（pulmonary artery, PA）导管评估心功能时，保持肺动脉楔压低于 12mmHg。外科医生在采集肺时希望维持较低的 CVP，因此在采集肺前需要使用利尿剂。在采集肾时通常希望有高充盈压。应努力保持血清钠水平低于 155mmol/L，钠含量较高与移植肝功能低下相关[17]。

供者的氧合、灌注和正常体温都是麻醉管理的重点，治疗的精确目标需要与手术团队进行协调和沟通。通常动脉血二氧化碳分压（partial pressure of carbon dioxide, PCO_2）应维持在 30～35mmHg。

在肺切除前，外科医生会进行支气管镜检查。可能需要糖皮质激素和前列地尔来改善肺保护液的循环。

在采集之前，脑死亡患者的供肺比其他器官更容易受到损伤，损伤可能来自挫伤、误吸，或是液体复苏引起的水肿，因此许多多器官供者不符合肺供者的理想标准（表 52-2）。由于供肺的短缺，器官捐献标准被拓宽了。例如，一项关于 UNOS 数据的综述显示，64 岁以下的肺供者与 55 岁以下的肺供者没有明显的区别[19]。另一个在严格标准之外的例子是接受一些有吸烟史供者的肺。痰革

表 52-2 理想的死亡肺供者特点

- 年龄<55 岁
- ABO 血型系统兼容性
- 胸部 X 线正常
- 无吸烟史；累计吸烟量<20 包年（吸烟者每天吸烟的平均包数乘以烟龄）
- 机械通气<5d
- FiO₂ 为 1，PEEP 为 5cmH₂O 时，PaO₂>300mmHg
- 无胸外伤
- 无误吸或脓毒症的证据
- 痰革兰氏染色呈阴性
- 支气管镜检查正常

兰氏染色和培养在所有的肺供者中都是常规的，对革兰氏染色阳性的供者使用抗生素可以降低移植后感染的风险；然而，支气管肺泡灌洗液中存在有机体与生存率下降相关[20]。一项研究建议，应将支气管镜下可见误吸证据、双侧肺浸润或持续脓性分泌物作为供者排除标准[21]。缺血时间仍应小于 7h[22]。除了一般的免疫学标准外，供者-受者相容性基于身高和/或肺总量。DCD 仍对肺移植有帮助，而离体肺灌注正成为一种扩大肺供者库的方法[23]。

为了采集心脏，外科医生切开心包，在主动脉根部注入心脏停搏液；随后结扎大静脉，压缩心脏并放血，心脏停搏液用于诱发心脏停搏，最后夹闭主动脉。心脏切除术后，供者的心脏在冰沙中保存。若供者的心脏和肺提供给同一个受者，则应进行联合心肺切取。外科技术已经发展到允许三个受者接受同一个胸部供者的器官：两个单肺移植和一个心脏移植[18]。首先移除心脏，在左心房留一个切口与肺相通。采集团队会要求在心脏进行放血和切除之前（对供者）进行全身肝素化。给予心脏停搏液，心脏停止射血，然后摘除心脏。气管切断，肺被整块摘取以备后期分离。

供者短缺导致边缘（扩大标准的）供者的使用率增加，并且出现了同意接受 ECD 的受者备选名单。避免使用边缘供者的主要原因是原发性移植物功能不全（primary graft dysfunction，PGD）风险的增加。边缘供者通常用于不符合标准受者条件的患者，其中高龄是一个常见原因。成为边缘供者的常见因素是肝炎筛查试验异常，左心室（left ventricular，LV）功能障碍或冠状动脉疾病，高龄和 DCD。

心脏死亡供者（循环终止后）

2007 年，联合委员会授权美国医院与器官获取组织合作制定 DCD 政策和协议，以应对供者短缺的问题，但 DCD 协议并没有被普遍采用。美国 2015 年 DCD 占所有供者的 16.3%（根据器官获取组织学会），已占相当大的比例，但是 DCD 的器官使用量仍然少于脑死亡供者（donor of brain death，DBD），这表明 DCD 协议需要进一步优化。儿童 DCD 也为移植提供了优质的器官，美国儿科学会已经批准使用[24]。关于 DCD 移植物的经验表明，DCD 供肾可增加移植肾功能延迟的风险，并且成

本增加，但与 DBD 供肾相比，远期肾功能并没有降低；与 DBD 供肝相比，DCD 供肝的生存率普遍较低[1]。

各中心之间 DCD 的规划和管理协议不同。因为任何一个医疗中心都不太可能对于这些供者有丰富的经验，所以 UNOS 提供了一个非常好的快速参考手册。DCD 通常存在被认为不可恢复的严重脑损伤，但可能有脑电活动。死亡的定义是终止无效治疗措施后循环停止（动脉监测显示脉压为零，或多普勒监测显示无血流）和呼吸停止。撤除生命支持的时机是能够使这些供者的器官功能最大化。临终关怀最好由在 ICU 照顾患者的同一医疗小组负责。器官捐献和任何前期器官保护措施，如给药或血管置管，都需要知情同意。

合适的 DCD 是在撤除生命支持后预计 1~2h 之内死亡的患者。如果患者没有在预计时间窗死亡，那么供者护理计划就应该到位，并且最好将治疗交给了解患者和其家庭的医疗团队。预测撤除生命支持后 1h 内死亡并不是一门精确的科学，因此使用评估工具可以帮助预测哪些患者会在这个时间段内死亡（表 52-3）。若要宣布死亡，在开始器官复苏前循环和呼吸应至少停止 2min。此外，还开发并验证了一套预测儿童 DCD 死亡的评分系统[25]。

表 52-3　UNOS 共识委员会关于儿童 DCD 撤除生命支持后 60min 内死亡标准

- 呼吸暂停
- 呼吸频率<8 次/min 或>30 次/min
- 多巴胺使用≥15μg/（kg·min）
- 左或右心室辅助装置
- 静脉-动脉或静脉-静脉体外膜氧合
- 呼气末正压≥10cmH$_2$O 和 SaO$_2$≤92%
- FiO$_2$≥0.5 和 SaO$_2$≤92%
- 去甲肾上腺素或去氧肾上腺素使用量≥0.2μg/（kg·min）
- 无起搏器辅助的心率<30 次/min
- IABP 1:1 或多巴酚丁胺或多巴胺使用量≥10μg/（kg·min）和 CI≤2.2L/（min·m^2）
- IABP 1:1 和 CI≤1.5L/（min·m^2）

UNOS，器官共享联合网络；DCD，心脏死亡供者；SaO$_2$，动脉血氧饱和度；IABP，主动脉内球囊反搏；CI，心指数。

呼吸和循环停止 5min 以上进行器官复苏可能会危及器官的质量，但是这一限制已经被合理的移植结局拓宽。在采集过程中手术管理的主要目

标是控制热缺血时间(采用快速冷却技术和最小原位切除)[26]。

据报道,在 DCD 和 DBD 肾移植之间,术中不良事件并无显著差异。最近的一份报告显示,手术室内(肝素化后)撤机比 ICU 内撤机对供肝功能更有利[27]。

活体肾供者

对于活体供者的护理,安全与舒适是首要考虑的问题。活体供者必须健康,没有重大的心肺、神经或精神疾病,糖尿病,肥胖或高血压,肾功能必须正常,无肾结石或蛋白尿病史。绝大多数活体移植肾是通过腹腔镜采集,只有少数需要机器人辅助[28]。最近的一项全美研究表明,机器人辅助肾脏采集的并发症高于手辅助腹腔镜肾脏采集手术[28]。据估计,2.4% 的肾供者发生了麻醉 / 手术并发症[28],提示需要加强康复治疗,包括术前的碳水化合物负荷,使用非阿片类麻醉药,以及腹横肌阻滞[29]。麻醉和腹腔内二氧化碳注气都是腹腔镜手术所必需的,这些可减少肾血流量,因此建议使用多种液体疗法来减少肾前性损伤。手术前一晚的液体负荷(与手术开始时液体管理相比)与手术过程中较好的肌酐清除率相关[30],有人建议在气腹前使用胶体液推注。当以 CVP 值为液体治疗的目标时,CVP 可能并不能准确地反映患者在侧卧位和气腹时的容量状态[32]。氧化亚氮禁用于腹腔镜活体供肾切取术,因为膨胀的肠管会妨碍外科医生的操作[33]。为了患者的舒适,通常在麻醉诱导后放置中心静脉导管(若使用的话)。

供肾切取术属于不复杂的手术,可在手术室内拔除供者的气管导管。预防深静脉血栓形成是必要的。对于开放式活体供肾切取术,患者采取侧卧位,弯曲床面以暴露和拱起侧腹。供者一般采用全身麻醉,但硬膜外麻醉、腰硬联合麻醉(复合静脉使用丙泊酚)[34]以及全身麻醉与硬膜外麻醉联合技术也可使用。供肾切取术后疼痛严重,通常使用患者自控镇痛,然而疼痛仍然可能严重到限制患者的呼吸和活动。此外,一项对 123 名供者的调查显示,1/3 的患者在开放式手术后有慢性疼痛[35],这表明术后疼痛管理并不理想。早期并发症包括肺部并发症(肺不张、气胸、肺炎),尿路感染和伤口问题;远期并发症包括肾功能下降,高血压,蛋白尿和精神疾病(焦虑、抑郁)[36]。一些医

疗中心为供者提供术后 1 天的过渡监护治疗病房或 ICU 治疗,但总的住院时间通常只有 2～4 天。术后第一天拔除导尿管,应告知患者完全康复(即感觉正常)需要 4～6 周,尤其是开放式手术后。幸运的是,围术期死亡病例罕见,但在患者术前谈话中不能否认这种可能性。

活体肝供者

传统上,活体肝供者会接受阶梯式的移植前评估,以防止非自愿捐赠的发生,但如今越来越多的活体供者被用于急性肝衰竭(acute liver failure, ALF)受者[37]。肝左叶捐赠(Ⅱ 和 Ⅲ 段)经常发生在父母和孩子之间,受者小于 15kg。虽然肝左外叶切取术是大手术,但通常可以被耐受(图 52-1)。尽管如此,活体肝左叶供者必须健康,并且没有血栓栓塞性疾病病史或风险。相比之下,供者右半肝切取术是成人之间肝移植的主要术式(图 52-2),且存在重大风险。供者的剩余肝体积必须大于原体积的 35%,以防止供者发生小肝综合征。老年供者或有胆汁淤积性或肝细胞性疾病(包括脂肪变性)患者中该综合征的风险升高[38],因此成人间的活体供者应排除肝脏疾病。据估计,美国活体肝供者的早期死亡率为 1.7‰[39],这对于供者和受者家庭来说都是毁灭性的。对右肝供者来说,严重并发症的发生率非常高(各中心不同,最高达供者的 1/3),其中包括空气栓塞、肺不张、肺炎、呼吸抑制和胆道损伤[40-42]。然而有经验的移植中心报告的并发症发生率为 10%,他们正在为右肝供者制订加速康复方案。绝大多数移植中心不会为重症受者实施成人 - 成人活体肝移植。

大面积肝脏切除可能需要完全阻断肝静脉(夹闭肝蒂,通常不夹闭腔静脉)。毫无意外,静脉回流会明显下降。慢性肝病患者侧支循环不发达,因此夹闭肝蒂时正常供者可能会出现明显的低血压,维持血压主要依靠内源性血管升压素和去甲肾上腺素的反射性增加[44]。因此,在夹闭之前应该给予适当容量负荷,但一些医疗中心试图通过维持低 CVP 来减少失血,然而在其他医疗中心 CVP 并不是常规监测。证明低 CVP(减少输血需求)的好处大于风险(肾脏损害,空气栓塞)的充分有力的研究难以实施,且实践差异很大。如果需要使用血管活性药,血管升压素和去甲肾上腺素是增强正常内源性反射的合理选择。据报道,

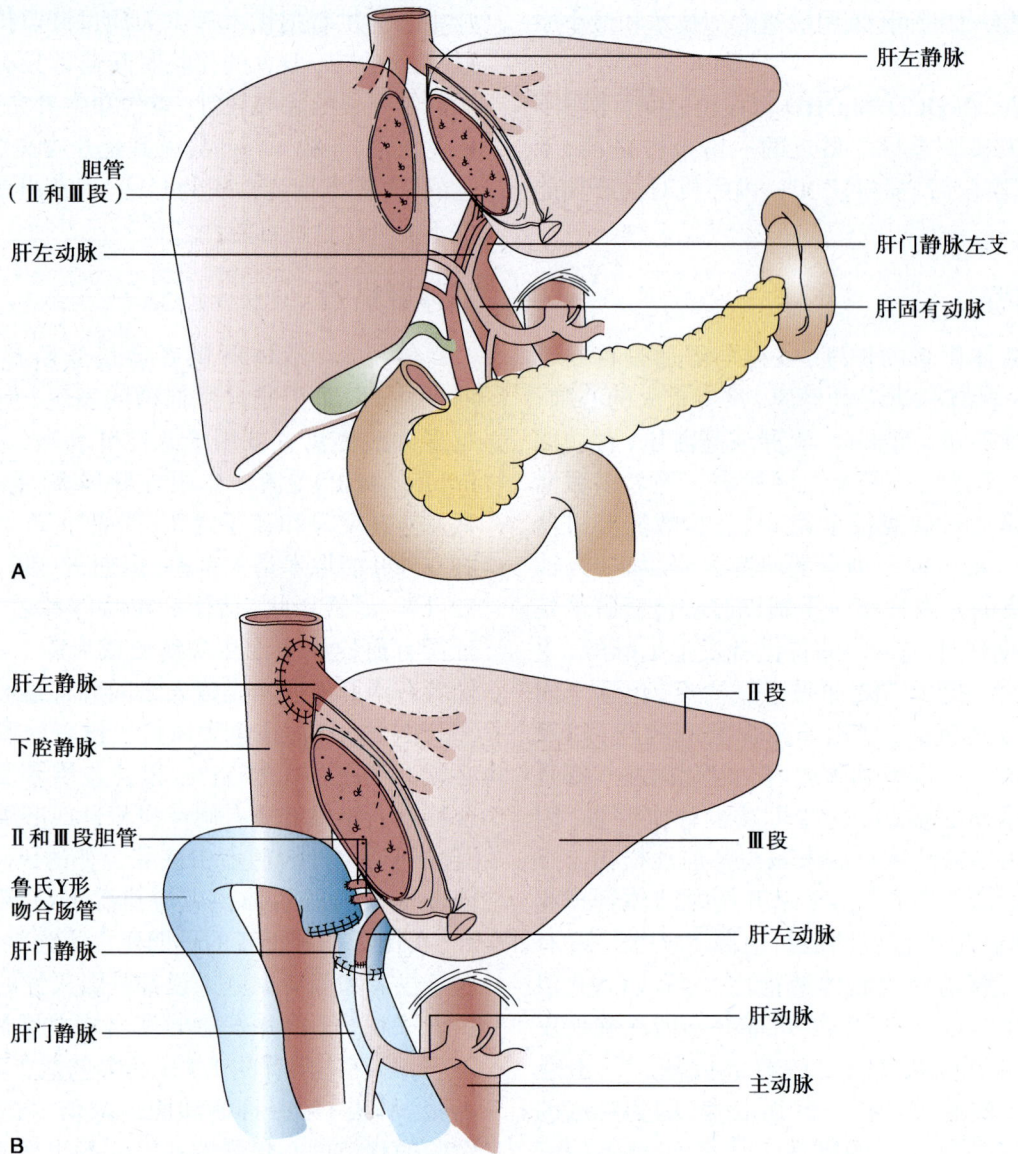

图 52-1   左外叶供肝活体肝移植(Ⅱ、Ⅲ段肝脏移植)
A:供者术式。B:受者手术完成后

在肝切除术中,等容血液稀释法减少了同种异体红细胞的需要量[45],在有经验的医疗中心,失血量通常少于1L,且输血需求通常不高。血液回收是有用的,一些中心为供者提供自体血回收,两者都可以减少异体输血的需求。如果有专业技术支持,经食管超声心动图检查(transesophageal echocardiography,TEE)是较理想的选择,并且可避免中心静脉置管。大多数供者的气管导管都可以在手术室内安全拔除,低体温导致的不能在手术室内拔管是可以预防的。肝供者可以使用各种全身麻醉药,硬膜外镇痛有助于疼痛管理[46],而在某些医疗中心,对有潜在围术期凝血功能障碍的患者仍首选患者自控镇痛,由外科医生放置的腹壁导管也有助于术后镇痛[47]。有些医疗中心采用腹腔镜肝左叶(Ⅱ、Ⅲ段)切除术和肝右叶切除术,尽管人们对腹腔镜肝右叶切除术的规范化心存疑虑[48]。

低磷酸盐血症(尿中磷酸盐丢失过多)在肝切除术后较为常见[49],应输注磷酸钠治疗以维持磷酸盐水平在3.5~5.4mg/dl,除非患者有严重的肾功能损伤(肌酐清除率<30ml/min)。在肝切除术后,包括国际标准化比值(international normalized ratio,INR)在内的肝功能检查是异常的,通常在三个月内恢复到基线水平,然而轻度肝功能异常可持续到术后一年。一些活体肝供者在肝切除术后可表现为慢性血小板减少[50]。

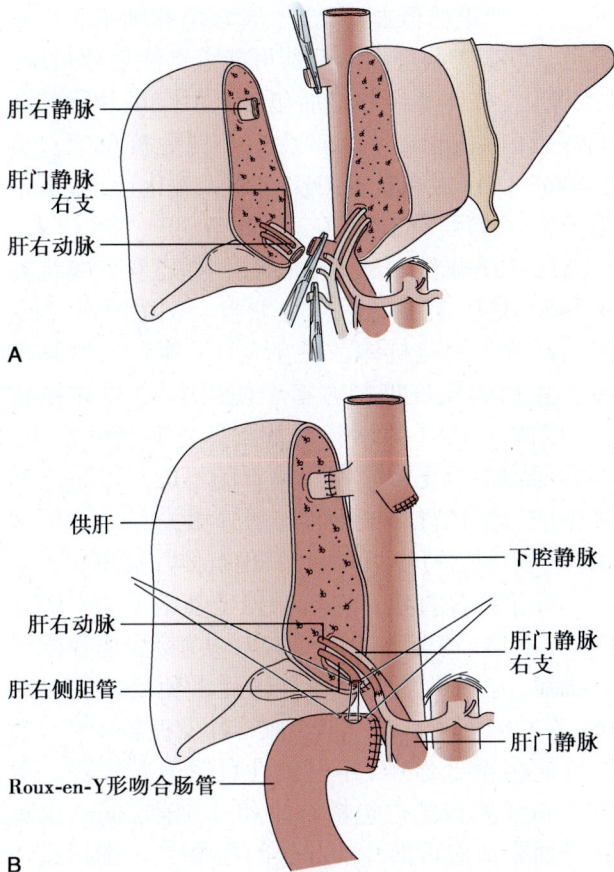

图52-2　右半肝供肝活体肝移植（Ⅴ至Ⅷ段肝脏移植）
A：供者术式。B：受者手术完成后

免疫抑制剂

抑制同种异体移植免疫反应的药物副作用很大。肠道吸收、遗传和这些药物所诱导的代谢差异存在相当大的变异，所需药量随着年龄增长而变化，以及特异性并发症，这些都要求免疫抑制治疗个体化。患者免疫抑制治疗不足有发生排异反应的风险；过度免疫抑制又可能有毒副作用，尤其是对肾脏。所有的免疫抑制方案都存在较大的风险，包括感染、恶性肿瘤和进行性血管疾病。不同的医疗中心免疫抑制方案不同，麻醉医师必须与移植团队沟通，以获得每位患者的免疫抑制剂的方案和剂量，尤其在免疫抑制剂的选择范围越来越大的情况下[51]。特别重要的是，在安排移植后患者手术时，需与移植协调员一起审查药物方案，因为移植团队需要获得药物峰值和谷值浓度信息，而这些信息可能不会记录在病历中。

免疫抑制患者在术中应特别注意无菌操作，围术期应持续使用抗生素、抗真菌药及抗病毒药。慢性免疫抑制并发症见表52-4。

表52-4　慢性免疫抑制并发症

中枢神经系统	高钾血症
癫痫阈值降低	低镁血症
心血管系统	**血液/免疫系统**
糖尿病	感染风险增加
高血压	恶性肿瘤风险增加
高脂血症	全血细胞减少
动脉粥样硬化	**内分泌系统/其他**
肾/电解质	骨质疏松
肾小球滤过率降低	伤口愈合不良

钙调磷酸酶抑制药

自钙调磷酸酶抑制药（calcineurin inhibitor，CNI）环孢素进入临床使用，就开启了现代移植时代。CNI仍然是实体器官移植受者免疫抑制的主要药物，他克莫司被广泛应用。钙调磷酸酶被抑制后，改变活化T淋巴细胞的核因子，释放核因子κB并使其转移到细胞核中，在细胞核中增强T淋巴细胞白细胞介素-2（interleukin-2，IL-2）的转录。CNI通过这些信号转导途径抑制T淋巴细胞的活化、分化和细胞因子的产生[52]。

钙调磷酸酶参与了多种细胞活动，因此抑制钙调磷酸酶可引起明显副作用，包括高血压（通常需要治疗）、高脂血症、缺血性血管疾病（包括心脏受者）、糖尿病和肾毒性。环孢素可引起急性肾病，不过停药后可逆转。但环孢素对肾脏的慢性损害更为棘手。多种药物与CNI联合使用可减少CNI需求量。然而某些药物与CNI合用时可能引起肾功能障碍，其中包括两性霉素、复方磺胺甲噁唑、西咪替丁、万古霉素、雷尼替丁、妥布霉素、美法仑、庆大霉素和非甾体抗炎药[53]。

缺血性心脏病是肾移植受者死亡的首要原因，有部分患者是移植前就存在潜在疾病。但CNI是加重冠状动脉性心脏病（简称"冠心病"）的危险因素。值得注意的是，终末期肝病（end-stage liver disease，ESLD）不能保护患者免受冠心病的侵袭，肝移植患者在移植后也有发生缺血性心脏病的危险。神经系统副作用使得CNI方案更加复杂，包括他克莫司诱导的多发性神经病[54]和脑病[55]。免疫抑制剂的使用因手术而中断，或使用多种可能存在相互作用的药物时，应重新评估他克莫司血药浓度。

他克莫司的代谢是通过细胞色素 P-450 3A4 完成的,并可引起其表达上调。环孢素在罕见情况下可能延长泮库溴铵的作用[56-57]。环孢素从口服转换到静脉用药时,静脉剂量大约为口服剂量的 1/3。他克莫司的常用剂量为 0.15~0.3mg·kg^{-1}·d^{-1},分两次给药。他克莫司从口服转为静脉注射时,静脉初始剂量约为口服剂量的 1/10。应警惕胆固醇合成酶抑制剂与环孢素的相互作用,因为已有报道在少数服用辛伐他汀和环孢素[58]的患者中发生了横纹肌溶解。

类固醇皮质激素

类固醇皮质激素破坏了 T 细胞、抗原提呈细胞和巨噬细胞中许多细胞因子的表达。这些药物既可用于免疫抑制的维持,也可用于急性排斥反应的冲击用药。特别是对于发育中的儿童,减少类固醇皮质激素使用方案越来越受欢迎。众所周知的副作用有高血压、糖尿病、高脂血症、体重增加(包括库欣综合征的特点)和胃肠道溃疡(见第 47 章)。对于长期类固醇用药的患者,与移植团队沟通类固醇围术期用药的时间和剂量十分重要。由于担心类固醇皮质激素会导致丙型肝炎复发[59],丙型肝炎患者在肝移植期间可停用类固醇皮质激素。

多克隆抗体和单克隆抗体

Ippotili 等人[60]曾对抗胸腺细胞球蛋白(anti-thymocyte globulin, ATG)发表过综述,用人胸腺细胞对动物进行免疫化,然后从中提纯的兔免疫球蛋白 G 就是 ATG,因此既往有兔暴露史是 ATG 暴露血清病的危险因素。多克隆免疫球蛋白 G 抗体也可在马体内培养。它们通过消耗免疫细胞(主要是 T 细胞)抑制免疫系统,并与参与黏附、细胞转运和缺血再灌注损伤的多种细胞表面分子相互作用。ATG 在治疗急性排斥和诱导免疫抑制方面历史悠久,特别是在已致敏的移植受者和采用减少类固醇和钙调磷酸酶方案的患者中。麻醉医师应警惕,ATG 的罕见副作用有急性和严重的血清病[61],表现为下颌疼痛,需要停药、血浆置换和类固醇皮质激素来治疗[62]。

OKT3 单克隆抗体还针对 T 细胞受体复合物的一个组分,通过阻断 T 细胞功能来影响免疫抑制。给清醒患者(尤其是初次给药)快速注射 OKT3 单克隆抗体可导致全身虚弱、发热、寒战和

低血压,严重的低血压、支气管痉挛和肺水肿也有报道。OKT3 制剂在给药前可能需要注射器过滤。"人源化"抗体是经改进后包含人恒定区片段的免疫球蛋白,使患者不会产生抗小鼠免疫反应。莫罗单抗 -CD3 鼠单抗是 OKT3 的人源化形式,通常用于急性排斥反应[63]。

IL-2 受体(CD25)拮抗剂,例如巴利昔单抗和达利珠单抗,是针对活化 T 细胞上表达的 IL-2 受体的部分人源化抗体。现在大约一半的心脏移植中心在初始免疫抑制方案中使用 IL-2 受体拮抗剂,以减少 CNI 的用药剂量及其心血管副作用。这类药物最常见的副作用是胃肠不适。不过巴利昔单抗与年轻肾移植患者肺水肿相关[64]。一般来说,这些新抗体的副作用比其他抗体疗法更少[65]。

贝拉西普直接针对抗原提呈细胞上的 CD80/CD86 配体,该配体通过 CD28(共刺激)途径激活 T 细胞,它被批准用于肾移植受者免疫抑制的维持,与 CNI 药物相比,其心血管并发症较少[66],输注反应包括低血压,不过急性反应通常较轻。免疫抑制剂的新靶点包括补体和 B 细胞,同时也有针对加剧缺血再灌注的分子的药物[66]。据报道阿仑单抗[67]的副作用包括凝血功能障碍,它主要识别 B 细胞上的 CD52。利妥昔单抗是另一种抗 B 细胞抗体,作用于 CD20,用于体液性排斥反应。

哺乳动物雷帕霉素靶蛋白抑制剂

哺乳动物雷帕霉素靶蛋白抑制剂通常与 CNI 联合,以减少剂量相关副作用(减少钙调磷酸酶使用方案)的并发症,例如肾毒性。雷帕霉素靶蛋白参与促进蛋白质合成的复杂信号通路,其中包括若干调节细胞增殖的通路。因此,哺乳动物雷帕霉素靶蛋白抑制剂如西罗莫司(雷帕霉素)是抗增殖的,除了用于免疫抑制,在癌症治疗中的应用也逐渐增加。与环孢素和他克莫司相似,西罗莫司通过细胞色素 P-450 3A 同工酶在肝脏中代谢,但西罗莫司和 CNI 合用不会增加 CNI 药物需求量。实际上这两种药物有协同作用[68]。地尔硫草可提高西罗莫司血药浓度[69]。

嘌呤拮抗剂

嘌呤拮抗剂包括吗替麦考酚酯和硫唑嘌呤。硫唑嘌呤在血液中水解为巯嘌呤,是一种嘌呤类似物和代谢物,能够在细胞周期的 S 期结合到 DNA 中。有丝分裂的必要前提是合成 DNA,而硫

唑嘌呤具有抗增殖作用。抗增殖药物的作用基于免疫激活意味着淋巴细胞会发生暴发性增殖的事实。之所以发生副作用，是因为其他增殖细胞（胃肠道、骨髓）也受到影响。抑制骨髓细胞周期可导致全血细胞减少。心脏停搏和严重上呼吸道水肿是比较罕见的并发症[70]。静脉使用剂量约为口服剂量的一半。

吗替麦考酚酯代谢后成为抑制嘌呤合成的分子。它的副作用包括白细胞减少、血小板减少以及红细胞再生障碍[71]，因此它被认为有致畸性[72]。其常用口服剂量为 1~1.5g，一日两次。

细胞治疗

移植的理想状态是不使用免疫抑制剂的情况下耐受器官移植物，可通过联合使用骨髓和同一供者的带骨髓的实体器官移植物来实现[73]。

间充质干细胞（mesenchymal stem cell, MSC）是一种抗炎干细胞，目前有多项临床试验将它作为移植免疫抑制的辅助。MSC 是从骨髓或脂肪（和其他来源）中很容易分化出来的多能细胞，并且可以自体使用，同种异体来源也没有细胞毒性 T 细胞排斥的风险，它们在器官移植中的首次应用是用于治疗骨髓移植受者Ⅳ级移植物抗宿主病[73]。MSC 对免疫应答具有多效作用，包括抗 T 细胞增殖。用于实体器官移植的 MSC 试验的目的是减少所需的免疫抑制剂剂量，并且用于肝、肾、心脏、肺和胰岛移植的临床试验正在进行中。数千次的治疗使用后，尚无 MSC 输注或注射的急性不良反应的报道。

角膜移植

角膜是美国最常见的移植器官，每年约 46 000 例。角膜移植可以在局部麻醉（通常联合静脉镇静）、区域麻醉或全身麻醉下进行，取决于具体手术细节。喉罩与气管插管相比，可降低术后咳嗽引发高眼压症的可能性[74]。角膜移植受者通常是老年人，麻醉的主要目标之一是维持低眼压（见第 49 章）。患者从手术室转运时的体位（床的倾斜角度）应由外科医生指导。角膜内皮移植术的侵入性小于完全角膜置换术，所以患者可能很少需要俯卧位或头低脚高位。移植后第一年移植失败的最常见原因是角膜同种移植物排斥反应。

肾移植

术前注意事项

2014 年 12 月肾供者风险指数（Kidney Donor Risk Index, KDRI）的使用改变了美国肾源的分配方式，并且针对尸体供者捐献，肾供者概况指数（Kidney Donor Profile Index, KDPI）旨在为预期移植后存活期最长的患者配对最优肾源。KDRI 取代了仍较窄的边缘供者标准，将年龄、身高、体重、种族、高血压史、糖尿病史、死亡原因、肌酐、丙型肝炎及 DCD 状态等因素包括在内。该系统的目的是使以下患者受益：长期透析、B 型血以及高度致敏的患者。这一变化产生的影响尚未见系统分析报告。有人近期提出活体供者的 KDPI 来比较供肾的质量[75]。

美国终末期肾病（end-stage renal disease, ESRD）的患病率约 0.17%，在 2014 年完成 17 107 例肾移植手术，其中 11 570 例来自尸体供者，5 537 例来自活体供者。最常见的受者年龄组是 50~64 岁（6 645 例），还有 3 325 例受者年龄超过 65 岁。2014 年，有 4 761 例患者在排队等待肾移植的过程中死亡，另有 3 668 例患者因病情过重无法耐受移植手术。

需要行肾移植的病因见表 52-5。其中相当一部分潜在的病因也是冠心病的危险因素，因此术前评估的重点是心血管功能，但是全面的检查也十分必要。

表 52-5　等待肾移植成人患者的诊断

诊断	患者比例/%
2 型糖尿病	29.1
高血压（包括恶性高血压）	21.7
再次移植/移植失败	6.8
多囊肾病	6.4
局灶性肾小球硬化	5.1
1 型糖尿病	3.7
IgA 肾病	3.4
系统性红斑狼疮	2.6
其他/未记录	9.7

透析患者大约有一半死于心力衰竭（简称"心衰"），心血管疾病是肾移植术后死亡（同时移植器官失功）的主要原因[76]，因此移植前和移植后，纠

正心血管风险因素至关重要,包括高血压和高脂血症。肾移植受者常存在贫血,心指数偏高。年龄大于50岁(无论是否合并冠心病风险因素)的患者都要采用多巴酚丁胺负荷试验或心肌闪烁显像进行筛查,关于等候名单中的患者重复检查的间隔时间,各研究中心有所差异;周围血管疾病也同样需要评估。另外,麻醉医师应在移植前再次评估肺功能检查(pulmonary function tests,PFTs)(见第15章),PFTs对1型糖尿病患者尤其重要,因为他们普遍存在肺容量和肺弥散量降低,这些患者PFTs异常的确切原因尚不明确,不过临床研究表明肾移植或胰腺移植后,若能长期维持血糖水平正常,肺功能可有所改善[77]。有肾脏疾病的患者通常处于高凝状态,因此需要进行详细评估以便于在围术期纠正[78]。

所有实质器官移植的患者都要通过肿瘤筛查(乳腺X射线摄影、巴氏试验、结肠镜检查、前列腺特异性抗原)和感染筛查(口腔科评估、病毒血清学)。移植前患者应控制好血糖,评估精神稳定性以及社会关系。肾移植的禁忌证包括:严重的心、肺或肝脏疾病;大多数恶性肿瘤以及活动性感染或无法治愈的感染,如结核病。

依赖透析的患者在手术前应接受透析。尸体供肾在24h的冷缺血时间内移植是安全的,甚至36h内也有可能,因此允许术前安排透析。经过术前透析,术中很少发生高钾血症。ECD经常用于肾移植,选择使用ECD供肾的因素有:年龄(>60岁)、肌酐水平、可能致死的卒中以及高血压。DCD供肾也是ECD的一种,因为要尽量缩短冷缺血时间,所以ECD会影响移植日程的安排,移植肾功能延迟可能导致DCD受者术中情况变得复杂[79]。不过最近英国移植登记处的报道中称DCD和DBD供肾移植的远期预后是相似的[80]。

肾配型原则在2014年底有所变化,改善了供者和受者之间的寿命匹配,更加照顾到那些难以配型(高度敏感型)患者或长期透析患者。最初的数据显示这些目标已达到,不过代价是冷缺血时间延长以及移植肾功能延迟[81]。肾配型与肝配型相比复杂得多,最新肾配型原则可以登录网站查询。

术中管理

肾移植可以在硬膜外麻醉或脊髓麻醉下完成,虽然报道硬膜外麻醉的患者术后镇痛效果更好,不过绝大部分是全身麻醉[82]。对尿毒症患者血小板功能异常以及术前透析存在肝素残留的顾虑,限制了区域麻醉在肾移植中的应用。需回顾患者术前用药清单,这类患者通常会使用抗高血压药。尽管建议各不相同,且肾移植患者尚未得到充分研究,但应考虑在移植前维持β阻滞剂和停用血管紧张素Ⅱ受体阻滞剂[83]。

推荐在伴有胃轻瘫的糖尿病患者中使用快速顺序诱导(事先口服双枸橼酸钠),艾司洛尔可能有利于减轻插管时的血流动力学反应[83],贫血、高血流动力学患者对诱导剂如丙泊酚的需求可能更大[84]。虽然在合并ESRD的患者中作用时长有所差异,但是若计划行快速顺序诱导,建议使用罗库溴铵[85]。同样,在肾衰竭患者中,瑞帕库溴胺的血浆清除率也降低,但对神经肌肉阻滞监测终点进行剂量滴定可防止苏醒延迟[86]。一般来说,应该避免使用长效去极化型肌松药,但可使用短效药物如顺阿曲库铵(经Hoffman清除)。切皮前应使用抗生素。在大多数中心,会放置中心静脉导管(三腔管),便于监测CVP以及给药,还会留置导尿管。

切口一般位于右下腹,便于将移植肾放入髂窝。受者髂动静脉会分别与移植肾动静脉连接,然后将输尿管与受者膀胱相吻合。如果肾太大,不便于置入髂窝,可置于腹膜后间隙,髂血管可用于吻合,也可能会用到主动脉或下腔静脉。

麻醉需要考虑的主要问题是维持肾血流量。吸入与平衡静脉麻醉相比,哪一个更利于保存供肾血流尚无数据报道。同样,吸入麻醉气体的选择对移植后肾功能亦无明显影响,异氟烷、七氟烷和地氟烷都在使用。在ESRD患者中吗啡的效应是延长的,而大剂量哌替啶的代谢产物去甲哌替啶会发生蓄积;同样瑞芬太尼代谢产物也会蓄积,芬太尼、阿芬太尼和舒芬太尼的药代动力学正常,不过由于此类人群药代动力学上的个体差异,应警惕术后呼吸抑制的风险[87]。

患有高血压的肾移植患者通常需要围术期使用抗高血压药。钙通道阻滞剂对使用环孢素的高血压移植患者的肾保护作用已经研究得比较透彻,不过术后使用血管紧张素转换酶抑制药(使用率逐渐增加)和α受体阻滞剂可能跟钙通道阻滞剂效果相同[88]。移植手术中最佳血流动力学目标是维持收缩压高于90mmHg,循环系统平均充盈压高于60mmHg,中心静脉压高于10cmH$_2$O。通常使用等张液体和调节麻醉药剂量就可以达到目的，不需要使用血管升压药。不同中心的血流动力学管理差异较大，所以外科医生和麻醉医师之间的密切沟通至关重要。肾移植中使用的晶体液一般是勃脉力复方电解质溶液，与乳酸盐林格液和生理盐水相比，它能更好地维持酸碱和电解质平衡[89]。

一旦第一个吻合口做好，就要开始利尿（甘露醇和呋塞米同时使用）。手术室里也要备好肝素和维拉帕米，在某些医疗中心，此时会要求麻醉医师给予第一剂免疫抑制剂。移植肾在尿浓缩和钠重吸收方面有所欠缺，所以需要注意电解质。

移植患者控制血糖水平也很重要[90]。一项小规模的单中心前瞻性研究发现，肾移植受者血糖水平高于 160mg/dl 是围术期急性肾功能不全的危险因素之一，可能会导致更严重的缺血再灌注损伤[90]。肾移植术后严格控制血糖可减少排斥反应，糖尿病患者术后血糖水平控制不良会增加病死率[91]。因此，肾移植术中麻醉管理目标之一就是严格控制血糖（80～110mg/dl）。在这类患者中多巴胺改善肾功能的作用并不可靠，部分医疗中心在肾移植术中会使用选择性 D_1 受体激动剂非诺多泮来保存肾功能，较多巴胺更优[92]，不过尚缺乏进一步研究。

虽然肾移植患者术前通常存在贫血（可能已使用促红细胞生成素），但术中很少需要输血。由于免疫抑制，如果巨细胞病毒（cytomegalovirus，CMV）阴性的患者接受了 CMV 阴性的供者器官，输血时倾向于选择 CMV 阴性的血液[93]。白细胞滤器可有效防止 CMV 感染，不过可能略次于输注 CMV 阴性血，整个手术过程应不超过 3h。

多数肾移植并发症在术中难以发现，术后常见并发症有：输尿管梗阻或输尿管瘘、血管栓塞形成、淋巴囊肿、伤口并发症[94]以及出血。血管并发症可导致移植早期失败[95]。

患者自控镇痛是术后镇痛的好办法，尽管镇痛作用时间会延长，但在良好的监护下使用吗啡是安全的。非甾体抗炎药和 COX-2 抑制剂禁止使用。疼痛可能很严重，促使一些医疗中心采用联合阻滞（髂腹股沟 - 髂腹下神经阻滞和肋间神经阻滞）[96]或者腹横肌平面阻滞[97]的方法来控制移植后疼痛。肾移植术后慢性疼痛也很常见[98]，提示应更重视术后早期疼痛管理。

在儿童中，需要肾移植的 ESRD 最常见的病因是出生缺陷（绝大部分是解剖发育异常）。肾大小不匹配会使儿童手术更复杂。成人供肾可能需要放在儿童腹膜后腔。尽管长期腹膜透析可能有助于扩张腹腔容积[99]，但关腹时需要注意吸气峰压，若压力增加需告知外科医生。儿童肾移植较成人肾移植成功率略低，移植肾发生血管栓塞更为常见，同样也存在持续使用免疫抑制剂的问题。

肝移植

术前注意事项

"Share 35"政策从 2013 年 6 月开始执行，为病情最重的患者（MELD 评分＞35 分）匹配肝移植供者，从此病情较重的患者才能接受移植。该方案计划在局部地区为肝和小肠待移植患者共享肝和小肠资源。不过该政策并没有改变肝移植术后整体病死率，部分地区预后甚至变得更差[100]。对等候名单上的肝移植受者来说，低钠血症会增加病死率，尤其是在病情稍轻的患者中[101]。因此在2016 年 1 月修改了 MELD 评分，纳入血钠水平，这是自 2002 年应用该评分以来首次修改[102]。

MELD 计算公式如下：

MELD 评分 =3.8ln［胆红素（mg/dl）］+11.2ln（INR）+9.6ln［肌酐（mg/dl）］+6.4（病因：胆汁性或酒精性 0，其他 1）

MELD-Na 评分=MELD+1.59×（135-血清钠），其中血 Na+ 浓度小于 125mmol/L 与大于 137mmol/L 按 125mmol/L 或 137mmol/L 计算。

数学模型提示，这个改变可能每年会挽救 60人的生命。

各医疗中心肝移植数量上差别很大，然而对特定中心来说，接受移植的数量仅仅是接受肝移植前评估的患者的一部分，而这些评估都要麻醉医师的参与。麻醉医师的参与和投入对肝移植受者的候选资格和最佳准备至关重要。由于肝脏疾病，ESLD 患者可能合并心、肺和肾等多器官功能障碍（表 52-6）。此外，许多肝移植受者年龄超过60 岁。导致肝移植的常见肝脏疾病见表 52-7。丙型肝炎患者药物治疗后，需进行肝移植的数量有所减少，这些药物也为移植后丙型肝炎复发的治疗带来了新的机会。

儿童患者（小于 12 岁）采用儿童终末期肝病（pediatric end-stage liver disease，PELD）评分安排移植顺序，计算公式如下：

PELD 评分 $=10\times[0.48\times\ln(血清胆红素)+1.857\times\ln(INR)-0.687\times\ln(白蛋白)+0.436(年龄<1岁)+0.667(生长障碍)]$

表 52-6 终末期肝病的多系统并发症

系统	后果
中枢神经系统	
脑病(意识错乱到昏迷)	乏力
	血脑屏障破坏、高颅压(急性肝衰竭)
呼吸系统	
呼吸性碱中毒	
肺弥散量下降	低氧血症/肝肺综合征
肺动脉高压	右心功能下降
心血管系统	
全身血管阻力降低	高动力循环
舒张功能障碍	
QT 间期延长	
对正性肌力药反应下降	
对血管升压药反应下降	
糖尿病	
胃肠道	
胃肠道静脉曲张出血	
腹水	
胃排空延迟	
血液	
凝血因子合成减少	手术大出血风险
脾功能亢进(全血细胞减少)	
纤溶机制受损	
肾	
肝肾综合征	药物的肾脏排泄受损
低钠血症	
内分泌系统	
糖耐量异常	
骨质疏松	容易骨折
营养/代谢	肌肉减少和肌无力
其他	
皮肤破损,瘙痒	
药物分布容积增加	
枸橼酸代谢减少	输注新鲜冰冻血浆时需补钙

表 52-7 导致成人肝移植的疾病

肝细胞性疾病
丙型肝炎
酒精性肝硬化
丙型肝炎合并酒精性肝硬化
自身免疫性肝炎
隐源性(特发性)肝硬化
乙型肝炎
小肝细胞癌(通常合并其他肝细胞性疾病)
非酒精性脂肪性肝炎
胆汁淤积性疾病
原发性胆汁性肝硬化
原发性硬化性胆管炎
急性肝衰竭
病毒性(未知)
急性病毒性肝炎(甲型,乙型,丙型)
药物诱导性肝衰竭
肝豆状核变性

对儿童患者来说,禁忌证有尿素循环障碍、有机酸血症与肝母细胞瘤。

合并 ALF 的患者会优先安排供肝,其次是 MELD/PELD 评分最高且血型配型合适的患者。

所有肝移植患者术前会进行传染病筛查,包括 HIV、CMV 和 EB 病毒。跟其他实体器官移植一样,重大感染和恶性肿瘤都是移植的禁忌证。某些医疗中心对 HIV 阳性患者的移植(肾或肝)有丰富经验,不过与 HIV 阴性对照组相比,这类患者病死率有一定程度的增加,但对于 MELD 评分高的 HIV 阳性患者,移植对其存活有利[103]。

在拟行肝移植的患者中,肾功能不全很常见,麻醉管理需要重点关注患有慢性肝病的移植患者的肾功能。对于肝病患者,血清肌酐水平对于评估肾功能不是特别有用。即使血清肌酐升高幅度很小,也可能提示存在严重的肾功能不全,因此 MELD 评分里强调了肌酐。

评估申请肝移植患者的候选资格通常是困难的,这里讨论的几个问题强调在候选资格评估过程中需要移植麻醉医师的参与。ESLD 患者通常 SVR 非常低,心指数高且混合静脉血氧饱和度增加。肝脏疾病常同时合并冠心病,肝移植后 30 天内死亡率最高的病因是心血管疾病[104],因此严格的心脏检查很有必要。尽管对这类患者冠心病诊断的有效性尚未得到很好的证实,但是绝大部分患者会采用多巴酚丁胺负荷超声心动图或心肌负荷闪烁显像来筛查心脏疾病[105]，有明显冠脉病变的患者通常需要行心导管检查来确定是否存在可经术前血管成形术纠正的狭窄。这些试验即使对严重肾功能不全的患者也是安全的[106]。存在严重冠心病的患者一般不适合接受肝移植，除了实验室和影像学检查，功能评定也很重要。一项研究发现，6 分钟步行试验中距离短于 250m 是预测移植后死亡的独立预测因子[107]；另一项小型回顾性研究发现，肌钙蛋白 I 水平高于 0.07ng/ml 的患者肝移植术后可能会发生心血管并发症[108]。

移植前应尽可能地治疗冠心病和其他心脏疾病。梗阻性肥厚型心肌病（hypertrophic obstructive cardiomyopathy，HOCM）和左心室流出道梗阻患者术前可对室间隔进行乙醇消融，便于提升术中心功能[109]。HOCM 患者术中使用 TEE 监测尤其有益，因为肺动脉楔压并不能精确反映这类患者的左心室容量。卵圆孔未闭的患者有术中卒中的风险，某些医疗中心会在术前与心外科医生合作，无创关闭某些较大的分流。非酒精性脂肪性肝炎正逐渐成为肝移植适应证之一，术后心脏事件风险可能增加[110]。

门静脉性肺动脉高压（portopulmonary hypertension，PPH）患者对于移植来说很有挑战性。PPH 的诊断是在肝病背景下进行的，或者肺动脉平均压大于等于 25mmHg，肺血管阻力（pulmonary vascular resistance，PVR）大于 240dyn·s·cm^5，以及肺动脉阻断压小于等于 12mmHg[111]。超声心动图常用来筛查 PPH 和心内分流患者，肺动脉收缩压是根据通过三尖瓣的血液反流速度峰值来估算的，将该速度代入伯努利方程计算右心室与右心房的压力差（$\Delta P = 4v^4$），如果提示中重度肺动脉高压（估算肺动脉收缩压>50mmHg），需行右心导管检查来直接测量压力。多项个案报道和一些小型回顾性研究发现合并 PPH 的患者存在显著的围术期死亡风险，目前的共识是肺动脉平均压大于 50mmHg 是肝移植的绝对禁忌证。肺动脉压为 35～50mmHg 和 PVR 大于 250dyn·s·cm^5 的患者风险明显增加。移植前降低肺动脉压可显著降低移植风险[111]，依前列醇是 PPH 治疗的常用一线药物，可有效地显著降低肺动脉压力，不过需要居家静脉注射。吸入性伊洛前列素在欧洲用于 PPH 的疗效很好[112]。西地那非同样可用于治疗 PPH，而且可在术中通过鼻胃管给药[113]。控制肺动脉压力对严重的 PPH 患者至关重要，混合性内皮素拮抗剂波生坦[114]或选择性内皮素 A 型受体拮抗剂安立生坦[115]或伊马替尼[116]均已成功用于这类患者。肺动脉高压经过治疗后右心衰竭仍未逆转是肝移植禁忌证[117]，吸入性一氧化氮（inhaled nitric oxide，iNO）对于肝移植术中控制肺动脉压特别有效。

ESLD 患者的 PFTs 经常是异常的，大多数患者表现为二氧化碳弥散量下降。肝肺综合征（hepatopulmonary syndrome，HPS）（在吸入空气的情况下，肝病导致肺泡动脉血氧梯度加大）可导致严重低氧血症。超声心动图造影时使用激发的生理盐水来检查肺内血管扩张。以微泡作为对比剂，如果存在心内分流，在左心室射血后三次心跳内就会出现。微泡延迟出现提示存在肺内分流。曾经是移植禁忌证的 HPS 现在已经变成移植适应证，因为这是逆转肝、肺生理功能的唯一方法[118]。如果 HPS 很严重且对氧气完全没有反应，移植风险则很大，因为移植器官可能缺氧、衰竭，导致围术期情况异常复杂。幸运的是大多数 HPS 患者存在一定程度的通气血流比例失调，对氧气存在反应，这个"余地"使移植可以安全进行。

部分难治性腹水患者肾功能正常，用特利加压素治疗可缓解腹水[119]。2013 年 FDA 批准使用特利加压素（罕见病药物。——译者注）治疗腹水。

最近，大量治疗丙型肝炎的新药进入市场[120]，包括蛋白酶抑制剂、病毒聚合酶抑制剂、病毒复制体抑制剂、新干扰素制剂和新利巴韦林制剂。药物与新抗丙型肝炎药物的相互作用刚刚被报道。Telaprevir 可抑制 CYP3A，并使口服咪达唑仑在肝微粒体的清除率显著降低（限制其氧化）[121]；治疗 HIV 感染的蛋白酶抑制剂可与咪达唑仑相互作用，导致镇静作用延长[122]。

术中管理

简单的肝脏移植手术只需要 2～3h，手术结束即可拔除气管导管，但术前无法精确预测手术简单或是复杂，因此术前充分准备非常重要。ESLD 患者腹内压因腹水而增加，通常还合并胃轻瘫，因此推荐使用快速顺序诱导全身麻醉[123]。对于预计复杂的病例，许多医疗中心会放置两个动脉导管，其中之一置入股动脉（若拟行肾移植则放置于左侧股动脉）。PA 置管用于监测 PVR，TEE 也越来越多地用于容量监测，尤其是心脏疾病患者的移植（见第 27 章）[124]，存在食管静脉曲张的患者在肝移植手术时使用 TEE 导致大出血并发症的很少见，不过对这类并发症的担心限制了 TEE 在某些中心的使用[125]。复杂的病例通常采用两个大口径（9French）导管用于快速静脉输液，在许多医疗中心，如有必要，麻醉医师会放置静脉-静脉转流（veno-venous bypass，VVB）的经皮管道，但大多数美国中心外科采用保留腔静脉技术，很少使用 VVB。所有患者均放置导尿管与鼻胃管；手术室需准备至少输注 500ml/min 温热血液的快速输注系统。切皮前需确认备血，保持体温正常对凝血功能至关重要，使用液体加温器和充气加温毯盖住腿部和上身可维持体温。

肝移植传统上分为三个期：病肝切除期、无肝期、新肝期，移植物再灌注标志着新肝期的开始。移植第一期的主要问题是凝血功能管理和保护肾脏，所以这一阶段麻醉的重点是纠正凝血功能障碍和维持血容量以保护肾功能。一些医疗中心提倡对肝移植使用低 CVP 管理来减少失血量[126]，但 MELD 评分较高和临界肾功能的患者可能无法耐受这一技术。大量腹水患者的切口可用于快速穿刺（放液），由于肝硬化患者通常白蛋白水平很低且白蛋白功能很差，输注白蛋白十分必要，以预防穿刺放腹水后发生循环功能障碍[127]。

凝血

虽然常规实验室凝血检查不能很好地预测出血，但它们仍然是凝血管理的金标准。尽管许多移植手术很少需要输血，但出血并不能精确预测，麻醉医师仍需要做好大量输血的准备。预计出血或正在出血的患者可使用新鲜冰冻血浆（fresh frozen plasma，FFP）来维持 INR 至 1.5 或更低，大量出血的患者床旁 INR 检测非常有用，可在几秒内提供结果。根据作者的经验，床旁 INR 和临床实验室 INR 值可能有差别，但是一旦知道偏移量，两个 INR 值就可以据此相互参考。由于病肝无法代谢过量的枸橼酸盐，FFP 快速输注能迅速导致低钙血症，相比于间歇注射，采用静脉输注氯化钙（$CaCl_2$）调节 Ca^{2+} 水平，能更好地维持稳定的钙离子水平，钙剂推注会引起钙离子水平波动太大和钙过量。目前美国在肝移植受者使用凝血酶原复合物[128]的经验尚不足以确定其作用；传统上采用血小板输注来维持血小板计数大于 $50×10^9$/L，但是血小板输注与移植物和患者生存率较差相关[129-130]。重要的是，我们发现几乎在所有患者中，采用冷沉淀将纤维蛋白原维持在 150mg/dl 以上是止血和避免血小板输注的关键。自体储血也可用于减少异体输血，但通常不用于肝细胞癌患者。

除了凝血因子合成不足，还有许多因素会导致肝移植患者凝血功能障碍，包括肾衰竭、感染、内皮功能障碍及门静脉高压[131]，潜在出血问题原因的复杂性可能是肝移植出血难以预测的原因之一。

除了复杂的凝血功能障碍，许多肝病患者还同时存在高凝状态（见第 17 章），例如，自身免疫性肝病患者可能存在抗磷脂抗体。许多作者认为，当促凝异常与抗凝异常平衡时，肝硬化患者的凝血状态是"平衡"的[132]，但有经验的移植麻醉医师认为凝血功能障碍和高凝状态可同时存在，且导致严重的问题，这是两种疾病，而不是一个平衡系统。一般来说，肝病患者促凝因子水平也是升高的，包括血管性血友病因子和Ⅷ因子；低水平的血管性血友病因子裂解蛋白酶、抗凝血酶、蛋白 C 和纤维蛋白溶解酶原破坏了凝血因子的正常平衡[131]。所以，除了监测凝血曲线的离散来指导输血外，监测全血凝固来评估血栓形成风险也很重要。大多数医疗中心使用血栓弹力图（thromboelastography，TEG），并越来越多地使用血栓弹力计，从而帮助找出肝移植术中复杂的凝血紊乱及其演化过程，并有助于理解实验室凝血功能测定结果，整体了解凝血和纤维蛋白溶解（简称"纤溶"）状态。如果 TEG 或血栓弹力计提示存在正常或超常全血凝集，包括高 INR、低纤维蛋白原和血小板（通常 D-二聚体升高），这时需注意患者可能存在显著高凝状态，肝移植评估应包括常规高凝状态检查。这种情况下，作者的做法是避免使用促凝或抗纤溶药物。大多数患者的凝血功能障碍主要是合成功能障碍，血小板减少和低纤维蛋白原血症，所以全血凝固延迟。如果这些患者存在止血不佳，许多医疗中心除了输血外还会使用抗纤溶药物，抗纤溶药物的使用和剂量存在着相当大的差异，难以归纳。根据作者经验，对于大多数凝血功能障碍的肝移植患者，氨基酸（负荷量 5g，静脉输注 1g/h）用于术中止血是安全有效的[133]，前提是没有高凝状态的证据或病史。其他医疗中心使用的药物种类和次数都少得多，纤维蛋白溶解功能在再灌注后立即发生不同程度的恶化，很大程度上取决于移植物组织型纤溶酶原激活物的释放[134]，一旦发现纤溶恶化，（再次）推注氨基酸有助于止血。一些中心用氨甲环酸代替氨基己酸,这也是一种纤溶酶原抑制剂,但半衰期比氨基己酸更长。

活化的Ⅶ因子可安全用于肝移植,由于费用昂贵且在肝病患者中导致血栓的风险不详,通常用于抢救对标准流程无反应的难治性严重出血,此外,其使用与临床预后欠佳相关[135]。给药后 INR 迅速恢复正常,而循环中凝血因子的总量不变,这使得实验室检查的结果更难解读。活化的Ⅶ因子也可用于 ALF 患者颅内压(intracranial pressure,ICP)监测植入术的止血,部分红细胞交叉配型困难的肝移植患者以及因宗教原因拒绝输血的患者。

肺栓塞是肝移植中不太常见的一种并发症,反映了 ESLD 和肝移植患者复杂的凝血功能紊乱。如果诊断及时,通过肺动脉导管(pulmonary artery catheter,PAC)的 CVP 端口给予小剂量组织型纤溶酶原激活物(0.5~4mg)可快速溶解血凝块[136]。

围术期肾功能不全是肝移植面临的主要挑战,并且会因血容量减少和麻醉诱导的肾血流量减少而加重。有文献表明,术前肾功能不全、肝病严重程度、术中血流动力学不稳定以及移植物质量均与肝移植术后肾功能不全有关[137]。肌酐水平显著低估肾功能不全的程度,特别是在严重肌肉减少的 ESLD 患者中[138]。肝肾综合征(hepatorenal syndrome,HRS)是一种与肝病相关的功能性肾功能障碍,分为Ⅰ型(急性严重失代偿,通常是致命的)和Ⅱ型(慢性轻度肾功能不全,肌酐大于1.5mg/dl 且肾小球滤过率小于 40ml/min)。最近Ⅰ型 HRS 被重新归类为一种特殊的急性肾损伤,同时认为治疗应基于血清肌酐的相对变化(48h 内超过 0.3mg/dl),而不是绝对肌酐阈值[139]。如果患者有腹水、无休克、无肾毒性药物暴露史、无实质性肾脏疾病、肌酐水平大于 1.5mg/dl、利尿剂停药和白蛋白治疗(1g·kg⁻¹·d⁻¹,最高 100g/d)2 天后无改善,则可诊断 HRS[140]。HRS 急性肾损伤的最佳预防包括自发性细菌性腹膜炎(spontaneous bacterial peritonitis,SBP)预防,如果存在 SBP,则静脉注射白蛋白,以及使用抗生素预防胃肠道出血[139]。此外,大量(>5L)腹水的穿刺引流应输注白蛋白预防肾功能失代偿,白蛋白推荐剂量是每引流 1L 腹水输注 6~8g 白蛋白,重要的是较高剂量的白蛋白与较好的Ⅰ型 HRS 预后相关[141]。尽管数据很少,特利加压素和去甲肾上腺素可用于 HRS,因为可以减少内脏血管舒张[142];α₁ 受体激动剂米多君与奥曲肽联合使用可改善一些患者的肾功能[143]。尚无前瞻性研究支持移植期间使用哪一种血管升压药,术中肾保护药物的使用很大程度上是由肝病文献指导的,多巴胺对肾功能保护无效。对于术中 HRS 患者,最重要的是确保在利尿前有足够的容量。

无肝期在肝血流循环阻断时开始。过去腔静脉会在肝上(肝上吻合)、肝下(肝下吻合)分别阻断,门静脉和肝动脉也被阻断,腔静脉完全交叉阻断后,静脉回流下降 50% 到 60%,常导致低血压。可使用 VVB 增加静脉回流并升高血压,以此增加肾和肠灌注压,同时降低门静脉压力使外科术野暴露更佳。有些医疗中心的外科医生使用保留腔静脉技术(cava-sparing techniques),很少使用 VVB,无肝期可通过容量负荷和血管升压药维持血流动力学稳定。VVB 潜在的并发症包括手臂淋巴水肿、空气栓塞和血管损伤,如果无肝期很短,其益处有限。大多数美国医疗中心的术式保留腔静脉血流(例如背驮式技术),这样一来术中管理明显容易,但麻醉医师应该对这两种外科情况都熟练掌握。

移植物再灌注是肝移植最危险的时期,准备再灌注时手术团队与麻醉团队的沟通至关重要。先松开腔静脉阻断钳,并且保证腔静脉吻合口的完整性,腔静脉再灌注时血流动力学影响不大,然而门静脉再灌注往往导致血流动力学不稳定。对再灌注后综合征的最初描述强调了门静脉再灌注导致的(通常是严重的)低血压和心动过缓[144]。现在,基于再灌注前的冲洗技术和保存液的改进,心动过缓已不太常见。通常来说,再灌注性低血压(低 SVR 的加剧)不一定需要治疗,作者对再灌注的准备包括在松开夹钳前一刻给予碳酸氢钠(25~50mEq)来应对移植物的酸负荷,对于特别长时间的酸中毒,输注氨丁三醇是有用的[145]。重要的是,门静脉再灌注即刻推注 500~1 000mg 的氯化钙,可以抵消高钾对心脏的影响,如果有这些准备,心电图上的 T 波仍然高尖,治疗可重复。有些麻醉医师倾向于明确心电图诊断后再处理,但是由于再灌注的酸中毒和高钾是可以预计的,作者建议提前进行预防性处理。如果再灌注时发生室性心律失常、心动过缓以及严重的低血压,可使用利多卡因、阿托品和去甲肾上腺素。肝动脉开放时血流动力学通常不复杂。

再灌注时微栓子和右心室功能不全很常见,

心内血栓栓塞也不少见[146]。心内栓塞和双心室功能障碍与术后不良心脏事件相关[146]。一些人用亚甲蓝来抵消再灌注时的血管麻痹，但其对预后的影响尚不清楚[147]。另一方面，有研究表明，术中持续给予 iNO 具有显著短期效益（减少肝细胞凋亡），促进移植器官早期康复，以及加快凝血因子合成[148]。一项设计良好的试验中尝试对再灌注的移植物做预处理，结果发现丙泊酚与七氟烷无明显差异[149]。

在新肝期，再灌注后不需要补钙，因此移植物代谢功能的一个早期表现是，即使是快速输注 FFP，也没有钙需求。随着移植物对枸橼酸盐和乳酸盐的代谢，通常在 30min 内，碱缺失会得到改善。第一个小时内，随着移植物对再灌注时释放的血管活性物质的代谢，心排血量降低（门静脉再灌注时急剧增加后），SVR 升高。此外应注意移植物的外观，它的边缘应该是平滑的，没有明显肿胀。功能良好的移植物再灌注后半小时内会产生胆汁。一般来说，灌注后肾功能会改善，可能与移植物代谢肾血管收缩剂有关。通常 ECD 移植物代谢功能恢复较慢。（对此及其他 ECD 供肝，应限制影响手术的冷缺血时间，同时也会影响手术安排。）再灌注后的纤维蛋白溶解可能需要使用抗纤溶药物，纤溶检测时血栓弹力计可能比 TEG 更敏感[150]，但再灌注后是否加用抗纤溶药物需结合外科止血情况和床旁检测结果。

新肝期完成胆管吻合，充分止血，放置引流管后关腹。快通道肝移植在有经验的医疗中心很常见[151]。

儿童肝移植

儿童肝移植适应证与成人差异很大，其中胆道闭锁（44%）和先天性代谢异常（34%）是最常见的适应证[152]。PPH 在儿童很少见，但胆道闭锁与心脏缺陷和内脏反位有关[153]。1 岁以下遗传性肝病患者通常身材小于同龄儿童，儿童在麻醉诱导后进行桡动脉置管，至少开放一条大（18G）的外周静脉通道；外科医生可能在切皮前建立中心输液通道，便于术中输血、术后给药以及 CVP 监测。有的患儿之前因胆道闭锁做过 Kasai 手术，肠粘连松解的过程中出血可能很多。较小的儿童接受大体积的移植物，可能影响呼吸功能和关腹。儿童肝动脉血栓形成（hepatic artery thrombosis，HAT）比成人常见，有些医疗中心选择在手术结束时将 INR 控制为 1.8～2，术后常用阿司匹林和前列地尔预防 HAT。若吻合后动脉血流量不足（多普勒信号低），可能需要急诊手术再次吻合或做新的吻合，吻合时可能需要夹闭主动脉。对儿童移植受者来说胆道并发症也很常见，尤其是接受成人左外叶移植物的患儿，合并 HAT 会显著增加胆道并发症的发生率。劈离式肝移植（一肝用于两个患者）会给移植团队带来压力，但对扩大供者库则很重要[154]。

急性肝衰竭

成人和儿童 ALF 的麻醉重点是脑保护（见第 37 章），所以很多处理与慢性肝衰竭是相反的，在后者中肾是肝移植手术中最脆弱和最需要保护的器官。诊断为 ALF 的患者需收入 ICU，因为他们的 ICP 会急剧升高而导致脑疝和死亡。ALF 与慢性肝病相比较为少见，单个中心缺乏经验，所以重要的是制定管理这类患者的多学科细则。ICP 监测是有用的，但会有颅内出血风险，不过美国急性肝衰竭研究组仍然推荐在非对乙酰氨基酚诱导的 ALF 中检测 ICP[155]。一些中心用经颅多普勒超声监测取代了有创的 ICP 监测[156]，从而避免 ICP 监测在凝血功能障碍患者中使用的风险。根据作者的经验，脑电双频指数监测有助于识别大脑血流的急性中断，如血管夹闭，尤其是对于没有 ICP 监测的患者。

这类患者的麻醉管理从 ICU 开始，脑病患者需要插管来保护气道或进行治疗性低体温。一些医疗中心对 ALF 患者采用浅低温（体核温度 34～35℃），不过最新的回顾性分析表明这一做法无益[157]。将患者头部置于中线位置，床头抬高，轻度过度通气也常用于调节 ICP，但最好用作抢救措施；可使用甘露醇脱水，最终渗透压维持在 310～315mOsm/L；高渗盐水也能降低某些患者的 ICP，最终血钠维持在 145～155mmol/L[158]。在 ALF 患者到肝移植的过渡期使用肝辅助装置没有明显益处，不过基于细胞的辅助装置正在进行临床试验。

重要的是，扩血管麻醉药（包括所有吸入气体）应避免使用，尤其是在没有 ICP 监测的情况下。根据作者的经验，硫喷妥钠可作为一种很好的药物来维持麻醉，ICP 急性升高时可使用依托咪酯。随着巴比妥类药物的使用减少，丙泊酚很常用。患者进入手术室时可能在使用乙酰半胱氨酸以提供谷胱甘肽。需要降压时，拉贝洛尔不会引起明显的脑血管扩张[159]。再灌注时经常伴有急性脑血管扩张,高颅压和脑水肿的治疗是基于一些对 ALF 患者的小型研究,同时参考了其他控制颅内压的治疗方案(见第37章)。

胰腺和胰岛移植

多数胰腺移植(约75%)是来自同一尸体供者的胰肾联合移植。相对于肾移植后胰腺移植或单纯的胰腺移植,这种移植术式的长期生存率较高。单纯胰腺移植通常用于频发代谢并发症(低血糖)但肾功能正常的1型糖尿病患者。近来有报道称,筛选适合供者并积极实施靶向抗生素治疗,可改善单纯胰腺移植的术后生存[160]。尽管如此,胰腺移植仍在减少,而胰岛移植的数量则在增加[161],这可能是由于胰腺移植手术及术后并发症发生率较高。胰岛移植术后同时抑制同种免疫和自身免疫的免疫抑制方案,仍然是个问题。采用胰岛包裹技术对免疫细胞造成屏障,仍旧是难以解决的难题[162]。

对接受胰腺或胰岛移植患者的术前评估,重点在于1型糖尿病的终末器官并发症(见第47章)。监护措施取决于患者心功能,患者已常规接受心脏疾病评估,多数患者不需要放置 PAC。尽管胰腺移植患者的年龄较肝移植受者小,但许多仍合并心血管疾病。

胰腺移植与其他移植术最大的区别就是严格控制血糖水平,保护新移植的胰岛 β 细胞不受高血糖的损害。目前尚无术中血糖的控制标准,总体来说,如成人患者血糖高于 250mg/dl,可静脉给予胰岛素 10U,随后持续静脉输注,输注起始速率不定,取决于初始血糖水平;一旦血糖得到控制(<150mg/dl),需在继续输注胰岛素的同时静脉给予 5% 葡萄糖(约 100ml/h)。最重要的是持续监测胰岛素反应,必要时调节输注速率。尽管美国有超过 400 000 例患者接受了胰岛素泵植入,但相关的文献很少[163],某中心针对这类患者的手术制订了方案,强调入院前就需与内分泌科医师沟通,记录胰岛素泵术前至术后的参数设置[163],建议只要手术中检查操作,就对此类患者继续使用胰岛素泵并维持其基础速率,并在术中定期监测血糖。

2000 年发布的 Edmonton 方案使得胰岛移植再度流行[164],其主要变化包括无糖皮质激素的免疫抑制策略和分离胰岛后立即移植。从此,许多中心可以培养分离后的胰岛,使手术更加便捷。

胰岛通常注射入门静脉循环,可能引起急性门静脉高压。这种手术不应出现大量失血而使其复杂化。

小肠及多脏器移植

小肠移植的适应证包括即将引发肝衰竭的肠衰竭[或短肠综合征需全胃肠外营养(total parenteral nutrition,TPN)],引起频发严重脱水的肠衰竭,以及 TPN 中心静脉通路的严重并发症(脓毒症、中心静脉血栓)。行 TPN 的肠衰竭患者如出现肝衰竭,是肝肠联合移植的适应证,且移植肝可能对移植肠道产生保护作用[165]。这类患者的肝衰竭一般是不可逆的,对于没有明显 ESLD 的患者,通常需要活检结果来证实这一结论。通常只有肠衰竭合并危及生命的并发症时,才会行肠移植术,患者多为儿童,但成年患者也越来越多。

这类移植术的主要障碍是建立足够的静脉通路来输注血液制品和液体,病程长的患者需求巨大。麻醉医师进行静脉置管时应参考血管造影结果,超声设备有助于确定置管静脉;通过手术方式建立静脉通路可能是必要的,包括经肝或术中的肾静脉置管。上腔静脉或下腔静脉梗阻的患者需要进行术前干预(手术或使用细胞溶解剂),以保证术中充足的静脉通路[166]。术中应继续使用抗生素,肝移植术中应避免使用氧化亚氮。

肠衰竭的常见并发症包括脱水及电解质紊乱、胃酸分泌过多、胰功能不全、骨病和 TPN 引起的肝衰竭[167]。由于电解质紊乱十分常见,术中应持续监测并进行相应的补充。因为患者术后数周才能接受肠内营养,围术期应继续 TPN。

与移植肝再灌注相同,移植肠再灌注也可合并酸性物质和钾的急性释放,以及再灌注后综合征,预先使用碳酸氢钠和 $CaCl_2$ 有助于抵消酸性物质和钾对心脏的影响。再灌注后凝血功能障碍可能加剧,需重新检测 INR、纤维蛋白原和血小板计数,并采用血液制品进行纠正。硬膜外麻醉有益于肠移植供者和受者的术后镇痛[168]。

异体复合组织移植

上肢和面部移植是极其复杂的术式,只有少数医疗中心可以实施。现已有超过 85 名患者接受过手或手臂移植,移植后最长生存时间为 11 年,接受面部移植的患者超过 20 例。因为面部移植组织有独立的运动和感觉神经以及动静脉，保存极其复杂，外科医生倾向于在获取其他器官前，先获取面部移植组织。移植物的保存与移植需多名外科医生参与，移植受者如存在鼻和口的畸形，则需要个体化的气道管理。这类患者的麻醉管理方案还在制订中，但麻醉药物的选择和液体管理主要针对微血管痉挛和术后水肿的预防。

对这类新手术，麻醉医师应从最初准备阶段就参与到围术期方案的制订中，尤其是完善的神经阻滞对上肢移植术十分有益，其他与麻醉有关的问题也可以提前解决[169]。上肢移植受者可能接受肝素化治疗[169]，双上肢移植受者会经历两次再灌注过程。这类移植物的共同特征是包含多种器官（血管、神经、肌肉、皮肤），大量的吻合操作意味着漫长的手术过程，复合组织移植受者需要接受强力免疫抑制治疗，一定程度上是因为皮肤具有高度抗原性；术中还可能会用到一些麻醉医师不熟悉的免疫抑制剂，除复杂的三联免疫抑制剂外，供者骨髓注射也越来越多地被用于诱导受者的移植物耐受[170]。有必要为大量出血做好准备。

面部移植也可能需要大量输血，由于血液渗入手术铺巾，术中失血可能难以估测，手术时间可能明显延长。面部移植的常见并发症包括术后肾功能不全、急性呼吸窘迫综合征以及颈静脉血栓。这类患者在免疫学方面极为复杂[171]。

肺移植

肺移植已成为终末期肺疾病和肺血管疾病的公认治疗手段，文献证实患者的生存时间及生存质量均有改善[172]。据美国卫生和公众服务部器官获取和移植网络报道，1988 年以来，美国共施行 31 000 多例肺移植手术；据 2015 年国际心肺移植协会注册报道，1989 年以来，全球共实施肺移植手术 51 400 例[173]。患者的器官等待时间中位数在 500～1 000 天，由于缺乏适合的器官，许多患者在等待移植的过程中去世。过去 20 年中，肺移植术的整体预后已出现缓慢而稳定的改善，1990 年 1 月至 2013 年 6 月的数据显示，患者的中位生存期为 5.7 年，五年生存率为 54%，目前已明确接受双肺移植患者的长期生存时间长于单肺移植患者（中位生存期分别为 7.1 年和 4.5 年）。肺移植手术的常见并发症包括慢性阻塞性肺疾病（32%）、弥漫性实质性肺疾病（24%）、囊性纤维化（cystic fibrosis，CF）（16%）和 α1-抗胰蛋白酶缺乏症（5%）[173]。

肺移植的手术方式包括单肺移植、整块双肺移植、序贯式双肺移植以及心肺联合移植。2015 年国际心肺移植协会注册显示，过去 20 年双肺移植数量持续增加，单肺移植量相对稳定，这个变化趋势可能与双肺移植的预后改善有关[173]。尽管体外循环仍然有效，并经常用于肺动脉高压患者，但在单肺移植和序贯式双肺移植中一直倾向于避免使用体外循环。双肺移植最常用于肺血管疾病和CF 患者，但也越来越多地用于慢性阻塞性肺疾病和弥漫性实质性肺疾病患者；单肺移植则主要倾向于肺气肿患者，因为短期预后佳，也可为其他受者提供另一侧肺。不同的肺移植中心，对不同的诊断实施单肺移植或双肺移植、是否使用体外循环的标准也不同，手术适应证仍然存在争议[174]。如果单肺移植对自体肺和移植肺都产生持续病理损害，那么也可成为行双肺移植的适应证，例如，CF 患者术后如出现肺部感染，那么感染灶可由自体肺侵及移植肺；肺动脉高压患者的自体肺仍然存在肺血管疾病，可造成移植肺进行性肺动脉压力升高并最终发生高压性血管病变；最后，存在严重气肿病变的肺，顺应性高，当与顺应性正常的移植肺共存时，就会出现气体陷闭和气压伤的风险。

受者选择

2006 年多个胸科学会达成共识，更新了肺移植受者选择的国际指南（表 52-8）[175]。一般情况下，如患者已接受最大化治疗，肺功能仍然很差，则应考虑肺移植，肺移植的禁忌证取决于对长期生存率的影响，严重心脏疾病患者被列为心肺联合移植受者，但不是单纯肺移植的适应证。由 UNOS 研发的供肺分配系统会给移植候选人一个分配评分，以确定其等待序列，该系统会权衡移植净效益和临床紧迫性[176]。

与其他移植相同，患者需接受恶性肿瘤筛查（乳腺 X 射线摄影、巴氏涂片检查、结肠镜检查），肺功能检查、左心导管检查和右心导管检查以及经胸超声心动图检查用于评估可能的受者。急性疾病期，如急性呼吸窘迫综合征，不提倡进行肺移植。过去曾经有明确的年龄限制，现在指南仅把大于 65 岁作为相对禁忌。CF 患者常合并复杂的肺部感染，微生物菌群对移植预后不利，但除洋葱

表 52-8 肺移植受者选择指南
常规适应证
终末期肺疾病
最大化治疗仍不能奏效的肺部疾病
年龄在移植年龄限制之内
期望寿命<3 年
可自主行走并耐受术后康复治疗
营养状况良好（在标准体重的 70%～130% 范围内）
稳定的社会心理
无严重合并症
特殊疾病适应证
慢性阻塞性肺疾病
使用支气管扩张剂后 FEV_1<25% 预计值和/或 $PaCO_2$≥55mmHg 和/或肺动脉高压（特别是肺源性心脏病患者）
需慢性氧疗
囊性纤维化
FEV_1<30% 预计值
低氧血症、高碳酸血症或肺功能快速恶化
体重减轻和咯血
频繁发作，尤其是年轻女性患者
无耐药菌
特发性肺纤维化
肺活量<60% 预计值
静息时低氧血症
药物治疗（类固醇）仍不能阻止疾病进展
肺动脉高压
即使接受依前列醇治疗，NYHA 心功能分级仍为 Ⅲ 或 Ⅳ 级
平均右心房压<15mmHg
肺动脉平均压<55mmHg
心指数<2L/（min·m²）
艾森门格综合征
即使接受最优化治疗，NYHA 心功能分级仍为 Ⅲ 或 Ⅳ 级
儿童患者
NYHA 心功能分级 Ⅲ 或 Ⅳ 级
疾病对最大化治疗仍无反应
肺源性心脏病、发绀、低心输出量

FEV_1，第 1 秒用力呼气容积；NYHA，纽约心脏病学会。

伯克霍尔德菌定植外，多数合并慢性细菌感染的患者仍可成功移植[177]。

将患者纳入候选名单之前，需要多学科医师进行专业评估，如果名单中的患者已等待一段时间，疾病进展会改变患者初次的评估情况，要再次审核近期的实验室检查和肺功能数据。术前确认供者与受者 ABO 血型相容性十分关键。肺移植受者肺部情况不佳，需频繁接受多种治疗，包括氧疗、吸入支气管扩张剂、类固醇激素和肺血管扩张药，应在围术期持续这些治疗。尽管许多中心都可进行离体肺灌注[178-179]，肺移植仍必须尽快进行，由于这类手术一般是在紧急情况下进行，患者经常处于饱胃状态。

虽然肺移植患者的焦虑可以理解，但肺储备极差，因此镇静必须在监护下谨慎实施。测定患者氧饱和度后，缓慢增加短效苯二氮䓬类药量（咪达唑仑 0.25～1.0mg）可以抗焦虑；术前给予麻醉镇痛药如芬太尼，必须极其小心，因为这些药物具有通气抑制效应。因为患者处于饱胃状态，常需要使用甲氧氯普胺、H_2 受体拮抗剂和抗酸药，许多患者不能在仰卧位或头低脚高位进行中心静脉置管，需要在麻醉前建立大口径外周静脉通道和动脉置管，麻醉诱导后再完成中心静脉置管，肺动脉导管也常用于监测心输出量和 PVR，可以连续测定心输出量和混合静脉血氧饱和度的漂浮导管比较好。一部分医疗中心会在术前进行胸段硬膜外置管，尤其是确信不需要体外循环，不受到抗凝作用影响的患者；另一种选择是在术后早期凝血功能障碍纠正后进行硬膜外置管，在患者撤机期间，浅镇静下行硬膜外置管，有助于拔管前更好地监测神经功能和镇痛。其他术后镇痛包括术后椎旁神经节阻滞和手术时进行的肋间神经阻滞。多模式镇痛包括输注右美托咪定，静脉给予对乙酰氨基酚和非甾体抗炎药，这是目前术后快速康复流程的标准药物组成[180]，这些药物同样对肺移植术后患者有效。

术中管理

单肺移植

肺移植受者常存在慢性血容量不足和肺动脉高压，这使患者在麻醉诱导时容易出现低血压和低心输出量。麻醉药剂量受限使这类患者术中知晓风险增加，脑电图监测有助于指导麻醉管理，降低这类患者术中知晓发生率[181]。液体限制有利于术后管理[182]，因此少量液体推注（尤其是胶体液），以及谨慎使用依托咪酯、苯二氮䓬类药物和镇痛药是明智的麻醉诱导方式，麻醉维持采用镇痛药加吸入麻醉药或苯二氮䓬类药物。如果计划早期拔管，应与外科医生讨论可行性方案，减少麻醉镇痛药用量并采取多模式镇痛。维持肌肉松弛使用罗库溴铵或维库溴铵，对血流动力学影响小。氧化亚氮极少用于肺移植手术,因可加重大疱性肺气肿、肺动脉高压或术中低氧血症。

单肺移植或序贯式双肺移植均需要使用肺隔离技术,最好使用双腔支气管导管来进行肺隔离。与支气管封堵管相比,双腔管更利于吸引分泌物,改善手术分离时术侧肺塌陷,而且可在必要时对术侧肺实施持续气道正压通气(continuous positive airway pressure,CPAP)。支气管封堵器则更容易因手术操作而移位,可能无法提供右肺上叶的隔离,并且在序贯式双肺移植时需要重新定位。此时首选左侧支气管导管,因为右侧导管可能很难定位。

由于这类患者急性肺损伤和肺水肿的风险较高,术中应采取限制性补液和移植肺保护性通气策略,包括小潮气量(6ml/kg),PEEP以及可接受的最低FiO_2[182],限制性补液策略可减少新移植肺的肺水,且有数据显示肺移植术后CVP的升高与病死率增加相关[183]。建议间断推注液体,维持CVP在$7cmH_2O$以下,并使用血管活性药维持血流动力学稳定。使用PAC或微创技术,如食管多普勒超声或脉搏波分析监测心输出量,有利于指导限制性补液的同时保证充足的心输出量。肺移植患者单肺通气时易受到肺动脉高压和右心室功能不全或右心衰竭的影响,优化的氧合和通气不一定会改善右心室功能,可能还需要血管扩张药和/或正性肌力药的辅助,iNO是改善呼吸功能和右心功能的一种选择。

单肺通气时低氧血症非常常见,改善氧合和通气的策略已在第38章详尽叙述。这些策略包括:通气侧肺行PEEP,非通气侧肺施行CPAP,术中由外科医生对非通气侧肺动脉进行钳闭,具有压力控制通气模式和其他高级通气模式的麻醉机减少了ICU呼吸机在术中的使用。如果术中患者氧合不能通过改进通气策略、药物干预和肺动脉钳闭得到维持,则需行体外循环,其他实施体外循环的适应证包括无法提供充足通气或右心衰竭。

单肺移植可通过一侧开胸完成,但如果外科医生考虑有实施体外循环的可能,则应置患者于便于快速接触到主动脉与右心房或股动脉、股静脉的体位。可通过正中开胸行部分胸骨切开术建立体外循环,或侧开胸,放平臀部,经股动静脉建立体外循环。手术侧的选择应基于术前肺通气与血流灌注检测和先前的胸部手术,功能更差的那

侧肺通常被置换。

全肺切除术后,外科医生会测量供者及受者血管尺寸,并依次吻合心房与肺静脉、支气管、肺动脉,到再灌注之前,供肺在术野内需用冰块降温,供肺血流恢复,吻合口检查止血后开始通气。肺再灌注期间可能会出现全身低血压,一般不像移植肝再灌注时那么严重,麻醉医师经常被要求使用纤维支气管镜检查支气管吻合口,条件允许下清理移植肺(清理血液、分泌物)。TEE可用于评估移植肺的肺静脉血流情况(见前述)。Perfadex是一种低分子量葡萄糖溶液,除了被广泛用于离体灌注,还可改善移植肺早期功能[184]。尽管如此,还是会出现以肺水肿为表现的肺再灌注损伤,这种情况下PEEP及肺保护性策略尤其有用。

TEE已成为肺移植患者术中评估的有利工具。麻醉诱导后应进行全面的TEE,尤其注意双心室功能,是否存在瓣膜反流、卵圆孔未闭或房间隔缺损,以及肺静脉的脉冲多普勒血流频谱图。明显的右心室功能不全、瓣膜反流或心房水平分流可作为术中实施体外循环的适应证。钳闭肺动脉时TEE有助于监测右心室功能,右心室功能急性恶化是体外循环的适应证之一。移植肺再灌注后,再次进行TEE。对肺静脉血流进行多普勒检查可诊断肺静脉吻合口是否存在梗阻(见第27章)。由于这种情况可导致急性移植肺衰竭,在术中快速诊断十分必要。

手术结束后,应评估患者并更换双腔气管导管为大号单腔气管导管(内径为8mm或更大),需要时大内径气管导管有利于术后气管肺清理及支气管镜检查。若患者存在严重的口咽部水肿、高PEEP需求或需行差别性肺通气,术后保留双腔气管导管可改善患者临床状况。

双肺移植

双肺移植在仰卧位下采用"蚌壳"式切口。双上肢可悬吊于患者上方或收于身体侧面。如悬吊上肢,应避免牵拉臂丛。这类手术也可通过胸骨正中切开进行。整块双肺移植需行体外循环,单腔气管导管即可。序贯式双肺移植需行肺隔离,最好使用双腔气管导管。目前序贯式双肺移植为首选术式,因为不必行气管吻合,且出血量更少。如果序贯式双肺移植患者术前存在肺动脉高压,许多医疗中心会选择性地实施体外循环,术中出现氧合、通气或右心室功能不良,紧急建立体外循

环。序贯式双肺移植意味着第二侧肺缺血时间延长，但并未显示其对预后有负面影响。在一些中心，序贯式双肺移植在体外循环辅助下使用双腔气管导管，可在第二侧肺移植进行时，立即对第一侧移植肺进行通气和氧合。许多中心在体外循环时不做支气管循环重建，移植肺无法接受氧合的支气管血供，因此，即使在体外循环辅助下，也建议新移植肺通气采用50%的氧气。"蚌壳"式切口较大，会导致严重的术后疼痛，胸段硬膜外阻滞非常有效。

儿童肺移植

国际心肺移植协会关于儿童的注册报告最近一次发表于2015年[185]，儿童肺移植在过去的15年间有所增加，但成人患者仍占大多数，2013年全世界报道的儿童肺移植病例为124例，而1999年只有73例。儿童患者最常见的诊断为CF、先天性心脏病和特发性肺动脉高压。成人与儿童患者的总体生存率相近。目前发现，儿童患者生存率具有年龄相关性，婴儿优于青少年患者，但总体生存率在不断提高。2007年对等待或接受肺移植的CF患者调查显示，只有1%的患者因手术生存获益[186]，但近期研究数据则较为理想，移植术后患者5年生存率达67%，且CF患者肺移植术后生存质量有所改善，患者生存质量的量化仍在进行中[174]。肺移植在CF治疗中的地位仍需进一步研究，以确定最佳手术年龄、移植前诊断与分级以及绝对适应证。多数儿童患者在体外循环辅助下接受双肺移植，术中使用单腔气管导管。手术使用"蚌壳"式切口，围术期监测必须进行中心静脉及动脉穿刺。

原发性移植物功能不全

急性移植肺功能不全最常见的原因有：急性移植物排斥反应、肺静脉引流异常以及原发性移植物功能不全（primary graft dysfunction, PGD）。PGD是移植术后发病和死亡的主要原因，其病因学非常复杂，涉及多种因素[187-188]。PGD的定义为移植术后72h内移植器官功能障碍，可分为0～3级。3级定义为PaO_2/FiO_2低于200mmHg，且影像学检查肺浸润程度与肺水肿相符，3级患者30天死亡率显著增高[187]。1级和2级患者同样伴有轻微的渗出性改变，PaO_2/FiO_2分别为大于300mmHg或200～300mmHg之间。0级患者则肺正常，PaO_2/FiO_2大于300mmHg且没有渗出性改变。PGD可能的诱发因素包括：器官缺血时间延长伴有缺血再灌注损伤，供者年龄偏大，受者肺动脉高压，以及术中使用体外循环。尚未有特定的麻醉因素成为PGD的危险因素。尽管有人怀疑输血与PGD之间存在联系，至今缺乏具体数据，与肝移植期输血不同，肺移植期输血数据有限。有报道称双肺移植或术中需要体外循环辅助的患者、艾森门格综合征及CF患者，肺移植术中输血需求更高。需要进一步研究来明确输血对肺移植预后产生的影响。如前所述肺移植患者存在急性肺损伤风险，建议实施保护性通气策略，但现有文献并未显示术中液体管理与预后存在关联。体外膜氧合（extracorporeal membrane oxygenation, ECMO）已成功用于救治危及生命的严重PGD[189]。

一氧化氮吸入

一氧化氮吸入（inhaled nitric oxide, iNO）疗法可降低PVR并改善氧合（见第38章）。iNO在体内作用时间极短，它会迅速与血红蛋白反应而失活，变为高铁血红蛋白。iNO会优先进入通气良好的区域，舒张该区域血管增加血流，改善通气与血流灌注比值和氧合。iNO在肺血管区域的快速失活，可防止其进入体循环而引起体循环血管舒张和低血压。

有些麻醉医师在肺移植术中常规使用iNO[190]，而另一些人认为它有潜在的副作用，应限制使用[191]。支持者们认为移植受者，甚至供者使用iNO，可利用一氧化氮（nitric oxide, NO）的免疫调节和抗菌功能来减轻受者肺损伤[192]；反对者们则认为，iNO应限定于术中可能实施体外循环的患者，以及存在再灌注损伤风险的患者，他们把高铁血红蛋白血症、NO代谢物相关性肺损伤、呼出NO监测敏感性降低作为急性肺排斥反应的诊断依据。有人建议预防性使用iNO，但应根据临床具体情况决定[193]。一项临床随机研究显示，某个体外循环使用率较高的中心纳入了30名双肺移植患者，研究结果显示预防性iNO对肺水肿并无明显益处[194]。

NO可能还有其他临床作用。NO能激活血小板鸟苷酸环化酶，减少血小板的聚集和黏附[195]。iNO能降低PVR，改善氧合，减轻手术或创伤引起的炎性反应，抑制微生物生长，并且仅对肺循环有血流动力学的影响。文献证实，iNO可在肺移植患者中安全使用[196]。

心肺联合移植（成人与儿童）

　　心肺联合移植是最少见的胸腔内移植,目前全世界每年不超过 40 例[173]。序贯式双肺移植已在很大程度上取代了心肺联合移植,并且,治疗肺动脉高压和右心室衰竭的药物进展也使心肺联合移植的需求减少。由于心肺联合移植的适应证(如原发性肺动脉高压和 CF 等疾病)已由肺移植取代,目前先天性心脏病和特发性肺动脉高压成为心肺联合移植最常见的适应证[173]。儿童心肺联合移植非常少见,2013 年仅有 11 例[185]。心肺联合移植的麻醉管理与单纯的心脏移植或肺移植相似。由于手术进行气管吻合,使用单腔气管导管已足够。体外循环时应将气管导管移除或回撤至气管吻合口水平以上,便于气管吻合。体外循环后可能出现右心室功能不全,需要使用正性肌力药;该手术也会发生肺再灌注损伤,需要使用与肺移植相同的急性肺损伤管理策略。

心脏移植

　　自从 1967 年 Christian Barnard 在南非成功完成第一例心脏移植后[197],该手术就成为药物治疗无效心衰患者的治疗手段。1988 年至今,美国已有超过 5 万名患者接受了心脏移植[198],遗憾的是,这期间有 8 000 名患者在等待心脏移植的过程中去世,目前仍有超过 2 600 名患者在等待心脏移植。患者术后 1 年生存率已从 20 世纪 80 年代的74% 提高至现在的 86%。目前初次移植患者的 5 年生存率为 72%。随着美国人口老龄化,以及心脏移植和机械辅助装置的使用不断普及,心脏移植患者、心脏移植术后患者及机械辅助装置的患者越来越多。这部分将对心脏移植患者及携带左心室辅助装置(left ventricular assist device, LVAD)患者的麻醉注意事项进行讨论。

左心室辅助装置

　　尽管药物治疗不断改进,充血性心力衰竭(congestive heart failure, CHF)患者的生存率仍然很差。据报道,此类患者 1 年生存率约为 63%,5 年生存率则低至 20%[199]。终末期心力衰竭患者如接受心脏机械辅助治疗,其生存率和生活质量都高于仅接受药物治疗的患者[200]。麻醉医师经常参与首次放置机械装置的心衰患者及已携带 LVAD 患者的麻醉管理。LVAD 通过将衰竭的左心室内血液抽出(流入管道在左心室或左心房内)并泵入主动脉或股动脉(流出管道)来达到辅助心脏的作用(图 52-3)。LVAD 多种多样,了解患者所用 LVAD 的特性非常重要。其差别包括血流模式(搏动型或非搏动型),抗凝需求(无需抗凝、阿司匹林、华法林),充盈模式,电源(电池或交流电),电磁干扰的可能性以及心律失常和除颤对装置的影响。应避免在这些装置附近使用含有丙酮的物质和聚维酮碘,否则会对管道或驱动线路造成损坏。

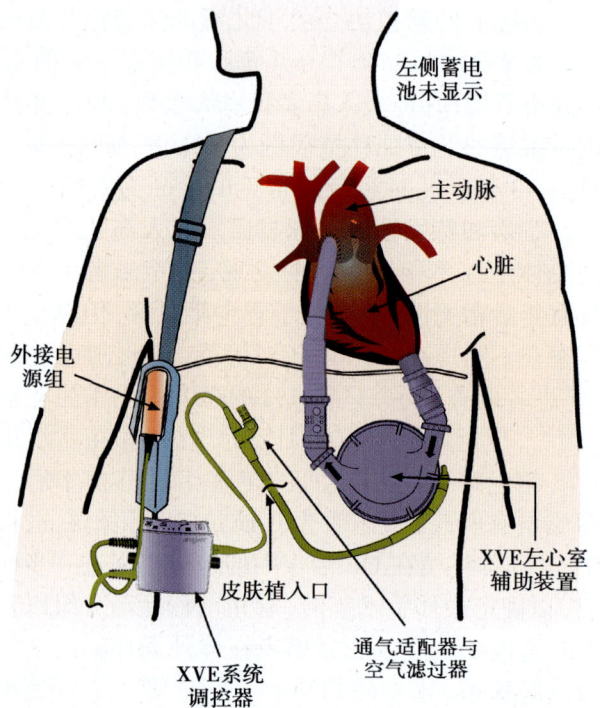

图 52-3　植入性 HeartMate XVE 装置(一种体内左心室辅助装置)
流入管道置于左心室,流出管道置于主动脉。模拟左心室(泵)推动血液从左心室流入主动脉,可解除一部分或全部左心室负荷。管道和泵置于患者体内,调控器、驱动线路及电池组置于患者体外(Courtesy of Thoratec Corp, Pleasanton, CA)

　　LVAD 的泵流量受患者血容量和后负荷的影响,如不能维持恰当的前负荷或后负荷,则因功能性心输出量(LVAD 流量加自然心输出量)下降会导致 LVAD 泵流量下降和低血压。如果临床医生对辅助装置管理及排除问题经验不足,则需要熟悉该装置的人员在场协助。初次放置辅助装置的患者都处于不同的失代偿性心衰阶段,需要高级生命体征监测,通常包括动脉通路和肺动脉或中心静脉置管。TEE 常用于评估瓣膜病变和心内分流，这些疾病会使 LVAD 的放置变得复杂。辅助装置放置完成后必须使用 TEE 检查管道位置及血流是否正常，这些患者很可能需要正性肌力药，直到实施体外循环和辅助装置置入。许多临床医生倡导常规放置 TEE 和中心静脉导管，这有利于围术期容量管理，评估正向血流和血管活性药的使用。

LVAD 可作为紧急救治、衔接心脏移植以及终极治疗的手段。多数患者安装 LVAD 后，血流动力学显著改善，部分患者需要右心室或双心室辅助装置对右心室进行辅助。TandemHeart 是一种经皮心室辅助装置，一般在心导管室内放置，适用于心源性休克患者的短期血流动力学支持，或作为接受经皮介入手术高危患者的临时辅助装置，左房管从股静脉进入并穿过房间隔到达左心房（图 52-4）；Abiomed 套件可直接置管，普遍用于心脏术后心力衰竭，左侧开胸，导管可留置长达两周；Thoratec 装置是一种植入性装置，用于长期双心室辅助；HeartMate 装置目前已被批准用于难治性心衰但不符合移植条件的患者（作为一种终极治疗手段）。

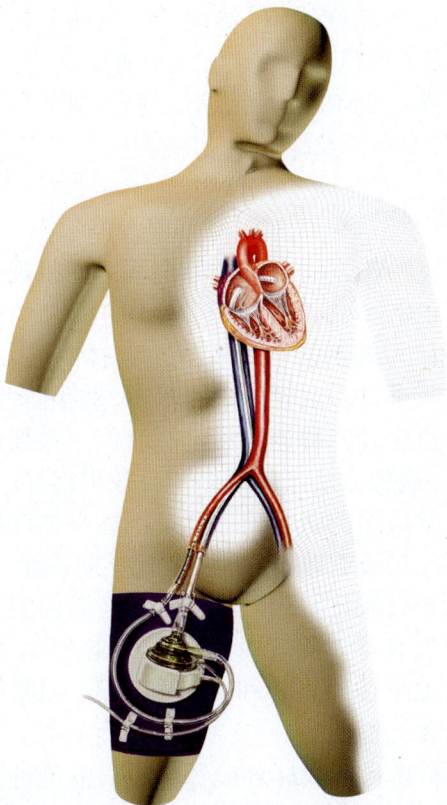

图 52-4　TandemHeart 经皮心室辅助装置
导管经皮植入股动静脉，驱动装置及电源置于体外。股静脉管穿过房间隔进入左心房，引流左心房血液。微创是这套系统的显著优势（Courtesy Tandemlife, Inc）

心脏移植最常见的疾病是缺血性心肌病和特发性心肌病，不太常见的疾病包括：瓣膜性心脏病、再次移植和先天性心脏病[198]。由于供者器官有限，人们研发了可延长等待移植患者生命的装置。2009—2013 年的心脏移植患者中，40% 接受静脉正性肌力药物辅助，49% 接受机械辅助循环[198]。此外，左心室收缩功能障碍、QRS 波群增宽以及最优化药物治疗无效的 NYHA 心功能分级 Ⅲ 或 Ⅳ 级的心衰患者，行心脏再同步化治疗（cardiac resynchronization therapy，CRT）可降低发病率和病死率[201]。许多心脏移植患者都放置了 CRT 装置，这些装置还具有植入型心律转复除颤器功能。完全植入式人工心脏目前尚未应用于临床，但它是一个热门研发领域。

受者选择

CHF 患者的药物治疗包括血管紧张素转换酶抑制药、β 受体阻滞剂、利尿剂和地高辛。合适的患者行 CRT 能改善症状，增加运动耐量，改善生活质量[202]和提高生存率[203-204]。美国有超过 500 万 CHF 患者，年龄越大发病率越高，这些患者每年约有 3 000 人被列为心脏移植对象。

心脏移植受者的筛选指南于 2006 年发布和更新[205-206]。接受移植评估的患者应是最佳药物治疗下仍存在 Ⅲ 级或 Ⅳ 级心衰的患者。将患者列入移植候选名单前，应考虑手术治疗冠心病或瓣膜性心脏病的可能，严重的二尖瓣反流合并低射血分数的患者应考虑接受瓣膜修补，而不是心脏移植。尽管多数移植候选人都伴有严重的左心室收缩功能障碍，心脏移植也偶尔适用于难治性心绞痛、无法控制的心律失常或舒张性心衰患者。

CHF 患者的预后与心功能储备有关。心功能储备可通过运动实验评估，测定最强运动负荷下的摄氧量（VO_2）也是判断心功能储备的有效手段[207]。对于正接受稳定治疗方案的患者，最大 VO_2 低于 10ml/（kg·min），则预后较差。VO_2 高于 10ml/（kg·min）的患者，接受药物治疗的 1 年预后优于移植。

不可逆的严重肺动脉高压是心脏移植的禁忌证，因为这会导致移植心脏右心室衰竭。右心导管用于测量跨肺压梯度（肺动脉平均压与肺动脉楔压之间的压差）和肺小动脉阻力。跨肺压高于 12mmHg 则意味着严重病变，肺小动脉阻力（跨肺压与心输出量的比值，以 Wood 为单位）大于

2.5Wood 也提示患者围术期右心室衰竭风险高。跨肺压和肺小动脉阻力升高的患者,都需采用硝普钠、依前列醇、多巴酚丁胺或米力农尝试降低 PVR,若患者对上述药物无反应,这意味着移植风险过高,应选择 LVAD 或双心室辅助装置作为终极治疗手段。

心脏移植的禁忌证包括一些严重的非心脏疾病[206]。由于免疫抑制剂具有肝肾副作用,原有的肝肾病变会增加围术期器官功能障碍或器官衰竭的风险,一些合并多器官疾病的患者可考虑行心肾或肝心联合移植。最优化治疗下,第 1 秒用力呼气容积(forced expiratory volume in one second, FEV_1)仍低于预计值 50% 的 CHF 患者,发生通气功能衰竭和移植后呼吸系统感染风险增加。严重的动脉粥样硬化也是禁忌证之一,因为围术期动脉粥样硬化性栓塞并发症风险增加。

麻醉前注意事项

冷缺血时间大于 6h 的移植心脏功能较差。因此,移植手术时间需根据供者器官获取时间确定,经常会在夜间进行。患者的术前评估与准备必须迅速,供者与受者团队的密切沟通有利于供器官的利用,同时可以减少缺血时间。理想情况下,供者心脏到达所在医院时,受者心脏已被切除。受者的麻醉诱导和切皮应在供者团队评估供者并最终确定器官可用后再开始,时间取决于供者器官的运输距离与时间以及受者准备所需时间,有胸骨切开术史和困难气道病史的受者,术前准备时间会增加。

受者评估时,需特别关注几个问题:禁食禁饮情况,心血管支持情况(输注正性肌力药、心衰长期用药、有无 LVAD),血流动力学监测或抗心律常装置,如起搏器、CRT 装置或除颤器。术前需了解并重新设置抗心律失常装置,避免受电刀干扰。由于这类手术的紧急性,患者经常处于饱胃状态,需要快速顺序诱导。此类患者经常服用血管紧张素转换酶抑制药,这会增加术中低血压风险,或使用氯吡格雷、阿司匹林、华法林或利伐沙班等抗凝血药,增加手术出血风险。输注加压素有利于治疗血管紧张素转换酶抑制药导致的低血压,如果 INR 升高则应申请血浆,使用 TEG 和血小板图进行凝血功能检测可能有助于凝血管理。若患者心功能近期恶化,可能是正在输注正性肌力药,如多巴酚丁胺或米力农。有时门诊患者可能长期接受

多巴酚丁胺或米力农治疗。如患者已有多个中心静脉通路,则需使用超声评估血管是否通畅。术前必须回顾患者近期胸部 X 线和实验室检查以评估 CHF 合并的肺、肝和肾功能损害情况。

许多心脏移植患者的麻醉管理都与心脏手术相似(见第 39 章)。其显著区别在于严格关注无菌操作及免疫抑制治疗、心脏移植受者血流动力学不稳定以及与早期供者心脏功能和去神经支配等有关的问题。手术团队会使用抗生素,特别是对合并感染的供者和受者,通常切皮前使用免疫抑制剂。

许多中心都会倾向于留置肺动脉导管,麻醉诱导期间应使用有创动脉压监测。中心或外周的大口径静脉通路对诱导期间使用复苏药物和容量治疗都是必要的。诱导前应准备好正性肌力药物,多巴酚丁胺、肾上腺素、米力农、去甲肾上腺素、多巴胺、加压素和去氧肾上腺素都对心脏移植患者有效。

患者携带 LVAD 或有胸骨切开术史会增加手术时间和风险。如有可能,应回顾患者用药史,确定患者是否使用过抑肽酶。氨基己酸或氨甲环酸作为抗纤溶药物,可用于减少围术期出血。切皮前应备好浓缩红细胞,特别是二次胸骨切开术的患者,应了解供者和受者 CMV 感染情况,确定是否需要配备 CMV 阴性浓缩红细胞;切皮前还应确定血浆、血小板及冷沉淀的库存。

术中管理

心室功能差的患者诱导期间可能出现血流动力学不稳定,在这种情况下,使用正性肌力药或增加正性肌力药剂量可能有益。选择麻醉方式时,应注意减小对心血管系统的影响,并预防并发症。心脏移植患者麻醉诱导和维持时使用大剂量麻醉镇痛药,这种方法已使用多年且效果良好[208]。低剂量麻醉镇痛药联合吸入麻醉剂的平衡麻醉也很有效[209],快通道麻醉管理可实现早期拔管[210]。推荐使用非去极化型肌松药进行神经肌肉阻滞。麻黄碱或去氧肾上腺素对低血压可能无效,需及时使用其他正性肌力药和血管升压药,如肾上腺素和加压素。

麻醉诱导后和体外循环停机后需进行全面的 TEE,可在实施体外循环前监测患者心功能变化或瓣膜反流是否增加,这有利于对心脏情况恶化的早期诊断和快速治疗,保障血流动力学稳定。受者心脏心腔内血栓风险增加,应仔细检查左心房

左心室,如发现血栓,那么在主动脉阻断前应尽量减少心脏操作。

正位心脏移植通过胸骨正中切开完成。体外循环开始后,除了包围肺静脉的左心房组织外,受者心脏的其他部分将被切除。在经典的双心房术式中,心房从房间沟被切开,需行左右心房吻合以及肺动脉和主动脉的吻合;在双腔静脉术式(图52-5)中,其吻合部位分别在上腔静脉和下腔静脉而不是右心房,该术式因可保留三尖瓣功能和正常的右心房传导功能而受到欢迎[211]。一项荟萃分析显示双腔静脉术式更具优势,现在这种术式被广泛使用[212]。

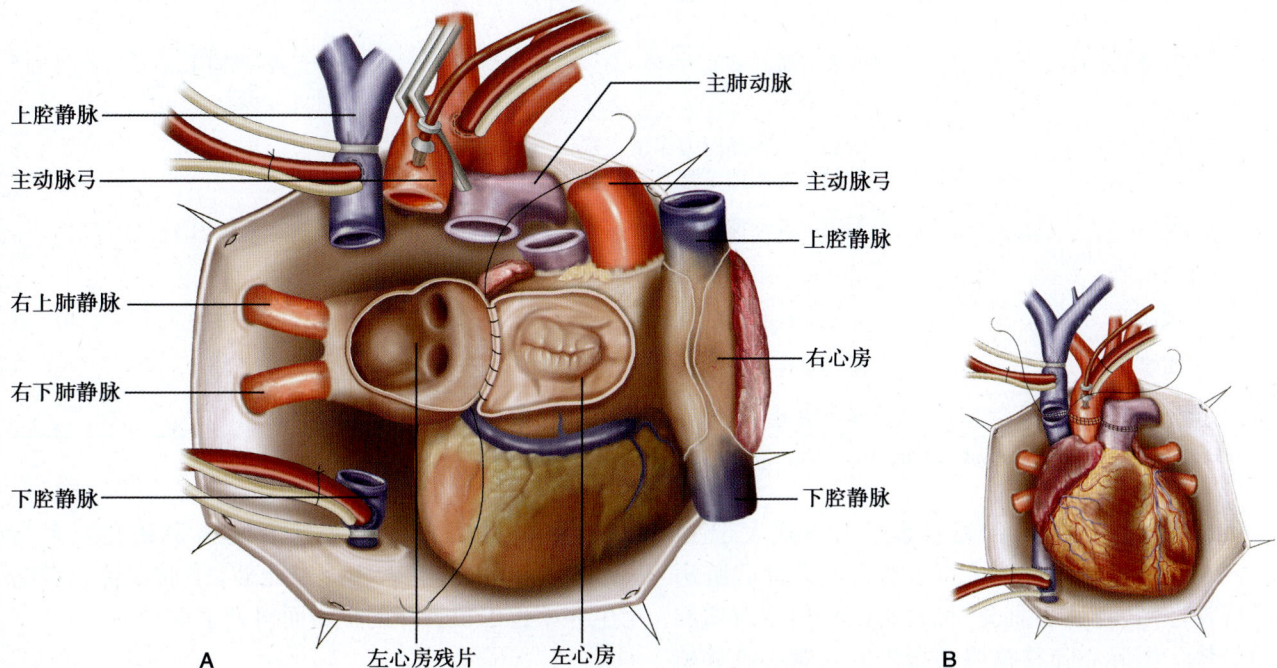

图 52-5 双腔静脉术式的解剖图示

A:受者左心房残片包含四根肺静脉。吻合口包括上下腔静脉、主动脉、肺动脉以及左心房。B:完成后的心脏移植图示(改编自 Lima B, Gonzalez-Stawinski GV. Heart transplants: bicaval versus biatrial techniques. In: Grover FL, Mack MJ, eds. Master Techniques in Surgery: Cardiac Surgery. Philadelphia, PA: Wolters Kluwer; 2016: 409-418)

术中肝素剂量与其他实施体外循环的手术相同。主动脉插管在接近主动脉弓的高位升主动脉进行,上下腔静脉插管分别进行,使用阻断带阻闭上下腔静脉,使所有回心血液直接进入体外循环管路,手术野出血很少。在切除自体心脏前,需将PAC 从术野退出,可在(体外循环结束)拔除上腔静脉管后再次置入。体外循环维持与停机的相关问题,与其他心脏手术相同。供者心脏的缺血时间从心脏摘取时阻闭升主动脉开始一直持续到受者升主动脉开放时。体外循环停机前,应将心腔气体排出。

体外循环停机前需使用 TEE 再次评估心脏,注意心室和瓣膜功能,排除心内分流。由于供者心脏去神经支配,因此失去了神经控制心肌收缩能力和心脏节律的正常生理反馈。异丙肾上腺素能直接作用于心脏 β 受体,通常用于提高移植心脏心率,在异丙肾上腺素效果达到最大化之前,需要使用心外膜临时起搏器。(血管活性药对心脏移植患者的作用详见表 52-9。)双心房术式中残留的心房组织可能还存在电活动,心电图上会显现两个 P波(一个起源于自体心房组织,一个来源于供者心脏组织),自体 P 波对移植心脏无生理作用。

体外循环停机时的正性肌力药选择与其他心脏手术相似(见第 39 章),应特别关注术前存在肺动脉高压的患者,以及缺血时间长或边缘供者的心脏。由于受者心脏无法适应高 PVR,这类患者发生右心衰竭的风险增加,移植心脏右心衰竭的治疗与其他心脏疾病相似,治疗目的是改善心肌收缩能力,降低 PVR,如果静脉用药不能帮助患者脱离体外循环,已证实吸入 NO 和依前列醇(伊洛前列素)是有效的[213-216]。

儿童心脏移植

据 UNOS 报道,1988 年起共有 5 000 例儿童

表 52-9　药物对去神经支配心脏的作用

药物	对受者心脏的作用	机制
洋地黄	增加心肌收缩能力作用正常 房室结作用减小	直接作用于心肌细胞 去神经支配作用
阿托品	无效	去神经支配作用
肾上腺素	增加心肌收缩能力 增加心率	去神经支配后敏感性增高
去甲肾上腺素	增加心肌收缩能力 增加心率	去神经支配作用 无神经元摄取
异丙肾上腺素	增加心肌收缩能力作用正常 增加心率作用正常	
奎尼丁	无迷走神经抑制作用	去神经支配作用
维拉帕米	房室传导阻滞作用	直接作用
硝苯地平	无反射性心动过速作用	去神经支配作用
肼屈嗪	无反射性心动过速作用	去神经支配作用
β 受体阻滞剂	阻滞作用增强	去神经支配作用

摘自 Deng MC. Cardiac transplantation. Heart. 2002；287：177。

心脏移植，其中 60% 的患者小于 1 岁或大于 11 岁，75% 儿童患者的移植前诊断为先天性心脏病或特发性/病毒性心肌炎，而且再次移植率有增加的趋势。国际心肺移植协会报告的儿童心脏移植数量逐年增加，2013 年达到 577 例[217]。ECMO 在一些中心被用作移植过渡，但它被公认为只是一种短期选择[218]。即使大多数儿童心脏病患者选择 ECMO 辅助循环，也有患儿（大多数是青少年）获益于心室辅助装置[219]。

术前评估重点关注心肺功能以及先天性心脏病患儿心脏生理学的特殊改变（见第 39 章）。患者可能需要在移植前先接受姑息手术，二次手术则增加手术风险。通常在麻醉诱导后常规行中心静脉、外周动脉置管，使用吸入麻醉诱导后，麻醉维持通常采用大剂量麻醉镇痛药并间断给予苯二氮䓬类药物。

边缘供者无疑也可成为儿童心脏移植供者，边缘是：器官大小不匹配、供者需要大量正性肌力药支持、器官缺血时间延长以及 ABO 血型不匹配[220]。ABO 血型不相容是成人心脏移植的禁忌，但在婴幼儿患者则可成功实施[221-222]，因为婴幼儿免疫系统不成熟，且未对包括血型抗原在内的多种抗原形成抗体，不会发生超急排斥反应。对于 ABO 血型不匹配的移植心脏，须在移植前获取同族血凝素滴度，并在体外循环时进行血浆置换。

4 年期随访数据显示其术后发病率和病死率与 ABO 血型相容患者相似。此外，等候移植患者的生存率也因供者库的扩增而得到了改善。

移植患者非移植手术的麻醉管理

随着移植后患者数量的增加，移植患者接受非移植择期或急诊手术的数量不断增多。这些患者无法总去移植中心接受手术，因此非移植中心的麻醉医师可能会遇到这类患者。对于实体器官移植患者，患者评估主要围绕移植器官功能进行。对于肾移植和肝移植患者，肾功能不全的等级决定了诸如抗生素、特殊的神经肌肉阻滞剂的选择，以及依赖肾脏排泄的药物用量。表 52-4 列出了对于接受免疫抑制剂治疗的肾移植受者可引起肾功能不全的药物。对肾移植受者一个主要的关注点是通过适宜的容量补充保持肾脏灌注，因此 CVP 监测有利于预防肾前性移植肾损伤，但中心静脉置管必须严格遵守无菌原则。应该特别注意的是，移植患者感染征象可能被掩盖。移植肝衰竭、排斥反应或再次感染，可能伴随着肾功能的恶化而发生。对肾脏的保护是麻醉方案的核心部分，CVP 或 TEE 可用于指导液体治疗，尤其是可能需要大量输液的手术。

对于所有移植患者，围术期对抗菌、抗病毒、抗真菌以及免疫抑制治疗方案的调整越小越好。移植受者的感染类型随着时间而改变,移植术后的第一个月,以供者获得性感染和医院获得性感染为主[223]。移植术后2～6个月患者感染情况也与移植后第一个月存在区别,这些感染病史可用来指导围术期感染预防和诊断,移植患者术前请传染病专科医师会诊十分重要。

　　免疫抑制治疗的并发症在表52-4中进行了总结。术中大量液体置换可引起环孢素或他克莫司血药浓度突然下降,在这种情况下,应考虑手术当日反复测定血药水平。因为许多患者都存在免疫抑制剂相关性肾功能不全,且长期使用甾体类药物使胃炎患者胃肠道出血风险增加,因此应避免使用非甾体抗炎药。

　　手术患者如存在急性排斥反应或感染,推迟手术有利于患者恢复到最佳状态。排斥反应和感染都会增加手术患者并发症及死亡风险,区域或全身麻醉都已被成功用于移植术后患者。除了美国麻醉医师协会推荐的标准监测项目外,应根据手术操作和患者的整体健康状况采用有创监测手段。由于鼻部菌群带来的潜在感染风险,应避免实施经鼻气管插管。

　　事实上,移植患者所有的肝脏疾病都可再次发生于移植肝。包括自身免疫病、脂肪肝和丙型肝炎。复发肝脏疾病引起的肝功能障碍应行标准实验室检查,并由肝病专科医师进行评估。

　　对于接受过气管吻合的肺移植患者,吻合口以下的组织已去神经支配,咳嗽反射也减弱或消失。这些患者发生分泌物滞留和肺炎的风险增大,气道反应性和支气管痉挛风险也都增加。近来,由于大多数肺移植术中支气管吻合取代了气管吻合,患者气管吻合口狭窄及围术期操作引起的吻合口开裂的风险已明显减小。肺移植患者接受区域麻醉的优势在于可减少气道操作及其感染风险。将术前肺功能检查、动脉血气和胸部X线检查结果与先前检查对比,可帮助诊断急性肺部感染或排斥反应。FEV$_1$、肺活量和肺总量的明显下降,以及气道阻塞征象的出现,可能意味着发生急性排斥反应。存在急性排斥反应时,动脉血气可出现肺泡-动脉血氧分压差较基础值增大,胸部X线检查可表现为肺门浸润影。然而,排斥反应和感染在临床中难以区分。如果怀疑患者存在活动性肺部病情进展,则应考虑在术前请呼吸科会诊,行诊断性支气管镜检查。

　　移植心脏已去神经支配,对围术期管理可产生显著影响。移植心脏对间接作用药物没有反应,如麻黄碱,甚至是多巴胺。对能够引起血流动力学改变的外周刺激,如颈动脉按摩、瓦尔萨尔瓦动作或喉镜检查,移植心脏也无反应。肾上腺素和去甲肾上腺素的β受体效应在心脏移植受者中作用增强(与α受体作用比较)。异丙肾上腺素是提高这类患者心率的主要用药。患者心电图可出现两个P波,一个来源于患者残留的自体心房,另一个源于移植心房。自体P波不会传导至移植心脏,这些无传导性的P波不应与完全性心脏传导阻滞相混淆。异丙肾上腺素作为正性肌力药和提升心率药物,应随时备用。多巴酚丁胺同样有用,而去甲肾上腺素和肾上腺素则是治疗难治性心源性休克的备用药物。去神经支配心脏对区域麻醉引起的血流动力学改变没有反射性调节机制,因此倾向于选择全身麻醉。

　　对心脏移植患者的术前评估应集中于心功能状态。严重的排斥反应将出现心衰症状。所有心脏移植患者术前应接受心电图和经胸超声心动图检查。如检查结果出现新的改变,应与心脏专科医师讨论以确定是否需要行心脏应激试验或心肌活检。在患者有临床症状或手术操作需要时,才行有创监测。使用TEE、CVP或微创心输出量监测手段,如食管多普勒或动脉脉搏波形监测心输出量,有助于术中液体管理和心功能评估。

(孙焱芫 译,苏殿三 校)

参考文献

1. Kotloff KM, Blosser S, Fulda GJ, et al. Management of the potential organ donor in the ICU: Society of Critical Care Medicine/American College of Chest Physicians/Association of Organ Procurement Organizations Consensus Statement. *Crit Care Med.* 2015;43:1291–1325.
2. A definition of irreversible coma. Report of the Ad Hoc Committee of the Harvard Medical School to Examine the Definition of Brain Death. *JAMA.* 1985;205:337–340.
3. Nijboer WN, Schuurs TA, van der Hoeven JA, et al. Effect of brain death and donor treatment on organ inflammatory response and donor organ viability. *Curr Opin Organ Transpl.* 2004;9:110.
4. Belzberg H, Shoemaker WC, Wo CC, et al. Hemodynamic and oxygen transport patterns after head trauma and brain death: implications for management of the organ donor. *J Trauma.* 2007;63:1032–1042.
5. Novitzky D, Cooper DK, Rosendale JD, et al. Hormonal therapy of the brain-dead organ donor: experimental and clinical studies. *Transplantation.* 2006;82:1396–1401.
6. Rosendale JD, Kauffman HM, McBride MA, et al. Aggressive pharmacologic donor management results in more transplanted organs. *Transplantation.* 2003;75:482–487.
7. Pinsard M, Ragot S, Mertes PM, et al. Interest of low-dose hydrocortisone therapy during brain-dead organ donor resuscitation: the CORTICOME study. *Crit Care.* 2014;18(4):R158.
8. Kim WR, Biggins SW, Kremers WK, et al. Hyponatremia and mortality among patients on the liver-transplant waiting list. *N Engl J Med.* 2008;359:1018–1026.
9. Callahan DS, Neville A, Bricker S, et al. The effect of arginine vasopressin on organ donor procurement and lung function. *J Surg Res.* 2014;186:452–457.
10. Plurad DS, Bricker S, Neville A, et al. Arginine vasopressin significantly increases the rate of successful organ procurement in potential donors. *Am J Surg.* 2012; 204:856–860.
11. Piazza O, Scarpati G, Rispoli F, et al. Terlipressin in brain-death donors. *Clin*

Transplant. 2012;26:E571–E575.

12. Olmos A, Feiner J, Hirose R, et al. Impact of a quality improvement project on deceased organ donor management. Prog Transplant. 2015;25:351–360.

13. McKeown DW, Bonser RS, Kellum JA. Management of the heartbeating brain-dead organ donor. Br J Anaesth. 2012;108(S1):i96.

14. Mascia L, Pasero D, Slutsky AS, et al. Effect of a lung protective strategy for organ donors on eligibility and availability of lungs for transplantation: a randomized controlled trial. JAMA. 2010;304:2620–2627.

15. Selzner N, Boehnert M, Selzner M. Preconditioning, postconditioning, and remote conditioning in solid organ transplantation: basic mechanisms and translational applications. Transplant Rev. 2012;26:115.

16. Ardehali A, Hughes K, Sadeghi A, et al. Inhaled nitric oxide for pulmonary hypertension after heart transplantation. Transplantation. 2001;72:638–641.

17. Schnulle P, Gottmann U, Hoeger S, et al. Effects of donor pretreatment with dopamine on graft function after kidney transplantation: a randomized controlled trial. JAMA. 2009;302:1067–1075.

18. Orens JB, Boehler A, Perrot M, et al. A review of lung transplant donor criteria. J Heart Lung Transplant. 2003;22:1183–1200.

19. Baldwin MR, Peterson ER, Easthausen I, et al. Donor age and early graft failure after lung transplantation: a cohort study. Am J Transplant. 2013;13:2685–2695.

20. Sekine Y, Waddell TK, Matte-Martyn A, et al. Risk quantification of early outcome after lung transplantation: donor, recipient, operative, and post-transplant parameters. J Heart Lung Transplant. 2004;23:96–104.

21. Klein AS, Messersmith EE, Ratner LE, et al. Organ donation and utilization in the United States, 1999–2008. Am J Transplant. 2010;10(Pt 2):973–986.

22. Meyer KC, Love RB, Zimmerman JJ. The therapeutic potential of nitric oxide in lung transplantation. Chest. 1998;113:1360–1371.

23. Chaney J, Suzuki Y, Cantu E III, et al. Lung donor selection criteria. J Thorac Dis. 2014;6:1032–1038.

24. Committee on Hospital Care, Section on Surgery, and Section on Critical Care, AAP. Policy statement: pediatric organ donation and transplantation. Pediatrics. 2010;125:822–828.

25. Das A, Anderson IM, Speicher DG, et al. Validation of a pediatric bedside tool to predict time of death after withdrawal of life support. World J Clin Pediatr. 2016;5:89–94.

26. LaMattina JC, Mezrich JD, Fernandez LA, et al. Simultaneous liver and kidney transplantation from donation after cardiac death donors: a brief report. Liver Transpl. 2011;17:591–595.

27. Cao Y, Shahrestani S, Chew HC, et al. Donation after circulatory death for liver transplantation: a meta-analysis on the location of life support withdrawal affecting outcomes. Transplantation. 2016;100:1513–1524.

28. Lentine KL, Lam NN, Axelrod D, et al. Perioperative complications after living kidney donation: a national study. Am J Transplant. 2015;16:1848–1857.

29. Waits SA, Hilliard P, Sheetz KH, et al. Building the case for enhanced recovery protocols in living kidney donors. Transplantation. 2015;99:405–408.

30. Biancofiore G, Amorese G, Lugli D, et al. Laparoscopic live donor nephrectomy: the anaesthesiologist's perspective. Eur J Anaesthesiol. 2004;21:74–76.

31. Mertens zur Borg IR, Di Biase M, Verbrugge S, et al. Comparison of three perioperative fluid regimes for laparoscopic donor nephrectomy: a prospective randomized dose-finding study. Surg Endosc. 2008;22:146–150.

32. Feldman S, Anidiar M, Metrakos P, et al. Optimization of cardiac preload during laparoscopic donor nephrectomy: a preliminary study of central venous pressure versus esophageal Doppler monitoring. Surg Endosc. 2004;18:412–416.

33. El-Galley R, Hammontree L, Urban D, et al. Anesthesia for laparoscopic donor nephrectomy: Is nitrous oxide contraindicated? J Urol. 2007;178:225.

34. Haberal M, Emirolu R, Arslan G, et al. Living-donor nephrectomy under combined spinal-epidural anesthesia. Transplant Proc. 2002;34:2448–2449.

35. Owen M, Lorgelly P, Serpell M. Chronic pain following donor nephrectomy: a study of the incidence, nature and impact of chronic post-nephrectomy pain. Eur J Pain. 2010;14:732–734.

36. Fetracco P, Ori C. Anesthetic management of living transplantation. Minerva Anestesiol. 2010;76:525–533.

37. Goldaracena N, Spetzler VN, Marquez M, et al. Live donor liver transplantation: a valid alternative for critically ill patients suffering from acute liver failure. Am J Transplant. 2015;15:1591–1597.

38. Clavien PA, Petrowski H, DeOliveira ML, et al. Strategies for safer liver surgery and partial liver transplantation. N Engl J Med. 2007;356:1545–1559.

39. Muzaale AD, Dagher NN, Montgomery RA, et al. Estimates of early death, acute liver failure, and long-term mortality among live liver donors. Gastroenterology. 2012;142:273–280.

40. Azzam A, Uryuhara K, Taka I, et al. Analysis of complications in hepatic right lobe living donors. Ann Saudi Med. 2010;30:18–24.

41. Wadhawan M, Kumar A. Mangement issues in post living donor liver transplant biliary strictures. World J Hepatol. 2016;8:461–470.

42. Beebe D, Singh H, Jochan J, et al. Anesthetic complications including two cases of postoperative respiratory depression in living liver donor surgery. J Anaesth Clin Pharmacol. 2011;27:362.

43. Kim SH, Kim YK, Lee SD, et al. The impact of a surgical protocol for enhanced recovery on living donor right hepatectomy: a single-center cohort study. Medicine (Balt) 2016;95:e3227.

44. Eyraud D, Richard O, Borie DC, et al. Hemodynamic and hormonal responses to the sudden interruption of caval flow: insights from a prospective study of hepatic vascular exclusion during major liver resections. Anesth Analg. 2002;95:1173–1178.

45. Rhim CH, Johnson LB, Kitisin K, et al. Intra-operative isovolemic hemodilution is safe and effective in eliminating allogeneic blood transfusion during right hepatic lobectomy: comparison of living donor versus non-donors. HPB (Oxf). 2005;7:201.

46. Clarke H, Chandy T, Srinivas C, et al. Epidural analgesia provides better pain management after live liver donation: a retrospective study. Liver Transpl. 2011;17:315–323.

47. Khan J, Katz J, Montbriand J, et al. Surgically placed abdominal wall catheters on postoperative analgesia and outcomes after living liver donation. Liver Transpl. 2015;21:478–486.

48. Cauchy F, Schwarz L, Scatton O, et al. Laparoscopic liver resection for living donation: where do we stand? World J Gastroenterol. 2014;20:15590.

49. Nafidi O, Lepage R, Lapointe RW, et al. Hepatic resection-related hypophosphatemia is of renal origin as manifested by isolated hyperphosphaturia. Ann Surg. 2007;245:1000–1002.

50. Trotter JF, Gillespie BW, Terrault NA, et al. Adult-to-Adult Living Donor Transplantation Cohort Study Group: laboratory test results after living liver donation in the adult-to-adult living donor liver transplantation cohort study. Liver Transpl. 2011;17:409–417.

51. Axelrod D, Naik AS, Schnitzler MA, et al. National variation in use of immunosuppression for kidney transplantation: a call for evidence-based regimen selection. Am J Transplant. 2016;16:2453–2462.

52. Panther F, Strasen J, Czolbe M, et al. Inhibition of nuclear translocation of calcineurin suppresses T-cell activation and prevents acute rejection of donor hearts. Transplantation. 2011;91:597–604.

53. Kostopanagiotou G, Smyrniotis V, Arkadopoulos N, et al. Anesthetic and perioperative management of adult transplant recipients in nontransplant surgery. Anesth Analg. 1999;89:613.

54. De Weerdt A, Claeys KG, De Jonghe P, et al. Tacrolimus-related polyneuropathy: case report and review of the literature. Clin Neurol Neurosurg. 2008;110(3):291–294.

55. Wu Q, Marescaux C, Wolff V, et al. Tacrolimus-associated posterior reversible encephalopathy syndrome after solid organ transplantation. Eur Neurol. 2010;64:169–177.

56. Sidi A, Kaplan RF, Davis RF. Prolonged neuromuscular blockade and ventilatory failure after renal transplantation and cyclosporine. Can J Anaesth. 1990;37:543–548.

57. Crosby E, Robblee JA. Cyclosporine-pancuronium interaction in a patient with a renal allograft. Can J Anaesth. 1998;35:300–302.

58. Scarfia RV, Dlementi A, Granata A. Rhabdomyolysis and acute kidney injury secondary to interaction between simvastatin and cyclosporine. Ren Fail. 2013;35:1056–1057.

59. Kato T, Gaynor JJ, Yoshida H, et al. Randomization trial of steroid-free induction versus corticosteroid maintenance among orthotopic liver transplant recipients with hepatitis C virus: impact on hepatic fibrosis progression at one year. Transplantation. 2007;84:829.

60. Ippoliti G, Lucioni M, Leonardi G, et al. Immunomodulation with rabbit anti-thymocyte globulin in solid organ transplantation. World J Transplant. 2015;5:261–266.

61. Boothpur R, Hardinger KL, Skelton RM, et al. Serum sickness after treatment with rabbit anti-thymocyte globulin in kidney transplant recipients with previous rabbit exposure. Am J Kidney Dis. 2010;55:141–143.

62. Tanriover B, Chuang P, Fishbach B, et al. Polyclonal antibody-induced serum sickness in renal transplant recipients: treatment with therapeutic plasma exchange. Transplantation. 2005;80:279–281.

63. ten Berge IJ, Parlevliet KJ, Raasveld MH, et al. Guidelines for the optimal use of muromonab CD3 in transplantation. BioDrugs. 1999;11:277–284.

64. Bamgbola FO, Del Rio M, Kaskel FJ, et al. Non-cardiogenic pulmonary edema during basiliximab induction in three adolescent renal transplant patients. Pediatr Transplant. 2003;7:31–37.

65. Webster AC, Ruster LP, McGee R, et al. Interleukin 2 receptor antagonists for kidney transplant recipients. Cochrane Database Syst Rev. 2010;20:CD003897.

66. Klipa D, Mahmud N, Ahsan N. Antibody immunosuppressive therapy in solid organ transplant: part II. MAbs. 2010;2:607–612.

67. Farid SG, Barwick J, Goldsmith PJ. Alemtuzumab (Campath-1H)-induced coagulopathy in renal transplantation. Transplantation. 2009;87:1751–1752.

68. Barten MJ, Streit F, Boeger M, et al. Synergistic effects of sirolimus with cyclosporine and tacrolimus: analysis of immunosuppression on lymphocyte proliferation and activation in rat whole blood. Transplantation. 2004;77:1154–1162.

69. Tsunoda SM, Aweeka FT. Drug concentration monitoring of immunosuppressive agents: focus on tacrolimus, mycophenolate mofetil and sirolimus. BioDrugs. 2000;14:355–369.

70. Jungling AS, Shangraw RE. Massive airway edema after azathioprine. Anesthesiology. 2000;92:888–890.

71. Engelen W, Verpooten GA, Van der Planken M, et al. Four cases of red blood cell aplasia in association with the use of mycophenolate mofetil in renal transplant patients. Clin Nephrol. 2003;60:119–124.

72. Perez-Aytes A, Ledo A, Boso V, et al. In utero exposure to mycophenolate mofetil: a characteristic phenotype? Am J Med Genet A. 2008;146:1–7.

73. Le Blanc K, Frassoni F, Ball L, et al. Mesenchymal stem cells for treatment of steroid-resistant, severe, acute graft-versus-host disease: a phase II study. Lancet. 2008;371:1579–1586.

74. Guerrier G, Boutboul D, Rondet S, et al. Comparison of a supraglottic gel device and an endotracheal tube in keratoplasty performed under general anesthesia: a randomized clinical trial. Cornea. 2016;35:37–40.

75. Massie AB, Leanza J, Fahmy LM, et al. A risk index for living donor kidney transplantation. Am J Transpl. 2016;16:2077–2084.

76. Stoumpos S, Jardine AG, Mark PB. Cardiovascular mobidity and mortality after kidney transplantation. Transpl Int. 2015;28:10–21.

77. Dieterle CD, Schmauss S, Arbogast H, et al. Pulmonary function in patients with type 1 diabetes before and after simultaneous pancreas and kidney transplantation. Transplantation. 2007;83:566–569.

78. Bunnapradist S, Danovitch GM. Evaluation of adult kidney transplant candidates. Am J Kidney Dis. 2007;7:2333.

79. Snoeijs MG, Winkens B, Heemskerk MB, et al. Kidney transplantation

from donors after cardiac death: a 25-year experience. *Transplantation*. 2010;90:1106–1112.

80. Summers DM, Watson CJ, Pettigrew GJ, et al. Kidney donation after circulatory death (DCD): state of the art. *Kidney Int*. 2015;88:241–249.

81. Stewart DE, Kucheryavaya AY, Klassen DK, et al. Changes in deceased donor kidney transplantation one year after KAS allocation implementation. *Am J Transplant*. 2016;16:1834–1847.

82. Ricaurte L, Vargas J, Lozano E, et al. Anesthesia and kidney transplantation. *Transplant Proc*. 2013;45:1386–1391.

83. Spiro MD, Eilers H. Intraoperative care of the transplant patient. *Anesthesiol Clin*. 2013;31:705–721.

84. Goyal P, Puri GD, Pandey CK, et al. Evaluation of induction doses of propofol: comparison between end stage renal disease and normal renal function patients. *Anaesth Intensive Care*. 2002;30:584–587.

85. Robertson EN, Driessen JJ, Vogt M, et al. Pharmacodynamics of rocuronium 0.3 mg kg (−1) in adult patients with and without renal failure. *Eur J Anaesthesiol*. 2005;22:929–932.

86. Fisher DM, Dempsey GA, Atherton DP, et al. Effect of renal failure and cirrhosis on the pharmacokinetics and neuromuscular effects of rapacuronium administered by bolus followed by infusion. *Anesthesiology*. 2000;93:1384–1391.

87. Koehntop DE, Rodman JH. Fentanyl pharmacokinetics in patients undergoing kidney transplantation. *Pharmacotherapy*. 1997;17:746–752.

88. Olyaei AJ, deMattos AM, Bennett WM. A practical guide to the management of hypertension in renal transplant recipients. *Drugs*. 1999;58:1011–1027.

89. Hadimioglu N, Saadawy I, Saglam T, et al. The effect of different crystalloid solutions on acid-base balance and early kidney function after kidney transplantation. *Anesth Analg*. 2008;107:264–269.

90. Parekh J, Niemann CU, Dang K, et al. Intraoperative hyperglycemia augments ischemia reperfusion injury in renal transplantation: a prospective study. *J Transplant*. 2011;2011:652458.

91. Wiesbauer F, Heinze G, Regele H, et al. Glucose control is associated with patient survival in diabetic patients after renal transplantation. *Transplantation*. 2010;89:612–619.

92. Sorbello M, Morello G, Paratore A, et al. Fenoldopam vs dopamine as a nephroprotective strategy during living donor kidney transplantation: preliminary data. *Transplant Proc*. 2007;39:1794–1796.

93. Nichols WG, Price TH, Gooley T, et al. Transfusion-transmitted cytomegalovirus infection after receipt of leukoreduced blood products. *Blood*. 2003;101:4195–4200.

94. Parada B, Figueiredo A, Mota Aet al. Surgical complications in 1000 renal transplants. *Transplant Proc*. 2003;35:1085–1086.

95. Ammi M, Daligault M, Sayegh J, et al. Evaluation of the vascular surgical complications of renal transplantation. *Ann Vasc Surg*. 2016;33:23–30.

96. Shoeibi G, Babakhani B, Mohammadi SS. The efficacy of ilioinguinal-iliohypogastric and intercostals nerve co-blockage for postoperative pain relief in kidney recipients. *Anesth Analg*. 2009;108:330–333.

97. Mukhtar K, Khattak I. Transversus abdominis plane block for renal transplant recipients. *Br J Anaesth*. 2010;104:663–664.

98. Masaitis-Zagaiewska A, Pietrasik P, Krawczyk J, et al. Similar prevalence but different characteristics of pain in kidney transplant recipients and chronic hemodialysis patients. *Clin Transplant*. 2011;25:E144–E151.

99. Healey PJ, McDonald R, Waldhausen JH, et al. Transplantation of adult living donor kidneys into infants and small children. *Arch Surg*. 2000;135:1035–1041.

100. Halazun KJ, Mathur AK, Rana AA, et al. One size does not fit all: regional variation in the impact of the Share 35 liver allocation policy. *Am J Transpl*. 2016;16:137–142.

101. Kim WR, Biggins SW, Kremers WK, et al. Hyponatremia and mortality among patients on the liver-transplant waiting list. *N Engl J Med*. 2008;359:1018–1026.

102. Freeman RB Jr, Wiesner RH, Harper A, et al; UNOS/OPTN Liver Disease Severity Score, UNOS/OPTN Liver and Intestine, and UNOS/OPTN Pediatric Transplantation Committees. The new liver allocation system: moving toward evidence-based transplantation policy. *Liver Transpl*. 2002;8:851–858.

103. Roland ME, Barin B, Huprikar S, et al. Survival in HIV-positive transplant recipients compared with transplant candidates and with HIV-negative controls. *AIDS*. 2016;30:435–444.

104. VanWagner LB, Lapin B, Levitsky J, et al. High early cardiovascular mortality following liver transplantation. *Liver Transpl*. 2014;20:1306–1316.

105. Ye C, Saincher M, Tandon P, et al. Cardiac work-up protocol for liver transplant candidates: experience from a single liver transplant centre. *Can J Gastroent*. 2012; 26:806–810.

106. Kumar N, Dahri L, Brown W, et al. Effect of elective coronary angiography on glomerular filtration rate in patients with advanced chronic kidney disease. *Clin J Am Soc Nephrol*. 2009;4:1907–1913.

107. Carey EJ, Steidley DE, Aqel BA, et al. Six-minute walk distance predicts mortality in liver transplant candidates. *Liver Transpl*. 2010;16:1373–1378.

108. Coss E, Watt KD, Pedersen R, et al. Predictors of cardiovascular events after liver transplantation: a role for pretransplant troponin levels. *Liver Transpl*. 2011;17:23–31.

109. Paramesh AS, Fairchild RB, Quinn TM, et al. Amelioration of hypertrophic cardiomyopathy using nonsurgical septal ablation in a cirrhotic patient prior to liver transplantation. *Liver Transpl*. 2005;11:236.

110. Van Wagner LB, Serper M, Kang R, et al. Factors associated with major adverse cardiovascular events after liver transplantation among a national sample. *Am J Transplant*. 2016;16:2684–2694.

111. Ashfaq M, Chinnakotla S, Rogers L, et al. The impact of treatment of portopulmonary hypertension on survival following liver transplantation. *Am J Transplant*. 2007;7:1258–1264.

112. Melgosa MT, Ricci GL, Garcia-Pagan JC, et al. Acute and long-term effects of inhaled iloprost in portopulmonary hypertension. *Liver Transpl*. 2010;16:348–356.

113. Makisalo H, Koivusalo A, Vakkuri A, et al. Sildenafil for portopulmonary hypertension in a patient undergoing liver transplantation. *Liver Transpl*. 2004;10:945–950.

114. Savale L, Magnier R, Le Pavec J, et al. Efficacy, safety and pharmacokinetics of bosentan in portopulmonary hypertension. *Eur Respir J*. 2013;41:96–103.

115. Cartin-Ceba R, Swanson K, Iyer V, et al. Safety and efficacy of ambrisentan for the treatment of portopulmonary hypertension. *Chest*. 2011;139:109–114.

116. Tapper EB, Knowles D, Heffron T, et al. Portopulmonary hypertension: imatinib as a novel treatment and the Emory experience with this condition. *Transplant Proc*. 2009;41:1969–1971.

117. Ramsay MA. Portopulmonary hypertension and hepatopulmonary syndrome, and liver transplantation. *Int Anesthesiol Clin*. 2006;44:69–82.

118. Pastor CM, Schiffer E. Therapy insight: hepatopulmonary syndrome and orthotopic liver transplantation. *Nat Clin Pract Gastroenterol Hepatol*. 2007;4:614–621.

119. Fimiani B, Guardia DD, Puoti C, et al. The use of terlipressin in cirrhotic patients with refractory ascites and normal renal function: a multicentric study. *Eur J Intern Med*. 2011;22:587–590.

120. Wang LS, D'Souza LS, Jacobson IM. Hepatitis C: a clinical review. *J Med Virol*. 2016;88:1844–1855.

121. Chapron B, Risler L, Phillips B, et al. Reversible, time-dependent inhibition of CYP3A-mediated metabolism of midazolam and tacrolimus by telaprevir in human liver microsomes. *J Pharm Pharm Sci*. 2015;18:101–111.

122. Hsu AJ, Carson KA, Yung R, et al. Severe prolonged sedation associated with coadministration of protease inhibitors and intravenous midazolam during bronchoscopy. *Pharmacotherapy*. 2012;32:538–545.

123. Verne GN, Soldevia-Pico C, Robinson ME, et al. Autonomic dysfunction and gastroparesis in cirrhosis. *J Clin Gastroenterol*. 2004;38:72–76.

124. De Pietri L, Mocchegiani F, Leuzzi C, et al. Transoesophageal echocardiography during liver transplantation. *World J Hepatol*. 2015;7:2432–2448.

125. Pai SL, Aniskevich S , Feinglass NG, et al. Complications related to intraoperative transesophageal echocardiography in liver transplantation. *Springerplus*. 2015;4:480.

126. Massicotte L, Lenis S, Thibeault L, et al. Effect of low central venous pressure and phlebotomy on blood product transfusion requirements during liver transplantations. *Liver Transpl*. 2006;12:117–123.

127. Bernardi M, Ricci CS, Zaccherini G. Role of albumin in the management of complications of cirrhosis. *J Clin Exp Hepatol*. 2014;4:302–311.

128. de Boer MT, Christensen MC, Asmussen M, et al. Impact of intraoperative transfusion of platelet and red blood cells on survival after liver transplantation. *Anesth Analg*. 2008;106:32–44.

129. Chin JL, Hisamuddin SH, O'Sullivan A, et al. Thrombocytopenia, platelet transfusion, and outcome following liver transplantation. *Clin Appl Thromb Hemost*. 2016;22:351–360.

130. Ghadimi K, Levy JH, Welsby IJ. Prothrombin complex concentrates for bleeding in the perioperative setting. *Anesth Analg*. 2016;122:1287–1300.

131. Tripoli A, Mannucci PM. The coagulopathy of chronic liver disease. *N Engl J Med*. 2011;365:147–156.

132. Northup PG, Caldwell SH. Coagulation in liver disease: a guide for the clinician. *Clin Gastroent Hepatol*. 2013;11:1064.

133. Nicolau-Raducu R, Ky TC, Ganier DR, et al. Epsilon-aminocaproic acid has no association with thromboembolic complications, renal failure, or mortality after liver transplantation. *J Cardiothorac Vasc Anesth*. 2016;30:917–923.

134. Porte RJ, Bontempo FA, Knot EA, et al. Systemic effects of tissue plasminogen activator-associated fibrinolysis and its relation to thrombin generation in orthotopic liver transplantation. *Transplantation*. 1989;47:978–984.

135. Scheffert JL, Taber DJ, Pilch NA, et al. Timing of factor VIIa in liver transplantation impacts cost and clinical outcomes. *Pharmacotherapy*. 2013;33:483–488.

136. Boone JD, Sherwani SS, Herborn JC, et al. The successful use of low-dose recombinant tissue plasminogen activator for treatment of intracardiac/pulmonary thrombosis during liver transplantation. *Anesth Analg*. 2011;112:319–321.

137. Caragata R, Wyssusek KH, Kruger P. Acute kidney injury following liver transplantation: a systematic review of published predictive models. *Anaesth Intensive Care*. 2016;44:251–261.

138. Sherman DS, Fish DN, Teitelbaum I. Assessing renal function in cirrhotic patients: problems and pitfalls. *Am J Kidney Dis*. 2003;41:269–278.

139. Levitsky J, O'Leary JG, Asrani S et al. Protecting the kidney in liver transplant recipients. *Am J Transplant*. 2016;16:2532–2544.

140. Guevara M, Arroyo V. Hepatorenal syndrome. *Expert Opin Pharmacother*. 2011;12:1405–1417.

141. Salerno F, Navickis RJ, Wilkes MM. Albumin treatment regimen for type 1 hepatorenal syndrome: a dose-response meta-analysis. *BMC Gastroenterol*. 2015;15:167.

142. Nassar Jr AP, Farias AQ, D'Albuquerque LA, et al. Terlipressin versus norepinephrine in the treatment of hepatorenal syndrome: a systematic review and meta-analysis. *PLos One*. 2014;9(9):e107466.

143. Angeli P, Volpin R, Gerunda G, et al. Reversal of type 1 hepatorenal syndrome with the administration of midodrine and octreotide. *Hepatology*. 1999;29:1690–1697.

144. Aggarwal S, Kang Y, Freeman JA, et al. Postreperfusion syndrome: hypotension after reperfusion of the transplanted liver. *J Crit Care*. 1993;8:154–160.

145. Nahas GG, Sutin KM, Fermon C, et al. Guidelines for the treatment of acidaemia with THAM. *Drugs*. 1998;55:191–224.

146. Shillicutt SK, Ringenberg KJ, Chacon MM, et al. Liver transplantation: intraoperative transesophageal echocardiographic findings and relationship to major postoperative adverse cardiac events. *J Cardiothorac Vasc Anesth*. 2016;30:107.

147. Hosseinian L, Weiner M, Levin MA, et al. Methylene blue: magic bullet for vasoplegia? *Anesth Analg*. 2016;122:194–201.

148. Lang JD Jr, Teng X, Chumley P, et al. Inhaled NO accelerates restoration of liver function in adults following orthotopic liver transplantation. *J Clin Invest*. 2007;117:2583–2591.
149. Beck-Schimmer B, Bonvini JM, Schadde E, et al. Conditioning with sevoflurane in liver transplantation: results of a multicenter randomized controlled trial. *Transplantation*. 2015;99(8):1606–1612.
150. Abuelkasem E, Lu S, Tanaka K, et al. Comparison between thromboelastography and thromboelastometry in hyperfibrinolysis detection during adult liver transplantation. *Br J Anaesth*. 2016;116:507–512.
151. Taner CB, Willingham DL, Bulatao IG, et al. Is mandatory intensive care unit stay needed after liver transplantation? Feasibility of fast-tracking to the surgical ward after liver transplantation. *Liver Transpl*. 2012;18:361.
152. Wagenaar AE, Tashiro J, Sola JE, et al. Pediatric liver transplantation: predictors of survival and resource utilization. *Paediatr Surg Int*. 2016;32:439–449.
153. Guttman OR, Roberts EA, Schreiber RA, et al. Biliary atresia with associated structural malformations in Canadian infants. *Liver Int*. 2011;31:1485–1493.
154. Nemes B, Gaman G, Polak WG, et al. Extended-criteria donors in liver transplantation. Part II: reviewing the impact of extended-criteria donors on the complications and outcomes of liver transplantation. *Expert Rev Gastroenterol Hepatol*. 2016;10:841–859.
155. Karvellas CJ, Fix OK, Battenhouse H, et al. Outcomes and complications of intracranial pressure monitoring in acute liver failure: a retrospective cohort study. *Crit Care Med*. 2014;42:1157–1167.
156. Aggarwal S, Brooks DM, Kang Y, et al. Noninvasive monitoring of cerebral perfusion pressure in patients with acute liver failure using transcranial Doppler untrasonography. *Liver Transp*. 2008;14:1048.
157. Karvellas CJ, Stravitz RT, Battenhouse H, et al., for the US Acute liver Failure Study Group. Therapeutic hypothermia in acute liver failure: a multicenter retrospective cohort analysis. *Liver Transplant*. 2015;21:4.
158. Kandiah PA, Olson JC, Subramanian RM. Emerging strategies for the treatment of patients with acute hepatic failure. *Curr Opin Crit Care*. 2016;22:142–151.
159. Lidofsky SD, Bass NM, Prager MC, et al. Intracranial pressure monitoring and liver transplantation for fulminant hepatic failure. *Hepatology*. 1992;16:1–7.
160. Schnickel GT, Busuttil RW, Lipshutz GS. Improvement in short-term pancreas transplant outcome by targeted antimicrobial therapy and refined donor selection. *Am Surg*. 2011;77:1407–1411.
161. Markmann JF, Bartlett ST, Johnson P, et al. Executive summary of IPITS-TTS opinion leaders report on the future of B-cell replacement. *Transplantation*. 2016;100:e25–e31.
162. Farney AC, Sutherland DE, Opara EC. Evolution of islet transplantation for the last 30 years. *Pancreas*. 2016;45:8–20.
163. Boyle ME, Seifert KM, Beer KA, et al. Insulin pump therapy in the perioperative period: a review of care after implementation of institutional guidelines. *J Diabetes Sci Technol*. 2012;6:1016–1021.
164. Shapiro AM, Lakey JR, Ryan EA, et al. Islet transplantation in seven patients with type 1 diabetes mellitus using a glucocorticoid-free immunosuppressive regimen. *N Engl J Med*. 2000;343:230–238.
165. Boluda ER. Pediatric small bowel transplantation. *Curr Opin Organ Transplant*. 2015;20:550–556.
166. Mims TT, Fishbein TM, Feierman DE. Management of a small bowel transplant with complicated central venous access in a patient with asymptomatic superior and inferior vena cava obstruction. *Transplant Proc*. 2004;36:388–391.
167. Rege A, Sudan D. Intestinal transplantation. *Best Pract Res Clin Gastroenteraol*. 2016;30:319–335.
168. Dalal A. Intestinal transplantation: the anesthesia perspective. *Transplant Rev (Orlando)*. 2016;30:100–108.
169. Lang RS, Gorantla VS, Esper S, et al. Anesthetic management in upper extremity transplantation: the Pittsburgh experience. *Anesth Analg*. 2012;115:678–688.
170. Schneeberger S, Gorantla VS, Brandacher G, et al. Upper-extremity transplantation using a cell-based protocol to minimize immunosuppression. *Ann Surg*. 2013;257:345–351.
171. Chandraker A, Arscott R, Murphy GF, et al. The management of antibody-mediated rejection in the first presensitized recipient of a full-face allotransplant. *Am J Transplant*. 2014;14:1446–1452.
172. Reitz BA, Wallwork JL, Hunt SA, et al. Heart-lung transplantation: successful therapy for patients with pulmonary vascular disease. *N Engl J Med*. 1982; 306:557–564.
173. Yusen RD, Edwards LB, Kucheryavaya AY, et al. The Registry of the International Society for Heart and Lung Transplantation: thirty-second Official Adult Lung and Heart-Lung Transplantation Report—2015. Focus theme: early graft failure. *J Heart Lung Transplant*. 2015;34:1264–1277.
174. Orens JB, Garrity ER Jr. General overview of lung transplantation and review of organ allocation. *Proc Am Thorac Soc*. 2009;6:13–19.
175. Orens JB, Estenne M, Arcasoy S, et al. International guidelines for the selection of lung transplant candidates: 2006 update. A consensus report from the Pulmonary Scientific Council of the International Society for Heart and Lung Transplantation. *J Heart Lung Transplant*. 2006;25:745.
176. Egan TM, Murray S, Bustami RT, et al. Development of the new lung allocation system in the United States. *Am J Transplant*. 2006;6:1212–1227.
177. Hadjiliadis D, Steele MP, Chaparro C, et al. Survival of lung transplant patients with cystic fibrosis harboring panresistant bacteria other than Burkholderia cepacia, compared with patients harboring sensitive bacteria. *J Heart Lung Transplant*. 2007;26:834–838.
178. Cypel M, Yeung JC, Liu M, et al. Normothermic ex vivo lung perfusion in clinical lung transplantation. *N Engl J Med*. 2011;364:1431–1440.
179. Tikkanen JM, Cypel M, Machuca TN, et al. Functional outcomes and quality of life after normothermic ex vivo lung perfusion lung transplantation. *J Heart Lung Transplant*. 2015;34:547–556.
180. Tan M, Law LS, Gan TJ. Optimizing pain management to facilitate Enhanced Recovery After Surgery pathways. *Can J Anaesth*. 2015;62:203–218.
181. Myles PS, Leslie K, McNeil J, et al. Bispectral index monitoring to prevent awareness during anaesthesia: the B-Aware randomised controlled trial. *Lancet*. 2004;363:1757–1763.
182. National Heart, Lung, and Blood Institute Acute Respiratory Distress Syndrome (ARDS) Clinical Trials Network, Wiedemann HP, Wheeler AP, et al. Comparison of two fluid-management strategies in acute lung injury. *N Engl J Med*. 2006;354:2564–2575.
183. Pilcher DV, Scheinkestel CD, Snell GI, et al. High central venous pressure is associated with prolonged mechanical ventilation and increased mortality after lung transplantation. *J Thorac Cardiovasc Surg*. 2005;129:912–918.
184. Oto T, Griffiths AP, Rosenfeldt F, et al. Early outcomes comparing Perfadex, Euro-Collins, and Papworth solutions in lung transplantation. *Ann Thorac Surg*. 2006;82:1842–1848.
185. Goldfarb SB, Benden C, Edwards LB, et al. The Registry of the International Society for Heart and Lung Transplantation: Eighteenth Official Pediatric Lung and Heart-Lung Transplantation Report—2015. Focus theme: early graft failure. *J Heart Lung Transplant*. 2015;34:1255–1263.
186. Liou TG, Adler FR, Cox DR, et al. Lung transplantation and survival in children with cystic fibrosis. *N Engl J Med*. 2007;357:2143–2152.
187. Barr ML, Kawut SM, Whelan TP, et al. Report of the ISHLT Working Group on Primary Lung Graft Dysfunction. Part IV: recipient-related risk factors and markers. *J Heart Lung Transplant*. 2005;24:1468–1482.
188. Christie JD, Van Raemdonck D, de Perrot M, et al. Report of the ISHLT Working Group on Primary Lung Graft Dysfunction. Part I: introduction and methods. *J Heart Lung Transplant*. 2005;24:1451–1453.
189. Oto T, Rosenfeldt F, Rowland M, et al. Extracorporeal membrane oxygenation after lung transplantation: evolving technique improves outcomes. *Ann Thorac Surg*. 2004;78:1230–1235.
190. Lang JD Jr, Lell W. Pro: inhaled nitric oxide should be used routinely in patients undergoing lung transplantation. *J Cardiothorac Vasc Anesth*. 2001; 15:785–789.
191. McQuitty CK. Con: Inhaled nitric oxide should not be used routinely in patients undergoing lung transplantation. *J Cardiothorac Vasc Anesth*. 2001;15:790.
192. Meyer KC, Love RB, Zimmerman JJ. The therapeutic potential of nitric oxide in lung transplantation. *Chest*. 1998;113:1360–1371.
193. Griffiths MJ, Evans TW. Inhaled nitric oxide therapy in adults. *N Engl J Med*. 2005;353:2683–2695.
194. Perrin G, Roch A, Michelet P, et al. Inhaled nitric oxide does not prevent pulmonary edema after lung transplantation measured by lung water content: a randomized clinical study. *Chest*. 2006;129:1024.
195. Beghetti M, Sparling C, Cox PN, et al. Inhaled NO inhibits platelet aggregation and elevates plasma but not intraplatelet cGMP in healthy human volunteers. *Am J Physiol Heart Circ Physiol*. 2003;285:H637.
196. Cornfield DN, Milla CE, Haddad IY, et al. Safety of inhaled nitric oxide after lung transplantation. *J Heart Lung Transplant*. 2003;22:903.
197. Barnard CN. The operation. A human cardiac transplant: an interim report of a successful operation performed at Groote Schuur Hospital, Cape Town. *S Afr Med J*. 1967;41:1271.
198. Lund LH, Edwards LB, Kucheryavaya AY, et al. The Registry of the International Society for Heart and Lung Transplantation: Thirty-Second Official Adult Heart Transplantation Report—2015. Focus theme: early graft failure. *J Heart Lung Transplant*. 2015;34:1244–1254.
199. Goldberg RJ, Ciampa J, Lessard D, et al. Long-term survival after heart failure: a contemporary population-based perspective. *Arch Intern Med*. 2007;167:490.
200. Rose EA, Gelijns AC, Moskowitz AJ, et al. Long-term use of a left ventricular assist device for end-stage heart failure. *N Engl J Med*. 2001;345:1435–1443.
201. McAlister FA, Ezekowitz J, Hooton N, et al. Cardiac resynchronization therapy for patients with left ventricular systolic dysfunction: a systematic review. *JAMA*. 2007;297:2502–2514.
202. Seidl K, Rameken M, Vater M, et al. Cardiac resynchronization therapy in patients with chronic heart failure: pathophysiology and current experience. *Am J Cardiovasc Drugs*. 2002;2:219–226.
203. Goldenberg I, Kutyifa V, Klein HU, et al. Survival with cardiac-resynchronization therapy in mild heart failure. *N Engl J Med*. 2014;370:1694–1701.
204. Cleland JG, Freemantle N, Erdmann E, et al. Long-term mortality with cardiac resynchronization therapy in the Cardiac Resynchronization-Heart Failure (CARE-HF) trial. *Eur J Heart Fail*. 2012;14:628–634.
205. Mehra MR, Kobashigawa J, Starling R, et al. Listing criteria for heart transplantation: International Society for Heart and Lung Transplantation guidelines for the care of cardiac transplant candidates—2006. *J Heart Lung Transplant*. 2006;25:1024.
206. Mehra MR, Canter CE, Hannan MM, et al. The. 2016 International Society for Heart Lung Transplantation listing criteria for heart transplantation: a 10-year update. *J Heart Lung Transplant*. 2016;35:1–23.
207. Fleg JL, Pina IL, Balady GJ, et al. Assessment of functional capacity in clinical and research applications: an advisory from the Committee on Exercise, Rehabilitation, and Prevention, Council on Clinical Cardiology, American Heart Association. *Circulation*. 2000;102:1591–1597.
208. Hensley FA Jr, Martin DE, Larach DR, et al. Anesthetic management for cardiac transplantation in North America—1986 survey. *J Cardiothorac Anesth*. 1987;1:429–437.
209. Demas K, Wyner J, Mihm FG, et al. Anaesthesia for heart transplantation: a retrospective study and review. *Br J Anaesth*. 1986;58:1357–1364.
210. Kianfar AA, Ahmadi ZH, Mirhossein SM, et al. Ultra fast-track extubation in heart transplant surgery patients. *Int J Crit Illn Inj Sci*. 2015;5:89–92.
211. Cheng A, Slaughter MS. Heart transplantation. *J Thorac Dis*. 2014;6:1105–1109.
212. Schnoor M, Schafer T, Luhmann D, et al. Bicaval versus standard technique in orthotopic heart transplantation: a systematic review and meta-analysis. *J Thorac Cardiovasc Surg*. 2007;134:1322–1331.
213. Ardehali A, Hughes K, Sadeghi A, et al. Inhaled nitric oxide for pulmonary

hypertension after heart transplantation. *Transplantation*. 2001;72:638–641.

214. Mosquera I, Crespo-Leiro MG, Tabuyo T, et al. Pulmonary hypertension and right ventricular failure after heart transplantation: usefulness of nitric oxide. *Transplant Proc*. 2002;34:166–167.

215. Rajek A, Pernerstorfer T, Kastner J, et al. Inhaled nitric oxide reduces pulmonary vascular resistance more than prostaglandin E(1) during heart transplantation. *Anesth Analg*. 2000;90:523–530.

216. Sablotzki A, Czeslick E, Schubert S, et al. Iloprost improves hemodynamics in patients with severe chronic cardiac failure and secondary pulmonary hypertension. *Can J Anaesth*. 2002;49:1076–1080.

217. Dipchand AI, Rossano JW, Edwards LB, et al. The Registry of the International Society for Heart and Lung Transplantation: Eighteenth Official Pediatric Heart Transplantation Report—2015. Focus theme: early graft failure. *J Heart Lung Transplant*. 2015;34:1233–1243.

218. Burch M, Aurora P. Current status of paediatric heart, lung, and heart-lung transplantation. *Arch Dis Child*. 2004;89:386–389.

219. Fynn-Thompson F, Almond C. Pediatric ventricular assist devices. *Pediatr Cardiol*. 2007;28:149–155.

220. Conway J, Chin C, Kemna M, et al. Donors' characteristics and impact on outcomes in pediatric heart transplant recipients. *Pediatr Transplant*. 2013; 17:774–781.

221. Kohler S, Engmann R, Birnbaum J, et al. ABO-compatible retransplantation after ABO-incompatible infant heart transplantation: absence of donor specific isohemagglutinins. *Am J Transplant*. 2014;14:2903–2905.

222. Irving CA, Gennery AR, Carter V, et al. ABO-incompatible cardiac transplantation in pediatric patients with high isohemagglutinin titers. *J Heart Lung Transplant*. 2015;34:1095–1102.

223. Fishman JA. Infection in solid-organ transplant recipients. *N Engl J Med*. 2007;357:2601–2614.

Levon M. Capan　Sanford M. Miller　Corey Scher

要点

1. 气道管理方案应根据损伤类型、气道损伤的性质和程度及患者的血流动力学和氧合状态个体化制订。

2. 总体而言，多排螺旋 CT 薄层扫描对绝大部分疑似颈椎损伤患者的诊断是可靠的。

3. 总体而言，在喉部显露困难的情况下，适度松弛颈椎手法轴向稳定以增加声门显露是允许的。

4. 肋骨评分与肺炎、急性呼吸衰竭和气管切开术的发生率之间存在线性正相关。

5. 对于 65 岁以上的创伤患者，收缩压（低于）110mmHg 是 I 级创伤中心院前检伤分类的入院标准；收缩压（低于）90mmHg 仍然是年轻患者检伤分类的入院标准。

6. 自伊拉克和阿富汗战争以来，出血患者的复苏方法发生改变。损伤控制性复苏的概念已经取代经典的晶体液复苏。

7. 损伤控制性复苏包括短时间内允许性低血压；迅速处理所有出血部位；减少晶体液输注；启动大量输血方案，尽早给予血浆和其他血液制品，以均衡比例（推荐 1∶1∶1）输注浓缩红细胞、血浆和血小板；早期给予氨甲环酸；如有必要，行损伤控制手术以控制出血、处理污染部位。确定性手术推迟到患者生理状态纠治正常后进行。

8. 在过去的 10 年中，钝性主动脉损伤的诊断和治疗策略发生重大改变，患者的早期结局得到极大改善。在诊断方面，计算机体层成像血管造影取代主动脉造影；在治疗方面，血管内支架术实际上取代了开放修补术，尽管对于 3～4 级钝性主动脉损伤还是采用"阻断缝合"这种开放修补术。

9. 烧伤的临床表现分两个阶段：烧伤性休克期，其特点是伤后的 1～2 天，血浆从血管内向烧伤和正常组织内持续转移；随后的高代谢或高血流动力学期，这往往会持续数月。

10. 对于烧伤患者，在恢复血容量的同时，应尽可能防止烧伤和正常组织出现过度水肿，这是由于全身毛细血管通透性增加。过于积极复苏引起的水肿有很多危害，还可能威胁生命。

11. 在众多复苏方案中，Parkland（Baxter）和 Brooke 改良公式是依据患者临床情况实施的个体化补液方法，大多数烧伤中心都在使用。在烧伤后 24h 内补液中，Parkland 公式使用晶体液，而 Brooke 公式使用晶体和胶体组合。除儿童，尤其是体重不足 20kg 的儿童外，一般无需补充葡萄糖。对于总体表面积 30%～50%、50%～70% 或 70%～100% 的烧伤，在伤后第一天可分别给予 0.3、0.4 或 0.5ml/kg 的 5% 白蛋白。这些公式只是指导原则，没有一种复苏方案能确保所有烧伤患者恢复足够的血容量，尤其是面对幼儿和吸入性损伤患者。

12. 烧伤患者液体疗法的传统监测项目仅限于每小时尿量，心率，体循环压力和碱缺失。确实有一些证据表明，与复杂的血流动力学监测相比，每小时尿量监测作为复苏终点可以实现相同的临床结局，包括病死率、器官功能、住院或重症监护时间、机械通气时间以及烧伤相关的并发症（如肺水肿、筋膜室综合征或感染等）。

13. 创伤患者经胸超声心动图检查获取图像的常用声窗包括剑突下长轴，剑突下下腔静脉，胸骨旁长轴，胸骨旁短轴和心尖四腔心等。相控阵低频（2～5MHz）探头可以在这些部位采集到理想的图像，能有效发现潜在的血流动力学问题。经胸超声心动图检查可用于急诊科，手术室或重症监护室，为低血压或其他血流动力学异常的病因诊断提供快速信息。

14. 血流灌注不足如果没有被及时发现，可引起内脏缺血，致肠壁酸中毒、腔内微生物进入循环和炎症介质释放，引起脓毒症和多器官功能衰竭。碱缺失和血乳酸水平是判断看似已经复苏患者是否存在器官灌注不足的可靠指标，也可以用于术中管理以设置最佳复苏终点。

15. 虽然创伤中心的实验室不能迅速提供常规凝血功能检查结果报告，但至少可以使用床旁检测设备监测国际标准化比值并获取部分信息。血栓弹力图和旋转式血栓弹力检测是床旁检测设备，可以相对快速、全面地图形量化评估凝血功能。

16. 实施全身麻醉应根据以下五种重要的临床病情，个体化选择麻醉药和辅助药物：气道损伤，血容量减少，头部外伤或开放性眼外伤，心脏损伤和烧伤。对于具体患者而言，不同病情造成的临床表现各不相同，因此有必要制订优先级导向性麻醉计划。

17. 减轻或暂停麻醉以减少麻醉对低血容量患者血流动力学平衡的影响是临床实践中合理、常用的做法，尤其是患者正处于允许性低血压（损伤控制性复苏的一部分）以减少出血的状态。这种做法可为器官提供高血压和低流量血供。近年来有人提出另一种观点，即积极地滴定使用麻醉药和血液制品，以形成高流量、低血压的血流动力学状态，并伴有血管扩张，从而改善器官的血流和氧供，减少纤溶活性和炎症反应。这种方法的有效性还需要进一步的研究证实。

18. 平民创伤救治一般采用成分输血，其疗效不如军事创伤救治中的全血输注。在血小板和新鲜冰冻血浆制备过程中，每袋血内会放入100ml抗凝剂。额外添加的液体会使凝血因子浓度降低20%。同样，除100ml抗凝剂外，浓缩红细胞内还要加入100ml保存液以减少红细胞的储存破坏。在大量输血方案启动后，每种血液制品还会进一步稀释另外两种血液制品的成分。比如新鲜冰冻血浆会降低血细胞比容和血小板计数，同时浓缩红细胞也会降低凝血因子浓度和血小板计数。因此1:1:1比例输血的止血效果不如全血。

19. 急诊创伤手术患者的死亡风险远远超过其他类型手术。大约0.7%的急性创伤入院患者在手术室内死亡，约占创伤死亡人数的8%。约80%的术中死亡患者是由于出血无法控制，其余术中死亡患者的主要死因是脑疝和空气栓塞。

20. 近年来在限制晶体液输注、止血复苏、损伤控制和腹腔开放疗法等急性创伤和重症救治方面的新进展大大降低了创伤后腹腔间室综合征的发生率。

　　全球每年受伤致死人数占总死亡人数中的9%（超过500万人）[1]。2010年，仅交通事故就造成了124万人死亡；接近一半的受害者是行人（22%）、骑自行车者（5%）和摩托车手（23%）[2]。低收入国家（18.3/100 000）和中等收入国家（20.1/100 000）的病死率高于高收入国家（8.7/100 000）。2012年，仅凶杀就造成47.5万人死亡（6.7/100 000），而据估算包括凶杀、自杀和战争相关创伤在内的暴力事件每年导致全球约150万人死亡，其中大多数人生活在中低收入国家[3]。

　　根据美国国家创伤研究所统计数据，2014年美国有19.2万人死于创伤[4]。美国国家安全委员会报告指出，2011年故意伤害（自杀、凶杀和袭击）造成56 253人死亡，意外伤害（机动车事故、坠落、溺水、中毒等）造成126 438人死亡，另外不明原因受伤造成47 773人死亡。年轻人尤其容易遭受创伤，据2013年统计数据，创伤是1~46岁人群的主要死亡原因，是排在心血管疾病和癌症之后的第三大死亡原因[4]；在其他死亡原因中，意外伤害排第五位，自杀排第十位，袭击排第十五位[5]。每年受伤致死人数占美国总死亡人数的30%，对生产力影响巨大[4]。然而据估计全世界创伤死亡人数仅

为创伤人数的几十分之一；2014年，美国因受伤造成的急诊科就诊和住院人数分别达到了4 100万和230万[4]。因此，美国每年因创伤造成的损失估计为5 850亿美元至8 300亿美元；这里面包括致死和非致死伤害的直接损失、雇主损失，车辆损坏和火灾损失[4-5]。有趣的是，2000—2010年，美国创伤死亡人数超过了人口增长比例，即人口增加9.7%，而创伤致死人数增加了23%[6]。这主要是由于美国婴儿潮一代人的老龄化，年龄和基础疾病使得他们比年轻患者更容易死亡。未来随着婴儿潮一代老龄化人数日益增多，这个趋势可能会更加明显[6]。因此，伴有基础疾病的老年创伤患者进入手术室接受手术的比例可能会增加。

　　约75%的高能量创伤（机动车事故、坠落、枪弹伤或刺伤）的院内死亡发生在入院48h内，最常见的死因是中枢神经系统（central nervous system，CNS）、胸、腹、后腹膜或血管损伤[7]。CNS损伤和出血是创伤后早期死亡的最常见原因[8]。这些患者中近1/3是在入院后4h内死亡，也是创伤患者手术室内死亡的主要部分。5%~10%的院内死亡发生在入院后第3~7天，患者通常死于CNS损伤；后续几周内死亡的患者大多是死于多器官功

能衰竭[7]。在这个阶段,肺血栓栓塞症和感染并发症也可能引起死亡。有趣的是,低能量冲击引起的损伤(通常是老年人跌倒)也可以造成较高的病死率,主要是与头部损伤和骨骼损伤引起的并发症有关。在这些死亡患者中,20% 死于伤后 48h 内,32% 死于伤后 3~7 天,48% 死于伤后 7 天之后。伴有基础疾病如充血性心力衰竭、肝硬化,服用华法林和/或 β 受体阻滞剂可使创伤后病死率增加[9]。

初期评估和复苏

　　严重创伤患者的临床病情千差万别,在单个器官系统的损伤类型与严重程度、合并多个受伤部位以及伴随的生理功能紊乱等方面各不相同。初期处理方案是一个优先级导向,不断地评估、复苏和重新评估的过程。首先由急救辅助人员获取信息,包括受伤机制、可能的损伤部位、现场与运输途中的生命体征、院前治疗以及(如果有的话)基础疾病;然后评估急性创伤患者,一般由三个连续步骤组成:快速预览,首次检查和再次检查。根

据评估结果,患者被直接送往合适的医疗单位进一步治疗(图 53-1)。在三个评估步骤期间,如有必要可随时开始复苏。快速预览只需几秒,确定患者状态为稳定、不稳定、濒死或已经死亡。首次检查是指快速评估维持生命的基础脏器功能,包括气道通畅,呼吸与循环功能(airway patency, breathing and circulation, ABCs)。然后是简短的神经系统检查,同时检查患者是否存在被忽略的其他外伤。取胸骨旁长轴和短轴、心尖和剑突下平面行快速简单的经胸超声心动图(transthoracic echocardiography, TTE)检查,可以获取心肌收缩能力、血容量以及有无心包积液等有效信息[10]。

　　再次检查是对全身进行更详细的全面检查,从而找出其余的损伤。影像学检查(译者注:原文为 radiography,字面意思为 X 射线摄影。根据维基百科,欧美国家的超声、MRI 等非 X 线检查也归为 radiography,这里译为影像学检查)[创伤超声重点评估(focused assessment with sonography in trauma, FAST)、CT、血管造影、放射介入程序、MRI]和其他诊断性操作可以在患者生命体征稳定的时候进行。大多数 I 级创伤中心(尤其是靠

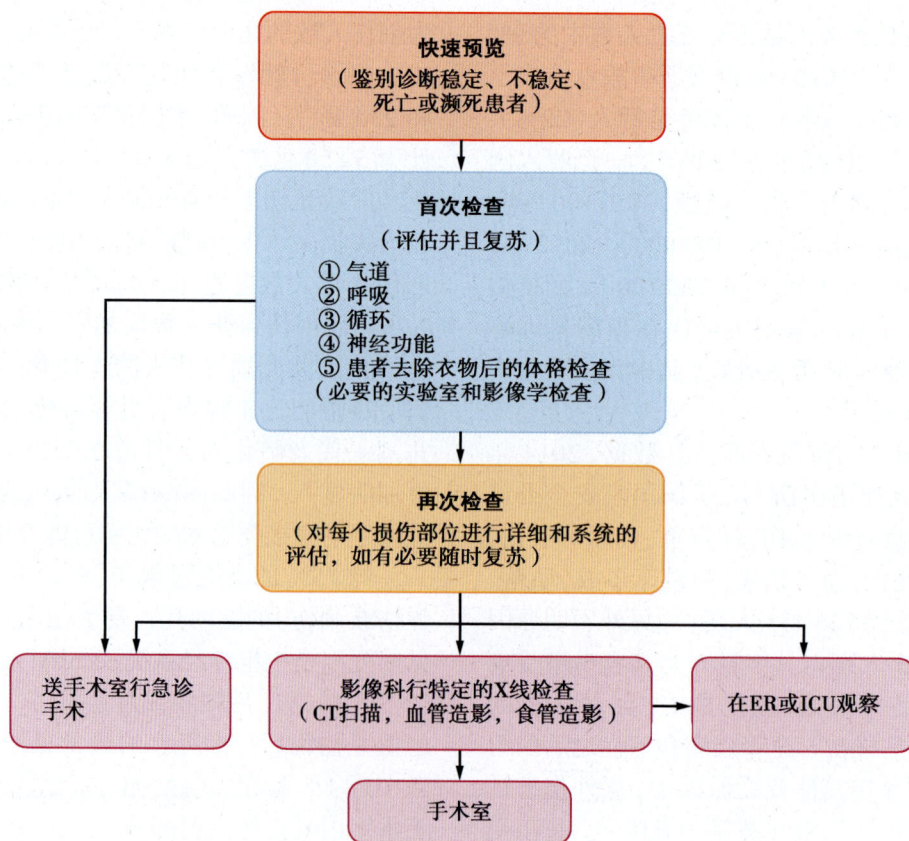

图 53-1　严重创伤患者早期处理的临床流程
注:CT,计算机体层成像;ER,急诊室;ICU,重症监护室

近急诊科的）都安装了多排 CT（multidetector CT, MDCT）扫描仪，可快速完成全身扫描成像，这对后续的手术、介入放射学或保守治疗方案具有极大的指导价值[11]。事实上，已有人强调 MDCT 检查对状态不稳定的多发伤患者是最有帮助的。在这个总体框架内，麻醉医师除气道管理外，作为组员还部分参与伤情评估和复苏，同时收集必要信息，为接下来可能实施的麻醉做准备。

在初期评估甚至急诊手术期间都可能会漏诊一些损伤，损伤会引起严重疼痛、并发症、残疾、延误治疗或死亡[12]。已有报道的漏诊包括颈椎、胸腹部、盆腔、神经和体表软组织损伤，以及四肢骨折。一些损伤可能会在麻醉实施过程中表现出来，例如颈椎损伤未发现者出现脊髓损伤，胸腹部伤未发现者在四肢手术期间出现术中大出血，或气胸未发现者术中突发低氧血症。

入院后 24h 内（可能包括一段麻醉期）的第三次检查理论上可以发现大部分伴有临床表现的漏诊损伤，这需要救治团队在初期评估期间重复初次和再次检查，以及回顾放射学和实验室检查结果[12]。

气道评估和干预

气道评估包括找出气道及周围组织的创伤，重视并预测这些损伤对呼吸功能的影响，估计拟实施的气道管理方法可能使这些损伤或其他部位损伤加重的风险。气道评估是对面罩通气、气管插管和建立外科气道的评估。如果肥胖患者气管前组织过多，环甲膜位置可能会难以辨认，在这种情况下使用超声有助于定位气管[13]。引起困难气道的非创伤性因素也会存在，比如原有疾病，但本节只讨论与创伤相关问题的处理。总体而言，美国麻醉医师协会（ASA）的困难气道处理流程需适当修改，方可用于各类创伤患者的气道管理。例如，在插管难度增加的情况下放弃建立气道的做法可能不适合创伤患者。同样，在某些情况下应该首选清醒插管而不是麻醉后插管，或者直接建立外科气道。ASA 针对创伤患者的困难气道处理修正流程已经发表[14]。气道管理方案应根据损伤类型、气道损伤的性质和程度及患者的血流动力学和氧合状态个体化制订。每种病情轻重表现不一，这加大了创伤患者气管插管难度。需同时进行的复苏救治、时间及环境压力、设备和协助配合欠佳等因素都会增加插管难度。与创伤救治团队

保持沟通并获得信息可能会有助于降低难度。

气道阻塞

气道阻塞可能是创伤后窒息最常见的原因。可能原因包括咽部软组织向后方移位或撕裂，颈部或纵隔血肿，气道内出血、分泌物或异物，以及骨或软骨移位。颈部出血引起的气道阻塞，不仅仅是由于血肿压迫，还与颈部静脉压迫致静脉淤血和上呼吸道水肿有关。上呼吸道和下呼吸道梗阻的表现包括呼吸困难、发绀、声音嘶哑、喘鸣、发声障碍、皮下气肿和咯血。在上述症状出现之前，患者可能已经有颈椎畸形、水肿、捻发音、气管牵引和/或移位，或颈静脉扩张等表现，这些表现往往提示需要采取特殊处理以保护气道。

气道管理的最初步骤是提下颏，托下颌，清理口咽部，放置口咽或鼻咽导气管，用简易呼吸器为通气不足患者辅助通气。同时行颈椎制动和给予吸氧。如果怀疑颅底骨折，不要盲插鼻咽导气管、鼻胃管或经鼻气管导管，因为导管可能会误入颅前窝。放置声门上导气管联合简易呼吸器可进行通气，但是它们不能防止误吸胃内容物。声门上导气管可以作为临时措施，用于尝试建立人工气道间隔期间的临时通气，或者协助纤维支气管镜引导下气管插管。如果它们不能满足通气需求，应根据气道评估结果选择直接喉镜、视频喉镜或环甲膜切开术，并立即放置气管导管。

颌面部、颈部和胸部损伤，以及颈面部烧伤是气管插管困难的一些创伤性原因。气道评估要包括对颈前部的快速检查，以评估定位环甲膜的难度。初期处理期间行气管切开不是最佳选择，因为操作时间比环甲膜切开术长，并且需要颈部后仰，这可能会引起或加重颈椎损伤患者的脊髓损伤。如果环甲膜切开后维持时间超过 2～3 天，可考虑行气管切开术，以防止喉损伤。环甲膜切开术相对禁忌证包括年龄小于 12 岁和疑似喉部外伤。这是因为手术可能会导致前者永久性喉损伤，而后者在操作中可能会出现无法纠正的气道阻塞。

饱胃

饱胃是急性创伤患者的基本状态：建立安全气道的紧迫性通常不允许等待使用药物来降低胃容量和胃酸酸度。因此，与其依靠药物，重点不如放在制订一个安全方案上，必要时可确保气道安全：对于无严重气道问题的患者，可在环状软骨压迫下行快速顺序诱导；对于预计为严重困难气道的患者，如果可能的话，在镇静和表面麻醉下行清

醒插管。

　　烦躁和不合作患者可能无法实施气道表面麻醉，而给予镇静药可能会引起呼吸暂停或气道阻塞，增加胃内容物误吸的风险而且又达不到气管插管条件。在定位环甲膜、肺去氮给氧后，行快速顺序诱导，使用直接喉镜或视频喉镜建立安全气道，或者如有必要，立即行环甲膜切开术。在全身麻醉诱导前，实施经喉部通气或环甲膜切开术的人员和设备器械必须提前就位。

头部、开放性眼外伤和大血管损伤

　　这些创伤患者的气管插管原则是类似的。除了要保证充足的氧合和通气外，在气道操作之前需要患者处于深度麻醉和深度肌肉松弛状态。这可以预防高血压，咳嗽及呛咳，减少颅内压（intracranial pressure，ICP）、眼压（intraocular pressure，IOP）或血压的升高，这些压力增高可导致脑疝，眼内容物挤出或血管损伤处血凝块脱落。对于无血流动力学受损的患者，首选的麻醉实施顺序是先预给氧和给予阿片类药物，然后给予较大剂量的静脉麻醉药和肌肉松弛药（简称"肌松药"）。应密切监测血流动力学对麻醉诱导的反应，并及时予以纠正。全身血压降低、ICP升高和脑灌注压（cerebral perfusion pressure，CPP）（CPP等于平均动脉压减ICP）降低可能会发生，无论头部损伤患者的脑血管自主调节功能是否完好，不及时处理就可能会引起继发性脑缺血损伤。氯胺酮曾经被禁用于头部损伤和开放性眼外伤者，因为它可能会增加ICP和IOP，但最近发现它对这类患者是有益的，因为它可以维持血压，而且不会引起明显的ICP和IOP增高[15-16]。然而其升高血压的效应可使血凝块脱落，引起血管损伤处再出血。任何肌松药都可以使用，如琥珀胆碱（只需预先给予足量的非去极化型肌松药来抑制其产生的肌束震颤）；也可选用罗库溴铵，给予1.2~1.5mg/kg罗库溴铵后，60s内达到插管条件，此剂量下的神经肌肉阻滞效应约持续2h。对于初期评估为困难气道的患者，肌松药和静脉麻醉药都不适合使用。与其他创伤患者类似，这些患者的静脉麻醉药输注需根据低血压的严重程度而减少或者中止。患者需迅速气管插管，特别是头部损伤者，以防止氧饱和度下降而对患者结局产生不利影响。比较视频喉镜与直接喉镜（Macintosh镜片）发现，使用视频喉镜患者的插管时间更长，氧饱和度降至80%（或更低）的患者数量更多[17]。虽然这个结果尚不

足以说明创伤患者不能使用视频喉镜，但是它提醒临床医师需重视潜在风险并采取必要的预防措施，比如在尝试喉镜检查和气管插管之前适当地预给氧。

颈椎损伤

　　总的来说，2%~4%的钝性伤患者存在颈椎损伤，其中7%~15%属于不稳定型[18]。最常见的原因包括高速机动车事故、坠落、潜水事故和枪弹伤。头部损伤，尤其是格拉斯哥昏迷评分（Glasgow coma score，GCS）偏低和伴有局灶性神经功能障碍的患者，可能存在颈椎损伤。大约2%~10%的头部损伤患者有颈椎损伤，而25%~50%的颈椎损伤患者伴有头部损伤。袭击相关的颈椎损伤发生率取决于不同致伤机制，其中枪弹伤患者比例最高（1.35%），刺伤患者比例最低（0.12%），颈胸段钝性伤患者比例居中（0.4%）。

初期评估

　　对于颈椎损伤，准确及时的评估非常重要。钝性伤致颈椎损伤的患者中2%~10%入院后会出现新的神经功能障碍或症状恶化，部分是由于诊断延误以及颈椎保护和/或操作不当[18]。紧急气道操作往往是在没有时间评估损伤，没有排除颈椎损伤的情况下实施，同时患者还带有硬质颈托和颈部固定装置。人工气道建立后尽早清理颈部，以减少颈托相关并发症，比如压疮、ICP升高（在头部损伤患者中）、中心静脉通路受阻以及重新气管插管时操作困难。

　　对于清醒患者，如果怀疑颈椎损伤，诊断相对容易。根据美国国家急诊X线成像应用研究（National Emergency X-radiography Utilization Study，NEXUS）结果，如果受伤患者没有颈部后中线压痛与局灶性神经功能障碍，警觉性正常，没有药物中毒证据和无干扰性疼痛，那么患者伴有颈椎损伤的可能性很低，因此不需要进行影像学评估[19]。然而最近有研究显示，符合这些排除标准的严重创伤患者中很多伴有不稳定性颈椎损伤，并且需要临床处理。因此对于严重创伤患者，除临床评估外，建议常规行CT检查以排除颈椎损伤[20]。NEXUS诊断标准可靠性不佳的原因可能是干扰性损伤（疼痛）很难界定。

　　用于决定创伤患者是否需要影像学评估的《加拿大颈椎规则》也是一个识别颈椎损伤低危患者的诊断工具[18]。该诊断工具包含三个问题，恰当的回答可以评估颈椎损伤可能性以及影像学检查的

需要：存在需要影像学检查的高危因素吗？有无低风险方法可以安全评估颈部关节活动范围？患者颈部能否向各个方向旋转45°且没有疼痛（图53-2）？比较这两个诊断工具发现，加拿大规则对清醒合作患者的颈椎损伤诊断结果比NEXUS标准更可靠[21]。没有颈部疼痛，压痛或上肢感觉异常的患者一般没有颈椎损伤，特别是无其他部位干扰性疼痛的患者。学前班儿童如果没有临床表现也可以排除颈椎损伤，以减少不必要的诊断检查和辐射暴露。有持续颈部中线疼痛，但是无其他临床症状且初期影像学检查结果阴性的儿童伴有不稳定型颈椎的可能性极小[23]。

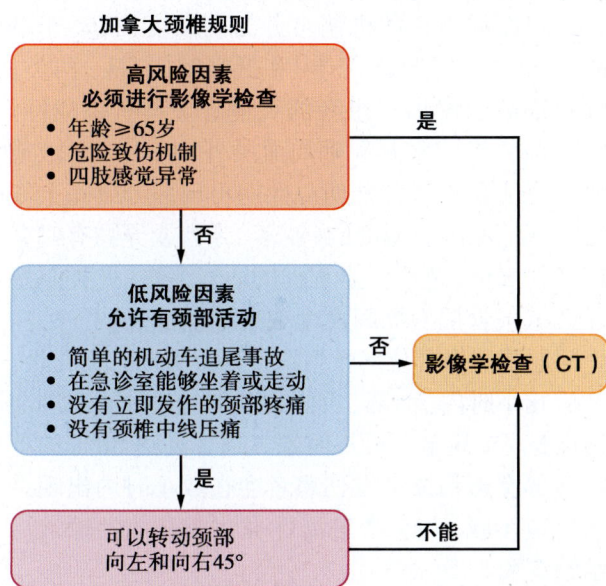

图53-2 加拿大颈椎规则用于诊断清醒患者颈椎损伤和确定进一步影像学（CT）评估需要

（改编自 Stiell IG, Wells GA, Vandemheen K, et al. The Canadian C-Spine Rule for radiography in alert and stable trauma patients. JAMA. 2001; 286: 1841-1848; and Stiell IG, Clement CM, McKnight RD, et al. The Canadian C-spine rule versus the NEXUS low-risk criteria in patients with trauma. N Engl J Med. 2003; 349: 2510）

现代创伤中心目前对颈椎的影像学评估方法是薄层CT扫描行矢状面和冠状面重建。然而有一部分昏迷、迟钝或者清醒但颈部疼痛的患者，他们的颈椎CT扫描结果正常。由于CT对软组织和韧带损伤不敏感，因此很难确诊这部分患者是否为颈椎韧带损伤，诊断策略存在争议。动态透视对颈椎前屈/后伸位的影像学诊断价值有限，因为其图像清晰度极低，操作相对危险，性价比低[24]。它需要多次反复检查，也很难鉴别具体的韧带损

伤，低位颈椎通常看不清楚，很多创伤中心不进行此类检查。

MRI是可靠的诊断工具。普通扫描即可排除颈椎损伤，因此是排除或确诊颈椎损伤的金标准[25]。然而MRI十分敏感，可以检测出没有临床意义的细微损伤。安置骨骼金属固定支架的多发伤患者不能进行此类检查。仪器价格昂贵，还需要搬运患者。MRI还可用于评估没有影像学（CT）异常的脊髓损伤儿童。对于这类儿童，MRI可以发现部分潜在病理改变，但不是所有儿童都有阳性发现[26]。最近的临床实践规范推荐使用层厚低于3mm的MDCT检查，很多国家包括美国的多数创伤中心使用这种CT检查，但不是所有的创伤中心都是如此。这个检查的诊断效率很高，对临床表现无法排除不稳定型颈椎损伤患者的漏诊率仅为0.02%[27-29]。一些临床医师主张CT检查之后还需行MRI，以明确排除颈椎损伤，但这种做法的必要性尚未获得证实[30]。怀疑颈椎损伤的脑损伤儿童采用这种检查策略没有任何结局改善[31]。

有趣的是，已发表文献中颈椎损伤患者气道管理相关的神经功能障碍病例极少。最近，Hindman等人[32]回顾了1970年至2007年围术期颈髓、神经根和脊柱损伤的结案索赔案例，发现气道管理相关的神经损伤占48例索赔病例的11%。9名患者术前伴有不稳定脊椎，然后出现神经功能障碍，其中2例患者的损伤是由于直接喉镜检查和气管插管，并且无颈椎保护措施。McLeod和Calder[33]回顾了9例据称与插管有关的颈段脊髓损伤病例。两个报告中的3例患者在没有颈椎固定的情况下行喉镜检查和气管插管，结果出现神经功能障碍症状加重。3例患者中有两个可能就是Hindman等人[32]报道的病例。因此颈椎损伤患者可能发生气道管理相关的颈髓损伤，但是即使如此，也极为罕见。

气道管理

几乎所有的气道操作如托下颌、提下颏、仰头和放置口咽导气管等都会造成一定程度的颈椎移动[18]。在急性期用直接喉镜建立安全气道时，一般采用手法轴向稳定（manual inline stabilization, MILS）法保护颈椎。单靠硬质颈托并不能保证颈椎绝对安全，特别是面对颈部可能发生的旋转运动。颈椎MILS最好由两名操作者和实施气道操作的医师共同完成。第一个操作者负责将患者头部稳定在中立位，但不施加头部牵引。第二个操

作者将患者的双侧肩部压靠在手术台或担架上。颈部制动后硬质颈托的前半部分可以移除，因为它会限制张口度。

MILS 会使颈伸受限，因此 10%～15% 患者有直接喉镜下声门显露不佳。部分患者因椎体骨折后血肿而椎前间隙增大，其气道管理难度也会进一步加大。因此需要用喉镜片对舌头施加更大的前向压力以暴露喉部。增加的前向压力传递给颈椎，可增加不稳定椎体节段的移位。因此直接喉镜显露时，声门暴露的难度越大，舌体、颈椎和不稳定节段的受力越大，不稳定节段发生移位的风险越大。Santoni 等人[34]研究显示在直接喉镜显露至插管的各个阶段，MILS 组患者的舌体受力和颈椎间接受力均高于无 MILS 组。这个发现印证了 Lennarson 等人[35]的电视透视研究结果，他们将MILS 法用于伴有不稳定颈椎的尸体，发现颈椎出现明显的前后移位。

虽然这些研究结论有力，但在这类患者气道管理中还不能放弃使用 MILS 的常规做法。目前还没有科学严谨的临床试验能最终确定，无 MILS的气道操作对脊髓的结局有利。根据现有的数据，当喉镜显露受限时，适当放松 MILS 以改善声门显露视野是可行的[36]。

其他方法如视频喉镜、弹性橡胶探条、经喉（逆行）气管插管和环甲膜切开术也可以在颈椎固定急性期建立安全气道。使用现代视频喉镜导致的颈部移位与 Macintosh 镜片相比似乎没有差别，当然前者的声门显露效果更好。压迫环状软骨可以改善喉镜显露视野，但需谨慎使用，因为压迫力量过大，可能会导致不稳定脊柱的过度移位。放置声门上导气管联合（或不联合）纤维支气管镜协助气管插管也可用于这类患者，但是这种方法引起的颈部移位似乎也与普通喉镜相当。使用纤维支气管镜、光棒或者经喉引导插管（见"颌面部损伤"）几乎不会引起颈部移动，但是气道内血液或分泌物、准备时间长、患者处于昏迷、不合作或麻醉状态等因素限制这些方法在初期处理中的应用。经鼻气管插管存在引起鼻出血和插管失败的风险，如果颅底或颌面部损伤，气管导管还可能会进入颅顶或眶壁。即使没有颅底骨折的常见体征（耳后淤血斑、"熊猫眼"、耳或鼻出血），也不能排除其发病的可能，由于院前快速转运，这些体征可能不会立即表现出来。

在不稳定颈椎的亚急性期，不存在时间紧迫、饱胃和患者不合作等问题，推荐在适当表面麻醉、清醒镇静下行纤维支气管镜辅助气管插管。该插管技术的优点是颈部移位最少，保持患者清醒的体位，保留保护性反射以及插管后可以评估神经功能。

直接气道损伤

鼻咽和支气管之间的任何部位都可能发生直接气道损伤。有时损伤可能发生在多个部位，致使其中一个损伤纠正后，患者仍有气道功能障碍存在[37]。作战人员在战斗中发生头部、面部和颈部伤的比例高于平民，在战斗中防弹衣可有效保护躯干，但这些部位得不到保护[38]。

颌面部损伤

颌面部损伤的机制可分为高强度（机动车事故、工业爆炸、自由落体）和低强度（打斗）两类。颌面部高强度损伤患者的气道管理具有挑战性。除咽部软组织水肿和咽周血肿外，口咽部血液或残片可能是患者在创伤急性期出现部分或完全气道阻塞的原因。咽部的（脱落）牙齿或异物有时会被吸入气道，造成一定程度的通气阻塞，此类阻塞在尝试气管插管期间发生或者才能被发现。另一个问题是这个部位的软组织损伤具有动态变化性。伤后几小时内，面部、舌体或颈部的血肿或水肿会逐渐扩大，甚至会最终闭塞气道。高达 50% 的严重面部穿透伤或多发伤患者会在数小时内出现严重气道不畅，与患者进展性炎症或开放性输液后水肿有关。

导弹等爆炸物易造成面部、头部和颈部创伤[38]。大量出血虽然罕见但也可发生，最常见的是颌内动脉及其分支出血，其次是面动脉、颈外动脉或蝶腭动脉和其他小分支出血，可能会危及生命。出血点需要行前部、后部或前后包扎，或者颌间固定，如果这些止血措施无效，可行血管栓塞术[39-40]。这类患者需要尽早行气管插管或建立外科气道，以防止气道不畅。

骨折引起的气道侵占或下颌运动受限、疼痛以及牙关紧闭，均可限制患者张口度。如果没有机械性压迫因素，在 10～20min 内滴定给予 2～4µg/kg 芬太尼，可能会改善患者张口度。

颌面骨折患者选择何种气道管理技术取决于患者的实际病情。单发的面部损伤患者大多数不需要紧急气管插管，损伤部位的手术最长可以推迟一周，对最终康复无不良影响。如果患者存在或即将发生气道不畅，可使用直接喉镜插管，是否使用麻醉药和肌松药取决于气道评估结果。如果口咽部有出血，纤维支气管镜会因视野受阻而无法使用。如果患者可以张口，可考虑逆行插管技术，一般用 14 号套管针刺穿环甲膜引导钢丝或硬膜外导管进入气管。若患者气道不畅，直接喉镜插管失败或评估为不能插管，需行下颌骨钢丝固定，或者确定性骨折修复后需行气管切开等，应该考虑建立外科气道[41]。气管切开术可以是患者到达急诊科后数分钟内进行的急诊手术，也可以是入院 12h 内在手术室进行的气道控制延迟手术，或者是入院 12h 后在手术室行确定性手术时的择期手术[38]。下颌骨粉碎性骨折、双侧面中部 Le Fort Ⅲ型或全颜面骨骨折可能需要在气管切开后行确定性手术治疗。为了避免气管切开术后的可能并发症，可以实施颏下或下颌下气管插管，即加强型经口气管导管的近端经颏下小切口接出。这样气管不会受到手术损伤，而气管导管也不在口腔内，满足手术视野暴露要求，也不影响颌间固定术[42]。当怀疑患者有颅底或上颌骨骨折时，应避免经鼻放置胃管或气管导管，因为导管可能会进入颅腔或眼眶。失血性休克和危及生命的头颅、喉气管、胸椎和颈椎损伤患者都可能伴有严重的面部骨折，气道管理必须个体化实施。面中部骨折如额窦、眶颧和眶筛复合性骨折的患者伴有颅脑损伤的可能性增加。

颈段气道损伤

钝性伤或穿透伤都可以造成颈部气道损伤。大型创伤中心收治的钝性和穿透性喉气管伤比例分别为 0.34% 和 4%[43]。与颌面部损伤相似，战时喉气管损伤伤情重，发病率（5%～6%）也高于和平时期（0.91%）[44]。虽然咽部和食管毗邻颈段气道，但它们在和平时期遭受创伤的概率（钝性伤 0.08%，穿透伤 0.9%）低于气道[43]。穿透伤的常见临床体征（如漏气、咯血、咳嗽等）有助于诊断气道损伤。相比之下，严重的喉气管钝性伤可能会漏诊，多是由于患者无症状或无反应，或者在初始评估中忽视了提示体征和症状。其典型表现有：声音嘶哑、声音低沉、呼吸困难、喘鸣、吞咽困难、吞咽疼痛、颈部疼痛和压痛、瘀斑、皮下气肿和甲状软骨突起（喉结）塌陷。对钝性伤或者穿透伤患者尝试盲探气管插管可能会对喉部组织造成进一步损伤，如果气管导管进入假道或者破坏已经薄弱的气道连续性，则可能完全阻塞气道[45]。因此，应尽可能使用纤维支气管镜行气管插管或者建立外科气道。颈部 CT 扫描可以提供有价值的信息，因此所有情况稳定、无气道不畅或血流动力学受损的患者在行气道操作之前都应该进行 CT 扫描。以前喉损伤的严重程度是根据内镜检查结果进行分类。运用现代设备 CT 扫描可以获取与纤维支气管镜检查相似的信息。喉损伤的分类见表 53-1[46-47]。

表 53-1 喉损伤分类

分级	喉部表现	气道
1	无骨折 轻微撕裂伤 轻微水肿	轻微气道症状
2	骨折但无移位 黏膜损伤但无软骨暴露	轻度气道不畅
3	骨折移位 声带运动不良	明显气道不畅
4	多发性骨折且不稳定	明显气道不畅
5	喉气管分离	灾难性气道阻塞

摘自 Schaefer SD. Primary management of laryngeal trauma. Ann Otol Rhinol Laryngol. 1982; 91: 399; and Fuhrman GM, Stieg FH III, Buerk CA, et al. Blunt laryngeal trauma: classification and management protocol. J Trauma. 1990; 30: 87.

选择气管插管方法取决于患者的临床表现[45]。一些穿透性气道损伤患者，特别是刺伤患者，可以经气道缺损处插管，不需要麻醉药或光学辅助设备。有软骨骨折或黏膜异常的患者需要行纤维支气管镜辅助清醒插管或清醒气管切开术[37]。喉损伤患者不能行环甲膜切开术。行气管切开时应谨慎，因为多达 70% 的钝性喉损伤患者可能伴有颈椎损伤[45]。不合作或意识不清的患者可能无法配合清醒气管插管。最好是将这类患者转运至手术室，在氯胺酮或吸入麻醉药诱导下气管插管（不用肌松药）[45]。保留自主呼吸的吸入麻醉诱导期间出现气道阻塞时，除常规处理办法外还可通过将患者体位改为直立位来解除梗阻。

气管完全离断伤非常罕见，但是常危及生命。气管的远端部分缩入胸腔，气道可自行阻塞或在气道操作过程发生阻塞。手术方法包括拖出离断气管远端并与近端行端端吻合，或者将离断气管远端缝合在皮肤表面作为永久性气管切开。在极端情况下，比如患者喉和气管完全或近乎完全横断，如果时间允许，可考虑行股静脉 - 股动脉转流或经皮心肺支持[48]。

单发的颈段气道损伤患者行修复手术后立即或早期拔管是安全的。对于气管或气管外部损伤需要延长气道控制时间的患者，可以行气管切开术或者长期保留气管导管。气管切开术增加手术部位感染风险，保留气管导管增加肺部感染风险[49]。因此应努力做到早期拔管，如果不能，应权衡气管切开术和长期保留气管导管的风险和益处后再决定。

胸段气道损伤

胸段气道的穿透伤可能发生在任意部位，钝性伤则好发于气管膜部和主支气管，通常位于距隆突 3cm 以内的部位。这类损伤中很大一部分是由于医源性因素，比如气管插管[50]。这类损伤的常见体征有气胸、纵隔气肿、心包气肿、皮下气肿和胸腔引流管持续漏气等。这些体征虽然经常出现，但不是胸段气道损伤的特异性表现。在未怀疑气管损伤的插管患者中，发现气管导管周围漏气或者胸部 X 线检查发现套囊对应的气管周围有大面积射线通透区域，提示气管穿孔。其他影像学检查表现包括：因纵隔空气积聚在椎前筋膜形成的透亮线；支气管周围充气或支气管截断征；或者"垂肺征"，即胸膜腔内支气管完全离断引起肺萎陷，肺尖萎缩至肺门水平。患者偶尔还同时伴有食管损伤，表现为气管食管瘘[51]。

这类患者的气道管理与颈段气道损伤类似。麻醉药尤其是肌松药可能会产生不可逆的气道阻塞，一般认为是由于清醒患者维持气道通畅的气管或支气管周围组织结构在给药后发生松弛。然而，尝试清醒气管插管期间也可能发生气道阻塞，通常是由推送导管、患者烦躁或出血流入气道等因素引起的气道状况恶化。导管置入气管后，主要通过听诊和呼末二氧化碳来判断导管位置是否合适。肺挫伤、肺不张、膈肌破裂伴腹腔内容物进入胸腔以及气胸等因素可能使胸部听诊结果复杂化。同样，在休克和心脏停搏状态下，二氧化碳（CO_2）排出可能会减少或停止。

这些创伤手术修复后的结局通常不是很理想，并发症包括：残端漏与脓胸，缝线处狭窄，或者需要气管切开和全肺切除术。最近的趋势是选择性保守治疗，即在纤维支气管镜引导下将气管导管送至损伤部位远端[52]。有下列表现的患者仍考虑手术治疗：气管损伤长度大于 4cm，软骨损伤而不是膜部，伴有食管损伤，进行性皮下气肿，严重呼吸困难需要气管插管和通气，机械通气困难，气胸

且胸腔引流持续漏气，以及纵隔炎。没有这些表现的患者行非手术治疗可能会有较好的结局[50,52]。应尽量争取手术修复后早期气管拔管，因为（与颈段气道损伤治疗类似）气管切开或长期保留气管导管可能会增加感染并发症[49]。

呼吸异常的管理

创伤后呼吸改变的多个病因中，张力性气胸、连枷胸和开放性气胸可危及生命，因此需要快速诊断和治疗。血胸、闭合性气胸、肺挫伤、膈肌破裂伴腹内容物疝入胸腔、分泌物堵塞致肺不张、误吸或胸壁肌肉僵直等也可影响呼吸和肺换气，甚至恶化并威胁生命。

典型的张力性气胸体征有发绀、呼吸过速、低血压、颈静脉怒张、气管偏移和患侧呼吸音降低等，但是低血容量患者可能无颈静脉怒张，气管偏移有时也难以鉴别。由于大多数创伤患者无法维持直立位以及存在显影不佳的可能性，胸部 X 线检查的诊断价值大大降低[53]。患者仰卧位胸腔空气向外侧和尾部区域移动形成的"深沟征"是张力性气胸的 X 线诊断依据[54]。CT 扫描可明确诊断[55]。对于伴有低氧血症和低血压患者，需立即在腋中线的第四或第五肋间隙扎入 14 号套管针（有时也可选锁骨中线的第二肋间隙），这种患者是没有时间先进行放射学检查确诊的。

连枷胸的形成是由于至少三根相邻肋骨发生两个或更多位点骨折，或者是由于肋骨骨折伴肋软骨分离或胸骨骨折。患者潜在的肺挫伤导致肺弹性回缩力增加和呼吸功增加，这是呼吸功能不全或衰竭和低氧血症的主要原因[56]。患者病情进展加重通常需要 3~6h，胸部 X 线检查和动脉血气（arterial blood gas，ABG）恶化可以反映病情[56]。如果患者合并血气胸、胸壁反常运动和/或疼痛引起的胸壁僵直，也会引起气体交换异常。通过体格检查，胸部 X 线和 ABG 反复评估患者是早期发现这些并发症的关键。通过胸部 X 线或 CT 测定挫伤肺容量比例可以预测患者是否会进展为急性呼吸窘迫综合征（acute respiratory distress syndrome，ARDS）。挫伤肺容量超过总肺容量的 20%，则ARDS 可能性迅速增加[57]。其他体征也可作为肋骨骨折后肺部并发症的预测指标。最近有人提出一个肋骨评分系统，将下列肋骨骨折类型各记 1 分并累加：六根或更多肋骨骨折，双侧骨折，连枷胸，三根或更多的（双皮质）移位骨折，第一肋骨骨折，

以及一根或更多肋骨发生前部、外侧和后部三处骨折。他们发现患者的肋骨评分与肺炎、急性呼吸衰竭和气管切开率之间存在线性相关[58]。肺活量（vital capacity，VC）也是一个预测指标。患者VC 超过正常值 50%，则发生肺部并发症的可能性很小，而 VC 低于正常值 30% 的患者发病风险增加 2.5 倍[59]。如果没有明显的气体交换异常，单纯的胸壁不稳不是给予呼吸支持的适应证。有证据表明，对连枷胸或肺挫伤患者随意进行气管插管和机械通气可增加肺部并发症和病死率，延长住院时间[56,60]。有效的镇痛可以改善呼吸功能，常常可使患者避免机械通气需求。联合局部麻醉药和阿片类药物行连续硬膜外镇痛（胸段最佳）；如果硬膜外隙入路不可行，给予局部麻醉药行胸椎旁神经节阻滞，这些都可以提供有效的镇痛。与非口服途径阿片类药物相比，这两种镇痛模式在老年患者疼痛缓解、通气功能改善、发病率和病死率降低等方面优势更明显[56]。其他治疗措施包括：给氧、经面罩持续气道正压通气（10～15cmH₂O）、气道湿化、胸部物理治疗、诱发性肺活量训练、支气管扩张剂、气道吸引（酌情使用纤维支气管镜）和营养支持[56]。过度积极输注液体和血液制品可能会加重潜在的肺损伤，使肺氧合作用恶化[56]。

严重肺挫伤，足够镇痛情况下的呼吸功能不全或衰竭，严重休克，伴严重头部损伤或需手术的创伤，气道阻塞以及合并明显的慢性肺病等情况是气管插管和机械通气的适应证。患者结局与通气模式密切相关。颅脑损伤患者应避免过度通气，除非临床证据提示即将发生脑疝，因为它会增加脑血管收缩，减少脑灌注，并且脑乳酸在开始过度通气后迅速蓄积[61]。低血容量患者过度通气可干扰静脉回流和心输出量，导致低血压，器官灌注进一步减少，甚至心脏停搏。低潮气量通气（6～8ml/kg）和适度呼气末正压（positive end-expiratory pressure，PEEP）产生的吸气肺泡压或平台压较低，目前是防止血流动力学恶化和降低 ARDS 发病率的最佳通气模式[62]。对于有自主呼吸的气管插管患者行气道压力释放通气：自主呼吸与机械通气相互叠加，持续气道正压间歇性短暂降低，可改善通气血流比例和体循环压力，减少镇静需求，增加氧供，缩短气管导管保留时间，降低呼吸机相关性肺炎发生率（肺挫伤机械通气患者发生率高达30%）[60,63-64]。严重的单侧肺挫伤患者如果对这些通气模式反应不佳，可通过双腔支气管导管进行

双肺差异性肺通气治疗。双侧严重挫伤患者出现危及生命的低氧血症时，行高频喷射通气可提高患者氧合和心脏功能，如果患者伴有心肌挫伤或缺血，通气治疗效果会降低[65]。

系统性气栓塞好发于肺穿透伤和冲击伤患者，其次是胸部钝性伤致远端气道和肺静脉同时撕裂的患者[66]。气管插管后正压通气可将空气吹入体循环。开始人工通气之后患者立即出现咯血、循环不稳定和 CNS 功能障碍等症状，以及在桡动脉血液中检测到空气，可以确诊为空气栓塞。开胸术期间可以看到冠状动脉内出现气泡。手术处理包括立即开胸，夹闭撕裂伤肺的肺门。呼吸管理策略是尽量减少或阻止空气进入体循环，包括放置双腔气管导管隔离和塌陷撕裂伤肺，或者以最低潮气量行单腔管通气。经食管超声心动图检查（transesophageal echocardiography，TEE）扫描左侧心脏可以观察到气泡存在，并在治疗后逐渐消失。

休克处理

出血是创伤后低血压和休克的最常见原因，也是患者创伤后死亡的第二大原因，仅次于头部损伤。低血压的其他原因包括：心泵功能异常（心肌挫伤，心脏压塞，合并心脏疾病、冠状动脉损伤和心脏瓣膜损伤），气胸或血胸以及脊髓损伤。过敏反应在创伤急性期极少发生。除非有未被识别的肠损伤，一般创伤后数天后才会考虑由脓毒症引起的低血压。

处理出血患者的首要目标是紧急手术控制出血。有些出血部位可采用非手术措施暂时止血，比如手指压迫颈部开放性损伤，用止血带控制四肢的外出血。紧急手术控制出血后应尽快松解止血带，避免压迫引起神经损伤、皮肤坏死或肢体缺血。

早期评估失血性休克的严重程度主要依靠以下几个方面：受伤机制与解剖部位，院前和急诊科的血流动力学记录，患者对液体复苏的反应。自由落体高度超过 6m、高能量减速冲击和高速枪弹伤可能造成严重损伤和出血。无法压迫止血的胸腹部和盆腔损伤也常常会伴有大出血。因此必须迅速评估这些解剖部位的体征，安排胸部和骨盆 X线检查、FAST、CT 或诊断性腹腔灌洗（罕用）。经上述检查发现有大量腹腔积液并且血流动力学不稳定的患者需要立即手术处理。因高危机制受伤并且怀疑隐匿性腹腔出血的患者如果血流动力学

稳定,必须行 CT 检查进一步评估。大多数创伤中心的现代多层螺旋 CT 可以在几分钟内完成早期全身扫描[11,67]。

利用血流动力学数据的临床评估是基于相对不敏感和非特异性的临床体征。例如,心动过速是传统的血容量减少的指标,但是由于贝-雅反射激活、迷走神经张力增加、长期使用可卡因等原因,高达 30% 的低血压创伤患者不会出现心动过速[68]。在低灌注情况下患者心率没有增高是病死率增加的独立预测指标,不受损伤严重程度、体循环压力或伴有头部损伤等因素的影响[68]。相反,组织损伤和疼痛通过增加儿茶酚胺分泌,可以维持心动过速和体循环压力正常(无论血容量是否充足),但是不一定会增加心指数或组织氧输送。实际上,在这种情况下肠道血管阻力会增加,同时内脏血流量减少,如果这种状态长时间维持,肠道微生物容易进入体循环,患者继发脓毒症和器官功能衰竭的可能性增加[69-70]。因此在早期复苏过程中,如果将心率或血压正常视为血容量正常,可能会丧失纠治潜在隐匿性血容量减少或低灌注的宝贵时间。老年创伤患者(65 岁以上)尤其如此,在正常血压下,老年患者发生明显组织低灌注的比例高于年轻患者[71]。正常收缩压(systolic blood pressure,SBP)一般定义为 90mmHg,最近研究表明,急诊室 SBP 处于或低于这个水平的创伤患者病死率、血乳酸水平和碱缺失值均高于 SBP 为 110mmHg 的平民创伤患者或 SBP 为 100mmHg 的受伤士兵(图 53-3)[72-73]。因此,创伤患者的最佳收缩压似乎为 100~110mmHg。基于上述研究结果,110mmHg 的 SBP 被确定为 65 岁以上创伤患者转送 I 级创伤中心的院前检伤分类标准[74]。90mmHg 的 SBP 仍然是年轻患者的分类标准。虽

然传统的生命体征用于鉴别危及生命的休克并不十分可靠,但心率、体循环压力、脉压、呼吸频率、尿量和精神状态仍然是反映早期失血性休克严重程度的临床指标(表 53-2)[69,75]。

为早期发现未控制出血,人们设计了几种临床诊断工具。由于出血后经毛细血管自体输液立刻启动,即使没有输液,成人和儿童的血细胞比容也会下降。因此,患者入院时血细胞比容低应怀疑有严重出血[76-77]。然而,仅凭一次血细胞比容结果判断病情可能会导致错误的治疗决策。另一方面,定期监测血细胞比容并且结合输液类型和容量综合考虑可能有助于确定输血的时机和容量[78]。在多个(失血)评分系统中,最常用的是血液预计消耗(assessment of blood consumption,ABC)评分,包含四个是/否问题:穿透伤机制,SBP 为 90mmHg 或更低,心率 120 次/min 或更快,以及 FAST 结果阳性[79]。休克指数(shock index,SI)是心率除以 SBP 所得的值,似乎是反映早期失血性休克的另一个准确指标,也是病死率的预测指标。正常人的 SI 为 0.58~0.64(平均 0.61),中度失血后可增加至 0.70~0.80(平均 0.75)。对于老年患者,有证据表明 SI 和年龄的乘积比 SI 能更好地发现早期休克和预测病死率[80]。其他鉴别大出血的方法包括:血乳酸水平大于 2mmol/L,组织氧饱和度偏低,以及脉搏氧饱和度(衍生出光学体积描记分析)。CT 扫描也能发现腹腔脏器低灌注:游离腹膜液、小肠显影增强、下腔静脉(inferior vena cava,IVC)和肾静脉扁平等,这些均可提示灌注不足[81]。

临床上使用评分系统评估失血严重程度的一个原因是需要决定是否启动大量输血方案(massive transfusion protocol,MTP)。ABC 评分系

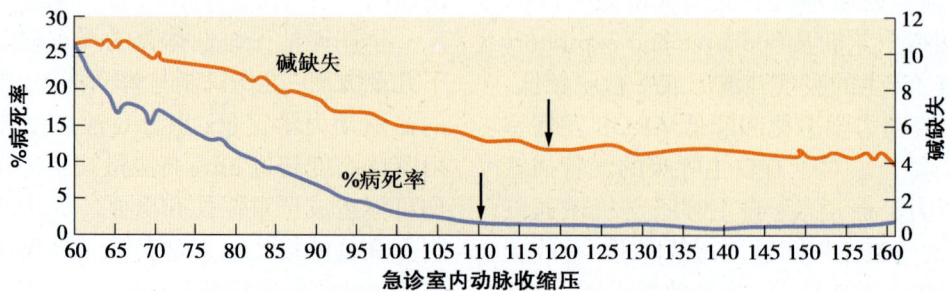

图 53-3   急诊室内动脉收缩压、碱缺失与创伤患者总体病死率之间的关系(不包括头部损伤患者)

可以看出随着动脉收缩压上升,病死率和碱缺失逐渐下降,在 SBP 为 110mmHg 左右(而不是公认的 90mmHg)时趋于稳定(改编自 Eastridge BJ, Salinas J, Wade CE, et al. Hypotension begins at 110mm Hg: redefining "hypotension" with data. J Trauma. 2007; 63: 291)

检查内容	I 级	II 级	III 级	IV 级
失血量/ml	≤750	750~1 500	1 500~2 000	≥2 000
失血占血容量比例/%	≤15	15~30	30~40	≥40
脉率/(次·min⁻¹)	<100	>100	>120	≥140
血压	正常	正常	降低	降低
脉压	正常或升高	降低	降低	降低
呼吸频率/(次·min⁻¹)	14~20	20~30	30~40	>35
尿量/(ml·h⁻¹)	≥30	20~30	5~15	几乎没有
精神状态	轻微焦虑	轻度焦虑	焦虑和意识模糊	意识模糊,嗜睡
补液(3:1规则)	晶体液[b]	晶体液	晶体液+血液	晶体液+血液

表 53-2 加强创伤生命支持中失血性休克的分类[a]

[a] 以 70kg 成年男性为例,根据早期表现分类。

[b] 3:1 规则是临床观察经验总结即大部分患者每丢失 100ml 血液需要补充 300ml 电解质平衡液。不结合其他临床表现和监测数据,按照此规则输液可能会导致输液过度或不足。

改编自 American College of Surgeons, Committee on Trauma. Shock. In: Advanced Trauma Life Support Student Course Manual. 8th ed. Chicago, IL: American College of Surgeons; 2008: 55-71。

统是这些评分系统早期基本形式的代表。符合这个系统中指标描述的记 1 分:SBP 低于 90mmHg,心率超过 120 次/min,FAST 结果阳性,有穿透伤。美国还有两个设计更详细的评分系统:辛辛那提个体化输血指征(Cincinnati Individual Transfusion Trigger)和最近刚修订的大量输血评分(massive transfusion score)[82]。这两个评分系统是在简单的 ABC 评分系统基础上增加了额外参数:碱缺失、国际标准化比值(INR)、血红蛋白(hemoglobin, Hb)和体温,以增强对启动 MTP 的预测能力。每个指标记 1 分,最低分数达到 1 或 2 分即可启动 MTP。总和 1 分即可启动 MTP,当然这可能会导致一些不必要的浪费;从另一方面看,如果以总和达到 2 分作为启动 MTP 的阈值,可能会遗漏一些真正需要启动 MTP 的患者。现在已经认识到只依靠这些评分系统而脱离临床综合判断可能会导致 MTP 启动不足或过度。因此,这些评分系统(推荐修订后的"大量输血评分")只有结合临床判断才能合理使用。评分系统一般用于急诊室内的初步评估,在后续治疗过程中也可以协助决定 MTP 继续进行或中止[83]。自伊拉克和阿富汗战争以来,出血患者的液体复苏在过去几年中有所改变。损伤控制性复苏的概念已经取代了经典的晶体液复苏,后者的目标是补充减少的组织液,同时在复苏初期评估血容量衰竭的严重程度。输注乳酸盐林格液或生理盐水 2L 或 20ml/kg(儿童),在 15~30min

内观察患者对初始液体复苏的反应并估计出血的严重程度[64]。如果输液后患者血压反应短暂或没有,提示患者有严重出血,需要输注血液制品。

损伤控制性复苏与这个方法截然相反。出血严重程度评估是依靠前面提及的临床表现、实验室检查、超声和影像学诊断措施等。确定患者为大出血后立即启动复苏的数个环节,包括:短时间的允许性低血压;迅速处理所有出血部位;减少晶体液输注;启动 MTP,尽早给予血浆和其他血液制品,以均衡比例(推荐 1:1:1)输注浓缩红细胞、血浆和血小板;给予氨甲环酸。如有适应证,应该行损伤控制手术以控制出血、处理污染部位。确定性手术推迟到患者生理状态纠治正常后进行。损伤控制性复苏的目的是防止输注大量晶体液复苏引起肺水肿、ARDS、凝血功能障碍,多器官功能衰竭和腹腔间室综合征。此外,输注大量的乳酸盐林格液和生理盐水分别与血乳酸水平升高和碱缺失增加有关[84]。越来越多的创伤研究报告发现晶体液复苏的有害作用。因此在大多数情况下,损伤控制性复苏中输注的晶体液仅限于血液制品所含的载体溶液。Neil 等人[85]发现入院后 24h 内晶体液输注总量与浓缩红细胞比例大于 1.5:1[前者单位为升(L),后者为单位(U)]是 ARDS 和腹腔间室综合征的独立危险因素。另一项研究比较该输注比例低于 0.75:1 和高于 0.75:1 两组创伤患者的预后,发现两组患者的氧合作用、ARDS 和病死率无统计学差异，但低比例组患者的死亡人数较少[86]。因此，在复苏初期晶体液量应控制在较低水平。

创伤患者救治是一个从院前阶段到急诊室再到手术室的持续过程，因此麻醉医师应该关注术前复苏液的种类和用量，并相应地调整晶体液输注量。晶体液的危害性主要是由于它可以影响糖萼和黏结蛋白聚糖 1，后者是覆盖在血管内皮表面的网状结构（由血浆可溶性成分组成）并参与维持细胞膜完整性。大量出血可改变内皮细胞糖萼完整性；细胞膜损伤是休克患者的主要病理机制。血浆能复原黏结蛋白聚糖 1（构成糖萼的主要组分），但是输注晶体液会造成进一步破坏，加重内皮功能障碍[87]。

在出血控制之前过度输注液体可能会导致进一步的出血，原因包括：增加动脉和静脉压力；止血凝块脱落，凝血因子和血小板稀释，体温降低和血液黏滞度降低[88-89]。Bickell 等人[90]发现，将液体复苏推迟到手术控制出血之后，可以提高穿透伤患者出院生存率并缩短住院时间。尽管许多实验研究已经证实了 Bickell 等人[90]的发现，但是人们也发现，完全不输液体会导致与过度复苏同样的危害[91]。一项前瞻性随机研究对 Bickell 等人[90]提出的时间敏感性允许性低血压的可行性进行了研究，比较低血压创伤患者在院前阶段输注低容量和标准容量（2L）晶体液后的差异[92]，发现输注低容量晶体液的患者虽然血压偏低，但是病死率降低[92]。这个概念虽然有争议，但是它强调了一个事实：在出血得到控制之前，输注液体超过维持正常血容量所需的量可能是有害的。允许性低血压禁用于创伤性颅脑损伤和脊髓损伤以及老年慢性高血压患者，维持充足的灌注对这类患者至关重要[89]，它强调了一个事实：在出血得到控制之前输注液体超过维持正常血容量所需的量可能是有害的[88]。早期使用血管升压药维持血流动力学稳定也可能有危害，但是正确使用这些药物同时滴定补液可能对患者有益。

在患者的初期处理中，一些已证实可靠的器官灌注标志物可以用作设定复苏目标。其中碱缺失和血乳酸水平是休克各阶段（包括最早阶段）最有效和最实用的指标。对于既往健康的成人和儿童创伤患者，碱缺失可以相当准确地反映休克的严重程度、氧债、氧输送变化、液体复苏程度、多器官功能衰竭风险和生存率[89]。碱缺失被认为是比

动脉 pH 值更好的预后标志。碱缺失 2～5mmol/L 提示有轻度休克，6～9mmol/L 提示有中度休克，超过 10mmol/L 为严重休克[89]。入院时碱缺失低于 8mmol/L 患者的病死率增加。因此，纠治碱缺失是复苏终点之一。作为反映组织缺氧的指标，血乳酸水平升高的特异度不如碱缺失。因为乳酸可因为肾上腺素增高引起骨骼肌糖酵解、丙酮酸氧化加速、乳酸的肝清除率降低和线粒体早期功能障碍等因素在富氧组织生成增多，而所有这些病因都可能发生在创伤患者身上。因此，血乳酸水平和碱缺失可能并不密切相关。然而，对于大多数创伤患者而言，乳酸水平升高与其他低灌注表现有关联，因此它也是严重缺氧的重要标志和复苏终点之一。正常血乳酸浓度为 0.5～1.5mmol/L，浓度超过 5mmol/L 提示有明显的乳酸酸中毒。健康人体内乳酸的半衰期为 15～30min。因此纠正病因后乳酸水平下降相当快。休克纠正后 24h 内乳酸清除不足是病死率增加的一个预测指标[89,93]。

血红蛋白（Hb）或血细胞比容作为输注浓缩红细胞阈值指标的价值仍不确定，虽然目前不同治疗阶段的 Hb 推荐浓度都是 70～90g/L，包括颅脑损伤患者（对组织氧合最敏感）[89]。几项研究表明，输注储存时间 <19d 的浓缩红细胞，将 Hb 水平提高到 90 或 100g/L，可使 75% 头部损伤患者的脑氧合增加。但是其他文献显示，输注浓缩红细胞后的发病率和病死率增加；而长时间维持血细胞比容低于 30%（Hb 浓度 <100g/L）可改善患者神经系统结局[97]。创伤患者输注浓缩红细胞，特别是存储超过 14d 的红细胞，是死亡、肺损伤、感染率增加、肾衰竭、重症监护室（ICU）时间和住院时间延长的独立危险因素；这一结果与患者的休克严重程度无关[98-99]。然而这种顾虑不应妨碍及时和足量地输注血液制品。

通常情况下，绝大多数中心可在约 30min 内（包括运输时间）拿到交叉配血后血型相符的血液制品。对于严重出血患者，可以在更少的时间内拿到血型相符但未交叉配血的血液制品。但是如果病情需要立即输血，大多数情况下可以输注 O 型 Rh 阳性的浓缩红细胞和 AB 型新鲜冰冻血浆（AB 抗体阴性）。由于担心同种异体抗体形成和过敏反应，使用未交叉配血的 O 型浓缩红细胞存在争议。Dutton 等人[100]回顾了 161 例患者输注 581U 万能供血者血液的临床经验，结果显示输注了 O 型 Rh 阳性血液的 10 例 Rh 阴性男性中，只有

1 例出现同种异体抗体；输注 O 型 Rh 阴性血液的 4 名女性都没有出现明显异常。

大多数创伤患者在进入急诊室时处于高凝状态，推迟给予止血药物也不发生凝血功能障碍。然而在严重创伤和休克患者中，估计 10%～15% 的患者入院时处于低凝状态或迅速进展为低凝状态，输注复苏液体和浓缩红细胞可能会进一步加重凝血功能障碍，促进恶性循环[101]。Hirshberg 等人[102]行计算机模拟研究清楚显示，接受晶体液复苏的创伤患者在进入手术室时，大多数人有凝血功能障碍。在他们的研究中，输注 1 倍血容量液体后，凝血酶原时间（prothrombin time，PT）增加到低于正常凝血水平；输注 1.25 倍血容量液体后，纤维蛋白原功能不足；输注 1.75 倍血容量液体后，血小板缺乏。伊拉克和阿富汗战争中的经验证实了 Hirshberg 等人[102]研究结果的准确性。Holcomb 等人[102]强烈建议患者到达急诊室后立即开始用液体血浆（译者注：未冰冻血浆）、浓缩红细胞以及液体补充血容量。在最近一项多中心随机临床试验中，Holcomb 等人[102]比较采用 2∶1∶1 和

1∶1∶1 两种比例输注浓缩红细胞、新鲜冰冻血浆和血小板容量复苏对患者创伤后 24h 内病死率和持续出血的影响，结果未能发现两组的病死率有统计学差异，虽然 1∶1∶1 输注组患者的出血量明显减少。

液体血浆与新鲜冰冻血浆不同，它未经过冷冻，采集后最迟 28 天内使用；但不足之处是凝血因子浓度非常低。不是所有的创伤中心血库都备有液体血浆。相反大多数中心保存液态的冻融血浆备用，以等待新鲜冰冻血浆或 24 小时内冰冻血浆（plasma frozen 24，PF 24）解冻（需要大约 30～45min）。PF 24 是血浆采集后 24h 内被冷冻，而新鲜冰冻血浆是在 8h 内被冷冻。PF 24 除含有纤维蛋白原外，其凝血因子含量约为新鲜冰冻血浆的 60%；纤维蛋白原半衰期长达 12h，几乎不受影响。一个单位新鲜冰冻血浆的凝血因子活性相当于 70kg 男性体内 7% 凝血因子。临床使用的血浆制品及其特性如表 53-3 所示。军方数据显示，输注血浆与浓缩红细胞比例为 1∶8 时病死率为 65%；1∶2.5 时为 34%；1∶1.4 时为 19%[105]。

表 53-3 血浆制品及其特点					
血浆制品类型	从采集到冰冻的间隔时间 /h	从采集到解冻的间隔时间 /h	凝血因子活性 /%	解冻时间 /min	备注
新鲜冰冻血浆（FFP）	≤8	0～24	约 100	45	以冰冻状态从血液中心转运至各血库
24 小时内冰冻血浆（PF 24）	≤24	0～48	约 60	45	除纤维蛋白原外其余凝血因子均耗竭
液体血浆	不冰冻	无解冻	<30	—	仅少数血液中心提供，可以保存 28d
冻融血浆	8～24	0～48	20～30 取决于解冻至输注的间隔时间	45	该血浆制品保持解冻状态 1～5d，如果不使用就丢弃；可作为第一轮血浆发放使用，直到 FFP 或 PF 24 解冻完成

对于严重创伤出血患者在急诊室和手术室内初期复苏期间的止血复苏，目前很多创伤中心主要是通过启动 MTP。这个方法包括：给予相对少量的晶体液，输注新鲜冰冻血浆或 PF 24 和浓缩红细胞补充血容量，定期补充血小板和冷沉淀。表 53-4 是佐治亚州亚特兰大市 Grady 纪念医院使用的一种止血复苏方案[106]。

老年患者（年龄 >65 岁）对 MTP 的耐受程度与年轻患者相似。Murray 观察老年患者和年轻患者启动 MTP 后的结局，发现两组的存活出院比例没有差异[107]。对于儿童患者而言，大量出血的概念较新，输血量超过 40ml/kg 的可考虑诊断[108]。类似的诊断标准是 24h 内输血量超过血容量 50%[109]。因为体型、生理功能、受伤机制和年龄分布的差异，成人的诊断和治疗方法不适用于儿童。婴儿循环血容量为 90ml/kg，超过 3 个月的婴儿为 70ml/kg。儿童的血流动力学储备超过成年人，只有失血量超过一定的量（35%～40% 血容量）生命体征才会

表 53-4   亚特兰大市 Grady 纪念医院的大量输血方案

血液制品	浓缩红细胞	血浆	血小板	冷沉淀
初期	6U(UD/TS)	6U(UD)		
1(0.5h)	6U(UD/TS)	6U(UD)	1 单位单采 a	
2(1h)	6U(UD/TS)	6U(TS)		10U
3(1.5h)	6U(UD/TS)	6U(TS)	1 单位单采 a	
4(2h)	6U(UD/TS)	6U(TS)		10U
5(2.5h)	6U(UD/TS)	6U(TS)	1 单位单采 a	
6(3h)	6U(UD/TS)	6U(TS)		10U

UD,万能供血者;TS,特异性血型。

a 一个单位的单采血小板相当于 8～10 个常规单位血小板。

摘自 Dente CJ, Shaz BH, Nicholas JM, et al. Early predictors of massive transfusion in patients sustaining torso gunshot wounds in a civilian level 1trauma center. J Trauma. 2010; 68: 298.

恶化。脉压减少是失血早期最常见的生命体征改变[110]。婴幼儿高代谢率使得机体氧摄取增加,因此维持足够血红蛋白浓度的重要性更加突出。尤为重要的是,婴儿的凝血相关蛋白浓度(包括维生素 K 依赖性凝血因子)低于正常水平,直到出生 6 个月之后才正常[110]。新生儿的血小板计数和功能正常,但是纤维蛋白原的功能从胎儿期至出生后 6～12 个月期间一直处于异常状态。婴儿纤溶酶生成和纤溶功能明显不足。婴儿 PT 和部分凝血活酶时间(partial thromboplastin time, PTT)轻度延长不应该作为输血适应证。血栓弹力图(thromboelastography, TEG)是对血凝块稳定性的检测,是监测凝血功能的较好指标。

成人输注血液制品常用的 1:1:1 比例应用于儿童时,应转换为 20ml/kg 浓缩红细胞、20ml/kg 新鲜冰冻血浆和 10ml/kg 血小板[111]。这个输血比例还没有在儿童患者中经过严格验证,是一项仍需要前瞻性研究证实的指南。氨甲环酸和其他促凝剂可根据临床医生的意愿和经验给药。氨甲环酸和其他许多促凝剂也未经过儿童创伤患者的临床研究验证。目前对儿童患者启动 MTP 的实际阈值标准是较高的创伤严重度评分。启动 MTP 一般由经验丰富的儿科创伤外科医生或麻醉医师决定。儿科患者腹膜后间隙出血和颅内出血比成人更常见,在初期评估中不要漏诊。颅内出血如果不伴有其他损伤,一般不会导致成人发生低血压,但会导致儿童患者发生显著低血压。儿童患者输注血液制品、改善凝血和血流动力学复苏的基本原则与成人类似。目前研究认为以适当的血液成分比例(1:1:1)输血会提高生存率,但目前缺乏循证

医学证据支持儿童人群也采用这个输血比例。有几种评分系统可以预测大量输血患儿的结局。如果患儿入院时碱缺失大于 6mmol/L 或 INR 超过 1.8,则预计病死率最高[110]。

失血性创伤患者早期处理的一个重要原则是避免出现所谓的"出血恶性循环"或"死亡三联征",即酸中毒、体温过低和稀释性凝血功能障碍(图 53-4)。酸中毒和体温过低都可以诱发凝血功能障碍。晶体液和浓缩红细胞没有促凝血作用,复苏期间输注后会使已经数量减少且功能异常的血小板和凝血因子进一步稀释,加重凝血功能障碍。外出血和血管内凝血可使已经损伤或耗竭的血小板和凝血因子进一步丢失或消耗,加重凝血功能障碍。凝血功能障碍加重后可使出血量增加,患者需要输注更多的液体,因此恶性循环持续存在,

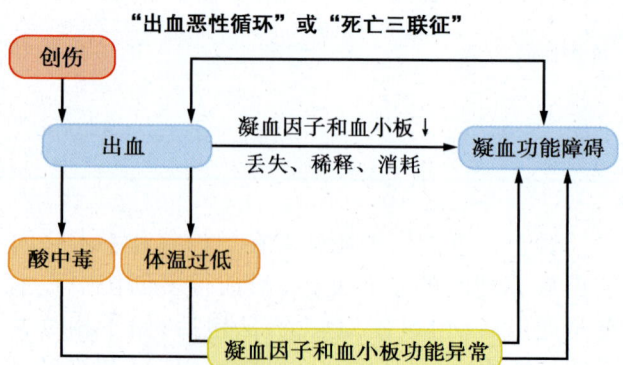

图 53-4   出血恶性循环或死亡三联征的示意图

创伤出血导致酸中毒、体温过低和凝血功能障碍。酸中毒和体温过低引起凝血因子和血小板功能异常,加重凝血功能障碍,进而导致出血增加。恶性循环会持续至患者死亡,除非能及时控制出血并纠治酸中毒、体温过低和凝血功能障碍

最终导致多器官功能衰竭和死亡。最近研究发现，创伤患者的凝血功能障碍包括两种机制：急性创伤性凝血功能障碍（acute traumatic coagulopathy，ATC）和复苏相关性凝血功能障碍（resuscitation-associated coagulopathy，RAC）。前者在创伤后迅速发病，主要是由于纤溶亢进和严重的组织损伤（释放组织因子，激活凝血途径），这种凝血功能障碍与体温过低或晶体液致凝血因子稀释无关。后一种凝血功能障碍与体温过低、输液和其他复苏相关因素有关。严重创伤患者的凝血功能障碍大部分是由 ATC 和 RAC 共同参与。实际上，伴有 ATC 的患者需要更多的液体复苏，更有可能出现体温过低和稀释性凝血功能障碍。但是 ATC 对多器官功能衰竭和死亡的促进作用比"出血恶性循环"的三个环节更强。一项研究发现，凝血功能障碍本身是多器官功能衰竭和病死率的独立预测因子，独立于休克、创伤严重度和死亡三联征等因素[112]。因此尽早以高比例形式输注促凝血液制品和浓缩红细胞启动复苏（尤其是在院前阶段），这可以改善患者的结局。

对于严重创伤患者，应迅速用大口径套管针在膈肌以上和以下部位的外周静脉同时建立输液通路，这样才能保证充分的液体复苏。当血管塌陷或肢体损伤无法通过手臂或腿部血管建立通路时，可进行颈内静脉、锁骨下静脉或股静脉的经皮置管。超声引导有助于颈内静脉的置管，可以避免穿刺针误入大量血胸患者的胸腔并将液体输入胸腔。超声引导还可以用于锁骨下入路的腋静脉置管，中臂水平的头静脉或贵要静脉置管以及股静脉置管。对于大龄儿童和成人，如有必要，可迅速切开隐静脉或手臂静脉并置管。在 5 岁以下的儿童中，骨内置管成功率高，并发症发生率低。对于幼童而言（骨内）输液速度与静脉输液接近，但可能需要加压输注装置才能达到足够流速。

入急诊室的心脏停搏患者需要加强心脏生命支持。但是，低血容量创伤患者的心外按压成功率较低[113]。急诊室内行开胸术不仅可以进行开胸心脏按压，还可以进行心包积血引流、控制心脏与大血管出血、主动脉阻断等操作来辅助复苏。右心房插入小 Foley 导管或者极端情况下在降主动脉放置大口径导管或鞘管，都可以快速输注液体。急诊室开胸术并非对所有送到急诊室的心脏停搏患者都有益。有很多研究试图找出生存预测因子，

以避免无价值的急诊室开胸术，从而降低医护人员沾染已感染患者血液造成污染的风险。已有的生存预测因子包括：损伤机制，损伤的解剖部位，生理紊乱程度，有无生命征象、心律或生命体征。最近一篇综述回顾了已有的循证医学研究，并分析了不同类型创伤患者（无论是否有生命征象）在急诊室开胸术后的生存率（无论神经功能是否受损）[114]。胸部穿透伤、有生命征象的患者生存率最高（21.3%），其中 11.7% 存活并且神经功能完好。相比之下，钝性伤、无脉搏、无生命征象的患者生存率最低（0.7%），存活且神经功能完好的概率也是最低（0.1%）。生命征象包括：瞳孔反射，自主呼吸，颈动脉搏动，可测量或可触摸到的血压，肢体活动和心脏电活动。胸部穿透伤且有生命征象的患者生存率最高（无论神经功能是否受损）。进入急诊室时没有生命征象的患者虽然生存率较低，但仍然可以考虑行急诊室开胸术。如果患者为穿透性胸外伤并且无脉搏，则有生命征象的比没有生命征象的结局要好。钝性胸外伤患者无论有无生命征象，生存率都很低，可以不考虑行急诊室开胸术。

具体损伤类型的早期管理

头部损伤

约 40% 的创伤死亡是由于头部损伤。实际上，即使中度脑损伤也会使合并其他损伤患者的病死率增加。死亡患者尸检证实，脑受损区域可扩大并且超过直接受伤区域（继发性脑损伤）[115]。继发性损伤的主要原因是组织缺氧，可引起以下改变：乳酸酸中毒，自由基生成，前列腺素合成和兴奋性氨基酸释放（主要是谷氨酸），脂质过氧化与细胞膜分解，大量的钠、钙和水进入细胞以及液体从血管中渗漏到细胞外间隙[116-117]。这些病理改变可引起脑水肿，局部和全脑循环功能障碍。因此所有能对受伤大脑造成二次伤害的因素中，低血压致氧输送减少和缺氧的危害最大（表 53-5）[118-119]。

成人脑损伤本身不会引起低血压，除非是濒死期或者是儿科患者。然而，超过一半的严重头部损伤患者伴有其他损伤，致使其中约 15% 患者出现低血压。约 30% 的患者由于中枢呼吸抑制或伴有胸部损伤，入院时处于缺氧状态。此外，患者在医院救治过程的不同阶段，包括急诊室、放射

表 53-5　受伤后复苏过程中大脑继发性损伤对患者结局的影响 [a]

继发性损伤	患者数/人	患者比例/%	6个月内结局比例/%		
			好/一般	严重/植物状态	死亡
总例数	717	100	43.0	20.2	36.8
两种均无	308	43	63.9	10.2	26.9
缺氧	161	22.4	50.3	21.7	28.0
低血压	82	11.4	32.9	17.1	50.0
两种均有	166	23.2	20.5	22.3	57.2

[a] 摘自 hospital emergency departments enrolled in Traumatic Coma Data Bank。
摘自 Prough DS, Lang J. Therapy of patients with head injuries: key parameters for management. J Trauma. 1997; 42(Suppl): 10S。

科、手术室、麻醉后恢复室、ICU 或其他部门,都有可能暴露于这些致伤因素(译者注:缺氧、低血压)。头部损伤最常见的早期并发症包括:高颅压、脑疝、癫痫发作、神经源性肺水肿、心律失常、心动过缓、体循环高血压和凝血功能障碍。

诊断

创伤后意识障碍可以由多个病因造成。但是,首先必须排除缺氧和休克的可能性。如果纠正通气和补液后患者仍然意识抑制,应该怀疑患者有头部损伤,并做相应处理。如上所述,低血压是头部损伤患者死亡的最重要原因。Chesnut[119]发现,患者收缩压一过性低于 90mmHg 与病死率增加 50% 有关,多次低于 90mmHg 或更低会进一步增加病死率[120]。因此应通过输液和给予血管升压药(首选去氧肾上腺素,不会收缩脑血管)尽量维持血压,并且在对无意识患者进行评估之前确保足够的氧合。初期复苏后应进行基础神经系统检查,但应在给予镇静药或肌松药之前检查。应定期多次重复检查,因为患者的病情可能会迅速改变。麻醉药和辅助药物可以使神经系统功能检查无法开展,因此应选择性给予长效肌松药,阿片类药物,镇静药或催眠药[118,121]。

用 AVPU 系统(alert,警觉; responds to verbal stimuli,对言语刺激有反应; responds to pain,对疼痛刺激有反应; unresponsive,无反应)可以在数秒内完成初步意识评估(表 53-6)。GCS 可提供更准确的评估信息,这是评估患者神经系统状态的标准方法。在这项检查中睁眼、语言反应和运动反应的评分总和与意识状态、头部损伤严重程度和预后相关[121]。运动功能评估应该在反应最显著的肢体上进行。虽然因神经损伤而受累的肢体需要进行检查,但检查结果不计入 GCS 评分。

表 53-6　伤后早期意识的两级评估

1级: AVPU 系统

A=警觉

V=对言语刺激有反应

P=对疼痛刺激有反应

U=无反应

2级: 格拉斯哥昏迷评分(GCS)

睁眼反应

自然睁眼,已经睁眼和眨眼	4
呼唤睁眼	3
疼痛刺激睁眼	2
对于刺激无反应	1

语言反应

回答切题	5
答非所问	4
用词错乱	3
只能发音	2
不能发音	1

最佳肢体反应

依指令动作	6
对疼痛能定位	5
对疼痛能逃避	4
去皮质强直(上肢屈曲)	3
去大脑强直(上肢伸直)	2
对刺激无反应	1

GCS≤8 分为深昏迷,严重脑损伤,结局差
GCS 9~12 分为清醒患者伴中度损伤
GCS＞12 分为轻度损伤

瞳孔散大和对光反射迟钝是动眼神经受颞叶（钩回）内侧部分压迫的表现。瞳孔极度散大和无对光反射的"瞳孔散固（blown pupil）"提示大脑镰下颞叶钩回疝。眼外伤也会有类似表现，因此当眼睛和头部同时受伤时，根据瞳孔异常很难确定病因。当然，头部损伤患者的瞳孔对光反射迟钝通常更明显。

CT扫描可以诊断绝大多数的急性头部损伤。急性头部损伤后可能出现的CT阳性结果包括：中线偏移，脑室和脑池变形，未受伤半球的脑沟消失以及颅顶任意部位的血肿。硬脑膜下血肿通常为凹形边界；而硬脑膜外血肿为凸形边界，典型者为凸透镜片形。严重昏迷患者（GCS≤8分）中40%可能有颅内血肿。GCS评分较高的患者发生颅内出血的可能性较小，但有证据显示这些患者也有一定的颅内血肿发病率，因此也需要进行CT检查，首选增强CT扫描。CT检查还可以发现颅内空气和颅骨凹陷性骨折。

治疗

脑外伤早期处理的主要目标是预防和缓解继发性损伤过程。任何减少脑氧供的并发症都可以造成继发性损伤，包括全身性低血压，低氧血症，贫血，ICP升高，酸中毒和可能出现的高血糖（血糖>200mg/dl）。这些损伤可加重创伤引起的脑缺血和代谢紊乱，使患者结局恶化[122-123]。对这些患者最重要的治疗策略是使ICP，CPP和氧输送恢复正常。脑创伤基金会和美国神经外科医师协会发布了头部损伤患者治疗的循证医学指南[118]。关键治疗措施包括恢复体循环压力（平均血压>80mmHg），PaO$_2$维持在95mmHg以上，ICP维持在20~25mmHg以下，CPP维持在50~70mmHg。将CPP保持在70mmHg以上（以前的标准）可能会增加ARDS发病率，因此现在已经不再推荐。患者保持头部抬高30°，必要时给予镇静和肌松药，如果条件允许可放置脑室造瘘管引流脑脊液。用等渗晶体液快速充分地恢复血容量，必要时输注胶体液，维持CPP在50~70mmHg，同时应尽量预防脑组织进一步肿胀。乳酸盐林格液（Na$^+$浓度为130mmol/L，渗透压约为255mOsm/L）为轻度低渗液，如果大量输注可能会加重未损伤脑区的肿胀。受损脑区的血脑屏障通透性增加，易发生水肿，并且这与输注溶液类型无关。为减少脑水肿形成，应该监测血浆渗透压，并用等渗生理盐水代替乳酸盐林格液。如果没有测量血浆渗透压条件，可以在输注3L乳酸盐林格液后，根据经验更换液体类型。

院内治疗一直是脑外伤患者救治的研究焦点，但是院前救治对患者结局的影响越来越受到关注。多项研究发现重型颅脑损伤患者院前是否气管插管与病死率之间有关联[124-125]。Davis等人[126]通过大型多中心回顾性分析发现，GCS评分不超过8分的患者中，在事故现场尝试气管插管的比送到急诊科再插管的病死率高（校正比值比2.91，P<0.01）。作者推测可能是因为插管引起生理损伤（ICP升高，氧饱和度下降或插管后疏忽性过度通气，灌注不足伴组织缺血），结论是院前气管插管可能没有益处。

纠正ICP可以降低病死率[127]。给予甘露醇可有效（至少可以帮助）降低ICP，是治疗重型颅脑损伤的一个重要治疗措施。通常是0.25~0.5g/kg快速输注，然后每4~6小时重复给药以降低ICP[118]。有作者推荐大剂量使用甘露醇，高达2g/kg[128]。除了渗透性利尿作用外，甘露醇给药后还可立刻降低血细胞比容和血液黏滞度，改善脑血流量（cerebral blood flow，CBF）和氧输送[118]。使用治疗剂量甘露醇后，患者有发生血容量减少和低血压的风险。如果ICP升高仍然持续，应谨慎给予额外剂量的甘露醇。大剂量（2~3g/kg）输注甘露醇或者患者伴有肾衰竭可引起急性甘露醇中毒，表现为低钠血症，血浆渗透压高，以及血浆渗透压测量值与计算值差额超过10mOsm/L。患者有低血压、脓毒症、服用肾毒性药物或伴有肾脏疾病的情况下，使用甘露醇应该非常谨慎，因为这些病情也可以诱发肾衰竭[118]。此外，甘露醇的脱水作用在血脑屏障完整的脑区才能起效。而在受伤脑区，甘露醇容易进入组织，可能会加重局部水肿。

对于伴头部损伤的多发伤患者，输注少量浓度为3%（6~8ml/kg）至7.5%（4ml/kg）的高渗盐水，然后输注乳酸盐林格液可能是有益的[129]。此外，推注高渗盐水（15%溶液）0.42ml/kg可用于ICP升高患者的早期治疗，效果与甘露醇接近[128]。与甘露醇一样，高渗盐水可以将液体从细胞内转移到细胞外，因此除恢复血容量外，还可以减轻脑水肿并防止ICP升高[130]。另一方面，高渗盐水也能像甘露醇一样增加损伤脑区的水肿[131]。然而不能长期给予高渗盐水。它可能会引起高钠血症、高渗透压或者高氯血症酸中毒（可能是氯离子水平升高继发性引起肾小管碳酸氢根离子丢失）。应严密监测患者的血钠（Na^+）和血氯（Cl^-）浓度以及酸碱平衡状态，如果血浆 Na^+ 达到 160mmol/L，应停用高渗盐水。

几项研究比较了开颅术中使用高渗盐水或甘露醇对脑组织的松弛效应[132]。虽然结果显示盐水能更有效地减轻脑水肿，但这些研究论证强度都不足，它们的结论与临床的相关性值得怀疑。用 5% 或 25% 白蛋白液复苏可以持续改善生命体征，但它们引起的胶体渗透压增高可能会增加患者死亡风险[133]。

这些患者的低钠血症是由于血容量增加而非钠丢失，因此不适合输注盐水予以纠治。甘露醇和袢利尿剂在提高 ICP 方面有协同作用，当高颅压持续存在时，加用呋塞米可能比增加甘露醇剂量更安全有效。直到 1995 年左右，过度通气以使动脉血二氧化碳分压（$PaCO_2$）降至 25～30mmHg 才成为头部损伤治疗的主流。然而即使 CPP 维持在推荐的 50～70mmHg 以上，脑缺血（可能是头部损伤最危险的后果）仍可能在创伤后的前 6 个小时内发生[134]。Coles[134]通过正电子发射体层成像扫描发现，过度通气可使患者严重低灌注脑区的面积显著增加。这种灌注不足似乎主要是由于脑血管阻力增加，而通气过度可以增加血管阻力。虽然伤后 24h 内一般不主张进行过度通气，然而如果患者为严重颅脑损伤伴 ICP 升高，但是对正常通气和利尿剂无反应，则可以在短时间内进行适度的过度通气[118]。初期治疗后可以在 ICP 监测之下进行过度通气。应该指出的是，严重颅脑损伤患者行过度通气可能引发急性肺损伤[135]。

如果尝试上述所有措施后，ICP 仍然升高，可能需要给予戊巴比妥（3～10mg/kg，0.5～2.5h 内给予，然后以 0.5～3.0mg/（kg·h）持续输注，使血药浓度达到 2.5～4.0mg/dl）。大剂量巴比妥类药物用于头部损伤的常规治疗没有价值，只用于难治性 ICP 升高。当然，立即行手术减压，特别是对于硬脑膜外血肿，是降低患者发病率和病死率的重要手段。

过去几年中，关于危重患者血糖最佳水平的争论有很多。颅脑损伤患者是危重患者中较为特殊的一类，脑代谢因损伤发生改变并且严重依赖葡萄糖。低血糖（<40g/dl）可引起代谢危象，而高血糖（>200g/dl）会通过兴奋性毒性、氧化应激和炎症因子释放造成有害效应。然而，严格的胰岛素治疗（80～110mg/dl）会引起低血糖发作。因此，

目前推荐血糖水平维持在 110～180mg/dl[136]。

近 75% 的重型颅脑外伤患者在原发伤后 3 天内死亡。许多存活患者后期会死于非神经系统的器官功能障碍包括肺功能衰竭和心脏损害，这可能与交感神经兴奋过度有关。有人提出使用 β 受体阻滞剂可能对这些患者有益[137]。然而具体的合适药物、剂量、开始时间和治疗持续时间仍有待确定。

如果患者血流动力学稳定，则应进行 CT 检查。检查过程中应绝对保证患者有充分氧合、合适的通气、血压和 ICP。如果患者血流动力学不稳定或需要紧急手术治疗相关创伤，而病史提示头部损伤，那么即使颅内血肿从临床角度看不太可能发生，也有必要术中监测 ICP，以便迅速发现 ICP 升高。颅内血肿和其他部位的出血都有很高的外科优先级。面对多发伤患者，两种损伤之间的优先级比较是根据各自的损伤严重程度。对于同时伴有大量出血和脑疝的患者，没有时间进行头部 CT 扫描，可将患者直接送入手术室，同时进行手术控制出血和清除颅内血肿。开颅术的位置可以通过脑室造影或超声笔式探头检查确定。两种检查都可以在局部麻醉下额部钻孔后进行。

麻醉管理

术中管理是已经开始的重症救治的延续[138]。因此除进行麻醉外，还需要维持血压，氧合和 CPP。需要指出的是，目前还没有研究比较过静脉麻醉或吸入麻醉用于这类患者的差异。可以推测的是，维持生命体征比选择实现这一目标的具体麻醉技术更重要。除常规的 ASA 监测项目外，放置动脉导管可以监测每次脉搏的血压，方便血气和血糖监测。ICP 监测通常由神经外科医生放置。患者的生命体征、PaO_2 和 $PaCO_2$ 应维持在患者进入手术室之前的水平。术前制订的液体管理方案在手术期间继续进行。血液制品应谨慎输注，因为输血过量可能会增加血液黏滞度，从而降低 CBF。

颅脑损伤患者的预后有可能会进一步改善，下文总结了部分治疗要点：

①越早进行确定性治疗，患者结局可能会越好。Rudehill 等人[139]发现，如果是由麻醉医师在事故现场启动救治，很多患者的预后有改善。但是 Haltmeier 等人[140]发现，创伤性脑损伤患者的现场救治无论由麻醉医师（伯尔尼）或急救医士（美国）实施，患者的结局之间没有差异。

②创伤的类型、严重程度以及治疗反应具有

很大的差异性(不同患者之间或同一患者的不同时间之间),这意味着治疗措施必须个体化[141-142]。这些目标可能在精心制订的重症监护治疗中(至少部分)得以实现[143-144]。每次换班时,应明确并回顾治疗目标,必要时予以修正。

例如,纽约表维医院(Bellevue Hospital Center)的创伤性脑损伤救治流程指南参照了脑创伤基金会的指南推荐,并对 GCS 和 ICP 部分进行相应调整。

的确,早期干预和控制管理可能是过去 20 年来患者结局改善的推动因素,这里包括了 Patel 等人[145]的结果报道和 Palmer 等人[143]采用严格的指南化治疗的结果报道(后者采用 1995 年脑创伤基金会指南)(表 53-7)。

表 53-7　脑损伤患者 6 个月结局的不同研究结果

| 研究名称 | 患者数/人 | 发表年份 | 6 个月结局比例/% | | | 备注 |
			好/一般	严重/植物状态	死亡	
三国联合 Jeanett 和 Teasdale[146]	700	1977	38	11	51	治疗方法不同,部分未处理
Miller 等[147]	158	1981	47	12	40	通气,手术,ICP 监测,过度通气和 Rx
创伤性昏迷数据库[148]	717	1997	43	20	37	所有患者标准治疗
创伤性昏迷数据库[148]	308	1997	54	19	27	患者没有低血压或缺氧
Palmer 等[143]	56	2000	70	14	16	1995 BTF 指南
Rudehill 等[139]	1 508	2002	69	11	20	标准方案,早期治疗
Patella 等[149]	129	2002	63	13	20	NCCU 方案

　脑损伤采用不同治疗方案后的结果。三个国家患者的联合调查,采用了不同的治疗方法,部分未接受治疗。Miller 等[147]使用过度通气,必要时给予巴比妥类药物。创伤性昏迷数据库患者治疗方案类似,需要注意的是没有经历低血压或缺氧患者结局的差异。最后三个研究在文中有叙述。ICP,颅内压;BTF,脑创伤基金会;Rx,其他治疗措施;NCCU,神经外科重症监护室。

脊柱和脊髓损伤

初期评估

脊柱创伤评估的目的是诊断脊柱的不稳定程度和神经系统受累程度。重大事故发生后的前几个小时内(到明确诊断前)未及时固定脊柱,可能会使神经功能完好的患者变成截瘫或四肢瘫痪。在转运至医院的途中,患者应该用硬质颈托、脊柱板和胶带固定。患者入院后不应该在硬质脊柱板上停留超过 1h,特别是当患者瘫痪时,因为存在压疮风险。

对于有意识患者,诊断相对简单:有机动车、工厂或运动事故的病史,暴力行为,坠落,穿透伤致特定脊髓节段的神经功能障碍,或受累椎体的疼痛和压痛,这些均强烈提示有脊柱损伤。需要注意的是,脊柱疼痛并不总是局限于损伤节段[150]。显然在昏迷患者身上很难诱导出上述症状,对于这类患者,如果发现弛缓性反射消失,直肠括约肌张力消失,矛盾呼吸以及血容量减少伴心动过缓

等表现,可认为有脊柱损伤。颈椎创伤患者如果肘部弯曲但不能伸展,锁骨以上有疼痛刺激反应但锁骨以下反应消失,提示伴有神经损伤。目前的指南认为神经功能完整的清醒患者如果(在自主屈曲和伸展颈部时)没有颈部疼痛或感觉异常,以及体格检查结果阴性(触诊没有压痛),可以排除颈椎损伤,无需进一步放射学检查。酒精中毒或伴有干扰性疼痛的其他部位损伤等病情似乎不影响这些诊断标准,只要患者清醒、警觉,并能集中注意力。一项对创伤后反应迟缓患者的大型荟萃分析发现,现代多层螺旋 CT 成像足以发现不稳定型颈椎损伤。当然这种检查仍可能会遗漏一些有继发性颈髓损伤风险的患者[151]。

根据神经功能障碍的程度,脊髓损伤被分为完全性或不完全性。不完全性脊髓损伤患者的骶神经分布区域感觉功能正常,并且肛门可以自主收缩(骶残留),而完全性脊髓损伤患者则丧失全部功能。完全性脊髓损伤患者几乎没有可能出现明显神经功能恢复,而高达 50% 的不完全性脊髓

损伤患者能恢复神经功能。一些发生脊髓休克的患者表现为肌肉绝对松弛和反射消失，可能在治疗初期无法区分完全性或不完全性脊髓损伤。因此，即使患者早期没有"骶残留"表现，其神经功能仍有可能恢复，应尽可能防止进一步损伤并保护脊髓功能。这个原则同样适用于脊髓损伤节段评估。损伤几天后脊髓水肿消退，最终损伤通常只是数个节段，低于早期评估结果。因此，即使是功能预后很差的高位脊髓损伤患者，也不应放弃早期治疗努力。

脊髓休克可由脊髓直接创伤引起，通常会在几天到几周内消退。该名称常常被误用于"神经源性休克"，后者是指脊髓内下行交感神经通路功能丧失，引起血管张力下降和心脏去交感神经支配，最终引起低血压和心动过缓。它通常发生于高位胸椎和颈椎损伤之后，在 3～5 天内好转[152]。

早期处理

脊髓是大脑的缩小形式，也容易受继发性损伤的影响。病因可能是低血压、缺氧或其他生理并发症。及时发现并积极治疗这些致伤因素（它们本身也是创伤引起的）可以防止脊髓损伤加重，改善这些患者的长期预后[122,154]。

制动和气管插管

保证损伤脊柱的制动极其重要。如果怀疑颈椎骨折，在移动患者前需要颈部制动或行 MILS。如果患者有胸椎或腰椎损伤，可用滚原木法小心移动患者[153,155]。

约 1/3 的截瘫患者需要气道处理，大部分发生在受伤后 24h 内。呼吸窘迫或呼吸疲劳症状，呼吸频率上升或 $PaCO_2$ 增高，是患者需要辅助通气的主要适应证。严重心动过缓或心律失常可能是由于气管插管或吸痰过程中，迷走神经兴奋且无对抗。因此患者必须预先氧合，在使用任何侵入性器械前给予阿托品（0.4～0.6mg）。如果在气道管理过程中出现心动过缓，治疗包括追加阿托品，给予格隆溴铵、异丙肾上腺素，或者必要时进行心脏起搏。

在脊柱损伤患者中的气管插管技术在"气道管理"部分已经讨论。

呼吸系统并发症

呼吸系统并发症在脊髓损伤患者的各个治疗阶段都很常见，并且是急性期最常见的死亡原因[156-157]。在早期处理阶段，呼吸系统并发症可能会因伴随脑、颈、胸或腹部损伤，酒精中毒，自控给药或医源性药物影响而加重。第五颈椎或更低节段损伤患者的潮气量正常，因为膈肌功能完好，而第四颈椎或以上节段受伤的患者可能需要永久性通气辅助。然而即使损伤仅涉及低位脊椎节段，辅助呼吸肌麻痹也可能导致呼气储备明显降低[158-159]。肺水肿是呼吸功能障碍的另一个重要原因。急性脊髓损伤可引起儿茶酚胺剧烈释放[160]，尽管由此产生的严重高血压仅持续数分钟，但是其效应持续存在，它可导致肺毛细血管损伤（大部分血容量转移至肺循环）和左心室功能不全。如果采用过度积极的液体疗法处理初期低血压，患者受伤后约 3～5 天交感神经活动恢复后，可能会出现急性肺水肿。

四肢瘫痪患者的矛盾呼吸是吸气时胸壁部分塌陷所致。它可能会限制潮气量并增加通气不足的风险[159]。当患者处于直立位时，症状会加重，这是由于胸腔内容物的重力缺少腹部正常肌肉张力对抗，膈肌无法保持其正常穹窿形态（膈肌能有效收缩的唯一形态）。因此，四肢瘫痪与其他导致呼吸功能不全的疾病不同，仰卧位反而可以改善患者呼吸（图 53-5）[159]。需要指出的是，很多患者（受伤前）有睡眠状态下的呼吸障碍（主要是阻塞性睡眠呼吸暂停），这可能会加重其他并发症引起的呼吸问题[161]。

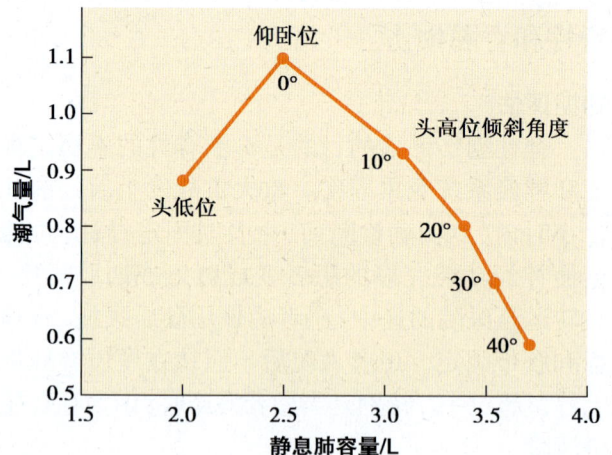

图 53-5 半坐卧位对四肢瘫痪患者通气功能的影响
（Adapted with permission from Winslow C, Rozovsky J: Effect of spinal cord injury on respiratory system. Am J Phys Med Rehab. 2003；82：803-14）

其他导致脊髓损伤早期呼吸不足的原因包括：胃内容物误吸，肺不张，肺炎和支气管收缩。处理包括：仔细观察患者呼吸，准备进行肺通气，患者一旦出现呼吸抑制症状立即气管插管[159]。

血流动力学管理

四肢瘫痪患者的血流动力学管理包括：创伤后尽早进行全面评估，必要时尽早放置中心静脉导管或肺动脉导管（pulmonary artery catheter, PAC）。在颈髓损伤患者中，多达 25% 的患者有左心室功能不全并可引起低血压[162]。有证据表明，患者平均动脉压需要维持在 85mmHg 以上[163]。前负荷减少的患者可以在心功能曲线指导下补液。一般而言，中心静脉压或肺动脉楔压在 18mmHg 以内，可以安全补液，这可以避免（或至少降低）前文提及的肺水肿严重程度。如果患者伴有低血压（补液充足情况下）、酸中毒或混合静脉血氧分压低，需要使用多巴胺等正性肌力药。

Dhall 等人[164]的综述指出，这些患者经常会发生深静脉血栓（deep vein thrombosis, DVT），这可能对血流动力学和肺功能有严重影响。他们建议在受伤后 72h 内，除翻身床，弹力袜或电刺激疗法外，还应给予患者低分子量肝素或低剂量普通肝素。抗凝治疗应该在需要手术的当天暂停。

麻醉注意事项

对脊髓损伤患者而言，任何适合患者整体状况的麻醉技术都是可行的。低血压在四肢瘫痪患者麻醉中很常见。TEE、中心静脉导管或 PAC 置入可有助于管理患者血容量和血压状态。

颈部损伤

穿透伤和钝性伤都会损伤颈部的主要结构：血管、呼吸道和消化管以及神经系统。如果不能及时发现和治疗这些损伤，可能会导致出血、窒息、纵隔炎、瘫痪、卒中或死亡。

颈部穿透伤通常伴有明显的临床症状，颈部钝性伤可能更加隐蔽。气道不畅或阻塞、受伤部位出血迅猛、逐渐增大的搏动性血肿、伴或不伴外出血的休克等症状提示患者有明显的颈部血管损伤，需要立即行气道管理并控制血管。上肢或颈动脉远端搏动的减弱或消失以及颈动脉杂音或震颤，是颈动脉损伤的特异性体征。血气胸、气胸和空气栓塞症状也提示患者有颈部血管损伤。呼吸窘迫、发绀或喘鸣是气道损伤的明显征象，患者需要立即气管插管。其他强烈提示有气道损伤的征象包括：发声障碍，声音嘶哑，咳嗽，咯血，伤口逸出气泡，皮下捻发音和喉部压痛。颈部气道损伤具有动态进展性，可迅速进展为气道阻塞。因此应仔细观察，患者一旦出现上述症状立即气管插管。

颈部穿透伤根据解剖位置可分为三个区域。Ⅰ区是锁骨上方从环状软骨至颈静脉切迹之间的狭窄区域；Ⅱ区是环状软骨与下颌角之间的区域；Ⅲ区是下颌角和颅底之间的区域。由于暴露面积小，发生在Ⅰ和Ⅲ区的穿透伤较少并且手术操作难以进行。Ⅱ区是颈部损伤最常见的部位。体格检查是患者下一步全面处理的筛查手段，这类损伤患者极有必要接受检查。一项多中心前瞻性研究发现，临床症状和体征常能可靠反映颈部结构损伤，还可避免不必要的影像学检查。如果需要影像学检查，多层螺旋 CT 是一种敏感度和特异度很高的筛查工具[165]。

患者可伴有可靠体征或可疑体征。有可靠体征的患者需要紧急或急诊手术，而可疑体征患者可行 CT 血管造影进一步评估[166]。可靠体征包括：低血压/休克，活动性出血，血肿扩大，神经功能障碍，气道不畅，伤口逸出气泡，大量皮下气肿和呕血。患者如有气道不畅症状，即使是即将进入手术室也需要立即处理。

食管损伤无论是在颈段还是胸段都很隐蔽，难以发现和诊断。患者如有吞咽困难、吞咽疼痛、呕血、皮下捻发音，颈椎侧位 X 线检查可见颈椎前方空气，或伴有其他颈部结构的严重损伤，均提示食管损伤，需要行食管 X 线检查确诊。西部创伤学会制定了一个食管损伤手术治疗的管理流程[167]。

颈部穿透伤的神经系统表现因受伤部位不同而各异。脊髓部分横断伤可引起布朗-塞卡综合征，表现为损伤平面以下同侧运动和对侧感觉障碍。脊髓完全横断伤，根据损伤节段不同，可引起患者下半身截瘫或四肢瘫痪，通常可伴有神经源性休克。有时，颈动脉和椎动脉腔内堵塞可引起一侧半球脑血管意外，患者如伴有低血压可增加这种事件的可能性。

颈部血管钝性伤通常伴有血肿，可能会压迫颈静脉，使气道移位，引起咽喉部充血。如损伤动脉，可能导致血管内膜撕裂，假性动脉瘤，瘘管或血栓形成。如果伤及颈动脉或椎动脉，可能会发生脑缺血。血栓形成一般会在数分钟至数小时内逐渐加重，因此约 40% 的患者可能延迟出现神经症状。有症状的患者可表现为颈动脉杂音、精神状态改变或单侧神经功能障碍（包括轻偏瘫、短暂性脑缺血发作、一过性黑矇或霍纳综合征）。颈动脉钝性伤相关的病死率为 15%~28%，15%~50%

的存活者有神经功能障碍[168]。无症状患者可以行超声、CT或CT血管造影以确诊钝性或穿透性颈动脉损伤，这样不仅可以早期开展抗血小板治疗、全身抗凝治疗、血管介入治疗或手术修复[168-169]，偶尔还能防止因未采取保护措施而使患者术后出现神经功能障碍的情况。

钝性伤极少造成气道损伤，但致伤后的总体病死率为2%[168]。气道损伤的严重程度从单纯黏膜撕裂、血肿到喉软骨粉碎性骨折或环状软骨气管完全性离断（表53-1）不等。通常需要行喉部一期修补术或气管切开术。气道管理问题相对复杂（见"气道评估和干预"）[45,48]，患者还可能伴有颅底、颅内损伤，颈部开放伤，颈椎、食管或咽部损伤[66,170]，因此患者麻醉管理复杂。

胸部损伤

很大一部分的胸部损伤患者可以行保守治疗，而需要手术的患者可能会有严重的术中生理紊乱。

胸壁损伤

肋骨、肩胛骨和胸骨骨折除干扰患者正常呼吸外，还可能伴有潜在的胸部、腹部、头颅和骨骼严重损伤。胸壁损伤的处理原则与前文中连枷胸的处理类似。对于单根肋骨骨折且全身给予镇痛药的患者，其需要机械通气的可能性低于连枷胸患者。有效镇痛（推荐连续胸段硬膜外麻醉，椎旁神经节阻滞或肋间神经阻滞）是处理此类患者的关键环节[66]。

胸膜损伤

严重创伤患者容易漏诊隐匿性气胸。患者如有皮下气肿，肺挫伤和肋骨骨折应怀疑合并气胸。一侧胸腔压缩超过50%的张力性气胸患者可出现呼吸困难、心动过速、发绀、躁动、出汗、颈静脉怒张、气管偏离以及心尖搏动向对侧移位等症状。

虽然直立位胸部X线检查最适合气胸检查，但是这个体位对于严重出血或脊柱疑似损伤的患者是不可能或禁忌的。胸膜腔内空气首先积聚在前内侧沟，然后向外侧和尾端区域延伸，常引起血流动力学改变，仰卧或半卧位者胸部正位X线检查可见"深沟征"。超声探头纵向置于肋间隙行经胸超声检查，可以对气胸紧急诊断。正常情况下，胸壁下方的肺活动除产生胸膜滑动征外，还产生与胸膜垂直的B线，即肺表面回声密集区形成的所谓"彗星尾征"伪影。另外，正常肺的二维超声图像可见多个回声水平线（A线），A线之间的间隔与探头和第一根A线之间的距离相等。彗星尾B线在呼吸运动时出现，并同时擦除A线。伴有气胸的情况下，肺部运动、滑动征或彗星尾征都消失。在时间运动模式（M超）下，肺组织为颗粒状。在这个模式下，气胸呈水平线型。仰卧位时，胸腔内空气通常向前部移动，将肺向后方附着点压迫。空气和肺之间的交界处可显示一条垂直线称为肺点，如果能发现的话，它是气胸的特征性表现[171]。当气胸体积较小时，肺点可能出现；另外在呼气期间，如果胸腔内空气正好位于探头下方的一侧，可看到一侧颗粒状回声（正常肺）和另一侧水平线回声（气胸）的M超图像。在肺吸气膨胀阶段，整个肺组织位于探头下方，又可以看到正常颗粒状回声的M超图像。应该强调的是，超声诊断气胸主要依靠肺的运动图像而不是静态图像。因此，肺运动产生的滑动征和彗星尾伪像是最常用的特征。超声检查也有助于检测放置胸腔引流管后胸腔残气和诊断肺栓塞（pulmonary embolism，PE）、肺炎和血胸。胸部CT是气胸的确定性诊断方法。有人提出，少量闭合性气胸患者可以在没有安放胸腔引流管的情况下安全地观察处理，即使患者需要正压通气，只要保持警惕即可[173-174]。而根据最新的加强创伤生命支持推荐[174-175]和我们自己的经验，我们认为无论多小的创伤性气胸，一旦确诊，应该在气管插管和正压通气前行胸腔闭式引流术。

肋间血管出血是大多数血胸的主要原因。虽然不如气胸后血胸常见，单纯血胸也可导致严重的气道移位伴呼吸窘迫和休克。治疗是安置30#～40#胸腔引流管（26#～32#胸腔引流管用于气胸治疗）。首次引流1 000ml血液，或引流量超过200ml/h并持续数小时，应当行开胸术。放置胸腔引流管后胸内残留的凝固性积血可采用胸腔内注射纤溶药物进行保守治疗[175]。开胸术的另一个适应证是胸部正位X线检查显示"白肺"，或胸腔引流管持续严重漏气，这可能是由于气道直接损伤或肺严重撕裂伤。持续出血少于150ml/h的血流动力学稳定患者通常行电视胸腔镜外科手术（video-assisted thoracoscopic surgery，VATS）控制出血，手术需要术侧肺萎陷，可使用双腔气管导管或支气管封堵器。VATS还可用于疑似膈肌或纵隔损伤的诊断，评估某些支气管胸膜瘘，清理无法通过胸腔引流管排空或对胸腔内纤溶治疗无反应的胸腔积血或脓胸[175]。使用VATS可减少开胸术的需要，降低病情稳定的创伤患者开胸探查结果阴性的病例数量[176]。

肺挫伤

肺挫伤常伴有胸壁损伤，但也可能是单独发病。其处理在"呼吸异常的管理"部分进行讨论。

穿透性心脏损伤

穿透性心脏损伤可导致心脏压塞、心腔穿孔以及心腔与大血管间瘘管形成。任何胸部穿透伤均可造成心脏损伤，尤其是"心脏窗口"部位的（侧方为锁骨中线，上方为锁骨，下方为肋缘）。这些损伤在受伤现场通常是致命的，如果是枪弹伤（而不是刺伤）且为右侧受伤（而不是较厚的左心室受伤）更加致命。由于心脏损伤有动态进展性和血流动力学突然恶化的风险，一旦怀疑患者是此类损伤，必须直接转运至手术室，立即进行胸骨切开术或左侧开胸术。可能需要行急诊体外循环。胸部穿透伤患者的胸部 X 线检查如发现心包气肿，应增加心脏损伤怀疑，尽管并非所有患者都有这种胸部 X 线发现。TTE 可用于情况稳定患者的筛查，但对于肥胖患者和气胸患者，结果可能不可靠。中心静脉压并不总能精确反映心脏情况。TEE 可以对这些患者准确诊断，但在创伤早期评估阶段是不实际的[177-178]。在手术室中行剑突下心包开窗术（通常在全身麻醉下）不一定能引流出心包内所有积血，但即使是部分引流也可以在这种情况下暂时改善血流动力学。西部创伤学会发表了两种穿透性胸部损伤的手术决策流程图：一种是病情不稳定患者的损伤控制策略，另一种是稳定患者的确定性手术修复处理[179]。由于胸腔内重要器官密集并且相互毗邻，穿透伤往往会伤及一个以上的器官，因此决策过程需要考虑整个胸腔情况而不是单个器官如心脏。这些患者常常病情不稳定，需要立即进手术室行损伤控制手术处理。在控制危及生命的损伤后，行胸部包扎和负压封闭引流技术，或术中大量输血。有些患者可能需要术后肾脏替代治疗以治疗肾功能不全，以及体外膜氧合。这类患者病死率可能高达 25%[180]。

心脏压塞

穿透伤和钝性伤都会导致心包积血。心动过速、低血压、心音遥远、颈静脉怒张、奇脉或交替脉等心脏压塞的典型表现可能难以鉴别，或者在低血容量创伤患者身上不明显。患者胸部 X 线表现可能为球状心脏，但这个表现经常没有引起注意。剑突下区域 TTE（FAST 的一部分）或术中 TEE 可以发现心包腔内的血液和心室舒张期塌陷表现，

这提示心输出量至少降低 20%。

早期处理包括尽快清除心包腔内血液，可行超声引导下心包穿刺术或手术。即使能引流出少量积血也能改善血流动力学。心脏容量应该通过静脉输液进行优化。如果考虑手术麻醉，首选心肌抑制作用较小的氯胺酮或依托咪酯。麻醉给药应推迟到消毒铺单和器械准备完毕之后。穿透伤致心脏压塞的危重患者可能适合行急诊室开胸术。心包膜撕裂后，心脏可能会完全或部分疝出心包，造成灾难性后果。这种情况比较罕见，应立即行开胸术使心脏复位。

钝性心脏损伤

现在已经用钝性心脏损伤（blunt cardiac injury，BCI）这个术语替代心肌挫伤，它包括各种程度的心肌损伤、冠状动脉损伤，以及钝性伤后心脏游离壁、房室间隔或瓣膜的破裂[181]。心肌损伤包括肌纤维破裂、水肿、出血或坏死。根据严重程度不同，可表现为轻微的心电图（ECG）或心肌酶谱异常，复杂的心律失常，或心力衰竭（由直接机械冲击或冠状动脉闭塞造成）。心律失常持续不超过数天，室壁运动异常可能会持续更长时间。肺栓塞或系统性栓塞可能会在伤后几天突然发生，多是由于心脏运动减退后心腔内血栓形成。

常见的临床表现为心前区疼痛（有时对硝酸甘油有反应），呼吸困难，胸壁瘀斑和／或骨折，各种类型的心律失常，右心或左心充血性心力衰竭。Orliaguet 等人[181]建立了这种损伤所致临床情况的诊断和治疗流程图（图 53-6）。诊断依靠 12 导联心电图、肌钙蛋白 I 检测和超声心动图。心电图非常敏感，虽然特异度较差。异常心电图并不能确诊，但它是最好的筛查工具（译者注：原文"正常的心电图不能排除诊断"不符合前文"敏感度高"的含义，改为"异常心电图并不能确诊"更符合上下文意思）。常见的心电图异常包括几乎所有类型的心律失常，ST 段或 T 波改变以及传导阻滞。心电图正常的患者接受小手术前不需要做任何进一步检查。严重受伤的患者需要行肌钙蛋白 I 检测和 TEE 以诊断由心脏损伤引起的任何异常。超声心动图可以发现室壁运动异常、瓣膜功能障碍、心包积血、心内血栓、静脉或系统性栓塞以及心室面积变化分数。因此它不仅有助于诊断 BCI，而且有助于血流动力学管理。治疗方案选择取决于具体诊断，包括：抗心律失常药物，正性肌力药，液体负荷，高频喷射通气以优化心脏功能以及手术

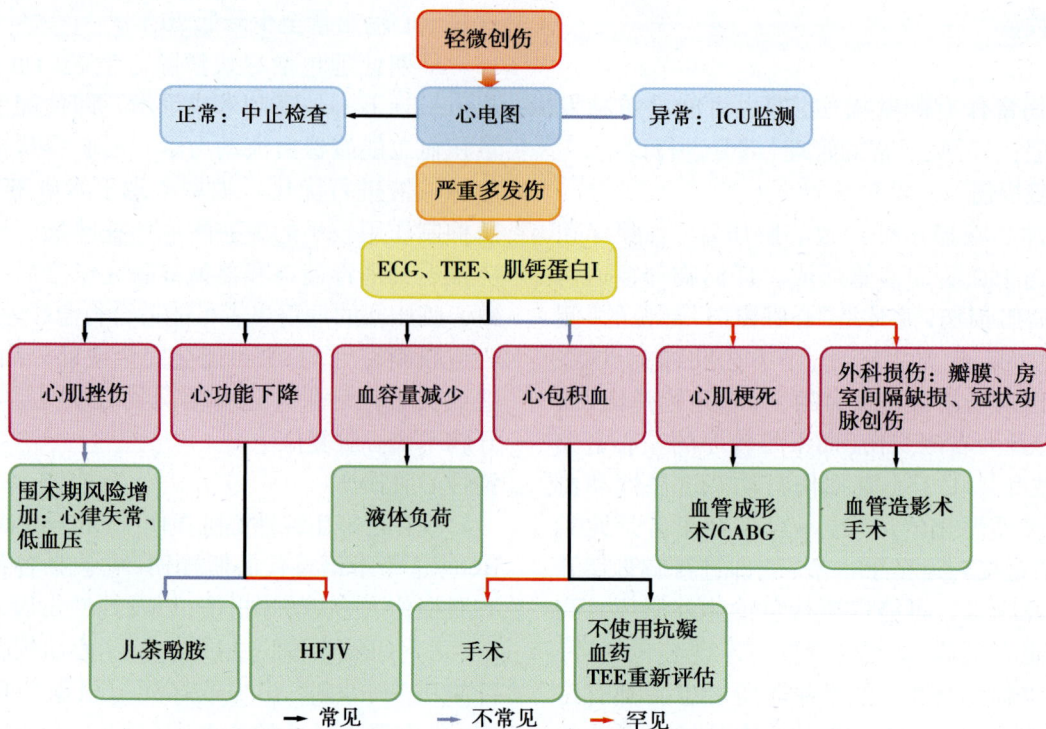

图 53-6   严重钝性心脏损伤后不同临床情况的对应处理流程

严重多发伤引起的钝性心脏损伤评估一般使用心电图（ECG）、肌钙蛋白 I 和经食管超声心动图检查（TEE）。不同颜色的箭头代表每种临床情况出现频率以及临床处理方式的使用频率。CABG，冠状动脉搭桥术；HFJV，高频喷射通气（改编自 Orliaguet G, Ferjani M, Riou B. The heart in blunt trauma. Anesthesiology. 2001；95：544）

处理心包积血、瓣膜或隔膜病变、冠状动脉损伤或疾病。

瓣膜损伤可表现为主动脉瓣、二尖瓣或三尖瓣关闭不全。主动脉瓣和二尖瓣的急性创伤性关闭不全很难被患者耐受，它们可增加心室壁应力并迅速进展为肺水肿。室间隔缺损可通过胸部 X 线检查识别，表现为心脏正常大小但肺血管纹理增加。房间隔缺损常在临床检查中漏诊，但能通过超声心动图发现。

心脏震荡（心脏受激惹）是一种以突发快速室性心律失常、心脏停搏为特征的事件，青少年胸部受冲击后通常死亡，最常见于竞技或休闲运动中。冲击可能发生在 T 波上升阶段 10～20ms 内。心脏震荡与心肌挫伤不同，因为没有任何心脏结构性损伤。治疗方法是立即除颤[182]。

胸主动脉损伤

穿透伤可以伤及胸主动脉的任何部分包括分支，任何损伤程度都有可能。而钝性伤通常损伤主动脉峡部，即降主动脉游离和固定节段的连接点，该连接点恰好位于左锁骨下动脉起点的远端。动脉韧带和左主支气管与主动脉峡部连接固定，

对于近端主动脉而言，位置相对固定，并容易受牵引力影响，发生撕裂伤。胸主动脉也可能发生根部损伤，因为其根部固定在膈肌上，易受速度变化产生的剪切力伤害。钝性胸主动脉损伤很可能伴有各种胸腹部脏器损伤[183]。常见症状、体征、X 线和超声检查结果见表 53-8 中，患者在急诊室内可能没有临床发现或相关症状与体征。纵隔扩大患者中仅 20%～30% 实际上有这种损伤。

增强螺旋 CT 和容积再现图像重建技术可以对这种损伤进行可靠的无创诊断。TEE 也能够发现需要处理的主动脉外膜下损伤[184]。TEE 比 CT 更易发现主动脉内膜和中膜损伤以及经常伴发的 BCI[184]。但是 CT 更多用于患者诊断，特别是多排 CT 扫描图像，因为它提供明确诊断，而且在这种情况下放置 TEE 探头不实际，并且伴有主动脉破裂的危险。此外，许多此类患者疑似有颅面部或食管损伤，这也阻碍了 TEE 探头的放置。当相关损伤需要立即手术而没有时间行胸部 CT 扫描时，术中 TEE 对于麻醉医师来说特别有用。

创伤性主动脉损伤可分为三级：1 级损伤包括血管壁内血肿，少量内膜活瓣和/或附壁血栓形

表 53-8 胸主动脉损伤后的临床表现、放射学和超声检查常见特征

临床表现	放射学	螺旋 CT	超声
上肢动脉压和脉压增加	纵隔增宽	纵隔血肿	内膜活瓣
下肢动脉压和脉压降低	主动脉影模糊	主动脉壁不规则	湍流
左侧桡动脉搏动缺失或微弱	脊柱旁间隙增宽	内膜活瓣	主动脉峡部扩张
Osler 征：左右上臂血压不一致	左肺尖帽	假性动脉瘤	急性假性动脉瘤
胸骨后或肩胛间疼痛	主动脉肺动脉窗透亮度降低	假性狭窄	腔内中膜活瓣
声音嘶哑	气管旁带增宽	血管壁内血肿	血胸
心前区或左侧肩胛骨内侧心脏收缩期杂音	左主支气管移位	腔内血凝块或中膜活瓣	纵隔积血
下肢神经功能障碍	上腔静脉移位，食管和气管向右侧移位，鼻胃管偏移，左侧血胸，胸骨和/或上肋骨骨折，肺挫伤，气胸		

成；2 级损伤包括血管外膜下破裂，血管中膜损伤，主动脉形状改变和/或少量纵隔积血；3 级损伤包括横断伤伴大量血液外漏和血管腔内阻塞，导致主动脉假性缩窄和缺血（图 53-7）[185]。TEE 评估主动脉损伤的严重程度指标包括：最大主动脉直径，受损主动脉与正常主动脉直径之间的比值，假性动脉瘤的大小，食管与主动脉之间的间距，主动脉峡部与左侧脏胸膜的间距，以及有无血胸等[185]。在另一个分类中（温哥华简化分类）增加第四个等级即对比剂外渗[186]。1 级损伤和部分 2 级损伤可

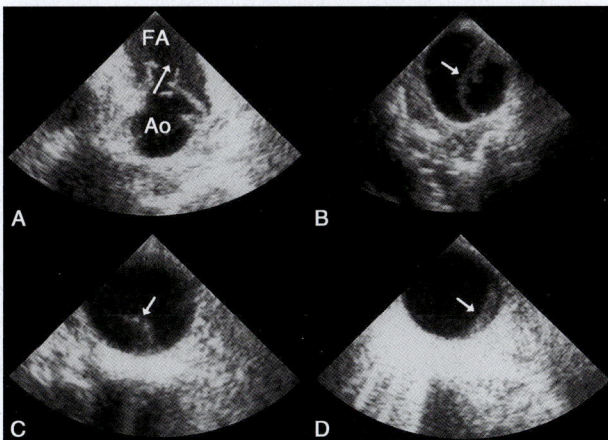

图 53-7 三种等级创伤性主动脉损伤经食管超声心动图检查的典型表现

A：3 级损伤，主动脉壁外膜破坏，并且假性动脉瘤（FA）与主动脉（Ao）相通（箭头）。B：2 级损伤，大块中膜活瓣随着心动周期前后摆动，外膜完好。C、D：1 级损伤，内膜活瓣（C）和血管壁内血肿（D）（箭头所示），无纵隔积血或主动脉形状改变（摘自 Goarin J-P, Cluzel P, Gosgnach M, et al. Evaluation of transesophageal echocardiography for diagnosis of traumatic aortic injury. Anesthesiology. 2000; 93: 1373）

以行非手术处理，动态观察 TEE 或 CT 表现。根据临床表现，2 级、3 级和 4 级损伤可安排立即手术或延迟手术[185-186]。

在过去的 10 年中，钝性主动脉损伤的诊断和治疗策略发生了重大改变，其早期疗效有显著改善（表 53-9）。在诊断方面，增强 CT 血管造影实际上取代了主动脉造影和 TEE，而胸主动脉腔内修复术已经取代开放性手术而成为首选手术方式[187]。患者在血管内支架修复术中，需要行主动脉造影和血管内超声监测。因此主动脉造影尚未完全淘汰。

虽然目前绝大多数钝性胸主动脉损伤采取放置血管内支架方式进行治疗，但传统开放式左侧开胸修复术偶尔也有开展。该手术操作需要使用双腔支气管导管或支气管封堵器行肺隔离，需部分肝素化，有时需要行左心部分体外循环，以便在"阻断缝合（clamp and sew）"期间，降低左心腔压力同时保证远端主动脉灌注。钳夹放置在左锁骨下动脉起始部位的远心端。术中出血可能较多，患者的病死率和发病率（尤其是截瘫或肾功能不全）也较高[187-188]。使用双腔支气管导管行肺隔离可以防止对侧肺在分离肺近端主动脉时受气道内血液的污染。支气管导管应该在纤维支气管镜引导下放置，放置前先确认左主支气管腔未被主动脉周围血肿堵塞。在松开主动脉钳夹期间应监测体循环压力和血钾（K^+）；K^+ 浓度升高者可用胰岛素和葡萄糖治疗。

主动脉腔内修复术是微创手术，患者术后早期并发症如截瘫、卒中、出血或死亡的发生率均低

表 53-9　1997—2007 年钝性胸主动脉
损伤处理策略变化

内容	AAST$_1$（N=253）	AAST$_2$（N=193）
诊断		
主动脉造影	220（87%）	16（8%）
CT 扫描	88（35%）	180（93%）
TEE	30（12%）	2（1%）
修复手术		
开放	207（100%）	68（35%）
血管腔内	0	125（65%）
结局		
死亡	53/241（22%）	25/193（13%）
截瘫		
所有患者	18（9%）	2（2%）
开放修复术	18（9%）	2（3%）
血管腔内	0	1/125（1%）
肾衰竭	18（9%）	17（9%）
修复部位并发症	1/207（1%）	25/125（20%）

AAST$_1$，美国创伤外科协会 1997 年研究报道；AAST$_2$，美国创伤外科协会 2007 年研究报道；TEE，经食管超声心动图检查；CT，计算机体层成像。

摘自 Demetriades D, Velmahos GC, Scalea TM, et al. Diagnosis and treatment of blunt thoracic aortic injuries: changing perspectives. J Trauma. 2008；64：1415。

于开胸术患者（表 53-9）。支架和血管壁之间内漏是该手术的早期并发症之一。应选择右侧桡动脉置管，因为左锁骨下动脉入口有时会被支架覆盖。放置中心静脉导管以便于使用血管活性药物。主动脉粥样斑块致脑栓塞是这个手术的并发症之一。在放置支架前，行 TEE 有助于显示动脉粥样硬化。在主动脉造影和支架放置期间，可能需要停止通气，循环系统平均充盈压需要降至 60mmHg。

支架相关远期并发症的发病率尚不清楚，但开胸术和血管腔内手术两类患者的生存曲线在 2 年时趋于一致，两类患者的动脉瘤相关病死率在 6 年时趋于一致[188]。

患者为多发伤时，手术优先顺序取决于患者的血流动力学和神经功能状态。虽然主动脉损伤应尽早修复，但除非是主动脉出血，否则其他部位活动性出血的止血和颅内血肿手术具有较高的手术优先级。另外主动脉修复术中需要肝素化，这也可能增加合并损伤部位的出血。在大多数情况下，主动脉和纵隔胸膜之间的血凝块可封堵血管

破口。对填塞部位的任何干扰都可能导致再出血。大动脉内的快速血流有可能将血管内膜撕脱，并导致已经被血凝块或血肿封堵的损伤血管发生破裂。主动脉血流量增加通常是由于心肌收缩能力增加。应尽可能防止心脏收缩能力增加和高血压，可考虑使用 β 受体阻断剂。

膈肌损伤

膈肌损伤可能导致腹腔内容物疝入胸腔，压迫肺脏，造成气体交换异常或者心脏功能异常（致心律失常和/或低血压）。钝性伤产生的膈肌缺损通常大于穿透性损伤，因此钝性伤后，腹腔内容物的移位（至少需要直径 6cm 的缺损）更常见。肝脏可以保护膈肌的右侧，因此创伤性疝形成更多见于左侧，但右侧膈肌损伤更容易漏诊[189]。胸部 X 线检查发现鼻胃管末端位于膈肌上方是胃移位到胸腔的特征性表现。可显示肠道纹理和肺部压缩的胸部 X 线表现，或者覆盖胸部下 1/3 的腹部增强 CT 扫描均可提供重要诊断信息。单纯膈肌撕裂可能需要腹腔镜检查进行诊断和修复。对于已确诊患者，应个体化制订麻醉诱导方案，避免误吸胃内容物。对于膈肌损伤后腹腔内容物未疝入胸腔的患者，有些创伤中心倾向于在手术前预防性安置胸腔引流管以防止正压通气引起气胸。

腹部和骨盆损伤

由于腹部缺少对外部冲击的保护，钝性伤或穿透伤可能会造成实质器官、空腔脏器和/或血管损伤。腹腔内和腹膜后出血可能引起失血性休克，这有时是致命的。如果小肠或其他空腔脏器的逸出物没有被发现，可能在患者损伤后几小时或几天内造成脓毒症，进展速度与损伤位置有关。未发现的左结肠损伤可能最早引起感染性并发症。表 53-10 总结了当前诊断和治疗腹部损伤的诊断工具的优缺点[190]。由于子弹在体内的行走路线不可预知，大多数患者在腹部枪弹伤后需要行剖腹探查术或者有选择性行腹腔镜探查术。对于血流动力学稳定的患者，偶尔会行早期 CT 扫描评估腹部和侧腹部枪弹伤。刺伤患者可以行伤道探查术来确定是否伤及腹膜。如果伤道探查结果阳性，应进行腹腔镜检查或剖腹探查术。

腹部体格检查中发现明显的腹部体征，如穿透伤后内脏脱出，钝性伤后压痛、腹肌紧张和明显腹胀，提示有腹腔内病理改变，需要行 CT 扫描进一步评估。如果患者血流动力学不稳定，可能需

表 53-10 腹部损伤诊断工具的优缺点

诊断工具	优点	缺点
体格检查	迅速、安全和便宜 可以定期检查	特定部位的损伤(如膈肌)诊断不佳
诊断性腹腔灌洗	迅速、安全和便宜	膈肌损伤,空腔脏器损伤和腹膜后损伤的诊断不佳;过于敏感和特异度差
计算机体层成像	评估腹膜腔和腹膜后腔 实质器官损伤分级	膈肌损伤,空腔脏器损伤的诊断不佳;价格贵;行增强检查的必要性有争议
超声检查	迅速、安全和便宜 准确估算腹腔游离液体 可以定期检查	膈肌损伤,空腔脏器损伤和穿刺伤的诊断不佳;特异度好但敏感性一般;存在巨大腹膜后血肿时诊断准确性较差
腹腔镜检查	诊断腹膜穿透伤,膈肌损伤 评估出血或实质器官损伤 手术治疗	空腔脏器,腹膜后损伤的诊断不佳;价格贵
电视胸腔镜外科手术	评估肺、膈肌、纵隔、胸壁和心包 手术治疗	需要有手术室,价格贵,腹部损伤诊断不佳

摘自 Villavicencio RT, Aucar JA. Analysis of laparoscopy in trauma. J Am Coll Surg. 1999; 189: 11。

要立即手术,则无需等待 CT 扫描结果。患者没有腹胀并不排除腹腔内出血。在出现明显腹围变化之前,腹腔内至少积聚 1L 血液,并且膈肌还可以向头侧移动,使腹腔可以容纳更多出血而不引起腹围变化。很可能在明显腹部膨隆之前,失血性休克已经出现。

腹部 CT 能够显示实质器官损伤和腹膜出血。事实上,CT 是评估实质器官损伤严重程度的最佳工具。然而除非使用较新的 64 层 CT,否则 CT 不太可能确诊肠道和肠系膜损伤[191]。

FAST 的诊断效能不如 CT 扫描,最近已经进行了重大技术改进。FAST 特异度好但敏感度一般,其诊断能力依赖于操作者。它可以诊断腹腔积液相关损伤,但不能发现无腹腔积液的损伤,并且不能确定器官损伤的严重程度[192]。然而,对于刚入急诊科但无法安全转运至 CT 室的血流动力学不稳定患者,FAST 是最合适的检查。由于超声对这些患者的诊断敏感度较低,因此无法建立一个基于超声的腹部钝性伤临床诊断路径来可靠地诊断并决定保守或手术治疗[192]。虽然行定期FAST 检查可降低假阴性结果,但情况不稳定患者的诊治时间紧迫,需要在短时间内进行决策。已知可以降低 FAST 敏感度的临床情况包括:骨盆与脊柱损伤,皮下气肿和肥胖。另一方面,FAST 只需CT 扫描 1/3 的时间,检查价格低于 CT,并且没有辐射危险。腹部超声检查是使用 3.0~5.0MHz 探头在腹部四个不同区域扫描:剑突下探测心包积血,右上腹部探测肝肾隐窝的积血,左上腹部探测脾周出血,耻骨联合上方探测直肠膀胱陷凹的积血。

腹腔镜探查术是一种筛查腹部损伤患者的很好的工具[193]。研究发现,它可以使 63% 患者避免开腹手术,仅 1% 患者发生漏诊[190]。这种手术还可以修复膈肌、膀胱和实质器官损伤。创伤患者腹腔镜手术的并发症发生率约为 1%,包括气胸、小肠损伤、腹腔内血管损伤、腹膜外 CO_2 气肿和 CO_2 栓塞[190]。

"保守性择期手术治疗"是指对患者仔细评估后行非手术治疗,仅为那些损伤情况确实不适合保守治疗的患者适时安排手术。它取代了过去几十年采用的强制性开腹手术的旧概念。非手术治疗患者的甄别非常重要。下列穿透伤患者不适合非手术治疗:创伤严重度评分较高,肝、脾或腹部大血管大量出血并且需要输血。事实上,如果这些患者选择非手术治疗,可能会发生死亡。同样,年龄较大、入院时收缩压低、创伤严重度评分高、代谢性酸中毒、GCS 评分较低以及需要多袋输血的钝性伤患者,也不能采用非手术治疗。

切开积血腹腔时患者出现低血压不仅是由于失血,还与内脏血管的压迫突然释放后,容量血管扩张有关。处理包括输注液体(最好是血浆输注)以及使用血管升压药以防止容量超负荷。手术修复损伤后,大多数患者会出现肠水肿,如果需要关闭腹腔，可能会引起腹腔间室综合征。采用腹腔开放持续负压引流技术可以预防这种并发症。

骨盆骨折

骨盆骨折因解剖部位和生理严重程度不同而表现各异。约 25% 患者可有大出血，这是造成患者死亡的主要原因之一；1% 患者可发生致命性大出血。其他主要死亡原因包括：合并损伤如胸部、脑部、腹腔和长骨损伤，以及术后并发症如脓毒症、肺栓塞和肾衰竭。大多数骨折患者的出血是由于骨碎片引起静脉破裂。除非是开放性骨折，大多数伴静脉损伤患者的骨盆腹膜后出血可产生填塞效果，因此出血具有自限性。动脉出血患者中约 18%～20% 并不会自行停止出血。这些患者的腹膜后间隙像一个可膨胀容器向上和向前扩张，并可能完全侵占下腹腔空间。这类患者的治疗重点是给予血液制品成分输血，直到出血得到控制[194]。腹膜后巨大血肿会对膈肌造成压力，可能导致呼吸困难。如果伴有头部损伤，患者 ICP 也可能增高。

早期发现和治疗以控制出血很重要。骨盆环破裂，动脉出血（CT 充填征），以及血肿体积大于 500ml 并压迫膀胱引起继发性膀胱压增高等都是 CT 检查中可以发现的重要症状，因此 CT 是关键诊断工具。另外，骨折充分固定后，如果患者仍有持续的血流动力学不稳定，提示有盆腔出血。使用外固定支架、骨盆黏合剂或 C 型夹板固定骨盆环以减少骨碎片的移动并帮助控制出血，然后行血管造影以确定出血的类型和位置。可以行栓塞术治疗动脉出血。拟行血管造影术的患者不仅要提前准备麻醉，还要提前进行有创监测和复苏。对于血流动力学不稳定的患者，虽然腹部、胸部和头部损伤的手术有较高的优先级，但将患者转运到手术室以控制相关损伤出血还是送至放射介入室行血管造影和必要的动脉栓塞术，目前还没有定论。在大多数创伤中心，至少需要 45min 准备才能开始血管造影，患者在此期间可能会丢失大量血液。最近研究显示，骨盆外固定后，在手术室内全身麻醉下进行腹膜外（腹膜前）填塞，然后再行血管造影术（如果发现动脉出血，行血管栓塞术），这样可能比单纯的外固定或血管造影术更有益处[195]。这种处理方式也可以迅速控制盆腔静脉出血。填塞方法是以耻骨联合为起点做一个 6～7cm 中线垂直切口，将 2～3 块腹腔纱垫放入骨盆深面以压迫血肿。填塞切口与腹部切口不连续。这个做法

与传统观点相左，传统认为应避免开放由骨盆骨折引起的腹膜后血肿，以防止过度出血。这个填塞方法是在腹膜外接触血肿而不是通过腹膜内路径，而腹膜内路径确实会增加出血。患者可能需要开腹手术，但应该有明确的适应证。非治疗性的开腹手术可能会使结局恶化[196]。骨盆骨折也可能会损伤膀胱和尿道。因此放置导尿管之前应该进行尿道造影。

四肢损伤

无论是开放性还是闭合性四肢骨折，都应尽快进行手术修复。延迟性骨折修复可以增加 DVT、肺炎、脓毒症以及脂肪栓塞的肺部和脑部并发症风险。对于开放性骨折患者，另一个重要问题是感染，伤口超过 6h 未处理的可能会发生感染。

伴发的血管损伤必须早期发现。大多数血管损伤至少会部分伴有以下的典型表现：疼痛、无脉、皮肤苍白、感觉异常和轻瘫。确定性诊断需要行动脉造影。患者可选择性使用多普勒超声进行筛查。血管损伤患者应尽快手术，常无需术前血管造影。手术室内如有杂交手术间，可避免患者到血管造影室所需的额外转运。这些患者虽然可能出血缓慢，但术前和术中都在持续出血，因此推迟骨骼修复手术或长时间手术都可能引起未发现的失血性休克，有时休克可能会无法逆转。控制损伤（即控制骨折出血和外固定）可能是较好的治疗选择。

筋膜室综合征的特征表现是受累肢体剧烈疼痛，应尽早发现，行紧急筋膜切开术，这样才能有效防止不可逆的肌肉和神经损伤。对于无意识的患者，肢体肿胀和皮肤紧张提示存在这种并发症。测量筋膜室压力可以确定诊断，方法是用充满液体的延长管将穿刺针与换能器连接，然后将针刺入肢体的各个筋膜室中测量压力。压力超过 $30cmH_2O$ 提示需要立即手术。对于四肢骨折患者，应该谨慎采用硬膜外阻滞或神经阻滞进行围术期镇痛。疼痛阻滞可能会延误筋膜室综合征的诊断。

烧伤

2013 年，美国约有 500 000 例因烧伤和吸入性损伤住院患者，其中 3 400 例死亡[4]。由于有效的复苏、现代护理与重症治疗进展、早期瘢痕切除术、感染控制及减轻高代谢反应能力提升，患者结

局在近几十年内有很大改善。在 20 世纪 50 年代，半数致死烧伤面积为 40%～50% 的总体表面积（total body surface area, TBSA），而现在相应的半数致死烧伤面积为 90% 的 TBSA，同时烧伤患者入院后的病死率为 4%。三个危险因素决定了病死率高低：吸入性损伤、烧伤面积超过 40% 的 TBSA、年龄大于 60 岁。伴有 0、1、2 和 3 个危险因素的患者，病死率分别为 0.3%，3%，33% 和 90%[198-199]。重度烧伤包括：Ⅲ度烧伤面积超过 TBSA 的 10%，Ⅱ度烧伤面积超过成人 TBSA 的 25% 或超过高龄患者 TBSA 的 20%，烧伤涉及面、手、足或会阴，吸入性、化学性或电烧伤，有严重并发症患者的烧伤[200]。

烧伤的临床表现分两个阶段：烧伤性休克期，其特点是伤后的 1～2 天，血浆从血管内向烧伤和正常组织内持续转移；随后的高代谢或高血流动力学期，往往会持续数月[198, 200]。这两个阶段的病理生理改变有一些不同，而且常常是相反的改变（表 53-11）[96, 194]。

表 53-11 烧伤早期（2 天）和晚期阶段的病理生理改变

器官系统	早期阶段	晚期阶段
心血管系统	心率↑ 心指数↓ 每搏输出量↓ 收缩能力↓ PVR 和 SVR↑ SvO_2↓	心率↑ 心指数↑ 每搏输出量正常或↑ 收缩能力↓ SVR↓ SvO_2↑
血液	血细胞比容↑	血细胞比容↓
肺（吸入性损伤）	肺水肿 支气管痉挛，支气管黏液逸出 ARDS 肺不张	肺水肿 支气管痉挛，支气管黏液逸出 ARDS 肺不张，肺炎
肾	少尿 肌红蛋白尿 FE_{Na}＜1%	GFR↑ 肾小管功能↓
脑	精神状态改变 脑水肿可能 疼痛反应↑	精神状态改变 脑水肿可能 疼痛反应↑
内分泌和代谢功能	醛固酮↑ 皮质醇↑	胰岛素抵抗↑ 氧耗量和 CO_2 生成↑ 肌肉分解代谢

PVR，肺血管阻力；SVR，全身血管阻力；SvO_2，混合静脉血氧饱和度；ARDS，急性呼吸窘迫综合征；FE_{Na}，钠排泄分数；GFR，肾小球滤过率。

重度烧伤是一种全身性疾病，可刺激炎症介质如白介素和肿瘤坏死因子局部释放（产生伤口水肿）并进入循环，导致免疫抑制、高代谢、蛋白质分解代谢、胰岛素抵抗、脓毒症和多器官功能衰竭。烧伤超过 40%TBSA 的患者会出现持续性分解代谢和体重减轻，可能会持续长达 1 年。预防脓毒症、维持正常体温和镇痛管理可能会降低分解代谢的水平。在药物方面，重组人生长激素、胰岛素样生长因子 1、低剂量胰岛素输注、β 受体阻滞剂和合成睾酮类似物氧雄龙（oxandrolone）等可以降低蛋白质分解代谢和提高合成代谢[201-202]。烧伤后早期开始肠内和 / 或肠外营养可以有效减少高代谢反应，替代蛋白质损失。如果已建立安全气道，在手术麻醉期间可以通过回肠造口继续给患者进食[198]。如果术中有可能出现气道未受保护情况如气管切开术，则应在手术前暂停肠内营养一段时间。

测量烧伤的面积和深度可以为复苏和手术治疗确立治疗依据[198, 200]。Ⅱ度烧伤可表现为红色，触之苍白，对疼痛刺激和热敏感。浅Ⅱ度烧伤（译者注：原文中这属于 I 度烧伤，这个分类法与国内通用分类法不同。但表 53-12 中的烧伤深度分类与国内的分类方法相同，因此这里译为国内常用的分类法）涉及表皮和真皮浅层，可以自行愈合。深 II 度烧伤伤及真皮深层，需要切痂和植皮以确保快速恢复功能。在 III 度烧伤时，即使用力压迫也不会变白，并且丧失感觉。真皮完全破坏则需要清创、植皮以防止伤口感染引起局部脓毒症和全身炎症。IV 度烧伤伤及肌肉、筋膜和骨骼，需要彻底清创，会造成患者功能受限。激光多普勒成像可以用来辅助判断烧伤深度[203]。烧伤面积可根据"九分法"估算，以确定烧伤面积占 TBSA 的比例。对于成人而言，头部占 9% 的 TBSA，上肢占 18%，躯干占 36%，下肢占 36%。儿童的这些部位面积比例与成人不同，并且与年龄和体型有关。在估算儿童烧伤面积时，患儿手掌面积（不包括手指）可以作为参照，约为 TBSA 的 0.5%，该方法适合不同年龄段儿童。使用 Lund-Browder 表格（表 53-12）可以得到具体年龄段儿童更准确的 TBSA 估算值[198]。

表 53-12　Lund-Browder 体表面积计算表格用于确定入院患者烧伤面积百分比、位置和深度

部位	出生～1 岁	1～4 岁	5～9 岁	10～14 岁	15 岁	成人	II 度	III 度	合计
头	9	17	13	11	9	7			
颈	2	2	2	2	2	2			
前胸	13	13	13	13	13	13			
后背	13	13	13	13	13	13			
右臀	2.5	2.5	2.5	2.5	2.5	2.5			
左臀	2.5	2.5	2.5	2.5	2.5	2.5			
外生殖器	1	1	1	1	1	1			
右上臂	4	4	4	4	4	4			
左上臂	4	4	4	4	4	4			
右前臂	3	3	3	3	3	3			
左前臂	3	3	3	3	3	3			
右手	2.5	2.5	2.5	2.5	2.5	2.5			
左手	2.5	2.5	2.5	2.5	2.5	2.5			
右大腿	5.5	6.5	8	8.5	9	9.5			
左大腿	5.5	6.5	8	8.5	9	9.5			
右小腿	5	5	5.5	6	6.5	7			
左小腿	5	5	5.5	6	6.5	7			
右足	3.5	3.5	3.5	3.5	3.5	3.5			
左足	3.5	3.5	3.5	3.5	3.5	3.5			
						合计			

仅 II 度和 III 度烧伤计入总烧伤百分比。

改编自 Bittner E, Shank E, Woodson L et al. Acute and perioperative care of the burn-injured patient. Anesthesiology 2015：122：448-464.

了解关于损伤机制信息有助于诊断其他临床合并问题。例如，封闭空间内起火造成的热损伤很可能伴有气道损伤；机动车、飞机或工业事故造成的烧伤患者可能伴有其他创伤性损伤而使病情复杂化；触电引起的烧伤可能几乎没有体表证据，但可能伴有严重骨折、血肿、内脏损伤以及骨骼肌和心肌损伤，引起疼痛、肌红蛋白尿、心律失常或其他心电图异常。

气道并发症

吸入热空气、蒸汽或有毒物质后，气道各个部位会发生损伤。没有吸入性损伤的情况下，气道和肺损伤也可能发生，主要是烧伤组织释放炎症

介质,感染和液体复苏所致。烧伤早期出现的呼吸窘迫通常是由咽喉部直接受热量或蒸汽损伤引起的。对于面部毛发烧焦、面部烧伤、发声障碍或声音嘶哑、咳嗽、口腔或鼻腔有炭黑以及吞咽困难的患者,无论是否伴有呼吸窘迫,都高度怀疑有上呼吸道(频繁)和下呼吸道(偶尔)损伤。上呼吸道烧伤后,声门、声门周围水肿以及大量黏稠分泌物可能会引起气道阻塞。即使患者没有明显的吸入性损伤,气道阻塞也可能因液体复苏加重[204]。喉以下气道损伤是由于患者吸入烟雾、热颗粒,通常累及气管和主支气管。如果吸入的是刺激性气体,次级支气管也可能受累。下呼吸道烧伤后,肺表面活性物质和黏液纤毛功能下降,黏膜坏死与溃疡,水肿,组织脱落和分泌物可引起支气管阻塞、气体陷闭和支气管肺炎。肺实质损伤的病程进展大约需要1~5天,临床表现为ARDS。肺炎和肺栓塞是烧伤后5天或更长时间出现的晚期并发症。肺损伤可显著增加患者对液体的需求(增加30%~50%),并可增加热损伤的相关病死率[198,205]。对于中度至严重烧伤但气道通畅患者,应首先用面罩给患者吸尽可能高浓度的O_2。对于大面积烧伤、喘鸣、呼吸窘迫、低氧血症、高碳酸血症、意识丧失或精神状态改变的患者,应立即行气管插管。插管技术的选择取决于操作者的经验、患者年龄以及气道不畅的程度。对于成人,如果在适当局部麻醉下清醒纤维支气管镜引导插管可行的话,这可能是最安全的方法。也可以使用其他插管方法:伴或不伴麻醉诱导使用普通喉镜片或电视喉镜插管,或者在喉罩辅助下气管插管。对于大多数儿童患者而言,清醒插管是不可能的。可以用O_2和七氟烷行吸入麻醉诱导,然后用纤维支气管镜或普通喉镜进行气管插管[200];或者用氯胺酮进行镇静(可保留咽部张力),这可为纤维支气管镜引导气管插管提供良好的插管条件。患者如有饱胃则不能使用声门上导气管(喉罩)。甲基纳曲酮可以拮抗吗啡的外周效应但不影响吗啡的中枢作用,可用于拮抗吗啡对胃的作用,有助于胃排空而不引起患者烦躁[198]。建立外科气道可显著增加肺部脓毒症和上呼吸道晚期后遗症的风险,应该限用于其他方式不能满足气道管理要求的患者或者是长期气管插管后可能出现并发症(比如吞咽困难或发声障碍)的患者[198,200]。建立安全气道后,立即行低水平PEEP通气,可以预防肺水肿形成,这是因为在气管插管前有明显气道阻塞患者喉部(译者注:梗阻造成的)内源性PEEP消失后可引起肺水肿。患者还需要行气道湿化、支气管清洗,接受支气管扩张剂(如果有支气管痉挛)。

儿童气道管理特别具有挑战性,由于气道直径小,轻度肿胀就有可能造成堵塞。因此如果怀疑有吸入性损伤,即使患儿尚未出现呼吸窘迫也需要预防性气管插管。如果医疗资源不足,无法对成人患者仔细随访,成人患者也可以行预防性气管插管。从影像学、动脉血气、内镜检查和肺功能检查获得的信息,可能有助于预测患者是否需要气管插管,还可以降低气道操作的风险。预防性气管插管伴有导管脱出的风险,特别是在院内转运或转院期间。有研究显示,许多患者按照医院规定有气管插管适应证,但是经过纤维支气管镜定期检查发现并没有必要建立安全气道。因此实施气管插管应当是基于明确的标准,如大面积Ⅲ度烧伤、无法保护气道或气道阻塞症状[198,206]。

定期行纤维喉镜检查容易实施,可以直接观察声门和声门周围结构情况。它使一些本来可能考虑气管插管的患者避免插管。纤维支气管镜检查还有额外优势,即可以观察下呼吸道情况,但对患者来说更不舒服,大多需行气管支气管树表面麻醉。

烧伤后即刻患者的胸部X线检查、动脉血气分析和肺功能检查通常是正常的,即使有肺部并发症的患者也是如此[198]。但是这些检查仍需要在这个时间点进行,以便与以后进行对比。烟雾吸入烧伤患者的治疗包括呼吸机治疗、加强监护以及一氧化碳(CO)和氰化物(CN^-)中毒治疗。

通气和加强监护

患者行气管插管、PEEP通气、接受支气管扩张剂和清除气道分泌物后,低氧血症可能仍未缓解。烧伤后36h内的低氧血症,多由急性肺水肿引起。伤后2~5天,低氧血症可能与肺不张,支气管肺炎,黏膜坏死与脱落致气道水肿,黏稠分泌物和远端气道阻塞等因素有关。后期可能存在医院获得性肺炎,高代谢引起的呼吸衰竭和ARDS。应个体化治疗这些并发症,可用措施包括:呼吸机治疗如低潮气量(5~6ml/kg)和滴定使用PEEP,支气管镜灌洗,抗生素,胸部物理治疗和其他辅助措施。如果患者有严重的通气血流比例失调或肺内分流,对常规治疗无反应,可以通过气道使用一氧化氮(一种强效的短效血管扩张剂)[207]。高频振荡通气对ARDS患者有益,术中和ICU期间都可以使用[208]。应常规预防 DVT、胃溃疡和体温过低。烧伤面积达到 40%TBSA 的患者和入 ICU 治疗患者存在静脉血栓栓塞（venous thromboembolism，VTE）风险，需要预防性处理[209]。此外，存在烧伤和吸入性损伤的患者行机械通气，其肺内促凝活性增强，而纤维蛋白溶解活性受抑制，这可导致肺泡纤维蛋白沉积和肺部炎症，使用抗凝药物可以改善这种情况[210]。

一氧化碳中毒

吸入一氧化碳（CO）的烧伤患者几乎总是伴有烟雾吸入，这使得这类患者的发病率和病死率比单纯 CO 中毒者高。CO 影响氧解离，从而产生组织缺氧。它对血红蛋白的亲和力比氧气高 200 倍，能够使患者的氧解离曲线向左移位并改变形状，从而影响氧气的解离。它还能干扰线粒体功能，使氧化磷酸化解偶联，减少腺苷三磷酸产生，从而引起代谢性酸中毒。由于有干扰线粒体功能的作用，CO 可认为是一种直接的心肌毒素，能降低患者的生存率，即使他们已经复苏并接受高浓度氧气或高压氧治疗。

绝大多数脉搏血氧饱和度仪显示氧饱和度正常的患者并不能排除 CO 中毒，而一氧化碳血氧仪显示动脉血氧饱和度低的患者应该引起怀疑[211]。便携式设备如 Masimo Rad-5 能够通过手指传感器和脉搏血氧饱和度仪无创监测碳氧血红蛋白（COHb）和高铁血红蛋白水平，提醒临床医生高氧饱和度值可能是虚假的。如果 CO 中毒患者没有伴随肺损伤，故而没有 PaO_2 降低，患者可能不会出现呼吸过速症状。这是因为颈动脉体是对动脉血氧分压敏感，而不是氧含量。绝大多数患者不会出现典型的樱桃红血液，因为只有在 COHb 浓度超过 40% 时才会出现，还可能被合并的缺氧和发绀所掩盖。

血液 COHb 浓度越高，症状就越严重（表 53-13）。即使患者没有烟雾引起肺损伤的明显证据，也应该尽可能维持最高的吸入气氧浓度，除非血液 COHb 检测排除了 CO 中毒。高吸入气氧浓度（FiO_2）不仅可以改善氧合，还可以促进 CO 的清除。FiO_2 为 1.0 时，可以将 COHb 血浆半衰期从吸入空气时的 4h 降低至 60～90min；高压氧舱 3 个大气压治疗下，COHb 血浆半衰期减少为 20～30min[198, 200]。是否采用这种治疗方法应该先比较风险和收益后再做决定。风险包括需要医院间转运（大多数创伤中心没有高压氧舱），治疗期间接触患者的机会减少，对可能的神经系统后遗症会延误紧急治疗。目前只推荐入院时 COHb 比例超过 30% 的患者接受高压氧治疗，并且不能影响对危及生命病情的治疗，如休克、神经系统损伤、代谢性酸中毒、心肌缺血、心肌梗死或心律失常等。

表 53-13　一氧化碳中毒症状与血液中 COHb 水平的关系	
血液中 COHb 水平/%	症状
<15～20	头痛、头晕和偶尔意识模糊
20～40	恶心、呕吐、定向障碍和视力障碍
40～60	烦躁、好斗、幻觉、昏迷和休克
>60	死亡

COHb，碳氧血红蛋白。

氰化物中毒

烧伤患者组织缺氧的另一个原因是 CN^- 中毒。氰化物或氢氰酸可由合成材料不完全燃烧产生，能够被吸入或通过黏膜被吸收。常见的临床表现为无法解释的代谢性酸中毒并且无发绀症状。非特异性神经症状如烦躁、意识模糊或昏迷也是常见症状。重度烧伤患者的血浆乳酸水平升高，这可能是由于血容量减少，CO 或 CN^- 中毒。而吸入烟雾但无重度烧伤患者出现乳酸酸中毒提示 CN^- 毒性[212]。确诊只能通过测定血液中氰化物水平来确定，0.2mg/L 以上为中毒，超过 1mg/L 则致命。以高铁血红蛋白作为比色指示剂，用分光光度法可及时获得可靠的血浆 CN^- 浓度[213]。在没有 CO 中毒或硝酸类药物诱导高铁血红蛋白血症的情况下，脉搏血氧饱和度仪的读数是准确的。

血中 CN^- 增加可引起全身性心血管抑制和心律失常，尤其是乳酸酸中毒患者。幸运的是，CN^- 的半衰期短（约 1h）[212]，因此患者从有毒环境中被救出后，血流动力学应该会迅速改善。立即吸氧（对于所有烧伤患者）可能会避免死亡。尽管 CN^- 中毒有特效疗法（如亚硝酸异戊酯，亚硝酸钠，硫代硫酸钠），但由于 CN^- 半衰期短，目前还不清楚这些措施能否为患者提供有效的帮助，因为患者通常在从受伤地点运送到医院时，CN^- 已经降至低水平[214]。而外源性硫代硫酸钠联合速效羟钴胺素可以促进 CN^- 转化为硫氰酸盐和氰钴胺素（维生素 B_{12}），并从尿液中排出。当然，如果情况许可，高压氧治疗可用于治疗热损伤的所有并发症：CO

和 CN⁻ 中毒,烟雾引起的肺损伤和皮肤烧伤。

补液

严重烧伤后微血管通透性立刻增加,大量富含蛋白质的液体渗入组织间隙。重度烧伤,延迟启动复苏或吸入性损伤都可以加剧渗漏[198, 200]。此外,吸入性损伤和皮肤烧伤在水肿形成方面似乎有一定关系:肺水肿可以增加皮肤水肿,反之亦然[215]。如果复苏成功,水肿形成在18~24h内停止[215]。这种液体外流可因血管内静水压和组织间隙渗透压增加、组织间隙静水压降低而得到加重。此外,由于循环内各类因子作用、对儿茶酚胺的反应减弱、冠状动脉血流量减少和全身血管阻力增加等因素,心脏收缩能力可能会下降[200, 216]。这些因素可能会引起患者休克,主要原因是血容量减少,次要原因是心源性[216]。如果低血压得到适当的液体治疗,血流动力学在24~48h内会被类似脓毒症或感染性休克的表现所替代,表现为心率增快,心输出量增加,原因是炎性介质释放引起的全身血管阻力降低[216]。

在烧伤超过15%TBSA患者的早期治疗中,液体复苏是必不可少的。较小的烧伤可以通过口服或静脉补液,以150%的理论液体维持量进行补液,并仔细监测液体状态。恢复血容量应尽可能谨慎,以防止受损组织和正常组织出现过度水肿,这与损伤引起的毛细血管通透性普遍增加有关。积极复苏造成的水肿有许多有害效应,还可能危及生命。已经有人提出,大面积皮肤烧伤患者无论伴或不伴有烟雾吸入,快速输液都可促进上呼吸道水肿[204]。同样,胸部烧伤患者给予大量液体后可能会发生胸壁水肿,引起呼吸困难,可能需要从腋前线切除烧伤组织以改善呼吸。患者还可能出现腹部水肿,当输液量超过300ml·kg⁻¹·d⁻¹,增高的腹内压可能会导致腹腔间室综合征,影响静脉回流[217-218]。水肿形成也可能会增加烧伤部位的组织压力,导致末梢部位血流减少;如果同时伴有组织氧分压降低,可使受损的存活细胞发生坏死,从而增加损伤程度和感染风险。

烧伤后第一天的液体复苏首选晶体液,这个阶段的胶体液渗漏可能会加重水肿[219]。然而对于烧伤面积大于30%TBSA和/或显著吸入性损伤患者,晶体液复苏可能会使血浆蛋白浓度迅速下降(儿童患者尤甚),因此需要在烧伤1天后,毛细血管渗漏停止后输注乳酸盐林格液加5%白蛋白[220]。一般认为这可以缓和大量输注等张溶

液(0.9%生理盐水或乳酸盐林格液)造成的水肿倾向。一些创伤中心常规联合输注血浆和晶体液,并将患者的良好结局部分归功于这种输液方式[221]。现代烧伤患者治疗中,输注液体超过 Parkland 公式推荐量似乎比较常见,被称为"输液攀升"。建议避免早期过度复苏,常规使用胶体液,严格遵守输液公式,从而防止出现这个问题[222]。血浆置换疗法可以消除炎症介质,降低毛细血管通透性,减少液体需求量,改善碱缺失和血乳酸水平[223]。另外输注高渗盐水可将细胞内液拉回到血管内,从而减少维持灌注和细胞外液容量所需的输液量,减轻烧伤超过50%TBSA、环形四肢烧伤或吸入性损伤患者的水肿严重程度[200]。遗憾的是,高渗溶液可能会造成高钠血症和细胞内脱水。烧伤患者和实验动物输注高渗溶液后,常常观察不到补液量总体减少的效果,并且与输注乳酸盐林格液的患者相比,这类患者肾衰竭发生率和病死率高得难以接受[219, 224-225]。

在众多复苏方案中,Parkland(Baxter)和Brooke改良公式是依据患者临床情况实施的最佳个体化补液方案,大多数烧伤中心都在使用(表53-14)[220, 226]。除儿童,尤其是体重不足20kg的儿童外,一般无需补充葡萄糖。对于30%~50%、50%~70%或70%~100% TBSA的烧伤,在伤后第一天可分别给予0.3、0.4或0.5ml·kg⁻¹·d⁻¹的5%白蛋白。这些公式只是指导原则,没有一种复苏方案能确保所有烧伤患者恢复足够的血容量,尤其是面对幼儿和吸入性烧伤患者。因此,在早期救治阶段应按表53-14所述的特定目标滴定给予液体,如果放置PAC,将输液目标设为可接受的心输出量、充盈压、或混合静脉血氧分压(PvO₂)35~40mmHg。仔细监测血细胞比容也可以指导液体管理。伤后第一天内血细胞比容增加提示液体复苏不充分,因为预期发生的溶血和滞留(译者注:微血管内红细胞)实际上可导致血细胞比容下降。烧伤切痂和植皮过程中可能发生的急性贫血通常可以较好地被耐受。在行小手术的健康患者中,血细胞比容降为20%~24%时开始输血,在行广泛手术的健康患者中为25%,在既往有心血管疾病史的患者中为30%或更高。

在一些罕见情况下,每1%TBSA烧伤输液超过6ml/kg晶体液,患者仍然未能复苏,而有创或半侵入监测提示血容量足够,可考虑使用血管升压药和/或正性肌力药。小剂量多巴胺(5μg·kg⁻¹·

表 53-14　烧伤后早期液体复苏指南

成人和儿童＞20kg

Parkland 公式[a]
前 24h，对于 1% 烧伤比例，给予晶体液 4.0ml/kg
计算血浆容量中 20%～60% 定为胶体液，在第二个 24h
　内输注并维持足够的尿量

Brooke 改良公式[a]
对于 1% 烧伤比例，给予乳酸盐林格液 2.0ml/kg（第一个
　24h）
对于 1% 烧伤比例，给予 0.3～0.5ml/kg（第二个 24h）

儿童＜20kg

对于 1% 烧伤比例，给予晶体液 2～3ml/kg（第一个 24h）[a]
对于 1% 烧伤比例，给予胶体液 0.3～0.5ml/kg+5% 葡萄
　糖，维持尿量
晶体液（5% 葡萄糖）24h 维持量：第一个 10kg 体
　重×100ml/kg+第二个 10kg 体重×50ml/kg

烧伤复苏的临床输液终点

尿量：0.5～1ml
脉搏：80～140 次/min（受年龄影响）
收缩压：60mmHg（婴儿）；儿童[（70～90）+2×年龄（岁）]
　mmHg；成人 MAP＞60mmHg
碱缺失：＜2mmol/L

MAP，平均动脉压。
[a] 计算输液量的 50% 在前 8h 内输注，25% 在第二个 8h 内输
注，剩余 25% 在第三个 8h 内输注。

min[-1]）和/或 β 肾上腺素受体激动剂可以在不需要额外补充液体的情况下改善患者尿量。患者伤后第一天可由于多种原因出现电解质异常，但主要原因是局部使用了控制疼痛、减少蒸汽损失、防止干燥和抑制细菌生长的药物[220]。非水性局部用药（磺胺嘧啶银）如果在没有与游离水（如 5% 葡萄糖）混合的情况下使用，可导致高钠血症及后续 CNS 并发症包括颅内出血。相反，水性局部用药，如 5% 硝酸银溶液，可引起低钠血症与其后续的脑水肿，以及继发于电解质渗出的癫痫发作。如果用盐溶液快速纠正低钠血症，可能会发生脑桥中央髓鞘溶解。此外血清钙离子和镁离子也应该监测。

烧伤患者液体疗法的传统监测项目仅限于每小时尿量，心率，体循环压力和碱缺失。这些参数的治疗终点如表 53-14 所示。确实有一些证据表明，与复杂的血流动力学监测相比，每小时尿量监测作为复苏终点可以实现相同的临床结局，包括病死率、器官功能、住院或重症监护时间、机械通气时间以及烧伤相关的并发症（如肺水肿、筋膜室综合征或感染等）[227]。另一方面有人对烧伤后 48h 内不使用复杂的监测技术提出批评意见[226,228]。争论的核心是在正常尿量的情况下，器官血流量是否仍然处于减少状态[227-228]。一些研究表明，使用微创锂稀释心输出量监测或 Pulsiocath 末端热敏导管可以持续测量正压通气期间收缩压和脉压变异度（pulse pressure variation，PPV）并估算前负荷依赖性，这些烧伤患者的初始输液量低于那些以尿量和血压为指导复苏患者的输液量[229]。其他还能用于输液监测的工具包括：TTE 或 TEE；血流动力学参数，如每搏输出量变异度（stroke volume variation，SVV），胸内血容量指数，肺动脉楔压，心指数和肺毛细血管血氧饱和度；灌注不足标志物如碱缺失，血乳酸水平，近红外光谱分析或旁流暗视野显微镜检查[227]。这些监测工具有明显的优势，但也可能很难用于或不适用于烧伤患者。一些烧伤中心可能没有常备这些监测工具，有的可能还缺少准确性证据，有的是侵入性检查，可能会给已经处于危重状态的患者带来风险[227]。

急性烧伤患者的早期液体需求常常被误算的原因有两个：对烧伤面积的错误估算和对需要输注液体容量的错误计算。未使用 Lund-Browder 表格被认为是错误估计烧伤面积的原因之一。有人建议采取若干措施以提高计算液体需求的准确性，比如列线图或电子计算机[230-231]。一些研究者认为估算误差的部分原因是早期复苏计算公式过于复杂，因此他们设计一个更简单的公式，即"十法则"，这个公式是由美国陆军外科研究所设计，并且过去几年中一直在使用[228]。在该公式中，以烧伤体表面积百分比乘以 10 作为估算的每小时输液速度。对于超过 80kg 的患者，每增加 10kg，估算输液速度加 100ml/h。对于体重 40～140kg 的患者，"十法则"几乎是准确的，但是对 40kg 以下患者输液速度偏高，而低于 140kg 的患者则估算偏低[228]。一般来说，病态肥胖症会使早期液体复苏复杂化。如果使用患者实际体重，则计算所得的液体需求量会低于对应正常体重患者的估算量。如果采用标准体重（在临床实践中很少见），可能给予更多的复苏液体。病态肥胖症患者可能会有较高的酸中毒、器官功能障碍发生率和病死率[232]。

烧伤后的第二个 24h 液体管理也很重要，无论是使用 Parkland 公式还是 Brook 改良公式作为指导，都会涉及胶体液的使用。研究表明，第二个 24h 内的液体摄入量与第一个 24h 内的摄入量

相关,第一个阶段内复苏输液量越高,第二个阶段的液体摄入量就越高[233]。老年患者、插管患者和给予大剂量麻醉药的患者在这个阶段需要较大量的液体[233]。有数种公式可以计算患者每小时所需液体量,并且将计算的血浆容量中20%～60%定为胶体液。有一个较好的公式,即(25+烧伤比例/%)(体表面积/m²)ml的晶体液+0.3～0.5ml/kg(每1%烧伤比例)的胶体液+维持输液量,它也为患者估算总液体需求提供指导。一般情况下,实际给予的液体容量超过此公式的估算值,是计算量的1.5～1.9倍[233]。维持输液量可以这样估算:第一个10kg为4ml/(kg·h),第二个10kg为2ml/(kg·h),剩余体重为1ml/(kg·h)[233]。

手术管理

监测

血流动力学监测

动脉压直接监测应该在手术前准备好,它可以获得每次搏动的数据,还可以采样检测血气。可能需要超声引导或手术切开以建立动脉通道。桡动脉是腹部或胸部损伤的首选血管,这些患者的主动脉可能会被阻断,使股动脉或足背动脉导管无法工作。胸部损伤患者首选右侧桡动脉,因为降主动脉阻断可能会导致左锁骨下动脉闭塞。机械通气患者的收缩压变异度(呼吸周期中最大和最小收缩压之间的差值)及其下降幅度(呼气末收缩压与呼吸周期中最小收缩压之间的差值)能可靠反应血容量状态并预测机体对液体负荷的反应。收缩压变异度超过5mmHg和下降幅度超过2mmHg,提示患者血容量减少,对液体负荷有反应[234]。

预测患者的容量反应性对于防止液体过量或不足及其相关后果至关重要。目前研究方向是围绕如何在机械通气期间自动获得收缩压变异度、PPV或SVV以预测容量反应性。事实上,PiCCO、LiDCO和FloTrac/Vigileo CO monitor等几种设备能够获取收缩压变异度、PPV和SVV数据。比起静态前负荷指标如CVP、肺动脉楔压,甚至全心舒张末期容积或左心室舒张末期面积,这些指标更准确地预测输液后容量反应[235]。区分对患者补液有反应和无反应的阈值确定为PPV或SVV>12%(有反应者)。获取这些前负荷动态指标只需要动脉置管即可,不需要额外放置中心静脉导管

或PAC。这种监测技术的局限性包括只能用于气管插管和机械通气患者,且潮气量超过8ml/kg、胸腔处于闭合状态、心律正常;对于肺顺应性下降或给予PEEP通气的患者,数据的可靠性存疑。最重要的是,目前还缺少该监测能否准确反映急性创伤患者状况的研究数据[236]。最近发表了一篇关于血流动力学监测新方法的优秀综述,回顾了一种可以确定容量反应性的脉搏波形分析技术以及它在创伤救治中的可能应用[237]。

除非需要大口径导管进行容量复苏,一般极少推迟急诊手术以放置中心静脉导管。但是如果患者是老年人,或存在心肌损害的可能,或有多个器官损伤而预计手术时间长、需要大量补液和给予血管活性药物,则应该早期放置CVP或PAC,并且是在凝血功能障碍症状显著之前。如果放置PAC,监测混合静脉血氧饱和度和心输出量可以提供器官灌注状态信息。可以测量右心室舒张末期容积和射血分数(ejection fraction,EF)的PAC比普通PAC能提供更多关于前负荷的信息,但不如TEE准确[237]。

TEE可以为钝性心脏损伤(BCI)、心脏房室间隔或瓣膜损伤、冠状动脉损伤、心脏压塞和主动脉破裂提供有价值的诊断信息[178]。它还可评估心脏功能,包括左右心室容量、EF、室壁运动异常、肺动脉高压和心输出量,而且它比ECG或肺动脉压监测能更准确地检测出急性局部心肌缺血。单独测量右心室容量也可获取关于血容量充分性的信息。这个监测技术还可以在下肢骨折内固定手术中看到脂肪和空气通过未闭卵圆孔进入左或右侧心脏[238]。

床旁使用TTE定性和定量监测创伤患者的前负荷和左右侧心脏功能是目前的一个研究方向。最近发表了两篇针对这个问题的综述[237,239]。显然,检查目的不是像心脏专科医生那样进行全面的TTE检查,但是要获取有症状(低血压)创伤患者的前负荷和心脏功能的目标靶向信息,以利于选择合适的治疗方法。创伤患者TTE检查获取图像的常用声窗包括剑突下长轴,剑突下下腔静脉,胸骨旁长轴、胸骨旁短轴和心尖四腔心等。用相控阵低频(2～5MHz)探头在这些部位可以采集到理想的图像,能有效发现潜在的血流动力学问题(表53-15和图53-8)。

定性检查发现心脏空和下腔静脉平坦提示血容量减少。患者通常有心动过速,收缩末期室壁

表 53-15　创伤患者经胸超声心动图检查

声窗	心脏图像	探头位置	探头标记点方向
剑突下长轴	四腔心	剑突下向头侧倾斜 45°	患者左侧肩部
剑突下下腔静脉	下腔静脉	剑突下垂直	患者左侧肩部
胸骨旁长轴	左心房、左心室、左心室流出道、主动脉根、右心室	左侧胸骨旁第 3~4 肋间	患者右侧肩部
胸骨旁短轴	左心室和部分右心室	左侧胸骨旁第 3~4 肋间	患者左侧肩部
心尖	四腔心	乳头下	患者左侧背部 2~3 点方位

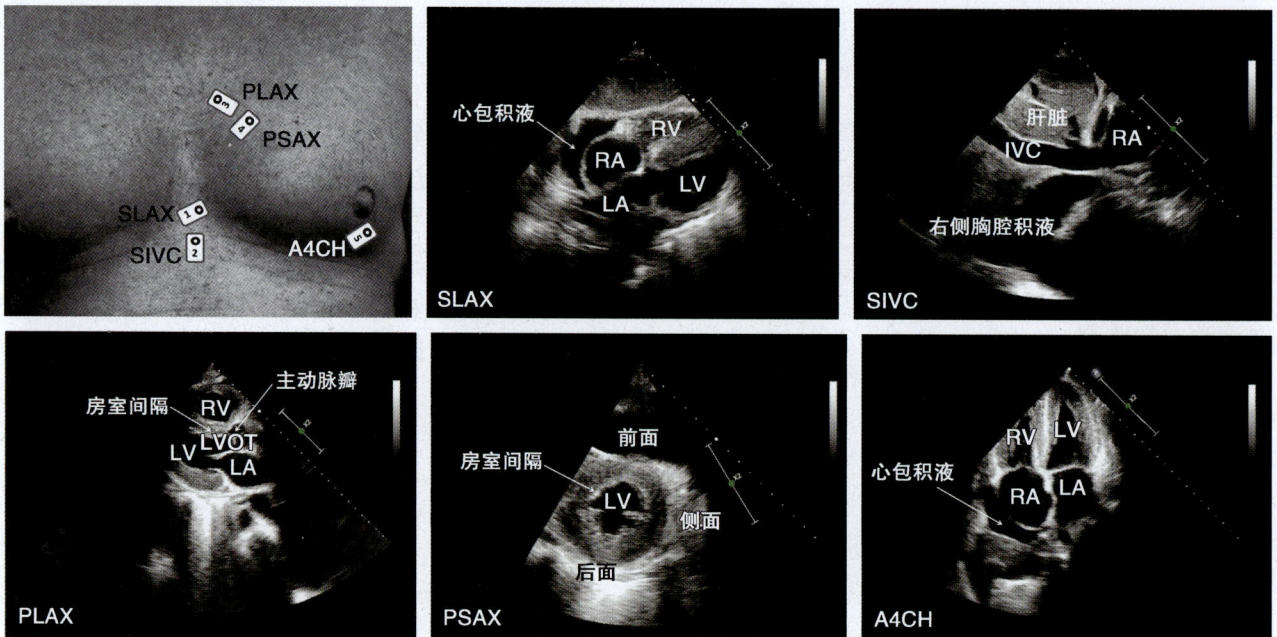

图 53-8　创伤患者经胸超声心动图检查的不同声窗和对应图像

左上角图片为超声探头摆放位置和标记点（探头上的圆圈）的朝向，分别有剑突下长轴（1，SLAX），剑突下下腔静脉（2，SIVC），胸骨旁长轴（3，PLAX），胸骨旁短轴（4，PSAX）和心尖四腔心（5，A4CH）。表 53-15 有探头位置的更详细描述。RA，右心房；RV，右心室；LA，左心房；LV，左心室；IVC，下腔静脉；LVOT，左心室流出道。SIVC 声窗图片显示右侧胸腔积液，A4CH 声窗图片显示心包积液（Courtesy of Drs. Ambika Nayar and Kenneth Sutin）

相互接触（接吻征），造成 EF 偏高。同样，下腔静脉在呼吸周期中塌陷。然而分析检查结果需要注意一些陷阱。例如对于机械通气患者，由于胸膜腔内压增加，下腔静脉可能增粗，即使患者血容量减少，也可能不会塌陷；此外，慢性心力衰竭患者可能不会出现高动力、空心脏表现。心脏功能评估中，在胸骨旁短轴切面下乳头肌水平处需要留意的其他定性表现包括：心内膜的内向运动，心肌增厚，二尖瓣环的纵向运动以及左心室的几何形状。此外，还可以发现创伤引起的心脏结构异常：心包积液，急性肺栓塞（可导致肺动脉高压和右心室扩张、室壁变薄）和三尖瓣功能不全[239]。

TTE 的定量评估更为复杂，但它能够计算每

搏输出量（stroke volume，SV），输液后 SVV，EF 和心输出量。这些参数可以从二维图像中直接测量或使用 M 模式间接测算。通过计算心脏舒张末期和收缩末期的心内膜缩短分数（通过它们可以计算出舒张末期和收缩末期容积）可以估算 SV，心输出量和 EF[239]。低血压创伤者测得的结果可以组合出四种可能情况，每种都需要不同的治疗方案：SV 和 EF 正常的不需要治疗；低 SV 和高 EF 者提示血容量减少，需要补液；低 SV 和低 EF 提示心肌功能障碍，需要给予正性肌力药；正常 SV 和高 EF 提示血管扩张，需要给予血管升压药治疗[237]。创伤休克患者早期处理期间，定期 TTE 检查有助于制订合适的血流动力学管理方案。只要患者胸

部可以放置超声探头，在急诊室或手术室期间均可使用。在 ICU 治疗期间，更详细的 TTE 检查可以指导治疗。

尿量

创伤后常规监测尿量可以反映器官灌注、溶血、骨骼肌破坏和尿道完整性。手术前长时间休克或者使用渗透性利尿剂（甘露醇或不透射线的染料）可以使尿量反映灌注的可靠性降低。创伤患者出现深色、茶色尿液可能是因为输血型不合的血液导致血红蛋白尿，或者钝性伤、电损伤后骨骼肌大量破坏而引起肌红蛋白尿。虽然确定性诊断需要进行血清蛋白电泳，但离心血液标本可以快速鉴别诊断。粉红色血清提示为血红蛋白尿，而无染色的血清提示为肌红蛋白尿。这两种病情都可能导致急性肾衰竭。预防措施包括利用输液和甘露醇利尿。对于肌红蛋白尿，用碳酸氢钠将尿液碱化至 pH 大于 5.6，但目前有争议。红色尿液通常是血尿引起的，创伤患者伴有血尿提示泌尿道损伤。

氧合

创伤患者经常发生低氧血症（氧饱和度<90%）、体温过低、低血压和/或外周灌注减少。目前常用的血氧饱和度（SpO_2）监测仪器中，手指或耳垂探头的脉搏血氧饱和度仪比前额探头更易受灌注减少的影响，这可能是因为后者探测的是眶上动脉的脉搏，它是颈动脉分支，受休克或体温过低的影响较小。然而用前额探头监测 SpO_2 的结果可能会受到静脉搏动的影响，特别是正压通气或任何伴有上腔静脉分支扩张的患者[240]。有人建议使用这种传感器时加用束头带并施加 10～20mmHg 压力，这可能减小误差[240]。

随着技术进步，多波长脉搏碳氧-血氧仪（multi-wavelength pulse CO-oximeter）现在能够提供其他的生理指标数据，包括脉率、SpO_2、灌注指数、碳氧血红蛋白和高铁血红蛋白。它们还能连续无创监测血红蛋白浓度，准确性也不错。这些监护设备（Masimo Rad-7 和 Rad-57 Pulse CO-oximeter）可以非侵入性监测高铁血红蛋白和碳氧血红蛋白浓度，因此可用于急性烧伤患者的监护。虽然一般认为这种监护设备的信息比传统脉搏血氧饱和度仪更准确，但据作者所知，它们还没有在严重创伤人群中进行过全面的研究。

器官灌注和氧利用

如先所述，未识别的灌注不足可引起内脏缺血，进而导致肠壁酸中毒，使得肠腔微生物能够进入循环和释放炎症介质，从而引起脓毒症和多器官功能衰竭[69-70]。碱缺失和血乳酸水平（见"休克处理"）是目前认可的检测貌似已经复苏患者是否存在器官灌注不足的指标，还可以用作术中复苏的最佳终点[70]。另一个能反映全身灌注情况的指标是动脉血-呼气末二氧化碳分压差。复苏后，差值大于 10mmHg 的患者病死率增高[241]。它可能有助于决定何时进行损伤控制手术，以及在术中复苏时指导输液、使用正性肌力药和血管升压药。差值较大通常是由于肺灌注减少导致 $PaCO_2$ 增高和呼气末 CO_2 偏低。严重胸部损伤、低血压或代谢性酸中毒也会增加动脉血和呼气末二氧化碳分压之间不一致的可能性[242]。

氧运输指标曾经作为器官灌注标志物（特别是在 ICU 中）被常规监测，现在使用次数少，并且仅少量创伤中心在使用，这主要是因为需要放置 PAC。氧运输由氧输送（DO_2）、氧耗量（VO_2）和氧摄取率组成。DO_2 指数（DO_2I）是一个很有用的治疗终点指标，因为它集成了三个重要变量：血红蛋白浓度，动脉血氧饱和度和心输出量。该指标在临床上可接受的最小值为 $500ml \cdot min^{-1} \cdot m^{-2}$，跟以前推荐 DO_2I 至少为 $600ml \cdot min^{-1} \cdot m^{-2}$ 一样有效[243]。一些创伤中心开发用于标准化休克复苏的 ICU 决策流程电脑程序是以 DO_2I 高于 $500ml \cdot min^{-1} \cdot m^{-2}$ 作为治疗目标[243]。氧耗指数（VO_2I）也是一个重要指标。如果它低于 $170ml \cdot min^{-1} \cdot m^{-2}$，器官衰竭可能会发生，提示氧利用处于血流依赖性阶段[70]。增加 DO_2I 直至 VO_2I 不再是血流依赖性时可以防止器官衰竭，然而这种方法在临床上并不实际，这主要是因为还有独立于 DO_2I 的 VO_2 调控因素[243]。

最后，整体氧摄取率低于 0.25 提示没有缺氧。然而有可能会出现单个器官缺氧而整体氧摄取率正常的情况。氧运输指标（其中最有用的是 DO_2I）通常是在 ICU 中进行监测，因为需要有创手段监测心输出量和混合静脉血氧分压。只要放置动脉导管和 PAC，这些指标也可以在手术室内进行监测。

最近发现，中心静脉（不是肺动脉）压高于 10mmHg、平均动脉压 65mmHg、血红蛋白浓度大于 100g/L，也可以作为器官充分灌注的阈值[244]。应该强调的是，各种合并疾病的和创伤相关病情可能会影响这些灌注指标的意义。比如碱缺失可能是由于阴离子隙正常型酸中毒；乳酸水平升高可能与肝功能障碍引起的清除功能障碍有关；而动脉血-呼气末二氧化碳差值可能由慢性阻塞性肺疾病引起。因此治疗决策必须综合考虑患者的整体状况而个体化实施。

凝血

常规凝血监测项目包括：INR 基础水平和后续定期监测，活化部分凝血活酶时间（activated partial thromboplastin time, APTT），血小板计数，血浆纤维蛋白原水平和纤维蛋白降解产物（fibrin degradation product, FDP）。虽然创伤中心的实验室不能迅速提供常规凝血功能检测结果报告，但至少可以使用床旁检测设备监测 INR 并获取部分信息。血栓弹力图和旋转式血栓弹力检测是床旁检测设备，可以相对快速、全面地图形量化评估凝血功能[245-246]。TEG 可测量初始纤维蛋白形成所需时间，纤维蛋白沉积的速度，血凝块的强度，血凝块形成的速率，以及血凝块收缩和溶解所需的时间（图 53-9）[245]。总体而言，R 和 K 值是反映纤维蛋白形成、集聚和交联的指标，取决于凝血因子功能。最大振幅（maximum amplitude, MA）是曲线中最宽的部分，反映纤维蛋白凝块的绝对强度，代表血小板功能。α 角是从 R 值终点开始向外部延伸曲线的斜率，反映血凝块形成和纤维蛋白交联

的速度。这个参数由凝血因子和血小板共同决定。体温过低会通过干扰血小板和凝血因子引起凝血功能障碍[247]。一个体温过低伴凝血功能障碍患者的血标本加入 TEG 上样杯后，通常会被加热到 37℃，因此可能会得到接近正常的描记图。新的 TEG 设备可以设定温度，因此上样杯的温度可以根据患者的体温进行设定。同样，加用活化剂可以行快速 TEG（r-TEG）检查以及时获取结果[248]。ROTEM 是一种改进的血栓弹力仪，它使用滚珠轴承系统进行功率转换，不像 TEG 那样容易受到运动或振动的影响。它可以检测血凝块形成和纤维蛋白溶解情况。凝血参数结果可在 10～15min 内获得，因为会加入多种特异性材料使凝血功能、血小板和纤维蛋白原功能充分激活。图 53-10 为典型的 TEM 图，可以测定凝血时间、血凝块形成时间、血凝块最大硬度（maximum clot firmness, MCF）和 10min（CA_{10}）和 15min（CA_{15}）时的血凝块幅度（amplitude of clot）[246]；30～60min 之后，可以检测 30～60min 时的血凝块溶解指数（clot lysis index, CLI），CLI_{30}/CLI_{60}，即 30min 和 60min 的血凝块幅度之比，以及在 CT 点处的曲线幅度。和 TEG 一样，ROTEM 的每个参数都反映特定的功能状态。

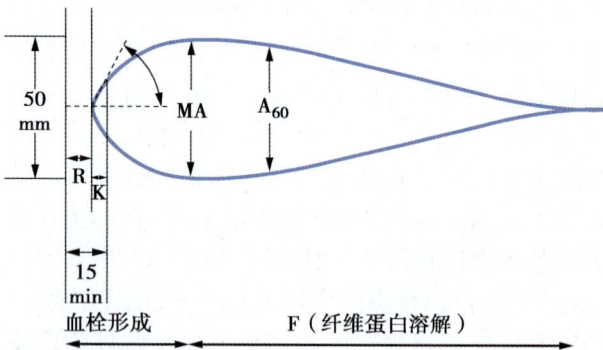

正常值

R=6~8min　　　K=3~7min　　　α角=50°~60°
MA=50~60mm　　A_{60}=MA-5　　F=300min
血栓溶解指数（CLI）=$A_{60}/MA × 100\%$
CLI正常范围>85%

图 53-9　血栓弹力图

R 是指从血液在上样杯内沉积至血栓弹力图出现 1mm 振幅的时间间隔；K 是指 R 值终点至血栓弹力图出现 20mm 振幅的时间间隔；MA 是指血栓弹力图记录的最大振幅；α 角是指从 R 值终点向外发散曲线的斜率；A_{60} 是血栓弹力图在最大振幅后 60min 时记录的振幅；F 是曲线从最大振幅降至 0mm 所需时间（正常超过 300min）

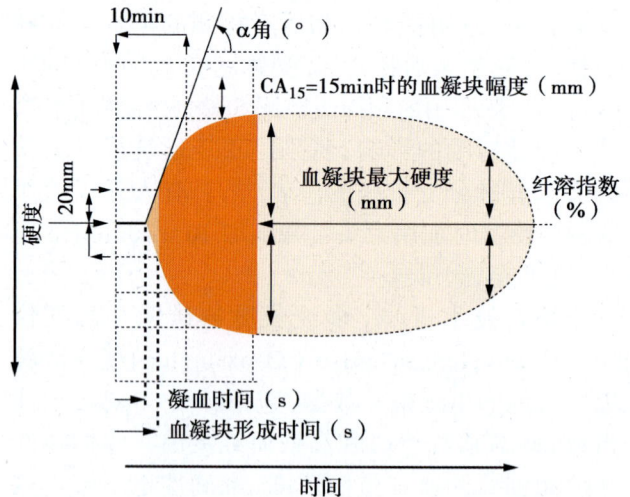

图 53-10　旋转式血栓弹力检测的各个凝血参数描述

（改编自 Rugeri L, Levrat A, David JS, et al. Diagnosis of early coagulation abnormalities in trauma patients by rotation thromboelastography. J Thromb Haemost. 2007; 5: 289）

麻醉药和辅助药物

除区域麻醉技术外（可用于轻微肢体损伤和血流动力学稳定的患者），实施全身麻醉应根据以下

五种重要的临床病情个体化选择麻醉药和辅助药物：气道损伤，血容量减少，头部损伤或开放性眼外伤，心脏损伤，以及烧伤。对于具体患者而言，不同病情程度导致的临床表现各不相同，因此需要制订优先级导向性麻醉计划。

气道损伤

　　如果患者有明显的气道阻塞或因其解剖学局限性而怀疑气管插管可能性，那么在建立安全气道前应避免使用麻醉药和肌松药。如果时间允许，可以使用颈部侧位 X 线检查，CT 扫描和内镜检查，以便于更好地解决问题。在表面麻醉联合适度镇静下，可使用普通喉镜片、视频喉镜或纤维支气管镜建立安全气道。如果考虑快速顺序诱导，氯胺酮和依托咪酯比丙泊酚更有优势。对血容量正常患者使用等效剂量的情况下，它们的心血管抑制效应更小。与长时间输注依托咪酯增加病死率不同，单次诱导剂量（0.3mg/kg）的依托咪酯对急性重症患者的器官功能和结局影响不会超过氯胺酮，这提示它对类固醇生成的抑制作用很小[249]。琥珀胆碱起效快、持续时间短，仍然是快速顺序诱导的常用肌松药，但罗库溴铵（1.2～1.5mg/kg）起效时间几乎相同，没有琥珀胆碱相关不良反应（例如胃内压、IOP 和 ICP 增加，烧伤和神经系统疾病患者的钾离子释放增加）。罗库溴铵的不足之处是作用时间较长，如果通气和插管都不能保证，可能会导致患者缺氧。在这种情况下，可使用任何现有的视频喉镜或其他辅助手段来解决问题；也可以使用舒更葡糖螯合罗库溴铵或维库溴铵，使患者在相当短的时间内恢复自主呼吸[250-251]。如果预计这些方法都可能会失败，应该准备好环甲膜切开术。在缺氧和高碳酸血症情况下，给予琥珀胆碱可能会引起心动过缓、心律失常和心脏停搏。这些并发症也可以在气管插管顺利并且没有使用琥珀胆碱的情况下发生。

血容量减少

　　由于缺少麻醉药对出血和失血性休克影响的人体对照研究，我们目前在这方面的认知主要来自实验研究结果（实验动物主要是猪）以及处理创伤患者的临床经验。在计划如何使用麻醉药过程中，损伤控制性复苏原则（特别是允许性低血压）会使计划变得更加复杂。在这个计划过程中需要考虑的问题如下：第一，麻醉药不仅有直接的心血管抑制作用，还可以抑制血流动力学代偿机制，如中枢性儿茶酚胺分泌和压力感受器反射（神经调节）机制（它们在血容量减少时可以维持体循环压力）。第二，出血和血容量减少几乎改变所有麻醉药的药物代谢动力学和药效学，常常导致静脉药物的血药浓度高于正常，同时脑和心脏对药物敏感性增加。造成这些影响的原因包括：心输出量优先供应大脑和心脏，脑缺氧，稀释性低蛋白血症产生更多的游离静脉药物，以及酸中毒。第三，出血和低血容量患者在伴或不伴有创伤情况下的血流动力学表现不同。在伴有创伤性疼痛和儿茶酚胺剧烈释放的情况下，患者虽然有显著的血容量耗竭以及脑、心脏等重要器官缺血，仍然可以维持血压。基于以上原因，减轻或暂停麻醉以减少麻醉对低血容量患者血流动力学平衡的影响是临床实践中合理、常用的做法，尤其是正在使用允许性低血压减少出血的时候。而 Dutton[252] 最近提出，在这种情况下的正确麻醉管理应该是积极地滴定使用麻醉药和血液制品，以形成高流量、低血压的血流动力学状态，并伴有血管扩张，从而改善器官的血流和氧供，减少纤溶活性和炎症反应[252]。定期测定血乳酸可以监测这两种麻醉方案的临床效果以协助进一步治疗管理。目前还需要进一步研究以帮助临床医生选择合适的方案。

　　失血性休克实验动物对静脉药物的药物代谢动力学和药效学反应也存在差异，与出血严重程度、药物种类以及观察指标（对有害刺激表现为催眠或制动效应）等有关。例如，处于失血代偿期的实验猪连续输注丙泊酚后，血浆浓度升高不超过20%，而在休克失代偿期（即出现低血压），动物的血浆浓度增加近 4 倍[253]。同样，在相同的实验条件下，瑞芬太尼的血浆浓度在休克代偿期增加1 倍，而在休克失代偿期则增加近 27 倍[253]。瑞芬太尼降解依赖于组织和血液中的酯酶。由于组织中的酯酶对瑞芬太尼的水解能力可能比血液中的酯酶更强，因此在休克失代偿期，组织血流量减少可使瑞芬太尼代谢显著减少。另一个例子是，出血对丙泊酚的催眠效应和制动效应具有类似的增强作用[254]。不同的是，失血性休克对异氟烷催眠效应的增强作用远远小于对异氟烷制动效应的增强[254]。

　　由于中央室缩小和全身清除率降低，休克时芬太尼和瑞芬太尼的血浆浓度增加[253,255]。休克时分布容积减少也会使依托咪酯的血药浓度增加约 20%[256]，而对丙泊酚的影响则更为显著。大脑对这些药物的敏感程度也存在差异。依托咪酯的药效学无明显改变[257]。动物实验发现，休克时大脑和心脏对丙泊酚的敏感性显著增加，即使在液体复苏后这一现象依然存在[256]。根据这些实验结果，Shafer[258]计算出休克患者丙泊酚给药剂量应为健康患者的 10% 至 20%。尽管 Shafer 经过计算认为依托咪酯剂量在休克患者中无需调整，但当怀疑血容量减少时，作者仍选择将给药剂量降低至少 25%～50%。阿片类药物中，芬太尼和瑞芬太尼的计算剂量约为健康患者的一半（图 53-11）[258]。其他静脉药物中，咪达唑仑有显著的心血管抑制作用，而当自主神经系统功能完好时，氯胺酮则具有兴奋作用。

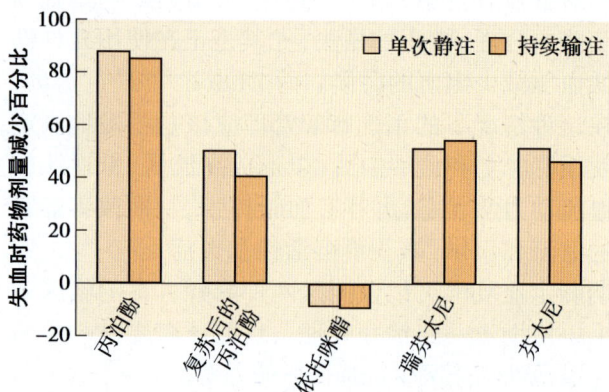

图 53-11　中度失血性休克患者推注或输注麻醉药时剂量减少的理论计算值
计算是基于失血性休克试验动物中进行的药物代谢动力学和药效学研究结果（改编自 Shafer SL. Shock values. Anesthesiology. 2004；101：567）

　　麻醉药对机体代偿机制的影响在方向和程度上也存在差异。例如，静脉麻醉药对压力感受器的抑制作用通常比吸入麻醉药更为温和。阿片类药物几乎没有直接的心血管或压力感受器反射抑制作用，然而它们可通过抑制中枢交感神经兴奋性而导致低血压，尤其是对于依赖交感神经过度兴奋而维持血流动力学表面稳定的低血容量创伤患者。

　　使用麻醉药的两个重要原则是准确评估血容量减少的程度，并据此相应减少药物剂量。出现低血压表明容量不足已经失代偿，在这种情况下，麻醉药几乎一定会使体循环压力进一步下降，甚至会导致心脏停搏。因此在使用这些药物前必须予以一定程度的容量复苏。当时间紧迫或持续出血致血容量未能恢复时，可以在不实施麻醉的情况下予以气道控制（可以仅使用速效肌松药和小剂量阿片类药物、依托咪酯或氯胺酮），当然这可能会导致多达 40% 的患者回忆诱导期及术中事件，

以及发生前述的重要器官缺血[259]。急性创伤患者麻醉前存在体温过低、酒精中毒和使用非法药物以及代谢紊乱时，也不能可靠地预防知晓。而在气道操作前给予东莨菪碱（0.6mg）和咪达唑仑（如果患者可耐受）可能会降低这一并发症的发生率。术中使用脑电双频指数监测，并尽可能滴定使用麻醉药而使患者的脑电双频指数低于 60，可能会预防创伤患者发生知晓。

　　对于血压正常但血容量减少的患者，行容量复苏和选择心血管抑制作用最小的药物似乎是合理的。尽管氯胺酮和依托咪酯是首选的诱导药物[257]，但其他静脉麻醉药在低剂量时也很少导致低血压。因此，在使用所有静脉麻醉药时减量可能比选择特定的药物更为重要。

　　低血容量创伤患者在麻醉维持中应注意的问题与诱导期相似。实验数据表明，根据严重程度不同，失血性休克使吸入麻醉药的最低肺泡有效浓度（minimum alveolar concentration，MAC）降低约 25%。血容量的复苏并不能使 MAC 恢复正常，但给予纳洛酮则可恢复 MAC，这表明休克诱导的内啡肽释放是这一效应的主要原因[260]。

　　尽管氧化亚氮（N_2O）对心肌的抑制作用通常可因其增加交感神经兴奋性而部分抵消。但在急性出血中，交感神经兴奋性和压力感受器接受的刺激已经显著增加。在这种情况下，患者不太可能对 N_2O 的交感神经兴奋作用产生反应，而其心血管抑制效应就会表现出来。这些特点与其他吸入麻醉药类似。此外，由于降低 FiO_2，使用 N_2O 可使合并心输出量降低或肺部损伤患者出现低氧血症的风险增加。异氟烷对机体的反射性心动过速几乎没有抑制作用，并且具有血管扩张作用，因此它对血容量正常患者的脏器灌注具有保护作用；但对于低血容量患者，异氟烷可能会降低心输出量和脏器灌注，也就是说异氟烷具有心血管抑制作用。在这一方面，地氟烷和七氟烷并不显著优于异氟烷。但是由于它们在血液中的溶解度较低，这些吸入麻醉药产生的血流动力学严重抑制可以被迅速逆转，防止在相当长的时间内发生灌注不足。综上所述，对于低血容量患者，所有吸入麻醉药都可以降低全身和局部的血流量，因此应该小量使用（<1MAC）。补充使用阿片类药物通常能被患者很好地耐受，常有使用的适应证。

头部损伤及开放性眼外伤

　　如前所述，深麻醉和足够肌松在头部损伤或

眼外伤患者术中气道管理中具有重要性。颅脑损伤患者选择麻醉药的原则是：尽量不增加 ICP，尽量不降低平均动脉压，尽量降低脑氧代谢率（cerebral metabolic rate for oxygen，CMRO$_2$）。颅内血肿引起的 ICP 升高是造成脑缺血的最重要因素。迅速降低 ICP 是确保大脑不受损伤的关键方法。麻醉药及其他因素引起的低血压可促进脑缺血形成或加重。麻醉期间应最大限度重视以避免低血压（平均动脉压<60mmHg 或 SBP<90mmHg）。所有静脉麻醉药（包括氯胺酮在内）都可引起一定程度的脑血管收缩及 ICP 降低[261]。所有的静脉麻醉药也可以降低 CMRO$_2$。这些药物的一个重要缺点是，心血管抑制效应可能会降低 CPP，但氯胺酮可能例外。预先使用阿片类药物（芬太尼，2～3μg/kg）可减少麻醉药的用量而改善这个效应。联合应用依托咪酯或丙泊酚可预防肌阵挛导致的 ICP 和 IOP 升高。但预防肌阵挛的最好办法是仔细计划肌松药的应用时机和剂量。麻醉中维持 CPP 的另一个措施是应用血管升压药，同时需警惕血容量减少可能被其掩盖。

在给予琥珀胆碱前，通常预先给予非去极化型肌松药以预防肌束震颤引起 ICP 和 IOP 升高[262]。不使用琥珀胆碱并不能确保这些指标不升高，因为喉镜暴露和气管插管会使这些压力指标升高得更剧烈，持续时间更长。罗库溴铵 1.2～1.5mg/kg 的起效时间与琥珀胆碱接近。在没有气管插管时，所有非去极化型肌松药都不会引起 ICP 和 IOP 升高。

所有吸入麻醉药都会引起 CBF 和脑血容量的增加而引起 ICP 升高，而脑血管自身调节、CO$_2$ 反应、CMRO$_2$ 则会受抑制。与静脉麻醉药同时降低 CBF 和 CMRO$_2$ 不同，吸入麻醉药在降低 CMRO$_2$ 的同时会增加 CBF。这种相反效应与吸入麻醉药的种类和剂量有关。异氟烷的血管舒张效应最小，因此应用最为广泛，此外地氟烷和七氟烷对脑循环的影响与异氟烷相似。脑肿瘤或轻度脑水肿患者进行过度通气时，吸入异氟烷浓度低于 1MAC 时不会增高 ICP。如果存在严重头部损伤，脑血管自身调节和 CO$_2$ 反应能力降低时，异氟烷有增加 CBF 和 ICP 的潜在风险，即使是吸入浓度低于 1MAC 并且给予过度通气的情况下亦是如此。因此对于 ICP 增高患者，最好不用此药，或者至少在颅骨打开或 ICP 得到控制后使用。这类患者的麻醉维持可选用阿片类药物加上丙泊酚、咪达唑仑

或依托咪酯。

PaCO$_2$ 正常或升高时，氧化亚氮与吸入麻醉药合用可增加 CBF、脑血容量和 ICP。合用足量巴比妥类药物或过度通气可消除此效应。氧化亚氮对 CMRO$_2$ 的影响不确定，升高和降低都被观察到。因此氧化亚氮在静脉麻醉药推注之后或输注的时候使用，对头部损伤伴 ICP 轻微升高的患者可能没有害处。

Grathwohl 等人[16]比较了一部分伊拉克战斗相关头部损伤患者术中分别使用氯胺酮全凭静脉麻醉和吸入麻醉后的结果。尽管此项研究有不可避免的缺陷，但提示了只要维持生命体征稳定，选择不同的麻醉药并不影响患者的神经系统预后。

心脏损伤

如果患者有心脏压塞，必须维持前负荷和心肌收缩能力。这些参数的任何下降均可使已有的右心室流入梗阻恶化。心率下降也应迅速处理以维持足够的心输出量。所有的麻醉药均可抑制心肌收缩能力并引起血管扩张，因此最好在局部麻醉下行心包引流后，再使用麻醉药。如果需要全身麻醉下解除心脏压塞，诱导应推迟到患者已经消毒铺单完毕后开始。麻醉药和控制通气（特别是 PEEP）均降低心输出量。在清除心包积血前，应避免深麻醉和高气道压。对于慢性心包积液患者，氯胺酮对心指数的影响优于其他静脉麻醉药。对于急性心脏压塞患者，即使微小的损伤也可能造成心脏停搏。因此氯胺酮仍在备选之列，应在补足液体后小剂量给药。麻醉维持用药也应遵循上述原则，应尽可能小剂量用药直到心脏压迫解除。

对于 BCI，处理目的不仅仅是保持心肌收缩能力，还包括降低增高的肺血管阻力（可能是由于合并肺挫伤、肺不张或误吸）。所有麻醉药都推荐在血容量恢复后使用，滴定给药以维持足够的体循环压力和心输出量。如有必要可使用正性肌力药。首选氨力农或米力农，因为它们还有肺血管舒张效应。使用静脉麻醉药和阿片类药物进行麻醉维持，避免吸入麻醉药对心肌的抑制。

烧伤

以心动过速、呼吸过速、儿茶酚胺增加、氧耗量增加、分解代谢增加为特征的高代谢状态在烧伤后数小时内即可出现，并一直持续至恢复期，其间需要增加氧供、通气和营养支持[200,202,216,263]。早期行广泛和反复的焦痂切开术及皮片移植可以降低烧伤后高代谢反应，减少胰岛素抵抗，减少液

体丢失，并改善生存率[264]。手术通常在第二天和第二周之间进行，常常需要大量输液，控制体温，纠正水电解质紊乱和凝血功能障碍。使用的移植皮肤通常来源于患者或尸体，或者混合使用。人工皮肤替代物也可以使用，INTEGRA（Integra Life Sciences，新泽西州普莱恩斯伯勒）是由真皮内层（牛胶原和6-硫酸软骨素制成）和新外皮层（有机硅聚合物制成）构成；与尸体皮肤相比，它降低静息能量消耗和提高血清蛋白的作用更明显[265]。

焦痂切开术的麻醉管理存在多个难点。组织烧伤可能会影响心电图、脉搏血氧饱和度、神经肌肉功能以及无创血压的监测。可能需要使用针电极或手术吻合钉、反射式脉搏血氧饱和度仪和动脉导管。需要有大口径静脉导管。患者可发生体温过高，而体温过低在手术室中更容易发生，这些都应该避免。患者有体表暴露和液体蒸发损失，因此需要将手术室温度维持在28～32℃，使用液体和输血加温装置，使用正压干燥暖空气给皮肤表面加热，湿化吸入气体。控制失血的方法有：将焦痂切开术范围限制在15%～20%TBSA，使用肢体止血带，在切痂部位局部使用凝血酶和纤维蛋白封闭剂，表面使用稀释的肾上腺素溶液（1∶10 000）或局部注射（0.5mg/L），以及使用加压绷带[266]。手术区域表面使用高达6.7mg肾上腺素或局部注射0.8mg肾上腺素，患者均能较好地耐受。烧伤后β肾上腺素受体和配体的亲和力降低。若患者输注大量的血液和血液制品，可能会出现输血并发症，如低钙血症、凝血功能障碍，因此需要监测凝血功能状态，并给予充足的补充治疗[267]。

休克、高动力循环、血清白蛋白水平降低、α1酸性糖蛋白浓度增加以及受体敏感性改变，使得机体在复苏和恢复期对各种药物反应也发生改变[198,200]。在复苏期，静脉麻醉药的剂量应适当减少，以防止血流动力学的过度抑制。在高动力期，肝和肾的血流量随着心输出量的增加而增加，依赖器官血流量而被清除的药物将以更快的速度被清除，所以需要较大剂量才能达到效果，这也可能会引起血流动力学抑制[198]。烧伤患者疼痛剧烈，需要极高的阿片类药物剂量。吗啡是首选的阿片类药物。一项初步研究发现，接受芬太尼的患者体温比接受吗啡的更高。这可能是因为吗啡有良好的抗炎特性[268]。已证实可用于烧伤切痂和移植的麻醉方案是吸入麻醉药联合大剂量阿片类药物。阿片类药物需求增加不仅是由于疼痛剧烈，还与

药物耐受有关。药物耐受通常在伤后约3～4周开始出现，10～17周达到峰值，并且在受伤约6个月后逐步降低至基线水平。需要注意的是，苯二氮䓬类药物可能发生相似的耐受情况[198]。除了药物代谢动力学变化，药效学改变如μ阿片受体下调、蛋白激酶C-γ和N-甲基-D-天冬氨酸（N-methyl-d-aspartate，NMDA）受体上调，可能是阿片类、苯二氮䓬类药物和氯胺酮耐受的原因[198]。这个问题在临床上可以通过给予其他辅助药物予以解决，如可乐定、右美托咪定、氯胺酮和长半衰期的美沙酮[198]。Bittner等人[198]针对烧伤引起的不同疼痛状态提出了一项镇静、镇痛指南。

在儿童患者行定期伤口清创、更换敷料或缝线和导尿期间，间断给予氯胺酮可作为吸入麻醉的备选方案。氯胺酮的优势包括血流动力学稳定，保持气道通畅，支气管扩张，抗炎效应，抵消阿片类药物的痛觉过敏，以及保留对缺氧和高碳酸血症的机体反应。烦躁和分泌物增加等副作用可通过联合使用苯二氮䓬类药物和抗胆碱药克服。需要注意的是，对于一些儿茶酚胺耗竭的烧伤患者，氯胺酮可引起低血压。

多种形式的区域麻醉可以有效提供术中麻醉、术后镇痛并协助康复。患者除烧伤部位的疼痛，还包括取皮区域的疼痛，而且后者往往更为剧烈。在植皮供体区域皮下持续输注局部麻醉药，行局部浸润肿胀麻醉可以提供满意的镇痛效果。外侧皮神经或腹横肌平面阻滞可以为大腿外侧提供镇痛，这里通常是获取皮肤的部位。如果移植皮肤取自大腿前部，可以联合髂筋膜阻滞。无论放置或不放置导管，椎旁神经节阻滞都可以为躯干部位烧伤患者提供优良的镇痛。臂丛神经阻滞和坐骨神经/股神经阻滞可用于上肢和下肢镇痛。最后，如果患者的背部无烧伤，可以使用椎管内阻滞[198]。

患者对去极化和非去极化型肌松药的反应在烧伤后的24h内保持不变。但是在此之后，至少1年内应避免使用琥珀胆碱，因为当烧伤面积超过10%TBSA的时候，琥珀胆碱可能会引起潜在的致命性血钾浓度增加。发病机制与乙酰胆碱受体上调（增加）并最终占据整个肌膜，以及两种新的乙酰胆碱受体亚型和α7烟碱型（神经）乙酰胆碱受体的额外表达有关。后者不仅可以被乙酰胆碱和琥珀胆碱去极化，还可以被胆碱去极化，因此在高钾血症的发生过程中起重要作用[269]。烧伤面积超过30%TBSA的患者可以对所有的非去极化型肌

松药产生抗性,包括顺阿曲库铵,这种抗性在烧伤后约1周出现,伤后5周达到高峰,这可能是药效学改变的原因[198,200,203]。增加药物剂量可以部分克服这种抗性。例如,当禁忌使用琥珀胆碱时,罗库溴铵可用于快速顺序诱导和治疗喉痉挛,给予0.9mg/kg情况下,起效时间约延迟50s(比无烧伤患者长30%);剂量增加至1.2mg/kg,可以减少30s延迟,但起效时间仍比无烧伤患者长约25~30s。增加剂量同样可以改善气管插管条件。烧伤患者神经肌肉阻滞的恢复时间比正常患者短[270]。

术中并发症处理

持续性低血压

创伤后持续性低血压通常有四个病因:出血、张力性气胸、神经源性休克或心脏损伤。虽然其他许多原因如枸橼酸中毒(低钙血症)、体温过低、冠状动脉疾病、过敏反应或输血型不符的血液也可能引起该并发症,但是发生率较低。

低血压最有可能是出血所致。出血部位可能容易发现,如颅骨外出血或肢体开放性血管伤,也可能不易发现。胸腔和腹腔以及盆腔腹膜后间隙是导致隐匿性低血压的最常见出血部位。低血压处理包括早期诊断和控制出血部位,以及使用快速输液系统进行有效液体复苏(快速输液系统最好是与14G或更大口径导管连接,最好在膈平面以上和以下的静脉都建立通路)。快速输液系统一般由一个贮液器、加热系统、滚压泵和大直径(5mm)管道构成。一旦设定输液速度,它能够进行高达1000ml/min的加温补液。

等渗晶体溶液中首选乳酸盐林格液,而不是普通盐水。对未控制出血的患者使用生理盐水复苏可伴有尿量增多,因此与乳酸盐林格液相比,生理盐水的液体需求量更大,可能导致高氯血症酸中毒和稀释性凝血功能障碍[271]。乳酸盐林格液通常不会引起酸中毒,但它是轻度低渗性(约255mOsm/L),可能会引起患者组织水肿;它含有钙离子,可能会中和浓缩红细胞内的枸橼酸抗凝剂。如果新鲜冰冻血浆的输注量超过了浓缩红细胞输注量和输血比例计算的理论值,则首选人血清白蛋白(5%和25%)作为胶体液输注。理论上讲,输液联合使用中等剂量血管升压药,可将血压快速恢复到正常水平,减少补液量并提高短期生存率。

脊髓损伤导致的神经源性休克在早期评估时可能会被忽视,特别是对于无意识患者。然而,鉴别诊断失血性休克和神经源性休克非常重要。脊髓损伤患者往往心动过缓,并且对儿茶酚胺类药物敏感。将神经源性休克误诊为失血性休克可导致脊髓损伤患者过度补液和肺水肿。相反误诊也有可能发生,若失血性休克被误诊为神经源性休克,可导致患者被错误地限制输液。TTE或TEE有助于两者的鉴别诊断。当然,在一些患者中,失血性休克和神经源性休克可能同时存在。

持续性低血压的心脏原因包括BCI和心脏压塞。术中TEE对鉴别诊断是有价值的。BCI患者最常为右心室受累。如果伴有肺血管阻力增加(例如合并肺挫伤),右心室压力增加,而心输出量减小,从而导致CVP增加。右心室压力增加又可导致室间隔向左移位,左心室顺应性降低、舒张压增加、心输出量减少。这些心脏解剖和心室动力学改变可以通过TEE或TTE发现,检查结果有助于解释心室充盈压增高表现。

在没有TEE的情况下,PAC也很有帮助。舒张期心脏各房室压力平均化提示有心脏压塞,但重度BCI患者中也可以发现类似现象,这增加了鉴别诊断的难度。当然这种现象比较罕见,通常与血流动力学极度不稳定有关。在这种情况下,可通过心包穿刺术鉴别诊断。右心室挫伤后,室间隔侵犯左心室可引起肺动脉楔压增加。降低补液速度将导致患者心输出量进一步下降。治疗包括补液,体循环压力正常时给予肺血管扩张剂,或体循环压力低时给予正性肌力药。对上述治疗缺乏反应时可考虑主动脉内球囊反搏。肺动脉置管同样有助于发现房室间隔损伤引起的氧分压增加。在开胸术中发现右心室扩张时,应警惕室间隔缺损的可能。

体温过低

休克、酒精中毒、暴露于寒冷环境、液体复苏以及体温调节机制异常使得严重创伤患者在创伤早期更容易出现体温过低。体核温度低于35℃往往与酸中毒、低血压、凝血功能障碍有关,进而增加严重出血风险、输血需求和病死率[89]。大约50%的入院患者有体温过低,这是严重创伤后的一个独立风险因子[272],病死率随体温的降低而增加。有研究显示,严重的体温过低(在创伤患者中定义为体核温度低于32℃[273])与100%的病死率有关[274],但也有报道称,少数患者入院体温低于32℃的也可以存活[275]。创伤患者术中体温过低发生率比择期手术患者更高。脊髓损伤、广泛组织损伤和烧伤患者以及术前饮酒或接受体腔内手术的患者，更易出现散热增加。

体温过低的其他有害效应包括心肌抑制，心肌缺血，心律失常，外周血管收缩，组织氧输送受损，复温过程中氧耗量增加，儿茶酚胺反应迟钝，血液黏滞度增加，代谢性酸中毒，钾、钙离子稳态异常，药物清除能力降低以及感染风险增加[272,276]。在体温过低的复温过程中，特别是快速复温，积蓄的代谢产物可能会释放到中央循环，进一步引起心肌抑制、低血压和酸中毒加重。

预防体温过低和恢复正常体温可减少病死率、出血量、补液量、器官衰竭和 ICU 停留时间[277]。采用 43℃干燥空气正压对流保温可以防止大多数创伤患者发生体温降低，但不能有效治疗重度体温过低，这是因为低比热的空气几乎没有多少热量可以转移传导给体温过低的创伤患者，此外，由于手术原因，只有有限的体表面积可以暴露于热空气[277]。水循环加温设备接触较小的体表面积，但可以产生比正压空气保温设备更快的复温效果[278]。气道加温可降低汽化热造成的潜在热量丢失，但是该技术同样只能传递很少的热量[278]。如果患者是以较快的速度输液，给予加温静脉液体可以预防和治疗创伤患者的体温过低。体温 33℃的患者每输注 1L 的 40℃液体可以补充 29.33kJ 热量［水的比热为 4.19kJ/(L·℃)]。

凝血功能障碍

创伤后多种因素参与凝血功能障碍的形成，它们可分为两大类。急性创伤性凝血功能障碍（ATC）是在组织创伤和低灌注后短期内发病，这可以激活内皮细胞和凝血酶-凝血酶调节蛋白复合物内的凝血酶调节蛋白，进而激活蛋白 C 并抑制因子 V 和Ⅷ[279-280]。复苏相关性凝血功能障碍（RAC）出现较晚，其发病机制包括凝血因子和血小板稀释，组织灌注不足，纤维蛋白原/纤维蛋白聚合功能及血小板活性降低（由于输注胶体的稀释作用或浓缩红细胞、新鲜冰冻血浆和血小板内枸橼酸盐的螯合作用，血清游离 Ca^{2+} 下降）[281]，缺氧、体温过低及酸中毒，弥散性血管内凝血（disseminated intravascular coagulation, DIC）。原发性纤溶可在 ATC 阶段发生，也可在 RAC 阶段发生[282-283]。DIC 可因受损的大脑、脂肪、羊水或其他来源释放促凝血酶原激酶而急性发病，或者因内皮炎症或未能清除活化凝血因子而形成微血栓和消耗性凝血功

能障碍而亚急性发病[284]。纤维蛋白溶解可能是纤溶酶原激活物抑制剂-1 耗竭后纤溶酶形成加快所致。正常情况下，凝血酶可将纤维蛋白原转化为纤维蛋白。严重创伤患者的体内凝血酶与凝血酶调节蛋白结合，这会减缓或减少凝血酶活化纤维蛋白溶解抑制物的生成，导致纤溶亢进[285]。最近 Johansson 等人[286]发现创伤患者入院时血液内黏结蛋白聚糖 1（内皮下糖萼降解标志物）水平升高，提示触发因素是儿茶酚胺释放与通透性增加、炎症和凝血功能障碍引起的血管损伤，意味着不同机制之间的相互作用参与了创伤诱发凝血功能障碍的发病过程[87,287]。

体温过低的影响包括：影响血小板的形态、功能和（脾脏）扣留效应；降低酶活性；每降低 1℃，凝血因子功能就会降低约 10%，从而减慢血小板血栓和纤维蛋白血栓的形成和增大，同时纤维蛋白溶解活性增强[101,282,288-289]。体温过低诱发凝血功能障碍的机制复杂，与温度下降程度有关。体温降至 33℃时，凝血酶活性几乎没有改变，这可以解释临床实践中没有发现 APTT 改变[290]。在这个温度范围内，凝血功能障碍是由于血小板聚集或黏附功能发生改变。因此，在体温为 33～37℃时，APTT 检测不能提供关于凝血状态的有价值信息，即使检测时的温度与患者的体温过低一致，因为它不能反映血小板黏附功能。而与患者相同体温下的 TEG 可以反映凝血功能障碍的严重程度[281]。体温在 33℃以下，酶活性和血小板聚集都出现异常[290]。代谢性酸中毒可能是一种比体温过低更强的凝血酶抑制剂。它会干扰凝血酶的产生，而凝血酶除了可将纤维蛋白原转化为纤维蛋白，还是凝血辅因子、血小板和酶激活的关键因素。体温过低可加重酸中毒的不良影响[291]。

诊断

围术期凝血功能障碍的诊断通常是通过观察伤口或穿刺部位的出血，而不是依靠实验室检查。然而消耗性和稀释性凝血功能障碍之间的鉴别诊断需要实验室检查。床旁凝血功能检测（INR，TEG 和血栓弹力检测）可减少获取检查结果的等待时间[248]。已经证实，在没有 TEG 或 ROTEM 的情况下，INR 是一个可以满足要求的替代检测[292]。总体来说，无法确定凝血功能障碍的类型并不是问题，因为这两种类型凝血功能障碍的早期治疗是相似的。然而 DIC 诊断具有预后价值，因为其治疗还包括消除病因环节。血液内 FDP 浓度增

高,特别是高于40mg/ml时,提示DIC。但是这项检查结果在早期复苏完成后很长时间才送达临床医师。纤维蛋白原水平低于100mg/dl也提示DIC,但该指标的降低过程通常需要很长时间,这降低了该检查的诊断价值,当然定期检测可能是有用的。有人提出一个由血小板计数、PT或INR、纤维蛋白原浓度和FDP检测组成的诊断评分系统来诊断DIC[293]。

治疗

红细胞输血和止血

血细胞比容较高时,血小板功能更好,在用1:1:2比例成分输血时,2代表浓缩红细胞[294]。红细胞输注应至少将血细胞比容维持在30%,此时凝血因子和血小板有活性,并且可以产生坚固的血凝块。血细胞比容水平较低时,血凝块可以形成,但不足以阻止出血。在为严重出血的患者输血时,浓缩红细胞:新鲜冰冻血浆:血小板的最佳比例似乎在1:1:1和2:1:1之间。

平民创伤救治一般采用成分输血,其疗效不如军事创伤救治中的全血输注。在血小板和新鲜冰冻血浆制备过程中,每袋血内会放入100ml抗凝剂。额外添加的液体会使凝血因子浓度降低20%。同样,除100ml抗凝剂外,浓缩红细胞内还要加入100ml保存液以减少红细胞的储存破坏。在MTP启动后,每种血液制品还会进一步稀释另外两种血液制品的成分。比如新鲜冰冻血浆会降低血细胞比容和血小板计数,同时浓缩红细胞也会降低凝血因子浓度和血小板计数。因此1:1:1比例输血的止血效果不如全血[252,294]。随着浓缩红细胞的储存破坏增加,成分输血的止血效果进一步降低。红细胞在储存期间发生的改变包括:腺苷三磷酸、二磷酸甘油酸和钾离子丢失,对蛋白质、脂质和碳水化合物的氧化损伤,细胞形态和细胞膜的破坏,黏附性增加,柔韧性下降,毛细血管内的流速降低,氧输送减少。成功输血的定义为24h后75%的输注红细胞仍然有效。储存破坏引发了关于"新鲜血液"与"陈旧血液"安全性和有效性的争论。

新鲜血液通常是指输血前14天内采集的血液,而陈旧血液是指采集后14~28天的血液。虽然库存血液可以储存42天,但是在繁忙的创伤中心,每个血液单位的平均储存时间是16天,基本上只比"新鲜血液"略旧一点。储存42天的血液极少使用。总结血液储存时间对创伤影响的研究(超过15项)发现,除了一项研究外,其他研究均显示,输陈旧血液可导致多器官功能衰竭、感染、血管并发症、ICU/住院时间延长和病死率增加[295]。从临床上来看,麻醉医师很难保证在大量输血中输注血液的储存时间都是低于14天。

每个单位浓缩红细胞和新鲜冰冻血浆里都含有枸橼酸盐,磷酸二氢钠,葡萄糖和维生素B_4等添加剂[296]。维生素B_4可使红细胞存活时间从21天延长到35天,并且它是维持红细胞内ATP水平的关键因素。葡萄糖和磷酸二氢钠是营养剂。添加剂的主要并发症是枸橼酸盐螯合钙引起低钙血症,其中钙离子是凝血瀑布中的辅因子。除了引起凝血功能障碍外,低钙血症的体征和症状包括:低血压,脉压降低,心律失常,精神状态改变和手足搐搦。枸橼酸盐在所有血液成分制品中都有较多的量[296]。低钙血症是罕见事件,但在大量输血目标完成后,患者仍存在低血压时,需要考虑这种可能。枸橼酸盐经肝脏代谢,在体温过低状态下(创伤患者常常发生)肝脏代谢减少。在输血6U/h或者以35ml/min速率持续输注浓缩红细胞之后,患者可能会因枸橼酸盐中毒引起低血压。在体温为31℃时,枸橼酸盐代谢率降低50%。

新鲜冰冻血浆

新鲜冰冻血浆内含有凝血瀑布、纤溶系统和补体系统的大部分成分,还有提高胶体渗透压和调节免疫力的蛋白质[296]以及脂肪、碳水化合物和矿物质(浓度与全血相似)。对于创伤患者,新鲜冰冻血浆可用于止血、扩容和逆转患者凝血功能障碍(比如患者有活动性出血或需要紧急手术但口服拮抗维生素K的抗凝血药华法林,或者使用华法林抗凝,但缺少维生素K依赖性凝血因子Ⅱ、Ⅶ、Ⅸ、Ⅹ以及蛋白C和S)。逆转华法林效应的一线药物是凝血酶原复合物(prothrombin complex concentrate,PCC)[89,297]。在没有PCC的情况下,可采用新鲜冰冻血浆(或单采血浆)或Ⅸ因子浓缩剂进行治疗。

如前所述,新指南建议严重创伤、出血和凝血功能障碍患者入手术室后立即输注解冻的Rh阴性AB型新鲜冰冻血浆[89,298]。推荐剂量为10~15ml/kg,可能还需要追加输注[89,298]。比如首次输注血浆后,当浓缩红细胞输注量在6h内超过10U以及PT和/或PTT值超过正常值1.5倍时,需要追加输注血浆。受最近战争经验的启发,许多创伤中心改变了他们的输血方案,将浓缩红细胞与新鲜冰冻血浆的输注比例从 4∶1 修改为 1∶1 或 2∶1。许多平民研究的确发现，对于创伤失血患者，早期高比例输注新鲜冰冻血浆是有益的[88,299-300]。但是也有研究不赞同，认为 2∶1 甚至 3∶1 是最佳比例[298,301]。最近，Holcomb 等人[104]进行了一项多中心的研究，对 1∶1∶1 和 1∶1∶2 输注新鲜冰冻血浆、血小板和浓缩红细胞进行了比较，发现患者的病死率无显著差异，但 1∶1∶1 组患者创伤后第一个 24h 内出血较少。值得强调的是，大量输注新鲜冰冻血浆可能会加重创伤性颅内血肿，增加头部损伤患者的病死率[302]。与输注新鲜冰冻血浆相关的风险还包括循环超负荷，ABO 血型不合，传染性疾病传播，轻度过敏反应以及输血相关性急性肺损伤（transfusion-related acute lung injury，TRALI）（输浓缩血小板也可诱发）[89]。

血小板

输注血小板的适应证是血小板计数低于 $50×10^9$/L。但对于发生 DIC 或纤溶亢进，头部损伤合并大量出血的患者，在更高的血小板水平开始输注（$75×10^9$/L 或 $100×10^9$/L）可能有益。以较高的血小板与浓缩红细胞比例（1∶1 或 1∶2）输注血小板可以降低创伤患者的病死率[299]。血小板可分为浓缩血小板或单采血小板。一个单位的全血可制备 $7.5×10^{10}$/L 浓缩血小板，可使患者血小板数量提升（$5～10$）$×10^9$/L。因此，一般输注 4～8U 即可满足需求。单采血小板每单位含有（$3～6$）$×10^{11}$/L 血小板，输注一个单位往往足以发挥止血作用[89]。创伤患者发生感染并发症的风险高，免疫功能低下，容易发生 ARDS，因此更倾向于选择输注单采血小板，而不是多袋浓缩血小板。

冷沉淀

冷沉淀是新鲜冰冻血浆在 4℃缓慢解冻后制成的。通过这种方法让"冷沉淀蛋白"慢慢沉淀出来[296]。冷沉淀蛋白含有Ⅷ因子、纤维蛋白原、血管性血友病因子（von Willebrand factor，vWF）、纤维连接蛋白和ⅩⅢ因子。离心去除上清液后，剩余的沉淀物中含有高浓度的凝血因子。现在已经有重组Ⅷ因子和 vWF 浓缩制剂，这意味着冷沉淀可以专用于治疗纤维蛋白原缺乏或纤维蛋白原功能不良。创伤患者到达急诊室时纤维蛋白原水平通常较低，在创伤早期处理中可给予冷沉淀进行有效的补充治疗。

纤维蛋白原

创伤患者血浆纤维蛋白原水平低于 1.5g/L（正常 2g/L），且伴有非手术出血时，可给予 3～4g 纤维蛋白原浓缩物或 50mg/kg 冷沉淀（15～20U）进行补充[89]。然而，纤维蛋白原的实验室检查不仅耗时（约需 1h），还可能出现错误，例如患者输注胶体后，测得的纤维蛋白原水平可能会假性偏高[89]。利用床旁仪器（如 TEG 或血栓弹力检测）反复检测，可实现纤维蛋白原、冷沉淀以及其他血液制品的滴定输注（图 53-10）。例如，正常人群的血栓弹力检测中 7mm MCF 对应的血浆纤维蛋白原浓度为 2g/L，MCF 值低于 7mm 则需要输注纤维蛋白原或冷沉淀[246]。

抗纤溶药物

赖氨酸合成衍生物来源的抗纤溶药物（氨甲环酸和氨基己酸）是纤溶酶和纤溶酶原的竞争性抑制剂，可有效地减少心脏手术和择期手术患者的出血，即便患者没有严重的纤溶亢进也有效[89]。一项观察抗纤溶药物对严重出血作用的临床随机（Clinical Randomization of Antifibrinolytics in Significant Hemorrhage，CRASH-2）研究（共纳入了 274 个中心的 2 万名患者）发现，患者创伤后 3h 内接受氨甲环酸治疗（10min 推注 1g，随后 8h 内输注 1g）可降低出血病死率；如果患者伤后 1h 内给予氨甲环酸，则出血引起的病死率降低 37%。另一方面，伤后 3h 以后给予氨甲环酸则增加出血相关的病死率[303]。此外军方研究也发现，军人伤后早期接受氨甲环酸治疗可以提高生存率[304]。氨甲环酸可能对肠道的黏膜屏障有保护作用，而休克患者肠道黏膜屏障很容易遭到破坏，从而引发严重的炎症反应[305]。因此，氨甲环酸可能是通过简单地抑制创伤后炎症反应而提高患者生存率。当患者在定期血栓弹力图或血栓弹力检测过程中显示纤溶表现，应考虑使用抗纤溶药物，尤其是氨甲环酸。目前大多数创伤中心在复苏初期常规使用氨甲环酸，并持续到术中阶段。氨甲环酸的常规剂量为 10～15mg/kg，随后 1～5mg/（kg·h）。氨基己酸的剂量是 100～150mg/kg，随后 15mg/（kg·h）[89]。

活化凝血因子Ⅶ

过去，活化凝血因子Ⅶ经常用于存在凝血功能障碍的创伤患者，但现在已很少使用，并且它往往没有任何益处。此外它还与血栓性并发症有关。活化凝血因子Ⅶ通过激活 X 因子产生大量的凝血酶，进而使纤维蛋白原转变为纤维蛋白。活化的血小板会增强凝血酶生成。严重酸中毒、体温低、血液稀释会阻断活化凝血因子Ⅶ的作用。因此,如需活化凝血因子Ⅶ发挥作用,应该在患者体内血小板和纤维蛋白原充足,并且酸中毒至少纠正到 pH 7.25 和体温过低为 33℃后再使用。初始剂量为 100～140μg/kg,如果有必要,1h 和 3h 后重复给予相似剂量,则可使其血浆浓度满足止血需求[306]。

凝血酶原复合物(Ⅸ因子复合物)

凝血酶原复合物(PCC)有两种制剂形式:Bebulin,含有三种凝血因子(Ⅱ、Ⅸ 和 Ⅹ)(Ⅸ因子复合物);Kcentra,含有四种凝血因子(Ⅱ、Ⅶ、Ⅸ、Ⅹ)。在创伤治疗中,它们可用于快速逆转拮抗维生素 K 的口服抗凝血药(华法林),尤其是对于颅内出血患者[307]。与三因子制剂相比,四因子制剂在临床工作中使用更多。输注新鲜冰冻血浆也可以达到类似的效果,但起效速度要慢得多,并且需要输注的量也非常大[308]。新型口服抗凝血药是凝血酶直接抑制剂(达比加群和阿哌沙班),PCC 逆转这类抗凝血药的作用有限。最近一种新药依达赛珠单抗(idarucizumab)已经上市,它只逆转达比加群的抗凝作用而对其他口服抗凝血药无效。尚不清楚 PCC 在没有使用华法林的出血性创伤患者中的有效性。与重组活化凝血因子Ⅶ一样,PCC会增加血栓性并发症风险[308]。

输血相关性急性肺损伤

输血相关性急性肺损伤(TRALI)引起的死亡人数占输血相关死亡的 38%,是输血治疗的首要死亡因素[309]。所有血液制品均可以引发 TRALI,但是输注富含血浆成分的血液制品(如新鲜冰冻血浆和单采血小板)最容易发生 TRALI。虽然对 TRALI 的认识还不够全面,但已知这是输注供体的白细胞抗体[HLA-1 或 HLA-2 抗体,或人中性粒细胞抗原(human neutrophil antigen, HNA)抗体]所引发的[310]。

TRALI 是一种呼吸系统疾病,其定义是:输血后 6h 内发生的伴有低氧血症的肺水肿。严重创伤患者的一些其他的肺部疾病(如 ARDS 和吸入性肺炎)也可能在输血后 6h 内发生,但与输血本身无关。因此,TRALI 只是临床诊断,并且最好是在排除输血后出现的其他创伤相关肺疾病后再考虑诊断。

TRALI 多发生在"二次打击模式"情况下,这个模式与 TRALI 是否由(HNA)抗体引起有关。如果患者的白细胞介素 -8 水平升高,则情况可能更加严重。其他非抗体模式可能通过生物活性脂质或中性粒细胞活化刺激因子发挥作用。非抗体的"粒细胞活化"可引起毛细血管渗漏并导致肺水肿。

抗体模式中,输注的 HNA-3 抗体与中性粒细胞发生反应并激活之,引起细胞凝集并释放致肺损伤的介质。这种模式适用于输注血小板。血液制品采集时彻底清洗可减少抗体输注。减少抗体输注,即"少进",是预防 TRALI 的第一道防线。对于 TRALI 患者,一般给予支持性治疗,严重患者使用机械通气或采用体外膜氧合。利尿剂和激素的有效性还没有得到证实。TRALI 的临床病程一般为 3～5 天。

电解质和酸碱平衡紊乱

术中高钾血症的发生可能有三种机制。第一,对于不可逆的休克患者,细胞膜通透性改变,K^+ 大量外流,引起严重的高钾血症。在这种情况下,患者基本难以存活。第二,大血管修复后,缺血组织再灌注导致钾离子突然释放到全身循环。第三,对于代谢性酸中毒和低血容量患者,输血速度超过 15U/h,可能造成血清钾水平升高。反复监测血钾水平,缓慢、间歇松开钳夹血管,避免不必要的快速输血等可以减缓血钾的增加速度。如果发现 K^+ 升高,可静脉给予胰岛素 10U、50% 葡萄糖 50ml 及 8.4% 碳酸氢钠 50ml 进行治疗。如果伴有心律失常,还应该给予氯化钙 500mg。如有必要,胰岛素和葡萄糖可以每隔 30～45min 重复给予给药 2～3 次。在病情危急的情况下可以使用血液透析。

大部分创伤患者的代谢性酸中毒是由休克引起的。其他罕见的原因包括酒精性乳酸酸中毒、酒精性酮症酸中毒、糖尿病酮症酸中毒,以及吸入性损伤后的 CO 和 CN^- 中毒。低血容量性、糖尿病性和酒精性酸中毒均伴有阴离子隙改变,鉴别诊断需要通过血乳酸,尿酮体和血糖测定及血容量评估。酒精性酮症酸中毒给予静脉葡萄糖治疗,而糖尿病酮症酸中毒是给予胰岛素进行纠正。酒精性乳酸酸中毒除静脉给予生理盐水外无特殊治疗方法。

代谢性酸中毒的治疗包括纠治潜在病因:处理低氧血症,恢复血容量,改善心功能,处理 CO 或 CN^- 中毒。给予碳酸氢钠对症治疗有严重缺陷:氧解离曲线左移引起 O_2 释放减少,高钠继发高渗状态,低钾血症,血流动力学进一步抑制,输注几小时后出现碱中毒,以及如果没有足够的肺通气或肺血流,导致细胞内酸中毒。但是,严重酸中毒会引发心律失常、心肌抑制、低血压和对外源性儿茶酚胺的抵抗,有的临床医生会在患者 pH 值低于 7.2 时使用碳酸氢钠,为抢救争取时间。

术中死亡

急诊创伤手术患者的死亡风险远远超过其他类型手术。大约 0.7% 的急性创伤入院患者在手术室内死亡,约占创伤死亡人数的 8%[311]。约 80% 的术中死亡患者是由于出血无法控制,其余术中死亡患者的主要死因是脑疝和空气栓塞[311]。一项多中心回顾性研究对增加术中死亡风险的可能因素进行了总结(表 53-16)[311]。可能会降低术中病死率的措施包括:快速转运至手术室,快速处理危及生命的损伤但推迟确定性手术(损伤控制),同时开胸和开腹手术行胸腹部损伤联合探查,妥善处理腹膜后血肿,及早纠正体温过低和休克[311]。

表 53-16　与术中病死率相关的临床特征

类型	临床特征
致伤机制	枪弹伤 行人受伤
损伤严重程度	平均创伤严重度评分>41 分 平均修正创伤评分>3.0 分
术前生理特点	院外平均动脉压<50mmHg 入急诊室平均动脉压<60mmHg 急诊室内最高收缩压<90mmHg 循环休克时间>10min 最佳平均 pH<7.18 术前平均晶体液复苏量>3 850ml,平均红细胞输注量>834ml
损伤类型	独立的头部、胸部、腹部或骨盆明显损伤,或合并钝性伤 独立的胸部或腹部明显创伤,或合并穿透伤
损伤器官	脑 肝 主动脉或其他大血管损伤 心脏损伤
手术室复苏与生理状态	第一个小时内收缩压<90mmHg 收缩压<90mmHg,持续时间>30min 平均 pH 值从 7.19 下降到 7.01 术中平均失血量 5 172ml,平均血液置换 4 541ml 平均输注血小板 784ml 平均输注新鲜冰冻血浆 1 418ml 术中平均体温 32.2℃ 术中心脏停搏

摘自 Hoyt DB, Bulger EM, Knudson MM, et al. Death in the operating room: an analysis of a multi-center experience. J Trauma. 1994; 37: 426。

这些措施中,损伤控制原则不仅可以降低术中病死率,还可以降低创伤手术的总体病死率[312-313],但是可能会增加脓毒症、脓肿形成和消化道瘘等并发症的发生率。最初的(损伤控制)管理方案分为三个阶段,现在建议分四个阶段进行处理。第一阶段的关注点是急诊室内处理,包括:诊断损伤类型,尽可能控制出血,快速转运至手术室以及决定启动损伤控制性复苏。损伤控制性复苏的方法有:限制晶体液输注,允许性低血压,复温,成分输血并且早期以高比例(相对于浓缩红细胞)输注新鲜冰冻血浆和血小板[313-314]。

第二阶段在手术室进行,除了进行损伤控制性复苏以维持患者血容量、体温、酸碱平衡和凝血功能接近正常水平外,外科医生应迅速控制出血,开放腹腔避免所有封闭的筋膜，并暂时用负压敷料覆盖创面，为水肿器官保留膨胀空间，同时引流外渗液体。

第三阶段在 ICU 进行，主要任务是纠正血容量、体温过低、酸中毒和凝血功能障碍。在第四阶段，状态稳定的患者会返回手术室进行确定性手术并关闭腹腔。第四阶段，患者可能会多次进入手术室进行器官修复、腹腔冲洗和清创术，每次间隔24～48h，并最终关闭腹腔。损伤控制原则最初仅用于腹部损伤的处理，现在已被应用于其他解剖部位的损伤，包括胸部、骨盆、四肢和软组织[315]。

术后早期注意事项

为避免多次转运，严重创伤患者应被直接收入 ICU。术后的注意事项包括向清醒患者本人或相关人员进一步了解病史和患者受伤机制，并完成第三次评估以排除可能遗漏的损伤。术后早期的关注要点与术中阶段相似，主要内容包含了重新评估和改善循环状态、氧合、体温、CNS 功能、凝血功能、电解质、酸碱平衡。肾功能是术后处理的关键指标。创伤患者的镇痛管理不仅仅是出于人道主义目的，还可以改善患者肺功能、通气和氧合，特别是对于胸部和腹部损伤患者。可采用多模式镇痛策略，联合运用区域镇痛（如果患者没有凝血功能障碍）、患者自控镇痛或者静脉推注阿片类药物、非甾体抗炎药（如果没有肾毒性、胃溃疡或出血风险）、对乙酰氨基酚和小剂量（20～30mg/h）氯胺酮（特别是有阿片类药物滥用史的患者）等方法。对机械通气患者的镇静管可单独或联合应用丙泊酚（25～75$\mu g \cdot kg^{-1} \cdot min^{-1}$）和咪达唑仑（0.1～20$\mu g \cdot kg^{-1} \cdot min^{-1}$），都是同样安全有效。但是单用咪达唑仑组患者苏醒时间（660min±400min）比单用丙泊酚组（110min±50min）和联合用药组（190min±200min）显著延长[316]。持续泵注吗啡[0.02～0.04mg/(kg·h)]或芬太尼[1～3μg/(kg·h)]也可用于辅助镇痛。小剂量咪达唑仑（3～5mg）、丙泊酚（50mg）、吗啡（2～3mg）或芬太尼（25～50μg）可以按需给药[316]。

通气支持

患者可出现低氧血症（继发于支气管堵塞致肺不张和呼吸努力降低）和肺水肿（由于心脏、神经、体液超负荷、气道阻塞后开放以及各种内源性肺病因），需要胸部物理治疗、支气管镜检和人工通气的支持。氧合指数（PaO_2 与 FiO_2 的比值）200mmHg 或更低可能提示有 ARDS，200～300mmHg 则提示可能有急性肺损伤（ARDS 的轻症表现形式）。机械通气支持时应注意的要点包括：VT（tidal volume）不超过 6ml/kg，PEEP 设定一个合适水平，采用滴定法确定 FiO_2 最低水平，平台压低于 35cmH_2O，避免内源性 PEEP，调整呼吸机参数以避免低碳酸血症或高碳酸血症，预防呼吸机相关性肺炎。

急性肾损伤

急性肾损伤（acute kidney injury，AKI），曾称为急性肾衰竭，可见于长时间休克或挤压综合征的早期救治阶段。一项旨在发现 AKI 预测因素的研究发现，创伤是该并发症的七个独立预测因子之一[317]。患者休克持续一段时间，也没有给予渗透性作用的药物（如对比剂或甘露醇）或者利尿剂，那么测定 2h 或 6h 肌酐和自由水清除率可能有助于预测创伤后肾功能不全的发展[318]。肌酐清除率低于 25ml/min 和自由水清除率低于 15ml/h 时提示 AKI 可能。单纯的尿量降低并不是一个好的预测因子，而且血尿素氮在手术后或外伤后至少 24h 内不会明显上升[318]。根据肾小球滤过率降低程度不同，AKI 的进展呈现为不同阶段。现有两种诊断系统可用于预测和界定 AKI 的不同进展阶段，即 RIFLE 和 AKIN 分级[319-320]。RIFLE 系统最为常用，根据患者血清肌酐水平和尿量减少的持续时间，将肾功能损害定义为风险、损伤、功能衰竭、功能丧失和终末期肾病（risk，injury，failure，loss，and end-stage kidney disease）五个阶段（表 53-17）。急性肾损伤网络（acute kidney injury network，AKIN）标准也使用血清肌酐和尿量作为评估指标，另外采用一些与 RIFLE 不同的检查指标，并且它将肾功能不全划分为三个阶段。

挤压综合征中发生肾衰竭的可能原因是横纹肌溶解引起肌红蛋白释放到循环。这些患者的血清肌酸激酶水平增加，浓度超过 5 000U/L 时提示肾衰竭[321]。肌红蛋白尿与血红蛋白尿鉴别诊断见"尿量"部分。清亮上清液提示为肌红蛋白，而玫瑰色提示为血红蛋白。横纹肌溶解后肾衰竭的传统预防措施包括：输液，使用甘露醇和碳酸氢盐。然而最近的研究表明，碳酸氢盐和甘露醇可能无效[321]。创伤后 AKI 的其他病因还包括大量输血，

表 53-17　急性肾损伤的 RIFLE 分级（风险、损伤、功能衰竭、功能丧失和终末期肾病）

分级	血清肌酐增加	GFR降低	尿量
风险	×1.5	>25%	<0.5ml/（kg·h）持续6h
损伤	×2	>50%	<0.5ml/（kg·h）持续12h
功能衰竭	×3	>75%	<0.3ml/（kg·h）持续24h 或无尿持续12h
功能丧失	持续性 ARF 指肾功能完全丧失，持续时间 >4 周		
终末期肾病	终末期肾病（>3 个月）		

GFR，肾小球滤过率；ARF，急性肾衰竭。

脓毒症，输尿管或尿道损伤导致梗阻，腹膜后血肿压迫肾脏或输尿管，以及腹腔间室综合征。创伤后这些病因常常伴随出现。根据肾损伤的严重程度，可考虑请肾脏专科会诊和实施肾脏替代治疗。

腹腔间室综合征

腹腔间室综合征指腹部外伤和手术（原发综合征）后出现腹腔内高压伴器官功能障碍，但有的患者在没有手术的情况下也可进展为腹腔间室综合征，例如严重创伤或烧伤后的大量液体复苏（继发综合征）[322-324]。该综合征的发病机制包括：休克诱导炎症介质释放，造成腹腔脏器严重水肿；过度液体复苏；手术操作和腹部筋膜包裹。该综合征可引起心脏、肺、肾、胃肠道、肝和 CNS 功能障碍，并导致病死率增高（图 53-12）。

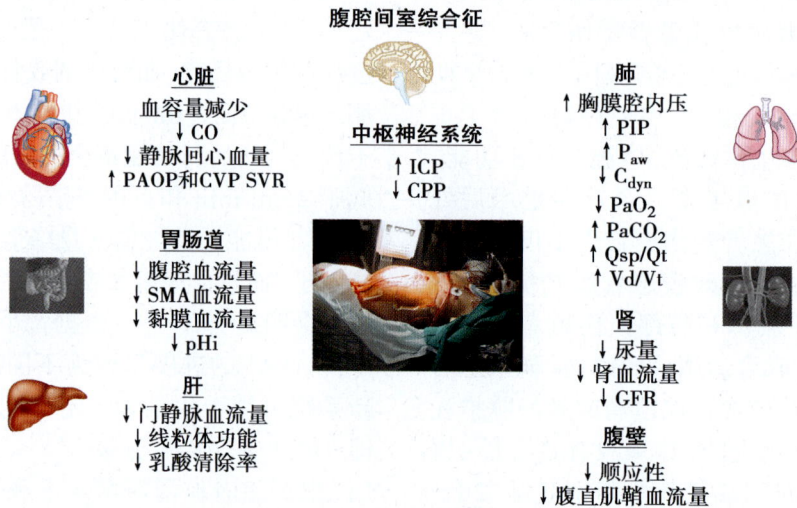

图 53-12　腹腔间室综合征的生理效应

中间的图片是一位患者，其腹腔开放但用不粘连的敷料覆盖。C_{dyn}，肺动态顺应性；CO，心输出量；CPP，脑灌注压；CVP，中心静脉压；GFR，肾小球滤过率；ICP，颅内压；PAOP，肺动脉楔压；P_{aw}，平均气道压；pHi，黏膜内 pH；PIP，气道峰压；Qsp/Qt，肺内分流；SMA，肠系膜上动脉；SVR，全身血管阻力；Vd/Vt，无效腔通气量（改编自 Cheatham ML. Intra-abdominal hypertension and abdominal compartment syndrome. N Horizons. 1999；7：96）

患者出现腹部紧张、严重膨隆，气道峰压升高，二氧化碳潴留和少尿等临床症状时，临床医生应通过 Foley 导管测量膀胱内压（可以反映腹内压）。如果压力超过 25mmHg，提示器官可能灌注不足，需要腹腔减压。如果延迟减压，可能会进展为多器官功能衰竭和死亡[322-323]。这些患者几乎都需要机械通气。如果放置了 PAC，发现肺动脉楔压较高，但（错误地）认为是呼吸机所致，那么继续行高容量输液可能会进一步加重腹腔水肿并增加病死率[325]。有趣的是，患有腹腔间室综合征的患者通常对输液没有反应，尽管肺动脉楔压增加，但心输出量不增加[325]。

应该强调的是，急性创伤和重症救治的最新进展（如限制晶体液输注、止血复苏、损伤控制和腹部开放疗法）大大降低了创伤后腹腔间室综合征的发生率[324]。创伤后腹内高压在严重创伤高危患者中仍然常见，但大多数情况下它不会引起多器官功能衰竭。换句话说，与过去不同的是，腹内高压不再是腹腔间室综合征或多器官功能衰竭的先兆。限制晶体液输注可能是这个治疗进步的最重要原因[324]。

血栓栓塞

在钝性伤患者中，VTE（包括 DVT 和 PE）的总发病率为 3.2%[326]。尽管遵行了有效的临床治疗指南，30% 严重下肢损伤、30% 脊柱损伤、46% 严重头部损伤、33% 严重胸部损伤、15% 严重面部或腹部损伤的患者发生 DVT。当损伤包含多个高危区域时，DVT 的发生率更高[326]。幸运的是，严重创伤患者中只有较小的部分（0.3%）发生 PE[326]。有统计学意义的 VTE 危险因素包括：机械通气时间超过 3 天，创伤严重度评分超过 15 分，脊髓损伤，严重下肢骨创伤和骨盆环损伤[326]。在大多数情况下，DVT 是无症状的，出现腿部肿胀的许多患者都同时伴有下肢损伤。有症状的近心端 DVT 患者可通过多普勒超声检查来诊断，但在没有症状的情况下，这种检查的灵敏度较低[327]。静脉造影是金标准，可用于可疑患者的诊断，但是存在并发症风险和不可避免的后勤转运问题。低氧血症（特别是突然发生并伴有呼吸困难和血流动力学异常的），即使在伤后非常早期的时候出现，也高度提示患者有 PE。螺旋 CT 和肺血管造影可以确定诊断。对于血流动力学不稳定患者，复苏优先于影像学诊断。处理方法为对症治疗，包括：气管插管，正压通气同时 FiO_2 为 1.0，给予液体和正性肌力药（氨力农或米力农），以及持续动脉和 CVP 监测。TEE 或 TTE 监测是有帮助的，因为它们能显示右心室状态、三尖瓣反流，或者在某些情况下可以显示肺动脉或右心室血栓，或正通过未闭卵圆孔进入左心房的血栓。

Baldwin 等人[326]回顾了 10 年期间 10 000 多名钝性伤患者中处理 VTE 的经验。这些患者按照东部创伤外科协会推荐的临床处理指南进行管理[328]。根据自身经验，他们提出了图 53-13 所示

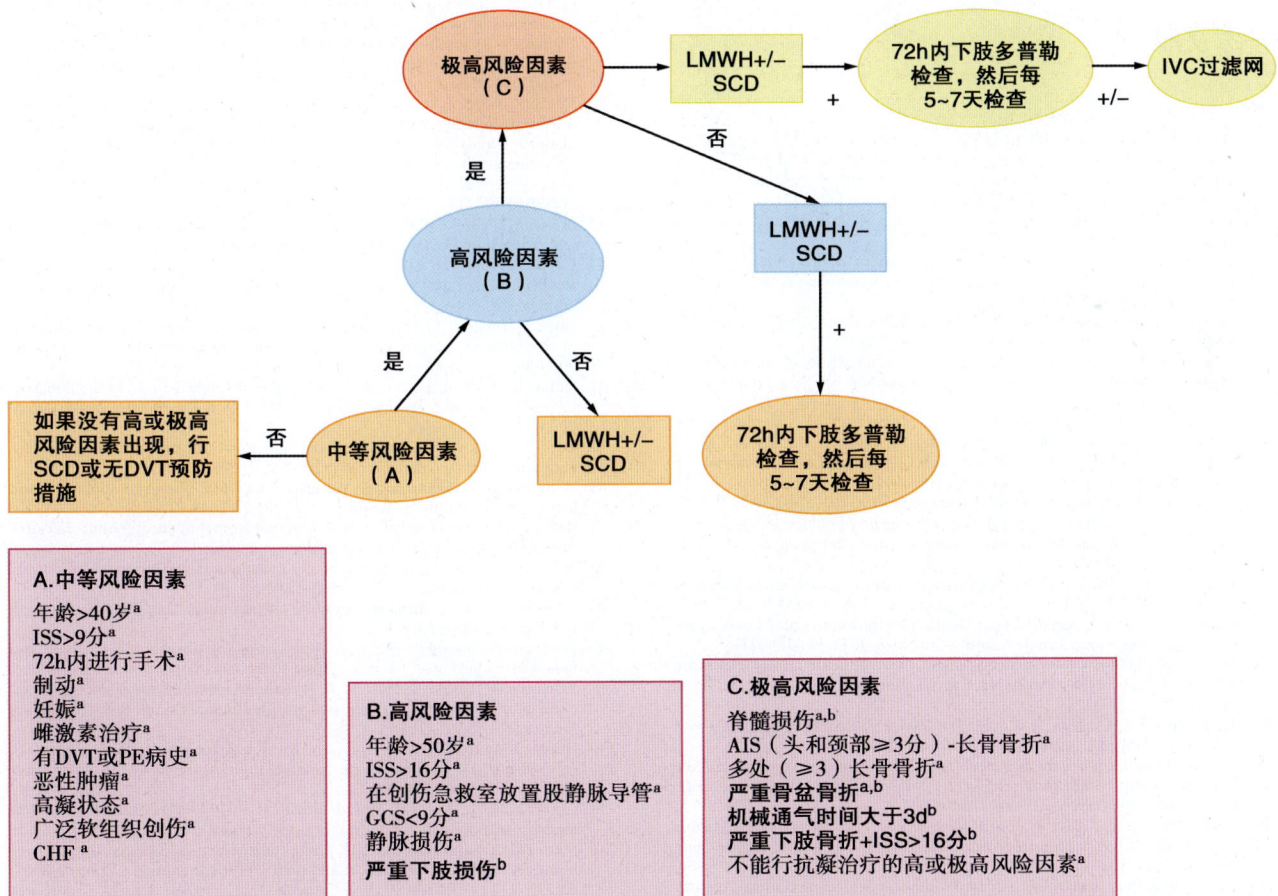

A.中等风险因素

年龄>40岁[a]
ISS>9分[a]
72h内进行手术[a]
制动[a]
妊娠[a]
雌激素治疗[a]
有DVT或PE病史[a]
恶性肿瘤[a]
高凝状态[a]
广泛软组织创伤[a]
CHF[a]

B.高风险因素

年龄>50岁[a]
ISS>16分[a]
在创伤急救室放置股静脉导管[a]
GCS<9分[a]
静脉损伤[a]
严重下肢损伤[b]

C.极高风险因素

脊髓损伤[a,b]
AIS（头和颈部≥3分）-长骨骨折[a]
多处（≥3）长骨骨折[a]
严重骨盆骨折[a,b]
机械通气时间大于3d[b]
严重下肢骨折+ISS>16分[b]
不能行抗凝治疗的高或极高风险因素[a]

图 53-13 根据东部创伤外科协会（EAST）推荐和 Baldwin 等人对钝性伤研究结果制定的预防治疗方法
静脉血栓栓塞风险分为中等、高和极高三类。每一类的风险因素有上标"a"（基于 EAST 指南）或"b"（基于 Baldwin 等人的研究结果）。除了有禁忌证，低分子量肝素（LMWH）常规使用。AIS，简明损伤评分；CHF，充血性心力衰竭；DVT，深静脉血栓；GCS，格拉斯哥昏迷评分；IVC，下腔静脉；ISS，创伤严重度评分；PE，肺栓塞；SCD，间歇加压装置（改编自 Baldwin K, Namdari S, Esterhai SL, et al. Venous thromboembolism in patients with blunt trauma: are comprehensive guidelines the answer? Am J Orthop. 2011; 40: E83. Copyright © 2016, Frontline Medical Communications Inc）

的处理流程，该处理流程将他们确定的风险因素与中等、高、极高分类相结合，并以此为基础修订处理流程。目前 VTE 的预防措施包括使用间歇加压装置（译者注：双侧下肢），即使一侧下肢没有受伤；如果出血不会加重损伤，使用低分子量肝素。使用小剂量普通肝素似乎对创伤患者无效[329]。机械装置（如间歇加压靴）应在受伤后尽早使用。因大量输血，暂时没有并发症而预期风险低，或者严重头部损伤后担心颅内出血等而延期（>4 天）开始预防的患者，其 VTE 风险可增加两倍[330]。如果患者出血风险高得无法接受，则可考虑放置腔静脉过滤网。现在有可拆除的腔静脉过滤网，在高危患者预防性使用方面可能比永久性过滤网（伴有远期并发症）更受欢迎。对复苏措施无反应的严重血流动力学抑制或心脏停搏（译者注：栓塞）患者，即使有出血风险，仍可考虑使用溶栓药物。

（毛庆祥 译，陈力勇 校）

参考文献

1. Injuries. World Health Organization. http://www.who.int/topics/en/injuries 2010. Accessed March 22, 2016.
2. World report on road traffic injury prevention. World Health Organization. http://www.who.int/topics/en/traffic injuries 2010. Accessed March 22, 2016.
3. World report on violence prevention. World Health Organization. http://www.who.int/topics/en/violence 2012. Accessed March 22, 2016.
4. *Trauma Statistics*. San Antonio, Texas: National Trauma Institute;2014. Accessed March 9, 2016.
5. *Injury Facts: Annual Safety Report*. Itasca, IL: National Safety Council; 2015.
6. Rhee P, Joseph B, Pandit V, et al. Increasing trauma deaths in the United States. *Ann Surg*. 2014;260:13–21.
7. Acosta J, Yang J, Winchell R, et al. Lethal injuries and time of death in a level 1 trauma center. *J Am Coll Surg*. 1998;186:528–531.
8. Sakellaridis N, Pavlou E, Karatzas S, et al. Comparison of mannitol and hypertonic saline in the treatment of severe brain injuries. *J Neurosurg*. 2011;114:545–548.
9. Ferraris V, Ferraris S, Saha SP. The relationship between mortality and preexisting cardiac disease in 5,971 trauma patients. *J Trauma*. 2010;69:645–652.
10. Ferrada P, Vanguri P, Anand R, et al. A,B,C,D, echo: limited transthoracic echocardiogram is a useful tool to guide therapy for hypotension in the trauma bay: A pilot study. *J Trauma Acute Care Surg*. 2012;74:220–223.
11. Chakraverty S, Zealley I, Kessel D. Damage control radiology in the severely injured patient: What the anesthetist need to know. *Br J Anaesth*. 2014;113:250–257.
12. Janjua K, Sugrue M, Deane S. Prospective evaluation of early missed injuries and the role of tertiary truama survey. *J Trauma*. 1998;44:1000–1005.
13. Chacko J, Nikahat J, Gagan B, et al. Real-time ultrasound-guided percutaneous dilatational tracheostomy. *Intensive Care Med*. 2012;38:920–921.
14. Wilson W. Trauma: Airway management. ASA difficult airway algorithm modified for trauma and five common intubation scenarios. *ASA Newsl*. 2005;69:9.
15. Himmelseher S, Durieux M. Revising a dogma: Ketamine for patients with neurological injury?. *Anesth Analg*. 2005;101:524–534.
16. Grathwohl K, Black I, Spinella P, et al. Total intravenous anesthesia including ketamine versus volatile gas anesthesia for combat-related operative traumatic brain injury. *Anesthesiology*. 2008;109:44–53.
17. Yeatts D, Dutton R, Hu P, et al. Effect of video laryngoscopy on trauma patient survival: A randomized controlled trial. *J Trauma Acute Care Surg*. 2013;75:212–219.
18. Crosby E. Airway management in adults after cervical spine trauma. *Anesthesiology*. 2006;104:1293–1318.
19. Hoffman J, Mower W, Wolfson A, et al. Validity of a set of clinical criteria to rule out injury to the cervical spine in patients with blunt trauma. National Emergency X-Radiography Utilization Study Group. *N Engl J Med*. 2000;343:94–99.
20. Duane T, Mayglothling J, Wilson S. National Emergency X-Radiography Utilization Study criteria is inadequate to rule out fracture after significant blunt trauma compared with computed tomography. *J Trauma*. 2011;70:829–831.
21. Stiell I, Clement C, McKnight R, et al. The Canadian C-spine rule versus the NEXUS low-risk criteria in patients with trauma. *N Engl J Med*. 2003;349:2510–2518.
22. Hale D, Fitzpatrick C, Doski J, et al. Absence of clinical findings reliably excludes unstable cervical spine injuries in children 5 years or younger. *J Trauma Acute Care Surg*. 2015;78:943–948.
23. Dorney K, Kimia A, Hannon M, et al. Outcomes of pediatric patients with persistent midline cervical spine tenderness and negative imaging result after trauma. *J Trauma Acute Care Surg*. 2015;79:822–827.
24. Anglen J, Metzler M, Bunn P. Flexion and extension views are not cost-effective in a cervical spine clearance protocol for obtunded trauma patients. *J Trauma*. 2002;52:54-59.
25. Muchow R, Resnick D, Abdel M, et al. Magnetic resonance imaging (MRI) in the clearance of the cervical spine in blunt trauma: A meta-analysis. *J Trauma*. 2008;64:179–189.
26. Boese C, Oppermann J, Siewe J, et al. Spinal cord injury without radiologic abnormality in children: A systematic review and meta-analysis. *J Trauma Acute Care Surg*. 2015;78:874–882.
27. Panczykowsky D, Tomycz N, Okonkwo D. Comparative effectiveness of using computed tomography alone to exclude cervical spine injuries in obtunded or intubated patients: Meta-analysis of 14,327 patients with blunt trauma. *J Neurosurg*. 2011;115:541–549.
28. Vanguri P, Young A, Weber W, et al. Computed tomographic scan: It's not just about the fracture. *J Trauma Acute Care Surg*. 2014;77:604–607.
29. Patel M, Humble S, Cullinane D, et al. Cervical spine collar clearance in the obtunded adult blunt trauma patient: A systemic review and practice management guideline from the Eastern Association for the surgery of trauma. *J Trauma Acute Care Surg*. 2015;78:430–441.
30. Schoenfeld A. Advocating policy with patient safety in the balance: The case of cervical spine clearance. *J Trauma Acute Care Surg*. 2015;78:639–640.
31. Qualls D, Leonard J, Keller M, et al. Utility of magnetic resonance imaging in diagnosing cervical spine in children with severe traumatic brain injury. *J Trauma Acute Care Surg*. 2015;78:1122–1128.
32. Hindman B, Palecek J, Posner K, et al. Cervical spinal cord, root, and bony spine injuries: A closed claims analysis. *Anesthesiology*. 2011;114:782–795.
33. McLeod A, Calder I. Spinal cord injury and direct laryngoscopy—the legend lives on. *Br J Anaesth*. 2000;84:705–709.
34. Santoni B, Hindman B, Puttlitz C, et al. Manual in-line stabilization increases pressures applied by the laryngoscope blade during direct laryngoscopy and orotracheal intubation. *Anesthesiology*. 2009;110:24–31.
35. Lennarson P, Smith D, Sawin P, et al. Cervical spinal motion during intubation: Efficacy of stabilization maneuvers in the setting of complete segmental instability. *J Neurosurg*. 2001;94:265–270.
36. Turner C, Block J, Shanks A, et al. Motion of cadaver model of cervical injury during endotracheal intubation with a Bullard laryngoscope or a Macintosh blade with and without in-line stabilization. *J Trauma*. 2009;67:61–66.
37. Verschueren D, Bell R, Begheri S, et al. Management of laryngo-tracheal injuries associated with craniomaxillofacial trauma. *J Oral Maxillofac Surg*. 2006;64:203–214.
38. Brennan J, Gibbons M, Lopez M, et al. Traumatic airway management in Operation Iraqi Freedom. *Otolaryngol Head Neck Surg*. 2011;144:376–380.
39. Cogbill T, Cothren C, Ahearn M, et al. Management of maxillofacial injuries with severe oronasal hemorrhage: A multicenter perspective. *J Trauma*. 2008;65:994–999.
40. Chen Y, Tzeng I, Li Y. Transcatheter arterial embolization in the treatment of maxillofacial trauma induced life-threatening hemmorrhages. *J Trauma*. 2009;66:1425–1430.
41. Holmgren E, Baghari S, Bell R. Utilization of tracheostomy in craniomaxillofacial trauma at a level-1 trauma center. *J Oral Maxillofac Surg*. 2007;65:2005–2010.
42. Gadre K, Waknis P. Transmylohyoid/submental intubation:review, analysis, and refinements. *J Craniofac Surg*. 2010;21:516–519.
43. Demetriades D, Velmahos G, Asensio J. Cervical pharyngoesophageal and laryngotracheal injuries. *World J Surg*. 2001;25:1044–1048.
44. Danic D, Prgomet D, Sekelj A, et al. External laryngotracheal trauma. *Eur Arch Otorhinolaryngol*. 2006;263:228–232.
45. O'Connor P, Russell J, Moriarty D. Anesthetic implications of laryngeal trauma. *Anesth Analg*. 1998;87:1283–1284.
46. Schaefer S. Primary management of laryngeal trauma. *Ann Otol Rhinol Laryngol*. 1982;91:399–402.
47. Fuhrman G, Stieg FR, Buerk C. Blunt laryngeal trauma: classification and management protocol. *J Trauma*. 1990;30:87–92.
48. Yamazaki M, Sasaki R, Masuda A. Anesthetic management of complete tracheal disruption using percutaneous cardiopulmonary support system. *Anesth Analg*. 1998;86:998–1000.
49. Harvin J, Taub E, Cotton B, et al. Airway management following repair of cervical tracheal injuries: A retrospective, multicenter study. *J Trauma Acute Care Surg*. 2016;80:366–371.
50. Gomez-Caro A, Ausin P, Moradiellos F, et al. Role of conservative medical management of tracheobronchial injuries. *J Trauma*. 2006;61:1426–1435.
51. Martel G, Al Sabti H, Mulder D. Acute tracheoesophageal burst injury after blunt chest trauma: Case report and review of the literature. *J Trauma*. 2007;62:236–242.
52. Beiderlinder M, Adamzik M, Peters J. Conservative treatment of tracheal injuries. *Anesth Analg*. 2005;100:210–214.
53. Ball G, Kirkpatrick A, Fox D, et al. Are occult pneumothoraces truly occult or simply missed? *J Trauma*. 2006;60:294–299.
54. Ball C, Kirkpatrick A, Laupland K. Incidence, risk factors, and outcomes for occult pneumpthoraces in victims of major trauma. *J Trauma*. 2005;59:917–925.
55. Kirkpatrick A, Sirois M, Laupland K. Handheld thoracic sonography for detecting post-traumatic pneumothoraces: The extended focused assessment with sonography for trauma (EFAST). *J Trauma*. 2004;57:288–295.
56. Cohn S, Dubose J. Pulmonary contusion: An update on recent advances in

clinical management *World J Surg*. 2010;34:1959–1970.

57. Hamrick M, Duhn R, Ochsner M. Critical evaluation of pulmonary contusion in the early post-traumatic period: Risk of assisted ventilation. *Am Surg*. 2009;75:1054–1058.

58. Chapman B, Herbert B, Rodil M, et al. Rib score: A novel radiographic score based on fracture pattern that predicts pneumonia, respiratory failure, and tracheostomy. *J Trauma Acute Care Surg*. 2016;80:95–101.

59. Carver T, Milia D, Somberg C, et al. Vital capacity helps predict pulmonary complications after rib fractures. *J Trauma Acute Care Surg*. 2015;79:413–416.

60. Schweiger JW. The pathophysiology, diagnosis, and management strategies for flail chest injury and pulmonary contusion. *Anesth Analg*. 2001;92(Suppl):86–93.

61. Caufield E, Dutton R, Floccare D. Prehospital hypocapnia and poor outcome after severe traumatic brain injury. *J Trauma*. 2009;66:1577–1583.

62. Wolthuis E, Choi G, Dessing M. Mechanical ventilation with lower tidal volumes and positive end-expiratory pressure prevents pulmonary inflammation in patients without preexisting lung injury. *Anesthesiology*. 2008;108:46–54.

63. Walkey A, Nair S, Papadopulos S. Use of airway pressure release ventilation is associated with a reduced incidence of ventilator-associated pneumonia in patients with pulmonary contusion. *J Trauma*. 2011;70:E42–E47.

64. McCunn M, Habashi N. Airway pressure release ventilation in the acute respiratory distress syndrome following traumatic injury. *Int Anesthesiol Clin*. 2002;40:89–102.

65. Riou B, Zaier K, Kalfon P, et al. High frequency jet ventilation in life-threatening bilateral pulmonary contusion. *Anesthesiology*. 2001;94:927–930.

66. Ho A, Karmakar M, Critchley L. Acute pain management of patients with multipl fractured ribs: A focus on regional techniques. *Curr Opin Crit Care*. 2011;17:323–327.

67. Huber-Wagner S, Lefering R, Qvick LM, et al. Effect of whole-body CT during trauma resuscitation on survival: A retrospective study. *Lancet*. 2009;373:1455–1461.

68. Mizushima Y, Ueno M, Watanabe H. Discrepancy between heart rate and makers of hypoperfusion is a predictor of mortality in trauma patients. *J Trauma*. 2011;71:789–792.

69. American College of Surgeons, Committee on Trauma. Shock. In: *Advanced Trauma Life Support Student Course Manual*. 8th ed. Chicago, IL: American College of Surgeons; 2008:55–71.

70. Porter J, Ivatury R. In search of the optimal end points of resuscitation in trauma patients: A review. *J Trauma*. 1998;44:908–914.

71. Oyetunji T, Chang D, Crompton J. Redefining hypotension in the elderly: Normotension is not reassuring. *Arch Surg*. 2011;146:865–869.

72. Eastridge B, Salinas J, McManus J. Hypotension begins at 110 mm Hg: Redefining "hypotension" with data. *J Trauma*. 2007;63:291–299.

73. Eastridge B, Salinas J, Wade C. Hypotension is 100 mm Hg on the battlefield. *Am Surg*. 2011;202:404–408.

74. Brown J, Gestring M, Forsythe R, et al. Systolic blood pressure criteria in the national trauma triage protocol for geriatric trauma: 110 is the new 90. *J Trauma Acute Care Surg*. 2015;78:352–359.

75. Garrioch M. The body's response to blood loss. *Vox Sang*. 2004;87(Suppl):74–76.

76. Thorson C, Van Haren R, Ryan M, et al. Admission hematocrit and transfusion requirements after trauma. *J Am Coll Surg*. 2013;216:65–73.

77. Golden J, Dossa A, Goodhue C, et al. Admission hematocrit predicts the need for transfusion secondary to hemorrhage in pediatric blunt trauma patients. *J Trauma Acute Care Surg*. 2015;79:555–562.

78. Zehtabchi S, Sinert R, Goldman M, et al. Diagnostic performance of serial haematocrit measurements in identifying major injury in adult trauma patients. *Injury*. 2006;37:46–52.

79. Shackelford S, Colton K, Stansbury L, et al. Early identification of uncontrolled hemorrhage after trauma: Current status and future direction. *J Trauma Acute Care Surg*. 2014;77:S222–S227.

80. Zarzaur B, Croce M, Magnotti L, et al. Identifying life-threatening shock in the older injured patient: An analysis of the National Trauma Data Bank. *J Trauma*. 2010;68:1134–1138.

81. Smithson L, Morrell J, Kowalik U, et al. Correlation of computed tomographic signs of hypoperfusion and clinical hypoperfusion in adult blunt trauma patients. *J Trauma Acute Care Surg*. 2015;78:1162–1167.

82. Callcut R, Cripp M, Nelson M, et al. The massive transfusion score as a decision aid for resuscitation: Learning when to turn the massive transfusion protocol on and off. *J Trauma Acute Care Surg*. 2016;80:450–456.

83. Callcut R, Johannigman J, Kadon K. All massive transfusion criteria are not created equal: Defining the predictive value of individual transfusion triggers to better determine who benefits from blood. *J Trauma*. 2011;70:794–801.

84. Ross S, Christmas A, Fischer P, et al. Impact of common crystalloid solutions on resuscitation markers following Class 1 hemorrhage: A randomized control trial. *J Trauma Acute Care Surg*. 2015;79:732–740.

85. Neil M, Hoffman M, Cuschieri J. Crystalloid to packed red cell transfusion ratio in the massively transfused patient: When a little goes a long way. *J Trauma Acute Care Surg*. 2012;72:892–898.

86. Sharpe J, Magnotti L, Croce M, et al. Crystalloid administration during trauma resuscitation: Does less really equal more? *J Trauma Acute Care Surg*. 2014;77:828–832.

87. Kozar R, Pati S. Syndecan-1 restitution by plasma after hemorrhagic shock. *J Trauma Acute Care Surg*. 2015;78:S83–S86.

88. Maegele M, Lefering R, Yucel N, et al. Early coagulopathy in multiple injury: An analysis from the German Trauma Registry on 8724 patients. *Injury*. 2007;38:298–304.

89. Rossaint R, Bouillon B, Cerny V, et al. Management of bleeding following major trauma: An updated European guideline. *Crit Care*. 2010;14:R52.

90. Bickell W, Wall M, Pepe P, et al. Immediate versus delayed fluid resuscitation for hypotensive patients with penetrating torso injuries. *N Engl J Med*.

1994;331:1105–1113.

91. Stern S. Low-volume fluid resuscitation for presumed hemorrhagic shock: Helpful or harmful? *Curr Opin Crit Care*. 2001;7:422–430.

92. Schreiber M, Meier E, Tisherman S, et al. A controlled resuscitation strategy is feasible and safe in hypotensive trauma patients: Results of a prospective randomized pilot trial. *J Trauma Acute Care Surg*. 2015;78:687–697.

93. Dezman Z, Comer A, Smith G, et al. Failure to clear elevated lactate predicts 24-hour mortality in trauma patients. *J Trauma Acute Care Surg*. 2015;79:580–585.

94. Smith M, Stiefel M, Magge S, et al. Packed red blood cell transfusion increases local cerebral oxygenation. *Crit Care Med*. 2005;33:1104–1108.

95. Leal-Noval S, Munoz-Gomaz M, Arellano-Orden V, et al. Impact of age of transfused blood on cerebral oxygenation in male patients with severe traumatic brain injury. *Crit Care Med*. 2008;36:1290–1296.

96. Salim A, Hadjizacharia P, DuBose J. Role of anemia in traumati brain injury. *J Am Coll Surg*. 2008;207:398–406.

97. Carlson A, Schermer C, Lu S. Retrospective evaluation of anemia and transfusion in traumatic brain injury. *J Trauma*. 2006;61:567–571.

98. Malone D, Dunne J, Tracy J. Blood transfusion, independent of shock severity, is associated with worse outcome in trauma. *J Trauma*. 2003;54:898–907.

99. Weinberg J, McGwin GJ, Marques M. Does the age of transfused blood affect outcomes? *J Trauma*. 2008;65:794–798.

100. Dutton R, Shih D, Edelman B, et al. Safety of uncrossmatched type-O red cells for resuscitation from hemorrhagic shock. *J Trauma*. 2005;59:1445–1449.

101. Tieu B, Holcomb J, Schreiber M. Coagulopathy: Its pathophysiology and treatment in the injured patient. *World J Surg*. 2007;31:1055–1064.

102. Hirshberg A, Dugas M, Banez E, et al. Minimizing dilutional coagulopathy in exsanguinating hemorrhage: A computer simulation. *J Trauma*. 2003;54:454–463.

103. Holcomb J, Jenkins D, Rhee P. Damage control resuscitation: Directly addressing the early coagulopathy of trauma. *J Trauma*. 2007;62:307–310.

104. Holcomb J, Tilley B, Baraniuk S, et al. Transfusion of plasma, platelets, and red blood cells in a 1:1:1 vs a1:1:2 ratio and mortality in patients with severe trauma: The PROPPR randomized clinical trial. *JAMA*. 2015;313:471–482.

105. Borgman M, Spinella P, Perkins J. Tha ratio of blood products transfused affects mortality in patients receiving massive transfusions at a combat support hospital. *J Trauma*. 2007;63:805–813.

106. Dente C, Shaz B, Nicholas J, et al. Early predictors of massive transfusion in patients sustaining torso gunshot wounds in a civilian level I trauma center. *J Trauma*. 2010;68:298–304.

107. Murray J, Saw A, Hoang D. Activation of massive transfusion for the elderly trauma patients. *Am Surg*. 2015;81:945–949.

108. Neff L, Cannon J, Morrison J, et al. Clearly defining pediatric massive transfusion: Cutting through the fog and the friction with combat data. *J Trauma Acute Care Surg*. 2015;78:22–29.

109. Stanworth S, Morris T, Gaarder C, et al. Reappraising the concept of massive transfusion in trauma. *Crit Care*. 2010;14(6):R239.

110. Nystrup K, Stensballe J, Bottger M, et al. Transfusion therapy in paediatric trauma patients: A review of the literature. *Scand J Trauma Resusc Emerg Med*. 2015;23:21.

111. Johansson P. Goal-directed hemostatic resuscitation for massively bleeding patients: The Copenhagen concept. *Transfus Apher Sci*. 2010;43(3):401–405.

112. Kutcher M, Howard B, Sperry J, et al. Evolving beyond the vicious triad: Differential mediation of traumatic coagulopathy by injury, shock, and resuscitation. *J Trauma Acute Care Surg*. 2015;78:516–523.

113. Luna G, Pavlin E, Kirkman T, et al. Hemodynamic effects of external cardiac massage in trauma shock. *J Trauma*. 1989;29:1430–1433.

114. Seamon M, Haut E, Arendonk K, et al. An evidence-based approach to patient selection for emergency department thoracotomy: A practice management guideline from the Eastern Association for the surgery of trauma. *J Trauma Acute Care Surg*. 2015;79:159–173.

115. Shackford S, Mackersie R, Davis J. Epidemiology and pathology of traumatic deaths occurring at a level I trauma center in a regionalized system: The importance of secondary brain injury. *J Trauma*. 1989;29:1392–1397.

116. Verweij B, Amelink G, Muizelaar J. Current concepts of cerebral oxygen transport and energy metabolism after severe traumatic brain injury. *Prog Brain Res*. 2007;161:111–124.

117. Werner C, Engelhard K. Pathophysiology of traumatic brain injury. *Br J Anaesth*. 2007;99:4–9.

118. Neurosurgeons BTFoAAo. Guidelines for the management of severe traumatic injury. *J Neurotrauma*. 2007;24(Suppl 1):S1–S106.

119. Chesnut R. Avoidance of hypotension: Conditio sine qua non of successful head injury management. *J Trauma*. 1997;42(Suppl):4S–9S.

120. McHugh G, Engel D, Butcher I, et al. Prognostic value of secondary insults in traumatic brain injury: results from the IMPACT study. *J Neurotrauma*. 2007;24:287–293.

121. American College of Surgeons, Committee on Trauma. Head trauma. In: *Advanced Trauma Life Support Student Course Manual*. 8th ed. Chicago, IL: American College of Surgeons; 2008:131–150.

122. Chesnut R. Management of brain and spine injuries. *Crit Care Clin*. 2004;20:25–55.

123. Duncan T, Krost W, Mistovich J, et al. Beyond the basics: brain injuries. *Emerg Med Serv*. 2007;36:65–69; quiz 70–71.

124. Davis D, Peay J, Sise M, et al. The impact of prehospital endotracheal intubation on outcome in moderate to severe traumatic brain injury. *J Trauma*. 2005;58:933–939.

125. Wang H, Peitzman A, Cassidy L, et al. Out of hospital endotracheal intubation and outcome after traumatic brain injury. *Ann Emerg Med*. 2004;44:439–450.

126. Davis D, Koprowicz K, Newgard C. The relationship between out-of-hospital airway management and outcome among trauma patients with Glasgow Coma Scale Scores of 8 or less. *Prehosp Emerg Care*. 2011;15:184–192.

127. Farahvar A, Gerber L, Chiu Y. Response to intracranial hypertension treatment as apredictor of death in patients with severe traumatic injury. *J Neurosurg*. 2011;114:1471–1478.

128. Latorre J, Greer D. Management of acute intracranial hypertension: A review. *Neurologist*. 2009;15:193–207.

129. White H, Cook D, Venkatesh B. The use of hypertonic saline for treating intracranial hypertensionafter traumatic brain injury. *Anesth Analg*. 2006; 102:1836–1846.

130. Freshman S, Battistella F, Mateucci M, et al. Hypertonic saline (7.5%) versus mannitol: A comparison for treatment of acute head injuries. *J Trauma*. 1993; 35:344–348.

131. Lescot T, Degos V, Zouaoui A. Opposed effects of hypertonic saline on contusions and noncontused brain tissue in patients with severe traumatic brain injury. *Crit Care Med*. 2006;34:3029–3033.

132. Prabhakar H, Singh G, Anand V, et al. Mannitol versus hypertonic saline for brain relaation in patiente undergoing craniotomy. *Cochrane Database Syst Rev*. 2014;16(7):CD010026.

133. Myburgh J, Cooper D, Finfer S, et al. Saline or albumin for fluid resuscitation in patients with traumatic brain injury. *N Engl J Med*. 2007;357:874–884.

134. Coles J. Regional ischemia after head injury. *Curr Opin Crit Care*. 2004;10: 120–125.

135. Mascia L, Zavala E, Bosma K. High tidal volume is associated with the development of acute lung injury after severe brain injury. *Crit Care Med*. 2007;35:1815–1820.

136. Jeremitsky E, Omert L, Dunham C, et al. The impact of hyperglycemia on patients with severe brain injury. *J Trauma*. 2005;58:47–50.

137. Heffernan D, Inaba K, Arbabi S. Sympathetic hyperactivity after traumatic brain injury and role of beta blocker therapy. *J Trauma*. 2010;69:1602–1609.

138. Sharma D, Vavilala M. Perioperative management of adult traumatic brain injury. *Anesthesiol Clin*. 2012;30:333–346.

139. Rudehill A, Bellander B, Weitzberg E, et al. Outcome of traumatic brain injuries in 1,508 patients: Impact of prehospital care. *J Neurotrauma*. 2002;19:855–868.

140. Haltmeier T, Schnurger B, Benjamin E, et al. Isolated blunt severe traumatic brain injury in Bern, Switzerland, and the United States: A matched cohort study. *J Trauma Acute Care Surg*. 2016;80:296–301.

141. Elf K, Nilsson P, Enblad P. Outcome after traumatic brain injury improved by an organized secondary insult program and standardized neurointensive care. *Crit Care Med*. 2002;30:2129–2134.

142. Warner D, Borel C. Tretment of traumatic brain injury: one size does not fit all. *Anesth Analg*. 2004;99:1208–1210.

143. Palmer S, Bader M, Qureshi A. The impact on outcomes in a community hospital setting of using the AANS traumatic brain injury guidelines. American Association for Neurologic Surgeons. *J Trauma*. 2001;50:657–664.

144. Watts D, Hanfling D, Waller M. An evaluation of the use of guidelines in prehospital management of brain injury. *Prehosp Emerg Care*. 2004;8:254–261.

145. Patel H, Menon D, Tebbs S, et al. Specialist neurocritical care and outcome from head injury. *Intensive Care Med*. 2002;28:547–553.

146. Jeanett B, Teasdale G, Galbraith S. Severe head injuries in three countries. *J Neurol Neurosurg Psychiatry*. 1977;40:291–298.

147. Miller J, Butterworth J, Gudeman S. Further experience in the management of severe head injury. *J Neurosurg*. 1981;54:289–299.

148. Prough D, Lang J. Therapy of patients with head injuries: Key parameters for management. *J Trauma*. 1997;42(Suppl):10S–18S.

149. Patel HC, Menon DK, Tebbs S, et al. Specialist neurocritical care and outcome from head injury. *Intensive Care Med*. 2002;28:547–553.

150. Domeier R, Evans R, Swor R, et al. Prehospital clinical findings associated with spinal injury. *Prehosp Emerg Care*. 1997;1:11–15.

151. Traynelis V, Kasliwal M. Cervical clearance. *J Neurosurg*. 2011;115:636–639.

152. Oh Y, Eun J. Cardiovascular dysfunction due to sympathetic hypoactivity after complete cervical spinal cord injury; a case report and literature review. *Medicine (Baltimore)*. 2015;94:e686.

153. Stevens R, Bhardwaj A, Kirsch J, et al. Critical care and perioperative management in traumatic spinal cord injury. *J Neurosurg Anesthesiol*. 2003;15: 215–229.

154. Vale F, Burns J, Jackson A. Combined medical and surgical treatment after acute spinal cord injury: Results of a pilot study to assess the merits of sggressive medical resuscitation and blood pressure management. *J Neurosurg*. 1997; 87:239–246.

155. Bernhard M, Gries A, Kremer P, et al. Spinal cord injury (SCI): Prehospital management. *Resuscitation*. 2005;66:127–139.

156. Berlly M, Shem K. Respiratory management during the first five days after spinal cord injury. *J Spinal Cord Med*. 2007;30:309–318.

157. Brown R, DiMarco A, Hoit J. Respiratory dysfunctionand management in spinal cord injury. *Respir Care*. 2006;51:853–868.

158. Alexander M, Biering-Sorensen F, Bodner D, et al. International standards to document remaining autonomic function after spinal cord injury. *Spinal Cord*. 2009;47:36–43.

159. Winslow C, Rozovsky J. Effect of spinal cord injury on respiratory system. *Am J Phys Rehabil*. 2003:803–814.

160. Theodore J, Robin E. Pathogenesis of neurogenic pulmonary edema. *Lancet*. 1975;2:749–751.

161. Fuller D, Lee K, Tester N. The impact of spinal cord injury on breathing during sleep. *Respir Physiol Neurobiol*. 2013;188(3):344–354.

162. Mackenzie C, Shin B, Krishnaprasad D, et al. Assessment of cardiac and respiratory function during surgery on patients with acute quadriplegia. *J Neurosurg*. 1985;62:843–849.

163. Casha S, Christie S. A systematic review of intensive cardiopulmonary management after spinal cord injury. *J Neurotrauma*. 2011;28:1509–1514.

164. Dhall S, Hadley M, Aarabi B, et al. Deep venous thrombosis and thromboembolism in patients with cervical spinal cord injuries. *Neurosurgery*. 2013;72(Suppl 2):244–254.

165. Inaba K, Branco B, Menaker J, et al. Evaluation of multidetector computed tomography for penetrating neck injury: A prospective multicenter study. *J Trauma*. 2012;72:577–583.

166. Sperry J, Moore E, Coimbra R, et al. Western Trauma Association critical decisions in trauma: penetrating neck trauma. *J Trauma*. 2013;2013:936–940.

167. Biffl W, Moore E, Feliciano D, et al. Western trauma Association Critical Decisions in Trauma: Diagnosis and management of esophageal injuries. *J Trauma Acute Care Surg*. 2015;79:1089–1095.

168. Biffl W, Moore E, Ryu R, et al. The unrecognized epidemic of blunt carotid arterial injuries: Early diagnosis improves neurologic outcome. *Ann Surg*. 1998;228:462–469.

169. Jewett B, Shockley W, Rutledge R. External laryngeal trauma: Analysis of 392 patients. *Arch Otolaryngol Head Neck Surg*. 1999;125:877–880.

170. Demetriades D, Salim A, Brown C. Neck injuries. *Curr Probl Surg*. 2007; 44:13–85.

171. Lichtenstein D, Meziere G, Lascols N, et al. Ultrasound diagnosis of occult pneumothorax. *Crit Care Med*. 2005;33:1231–1238.

172. Reissig A, Copetti R, Kroegel C. Current role of emergency ultrasound of the chest. *Crit Care Med*. 2011;39:839–845.

173. Yadav K, Jalili M, Zehtabchi S. Management of traumatic occult pneumothorax. *Resuscitation*. 2010;81:1063–1068.

174. American College of Surgeons, Committee on Trauma. Thoracic trauma. In: *Advanced Trauma Life Support Student Course Manual*. 8th ed. Chicago, IL: American College of Surgeons; 2008:85.

175. Boersma W, Stigt J, Smit H. Treatment of haemothorax. *Respir Med*. 2010;104:1583–1587.

176. Mineo T, Ambrogi V, Cristino B. Changing indications for thoracotomy in blunt chest traum after the advent of videothoracoscopy. *J Trauma*. 1999;47: 1088–1091.

177. Porembka D, Johnson DN, Hoyt B, et al. Penetrating cardiac trauma: A perioperative role for transesophageal echocardiography. *Anesth Analg*. 1993;77: 1275–1277.

178. Porembka DT. Importance of transesophageal echocardiography in the critically ill and injured patient. *Crit Care Med*. 2007;35:S414–S430.

179. Karmy-Jones R, Namias N, Coimbra R, et al. Western Trauma Association critical decisions in trauma: Penetrating chest trauma. *J Trauma Acute Care Surg*. 2014;77:994–1001.

180. O'Connor J, DuBose J, Scalea T. Damage-control thoracic surgery: management and outcomes. *J Trauma Acute Care Surg*. 2014;77:660–665.

181. Orliaguet G, Ferjani M, Riou B. The heart in blunt trauma. *Anesthesiology*. 2001;95:544–548.

182. Maron B, Estes NR. Commotio cordis. *N Engl J Med*. 2010;362:917–927.

183. Teixeiera P, Inaba K, Barmparas G, et al. Blunt thoracic aortic injuries: An autopsy study. *J Trauma*. 2011;70:197–202.

184. Vignon P, Boncoeur M, Francois B. Comparison of multiplane transesophageal echocardiography and contrast-enhanced helical CT in the diagnosis of blunt traumatic cardiovascular injuries. *Anesthesiology*. 2001;94:615–622.

185. Goarin J, Cluzel P, Gosgnach M, et al. Evaluation of transesophageal echocardiography for diagnosis of traumatic aortic injury. *Anesthesiology*. 2000;93: 1373–1377.

186. Lamarche Y, Berger F, Nicolaou S, et al. Vancouver simplified grading system with computed tomographic angiography for blunt aortic injury. *J Thorac Cardiovasc Surg*. 2012;144:347–354.

187. Demetriades D, Velmahos G, Scalea T, et al. Diagnosis and treatment of blunt thoracic aortic injuries: Changing perspectives. *J Trauma*. 2008;64:1415–1419.

188. Singh K, Baum V. The anesthetic management of cardiovascular trauma. *Curr Opin Anaesthesiol*. 2011;24:98–103.

189. Morgan B, Watcyn-Jones T, Garner J. Traumatic diaphragmatic injury. *J R Army Med Corps*. 2010;156:139–144.

190. Villavicencio R, Aucar J. Analysis of laparoscopy in trauma. *J Am Coll Surg*. 1999;189:11–20.

191. Petrosoniak A, Engels P, Hamiltom P, et al. Detection of significant bowel and mesentericinjuries in blunt abdominal trauma with 64-slice computed sonograph. *J Trauma Acute Care Surg*. 2013;74:1081–1086.

192. Gaarder C, Kroepelien C, Loekke R. Ultrasound performed by radiologists: Confirming the truth about FAST in trauma. *J Trauma*. 2009;67:323–329.

193. Johnson J, Garwe T, Raines A, et al. The use of laparoscopy in the diagnosis and treatment of blunt and penetrating abdominal injuries: 10 year experience at a level 1 trauma center. *Am J Surg*. 2013;205:317–320.

194. White C, Hsu J, Holcomb J. Haemodynamically unstable pelvic fractures. *Injury*. 2009;40:1023–1030.

195. Cothren C, Osborn P, Moore E. Preperitoneal pelvic packing for hemodynamically unstable pelvic fractures: A paradigm shift. *J Trauma*. 2007;62: 834–839.

196. Verbeek D, Sugrue M, Balogh Z. Acute management of hemodynamically unstable pelvic trauma patients: Time for a change? Multicenter review of recent practice. *World J Surg*. 2008;32:1874–1882.

197. Fagan S, Bilodeau M, Goverman J. Burn intensive care. *Surg Clin North Am*. 2014;94:765–779.

198. Bittner E, Shank E, Woodson L, et al. Acute and perioperative care of the burn-injured patient. *Anesthesiology*. 2015;122:448–464.

199. Klein M, Goverman J, Hayden D, et al. Inflammation and host response to injury, and large-scale collaborative research program: Benchmarking outcomes in the critically injured burn patient. *Ann Surg*. 2014;259:833–841.

200. MacLennan N, Heimbach D, Cullen B. Anesthesia for major thermal injury. *Anesthesiology*. 1998;89:749–770.

201. Pereira C, Herndon D. The pharmacologic modulation of the hypermetabolic response to burns. *Adv Surg*. 2005;39:245–261.

202. Williams F, Branski L, Jeschke M. What, how, and how much should patients with burns be fed? *Surg Clin North Am*. 2011;91:609–629.

203. Hemmington-Gorse SJ. A comparison of laser Doppler imaging with other mea-

surement techniques to assess burn depth. *J Wound Care*. 2005;14:151–153.

204. Haponik E, Meyers D, Munster A. Acute upper airway injury in burn patients: Serial changes of flow-volume curves and nasopharyngoscopy. *Am Rev Respir Dis*. 1997;1987:360–366.

205. Smith D, Cairns B, Ramadan F, et al. Effect of inhalation injury, burn size and age on mortality: A study of 1447 consecutive burn patients. *J Trauma*. 1994;37:655–659.

206. Muehlberger T, Kunar D, Munster A, et al. Efficacy of fiberoptic laryngoscopy in the diagnosis of inhalation injuries. *Arch Otolaryngol Head Neck Surg*. 1998;124:1003–1007.

207. Sheridan R, Hurford W, Kacmarek R, et al. Inhaled nitric oxide in burn patients with respiratory failure. *J Trauma*. 1997;42:629–634.

208. Walia G, Jada G, Cartotto R. Anesthesia and intraoperative high-frequency oscillatory ventilation during burn surgery. *J Burn Care Res*. 2011;32:118–123.

209. Pannucci C, Osborne N, Wahl W. Venous thromboembolism in thermally injured patients: analysis of the National Burn Repository. *J Burn Care Res*. 2011;32:6-12.

210. Hofstra J, Vlaar A, Knape P, et al. Pulmonary activation of coagulation and inhibition of fibrinolysis after burn injuries and inhalation trauma. *J Trauma*. 2011;70:1389–1397.

211. Vegfors M, Lennmarken C. Carboxyhemoglobinaemia and pulse oximetry. *Br J Anaesth*. 1991;66:625–626.

212. Baud F, Barriot P, Toffis V, et al. Elevated blood cyanide concentrations in victims of smoke inhalation. *N Engl J Med*. 1991;325:1761–1766.

213. Tung A, Lynch J, McDade W. A new biological assay for measuring cyanide in blood. *Anesth Analg*. 1997;85:1045–1051.

214. Breen P, Isserles S, Westley J, et al. Combined carbon monoxide and cyanide poisoning: A place for treatment? *Anesth Analg*. 1995;80:671–677.

215. Miller K, Chang A. Acute inhalation injury. *Emerg Med Clin North Am*. 2003;21:533–557.

216. Williams F, Herndon D, Suman O, et al. Changes in cardiac physiology after severe burn injury. *J Burn Care Res*. 2011;32:269–274.

217. Namias N. Advances in burn care. *Curr Opin Crit Care*. 2007;13:405–410.

218. Ivy M, Atweh N, Palmer J, et al. Intra-abdominal hypertension and abdominal compartment syndrome in burn patients. *J Trauma*. 2000;49:387–391.

219. Edgar D, Fish J, Gomez M, et al. Local and systemic treatments for acute edema after burn injury: A systematic review of the literature. *J Burn Care Res*. 2011;32:334–347.

220. Sheridan RL. Burns. *Crit Care Med*. 2002;30:S500–S514.

221. Fodor L, Fodor A, Ramon Y. Controversies in fluid resuscitation for burn management: Literature review and our experience. *Injury*. 2006;37:374–379.

222. Saffle J. The phenomenon of "fluid creep" in acute burn resuscitation. *J Burn Care Res*. 2007;28:382–395.

223. Klein M, Edwards J, Kramer C. The beneficial effects of plasma exchange after sever burn injury. *J Burn Care Res*. 2009;30:243–248.

224. Huang P, Stucky F, Dimick A. Hypertonic sodium resuscitation is associated with renal failure and death. *Ann Surg*. 1995;221:543–554.

225. Elgio G, Poli de Figueiredo L, Schenarts P. Hypertonic saline dextran produces early (8-12 hrs) fluid sparing in burn resuscitation: A 24-hr prospective, double-blind study in sheep. *Crit Care Ned*. 2000;28:163–171.

226. Rousseau AF, Massion P, Laungani A, et al. Toward targeted early burn care: Lessons from a European survey. *J Burn Care Res*. 2014;35:e234–e239.

227. Paratz J, Stockton K, Paratz E, et al. Burn resuscitation- hourly urine output versus alternative endpoints: A systematic review. *Shock*. 2014;42:295–306.

228. Alvarado R, Chung K, Cancio L, et al. Burn resuscitation. *Burns*. 2009;35:4–14.

229. Tokarik M, Sjoberg F, Balik M, et al. Fluid therapy LIDCO controlled trial: Optimization of volume resuscitation of extensively burne patients through noninvasive continuous real-time hemodynamic monitoring LIDCO. *J Burn Care Res*. 2013;34:537–542.

230. Dingley J, Cromey C, Bodger O, et al. Evaluation of 2 novel devices for calculation of fluid requirements in pediatric burns. *Ann Plast Surg*. 2015;74:658–664.

231. Bodger O, Theron A, Williams D. Comparison of three techniques for calculation of the Parkland formula to aid fluid resuscitation in paediatric burns. *Eur J Anaesthesiol*. 2013;30:483–491.

232. Rae L, Pham T, Carrougher G, et al. Differences in rsuscitation in morbidly obese burn patients may contribute to high mortality. *J Burn Care Res*. 2013;34:507–514.

233. Mitchell K, Khalil E, Brennan A, et al. New management strategy for fluid resuscitation: Quantifying volume in the first 48 hours after burn injury. *J Burn Care Res*. 2013;34:196–202.

234. Rooke G, Schwid H, Shapira Y. The effect of graded hemorrhage and intravascular volume replacement on systolic pressure variation in humans during mechanical and spontaneous ventilation. *Anesth Analg*. 1995;80:925–932.

235. Marik P, Dellinger R. Is the cortrosyn test necessary in high basal corticoid patients with septic shock? *Crit Care Med*. 2009;37:386–387.

236. Michard F. Stroke volume variation: From applied physiology to improved outcomes. *Crit Care Med*. 2011;39:402–403.

237. Strumwasser A, Frankel H, Murthi S, et al. Hemodynamic monitoring of the injured patient: From central venous pressure to focused echocardiography. *J Trauma Acute Care Surg*. 2016;80:499–510.

238. Capan L, Miller S, Patel K. Fat embolism. *Anesth Clin North Am*. 1993;11:25–53.

239. Ferrada P. Image-based resuscitation of the hypotensive patient with cardiac ultrasound: An evidence-based review. *J Trauma Acute Care Surg*. 2016;80:511–518.

240. Agashe G, Coakley J, Mannheimer P. Forehead pulse oximetry: Headband use helps alleviate false low readings likely related to venous pulsation artifact. *Anesthesiology*. 2006;105:1111–1116.

241. Tyburski J, Carlin A, Harvey E. End-tidal CO_2-arterial CO_2 differences: a useful intraoperative mortality marker in trauma surgery. *J Trauma*. 2003;55:892–896.

242. Lee S, Hong Y, Han C. Concordance of end-tidal carbon dioxide and arterial carbon dioxide in severe traumatic brain injury. *J Trauma*. 2009;67:526–530.

243. McKinley B, Kozar R, Cocanour C. Normal versus supranormal oxygen delivery goals in shock resuscitation: The response is the same. *J Trauma*. 2002;53:825–832.

244. McKinley B, Sucher J, Todd S, et al. Central venous pressure versus pulmonary artery catheter-directed shock resuscitation. *Shock*. 2009;32:463–470.

245. Mallett S, Cox J. Thromboelastography. *Br J Anaesth*. 1992;69:307–313.

246. Rugeri L, Levrat A, David J. Diagnosis of early coagulation abnormalities in trauma patients by rotation thromboelastography. *J Thromb Haemost*. 2007;5:289–295.

247. Johnston T, Chen Y, Reed R. Functional equivalence of hypothermia to specific clotting factor deficiencies. *J Trauma*. 1994;37:413–417.

248. Cotton B, Faz G, Hatch Q. Rapid thrombelastography delivers real-time results that predict transfusion within 1 hour of admission. *J Trauma*. 2011;71:407–417.

249. Jabre P, Combes X, Lapostolle F, et al. Etomidate versus ketamine for rapid sequence intubation in acutely ill patients: A multicentre randomised controlled trial. *Lancet*. 2009;374:293–300.

250. Lemmens H, El-Orbany M, Berry J, et al. Reversal of profound vecuronium-induced neuromuscular block under sevoflurane anesthesia: Sugammadex versus neostigmine. *BMC Anesthesiol*. 2010;10:15.

251. Sacan O, White P, Tufanogullari B, et al. Sugammadex reversal of rocuronium-induced neuromuscular blockade: a comparison with neostigmine-glycopyrrolate and edrophonium-atropine. *Anesth Analg*. 2007;104:569–574.

252. Dutton R. Haemostatic resuscitation. *Br J Anaesth*. 2012;109(S1):i39–i46.

253. Kurita T, Uraoka M, Morita K. Influence of haemorrhage on the pseudo-steady-state remifentanil concentration in a swine model: A comparison with propofol and the effect of hemorrhagic shock stage. *Br J Anaesth*. 2011;107:719–725.

254. Kurita T, Takata K, Morita K, et al. The influence of hemorrhagic shock on the electroencephalographic and immobilizing effects of propofol in a swine model. *Anesth Analg*. 2009;109:398–404.

255. Egar T, Kuramkote S, Gong G. Fentanyl pharmacokinetics in hemorrhagic shock: A porcine model. *Anesthesiology*. 1999;91:156–166.

256. Johnson K, Egan T, Kern S, et al. The influence of hemorrhagic shock on propofol: A pharmacokinetic and pharmacodynamic analysis. *Anesthesiology*. 2003;99:409–420.

257. Johnson K, Egan T, Layman J, et al. The influence of hemorrhagic shock on etomidate: A pharmacokinetic and pharmacodynamic analysis. *Anesth Analg*. 2003;96:1360–1368.

258. Shafer S. Shock values. *Anesthesiology*. 2004;101:567–568.

259. Weiskopf R, Bogetz M, Roizen M, et al. Cardiovascular and metabolic sequelae of inducing anesthesia with ketamine or thiopental in hypovolemic swine. *Anesthesiology*. 1984;60:214–221.

260. Kurita T, Takata K, Uraoka M, et al. The influence of hemorrhagic shock on the minimum alveolar anesthetic concentration of isoflurane in a swine model. *Anesth Analg*. 2007;105:1639–1643.

261. Zeiler F, Teitelbaum J, West M, et al. The ketamine effect on ICP in traumatic brain injury. *Neurocrit Care*. 2014;21:163–173.

262. Libonati M, Leahy M, Ellison N. The use of succinylcholine in open eye surgery. *Anesthesiology*. 1985;62:637–640.

263. Branski L, Herndon D, Byrd J, et al. Transpulmonary thermodilution for hemodynamic measurements in severely burned children. *Crit Care*. 2011;15:R118.

264. Chen X, Xia Z, Wei H. Escharectomy and allografting during shock stage reduces insulin resistance induced by major burn. *J Burn Care Res*. 2011;32:e59–e66.

265. Branski L, Herndon D, Pereira C. Longitudinal assessment of Integra in primary burn management: A randomized pediatric clinical trial. *Crit Care Med*. 2007;35:2615–2623.

266. Sterling J, Heimbach D. Hemostasis in burn surgery: A review. *Burns*. 2011;37:559–565.

267. Mitra B, Wasiak J, Cameron P, et al. Early coagulopathy of major burns. *Injury*. 2013;44:40–43.

268. Kahn S, Beers R, Lentz C. Do fentanyl and morphine influence body temperature after severe burn injury? *J Burn Care Res*. 2011;32:309–316.

269. Martyn J, Fukushima Y, Chon Y. Muscle relaxants in burns, trauma and critical illness. *Int Anesthesiol Clin*. 2006;44:123–143.

270. Han T, Kim H, Bae J, et al. Neuromuscular pharmacodynamics of rocuronium in patients with major burns. *Anesth Analg*. 2004;99:386–392.

271. Todd S, Malinoski D, Muller P. Lactated Ringer's is superior to normal saline in the resuscitation of uncontrolled hemorrhagic shock. *J Trauma*. 2007;62:636–639.

272. Wang H, Callaway C, Peitzman A, et al. Admission hypothermia and outcome after major trauma. *Crit Care Med*. 2005;33:1296–1301.

273. Tsuei B, Kearney P. Hypothermia in the trauma patient. *Injury*. 2004;35:7–15.

274. Jurkovich G, Greiser W, Luterman A, et al. Hypothermia in trauma victims: An ominous predictor of survival. *J Trauma*. 1987;27:1019–1025.

275. Ireland S, Endacott R, Cameron P, et al. The incidence and significance of accidental hypothermia in major trauma: A prospective observational study. *Resuscitation*. 2011;82:300–306.

276. Smith C, Soreide E. Hypothermia in trauma victims. *ASA Newslett*. 2005;69:17.

277. Gentilello L. Advances in the management of hypothermia. *Surg Clin North Am*. 1995;75:243–256.

278. Wadhwa A, Komatsu R, Orhan-Sungur M. New circulating-water devices warm more quickly than forced-air in volunteers. *Anesth Analg*. 2007;105:1681–1687.

279. Brohi K, Cohen M, Ganter M. Acute traumatic coagulopathy initiated by hypoperfusion: Modulated through the protein C pathway? *Ann Surg*. 2007;245:812–818.

280. Brohi K, Singh J, Heron M, et al. Acute trauma coagulopathy. *J Trauma*. 2003;54:1127–1130.

281. Mittermayr M, Streif W, Haas T, et al. Hemostatic changes after crystalloid or colloid fluid administration during major orthopedic surgery: The role of fibrinogen administration. *Anesth Analg.* 2007;105:905–917.

282. Kashuk J, Moore E, Sawyer M. Primary fibrinolysis is integral in the pathogenesis of the acute coagulopathy of trauma. *Ann Surg.* 2010;252:434–442.

283. Bolliger D, Gorlinger K, Tanaka K. Pathophysiology and treatment of coagulopathy in massive hemorrhage and hemodilution. *Anesthesiology.* 2010; 113:1205–1219.

284. Hess J, Lawson J. The coagulopathy of trauma versus disseminated intravascular coagulation. *J Trauma.* 2006;60:S12–S19.

285. Moore H, Moore E, Morton A, et al. Shock-induced systemic hyperfibrinolysis is attenuated by plasma first resuscitation. *J Trauma Acute Care Surg.* 2015;79:897–904.

286. Johansson P, Sternballe J, Rasmussen L. A high admission syndecan-1 level, a marker of endothelial glycocalyx degradation, is associated with inflammation, protein C depletion, fibrinolysis, and increased mortality in trauma patients. *Ann Surg.* 2011;254:194–200.

287. Holcomb JB. A novel and potentially unifying mechanism for shock induced early coagulopathy. *Ann Surg.* 2011;254:201–202.

288. Spahn D, Rossaint R. Coagulopathy and blood component transfusion in trauma. *Br J Anaesth.* 2005;95:130–139.

289. DeLoughery TG. Coagulation defects in trauma patients: Etiology, recognition, and therapy. *Crit Care Clin.* 2004;20:13–24.

290. Wolberg A, Meng Z, Monroe DR, et al. A systematic evaluation of the effect of temperature on coagulation enzyme activity and platelet function. *J Trauma.* 2004;56:1221–1228.

291. Martini W, Pusateri A, Uscilowicz J, et al. Independent contributions of hypothermia and acidosis to coagulopathy in swine. *J Trauma.* 2005;58:1002–1009.

292. Goodman M, Makley A, Hanseman D, et al. All the bang without the bucks: Defining essential point-of-care testing for traumatic coagulopathy. *J Trauma Acute Care Surg.* 2015;79:117–124.

293. Levi M. Disseminated intravascular coagulation. *Crit Care Med.* 2007;35:2191–2195.

294. Gregory J, Huitron S, George A, et al. Optimizing transfusion ratios in massive transfusion protocols: An argument against the 1:1:1 dogma and approach to trauma resuscitation. *Lab Med.* 2015;46:e46–e52.

295. Sparrow R. Red blood cell storage and duration and trauma. *Transf Med Rev.* 2015;29:120–126.

296. Cardigan R, Macleenan S. Allogeneic blood components. *Transf Alter Transf Med.* 2008;10(3):92–101.

297. Milling TJ, Refaai M, Sarode R, et al. Safety of a 4-factor prothrombin complex concentrate versus plasma for vitamin K antagonist reversal: An integrated analysis of two phase IIIb clinical trials. *Acad Emerg Med.* 2016;23:466–475.

298. Kashuk J, Moore E, Sawyer M, et al. Postinjury coagulopathy management: Goal directed resuscitation via POC thrombelastography. *Ann Surg.* 2010;251:604–614.

299. Gunter OJ, Au B, Isbell J, et al. Optimizing outcomes in damage control resuscitation: Identifying blood product ratios associated with improved survival. *J Trauma.* 2008;65:527–534.

300. Duchesne J, Hunt J, Wahl G. Review of current blood transfusions strategies in a mature level I trauma center: Were we wrong for the last 60 years? *J Trauma.* 2008;65:272–278.

301. Snyder C, Weinberg J, McGwin GJ, et al. The relationship of blood product ratio to mortality: Survival benefit or survival bias? *J Trauma.* 2009;66:358–364.

302. Etemadrezaie H, Baharvahdat H, Shariati Z, et al. The effect of fresh frozen plasma in severe closed head injury. *Clin Neurol Neurosurg.* 2007;109:166–171.

303. Collaborators C-T. Effects of tranexamic acid on death, vascular occlusive events, and blood transfusion in trauma patients with significant hemorrhage (CRASH-2): A randomised, placebo-controlled trial. *Lancet.* 2010;376:23–32.

304. Morrison J, Dubose J, Rasmussen T, et al. Military application of tranexamic acid in trauma emergency resuscitation (MATTERs) study. *Arch Surg.* 2012; 147:113–119.

305. Diebel M, Diebel L, Manke C, et al. Early tranexamic acid administration: A protective effect on gut barrier function following ischemia/reperfusion injury. *J Trauma Acute Care Surg.* 2015;79:1015–1022.

306. Martinowitz U, Michaelson M. Guidelines for the use of recombinant activated factor VII (rFVIIa) in uncontrolled bleeding: A report by the Israeli Multidisciplinary rFVIIa Task Force. *J Thromb Haemost.* 2005;3:640–648.

307. Imberti D, Barillari G, Biasioli C. Emergency reversal of anticoagulation with a three-factor prothrombin complex concentrate in patients with intracranial hemorrhage. *Blood Transf.* 2011;9:148–155.

308. Sorensen B, Spahn D, Innerhofer P. Clinical review: Prothrombin complex concentrates-evaluation of safety and thrombogenicity. *Crit Care.* 2011;15:201.

309. US Food and Drug Administration. Transfusion related acute lung injury (TRALI). http://fda.gov/biologicsBloodVaccines/SafetyAvailability/BloodSafety/ucm095556.htm. Accessed March 28, 2016.

310. Storch E, Hillyer C, Shaz B. Spotlight on the pathogenesis of Trali:HNA-3a (CTL2) antibodies. *Blood.* 2014;124:1868–1871.

311. Hoyt D, Bulger E, Knudson M, et al. Death in the operating room: An analysis of a multi-center experience. *J Trauma.* 1994;37:426–432.

312. Nicholas J, Rix E, Easley K. Changing patterns in the management of penetrating abdominal trauma: the more things change, the more they stay the same. *J Trauma.* 2003;55:1095–1110.

313. Lamb C, MacGoey P, Navarro A, et al. Damage control surgery in the era of damage control resuscitation. *Br J Anaesth.* 2014;113:242–249.

314. Duchesne J, Kimonis K, Marr A, et al. Damage control resuscitation in combination with damage control laparotomy: A survival advantage. *J Trauma.* 2010;69:46–52.

315. Morshed S, Corrlaes L, Lin K, et al. Femoral nailing during serum bicarbonate-defined hypo-perfusion predicts pulmonary organ dysfunction in multisystem trauma patients. *Injury.* 2011;42:643–649.

316. Sanches-Izquierdo-Riera J, Caballero-Cubedo R, Perez-Vela J. Propofol versus midazolam: Safety and efficacy for sedating the severe trauma patient. *Anesth Analg.* 1998;86:1219–1224.

317. Kheterpal S, Tremper K, Englesbe M, et al. Predictors of postoperative acute renal failure after noncardiac surgery in patients with previously normal renal function. *Anesthesiology.* 2007;107:892–902.

318. Shin B, Mackenzie C, Helrich M. Creatinine clearance for early detection of posttraumatic renal dysfunction. *Anesthesiology.* 1986;64:605–609.

319. Chang CH, Lin CY, Tian YC, et al. Acute kidney injury classification: Comparison of AKIN and RIFLE criteria. *Shock.* 2010;33:247–252.

320. Lopes JA, Jorge S. The RIFLE and AKIN classifications for acute kidney injury: A critical and comprehensive review. *Clin Kidney J.* 2013;6:8–14.

321. Brown C, Rhee P, Chan L. Preventing renal failure in patience with rhabdomyolysis: do bicarbonate and mannitol make a difference? *J Trauma.* 2004; 56:1191–1196.

322. Balogh Z, McKinley B, Cocanour C. Secondary abdominal compartment syndrome is an elusive early complication of traumatic shock resuscitation. *Am J Surg.* 2002;184:538–544.

323. Balogh Z, McKinley B, Holcomb J. Both primary and secondary abdominal compartment syndrome can be predicted early and are harbingers of multiple organ failure. *J Trauma.* 2003;54:848–859.

324. Balogh Z, Martin A, van Wessem KP, et al. Mission to eliminate postinjury abdominal compartment syndrome. *Arch Surg.* 2011;146:938–943.

325. Balogh Z, McKinley B, Cocanour C. Patients with impending abdominal compartment syndrome do not respond to early volume loading. *Am J Surg.* 2003;186:602–608.

326. Baldwin K, Namdari S, Esterhai J, et al. Venous thromboembolism in patients with blunt trauma: Are comprehensive guidelines the answer? *Am J Orthop.* 2011;40:E83–E87.

327. Jongbloets L, Lensing A, Koopman M. Limitations of compression ultrasound for the detection of syntomless postoperative deep vein thrombosis. *Lancet.* 1994;343:1142–1144.

328. Frankel H, FitzPatrick M, Gaskell S, et al. Strategies to improve compliance with evidence-based clinical management guidelines. *J Am Coll Surg.* 1999;189:533–538.

329. Geerts W, Jay R, Code K. A comparison of low-dose heparin with low-molecular-weight heparin as prophylaxis against venous thromboembolism after major trauma. *N Engl J Med.* 1996;335:701–707.

330. Nathens A, Mc Murray M, et al. The practice of venous thromboembolism prophylaxis in the major trauma patient. *J Trauma.* 2007;62:557–563.

第九篇　麻醉后管理、重症监护和疼痛管理

第54章　麻醉复苏

Michael A. Fowler　Bruce D. Spiess

要点

1. 术后医疗计划于患者被安排手术时开始。随着加速康复外科(enhanced recovery after surgery, ERAS)的推行,患者护理的特定循证与最佳实践体系的目标是提供与外科团队协作的护理,以获得最佳的结果,并减少不必要的资源浪费。

2. 麻醉后监护病房(postanesthesia care unit, PACU)护理水平取决于手术类型/方式,麻醉类型,术中经历的事件,以及患者已有和新的合并症。传统的复苏包括住院患者复苏及门诊患者复苏(第一阶段需要加强监护而第二阶段则采用低强度监护),短时间停留(23h入住),非手术室麻醉(nonoperating room anesthesia, NORA)后复苏(例如CT、MRI、放射介入,心脏、儿科及放射治疗)。

3. 将护理工作转交给PACU护士时应确保患者已被给予充分的监测,转入时生命体征平稳,并出具一份直接和全面的报告,以确保在并发症出现时能快速对患者进行评估,同时PACU内应有一个能处理严重医疗/外科问题的护士。

4. 术后镇痛应根据患者的要求和期望而个体化。多模式镇痛包括适当使用非甾体抗炎药、麻醉药、辅助药物、区域麻醉和局部麻醉,在缓解焦虑的同时给予适当的情感支持。

5. 转出标准应根据每位患者的基础疾病、复苏过程及出院后的护理水平个性化实施。

6. 术后住院期间心脏风险主要为心肌缺血,这一风险可通过持续给予β受体阻滞剂、镇痛、硝酸盐,补充氧合,补足循环血量,提升携氧能力,控制心率以及对高凝状态的充分评估而降低。

7. 对患者气道风险进行评估时,必须考虑到患者术前呼吸系统疾病的情况。麻醉药、肌松药、阿片类药物和镇静

药残留都可影响呼吸系统的作用，从而导致 CO_2 增加和 O_2 浓度降低。疼痛本身可减少呼吸/每分通气量，导致 CO_2 潴留和低氧血症。单纯补充氧气并不能保证低氧血症不会发生。

8. 对患者排尿能力的评估可因手术类型（例如泌尿生殖系统手术、疝修补术）或麻醉方式（例如区域麻醉，椎管内麻醉，或使用阿片类药物）的不同而受影响。

9. 应根据患者术前合并症、术前状态（例如肠道准备、透析术后）、手术类型与持续时间、失血量和尿量，在 PACU 评估患者是否存在相对血容量减少并进行纠正。

10. 血糖监测和控制应作为术中管理的延续。良好的血糖控制可能有助于预防感染和改善伤口愈合，从而带来更好的临床预后。低血糖的发生是由于禁食、术中使用胰岛素以及患者使用自动化的胰岛素泵。

11. 体温过低可导致 PACU 停留时间延长，嗜睡，每分通气量下降，肌力降低，并增加心脏的负担。保持患者干燥和保温是非常重要的。充气式保温毯、暖垫、静脉输液加热器的使用都可减少体温过低的发生。

12. 许多老年患者术后会出现不同程度的意识模糊，谵妄或认知功能障碍。很多儿童患者也会发生苏醒后谵妄，从而导致 PACU 停留时间延长。

13. 术后恶心呕吐是患者不适和满意度降低的主要原因，同时也会增加误吸风险和导致 PACU 停留时间延长。

麻醉后恢复

每个从麻醉状态复苏的患者都会出现需要以问题为导向的个体化治疗方案。麻醉复苏方案必须不断调整，以适应不断变化的围术期状况、手术技术的提高和手术方式的变更，并与先进的循证医学相适应。麻醉医疗服务的范围已不再仅仅局限于手术阶段，它为麻醉复苏室带来了更多变化和更大的挑战。

麻醉后监护的标准

1988 年 10 月 12 日，美国麻醉医师协会（ASA）审批了麻醉复苏诊疗的标准，该标准最后一次修订于 2014 年 10 月 14 日[28]。这 5 个标准被用于确定哪些患者需要术后复苏、复苏的类型、由谁负责及如何在出院前对患者进行监护。

麻醉后监护病房的价值及经济学

麻醉后监护的质量由诸多因素组成，例如并发症的跟踪调查、每个患者复苏的时长、整体临床预后及患者满意度。就患者为拥有良好预后所花费的资源量而言，麻醉后监护的价值在于为医护服务质量提供了一种标准。训练有素的医护工作人员对患者进行常规监护，识别/预防并发症，同时由专业的医师进行及时和恰当的治疗，这些可使 PACU 高效有序地运转。

PACU 监护的实际成本是员工、占地、耗材和硬件（资源利用）的综合成本，分诊和转出方案决定着有多少患者转入及每位患者的花费。护士仍是 PACU 最大的直接成本。护理人员的组成，护士的经验，人员配比以及 PACU 停留时间及其复杂性均影响每次入院的总体人事成本。监护病房所拥有的监护水平是影响设备成本的重要因素，且一次性物品使用量决定了经营支出。患者严重程度决定了人员的配备及对诸如呼吸机、监护仪、静脉泵和患者自控镇痛泵等其他医疗设备的需求。专科医生的执业覆盖范围，例如专职覆盖和按需覆盖，都可能在一定程度上影响着反应时间、护理效率、成本和患者预后。没有循证依据的术后常规检查和治疗会造成不必要的治疗，并增加患者的医疗费用，还可能导致患者预后的恶化。

机构之间很难进行成本比较，因为在不同的国家以及美国的不同地区之间各个不同的机构的收费和成本相关因素差异很大，且随着时间推移而不断改变。监管要求、医疗标准、医疗法律和体制要求在不同地区间，甚至同一地区不同机构间差异亦很大。不同的患者对同一医疗过程的需求不同，因此也难以建立单一的 PACU 成本效果标准。这种需求的不同可能是由患者并发症、手术复杂程度、外科医生、麻醉类型及患者的认知和期望程度造成的，而这些还仅仅是决定术后所需护理类型的部分因素。基于各方面的持续压力，为求控制成本和最大限度提高成本效果，所有的外科机构均需要不断评估 PACU 监护对每个患者的价值。

PACU 负责人面临着在最大限度减少支出的同时优化临床效果的挑战。新型的 PACU 在实践方面需要保证护理安全、降低成本并满足监管机构的要求。医务人员（医生、护士和后勤人员）

必须共同协作以证实哪些是浪费，而哪些又是有益/获利的措施。然而，许多 PACU 提出的干预措施对临床效果的影响很难用对照科学分析证实。一些无用的检查、不必要或不合理的治疗以及不合理的 PACU 转入标准应该被取消。相反，选择一种看似更贵的治疗方法可能会因为减少了额外的治疗、检查、转入或住院时间，从而真正节省成本。确保 PACU 内患者安全和效率的另一个重要因素是术中与麻醉医师的沟通与交流。交流可能是医学中成本最低的工具，也被普遍证实与人为错误事件相关。对 PACU 资源的使用与麻醉持续时间和技术直接相关。一项研究表明，在 37 000 名患者中 22.1% 发生了轻微的麻醉相关事件或并发症，导致 PACU 停留时间延长，同时消耗了 PACU 资源[1]。另一项研究也显示了术后不良事件是如何导致 PACU 所需的监护资源增加的[2]。通过 PACU 和术中麻醉之间的密切协作可显著降低此类事件的发生率及其影响程度。

另外，与外科团队持续合作和不断发展的加速康复外科（ERAS）方案也为缩短 PACU 停留时间创造了机会。监护病房的管理人员必须熟知 ERAS 并按照此方案对患者进行管理，而由此带来的变化常在减少转运延误时间、减少持续疼痛或恶心、减少等待间隙或外科医生出院延误等情况中观察到[3]。在某些方面减少成本的措施也可能增加 PACU 护理成本，例如快速出院回家，而不是回到医院病床。通过减少占用医院的床位而节约的成本，通常是以增加 PACU 停留时间为代价，因此造成了 PACU 资源的巨大消耗[4]。这种节约虽然表面上为患者节约成本，对医院整体也有一定益处，但却对 PACU 造成了更大的成本消耗。只有通过调整运营模式使工作人员、补给或设备支出减少时，才能实现真正的节约。例如，只有当付费的护理时间减少，或相同时间内管理更多的外科患者时，不必进入 PACU 的患者才能创造真正的成本节约机会。通过使用微创外科技术并结合创新的麻醉方法（例如区域麻醉），更短的 PACU 停留时间能带来真正的成本节约。然而，不能为了节约成本而增加调度、文书或维护工作领域工作人员的时间。最后，削减成本可能增加患者不必要的风险。因此，在大多数 PACU 中，高性价比的麻醉后监护以及其所带来的不安全因素，是一个需要不断进行专业评判并一直受争论的话题。

术后/麻醉后监护水平

随着对整体医疗效率需求的不断提高，为患者提供最恰当的监护行为也要更加谨慎。由于麻醉实施对象的范围已经扩大到手术室以外不同领域的多种患者，因此，如何选择最恰当的复苏方式是非常重要的。由于麻醉地点的不断变化，从住院手术、急诊手术到院外手术，因此，不同患者所需的术后监护水平通常是由其基础疾病程度、合并症、手术及麻醉的方式与持续时间所决定的。这些因素常用来评估术后并发症发生的风险。微创手术或手术联合短效麻醉药的方案可使唤醒率增加，并降低术后心血管和呼吸抑制的发生率。

对择期手术患者麻醉后减少监护强度的做法不但可以降低手术成本，还可使 PACU 有限的资源转移到更有需求的患者身上。值得注意的是，减少不必要的 PACU 护理干预评估会使患者满意度增加。像躺椅、阅读材料、电视、音乐及食品等便利设施可提高患者的知觉（情感满足），同时又不影响监护质量和安全性。在保证术后监护安全并充分的前提下，可以施行低强度监护环境下早期与家属或访客团聚。这一观点在儿科群体中尤为重要。

为住院患者、门诊患者、院外患者建立独立的 PACU 是精简 PACU 护理、合理分流患者的一种方法。第一阶段的复苏需要较大强度的监护，需要更多的一对一的护理人员。第二阶段的复苏可降低监护强度，适合创伤较小、恢复过程中需要的监护关注较少的手术患者。如果不同阶段、不同等级的监护措施无法分开实施，则可在单一的 PACU 区域按术后损伤程度提供恰当的监护和治疗措施，这也能达到同样的效果。考虑到麻醉和术后并发症发生的可能，必须准备与 PACU 完整强度一样的监护措施[5]。随着人口老龄化，术后监护的复杂性增加，资源控制更加紧张，维持适当的 PACU 容量和安全性变得越来越重要，而这需要通过遵守适当的 PACU 指南和标准来实现[6-7]。

麻醉复苏的分诊

认真评估患者，确定适合患者的监护等级。分诊治疗应基于临床表现、麻醉与手术的时长及类型、需要临床干预的潜在并发症等。PACU 监护方案必须进行区分。年龄，ASA 分级、门诊、住院或院外患者，或者保险类型等主观标准不应被用来决定麻醉后监护的水平。接受相同麻醉和手术过程的患者应该获得同样的护理水平，无论这个操作是在医院手术室、门诊手术室、内镜治疗室、有创放射手术室或者是门诊办公室内进行。根据ASA麻醉后监护标准的标准Ⅰ，应由熟悉患者的麻醉医师决定麻醉后复苏的护理水平及是否需要进入麻醉复苏室。如果对患者实施了低强度监护而安全性受到质疑，患者应该被调整为较高强度的监护。无论费用如何，应优先考虑患者的安全性。

一般情况下，采用局部浸润麻醉、局部神经阻滞或镇静的浅表手术患者术后可在低强度监护下复苏。在局部麻醉、神经丛或周围神经阻滞下接受普通手术（例如疝修补术、关节镜手术、较小的骨科手术）的健康患者，也可跳过麻醉后复苏的第一阶段，直接进入第二阶段。持续周围神经阻滞使用的增加缩短了PACU停留时间，同时降低了住院患者人数[8]。不断革新的麻醉技术、先进的外科技术和脑电双频指数监测的使用推动了快通道术后监护[9]。

对于复杂手术和病情较重的患者，绕过PACU直接转入加强监护病房可减少对PACU的需求，同时也可减少交接过程中的错误。将患者交接给相关科室需要妥善交接术后报告，包括如何联系外科医生和麻醉医师。加强监护病房的医护人员必须训练有素，加强监护病房要随时准备接收术后患者，同时还要符合PACU标准。

麻醉后监护病房的安全性

每个PACU都应该有一名医务主任负责医疗监管。PACU医务主任必须确保PACU环境对患者和医务人员都尽可能安全。除了常规的安全条例外，还要维持足够的人员配备和技能训练，以确保提供适当的医护覆盖率和技能组合来应对不可预见的危机。PACU不良事件的发生率与护理的工作量及医务人员的可用性相关[2]。理想情况下，所有医护人员应取得PACU执照，同时人员编制比例不应低于可接受的标准[7]。缺乏技术或培训的人员必须处于适当的监督之下，并且必须有足够数量的认证人员来处理最坏的情况。

PACU医务人员应保护暂时失去能力的患者，并且保留患者遵守预先指示和对追加治疗知情同意的权利。医护人员有义务保护患者的隐私和尊严，同时努力减少不良事件或恶性事件对患者造成的心理影响。医护人员应严格执行洗手和无菌原则，并严格控制感染[10]。医务主任必须防止患者在复苏过程中被侵犯，例如不必要的束缚和未得到允许的治疗。应严格控制家属进入PACU探视。随着术后早期与亲友团聚越来越受到欢迎，安全和隐私相关问题也需要不断予以解决。

PACU环境对于工作人员也必须是安全的。必须进行空气处理以保证工作人员不被暴露在高浓度麻醉气体下（但微量气体监测没有必要），并且确保工作人员接种适当的疫苗，包括乙型肝炎、流感和医院要求接种的其他疫苗。从业人员必须遵循下列制度：辐射安全、感染控制、锐器处理、血源性疾病的综合预防，并且防止接触病原体（例如耐甲氧西林葡萄球菌、万古霉素耐药肠球菌、艰难梭菌或结核分枝杆菌）。必须佩戴个人防护装备（personal protective equipment，PPE）（例如手套和眼罩）以保护患者和工作人员，特殊情况下还需要戴口罩、穿隔离衣和备有适当的微型呼吸设备。对于保护患者和医护人员安全来说，遵照现有的感染控制条例和指南是必要的。应提供足够的帮助以避免在搬运和固定患者的过程中或在处理紧急情况时医护人员及患者遭受损伤。准确记录和明确的责任划分对于正确照顾患者至关重要，同时可保护医务人员免受不必要的职业暴露。

麻醉后监护病房的转入

每个进入PACU的患者都应该进行生命体征、气道开放、外周血氧饱和度、通气频率/特征以及疼痛程度的记录，并定期监测[6]。应进行周期性记录，最低限度为前15min每5分钟一次，之后每15分钟一次，以完成对患者的评估。最低标准的监护要求至少应记录体温、意识水平、精神状态、神经肌肉功能、容量状态、转入/转出时的恶心程度，如果可能的话可以尽量增加记录频率。每个患者都应该持续监测脉搏血氧饱和度和至少一个导联的心电图（ECG）。如果存在左心室心肌缺血可能，则应监测更多的导联，特别是胸导联 $V_3 \sim V_6$。对于机械通气或有通气功能受损风险的患者来说，二氧化碳描记图是必要的。有创监护设备（例如动脉、中心静脉和肺动脉置管）转换和记录输出必须是完整的。诊断性（实验室）检查应该仅用于特定的适应证或作为特定复苏方案的一部分。

麻醉科人员需要管理患者直到PACU护士了

解患者病情,确保入院生命体征平稳,连接适当的监护设备,最后将护理工作转交给护理人员并提交完整的报告。一份简明扼要的报告应包括足够的信息以便于快速评估和处理术后并发症,同时必须采用标准化的格式打印在 PACU 记录表上,或留在 PACU 的电子医疗记录中(表 54-1)。这种报告应同手术室核查(timeout)程序相似,应提供包括患者的身份、手术过程、麻醉类型和后续治疗等信息。对使用肌肉松弛药、呼吸抑制药物及拮抗剂的时间和用量,记录要标准。在交接患者时,必须对指令大纲、具体的治疗终点,以及如何联系责任麻醉医师(这是非常重要的)等方面进行交接。麻醉医师应该持续监护患者,直到患者的气道状况、通气和血流动力学稳定后再将患者交付于护理人员,而不是将责任转移给 PACU 人员。麻醉医师如急于处理下个患者而贸然将患者留给不熟悉或不能处理医疗紧急状况的人员手里,则可能会导致护理缺失。麻醉医师应仔细检查留置套管、静脉导管和监护仪的功能是否完好,并在离开前确认静脉输注药物的类型和速度。

表 54-1 麻醉后监护病房入室报告组成

术前病史 / 常规

- 药物过敏或反应
- 相关的手术史
- 基础疾病
- 长期药物
- 急性问题(例如贫血、酸碱状态、脱水)
- 麻醉前用药(例如抗生素及给药时间,β 受体阻滞剂,镇吐药)
- 术前镇痛(例如神经丛阻滞、辅助用药、麻醉药品)
- 术前疼痛评估(慢性和急性疼痛评分)
- 禁食禁饮状态

术中因素

- 手术过程
- 麻醉类型
- 气道管理的类型和难度
- 肌松 / 恢复状态
- 阿片类药物使用的时间和剂量
- 静脉输液的种类和剂量
- 估计失血量
- 尿量
- 手术和麻醉意外
- 术中生命体征范围
- 术中实验室检查结果
- 术中用药(例如类固醇、利尿剂、抗生素、血管活性药、镇吐药)

表 54-1 麻醉后监护病房入室报告组成(续)

现状评价和报告

- 气道通畅
- 通气充足
- 意识水平
- 疼痛水平
- 心率和心律
- 气管导管位置
- 血管内容量状态
- 有创监测的状态
- 静脉导管的尺寸和位置
- 麻醉设备(例如硬膜外导管、外周神经导管)
- 总体印象

术后指导

- 期望的气道和通气状态
- 可接受的生命体征变化范围
- 可接受的尿量和失血量
- 外科指导(例如体位、伤口护理)
- 预期的心血管问题
- 治疗干预医嘱
- 需要的诊断化验
- 转出前的治疗目标和终点
- 责任医生的联系方式

术后疼痛的管理

最大限度地缓解术后疼痛并将副作用控制到最小是 PACU 的一个主要目标,对患者来讲也是优先考虑的事情[6,11-13]。在恢复期间应定期评估和记录疼痛程度。医疗卫生机构认证联合委员会规定采用数字疼痛量表,以定期记录,并应达到可接受的评分才可出院。术后镇痛不足是外科患者术前恐惧和术后不满意的主要原因。除了提高舒适度,镇痛可降低交感神经系统的反应,从而避免高血压、心动过速和心律失常。低血容量患者的交感神经系统活跃,可能掩盖相对血容量减少的状态。镇痛药的使用可能使表面上平稳的患者提前出现低血压,特别是当镇痛药直接导致或间接由组胺诱发血管扩张。在存在低血压或血压正常的心动过速患者抱怨疼痛时,当给予镇痛药前需要认真评估,因为这可能促使低血压发生或加重低血压。

事实上,术后疼痛的实际程度是很难确定的。疼痛的严重程度根据外科手术和麻醉技术不同而不同,因此,工作人员可能很难对不适程度进行量化。一般情况下,即使给予患者镇静催眠药,患者依然能进行正常的交流。然而,患者的沟通能力在入院时就可能受到损害,甚至延续至整个诊疗过程,因此,他们害怕表达自己的需求。经验不足的护士往往会高估了患者的痛苦,而经验丰富的护士则往往会低估疼痛[14]。两种错误都可能导致不恰当的治疗。使用数字疼痛量表可产生更可靠的结果,但要求患者愿意沟通。患者对疼痛的感知和交感神经系统反应之间存在很大的差异,这可能与每个人心理、文化和心血管差异有关。一些感觉严重疼痛的患者可能仅伴随着轻微的交感神经系统活动,而另外一些表现出高血压、心动过速的患者,可能仅有轻微的不适感。最好的镇痛评估还是患者的知觉。心率、呼吸频率及深度、出汗、恶心、呕吐等都可能是疼痛的迹象,但把它们作为衡量疼痛的标准本身并不可靠。

仔细辨别患者亚组,评估个体化镇痛需求,实施多模式镇痛计划,将为患者在 PACU 和转出后提供无缝疼痛控制[15]。在一项关于 10 008 例门诊患者术后疼痛的研究中,仅有 5.3% 的患者主诉在 PACU 时发生了重度疼痛,另外 1.7% 发生在出院后(图 54-1)。然而其他研究显示出院后患者发生中到重度疼痛的比例更高[16-17]。为了避免掩盖独立疾病或手术并发症的体征,要确定疼痛的性质和强度是否与患者所接受的外科手术所带来的疼痛状态相吻合。中枢神经系统(central nervous system,CNS)的低氧血症、酸中毒或脑低灌注症状常类似疼痛,特别是在急诊时。给予镇痛药或镇静药可导致通气不足、气道阻塞或低血压等情况急剧恶化,造成严重后果。对于此类患者,可通过评估定向力、唤醒水平和心血管或呼吸系统的状态进行识别。

多模式镇痛可有效控制外科疼痛。虽然一直在使用阿片类药物,但区域或局部麻醉技术和药物(例如对乙酰氨基酚、非甾体抗炎药、神经系统用药和 α 受体激动剂)也被证明能有效地减少疼痛。充分镇痛才是终点,在耐受性患者中可能需要采用大剂量的阿片类药物。即使镇痛时间可能不足够,在门诊,短效阿片类药物有利于快速出院[18],并减少恶心。在静脉滴定阿片类药物时,应评估患者呼吸和心血管抑制的风险。口服或透皮镇痛药在 PACU 作用有限,但有助于门诊患者 PACU 出院期间的过渡。直肠镇痛药有时对小儿有帮助。复位、安慰或拔管等措施有利于减轻不适。

还有一些其他的镇痛模式可以用于 PACU 或

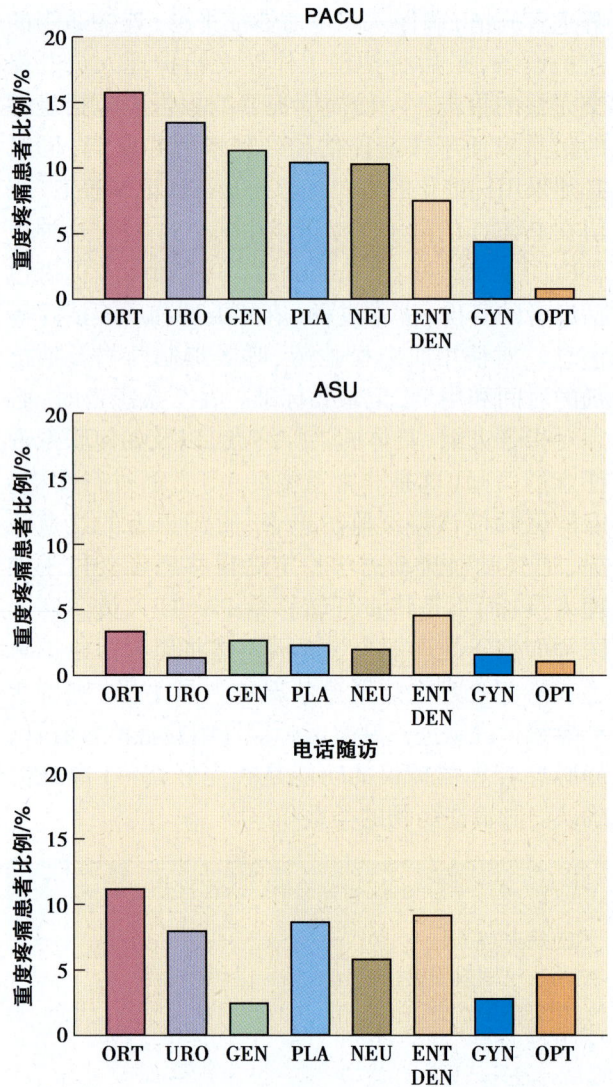

图 54-1   在麻醉后监护病房(PACU)、门诊手术室(ASU)和出院后 24h 电话随访中重度疼痛的患者比例

ORT,骨科;URO,泌尿外科;GEN,普外科;PLA,整形外科;NEU,神经外科;ENT,耳鼻喉科;DEN,口腔科;GYN,妇科;OPT,眼科(摘自 Chung F, Ritchie E, Su J. Postoperative pain in ambulatory surgery. Anesth Analg. 1997;85:808)

PACU 以外的地方[19]。为了平稳过渡到静脉患者自控镇痛,在 PACU 静脉滴注阿片类药物是重要的。在 PACU 或麻醉时在硬膜外或蛛网膜下腔注射阿片类药物可延长择期手术患者术后镇痛时间[20-21]。恶心和瘙痒是令人烦恼的并发症,即时或延迟的呼吸抑制也可能发生,这可能与药物的血管吸收和随脑脊液向头侧扩展相关。恶心可通过镇吐药缓解,而瘙痒和呼吸抑制时静脉注射纳洛酮有效。虽然局部麻醉药可增加低血压和运动阻滞的风险,但椎管内辅助给予局部麻醉药或可乐定能增强镇痛效果,同时降低硬膜外阿片类药物的副作用。硬膜

外镇痛在胸部和腹部手术后是有效的,有助于肥胖和慢性阻塞性肺疾病(chronic obstructive pulmonary disease,COPD)患者早期脱离呼吸机。

在伤口处应用局部麻醉药连续输注导管可缓解疼痛,并且降低阿片类药物的需要量,增加患者的满意度,缩减住院天数[22]。同样的输注系统已被安全用于住院或门诊患者的持续周围神经阻滞治疗中[22,24]。随着超声引导导管置入技术的应用,择期门诊手术患者能安全获得局部麻醉药的镇痛优势[8]。然而,必须向患者提供详细的书面和口头医嘱,同时对患者进行24h导管相关并发症的随访。

长效区域阻滞镇痛药物的使用可降低疼痛,控制交感神经系统反应,并常改善通气。肩部手术后,肌间沟阻滞能完全缓解疼痛,仅伴有中度的运功不便。对于临界储备的患者,同侧膈肌麻痹可能影响术后通气功能,但在大多数患者中这种影响很小[25]。肩胛上神经阻滞可以避免这种严重的副作用。肋间神经或椎旁神经节阻滞可降低胸部、乳腺或腹部高位切口的镇痛药需求。腹横肌平面(transversus abdominis plane,TAP)阻滞对下腹部手术有效,还包括由髂腹股沟神经和髂腹下神经支配的其他区域。骶管麻醉或椎旁神经节阻滞也能有效应用在小儿腹股沟或生殖器手术后,而局部麻醉药在关节、软组织或伤口部位的局部浸润也可降低疼痛的强度。其他镇痛模式,例如意象引导、催眠、经皮神经电刺激疗法、音乐、按摩或针灸对外科疼痛作用有限,但可以为患者提供积极的作用。

采用患者自控镇痛技术、椎管内阿片类药物或神经丛阻滞存在的预期风险超出PACU范围。麻醉诱导前就应该制订好术后镇痛计划,麻醉和PACU护理应该朝着这个计划实施。这些计划应该得到患者、外科医生和麻醉医师的同意。如果一个镇痛模式不够,这个团队应该谨慎施行第二种镇痛技术。

恐惧、焦虑和意识错乱经常加重恢复期疼痛,特别是全身麻醉术后。静脉镇静药(例如咪达唑仑)的使用可以缓解这些心理因素。重要的是需要辨别给予镇痛药还是抗焦虑药。阿片类药物仅有轻微的镇静和抗焦虑作用,而苯二氮䓬类药物镇痛作用很轻微。因而,在PACU镇痛模式超出预期的程度时,需认识到焦虑可能在患者的烦躁不安中充当了重要角色。

转出标准

在由麻醉后监护病房转到普通病房前,每位患者都需要被充分地评估身体状况,并且有能力主动寻求帮助。气道反射和运动功能必须足以维持气道通畅和防止误吸。要确保患者通气和氧合的充分程度,确保患者有足够的储备承受无监护条件下情况的轻微恶化。血压、心率和外周灌注指标至少在15min内保持相对恒定,并接近基础值。达到正常体温不是绝对要求,但至少要解决寒战问题。应将疼痛程度控制在患者可接受的范围内,并适当控制恶心呕吐。在最后一次静脉给予阿片类药物或镇静药后,应至少观察患者15min,以评估峰效应和副作用。若给予了局部麻醉药,需要延长观察时间以评估效果并排除局部麻醉药毒性。吸氧中断后必须观察15min血氧饱和度,确定是否出现低氧血症。排除由外科操作引起的并发症(例如出血、血管破裂、气胸)或潜在的并发症(例如低血压、心肌缺血、高血糖、支气管痉挛)。还应该记录简明的CNS评估以确保患者与术前状态相同,同时回顾患者术前的诊断测试结果。如果这些基本标准不能达到,转出要延迟或建议转到专科病房。没有证据表明强制限定PACU最低监护时间是有益的。

评分系统如改良Aldrete评分和术后离院评分系统(表54-2)是两个对患者进行评估的常用系统,可起到简化和规范患者出院标准的作用。固化的PACU转出/离院标准必须谨慎使用,因为患者间个体变异比较大。评分系统量化身体状况或

表54-2 两种常用的麻醉后监护病房转出标准

改良 Aldrete 评分系统	术后离院评分系统
呼吸	**生命体征(血压、心率)**
2=能够深呼吸和咳嗽	2=变化在基础值的20%之内
1=呼吸困难/浅呼吸	1=变化在基础值的20%到40%之间
0=呼吸暂停	0=变化大于基础值40%

表 54-2　两种常用的麻醉后监护病房转出标准（续）

改良 Aldrete 评分系统	术后离院评分系统
血氧饱和度 2=呼吸空气保持 SpO_2>92% 1=需要吸氧以保持血氧饱和度＞90% 0=吸氧时血氧饱和度＜90%	**活动能力** 2=步态稳定,无头晕或达到术前水平 1=走动时需要辅助 0=不能走动
意识 2=完全清醒 1=能够唤醒 0=无应答	**恶心和呕吐** 2=轻微/口服药物治疗 1=中度/静脉药物治疗 0=严重/即使治疗也一直持续
循环 2=血压较术前的水平有 ±20mmHg 的波动 1=血压较术前的水平有 ±20～50mmHg 的波动 0=血压较术前的水平有 ±50mmHg 的波动	**疼痛** 能用口服药物控制在患者可接受范围内 2=是 1=否
活动 2=四肢能够随意或按照指令活动 1=两个肢体能够活动 0=四肢均不能活动 评分≥9 分可转出	**术后出血** 2=轻微/不需要换药 1=中度/需要两次以内的换药 0=严重/需要三次及以上的换药 评分≥9 分可离院

确立生命体征阈值,这对评估患者是有用的,但不能代替个体化评估[26-27]。理想情况下,每位患者在转出/离院前都需要麻醉医师以一致的标准进行评估,同时考虑到基础疾病的严重程度、麻醉及复苏过程以及下个目的地的护理水平(表 54-2)。转出/离院前,关于转出后可能出现的症状(例如疼痛、恶心、头痛、头晕、困倦和疲劳等)必须有持续治疗的方案[17]。

术后评估

美国医疗保险和医疗补助服务中心(Centers for Medicare and Medicaid Services, CMS)为参与医疗保险和医疗补助计划的个体制定了要遵循的政策。这个政策要求由具有实施麻醉资格的医生进行术后随访,并在术后 48h 内填写书面文件。时间开始于患者到达恢复区或重症监护病房(intensive care unit, ICU)。此项评估仅在患者完全从麻醉中恢复,能够参与(如回答问题或执行简单的指令)后才能进行。麻醉后评估必须包含下面的内容:

- 呼吸功能,包括呼吸频率、气道通畅和血氧饱和度
- 心血管功能,包括心率和血压
- 精神状态

- 体温
- 疼痛
- 恶心和呕吐
- 术后容量

心血管并发症

本章节不是为了完全回顾所有可能困扰 PACU 患者的心血管事件,而是有助于读者确定哪些事件是 PACU 特有的。在 PACU 内,一些被全身麻醉药、镇静药和阿片类药物抑制的反射在回到基础状态时,患者可能会发生意外的心血管事件。最易出现问题的两类患者是患有冠状动脉疾病和充血性心力衰竭的患者。因残余麻醉药和镇痛药的作用,患者在 PACU 通常不会主诉心绞痛发作。心肌缺血的首要症状可能是低血压,使用如右美托咪定等镇静药的镇静技术可能导致术后低血压,这一表现可掩盖患者的心脏疾病发作。心肌缺血的最常见症状是心动过速。心动过速是心肌缺血的常见反应而不是诱因。并不是所有的心动过速都预示着心肌缺血,但在存在冠状动脉疾病风险的患者中,不是由疼痛引起的新发心动过速应该认真对待。基于导联的位置和心肌缺血的面积,ECG 可显示出 ST-T 抬高或压低。但无 ST-T 抬高也不能排除冠状动脉疾病。在 PACU 之外 10% 到

30% 的透壁性心肌梗死没有 ECG 改变。因此临床医生应特别关注有冠状动脉疾病病史患者的一系列血流动力学改变。早期使用硝酸盐类、阿片类药物、β 受体阻滞剂，甚至抗凝血剂可以挽救一个生命。心脏内科应该参与进来，从而给予患者及时的心导管检查或抗焦虑治疗。随着裸金属支架和药物洗脱支架（drug eluting stent，DES）的使用，已停止抗血小板治疗和术后处于高凝状态的患者可能出现支架内堵塞。这需要快速识别和干预。立即与外科团队交流，特别是抗凝和溶栓治疗的决定需要几个团队之间协商。

充血性心力衰竭在日益老龄化的人群中很普遍。门诊心脏内科有丰富的提高心肌收缩能力/扩血管治疗的新设施、设备和介入手段可治疗充血性心力衰竭。不仅要了解射血分数，还要知道患者的日常生活能力、运动耐量和其他危险因素。射血分数仅是对心肌肌动蛋白和肌球蛋白缩短分数的评估。评估损伤的严重程度是有用的，但令人震惊的是，一些拥有射血分数 15%、大的扩张型心肌病的患者依然维持稳定，他们可获得代偿但没有多少储备。在 PACU，潜在的问题如出血、容量改变和呼吸系统受损可能导致失代偿。液体没有绝对的数量限制，但在输注液体时要绝对小心。经食管超声心动图和经胸超声心动图在 PACU 中可广泛使用。极短时间令人困惑的低血压可以通过超声心动图解释。超声心动图可以快速观察心肌的收缩能力、局部室壁运动、容量状态和瓣膜功能障碍。

随着不断革新的心脏治疗手段和非有创技术，专业 PACU 护理是安全的，并且比转入 ICU 更能控制成本。一些高度专业化的 PACU 应运而生，主要是 ICU 过渡或短期 ICU 功能。在一项前瞻性研究中[29]，85 例施行非体外循环下冠状动脉搭桥术患者关胸后 12min±2min 脱机拔管。他们被转入 PACU 特殊的区域监护数个小时（最多长达 480min）。然后患者被转至心脏科病房或 ICU。此研究的 85 例患者中仅 4 名无法在 PACU 停留，转入 ICU，其中 3 例患者是由于窦性心动过缓，还有一个是由于心肌梗死。2 例患者由心脏科病房转入 ICU，一个是因为心房颤动，另一个是心肌缺血。同时，304 例未施行非体外循环下冠状动脉搭桥术的患者被转入心脏 ICU。在 PACU 停留的花费是 5 140 美元，比 ICU 花费少。虽然此研究看起来很有帮助，但两组患者缺乏可比性。

高危血管和胸科手术患者在充足的护理人员和准备充分的 PACU 里能够得到充分的护理[30]。通过将更多的资源投入扩展的 PACU 护理，而不是 ICU 服务，医院能够提高患者人数。关于怎样构建这些新单元，护理文献能够提供相应的数据[31-32]。

大多数医院对麻醉的需求量增加。PACU 也需要护理这些患者。一些单元可以选择单独的恢复室，并且护理人员也不同于传统的手术室 PACU。心脏介入室常被用于进行心律失常介入消融术，并且自动除颤器的放置常在杂交手术室、手术室或导管室进行。这些地方也可以进行经皮瓣膜置换术和经皮冠状动脉血管重建术。如果患者需要深度镇静或全身麻醉，他们也需要 PACU 监护。

心脏病患者是如今常见的患者。新的程序和简化手术室护理的压力，迫使 PACU 成为越来越微型的心脏 ICU。明智的 PACU 医务主任和医院管理人员会看到采用 PACU 途径可以有针对性地使用资源，患者能以一种更有效的方式得到安全的护理，同时患者周转会更快。

术后肺功能障碍

与手术和麻醉相关的机械、血流动力学和药理学因素对通气、氧合和气道通畅造成损伤[33]。大量吸烟、肥胖、睡眠呼吸暂停和 COPD 增加术后通气风险[34]。术前肺功能检查对术后并发症的预测价值有限[35]，吸烟者术后发生支气管痉挛的情况可能除外[36]。

术后通气不足

PACU 患者的轻度呼吸性酸中毒常是由于肺不张和每分通气量下降。然而，$PaCO_2$ 升高并不一定表明术后通气不足。出现下列情况时考虑通气不足：①呼吸性酸中毒伴有呼吸过速、焦虑、呼吸困难、通气困难或交感神经系统活动增加；②高碳酸血症使动脉血 pH 低于 7.30；③ $PaCO_2$ 逐渐增加，伴动脉血 pH 逐渐降低。

呼吸动力不足

在麻醉恢复早期，残余的静脉麻醉药和吸入麻醉药使患者对高碳酸血症和低氧血症的通气应答迟钝。镇静药加重阿片类药物或麻醉药所致的抑郁，并减少有意识通气的欲望（通气动力的重要组成部分）。

在转送和进入 PACU 期间，通气不足和高碳酸血症可隐匿发展。虽然术中药物的效果正在衰减，但转移前静脉给予的阿片类药物的抑制峰效应常发生在 PACU。调节交感神经系统的延髓中枢同时抑制，可能对酸血症和低氧血症的症状（如高血压、心动过速和烦躁）反应迟钝，掩盖通气不足。当经历明显的阿片类药物诱导通气不足时，患者可能沟通无误，甚至抱怨疼痛。需要在可接受的术后通气抑制和可接受疼痛或焦虑之间进行平衡。因病态肥胖症、慢性气道阻塞或睡眠呼吸暂停而伴有 CO_2/pH 异常的患者对呼吸抑制剂更敏感[37]。早产儿麻醉后呼吸暂停的风险根据麻醉类型、胎龄和术前血细胞比容决定。早产儿应该至少监测 12h。活动性或近期上呼吸道感染的小儿在复苏时更容易屏气、严重咳嗽和动脉血氧饱和度低于 90%，特别是如果他们曾有反应性气道疾病、二手烟暴露或曾接受气管插管和/或气道手术[38]。如果通气不足是阿片类药物过量所致，被迫唤醒和静脉滴注纳洛酮（每次 20～40μg）逆转呼吸抑制，而不影响镇痛。氟马西尼（0.1mg 滴注至起效，最大剂量为 1.5mg）直接逆转苯二氮䓬类对通气驱动的抑制作用，但通常不是必要的。

伤害性刺激（例如气管拔管、施行术后阻滞）的突然减少可能改变不适唤醒和药物抑制之间的平衡，从而促进通气不足或气道阻塞。颅内出血或水肿有时出现通气不足，特别是颅后窝开颅术。颈动脉内膜切除术后双侧颈动脉体损伤可消除外周低氧刺激。源于 COPD 的慢性呼吸性酸中毒改变 CNS 对 pH 的敏感性，以低氧性驱动为主，但很少发生由供氧引起的通气不足。

气道阻力增加

对气道气流的高阻力增加呼吸功和 CO_2 产生。如果呼吸肌无法产生足够的压力梯度来克服阻力，肺泡通气量无法与 CO_2 的产生和渐进性呼吸性酸中毒相匹配。

术后患者气道阻力增加常常是咽部（舌后坠，软组织塌陷导致前后位和横向位改变）、喉部（喉痉挛、喉头水肿）或大气道（肿瘤、血肿压迫，气管狭窄）阻塞所致。由肌松药残余[39]、重症肌无力或肌无力综合征引起的乏力可能影响气道，但不是气道受损的主要原因。如果气道呕吐物或异物被清除，只需要简单的策略（如提高意识水平、侧卧

位、提颏、下颌抬高或放置口咽或鼻咽导气管）便可以缓解阻塞。当患者有功能性咽反射时，鼻咽导气管可以被更好地耐受。急性上气道压迫（如颈部扩张性血肿）必须立即解除。

在咽部或声带被分泌物、血液、异物或拔管刺激时，可发生喉痉挛[40]。喉缩肌阻塞气道入口，并且减少气流。吸烟或长期接触烟雾，或有上气道手术史的患者气道敏感性高，有大量分泌物，存在更高的风险[33,38]。喉痉挛可通过面罩给予纯氧持续气道正压（10～20mmHg）通气而克服。持续的喉痉挛可通过小剂量琥珀胆碱（例如 0.1mg/kg）或丙泊酚深度镇静而缓解。插管剂量的琥珀胆碱通常不用于治疗喉痉挛，特别是在肺泡氧分压因通气不足而降低时。5～10mg 的小剂量琥珀胆碱便可以缓解喉痉挛。除非提供辅助通气，在自主呼吸恢复前肺泡氧分压降低可引起严重的低氧血症（图 54-2）[41]。如果功能残气量（functional residual capacity，FRC）异常减少，肺内氧含量的降低会加速低氧血症的进展。甲状旁腺切除术后急性低钙血症可能继发重度喉梗阻。

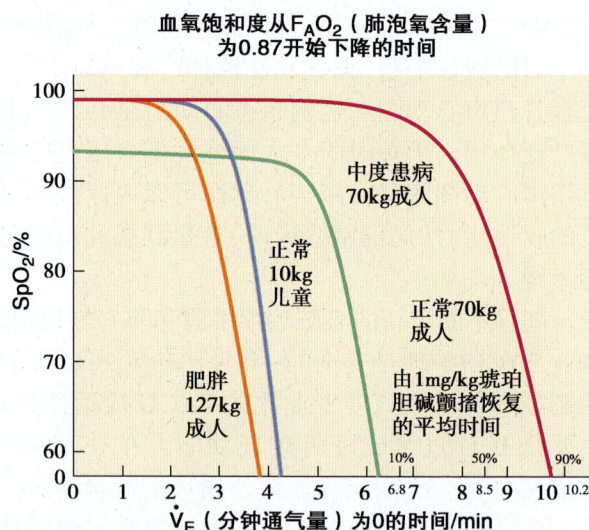

血氧饱和度从 F_AO_2（肺泡氧含量）为0.87开始下降的时间

图 54-2 呼吸暂停开始后经皮动脉血氧饱和度（SpO_2）下降的速率

（摘自 Benumof JL, Dagg R, Benumof R. Critical hemoglobin desaturation will occur before return to an unparalyzed state following 1mg/kg intravenous succinylcholine. Anesthesiology. 1997; 87: 979）

软组织水肿加重气道阻塞，特别是在儿童和成人颈部手术之后。雾化血管收缩药如肾上腺素有所帮助，对类固醇反应不大。C1 抑制因子缺乏症患者会出现严重的血管神经性水肿，即使气道

仅发生轻微损伤。病理性气道阻塞(例如严重水肿、会厌炎、咽后脓肿、肿瘤侵犯)可能需要紧急气管插管,但气道操作是危险的,因为源于尝试气管插管的微小损伤可能促使边缘气道变为完全梗阻。每位麻醉医师对时间、患者状态、可用设备和气道管理技术的判断决定了在哪儿、什么时候,以及如何插管。用于气管插管的镇静药或肌肉松弛药能影响患者维持气道通畅的主观努力和消除自主呼吸,因而可能恶化气道阻塞。必须准备紧急环甲膜切开术或气管切开术的设备和人员。使用14G静脉套管针或穿刺套包以行环甲膜切开术保证氧合和最低通气,直到确保气道安全,尤其是使用100%氧气进行喷射通气时。

小气道横截面积的减少会增加气道阻力,因为湍流时阻力与气道半径的四次方成反比。在新出现的反应性气道患者中,咽或气管可能因分泌物、吸痰、误吸或气管插管刺激出现支气管平滑肌的反射性收缩。药物或变态反应引起的组胺释放增加了气道平滑肌张力。在患有COPD或由肥胖、手术操作、肺水过多或夹板导致肺容积减少的患者中,小气道径向牵拉减少,因而横截面积减小。术前肺量计法测得的气道阻力增加,预测术后支气管痉挛风险增加[36]。吸烟和患有支气管痉挛的患者是相对高危的[42]。如果因加温、体温过高或呼吸做功而增加通气需求,高流量将层流转变为高阻力的湍流。在用力肺活量呼气时,呼气时间延长或可闻及湍流气流(哮鸣)揭示了隐匿的气道阻力。胸膜腔内正压使中等直径气道被压缩,因此呼气时气道阻力更高。高气道阻力并不总是引起哮鸣音,因为气流也可以被阻塞而没有声音产生。阻力增加的症状与肺顺应性下降的症状相似。在这两种情况下,自主呼吸患者均表现为辅助呼吸肌的调动、费力呼吸和呼吸功增加。机械通气患者表现为高的吸气峰压。

小气道阻力的治疗直接针对潜在病因。必须消除喉部或气道刺激。患者通常对之前的吸入方案有反应。左旋沙丁胺醇或间羟异丙肾上腺随氧气吸入可解决术后支气管痉挛,伴有轻微的心动过速。雾化外消旋肾上腺素可有效松弛平滑肌,但可出现心动过速和面部潮红等副作用。异丙肾上腺素雾化吸入效果比较好。也可采用肌内注射或舌下给予特布他林。类固醇治疗不会立即改善症状,但可以用于预防复发。对 β_2 受体激动药抵抗的支气管痉挛,可通过抗胆碱药如阿托品或异

丙托溴铵来改善。如果支气管痉挛危及生命,静脉给予肾上腺素可产生明显的支气管扩张。机械原因(如肺容积减少、残留分泌物、肺水肿)引起的小气道阻力增加通常不会被支气管舒张药物缓解。采用刺激肺容积法或大潮气量通气法可增加小气道径向牵引而恢复肺容积。左心室充盈压降低可能缓解由肺水增多导致的气道阻力增加,虽然组织液积聚仍存在。此外,气道平滑肌收缩使静脉和淋巴管阻塞,由此引发的气道壁水肿缓解缓慢。

顺应性下降

肺顺应性下降增加了肺弹性做功。在极端状态下,降低的肺顺应性可引起进行性呼吸肌疲劳、通气不足和呼吸性酸中毒。实质改变也影响顺应性。FRC降低导致小气道关闭和终末肺组织萎陷,需要更多能量消耗以重新复张肺组织。肺水肿增加了肺的重量和惯性,并通过干扰肺表面活性物质提高肺表面张力,从而使复张更困难。肺挫伤或出血影响肺扩张,其他还包括限制性肺疾病、骨骼畸形、胸腔内病变、血胸、气胸或心脏肥大。肥胖影响肺顺应性,特别是当脂肪组织压迫胸廓或增加仰卧位或侧卧位腹内压时。胸外因素如胸壁肌肉紧张或腹部敷料和胃肠内的气体降低胸廓顺应性。最明显的是腹腔镜手术后,残留的 CO_2 可能损害膈肌的运动。CO_2 能够进入胸腔,引发气胸、纵隔气肿。由于 CO_2 迅速吸收,这通常是自限性的。通常不需要胸管介入。腹腔内肿瘤、出血、腹水、肠梗阻或妊娠损害膈肌移动,并降低顺应性。

通过解决肺顺应性降低的问题,呼吸功得到改善。患者半坐卧位休息可减少呼吸功。诱发性肺量计训练和胸部理疗有助于恢复肺容积,呼气末正压(positive end-expiratory pressure,PEEP)或持续气道正压(continuous positive airway pressure,CPAP)也有帮助。但对于患有COPD或肺顺应性高的患者,正压通气会迫使肋骨和膈肌达到扩张极限,增加吸气肌的做功。

神经肌肉和骨骼问题

术后气道阻塞和通气不足因未完全恢复的肌肉松弛而加剧。残余肌松影响气道通畅,削弱克服气道阻力、气道保护和清除分泌物的能力[43]。在严重情况下肌松影响有效的自发通气。术中短效肌松药的使用可减少残余肌松的发生率,但不

能消除此问题。不完全逆转比完全肌松更危险，因为一个虚弱、躁动的患者更易出现不协调的运动和气道阻塞。一个因临界神经肌肉功能状态出现轻微喘鸣和浅呼吸的镇静患者可能被忽视，这可导致隐匿性通气不足、呼吸性酸中毒和反流误吸发生。PACU 工作人员应该识别那些使用非去极化型肌松药而未给予拮抗的患者，因为这些患者常表现为低水平的肌松残余[44]。避免使用中短效肌松药拮抗的技术安全性还没有被证实，推荐对非去极化型肌松药进行拮抗[6]。选择性肌松药结合剂在欧洲广泛应用，近期在美国也得到允许，γ-环糊精（如舒更葡糖钠），是一种可避免其他抗胆碱酯酶药和抗胆碱药副作用的拮抗药物[45]。患有神经肌肉异常例如重症肌无力、兰伯特-伊顿综合征、周期性瘫痪或肌营养不良的患者对肌松药呈现出扩大或延长的效应。即使不使用松弛药，这些患者也能显示术后通气不足。药物（例如抗生素、呋塞米、普萘洛尔、苯妥英钠）像高镁血症和低钙血症一样增强神经肌肉松弛。

某些患者术后膈肌收缩受到损害，迫使患者更多地依靠肋间肌，并且降低了克服顺应性下降或通气需求增加的能力。膈神经功能因肌间沟神经阻滞、创伤或胸部和颈部手术受损，可能导致一侧或偶尔两侧膈肌瘫痪[25]。只靠一侧膈肌和肋间外肌的临界通气可维持足够通气。然而在高呼吸功、肌无力或通气需求增加时，无功能的膈肌会影响每分通气量。胸部脊椎麻醉或硬膜外阻滞干扰肋间肌功能，减少通气储备，尤其对于慢性阻塞性肺病患者。运动神经元功能异常（例如吉兰-巴雷综合征、颈髓损伤）、连枷胸或严重脊柱后凸或脊柱侧凸可以导致术后通气不足。

简单的测试有助于评估通气能力。仰卧时能够抬头，用力肺活量为 10～12ml/kg，吸气负压达 –25cmH$_2$O，以及四个成串刺激评估表明呼吸肌力量足够维持通气和咳嗽。然而这些临床表现都不能预测气道保护性反射恢复[44]，并且这些测试失败不能表明必须辅助通气。

无创机械通气技术例如 CPAP 或双水平通气能够帮助患者早拔管或防止再次插管。通过无创技术的应用，常能克服上述一些影响正常通气的问题，减少保留气管插管或再次气管插管的风险。除了 ICU 的其他单元能够管理这些患者，这可减轻 ICU 的负担。

偶尔在通气足够的情况下临床症状显示通气不足。为了避免疼痛（夹板固定），胸部自主扩展受限，导致出现用力呼吸、快而浅的呼吸等通气不足的特征。夹板固定很少真正引起通气不足，通常镇痛或调整体位可改善。胸部限制或顺应性降低导致小潮气量通气，产生肺牵张感受器传入信号，导致呼吸困难、用力呼吸和辅助肌调动，但此时每分通气量是足够的。偶尔大而满意的肺扩张常可缓解这些症状。最后，代偿代谢性酸中毒的自发通气过度可能产生呼吸过速和用力呼吸，这可能被误认为通气不足。

无效腔增加

无灌注无效腔或有高通气血流比例（$\dot{V}/\dot{Q}$）的低灌注肺泡不能有效地清除 CO_2。无效腔量的增加或潮气量的缩减增加了每次呼吸消耗在无效腔中的比例（$\dot{V}_D/\dot{V}_T$），并且之前产生的 CO_2 会重复吸入。需要增加总的每分通气量来代偿二氧化碳产生的增加。有高 $\dot{V}_D/\dot{V}_T$ 的患者术后面临呼吸衰竭的风险。

偶尔术后患者无效腔量急性增加可导致呼吸性酸中毒。虽然上气道无效腔因气管插管和气管切开而减少，呼吸环路中过多的管路容量或转换阀门导致 CO_2 重复呼吸。PEEP 或 CPAP 增加生理性无效腔，尤其在高肺顺应性患者中。空气、血栓或细胞碎片引起的肺栓塞增加生理性无效腔，而对 CO_2 排出的影响通常被高碳酸和缺氧驱动或反射引起的每分通气量增加所代偿。心输出量降低可降低通气肺的灌注而使 $\dot{V}_D/\dot{V}_T$ 短暂增加，并且是急诊护理单元中无效腔量急性增加的常见原因。如果与脓毒症、输血相关性急性肺损伤（transfusion-related acute lung injury, TRALI）或缺氧相关的成人型呼吸窘迫综合征破坏肺微血管，无效腔量会不可逆转地增加。如果吸气干扰之前的呼气，并且用过的肺泡气被拦截，无效腔量会明显增加。当高气道阻力延长呼气时间，或在机械通气期间出现不恰当的吸呼比或高通气频率，这种"气体捕获"可发生。

二氧化碳产生增加

二氧化碳的产生与代谢率、体温和底物可利用率直接相关。在麻醉过程中，随着体温过低降低代谢活动，神经肌肉松弛减少紧张性肌肉收缩，二氧化碳的生成下降为正常 2～3ml·kg^{-1}·min^{-1} 的 60% 左右。因此，在复苏过程中代谢率和 CO_2 产量可增加 40%。在肠外营养过程中,寒战、高呼吸功、感染、交感神经系统活动或快速碳水化合物代谢加速 CO_2 产生。恶性高热产生的 CO_2 是正常的许多倍,迅速超过通气储备,引起严重的呼吸性和代谢性酸中毒。如果顺应性降低、气道阻力增加或神经肌肉阻滞干扰通气,即使 CO_2 轻微增加也可诱发呼吸性酸中毒。调整肠外营养输注,改善呼吸功、减少寒战或治疗体温过高,可使 PACU 患者的 CO_2 产出减少。

术后氧合不足

动脉血氧分压(PaO_2)是肺内氧气由肺泡进入肺毛细血管的最好指标。通过脉搏血氧饱和度监测动脉血氧饱和度不能反映肺泡动脉血氧梯度,并且对于评估氧解离曲线移动或碳氧血红蛋白的影响没有帮助[46]。代谢性酸中毒或混合静脉血氧含量可评价外周氧输送和利用。适当的动脉氧合并不意味着心输出量、动脉灌注压或血流分布将保持组织氧合。尽管有足够的氧合,脓毒症、低血压、贫血或血红蛋白解离异常可导致组织缺血。

术后患者可耐受的 PaO_2 下限根据个体不同而变化。PaO_2 降到 $65\sim70mmHg$ 引起明显血氧饱和度下降,这时组织氧输送维持在较低水平。维持 PaO_2 在 $80\sim100mmHg$(血氧饱和度在 93%~97%)确保充足的氧供。PaO_2 高于 $110mmHg$ 有很少的获益,因为血红蛋白已饱和,额外溶解在血浆内的氧气没有什么作用。在机械通气期间通过 FiO_2 0.4 和 $5cmH_2O$ PEEP 维持 PaO_2 在 $80mmHg$ 以上[46],CPAP 或自主呼吸试验通常可预测气管插管拔管后维持足够的氧合。

通气分布

依赖性肺容积的减少通常导致 $\dot{V}/\dot{Q}$ 失调和低氧血症。FRC 减少而降低小气道的径向牵引导致肺萎陷和远端肺不张,在术后 36h 恶化[47]。依赖肺的通气量减少是特别有害的,因为重力使肺血流流向依赖区域。肥胖患者在手术过程中经历 FRC 的大幅降低。老年患者通常表现出一定的呼气末气道关闭,COPD 患者因 FRC 轻微减少而呈现严重的闭合。在上腹部手术期间回缩、填塞、操作或气腹降低 FRC,外科助手压迫也是如此[48]。俯卧位、截石位或头低脚高位是不利的,特别在肥胖患者。部分右主支气管插管是右肺上叶萎陷常被忽视的原因。在单肺麻醉中,失去支撑的纵

隔内容物的重量、腹内容物对依赖侧膈肌的压力和肺的压迫都降低依赖侧的肺容积。重力和淋巴管阻塞促进组织液积聚,并进一步导致 $\dot{V}/\dot{Q}$ 失调。这种“下肺综合征”的胸部 X 线表现可能为单侧肺水肿。

术后,水中毒、心功能不全、气道阻塞或毛细血管通透性增加(例如包括 TRALI、药物反应)引起急性肺水肿,通过干扰 $\dot{V}/\dot{Q}$ 配比和氧肺内弥散而导致低氧血症。为了克服气道阻塞而进行强有力的吸气降低了 FRC,并且促进负压性肺水肿的出现。压迫、残留分泌物或误吸使小气道闭塞,导致通气不足和低氧血症,就像主支气管插管。气胸或血胸也减少肺容积。

恢复肺容积的保守措施常改善氧合。如果可以,患者应该采用半坐卧位或头高脚低位来降低腹部对膈肌的压力。疼痛导致浅呼吸,所以镇痛有助于维持 FRC,尤其对于上腹部或胸壁切口的患者。深呼吸、咳嗽、胸部理疗、诱发性肺量计训练似乎有助于扩大 FRC,清除分泌物,并使患者适应切口不适,但实际效果是有争议的[49-50]。对于 FRC 术后严重减少,正压是有效的。CPAP($5\sim7cmH_2O$)或双水平通气可以通过面罩维持几个小时,直到导致肺容积下降的因素得到解决。如果低氧血症严重或患者对 CPAP 或面罩不耐受,通常需要气管插管。无创呼吸改为气管插管后并不必须给予正压通气,通气需求应再次评估,将 $PaCO_2$、动脉血 pH 值和呼吸功考虑在内。通常 $5\sim10cmH_2O$ CPAP 或 PEEP 就可改善 PaO_2,没有低血压、颅内压增高或气压伤的风险。如果患者没有改善,必须重新评估病因。偶尔成人型呼吸窘迫综合征或肺挫伤的患者可能需要超过 $10cmH_2O$ 的呼气末压力来改善氧合。

气管插管可消除正常的呼气阻力和“生理性 PEEP”($2\sim5cmH_2O$),这些有助于自主呼吸时维持肺容积。将气管插管暴露于环境压力下可能导致 FRC 逐渐减少。健康、瘦小的患者常常能耐受无正压的短时间插管,但对于术后插管患者,通常使用 $5cmH_2O$ CPAP,这样较为谨慎。

灌注分布

较差的肺血流分布也干扰 $\dot{V}/\dot{Q}$ 配比和氧合。血流分布主要由血流动力学因素(肺动脉及静脉压、血管阻力)决定,这些因素受重力、气道压力、肺容积和心脏动力学的影响。血流分布被缺氧性

肺血管收缩（hypoxic pulmonary vasoconstriction, HPV）调节，可转移低 PaO_2 处的血流。对于术后患者，如果重力迫使血液流向通气不足区域，体位将影响氧合。例如，将通气不良的肺放在一个依赖位置可能降低 PaO_2。术后肺动脉压、气道压力和肺容积改变对血流分布的影响很复杂，可能对 $\dot{V}/\dot{Q}$ 配比造成负面影响。残余吸入麻醉药、血管扩张药和拟交感神经药直接影响血管张力和 HPV，也是全身麻醉后肺泡动脉血氧梯度较大的部分原因（通气分布的变化也有影响）。肝硬化患者 $\dot{V}/\dot{Q}$ 匹配较差，这主要是由肺内小动静脉分流所致。脓毒血症患者循环内的毒素破坏 HPV，从而导致低氧血症。

在 PACU 没有什么措施能够改变肺血流分布而改善 $\dot{V}/\dot{Q}$ 配比。最好维持肺动脉压和气道压力在适当的范围。尽可能避免将萎陷或病态肺安置在依赖位置。将通气不良的肺实质安置在非依赖位置可能改善 $\dot{V}/\dot{Q}$ 配比，但将病肺安置在"上"，可能促进脓性物质进入未受影响的肺。避免使用血管扩张药，这可以改善 PaO_2，除非药物的益处多于 HPV 受损带来的不利。

肺泡氧分压不足

术后低氧血症通常是肺泡氧分压（P_AO_2）整体降低所致，源于通气不足和肺泡气二氧化碳分压（P_ACO_2）明显增加（见第 15 章肺泡气体公式）。根据肺泡气公式，通气不足严重时引起低氧血症，并可被小剂量的供氧所完全掩盖。源于异物、软组织水肿或喉痉挛以及非常高的小气道阻力的完全呼吸暂停或气道阻塞都将导致肺泡氧的快速消耗，并且妨碍有效通气。如果发生通气停止，P_AO_2 下降的速率与年龄、体型、潜在疾病的程度和初始 P_AO_2 相关（图 54-3）[41]。如果阿片类药物或残余麻醉药水平严重抑制通气中枢，低氧血症也可能发生。气道部分阻塞通常不会降低 P_AO_2，尤其当患者吸氧时。吸氧增加 FRC 中的氧含量，避免了通气不足或气道阻塞导致的低氧血症，也不需要使用脉搏血氧饱和度仪来监测通气。在罕见情况下，其他气体浓度过高可降低 P_AO_2。全身麻醉后氧化亚氮的快速排出取代肺泡气，如果患者通气不足或呼吸空气可能降低 P_AO_2，但这种"弥散缺氧"通常在转入 PACU 前发生。在严重高碳酸血症时，呼吸空气的患者可能发生氧容量替代，而酸血症是一个更大的问题。

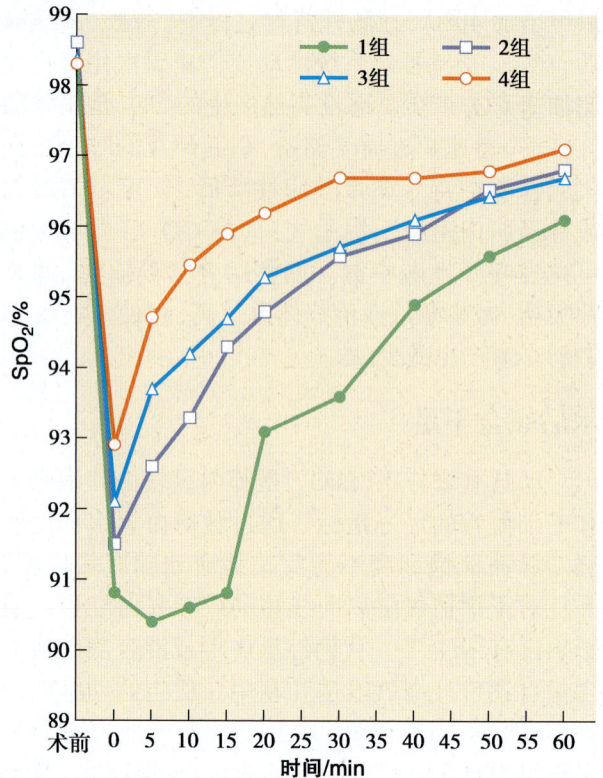

图 54-3　全身麻醉后自主呼吸室内空气患者经皮动脉血氧饱和度（SpO_2）随麻醉后监护病房停留时间的变化（1 组，0～1 岁；2 组，1～3 岁；3 组，3～14 岁；4 组，14～58 岁）（摘自 Xue FS, Huang YG, Tong SY, et al. A comparative study of early postoperative hypoxemia in infants, children, and adults undergoing elective plastic surgery. Anesth Analg. 1996; 83: 709）

混合静脉血氧分压降低

混合静脉血氧分压（$P\bar{v}O_2$）受到动脉血氧含量、心输出量、外周血流分布和组织氧摄取的影响。如果动脉血氧含量降低或组织氧摄取增加，$P\bar{v}O_2$ 下降。被分流或流经低 $\dot{V}/\dot{Q}$ 配比肺叶的血液内 $P\bar{v}O_2$ 越低，PaO_2 下降越多。低 $P\bar{v}O_2$ 的血液从肺泡气摄取更多的氧，使通气不足和气道阻塞对 P_AO_2 的影响放大。非常低的 $P\bar{v}O_2$ 增加通气不良肺泡发生吸收性肺不张的风险。术后患者寒战、感染和高代谢增加外周氧摄取而降低 $P\bar{v}O_2$。低心输出量和低血压通过降低组织氧输送而降低 $P\bar{v}O_2$。通过供氧，低 $P\bar{v}O_2$ 对肺泡氧提取和动脉氧合的影响减少。

阻塞性睡眠呼吸暂停

阻塞性睡眠呼吸暂停（obstructive sleep apnea, OSA）是患者在一段时间内出现部分或完全上呼吸道梗阻的综合征。梗阻干扰患者的睡眠模式,导致白天嗜睡、注意力下降和易激惹,小儿表现出攻击性和不专心的行为。气道阻塞可引起阵发性血氧饱和度下降,高碳酸血症,并可能导致心脏功能障碍。据估计,美国9%的女性和24%的男性显示睡眠呼吸障碍,2%的女性和4%的男性有明显OSA症状[51]。随着人口老龄化和肥胖人数增多,这些数字可能会增加。2014年2月,ASA OSA患者围术期管理工作组基于OSA的ASA评分系统发布了指南,根据睡眠呼吸暂停低通气指数(每小时睡眠中呼吸暂停和低通气次数)将患者分为轻度、中度或重度OSA[52]:

轻度OSA	睡眠呼吸暂停低通气指数	5~14次/h
中度OSA	睡眠呼吸暂停低通气指数	15~30次/h
重度OSA	睡眠呼吸暂停低通气指数	>30次/h

OSA患者围术期管理必须在术前精心设计,同时考虑到手术类型、位置和恢复情况。术后管理包括镇痛、氧合、患者体位和监测。相比于阿片类药物使用的增加,使用最少镇静药的区域麻醉更有利于恢复。术后应立即给氧。使用CPAP或无创正压通气的患者应继续使用这些疗法。应采取体位来最大限度地降低患者气道阻塞的可能,这可能被手术类型所限制。与仰卧位相比,侧卧位、俯卧位和坐位时成人OSA患者睡眠呼吸暂停低通气指数有所改善。在监测方面,工作组专家一致认为脉搏血氧饱和度监测应该使用到患者血氧饱和度在睡眠吸空气时保持90%以上为止。脉搏血氧饱和度监测、ECG或呼吸监护仪的使用有助于减少术后不良事件,并应在患者需要的基础上使用。随着关于OSA的研究不断增加,这一患者群体信息的不断标准化将产生更多的循证治疗和临床护理经验。

贫血

术前血细胞比容和术中出血决定患者术后红细胞总量和携氧能力。由稀释引起的血细胞比容减少影响不大。根据心脏储备、氧耗量、氧解离、PaO_2和血流分布的不同,氧输送无法满足组织需要的血细胞比容也不同。发生休克或缺乏组织氧输送的实际水平称为临界氧输送(DO_2)水平。对于心肌功能和血容量正常的动物和人,临界DO_2要求血红蛋白浓度至少为30~35g/L。当然,这个血红蛋白水平可能太低而不适合作为输血的指征。

然而,它说明了存在大量过剩的血红蛋白以满足代谢对氧的需求。每个患者都有一个最低血细胞比容,低于此,组织会出现无用的无氧代谢并产生乳酸血症。随着血细胞比容下降,有血管疾病的患者出现重要器官缺血的风险增加。ASA和心脏麻醉/手术医师协会(胸外科医师协会和心血管麻醉医师协会)制定了输血和血液管理指南。稳定、不出血、血容量正常的患者可以耐受60g/L血红蛋白浓度。血红蛋白浓度在60~80g/L时,输血可能有一些益处,在100g/L以上时用处不大。此外,帮助患者脱离呼吸机的输血已显示使脱机过程延长和/或使停止机械通气变得更困难。

补充氧气

术后低氧血症发生率比较高。当PACU患者呼吸空气时,30%的小于1岁患者,20%的1~3岁患者,14%的3~14岁患者,以及7.8%的成人患者血氧饱和度低于90%,很多患者的血氧饱和度低于85%(图54-3)[53]。认知功能的临床观察与评价不能准确反映低氧血症,因此PACU内脉搏血氧饱和度监测是必不可少的[54]。无法预测哪个患者将发生低氧血症或什么时候发生。当患者有肺疾病或肥胖,处于胸部或上腹部手术恢复期,或术前就存在低氧血症时,风险明显增加[55]。有呼吸道感染或慢性扁桃体肥大的儿童术后易发生低氧血症。低氧血症也常发生于区域麻醉后[21]。

补充氧气仅用于低氧血症高风险或低SpO_2读数的患者(表54-3)。然而在PACU恢复的最初阶段和转运到PACU的过程中建议补充氧气[6]。补充氧气并不能解决术后患者低氧血症的潜在原因,它的使用不能保证不会再发生低氧血症,并可能掩盖通气不足[56]。虽然氧气会导致轻微的黏膜干燥,但常规湿化也没有什么好处,除非绕过插管自然加湿。

围术期误吸

麻醉期间气道反射抑制使患者存在术中和术后恢复期的误吸风险,术中误吸可在PACU发现。围术期误吸的肺部并发症随误吸的量和类型而变化。胃内容物的误吸最可怕,外科患者也可表现其他误吸症状。

在诱导、面罩通气或复苏时,清亮口腔分泌物的误吸很常见,通常影响轻微。咳嗽、轻微气管刺激或短暂性喉痉挛是直接的后遗症,而大量误吸

表 54-3　普通供氧系统氧流量和吸入气氧浓度的相关性

设备	氧流量/($L \cdot min^{-1}$)	吸入气氧浓度
鼻导管	1	0.21～0.24
	2	0.23～0.28
	3	0.27～0.32
	4	0.31～0.36
	5	0.35～0.40
	6	0.39～0.44
简易面罩	5	0.30～0.40
	8	0.40～0.60
部分重复呼吸面罩	10	0.50～0.65
非重复呼吸面罩	10～15	0.60～1.00（接近）

容易诱发感染、小气道阻塞或肺水肿。继发于创伤、鼻出血或气道手术的血液误吸，使胸部 X 线片出现明显的变化，并且与临床症状不成比例。吸入"无菌"血液可引起小气道阻塞，但很快通过黏液纤毛转运、吸收和吞噬而清除。大量的血液误吸或血凝块误吸阻塞呼吸道，干扰氧合，并且在空气中导致纤维蛋白改变和因吞噬细胞内铁蓄积而出现肺血色病。继发感染是一种威胁，尤其当组织或脓性物质也被误吸。

食物、小物件、牙齿或牙科用具的误吸会引起持续咳嗽，播散反射性支气管痉挛，气道阻塞伴远端肺不张或肺炎。一旦异物被排出或移除，并发症往往是局部的，并且使用抗生素和支持性治疗。误吸物可能继发热损伤，导致化学性或创伤性气道损伤。当然，误吸物所致的完全上气道或气管阻塞是危及生命的紧急情况。

呕吐或反流时酸性胃内容物误吸引起化学性肺炎，最初的表现为弥漫性支气管痉挛、低氧血症和肺不张[57]。误吸的发病率随误吸量增加而直接增加，与 pH 值成反比（越酸越严重）。部分消化的食物误吸加重和延长肺炎，特别是当蔬菜存在时。食物颗粒机械性阻塞气道，并且是一种继发细菌感染的病灶。严重情况下，上皮变性、间质及肺泡水肿和肺泡内出血迅速进展为高渗透性肺水肿性成人型呼吸窘迫综合征。肺泡上皮细胞破坏、表面活性物质的活性降低、透明膜形成，以及接着出现的肺气肿，导致 $\dot{V}/\dot{Q}$ 失调和顺应性降低。微血管破坏增加肺血管阻力和无效腔通气。

严重误吸的发生率在 PACU 患者中较低，但与误吸相关的风险是显而易见的。术后呕吐发生率较高，特别当气体在胃内蓄积时。气道保护性反射如咳嗽、吞咽和喉痉挛被抑制剂如吸入麻醉药、镇静药和阿片类药物所抑制，所以需认真观察意识水平下降的患者。喉神经阻滞或局部麻醉药（用于减少气道应激）的持续作用和残余镇静药一样削弱术后气道保护。残余的肌松可抑制保护性反射[44,58]。患者可能维持气道通畅和自发通气，通过抬头试验，四个成串刺激 T4/T1 大于 0.7，但仍可能因残余肌松而气道反射受损。在反射完全恢复前，T4/T1 应该超过 0.9[58]。如果忽略了反转，误吸的风险也会增加。低血压、低氧血症或酸血症导致呕吐和反应迟钝，增加误吸风险。

预防误吸是关键，因为有效的治疗很有限[59]。对于高风险患者，术前给予非颗粒抗酸药（例如枸橼酸钠）增加胃液 pH 而不增加体积。避免使用微粒抗酸药。H_2 受体拮抗剂（例如雷尼替丁、法莫替丁）减小胃液的体积和提高胃液 pH。甲氧氯普胺增加胃食管括约肌张力，加速胃排空。插入鼻胃管往往无法去除颗粒物质，并且干扰胃食管括约肌的完整性。

在 PACU，警惕误吸很重要。头低脚高位可能促进反流发生，但在反流呕吐发生后有助于气道清除。高危患者在气道反射恢复前不应该拔除气管导管。即使患者清醒，也能遵从指令，他或她仍然可能在麻醉后几小时出现咽反射抑制。阿片类药物和其他镇静药的使用可能使较好的气道保护情况转变为有潜在误吸风险的情况。可能发生气管导管的充气套囊周围酸性液体的误吸，因此护士应该经常观察上气道分泌物或呕吐物。应该在拔管前避免套囊放气，因为硬管损伤喉痉挛、呕吐和其他保护性反射。咽部分泌物应该被吸引，气管导管在吸气末拔除，用气道正压促进固定带以下和套囊以上的物质排出。因为气道反射可能暂时受损，拔管后必须观察。软组织损伤或手术所致的气道解剖改变影响气道保护。下颌固定使呕吐物、血液或分泌物排出困难，因此需要有可用的设备松解下颌固定，在气管导管拔除前确保患者有认知能力和清理气道的能力。

咽部发现胃分泌物时应立即侧头（假设颈椎是完整的），并且吸引气道。如果气道反射受损，常要进行气管插管。插管后，在正压通气前经气管导管吸引气道，以避免误吸物进入远端气道。不推荐生理盐水或碱溶液的滴入。评估气管吸出物pH值是无用的，因为缓冲是即刻的。检查咽部分泌物pH更准确，但没有实用价值。如果怀疑发生了误吸，需进行24～48h监护以观察是否出现吸入性肺炎。如果门诊患者的误吸可能性很小，可以进行随访，前提是低氧血症、咳嗽、哮鸣或放射学检查异常在4～6h内不会出现。应明确指示患者在出现乏力、发热、咳嗽、胸痛或其他肺炎症状时与医疗机构联系。如果误吸的可能性很高，患者应该住院观察。观察内容包括连续体温检查、白细胞计数、胸部X线检查和血气分析。胸部理疗、诱发性肺量计训练和重新启动既往肺疾病的药物治疗，能减少肺容积丢失、$\dot{V}/\dot{Q}$失调和感染。在24h内，胸部X线检查随时可能出现绒毛样浸润。低氧血症可能迅速进展或随损伤程度隐匿性发展，因此持续脉搏血氧饱和度监测是很重要的。

如果低氧血症、气道阻力增加、实变或肺水肿发展，患者应补充氧气，接受PEEP或CPAP。机械通气是必需的。类固醇应用无效，还可能会增加细菌感染的风险。细菌感染并不总是伴随误吸，因此预防性应用抗生素仅仅促进耐药菌的定植。如果有明显细菌感染，应根据培养结果进行抗生素治疗。如果培养是模棱两可的，使用广谱抗生素，覆盖革兰氏阴性杆菌和厌氧菌，包括脆弱拟杆菌。整体治疗与成人型呼吸窘迫综合征相似。毛细血管通透性增加所致的肺水肿不应使用利尿剂治疗，除非存在高充盈压或血容量过多。

术后肾脏并发症

排尿能力

由于阿片类药物和区域麻醉的自主性副作用影响括约肌松弛和促进尿潴留，排尿能力需要评估。尿潴留在泌尿外科、腹股沟和生殖器手术后非常常见，常延迟出院[3]。在这些手术后需要观察，以确定无法排尿可能是手术并发症。患者和工作人员都不能通过感觉或触诊准确地估计膀胱容量。超声膀胱扫描有助于在出院前评估膀胱容量，避免了以往常规的"直接导尿"的做法。在患者排尿前，让门诊择期患者离院和住院患者转到其他楼层的做法是合理的[6,60-61]。在住院患者排尿前转移时，要确保排尿可以监测，以避免尿潴留发生。对于没有排尿就出院的门诊患者，应告知排尿的具体时间间隔（即出院后10～12h）。如果尿潴留持续存在，患者必须与医院联系。泌尿外科手术后的高回院率与尿潴留有关[62]。

肾小管功能

尿液分析提供术后肾小管功能的信息。尿液颜色对评估浓缩能力没有帮助，但它有助于血尿、血红蛋白尿或脓尿的识别。尿渗透压（反映溶液中微颗粒的数目）是一个反映肾小管功能的更可靠的指标，而比重受到溶质分子量的影响。渗透压450mOsm/L以上表明肾小管浓缩能力正常。与尿液酸化或碱化一样，尿钠浓度远低于血清浓度，或尿钾浓度高于血清浓度也显示肾小管的能力。接近血清的尿渗透压、电解质和pH值可能表明肾小管功能差或急性肾小管坏死。

长时间麻醉后，吸入麻醉药（七氟烷、恩氟烷和甲氧氟烷）的代谢过程中无机氟化物的释放可引起肾小管浓缩能力降低。更高浓度的氟化物可引起肾小管坏死。七氟烷和干燥的二氧化碳吸收剂相互作用生成化合物A（常见于首例或周边位置），乙烯基醚降解释放无机氟。虽然使用七氟烷可能会发生短暂蛋白质潴留和浓缩能力受损，但是不会严重影响肾功能。如果使用锂基CO_2吸收剂，这种并发症可以完全避免。

少尿

少尿[≤0.5ml/（kg·h）]常发生在恢复期，并且通常反映血容量减少。手术应激反应也增加抗利尿激素（antidiuretic hormone，ADH），从而导致尿量减少。然而，尿量减少可能表明肾功能异常。可接受的少尿程度和持续时间随肾脏基础状态、外科手术和预期术后疗程而变化。对于没有导尿管的患者，应该评估距离最后一次排尿的间隔和膀胱容量，以鉴别少尿和不能排尿。检查留置导尿管是否扭结，是否被血凝块或杂物阻塞，导管尖端是否在膀胱内的尿水平之上，并且如果术中事件（如主动脉阻断、严重低血压、输尿管结扎、大量输血）可能损害肾功能，应积极评估少尿。根据术前血压，体循环压力必须足够维持肾灌注。用去氨加压素止血很少影响术后尿量。将尿送检以检查电解质和渗透压后，静脉推注300～500ml晶体液有助于评估少尿是否为血容量减少的肾脏反应。如果没有改善，考虑使用大剂量或诊断剂量呋塞米，静脉注射5mg。如果少尿反映了肾小管重吸收功能,则可使用呋塞米增加尿量。接受长期利尿剂治疗的患者可能需要利尿剂维持术后尿量。

如果补液、足够的灌注压和呋塞米试验后,少尿仍持续,则增加了急性肾小管坏死、输尿管梗阻、肾动脉或静脉阻塞或 ADH 分泌不当的可能性。膀胱镜检查、静脉肾盂造影、血管造影、核素扫描可能有助于明确肾功能状态。渗透性或袢利尿剂可能有助于减轻肾损害。使用小剂量多巴胺或多巴酚丁胺并没有被证明能改善肾功能。择期高风险心脏手术患者术前使用非诺多泮(fenoldopam)已被证明可减少急性肾损伤的风险[63]。同肾病专家沟通是明智的。

多尿

依赖术后高尿量来评估血管内容量或肾功能会被误导。丰富的尿量往往反映了慷慨的术中液体管理,但由高血糖和糖尿引起的渗透性利尿是另一个常见的原因,尤其是输注含有葡萄糖的晶体液时。多尿也可能反映术中利尿剂的使用。然而,持续的多尿[4~5ml/(kg·h)]可以显示水清除率调节异常或多尿性肾衰竭,尤其是当尿排出影响血管内容量和体循环压力时。尿崩症常继发于颅内手术、垂体切除、头部外伤或颅内压增高。尿比重等于 1.005 或更低,尿渗透压 200mOsm/kg 或更低是尿崩症的标志。随机血浆渗透压一般高于 285mOsm/kg。使用血管升压素有助于诊断或治疗。

代谢并发症

术后酸碱平衡紊乱

术后酸碱平衡紊乱分为原发性和代偿性紊乱,因为病理生理学的快速改变经常产生多种原发性异常,辨别起来有一定的难度。

呼吸性酸中毒

PACU 患者常发生呼吸性酸中毒,这是因为麻醉药、阿片类药物和镇静药通过抑制 CNS 对 pH 和 $PaCO_2$ 的敏感性而导致通气不足。在清醒、充分镇痛的自主呼吸患者中,高碳酸血症和酸血症通常是轻微的($PaCO_2$ 为 45~50mmHg, pH 为 7.32~7.36)。深度镇静患者常存在严重酸中毒,除非提供辅助通气。尽管 CNS 驱动完整,残余神经肌肉阻滞、气道阻力增加或肺顺应性下降的患者可能

无法保持足够的通气,特别是如果 CO_2 产量因发热、寒战或高营养而增高。肾脏需要几个小时来产生代偿性代谢性碱中毒,所以术后急性呼吸性酸中毒的代偿是有限的。

呼吸性酸中毒的症状包括焦虑、意识错乱、通气不足和呼吸过速。交感神经系统对低 pH 的反应是高血压、心动过速和心律失常。CNS 抑制引起的呼吸性酸中毒经常产生不太强烈的交感神经症状。在颅脑损伤、颅内肿瘤或脑水肿的患者,呼吸性酸中毒增加脑血流量和颅内压。当 pH 非常低时,儿茶酚胺不能与肾上腺素受体相互作用,使心率和血压急剧降低。治疗包括纠正二氧化碳产生和肺泡通气之间的不平衡。通过合理拮抗阿片类药物或苯二氮䓬类药物提高意识水平,可以改善通气驱动。重要的是要确保患者没有增加气道阻力或残余神经肌肉阻滞。如果自发通气不能维持 CO_2 排出,气管插管和机械通气是必要的。通过控制发热或寒战来减少二氧化碳产生是有帮助的。

代谢性酸中毒

术后急性代谢性酸中毒的评估是相对简单的(表 54-4)。糖尿病患者偶尔发生酮症酸中毒。酮症酸中毒期间血糖升高,血或尿中可检测到酮体。患者肾衰竭或肾小管性酸中毒常导致术前代谢性酸血症。术中输注大量生理盐水可产生轻度高氯血症代谢性酸中毒,但是使用乳酸盐林格液避免了这个问题[64]。在罕见情况下,患者因毒性摄入

表 54-4　酸中毒的诱因
正常阴离子隙性酸中毒
胃肠道碳酸氢盐丢失
腹泻
尿流改道术
消化道瘘或引流
碳酸氢盐经肾丢失
肾小管性酸中毒
肾功能不全
酮症酸中毒恢复期
高阴离子隙性酸中毒
酮症酸中毒(糖尿病、酒精中毒、严重恶病质)
乳酸酸中毒(癫痫发作、神经阻滞剂恶性综合征、恶性高热、严重支气管哮喘、嗜铬细胞瘤、心源性休克、血容量减少、严重贫血、局部缺血、脓毒症、低血糖)
呼吸性酸中毒

阿司匹林或甲醇而表现出酸血症。一旦这些不寻常的原因被排除，术后代谢性酸血症几乎总是表明乳酸血症，继发于外周组织氧输送或氧利用不足。外周灌注不足往往是低心输出量（血容量减少、心力衰竭、心律失常）或外周血管扩张（脓毒症、儿茶酚胺耗竭、交感神经切除术）所引起的。由于体温过低或血管收缩药的应用，小动脉收缩降低组织灌注，并导致血流分布异常。低氧血症、严重贫血、氧解离异常、一氧化碳中毒和线粒体不能利用氧（氰化物或砷中毒）也产生乳酸血症。

自主呼吸的患者会增加每分通气量来应对代谢性酸血症，快速地产生呼吸性碱中毒代偿代谢性酸血症。但全身麻醉药和镇痛药抑制这些通气应答。交感神经对急性术后代谢性酸血症的反应往往比对呼吸性酸血症的反应温和，因为氢离子和碳酸氢根离子越过血脑屏障比二氧化碳困难。治疗包括解决代谢性酸蓄积的原因。例如，用静脉注射钾、胰岛素和葡萄糖来治疗酮症酸中毒。提高心输出量和体循环压力会减少乳酸的产生，同时复温。如果导致乳酸堆积的情况被改善，并且酸血症较轻，通过肾脏排泄氢离子可恢复正常的 pH 值。对于严重或进展的酸血症，静脉注射碳酸氢钠或葡萄糖酸钙有助于恢复 pH 值。

呼吸性碱中毒

复苏期疼痛和焦虑导致过度通气和急性呼吸性碱中毒。过度机械通气产生呼吸性碱中毒，尤其是当体温过低或肌肉松弛时二氧化碳产生减少。中枢性通气过度的病理原因包括脓毒症、脑血管意外或异常 CNS 酸中毒（通过血脑屏障的碳酸氢根离子浓度失衡导致长期通气过度）。急性呼吸性碱中毒可产生意识错乱、头晕、房性心律失常、心脏传导异常。碱血症降低脑血流量，导致灌注不足，甚至引起脑血管疾病患者发生脑卒中。如果碱血症严重，血清钙离子浓度降低，导致肌束震颤或低血钙性手足搐搦。极高的 pH 值抑制心血管、CNS 和儿茶酚胺受体功能。急性呼吸性碱中毒代谢代偿有限，因为碳酸氢盐排泄的时间常数很大。治疗必须降低肺泡通气量，通常通过镇痛药和镇静药治疗疼痛和焦虑。在 PACU，很少重复吸入 CO_2。

代谢性碱中毒

PACU 患者出现代谢性碱中毒是罕见的，除非呕吐、胃肠减压、脱水、摄入碱性物质、排钾利尿剂在术前就导致碱血症。术中过多给予碳酸氢盐导致术后出现代谢性碱血症，但源于乳酸或枸橼酸代谢的碱血症通常不会在第一个 24h 内出现。通过保留 CO_2 的呼吸代偿快速但有限，这是因为通气不足会导致低氧血症。补液和纠正低氯血症与低钾血症允许肾脏排泄过量的碳酸氢盐。

糖代谢紊乱与调控

推荐适当控制血糖来减少很多术后患者的发病率。对糖尿病和非糖尿病患者的血糖控制已被证明可减少并发症和住院时间，改善患者结局。然而低血糖和昏迷的可能性不应该被低估。胰岛素治疗应以血糖水平为基础，需要及时准确地监测血糖水平以避免低血糖。这包括患者被转移时交接信息要清晰和简明。尿糖测定被用来评估渗透性利尿，并通过与血清水平比较来评估肾转运阈值。

高血糖

葡萄糖输注和应激反应通常能提高手术后的血糖水平。对于大多数患者，麻醉期间静脉维持溶液中不应该包括葡萄糖。术后中度高血糖（150～250mg/dl）可自行缓解，并且在非糖尿病患者无不良反应。高血糖引起糖尿、渗透性利尿，以及干扰血清电解质测定。严重的高血糖使血清渗透压升高至脑失调和高渗性昏迷发生。1 型糖尿病患者有酮症酸中毒的危险。补充钾和连续血糖测定是必要的。

低血糖

在 PACU，低血糖可由内源性胰岛素分泌，或者胰岛素的过量或无意使用引起。术后严重低血糖少见，采用静脉注射 50% 葡萄糖，然后继续葡萄糖输注治疗。无论是镇静还是过度的交感神经系统活动都掩盖了麻醉后低血糖的症状和体征。对于糖尿病患者，尤其是术中接受胰岛素治疗的患者，必须进行血糖测定以避免低血糖相关的严重问题。注意记录和报告胰岛素的使用对提供安全和适当的护理至关重要。

电解质紊乱

低钠血症

如果术中输注无溶质水，或在经尿道前列腺切除或宫腔镜手术中低钠灌洗液被吸收，则术后可能发生低钠血症。血清甘氨酸或其代谢产物氨的蓄积可能加重症状。无溶质水潴留也可由于 ADH 异常分泌，使用缩宫素的长时间引产，或雾化液的呼吸道吸入。从理论上讲，过量输注等渗盐水会导致高渗尿排出、脱盐和医源性低钠血症。中度低钠血症的症状包括兴奋、定向障碍、视觉障碍和恶心，而严重的低钠血症则导致无意识、气道反射受损和 CNS 兴奋，可发展为癫痫大发作。治疗包括静脉注射生理盐水和静脉注射呋塞米促进无溶质水排出。高渗盐水可能对严重低钠血症是有用的，不要以 0.5mmol/h 的速度增加血钠，需要避免中枢神经系统病变或肺水肿。监测血清钠浓度和渗透压。

低钾血症

术后低钾血症往往是无关紧要的，但可能会产生严重的心律失常，特别是服用地高辛的患者。长期利尿剂治疗、鼻胃管引流或呕吐可导致钾缺乏，进而造成低钾血症。排尿、失血、稀释和胰岛素治疗产生急性低钾血症，并且在呼吸性碱中毒时恶化。过度交感神经系统活动、钙输注或 β 受体激动剂加重低钾血症的症状。外周静脉输注钾常能恢复其血清浓度，但通过中心静脉导管注入浓缩溶液可能是必要的。从业者常认为 10～30mmol 钾将使患者恢复正常。钾是一种细胞内离子，血浆钾缺乏意味着细胞内更加缺乏。细胞内和细胞外的比例可能更重要。与轻度低钾血症一样，血钾的快速改变也可导致心律失常。

高钾血症

血清高钾可能先怀疑假性高钾，可能是标本溶血或在含有钾或库存血液的静脉导管附近取样所致。术后高钾血症可在过度补钾后，或在肾衰竭或恶性高热的患者中发生。急性酸血症加重高钾血症。静脉注射胰岛素和葡萄糖能显著降低血钾，而静脉注射钙能拮抗心肌效应。对于高钾或有症状的患者，血液透析可能是必要的。

钙和镁

尽管潜在的甲状旁腺疾病或大量补液降低总体钙和离子钙，但有症状的低钙血症在 PACU 内很少发生。在罕见情况下，甲状旁腺切除术后患者可能出现上呼吸道梗阻。急性碱血症减少离子水平，可能导致心肌传导和收缩异常，降低血管张力，或手足搐搦。含有螯合剂（如枸橼酸）的血液输注很少引起症状性低血钙症。给予氯化钙或葡萄糖酸钙可改善低钙血症患者的心血管动力学。

镁在术后神经肌肉功能恢复和维持心律和心脏传导方面起着关键的作用。高镁血症是罕见的，因为肾脏能够有效地排出过多的镁。产科患者接受镁保胎或控制重度妊娠高血压可能出现手术后反射降低，在血清水平较高时显示房室传导阻滞或完全性心脏传导阻滞。治疗需要静脉给予钙和利尿剂。

其他并发症

意外损伤

对于每个进入 PACU 的患者，应仔细评估损伤并发症。发现并发症时，需要认真的文件记录，通知负责长期护理的医生，请专家会诊和随访。

眼外伤与视力改变

角膜擦伤常是干燥或面罩通气或插管时不经意的触碰所致，是常见的术中眼部损伤。在非眼科患者中，这类损伤的发生率为 0.034%～0.17%，俯卧位或侧卧位相关的发生率较高[65]。在 PACU 复苏时患者揉眼，或硬的氧气面罩放到眼部，或眼被脉搏血氧饱和度仪探头擦伤，或眼部化妆品被揉进眼内的情况下，角膜损伤可能发生。角膜擦伤导致流泪、视力下降、疼痛和畏光。荧光素染色可帮助诊断。角膜擦伤通常在 72h 内自行愈合且无瘢痕形成，但严重损伤可导致白内障并损害视力。角膜擦伤没有标准的治疗方法，对症治疗包括人工泪液、外用抗生素、外用镇痛药和闭眼。应每日随访角膜擦伤患者，以确认愈合情况并排除其他原因。如果患者在 48h 内没有改善，应咨询眼科医生。

麻醉后视力常受损。药物的自主性副作用损害调节，残留的眼润滑剂遮挡视力。眼部受压引起的视网膜灌注受损会导致术后视力受损，范围从视力下降到永久失明[66-67]。缺血性视神经萎缩也可发生在没有外部压迫时[68]。在长时间的俯卧位，以及患者存在血管疾病、高血压、糖尿病和镰状细胞贫血的情况下，失明的风险较高。相当多的术后患者患有与眼外伤无关的视力受损，其中一些需要永久性屈光调节[69]。当评估患者处于缺血性视神经萎缩高风险时，麻醉医师应该警惕视力障碍，并且检查视力。

听力障碍

麻醉和手术后听力障碍较为常见[70]。虽然临床症状通常不明显，但患者有时感觉听力下降、耳鸣或轰鸣。脊椎麻醉硬脑膜穿刺后听力障碍的发生率特别高（8%～16%），发生率随着穿刺针的大小、类型和患者年龄的不同而不同。损害可以是单侧的，也可以是双侧的，通常可以自行消解。心脏和非心脏手术全身麻醉后也会发生听力减退，常与蜗窗和鼓膜破裂有关。由气管插管引起的咽鼓管炎和耳炎也会影响听力。

口、咽、喉损伤

喉镜片、手术器械、硬质口腔导气管和牙齿均可导致口腔软组织创伤。口唇、舌头或牙龈擦伤用冰袋和镇痛药治疗。组织在牙齿和硬质设备间受压引起的穿透伤可能需要外用抗生素。有创性气管插管后，血肿或水肿可引起部分上呼吸道梗阻。雾化外消旋肾上腺素能比类固醇更迅速地改善喘鸣。在气道操作或复苏期间，如果患者咬在硬质口腔导气管上或牙关紧闭，可能发生牙齿损伤。记录牙齿或口腔矫治器损伤，咨询牙科医生，并且观察异物误吸的迹象[71]。

20%～50%的患者气管插管后发生咽痛和声音嘶哑，这取决于喉镜和口咽吸引损伤的程度、插管时间和气管导管类型。黏膜刺激表现为口和喉内难以抑制的干燥，局部麻醉药膏润滑气管可能引起额外的黏膜刺激。局部利多卡因凝胶减轻鼻胃管的刺激，但可能在恢复过程中增加误吸的风险。在儿童中，拔管后喉头水肿或气管炎的严重程度随年龄、插管时间、创伤或插管移动程度而变化。大多数患者经冷雾疗法可康复，但更严重的病例需要雾化外消旋肾上腺素和地塞米松。喉镜和气管插管可引起舌下、舌或喉返神经损伤，声带撕脱，喉或气管黏膜脱落，水肿或溃疡，气管穿孔。术后咽痛和吞咽困难也见于未插管的情况，与喉罩[72]、口腔导气管的使用，吸痰损伤，或未加湿的干燥气体相关。颈部和下颌酸痛常见于面罩麻醉后。

神经损伤

麻醉过程中体位不当引起的神经损伤会导致严重的长期并发症[73]。脊髓损伤可能是气管插管时的体位或椎管内麻醉后血肿蓄积所致。全身麻醉或局部麻醉时周围神经的受压有时会引起永久性感觉和运动障碍，一侧肢体过度伸展所致的牵拉损伤也是如此[74]。若术后注意到挫伤或皮肤皲裂，立即评估潜在的神经损伤。许多术后神经病变没有明确的原因，特别是尺神经病变，这可能与敏感的体位问题，既往损伤，或神经对缺血的敏感性有关[75]。来自术后患者的每个非手术疼痛、麻木或乏力主诉都应该被认真评估。神经性乏力时，

肌电图检查可判断病变的位置和神经损伤的可逆性。感觉神经病很少持续超过5天，如果损伤超过这个时间并且发生进展，应该转诊给神经病学专家[76]。

穿刺后头痛大多在术后24～48h出现，但也可首先在PACU发生。在多次尝试的困难蛛网膜下腔麻醉和硬膜外麻醉时穿破硬脊膜后，头痛更常见。蛛网膜下腔气泡阻力消失测试有帮助。在PACU采用补液、镇痛和体位支持治疗。严重患者可考虑硬膜外血补丁治疗。在进行区域麻醉时继发于针刺或神经细胞内注射的神经损伤很罕见但也有发生[74,77]。在一项研究中，脊椎麻醉时4 767例患者中有6.3%经历感觉异常，但只有0.126%的人有持续症状[78]。在PACU，患者常主诉疼痛、局部麻木、感觉异常或感觉迟钝。症状通常是暂时性的。镇痛，安抚患者，记录结果，并注意神经功能障碍的潜在发展。

在脊椎麻醉的恢复过程中，有些患者表现出下肢不适、臀部疼痛和其他骶神经和腰神经刺激症状。这个问题在肥胖患者中，在截石位手术和5%利多卡因脊椎麻醉后更为常见[77]。症状是暂时性的，给予支持治疗。很少有患者表现为头痛和脑膜刺激征，这主要是化学性脑膜炎引起，发生在被污染或超出可接受pH范围外的脊髓药物注射之后。

软组织和关节损伤

如果受压点填塞不当，将发生软组织缺血和坏死，尤其在侧卧位或俯卧位时。长时间的头皮受压导致局部脱发，而压迫耳朵、乳房、生殖器或皮肤皱褶会引起炎症或坏死。大动脉压迫引起的局部缺血是罕见的。源于烧灼设备、预备盐溶液或黏合剂的热、电或化学烧伤也会发生。静脉注射药物或液体外渗可引起局部脱皮，化学神经病变或筋膜室综合征。关节或肌肉过度伸展导致术后背痛、关节痛、僵硬，甚至关节不稳定。区域麻醉后四肢必须妥善放置，并使用衬垫以防止神经损伤。

骨骼肌疼痛

术后肌肉疼痛是术中多种因素共同作用的结果。在体位中长时间缺乏运动或异常的肌肉伸展，往往导致肌肉僵硬和疼痛。据报道，使用琥珀胆碱的患者术后肌肉疼痛的发生率在5%到83%之间[79]，而这肌肉疼痛的发病机制仍不清楚[77,80]。

急性肌肉疼痛也见于使用其他肌松药和不使用肌松药的患者。迟发性肌肉疲劳可在手术后几天出现并自行消退。

体温过低和寒战

虽然术中体温维持是一个目标，但患者仍然表现出术后体温过低。在麻醉期间，热量被重新分配，也因皮肤准备过程中蒸发，气道内干燥气体湿化，以及皮肤和伤口的辐射和对流而丢失。静脉输注冷液体和低室温加速体温丢失。若低于体温调节阈值，人体积极调节体温，而该阈值在全身麻醉时降低并且麻醉状态下失去了作用。维持体温的能力也受到损害，因为肌肉松弛和麻醉损害了寒战和体温调节血管收缩的效应，而且非颤抖性产热在成人是无效的。一般情况下，全身麻醉和区域麻醉的热损失率相似，但由于残留的血管扩张和阻滞阻碍热量产生和维持，区域麻醉后复温更慢。由于体重与体表面积的比例低，恶病质、创伤或烧伤患者经历更多的体温丢失，婴儿也是如此。

体温过低使 PACU 护理延长和复杂化[81]。体温过低患者的平均 PACU 停留时间增加 40～90min[82]。术后体温过低增加交感神经系统活性，伴随肾上腺素和去甲肾上腺素水平增加[83]，提高外周血管阻力而降低血管内容量。机械刺激所致的心肌缺血[84]和心律失常的风险增加。血管收缩干扰脉搏血氧饱和度监测和有创动脉压监测的可靠性。灌注不足危害边缘组织移植物，并导致组织缺氧和代谢性酸中毒。血红蛋白的亲和力增高干扰氧在低温组织的解离。血小板受抑制、血小板功能降低和凝血因子功能降低导致凝血功能异常。发生中度高血糖，细胞免疫应答受损，术后感染率增加[85]。吸入麻醉药的最低肺泡有效浓度降低（每降低 1℃，下降 5%～7%）加重镇静残余。低灌注和生物转化受损增加肌松药和镇静药的持续时间。中度低温（28～32℃）与心律失常有关。重度低温（≤28℃）影响心律的产生和传导。ECG 表现为 PR、QRS 或 QT 间期延长，J 波出现。在体温低于 28℃ 时会发生自发性心室颤动。

在复苏过程中，下丘脑调节产生寒战来增加内在产热[86]。寒战增加了偶发创伤的风险，干扰了医疗设备，干扰 ECG 和脉搏血氧饱和度监测。氧耗量和二氧化碳产量增加 200%。每分通气量与心输出量增加可导致储备有限的患者发生通气衰竭，或在冠状动脉疾病患者中发生心肌缺血[84]。在吸入麻醉复苏期，寒战恶化为震颤。吸入麻醉震颤表现为阵挛性和强直性，可能反映了皮质对脊髓反射的影响减少。

体温恢复是复苏期一个重要目标。充气式加温毯是治疗体温过低最有效的措施。静脉输注液体和血液应该被加温。大多数患者对轻到中度体温过低所致的寒战感到不适，但这可以自愈，除了复温和安慰，不需要其他治疗。许多药物被推荐抑制寒战，但哌替啶联合复温是最有效的[6]。当哌替啶是禁忌时，芬太尼也可以被使用。在机械通气和镇静的患者中不拮抗肌松的做法可缓和寒战，但延长复温时间。如果体温接近正常（>36℃），且不发生寒战，可以由 PACU 转移至住院病房或出院区域。

由 CMS、联合委员会和其他国家合作伙伴共同提出的美国手术护理改进项目使用几个质量措施来帮助提高安全性和手术患者的预后。其中一个重要措施是麻醉医师维持患者体温 36℃ 以上。虽然这个措施是在手术室开始，但 PACU 从转入到观察测量患者体温在 36℃ 以上有 15min 的时间。保持适当的体温已被证明可以减少手术患者伤口感染，产生更好的结果，减少住院时间。

体温过高

体温过高在 PACU 中是比较少见的。偶尔由于术中遮盖和积极保温，患者会出现短暂的体温过高。术后体温过高有时反映术前预先存在的感染（例如鼻窦炎、上呼吸道感染或尿路感染），或因外科手术加重的感染（例如感染的扁桃体和阑尾切除、脓肿引流、尿路手术）。体温过高也可能是药物或输血反应。像阿托品这样的抗毒蕈碱药会干扰冷却，可能导致发热，但很少引起成人发热。其他高代谢状态（例如甲状腺危象）也要考虑。体温过高伴随恶性高热发生，但其他症状如心动过速、肌强直、心律失常、过度通气、酸血症首先确立诊断。空气冷却、胸部理疗、诱发性肺量计训练和解热药通常足以治疗术后发热。如果怀疑有药物或输血反应，应停用违规药物或血液制品，通知负责出院后护理的医生确保出院后的观察。甲状腺危象或恶性高热在其他章节阐述。

持续镇静/苏醒延迟

约 90% 的患者进入 PACU 后 15min 内恢复意

识,持续时间较长的无意识被认为是延迟。即使是高度敏感的患者,在合理麻醉后30~45min内也应对刺激作出反应。对于延长镇静的患者,应该研究术前意识反应的程度,以发现药物和酒精中毒或之前存在的心理疾患。应注意术前和术中镇静药的使用时间和数量,并检查任何不寻常的术中事件。自发通气的频率和特点有助于判断阿片类药物的残留效应。阿片类药物是唯一导致呼吸频率下降的药物。体格评估应包括触觉刺激,如轻捏皮肤,这会比言语刺激引起更大的唤醒,也许是因为感觉输入是通过网状激活系统放大的。瞳孔反应的诊断价值低。

吸入麻醉药的镇静可能导致肥胖患者长时间的无意识,特别是在长时间手术后,或高浓度持续到手术结束时。使用低溶解度的药物(例如七氟烷或地氟烷)麻醉后,不太可能出现延长镇静。有镇静作用的术前用药(例如苯海拉明、羟嗪、异丙嗪、氟哌利多、劳拉西泮、咪达唑仑、美克洛嗪和东莨菪碱)可导致术后嗜睡。术中阿片类药物或镇静药的镇静作用与剂量有关。阿片类药物是引起呼吸过缓的唯一药物,因此,无论其他药物的效应如何,当呼吸频率低于14~16次/min,则阿片类药物明显影响患者的意识水平。为了评估阿片类药物的镇静作用,可小剂量静脉注射纳洛酮(每2min递增0.04mg,直到0.2mg)。经过仔细的滴定,呼吸抑制和镇静可以逆转,而不逆转镇痛。如果无意识与残余阿片类药物效应有关,呼吸频率和唤醒随着静脉注射纳洛酮0.2mg或更少而增加,除非患者使用大量阿片类药物。

氟马西尼(0.2mg/min静脉给予,总剂量为1mg)是一种竞争性苯二氮䓬受体拮抗剂,区别于咪达唑仑和地西泮的镇静,但作用时间很短。在逆转长期苯二氮䓬类药物使用者时必须考虑诱发癫痫的危险。纳洛酮和氟马西尼不应作为术后护理常规[6]。药物逆转应该根据每个患者的症状。静脉注射毒扁豆碱(0.5~1mg)拮抗但不逆转由吸入麻醉药、其他镇静药和抗胆碱药所引起的镇静。如果纳洛酮、氟马西尼或毒扁豆碱的使用不提高意识水平,无意识很可能不与可逆转性残余麻醉药相关。然而,也可能是由于未被识别的术前抑制剂(如抗胆碱药和抗组胺药)口服过量。

右美托咪定的使用增加会导致在PACU持续的镇静。这些患者通常很容易唤醒,并且容易听从命令。如果没有其他呼吸抑制药物,他们的呼

吸问题很少。右美托咪定对呼吸动力的影响允许患者安全离开PACU,只要患者转入目的地能够确保这种程度的镇静安全。

严重残余肌松作用可能妨碍对任何刺激的运动反应而与无意识相似。对于患有未识别的神经肌肉疾病,琥珀胆碱Ⅱ相阻滞,或假性胆碱酯酶缺乏的患者,如果没有拮抗剂,这种现象可能发生在药物过量后。若有自主运动、自发通气或肌肉反射运动,则排除了残余阻滞的可能。静脉局部麻醉药毒性或蛛网膜下腔误注射引起的CNS抑制和术后昏迷相似。术前很疲惫的儿童在麻醉后很难唤醒,尤其是晚上急诊手术睡眠模式被干扰的情况下。体温低于33℃会损害意识并增加镇静药的抑制效果。体核温度低于30℃可使瞳孔固定扩张、反射消失和昏迷。血糖水平可排除严重的低血糖或高血糖高渗性昏迷。若怀疑是低血糖引起反应迟钝,可立即静脉给予50%葡萄糖进行经验治疗。通过检查血清电解质和渗透压,可排除低渗透压状态(<260mOsm/L),例如急性低钠血症(Na<125mmol/L)。动脉血气分析可反映二氧化碳麻醉($PaCO_2$>80mmHg),以及一氧化碳中毒时的碳氧血红蛋白水平。患者也可能假装反应迟钝,或有癔症性反应,表现为无意识,这是一个排除诊断。

如果诊断仍然难以确定,可咨询神经病学专家进行全面的神经学评估。有时候反应迟钝提示继发于震颤性谵妄或潜在癫痫障碍的亚临床大发作。必须考虑由低灌注或长期严重低氧血症引起的脑缺氧。对于受伤患者或颅内手术恢复期患者,需要评估未被发现的头部创伤、脑出血或颅压的升高。经过长时间颅内手术的患者有时苏醒非常缓慢[88]。接受过颈内或锁骨下静脉置管的患者可能出现脑血栓。房颤、颈动脉杂音或高凝状态的患者也有血栓栓塞风险。需要考虑通过右至左心内分流的异常空气或脂肪栓塞。心脏、近端大血管或有创颈部手术后,术后卒中的风险为2.2%至5.2%[89]。其他患者术后的脑血管意外较为罕见,在40多岁的人群中发病率为0.03%至0.08%,但到80多岁时会增加到3%至4%,并且通常在转出PACU之后变得明显[90]。

精神状态改变

复苏期患者有时会表现出不恰当的心理反应,从昏睡与意识错乱,到好斗与极度定向障碍。

复苏反应

除了对工作人员和其他患者的干扰外，一些剧烈的复苏反应也会带来严重的医疗后果。附带的损伤风险增加，包括挫伤或骨折，角膜擦伤，以及挣扎所致的扭伤。拍打破坏缝合、骨科固定、血管移植物、引流管、气管导管和血管导管。激动的患者表现出高水平的交感神经系统张力、心动过速和高血压。不支持工作人员为保护一个好斗的患者而增加受伤的风险。

在复苏后的短暂时间内，有些患者似乎无法适当处理感觉输入。大多数患者表现出嗜睡、轻微的定向障碍和迅速消除的低迷情绪。其他表现为剧烈的情绪波动，例如哭泣或对体位和束缚逐渐升级的抵抗。预测哪些患者会有不良的心理反应是困难的。复苏期谵妄普遍存在于儿童和青年人，很难在术前预测，而且似乎与麻醉的具体类型无关[91]。在年幼的儿童中，与父母的分离加剧了焦虑。高度焦虑似乎是预测复苏期谵妄的唯一因素[92]。许多治疗被尝试用于预防或阻止复苏期谵妄，在儿童患者中没有多少成功。然而右美托咪定的使用实现了此期望，并且没有增加拔管时间或出院时间[93]。氯胺酮和丙泊酚的使用也取得了一些成功[94]。鼓膜切开术后听力突然得到改善时，年幼的孩子可能对声音不适应。智力下降、精神障碍、器质性脑功能障碍或术前有敌对行为的患者在术后显示出这些问题。因口腔固定或气管插管而不能说话的患者会产生挫败感或恐惧，从而放大复苏反应。民族、文化和心理特征起着一定的作用。语言障碍或新的术后听力障碍加重复苏反应，因为 PACU 工作人员的指令可能不会被理解。在情绪高度激动的操作之后，剧烈复苏反应的发生率可能更高。术中事件的回忆在复苏期可产生严重的恐慌和焦虑[95]。对于身体上依赖酒精、阿片类药物、可卡因或其他非法药物的患者，中毒或戒断会引起怪异的复苏行为。定向障碍、偏执和好斗常发生在使用东莨菪碱作为术前药物或镇吐药之后，可静脉注射毒扁豆碱治疗。氯胺酮可引起烦躁和幻觉，但急性反应罕见。依托咪酯可能引起不安。

在复苏期间疼痛加剧躁动、意识错乱和攻击行为[96]，因此在 PACU 早期确保充分的术后镇痛是有帮助的。尿急或积气所致的胃胀气产生不适感和烦躁，过紧的敷料、痛苦的静脉切开术和体位不良也会如此。气管导管、鼻胃管和导尿管也令

人不舒服。检查不寻常的疼痛来源，例如角膜擦伤，身体的挤压，渗漏的血管导管，或落在患者身下的小设备。恶心、头晕和瘙痒的出现也令人苦恼。有些患者挣扎着从仰卧位换到更舒适的半坐卧位或侧卧位，尤其是那些伴有胃食管反流、肺充血或肥胖的患者。复苏患者经常抵制身体的约束。残余阻滞引起躁动或不协调的动作，使患者看上去没有方向感和好斗。发现乏力或怪异的随意摆动有助于诊断。然而，患者可能通过抬头试验和四个成串刺激监测而看似完全恢复，但仍感觉吞咽、视力和力量受损[97]。

好斗、意识错乱或定向障碍可能反映呼吸功能紊乱。中度低氧血症常伴随阴郁的精神状态、定向障碍，以及类似于疼痛带来的躁动。呼吸性酸中毒可引起严重的躁动，但通气中枢受抑制所致的酸中毒很少引起躁动，因为较高的 CNS 功能也被抑制。高碳酸血症更易引起困倦或嗜睡。胸部包扎、胃扩张或夹板固定限制吸气量，使肺膨胀不足而类似于缺氧。不能产生强烈咳嗽或清除分泌物而引起痛苦。在气道浸润发生前，间质性肺水肿产生缺氧的症状。即使有足够的通气和氧合，躁动也可能是严重的。

代谢异常会影响清醒。乳酸血症会引起焦虑和定向障碍；急性低钠血症抑制感觉中枢；低血糖首先引起躁动，然后削弱反应。癫痫发作可能类似于躁动和好斗。在患者存在癫痫、头部外伤和长期酒精或可卡因滥用时，鉴别诊断中癫痫发作的发生率更高。脑缺血可产生定向障碍、躁动和好斗，可在头部外伤或占位性病变后出现。可能需要增加平均动脉压等措施来保证脑灌注压。

很少有干预措施能阻止好斗的复苏反应[92]。对精神状态改变的患者采取支持治疗，因为大多数复苏反应通常在 10～15min 内消失。口头保证手术很成功，患者很好的做法是无用的。要经常称呼患者的名字以确保其状态，并且强调时间和地点。在实际情况下，应允许患者选择自己的位置，并提供足够的镇痛。在择期患者中，静脉镇静可缓解恐惧或焦虑，使复苏更加平稳。确定患者是否对疼痛或焦虑作出反应是很重要的。苯二氮䓬类药物和巴比妥类药物是无效的镇痛药，而阿片类药物的抗焦虑作用差。不应该给予镇静药或镇痛药，精神状态改变可能反映了生理异常，如低氧血症、低血糖、低血压或酸血症，并且仅当患者

或工作人员的安全受到威胁时使用约束带。

谵妄与认知功能衰退

高比例的老年患者（5%～50%）经历一定程度的术后意识错乱、谵妄或认知功能衰退[98-99]。患者表现出意识水平和定向力的波动，记忆、精神功能和获取新信息的能力恶化。谵妄可能表现为两种亚型，功能减退的患者为主，而小部分患者表现为过度活跃。这一问题可能与麻醉药、镇静药或抗胆碱药加剧中枢胆碱能不足有关。然而毋庸质疑的是，手术应激、发热、疼痛、呕吐、睡眠剥夺和规律的丧失是相关的。如果患者之前就存在痴呆、认知异常、器质性脑综合征或听力和视力障碍，或者患者 ASA 全身状态分级高或对手术缺乏应激反应，则提示术后谵妄。认知功能障碍在年轻患者中发生率较低（比对照组高 15%），常在 3 个月内缓解，可能与休养期间的不活动有关[100]。症状经常出现在术后第 1 天到第 3 天，发作往往在 PACU 是常见的。

总体而言，老年人认知功能恢复较慢[101]。由于老年患者往往擅长隐瞒衰退能力，仔细评估术前能力有助于确定影响术后状态的缺陷。术后嗜睡或谵妄，阴云密布的感觉，有时反映了急性生理改变。高血糖和高钠血症所致的高渗，以及低钠血症可以改变人的意识。伴精神活动下降的脑脊液变化发生在透析患者和重度脱水快速纠正后的患者。术前使用阿托品或接受长期哌替啶治疗的患者可能存在抗胆碱药引起的谵妄。定向障碍或阴云密布的感觉可以反映精神药物的长期使用、长效镇静药的术前使用或无法识别的中毒。威胁生命的疾病如癫痫、低氧血症、低血糖、低血压、酸中毒或脑血管意外，有时表现为意识错乱，定向障碍，无法发声，或意识水平下降，特别是当早期症状和体征被误解时。

虽然没有已知的麻醉技术可以更好地避免术后谵妄，但有一些事情可以避免，从而可能降低其发生率[102]。避免已知的因素（例如苯二氮䓬类药物、抗胆碱药和哌替啶）会降低患者的风险[103]。从最初手术计划开始制订方案，从而提供安全和有效的复苏。PACU 的复苏人员应知晓并执行这些协议，保持护理的连续一致。疼痛管理是降低谵妄发生率的一个主要因素。保证患者正常的容量，拔除不再需要的导管，通过提供眼镜和助听器恢复认知刺激，使患者重新定位，频繁进行互动与交流。这些可能有助于限制或减少谵妄。

术后恶心、呕吐

术后恶心、呕吐（postoperative nausea and vomiting, PONV）一直是在使用多种麻醉药后需要避免的一个重大挑战。许多患者认为 PONV 是麻醉后最不愉快的方面，还有许多人认为这是他们再接受麻醉的巨大恐惧[104]。比起疼痛或其他与麻醉和手术相关的风险，患者往往更关注 PONV。除了患者对恶心和呕吐的不满之外，PONV 还存在医疗风险（增加腹部压力、增加中心静脉压、胃内容物的误吸、交感神经系统对血压和心率的反应以及产生心动过缓和低血压的副交感神经反应）。由于患者的满意度与安全性，以及延长 PACU 停留时间和意外转入的经济影响，PONV 是明显可避免的负担。

PONV 的发生率随许多潜在原因而改变。转出 PACU 后，患者常出现恶心和呕吐，这可能与增加口腔摄入或口服镇吐药作用减弱相关。PONV 高风险的手术包括眼科手术、腹膜或肠刺激、耳鼻咽喉手术（尤其是中耳操作）、牙科手术和整容手术。风险增加的群体是那些以前有 PONV 史，晕动病病史，月经期女性，大于两岁的儿童，肥胖者和非吸烟者[105]。可能增加发生率的围术期因素包括无口摄入（饥饿、脱水），自主神经失调，疼痛，以及麻醉药对中枢化学触发带的影响。

相比于全身麻醉，区域麻醉的 PONV 发生率较低，当阿片类药物的使用量减少时发生率更低[106]。非阿片类镇痛药的使用可以减少呕吐的频率，同时能适当控制疼痛。诱导药物（例如丙泊酚和巴比妥类药物）的 PONV 发生率比依托咪酯和氯胺酮低。使用丙泊酚的全凭静脉麻醉（total intravenous anesthesia, TIVA）技术较单纯吸入麻醉大大降低 PONV 的发生率。吸入麻醉药之间无明显不同，但七氟烷和地氟烷引起恶心的频率可能略高。抗胆碱药拮抗剂的选择可能是一个影响 PONV 的因素，但影响程度尚不清楚。

一些干预措施已经通过了评估，可以用来降低 PONV 的发生率。术前美克洛嗪 25mg 对患有晕动病的患者有效。复苏之前预防性给予 5-HT$_3$ 受体拮抗剂（例如昂丹司琼）可降低 PONV 发生率，并且有成本效益。地塞米松也有止吐作用，可与其他预防药物一起有效使用。补液是有效的、容易的、性价比较高的。2001 年美国食品药品管理局（FDA）的"黑框"警告称，氟哌利多导致心电图 QT 间期延长，同时 2013 年开始出现制造问题，因此氟哌利多的预防性使用减少。FDA 条文中关于氟哌利多的使用并不是指平时 0.625mg 的预防剂量，它建议给药后 2～3h 进行 ECG 监测。2011 年 9 月，FDA 推出类似的安全公告，指出昂丹司琼使用后 QT 间期延长。FDA 并不推荐使用昂丹司琼时常规监测 ECG，但对于已知有长 QT 间期综合征的患者要谨慎应用和监测[107]。采用非选择性抗组胺药（如异丙嗪）抢救是有效的，但警惕增加镇静可能存在问题的患者，如儿童和 OSA 患者。针灸，指针疗法和经皮神经电刺激疗法可以缓解，但由于操作者的能力、患者的耐受力和疗效，相比于镇吐药，这些方法很少频繁使用[108]。恶心和呕吐的较严重病因（例如低血压、缺氧、低血糖、颅内压增高或胃出血）应在治疗前考虑。

（刘伟华 译，张加强 校）

参考文献

1. Bothner U, Georgieff M, Schwilk B. The impact of minor perioperative anesthesia-related incidents, events, and complications on postanesthesia care unit utilization. *Anesth Analg.* 1999;89:506–513.
2. Cohen MM, O'Brien-Pallas LL, Copplestone C, et al. Nursing workload associated with adverse events in the postanesthesia care unit. *Anesthesiology.* 1999;91:1882–1890.
3. Pavlin DJ, Rapp SE, Polissar NL, et al. Factors affecting discharge time in adult outpatients. *Anesth Analg.* 1998;87:816–826.
4. Song D, Chung F, Ronayne M, et al. Fast-tracking (bypassing the PACU) does not reduce nursing workload after ambulatory surgery. *Br J Anaesth.* 2004;93:768–774.
5. Hines R, Barash PG, Watrous G, et al. Complications occurring in the postanesthesia care unit: A survey. *Anesth Analg.* 1992;74:503–509.
6. American Society of Anesthesiologists Task Force on Postanesthetic Care. Practice guidelines for postanesthetic care: a report by the American Society of Anesthesiologists Task Force on Postanesthetic Care. *Anesthesiology.* 2002;96:742–752.
7. Sullivan EE. Standards of perianesthesia nursing practice 2002. *J Perianesth Nurs.* 2002;17:275–276.
8. Swenson JD, Bay N, Loose E, et al. Outpatient management of continuous peripheral nerve catheters placed using ultrasound guidance: An experience in 620 patients. *Anesth Analg.* 2006;103:1436–1443.
9. Apfelbaum JL, Walawander CA, Grasela TH, et al. Eliminating intensive postoperative care in same-day surgery patients using short-acting anesthetics. *Anesthesiology.* 2002;97:66–74.
10. Pittet D, Stephan F, Hugonnet S, et al. Hand-cleansing during postanesthesia care. *Anesthesiology.* 2003;99:530–535.
11. Macario A, Weinger M, Carney S, et al. Which clinical anesthesia outcomes are important to avoid the perspective of patients? *Anesth Analg.* 1999;89:652–658.
12. Strassels SA, Chen C, Carr DB. Postoperative analgesia: economics, resource use, and patient satisfaction in an urban teaching hospital. *Anesth Analg.* 2002;94:130–137.
13. Apfelbaum JL, Chen C, Mehta SS, et al. Postoperative pain experience: Results from a national survey suggest postoperative pain continues to be undermanaged. *Anesth Analg.* 2003;97:534–540.
14. Rundshagen I, Schnabel K, Standl T, et al. Patients' vs nurses' assessments of postoperative pain and anxiety during patient- or nurse-controlled analgesia. *Br J Anaesth.* 1999;82:374–378.
15. American Society of Anesthesiologists Task Force on Acute Pain Management. Practice guidelines for acute pain management in the perioperative setting: An updated report by the American Society of Anesthesiologists Task Force on Acute Pain Management. *Anesthesiology.* 2004;100:1573–1581.
16. Chung F, Ritchie E, Su J. Postoperative pain in ambulatory surgery. *Anesth Analg.* 1997;85:808–816.
17. Wu CL, Berenholtz SM, Pronovost PJ, et al. Systematic review and analysis of postdischarge symptoms after outpatient surgery. *Anesthesiology.* 2002;96:994–1003.
18. Peng PW, Sandler AN. A review of the use of fentanyl analgesia in the management of acute pain in adults. *Anesthesiology.* 1999;90:576–599.
19. White PF. The role of non-opioid analgesic techniques in the management of pain after ambulatory surgery. *Anesth Analg.* 2002;94:577–585.
20. Gwirtz KH, Young JV, Byers RS, et al. The safety and efficacy of intrathecal opioid analgesia for acute postoperative pain: Seven years' experience with 5,969 surgical patients at Indiana university hospital. *Anesth Analg.* 1999;88:599–604.
21. de Leon-Casasola OA, Lema MJ. Postoperative epidural opioid analgesia: What are the choices? *Anesth Analg.* 1996;83:867–875.
22. Baig MK, Zmora O, Derdemezi J, et al. Use of the ON-Q pain management system is associated with decreased postoperative analgesic requirement: Double blind randomized placebo pilot study. *J Am Coll Surg.* 2006;202:297–305.
23. Capdevila X, Pirat P, Bringuier S, et al. Continuous peripheral nerve blocks in hospital wards after orthopedic surgery: A multicenter prospective analysis of the quality of postoperative analgesia and complications in 1,416 patients. *Anesthesiology.* 2005;103:1035–1045.
24. Ilfeld BM, Enneking FK. Continuous peripheral nerve blocks at home: A review. *Anesth Analg.* 2005;100:1822–1833.
25. Casati A, Fanelli G, Cedrati V, et al. Pulmonary function changes after interscalene brachial plexus anesthesia with 0.5% and 0.75% ropivacaine: A double-blinded comparison with 2% mepivacaine. *Anesth Analg.* 1999;88:587–592.
26. Aldrete JA. The post-anesthesia recovery score revisited. *J Clin Anesth.* 1995;7:89–91.
27. White PF, Song D. New criteria for fast-tracking after outpatient anesthesia: A comparison with the modified Aldrete's scoring system. *Anesth Analg.* 1999;88:1069–1072.
28. Standards for Postanesthesia Care (Approved by House of Delegates on October 12, 1988 and last amended on October 14, 2014). www.asahq.org Standards Guidelines Statements, Postanesthetic Care, 10.15.14 Standards for Post Anesthesia Care.
29. Noiseux N, Bracco D, Prieto I, et al. Do patients after off-pump coronary artery bypass grafting need the intensive care unit? A prospective audit of 85 patients. *Interact Cardiovasc Thorac Surg.* 2008;7:32–36.
30. Schweizer A, Khatchatourian G, Hohn L, et al. Opening of a new postanesthesia care unit: Impact on critical care utilization and complications following major vascular and thoracic surgery. *J Clin Anesth.* 2002;14:486–493.
31. Heland M, Retsas A. Establishing a cardiac surgery recovery unit within the post anaesthesia care unit. *Collegian.* 1999;6:10–13.
32. Baltimore JJ. Perianesthesia care of cardiac surgery patients: A CPAN review. *J Perianesth Nurs.* 2001;16:246–254.
33. Rose DK, Cohen MM, Wigglesworth DF, et al. Critical respiratory events in the postanesthesia care unit, patient, surgical, and anesthetic factors. *Anesthesiology.* 1994;81:410–418.
34. Schwilk B, Bothner U, Schraag S, et al. Perioperative respiratory events in smokers and nonsmokers undergoing general anaesthesia. *Acta Anaesthesiol Scand.* 1997;41:348–355.
35. Ballantyne JC, Carr DB, deFerranti S, et al. The comparative effects of postoperative analgesic therapies on pulmonary outcome: Cumulative meta-analyses of randomized, controlled trials. *Anesth Analg.* 1998;86:598–612.
36. Warner DO, Warner MA, Offord KP, et al. Airway obstruction and perioperative complications in smokers undergoing abdominal surgery. *Anesthesiology.* 1999;90:372–379.
37. Strauss SG, Lynn AM, Bratton SL, et al. Ventilatory response to CO_2 in children with obstructive sleep apnea from adenotonsillar hypertrophy. *Anesth Analg.* 1999;89:328–332.
38. Tait AR, Malviya S, Voepel-Lewis T, et al. Risk factors for perioperative adverse respiratory events in children with upper respiratory tract infections. *Anesthesiology.* 2001;95:299–306.
39. D'Honneur G, Lofaso F, Drummond GB, et al. Susceptibility to upper airway obstruction during partial neuromuscular block. *Anesthesiology.* 1998;88:371–378.
40. Asai T, Koga K, Vaughan RS. Respiratory complications associated with tracheal intubation and extubation. *Br J Anaesth.* 1998;80:767–775.
41. Benumof JL, Dagg R, Benumof R. Critical hemoglobin desaturation will occur before return to an unparalyzed state following 1 mg/kg intravenous succinylcholine. *Anesthesiology.* 1997;87:979–982.
42. Warner DO, Warner MA, Barnes RD, et al. Perioperative respiratory complications in patients with asthma. *Anesthesiology.* 1996;85:460–467.
43. Berg H, Roed J, Viby-Mogensen J, et al. Residual neuromuscular block is a risk factor for postoperative pulmonary complications: A prospective, randomised, and blinded study of postoperative pulmonary complications after atracurium, vecuronium and pancuronium. *Acta Anaesthesiol Scand.* 1997;41:1095–1103.
44. Debaene B, Plaud B, Dilly MP, et al. Residual paralysis in the PACU after a single intubating dose of nondepolarizing muscle relaxant with an intermediate duration of action. *Anesthesiology.* 2003;98:1042–1048.
45. de Boer HD, Driessen JJ, Marcus MA, et al. Reversal of rocuronium-induced (1.2 mg/kg) profound neuromuscular block by sugammadex: A multicenter, dose-finding and safety study. *Anesthesiology.* 2007;107:239–244.
46. Stoller JK, Kester L. Respiratory care protocols in postanesthesia care. *J Perianesth Nurs.* 1998;13:349–358.
47. Rothen HU, Sporre B, Engberg G, et al. Airway closure, atelectasis and gas exchange during general anaesthesia. *Br J Anaesth.* 1998;81:681–686.
48. Karayiannakis AJ, Makri GG, Mantzioka A, et al. Postoperative pulmonary function after laparoscopic and open cholecystectomy. *Br J Anaesth.* 1996;77:448—452.
49. Thomas JA, McIntosh JM. Are incentive spirometry, intermittent positive pressure breathing, and deep breathing exercises effective in the prevention of postoperative pulmonary complications after upper abdominal surgery? A systematic overview and meta-analysis. *Phys Ther.* 1994;74:3–10.
50. Overend TJ, Anderson CM, Lucy SD, et al. The effect of incentive spirometry on postoperative pulmonary complications: A systematic review. *Chest.* 2001;120:971–978.
51. Young T, Palta M, Dempsey J, et al. The occurrence of sleep-disordered breathing among middle-aged adults. *N Engl J Med.* 1993;328:1230–1235.

52. Xue FS, Huang YG, Tong SY, et al. A comparative study of early postoperative hypoxemia in infants, children, and adults undergoing elective plastic surgery. *Anesth Analg.* 1996;83:709–715.

53. Xue FS, Huang YG, Tong SY, et al. A comparative study of early post operative hypoxemia in infants, children and adults undergoing elective plastic surgery. *Anesth Analg.* 1996;83:709.

54. Moller JT, Johannessen NW, Espersen K, et al. Randomized evaluation of pulse oximetry in 20,802 Patients. II. Perioperative events and postoperative complications. *Anesthesiology.* 1993;78:445–453.

55. Xue FS, Li BW, Zhang GS, et al. The influence of surgical sites on early postoperative hypoxemia in adults undergoing elective surgery. *Anesth Analg.* 1999;88:213–219.

56. Moller JT, Wittrup M, Johansen SH. Hypoxemia in the postanesthesia care unit: An observer study. *Anesthesiology.* 1990;73:890–895.

57. Ng A, Smith G. Gastroesophageal reflux and aspiration of gastric contents in anesthetic practice. *Anesth Analg.* 2001;93:494–513.

58. Eriksson LI, Sundman E, Olsson R, et al. Functional assessment of the pharynx at rest and during swallowing in partially paralyzed humans: Aimultaneous videomanometry and mechanomyography of awake human volunteers. *Anesthesiology.* 1997;87:1035–1043.

59. Practice guidelines for preoperative fasting and the use of pharmacologic agents to reduce the risk of pulmonary aspiration: application to healthy patients undergoing elective procedures: a report by the American Society of Anesthesiologist Task Force on Preoperative Fasting. *Anesthesiology.* 1999;90:896–905.

60. Mulroy MF, Salinas FV, Larkin KL, et al. Ambulatory surgery patients may be discharged before voiding after short-acting spinal and epidural anesthesia. *Anesthesiology.* 2002;97:315–319.

61. Marshall SI, Chung F. Discharge criteria and complications after ambulatory surgery. *Anesth Analg.* 1999;88:508–517.

62. Twersky R, Fishman D, Homel P. What happens after discharge? Return hospital visits after ambulatory surgery. *Anesth Analg.* 1997;84:319–324.

63. Cogliati AA, Vellutini R, Nardini A, et al. Fenoldopam infusion for renal protection in high-risk cardiac surgery patients: A randomized clinical study. *J Cardiothorac Vasc Anesth.* 2007;21:847–850.

64. Waters JH, Gottlieb A, Schoenwald P, et al. Normal saline versus lactated Ringer's solution for intraoperative fluid management in patients undergoing abdominal aortic aneurysm repair: an outcome study. *Anesth Analg.* 2001;93:817–822.

65. Moos DD, Lind DM. Detection and treatment of perioperative corneal abrasions. *J Perianesth Nurs.* 2006;21:332–338.

66. Myers MA, Hamilton SR, Bogosian AJ, et al. Visual loss as a complication of spine surgery: A review of 37 cases. *Spine.* 1997;22:1325–1329.

67. Warner ME, Warner MA, Garrity JA, et al. The frequency of perioperative vision loss. *Anesth Analg.* 2001;93:1417–1421.

68. Williams EL, Hart WM Jr, Tempelhoff R. Postoperative ischemic optic neuropathy. *Anesth Analg.* 1995;80:1018–1029.

69. Warner ME, Fronapfel PJ, Hebl JR, et al. Perioperative visual changes. *Anesthesiology.* 2002;96:855–859.

70. Sprung J, Bourke DL, Contreras MG, et al. Perioperative hearing impairment. *Anesthesiology.* 2003;98:241–257.

71. Warner ME, Benenfeld SM, Warner MA, et al. Perianesthetic dental injuries: frequency, outcomes, and risk factors. *Anesthesiology.* 1999;90:1302–1305.

72. Brimacombe J, Holyoake L, Keller C, et al. Pharyngolaryngeal, neck, and jaw discomfort after anesthesia with the face mask and laryngeal mask airway at high and low cuff volumes in males and females. *Anesthesiology.* 2000;93:26–31.

73. Practice advisory for the prevention of perioperative peripheral neuropathies: A report by the American Society of Anesthesiologists Task Force on Prevention of Perioperative Peripheral Neuropathies. *Anesthesiology.* 2000;92:1168–1182.

74. Cheney FW, Domino KB, Caplan RA, et al. Nerve injury associated with anesthesia: A closed claims analysis. *Anesthesiology.* 1999;90:1062–1069.

75. Warner MA, Warner DO, Matsumoto JY, et al. Ulnar neuropathy in surgical patients. *Anesthesiology.* 1999;90:54–59.

76. Warner MA. Perioperative neuropathies. *Mayo Clin Proc.* 1998;73:567–574.

77. Auroy Y, Benhamou D, Bargues L, et al. Major complications of regional anesthesia in France: the SOS regional anesthesia hotline service. *Anesthesiology.* 2002;97:1274–1280.

78. Horlocker TT, McGregor DG, Matsushige DK, et al. A retrospective review of 4,767 consecutive spinal anesthetics: central nervous system complications: Perioperative outcomes group. *Anesth Analg.* 1997;84:578–584.

79. Schreiber JU, Mencke T, Biedler A, et al. Postoperative myalgia after succinylcholine: No evidence for an inflammatory origin. *Anesth Analg.* 2003;96:1640–1644.

80. Bettelli G. Which muscle relaxants should be used in day surgery and when. *Curr Opin Anaesthesiol.* 2006;19:600–605.

81. Sessler DI. Complications and treatment of mild hypothermia. *Anesthesiology.* 2001;95:531–543.

82. Lenhardt R, Marker E, Goll V, et al. Mild intraoperative hypothermia prolongs postanesthetic recovery. *Anesthesiology.* 1997;87:1318–1323.

83. Sun LS, Adams DC, Delphin E, et al. Sympathetic response during cardiopulmonary bypass: Mild versus moderate hypothermia. *Crit Care Med.* 1997;25:1990–1993.

84. Frank SM, Fleisher LA, Breslow MJ, et al. Perioperative maintenance of normothermia reduces the incidence of morbid cardiac events: A randomized clinical trial. *JAMA.* 1997;277:1127–1134.

85. Ammori JB, Sigakis M, Englesbe MJ, et al. Effect of intraoperative hyperglycemia during liver transplantation. *J Surg Res.* 2007;140:227–233.

86. De Witte J, Sessler DI. Perioperative shivering: physiology and pharmacology. *Anesthesiology.* 2002;96:467–484.

87. Zelcer J, Wells DG. Anaesthetic-related recovery room complications. *Anaesth Intensive Care.* 1987;15:168–174.

88. Schubert A, Mascha EJ, Bloomfield EL, et al. Effect of cranial surgery and brain tumor size on emergence from anesthesia. *Anesthesiology.* 1996;85:513–521.

89. Wong GY, Warner DO, Schroeder DR, et al. Risk of surgery and anesthesia for ischemic stroke. *Anesthesiology.* 2000;92:425–432.

90. Kim J, Gelb AW. Predicting perioperative stroke. *J Neurosurg Anesthesiol.* 1995;7:211–215.

91. Vlajkovic GP, Sindjelic RP. Emergence delirium in children: Many questions, few answers. *Anesth Analg.* 2007;104:84–91.

92. Voepel-Lewis T, Malviya S, Tait AR. A prospective cohort study of emergence agitation in the pediatric postanesthesia care unit. *Anesth Analg.* 2003;96:1625–1630.

93. Isik B, Arslan M, Tunga AD, et al. Dexmedetomidine decreases emergence agitation in pediatric patients after sevoflurane anesthesia without surgery. *Paediatr Anaesth.* 2006;16:748–753.

94. Abu-Shahwan I, Chowdary K. Ketamine is effective in decreasing the incidence of emergence agitation in children undergoing dental repair under sevoflurane general anesthesia. *Paediatr Anaesth.* 2007;17:846–850.

95. Schwender D, Kunze-Kronawitter H, Dietrich P, et al. Conscious awareness during general anaesthesia: Patients' perceptions, emotions, cognition and reactions. *Br J Anaesth.* 1998;80:133–139.

96. Lynch EP, Lazor MA, Gellis JE, et al. The impact of postoperative pain on the development of postoperative delirium. *Anesth Analg.* 1998;86:781–785.

97. Kopman AF, Yee PS, Neuman GG. Relationship of the train-of-four fade ratio to clinical signs and symptoms of residual paralysis in awake volunteers. *Anesthesiology.* 1997;86:765–771.

98. Cook DJ, Rooke GA. Priorities in perioperative geriatrics. *Anesth Analg.* 2003;96:1823–1836.

99. Zakriya KJ, Christmas C, Wenz JFS, et al. Preoperative factors associated with postoperative change in confusion assessment method score in hip fracture patients. *Anesth Analg.* 2002;94:1628–1632.

100. Johnson T, Monk T, Rasmussen LS, et al. Postoperative cognitive dysfunction in middle-aged patients. *Anesthesiology.* 2002;96:1351–1357.

101. Dodds C, Allison J. Postoperative cognitive deficit in the elderly surgical patient. *Br J Anaesth.* 1998;81:449–462.

102. Card E, Pandharipande P, Tomes C, et al. Emergence from general anaesthesia and evolution of delirium signs in the post-anaesthesia car unit. *Br J Anaesth.* 2015;115:411–417.

103. Neufeld KJ, Leotsakos JM, Sieber FE, et al. Outcomes of early delirium diagnosis after general anesthesia in the elderly. *Anesth Analg.* 2013;117:471–478.

104. Kerger H, Turan A, Kredel M, et al. Patients' willingness to pay for anti-emetic treatment. *Acta Anaesthesiol Scand.* 2007;51:38–43.

105. Sinclair DR, Chung F, Mezei G. Can postoperative nausea and vomiting be predicted? *Anesthesiology.* 1999;91:109–118.

106. Williams BA, Kentor ML, Vogt MT, et al. Economics of nerve block pain management after anterior cruciate ligament reconstruction: Potential hospital cost savings via associated postanesthesia care unit bypass and same-day discharge. *Anesthesiology.* 2004;100:697–706.

107. Charbit B, Albaladejo P, Funck-Brentano C, et al. Prolongation of QTc interval after postoperative nausea and vomiting treatment by droperidol or ondansetron. *Anesthesiology.* 2005;102(6):1094–1100.

108. Lee A, Done ML. The use of nonpharmacologic techniques to prevent postoperative nausea and vomiting: a meta-analysis. *Anesth Analg.* 1999;88:1362–1369.

Stephen M. Macres　　Peter G. Moore　　Scott M. Fishman

要点

1. 术后镇痛不充分会产生不良的生理反应,显著影响术后的发病率和死亡率,延迟患者痊愈和日常活动恢复。

2. 疼痛通路不是"与生俱来"的,而伤害性刺激传入也不是被动地从外周传递到大脑。组织损伤往往会加剧神经系统内的神经可塑性改变,从而导致外周和中枢敏化。

3. 有效实施预防性镇痛,必须遵循三项关键原则:①镇痛的深度必须足以阻断手术中的所有伤害性刺激的传入;②镇痛技术必须充分覆盖整个手术领域;③镇痛的持续时间必须包括术中和术后。

4. 现有的各种阿片类镇痛药具有显著药理学差异,这归因于其与三种经典的主要阿片受体 μ, δ, κ 之间复杂的相互作用。阿片受体属于 G 蛋白(鸟苷三磷酸调节蛋白)偶联受体家族成员,该受体通过第二信使(如环磷酸腺苷)或离子通道发出信号。

5. 降低阿片类药物相关呼吸抑制风险的建议:尽量使用可减少阿片类药物用量的多模式药物治疗、区域麻醉技术及通过脉搏血氧饱和度监测和呼气末二氧化碳曲线来持续监测患者的通气功能,尤其是在高危人群中。

6. 非甾体抗炎药的治疗优势是通过抑制可使花生四烯酸转化为前列腺素的环氧化酶-1 和环氧化酶-2 发挥作用的。

7. 患者在冠状动脉旁路移植术后短期使用帕瑞昔布和伐地昔布与血栓栓塞事件风险增加相关。因此,作者不推荐已知冠状动脉疾病或脑血管疾病史的患者使用环氧化酶-2 抑制剂。

8. 与患者自控镇痛模式相关的 5 个变量包括:首次剂量,追加(需求)剂量,锁定时间,持续输注速率,以及 1h 和 4h 限量。在健康成年人中典型的患者自控镇痛方案为 1~2mg 吗啡追加剂量,锁定时间为 8~10min。对阿片类药物不耐受的患者不推荐持续输注阿片类药物。

9. 硬膜外镇痛是围术期多模式疼痛管理和改善患者预后的重要组成部分。研究硬膜外镇痛效果的荟萃分析显示,硬膜外镇痛优于全身应用阿片类药物。

10. 持续外周神经阻滞已被证明是术后疼痛管理的有效技术,其以更少的阿片类药物相关副作用和罕见神经系统及感染并发症等特点优于阿片类药物镇痛。

11. 如果发生围术期神经损伤,医生有责任明确参与神经损伤的麻醉、手术和患者风险因素,而不是先入为主假设区域麻醉就是损伤的原因。

12. 超声引导下的区域麻醉可缩短感觉和运动阻滞的起效时间,并能减少周围神经阻滞的操作时间。

13. 尽管超声引导下的区域麻醉尚未显示可降低术后神经系统并发症的发生率,但是超声引导下的锁骨上阻滞可降低局部麻醉药全身毒性反应风险及气胸的发生率。

14. 阿片类药物依赖的患者通常在术前不久才会被发现,因此麻醉团队需要有创新。麻醉医师需要根据不同个体灵活制定适宜的麻醉计划,包括多模式镇痛方法,将区域麻醉和全身麻醉,以及非阿片类辅助镇痛药与阿片类镇痛药相结合。阿片类药物的应用仍然是围术期疼痛管理的主要组成部分,避免诱发戒断症状需要维持足够剂量的阿片类药物。

15. 阿片类药物耐受患者的围术期管理要求谨慎使用阿片类和非阿片类镇痛药,并应用部位特异性区域麻醉/镇痛。

16. 成功建立一个围术期疼痛管理服务的关键始于医疗机构承诺支持这项服务。这个团队必须由一位受过专业疼痛医学训练的、有经验的医师指导,同时必须有其他麻醉医师来支持这项服务。

在美国每年大约有 7 500 万例手术,其中超过一半的患者需要住院治疗。因此,采取多模式或平衡镇痛方式正确处理围术期急性疼痛至关重要。1992 年,美国卫生决策与研究管理局(Agency for Health Care Policy and Research, AHCPR)为临床医生提供了急性疼痛的治疗指南[1]。此后不久,美国麻醉医师协会(ASA)制定了术后急性疼痛的治疗指南[2],最近,美国疼痛学会,美国区域麻醉学会(American Society of Regional Anesthesia, ASRA)和 ASA 对此进行了更新和修正并进行推广[3]。尽管我们对急性疼痛的认识和治疗取得了重大进展,并且将这些指南进行了推广,但仍存在很多显著不足,术后急性疼痛的管理仍不尽如人意。

术后疼痛缓解不充分会产生不良的生理反应,显著影响术后的发病率和死亡率,导致患者延迟康复和日常活动恢复延迟[4]。此外,术后疼痛控制不佳可导致患者对手术体验的不满,并可能会产生不良的心理影响[5]。术后疼痛管理不善也会增加术后持续疼痛的发生率。由于对术后急性疼痛的积极治疗被认为是非常有益的,医疗保健组织认证联合委员会(JACHO)已经宣布“疼痛是第五个生命体征”,所有寻求该组织认证的机构都必须制定疼痛管理相关措施。

急性疼痛的定义

急性疼痛被定义为“对不利的化学、温度或机械刺激产生的正常的、可预测的生理反应”[6]。一般情况下,急性疼痛在 1 个月内可自行缓解。然而,术后可能出现的管理不善的急性疼痛,在周围神经系统和中枢神经系统发生病理生理改变,并有可能转为慢性疼痛[5]。急性疼痛引起的中枢神经系统改变被称为神经元可塑性。这可能导致神经系统敏化,造成异常性疼痛和痛觉过敏。可能与慢性疼痛相关的外科手术包括截肢、侧卧位开胸术、腹股沟疝修补术、腹部子宫切除术、大隐静脉剥脱术,开腹胆囊切除术、肾切除术和乳房切除术[5]。

急性疼痛的解剖学

痛觉通路是一个传入的(图 55-1)三级神经元双上行(如前外侧和背柱 - 内侧丘系通路)系统,另有来自大脑皮层、丘脑和脑干的下行调节(图 55-2)[7]。痛觉感受器是位于皮肤、肌肉、骨骼和结缔组织中的游离神经末梢,其细胞体位于背根神经节。组成双上行系统的一级神经元起源于外周的 Aδ 和多模 C 纤维(表 55-1)。A-δ 纤维传递“第一疼痛”(first pain),性质通常被描述为尖锐痛或刺痛,并且能被很好定位。多模 C 纤维传递“第二疼痛”(second pain),性质上更为弥散,与疼痛的情感和动机方面有关。一级神经元与二级神

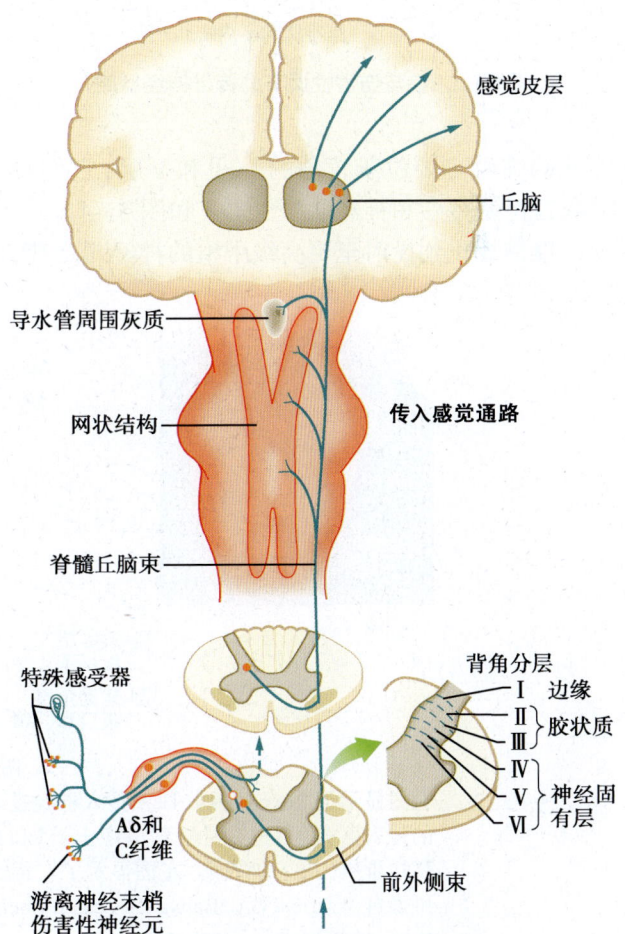

图 55-1 伤害性刺激的传入神经通路

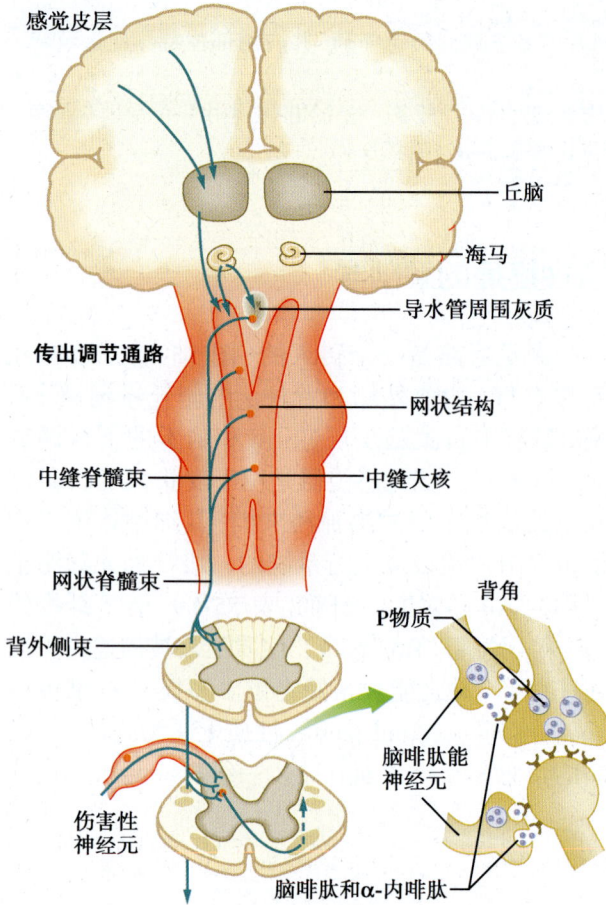

图 55-2 参与伤害性调节的传出神经通路

表 55-1 初级传入神经

纤维种类[a]	速度/(m·s^{-1})	有效刺激
Aβ（有髓鞘）（直径12～20μm）	Ⅱ类（>40～50）	低阈值机械感受器 特异性神经末梢（环层小体）
Aδ（有髓鞘）（直径1～4μm）	Ⅲ类（>10～<40）	低阈值机械或温度感受器 高阈值机械或温度感受器 特异性神经末梢
C（无髓鞘）（直径0.5～1.5μm）	Ⅳ类（<2）	高阈值温度、机械和化学感受器 游离神经末梢

[a]Aβ/Aδ/C 是 Erlanger-Gasser 分类，指轴突大小，Ⅱ/Ⅲ/Ⅳ 是 Lloyd-Hunt 分类，定义为肌肉传入神经的传导速度。由于大小和髓鞘的状态与传导速度之间的关系，这些分类经常被交替使用。

经许可摘自 Warfield CA, Bajwa ZH, eds. Principles and Practice of Pain Medicine. 2nd ed. New York, NY: McGraw-Hill; 2004: 14。

可在背外侧束或称 Lissauer 束中上行或下行。二级神经元由伤害性特异神经元和广动力域（wide dynamic range, WDR）神经元组成。伤害性特异神经元主要位于Ⅰ层，只对伤害性刺激有反应，参与了疼痛的感官鉴别。WDR 神经元主要位于Ⅳ、Ⅴ和Ⅵ层，对非伤害性和伤害性刺激都作出反应，与疼痛的情感和动机部分有关。伤害感

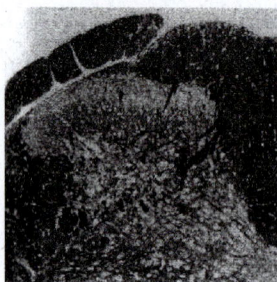

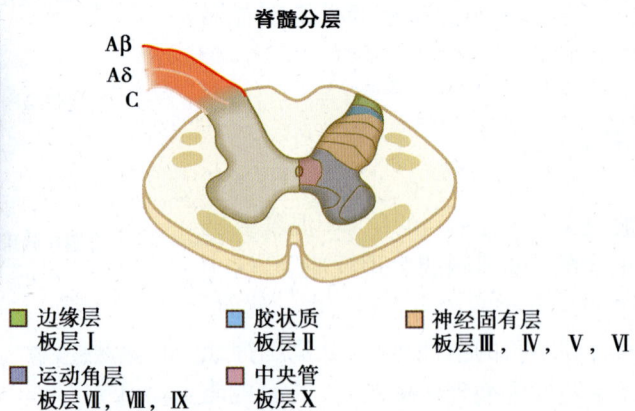

经元的突触主要位于背角的Ⅰ、Ⅱ和Ⅴ层，它们释放兴奋性氨基酸和神经肽（图 55-3 和图 55-4）。一些纤维在终止到投射至更高级中枢的神经元之前，

图 55-3

右图显示了 Rexed 分层，以及传入神经进入脊髓的入路的大概组成，传入神经进入背根的传入区，随后进入脊髓背角终止于Ⅰ和Ⅱ层（A/C），或穿入更深处后回转向上终止于高达Ⅲ层（Aβ）的背面。左图显示了左背侧象限的组织学形态及大的有髓鞘轴突（经许可摘自 Warfield CA, Bajwa ZH, eds. Principles and Practice of Pain Medicine. 2nd ed. New York, NY: McGraw-Hill; 2004）

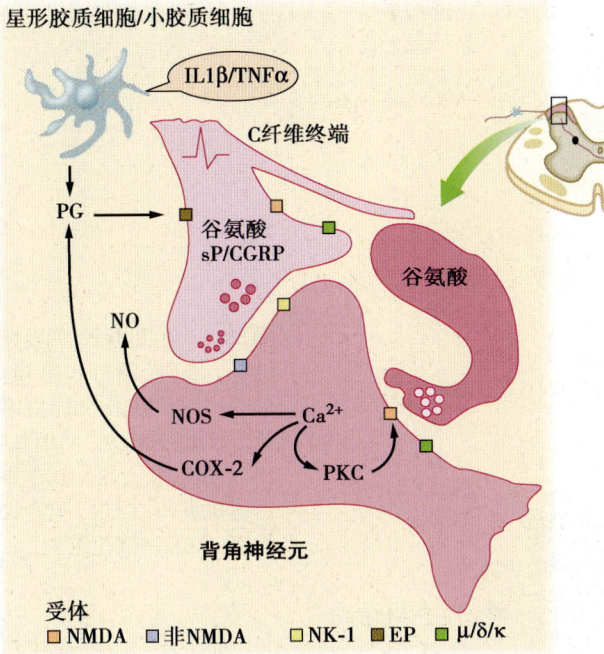

图 55-4　背角系统处理伤害性信息的组织结构示意图
①初级传入 C 纤维释放肽［如 P 物质（SP）、降钙素基因相关肽（CGRP）等］和兴奋性氨基酸（谷氨酸）产物，小背根神经节（DRG）细胞和一些突触后成分含有一氧化氮合酶（NOS），在去极化时能够释放一氧化氮（NO）；②多肽和兴奋性氨基酸可激发二级神经元的兴奋，对谷氨酸而言，直接单突触兴奋是由非 N-甲基-D-天冬氨酸（NMDA）受体介导的［即，WDR 神经元的急性初级传入兴奋不是由 NMDA 或神经激肽-1（NK-1）受体介导］；③中间神经元经传入神经强烈刺激，通过 NMDA 受体诱导二级神经元的兴奋，导致细胞内 Ca^{2+} 的显著增加，以及激酶和磷酸化酶的激活，环氧化酶-2（COX-2）生成的前列腺素（PGs）和 NOS 生成的 NO 形成并被释放，这些药物向细胞外扩散，或通过直接细胞作用（如 NO）或通过与特定类受体（如前列腺素类激素的 EP 受体）的相互作用，从初级和非初级传入终末中促进递质释放（逆行传输）；④前列腺素的非神经元来源可能包括循环细胞因子刺激的活化星形胶质细胞和小胶质细胞，这些细胞因子是周围神经损伤和炎症后释放的，终末兴奋性可通过激活位于感觉末端的多种受体而改变，包括 μ、δ 和 κ 阿片受体（经许可改编自 Warfield CA，Bajwa ZH，eds. Principles and Practice of Pain Medicine. 2nd ed. New York，NY：McGraw-Hill；2004）

受特异性神经元和 WDR 神经元的轴突通过背柱-内侧丘系通路和前外侧脊髓丘脑束上行至对侧丘脑的三级神经元上形成突触，然后投射到躯体感觉皮层，在那里伤害性刺激的输入被感受为疼痛（图 55-1）。

疼痛过程

　　我们对疼痛过程理解的一个关键进展是，它不是"固有"的，而伤害性感受的传入也不是被动地从外周传递至大脑的[8]。组织损伤往往会促进神经系统的可塑性改变，导致外周和中枢神经敏化。临床上可表现为痛觉过敏（定义为对正常疼痛刺激的过度反应），以及异常性疼痛（定义为对典型非疼痛刺激的痛觉反应）（图 55-5）[8]。

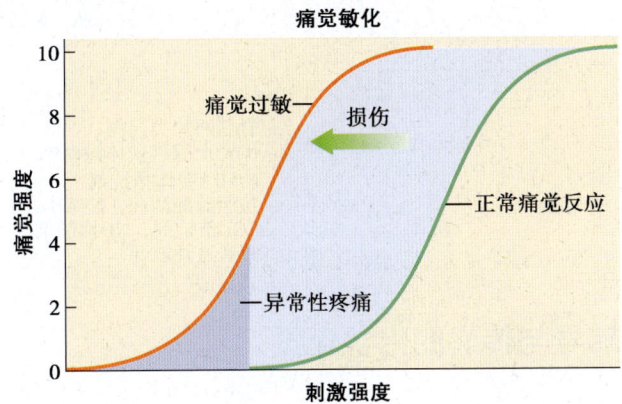

图 55-5　痛觉敏化（From Dave Klemm）

　　疼痛过程的四个要素包括转导、传递、调节和感知（图 55-6）。转导是将不利的温度、化学或机械刺激转化为动作电位。传递发生在动作电位通过神经系统的一级、二级以及三级神经元传递时，各神经元的细胞体分别位于背根神经节、背角和丘脑中。疼痛传递的调节涉及改变疼痛通路上传入神经的传递。脊髓背角是疼痛通路最常见的部位，调节包括抑制或增强疼痛信号[7]。抑制性脊髓调节包括：①内源性脊髓神经元释放抑制性神经递质如 γ-氨基丁酸（γ-amino butyric acid，GABA）和甘氨酸；②从运动皮层、下丘脑、导水管周围灰质和中缝大核的下行传出神经通路的激活导致背角释放去甲肾上腺素，5-羟色胺和内啡肽。脊髓调节导致疼痛通路强化，表现为中枢敏化，这是神经元可塑性的结果。"卷曲（wind-up）"现象是中枢可塑性的一个具体例子，由反复刺激背角中 WDR 神经元的 C 纤维引起。痛觉是最终的共同通路，是疼痛输入整合到躯体感觉皮层和边缘皮层的结果。一般来说，传统的镇痛疗法只针对疼痛知觉。多模式疼痛治疗方法应该针对疼痛过程的四个要素。

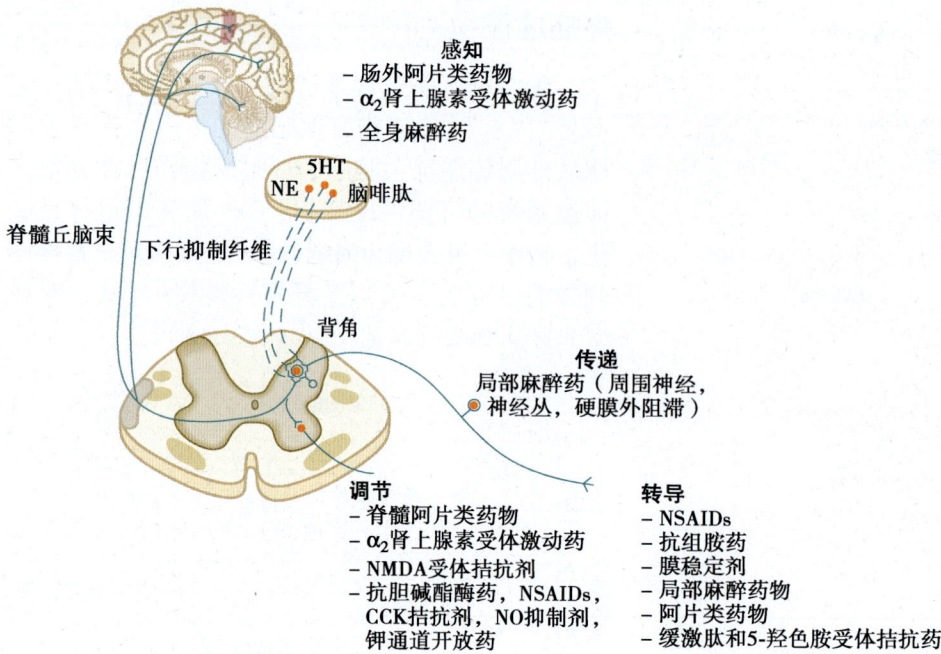

图 55-6　疼痛过程的四要素转导、传递、调节和感知。5HT, 5-羟色胺；NE, 去甲肾上腺素；NMDA, N-甲基-D-天冬氨酸；NSAIDs, 非甾体抗炎药；CCK, 胆囊收缩素；NO, 一氧化氮

图中文字：
感知
- 肠外阿片类药物
- α_2肾上腺素受体激动药
- 全身麻醉药

5HT NE 脑啡肽

脊髓丘脑束　下行抑制纤维

背角

传递
局部麻醉药（周围神经，神经丛，硬膜外阻滞）

调节
- 脊髓阿片类药物
- α_2肾上腺素受体激动药
- NMDA受体拮抗剂
- 抗胆碱酯酶药，NSAIDs，CCK拮抗剂，NO抑制剂，钾通道开放药

转导
- NSAIDs
- 抗组胺药
- 膜稳定剂
- 局部麻醉药物
- 阿片类药物
- 缓激肽和5-羟色胺受体拮抗药

转导与传递的化学介质

手术后组织损伤导致外周小型痛觉神经末梢和局部炎症细胞（如巨噬细胞、肥大细胞、淋巴细胞和血小板）激活。小型痛觉传入神经逆向释放 P 物质和谷氨酸，导致血管舒张、血浆蛋白外溢，刺激炎症细胞释放大量致痛物质（表 55-2 和图 55-7）。这种化学环境不仅可直接刺激伤害性感受器从而产生疼痛转导，还可增加伤害性感受器的兴奋性来加速疼痛转导。这些化学物质对多模式 C 纤维和高阈值机械感受器的外周敏化，会导致初级痛觉过敏，即在损伤位置对疼痛的过度反应。

与外周相同，脊髓背角包含参与疼痛过程的大量递质和受体。疼痛传递所必需的三类递质化合物包括：①兴奋性氨基酸，谷氨酸和天冬氨酸；

表 55-2　致痛物质		
物质	来源	效应
缓激肽	巨噬细胞与血浆激肽原	激活伤害性感受器
5-羟色胺	血小板	激活伤害性感受器
组胺	血小板和肥大细胞	血管舒张、水肿和瘙痒，增强伤害性感受器对缓激肽的反应
前列腺素	组织损伤与环氧化酶途径	致敏伤害性感受器
白三烯	组织损伤与脂氧合酶途径	致敏伤害性感受器
过量氢离子	组织损伤与缺血	增加与炎症相关的疼痛和痛觉过敏
细胞因子（如白细胞介素和肿瘤坏死因子）	巨噬细胞	刺激和致敏伤害性感受器
腺苷	组织损伤	疼痛和痛觉过敏
神经递质（如谷氨酸和 P 物质）	组织损伤后周围神经末梢的逆向释放	P 物质激活巨噬细胞和肥大细胞谷氨酸激活伤害性感受器
神经生长因子	巨噬细胞	刺激肥大细胞释放组胺和 5-羟色胺诱导热痛过敏致敏伤害性感受器

摘自 Dougherty PM, Raja SN. Neurochemistry of somatosensory and pain processing. In: Benzon HT, Raja SN, Molloy RE, et al., eds. Essentials of Pain Medicine and Regional Anesthesia. Philadelphia, PA: Elsevier; 2005: 7。

②兴奋性神经肽，P 物质和神经激肽 A；③抑制性氨基酸，甘氨酸和 GABA。各种痛觉受体包括：① N-甲基-D-天冬氨酸（NMDA）；② α-氨基-3-羟基-5-甲基-4-异噁唑丙酸（α-amino-3-hydroxy-5-methylisoxazole-4-proprionic acid，AMPA）；③红藻氨酸受体；④代谢型受体（图 55-8）。

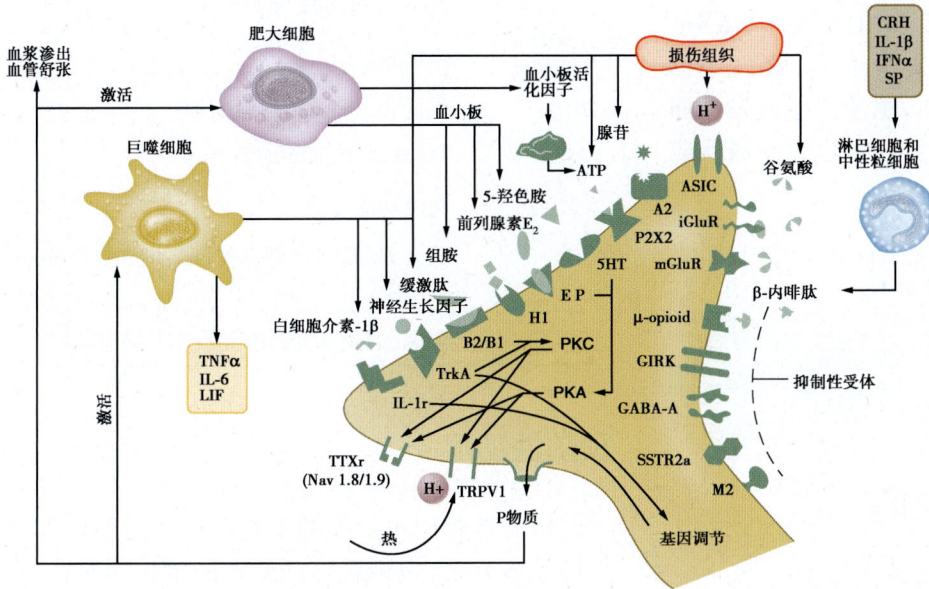

图 55-7　周围感觉神经末梢躯体感受处理的神经化学示意图

（经许可改编自 Benzon HT，Raja SN，Molloy RE，et al.，eds. Essentials of Pain Medicine and Regional Anesthesia. 2nd ed. Philadelphia，PA：Elsevier；2005：8）

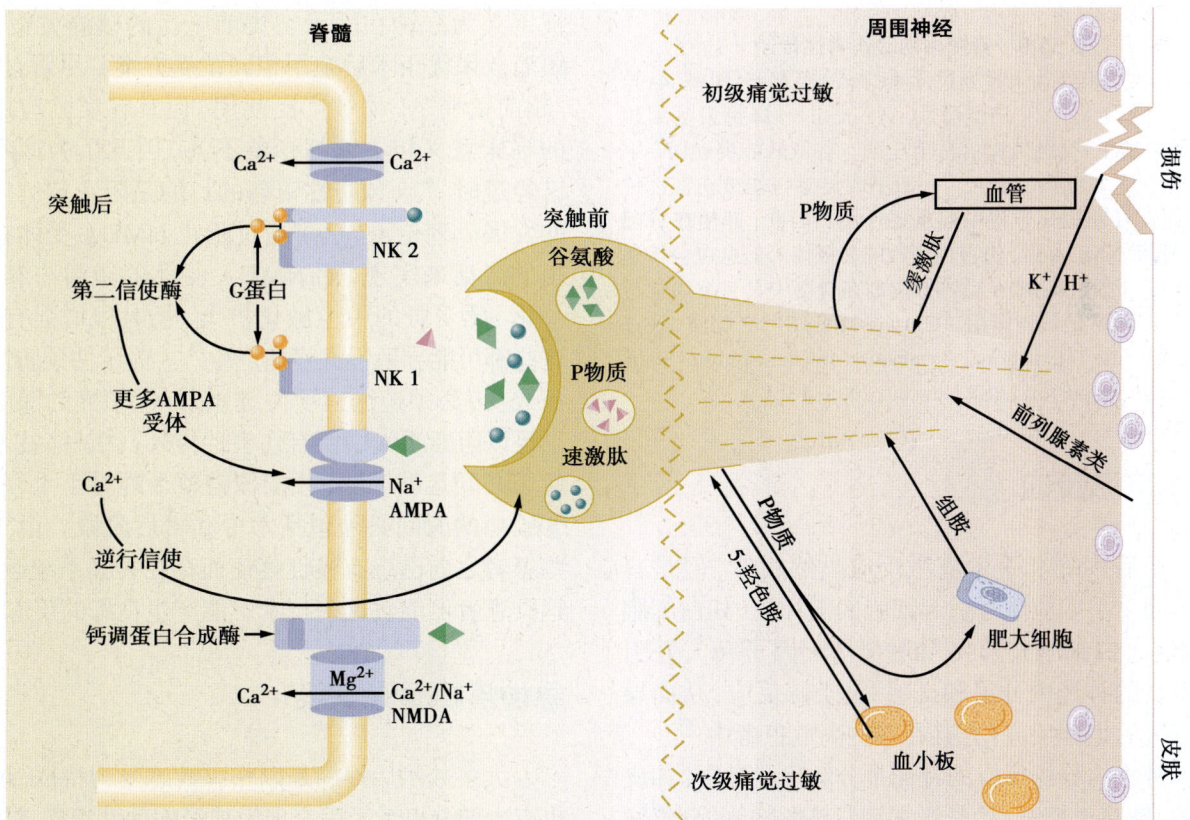

图 55-8　参与神经可塑性的外周和脊髓相关机制示意图

初级痛觉过敏是由组织释放毒性物质引起的。这些毒性物质扩散到邻近组织，延长痛觉过敏状态（次级痛觉过敏）。随着 C 纤维终末释放谷氨酸、P 物质、速激肽、脑源性神经营养因子和降钙素基因相关肽等神经递质频率的增加，这些神经递质的作用被叠加起来，导致二级神经元的去极化时间延长（wind-up）。二级神经元的功能变化是由于神经递质与突触后受体的结合，从而导致脊髓功能依赖性的可塑性。AMPA，α-氨基-3-羟基-5-甲基-4-异噁唑丙酸；NK，神经激肽；NMDA，N-甲基-D-天冬氨酸

AMPA 和红藻氨酸受体是钠通道依赖的，对于快速突触传入是必需的。NMDA 受体是钙通道依赖的，仅在细胞膜长时间去极化后被激活。脊髓内 P 物质的释放将解除镁离子对 NMDA 受体通道的阻滞，使谷氨酸自由连接 NMDA 受体。0.5～1Hz 重复刺激背角内的 WDR 神经元可诱发中枢敏化和卷曲的发生（图 55-9）。这导致了继发性痛觉过敏，即由损伤区域外的刺激引起的疼痛反应增强。

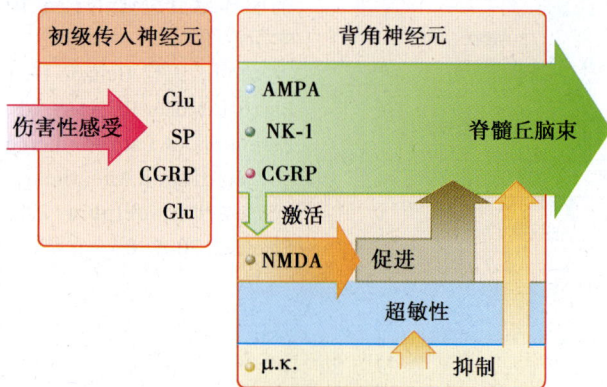

图 55-9　脊髓内初级伤害性传递

初级传入伤害性输入是通过 α- 氨基 -3- 羟基 -5- 甲基 -4- 异噁唑丙酸（AMPA）、神经激肽 -1（NK-1）和降钙素基因相关肽（CGRP）突触传递信号至丘脑。谷氨酸能突触［N- 甲基 -D- 天冬氨酸（NMDA）］一般不明显参与初级伤害性传递，而在脊髓敏化过程中起重要作用。因此，即使在脊髓完全阻断 NMDA 后，伤害性刺激的初级传入信息也会传递到丘脑。因此，NMDA 受体拮抗剂在脊髓中具有抗痛觉过敏作用，而不是镇痛作用。Glu，谷氨酸；SP，P 物质（经许可改编自 the International Association for the Study of Pain. Pain control updates. IASP Newlett. 2005；13［2］：3）

手术应激反应

术后疼痛和手术应激反应虽然相似，但是有所不同。手术应激可引起细胞因子释放（如白细胞介素 -1、白细胞介素 -6 和肿瘤坏死因子 -α），并引发不良的神经内分泌和交感 - 肾上腺反应，从而导致有害的生理反应，尤其在一些高危患者中[5]。

神经内分泌反应的特征是分解代谢激素（如皮质醇、胰高血糖素、生长激素和儿茶酚胺）的分泌增加，以及合成代谢激素（如胰岛素和睾酮）的分泌减少。其最终结果是高血糖和负氮平衡，后果包括伤口愈合不良、肌肉消耗、疲劳和免疫能力受损。

交感 - 肾上腺反应的不良影响可反映在许多器官系统上，见表 55-3。

表 55-3　急性疼痛管理不善的后果[5,9]	
心血管系统	心动过速、高血压和心脏负荷增加
肺	呼吸肌痉挛（板状），肺活量下降，肺不张，低氧，肺部感染风险增加
胃肠道	术后肠梗阻
肾	少尿和尿潴留的风险增加
凝血	血栓栓塞的风险增加
免疫系统	免疫功能受损
肌肉	肌无力和疲劳，活动受限会增加血栓栓塞的风险
精神	焦虑、恐惧和挫折感导致患者满意度低下

预防性镇痛

预防性镇痛包括在围术期内任何时间提供的任何镇痛方案，以减轻疼痛所致的敏化作用。"预防性镇痛"一词取代了旧的术语"超前镇痛"，后者被定义为一种在手术切皮前施行的镇痛方案，其镇痛效果优于术后施用相同镇痛方案。尽管过去，"超前镇痛"一词被广泛使用，但其在实际应用时的临床意义相关证据参差不齐，因此认为该术语已经过时[10]。预防性镇痛的目的是阻止持续疼痛的发展。理论上，这可通过阻止 NMDA 受体在背角的激活来实现，而 NMDA 受体的激活与卷曲、易化、感受野的中枢敏化扩大、长时程增强有关，这些都可能导致慢性疼痛产生[8]。为了使预防性镇痛成功，必须遵循三项关键原则：①镇痛的深度必须足以阻断手术中所有伤害性传入；②镇痛技术的应用必须足够广泛，才能覆盖整个外科手术领域；③镇痛的时间必须包括术中和术后阶段。由于有些患者之前已患有慢性疼痛而存在神经系统敏化，这类患者可能对这些技术不能产生良好的反应。

急性疼痛管理策略

大多数术后疼痛是以伤害性感受为特征，但是也有少部分患者术后表现为神经病理性疼痛。认识到这一点至关重要，因为神经病理性疼痛的患者更容易发展为慢性疼痛。神经病理性疼痛继发于意外的神经损伤，包括切割、牵引压迫或卡压[5]。临床特征可能包括持续性烧灼痛、阵发性射击样痛或电击痛及相关的异常性疼痛、痛觉过敏及感觉迟钝。疼痛的发生可能延迟,且不按照皮节神经的范围分布。发生神经病理性疼痛风险较高的外科手术包括截肢术、乳腺手术、胆囊手术、胸科手术及腹股沟疝修补术[5]。伤害性疼痛对阿片类药物、非甾体抗炎药(NSAIDs)、对氨基酚类药物及区域麻醉技术反应最佳[11]。而加入非阿片类镇痛药如 NMDA 受体拮抗剂、α_2 肾上腺素受体激动药和 α_2-δ 亚基钙通道配体对神经病理性疼痛有益处,这些将在后续详细讨论。表 55-4 中列出了常规外科手术围术期疼痛多模式管理的推荐组成成分。

表 55-4 常用手术多模式治疗的成分选择

手术类型	全身性药物治疗	局部、关节内或局部技术*	区域麻醉技术*	椎管内麻醉技术*	非药物治疗
开胸术	阿片类药物[a] 非甾体抗炎药[b] 和/或对乙酰氨基酚 加巴喷丁或普瑞巴林[b] 静脉氯胺酮[c]		椎旁神经节阻滞	硬膜外加局部麻醉药(含有或不含阿片类药物),或鞘内注射阿片类药物	认知模式 经皮神经电刺激疗法
经腹手术	阿片类药物[a] 非甾体抗炎药[b] 和/或对乙酰氨基酚 加巴喷丁或普瑞巴林[b] 静脉氯胺酮 静脉利多卡因	切口局部浸润麻醉 静脉输注利多卡因	腹横肌平面阻滞	硬膜外加局部麻醉药(含有或不含阿片类药物),或鞘内注射阿片类药物	认知模式 经皮神经电刺激疗法
全髋关节置换术	阿片类药物[a] 非甾体抗炎药[b] 和/或对乙酰氨基酚 加巴喷丁或普瑞巴林[b] 静脉氯胺酮[c]	关节内使用局部麻醉药和/或阿片类药物	位点特异性区域麻醉技术结合局部麻醉药	硬膜外加局部麻醉药(含有或不含阿片类药物),或鞘内注射阿片类药物	认知模式 经皮神经电刺激疗法
全膝置换术	阿片类药物[a] 非甾体抗炎药[b] 和/或对乙酰氨基酚 加巴喷丁或普瑞巴林[b] 静脉氯胺酮[c]	关节内使用局部麻醉药和/或阿片类药物	位点特异性区域麻醉技术结合局部麻醉药	硬膜外加局部麻醉药(含有或不含阿片类药物),或鞘内注射阿片类药物	认知模式 经皮神经电刺激疗法
脊柱融合	阿片类药物[a] 对乙酰氨基酚[d] 加巴喷丁或普雷巴林[b] 静脉氯胺酮[c]	切口局部浸润麻醉		硬膜外加局部麻醉药(含有或不含阿片类药物),或鞘内注射阿片类药物	认知模式 经皮神经电刺激疗法
剖宫产术	阿片类药物[a] 非甾体抗炎药[b] 和/或对乙酰氨基酚	切口局部浸润麻醉	腹横肌平面阻滞	硬膜外加局部麻醉药(含有或不含阿片类药物),或鞘内注射阿片类药物	认知模式 经皮神经电刺激疗法
冠状动脉旁路移植术	阿片类药物[a] 对乙酰氨基酚 加巴喷丁或普瑞巴林[b] 静脉氯胺酮[c]				认知模式 经皮神经电刺激疗法

空白区域通常表示所讨论的技术不用于此类手术。
* 关节内、周围神经阻滞和椎管内麻醉技术通常不联合使用。
[a] 当肠外途径使用镇痛设备需要好几个小时,且患者具有足够的认知功能,能够了解器械装置及其安全性,可使用静脉患者自控镇痛。
[b] 可在术前给药。
[c] 基于专家共识,主要考虑在阿片类药物耐受或其他复杂患者中使用。
[d] 用作辅助治疗。

经许可摘自 Chou R, Gordon DB, de Leon-Casasola OA, et al. Management of postoperative pain: a clinical practice guideline from the American Pain Society, the American Society of Regional Anesthesia and Pain Medicine, and the American Society of Anesthesiologists' Committee on Regional Anesthesia, Executive Committee, and Administrative Council. J Pain. 2016; 17(2): 131-157.

急性疼痛管理的策略还应考虑患者的性别，因为在疼痛知觉和对阿片类镇痛药的反应方面似乎存在性别差异。有证据表明，女性在手术后比男性更容易产生疼痛，所以需要更多的吗啡才能达到和男性相似的镇痛强度[12]。

随着对人类基因组的了解和伤害性感受神经生物学理解的发展，我们将能够根据患者的个人基因差异为患者量身定制疼痛管理方案。这种策略被称为药物遗传学，它利用多态基因，通过药物代谢酶、药物转运蛋白和药物受体来影响药物的药代动力学。净疗效将根据每个患者的个人遗传状况来决定其疗效和副作用。

许多例子表明，CYP（细胞色素 P450）和 UGT（尿苷二磷酸葡萄糖醛酸转移酶）基因具有多态性，可导致对阿片类镇痛药的不同反应。氢可酮是美国应用最广泛的处方类阿片类镇痛药。它对 μ 受体的亲和力较弱，但 CYP2D6 酶将氢可酮去甲基化转化为氢吗啡酮，后者具有更强的 μ 受体结合力。具有强代谢（extensive metabolizer, EM）表型的患者比弱代谢（poor metabolizer, PM）表型的患者阿片类药物疗效更好，不良反应更少。即时（point-of-care）、基于代谢表型的给药策略可以避免在弱代谢的患者中使用氢可酮。

羟考酮是另一种常见的处方类半合成阿片类镇痛药，用于治疗急慢性疼痛。该药物主要由 CYP3A4 代谢为非活性代谢产物。然而，CYP2D6 清除了大约 11% 的羟考酮剂量（图 55-10），生成次级代谢产物羟吗啡酮，据报道其效力是母体药物的 8 倍。从理论上讲，CYP2D6 超快代谢人群或同

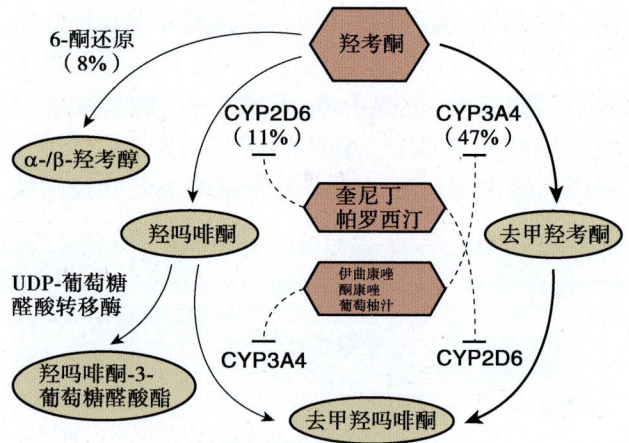

图 55-10 羟考酮代谢

（经许可改编自 Landau R, Bollag LA, Kraft JC. Pharmacogenetics and anaesthesia: the value of genetic profiling. Anaesthesia. 2012; 67（2）: 165-79）

时服用 CYP3A4 抑制剂（如地尔硫䓬、维拉帕米）的患者可能会出现中毒或药物过量。

可待因和曲马多都是前体药物，需要经 CYP2D6 代谢为具有镇痛作用的活性中间产物。然而可待因的弱代谢型显示药物的镇痛效果差，而快速代谢产物则会受到活性代谢产物吗啡的毒性影响（图 55-11）。曲马多需要经 CYP2D6 转化为活性代谢产物 O- 去甲基曲马多。弱代谢者表现为不完全镇痛。不同种族的弱代谢者比例各不相同，据报道，白人为 8%，非裔美国人为 2%～7%，亚洲人为 0～0.5%。由于 CYP2D6、OPRM1（μ 阿片受体基因）和 ABCB1（药物转运蛋白基因）的遗传变异，美沙酮的镇痛效果也受到遗传多态性的影响。美沙酮的弱代谢者表型使用美沙酮可增加患者死

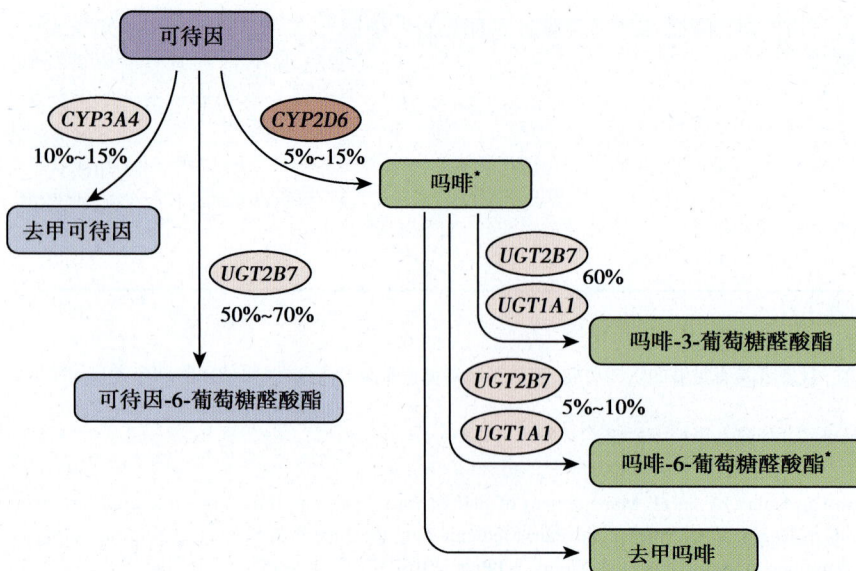

图 55-11 细胞色素 P450 2D6（CYP2D6）强代谢个体的可待因代谢途径

星号表示活性代谢产物（经许可改编自 Crews KR, Gaedigk A, Dunnenberger HM, et al. Clinical Pharmacogenetics Implementation Consortium guidelines for cytochrome P450 2D6 genotype and codeine therapy: 2014 update. Clin Pharmacol Ther. 2014; 95（4）: 376-382）

亡风险。

CYP2C9 和黑素皮质素 -1 受体基因（melano-cortin-1receptor gene，MC1R）的遗传变异分别表现为塞来昔布代谢不良，以及皮下利多卡因作用减弱。未来的策略可能包括药物遗传方式，旨在为每位患者设计基于基因的个体化疼痛疗法，以优化疼痛控制和减少不良反应。

急性疼痛评估

如果术后患者在病床上维持不动的姿势，那么即使他们相对无痛，也存在疼痛的可能，此时需要对疼痛进行评估。通常情况下，此类患者已接受过粗略评估，包括传统的语言模拟评分（verbal analogue score，VAS）0～10 分（"按照 0～10 评分，0 为无疼痛，10 为所能想象到的最严重的痛苦，你给你现在的疼痛打几分"）（图 55-12）。当患者自评 VAS 分数较低为 1/10 时，治疗小组会安心进行下一步。但是没有人会询问患者在活动、呼吸、排便等情况下的疼痛情况，所有这些都是术后病程中潜在的重要脏器功能目标，但都可能被未治疗的疼痛所削弱。

通用的疼痛评估工具

这种疼痛评估工具旨在帮助护理人员根据每个患者的需要来评估疼痛。
解释并使用0~10量表进行患者自我评估。当患者不能表达他/她的疼痛强度时，用观察到的患者面部表情或行为来解释。

	0	1	2	3	4	5	6	7	8	9	10
语言评估量表	无痛		轻度疼痛		中度疼痛		中度疼痛		重度疼痛		极度疼痛
面部表情评估量表	微笑		严肃平淡		眉头紧锁，双唇紧闭，屏住呼吸		鼻子皱起，上唇上扬，呼吸急促		缓慢眨眼，张开嘴巴		闭着眼睛，呻吟，哭泣
活动耐受量表	无痛		可以忽视		妨碍工作		无法集中注意力		妨碍基本活动		需要卧床休息
西班牙语	NADA DE DOLOR		UN POQUITO DE DOLOR		UN DOLOR LEVE		DOLOR FUERTE		DOLOR DEMASIADO FUERTE		UN DOLOR INSOPORTABLE
塔加拉族语	Walang Sakit		Konting Sakit		Katamtamang Sakit		Matinding Sakit		Pinaka-Matinding Sakit		Pinaka-Malalang Sakit
韩语	통증 없음		약한 통증		보통 통증		심한 통증		아주 심한 통증		최악의 통증
波斯语	بدون درد		درد ملایم		درد معتدل		درد شدید		درد بسیار شدید		بدترین درد ممکن
越南语	Không Đau		Đau Nhẹ		Đau Vừa Phải		Đau Nặng		Đau Thật Nặng		Đau Đớn Tận Cùng
日语	痛みがない		少し痛い		いくらか痛い		かなり痛い		ひどく痛い		ものすごく痛い

图 55-12　线性语言模拟评分与"面部"疼痛评估工具

有很多经过研究的疼痛测量量表是可用的，但是有不确定性。单维度工具，例如疼痛数字量表，视觉模拟评分和"面部"（图 55-12）疼痛等级量表可以在一定程度上指导我们了解患者的疼痛经历，但这些都是完全主观的，不同的受试者之间和相同受试者不同时期评分差异很大。

多维工具，如 Mcgill 疼痛问卷或简明疼痛清单（Brief Pain Inventory），对患者的经历有更全面的评估，但通常实施起来更麻烦，并最终与其他所有评估疼痛的尝试方法面临相同的局限性。许多评估癌症相关和非癌性的慢性疼痛的工具已经得到了了改进和验证[15]。其中大部分评估关注持续性疼痛背景，而无法识别间歇性疼痛或爆发痛。有几个评估量表专门针对爆发痛或间歇性疼痛。Portenoy 和 Hagen 引入"爆发痛问卷"（Breakthrough Pain Questionnaire）来评估癌症患者的爆发痛，也对急性非癌性疼痛患者进行了研究，并提供了爆发痛和疼痛背景状态的描述[16]。

我们受获于疼痛医学之父 Dr.John Bonica 的格言:"疼痛是患者所说的。"对患者开始进行疼痛评估的最好方法是询问患者的感受并聆听其回答。具体细节询问减少,可能会导致无法提出正确问题,进而使医患之间产生距离,忽视患者整体情况,并且可能因错过重要的诊断线索而无法给予有效的干预措施。

有效的急性疼痛治疗需要进行评估及持续重新评估,以确定治疗是否达到主要目标,是否发生了副作用,或者有改变治疗方案的必要性。急性疼痛可能被分为爆发痛,间歇性疼痛,或持续性疼痛(表 55-5)。针对这些疼痛性质的评估过程都是类似的,因此有助于将相关情况转化为大的病理生理分组,如癌性疼痛与非癌性疼痛,伤害性疼痛与神经病理性疼痛,或混合性疼痛。通过这种方法,可以制定适用的鉴别诊断和方法的合理流程。表 55-6 列出了在评估急性疼痛时通常被参考的疼痛相关的共同特征。全面的体格检查是必需的,着重关注神经系统检查,这可能为异常的

神经处理提供线索。神经方面的异常发现可能表明有神经损伤,提醒敏锐的临床医生注意神经病理性疼痛,而非伤害性疼痛状态,两者需要不同的镇痛方式[17]。激发性的体格检查可能包括对有疼痛症状部位的检查,使用的手法可能会引起疼痛,例如关节活动范围测试、步行和咳嗽。激发性测试的获益必须超过患者所遭受的相关痛苦。医学影像学也是急性疼痛检查的一个常见的组成部分。然而,应该避免过分强调影像学结果,因为这可能会导致对患者潜在疼痛综合征的错误解读。

阿片类镇痛药

阿片类药物是急性术后疼痛治疗的主要药物,吗啡是"金标准"。目前各种阿片类镇痛药有着明显的药理学差异,我们可以将这归因于它们与主要的阿片受体之间复杂的相互作用,包括 μ、δ、κ 和阿片受体样受体 1(ORL1)。阿片受体是 G 蛋白(鸟苷三磷酸调节蛋白)偶联受体家族的成员,通过第二信使如环磷酸腺苷或离子通道传递信号。在上行疼痛传导通路中,阿片受体位于以下三个区域:①外周(炎症后);②脊髓背角;③脊髓上路的脑干、丘脑及皮层。μ 阿片受体也存在于导水管周围灰质,中缝大核和构成下行抑制性疼痛传导通路的头端腹侧延髓。阿片类药物在脊髓水平镇痛的三种主要作用机制包括:①抑制突触前钙离子内流,从而抑制细胞膜去极化,并减少神经递质和神经肽向突触间隙释放;②增强突触后钾离子外流,导致细胞超极化,减少疼痛传递;③通过抑制脑干的 GABA 能传递,激活下行抑制性疼痛回路。介导镇痛的外周阿片受体位于初级传入神经元上。这些受体的激活抑制了诸如 P 物质之类的促伤害性感受和促炎症物质的释放,因而起到了镇痛和抗炎的作用。"广谱"阿片类药物美沙酮具有 NMDA 受体拮抗剂性质,并抑制 5-羟色胺和去甲肾上腺素重摄取,这可能是美沙酮可用于神经病理性疼痛治疗的原因。

阿片类镇痛药的现有给药途径多种多样。表 55-7 列出了相关的药代动力学数据。表 55-8 提供了各种阿片类药物的等效镇痛剂量指南。有关不同阿片类药物之间的不完全交叉耐受及剂量的考虑的详细讨论,请参阅阿片类药物依赖型患者的围术期疼痛管理。

表 55-5　急性疼痛的三类

类别	描述
爆发痛	超过持续性疼痛背景的疼痛
暂时性和间歇性疼痛	在没有持续性疼痛的情况下发生的阵发性疼痛
持续性疼痛	持续性的但可能随时间变化的疼痛

表 55-6　评估过程中通常需要询问的疼痛特征

疼痛的发生

疼痛的时间模式

疼痛的部位

疼痛的放射

疼痛的性质(特点)

疼痛的强度(严重程度)

加重因素(是什么使疼痛开始或加重?)

缓解因素(什么能防止疼痛或使疼痛好转?)

对镇痛药的反应(包括对阿片类药物的态度和疑虑)

对其他干预措施的反应

相关身体症状

相关精神症状

对日常生活活动的干扰

表55-7 阿片类镇痛药的药代动力学[32]

药物	起效时间	峰值效应	持续时间	药物半衰期	表观分布容积 VD/(L·kg⁻¹)	蛋白结合率/%	代谢途径	活性代谢产物	主要排泄途径
阿芬太尼	立即	1.5~2min	<10min	1.5~1.85h	0.4~1	92	肝	—	尿
可待因	口服:10~30min i.v.:15min	0.5~1h	口服:4~6h i.v.:5h	2.5~3h	—	—	肝	吗啡	尿
芬太尼注射液	i.v.:立即 i.m.:7~8min	i.v.:0.5~1h i.m.:1~2h	—	3.65h	4	随离子化程度增加而改变	肝	—	尿
芬太尼透皮贴剂	—	24~72h	72h	约17h	6	随离子化程度增加而降低	肝:CYP3A4	—	尿
芬太尼透黏膜剂	—	—	—	7h	4	80~85	肝:CYP3A4	—	尿
氢吗啡酮	i.m./s.c.:15min 口服:30min	0.5~1h	IR:4~5h ER:24h i.m./s.c.:4~5h	IR:2.3h ER:18.6h i.m./s.c.:2.6h	约4	8~20	肝:葡萄糖醛酸化	—	尿
左啡诺	i.m.:15~30min	口服:1h	—	i.v.:11~16h	i.v.:10~13	40	—	—	—
哌替啶	—	—	2~4h	3~6(母体) <20h(去甲哌替啶)	—	60~80	肝	去甲哌替啶	尿
美沙酮	肠外:10~20min 口服:30~60min	—	4h	8~59h	2~6	85~90	肝:主要为CYP3A4和较少部分的CYP2D6	—	尿和粪便
硫酸吗啡	i.m./s.c.:10~30min	硬膜外:10~15min 口服:1h	s.c./i.m.:4~5h	1.5~2h	1~6	20~35	肝:葡萄糖醛酸化	吗啡-6-葡萄糖醛酸酯	尿
羟考酮	60min内	—	IR:3~4h CR:12h	IR:3.2h CR:4.5h	2.6	45	肝脏:与CYP2D6略相关	去甲羟考酮和羟吗啡酮	尿
羟吗啡酮	肠外:5~10min	—	肠外:3~6h	1.3h	约3	—	肝	—	尿
丙氧芬*	—	2~2.5h	—	6~12h(母体) 30~36h(去甲丙氧芬)	—	80	肝	去甲丙氧芬	尿
瑞芬太尼	很快	—	—	10~20min	0.35	70	酯酶水解	—	尿
舒芬太尼	i.v.:立即 硬膜外:10min	—	硬膜外:1.7h	2.7h	—	91~93,新生儿中79	肝和小肠	—	尿
曲马多	—	—	2h(曲马多) 3h(M1,活性代谢产物)	6.3h(曲马多) 7.4h(M1,活性代谢产物)	2.6~2.9	20	肝:CYP2D6和CYP3A4	通过CYP2D6代谢为O-去甲基曲马多(M1)	尿

i.v.,静脉注射;IR,常释;ER,缓释;i.m.,肌肉注射;s.c.,皮下注射;CR,控释。
一,当时原文作者在自己及他人已发表的科学研究中未发现或未被检测到的数据,该数据需要以后进一步的研究检测。

表 55-8　阿片类药物等效剂量[158, 189-190]

药物	剂量	
	i.v./i.m./s.c.	口服/mg
吗啡	10mg	30
氢吗啡酮	1.5～2mg	6～8
氢可酮	NA	30～45
羟吗啡酮（IR 和 ER）	1mg	10
羟考酮	10～15mg	20
左啡诺	2mg	4
芬太尼	100μg	NA
哌替啶	100mg	300
可待因	100mg	200
美沙酮	美沙酮的转换率是可变的	

i.v.，静脉注射；i.m.，肌内注射；s.c.，皮下注射；IR，常释；ER，缓释；NA，无须口服。

阿片类药物治疗相关的常见不良副作用包括恶心、呕吐、便秘、尿潴留、谵妄、幻觉、肌阵挛、跌倒、低血压、吸入性肺炎、头晕、镇静和呼吸抑制。阿片类药物相关不良反应可能增加医疗资源的使用，产生明显的经济负担。最近的一篇对 402 例骨科手术患者的回顾性分析中作者得出结论，便秘、呕吐和意识错乱与术后住院时间（postoperative hospital length of stay, p-LOS）显著增加有关，而阿片类药物引起的便秘（opioid-induced constipation, OIC）对 p-LOS 影响最大[18]。阿片类药物很少对便秘产生耐受性。已经开发出多种不同的药理学方法用于对抗 OIC，其中包括含有纳洛酮、他喷他多缓释片和作用于外周 μ 阿片受体的拮抗剂甲基纳曲酮和阿维莫泮[19]。

所有的副作用中最严重的是镇静之后发生的呼吸抑制。长期接受阿片类药物治疗的患者在睡眠期间会出现各种睡眠呼吸障碍（sleep-related breathing disorders, SBDs），表现为不规则呼吸，可继发于阻塞性睡眠呼吸暂停（obstructive sleep apnea, OSA）和中枢性睡眠呼吸暂停（central sleep apnea, CSA）。容易发生缺氧与高碳酸血症。"许多阿片类药物使用者死亡后，尸检时没有发现任何原因。众所周知阿片类药物中毒的必要条件是致命的呼吸暂停[20]"。

事实上，这个副作用是非常严重的，2012 年 8 月，JCAHO 发布了前哨事件预警[21]。可增加镇静和呼吸抑制发生的相关患者特征已在表 55-9 列

表 55-9　有阿片类药物诱导镇静和
呼吸抑制风险的患者

睡眠呼吸暂停
病态肥胖症
鼾症
高龄（＞60 岁）
阿片类药物未耐受
上腹部或胸部手术后
有阿片类药物成瘾史的患者
全身麻醉时间过长
其他镇静药的叠加或协同作用（如抗组胺类或苯二氮䓬类药物）
心肺并发症或主要器官功能障碍
开胸术
吸烟

© The Joint Commission. 2016；经许可改编自 the Sentinel Event Alert, Issue 49。

出。可降低阿片类药物呼吸抑制风险的建议包括：合理使用阿片类药物的多模式药物治疗、区域麻醉技术以及对患者进行持续脉搏血氧饱和度监测和呼气末二氧化碳监测，特别是在高危人群中。关于一些常见手术的多模式治疗建议见表 55-4。

呼吸辅助装置在阿片类药物使用期间是非常有帮助的。推荐使用持续气道正压（continuous positive airway pressure, CPAP）治疗阿片类药物依赖型患者的 OSA。但患者可能会因 CPAP 治疗无效并出现 CSA。这些患者可能更适合使用支持双水平呼吸机或适应性支持通气（adaptive servoventilation, ASV）。对此主题进行更全面的讨论已经超出了本章的范围，读者可以参考 Javaheri 和 Randerath 的精彩综述[20]。Evzio 是一种可携带的纳洛酮自动注射器，患者、家属或护理人员可在长期接受阿片类药物治疗的患者出现阿片类药物过量时使用。该产品于 2014 年 4 月获得了 FDA 的批准。

阿片类药物还具有引起痛觉过敏（opioid-induced hyperalgesia, OIH）和免疫调节的副作用。OIH 是一种相对罕见的现象，即正在持续接受阿片类药物治疗的患者，突然对疼痛变得更加敏感。有证据表明，OIH 在更可能在接受高剂量的吗啡等菲类阿片类药物后发生[22-23]。将阿片类药物换为苯基哌啶衍生物（如芬太尼）可能会阻止 OIH。此外也有证据表明，联合使用 NMDA 受体拮抗剂可以消除阿片类药物导致的耐受性和 OIH[22]。阿片类

镇痛药具有免疫调节作用，包括抑制细胞和体液免疫功能，抑制自然杀伤细胞活性，促进血管生成和抑制细胞凋亡。根据临床情况，这种影响可能是有益的，也可能是有害的[24-25]。

吗啡是原型阿片类药物，是其他镇痛药比较的"金标准"。吗啡的血浆半衰期约为 2h，但其镇痛作用持续时间为 4～5h。吗啡经肝脏葡萄糖醛酸化转化为吗啡 -6- 葡萄糖醛酸酯和吗啡 -3- 葡萄糖醛酸酯，两者均由肾脏清除。吗啡 -6- 葡萄糖醛酸酯是吗啡的一种活性代谢产物，它与慢性给药产生的镇痛作用相关。而吗啡 -3- 葡萄糖醛酸酯缺乏镇痛活性。长期给药导致代谢产物累积，在肾功能衰竭患者中会成为隐患。因此，在使用吗啡过程中必须调整剂量同时时刻监测副作用的发生。吗啡 -6- 葡萄糖醛酸酯具有嗜睡、恶心、呕吐、昏迷和呼吸抑制等副作用。吗啡 -3- 葡萄糖醛酸酯会引起躁动、肌阵挛、谵妄和痛觉过敏。

氢吗啡酮是一种半合成阿片类药物，效力是吗啡的四到六倍。可通过口服、直肠、肠外和椎管内给药。该药口服生物利用度为 20%～50%，经皮下给药的生物利用度为 78%，使其成为阿片类药物耐药患者长期皮下给药的理想药物。与吗啡类似，氢吗啡酮也在肝脏中被生物转化。活性代谢产物为二氢吗啡和二氢异吗啡，非活性代谢产物为氢吗啡酮 -3- 葡萄糖醛酸酯。虽然氢吗啡酮是急性疼痛和肾功能受损患者的首选阿片类药物，但有证据表明，氢吗啡酮 -3- 葡萄糖醛酸酯可在肾功能衰竭患者体内蓄积，并可能导致神经兴奋和认知障碍等副作用。与吗啡相比，氢吗啡酮发生恶心、呕吐、过度镇静、认知障碍和瘙痒等阿片类相关的副作用程度较轻。椎管内给予氢吗啡酮后瘙痒的发生率约为 5%，而吗啡为 11%～77%。

可待因是一种阿片受体激动剂，具有镇痛和镇咳作用。在美国，可待因可通过口服、皮下和肌内注射给药。可待因是一种缺乏镇痛活性的前体药物，需要通过 CYP2D6 转化为吗啡，而后者对 μ 阿片受体的亲和力是可待因的 200 倍。在强代谢者中，CYP2D6 对该药的 O- 脱甲基化作用只占可待因清除量的 5%～10%。这一转化为吗啡的过程对阿片类药物的活性至关重要（图 55-11）。在弱代谢者和超快代谢者中，可待因是禁忌的，因为前者缺乏药效，后者具有潜在毒性（表 55-10）[27]。

羟考酮用于急慢性疼痛的治疗，在美国，这种药物只能用于口服，详情请参阅"急性疼痛管理策略"一节。羟考酮主要由 CYP3A4 代谢为非活性代谢产物，约 11% 的羟考酮剂量会被 CYP2D6 清除，产生次要代谢产物羟吗啡酮，据报道其效力是母体药物的 8 倍[27]。CYP2D6 超快代谢者同时服用 CYP3A4 抑制剂（如地尔硫䓬、维拉帕米）可能会出现毒性或过量反应（图 55-10）。

芬太尼是一种与苯基哌啶类药物有化学联系的合成阿片类药物，是一种相对选择性的 μ 受体激动剂，静脉给药后其效力是吗啡的 80 倍。它在肝脏中被广泛代谢为去甲芬太尼和其他无活性代谢产物，这些代谢产物经尿液和胆汁排出。因此芬太尼适合于肾功能衰竭患者。该药物可通过静脉、皮下、经皮、经黏膜和椎管内给药。芬太尼离子渗透经皮给药系统（Ionsys, The Medicine Company）是一种新型的无需静脉通路的按需给药系统。Ionsys 设计用于在启动激活剂量按钮后 10min 内提供 40μg 剂量的芬太尼，并严格规定仅供住院患者使用。

舒芬太尼、阿芬太尼和瑞芬太尼是芬太尼的类似物，具有与吗啡和其他 μ 受体激动剂类似的镇痛作用。舒芬太尼的药效约为吗啡的 1 000 倍，主要用于手术室，可静脉注射或椎管内给药[28]。与芬太尼一样，舒芬太尼具有很强的脂溶性，虽然它们的药代动力学和药效动力学特征相似，但是舒芬太尼的分布容积较小，消除半衰期较短[28]。舒芬太尼的内在效力高，是阿片类药物依赖型患者硬膜外镇痛的最佳选择[29]。阿芬太尼的药效约为吗啡的 10 倍，和舒芬太尼一样主要用于手术室，可静脉注射或椎管内给药。瑞芬太尼是一种超短效的合成阿片类药物，该药的效力大致等同于芬太尼。瑞芬太尼被组织和血浆酯酶迅速降解，这使其半衰期非常短，仅为 10～20min[28]。快速清除和无蓄积使其成为手术环境中非常理想的阿片类药物，尤其是在神经外科手术中，瑞芬太尼与丙泊酚作为全凭静脉麻醉（total intravenous anesthetic, TIVA）的一部分。然而，瑞芬太尼有一个缺点是，停止输注后会导致镇痛效果迅速消失。也有证据表明，瑞芬太尼输注可能与 OIH 的发生有关。但以上现象仍需进一步研究。

哌替啶是一种合成的苯基哌啶 μ 受体激动剂，半衰期短。该药仅推荐用于急性疼痛的短期治疗，不适用于慢性疼痛的治疗。哌替啶在肝脏中转化为去甲哌替啶，这是一种具有潜在神经毒性的代谢产物，半衰期为 12～16h。重复给予哌替

表 55-10　基于细胞色素 P450 2D6（CYP2D6）二倍体的可待因代谢表型的分配

表型	对可待因代谢的影响	可待因治疗的建议	可待因治疗的建议分类[a]	替代阿片类药物的注意事项
超快代谢型	给予可待因后，吗啡的生成增加，导致毒性风险增加	由于潜在的毒性，避免使用可待因	强	不受此 CYP2D6 表型影响的替代品，包括吗啡和非阿片类镇痛药。曲马多，氢可酮和羟考酮也不是很好的替代品，因为它们的代谢受到 CYP2D6 活性的影响[b,c]
强代谢型	正常吗啡形成	使用标签推荐的年龄或体重相关剂量	强	—
中间代谢型	吗啡形成减少	使用标签推荐的年龄或体重相关剂量。如果没有反应，考虑使用替代镇痛药，如吗啡或非阿片类药物。	中度	监测曲马多应用的反应
弱代谢型	给予可待因后，吗啡的形成大大减少，导致疼痛缓解不足	由于缺乏功效，应避免使用可待因	强	不受此 CYP2D6 表型影响的替代品，包括吗啡和非阿片类镇痛药。曲马多，氢可酮和羟考酮也不是很好的替代品，因为它们的代谢受到 CYP2D6 活性的影响。应避免使用这些药物[b,c]

[a] 评级方案在网上补充数据中已说明。

[b,c] 有大量证据表明，曲马多在弱代谢者中的疗效下降，并有一例病例报告了超快代谢者的毒性，应用曲马多后，术后出现了肾损害。因此，在 CYP2D6 为超快代谢和弱代谢型的人群中使用其他镇痛药可能是更好的选择。其他一些阿片类镇痛药，如氢可酮和羟考酮，被 CYP2D6 代谢。为避免并发症的发生，不经 CYP2D6 代谢的阿片类药物，包括吗啡、羟吗啡酮、丁丙诺啡、芬太尼、美沙酮、氢吗啡酮等，以及非阿片类镇痛药，可作为 CYP2D6 弱代谢者和超快代谢者的替代物。

经许可摘自 Crews KR, Gaedigk A, Dunnenberger HM, et al. Clinical Pharmacogenetics Implementation Consortium guidelines for cytochrome P450 2D6 genotype and codeine therapy: 2014 update. Clin Pharmacol Ther. 2014; 95(4): 376-382.

啶可引起去甲哌替啶的蓄积，从而导致震颤、肌阵挛和癫痫发作。因此，建议在没有肾脏或中枢神经系统疾病的健康成人中，静脉注射总剂量不应超过 600mg/d，且给药不应超过 48h[30]。不推荐将哌替啶用于静脉患者自控镇痛（patient-controlled analgesia, PCA）。接受单胺氧化酶抑制药的患者使用可能导致肌强直、高热和癫痫发作，故禁用该药。

美沙酮是一种相对便宜的合成阿片类药物，是广谱的阿片类药物，因为它具有 μ 受体激动剂、NMDA 受体拮抗剂以及单胺类递质重摄取抑制剂的作用，使其在神经病理性疼痛的治疗方面具有潜在的应用价值。该药物从胃肠道吸收良好，生物利用度约为 80%。美沙酮在肝脏中通过细胞色素 P450（CYP450）系统广泛代谢为无活性代谢产物，这些代谢产物通过胆汁和尿液清除。与吗啡不同的是，一般无需在肾功能不全的患者中调整美沙酮的剂量。美沙酮的消除半衰期为 22h，一次

给药后的镇痛时间约为 3～6h。然而，重复给药时美沙酮会蓄积，组织缓慢释放入血可导致消除半衰期大大延长至 128h，而镇痛时间可持续 8～12h。这种大大延长半衰期的现象解释了蓄积毒性的潜在风险，因此，在 24h 给药方案开始后监测是否有过度镇静和意识错乱等药物副作用是极其重要的。

阿片类药物轮替使用是一项非常有效的技术，可恢复药物高耐受患者的镇痛敏感性，美沙酮是阿片类药物轮替使用的常见选择。由于交叉耐受不完全，任何新阿片类药物计算出的等效剂量总是低于预期。当从吗啡转化为美沙酮时需特别谨慎，因为吗啡/美沙酮的等效镇痛比是非线性的。当吗啡剂量小于 100mg/d 时，吗啡与美沙酮的转换率为 3:1，而当吗啡剂量超过 1 000mg/d 时，这一比率为 20:1（表 55-11）。美沙酮主要由 CYP450 系统的 CYP3A4 亚型酶代谢，较少通过 CYP1A2 和 CYP2D6 亚型代谢。如表 55-12 所示，美沙酮有可能与多种药物相互作用。抑制美沙酮代谢会引

表 55-11　吗啡与美沙酮的转换率[32,189,191]

每日长期口服吗啡剂量/mg		转换率(口服吗啡:口服美沙酮)	举例
<100	p.o. 吗啡 90mg	3:1	p.o. 美沙酮 30mg
100~300	p.o. 吗啡 300mg	5:1	p.o. 美沙酮 60mg
300~600	p.o. 吗啡 600mg	10:1	p.o. 美沙酮 60mg
600~800	p.o. 吗啡 720mg	12:1	p.o. 美沙酮 60mg
800~1 000	p.o. 吗啡 900mg	15:1	p.o. 美沙酮 60mg
>1 000	p.o. 吗啡 1 200mg	20:1	p.o. 美沙酮 60mg

p.o., 口服。

表 55-12　美沙酮药物相互作用

临床意义	增加美沙酮浓度/效果	减少美沙酮浓度/效果
有文献支持的临床效果	环丙沙星、地西泮、乙醇(急性使用)、氟康唑、尿碱化剂	安瑞那韦、依非韦伦、奈非那韦、奈韦拉平、苯巴比妥、苯妥英钠、利福平、利托那韦、尿酸化剂
有文献支持的酶效应	西咪替丁、氟西汀	卡马西平
临床疗效不确定	奥美拉唑、奎尼丁、帕罗西汀	
预测的相互作用	地拉韦啶、葡萄柚汁或水果	乙醇(长期使用)
目前没有临床证据	酮康唑,大环内酯类抗生素(红霉素、克拉霉素、醋竹桃霉素),三环类抗抑郁药,维拉帕米	

起毒性,而诱导美沙酮代谢则可能导致镇痛不足,甚至出现戒断症状。如果在患者的药物方案中增加或减少药物,可能需要频繁调整美沙酮的剂量。与美沙酮相关的罕见副作用是间歇依赖型心律失常,该心律失常与心动过缓,QT 间期延长,以及尖端扭转型室性心动过速有关。

丁丙诺啡是一种高度亲脂的 μ 受体部分激动剂、κ 受体拮抗剂以及 ORL1 激动剂。它是一种具有中等内在活性的脂溶性阿片类药物,对 μ 阿片受体具有高度的亲和力。静脉给药的消除半衰期为 1.2~7.2h(平均 2.2h)。药物在口腔黏膜和颊脂体中隔离,在舌下给药后,其半衰期较长。该药物在肝脏由 CYP3A4 代谢为去甲丁丙诺啡,是一种导致呼吸抑制的弱 μ 受体激动剂。丁丙诺啡和去甲丁丙诺啡通过Ⅱ相反应迅速结合为丁丙诺啡 -3- 葡萄糖醛酸酯和去甲丁丙诺啡 -3- 葡萄糖醛酸酯,且两种代谢产物均不降低呼吸频率。在人体内,丁丙诺啡对呼吸抑制有上限效应,但对镇痛没有。据报道,与芬太尼相比,丁丙诺啡能有效地用于更多种疼痛表型。在动物模型中,它已被证明可有效治疗神经病理性疼痛;在人类疼痛模型中,它可以阻断继发性痛觉过敏和中枢敏化。丁丙诺

啡与其他 μ 阿片受体激动剂相比,较少产生便秘和认知功能障碍,并且不像美沙酮那样延长 QTc 间期[31]。

在因变态反应或其他敏感性而不能耐受吗啡的急性疼痛患者中,丁丙诺啡是一种很好的替代治疗药物。成人患者静脉给药丁丙诺啡 300μg,相当于吗啡 10mg[32]。推荐给药时间为每 6 小时一次,其他给药途径可包括肌内注射、皮下注射、椎管内、舌下和经皮给药。

丁丙诺啡的一种新型(非说明书)给药途径是与局部麻醉药一同用于神经周围。为了延长臂神经丛阻滞和腰神经丛阻滞(lumbar plexus blockade, LPB)的持续时间,丁丙诺啡可与长效作用的局部麻醉药(布比卡因或罗哌卡因)和可乐定及地塞米松联合使用,这种方法被称为多模式神经镇痛。这四种药物的多模式组合给药可提供 40h 以上的镇痛作用,远远优于单独使用一种长效局部麻醉药提供的不足 12~16h 的镇痛!这种单次注射技术在恶劣的环境中或在无法连续置管的情况下是非常有用的。该阻滞可快速完成,并可以替代持续周围神经阻滞导管。关于给药剂量请参考 Williams 和同事的综述[33]。

曲马多和他喷他多是具有中枢作用的口服合成镇痛药，具有新的作用机制，结合了μ受体激动剂活性和单胺类重摄取的抑制作用。曲马多可同时抑制去甲肾上腺素和5-羟色胺的重摄取，而他喷他多只抑制去甲肾上腺素的重摄取。曲马多是一种前体药物，在肝脏中由CYP450CYP2D6酶系统代谢成活性代谢产物O-去甲基曲马多（M1），它的μ受体亲和力是母体药物的200倍，效力更强，半衰期也更长。在5%到15%的人群中，CYP2D6的活性下降，就像可待因的情况一样，会有减弱的镇痛作用。他喷他多在肝脏中通过Ⅱ相的葡萄糖醛酸化代谢为无活性代谢产物，而该药物不需要酶转化为活性药物。因此，与曲马多相比，他喷他多在减少遗传多态性引起的镇痛变异性方面具有明显的优势。在CYP2D6的水平上，他喷他多的代谢也不受药物/药物相互作用的影响[27,34]。

曲马多可用于治疗轻至中重度的急性疼痛。这种药物为50mg的片剂。推荐剂量为每4～6小时50～100mg，24h内不超过400mg。该药物还提供缓释制剂和与对乙酰氨基酚的联合产品。他喷他多适用于中至重度的急性疼痛。可分为50mg、75mg和100mg片剂，每4～6小时给药一次，首日剂量不超过700mg，之后每日剂量不超过600mg。他喷他多速释（IR）50和75mg可提供类似于10mg羟考酮速释（IR）的术后镇痛效果，且胃肠道副作用较少。与曲马多相比，他喷他多的优势包括：①没有CYP450药物相互作用；②癫痫发作和5-羟色胺综合征的风险较低；③镇痛效果更好；④胃肠道副作用较少；⑤遗传多态性引起的个体药物反应变异较小[35]。

对于存在呼吸抑制风险的患者，曲马多和他喷他多都应谨慎使用。此外，这两种药物都有可能引发5-羟色胺综合征（精神状态改变、自主神经不稳定和神经肌肉异常），特别是在联合使用5-羟色胺能药物（选择性5-羟色胺再摄取抑制药，选择性去甲肾上腺素摄取抑制剂，三环类抗抑郁药，单胺氧化酶抑制药和曲坦类药物）的情况下。建议癫痫患者谨慎服用以上药物。

非阿片类镇痛药

NSAIDs是全球最常用的药物之一，具有抗炎、镇痛和解热的作用（表55-13）。NSAIDs是通过抑制环氧化酶（cyclooxygenase，COX）［前列腺素H$_2$（prostaglandin H$_2$，PGH$_2$）合成酶］的1型和2型发挥治疗作用，COX能将花生四烯酸转化为PGH$_2$。COX由两个活性位点组成：①COX位点；②过氧化物酶位点。NSAIDs通过与COX位点结合来发挥作用（图55-13）。

COX-1是合成前列腺素的组成酶，对胃保护和止血等基本的"管家"功能十分重要。COX-2是一种可诱导的酶，产生前列腺素，介导疼痛、炎症、发热和致癌。前列腺素E2是外周和中枢敏化的主要介质。前列腺素在外周并不直接介导疼痛，它们通过使伤害性感受器对其他痛觉介质（如组胺和缓激肽）敏感，导致痛觉过敏[36]。在中枢，前列腺素在背角水平促进疼痛传递，其主要途径是：①增加疼痛一级神经元P物质和谷氨酸的释放；②提高疼痛二级神经元的敏感性；③抑制下行疼痛调节通路上神经递质的释放。

表55-13　非阿片类镇痛药（成人用药指南）[30,32]

药物	给药途径	半衰期/h	剂量	备注
对氨基酚类				
对乙酰氨基酚	p.o.和i.v.	2	500～1 000mg，每4～6小时一次，健康成人MDD为4 000mg 静脉用药指南：成人>50kg：1g，每4～6小时一次，不超过4g/d 成人<50kg：15mg/kg，每4～6小时一次，不超过3g/d 儿童>33kg：15mg/kg，每4～6小时一次，不超过3g/d 儿童10～33kg：15mg/kg，每4～6小时一次，不超过2g/d	慢性酗酒者接受治疗剂量后可发生肝毒性 静脉制剂给药需超过15min

表 55-13　非阿片类镇痛药(成人用药指南)[30,32](续)

药物	给药途径	半衰期/h	剂量	备注
水杨酸类				
阿司匹林	p.o.	0.25	500~1 000mg,每 4~6 小时一次,在健康成人中 MDD 为 4 000mg	水杨酸在低剂量时半衰期为 2~3h,高剂量时>20h。由于 Reyes 综合征的风险,避免在 12 岁以下的儿童中使用阿司匹林
二氟尼柳	p.o.	8~12	500mg,每 8~12 小时一次	将老年人的剂量降低为 500~1 000mg/d
三水杨酸胆碱镁	p.o.	9~17	LD 为 1 000mg 1 000~1 500mg,每 12 小时一次	与阿司匹林不同,此药不会增加出血时间,MDD 为 2 000~3 000mg
非甾体抗炎药丙酸类				
布洛芬 静脉制剂(Caldolor) 2009 年美国上市	p.o. 和 i.v.	2	400mg,每 4~6 小时一次	静脉注射布洛芬,输注应超过 30min 以避免静脉炎 成人剂量限制为 3 200mg/d
萘普生	p.o.	12~15	250mg,每 6~8 小时一次	LD 为 500mg,MDD 为 1 500mg
酮洛芬	p.o.	2.1	25~50mg,每 6~8 小时一次	MDD 为 300mg
奥沙普秦	p.o.	42~50	600mg,每 12~24 小时一次	MDD 为 1 200mg
吲哚乙酸类				
吲哚美辛	p.o.	2	25mg,每 8~12 小时一次	MDD 为 200mg
舒林酸	p.o.	7.8	150mg,每 12 小时一次	MDD 为 400mg 活性代谢产物半衰期为 16h
依托度酸	p.o.	7.3	300~400mg,每 8~12 小时一次	MDD 为 1 000mg
吡咯乙酸类				
酮咯酸	i.v.	6	初始剂量 30mg,之后为 15~30mg,每 6~8 小时一次,不超过 5d	MDD 为 120mg,在用药前应纠正血容量减少 老年人(>65 岁)和肾衰竭患者要减量
苯乙酸类				
双氯芬酸钾	p.o.	2	50mg,每 8 小时一次	MDD 为 150mg
烯醇酸类(昔康类)				
美洛昔康	p.o.	15~20	7.5~15mg,每 24 小时一次	与塞来昔布相似的 COX-2 选择性
吡罗昔康	p.o.	50	20~40mg,每 24 小时一次	
萘烷酮				
萘丁美酮	p.o.	22.5	500~750mg,每 8~12 小时一次	LD 为 1 000mg,MDD 为 2 000mg,活性代谢产物半衰期为 22.5h
COX-2 抑制剂				
塞来昔布	p.o.	11	100~200mg,每 12 小时一次	LD 为 400mg,MDD 为 400mg,在冠心病、脑血管疾病或对磺胺类药物过敏的患者中应避免应用这种药物

p.o.,口服;i.v.,静脉注射;COX-2,环氧化酶-2;LD,负荷剂量;MDD,每日最大剂量。

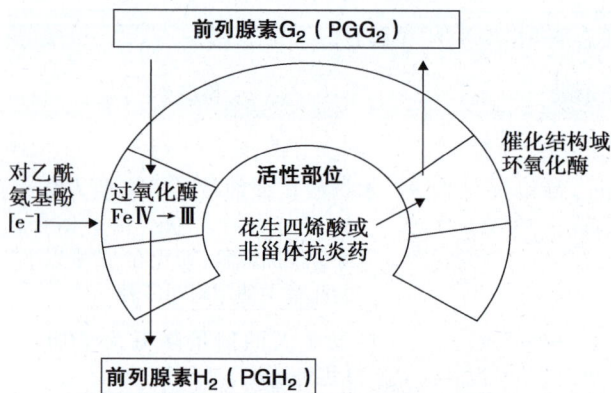

图 55-13　对乙酰氨基酚抑制前列腺素类激素的合成
花生四烯酸（AA）进入环氧化酶（COX）活性部位。COX 环化 AA，加入过氧羟基形成前列腺素 G_2（PGG_2）。通过过氧化物酶，将该过氧羟基还原为前列腺素 H_2（PGH_2）的羟基。对乙酰氨基酚不进入 COX 活性部位，而是使 Fe^{4+}（四价铁离子）还原成 Fe^{3+}（三价铁离子），阻止过氧化物催化部分的激活，从而抑制 PGH_2 的合成（改编自 Kam PCA, So A. COX-3: uncertainties and controversies. Curr Anaesth Crit Care. 2009; 20: 50）

NSAIDs 在治疗术后疼痛方面已被证明是有效的。它们可减少阿片类药物用量，可以显著减少阿片类药物相关副作用的发生率，如术后恶心呕吐和镇静[37]。与阿片类药物不同，NASIDs 的镇痛效果具有"上限效应"。肠外 NSAIDs，如酮咯酸，通常被作为急性围术期疼痛管理的多模式方法的一部分。酮咯酸术后镇痛控制的最佳剂量为静脉输注每 6～8 小时 15～30mg，，不超过 5 天。肾衰竭患者应减量。

尽管 NSAIDs 在围术期有益处，但它们并不是没有严重的副作用。血小板功能障碍、胃肠道溃疡和肾毒性风险的增加是围术期避免使用非选择性 NSAIDs 的几个原因。在低血容量、充血性心力衰竭和慢性肾功能不全的患者中，肾毒性风险增加[36]。为了尽量减少它们的副作用，研制了选择性 COX-2 抑制剂。选择性 COX-2 抑制剂塞来昔布可在美国使用。同一时期上市的罗非昔布和伐地考昔，由于其不良心血管风险被制造商召回。塞来昔布是目前美国唯一一种可用于急性术后疼痛的选择性 COX-2 抑制剂。建议口服负荷剂量为 400mg，每 12 小时口服 200mg，持续数天。

与非选择性 NSAIDs 不同，选择性 COX-2 抑制剂具有减少胃肠道溃疡发生率的潜在优势，并且不会抑制血小板功能。由于前列腺素通过对血流量、尿钠增多和肾小球滤过率的影响在肾功能中起着至关重要的作用，因此传统的 NSAIDs 和 COX-2 抑制剂可导致液体潴留和高血压。

因此，作者不建议对已知有冠心病或脑血管疾病病史的患者使用 COX-2 抑制剂。COX-1 和 COX-2 均在骨折后的骨融合中起着重要作用，目前已发现传统的 NSAIDs 的使用可抑制其愈合过程，尤其是腰椎融合外科手术后。COX-2 抑制剂对骨科手术后骨融合的影响仍然存在争议，目前无法提出具体建议。NSAIDs 和选择性 COX-2 抑制剂不应用于已知对药物过敏的患者或 Samters 三联征患者（又名阿司匹林三联征）。Samters 三联征是一种以哮喘、阿司匹林过敏和鼻息肉病为特征的疾病。避免对磺胺类过敏的患者使用塞来昔布和伐地考昔。

对氨基酚衍生物对乙酰氨基酚（扑热痛）具有镇痛和解热的性质，类似于阿司匹林，但没有任何抗炎作用。该药物主要是 COX 的中枢作用抑制剂，外周作用很小。对乙酰氨基酚既不进入 COX 的活性位点，也不与 COX 位点结合，而是通过在 COX 的过氧化物酶位点还原血红素来阻止 COX 活化。此外，该药物还可能对下行抑制性 5-羟色胺能通路进行调节，并可能作用于阿片受体、大麻素受体、瞬时受体电位香草酸亚型 1（transient potential receptor of vanilloid type 1, $TRPV_1$）和 NMDA 受体[38]。对乙酰氨基酚不存在与 NSAIDs 相关的多种副作用，如胃肠道溃疡、血小板功能受损、心脏及肾功能的不良反应、骨科手术后的骨愈合不良等。对乙酰氨基酚可减少阿片类药物的使用，可与某种 NSAID 结合使用，作为多模式镇痛管理的一部分。对乙酰氨基酚与 NSAID 的联合应用的镇痛效果优于单独使用任一药物[39]。在成年人中，口服对乙酰氨基酚 2g 相当于塞来昔布 200mg。

2010 年 11 月静脉注射对乙酰氨基酚在美国上市。该药物剂型为 1g（1 000mg/100ml），可通过外周静脉直接输入而无需水溶，建议输注时间大于 15min。关于剂量指南见表 55-13。

氯胺酮、右美沙芬等 NMDA 受体拮抗剂是有效的镇痛辅助药物。兴奋性神经递质对 NMDA 受体的刺激参与多种现象的发生和维持，包括：①持续性术后疼痛；②超敏，卷曲，以及异常性疼痛；③阿片类药物诱导的耐受性；④OIH。小剂量静脉注射氯胺酮已被证明是非常有效的围术期疼痛治疗方法。大量的荟萃分析描述了该药减少阿片类药物使用的效果，虽然不同研究的结果不同，但围术期静脉注射氯胺酮，在术后48h内似乎可减少大于40%的阿片类药物用量[40]。静脉注射氯胺酮也可以降低疼痛评分，持续输注48h后并没有出现严重的并发症。小剂量静脉注射氯胺酮是指氯胺酮推注剂量为1mg/kg或更低，或输注剂量为1.2mg/（kg·h）或更低[40]。氯胺酮的作用机制是阻断NMDA受体，但此外该药可与阿片能、胆碱能和单胺能受体相互作用并阻断钠通道[41]。

NMDA受体拮抗剂与阿片类药物联合使用时可能具有协同作用。理想的静脉PCA吗啡与氯胺酮联合比为1∶1，并有8min的锁定时间[42]。然而，一项双盲研究表明，氯胺酮（1mg/ml）与吗啡（1mg/ml）联合应用于静脉PCA并不能明显缓解腹部大手术后患者的疼痛[43]。而在吗啡耐受的疼痛患者中，用250μg/kg氯胺酮和15μg/kg吗啡组合作为推注剂量，可提供显著的镇痛效果[41]。结果令人鼓舞，但明确氯胺酮在术后镇痛中的作用还需要更多的研究。

右美沙芬是可待因类似物左吗喃甲基醚的右旋异构体，是一种非竞争性NMDA受体拮抗剂，多年来一直被用作镇咳药。右美沙芬没有直接的镇痛作用，其镇痛作用可能是通过其NMDA受体拮抗作用来实现的。该药物可以口服、静脉和肌内注射。有一种缓释混悬液，含有右美沙芬30mg/5ml，商品名为Delsym（Adams Respiratory Therapeutics）。口服后，药物被代谢成右啡烷，右啡烷是引起大部分副作用的代谢产物，其中最常见的是恶心和呕吐。由于大剂量静脉给药可导致低血压和心动过速，肌内注射途径可能是首选的给药途径。右美沙芬被证明既能抑制外周烧伤后的继发性痛觉过敏，又能减少疼痛的时间总和。术前口服150mg右美沙芬可降低腹式子宫切除术患者对PCA的吗啡需求，切皮前肌内注射120mg右美沙芬可为择期上腹部手术患者提供超前镇痛。一项随机双盲安慰剂对照研究表明，右美沙芬每8小时口服200mg（如手术前2h，术后8h及术后16h），可适度减少膝关节手术后吗啡用量[44]。

围术期给予α2肾上腺素受体激动药可乐定（半衰期9～12h）和右美托咪定（半衰期2h），可镇痛、镇静和抗焦虑。α2受体的突触前激活导致去甲肾上腺素释放量减少可介导镇痛作用。可乐定是α2肾上腺素受体选择性部分激动剂，右美托咪定则对该受体是高选择性。可乐定的α2/α1结合比分别为220∶1，右美托咪定为1 620∶1。镇痛作用是由脊上（蓝斑核），脊髓（胶状质）和外周介导的。右美托咪定对受体的2A亚型具有更强的亲和力，这可能是该药镇痛效果优于可乐定的原因。可乐定可用于围术期疼痛治疗，可口服、使用透皮贴剂、静脉注射、神经周围给药和椎管内给药。术前口服5μg/kg可乐定可减少PCA吗啡用量，并降低术后恶心呕吐发生率。另外，口服3～5μg/kg可乐定与0.2mg/d可乐定透皮贴剂联合应用，可使前列腺切除术后吗啡用量减少50%。在一项双盲对照研究中，研究人员证明在布比卡因（15mg）和吗啡（250μg）中加入25μg可乐定用于全膝置换术（total knee arthroplasty，TKA），可减少术后24h吗啡用量，改善VAS疼痛评分[45]。与局部麻醉药可乐定0.5～1.0μg/kg联合使用可提高神经阻滞的疗效和阻滞时间。据报道四种药物的联合用药，包括布比卡因（2.5mg/ml）、可乐定（3μg/ml）、丁丙诺啡（18μg/ml）和地塞米松（66μg/ml），可提供超过24h的术后镇痛效果[33]。该研究的作者鼓励在保留运动功能的周围神经镇痛方面行进一步研究。可乐定在剂量超过150μg时出现过度镇静、低血压，以及心动过缓等副作用。

右美托咪定是一种高选择性的强效α2肾上腺素受体激动药，对具有缺血/缺氧损伤的心脏、神经和肾有保护作用[46]。在许多临床情况下，右美托咪定是一种有用和安全的辅助药物，包括：①插管和拔管前的药物治疗；②程序性镇静；③清醒插管；④区域麻醉的辅助药物；⑤清醒开颅术；⑥作为多模式镇痛方案的一部分，进行术中和术后的镇痛。剂量指南见表55-14。该药物不会影响胃肠道蠕动，可防止术后恶心呕吐和寒战的发生。在

表55-14　右美托咪定用药剂量指南

给药途径	剂量
静脉注射	负荷剂量：1μg/kg，10～20min 维持剂量：0.2～0.7μg/（kg·h）
肌内注射	预防药2.5μg/kg
蛛网膜下腔注射	0.1～0.2μg/kg
硬膜外注射	1～2μg/kg
周围神经阻滞	1μg/kg
口腔	1～2μg/kg
鼻内	1～2μg/kg

经许可摘自 Naaz S, Ozair E. Dexmedetomidine in current anaesthesia practice: a review. J Clin Diagn Res. 2014；8（10）：GE01-GE04。

重症监护病房（ICU），右美托咪定以剂量依赖的方式减少中枢神经系统交感神经反应。它可以提供足够的镇静，而没有明显的呼吸抑制，并且具有可减少阿片类药物用量的镇痛效果。与丙泊酚和咪达唑仑不同，右美托咪定不是一种 GABA 能药物，没有抗胆碱能作用，可促进生理性睡眠，从而减轻神经认知障碍症状（谵妄和躁动），并在 ICU 促进早期拔管和缩短住院时间[47]。与使用右美托咪定有关的最常见不良反应是心动过缓和低血压，可适当使用阿托品、格隆溴铵和麻黄碱处理。

加巴喷丁类化合物（α_2-δ 亚基钙通道配体），包括加巴喷丁和普瑞巴林，适用于部分发作性癫痫、神经病理性疼痛（如疱疹后神经痛）和其他慢性疼痛（如纤维肌痛）。越来越多证据支持围术期使用这些药物可缓解术后疼痛和减少阿片类药物的使用。由于加巴喷丁类药物可以阻止手术诱发的中枢敏化，使其可防止从急性疼痛向慢性疼痛的转化。此外，围术期应用这些药物可减少术后谵妄、呕吐、瘙痒和尿潴留的发生率，这可能归因于其减少阿片类药物用量的作用。这些药物的常见副作用包括镇静、头痛、头晕和视力障碍[48-49]。

与传统镇痛药减少组织损伤相比，加巴喷丁类药物降低了组织损伤引起的背角神经元的高兴奋性[50]。尽管这些药物的结构与 GABA 相似，但它们不是 GABA 能药物，也不与 $GABA_A$、$GABA_b$、$GABA_c$ 受体位点或变构 GABA 受体位点结合。加巴喷丁类化合物的抗伤害作用机制主要有两个方面：一是中枢调节钙诱导的背角谷氨酸释放，二是激活脊髓和大脑下行去甲肾上腺素能通路（图 55-14）[49]。

当口服时，两种药物都被小肠中的氨基酸载体系统吸收。加巴喷丁的胃肠道吸收仅在十二指肠的一个可饱和的运输系统进行，从而导致其生物利用度随着剂量的增加而降低。加巴喷丁的剂量虽逐渐增加，但是血浆药物浓度的增加（如非线性药代动力学）却逐渐变小[51]。普瑞巴林则是通过一个不饱和的转运系统在整个小肠中被吸收，具有线性的药动学曲线（剂量无关型吸收），且效

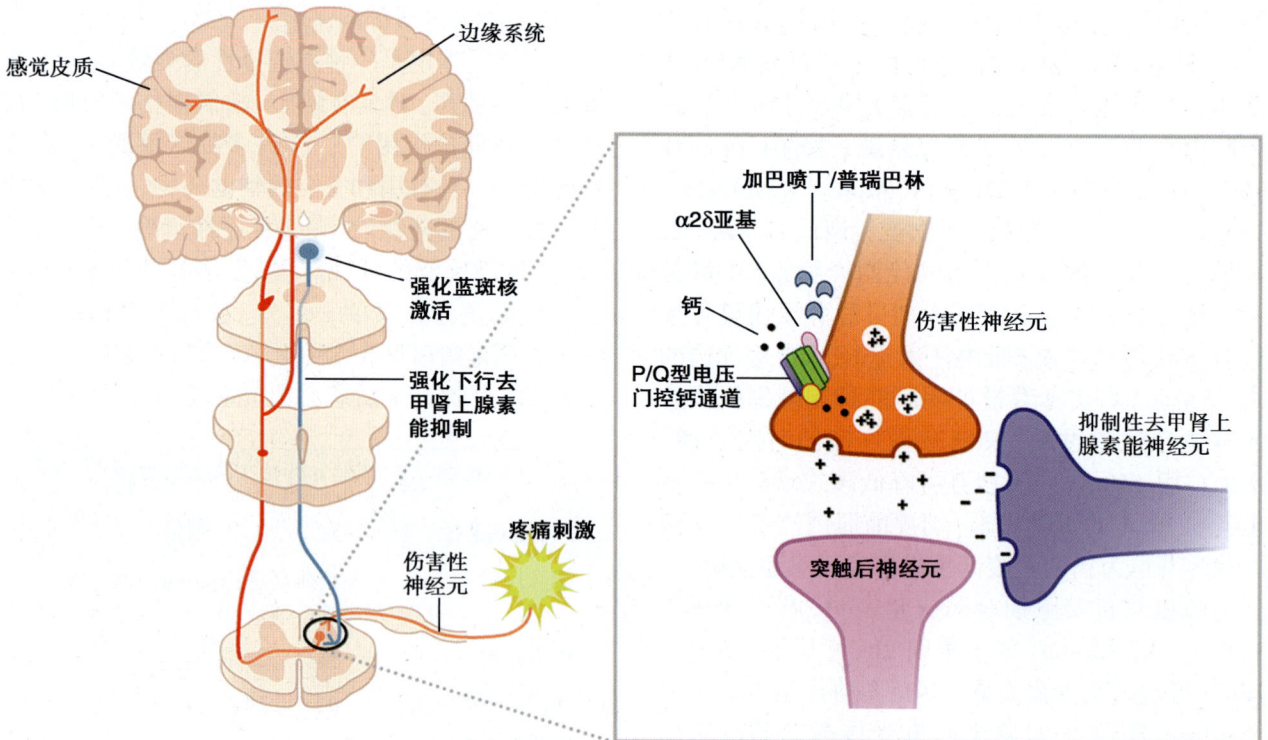

图 55-14 假设的加巴喷丁的作用机制

加巴喷丁与 P/Q 型电压门控钙通道的 α_2-δ 亚基结合。这种结合似乎调节了这些通道的功能和流量，这些通道出现在突触前神经元的突触球上。在疼痛诱发动作电位后，这些通道的钙离子内流可触发突触囊泡与神经细胞膜融合，并随之脊髓背角的神经递质释放。加巴喷丁可能通过抑制或调节这一过程发挥其镇痛作用。此外，加巴喷丁还可以通过激活下行抑制去甲肾上腺素能通路发挥镇痛作用，该通路调节脊髓背角疼痛信号的神经传递（经许可摘自 Schmidt，PC，Ruchelli G，Mackey SC. Perioperative gabapentinoids：choice of agent，dose，timing，and effects on chronic postsurgical pain. Anesthesiology. 2013；119（5）：1215-1221）

力高于加巴喷丁。加巴喷丁的口服吸收受到包括双酯在内的抗酸药的显著影响。这两种药物均通过肾脏排泄的，有微量经过肝脏代谢。

虽然围术期疼痛管理的多模式镇痛是值得称赞的，但是我们需要谨慎地将多种药物的不同作用机制（"多药疗法"）结合起来考虑，以避免发生难以预料的副作用。理想的多种药物联合应用应在增强镇痛效果同时减少药物副作用。普遍共识认为加巴喷丁类药物可减少阿片类药物使用，能有效减轻术后即刻疼痛，但这些药物也会增加术后镇静的风险，因此当给予这些药物时，特别是与阿片类镇痛药联合使用时，应给予高度重视。目前最佳的围术期给药方案和治疗时间仍不明确。术前加巴喷丁的推荐口服剂量达 1 200mg，但这可能会增加患者术后呼吸抑制的风险。术后呼吸抑制风险增加的患者包括老年人、病态肥胖症和OSA 患者。在最近一项针对全髋关节及全膝置换术的 52 例患者的回顾性研究中，作者认为，作为多模式镇痛方案的一部分，术前患者应用 300mg以上加巴喷丁与术后呼吸抑制的风险增加有关。并且患者在术前接受了一定剂量的缓释羟考酮，这同样增加了术后呼吸抑制风险。在另一项安慰剂对照的交叉研究中，观察了单独和联合使用普瑞巴林和瑞芬太尼对镇痛、通气和认知功能的影响[53]。结论为两种药物联合使用会产生叠加的镇痛作用，但同时也增强了呼吸抑制，并产生更大的认知损害。因此，当加巴喷丁类药物与阿片类药物联合使用时必须非常小心谨慎。对于未用过阿片类药物的患者，术前加巴喷丁的口服剂量应不超过 300mg。此外，加巴喷丁类药物不应与术前剂量的阿片类缓释剂联合使用。只有在极少数情况下，例如阿片依赖患者或术后慢性疼痛风险增加的患者（如开胸术），才应考虑应用更大剂量的加巴喷丁类药物[49]。

加巴喷丁在术前，术中或术后给药疗效是相同的。服用加巴喷丁和普瑞巴林分别需要 4~6h和 8h 达到脑脊液药物浓度峰值，术前一晚给药可能是最佳给药方法[49]。当出现头晕、镇静和意识错乱等副作用需要更换给药方法。加巴喷丁类药物的术后剂量可以根据副作用进行滴定给药，在晚上可服用较大剂量的药物。同时应根据患者年龄、体重和并发症（如肾功能）进行相应调整。理想的加巴喷丁给药方案可改善术后即刻疼痛，降低术后呼吸抑制的风险，同时减少术后慢性疼痛

发展，但这仍有待进一步研究。

静脉注射局部麻醉药利多卡因具有镇痛、抗痛觉过敏及抗炎作用[54-55]。体外研究表明，静脉应用利多卡因对电压门控钠通道、电压门控钙通道、钾通道、G 蛋白偶联受体、NMDA 受体和甘氨酸能系统有抑制作用[56]。围术期输注利多卡因，不仅改善了腹腔镜结肠切除术后患者的术后镇痛效果，而且减少了术后阿片类药物的用量，减轻了术后肠梗阻的发生，并缩短了住院时间[54,56]。尽管尚未明确全身利多卡因的理想剂量，但建议围术期镇痛剂量为 1.5~2.0mg/kg 推注，然后以 1.5~2mg/(kg·h) 静脉滴注[56]。这些建议可使血清浓度达到 1~5μg/ml 的治疗范围内。血清浓度大于 5μg/ml 时与心血管和中枢神经系统毒性有关。利多卡因对于心律失常、心力衰竭、冠心病、阿-斯综合征（心源性晕厥）和心脏传导阻滞的患者均为禁忌。未来需进一步研究以确定手术适应证和安全理想的给药方案。

最近荟萃分析表明，围术期静脉注射镁也是治疗围术期疼痛的有效辅助手段[57-58]。静脉注射镁可降低疼痛评分，减少术后 24h 内阿片类药物的使用量，且无任何严重不良反应。在一项涉及50 例脊柱侧凸手术患者的试验中，术中静脉注射镁 50mg/kg，维持剂量 8mg/(kg·h)，与小剂量氯胺酮[0.2mg/kg，维持剂量 0.15mg/(kg·h)]联合应用，可降低术后吗啡用量，同时改善患者睡眠，提高患者满意度评分[59]。其镇痛的机制是通过对 NMDA 受体的拮抗以及细胞内钙流入的调节来实现，从而抑制神经病理性疼痛和抑制中枢敏化，这使该药在阿片耐受患者中有潜在的应用价值。

糖皮质激素以其镇痛、抗炎和镇吐作用而闻名。前列腺素级联中脂氧合酶和 COX 上游的胞质磷脂酶 A_2 的抑制作用与抑制白三烯和前列腺素的产生有关，从而起到抗炎和镇痛的作用。糖皮质激素的镇吐作用机制尚不清楚，但似乎是由中枢介导的[60]。地塞米松与加巴喷丁类药物、对乙酰氨基酚和 NSAID 联合使用，是一种有效减轻术后疼痛的多模式镇痛策略。术前推荐静脉剂量为 0.11~0.2mg/kg。有报道称该药物在快速给药后有 50%~70% 的患者出现会阴刺激，因此规定该药物应稀释至 50ml 生理盐水中，并在术前 10min 注射[61]。在阿片耐受患者中，急性围术期疼痛管理可能非常具有挑战性。因此大剂量静脉注射地塞米松结合质子泵抑制剂联合应用，已被推荐为一种有用的治疗方案[62]。地塞米松通过周围神经丛途径给药

也被作为鸡尾酒疗法中四种药物的一部分，建议每一神经丛的剂量不应超过1mg[63]！

镇痛方法

患者自控镇痛

患者自控镇痛（PCA）是一种疼痛管理技术，该技术允许患者根据需要自行进行镇痛。虽然本章无法全面回顾PCA，但我们将强调一些重要方面，建议读者参阅Macintyre关于这一主题的综述[64]。在美国，最常用的药物包括吗啡、氢吗啡酮和芬太尼。氢吗啡被推荐为肾衰竭患者的替代药物，而芬太尼可能是一个更好的选择，因为它没有活性代谢产物。哌替啶由于其代谢产物去甲哌替啶有潜在毒性蓄积的风险不推荐用于静脉PCA。

与PCA所有模式相关联的五个变量包括首次剂量，追加（需求）剂量，锁定时间，持续输注速率，以及1h和4h限量。在健康的成年人中，典型的PCA方案为1～2mg吗啡的追加剂量，锁定时间为8～10min（表55-15）。作者不建议在未使用过阿片类药物的患者中加入阿片类药物的背景量，而患有慢性恶性疼痛的患者、非恶性疼痛的阿片耐受患者或递增PCA剂量试验失败的持续性疼痛的患者则需要背景量的输注。在老年人中，PCA的剂量应该酌情减少。表55-16列出了使用阿片类

表55-15　阿片类药物敏感的成人患者常规静脉阿片类药物自控镇痛方案[64,192]

阿片类药物	推注剂量	锁定时间/min	持续背景输注剂量
吗啡	1～2mg	6～10	0～2mg/h
氢吗啡酮	0.2～0.4mg	6～10	0～0.4mg/h
芬太尼	20～50μg	5～10	0～60μg/h
舒芬太尼	4～6μg	5～10	0～8μg/h
曲马多	10～20mg	6～10	0～20mg/h

表55-16　患者自控镇痛的相关危险因素

肺部疾病	闭合性颅脑损伤
阻塞性睡眠呼吸暂停	精神症状改变
肾或肝功能不全	哺乳期妇女
充血性心力衰竭	

PCA的相关危险因素。如果存在两个以上的危险因素，应避免在标准剂量方案中使用PCA这种给药方式，仅在需要时才给予阿片类药物。

阿片类药物相关的副作用包括恶心、呕吐、瘙痒、镇静和意识错乱。指南推荐治疗恶心和呕吐可联合应用多种处方药，包括多巴胺受体拮抗剂、5-羟色胺受体拮抗剂和糖皮质激素[65]。此外，围术期全身应用α_2肾上腺素受体激动药（如右美托咪定），既能镇痛，又能减少阿片类药物的用量，已被证实可减少术后恶心呕吐的发生率[66]。使用苯海拉明、羟嗪或小剂量类阿片受体拮抗药（如纳洛酮）或混合激动剂-拮抗剂（如纳布啡）可改善瘙痒。阿片类药物的改变可能引起过度镇静，然而，使用多模式镇痛技术，包括使用区域麻醉药（如硬膜外或周围神经阻滞）、NSAID、对乙酰氨基酚或其他非阿片类镇痛药（如NMDA受体拮抗剂或α_2-δ亚基钙通道配体）可减少阿片类药物使用，从而减轻阿片类药物引起的镇静作用。

椎管内镇痛

虽然阿片类镇痛药已经使用了好几个世纪，但其确切的作用机制直到1971年阿片受体被发现时才得以完全理解。在5年内，Yaksh报告称吗啡可在大鼠模型中产生脊髓介导的镇痛作用。此后不久，分别在1979年和1981年，Wang和Onofrio报告了在椎管内注射吗啡后可显著缓解癌症相关严重疼痛患者的疼痛。自从这些发现以来，阿片类药物的鞘内注射和加用局部麻醉药的硬膜外注射，给患者带来了极大的福音。

硬膜外镇痛是围术期多模式镇痛的关键组成部分，可改善患者预后。对硬膜外镇痛效果进行荟萃分析发现，硬膜外镇痛效果优于全身给予阿片类药物[67]。硬膜外镇痛的效果取决于多种因素：①穿刺间隙与切口部位的一致性；②镇痛药物的选择；③输注的速率；④硬膜外镇痛持续时间；⑤疼痛类型评估（静息与动态）。理想情况下，硬膜外导管的穿刺位置应该与手术切口一致（图55-15）。胸部和上腹部手术推荐使用胸段硬膜外导管置入，可观察到冠状动脉血流量明显改善，肺部并发症减轻，术后肠梗阻时间缩短。在硬膜外隙联合使用局部麻醉药和阿片类药物具有协同作用[67]。硬膜外镇痛的最佳持续时间尚未确定，但建议至少输注2～4天。除了镇痛作用外，持续时间小于24h的硬膜外注药似乎并未观察到明显的心血管优势。

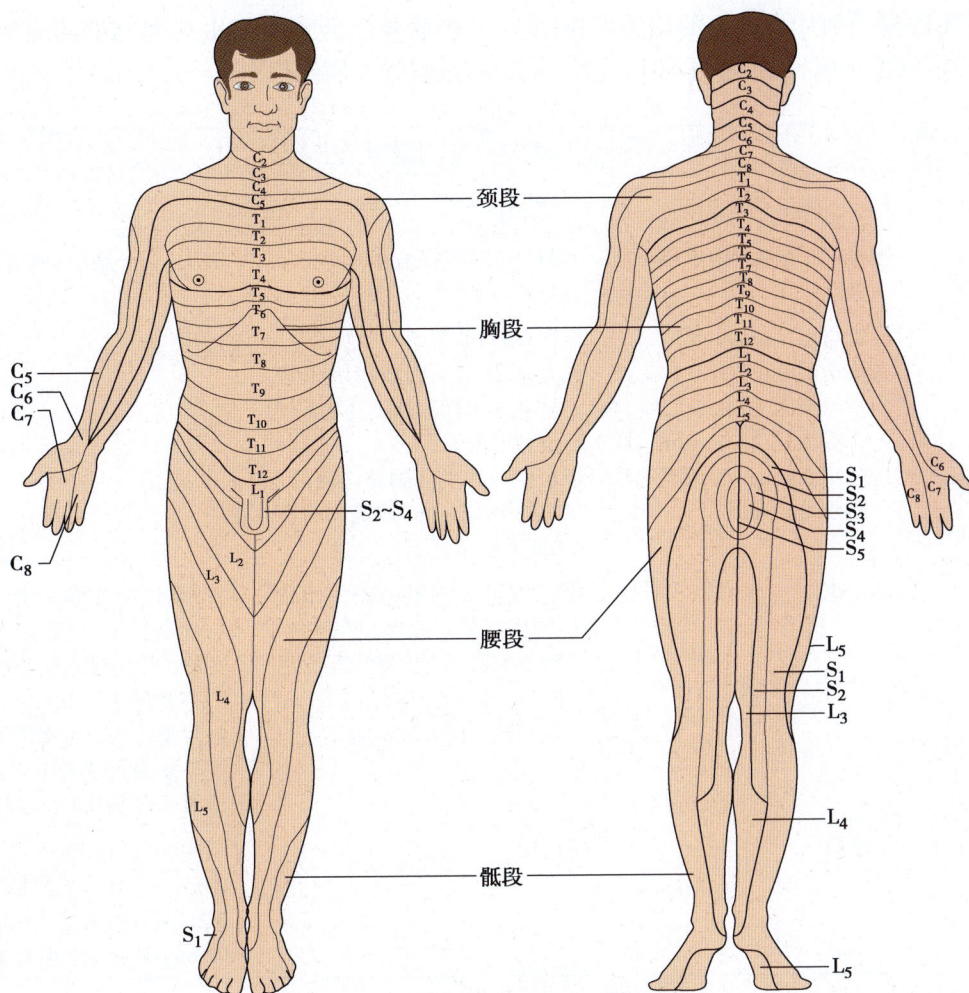

图55-15 硬膜外导管放置的皮节指导

硬膜外注射阿片类药物具有明显的镇痛作用，并且不引起明显的交感神经阻滞或运动阻滞。镇痛通过脊髓机制和全身吸收后的脊髓上机制发生。脊髓机制是通过药物扩散到脑脊液实现的，取决于脑膜通透性。具有中等亲脂性的阿片类药物（如氢吗啡酮、阿芬太尼和哌替啶）可在蛛网膜下腔的水和脂质区域之间自由地移动，因此具有较高的脑膜通透性，这可能使其在脊髓中具有更高的生物利用度。但是，在对这一专题进行全面综述时，Bernard等人[68]得出结论，吗啡在脊髓中比阿芬太尼、芬太尼和舒芬太尼具有更高的生物利用度。

一般来说，硬膜外注射亲水性阿片类药物起效缓慢，持续时间长，其机制本质上与作用于脊髓一致。硬膜外注射亲脂性阿片类药物起效快、持续时间短，作用机制主要是脊髓上的，继发于快速全身摄取。然而，相关数据存在争议，亲脂性阿片类药物（如芬太尼）的作用位点可能主要取决于用药方式。静脉推注芬太尼具有节段性镇痛作用，而硬膜外注射芬太尼则具有非节段性（全身性）效应。然而，一些数据表明，亲脂性阿片类药物可能具有明显的脊髓作用机制，尤其是胸段硬膜外注射芬太尼。对于口服吗啡超过250mg/d的阿片耐受患者，舒芬太尼因其较高的内在活性被认为是首选的硬膜外阿片类药物。

局部麻醉药和阿片类药物联合应用是硬膜外给药的最常见形式，因为两类药物的组合具有协同作用。局部麻醉药具有阻断应激反应的独特能力，可通过阻断传入脊髓的输入实现。虽然布比卡因和芬太尼可能是最常见的药物组合，但从生物利用度的角度来看，布比卡因和吗啡联合应用更有意义。氢吗啡酮联合布比卡因也有很好的协同作用，因为这种组合具有亲水性阿片类药物的所有优点，且具有良好的脑膜通透性，但瘙痒风险却较低。如果患者无法耐受局部麻醉药的副作用，或者硬膜外穿刺间隙与手术切口不一致，那么硬膜外注药也可仅需要一种亲水性阿片类药物。同样,如果患者无法耐受阿片类药物的相关副作用,只要硬膜外置管位置正确,且与手术切口一致,则硬膜外注药也可仅由局部麻醉药组成。表 55-17 是硬膜外用药指南。

表 55-17　成人硬膜外导管给药方案指南[a,b]

导管放置	外科手术皮节		
腰段 T_{12}~尾端	腰椎(如全膝置换术或下肢旁路手术)	下胸(如剖腹探查术、剑突耻骨切口)	中高胸(如开胸术、胸骨切开术)
	导管与切口位置一致 布比卡因 0.05%~0.1%,或罗哌卡因 0.1%~0.2% 复合芬太尼 2~5μg/ml,或吗啡 0.1mg/ml,或氢吗啡酮 0.02mg/ml	导管/切口位置不一致! 可考虑布比卡因或罗哌卡因复合亲水性阿片类药物[c] 不是理想配方 亲水性阿片类药物是必需的! 吗啡 0.1mg/ml 或氢吗啡酮 0.02mg/ml[d]	不适用
低胸段 T_8~T_{12}	不适用	导管与切口位置一致!布比卡因 0.05%~0.1% 或罗哌卡因 0.1%~0.2% 复合芬太尼 2~5μg/ml 或吗啡 0.1mg/ml 或氢吗啡酮 0.02mg/ml	导管/切口位置不一致!可能会考虑布比卡因或罗哌卡因复合阿片类药物,但这配伍不理想!亲脂性药物芬太尼 2~5μg/ml。不是理想的阿片类药物!亲水性阿片类药物是一个更好的选择!吗啡 0.1mg/ml 或氢吗啡酮 0.02mg/ml[d]
中至高胸段 T_4~T_8	不适用	不适用	导管和切口位置一致!布比卡因 0.05%~0.1% 或罗哌卡因 0.1%~0.2% 复合芬太尼 2~5μg/ml 或吗啡 0.1mg/ml 或氢吗啡酮 0.02mg/ml

[a] 建议成人硬膜外应用布比卡因的输注速度为 2~10ml/h,不超过 400mg/d!
[b] 硬膜外可乐定剂量为 1~2μg/ml。需要注意剂量大于 14μg/h 时,患者通常会出现低血压、心动过缓和镇静。
[c] 如果导管放置位置与切口不一致,局部麻醉效果就会降低!
[d] 亲水性阿片类药物提供了广泛的镇痛范围!吗啡是金标准,硬膜外给予氢吗啡酮可减少瘙痒发生。

辅助药物包括可乐定和氯胺酮,它们可以增强镇痛效果。可乐定(2μg/ml)可与阿片类药物及局部麻醉药联合使用,通常输注速率为 5~20μg/h。限制其临床应用的副作用包括低血压、心动过缓和镇静。有研究报告称采用 0.2% 罗哌卡因、5μg/ml 芬太尼、2μg/ml 可乐定进行硬膜外输注,以 3~7ml/h 的速率注射,在此剂量范围内未见明显的镇静作用[69]。氯胺酮目前安全性尚不确定,目前无法推荐常规使用。

硬膜外缓释吗啡(DepoDur)是一种新的术后疼痛控制方法。由包裹在脂质体给药系统中的吗啡组成,该系统提供持续 48h 的吗啡控制释放。双盲研究表明,硬膜外注射吗啡脂质体在治疗全髋关节置换术(total hip arthroplasty, THA)、全膝关节置换术(total knee arthroplasty, TKA)和剖宫产术后疼痛方面已被证实有效。DepoDur 仅被批准用于腰段硬膜外注射。

鞘内镇痛是一种广泛接受的治疗急慢性疼痛的方法。Rathmell 等人[70]对鞘内镇痛在急性疼痛中的作用进行了全面回顾。阿片类镇痛药是最常用的药物,包括吗啡、氢吗啡酮、哌替啶、美沙酮、芬太尼和舒芬太尼。给药后的鞘内分布是复杂的,亲水性阿片类药物(如吗啡)穿过脊髓,与背角内特定的突触前和突触后受体结合,亲水性阿片类药物缓慢地穿过硬脊膜,因与硬膜外脂肪结合力差,之后慢慢进入血浆。它们往往起效慢,持续时间长,并提供广泛的镇痛范围。迟发性呼吸抑制更常见于头端扩散的亲水性阿片类药物[70]。亲脂性阿片类药物(如芬太尼)则倾向于与白质中的非特异性受体结合,迅速地穿过硬脊膜,很快就被固定在硬膜外脂肪中,并迅速进入全身循环。一般来说,亲脂性药物起效快,持续时间短,镇痛范围窄。迟发性呼吸抑制与亲脂性阿片类药物关系不大。鞘内注射阿片类药物的其他副作用包括恶心、呕吐、尿潴留和瘙痒。鞘内使用氢吗啡酮引起瘙痒的发生率明显低于吗啡（关于给药指南，见表55-18）。

表55-18 鞘内镇痛给药指南ª[30,70]

外科手术	鞘内药物剂量
分娩镇痛	舒芬太尼2.5～5μg
剖宫产术	吗啡100μg。可乐定60μg的添加具有协同作用，并能延长剖宫产术后的鞘内镇痛时间，同时也可增加术中镇静作用
门诊膝关节镜手术	芬太尼10～25μg可改善术中镇痛效果，但不延长术后运动阻滞时间
全膝置换术	吗啡100μg
全髋关节置换术	吗啡100μg
开胸术与腹部大手术	吗啡500μg。剂量＞300μg时副作用的发生率显著增加，如恶心、呕吐、尿潴留、瘙痒和呼吸抑制

ª 鞘内注射氢吗啡酮50～100μg约等于鞘内注射吗啡100～200μg。

其他有用的镇痛剂包括α₂肾上腺素受体激动药、NSAIDs、NMDA受体拮抗剂、乙酰胆碱酯酶抑制剂、腺苷、肾上腺素和苯二氮䓬类药物。α₂肾上腺素受体激动剂通过与脊髓背角内突触前受体和突触后受体结合改变疼痛传递。有证据表明，鞘内注射可乐定与局部麻醉药有协同作用，可延长感觉神经和运动神经阻滞的作用时间，并且与鞘内注射吗啡相比较少造成尿潴留[70]。鞘内注射可乐定不会引起呼吸抑制或瘙痒。但是鞘内剂量达150μg时可增加低血压、心动过缓和恶心的发生率[70]（药物剂量见表55-19）。有报道称椎管内注射NSAIDs是安全有效的。术后疼痛治疗需要进一步研究，以确定鞘内注射相关药物的作用，包括NSAIDs、乙酰胆碱酯酶抑制剂、NMDA受体拮抗剂、腺苷和苯二氮䓬类药物。

周围神经阻滞

单次周围神经阻滞可以对疼痛进行有效镇痛，效果优于阿片类药物，并且副作用少[71]。单次神经阻滞技术的缺点是作用持续时间有限，但持续周围神经阻滞（continuous peripheral nerve block, CPNB）技术可将镇痛效果延长至术后。CPNB已被证明

表55-19 鞘内镇痛：其他药物剂量指南[70,193]

鞘内药物	剂量	备注
可乐定	门诊手术给予15～45μg可提高鞘内阻滞的效果	当鞘内剂量＞150μg时，副作用显著增加
肾上腺素	0.1～0.6mg 剂量相关性增加：①运动功能恢复；②排尿功能恢复	不推荐门诊手术使用
新斯的明	6.25～50μg 剂量相关性增加：①运动功能阻滞；②阻滞的恢复时间；③恶心和呕吐	需要进一步研究合适的鞘内注射剂量，以优化镇痛，同时最大限度地减少副作用

是一种有效的术后疼痛管理技术，效果优于阿片类药物的镇痛，且与阿片类药物相关的副作用少，神经系统及感染等并发症少见[72-73]。CPNB的优势包括术后镇痛时间延长，便于出院，阿片类药物相关的副作用较少，患者的满意度增加[74]。从本章节前面的介绍可以看到，超声引导下的区域麻醉（ultrasound-guided regional anesthesia, UGRA）目前已成为主要的周围神经定位技术。UGRA不仅能缩短神经阻滞操作时间、起效时间和减少局部麻醉药的用量，而且还可以改善感觉神经阻滞效果，提高阻滞成功率。同时，UGRA也可以降低局部麻醉药全身毒性（local anesthetic systemic toxicity, LAST）所致各种严重并发症的发生率[75]。表55-20，表55-21和表55-22显示周围神经阻滞的适应证和禁忌证。CPNB推荐剂量指南见表55-23。

臂丛

锁骨上入路

肌间沟阻滞（interscalene block, ISB）是肩部和上臂矫形手术中理想的周围神经阻滞，如肩袖或盂唇损伤修复术、肩锁关节重建术、Bankart手术、肱骨近端骨折和全肩关节置换术等。在肩部和上臂的血管手术中也可应用，但对于前臂和手部手术来说，选择这种阻滞方法并不恰当，因为手术范围包括尺神经支配的区域。这是臂丛入路方式中最靠近头部的，最初在1970年由Winnie描述[76]。

超声引导下行周围神经阻滞是一项相对简单的技术。虽然阻滞可以使用平面内或平面外技术（in-plane or out-of-plane technique），但最常用的技

术是探头在轴向斜平面后方入路的穿刺方法。穿刺针在超声引导下进入臂丛神经鞘内或其周围。穿刺针尖的位置并不清晰。Spence 和同事[77]调查发现局部麻醉药注射在臂丛神经鞘附近与注射在臂丛神经鞘内的麻醉效果一样。穿刺针针尖位于臂丛神经鞘内时，使用小剂量局部麻醉药即可产生完善的阻滞效果。在进行 ISB 时并不需要将穿刺针直接与神经接触[78]。避免穿刺针与神经直接接触，可以最大限度地提高疗效，及减少神经损伤的风险。超声引导下 ISB 的优点是可以将穿破血管的可能性降至最低，并允许在神经丛周围进行多次注射，从而减少局部麻醉药的用量，降低了毒

表 55-20   臂神经丛阻滞

周围神经阻滞	适应证	禁忌证	备注
肌间沟入路	全肩关节置换术和半关节成形术 开放式肩袖修复术 开放式前路重建切开复位内固定和关节融合	患者拒绝，操作部位有感染或血肿，对局部麻醉药过敏，持续恶化的神经病及原因不明的病变 在抗凝患者中遵循椎管内麻醉的原则，直到颁布周围神经阻滞的实践指南	超声引导下的区域麻醉的优点：①阻滞操作迅速；②穿刺时进针次数减少；③降低穿刺进入血管的风险；④感觉阻滞起效更快；⑤提高阻滞成功率
锁骨上入路	用局部麻醉药单次注射，阻滞整个上肢	同上	超声引导下气胸的发生率低
锁骨下入路	这种方法非常适合于远端上臂、整个前臂、腕和手的手术 肘部远端手术：动静脉瘘、科利斯骨折、掌腱膜挛缩松解术、腕关节融合和复位内固定 前臂、腕和手的手术	同上，还包括胸廓畸形，愈合但脱臼骨折的锁骨	超声引导能显著提高该方法的安全性和有效性，也可应用置管技术
腋路	手部手术	同上	

表 55-21   腰骶丛阻滞

周围神经阻滞	适应证	禁忌证	备注
股神经	全膝置换术（TKA），前交叉韧带修复，股骨颈骨折，大隐静脉剥脱术，涉及腹股沟、内侧或外侧大腿的肌肉活检术	见表 55-20	TKA 的最佳选择；可与坐骨神经阻滞联合应用治疗 TKA；置管技术是有用的；超声引导可确认针尖位置位于髂筋膜和髂腰肌之间
收肌管阻滞	TKA，踝关节内侧的任何手术	同上	超声引导下的区域麻醉以收肌管内隐神经为靶点
坐骨神经	膝上截肢联合腰神经丛阻滞，踝关节置换，踝关节融合术，跟骨截骨术，跟腱修复术	同上	已经描述了许多办法。骶骨旁入路是最接近头端的；臀下侧股二头肌入路很有用；置管技术对于延长镇痛非常有效；超声引导可确定臀下间隙针尖位置
腘窝入路	膝下截肢联合隐神经阻滞，踝关节手术（三关节融合术、关节镜手术和跟腱修复术），足部手术（蹈外翻手术和经跖骨截肢术）	同上	描述了侧后方和后入路；足部手术后置管可延长镇痛时间；超声引导是非常有用的；用"跷跷板"标志确认腓总神经和胫神经；可以与收肌管阻滞结合，以提供踝关节内侧的镇痛

表 55-22　躯干神经阻滞

周围神经阻滞	适应证	禁忌证	备注
椎旁神经节阻滞	乳房手术，胸部与腹部手术，肋骨骨折，疱疹后神经痛	在抗凝患者中，按照椎管内阻滞的建议进行治疗	许多超声引导入路已经被描述
胸大肌阻滞			
Ⅰ	隆胸手术		
Ⅱ	乳房切除术与前哨淋巴结清扫术		
前锯肌	背阔肌瓣重建术与多发肋骨骨折		
腹横肌平面（TAP）阻滞	腹壁手术		单侧 TAP 阻滞适用于不跨越腹部中线的切口（如肾移植或阑尾切除术）
肋下 TAP	脐上切口		双侧 TAP 适用于跨越中线的切口（如腹腔镜手术）
侧方 TAP	脐下切口		
后方 TAP	$T_5 \sim T_{10}$ 扩散		
腹直肌鞘阻滞	中线部位的腹部手术切口		
横筋膜平面	髂嵴植骨		
髂腹股沟 / 髂腹下神经	腹股沟疝修补术		

表 55-23　局部麻醉药用于持续周围神经阻滞的推荐给药方案[194-195]

导管位置	药物	输注速度	PCA 剂量 /ml	锁定时间 /min
肌间沟锁骨下	0.2% 罗哌卡因或 0.15%～0.2% 布比卡因	5～8ml/h	2～4	15～20
股部	0.2% 罗哌卡因或 0.15%～0.2% 布比卡因	5～10ml/h	5～10	30～60
腘部	0.2% 罗哌卡因	5～8ml/h	2	15～20
椎旁	0.25% 布比卡因复合 1∶400 000 肾上腺素	0.1～0.2ml/（kg·h）0.1ml/（kg·h）	—	—

PCA，患者自控镇痛。

性风险。在穿刺针的注射部位可以实时观察到神经周围局部麻醉药的扩散情况。

肩部手术中单次 ISB 可降低术后 VAS 疼痛评分，减少阿片类药物总用量，减少术后恶心呕吐，减少第一次镇痛药的给药时间、住院时间和再次入院的发生[79]。ISB 用于术后镇痛，优于肩峰下囊阻滞、肩胛上神经阻滞、关节腔内注射局部麻醉药和阿片类药物。为了延长术后镇痛的作用时间，置入导管持续注药技术已成功地应用于住院和门诊患者中。

锁骨上入路臂神经丛阻滞，通过单次注射局部麻醉药，可为整个上肢提供麻醉效果。该阻滞的适应证包括手臂、肘部、前臂（动静脉造瘘术）和手部手术（手舟骨骨折、大多角骨切除术）。锁骨上入路是在锁骨下和第一肋骨上方进针，即上、中、下干的位置，这个部位的组织结构最少。

现在这已成为"经典"的 Kulenkampff 描述[80]，这种周围神经阻滞的穿刺方向与患者头部和颈部平行，在锁骨中点上方 1cm 处进针。这种方法需要多次诱出感觉异常和多次注射，文献报道气胸发生率为 0.5%～5%。随着超声引导技术的引入，这种方法的安全性得到了极大的提高。穿刺针的实时图像可引导针尖置于最佳位置，这不仅可以降低气胸的风险，而且可以提高针尖位置的准确性,缩短阻滞的起效时间[81-82]。这种阻滞的单、双、三次注射技术已经有报道[83-85]。目前尚不清楚哪种技术更优越。有证据表明,穿刺针进入臂丛腋鞘是必要的,这是一种明显的"筋膜突破感(fascial click)"。局部麻醉药可以在神经周围间隙内多次小剂量注射,这可以创造一个安全的进针通道,将针尖放置到称为"口袋角"的区域,该区域位于锁骨下动脉内侧,第一肋骨下方,以及臂丛的上侧、外侧分界处。锁骨上入路时尺神经通常不能被阻滞,然而,据报道,"口袋角"技术(图 55-16)在操作正确的情况下至少能阻断85%患者的尺神经[83]。尽管超声引导有助于这种阻滞的完成,但不常见的超声解剖(超声病理学)使完成阻滞成为一种挑战,如异常的颈横动脉、扩张的锁骨下静脉(继发于中心静脉压升高)和臂丛位置异常[86-87]。虽然锁骨上入路可以置入导管持续给药,但相关文献很少。

锁骨下入路

　　锁骨下阻滞非常适合于肱骨中段以下的外科手术,如手、腕、前臂或肘部[88]。阻滞针对的是臂丛靠近腋动脉的神经索水平[89]。由于其体表标志不明确以及潜在的气胸和血管损伤风险,这种方法的使用率并不高。然而,超声引导下阻滞极大地提高了锁骨下入路的安全性和有效性,据报道成功率为90%~100%[90]。

　　进行神经丛阻滞时患者处于仰卧位,超声探头以矢状位放置在三角形的肌间沟锁骨下方,可见腋动脉的短轴图像。虽然阻滞可以用手臂内收或外展来完成,但患者手臂的理想位置是肘关节外展至90°。这种手法使锁骨明显地向脑后方向移位,并允许针头在锁骨前部向头侧进针 2~4cm,从而使针的入路更短,超声图像更清晰[91]。使用回声针有助于周围神经阻滞的操作,尤其是穿刺针置入角度较陡时。最佳注射部位为头侧,与腋动脉毗邻处[92]。这一区域最接近臂丛的三条神经索,局部麻醉药扩散效果好。一项前瞻性随机试验比较了超声引导下使用神经刺激仪和不使用神经刺激仪两种情况下的锁骨下阻滞,证实了局部麻醉药在腋动脉后侧、内侧和外侧形成"U"形分布,可使臂丛完全被阻滞[89](图 55-17)。

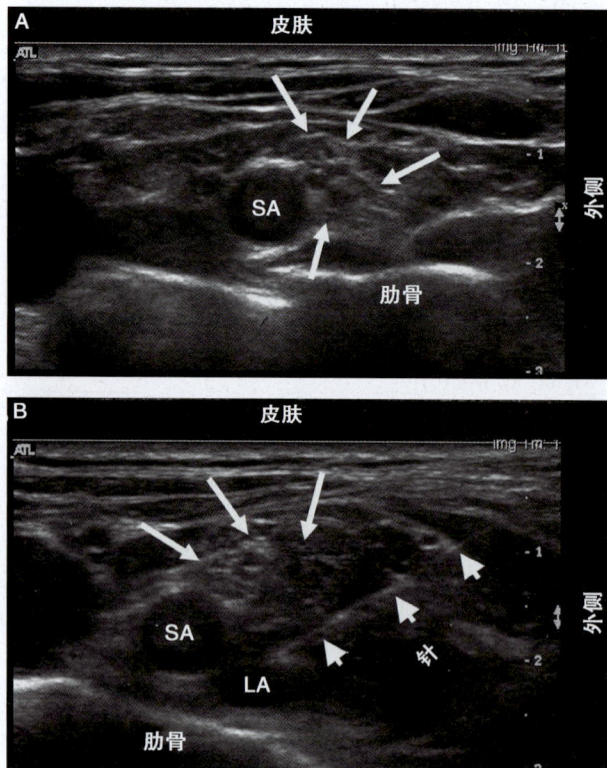

图 55-16　超声引导下锁骨上神经阻滞

长箭标出锁骨上窝水平的臂丛。SA,锁骨下动脉;LA,局部麻醉药(经许可摘自 Soares LG, Brull R, Lai J, et al. Eight ball, corner pocket: the optimal needle position for ultrasound-guided supraclavicular block. Reg Anesth Pain Med. 2007; 32:2)

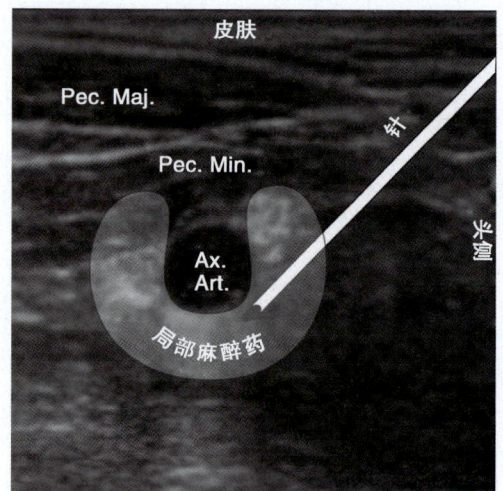

图 55-17　超声引导下锁骨下神经阻滞

超声解剖,初始针尖位置和理想的麻醉药 U 形分布。Pec.Maj., 胸大肌;Pec.Min., 胸小肌;Ax.Art., 腋动脉(经许可摘自 Dingemans E, Williams SR, Arcand G, et al. Neurostimulation in ultrasound-guided infraclavicular block. Anesth Analg. 2007; 104: 1274)

　　最近一项大规模的研究报道了单次锁骨下神经阻滞镇痛效果满意并安全性良好[93]。放置导管进行连续锁骨下神经阻滞可以提供术后几天的镇痛治疗。连续锁骨下神经阻滞的优点包括改善术后疼痛评分,减少阿片类药物用量,减少镇静和睡眠紊乱[94]。虽然阻滞建议使用手臂外展体位,但也可以用手臂内收的体位来完成。这种灵活的体位选择对创伤患者是有利的,尤其对于有严重疼痛和活动受限的创伤患者。置入的锁骨下导管安全稳定,不会因患者的活动而移位。保持清洁和无菌也相对容易,特别是患者需要带着导管出院并保留导管一段时间时。

腰丛

腰丛由 L_1 至 L_4 脊神经根腹侧支组成,部分患者 T_{12} 腹侧支也参与一部分组成。腰丛位于腰大肌深面,发出股(隐)神经、闭孔神经、股外侧皮神经、髂腹股沟神经、髂腹下神经和生殖股神经。这些神经为腹部,腹股沟,大腿前侧、外侧及内侧,膝关节和小腿内侧提供感觉神经支配。运动神经支配腹肌、屈髋肌、股内收肌和股四头肌。关于腰神经丛阻滞(LPB)的后入路和前入路的文章很多[95],该阻滞主要用于髋关节和膝关节手术。

后入路(腰大肌阻滞)

后入路 LPB 可阻滞股神经、股外侧皮神经和闭孔神经[96]。操作时患者侧卧位,通常手术侧在上侧位置(自主体位)。这种体位的优点是可以同时阻滞坐骨神经,缺点是硬膜外扩散的风险增加。当联合坐骨神经阻滞时,任何下肢手术几乎都可以完成。虽然超声引导的 LPB 已经有文献报道,但还没有得到广泛的研究证实。腰大肌阻滞的并发症包括硬膜外阻滞、脊椎麻醉、全身毒性反应、单侧交感神经阻滞、肾包膜下血肿和神经损伤[97]。抗凝患者应避免腰大肌阻滞。成年人腰丛的深度增加了超声引导下穿刺的难度,特别是在肥胖患者中,除非目前超声技术有了显著的改进,否则这将阻碍其临床应用。然而,在儿童中,超声引导的 LPB 被证明是有效的[98]。

前入路(股神经阻滞)

股神经由 L_2~L_4 腹侧支的后支形成,是腰丛最大的终末支。股神经从腰大肌的下外侧缘发出,并在髂肌和腰大肌之间的间隙穿过腹股沟韧带。腹股沟区的神经覆盖着两个筋膜层,即阔筋膜和髂筋膜,阔筋膜将皮下组织与肌肉和血管分开,髂筋膜完全包裹着髂腰肌和股神经,将股神经与股动脉和股静脉分开[99]。虽然超声可以显示腹股沟韧带上方和下方的神经图像,但理想的情况是在腹股沟皮褶处显示神经,此处,股神经位于股动脉外侧约 0.5cm 处。股神经向股四头肌、缝匠肌和耻

骨肌提供运动神经支配,并向大腿前、膝提供感觉神经支配,隐神经支配下肢内侧感觉神经。最近超声引导下的证据表明腹股沟皮褶处股神经的解剖关系是内、外侧,而不是前、后侧,而且这两个分支在髂筋膜下是非常接近的[100]。

股神经阻滞(femoral nerve block,FNB)适用于股四头肌前侧的任何手术(活检或肌腱修复)、髌骨、TKA、前交叉韧带修复术或足部内侧的踝关节手术。Ilfeld 等人[101]报道了在腹股沟水平使用横断面(短轴)超声图像引导下进行 FNB。采用平面内入路,穿刺针小心经过髂筋膜,避免损伤神经,穿刺针位于股神经的前方或后方。必须注意将针尖放置在髂筋膜与髂腰肌之间,位于股动脉外侧(图 55-18)。局部麻醉药注射在股神经周围间隙内,并可见药液在股神经周围扩散。

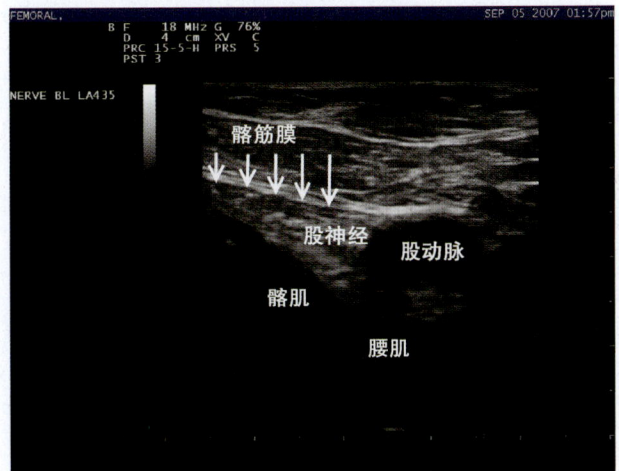

图 55-18　超声引导下股神经阻滞:腹股沟下结构的短轴超声图像
股神经阻滞进针可以用平面内入路,也可以用平面外入路。注射局部麻醉药前,针尖必须位于髂筋膜和髂腰肌之间的间隙内,才能成功地阻断股神经

TKA 后,超声引导下的 FNB 的镇痛效果优于单纯使用静脉 PCA,镇痛效果与硬膜外镇痛效果类似,但不会出现硬膜外镇痛所致的低血压[102]。单次注射给药和置管连续给药两种方法都有文献报道,但最近 Cochrane 系统回顾表明,持续阻滞优于单次注射技术[103]。然而,证据表明,持续阻滞股神经会导致股四头肌无力,有可能增加术后住院患者跌倒(inpatient fall,IF)的风险[104]。其他与 FNB 无关的 IF 独立风险因素包括高龄和其他合并症如睡眠呼吸暂停、精神病、肥胖和贫血等[105]。美国医疗保险和医疗补助服务中心(CMS)指出 IF

是在医院发生的情况,是可避免的事件,因此对此可不提供医疗保险费用。综合性的多学科预防跌倒措施可以消除 IF 的风险。

隐神经阻滞常与腘窝外侧阻滞或坐骨神经阻滞相结合用于小腿手术。隐神经是膝以下腰丛的唯一分支,也是股神经最大的感觉终末支。隐神经向膝、小腿和内踝的内侧、前内侧和后内侧部位提供感觉神经支配,并在一些人中为踇趾的内侧部分提供感觉支配。在髌骨和内踝处已描述几种阻滞入路,其中收肌管(adductor canal, AC)内神经阻滞的使用最普遍。AC 由缝匠肌、股内侧肌和大收肌围成,包含股动脉、股静脉、隐神经和股内侧肌的运动神经,偶有闭孔神经。AC 从股三角的顶端延伸到收肌腱裂孔。

超声引导下收肌管阻滞(adductor canal block, ACB)适用于 TKA、前交叉韧带修复、内侧半月板切除术及踝关节内侧的任何手术(全踝关节置换术和三关节融合术)。ACB 相对于 FNB 的优势在于可提供镇痛且没有明显的运动神经阻滞,在理论上降低了 IF 的风险[106]。尽管连续的 ACB 比连续的股神经阻滞能更好地保持股四头肌的肌肉强度,但有证据表明股神经阻滞可以提供更好的动态镇痛效果[107]。一般来说,ACB 在大腿中段进行操作,但"大腿中部"具体部位却令人困惑[108]!超声引导下 ACB 通常让患者取俯卧位,手术侧腿外旋并轻微弯曲。在大腿内侧横向轴面上使用高频线性探头,以分辨深达缝匠肌水平的股动脉。随着探头向远端滑动,可以看到股动脉逐渐深入,通过收肌腱裂孔。如果 ACB 的目标是阻滞隐神经及支配股内侧肌的神经,理想的进针点位于大腿远端,AC 内,距离收肌腱裂孔近端约 2～3cm[109-110],或是在 AC 的中点,即超声图像的近端和远端的中间[111]。在此部位注射药物后对膝关节前内侧、关节囊和支持带产生镇痛作用[111]。穿刺针平面内进针由前外侧到后内侧方向置入。

另一种非常有效的股神经阻滞方法是髂筋膜间隙阻滞(fascia iliaca compartment block, FICB)。注射部位离神经血管结构较远,不需要使用神经刺激器[97]。这种阻滞在儿童和成年患者中都有文献报道,认为比三合一阻滞更有效。这是一个需要大剂量(30～60ml)的筋膜平面阻滞方法,阻滞目标是股神经和股外侧皮神经。在髋部骨折的老年患者中,FICB 是较 LPB 更安全的替代麻醉选择,也是多模式镇痛技术的关键组成部分。在髋部骨折患者中这种阻滞的优点包括:①镇痛后允许椎管内阻滞体位摆放;②减少阿片类药物镇痛;③缩短住院时间;④降低谵妄发生率[112-114]。在文献中报道了三种方法,包括"体表结构定位技术"[115]、腹股沟上旁矢状位入路[116]及腹股沟皮褶横向入路[117]。腹股沟上旁矢状位入路时,建议尽可能近端注药,以保证局部麻醉药可向头侧扩散到骨盆内[118](图 55-19 和图 55-20)。

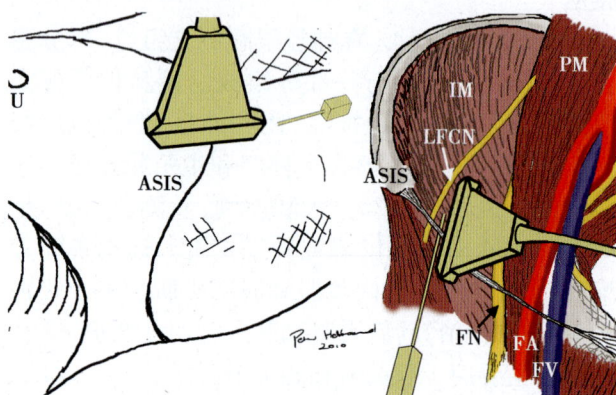

图 55-19　探头、针位及髂窝解剖图,显示腹股沟上髂筋膜阻滞的解剖结构

髂肌(IM),腰肌(PM),股神经(FN),股动脉(FA),股静脉(FV),髂前上棘(ASIS),脐(U),股外侧皮神经(LFCN)(经许可摘自 Hebbard P, Ivanusic J, Sha S. Ultrasound-guided suprainguinal fascia iliaca block: a cadaveric evaluation of a novel approach. Anaesthesia. 2011; 66: 300-305)

骶丛

坐骨神经起始于骶丛,由第四腰椎腹侧支到第三骶神经根组成。坐骨神经包括胫神经和腓总神经以及分布到大腿的股后皮神经。坐骨神经支配下肢感觉、运动和部分交感神经,坐骨神经阻滞联合股神经或隐神经阻滞,可为下肢手术提供完善的麻醉和术后镇痛。坐骨神经阻滞在许多外科手术中都可以使用,包括 THA 和 TKA,前交叉韧带修复,复杂的门诊膝关节手术,膝以上和以下截肢,以及足部和踝关节手术。坐骨神经阻滞方法很多,包括近端和远端入路,可在患者仰卧位、俯卧位和截石位时使用前、后和侧入路,但患者的舒适度是选择最佳入路的关键因素。

在腘窝处进行坐骨神经阻滞是最常见的方法之一。此处的坐骨神经被阻滞通常会保留分布到大腿的股后皮神经,从而维持腘绳肌功能。因此这种阻滞的优势是行走时限制较小,有利于术后活动。与皮下局部浸润麻醉和踝部阻滞相比,坐骨神经阻滞术可提供更长时间镇痛效果,且患者

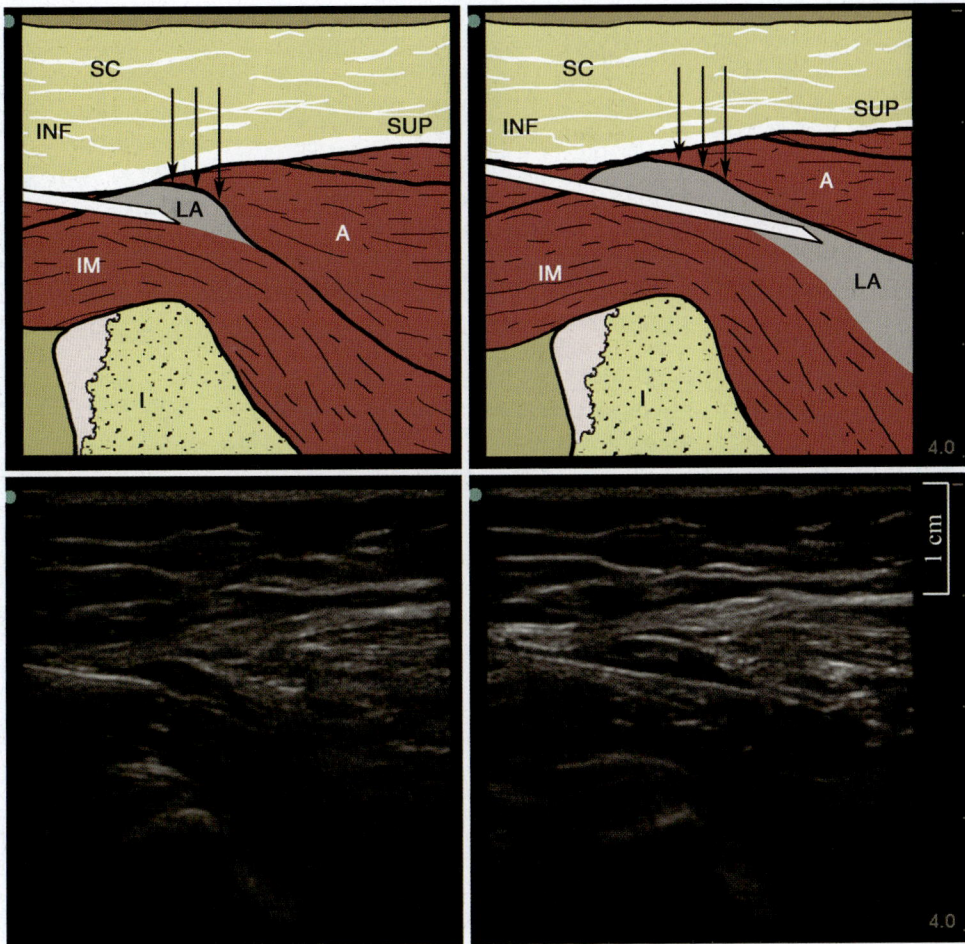

图 55-20

液性分离时（左侧图）和接近阻滞完成时（右侧图）的超声图像，显示穿刺针穿透髂筋膜及局部麻醉药（LA）在髂筋膜下（黑色箭头）的汇集。髂肌（IM），髂骨（I），皮下组织（SC），腹肌（A），下（INF），上（SUP）（摘自 Hebbard P, Ivanusic J, Sha S. Ultrasound-guided suprainguinal fascia iliaca block：a cadaveric evaluation of a novel approach. Anaesthesia. 2011；66：300-305）

满意度高。

单次坐骨神经阻滞镇痛时间短，但经外周神经置管持续给药的坐骨神经阻滞可显著延长术后镇痛时间，电子输液泵或一次性弹性泵已成功用于住院和门诊患者的镇痛管理中，可减少疼痛引起的睡眠中断，缩短住院时间，降低医疗费用[119]。在家中注射局部麻醉药的风险包括导管部位感染、神经损伤、导管移位以及局部麻醉药的毒性反应，但并发症相对较少[74,120]。

在过去的 5 年中，超声引导已成为识别坐骨神经的主要手段。通过观察超声下神经的实时影像，可显著提高穿刺针尖放置的准确性，并通过局部麻醉药在神经周围定向环形扩散，提高感觉阻滞的成功率[121]。坐骨神经的超声图像根据探头的类型而异，但线性 5~12MHz 探头可提供最高分辨率图像[122]。采用后入路和短轴（横断面）成像，足部

的主动或被动背屈可使坐骨神经围绕中心轴产生外旋（"跷跷板"征），使坐骨神经便于识别[123]。

在尸体模型中已证明坐骨神经周围有神经鞘包裹[124]。使用高清晰度超声检查，神经鞘在神经外膜和周围肌肉的肌外膜之间呈高回声筋膜层[125]（图 55-21）。因此，在神经周围的间隙（神经鞘内）注药，局部麻醉药可沿神经走行扩散，改善感觉阻滞[125]。同样在腘窝的坐骨神经分支上注射局部麻醉药也能加快起效时间，延长感觉阻滞的时间[126-127]。

躯干阻滞

胸椎旁神经节阻滞（thoracic paravertebral block，TPB）可为许多外科手术提供节段性镇痛，包括开胸术、乳房切除术、肾切除术、胆囊切除术和肋骨骨折、脊柱手术、电视胸腔镜外科手术以及腹股沟和腹部手术。椎旁间隙（paravertebral space，PVS）

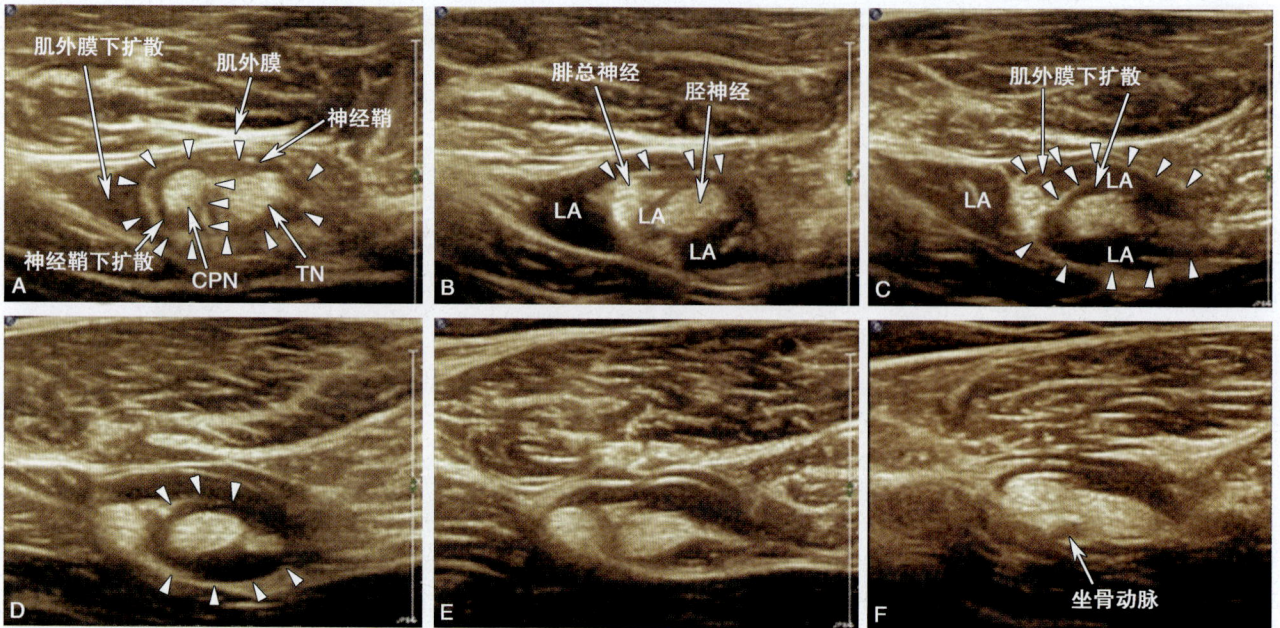

图 55-21　横轴声像图序列（由远至近），显示在超声引导下腘窝坐骨神经分叉上阻滞，局部麻醉药在肌外膜下和神经鞘下间隔内的扩散

神经鞘（白色三角形）在周围肌肉的肌外膜和坐骨神经及其分支的外表面（神经外膜）之间。注意局部麻醉药（LA）远端的广泛扩散，深入神经鞘，包绕腓总神经（CPN）和胫神经（TN）。C 图中清楚地描述了 CPN 和 TN 单独的神经鞘和神经鞘下间隔。D 图中胫神经周围也可见 LA 的包绕扩散（经许可摘自 Karmakar MK, Shariat AN, Pangthipampai P, et al. High-definition ultrasound imaging defines the paraneural sheath and the fascial compartment surrounding the sciatic nerve at the popliteal fossa. Reg Anesth Pain Med. 2013；38（5）：447-451）

实际上并不存在，而是液体扩张组织所产生的潜在间隙[128]。PVS 前界是壁胸膜，后界为肋横突韧带，上至枕骨，下至骶翼，中间为椎体，椎间盘和椎间孔。横向上 PVS 与肋间隙相邻[128]。PVS 包含脊神经根前支和后支，以及白色和灰色交通支。因此，在这个潜在的间隙内注射局部麻醉药可以产生感觉和交感神经阻滞，从而导致单侧节段性镇痛。TPB 通常是在胸椎水平操作。在腰椎区域操作时，被称为腰大肌阻滞，在颈椎操作时，则称之为颈深丛神经阻滞[128]。TPB 可以在坐位、俯卧位或侧卧位时进行。虽然 TPB 可以经皮盲穿完成，但超声技术的介入提高了穿刺的准确性，减少了穿刺相关并发症发生。

探头位置（横向位和矢状位）和穿刺针置入方向（平面内和平面外）的不同组合产生至少 9 种不同的超声引导的 TPB 入路的描述，其讨论超出了本章的范围[129]。不同的医生可能对特定的探头位置有各自的偏好，但建议在阻滞前应使用矢状位和横向位进行扫描观察，以识别重要的解剖标志，如胸膜、肋横突上韧带（superior costotransverse ligament, SCTL），以及横突。平面内横向技术（图 55-22）是一种切线入路，将针头从外侧向内侧方置

入，以最大限度减少穿破胸膜的风险。然而，如果穿刺针前进位置太靠近椎间孔，则存在硬膜外麻醉的风险。采用平面内矢状位入路可以减少硬膜外麻醉风险，但这种技术中进针角度较陡，针尖位置很难在超声下显像[129]。

TPB 的优点包括术后 VAS 疼痛评分降低，术后阿片类药物用量减少，从而减少了阿片类药物引起的术后恶心呕吐，减少了运动性疼痛，缩短了住院时间。持续 TPB 较胸段硬膜外麻醉更有利于开胸术后镇痛。持续 TPB 有与胸段硬膜外麻醉相似的镇痛效果，但没有低血压、术后恶心呕吐以及尿潴留等副作用，因此可能是术后镇痛中替代胸段硬膜外麻醉的合理选择。

TPB 的风险包括气胸、穿刺针误入椎间孔、硬膜外麻醉和交感神经阻滞。因此许多医生可能不愿意做此阻滞，而选择另一种创伤较小的胸前神经阻滞。Blanco 等人[131]最早介绍了胸前神经阻滞，它是一种筋膜间阻滞，局部麻醉药在胸大肌、胸小肌、前锯肌和肋间肌等各肌层间扩散。作为多模式镇痛方案的组成部分，胸前神经阻滞已被证明能显著降低乳房改良根治术后患者的 VAS 疼痛评分和缩短住院时间[132]。超声引导可以提高

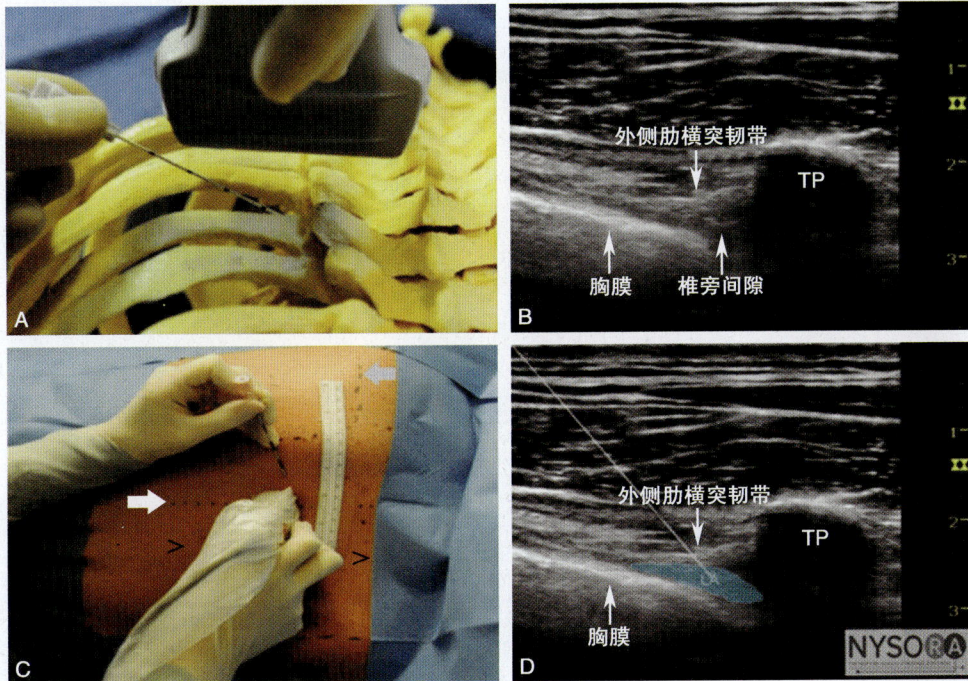

图 55-22 超声引导下胸椎旁神经节阻滞

A：超声探头的位置和针的方向。B：相应的超声图像。C：患者处于斜侧卧位。＞，棘突；灰色箭头，左肩胛骨；白色箭头，旁正中线 3cm（横突）。D：进针路径和正确的局部麻醉药注射范围。TP，横突（经许可摘自 Vandepitte C，Pintaric TS，Gautier PE. Thoracic paravertebral block. Published September 9，2013）

阻滞效果，同时降低操作时发生气胸的风险。所有的胸壁阻滞时患者处于仰卧位，手臂外展。穿刺针采用平面内方法由探头的内侧到外侧方向置入[131,133]。

胸I神经阻滞（pectoralis I block，PEC I）适用于任何涉及胸大肌的手术，如乳房扩张器和胸肌下假体的植入。阻滞的目标是第三肋骨水平胸大肌和胸小肌筋膜内的胸外侧和胸中神经，需要总量为 10ml 的局部麻醉药（图 55-23）。

胸II神经阻滞（pectoralis II block，PEC II，或改良 PEC 阻滞）适用于更广泛的胸壁手术，如乳房扩张器和胸肌下假体的植入、肿瘤切除、乳房切除术和前哨淋巴结清扫术。阻滞的目标是肋间神经的外侧支，这些分支从腋中线发出，与胸长神经一起支配乳房和 T_2 到 T_6 的皮肤。在第三肋骨的前锯肌和胸小肌或肋间外肌之间阻滞需要 20ml 的局部麻醉药。此阻滞经常与 PEC I 相结合，用于广泛的胸壁手术，如乳房切除术联合组织扩张器的放置。

前锯肌阻滞是一种较新的适用于背阔肌皮瓣重建及多发肋骨骨折的阻滞方法。阻滞部位位于腋中线第五肋间，在背阔肌和前锯肌的筋膜内注

射 40ml 局部麻醉药。

腹横肌平面（transversus abdominis plane，TAP）阻滞是容积依赖性的间隔区域阻滞，其阻滞在腹内斜肌和腹横肌之间走行的胸腰段脊神经 $T_7 \sim L_1$ 的前支。TAP 阻滞可以阻滞腹壁的感觉和运动神经，特别适用于主要源于躯体而非内脏的术后疼痛。这种阻滞方法可为结直肠手术、肾移植、剖宫产术、胆囊切除术、子宫切除术、腹股沟疝修补术、阑尾切除术、肾切除术、减重术、胃切除术、肝移植和前列腺切除术等腹部大手术患者提供充分的术后镇痛。当前证据表明，TAP 阻滞是多模式镇痛中必不可少的组成部分，可以减少阿片类药物使用，当硬膜外导管置入为禁忌时是合理的替代方案[134]。

2001 年 Rafi[135] 最早提出了 TAP 阻滞，他采用体表标志法在（Petit 三角（triangle of Petit，TOP）进行定位。TOP 的后界为背阔肌，前界为腹外斜肌，尾侧为髂嵴。该方法使用"双突破"法将穿刺针盲穿置入到适当的筋膜平面。使用体表标志法来确定 TOP 可能很困难，特别是在肥胖患者中。穿刺针放置不当可能导致针尖进入腹腔内，增加腹腔内脏器受损的风险。超声引导下 TAP 阻滞的

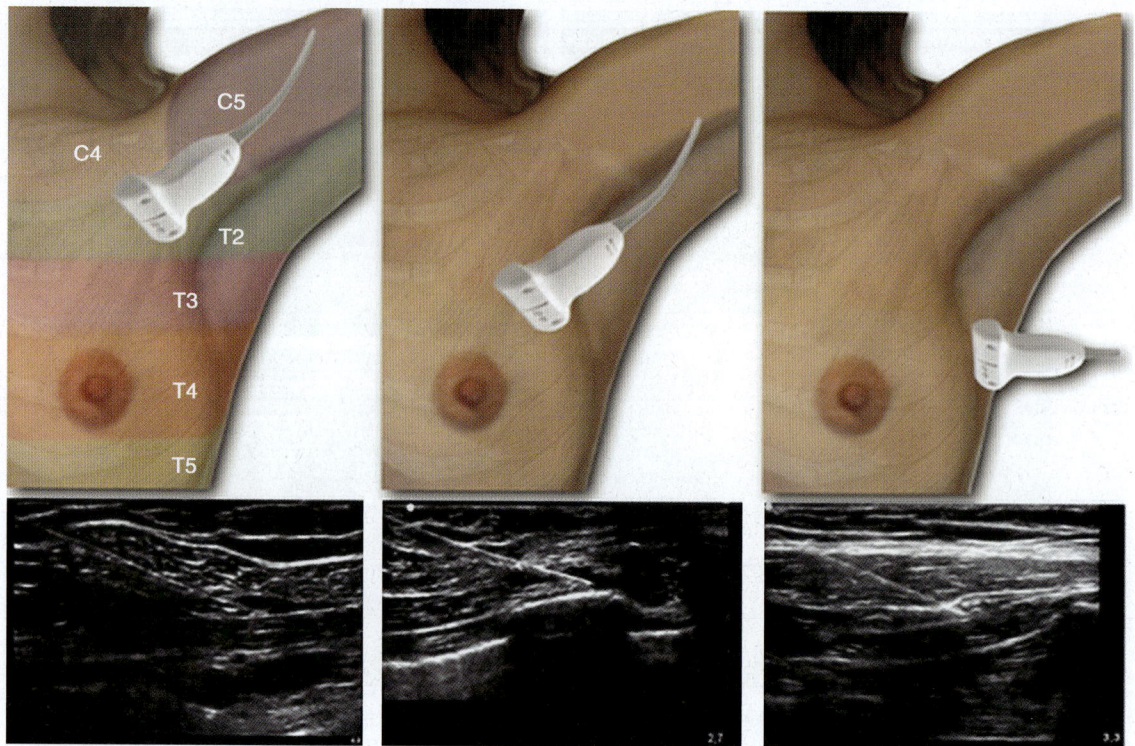

图 55-23   在胸 Ⅰ（左）、胸 Ⅱ（中）或前锯肌平面阻滞（右）中获得的超声图像和探头位置示意图
（经许可摘自 Blanco R, Parras T, McDonnell JG, et al. Serratus plane block: a novel ultrasound-guided thoracic wall nerve block. Anaesthesia. 2013; 68（11）: 1107-1113）

引入的优势在于在穿刺针置入时对腹外斜肌、腹内斜肌和腹横肌进行实时成像，与体表标志法相比，可以提高 TAP 阻滞的安全性和有效性。目前为止，文献报道了三种入路，包括外侧（"腋中线"）入路、"肋弓下斜"入路和后入路（又称"腰方肌"阻滞）（图 55-24 和图 55-25）。目前建议外侧入路适合脐以下切口（$T_{10} \sim T_{12}$），而肋弓下斜入路适用于脐以上切口（$T_7 \sim T_9$）。后入路 TAP 的作用机制尚不清楚，似乎比外侧入路阻滞平面更广泛、镇痛效果更佳[136-137]。建议进行更大规模的病例研究以更好阐明这一新型阻滞的作用。

腹直肌鞘阻滞（rectus sheath block, RSB）是一种区域阻滞技术，可在成年患者经腹手术中使腹前壁肌肉松弛。RSB 的使用在成人和儿童中均有描述，可以为脐正中切口手术提供有效的术后镇痛。该阻滞通过在腹直肌和腹直肌后鞘之间的潜在间隙注射局部麻醉药来完成，使用超声引导平面内由内向外，或由外向内的入路。相关并发症包括局部麻醉药注入腹腔、肠穿孔和肠系膜血管损伤[134]。

髂腹股沟/髂腹下神经阻滞适用于成人和儿童疝修补术，以及儿童睾丸固定术和鞘膜积液修补的术后镇痛。体表标志法（两次筋膜"突破感"）和超声引导法均有描述，但是超声引导法更可靠且更安全。相关风险包括肠穿孔、肠腔或盆腔血肿、股神经阻滞和血清局部麻醉药水平升高。超声引导操作时，患者取仰卧位，触诊髂前上棘（anterior superior iliac spine, ASIS）。将线性超声探头外侧边缘横向放置在 ASIS 上，可以看到腹外斜肌、腹内斜肌、腹横肌、髂腹股沟和髂腹下神经，以及旋髂深动脉。采用平面内技术由外侧向内侧进针，将针尖小心地置入腹内斜肌和腹横肌间的神经血管平面，并在间断回抽下小心地注射局部麻醉药。成年患者腹股沟疝修补术前接受超声引导的髂腹股沟/髂腹下神经阻滞，可明显减轻患者静息痛和运动痛[138]。

腹横筋膜平面（transversalis fascia plane, TFP）阻滞被设计来麻醉腹横肌深部、腰方肌前面的 T_{12} 和 L_1 神经的外侧皮支。该阻滞适用于髂嵴骨获取、开腹阑尾切除术和腹股沟疝修补术的患者。由于腹腔不直接位于腹横筋膜下方，因此较少发生腹腔穿刺等并发症[136]。

切口浸润

近年人们对 TKA 的持续关节内和关节周局

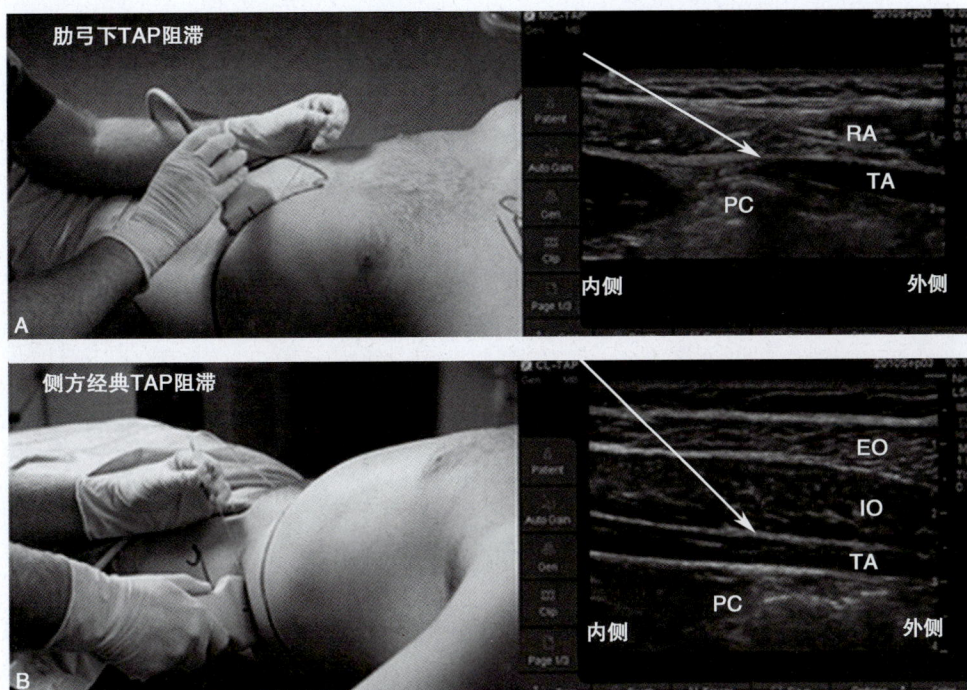

图55-24 双侧TAP阻滞

A:肋弓下TAP阻滞。针从腹直肌(RA)上方刺入,应用平面内方法从内侧向外侧方向进针,终点在RA之下,腹直肌后鞘及腹横肌(TA)之间。PC,腹膜腔;TAP,腹横肌平面。B:侧方经典TAP阻滞。穿刺针置入胸廓下方和髂嵴上方的腋前线方向。以平面内方法进针,终点在腹内斜肌(IO)和腹横肌(TA)之间。EO表示腹外斜肌(经许可摘自Børglum J, Jensen K, Christensen AF, et al. Distribution patterns, dermatomal anesthesia, and ropivacaine serum concentration after bilateral dual TAP block. Reg Anesth Pain Med. 2012;37[3]:294-301)

部麻醉药浸润复合或不复合阿片类药物有兴趣。这种方法的优点是保持股四头肌力量,利于术后行走,及早出院。这种方法的主要缺点与软骨溶解的报道有关,可能限制其使用。其他缺点包括大量伤口渗出,以及置管增加感染的风险。有文献报道了关节周围软组织注射局部麻醉药复合NSAID(如罗哌卡因和酮咯酸)联合关节内置管持续24h的方法[139]。这项技术似乎安全有效,术后第1天拔除导管可将感染风险降至最低。

局部浸润镇痛(local infiltration analgesia, LIA)是软组织和骨科手术后持续减轻围术期疼痛的有效方法。纳入LIA的多模式镇痛明显优于单一镇痛方案,可以减少阿片类药物使用,并能减少阿片类药物不良事件的发生[140]。与其他常用的TKA术后镇痛方法相较而言,LIA的效果良好。最近一项前瞻性随机双盲研究将接受LIA和鞘内注射吗啡的TKA患者进行比较,得出结论使用罗哌卡因的LIA比鞘内注射吗啡术后镇痛效果更好,活动开始更早,住院时间更短[141]。

LIA和FNB在TKA患者围术期都具有良好

的镇痛效果,但目前尚没有充分数据支持一种技术优于另一种技术[103]。但是一些骨科医生更喜欢LIA,因为它术中操作相对容易且安全,与FNB不同,它具有保留股四头肌力量的优点,有助于患者早期活动并可能缩短住院时间。局部麻醉药直接浸润伤口也有减少炎症、防止中枢敏化和最终防止神经病理性疼痛的潜在优点。关节周围浸润局部麻醉药依赖于(良好的)技术,要在膝关节后、下内侧、上内侧和上外侧囊以及骨膜、筋膜和皮下组织中仔细注射药物[142]。LIA相关的并发症包括全身毒性反应、感染和伤口裂开。

尽管应用布比卡因治疗急性围术期疼痛被证明效果优异,但镇痛时间相对较短(<12h)[143]。为了延长镇痛作用的持续时间,开发了一种新的方法,即将布比卡因包裹在微小的球形脂质颗粒中(Depofoam)。该脂质体布比卡因制剂(Exparel)旨在72h内释放布比卡因,在最近对10项随机、双盲、单剂量伤口浸润研究的疗效分析中,在接受疝修补术、TKA、踇外翻矫正术、隆胸术和痔切除术的患者中进行研究,结果显示脂质体布比卡因制

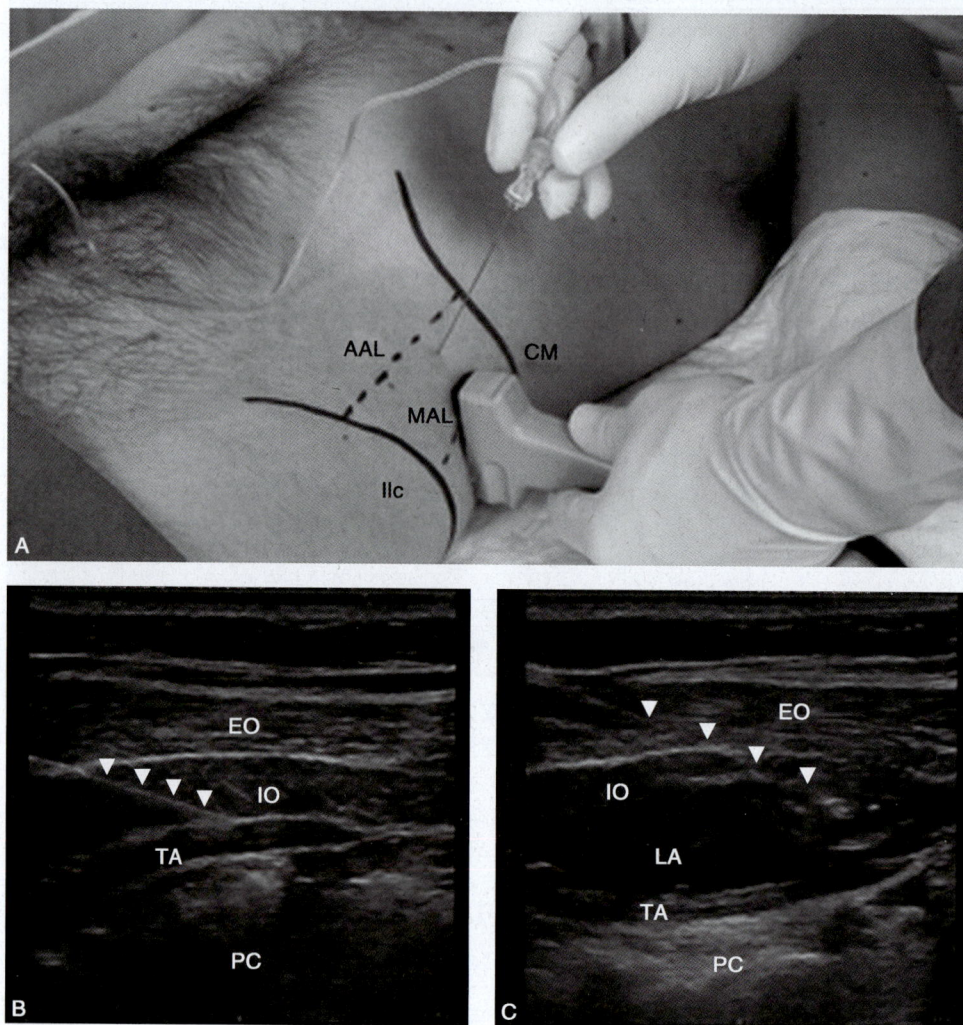

图 55-25　照片和超声图像显示了 TAP 阻滞的位置

A：针头和超声探头。B：注射局部麻醉药（LA）之前。C：注射 LA 后。超声探头位于第 12 肋或肋缘与髂嵴之间的横切面上。注射终点在胸腰筋膜前 1～2cm 处。图像的左边为内侧，皮肤位于图像的顶部。穿刺针用箭头标记。PC，腹膜腔；CM，肋缘；IIc，髂嵴；AAL，腋前线；MAL，腋中线；EO，腹外斜肌；IO，腹内斜肌；TA，腹横肌（经许可摘自 Støving K, Rothe C, Rosenstock CV, et al. Cutaneous sensory block area, muscle-relaxing effect, and block duration of the transversus abdominis plane block: a randomized, blinded, and placebo-controlled study in healthy volunteers. Reg Anesth Pain Med. 2015；40［4］：355-362）

剂可降低疼痛评分，减少阿片类药物用量[144]。

　　脂质体布比卡因制剂被推荐为 TKA 中优于 LIA 盐酸布比卡因的替代物，在最近的一项Ⅱ期随机剂量研究中，比较了用于 LIA 的不同剂量（133mg、266mg、399mg 和 532mg）脂质体布比卡因（Exparel）与 150mg 盐酸布比卡因效果，结果发现脂质体布比卡因制剂（532mg）可为静息状态患者提供更佳的镇痛效果[140]。但是此剂量的脂质体布比卡因超过了安全有效剂量的两倍，未被 FDA 批准使用。随后对 TKA 关节周围注射脂质体布比卡因（266mg）与传统的关节周围注射罗哌卡因

400mg（复合吗啡 5mg 和肾上腺素 0.4mg）的回顾性队列研究发现，脂质体布比卡因提供的疼痛控制比传统的、便宜的关节周围注射更差[142]。最终，最近的一项研究比较了脂质体布比卡因（LIA）和单次注射 FNB，发现两种技术有相似的镇痛效果。尽管 FNB 组患者术后膝关节屈曲更好，但应用脂质体布比卡因 LIA 组的患者活动开始更早，住院时间更短[145]。

　　脂质体布比卡因（Exparel）仅适用于单次给药，尽管在五种不同的手术模型中已证明该药物高达 532mg 的剂量也可被良好地耐受，但是根据

药品说明书,最大推荐剂量为 266mg(20ml)。因此,不推荐脂质体布比卡因与其他药物联合使用。TKA 术后理想的、可减少阿片类药物用量的多模式镇痛方案尚未确定,但很可能包括上述技术的一些组合。为了更好地确定脂质体布比卡因的安全性和有效性,应开展进一步研究。

持续周围神经阻滞的注意事项

1997 年 FDA 发出同时接受硬膜外置管和使用低分子量肝素的患者有脊髓血肿风险的警告后,人们对 CPNB 的兴趣增加[146]。虽然出血的并发症可能与 CPNB 置管有关,但与此项技术相关的实际风险尚不十分明确。出血似乎是抗凝患者周围神经阻滞相关的主要风险,而非神经功能障碍[147]。进行腰大肌阻滞(如 LPB)和腰交感神经阻滞操作后可能发生大出血[147]。围术期应用抗凝的患者可能面临特殊的危险[147]。

有关抗凝患者椎管内麻醉技术的实践指导,可在 ASRA 网站上查阅。然而,在发表这篇文章时,该学会并没有颁布抗凝患者周围神经阻滞临床实践操作的共识。在针对抗凝患者周围神经阻滞指导原则制定之前,Horlock 等人[147]建议采取保守方法,采用 ASRA 提出的椎管内麻醉指导意见(第三版)并加以修改,他们承认这样可能过于严格。随着第四版实践指南的工作进展,ASRA 开发了一个医学应用程序,为区域麻醉操作场景下的抗血栓和溶栓治疗提供最新的药物专用指南。该应用程序可在手机应用商店中下载。

区域麻醉的并发症

通常认为区域麻醉比全身麻醉安全,这可能是因为区域麻醉中血栓栓塞和心肌梗死导致的术后病死率较低[148-149]。尽管如此,ASA 的数据库数据表明,与全身麻醉比较的区域麻醉相对安全性无法准确确定。对已结案的回顾数据中显示死亡多见于全身麻醉,而永久性致残和非致残暂时性损伤更多与区域麻醉相关[150]。区域麻醉的严重并发症包括心脏停搏、神经根病变、马尾综合征和截瘫。但严重的麻醉相关并发症的发生率很低(<0.1%),脊椎麻醉后心脏停搏和神经并发症的发生率高于其他所有种类的区域麻醉。脊椎麻醉后心脏停搏的发生率为(6.4±1.2)/10 000,而其他种类的区域麻醉为(1.0±0.4)/10 000。脊椎麻醉后神经损伤的发生率为(6±1)/10 000,高于其他所有

种类的区域麻醉(如硬膜外麻醉、周围神经阻滞和静脉区域麻醉)之和[(1.6±0.5)/10 000]。

如果发生围术期神经损伤,医生有责任确定哪种麻醉、手术及患者危险因素的组合与神经损伤有关,而不是事先假定区域麻醉就是损伤的原因。神经损伤的危险因素见表 55-24。围术期神经损伤的患者危险因素可能包括麻醉前存在的任何全身性神经病变(如糖尿病)或药物诱导的神经病(如长春新碱或顺铂)。尺神经损伤的危险因素包括男性、住院时间长、高龄、极端体型和糖尿病。例如,糖尿病患者对局部麻醉药的需求减少,但易出现局部麻醉药导致的神经损伤。这种现象被描述为"双挤压"综合征,某一点神经轴突受损,其远端损伤的易感性增加。有趣的是,尽管存在这种风险,区域麻醉已经安全应用于既往存在尺神经病变而行尺神经转位术的患者[151]。

表 55-24　区域麻醉过程中神经损伤的危险因素

变量	危险因素
患者	体型
	已存在神经系统疾病(如糖尿病或近期接受过化学治疗的患者)
	男性
	高龄
手术	手术直接的创伤或牵拉损伤
	止血带时间过长
	血肿
	感染
	石膏或外科敷料固定过紧
	患者体位
区域麻醉	针尖或导管的机械性损伤
	局部麻醉药的化学神经毒性
	神经缺血性损伤

在过去的 25 年中,超声已成为神经定位技术的首选,真正改变了区域麻醉的操作技术。直接在超声下显示穿刺针头及相关解剖结构,实时了解靶神经周围局部麻醉药的扩散情况,可加快感觉和运动神经阻滞的发生,减少操作时间和穿刺次数[152]。虽然 UGRA 与周围神经刺激技术相比没有显著降低术后神经系统并发症的发生率,但确实降低了 LAST 的发生率,对减少锁骨上神经阻滞后气胸的发生率有着重要作用[152]。UGRA 的优点见表 55-25。患者相关的安全问题见表 55-26。区域麻醉并发症的更多细节见第 22 章(局部麻醉

表 55-25　超声引导下的区域麻醉的优点[152,196]

- 加快阻滞过程
- 减少针尖反复穿刺的次数,可减少患者的不适,并能降低抗凝患者中血管穿刺和血肿形成的风险
- 阻滞起效时间加快
- 减少局部麻醉药的用量
- 超声扫描可观察到未预料的结构,如血液透析导管、脑室腹腔分流管,以及血管神经的异常

表 55-26　超声引导下的区域麻醉（UGRA）与患者安全[75,152]

1. 周围神经损伤　UGRA 周围神经损伤发生率类似于所报道的使用外周神经刺激（PNS）的神经损伤发生率。
2. 局部麻醉药的全身毒性　与 PNS 相比,UGRA 降低了意外穿刺血管的风险,但不一定降低局部麻醉药的毒性风险。
3. 单侧膈肌麻痹（HDP）　UGRA 下进行臂丛阻滞,由于使用了低容量药物可降低肌间沟入路的 HDP 风险,在锁骨上入路时 HDP 风险极低。
4. 气胸　因为 UGRA 使麻醉医师直接观察到胸膜,这将降低气胸的风险。可是,UGRA 下气胸仍有报道

药）、第 35 章（硬膜外麻醉和脊椎麻醉）和第 36 章（周围神经阻滞）。

阿片类药物依赖型患者的围术期疼痛管理

此讨论的重点是慢性疼痛综合征患者,但围术期疼痛治疗策略也可适用于阿片类药物依赖人群。慢性疼痛的定义是"没有明显的生物学价值,疼痛超过正常组织愈合的时间（通常为 3 个月）"（国际疼痛学会）和"疼痛持续的时间或强度对患者的功能或健康产生不利影响"（ASA）。慢性疼痛通常与焦虑和抑郁有关,除了阿片类药物外,可能还需要各种抗焦虑药、抗抑郁药、抗惊厥药、抗心律失常药和骨骼肌松弛药治疗。慢性疼痛特有的症状包括肌肉紧张,关节活动范围受限,乏力,睡眠紊乱,易激惹和社交障碍。相关的精神病学诊断包括疑病症和精神病。

过去的十年里,因慢性疼痛接受过长期阿片类药物治疗的患者比例急剧上升。美国在使用阿片类药物治疗慢性疼痛方面处于世界领先。美国

仅占世界人口的 4.6%,而消耗了全球阿片类药物合法供应总量的 80%[153]。造成这一现象的原因有两方面：①对癌症患者的慢性疼痛的治疗更积极也更富有同情心,使患者存活时间更长；②在很大程度上医学界更愿意使用阿片类药物治疗非恶性肿瘤性疼痛,如骨关节炎[154]。

阿片类药物治疗慢性疼痛的目的是减轻疼痛、改善功能和提高生活质量。尽管阿片类药物在非恶性肿瘤性慢性疼痛治疗中使用增加,但残疾率和健康状况并没有相应改善[155]。患者不能接受长期使用阿片类药物的副作用,担心其对免疫调节功能的影响而最终放弃治疗。长期使用阿片类药物会导致生理依赖性,突然停用阿片类药物会出现戒断症状,以及产生 OIH 和药物耐受性。美国 FDA 对阿片类药物耐受性的定义为,每日口服大于或等于 60mg 吗啡等效的剂量持续 7 天或更长时间[156]。阿片类药物耐药患者住院过程复杂,可导致住院时间增加和再入院率升高[156]。因此强烈推荐采用多模式疼痛管理方法。

生理依赖性是一种"对特定精神活性物质的生理适应状态,其特征是在戒断期间出现戒断综合征,这种症状可以通过药物的再使用而全部或部分缓解"。阿片类药物戒断症状的特点是交感神经和副交感神经反应增加,导致高血压、心动过速、出汗、腹痛和腹泻。耐受性是剂量 - 反应曲线右移,其定义是"需要增加精神活性物质的剂量才能产生预期效果的状态"。阿片类药物剂量的增加也可以解释为疾病状态的潜在进展或 OIH 的发生。耐受性可以是先天的,也可以是后天获得的。先天性耐受是一种基因预先决定的对药物的敏感性,而获得性耐受则有药代动力学、习得或药效动力学的基础。药代动力学的耐受性涉及药物作用的减弱,因为药物分布和代谢的变化通常是由 CYP450 系统的酶诱导引起的,从而加速代谢。习得性耐受指的是掩盖中毒的补偿行为。药效动力学耐受性是指长期接触阿片类药物后发生的神经适应性变化,可能涉及受体脱敏,继发于受体下调、内化以及 G 蛋白阿片受体解偶联。阿片类药物表现出交叉耐受性,但其交叉耐受性程度差异很大,而且往往不完全[157]。临床医生利用不完全交叉耐受的优势,通过阿片类药物轮替恢复高耐受性患者的镇痛敏感性[157]。由于交叉耐受不完全,新的阿片类药物的镇痛作用在比预期等量的镇痛药低 50% 以上时即可恢复镇痛[157]。必须强

调的是，患者耐受性或生理依赖性的发生绝不意味着患者对阿片类药物成瘾。成瘾是一种生物心理社会疾病，特征是行为不正常，包括对药物的渴求、有强迫性、无法控制自己，并在知道使用药物有不良后果时仍继续使用。不应将成瘾与假性成瘾混为一谈，后者是患者因疼痛综合征治疗不足而具有成瘾的行为特点。假性成瘾通常需要回顾性诊断，因为一旦阿片类药物剂量增加，疼痛会消退，异常行为也会减轻。

识别阿片类药物依赖型患者的责任在于患者的外科医生团队、术前评估人员和麻醉团队[158]。理想情况下，患者和医疗团队应在术前制订围术期疼痛管理计划，并咨询慢性疼痛服务。通常情况下阿片类药物依赖型患者在临近手术前才被发现，这需要麻醉团队采取应对措施。阿片类药物依赖型患者理想的围术期疼痛管理策略，应是采用多模式镇痛的方法，包括使用区域麻醉技术（椎管内或周围神经阻滞）联合全身性非阿片类药物。而阿片类药物仍然是围术期疼痛管理的主要用药，需要维持足够剂量的阿片类药物以避免诱发戒断症状（表55-27）。

患者术前准备包括确定患者对阿片类药物需求的"基线"，在手术当天，告知患者服用正常剂量的阿片类药物。如果患者由于某种原因在手术当天未服用阿片类药物，麻醉医师应在手术前使用等效剂量的药物。阿片类药物依赖型患者对阿片类药物的需求增加，据报道其需求比阿片类药物敏感患者高30%~100%[154]，因此在诱导期应相应增加芬太尼、吗啡或氢吗啡酮的剂量。通常会告知拥有芬太尼透皮贴剂的患者保持贴剂进入手术室，这可以作为他们的基线阿片类药物需求。当有大量失血或脓毒症的危险时，会告知患者暂停使用芬太尼透皮贴剂，并开始静脉芬太尼输注以维持足够的血浆浓度。使用美沙酮的患者应在围术期继续维持美沙酮的基本剂量。在美国，美沙酮可口服也可静脉给药。提醒读者注意，每日服用美沙酮超过200mg的患者可能会出现QT间期延长，有发生尖端扭转型室性心动过速的风险。因此，建议进行基础心电图检查便于之后比较。使用阿片受体部分激动剂丁丙诺啡的患者可继续服用，如有需要，可使用吗啡、氢吗啡酮或芬太尼补充镇痛[159]。应避免使用阿片类药物完全拮抗剂（如纳洛酮和纳曲酮）和部分激动-拮抗剂（如纳布啡、喷他佐辛和布托啡诺），以避免阿片类药物依

赖型患者出现戒断症状。

目前已由充分证据表明，在阿片类药物敏感患者中使用非阿片类镇痛药可减少阿片类药物的用量，因此将这种经验应用于阿片类药物耐受的患者中也是合理的。阿片类药物耐受患者围术期多模式镇痛方案中应包括以下药物的某种组合：加巴喷丁或普瑞巴林、NSAID 或选择性环氧化酶（COX-2）抑制剂、对乙酰氨基酚、地塞米松、NMDA 受体拮抗剂、α_2 肾上腺素受体激动药、利多卡因和镁剂。

加巴喷丁和普瑞巴林均与脊髓背角 P/Q 型电压门控钙通道的 α_2-δ 亚基结合，通过调节伤害性

表55-27 阿片类药物耐受患者围术期疼痛管理建议指南

术前
1. 评估：评估应包括早期识别和高度怀疑
2. 鉴定：确定诸如阿片类药物总剂量的需求和既往手术/创伤导致药量不足、镇痛不足或复发的原因
3. 会诊：与成瘾专家和疼痛专家就围术期镇痛计划进行会诊
4. 确认：讨论患者对疼痛控制、焦虑和复发风险的担忧
5. 药物：计算阿片类药物的剂量和给药方式，根据临床表现提供抗焦虑药或其他药物

术中
1. 维持基本的阿片类药物（口服、透皮、静脉）
2. 增加术中和术后阿片类药物剂量以补偿耐受性
3. 提供周围神经或神经丛阻滞，在临床上考虑椎管内镇痛技术
4. 使用非阿片类药物作为镇痛药

术后
1. 术前规划术后镇痛，制订基本策略及合适的替代方案
2. 维持基本的阿片类药物
3. 使用多模式镇痛技术
4. 患者自控镇痛：作为主要镇痛方法或加入硬膜外麻醉或区域麻醉作为补偿治疗
5. 持续椎管内阿片类阻滞：鞘内或硬膜外镇痛
6. 持续的神经阻滞

出院后
1. 如果手术能完全缓解疼痛，阿片类药物应该缓慢减量，而不是突然中断
2. 在出院前制订疼痛管理计划，提供足够剂量的阿片类和非阿片类镇痛药
3. 安排一个疼痛门诊随访患者或与患者的成瘾专家保持联系

摘自 Mitra S, Sinatra RS. Perioperative management of acute pain in the opioid-dependent patient. Anesthesiology. 2004;101:212。

感受器释放兴奋性神经递质,这些药物可以抑制疼痛传递和中枢敏化[49]。两种药物均被推荐用于治疗阿片类药物耐受患者的围术期疼痛[62]。尽管加巴喷丁和普瑞巴林作用机制相似,但普瑞巴林具有优越的生物利用度,并且能更好地扩散到中枢神经系统,因而作为首选药物[62]。

NSAIDs(如布洛芬和萘普生)在治疗术后疼痛方面被证实有效,可显著减少阿片类药物用量进而减少其相关的副作用,尤其是术后恶心呕吐。同样,选择性 COX-2 抑制剂的镇痛作用类似于 NSAIDs。术前 2h 口服塞来昔布 400mg,可减少术后疼痛和减少阿片类药物的需求[62,160]。

对乙酰氨基酚是治疗术后疼痛的有效辅助用药,具有减少阿片类药物的作用,可减少术后恶心呕吐。其作用机制尚不清楚,可能通过过氧化物酶位点的相互作用抑制 COX、调节下行抑制性 5- 羟色胺能通路以及阿片类激动作用。也有证据表明该药物与内源性大麻素系统,$TRPV_1$ 和 NMDA 受体相互作用[161],这可能是这种药物在阿片类药物耐受患者中特别有效的原因,但有必要进行更多的研究。该药可口服或静脉给药,但与口服对乙酰氨基酚相比,静脉途径具有更早和更高的血浆峰值水平优势,从而导致脑脊液的高药浓度。对于 50kg 以上成人患者,推荐的静脉给药剂量为每 6 小时一次 1 000mg。第一次给药可以在手术前进行,术后只要患者仍禁食,就可以继续使用。在对 21 项试验的系统定性综述中,作者得出的结论是 NSAID 与对乙酰氨基酚联合使用的镇痛效果优于单独使用两者中任一药物[39]。地塞米松可以减少神经递质释放和 NMDA 受体拮抗剂犬尿酸的产生[62],因此地塞米松对阿片类药物依赖型患者是有益的。推荐静脉注射剂量是 0.11~0.2mg/kg,但作为多模式镇痛策略的组成部分,也可应用高达 0.2mg/kg 的剂量[62]。未来的研究策略应该着重于操作特异性的镇痛药组合,以便为患者量身定做,在减少副作用的同时提供最佳的镇痛效果。

阿片类药物依赖型患者的术中管理需要谨慎使用芬太尼、吗啡或氢吗啡酮,以提供有效的术中麻醉和术后镇痛,也防止产生阿片类药物的戒断症状。这就需要为患者提供基本的阿片需求量及手术刺激导致的阿片类药物的术中需求。虽然目前没有阿片类药物剂量指南,但由于长期使用阿片类药物,阿片受体下调,阿片类药物依赖型患者

的阿片类药物的剂量较正常患者的可能需要增加 30%~100%。由于受体的下调,在这种情况下使用替代性阿片类药物是有益的。阿片类药物轮替使用利用的是这样一个事实,即新的阿片类药物结合不同的阿片受体亚型,其代谢途径也不同。根据癌性疼痛模型,由于交叉耐受不完全,新阿片类药物的剂量小于所计算的等效镇痛剂量的 50%[157]。虽然替代性阿片类药物在术后几天内使用,但熟悉疼痛管理的医生或药师应为患者转为适当的口服阿片类药物,以便出院。

阿片类药物的术中最佳使用剂量因患者而异。因此,术中监测生命体征(如心率、瞳孔大小、呼吸频率)是必要的,可以使临床医生避免因阿片类药物剂量过量或不足导致不良后果。全身麻醉快结束时拮抗神经肌肉阻滞并让患者自主呼吸是一项严谨的技术。如观察到患者呼吸频率超过了 20 次/min,瞳孔明显扩大,需要追加阿片类药物。推荐滴定给予芬太尼、吗啡或氢吗啡酮,使呼吸频率在 12~14 次/min,瞳孔中度缩小。我们亦建议长期使用美沙酮治疗的患者,可在术中静脉追加 0.1mg/kg 的剂量,可根据患者血流动力学及瞳孔反应进行滴定。

第二信使蛋白激酶 C(protein kinase C,PKC)激活 NMDA 受体在阿片类药物耐受性的形成中起着重要作用[62]。NMDA 受体拮抗剂氯胺酮对 NMDA 受体的抑制作用在此类患者中是一种有用的策略,氯胺酮能有效地逆转吗啡的耐受性,使其恢复镇痛效果[154]。对于阿片类药物耐受的患者,术中推荐氯胺酮剂量为手术开始时推注 0.5mg/kg,之后术中 10μg/(kg·min)维持[162]。小剂量氯胺酮可持续输注至术后 48h,且无任何严重并发症。

$α_2$ 肾上腺素受体激动药(如右美托咪定和可乐定)对阿片类药物敏感患者有中度的镇痛作用和减少阿片类药物作用。在围术期,它们具有镇静和抗焦虑作用,可以减少对手术的应激反应,缓解术后寒战、恶心呕吐和躁动。目前尚不清楚这类药物在阿片类药物耐受患者的围术期治疗中将发挥的具体作用,如果有的话,这类药物在阿片类药物耐受患者中尤有价值,因为它们可以减轻阿片类药物的戒断症状,并能降低术后阿片类药物的需求和减轻疼痛[158,163]。

静脉利多卡因在围术期疼痛管理的多模式方法中可能有用,特别是在接受腹部手术或区域麻醉有禁忌的患者中。全身应用利多卡因具有镇痛、

抗炎和抗痛觉过敏的作用，这些作用通过抑制电压门控钠通道、NMDA 受体和 G 蛋白偶联受体（G protein-coupled receptors，GPCRs）介导得以实现。通过抑制 PKC 间接阻断 NMDA 受体，可能使其成为阿片类药物耐受患者中的一种有效药物[164]。

与氯胺酮一样，静脉镁剂是一种 NMDA 受体拮抗剂，它可以抑制神经病理性疼痛，增强吗啡镇痛作用，减轻吗啡耐受性[57]，并且能消除痛觉过敏和中枢敏化的发展[165]，这表明该药物在治疗阿片类药物耐受患者的围术期急性疼痛方面尤其有效果[166]。由于镁和氯胺酮与 NMDA 受体结合位点不同，有人论断两种药物联合应用通过"超级叠加效应"可增强镇痛作用[167]。未来的研究应着眼于理想的给药方案，从而在减少药物相关副作用的同时使镇痛最大化。

阿片类药物依赖型患者的术后处理非常具有挑战性。理想的情况是在术中给予患者最佳用量的阿片类药物，使他们能够从麻醉中舒适且无痛地恢复过来。到达恢复室后，静脉阿片类药物可"按需"给予。启动基础和追加剂量的静脉 PCA 将最大限度地降低爆发痛的风险。推荐的基础输注速率应等于患者术前每小时口服阿片类药物的剂量，这可避免诱发戒断症状，而首次剂量是 1h 的背景剂量。例如，患者每日口服 90mg 吗啡，相当于每日静脉注射吗啡 30mg，可以 1.25mg/h 输注作为基础剂量吗啡。首次剂量相当于 1.25mg，锁定时间 6～10min。对于应用芬太尼透皮贴剂的患者，不需要基础剂量，因为芬太尼透皮贴剂可以提供充分的基础镇痛。因此仅需使用芬太尼 PCA，设定恰当的首次剂量和合适的锁定时间。日间手术的患者在恢复室可首先使用静脉阿片类药物，但应尽快过渡到口服给药方案，包括基础阿片类药物需求量及合适剂量的短效阿片类药物，以治疗与手术侵入性相符的爆发痛。

非阿片类辅助镇痛药可减少阿片类药物剂量，应该成为阿片类药物依赖型患者任何围术期疼痛管理策略的重要组成部分。小剂量静脉氯胺酮可延续到手术后，但目前尚无具体的剂量推荐。请参阅 NMDA 受体拮抗剂部分的剂量指南。但是有一例单病例报告，涉及一名阿片类药物依赖的创伤患者，术后给予氯胺酮初始剂量 10μg/（kg·min），然后在 45min 内逐渐减少到 2.5μg/（kg·min）。这个治疗方案提供了明显的疼痛控制并减少了阿片类药物。氯胺酮持续输注 7 天，没有任何不良后遗症[168]。

对乙酰氨基酚与选择性 COX-2 抑制剂联合使用可提供优秀的镇痛效果，且减少阿片类药物用量。右美托咪定对这类患者的围术期疼痛处理也可显得尤为有效。加巴喷丁和普瑞巴林等加巴喷丁类药物也同样显示出抗痛觉过敏作用，对阿片类药物敏感患者有减少阿片类药物用量的作用，降低了 OIH，并能减少术后疼痛的发生率。有证据表明，术后持续给予一种加巴喷丁类药物 10～14 天的做法是明智的。虽然加巴喷丁和普瑞巴林都有适应证，但普瑞巴林因其优越的药代动力学特性而成为首选药物。用于 TKA 术后慢性疼痛的推荐给药方案是术前 1h 给予普瑞巴林 300mg，术后 14 天逐渐减少用药剂量（150mg 到 50mg，每日 2 次）[169]。

在这类患者中强烈推荐使用区域麻醉。单次注射或置管连续使用的周围神经阻滞可以非常有帮助。同样，如果有适应证，硬膜外镇痛也应成为这类患者多模式镇痛方案的一部分。然而据报道，围术期硬膜外和全身吗啡的需求量可增加 3～4 倍。推荐的硬膜外输注药物包括芬太尼（2～5μg/ml）、吗啡（0.1～0.2mg/ml）或氢吗啡酮（0.02～0.04mg/ml）联合一种局部麻醉药，例如布比卡因（0.05%～0.2%）或罗哌卡因（0.1%～0.2%）。换用高效能的阿片类药物可能有帮助。舒芬太尼（2μg/ml）与 0.1% 布比卡因联合在一例对硬膜外吗啡的镇痛效果抵抗的阿片类药物依赖型患者中相当有效。阿片类药物椎管内给药通常是患者基础阿片类药物需求的很小一部分。尽管患者可以从硬膜外获得良好的镇痛效果，但血清阿片类药物水平以及脊髓上受体结合可能不足以阻止阿片类药物戒断症状。因此，患者可能需要接受一部分基础剂量的阿片类药物，无论是口服还是静脉（PCA），以防止阿片类药物的戒断症状。理想的患者护理需要一位熟悉慢性疼痛管理和可通过不同的给药途径给予阿片类药物等效剂量的医生。必须仔细监护患者，以发现患者过度镇静或呼吸抑制。当肠外阿片类药物和椎管内阿片类药物联合使用时，恢复室和术后病房的护理人员应该注意呼吸抑制的潜在风险。

围术期疼痛管理服务的组织

在医疗保健行业，人们越来越认识到，疼痛治疗不足是贯穿患者护理各个阶段而普遍存在的问题。对疼痛的有效管理是围术期护理和手术康复的重要组成部分。未缓解的疼痛和镇痛不足对患者的生理和心理有不利影响，可减缓康复，给患者及家庭造成负担，增加医疗系统的成本。虽然术后急性疼痛服务在外科患者的疼痛管理中起着不可或缺的作用，但在整个护理过程中，急性疼痛团队的建立及有效性仍面临巨大障碍。有证据表明，尽管对外科患者进行了疼痛治疗，中到重度疼痛的总体发生率约为 25%～40%[170]。建立术后疼痛服务的一个主要障碍是其在私有保健系统中的费用，对术后护理赔付费用有限，这阻碍了此项服务的建立。除了对患者护理的好处，急性疼痛服务还有附加价值，它改善手术预后，促进患者康复和早日出院，因而降低医疗费用[171]。在按照先前的方针提供患者护理（如连续硬膜外和区域输注等镇痛方式的管理）的同时，围术期疼痛管理服务也要在患者教育以及其他医生、护士和护理人员的教育中起主导作用，确保他们有能力有效地评估、管理并能满足患者的需求。围术期疼痛管理团队的成功不仅体现在直接提供的患者护理中，也体现在教育其他医疗专业人员和服务机构方面的作用，以医师领导者的身份在卫生保健系统中制定临床标准和实践指南而体现。

建立成功的围术期疼痛管理服务的关键是机构要承诺支持该项服务。这个团队必须围绕一位受过疼痛医学训练和经验丰富的医师领导而建立，同时必须有其他麻醉医师来支持。该机构必须支持这项服务，安排护士协调员和药师，以方便在患者术前使用的药物与围术期疼痛管理计划相冲突时咨询相关药学问题。围术期疼痛管理主任负责制订和实施有效促进术后康复的临床路径和方案。这些方案必须包括所有患者在整个护理过程中采用的疼痛评估工具。

虽然将术后疼痛认为是由手术相关组织损伤引起的急性疼痛是很方便的，但这可能忽视了导致患者术后疼痛的其他重要因素。急性术后疼痛也可能由患者长期固定体位或长期制动造成的压力效应引起。许多接受择期手术的患者还可能因潜在的疾病或损伤（如退行性疾病或恶性肿瘤）而遭受慢性疼痛，而这些疾病或损伤可能对患者术后疼痛的强度有很大影响。术后疼痛仍然是一个严峻的问题，通常因患者接受疼痛为手术的自然结果而被掩盖。其他常见的患者障碍包括文化及语言障碍、对痛苦的默默承受和/或阿片药物的恐惧，以及个人经历或亲朋好友的经历。因此，术后疼痛管理应从术前开始，通过对患者的教育来减轻其焦虑、忧虑和对手术的恐惧，了解患者的恐惧和担忧，并与患者达成一致，即控制疼痛是一个预期的护理目标。宣教也是改变其他护理人员态度的关键，以便更有效治疗患者的疼痛。在发展围术期疼痛服务的过程中，需要重点记住的是，有效的围术期疼痛管理的重要性远远超出了单纯建立专门人员的范畴；还须在转变机构文化方面发挥领导作用，将提高缓解患者疼痛和痛苦能力作为护理主要目标[172]。

儿童围术期疼痛管理的特殊注意事项

儿童接受手术或介入性操作的急性疼痛管理对麻醉医师提出了几个具体且独特的挑战。这些挑战包括来自父母及兄弟姐妹的支持、儿童术前的恐惧与焦虑、发育问题与沟通问题、疼痛评估的困难和治疗的有效性，以及儿童对疼痛、手术和环境的反应，包括哭闹和对护理的抵触。所有这些问题强调疼痛管理的整体方法的重要性，它专注于以家庭为中心的护理，努力减少术前应激和焦虑，并让家长参与以获得孩子的配合[173]。也有充分的证据表明术前焦虑和应激水平对手术后疼痛和恢复有不利影响。有许多方法可以用来减少儿童的术前焦虑，包括术前父母教育和手术咨询[174]，分散患儿注意力，包括视频和音乐，与父母和/或儿童生活专家游戏互动，同时在父母陪伴下口服咪达唑仑（0.5mg/kg），以缓解过渡到麻醉诱导的焦虑。父母的行为和态度可以是儿童在吸入麻醉诱导过程中行为的主要决定因素，因此麻醉医师有义务建议并告知父母，如果他们希望在麻醉诱导过程中陪伴患者，就必须调整他们自己的恐惧和焦虑。

术后疼痛的有效管理依赖于有效的评估以及评估疼痛强度工具的准确性[175]。儿童对疼痛的反应可能因年龄与发育、语言交流技能、恐惧与焦虑、退缩、先前的经历、父母是否在场以及父母对护理的反应而多变且不可预测[176]。采用多种评估工具（包括行为反应的综合评估方法）为成功提供了最佳选择。使用适合患者文化身份的视觉模拟"面部"疼痛量表可评估术后疼痛的严重程度。相对于视觉模拟评分，父母和医生对患儿进行的疼痛强度评估存在一些问题，但当患儿不愿意交流或患有认知障碍时，父母在评估和处理患儿术后疼痛方面发挥着关键作用。

非肠外镇痛药

非阿片类镇痛药

口服或使用非阿片类镇痛药直肠栓剂是多种情况下重要的辅助镇痛方法。2011年11月，静脉对乙酰氨基酚（Ofirmev）的推出逐渐取代了儿科围术期实践中非肠外给予对乙酰氨基酚的做法。儿童的剂量指南见表55-13。静脉对乙酰氨基酚可广泛用于外科手术，在门诊手术中也可能有效。麻醉诱导后口服给药（10~20mg/kg）或直肠栓剂（20~40mg/kg）的非肠外给药方式仍是一种可以接受的肠外给药的替代方法。虽然短期内使用NSAIDs（如布洛芬和酮洛酸）与对乙酰氨基酚等效且安全，但是对乙酰氨基酚使用方便且副作用较少，更有利于儿童使用。口服可乐定（4μg/kg）可作为术前用药，用于儿童腺样体扁桃体切除术后的镇静和镇痛。与其他镇痛药相比，可乐定的术后镇静程度较高，可能会限制其普遍使用。

阿片类镇痛药

可待因与对乙酰氨基酚联合使用，通常可有效缓解门诊患者的术后疼痛[178]。然而，在有阻塞性睡眠呼吸暂停的儿童中，进行扁桃体切除术或腺样体切除术后使用可待因镇痛会增加患儿死亡风险。可待因由肝药酶CYP2D6代谢成吗啡，而可待因的超快代谢者体内潜在致命剂量的吗啡增加了发生意外呼吸抑制的风险。因此，FDA建议在未通过更多临床研究开发出更安全的替代品之前，对儿童和婴儿不予使用可待因。非典型阿片类药物曲马多（3mg/kg）也被用作口服制剂，通常在儿童腺样体扁桃体切除术的麻醉诱导前与咪达唑仑（0.5mg/kg）联合应用，口服曲马多也可用于儿童口腔或牙科手术后的镇痛[179]。鼻内给予舒芬太尼（0.2μg/kg）也可用于儿童术前焦虑和术后镇痛，可能比口服曲马多更有效[179]。

患者自控镇痛

PCA是成人术后疼痛管理的重要工具，目前越来越多地应用于年龄较大的儿童，效果良好[180-181]。然而，在儿童中使用PCA存在安全问题，这要求对设备的功能进行密切监视，并对患者进行严密监测，这可能限制其在婴儿中的使用。家长代理按压PCA存在安全隐患，因为无法完全保证父母可准确评估其子女的疼痛程度或能够调节剂量以避免阿片类药物过量[182]。

硬膜外椎管内镇痛

婴幼儿接受腹部、泌尿外科或骨科手术时使用单次硬膜外镇痛或置入导管进行连续镇痛技术已经成为围术期疼痛管理的关键组成部分[183]。使用局部麻醉药复合吗啡于小儿骶管阻滞可以有效地缓解门诊小手术的疼痛。虽然总体发病率较低，但在儿童中进行硬膜外镇痛仍存在风险，这与局部麻醉药的全身毒性及需要在全身麻醉下进行进行硬膜外镇痛麻醉有关。不可逆的心脏毒性风险主要与使用布比卡因有关，在使用罗哌卡因和左布比卡因时发病率相当于布比卡因的30%~50%。在肝功能障碍的患儿中，大剂量局部麻醉药通过小的、锐利的、固定的针头注入硬膜外隙时，这种风险也会增加。一旦发生了心脏毒性这种罕见事件，麻醉医师必须有充分准备，立即胸外按压和肺通气，以减少缺氧性损伤风险，并立即开始静脉输注20%脂肪乳（1~2ml/kg），随后持续输注[0.25~0.5ml/（kg·min）]，直至恢复正常心律及循环[184]。虽然使用脂肪乳可以成功地逆转心脏停搏，脂肪乳的即刻可获得性也不应成为麻醉医师在操作时不注意采取所有的预防措施以避免全身注射或吸收的理由。

儿童周围神经阻滞

在一些特定病例中采用小型穿刺针和超声影像，同时采用长效局部麻醉药和置管持续阻滞技术的做法使得接受四肢骨科手术的儿童中周围神经阻滞的应用增加[185]。使用穿刺针可以在麻醉医师让患儿麻醉后进行注射[186]。此时患儿没有反应，应注意初次注射时不可遇到阻力，以避免神经内注射。在腹股沟疝修补术的患儿中，超声引导下的髂腹股沟神经和髂腹下神经联合阻滞可减少注射药量，提高疼痛管理的有效性。

总结

2000年10月，美国国会将2001年1月1日开始的十年定为"疼痛控制和研究的十年"。当涉及疼痛和痛苦时，医疗保健人员有责任为患者提供尽可能好的医疗护理，这一点直接适用于围术期。

实现这一目标，需要整合来自医学不同学科的信息和系统。这要求医生以患者为中心，为患者提供满意的围术期体验并加强手术后康复。同时，临床医生也需面临在医院内建立相应系统以支持此项事业，可通过积极效益向患者和医疗保健组织显示其客观和有意义的结果。忽视疼痛的成本在数十亿美元，但实际上痛苦的代价是无法估量的。麻醉学在改善外科患者的整体疼痛护理方面起了带头作用，并能够带领医学进入一个新的时代，在这个新时代，围术期疼痛管理将更有效、安全、可靠，并最终向患者提供最高水平服务。

（张圆 译，都义日 校）

参考文献

1. United States Agency for Health Care Policy and Research. *Acute pain management operative or medical procedures and trauma.* Rockville, MD: U.S. Dept. of Health and Human Services Public Health Service Agency for Health Care Policy and Research; 1992.
2. American Society of Anesthesiologists Task Force on Acute Pain Management. Practice guidelines for acute pain management in the perioperative setting: an updated report by the American Society of Anesthesiologists Task Force on Acute Pain Management. *Anesthesiology.* 2012;116(2):248–273.
3. Chou R, Gordon DB, de Leon-Casasola OA, et al. Management of postoperative pain: a clinical practice guideline from the American Pain Society, the American Society of Regional Anesthesia and Pain Medicine, and the American Society of Anesthesiologists' Committee on Regional Anesthesia, Executive Committee, and Administrative Council. *J Pain.* 2016;17(2):131–157.
4. Wu CL, Naqibuddin M, Rowlingson AJ, et al. The effect of pain on health-related quality of life in the immediate postoperative period. *Anesth Analg.* 2003;97(4):1078–1085.
5. Joshi GP, Ogunnaike BO. Consequences of inadequate postoperative pain relief and chronic persistent postoperative pain. *Anesthesiol Clin North America.* 2005;23(1):21–36.
6. Carr DB, Goudas LC. Acute pain. *Lancet.* 1999;353(9169):2051–2058.
7. Raja SN, Dougherty PM. Anatomy and physiology of somatosensory and pain processing. In: Benzon HT, Raja SN, Molloy RE, et al., eds. *Essentials of Pain Medicine and Regional Anesthesia.* 2nd ed. Philadelphia, PA: Elsevier; 2005:1–6.
8. Wilder-Smith OH, Arendt-Nielsen L. Postoperative hyperalgesia: its clinical importance and relevance. *Anesthesiology.* 2006;104(3):601–607.
9. Rowlingson JC. Update on acute pain management. International Anesthesia Research Society Review Course Lectures, 2006:95–106.
10. Lavand'homme P. From preemptive to preventive analgesia: time to reconsider the role of perioperative peripheral nerve blocks? *Reg Anesth Pain Med.* 2011;36(1):4–6.
11. Taylor DR. Improving outcomes in acute pain management: optimizing patient selection. *Medscape Neurol Neurosurg.* 2004;6(2).
12. Cepeda MS, Carr DB. Women experience more pain and require more morphine than men to achieve a similar degree of analgesia. *Anesth Analg.* 2003;97(5):1464–1468.
13. Cohen M, Sadhasivam S, Vinks AA. Pharmacogenetics in perioperative medicine. *Curr Opin Anaesthesiol.* 2012;25(4):419–427.
14. Landau R, Bollag LA, Kraft JC. Pharmacogenetics and anaesthesia: the value of genetic profiling. *Anaesthesia.* 2012;67(2):165–179.
15. Caraceni A, Cherny N, Fainsinger R, et al. Pain measurement tools and methods in clinical research in palliative care: recommendations of an Expert Working Group of the European Association of Palliative Care. *J Pain Symptom Manage.* 2002;23(3):239–255.
16. Portenoy RK, Bennett DS, Rauck R, et al. Prevalence and characteristics of breakthrough pain in opioid-treated patients with chronic noncancer pain. *J Pain.* 2006;7(8):583–591.
17. Bennett M. The LANSS Pain Scale: the Leeds assessment of neuropathic symptoms and signs. *Pain.* 2001;92(1–2):147–157.
18. Pizzi LT, Toner R, Foley K, et al. Relationship between potential opioid-related adverse effects and hospital length of stay in patients receiving opioids after orthopedic surgery. *Pharmacotherapy.* 2012;32(6):502–514.
19. Camilleri M. Opioid-induced constipation: challenges and therapeutic opportunities. *Am J Gastroenterol.* 2011;106(5):835–842; quiz 843.
20. Javaheri S, Randerath WJ. Opioid-induced central sleep apnea: mechanisms and therapies. *Sleep Med Clin.* 2014;9:49–56.
21. Safe use of opioids in hospitals. *Sentinel Event Alert.* 2012;49:1–5.
22. Angst MS, Clark JD. Opioid-induced hyperalgesia: a qualitative systematic review. *Anesthesiology.* 2006;104(3):570–587.
23. Javaheri S, Randerath WJ. Opioid-induced central sleep apnea: mechanisms and therapies. *Sleep Medicine Clinics.* 2014;9(1):49–56.
24. Budd K. Pain management: is opioid immunosuppression a clinical problem? *Biomed Pharmacother.* 2006;60(7):310–317.
25. Gupta K, Kshirsagar S, Chang L, et al. Morphine stimulates angiogenesis by activating proangiogenic and survival-promoting signaling and promotes breast tumor growth. *Cancer Res.* 2002;62(15):4491–4498.
26. Sarhill N, Walsh D, Nelson KA. Hydromorphone: pharmacology and clinical applications in cancer patients. *Support Care Cancer.* 2001;9(2):84–96.
27. Crews KR, Gaedigk A, Dunnenberger HM, et al. Clinical Pharmacogenetics Implementation Consortium guidelines for cytochrome P450 2D6 genotype and codeine therapy: 2014 update. *Clin Pharmacol Ther.* 2014;95(4):376–382.
28. Mahajan G, Fishman SM. Major opioids in pain management. In: Benzon HT, Raja SN, Molloy RE, et al., eds. *Essentials of Pain Medicine and Regional Anesthesia.* 2nd ed. Philadelphia, PA: Elsevier; 2005:94–105.
29. Mitra S, Sinatra RS. Perioperative management of acute pain in the opioid-dependent patient. *Anesthesiology.* 2004;101(1):212–227.
30. American Pain Society. *Principles of Analgesic Use in the Treatment of Acute Pain and Cancer Pain.* 5th ed. American Pain Society; 2003.
31. Davis MP. Twelve reasons for considering buprenorphine as a frontline analgesic in the management of pain. *J Support Oncol.* 2012;10(6):209–219.
32. *Drug Facts and Comparisons,* ed. Wolters Kluwer Health, 2011.
33. Williams BA, Butt MT, Zeller JR, et al. Multimodal perineural analgesia with combined bupivacaine-clonidine-buprenorphine-dexamethasone: safe in vivo and chemically compatible in solution. *Pain Med.* 2015;16(1):186–198.
34. Frampton JE. Tapentadol immediate release: a review of its use in the treatment of moderate to severe acute pain. *Drugs.* 2010;70(13):1719–1743.
35. eMedExpert. Difference between Tramadol and Tapentadol. 2015, Jan; Available from: www.emedexpert.com/compare-meds/tramadol-vs-tapentadol Jan 2015.
36. Katz A. NSAIDs and COX-2 Selective Inhibitors. In: Benzon HT, Raja SN, Molloy RE, et al., eds. *Essentials of Pain Medicine and Regional Anesthesia.* 2nd ed. Philadelphia, PA: Elsevier; 2005:141–158.
37. Marret E, Kurdi O, Zufferey P, et al. Effects of nonsteroidal antiinflammatory drugs on patient-controlled analgesia morphine side effects: meta-analysis of randomized controlled trials. *Anesthesiology.* 2005;102(6):1249–1260.
38. Smith, H.S. Perioperative intravenous acetaminophen and NSAIDs. *Pain Med.* 2011;12(6):961–981.
39. Ong CK, Seymour RA, Lirk P, et al. Combining paracetamol (acetaminophen) with nonsteroidal antiinflammatory drugs: a qualitative systematic review of analgesic efficacy for acute postoperative pain. *Anesth Analg.* 2010;110(4):1170–1179.
40. Jouguelet-Lacoste J, La Colla L, Schilling D, et al. The use of intravenous infusion or single dose of low-dose ketamine for postoperative analgesia: a review of the current literature. *Pain Med.* 2015;16(2):383–403.
41. Weinbroum AA. A single small dose of postoperative ketamine provides rapid and sustained improvement in morphine analgesia in the presence of morphine-resistant pain. *Anesth Analg.* 2003;96(3):789–795.
42. Sveticic G, Gentilini A, Eichenberger U, et al. Combinations of morphine with ketamine for patient-controlled analgesia: a new optimization method. *Anesthesiology.* 2003;98(5):1195–1205.
43. Reeves M, Lindholm DE, Myles PS, et al. Adding ketamine to morphine for patient-controlled analgesia after major abdominal surgery: a double-blinded, randomized controlled trial. *Anesth Analg.* 2001;93(1):116–120.
44. Wadhwa A, Clarke D, Goodchild CS, et al. Large-dose oral dextromethorphan as an adjunct to patient-controlled analgesia with morphine after knee surgery. *Anesth Analg.* 2001;92(2):448–454.
45. Sites BD, Beach M, Biggs R, et al. Intrathecal clonidine added to a bupivacaine-morphine spinal anesthetic improves postoperative analgesia for total knee arthroplasty. *Anesth Analg.* 2003;96(4):1083–1088, table of contents.
46. Afonso J, Reis F. Dexmedetomidine: current role in anesthesia and intensive care. *Rev Bras Anestesiol.* 2012;62(1):118–133.
47. Pasin L, Landoni G, Nardelli P, et al. Dexmedetomidine reduces the risk of delirium, agitation and confusion in critically ill patients: a meta-analysis of randomized controlled trials. *J Cardiothorac Vasc Anesth.* 2014;28(6):1459–1466.
48. Clarke H, Bonin RP, Orser BA, et al. The prevention of chronic postsurgical pain using gabapentin and pregabalin: a combined systematic review and meta-analysis. *Anesth Analg.* 2012;115(2):428–442.
49. Schmidt PC, Ruchelli G, Mackey SC, et al. Perioperative gabapentinoids: choice of agent, dose, timing, and effects on chronic postsurgical pain. *Anesthesiology.* 2013;119(5):1215–1221.
50. Zhang J, Ho KY, Wang Y. Efficacy of pregabalin in acute postoperative pain: a meta-analysis. *Br J Anaesth.* 2011;106(4):454–462.
51. Gilron I. Gabapentin and pregabalin for chronic neuropathic and early postsurgical pain: current evidence and future directions. *Curr Opin Anaesthesiol.* 2007;20(5):456–472.
52. Weingarten TN, Jacob AK, Njathi CW, et al. Multimodal analgesic protocol and postanesthesia respiratory depression during phase I recovery after total joint arthroplasty. *Reg Anesth Pain Med.* 2015;40(4):330–336.
53. Myhre M, Diep LM, Stubhaug A. Pregabalin has analgesic, ventilatory, and cognitive effects in combination with remifentanil. *Anesthesiology.* 2016;124(1):141–149.
54. Kaba A, Laurent SR, Detroz BJ, et al. Intravenous lidocaine infusion facilitates acute rehabilitation after laparoscopic colectomy. *Anesthesiology.* 2007;106(1):11–18.
55. Ventham NT, Kennedy ED, Brady RR, et al. Efficacy of Intravenous Lidocaine for Postoperative Analgesia Following Laparoscopic Surgery: A Meta-Analysis. *World J Surg.* 2015;39(9):2220–2234.
56. van der Wal SE, van den Heuvel SA, Radema SA, et al. The in vitro mechanisms and in vivo efficacy of intravenous lidocaine on the neuroinflammatory response in acute and chronic pain. *Eur J Pain.* 2016;20(5):655–674.
57. Albrecht E, Kirkham KR, Liu SS, et al. Peri-operative intravenous administration of magnesium sulphate and postoperative pain: a meta-analysis. *Anaesthesia.* 2013;68(1):79–90.
58. De Oliveira GS Jr, Castro-Alves LJ, Khan JH, et al. Perioperative systemic

magnesium to minimize postoperative pain: a meta-analysis of randomized controlled trials. *Anesthesiology.* 2013;119(1):178–190.

59. Jabbour HJ, Naccache NM, Jawish RJ, et al. Ketamine and magnesium association reduces morphine consumption after scoliosis surgery: prospective randomised double-blind study. *Acta Anaesthesiol Scand.* 2014;58(5):572–579.

60. Koç S, Memis D, Sut N. The preoperative use of gabapentin, dexamethasone, and their combination in varicocele surgery: A randomized controlled trial. *Anesth Analg.* 2007;105:1137–1142.

61. De Oliveira GS Jr, Almeida MD, Benzon HT, et al. Perioperative single dose systemic dexamethasone for postoperative pain: a meta-analysis of randomized controlled trials. *Anesthesiology.* 2011;115(3):575–588.

62. Mahathanaruk M, Hitt J, de LeonCasasola OA. Perioperative management of the opioid tolerant patient for orthopedic surgery. *Anesthesiol Clin.* 2014;32(4):923–932.

63. Williams BA, Ibinson JW, Mangione MP, et al. Research priorities regarding multimodal peripheral nerve blocks for postoperative analgesia and anesthesia based on hospital quality data extracted from over 1,300 cases (2011–2014). *Pain Med.* 2015;16(1):7–12.

64. Macintyre PE. Safety and efficacy of patient-controlled analgesia. *Br J Anaesth.* 2001;87(1):36–46.

65. Gan TJ, Diemunsch P, Habib AS, et al. Consensus guidelines for the management of postoperative nausea and vomiting. *Anesth Analg.* 2014;118(1):85–113.

66. Blaudszun G, Lysakowski C, Elia N, et al. Effect of perioperative systemic alpha2 agonists on postoperative morphine consumption and pain intensity: systematic review and meta-analysis of randomized controlled trials. *Anesthesiology.* 2012;116(6):1312–1322.

67. Block BM, Liu SS, Rowlingson AJ, et al. Efficacy of postoperative epidural analgesia: a meta-analysis. *JAMA.* 2003;290(18):2455–2463.

68. Bernards CM, Shen DD, Sterling ES, et al. Epidural, cerebrospinal fluid, and plasma pharmacokinetics of epidural opioids (part 1): differences among opioids. *Anesthesiology.* 2003;99(2):455–465.

69. Örster JG, Rosenberg PH. Small dose of clonidine mixed with low-dose ropivacaine and fentanyl for epidural analgesia after total knee arthroplasty. *Br J Anaesth.* 2004;93(5):670–677.

70. Rathmell JP, Lair TR, Nauman B. The role of intrathecal drugs in the treatment of acute pain. *Anesth Analg.* 2005;101(5 Suppl):S30–S43.

71. Sites BD, Beach M, Gallagher JD, et al. A single injection ultrasound-assisted femoral nerve block provides side effect-sparing analgesia when compared with intrathecal morphine in patients undergoing total knee arthroplasty. *Anesth Analg.* 2004;99(5):1539–1543.

72. Richman JM, Liu SS, Courpas G, et al. Does Continuous Peripheral Nerve Block Provide Superior Pain Control to Opioids? A Meta-Analysis. *Anesth Analg.* 2006;102:248–257.

73. Capdevila X, Pirat P, Bringuier S, et al. Continuous peripheral nerve blocks in hospital wards after orthopedic surgery: a multicenter prospective analysis of the quality of postoperative analgesia and complications in 1,416 patients. *Anesthesiology.* 2005;103(5):1035–1045.

74. Swenson JD, Bay N, Loose E, et al. Outpatient management of continuous peripheral nerve catheters placed using ultrasound guidance: an experience in 620 patients. *Anesth Analg.* 2006;103(6):1436–1443.

75. Neal JM, Brull R, Horn JL, et al. The Second American Society of Regional Anesthesia and Pain Medicine evidence-based medicine assessment of ultrasound guided regional anesthesia. *Reg Anesth Pain Med.* 2016;41(2):181–194.

76. Winnie AP. Interscalene brachial plexus block. *Anesth Analg.* 1970;49(3):455–466.

77. Spence BC, Beach ML, Gallagher JD, et al. Ultrasound-guided interscalene blocks: understanding where to inject the local anaesthetic. *Anaesthesia.* 2011;66(6):509–514.

78. Albrecht E, Kirkham KR, Taffé P, et al. The maximum effective needle-to-nerve distance for ultrasound-guided interscalene block: an exploratory study. *Reg Anesth Pain Med.* 2014;39(1):56–60.

79. Hadzic A, Williams BA, Karaca PE, et al. For outpatient rotator cuff surgery, nerve block anesthesia provides superior same-day recovery over general anesthesia. *Anesthesiology.* 2005;102(5):1001–1007.

80. Kulenkampf D. Anesthesia of the Brachial Plexus (German). *Zentralbl Chir.* 1911;38:1337–1350.

81. Perlas A, Chan VW, Simons M. Brachial plexus examination and localization using ultrasound and electrical stimulation: a volunteer study. *Anesthesiology.* 2003;99(2):429–435.

82. Perlas A, Lobo G, Lo N, et al. Ultrasound-guided supraclavicular block: outcome of 510 consecutive cases. *Reg Anesth Pain Med.* 2009;34(2):171–176.

83. Brull R, Chan VW. The corner pocket revisited. *Reg Anesth Pain Med.* 2011;36(3):308.

84. Roy, M, Nadeau MJ, Côté D, et al. Comparison of a single- or double-injection technique for ultrasound-guided supraclavicular block: a prospective, randomized, blinded controlled study. *Reg Anesth Pain Med.* 2012;37(1):55–59.

85. Arab SA, Alharbi MK, Nada EM, et al. Ultrasound-guided supraclavicular brachial plexus block: single versus triple injection technique for upper limb arteriovenous access surgery. *Anesth Analg.* 2014;118(5):1120–1125.

86. Sites BD, Macfarlane AJ, Sites VR, et al. Clinical sonopathology for the regional anesthesiologist: part 1: vascular and neural. *Reg Anesth Pain Med.* 2010;35(3):272–280.

87. Sites BD, Macfarlane AJ, Sites VR, et al. Clinical sonopathology for the regional anesthesiologist: part 2: bone, viscera, subcutaneous tissue, and foreign bodies. *Reg Anesth Pain Med.* 2010;35(3):281–289.

88. Bigeleisen P, Wilson M. A comparison of two techniques for ultrasound guided infraclavicular block. *Br J Anaesth.* 2006;96(4):502–507.

89. Dingemans E, Williams SR, Arcand G, et al. Neurostimulation in ultrasound-guided infraclavicular block: a prospective randomized trial. *Anesth Anlag.*

90. Sandhu NS, Capan LM. Ultrasound-guided infraclavicular brachial plexus block. *Br J Anaesth.* 2002;89(2):254–259.

91. Auyong DB, Gonzales J, Benonis JG. The Houdini clavicle: arm abduction and needle insertion site adjustment improves needle visibility for the infraclavicular nerve block. *Reg Anesth Pain Med.* 2010;35(4):403–404.

92. Sauter AR, Smith HJ, Stubhaug A, et al. Use of magnetic resonance imaging to define the anatomical location closest to all three cords of the infraclavicular brachial plexus. *Anesth Analg.* 2006;103(6):1574–1576.

93. Sandhu NS, Manne JS, Medabalmi PK, et al. Sonographically guided infraclavicular brachial plexus block in adults: a retrospective analysis of 1146 cases. *J Ultrasound Med.* 2006;25(12):1555–1561.

94. Ilfeld BM, Morey TE, Enneking FK. Infraclavicular perineural local anesthetic infusion: a comparison of three dosing regimens for postoperative analgesia. *Anesthesiology.* 2004;100(2):395–402.

95. Awad IT, Duggan EM. Posterior lumbar plexus block: anatomy, approaches, and techniques. *Reg Anesth Pain Med.* 2005;30(2):143–149.

96. Kaloul I, Guay J, Côté C, et al. The posterior lumbar plexus (psoas compartment) block and the three-in-one femoral nerve block provide similar postoperative analgesia after total knee replacement. *Can J Anaesth.* 2004;51(1):45–51.

97. Capdevila X, Coimbra C, Choquet O. Approaches to the lumbar plexus: success, risks, and outcome. *Reg Anesth Pain Med.* 2005;30(2):150–162.

98. Kirchmair L, Enna B, Mitterschiffthaler G, et al. Lumbar plexus in children. A sonographic study and its relevance to pediatric regional anesthesia. *Anesthesiology.* 2004;101(2):445–450.

99. Gray AT, Collins AB, Schafhalter-Zoppoth I. An introduction to femoral nerve and associated lumbar plexus nerve blocks under ultrasound guidance. *Techn Reg Anesth Pain Manag.* 2004;8(4):155–163.

100. Nader A, Malik K, Kendall MC, et al. Relationship between ultrasound imaging and eliciting motor response during femoral nerve stimulation. *J Ultrasound Med.* 2009;28(3):345–350.

101. Ilfeld BM, Loland VJ, Sandhu NS, et al. Continuous femoral nerve blocks: the impact of catheter tip location relative to the femoral nerve (anterior versus posterior) on quadriceps weakness and cutaneous sensory block. *Anesth Analg.* 2012;115(3):721–727.

102. Bauer MC, Pogatzki-Zahn EM, Zahn PK. Regional analgesia techniques for total knee replacement. *Curr Opin Anaesthesiol.* 2014;27(5):501–506.

103. Chan EY, Fransen M, Parker DA, et al. Femoral nerve blocks for acute postoperative pain after knee replacement surgery. *Cochrane Database Syst Rev.* 2014;5:CD009941.

104. Johnson RL, Kopp SL, Hebl JR, et al. Falls and major orthopaedic surgery with peripheral nerve blockade: a systematic review and meta-analysis. *Br J Anaesth.* 2013;110(4):518–528.

105. Memtsoudis SG, Danninger T, Rasul R, et al. Inpatient falls after total knee arthroplasty: the role of anesthesia type and peripheral nerve blocks. *Anesthesiology.* 2014;120(3):551–563.

106. Jæger P, Zaric D, Fomsgaard JS, et al. Adductor canal block versus femoral nerve block for analgesia after total knee arthroplasty: a randomized, double-blind study. *Reg Anesth Pain Med.* 2013;38(6):526–532.

107. Machi AT, Sztain JF, Kormylo NJ, et al. Discharge Readiness after Tricompartment Knee Arthroplasty: Adductor Canal versus Femoral Continuous Nerve Blocks—A Dual-center, Randomized Trial. *Anesthesiology.* 2015;123(2):444–456.

108. Bendtsen TF, Moriggl B, Chan V, et al. Redefining the adductor canal block. *Reg Anesth Pain Med.* 2014;39(5):442–443.

109. Bendtsen TF, Moriggl B, Chan V, et al. Defining adductor canal block. *Reg Anesth Pain Med.* 2014;39(3):253–254.

110. Manickam B, Perlas A, Duggan E, et al. Feasibility and efficacy of ultrasound-guided block of the saphenous nerve in the adductor canal. *Reg Anesth Pain Med.* 2009;34(6):578–580.

111. Burckett-St Laurant D, Peng P, Girón Arango L, et al. The Nerves of the Adductor Canal and the Innervation of the Knee: An Anatomic Study. *Reg Anesth Pain Med.* 2016 May-Jun. 41(3):321–327.

112. Diakomi M, Papaioannou M, Mela A, et al. Preoperative fascia iliaca compartment block for positioning patients with hip fractures for central nervous blockade: a randomized trial. *Reg Anesth Pain Med.* 2014;39(5):394–398.

113. Dulaney-Cripe E, Hadaway S, Bauman R, et al. A continuous infusion fascia iliaca compartment block in hip fracture patients: a pilot study. *J Clin Med Res.* 2012;4(1):45–48.

114. Mouzopoulos G, Vasiliadis G, Lasanianos N, et al. Fascia iliaca block prophylaxis for hip fracture patients at risk for delirium: a randomized placebo-controlled study. *J Orthop Traumatol.* 2009;10(3):127–133.

115. Dalens B, Vanneuville G, Tanguy A. Comparison of the fascia iliaca compartment block with the 3-in-1 block in children. *Anesth Analg.* 1989;69(6):705–713.

116. Hebbard P, Ivanusic J, Sha S. Ultrasound-guided supra-inguinal fascia iliaca block: a cadaveric evaluation of a novel approach. *Anaesthesia.* 2011;66(4):300–305.

117. Dolan J, Williams A, Murney E, et al. Ultrasound guided fascia iliaca block: a comparison with the loss of resistance technique. *Reg Anesth Pain Med.* 2008;33(6):526–531.

118. Vaughan B, Manley M, Stewart D, et al. Distal injection site may explain lack of analgesia from fascia iliaca block for total hip. *Reg Anesth Pain Med.* 2013;38(6):556–557.

119. Hunt KJ, Higgins TF, Carlston CV, et al. Continuous peripheral nerve blockade as postoperative analgesia for open treatment of calcaneal fractures. *J Orthop Trauma.* 2010;24(3):148–155.

120. Zaric D, Boysen K, Christiansen J, et al. Continuous popliteal sciatic nerve block for outpatient foot surgery–a randomized, controlled trial. *Acta Anaesthesiol Scand.* 2004;48(3):337–341.

121. Salinas FV. Evidence Basis for Ultrasound Guidance for Lower-Extremity

Peripheral Nerve Block: Update 2016. *Reg Anesth Pain Med*. 2016;41(2):261–274.

122. Marhofer, P, Chan VW. Ultrasound-guided regional anesthesia: current concepts and future trends. *Anesthesia Analgesia*. 2007;104(5):1265–1269.

123. Schafhalter-Zopzoth I, Younger SJ, Collins AB, et al. The "seesaw" sign: improved sonographic identification of the sciatic nerve. *Anesthesiology*. 2004;101(3):808–809.

124. Andersen HL, Andersen SL, Tranum-Jensen J. Injection inside the paraneural sheath of the sciatic nerve: direct comparison among ultrasound imaging, macroscopic anatomy, and histologic analysis. *Reg Anesth Pain Med*. 2012;37(4):410–414.

125. Karmakar MK, Shariat AN, Pangthipampai P, et al. High-definition ultrasound imaging defines the paraneural sheath and the fascial compartments surrounding the sciatic nerve at the popliteal fossa. *Reg Anesth Pain Med*. 2013;38(5):447–451.

126. Tran DQ, González AP, Bernucci F, et al. A randomized comparison between bifurcation and prebifurcation subparaneural popliteal sciatic nerve blocks. *Anesth Analg*. 2013;116(5):1170–1175.

127. Choquet O, Noble GB, Abbal B, et al. Subparaneural versus circumferential extraneural injection at the bifurcation level in ultrasound-guided popliteal sciatic nerve blocks: a prospective, randomized, double-blind study. *Reg Anesth Pain Med*. 2014;39(4):306–311.

128. Richardson J. Paravertebral anesthesia and analgesia. *Can J Anaesth*. 2004; 51(6):R1–R6.

129. Krediet AC, Moayeri N, van Geffen GJ, et al. Different Approaches to Ultrasound-guided Thoracic Paravertebral Block: An Illustrated Review. *Anesthesiology*. 2015;123(2):459–474.

130. Evans H, Steele SM, Nielsen KC, et al. Peripheral nerve blocks and continuous catheter techniques. *Anesthesiol Clin North America*. 2005;23(1):141–162.

131. Blanco R, Fajardo M, Parras Maldonado T. Ultrasound description of Pecs II (modified Pecs I): a novel approach to breast surgery. *Rev Esp Anestesiol Reanim*. 2012;59(9):470–475.

132. Bashandy GM, Abbas DN. Pectoral nerves I and II blocks in multimodal analgesia for breast cancer surgery: a randomized clinical trial. *Reg Anesth Pain Med*. 2015;40(1):68–74.

133. Blanco R, Parras T, McDonnell JG, et al. Serratus plane block: a novel ultrasound-guided thoracic wall nerve block. *Anaesthesia*. 2013;68(11):1107–1113.

134. Børglum J. Abdominal surgery: advances in the use of ultrasound guided truncal blocks for perioperative pain management. In: Derbel PF, ed. *Abdominal Surgery*. Rijeka, Croatia: InTech, 2012.

135. Rafi AN. Abdominal field block: a new approach via the lumbar triangle. *Anaesthesia*. 2001;56(10):1024–1026.

136. Abrahams M, Derby R, Horn JL. Update on Ultrasound for Truncal Blocks: A Review of the Evidence. *Reg Anesth Pain Med*. 2016;41(2):275–288.

137. Abdallah FW, Laffey JG, Halpern SH, et al. Duration of analgesic effectiveness after the posterior and lateral transversus abdominis plane block techniques for transverse lower abdominal incisions: a meta-analysis. *Br J Anaesth*. 2013;111(5):721–735.

138. Bærentzen F, Maschmann C, Jensen K, et al. Ultrasound-guided nerve block for inguinal hernia repair: a randomized, controlled, double-blind study. *Reg Anesth Pain Med*. 2012;37(5):502–507.

139. Vendittoli PA, Makinen P, Drolet P, et al. A multimodal analgesia protocol for total knee arthroplasty. A randomized, controlled study. *J Bone Joint Surg Am*. 2006;88(2):282–289.

140. Bramlett K, Onel E, Viscusi ER, et al. A randomized, double-blind, dose-ranging study comparing wound infiltration of DepoFoam bupivacaine, an extended-release liposomal bupivacaine, to bupivacaine HCl for postsurgical analgesia in total knee arthroplasty. *Knee*. 2012;19(5):530–536.

141. Essving P, Axelsson K, Åberg E, et al. Local infiltration analgesia versus intrathecal morphine for postoperative pain management after total knee arthroplasty: a randomized controlled trial. *Anesth Analg*. 2011;113(4):926–933.

142. Bagsby DT, Ireland PH, Meneghini RM. Liposomal bupivacaine versus traditional periarticular injection for pain control after total knee arthroplasty. *J Arthroplasty*. 2014;29(8):1687–1690.

143. Bergese SD, Ramamoorthy S, Patou G, et al. Efficacy profile of liposome bupivacaine, a novel formulation of bupivacaine for postsurgical analgesia. *J Pain Res*. 2012;5:107–116.

144. Viscusi ER, Sinatra R, Onel E, et al. The safety of liposome bupivacaine, a novel local analgesic formulation. *Clin J Pain*. 2014;30(2):102–110.

145. Surdam JW, Licini DJ, Baynes NT, et al. The use of exparel (liposomal bupivacaine) to manage postoperative pain in unilateral total knee arthroplasty patients. *J Arthroplasty*. 2015;30(2):325–329.

146. Horlocker TT, Wedel DJ. Neuraxial block and low-molecular-weight heparin: balancing perioperative analgesia and thromboprophylaxis. *Reg Anesth Pain Med*. 1998;23(6 Suppl 2):164–177.

147. Horlocker TT, Wedel DJ, Rowlingson JC, et al. Regional anesthesia in the patient receiving antithrombotic or thrombolytic therapy: American Society of Regional Anesthesia and Pain Medicine Evidence-Based Guidelines (Third Edition). *Reg Anesth Pain Med*. 2010;35(1):64–101.

148. Rodgers A, Walker N, Schug S, et al. Reduction of postoperative mortality and morbidity with epidural or spinal anaesthesia: results from overview of randomised trials. *BMJ*. 2000;321(7275):1493.

149. Tuman KJ, McCarthy RJ, March RJ, et al. Effects of epidural anesthesia and analgesia on coagulation and outcome after major vascular surgery. *Anesth Analg*. 1991;73(6):696–704.

150. Cheney, FW. High-severity injuries associated with regional anesthesia in the 1990's. *American Society of Anesthesiologists Newsletter*. 2001;65(6):6–8.

151. Hebl JR, Horlocker TT, Sorenson EJ, et al. Regional anesthesia does not increase the risk of postoperative neuropathy in patients undergoing ulnar nerve transposition. *Anesth Analg*. 2001;93(6):1606–1611.

152. Neal JM. Ultrasound-Guided Regional Anesthesia and Patient Safety: Update of an Evidence-Based Analysis. *Reg Anesth Pain Med*. 2016;41(2):195–204.

153. Manchikanti L, Singh A. Therapeutic opioids: a ten-year perspective on the complexities and complications of the escalating use, abuse, and nonmedical use of opioids. *Pain Physician*. 2008;11(2 Suppl):S63–S88.

154. Schug SA. Acute pain management in the opioid-tolerant patient. *Pain Manag*. 2012;2(6):581–591.

155. Sites BD, Beach ML, Davis MA. Increases in the use of prescription opioid analgesics and the lack of improvement in disability metrics among users. *Reg Anesth Pain Med*. 2014;39(1):6–12.

156. Gulur P, Williams L, Chaudhary S, et al. Opioid tolerance: a predictor of increased length of stay and higher readmission rates. *Pain Physician*. 2014; 17(4):E503–E507.

157. Pasternak GW. Incomplete cross tolerance and multiple mu opioid peptide receptors. *Trends Pharmacol Sci*. 2001;22(2):67–70.

158. Carroll IR, Angst MS, Clark JD. Management of perioperative pain in patients chronically consuming opioids. *Reg Anesth Pain Med*. 2004;29(6):576–591.

159. Khanna IK, Pillarisetti S. Buprenorphine: an attractive opioid with underutilized potential in treatment of chronic pain. *J Pain Res*. 2015;8:859–870.

160. Derry S, Moore RA. Single dose oral celecoxib for acute postoperative pain in adults. *Cochrane Database Syst Rev*. 2013;10:CD004233.

161. Smith HS. Potential analgesic mechanisms of acetaminophen. *Pain Physician*. 2009;12(1):269–280.

162. Loftus RW, Yeager MP, Clark JA, et al. Intraoperative ketamine reduces perioperative opiate consumption in opiate-dependent patients with chronic back pain undergoing back surgery. *Anesthesiology*. 2010;113(3):639–646.

163. Ramaswamy S, Wilson JA, Colvin L. Non-opioid-based adjuvant analgesia in perioperative care. *Contin Educ Anaesth Crit Care Pain*. 2013;13(5):152–157.

164. de Menezes Couceiro TC, et al. Intravenous lidocaine to treat postoperative pain. *Rev Dor. São Paulo*. 2014;15(1):55–60.

165. Jabbour HJ, Naccache NM, Jawish RJ, et al. Ketamine and magnesium association reduces morphine consumption after scoliosis surgery: prospective randomised double-blind study. *Acta Anaesthesiol Scand*. 2014;58(5):572–579.

166. Naidu R, Flood P. Magnesium: Is There a Signal in the Noise? *Anesthesiology*. 2013;119(1):13–15.

167. Liu HT, Hollmann MW, Liu WH. Modulation of NMDA receptor function by ketamine and magnesium: Part I. *Anesth Analg*. 2001;92(5):1173–1181.

168. Haller G, Waeber JL, Infante NK. Ketamine combined with morphine for the management of pain in an opioid addict. *Anesthesiology*. 2002;96(5):1265–1266.

169. Buvanendran A, Kroin JS, Della Valle CJ. Perioperative oral pregabalin reduces chronic pain after total knee arthroplasty: a prospective, randomized, controlled trial. *Anesth Analg*. 2010;110(1):199–207.

170. Dolin SJ, Cashman JN, Bland JM. Effectiveness of acute postoperative pain management: I. Evidence from published data. *Br J Anaesth*. 2002;89(3):409–423.

171. Stadler M, Schlander M, Braeckman M, et al. A cost-utility and cost-effectiveness analysis of an acute pain service. *J Clin Anesth*. 2004;16(3):159–167.

172. Berry PH, Dahl JL. The new JCAHO pain standards: implications for pain management nurses. *Pain Manag Nurs*. 2000;1(1):3–12.

173. Kain ZN, Mayes LC, Caldwell-Andrews AA, et al. Preoperative anxiety, postoperative pain, and behavioral recovery in young children undergoing surgery. *Pediatrics*. 2006;118(2):651–658.

174. Wright KD, Stewart SH, Finley GA. Prevention and intervention strategies to alleviate preoperative anxiety in children: a critical review. *Behavior Modification*. 2007;31(1):52–79.

175. Voepel-Lewis T, Malviya S, Tait AR. A comparison of the clinical utility of pain assessment tools for children with cognitive impairment. *Anesth Analg*. 2008;106(1):72–78.

176. Taylor EM, Boyer K, Campbell FA. Pain in hospitalized children: a prospective cross-sectional survey of pain prevalence, intensity, assessment and management in a Canadian pediatric teaching hospital. *Pain Res Manag*. 2008;13(1):25–32.

177. Franck LS, Allen A, Oulton K. Making pain assessment more accessible to children and parents: can greater involvement improve the quality of care? *Clin J Pain*. 2007;23(4):331–338.

178. Moir MS, Bair E, Shinnick P, et al. Acetaminophen versus acetaminophen with codeine after pediatric tonsillectomy. *Laryngoscope*. 2000;110(11):1824–1827.

179. Bayrak F, Gunday I, Memis D, et al. A comparison of oral midazolam, oral tramadol, and intranasal sufentanil premedication in pediatric patients. *J Opioid Manag*. 2007;3(2):74–78.

180. Butkovic D, Kralik S, Matolic M, et al. Postoperative analgesia with intravenous fentanyl PCA vs epidural block after thoracoscopic pectus excavatum repair in children. *Br J Anaesth*. 2007;98(5):677–681.

181. Saudan S, Habre W, Ceroni D, et al. Safety and efficacy of patient controlled epidural analgesia following pediatric spinal surgery. *Paediatr Anaesth*. 2008;18(2):132–139.

182. Wuhrman E, Cooney MF, Dunwoody CJ, et al. Authorized and unauthorized ("PCA by proxy") dosing of analgesic infusion pumps: position statement with clinical practice recommendations. *Pain Manag Nurs*. 2007;8(1):4–11.

183. Ecoffey C. Pediatric regional anesthesia – update. Current Opinion in Anaesthesiology. *Paediatr Anaesth*. 2007;203 (3):232–235.

184. Corman S.L, Skledar SL. Use of Lipid emulsion to reverse local anesthetic-induced toxicity. *Ann Pharmacother*. 2007;41(November):1873–1877.

185. Ganesh A, Rose JB, Wells L, et al. Continuous peripheral nerve blockade for inpatient and outpatient postoperative analgesia in children. *Anesth Analg*. 2007;105(5):1234–1242.

186. DeVera HV, Furukawa KT, Matson MD, et al. Regional techniques as an adjunct to general anesthesia for pediatric extremity and spine surgery. *J Pediatr Orthop*. 2006;26(6):801–804.

187. Weintraud M, Marhofer P, Bösenberg A, et al. Ilioinguinal/iliohypogastric

blocks in children: where do we administer the local anesthetic without direct visualization? *Anesth Analg*. 2008;106(1):89–93.

188. Choi S, McCartney CJ. Evidence base for the use of ultrasound for upper extremity blocks: 2014 Update. *Reg Anesth Pain Med*. 2016;41(2):242–250.

189. Toombs JD, Kral LA. Methadone treatment for pain states. *Am Fam Phys*. 2005;71(17):1353–1358.

190. Hadi I, Morley-Forster PK, Dain S, et al. Perioperative management of the patient with chronic non-cancer pain. *Can J Anaesth*. 2006;53(12):1190–1199.

191. Ayonrinde OT, Bridge DT. The rediscovery of methadone for cancer pain management. *Med J Austr*. 2000;173(10):536–540.

192. Grass JA. Patient-controlled analgesia. *Anesth Analg*. 2005;101(Suppl): S44–S61.

193. Liu SS, McDonald SB. Current issues in spinal anesthesia. *Anesthesiology*. 2001;94(5):888–906.

194. Karmakar MK, Chui PT, Joynt GM, et al. Thoracic paravertebral block for management of pain associated with multiple fractured ribs in patients with concomitant lumbar spinal trauma. *Reg Anesth Pain Med*. 2001;26(2):169–173.

195. Liu S. Update in use of continuous perineural catheters for postoperative analgesia. IARS 2006 Review Course Lectures. *Anesth Analg*. 2006;(Suppl):64.

196. Liu SS, Ngeow JE, YaDeau JT. Ultrasound-guided regional anesthesia and analgesia: a qualitative review. *Reg Anesth Pain Med*. 2009;34(1):47–59.

第56章　慢性疼痛管理

Honorio T. Benzon　Robert W. Hurley　Salim M. Hayek

要点

1. 在正常情况下，Aδ和C纤维从周围神经末梢向脊髓传递伤害性感受（疼痛）信息。在慢性疼痛情况下，通常传递无害信息的Aβ纤维也参与伤害性感受传入。

2. 大多数随机研究显示硬膜外注射类固醇可暂时缓解根性疼痛。后内侧支热凝术用于缓解脊柱小关节综合征，研究显示疼痛缓解可持续3~12个月，从而避免成瘾性阿片类药物持续使用。

3. 在带状疱疹急性期进行3~4次局部麻醉药和甲泼尼龙硬膜外注射，可以预防疱疹后神经痛的发生。疱疹后神经痛多数以药物治疗，介入技术可用于耐药病例。

4. 抗抑郁药和抗惊厥药可有效治疗神经病理性疼痛综合征。由于其副作用，抗抑郁药的使用受到限制。抗惊厥药具有可接受的副作用和更快的起效时间，这使其成为这些综合征的一线治疗药物。当与阿片类药物或抗抑郁药合用时，其疗效会进一步增强。

5. 脊髓电刺激疗法对神经丛阻滞、物理治疗和/或药物治疗无效的复杂区域疼痛综合征可能有效。

6. 阿片类药物是癌性疼痛管理的主流药物，对神经病理性疼痛有效，但需要更高剂量。

7. 大多数继发于癌症的疼痛可通过药物进行有效的治疗，如阿片类药物、抗惊厥药和抗抑郁药。内脏交感神经毁损可以缓解腹腔或盆腔癌性疼痛，减少阿片类药物用量，并改善患者的生活质量。

8. 椎体成形术和椎体后凸成形术适用于椎体压缩性骨折，但一些研究对其疗效提出质疑。

9. 脊髓电刺激疗法对腰椎手术失败综合征和复杂区域疼痛综合征患者是有效的，并且可能对心绞痛和严重肢体缺血有效。

10. 在癌性疼痛患者中，大剂量阿片类药物无效或造成不可接受的副作用时，鞘内给药系统是有价值的选择；然而在非癌性疼痛患者中，如果开始鞘内给药前患者没有使用或仅使用低剂量阿片类药物，疼痛控制似乎更好。

躯体痛觉处理的解剖学、生理学和神经化学

初级传入和外周刺激

各种机械、热、电或化学刺激都可引起疼痛的感知。这些疼痛或有害刺激的信息通过受体和神经元传递到大脑高级中枢，此类受体和神经元通常与传递无害躯体感觉信息的受体和神经元不同。哺乳动物躯体感觉系统由四组传入纤维组成，

不同之处在于它们的解剖、传导速度和感觉方式（表56-1）。

大直径、有髓的 Aβ 纤维具有特殊的髓鞘封闭的神经末梢，其转导无害或低阈值的机械刺激。Aβ 纤维的激活被认为是经皮神经电刺激器可产生疼痛缓解的机制的一部分[1]。同样，越来越多的证据表明在慢性疼痛状态下，这些纤维可能通过采用一种类似于 C 纤维的"表现型"参与了疼痛信号的传导（见下文）[2]。

表56-1 初级传入纤维和它们的功能					
模态	受体	纤维类型	传导速度和直径	适应速度	功能
本体感觉	高尔基和鲁菲尼小体，肌梭传入纤维	Aα	70～120m/s 15～20μm	慢和快	肌紧张，长度和速度
机械感觉	迈斯纳小体，鲁菲尼小体，环层小体，以及默克尔盘	Aβ	40～70m/s 5～15μm	快（慢——默克尔盘）	接触，颤动，移动，压力，震动
热感觉	游离神经末梢	Aδ	10～35m/s 1～5μm	慢	非伤害寒冷
	游离神经末梢	C	0.5～1m/s ＜1μm	慢	非伤害温暖
伤害性感觉	游离神经末梢	Aδ	10～35m/s 1～5μm	慢	锐痛
	游离神经末梢	C	0.5～1m/s ＜1μm	慢	灼痛

另外一组神经纤维代表了对实际或潜在组织损伤反应的特殊感觉神经元，即伤害性感受器。轻度髓鞘化的中等直径的 Aδ 纤维和无髓鞘的小直径 C 纤维具有游离的神经末梢，可以转导有害的或高阈值的热、机械和化学刺激。酪氨酸激酶蛋白 A 是神经生长因子受体的一个组成部分，此基因突变的患者不能生成 Aβ, Aδ 或 C 纤维，不具备感受疼痛的能力[3]。与 Aβ 纤维中的受体不同，Aδ 和 C 纤维对其感受区域的刺激反应具有特征性，即缓慢适应以及刺激消失后的残余放电。虽然这两组纤维对刺激的反应相似，但它们介导不同方面的疼痛感觉。快速传导的 Aδ 纤维介导"初始"疼痛或识别性疼痛，其易于定位，特点是尖锐或针刺感。缓慢传导的 C 纤维介导"次发"疼痛或原始性疼痛，其时间上紧随识别性疼痛之后，难以定位或者弥漫，特点是灼烧感或钝感[4]。

大部分的 Aδ 和 C 伤害性感受器是多模式的，因此负责不同形式有害刺激的转导。伤害性神经

末梢也位于肌肉、筋膜、血管外膜、膝关节、硬膜和内脏中。初级传入神经的外周（远端）终端会通过多种特定的传感器通道感知一系列的强度刺激。当它们被适当的刺激（热、化学或机械）激活时，这些通道激活电压敏感性阳离子通道（钠通道和钙通道）并产生动作电位。钠通道特别引起人们兴趣的是其与无疼痛感知相关。一项流行病学研究报道了三个先天性无疼痛感知的巴基斯坦家庭。所有这些患者均被发现具有 SCN9A 基因的无意义突变，导致钠通道的 Nav1.7 亚型失活[5]。该基因的其他突变可导致该通道失活受损，从而引起阵发性剧痛症，或过度兴奋引发红斑性肢痛症[6-7]。

疼痛感觉加工的分子基础主要来自对瞬时受体电位（transient receptor potential, TRP）通道的研究。TRP 家族非选择性阳离子通道的"辣椒素"受体的克隆和特征性描述极大地扩展了对该领域的认识[8]。该分子家族成员在外周转导热、机械和化学信号。命名为 TRP 香草酸亚型 1（TRPV₁）的辣

椒素受体对辣椒碱和其他香草酸化合物均有反应，也可被酸和热激活。这就提供了一个很好的例子，将多种感觉模式整合到一个神经元中，且定位了伤害性感受器。此外，酸性环境可以降低该通道热刺激的激活阈值。因此，$TRPV_1$受体可能作为炎性（酸性）疼痛中的重要治疗靶点。缺乏$TRPV_1$受体的小鼠对热刺激反应不足，但对机械或其他有害刺激反应正常[9]。这些数据表明 TRP 通道家族$TRPV_1$受体可能在有害的化学刺激和热刺激的整合中起作用，而较少参与机械刺激的转导。

周围神经和背根神经节的神经化学

伤害性刺激的初级传入通过 Aδ 和 C 纤维，它们是医生治疗疼痛的药理学机制的主要靶点。在这些神经纤维末梢发现谷氨酸受体、阿片受体、P物质受体、生长抑素受体和香草酸受体。虽然急性伤害性刺激主要由 Aδ 和 C 纤维传递，但也有一部分 Aδ 和 C 纤维作为"温度感受器"分别转导无害的冷和热刺激。无论支配何种组织结构，初级传入神经元的胞体聚集形成了位于脊髓外椎间孔中的背根神经节（dorsal root ganglia，DRG）。

初级传入信号导致脊髓的突触后兴奋。这个过程中谷氨酸是主要的神经递质。急性激活过程是由存在于脊髓背角神经元上的 α- 氨基 -3- 羟基 -5- 甲基 -4- 异噁唑丙酸（AMPA）型谷氨酸受体介导的。该受体通过增加钠通道和增强 N- 甲基 D- 天冬氨酸（NMDA）型谷氨酸受体的激活而产生突触后膜的强烈但短暂的去极化。除谷氨酸外，初级传入神经纤维群还含有并释放多种神经肽，包括 P 物质、降钙素基因相关肽、腺苷三磷酸、腺苷、甘丙肽、生长抑素和生长因子，包括脑源性神经生长因子[10]。

脊髓和三叉神经脊束核的神经生物学

初级传入纤维通过背根传入区进入脊髓灰质并分布神经到脊髓。大多数厚髓鞘初级传入纤维（Aα，Aβ）携带感觉信息，包括触觉、压力以及振动感觉，进入背根，横跨脊髓背角的顶部（背外侧束），沿同侧背柱上升并提供旁路分支进入背角的灰质。小直径薄髓鞘和无髓鞘的纤维传递温度和伤害性信息，进入背外侧束并分布神经到脊髓灰质。与厚髓鞘化纤维不同，这些纤维在分布到相邻脊髓节段前，可通过背外侧束向头侧上行或尾侧下行。

脊髓灰质是由初级传入神经突触和二级神经元构成的，后者是第一阶段感觉信息处理和整合的部位。基于组织学表现，脊髓灰质被分为 10 层。背角包括 I 到 VI 层，代表脊髓的初级感觉部分（图 56-1）。腹角包括 VII 到 IX 层和 X 层，分别与躯体运动和自主功能有关。躯体 C 纤维痛觉传入末梢主要终止于它们从周围进入脊髓的同一脊髓节段和/或相邻 1～2 个脊髓节段的 I 和 II 层；而内脏 C 纤维的痛觉传入则可在头侧或尾侧超过 5 个节段的背角，同侧 I、II、V、X 层以及对侧的 V 和 X 层终止。因此，内脏传入神经具有更广泛的分支模式，它们传播的痛觉信息对身体某一特定区域的定位性较差。

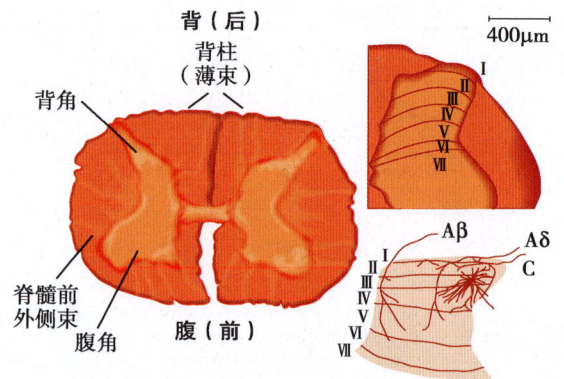

图 56-1 脊髓背角的组织切片和示意图
左侧的组织学切片来自脊髓的腰椎节段。它被标记显示主要脊髓躯体感觉结构之间的关系。右侧的组织学切片来自大鼠腰骶段脊髓。外粗线显示了脊髓灰质的边界，内粗线显示了板层的边界。这些边界是由每个区域的组织学特征建立的，这些层由罗马数字标记。底部的图说明了非人类灵长动物初级传入神经分布到脊髓背角的模式。大的有髓纤维（Aβ）从进入根的背面分开进入脊髓，然后沿内侧背角终止在第 III 到 V 层。小的有髓纤维（Aδ）和 C 纤维传递疼痛的信息从进入根腹侧分开进入根部，沿背角的外侧，大多终止于背角的浅层（I 和 II）（摘自 Raja SN，Dougherty PM. Anatomy and physiology of somatosensory and pain processing. In：Benzon HT，Raja SN，Molloy RE，et al.，eds. Essentials of Pain Medicine and Regional Anesthesia. 2nd ed. Philadelphia，PA：Elsevier-Churchill Livingstone；2005：3）

除了初级传入神经末梢外，下行通路的神经元和局部的中间神经元也分布至背角浅层（I 和 II 层）。外边缘层或 I 层包含了向脑干和中脑结构发送轴突的中间神经元和细胞。胶状质或者 II 层也包含兴奋性和抑制性的中间神经元，但很少有投射神经元。III 和 IV 层包含了中间神经元和二级神经元，这些神经元构成了背柱通路，传递了非伤害性感受和本体感受信息。Ⅳ到Ⅵ层包含了中间神经元和适量的伤害性投射神经元，这些神经元将传入脑干和丘脑。

躯体伤害性输入主要是由位于Ⅰ、Ⅳ和Ⅴ层的二级投射神经元，通过对侧脊髓丘脑束（spino-thalamic tract，STT）通路，向脑干绝大部分区域和丘脑传递[11]。在Ⅲ、Ⅳ、Ⅴ、Ⅶ和Ⅹ层中有一个内脏伤害性处理区，内脏伤害性输入是由位于背柱内的二级神经元轴突接力传递的。就像传输无害感官信息的纤维一样，这些纤维一直未到达对侧，直到接力到内侧丘状纤维交叉到丘脑。腹侧STT传递的内脏疼痛信息可能也来自那些同时接受躯体伤害性输入的细胞。头部、颈部和硬脑膜上的伤害性和非伤害性感觉信息通过三叉神经传递到位于延髓尾段的三叉神经脊束核背角。三叉神经脊束核的组织形式和神经递质成分与脊髓背角相似。

上行通路的神经生物学

背柱束

背柱束包含除了传递触觉、压力和振动感觉的初级传入神经元的上升轴突之外的二级脊髓投射神经元的轴突。在脊髓的中央内脏处理区域Ⅹ层附近的二级背柱束细胞也会对有害内脏刺激产生反应，并与一些从皮肤和其他躯体结构中获得的伤害性信息汇聚在丘脑细胞。

脊髓丘脑束

脊髓丘脑束（STT）神经元是主要的中继细胞，提供从脊髓到脊髓上水平的伤害性输入。STT细胞的轴突穿过白质前连合跨越脊髓的中线，主要在对侧和前外侧束上行。STT细胞的轴突主要终止于丘脑后复合体，包括腹后外侧核和腹后内侧核。机体相同区域的无害感觉输入，在相同的丘脑目标神经元上聚集，为代表特定身体部位的皮质区进行定位编码，从而可以定位伤害性传入源。接收伤害性躯体刺激的STT细胞传入主要位于Ⅰ层和背角上Ⅳ至Ⅴ层的外侧[11]。然而，其他的STT神经元分散在深部的背角、中间区域，包括Ⅹ层，甚至在腹角的Ⅶ层。这些STT细胞接受躯体和内脏的伤害性信息。

脊髓下丘脑、边缘区和皮质的连接

疼痛是一种感觉体验，但也包含对有害刺激感受的情绪成分。疼痛会引起恐惧、焦虑和抑郁，导致自主神经反应，包括心动过速、血压升高以及内分泌应激反应。这些对有害刺激的反应是由脊髓下丘脑和脊髓杏仁核通路介导的。除了情感功能外，这些区域还被认为参与了镇痛作用。这些通路的上升轴突投射主要来自脊髓Ⅰ和Ⅹ层。

下行通路的神经生物学

下行疼痛抑制系统的主要组成部分为"三联体"，包括导水管周围灰质（periaqueductal gray matter，PAG），髓质头端腹侧核（rostral ventral medulla，RVM）和脑桥背外侧核被盖（dorsolateral pontine tegmentum，DLPT）[12]，当然这可能还不够全面。PAG是在电或化学刺激或注射阿片受体激动剂后产生镇痛作用的重要区域。该神经核团不仅产生内源性阿片类物质脑啡肽，而且存在阿片受体的各个亚型。PAG与RVM、蓝斑核和A7核存在密集连接[13]。虽然在功能上RVM产生抗伤害性作用可作为PAG等更头端的中脑结构的中继核，其自身在抑制脊髓水平的痛觉传递中也发挥主要作用。抑制伤害性反射行为是由RVM神经元的轴突介导的，其下行于脊髓的背外侧索，终止于双侧脊髓Ⅰ、Ⅱ、Ⅴ、Ⅵ和Ⅶ层。解剖研究表明，这些轴突终止部位与伤害性传递相关背角中间神经元分布相一致[14]。与RVM轴突终止的解剖部位相一致，生理研究表明刺激RVM会抑制背角内的一群伤害性特异神经元，同时选择性抑制广动力域神经元的伤害性反应[15]。DLPT也是脊髓伤害性调节的重要组成部分。它包含投射到RVM和脊髓的所有去甲肾上腺素能神经元，电刺激DLPT可产生脊髓α_2肾上腺素受体介导的镇痛[16]。

参与更高级皮质处理的脊髓上结构的神经生物学

更高级的皮质中心在疼痛刺激的感知以及对有害刺激的感觉识别和情感成分的整合中发挥作用。定位参与这种感知和整合过程中所涉及的神经结构仍在不断探讨中。正电子发射体层成像技术和功能磁共振成像技术的发展推动了这一研究的进展。这些成像技术提供了与疼痛刺激相关的神经活动的间接证据。第一和第二躯体感觉区、前扣带回、岛叶和前额叶被认为参与了躯体和内脏疼痛的高级处理[17]。初级的和次级的皮质被认为是躯体感觉处理区域，影像学研究也发现这些结构具有感官识别功能。岛叶和额叶皮质认为与疼痛刺激相关事件的记忆和学习有关。前扣带回皮质被认为参与分析疼痛相关情感。

从急性疼痛到持续性或慢性疼痛的转变

痛觉在躯体感觉模式中是独一无二的，因为它不像其他感觉方式一样随着刺激时间延长而迅速适应，如精细的触摸。事实上，持续的刺激会产生更严重的伤害感，或者降低感知伤害性刺激的阈值或强度。例如，无害的热或机械刺激（如淋浴的温水或毛巾的轻触）发生在伤害性刺激（如日晒伤）之后就可能会引起疼痛。这被称为痛觉超敏。另一种出现急性损伤后疼痛状态改变的例子是痛觉过敏，它使之前的伤害性刺激被更加剧烈地感知，这是外周伤害性感受器敏化的结果。

C 纤维（不是 Aβ 纤维）在 I 和 V 层的持续活化（常与组织损伤和炎症同时发生）已经被实可以增强对后续刺激的反应和增大对应背角神经元的感受区。因此，邻近皮节区的传入信号也会导致神经元的兴奋。此外，无害刺激也逐渐能够激活这些神经元。这一普遍现象被称为激惹或中枢敏化[18]。这种活化现象可以解释在损伤部位周围观察到的痛觉超敏和痛觉过敏。

损伤或持续高强度刺激会导致初级传入神经纤维末端的化学环境发生改变，还可能会导致轴突出芽和神经瘤的形成。神经瘤可能有离子通道的改变，包括钠通道的上调或钾通道的下调，最终导致神经兴奋性和伤害性刺激传导的增加。研究表明，神经损伤后，神经瘤和 DRG 中钠通道的表达增加。大量钠通道存在于初级传入纤维，Nav1.8 和 1.9 亚型被发现主要存在于 C 纤维 DRG 细胞上。基因敲减或去除 Nav1.8 通道对基础疼痛阈值没有影响，然而，它可以反转神经损伤引起的伤害性感受[19]。在神经损伤之后，钾电流被证明减少，这种减少与自发伤害性活动有关。与此相一致的是，钾通道拮抗剂会增加周围神经损伤后的异位放电，而激动剂会减少异位放电[20]。

初始传入神经损伤后形成的神经瘤对一些体液因子的敏感性发生了改变，包括细胞因子、前列腺素和儿茶酚胺。这些因子从多种细胞类型中释放出来，包括炎症细胞和神经元支持细胞。神经损伤后细胞因子通过在膜上表达的受体直接激活神经和神经瘤。肿瘤坏死因子（tumor necrosis factor，TNF）已被证明在神经损伤后有突出的作用[21]。损伤后不久，TNF 便减少钾电流，增加神经元兴奋性，但是长期变化可能通过第二信使系统的激活而产生，导致蛋白质合成的改变。在周围神经应用 TNF 可导致痛觉过敏，全身性给予 TNF 或 TNF 结合蛋白的抗体可减少神经病理性疼痛。

前列腺素也会在神经和组织损伤后从炎症细胞中释放出来。它们可以通过传入端上的受体作用而增强 Nav1.8 通道的开启。

急性有害刺激通过 Aδ 和 C 纤维传送到脊髓，痛觉超敏的传导被认为是由直径较大的 Aβ 纤维通过"表型转换"（phenotypic switch）机制激活介导的[2]。在周围神经损伤之前，Aβ 纤维与 C 纤维不同，它不表达 P 物质。然而受伤后这些纤维也能够表达这种神经肽[22]。这些资料表明 Aβ 纤维与传递外周伤害性刺激有关，而且进一步支持某些躯体 Aβ 纤维参与痛觉超敏状态。此外，阻断 Aβ 纤维导致轻触诱发的痛觉超敏减轻[23]。这种 Aβ 纤维表型转换可能提示另一种治疗干预的途径，但困难在于区分参与伤害性和非伤害性感受信息的 Aβ 纤维。

一般疼痛综合征的管理

腰背痛：根性疼痛综合征

腰背痛的常见原因包括根性疼痛/神经根病变（由椎间盘突出或椎管/椎间孔狭窄引起）、脊柱小关节综合征和椎间盘内部病变。肌筋膜疼痛综合征也会引起背痛，而骶髂关节综合征和梨状肌综合征则主要是臀部疼痛，但也可以表现为腰背痛或根性疼痛。神经根症状呈典型皮节分布区的疼痛、感觉异常和麻木，客观体征表现为无力，反射减弱和直腿抬高试验阳性，这些都是继发于脊神经感觉根的异常或功能障碍。腰背痛（伴或不伴根性疼痛）主要是椎间盘和脊柱退行性改变所致。其他原因还包括脊柱肿瘤转移、椎体骨折、感染、腹主动脉瘤和慢性胰腺病变。

继发于腰椎间盘突出的腰背痛和根性疼痛是神经根机械性受压和继发的炎症改变所致。椎间盘突出并不一定会导致疼痛。在一般人群中有多达 36% 的人[24]，以及高达 53% 的怀孕妇女[25]，可以有无症状的椎间盘突出。对椎间盘突出症患者的随访研究显示，部分患者可在没有治疗的情况下自行缓解，无更多异常症状表现，通过药物治疗、卧床休息、物理治疗、牵引或硬膜外注射类固醇药物可部分或完全缓解[26]。如果有症状，患者通常会出现腰背痛和神经根症状,包括感觉异常以及沿神经根分布区的麻木和无力。步态异常,感觉丧失,肌力减弱,以及相应区域的反射减弱。

椎间盘突出引起的椎管内炎症反应在背痛和根性疼痛中起着重要的作用。椎间盘髓核突出导致细胞因子和其他炎症介质局部释放,从而引起化学性神经根炎。在有神经根症状患者手术取出的椎间盘碎片中,含有高活性的磷脂酶 A_2。在椎间盘疾病患者的椎间盘中,发现炎症细胞因子白介素-6 和白介素-8 的水平升高[27]。椎间盘接触到脊神经根时,可引起神经功能和形态学改变。椎间盘细胞表达 TNF,当 TNF 作用于脊神经根,其改变类似于接触到椎间盘物质引起的变化,选择性抑制 TNF 可能减少神经内水肿[28]。一项双盲安慰剂对照研究表明,在产生疼痛的椎间盘注射 TNF 抑制剂依那西普 1.5mg,没有减轻慢性椎间盘源性疼痛或腰骶神经根病变患者的疼痛评分和残疾评分[29]。在腰背痛患者中静脉或硬膜外注射强效的改善病情抗风湿药物的应用尚处于研究阶段。关于这一课题的文献综述显示一些研究质量不高,结果不确定,或者疗效为短期效果[30]。

对那些经保守治疗没有效果但具有神经根症状的患者,硬膜外类固醇注射(epidural steroid injection,ESI)可能是有用的。硬膜外激素具有抑制磷脂酶 A_2 活性的抗炎作用。此外,类固醇具有抗伤害性感受的作用。局部应用甲泼尼龙可阻断 C 纤维而不阻断 Aβ 纤维的传递。几项前瞻性随机对照研究表明,ESI 治疗腰椎神经根病变有短期疗效,而一些研究则没有阳性结果[31-32]。另一项研究显示 ESI 使腿痛和感觉缺失减少,但类固醇组和对照组的后续手术率是相同的[33]。对于颈椎 ESI,已进行的少量研究大部分是描述性的,其结果与腰椎 ESI 的结果相似,即注射药物疼痛暂时缓解。这种短暂的疗效(大多不超过 3 个月)必须对照椎间盘突出和椎管狭窄患者的自然病史来观察,因为这些患者似乎随着时间的推移经保守治疗后好转。通过 ESI 产生疼痛的短暂缓解,可以减少阿片类药物和强效的抗炎药物用量并减少药物相关副作用[34]。ESI 应当作为根性疼痛的保守治疗的一个组成部分,而不是唯一的方式。

经椎间孔途径可将类固醇注射到硬膜前外侧间隙,椎间盘突出的地方,药物通过椎间孔并沿神经根远端走行(图 56-2)。这种方法尤其适用于单根神经根痛。有前瞻性随机研究显示经椎间孔 ESI 与经椎板间入路效果相似,均可产生短期疗效[35-36]。也有研究认为经椎间孔入路比中线经椎板间入路具有更好的机制,两种方法经比较显示经椎间孔入路疗效更好[37-38]。

建议在 ESI 时使用 X 射线透视,特别是使用经椎间孔入路,以确保在正确的椎体水平穿刺,并

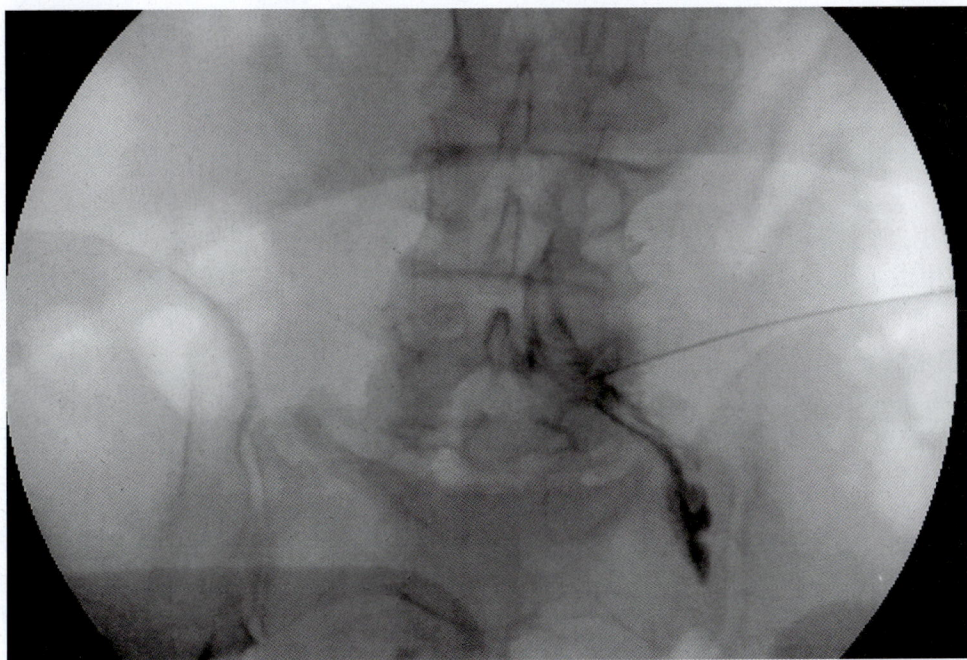

图 56-2　右侧 L_5 经椎间孔硬膜外注射
注意对比剂的扩散,自近端的硬膜外侧间隙扩散到远端神经根

看到对比剂（和药物）的流动。重新评估应在初次注射后 2～3 周后进行。不建议短期内给同一患者重复多次行 ESI 操作。如果对初次注射没有反应，可以重复一次，因为有些患者需要第二次注射才有反应。如果有部分反应，则最多可以进行三次注射。

ESI 的并发症可以源于穿刺技术或注射的药物，也可能和药物载体或添加剂有关。技术相关的并发症包括针刺损伤、血管痉挛和感染。糖皮质激素减弱胰岛素的降血糖作用，干扰糖尿病患者的血糖控制。胰岛素敏感性可能受损，糖化血红蛋白水平可能没有变化，但血糖可能在注射后 1 周内持续升高。80mg 甲泼尼龙单次使用可抑制血浆皮质醇水平，并且抑制机体对合成促肾上腺皮质激素的反应长达 3 周。曲安奈德 80mg 硬膜外注射后抑制血清皮质醇和促肾上腺皮质激素水平达 7 天。恢复到正常水平的时间中位数为最后一次注射后 1 个月，完全恢复为 3 个月[39]。

经椎间孔 ESI 可能造成大脑或脊髓损伤[40]。大脑和小脑意外事件可归因于椎动脉损伤，注射类固醇或对比剂引起的血管痉挛，或微粒型类固醇通过椎动脉所致栓塞[41-42]。脊髓损伤可归因于伴随神经根的根动脉损伤，注入的对比剂或类固醇所致根动脉痉挛，或颗粒型类固醇的栓塞。腰段水平不良事件的发生归因于异常低位的 Adamkiewicz 动脉的动脉内注射。这些不良事件也发生在注射不含有类固醇的局部麻醉药或对比剂时[42]。Huntoon[43] 指出椎动脉、颈升动脉和颈深动脉供应脊髓段动脉，并且颈升动脉和颈深动脉与颈椎间孔 ESI 穿刺部位仅相距 2mm。动脉与穿刺点间的距离使得这些动脉极易受到损伤或无意中的类固醇注射。血管的阻塞是由颗粒型类固醇引起的。醋酸甲泼尼龙微粒体积最大，倍他米松微粒体积最小，而曲安奈德微粒体积处于中等（图 56-3）[42]。地塞米松无颗粒型制剂。地塞米松似乎很适合行经椎间孔 ESI。然而，它容易从硬膜外隙流出，初步的研究显示其疗效持续时间比颗粒型类固醇短。但最近有研究表明，非颗粒型地塞米松的疗效与颗粒型类固醇相同[44-45]。

一个多学科工作组联合几个国家协会已经提出建议以提高 ESI 安全性[46]。其中包括以下内容：①经椎板间的 ESI 操作应当使用前后位、侧位或斜位影像定位和对比剂进行验证；②颈部经椎板间的 ESI 应当在 C_6～C_7 或 C_7～T_1 节段进行，不应高

于此节段；③经椎间孔 ESI 给药前应当在前后位注射对比剂实时显影和/或数字减影成像技术下进行验证；④颗粒型类固醇不应用于治疗性经颈椎间孔 ESI；⑤初期经椎间孔行 ESI 时应使用非颗粒型类固醇（地塞米松）；⑥在某些情况下，可以在腰椎经椎间孔 ESI 中使用颗粒型类固醇[46]。

ESI 在急性神经根症状患者中更有效，对慢性腰神经根病变患者无效[47]。在椎管狭窄患者中的作用尚未明确。它已被证明不优于硬膜外局部麻醉药注射[48]。然而，局部麻醉药可能不是适当的对照干预，因为它也可以缓解背部疼痛[49]。为得到治疗椎管狭窄的长期效果，ESI 应是多种方法联合应用中的一部分。

加巴喷丁似乎能有效治疗腰骶神经根痛[50]。然而，与加巴喷丁相比，ESI 治疗显示更有效的疼痛缓解，并且让患者有更好的预后。在治疗具有神经病理性疼痛成分的慢性腰背痛时，度洛西汀被认为优于安慰剂[51]。

腰背痛：脊柱小关节综合征

继发于小关节病的腰背痛位于腰部并放射到同侧大腿后方，通常终止在膝盖处。体格检查表现为棘突旁压痛，并在背部的伸展和旋转运动时出现疼痛。脊柱小关节综合征的诊断可根据患者的病史、体格检查结果和对后内侧支的试验性阻滞或小关节注射（图 56-4）得出。对于后内侧支阻滞，一些研究人员建议使用作用时间不同的局部麻醉药（如利多卡因和布比卡因），并将缓解期与已知药效持续时间相关联。

一些患者小关节注射后可能产生长达 3～6 个月的疗效。如果患者有长期的反应，则最好等待疼痛再次出现后再处理。如果缓解是短暂的，特别是在后内侧支阻滞之后，则应进行后内侧支的射频热凝毁损。研究结果表明，腰椎小关节后内侧支去神经化的平均感觉刺激阈值（表示电极与神经的接近程度）与疗效之间没有关系[52]。随机对照研究显示，腰椎后内侧支热射频消融可持续改善症状 3～12 个月[53-55]。对于颈椎小关节综合征，对 8 篇已发表研究的系统回顾显示大多数患者在 6 个月内无疼痛症状，超过 1/3 的患者在 1 年内无疼痛症状[56]。考虑到射频对脊柱小关节综合征的整体效果，一项涵盖 12 项研究 Cochrane 综述指出，中等程度的证据支持射频治疗疗效优于安慰剂，低质量证据支持小关节射频治疗优于类固醇注射[57]。

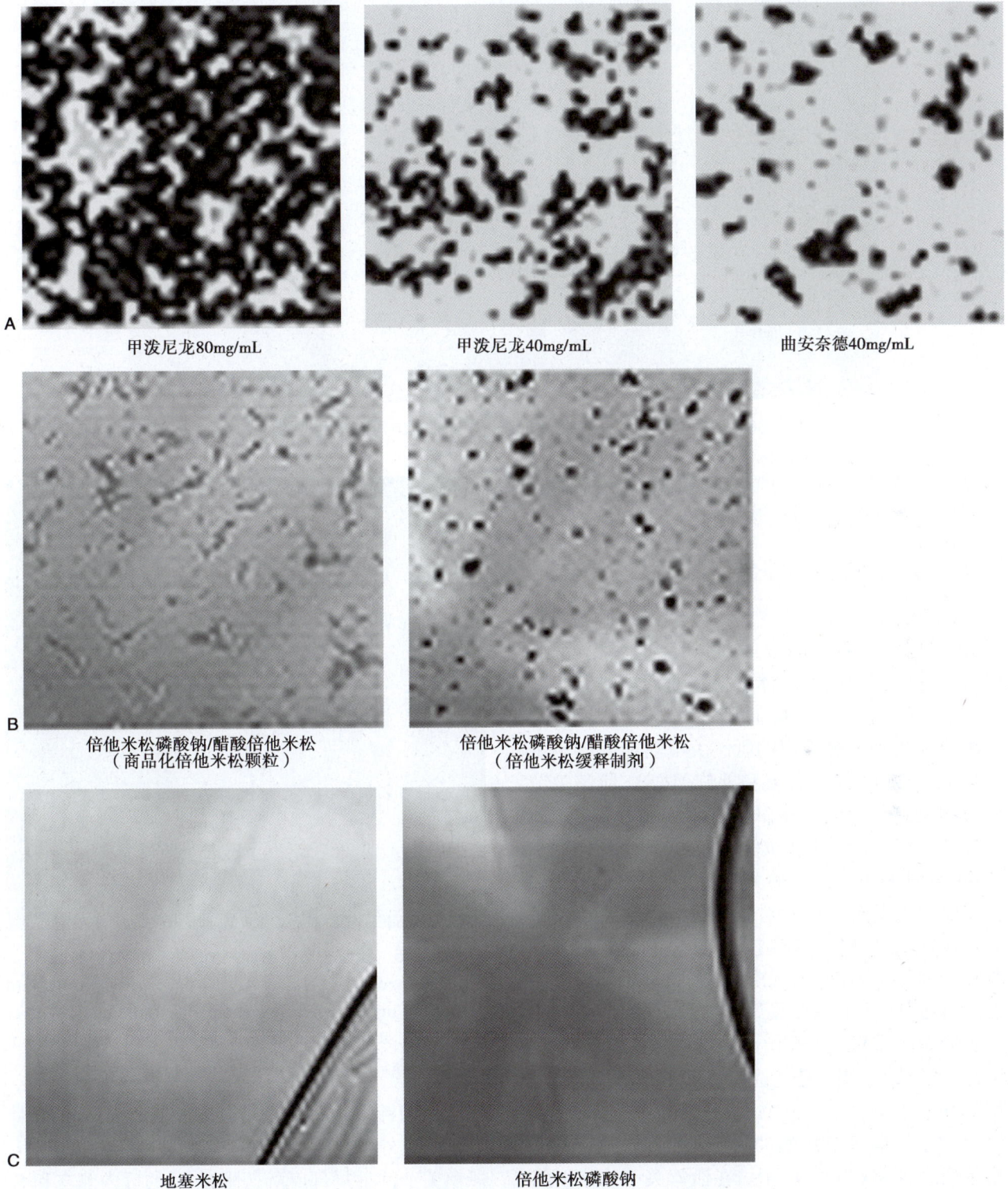

图 56-3

A：典型微观表现，甲泼尼龙 80mg/ml 和 40mg/ml，以及曲安奈德 40mg/ml，颗粒外形不固定。B：商品化倍他米松颗粒（Celestone Soluspan）是棒状透明的，而倍他米松混合物（倍他米松缓释制剂）是无定形的。C：注意地塞米松是纯液体（摘自 Benzon HT，Chew TL，McCarthy R，et al. Comparison of the particle sizes of the different steroids and the effect of dilution：a review of the relative neurotoxicities of the steroids. Anesthesiology. 2007；106：331）

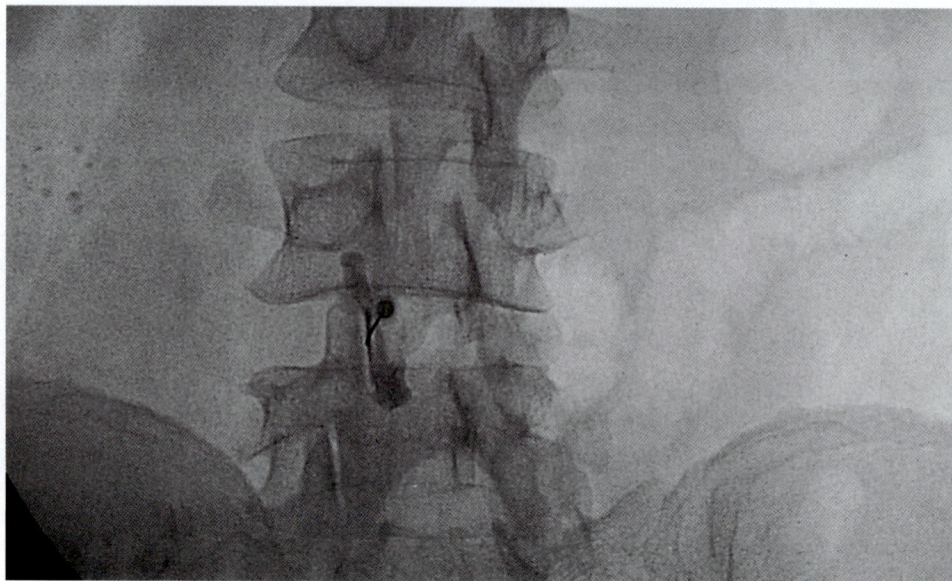

图 56-4　左侧 L_4～L_5 小关节注射，注射 5ml 对比剂证实关节囊的范围

一篇综合最佳证据报道的结论是腰部和颈部射频神经切断术的有效性为 2 级证据[58]。

臀部疼痛：骶髂关节综合征和梨状肌综合征

骶髂关节综合征的疼痛区域位于受损侧的骶髂关节和臀部内侧，可放射到腹股沟，大腿后侧，偶可到达膝关节以下。体格检查通常为骶髂间隙的压痛，关节活动度的降低，以及按压受累骶髂关节时疼痛再现。最常用的骶髂关节功能障碍测试包括 FABER（屈曲、外展和外旋）试验、骶髂关节分离试验以及 Gaenslen 试验、Yeoman 试验、骶髂关节剪切试验和 Gillet 试验。FABER（Patrick）和 Yeoman 试验不能排除髋关节病变，而 Yeoman 试验和骶髂关节分离试验对骶髂关节综合征更具特异性。症状和体格检查结果阳性提示骶髂关节综合征，三项刺激试验出现疼痛，以及对骶髂关节注射的有效反应足以确诊骶髂关节综合征。

骶髂关节综合征的治疗包括物理治疗、手法治疗、关节内类固醇药物注射（图 56-5）、射频神经切除和关节融合手术。物理治疗和手法治疗被广泛应用于骶髂关节疾病的治疗，然而并没有大的结果研究证实它们的作用。在骶髂关节内注射类固醇（40～80mg 甲泼尼龙或其他类固醇缓释制剂）和局部麻醉药会得到几个月的疼痛缓解，但同样，没有前瞻性的对照研究支持它们的使用。

可通过沿骶髂关节背侧面间断置入双极射频，利用双极射频形成的条带毁损来完成骶髂关节下方的去神经支配。已经证实，大约 50% 的患者使用

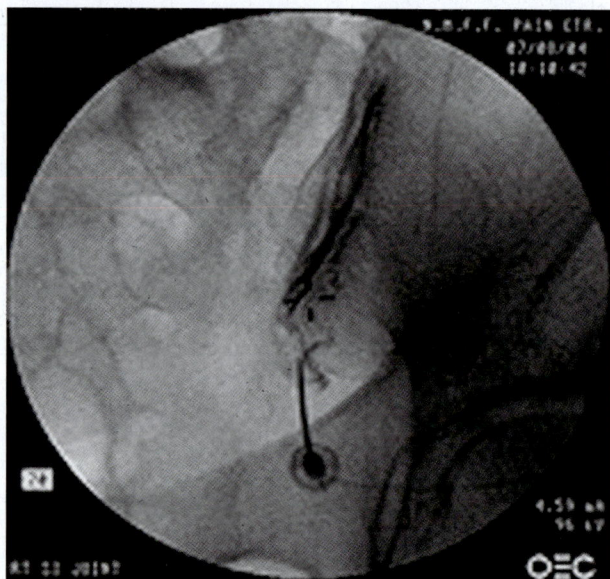

图 56-5　骶髂关节注射，注意沿关节扩散的对比剂
（摘自 Benzon HT, Nader A. Hip, sacroiliac joint, and piriformis injections. In: Benzon HT, Rathmell J, Wu C, et al., eds. Raj's Practical Management of Pain. 4th ed. Philadelphia, PA: Mosby Elsevier; 2008: 1070）

多病灶探针（Simplicity Ⅲ, NeuroTherm）沿后骶骨板椎间孔外侧射频可有效缓解疼痛 6 个月以上[59]。骶髂关节注射局部麻醉药阻滞 L_5 的后内侧支和 S_1 至 S_3 背支的外侧支可暂时缓解疼痛。与物理治疗联合应用时，这种局部麻醉药阻滞的疗效可能会持续数周至数月。外侧支射频热凝毁损是更持久的缓解方法。水冷射频技术（图 56-6）[60]产生更大的破坏区，可能会更有效，因为这能够更好地覆盖沿骶椎间孔外侧缘走行的外侧支的位置变异。

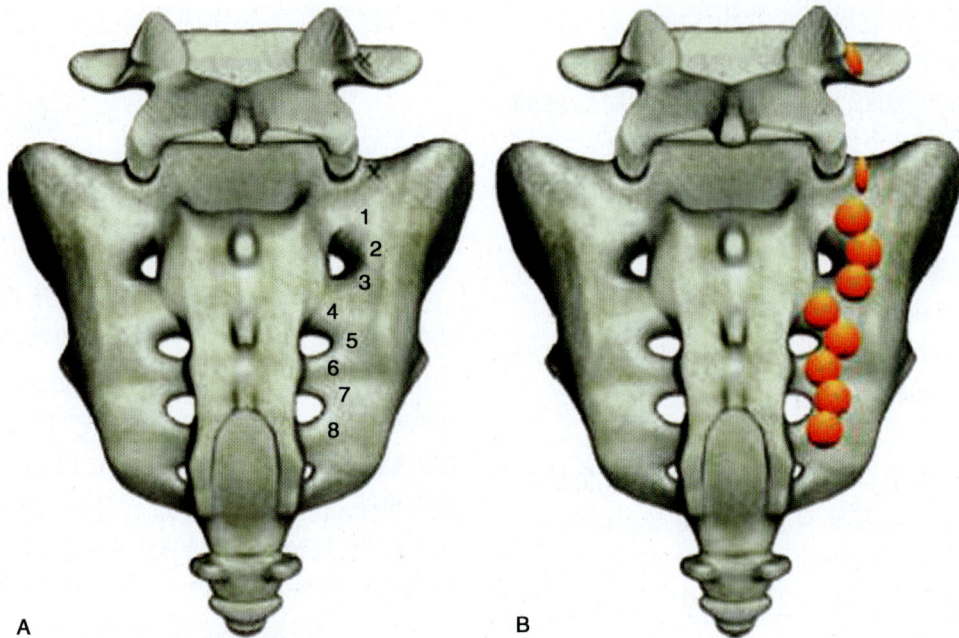

图 56-6

目标点（A）和预期病灶（B）来自右 L_5 后内侧支和 S_1、S_2 和 S_3 后外侧支的水冷射频去神经支配（摘自 Cohen SP, Hurley RW, Buckenmaier CC 3rd, et al. Randomized placebo-controlled study evaluating lateral branch radiofrequency denervation for sacroiliac joint pain. Anesthesiology. 2008；109：279-88）

梨状肌综合征

梨状肌综合征是另一种臀部的疼痛综合征，约占背部和腿部疼痛治疗患者的 5% 到 6%。它可发生在创伤、手术和感染之后，或者因坐骨神经穿行在梨状肌内部受到卡压而形成[61]。梨状肌综合征患者会抱怨臀部疼痛，伴或不伴放射到同侧小腿。臀部疼痛通常从骶骨延伸到股骨大转子，刺激到坐骨神经时会出现臀部疼痛并放射到同侧小腿。久坐（比如开车或骑自行车）或者由坐位站起时疼痛会明显加重。髋部屈曲、内收和内旋动作可使疼痛加剧。神经学检查通常是阴性。当坐骨神经受刺激时可能会出现腿部麻木。直腿抬高试验可能为正常或受限。三种体征可证实梨状肌综合征[61]：① Pace 征，当患者坐位髋关节屈曲时抵抗髋关节外展而发生疼痛和无力；② Lasègue 征，在患者仰卧位时髋屈曲、内收和内旋产生疼痛（注意：一些临床医生也称直腿抬高试验疼痛引发 Lasègue 征）；③ Freiberg 征，伸展大腿并被动内旋产生疼痛。注意：梨状肌在屈髋时为内旋肌，伸髋时为外旋肌。梨状肌综合征的诊断基于临床。肌电图可以检测到肌肉和神经的病变，包括损伤侧腿在屈曲、内收和内旋时与正常解剖体位相比出现 H 反射的延迟。

梨状肌综合征的治疗包括物理治疗和药物治疗，如肌肉松弛药、抗炎药和镇痛药，以减少肌肉痉挛、炎症和疼痛。局部麻醉药和类固醇注射入梨状肌可以打破疼痛/肌肉痉挛的循环。识别梨状肌可在 CT 引导下进行，使用神经刺激器，或联合 X 射线透视和神经刺激器进行引导。一项随机研究表明，X 射线透视和超声引导下梨状肌注射效果相似[62]。利多卡因与利多卡因联合倍他米松效果没有区别[63]。如果局部麻醉药的效果不持久，可在梨状肌注射 2～3ml 局部麻醉药时加入 100U 的 A 型肉毒毒素[64-65]。

肌筋膜疼痛综合征和纤维肌痛

肌筋膜疼痛综合征是一种区域疼痛综合征，其特点是骨骼肌中存在触发点。触发点摸上去是一个紧张带，手指压迫或针刺到触发点时可引起患者的抽动反应。在紧张带上存在压痛点，触压结节会引起患者熟悉的疼痛模式，可以影响受损肌肉的被动活动范围。

肌筋膜疼痛综合征的管理包括反复在相关肌肉触发点上使用冷喷雾剂，然后轻柔地按摩触发点，拉伸受影响的肌肉。物理治疗包括改善姿势、躯体力学、放松技巧、触发点按摩、等长训练后放松和交互抑制。注射局部麻醉药或触发点的针刺是多模式治疗中的一部分。最近的研究表明,针刺可能与局部麻醉药注射一样有效,但局部麻醉药治疗过程中疼痛更轻。注射的间隔为2~3周,配合物理治疗可能会带来长时间的收益。肉毒毒素注射已被推荐,但目前临床研究结果并不一致。在一项设计完善的研究中(对初始的肉毒毒素注射有效后,患者再被随机分为肉毒毒素组和安慰剂组),在注射肉毒毒素的患者中观察到更低的疼痛评分和头痛次数的减少[66]。

纤维肌痛

美国风湿病学会的纤维肌痛分类标准是在1990年建立的[67],需要符合下列两点:①至少3个月大范围疼痛的病史;②在18个解剖学定义压痛点中存在11个或以上的压痛点为痛觉超敏。这些压痛点位于枕部、C_5至C_7的横突间、斜方肌、冈上肌、第二肋(肋软骨交界处的外侧)、外上髁、臀肌、大转子和膝关节。2010年提出了一种新的诊断模式,包括临床使用工具广泛疼痛指数(widespread pain index, WPI)和针对主要症状和体征特征的严重程度(symptom severity, SS)量表[68]。

纤维肌痛的病情进展有很强的遗传和家族因素。纤维肌痛患者的家庭成员更容易患肠易激综合征、颞下颌关节紊乱、头痛以及一系列其他区域疼痛综合征。与正常对照组相比,脑脊液中P物质和谷氨酸含量较高[69]。

在纤维肌痛患者中,阿片系统活性正常或增强,这些患者脑脊液中脑啡肽的水平大约是健康对照人群的两倍[70]。内源性阿片系统活性的增加解释了临床中观察到的阿片类药物在纤维肌痛治疗中无效的现象。另一方面,去甲肾上腺素的主要代谢产物3-甲氧基-4-羟基苯乙二醇(MPHG)在纤维肌痛患者的脑脊液中较低。这可能解释了增加5-羟色胺和去甲肾上腺素水平的药物[三环类抗抑郁药(tricyclic antidepressants, TCAs)、度洛西汀、米那普仑、曲马多]的有效性。

纤维肌痛的合适治疗方案包含药物和非药物治疗的多方面联合[71]。治疗纤维肌痛的有效药物包括5-羟色胺及去甲肾上腺素再摄取抑制剂(serotonin-norepinephrine reuptake inhibitors, SNRIs)(度洛西汀和米那普仑)[72-73]、普瑞巴林、阿米替林、加巴喷丁和γ-羟基丁酸(羟丁酸钠)[74-75]。有效的非药物治疗包括患者教育、支持性治疗、运动项目(特别是低强度低冲击的项目)、认知行为疗法和操控行为疗法。

神经病理性疼痛综合征

带状疱疹和疱疹后神经痛

一些急性带状疱疹的患者在皮疹出现前有皮肤疼痛的前驱症状。急性带状疱疹的疼痛通常是中度的,可以用镇痛药来治疗,随皮疹的愈合疼痛通常会减轻。约有10%至15%的患者出现疱疹后神经痛(postherpetic neuralgia, PHN),即在皮疹消退后疼痛持续超过3个月。老年人PHN的发生率从30%上升到50%。PHN发展的危险因素包括急性期疼痛剧烈、皮损严重、年龄增加以及明显的前驱症状。使用抗病毒药(阿昔洛韦、泛昔洛韦或伐昔洛韦)可以加速皮疹的愈合,减少病毒复制的持续时间,并减少PHN。

大多数关于椎管内阻滞和周围神经阻滞在带状疱疹急性期疗效的研究都是回顾性研究或病案报道。然而,更可靠的前瞻性随机对照研究却显示相互矛盾的结果。其中一项研究,硬膜外甲泼尼龙联合布比卡因与阿昔洛韦联合泼尼松龙的比较显示,1年时硬膜外类固醇组的疼痛较少(1.6% vs. 22%),痛觉超敏(4% vs. 12%)较少[76]。另一项研究显示标准治疗(包括口服抗病毒药和镇痛药)与标准治疗联合硬膜外甲泼尼龙和布比卡因相比,两者在1个月的时间内硬膜外组镇痛效果更优(48% vs. 58%),但在3个月时两组间效果无明显差别(21% vs. 28%)[77]。本研究发现更好的镇痛效果可能与多次硬膜外注射有关(2~4次 vs. 1次)。为了有效地预防PHN,阻滞操作最好在出现皮疹的两周内进行。

PHN治疗的主要方法是药物治疗,包括抗惊厥药、阿片类药物和抗抑郁药。虽然抗抑郁药被发现是有效的,但因其副作用,抗抑郁药的使用经常受限。副作用包括抗胆碱能效应,如心动过速、口干、便秘和老年男性前列腺症候群。与阿米替林相比,去甲替林更受欢迎,因为该药同样有效且耐受性更好。其他有效的药物包括阿片类药物和曲马多[78-79]。抗惊厥药加巴喷丁和普瑞巴林可有效治疗PHN[80-81],药物的副作用包括嗜睡、头晕和周围性水肿。两项研究表明,加巴喷丁和吗啡控释片、加巴喷丁和去甲替林的联合用药比服用一种药物更有效，日常药物需要剂量更低[82-83]。根据疗效，抗抑郁药是神经病理性疼痛综合征的首选，其次是阿片类药物，曲马多和加巴喷丁/普瑞巴林。在缓解疼痛之外，当生活质量、副作用、预防成瘾和药物管理问题重要时，加巴喷丁/普瑞巴林可能是首选的药物。对于伴随 PHN 的痛觉超敏，建议使用利多卡因贴剂，8% 辣椒碱贴剂也可用于控制局部疼痛。

如果药物不能控制 PHN 的疼痛，可以进行介入手术。鞘内给予混合 60mg 甲泼尼龙的利多卡因，每周给予一次，连续 4 次，其疗效优于鞘内单纯利多卡因组与不干预治疗组，这可以更有效地缓解 PHN[84]。但是一项试图证实鞘内类固醇疗效的研究却因疗效缺乏而不得不停止[85]。基于可能的风险和缺乏有效的研究结果，专家们未能就鞘内给予类固醇对 PHN 疗效得出最终的结论[86]。另外，PHN 的其他介入技术包括鞘内给予乙醇和脊髓电刺激（spinal cord stimulation, SCS）[87]。给 28 例顽固性 PHN 患者放置脊髓电刺激治疗仪 2 年，23 例患者疼痛长期缓解，疼痛评分中位数从 9 分降至 1 分[88]。

糖尿病痛性神经病变

大约 65% 的胰岛素依赖型糖尿病患者存在周围神经病变，最常见的是远端对称多神经病变，其次是腕正中神经单神经病变，以及内脏自主神经病变。糖尿病性神经病变的发生率随着糖尿病、年龄和血糖水平的增加而增加，神经病变通常在高血糖持续数年之后形成。糖尿病性神经病变的病理生理学包括多元醇途径、微血管学说和糖基化终产物理论。所有的通路都会导致神经的慢性缺血。

糖尿病痛性神经病变（diabetic painful neuropathy, DPN）的管理包括患者血糖的严格控制和药物治疗。抗惊厥药加巴喷丁和普瑞巴林在 DPN 的治疗中似乎有效，加巴喷丁的疗效通过添加控释吗啡或去甲替林而增强。TCAs 在 DPN 中也有效，而选择性 5-羟色胺再摄取抑制药则不那么有效。抗抑郁药度洛西汀似乎是有效的，而且与三环类药物相比，它的副作用更易接受，目前在 DPN 治疗中得到了广泛的应用。欧洲神经科学联盟工作组和国际疼痛学会（International Association for the Study of Pain, IASP）神经病理性疼痛特别兴趣小组（Neuropathic Pain Special Interest group, NeuPSIG）现在推荐使用 SNRIs（度洛西汀和米那普仑）作为治疗 DPN 的首选药物[90-91]。最后，阿片类药物和曲马多也能有效治疗 DPN。

复杂区域疼痛综合征

复杂区域疼痛综合征（complex regional pain syndrome, CRPS）由两种类型组成。CRPS Ⅰ型最初被称为反射性交感神经营养不良，而 CRPS Ⅱ型表现为灼性神经痛。CRPS 发展的危险因素包括既往创伤、神经损伤（灼性神经痛）、既往手术、工伤和女性。CRPS 的症状和体征包括自发痛、痛觉过敏、痛觉超敏、营养不良、出汗与血管舒缩异常，最后是主动和被动运动障碍。CRPS Ⅱ型的临床特点与 CRPS Ⅰ型相同，但 CRPS Ⅱ型中有先前的神经损伤。IASP 为 CRPS 提出诊断标准，但由于该标准具有较高的灵敏度和较低特异度，常导致过度诊断。Budapest 标准具有高度灵敏度并改善了特异度，已经取代了 IASP 标准[92]。

对 CRPS 的治疗包括交感神经阻滞、物理治疗和药物治疗。口服药物治疗包括加巴喷丁、美金刚（一种 NMDA 受体拮抗剂）和阿仑膦酸钠[93]。静脉输注药物包括氯胺酮和双膦酸盐[94]。氯胺酮以 1～7μg/（kg·min）（例如 70kg 患者 5～30mg/h）速率连续输注 4～5 天，或者每天 4 小时以 0.35mg/（kg·h）速率（例如 70kg 患者 24mg/h），连续输注 10 天[95-96]。如果使用氯胺酮，应连续监测肝功能[97]。也可以肌内或皮下注射降钙素[98]。如果患者对上述任何一种治疗都没有反应，则可考虑 SCS[99-100]。

人类免疫缺陷病毒相关性神经病变

人类免疫缺陷病毒（human immunodeficiency virus, HIV）阳性患者中，有 10%～35% 的患者出现神经病症状，几乎所有 HIV 终末期患者都存在神经异常病理性改变。与 HIV 相关的感觉神经病包括远端感觉多神经病变，常与病毒感染相关，以及药物治疗导致的抗逆转录病毒毒性神经病变（antiretroviral toxic neuropathy, ATN）。HIV 感觉神经病变的临床特征通常包括痛觉超敏和痛觉过敏。发病缓慢，最常见于下肢。神经病变和感觉迟钝从远端向近端进展。很少有主动或被动运动肌被侵犯，通常也局限于足的内在肌群中。

有症状的 HIV 感觉神经病变治疗包括优化患者的代谢和营养状况。停止或减少核苷逆转录酶抑制剂治疗可以改善 ATN 的症状。抗惊厥药，尤其是拉莫三嗪（300mg/d）[101]，可以有效地治疗

HIV 感觉神经病变和 ATN。加巴喷丁有效治疗剂量为 1 200～3 600mg/d[102]。

幻肢痛

　　几乎所有的截肢患者都经历过实际不存在的幻肢的无疼痛感觉。其中多达 60% 患者经历过疼痛。疼痛的发作可以即刻出现，但通常发生在截肢后的最初几天。随时间推移大约 50% 的患者经历疼痛减轻，而另外 50% 的患者报告疼痛没有变化或随着时间的推移加重。幻肢痛是由外周和中枢机制引起的。外周机制包括神经瘤形成，C 纤维活性增加，以及钠通道激活。中枢机制包括脊髓中间神经元异常放电以及继发于大脑皮质新突触连接形成的脊髓上水平改变。

　　为了减少幻肢痛发生率，已采取了许多预防幻肢痛的措施，并取得了一定的疗效。这些措施包括围术期硬膜外注射阿片类药物和局部麻醉药（或可乐定），以及联合美金刚口服进行连续臂神经丛阻滞。幻肢痛的治疗包括药物和非药物措施。一项系统回顾分析了加巴喷丁、吗啡、曲马多、肌内注射肉毒毒素和硬膜外氯胺酮的有效性，并得到一个 2 级证据[103]。非药物措施包括经皮神经电刺激疗法、SCS 和生物反馈。将药物治疗与生理、心理或行为干预结合的方法可能是最有效的。

癌性疼痛

　　25% 治疗中的癌症患者和高达 90% 的晚期癌症患者都有明显的疼痛。癌症的痛苦可以是躯体疼痛、内脏疼痛或神经病理性疼痛。躯体疼痛对阿片类药物、NSAIDs 或 COX-2 抑制剂有效，也可用神经阻滞治疗。内脏疼痛对交感神经阻滞有效，神经病理性疼痛对抗惊厥药、阿片类药物、TCAs、SNRIs 或这些药物的组合有效。

　　癌性疼痛的治疗应该是多方面的，包括：①恰当的特异性抗肿瘤药治疗；②疼痛药物治疗；③介入治疗；④行为和心理治疗；⑤临终关怀。药物治疗包括阿片类药物、抗抑郁药、抗惊厥药、NSAIDs、皮质类固醇、口服局部麻醉药和表面镇痛药。阿片类药物是治疗癌性疼痛的主要方法，大约 75% 到 95% 的患者在遵循适当的指导方针时有效。持续静脉注射阿片类药物可以在疾病的晚期实施。介入治疗包括交感神经毁损和鞘内阿片类药物给予系统置入。椎体成形术或椎体后凸成形术可用于治疗椎体压缩综合征。

癌症内脏疼痛的神经毁损

腹腔丛阻滞

　　腹腔丛神经支配所有的腹腔脏器，除了结肠左侧和盆腔脏器。腹腔丛主要包含两个大的神经节，接受内脏大神经、内脏小神经和内脏最小神经交感纤维的信息。它也接收迷走神经的副交感神经纤维。内脏神经起自 T_{12} 和 L_1 椎骨的水平并位于腹膜后腔，腹腔丛位于膈脚前部，包绕腹主动脉、腹腔动脉和肠系膜上动脉。

　　腹腔丛阻滞可以通过经典的后膈脚入路、前膈脚入路或内脏神经毁损来实现[104]。X 射线透视下，针尖朝向 L_1 椎体（图 56-7）。在后膈脚入路时，针头的尖端前进至 L_1 椎体的前上缘 1cm 处。经前膈脚或经主动脉入路时，针的尖端到达 L_1 椎体的下部和左侧的主动脉，直到回抽没有回血。对于内脏神经阻滞，针尖位于 T_{12} 椎体的前部。这三种方法的疗效似乎没有差别[104]。有些临床医生使用局部麻醉药进行初步诊断性阻滞，而另一些临床医生则立即进行神经毁损，诊断性阻滞和神经毁损的结果可能不一样。局部麻醉药因其更好的扩散，效果通常较好（苯酚是黏性的，它的血管

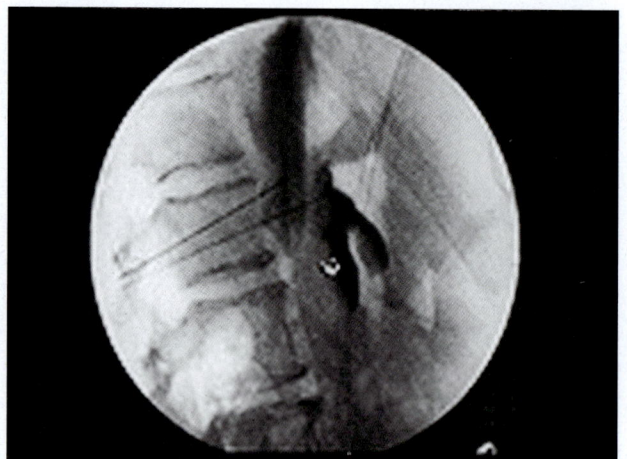

图 56-7　腹腔丛神经毁损的后膈脚入路与前膈脚入路比较　后膈脚入路技术注意针的尖端位于 L_1 椎体的上 1/3，在超过椎体边缘约 1cm 处，对比剂向头侧扩散。而前膈脚入路技术针的尖端位于 L_1 椎体的下 1/3，在超过椎体边缘约 3cm 处，对比剂向尾侧扩散，位于主动脉前面（摘自 de Leon-Casasola OA. Neurolysis of the sympathetic axis for cancer pain management. In: Benzon HT, Rathmell J, Wu C, et al., eds. Raj's Practical Management of Pain. 4th ed. Philadelphia, PA: Mosby Elsevier; 2008; 918）

吸收可以减轻疼痛）。50% 乙醇或 6%～10% 苯酚可用于神经毁损。后膈脚入路和前膈脚入路神经毁损的剂量为 30～40ml，内脏神经毁损每侧 10～15ml。腹腔丛阻滞的并发症包括直立性低血压、背痛、腹膜后血肿、反应性胸膜炎、呃逆、血尿、暂时性腹泻、腹主动脉夹层、暂时性运动麻痹、截瘫。截瘫和暂时性运动麻痹可能是由于灌注脊髓的腰椎节段动脉痉挛，直接血管或神经损伤，或逆行扩散至神经根或脊髓。

在随机对照试验中，腹腔丛神经毁损减轻上腹部癌性疼痛的疗效已得到证实[105-106]。研究的终点是疼痛评分降低，阿片类药物消耗减少，副作用发生率更低，生活质量相同或更高。一项包含 21 项回顾性研究的总计 1 145 例患者的荟萃分析得出结论：毁损后的两周，89% 的患者达到了充分至完全的疼痛缓解，90% 的患者在 3 个月的时间内疼痛部分至完全缓解[107]。使用 GRADE（推荐意见分级的评估、制订及评价）证据等级，一个欧洲合作组强烈推荐使用腹腔丛阻滞治疗胰腺癌性疼痛[108]。

上腹下丛阻滞

上腹下丛阻滞对继发于癌症和慢性疾病的盆腔痛有效。上腹下丛位于腹膜后腔，双侧丛第五腰椎的下 1/3 延伸至第一骶椎的上 1/3。上腹下丛阻滞时，患者取俯卧位，在 X 射线透视下内侧和尾侧方向上插入 2 根 7cm 的针直达 L_5 至 S_1 椎间盘间隙前端。另一种方法是单根针经椎间盘入路。在注射对比剂后，6～8ml 的局部麻醉药用于诊断性阻滞，苯酚或乙醇用于神经毁损。超声引导下的上腹下丛阻滞对盆腔痛有效[109]。与阳性结果相关的因素包括高龄和存在膀胱癌[110]。并发症较少，包括继发于注射药液反流导致的神经根阻滞。病例报告支持上腹下丛毁损阻滞在减少继发于癌症的盆腔痛和减少阿片类药物使用剂量方面有效。

奇神经节阻滞

与恶性肿瘤相关的会阴疼痛可以通过奇神经节（Walther 神经节）毁损来治疗，这是一个单独的腹膜后结构，位于骶尾骨交界处。奇神经节处的内脏传入神经支配会阴、远端直肠、肛门、远端尿道、外阴和阴道远端 1/3。进行该阻滞操作时，患者通常取俯卧位。经骶尾韧带部入路更容易实施，一个 20G，1.5 英寸（1in=2.54cm）的穿刺针穿过骶尾韧带，直到针的尖端位于骶骨前缘。4～8ml 局部麻醉药用于诊断性阻滞，8%～10% 苯酚或 50% 乙醇用于神经毁损。与上腹下丛阻滞相似，没有对其疗效的对照研究，病例报告证实其可有效缓解继发于癌症的会阴疼痛。

疼痛的药物管理

阿片类药物

吗啡是治疗癌性疼痛的标准阿片类药物（见第 20 章）。它的口服生物利用度在 10% 到 45% 之间。吗啡的代谢产物包括吗啡 -6- 葡萄糖醛酸酯也会引起额外的镇痛，吗啡 -3- 葡萄糖醛酸酯会引起副作用。已有控释剂型，减少了药物使用的频次。术后疼痛需要 10mg 吗啡治疗的需要治疗人数（numbers needed to treat, NNT）是 2.9 人，需要伤害人数（numbers needed to harm, NNH）则为 9.1 人。氢吗啡酮是一种 μ 受体激动剂，当口服给药时其作用是吗啡的 3～5 倍，肠外给药时则为 5～7 倍。镇痛持续时间与吗啡相似，为 3～4h。与吗啡相比，其瘙痒、镇静、恶心和呕吐的发生率较低。它的代谢产物氢吗啡酮 -3- 葡萄糖醛酸酯缺乏镇痛作用，但具有类似吗啡 -3- 葡萄糖醛酸酯的性质。

美沙酮的生物利用度为 60%～95%，具有高效性和长效性。它的优点包括代谢产物不具有活性，当作为 NMDA 受体拮抗剂和 5-羟色胺再摄取抑制药时，具有额外的益处，而且价格不高。它与吗啡的效能之比在急性给药时为 1:1～1:2，但慢性给药时则可达 1:4。它的半衰期长且很难预测，为 8～80h，这使其难以达到稳定的血浆浓度，增加了药物蓄积的风险，需要谨慎给药和采用个体化的剂量。由于许多医生不了解药物长效性和不可预知的半衰期的后果，因此有一种常见的死亡是源于无意过量服用美沙酮[111]。美沙酮还会引起心律失常，包括 QT 间期延长和尖端扭转型室性心动过速，大多数报告治疗成瘾是基于高剂量的维持（＞120mg），然而也有较低剂量的报道。专家建议披露该药物致异常心律的特点（特别是对心脏疾病患者），在开始治疗前进行心电图筛查，对每日服用超过 100mg 的患者进行随访，并进行风险分级[112]。在 QTc 间期处于 450～500ms 时，应该讨论美沙酮的心律失常风险，而间期大于 500ms 时，应减少美沙酮剂量或停药[112]。

羟考酮为前体药物，经过 CYP2D6 转化后形成羟吗啡酮（μ 阿片受体激动剂）。去甲羟考酮是它的非活性代谢产物。它具有很高的生物利用度

（60%），同时瘙痒和幻觉的发生率较低。在神经病理性疼痛中 NNT 为 2.5 人，羟考酮与吗啡的换算比例是 1∶1.5。控释制剂（OxyContin, Purdue Pharma）具有良好的镇痛特性，但在使用阻断滥用技术的新剂型之前，它成为了一种流行的滥用药物。羟吗啡酮比吗啡具有更好的 μ 受体亲和力，并且与 κ 受体亲和力很小或没有。静脉注射时，其作用是吗啡的 10 倍。类似于芬太尼，它导致低剂量的组胺释放。由于首过效应明显，羟吗啡酮的生物利用度仅为 10%。然而，它具有较好的脂溶性，因而可以快速镇痛。不应与乙醇合并使用，因为这可使其血浆浓度增加 300%。在慢性和癌性疼痛中，羟吗啡酮的疗效与其他阿片类药物类似。丁丙诺啡是 μ 受体部分激动剂，κ 受体拮抗剂，以及弱 δ 受体激动剂。口服可快速起效（30min），作用时间为 6～9h。丁丙诺啡为阿片受体部分激动剂，因此可拮抗吗啡或氢吗啡酮等阿片受体激动剂的作用。

弱阿片类药物包括可待因、氢可酮、他喷他多和曲马多。可待因通过 CYP2D6 转化为吗啡，其 NNT 为 16.7 人。遗传因素会影响这些药物的作用。大约 9% 的白种人没有这种酶，因此使用可待因没有镇痛作用[113]。亚洲人的可待因 O- 脱甲基率较低，因而吗啡的形成较少。12 岁以下的儿童缺乏这种酶，不能将药物转化为吗啡，患者镇痛作用轻微而副作用明显[114]。氢可酮在 1～2h 内达到血药浓度峰值，半衰期为 2.5～4h。当布洛芬与氢可酮联合使用时具有累加作用。

曲马多是一种较弱的阿片受体激动剂和单胺能药物。它具有 80% 到 90% 的生物利用度，成瘾性较小，便秘发生率低，严重呼吸抑制风险非常小，但严重肾衰竭患者可能使用受限。疗效呈剂量相关性，50mg 时 NNT 为 8.5 人，75mg 时 NNT 为 4.8 人，150mg 时 NNT 为 2.9 人。曲马多的最大剂量是 400～500mg/d。他喷他多类似于曲马多，其作用也为双模式，即 μ 受体激动剂及去甲肾上腺素再摄取抑制剂。它的疗效略强于曲马多。FDA 批准他喷他多用于治疗中至重度急性疼痛，而其缓释制剂则被批准用于中至重度的慢性疼痛和糖尿病性神经病变。他喷他多有类似于曲马多的副作用和不良反应，阿片受体激动作用使其成瘾和呼吸抑制的风险更高。吗啡 10mg 静脉注射或吗啡 30mg 口服的口服等效剂量为可待因 200mg，氢可酮 30mg，羟考酮 20mg，曲马多 150mg，他喷他多 75mg。

阿片类药物对驾驶的影响是一个引起公众关注的话题。2013 年的一项研究表明，与较早的研究结果相反，服用 20mg 吗啡或等效剂量的其他阿片类药物的个体驾车碰撞风险会增加，服用超过 120mg 吗啡时风险将显著增加[115]。阿片类药物剂量增加会使超过 30% 的患者认知能力明显减退超过 2 天[116]。接受稳定低剂量阿片类药物的患者可以开车，而那些刚开始服用阿片类药物的患者，服用中至大剂量阿片类药物患者和最近增加剂量的患者应该警惕开车的风险。

阿片类药物通常用于治疗癌性疼痛，使用长效阿片类药物辅以短效药物来治疗爆发痛。在癌性疼痛中，单一阿片类药物治疗很少成功，辅助治疗药物和介入性操作通常会增加疗效。文献支持在手术或外伤后使用阿片类药物治疗急性或短期（<3 个月）疼痛。使用阿片类药物治疗慢性（≥3 个月）非癌性疼痛是有争议的[117]。迄今为止，还没有一项随机临床试验证实超过 3 个月的长期阿片类药物治疗的疗效。长期阿片类药物治疗可能对一小部分患者有效。研究表明，它们在治疗神经病理性疼痛方面是有效的，但使用剂量较高。由于阿片类药物相关的不良问题如成瘾、行为异常和监管问题，阿片类药物仅为治疗神经病理性疼痛的三线用药。加巴喷丁和一种阿片类药物的联合用药已经证明能产生更好的镇痛、更少的副作用和降低每种药物使用剂量。值得注意的是，虽然个别研究表明阿片类药物可以短期缓解腰背痛，但荟萃分析显示与安慰剂或非阿片类药物相比，疼痛并没有减轻[118]。阿片类药物联合 NSAIDs 和肌肉松弛药可以短期内有效缓解急性腰背痛，但阿片类药物的长期（≥16 周）疗效还不清楚，由于阿片类药物治疗的风险和危害，未予以推荐[117-118]。在治疗纤维肌痛时，曲马多、他喷他多或曲马多和对乙酰氨基酚的联合用药是唯一几种比安慰剂更有效的阿片类药物。其他阿片类药物，包括纯阿片受体激动剂，不应用于治疗纤维肌痛和慢性广泛疼痛。

阿片类药物具有明显的风险和危害。长期使用阿片类药物会产生耐受和生理依赖性。研究中报告的物质使用障碍或阿片类药物滥用率差异很大。有证据表明，在接受阿片类药物治疗的慢性疼痛患者中，6%～37% 的患者会表现与药物相关的行为异常，8%～16% 的患者会滥用药物，2%～

14% 的患者可能会上瘾[117]。药物滥用的危险因素包括物质使用障碍史、性虐待史、年轻、重度抑郁症和使用精神药物。最近的文献支持了一种假说，即有一部分患者使用阿片类药物来治疗抑郁症，而非治疗疼痛[119]。这种情况应是阿片类药物治疗时一项新的考虑因素。

神经病理性疼痛的药物管理

IASP 的 NeuPSIG 最近发表了一项包括非发表试验在内的 229 项随机双盲研究的荟萃分析，分析神经病理性疼痛治疗的口服和局部用药。使用 GRADE 分级对每一项研究的质量进行评估。一线推荐药物包括加巴喷丁，普瑞巴林，SNRIs 和 TCAs。二线推荐药物包括 8% 辣椒碱贴剂，利多卡因贴剂和曲马多。三线推荐药物为 A 型肉毒毒素和阿片类药物[120]。

抗抑郁药

TCAs 具有 5- 羟色胺能效应（干扰 5- 羟色胺再摄取，并改变 5- 羟色胺与神经组织中受体的结合）、去甲肾上腺素能效应（与 α 受体相互作用）和阿片类药物效应，阻断 NMDA 受体复合物，抑制腺苷的再摄取，阻断钠通道和钙通道。TCAs 在动物疼痛模型中也有抗炎作用。抗抑郁药的 NNT 与阿片类药物和抗惊厥药具有可比性。抗抑郁药还具有抑制组胺、胆碱、蕈碱和烟碱受体的作用，导致镇静、口干和尿潴留。TCAs，特别是阿米替林和去甲替林，已被证明在 PHN 中有效。

SNRIs 阻断了 5- 羟色胺和去甲肾上腺素的再摄取，而度洛西汀对 5- 羟色胺的选择性增加。文拉法辛在低剂量时具有更多 5- 羟色胺能作用，在较高剂量时则具有更多去甲肾上腺素能活性。度洛西汀和米那普仑具有选择性去甲肾上腺素能作用，半衰期较长（分别为 12 和 8h），且代谢产物无活性。除了抗抑郁作用外，SNRIs 也有一定的镇痛作用[121-122]。度洛西汀对 DPN 和纤维肌痛有效，具有良好的长期使用安全性[123-124]。纤维肌痛患者在应用米那普仑后乏力、身体状况和不适症状有所改善[125-126]。与 TCAs 相比，SNRIs 在 DPN 和纤维肌痛中的疗效，以及更少的副作用（无胆碱、组胺和 α 肾上腺素受体的影响和更少的药物相互作用），也正是其使用增多的原因[121]。如前所述，欧洲神经科学联盟工作组和 IASP 的 NeuPSIG 建议使用 SNRIs 作为治疗 DPN 的首选药物。

TCAs 治疗 PHN 的 NNT 为 2.1～2.8 人，治疗 DPN 的 NNT 为 1.3～3.4 人，治疗中枢神经痛的 NNT 为 1.7 人。抗抑郁药的副作用包括胆碱能效应，如口干、镇静和尿潴留。文拉法辛可能引起高血压和躁狂，并可能加剧癫痫发作。为了防止躁动、焦虑、意识错乱和轻躁狂，建议采用逐渐停药的方法。与 SNRIs 相比，TCAs 更容易引起体重增加。TCAs 在治疗的第一个星期或在剂量增加时影响驾驶能力，但在其后不久驾驶表现恢复[127]。SNRIs 对驾驶能力没有影响。常用抗抑郁药的推荐剂量见表 56-2。选择性 5- 羟色胺再摄取抑制药（selective serotonin reuptake inhibitors，SSRIs）（西酞普兰，帕罗西汀）对神经病理性疼痛的作用有限。

表 56-2　抗抑郁药和抗惊厥药[a]的常规使用剂量
单位：mg/d

抗抑郁药	抗惊厥药
阿米替林：10～300	加巴喷丁：900～3 600，t.i.d.
多塞平：30～300	拉莫三嗪：50～150
去甲替林：50～150	美西律：300～1 350，t.i.d.
地昔帕明：25～300	奥卡西平：300～900，b.i.d.
氟西汀：5～40	普瑞巴林：150～600，b.i.d.
帕罗西汀：20～40	托吡酯：50～200，b.i.d.
文拉法辛：37.5～300	
度洛西汀：60～120，o.d. 或 b.i.d.	
米那普仑：100～200，50～100，b.i.d.	

t.i.d.，每天三次；b.i.d.，每天两次；o.d.，每天一次。
[a] 除非说明，剂量每天一次。从最小剂量开始并滴定到有效剂量或产生副作用为止。

抗惊厥药

神经病理性疼痛与钠通道和钙通道亚基表达变化有关，从而导致功能改变。在慢性神经损伤中，钠通道和钙通道的亚基组成出现再分配和改变，导致感觉通路中异位自发放电。使用钠通道阻滞剂可以抑制神经瘤、DRG 和脊髓背角的自发活动。大多数抗惊厥药能够阻断钠通道，这也正是其对神经病理性疼痛综合征有效的原因。其他抗惊厥药作用于离子通道系统，其中包括 GABA$_A$ 受体激动剂（托吡酯和非尔氨酯）、GABA$_A$ 转氨酶阻滞剂（氨己烯酸）、GABA$_A$ 转运阻滞剂（噻加宾）和谷氨酸受体拮抗剂（非尔氨酯和托吡酯）。其他药物直接阻滞钙通道（拉莫三嗪）、T 型钙通道（托吡酯和唑尼沙胺）和 α$_2$-δ 亚基（加巴喷丁和普瑞巴林)。随机对照研究表明,抗惊厥药在三叉神经痛、PHN、DPN、HIV 多神经病、幻肢痛、脊髓损伤疼痛和卒中后中枢神经痛等神经病理性疼痛综合征中均具有疗效。

加巴喷丁是一种治疗神经病理性疼痛(PHN、DPN、脊髓损伤)、多发性硬化疼痛、神经病理性癌性疼痛和纤维肌痛的有效药物。它很少有副作用,药物相互作用也较小。其半数有效量为 900~1 800mg/d。与加巴喷丁相比,普瑞巴林具有明显的线性药代动力学特征。它在 PHN、DPN 和脊髓损伤疼痛中均有效。在肌酐清除率为 60ml/min 的患者中,最大使用剂量为 600mg/d,肌酐清除率为 30~60ml/min 的患者中最大剂量为 300mg/d。加巴喷丁和普瑞巴林的广泛使用与较小的药物相互作用和快速起效有关[128]。

拉莫三嗪已被证明对 HIV 多神经病变、脊髓损伤疼痛、三叉神经痛和卒中后中枢神经痛治疗有效[101]。最常见的副作用是皮疹,使用拉莫三嗪因重症多形性红斑的风险而受限。托吡酯预防偏头痛有效,类似于双丙戊酸钠。奥卡西平在化学结构上与卡马西平相似,对三叉神经痛有效且副作用较少,其镇痛作用快速起效,在 24~48h 出现。常用抗惊厥药的推荐剂量见表 56-2。

抗惊厥药的副作用包括头晕、疲劳、嗜睡、体重增加、周围性水肿(加巴喷丁和普瑞巴林),皮疹(拉莫三嗪),感觉异常、认知异常、体重减轻(托吡酯),低钠血症,低甲状腺水平(奥卡西平)。

利多卡因贴剂、辣椒碱贴剂、美西律和静脉注射利多卡因

5% 利多卡因贴剂在神经病理性疼痛的产生部位局部释放利多卡因,使得全身作用有限,与其他合用药物的相互作用较少。镇痛是通过局部钠通道阻滞,而不是全身作用。贴剂中含有 700mg 利多卡因。建议最多使用 3 次贴剂,每天最多使用 12h。大多数患者在应用几天内就会感到疼痛缓解。有些患者起效时间会延迟,因此建议应该告知有 2 周的起效期。一些患者在两次使用贴剂间期疼痛也会缓解,但有些患者会在这一期间出现疼痛。临床医生建议这些患者使用贴剂时可延长至 16~18h。利多卡因的吸收有限,只有大约 3% 的剂量被吸收[129]。在每天 12h 贴剂的情况下利多卡因最高血药浓度通常在次日达到,其浓度明显低于心脏毒性的浓度。利多卡因贴剂使用的临床经验表明,它可以有效地用于 PHN 患者[130]。

研究表明辣椒碱能降低 TRPV$_1$ 神经末梢功能,减少表皮神经纤维密度[131]。8% 高浓度辣椒碱贴剂(Qutenza, Acorda Therapeutics)被证明比安慰剂和低浓度(0.04%)辣椒碱贴剂好。它在 PHN、DPN 和 HIV 神经病变中有效[132-133]。该药 30% 缓解的 NNT 为 12 人(6.4~70 人)。由于贴敷过程中有灼热感,在使用辣椒碱贴剂前 60min,局部涂抹局部麻醉药乳膏 60~90min。辣椒碱贴剂应用 60min 的患者耐受性更好且作用效果相似。应用后 20~30min,患者会感觉疼痛增加,揭去贴剂后 2~3h 疼痛消失。治疗后疼痛缓解可达 12 周。最多可使用 4 剂,间隔 12 周[134]。

美西律是利多卡因的口服剂型类似药,已被用于糖尿病性神经病变、丘脑卒中疼痛、痉挛和肌强直,但其疗效有限。它的疗效与静脉利多卡因类似,但静脉利多卡因的良好疗效并不一定意味着对美西律也有类似反应。美西律的推荐剂量为 600mg/d。

大麻素类

大麻曾被研究治疗神经病理性疼痛。Nabiximols 是一种以大麻素为基础的口腔黏膜喷雾剂,在 9 项研究中有 7 项显示其对主要研究指标(减少 50% 疼痛)的结果是阴性的,因此大麻素被认为弱推荐使用[120]。另一项荟萃分析包含 5 个随机对照试验,研究内容是吸入大麻用于治疗慢性神经病理性疼痛,研究显示短期减少神经病理性疼痛的 NNT 与 TCAs、SNRIs 和加巴喷丁类似。这些研究的局限性在于样本量、剂量变化、缺乏功能指标和短期研究[135]。Nabiximols,而非 δ-9-四氢大麻酚(THC),在治疗与癌症相关的疼痛方面有一定的效果[136]。截至 2015 年 12 月,尽管联邦政府规定使用大麻是非法的,但在 23 个州和哥伦比亚特区,医用大麻的处方和使用是合法的。Dronabinol 和 Nabilone 作为合成大麻素被批准用于治疗恶心,但在术后急性疼痛治疗的临床试验中发现并无镇痛作用。Dronabinol 不能改善阿片耐受的慢性疼痛患者的疼痛强度[137]。

基于原始研究、评论文章和荟萃分析等资料,对几种不同的慢性疼痛综合征的推荐药物列于表 56-3。

丁丙诺啡/纳洛酮治疗

丁丙诺啡/纳洛酮(丁丙诺啡与纳洛酮的剂量之比为 4:1;Suboxone, Indivior Inc.)是一种半合成的舌下含片,由丁丙诺啡和纳洛酮组成,固定比

表56-3　慢性疼痛综合征推荐使用的药物

疱疹后神经痛	糖尿病痛性神经病变	脊髓损伤	纤维肌痛	人类免疫缺陷病毒（HIV）
普瑞巴林	度洛西汀	普瑞巴林	度洛西汀	拉莫三嗪
加巴喷丁	普瑞巴林	加巴喷丁	普瑞巴林	加巴喷丁
阿片类药物	加巴喷丁	拉莫三嗪	米那普仑	
抗抑郁药	抗抑郁药	静脉注射利多卡因	曲马多	
曲马多		美西律（±）		
利多卡因贴剂（痛觉超敏）				

例为4∶1。已表明该药在门诊患者阿片类药物成瘾治疗中是有效的，与美沙酮维持方案相比具有一些优势。鉴于阿片类药物相关不良反应及其社会危害，丁丙诺啡/纳洛酮已成为一种替代药物。回顾性文献显示，在没有阿片类药物依赖或成瘾的患者中，丁丙诺啡/纳洛酮对疼痛的缓解是有限的[138]。对于存在阿片类药物依赖或成瘾的慢性疼痛患者，研究显示该药有一定疗效[139-140]。

介入技术

椎间盘造影

椎间盘源性疼痛的症状是非特异性的，包括坐姿和负重状态下背部非根性疼痛加重。神经学查体通常是正常的，MRI显示矢状位T_2相上的高信号，表明纤维环撕裂。治疗包括制动、强化核心力量、运动训练、教育、活动调整和偶尔在症状恶化时行ESI。

诊断性椎间盘造影仍然是鉴别导致疼痛的椎间盘的有用方法[141]。它的适应证包括：①评估异常椎间盘，评价病变严重程度或影像学改变与临床症状的一致性；②评估那些症状持续严重但诊断测试并不能提示怀疑的椎间盘就是疼痛的来源；③在决定椎间盘融合之前的评估，以确定哪些预计行融合的椎间盘可引出症状；④椎间盘操作之前确认椎间盘突出和对比剂分布。椎间盘造影可以在门诊透视及患者轻度镇静状态下进行。建议椎间盘内或静脉内预防性使用抗生素。Derby等人[142]研究了该技术的细节。将非离子型对比剂注入椎间盘时最好使用带有压力显示的注药系统。患者被要求在注射前和注射期间以0～10量表对疼痛进行评分，并回答疼痛是否与患者之前评估的疼痛一致[143]。建议的注射终点包括：①疼痛严重程度6分及以上；②椎间盘内压较进入时压力增加不超过50psi（1psi=6.895kPa）；③注入对比剂少于3.5ml。采用前后位和侧位观察对比剂的分布情况，发现其是否从纤维环裂隙处漏出。恢复后患者如行造影后CT扫描，最好在椎间盘造影后4h内进行。

椎间盘造影最令人害怕的并发症是椎间盘炎，预防性抗生素使用大大减少了其发生率[144]。椎间盘炎的诊断包括椎间盘造影后一周内背痛加重，红细胞沉降率和C反应蛋白升高，通常在操作后53周达到峰值。最常见的病原微生物为金黄色葡萄球菌。椎间盘造影可致椎间盘退变和/或椎间盘突出[145]，其对融合手术成功的预测价值较弱[141]，这些都会降低该操作的使用频率。

纤维环热处理

椎间盘内电热疗法（intradiscal electrothermal therapy，IDET）是一种经皮穿刺至椎间盘后外侧放置热阻导管进行热凝的操作，热能导致纤维环的胶原收缩。两项采用假手术作为对照组的随机试验检测IDET在椎间盘源性疼痛患者中的治疗效果，一项研究显示疼痛评分和Oswestry功能障碍指数[146]显著改善，另一项研究显示了IDET和假手术组之间疼痛和功能结局有差异[147]。但是美国医疗保险和医疗补助服务中心（CMS）没有批准这一操作，这导致商业保险公司和退伍军人管理系统中的患者几乎无法使用该技术。考虑到在退变椎间盘中定位IDET导管的困难性，双侧冷射频方法（双极射频髓核成形术）被开发出来。一项前瞻性假手术对照研究显示双极射频髓核成形术在治疗后6个月和12个月的有效性。一项非盲研究显示其疗效优于传统治疗效果[149]。但与其他纤维环热处理类似，第三方保险覆盖仍然非常有限。

微创腰椎减压术

椎管狭窄即椎管缩小，并挤压相应的神经根，经 MRI 或 CT 扫描可证实。这种椎管狭窄可继发于黄韧带或小关节的肥大。椎管狭窄引发的腰背痛位于腰背部、臀部、大腿和/或小腿，伴随神经源性跛行，直立（该体位的椎管直径较小）或行走时更明显[150]。微创腰椎减压术是一种微创的脊髓减压方法，它的适应证是 MRI 或 CT 证实继发于黄韧带增生的椎管狭窄产生的腰背痛和神经源性跛行[151-152]。这一过程包括经皮椎板切开和黄韧带削薄，以增加狭窄椎管的直径。可以在局部麻醉下进行，对一个或更多节段（通常是 2 个）减压。与减压融合术（完全切除压迫硬膜囊和神经根出口的黄韧带和后侧骨性成分）相比，此项温和的手术只部分去除黄韧带。尽管最初的报告显示了其可行性[153-154]，但这个手术并没有得到普遍推广，这是因为 CMS（以及随后商业保险公司）赔付批准被推迟，相应的假手术对照随机试验还未得出结论。

椎体成形术和椎体后凸成形术

椎体成形术和椎体后凸成形术是经皮介入治疗椎体压缩性骨折（vertebral compression fracture，VCF）的方法，后者通常继发于老年患者骨质疏松症。大多数治愈后的 VCF 是无症状的。在急性或亚急性 VCF 中，疼痛可能发生于弯腰、负重、久坐、站立或试图从坐姿变为站立时。疼痛通常是背部深处疼痛，可能有肋间神经痛、神经根炎和椎旁肌肉痉挛，卧床休息可以缓解疼痛。影像学表现为患者骨质减少或骨量减少。MRI 是一种有效的影像学选择，因为它可检测到急性骨折时的明显水肿，具有很高的灵敏度。

椎体成形术包括将聚甲基丙烯酸甲酯（polym-ethylmethacrylate，PMMA）注入受影响的椎体，椎体后凸成形术还包括在注射水泥前进行球囊扩张。这些步骤可以恢复椎体的高度，提高椎体的强度，并减少对邻近椎体的应力。这两种方法都是在 X 射线透视下进行的。进入椎体可通过单侧或双侧椎弓根入路。不必用水泥填充整个椎体来达到镇痛效果，2ml 已为足够剂量（图 56-8）。患者术后需卧床 3～5h 以评估神经系统功能和观察有无出血或血肿发生。CT 扫描通常用于评估水泥的分布和并发症的发生，例如出血和水泥渗漏。椎体后凸成形术是指将一个球囊插入椎体中，充气膨胀，然

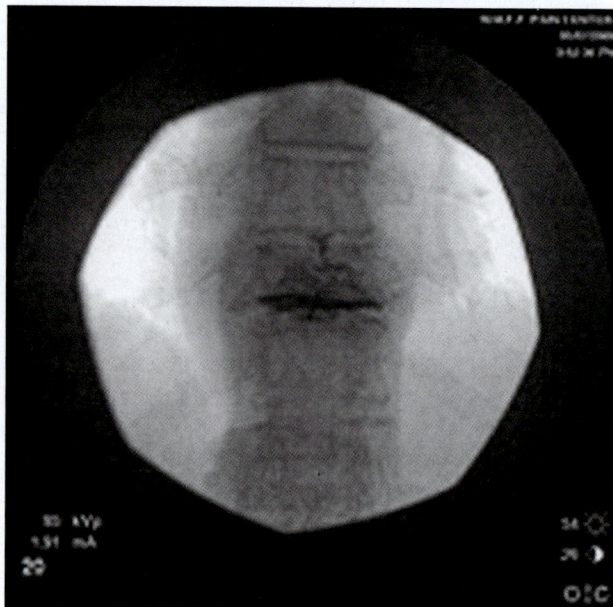

图 56-8　T$_{10}$ 椎体水平的椎体成形术，共注射 5ml 水泥

后使用更黏稠的 PMMA 填充球囊。

该项操作的并发症包括水泥渗漏和与手术相关的并发症。造成水泥渗漏的因素包括注射的水平、骨折的严重程度和注入的水泥量。神经系统并发症包括神经根病变、脊髓性跛行和截瘫。椎体后凸成形术所使用的 PMMA 黏度较高，注射压力较低，可膨胀的骨封堵了水泥渗漏的通道，从而降低了水泥外渗的发生率[155]。与手术相关的并发症包括感染、出血和 PMMA 或对比剂引起的变态反应。

椎体成形术和椎体后凸成形术后初步结果良好，并发症少[156-160]，但最近的随机对照研究并没有证实椎体成形术的临床效果，其对疼痛和疼痛相关功能障碍的改善效果与假手术组相似[161-162]。但实施的研究受到了相应的批评，手术的机制和有效性问题目前也没有得到明确的答案[163]。有两项随机对照研究显示，骨质疏松或癌症患者 VCF 椎体后凸成形术优于非手术治疗[164-165]。这两项随机研究受到了部分质疑，因为一项研究的经费来自设备制造商，有一名作者隶属于该公司。关于这些手术的疗效的最终结论有待进一步的随机对照研究证明。

脊髓电刺激

脊髓电刺激（SCS）的镇痛作用可能涉及门控理论，脊髓中影响疼痛通路的神经递质调节，以及对交感神经活动的抑制作用，逆向和脊髓上水

平调节机制也起着重要作用。假设认为 SCS 增加了大神经纤维的输入，从而关闭了脊髓背角胶状质的"门"。SCS 可能会改变脊髓背角局部的神经化学成分，从而降低广动力域神经元的超兴奋性。抑制性神经递质 GABA 水平的升高与兴奋性神经递质谷氨酸和天冬氨酸的减少相关[166]。在缺血性疼痛中，镇痛可能是由于交感神经张力的改变，以及恢复正常的氧供需平衡。

在美国，SCS 被批准"作为治疗躯干和 / 或四肢慢性顽固性疼痛的辅助工具，包括疼痛相关的背部手术失败综合征、腰背痛和腿痛"。SCS 植入术的临床适应证包括诊断为椎板切除术后综合征（也被称为背部手术失败综合征）、CRPS、神经病理性疼痛综合征、心绞痛和慢性肢体缺血与疼痛[167-173]。也有许多适应证未完全被临床试验认可，包括所有颈椎刺激器的放置。保守治疗失败的患者进行了暂时性的刺激试验，如果经心理评定后显示出疼痛缓解，通常会进行永久植入。许多慢性疼痛患者可能存在没有良好控制的抑郁症状，在有严重心理障碍的患者中应避免植入。一般禁忌证包括全身或局部感染和凝血功能障碍。并发症包括神经及脊髓损伤、感染、血肿、电极导线断裂或移位。

证据支持 SCS 治疗持续性背部和腿部疼痛的疗效。在一项随机研究中，再次椎板切除术的患者被随机分为 SCS 组和手术组[167]。在 6 个月的随访中，手术组有 67% 的患者接受了 SCS，但 SCS 组只有 17% 的患者接受了再次手术。在 3 年的随访中，SCS 组与手术组的患者相比仍有更好的疗效。总的来说，在 SCS 组中，47% 的患者获得了50% 或更多的疼痛缓解，而在手术组中，这一比例仅为 12%（$P<0.01$），随机分到手术组的患者使用的阿片类药物的剂量也明显多于 SCS 组。SCS 在背部手术失败综合征患者中也优于保守治疗。最近，对 SCS 参数的调整，特别是频率和模式的改变，已显示出进一步改善疼痛控制的效果。在长期随访中发现 SCS 使用高频率（10kHz）比传统低频率（40～130Hz）的背部和腿部疼痛缓解效果更好。与传统的刺激不同，SCS 使用 10kHz 时无异常感觉。此外，发送 500Hz 更高频率的刺激包称为暴发式 SCS，相对于紧张性刺激，它被证明可以改善背部和腿部疼痛的控制，暴发式刺激在大多数情况下是一种无感觉异常的刺激。因此，有足够的证据支持 SCS 治疗背部手术失败综合征的疗

效，SCS 可以减少用药，改善生活质量，提高患者满意度，恢复工作能力，减少副作用，相比那些可替代的治疗手段花费更低，而且这种技术是可逆的。在美国使用 SCS 的主要适应证是背部手术失败综合征，而在欧洲 SCS 也是治疗外周性缺血痛的一种常用方法。

研究 SCS 在 CRPS 中疗效的研究包括回顾性病例系列研究、前瞻性临床研究和前瞻性随机对照研究。在随机对照研究中[169]，有 54 名难治性CRPS 患者，入组之前患者治疗失败，其中包括交感神经切除术。他们被随机分为两组，一组是脊髓电刺激结合物理治疗（SCS+PT），另一组为单纯物理治疗（PT）。对 6 个月随访使用意向治疗分析，接受 SCS 的患者疼痛减轻更加明显，疼痛缓解程度更高（使用一项 7 分测量工具，代表从"非常差"到"非常好"）。使用意向分析的这些效应可以维持到 2 年，而在第 5 年就消失了[170]。然而，按治疗分析显示在第 5 年时，与 PT 组相比，SCS+PT仍可显著改善。一项荟萃分析[168]结论显示，SCS是 CRPS 治疗的有效工具，证据等级为 A 级，支持SCS 在 CRPS 治疗中的有效性。一项前瞻性队列研究 12 年随访显示，SCS 为 63% 的植入患者提供了有效的长期疼痛治疗[171]。关于外周性缺血痛和心绞痛的研究，大多数已发表的文献仅包括病例系列报告和病例报告。

图 56-9 展示的是通过一个 Touhy 针放置 SCS电极的位置。

外周神经刺激

外周神经刺激（peripheral nerve stimulation，PNS）最适合用来治疗由单根神经引起的神经病理性疼痛。当考虑 PNS 时，选择开放或经皮的 PNS是很重要的。采用开放的 PNS 是可行的，使用一个环形（袖口状）电极，手术暴露目标神经。在目标神经周围应用高频率（10kHz）交流电产生可逆的完全神经传导阻滞。坐骨神经或胫神经的 PNS显示其治疗截肢后疼痛的前景，现正开展一项大型多中心研究课题。另一方面，PNS 也可在目标神经或目标神经支配的皮下区域使用圆柱形的电极（最初是为 SCS 设计的）。之前经皮放置的方法需要目标特异性并存在电极移位和混合神经不必要运动刺激的可能。后续经皮途径被称为外周神经区域刺激，其目标特异性降低，技术难度减小。它被用于治疗枕神经痛、面神经痛、PHN 等局部的

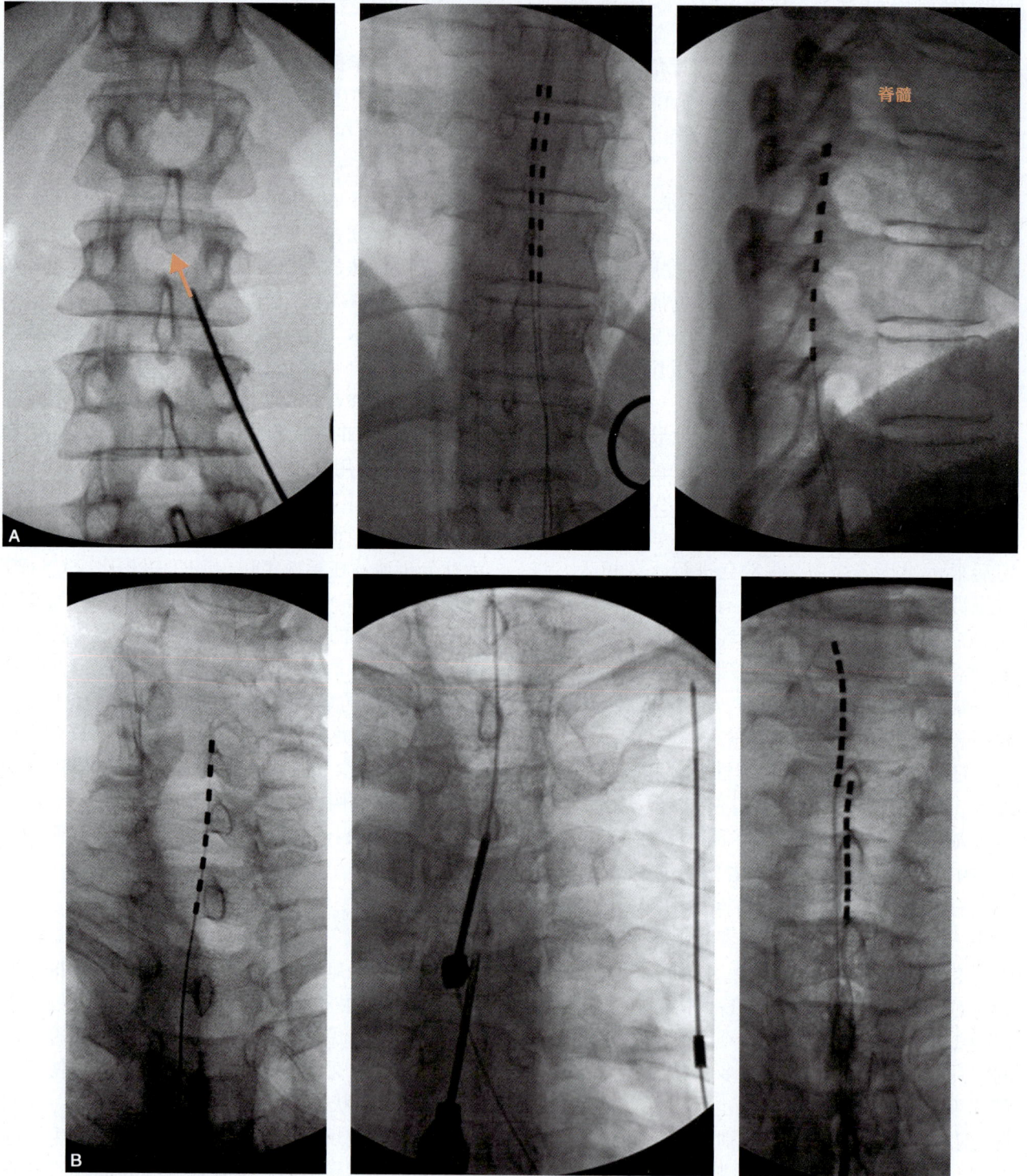

图 56-9 硬膜外穿刺针的位置和放置在胸段(A)和颈段(B)的脊髓电极

神经病理性疼痛,以及其他各种情况,如顽固性心绞痛、腹痛、盆腔痛、关节成形术后膝关节疼痛、腰背痛(与 SCS 结合)。值得注意的是,大多数 PNS 研究是观察性研究和缺乏对照的。与正在接受 SCS 评估的患者一样,神经心理测验是有价值的。此外,患者应该经过阳性刺激试验后,再放置永久植入体内的脉冲发生器。

背根神经节刺激

DRG 刺激是介于 SCS 和 PNS 之间的一种刺激。在 DRG 刺激中,引入特殊的经皮电极,最初放置在椎板间的硬膜外,临近目标 DRG。这一技术的优点为：可达到特异的皮节分布区和难以定位的目标区域，比如脚；与传统的 SCS 相比，电极位置变化后患者的感觉异常程度没有变化或变化很小。最近一项比较有效性的研究纳入 152 例 CRPS 的患者，并将其随机分为 DRG 刺激组或基于感觉异常的 SCS 组，结果显示，在使用 DRG 刺激的患者中，获得 50% 或更多疼痛缓解的患者比例明显增加[174]。

枕神经电刺激

枕神经电刺激（occipital nerve stimulation，ONS）是一种外周神经区域刺激，一种治疗顽固性头痛有效而可逆的创新技术。这项技术被认为是通过刺激 C_2 和 C_3 的表浅神经分支来抑制中枢伤害性冲动。在所有形式的神经刺激中，电极移位是一种潜在的技术失败，可能需要通过手术重新放置，这一发病率在 ONS 尤其高[175]。目前缺乏支持这种方法疗效的可靠证据。

鞘内给药

鞘内给药（intrathecal drug delivery，IDD）使阿片类药物直接作用在脊髓受体附近，在低剂量时即达到镇痛效果。另一种机制是在脑脊液中释放腺苷[176]。在慢性疼痛患者中，对其他治疗方法没有反应，口服或经皮给予合理剂量药物 / 阿片类药物无效或造成不可接受的副作用时，IDD 系统是很有价值的选择。IDD 的主要适应证是癌性疼痛和脊髓源性疼痛，大多数在美国使用 IDD 是由于背部手术失败综合征。IDD 能够将药物直接释放在脊髓受体附近，绕过血脑屏障和全身药物的首过效应。因此，那些血脑屏障通透性有限的药物和其目标受体位于椎管内的药物可以被更有效地传递，而且剂量明显降低。在治疗疼痛时，只有两种药物被 FDA 批准用于 IDD：无防腐剂的吗啡和合成肽齐考诺肽。吗啡、氢可酮或齐考诺肽被认为是一线治疗药物[177]。许多其他药物常为超适应证用药，包括氢吗啡酮、芬太尼、局部麻醉药布比卡因和 α_2 肾上腺素受体激动剂可乐定。巴氯芬是 FDA 批准用于治疗痉挛的药物，在疼痛方面的作用有限。

接受鞘内阿片类药物患者发生的耐受性与全身性使用阿片类药物不同[178]。副作用如瘙痒、尿潴留和周围性水肿，更有可能发生在鞘内，而不是全身性使用阿片类药物。此外，有 8% 的风险发生鞘内导管尖端肉芽肿，这是鞘内注射阿片类药物独有的并发症。肉芽肿通常是由成纤维细胞、巨噬细胞、中性粒细胞和单核细胞组成的无菌炎性物质[179]。肉芽肿的形成是随着吗啡和氢吗啡酮的剂量和浓度增加而增加，但芬太尼却没有这个情况。实验表明，肉芽肿并不是通过阿片受体介导的，其形成可能与吗啡和氢吗啡酮导致硬脊膜肥大细胞脱颗粒有关，而芬太尼并不发生这种反应。

绝大多数的 IDD 系统都是用于治疗慢性顽固性非癌性疼痛，主要是腰椎手术后仍然存在的腰背痛。在这些病例中，阿片类药物剂量的增加是令人担忧的，因为它可能导致鞘内导管尖端肉芽肿形成，也可能导致阿片类药物诱导的痛觉过敏。为治疗非癌性疼痛置入 IDD 系统前，需要考虑的几个患者相关因素包括：患者的年龄、疼痛部位、疼痛类型及频率、阿片类药物的消耗基线，以及患者的药物使用状况。由于鞘内药物在导管尖端的扩散范围有限，疼痛定位明确的患者可能更适合 IDD。老年患者需要缓慢地增加阿片类药物剂量；布比卡因与阿片类药物的结合可减缓阿片类药物剂量增加速度；神经病理性疼痛患者的阿片类药物剂量要求高于其他患者；阿片类药物联合布比卡因对神经病理性疼痛的患者更有效[180]。值得注意的是，阿片类药物的消耗基线是阿片类药物剂量增加需考虑的最关键的因素，鞘内给予的低剂量阿片类药物（有时称为"微剂量"）应考虑鞘内给药前患者使用的全部阿片类药物的剂量。

在鞘内泵植入前，建议试用一段时间。可以在鞘内或硬膜外隙使用单次注射、间歇性推注或连续输注的方式进行试验。如果试验有效，则进行鞘内泵的植入术。该操作应在手术室无菌条件下进行，并给予静脉注射抗生素。IDD 系统植入术应考虑：患者体位的选择（如侧卧位与俯卧位）、麻醉类型、进针点（图 56-10）、最终导管尖端位置、输注泵放置的位置、患者腰椎的情况，包括之前的脊柱手术或病理改变。在导管周围的筋膜上应做荷包缝合以尽量减少脑脊液漏的可能。在大多数患者中，唯一能适合容纳放置泵的解剖位置便是两侧的腹壁。解剖学上的限制是髂嵴骨缘和肋缘。当患者坐位时，应注意泵不应与骨性结构接触，因为这会导致患者的不适和泵 / 导管的损坏。泵袋切口应当接近泵的大小。在较瘦的患者中泵可放置在腹直肌筋膜。在泵袋和后背切口之间通过皮下组织隧道连接（图 56-11）。必须小心谨慎地防止腹

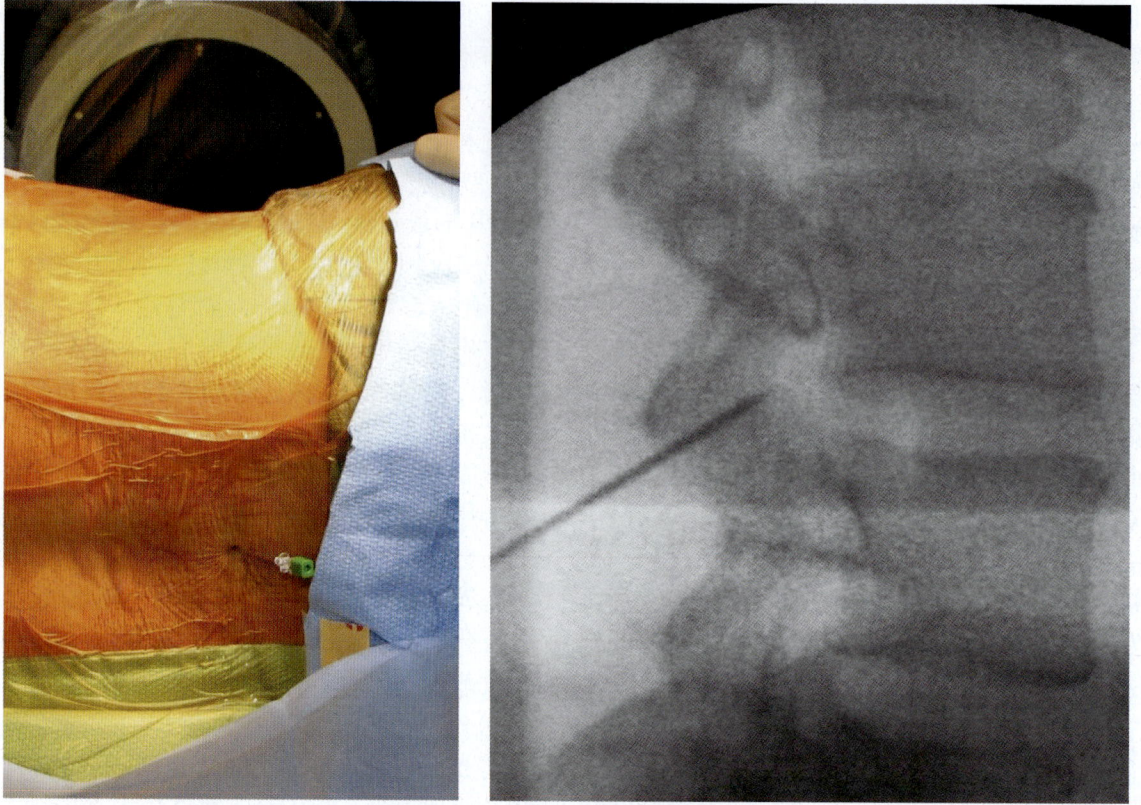

图 56-10　X 射线透视下放置鞘内针

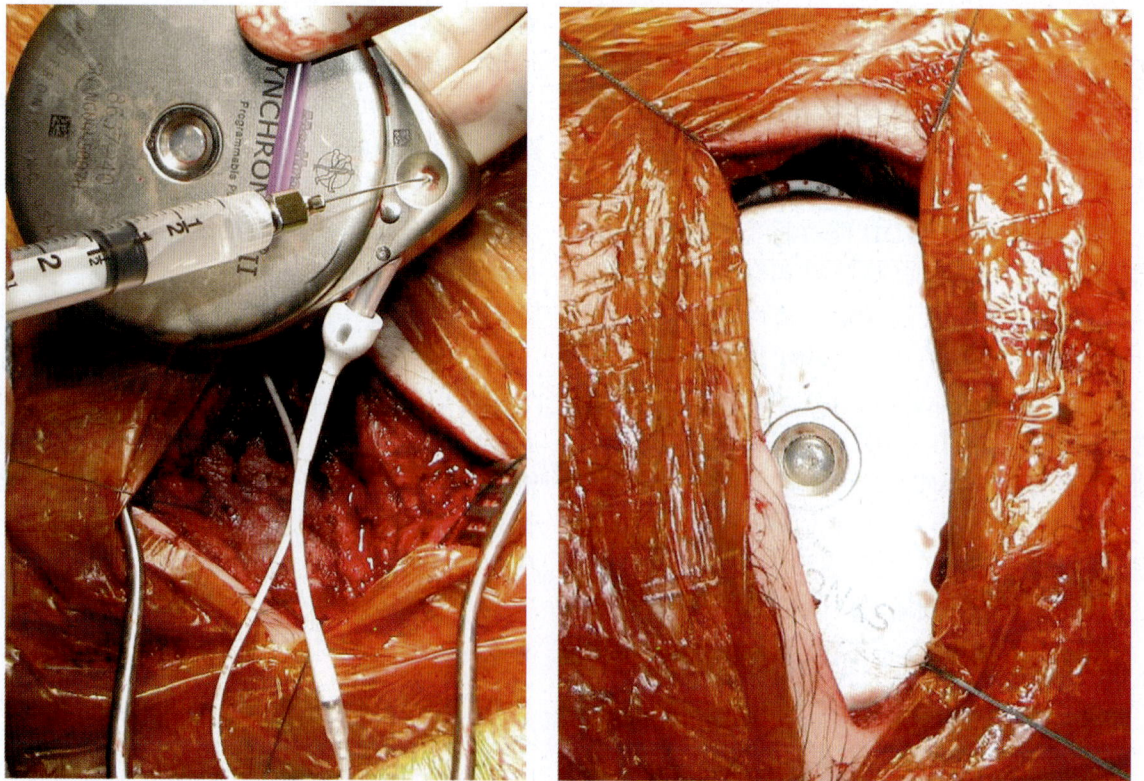

图 56-11　将鞘内导管与程序控制输注泵连接，并在放入泵袋前确认脑脊液通畅

膜或胸膜的意外刺破。

IDD 系统的并发症可分为与手术和设备相关的并发症和与药物输注相关的并发症。手术和设备相关的并发症包括伤口裂开、设备导致的皮肤坏死、感染、出血、脑脊液漏、血肿、泵故障、导管扭结。与阿片类药物相关的并发症包括雄激素缺乏、睾酮水平降低和性腺功能减退并发骨矿物质缺乏、吗啡和氢吗啡酮相关的周围性水肿、瘙痒、尿潴留、鞘内肉芽肿形成等。布比卡因可能引起感觉运动障碍，尿潴留；可乐定可引起低血压。关于并发症的处理细节可在疼痛介入管理相关书籍中找到。

总结

疼痛治疗尤其是慢性疼痛的正确治疗，应是一个专科化的独立医学领域，不同于其他大的专科，如内科学，外科学和麻醉学。慢性疼痛医学应包括对基础医学、药理学、区域神经阻滞和介入操作的全面了解。慢性疼痛医学的实践是多学科的，麻醉医师应该与其他专业的医生互助，包括物理医学与康复、精神医学、放射学和外科学。

（曲宗阳 译，华震 校）

参考文献

1. Melzack R. Prolonged relief of pain by brief, intense transcutaneous somatic stimulation. *Pain.* 1975;1:357–373.
2. Neumann S, Doubell TP, Leslie T, et al. Inflammatory pain hypersensitivity mediated by phenotypic switch in myelinated primary sensory neurons. *Nature.* 1996;384:360–364.
3. Indo Y, Tsuruta M, Hayashida Y, et al. Mutations in the TRKA/NGF receptor gene in patients with congenital insensitivity to pain with anhidrosis. *Nat Genet.* 1996;13:485–488.
4. Fields HL. *Pain Syndromes in Neurology.* Boston, MA; London: Butterworths; 1990.
5. Cox JJ, Reimann F, Nicholas AK, et al. An SCN9A channelopathy causes congenital inability to experience pain. *Nature.* 2006;444:894–898.
6. Fertleman CR, Baker MD, Parker KA, et al. SCN9A mutations in paroxysmal extreme pain disorder: Allelic variants underlie distinct channel defects and phenotypes. *Neuron.* 2006;52:767–774.
7. Rush A, Dib-Hajj SD, Liu S, et al. A single sodium channel mutation produces hyper- or hypoexcitability in different types of neurons. *Proc Natl Acad Sci USA.* 2006;103:8245–8250.
8. Caterina MJ, Schumacher MA, Tominaga M, et al. The capsaicin receptor: A heat-activated ion channel in the pain pathway. *Nature.* 1997;389:816–824.
9. Caterina MJ, Leffler A, Malmberg AB, et al. Impaired nociception and pain sensation in mice lacking the capsaicin receptor. *Science.* 2000;288:306–313.
10. Honda CN, Lee CL. Immunohistochemistry of synaptic input and functional characterizations of neurons near the spinal central canal. *Brain Res.* 1985;343:120–128.
11. Willis WD, Kenshalo DR, Leonard RB. The cells of origin of the primate spinothalamic tract. *J Comp Neurol.* 1979;188:543–573.
12. Basbaum AI, Fields HL. The origin of descending pathways in the dorsolateral funiculus of the spinal cord of the cat and rat: further studies on the anatomy of pain modulation. *J Comp Neurol.* 1979;187:513–531.
13. Bajic D, Proudfit HL. Projections of neurons in the periaqueductal gray to pontine and medullary catecholamine cell groups involved in the modulation of nociception. *J Comp Neurol.* 1999;405:359–379.
14. Basbaum AI, Clanton C, Fields HL. Three bulbospinal pathways from the rostral medulla of the cat: An autoradiographic study of pain modulating systems. *J Comp Neurol.* 1978;178:209–224.
15. Duggan AW, Griersmith BT. Inhibition of the spinal transmission of nociceptive information by supraspinal stimulation in the cat. *Pain.* 1979;6:149–161.

16. Clark FM, Proudfit HK. The projection of noradrenergic neurons in the A7 catecholamine cell group to the spinal cord in the rat demonstrated by anterograde tracing combined with immunocytochemistry. *Brain Res.* 1991;547:279–288.
17. Peyron R, Laurent B, Garcia-Larrea L. Functional imaging of brain responses to pain. A review and meta-analysis. *Neurophysiol Clin.* 2000;30:263–288.
18. Woolf CJ. Evidence for a central component of post-injury pain hypersensitivity. *Nature.* 1983;306:686–688.
19. Lai J, Gold M, Kim CS, et al. Inhibition of neuropathic pain by decreased expression of the tetrodotoxin-resistant sodium channel, NaV1.8. *Pain.* 2002;95:143–152.
20. Munro G, Dalby-Brown W. Kv7 (KCNQ) channel modulators and neuropathic pain. *J Med Chem.* 2007;50:2576–2582.
21. Mulleman D, Mammou S, Griffoul I, et al. Pathophysiology of disk-related sciatica. I.–Evidence supporting a chemical component. *Joint Bone Spine.* 2006;73:151–158.
22. Basbaum AI. Spinal mechanisms of acute and persistent pain. *Reg Anesth Pain Med.* 1999;24:59–67.
23. Torebjork HE, Lundberg LE, LaMotte RH. Central changes in processing of mechanoreceptive input in capsaicin-induced secondary hyperalgesia in humans. *J Physiol.* 1992;448:765–780.
24. Jensen MC, Brant-Zawadzki MN, Obuchowski N, et al. Magnetic resonance imaging of the lumbar spine in people without back pain. *N Eng J Med.* 1994;331:69–73.
25. Weinreb JC, Wolbarsht LB, Cohen JM, et al. Prevalence of lumbosacral intervertebral disc abnormalities in MR images of pregnant and asymptomatic nonpregnant women. *Radiology.* 1989;170:125–128.
26. Borenstein DG, O'Mara JW, Boden SD, et al. The value of magnetic resonance imaging of the lumbar spine to predict low back pain in asymptomatic subjects: A seven-year follow-up study. *J Bone Joint Surg Am.* 2001;83:1306–1311.
27. Burke JG, Watson RW, McCormack D, et al. Intervertebral discs which cause low back pain secrete high levels of proinflammatory mediators. *J Bone Joint Surg Br.* 2002;84:196–201.
28. Olmarker K, Rydevik B. Selective inhibition of tumor necrosis factor-alpha prevents nucleus induced thrombus formation, intraneural edema, and reduction of nerve conduction velocity: Possible implications for future pharmacologic treatment strategy of sciatica. *Spine.* 2001;26:863–869.
29. Cohen SP, Wenzell D, Hurley RW, et al. A double-blind placebo-controlled, dose-response pilot study evaluating intradiscal ethanercept in patients with chronic discogenic low back pain or lumbosacral radiculopathy. *Anesthesiology.* 2007;107:99–105.
30. Malik K, Nelson A, Benzon HT. Disease-modifying antirheumatic drugs for the treatment of low back pain: A systematic review of the literature. *Pain Pract.* 2016;16:629–641
31. Arden NK, Price C, Reading I, et al. WEST Study Group: A multicentre randomized controlled trial of epidural corticosteroid injections for sciatica: The WEST study. *Rheumatology.* 2005;44:1399–1406.
32. Wilson-MacDonald J, Burt G, Griffen D, et al. Epidural steroid injection for nerve root compression. A randomized, controlled trial. *J Bone Joint Surg Br.* 2005;87:352–355.
33. Carette S, Leclaire R, Marcoux S, et al. Epidural corticosteroid injections for sciatica due to herniated nucleus pulposus. *N Engl J Med.* 1997;336:1634–1640.
34. Benzon HT. The long journey of epidural steroid injections. *Reg Anesth Pain Med.* 2013;38:171–172
35. Karppinen J, Malmivaara A, Kurunlahti M, et al. Periradicular infiltration for sciatica: A randomized controlled trial. *Spine.* 2001;26:1059–1067.
36. Ng L, Chaudhary N, Sell P. The efficacy of corticosteroids in periradicular infiltration for chronic radicular pain: A randomized, double-blind, controlled trial. *Spine.* 2005;30:857–862.
37. Thomas E, Cyteval C, Abiad L, et al. Effect of transforaminal versus interspinous corticosteroid injection in discal radialgia—a prospective, randomized, double-blind study. *Clin Rheumatol.* 2003;22:299–304.
38. Ackerman WE 3rd, Ahmad M. The effect of lumbar epidural steroid injections in patients with lumbar disc herniations. *Anesth Analg.* 2007;104:1217–1222
39. Kay J, Findling JW, Raff H. Epidural triamcinolone suppresses the pituitary-adrenal axis in human subject. *Anesth Analg.* 1994;79:501–505
40. Rathmell JP, April C, Bogduk N. Cervical transforaminal injection of steroids. *Anesthesiology.* 2004;100:1595–1600.
41. Tiso RL, Cutler T, Catania JA, et al. Adverse central nervous system sequelae after selective transforaminal block: the role of corticosteroids. *Spine J.* 2004;4:468–474.
42. Benzon HT, Chew TL, McCarthy R, et al. Comparison of the particle sizes of the different steroids and the effect of dilution: A review of the relative neurotoxicities of the steroids. *Anesthesiology.* 2007;106:331–338.
43. Huntoon MA. Anatomy of the cervical intervertebral foramina: Vulnerable arteries and ischemic neurologic injuries after transforaminal epidural injections. *Pain.* 2005;117:104–111.
44. El-Yahchouchi C, Geske JR, Carter RE, et al. The noninferiority of the non-particulate steroid dexamethasone and triamcinolone in lumbar transforaminal epidural steroid injections. *Pain Med.* 2013;14:1650–1657.
45. Kennedy DJ, Plastaras C, Casey E, et al. Comparative effectiveness of lumbar transforaminal epidural steroid injections with particulate versus non-particulate corticosteroids for lumbar radicular pain due to intervertebral disc herniation: A prospective, randomized, double-blind trial. *Pain Med.* 2014;15:548–555.
46. Rathmell JR, Benzon HT, Dreyfuss P, et al. Safeguards to prevent neurological complications after epidural steroid injections: Consensus opinions from a Multidisciplinary Working Group and national organizations. *Anesthesiology.* 2015;122:974–984
47. Iversen T, Solberg TK, Romner B, et al. Effect of caudal epidural steroid or saline injection in chronic lumbar radiculopathy: Muticentre, blinded, ran-

domized controlled trial. *BMJ.* 2011;343:d5278.

48. Friedly JL, Comstock BA, Turner JA, et al. A randomized trial of epidural glucocorticoid injections for spinal stenosis. *N Eng J Med.* 2014; 371:11–21.

49. Bickett MC, Gupta A, Brown CH 4th, et al. Epidural injections for spinal pain: a systematic review and meta-analysis evaluating the "control" injections in randomized controlled trials. *Anesthesiology.* 2013;119:907–931.

50. Cohen SP, Hanling S, Bicket MC, et al. Epidural steroid injections compared with gabapentin for lumbosacral radicular pain: Multicenter randomized double blind comparative efficacy study. *BMJ.* 2015;350:h1748.

51. Schukro RP, Oehmke MJ, Geroldinger A, et al. Efficacy of duloxetine in chronic low back pain with neuropathic component: A randomized, double-blind, placebo-controlled crossover trial. *Anesthesiology.* 2016;124:150–158.

52. Cohen SP, Strassels SA, Kurihara C, et al. Does sensory stimulation threshold affect lumbar facet radiofrequency denervation outcomes: A prospective clinical correlation study. *Anesth Analg.* 2011;113:1233–1341.

53. van Wijk RM, Geurtz JW, Wynne HJ, et al. Radiofrequency denervation of lumbar facet joints in the treatment of chronic low back pain: A randomized, double-blind, sham lesion-trial. *Clin J Pain.* 2005;21:335–344.

54. Tekin I, Mirzai H, Ok G, et al. A comparison of conventional and pulsed radiofrequency in the treatment of chronic facet joint pain. *Clin J Pain.* 2007; 23:524–529.

55. Nath S, Nath CA, Pettersson K. Percutaneous lumbar zygapophyseal (facet) joint neurotomy using radiofrequency current, in the management of chronic low back pain: a randomized double-blind trial. *Spine.* 2008;33:1291–1297.

56. Engel A, Rappard G, King W, et al; Standards Division of the International Spine Intervention Society. The effectiveness and risks of fluoroscopically-guided cervical medial branch thermal radiofrequency neurotomy: A systematic review with comprehensive analysis of the published data. *Pain Med.* 2016; 17:658–669.

57. Maas ET, Ostelo RW, Niemisto L, et al. Radiofrequency denervation for chronic low back pain. *Cochrane Database Syst Rev.* 2015;10:CD008572. doi: 10.1002/14651858.CD008572.pub2.

58. Manchikanti L, Kaye AD, Boswell MV, et al. A systematic review and best evidence synthesis of the effectiveness of therapeutic facet joint interventions in managing chronic spinal pain. *Pain Phsyician.* 2015;18:E535–E582

59. Schmidt PC, Pino CA, Vorenkamp KE. Sacroiliac joint radiofrequency ablation with probe: a case series of 60 patients. *Anesth Analg.* 2014;119: 460–462.

60. Cohen SP, Hurley RW, Buckenmaier CC 3rd, et al. Randomized placebo-controlled study evaluating lateral branch radiofrequency denervation for sacroiliac joint pain. *Anesthesiology.* 2008;109:279–288.

61. Benzon HT, Katz JA, Benzon HA, et al. Piriformis syndrome: Anatomic considerations, a new injection technique, and a review of the literature. *Anesthesiology.* 2003;98:1442–1448.

62. Fowler IM, Tucker AA, Weimerskirch BP, et al. A randomized comparison of the efficacy of 2 techniques for piriformis injection: ultrasound-guided versus stimulator with fluoroscopic guidance. *Reg Anesth Pain Med.* 2014;39: 126–132

63. Misirlioglu TO, Akgun P, Palamar D, et al. Piriformis syndrome: Comparison of the effectiveness of local anesthetic and corticosteroid injections: A double-blinded, randomized, controlled study. *Pain Physician.* 2015;18:163–171

64. Porta M. A comparative trial of botulinum toxin A and methylprednisolone for the treatment of myofascial pain syndrome and pain from chronic muscle spasm. *Pain.* 2000;85:101–105.

65. Jabbari B, Machado D. Treatment of refractory pain with botulinum toxins—an evidence-based review. *Pain Med.* 2011;12:1594–1606.

66. Nicol A, Wu II, Ferrante FM. Botulinum toxin type A injections for cervical and shoulder girdle myofascial pain using an enriched protocol design. *Anesth Analg.* 2014;118:1326–1335.

67. Wolfe F, Smythe HA, Yunus MB, et al. The American College of Rheumatology 1990 Criteria for the Classification of Fibromyalgia. *Arthritis Rheum.* 1990;33:160–172.

68. Wolfe F, Clauw DJ, Fitzcharles MA, et al. The American College of Rheumatology preliminary diagnostic criteria for fibromyalgia and measurement of symptom severity. *Arthritis Care Res.* 2010;62:600–610.

69. Sarchielli P, Di Filippo M, Nardi K, et al. Sensitization, glutamate, and the link between migraine and fibromyalgia. *Curr Pain Headache Rep.* 2007;11:343–351.

70. Baraniuk JN, Whalen G, Cunningham J, et al. Cerebrospinal fluid levels of opioid peptides in fibromyalgia and chronic low back pain. *BMC Musculoskelet Disord.* 2004;5:48.

71. Borchers AT, Gershwin ME. Fibromyalgia: A critical and comprehensive review. *Clin Rev Allergy Immunol.* 2015;49:100–151.

72. Arnold LM, Lu Y, Crofford LJ, et al. A double-blind, multicenter trial comparing duloxetine with placebo in the treatment of fibromyalgia patients with or without major depressive disorder. *Arthritis Rheum.* 2004;50:2974–2984.

73. Gendreau RM, Thorn MD, Gendreau JF, et al. The efficacy of milnacipran in fibromyalgia. *J Rheumatol.* 2005;32:1975–1985.

74. Crofford LJ, Mease PJ, Simpson SL, et al. Fibromyalgia relapse evaluation and efficacy for durability of meaningful relief (FREEDOM): A 6-month, double-blind, placebo-controlled trial with pregabalin. *Pain.* 2008;136:419–431.

75. Russell IJ, Perkins AT, Michalek JE. Oxybate SXB-26 Fibromyalgia Syndrome Study Group. Sodium oxybate relieves pain and improves function in fibromyalgia syndrome: A randomized, double-blind, placebo-controlled, multicenter clinical trial. *Arthritis Rheum.* 2009;60:299–309.

76. Pasqualucci A, Pasqualucci V, Galla F, et al. Prevention of postherpetic neuralgia: Acyclovir and prednisolone versus epidural local anesthetic and methylprednisolone. *Acta Anaesthesiol Scand.* 2000;44:910–918.

77. van Wijck AJ, Opstelten W, Moons KG, et al. The PINE study of epidural steroids local anaesthetics to prevent postherpetic neuralgia randomized controlled trial. *Lancet.* 2006;367:219–224.

78. Raja SN, Haythornthwaite JA, Papagallo M, et al. Opioids versus antidepressants in postherpetic neuralgia: A randomized placebo-controlled trial. *Neurology.* 2002;59:1015.

79. Boureau F, Legallicier P, Kabir-Ahmadi M. Tramadol in postherpetic neuralgia: A randomized, double-blind, placebo-controlled trial. *Pain.* 2003;104(1–2): 323–331.

80. Dworkin RH, Corbin AE, Young JP, et al. Pregabalin for the treatment of postherpetic neuralgia: A randomized, placebo-controlled trial. *Neurology.* 2003;60:1274–1283.

81. Freynhagen R, Strojek K, Griesing T, et al. Efficacy of pregabalin in neuropathic pain evaluated in a 12-week, randomised, double-blind, multicentre, placebo-controlled trial of flexible- and fixed-dose regimens. *Pain.* 2005;115: 254–263.

82. Gilron I, Bailey JM, Tu D, et al. Morphine, gabapentin, or their combination for neuropathic pain. *New Engl J Med.* 2005;352:1324–1334.

83. Gilron I, Bailey JM, Tu D, et al. Nortriptyline and gabapentin, alone and in combination for neuropathic pain: A double-blind, randomised controlled crossover trial. *Lancet.* 2009;374:1252–1261.

84. Kotani N, Kushikata T, Hashimoto H, et al. Intrathecal methylprednisolone for intractable postherpetic neuralgia. *N Engl J Med.* 2000;343:1514–1519.

85. Rijsdijk M, van Wijck AJ, Meulenhoff PC, et al. No beneficial effect of intrathecal methylprednisolone acetate in postherpetic neuralgia patients. *Eur J Pain.* 2013;17:714–723.

86. Dworkin RH, O'Connor AB, Kent J, et al; International Association for the Study of Pain Neuropathic Pain Special Interest Group. Interventional management of neuropathic pain: NeuPSIG recommendations. *Pain.* 2013;154: 2249–2261.

87. Benzon HT, Chekka K, Darnule A, et al. Evidence-based case report: Intrathecal alcohol for postherpetic neuralgia. *Reg Anesth Pain Med.* 2009;34: 514–521.

88. Harke H, Gretenkort P, Ladleif HU, et al. Spinal cord stimulation in postherpetic neuralgia and in acute herpes zoster. *Anesth Analg.* 2002;9:694–700.

89. Goldstein DJ, Lu Y, Detke MJ, et al. Duloxetine vs. placebo in patients with painful diabetic neuropathy. *Pain.* 2005;116:109–118.

90. Attal N, Cruccu G, Baron R, et al. European Federation of Neurological Sciences. EFNS guidelines on the pharmacological treatment of neuropathic pain: 2010 revision. *Eur J Neurol.* 2010;17:1113–1123.

91. Dworkin RH, O'Connor AB, Audette J, et al. Recommendations for the pharmacologic management of neuropathic pain: An overview and literature update. *Mayo Clin Proc.* 2010;85:S3–S14.

92. Harden RN, Bruehl S, Perez RS, et al. Validation of proposed diagnostic criteria (the "Budapest Criteria") for Complex Regional Pain Syndrome. *Pain.* 2010;150:268–274.

93. van de Vusse AC, Stomp-van den Berg SG, Kessels AH, et al. Randomised controlled trial of gabapentin in complex regional pain syndrome type 1. *BMC Neurol.* 2004;4;13.

94. Xu J, Yang J, Lin P, et al. Intravenous therapies for complex regional pain syndrome – a systematic review. *Anesth Analg.* 2016;122:843–856.

95. Sigtermans MJ, van Hilten JJ, Bauer MC, et al. Ketamine produces effective and long-term pain relief in patients with Complex Regional Pain Syndrome Type 1. *Pain.* 2009;145:304–311.

96. Schwartzman RJ, Alexander GM, Grothusen JR, et al. Outpatient intravenous ketamine for the treatment of complex regional pain syndrome: A double-blind placebo controlled study. *Pain.* 2009;147:107–115.

97. Noppers IM, Niesters M, Aarts LP, et al. Drug-induced liver injury following a repeated course of ketamine treatment for chronic pain in CRPS type 1 patients: A report of 3 cases. *Pain.* 2011;152(9):2173–2178.

98. Benzon HT, Liu SS, Buvanendran A. Evolving definitions and pharmacologic management of complex regional pain syndrome. *Anesth Analg.* 2016;122: 601–604.

99. Kemler MA, De Vet HC, Barendse GA, et al. The effect of spinal cord stimulation in patients with chronic reflex sympathetic dystrophy: Two years' follow-up of the randomized controlled trial. *Ann Neurol.* 2004;55(1):13–18.

100. Kemler MA, de Vet HC, Barendse GA, et al. Effect of spinal cord stimulation for complex regional pain syndrome Type I: five year final follow-up of patients in a randomized controlled trial. *J Neurosurg.* 2008;108:292–298.

101. Simpson DM, McArthur JC, Olney R, et al. Lamotrigine Neuropathy Study HIV Team for HIV-associated painful sensory neuropathies: A placebo-controlled trial. *Neurology.* 2003;609:1508–1514.

102. Hahn K, Arendt G, Braun JS, et al. German Neuro-AIDS Working Group: A placebo-trial of gabapentin for painful HIV-associated sensory neuropathies. *J Neurol.* 2004;251:1260–1266.

103. McCormick C, Chang-Chien G, Marshall B, et al. Phantom limb pain: A systematic neuroanatomical-based review of pharmacologic management. *Pain Med.* 2014;15:292–305.

104. Ischia S, Ischia A, Polati E, et al. Three posterior percutaneous celiac plexus block: A prospective randomized study in 61 patients with pancreatic cancer pain. *Anesthesiology.* 1992;76:534–540.

105. Mercadante S. Celiac plexus block versus analgesics in pancreatic cancer pain. *Pain.* 1993;52:187–192.

106. Wong G, Schoeder DR, Carns PE, et al. Effect of neurolytic celiac plexus block on pain relief, quality of life, and survival in patients with unresectable pancreatic cancer. *JAMA.* 2004;291:1092–1099.

107. Eisenberg E, Carr DB, Chalmers TC. Neurolytic celiac plexus block for treatment of cancer pain: A meta-analysis. *Anesth Analg.* 1995;80:290–295.

108. Mercadante S, Klepstad P, Kurita GP, et al.; European Palliative Care Research Collaborative (EPCRC). Sympathetic blocks for visceral cancer pain management: A systematic review and EAPC recommendations. *Crit Rev Oncol Hematol.* 2015;96:577–583.

109. Mishra S, Bhatnagar S, Rana SP, et al. Efficacy of the anterior ultrasound-guided superior hypogastric plexus neurolysis in pelvic cancer pain in advanced gynecological cancer patients. *Pain Med.* 2013;14:837–842.

110. Kroll CE, Schartz B, Gonzalez-Fernandez M, et al. Factors associated with outcome after superior hypogastric plexus neurolysis in cancer patients. *Clin J Pain*. 2014;30:55–62.
111. Okie S. A flood of opioids: A rising tide of deaths. *New Engl J Med*. 2010;383: 1981–1985.
112. Krantz MJ, Martin J, Stimmel B, et al. QTc interval screening in methadone treatment. *Ann Med*. 2009;150:387–395.
113. Somogyi AA, Barratt DT, Coller JK. Pharmacogenetics of opioids. *Clin Pharmacol Ther*. 2007;81:429–444.
114. Williams DG, Patel A, Howard RF. Pharmacogenetics of codeine metabolism in an urban population of children and its implications for analgesic reliability. *Br J Anaesth*. 2002;89:839–845.
115. Gomes T, Redelmeier DA, Juurlink DN, et al. Opioid dose and risk of road trauma in Canada: A population-based study. *JAMA Intern Med*. 2013;173: 196–201.
116. Vainio A, Ollila J, Matikainen E, et al. Driving ability in cancer patients receiving long-morphine analgesia. *Lancet*. 1995;346:667.
117. Chou R, Turner JA, Devine EB, et al. The effectiveness and risks of long-term opioid therapy for chronic pain: A systematic review for a National Institute of Health Pathways to Prevention Workshop. *Ann Intern Med*. 2015;162: 276–286.
118. Martell BA, O'Connor PG, Kerns RD, et al. Systematic review: Opioid treatment for chronic back pain: Prevalence, efficacy, and association with addiction. *Ann Int Med*. 2007;146:116–127.
119. Goesling J, Henry MJ, Moser SE, et al. Symptoms of depression are associated with opioid use regardless of pain severity and physical functioning among treatment seeking patients with chronic pain. *J Pain*. 2015;16:844–851.
120. Finnerup NB, Attal N, Harotounian S, et al. Pharmacotherapy for neuropathic pain in adults: a systematic review and meta-analysis. *Lancet Neurol*. 2015;14:162–173.
121. Watson CP, Gilron I, Sawynok J, et al. Nontricyclic analgesics and pain: Are serotonin norpeinephrine reuptake inhibitors (SNRIs) any better? *Pain*. 2011;152:2206–2210.
122. Bombolt SF, Mikkelsen JD, Blackburn-Munro G. Antinoceptive effects of the antidepressants amitriptyline, duloxetine, mirtazapine and citalopram in animal models of acute, persistent and neuropathic pain. *Neuropharmacology*. 2005;48:252–263.
123. Rashkin J, Pritchett YL, Wang F, et al. A double-blind, randomized multicenter trial comparing duloxetine with placebo in the management of diabetic peripheral neuropathic pain. *Pain Med*. 2005;6:346–356.
124. Arnold LM, Rosen A, Pritchett YL, et al. A randomized, double-blind, placebo-controlled trial of duloxetine in the treatment of women with fibromyalgia with or without major depressive disorder. *Pain*. 2005;119:5–15.
125. Clauw DJ, Mease P, Palmer RH, et al. Milnacipran for the treatment of fibromyalgia in adults: A 15-week, multicenter, randomized, double-blind, placebo-controlled, multiple-dose clinical trial. *Clin Ther*. 2008;30:1988–2004.
126. Mease PJ, Clauw DJ, Gendreau RM, et al. The efficacy and safety of milnacipran for treatment of fibromyalgia. A randomized, double-blind, placebo-controlled trial. *J Rheumatol*. 2009;36:398–409.
127. Ramaekers JG. Antidepressants and driver impairment: Empirical evidence from a standard on-the-road test. *J Clin Psychiatr*. 2003;64:20–29.
128. Sharma U, Griesing T, Emir B, et al. Time to onset of neuropathic pain reduction: A retrospective analysis of data from nine controlled trials of pregabalin for painful diabetic and postherpetic neuralgia. *Am J Ther*. 2010;17: 577–585.
129. Campbell BJ, Rowbotham M, Davies PS, et al. Systemic absorption of topical lidocaine in normal volunteers, patients with post-herpetic neuralgia, and patients with acute herpes zoster. *J Pharm Sci*. 2002;91:1343–1350.
130. Rowbotham MC, Davies PS, Verkempinck C, et al. Lidocaine patch: Double-blind controlled study of new treatment method for postherpetic neuralgia. *Pain*. 1996;65:39–44.
131. Kennedy WR, Vanhove GF, Lu SP, et al. A randomized, controlled, open-label study of the long-term effects of NGX-4010, a high-concentration capsaicin patch, on epidermal nerve fiber density and sensory function in healthy volunteers. *J Pain*. 2010;11:579–587.
132. Backonja MM, Malan TP, Vanhove GF, et al. C102/106 Study Group:NGX-4010, a high-capsaicin patch, for the treatment of postherpetic neuralgia: A randomized, double-blind, controlled study with an open-label extension. *Pain Med*. 2010;11:600–608.
133. Simpson DM, Brown S, Tobias J. NGX-4010 C107 Study Group. Controlled trial of high-capsaicin patch for treatment of painful HIV neuropathy. *Neurology*. 2008;70:2305–2313.
134. Simpson DM, Gazda S, Brown S, et al. NGX-4010 C118 Study Group. Long-term safety of NGX-4010, a high-concentration capsaicin patch, in patients with peripheral neuropathic pain. *J Pain Symptom Manage*. 2010;39:1053–1064.
135. Deshpande A, Mailis-Gagnon A, Zoheiry N, et al. Efficacy and adverse effects of medical marijuana for chronic noncancer pain: Systematic review of randomized controlled trials. *Can Fam Physician*. 2015;61:e372–e381.
136. Johnson JR, Burnell-Nugent M, Lossignol D, et al. Multicenter, double-blind, randomized, placebo-controlled, parallel-group study of the efficacy, safety, and tolerability of THC:CBD extract and THC extract in patients with intractable cancer pain. *J Pain Symptom Manage*. 2010;39:167–179.
137. Narang S, Gibson D, Wasan AD, et al. Efficacy of dronabinol as an adjunct treatment for chronic pain patients on opioid therapy. *J Pain*. 2008;9:254–264.
138. Chen KY, Chen L, Mao J. Buprenorphine-naloxone therapy in pain management. *Anesthesiology*. 2014;120:1262–1274.
139. Neumann AM, Blondell RD, Jaanimägi U, et al. A preliminary study comparing methadone and buprenorphine in patients with chronic pain and coexistent opioid addiction. *J Addict Dis*. 2013;32:68–78.
140. Roux P, Sullivan MA, Cohen J, et al. Buprenorphine/naloxone as a promising therapeutic option for opioid abusing patients with chronic pain: Reduction of pain, opioid withdrawal symptoms, and abuse liability of oral oxycodone. *Pain*. 2013;154:1442–1448.
141. Pino CA, Ivie CS, Rathmell JP. Lumbar discography: Diagnostic role in discogenic pain. *Techn Reg Anesth Pain Manag*. 2009;13(2):85–92.
142. Derby R, Lee SH, Chen Y. Discograms: Cervical, thoracic, and lumbar. *Techn Reg Anesth Pain Manag*. 2005;9(2):97–105.
143. Derby R, Lee SH, Kim BJ, et al. Pressure-controlled lumbar discography in volunteers without low back symptoms. *Pain Med*. 2005;6:213–221.
144. Cohen SP, Larkin TM, Barna SA, et al. Lumbar discography: A comprehensive review of outcome studies, diagnostic accuracy, and principles. *Reg Anesth Pain Med*. 2005;30:163–183.
145. Carragee EJ, Don AS, Hurwitz EL, et al. 2009 ISSLS Prize Winner: Does discography cause accelerated progression of degeneration changes in the lumbar disc: A ten-year matched cohort study. *Spine*. 2009;34:2338–2345.
146. Pauza KJ, Howell S, Dreyfuss P, et al. A randomized, placebo-controlled trial of intradiscal electrothermal therapy for the treatment of discogenic low back pain. *Spine J*. 2004;4:27.
147. Freeman BJ, Fraser RD, Cain CM, et al. A randomized, double-blind, controlled trial: Intradiscal electrotheraml therapy versus placebo for the treatment of chronic discogenic low back pain. *Spine (Phila Pa 1976)*. 2005;30:2369–2377.
148. Kapural L, Vrooman B, Srawar S, et al. A randomized, placebo-controlled trial of intradiscal radiofrequency, biacuplasty for treatment of discogenic lower back pain. *Pain Med*. 2013;14:362–373.
149. Desai MJ, Kapural L, Petersohn JD, et al. A prospective, randomized, multicenter, open-clinical trial comparing intradiscal biacupalsty to conventional medical management for discogenic lower back pain. *Spine (Phila Pa 1976)*. 2016;41:1065–1074.
150. Kalichman L, Cole R, Kim DH, et al. Spinal stenosis prevalence and association with symptoms: The Framingham Study. *Spine J*. 2009;9:545–550.
151. Deer TR, Kapural L. New image-guided ultra-minimally invasive lumbar decompression method: The mild procedure. *Pain Physician*. 2010;13:35–41.
152. Costandi S, Chopko M, Mekhail M, et al. Lumbar spinal stenosis: Therapeutic options review. *Pain Pract*. 2015;15:68–81.
153. Lingreen R, Grider JS. Retrospective review of patient self-reported improvement and post-findings for mild (minimally invasive lumbar decompression). *Pain Physician*. 2010;13:555–560.
154. Chopko BW. A novel method for treatment of lumbar spinal stenosis in high-risk surgical candidates: Pilot study experience with percutaneous remodeling of ligamentum flavum and lamina. *J Neurosurg Spine*. 2011;14:46–50.
155. Philips FM, Wetzel FT, Leiberman I, et al. An in vivo comparison of the potential for extravertebral cement leak after vertebroplasty and kyphoplasty. *Spine*. 2002;27:2173–2178.
156. Diamond TH, Champion B, Clark WA. Management of acute osteoporotic vertebral fractures: A nonrandomized trial comparing percutaneous vertebroplasty with conservative therapy. *Am J Med*. 2003;114:257–265.
157. Perez-Higueras A, Alvarez L, Rossi RE, et al. Percutaneous vertebroplasty: Long-term clinical and radiological outcome. *Neuroradiology*. 2002;44:950–954.
158. Ledlie JT, Renfro MJ. Balloon kyphoplasty: One year outcomes in vertebral body height restoration, chronic pain, and activity levels. *J Neurosurg*. 2003; 98:36–42.
159. Fourney DR, Schomer DF, Nader R, et al. Percutaneous vertebroplasty and kyphoplasty for painful vertebral body fractures in cancer patients. *J Neurosurg*. 2003;98:21–30.
160. Coumans JV, Reinhardt MK, Lieberman IH. Kyphoplasty for vertebral compression fractures: 1 year clinical outcomes from a prospective study. *J Neurosurg*. 2003;99:44–50.
161. Buchbinder R, Osborne RH, Ebeling PR, et al. A randomized trial of vertebroplasty for painful osteoporotic vertebral fractures. *N Engl J Med*. 2009;361:557–568.
162. Kallmes DF, Comstock BA, Heagerty PJ, et al. A randomized trial of vertebroplasty for osteoporotic spinal fractures. *N Engl J Med*. 2009;361:569–579.
163. Muijs SP, van Erkel AR, Dijkstra PD. Treatment of painful osteoporotic vertebral compression fractures: A brief review of the evidence for percutaneous vertebroplasty. *J Bone Joint Surg Br*. 2011;93:1149–1153.
164. Wardlaw D, Cummings SR, Van Meirhaeghe J, et al. Efficacy and safety of balloon kyphoplasty compared with non-surgical care for vertebral compression fracture (FREE): A randomised controlled trial. *Lancet*. 2009;373: 1016–1024.
165. Berenson J, Pflugmacher R, Jarzem P, et al. Cancer Patient Fracture Evaluation (CAFE) Investigators. Balloon kyphoplasty versus non-surgical fracture management for treatment of painful vertebral body compression fractures in patients with cancer: A multicentre, randomised controlled trial. *Lancet Oncol*. 2011;12:225–235.
166. Linderoth B, Foreman R. Physiology of spinal cord stimulation: Review and update. *Neuromodulation*. 1999;3:150–164.
167. North RB, Kidd DH, Farrokhi F, et al. Spinal cord stimulation versus repeated lumbosacral spine surgery for chronic pain: A randomized controlled trial. *Neurosurgery*. 2005;51:106–107.
168. Taylor RS. Spinal cord stimulation in complex regional pain syndrome and refractory neuropathic back and leg pain/failed back surgery syndrome: Results of a systematic review and meta-analysis. *J Pain Sympt Manage*. 2006;31:S13–S19.
169. Kemler MA, Barendse GA, van Kleef M, et al. Spinal cord stimulation in patients with chronic reflex sympathetic dystrophy. *N Engl J Med*. 2000;343:618–624.
170. Kemler MA, de Vet HC, Barendse GA, et al. Spinal cord stimulation for chronic reflex sympathetic dystrophy – five year follow-up. *N Engl J Med*. 2006;354:2394–2396.
171. Geurts JW, Smits H, Kemler MA. Spinal cord stimulation for complex regional pain syndrome type I: a prospective cohort study with long-term follow-up. *Neuromodulation*. 2013;16:523–529.
172. Hautvast RW. Spinal cord stimulation in chronic intractable angina pectoris: A randomized, controlled efficacy study. *Am Heart J*. 1998;136:1114–1120.

173. Klomp HM. Spinal cord stimulation in critical limb ischemia: A randomized trial: ESES study group. *Lancet.* 1999;353:1040–1044.
174. Deer T. Prospective, randomized, multi-center, controlled clinical trial to assess the safety and efficacy of the spinal modulation Axium® Neurostimulator System in the treatment of chronic pain. Presented at the North American Neuromodulation Society Meeting, Las Vegas, Nevada. December 11, 2015.
175. Burns B, Watkins L, Goadsby PJ. Treatment of medically intractable cluster headache by occipital nerve stimulation: Long-term follow-up of eight patients. *Lancet.* 2007;369:1099–1106.
176. Eisenach JC, Hood DD, Curry R, et al. Intrathecal but not intravenous opioids release adenosine from the spinal cord. *Pain.* 2004;5:64.
177. Deer T, Krames ES, Hassenbusch SJ, et al. Polyanalgesic consensus conference 2007: Recommendations for the management of pain by intrathecal (intraspinal) drug delivery: Report of an interdisciplinary expert panel. *Neuromodulation.* 2007;10:300–328.
178. Hayek S, Joseph PN, Mekhail, NA. Pharmacology of intrathecally administered agents for treatment of spasticity and pain. *Seminars in Pain Medicine.* 2003;1:238–253.
179. Deer TR, Prager J, Levy R, et al. Polyanalgesic consensus conference-2012: Consensus on diagnosis, detection, and treatment of catheter-tip granulomas (inflammatory masses). *Neuromodulation.* 2012;15:483–495.
180. Hayek SM, Veizi E, Hanes M. Intrathecal hydromorphone and bupivacaine combination therapy for post-laminectomy syndrome optimized with patient-activated bolus device. *Pain Med.* 2016;17(3):561–571.

第57章　重症医学

Matthew R. Hallman　　Christopher G. Choukalas　　Steven Deem

要点

1. 在重症监护病房（ICU）中，使用核查单、诊疗指南和集束化治疗等简单且经济的干预措施可以显著改善患者的预后。

2. 脑损伤复苏的目标是在初次损伤发生后，防止进一步的脑损害。这是通过恢复脑血流、维持足够的脑灌注压、降低颅内压、清除占位性病变以及避免发热、高血糖和缺氧来实现的。

3. 不推荐将"三高"疗法，即高血压、高容量和血液稀释，用于治疗蛛网膜下腔出血引起的脑血管痉挛。相反，建议对疑似血管痉挛的患者维持正常血容量，并逐步增加血压进行控制性试验。

4. 在急性缺血性卒中发病 4.5 小时内，给予患者溶栓治疗（rtPA）可改善神经系统预后。

5. 休克一般分为四种类型：低血容量性、心源性、分布性和阻塞性。在重症监护病房中，最常见的两种类型分别是脓毒性休克和心源性休克，其 28 天的病死率分别为 20% 至 40% 和 70% 至 80%。

6. 对重症脓毒症或脓毒性休克患者，及时和积极进行液体复苏、采用恰当的抗生素治疗、实施感染源控制，并根据需要使用血管加压药或正性肌力药可以提高生存率。

7. 尽管存在显著的区域性、地方性和个体差异，但目前尚无足够证据表明机械通气模式对主要结局指标有显著影响。因此，模式的选择仍主要取决于临床医生的偏好。

8. 以呼吸治疗为导向的治疗方案和每日自主呼吸试验能够使康复中的呼吸衰竭患者尽快脱离机械通气。

9. 在急性肺损伤和急性呼吸窘迫综合征患者中，使用低潮气量（6ml/kg）通气相比传统潮气量（12ml/kg）通气，可以降低死亡率。

10. ICU 中的红细胞输注指征应在血红蛋白阈值<7g/dl，除非患者有活动性出血、早期脓毒性休克、急性心肌梗死、不稳定型心绞痛或原发性神经系统或神经外科疾病。

11. 现有证据表明，在重症监护病房采用浅镇静、使用单次给药而非连续输注镇静药、以及每天进行唤醒试验等措施，能够带来多种益处，包括缩短机械通气时间、减少在 ICU 的住院时间以及降低死亡率。

12. 对医院获得性感染的治疗应在采集培养样本后立即开始，而不必等待诊断结果。在 48 至 72 小时后，应对抗生素进行"降级"，以确保初始抗生素治疗的充分性，同时避免长期过度使用抗生素，因为这可能导致治疗延误和更高的死亡率。

13. 临终关怀是 ICU 护理的重要组成部分,需通过医疗团队、患者和家属之间的良好沟通,确保所提供的护理理念符合患者价值观和偏好。对于死亡风险高或功能恢复严重受限的患者,应提供以舒适为主的护理,而不仅仅是治愈性治疗。同时,可以提供姑息治疗和治愈性治疗。

引言

麻醉医师与危重症医学

重症医学(critical care medicine,CCM)作为一个专业,几乎在欧洲和北美同时发展起来,但在麻醉科医生的参与方面采取了不同的模式。20世纪 50 年代,丹麦建立了欧洲第一个加强监护病房(intensive care unit,ICU),当时的 ICU 首位专职医师很可能是一名麻醉医师[1]。在欧洲大部分地区、澳大利亚、新西兰、日本及其他地区,麻醉医师在 CCM 发展中一直扮演着重要角色,在许多国家中,他们至今仍是大多数 ICU 专职医师的核心成员。在北美,麻醉医师也是 CCM 发展不可或缺的一部分。然而,与其他国家不同,美国的麻醉医师在这一领域的影响力相对较小,如今在 ICU 中担任专职医生的麻醉医师人数已显著减少[2]。

尽管有观点认为北美的第一个 ICU 是在 1923年于约翰斯·霍普金斯大学成立的,主要用于治疗神经外科术后的患者,但真正的多学科 ICU 直到20 世纪 50 年代末和 60 年代初才开始出现。由于在手术复苏和机械通气方面经验丰富,麻醉医师在 ICU 的发展中自然占据了重要地位。然而,早期并没有 "ICU 专职医师" 这一概念。患者通常由其主治医师(无论是外科医生还是内科医生)和护士进行管理,并正式或非正式地邀请各专科医师(包括麻醉医师)进行会诊。

20 世纪 60 年代初,在麻醉医师彼得·萨法尔(Peter Safar)的指导下,匹兹堡大学建立了第一个CCM 培训项目,"ICU 专职医师" 这一概念应运而生。根据萨法尔博士的定义,ICU 专职医师应具备求知欲强、勤于思考、积极主动、行动导向、擅长沟通及具备科学训练等素质。到了 20 世纪 60 年代后期,萨法尔博士与另一位麻醉科医生阿克·格伦维克(Ake Grenvik)等人共同创办了重症医学学会(Society of Critical Care Medicine,SCCM)。在SCCM 的发展历程中,麻醉医师在 CCM 资格认证的推动中起到了关键作用,美国麻醉学会于 1986年首次组织了 CCM 资格认证考试[3]。

麻醉学与危重症医学:未来展望

预计对重症监护医生(intensivists)的需求至少会持续增长到 2020 年[2,4],这一趋势主要得益于大量证据表明,重症监护医生能够提高 ICU 治疗质量并改善患者预后。此外,人口老龄化也显著增加了对重症监护服务的需求。然而,尽管需求在增加,预计 ICU 专职医师的数量不仅无法应对这一需求,反而到 2025 年可能会有所减少,从而加剧医生短缺的现象[5]。麻醉学作为一门独立的专业,可以帮助缓解 ICU 专职医师数量不足的问题。麻醉医师接受过扎实的生理学、药理学、有创操作和监测等基础培训,他们兼任 ICU 专职医师的角色也由来已久。然而,在 2013 年新颁发的 CCM 专业认证中,只有 14% 授予了麻醉医师,且不到 8%的麻醉住院医师在毕业后选择继续接受 CCM 培训[6]。过去,许多麻醉住院医师由于经济和生活方式的考虑,放弃了继续接受 CCM 培训或从事CCM 职业的念头。不过,随着补偿机制和人员配备模式的改善,这些不利因素正在逐渐消除。尽管麻醉医师过去主要在医学中心从事 CCM 工作,但如今社区行医的机会也在增加。虽然麻醉医师在全球 CCM 领域中将继续发挥重要作用这一点似乎已成定局,但目前的美国尤其适合麻醉医师投身 CCM 职业。

重症医学:系统与方法流程

重症医学(CCM)涵盖了医学的各个学科,但单独的章节无法详尽讨论重症疾病的每个方面,包括生理学、病理生理学和疾病治疗。此外,在手术室工作的麻醉医师经常会遇到许多与 CCM 相关的问题,这些问题在本书的其他章节中已有详细介绍。因此,本章节将重点讨论 ICU 中相对独特但广泛适用于重症或创伤患者治疗的问题。整章内容着重介绍了可能改善围手术期患者预后和提升医疗系统绩效的循证证据。

为了改进临床治疗,证据分级和实践指南的

制定已成为标准做法。尽管目前存在几种不同的分级系统，但尚无明确证据表明哪一种系统更为优越。此外，鉴于分级系统在方法学和对患者预后的影响上存在不确定性[7]，我们在本章中未对证据进行"等级"或水平的标注。

ICU 的医疗流程

随着公众对高质量医疗服务需求的不断增长，美国联邦政府通过了 2010 年《平价医疗法案》（ACA），对高质量医疗服务进行了明确定义，并试图将其与医疗报销挂钩[8]。根据 ACA 的定义，高质量医疗应满足六个条件：及时、有效、高效、以患者为中心、公平和安全。这项立法迅速改变了美国的医疗服务体系，包括 ICU 在内的各个领域[9]。

提高整个医疗系统质量的主要方法之一是减少系统内部的差异。医院的医疗流程基于循证医学证据和个体化实践，旨在通过标准化服务来提升医疗质量。尽管存在许多医疗流程，但普遍认为，只有少数关键流程能够显著改善医疗质量。

人员配备

随着医学和外科治疗技术的进步，老龄化和病情复杂化的患者治疗变得愈发复杂，因此，ICU 专职医师在重症患者治疗中的作用日益重要[10]。然而，他们的具体参与程度仍不明确。多项研究表明，在"高强度"医生配置模式下，由重症监护医生主导或协同管理，可以降低死亡率以及其他终点事件，如 ICU 住院时间、机械通气时间和医疗成本[11-13]。然而，与白天增加 ICU 专职主治医师相比，夜间增加 ICU 专职主治医师似乎并未进一步改善患者的预后[14-15]。对于特定 ICU 而言，最佳的人员配置模式可能取决于许多尚未完全了解的因素。

ICU 专职医师主导的多学科合作似乎能够进一步改善患者预后。例如，药剂师、护士、营养师与呼吸治疗师参与每日查房。这种协作能够显著降低医疗成本和药物相关的不良事件，从而降低患者的死亡率[16-17]。

核查表

尽管 ICU 的多学科合作团队在沟通和信息传递方面已有所改善，但由于 ICU 的工作强度大、信息量庞大，仍然容易出现错误。为应对这一问题，核查表作为认知辅助工具在 ICU 查房中得到了广泛应用。这些核查表旨在提醒医护人员每日评估有限的干预措施、预防措施、配套措施和护理流程，从而改善患者的治疗效果。研究表明，使用核查表可以降低病死率和 ICU 住院时间，且几乎没有额外成本[18]。有研究建议，在高强度人员配备模式的 ICU 中，核查表的作用主要在于提醒医护人员考虑潜在的干预措施，而非仅仅执行具体的治疗方案[19]。鉴于核查表的潜在益处及其极低的经济成本，我们强烈推荐在 ICU 中使用核查表。事实上，本章中的许多治疗流程通常都会列入核查表，并且应每天对每位患者进行核查。表 57-1 列出了建议纳入每日 ICU 核查表的内容，具体内容可根据当地 ICU 的实际情况进行调整。

表 57-1　推荐用于 ICU 的每日核查表

- 每日唤醒试验
- 自主呼吸试验
- 营养 / 饮食
- 恰当的镇静和镇痛
- 启动深静脉血栓预防
- 血糖控制
- 停止非必要的实验室和影像学检查
- 停用抗生素
- 拔除导尿管
- 拔除中心静脉导管和动脉导管
- 全天计划的回顾

治疗方案与集束化治疗

标准化治疗措施和集束化治疗的目的是更及时和有效地应对 ICU 中的常见疾病，并预防常见并发症。例如，对感染性休克患者实施标准化治疗措施，可以显著降低 28 天的病死率[20]。同样，简单的呼吸机集束化治疗可以减少呼吸机相关性肺炎（VAP）的发生率，并减少抗生素的使用[21]。其他研究也表明，采用治疗方案和集束化治疗可以降低中心静脉导管相关血流感染（CLABSI）的发生率[22]。使用标准化治疗流程的另一个好处是提高了预后跟踪的效率，并增强了参与质量保证（QA）和质量改进（QI）项目的能力。如前所述，根据《平价医疗法案》的规定，结果跟踪和报告现在已成为强制要求，并与 ACA 下的报销挂钩。

资源管理

2014年，重症监护学会协作组织（CCSC）作为"明智选择"（Choosing Wisely）运动的一部分，发布了"重症监护医师和患者应质疑的五件事"清单。该运动旨在减少缺乏成本效益的不必要干预措施，得到了许多医学专业人士的支持。"CCSC清单"的首要建议是，在没有明确临床指征的情况下，不应例行（如每天）进行诊断性检查（如胸部X线、血气分析、血生化、血常规和心电图）。检查应针对具体的临床问题或在调整治疗方案时进行；相比之下，例行检查不仅增加了费用，还可能对患者带来伤害而无益处[23]。本章的部分小节还提出了其他一些建议，包括限制输血阈值、避免过度镇静以及在有明确适应证时实施肠外营养（PN），并探讨了临终关怀的问题。这种减少不必要干预措施的努力，既减轻了患者个人和整个医疗体系的财务负担，也强调了医生在提供及时、有效医疗服务中的重要作用。

神经病学与神经外科重症监护

神经功能监测

有许多神经功能监测技术既适用于术中，也适用于ICU。脑电图（EEG）、诱发电位监测、近红外光谱仪（NIRS）、脑组织氧分压（$PbrO_2$）、颅内压（ICP）监测、经颅多普勒超声（TCD）检查、颈静脉血氧饱和度（SjO_2）监测都有助于评估病理生理过程并调整治疗方案。这些技术将在第26,37和53章中进行详细讨论，这里就不再赘述。

神经功能障碍常见类型的诊断与临床治疗

颅脑损伤

脑创伤（TBI）是导致钝性创伤死亡的主要原因，其年发病率约为0.1‰，也是5至45岁人群的主要死亡原因。预示伤后恢复不良的最重要因素包括：年龄超过55岁、瞳孔反应差、复苏后的格拉斯哥昏迷评分（GCS）低、低血压、低氧以及颅内损伤的影像学表现（如CT）。此外，早期高血糖（＞200mg/dl）也是独立预测不良预后的重要因素。

格拉斯哥昏迷评分（详见第53章）是评估TBI患者受伤严重程度的常用方法。其优势在于提供了一种客观的意识评估工具，且在经验丰富的观察者之间及同一观察者自身的评估中具有高度一

致性，并与预后密切相关。然而，入院时约有25%至45%的患者无法测量GCS，部分GCS评分可能导致预测不够准确，例如气管插管患者无法评估其言语反应。当GCS≤8分时，表明患者患有严重TBI。入院时GCS评分的预测价值约为69%，可用于预测神经系统功能恢复良好的可能性，而预测不良预后的准确性为76%。在入院7天后，这两项结果的预测价值均接近80%[24]。

瞳孔散大和对光反射是TBI后神经功能预后的重要指标。当两侧瞳孔散大且无对光反射时，患者神经系统预后不良或死亡的可能性高达90%至95%。若两侧瞳孔均有对光反射，神经系统预后不良的概率为30%至40%，而预后良好的概率则为50%至70%。

低血压是TBI预后不良的有力预测因素。一项研究显示，早期出现低血压的患者，其死亡风险增加15倍；晚期出现低血压，则死亡风险增加11倍[25]。

影像学检查对TBI患者的诊断和预后评估非常关键。目前已经开发了多种基于CT的预后评分系统，但中线移位的程度似乎是预测伤后恢复情况的最强有力指标。蛛网膜下腔出血、脑室内出血和弥漫性轴索损伤通常预示较差的结局，而硬膜外血肿则通常预后较好[26]。需要注意的是，约有1/3至1/2的TBI患者在入院时影像学检查无异常，但随后可能出现延迟性病变，这种情况会导致更糟糕的神经系统预后。

TBI或其他脑损伤的复苏目标是预防继发性脑损伤，其发生在原发性脑损伤之后。原发性脑损伤的严重程度通常取决于创伤的机制、病因及脑缺血的持续时间。原发性脑损伤通常伴有颅内压增高和全身性低血压，导致脑灌注减少和脑缺血。在合并高热的情况下，低氧血症会加重脑缺氧，进一步增加脑代谢需求。这些因素共同作用导致继发性脑损伤，其特征为兴奋性毒性、氧化应激和炎症反应。由此产生的脑缺血可能是脑损伤后影响预后的最重要次生事件。预防继发性损伤是复苏工作的主要目标。

受创脑区的脑血流自动调节功能和血脑屏障会受到损害。如果存在占位性病变或水肿，脑顺应性将降低，导致颅内压（ICP）升高和脑血流减少。优化脑灌注压（CPP）的理论假设是，原发性病变周围的脑区可能接近缺血阈值。因此，神经复苏的目标是通过维持足够的CPP，降低ICP，清除

占位性病变,启动脑保护治疗,并避免低氧,来恢复脑血流。

遗憾的是,由于缺乏严格的随机对照试验来证明现有许多治疗策略的有效性,ICU对TBI的治疗面临挑战。脑创伤基金会已发布了《严重创伤性脑损伤的管理指南》,并在2016年进行了修订[27]。然而,指南中28项建议中只有一项是基于高质量证据的一级推荐。此外,即使是严格的研究也往往引发更多的争论而非共识。例如,最近一项随机对照试验比较了ICP指导治疗与基于影像学检查和临床检查的治疗,却发现ICP监测并未带来益处[28]。因此,治疗仍主要基于病理生理机制和非对照试验的结果。表57-2中提供了治疗严重TBI患者的一般指南。进一步探讨了急性TBI管理的基本原则,包括脱水疗法;此外,还详细讨论了镇静、过度通气、低温、皮质类固醇和癫痫的预防措施。

表57-2 严重颅脑损伤患者的ICU治疗

适用于所有患者的基本原则,假定早期就采取了外科治疗	• 头部抬高30°~45°ᵃ • CPP 60~70Torr(1Torr=133.322Pa) 　■ 正常血容量,如有必要使用血管收缩药 　■ ICP<20Torr 　■ 甘露醇,高渗盐水 　■ 脑脊液引流 • SaO₂≥95%; PaCO₂ 35~40Torr • 体温≤37℃ • 血糖 　■ <180mg/dl • 镇静与镇痛 • 早期肠内营养 • 预防癫痫、应激性溃疡和DVT
顽固性高颅压,根据个体情况考虑一项或所有干预措施	• 最大限度过度通气,监测SjO₂和/或PbrO₂ • 巴比妥类麻醉药物 • 亚低温治疗(33~35℃) • 去骨瓣减压手术

ᵃ除非有禁忌证,如脊柱损伤、血流动力学不稳定或其他。
ICU,加强监护病房;CPP,脑灌注压;ICP,颅内压;CSF,脑脊液;SaO₂,动脉血氧饱和度;PaCO₂,动脉血二氧化碳分压;DVT,深静脉血栓形成;SjO₂,颈静脉血氧饱和度;PbrO₂,脑组织氧分压。

对于神经功能障碍患者,通常选择短效镇静药,以便进行频繁的神经功能评估[29]。尽管尚无研究专门探讨此类患者中镇静剂的效果,但在TBI患者中,常规使用丙泊酚、苯二氮䓬类药物或右美托咪定进行镇静。这些药物都能够有效维持脑氧供需平衡,其中丙泊酚的效果尤为显著。然而,镇静药物的使用也伴随着不良反应,如血流动力学抑制可能导致脑灌注压(CPP)降低,或者脑血流量增加引发颅内压(ICP)升高。

丙泊酚是一种作用于中枢神经系统的药物,其特点是起效迅速,作用时间短。尽管丙泊酚可能诱发全身性低血压,但由于它能够降低脑代谢,从而导致脑血流量下降,最终减少ICP。因此,丙泊酚因其良好的药理学和神经生理学特征,在神经重症监护中得到了广泛应用。一些研究甚至建议,使用大剂量丙泊酚可以替代巴比妥类药物,用于治疗顽固性高颅压。然而,长期(>24小时)或大剂量(>80μg/kg/min)使用丙泊酚可能会导致儿童和成人TBI患者发生丙泊酚输注综合征(PRIS),包括乳酸性酸中毒、心力衰竭和死亡[30]。因此,大剂量丙泊酚不推荐用于治疗顽固性高颅压,若中等剂量丙泊酚无法控制ICP,则应考虑使用巴比妥类药物。

巴比妥类药物通过改变血管张力、降低脑代谢率和抑制自由基氧化来减少ICP,从而发挥脑保护作用。尽管巴比妥类药物能有效降低ICP,但常规使用并不能明显改善TBI患者的预后,且可能增加弥漫性脑损伤患者的死亡率[31-32],这可能与其心血管抑制作用有关。然而,一项小规模的随机试验发现,巴比妥类药物似乎能够降低顽固性高颅压患者的死亡率[33]。因此,对于血流动力学稳定的严重TBI患者,如果药物和手术治疗后仍存在难治性颅内高压,可以考虑使用高剂量巴比妥类药物治疗。在某些患者中,戊巴比妥可能会通过过度降低脑血流量,导致脑缺氧,因此在使用巴比妥类药物治疗期间应监测脑静脉氧饱和度(SjO₂)。

中枢α₂受体激动剂右美托咪定具有镇静和镇痛作用。与其他镇静剂相比,右美托咪定最显著的优点是更容易与患者进行交流和唤醒(详见后文的"镇静"部分)。尽管尚未在脑损伤患者中进行专门研究,但已有结果显示,健康志愿者在接受右美托咪定输注时,脑血流与脑氧代谢率(CMRO₂)能够维持平衡[34]。

尽管神经肌肉阻滞剂能够降低ICP,但不推荐常规使用这类药物,因为这可能导致患者ICU停留时间延长,增加肺炎发生率和反复发生脓毒症的风险,而无改善预后的证据。

过度通气可以通过减少脑血流量来降低 ICP，但其在 TBI 常规治疗中的作用尚不明确。早期研究担心过度通气可能导致脑血流量急剧减少，从而加重脑缺血[35]。小型随机试验中也未能证实预防性过度通气对 TBI 有益[36]。根据现有证据，严重 TBI 患者应避免预防性或长期过度通气，尤其是在伤后前 24 小时内。在镇静、脱水治疗和脑脊液（CSF）引流无效的情况下，可以短期使用过度通气来降低 ICP，但应在 SjO_2 和/或局部脑组织氧分压（$PbrO_2$）监测下进行[37]。一旦 SjO_2 或 $PbrO_2$ 显著下降，应立即减少或停止过度通气。

实验研究表明，低温通过减少与神经元电活动相关的细胞功能来降低脑代谢，且轻度低温可以减少与组织损伤相关的谷氨酸和天冬氨酸等底物释放。然而，过去二十年来，超过 1 000 名患者参与的多项随机试验未能证明轻度低温（33° 至 35℃）能改善 TBI 患者的死亡率或神经功能恢复。此外，最近一项随机对照试验发现，使用诱导轻度低温治疗顽固性高颅压的患者，其 6 个月预后更差[38]。因此，无论是治疗还是预防高颅内压，诱导轻度低温治疗在 TBI 患者中均不推荐使用。

另一种用于控制顽固性高 ICP 的二线疗法是去骨瓣减压术。尽管一项针对 TBI 难治性高 ICP 的去骨瓣减压术的大型随机试验（DECRA 试验）显示，减压术组预后更差，但另一项具有不同纳入标准的大型随机试验（RESCUEicp 试验）显示，去骨瓣减压可以提高生存率。由于这两项研究结果相互矛盾，目前尚未将去骨瓣减压术纳入治疗指南[40]。

在 TBI 治疗中，使用皮质类固醇减少创伤后炎症反应已被倡导了 30 多年，但目前尚无确凿证据支持其有益效果。2004 年，严重头部创伤后皮质类固醇激素随机试验（CRASH）对超过 10 000 例急性 TBI 患者进行了前瞻性研究，结果表明，与安慰剂相比，甲泼尼龙治疗增加了 2 周内的死亡风险，风险增幅约为 20%，且这种危害在不同严重程度和损伤类型的各亚组中均存在[41]。因此，大剂量皮质类固醇不应作为急性 TBI 的治疗方法[37]。同样，静脉注射镁剂对 TBI 患者的预后无改善作用，甚至可能对严重脑损伤的治疗产生负面影响[42]。

抗癫痫药物可以有效预防 TBI 后 7 天内的早期癫痫发作。然而，目前尚无证据表明预防早期癫痫发作能改善 TBI 的整体预后。因此，应按需对癫痫发作进行治疗。

最后需要指出的是，一项比较生理盐水与白蛋白的随机对照试验亚组分析显示，在 TBI 患者中使用白蛋白作为液体替代疗法与更高的死亡率相关[44]。因此，不推荐在 TBI 患者中常规使用白蛋白。

蛛网膜下腔出血

在美国，蛛网膜下腔出血（SAH）的发病率为 0.075‰ 至 0.121‰。SAH 最常见的病因是颅内动脉瘤破裂。其他导致 SAH 的因素包括外伤、椎动脉与颈动脉夹层、硬膜与脊髓动静脉畸形、真菌性动脉瘤、镰状细胞病、可卡因滥用、凝血功能障碍及垂体卒中等。动脉瘤性 SAH 具有较高的发病率和死亡率，其中三分之一的 SAH 患者在获得医疗救助前已死亡，另有三分之一的患者可以达到功能性生存[45-46]。SAH 患者死亡和致残的主要原因包括初次出血、脑血管痉挛导致的中风以及再出血。虽然早期死亡率未见显著变化，但动脉瘤性 SAH 的总体病死率随着时间的推移有所下降。大多数研究报告的病死率介于 40% 至 50% 之间[47]。根据改良 Rankin 量表（modified Rankin Scale）的预测，约 40% 至 50% 的幸存者在 SAH 后具有良好的神经系统预后[47]。初次出血的严重程度是决定 SAH 预后的最重要因素。

当动脉瘤破裂时，大出血可导致颅内压（ICP）升高至动脉舒张压值，从而显著减少脑血流量。如果这种情况持续存在，可能引发急性血管痉挛，并导致血管周围星形胶质细胞、神经细胞和毛细血管内皮的肿胀。SAH 发生后，下丘脑后部的损伤可能刺激肾上腺髓质和交感神经心脏传出神经释放去甲肾上腺素。这一过程可能导致心内膜下缺血（如神经源性心肌抑制或应激性心肌病）、心律失常和肺水肿。

对于初次出血后的幸存者，治疗的重点是尽早通过外科手术或神经介入手术（如弹簧圈栓塞术）控制动脉瘤。大约 10% 至 23% 的未夹闭动脉瘤在前两周内会再次出血，其中约 6% 发生在初次出血后的 24 小时内，再出血的死亡率超过 50%[48]。早期动脉瘤栓塞显著降低了这种并发症的风险，建议在动脉瘤破裂后 72 小时内进行动脉瘤夹闭，高危病例则可能需要更早处理。

随着手术技术的进步，由脑血管痉挛和迟发性脑缺血（DCI）、脑水肿、脑积水、发热和电解质紊乱等引起的迟发性神经功能恶化（DND）已成为 SAH 患者死亡和致残的主要原因。此外，患者还可能出现与 SAH 及其并发症相关的多种医疗问题。

高达 60% 的 SAH 患者在血管造影术中发现有脑血管痉挛,这与蛛网膜下腔出血量和位置有关。随后的脑血流减少最终可能导致 DCI 的发生,约三分之一的 SAH 患者会出现这种情况。一项系统性回顾文献发现,发生血管痉挛的患者总体死亡率为 31%(未发生血管痉挛患者为 17%),永久性残疾的发生率为 35%,而具有良好转归的仅占 34%[49]。DCI 通常在动脉瘤破裂后第 3 天开始表现为意识改变和 / 或短暂性局灶性神经缺陷,在第 7 至 10 天达到高峰,并在第 10 至 14 天内消退。如果血管痉挛非常严重,可能会导致脑梗死和神经功能的持久损害,进而造成严重的长期残疾。

经颅多普勒超声(TCD)可用于识别和量化脑血管痉挛,其原理是血管直径缩小导致血流速度增加。随时间推移,血流速度的变化可能比绝对速度更可靠地预测症状性血管痉挛。血流速度大于 200cm/s 通常与脑梗死的高风险相关,然而,TCD 测得的速度与血管造影结果之间的相关性较差,尤其是在后循环区域。

对于伴有脑血管痉挛的 SAH 患者,口服尼莫地平(每 4 小时 60 毫克,持续 21 天)是改善神经系统预后(如减少脑梗死和神经功能障碍)及降低死亡率的有效治疗方法[50]。虽然血管造影研究未显示尼莫地平组与安慰剂组在血管痉挛发生率上存在差异,但其疗效可能与减少细胞内游离钙和改善微血管侧支血流有关。目前的临床试验尚未证明其他药物在预防或治疗脑血管痉挛方面具有明确的效果。尽管早期研究表明他汀类药物可能对预防脑血管痉挛和延迟性脑缺血(DCI)有保护作用,但后续随机试验未能证实这一结果[51]。

增加血容量、升高血压和血液稀释(即 3H 疗法)是预防和治疗 SAH 引起的脑血管痉挛的一种传统方法,尽管缺乏强有力的证据支持其有效性,尤其是在预防性使用方面[52]。3H 疗法源于对 SAH 后低血容量与不良预后之间关系的观察,以及脑血流调节障碍和贫血对脑血流的流变学效应的考虑。然而,目前的专家共识建议对该策略进行修改,主张维持正常血容量,避免故意稀释血液,并对疑似 DCI 患者进行逐步升高血压的控制性试验[53]。此外,如果使用尼莫地平导致低血压,建议停用尼莫地平。应密切监测血流动力学治疗引发的心肺并发症。

如果在缺血症状早期进行神经介入指导下的球囊血管成形术,可逆转或改善血管痉挛引起的神经功能障碍。尽管一些观察性数据表明,血管成形术可以改善患者的长期预后,但这些发现尚未在随机对照试验中得到证实。血管成形术的风险包括内膜夹层、血管破裂、脑缺血和脑梗死。

脑积水是 SAH 后引起神经功能障碍的另一重要原因,幸存患者中脑积水的发生率高达 25%。脑室内出血可能会阻碍脑脊液的引流和吸收。脑室引流通常可以成功缓解因脑积水引起的神经症状,但部分患者可能需要接受永久性脑室 - 腹腔分流术。大约 13% 的 SAH 患者会发生癫痫发作,尤其是在神经功能障碍严重的患者中,因此可考虑进行预防性抗癫痫治疗[53]。

此外,SAH 后 10% 至 34% 的患者在出血后数天内会出现低钠血症。其原因主要包括:(1)抗利尿激素分泌失调综合征(SIADH),其特点是正常或轻度增高的血容量和自由水潴留;(2)脑性耗盐综合症,伴随钠和水的消耗。尽管难以区分这两种情况,但区分它们对于治疗方案的选择至关重要。SIADH 需要限制自由水的摄入,而脑性耗盐综合症则应通过补液和补钠来治疗。因此,评估血管内容量状态是决定 SAH 相关低钠血症治疗策略的关键。尿液电解质分析可能无法明确鉴别这两种情况,因为它们均会导致尿钠增高,尤其是在静脉输注盐水的情况下。

其他常见的 SAH 并发症包括肺炎、神经源性肺水肿、急性肺损伤(ALI)、应激性心肌病、脓毒症和静脉血栓栓塞(VTE)。发热是 SAH 后非常常见的现象,并与预后不良相关。虽然发热常由非感染性因素引起,但仍需仔细排查感染源。在 DCI 危险期内,特别是对高危患者,建议积极降温[53]。

急性缺血性脑卒中

尽管过去几十年脑卒中的发病率有所下降,但每年仍有近 80 万人发生脑卒中。截至 2013 年,脑卒中已成为美国第五大死亡原因[54]。约 90% 的脑卒中与动脉粥样硬化、血栓形成、心源性栓塞或低血压等缺血机制有关。其他常见病因包括脑出血和 SAH。对于没有明显危险因素的年轻患者,应考虑颈动脉夹层、高凝状态或感染性心内膜炎等罕见原因。短暂性脑缺血发作可能在脑卒中之前发生,需视为重要的警示信号。脑卒中的预后取决于病变的大小和位置,而昏迷持续时间似乎是急性缺血性脑卒中患者预后和治疗成功的最重要预测指标。

通过全身溶栓快速溶解脑血栓并恢复脑循环，可以减轻血栓性脑卒中患者的损伤程度，并改善预后。美国心脏协会/美国卒中协会（AHA/ASA）指南推荐，对于急性缺血性脑卒中的患者，应在发病 3 小时内（除非有禁忌症）进行静脉注射阿替普酶的全身溶栓治疗，部分患者甚至可以在发病 4.5 小时后接受溶栓治疗[55]。

越来越多的证据表明，除了全身溶栓治疗外，介入取栓术也能为部分缺血性脑卒中患者带来额外的治疗益处。因此，AHA/ASA 指南建议，对于在发病 4.5 小时内已接受静脉阿替普酶治疗的患者，如果存在颈内动脉或大脑中动脉（MCA）闭塞的证据，应在发病 6 小时内进行介入取栓术[56]。

在急性脑卒中 48 小时内，使用普通肝素或低分子肝素未显示能够预防脑卒中进展或减少复发率，因此不推荐使用。一般情况下，肝素仅被推荐用于疑似心源性栓塞患者的早期二级预防。阿司匹林 325 毫克已被证明可以降低早期复发性缺血性卒中的风险，因此建议大多数患者在卒中发生后 24 至 48 小时内使用阿司匹林，但这也可能增加出血性卒中的风险。抗凝血药（如低分子肝素）可减少急性脑卒中患者发生深静脉血栓（DVT）的风险，但抗血小板药物对此无效。目前尚不清楚它们是否也能降低肺栓塞（PE）的发生率。

大多数急性缺血性脑卒中患者伴有严重高血压。从理论上讲，脑卒中后可以采取"允许性高血压"的策略，因为降低脑灌注压（CPP）可能危及缺血区域周围的可存活脑组织（缺血半暗带），尽管这一建议缺乏高水平证据支持。然而，由于严重高血压会增加脑出血的风险，血压超过 220/120mmHg 时应进行控制；在阿替普酶给药后，血压应维持在相对较低水平（＞185/110mmHg）。如果脑卒中伴随脑水肿导致颅内压（ICP）升高，那么治疗原则应与创伤性脑损伤（TBI）导致的 ICP 升高相同。细胞毒性脑水肿通常发生在急性缺血性脑卒中后 24 至 96 小时，脱水是降低 ICP 的主要方法，有些情况下患者可能需要进行患侧去骨瓣减压手术。类固醇对缺血性卒中的治疗无益，尽管有人提倡使用治疗性低体温疗法，但在卒中治疗中尚无足够证据推荐该方法。与 SAH 类似，发热与缺血性脑卒中的不良预后相关，因此建议严密监测和控制体温。高血糖也与缺血性脑卒中的预后不良有关，建议监测并将血糖维持在 140 至 180mg/dl 范围内[55]。

由大脑中动脉（MCA）梗死引起的脑水肿、ICP 升高和脑疝（恶性 MCA 综合征）通常是致命的。随机试验表明，患侧去骨瓣减压手术可提高此类患者的生存率[57]，但也可能增加残疾的发生率，尤其是在年龄超过 60 岁的患者中[57-58]。类似地，小脑梗死可能因局部水肿导致致命的脑干受压。一系列病例研究表明，在这种情况下，枕下开颅术可挽救生命，并使患者恢复到功能可接受的状态[55, 59]。

缺氧性脑损伤

无论是在院内还是院外，心脏停搏都是引发缺氧性脑损伤的主要原因。心脏停搏后即使成功复苏，患者的院内死亡率仍然高达 50% 至 90%，而幸存者中大多数会遭受脑损伤，且通常伴有显著的长期残疾。缺氧性脑损伤的病理生理机制复杂多样，包括兴奋性神经递质释放、细胞内钙积聚和氧自由基生成等因素。遗憾的是，针对这些机制的药物治疗，如巴比妥类、苯二氮䓬类、皮质类固醇、钙通道阻滞剂和自由基清除剂等，都未能显著改善缺氧性脑损伤的预后。

2002 年的两项小规模单中心随机试验发现，治疗性低体温可以改善心脏骤停后幸存者的预后。基于这些发现，轻度治疗性低体温（目标体温 33℃）被广泛应用于因室颤或心动过速引起心脏骤停并成功复苏但仍处于无意识状态的患者中[60]。然而，2013 年发布的一项更大规模的多中心随机对照试验发现，将目标温度设定为 33℃ 与设定为 36℃ 相比，并未显著改善患者的预后[61]。因此，不再推荐将治疗性低温作为心脏骤停的常规治疗。严格将体温控制在 36℃ 也会产生相似效果。

重症监护的心血管与血流动力学

休克的分类

ICU 中最常见且最紧急的情况之一是休克。休克是一种病理状态，其特征是组织氧输送无法满足氧需求，通常伴有循环不稳定和严重的全身性低血压。根据导致循环衰竭的主要原因，休克可分为不同类型。

分布性休克（有时也称为血管扩张性休克）主要由于全身血管阻力（SVR）降低，通常伴随心输出量（CO）增加，常见于脓毒症、过敏反应或脊髓损伤。心源性休克则由左心衰竭或右心衰竭（或两者兼有）引起，表现为心输出量下降和 SVR 增加。低血容量性休克也通常伴有 CO 下降和外周阻力增加，最常见的原因是出血。梗阻性休克，顾名思义，是由于前向血流受阻而引起的，常见于张力性气胸、心脏压塞或肺栓塞。

ICU 中最常见的休克类型取决于 ICU 的性质，但最常见的类型通常包括感染性休克、心源性休克和低血容量性休克。尽管对休克的广泛研究和积极治疗，休克的死亡率依然很高。大约 35% 至 40% 的患者在感染性休克发生后 28 天内死亡，而心源性休克的病死率高达 70% 至 80%。低血容量性休克的死亡率变化较大，取决于其病因以及能否及时识别和治疗。

近年来，感染性休克的死亡率可能有所改善，这一观点可以从以下事实得到验证：在 2001 年至 2014 年间，脓毒症试验中对照组的死亡率从 46% 下降至约 20%。然而，这一改善可能部分归因于试验筛查范围的扩大，导致纳入的患者病情相对较轻。

下文将详细探讨心源性休克和感染性休克，而低血容量性休克和梗阻性休克的病因及治疗将在第 39 章和第 53 章中讨论。

心源性休克

心源性休克的主要特征是心脏泵功能的原发性衰竭，其原因可能包括广泛的心肌梗死（MI）、非缺血性心肌病、心律失常或机械并发症（如二尖瓣关闭不全、室间隔缺损）。这种病理生理状态的特征包括心肌收缩力下降，通常伴随心腔扩张和静脉淤血。鉴别心源性休克的具体病因至关重要，因为治疗策略会因其基础机制的不同而有所差异。例如，在非缺血性失代偿性心力衰竭中，β 受体阻滞剂的应用日益重要[66]，并且通常需要利尿剂；而在急性缺血性 ST 段抬高型心肌梗死（STEMI）中，β 受体阻滞剂的使用至关重要，但急性利尿剂的作用较小。

对于所有心力衰竭患者，应进行 12 导联心电图（ECG）检查、血清肌钙蛋白、B 型脑钠肽水平检测和超声心动图检查，这有助于区分心力衰竭的不同病因[67]。

心脏泵功能衰竭的发生与两种代偿机制有关：一是全身血管反射性收缩，导致左心室（LV）负荷增加和心肌氧耗增高；二是血容量向心脏和肺部重新分配。

多项研究表明，急性 MI 并发 LV 衰竭的严重程度与心肌坏死范围直接相关。因此，治疗时应尽量减少心肌氧耗，并增加缺血心肌的氧供。然而，许多纠正低血压的方法会增加心肌氧耗（例如，前负荷增加、正性肌力药物和血管加压药，这些将在稍后讨论）。在没有低血压的患者中，使用硝酸甘油或硝普钠等血管舒张药可减少心肌氧耗，通过降低 LV 后负荷来改善心室射血，还可通过降低静脉张力将血液从肺部转移至周围循环。尽管重组脑钠肽（奈西立肽）和多巴胺受体激动剂（如非诺多泮）有类似效果，但由于在大型随机试验中结果不一致，因此不推荐常规使用[68-69]。当药物干预不足以恢复血流动力学稳定时，可考虑使用机械支持措施，如主动脉内球囊反搏（IABP）和心室辅助装置（VAD），以减轻心室负荷（见第 39 章）。

对于 MI 患者，可以通过全身溶栓或更为理想的经皮冠状动脉介入治疗（PCI）来实现冠状动脉再灌注。根据美国心脏协会/美国心脏病学会的指南，具备条件的医院应在 90 分钟内为 STEMI 患者进行 PCI，而无法进行 PCI 的医院应在 30 分钟内实施溶栓治疗，或尽快将患者转运至有条件进行 PCI 的医院[70]。指南明确指出，在 PCI 和溶栓疗法都可行的情况下，PCI 优于溶栓疗法。尽管在急性 STEMI 患者中存在缺血和心源性休克的情况下，PCI 联合使用主动脉内球囊反搏并未显著减少梗死面积[71]或降低死亡率[72]，但在急性缺血性心源性休克患者中使用 LV 辅助装置的数据有限，这些装置可能为休克患者提供有效治疗，直至其康复或接受移植[73]。

与特定瓣膜异常相关的心力衰竭治疗将在第 39 章中讨论。

感染性休克

感染性休克是一种分布性休克，由感染和系统性炎症反应的激活引发。其典型表现包括心输出量（CO）增加、全身血管阻力（SVR）降低、低血压以及由局部血流重新分布导致的组织低灌注。除了感染性休克，分布性休克的其他非感染性原因还包括：急性脊髓损伤、胰腺炎、烧伤、暴发性肝衰竭、多发性创伤、中毒性休克综合征、过敏反应和类过敏反应，以及药物或毒物反应（如昆虫叮咬、输血反应和重金属中毒）。

感染性休克是最常见的休克类型，约占所有 ICU 休克患者的三分之二[74]。严重脓毒症和感染性休克至少占 ICU 患者的 10%。感染性休克在幼儿和老年人中更为常见，男性发病率高于女性，黑人发病率高于白人[75]。

在全身感染的患者中，根据机体的生理反应，可将病情发展分为脓毒症、严重脓毒症和感染性休克等阶段（表57-3）。

表57-3　脓毒症和脓毒症休克的定义

脓毒症：宿主对感染的反应失调引起威胁生命的器官功能障碍

感染相关器官衰竭评分（SOFA）急增≥2分

完整的SOFA评分包括：PAO_2、FIO_2、胆红素、尿或血清肌酐、低血压、血小板计数和格拉斯哥昏迷评分（GCS）214

在不知道先前是否存在器官功能障碍的患者中，可以假设基线SOFA为零

脓毒症性休克：尽管液体复苏充分，但需要持续给予加压素以维持MAP＞65mmHg和血清乳酸＞2mmol/L

其他提示可能感染的表现

核心温度＜36℃或＞38℃

心动过速＞90次/min

自主呼吸＞22次/min

低血压：收缩压＜100mmHg

精神状态改变

高血糖：在没有糖尿病的情况下，血糖＞140mg/dl

血清C反应蛋白高出正常两个标准偏差以上

凝血病：INR＞1.5

多器官功能障碍综合征：急性损伤患者出现多个器官功能改变以至于在无干预的情况下不能维持内环境稳定

INR，国际标准化比值。

经许可改编自Dellinger RP，Levy MM，Rhodes A，et al. Surviving sepsis campaign: international guidelines for management of severe sepsis and septic shock. Crit Care Med. 2013；41：580-637.

感染性休克的发病机制始于病原体上的特异性配体与固有免疫系统细胞上的特异性受体（如Toll样受体和核苷酸结合寡聚化结构域样受体等）的结合。这一结合触发了免疫介质的释放，进而引发一系列连锁反应，导致基因表达改变、T细胞分化、补体系统激活、促凝机制启动，以及其他免疫调节细胞因子的产生和释放。这些过程最终导致了感染性休克的典型表现，如微血栓形成、内皮功能障碍、毛细血管渗漏、血管扩张、有效血容量减少、低灌注和器官衰竭[75-76]。

尽管计算出的心输出量（CO）通常增加，超声心动图也显示感染性休克早期存在左心室（LV）功能亢进，但这可能是继发于全身血管阻力（SVR）的下降，而SVR的降低正是感染性休克的标志性特征。实际上，许多感染性休克患者的LV收缩功

能已经较为低下，而心脏收缩力的进一步下降，再加上相对较低的血容量，可能会导致组织氧供的减少。即使CO和氧供正常或接近正常，在脓毒症期间代谢需求往往增加，而组织对氧的提取和利用能力可能受损。因此，即使氧供充足，也可能出现代谢性酸中毒[77]。这种细胞内氧摄取能力的下降，可能不仅仅是由于低灌注引起的，还可能由毒素和/或介质对细胞的直接损伤或血流分布不均所致。低灌注对器官功能的影响取决于个体对缺氧的敏感性。尽管脓毒症相关的乳酸酸中毒通常归因于低灌注，但中间代谢的变化也可能在灌注正常或组织氧分压正常的情况下导致乳酸生成增加。

感染性休克的治疗原则包括早期抗菌治疗和控制感染源，通过增加循环血容量、每搏输出量和/或携氧能力来恢复器官灌注，并积极处理脓毒症、器官功能衰竭和重症监护中的相关并发症（如感染、急性肾损伤和静脉血栓栓塞）。《拯救脓毒症运动》指南（总结见表57-4）对这些治疗措施的证据进行了全面回顾，并对其应用进行了详细的研究和探讨[78]。

尽管系统性临床试验对积极筛查方案和复苏原则的结论尚未达成一致[62-65]，并且在集束化治疗的实施中也存在执行不力的问题，这些方法仍然在临床中得到了广泛应用[79-81]。然而，由于早期、有步骤的积极关注、治疗和监测策略具有显著的表面效度，这些方法在一段时间内仍将继续作为临床治疗的标准。

休克状态的监测与复苏

对休克或有休克风险的患者进行监测的主要目标，是识别和评估血流动力学不稳定性和组织氧输送不足，以便及时采取干预措施来纠正这些异常。用于监测休克患者的有创监测设备通常分为两大类：一类用于评估血流动力学参数并测量心输出量（CO），另一类则用于评估患者的代谢需求是否得到了充分满足。

血流动力学监测

充足的循环血容量是确保足够心搏量和氧输送的关键，但评估血容量却极为复杂。尽管平均动脉压（MAP）和中心静脉压（CVP）等血管内压力指标具有高度的直观性、历史悠久且易于测量和理解的优点，但它们在评估血容量方面存在明显的局限性。临床医生常常难以将MAP维持在目标值[82]，而且目前缺乏高质量证据表明维持MAP可

表 57-4　严重脓毒症和感染性休克的治疗

- 脓毒症发病的 6h 内即开始早期目标导向复苏
- 在开始应用抗生素之前留取血培养，以明确病原体；尽早进行影像学检查以确定感染部位
- 在诊断 1h 内开始经验性应用广谱抗生素，一旦明确病原体再调整用药
- 控制感染源
- 初始液体复苏时使用晶体液，当需要输注大量晶体液时可考虑加入白蛋白
- 避免使用羟乙基淀粉
- 初始液体复苏量至少 30ml/kg，如果动态或静态指标判断血流动力学得到改善，可继续行液体疗法
- 将去甲肾上腺素作为首选的血管收缩药，使目标 MAP≥65mmHg
- 需要更多血管收缩药才能维持足够血压时，加用肾上腺素
- 作为儿茶酚胺的辅助药物，可以按固定速率增加血管加压素，但不应单用
- 只有高度选择的病例，才推荐使用多巴胺；通常应避免使用多巴胺
- 充分液体复苏后心输出量仍低的患者，考虑使用多巴酚丁胺
- 不推荐氧输送目标超出正常范围
- 仅当感染性休克患者对输液和血管收缩药的反应性差时，考虑使用应激剂量的类固醇皮质激素
- 若无组织低灌注、冠心病或急性出血时，将血红蛋白的目标值维持在 70～90g/L
- 恰当使用新鲜冰冻血浆和血小板
- 对于 ALI 患者，使用小潮气量，限制吸气平台压和至少应用最低限度的 PEEP
- 抬高床头、半卧位，除非有禁忌
- ALI 患者避免常规使用肺动脉导管
- 对于没有休克的 ALI 患者采用保守液体策略
- 使用通气撤机方案和镇静/镇痛，若连续输注镇静药则应评估每日的唤醒试验
- 避免使用神经肌肉阻滞药
- 不推荐在 pH＞7.15 时使用碳酸氢盐纠酸
- 应考虑生命支持措施的限制

MAP，平均动脉压；ALI，急性肺损伤；PEEP，呼气末正压。

经许可改编自 Dellinger RP, Levy MM, Rhodes A, et al. Surviving sepsis campaign: international guidelines for management of severe sepsis and septic shock. Crit Care Med. 2013; 41: 580-637.

以改善预后[83-84]。由于各种 MAP 测量方法之间的相关性较差[84]，将 MAP 作为血流动力学监测的替代指标的合理性也受到质疑[85]。同样，CVP 在预测患者心搏量对液体输注反应方面也表现不佳[86-88]。尽管肺动脉导管（PAC）在理论上具有一定的实用性（详细信息见第 26 章），但几乎没有数据表明使用 PAC 能够降低死亡率或改善其他重要临床结局。PAC 在急性呼吸窘迫综合征（ARDS）、充血性心力衰竭、感染性休克和高危外科患者中的应用研究表明，PAC 的使用未能显示出显著优势，导致其应用显著减少。

超声心动图

经胸超声心动图（TTE）和经食管超声心动图（TEE）都能够提供关于心室功能动态、瓣膜和心包解剖结构以及心内压力的准确诊断信息。虽然 TEE 长期在手术室中使用，并且在第 27 章和附录 7 中有详细讨论，但随着设备体积缩小和成本下降，TTE 在 ICU 中的应用也日益广泛。聚焦心脏超声的主要限制在于其无法提供连续监测，并且需要高水平的培训和经验。然而，多项研究表明，通过适当的培训，ICU 专科医生也可以准确且快速地进行聚焦心脏超声检查。一项研究中，ICU 专科医生在接受了 2 小时的理论培训和 4 小时的床旁心脏超声实操培训后，能够准确识别心室功能障碍，且准确率超过 80%（以专业超声医师提供并由心脏病医生解读的正式 TTE 为金标准）[91]。此外，超声，尤其是心脏超声的使用，常常能够发现问题并改变临床决策。随着设备的普及以及其他无创检查手段在解决相关临床问题上的局限性，未来聚焦心脏超声在重症患者管理中的作用可能会进一步扩大。关于 TTE 和 TEE 的具体应用，可参见附录 7 中的详细讨论。

动态呼吸指数

正压通气（PPV）对正常人和重症患者的心搏量具有可预测的影响，因为它减少了静脉回流并增加了右心室后负荷。在 PPV 期间，由于静脉回流减少，右心室的每搏输出量也随之降低，进而导致呼气阶段左心室舒张末期容积减少。因此，左心室每搏输出量会随着通气的进行出现周期性变化，收缩压和脉压也会发生相应的波动。这些效应在处于 Frank-Starling 曲线陡峭部分的患者中更为明显。根据定义，增加患者的左心室舒张末期容积（例如通过液体推注）会显著提高每搏输出量。

通过利用心搏量随呼吸周期变化与 Frank-Starling 曲线位置的关系，可以推测患者对液体输注的反应性。目前，已确定了一些可以近似衡量这些心搏量变化的指标，包括收缩压变异（SPV）和脉压变异（PPV），这些指标都是基于动脉波形分析得出的。不同设备中提示异常变异度的阈值有

所不同,但通常在 10% 至 15% 范围内。变异度越高,心搏量随呼吸的变化越大,最终通过输液增加患者心搏量的可能性也越大。与 CVP 等静态指标相比,收缩压和脉压变异在预测包括脓毒性休克和 ARDS 等各种重症患者及心脏手术后患者的液体反应性方面更具优势[86-88, 92-93]。

需要注意的是,这些指标的使用仅在气管插管并接受 PPV 的患者中得到了验证。自主呼吸或无创通气引发的一系列不同的血流动力学效应与容积反应性的关系仍在研究中[94]。此外,大部分数据是基于潮气量至少为 8ml/kg 的患者,而这一数值已接近 ARDS 患者可接受范围的上限。患者还需要具有窦性心律,因为房颤和频繁异位心律会改变动脉波形的振幅变异度,这种改变不依赖于呼吸相的变化,从而夸大了变异度。最后,由于变异度分析要求患者与机械通气同步,因此通常需对患者进行深度镇静或麻醉。这些局限性限制了研究结果在 ICU 中的广泛应用,因为 ICU 中普遍采用更为保守的镇静和潮气量策略。动态呼吸指数的另一个重要缺点是它无法预测胸腔开放患者的液体反应性[95],尤其是在复杂心脏手术后的患者[96]。

微创性心输出量监测

过去十年中,许多微创(相对于 PAC)心排出量(CO)监测仪器相继问世。其中一些利用全身动脉脉搏轮廓进行分析,另一些则采用经食道多普勒或生物电阻抗技术。

脉搏轮廓分析(PCA)通过整合动脉波形曲线下的面积来估算心搏量。部分商业化设备通过外周静脉注射锂(LiDCO,[Lidco Ltd.,伦敦,英国])或通过中心静脉导管注射盐水(热稀释法,PiCCO[Pulsion,Feldkirchen,德国])进行初始校准,随后利用 PCA 计算 CO 的变化。这些方法在多种临床条件下与通过 PAC 采集的热稀释 CO 数据表现出良好的相关性,且具有连续测量、无需留置 PAC 的优点[97-100]。PiCCO 设备还可以通过经肺热稀释法测量胸内血容量,这比静态 CVP 测量能更准确地反映前负荷。虽然这些技术在危重症患者中的应用仍需进一步验证,但 PCA 的使用可能减少了对 PAC 的依赖,尤其是当与中心静脉氧饱和度(ScvO$_2$)联合使用时,PCA 还可以作为评估氧供与氧耗平衡的指标。

第三种 PCA 设备是 FloTrac/Vigileo(Edwards Lifesciences,Irvine,CA),它将呼吸相变化纳入心搏量的计算中,与前两种 PCA 设备不同的是,该设备不需要进行稀释校准。针对高风险手术患者的随机试验普遍显示,其可减少并发症并改善替代指标(如住院时间)[101-102],但仍存在争议[103],且缺乏针对 ICU 患者的高质量数据。

经食道多普勒超声利用小型食道探头持续监测降主动脉血流速度,再结合主动脉横截面积,可以计算出 CO。与前述 PCA 设备类似,经食道多普勒超声与 PAC 等传统心排出量测量方法具有良好的相关性,但尚未确定其能否改善 ICU 患者的临床预后[104]。该技术的缺点包括:若探头位置不准确,可能影响测量的准确性;探头易移位;该技术无法直接测量升主动脉的输出或主动脉横截面积,而是使用列线图来确定主动脉横截面积。

基于生物电阻抗原理的设备可能是创伤最小的 CO 监测仪。这些设备通过分析搏动性血流随时间变化对电流吸收的差异来估算心搏量。NICOM(Cheetah Medical,Newton Center,MA)仅需 4 个体表电极即可完成测量,具有易于放置、并发症风险低的优点。尽管设备简单易用且无创,但经 NICOM 测得的 CO 似乎与 PAC[106-107]或经食道多普勒超声[108]方法测得的数值相关性不佳,并且使用该设备作为充分液体复苏策略的一部分时,并未能改善相关的临床结局[109]。

代谢监测

尽管维持足够的循环灌注对于复苏至关重要,但在血流动力学表现看似平稳的患者中,仍可能存在隐匿性低灌注[110]。一旦达到基本的循环目标,就应通过监测乳酸清除率和静脉血氧饱和度来识别和治疗潜在的细胞低灌注,进而实现代谢目标。

作为无氧代谢的副产物,乳酸是细胞缺氧的一个重要指标。当乳酸水平下降时,通常意味着灌注状况有所改善,并且器官功能可能因此得到恢复。近年来,乳酸清除率作为复苏目标在脓毒症和未分化休克患者中得到了广泛研究[111]。两项研究将患者随机分配至与 Rivers 早期针对严重脓毒症的目标导向治疗(EGDT)极为相似的复苏方案,结果显示,根据乳酸清除率进行治疗的患者,其疗效与基于传统 EGDT 治疗的患者相当,甚至更好。尽管乳酸水平与组织灌注不足之间的关系可能不如某些直接的生理指标那样明确[77],但这些研究结果表明,乳酸清除率是发现和解决低灌注问题的一种有效监测策略。

静脉血氧饱和度（SvO$_2$）或中心静脉血氧饱和度（ScvO$_2$）可以评估体循环的氧合情况，从而推测氧的摄取率，进一步判断氧供是否充足。这种方法需要使用PAC，而置入PAC不仅需要一定的技术，还伴随相关的风险。SvO$_2$和ScvO$_2$反映了氧供（DO$_2$）与氧耗（VO$_2$）之间的关系。与SvO$_2$相比，ScvO$_2$是一种创伤较小且成本较低的替代方法。在危重症患者中，ScvO$_2$通常比SvO$_2$高约5mmHg，但在血流动力学波动时，两者的相关性更好[113]。由于ScvO$_2$接近SvO$_2$的真实值，因此两者的趋势非常相似[114]，尽管这一点尚存争议[115-116]。自从在EGDT中使用静脉血氧监测治疗脓毒症的研究结果发表后，这种方法引起了广泛关注[62]。

ScvO$_2$水平与脓毒症的高病死率相关。无论是在治疗开始时还是在治疗后，ScvO$_2$水平显著降低都表明氧利用发生了变化，从而导致病死率增加[117-118]。然而，静脉血氧饱和度对临床结局的影响是复杂的。一项针对脓毒症集束化治疗的回顾性分析表明，ScvO$_2$超过70%是降低病死率的独立相关因素[79]，但一项更大规模的类似分析未发现ScvO$_2$与病死率之间存在这种正相关性[80]。此外，最近进行的三项精心设计的研究试图复制Rivers最初的试验结果，但发现EGDT所带来的益处微乎其微，而这些试验的核心都是ScvO$_2$的评估[63-65]。

需要强调的是，任何单一的监测技术都可能受到偏差、禁忌症和误差的影响。考虑到血流动力学和代谢评估的复杂性和高风险性，最明智的做法是全面了解各种监测技术的优缺点，并根据特定患者的情况选择最合适的技术。在解读监测数据时，务必将其置于患者的病史、体格检查和不断变化的临床状况的综合背景下进行评估。

急性呼吸衰竭

急性呼吸衰竭的特征是肺部换气障碍或呼吸做功与呼吸肌能力之间的不平衡，通常伴有低氧血症和/或高碳酸血症。然而，在某些情况下，呼吸衰竭可能由"非呼吸"问题引起（例如因昏迷导致无法保护气道）。急性呼吸衰竭在临床上非常常见。根据ICU的类型，大多数患者在特定阶段可能需要机械通气，几乎所有危重症患者在ICU住院期间的某个阶段都可能依赖机械通气。急性呼吸衰竭的治疗主要是支持性的，通常需要吸氧，有时需要有创或无创机械通气。当引发急性呼吸衰竭的原发疾病得到充分治疗后，呼吸衰竭往往会自行缓解。以下将讨论机械通气的基本原理，以及应对一些复杂类型的呼吸衰竭的潜在治疗方法。

机械通气原理

ICU中的机械通气通过对气道施加正压来实现。最简单的方法是设置预定的潮气量（容量控制）或吸气压力（压力控制）和呼吸频率，以提供最低的分钟通气量。患者在超出此预设每分通气量之外进行的任何呼吸，要么由呼吸机支持[持续指令通气（CMV）]，要么不被支持[间歇指令通气（IMV）]。然而，随着ICU呼吸机功能的不断发展，它们能够提供高流量的吸气，并通过微处理器同时监测和响应呼吸回路的多个参数。因此，如今的通气模式包括压力支持通气、压力控制通气、容量控制通气、压力调节的容量控制通气、高频通气、成比例辅助通气、气道压力释放通气、同步间歇指令通气等。尽管机械通气模式在不同地区、不同医院和不同医生之间差异较大，但几乎没有证据表明某一特定通气模式对主要预后指标有显著影响，目前的模式选择主要依赖于临床医生的个人偏好。因此，本节将不深入探讨具体的通气模式。

传统上，机械正压通气（PPV）一直被视为一种支持性治疗，通常在患者的呼吸衰竭诱因得到改善后才停止使用，以使患者恢复自主呼吸。然而，研究表明在某些情况下机械通气可能会带来危害。ICU患者通常使用的潮气量为10~15ml/kg，但这种"超生理"潮气量（正常静息状态下，潮气量为5~7ml/kg）的使用源于观察到在手术室中使用较小潮气量会导致麻醉患者发生肺不张和低氧血症。然而，大潮气量可能导致心血管功能受损、气压伤、呼吸机引起的肺损伤（VILI）或呼吸机相关性肺损伤（VALI），以及更高的死亡率，后文将对此进行讨论。

PPV会导致胸腔内压增加，减少静脉回流，进而导致心输出量和血压下降。此外，PPV还可能导致肺泡过度膨胀和破裂，表现为气胸、纵隔气肿和皮下气肿（即气压伤）。这些问题在阻塞性肺疾病患者（如哮喘和慢性阻塞性肺疾病[COPD]）中更为常见。对于这些患者来说，呼气流量受限会导致气体滞留和内源性呼气末正压（即"内源性PEEP"）的形成。气体滞留不仅增加了肺泡过度膨胀的风险,还提高了发生气压伤的可能性,而内源性 PEEP 则会显著增加胸腔内压,从而抑制心血管功能。内源性 PEEP 只能通过在呼气期间长时间暂停呼吸(呼气暂停)并关闭吸气和呼气通气阀门来测量;因此,如果不主动检测,内源性 PEEP 可能会被忽视。内源性 PEEP 还可以通过观察在下一个呼吸开始之前,呼气流量未能回到零来检测。

气体滞留和内源性 PEEP 的发展会增加阻塞性肺疾病患者的发病率和死亡率。因此,这些患者的机械通气策略应侧重于延长呼气时间,使用低潮气量(6~8ml/kg 或更低)和低呼吸频率(8~12 次/min),以限制分钟通气量,并减少每个呼吸周期的吸气时间。尽管低分钟通气量通常会导致高碳酸血症和呼吸性酸中毒(即允许性高碳酸血症),但这对患者的危害似乎不大,而减轻气体滞留和内源性 PEEP 带来的益处远远超过了其产生的不利影响。为了减少吸气时间,必须增加吸气流速,这会导致气道峰压增加。然而,大部分气道峰压最终会在气管导管和大气道中消散,而随着呼气时间的延长,呼气末的静态或平台压以及平均气道压会下降。为了实现这些目标,通常需要深度镇静,罕见情况下还需要使用神经肌肉阻滞。20 世纪 80 年代和 90 年代采用这种通气策略后,急性重症哮喘和呼吸衰竭的死亡率显著降低,从高达 23% 降至 5% 以下[119]。

与气压伤不同,VILI 或 VALI 是指因肺过度膨胀(容量伤)和肺泡反复开放(肺不张伤)导致的肺微观损伤。VALI 在众多实验模型中得到了充分验证,其组织学特征与其他原因引起的急性肺损伤(ALI)相似,表现为弥漫性肺泡损伤(DAD)和微血管通透性增加[120]。此外,VALI 还与全身性炎症介质的释放有关,可能进一步导致多器官功能衰竭。临床上,具有 VALI 风险的患者主要是那些肺复张能力异常低的患者,尤其是 ARDS 患者。因此,使用低潮气量的"肺保护性"通气策略已被证明可以降低 ARDS 患者的死亡率。此外,越来越多的证据表明,使用低潮气量还可能降低危重症患者发生 ARDS 的风险[121-122]。

总之,尽管某些患者可能仍需要 10~12ml/kg 的潮气量,但在大多数情况下,初始潮气量设定为 8ml/kg 更为适宜,某些情况下甚至可降低至 4ml/kg。此外,由于肺容积与身高而非体重相关,潮气量的选择应基于预测或理想体重,而非实际体重,以避免肺过度膨胀。预测体重(PBW)可以

通过以下公式计算:男性:PBW=50+2.3(身高[英寸]−60);女性:PBW=45.5+2.3(身高[英寸]−60)。

尽管机械通气通常意味着气管插管(经喉插管或气管切开),但无创正压通气(NPPV)或持续气道正压通气(CPAP)也可以通过密封鼻罩或全脸面罩来实现。标准 ICU 呼吸机(通常设置为压力支持或压力控制模式,有或没有 PEEP),或能够提供 CPAP 或双水平气道正压(Bi-PAP)通气的专用呼吸机都可以用于 NPPV。这些专用的无创呼吸机能够产生高流量气体,在高吸气压力和低呼气压力之间切换,并能感应和响应患者的吸气努力。最初针对阻塞性睡眠呼吸暂停和慢性呼吸衰竭患者设计的家用呼吸机,现已开发出适用于 ICU 的新款呼吸机,这些新款设备集成了监测系统,能够评估提供的潮气量和呼吸模式。然而,没有证据表明不同类型的呼吸机在 NPPV 中的应用会影响患者预后,因此,医疗人员选择设备通常基于现有设备和熟悉程度。

与标准治疗相比,NPPV 能够改善多种病因引起的呼吸衰竭(包括免疫抑制患者的心源性肺水肿、COPD 和 ALI)的临床结局[123-124]。改善的结局包括避免气管插管,减少插管相关并发症(包括 VAP),并降低死亡率。然而,NPPV 并非没有风险,它可能增加某些并发症的发生率,例如心源性肺水肿患者的心肌梗死(MI)发生率增加,以及拔管后呼吸衰竭患者的死亡率增加[125-126]。因此,当患者具备清醒且合作(除外可快速逆转的高碳酸血症昏迷患者)、反流和胃内容物误吸风险低,以及呼吸衰竭快速可逆的条件时,NPPV 才是有效和安全的治疗选择。进一步的研究,包括更大规模的 NPPV 随机对照试验,能够更好地定义哪些特定患者群体将从这种治疗中受益。

对于急性低氧血症型呼吸衰竭的患者,除气管插管和机械通气外,另一种替代方法是通过高流量鼻导管(HFNC)提供氧气,即以 40~60L/min 的流速输送经过加温和加湿的高浓度氧气。这种技术不仅可提高吸入气氧浓度(FiO_2),还可以产生低水平的 PEEP,并减少呼吸做功。多项研究,包括最近进行的中等规模随机对照试验,显示相比 NPPV 和常规治疗,HFNC 对急性低氧血症型呼吸衰竭患者的治疗效果更佳[127-128]。因此,对于某些患者而言,HFNC 可能是相较于 NPPV 或气管插管更优越且可行的首选治疗策略。

从机械通气中"脱离"或"撤机"可以更恰当地

称为"解脱"通气，因为"脱离"这一术语暗示需要逐渐减少通气支持，以便使呼吸肌和患者适应这一过程。实际上，脱离机械通气的能力主要取决于呼吸衰竭的病因是否得到解决，而不是撤除呼吸机支持的技术。一项研究表明，每日进行无辅助通气（T 管试验）能够比其他渐进性方法更迅速地使患者脱离呼吸支持，尤其是在 IMV 的"撤机"过程中[129]。此外，所谓的"撤机参数"不足以预测成功脱离呼吸机支持的可能性，对常规治疗帮助不大。如果导致呼吸衰竭的病因已得到改善，且患者氧合充足、血流动力学稳定，那么使用以呼吸治疗为主导的方案进行每日无辅助呼吸能力评估时，脱离机械通气的过程将加快[130]。一旦患者能够在无辅助呼吸支持的情况下舒适地自主呼吸30 至 120 分钟，且不存在如气道异常或昏迷等其他因素，便可考虑拔除气管插管。

急性呼吸窘迫综合征

急性呼吸窘迫综合征（ARDS）是一种急性低氧血症型呼吸衰竭综合征，其病理特征是弥漫性肺泡损伤（DAD），导致肺部通透性增加和弥漫性肺水肿[131]。ARDS 可以由肺部直接损伤（如误吸或肺炎）引起，也可以由肺外因素（如脓毒症或多发性创伤）诱发。ARDS 和 DAD 的病理变化包括炎性细胞浸润、全身炎症标志物增加，病程可在数天至数周内从渗出期、纤维增生期进展至纤维化阶段。

为了更好地规范 ARDS 的定义，以便于流行病学调查和研究，1994 年欧美共识会议（American-European Consensus Conference，AECC）根据气体交换异常的严重程度提出了 ARDS 的分类标准，并将急性肺损伤（ALI）定义为 ARDS 的轻型表现[132]。2011 年，另一次多国共识会议进一步完善了 ARDS 的定义，提出了"柏林定义"，废除了"ALI"这一术语，并增加了对综合征发病时间和临床表现的更加明确的判定标准，根据气体交换的标准将 ARDS 分为三个严重程度[133]。尽管柏林定义在预测 ARDS 死亡率方面优于 AECC 定义，但其预测价值仍然有限。

ARDS 在 ICU 患者中非常常见，占所有 ICU 入院人数的 10% 至 15%[134]。脓毒症是导致 ARDS 最常见的病因（约占 30%）。尽管过去 20 年中 ARDS 相关的死亡率有所下降，但这一观察主要局限于随机对照试验，而非观察性研究[134-135]。此外，ARDS 的死亡率在不同研究人群中差异显著，例如创伤患者的 ARDS 死亡率为 10% 至 15%，而内科 ICU 患者的死亡率则高达 60%。ARDS 患者的主要死亡原因仍然是与之相关的并发症（如脓毒症和多器官功能衰竭），单纯由缺氧导致的死亡极为罕见。

临床上，ARDS 的特征包括静态胸腔（包括肺和胸壁）顺应性降低和严重的气体交换障碍，如肺内分流高或无效腔增加。这些肺力学和气体交换异常使得优化机械通气变得极具挑战性，因为在维持适当氧合和二氧化碳清除之间必须找到平衡。尽管氧合指数（PaO2/FiO2 比值）似乎无法预测死亡率，但无效腔通气的增加可以，因为它反映了肺血管损伤的程度[136]。随着疾病进展，常常会出现肺动脉高压，从而增加了血流动力学管理的复杂性。

尽管从胸片上看，ARDS 似乎表现为弥漫性改变，但通过 CT 扫描发现，肺部实变程度通常并不均匀，实变区域主要集中在肺后部，即重力依赖区，而相对正常的可复张肺容积则相对较小。这种低可复张容积的现象被称为"婴儿肺"，它对 ARDS 的通气治疗具有重要意义，稍后将对此进行详细讨论[120]。

ARDS 的治疗主要是支持性治疗，包括积极治疗原发病因、避免并发症以及合理使用机械通气。机械通气的关键是尽量减少潮气量和静态通气压力，以避免对剩余相对未受损的肺组织造成进一步损伤。一项大型随机前瞻性试验发现，与潮气量为 12ml/kg 的对照组相比，使用小潮气量（≤6ml/kg）和低静态（平台）气道压力（≤30cm H_2O）可将死亡率相对降低 22%[137]。这种方法在类似的小型试验中也得到了验证[138]，这是唯一被明确证实可降低 ARDS 患者死亡率的措施。

由于 ARDS 的特点是肺内分流高，单纯氧疗不足以纠正低氧血症。因此，必须使用 PEEP（呼气末正压）来复张萎陷的肺组织。PEEP 与 FiO_2 之间的最佳平衡仍存在争议，尚无强有力的证据支持使用"高 PEEP、低 FiO_2"还是"低 PEEP、高 FiO_2"的策略[139]。其他促进肺复张的方法包括：使用食管测压法调节 PEEP 和潮气量、肺复张手法或叹息呼吸、压力控制通气、气道压力释放通气、反比通气（延长吸气时间）、俯卧位和高频通气。在这些技术中，唯有俯卧位通气显示出了改善生存率的效果。针对 ARDS 和 ALI 患者的 7 项随机对照试验的荟萃分析及随后的一项多中心随机对照试验表明，对重症 ARDS 患者进行俯卧位通气能降低死亡率[140-141]。然而，俯卧位通气操作的复杂性可能使这一潜在的救命措施在早期阶段难以得到有效应用。一些研究比较了高频振荡通气与常规通气在治疗 ARDS 中的效果，虽然若干多中心随机对照试验支持了高频振荡通气，但最新的荟萃分析显示，高频振荡通气未能改善预后[142]。

吸入性血管扩张剂，如吸入一氧化氮（iNO）和前列腺素，通过改善通气肺泡的血流可暂时改善 ARDS 患者的氧合。然而，多项随机、前瞻性研究表明，iNO 治疗未能改善 ALI/ARDS 患者的长期预后[143,144]。前列腺素的相关研究尚未得到同样严格的验证。吸入性血管扩张剂作为"抢救"治疗可能对少数特定严重且难治性低氧血症患者有益，但其疗效尚未确定。

由于 ARDS 的特征是高通透性肺水肿，因此应避免液体过量输注。一项随机对照试验结果显示，强调利尿的保守性液体管理策略能够改善氧合情况，延长无机械通气治疗的天数，并缩短 ICU 住院天数，但与开放性液体管理策略相比，死亡率没有显著差异[145]。另一种有助于减轻 ARDS 患者肺水肿的治疗方案是同时应用白蛋白和利尿剂。该研究也证明了液体平衡和氧合情况的改善，但样本量不足以证明其对降低死亡率的显著效果。尽管一项小型研究表明，吸入 β 受体激动剂可能增强 ARDS 患者的肺水清除能力，但一项大型随机对照试验未能显示出此疗法的益处[147]。

多种疗法已被尝试用于抑制由损伤引发的炎症和增生，但效果参差不齐。在两项小型随机试验及一些病例系列和队列研究中，给予类固醇皮质激素降低了 ARDS 患者的死亡率[148-149]。一项由 ARDS 协作网发起的大型随机对照试验，将发病 7 至 28 天的 ARDS 患者随机分为甲泼尼龙组和安慰剂组[150]。尽管意向治疗分析未发现 28 天的病死率有显著差异，但在发病 7 至 14 天内接受类固醇治疗的患者似乎受益，而在超过 14 天后开始治疗的患者可能面临不利影响。此外，接受甲泼尼龙治疗的患者在第 28 天时无需呼吸机辅助和抗休克治疗的天数更多，且其氧合情况和呼吸系统顺应性得到了改善。因此，类固醇治疗对于 ARDS 患者的益处可能存在一个狭窄的时间窗，仍需进一步研究以得出更有说服力的结论。

在 ARDS 患者的治疗中，神经肌肉阻滞剂和

体外膜肺氧合（ECMO）的使用仍然存在争议。由于担心危重症肌病的发生风险增加，近年来神经肌肉阻滞剂在辅助 ARDS 患者机械通气中的应用总体有所减少。然而，一项法国多中心试验将重症 ARDS（氧合指数<150）的患者随机分为早期使用顺式阿曲库铵组和安慰剂组，对这些担忧进行了质疑[151]。与安慰剂组相比，顺式阿曲库铵治疗组的调整后死亡风险比降低，且没有出现 ICU 获得性肌无力。随后的实验数据表明，ARDS 患者使用神经肌肉阻滞的益处可能与其对烟碱受体的抗炎作用有关[152]。然而，对于常规使用神经肌肉阻滞剂治疗重症 ARDS 患者，仍需进一步研究以验证其效果。

在 2009 年流感大流行期间，ECMO 被用于治疗重症 ARDS 患者，一些观察性数据表明 ECMO 能够提高患者生存率[153]。此外，一项英国多中心试验将重症 ARDS 患者随机分配至专科转诊中心进行 ECMO 治疗或在原来医院接受常规治疗，结果显示，接受 ECMO 治疗的患者组在 6 个月时无残疾生存率更高[154]。然而，由于 ECMO 具有侵入性、成本高且需要转诊至专科中心等因素，其广泛应用仍存有疑虑。

急性肾损伤

据报道，危重症患者中急性肾损伤（Acute Kidney Injury，AKI）的发生率高达 66%[155]。2004 年，一个专家共识小组提出了一个分类标准，用于评估肾损伤的严重程度及其相关预后[156]。该标准被称为 RIFLE 标准，涵盖了肾功能不全风险、肾损伤、肾功能衰竭、肾功能丧失以及终末期肾病等不同阶段。此后，急性肾损伤网络（AKIN）小组对该标准进行了修订。最近，肾脏病改善全球预后（KDIGO）小组进一步修改并完善了这一标准（表57-5）[157-158]。

尽管 AKI 的定义在不断演变，但其发病率在过去 20 年中似乎保持相对稳定[159]。然而，需要透析治疗的 AKI 患者的院内死亡率在近 50 年来仍维持在 60% 左右[159]。这一现象令人沮丧，尤其是考虑到同期其他器官功能衰竭的死亡率有所下降。尚不清楚这一预后未改善的原因，但可能与肾衰竭的早期识别手段不够敏感，以及缺乏有效的预防和治疗措施有关。

在 ICU 中，AKI 通常由肾前性原因和肾小管

表 57-5　急性肾损伤的 KDIGO 分级标准

分期	血清肌酐标准	尿量标准	院内病死率 OR
1 期	7 天内升高超过基线 1.5 倍，或 48h 内升高超过 0.3mg/dl	＜0.5ml/（kg·h）持续 6～12h	2.5
2 期	升高超过基线 2 倍	＜0.5ml/（kg·h）持续＞12h	5.4
3 期	升高超过基线 3 倍，或升高超过 4mg/dl，或开始肾脏替代治疗	＜0.3ml/（kg·h）持续＞24h，或无尿持续＞2h	10.1

KDIGO，改善全球肾脏病预后；OR，比值比。

改编自 Kellum JA, Lameire N, Group KAGW. Diagnosis, evaluation, and management of acute kidney injury: a KDIGO summary (Part 1). Crit Care. 2013; 17: 204 and Mehta RL, Kellum JA, Shah SV, et al. Acute Kidney Injury Network: report of an initiative to improve outcomes in acute kidney injury. Crit Care. 2007; 11（2）: R31.

损伤（急性肾小管坏死）引起。其他可能的病因包括肾小球肾炎、血管炎、间质性肾炎、大血管与微血管疾病（如血栓性血小板减少性紫癜）、毒素（如非甾体抗炎药、顺铂、氨基糖苷类、放射造影剂、肌红蛋白和血红蛋白）以及尿路梗阻。对 AKI 的初步评估应侧重于识别可迅速纠正的病因，因此，需积极利用功能性血流动力学监测评估容量状态，详细询问病史和药物史以识别肾毒性药物，并进行尿液分析以排除肾小球肾炎或间质性肾炎，以及通过超声检查排除肾后性或梗阻性因素。

在早期确诊的 AKI 中，支持性治疗仍是主要原则，重点在于维持血容量、避免使用肾毒性药物、调整药物剂量以及监测电解质和酸碱状态。用于预防和治疗 AKI 的药物普遍效果不佳。目前指南不推荐使用低剂量多巴胺、重组心房利钠肽、非诺多泮、胶体溶液和利尿剂来预防和治疗 AKI[155]。对于造影剂肾病，首要措施是尽可能避免使用造影剂；如必须使用，则应选择低渗或等渗造影剂，并在注射前后通过生理盐水或碳酸氢钠溶液进行血管内扩容，同时可考虑口服（但不是静脉注射）N- 乙酰半胱氨酸[155]。

虽然血液透析（如肾脏替代疗法，RRT）通常被认为是 AKI 的一种支持性治疗，但近年来的研究开始关注 RRT 能否促进肾脏功能恢复并降低死亡率。关于 ICU 内 RRT 的研究主要集中在透析的类型、强度和剂量上；而启动 RRT 的时机也是一个重要但尚未在 ICU 中严格研究的问题。

RRT 的治疗强度由治疗频率和单位时间内溶质清除率决定。两项大型随机临床试验显示，增加 RRT 治疗强度并未改善 AKI 重症患者的预后[160-161]。然而，由于手术或更换滤器等原因导致的 RRT 治疗中断，临床中往往难以达到设定

的 RRT 强度。因此，确保最大限度地执行规定的 RRT 剂量至关重要。

连续性肾脏替代治疗（CRRT，包括连续性静脉 - 静脉血液滤过和血液透析）长期以来被视为血流动力学不稳定患者的有效治疗手段。与间歇性血液透析相比，CRRT 在低血压患者中能够有效地实现溶质清除。尽管 CRRT 在理论上具有这一优势，但包括一项大型多中心随机对照试验在内的多项研究发现，与间歇性血液透析相比，CRRT 并未显著改善患者的生存率[162]。因此，这两种技术目前被认为是等效的。

危重症医学的内分泌问题

危重症患者的血糖管理

高血糖在重症患者中非常常见，无论是否患有糖尿病。其主要原因是由于炎症和激素介质在应对损伤时释放，导致葡萄糖生成增加和胰岛素抵抗。此外，皮质类固醇和全肠外营养等治疗和支持性干预措施也可能加剧高血糖。虽然长期以来人们已认识到高血糖对酮症倾向糖尿病患者的危险，但从更广泛的角度来看，高血糖对所有重症患者都是有害的。高血糖会增加术后感染（包括伤口和其他部位感染）的风险，还可能导致脑卒中、创伤性脑损伤（TBI）和急性肾损伤（AKI）患者预后不佳[155, 163]。此外，对于因急性心肌梗死（MI）入院的糖尿病患者，入院时的高血糖水平也是死亡的危险因素[164]。

基于这些因素，一些专家主张对危重症患者进行严格的血糖控制，以期获得多种有益的临床预后。2001 年发表的一项针对外科患者的随机对

照试验发现，与常规治疗（目标血糖＜215mg/dl）相比，强化胰岛素治疗（目标血糖＜110mg/dl）可以将 ICU 死亡率降低约 50%[165]。基于此结果，目标血糖普遍被设定在 80～110mg/dl。然而，后续的多项试验未能证实这一益处，反而观察到低血糖及其相关风险的显著增加[166]。在另一项大型、多中心、国际随机对照试验（NICE-SUGAR 研究）中，严格控制血糖的组别反而出现了更高的死亡率，因此，人们普遍放弃了将血糖维持在 80 至 110mg/dl 之间的做法[167]。目前推荐的血糖目标值略有不同，但大多数专家认为，将大部分患者的血糖控制在 140～180mg/dl 是一个合理的目标。

危重症患者的肾上腺功能

在应激状态下，大多数危重症患者的血清皮质醇水平通常会升高[168]。然而，重症患者也可能出现肾上腺功能不全，这可能是由药物或细胞因子抑制肾上腺的刺激或皮质激素的合成，以及垂体或肾上腺的直接损伤或感染引起的[169]。因此，与普通人群相比，重症患者（如创伤、烧伤、败血症等）中肾上腺功能不全的发生率显著增加。

由于常规检测肾上腺功能的方法存在局限性，因此，对危重症患者肾上腺皮质功能不全的诊断变得复杂。皮质醇主要与蛋白质结合，而重症患者中的血清蛋白（包括白蛋白）水平通常较低。尽管这些患者的血清总皮质醇水平可能较低，但由于低蛋白血症的存在，游离皮质醇水平实际上可能升高[170]。这表明，以前通过血清总皮质醇水平来评估肾上腺功能不全的报告，可能高估了其发生率。然而，在游离皮质醇检测方法尚未普及之前，仍需依赖临床症状和总皮质醇水平来诊断肾上腺皮质功能不全。

除了绝对肾上腺皮质功能不全（表现为基础皮质醇水平低，并且对促肾上腺皮质激素［ACTH］治疗/刺激反应不佳）外，研究还发现，在脓毒症休克及其他疾病患者中可能存在相对性肾上腺功能不全（表现为在 ACTH 治疗后血清皮质醇增加≤9μg/dl，与基础皮质醇水平无关）。基础皮质醇水平低或正常、基础皮质醇水平高及对 ACTH 反应不良，都是重症患者死亡率升高的预测因素[37]。

尽管大剂量类固醇皮质激素对感染性休克患者无明显益处，但有证据表明，使用较小剂量的激素（氢化可的松 200～300mg/d）可能减少对血管收缩药的依赖，并缩短休克持续时间。不过，

关于其对死亡率的影响，目前尚无定论。某些试验表明死亡率有所下降，而另一些试验则提示无效。2015 年的一项荟萃分析显示，目前只有低质量的证据支持在脓毒症中使用小剂量氢化可的松（200～300mg/d 或等效剂量）能够略微降低死亡率，但代谢紊乱的发生率也会增加[171]。由于缺乏明确的益处，目前的指南建议仅在依赖血管收缩药的感染性休克患者中尝试使用小剂量氢化可的松[78]。分析显示，类固醇的使用并未增加胃溃疡、重复感染或神经肌肉无力的风险，但高钠血症和高血糖更为常见。

危重症患者的甲状腺功能

在大多数危重症患者中，甲状腺功能指标常常表现出紊乱，包括促甲状腺激素（TSH）、三碘甲状腺原氨酸（T3）和甲状腺素（T4）水平的异常。T3 水平在患者受伤或患病后的数小时内就会出现下降，并且这种下降可能持续数周。尽管 TSH 在初期可能维持在正常范围内，但随着病情的加重，TSH 水平通常会降至极低水平。T4 水平通常也较低，但在某些情况下可能维持在正常或略高水平。导致这些激素水平下降的原因多种多样，包括疾病早期激素结合和代谢过程的改变，以及病程进展过程中神经内分泌功能的减退。此外，某些药物（如多巴胺）也可能通过中枢机制抑制甲状腺功能[172]。低甲状腺激素水平，特别是 T3 的下降，不仅与疾病的严重程度密切相关，还可能增加患者的死亡风险[168]。

长期以来，关于甲状腺激素异常是机体对疾病的反应，还是甲状腺功能真正减退的问题，始终存在争议。因此，"正常甲状腺病态综合征"（euthyroid sick syndrome）和"非甲状腺疾病"（nonthyroidal illness）这两个术语被用来描述重症患者中的甲状腺功能异常。至于是否需要给重症患者补充甲状腺激素，以及这种补充是否有益，仍然存在不确定性。尽管对于脑死亡供体，补充 T3 似乎能够改善血流动力学的稳定性，但随机试验表明，接受体外循环和心脏手术的患者在补充 T3 或 T4 后几乎没有显著的益处[173]。此外，一些小规模研究也显示，对于各类危重症患者，补充 T3 或 T4 并未带来显著益处。因此，需要更大规模的前瞻性随机对照试验来明确在非甲状腺疾病中常规补充甲状腺激素的效果。

值得注意的是，在老年重症患者中，可能确实

存在真正的甲状腺功能减退症。当患者出现难治性休克、肾上腺皮质功能不全、不明原因的昏迷或长期不明原因的呼吸衰竭时，应高度怀疑甲状腺功能减退的可能性。真正的甲状腺功能减退通常表现为T4水平低下，同时伴有TSH水平升高（通常>25mU/L）。

危重症患者的生长激素功能

在慢性重症疾病中，生长激素（GH）水平通常偏低。有人推测，GH和胰岛素样生长因子-1（IGF-1）的缺乏可能与急性疾病中出现的肌肉萎缩有关[168]。尽管一些小规模试验发现，给予GH可以减轻重症患者的肌肉分解代谢，但一项大规模随机试验显示，大剂量GH的使用反而增加了死亡率[174]。因此，目前不建议在重症患者中使用GH进行治疗，但进一步研究小剂量GH的潜在益处可能是必要的。

危重症患者的贫血与输血治疗

贫血是重症疾病的常见并发症，甚至几乎不可避免。绝大多数ICU患者在住院期间都会出现贫血，大约40%的患者需要输血[175]。值得注意的是，贫血（血红蛋白[Hb]<9g/dl）和输血量都与死亡率独立相关[176-177]。然而，这种关联并不一定表示因果关系，尤其是贫血，它可能只是疾病严重程度的一个标志。

危重症患者的贫血由多种因素引起，包括原发性损伤或疾病导致的失血、每日抽血化验导致的医源性失血、营养缺乏和骨髓抑制[178]。鉴于约13%的ICU患者可能存在铁、叶酸或维生素B_{12}的缺乏，因此，在考虑输血时应检测这些参数。

对危重症患者贫血的治疗一直存在相当大的争议。在无应激状态下，患者可通过生理代偿机制维持氧输送和氧摄取，即使是严重贫血（Hb≤5g/dl）也可能耐受良好。然而，长期以来人们普遍认为，重症患者的代偿机制较差，生理储备不足，因此相比无应激的个体，重症患者可能需要更高的Hb浓度。过去，这一观点转化为输注红细胞（RBC）的阈值，大约为10g/dl。多项研究数据也支持这一标准，显示大约40%的ICU患者接受了RBC输血，平均输血阈值为8.5g/dl[175]。

然而，输注RBC并非没有风险，可能导致的并发症包括感染、输血相关性急性肺损伤（TRALI）、

输血相关性循环超负荷（TACO）、输血相关性免疫调节（TRIM）、微嵌合体等（关于输血风险的更多讨论见第17章）[175]。一项针对重症患者输血需求的大型随机对照试验（TRICC研究）发现，与常规输血阈值（Hb<10g/dl）相比，采用限制性输血阈值（Hb<7g/dl）时，30天的死亡率并未增加[179]。此外，限制性策略还显示出降低死亡率的趋势，特别是在年轻患者（年龄小于55岁）和APACHE评分较低的患者中，限制性输血策略显著降低了死亡率。一项在儿科患者中进行的类似试验也表明，限制性和开放性输血策略之间的死亡率没有差异，表明在重症儿童中采用限制性输血策略也是安全的[180]。最近针对创伤性脑损伤（TBI）患者[181]和急性上消化道出血患者[182]的研究显示，将RBC输注限制在Hb浓度低于7g/dl，可以有效降低输血相关风险，减少并发症，提高上消化道出血患者的生存率。同样，在作为目标导向治疗的一部分中，开放的RBC输血策略并未显著改善重症感染患者的预后[183]。这些研究支持了临床实践指南的建议，即在ICU中应采用限制性输血策略，除非患者有活动性心肌缺血。

目前，还没有一种可以广泛使用的替代治疗方法能够取代RBC在治疗贫血中的作用。尽管有多项临床试验研究了血红蛋白氧载体（HBOCs）在创伤和手术中的应用，但结果尚未统一，目前FDA还没有批准任何氧载体用于临床。不过，有报道称，一些因宗教原因拒绝输血的患者已接受了HBOCs的治疗。

预防危重症患者出现贫血是替代输血治疗的一种有效策略。一种简单且具成本效益的方法是减少在ICU中的抽血量和频率。正如前述，医源性失血是危重症患者贫血的主要原因。另一种有前景的方法是给予重组人促红素和铁剂。一项大型随机对照试验发现，在ICU入住的第3天及之后每周给予重症患者注射重组促红素，可以显著减少输血需求，同时不影响死亡率或其他预后指标[184]。然而，后续一项推荐低输血阈值的随机对照试验显示，在使用重组人促红素的情况下，并未发现输血量的减少[185]。虽然创伤患者在接受重组人促红素治疗后，死亡率有所下降，但针对TBI患者的后续随机对照试验并未发现促红素治疗带来显著益处[181]。由于目前促红素的使用成本较高，因此，其在ICU中的广泛应用缺乏经济效益，但对其在创伤患者中的应用进行深入研究仍然是必要的。

危重症患者的营养

重症疾病可引发高代谢状态，如果营养支持不足或延迟，患者将面临迅速发生营养不良的风险。营养不良会显著增加危重症患者的发病率和死亡率。因此，恰当的营养支持是重症治疗中的关键，应将充分的营养支持视为治疗标准。然而，目前对于什么构成"足够的"营养支持尚不明确。尽管现行指南建议在患者入住 ICU 时应尽早提供 80% 至 100% 的预测热量需求，但越来越多的研究表明，有意识地减少热量摄入（仅提供 20% 至 50% 的预测热量需求）并无明显危害[186-187]。虽然已有超过 200 种公式用于计算重症患者的每日热量需求，但美国肠外肠内营养学会（ASPEN）和 SCCM 指南并未指定任何具体公式[188]。通常可以使用基于患者理想体重的简单公式来计算预测的热量需求（25～30kcal/kg/d），其中蛋白质应占总热量的 15%～20%（1.2～2.0g/kg/d）。

对于胃残余量高导致的喂养不耐受问题，可以通过使用胃肠促动药以及将营养管置入十二指肠来改善。然而，一项比较胃管与空肠营养管的系统评价显示，空肠营养管在降低肺炎发生率、缩短 ICU 住院时间和降低死亡率方面具有临床优势[189]。此外，有证据表明，相比连续喂养方案，间歇性肠道喂养更有助于患者尽早达到肠内热量摄入目标[190]。

绝大多数试验表明，肠外营养（PN）对预后没有显著益处。相反，肠内营养（EN）的感染风险较低，而 PN 则可能增加并发症的发生率和死亡率。因此，在可能的情况下应优先选择 EN，因为其成本较低且并发症较少[191]。尽管缺乏严格的研究支持，但对于无法耐受 EN 的患者，可以考虑使用 PN。关于 PN 的启动时机存在较大争议，加拿大和美国的指南普遍建议延迟启动，而欧洲的指南则建议尽早开始[188,192]。一项前瞻性随机试验比较了在 ICU 入院第 2 天或更早启动 PN 与在第 8 天才启动 PN 的效果，结果显示延迟启动组的感染率显著降低、机械通气时间缩短、对肾脏替代治疗（RRT）的需求减少，同时节约了医疗成本[193]。然而，当 EN 存在禁忌症或在积极尝试后仍无法耐受的情况下，目前尚不清楚 PN 治疗可以延迟多长时间。总体而言，应优化 EN 策略（如从目标速率开始，允许较高的胃残余量阈值，并使用胃肠促动药和小肠喂养），并尽量减少 EN 的风险（如抬高床头）。目前，对于无法耐受足量 EN 的患者，是否能够从 PN 的补充中获益，仍缺乏相关研究证据[191]。

特定的肠内配方可能对危重症患者的感染发病率和死亡率产生影响，这可能归因于免疫营养对胃肠道免疫功能的有益作用。这在烧伤和创伤等外科患者中更为明显。某些特定的肠内制剂，尤其是富含高浓度谷氨酰胺的产品，获得了高质量证据的支持[194]，但在内科 ICU 患者中，其临床益处尚未得到充分验证。最近的两项随机对照试验发现，对急性肺损伤（ALI）患者进行营养支持时，补充免疫调节剂并未带来显著益处[195-196]。支持补充抗氧化微量营养素（如硒、锌和维生素 A、C、E）的研究整体质量较低，存在较高的偏倚风险，因此需谨慎解读[197]。

危重症患者的镇静与镇痛

目标与评估

大多数 ICU 患者在住院期间都会经历不同程度的疼痛、躁动或焦虑，因此在许多情况下需要使用镇静和镇痛药物。尽管单一药物通常具有镇静、镇痛和抗焦虑的多重作用，但在为患者选择药物时应采取个体化的治疗方案。例如，在进行留置导管、气管插管和胸腔引流等操作时，需要充分的镇痛，但通常不需要抗焦虑或镇静药物。相反，对于躁动性谵妄或急性酒精戒断的患者，更适合使用镇静剂，而非镇痛药物。

ICU 镇静和镇痛策略的目标是通过合理使用药物来有效控制患者的症状，同时避免过度治疗引发的不良反应，如谵妄、长期认知功能障碍和呼吸抑制。当患者的镇静和镇痛处于理想水平时，可以降低脱管、扯拽监护设备或坠床的风险。同时，患者能够更好地与呼吸机同步，从而改善氧合并降低肺损伤的风险。此外，患者还可以更好地参与治疗，尽早活动，并配合物理治疗和职业治疗。

然而，评估适当的镇静和镇痛水平是一个挑战。个体差异、疾病和器官功能障碍的进展、疼痛刺激的强度以及多种药物的相互作用都会影响 ICU 患者的镇痛和镇静需求。因此，根据既定治疗目标调整药物剂量，并定期重新评估镇静需求是非常重要的。多种经过验证的量表可以用于随时评估患者的镇静水平。最常用的量表包括 Ramsay 镇静量表、Riker 镇静 - 躁动量表（SAS）和

Richmond 躁动 - 镇静量表（RASS）。这些量表的共同特点是能够对不同深度的镇静进行评分，并评估躁动情况。尽管 RASS 量表在可靠性和有效性方面的评估更为严格，但目前没有证据表明某一种量表优于其他量表[198-199]。同样，有多种有效评估疼痛的量表将在第 55 章中详细讨论。使用疼痛、镇静和谵妄评估量表时，特别重要的是应在每次干预前后使用经过验证的评分系统进行评估，以判断是否达到了治疗目标。

用药管理

手术室中使用的催眠 - 抗焦虑药物或阿片类药物同样适用于 ICU 的镇静和镇痛。丙泊酚、咪达唑仑和右美托咪定是最常用的催眠 - 抗焦虑药物，每种药物都有其独特的优点和缺点。第 19 章和第 20 章已详细讨论了它们的药理特性，本章将重点探讨它们在 ICU 使用时的一些要点。

右美托咪定的作用机制与丙泊酚和苯二氮草类药物完全不同。它具有镇静作用，并且有一定的镇痛效果，但不会使患者完全失去反应或进入昏迷状态，同时对呼吸抑制的影响较小[200-201]。然而，右美托咪定通常适用于不需要深度镇静的患者（如需要机械通气的重度 ARDS 患者）。由于右美托咪定不具备遗忘作用，因此不适合作为单一的催眠 - 抗焦虑药用于全身麻醉。在这些情况下，丙泊酚通常更为有效，但其使用可能导致高甘油三酯血症和潜在致命的"丙泊酚输注综合征"。

苯二氮草类药物适用于需要深度镇静或遗忘的患者（如在使用肌肉松弛药时），特别是那些患有低血压或休克的患者。此外，这些药物对有酒精戒断症状的患者也非常有效。然而，随机对照试验和回顾性研究均不支持右美托咪定在酒精戒断患者中的显著临床效果[202-203]。尽管右美托咪定可能在短期内减少苯二氮草类药物的使用，但它并不能减少长期使用或显著改善症状控制。

虽然上述生理学原理为选择治疗方案提供了依据，但不同方案在不良神经认知影响、呼吸机使用时间和住院时间方面可能表现不同。一项设计严谨的大型研究比较了右美托咪定与丙泊酚或咪达唑仑的效果，结果显示，尽管接受丙泊酚的患者需要更少的补救镇静，但右美托咪定的效果不逊色[204]。与咪达唑仑相比，右美托咪定略微缩短了机械通气时间。此外，在患者反应能力和配合程度方面，右美托咪定明显优于其他两种药物。然而，接受右美托咪定的患者出现心血管不稳定的可能性是接受丙泊酚患者的两倍。虽然右美托咪定组的死亡率较高，但与所有使用丙泊酚和咪达唑仑的患者进行比较时，并未发现显著差异。有趣的是，右美托咪定与咪达唑仑在减少谵妄和躁动方面并无显著差异，而右美托咪定与丙泊酚之间的差异具有统计学意义。一项包括 27 项随机试验的荟萃分析显示，与咪达唑仑相比，丙泊酚能够使机械通气时间不足 36 小时的患者更早拔除气管导管[205]。但在 ICU 住院时间或死亡率方面，两者没有显著差异。此外，使用丙泊酚的患者更易出现严重低血压和甘油三酯升高。此荟萃分析发表后，一项开放标签的随机试验表明，与间断给予苯二氮草类药物相比，连续输注丙泊酚可缩短机械通气时间和 ICU 停留时间[206]。

阿片类药物是许多 ICU 镇痛和镇静方案中的常见组成部分，并且在某些类型的患者中越来越多地作为单一药物使用（如急性术后疼痛、需要适度机械通气且无并发症的呼吸衰竭患者，或需要镇静但不耐受催眠-抗焦虑药物的患者）[199]。与右美托咪定类似，阿片类药物也不具有遗忘作用，因此同样不适合作为全身麻醉的单一药物。吗啡和芬太尼是 ICU 中最常用的阿片类药物，但由于吗啡的活性代谢产物在肾功能不全时会在体内积聚，因此肾衰竭患者应避免使用吗啡。

在严重 ARDS 伴顽固性低氧血症的 ICU 患者中，偶尔会使用神经肌肉阻滞药。一项单中心试验发现，肌肉松弛药可降低患者死亡率并缩短呼吸机通气时间。但在这些结果得到进一步验证之前，不推荐常规使用神经肌肉阻滞药。人们仍然担心这种做法可能会导致危重症多发性神经病和肌病（见 ICU 获得性肌肉无力部分），以及医院获得性肺炎的风险增加[207-208]。总之，这些研究强调了这样一个事实，即对于所有患者而言，不太可能存在统一且明确的最佳方案，因此必须为每位患者仔细权衡其相对优缺点。

谵妄与神经认知并发症

神经认知并发症（包括谵妄和长期认知功能障碍）与多种镇静药物的使用有关，且在接受较深度镇静治疗的患者中更为常见。谵妄的特征包括急性发作、波动性病程、注意力不集中、思维紊乱以及意识水平改变。ICU 意识模糊评估法（Confusion Assessment Method for the ICU，CAM-ICU）是一种可用的结构化筛查工具,然而,有建议将其与主动筛查方案结合使用,以便更有效地诊断谵妄[209-210]。

在重症患者中,深度镇静的使用较为普遍,部分是为了确保患者的舒适,另一个原因是希望通过减少交感神经系统的应激反应来获得潜在的益处。尽管有文献指出,使用苯二氮䓬类药物可能会增加谵妄的发生率,但两项高质量的随机对照试验未能证明右美托咪定在减少谵妄方面优于苯二氮䓬类药物[211-212]。此外,现有的观察性研究和随机试验表明,实施轻度镇静、使用静脉推注而非持续输注镇静剂,以及促进每日苏醒试验等措施可以带来多种好处,包括缩短机械通气时间、减少ICU停留时间以及降低死亡率[213-221]。

通过口头和书面交流、经常帮助患者重新定向、维持昼夜节律以及降低噪音等非药物治疗方法,不仅能增加患者的舒适感和安全感,还能减少谵妄和意识错乱的发生。抗精神病药物如氟哌啶醇和喹硫平在ICU镇静方案中的应用也日益普遍,主要用于治疗或预防谵妄或躁动,并促进睡眠或缓解失眠。然而,支持这一做法的证据非常有限且质量较低。唯一一项关于此类应用的随机对照试验表明,常规使用喹硫平可减少谵妄发作的持续时间,但该研究样本量较小[222]。SCCM指南明确指出,目前缺乏足够的证据支持氟哌啶醇、非典型抗精神病药物或右美托咪定在预防谵妄方面的有效性[199]。尽管这些指南是在2013年发布的,但一项回顾性研究发现,使用氟哌啶醇与次日谵妄发生率的增加相关,表明它对预防谵妄并无效果[222]。一项类似的随机试验也未发现其有任何益处[224]。对多种药物预防或治疗策略(如右美托咪定、各种抗精神病药、胆碱酯酶抑制剂)的系统评价得出了一些微妙的发现,并显示某些比较结果存在高度异质性,但总体趋势仍倾向于实施药物干预[225]。谵妄与抗精神病药物之间的因果关系及其在预防或治疗中的作用尚未完全明确,因此干预决策仍需经过仔细的临床评估和随访。

镇静的深度或用药情况可能还会影响患者从ICU或医院出院后的长期预后。越来越多的证据表明,ICU患者有发生创伤后应激障碍[226-227]、妄想记忆和长期认知功能障碍的风险。大约三分之一的患者在出院12个月后仍表现出认知功能障碍的症状和体征[228]。值得注意的是,这项回顾性分析发现,各种镇静药物的使用与长期认知功能障碍之间并无显著关联。此外,对参与镇静试验的患者进行的长期随访表明,轻度镇静或每日觉醒的镇静方案与长期认知、心理或功能问题的增加无关[217, 229-230]。

ICU并发症:发现、预防与治疗

医院感染

医院感染是导致危重病人发病率和死亡率的主要原因之一。在一定程度上,医院感染是难以完全避免的,这与重症监护病房的特殊性密切相关——患者病情危重,机体防御能力受损,需要使用能为病原体提供入侵途径的有创设备(如气管插管、血管内导管等),并接受可能增加感染风险的治疗(如糖皮质激素、全胃肠外营养)。然而,许多医院感染是可以通过相对简单的干预措施来预防的[237]。2008年,美国医疗保险和医疗补助服务中心(Center for Medicare and Medicaid Services,CMS)停止向医院支付因未能预防并发症(如导尿管相关尿路感染(CAUTI)和导管相关血流感染(CRBSI))而产生的治疗费用,使得这一问题在经济层面变得更加重要。

在ICU治疗中,有几种类型的感染和感染源较为特殊,当患者出现感染症状时,鉴别诊断应特别考虑这些因素。这些感染包括鼻窦炎、VAP、CRBSI[也称为中心静脉导管相关血流感染(CLABSI)]、CAUTI和侵袭性真菌感染。

鼻窦炎

影像学检查发现,鼻窦炎在重症患者中很常见,尤其是那些接受经口和经鼻插管的患者。经鼻气管插管患者出现鼻窦炎的风险比经口气管插管更高,大约95%的经鼻插管患者和25%的经口插管患者在插管后1周内即可通过影像学诊断出鼻窦炎[232]。一些报道显示,根据定量结果,影像学诊断的鼻窦炎中约10%是感染性的,然而实际感染率可能更高。一项研究报告称,在外科ICU中,细菌性鼻窦炎是导致16%不明原因发热的感染源[233]。从鼻窦中培养出的微生物也可能引发其他医院感染,尤其是VAP(常见致病菌包括葡萄球菌、肠道革兰氏阴性菌以及非乳糖发酵革兰氏阴性杆菌,如假单胞菌属和不动杆菌属)。细菌性鼻窦炎引发VAP的可能原因是吸入感染性分泌物。

预防鼻窦炎的重点应放在改善鼻窦引流上,包括采用半卧位体位和避免经鼻插管。对于在

ICU 中出现不明原因发热和白细胞增多的患者，应考虑细菌性鼻窦炎的可能性。如果影像学检查确诊鼻窦炎，应立即拔除经鼻插管，并进行鼻腔冲洗，同时短期使用减充血药物。如果患者病情严重，还应考虑使用广谱抗生素治疗。如果采取这些措施后，患者的症状和体征在 2~3 天内仍未见改善，则应咨询耳鼻喉科医生，并评估是否需要进行鼻窦引流手术。

呼吸机相关性肺炎

由于气管插管和机械通气增加了医院获得性肺炎的感染风险，因此出现了"呼吸机相关性肺炎（VAP）"这一术语。VAP 的发生率随着机械通气持续时间的增加而上升，但由于对 VAP 的定义存在差异，确切的发生率难以确定。VAP 与发病率的增加密切相关，因此它已成为质量改进（QI）干预的重要指标之一。为了加强对干预方法的研究，美国疾病控制和预防中心（CDC）在 2013 年通过国家医疗安全网络（NHSN）实施了一项标准化的呼吸机相关事件（ventilator-associated event，VAE）监测项目[234]。在 VAE 的分类中，对可能的呼吸机相关性肺炎和可能的呼吸机相关性肺炎都做出了具体定义。更为重要的是，为了消除影像学结果解释中的主观变异性，VAP 的定义不依赖于影像学数据，也不打算将其作为临床标准。最近的研究表明，在同一人群中同时应用 NHSN 定义和传统定义时，VAP 诊断存在不一致的现象。使用下呼吸道培养为基础的临床标准（通常包括影像学评估）检测出的 VAP 病例比使用 NHSN 标准检测出的更多[235]。考虑到这一点，最新的研究利用 NHSN 的定义将机械通气期间的 VAP 发生率降至不到 4%[236-237]。这与早期研究中描述的 ICU 一周内发生率大于 15% 和两周内大于 20% 的发生率形成了对比，这可能反映了对 VAP 预防最佳实践遵循程度的提高以及定义的变化[238]。尽管 VAP 患者的病死率在 30%~70% 之间，但归因病死率（即因 VAP 而死亡的患者人数，而非 VAP 患者）则较难进行准确评估。这可能是由于 ICU 类型、患者因素、不同研究使用的诊断技术以及致病病原体毒力的差异所致。尽管早期研究发现 VAP 的归因病死率大于 40%，但近期且设计更为严谨的研究表明，VAP 对病死率的影响较小[239]。

VAP 可分为"早发性"和"迟发性"。早发性 VAP 发生在插管 / 通气开始后的 48~72 小时内，而迟发性 VAP 则发生在此之后（注意：机械通气 4 天后才符合 NHSN 定义的 VAE）。早发性 VAP 通常由流感嗜血杆菌、肺炎链球菌、甲氧西林敏感的金黄色葡萄球菌及其他相对对抗生素敏感的口腔微生物引起，这些细菌可能在插管时直接进入气道；而迟发性 VAP 则与毒力更强的微生物有关，如耐甲氧西林金黄色葡萄球菌、铜绿假单胞菌和不动杆菌。总的来说，早发性 VAP 的归因病死率为零或较低，而迟发性 VAP 的病死率较高，尤其是当致病菌为假单胞菌属和鲍曼不动杆菌时[240]。

有多种干预措施可以降低 VAP 的发生率，其中一些干预措施成本低廉而简单，而另一些则成本较高或存在某些风险。最简单且费用最低的干预措施是严格执行手卫生，并保持患者半卧位（床头与水平线成 30° 或更大的角度）。鉴于这些做法几乎不存在风险，因此应在所有 ICU 中严格实施。

关于使用抑酸药预防消化道出血的做法存在较大的争议。抑酸药可能导致胃内细菌过度生长，从而增加 VAP 的风险。此外，即使在高危 ICU 患者（如存在凝血功能障碍或使用机械通气的患者）中，严重消化道出血的风险也非常低。因此，抑酸药可能仅适用于高危患者，尽管硫糖铝的效果可能不如抑酸药，但仍可以作为替代药物。

某些相对昂贵的干预措施也被发现对于减少 VAP 的发生有效，包括带有声门下吸引口和银涂层的专用气管导管。虽然荟萃分析表明，使用带有声门下吸引口的气管导管可以减少 VAP 的发生、缩短住院时间和 ICU 停留时间，但银涂层导管的益处尚未得到证据支持[241-242]。一项最新的成本 - 效益分析表明，带有声门下吸引口的气管导管是预防 VAP 的最佳策略之一。

鉴于 VAP 的发生与胃和口咽内微生物的吸入有关，因此人们尝试通过"净化"这些部位进行干预。虽然选择性消化道去污（selective digestive decontamination，SDD）使用非吸收性抗微生物药的做法仍存在争议，但最新的荟萃分析表明，SDD 可以降低 VAP 和菌血症的发生率，并减少病死率[243]。然而，目前尚不清楚这种做法是否会增加抗生素耐药性。氯己定口腔内局部去污的做法在许多 ICU 中已经越来越普遍，但最近的研究对这一做法提出了质疑[244]。在两项大型多中心随机试验（ClinicalTrials.gov 识别号：NCT02389036 和 NCT02208154）完成后，SDD 和口腔局部去污的作用也将得到进一步阐明。

降低 VAP 总体病死率的另一种重要方法是

改进诊断流程并限制抗生素的使用，以避免耐药微生物的出现和增殖。正如前所述，侵入性诊断策略可能比传统临床标准更准确。侵入性策略主要通过灌洗或保护毛刷从气管内吸取分泌物或留取支气管肺泡分泌物，然后在实验室中定量观察细菌生长情况。因此，只有当显微镜下观察到支气管肺泡细胞内细菌或者细菌生长超过特定阈值（支气管肺泡灌洗液≥10^4CFU/ml，保护毛刷标本≥10^3CFU/ml）时，才能诊断出VAP。美国感染病学会的现行指南明确指出，气管内吸取的标本与支气管肺泡标本在VAP诊断上的效力是等效的，尽管支持该建议的证据存在冲突[245-247]。因此，在可能的情况下，应优先收集支气管肺泡标本用于VAP诊断，但同时也应留取气管内吸取分泌物的标本，以备在无法获得支气管肺泡标本时使用。

抗生素的选择应基于医院的细菌生长和耐药模式。一般来说，对于早发性VAP患者，抗生素可以相对窄谱并限于单一药物。对于迟发性VAP，应启动更广谱的抗生素，并包括来自两种不同类别的药物——抗耐药革兰氏阴性菌和抗耐甲氧西林金黄色葡萄球菌的药物。

显然，医院感染（包括VAP）的治疗延迟会导致患者死亡率增加，因此治疗不应等待诊断评估后再开始。相反，若临床上高度怀疑患者患有VAP，应在送检培养标本后立即开始治疗。随后，根据48～72小时后的定量培养结果，决定是否改为窄谱抗生素或完全停用抗生素（表57-6）。这种方法被称为"降阶梯疗法"，旨在确保起始治疗时使用足量的抗生素，同时有效避免长期过度使用抗生素[240]。抗生素的选择应根据医院内的细菌培养和药敏试验的结果而定。总之，对于早发性VAP患者，宜选用窄谱、单一的抗菌药物治疗。对于迟发性VAP，建议初始治疗时使用广谱抗生素，包括两种不同类别的抗生素——即针对革兰氏阴性耐药菌和耐甲氧西林金黄色葡萄球菌的药物。

关于抗生素治疗VAP的最佳疗程，目前尚没有明确的标准。一项广泛引用的荟萃分析发现，8天的抗生素疗程在降低死亡率和复发感染方面具有显著效果，并且能够增加无抗生素治疗的天数[248]。然而，如果VAP是由非发酵糖的革兰氏阴性杆菌（包括假单胞菌属）引起的，患者仅接受8天的初始疗程可能会有更高的感染复发率。目前尚不清楚中间疗程能否有效避免感染复发。因

表57-6　ICU常见感染的经验性抗生素治疗推荐	
呼吸机相关性肺炎	
• 早发性（插管和住院时间<72h）	头孢曲松＋阿奇霉素；如有MRSA史，可考虑加用万古霉素或利奈唑胺
• 晚发性（插管和住院时间>72h）	万古霉素或利奈唑胺＋头孢吡肟；如果MDR GNR感染率较高，可考虑加用环丙沙星
血流感染	万古霉素或利奈唑胺＋头孢吡肟
尿路感染	
• 非导管相关	头孢曲松
• 导管相关	头孢他啶 如发现革兰阳性球菌GPC，加用万古霉素 如果担心出现MDR GNR或ESBL，可以考虑使用美罗培南代替头孢他啶
艰难梭菌相关性腹泻	万古霉素（口服）；如出现休克、巨结肠或肠梗阻，加用静脉甲硝唑
脑膜炎	
• 非手术	地塞米松＋头孢曲松＋万古霉素＋氨苄西林＋阿昔洛韦
• 术后	头孢吡肟＋甲硝唑＋万古霉素
腹腔内感染	
• 社区获得性	头孢曲松＋甲硝唑
• 医院获得性	万古霉素＋哌拉西林钠/他唑巴坦钠或美罗培南
脓毒症，部位未知	万古霉素＋美罗培南，如果担心出现MDR GNR或ESBL可考虑加用环丙沙星

MRSA，耐甲氧西林金黄色葡萄球菌；MDR，多重耐药；GNR，革兰氏阴性杆菌；GPC，革兰氏阳性球菌；ESBL，超广谱β-内酰胺酶。初始抗生素方案应参考当地的抗菌谱。一旦得到培养结果，就选用窄谱抗生素。

此，对于许多VAP患者而言，选择8天的疗程是合理的，但如果早期临床反应不佳或感染了非发酵糖的革兰氏阴性杆菌，则可能需要更长的疗程。

导管相关性血流感染

根据CDC的严格定义，导管相关菌血症（CRBSI）包括以下标准：①临床怀疑存在与导管相关的感染（包括其他部位的感染，尽管可能性很小）；②从导管内或导管的一部分采集的血液培养结果为阳性；③从另一部位采集的血液培养也显示阳性结果，最好通过直接静脉切开或动脉穿

刺采血。由于这个严格的定义，大多数研究中的CRBSI 发生率低于 5%。然而，CRBSI 的发病率受多种因素的影响，包括插管的条件和技术、导管类型和置入部位以及导管留置时间，而不同研究之间的结果差异也很大。CRBSI 的归因病死率约为 11%，远低于原发性菌血症或其他感染部位所致菌血症[277]。CRBSI 的治疗费用相当高，估计在22 000～54 000 美元之间[22]。

CRBSI 更容易发生在紧急置管后，但通过实施全面防护措施和严格无菌技术可以有效降低CRBSI 的发生率。这些措施包括置管前洗手、穿手术服、戴手套和使用大洞巾覆盖[22]。此外，与其他清洁剂相比，使用氯己定清洁皮肤更能有效减少导管相关感染。重视这些操作可以显著降低导管相关感染的发生率，CDC 也推荐这些简单的干预措施作为标准[22, 249-250]。

CRBSI 和菌血症的发生率随着导管留置时间的延长而增加，特别是在留置时间超过 2 天时。然而，在第 3 天或第 7 天进行常规置换导管并未能有效降低感染发生率，反而可能增加穿刺相关的并发症。因此，不推荐常规通过导丝更换导管。

涂有抗菌剂（如氯己定和磺胺嘧啶银）或抗生素（如利福平和米诺环素）的导管能减少导管的细菌定植和菌血症，但这种效果通常在留置导管后的第 5～6 天才会显现。因此，CDC 建议对于预期留置导管超过 5 天的患者使用抗菌涂层导管，尤其是在当地医院 CRBSI 的发病率较高的情况下[251]。然而，一个大型荟萃分析发现，尽管抗菌涂层导管能减少细菌定植和 CRBSI 的发生率，但并未降低临床诊断的脓毒症的发生率或死亡率[252]。减少CRBSI 的关键策略是限制导管留置时间，并应每日评估继续留置中心静脉导管的必要性[22, 249]。此外，CRBSI 的发生可能还与导管置入部位有关，但在采用这些措施后，导管位置对感染的影响似乎已被显著减少[253]。

导管相关的静脉血栓形成较为常见，并与感染风险增加有关，但常规使用肝素对导管接口进行冲洗可以有效降低血栓形成和感染的发生率。然而，肝素溶液中含有抗菌防腐剂，目前尚不清楚是肝素还是防腐剂产生了这种有益效果。此外，肝素可导致血小板减少症，因此 CDC 不建议常规使用肝素冲洗[251]。

CRBSI 的常见病原体包括表皮葡萄球菌、金黄色葡萄球菌、肠道革兰氏阴性杆菌、铜绿假单胞菌和鲍曼不动杆菌，有时也可见到肠球菌属的某些种类。尽管在 ICU 的血培养中常能分离出凝固酶阴性葡萄球菌，但它们很少是感染的真正原因[254]。当确诊为导管相关菌血症时，应立即拔除引起感染的导管，并使用合适的抗生素治疗至少 7 天。由于金黄色葡萄球菌易引发心内膜炎，对于金黄色葡萄球菌菌血症患者，应考虑更长的治疗方案。对于疑似 CRBSI 的情况，可以通过从导管和外周部位采集样本进行筛查培养来确认。在这种情况下，也可考虑在导丝的引导下对导管进行更换，同时留取导管的皮下段和尖端进行培养以确认感染。如果确诊为 CRBSI，则应拔除导管，而不是更换导管。在强烈怀疑导管相关菌血症时，应根据患者的疾病严重程度采用广谱抗生素治疗，同时覆盖耐甲氧西林葡萄球菌和非发酵糖的革兰氏阴性杆菌，在得到培养结果后再将治疗降级。与 VAP 类似，早期选用合适的抗生素进行覆盖治疗可降低导管相关菌血症的死亡率，但这一观点尚未经过系统研究验证。

尿路感染

尿路感染（CAUTI）是 ICU 中第二大常见的感染来源，约有 1/3 的患者会发生此类感染。CAUTI的发生率随着膀胱插管时间的延长而增加[231, 255]。致病菌与其他医院获得性感染类似，包括葡萄球菌、肠球菌、肠道革兰氏阴性菌以及非发酵糖的革兰氏阴性菌如假单胞菌。约 5% 的菌尿可能与菌血症相关。CAUTI 与死亡率的增加相关，尽管其具体的归因死亡率尚不明确。

为预防 ICU 中的 CAUTI，应采取以下措施：在导管插入过程中严格遵循手卫生和无菌技术，并尽量缩短导管留置时间。此外，使用抗菌涂层导管可能降低 CAUTI 的发生率，尽管目前尚无充分证据支持涂层导管的广泛使用[255]。

侵袭性真菌感染

在非中性粒细胞减少症患者中，侵袭性真菌感染通常由念珠菌引起[256]。念珠菌感染的危险因素包括中心静脉导管留置、近期腹部手术、吻合口瘘、消化道穿孔、依赖透析的肾功能衰竭、静脉营养（PN）的使用、多种广谱抗生素和类固醇激素的应用[256]。侵袭性曲霉菌和毛霉菌感染则常见于严重免疫抑制和糖尿病患者[257]。

准确且及时识别侵袭性真菌感染是一个重大临床挑战。尽管从无菌体液中获得的阳性培养仍被视为金标准，但培养结果可能需要 72～96 小时才能得到,且尸检确认的真菌感染中仅有 50% 会有阳性培养[256]。为提高诊断准确性和及时性,已研发出一些分子和血清学技术,如检测 β-D- 葡聚糖,这种物质存在于念珠菌、曲霉菌属和肺孢子菌的细胞壁中,检测的敏感性和特异性约为 80%。目前,一些前景良好的检测方法已在临床应用,例如聚合酶链反应(PCR)技术,该方法通过检测患者全血,灵敏度超过 90%,结果可在标本送检几小时后获得。然而,这些方法成本较高,且尚未在临床中得到广泛验证[256]。对于曲霉菌和毛霉菌感染,CT 和磁共振成像具有重要价值,因为活体组织检查和手术清创在治疗中发挥着关键作用[257]。

在重症患者中,侵袭性念珠菌感染约有 50% 由白念珠菌引起,其他菌种包括热带念珠菌、假热带念珠菌、光滑念珠菌和克柔念珠菌[256]。念珠菌不仅可以引起单纯的血源性感染,还与 CAUTI、术后腹膜炎和播散性血源性感染相关。尽管念珠菌常常从尿液和痰液中分离出,但一般不需要治疗,因为念珠菌肺炎极为罕见,而念珠菌尿路感染在拔除导尿管后往往会自行缓解。真正的念珠菌腹膜炎也很难与培养标本污染相区别,但由于念珠菌腹膜炎的死亡率约为 50%,若临床症状提示存在感染,应及时进行治疗。如果痰培养为念珠菌或存在念珠菌尿,并且患者表现出全身感染的迹象,也需要进行治疗,因为真菌定植是侵袭性感染的风险因素。

播散性血源性念珠菌感染可能导致眼内炎、心内膜炎、肝脓肿和肺脓肿。如果延迟治疗念珠菌菌血症,以上并发症可能发生,且死亡率较高。预防侵袭性念珠菌感染的措施包括减少相关危险因素,如减少静脉导管置入、限制 PN 和抗生素的使用。氟康唑的预防性应用可以有效降低高危患者发生侵袭性念珠菌感染的风险,但该策略并未改善非中性粒细胞减少症患者的病死率,反而可能增加耐药性更强的菌株如光滑念珠菌和克柔念珠菌的感染风险。因此,预防性用药应限于高危患者[256]。在等待培养结果期间,对高风险患者可以考虑实施经验性治疗,因为延迟治疗与死亡率增加相关。然而,如果培养结果为阴性或未观察到对治疗有反应时,应逐步降级治疗。

当确认患者有念珠菌血流感染时,应立即采取积极治疗,并在最后一次血培养阳性后至少持续 2 周。对于确诊或疑似血流感染的患者,应进行眼科检查,因为眼内炎的患者可能需要更长时间

的治疗周期。此外,应尽快拔除可能导致血流感染的静脉导管。随着时间的推移,念珠菌感染的治疗方法也在不断进步,目前的指南推荐在大多数情况下使用棘白菌素类药物,如卡泊芬净、米卡芬净和阿尼杜拉芬净作为一线治疗药物[258]。脂质体两性霉素 B 通常用于治疗难治性及威胁生命的感染,如真菌性心内膜炎、侵袭性曲霉病和毛霉菌病。此外,手术清创在治疗毛霉菌病方面发挥着至关重要的作用[257]。表 57-6 列出了 ICU 常见感染的经验性治疗建议。

应激性溃疡与消化道出血

在 ICU 中,胃黏膜的损伤可能导致胃炎和应激性溃疡,从而引发消化道出血。严重的消化道出血不仅会导致血流动力学不稳定,还可能导致血细胞比容的急剧下降,进而需要输血治疗。应激性溃疡引起的消化道大出血在临床中的发生率相对较低,在高危患者的发病率低于 5%,而低危患者则低于 1%。应激相关的消化道出血主要由机械通气和凝血功能障碍引发。在机械通气患者中,其他次要危险因素还包括肾衰竭、热损伤和潜在的头部损伤,尽管后两者在近年来尚未得到充分评估[259]。此外,肠内营养(EN)可能在预防严重消化道出血方面发挥积极作用[259]。

预防应激性溃疡(stress ulcer prophylaxis, SUP)的策略包括使用抑酸药物,如 H2 受体拮抗剂、质子泵抑制剂和黏膜保护剂(例如硫糖铝)。然而,关于选择哪种药物及其相关益处仍存在争议,主要原因如下:①最近的荟萃分析显示,已发表的试验中存在显著的偏倚[261-262];②许多研究存在方法学缺陷,自原始研究发表以来,其他治疗领域如 VAP 预防和营养供应等领域已发生重大变化;③抑酸药物可能促进肠道菌群在胃内的定植,从而增加医院获得性肺炎和艰难梭菌结肠炎的发生风险[261, 263]。因此,尽管 SUP 策略在危重症患者中被广泛应用,但其效果仍不明确。目前的证据倾向于将其使用限制在无肠内营养超过 48 小时的高危患者中。

静脉血栓栓塞

静脉血栓栓塞(VTE)包括深静脉血栓形成(DVT)和肺栓塞(PE),这两种情况在重症患者中都较为常见。DVT 的发生率为 10%~30%,而 PE 的发生率为 1.5%~5%[264]。需要注意的是,DVT 的发生率因研究设计、检测方法和研究人群的不

同而存在较大差异。几乎所有重症患者都有一个或多个 VTE 的危险因素[265]。评估 VTE 风险至关重要,这有助于选择适当的预防性治疗方案,并可确定单个患者疑似 VTE 的严重程度(表 57-7)。

表 57-7 Caprini 静脉血栓栓塞风险评估量表

1分	2分	3分	5分
年龄 41~60 岁	年龄 61~74 岁	年龄>75 岁	脑卒中<1 个月
小手术	关节镜手术	VTE 病史	择期下肢关节置换手术
BMI>25kg/m²	大手术>45min	VTE 家族史	髋关节、骨盆或腿部骨折
腿部肿胀	腹腔镜手术>45min	易栓症	急性脊髓损伤<1 个月
下肢静脉曲张	卧床休息>72h	血浆同型半胱氨酸水平升高	多发伤<1 个月
孕妇或产后<1 个月	石膏固定	肝素诱导的血小板减少症	
流产史	中心静脉置管		
口服避孕药或激素替代治疗		高风险:大于等于 5 分	
脓毒症<1 个月		中等风险:3~4 分	
严重肺疾病<1 个月		低风险:1~2 分	
肺功能异常		极低风险:0 分	
急性心肌梗死			
充血性心力衰竭<1 个月			
炎症性肠病病史			
需卧床休息			

VTE,静脉血栓栓塞;BMI,体重指数。

经许可改编自 Pollak AW, McBane RD 2nd. Succinct review of the new VTE prevention and management guidelines. Mayo Clinic Proceedings. 2014;89:394-408。

除了常见的下肢深静脉血栓形成(DVT),在 ICU 患者中,上肢 DVT 的发病率也在增加。这种情况与使用锁骨下静脉和颈内静脉的中心静脉导管直接相关。上肢 DVT 的患者中,多达三分之一可能会出现肺栓塞(PE),并且有时可能导致死亡。此外,导管相关的血栓形成还与中心静脉导管相关感染(CRBSI)和菌血症的风险增加有关。值得注意的是,上肢 DVT 还可能导致长期残疾,特别是血栓后综合征。

关于在 ICU 患者中预防 VTE 的文献相对有限,现有研究通常仅展示中间终点(如无症状 DVT)的差异,而未能显示 PE 或死亡率的差异。总的来说,预防 VTE 形成的风险,包括肝素诱导的血小板减少症和出血,必须与静脉血栓形成的风险相权衡。普遍认为,无禁忌证的高危患者应接受药物抗凝,而有禁忌证的低危患者应采取物理预防措施,如间歇性充气加压装置。目前,可用于预防静脉血栓形成的药物种类日益丰富,但普通肝素和低分子肝素仍然是最常用和研究最多的药物。相关专业学会也不断更新针对这两种药物的使用指南[267],并已为外科和内科医务工作者开发

了多种有效的评分系统来评估 VTE 风险[265]。对于 DVT 高风险且不适合抗凝的患者,可以考虑预防性放置下腔静脉滤器,但目前对这种做法的支持数据仍然有限。为了降低中心静脉导管相关血栓形成和感染风险,导管尖端应置于上腔静脉中,并使用稀释的肝素溶液对导管进行冲洗。此外,肝素涂层导管有助于减少局部血栓的形成。即便接受药物预防的患者,其发生 VTE 的风险仍然相当高,几率约为 5%~30%,这取决于所采用的疗法和研究人群。

鉴于危重症患者中无症状 DVT 的发病率很高,必须对 VTE 保持高度警惕。然而,尽管 DVT 发生率很高,常规筛查 DVT 似乎并未显著改善 ICU 患者的临床预后。当患者出现不明原因的心动过速、呼吸急促、发热、不对称性肢体肿胀或包括高死腔通气在内的气体交换异常等非特异性临床表现时,应考虑 VTE 的可能性。加压多普勒超声是诊断 DVT 最常用的方法,与静脉造影相比,其阳性和阴性预测值较高[268]。胸部螺旋 CT 已取代放射性核素肺通气-灌注扫描,成为诊断 PE 的主要方法[269]。CT 扫描还可以扩展到肢体以诊断

DVT。然而，在某些特定情况下，如肾功能不全（担心造影剂引起的肾毒性）或 CT 扫描结果不明确时，通气灌注扫描和 / 或肺动脉造影可能具有一定的临床应用价值。此外，当 PE 的可能性很高且有抗凝禁忌时，肺动脉造影应作为首选检查方法，并需要立即放置下腔静脉滤器。在 ICU 患者中，监测 D- 二聚体水平的意义不大，因为危重症患者常出现 D- 二聚体升高，且无特异性。

VTE 的主要治疗方法包括使用普通肝素或低分子肝素。如果临床高度怀疑 VTE，应在确诊之前就开始治疗。若存在血流动力学不稳定，使用全身溶栓治疗可能具有挽救生命的作用。然而，若出血风险较高，可考虑采用新的经导管溶栓和取栓技术，或进行开放性血栓切除术，具体选择取决于医疗机构的能力和患者的病情。

对于有抗凝禁忌症或在接受抗凝治疗后仍反复发生 PE 的患者，可以根据 DVT 形成的部位，在上腔静脉或下腔静脉放置腔静脉滤器。然而，鉴于腔静脉滤器可能导致长期的血栓并发症，当抗凝治疗不再有禁忌时，应对放置静脉滤器的患者进行抗凝治疗，并在不需要时取出这些装置。

ICU 获得性肌无力

ICU 获得性肌无力（ICU-acquired weakness，ICUAW）指的是因重症疾病而引发的一系列神经肌肉病变。ICUAW 的特征包括对称性和双侧性无力，发生在 ICU 住院期间，并且不能归因于其他特定病因。这种疾病的症状范围从主观的肌肉疲劳到弛缓性四肢瘫痪。虽然研究试图区分神经病变与肌病综合征，但结果常导致混淆，可能这两种综合征在风险因素、表现和预后方面存在显著重叠[270]。

ICUAW 与机械通气时间延长、ICU 住院时间延长、总住院时间延长以及死亡率增加有关[271]。前瞻性研究显示，高达 11% 的机械通气患者在 24 小时内会出现肌力减弱的迹象，而到第 7 天，发病率可能增加至 60%，尤其在急性呼吸窘迫综合征（ARDS）和脓毒症患者中更为常见[271]。除了脓毒症之外，疾病持续时间和高血糖也是 ICUAW 发生的重要危险因素。尽管传统观点认为类固醇皮质激素和神经肌肉阻滞药物会导致 ICUAW，但近年来的证据表明，当前使用的类固醇皮质激素和肌肉松弛药并不显著增加 ICUAW 的发生风险。这可能是由于现代药物比以往使用的药物更短效、

剂量更低、疗程更短[272]。此外，分解代谢的营养状态、全身炎症状态和全身肌肉松弛状态等非特异性因素也可能导致 ICUAW[273]。

预防 ICUAW 的重点在于避免或减少相关危险因素，包括长期使用大剂量类固醇、长时间使用肌肉松弛药以及控制高血糖。当前高质量证据仅支持避免高血糖作为 ICUAW 的预防措施，而中等质量的证据则表明早期活动可能对患者有益[274]。

当 ICU 危重症患者出现无法解释的肌无力时，应考虑 ICUAW 的诊断。电生理检查有助于明确诊断，并排除其他可治疗的肌无力病因，如吉兰 - 巴雷综合征。肌肉活检是确诊肌病的诊断方法，但由于其创伤性，通常仅用于研究目的。尽管目前尚未确定针对 ICUAW 的特定有效治疗方法，但应尽量避免可能的危险因素，并积极进行物理治疗。此外，出院计划应涵盖潜在的长期护理需求和康复治疗方案。

ICU 的临终关怀

在美国，近 20% 的住院患者在 ICU 治疗期间不幸去世[275]。因此，ICU 在提供高质量临终关怀方面扮演着重要角色。共同决策及以患者和家属为中心的治疗要求医疗团队与患者及其家属之间进行有效沟通，以确保所提供的医疗服务符合患者的价值观和偏好。美国医学研究所的临终关怀事务委员会（Institute of Medicine Committee on Approaching Death）于 2014 年发布了报告《濒死在美国：尊重患者偏好，提高临终关怀质量》（Dying in America：Improving Quality and Honoring Individual Preferences Near the End of Life），该报告强调了临床医生与患者之间需加强沟通，以避免不必要的治疗，并重视尊重患者临终选择的重要性[276]。越来越多的认识认为，姑息治疗是实现这一目标的有效方法之一。实施姑息治疗与提升生活质量密切相关，因此，CCSC 的"明智选择"运动建议，对于死亡风险高或功能恢复严重受限的患者，应提供以舒适为主要目标的治疗，作为以治愈为首要目标的治疗替代方案[23]。值得注意的是，姑息治疗不仅可以与治愈性治疗并行进行，ICU 专职医师通过与姑息治疗专家合作，也将在提供姑息性治疗中发挥重要作用。

（曹学照 译，杨丽芳 校）

参考文献

1. Berthelsen PG, Cronqvist M. The first intensive care unit in the world: Copenhagen 1953. *Acta Anaesthesiol Scand.* 2003;47(10):1190–1195.
2. Angus DC, Kelley MA, Schmitz RJ, et al. Caring for the critically ill patient. Current and projected workforce requirements for care of the critically ill and patients with pulmonary disease: can we meet the requirements of an aging population? *JAMA.* 2000;284(21):2762–2770.
3. Spielman FJ. Critical care medicine: anesthesiology steps forward. *Bull Anesth Hist.* 2003;21(1):12–13.
4. U.S. Health Resources and Services Administration. The critical care workforce: a study of the supply and demand for critical care physicians. Report to Congress. 2006. Available at: http://www.mc.vanderbilt.edu/documents/CAPNAH/files/criticalcare.pdf. Accessed January 3, 2017.
5. U.S. National Center for Health Workforce Analysis. Projecting the Supply of Non-Primary Care Specialty and Subspecialty Clinicians: 2010–2025. 2014. Available at: https://bhw.hrsa.gov/sites/default/files/bhw/nchwa/projections/clinicalspecialties.pdf. Accessed January 3, 2017.
6. American Board of Medical Specialties. *2013–2014 ABMS Board Certification Report.* Chicago, IL: Elsevier; 2014, 1–31.
7. Kavanagh BP. The GRADE system for rating clinical guidelines. *PLoS medicine.* 2009;6(9):e1000094.
8. States SaHoRotU. Patient protection and affordable care act. 2010.
9. Dogra AP, Dorman T. Critical care implications of the affordable care act. *Crit Care Med.* 2016;44:e168–e173.
10. Weled BJ, Adzhigirey LA, Hodgman TM, et al. Critical care delivery: the importance of process of care and ICU structure to improved outcomes: an update from the american college of critical care medicine task force on models of critical care. *Crit Care Med.* 2015;43(7):1520–1525.
11. Banerjee R, Naessens JM, Seferian EG, et al. Economic implications of nighttime attending intensivist coverage in a medical intensive care unit. *Crit Care Med.* 2011;39(6):1257–1262.
12. Nishisaki A, Pines JM, Lin R, et al. The impact of 24-hr, in-hospital pediatric critical care attending physician presence on process of care and patient outcomes. *Crit Care Med.* 2012;40(7):2190–2195.
13. Wilcox ME, Chong CA, Niven DJ, et al. Do intensivist staffing patterns influence hospital mortality following ICU admission? A systematic review and meta-analyses. *Crit Care Med.* 2013;41(10):2253–2274.
14. Kerlin MP, Small DS, Cooney E, et al. A randomized trial of nighttime physician staffing in an intensive care unit. *N Engl J Med.* 2013;368(23):2201–2209.
15. Wallace DJ, Angus DC, Barnato AE, et al. Nighttime intensivist staffing and mortality among critically ill patients. *N Engl J Med.* 2012;366(22):2093–2101.
16. Lane D, Ferri M, Lemaire J, et al. A systematic review of evidence-informed practices for patient care rounds in the ICU. *Crit Care Med.* 2013;41(8):2015–2029.
17. Kim MM, Barnato AE, Angus DC, et al. The effect of multidisciplinary care teams on intensive care unit mortality. *Arch Intern Med.* 2010;170(4):369–376.
18. Hales BM, Pronovost PJ. The checklist—a tool for error management and performance improvement. *J Crit Care.* 2006;21(3):231–235.
19. Vincent JL, Creteur J. Paradigm shifts in critical care medicine: the progress we have made. *Crit Care.* 2015;19 Suppl 3:S10.
20. Micek ST, Roubinian N, Heuring T, et al. Before-after study of a standardized hospital order set for the management of septic shock. *Crit Care Med.* 2006;34(11):2707–2713.
21. Morris AC, Hay AW, Swann DG, et al. Reducing ventilator-associated pneumonia in intensive care: impact of implementing a care bundle. *Crit Care Med.* 2011;39(10):2218–2224.
22. Pronovost P, Needham D, Berenholtz S, et al. An intervention to decrease catheter-related bloodstream infections in the ICU. *N Engl J Med.* 2006;355(26):2725–2732.
23. Critical Care Societies Collaborative Choosing wisely: five things physicians and patients should question. 2014. Available from: http://www.choosing-wisely.org/clinician-lists - keyword = critical_care (accessed 22 Jan 2016).
24. Thatcher RW, Cantor DS, McAlaster R, et al. Comprehensive predictions of outcome in closed head-injured patients. The development of prognostic equations. *Ann N Y Acad Sci.* 1991;620:82–101.
25. Chesnut RM, Marshall SB, Piek J, et al. Early and late systemic hypotension as a frequent and fundamental source of cerebral ischemia following severe brain injury in the Traumatic Coma Data Bank. *Acta Neurochir Suppl (Wien).* 1993;59:121–125.
26. Nelson DW, Nystrom H, MacCallum RM, et al. Extended analysis of early computed tomography scans of traumatic brain injured patients and relations to outcome. *J Neurotrauma.* 2010;27(1):51–64.
27. Carney N, et al. Guidelines for the Management of Severe Traumatic Brain Injury, Fourth Edition. *Neurosurgery,* 2016.
28. Chesnut RM, Temkin N, Carney N, et al. A trial of intracranial-pressure monitoring in traumatic brain injury. *N Engl J Med.* 2012;367(26):2471–2481.
29. Mirski MA, Muffelman B, Ulatowski JA, et al. Sedation for the critically ill neurologic patient. *Crit Care Med.* 1995;23(12):2038–2053.
30. Cremer O, Moons, KG, Bouman, EA, et al. Long-term propofol infusion and cardiac failure in adult head-injured patients. *Lancet.* 2001;357:117–118.
31. Schwartz ML, Tator CH, Rowed DW, et al. The University of Toronto head injury treatment study: a prospective, randomized comparison of pentobarbital and mannitol. *Can J Neurol Sci.* 1984;11(4):434–440.
32. Ward JD, Becker DP, Miller JD, et al. Failure of prophylactic barbiturate coma in the treatment of severe head injury. *J Neurosurg.* 1985;62(3):383–388.
33. Eisenberg HM, Frankowski RF, Contant CF, et al. High-dose barbiturate control of elevated intracranial pressure in patients with severe head injury. *J Neurosurg.* 1988;69(1):15–23.
34. Drummond JC, Dao AV, Roth DM, et al. Effect of dexmedetomidine on cerebral blood flow velocity, cerebral metabolic rate, and carbon dioxide response in normal humans. *Anesthesiology.* 2008;108(2):225–232.
35. Robertson CS, Valadka AB, Hannay HJ, et al. Prevention of secondary ischemic insults after severe head injury. *Crit Care Med.* 1999;27(10):2086–2095.
36. Muizelaar JP, Marmarou A, Ward JD, et al. Adverse effects of prolonged hyperventilation in patients with severe head injury: a randomized clinical trial. *J Neurosurg.* 1991;75(5):731–739.
37. Lipiner-Friedman D, Sprung CL, Laterre PF, et al. Adrenal function in sepsis: the retrospective Corticus cohort study. *Crit Care Med.* 2007;35(4):1012–1018.
38. Andrews PJ, Sinclair HL, Rodriguez A, et al. Hypothermia for intracranial hypertension after traumatic brain injury. *N Engl J Med.* 2015;373(25):2403–2412.
39. Cooper DJ, Rosenfeld JV, Murray L, et al. Decompressive craniectomy in diffuse traumatic brain injury. *N Engl J Med.* 2011;364(16):1493–1502.
40. Hutchinson, PJ, et al. Trial of Decompressive Craniectomy for Traumatic Intracranial Hypertension. *N Engl J Med,* 2016;375(12):1119–1130.
41. Roberts I, Yates D, Sandercock P, et al. Effect of intravenous corticosteroids on death within 14 days in 10008 adults with clinically significant head injury (MRC CRASH trial): randomised placebo-controlled trial. *Lancet.* 2004;364(9442):1321–1328.
42. Temkin NR, Anderson GD, Winn HR, et al. Magnesium sulfate for neuroprotection after traumatic brain injury: a randomised controlled trial. *Lancet Neurol.* 2007;6(1):29–38.
43. Temkin NR, Dikmen SS, Wilensky AJ, et al. A randomized, double-blind study of phenytoin for the prevention of post-traumatic seizures. *N Engl J Med.* 1990;323(8):497–502.
44. Myburgh J, Cooper J, Finfer S, et al. Saline or albumin for fluid resuscitation in patients with traumatic brain injury. *N Engl J Med.* 2007;357(9):874–884.
45. Kassell NF, Torner JC, Jane JA, et al. The International Cooperative Study on the Timing of Aneurysm Surgery. Part 2: Surgical results. *J Neurosurg.* 1990;73(1):37–47.
46. Kassell NF, Torner JC, Haley EC Jr, et al. The International Cooperative Study on the Timing of Aneurysm Surgery. Part 1: Overall management results. *J Neurosurg.* 1990;73(1):18–36.
47. Nieuwkamp DJ, Setz LE, Algra A, et al. Changes in case fatality of aneurysmal subarachnoid haemorrhage over time, according to age, sex, and region: a meta-analysis. *Lancet Neurol.* 2009;8(7):635–642.
48. van Donkelaar CE, Bakker NA, Veeger NJ, et al. Predictive factors for rebleeding after aneurysmal subarachnoid hemorrhage: rebleeding aneurysmal subarachnoid hemorrhage study. *Stroke.* 2015;46(8):2100–2106.
49. Dorsch NW. Cerebral arterial spasm—a clinical review. *Br J Neurosurg.* 1995;9(3):403–412.
50. Barker FG 2nd, Ogilvy CS. Efficacy of prophylactic nimodipine for delayed ischemic deficit after subarachnoid hemorrhage: a metaanalysis. *J Neurosurg.* 1996;84(3):405–414.
51. Liu J, Chen Q. Effect of statins treatment for patients with aneurysmal subarachnoid hemorrhage: a systematic review and meta-analysis of observational studies and randomized controlled trials. *Int J Clin Exp Med.* 2015;8(5):7198–7208.
52. Treggiari MM, Walder B, Suter PM, et al. Systematic review of the prevention of delayed ischemic neurological deficits with hypertension, hypervolemia, and hemodilution therapy following subarachnoid hemorrhage. *J Neurosurg.* 2003;98(5):978–984.
53. Diringer MN, Bleck TP, Claude Hemphill J 3rd, et al. Critical care management of patients following aneurysmal subarachnoid hemorrhage: recommendations from the Neurocritical Care Society's Multidisciplinary Consensus Conference. *Neurocrit Care.* 2011;15(2):211–240.
54. Mozaffarian D, Benjamin EJ, Go AS, et al. Heart disease and stroke statistics—2016 update: a report from the American Heart Association. *Circulation.* 2015. 133(4):e38–e360.
55. Jauch EC, Saver JL, Adams HP Jr, et al. Guidelines for the early management of patients with acute ischemic stroke: a guideline for healthcare professionals from the American Heart Association/American Stroke Association. *Stroke.* 2013;44(3):870–947.
56. Powers WJ, Derdeyn CP, Biller J, et al. 2015 American Heart Association/American Stroke Association focused update of the 2013 guidelines for the early management of patients with acute ischemic stroke regarding endovascular treatment: a guideline for healthcare professionals from the American Heart Association/American Stroke Association. *Stroke.* 2015;46(10):3020–3035.
57. Back L, Nagaraja V, Kapur A, et al. Role of decompressive hemicraniectomy in extensive middle cerebral artery strokes: a meta-analysis of randomised trials. *Intern Med J.* 2015;45(7):711–717.
58. Juttler E, Unterberg A, Woitzik J, et al. Hemicraniectomy in older patients with extensive middle-cerebral-artery stroke. *N Engl J Med.* 2014;370(12):1091–1100.
59. Chen HJ, Lee TC, Wei CP. Treatment of cerebellar infarction by decompressive suboccipital craniectomy. *Stroke.* 1992;23(7):957–961.
60. Hypothermia after Cardiac Arrest Study Group. Mild therapeutic hypothermia to improve the neurologic outcome after cardiac arrest. *N Engl J Med.* 2002;346(8):549–556.
61. Nielsen N, Wetterslev J, Cronberg T, et al. Targeted temperature management at 33 degrees C versus 36 degrees C after cardiac arrest. *N Engl J Med.* 2013;369(23):2197–2206.
62. Rivers E, Nguyen, B, Havstad, et al. Early goal-directed therapy in the treatment of severe sepsis and septic shock. *N Engl J Med.* 2001;345:1368–1377.
63. Group TAIatACT. Goal-directed resuscitation for patients with early septic shock. *N Engl J Med.* 2014;371:1496–1506.
64. Investigators TP. A randomized trial of protocol-based care for early septic shock. *N Engl J Med.* 2014;370:1683–1693.
65. Mouncey P, Osborn, TM, Power, GS, et al. Trial of early, goal-directed resus-

citation for septic shock. *N Engl J Med.* 2015;372:1301–1311.

66. Prins K, Neill JM, Tyler JO, et al. Effects of beta-blockade withdrawal in acute decompensated heart failure. *JACC: Heart Failure.* 2015;3:647–653.

67. Jessup M, Abraham, WT, Casey, DE, et al. 2009 focused update: ACCF/AHA Guidelines for the Diagnosis and Management of Heart Failure in Adults: A report of the American College of Cardiology Foundation/American Heart Association Task Force on Practice Guidelines: Developed in collaboration with the International Society for Heart and Lung Transplantation. *Circulation.* 2009;119:1977–2016.

68. O'Connor C, Starling RC, Hernandez AF, et al. Effect of nesiritide in patients with acute decompensated heart failure. *New Engl J Med.* 2011;365:32–43.

69. Kelly J, Mentz RJ, Hasselbad V. Worsening heart failure during hospitalization for acute heart failure: insights from the Acute Study of Clinical Effectiveness of Nesiritide in Decompensated Heart Failure (ASCEND-HF). *Am Heart J.* 2015;170:298–305.

70. O'Gara P, Kushner FG, Aschiem DD, et al. 2013 ACCF/AHA guidelines for the management of ST-elevation myocardial infarction. *J Am Coll Cardiol.* 2013;61:78–140.

71. Patel M, Smalling RW, Thiele H, et al. Intra-aortic balloon counterpulsation and infarct size in patients with acute anterior myocardial infarction without shock: The CRISP AMI randomized trial. *JAMA.* 2011;306:1329–1337.

72. Thiele H, Zeymer U, Neumann F-J, et al. Intraaortic balloon support for myocardial infarction with cardiogenic shock. *N Engl J Med.* 2012;367:1287–1296.

73. Leshnower B, Gleason TG, O'Hara ML, et al. Safety and Efficacy of Left Ventricular Assist Device Support in Postmyocardial Infarction Cardiogenic Shock. *Ann Thorac Surg.* 2006;81:1365–1371.

74. DeBacker D, Biston P, Devriendt J, et al. Comparison of Dopamine and Norepinephrine in the Treatment of Shock. *N Engl J Med.* 2010;362:779–789.

75. Angus D, van der Poll T. Severe sepsis and septic shock. *N Engl J Med.* 2013;369:840–851.

76. Russell J. Management of sepsis. *N Engl J Med.* 2006;355:1699–1713.

77. Marik P. The demise of early goal-directed therapy for severe sepsis and septic shock. *Acta Anaesth Scand.* 2015;59:561–567.

78. Dellinger RP, Levy MM, Rhodes A, et al. Surviving Sepsis Campaign guidelines for management of severe sepsis and septic shock. *Crit Care Med.* 2013;41:580–637.

79. Castellanos-Ortega A, Suberviola, B, Garcia-Astudillo, LA, et al. Impact of the Surviving Sepsis Campaign protocols on hospital length of stay and mortality in septic shock patients: Results of a three-year follow-up quasi-experimental study. *Crit Care Med.* 2010;38:1036–1043.

80. Levy M, Dellinger RP, Townsend SR, et al. The Surviving Sepsis Campaign: Results of an international guideline-based performance improvement program targeting severe sepsis. *Crit Care Med.* 2010;38:367–374.

81. Rhodes A, Phillips G, Beale R, et al. The Surviving Sepsis Campaign bundles and outcome: results from the International Multicentre Prevalence Study on Sepsis (the IMPreSS study). *Intensive Care Med.* 2015;41:1620–1628.

82. Takala J. Should we target blood pressure in sepsis? *Crit Care Med.* 2010;38(10):50–59.

83. Asfar P, Meziani F, Hamel JF, et al. High versus low blood-pressure target in patients with septic shock. *N Engl J Med.* 2014;370:1583–1593.

84. Wax D, Lin HM, Leibowitz AB. Invasive and concomitant noninvasive intraoperative blood pressure monitoring: observed differences in measurements and associated therapeutic interventions. *Anesthesiology.* 2011;115:973–978.

85. Magder S. The highs and lows of blood pressure: toward meaningful clinical targets in patients with shock. *Crit Care Med.* 2014;42:1241–1251.

86. Marik P, Cavallazzii R, Vasu T, et al. Dynamic changes in arterial waveform derived variables and fluid responsiveness in mechanically ventilated patients: a systematic review of the literature. *Crit Care Med.* 2009;37:2642–2647.

87. Marik P, Baram M, Vahid B. Does central venous pressure predict fluid responsiveness? A systematic review of the literature and the tale of the seven mares. *Chest.* 2008;134:172–178.

88. Marik P, Cavallazzi R. Does the central venous pressure predict fluid responsiveness? An updated meta-analysis and a plea for some common sense. *Crit Care Med.* 2013;41:1774–1781.

89. Richard C, Warszawski J, Anguel N, et al. Early use of the pulmonary artery catheter and outcomes in patients with shock and acute respiratory distress syndrome: A randomized controlled trial. *JAMA.* 2003;290:2713–2720.

90. Sandham J, Hull RD, Brant RF, et al. A randomized, controlled trial of the use of pulmonary-artery catheters in high-risk surgical patients. *N Engl J Med.* 2003;348:5–14.

91. Melamed R, Sprenkle MD, Ulstad VK, et al. Assessment of left ventricular function by intensivists using hand-held echocardiography. *Chest.* 2009;135:1416–1420.

92. Marik P, Corwin HL. Efficacy of red blood cell transfusion in the critically ill: A systematic review of the literature. *Crit Care Med.* 2008;36:2667–2674.

93. Yang X, Du B. Does pulse pressure variation predict fluid responsiveness in critically ill patients? A systematic review and meta-analysis. *Crit Care.* 2014;18:650–657.

94. Bronzwaer AS, Ouweneel DM, Stok WJ. Arterial pressure variation as a biomarker of preload dependency in spontaneously breathing subjects: a proof of principle. *PLoS One.* 2015;10:1–11.

95. De Wall E, Rex S, Kruitwagen CL, et al. Dynamic preload indicators fail to predict fluid responsiveness in open chest conditions. *Crit Care Med.* 2009;37:510–515.

96. Boeken U, Assmann A, Mehdiani A, et al. Open chest management after cardiac operations: outcome and timing of delayed sternal closure. *Europena J Cardiothorac Surg.* 2011;40:1146–1150.

97. Boyle M, Murgo M, Lawrence J, et al. Assessment of the accuracy of continuous cardiac output and pulse contour cardiac output in tracking cardiac index changes induced by volume load. *Aust Crit Care.* 2007;20:106–112.

98. Button D, Weibel, L, Reuthebuch, O, et al. Clinical evaluation of the FloTrac/Vigileo system and two established continuous cardiac output monitoring devices in patients undergoing cardiac surgery. *Br J Anaesth.* 2007;99:329–339.

99. Monnet X, Anguel N, Naudin B, et al. Arterial pressure-based cardiac output in septic patients: different accuracy of pulse contour and uncalibrated pressure waveform devices. *Crit Care.* 2010;14:109.

100. Sander M, von Heymann C, Foer A, et al. Pulse contour analysis after normothermic cardiopulmonary bypass in cardiac surgery patients. *Crit Care.* 2005;9:729–734.

101. Mayer J, Boldt, J, Mengistu, AM, et al. Goal-directed intraoperative therapy based on autocalibrated arterial pressure waveform analysis reduces hospital stay in high-risk surgical patients: a randomized, controlled trial. *Crit Care.* 2010;14:18–27.

102. Benes J, Chytra, I, Altmann, P, et al. Intraoperative fluid optimization using stroke volume variation in high risk surgical patients: results of prospective randomized study. *Crit Care.* 2010;14:118–133.

103. Giustiniano E, Morenghi E, Ruggieri N, et al. Cardiac output by Flotrac/Vigileo validation trials: are there reliable conclusions? *Rev Recent Clin Trials.* 2012;7:181–186.

104. Dark PM, Singer M. The validity of trans-esophageal Doppler ultrasonography as a measure of cardiac output in critically ill adults. *Intensive Care Med.* 2004;30(11):2060–2066.

105. Baillard C, Cohen, Y, Fosse, JP, et al. Haemodynamic measurements (continuous cardiac output and systemic vascular resistance) in critically ill patients: transoesophageal Doppler versus continuous thermodilution. *Anaesth Intensive Care.* 1999;27:33–37.

106. Fagnoul D, Vinvent JL, De Backer D. Cardiac output measurements using the bioreactance technique in critically ill patients. *Crit Care.* 2012;16:460–462.

107. Kupersztych-Hagege E, Teboul JL, Artigas A, et al. Bioreactance is not reliable for estimating cardiac output and the effects of passive leg raising in critically ill patients. *Br J Anaesth.* 2013;111:961–966.

108. Dubost C, Bougle, A, Hallynck, C, et al. Comparison of monitoring performance of bioreactance versus esophageal Doppler in pediatric patients. *Indian J Crit Care Med.* 2015;19:3–8.

109. Pestana D, Espinosa E, Eden A, et al. Perioperative goal-directed hemodynamic optimization using noninvasive cardiac output monitoring in major abdominal surgery: a prospective, randomized, multicenter, pragmatic trial: POEMAS study (PeriOperative goal-directed thErapy in Major Abdominal Surgery). *Anesth Analg.* 2014;119:579–587.

110. Abuleo G. Normotensive ischemic acute renal failure. *N Engl J Med.* 2007;357:797–805.

111. Jones A, Shapiro NI, Trzeciak S, et al. Lactate clearance vs central venous oxygen saturation as goals of early sepsis therapy: a randomized clinical trial. *JAMA.* 2010;303:739–746.

112. Jansen P, van Bommel J, Schoonderbeek FJ, et al. Early lactate-guided therapy in intensive care unit patients: a multicenter, open-label randomized controlled trial. *Am J Respir Crit Care Med.* 2010;182:752–761.

113. Reinhart K, Kuhn HJ, Hartog C, et al. Continuous central venous and pulmonary artery oxygen saturation monitoring in the critically ill. *Intensive Care Med.* 2004;30:1572–1578.

114. Reinhart K, Bloos F. The value of venous oximetry. *Curr Opin Crit Care.* 2005;11:259–263.

115. Chawla L, Zia H, Guttierrez G, et al. Lack of equivalence between central and mixed venous oxygen saturation. *Chest.* 2004;126:1891–1896.

116. Yazigi A, El-Khoury C, Jebara S, et al. Comparison of central venous to mixed venous oxygen saturation in patients with low cardiac index and filling pressures after coronary artery surgery. *J Cardiothorac Vasc Anesth.* 2008;22:77–83.

117. Pope J, Jones AE, Gaieski DF. Multicenter study of central venous oxygen saturation (ScvO2) as a predictor of mortality in patients with sepsis. *Ann Emerg Med.* 2010;55:40–46.

118. Murphy C, Schramm GE, Doherty JA. The importance of fluid management in acute lung injury secondary to septic shock. *Chest.* 2009;136:102–109.

119. Feihl F, Perret C. Permissive hypercapnia. How permissive should we be? *Am J Respir Crit Care Med.* 1994;150(6 Pt 1):1722–1737.

120. Moloney ED, Griffiths MJ. Protective ventilation of patients with acute respiratory distress syndrome. *Br J Anaesth.* 2004;92(2):261–270.

121. Determann RM, Royakkers A, Wolthuis EK, et al. Ventilation with lower tidal volumes as compared with conventional tidal volumes for patients without acute lung injury: a preventive randomized controlled trial. *Crit Care.* 2010;14(1):R1.

122. Gajic O, Frutos-Vivar F, Esteban A, et al. Ventilator settings as a risk factor for acute respiratory distress syndrome in mechanically ventilated patients. *Intensive Care Med.* 2005;31(7):922–926.

123. Nava S, Carbone G, DiBattista N, et al. Noninvasive ventilation in cardiogenic pulmonary edema: a multicenter randomized trial. *Am J Respir Crit Care Med.* 2003;168(12):1432–1437.

124. The American Thoracic Society, the European Respiratory Society, the European Society of Intensive Care Medicine, and the Société de Réanimation de Langue Française (approved by ATS Board of Directors, December 2000). International Consensus Conferences in Intensive Care Medicine: noninvasive positive pressure ventilation in acute Respiratory failure. *Am J Respir Crit Care Med.* 2001;163(1):283–291.

125. Esteban A, Frutos-Vivar F, Ferguson ND, et al. Noninvasive positive-pressure ventilation for respiratory failure after extubation. *N Engl J Med.* 2004;350(24):2452–2460.

126. Mehta S, Jay GD, Woolard RH, et al. Randomized, prospective trial of bilevel versus continuous positive airway pressure in acute pulmonary edema. *Crit Care Med.* 1997;25(4):620–628.

127. Frat JP, Thille AW, Mercat A, et al. High-flow oxygen through nasal cannula in acute hypoxemic respiratory failure. *N Engl J Med.* 2015;372(23):2185–2196.

128. Stephan F, Barrucand B, Petit P, et al. High-flow nasal oxygen vs noninvasive positive airway pressure in hypoxemic patients after cardiothoracic surgery: a randomized clinical trial. *JAMA*. 2015;313(23):2331–2339.

129. Esteban A, Frutos F, Tobin MJ, et al. A comparison of four methods of weaning patients from mechanical ventilation. Spanish Lung Failure Collaborative Group. *N Engl J Med*. 1995;332(6):345–350.

130. MacIntyre NR, Cook DJ, Ely EW Jr., et al. Evidence-based guidelines for weaning and discontinuing ventilatory support: a collective task force facilitated by the American College of Chest Physicians; the American Association for Respiratory Care; and the American College of Critical Care Medicine. *Chest*. 2001;120(6 Suppl):375S–395S.

131. Schuster DP. What is acute lung injury? What is ARDS? *Chest*. 1995;107 (6):1721–1726.

132. Bernard GR, Artigas A, Brigham KL, et al. Report of the American-European consensus conference on ARDS: definitions, mechanisms, relevant outcomes and clinical trial coordination. The Consensus Committee. *Intensive Care Med*. 1994;20(3):225–232.

133. Force ADT, Ranieri VM, Rubenfeld GD, et al. Acute respiratory distress syndrome: the Berlin Definition. *JAMA*. 2012;307(23):2526–2533.

134. Erickson SE, Martin GS, Davis JL, et al. Recent trends in acute lung injury mortality: 1996–2005. *Crit Care Med*. 2009;37(5):1574–1579.

135. Phua J, Badia JR, Adhikari NK, et al. Has mortality from acute respiratory distress syndrome decreased over time?: A systematic review. *Am J Respir Crit Care Med*. 2009;179(3):220–227.

136. Nuckton TJ, Alonso JA, Kallet RH, et al. Pulmonary dead-space fraction as a risk factor for death in the acute respiratory distress syndrome. *N Engl J Med*. 2002;346(17):1281–1286.

137. Ventilation with lower tidal volumes as compared with traditional tidal volumes for acute lung injury and the acute respiratory distress syndrome. The Acute Respiratory Distress Syndrome Network. *N Engl J Med*. 2000; 342(18):1301–1308.

138. Villar J, Kacmarek RM, Perez-Mendez L, et al. A high positive end-expiratory pressure, low tidal volume ventilatory strategy improves outcome in persistent acute respiratory distress syndrome: a randomized, controlled trial. *Crit Care Med*. 2006;34(5):1311–1318.

139. Santa Cruz R, Rojas JI, Nervi R, et al. High versus low positive end-expiratory pressure (PEEP) levels for mechanically ventilated adult patients with acute lung injury and acute respiratory distress syndrome. *Cochrane Database Syst Rev*. 2013;6:CD009098.

140. Sud S, Friedrich JO, Taccone P, et al. Prone ventilation reduces mortality in patients with acute respiratory failure and severe hypoxemia: systematic review and meta-analysis. *Intensive Care Med*. 2010;36(4):585–599.

141. Guerin C, Reignier J, Richard JC, et al. Prone positioning in severe acute respiratory distress syndrome. *N Engl J Med*. 2013;368(23):2159–2168.

142. Maitra S, Bhattacharjee S, Khanna P, et al. High-frequency ventilation does not provide mortality benefit in comparison with conventional lung-protective ventilation in acute respiratory distress syndrome: a meta-analysis of the randomized controlled trials. *Anesthesiology*. 2015;122(4):841–851.

143. Taylor RW, Zimmerman JL, Dellinger RP, et al. Low-dose inhaled nitric oxide in patients with acute lung injury: a randomized controlled trial. *JAMA*. 2004;291(13):1603–1609.

144. Sokol J, Jacobs SE, Bohn D. Inhaled nitric oxide for acute hypoxic respiratory failure in children and adults: a meta-analysis. *Anesth Analg*. 2003;97(4): 989–998.

145. Wiedemann HP, Wheeler AP, Bernard GR, et al. Comparison of two fluid-management strategies in acute lung injury. *N Engl J Med*. 2006;354(24): 2564–2575.

146. Martin GS, Moss M, Wheeler AP, et al. A randomized, controlled trial of furosemide with or without albumin in hypoproteinemic patients with acute lung injury. *Crit Care Med*. 2005;33(8):1681–1687.

147. Matthay MA, Brower RG, Carson S, et al. Randomized, placebo-controlled clinical trial of an aerosolized beta-agonist for treatment of acute lung injury. *Am J Respir Crit Care Med*. 2011;184(5):561–568.

148. Meduri GU, Headley AS, Golden E, et al. Effect of prolonged methylprednisolone therapy in unresolving acute respiratory distress syndrome: a randomized controlled trial. *JAMA*. 1998;280(2):159–165.

149. Meduri GU, Golden E, Freire AX, et al. Methylprednisolone infusion in early severe ARDS: results of a randomized controlled trial. *Chest*. 2007; 131(4):954–963.

150. Steinberg KP, Hudson LD, Goodman RB, et al. Efficacy and safety of corticosteroids for persistent acute respiratory distress syndrome. *N Engl J Med*. 2006;354(16):1671–1684.

151. Papazian L, Forel JM, Gacouin A, et al. Neuromuscular blockers in early acute respiratory distress syndrome. *N Engl J Med*. 2010;363:1107–1116.

152. Fanelli V, Morita Y, Cappello P, et al. neuromuscular blocking agent cisatracurium attenuates lung injury by inhibition of nicotinic acetylcholine receptor-alpha-1. *Anesthesiology*. 2016;124(1):132–140.

153. Noah MA, Peek GJ, Finney SJ, et al. Referral to an extracorporeal membrane oxygenation center and mortality among patients with severe 2009 influenza A(H1N1). *JAMA*. 2011;306(15):1659–1668.

154. Peek GJ, Elbourne D, Mugford M, et al. Randomised controlled trial and parallel economic evaluation of conventional ventilatory support versus extracorporeal membrane oxygenation for severe adult respiratory failure (CESAR). *Health Technol Assess*. 2010;14(35):1–46.

155. Hoste EA, De Corte W. Implementing the kidney disease: improving global outcomes/acute kidney injury guidelines in ICU patients. *Curr Opin Crit Care*. 2013;19(6):544–553.

156. Bellomo R, Ronco C, Kellum JA, et al. Acute renal failure: definition, outcome measures, animal models, fluid therapy and information technology needs: the Second International Consensus Conference of the Acute Dialysis Quality Initiative (ADQI) Group. *Crit Care*. 2004;8(4):R204–212.

157. Kellum JA, Lameire N, Group KAGW. Diagnosis, evaluation, and management of acute kidney injury: a KDIGO summary (Part 1). *Crit Care*. 2013;17(1):204.

158. Mehta RL, Kellum JA, Shah SV, et al. Acute Kidney Injury Network: report of an initiative to improve outcomes in acute kidney injury. *Crit Care*. 2007;11(2):R31.

159. Singri N, Ahya SN, Levin ML. Acute renal failure. *JAMA*. 2003;289(6):747–751.

160. The RENAL Replacement Therapy Study Investigators. Intensity of continuous renal-replacement therapy in critically ill patients. *N Engl J Med*. 2009;361(17):1627–1638.

161. Palevsky PM. Indications and timing of renal replacement therapy in acute kidney injury. *Crit Care Med*. 2008;36(4 Suppl):S224–228.

162. Vinsonneau C, Camus C, Combes A, et al. Continuous venovenous haemodiafiltration versus intermittent haemodialysis for acute renal failure in patients with multiple-organ dysfunction syndrome: a multicentre randomised trial. *Lancet*. 2006;368(9533):379–385.

163. McCowen KC, Malhotra A, Bistrian BR. Stress-induced hyperglycemia. *Crit Care Clin*. 2001;17(1):107–124.

164. Malmberg K, Norhammar A, Wedel H, et al. Glycometabolic state at admission: important risk marker of mortality in conventionally treated patients with diabetes mellitus and acute myocardial infarction: long-term results from the Diabetes and Insulin-Glucose Infusion in Acute Myocardial Infarction (DIGAMI) study. *Circulation*. 1999;99(20):2626–2632.

165. van den Berghe G, Wouters P, Weekers F, et al. Intensive insulin therapy in critically ill patients. *N Engl J Med*. 2001;345(19):1359–1367.

166. Wiener RS, Wiener DC, Larson RJ. Benefits and risks of tight glucose control in critically ill adults: a meta-analysis. *JAMA*. 2008;300(8):933–944.

167. Investigators N-SS, Finfer S, Chittock DR, Su SY, et al. Intensive versus conventional glucose control in critically ill patients. *N Engl J Med*. 2009;360(13):1283–1297.

168. Van den Berghe G, de Zegher F, Bouillon R. Clinical review 95: acute and prolonged critical illness as different neuroendocrine paradigms. *J Clin Endocrinol Metab*. 1998;83(6):1827–1834.

169. Cooper MS, Stewart PM. Corticosteroid insufficiency in acutely ill patients. *N Engl J Med*. 2003;348(8):727–734.

170. Hamrahian AH, Oseni TS, Arafah BM. Measurements of serum free cortisol in critically ill patients. *N Engl J Med*. 2004;350(16):1629–1638.

171. Annane D, Bellissant E, Bollaert PE, et al. Corticosteroids for treating sepsis. *Cochrane Database Syst Rev*. 2015;12:CD002243.

172. Van den Berghe G, de Zegher F, Lauwers P. Dopamine and the sick euthyroid syndrome in critical illness. *Clin Endocrinol (Oxf)*. 1994;41(6):731–737.

173. Bennett-Guerrero E, Jimenez JL, White WD, et al. Cardiovascular effects of intravenous triiodothyronine in patients undergoing coronary artery bypass graft surgery. A randomized, double-blind, placebo- controlled trial. Duke T3 study group. *JAMA*. 1996;275(9):687–692.

174. Takala J, Ruokonen E, Webster NR, et al. Increased mortality associated with growth hormone treatment in critically ill adults. *N Engl J Med*. 1999;341(11):785–792.

175. Napolitano LM, Kurek S, Luchette FA, et al. Clinical practice guideline: red blood cell transfusion in adult trauma and critical care. *Critical Care Medicine*. 2009;37(12):3124–3157.

176. Vincent JL, Baron JF, Reinhart K, et al. Anemia and blood transfusion in critically ill patients. *JAMA*. 2002;288(12):1499–1507.

177. Corwin HL, Gettinger A, Pearl RG, et al. The CRIT Study: Anemia and blood transfusion in the critically ill—current clinical practice in the United States. *Crit Care Med*. 2004;32(1):39–52.

178. Rodriguez RM, Corwin HL, Gettinger A, et al. Nutritional deficiencies and blunted erythropoietin response as causes of the anemia of critical illness. *J Crit Care*. 2001;16(1):36–41.

179. Hebert PC, Wells G, Blajchman MA, et al. A multicenter, randomized, controlled clinical trial of transfusion requirements in critical care. Transfusion Requirements in Critical Care Investigators, Canadian Critical Care Trials Group. *N Engl J Med*. 1999;340(6):409–417.

180. Lacroix J, Hebert PC, Hutchison JS, et al. Transfusion strategies for patients in pediatric intensive care units. *N Engl J Med*. 2007;356(16):1609–1619.

181. Robertson CS, Hannay HJ, Yamal JM, et al. Effect of erythropoietin and transfusion threshold on neurological recovery after traumatic brain injury: a randomized clinical trial. *JAMA*. 2014;312(1):36–47.

182. Villanueva C, Colomo A, Bosch A, et al. Transfusion strategies for acute upper gastrointestinal bleeding. *N Engl J Med*. 2013;368(1):11–21.

183. Pro CI, Yealy DM, Kellum JA, et al. A randomized trial of protocol-based care for early septic shock. *N Engl J Med*. 2014;370(18):1683–1693.

184. Corwin HL, Gettinger A, Pearl RG, et al. Efficacy of recombinant human erythropoietin in critically ill patients: a randomized controlled trial. *JAMA*. 2002;288(22):2827–2835.

185. Corwin HL, Gettinger A, Fabian TC, et al. Efficacy and safety of epoetin alfa in critically ill patients. *N Engl J Med*. 2007;357(10):965–976.

186. Arabi YM, Aldawood AS, Haddad SH, et al. Permissive underfeeding or standard enteral feeding in critically ill adults. *N Engl J Med*. 2015;372(25): 2398–2408.

187. Marik PE, Hooper MH. Normocaloric versus hypocaloric feeding on the outcomes of ICU patients: a systematic review and meta-analysis. *Intensive Care Med*. 2016;42(3):316–323.

188. McClave SA, Martindale RG, Vanek VW, et al. Guidelines for the Provision and Assessment of Nutrition Support Therapy in the Adult Critically Ill Patient: Society of Critical Care Medicine (SCCM) and American Society for Parenteral and Enteral Nutrition (A.S.P.E.N.). *J Parenter Enteral Nutr*. 2009;33(3):277–316.

189. Marik PE, Zaloga GP. Gastric versus post-pyloric feeding: a systematic review. *Crit Care*. 2003;7(3):R46–51.

190. MacLeod JB, Lefton J, Houghton D, et al. Prospective randomized control trial of intermittent versus continuous gastric feeds for critically ill trauma

patients. *J Trauma.* 2007;63(1):57–61.

191. Zaloga GP. Parenteral nutrition in adult inpatients with functioning gastrointestinal tracts: assessment of outcomes. *Lancet.* 2006;367(9516):1101–1111.

192. Singer P, Berger MM, Van den Berghe G, et al. ESPEN Guidelines on Parenteral Nutrition: intensive care. *Clin Nutr.* 2009;28(4):387–400.

193. Casaer MP, Mesotten D, Hermans G, et al. Early versus late parenteral nutrition in critically ill adults. *N Engl J Med.* 2011;365(6):506–517.

194. Chen QH, Yang Y, He HL, et al. The effect of glutamine therapy on outcomes in critically ill patients: a meta-analysis of randomized controlled trials. *Crit Care.* 2014;18(1):R8.

195. Rice TW, Wheeler AP, Thompson BT, et al. Enteral omega-3 fatty acid, gamma-linolenic acid, and antioxidant supplementation in acute lung injury. *JAMA.* 2011;306(14):1574–1581.

196. Stapleton RD, Martin TR, Weiss NS, et al. A phase II randomized placebo-controlled trial of omega-3 fatty acids for the treatment of acute lung injury. *Crit Care Med.* 2011;39(7):1655–1662.

197. Visser J, Labadarios D, Blaauw R. Micronutrient supplementation for critically ill adults: a systematic review and meta-analysis. *Nutrition.* 2011;27 (7–8):745–758.

198. Ely E, Truman, B, Shintani, A, et al. Monitoring sedation status over time in ICU patients: reliability and validity of the Richmond Agitation-Sedation Scale (RASS). *JAMA.* 2003;289:2983–2991.

199. Barr J, Fraser GL, Puntillo K, et al. Clinical guidelines for the management of pain, agitation, and delirium in adult patients in the intensive care unit. *Crit Care Med.* 2013;41:263–306.

200. Tufangullari B, White PF, Peixoto MP, et al. Dexmedetomidine infusion during laparoscopic bariatric surgery: the effect on recovery outcome variables. *Anesth Analg.* 2008;106:1741–1748.

201. Feld JM, Hoffman WE, Stechert MM, et al. Fentanyl or dexmedetomidine combined with desflurane for bariatric surgery. *J Clin Anesth.* 2006;18:24–28.

202. VanderWeide L, Foster CJ, MacLaren R, et al. Evaluation of early dexmedetomidine addition to the standard of care for severe alcohol withdrawal in the ICU: a retrospective controlled cohort study. *J Intensive Care Med.* 2014:1–7.

203. Mueller S, Preslaski CR, Kiser TH, et al. A randomized, double-blind, placebo-controlled dose range study of dexmedetomidine as adjunctive therapy for alcohol withdrawal. *Crit Care Med.* 2014;42:1131–1139.

204. Jakob S, Ruokonen E, Grounds RM, et al. Dexmedetomidine vs midazolam or propofol for sedation during prolonged mechanical ventilation: two randomized controlled trials. *JAMA.* 2012;307:1151–1160.

205. Walder B, Elia N, Henzi I, et al. A lack of evidence of superiority of propofol versus midazolam for sedation in mechanically ventilated critically ill patients: a qualitative and quantitative systematic review. *Anesth Analg.* 2001;92:975–983.

206. Carson S, Kress JP, Rodgers JE, et al. A randomized trial of intermittent lorazepam versus propofol with daily interruption in mechanically ventilated patients. *Crit Care Med.* 2006;34:1326–1332.

207. Annane D. What is the evidence for harm of neuromuscular blockade and corticosteroid use in the intensive care unit? *Semin Respir Crit Care Med.* 2016;37:51–56.

208. Lipshutz A, Gropper MA. Intensive care unit-acquired muscle weakness: an ounce of prevention is worth a pound of cure. *Anesthesiology.* 2016;124:7–9.

209. Ely E, Inouye SK, Bernard GR, et al. Delirium in mechanically ventilated patients: Validity and reliability of the confusion assessment method for the intensive care unit (CAM-ICU). *JAMA.* 2001;286:2703–2710.

210. Bergeron N, Dubois MJ, Durmont M, et al. Intensive Care Delirium Screening Checklist: Evaluation of a new screening tool. *Intensive Care Med.* 2001;27:859–864.

211. Pandharipande P, Pun BT, Herr DL, et al. Effect of sedation with dexmedetomidine vs lorazepam on acute brain dysfunction in mechanically ventilated patients: The MENDS randomized controlled trial. *JAMA.* 2007;298:2644–2653.

212. Riker R, Shehabi Y, Bokesch PM, et al. Dexmedetomidine vs midazolam for sedation of critically ill patients: a randomized trial. *JAMA.* 2009;301:489–499.

213. Kollef M, Levy NT, Ahrens TS, et al. The use of continuous i.v. sedation is associated with prolongation of mechanical ventilation. *Chest.* 1998;114:541–548.

214. Brook A, Ahrens TS, Schaiff R, et al. Effect of a nursing-implemented sedation protocol on the duration of mechanical ventilation. *Crit Care Med.* 1999;27:2609–2615.

215. Kress J, Pohlman AS, O'Connor MF, et al. Daily interruption of sedative infusions in critically ill patients undergoing mechanical ventilation. *N Engl J Med.* 2000;342:1471–1477.

216. Girard TD, Kress JP, Fuchs BD, et al. Efficacy and safety of a paired sedation and ventilator weaning protocol for mechanically ventilated patients in intensive care (Awakening and Breathing Controlled trial): A randomised controlled trial. *Lancet.* 2008;371:126–134.

217. Treggiari M, Romand JA, Yanez ND, et al. Randomized trial of light versus deep sedation on mental health after critical illness. *Crit Care Med.* 2009;37:2527–2534.

218. Tanaka L, Azevedo LC, Park M, et al. Early sedation and clinical outcomes of mechanically ventilated patients: a prospective multicenter cohort study. *Crit Care.* 2014;18:R156.

219. Strom T, Martinussen T, Toft P. A protocol of no sedation for critically ill patients receiving mechanical ventilation: A randomised trial. *Lancet.* 2010;375:475–480.

220. Shehabi Y, Bellomo R, Reade MC, et al. Early intensive care sedation predicts long-term mortality in ventilated critically ill patients. *Am J Respir Crit Care Med.* 2012;186:724–731.

221. Laerkner E, Strom T, Toft P. No-sedation during mechanical ventilation: impact on patient's consciousness, nursing workload and costs. *Nurs Crit Care.* 2015;21:28–35.

222. Devlin J, Roberts RJ, Fong JJ, et al. Efficacy and safety of quetiapine in critically ill patients with delirium: A prospective, multicenter, randomized, double-blind, placebo-controlled pilot study. *Crit Care Med.* 2010;38:419–427.

223. Pisani M, Araujo KL, Murphy TE. Association of cumulative dose of haloperidol with next-day delirium in older medical ICU patients. *Crit Care Med.* 2015;43:996–1002.

224. Al-Qadheeb N, Skrobik Y, Schumaker G, et al. Preventing ICU subsyndromal delirium conversion to delirium with low-dose IV haloperidol: a double-blind, placebo-controlled pilot study. *Crit Care Med.* 2015:1–7.

225. Serafim R, Bozza FA, Soares M, et al. Pharmacologic prevention and treatment of delirium in intensive care patients: A systematic review. *J Crit Care.* 2015;30:799–807.

226. Samuelson K, Lundberg D, Fridlund B. Memory in relation to depth of sedation in adult mechanically ventilated intensive care patients. *Intensive Care Med.* 2004;32:660–667.

227. Girard T, Shintani, AK, Jackson, JC, et al. Risk factors for post-traumatic stress disorder symptoms following critical illness requiring mechanical ventilation: a prospective cohort study. *Crit Care.* 2007;11:28.

228. Pandharipande P, Girard TD, Jackson JC, et al. Long-term cognitive impairment after critical illness. *N Engl J Med.* 2013;369:1306–1316.

229. Jackson J, Girard TD, Gordon SM, et al. Long-term cognitive and psychological outcomes in the awakening and breathing controlled trial. *Am J Respir Crit Care Med.* 2010;182:183–191.

230. Kress J, Gehlbach B, Lacy M, et al. The long-term psychological effects of daily sedative interruption on critically ill patients. *Am J Respir Crit Care Med.* 2003;168:1457–1461.

231. Vincent JL. Nosocomial infections in adult intensive-care units. *Lancet.* 2003;361(9374):2068–2077.

232. Rouby JJ, Laurent P, Gosnach M, et al. Risk factors and clinical relevance of nosocomial maxillary sinusitis in the critically ill. *Am J Respir Crit Care Med.* 1994;150(3):776–783.

233. van Zanten AR, Dixon JM, Nipshagen MD, et al. Hospital-acquired sinusitis is a common cause of fever of unknown origin in orotracheally intubated critically ill patients. *Crit Care.* 2005;9(5):R583–R590.

234. Magill SS, Klompas M, Balk R, et al. Developing a new, national approach to surveillance for ventilator-associated events. *Crit Care Med.* 2013;41(11):2467–2475.

235. Klein Klouwenberg PM, van Mourik MS, Ong DS, et al. Electronic implementation of a novel surveillance paradigm for ventilator-associated events. Feasibility and validation. *Am J Respir Crit Care Med.* 2014;189(8):947–955.

236. Klompas M, Kleinman K, Murphy MV. Descriptive epidemiology and attributable morbidity of ventilator-associated events. *Infect Control Hosp Epidemiol.* 2014;35(5):502–510.

237. Klompas M, Anderson D, Trick W, et al. The preventability of ventilator-associated events. The CDC Prevention Epicenters Wake Up and Breathe Collaborative. *Am J Respir Crit Care Med.* 2015;191(3):292–301.

238. Cook DJ, Walter SD, Cook RJ, et al. Incidence of and risk factors for ventilator-associated pneumonia in critically ill patients. *Ann Intern Med.* 1998;129(6):433–440.

239. Bekaert M, Timsit JF, Vansteelandt S, et al. Attributable mortality of ventilator-associated pneumonia: a reappraisal using causal analysis. *Am J Respir Crit Care Med.* 2011;184(10):1133–1139.

240. Hoffken G, Niederman MS. Nosocomial pneumonia: the importance of a de-escalating strategy for antibiotic treatment of pneumonia in the ICU. *Chest.* 2002;122(6):2183–2196.

241. Muscedere J, Rewa O, McKechnie K, et al. Subglottic secretion drainage for the prevention of ventilator-associated pneumonia: a systematic review and meta-analysis. *Crit Care Med.* 2011;39(8):1985–1991.

242. Tokmaji G, Vermeulen H, Muller MC, et al. Silver-coated endotracheal tubes for prevention of ventilator-associated pneumonia in critically ill patients. *Cochrane Database Syst Rev.* 2015;8:CD009201.

243. Price R, MacLennan G, Glen J, et al. Selective digestive or oropharyngeal decontamination and topical oropharyngeal chlorhexidine for prevention of death in general intensive care: systematic review and network meta-analysis. *BMJ.* 2014;348:g2197.

244. Klompas M, Speck K, Howell MD, et al. Reappraisal of routine oral care with chlorhexidine gluconate for patients receiving mechanical ventilation: systematic review and meta-analysis. *JAMA Intern Med.* 2014;174(5):751–761.

245. American Thoracic Society and Infectious Diseases Society of America. Guidelines for the management of adults with hospital-acquired, ventilator-associated, and healthcare-associated pneumonia. *Am J Respir Crit Care Med.* 2005;171(4):388–416.

246. Scholte JB, van Dessel HA, Linssen CF, et al. Endotracheal aspirate and bronchoalveolar lavage fluid analysis: interchangeable diagnostic modalities in suspected ventilator-associated pneumonia? *J Clin Microbiol.* 2014;52(10):3597–3604.

247. Wood AY, Davit AJ 2nd, Ciraulo DL, et al. A prospective assessment of diagnostic efficacy of blind protective bronchial brushings compared to bronchoscope-assisted lavage, bronchoscope-directed brushings, and blind endotracheal aspirates in ventilator-associated pneumonia. *J Trauma.* 2003; 55(5):825–834.

248. Pugh R, Grant C, Cooke RP, et al. Short-course versus prolonged-course antibiotic therapy for hospital-acquired pneumonia in critically ill adults. *Cochrane Database Syst Rev.* 2015;8:CD007577.

249. Berenholtz SM, Pronovost PJ, Lipsett PA, et al. Eliminating catheter-related bloodstream infections in the intensive care unit. *Crit Care Med.* 2004;32(10):2014–2020.

250. Kim JS, Holtom P, Vigen C. Reduction of catheter-related bloodstream infections through the use of a central venous line bundle: epidemiologic and economic consequences. *Am J Infect Control.* 2011;39(8):640–646.

251. O'Grady NP, Alexander M, Burns LA, et al. Guidelines for the prevention of intravascular catheter-related infections. *Clin Infect Dis.* 2011;52(9):e162–193.
252. Lai NM, Chaiyakunapruk N, Lai NA, et al. Catheter impregnation, coating or bonding for reducing central venous catheter-related infections in adults. *Cochrane Database Syst Rev.* 2013;6:CD007878.
253. Marik PE, Flemmer M, Harrison W. The risk of catheter-related bloodstream infection with femoral venous catheters as compared to subclavian and internal jugular venous catheters: a systematic review of the literature and meta-analysis. *Crit Care Med.* 2012;40(8):2479–2485.
254. Ringberg H, Thoren A, Bredberg A. Evaluation of coagulase-negative staphylococci in blood cultures. A prospective clinical and microbiological study. *Scand J Infect Dis.* 1991;23(3):315–323.
255. Tenke P, Koves B, Johansen TE. An update on prevention and treatment of catheter-associated urinary tract infections. *Curr Opin Infect Dis.* 2014;27(1):102–107.
256. McCarty TP, Pappas PG. Invasive candidiasis. *Infect Dis Clin North Am.* 2016;30(1):103–124.
257. Koehler P, Cornely OA. Contemporary strategies in the prevention and management of fungal infections. *Infect Dis Clin North Am.* 2016;30(1):265–275.
258. Pappas PG, Kauffman CA, Andes DR, et al. Clinical practice guideline for the management of candidiasis: 2016 update by the infectious diseases society of america. *Clin Infect Dis.* 2016;62(4):e1–e50.
259. Cook DJ, Fuller HD, Guyatt GH, et al. Risk factors for gastrointestinal bleeding in critically ill patients. Canadian Critical Care Trials Group. *N Engl J Med.* 1994;330(6):377–381.
260. Cook D, Heyland D, Griffith L, et al. Risk factors for clinically important upper gastrointestinal bleeding in patients requiring mechanical ventilation. Canadian Critical Care Trials Group. *Crit Care Med.* 1999;27(12):2812–2817.
261. Marik PE, Vasu T, Hirani A, et al. Stress ulcer prophylaxis in the new millennium: a systematic review and meta-analysis. *Crit Care Med.* 2010;38(11):2222–2228.
262. Krag M, Perner A, Wetterslev J, et al. Stress ulcer prophylaxis versus placebo or no prophylaxis in critically ill patients. A systematic review of randomised clinical trials with meta-analysis and trial sequential analysis. *Intensive Care Med.* 2014;40(1):11–22.
263. Buendgens L, Bruensing J, Matthes M, et al. Administration of proton pump inhibitors in critically ill medical patients is associated with increased risk of developing Clostridium difficile-associated diarrhea. *J Critical Care.* 2014;29(4):696e11–696e15.
264. Geerts W, Selby R. Prevention of venous thromboembolism in the ICU. *Chest.* 2003;124(6 Suppl):357S–363S.
265. Pollak AW, McBane RD 2nd. Succinct review of the new VTE prevention and management guidelines. *Mayo Clin Proc.* 2014;89(3):394–408.
266. Joffe HV, Goldhaber SZ. Upper-extremity deep vein thrombosis. *Circulation.* 2002;106(14):1874–1880.
267. Holbrook A, Schulman S, Witt DM, et al. Evidence-based management of anticoagulant therapy: Antithrombotic Therapy and Prevention of Thrombosis, 9th ed: American College of Chest Physicians Evidence-Based Clinical Practice Guidelines. *Chest.* 2012;141(2 Suppl):e152S–184S.
268. Kearon C, Ginsberg JS, Hirsh J. The role of venous ultrasonography in the diagnosis of suspected deep venous thrombosis and pulmonary embolism. *Ann Intern Med.* 1998;129(12):1044–1049.
269. Anderson DR, Kahn SR, Rodger MA, et al. Computed tomographic pulmonary angiography vs ventilation-perfusion lung scanning in patients with suspected pulmonary embolism: a randomized controlled trial. *JAMA.* 2007;298(23):2743–2753.
270. Deem S. Intensive-care-unit-acquired muscle weakness. *Respir Care.* 2006;51(9):1042–1052; discussion 1052–1043.
271. Hermans G, Van den Berghe G. Clinical review: intensive care unit acquired weakness. *Crit Care.* 2015;19:274.
272. Puthucheary Z, Rawal J, Ratnayake G, et al. Neuromuscular blockade and skeletal muscle weakness in critically ill patients: time to rethink the evidence? *Am J Respir Crit Care Med.* 2012;185(9):911–917.
273. Farhan H, Moreno-Duarte I, Latronico N, et al. Acquired muscle weakness in the surgical intensive care unit: nosology, epidemiology, diagnosis, and prevention. *Anesthesiology.* 2016;124(1):207–234.
274. Hermans G, De Jonghe B, Bruyninckx F, et al. Interventions for preventing critical illness polyneuropathy and critical illness myopathy. *Cochrane Database Syst Rev.* 2014;1:CD006832.
275. Angus DC, Barnato AE, Linde-Zwirble WT, et al. Use of intensive care at the end of life in the United States: an epidemiologic study. *Crit Care Med.* 2004;32(3):638–643.
276. Issues CoADAKE-o-L. Dying in America: Improving Quality and Honoring Individual Preferences Near the End of Life. 2014. Available from: http://www.nap.edu/read/18748/chapter/1.
277. Renaud B, Brun-Buisson C. Outcomes of primary and catheter-related bacteremia. A cohort and case-control study in critically ill patients. *Am J Respir Crit Care Med.* 2001;163:1584–1590.

第58章　心肺复苏

Charles W. Otto

要点

1. 大脑三磷酸腺苷在血流停止后4～6分钟会耗尽，在开始有效的心肺复苏（CPR）后6分钟内几乎能恢复正常。

2. 通过遗嘱和其他法律法规的限制，即使在进行姑息性外科手术时，患者也可以对医疗措施进行干预，包括签署拒绝心肺复苏协议。

3. 心脏骤停的复苏流程主要由管理气道、呼吸、循环、药物和电除颤治疗等几部分组成。

4. 关于胸外按压产生血流的机制目前已提出两种理论：心泵机制和胸泵机制。

5. 心肺复苏期间，心肌灌注是正常水平的20%～50%，而脑灌注维持在正常水平的50%～90%。

6. 心肺复苏的成功率有限，只有大约40%的患者在复苏后有机会被送入医院，仅有10%的患者能存活下来并出院。

7. 呼气末二氧化碳是判断胸外按压是否充分的绝佳无创指标。

8. 如果条件允许，有效的不间断胸外按压和除颤应优先于药物治疗。

9. 尽管有证据表明血管加压药可以改善患者早期自主循环的恢复，但没有强有力的证据表明血管加压药可以提高心脏骤停患者的长期生存率。

10. 除血管加压药外，在心肺复苏期间最有可能发挥作用的药物是那些有助于抑制异位心室节律的药物。

11. 心室颤动（简称"室颤"）是成人心脏骤停最常见的心电图表现。

12. 未经治疗的室颤随着时间的推移发展为三个阶段：电阶段、循环阶段和代谢阶段。

13. 在小儿患者中，心脏骤停通常不是突发事件，更多是与呼吸和循环功能逐步恶化有关。

14. 为获得最佳预后，成功恢复自主循环后必须纠正可逆性心脏骤停病因，包括立即进行冠状动脉再灌注和积极的支持治疗。

　　2015年心肺复苏指南（2015年心肺复苏心血管急救科学与治疗推荐意见的国际共识）是对2010年指南（2010年美国心脏协会心肺复苏和心血管急救指南）的更新，并不是完整的修订[29, 149]。因此，两个版本的许多数据保持不变。为了帮助读者，美国心脏协会已经在网络上发布了综合指南，见网址：https://eccguidelines.heart.org/index.php/circulation/cpr-ecc-guidelines-2。复制这些内容需要获得美国心脏协会许可。因此，我们列出了网址，可以快速查阅未包含在本章内的处理

流程。

心脏和呼吸骤停的治疗是麻醉实践中不可或缺的一部分。美国麻醉学委员会指出,"心脏、肺和神经复苏的临床管理和教学"是麻醉学的一部分。构成麻醉实践基础的心肺生理学和药理学同样适用于治疗心脏骤停患者。现代心肺复苏(cardiopulmonary resuscitation, CPR)团队要保持领导地位,就必须熟知心脏骤停时血流、通气和药理学方面的专业知识。本章重点论述 CPR 的相关知识,而一些更常见的需要心血管支持的情况(例如休克,心律失常)本章将不再讨论。

发展史

麻醉医师为现代心肺复苏术做出了许多贡献,并持续在这一领域积极开展研究和教学工作。现代 CPR 理论和实践有着悠久的历史,很多著作记载了这方面的内容[1-2]。最早的记载可能是《圣经》中以利沙为书念妇人的儿子吹气复活的故事(列王记下 4:34)。1543 年, Andreas Vesalius[3]首创了气管切开术和人工通气技术。William Harvey 发明了人们所熟知的胸外按压术。早期的复苏教学是由溺水者救援协会组织的,该协会于 1774 年在伦敦成立。现代 CPR 的组合技术主要源于 20 世纪 50年代和 20 世纪 60 年代初,从美国巴尔的摩富有创新精神的临床医生和研究者的偶然聚会发展起来。这些研究人员基于世界各地悠久的历史贡献,为当时的心肺复苏实践奠定了基础框架。20 世纪 50 年代末,口对口通气被确立为唯一有效的人工通气方式[4-7]。体内除颤器于 1933 年发明[8],但直到 1947年才成功应用于临床[9]。随着体外除颤技术的发展,十几年后体内除颤器才得以广泛使用[10-11]。尽管取得了这些进展,但直到 Kouwenhoven 等人[12]成功实施了一系列胸外按压之后,心脏骤停的复苏技术才在世界范围内普及。1963 年 Redding 和Pearson[13]通过使用血管加压药提高了 CPR 的成功率,由此构成了现代 CPR 的最后一个重要组成部分。

问题范畴

心血管疾病依然是工业化国家中最常见的死亡原因之一。尽管 20 世纪 60 年代中期以来美国心血管疾病病死率呈下降趋势,心血管疾病所致死亡人数仍超过总死亡人数的 35%[14]。在每年 86万例心血管死亡病例中,约有一半与冠状动脉疾病有关,其中大多数是猝死,且 70% 发生在医院外或医院急诊室。因此,心肺复苏术的教学和研究往往将心肌缺血作为心脏骤停的主要原因。但麻醉医生与其他医生相比更有能力处理心肌梗死以外的原因所致的心脏骤停。心肺复苏术是对症治疗,旨在维持重要器官功能,直到心脏自身功能恢复。有效的复苏技术细节非常重要。但我们不能因为过分强调心肺复苏技术而忽视了对心脏停搏病因的治疗。

脑血流停止 4~6min 后,脑内腺苷三磷酸(adenosine triphosphate, ATP)将耗尽。在开始有效的心肺复苏后 6 分钟内, ATP 几乎可以恢复到正常水平。动物实验显示,在正常温度下,心脏停搏 10~15min 内能够迅速恢复良好的血液循环,可以获得良好的神经系统预后[15-16]。在临床实践中,基础心脏病的严重程度是复苏尝试成功或失败的主要决定因素。在复苏人员可控的因素中,其他导致预后不良的因素包括行 CPR 前长时间心脏停搏、未经确切治疗的长时间心室颤动(ventricular fibrillation, VF)以及胸外按压期间冠状动脉和脑灌注不足等。由旁观者立即开始实施 CPR 可以使心脏骤停患者的生存率提高一倍以上[17]。然而在突发的心脏骤停中由旁观者实施 CPR 的几率只有25% 到 30%。只有在心脏骤停 4min 内开始基础生命支持(basic life support, BLS)并在 8min 内进行除颤才能获得 VF 的最佳预后[18]。数十年来,早期除颤的重要性已经为人所熟知并已融入到 CPR 实践中[19-20]。但人们还并未充分认识到在复苏过程中频繁中断胸外按压的不良影响。急救医疗系统(emergency medical systems, EMSs)的研究表明,在典型的院外复苏过程中,胸外按压执行时间不到 50%,因为检查脉搏,气管插管,建立静脉通路,除颤和移动患者都会使按压中断[21]。血流会随着按压的停止而迅速下降,但是重新按压后血流恢复比较缓慢,这是导致复苏成功率低的主要原因。

在有效快速实施急救措施的前提下,院外心脏骤停的早期复苏率可达 40%,出院存活率可达10% 至 15%[18,20],但对首次记录心脏节律的患者来说,出院生存率的中位数为 6.4%[22]。成人院内心脏骤停的出院存活率约为 18%,儿童约为 27%[23]。手术室是医院内 CPR 成功率最高的地方。每 10 000

例麻醉中,约有 7 例发生心脏骤停[24],其中麻醉相关的心脏骤停约 4.5 例,但麻醉相关心脏骤停导致死亡的仅有 0.4 例。因此,麻醉相关心脏骤停的复苏成功率接近 90%。

伦理问题:手术室如何执行拒绝心肺复苏协议

尽管对停跳的患者实施 CPR 是标准的医疗急救流程,但临终患者对这种流程式的生命支持包括 CPR 越来越感到担心。通过遗嘱和其他法律法规的限制,即使在进行姑息性外科手术时,患者也开始对医疗措施进行干预,包括签署拒绝心肺复苏协议。医疗人员普遍接受甚至欢迎这样的要求。然而,在手术室中,拒绝实施心肺复苏不断引发医患双方的伦理争端[25-26],关于是否应在手术室接受拒绝心肺复苏要求,伦理上都有合理的论据。

基于尊重患者自主权的伦理原则,现代医疗行业已经明确规定,患者有权干预对自己实施的医疗措施,包括拒绝 CPR。临终患者有权拒绝诸如复苏之类的治疗手段,也有权选择姑息性治疗措施。如果手术可以减轻症状或改善生活质量,那么没有理由拒绝手术。若手术增加了心脏停搏的风险,那么患者可能不希望承担比术前更糟的生存状态。或许有人会认为在麻醉状态下死亡是安详的,因此,能最大限度发挥拒绝心肺复苏协议的作用、避免不必要干预的时机就是在手术期间。

尽管许多有力的论据主张手术室内针对拒绝心肺复苏患者的处理原则应与医院内的其他科室一致,但多数手术室工作人员治疗此类患者时仍然顾虑重重。一些外科医生要求患者同意围术期心肺复苏,或默认同意手术即同意接受心肺复苏。在麻醉手术期间,有很多原因支持接受心肺复苏。手术室中大约 75% 的心脏骤停与手术或麻醉并发症有关,且复苏成功率很高[24]。从伦理上讲,外科医师和麻醉医师会认为他们对手术室的患者发生的情况负有责任:不能违背“首先是不伤害”原则。虽然医师们非常严密地监测患者状态,处理着术中患者的各种变化,但并发症和心脏停搏仍不能

完全避免。通常认为在这种情况下患者是可以被挽救的,而遵守拒绝心肺复苏协议,等同于直接让患者死亡。如果心脏骤停的原因容易被识别和救治,且复苏后患者可以完成手术,那么复苏在伦理上是合理的[25]。

从制度上讲,医院应该制订明确的政策来解决这些伦理争端[27]。对于个人来说,可通过患者、家属和医务人员之间的沟通来解决矛盾。如果患者了解围术期心脏骤停的特殊性,知悉干预措施简便易行、成功率较高,且医生支持患者接受手术是为了获得更好的预后而不仅仅是延长死亡,那么医患双方能在围术期暂停或严格限制拒绝心肺复苏协议方面达成共识。手术室常用的干预措施(机械通气,血管收缩药,抗心律失常药,血液制品)在其他情况下可能被视为复苏的形式,唯一不常见的麻醉管理是胸外按压和电除颤。因此,纳入拒绝心肺复苏协议患者的具体抢救措施必须明确,并为麻醉和手术所必需的措施提供明确的许可限度。有关该主题的完整讨论,请参阅美国麻醉医师协会(ASA)的“签署拒绝心肺复苏术”或其他限制治疗协议患者的麻醉护理伦理指南,该指南可在 ASA 网站上获取(www.asahq.org)。

复苏的组成

心脏骤停复苏的主要组成是气道、呼吸、循环、药物和电除颤治疗(airway, breathing, circulation, drugs and electrical therapy, ABCDE)。传统意义上复苏被分为两类:一是基础生命支持(BLS),即无需额外设备即可执行的操作——基础气道管理,人工呼吸和人工胸外按压(请参阅 http://bit. ly/2bYhiO8 AHA 的心脏骤停基本抢救流程);二是高级生命支持(advanced cardiac life support, ACLS),涵盖了复苏必需的所有理论知识和技术技能(图 58-1)。随着公共场所自动体外除颤器(automatic external defibrillator, AED)的使用,以及人们认识到连续有效的胸外按压对预后的改善优于任何高级治疗,BLS 和 ACLS 之间的界限越来越不明显。在接下来的部分中,我们将分别介绍复苏过程中涉及的每个组成部分,讨论最佳预后的组合方式。

成人心脏骤停的抢救流程

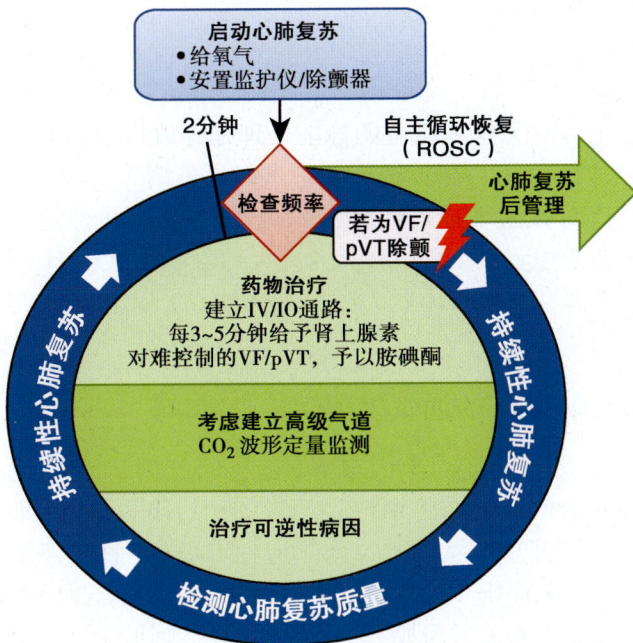

CPR质量

- 用力（按压深度至少为2英寸[5cm]）并快速（100~120次/分）按压，并使胸廓完全回弹
- 尽量减少胸外按压过程中断
- 避免过度通气
- 每2分钟轮换一次按压人员，如感觉疲劳可提前轮换
- 如果没有高级气道，应采用30∶2的按压-通气比率
- 二氧化碳波形图定量分析
  - 如果PETCO$_2$ < 10mmHg，尝试改善CPR质量
- 动脉压
  - 如果舒张压 < 20mmHg，尝试改善CPR质量

除颤的电击能量

- 双相波：制造商建议能量（例如初始能量剂量为120~200J）。如果未知，则使用允许的最大剂量。第二次和后续的能量应该相当，而且可考虑使用更高能量
- 单相波：360J

药物治疗

- 肾上腺素IV/IO注射剂量：每3~5分钟1mg
- 胺碘酮IV/IO注射剂量：首次剂量：300mg，推注；第二次剂量：150mg

高级气道

- 气管插管或声门上高级气道
- 通过描记二氧化碳波形图或二氧化碳测定，确认并监测气管插管的放置
- 置入高级气道后，每6秒进行1次通气（10次/min）并持续进行胸外按压

心脏骤停后自主循环恢复（ROSC）

- 脉搏和血压
- P$_{ET}$CO$_2$突然持续升高（通常≥40mmHg）
- 动脉内监测到的自发性动脉压力波

可逆因素

低血容量	张力性气胸
缺氧	心包填塞
氢离子（酸中毒）	毒素
低钾血症/高钾血症	血栓形成，肺部
低体温	血栓形成，冠状动脉

图58-1 高级生命支持心脏骤停处理流程

CPR，心肺复苏；VF，心室颤动；VT，室性心动过速；pVT，多形性室性心动过速；IV，静脉注射；IO，髓腔注射；P$_{ET}$CO$_2$，呼气末二氧化碳分压；J，焦耳（摘自 2015 American Heart Association Guidelines for CPR & ECC—Part 7: ACLS. © 2015 American Heart Association, Inc）

气道管理

麻醉医师对无意识患者舌后坠引起的气道梗阻的处理非常熟悉。麻醉期间用于维持气道通畅的技术也同样适用于心脏骤停患者。向公众推荐的主要方法是手术室中常用的仰头抬颏法[28]。通过一只手在患者额头施压使头后仰，同时，另一只手在下颌前部向上抬起下颌，使后坠的舌体离开咽后壁。另外，双手托下颌法（在下颌支后方施力）是一种有效的替代方法。半清醒患者在插管时可能诱发呕吐或喉痉挛，此时口咽或鼻咽通道的优势便体现出来。声门上气道（例如喉罩、喉管、King 氏通气道、联合导气管等；见第 28 章）已成功用于复苏[19]。气管插管是最佳的气道控制方式，能防止误吸并实现最有效的通气。但是，必须在充分通气（最好是供氧条件下）和建立胸外按压之后才能进行气管插管。当其他建立气道的方法不成功时，可能需要行经环甲膜穿刺通气或气管切开。

气道异物梗阻

2004 年，美国因气道异物梗阻窒息而意外死亡的人数为 5 891 人（约占所有死亡人数的 0.2%），其中 725 名死者不到 1 岁[14]。对任何突然出现的呼吸停止、发绀且意识丧失的患者，都必须考虑到异物引起的气道梗阻。这通常发生在进食过程中，一般是由于食物尤其是肉类在会厌或会厌谷处压迫了喉口。在餐馆中因这种原因造成的猝死经常被误诊为心肌梗死，因此也被称为"咖啡馆冠心病"。食物咀嚼不充分、牙齿损坏、佩戴义齿以及

醉酒是窒息的最常见原因。完全性气道梗阻表现为竭力呼吸却没有通气，无法说话或咳嗽，继而迅速出现发绀、意识丧失、心脏停搏。不完全性气道梗阻会导致呼吸急促或喘息并伴有咳嗽，如果患者通气良好并且能够用力咳嗽，则不需要特殊处理。但是，如果咳嗽减弱或出现发绀，则必须将其视为完全性气道梗阻来处理。

几个世纪以来，小儿或成人出现呛噎时，其母亲或朋友们一直使用拍背的方式处理。1974年，Heimlich[30]提出，腹部冲击法能更有效地缓解气道梗阻，1976年Guildner等人[31]报道的胸部冲击法也被认为同样有效。随后，有多项关于这些方法的研究。在临床实践中，Redding[32]发现，没有任何方法是绝对有效的，这些方法都有失败和成功的时候。为了避免手法过多引起混淆，美国心脏协会（AHA）选择腹部冲击法作为推荐（胸部冲击法作为孕妇和过度肥胖者的替代方案）[29]。这项建议基于两个前提：腹部冲击法至少与其他方法同样有效，并且该方法也简化了教学步骤。

对于清醒患者，可以在直立姿势下（坐位或站位）挤压腹部。施救者从后面环抱患者，一只手握拳放在剑突和脐之间的上腹部，另一只手抓住握紧的拳头，快速向上冲击上腹部。对于无意识患者，施救者两腿跨跪在患者身体两侧，将一只手的掌根部放在上腹部，另一只手放在第一只手的手背上施加推力。必须注意勿将腹腔内容物推入剑突下，同时确保着力点处于正中线上。对于过度肥胖者或晚期妊娠妇女，可以推压胸骨。对于直立位患者，施行胸部冲击法的方法和腹部冲击法一样，从背后环绕至胸部，但拳头应放在胸骨体上。对于无意识的患者，与心肺复苏时的胸外按压操作相同，使患者成仰卧位，位于患者侧方按压。背部拍击直接在肩胛骨之间的胸椎上进行，击打时必须用力。将患者置于头低位（例如靠在椅子上）的做法可能有助于阻塞物移至咽部。

无论采用何种方法，每次操作都必须以能缓解梗阻为前提。如果第一次尝试失败，应重复尝试，因为缺氧引起的肌肉松弛可能有利于成功解除梗阻。冲击法的并发症包括肝脾破裂、胃破裂、肋骨骨折和胃反流。

对于昏迷患者，只有当看到固体异物阻塞气道时，才应尝试手动移除阻塞物。可以使用Magill喉钳或普通工具（例如冰夹）在直视下抓取阻塞物。必须注意切勿将异物推入喉部深处。盲目用手指扣动或用器械盲探抓取很少能成功，并且可能会损伤扁桃体或其他组织。如果最后无法取出异物，可以采用环甲膜切开术来抢救生命。

通气

对无意识患者的标准处理是开放气道后立即进行通气。在救援环境中进行通气时，口对口或口对鼻通气是最快捷、最有效的方法。虽然这种方法患者吸入的气体将含有大约4%的CO_2，且O_2含量仅约17%（此为呼出气体的成分），但足以维持生命。

心肺复苏的通气生理学

非气管插管状态下，正压通气时肺和胃之间的气体分布将由流入两者的相对阻力决定（即食道开口压力和肺-胸顺应性）。在心脏骤停期间，食管压不会高于麻醉状态下的食管压力（约$20cmH_2O$），并且肺-胸顺应性可能会降低。为了避免胃胀气，吸气压必须保持在较低水平。

CPR期间，空气进入胃内会导致胃胀气，这会阻碍通气并增加反流和胃破裂的风险。因此需要使气道峰压低于食管压以避免胃胀气。由舌和咽部组织引起的不完全性气道梗阻是CPR期间气道压增高进而引发胃胀气的主要原因。在人工呼吸期间必须谨慎管理气道。对大多数成人来说，可以观察到胸廓明显起伏的潮气量是0.5~0.6L。在胸外按压暂停期间，每次人工呼吸应持续1秒以上。

人工呼吸技术

使用仰头抬颏法保持气道开放的同时，用放在额头上的手捏住鼻子，深吸一口气，用嘴唇封住患者的嘴并吹气，若患者胸廓明显升起，则表明通气有效。呼气时，救助者嘴唇离开患者，注意听患者呼出气体的声音，并深吸气。如果两只手都用来托下颌保持气道开放，可用脸颊堵住患者鼻孔。口对鼻呼吸是救助者用嘴包住患者鼻子，同时保持患者的口唇紧闭。对于某些患者，使用口对鼻呼吸时必须允许其张开嘴巴呼气。吹气且持续1s以上，呼气后进行第二次吹气并持续1s以上。在进行成人CPR和单人进行儿童CPR时，每30次胸部按压后应进行2次人工呼吸。当有两名施救者抢救一名儿童患者时，应在每15次按压后进行

2次人工呼吸[29]。

通气时可以使用辅助工具。最有用的辅助工具就是普通的面罩，例如麻醉所用的面罩。用拇指和示指将面罩固定于面部，同时其他手指托住下颌。从面罩连接口吹气为患者提供通气。与口对口呼吸相比，面罩通气可能更加美观，由训练有素的人员操作同样有效。有的面罩还带有单向活瓣，以避免施救者接触患者呼出的气体。带一体式接口的面罩可以外接氧气。10L/min 的氧流量可将吸入气氧浓度提高到50%。

自动充气式复苏球囊以及面罩是救护车和医院最常用的辅助设备。虽然这些设备可以在不接触患者的同时供氧，但单人操作时很难在避免漏气的同时保持气道通畅[33]。口对口和口对面罩通气的潮气量通常高于复苏球囊。建议使用复苏球囊时由两人操作：一人固定面罩并保持头部位置，另一人双手挤压球囊[34]。自动充气式复苏球囊也可用于声门上气道和气管插管。

气管插管是控制通气的最佳方式，并且不用担心胃胀气。使用声门上气道或气管导管时，可以持续进行通气，不用与胸外按压同步。CPR 期间停止胸外按压时，机体血流迅速减慢，恢复按压时血流速度缓慢上升。因此，如果可能，应在不停止胸外按压的情况下完成高级气道的建立。气道建立后，不要暂停通气，应每6s进行一次通气。尚未有研究表明，复苏期间其他类型的高级气道管理对结局的改善优于自动充气式复苏球囊和面罩通气[35]。

循环

胸外按压的循环生理学

胸外按压产生血流的机制有两种学说[12,36]。两者并不矛盾，但哪种机制占主导地位目前仍存在争议。

心泵机制

心泵机制最初由 Kouwenhoven 等人[12]和 Jude 等人[37]提出。该理论认为，按压胸部的压力通过胸骨和脊柱传递到心脏，使心室压力增加，房室瓣关闭，并将血液射入肺动脉和主动脉。在胸外按压的回弹阶段，胸廓扩张导致胸腔内负压形成，促进血液回流。二尖瓣和三尖瓣打开，心室充盈。主动脉压使主动脉瓣关闭，随之冠状动脉充盈。

胸泵机制

1976 年，Criley 等人[38]报道了一名正在进行心导管检查的患者，该患者同时出现了室颤并发生咳嗽-呃逆。每次咳嗽-呃逆都会引起明显的动脉压升高。这种自身进行的"咳嗽式 CPR"推动了 CPR 血流机制的进一步研究，这些研究就产生了胸泵理论[36]。这一理论认为，血液在胸外按压回弹阶段流入胸腔的方式与心泵机制相同。在按压阶段，胸骨下压导致胸腔内压力升高，使所有胸腔内结构受到同等程度的压迫，迫使血液流出胸腔。锁骨下静脉与颈内静脉的瓣膜，以及因胸腔内压增高而受压的胸廓出口处静脉，导致静脉系统的逆向血流受阻。较厚且不易压缩的血管壁可防止动脉的塌陷，但如果胸腔内压升高到一定程度，动脉同样会塌陷[39]。胸外按压时，房室瓣保持开放，心脏相当于被动通道。因为颈动脉和颈静脉之间存在显著的压力差，血液倾向于流向头部。下腔静脉缺乏瓣膜，因而逆流阻力较小，膈肌以下动脉和静脉压力几乎相等。这与膈下器官血流量少的原因是一致的[40-41]。

由此可见，胸腔内压波动对 CPR 期间的血流导向起着重要作用。在某些情况下也可能发生心脏受压。影响机制的因素可能包括胸壁的顺应性和形态，心脏大小，胸骨按压力度，心脏停搏持续时间以及其它未知因素。血流恢复的主要机制可能因患者个体差异而不同，甚至在同一患者的复苏期间，占主导地位的血流机制也会有所不同。

心肺复苏期间的血流分布

无论哪种机制占主导地位，实验研究发现，胸外按压产生的全身血流量（心输出量）仅相当于正常血流量的 10%～33%。这种严重的血流量减少也见于临床 CPR 患者中。几乎所有的血流量都供给了膈肌以上的器官[40-41]。心肌灌注是正常值的 20% 到 50%，而脑灌注维持在正常值的 50% 到 90%。腹部脏器和下肢血流量降至正常值的 5%。在 CPR 期间，总血流量会随着时间的推移而减少，但血流的相对分布不会改变。CPR 技术的改进和肾上腺素的使用可能有助于维持复苏期间的心输出量[41]。肾上腺素可改善流向大脑和心脏的血流量，而膈肌以下器官的血流量则不变或进一步减少。

心肺复苏期间的气体运输

在心肺复苏术的低流量状态下，二氧化碳（CO_2）（每分钟呼出气体中的二氧化碳毫升数）的排出量较骤停前的水平下降，下降程度与心输出量减少程度大致相同。这主要是由于下半身的血液分流。呼出的 CO_2 只反映血流灌注区域的新陈代谢情况。在 CPR 期间，CO_2 在无灌注区域积聚，当正常循环恢复后，蓄积的 CO_2 被排出，CO_2 呼出量会暂时增加。

尽管 CPR 期间 CO_2 排出量减少，但血气分析显示动脉血呼吸性碱中毒以及静脉血呼吸性酸中毒，并且动静脉血二氧化碳差值明显升高[42]。这些变化的主要原因是心输出量严重减少。静脉血二氧化碳分压（$PvCO_2$）升高的原因有两个，一是缓冲酸使血清碳酸氢盐减少，造成血液中 CO_2 含量相同的情况下，$PvCO_2$ 却较高。此外，混合静脉血二氧化碳含量升高，当组织血流减少时，产生的 CO_2 无法全部排出，导致 CO_2 蓄积，组织二氧化碳分压增加。这使得每单位血液中可以携带更多的二氧化碳，混合静脉血二氧化碳含量也会增加。如果血流量保持不变，则会建立一种新的平衡，在这种平衡中，组织中产生的全部二氧化碳都被去除，但静脉血二氧化碳含量和分压更高。与静脉血不同，在 CPR 期间，动脉血二氧化碳含量和分压（$PaCO_2$）通常会降低。虽然静脉血中 CO_2 可能会增加，但显著减少的心输出量和持续通气仍能有效清除 CO_2。

CPR 期间肺血流量减少，导致许多非依赖性肺泡灌注不足，这些肺泡中不含 CO_2。因此，混合肺泡 CO_2（如呼气末 CO_2）将减少，与动脉血 CO_2 相关性较差。但是，CPR 期间呼气末 CO_2 与心输出量相关性良好。随着血流量增加，更多的肺组织得到灌注，肺泡无效腔减少，呼气末二氧化碳浓度增加。

胸外按压技术

如果患者没有反应，呼吸不正常或停止，则应假设其发生心脏骤停，应立即启动社区或机构应急响应系统并开始胸外按压。紧急情况下，即使是大动脉（颈动脉、股动脉、腋动脉）也很难扪及搏动。检查脉搏的时间不应超过 10 秒，如果感觉不到搏动，应开始胸外按压。在没有癫痫发作的情况下，成人突然晕倒并失去反应，这通常是心律失常性心脏骤停，应立即开始胸外按压。

进行胸外按压时，要重点注意以下事项：施救者相对于患者的位置、施救者手的位置以及按压频率和力度。患者仰卧于地面或硬板上，头部与心脏齐平，以获得充分的脑灌注。施救者应站立或跪在患者一侧。救助者的髋部位于患者胸部的

同一水平或略高，此时按压效果最佳。

胸外按压的标准方法是在胸骨下半部进行有节奏的按压。一只手的掌根部放在胸骨下段，另一只手放在第一只手的上面。必须注意避免将剑突压入腹部，以免伤及肝脏。即使正确施行 CPR，肋软骨分离和肋骨骨折也很常见。不正确的手法会增加并发症的发生几率，甚至有刺破肺的风险。只能用手的掌根部下压胸骨，使手指远离胸壁。双臂伸直垂直于胸骨，肘关节保持不动，用整个上半身的力量进行按压。事实证明，胸外按压放松时胸部回弹不足很常见，这会降低按压的效果。在按压放松时必须移除双手在胸壁上的所有压力，但双手不应离开胸壁。

对于成人和青少年患者，按压胸骨的下陷幅度至少 5～6cm。按压时间应与胸骨回弹时间相等，按压频率为 100～120 次/min。按压需快速而有力，并尽量减少胸外按压的中断次数。每按压 30 次，可进行 2 次人工呼吸，每次时间为 1s。建立高级气道后，每 6s 进行一次通气，胸外按压持续进行，无需中断。

循环支持的替代方法

目前，心肺复苏的成功率有限，只有大约 40% 的患者在复苏后有机会被送入医院，仅有 10% 的患者能存活下来并出院。尽管偶有成功的长时间复苏病例，但标准的 CPR 对大部分患者只能维持 15～30min。在此期间，如果自主循环不能恢复，则很难有良好预后。鉴于这些局限性以及对 CPR 期间循环生理学理解的加深，有人提出了关于标准胸外按压技术替代方法的几项建议。新方法的目标是在 CPR 过程中获得更好的血流动力学，从而改善生存率和/或延长 CPR 可以成功支持生存的时间。遗憾的是，没有任何一种替代方法比标准 CPR 更可靠。根据胸泵理论，胸外按压在升高胸腔内压的同时能改善血流量和血压[39]。对于提高胸腔内压的技术（腹部束缚，同时通气-按压），研究表明，升高的主动脉压被右心房和颅内压的升高所抵消，因此没有观察到心肌或脑血流量的改善。不推荐在 CPR 期间使用这些技术，因为与标准 CPR 相比，这些技术并没有改善生存率[43-45]。

插入性腹部加压心肺复苏

插入性腹部加压（interposed abdominal compression，IAC）与腹部束缚有根本的不同。这种方法是由另一个施救者在胸外按压放松阶段用手按

压腹部[46]。当胸外按压开始时，停止腹部按压。一项大型随机试验表明，院外心脏骤停患者使用 IAC CPR 的存活率与标准 CPR 相比没有改善[47]，但随后的一项院内研究显示 IAC CPR 可以改善患者的预后[48]。IAC CPR 的安全性已得到证实，当有足够多接受过培训的人员在场时，可以考虑进行院内 IAC CPR。IAC CPR 的院外疗效需要进一步的研究来明确。

机械性胸外按压装置

随着"咳嗽 CPR"的发现和胸泵机制的发展，一种模拟剧烈咳嗽的充气背心被开发出来[49]。最常见的改良版是负载分布带（load-distributing band，LDB）装置，它使用的是气动或电子驱动的环形收缩带和背板[50]。一项高质量的多中心随机对照试验表明，LDB 与人工 CPR 的患者出院生存率相同[51]。有病例系列研究了多种活塞式装置进行胸外按压，结局各不相同。最常用的是 Lund 大学心脏骤停系统（Lund University Cardiac Arrest System，LUCAS），它是一种气（氧气或空气）动或电动活塞，可产生恒定的胸外按压速率（100 次/min）和 5cm 的按压深度，并有一个吸盘贴在胸骨上，使胸骨回到起始位置[52]。这些设备可用于手动按压困难或危险的情况（例如在行驶的救护车中，在血管造影室或在长时间的复苏尝试期间）。然而，安装和移除该设备可能需要相当长的时间，这延长了胸外按压中断时间，会使结果恶化。通常需要一支训练有素的团队来掌握使用这些设备，从而最大限度地缩短安装和移除设备的时间。

主动性加压-减压心肺复苏

主动性加压-减压（active compression-decompression，ACD）心肺复苏技术是从一则水管工助手进行心肺复苏的轶事报道发展而来的[53]。这表明胸壁的主动减压可以减少胸外按压回弹阶段的胸腔内压，从而改善静脉回流，增加按压的每搏输出量，提供更多的血流量。由此研发出一种可应用于胸壁以便进行 ACD 的吸引装置[54]。该技术在动物和人体内的血流动力学研究表明，与标准 CPR 相比，使用该方法可能会改善冠状动脉和脑灌注，而使用肾上腺素时两者没有差异[54-55]。该技术的临床试验结果不一，有 4 项研究显示结果有所改善，而 5 项研究则显示 ACD CPR 对于患者的预后没有影响。10 项涉及 4 162 名院外患者的试验和 2 项涉及 826 名住院患者的试验的荟萃分析均未发现 ACD CPR 比标准 CPR 更具生存优势[56]。

阻力阀装置

阻力阈装置（impedance threshold device，ITD）是一个在胸部按压放松阶段胸廓回弹期间阻止空气进入肺部的阀，它可以降低胸腔内压并增加胸部的静脉回流。最初的设计是用于套囊式气管导管和 ACD CPR（在此期间它可以进一步增加主动减压的静脉回流）[57]，它也可以联合密闭面罩或声门上气道用于传统 CPR[58]。有两项比较传统 CPR 和包含 ITD 的 ACD CPR 的院外心脏骤停随机试验显示，使用 ITD 能改善患者的短期复苏[57,59]。一项包含 8 718 名院外心脏骤停患者的随机试验显示，在有 ITD 和无 ITD 的标准 CPR 中，患者的短期或长期复苏没有差异[60]。虽然长期生存的改善没有得到证实，但 ITD 可能成为专业人士的有效辅助手段。

有创技术

与胸外按压技术相比，有两种有创技术在长时间的心脏停搏期间能够保持心脏和大脑的活力。在动物模型中，开胸心脏按压和体外心肺复苏（extracorporeal cardiopulmonary resuscitation，ECPR）（使用膜式氧合器通过股动脉和股静脉建立体外循环）可提供比胸外心脏按压更好的血流动力学，以及更好的心、脑灌注[61]。在犬类实验中，通过体外循环迅速恢复血流和灌注压可以使纤颤性心脏骤停 20 分钟后复苏，且对神经功能损伤最小。但是，这些技术必须在早期使用（可能在心脏骤停后 20～30min 内）才能有效[16,62]。倘若在 30min 的胸外按压无效后才开始开胸心脏按压，尽管血流动力学有所改善，但生存率不会提高[63]。在心脏停搏早期应用胸外按压等要求明显限制了 ECPR 的应用。ECPR 的早期观察性研究通常包括少数受试者、有目击的心脏骤停年轻患者和潜在的可逆性疾病。日本近期的研究表明，在标准心肺复苏失败后迅速实施体外循环心肺复苏，并结合复苏后低温治疗，可以显著提高有良好的神经系统结果的生存率。在有创技术应用于现代 CPR 之前，必须发明一种技术来预测复苏早期胸外按压在患者中的有效性。

心肺复苏期间循环状态的评估

通常采用触摸颈动脉或股动脉搏动的方式来评价胸外按压是否有效。可触及的脉搏主要反映了收缩压，而心输出量与平均动脉压的相关性更好，冠状动脉灌注与舒张压的关系更密切。在股动脉区域，触及的脉搏可能是静脉，也可能是动脉。如果有条件，应该使用更准确的手段来监测胸外按压的有效性。AHA ACLS 流程强调了监测 CPR 质量的重要性（图 58-1）。

心脏骤停后自主循环的恢复很大程度上取决于心肌氧合血流量的恢复情况。在实验模型中，复苏成功所必需的最小血流量为每 100g 心肌 15～20ml/min[64]，这依赖于胸外按压所产生的足够的心输出量和冠脉灌注压。与心脏搏动类似，CPR 期间，冠脉主要在胸外按压的放松阶段（舒张期）充盈。1906 年，Crile 和 Dolley[65] 提出冠脉灌注压临界值是成功复苏的关键。这一观点在随后的其他研究中得到证实[41,67-74]。标准 CPR 期间，要达到心肌血流量临界值，主动脉舒张压必须在 40mmHg 以上。某些操作会导致右心房压升高，因此主动脉舒张压与右心房舒张压之差能更准确地反映冠脉灌注压。冠脉灌注压临界值为 15～25mmHg。当 CPR 过程中可进行有创压监测时，应通过调整胸外按压手法和应用肾上腺素，来确保灌注压超过临界值。在基础疾病已造成心肌损害的情况下，无论如何努力进行 CPR，也可能无法复苏。然而，即使在有救治可能的患者中，低于临界水平的血管压力也与不良结局相关（表 58-1）。

表 58-1　成功复苏的临界指标	
指标	数值
100g 心肌的血流量/（ml/min）	>15～20
主动脉舒张压/mmHg	>40
冠脉灌注压/mmHg	>15～25
呼气末二氧化碳分压/mmHg	>10

虽然有创压力监测可能较为理想，但在 CPR 期间很少能够使用。有研究发现，呼气末 CO_2 监测也是评估胸外按压效果的良好无创指标[75]。气管插管 CPR 期间，CO_2 排出依赖于血流而非通气。因为低血流量状态下，肺泡无效腔增加，呼气末二氧化碳分压极低（通常呼气末二氧化碳分压<10mmHg）。如果有效的 CPR 使血流得以改善，更多的肺泡得到灌注，则呼气末二氧化碳分压升高（CPR 有效时通常呼气末二氧化碳分压>20mmHg）。自主循环恢复的最早征象通常是呼气末二氧化碳分压突然上升至 40mmHg 以上。CPR 期间，在一个较宽的心输出量范围内，呼气末 CO_2 与心输出量[76]、冠脉灌注压[77]和早期复苏[78]有着

良好相关性。呼气末 CO_2 与 CPR 患者的存活率也有相关性，并可预测不良预后[79-80]。呼气末二氧化碳分压持续低于 10mmHg 的患者很难成功复苏。在缺乏有创监测的情况下，应尽可能进行呼气末二氧化碳定量监测，以判断胸外按压的有效性[81]。应该尝试调整复苏方法或药物治疗来提高呼气末二氧化碳分压。需要注意，静脉滴注碳酸氢钠会释放 CO_2 到血液中，导致呼气末二氧化碳分压一过性增高，通常在给药 3～5min 后降到基线水平，而后呼气末二氧化碳监测又可用于监测胸外按压的有效性。

药物治疗

本章对药物治疗的讨论仅限于心肺复苏期间尝试恢复自主循环时的药物使用。在有机械性心脏功能的情况下使用药物支持循环的问题将在其他章节讨论（见第 13 章和第 14 章）。在心脏骤停期间，药物治疗是其他干预措施的辅助手段。有效的持续胸外按压和除颤（如果合适）应先于药物治疗。建立静脉通道和药物治疗应尽快进行，但应在关键干预措施之后。虽然在动物模型中，血管加压药已被证实可以提高存活率，而且有证据表明，血管加压药有助于改善心脏骤停患者自主循环的早期恢复，但目前还没有强有力的证据表明，血管加压药可以提高心脏骤停患者的长期存活率[82-83]。CPR 期间最常用的药物和成人的适当剂量见表 58-2。此外，心动过缓和心动过速的药物和其他治疗方法见图 58-2 和图 58-3。

给药途径

心肺复苏期间所有药物的首选给药途径都是静脉注射。中心静脉给药速度最快，药物浓度也最高。当然，外周静脉给药也很有效。肘前静脉和颈外静脉是复苏期间开始输液的首选部位，因为中心静脉导管置入通常需要停止心肺复苏。由于心肺复苏时膈肌以下的血流不畅，下肢给药可能会极度延迟，甚至无法到达作用部位。即使在上肢，药物也可能需要 1～2 分钟才能到达中心循环。如果在注射药物后再注射 20～30ml 的静脉注射液，则可加快药物起效。骨内输液和给药是静脉置管的一种很好的替代方法，其给药效果与中心静脉类似。目前市场上已有便于进行鞘内置管的商用套件。

如果无法建立静脉或骨内通路，气管内插管

表58-2　成人高级生命支持的药物和剂量（静脉注射）			
	剂量	间隔时间	最大剂量
肾上腺素	1mg	每3～5分钟	无最大剂量
如果上述剂量无效可考虑追加	3～7mg	每3～5分钟	无最大剂量
血管加压素	40U	肾上腺素的替代品	—
胺碘酮	300mg	5分钟内重复150毫克	2g
利多卡因	1～1.5mg/kg	0.5～0.75mg/kg 重复5分钟	3.0mg/kg
碳酸氢钠	1mEq/kg	根据需要	确认 pH 值

成人有脉搏心动过缓处理流程

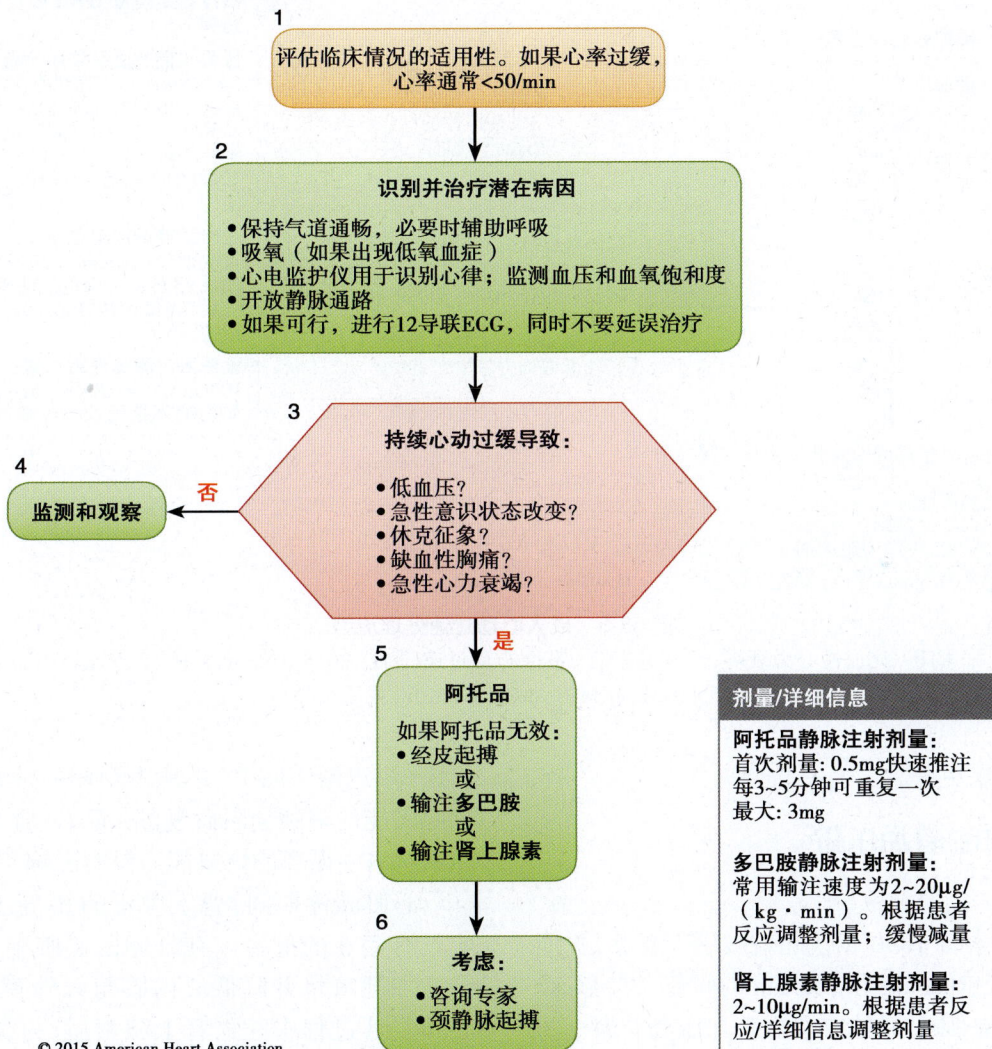

图 58-2　成人心动过缓（有脉搏）处理流程

ECG，心电图（摘自 2015 AmericanHeart Association Guidelines for CPR & ECC—Part 7: ACLS. © 2015 American Heart Association, Inc）

可以作为肾上腺素、血管加压素、利多卡因和阿托品的替代给药途径。碳酸氢钠不能通过气管内给药。目前尚无气管内注射胺碘酮的数据。心肺复苏过程中气管内给药的起效时间和药物浓度都不一致，因此使用这种途径的最佳药物剂量尚不清楚，一般建议使用比静脉注射剂量高 2～2.5 倍的剂量。使用 5～10ml 的容量可能会获得更好的效果。目前尚不清楚深部注射是否比简单地滴入气

成人心动过速处理流程

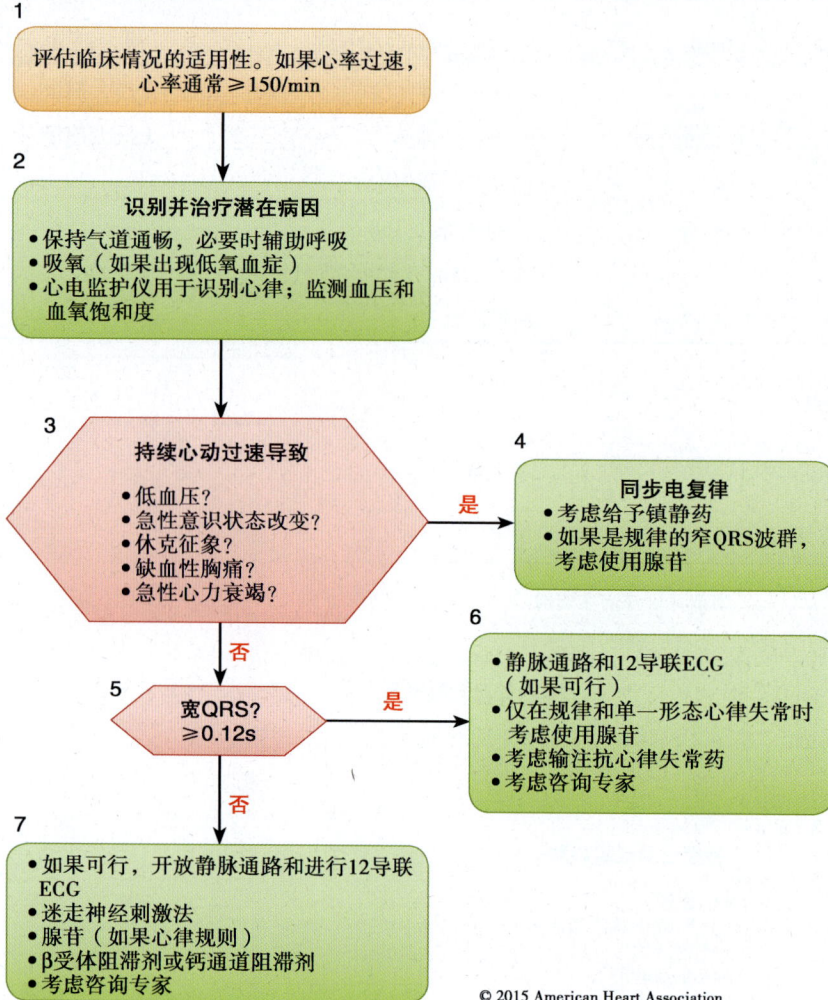

1

评估临床情况的适用性。如果心率过速，心率通常≥150/min

2

识别并治疗潜在病因
- 保持气道通畅，必要时辅助呼吸
- 吸氧（如果出现低氧血症）
- 心电监护仪用于识别心律；监测血压和血氧饱和度

3

持续心动过速导致
- 低血压？
- 急性意识状态改变？
- 休克征象？
- 缺血性胸痛？
- 急性心力衰竭？

（是）→

4

同步电复律
- 考虑给予镇静药
- 如果是规律的窄QRS波群，考虑使用腺苷

（否）

5

宽QRS？
≥0.12s

（是）→

6

- 静脉通路和12导联ECG（如果可行）
- 仅在规律和单一形态心律失常时考虑使用腺苷
- 考虑输注抗心律失常药
- 考虑咨询专家

（否）

7

- 如果可行，开放静脉通路和进行12导联ECG
- 迷走神经刺激法
- 腺苷（如果心律规则）
- β受体阻滞剂或钙通道阻滞剂
- 考虑咨询专家

剂量/详细信息

同步电复律：
初始推荐剂量：
- 规律窄QRS：50~100J
- 不规律窄QRS：双相120~200J或单相200J
- 规律宽QRS：100J
- 不规律宽QRS：除颤能量（非同步）

腺苷静脉输注剂量：
首次剂量：6mg，快速静脉推注；随后生理盐水冲管
第二次剂量：按需使用12mg

治疗稳定型宽QRS心动过速的药物

普鲁卡因胺静脉注射剂量：
20~50mg/min，直到心律失常得到控制、出现低血压、QRS波延长>50%，或达到最大剂量17mg/kg
维持剂量：1~4mg/min
如果QT间期延长或CHF，应避免使用

胺碘酮静脉注射剂量：
首次剂量：150mg，超过10min
如果VT复发，可重复使用
随后在前6h内以1mg/min的速度持续输注

索他洛尔静脉注射剂量：
100mg（1.5mg/kg），5min
如果QT间期延长，应避免使用

© 2015 American Heart Association

图 58-3　成人心动过速处理流程

ECG，心电图；CHF，充血性心力衰竭；J，焦耳；VT，室性心动过速（摘自 2015 American Heart Association Guidelines for CPR & ECC—Part 7：ACLS. © 2015 AmericanHeart Association, Inc）

管内导管效果更好。

儿茶酚胺和血管加压药

作用机制

　　肾上腺素自1890年代起就被用于复苏，并且自1960年代 Redding 和 Pearson 的研究[13,84]以来，一直是现代心肺复苏的首选血管加压药。肾上腺素的功效完全在于其 α-肾上腺素能特性（见第13章）。外周血管收缩导致主动脉舒张压升高，引起冠状动脉灌注压和心肌血流量的增加[41,85-86]。所有强效 α-肾上腺素能药物（肾上腺素、苯肾上腺素、甲氧胺、多巴胺、去甲肾上腺素），无论其 β-肾上腺素能效力如何，在辅助复苏方面都同样有效，强效非肾上腺素能血管加压药（血管加压素）也是如此[13,84,87-88]。而无 α 活性的 β-肾上腺素能激动剂/（异丙肾上腺素、多巴酚丁胺）并不比安慰剂的效果好。α-肾上腺素能的阻断会阻碍复苏，而 β-肾上腺素能的阻断对自主循环的恢复能力没有影响[68-69]。

　　心脏骤停期间，肾上腺素的 β-肾上腺素能效应具有潜在的危害。在纤颤的心脏中，肾上腺素会增加耗氧量并降低心内膜与心外膜的血流比。心肺复苏过程中注射肾上腺素后，纤颤心脏的心肌乳酸生成量保持不变，这表明冠状动脉血流量的增加并不能改善氧供需。由于快速性心律失常和高血压，大剂量肾上腺素会增加猪在复苏后的早期死亡率，而美托洛尔可部分抵消这种影响。尽管存在这些理论上的考虑，但在动物[84,89]或人体[83,90]心肺复苏过程中，肾上腺素与纯 α-受体激动剂（甲氧胺或苯肾上腺素）相比，存活率和神经功能结局并无差异。

肾上腺素

胸外按压时，使用肾上腺素有助于维持一定的临界冠状动脉灌注压，为恢复自主循环提供足够的心肌血流。在心肺复苏过程中进行有创监测时，必须通过有效的胸外按压技术和/或肾上腺素治疗，获得 40mmHg 的动脉舒张压或 20mmHg 的冠状动脉灌注压（表 58-1）。如果缺乏有创监测，则必须根据经验选择肾上腺素的剂量。自 1960 年代 Redding 和 Pearson 的研究[13,84] 以来，肾上腺素静脉注射的标准剂量一直是 0.5～1.0mg。1980 年代，有研究表明在人类心肺复苏中使用更大剂量的肾上腺素可改善心肌和脑灌注，提高复苏成功率。当时发表了一些报告，包括病例报告和一系列有历史对照的儿童病例，结果显示，对肾上腺素标准剂量复苏失败的患者使用大剂量（0.1～0.2mg/kg）后，患者恢复了自主循环。

然而，后续研究并没有确凿证据证明大剂量肾上腺素可提高存活率。涉及 9 000 多名心脏骤停患者的 8 项成人前瞻性随机临床试验结果表明，初始大剂量肾上腺素（5～18mg）与标准剂量（1～2mg）相比，存活率或神经功能结局没有差异[91-98]。有些研究（和累积数据）表明，大剂量肾上腺素可能会立即改善复苏情况。然而，大多数心脏骤停患者早期不需要大剂量肾上腺素，而且在某些情况下可能会造成危害。关于在标准剂量失败时大剂量肾上腺素作为挽救治疗的问题，尚未进行严格研究。

目前仅有一项双盲随机对照试验[99]，即肾上腺素与安慰剂的对照试验，报告了澳大利亚一家救护车服务机构的 534 名患者，其中接受肾上腺素治疗的患者自主循环恢复的几率是接受安慰剂患者的 3.4 倍，入院治疗的几率是接受安慰剂患者的 2.3 倍。虽然接受肾上腺素治疗的患者出院后存活的人数是接受安慰剂患者的两倍多，但由于存活人数较少，因此没有统计学意义。

目前的建议是，成人每 3～5 分钟静脉注射 1mg。如果该剂量似乎无效，或为了治疗 β-受体阻滞剂或钙通道阻滞剂过量，可考虑加大剂量（3～7mg）。

血管加压素

精氨酸血管加压素已被用作肾上腺素的替代品，静脉/骨内注射剂量为 40U（见第 13 章）。血管加压素是一种天然激素（抗利尿激素），当大剂量给药时，是一种强效的非肾上腺素能血管收缩剂，通过刺激平滑肌 V1 受体发挥作用。对于患有冠状动脉疾病的清醒患者，通常不建议使用血管加压

素，因为外周血管阻力的增加可能会引发心绞痛。它在完整循环中的半衰期为 10～20min，比心肺复苏时使用的肾上腺素更长。动物实验表明，在心肺复苏过程中，血管加压素在维持重要脏器灌注方面的效果与肾上腺素相当或更佳。与肾上腺素和安慰剂相比，在猪长时间心肺复苏过程中重复注射血管加压素可显著提高存活率和神经系统预后。与肾上腺素相比，血管加压素会引起更明显的复苏后心肌抑制和内脏血流减少，但这些效应是短暂的，并且可以用小剂量多巴胺治疗[100]。临床研究表明，血管加压素与肾上腺素一样有效，但尚未明确显示其优越性。一项小规模的随机盲法研究在 40 名院外室颤患者中比较了血管加压素和标准剂量肾上腺素，结果血管加压素可提高 24 小时存活率，但在恢复自主循环或出院后存活率方面没有差异[101]。一项对 200 名住院患者进行的更大规模临床试验发现，两种药物在 1 小时存活率或出院存活率方面没有差异，这表明在短期心脏骤停情况下使用血管加压素和肾上腺素进行心肺复苏的效果可能相当[102]。与肾上腺素相比，血管加压素对血液动力学的影响在长时间心脏骤停时尤为显著。因此，血管加压素可能更适用于长时间的心肺复苏。一项针对 1 186 名患者的多中心随机研究比较了院外心脏骤停复苏过程中 40U 血管加压素和 1mg 肾上腺素作为前两剂血管加压药的效果，结果发现两者在入院存活率（36% 对 31%）或出院存活率（10% 对 10%）方面没有总体差异[103]。总体而言，目前的证据表明，与其他强效血管加压药一样，在心肺复苏期间使用血管加压素的效果与肾上腺素相当，但并不优于肾上腺素。

胺碘酮和利多卡因

心肺复苏有助于抑制异位心室节律。心脏骤停时，如果电复律治疗对心室颤动无效，或成功转复后再次出现心室颤动，可使用胺碘酮和利多卡因辅助除颤。利多卡因是一种对血液动力学影响较小的抗异位节律药，可逆转缺血或梗塞导致的室颤阈值降低。它通过降低第 4 期去极化的斜率和降低心室不应期的异质性来抑制自律性。胺碘酮是一种药理复杂的药物，具有钠、钾、钙、α-肾上腺素能和 β-肾上腺素能阻断特性，可用于治疗房性和室性心律失常。在血液循环完好的患者中，胺碘酮如果输注过快，可能会导致低血压和心动过缓[104]。通常可以通过减慢输注速度来防止这种

情况，也可以通过输液、使用血管加压药、变时性药物或临时起搏来治疗。有两项针对难治性休克心脏骤停患者的随机、盲法、安慰剂对照临床试验表明，胺碘酮治疗可提高患者的住院存活率，但出院存活率并无差异[105-106]。虽然证据薄弱，但这显示了胺碘酮的疗效比利多卡因更好。

当发现室颤或无脉性室速时，应立即尝试除颤（见图58-1）。没有任何抗心律失常药物在治疗室颤方面优于电除颤或比安慰剂更有效。因此，不应为了建立静脉通道或给药而暂停或延迟除颤。当室性心动过速或室颤在 BLS、肾上腺素和除颤后仍无反应或复发时，应使用胺碘酮。心脏骤停时，胺碘酮的初始剂量为 300mg 快速静脉输注。对于复发性或难治性心律失常，可根据需要重复输注 150mg，每日最大总剂量为 2g（对于循环正常的心律失常，胺碘酮通常以 150mg 静脉注射 10 分钟，然后以 1mg/min 的速度输注 6 小时，此后以 0.5mg/min 的速度输注）。虽然利多卡因对心脏骤停的疗效尚未得到证实，但其副作用很小。如果没有胺碘酮，利多卡因可作为替代用于治疗难治性室颤。

最初应注射 1～1.5mg/kg，然后在心肺复苏过程中每隔 5～10 分钟再注射 0.5～0.75mg/kg，总剂量可达 3mg/kg。利多卡因的初始剂量为 1～1.5mg/kg 快速静脉推注，然后根据需要每 5～10min 可额外给予 0.5～0.75mg/kg 的追加剂量，总剂量不超过 3mg/kg。

心肺复苏期间非常规使用的药物

阿托品

硫酸阿托品可通过其迷走神经阻断作用增强窦房结自律性和房室传导。虽然阿托品经常用于心电图（ECG）显示为心脏停搏或慢速无脉性电活动（PEA）的心脏骤停患者，但动物和人体研究都没有提供证据表明阿托品可以改善心脏停搏或慢速 PEA 心脏骤停患者的预后[107-108]。心脏停搏或 PEA 的主要原因是严重的心肌缺血。成人心脏骤停期间，过度的副交感神经张力对这些节律的影响可能很小。即使在大多数儿童心脏骤停患者中，副交感神经张力是否起重要作用也值得怀疑。因此，对心脏停搏或 PEA 最重要的治疗是有效的胸外按压、通气和肾上腺素，以改善冠状动脉灌注和心肌氧合。没有证据表明阿托品对心脏骤停是不利的。但是，在心脏停搏和 PEA 心脏骤停期间常规使用阿托品不太可能获益，因此不再推荐使用。

碳酸氢钠

尽管碳酸氢钠以往被普遍用于心肺复苏，但几乎没有证据支持其疗效。复苏过程中使用碳酸氢钠的理论依据是，酸中毒会降低颤动阈值并影响机体对儿茶酚胺的生理反应。但大多数研究都未能证明碳酸氢盐能提高除颤或复苏的成功率[109-110]。缓冲治疗效果不佳的部分原因可能是心脏骤停期间代谢性酸中毒发展缓慢。根据血乳酸或碱缺失的测量，心脏骤停后 15 或 20 分钟内不会发生严重酸中毒[42, 111]。

与缺乏证据表明心肺复苏期间的缓冲治疗可提高存活率形成鲜明对比的是，过量碳酸氢钠的不良影响却有据可查。过去，在心肺复苏过程中使用碳酸氢钠常导致代谢性碱中毒、高钠血症和高渗状态[111-112]。这些异常与复苏率低和预后差有关。

静脉注射碳酸氢钠与氢离子结合产生碳酸，碳酸解离成二氧化碳和水。血液中的二氧化碳分压暂时升高，直到多余的二氧化碳通过肺部排出。心肺复苏过程中组织酸中毒主要是由低血流量和二氧化碳在组织中的蓄积造成的[42]。因此，人们担心碳酸氢盐释放二氧化碳只会使现有问题恶化。这一点在心肌细胞和大脑中尤其令人担忧。二氧化碳很容易扩散穿过细胞膜和血脑屏障，而碳酸氢盐的扩散速度要慢得多。因此，碳酸氢钠可能会导致细胞内和脑部酸中毒的矛盾性恶化，即在碳酸氢盐没有相应增加的情况下进一步增高了细胞内和大脑中的二氧化碳。目前还没有发现这种效应的直接证据。使用碳酸氢盐期间，临床相关剂量不会导致脑脊液酸碱状态或心肌细胞内 pH 值发生变化[113-114]。因此，从理论上讲，碳酸氢钠治疗引起的矛盾性酸中毒仍是一个令人担忧的问题。

不建议对心脏骤停患者常规使用碳酸氢钠。目前碳酸氢钠仅限用于与高钾血症、原有严重代谢性酸中毒以及三环类药物或苯巴比妥类药物过量相关的心跳骤停。在其他方法急救失败后，可考虑在长时间的复苏过程中使用碳酸氢盐。在这些情况下使用碳酸氢钠时，常用剂量为 1mmol/kg。不过，应尽可能根据血气分析的酸碱状态来确定碳酸氢钠的剂量。

钙剂

在正常的心血管生理情况下，钙能增强心肌收缩力并提高心室自律性（见第 12 章）。因此，钙剂被认为是治疗心脏停搏和 PEA 的一种方法。早期的动物实验表明，氯化钙在窒息性心脏骤停中具有一定的疗效，尽管血管加压药的效果更好[13]。1981 年，Dembo 报道了心肺复苏过程中血清钙水平过高（高达 18.2mg/dl）的危害性，并质疑钙剂在心脏骤停中的疗效[115]。随后，几项关于院外心脏骤停的回顾性研究和前瞻性临床试验表明，钙在促进心脏停搏或 PEA 患者的心肺复苏和生存方面并不比安慰剂更好[116-119]。因此，除非有特殊的适应症，否则不建议在心肺复苏过程中常规使用钙剂。如果存在高钾血症、低钙血症或钙通道阻滞剂中毒，钙剂可能会有用。心肺复苏期间使用钙剂没有其他适应症。当需要钙剂时，推荐使用氯化钙，因为氯盐产生的离子钙水平比其他盐类更高且更稳定。常用剂量为 2～4mg/kg 的 10% 溶液，缓慢静脉注射。葡萄糖酸钙的分子钙含量是氯化钙的三分之一，且需要在肝脏中代谢。

电治疗

室颤的电模式和持续时间

室颤是成人心脏骤停时最常见的心电图表现。唯一持续有效的治疗方法是电除颤。室颤患者复苏失败的最重要可控因素是颤动持续时间[120]。其他重要因素，如潜在疾病和代谢状态，在很大程度上超出了抢救人员的控制范围。颤动的心脏耗氧量高，增加了心肌缺血，缩短了细胞不可逆损伤的时间。室颤持续的时间越长，除颤就越困难，复苏成功的可能性就越小[62,121]。如果在室颤后 1 分钟内进行除颤，则无需进行心肺复苏。越早进行除颤，院外室颤后的早期复苏成功率和出院存活率就越高[19,122]。

心电图上纤颤波的粗细可反映心肌损伤的严重程度和持续时间，因此具有预后意义[123]。然而，任何一个心电图导联上的纤颤幅度都会随着该导联与纤颤波矢量方向不同而变化[124]。如果导联与纤颤波的方向成直角，则可能看到一条直线。因此，在决定是否除颤之前，应始终检查第二个导联或不同位置电极的示踪记录。低幅度的纤颤波形不太可能复苏成功，而更有可能在除颤后转为心脏停搏[123]。同样，低频纤颤波形与不良预后有关，波形的中位频率与心肺复苏期间的心肌灌注和除颤成功率有关[125-126]。多项动物和人类的研究表明，室颤波形的分析可以预测除颤成功率，但可靠性各不相同[123,126-129]。目前尚不清楚这种波形分析能否预测复苏成功或指导治疗方案的调整。具有 β- 肾上腺素能活性的儿茶酚胺能增加颤动的强度和电活动的幅度，从而导致了注射肾上腺素以 "更容易" 除颤的做法。然而，实验研究表明，用肾上腺素影响电活动模式并不会影响除颤成功率，也不会减少除颤所需的能量[121,130]。因此，不应因给药而延迟除颤。

除颤器：能量、电流和电压

除颤器的电源来自交流电或内置电池。典型的除颤器由一个储存直流电到电容器中的可变变压器、一个给电容器充电的开关和一个完成从电容器到电极电路的放电开关组成。根据输出电流波形的不同，除颤器可分为：单相（电流在电极之间单向流动）或双相（电流在电极之间反向流动）。旧式除颤器使用单相阻尼半正弦波或单相截断指数波。许多这类单相除颤器可能仍在使用。目前市场上的所有除颤器（包括自动体外除颤器）都以截断指数（BTE）、直线（RLB）或脉冲双相波形提供电流。

自动体外除颤器（AED）是一种监测心电图、识别室颤、自动充电并进行除颤电击的设备[131]。它将除颤引入了急救 EMS 网络和公共场所的除颤中，因为接受过简单培训的人员就可以将除颤纳入 BLS 技能中，通过缩短第一次电击的时间来提高院外心脏骤停患者的存活率[18-20,132]。这些设备用于检测心室颤动的算法准确无误，特异性近乎完美。它们不会对非颤动性心律进行除颤。灵敏度稍低。它们有时难以识别低振幅室颤，并可能将起搏器尖峰误认为 QRS 波群。遗憾的是，心律分析可能需要长达 90 秒的时间，在此期间不能进行胸外按压。在某些情况下这可能会对结局产生不利影响。

一些除颤器在电击前的充电周期中通过经胸的低压电流来测量经胸阻抗[133-134]。通过这项技术可根据测得的阻抗调整输出能量，从而实现基于电流的除颤，从而允许对适当的患者使用低能量电击，并识别需要更高能量的患者[135]。

除颤是电流通过心肌的临界质量，使心肌纤维同时去极化来实现的。然而，除颤器的输出是以能量单位（焦耳或瓦秒）而不是电流单位（安培）来表示的。能量、电流和阻抗（电阻）之间的关系由以下公式给出（标准单位表示）：

$$能量（焦耳）=功率（瓦特）\times 持续时间（秒）$$
$$(58-1)$$

$$功率（瓦特）=电压（伏特）\times 电流（安培）$$
$$(58-2)$$

$$电流（安培）=电压（伏特）/电阻（欧姆）$$
$$(58-3)$$

$$\text{电流（安培）}=\{\text{能量（焦耳）}/[\text{电阻（欧姆）}\times \text{持续时间（秒）}]\}1/2 \qquad (58\text{-}4)$$

从这些公式可以看出，随着电极之间的阻抗增加，输出的能量也会减少。由于内阻较低，因此经胸阻抗是决定输出能量的主要因素。当经胸阻抗较高时，实际输出的能量会较低。即使输出的能量恒定，公式 58-4 表明输出的电流（除颤的关键决定因素）会随着阻抗的增加而降低。在阻抗较高而能量水平相对较低的情况下，电流可能过低而无法进行除颤。尽可能降低阻抗可以获得最佳除颤效果。

经胸阻抗

在人体除颤中测得的经胸阻抗在 15～143 欧姆之间[136]（见第 12 章），平均值为 70～80 欧姆。尽可能减小经胸阻抗的许多重要因素都可由施救者控制。阻抗会随着电极尺寸的增大而减小，研究表明最佳的电极直径可能是 13 厘米[137-138]。对于成人，手持电极和自粘贴电极的直径通常为 8～12 厘米，在实际使用中效果良好。必须使用专为除颤导电设计的凝胶垫、电极膏或自粘性除颤垫或监护仪垫[137-138]。使用电极膏时，应将其大量涂抹在电极表面，尤其是边缘，以防止灼伤并最大限度地减小阻抗。吸气时的经胸阻抗略高于呼气时的经胸阻抗，但差异显著。空气是不良的电导体[139]。至少 11kg 的稳定电极压力可通过改善电极与皮肤的接触并排出肺部空气来减少阻抗[136]。如果使用合理适当的技术和高能量电击，阻抗的临床意义可能不大。对于能量较低的电击，应格外注意尽量减少阻抗。

不良反应和能量需求

在动物体内反复进行高能量除颤可能与心律失常、提示心肌损伤的心电图改变以及心肌坏死的形态学证据有关[140-141]。至于人类是否会发生类似损伤，目前还不太确定。使用高能量心脏电复律后，患者体内肌酸激酶 -MB 分数轻微升高[142]。与接受低能量电击的患者相比，接受高能量电击的患者房室传导阻滞的发生率更高[143]。高能量电击，尤其是短时间内反复电击，可能会导致心肌损伤。但是，如果能量过低，所提供的电流可能不足以进行除颤，尤其是在经胸阻抗较高的情况下。就目前推荐的能量水平而言，造成严重心肌损伤的风险似乎很小。

使用单相波形除颤器的早期研究发现，体型与除颤所需的能量之间存在一定关系。Geddes 等人观察到，动物除颤所需的电流随体重的增加而增加[144]。儿童所需的能量低于成人，可能低至 0.5 焦耳 / 千克[29]，尽管推荐能量为 2.0～4.0 焦耳 / 千克，与成人相似。在成人体重范围内，重量变化的临床意义不大，其他因素更为重要。对院外和院内心脏骤停患者的研究表明，与采用 300 焦耳或更高能量的电击相比，使用初始能量为 200 焦耳或更低能量的单相电极具有相当的效果[143, 146]。单相和双相波形都能成功终止室颤。但这两种波形都不能更好地恢复自主循环或提高存活率。

2005 年之前，AHA 建议使用单相波形除颤器进行除颤时采用叠加电击法，即首次进行 200 焦耳的电击，如果第一次电击失败，则立即进行第二次 200～300 焦耳的电击，如果两次电击都失败，则进行第三次 300～360 焦耳的电击[147]。使用单相除颤器时，应先进行一次 360 焦耳的电击，然后立即恢复胸外按压（图 58-1 和 http：//bit.ly/2c7wYJA）。

双相电击终止室颤的能量比任何单相波形都低[148]，首次电击成功率为 85%～98%[149]。150～200J 的能量通常对双相截断指数波形有效，120J 的能量对直角双相波形有效。自动体外除颤器已经预设了能量范围。大多数手动双相除颤器都会显示有效的能量范围，用户应该选择该能量。如果不知道手动双相除颤器的有效能量，可以选择 200J 的能量。这个能量可能不是最佳能量，但几乎在所有双相除颤器的有效能量范围内。与单相设备一样，电击后应立即恢复胸外按压。如果需要额外电击，可以在相同或更高的能量下进行。

综合应用

自 1970 年代中期以来，心肺复苏术（CPR）在美国心脏协会、国际红十字会、欧洲复苏理事会和世界各地许多其他组织的努力下得到广泛应用。国际复苏联络委员会与美国心脏协会合作，定期对已发表的心肺复苏术和心脏急救护理的已发表科学文献进行国际审查。由此产生的《科学与治疗建议共识》是与心肺复苏实践相关的科学数据的最完整循证汇编[150]。包括 AHA 在内的各个组织利用这些数据制定心肺复苏实践指南。但是，目前还没有一个共同的基础架构，可以采用真正的心肺复苏国际指南。

每次共识会议之后，AHA 都会完善并发布心肺复苏教学和实践的具体指南[29,147]。制定这些指南的原因是，要想有效地通过心肺复苏来挽救生命，就需要对不同专业水平的众多人员（非专业人员、急救人员、护士和医生）进行培训。要使培训有效，就需要采用标准化的方法。美国心脏协会（AHA）和其他组织也开发并赞助了不同复杂程度的心肺复苏教学课程。心肺复苏的两个级别分别被称为 BLS（只进行通气和胸外按压，不使用额外设备）和 ACLS（使用所有可用的复苏方式）。BLS 也适用于非专业人员。指南中发布的心脏骤停患者的处理流程为所有医生所熟知，本章也将予以转载。

AHA 的指南和流程是利用现有的最佳证据和专家意见精心研究出来的。尽管已经对心肺复苏实践指南进行了多次更新，并为非专业人士和医务人员开设了许多课程，但心脏骤停的存活率几十年来一直没有太大改善[151]，这令人非常沮丧。在过去的十年中，人们已经清楚地认识到，对于提高存活率而言，改进心肺复苏的标准临床流程可能比任何新的干预措施都更为重要[152]。如果要取得有意义的结果，在任何临床试验中都必须对心肺复苏实践进行标准化的质量控制。与随机对照试验相比，持续的质量改进模式可能更有助于改善预后。

此外，越来越多的人意识到，对两种病理生理不同的实体（呼吸骤停和心脏骤停）采取单一的方法，可能对其中任何一种都不是最佳的治疗方法。前者因低氧血症而心脏骤停，通过有效的通气使血液重新获得氧合是成功复苏的必要条件。后者因心律失常而心脏骤停，氧合通常正常，此时在复苏期间进行通气可能是有害的。认识到这些问题后，AHA 指南的最新修订版强调了心肺复苏质量评估的重要性，并强调在整个复苏过程中尽量减少胸外按压的中断（图 58-1 和 http://bit.ly/2c7wYJA）。

室颤的时间敏感模型

Weisfeldt 和 Becker[153]将未经治疗的室颤描述为具有三个阶段的时间敏感模型：电阶段、循环阶段和代谢阶段。电生理阶段发生在心脏骤停的前 4～5 分钟，在此期间，早期除颤是成功的关键。接下来的 10～15 分钟为血液动力学阶段，此时用含氧血液灌注心肌和大脑至关重要。随后是所谓的新陈代谢阶段，此时心脏的缺血性损伤非常严重，尚不清楚采取何种干预措施才能取得成功。

在电生理阶段及时除颤是心肺复苏效果最显著的时候，这也是公共场所使用自动体外除颤器被证明有效的原因。室颤持续时间越长，除颤就越困难，复苏成功的可能性也就越小。自动体外除颤器已成功应用于飞机、机场、赌场和社区等多种场合。芝加哥机场安装自动体外除颤器的最初两年间，第 1 年神经功能完好的存活率为 55%[154]，这充分证明了公共场所除颤的成功。同样，当拉斯维加斯赌场安装自动体外除颤器并对安保人员进行使用培训后，出院存活率为 53%（在倒地 3 分钟内接受除颤的患者存活率为 74%）[155]。如果目击心脏骤停，并且除颤器或自动体外除颤器立即可用，那么除颤应是复苏的首要任务。然而，在院外急救中，通常由急诊医生或护理人员进行除颤，首次除颤的响应时间为 6～7 分钟，然而首次除颤时间经常超过 10 分钟。院内心脏骤停也存在类似延迟。

随着室颤的发生和冠状动脉灌注的停止，颤动心脏的高耗氧量会导致心肌高能磷酸盐的迅速耗尽，从而缩短了细胞发生不可逆损伤的时间。室颤期间心肌的 ATP 水平与除颤成功率和除颤后的收缩功能相关[156]。大约 4 分钟后，心脏中的 ATP 水平已下降到难以恢复正常收缩功能的程度。有效的胸外按压可以产生足够的冠状动脉灌注压力来恢复心肌血流，从而帮助补充 ATP 或延缓 ATP 的减少。因此，在心脏骤停的血流动力学阶段，最重要的干预措施是在尝试除颤之前通过胸外按压来产生冠状动脉灌注。在没有及时除颤的情况下，对于心脏骤停后神经功能正常存活而言，最重要干预措施是恢复和维持脑和心肌血流。由于胸外按压产生的灌注压力与完整的血液循环相比非常低，因此任何胸外按压的中断都会显著降低神经系统正常存活的机会。因此，强烈建议避免任何中断胸外按压的干预措施。

旁观者心肺复苏和基础生命支持

脑和心肌血流的恢复必须从心脏骤停现场开始。许多研究表明，如果旁观者在等待急救人员到达时就对受害者进行心肺复苏，则可提高存活率。遗憾的是，三十年来，旁观者心肺复苏的实施率一直在下降。旁观者不愿干预的原因是多方面的，但似乎主要是缺乏培训、任务复杂以及害怕受到伤害。其中许多担忧都集中在心肺复苏干预中的口对口通气部分[157-159]。一项调查显示，只有15%的非专业人士会对陌生人进行口对口人工呼吸的心肺复苏。如果只选择进行胸外按压，68%的人表示会对陌生人进行心肺复苏[159]。

在心肺复苏过程中，如果气道保持通畅，胸外按压会引起大量的空气交换。早期对麻醉、瘫痪受试者的研究表明，无意识状态下气道可能无法保持开放[6-7]，因此需要气道控制和人工通气来配合胸外按压。然而，大量数据表明，在对目击的室颤性心脏骤停患者进行复苏的早期取消口对口人工呼吸对结局没有不利影响，甚至可能会提高生存率。比利时心肺复苏登记处（Cardiopulmonary Resuscitation Registry，CPCR）的数据表明，如果旁观者启动完整的 BLS 或仅进行胸外按压，14 天存活率和神经功能结局是相同的。两者都明显优于只进行口对口人工呼吸或不进行心肺复苏的情况[160-161]。最近的一项日本研究发现，与接受旁观者胸外按压和口对口人工呼吸的患者相比，仅接受单独胸外按压的患者存活率更高[162]。

在基础生命支持期间进行通气的必要性已在动物模型中研究过。自 1993 年以来，已有六项包含猪数据的研究表明，在长时间室颤性心脏骤停的情况下，只进行胸外按压的复苏与理想化标准心肺复苏（2000 年美国心脏协会指南推荐[147]）的神经功能完好存活率相同，在中断按压 4 秒钟以提供通气的情况下，按压与通气的比例为 15：2[163-166]。然而，事实证明，一个非专业救护人员平均要中断 16 秒钟的胸外按压，才能进行两次建议的口对口人工呼吸[167]。在长时间室颤性心脏骤停的猪模型中测试 15：2 的按压与通气比例以及 16 秒的通气暂停时，标准心肺复苏的 24 小时存活率仅为 13%，而仅接受胸外按压的动物存活率为 73%[168]。

由于认识到长时间暂停胸外按压来进行通气会产生有害影响，2005 年 AHA 指南将按压与通气的比例从 15：2 改为 30：2，建议每次通气时间为 2～4 秒。在动物模型中，与不进行人工通气的持续胸外按压组相比，按压与通气比为 30：2 组（人工通气的暂停时间为 16 秒）的 24 小时神经功能完好存活率仅为 42%，而持续按压组为 70%[169]。

基于这些研究，"亚利桑那州拯救心脏登记和教育"（Save Hearts in Arizona Registry and Education，SHARE）项目启动了一个公共教育项目，强调在目睹成人意外猝倒的情况下立即拨打911 并持续胸外按压，而不进行人工呼吸。该计划的主要优势在于，非专业人员可以在很短的时间内学会只进行胸外按压的心肺复苏术，并且能够很好地掌握。2005 年至 2009 年间，亚利桑那州的旁观者心肺复苏率从 28% 上升到 40%，旁观者中只进行胸外按压的心肺复苏率从 20% 上升到76%。在这几年中，接受标准心肺复苏的患者出院存活率为 7.8%，而只接受胸外按压心肺复苏的患者出院存活率为 13.3%[170]。美国心脏协会在一份科学建议中强调了尽量减少胸外按压中断的重要性，建议非专业人员进行"仅用双手的心肺复苏"[171]。对于在有组织的紧急医疗服务系统内操作的训练有素的医护人员，一项随机对照试验显示，100 次/分钟的持续胸外按压和 10 次/分钟的异步通气与按压 30 次后暂停 5 秒钟进行两次通气相比，两组在存活率或神经功能完好率方面没有差异[172]。

高级生命支持

由于认识到心律失常性心脏骤停在成人中最为常见，并且建立血流至关重要，最新的 AHA 指南建议，在单人施救时，应先对无反应者进行胸外按压，然后再尝试通气[29]。不中断胸外按压以维持脑和心肌灌注的原则适用于医护人员和非专业旁观者的复苏尝试。中断胸外按压会对血液动力学造成不良后果，这一点已得到充分证实[173]。停止胸外按压后血流几乎立即停止，恢复按压后血流恢复缓慢。需要多次胸外按压才能使灌注压恢复至中断前的水平，这一点在长时间反复暂停通气时尤为明显。当然，这也与复苏过程中的许多其他中断有关：脉搏检查、心律分析、除颤器充电、叠加电击、插管、患者评估和静脉置管。最近的报告显示，急救人员在复苏过程中只用了大约一半的时间进行胸外按压，这主要是因为他们遵循了标准指南[21,174]。

因此，必须强调的是，只有在绝对必要的情况下才可暂停胸外按压，而且要尽可能缩短时间。静脉置管不需要停止胸外按压。只在心律分析暂停时才进行检查脉搏。最初的气道管理可包括置入口咽通气道、面罩吸氧、人工呼吸、辅助通气或插管，直至恢复自主循环或至少完成三个周期的按压-心律分析-电击。第二名施救者的首要任务应该是建立静脉通道、给药和替换胸外按压的人员。如果有时间和资源进行气道管理，鼓励在继续胸外按压的同时进行通气和气管插管。

一旦开始通气，抢救人员必须意识到正压通

气可能带来的有害影响[175-176]。正压通气会增加胸内压，减少静脉回流、心输出量和冠状动脉灌注压，从而对存活率产生不利影响。即使经过多次的培训，医护人员的通气速度也往往是建议的10次/分钟的呼吸次数的多倍，因此同样会加剧了这些不良影响[174-177]。

心律分析和除颤

如前所述，室颤4～5分钟后，心肌的高能磷酸消耗殆尽，此时很难或无法恢复正常的收缩状态。因此，在循环阶段立即除颤只会适得其反，通常会导致心脏停搏或PEA。在西雅图，有研究指出，在除颤前进行心肺复苏的患者存活率更高，而在反应时间超过4分钟的患者中存活率更高[178]。在奥斯陆进行的一项针对200名院外心脏骤停患者的随机试验中，当反应时间超过5分钟时，如果在除颤前进行心肺复苏，结果会有非常显著的改善[179]。因此，除非旁观者已经进行了有效的胸外按压，否则应先以每分钟100次的速度连续进行200次胸外按压，然后进行心律分析和除颤（如有必要）。脉搏检查仅在心律分析期间进行。

前面已经讨论过叠加除颤造成的中断。如果再加上心律分析和电击后脉搏检查的时间，在使用自动体外除颤仪而不是由经验丰富的临床医师使用手动除颤仪解读心律时，这种中断时间可能会长到令人无法接受，甚至是致命的[180-181]。大多数单相波形除颤器的单次电击成功率在70%至85%之间，而新型双相波形除颤器的成功率超过90%。尽管如此，电击后的脉搏检查仅能检测到2.5%的受害者有脉搏。考虑到这些问题，目前的AHA指南建议使用360J进行单相除颤，使用制造商推荐的功率进行双相除颤，并在下一次脉搏/心律检查前立即恢复200次的胸外按压。

在长时间的室颤性心脏骤停中，成功除颤几乎总是会导致心脏停搏或PEA，因为在除颤后极少有受害者出现脉搏。事实上，PEA的标准实验室模型是在长时间室颤后进行除颤，所有过程中都不进行胸外按压。除颤后立即重新开始胸外按压以提供冠状动脉灌注几乎总是会恢复灌注心律。这无疑表明，除颤后恢复自主循环的最佳机会是立即恢复胸外按压，而无需等待脉搏检查或心电图的节律分析。

在过去十年间，人们对心肺复苏质量和尽量减少胸外按压中断的关注，极大地提高了心脏骤停患者的存活率。在威斯康星州的罗克县和沃尔沃斯县的农村地区，在方法改变前的3年中，有92例目击的初始可除颤心律的院外成人心脏骤停；其中18例患者存活，14例（15%）神经功能完好。在这些县采用最小中断方法的头3年中，共有89例院外目击者心脏骤停；其中42例（47%）患者存活，35例（39%）神经功能完好[182]。在亚利桑那州的两个大城市，急救中心实施最小中断心脏复苏后，患者的存活率几乎增加了两倍[183]。在886名患者中，出院存活率从1.8%提高到了5.4%，而在174名目击心脏骤停伴有室颤的患者中，存活率从4.7%提高到了17.6%。这些极具统计学意义的结果令人鼓舞，因为它们表明心源性猝死的预后有可能得到显著改善。

小儿心肺复苏

前面讨论的心肺复苏原则同样适用于心脏骤停的儿童。儿童心脏骤停不太可能是突发事件，而更可能与呼吸和循环功能的逐渐恶化有关。气道和通气问题常导致最常见的心脏停搏和PEA。然而，心肌和脑缺血的后果与成人相同，对无反应患者的基本处理方法也类似。虽然较高的呼吸骤停发生率导致人们强调要为儿童提供人工呼吸，但在开始心肺复苏时进行胸外按压可最大程度减少通气延迟，因此建议对无反应的无脉搏儿童采用这种方法（请参阅AHA的小儿心脏骤停流程，单人施救者请访问http://bit.ly/2bYpScU，两人或多人施救者请访问http://bit.ly/2cMLpVH）。麻醉医生应熟悉儿童特有的解剖和生理学注意事项。新生儿复苏的特殊情况将在第41章和第42章中讨论。

婴儿气道管理的问题是麻醉医生所熟知的。有效的通气尤为重要，因为呼吸问题通常是导致心脏骤停的原因。在进行插管之前，可以使用口对口或口对鼻和口（适用于婴儿）以及袋阀式面罩装置。对婴儿进行胸外按压时，可以用两个手指按住胸骨中线，或用双手环绕胸部并用拇指按压。对于幼儿，可以用一只手按压胸骨中线。对于婴儿和儿童，按压深度至少为胸部深度的三分之一，按压速度为100～120/分钟。单人施救时，按压与通气的比例应为30：2；双人或多人施救时，建议按压与通气的比例为15：2。

儿童无脉搏心脏骤停的流程如图58-4所示。

小儿心脏骤停处理流程（2015更新）

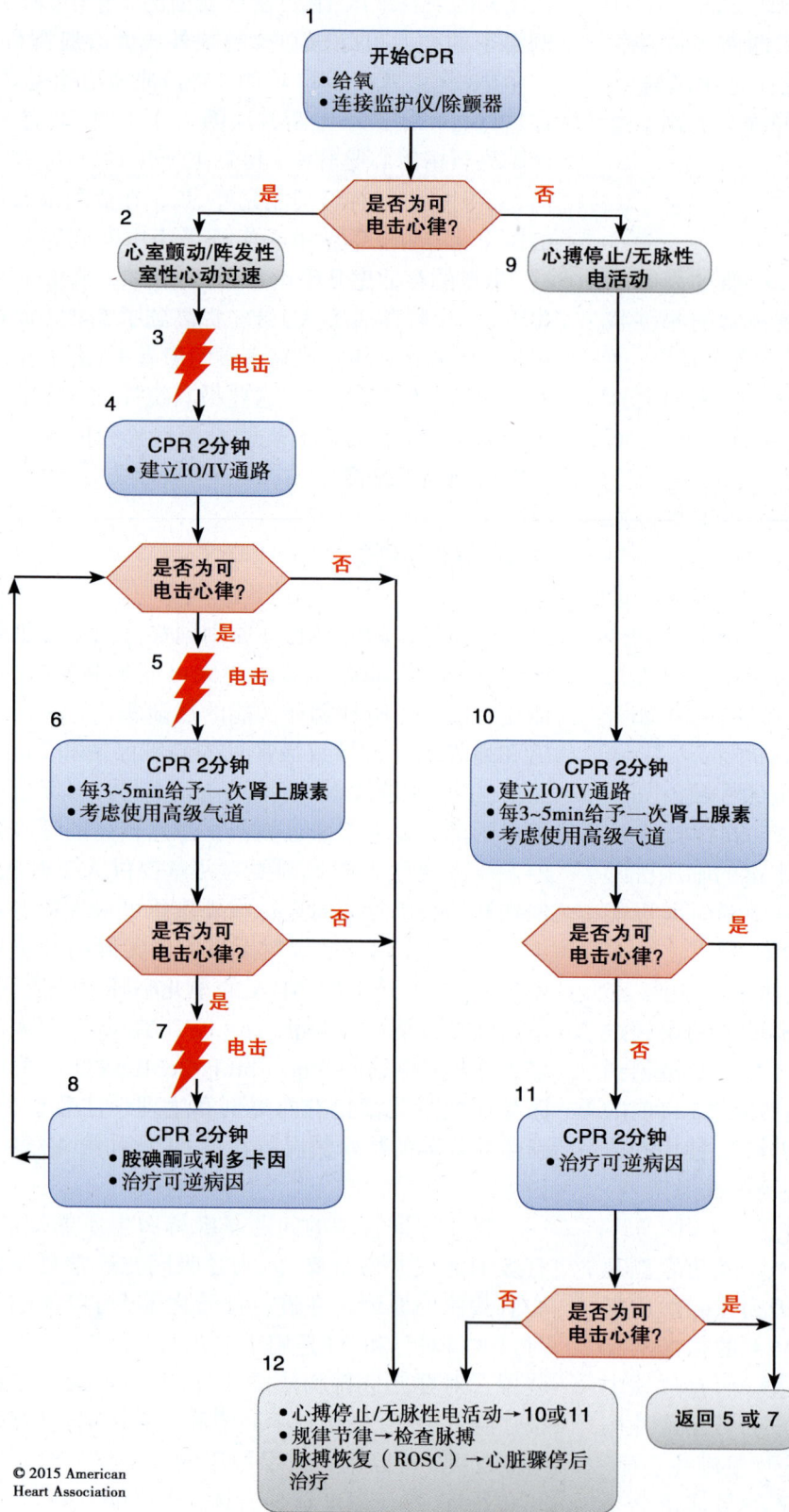

1 开始CPR
- 给氧
- 连接监护仪/除颤器

是否为可电击心律？ 是 / 否

2 心室颤动/阵发性室性心动过速

3 电击

4 CPR 2分钟
- 建立IO/IV通路

是否为可电击心律？ 否 / 是

5 电击

6 CPR 2分钟
- 每3~5min给予一次肾上腺素
- 考虑使用高级气道

是否为可电击心律？ 否 / 是

7 电击

8 CPR 2分钟
- 胺碘酮或利多卡因
- 治疗可逆病因

9 心搏停止/无脉性电活动

10 CPR 2分钟
- 建立IO/IV通路
- 每3~5min给予一次肾上腺素
- 考虑使用高级气道

是否为可电击心律？ 是 / 否

11 CPR 2分钟
- 治疗可逆病因

是否为可电击心律？ 否 / 是

12
- 心搏停止/无脉性电活动→10或11
- 规律节律→检查脉搏
- 脉搏恢复（ROSC）→心脏骤停后治疗

返回5或7

© 2015 American Heart Association

CPR质量
- 用力快速（100至120次/分）按压（≥1/3胸部前后径），保证胸廓完全回弹
- 尽量减少胸外按压过程中断
- 避免过度通气
- 每2分钟轮换一次按压人员，如感觉疲劳可提前轮换
- 如果没有高级气道，应采用15:2的按压-通气比率

电除颤能量
第一次电击2J/kg，第二次电击4J/kg，后续电击≥4J/kg，最大10J/kg或成人剂量

药物治疗
- 肾上腺素静脉/骨内注射剂量
  0.01mg/kg（0.1mg/ml浓度下0.1ml/kg），每3~5分钟重复一次
  如果没有静脉/骨内通路，可通过气管给药：0.1mg/kg（1mg/ml浓度下0.1ml/kg）
- 胺碘酮静脉/骨内注射剂量
  心脏停搏期间5mg/kg推注，对于顽固性室颤或无脉性室速可重复注射最多2次
- 利多卡因静脉/骨内注射剂量
  初始：1mg/kg负荷剂量，维持：20~50μg/（kg·min）（如果在初始推注治疗后超过15分钟开始输注，则重复推注剂量）

高级气道
- 气管插管或声门上高级气道
- 通过描记二氧化碳波形图或二氧化·气管插管或声门上高级气道碳测定，确认并监测气管插管的放置
- 一旦高级气道建立，每6s给予一次呼吸（10次/min），同时连续胸外按压

自主循环恢复
- 脉搏和血压
- 有创动脉压力监测

可逆因素
- 低血容量
- 缺氧
- 氢离子（酸中毒）
- 低血糖症
- 低钾血症/高钾血症
- 低体温
- 张力性气胸
- 心包填塞
- 毒素
- 血栓形成，肺部
- 血栓形成，冠状动脉

图58-4　小儿高级生命支持心脏停搏处理流程

CPR，心肺复苏；VT，室性心动过速；PEA，无脉性电活动；IV，静脉；IO，骨内；J，焦耳（摘自2015 American Heart Association Guidelines for CPR & ECC—Part 12: Pediatric Advanced Life Support. © 2015 American Heart Association，Inc）

虽然儿童很少需要除颤，但其原则与成人相同。不过，建议的起始能量为 2J/kg（单相或双相），如果除颤失败，则能量加倍。给药的注意事项与成人相同，但胫骨前部的髓内途径特别适合于小儿。药物治疗与成人相似，但由于较少需要电治疗，因此药物治疗的作用更大（表 58-3）。儿童心动过缓和心动过速流程图如图 58-5 和图 58-6 所示。

表 58-3　小儿复苏的药物治疗

药物	剂量	备注
腺苷	0.1mg/kg（最大 6mg），第二次给药剂量为 0.2mg/kg（最大 12mg）	监测 ECG；快速 IV/IO 推注，并冲管
胺碘酮	5mg/kg，IV/IO，可重复两次，直至 15mg/kg，最大单次剂量为 300mg	监测 ECG 和血压；紧急状态下调整输注速率（心脏停搏期间静脉推注，随着灌注节律缓慢输注，时间为 20～60min）；当患者有灌注节律时，强烈建议在使用前咨询专家；使用其他延长 QT 间期的药物时要小心（需咨询专家）
阿托品	IV/IO：0.02mg/kg；ET[a]：0.04～0.06mg/kg；如果需要可重复一次；最大单次剂量为 0.5mg	有机磷中毒可能会给予更高的剂量
氯化钙（10%）	IV/IO：20mg/kg（0.2ml/kg）；最大单次剂量为 2g	缓慢输注
肾上腺素	IV/IO：0.01mg/kg（0.1ml/kg，1：10 000）；ET[a]：0.01mg/kg；（0.1ml/kg，1：1 000）最大剂量：1mg（IV/IO）；2.5mg（ET）	每 3～5min 可重复一次
葡萄糖	IV/IO：0.5～1.0g/kg	新生儿：5～10ml/kg 10% 葡萄糖溶液；儿童：2～4ml/kg 25% 葡萄糖溶液；青少年：1～2ml/kg 50% 葡萄糖溶液
利多卡因	IV/IO 推注：1mg/kg；输注：20～50μg/(kg·min)	—
硫酸镁	IV/IO 输注：25～50mg/kg，10～20min 内；在尖端扭转型室性心动过速时快速输注；最大剂量为 2g	—
纳洛酮	为了完全逆转；≤5 岁或≤20kg 的患者给予 0.1mg/kg（IV/IO/ET[a]）；≥5 岁或>20kg 的患者给予 2mg（IV/IO/ET[a]）	使用较低的剂量来逆转治疗性阿片类药物相关的呼吸抑制（1～5μg/kg，滴定至有效）
普鲁卡因胺	IV/IO 输注：15mg/kg，30～60min 内；成人剂量：20mg/min，静脉输注至总量最大剂量为 17mg/kg	监测 ECG 和血压；30～60min 内缓慢推注；与其他延长 QT 间期的药物一起使用时要小心
碳酸氢钠	IV/IO 输注 1mmol/kg，缓慢给药	保证充分通气后缓慢输注

ECG，心电图；IV，静脉；IO，髓内；ET，气管内给药。

[a] 用 5ml 生理盐水冲洗，随后进行 5 次通气。

摘自 2015 American Heart Association Guidelines for CPR & ECC—Part 13：Neonatal Resuscitation © 2015 American Heart Association，Inc。

小儿心动过缓（有脉搏和灌注不足）处理流程

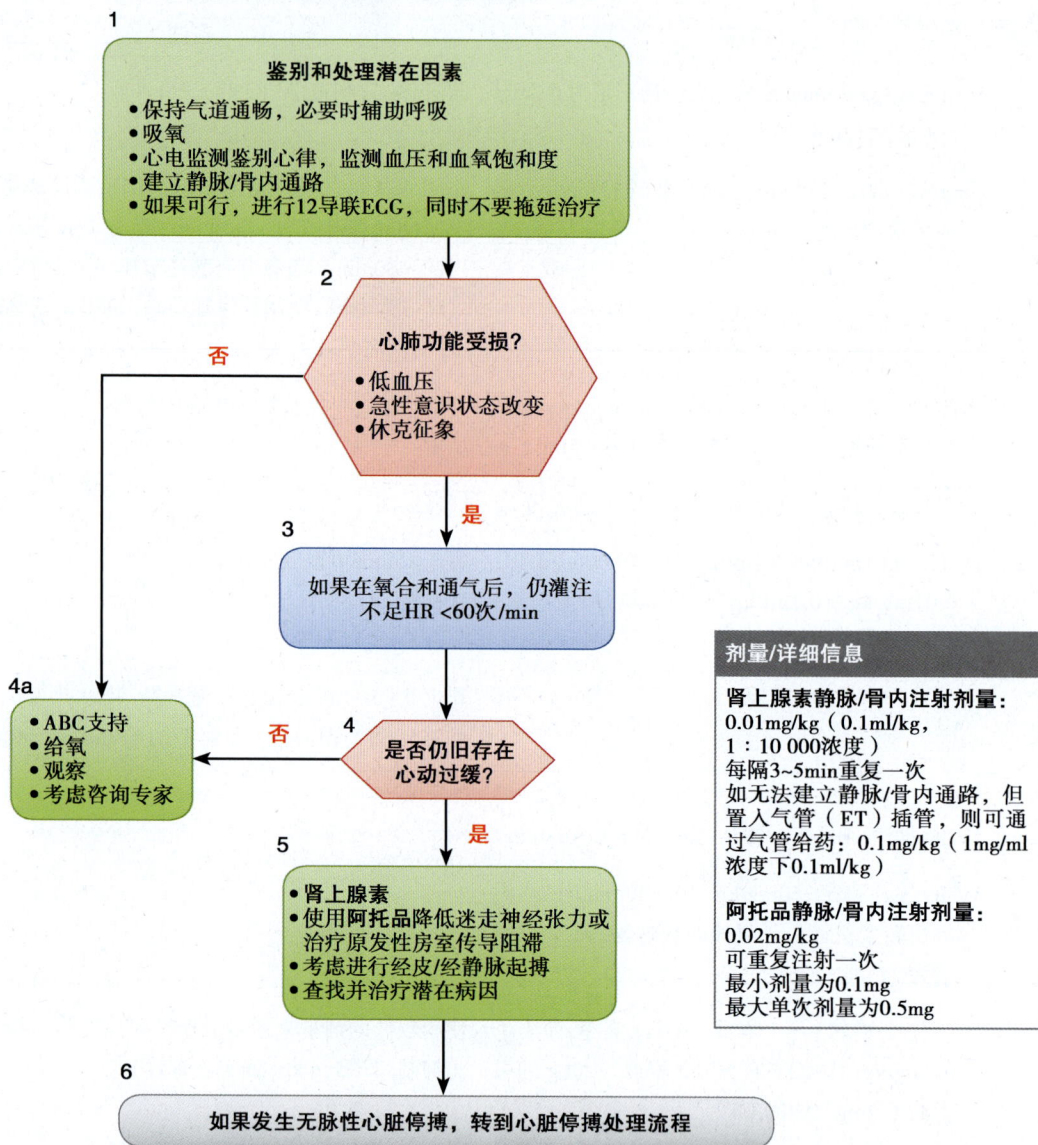

1

鉴别和处理潜在因素
- 保持气道通畅，必要时辅助呼吸
- 吸氧
- 心电监测鉴别心律，监测血压和血氧饱和度
- 建立静脉/骨内通路
- 如果可行，进行12导联ECG，同时不要拖延治疗

2

心肺功能受损？
- 低血压
- 急性意识状态改变
- 休克征象

否 →

是 ↓

3

如果在氧合和通气后，仍灌注不足HR <60次/min

4a
- ABC支持
- 给氧
- 观察
- 考虑咨询专家

4

否 →

是否仍旧存在心动过缓？

是 ↓

5
- 肾上腺素
- 使用阿托品降低迷走神经张力或治疗原发性房室传导阻滞
- 考虑进行经皮/经静脉起搏
- 查找并治疗潜在病因

6

如果发生无脉性心脏停搏，转到心脏停搏处理流程

剂量/详细信息

肾上腺素静脉/骨内注射剂量：
0.01mg/kg（0.1ml/kg，
1∶10 000浓度）
每隔3~5min重复一次
如无法建立静脉/骨内通路，但置入气管（ET）插管，则可通过气管给药：0.1mg/kg（1mg/ml浓度下0.1ml/kg）

阿托品静脉/骨内注射剂量：
0.02mg/kg
可重复注射一次
最小剂量为0.1mg
最大单次剂量为0.5mg

© 2015 American Heart Association

图 58-5　小儿高级生命支持心动过缓（有脉搏和灌注不足）处理流程
ABC，气道，呼吸和循环；ECG，心电图；CPR，心肺复苏；HR，心率（摘自 2015 American Heart Association Guidelines for CPR & ECC—Part 12: Pediatric Advanced Life Support. © 2015 American Heart Association, Inc）

小儿心动过速有脉搏和灌注不足处理流程

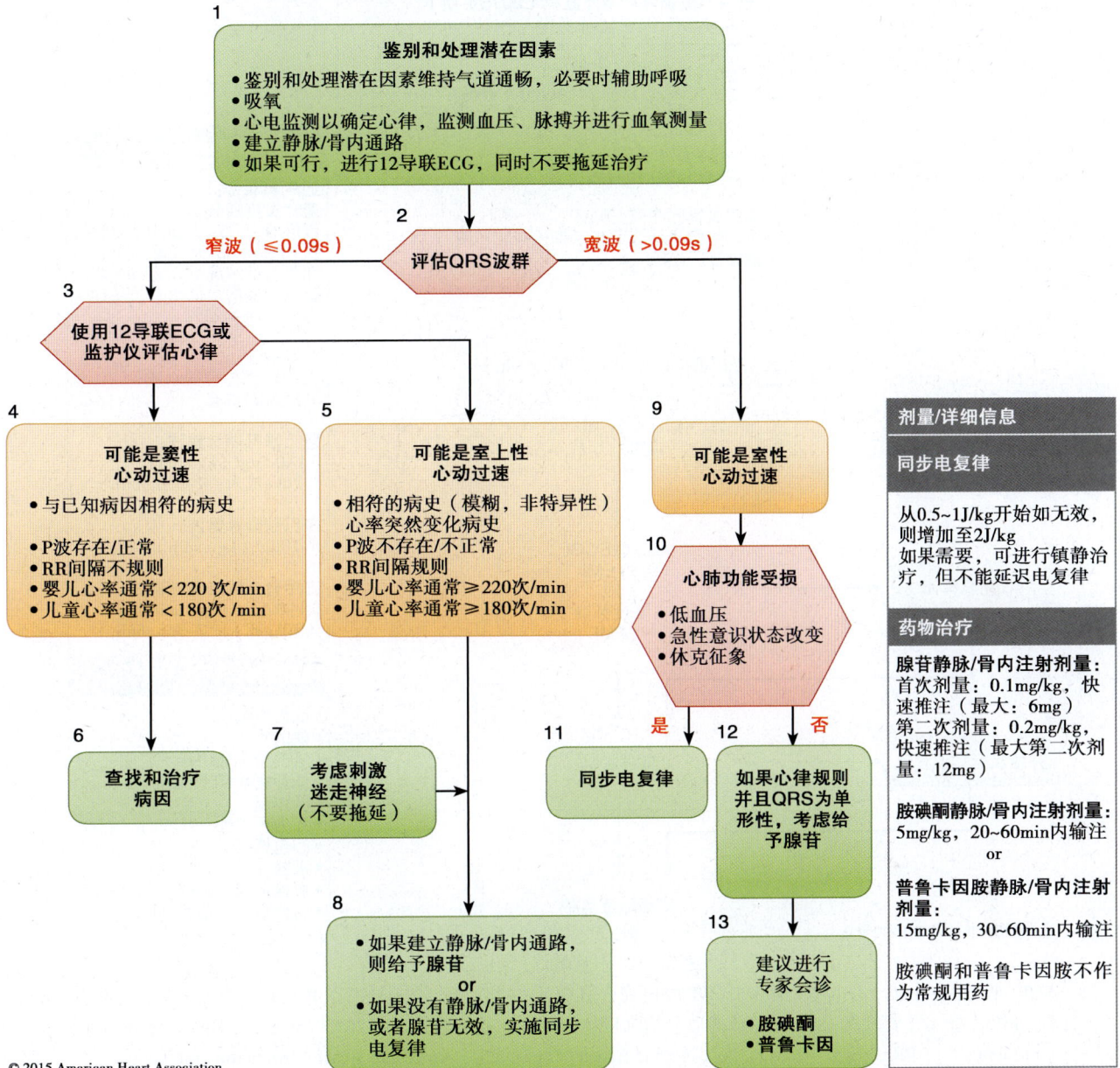

1

鉴别和处理潜在因素
- 鉴别和处理潜在因素维持气道通畅，必要时辅助呼吸
- 吸氧
- 心电监测以确定心律，监测血压、脉搏并进行血氧测量
- 建立静脉/骨内通路
- 如果可行，进行12导联ECG，同时不要拖延治疗

2

窄波（≤0.09s）　　　　**评估QRS波群**　　　　宽波（>0.09s）

3

使用12导联ECG或监护仪评估心律

4

可能是窦性心动过速
- 与已知病因相符的病史
- P波存在/正常
- RR间隔不规则
- 婴儿心率通常 < 220 次/min
- 儿童心率通常 < 180次/min

5

可能是室上性心动过速
- 相符的病史（模糊，非特异性）心率突然变化病史
- P波不存在/不正常
- RR间隔规则
- 婴儿心率通常 ≥220次/min
- 儿童心率通常 ≥180次/min

9

可能是室性心动过速

10

心肺功能受损
- 低血压
- 急性意识状态改变
- 休克征象

是　　　　否

6

查找和治疗病因

7

考虑刺激迷走神经（不要拖延）

11

同步电复律

12

如果心律规则并且QRS为单形性，考虑给予腺苷

8

- 如果建立静脉/骨内通路，则给予腺苷
- or
- 如果没有静脉/骨内通路，或者腺苷无效，实施同步电复律

13

建议进行专家会诊
- 胺碘酮
- 普鲁卡因

剂量/详细信息
同步电复律
从0.5~1J/kg开始如无效，则增加至2J/kg 如果需要，可进行镇静治疗，但不能延迟电复律
药物治疗
腺苷静脉/骨内注射剂量： 首次剂量：0.1mg/kg，快速推注（最大：6mg）第二次剂量：0.2mg/kg，快速推注（最大第二次剂量：12mg）
胺碘酮静脉/骨内注射剂量： 5mg/kg，20~60min内输注 or
普鲁卡因胺静脉/骨内注射剂量： 15mg/kg，30~60min内输注 胺碘酮和普鲁卡因胺不作为常规用药

© 2015 American Heart Association

图 58-6　小儿高级生命支持心动过速（有脉搏和灌注不足）处理流程
ECG，心电图；HR，心率；IV，静脉；IO，骨内；J，焦耳（摘自 2015 American Heart Association Guidelines for CPR & ECC—Part 12：Pediatric Advanced Life Support. © 2015 American Heart Association，Inc）

复苏后治疗

复苏成功后导致死亡的主要因素是原发性疾病的恶化和心脏骤停造成的脑损伤。人们越来越意识到，由于缺乏统一的复苏后支持性治疗，在积极进行心肺复苏期间许多潜在有效的干预措施可能无法提高存活率，从而导致多器官功能障碍和死亡。为了获得最佳结局，自主循环成功恢复后必须纠正导致心脏骤停的可逆原因，包括立即进行冠状动脉再灌注和积极的支持性治疗（图

58-7）。自主循环成功恢复的患者应被转运到有能力进行积极复苏后治疗的机构，包括经皮冠状动脉介入治疗、目标温度管理（targeted temperature management，TTM）和神经重症监护。

任何心脏骤停，即使持续时间很短，都会导致心肌功能普遍下降，类似于区域性缺血后出现的运动功能减退。这通常被称为广泛心肌顿抑，必要时可使用正性肌力药物来缓解。复苏后的积极治疗似乎可以减轻缺血后的脑损伤并改善神经系统的预后。尽管大量患者在复苏后出现严重的神

成人心脏骤停后治疗流程（2015更新）

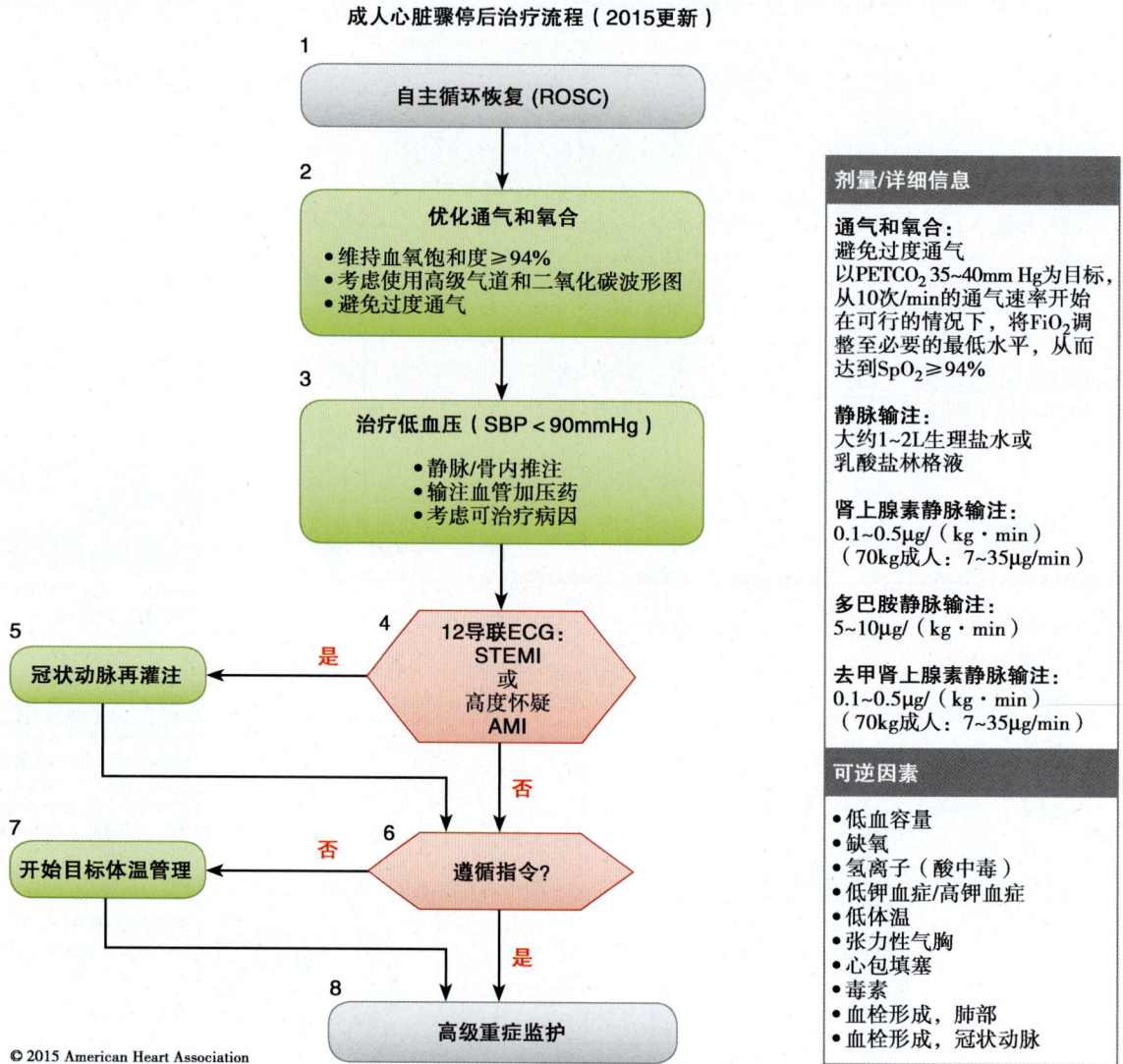

图 58-7　心脏骤停后治疗流程

SBP，收缩压；ECG，心电图；STEMI，ST 段抬高心肌梗死；AMI，急性心肌梗死；PetCO$_2$，呼气末二氧化碳分压；FiO$_2$，吸入气氧浓度；SpO$_2$，经脉搏血氧饱和度监测的血氧饱和度（摘自 2015 American Heart Association Guidelines for CPR & ECC—Part 8：Post-cardiac Arrest Care. © 2015 American Heart Association，Inc）

经功能障碍，但积极的脑支持治疗似乎并不会增加植物人的存活率[184]。大多数严重受损的患者会在 1~2 周内死于多系统衰竭。

当大面积脑缺血后血流恢复时，在随后的 12 小时内会出现三个阶段的脑再灌注。复苏后，大脑会立即出现无灌注的多灶性区域。1 小时内，会出现全脑高灌注，随后迅速转变为长时间的全脑低灌注。心脏骤停复苏后颅内压升高并不常见。然而，严重的缺血性损伤会导致脑水肿，并在随后几天内导致颅内压升高。无论是否采用治疗性低温，非惊厥性癫痫发作在复苏后都很常见[185]。应对昏迷患者进行连续或频繁的脑电图检查，以诊断癫痫发作，并在必要时进行治疗。

复苏后支持的重点是提供稳定的氧合和血流动力学，以最大程度地减少进一步的脑损伤。昏迷患者应持续机械通气数小时，以确保充分的氧合和通气。对于烦躁不安、咳嗽或癫痫发作，应积极使用适当的药物进行治疗，包括必要时使用神经肌肉阻滞剂。氧自由基是再灌注损伤的主要原因，复苏后的高氧可能会导致神经功能的不良预后[186-188]。恢复自主循环后，应尽快调整吸入氧浓度，以维持脉搏血氧饱和度至少达到 94% 或动脉血 PaO$_2$ 高于 100mmHg。应避免低碳酸血症（PaCO$_2$ ＜30mmHg）。由于心脏骤停后脑血流的自动调节功能严重受损，长时间的高血压和低血压都会导致预后恶化。因此，平均动脉压应保持在 90～110mmHg。众所周知,脑缺血期间的高血糖会加重神经损伤。虽然目前还不清楚复苏后高血糖是否会影响预后,但将血糖控制在 100～150mg/dl 范围内似乎是有益的。针对脑保护的特定药物治疗尚未显示出有进一步的益处。巴比妥类药物的一些动物试验结果令人鼓舞,但一项关于硫喷妥钠的大型多中心试验发现,在心脏骤停后使用这种药物并不能改善神经系统状态[184]。钙通道阻滞剂也有类似结果,动物实验结果令人鼓舞,但临床试验发现预后没有改善[189]。

与药物治疗不同,最近的三项研究表明,对于入院后仍处于昏迷状态的心脏骤停幸存者,持续 12～24 小时目标体温管理(32～36℃)可改善其神经功能预后[190-192]。早期的试验采用了低温疗法,并且仅对初始心律为室颤的患者进行了研究。随后的一项研究发现,33℃与36℃的 TTM 在存活率或神经功能预后方面没有差异。这些研究首次记录了使用特定的复苏后干预措施可改善神经系统预后的情况。目前,国际复苏联络委员会建议对心脏骤停后自主循环恢复的昏迷成人患者进行有针对性的体温管理,在 32～36℃ 之间的恒定温度下,至少持续 24 小时[193]。

预后

对于心肺复苏后昏迷的幸存者来说,最终的预后问题非常重要。大多数完全康复的患者在最初的 48 小时内病情会迅速好转。很难预测神经系统的不良预后(死亡或植物人状态)。人们普遍认为,对于未接受低温治疗的患者,不应在自主循环恢复后 72 小时内预测不良预后,而对于接受低温治疗的患者,则应延长预后的预测时间[194]。此时,大多数预后不良的昏迷患者对疼痛刺激没有反应或仅有伸肌姿势。但该体征的假阳性率很高(预测不良预后但实际预后良好)。因此,不应仅凭此体征做出决策。假阳性率几乎为 0% 的确诊体征包括 72 小时内无瞳孔对光反射和 24～72 小时内无体感诱发电位 N20 波。不太可靠的确诊体征包括:脑电图显示无反应性爆发抑制或癫痫持续状态、自主循环恢复后 72 小时内出现肌阵挛状态(持续时间超过 30 分钟)、脑部计算机断层扫描或磁共振成像显示弥漫性缺氧性损伤、神经元特异性烯醇化酶明显持续升高[195]。

（谷长平 译,杨丽芳 校）

参考文献

1. *Resuscitation: An Historical Perspective*. Park Ridge, IL: Wood Library Museum; 1976.
2. Brooks DK. *Resuscitation: Care of the Critically Ill*. London, UK: Edward Arnold; 1986.
3. Vesalius A. *De Humani Corporis*. Basel, Switzerland: Fabrica; 1543.
4. Elam JO, Brown ES, Elder JD Jr. Artificial respiration by mouth to mask method: A study of the respiratory gas exchange of paralyzed patients ventilated by operator's expired air. N Engl J Med. 1954;250:749–754.
5. Gordon AS, Frye CS, Gittelson L, et al. Mouth-to-mouth versus manual artificial respiration for children and adults. JAMA. 1958;167:320–328.
6. Safar P, Escarraga LA, Elam JO. A comparison of the mouth-to-mouth and mouth-to-airway methods of artificial respiration with the chest-pressure arm-lift methods. N Engl J Med. 1958;258:671–677.
7. Safar P. Failure of manual respiration. J Appl Physiol. 1959;14:84–88.
8. Hooker DR, Kouwenhoven WB, Langworthy OR. The effects of alternating current on the heart. Am J Physiol. 1933;103:444.
9. Beck CS, Pritchard WH, Feil HS. Ventricular fibrillation of long duration abolished by electric shock. JAMA. 1947;135:985.
10. Zoll PM, Linenthal AJ, Gibson W, et al. Termination of ventricular fibrillation in man by an externally applied electric shock. N Engl J Med. 1956;254:727–732.
11. Kouwenhoven WB, Milnor WR, Knickerbocker GG, et al. Closed-chest defibrillation of the heart. Surgery. 1957;42:550–561.
12. Kouwenhoven WB, Jude JR, Knickerbocker GG. Closed-chest cardiac massage. JAMA. 1960;173:1064–1067.
13. Redding JS, Pearson JW. Evaluation of drugs for cardiac resuscitation. Anesthesiology. 1963;24:203–207.
14. Rosamond W, Flegal K, Furie K, et al. Heart disease and stroke statistics 2008 update: a report from the American Heart Association Statistics Committee and Stroke Statistics Subcommittee. Circulation. 2008;117:e25–e146.
15. Angelos M, Safar P, Reich H. A comparison of cardiopulmonary resuscitation with cardiopulmonary bypass after prolonged cardiac arrest in dogs: reperfusion pressures and neurologic recovery. Resuscitation. 1991;21:121–135.
16. Kern KB, Sanders AB, Janas W, et al. Limitations of open-chest cardiac massage after prolonged, untreated cardiac arrest in dogs. Ann Emerg Med. 1991; 20:761–767.
17. Wik L, Steen PA, Bircher HB. Quality of bystander cardiopulmonary resuscitation influences outcome after prehospital cardiac arrest. Resuscitation. 1994;28:195–203.
18. Weaver WD, Cobb LA, Hallstrom AP, et al. Factors influencing survival after out-of-hospital cardiac arrest. J Am Coll Cardiol. 1986;7:752–757.
19. Eisenberg MS, Copass MK, Halstrom AP, et al. Treatment of out-of-hospital cardiac arrest with rapid defibrillation by emergency medical technicians. N Engl J Med. 1980;302:1379–1383.
20. Weaver WD, Hill D, Fahrenbruch CE, et al. Use of the automatic external defibrillator in the management of out-of-hospital cardiac arrest. N Engl J Med. 1988;319:661–666.
21. Valenzuela TD, Kern KB, Clark LL, et al. Interruptions of chest compressions during emergency medical systems resuscitation. Circulation. 2005;112: 1259–1265.
22. Nichol G, Steill IG, Laupacis A, et al. A cumulative meta-analysis of the effectiveness of defibrillator-capable emergency medical services for victims of out-of-hospital cardiac arrest. Ann Emerg Med. 2005;46:512–525.
23. Nadkarni VM, Larkin GL, Peberdy MA, et al. First documented rhythm and clinical outcomes from in-hospital cardiac arrest among children and adults. JAMA. 2006;295:50–57.
24. Olsson GI, Hallen B. Cardiac arrest during anaesthesia: a computer-aided study of 250,543 anaesthetics. Acta Anaesthesiol Scand. 1988;32:653–664.
25. Cohen CB, Cohen PJ. Do-not-resuscitate orders in the operating room. N Engl J Med. 1991;325:1879–1882.
26. Walker RM. DNR in the OR. Resuscitation as an operative risk. JAMA. 1991; 266:2407–2412.
27. Margolis JO, McGrath BJ, Kussin PS, et al. Do no resuscitate (DNR) orders during surgery: Ethical foundations for institutional policies in the United States. Anesth Analg. 1995;80:806–809.
28. Guildner CW. Resuscitation–opening the airway: A comparative study of techniques for opening an airway obstructed by the tongue. JACEP. 1976;5:588–590.
29. Emergency Cardiac Care Committee, Subcommittees and Task Forces, American Heart Association. 2010 American Heart Association guidelines for cardiopulmonary resuscitation and emergency cardiovascular care. Circulation. 2010;122:S640–S946.
30. Heimlich HJ. Pop goes the cafe coronary. Emerg Med. 1974;6:154.
31. Guildner CW, Williams D, Subtich T. Airway obstructed by foreign material: the Heimlich maneuver. JACEP. 1976;5:675–677.
32. Redding JS. The choking controversy: Critique of evidence on the Heimlich maneuver. Crit Care Med. 1979;7:475–479.
33. Harrison RR, Maull KI, Keenan RL, et al. Mouth-to-mask ventilation: a superior method of rescue breathing. Ann Emerg Med. 1982;11:74–76.
34. Jesudian MC, Harrison RR, Keenan RL, et al. Bag-valve-mask ventilation: two rescuers are better than one: Preliminary report. Crit Care Med. 1985;13:122–123.
35. Callaway CW, Soar J, Aibiki M, et al. Part 4: advanced life support: 2015 International Consensus on Cardiopulmonary Resuscitation and Emergency Cardiovascular.
36. Babbs CF. New versus old theories of blood flow during CPR. Crit Care Med. 1980;8:191–195.
37. Jude JR, Kouwenhoven WB, Knickerbocker GG. Cardiac arrest: report of application of external cardiac massage on 118 patients. JAMA. 1961;178:1063–1070.
38. Criley JM, Blaufuss AH, Kissel GL. Cough-induced cardiac compression: Self-administered form of cardiopulmonary resuscitation. JAMA. 1976;236:

1246–1250.

39. Rudikoff MJ, Maughan WL, Effrom M, et al. Mechanisms of blood flow during cardiopulmonary resuscitation. *Circulation*. 1980;61:345–352.
40. Holmes HR, Babbs CF, Voorhees WD, et al. Influence of adrenergic drugs upon vital organ perfusion during CPR. *Crit Care Med*. 1980;8:137–140.
41. Michael JR, Guerci AD, Koehler RC, et al. Mechanisms by which epinephrine augments cerebral and myocardial perfusion during cardiopulmonary resuscitation in dogs. *Circulation*. 1984;69:822–835.
42. Weil MH, Rackow EC, Trevino R, et al. Difference in acid–base state between venous and arterial blood during cardiopulmonary resuscitation. *N Engl J Med*. 1986;315:153–156.
43. Kern KB, Carter AB, Showen RL, et al. Twenty-four-hour survival in a canine model of cardiac arrest comparing three methods of manual cardiopulmonary resuscitation. *J Am Coll Cardiol*. 1986;7:859–867.
44. Kern KB, Carter AB, Showen RL, et al. Comparison of mechanical techniques of cardiopulmonary resuscitation: survival and neurologic outcome in dogs. *Am J Emerg Med*. 1987;5:190–195.
45. Kirscher JP, Fine EG, Weisfeld ML, et al. Comparison of prehospital conventional and simultaneous compression–ventilation cardiopulmonary resuscitation. *Crit Care Med*. 1989;17:1263–1269.
46. Babbs CF, Tacker WA. Cardiopulmonary resuscitation with interposed abdominal compression. *Circulation*. 1986;74(Suppl 4):IV37–IV41.
47. Mateer JF, Stueven HA, Thompson BM, et al. Pre-hospital IAC-CPR versus standard CPR: Paramedic resuscitation of cardiac arrests. *Am J Emerg Med*. 1985;3:143–146.
48. Sack JB, Kesselbrenner MB, Bregman D. Survival from in-hospital cardiac arrest with interposed abdominal counterpulsation during cardiopulmonary resuscitation. *JAMA*. 1992;267:379–385.
49. Niemann JT, Rosborough JP, Criley JM, et al. Circulatory support during cardiac arrest using a pneumatic vest and abdominal binder with simultaneous high pressure airway inflation. *Ann Emerg Med*. 1984;13:767–770.
50. Timerman S, Cardoso LF, Ramires JA, et al. Improved hemodynamic performance with a novel chest compression device during treatment of in-hospital cardiac arrest. *Resuscitation*. 2004;61:273.
51. Wik L, Olsen JA, Persse D, et al. Manual vs. integrated automatic load-distributing band CPR with equal survival after out of hospital cardiac arrest: The randomized CIRC trial. *Resuscitation*. 2014;85:741–748.
52. Steen S, Liao Q, Pierre L, et al. Evaluation of LUCAS, a new device for automatic mechanical compression and active decompression resuscitation. *Resuscitation*. 2002;55:285–299.
53. Lurie KG, Lindo C, Chin J. CPR: The P stands for plumber's helper [letter]. *JAMA*. 1990;264:1661.
54. Cohen TJ, Tucker KJ, Lurie KG, et al. Active compression–decompression: a new method of cardiopulmonary resuscitation. *JAMA*. 1992;267:2916–2913.
55. Linder KH, Pfenniger EG, Lurie KG, et al. Effects of active compression–decompression resuscitation on myocardial and cerebral blood flow in pigs. *Circulation*. 1993;88:1254–1263.
56. Lafuente-Lafuente C, Melero-Bascones M. Active chest compression–decompression for cardiopulmonary resuscitation. *Cochrane Database Syst Rev*. 2004;(3):CD002751.
57. Plaisance P, Lurie KG, Payen D. Inspiratory impedance during active compression–decompression cardiopulmonary resuscitation: a randomized evaluation in patients in cardiac arrest. *Circulation*. 2000;101:989–994.
58. Aufderheide TP, Pirrallo RG, Provo TA, et al. Clinical evaluation of an inspiratory impedance threshold device during standard cardiopulmonary resuscitation in patients with out of hospital cardiac arrest. *Crit Care Med*. 2005;33:734–740.
59. Plaisance P, Lurie KG, Vicaut E, et al. Evaluation of an impedance threshold device in patients receiving active compression–decompression cardiopulmonary resuscitation for out of hospital cardiac arrest. *Resuscitation*. 2004;61:265–271.
60. Aufderheide TP, Nichol G, Rea TD, et al. A trial of an impedance threshold device in out-of-hospital cardiac arrest. *N Engl J Med*. 2011;365:798–806.
61. DeBehnke DJ, Angelos MG, Leasure JE. Comparison of standard external CPR, open-chest CPR, and cardiopulmonary bypass in a canine myocardial infarct model. *Ann Emerg Med*. 1991;20:754–760.
62. Sanders AB, Kern KB, Atlas M, et al. Importance of the duration of inadequate coronary perfusion pressure on resuscitation from cardiac arrest. *J Am Coll Cardiol*. 1985;6:113–118.
63. Kern KB, Sanders AB, Badylak SF, et al. Long term survival with open-chest cardiac massage after ineffective closed-chest compression in a canine preparation. *Circulation*. 1987;75:498–503.
64. Ralston SH, Voorhees WD, Babbs CF. Intrapulmonary epinephrine during prolonged CPR: improved regional blood flow and resuscitation in dogs. *Ann Emerg Med*. 1984;13:79–86.
65. Crile G, Dolley DH. Experimental research into resuscitation of dogs killed by anesthetics and asphyxia. *J Exp Med*. 1906;8:713–725.
66. Redding JS. Abdominal compression in cardiopulmonary resuscitation. *Anesth Analg*. 1971;50:668–675.
67. Pearson JW, Redding JS. Influence of peripheral vascular tone on cardiac resuscitation. *Anesth Analg*. 1965;44:746–752.
68. Yakaitis RW, Otto CW, Blitt CD. Relative importance of alpha and beta adrenergic receptors during resuscitation. *Crit Care Med*. 1979;7:293–296.
69. Otto CW, Yakaitis RW, Blitt CD. Mechanism of action of epinephrine in resuscitation from asphyxial arrest. *Crit Care Med*. 1981;9:321–324.
70. Ditchey RV, Winkler JV, Rhodes CA. Relative lack of coronary blood flow during closed-chest resuscitation in dogs. *Circulation*. 1982;66:297–302.
71. Otto CW, Yakaitis RW. The role of epinephrine in CPR: a reappraisal. *Ann Emerg Med*. 1984;13:840–843.
72. Sanders AB, Ewy GA, Taft TV. Prognostic and therapeutic importance of the aortic diastolic pressure in resuscitation from cardiac arrest. *Crit Care Med*.

1984;12:871–873.

73. Niemann JT, Criley JM, Rosborough JP, et al. Predictive indices of successful cardiac resuscitation after prolonged arrest and experimental cardiopulmonary resuscitation. *Ann Emerg Med*. 1985;14:521–528.
74. Paradis NA, Martin GB, Rivers EP, et al. Coronary perfusion pressure and the return of spontaneous circulation in human cardiopulmonary resuscitation. *JAMA*. 1990;263:1106–1113.
75. Kalenda Z. The capnogram as a guide to the efficacy of cardiac massage. *Resuscitation*. 1978;6:259–263.
76. Weil MH, Bisera J, Trevino RP. Cardiac output and end tidal carbon dioxide. *Crit Care Med*. 1985;13:907–909.
77. Sanders AB, Atlas M, Ewy GA, et al. Expired Pco_2 as an index of coronary perfusion pressure. *Am J Emerg Med*. 1985;3:147–149.
78. Sanders AB, Ewy GA, Bragg S, et al. Expired P_{CO_2} as a prognostic indicator of successful resuscitation from cardiac arrest. *Ann Emerg Med*. 1985;14:948–952.
79. Sanders AB, Kern KB, Otto CW, et al. End-tidal carbon dioxide monitoring during cardiopulmonary resuscitation: a prognostic indicator for survival. *JAMA*. 1989;262:1347–1351.
80. Levine RL, Wayne MA, Miller CC. End-tidal carbon dioxide and outcome of out-of-hospital cardiac arrest. *N Engl J Med*. 1997;337:301–306.
81. Kern KB, Sanders AB, Raife J, et al. A study of chest compression rates during cardiopulmonary resuscitation in humans: the importance of rate-directed compressions. *Arch Intern Med*. 1992;152:145–149.
82. Otto CW. Cardiovascular pharmacology II: The use of catecholamines, pressor agents, digitalis, and corticosteroids in CPR and emergency cardiac care. *Circulation*. 1986;74(Suppl 4):IV80–IV85.
83. Larabee TM. Vasopressors in cardiac arrest: a systematic review. *Resuscitation*. 2012;83:932–939.
84. Redding JS, Pearson JW. Resuscitation from ventricular fibrillation (drug therapy). *JAMA*. 1968;203:255–260.
85. Schleien CL, Dean JM, Koehler RC, et al. Effect of epinephrine on cerebral and myocardial perfusion in an infant animal preparation of cardiopulmonary resuscitation. *Circulation*. 1986;73:809–817.
86. Schleien CL, Koehler RC, Gervais H, et al. Organ blood flow and somatosensory-evoked potentials during and after cardiopulmonary resuscitation with epinephrine or phenylephrine. *Circulation*. 1989;79:1332–1342.
87. Otto CW, Yakaitis RW, Redding JS, et al. Comparison of dopamine, dobutamine, and epinephrine in CPR. *Crit Care Med*. 1981;9:640–643.
88. Lindner KH, Prengel AW, Pfenniger EG, et al. Vasopressin improves vital organ blood flow during closed-chest cardiopulmonary resuscitation in pigs. *Circulation*. 1995;91:215–221.
89. Brillman JC, Sanders AB, Otto CW, et al. A comparison of epinephrine and phenylephrine for resuscitation and neurologic outcome of cardiac arrest in dogs. *Ann Emerg Med*. 1987;16:11–17.
90. Silvast T, Saarnivaara L, Kinnunen A, et al. Comparison of adrenaline and phenylephrine in out-of-hospital CPR: a double-blind study. *Acta Anaesthesiol Scand*. 1985;29:610–613.
91. Linder KH, Ahnefeld FW, Prengel AW. Comparison of standard and high-dose adrenaline in the resuscitation of asystole and electromechanical dissociation. *Acta Anaesthesiol Scand*. 1991;35:253–256.
92. Stiell IB, Hebert PC, Weitzman BN, et al. High-dose epinephrine in adult cardiac arrest. *N Engl J Med*. 1992;327:1045–1050.
93. Brown CG, Martin DP, Pepe PE, et al. A comparison of standard-dose and high-dose epinephrine in cardiac arrest outside the hospital. *N Engl J Med*. 1992;327:1051–1055.
94. Callaham M, Madsen CD, Barton CW, et al. A randomized clinical trial of high-dose epinephrine and norepinephrine vs standard-dose epinephrine in prehospital cardiac arrest. *JAMA*. 1992;268:2667–2672.
95. Choux C, Gueugniaud P-Y, Barbieux A, et al. Standard doses versus repeated high doses of epinephrine in cardiac arrest outside the hospital. *Resuscitation*. 1995;29:3–9.
96. Gueugniaud P-Y, Mols P, Goldstein P, et al. A comparison of repeated high doses and repeated standard doses of epinephrine for cardiac arrest outside the hospital. *N Engl J Med*. 1998;339:1595–1601.
97. Lipman J, Wilson W, Kobilski S, et al. High-dose adrenaline in adult in-hospital asystolic cardiopulmonary resuscitation: a double-blind randomized trial. *Anaesth Intensive Care*. 1993;21:192–196.
98. Sherman BW, Munger MA, Foulke GE, et al. High-dose versus standard-dose epinephrine treatment of cardiac arrest after failure of standard therapy. *Pharmacotherapy*. 1997;17:242–247.
99. Jacobs IG, Finn JC, Jelinek GA, et al. Effect of adrenaline on survival in out-of-hospital cardiac arrest: a randomised double-blind placebo controlled trial. *Resuscitation*. 2011;82:1138–1143.
100. Prengel AW, Lindner KH, Keller A, et al. Cardiovascular function during the postresuscitation phase after cardiac arrest in pigs: a comparison of epinephrine versus vasopressin. *Crit Care Med*. 1996;24:2014–2019.
101. Lindner KH, Dirks B, Strohmenger HU, et al. Randomized comparison of epinephrine and vasopressin in patients with out-of-hospital ventricular fibrillation. *Lancet*. 1997;349:535–537.
102. Stiell IG, Hebert PC, Wells GA, et al. Vasopressin versus epinephrine for in-hospital cardiac arrest: a randomized controlled trial. *Lancet*. 2001;358:105–109.
103. Wenzel V, Krismer AC, Arntz HR, et al. A comparison of vasopressin and epinephrine for out-of-hospital cardiopulmonary resuscitation. *N Engl J Med*. 2004;350:105–113.
104. Kowey PR, Levine JH, Herre JM, et al. Randomized, double-blind comparison of intravenous amiodarone and bretylium in the treatment of patients with recurrent hemodynamically destabilizing ventricular tachycardia or fibrillation. *Circulation*. 1995;92:3255–3263.
105. Kudenchuk PJ, Cobb LA, Copass MK, et al. Amiodarone for resuscitation after out of hospital cardiac arrest due to ventricular fibrillation. *N Engl J Med*. 1999;

341:871–878.
106. Dorian P, Cass D, Schwartz B, et al. Amiodarone as compared with lidocaine for shock-resistant ventricular fibrillation. *N Engl J Med*. 2002;346:884–890.
107. Stueven HA, Tonsfeldt DJ, Thompson BM, et al. Atropine in asystole: human studies. *Ann Emerg Med*. 1984;13:815–817.
108. Coon GA, Clinton JE, Ruiz E. Use of atropine for brady-asystolic prehospital cardiac arrest. *Ann Emerg Med*. 1981;10:462–467.
109. Guerci AD, Chandra N, Johnson E, et al. Failure of sodium bicarbonate to improve resuscitation from ventricular fibrillation in dogs. *Circulation*. 1986; 74(Suppl 4):IV75–IV79.
110. Federiuk CS, Sanders AB, Kern KB, et al. The effect of bicarbonate on resuscitation from cardiac arrest. *Ann Emerg Med*. 1991;20:1173–1177.
111. Bishop RL, Weisfeldt ML. Sodium bicarbonate administration during cardiac arrest: Effect on arterial pH, PCO_2, and osmolality. *JAMA*. 1976;235:506–509.
112. Mattar JA, Weil MH, Shubin H, et al. Cardiac arrest in the critically ill. II. Hyperosmolal states following cardiac arrest. *Am J Med*. 1974;56:162–168.
113. Sanders AB, Otto CW, Kern KB, et al. Acid–base balance in a canine model of cardiac arrest. *Ann Emerg Med*. 1988;17:667–671.
114. Kette F, Weil MH, von Planta MS, et al. Buffer agents do not reverse intra-myocardial acidosis during cardiac resuscitation. *Circulation*. 1990;81:1660–1666.
115. Dembo DH. Calcium in advanced life support. *Crit Care Med*. 1981;9:358–359.
116. Harrison EE, Amey BD. The use of calcium in cardiac resuscitation. *Am J Emerg Med*. 1983;1:267–273.
117. Stueven HA, Thompson BM, Aprahamian C, et al. Use of calcium in prehospital cardiac arrest. *Ann Emerg Med*. 1983;12:136–139.
118. Stueven HA, Thompson BM, Aprahamian C, et al. Calcium chloride: Reassessment of use in asystole. *Ann Emerg Med*. 1984;13:820-822.
119. Stueven HA, Thompson BM, Aprahamian C, et al. Lack of effectiveness of calcium chloride in refractory asystole. *Ann Emerg Med*. 1985;14:630–632.
120. Kerber RE, Sarnat W. Factors influencing the success of ventricular defibrillation in man. *Circulation*. 1979;60:226–230.
121. Yakaitis RW, Ewy GA, Otto CW, et al. Influence of time and therapy on ventricular defibrillation in dogs. *Crit Care Med*. 1980;8:157–163.
122. Weaver WD, Copass MD, Bufi D, et al. Improved neurologic recovery and survival after early defibrillation. *Circulation*. 1984;69:943–948.
123. Weaver WD, Cobb LA, Dennis D, et al. Amplitude of ventricular fibrillation waveform and outcome after cardiac arrest. *Ann Intern Med*. 1985;102:53–55.
124. Ewy GA, Dahl CF, Zimmermann M, et al. Ventricular fibrillation masquerading as ventricular standstill. *Crit Care Med*. 1981;9:841–844.
125. Stewart AJ, Allen JD, Adgey AAJ. Frequency analysis of ventricular fibrillation and resuscitation success. *Q J Med*. 1992;306:761–769.
126. Brown CG, Griffith RF, Ligten PV, et al. Median frequency: a new parameter for predicting defibrillation success rate. *Ann Emerg Med*. 1991;20:787–789.
127. Strohmenger HU, Lindner KH, Brown CG. Analysis of the ventricular fibrillation ECG signal amplitude and frequency parameters as predictors of countershock success in human. *Chest*. 1997;111:584–589.
128. Povoas HP, Weil MH, Tang W, et al. Predicting the success of defibrillation by electrocardiographic analysis. *Resuscitation*. 2002;53:77–82.
129. Stromenger HU, Eftestol T, Sunde K, et al. The predictive value of ventricular fibrillation electrocardiogram signal frequency and amplitude variables in patients with out-of-hospital cardiac arrest. *Anesth Analg*. 2001;93:1428–1433.
130. Otto CW, Yakaitis RW, Ewy GA. Effects of epinephrine on defibrillation in ischemic ventricular fibrillation. *Am J Emerg Med*. 1985;3:285–291.
131. Cummins RO, Eisenberg MS, Bergner L, et al. Sensitivity, accuracy and safety of an automatic external defibrillator: report of a field evaluation. *Lancet*. 1984;1:318–320.
132. Cummins RO, Eisenberg MS, Graves JR, et al. Automatic external defibrillators used by emergency medical technicians: a controlled clinical trial. *Circulation*. 1985;72(Suppl 3):8.
133. Kerber RE, Kouba C, Marines J, et al. Advance prediction of transthoracic impedance in human defibrillation and cardioversion: Importance of impedance in determining the success of low energy shocks. *Circulation*. 1984;70:303–308.
134. Kerber RE, McPherson D, Charbonnier R, et al. Automatic impedance-based energy adjustment for defibrillation: Experimental studies. *Circulation*. 1985; 71:136–140.
135. Lerman BB, DeMarco JP, Haines DE. Current-based versus energy-based ventricular defibrillation: a prospective study. *J Am Coll Cardiol*. 1988;12: 1259–1264.
136. Kerber RE, Grayzel J, Hoyt R, et al. Transthoracic resistance in human defibrillation: Influence of body weight, chest size, serial shocks, paddle size and paddle contact pressure. *Circulation*. 1981;63:676–682.
137. Connel PN, Ewy GA, Dahl CF, et al. Transthoracic impedance to defibrillation discharge: Effect of electrode size and electrode-chest wall interface. *J Electrocardiol*. 1973;6:313-M.
138. Ewy GA, Taren D. Comparison of paddle electrode pastes used for defibrillation. *Heart Lung*. 1977;6:847–850.
139. Ewy GA, Hellman DA, McClung S, et al. Influence of ventilation phase on transthoracic impedance and defibrillation effectiveness. *Crit Care Med*. 1980;8:164–166.
140. Dahl CF, Ewy GA, Warner ED, et al. Myocardial necrosis from direct current countershock. *Circulation*. 1974;50:956–961.
141. Warner ED, Dahl CF, Ewy GA. Myocardial injury from transthoracic defibrillator countershock. *Arch Pathol*. 1975;99:55–59.
142. Ehsani A, Ewy GA, Sobel BE. Effects of electrical countershock on serum creatine phosphokinase (CPK) isoenzyme activity. *Am J Cardiol*. 1976;37: 12–18.
143. Weaver WD, Cobb LA, Copass MK, et al. Ventricular defibrillation: a comparative trial using 175-J and 320-J shocks. *N Engl J Med*. 1982;307:1101–1106.
144. Geddes LA, Tacker WA, Rosborough JP, et al. Electrical dose for ventricular defibrillation of large and small animals using precordial electrodes. *J Clin Invest*. 1974;53:310–319.
145. Gutgesell HP, Tacker WA, Geddes LA, et al. Energy dose for defibrillation in children. *Pediatrics*. 1976;58:898–901.
146. Kerber RE, Jensen SR, Gascho JA, et al. Determinants of defibrillation: Prospective analysis of 183 patients. *Am J Cardiol*. 1983;52:739–745.
147. American Heart Association. Guidelines 2000 for cardiopulmonary resuscitation and emergency cardiovascular care: International Consensus on Science. *Circulation*. 2000;102(8):186–189.
148. Bardy GH, Marchlinski FE, Sharma AD, et al. Multicenter comparison of truncated biphasic shocks and standard damped sine wave monophasic shocks for transthoracic ventricular defibrillation. *Circulation*. 1996;94:2507–2514.
149. Morrison LJ, Henry RM, Ku V, et al. Single-shock defibrillation success in adult cardiac arrest: a systematic review. *Resuscitation*. 2013;84:1480–1486.
150. Hazinski MF, Nolan JP, Aickin R, et al. 2015 International consensus on cardiopulmonary resuscitation and emergency cardiovascular care science with treatment recommendations. *Circulation*. 2015;132(Suppl 1):S1.
151. Rea TD, Eisenberg MS, Becker LJ, et al. Temporal trends in sudden cardiac arrest: A 25-year emergency medical services perspective. *Circulation*. 2003;107:2780–2785.
152. Sanders AB. Cardiac arrest and the limitations of clinical trials. *N Engl J Med*. 2011;365:850–851.
153. Weisfeldt ML, Becker LB. Resuscitation after cardiac arrest: a 3-phase time-sensitive model. *JAMA*. 2002;288:3035–3038.
154. Caffrey SL, Willoughby PJ, Pepe PE, et al. Public use of automated external defibrillators. *N Engl J Med*. 2002;347:1242–1247.
155. Valenzulea TD, Roe DJ, Nichol G, et al. Outcomes of rapid defibrillation by security officers after cardiac arrest in casinos. *N Engl J Med*. 2000;343: 1206–1209.
156. Kern, KB, Garewal HS, Sanders AB, et al. Depletion of myocardial adenosine triphosphate during prolonged untreated ventricular fibrillation: Effect on defibrillation success. *Resuscitation*. 1990;20:221–229.
157. Ornato JP, Hallagan LF, McMahan SB, et al. Attitudes of BCLS instructors about mouth-to-mouth resuscitation during the AIDS epidemic. *Ann Emerg Med*. 1990; 19:151–156.
158. Brenner BE, Kauffman J. Reluctance of internists and medical nurses to perform mouth-to-mouth resuscitation. *Arch Intern Med*. 1993;153:1763–1769.
159. Locke CJ, Berg RA, Sanders AB, et al. Bystander cardiopulmonary resuscitation: concerns about mouth-to-mouth contact. *Arch Intern Med*. 1995;155: 938–943.
160. Bossaert L, Van Hoeyweghen R. The cerebral resuscitation study group: bystander cardiopulmonary resuscitation (CPR) in out-of-hospital cardiac arrest. *Resuscitation*. 1989;17(Suppl):S55–S69.
161. Van Hoeyweghen RJ, Bossaert LL, Mullie A, et al. Quality and efficiency of bystander CPR. *Resuscitation*. 1993;26:47–52.
162. SOS-KANTO study group. Cardiopulmonary resuscitation by bystanders with chest compression only (SOS-KANTO): an observational study. *Lancet*. 2007; 369:920–926.
163. Berg RA, Kern KB, Sanders AB, et al. Bystander cardiopulmonary resuscitation: Is ventilation necessary? *Circulation*. 1993;88:1907–1915.
164. Berg RA, Wilcoxson D, Hilwig RW, et al. The need for ventilatory support during bystander cardiopulmonary resuscitation. *Ann Emerg Med*. 1995;26:342–350.
165. Berg RA, Kern KB, Hilwig RW, et al. Assisted ventilation does not improve outcome in a porcine model of single-rescuer bystander cardiopulmonary resuscitation. *Circulation*. 1997;95:1635–1641.
166. Berg RA, Kern KB, Hilwig RW, et al. Assisted ventilation during 'bystander' CPR in a swine acute myocardial infarction model does not improve outcome. *Circulation*. 1997;96:4364–4371.
167. Assar D, Chamberlain D, Colquhoun M, et al. Randomized controlled trials of staged teaching for basic life support. 1. Skill acquisition at bronze stage. *Resuscitation*. 2000;45:7–15.
168. Kern KB, Hilwig R, Berg RA, et al. Importance of continuous chest compressions during cardiopulmonary resuscitation: improved outcome during a simulated single lay-rescuer scenario. *Circulation*. 2002;105:645–649.
169. Ewy GA, Zuercher M, Hilwig RW, et al. Improved neurological outcome with continuous chest compressions compared with 30:2 compressions-to-ventilations cardiopulmonary resuscitation in a realistic swine model of out-of-hospital cardiac arrest. *Circulation*. 2007;116:2525–2530.
170. Bobrow BJ, Spaite DW, Berg RA, et al. Chest compression-only CPR by lay rescuers and survival from out-of-hospital cardiac arrest. *JAMA*. 2010;304: 1447–1454.
171. Sayre MR, Berg RA, Cave DM, et al. Hands-only (compression-only) cardiopulmonary resuscitation: a call to action for bystander response to adults who experience out-of-hospital sudden cardiac arrest. A science advisory for the public from the American Heart Association Emergency Cardiovascular Care Committee. *Circulation*. 2008;117(16):2162–2167.
172. Nichol G, Leroux B, Wang H, et al. ROC Investigators. Trial of continuous or interrupted chest compressions during CPR. *N Engl J Med*. 2015;373(23): 2203–2214.
173. Berg RA, Sanders AB, Kern KB, et al. Adverse hemodynamic effects of interrupting chest compressions for rescue breathing during cardiopulmonary resuscitation for ventricular fibrillation cardiac arrest. *Circulation*. 2001;104: 2465–2470.
174. Wik L, Kramer-Johansen J, Myklebust H, et al. Quality of cardiopulmonary resuscitation during out-of-hospital cardiac arrest. *JAMA*. 2005;293:299–304.
175. Aufderheide TP, Sigudsson G, Pirrallo RG, et al. Hyperventilation-induced hypotension during cardiopulmonary resuscitation. *Circulation*. 2004;109: 1960–1965.
176. Aufderheide TP, Lurie K. Death by hyperventilation: a common and life-threatening problem during cardiopulmonary resuscitation. *Crit Care Med*. 2004;32(Suppl):S345–S351.
177. Milander MM, Hiscok PS, Sanders AB, et al. Chest compression and ventilation during cardiopulmonary resuscitation: The effects of audible tone guid-

ance. *Acad Emerg Med*. 1995;2:708–713.

178. Cobb LA, Fahrenbruch CE, Walsh TR, et al. Influence of CPR prior to defibrillation in out-of-hospital ventricular fibrillation. *JAMA*. 1999;281:1182–1188.

179. Wik L, Hansen TB, Fylling F, et al. Delaying defibrillation to give basic cardiopulmonary resuscitation to patients with out-of-hospital ventricular fibrillation. *JAMA*. 2003;289:1389–1395.

180. Berg RA, Hilwig RE, Kern KB, et al. Automated external defibrillation versus manual defibrillation for prolonged ventricular fibrillation: lethal delays of chest compressions before and after countershocks. *Ann Emerg Med*. 2003;41:458–467.

181. Rea TD, Shah S, Kudenchuck PJ, et al. Automated external defibrillators: to what extent does the algorithm delay CPR? *Ann Emerg Med*. 2005;46:132–141.

182. Kellum MJ, Kennedy KW, Barney R, et al. Cardiocerebral resuscitation improves neurologically intact survival of patients with out-of-hospital cardiac arrest. *Ann Emerg Med*. 2008;52:253–255.

183. Bobrow BJ, Clark LL, Ewy GA, et al. Minimally interrupted cardiac resuscitation by emergency medical services for out-of-hospital cardiac arrest. *JAMA*. 2008; 299:1158–1165.

184. Abramson NS, Safar P, Detre KM, et al. Randomized clinical study of cardiopulmonary-cerebral resuscitation: Thiopental loading in comatose cardiac arrest survivors. *N Engl J Med*. 1986;314:397.

185. Rittenberger JC, Popescu A, Brenner RP, et al. Frequency and timing of nonconvulsive status epilepticus in comatose post-cardiac arrest subjects treated with hypothermia. *Neurocrit Care*. 2012;16:114–122.

186. Liu Y, Rosenthal RE, Haywood Y, et al. Normoxic ventilation after cardiac arrest reduces oxidation of brain lipids and improves neurological outcome. *Stroke*. 1998;29:1679–1686.

187. Zwemer CF, Whitesall SE, D'Alecy LG. Cardiopulmonary-cerebral resuscitation with 100% oxygen exacerbates neurological dysfunction following nine minutes of normothermic cardiac arrest in dogs. *Resuscitation*. 1994;27: 159–170.

188. Lipinski CA, Hicks SD, Callaway CW. Normoxic ventilation during resuscitation and outcome from asphyxial cardiac arrest in rats. *Resuscitation*. 1999;42:221–229.

189. Brain Resuscitation Clinical Trial II study group. A randomized clinical study of a calcium-entry blocker (lidoflazine) in the treatment of comatose survivors of cardiac arrest. *N Engl J Med*. 1991;324:1225–1231.

190. Holzer M; The Hypothermia After Cardiac Arrest Study Group. Mild therapeutic hypothermia to improve the neurologic outcome after cardiac arrest. *N Engl J Med*. 2002;346:549–556.

191. Bernard SA, Gray TW, Buist MD, et al. Treatment of comatose survivors of out-of-hospital cardiac arrest with induced hypothermia. *N Engl J Med*. 2002;346:557–563.

192. Nielsen N, Wetterslev J, Cronberg T, et al. Targeted temperature management at 33°C versus 36°C after cardiac arrest. *N Engl J Med*. 2013;369:2197–2206.

193. Donnino M, Andersen LW, Berg KM, et al. Temperature management after cardiac arrest: An advisory statement by the Advanced Life Support Task Force of the International Liaison Committee on Resuscitation (ILCOR). *Circulation*. 2015;132:2448–2456.

194. Booth CM, Boone RH, Tomlinson G, et al. Is this patient dead, vegetative, or severely neurologically impaired? Assessing outcome for comatose survivors of cardiac arrest. *JAMA*. 2004;291:870–879.

195. Callaway CW, Donnino MW, Fink EL, et al. Part 8: post-cardiac arrest care: 2015 American Heart Association Guidelines Update for Cardiopulmonary Resuscitation and Emergency Cardiovascular Care. *Circulation*. 2015;132 (Suppl 2): S465–S482.

Joseph H. Mcisaac III   Carin A. Hagberg   Michael J. Murray

要点

1. 所有灾害事件都有某些共有的原则,与病因无关。麻醉医师作为一个团体,已充分准备,以帮助他们所在社区规划和照顾灾害受伤的患者。

2. 在应急准备和灾害管理培训中经常被忽视的是发展家庭计划和个人防备计划。前者是非常重要的,无论是独自生活的人,还是拥有宠物、家人或同住朋友的人,或是对所关爱的亲人(上了年纪的父母、残疾人)负有法律责任的人,都应该制订计划,为亲人提供照顾和信息。

3. 麻醉医师对生理学和药理学的基本理解、气道技术、液体复苏的专业知识、管理呼吸机的能力以及在手术室内外都能提供麻醉的能力是极有价值的。

4. 如果将分诊患者进行分配,麻醉医师应该将患者分为四类:需要立即护理、延迟护理、最低限度护理(急救)和期待护理(无需照顾)的患者。

5. 如果患者出现危及生命的损伤,则先对患者进行治疗,然后再进行消毒。否则,所有其他患者在进行评估和治疗前均应在分诊区域进行消毒。

6. 在发生灾害时,负责当天日程安排的麻醉医师应成为手术室医务主任,与负责手术室的护士协同工作,并确定患者的状态。应该联系并敦促手术中的外科医生尽快完成手术。尽量不安排择期手术。

7. 灾害中需求增加,基础设施的匮乏严重降低手术能力。外科医生和麻醉医师必须考虑可以安全进行的手术类型,并且必须根据紧急性和实用性优先处理。

8. 生物武器有三类。A类的传染性很强,死亡率高,具有典型的大规模杀伤性武器的所有特点。

9. 电离辐射释放后,灾害管理的处理原则始终是隔离(避免将带有电离辐射物质的患者送往医院)。因此,作为隔离过程的一部分,应尽可能在现场对患者进行消毒。去除衣服至关重要。除非衣服上仍有辐射物质,否则 β 射线、γ 射线及中子将不再存在。与其猜测辐射是否仍然存在,不如去除患者衣服,并用温肥皂水清洗患者。

10. 口服碘化钾可以减轻大多数辐射引起的甲状腺效应,但必须尽快给予,因为24小时后,几乎没有保护作用。

11. 因为辐射损伤可能伴发冲击伤、热伤和挤压伤,所以以护理可能需要照顾多种复合伤的患者。

12. 遭受来自粗制爆炸装置创伤但无Ⅲ度烧伤的患者,应接受最少量的晶体液静脉输注,并应尽快进行"损伤控制复苏/手术"。

13. 基础设施退化加剧了大规模伤亡事件的后果。时刻准备在严峻的环境下提供护理,开发创造性的响应,并定期练习(进行模拟)。这些将减轻灾害的影响,并提高个人、团队和机构的应变能力。

引言

飓风"桑迪"、波士顿马拉松爆炸案、韩亚客机坠毁、埃博拉病毒和寨卡病毒引起的流行病都是引起公众关注的事件，这些不幸情况令人记忆鲜明。尽管人们无法控制，甚至无法预测美国下一次重大灾害的源头，不知道谁将成为毁灭背后的力量，它更有可能是大自然而非国际恐怖分子，但是后一种情况不能忽略。但是，我们可以控制我们的准备工作，由此对大规模伤亡事件作出应急反应。作为麻醉医师，我们不仅有责任了解我们

机构的灾害计划和我们在其中的角色，还有责任为我们的家人和我们自己作好准备，以便我们不会成为下一次灾害的意外受害者，否则我们不但无法在灾害期间提供护理，还会成为医疗保健系统的额外负担。

世界灾害与急救医学协会（World Association for Disaster and Emergency Medicine，WADEM）为界定灾害命名提供了一个有用的图表（图 59-1）[1]。伤员不超过 10 名（同时到达医院）的大规模伤亡事故，医院通常有资源对到达急诊科（emergency department，ED）的伤亡人员进行管理。一场大规

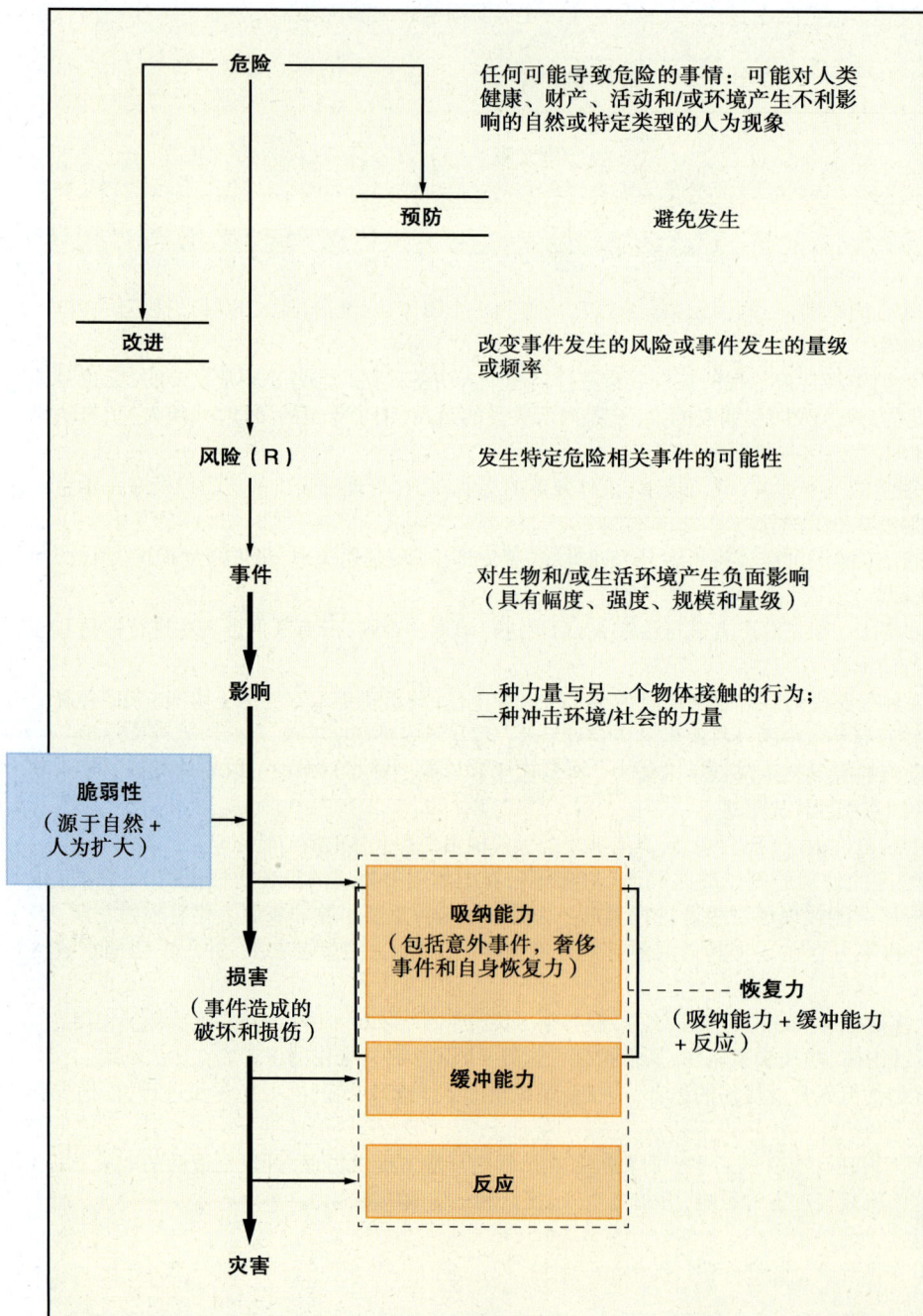

图 59-1　定义的图解说明
［摘自 Task Force on Quality Control of Disaster Management, World Association for Disaster and Emergency Medicine, Nordic Society for Disaster Medicine. Health disaster management: guidelines for evaluation and research in the Utstein style. Volume I. Conceptual framework of disasters. Prehosp Disaster Med. 2003; 17 (Suppl)］

模伤亡事件到达 ED 的伤员超过 10 名有可能导致医院有效应对能力崩溃。当然,对特定情况的定义取决于医院的规模,因为大医院有更多的资源来管理更多的伤亡人员而不会崩溃。尽管如此,环境因素也在医院有效应对这种情况方面发挥着作用。例如,医院的物理结构可能因地震或龙卷风受到损坏,从而不能正常工作,连为目前的患者提供护理都不安全,更不用说新患者。另外一个例子是,洪水可能导致设施失去其外部电源和紧急备用电源,从而在所有实际用途中都无法工作。

大规模伤亡事故可能来自任何灾害,最常见的是自然灾害,但也可能是人为活动造成的,包含有意和无意的活动。美国灾害联合委员会(The Joint Commission, TJC)列出了医院应该应对的最有可能的灾害:

- 空难
- 暴力/安全/枪击
- 飓风
- 龙卷风
- 水资源危机
- 冬季风暴

化学、生物、放射物、核与爆炸物(chemical, biologic, radiologic, nuclear, and explosive, CBRNE)攻击是最有可能的故意事件,而工业事故、车辆碰撞、体育场馆或其他公共建筑物倒塌以及火灾构成了最常遇到的无意事件(表 59-1)。

任何灾害应对计划的第一步是减轻或降低风险。2015 年《仙台框架》为减少灾害风险的国际合作开辟了一条途径[2]。美国也认识到提供人道主义援助对外交政策的裨益。在洪水、火山爆发和地震等自然灾害发生后,美国国际开发署(United States Agency for International Development, US-AID)每年花费其预算的很大一部分来提供人道主义援助。重要的是,这些花费可以减轻未来灾害所造成的影响。

美国麻醉医师协会(ASA)认识到应急准备的重要性,并在过去十年中成立了创伤和应急准备委员会(Committee on Trauma and Emergency Preparedness, COTEP)和全球人道主义外展委员会(Committee on Global Humanitarian Outreach, CGHO)。ASA 拥有广泛的在线资源,以帮助其成员进行应急准备和灾害管理[3]。作为成员驱动型组织,ASA 的这些资源主要是成员要求为灾害(如

表 59-1 根据美国医疗卫生机构认证 联合委员会所分的灾害类型	
自然灾害	● 病毒
● **气象**	**人类活动所致灾害**
● 飓风	● **无意**
● 龙卷风	● 飞机/火车/巴士坠毁
● 洪水	● 沉船
● 泥石流	● 火灾
● 极端高温或低温	● 核事故
● 森林火灾	● 工业事故
● **地质**	● 建筑倒塌/体育场灾害
● 地震	● **故意**
● 海啸	● 化学品
● 火山爆发	● 生物
● 火山泥石流	● 放射物
● **生物**	● 核
● 细菌	● (高能)爆炸物

恐怖袭击事件、飓风与龙卷风、地震)提供援助而发展起来。参与救援工作的 ASA 成员(包括曾经或现役军人以及经常遇到恐怖主义的国际成员)各自发声,呼吁在应对灾害及管理灾害的受害者方面提供更多的教育和培训。大多数住院医师和麻醉科住院医师都会承认,虽然麻醉医师已经有了管理个体患者的准备,但他们缺乏相关知识和教育来管理大规模伤亡事件带来的大量患者。有很多书籍专门讨论这个话题,政府也创建了大量的职能部门来处理这些事件。因此,仅仅一本书的章节是无法提供足够的知识来处理所有意外情况的。

然而所有这些事件都有一些共同的原则,无关其病因学,并且作为一个团体,麻醉医师也准备好,即便没有更好的准备,去帮助他们的社区规划和照顾受灾的患者。我们必须花费精力进行更多的教育,因为任何灾害的初步反应总是发生在当地。因此,作为麻醉医师,我们必须准备在这种紧急情况下提供援助。其他医生、医院行政管理人员和非政府组织(nongovernment organizations, NGO)都将麻醉医师置于管理自然灾害和大规模伤亡事件转归的医务人员名单的首位。事实上,麻醉医师的需求如此之大,使 NGO 无国界医生搁置临床医生承诺 9~18 个月工作的政策。麻醉医师可选择 1~3 个月的工作[4]。

麻醉医师有一些必要的技能，从而在各种灾害中提供协助。我们可能会被要求为截肢人员提供麻醉以便于伤员从瓦砾中解脱出来，对因腹泻或埃博拉病毒病（Ebola virus disease，EVD）而衰弱的患者开始进行静脉输液，或者为炭疽患者提供通气支持。尽管这些临床情况不是惯例，却是我们每天为个别患者提供的服务。

但是，灾害和大规模伤亡事件并不是我们每天参与的事情。因此，针对这些情况的教育和培训至关重要，首先要准备应对我们各自所处地理位置最可能发生的灾害。尽管千年来发生了很多自然和工业灾害，但近来越来越多的恐怖分子使用 CBRNE 武器，因此有必要对这些事件加强防备。

然而，一次又一次的历史表明，在一个事件发生之后，对教育的热情高涨，然后逐渐消失。保持热情是困难的，因此大多数医疗机构没有准备好应对大规模伤亡事故，更不用说大规模伤亡事件，除了那些配备了接受过军事训练的医生的机构[4-7]。大多数医生很可能没有接受关于在这些事件中提供适当患者护理的足够的教育。Rössler 等人[8]表明，在人道主义危机期间部署的麻醉医师中，有 24% 的人员感觉没有充分的准备。对被部署的麻醉医师来说，特别重要的知识是修复和维护麻醉设备，使用解剖标志方法实施周围神经阻滞，执行大规模伤员分流以及治疗合并热带病的患者。

某些大规模杀伤性武器（weapon of mass destruction，WMD），如神经毒剂沙林毒素，属于化学毒剂。生物制剂中，炭疽杆菌或天花病毒将有高致死率和传染性[9-10]。"脏"弹是恐怖分子最可能使用的辐射源。然而要强调的是，根据过去的经验，自然或工业事件比恐怖事件更可能发生。

同时必须认识到，尽管麻醉医师可能从未打算在海外参加人道主义使命，因此认为不需要在严峻环境中训练，但根据身处灾害的具体情况，环境可能会变得非常严峻。当医疗能力明显低于我们习惯的标准时，麻醉医师都是在严峻的环境中进行训练。这种紧缩情况可能发生在：

- 大规模伤亡事件，其中病例数量超过医院容量
- 导致医院受损或失去电力或水的自然灾害
- 需在现场提供护理的灾害（自然 / 工业 / 恐怖事件）

如上所述，美国麻醉学培训项目的毕业生也

许能应对这些情况，前提是他们了解灾害管理的基本要求，也就是本章的重点。

准备

家庭计划

要想在大规模伤亡事故中处理伤亡人员，就必须作好准备[11-12]。在应急准备和灾害管理培训中经常被忽视的是制订家庭计划和个人防备计划。无论是独自生活的人，还是拥有宠物、家人或同住朋友的人，或是对所关爱的亲人（上了年纪的父母、残疾人）负有法律责任的人，家庭计划都很重要。有很多网站通过制订这样一个计划来指导人们（附录 A）[3]。在卡特里娜飓风期间，大约 35%的警察和消防员没有出现在工作岗位，这不会让人感到意外[13]。这些人可能必须撤离辅助生活设施中的父母或日托中心的儿童。与军方要求服役人员制订家庭护理计划（包括意愿和最后一个遗嘱）一样，作为重要的医疗保健提供者，我们也应该有家庭护理计划。但是如果您知道在灾害期间您将无法被联系上，那么您有责任通知您的雇主或团队，表明您的个人情况。所有的家庭计划都应该包括定期的家庭演习和更新。计划可能包括以下情况：如果发生火灾应如何处理，如果未将父母带回家应该怎么办，所有重要文件副本的位置，如果房屋或社区被毁坏或无法进入该去哪里汇合。许多人认为他们在灾害中能够与亲人联系上，但通常情况是手机信号塔会被损坏，或者很多人试图使用联络系统，但网络却不堪重负。提前计划，以便为这些突发事件作好准备。

就像服役人员有一个装有洗漱用品、床上用品、衣服、钱、手电筒和电池供电的收音机的行李袋或水手袋一样，那些对我们很重要的人也应该有一个装备"袋"。在飓风、地震、洪水、龙卷风或巨大的太阳耀斑中，很可能会失去电力。在没有电的情况下，自动取款机、加油站、收费站等不能正常工作。因此，需要一些现金、手电筒、电池供电的收音机（以便及时了解新闻），以及一辆燃料箱内装有燃料的车辆！

政府计划

2011 年 9 月，美国国土安全部发布了第 1 版111 页的国家防备目标文件[14]。表59-2 列出了美

表 59-2　美国联邦应急管理局必须准备的问题和必须协调的机构				
预防	防护	缓解	响应	恢复
取证和归因	访问控制和身份验证	社区强化	重要交通工具	经济复苏
情报和信息共享	网络安全	长期的网络安全,减少漏洞	环境反应/健康与安全	健康与社会服务
拦截和破坏	情报和信息共享	风险与灾害强度评估	死亡管理服务	住房供给
筛选、搜查和检测	拦截和破坏	威胁和风险识别	基础设施体系	基础设施体系
	物理防护措施		护理服务质量	自然和文化资源
	保护计划和活动的风险管理		大规模搜救行动	
	筛选、搜查和检测		现场安全与保护	
	供应链的完整性和安全性		作战的通信	
			公共和私人的服务和资源	
			公共卫生和医疗服务	
			情况评估	

国联邦应急管理局(Federal Emergency Management Agency,FEMA)必须准备的多个问题,以及必须与之协调的机构:美国司法部、卫生与公众服务部(Department of Health and Human Services,DHHS)、农业部、商务部和国防部。值得注意的是,在文件的"响应"部分中,医疗响应是政府计划的 11 种响应之一,由 DHHS 支持。DHHS 创建并维护了国家灾害医疗系统(National Disaster Medical System,NDMS)。遗憾的是,该系统还没有得到充分的建立和维护。正如 2010 年美国对海地地震的响应所强调的那样,DHHS 只维护三个国际医疗手术反应小组(International Medical Surgical Response Team,IMSuRT),这些小组的成立是为在冲突地区受伤的美国公民提供护理。遗憾的是,只有一个小组获得资助和装备,而且在海地发生地震之前,它已经被激活并被使用过一次,即 2003年发生在伊朗巴姆的地震。DHHS 在其 NDMS 中维护的其他团队有:

- 灾害医疗救援队(Disaster Medical Assistance Team,DMAT)。这是一个可以迅速调动医生、护士和其他支持人员的团队,并在尽可能接近灾害的地区建立紧急设施和药房。这些团队在需要外部物资前至少可以自我维持 72 小时。就像后备军队一样,DMAT 应该每月训练一个周末。没有多少外科医生和麻醉医师参加DMAT,因此该团队无法执行手术!
- 灾害尸体处理组(Disaster Mortuary Team,DMORT)。顾名思义,这是一个负责管理大规模伤亡事件中的大量死亡人员的团队,并有能力进行法医检查。
- 国家兽医反应小组(National Veterinary Response Team,NVRT)。这是一个为提供兽医服务以及人畜共患病监测而设立的团队。

最近,DHHS 通过其 NDMS 创建了一个实验性医学专业增强团队(Medical Specialty Enhancement Team,MSET)。MSET 由一组预先授权的麻醉医师和外科医生(每组 30 人)以及一些儿科医生组成。其理念是,将会有一批专家在发生危机时被启用,不管是国内的还是国际的,并且将有足够的后勤支持来确保团队部署到固定设施或实地现场。一旦被启用,在部署期间 MSET 成员将至少 2 周成为联邦雇员,并受到美国相关法律法规的保护。DHHS 知道,许多麻醉医师没有时间进行每月的演习或经常调用 DMAT。尽管鼓励 MSET 成员使用 DMAT 进行培训,但参加 MSET 在时间上需要的投资要少得多。但是,如果激活,则团队成员可能会被期望在团队和计划中被部署或者冒险被剔除。MSET 是一项正在进行的工作,许多后勤和培训细节未得到答复,但希望一旦成功建立,团队的规模和数量可以扩大,团队得到更好的发展。该计划的任何初始响应都是当地的,因为这些团队可能需要 2 或 3 天甚至更长的时间来动员和部署。

医疗保健机构计划

近年来,美国经历了几次重大事件:2000 年和

2001 年炭疽袭击事件，2001 年 9 月 11 日世界贸易中心双子塔摧毁事件，2004 年严重急性呼吸综合征（severe acute respiratory syndrome，SARS）疫情，自然灾害造成的持续破坏（飓风、地震、龙卷风、洪水和火灾）和恐怖分子。随后，美国联合委员会（TJC），美国医疗保险和医疗补助服务中心（CMS）以及美国医院协会（American Hospital Association，AHA）对医院和社区的应急准备情况进行了更加严密的监测和评估。2003 年，TJC 发布了"十字路口的医疗保健：创建和维护全社区应急准备系统策略"[15]。白皮书尚未更新，但应急准备是 TJC 用于认证医院的标准之一。自 2003 年以来，TJC 主办了年度会议并向医疗保健系统传播信息，以帮助他们更好地准备。TJC 的最新出版物之一《应急管理监督的要求》试图清楚地描述在一般和关键的医院使用中，应急管理领导级别的监督[16]。为确保医疗保险和医疗补助患者在灾害期间得到适当的照顾，CMS 发布了一份清单，旨在指导医疗保健设施为灾害和紧急事件作好准备和计划[17]。同样，AHA 向其成员医院发送咨询，向他们提供有关当前灾害的信息（如 EVD 患者或感染寨卡病毒患者的管理）。

尽管执法、消防和救援队以及紧急医疗机构做出了最大努力，但医院仍将在帮助社区应对灾害性事件（无论是自然的，无意的还是恐怖分子发起的）方面发挥重要作用。TJC 积极地认识到，"如果一种威胁迫在眉睫，制订灾害计划并将威胁消灭是不够的。相反，必须每天都有一个跨社区的准备系统"[15]。这样一个系统是最好的，它能应对伤亡激增或救援设施在灾害发生后处理任何新患者的能力降低。TJC 承认，尽管医疗保健资源减少，但仍需要医疗保健系统内的"激增容量"，因为可能会处理数百人或数千人甚至更多可能成为灾害性事件受害者的患者。通过计划和演练，TJC 希望减少对使用 WMD 作为有效恐怖主义手段恐怖分子的吸引力，并帮助社区更好地应对自然灾害。TJC 发布的白皮书主要集中在三个主要领域：

- 争取社区发展和制订当地的体系
- 将重点放在该系统的关键部分，动员社区照顾患者，保护其员工，并为公众服务
- 建立一个社区防范系统的责任、监督、领导和维持体系[15]

虽然不是强制性或法律规定的指南，但所有医院都希望获得 TJC 认证，从这个角度看，白皮书指出，在医院做一年两次的应急准备和灾害管理计划演练是非常重要的，有时还应与当地执法机构和卫生部门以及紧急医疗应对小组协调，以创造尽可能真实的场景。遗憾的是，麻醉科在这些演习中的参与程度通常很低。演习通常在平日的工作时间举行，在此期间麻醉医师通常很难抽出时间。由于麻醉科在这些时间内需要全员配备并全面开展工作，而医院管理人员名义上证明他们可以处理来自 ED 的伤亡人员。遗憾的是，出于经济原因，这些演习并不太现实，外科手术绝不会延迟或取消，系统也不会在夜间或周末进行测试。到了晚上，当仅有最低限度的通信人员在岗时，医院将如何调动员工？许多人拥有电话"树"，但同样，由于他们没有经过测试，很多麻醉医师早就把他们的联系信息放错了地方。即使进行了测试，在通信系统不堪重负的重大灾害期间，该计划将如何运作？短信息将是部门提醒人员应对灾害的最佳方式。

麻醉科参与演习的其他优势是与应急反应团体和当地执法机构建立信任和联络关系。如果在 2002 年的莫斯科 Nord-Ost 围困事件期间采取以上措施，结果可能会好得多，因为 Spetsnaz 部队很可能在未通知应急反应或医院人员的情况下对车臣叛乱分子使用卡芬太尼，导致 170 人死亡[18]。

建立有效应对计划的障碍不仅仅是财政上的，而且也基于对灾害中发生的事情缺乏了解。受害者不会去一级创伤中心，他们也不会等待紧急医疗队运送。他们会向四面八方跑去，不管他们能找到什么医疗保健设施，他们可以步行，乘私人车辆或任何可用的方式[19]。

东京圣卢克医院发现，在地铁沙林毒气袭击后的 90 分钟内，医院就被近 900 名患者充满。ED 大厅入口处（几乎整个医院的一楼）挤满了患者，其中没有一个人已经被消毒。随之而来的混乱难以管理，并且延误了最需要的患者的治疗。受影响的患者需要得到最好的治疗，麻醉医师每天使用胆碱酯酶抑制药，并且通过由他们自己插入的静脉导管进行管理。

根据现有员工数量，包括实际会对大规模伤亡事件或灾害进行反应的人员，可能没有足够的人员来覆盖设施运营套房中的所有房间。此外，医院的其他地点将继续需要被覆盖，例如产科病

房、重症监护室（ICU）、放射科和内镜检查室，用于灾害护理和日常紧急事件。可能需要具有更高覆盖率的创造性人员来管理激增的患者。

麻醉医师可以在灾害期间协助提供医疗服务的其他地方包括：

- 在医院外进行分诊（谁能更好地管理患者的疼痛或呼吸困难？）
- 消毒（谁能更好地评估抗胆碱酯酶剂或氰化物毒性？）
- 血管通路或气道管理（如果穿着危险材料或有害物质防护服，或一件从未穿过的外套，操作会更加困难）
- ICU 或医院溢流区域的呼吸机管理，例如在麻醉后监护室（PACU）管理由神经介质或生物制剂引起的呼吸衰竭患者

麻醉医师在大规模伤亡管理中的作用

很难预测麻醉医师可能需要协助管理大规模伤亡情况的每种情况。例如，2002 年 10 月 26 日，恐怖分子在莫斯科 Nord-Ost 剧场劫持了 750 名人质。许多人认为，当局将雾化的或挥发性的卡芬太尼滴入了歌剧院的通风管道，从而使恐怖分子不能动弹。但遗憾的是，由于卡芬太尼的失能效应，人质本身也成了受害者。在从剧院到达医院的过程中，患者并没有接受任何治疗。理想情况下，麻醉医师或其他具有阿片拮抗剂（如纳洛酮）的医疗保健提供者应当随时就位，并在现场及时处理各类受害人员。遗憾的是，情况并非如此。

麻醉医师对于生理学和药理学的基本理解、气道管理技能、液体复苏专业知识以及在手术室内外管理呼吸机和提供麻醉的能力，都是不可替代的。在这些大规模伤亡情况下，许多患者会遭受烧伤、骨折、撕裂伤、软组织创伤和截肢，这些都需要在急诊室或急诊室附近的其他设施进行分诊、稳定处理，或者可能在手术室或 ICU 进行更明确的治疗。在大规模伤亡事件期间，麻醉医师可能被要求在手术室或 ICU 以外的地点提供麻醉服务。但他们并不知道他们将在哪里工作，直到他们向医院报告，并且指挥和控制中心制订好管理该事件的计划[20]。指挥和控制中心的地点是预先建立并在医院应急准备中计划好了的，但通常都设在医院的 ED 内或紧邻的地方。在大规模伤亡

事件期间，医院的其他入口通常是关闭的，以便维持对患者数量的控制，并且避免患者受到污染，在必要时也可以避免医院人员接触传染剂或可转移物质，如神经毒剂。1995 年东京地铁沙林袭击事件中，受害者缺乏这种控制和去污染，一些医护人员也因吸收污染患者尚未妥善清除的沙林而患病[19]。他们不但无法工作，自身也成为患者，增加了需要护理和资源的人数。

分诊

如果被安排去对患者进行分流，麻醉医师应该将患者分为四组，即需要立即护理、延迟护理、最低限度护理（仅限急救）和期待护理（无需护理或仅提供舒适护理）的患者。后一类包括那些预计不会存活的患者，或是由于患者人数太多，没有足够人力或资源进行充分复苏但预后较好的患者（而其他患者正需要医疗资源进行抢救）（图 59-2）。经验表明，进行初期患者分流的医务人员是保守的，他们尽可能地挽救尽可能多的患者，但是几天或是几个小时以后，他们就会得到经验，更好地识别为提高治疗效果而使用相应医疗资源的患者。在未来，生物技术可能会发挥作用[21]，但目前医院必须依靠医生的经验，由于他们了解手术室和 ICU 的医院资源，他们或许应该是理想的分诊人员。他们将不得不评估并决定患者属于四组中的哪一种。"期待护理"患者通常被运送到与 ED 不同的地方，在那里他们得到舒适护理。这样的站点必须位于新到达的患者不会暴露于濒临死亡患者的视野之内。由于管理气道和建立药物管理的静脉通路的专业知识，以及对可用的抗焦虑药和镇痛药的熟悉程度，麻醉医师可能被指派提供此类救护。与识别或管理不能存活的患者一样，评估那些在灾害中受伤但看似不需要立即治疗（可能需要延迟的护理）的患者在情感上也是困难的。各种症状都可能会出现，这取决于灾害的类型，这将指导适当的治疗：

- 化学（神经）制剂：如果在暴露后有头痛、瞳孔缩小、鼻漏和流泪，可以对患者进行去污染（见后文）和分散。呼吸困难，支气管痉挛或心律失常患者需要使用阿托品治疗。
- 生物制剂：发热，皮疹，呼吸困难，咳嗽。抗生素，抗毒素，抗病毒药和支持性护理。
- 核辐射：暴露 6 小时内发生恶心。由于具有该症状的患者的患病率，需检查白细胞计数，疏散

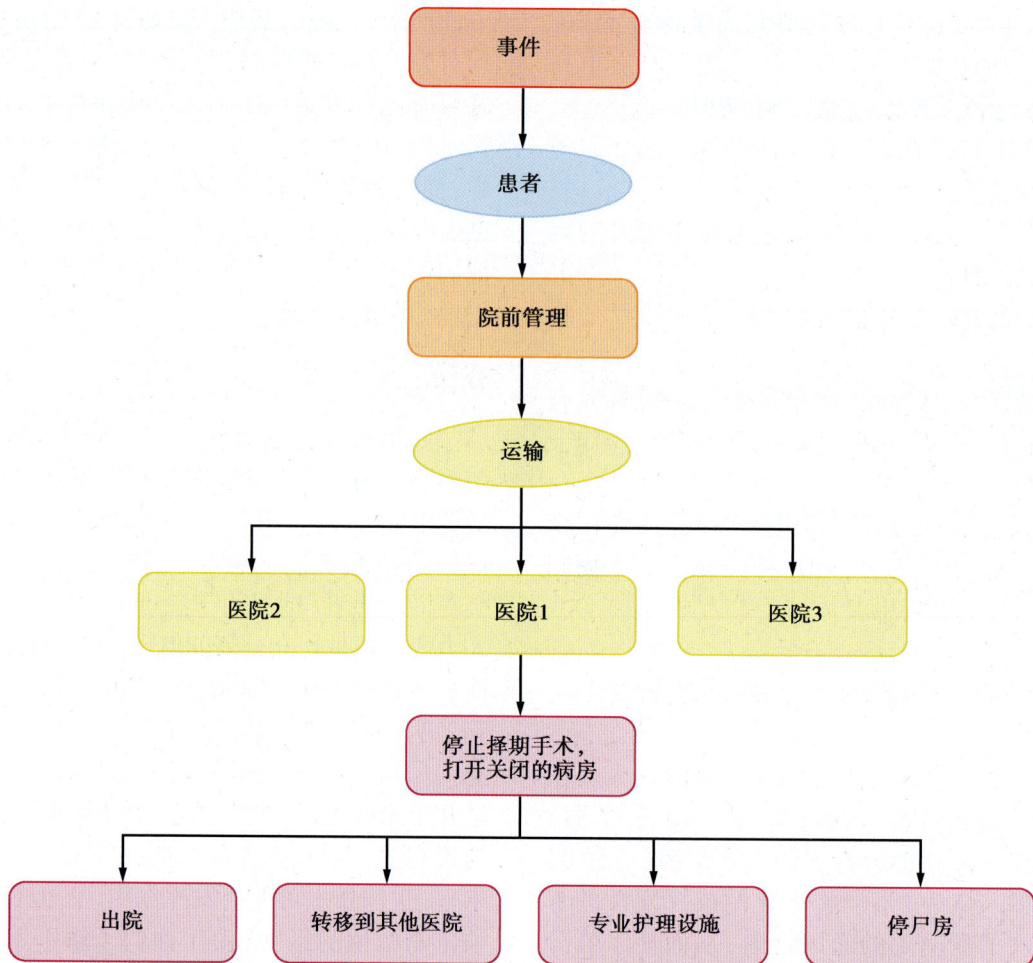

图 59-2　快速应对能力：发生大规模伤亡事件后医院对急诊科患者数量增加的处理

患者，并让患者在 48 小时内重新检查，如果计数没有变化，则不需要治疗。近期有几种新的治疗方法可用于缓解辐射暴露的影响。

- 爆炸物：如果鼓膜完好无损并且血氧饱和度在正常范围内，则其他伤害不太可能发生。

去污染

在大多数情况下，接受过适当培训的人会对化学制剂或放射性物质接触人员进行去污染——通常先进行去污染，然后再对患者进行评估和分类。原则是限制患者暴露于制剂，并防止看护者受到污染。某些化学制剂的脱气可能会造成问题，特别是有大量暴露的患者等待去污染的情况。应考虑提供轻便的"逃生罩"（可从多家供应商处获得），使得在可以执行去污染之前减少呼吸道暴露。去污染过程通常相当直接。解除衣物，个人用大量的水清洗（被污染的水和服装可能带来相当大的挑战！）。如果个人接触过化学

制剂，可以使用 0.5% 次氯酸钠稀释溶液（家用漂白剂）。

但是，如果患者出现危及生命的损伤，则先对患者进行治疗，然后再进行去污染。严重化学制剂中毒的患者可能会出现需要紧急气管插管的急性呼吸衰竭。在这种情况下，麻醉医师将被安排到去污染站。显然，插管必须由麻醉医师穿着危险防护服或生物防护服戴多层手套和防毒面具进行。这些衣服不是绝缘或冷却的，如果去污染过程是在医院外进行的，高温会显著影响性能，由于手套的存在和面罩带来的视力受损，人工操作灵活性也会下降。理想情况下，应由先前培训的人员进行气道插管，但根据现场具体情况，这可能不能保证。正如许多人从过去的经验中所学到的那样，最好能预测意外的情况，如果要挽救最大数量的患者，就要有足够的灵活性。在受污染患者到达之前准备好设备和药物，这可以减少在戴多层或橡胶手套时遇到手动灵活性降低的困难。当有

适应证时，要考虑使用喉罩管理气道，而不是使用气管导管。穿戴了有害物质个人防护装备（personal protective equipment，PPE）时，骨内插管通常比静脉插管更容易。

急诊科

　　ED 是另一个麻醉医师可能被分配到的地方。虽然一些一级创伤中心会安排一个麻醉团队负责提供支持，但也有很多并没有。根据伤亡类型，特别是暴力爆炸造成的伤亡人数，麻醉医师可能被指派管理呼吸道并确保中心静脉通路。麻醉医师应当处于床头的位置，并承担气道和静脉通路的责任。对于前者，最好有两到三名助理（一名负责保证颈部脊柱稳定，另一名对患者施加环状软骨压力，还有一名负责注射药物）。有时需要提醒急诊医生和创伤外科医生 "A"（气道）和 "B"（呼吸）在 "C"（循环）之前。当然，主要和次要检查可以在这个关键时间点进行，但是必须保证通气和氧合。通常，三者都可以同时进行。

　　以前的工业事故和火灾告诉我们，适当的气道管理至关重要。大面积脓肿患者需要建立静脉通道来进行血管内容量复苏。根据事件（烧伤与挤压伤相比，液体复苏的方案就各不相同），在广泛软组织和骨骼肌损伤的患者中容量复苏、利尿及碱化尿液的做法可能会挽救器官和生命。

手术室管理

　　COTEP 制定并公布了一份清单，以协助负责手术室的麻醉医师处理大规模伤亡事件的优先管理任务（表 59-3）[3]。第一项任务是打开机构的操作手册（如同用创伤专科联盟用语的护理手册）翻到应对相应灾害的适当附件，当然更希望是针对本医院所特有的。接下来，灾害呼叫系统被激活。经验表明，电话号码的树桩分支结构远远好于线性结构。主管麻醉医师应当成为手术室医务主任，与主管手术室护士协同，并确定正在进行救治的患者状态。应该联系手术中的外科医生，并敦促其尽快完成手术。择期手术应推迟或取消。应将可用房间和工作人员列表迅速重组并传送到医院紧急行动中心（hospital emergency operations center，HEOC）。确定接下来的 0~2 小时，2~12 小时和 12~24 小时的工作人员。其他工作人员应设立开放式房间接受创伤患者。后勤人员可能会被指定工作地点以应对需要大量人员的情况。与

表 59-3　大规模伤亡的手术室处理程序：分步管理
目标：能够在出现大规模伤亡情况下，管理好手术室患者救治的流程 **步骤**：确定每个项目的日期和时间 ● 请参阅机构的操作手册，打开适当的附件 ● 激活呼救程序 　分配一个人来专门实施。如果可以的话，请使用文书人员或自动寻呼系统 ● 评估手术室的状态 　确定手术室 0~2h，2~12h 和 12~24h 的人员配置 　停止择期手术 ● 提醒当前正在工作的手术室 　尽快完成当前的外科手术并准备接受创伤患者 ● 分配工作人员 　准备处理创伤/急诊 ● 主管麻醉医师应成为手术室医务主任 　与主管手术室的护士协作，促进员工和机构间的沟通和协调 ● 向医院指挥中心报告手术室的状态 　输入医院指挥中心的电话和电子邮件地址 ● 确保足够的用品 　与麻醉技术人员/供应人员协调，确保足够的液体、药物和一次性用品等 ● 联系麻醉后监护室 　加快患者周转，转移患者到病房或重症监护室，为后续大量伤员做准备 ● 麻醉医师应充当急诊科的联络人 　派出一位经验丰富的医生到急诊科充当联络人，并与主管麻醉医师保持沟通 ● 考虑组建管理团队 　根据需要将麻醉、手术、护理、呼吸管理人员组合分流 ● 有害物质/大规模杀伤性武器事件 　审查特殊的个人防护程序，如去污染和隔离技术。考虑手术室走廊的一部分是否为 "热区" 或者应改变通风。好的资源包括化学危害紧急医疗管理网站和辐射紧急医疗管理网站 ● 与血库协调 　确定血液库存 ● 与其他患者护理区协调 　重症监护室、产科、儿科等，以确保对新患者和现有患者的连续护理
由创伤和应急准备委员会筹备组建。

PACU、血库和 ICU 的协调将改善患者的运送和空间的可利用性。建议派遣一名高级麻醉医师（尤其是有重症监护经验的麻醉医师）到 ED，担任 ED 和手术室之间的联络人。该联络人应该与手术室建

立自己的专用通信,以便及时传输关于预期手术病例性质和数量的信息。这样的联络人还可担任 ED 的顾问。一些大型机构可以考虑派遣小组到 ED 去帮助分类和初步管理伤亡人员。如果涉及有害物质,应考虑适当的二次去污染、隔离技术、PPE 和所需的解毒药。

在许多类型的灾害中,当需求量增加时,基础设施的退化在削弱手术治疗能力方面有重要影响。外科医生和麻醉医师必须考虑哪些类型的手术可以安全地进行,并且必须根据紧急性和实用性优先照护。对于整形外科医生来说,闭合性骨折复位或外固定可能是截肢以外最合适的选择。普通外科医生可能没有条件进行机器人或腹腔镜手术,许多胸内和颅内手术是无法操作的。Wong 等人[22]表明,烧伤敷料的更换和广泛创面清创是急性创伤后最常计划的外科手术。虽然在大规模伤亡事件发生之初,既定的程序和方案被取消或延迟,但会有积压的患者需要手术。坠落伤、烧伤、机动车事故和分娩将持续不断发生,发生频率也可能增加,这取决于灾害本身。随着社区基础设施逐渐退化,卫生服务水平和卫生基础设施日渐成为一个问题。呼吸道感染、消化道疾病和伤口感染日渐增加。停电可能导致失去供暖与空调,停水,使正常的手术和术后状况难以维持。患者可能会出现脱水现象,有些作者建议放宽禁食指南的限制条件,以减少术中液体需求和改善术后伤口愈合[23]。

化学制剂

神经毒剂

在 20 世纪之前,难以想象流氓国家或恐怖分子使用化学制剂会是怎样的情形。第一次世界大战期间,超过 100 万的士兵和平民受到化学气体伤害,其中 10 万人死亡。1935 年,意大利入侵阿比西尼亚(埃塞俄比亚),并在入侵期间从飞机上喷洒芥子气。1937 年日本侵华时,使用了芥子气、光气和氰化氢。同一年,德国化学实验室生产出第一种神经毒剂塔崩(tabun)。在所有这些例子中,军队在武装冲突期间都使用化学制剂。2012 年 1 月,美国陆军化学物资局完成了多年来已制造和储存的 27 000 吨化学武器的销毁[24]。

1994 年和 1995 年,日本邪教奥姆真理教使用神经毒素沙林,这是恐怖主义团体第一次在恐怖袭击中使用神经毒剂。在医院对 5 000 多人进行了评估,其中约 1 000 人曾接触到神经毒剂,18 人死亡。神经毒剂因其作用机制而得名。G 系列毒剂(GA、GB、GD、GF)是在 20 世纪 30 年代开发出来的,但从未被德国使用过。它们被认为是非持久的,在环境中持续几分钟到几天。Novichok 或 V 系列毒剂(VE、VG、VM、VR 和 VX)可持续存在于周围环境中,并且毒性是 G 毒剂的 10 倍。VX 是美国唯一配备的神经毒剂。

类似于有机磷杀虫剂和麻醉医师每天使用的胆碱酯酶抑制药,这些神经毒剂会抑制乙酰胆碱酯酶(acetylcholinesterase, AChE)。这种抑制导致过量的乙酰胆碱(这就是我们注射如新斯的明等胆碱酯酶抑制药的任何时候要使用阿托品或格隆溴铵等胆碱能药物的原因)在节前毒蕈碱受体(M 受体)和节后 M 受体及烟碱受体(N 受体)大量分泌,引起瞳孔缩小,心律失常,支气管痉挛,紧张性肌肉收缩、呼吸肌麻痹、癫痫发作和死亡。使用胆碱能药物和竞争性毒蕈碱受体拮抗剂(即阿托品或格隆溴铵)可以减轻和阻断毒剂的毒蕈碱副作用。

当美军遭遇神经毒剂攻击时,会用低剂量的吡斯的明和 PPE 预先处理自己。后者可以防止毒剂接触并润湿容易吸收的皮肤,并且低剂量吡斯的明与 AChE 结合,可以防止吸收的任何神经毒剂与该酶结合。吡斯的明是一种可逆药物,将随时间流逝而代谢,而神经毒剂会不可逆地结合 AChE。

美国军方人员携带阿托品注射器和氯解磷定注射器,这是一种肟类有机物,通过从神经毒剂的酶结合位点上除去 AChE 来重新激活 AChE。酶复合物的自发复活是可变的,这部分解释了神经毒剂之间急性毒性的差异。给予氯解磷定是为了更快地重新复活二烷基磷酰基 AChE[25]。最乐观的估计是,在暴露后 30 分钟内将伤员转移到 ED,诊断神经毒剂,并且给予肟类有机物。鉴于化学武器袭击或意外事故发生后 2 分钟内已经有人死亡,30 分钟是乐观的估计。神经毒剂的毒性不仅与药物有关,还与所接触药物的剂量以及暴露的持续时间有关。但是,当大量伤员到达医院 ED 外的分诊部门,越早使用肟类有机物(如氯解磷定,双复磷或 HI-6)越好。除索曼(soman)外,大多数神经毒剂都可以逆转。索曼使 AChE 的老化发生如此迅速，以至于肟无法发挥作用。在其他神经毒剂的情况下，尽管老化发生较缓慢，复活发生较快，但对这些中毒患者早期给予肟类药物仍然具有重要的临床作用。必须谨慎对待那些治疗神经毒剂中毒的实验研究。一些研究已经使用了预防性方案，而有关药物（阿托品，肟类有机物）只会在暴露后向平民群体使用。在神经毒剂暴露前实验性使用吡斯的明虽然合理，但在实际环境中并不可能。除了环沙林治疗和索曼中毒之外，目前实验证据的综述表明，如果不包括使用吡斯的明预处理的研究，那么在治疗神经毒剂中毒时，不同肟之间不存在临床上明显的差异[25]。

诊断

接触神经毒剂的患者，无论是摄入、吸入，还是通过皮肤渗透，都存在毒蕈碱受体部位刺激的证据：气道，瞳孔和胃肠道收缩；心动过缓；眼，鼻，口和汗腺内的腺体激活引起强烈的流泪、鼻漏、流涎和出汗。产生的分泌物量与暴露程度相关。节前部位的烟碱样刺激导致心动过速和高血压，神经肌肉接头的N受体刺激导致肌束震颤、抽搐、疲劳和弛缓性瘫痪。副交感神经过度兴奋导致瞳孔缩小和调节丧失，使患者抱怨视力模糊。在呼吸系统内，副交感神经活动增加导致支气管分泌和支气管收缩，以及呼吸肌疲劳，最初表现为咳嗽，喘息和气短。皮肤上的毒剂会产生局部出汗和肉眼可以观察到的肌束震颤。在心血管系统内，毒蕈碱系统的活性导致心动过缓，但这取决于神经节节前神经元中N受体活性的程度，患者的心率可能正常，但也可能较低或较高。在胃肠道内，副交感神经活动增加导致恶心、呕吐、腹泻和大便失禁。这种完全没拮抗的副交感神经作用导致"DUMBBELS"型肺炎（diarrhea, urination, miosis, bronchorrhea and bronchoconstriction, emesis, lacrimation, and salivation，腹泻、排尿困难、瞳孔缩小、支气管分泌、呕吐、流泪和流涎）。

治疗

神经毒剂的毒性取决于化合物种类，剂量和个体暴露于该剂量的时间。例如，接触10mg/m³的毒剂10分钟的患者将具有100mg/(min·m³)的剂量时间（LCt）效应。暴露于浓度为100mg/m³仅1分钟就可以达到同样的效果。神经毒剂中毒的治疗是每个麻醉医师都应当熟悉的。阿托品是一种竞争性毒蕈碱受体拮抗剂。氯解磷定是更好的长期治疗方案，因为它通过除去有机磷化合物复活AChE。阿托品使用剂量为2～6mg或更多，并且每5～10分钟重复使用，直至分泌物开始减少（即直至患者不再流涎）并且通气得到改善。在严重的伤亡事故中，15～20mg并不罕见，有些伤亡人员需要大剂量的阿托品。美国军队携带含有2mg阿托品和600mg氯解磷定的自动注射器。根据暴露程度的不同，治疗方法也有所不同。对于少量的暴露（经常见于短时间暴露于神经毒剂蒸气的情况），患者可能会有头痛和胸闷，表现为瞳孔缩小，鼻漏和流涎。如果疼痛显著，必须避免个体的进一步暴露，去除衣物，将阿托品用于眼部。如果有任何液体暴露，则必须进行湿式去污染。中等程度的暴露存在相同的症状和体征，但患者表现出更严重的鼻漏，呼吸困难，在检查时有支气管痉挛和肌束震颤的表现。中度（和严重）中毒患者需要肌内注射阿托品和氯解磷定。伤亡人员也同样需要去除衣服，如果他们暴露于液体神经毒剂，他们需要经历一个湿式去污染过程。严重暴露时出现上述相同症状，但患者表现出严重的呼吸功能损害，弛缓性瘫痪，大小便失禁，心律失常和惊厥。去污染后，患者需要静脉注射重复剂量的阿托品，肌内注射氯解磷定，静脉注射苯二氮䓬类药物来治疗癫痫发作（由中枢神经系统内神经毒剂的毒蕈碱作用引起[26]），气管插管和机械通气，这取决于自主呼吸的程度。对于神经损伤的伤亡，去污染是至关重要的，它需要尽快完成，首先是离开暴露区域。正如本章开头所述，日本的医疗保健和急救工作者在没有安全防护的情况下处于有沙林的地铁车厢内，导致自身也成为受害者[19]。患者通过脱下衣服和用大量水和0.5%次氯酸盐（家用稀释漂白剂）来达到去污染的目的。漂白剂不能替代用大量水洗涤的重要作用。根据伤亡人数，ED可能会与消防部门协调。例如，他们可能会在两辆卡车之间建立一个"小室"，并排放置消防车，在这两辆卡车之间，人们可以在穿过该区域时脱掉衣服并接受喷水。根据症状的严重程度，他们将接受阿托品，氯解磷定和进一步治疗。

肺部毒剂

所谓的肺部毒剂本质上是室温下的气体，如果在封闭的环境中释放出足够量的气体以置换氧气，则几乎所有的气体都可被认为是肺部毒剂，从而导致暴露对象窒息而死。氯气和光气被认为是经典的肺部毒剂，而恐怖分子最可能使用这两种制剂。如果释放的量足以取代氧气，结果就是因窒息而死亡。另外，这两种气体对肺有剧毒。如果在急性暴露状况下吸入少量，存活的个体也常常发生急性肺损伤或急性呼吸窘迫综合征。然而，治疗方式与重症监护麻醉医师为管理患有筒仓填充病（Silo Filler Disease）或农民肺（Farmer Lung）的患者提供的治疗没有什么不同，因为后者就是在农场工人打开或进入通风不足的筒仓后暴露于二氧化氮后形成的。对于二氧化氮或肺部毒剂所致的非心源性肺水肿，治疗是支持性的：使用小潮气量（6～8ml/kg）进行机械通气，气道峰压低于30cmH$_2$O，呼气末正压通气，以及吸入气氧浓度50%～60%或更低。

血液毒剂

第三类也是最后一类化学毒素为血液制剂——氰化氢和氯化氰。由于后者的不稳定性，氰化氢更可能被恐怖分子作为气溶胶在封闭的环境中使用。同样，麻醉医师也很熟悉这类物质，因为临床上使用硝普钠作为血管扩张药，其代谢物就具有氰化物。氰化物通过中断线粒体内的电子传递过程来抑制细胞呼吸。治疗与麻醉医师为意外使用硝普钠过量的患者所做的相似：静脉注射硫代硫酸盐和支持性护理，包括气管插管，100%氧气通气，以及正性肌力药和血管收缩药来稳定心血管系统。

生物制剂

历史

本节主要讨论自然界存在的感染因子，以及恐怖分子最有可能使用的那些制剂。后者中的许多种类在过去造成瘟疫或被用作武器。有历史记录以来，传染性生物就已被用作生物武器。在18世纪70年代，英国军队向美国印第安人发放了含有天花病毒的毯子，杀死了超过50%的受感染部落。据报道，在第二次世界大战期间，日本军事部队731部队在中国人口密集地区投放了感染鼠疫的跳蚤，引发了鼠疫暴发并杀死了几十万人[27]。

理想的生物制剂会极大地损害公共健康，造成大量人员伤亡，并有可能进行大规模传播，导致大规模动乱和内乱。这种武器相对容易生产、价格低廉、传染性强、容易扩散，导致广泛的发病率和病死率。此外，为了有效，固有免疫应该很少或根本没有。目前天花等疾病就是这种情况，除了军队和高危公共健康领域，我们不再为普通人接种这种疫苗。生物武器分为三类（表59-4）。A类包括具有高度传染性的武器，这些武器具有高死亡率，并且具有相当理想的WMD的所有特点。

表59-4 用于战争的生物制剂
A类：高度传染性并且具有理想生物制剂的所有特征
炭疽杆菌（炭疽）
天花病毒（天花）
鼠疫耶尔森菌（鼠疫）
肉毒梭菌（肉毒中毒）
土拉热弗朗西丝菌（兔热病）
病毒性出血热（埃博拉出血热，拉沙热，马尔堡病毒病，阿根廷出血热）
B类：相对容易传播，但病死率低
贝纳柯克斯体（Q热）
霍乱弧菌（霍乱）
鼻疽伯克霍尔德菌（鼻疽）
肠道病原体（肠出血性大肠埃希菌，沙门菌，志贺菌）
霍乱，隐孢子虫
各种脑炎病毒
各种生物毒素
C类：可能用于生物战的新兴病原体
各种马脑炎病毒

天花

1977年在索马里报告了世界上最后一例自然发生的天花病例。1978年，两名实验室工作人员在英国感染了该病[28]。1980年，世界卫生组织（World Health Organization，WHO）宣布全世界消灭了这种疾病。恐怖分子可能会考虑将天花作为武器，因为越来越多的人不再拥有免疫力。除了军队和一些被认为有高度感染疾病风险的公共医疗保健工作者（如果突然暴发，政府将依靠这些人员建立疫苗接种站），不再进行常规的天花疫苗接种[28]。暴露于天花病毒的40%～80%的患者将感染该病。天花具有高度感染性，只需要10～100个病原体就能感染个体。未接种疫苗患者的病死率约为30%，如果在没有天花免疫的社区出现天花，则病死率可高达50%。天花疫苗的保护作用随着时间而减少，但即使过了 20 年，疫苗也会提供一定的保护。

当未接种疫苗的人最初感染时，患者会出现不适，如头痛和背痛的前驱症状，随后发热发展到 40℃。在接下来的 3 或 4 天内发热会减轻，此时会出现皮疹。这种进展情况与水痘相反，发生水痘时，皮疹与发热同时出现。与水痘不同，尽管身体没有任何部位可以幸免，天花更倾向于发生在四肢远端和面部。此外，天花患者的所有病变都处于同一阶段，而水痘病变则有多个不同阶段：丘疹，水疱，脓疱和结痂。大多数天花病例是通过吸入的雾化液滴传播的，但与脓疱接触过的衣服和毯子都具有传染性，直到痂皮脱落，因为病原体可以在这些亚麻布中传播。

自公元前 10 000 年以来，天花可能已经存在于人类社会中。它被人类传染给人类，如果被用于生物恐怖，它很可能会被气溶胶分散到环境中，造成多人感染，并将病毒传染给其他人类。有证据表明，前苏联开发出非常具有传染性的转基因天花病毒，美国疫苗可能无法具有完全保护作用。暴露于这种病毒后发病的时间可能很短。目前，只有在佐治亚州亚特兰大的疾病控制和预防中心（Centers for Disease Control and Prevention, CDC）以及俄罗斯的病毒制剂研究所，是 WHO 批准的天花存放处。随着苏联解体，有人担心某些天花研究所将其提供给一些可能已经开发出自己的生物武器的流氓国家。

看看 WHO 如何根除天花就能理解美国把天花作为生物武器的应对准备。在十八世纪，每年有 40 万欧洲人死于天花。尽管只有 1% 的天花患者失明，但它占欧洲所有失明病例的 1/3。WHO 通过确定天花患者并将其置于严格的检疫状况中来消灭天花。由于面部出现天花病变，这些患者很容易被识别出来。患者被隔离，所有接触者都接种了疫苗，因为在患者出现天花症状和体征之前，病毒有 3～7 天的窗口期[29]。

针对天花的疫苗接种存在争议。这种疫苗是由小牛淋巴中的活牛痘病毒制成的，但它本身并不是一种减毒的天花病毒。天花病毒是一种双链 DNA 病毒，属于痘病毒家族的成员，其他还包含牛痘，猴痘和接种后牛痘。在发生天花病例的情况下，CDC 计划隔离患者，并在特定地理区域内立即让患者接种疫苗。对此，美国就有战略性地储备疫苗。用分叉的针抽取重组疫苗，然后通过 10～15 个入口点注射入三角肌上部的真皮。由于天花疫苗的副作用，患有免疫系统疾病、湿疹（活动性湿疹或有严重湿疹史）的人以及孕妇或哺乳期妇女不应接种疫苗。CDC 监测了疫苗接种的不良副作用。尽管报道了两例心肌病，但大多数病例并不严重，如发热，皮疹和乏力[30]。美国不会为了单个病例的出现而让全国人口都接种疫苗。

开发第二代和第三代天花疫苗的过程中已经克服了许多障碍。在 2001 年之前，使用的疫苗 Dryvax（类似 Jenner 在 18 世纪使用的疫苗）含有活的减毒病毒，这也是免疫受损的个体在接种疫苗时发生不良事件的原因。从 2001 年至今，Acambis 公司改良安卡拉痘苗（Acambis Modified Vaccinia Ankara, ACAM）已用于天花疫苗接种。Dryvax 和 ACAM 非常相似，尽管后者可能比 Dryvax 更安全一些，但与免疫力低下的个体接种疫苗相比，安全性要差得多。为了避免活疫苗的危险，开发了一种非活性疫苗（改良的安卡拉痘苗，Imvamune）[31]。美国有购买 2 000 万剂的合同。现有证据表明，即使是免疫力低下的个人，如人类免疫缺陷病毒感染者，也可能耐受免疫接种。如果发生指标性病例或集群病例，CDC 和各州卫生部门将实施检疫和疫苗接种计划。

炭疽

炭疽杆菌可能在中世纪被用作生物武器，当时一个城镇的围攻队伍会将受感染的动物尸体在城墙上弹射入居住区。由于后面要讨论的原因，这种方法并不是感染当地人口特别有效的方法。在 20 世纪，包括美国、英国在内的一些国家研究了"武器化"炭疽的方法。通常，如果炭疽孢子被吸入，它们会聚集在鼻咽中。为了武器化，炭疽杆菌必须经过精细研磨，以便易于雾化，并可以进入和沉积在终末细支气管和肺泡中[32]。吸入性炭疽在过去相对并不常见，其病死率为 80%。2001 年炭疽袭击中寄出的其中一封信件包含 2g 武器级炭疽杆菌。在最佳条件下，在 1 000 个孢子的半数致死剂量下，足以感染 5 000 万人。在恐怖袭击中，为了达到最大效果，炭疽可以通过飞机雾化和喷射，或通过安装在导弹顶部的分散装置传送。2001 年对美国的袭击和 1979 年在前苏联斯维尔德洛夫斯克市的生物设施中孢子的意外释放，说明炭疽可能是一种武器。在美国，11 例中有 5 例死亡（病死率为 45%）；在前苏联，77 人中有 66 人死亡（86% 的病死率）[33]。1993 年，奥姆真理教在东京也释放了炭疽孢子。幸运的是，他们使用了非致病性的炭疽菌株，所以没有人员伤亡[32]。据报道，在 2001 年的美国，恐怖分子则较为熟练，他们可能会成功获得和释放武器级的炭疽杆菌。即使早期发现这种攻击，也会造成大规模的人群恐慌，并且会严重影响整个国家和整个世界[35]。

炭疽杆菌是形成孢子的革兰氏阳性杆菌，从受污染的动物、其副产品或尸体传播给人类。孢子可能在土壤中持续多年。这种疾病几乎从美国消失，但在许多发展中国家仍然流行。食草动物，特别是牛，通常在感染疾病的 24～48 小时内死亡。尸体中有大量的病原体，即使对感染相对有抵抗力的人也可能会暴露并感染疾病[36]。

炭疽感染主要有三种类型：皮肤、吸入和胃肠道。95% 的病例是皮肤炭疽。从公共健康的角度来看，吸入炭疽最为受到关注，因为它通常每年影响全球 2 000～20 000 人。人们可能因接触农业或工业环境中的动物（如动物炼油厂或皮革厂，或者如前所述在生物武器生产中）而暴露[37]。

炭疽对生物恐怖分子更具吸引力，因为吸入炭疽很难被检测到。它表现为流感样疾病，伴有发热、肌痛、乏力和干性咳嗽，伴或不伴胸痛[38]。几天后，患者似乎好转，但几天后患者变得更严重，伴有呼吸困难、发绀、咯血、喘鸣和胸痛。在体格检查和实验室检查方面最显著的特征是纵隔扩大。通常当患者出现严重呼吸困难时，患者在 1～2 天内发生死亡。在过去，青霉素可以用于治疗炭疽，但由于武器化炭疽杆菌已被设计为耐青霉素，因此更常用环丙沙星或多西环素。在佛罗里达州，华盛顿哥伦比亚特区和新泽西州的暴发中，接触感染患者或接触孢子的人员接受环丙沙星或多西环素治疗。最近的一项研究得出结论，这种药物方案是管理小规模攻击的最佳策略，正如 2001 年发生的那样[39]。

鼠疫

最早记录鼠疫耶尔森菌（腺鼠疫）的是在公元 3 世纪的中国。鼠疫耶尔森菌被认为是多次流行和三次大流行的病原体，其中第一种是在罗马皇帝查士丁尼统治时期；第二次大流行是在 14 世纪，即黑死病，并杀死了欧洲 1/3 的人口；最后一次是在

19 世纪末，并在中国和印度杀死了数百万人[40]。鼠疫耶尔森菌作为生物武器的首次记载是在 1346 年[27]。日军 731 部队使用鼠疫感染中国大片地区，多达 20 万中国人死亡。最近，美国和俄罗斯将鼠疫耶尔森菌作为生物制剂，研究了其雾化方式和播散方式。令人惊讶的是，这种微生物在释放后只有大约 60 分钟的活力。如果通过飞机释放，其生存能力将限制传染性在距离投放点仅 10 公里的范围。

鼠疫耶尔森菌是一种非运动性革兰氏阳性杆菌。啮齿动物和跳蚤是它们的天然宿主，通过跳蚤咬伤感染的啮齿动物而再次相互感染。土壤可以受到污染，因此啮齿动物只需在感染区域通过挖掘土壤即可获得该病。人类是偶然宿主，他们通常由跳蚤叮咬获得疾病，而直接接触受感染的物体是罕见的。肺鼠疫通过人与人之间直接接触进行传播。

有两种类型的瘟疫：腺鼠疫和肺鼠疫。在腺鼠疫中，被跳蚤叮咬后，有 2～6 天的潜伏期，而后突然出现发热、寒战、乏力和头痛。通常在腹股沟，腋窝或颈部出现强烈疼痛性淋巴结肿大。这些肿大淋巴结通常为椭圆形，直径为 1～10cm，并且非常柔软。多达 25% 的患者会在这些肿大淋巴结附近产生脓疱，丘疹或皮损。如果不进行治疗，患者会形成脓毒症，发展为感染性休克，伴有发绀和外周组织坏疽，导致欧洲大流行期间使用的"黑死病"描述符。如前所述，来自这些淋巴结的物质只有接种到人体组织中，才具有感染性。然而，患有腺鼠疫的患者可以将这些物质种植到他们的肺部，由此发生肺鼠疫。在咳嗽时，他们喷射出鼠疫耶尔森菌，这是具有高度传染性的。任何一种形式的疾病病死率都在 50% 以上。通过革兰氏染色或对血液、痰或淋巴结进行培养可明确诊断。治疗选用链霉素，但氯霉素和四环素也是可接受的。因为呼吸道分泌物具有高度传染性，所以应该对患有肺鼠疫的患者进行管理，就像对待会对结核病产生耐药性的患者那样。目前没有针对鼠疫耶尔森菌的疫苗。

兔热病

兔热病（土拉热弗朗西丝菌）与炭疽和鼠疫有一些相似之处，但几乎没有危险。土拉热弗朗西丝菌在 20 世纪被当作生物武器进行研究，因为它具有高度的传染性，需要接种疫苗的生物可能只

有十种[41]。在第二次世界大战期间,兔热病在德俄前线的士兵中发展起来,并被认为继发于作为生物武器的土拉热弗朗西丝菌。两个军队都被感染,这一事实表明了使用传染性物质作为生物武器的危险之一。它们通常被气溶胶分散,即使对气流进行最好的预测,它们也是不可预测的。随着气流的变化,自己的部队也可能会受到感染。日军731部队也研究了土拉热弗朗西丝菌作为生物武器的用途,而美国和俄罗斯已培养了大量的土拉弗朗西斯菌。

土拉热弗朗西丝菌是一种革兰氏阴性多形性杆菌,有多种动物宿主,其中棉尾兔是最容易感染的动物之一。通常,人类通过与感染动物的直接接触或受感染的蜱或鹿虻的咬伤获得土拉热弗朗西丝菌[41]。有时,摄入受感染的食物或吸入少量气雾剂也将获得疾病。有两株土拉热弗朗西丝菌,Jellison A 和 B、B菌株相对无害,而在美国,A菌株是相当有毒性的。通常情况下,患者接触动物后会在伤口处发生皮肤溃疡。少则10个,或50个生物体可以通过毛囊或小擦伤侵入人体。潜伏期为2~6天,此时进入部位有肿胀和溃疡。随着肿胀的继续,皮肤最终破裂,形成溃疡,形成坏死的基部,随着瘢痕形成而变成黑色。土拉热弗朗西丝菌很可能以飞机的气溶胶形式递送,在这种情况下,吸入后有3~5天的潜伏期,然后出现发热、咽炎、支气管炎、肺炎、胸膜炎和肺门淋巴结肿大。肺炎兔热病的病死率为5%~15%。

尽管庆大霉素,四环素和氯霉素已被使用,但兔热病的治疗选择应当是链霉素。有人担心,前苏联、美国或恐怖分子,已经设计出了可以抵抗一些药物的土拉热弗朗西丝菌。对于暴露于该病原体的个体,过去推荐使用链霉素,环丙沙星或多西环素进行预防。有一种由整个病原体菌株组成的减毒疫苗,但已不再可用。

肉毒中毒

在第二次世界大战中,肉毒梭菌(肉毒中毒)第一次被用作生物武器。德国和日本都对肉毒梭菌进行了试验。日军731部队将纯肉毒梭菌培养到中国俘虏体内,造成了破坏性的影响。日本的邪教组织奥姆真理教在日本的三次不同场合释放了肉毒梭菌毒素的气雾剂。幸运的是,他们的释放方法涉及许多问题,没有人员受伤。但令人担忧的是,一个与流氓国家合作的恐怖组织可能获得并使用肉毒梭菌作为生物恐怖武器。

肉毒中毒表现为由肉毒梭菌毒素引起的神经麻痹。与前面提到的所有其他生物武器不同,它不是由活的生物引起的,因此不具有传染性。肉毒梭菌毒素来源于革兰氏阳性孢子,它是一种专性厌氧菌,广泛分布于土壤和海洋及农产品中。人体摄入肉毒梭菌并没有明显的影响,直到病原体开始释放毒素,其中包含了几种毒素。毒素经胃肠道分布,或者吸入肺部,在血液中分布到胆碱能神经末梢,在那里抑制含有乙酰胆碱的囊泡到神经末梢膜的细胞内融合,从而阻断毒蕈碱和烟碱受体释放乙酰胆碱到突触间隙。这种机制与神经毒剂(如沙林)相反,后者导致乙酰胆碱在胆碱受体上的数量增加,但最终结果是相同的。患者会出现进行性肌无力和弛缓性瘫痪,从四肢开始,直至呼吸肌停止收缩。值得注意的是,肉毒梭菌毒素是人类已知最有效的毒药,绝对致死剂量仅为1pg[43]。

摄入或吸入毒素后不久,潜伏期为2小时至8天,但最常见的是12~36小时[44]。由于肌肉变得无力,患者会出现复视、发声障碍、构音障碍、吞咽困难、呼吸困难,最终导致瘫痪。除了由烟碱受体缺乏乙酰胆碱引起的骨骼肌肉系统效应外,毒蕈碱性阻滞导致毒蕈碱性阻滞导致流涎减少、肠梗阻和尿潴留,这也与神经毒剂中毒的情况相反。

毒素可以通过洗胃、使用泻药和灌肠剂除去。患者的治疗包括使用三价抗毒素。对于严重呼吸困难的患者,应保护呼吸道并使用机械通气。如果不使用抗毒素,患者需要2~8周才能恢复。据报道病死率为5%~10%。

出血热

有许多病毒性出血热制剂被列为A类制剂,包括沙粒病毒(拉沙病毒和其他),布尼亚病毒(汉坦病毒),黄病毒(登革病毒)和丝状病毒(埃博拉病毒和马尔堡病毒)。至少有18种病毒引起人类出血热,形成了特征性的病毒组——在淋巴细胞中以病毒复制为特征,患者在2~18天内发生发热和肌痛,这取决于药物本身以及吸入或通过真皮接种的数量。它们包括各种综合征,从发热性出血热伴水肿到感染性休克,可以迅速导致死亡。美国和前苏联都在试验并将这些病毒中的一些武器化。对非人灵长类动物的研究表明，这些制剂具有高度传染性，只需要少量病毒就会产生疾病[44]。日本的邪教组织奥姆真理教在 20 世纪 90 年代前往非洲试图获得埃博拉病毒，他们计划实施病毒的武器化，但幸运的是，他们没有成功。目前还没有发现它们被用作生物武器的事件，但 2014—2015 年期间 EVD 的自然暴发刺激了大量投资用于诊断测试和针对丝状病毒（埃博拉病毒和马尔堡病毒）的抗病毒药治疗[45]。

这些病毒是单链 RNA 病毒，具有啮齿动物或昆虫储存库（蝙蝠是埃博拉病毒的自然宿主）[46]，并通过吸入气溶胶，或通过与感染动物接触，或被感染昆虫咬伤而传播给人类。人类不是该病毒的储存库。出血热具有传染性，并且发生了显著的人与人的传播。潜伏期是在接触或吸入病毒的几天内，此时患者出现发热、肌痛、毛细血管渗漏（全身性渗漏或肺水肿）、血小板减少症和弥散性血管内凝血。病死率取决于所使用的特定病毒的不同，范围从 2% 到 60% 不等。然而，在 2014—2015 年的 EVD 流行中，截至 2016 年 3 月 3 日，CDC 和 WHO 报告确诊病例为 15 250 例，死亡病例为 11 316 例，病死率约为 75%[47]。没有这类病毒的特异性抗病毒治疗。常给予利巴韦林、干扰素 α 和超免疫球蛋白，利巴韦林对一些病毒更具保护作用，但遗憾的是，人们最初并不知道患者首次出现时病原体是什么。

如果足够早地开始治疗，已证明使用恢复期血清和 ZMapp（Mapp Biopharmaceutical, San Diego, CA, USA）（一种单克隆抗体的混合物）是有效的。一种实验性疫苗正在测试中。2014—2015 年的暴发表明，埃博拉病毒对医务人员构成重大风险，特别是在疾病的后期阶段。医疗保健工作者在存在气溶胶时（如抽吸、插管和支气管镜检查时）都必须佩戴高级 PPE。已经显示即使冲洗厕所以处理身体分泌物也会使病毒颗粒气雾化。要在进入患者负压隔离室之前穿戴 PPE。接触患者后恰当的脱衣对于避免感染同样重要。ASA 网站有一个广泛传播的方案和视频[48]。PPE 可能需要长达 30 分钟的时间才能穿上和取下。紧急插管此时变得不切实际。因此，所有气道管理都应该是预期的。应避免择期手术。应尽一切努力在患者的隔离室内执行应急程序。设备可以被带到床边，然后离开。如果有必要运送患者，工作人员必须穿戴合适的 PPE，理想情况下，患者应该用等脚

架运输。应建立和实施手术流程规范，以避免工作人员接触。

登革热、奇昆古尼亚热和寨卡病毒病在热带和亚热带地区越来越普遍。登革病毒、基孔肯亚病毒和寨卡病毒是通过埃及伊蚊和白纹伊蚊传播的病毒。2016 年，美洲地区暴发了寨卡疫情。大多数感染患者无症状或有发热和皮疹的轻微疾病。然而，寨卡病毒感染与感染母亲所生婴儿的小头畸形发病率增加以及吉兰 - 巴雷综合征增加有关。所有三种疾病都可以通过血液污染传播，寨卡病毒也可以通过性传播。目前的指导意见表明，在参与有气溶胶生成的操作时需采用较高水平的 PPE。由于胎儿感染寨卡病毒的风险明显增加，怀孕的护理人员应该考虑更高的保护水平[49]。目前，没有寨卡病毒感染的疫苗，感染患者的护理是支持性的。

核辐射

最有可能处理接触电离辐射患者的情况是核电站或反应堆事故，其次是来自恐怖主义行动，最后来自核弹爆炸。关于核电站，美国核管理委员会没有发现居住在核电站附近的人们患癌症的比例增加，但该委员会在继续研究这个问题[50]。遗憾的是，过去在切尔诺贝利发生的核事故，以及 2011 年 3 月 11 日日本发生地震和海啸后的福岛第一核电站事故，都并非如此。由于日本的灾害细节还不完全清楚，本节讨论将集中于切尔诺贝利核事故。据称在日本发生的危机只释放了切尔诺贝利发生的辐射的 10%[51]。

1986 年 4 月 26 日，切尔诺贝利核电站的工作人员不承认（或不应对）其中一个反应堆发生故障的证据，造成冷却能力的丧失和核反应堆的爆炸[52]。两名工人因爆炸的直接影响发生死亡，而那些留在屏蔽区域的工人活了下来，但其中去对抗火灾的那些工人最终死于辐射损伤。爆炸本身以及随后的反应堆堆芯碎片的辐射导致众多死亡，并对整个社区造成长期健康影响。由于缺乏防护衣和呼吸器，爆炸到大气中的放射性物质几天内大量降下，影响到更多的工人和成千上万的平民。主要的辐射源是碘 -131，锶 -90 和铯 -137。在接下来的 24 小时内，有 14 万人撤离，碘化钾片剂被分发给该地区尽可能多的人。随后有 230 名患者住院治疗，其中许多患者因骨髓抑制而死于感染，而

在试图进行骨髓移植的患者中,有 17 名患者因放射性烧伤而死亡。放射性烧伤总共造成 21 人死亡。28 例患者发生口咽部烧伤。在接下来的几年中,由于地面残留污染,切尔诺贝利周围的平均辐射暴露是正常的四倍。在近二十年后,切尔诺贝利的影响继续存在于紧邻地区和反应堆场地的下风区域[52]。切尔诺贝利的经验表明,可以预见的核事故伤害类型包括放射性烧伤、骨髓抑制、胃肠道内层的破坏、具有细菌移位的消化道出血、感染、脓毒症、感染性休克和死亡。正如切尔诺贝利经验所证明的那样,碘化钾可以保护甲状腺免于摄取碘-131,其他药物的使用正在考虑中,如 5-雄烯二醇。

我们可以从其他情况中学到一些人们接触到电离辐射的经验。1979 年 3 月 28 日,在三里岛核电站,2 号核反应堆过热,并且由于泄压阀未能关闭,放射性冷却剂被释放到安全壳设施中[53]。消息的传播常常出现错误,导致了不一致的信息的发布,而在核电站附近的人群中产生了真正的恐惧。事件没有生物学影响,但严重的心理后遗症确实导致了结果。

1987 年 9 月 13 日,在巴西戈亚尼亚,一个铅罐中含有 1 400～1 600 居里铯-137,罐被打开后,污染了 250 人,其中有 4 人死亡,还有许多人患有短期和长期健康后遗症[54]。为了减少污染,需要清除 6 000 吨服装、家具、污垢、树木和其他材料。

电离辐射暴露的潜在来源

我们每年都会受到宇宙辐射,氡气,医疗设备以及多家商店和工厂的辐射。实际上,我们的一半暴露来自自然光源,其余大部分暴露来自医学成像和设备[50]。胸部 X 线检查可导致 5～

10mrem(1mrem=10^{-5}Sv)的暴露,而 CT 扫描可导致 5 000mrem 暴露。显然,最大的担忧是接触到无意的电离辐射——就像切尔诺贝利核电站发生的那样。有意暴露是军事行为。这种情况如 1945 年在广岛和长崎。在广岛,炸弹("小男孩")只有 12 500 吨,造成约 66 000 人死亡,69 000 多人受伤。落在长崎的炸弹("胖子")是一枚 22 000 吨钚爆炸弹,造成 39 000～74 000 人死亡,75 000 人受重伤。我们从这次经验中了解到,大部分伤亡都来自最初的爆炸,火灾和建筑物倒塌。辐射暴露随后导致更多人死亡。随着任何核爆炸,许多人将因爆炸的主要影响而受伤或死亡。患者可能有烧伤,挤压伤,辐射损伤,或其任何组合。

最近,我们开始认识到,接触电离辐射可能是恐怖主义的结果。最有可能发生的事情是使用散布装置,例如常见的武器或炸弹,它们被放射性核素如铯或锶包围。实际上,在 1987 年,伊拉克测试了一吨重的"脏"弹,并且在 1996 年,车臣的伊斯兰恐怖分子在莫斯科公园放置了一颗装满铯-137 的炸弹,不过没有爆炸。虽然放射性散布装置仍然是最有可能发生的事件,但恐怖分子也可以通过商用喷气式飞机,弹药或内部破坏装置瞄准核电站。

虽然冲击伤、挤压伤或热伤很明显,但电离辐射的影响通常不明显。麻醉医师应该熟悉电离辐射的类型,包括 α 粒子、β 粒子、X 射线和中子,还需要了解辐射是如何测量的(表 59-5)。有几种方法不仅考虑到放射性同位素的衰变率[贝可勒尔(Bq)或居里(Ci)],而且还考虑吸收剂量,通常将其量化为任何类型组织或材料吸收的量。辐射吸收剂量[戈瑞(Gy)或拉德(rad)]是国际单位制(international system of units,SI)方法,用于表示

表 59-5 辐射暴露术语

专业术语	定义	公式
贝可勒尔(Bq)	测量放射性活度的 SI 单位,即每秒衰变总数	
居里(Ci)	测量放射性活度的传统方法	1Ci=3.7×10^{10}Bq
拉德(rad)	任何类型辐射在任何组织或材料所沉积的剂量	1rad=0.01Gy
戈瑞(Gy)	任何类型辐射的能量沉积的 SI 单位,表示 1kg 的物质吸收电离辐射的平均能量为 1J	1Gy=100rad
雷姆(rem)	人体辐射暴露的单位	1rem=0.01Sv
希沃特(Sv)	人体辐射暴露的 SI 单位,表示为焦耳每千克	1Sv=100rem

SI,国际单位制。

单位质量的物质吸收电离辐射的能量。1Gy 等于 100rad。希沃特（Sv）是用于测量人体辐射暴露的 SI 单位，1Sv 等于 1J/kg，与雷姆（rem）的换算关系为 1Sv 等于 100rem。

在核事故或灾害中，患者可能有几种类型的辐射暴露。他们可能会接收来自 X 射线发射装置的外部辐射，也可能会接收来自 γ 射线或 β 粒子的外部辐射，他们可能会被放射电离辐射的碎片污染，或者可能会吸入气态放射性物质[55]。这些物质中的一部分可能会进入组织，例如放射性碘同位素。为了保护人群，与源头或爆炸的距离很重要，屏蔽的数量、暴露的时间以及暴露的放射性物质的数量也很重要。人体组织会阻断 α 粒子（但如果吸入，α 粒子可以穿透 50μm 进入肺上皮组织，导致肺癌的发展），但不会阻止 β 粒子或 γ 射线。铝质屏障阻止 β 粒子，而 γ 射线甚至能穿透混凝土墙，因此屏蔽 γ 和 X 射线需要使用铅。

电离辐射最可能损伤那些更新速率最快的组织。组织对辐射的敏感度从最大到最小依次是淋巴组织，胃肠道，生殖、真皮、骨髓和神经系统组织。事实上，淋巴和骨髓对电离辐射的反应会引发最大的问题。血小板减少症、粒细胞减少症和胃肠道损伤引起出血和细菌穿过胃肠道上皮移位，从而导致脓毒症和出血，这是急性放射综合征的特征，最终发生死亡。

电离辐射是看不见的，因此受影响的个人可能表现正常。当出现恶心、呕吐、腹泻和发热的患者很可能有严重的急性放射综合征。低血压、红斑和中枢神经功能障碍的表现较为滞后。然而，所谓"短期"的上述效应可能直到暴露后几天到几周才会出现，这取决于暴露的剂量（少则 0.75～1Gy），而造血综合征（严重淋巴和骨髓抑制）是暴露剂量为 3～6Gy 的结果，并可能在 8～50 天内导致死亡。长期的影响包括甲状腺癌和心理伤害，正如过去多次记录过的一样。

管理

如果辐射灾害发生，它将伴随着巨大的地方、州和联邦之间的协调反应，联邦级别将包括美国国土安全部、能源部、司法部、FEMA、环保署和核管理委员会。根据灾害的类型，最重要的是该地区人员的即刻撤离。如果疏散不可能，应该寻求一个安全的地方，如住宅或建筑物。灾害管理

的原则始终包括隔离辐射（避免将带有电离辐射物质的患者带到医院）。因此，作为隔离过程的一部分，在可能的范围内，患者所在的现场应该被清理。脱掉衣物是至关重要的。脱掉衣服后 β 射线、γ 射线和中子将不再存在于患者身上，除非患者衣服上仍有放射物。与其猜测是否存在辐射，不如直接脱去患者的衣服。在以往的大规模伤亡情况下，保护个人的隐私一直是人们关心的问题，但这不是一个容易解决的问题。之后，患者的皮肤应该用温肥皂水冲洗。根据伤亡人数，可能需要在医院外设置去污染区，特别是对于那些乘私家车或步行到达的患者。注意隔离患者的私人物品，也要考虑到其体液，包括唾液、血液、尿液、粪便（所有的东西都可能被放射性同位素污染，因此处理时可能需要特殊预防措施）。

碘化钾能减弱大部分辐射引起的甲状腺效应，但必须尽快给予。如果超过 24 小时就没有什么保护作用了。治疗主要是支持性的，因为这些患者会出现急性放射综合征，表现为出血和脓毒症。照射后脓毒症的治疗管理指南已被军方采纳和提倡[56]。粒细胞集落刺激因子的使用可能是有益的。其他治疗包括口腔和胃肠道去污染。早期使用鼻咽灌洗、口腔灌洗、刷牙和洗胃，或给予催吐剂和渗透性泻药。阻断剂包括碘化钾和乳酸锶。动员剂包括氯化铵、葡萄糖酸钙，还有利尿剂，后者可以增强肾脏排泄。推荐的螯合治疗以二乙基三胺五乙酸钙作为初始剂量，再使用二乙基三胺五乙酸锌。虽然尝试使用粒细胞 - 巨噬细胞集落刺激因子和血小板生成素或白细胞介素 -11 治疗，但是这些未被证明是有益的。对于受污染的个人胃肠道，选择性去污染可能有帮助，但在这种情况下同样未被证明是有益的[58]。

遗憾的是，由于辐射损伤可能伴随冲击伤、热伤和挤压伤，对伤员的护理中可能需要照顾多种复合伤的患者。早期的处理应按加强创伤生命支持（advanced trauma life support, ATLS）的指导方针，其中包括评估气道、呼吸和循环，以及创伤程度，然后对患者进行去污染，待患者稳定后再进一步评估。伤口必须被视为是污染的。"脏的伤口"不应被关闭，而是需要进行清洗、清创、切除和观察[58]。遗憾的是，存在着辐射释放事件和化学或生物制剂联合使用的可能性。这些各种类型的恐

怖主义，由于据说是由政府赞助的，一些社会团体和美国政府就启动了核装置引爆计划[50,60]。

爆炸物

第53章已讲述过关于创伤的管理。IED是恐怖分子最喜欢的武器。患者存在烧伤、骨折、撕裂伤、多个弹片伤、软组织损伤和创伤性截肢。随着武器复杂程度和威力的增加，人员受伤的程度明显地增加了。2012年，美国军事人员多个肢体创伤性截肢的发生率要比单个肢体创伤性截肢的高[61]。

合并面部或气道烧伤的患者需要恰当的气道管理。应尽可能进行清醒插管，因为有相当数量的患者在插管时会有轻度到中度的声门水肿。烧伤患者必须得到积极的液体复苏治疗。对于全身皮肤损伤，液体复苏必须是积极的。对于多发伤和非Ⅲ度烧伤，"损伤控制复苏/手术"是惯例[62]。维持患者的体温并尽快手术进行止血，从而减少对血液制品的需求和发展成稀释性凝血功能障碍的可能性。如果患者出现凝血功能障碍，浓缩红细胞、新鲜冰冻血浆和血小板按1:1:1比例输注似乎有帮助[63-64]。一项研究表明，氨甲环酸减少了对额外血液制品的需求。在挤压伤和肌酸激酶显著升高的患者中，碱化利尿可减轻肌红蛋白尿导致的肾衰竭。

总结

尽管麻醉医师不太可能在一场自然或人为灾害的现场出现，但这种概率也是存在的。最有可能的是，麻醉医师在医院为这些受伤患者提供照顾或者护理。麻醉医师可能会参与分流，参与ED、手术室或ICU工作[65]。正如提及的几种情况所提示的，气道管理和呼吸机管理可能是至关重要的，血管通路建立和容量复苏也同样重要。

显然，怀疑能力是至关重要的。如果您正在管理的一个患者，或更多患者，具有提示生物武器使用的症状和体征，就需要提高警觉性。对于疑似病例，应告知医院感染性疾病的专家，当地和州的卫生部门。这些因素可能提示有意释放生物制剂，包括不寻常的时间或地理群集，异常的年龄分布，或相当数量（不止一个）的急性弛缓性瘫痪病例，后者可能提示肉毒毒素的使用。

如果医院打电话通知参与管理这样一起灾害，麻醉医师必须复习基本的去污染和隔离技术，如前所述，必须严格遵循这些准则。很显然，麻醉医师在处理此类伤亡方面至关重要，必须进行必要的培训和训练。除了训练，他们可能没有在情绪上准备好去管理患者。他们必须记住，与寻常工作不同，他们可能要对患者进行分流，护理标准也可能有所不同，他们需要尽可能采取最有利于最大利益的干预措施来减少伤亡人数。

当麻醉医师在家里或医院内接到发生大规模伤亡事件的通知时，这个过程便开始了。他们必须首先向指挥和控制中心汇报。尽管他们很可能在手术室工作，也可能被分配到ED或ICU。最重要的是熟悉医院的防灾计划。他们也必须制订自己长时间不在家时的家庭护理计划。确保自己的安全也是至关重要的，恰当使用安全防护装置，以避免受到辐射、生物或化学武器侵害。基础设施的退化加重了大规模伤亡事件的后果。准备在严峻的环境下提供护理，发展创造性的反应。经常练习（模拟）能减轻灾害的影响，增强个人、团队和机构的抗灾能力。

附录 A　家庭灾害防备计划指南（来自联邦应急管理局）

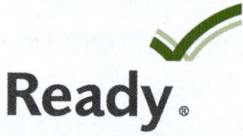

Ready.
Prepare. Plan. Stay Informed.

家庭紧急计划

FEMA

确保你的家人有紧急情况下使用的计划。在紧急情况发生之前，坐下来一起决定你会怎么做。彼此如何联系，你要去哪里，以及你在紧急情况下会做什么。保存一份计划放在工具箱或其他安全的地方，确保在紧急情况下或者在灾害发生时你可以浏览它。

外地联系人姓名：_____　　　　电话号码：_____
电子邮件：_____
社区会议地点：_____　　　　电话号码：_____
地区会议地点：_____　　　　电话号码：_____
疏散地点：_____　　　　电话号码：_____

为每个家庭成员填写以下信息，并保持更新。

姓名：_____　　　　社会保障号码：_____
出生日期：_____　　　　重要医学信息：_____
姓名：_____　　　　社会保障号码：_____
出生日期：_____　　　　重要医学信息：_____
姓名：_____　　　　社会保障号码：_____
出生日期：_____　　　　重要医学信息：_____
姓名：_____　　　　社会保障号码：_____
出生日期：_____　　　　重要医学信息：_____
姓名：_____　　　　社会保障号码：_____
出生日期：_____　　　　重要医学信息：_____
姓名：_____　　　　社会保障号码：_____
出生日期：_____　　　　重要医学信息：_____

写下你的家庭花费最多时间的地方：工作、学校和你经常去的其他地方。学校，日托中心，工作地点和公寓建筑物都应该有你和你的家人需要了解的具体紧急计划。

工作地点一　　　　　　　　　　学校地点一
地址：_____　　　　地址：_____
电话号码：_____　　　　电话号码：_____
疏散地点：_____　　　　疏散地点：_____
工作地点二　　　　　　　　　　学校地点二
地址：_____　　　　地址：_____
电话号码：_____　　　　电话号码：_____
疏散地点：_____　　　　疏散地点：_____
工作地点三　　　　　　　　　　学校地点三
地址：_____　　　　地址：_____
电话号码：_____　　　　电话号码：_____
疏散地点：_____　　　　疏散地点：_____
其他　　　　　　　　　　　　　其他
地址：_____　　　　地址：_____
电话号码：_____　　　　电话号码：_____
疏散地点：_____　　　　疏散地点：_____

重要信息	姓名	电话	保单号码
医生			
其他			
药师			
医疗保险			
房主/租赁保险			
兽医/犬舍（宠物）			

拨打 120 急救电话

（陈杨 译，鲁开智 校）

参考文献

1. World Association for Disaster and Emergency Management (WADEM) Health Disaster Management. Guidelines for evaluation and research. WADEM website. http://wadem.org/guidelines.html. Published 2003. Accessed April 11, 2016.

2. United Nations. Sendai framework for disaster risk reduction 2015–2030. PreventionWeb website. http://www.preventionweb.net/files/43291_sendai-frameworkfordrren.pdf. Published 2015. Accessed August 15, 2016.

3. American Society of Anesthesiologists (ASA). Committee on Trauma and Emergency Preparedness (COTEP). ASA website. https://www.asahq.org/resources/resources-from-asa-committees/committee-on-trauma-and-emergency-preparedness. Published 2015. Accessed April 11, 2016.

4. Doctors Without Borders/Médecins Sans Frontières (MSF). Who we need. Doctors Without Borders website. http://www.doctorswithoutborders.org/work-us/work-field/who-we-need/anesthesiologists-nurse-anesthetists. Published 2013. Accessed April 11, 2016.

5. Dara SI, Ashton RW, Farmer JC. Engendering enthusiasm for sustainable disaster critical care response: why this is of consequence to critical care professionals? *Crit Care.* 2005;9(2):125–127.

6. Gomez D, Haas B, Ahmed N, et al. Disaster preparedness of Canadian trauma centres: the perspective of medical directors of trauma. *Can J Surg.* 2011;54(1):9–16.

7. Ciraulo DL, Frykberg ER, Feliciano DV, et al. A survey assessment of the level of preparedness for domestic terrorism and mass casualty incidents among eastern association for the surgery of trauma members. *J Trauma.* 2004;56(5):1033–1039.

8. Rössler B, Marhofer P, Hüpfl M, et al. Preparedness of anesthesiologists working in humanitarian disasters. *Disaster Med Public Health Prep.* 2013;7(4):408–412.

9. Moore ZS, Seward JF, Lane JM. Smallpox. *Lancet.* 2006;367(9508):425–435.

10. Tepper M, Whitehead J. Clinical predictors of bioterrorism-related inhalational anthrax. *Lancet.* 2005;365(9455):214.

11. Lynch DK. Plan ahead. *Anesth Analg.* 2010;110(3):653–654.

12. Merchant RM, Leigh JE, Lurie N. Health care volunteers and disaster response—first, be prepared. *N Engl J Med.* 2010;362(10):872–873.

13. Masterson L, Steffen C, Brin M, et al. Willingness to respond: Of emergency department personnel and their predicted participation in mass casualty terrorist events. *J Emerg Med.* 2009;36(1):43–49.

14. US Department of Homeland Security (USDHS) Federal Emergency Management Agency (FEMA). National preparedness goal. FEMA website. http://www.fema.gov. Accessed April 11, 2016.

15. The Joint Commission on Accreditation of Healthcare Organizations (TJC). Health care at the crossroads: strategies for creating and sustaining community-wide emergency preparedness systems. TJC website. http://www.jointcommission.org/assets/1/18/health_care_at_the_crossroads.pdf. Published 2003. Accessed April 11, 2016.

16. Joint Commission on Accreditation of Healthcare Organizations (TJC). Emergency management oversight requirements. TJC website. http://www.jointcommission.org/assets/1/18/JCP0713_Emergency_Mgmt_Oversight.pdf. Published 2013. Accessed March 21, 2016.

17. US Department of Health and Human Services. Emergency preparedness checklist. Centers for Medicaid and Medicare Services website. http://cms.gov/medicare/provider-enrollment-and certification/surveycertemergprep/downloads/sandc_epchecklist_provider.pdf. Published 2013. Accessed April 11, 2016.

18. Enserink M, Stone R. Questions swirl over knockout gas used in hostage crisis. *Science.* 2002;298:1150–1151.

19. Okumura T, Takasu N, Ishimatsu S, et al. Report on 640 victims of the Tokyo subway sarin attack. *Ann Emerg Med.* 1996;28(2):129–135.

20. Zane RD, Prestipino AL. Implementing the hospital emergency incident command system: an integrated delivery system's experience. *Prehosp Disaster Med.* 2004;19(4):311–317.

21. Goransson Nyberg A, Stricklin D, Sellstrom A. Mass casualties and health-care following the release of toxic chemicals or radioactive material: contribution of modern biotechnology. *Int J Environ Res Public Health.* 2011;8(12):4521–4549.

22. Wong EG, Dominguez L, Trelles M, et al. Operative trauma in low-resource settings: the experience of Medicins Sans Frontieres in environments of conflict, post conflict, and disaster. *J Surg.* 2015;157(5):850–856.

23. Jawa RS, Zakrison TL, Richards AT, et al. Facilitating safer surgery and anesthesia in a disaster zone. *Am J Surg.* 2012;204(3):406–409.

24. Chemical, Biological, Radiological, and Nuclear Defense Information Analysis Center (CBRNIAC). U.S. Army Chemical Materials agency creates a safer tomorrow. *CBRNIAC Newsletter.* 2012;13(2):4–7.

25. Kassa J, Karasova JZ, Musilek K, et al. A comparison of the neuroprotective efficacy of newly developed oximes (K117, K127) and currently available oxime (obidoxime) in tabun-poisoned rats. *Toxicol Mech Methods.* 2009;19(3):232–238.

26. Aroniadou-Anderjaska V, Figueiredo TH, Apland JP, et al. Primary brain targets of nerve agents: the role of the amygdala in comparison to the hippocampus. *Neurotoxicol.* 2009;30(5):772–776.

27. Beeching NJ, Dance DA, Miller AR, et al. Biological warfare and bioterrorism. *BMJ.* 2002;324(7333):336–339.

28. Breman JG, Henderson DA. Diagnosis and management of smallpox. *N Engl J Med.* 2002;346(17):1300–1308.

29. Choo CW. The World Health Organization smallpox eradication programme. http://choo.fis.utoronto.ca/fis/courses/lis2102/KO.WHO.case.html. Published 2012. Accessed April 11, 2016.

30. Centers for Disease Control and Prevention (CDC). Smallpox vaccine adverse events among civilians—United States, March 4–10, 2003. *JAMA.* 2003;289(15):1921–1922.

31. Frey SE, Newman FK, Kennedy JS, et al. Clinical and immunologic responses to multiple doses of IMVAMUNE (modified vaccinia Ankara) followed by Dryvax challenge. *Vaccine.* 2007;25(51):8562–8573.

32. Inglesby TV, Henderson DA, Bartlett JG, et al. Anthrax as a biological weapon: medical and public health management. Working Group on Civilian Biodefense. *JAMA.* 1999;281(18):1735–1745.

33. Kalamas AG. Anthrax. *Anesthesiol Clin North Am.* 2004;22(3):533–540.

34. Janse I, Hamidjaja RA, Bok JM, et al. Reliable detection of Bacillus anthracis, Francisella tularensis and Yersinia pestis by using multiplex qPCR including internal controls for nucleic acid extraction and amplification. *BMC Microbiol.* 2010;10:314.

35. Martin G. Anthrax: lessons learned from the U.S. Capitol experience. *Mil Med.* 2003;168(9):9–14.

36. Swartz MN. Recognition and management of anthrax: an update. *N Engl J Med.* 2001;345(22):1621–1626.

37. Dixon TC, Meselson M, Guillemin J, et al. Anthrax. *N Engl J Med.* 1999;341(11):815–826.

38. Shafazand S, Doyle R, Ruoss S, et al. Inhalational anthrax: epidemiology, diagnosis, and management. *Chest.* 1999;116(5):1369–1376.

39. Schmitt S, Dobrez D, Parada JP, et al. Responding to a small-scale bioterrorist anthrax attack: cost-effectiveness analysis comparing pre-attack vaccination with postattack antibiotic treatment and vaccination. *Arch Intern Med.* 2007;167(7):655–662.

40. Prentice MB, Rahalison L. Plague. *Lancet.* 2007;369(9568):1196–1207.

41. Zietz BP, Dunkelberg H. The history of the plague and the research on the causative agent Yersinia pestis. *Int J Hyg Environ Health.* 2004;207(2):165–178.

42. Josko D. Botulin toxin: a weapon in terrorism. *Clin Lab Sci.* 2004;17(1):30–34.

43. Franz DR, Jahrling PB, McClain DJ, et al. Clinical recognition and management of patients exposed to biological warfare agents. *Clin Lab Med.* 2001;21(3):435–473.

44. Bhalla DK, Warheit DB. Biological agents with potential for misuse: a historical perspective and defensive measures. *Toxicol Appl Pharmacol.* 2004;199(1):71–84.

45. Kuhn JH, Dodd LE, Wahl-Jensen V, et al. Evaluation of perceived threat differences posed by filovirus variants. *Biosecur Bioterror.* 2011;9(4):361–371.

46. Murray MJ. Ebola virus disease: a review of its past and present. *Anesth Analg.* 2015;121:798–809.

47. Centers for Disease Control and Prevention (CDC). 2014 Ebola outbreak in West Africa. CDC website. http://www.cdc.gov/vhf/ebola/outbreaks/2014-west-africa/index.html. Published 2014. Accessed April 11, 2016.

48. American Society of Anesthesiologists (ASA) Committee on Trauma and Emergency Preparedness (COTEP). Ebola information. ASA website. https://www.asahq.org/resources/clinical-information/ebola-information#4. Published 2016. Accessed April 11, 2016.

49. Centers for Disease Control and Prevention (CDC). Zika virus. CDC website. http://www.cdc.gov/zika/index.html. Published 2016. Accessed March 4, 2016.

50. US Nuclear Regulatory Commission, Office of Public Affairs. Fact Sheet on Biological Effects of Radiation. http://www.nrc.gov/ Published 2011. Accessed April 10, 2016.

51. Masamichi CN, Haruyasu N, Hiroaki T, et al. Preliminary estimation of release amounts of ^{131}I and ^{137}Cs accidentally discharged from the Fukushima Daiichi nuclear power plant into the atmosphere. *J Nucl Sci Tech.* 2011;(7):1129–1134.

52. Shibata Y, Yamashita S, Masyakin VB, et al. 15 years after Chernobyl: new evidence of thyroid cancer. *Lancet.* 2001;358(9297):1965–1966.

53. Collins DL. Human responses to the threat of or exposure to ionizing radiation at Three Mile Island, Pennsylvania, and Goiania, Brazil. *Mil Med.* 2002;167(2):137–138.

54. Collins DL, de Carvalho AB. Chronic stress from the Goiania 137Cs radiation accident. *Behav Med.* 1993;18(4):149–157.

55. Ibrahim SA, Simon SL, Bouville A, et al. Alimentary tract absorption (f1 values) for radionuclides in local and regional fallout from nuclear tests. *Health Phys.* 2010;99(2):233–251.

56. Brook I, Elliott TB, Ledney GD, et al. Management of postirradiation sepsis. *Mil Med.* 2002;167(2):105–106.

57. Knudson GB, Elliott TB, Brook I, et al. Nuclear, biological, and chemical combined injuries and countermeasures on the battlefield. *Mil Med.* 2002;167(2):95–97.

58. Shi C, Lu S. Radiation injuries. *Int J Low Extrem Wounds.* 2011;10(3):120–121.

59. Sternberg S. Experts plan for how to deal with nuclear terror strike. USA Today website. http://www.usatoday.com/news/nation/2011-03-15-nukemed14_ST_N.htm. Published March 15, 2011. Accessed April 10, 2016.

60. National Security Staff Interagency Policy Coordination Subcommittee for Preparedness and Response to Radiological and Nuclear Threats. *Planning Guidance for Response to a Nuclear Detonation.* 2nd Ed. Washington DC, US Environmental Protection Agency; 2010.

61. Zoroya G. IEDs contribute to increase in multiple amputations. USA Today website. http://www.usatoday.com/news/military/story/2012-06-04/IEDamputations-military-Afghanistan/55385376/1. Published June 4, 2012. Accessed. April 4, 2016.

62. Holcomb JB, Jenkins D, Rhee P, et al. Damage control resuscitation: directly addressing the early coagulopathy of trauma. *J Trauma.* 2007;62(2):307–310.

63. CRASH-2 Collaborators, Roberts I, Shakur H, Afolabi A, et al. The importance of early treatment with tranexamic acid in bleeding trauma patients: an exploratory analysis of the CRASH-2 randomised controlled trial. *Lancet.* 2011;377(9771):1101.e1–e2.

64. Borgman MA, Spinella PC, Perkins JG, et al. The ratio of blood products transfused affects mortality in patients receiving massive transfusions at a combat support hospital. *J Trauma.* 2007;63(4):805–813.

65. Baker DJ. Management of casualties from terrorist chemical and biological attack: a key role for the anaesthetist. *Br J Anaesth.* 2002;89(2):211–214.

第十篇
附录

血流动力学公式		
变量	计算	正常值
心脏指数（CI）	$\dfrac{CO}{BSA}$	$2.5\sim4.0L/(min\cdot m^2)$
每搏输出量（SV）	$CO\times\dfrac{1\,000}{HR}$	$60\sim90ml/$次
心搏指数（SI）	$\dfrac{SV}{BSA}$	$40\sim60ml/(m^2\cdot$次$)$
平均动脉压（MAP）	舒张压$+\dfrac{1}{3}$脉压	$80\sim120mmHg$
体循环阻力（SVR）	$\dfrac{MAP-CVP}{CO}\times79.9$	$1\,200\sim1\,500dyn\cdot s\cdot cm^{-5}$
肺血管阻力（PVR）	$\dfrac{PAP-PCWP}{CO}\times79.9$	$100\sim300dyn\cdot s\cdot cm^{-5}$
右心室做功指数（RVSWI）	$0.013\,6(PAP-CVP)\times SI$	$5\sim9g\text{-}m/($次$\cdot m^2)$
左心室做功指数（LWSWI）	$0.013\,6(MAP-PCWP)\times SI$	$45\sim60g\text{-}m/($次$\cdot m^2)$

HR，心率；CVP，中心静脉压；PAP，平均肺动脉压；BSA，体表面积；CO，心输出量；PCWP，肺毛细血管楔压；MAP，平均动脉压。

呼吸公式	
	正常值（70kg）
肺泡气氧分压 $P_AO_2=(P_B-47)FiO_2-P_ACO_2$	110mmHg （$FiO_2=0.21$）
肺泡动脉血氧梯度 $AaO_2=P_AO_2-PaO_2$	<10mmHg （$FiO_2=0.21$）
动脉-肺泡氧分压比，a/A	>0.75
动脉血氧含量 $CaO_2=(SaO_2)(Hb\times1.34)+PaO_2(0.003\,1)$	21ml/100ml
混合静脉血氧含量 $C\dot{V}O_2=(S\dot{V}O_2)(Hb\times1.34)+P\overline{V}O_2(0.003\,1)$	15ml/100ml
动静脉血氧含量差 $aVO_2=CaO_2-C\overline{V}O_2$	$4\sim6ml/100ml$
肺内分流 $\dfrac{\dot{Q}_S}{\dot{Q}_T}=\dfrac{(CCO_2-CaO_2)}{(CCO_2-C\dot{V}O_2)}$ $CCO_2=(Hb\times1.34)+(P_AO_2\times0.003\,1)$	<5%

呼吸公式（续）	
	正常值（70kg）
生理无效腔 $$\frac{\dot{V}_D}{\dot{V}_T}=\frac{(PaCO_2-P_ECO_2)}{PaCO_2}$$	0.33
氧耗量 $$\dot{V}O_2=CO(CaO_2-C\dot{V}O_2)$$	240ml/min
氧运输 $$O_2T=CO(CaO_2)$$	1 000ml/min

CaO_2，动脉血氧含量；$C\dot{V}O_2$，混合静脉血氧含量；CCO_2，肺毛细血管血氧含量；CO，心输出量；FiO_2，吸入气氧浓度；O_2T，氧运输；P_B，大气压；$\dot{Q}_S/\dot{Q}_T$，肺内分流；P_ACO_2，肺泡气二氧化碳分压；$PaCO_2$，动脉血二氧化碳分压；P_AO_2，肺泡气氧分压；PaO_2，动脉血氧分压；P_ECO_2，呼出气二氧化碳分压；V_D，无效腔气体量；V_T，潮气量；$\dot{V}O_2$，氧耗量。

肺容积和肺容量

肺容积（占总肺总量的比例）	
补吸气量	45%~50%
潮气量	10%~15%
补呼气量	15%~20%
残气量	20%~25%

指标	缩写	正常值（70kg）
肺活量	VC	4 800ml
深吸气量	IC	3 800ml
功能残气量	FRC	2 400ml
补吸气量	IRV	3 500ml
潮气量	TV	1 500ml
补呼气量	ERV	1 200ml
残气量	RV	1 200ml
肺总量	TLC	6 000ml

（赵思文 译，左明章 校）

Gina C. Badescu   Benjamin M. Sherman   James R. Zaidan   Paul G. Barash

导联位置		
	电极	
	正极	负极
双极导联		
I	LA	RA
II	LL	RA
III	LL	LA
加压单极		
aVR	RA	LA, LL
aVL	LA	RA, LL
aVF	LL	RA, LA
胸导联		
V_1	4ICS-RSB	
V_2	4ICS-LSB	
V_3	V_2 与 V_4 之间	
V_4	5ICS-MCL	
V_5	5ICS-AAL	
V_6	5ICS-MAL	

缩写	意义
LA	左臂（left arm）
RA	右臂（right arm）
LL	左腿（left leg）
ICS	肋间隙（intercostal space）
RSB	胸骨右缘（right sternal border）
LSB	胸骨左缘（left sternal border）
MCL	锁骨中线（midclavicular line）
AAL	腋前线（anterior axillary line）
MAL	腋中线（midaxillary line）

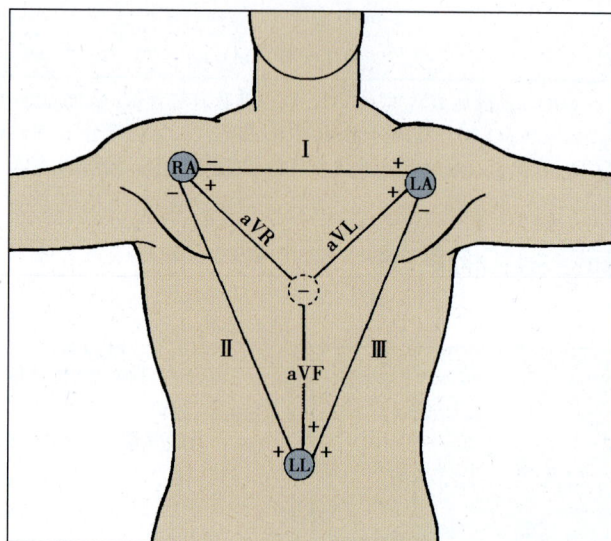

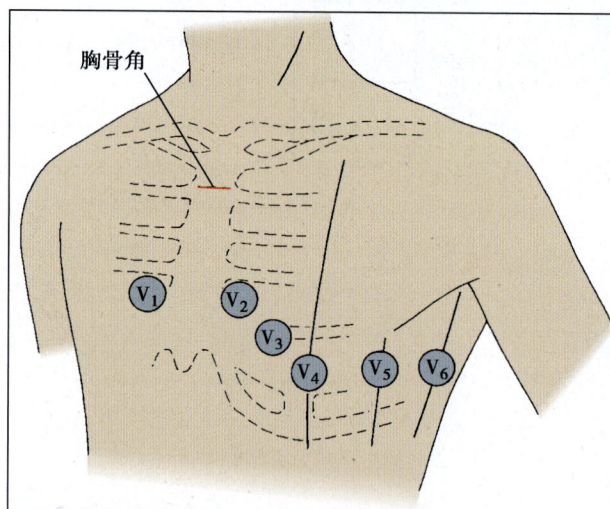

正常心电图——心动周期

正常心电图是由波（P，QRS，T，U）和间期（PR，QRS，ST，QT）组成的。

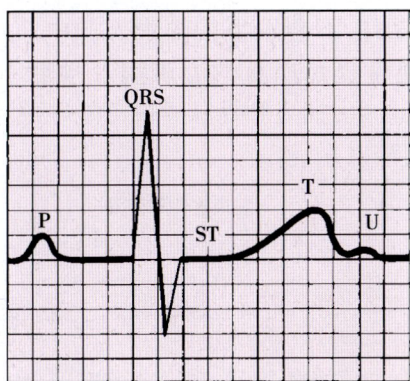

ECG间期

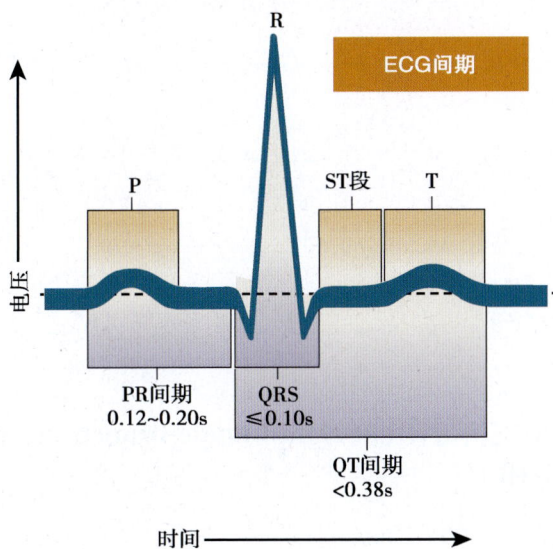

心房颤动

心率：可变（150～200次/min）
节律：不规则
PR间期：P波消失，PR间期难以辨认
QT间期：QRS波群正常

注意：心房颤动没有扑动波而代之以纤颤波，而心房扑动通常与较高的心室率（＞150次/min）相关。必须区分心房颤动和心房扑动。心房收缩力减弱可导致心输出量降低（10%～20%），并可能发展为心房附壁血栓。目前认为控制心室率＜100次/min可有效降低该风险。

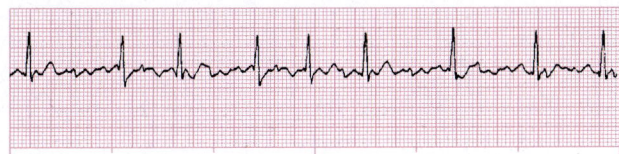

心房扑动

心率：快速，心房率通常规律（250～350次/min），心室率通常正常（＜100次/min）
节律：心房率和心室率均规律
PR间期：扑动波（F波）呈锯齿状，PR间期无法测量
QT间期：QRS波群通常正常，ST段和T波无法辨识

注意：刺激迷走神经可减慢心室率，便于F波的识别。

Ⅱ

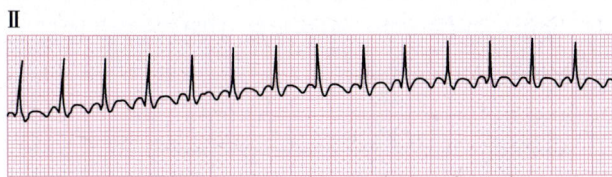

房室传导阻滞（一度）

心率：60～100次/min
节律：规则
PR间期：延长（＞0.20s）且固定
QT间期：正常

注意：临床上通常无意义，可能是某些药物中毒的早期征兆。

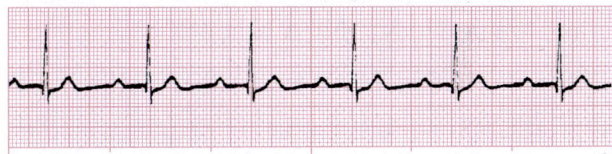

房室传导阻滞（二度），莫氏Ⅰ型/文氏型房室传导阻滞

心率：60～100次/min
节律：心房率规则，心室率不规则
PR间期：P波正常，PR间期逐渐延长，直至QRS波群脱落（心室漏搏），漏搏后的PR间期短于正常PR间期
QT间期：QRS波群正常，但呈周期性脱落

注意：常见于受过训练的运动员和药物中毒。

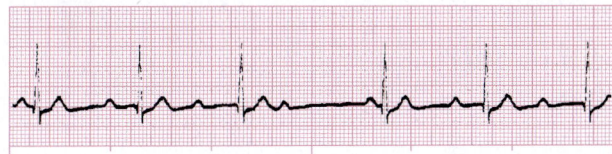

房室传导阻滞（二度），莫氏 II 型房室传导阻滞

心率： <100 次 /min
节律： 心房率规则，心室率规则或不规则
PR 间期： P 波正常，但在部分 P 波后无 QRS 波群
QT 间期： QT 间期正常，但如果阻滞部位处于束支水平，可导致 QRS 波群宽大畸形，ST 段及 T 波是否正常取决于阻滞部位

注意： 同莫氏 I 型房室传导阻滞相比，PR 间期和 RR 间期是恒定的，并且 QRS 波群的脱落无任何预兆。QRS 波群越宽（传导系统中阻滞部位越低），则心肌损伤的程度越大。

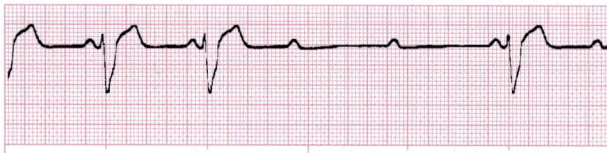

房室传导阻滞（三度），完全性心脏传导阻滞

心率： <45 次 /min
节律： 心房率与心室率均规则，但 P 波与 QRS 波群之间无固定关系
PR 间期： 因心房和心室各自独立搏动而不断变化
QT 间期： QRS 波群形态多变，这取决于心室搏动在心脏内在起搏系统（房室交界区与心室起搏点）中的起源。ST 段及 T 波均正常

注意： 房室传导阻滞（AV block）代表心房向心室的传导完全失败（即没有 P 波能传导至心室）。心房率快于心室率。P 波与 QRS 波群无关联（例如，它们之间电学上已断开连接）。相比之下，在房室分离（AV dissociation）的情况下，P 波可通过房室结传导，心房率和心室率相近。如果心输出量减少，需要立即使用阿托品或异丙肾上腺素进行治疗。应考虑植入起搏器。房室传导阻滞是二尖瓣置换术的并发症之一。

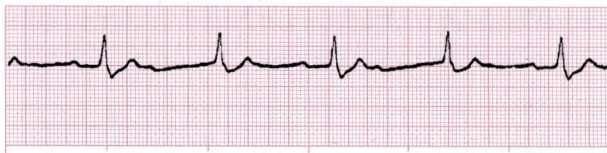

左束支传导阻滞（left bundle-branch block，LBBB）

心率： <100 次 /min
节律： 规则
PR 间期： 正常
QT 间期： 完全性 LBBB（QRS 时限 >0.12s），不完全性 LBBB（QRS 时限 =0.10~0.12s）；V_1 导联呈反向 RS 波群；I，aVL，V_6 呈现无 Q 波或 S 波的宽大 R 波；ST 段和 T 波方向与 R 波方向相反

注意： *LBBB 不会发生在健康人群中，一旦发现 LBBB 通常提示严重的心脏病及预后不良。在 LBBB 患者中，插入肺动脉导管可能导致完全性心脏传导阻滞。*

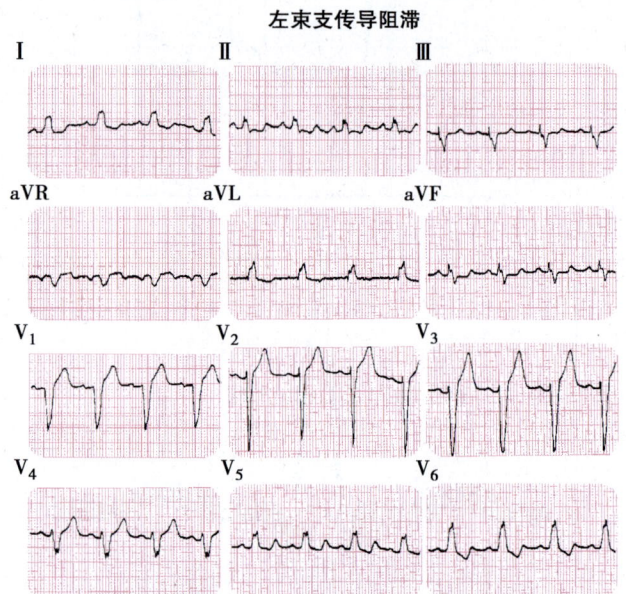

左束支传导阻滞

右束支传导阻滞（right bundle-branch block，RBBB）

心率： <100 次 /min
节律： 规则
PR 间期： 正常
QT 间期： 完全性 RBBB（QRS 波群 >0.12s），不完全性 RBBB（QRS 波群为 0.10~0.12s）；QRS 波群形态多变，可呈 rSR 型（V_1），RS 型，宽 R 的 M 型；ST 段和 T 波方向与 R 波方向相反

注意： 当心肌梗死合并 RBBB 时，可见到病理性 Q 波。

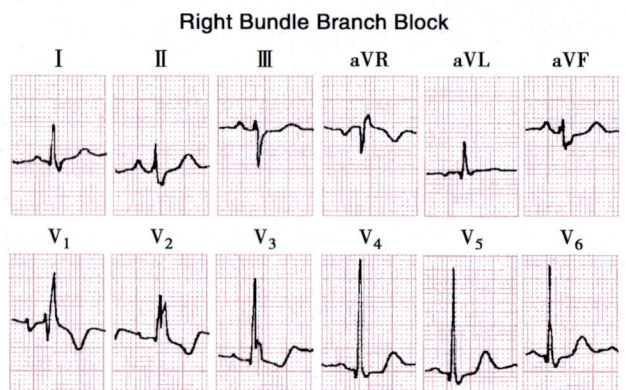

Right Bundle Branch Block

冠状动脉疾病

透壁性心肌梗死(transmural myocardial infarction，TMI)

心电图上见到病理性 Q 波可确诊，通常与预后不良及血流动力学障碍有关。心律失常为常见并发症。小 Q 波可能是正常的变异。Q 波>0.04s 或深度超过 R 波的 1/3 可初步诊断心肌梗死。对于下壁心肌梗死，可通过电轴偏移与右心肥厚（RVH）进行鉴别。

心肌梗死			
解剖部位	导联	心电图改变	冠状动脉
下壁	Ⅱ，Ⅲ，AVF	Q 波，↑ST，↑T 波	右

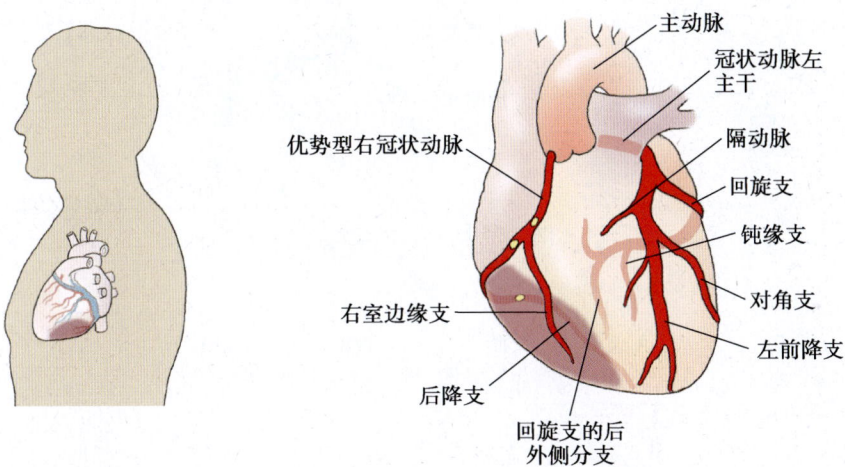

主动脉
冠状动脉左主干
优势型右冠状动脉
隔动脉
回旋支
钝缘支
对角支
右室边缘支
左前降支
后降支
回旋支的后外侧分支

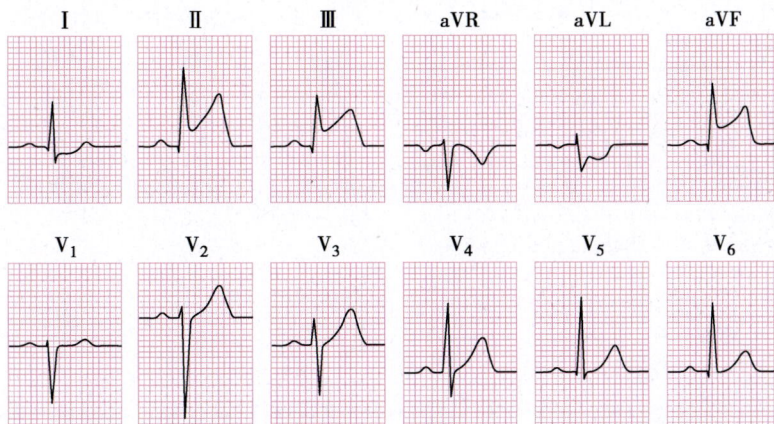

I　Ⅱ　Ⅲ　aVR　aVL　aVF

V₁　V₂　V₃　V₄　V₅　V₆

心肌梗死			
解剖部位	导联	心电图改变	冠状动脉
后壁	$V_1\sim V_2$	↑R 波，↓ST，↓T 波	后降支

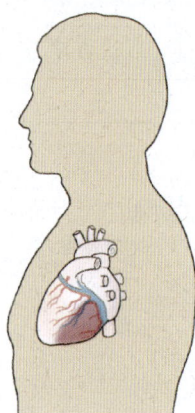

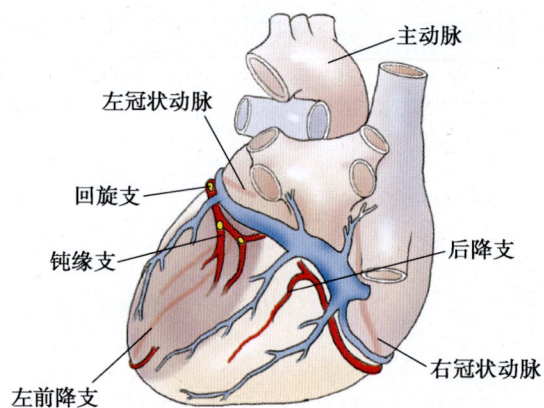

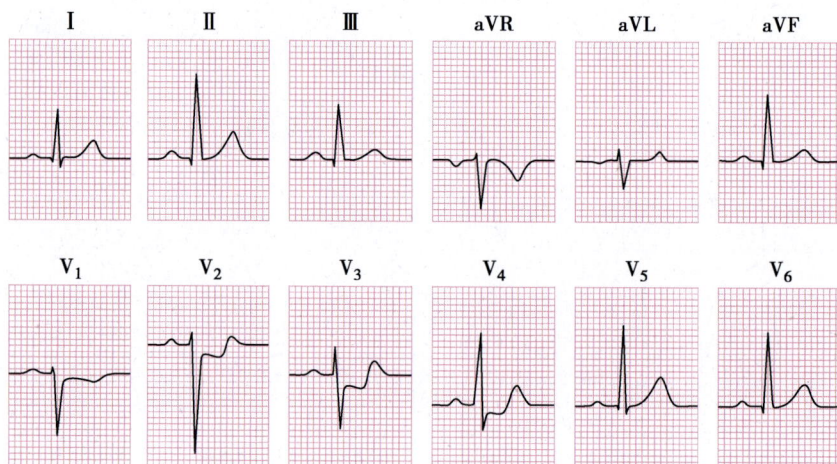

心肌梗死			
解剖部位	导联	心电图改变	冠状动脉
侧壁	I, aVL, V$_5$～V$_6$	Q波, ↑ST, ↑T波	左回旋支

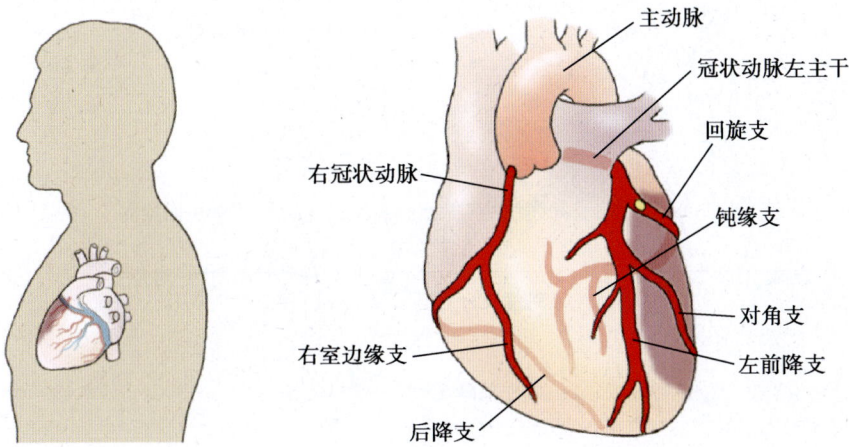

主动脉
冠状动脉左主干
回旋支
钝缘支
对角支
左前降支
右冠状动脉
右室边缘支
后降支

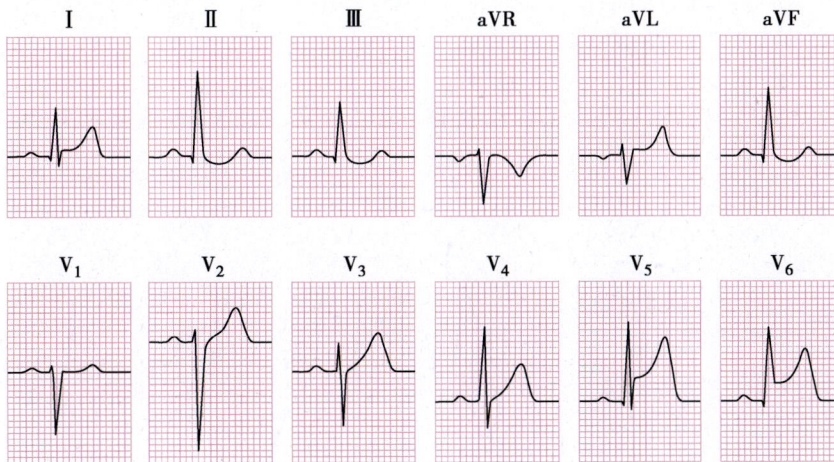

心肌梗死			
解剖部位	导联	心电图改变	冠状动脉
前壁	I，aVL，$V_1 \sim V_4$	Q波，↑ST，↑T波	左前降支

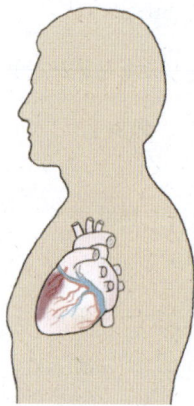

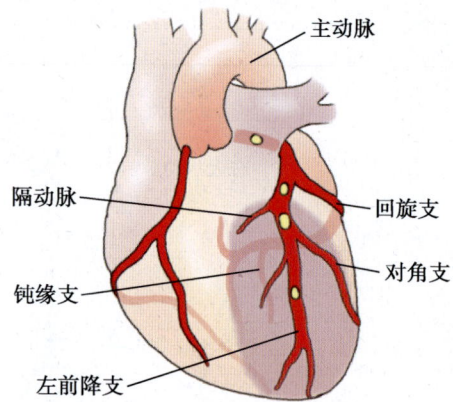

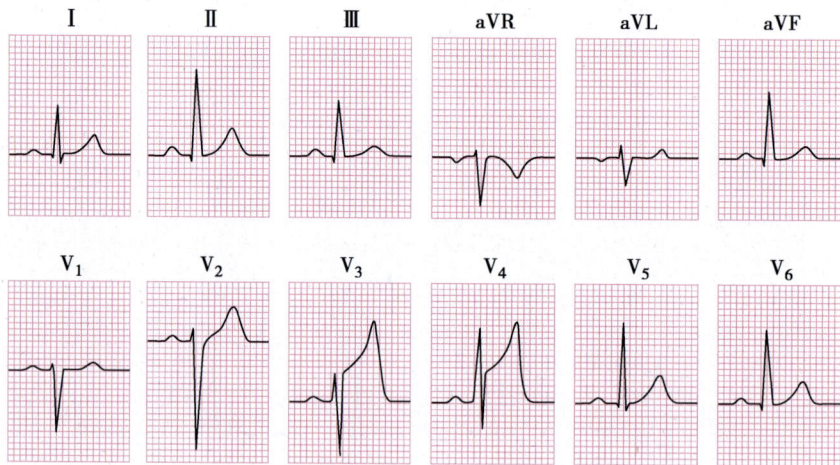

主动脉

隔动脉　　回旋支

钝缘支　　对角支

左前降支

心肌梗死			
解剖部位	导联	心电图改变	冠状动脉
前间壁	$V_1 \sim V_4$	Q 波, ↑ST, ↑T 波	左前降支

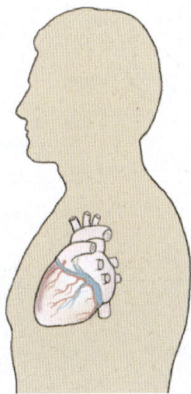

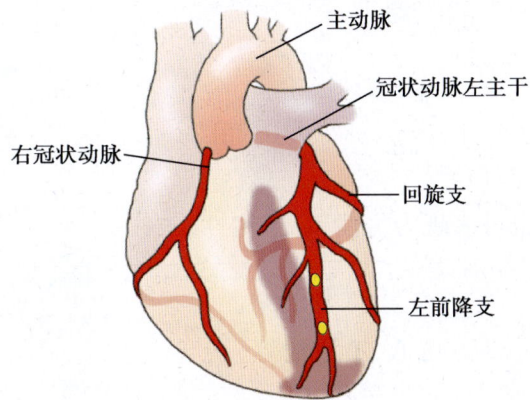

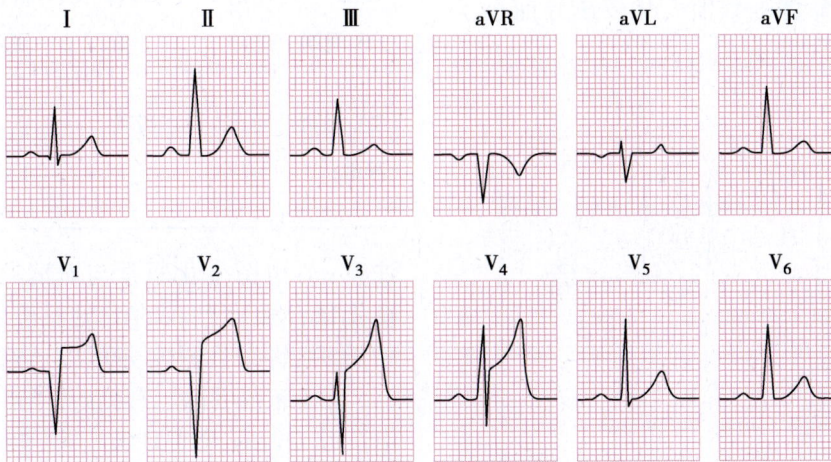

心内膜下心肌梗死(subendocardial myocardial infarction, SEMI)

持续性 ST 段压低和/或 T 波倒置，并且无病理性 Q 波。通常需要其他的实验室数据（如同工酶）以帮助确诊。冠状动脉病变的解剖部位与 TMI 时心电图提示部位相似。

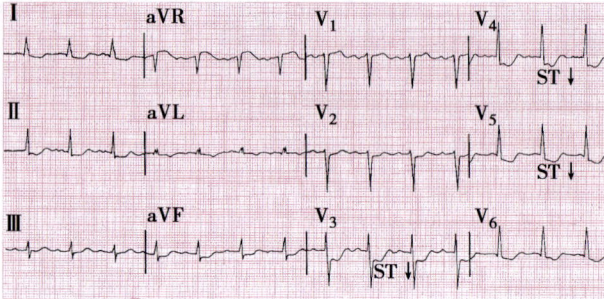

心肌缺血

心率：多变

节律：通常规则，但也可表现为房性和/或室性心律失常

PR 间期：正常

QT 间期：ST 段压低，J 点压低，T 波倒置，传导阻滞

注意：术中发生心肌缺血时，患者生命体征常表现为"正常"（如生命体征数值变化较诱导前小于 20%）。

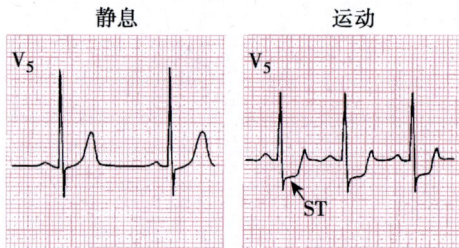

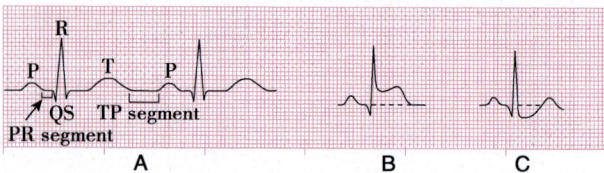

A. TP 和 PR 间期是 ST 段偏差的基线；B. ST 段抬高；C. ST 段压低。

洋地黄效应

心率：<100 次/min

节律：规则

PR 间期：正常或延长

QT 间期：ST 段斜行压低（洋地黄效应）

注意：洋地黄中毒可引起许多常见的心律失常（如室性期前收缩，二度房室传导阻滞）。维拉帕米，奎尼丁和胺碘酮可导致血清洋地黄浓度增加。

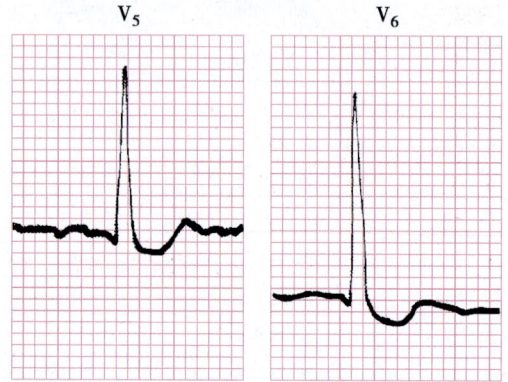

电解质紊乱				
	↓Ca^{2+}	↑Ca^{2+}	↓K^+	↑K^+
心率	<100 次/min	<100 次/min	<100 次/min	<100 次/min
节律	规则	规则	规则	规则
PR 间期	正常	正常/延长	正常	正常
QT 间期	延长	缩短	正常	延长
其他			T 波低平，U 波	T 波高尖

注意：心电图变化通常与血清钙无关。低钙血症在无低钾血症存在的情况下很少引起心律失常。相反，血钾浓度异常亦可以通过心电图诊断。同样，在临床范围内，镁浓度变化也很少有特异性心电图改变。病理性 U 波（高度＞1.5mm）也可见于冠状动脉左主干病变，伴有某些药物作用和长 QT 间期综合征。

钙

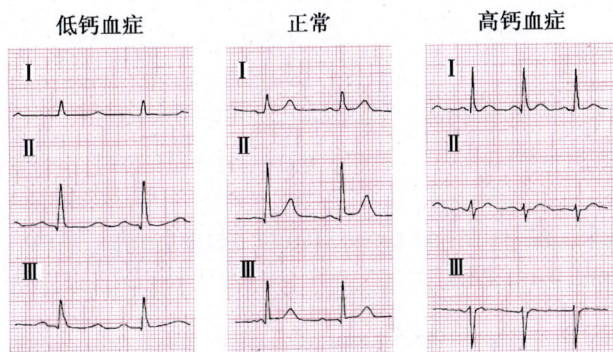

低钙血症　　　正常　　　高钙血症

钾

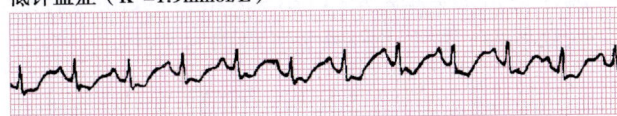

低钾血症（K^+=1.9mmol/L）

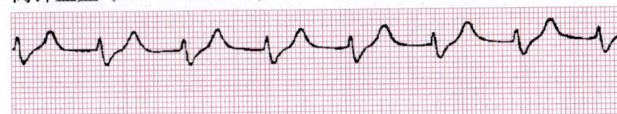

高钾血症（K^+=7.9mmol/L）

体温过低

心率：<60 次/min

节律：窦性心律

PR 间期：延长

QT 间期：延长

注意：常见于体温低于 33℃ 的情况，伴 ST 段抬高（J 点或 Osborn 波）。因寒战或帕金森病引起的震颤可干扰心电图诊断，并常与心房扑动混淆。亦可见于早期心室复极化的正常变异。（箭头示 J 点或 Osborn 波。）

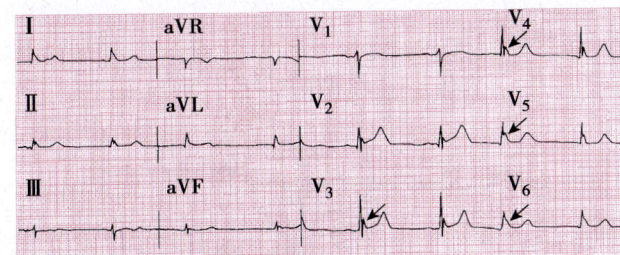

多源性房性心动过速

心率：100～200 次/min

节律：不规则

PR 间期：具有不同形态的连续 P 波

QT 间期：正常

注意：常见于患有严重肺疾病的患者。刺激迷走神经无明显效果。心率<100 次/min 时，可表现为游走性房性起搏点。可被误认为心房颤动。治疗以纠正病因为主。

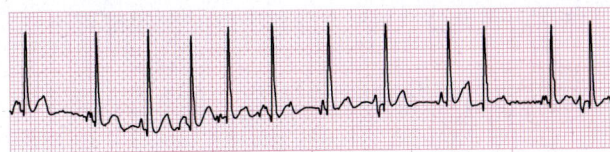

阵发性房性心动过速（paroxysmal atrial tachycardia，PAT）

心率：150～250 次/min

节律：规则

PR 间期：P 波因心动过速而难以辨认，P 波可出现在 QRS 波群前、中、后

QT 间期：正常，但 ST 段和 T 波可能难以辨认

注意：治疗取决于血流动力学障碍的严重程度。颈动脉窦按摩或迷走神经刺激动作可能导致心律失常或心率降低。与清醒患者的 PAT 治疗不同，血流动力学不稳定的麻醉患者中首选同步心脏电复律，而不是药物治疗。

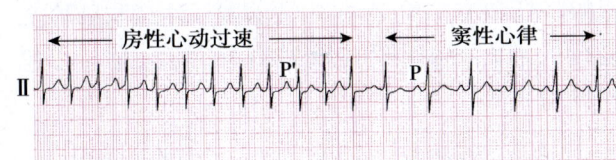

心包炎

心率：多变

节律：多变

PR 间期：正常

QT 间期：弥漫性 ST 段和 T 波改变，无病理性 Q 波，与心肌梗死相比，在多个导联均可见

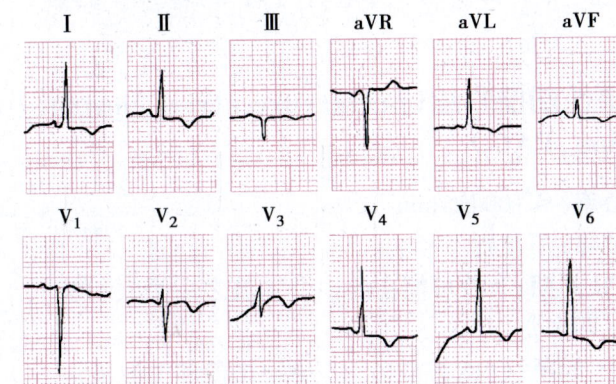

心脏压塞

心率：多变

节律：多变

PR 间期：P 波低电压

QT 间期：表现为低电压复合波的电交替现象，并且每次心跳 P 波、QRS 波群和 T 波的振幅都可不同

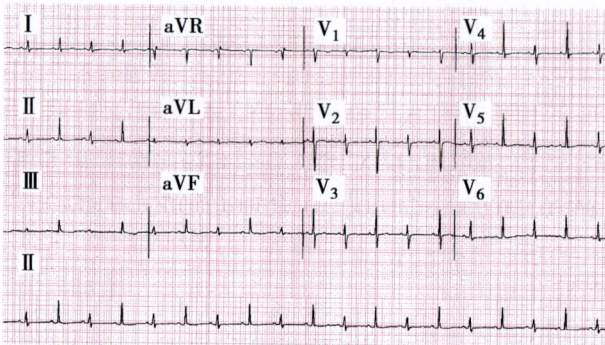

气胸

心率：多变

节律：多变

PR 间期：正常

QT 间期：正常

注意：常见的心电图异常包括电轴右偏，QRS 波群振幅降低和 V₁～V₆ 存在 T 波倒置。注意与肺栓塞进行区别。可表现为电交替现象，应注意与心包积液相鉴别。

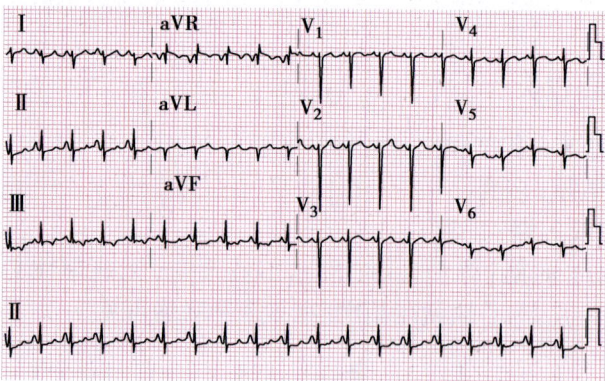

房性期前收缩（premature atrial contraction, PAC）

心率：<100 次 /min

节律：不规则

PR 间期：P 波可能在前一个 T 波之后丢失，PR 间期多变

QT 间期：QRS 波群形态正常，ST 段和 T 波正常

注意：PAC 未下传时与窦性停搏相似。PAC 的 T 波可能因包含了 P 波而改变形态。

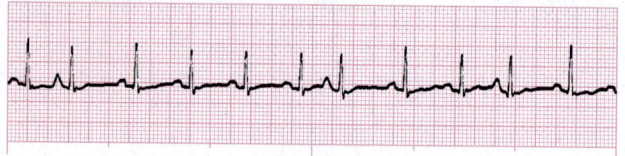

室性期前收缩（premature ventricular contraction, PVC）

心率：通常<100 次 /min

节律：不规则

PR 间期：P 波和 PR 间期消失，可见到逆行传导的 P 波

QT 间期：宽 QRS 波群（时间>0.12s），ST 段无法测量（如缺血），T 波与 QRS 波群方向相反，伴有代偿间歇；第 4 次和第 8 次搏动为 PVC

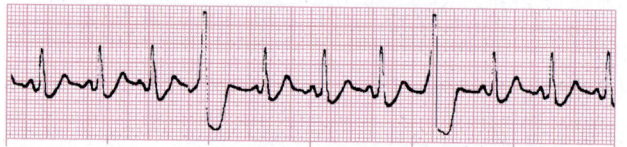

肺栓塞

心率：>100 次 /min

节律：窦性心律

PR 间期：肺性 P 波

QT 间期：Ⅲ 导联和 aVF 导联出现 Q 波

注意：在 V₁～V₄ 可见到伴有 T 波倒置的 S1Q3T3 的典型心电图特征，以及右室劳损（V₁～V₄ 导联 ST 段压低）。可伴有心房颤动或心房扑动。

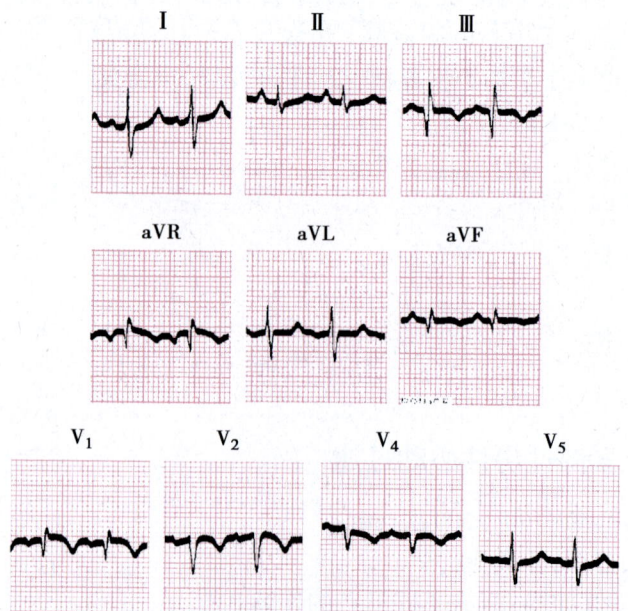

窦性心动过缓

心率：<60 次/min
节律：窦性心律
PR 间期：正常
QT 间期：正常

注意：常见于受过训练的运动员，一般视为正常。

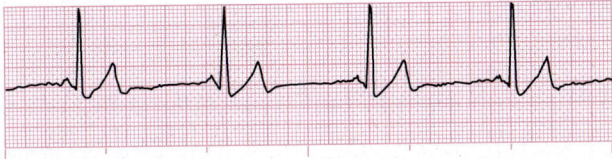

窦性心律不齐

心率：60~100 次/min
节律：窦性心律
PR 间期：正常
QT 间期：RR 间期多变

注意：呼吸运动时，吸气相心率增加，而呼气相心率减少，变化为 10%~20%。老年人患有心脏疾病时可出现非呼吸性窦性心律不齐。也可见于颅内压增高患者。

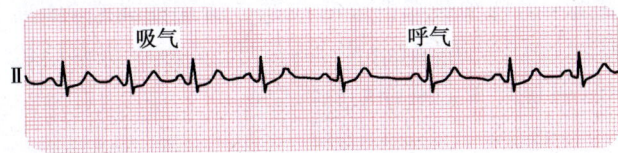

窦性停搏

心率：<60 次/min
节律：变化
PR 间期：多变
QT 间期：多变

注意：在没有窦房结起搏刺激的情况下，节律取决于心脏起搏点（心房起搏点时心率为 60~75 次/min，交界区起搏点时心率为 40~60 次/min，心室起搏点时心率为 30~45 次/min）。交界区节律最常见。偶尔可见 P 波（逆行 P 波）。

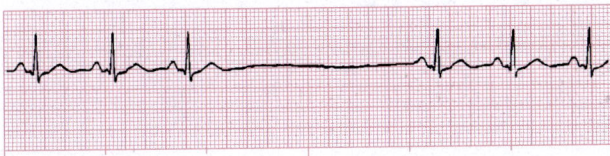

窦性心动过速

心率：100~160 次/min
节律：规则
PR 间期：正常，P 波可能难以辨认
QT 间期：正常

注意：应与阵发性房性心动过速（PAT）进行区别。颈动脉窦按摩可终止 PAT 所致的心律失常。窦性心动过速可对迷走神经刺激有反应，但一旦迷走神经刺激停止就会再次发生。

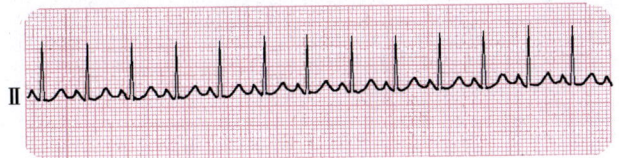

蛛网膜下腔出血

心率：<60 次/min
节律：窦性心律
PR 间期：正常
QT 间期：T 波倒置深且宽，可见到明显的 U 波；窦性心律失常常见；可出现 Q 波，类似于急性冠脉综合征

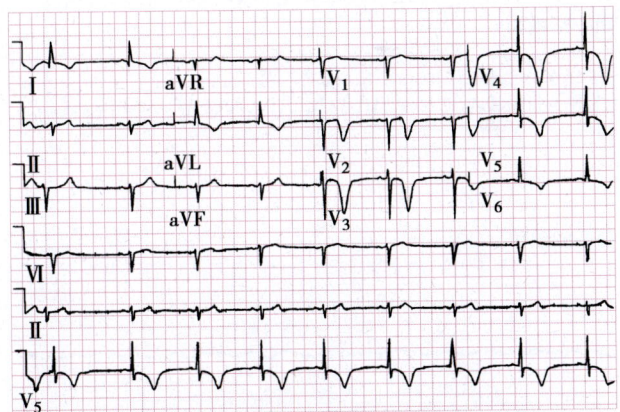

尖端扭转型室性心动过速

心率：150~250 次/min
节律：无房性心律，室性心律规则或不规则
PR 间期：P 波埋藏在 QRS 波群之中
QT 间期：QRS 波群通常很宽，并且其主波围绕基线呈阶段性扭曲变化（部分波群主波向上，随后几个波群扭转向下），难以辨认 ST 段和 T 波

注意: 尖端扭转型室性心动过速是伴有 QT 间期延长的室性心动过速类型。常见于电解质紊乱(如低钾血症,低钙血症和低镁血症)及心动过缓。给予常规抗心律失常药(利多卡因、普鲁卡因胺等)可能会导致其恶化。预防措施包括纠正电解质紊乱。治疗包括应用缩短 QT 间期的药物或起搏治疗。不稳定的多形性室性心动过速应立即进行除颤治疗。

注意: 在存在血流动力学障碍的情况下,有脉搏的室性心动过速可立即进行同步心脏电复律,而没有脉搏的室性心动过速则应立即进行电除颤。如患者情况稳定,伴室性心动过速短阵发作,药物治疗则是首选。应与异常性室上性心动过速(SVT-A)相区别。代偿间歇和房室分离提示 PVC。P 波与 SR′(V_1)和刺激迷走神经时心率减慢也可提示 SVT-A。

持续尖端扭转型室性心动过速

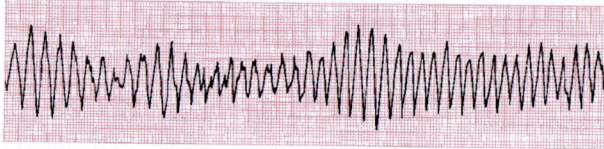

心室颤动

心率: 消失
节律: 无
PR 间期: 消失
QT 间期: 消失

注意: 监护仪故障可导致"假性心室颤动"(如导联断开),因此在进行治疗之前一定要检查颈动脉搏动。

粗心室颤动

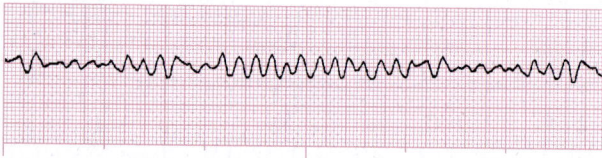

细心室颤动

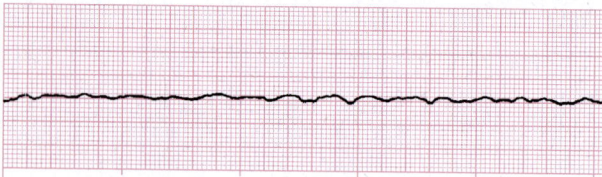

室性心动过速

心率: 100～250 次/min
节律: 无房性心律,室性心律规则或不规则
PR 间期: 消失,在 QRS 波群中可见到逆行 P 波
QT 间期: 宽大畸形的 QRS 波群,ST 段和 T 波难以辨认

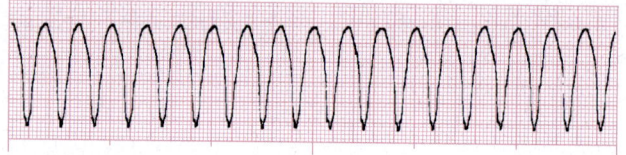

预激综合征

心率: <100 次/min
节律: 规则
PR 间期: P 波正常,PR 间期缩短(时间<0.12s)
QT 间期: 持续时间>0.10s,伴有挫折粗钝的 QRS 波群(δ波);A 型中,V_1 导联 QRS 波群竖直向上,出现 δ 波和 RBBB,而 B 型中,V_1 导联 QRS 波群竖直向下,出现 δ 波;ST 段和 T 波通常正常

注意: 出现预激综合征时应避免应用地高辛,地高辛可增加旁路(Kent 束)的传导,并减少房室结传导,可能导致心室颤动的发生。

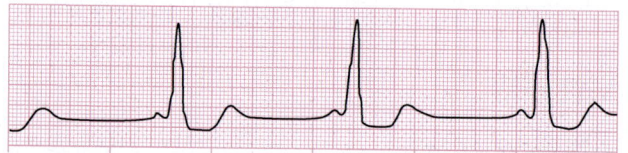

心房起搏

起搏器示例

　　示例中使用了心房起搏,心房冲动可以通过房室结。例如,在临床上导致血压严重下降的窦性心动过缓与交界区节律。(箭头示起搏器脉冲波。)

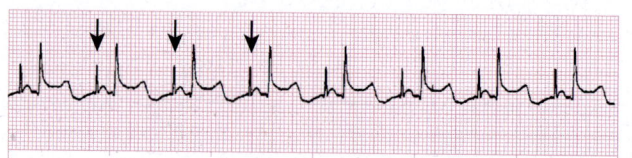

心室起搏

示例中，由于 QRS 波群之前没有心房波（P波），因此心室起搏起搏器脉冲尖峰很明显。在房室传导阻滞或心房颤动继发心动过缓时使用心室起搏。（箭头示起搏器脉冲波。）

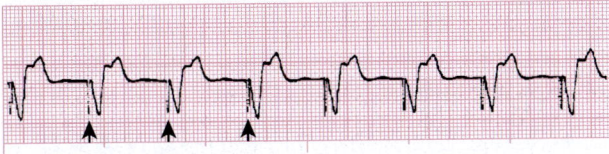

DDD 起搏

DDD 起搏是最常用的起搏模式之一，它可以感知并起搏右心房和右心室（房室顺序型起搏）。示例中，每个心房和右心室复合波前都有一个起搏器尖峰脉冲波。

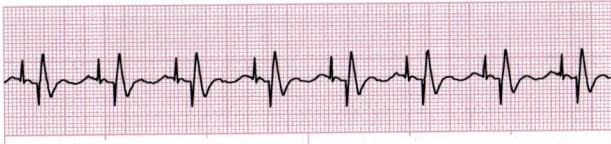

致谢

本附录中的插图重印自以下文献：

Aehlert B.《ECGs Made Easy》（第四版），圣路易斯：Mosby/Elsevier 出版社，2011 年；Goldberger AL.《临床心电图学：简化方法》（第七版），费城：Mosby/Elsevier 出版社，2006 年；Groh WJ, Zipes DP.《神经系统疾病与心血管疾病》，收录于：Bonow RO, Mann DL, Zipes DP 等主编，《Braunwald 心脏病学：心血管医学教科书》（第九版），费城：Saunders/Elsevier 出版社；2012 年；Huszar RJ.《基础心律失常：解读与管理》（第二版），圣路易斯：Mosby Lifeline 出版社；1994 年；Soltani P, Malozzi CM, Saleh BA 等.《自发性气胸的心电图表现》，美国急诊医学杂志 2009；27：750.e1-e5。

（马剑波　译，顾健腾　校）

Gina C. Badescu   Benjamin M. Sherman   James R. Zaidan   Paul G. Barash

起搏器

起搏器是一种在必要时发放脉冲电流和控制患者心脏传导系统的装置(表 3-2)。

永久性起搏器植入术的适应证

1. 窦房结功能障碍[1]
   - 记录到有症状的心动过缓患者或变时性心功能不全患者
   - 某些必要的药物治疗所致的心动过缓患者
   - 电生理检查提示窦性心动过缓或停搏并伴发晕厥的患者
   - 有症状的心率低于 40 次/min 的患者
2. 房室结功能障碍
   - 三度或二度Ⅱ型房室传导阻滞(AVB)伴发症状性心动过缓或室性心律失常

表 3-1　缩略语表

缩写	定义	缩写	定义
3D	三维	ICD	植入式心脏除颤器
ASA	美国麻醉医师协会	ILR	埋藏式心电循环记录器
ATP	抗心动过速起搏	LV	左心室
AV	房室	LVOT	左心室流出道
AVB	房室传导阻滞	MRI	磁共振成像
BPEG	英国起搏与电生理学组	NASPE	北美心脏起搏和电生理学会
bpm	每分钟心跳次数	NBG	N(北美心脏起搏和电生理学会),B(英国起搏与电生理学组),G(通用)
CAD	冠心病		
CIED	心脏植入式电子设备	PG	脉冲发生器
CPB	心肺转流术	PP	除颤电极板(体外心脏复律)
CRP	回路电极板	RA	右心房
CRT-D	心脏再同步化治疗-除颤	R&R	心率和节律
CT	电灼工具	RF	射频
DCM	扩张型心肌病	RT	放射治疗
ECG	心电图	RV	右心室
ECT	电休克疗法	SCD	心源性猝死
EF	射血分数	SND	窦房结功能障碍
EMI	电磁干扰	STEMI	ST 段抬高心肌梗死
HCM	肥厚型心肌病	TUNA	经尿道针刺消融术
HR	心率	TURP	经尿道前列腺切除术
HRS	心律学会	VT	室性心动过速
HV	高压间隔	VF	心室颤动

- 三度 AVB 或二度 II 型 AVB 伴发药物性心动过缓
- 无症状的三度 AVB 伴有长于 3s 的心脏停搏，或者心房颤动并发心脏停搏时长超过 5s
- 房室结消融术后或预期不可恢复的三度房室传导阻滞（AVB）
- 伴有三度房室传导阻滞的神经肌肉疾病：埃布氏肌营养不良、基恩 - 塞尔综合征、肌强直性营养不良
- 二度 AVB 伴发症状性心动过缓或运动性 AVB

3. 双束支传导阻滞合并：
- 二度 II 型或三度 AVB
- 交替性束支传导阻滞
- 晕厥

4. ST 段抬高型心肌梗死（STEMI）后二度或三度 AVB

5. 颈动脉窦超敏综合征与神经心源性晕厥

6. 持续性心动过缓的心脏移植患者

7. 其他适应证：
- 神经肌肉疾病
- 伴房室传导阻滞（AVB）的心脏结节病
- 中枢性阻塞性睡眠呼吸暂停

8. 心律失常（如室上性心动过速）的预防和治疗

9. 血流动力学适应证：
- 针对射血分数低于 35% 和 QRS 波群宽于 120ms 的患者进行的心脏再同步化治疗
- 肥厚型心肌病与窦房结功能障碍或房室结功能障碍

10. 先天性心脏病

植入式心脏除颤器

植入式心律转复除颤器（ICD）是心律调节装置，由发生器和导线系统组成[2]。一根导线通常连接到右心房，第二根导线连接到右心室心尖（表 3-3）。ICD 的一种特殊类型是用于心脏再同步化治疗的双心室起搏器。对射血分数低于 35% 和 QRS 波群大于 120ms 的患者，该装置在冠状窦内连接第三根导线，使左心室侧壁与右心室同步搏动[1]。

表 3-2　通用起搏器代码：NASPE/BPEG 修订（2002）

位置 I，起搏心腔	位置 II，感知心腔	位置 III，对感知的反应	位置 IV，频率调节	位置 V，多部位起搏
O=无	O=无	O=无	O=无	O=无
A=心房	A=心房	I=抑制	R=频率调制	A=心房
V=心室	V=心室	T=触发		V=心室
D=双腔（A+V）	D=双腔（A+V）	D=双重（T+I）		D=双腔（A+V）

NBG：N 代表北美心脏起搏和电生理学会（NASPE），现改名心律学会（HRS）；B 代表英国起搏与电生理学组（BPEG）；G 代表通用。

Reproduced with permission from Practice advisory for perioperative management of patients with cardiac rhythm management devices: pacemakers and implantable cardioverter-defibrillators. A report by the American Society of Anesthesiologists Task Force on Perioperative Management of Patients with Cardiac Rhythm Management Devices. Anesthesiology. 2011; 114: 247-261.

表 3-3　通用除颤器编码（NBG）：NASPE/BPEG

位置 I，除颤腔室	位置 II，抗心动过速起搏腔室	位置 III，心动过速监测	位置 IV[a]，抗心动过缓起搏腔室
O=无感知功能	O=无感知功能	E=心电描记图	O=无程控功能
A=心房	A=心房	H=血流动力学监测	A=心房
V=心室	V=心室		V=心室
D=双腔（A+V）	D=双腔（A+V）		D=双腔（A+V）

[a] 为了进行可靠的识别，位置 IV 被扩展为完整的 NBG 码。例如，假设起搏部分被设置为 DDDRV 模式，那么具有心室除颤和抗心动过速起搏功能的双心室起搏除颤器将被识别为 VVE-DDDRV。目前，尚无血流动力学传感器被批准用于心动过速检测。

Reproduced with permission from Practice advisory for perioperative management of patients with cardiac rhythm management devices: pacemakers and implantable cardioverter-defibrillators. A report by the American Society of Anesthesiologists Task Force on Perioperative Management of Patients with Cardiac Rhythm Management Devices. Anesthesiology. 2011; 114: 247-261.

ICD 植入适应证

1. 针对室性心动过速 / 心室颤动（VT/VF）的心脏停搏患者进行心源性猝死（SCD）二级预防
   - 心脏停搏后存活的冠心病（CAD）患者（如急性心肌梗死后超过 48h）
   - 非缺血性扩张型心肌病
   - 肥厚型心肌病
   - 致心律失常型右心室心肌病
   - 遗传性心律失常综合征伴一次 VT/VF 发作史；包括长、短 QT 综合征，Brugada 综合征，儿茶酚胺敏感性多形性 VT，特发性 VF
   - 晕厥伴诱发持续性 VT（晕厥被认为是心律失常所致）
2. SCD 的一级预防
   - 包括二级预防的所有子群（未发作 VT/VF 的高风险人群）

CIED 的潜在风险

对于锁骨下区植入 CIED 的患者，在脐以上部位实施电灼时较易产生电磁干扰（EMI）。对于放置在其他部位（如腹部）的发生器，专家提出 15cm 原则，即变压器或心脏导线周围 15cm 范围内为 EMI 高风险区[3]。

电磁干扰会导致：

1. 对起搏器功能的抑制
2. ICD 抗心动过速治疗不当
3. 除颤器导线参数变化：
   - 心房模式转换
   - 心室感知障碍
   - 电极重置
   - 心室起搏阈值升高
4. 起搏器失控[4]
5. 直接接触电灼器械或心脏复律导致的起搏器失效
6. 将 VOO（表 3-2）转为备份模式（重新编程）
7. 一过性或永久性丧失捕获能力
8. 房颤射频消融术中导线的移位[5]
9. 频率适应性起搏（每分钟通气量传感器与心电图 / 容积描记法的相互作用）
10. 体外震波碎石致的 EMI 感知过度和感知抑制
11. 噪声反转模式
12. 心肌灼伤
13. 由于长时间暴露于电流中，射频消融和治疗性辐射与类似于电磁干扰（EMI）的高风险干扰相关联。Grant 等人在最近的一项研究中报道，对于接受放射治疗的患者而言，心脏植入式电子器械（CIED）发生故障的最显著风险因素是中子产生的放射治疗（RT）。发生 CIED 故障的剂量高达 5.4 戈瑞（Gy）时，并未与 CIED 故障相关，从而得出结论：如果采用非中子产生的放射治疗，则可能最大程度地减少 CIED 的重置风险[6]
14. 手持式超声探头。最近由 Plakke 等人报告了一例 CPB 后因手持式超声探头干扰临时起搏器的心外膜起搏导线而发生的心脏停搏[7]。这份报告引起了争议，起搏器制造商表示此种情况下使用手持式超声探头是未经认可，也未遵循说明书，并将事故的大部分责任归咎于麻醉医师[8]。最终，供应商要求明确在起搏器临床运用中各方应承担的责任[9]。此案例也提出一个更重要的问题，即如何使医疗服务者理解此类设备的正确使用方法

针对 CIED 植入患者围术期管理的一般原则

- 针对 CIED 植入患者的围术期管理是由 CIED 团队（电生理学家、心脏病专家）及手术 / 麻醉医师团队（手术期间的团队）合作制订的个体化方案[3]。如果缺乏具有使用此类设备资质医生的监督，上述方案不应由制造商代表单独制订。
- 围术期管理小组应向 CIED 小组提供关于即将进行的手术的信息（表 3-4）。
- CIED 小组应提供有关植入设备的信息，并为设备的围术期管理提供建议（表 3-5）。
- 在手术前的 12 个月，起搏器植入患者应接受相关问诊，而 ICD 植入者应该在术前 6 个月接受设备检查。
- 在预期可能发生 EMI 的情况下，建议关闭 ICD 或将起搏器调整为非同步模式。
- 对于 ICD 抗心律失常检测功能被关闭的患者，需即刻取得外部除颤器（电极板与患者相连）备用。
- 在可能发生 EMI 的情况下，可采用磁铁或重编程来改变 CIED 的功能。关于 ICD 的磁铁反应，见下文。

表3-4 向CIED医生提供的基本信息

- 手术类型
- 手术的解剖部位
- 术中患者体位
- 是否使用单极电刀?(如果是,说明EMI波及的解剖学范围)
- 是否存在导致EMI的其他因素?
- 术中是否实施心脏复律或除颤?
- 手术场所(手术室、操作间等)
- 预期的术后管理措施(预期患者在术后23h内回家,住院患者转移至重症监护室、遥测床)
- 异常情况:可能损坏或波及CIED导联的心胸或胸壁手术,预期大量失血,在CIED附近区域进行手术

Reprinted with permission from Crossley GH, Poole JE, Rozner MA, et al. The Heart Rhythm Society (HRS)/American Society of Anesthesiologists (ASA) Expert Consensus Statement on the Perioperative Management of Patients with Implantable Defibrillators, Pacemakers, and Arrhythmia Monitors: Facilities and Patient Management. This document was developed as a joint project with the American Society of Anesthesiologists (ASA), and in collaboration with the American Heart Association (AHA), and the Society of Thoracic Surgeons (STS). Heart Rhythm. 2011; 8(7): 1114-1154。

表3-5 提供给手术团队的术前CIED评估信息

- 上一次设备检测日期
- 植入设备类型:起搏器ICD,CRT-D,CRT-P,ILR,植入式血流动力学监测仪
- 制造商和型号
- 设备适应证
  - 起搏器:病态窦房结综合征,房室传导阻滞,晕厥
  - ICD:一级或二级预防
  - 心脏再同步化治疗
- 经记录的电池寿命超过3个月
- 导联使用时间是否短于3个月?
- 程序设置
  - 起搏方式与程控的低心率
  - ICD疗法
    - 除颤时的最慢心率
    - 实施ATP的最慢心率
  - 将起搏器工作模式设置为心率响应传感器类型
- 患者生存是否依赖起搏器,如果确定,其潜在起搏节律和心率是多少?
- 设备对磁铁反应如何?
  - 起搏器的磁铁起搏频率
  - 起搏振幅对磁铁功能的反应
  - ICD感知功能是否随磁铁的移除而自动恢复?此设备是否允许关闭磁铁开关?如果可以,记录患者此设备该功能的编程情况

表3-5 提供给手术团队的术前CIED评估信息(续)

- 任何CIED变压器或导线的报警状态
- 最后一个起搏阈值:记录设备充分的安全限度和该阈值的发生日期

Reprinted with permission from Crossley GH, Poole JE, Rozner MA, et al. The Heart Rhythm Society (HRS)/American Society of Anesthesiologists (ASA) Expert Consensus Statement on the Perioperative Management of Patients with Implantable Defibrillators, Pacemakers, and Arrhythmia Monitors: Facilities and Patient Management. This document was developed as a joint project with the American Society of Anesthesiologists (ASA), and in collaboration with the American Heart Association (AHA), and the Society of Thoracic Surgeons (STS). Heart Rhythm. 2011; 8(7): 1114-1154。

- 磁铁反应:将磁铁放在起搏器发生器上可将大多数型号的起搏器转变成非同步模式。将磁铁放在ICD上将暂停其心律失常的监测功能。它不会将起搏器功能切换到非同步模式,因此,对于起搏器依赖型患者,整个团队必须意识到EMI对起搏器功能的抑制风险。如果可能发生EMI,建议事先调节CIED程序,关闭起搏器对心律失常的监测功能,并将程序调节为非同步模式。由于少数型号对磁铁的反应不符合上述方式,建议用户与制造商联系以确认具体型号起搏器对磁铁的反应。
- 由磁铁试验导致的并发症较为罕见。然而,最近的一份病例报告报道,由于术前对CIED的评估不足以及对磁铁试验缺乏了解,三位患者出现术中并发症。此类并发症起病急且症状严重,因此医护人员必须严格遵循ASA和HRS颁布的术前指南,并充分了解相关并发症[10]。

风险最小化策略

- 尽可能使用双极电凝[3]。
- 使用单极电凝(短脉冲),时长不超过5s。
- 放置回路电极板时避免与变压器交叉。
- 对于所有接受手术的CIED植入者,应准备好急救设备(包括体外起搏器/除颤器)并随时备用。
- 在变压器范围内启动电凝设备将会对起搏器产生干扰(即使设备不接触患者)。

麻醉设备管理

近年来,对心律管理设备的围术期管理已得到全国不同医疗机构外科和麻醉科的关注。这是因为已植入此类设备并需要接受手术的患者数量

增加,上述情况对外科手术的日期安排和实施计划提出了挑战,较明显的问题是手术安排的推迟。华盛顿大学麻醉科进行了一项为期 4 年(2009—2013 年)针对围术期 CIED 管理的评估,对采用麻醉设备管理(ADS)和电生理/心内科管理(EPCS)的效果进行了对比[11]。

ADS 的发展受益于 EPCS 的支持和培训。为期 4 年的管理周期涵盖 548 名患者,期间患者未出现明显并发症或安全问题,并在一定程度上缩短了手术推迟时间。ADS 的问题主要集中于采用起搏器非同步模式患者术后的设备功能恢复,而 EPCS 的问题主要集中在未能按照 HRS 颁布的 CIED 围术期管理标准(2011 年公布)开展工作[12]。

上述工作的开展是艰辛的,既需要对麻醉医师进行培训,也需要麻醉科与心内科的密切合作。然而在未来,上述工作必将成为围术期方案中不可或缺的部分。特别是对于就诊人数庞大的医疗机构,日程安排的推迟会造成非常严重的影响。

表 3-6 和图 3-1 是 CIED 患者围术期管理方法的实例[13]。

表 3-6　CIED 患者围术期逐级管理实例

围术期	患者/CIED 状况	干预方法
术前评估	患者已植入 CIED	关注病史
	确定 CIED 的类型(起搏器,植入式除颤器,心脏再同步化治疗)	关注体格检查结果
		制造商 CIED 标志卡
		胸部 X 线检查(无数据)
		补充材料[a]
	确定患者对 CIED 起搏的依赖性	口述病史
		缓慢型心律失常症状
		房室结消融
		无自发性心室活动[b]
	确定 CIED 作用	针对 CIED 的全面评估[c]
		确定 CIED 的起搏脉冲,并设定起搏节律
术前准备	预期术中 EMI 低风险	如果 EMI 低风险,无需特别的预防措施
	EMI 可能;CIED 是起搏器	如有必要,将起搏器调整到非同步模式
		关闭起搏器自适应功能[d]
	EMI 可能;CIED 是植入式除颤器	关闭起搏器抗心律失常功能
		如果患者为起搏器依赖,根据上述方案调整起搏器设置
	EMI 可能;所有 CIED	采用双极电灼设备或超声刀
	术中可能出现心脏生理活动改变(如心动过缓、心肌缺血)	预备临时起搏和心脏复律-除颤措施
		针对由 CIED 导致的不良反应制定预案
术中管理	监测	根据 ASA 标准进行心电监护
		起搏器周围脉冲监测
	电凝干扰	CT/CRP 无电流通过 PG/导线
		避免 CT 接近 PG/导线
		使用电灼设备时,能量选择最低并采用短时电灼方式
		采用双极电灼设备或超声手术刀

表 3-6　CIED 患者围术期逐级管理实例（续）

围术期	患者/CIED 状况	干预方法
术中管理	射频消融	避免射频导管与 PG/导线接触
		远离 PG/导线的射频电流路径
		与手术医生讨论上述问题的解决方案
	体外震波碎石术	在 PG 附近不要聚焦碎石射线束
		波激发碎石？导致起搏器心房起搏失效
	MRI	常规禁忌
		必要情况下向指导医师、心脏病专家、放射科医生和制造商进行咨询
	放射治疗	PG/导线必须在 RT 范围以外
		可能需要外科手术对 PG 进行重置
		在 RT 过程中/后验证 PG 功能
	电休克疗法	向指导医师、患者的心脏病专家、CIED 服务机构或 CIED 制造商进行咨询
紧急除颤心脏复律	ICD：去磁	消除所有可导致 EMI 的风险
		拆卸磁铁以重启治疗
		通过监测保证治疗正常
	ICD：禁用程序	进行重启治疗或直接进行体外心脏复律/除颤
	ICD：以上两者中任何一种	尽量减少从 PG/导线经过的电流
		PP 尽量远离 PG
		PP 垂直于 PG/导线的长轴
		PP 尽可能前后位放置
	无论 CIED 是哪种类型	使用临床上合适的心脏复律/除颤脉冲
术后管理	术后即刻	监测心脏 R&R 持续性
	术后问诊并恢复 CIED 功能	备用起搏、心脏复律/除颤措施
		通过询问评估设备表现
		功能设置是否正确？[e]
		CIED 是 ICD 吗？[f]
		如有需要，可使用心内科/PM-ICD 服务

[a] 制造商数据库，起搏器临床记录，心脏病咨询。
[b] 采用设置为 VVI 且起搏率设置为最低的心律管理装置。
[c] 理想的情况下，采用询问方式评估 CIED 的功能；如有需要，通过重设程序改变设备功能。
[d] 大多数情况下是必要的；当有疑问时，假设如此。
[e] 必要时，重新设定设备程序。
[f] 恢复所有抗心动过速治疗。

Reprinted with permission from Practice advisory for perioperative management of patients with cardiac rhythm management devices: pacemakers and implantable cardioverter-defibrillators. A report by the American Society of Anesthesiologists Task Force on Perioperative Management of Patients with Cardiac Rhythm Management Devices. Anesthesiology. 2011; 114: 247-261.

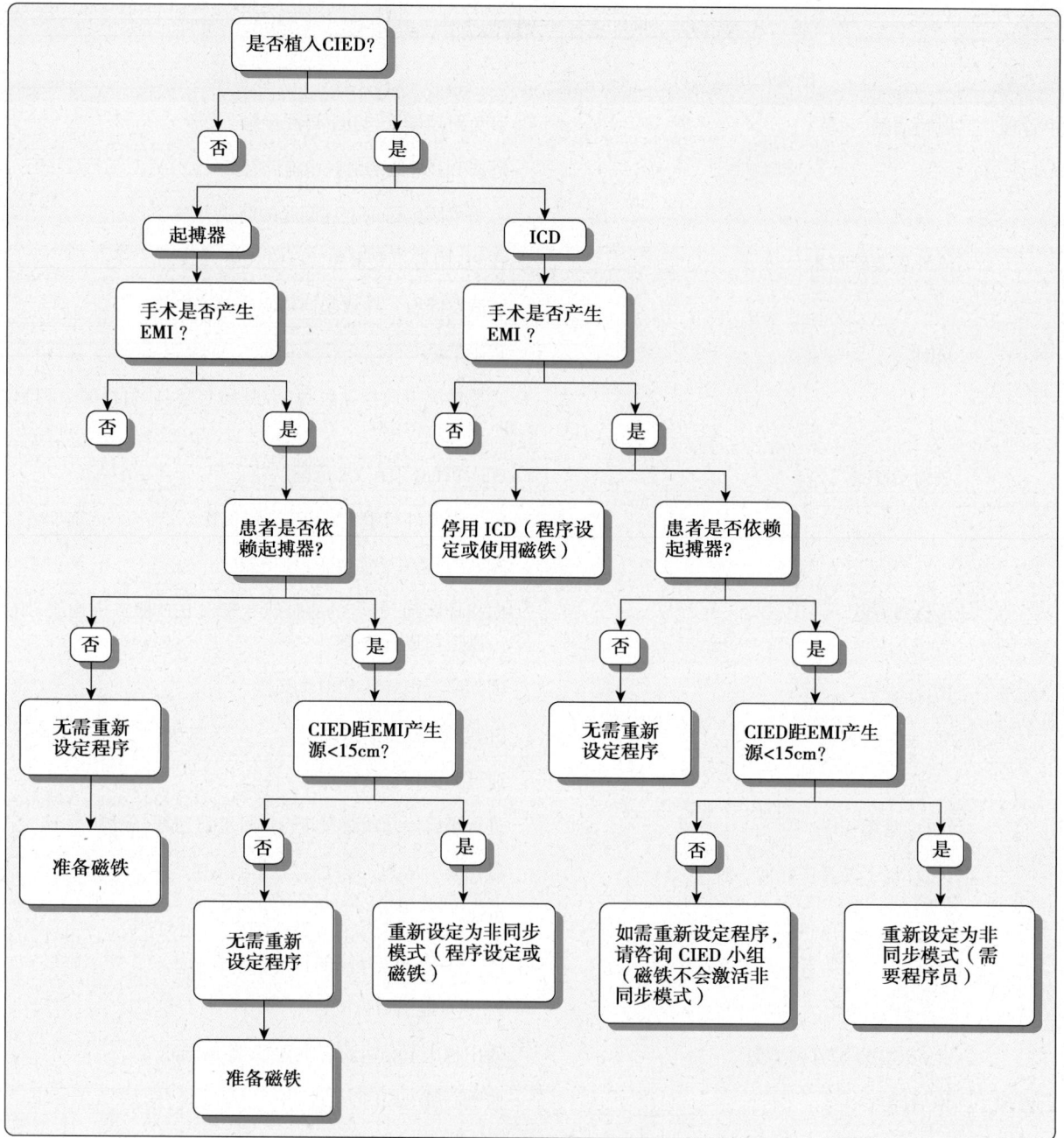

图 3-1 CIED 植入者围术期处理流程实例

（Reprinted with permission from Stone ME, Salter B, Fischer A. Perioperative management of patients with cardiac implantable electronic devices. Br J Anaesth. 2011; 107（Suppl 1）: i16-i26）

CIED 患者术后随访建议（表 3-7, 表 3-8 和表 3-9）

体外循环后起搏器的优化

脱离体外循环后，通常会产生心电传导异常，症状从一度房室传导阻滞、窦性心动过缓，甚至到三度房室传导阻滞或心室间传导延迟不等[14]。

1. **导线放置**：右心房导线置于心房顶部，心耳之

间。右心室导线位于右心室流出道水平。对于梗阻性心肌病患者，右心室导联最好放在右心室心尖部，以减少左心室流出道的血流动力学阻塞。双心室起搏适用于心室传导受损和收缩不同步的患者。将左心室导线置于心室后外侧壁基底部，并将两根心室导线以"Y"形连接于临时起搏器盒的心室输出端。

2. **心率**：通过调控心率来改善心输出量、混合静脉血氧饱和度和动脉血压。

表 3-7　CIED 术后评估的具体程序及专委会书面建议

程序	建议
单极电刀切除术	除非完全符合表 3-8 标准,否则 CIED 评估[a]应在术后 1 个月内进行
体外心脏复律	在患者出院或心电遥测转出前进行 CIED 评估[a]
射频消融术	在患者出院或心电遥测转出前进行 CIED 评估[a]
电休克疗法	除非完全符合表 3-8 标准,否则 CIED 评估[a]应在术后 1 个月内进行
神经传导研究	除常规检查外,无附加 CIED 评估
眼科手术	除常规检查外,无附加 CIED 评估
治疗性放射	在患者出院或心电遥测转出前进行 CIED 评估[a];远程监控优化;某些情况下,每次治疗后都将接受问诊(见正文)
TUNA/TURP	除常规检查外,无附加 CIED 评估
宫腔镜消融	除常规检查外,无附加 CIED 评估
体外震波碎石	除非完全符合表 3-8 标准,否则 CIED 评估[a]应在术后 1 个月内进行
内镜检查	除常规检查外,无附加 CIED 评估
电离子透入疗法	除常规检查外,无附加 CIED 评估
光动力学疗法	除常规检查外,无附加 CIED 评估
X 线/CT 扫描/乳腺 X 射线摄影	除常规检查外,无附加 CIED 评估

　　[a] 此评估是为了代表程序重设。因此,需要单独问诊患者。可以当面完成,或通过远程遥测完成。

　　CIED,心脏植入式电子设备;CT,计算机体层成像;TUNA,经尿道针刺消融术;TURP,经尿道前列腺切除术。

　　Reprinted with permission from Crossley GH, Poole JE, Rozner MA, et al. The Heart Rhythm Society (HRS)/American Society of Anesthesiologists (ASA) Expert Consensus Statement on the Perioperative Management of Patients with Implantable Defibrillators, Pacemakers, and Arrhythmia Monitors: Facilities and Patient Management. This document was developed as a joint project with the American Society of Anesthesiologists (ASA), and in collaboration with the American Heart Association (AHA), and the Society of Thoracic Surgeons (STS). Heart Rhythm. 2011; 8(7): 1114-1154。

表 3-8　应在患者出院或心电遥测转出前进行 CIED 问诊的情况

- CIED 植入者在术前接受设备重新设定而导致设备无法正常工作,例如 ICD 失去心动过速监测能力
- 接受明显影响血流动力学的心脏手术或重要血管手术(如腹主动脉瘤修补术)的 CIED 植入者[a]
- CIED 植入者经历了严重的术中事件,包括因心脏停搏需要临时起搏或心肺复苏的患者以及需要体外心脏复律的患者
- 紧急手术中 EMI 范围达到脐以上
- 心胸外科手术
- CIED 植入者需要接受可产生 EMI(影响设备功能的风险较高)的手术(表 3-7)
- 由于各种原因,CIED 植入者在术后 1 个月内无法接受针对植入设备的可靠评估

　　[a] 问询一般是为了确保设备重设还未进行。在此情况下,建议进行包括阈值评价在内的全面评价。

　　CIED,心脏植入式电子设备;EMI,电磁干扰;ICD,植入式心脏除颤器。

　　Reprinted with permission from Crossley GH, Poole JE, Rozner MA, et al. The Heart Rhythm Society (HRS)/American Society of Anesthesiologists (ASA) Expert Consensus Statement on the Perioperative Management of Patients with Implantable Defibrillators, Pacemakers, and Arrhythmia Monitors: Facilities and Patient Management. This document was developed as a joint project with the American Society of Anesthesiologists (ASA), and in collaboration with the American Heart Association (AHA), and the Society of Thoracic Surgeons (STS). Heart Rhythm. 2011; 8(7): 1114-1154。

表 3-9　起搏器故障的处理	
危险等级	可能的应对措施
血压稳定	1. 吸氧,控制气道 2. 将磁铁放在起搏器上 3. 对于窦性心动过缓,采用阿托品进行处理
严重心动过缓和低血压	1. 吸氧,控制气道 2. 将磁铁放在起搏器上 3. 如果磁铁无法激活起搏器,采用其他起搏方式(采用经皮、经食管或经静脉方式) 4. 对于窦性心动过缓,采用阿托品进行处理 5. 使用异丙肾上腺素来提高心室率
无逸搏节律	1. 心肺复苏 2. 将磁铁放在起搏器上 3. 如果磁铁无法激活起搏器,采用其他起搏方式(采用经皮、经食管或经静脉方式) 4. 使用异丙肾上腺素来提高心室率

Reprinted with permission from Zaidan JR, Youngberg JA, Lake CL, et al., eds., Cardiac, Vascular and Thoracic Anesthesia. New York. NY: Churchill Livingstone; 2000。

3. **房室传导延迟**:对左心室功能不全的患者,可以充分利用心房对心室前负荷的提升作用。采用脉冲多普勒仪检测二尖瓣血液流入,通过纠正房室传导延迟以获得清晰的 E 波和 A 波波形,并确保 A 波结束于 QRS 波群开始前。二尖瓣关闭应出现在 A 波结束后和舒张期二尖瓣反流前。

4. **起搏方式**:这里阐述了三种模式。对于房室传导正常的患者,AAI 模式允许心率加快和心室生理去极化。如果考虑电灼导致的起搏器抑制,请在 AOO 模式下采用非同步起搏(表 3-2)。对于房室传导延迟的患者,应使用 DOO 或 DDI 模式。对于循环后体外出现房颤的患者,在 DDI 模式下可以避免对快速心房率的追踪感应。

5. **双心室起搏**[14-15]:对于 EF 低于 35% 和 QRS 波宽度大于 120ms 的患者(尤其是由乳头肌收缩不同步导致的二尖瓣反流患者),紧急双心室起搏可促进心脏扭转和收缩方式的改变。采用斑点追踪、三维超声心动图、针对心脏间隔至脏壁的运动延迟进行诊断的 M 型超声诊断仪、彩色多普勒组织成像技术和心脏节段运动速度分析等方法确诊心室的非同步性。目前,临时起搏器只允许双心室起搏(两根心室心外膜导线以“Y”形与起搏器盒心室输出端连接)。急性心脏再同步化治疗可增加心肌做功,并轻度降低心肌氧耗量。

(杨宁 译,左明章 校)

参考文献

1. Epstein AE, Dimarco JP, Ellenbogen KA, et al. ACC/AHA/HRS 2008 guidelines for device-based therapy of cardiac rhythm abnormalities: executive summary. *Heart Rhythm.* 2008;5:934–955.
2. Stone KR, McPherson CA. Assessment and management of patients with pacemakers and implantable cardioverter defibrillators. *Crit Care Med.* 2004;32:S155–165.
3. Crossley GH, Poole JE, Rozner MA, et al. The Heart Rhythm Society (HRS)/American Society of Anesthesiologists (ASA) Expert Consensus Statement on the perioperative management of patients with implantable defibrillators, pacemakers and arrhythmia monitors: facilities and patient management this document was developed as a joint project with the American Society of Anesthesiologists (ASA), and in collaboration with the American Heart Association (AHA), and the Society of Thoracic Surgeons (STS). *Heart Rhythm.* 2011;8:1114–1154.
4. Heller LI. Surgical electrocautery and the runaway pacemaker syndrome. *Pacing Clin Electrophysiol.* 1990;13:1084–1085.
5. Lakkireddy D, Patel D, Ryschon K, et al. Safety and efficacy of radiofrequency energy catheter ablation of atrial fibrillation in patients with pacemakers and implantable cardiac defibrillators. *Heart Rhythm.* 2005;2:1309–1316.
6. Grant JD, Jensen GL, Tang C, et al. Radiotherapy-induced malfunction in contemporary cardiovascular implantable electronic devices: clinical incidence and predictors. *JAMA Oncol.* 2015;1:624–632.
7. Plakke MJ, Maisonave Y, Daley SM, et al. Radiofrequency scanning for retained surgical items can cause electromagnetic interference and pacing inhibition if an asynchronous pacing mode is not applied. *A A Case Rep.* 2016;6:143–145.
8. Kane T. Editorial comment: manufacturer's response. *A A Case Rep.* 2016;6:142.
9. Rozner MA, Schultheis L, Schulman PM. The unstated Murphy's Law of the operating room: if something goes wrong, blame anesthesia. *A A Case Rep.* 2016;6:139–141.
10. Schulman PM, Rozner MA. Case report: use caution when applying magnets to pacemakers or defibrillators for surgery. *Anesth Analg.* 2013; 117: 422–427.
11. Rooke GA, Lombaard SA, Van Norman GA, et al. Initial experience of an anesthesiology-based service for perioperative management of pacemakers and implantable cardioverter defibrillators. *Anesthesiology.* 2015;123:1024–1032.
12. Rozner MA, Schulman PM. Creating an anesthesiologist-run pacemaker and defibrillator service: closing the perioperative care gap for these patients. *Anesthesiology.* 2015;123:990–992.
13. Stone ME, Salter A, Fischer G. Perioperative management of patients with cardiac implantable electronic devices. *Br J Anaesth.* 2011;107(Suppl 1):i16–i26.
14. Chua J, Schwarzenberger JA, Mahajan A. Optimization of pacing after cardiopulmonary bypass. *J Cardiothorac Vasc Anest.* 2012;26:291–301.
15. Wang DY, Richmond ME, Quinn TA, et al. Optimized temporary biventricular pacing acutely improves intraoperative cardiac output after weaning from cardiopulmonary bypass: a substudy of a randomized clinical trial. *J Thorac Cardiovasc Surg.* 2011;141:1002–1008.

附录4
美国麻醉医师协会的标准、指南与声明

委员会的起源：标准与实践参数

（于 1986 年 10 月 21 日由美国麻醉医师协会代表大会批准，并于 2010 年 10 月 20 日进行最后一次修改，从 2011 年 7 月 1 日起生效）

尽管这些标准可以应用于所有的麻醉相关治疗操作，但是在一些紧急情况下，会优先考虑恰当的生命支持措施。基于合格的麻醉医师的判断，这些标准可能随时被打破。这些标准的实施旨在提高患者治疗的质量，但是单纯遵守这些准则并不能保证带来任何特定的患者预后。随着技术与实践技能的进步，这些标准经常会发生变动。标准可应用于所有的全身麻醉，区域麻醉以及监护麻醉。但是这一系列的标准只适用于处理基本麻醉监测的问题，而基本麻醉监测只是麻醉管理的一部分。在某些罕见的或者特殊的情况下，一些监护手段可能不具备临床实践性，且标准里所采取的监护手段可能无法发现意外的病情发展情况。有时，持续监护的中断可能是无法避免的。这些标准并不适用于产科患者分娩时监测以及疼痛管理。

标准 I

在实施所有的全身麻醉，区域麻醉以及监护麻醉时，必须有合格的麻醉人员在场。

目的

由于麻醉过程中患者状况的瞬息万变，合格的麻醉医师应该持续关注患者的监护，并且及时提供合适的处理。如果遇到不可避免的情况，例如在放射性检查时麻醉人员需要暂时离开，中断对患者的直接观察，那么就需要规定一些对患者的监护措施。如果发生一些紧急事件，暂时需要负责的麻醉医师离场时，麻醉医师最合适的判断应当基于状况的紧急程度和麻醉患者状况的评估，以及在暂时离开时选择其他合适的麻醉人员接管。

标准 II

在所有麻醉过程中，应当持续评估患者的氧合，通气，循环情况以及体温。

氧合

目的

在所有麻醉过程中，确保吸入气以及血液中足够的氧气浓度。

方法

1. 吸入气：在实施需要使用麻醉机的全身麻醉时，需要监测患者呼吸回路中的氧气浓度，且回路具备低氧浓度报警功能。

2. 血氧饱和度：在所有的麻醉过程中，麻醉医师都应当采取评估氧合情况的措施，比如脉搏血氧饱和度监测。当使用脉搏血氧饱和度仪时，麻醉医师或者麻醉监护人员应当能够听到变化的脉搏高音以及低限报警音。足够的照明以及患者体表的暴露对于评估患者氧合情况是十分必要的。

通气

目的

在所有麻醉过程中，都应当确保患者具有足够的通气。

方法

1. 每一位接受全身麻醉的患者的通气状况都应当得到持续的评估。可靠的临床征象是十分实用的，比如胸廓的起伏，储气球囊的起伏，以及呼吸音的听诊。除非受到患者自身情况、操作步骤或设备的限制，呼气末二氧化碳值应当得到持续监测。对于呼出气容积的监测更是强烈推荐的。

2. 当行气管插管或置入喉罩时，它们的正确位置必须由临床体征以及呼气末二氧化碳值来确定。从行气管插管或者置入喉罩，到拔管或者将患者转移到恢复区,持续的呼气末二氧化碳分析应当由一些手段来实现,包括二氧化碳描记图,二氧化碳监测术或者质谱法。当我们在使用二氧化碳描记图或者二氧化碳监测术时,麻醉医师或者麻醉监护人员应当能够听到呼气末二氧化碳异常的报警。

3. 当患者处于控制通气时,检测呼吸回路连接情况的设备应当持续工作。当漏气超过设备的限值时,此设备应当能够进行报警。

4. 在区域麻醉(非镇静状态)或局部麻醉(非镇静状态)的过程当中,患者的通气情况应当由一些临床体征的持续评估来反映。除非受到患者的自身情况、操作步骤或者设备限制,在中度或者深度镇静状态下,通气程度应当通过持续观察可靠的临床体征以及监测呼气末二氧化碳来评估。

循环

目的

在所有麻醉过程中,都应当保证患者的循环稳定。

方法

1. 从麻醉实施开始到离开手术室,每一位接受麻醉的患者都应当有持续的心电图监测。

2. 每一位接受麻醉的患者都应当每隔5分钟测一次血压以及心率。

3. 除了上述的方法,每一个接受全身麻醉的患者都应当有至少一种持续的循环功能监测,主要包括以下几种:脉搏的触诊,心音的听诊,有创血压监测,超声外周脉搏监测,脉搏体积描记法,或者血氧饱和度监测。

体温

目的

在所有麻醉过程中,都应当协助维持合适的体温。

方法

当临床上能够预测或怀疑患者的体温显著改变时,应当监测体温。

镇静深度的延续性:全身麻醉的定义以及镇静/镇痛的等级

委员会的起源:质量管理行政部门

(于1999年10月13日由美国麻醉医师协会代表大会批准,并在2014年10月15日进行最后一次修改)

	轻度镇静(抗焦虑)	中度镇静/镇痛(清醒镇静)	深度镇静/镇痛	全身麻醉
反应	对语言刺激有正常反应	对语言或触觉刺激有有目的的反应	对重复的或者疼痛刺激有反应	对疼痛刺激没有反应
气道	无影响	无需干预	可能需要干预	经常需要干预
自主通气	无影响	合适	可能不够	经常不够
心血管功能	无影响	通常保持稳定	通常保持稳定	可能被抑制

轻度镇静(抗焦虑)是一个由药物引起的状态,在这种状态下,患者可以对语言指令做出正常的反应。虽然认知功能与身体协调功能可能会受影响,但气道反射、通气功能和心血管功能则不受影响。

中度镇静/镇痛(清醒镇静)是一种由药物引起的意识抑制的状态,在这种状态下,患者能有目的地对语言指令做出反应。可以是单独的语言指令,也可以是伴随轻微触觉刺激的语言指令。不需要采取干预措施来确保气道的通畅,并且此时

自主通气是足够的。心血管系统功能通常是保持稳定的。

深度镇静/镇痛是一个由药物引起的意识抑制的状态,在这个状态下,患者不能被轻易唤醒,但是却能对重复的或者疼痛刺激有自主反应。其通气功能可能受到影响,可能需要外界协助来维持通气功能的稳定,并且此时自主通气量可能不足。心血管功能通常保持稳定。

全身麻醉是一种由药物引起的意识丧失的状态,在这种状态下,即使是疼痛刺激,患者也无法

被唤醒。自主通气能力将被削弱。患者通常需要外界协助来维持足够的通气量，并且患者通常需要正压通气，这是由于自主通气能力的减弱或者药物所致的神经肌肉功能抑制。心血管功能可能会受抑制。

因为镇静状态是延续的，我们并不总能预测每一个患者将会有怎样的反应。因此，倾向于设定一个镇静分级的实践者应该能在一个患者的镇静程度高于最初目标时抢救患者。实施中度镇静/镇痛的麻醉医师应当能够抢救处于深度麻醉的患者，而实施深度镇静/镇痛的麻醉医师应当能够抢救处于全身麻醉状态的患者。

麻醉前监护的基本标准

委员会的起源：标准和实践参数

（于 1987 年 10 月 14 日由美国麻醉医师协会代表大会批准，并于 2015 年 10 月 28 日经过最后一次修改）

这些标准适用于所有接受麻醉的患者。在某些特殊的情况下，这些标准可能会进行调整。当这种情况发生时，应当记录在患者的病历中。

一个麻醉医师应当负责评估患者的健康状况，并且制订相应的麻醉方案。

在实施麻醉方案之前，麻醉医师应当负责：

1. 回顾医疗记录。

2. 访视患者，并且对患者进行特定的检查：

a. 询问病史，包括以往的麻醉史和药物治疗情况。

b. 评估可能增加围术期风险的身体状况。

3. 回顾患者的相关检查结果以及病程记录，这些对于麻醉的实施是必要的。

4. 制订合适的术前用药方案。

5. 在实施麻醉前确认患者已签署麻醉同意书。

6. 当上述步骤完成后，记录在表格里。

麻醉后监护的标准

委员会的起源：标准和实践参数

（于 2004 年 10 月 27 日由美国麻醉医师协会代表大会批准，并于 2014 年 10 月 15 日进行最后一次修改）

这些标准适用于任何地点的麻醉后监护。由于不同麻醉医师的判断，有些标准可能会被打破。这些标准旨在提供更高质量的患者监护，但是却不能保证获得任何特定的预后。由于技术与实践的进步，这些标准会不时更新。

标准 I

所有接受全身麻醉，区域麻醉以及监护麻醉的患者都应当具备合适的麻醉后管理方案。

1. 应当具备一个麻醉后监护室（PACU）或者一个提供麻醉后监护的病房（如一个外科重症监护室），以接收实施过麻醉的患者。除非是负责麻醉的医生的特定指示，所有接受过麻醉的患者都应当送入 PACU 或者可以提供相同监护的地方。

2. PACU 或者能够提供麻醉后监护的病房的医疗行为应当由相关政策或者特定步骤来管理，而这些政策或者特定步骤应当由麻醉部门批准。

3. PACU 的设计，设备以及人员应当满足设备鉴定和特许机构的要求。

标准 II

被转运到 PACU 的患者应该由一个来自麻醉监护团队并了解患者病情的人员管理。在转运过程中，患者应当继续在监护和支持治疗下接受进一步评估和治疗。

标准 III

当患者到达 PACU 后，护送患者的麻醉监护人员应当重新评估患者的情况，并且向 PACU 的护士进行口头的交接。

1. 到达 PACU 时，患者的基本情况应当被记录在案。

2. 术前患者健康状况以及手术/麻醉相关方案的信息应当告知 PACU 的护士。

3. PACU 的护士接手管理患者之前，麻醉监护团队的人员不应当离开 PACU。

标准 IV

在 PACU 中，患者的基本状况应当得到持续的评估。

1. 患者应当受到与其状况相对应的监护手段的监测。其中，我们应特别关注患者的氧合情况，通气状况，循环功能，意识水平以及体温。在患者从麻醉状态恢复的最初阶段，我们应当应用一些评估氧合情况的有效方法，比如脉搏血氧饱和度监测。但是这种方法并不适用于产科患者，因为这些患者主要在区域麻醉下行生产和阴道分娩。

2. 每一位患者都应当有一份记录 PACU 内恢复情况的准确的报告单。对每一位进入 PACU 的患者,都应当使用合适的 PACU 评分系统对患者的基本情况进行评估。在 PACU 期间,每隔一段时间就应当进行一次评估,最后一次评估应当在患者离开 PACU 时进行。

3. PACU 期间整体的监护以及患者的护理协调工作都应当由麻醉医师负责。

4. 应当有一个政策来确保 PACU 配备一位能够处理并发症并实施心肺复苏的医生。

标准 V

应当有一位医生负责批准患者转出 PACU。

1. 在转出标准应用之前,其必须得到麻醉部门和医务人员的批准。离开 PACU 的患者,可能是转回病房,转入重症监护室,转入观察室或者回家,这些患者不同去向的转出标准也千差万别。

2. 当负责护送患者转出的医生不在场时,PACU 的护士应当判断患者的基本情况是否已经达到转出标准。批准患者离开 PACU 的医生的姓名应当被记录在案。

手术室火灾预防和管理实践建议

美国麻醉医师协会

手术室火灾预防原则

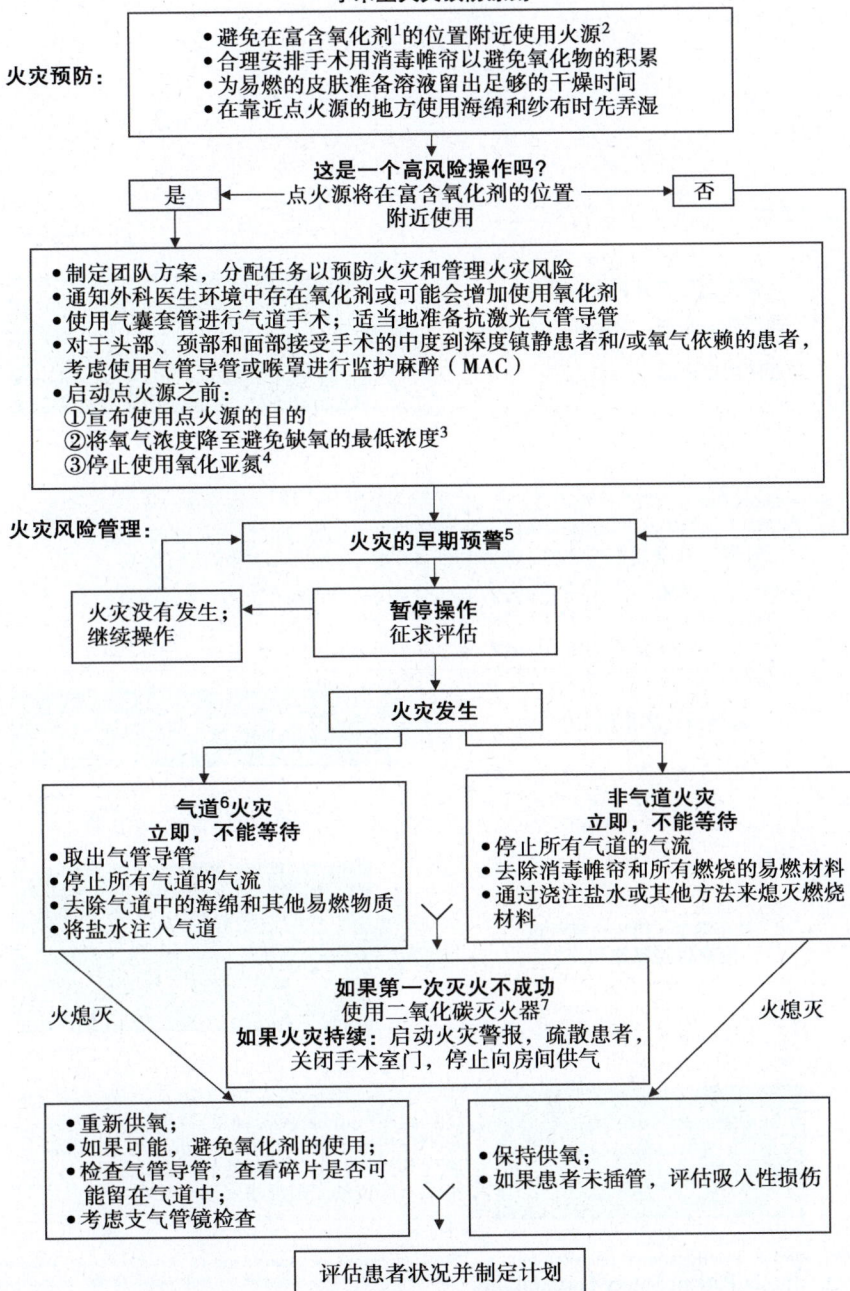

火灾预防：
- 避免在富含氧化剂[1]的位置附近使用火源[2]
- 合理安排手术用消毒帷帘以避免氧化物的积累
- 为易燃的皮肤准备溶液留出足够的干燥时间
- 在靠近点火源的地方使用海绵和纱布时先弄湿

这是一个高风险操作吗？
点火源将在富含氧化剂的位置附近使用

是 ／ 否

- 制定团队方案，分配任务以预防火灾和管理火灾风险
- 通知外科医生环境中存在氧化剂或可能会增加使用氧化剂
- 使用气囊套管进行气道手术；适当地准备抗激光气管导管
- 对于头部、颈部和面部接受手术的中度到深度镇静患者和/或氧气依赖的患者，考虑使用气管导管或喉罩进行监护麻醉（MAC）
- 启动点火源之前：
  ①宣布使用点火源的目的
  ②将氧气浓度降至避免缺氧的最低浓度[3]
  ③停止使用氧化亚氮[4]

火灾风险管理：

火灾的早期预警[5]

火灾没有发生；继续操作

暂停操作 征求评估

火灾发生

气道[6]火灾
立即，不能等待
- 取出气管导管
- 停止所有气道的气流
- 去除气道中的海绵和其他易燃物质
- 将盐水注入气道

非气道火灾
立即，不能等待
- 停止所有气道的气流
- 去除消毒帷帘和所有燃烧的易燃材料
- 通过浇注盐水或其他方法来熄灭燃烧材料

火熄灭

如果第一次灭火不成功
使用二氧化碳灭火器[7]
如果火灾持续： 启动火灾警报，疏散患者，关闭手术室门，停止向房间供气

火熄灭

- 重新供氧；
- 如果可能，避免氧化剂的使用；
- 检查气管导管，查看碎片是否可能留在气道中；
- 考虑支气管镜检查

- 保持供氧；
- 如果患者未插管，评估吸入性损伤

评估患者状况并制定计划

[1] 当氧浓度超过室内空气水平，和/或存在任何浓度的氧化亚氮时，就会出现富含氧化剂的情况。
[2] 点火源包括但不限于电外科或电灼单元和激光器。
[3] 减少氧气输送到最小后，在使用点火源之前等待一段时间（如1~3分钟）。对于依赖氧气的患者，将氧气输送减少到避免缺氧所需的最低限度。用脉搏血氧饱和度监测氧合，如果可行的话，监测呼吸，呼出和/或输送的氧气浓度。
[4] 停止输送氧化亚氮后，请在使用点火源之前等待一段时间（如1~3分钟）。
[5] 意外的闪光，火焰，烟雾或热量，不寻常的声音（如"砰""啪嗒"声）或气味，消毒帷帘的意外移动，窗帘或呼吸回路的变色，患者意外的移动或抱怨。
[6] 在此原则中，气道火灾是指气道或呼吸回路中的火灾。
[7] 如有必要，可在患者身上使用二氧化碳灭火器。

图1 手术室火灾处理原则

（From Caplan RA, Barker SJ, Connis RT, et al; American Society of Anesthesiologists Task Force on Operating Room Fires. Practice advisory for the Prevention and Management of Operating Room Fires: a report by the American Society of Anesthesiologists Task Force on Operating Room Fires. Anesthesiology. 2008; 108: 786-801, with permission）

手术室火灾预防原则*

从这开始

患者是否有外科火灾风险？
操作涉及头部，颈部和上胸部（T5上方），以及在氧化剂附近使用点火源

否 → 继续手术，但实时评估火灾风险的变化

护士和外科医生应避免使用含酒精的皮肤准备制剂并留出足够的干燥时间。在使用电烙之前，外科医生和麻醉专业人员之间应进行交流

是 ↓

患者是否需要输氧？

否 → 使用房间空气进行镇静

是 ↓

是否需要>30%的氧气浓度来保持氧饱和度？

否 → 使用传送装置如搅拌器或共用气体出口将氧气保持在30%以下

是 ↓

用气管导管或声门上器械固定气道

尽管固定气道是首选，但是对于使用气道装置不理想或不可行的情况，可以通过在面部通气并且打开覆盖物来使氧气聚集最少，以将手术部位最大限度暴露于空气中

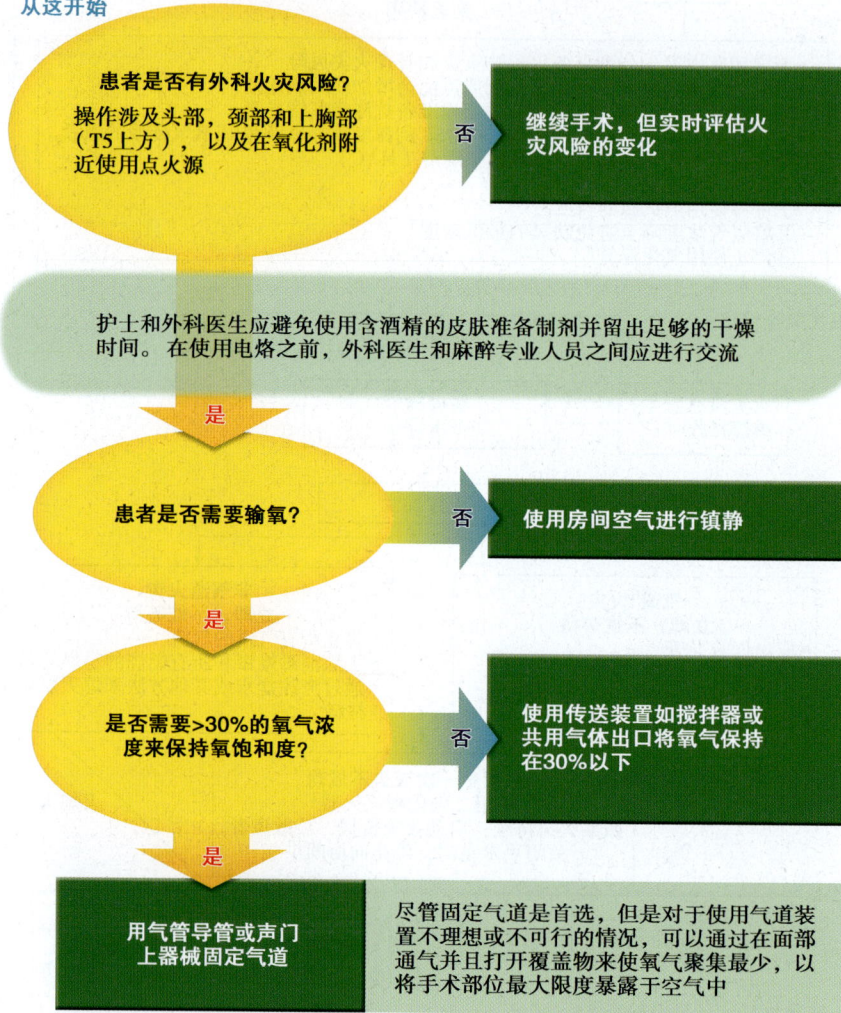

apsf
www.apsf.org
Provided as an educational resource by the
Anesthesia Patient Safety Foundation
Copyright ©2014 Anesthesia Patient Safety Foundation   www.apsf.org

The following organizations have indicated their support for APSF's efforts to increase awareness of the potential for surgical fires in at-risk patients: American Society of Anesthesiologists, American Association of Nurse Anesthetists, American Academy of Anesthesiologist Assistants, American College of Surgeons, American Society of Anesthesia Technologists and Technicians, American Society of PeriAnesthesia Nurses, Association of periOperative Registered Nurses, ECRI Institute, Food and Drug Administration Safe Use Initiative, National Patient Safety Foundation, The Joint Commission

*This is not an ASA document but is included because of its relevance to fire safety. (http://www.apsf.org/newsletters/html/Handouts/ORFireAlgorithmPoster8.5×11.pdf)

监护麻醉的地位

委员会的起源：经济学

（于2005年10月25日由美国麻醉医师协会代表大会批准，并于2013年10月16日进行最后一次修改）

监护麻醉是一项针对诊断性和治疗性操作的特殊麻醉服务。监护麻醉的适应证包括评估操作本身的特殊性质，患者的健康状况，以及是否存在转为全身麻醉或者区域麻醉的潜在可能。

监护麻醉包含了麻醉的各个方面——术前访视，术中管理，以及术后管理。在实施监护麻醉的过程中，麻醉医师应提供或者指导一系列的特殊服务，这包括但不限于以下几种：

1. 诊断并且处理在手术过程中发生的临床问题。

2. 为患者的重要脏器功能提供支持。

3. 指导使用镇静药，镇痛药，催眠药，麻醉药或者其他与患者安全相关的药物。

4. 心理及行为上的支持。

5. 提供其他的药物支持以帮助手术操作顺利、安全完成。

监护麻醉可能包括了必要的、不同等级的镇静，镇痛和抗焦虑。提供监护麻醉的医生必须准备着并能够在必要的情况下将监护麻醉改为全身麻醉。如果患者失去了意识并且不能对刺激做出可靠的反应，不管是否需要通气设备，这种麻醉就是全身麻醉。

监护麻醉是一项针对患者个人的医疗服务。它应当获得与全身或区域麻醉相同的报酬。据此，美国麻醉医师协会相对价值指南为报酬的决定提供了适合的基础设施，时长，以及合适的调配单位。

监护麻醉与中度镇静/镇痛（清醒镇静）的区别

委员会的起源：经济学

（于2004年10月27日由美国麻醉医师协会代表大会批准，并于2009年10月21日做最后一次修改，最终于2013年10月16日再次确认）

中度镇静/镇痛（清醒镇静；下文称为中度镇静）在手术操作编码系统中是一种医疗服务。在中度镇静中，医生将指导他人或自己使用镇静药和/或镇痛药来帮助患者减轻在检查或治疗性操作中的焦虑和疼痛。正如联合委员会标准所定义的，这种药物引起患者意识抑制，并使其处于一种中等程度的镇静，可安慰患者并使其配合医生，从而帮助诊断性和治疗性操作的顺利进行。提供中度镇静治疗的医生必须具备辨别深度镇静的资质和能力，并应当有能力处理这种后果，以及将镇静程度调整回中度或者更浅程度的镇静。镇静药或镇痛药对意识，循环以及呼吸功能的影响的持续评估也是这项服务的一部分。

美国麻醉医师协会已经对监护麻醉做出了定义（见"监护麻醉的地位"，更新于2013年10月16日）。这项医疗服务可以在以下几方面与中度镇静区分开。监护麻醉的一个基本组成部分就是对患者在诊断性或治疗性操作过程中可能发生的生理或者医学问题的麻醉性评估和管理。由于监护麻醉可能包括中度镇静过程中使用的镇静药或镇痛药，监护麻醉的实施者必须在必要时有能力并有所准备将患者转为全身麻醉。此外，获得实施监护麻醉资格的先决条件是实施者具备处理任何镇静导致的气道问题的能力。中度镇静的镇静深度应该保证不减弱患者维持其自主通气的能力。监护麻醉的这些组成部分是麻醉服务中不属于中度镇静的特殊部分。

和其他所有麻醉服务一样，监护麻醉包括一系列实施中度镇静麻醉范围之外的术后职责，包括全部意识的恢复，疼痛的减轻，一些术中用药导致的副作用或有害的生理反应的处理，以及药物相互作用的问题。

监护麻醉允许安全地实施最大限度镇静，这种最大限度的镇静超过了中度镇静所提供的镇静深度。如果在操作过程中能够灵活控制镇静程度从清醒至全身麻醉，则能最大限度使镇静深度满足患者和操作的需要。在某些情况下，操作步骤侵入性可能较强或者患者较敏感，适宜的镇静深度对于理想操作效果的获得是十分重要的。

总的来说，监护麻醉是一项与中度镇静完全区分开的医疗服务，这其中最大的区别就是在操作和治疗过程中，实施者必须能够最大限度地利用麻醉资源来提供生命支持以及为患者提供舒适和安全。

拒绝复苏或限制其他治疗的患者的麻醉伦理指南

委员会的起源：伦理

（于 2001 年 10 月 17 日由美国麻醉医师协会代表大会批准，并于 2013 年 10 月 16 日进行最后一次修改）

这些指南不仅适用于具有自主决定能力的患者，也适用于没有自主决定能力但曾表达过意愿的患者。

1. 考虑到已发表的观点及社会文化的多样性，拒绝复苏或限制其他治疗的患者的术前准备及围术期管理正被广泛地讨论。有必要将讨论后有意义的结果记录下来。

2. 在实施包括麻醉在内的操作之前，有的政策能够自动中止拒绝复苏或限制其他治疗的指令，这可能并不能以一种负责任的、伦理性的方式来处理患者自主决定的权利。如果这种政策存在的话，在必要的情况下，它们应当被审阅及改进，以便于反映出这些指南的内容。

3. 麻醉的实施包括一些在其他情景中被视为复苏的实践与操作。在麻醉操作之前，在可能的情况下，任何可能制约抢救步骤的指令（指的是拒绝复苏或其他更高级的指令）都应该由患者或其指定的代理人复审。正是由于这种复审，这些指令的执行必须以患者的意愿为前提进行更改。以下三个选择中的一个可能在很多情况下可以提供一个满意的结果：

A. 全力抢救：患者或者其指定的代理人可能会要求在麻醉及术后中止所有的指令，因此，在此期间，其同意使用那些适用于处理临床问题的抢救操作。

B. 特殊的限制性抢救操作：患者或其指定的代理人可能选择拒绝一些特殊的抢救步骤（比如胸外按压、除颤或气管插管）。麻醉医师应当通知患者或其指定的代理人，哪些步骤对于复苏的成功是至关重要的，以及哪些步骤不是必要的，可以选择拒绝。

C. 由患者的目标与价值观决定的限制性抢救操作：患者或其指定的代理人可能允许麻醉医师以及外科/操作团队在选择抢救步骤时依从临床判断，并保证这些抢救步骤是适合当时情况的，以及与患者的目标与价值观相符。例如，一些患者可能希望得到全部的抢救措施来处理那些被认为是可以很快并容易逆转的临床问题。但是因治疗限制，可能出现永久的后遗症，比如神经系统受损，或者对生命支持技术的依靠。

4. 任何对患者的指令做出的修改都应该被记录在病历中。在某些情况下，患者或其指定的代理人要求麻醉医师运用临床判断来决定合适的抢救步骤，麻醉医师应当记录下这些讨论，并且着重地强调患者的目标与价值观。

5. 术后或者操作后的治疗计划应当注明最初的、之前就存在的限制性抢救步骤的指令是何时或将何时被恢复。这种情况发生在患者已经从麻醉、手术或者操作的急性反应期恢复的时候。我们需要考虑是否应该继续提供给患者时间或者事件限制的手术/操作后治疗流程，从而帮助患者或其代理人更好地判断继续按原方案治疗的做法是否与患者的目标相符合。

6. 讨论和记录干预措施是否可能导致手术、操作或者麻醉的特殊并发症是十分重要的。

7. 初诊医生、手术医生或操作者以及麻醉医师在这些事件上应进行合作沟通。如果可能的话，这些医生在讨论时应当与患者（或者患者指定的代理人）会面。医生们的责任是十分重要且不可替代的。如果允许的话，其他直接参与患者医疗及护理的人员也将被包括在这个步骤中。

8. 如果发生了冲突，我们推荐以下几种解决步骤：

A. 当麻醉医师发现外科医生/操作人员的干预决策与患者的道德观念不符合时，麻醉医师应当以一种不批判的态度撤销这种操作，并提供一种可暂时选择的医疗方案。

B. 当麻醉医师发现外科医生/操作人员的干预决策与普遍接受的医疗标准、伦理实践或政策相冲突时，麻醉医师应当表达出这种担忧，并将这种情况向相关机构说明。

C. 如果这些选择在目前政策下不可行，但是又对影响远期死亡率十分必要，那么根据美国医学会的医学伦理原则，这些医疗措施应当根据患者的指令实施，并且这些措施应当符合患者的期望和价值观。

9. 来自医院的麻醉医师应当在外科团队、操作者及护士之间建立联系，从而方便展示、讨论以及应用这些指南。应当充分知会相关医务工作者讨论的过程和动机。

10. 当这些指南与当地政策发生冲突时，或当出现紧急情况而患者又缺乏决策能力，无法表达意图时，可以适当修改指南。

针对术前禁食和使用药物降低肺误吸风险的指南实践：应用于行择期手术的健康患者

委员会的起源：标准与实践参数

（于 2001 年 10 月 17 日由美国麻醉医师协会代表大会批准，并于 2016 年 10 月 26 日进行最后一次修改）

禁食推荐总结

A. 禁食推荐*	
摄入物质	**最少禁食时间†**
• 清澈液体‡	2h
• 母乳	4h
• 婴儿配方奶	6h
• 非母乳§	6h
• 便餐**	6h
• 油炸食品、脂肪食物或瘦肉	另加禁食时间（如 8h 或更长）

* 以上推荐适用于需择期手术的健康患者。不适用于要分娩的女性。依据上述，不能完全保证胃排空。

† 以上禁食时间适用于全年龄层。

‡ 清澈液体包括水、没有果肉的果汁、碳酸饮料、清茶以及黑咖啡。

§ 由于非母乳与固体食物的胃排空时间相近，因此应根据摄入量来确定具体的禁食实践。

** 便餐基本由面包和清水组成。包括油炸/脂肪食物或者瘦肉的便餐或许会延长胃排空时间，这些情况下，可能需要额外的禁食时间（如 8 小时或更多）。具体禁食时间要视摄入的食物量和种类而定。

药物使用推荐总结

B. 药物使用推荐	
药物种类和常用例子	**建议**
胃肠道刺激剂：	
• 甲氧氯普胺	可使用/不常规使用
胃酸分泌抑制剂：	
• 西咪替丁	可使用/不常规使用
• 法莫替丁	可使用/不常规使用
• 雷尼替丁	可使用/不常规使用
• 奥美拉唑	可使用/不常规使用
• 兰索拉唑	可使用/不常规使用
抗酸药：	
• 枸橼酸钠	可使用/不常规使用
• 碳酸氢钠	可使用/不常规使用
• 三硅酸镁	可使用/不常规使用
镇吐药：	
• 昂丹司琼	可使用/不常规使用
抗胆碱药：	
• 阿托品	不使用
• 东莨菪碱	不使用
• 格隆溴铵	不使用
上述药物联合使用：	不常规使用

（魏毓良 译，易杰 校）

附录5

气道管理流程及困难气道管理流程

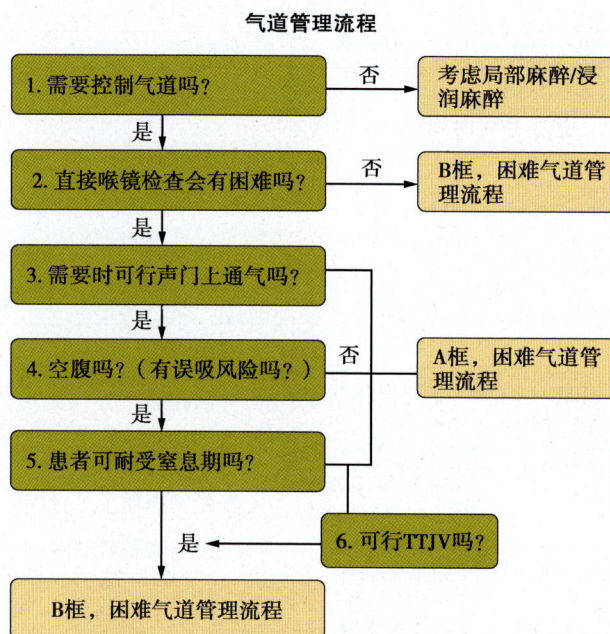

气道管理流程

图1 气道管理流程：美国麻醉医师协会制定的困难气道管理决策树

TTJV，经气管喷射通气 .（摘自 Rosenblatt WH，Sukhupragarn W. Airway management. In：Barash PG，Cullen BF，Stoelting RK，et al.，eds. Clinical Anesthesia. 7th ed. Philadelphia：Lippincott Williams & Wilkins；2013：788，with permission）

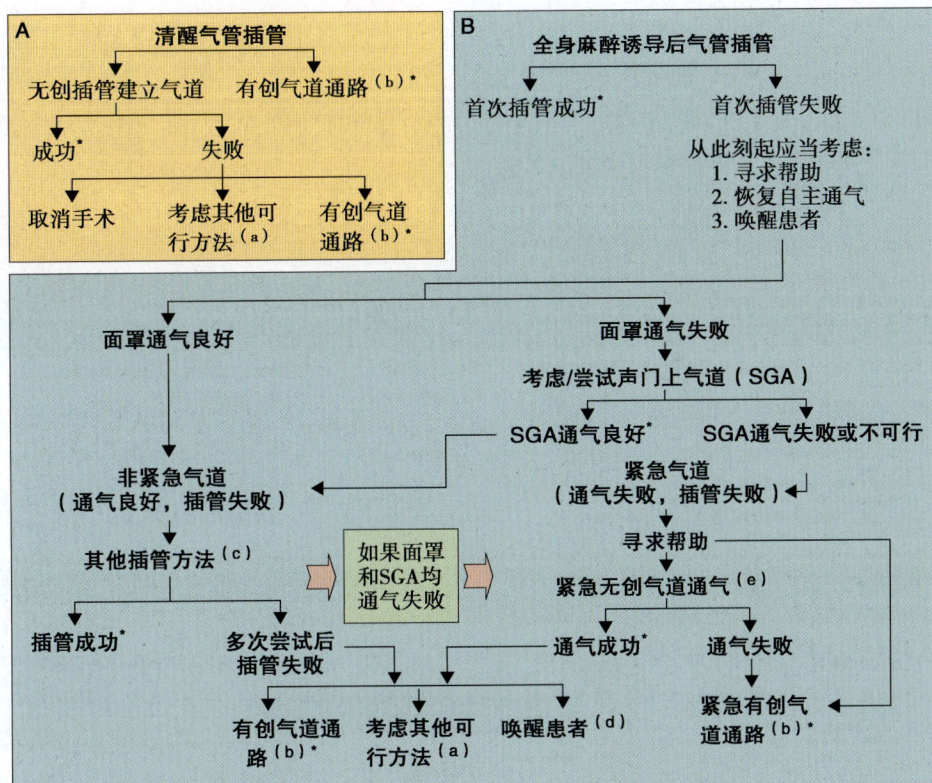

A	清醒气管插管

```
        无创插管建立气道    有创气道通路(b)*

            成功*        失败

        取消手术    考虑其他可    有创气道
                    行方法(a)    通路(b)*
```

| B | 全身麻醉诱导后气管插管 |

```
        首次插管成功*        首次插管失败

                        从此刻起应当考虑:
                        1. 寻求帮助
                        2. 恢复自主通气
                        3. 唤醒患者


    面罩通气良好              面罩通气失败

                        考虑/尝试声门上气道(SGA)

                SGA通气良好*        SGA通气失败或不可行

    非紧急气道                紧急气道
    (通气良好,插管失败)        (通气失败,插管失败)

    其他插管方法(c)    如果面罩    寻求帮助
                    和SGA均
                    通气失败    紧急无创气道通气(e)

    插管成功*    多次尝试后        通气成功*    通气失败
                插管失败
                                            紧急有创气
    有创气道通    考虑其他可    唤醒患者(d)      道通路(b)*
    路(b)*      行方法(a)
```

*采用呼气末二氧化碳确认通气、气管插管,或声门上气道放置情况。

a. 其他可行方法包括(但不限于):面罩通气麻醉、声门上气道麻醉(如喉罩、插管型喉罩、喉管)、局部浸润麻醉或区域神经阻滞。运用这些方法通常意味着面罩通气无困难,如果出现该困难气道管理流程中的紧急气道,则这些方法的应用价值有限。

b. 有创气道通路的建立方法包括外科或经皮气管切开、经气管喷射通气和逆行气管插管。

c. 可供选择的困难气管插管方法包括(但不限于):可视喉镜、替代喉镜片、声门上气道(如喉罩或插管型喉罩)作为插管通路(借助或不借助软镜引导),软镜辅助气管插管,借助插管管芯或导管交换管,光棒,以及经口或经鼻盲探插管。

d. 考虑重新准备患者清醒气管插管或者取消手术。

e. 紧急无创气道通气包括声门上气道。

图 2　美国麻醉医师协会困难气道管理流程

A:清醒气管插管。B:全身麻醉诱导后气管插管(经许可转载 Apfelbaum JL,Hagberg CA,Caplan RA,et al;American Society of Anesthesiologists Task Force on Management of the Difficult Airway. Practice guidelines for management of the difficult airway:an updated report by the American Society of Anesthesiologists Task Force on Management of the Difficult Airway. Anesthesiology. 2013;118(2):251-270)

（罗香 译,杨冬 校）

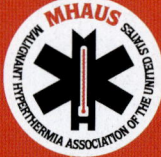

始创于1981年

MHAUS

致力于患者安全

本内容由耶鲁大学医学院的Paul Barash博士提供，在《临床麻醉学》下一版出版前，作为参考内容录入本书中。未经美国恶性高热协会（Malignant Hyperthermia Association of the United States，MHAUS）明示书面许可，严禁复制。

MH Hotline: 1-800-644-9737 · Outside the US: 001-209-417-3722

恶性高热的紧急处理流程

注意！本协议可能不适用于所有患者，应视临床情况而定　　　　自2015年2月起生效

诊断

恶性高热（malignant hyperthermia，MH）的临床表现：
- 呼气末二氧化碳（end-tidal CO_2，$ETCO_2$）升高（过度通气无法纠正）
- 躯干或全身僵直
- 咬肌痉挛或牙关紧闭
- 心动过速和呼吸过速
- 呼吸酸中毒伴代谢性酸中毒（也可能无明显的代谢性酸中毒）
- 体温升高（可为早期或晚期症状）
- 肌红蛋白尿

年轻男性患者出现突发/意外的心脏停搏：
- 假定存在高钾血症，应开始治疗（见#6）
- 测血气和电解质
- 监测肌酸激酶（creatine kinase，CK）、肌红蛋白、动脉血气，直至正常
- 通常继发于隐匿性肌病（如肌营养不良）
- 复苏可能是困难的且持续时间长
- 常见肌红蛋白尿

使用琥珀胆碱后出现牙关紧闭或咬肌痉挛
- 多数患者MH的早期征象
- 如伴有四肢肌强直，应开始使用丹曲林治疗
- 对于门诊手术，应继续使用不诱发MH的麻醉药，评估并监测患者，同时考虑丹曲林治疗
- 立即监测CK，且每6~8小时复查一次，直至恢复正常。观察有无深色或可乐尿液，若存在，应开放补液并检测血清及尿肌红蛋白（见下文D）。
- 如果出现MH代谢性表现，应在麻醉后监护室或重症监护室观察至少24小时。

急性期治疗

1 寻求帮助，获取丹曲林，通知外科医生，呼叫MH热线

- 停止使用吸入麻醉药及琥珀胆碱
- 使用10L/min的100%纯氧进行过度通气，以冲洗残余吸入麻醉剂并降低$ETCO_2$。如有条件，可将活性炭过滤器置入呼吸回路的吸入端和呼出端。蒸汽净化过滤器可能在一小时后达到饱和，因此应每小时更换一次滤器
- 尽快结束手术。如手术不能立即停止，麻醉应避免使用诱发MH的药物
- 立即更换呼吸回路和二氧化碳吸收剂

2 Dantrium®/Revonto®/Ryanodex®
2.5mg/kg快速静脉注射，尽可能使用大口径静脉通路

将丹曲林剂量单位由千克换算成磅，应予患者1mg/lb（2.5mg/kg相当于1mg/lb）

- Dantrium/Revonto：每支20mg瓶装药物应溶于至少60ml的灭菌用水中以备注射使用，使其符合美国药典标准（不含抑菌剂）。每20mg Dantrium或Revonto中含有3g甘露醇
- Ryanodex：每支250mg瓶装药物应溶于5ml的灭菌用水中以备注射使用，使其符合美国药典标准（不含抑菌剂），并震荡使其成为橙色均匀混悬剂。每250mg Ryanodex中含有125mg甘露醇
- 重复用药直至MH的症状体征缓解
- 必要时丹曲林用量可超过10mg/kg（最大剂量可达30mg/kg）

3 碳酸氢钠治疗代谢性酸中毒
- 如无血气分析，可使用碳酸氢钠1~2mmol/kg静脉注射

4 降温
- 如体核温度>39℃，使用冰块冷敷
- 静脉输注冰盐水
- 灌洗体腔
- 根据临床医生经验使用其他降温方法
- 如体温<38℃并进一步降低，应停止降温处理并预防体温过低的发生

5 心律失常
通常是治疗中毒和高钾血症所致。
- 使用标准药物疗法，避免使用钙通道阻滞剂（钙通道阻滞剂与丹曲林同时使用时可能导致高钾血症和心脏停搏）

6 高钾血症
过度通气、碳酸氢钠、葡萄糖/胰岛素和钙剂等可用于治疗高钾血症。
- 碳酸氢钠1~2mmol/kg静脉注射
- 对于小儿患者，将0.1U/kg短效胰岛素加入2ml/kg的25%葡萄糖，静脉输注；对于成人患者，将10U短效胰岛素加入50ml 50%葡萄糖中，静脉输注
- 对于危及生命的高钾血症，可以使用氯化钙10mg/kg或葡萄糖酸钙10~50mg/kg静脉输注
- 每小时复查一次血糖水平

7 监测
监测$ETCO_2$、每分通气量、电解质、血气分析、CK、体核温度、尿量及颜色、凝血功能等。如若出现CK和/或钾离子持续升高，或者尿量降至0.5ml/（kg·h）以下，应用利尿剂使尿量达1ml/（kg·h）以上，并使用碳酸氢钠碱化尿液，防止肌红蛋白尿诱发的肾衰竭（见下文D）。
- 与动脉血气分析相比，静脉血气分析（如股静脉）可更早反映机体高代谢状态
- 根据需要进行中心静脉压或肺动脉导管监测
- 放置导尿管监测尿量

后续处理

A. MH症状缓解后仍需继续观察并评估至少24小时，并警惕MH复发。25%的MH患者会复发，这将是致命的，需立即治疗。MH复发的临床表现包括：
- 不伴有寒战的肌强直加重
- 异常高碳酸血症，与呼吸性酸中毒程度不相称
- 出现代谢性中毒，排除其他原因
- 异常的体温升高

B. 给予丹曲林注射，每4~6小时一次，或0.25mg/（kg·h）持续静脉输注至少24小时，根据临床情况可延长用药时间。如满足下列所有条件，丹曲林可停止用药或者给药间隔延长至每8小时或每12小时：
- 代谢状态稳定达24小时
- 体核温度低于38℃
- CK值呈下降趋势
- 无肌红蛋白尿
- 无肌肉强直

C. 如上所述，监测生命体征及实验室检查（见#7）
- 根据临床情况严密监测血气分析
- 每6小时监测CK一次，随着CK值降低，可延长监测时间

D. 监测尿肌红蛋白，预防肌红蛋白尿及与其相关的急性肾衰竭。CK值大于10 000U/L预示着可能出现横纹肌溶解及肌红蛋白尿。治疗急性横纹肌溶解及肌红蛋白尿应遵循加强监护治疗标准——水化和利尿（保证尿量>2ml/（kg·h）），同时静脉输注碳酸氢钠碱化尿液，严密监测尿液及血清pH值）

E. 建议患者及其家人对MH保持警惕，将其资料上传至MHAUS。填写麻醉代谢不良反应表，并通知患者及其医生。建议患者到北美恶性高热登记处（North American MH Registry）及最近的活检中心进行后续随访

Non-Emergency Information:
MHAUS
1 North Main Street
PO Box 1069
Sherburne, NY 13460-1069

Phone:
1-800-986-4287
(607-674-7901)
Fax:
607-674-7910

Email:
info@mhaus.org
Website:
www.mhaus.org

（盖晓冬 译，葛圣金 校）

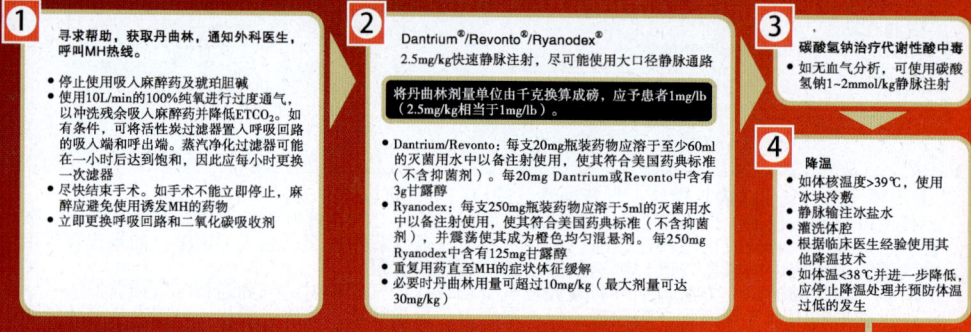
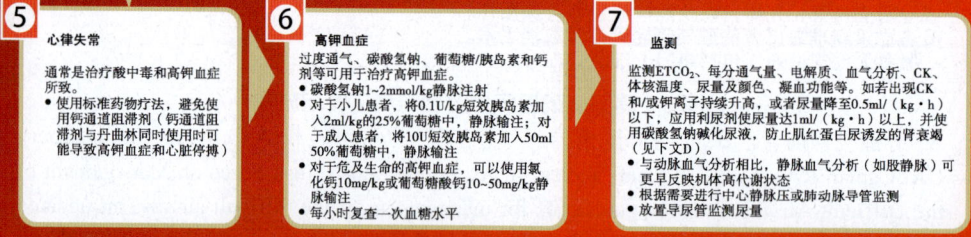

附录7
草药

作者和出版商已尽最大努力确保本附录中所列的草药疗法与出版时的现行推荐和临床实践保持一致。

编辑们非常感谢来自耶鲁大学纽黑文医院药学系的 Stella A. Haddadin 博士（理学学士，药学博士）在筹备本附录过程中所做出的重要贡献。

苜蓿

用途：有利尿作用，可用于肾脏、膀胱和前列腺、高血糖、哮喘、关节炎、消化不良等疾病的治疗。

药物之间的相互作用及毒性：过量使用可能干扰抗凝药物的疗效，增强药物诱发的光敏性，还可对激素治疗产生影响。

白芷根

用途：可用于胃肠痉挛，食欲不振，饱胀感及胀气的治疗。

药物之间的相互作用及毒性：白芷根可引起光照性皮炎。有报道称该药会增加胃酸分泌，从而导致抑酸剂、硫糖铝、H_2 受体拮抗剂和质子泵抑制剂的疗效受到影响。此外，它还能增强抗凝药与抗血小板药物的作用及其不良反应。

茴香

用途：可用于缓解消化不良，在小儿中，具有消胀和祛痰的功效。

药物之间的相互作用及毒性：由于茴香中含有香豆素，因此，过量时可延长凝血时间，从而导致 PT/INR 升高。这种药物与抗凝药、单胺氧化酶抑制剂（MAOIs）和激素存在相互作用。此外，茴香还能增强儿茶酚胺的生物活性，可能引起血压和心率升高。

山金车花

用途：具有消炎、杀菌、抗炎、止痛的效果。

药物之间的相互作用及毒性：山金车花能增强药物的抗凝和抗血小板作用，因此可能会增加出血的风险。

阿魏

用途：可用于慢性支气管炎、哮喘、百日咳、声音嘶哑、癔症、腹胀、慢性胃炎、消化不良、肠易激综合征、惊厥的治疗。

药物之间的相互作用及毒性：该药可能会增加出血的风险，而用量过大可能会影响血压的调控。此外，该药物可能会刺激胃肠道，因此感染或炎症性胃肠道疾病患者应禁用。

覆盆子

用途：可用于周围血管疾病、糖尿病、眼科疾病、消化性溃疡和硬皮病的治疗。

药物之间的相互作用及毒性：过量可能会干扰凝血功能并抑制血小板聚集，还会影响血糖的调节。

醉草

用途：可用于治疗风湿病、食欲不振和消化不良。

药物之间的相互作用及毒性：醉草可增强抗凝药和抗血小板药物的作用，因此可能增加出血的风险。

菠萝蛋白酶

用途：减轻术后和创伤后的急性肿胀，尤其适用于鼻窦和副鼻窦的肿胀，以及骨关节炎。

药物之间的相互作用及毒性：菠萝蛋白酶能增强抗凝血和抗血小板药物的作用，因此可能增加出血风险。此外，该药还会升高血浆和尿中四环素的水平。

辣椒

用途：可用于肌肉痉挛和慢性疼痛的治疗。

药物之间的相互作用及毒性：用量过大时可能导致低体温。此外，该药也可能会导致皮肤起水疱。

芹菜

用途：可用于治疗风湿病、痛风、癔症、神经紧张、改善因营养不良导致的体重减轻、缓解食欲不振以及疲劳，该药还具有镇静、轻度利尿、治疗泌尿系感染、助消化、抗胃肠胀气、血液净化等作用。

药物之间的相互作用及毒性：芹菜可增强抗凝药和抗血小板药物的作用，因此可能增加出血的风险。该药具有镇静作用，与其他具有镇静效果的药物合用时会产生协同作用。此外，由于其含有补骨脂素成分，因此，接受补骨脂素联合紫外线 A（PUVA）疗法的患者可能会出现光毒性反应的风险。

洋甘菊

用途：可用于肠胃胀气、神经性腹泻、烦躁、失眠、解痉的治疗。

药物之间的相互作用及毒性：洋甘菊与苯二氮䓬药物同时使用时，可能会产生协同作用和副作用。另外，该药还会增强抗凝药和抗血小板药物的作用，从而增加出血的风险。此外，它还是细胞色素酶 P450 3A4 的抑制剂。

丁香

用途：可用于胃肠胀气、恶心、呕吐的治疗。

药物之间的相互作用及毒性：丁香能增加抗凝药和抗血小板药物的药效，因此可能会增加出血的风险。

蒲公英

用途：具有利尿作用，对胃肠道疾病有抗炎效果。

药物之间的相互作用及毒性：蒲公英用量过大时可能会干扰凝血功能、抑制血小板聚集，并影响血糖的调节。在胆道阻塞的情况下应避免使用。该药与地高辛、锂剂、胰岛素、口服降糖药、细胞色素 P450、环丙沙星、双硫仑和甲硝唑均有相互作用。

丹参

用途：可用于治疗循环系统及心血管疾病、慢性肝炎、腹部肿块、以及因心悸和胸闷引起的失眠，此外还可用于治疗痤疮、牛皮癣和湿疹，并且它还能促进伤口愈合。

药物之间的相互作用及毒性：该药能增加抗凝剂和抗血小板药物的药效，因此可能会增加出血的风险。同时，它可增强地高辛对心血管的作用及其副作用。

南非钩麻

用途：用于治疗骨关节炎、类风湿性关节炎、痛风、肌肉疼痛及纤维组织炎症。

药物之间的相互作用及毒性：南非钩麻能影响心率、心脏收缩力和血压。由于该药可能具有降血糖作用，因此与降糖药联合使用时会产生协同效应。此外，它也可能会使胃酸分泌增加。

当归

用途：可用于妇科疾病的治疗以及缓解更年期症状。

药物之间的相互作用及毒性：当归能增强抗凝药物和抗血小板药物的药效，因此可能增加出血的风险。

紫锥菊

用途：适用于普通感冒和尿路感染的治疗。

药物之间的相互作用及毒性：该药可能会导致肝毒性，尤其是在与其他具有肝毒性的药物联合使用时。此外,它对类固醇及免疫抑制剂存在拮抗作用,长期使用可能会出现免疫抑制效应。

麻黄

用途: 控制食欲、抑菌、止咳。

药物之间的相互作用及毒性: 麻黄与吸入性麻醉药和强心苷类药物联合使用时,可能会引起心律失常。与单胺氧化酶抑制剂合用可能会引起致命反应。此外,该药可能会造成儿茶酚胺的耗竭,从而引起围手术期血流动力学的不稳定,甚至可能导致死亡。

葫芦巴

用途: 降低糖尿病患者的血糖。

药物之间的相互作用及毒性: 葫芦巴能增强抗凝药物和抗血小板药物的药效,因此,有出血风险增加的可能。该药还能抑制皮质类固醇药物,因此会干扰激素的治疗,此外,它还可以影响血糖的调控,以及增强单胺氧化酶抑制剂的药效。

野甘菊

用途: 可用于偏头痛的预防,并具有解热作用。

药物之间的相互作用及毒性: 野甘菊能抑制血小板活性,增强抗凝药的作用,但突然停药可能会引起反弹性头痛。该药能够促进子宫收缩。此外,它也可以导致5-羟色胺综合症。

鱼油

用途: 可用于心血管疾病、结肠癌、精神疾病、糖尿病、炎性疾病、炎症性肠病、经前综合征和硬皮病等疾病的治疗。

药物之间的相互作用及毒性: 用量过大时可能会干扰凝血功能并抑制血小板聚集;另外,它还能影响血糖的调节,增强降压药的药效。

亚麻籽油

用途: 用于心血管疾病、结肠癌、精神疾病、糖尿病、炎性疾病、炎症性肠病、乳腺癌和抑郁症的治疗。

药物之间的相互作用及毒性: 过量可能会干扰凝血功能并抑制血小板聚集,同时也可能影响血糖的调节。

大蒜(作为一种补品)

用途: 能降低血脂和血压、抑制血小板聚集、抗氧化以及预防血栓形成。

药物之间的相互作用及毒性: 大蒜能增强抗凝药的作用,特别是与抑制血小板功能的药物合用时。此外,大蒜还可增强血管扩张药物和降压药的作用。由于它能使血清胰岛素水平升高,因此可能还具有降血糖的效果。

姜(作为一种补品)

用途: 有预防恶心和解痉的作用。

药物之间的相互作用及毒性: 姜能抑制血栓素合成酶,增强抗凝药的药效,并可能影响钙通道阻滞剂的作用。

银杏

用途: 具有促进血液循环以及抑制血小板活性的作用。

药物之间的相互作用及毒性: 银杏能增强抗凝药的效果,特别是在与阿司匹林、非甾体抗炎药、肝素、华法林合用时。

人参

用途: 有抗氧化作用。

药物之间的相互作用及毒性: 人参对抗凝药有拮抗作用。应避免与交感神经兴奋剂合用,以免引起心动过速或高血压。此外,人参还具备降血糖的效果,并能增强地高辛及单胺氧化酶抑制剂的药效。

北美黄连

用途: 有利尿、抗炎、止血等作用。

药物之间的相互作用及毒性: 该药可能会加重水肿和高血压。有催产作用。

葡萄籽

用途：具有抗氧化作用，可用于心血管疾病、外周循环疾病、多发性硬化症、帕金森病的治疗。

药物之间的相互作用及毒性：过量可能会干扰凝血功能并抑制血小板聚集，另外，它也可能会抑制黄嘌呤氧化酶的活性。

绿茶

用途：改善认知功能，降低胆固醇和甘油三酯，有助于预防乳腺癌、膀胱肿瘤、食管癌和胰腺癌。此外，它还能降低患帕金森病、牙龈炎、肥胖的风险。

药物之间的相互作用及毒性：绿茶与腺苷和华法林联合使用时，可能会产生抑制腺苷和拮抗华法林的作用。因绿茶成分中含有咖啡因，因此可增加β受体激动剂对心肌的正性肌力作用，同时也会增加氯氮平的药效及其毒性。在与麻黄碱合用时，会增加躁动、震颤、失眠的风险。此外，与单胺氧化酶抑制剂合用时可能诱发高血压危象。另外，绿茶也可能会降低苯二氮䓬类药物的镇静效果。

七叶树

用途：用于治疗硬皮病、周围血管疾病、静脉曲张，可缓解疼痛、疲劳、紧张、腿部肿胀、瘙痒和水肿。

药物之间的相互作用及毒性：过量可能会干扰凝血功能并抑制血小板聚集。作为磷酸二酯酶抑制剂，它还可能影响血糖的调节。由于该药能增加抗凝药和抗血小板药物的效果，因此有增加出血的风险，并可能导致低血糖症状，同时该药也可能会干扰蛋白质结合药物的效能。

卡法根

用途：有抗焦虑和止痛作用。

药物之间的相互作用及毒性：卡法根能增强巴比妥类、阿片类和苯二氮䓬类药物的作用。

甘草

用途：可用于胃、十二指肠溃疡的治疗。

药物之间的相互作用及毒性：甘草可能引起高血压、低钾血症和水肿。

欧当归

用途：可用于下尿路炎症的治疗和肾结石的预防。在"冲洗疗法"中，该药具有轻度利尿的作用。

药物之间的相互作用及毒性：欧当归可能会增加钠潴留，从而影响利尿剂的治疗作用。

绣线菊

用途：用于感冒的辅助治疗。

药物之间的相互作用及毒性：能增强麻醉药物的效果，并且该药还含有水杨酸成分。

洋葱

用途：可改善食欲不振、预防动脉粥样硬化、缓解消化不良、减轻发热症状、防治感冒及咳嗽、降低感染风险，以及治疗口腔和咽喉部的炎症。

药物之间的相互作用及毒性：可以增强降糖药物的作用，并改变血糖调控。此外，洋葱可能会增强抗血小板药物的疗效，从而增加出血风险。

木瓜蛋白酶

用途：用于缓解咽炎患者的炎症和肿胀。

药物之间的相互作用及毒性：与抗凝剂和抗血小板药物联合使用时，可能会增加出血的风险。

欧芹

用途：可用于清新口气、治疗泌尿系感染以及肾结石或膀胱结石。

药物之间的相互作用及毒性：因其含有维生素 K，可能会干扰口服抗凝药物的疗效。此外，它可能会导致钠潴留，从而影响利尿剂的效果。另外，欧芹可能会增强单胺氧化酶抑制剂的药效。

西番莲

用途：可用于广泛性焦虑症的治疗。

药物之间的相互作用及毒性：与巴比妥类药物联合使用时可延长药物诱导的睡眠时间；此外，还可以增强镇静和安定类药的作用，包括抗组胺药物的镇静作用。

苦木

用途：可用于厌食症、消化不良、发热及口腔漱洗，同时可作为驱除蛲虫、线虫和蛔虫的驱虫剂。

药物之间的相互作用及毒性：苦木可刺激胃酸分泌，因此可能对 H_2 受体拮抗药和抗酸药的效果产生影响。过量使用时，可能与香豆素等抗凝药物产生协同效应。此外，与非保钾利尿剂联合使用或滥用刺激性泻药时，由于钾的流失，可能会增加强心苷类药物中毒的风险。

红花苜蓿

用途：可用于潮热。

药物之间的相互作用及毒性：由于其含有香豆素成分，因此可以增强抗凝药物的效果并增加出血的风险。此外，该药还可能会影响激素替代疗法或口服避孕药的效果。另外，由于红花苜蓿具有潜在的雌激素作用，因此可能会干扰他莫昔芬的疗效。与此同时，该药也能抑制细胞色素酶P450（CYP450）3A4 的活性。

锯棕榈

用途：可用于良性前列腺肥大，有抗雄激素的作用。

药物之间的相互作用及毒性：能增强避孕药和雌激素的作用，还可能会导致高血压。

圣约翰草

用途：可用于抑郁和焦虑的治疗。

药物之间的相互作用及毒性：与单胺氧化酶抑制剂和哌替啶合用时可能会有相互作用，也可能会造成患者中毒。该药可能会延长麻醉效果，还会增强地高辛的药效。此外，圣约翰草可能会降低华法林、类固醇、苯二氮䓬类药物及钙通道阻滞剂等药物的疗效。

草木樨

用途：可用于慢性静脉功能不全，包括腿部疼痛和沉重感、夜间腿部痉挛、瘙痒和肿胀的治疗。

此外，可作为支持性方案，用于血栓性静脉炎、淋巴阻塞、血栓后综合征及痔疮的治疗。

药物之间的相互作用及毒性：与具有肝毒性的药物联合使用时可能会增加肝损伤的风险，与抗凝药和抗血小板药物合用时可能会增加出血的风险。

姜黄

用途：可用于消化不良、黄疸、肝炎、胀气、腹胀的治疗。

药物之间的相互作用及毒性：姜黄与抗凝药和抗血小板药物联合使用时，可能会增加出血的风险。

缬草

用途：有镇静作用，可用于缓解焦虑。

药物之间的相互作用及毒性：可增强巴比妥类药物和麻醉药的效能，并可能有助于缓解苯二氮䓬类药物的戒断症状。

维生素 E

用途：可用于维生素 E 缺乏症和心脏疾病的治疗。

药物之间的相互作用及毒性：维生素 E 与抗凝药和抗血小板药物联合使用可能会增加出血风险。此外，维生素 E 可能也具有预防硝酸盐中毒的功效。

柳树皮

用途：用于缓解腰背痛、发热、风湿病及头痛等症状。

药物之间的相互作用及毒性：柳树皮中含有足量的水杨酸，可引起与水杨酸或阿司匹林类似的药物相互作用。此外，该药可以降低 β- 肾上腺能受体阻滞剂、羧苯磺丙胺、磺吡酮的作用。另外，柳树皮可能会增强乙醇、抗凝药、碳酸酐酶抑制剂、肝素、甲氨蝶呤、非甾体抗炎药、磺酰脲类药物、丙戊酸等药物的药效、副作用及毒性。

（王一 译，杨丽芳 校）